CAMPBELL-WALSH
UROLOGIA

CAMPBELL-WALSH
UROLOGIA

DÉCIMA PRIMEIRA EDIÇÃO

Editor-Chefe

ALAN J. WEIN, MD, PhD (HON), FACS
Founders Professor of Urology
Division of Urology
Penn Medicine, Perelman School of Medicine;
Chief of Urology
Division of Urology
Penn Medicine, Hospital of the University of Pennsylvania;
Program Director, Residency in Urology
Division of Urology
Penn Medicine, University of Pennsylvania Health System
Philadelphia, Pennsylvania

LOUIS R. KAVOUSSI, MD, MBA
Waldbaum-Gardner Distinguished
 Professor of Urology
Department of Urology
Hofstra North Shore-LIJ School of Medicine
Hampstead, New York;
Chairman of Urology
The Arthur Smith Institute for Urology
Lake Success, New York

ALAN W. PARTIN, MD, PhD
Professor and Director of Urology
Department of Urology
The Johns Hopkins School of Medicine
Baltimore, Maryland

CRAIG A. PETERS, MD
Professor of Urology
University of Texas Southwestern
 Medical Center;
Chief, Section of Pediatric Urology
Children's Health System
Dallas, Texas

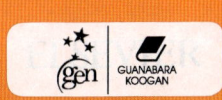
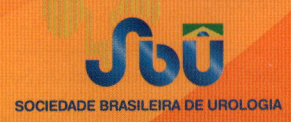

© 2019 Elsevier Editora Ltda.

Todos os direitos reservados e protegidos pela Lei 9.610 de 19/02/1998.

Nenhuma parte deste livro, sem autorização prévia por escrito da editora, poderá ser reproduzida ou transmitida sejam quais forem os meios empregados: eletrônicos, mecânicos, fotográficos, gravação ou quaisquer outros.

ISBN: 978-85-352-8704-2
ISBN versão eletrônica: 978-85-352-8930-5

CAMPBELL-WALSH UROLOGY, ELEVENTH EDITION
Copyright © 2016 by Elsevier, Inc. All rights reserved.

Previous editions copyrighted 2012, 2007, 2002, 1998, 1992, 1986, 1978, 1970, 1963, and 1954.

Exceptions as follows:
1. Chapter 35: Surgery of Testicular Tumors—IUSM retains copyright for all original illustrations created by IUSM. The following copyright notice shall be used under said illustrations in the Work: © 2016 Section of Medical
Illustration in the Office of Visual Media at the Indiana University School of Medicine. Published by Elsevier Inc. All rights reserved.
2. Chapter 63: Treatment of Advanced Renal Cell Carcinoma by W. Marston Linehan and Ramaprasad Srinivasan— Chapter is in public domain.
3. Chapter 85: Complications Related to the Use of Mesh and Their Repair—Shlomo Raz retains copyright for his original videos. © 2016 Shlomo Raz. All rights reserved.

This adapted translation of Campbell-Walsh Urology, Eleventh Edition, by Alan J. Wein, Louis R. Kavoussi, Alan W. Partin, Craig A. Peters was undertaken by Elsevier Editora Ltda. and is published by arrangement with Elsevier Inc.

Esta tradução adaptada de Campbell-Walsh Urology, Eleventh Edition, de Alan J. Wein, Louis R. Kavoussi, Alan W. Partin, Craig A. Peters foi produzida por Elsevier Editora Ltda. e publicada em conjunto com Elsevier Inc.
ISBN: 978-1-4557-7567-5

Capa
Studio Creamcrackers Design

Editoração Eletrônica
Thomson Digital

Elsevier Editora Ltda.
Conhecimento sem Fronteiras

Rua da Assembleia, n° 100 – 6° andar – Sala 601
20011-904 – Centro – Rio de Janeiro – RJ

Av. Nações Unidas, n° 12995 – 10° andar
04571-170 – Brooklin – São Paulo – SP

Serviço de Atendimento ao Cliente
0800 026 53 40
atendimento1@elsevier.com

Consulte nosso catálogo completo, os últimos lançamentos e os serviços exclusivos no site www.elsevier.com.br

---

Nota
Esta tradução adaptada foi produzida por Elsevier Brasil Ltda. sob sua exclusiva responsabilidade. Médicos e pesquisadores devem sempre fundamentar-se em sua experiência e no próprio conhecimento para avaliar e empregar quaisquer informações, métodos, substâncias ou experimentos descritos nesta publicação. Devido ao rápido avanço nas ciências médicas, particularmente, os diagnósticos e a posologia de medicamentos precisam ser verificados de maneira independente. Para todos os efeitos legais, a Editora, os autores, os editores ou colaboradores relacionados a esta tradução adaptada não assumem responsabilidade por qualquer dano/ou prejuízo causado a pessoas ou propriedades envolvendo responsabilidade pelo produto, negligência ou outros, ou advindos de qualquer uso ou aplicação de quaisquer métodos, produtos, instruções ou ideias contidos no conteúdo aqui publicado.

CIP-BRASIL. CATALOGAÇÃO NA PUBLICAÇÃO
SINDICATO NACIONAL DOS EDITORES DE LIVROS, RJ

C195
11. ed.

Campbell-Walsh urologia / Alan J. Wein ... [et al.] ; revisão científica e tradução Wilson F. S. Busato Jr. ... [et al.] - 11. ed. - Rio de Janeiro : Elsevier, 2019.
    : il.

   Tradução de: Campbell-Walsh urology
   Inclui bibliografia e índice
   ISBN 978-85-352-8704-2

   1. Urologia. I. Wein, Alan J. II. Busato Jr., Wilson F. S.

18-50614   CDD: 616.6
                  CDU: 616.6

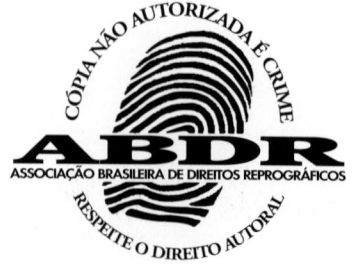

Meri Gleice Rodrigues de Souza - Bibliotecária CRB-7/6439

REVISÃO CIENTÍFICA E TRADUÇÃO

REVISÃO CIENTÍFICA

Coordenação Geral
Wilson F. S. Busato Jr.
Professor de Urologia da Universidade do Vale do Itajaí (Univali)
Professor da Pós-Graduação em Cirurgia Robótica da FELUMA
Doutorado em Urologia pela Universidade Federal do Paraná (UFPR)
Mestrado em Clínica Cirúrgica pela UFPR
Chefe do Departamento de Uro-Oncologia da Sociedade Brasileira de Urologia (SBU)
Membro da Comissão de Ensino e Treinamento da SBU
Membro Titular da SBU

Coordenação Andrologia
Archimedes Nardoza
Professor Afiliado da Disciplina de Urologia da Escola Paulista de Medicina da Universidade Federal de São Paulo (EPM/Unifesp)
Presidente da Sociedade Brasileira de Urologia (SBU), 2016-2017

Aguinaldo Nardi
Doutorado em Cirurgia pela Universidade Estadual de Campinas (Unicamp)
Diretor da Clínica Integra/Fertility-Bauru
Presidente da Sociedade Brasileira de Urologia (SBU), 2012-2013

Coordenação Neurourologia
Marcio Averbeck
Doutorado e Mestrado em Ciências da Saúde pela Universidade Federal de Ciências da Saúde de Porto Alegre (UFCSPA)
Clinical *Fellowship* em Neurourologia pela Universidade de Innsbruck, Áustria
Coordenador de Neurourologia, Unidade de Videourodinâmica do Hospital Moinhos de Vento, Porto Alegre

Coordenação Urologia Pediátrica
Samuel Saiovici
Chefe do Setor de Urologia Pediátrica da Disciplina de Urologia da Universidade Federal de São Paulo (Unifesp)
Urologista do Complexo Hospitalar Edmundo Vasconcelos, São Paulo
Mestrado em Urologia pela Faculdade de Medicina da Universidade de São Paulo (FMUSP)

Revisores Científicos

Adriano Almeida Calado (Caps. 126 e 128)
Doutorado em Urologia pela Universidade Federal de São Paulo (Unifesp)
Livre-Docente em Urologia na Universidade de São Paulo (USP)
Professor Adjunto Regente da Disciplina de Urologia da Universidade de Pernambuco (UPE)

Aguinaldo César Nardi (Caps. 22 e 24)
Doutorado em Cirurgia pela Universidade Estadual de Campinas (Unicamp)
Diretor da Clínica Integra/Fertility-Bauru
Presidente da Sociedade Brasileira de Urologia (SBU) 2012-2013

Alex Meller (Cap. 54)
Médico Assistente da Disciplina de Urologia na Universidade Federal de São Paulo (Unifesp)
Vice-Chefe do Setor de Endourologia e Litíase Renal

Alexandre Pompeo (Cap. 28)
Assistente do Grupo de Uro-oncologia da Faculdade de Medicina do ABC
Urologista do Grupo de Cirurgia Robótica do CEU – Hospital Alemão Oswaldo Cruz
Urologista do HCOR – São Paulo

Alister de Miranda Cara (Cap. 28)
Doutorado em Cirurgia pela Faculdade de Ciências Médicas da Universidade Estadual de Campinas (Unicamp)
Mestrado em Farmacologia pela Faculdade de Ciências Médicas da Unicamp
Professor Doutor da Disciplina de Anatomia e Cirurgia da Faculdade de Ciências Médicas de São José dos Campos, SP

André Lopes Salazar (Cap. 105)
Coordenador da Residência em Urologia do Instituto Mário Penna
Mestrado em Medicina Molecular pela Universidade Federal de Minas Gerais (UFMG)
Residência em Urologia e Cirurgia Geral pelo Instituto Mário Penna
Graduação em Medicina pela UFMG
Membro da Comissão Superior de Título da Sociedade Brasileira de Urologia (SBU)

Anibal Wood Branco (Cap. 64)
Professor da Pós-Graduação em Cirurgia Minimamente Invasiva do Centro Universitário Positivo (Unicenp), Paraná
Professor do Curso IRCAD-Brasil Barretos
Chefe do Serviço de Transplante Renal do Hospital Nossa Senhora do Rocio, Paraná
Titular da Sociedade Brasileira de Urologia (SBU)

Antonio Euclides Pereira de Souza Jr. (Cap. 150)
Professor de Urologia da Universidade do Oeste de Santa Catarina (UNOESC), Joaçaba – SC
Doutorado e Mestrado em Urologia pela Universidade de São Paulo (USP)
Fellowship em Urologia Pediátrica pela Universidade da Califórnia, San Francisco (UCSF)
Membro Titular da Sociedade Brasileira de Urologia (SBU)

Antonio José Serrano Bernabe (Cap. 28)
Membro da American Urological Association (AUA)
Membro Titular da Sociedade Brasileira de Urologia (SBU)
Membro da Comissão de Ensino e Treinamento da SBU

Anuar Ibrahim Mitre (Cap. 61)
Professor Associado de Urologia da Faculdade de Medicina da Universidade de São Paulo (FMUSP)
Professor Titular de Urologia da Faculdade de Medicina de Jundiaí
Membro do Núcleo Avançado de Urologia do Hospital Sírio-Libanês
Coordenador do Centro de Cirurgia Robótica do Hospital Sírio-Libanês

Archimedes Nardozza Jr. (Caps. 28 e 30)
Professor Afiliado da Disciplina de Urologia da Escola Paulista de Medicina da Universidade Federal de São Paulo (EPM/Unifesp)
Presidente da Sociedade Brasileira de Urologia (SBU), 2016-2017

Bruno Camargo Tiseo (Cap. 148)
Médico Assistente do Departamento de Urologia da Faculdade de Medicina da Universidade de São Paulo (FMUSP)
Médico Assistente da Urologia Pediátrica no Hospital Municipal Infantil Menino Jesus
Research Fellow no Massachusetts General Hospital – Harvard Medical School

Bruno Leslie (Cap. 122)
Doutorado em Urologia
Senior Attending Physician, Sidra Hospital, Qatar

Bruno Santos Benigno (Cap. 58)
Titular do Núcleo de Urologia do AC Camargo Cancer Center
Mestrado em Oncologia pela Fundação Antonio Prudente
Título de Especialista pela Sociedade Brasileira de Urologia (SBU)
Membro da Comissão de Ensino e Treinamento da SBU

Carlos Alberto Ricetto Sacomani (Cap. 72)
Doutorado em Urologia pela Faculdade de Medicina da Universidade de São Paulo (FMUSP)
Diretor de Disfunções Miccionais e HPB da Sociedade Brasileira de Urologia (SBU)
Médico Titular do AC Camargo Cancer Center

Carlos Benedito Menezes Verona (Cap. 41)
Médico do Instituto de Urologia e Nefrologia de Rio Preto
Fellow na Cleveland Clinic
Membro Titular da Sociedade Brasileira de Urologia (SBU)

Carlos Henrique Suzuki Bellucci (Caps. 14 e 71)
Membro Titular da Sociedade Brasileira de Urologia (SBU)

Carlos Teodósio Da Ros (Caps. 15, 17, 27, 31 e 48)
Urologista do Centro de Andrologia e Urologia de Porto Alegre
Colaborador do Ambulatório de Andrologia do Hospital Conceição
Doutorado em Clínica Cirúrgica
Mestrado em Farmacologia

Cristiano Bortolin (Cap. 127 e 134)
Médico Assistente da Disciplina de Urologia da Escola Paulista de Medicina da Universidade Federal de São Paulo (EPM/Unifesp)
Membro da Sociedade Brasileira de Urologia (SBU)
Membro da Sociedade Brasileira de Cirurgia Minimamente Invasiva e Robótica (SOBRACIL)
Membro da American Urological Association (AUA)

Edison Schneider (Cap. 138)
Doutorado pela Faculdade de Medicina da Universidade de São Paulo (FMUSP)
Fellowship na Johannes Gutenberg Universitaet – Mainz, Alemanha
Chefe da Residência de Urologia do Hospital da PUC Campinas, SP
Responsável pelo setor de Uropediatria e Uroneurologia da PUC Campinas, SP

Eduardo Berna Bertero (Caps. 29 e 30)
Chefe do Departamento de Andrologia da Sociedade Brasileira de Urologia (SBU)
Mestrado em Ciências pela Faculdade de Medicina da Universidade de São Paulo (FMUSP)
Especialista em Medicina Sexual pela Universidade de Boston

Emanuel Veras de Albuquerque (Cap. 109)
Médico Assistente da Divisão de Urologia do Hospital das Clínicas da Faculdade de Medicina de Ribeirão Preto da Universidade de São Paulo (FMRP-USP)
Membro Titular da Sociedade Brasileira de Urologia (SBU)

Eyder Leite Ferreira (Cap. 13)
Preceptor do Serviço de Residência Médica em Urologia no Hospital Vera Cruz, Belo Horizonte
Especialista em Urologia pela Sociedade Brasileira de Urologia (SBU)
Residência Médica (SBU e MEC) no Hospital Vera Cruz, Belo Horizonte
Fellowship no Servicio de Urología de Povisa, Espanha
Membro da Comissão de Seleção do Título em Urologia

Fabio José Nascimento (Cap. 141)
Professor de Urologia da Faculdade de Medicina do ABC
Mestrado em Ciências da Saúde
Membro Titular da Sociedade Brasileira de Urologia (SBU)

Fábio Sepúlveda (Cap. 55)
Fellow de Cirurgia Minimamente Invasiva, Laparoscopia e Robótica pela Universidade Federal de São Paulo (Unifesp)
Urologista do Hospital Cardiopulmonar e Hospital Santa Izabel – Salvador, BA
Membro Titular da Sociedade Brasileira de Urologia (SBU)
Membro da Comissão de Ensino e Treinamento e Departamento de Endourologia da SBU, 2016-17

Fabrício Leite de Carvalho (Cap. 67)
Doutorado em Urologia pela Universidade de São Paulo (USP)
Professor Adjunto de Urologia da Faculdade de Ciências Médicas de Minas Gerais (FCM-MG)
Coordenador do PRM em Urologia do Hospital Universitário Ciências Médicas BH-MG
Membro do Departamento de Urologia Feminina da Sociedade Brasileira de Urologia (SBU)

Fernando Lorenzini (Caps. 26 e 27)
Doutorado em Clínica Cirúrgica pela Universidade Federal do Paraná (UFPR)
Mestrado pela Universidade Federal de Santa Catarina (UFSC)
Residência em Andrologia – IUNA-FP/Universidad A. Barcelona
Urologista pela Universidade Federal do Paraná (UFPR)
Membro Titular da Sociedade Brasileira de Urologia (SBU)
Membro do Departamento de Andrologia da SBU

Fernando Meyer (Caps. 42, 47)
Professor Titular de Urologia da PUC-PR
Chefe do Serviço de Urologia e Transplante Renal do Hospital Universitário Cajuru-PUC-PR
Doutorado e Mestrado em Cirurgia pela Universidade Federal do Paraná (UFPR)
Presidente da Sociedade Brasileira de Urologia (SBU) Paraná, 2016-2017

Fernando Nestor Facio Jr. (Cap. 23)
Professor e Responsável pelo Ambulatório de Saúde Masculina – FUNFARME FAMERP
Pós-Doutorado em Medicina Sexual na Johns Hopkins University – Baltimore, EUA
Doutorado em Urologia pela Faculdade de Medicina de São José do Rio Preto, SP (FAMERP)

Flávio Lobo Heldwein (Cap. 116)
Professor Adjunto 2 da Universidade Federal de Santa Catarina (UFSC)
Professor de Urologia da Unisul
Doutorado em Patologia
Fellow em Cirurgia Laparoscópica no Institut Mutualista Montsouris, Paris, França

Francisco de Assis Teixeira Guerra (Cap. 52)
Diretor de Produção Técnica e Científica do Hospital Felício Rocho, Belo Horizonte, MG
Membro Assistente da Clínica de Urologia e da Unidade de Transplantes do Hospital Felício Rocho, Belo Horizonte, MG
Mestrado em Cirurgia pela Universidade Federal de Minas Gerais (UFMG)
Membro Titular da Sociedade Brasileira de Urologia (SBU)
Presidente da Comissão de Seleção e Título de Especialista da SBU

Francisco Tibor Dénes (Cap. 140)
Professor Livre-Docente de Urologia
Chefe da Unidade de Urologia Pediátrica do Hospital das Clínicas da Faculdade de Medicina da Universidade de São Paulo (FMUSP)
Membro da Sociedade Brasileira de Urologia (SBU), da American Urological Association (AUA), da European Society for Pediatric Urology (ESPU) e da Society of Pediatric Urologic Surgeons (SPUS)

Fransber Rondinelle Araújo Rodrigues (Caps. 37 e 51)
Coordenador da Residência em Urologia do Hospital da Universidade de Brasília
Urologista Titular da Sociedade Brasileira de Urologia (SBU)

Gilberto Laurino Almeida (Caps. 8, 10, 50, 66 e 103)
Professor de Urologia e Cirurgia Experimental da Universidade do Vale do Itajaí (Univali)
Mestrado pelo Instituto de Pesquisas Médicas do Paraná
EUSP/EAU *Clinical Fellow* em Uro-Oncologia e Cirurgia Robótica pelo European Institute of Oncology – Milan
Membro da Comissão de Seleção e Título de Especialista (CSTE) da Sociedade Brasileira de Urologia (SBU)

Gino Pigatto Filho (Caps. 26 e 64)
Médico Urologista
Residência Médica no Serviço de Urologia do CHC da Universidade Federal do Paraná (UFPR)

Giuliano Amorim Aita (Caps. 23 e 27)
Urologista do Hospital Universitário da Universidade Federal do Piauí (UFPI)
Mestrado em Uro-oncologia pela Fundação Antônio Prudente – AC Camargo
Membro Titular da Sociedade Brasileira de Urologia (SBU)

Gustavo Cardoso Guimarães (Cap. 117)
Diretor do Departamento de Urologia do Hospital AC Camargo Cancer Center
Coordenador Médico do Programa de Cirurgia Robótica
Professor Convidado da Faculdade de Ciências Médicas da Santa Casa de São Paulo

Doutorado e Mestrado em Oncologia pela Fundação Antônio Prudente
Membro Titular do Colégio Brasileiro de Cirurgiões
Membro Titular da Sociedade Brasileira de Cancerologia
Membro Titular da Sociedade Brasileira de Urologia (SBU)

Gustavo Franco Carvalhal (Caps. 39 e 40)
Professor da Pós-Graduação em Medicina e Ciências da Saúde da Faculdade de Medicina da Pontifícia Universidade Católica do Rio Grande do Sul (PUCRS)
Post-Doctoral Fellow, Northwestern Univesity (NU)
Doutorado em Urologia pela Universidade de São Paulo (USP)
Research Fellow em Oncologia Urológica, Washington University School of Medicine

Gustavo Ruschi Bechara (Cap. 105)
Fellow em Urologia Oncológica pelo Instituto Nacional do Câncer (INCA)
Doutorado e Mestrado em Urologia pela Universidade do Estado do Rio de Janeiro (UERJ)
Membro Titular da Sociedade Brasileira de Urologia (SBU)
Membro da Comissão de Seleção de Título de Especialista da SBU

Gustavo Schröder (Cap. 49)
Cirurgia Geral e Urologia no Hospital das Clínicas de Porto Alegre, RS
Pós-Graduação em Cirurgia Urológica Minimamente Invasiva pelo Hospital Sírio-Libanês
Graduação em Medicina pela Universidade Federal Rio Grande do Sul (UFRGS)

Heleno Augusto Moreira da Silva (Cap. 101)
Professor de Urologia da Universidade Federal Fluminense (UFF)
Chefe do Departamento de Trauma e Urologia Reconstrutora da Sociedade Brasileira de Urologia, 2016/2017
Membro Titular da Sociedade Brasileira de Urologia (SBU)

Humberto Montoro Chagas (Cap. 7)
Professor de Urologia da Universidade Federal de Alagoas (UFAL)
Doutorando pela Universidade Federal de Pernambuco (UFPE)
Membro Titular da Sociedade Brasileira de Urologia (SBU)
Membro da Comissão de Seleção e Título de Especialista (CSTE) da SBU

José Carlos Truzzi (Cap. 76)
Doutorado em Urologia pela Escola Paulista de Medicina da Universidade Federal de São Paulo (Unifesp)
Chefe do Departamento de Urologia da Sociedade Brasileira de Urologia (SBU)
Chefe do Setor de Urologia no Fleury Medicina e Saúde

José de Bessa Junior (Cap. 95)
Professor Associado de Urologia da Universidade Estadual de Feira de Santana (UEFS)
Coordenador do Grupo de Pesquisa em Urologia/Subgrupos populacionais (Programa de Pós-Graduação em Saúde Coletiva da UEFS)

José de Ribamar Rodrigues Calixto (Cap. 38)
Médico Urologista
Mestrado em Ciências da Saúde pela Universidade Federal do Maranhão (UFMA)
Doutorado em Fisiopatologia Clínica e Experimental pela Universidade do Estado do Rio de Janeiro (UERJ)
Chefe do Serviço de Urologia do Hospital Universitário da UFMA
Membro Titular da Sociedade Brasileira de Urologia (SBU)
Membro do Departamento de Oncologia da SBU

José Murillo B. Netto (Caps. 133 e 147)
Doutorado em Clínica Cirúrgica pela Faculdade de Medicina de Ribeirão Preto da Universidade de São Paulo (FMRP-USP)
Professor Associado do Departamento de Cirurgia, Disciplina de Urologia da Faculdade de Medicina da Universidade Federal de Juiz de Fora (UFJF)
Coordenador do Departamento de Urologia Pediátrica de Sociedade Brasileira de Urologia (SBU)

Lisieux Eyer de Jesus (Cap. 125)
Médica do Departamento de Cirurgia e Urologia Pediátrica do Hospital Universitário Antônio Pedro da Universidade Federal Fluminense (UFF) e do Hospital Federal dos Servidores do Estado, RJ
Research Fellow em Urologia Pediátrica no Hospital for Sick Children, Toronto University
Doutorado em Ciências Cirúrgicas pela Universidade Federal do Rio de Janeiro (UFRJ)

Lucas Nogueira (Cap. 92)
Grupo de Urologia Oncológica no Hospital das Clínicas da Universidade Federal de Minas Gerais (UFMG)
Fellow – Urologic Oncology no Memorial Sloan Kettering Cancer Center

Luís Gustavo Morato de Toledo (Cap. 82)
Chefe da Disciplina de Urologia da Faculdade de Ciência Médicas da Santa Casa de São Paulo
Chefe do Serviço de Uroginecologia da Maternidade Cachoeirinha
Membro da Clínica Urológica do Hospital Ipiranga
Membro Titular da Sociedade Brasileira de Urologia (SBU)

Luiz Figueiredo Mello (Cap. 154)
Membro Titular da Sociedade Brasileira de Urologia (SBU)
Membro da Comissão de Ensino e Treinamento da SBU

Luiz Sergio Santos (Cap. 53)
Professor Adjunto de Urologia da Universidade Federal do Paraná (UFPR)
Chefe do Departamento de Endourologia do Hospital de Clínicas da UFPR
Doutorado e Mestrado em Cirurgia pela UFPR
Membro Correspondente da American Urological Association (AUA) e da Endourological Society
Membro Titular da Sociedade Brasileira de Urologia (SBU)

Marcelo Langer Wroclawski (Cap. 35)
Urologista do Hospital Israelita Albert Einstein
Professor Afiliado da Disciplina de Urologia da Faculdade de Medicina do ABC

Marcio Averbeck (Caps. 2, 3 e 28)
Doutorado e Mestrado em Ciências da Saúde pela Universidade Federal de Ciências da Saúde de Porto Alegre (UFCSPA)
Clinical Fellowship em Neurourologia pela Universidade de Innsbruck, Áustria
Coordenador de Neurourologia, Unidade de Videourodinâmica do Hospital Moinhos de Vento, Porto Alegre

Marco Antonio Arap (Cap. 121)
Assistente Doutor da Disciplina de Urologia do Hospital das Clínicas da Faculdade de Medicina da Universidade de São Paulo (USP)
Docente do Programa de Pós-Graduação do Instituto de Ensino e Pesquisa do Hospital Sírio-Libanês
Fellow em Uro-oncologia e Biologia do Câncer do M. D. Anderson Cancer Center da Universidade do Texas, EUA

Marcos Dall Oglio (Cap. 114)
Professor Livre-Docente e Associado da Faculdade de Medicina da Universidade de São Paulo (USP)

Marisa Vieira da Silva Montoro (Cap. 124)
Residência Médica em Cirurgia Geral no Hospital dos Servidores do Rio de Janeiro
Graduação em Medicina pela Universidade Federal de Alagoas (UFAL)
Residência Médica em Cirurgia Pediátrica no Hospital de Base/FUNFARME em São José do Rio Preto e Estágio em Uropediatria e Uroneurologia no Hospital das Clínicas da Universidade Federal de Pernambuco (UFPE)
Membro Titular da Sociedade Brasileira de Urologia (SBU)

Matheus Roque (Cap. 25)
Fellowship em Reprodução Humana pela Universidade Federal de São Paulo (Unifesp)
Doutorando em Saúde da Mulher pela Universidade Federal de Minas Gerais (UFMG)
Mestrado em Reprodução Humana pela Universidade Autônoma de Barcelona
Membro Titular da Sociedade Brasileira de Urologia (SBU)

Maurício Hachul (Cap. 12)
Professor Titular de Urologia da Universidade de Santo Amaro (UNISA-SP)

Miguel Zerati Filho (Cap. 137)
Doutorado em Cirurgia pela Universidade Estadual Paulista (Unesp)
Chefe do Serviço de Urologia do Instituto de Urologia e Nefrologia de São José do Rio Preto e Responsável pelo Departamento de Urologia Pediátrica do HB/FAMERP – Rio Preto
Assistente Estrangeiro da Universidade de Paris V, França

Nelson Gianni de Lima (Caps. 1 e 6)
Mestrado em Ciências da Saúde pela Universidade Federal de Ciências da Saúde de Porto Alegre (UFCSPA)
Urologista do Hospital Nossa Senhora dos Navegantes – Torres, RS
Membro Titular da Sociedade Brasileira de Urologia (SBU)

Roberto Gonçalves de Lucena (Cap. 21)
Professor Adjunto de Urologia da Universidade Federal de Pernambuco (UFPE)
Doutorado e Mestrado em Urologia
Membro Titular da Sociedade Brasileira de Urologia (SBU)

Rodolfo Borges dos Reis (Cap. 109)
Professor Livre-Docente da Faculdade de Medicina de Ribeirão Preto da Universidade de São Paulo (FMRP-USP)
Responsável pelo Setor de Uro-oncologia
Felow em Urologia na Columbia University, USA
Felow em Uro-Oncologia, MD Anderson Cancer Center, USA

Rodrigo Cattelan Donaduzzi (Cap. 68)
Residência em Urologia pela Pontifícia Universidade Católica do Rio Grande do Sul (PUCRS)
Graduação em Medicina pela Universidade de Passo Fundo (UPF)

Romolo Guida (Cap. 100)
Urologista do Hospital Federal dos Servidores do Estado do Rio de Janeiro
Ancien Medicin Assistant – Bordeaux, France
Membro Titular da Sociedade Brasileira de Urologia (SBU)

Rúiter Silva Ferreira (Cap. 5)
Doutorado em Cirurgia pela Universidade Estadual de Campinas (Unicamp)
Mestrado em Cirurgia pela Unicamp
Urologista pelo Hospital das Clínicas da Universidade Federal de Goiás (HC-UFG)

Sandro Nassar de Castro Cardoso (Cap. 139)
Chefe do Serviço de Urologia do Hospital Ipiranga, SP
Urologista do Hospital Professor Edmundo Vasconcelos, SP

Samuel Dekermacher (Cap. 125)
Professor Titular de Urologia da Universidade Iguaçu, Nova Iguaçu – RJ
Chefe do Serviço de Cirurgia e Urologia Pediátrica do Hospital Federal dos Servidores do Estado do Rio de Janeiro
Membro Titular da Sociedade Brasileira de Urologia (SBU)

Sebastião J. Westphal (Cap. 8)
Professor de Urologia da Universidade do Vale do Itajaí (Univali)
Mestrado em Clínica Cirúrgica pela Universidade Federal do Paraná (UFPR)
Presidente eleito da Sociedade Brasileira de Urologia (SBU)

Silvio Henrique Maia de Almeida (Caps. 45, 84 e 110)
Professor Associado de Urologia do Departamento de Cirurgia da Universidade Estadual de Londrina (UEL)
Orientador do Programa de Pós-Graduação em Ciências da Saúde da UEL
Chefe do Centro Cirúrgico do Hospital Universitário Regional do Norte do Paraná da UEL
Responsável pelo Serviço de Urodinâmica do Hospital Universitário Regional do Norte do Paraná
Doutorado e Mestrado em Medicina pela UEL

Stênio de Cássio Zequi (Cap. 34)
Urologista Titular do Núcleo de Urologia AC Camargo Cancer Center
Orientador Permanente da Pós-Graduação em Ciências/Oncologia da Fundação Antônio Prudente/AC Camargo Cancer Center
Doutorado e Mestrado em Ciências/Oncologia pelo AC Camargo Cancer Center
Membro Titular da Sociedade Brasileira de Urologia (SBU)

Ubirajara Barroso Jr. (Cap. 153)
Professor Livre-Docente, Chefe da Unidade de Uronefrologia do Hospital Universitário Professor Edgard Santos
Coordenador da Disciplina de Urologia da Universidade Federal da Bahia (UFBA)
Professor Adjunto de Urologia da Escola Bahiana de Medicina
Fellowship em Urologia Pediátrica na Wayne State University (Children's Hospital of Michigan)
Pesquisador nível 2 CNPq.
Doutorado em Urologia pela Unifesp

Wilson F. S. Busato Jr. (Caps. 8, 9, 10, 16, 41, 50, 51, 56, 57, 66, 93, 103, 105, 107, 112, 113, 115, 116)
Professor de Urologia da Universidade do Vale do Itajaí (Univali)
Professor da Pós-graduação em Cirurgia Robótica da FELUMA
Doutorado em Urologia pela Universidade Federal do Paraná (UFPR)
Mestrado em Clínica Cirúrgica pela UFPR
Chefe do Departamento de Uro-Oncologia da Sociedade Brasileira de Urologia (SBU)
Membro da Comissão de Ensino e Treinamento da SBU
Membro Titular da SBU

TRADUÇÃO

Aaron Rinhel Souza Ferreira da Silva (Cap. 154)
Graduando em Medicina pela Faculdade de Medicina de Botucatu da Universidade Estadual Paulista (Unesp)

Adriano Lara Zuza (Cap. 137)
Mestrado em Biologia Celular e Estrutural Aplicadas
Especialista em Odontologia Hospitalar
Cirurgião e Traumatologista Bucomaxilofacial
Graduando em Medicina

Alexandre Maceri Midão (Caps. 9 e 29)
Coordenador do Programa de Residência Médica de Cirurgia Vascular do Hospital Federal de Bonsucesso
Professor de Clínica Cirúrgica da Faculdade de Medicina de Petrópolis
Especialista em Cirurgia Vascular e Endovascular
Residência Médica no Hospital Pedro Ernesto nos Programas de Cirurgia Geral e Cirurgia Vascular
Graduação em Medicina pela Universidade do Estado do Rio de Janeiro (UERJ)

Ana Maria Rossini Teixeira (Caps. 38 e 95)
Professora Associada do Departamento de Bioquímica do Instituto de Biologia Roberto Alcantara Gomes da Universidade do Estado do Rio de Janeiro (UERJ)
Doutorado em Biologia pela PGB/UERJ

Andrea Delcorso (Caps. 47 a 49)
Tradutora Formada pela PUC-SP
Sócia-Proprietária da DelCor Traduções Técnicas Ltda.

Andréa Favano (Caps. 30, 68 e 147)
Especialista em Tradução Inglês-Português pela Universidade Gama Filho
Tradutora-Intérprete pelo Centro Universitário Ibero-Americano Unibero
Cirurgiã-Dentista pela Faculdade de Odontologia da Universidade de São Paulo (USP)
Certificado de Proficiência em Inglês pela Universidade de Cambridge, Reino Unido

Angela Satie Nishikaku (Cap. 31)
Pós-Doutorado em Infectologia pelo Departamento de Medicina da Universidade Federal de São Paulo (Unifesp)
Doutorado em Ciências pelo Departamento de Imunologia do Instituto de Ciências Biomédicas da Universidade de São Paulo (USP)
Bacharelado em Ciências Biológicas – Modalidade Médica pela Universidade Estadual Paulista "Júlio de Mesquita Filho" (Unesp)

Beatriz Carvalho de Souza (Cap. 133)
Fonoaudióloga Clínica e Tradutora
Pós-Graduação em Tradução Inglês-Português pela Universidade Estácio de Sá
Especialização em Motricidade Orofacial com Enfoque em Disfagia pela CEFAC RJ
Especialização em Geriatria e Gerontologia pela UnATI na Universidade do Estado do Rio de Janeiro (UERJ)
Graduação em Fonoaudiologia pela Universidade Federal do Rio de Janeiro (UFRJ)

Beatriz Perez Floriano (Caps. 67, 71 e 134)
Professora-Doutora das Faculdades Integradas de Ourinhos (FIO)
Doutorado em Ciência Animal pela FMVA da Universidade Estadual Paulista "Júlio de Mesquita Filho" (Unesp)
Médica Veterinária

Claudia Martins de Vasconcellos Midão (Caps. 9 e 29)
Professora da Disciplina de Clínica Médica da Faculdade de Medicina de Petrópolis
Mestrado em Ensino em Saúde pela Universidade Federal de São Paulo (Unifesp)
MBA em Qualidade Total em Saúde
MBA em Administração e Gestão Acadêmica
Residência Médica no Hospital Pedro Ernesto no Programa de Patologia Clínica
Graduação em Medicina pela Faculdade de Medicina de Petrópolis

Douglas Arthur Omena Futuro (Cap. 100)
Médico e Tradutor

Edianez Victoria Dias Chimello (Caps. 50 e 55)
Tradutora

Eduardo Kenji Nunes Arashiro (Caps. 45 e 139)
Doutorado em Ciência Animal pela Universidade Federal de Minas Gerais (UFMG)
Mestrado em Medicina Veterinária pela Universidade Federal Fluminense (UFF)
Médico Veterinário pela UFF

Eliseanne Nopper (Caps. 51 e 52)
Especialista em Psiquiatria Clínica pela Faculdade de Medicina de Santo Amaro (FMSA) e Complexo Hospitalar do Mandaqui
Médica pela FMSA – Organização Santamarense de Educação e Cultura (OSEC)/Universidade de Santo Amaro (UNISA)

Fernando Diniz Mundim (Caps. 109, 110, 112 a 114)
Professor Adjunto (aposentado) do Instituto de Psiquiatria da Faculdade de Medicina da Universidade Federal do Rio de Janeiro (UFRJ)

Flor de Letras Editorial (Caps. 8, 27, 28, 39 e 41)
Empresa Especializada em Tradução e Revisão Técnicas

Ione Araújo Ferreira (Caps. 66 e 76)
Tradutora
Mestrado em Comunicação pela Universidade Federal do Rio de Janeiro (UERJ)
Bacharelado em Jornalismo pela UFRJ

Isadora Mainieri de Oliveira Corrêa (Cap. 15)
Doutorado em Medicina Veterinária Preventiva pela Universidade Estadual Paulista (Unesp), Campus Botucatu

José de Assis Silva Júnior (Caps. 16 e 124)
Doutorado e Mestrado em Patologia pela Universidade Federal Fluminense (UFF)
Especialista em Estomatologia pela Universidade Federal do Rio de Janeiro (UFRJ)

José Eduardo Figueiredo[†] (Caps. 21 e 25)
Tradutor

Karina Penedo Carvalho (Cap. 24)
Doutorado em Biologia Humana e Experimental pela Universidade do Estado do Rio de Janeiro (UERJ)
Mestrado em Morfologia pela Pós-Graduação em Biologia Humana e Experimental da UERJ
Graduação em Biologia pela UERJ

Keila Carolina de Ornellas Dutka Garcia (Caps. 3, 5, 7, 42 e 53)
Mestrado em Medicina Veterinária Preventiva
Médica Veterinária

Leticia Carrão Silva (Caps. 6 e 56)
Mestrado em Sanidade, Segurança Alimentar e Ambiental no Agronegócio
Graduação em Medicina Veterinária

Luiz Euclydes Trindade Frazão Filho (Caps. 64 e 72)
Tradutor/Intérprete pela Universidade Estácio de Sá e Brasillis Idiomas, Rio de Janeiro – RJ
Certificate of Proficiency in English, University of Michigan, Ann Arbor, Michigan, USA
Bacharelado em Direito pela Universidade Federal do Pará (UFPR)

Marcella de Melo Silva (Caps. 17, 23 e 125)
Especialização em Tradução pelo Curso de Tradutores Daniel Brilhante de Brito
Graduação em Psicologia pela Universidade do Estado do Rio de Janeiro (UERJ)

Marcio Luis Acencio (Cap. 107)
Pós-Doutorado na Norwegian University of Science and Technology (NTNU), Trondheim, Noruega
Doutorado em Ciências Biológicas (Genética) pelo Instituto de Biociências de Botucatu da Universidade Estadual Paulista "Júlio de Mesquita Filho" (Unesp)

Maria Cristina Motta Schimmelpfeng (Caps. 101 e 126)
Especialização em Patologia Bucal pela PUC Rio
Cirurgiã-Dentista pela Universidade Brasil

Maria Eugênia Laurito Summa (Cap. 138)
Médica Veterinária pela Universidade de São Paulo (USP)

Maria Helena Lucatelli (Cap. 140)
Médica Veterinária pela FMVZ da Universidade de São Paulo (USP)
Residência em Clínica e Cirurgia de Pequenos Animais pela USP

Mariana Moura (Cap. 54)
Mestrado em Literatura
Especialização em Editoração
Graduação em Letras – Português

Mariana Villanova Vieira (Caps. 37, 40, 82, 84, 115 e 116)
Free-mover do Programa de Mestrado em Biologia Molecular na Universidade Vytautas Magnus (VDU), Kaunas
Tradutora Técnica Graduada pela Universidade do Estado do Rio de Janeiro (UERJ)

Mariangela Pinheiro de Magalhães Oliveira (Cap. 150)
Pós-Graduação em Obesidade e Emagrecimento pela Universidade Gama Filho (UGF)
Pós-Graduação em Administração de Recursos Humanos pela Fundação Armando Álvares Penteado (FAAP)
Especialização em Alimentação Coletiva pela Associação Brasileira de Nutrição (ASBRAN)
Graduação em Nutrição pela Faculdade de Saúde Pública da Universidade de São Paulo (USP)

Marina Santiago de Mello Souza (Cap. 122)
Professora Assistente da Escola de Medicina Souza Marques
Professora Assistente da Universidade Castelo Branco (UCB)
Doutoranda em Radioproteção e Dosimetria pelo IRD – CNEN
Mestrado em Fisiopatologia Clínica pelo Hospital Universitário Pedro Ernesto da Universidade do Estado do Rio de Janeiro (UERJ)
Especialização em Anatomia Funcional pela AVM

Nelson Gomes de Oliveira[†] (Caps. 22 e 35)
Tradutor

Patricia Lydie Voeux (Caps. 12, 57, 58, 103, 117 e 127)
Tradutora

Priscilla Marys Costa dos Santos (Cap. 148)
Doutorado em Ciências (Área de Concentração: Fisiologia e Biofísica) pelo ICB da Universidade de São Paulo (USP)

Raquel de Souza Martins (Cap. 10)
Mestrado em Biologia Celular e Molecular, com ênfase em Imunofarmacologia pelo Instituto Oswaldo Cruz, Fundação Oswaldo Cruz (IOC/FIOCRUZ)
Graduação em Farmácia pela Universidade Federal do Rio de Janeiro (UFRJ)

Renata Jurema Medeiros (Caps. 1 e 92)
Chefe do Laboratório de Fisiologia do Departamento de Farmacologia e Toxicologia do INCQS/Fiocruz
Doutorado em Vigilância Sanitária pelo INCQS/Fiocruz
Mestrado em Higiene Veterinária e Processamento Tecnológico de Produtos de Origem Animal pelo Departamento de Tecnologia de Alimentos da Faculdade de Medicina Veterinária da Universidade Federal Fluminense (UFF)
Graduação em Medicina Veterinária pela Faculdade de Medicina Veterinária da UFF

Renata Scavone (Caps. 13, 14, 34 e 93)
Doutorado em Imunologia pelo Instituto de Ciências Biomédicas da Universidade de São Paulo (USP)
Graduação em Veterinária pela Faculdade de Medicina Veterinária e Zootecnia da USP

Soraya Imon de Oliveira (Caps. 26 e 61)
Doutorado em Ciências/Imunologia pelo ICB da Universidade de São Paulo (USP)
Bacharelado em Ciências Biológicas – Mod. Médica pelo IB de Botucatu da Universidade Estadual Paulista (Unesp)
Tradutora pela Escola Daniel Brilhante de Brito – Rio de Janeiro/RJ

Sueli Toledo Basile (Cap. 121)
Tradutora Inglês/Português
Instituto Presbiteriano Mackenzie e Cell-Lep

Tatiana Ferreira Robaina (Índice)
Doutorado em Ciências (Microbiologia) pela Universidade Federal do Rio de Janeiro (UFRJ)
Mestrado em Patologia pela Universidade Federal Fluminense (UFF)
Especialista em Estomatologia pela UFRJ
Cirurgiã-Dentista pela Universidade Federal de Pelotas (UFPel)

Vanessa Fernandes Bordon (Cap. 153)
Mestrado em Ciências pela Faculdade de Saúde Pública na Universidade de São Paulo (USP)
Médica Veterinária pela Universidade Estadual Paulista (Unesp)

Vilma Ribeiro de Souza Varga (Cap. 105)
Médica Neurologista

Vinícius Melo (Cap. 141)
Tradutor

A cada 4 anos ou mais, um pequeno grupo de indivíduos loucos recebem o privilégio de convocar e embarcar em uma tarefa aparentemente impossível — melhorar o que, relativamente há pouco tempo, eles tinham criado como o livro padrão-ouro em urologia. Uma semana ou mais depois, surgem com um plano, cada um com as suas atribuições, para o que eles agora estão convencidos ser o melhor repositório do conhecimento urológico total. Esse grupo e essa edição não são exceções a essa rotina.

Quatro de nós sentimo-nos muito honrados e privilegiados por fazer parte desta tradição que começou em 1954 com a publicação do primeiro Urologia de Campbell (então chamado simplesmente "Urologia"), que consistia em 3 volumes em que 51 indivíduos contribuíram com 2.356 páginas e 1.148 ilustrações. Somos gratos aos nossos atuais colegas e amigos que aceitaram a responsabilidade de produzir novos 156 capítulos que compõem o nosso texto. Reconhecemos os seus conhecimentos e a contribuição altruísta do seu tempo e esforço.

Não obstante nossa gratidão aos autores dos capítulos, gostaríamos finalmente de dedicar esta edição a dois conjuntos de indivíduos: um grupo que inclui nossos mentores em urologia — aqueles que cada um de nós, separadamente, admiramos e aprendemos, e aqueles cujas realizações educacionais e clínicas em vários aspectos do nosso campo de atuação temos procurado imitar. Temos esperança de que eles tenham ou terão orgulho da nossa parte nessa 11ª edição do livro padrão-ouro. A maior dívida e agradecimentos, no entanto, são às nossas famílias, especificamente às nossas esposas e filhos que estavam na "linha de fogo" durante a preparação desta edição. Eles merecem mais do que uma medalha ou uma cópia do livro. Assim, para Noele e Nolan; a Julianne, Nick, Rebecca e Dree; para Vicky, Topper, David, Dane e Michael; e para Kathy, Jessica, Lauren e Ryan, o nosso obrigado pela paciência, compreensão e apoio contínuo. A boa notícia é que vocês têm alguns anos até que o ciclo comece novamente.

Por mim e pelos meus colegas editores,
Alan J. Wein

Louis R. Kavoussi
Alan W. Partin
Craig A. Peters

COLABORADORES

Paul Abrams, MD, FRCS
Professor of Urology
Bristol Urological Institute
Southmead Hospital
Bristol, United Kingdom

Mark C. Adams, MD, FAAP
Professor of Urologic Surgery
Department of Urology
Division of Pediatric Urology
Monroe Carell Jr. Children's Hospital at Vanderbilt
Nashville, Tennessee

Hashim U. Ahmed, PhD, FRCS (Urol), BM, BCh, BA (Hons)
MRC Clinician Scientist and Reader in Urology
Division of Surgery and Interventional Science
University College London;
Honorary Consultant Urological Surgeon
University College London Hospitals NHS Foundation Trust
London, United Kingdom

Mohamad E. Allaf, MD
Buerger Family Scholar
Associate Professor of Urology, Oncology, and Biomedical Engineering
Director of Minimally Invasive and Robotic Surgery
Department of Urology
James Buchanan Brady Urological Institute
Johns Hopkins University School of Medicine
Baltimore, Maryland

Karl-Erik Andersson, MD, PhD
Professor
Aarhus Institute for Advanced Studies
Aarhus University
Aarhus, Jutland, Denmark;
Professor
Wake Forest Institute for Regenerative Medicine
Wake Forest University School of Medicine
Winston-Salem, North Carolina

Sero Andonian, MD, MSc, FRCS(C), FACS
Associate Professor
Division of Urology
Department of Surgery
McGill University
Montreal, Quebec, Canada

Jennifer Tash Anger, MD, MPH
Associate Professor
Department of Surgery
Cedars-Sinai Medical Center;
Adjunct Assistant Professor
Urology
University of California, Los Angeles
Los Angeles, California

Kenneth W. Angermeier, MD
Associate Professor
Glickman Urological and Kidney Institute
Cleveland Clinic
Cleveland, Ohio

Emmanuel S. Antonarakis, MD
Associate Professor of Oncology
Sidney Kimmel Comprehensive Cancer Center
Johns Hopkins University
Baltimore, Maryland

Jodi A. Antonelli, MD
Assistant Professor
Department of Urology
University of Texas Southwestern Medical Center
Dallas, Texas

Anthony Atala, MD
Director, Wake Forest Institute for Regenerative Medicine
William H. Boyce Professor and Chair
Department of Urology
Wake Forest School of Medicine
Winston-Salem, North Carolina

Paul F. Austin, MD
Professor
Division of Urologic Surgery
Washington University School of Medicine in St. Louis
St. Louis, Missouri

Gopal H. Badlani, MD, FACS
Professor and Vice Chair
Department of Urology
Wake Forest University Baptist Medical Center
Winston-Salem, North Carolina

Darius J. Bägli, MDCM, FRCSC, FAAP, FACS
Professor of Surgery and Physiology
Division of Urology, Departments of Surgery and Physiology
University of Toronto;
Senior Attending Urologist, Associate Surgeon-in-Chief, Senior Associate Scientist
Division of Urology, Department of Surgery, Division of Developmental and Stem Cell Biology
Sick Kids Hospital and Research Institute
Toronto, Ontario, Canada

Daniel A. Barocas, MD, MPH, FACS
Assistant Professor
Department of Urologic Surgery
Vanderbilt University Medical Center
Nashville, Tennessee

Julia Spencer Barthold, MD
Associate Chief
Surgery/Urology
Nemours/Alfred I. duPont Hospital for Children
Wilmington, Delaware;
Professor
Departments of Urology and Pediatrics
Sidney Kimmel Medical College of Thomas Jefferson University
Philadelphia, Pennsylvania

Stuart B. Bauer, MD
Professor of Surgery (Urology)
Harvard Medical School;
Senior Associate in Urology
Department of Urology
Boston Children's Hospital
Boston, Massachusetts

Mitchell C. Benson, MD
Department of Urology
New York-Presbyterian Hospital/Columbia University Medical Center
New York, New York

Brian M. Benway, MD
Director, Comprehensive Kidney Stone Program
Urology Academic Practice
Cedars-Sinai Medical Center
Los Angeles, California

Jonathan Bergman, MD, MPH
Assistant Professor
Departments of Urology and Family Medicine
David Geffen School of Medicine at UCLA;
Veterans Health Affairs, Greater Los Angeles
Los Angeles, California

Sara L. Best, MD
Assistant Professor
Department of Urology
University of Wisconsin School of Medicine and Public Health
Madison, Wisconsin

Sam B. Bhayani, MD, MS
Professor of Surgery, Urology
Department of Surgery
Washington University School of Medicine in St. Louis;
Vice President, Chief Medical Officer
Barnes West Hospital
St. Louis, Missouri

Lori A. Birder, PhD
Professor of Medicine and Pharmacology
Medicine-Renal Electrolyte Division
University of Pittsburgh School of Medicine
Pittsburgh, Pennsylvania

Jay T. Bishoff, MD, FACS
Director, Intermountain Urological Institute
Intermountain Health Care
Salt Lake City, Utah

Brian G. Blackburn, MD
Clinical Associate Professor
Department of Internal Medicine/ Infectious Diseases and Geographic Medicine
Stanford University School of Medicine
Stanford, California

Jeremy Matthew Blumberg, MD
Chief of Urology
Harbor-UCLA Medical Center;
Assistant Professor of Urology
David Geffen School of Medicine at UCLA
Los Angeles, California

Michael L. Blute, Sr., MD
Chief, Department of Urology
Walter S. Kerr, Jr., Professor of Urology
Massachusetts General Hospital/Harvard Medical School
Boston, Massachusetts

Timothy B. Boone, MD, PhD
Professor and Chair
Department of Urology
Houston Methodist Hospital and Research Institute
Houston, Texas;
Professor
Department of Urology
Weill Medical College of Cornell University
New York, New York

Stephen A. Boorjian, MD
Professor of Urology
Department of Urology
Mayo Clinic
Rochester, Minnesota

Joseph G. Borer, MD
Associate Professor of Surgery (Urology)
Harvard Medical School;
Reconstructive Urologic Surgery Chair
Director, Neurourology and Urodynamics
Director, Bladder Exstrophy Program
Department of Urology
Boston Children's Hospital
Boston, Massachusetts

Charles B. Brendler, MD
Co-Director, John and Carol Walter Center for Urological Health
Department of Surgery
Division of Urology
NorthShore University HealthSystem
Evanston, Illinois;
Senior Clinician Educator
Department of Surgery
Division of Urology
University of Chicago Pritzker School of Medicine
Chicago, Illinois

Gregory A. Broderick, MD
Professor of Urology
Mayo Clinic College of Medicine
Program Director, Urology Residency Program
Mayo Clinic
Jacksonville, Florida

James D. Brooks, MD
Keith and Jan Hurlbut Professor
Chief of Urologic Oncology
Department of Urology
Stanford University
Stanford, California

Benjamin M. Brucker, MD
Assistant Professor
Urology and Obstetrics & Gynecology
NYU Langone Medical Center
New York, New York

Kathryn L. Burgio, PhD
Professor of Medicine
Department of Medicine
Division of Gerontology, Geriatrics, and Palliative Care
University of Alabama at Birmingham;
Associate Director for Research
Birmingham/Atlanta Geriatric Research, Education, and Clinical Center
Birmingham VA Medical Center
Birmingham, Alabama

Arthur L. Burnett, II, MD, MBA, FACS
Patrick C. Walsh Distinguished Professor of Urology
Department of Urology
Johns Hopkins University School of Medicine
Baltimore, Maryland

Nicol Corbin Bush, MD, MSCS
Co-Director, PARC Urology
Dallas, Texas

Jeffrey A. Cadeddu, MD
Professor of Urology and Radiology
Department of Urology
University of Texas Southwestern Medical Center
Dallas, Texas

Anthony A. Caldamone, MD, MMS, FAAP, FACS
Professor of Surgery (Urology)
Division of Urology
Section of Pediatric Urology
Warren Alpert Medical School of Brown University;
Chief of Pediatric Urology
Division of Pediatric Urology
Hasbro Children's Hospital
Providence, Rhode Island

Steven C. Campbell, MD, PhD
Professor of Surgery
Department of Urology
Glickman Urological and Kidney Institute
Cleveland Clinic
Cleveland, Ohio

Douglas A. Canning, MD
Professor of Urology (Surgery)
Perelman School of Medicine
University of Pennsylvania;
Chief, Division of Urology
The Children's Hospital of Philadelphia
Philadelphia, Pennsylvania

Michael A. Carducci, MD
AEGON Professor in Prostate Cancer Research
Sidney Kimmel Comprehensive Cancer Center
Johns Hopkins University
Baltimore, Maryland

Peter R. Carroll, MD, MPH
Professor and Chair
Ken and Donna Derr–Chevron Distinguished Professor
Department of Urology
University of California, San Francisco
San Francisco, California

Herbert Ballentine Carter, MD
Professor of Urology and Oncology
Department of Urology
James Buchanan Brady Urological Institute
Johns Hopkins School of Medicine
Baltimore, Maryland

Clint K. Cary, MD, MPH
Assistant Professor
Department of Urology
Indiana University
Indianapolis, Indiana

Pasquale Casale, MD
Professor
Department of Urology
Columbia University Medical Center;
Chief, Pediatric Urology
Morgan Stanley Children's Hospital of New York-Presbyterian
New York, New York

William J. Catalona, MD
Professor
Department of Urology
Northwestern University Feinberg School of Medicine
Chicago, Illinois

Frank A. Celigoj, MD
Male Infertility/Andrology Fellow
Department of Urology
University of Virginia
Charlottesville, Virginia

Toby C. Chai, MD
Vice Chair of Research
Department of Urology
Yale School of Medicine;
Co-Director of Female Pelvic Medicine and Reconstructive Surgery Program
Department of Urology
Yale New Haven Hospital
New Haven, Connecticut

Alicia H. Chang, MD, MS
Instructor
Department of Internal Medicine/ Infectious Diseases and Geographic Medicine
Stanford University School of Medicine
Stanford, California;
Medical Consultant
Los Angeles County Tuberculosis Control Program
Los Angeles County Department of Public Health
Los Angeles, California

Christopher R. Chapple, MD, FRCS (Urol)
Professor and Consultant Urologist
Department of Urology
The Royal Hallamshire Hospital
Sheffield Teaching Hospitals
Sheffield, South Yorkshire, United Kingdom

Mang L. Chen, MD
Assistant Professor
Department of Urology
University of Pittsburgh
Pittsburgh, Pennsylvania

Ronald C. Chen, MD, MPH
Associate Professor
Department of Radiation Oncology
University of North Carolina at Chapel Hill
Chapel Hill, North Carolina

Benjamin I. Chung, MD
Assistant Professor
Department of Urology
Stanford University School of Medicine
Stanford, California

Michael J. Conlin, MD, MCR
Associate Professor of Urology
Portland VA Medical Center
Portland, Oregon

Christopher S. Cooper, MD, FAAP, FACS
Professor
Department of Urology
University of Iowa;
Associate Dean, Student Affairs and Curriculum
University of Iowa Carver College of Medicine
Iowa City, Iowa

Raymond A. Costabile, MD
Jay Y. Gillenwater Professor of Urology
Department of Urology
University of Virginia
Charlottesville, Virginia

Paul L. Crispen, MD
Assistant Professor
Department of Urology
University of Florida
Gainesville, Florida

Juanita M. Crook, MD, FRCPC
Professor
Division of Radiation Oncology
University of British Columbia, Okanagan;
Radiation Oncologist
Center for the Southern Interior
British Columbia Cancer Agency
Kelowna, British Columbia, Canada

Douglas M. Dahl, MD, FACS
Associate Professor of Surgery
Harvard Medical School;
Chief, Division of Urologic Oncology
Department of Urology
Massachusetts General Hospital
Boston, Massachusetts

Marc Arnaldo Dall'Era, MD
Associate Professor
Department of Urology
University of California, Davis
Sacramento, California

Anthony V. D'Amico, MD, PhD
Eleanor Theresa Walters Distinguished Professor and Chief of Genitourinary Radiation Oncology
Department of Radiation Oncology
Brigham and Women's Hospital and Dana-Farber Cancer Institute
Boston, Massachusetts

Siamak Daneshmand, MD
Professor of Urology (Clinical Scholar)
Institute of Urology
University of Southern California
Los Angeles, California

Shubha De, MD, FRCPC
Assistant Professor
University of Alberta
Edmonton, Alberta, Canada

Jean J.M.C.H. de la Rosette, MD, PhD
Professor and Chairman
Department of Urology
AMC University Hospital
Amsterdam, Netherlands

Dirk J.M.K. De Ridder, MD, PhD
Professor
Department of Urology
University Hospitals KU Leuven
Leuven, Belgium

G. Joel DeCastro, MD, MPH
Assistant Professor of Urology
Department of Urology
New York-Presbyterian Hospital/Columbia University Medical Center
New York, New York

Michael C. Degen, MD, MA
Clinical Assistant
Department of Urology
Hackensack University Medical Center
Hackensack, New Jersey

Sevag Demirjian, MD
Assistant Professor
Cleveland Clinic Lerner College of Medicine
Department of Nephrology and Hypertension
Cleveland Clinic
Cleveland, Ohio

Francisco Tibor Dénes, MD, PhD
Associate Professor
Division of Urology
Chief, Pediatric Urology
University of São Paulo Medical School
Hospital das Clínicas
São Paulo, Brazil

John D. Denstedt, MD, FRCSC, FACS
Professor of Urology
Chairman of the Department of Surgery
Western University
London, Ontario, Canada

Theodore L. DeWeese, MD, MPH
Professor and Chair
Radiation Oncology and Molecular Radiation Sciences
Johns Hopkins University School of Medicine
Baltimore, Maryland

David Andrew Diamond, MD
Urologist-in-Chief
Department of Urology
Boston Children's Hospital;
Professor of Surgery (Urology)
Department of Surgery
Harvard Medical School
Boston, Massachusetts

Colin P.N. Dinney, MD
Chairman and Professor
Department of Urology
The University of Texas MD Anderson Cancer Center
Houston, Texas

Roger R. Dmochowski, MD, MMHC, FACS
Professor of Urology and Gynecology
Vanderbilt University Medical School
Nashville, Tennessee

Charles G. Drake, MD, PhD
Associate Professor of Oncology, Immunology, and Urology
James Buchanan Brady Urological Institute
Johns Hopkins University;
Attending Physician
Department of Oncology
Johns Hopkins Kimmel Cancer Center
Baltimore, Maryland

Marcus John Drake, DM, MA, FRCS (Urol)
Senior Lecturer in Urology
School of Clinical Sciences
University of Bristol;
Consultant Urologist
Bristol Urological Institute
Southmead Hospital
Bristol, United Kingdom

Brian D. Duty, MD
Assistant Professor of Urology
Oregon Health & Science University
Portland, Oregon

James A. Eastham, MD
Chief, Urology Service
Surgery
Memorial Sloan Kettering Cancer Center;
Professor
Department of Urology
Weill Cornell Medical Center
New York, New York

Louis Eichel, MD
Chief, Division of Urology
Rochester General Hospital;
Director, Minimally Invasive Surgery
Center for Urology
Rochester, New York

J. Francois Eid, MD
Attending Physician
Department of Urology
Lenox Hill Hospital
North Shore-LIJ Health System
New York, New York

Mario A. Eisenberger, MD
R. Dale Hughes Professor of Oncology and Urology
Sidney Kimmel Comprehensive Cancer Center;
Johns Hopkins University
Baltimore, Maryland

Mohamed Aly Elkoushy, MD, MSc, PhD
Associate Professor
Department of Urology
Faculty of Medicine
Suez Canal University
Ismailia, Egypt

Mark Emberton, MD, MBBS, FRCS (Urol), BSc
Dean, Faculty of Medical Sciences
University College London
Honorary Consultant Urological Surgeon
University College London Hospitals NHS Foundation Trust
London, United Kingdom

Jonathan I. Epstein, MD
Professor of Pathology, Urology, and Oncology
Reinhard Professor of Urological Pathology
Director of Surgical Pathology
Johns Hopkins Medical Institutions
Baltimore, Maryland

Carlos R. Estrada, Jr., MD
Associate Professor of Surgery
Harvard Medical School;
Director, Center for Spina Bifida and Spinal Cord Conditions
Co-Director, Urodynamics and Neuro-Urology
Boston Children's Hospital
Boston, Massachusetts

Michael N. Ferrandino, MD
Assistant Professor
Division of Urologic Surgery
Duke University Medical Center
Durham, North Carolina

Lynne R. Ferrari, MD
Associate Professor of Anesthesiology
Department of Anaesthesia
Harvard Medical School;
Medical Director, Perioperative Services and Operating Rooms
Chief, Division of Perioperative Anesthesia
Robert M. Smith Chair in Pediatric Anesthesia
Department of Anesthesiology, Perioperative and Pain Medicine
Boston Children's Hospital
Boston, Massachusetts

Fernando A. Ferrer, MD
Peter J. Deckers, MD, Endowed Chair of Pediatric Surgery
Surgeon-in-Chief
Director, Division of Urology
Connecticut Children's Medical Center
Hartford, Connecticut;
Vice Chair
Department of Surgery
Professor of Surgery, Pediatrics, and Cell Biology
University of Connecticut School of Medicine
Farmington, Connecticut

Richard S. Foster, MD
Professor
Department of Urology
Indiana University
Indianapolis, Indiana

Dominic Frimberger, MD
Professor of Urology
Department of Urology
University of Oklahoma
Oklahoma City, Oklahoma

Pat F. Fulgham, MD
Director of Surgical Oncology
Texas Health Presbyterian Dallas
Dallas, Texas

John P. Gearhart, MD
Professor of Pediatric Urology
Department of Urology
Johns Hopkins University School of Medicine
Baltimore, Maryland

Glenn S. Gerber, MD
Professor
Department of Surgery
University of Chicago Pritzker School of Medicine
Chicago, Illinois

Bruce R. Gilbert, MD, PhD
Professor of Urology
Hofstra North Shore-LIJ School of Medicine
New Hyde Park, New York

Scott M. Gilbert, MD
Associate Member
Department of Genitourinary Oncology
H. Lee Moffitt Cancer Center and Research Institute
Tampa, Florida

Timothy D. Gilligan, MD, MS
Associate Professor of Medicine
Department of Solid Tumor Oncology
Cleveland Clinic Lerner College of Medicine;
Co-Director, Center for Excellence in Healthcare Communication
Program Director, Hematology/Oncology Fellowship
Medical Director, Inpatient Solid Tumor Oncology
Taussig Cancer Institute
Cleveland Clinic
Cleveland, Ohio

David A. Goldfarb, MD
Professor of Surgery
Cleveland Clinic Lerner College of Medicine;
Surgical Director, Renal Transplant Program
Glickman Urological and Kidney Institute
Cleveland Clinic
Cleveland, Ohio

Irwin Goldstein, MD
Director of Sexual Medicine
Alvarado Hospital;
Clinical Professor of Surgery
University of California, San Diego;
Director, San Diego Sexual Medicine
San Diego, California

Marc Goldstein, MD, DSc (Hon), FACS
Matthew P. Hardy Distinguished Professor
  of Urology and Male Reproductive
  Medicine
Department of Urology and Institute for
  Reproductive Medicine
Weill Medical College of Cornell
  University;
Surgeon-in-Chief, Male Reproductive
  Medicine and Surgery
New York-Presbyterian Hospital/Weill
  Cornell Medical Center;
Adjunct Senior Scientist
Population Council
Center for Biomedical Research at
  Rockefeller University
New York, New York

Leonard G. Gomella, MD, FACS
Bernard Godwin Professor of Prostate
  Cancer and Chair
Department of Urology
Associate Director, Sidney Kimmel Cancer
  Center
Thomas Jefferson University
Philadelphia, Pennsylvania

Mark L. Gonzalgo, MD, PhD
Professor of Urology
University of Miami Miller School of
  Medicine
Miami, Florida

Tomas L. Griebling, MD, MPH
John P. Wolf 33-Degree Masonic
  Distinguished Professor of Urology
Department of Urology and the Landon
  Center on Aging
The University of Kansas
Kansas City, Kansas

Hans Albin Gritsch, MD
Surgical Director, Kidney Transplant
Department of Urology
University of California, Los Angeles
Los Angeles, California

Frederick A. Gulmi, MD
Chairman and Residency Program Director
Chief, Division of Minimally Invasive and
  Robotic Surgery
Department of Urology
Brookdale University Hospital and Medical
  Center
Brooklyn, New York;
Clinical Associate Professor of Urology
New York Medical College
Valhalla, New York

Khurshid A. Guru, MD
Robert P. Huben Endowed Professor of
  Urologic Oncology
Director, Robotic Surgery
Department of Urology
Roswell Park Cancer Institute
Buffalo, New York

Thomas J. Guzzo, MD, MPH
Associate Professor of Urology
Penn Medicine, Perelman School of
  Medicine
Division of Urology
Hospital of the University of Pennsylvania
University of Pennsylvania Health System
Philadelphia, Pennsylvania

Jennifer A. Hagerty, DO
Attending Physician
Surgery/Urology
Nemours/Alfred I. duPont Hospital for
  Children
Wilmington, Delaware;
Assistant Professor
Departments of Urology and Pediatrics
Sidney Kimmel Medical College of
Thomas Jefferson University
Philadelphia, Pennsylvania

Ethan J. Halpern, MD, MSCE
Professor of Radiology and Urology
Department of Radiology
Thomas Jefferson University
Philadelphia, Pennsylvania

Misop Han, MD, MS
David Hall McConnell Associate Professor
  in Urology and Oncology
Johns Hopkins Medicine
Baltimore, Maryland

Philip M. Hanno, MD, MPH
Professor of Urology
Department of Surgery
University of Pennsylvania
Philadelphia, Pennsylvania

Hashim Hashim, MBBS, MRCS (Eng), MD, FEBU, FRCS (Urol)
Consultant Urological Surgeon and
  Director of the Urodynamics Unit
Continence and Urodynamics Unit
Bristol Urological Institute
Bristol, United Kingdom

Sender Herschorn, MD, FRCSC
Professor
Division of Urology
University of Toronto;
Urologist
Division of Urology
Sunnybrook Health Sciences Centre
Toronto, Ontario, Canada

Piet Hoebeke, MD, PhD
Full Professor
Ghent University;
Chief of Department of Urology and
  Pediatric Urology
Ghent University Hospital
Ghent, Belgium

David M. Hoenig, MD
Professor and Chief
LIJ Medical Center
The Arthur Smith Institute for Urology
North Shore-LIJ-Hofstra University
Lake Success, New York

Michael H. Hsieh, MD, PhD
Associate Professor
Departments of Urology (primary),
  Pediatrics (secondary), and
Microbiology, Immunology, and Tropical
  Medicine (secondary)
George Washington University; Attending
  Physician
Division of Urology
Children's National Health System
Washington, DC;
Stirewalt Endowed Director
Biomedical Research Institute
Rockville, Maryland

Tung-Chin Hsieh, MD
Assistant Professor of Surgery
Department of Urology
University of California, San Diego
La Jolla, California

Douglas A. Husmann, MD
Professor
Department of Urology
Mayo Clinic
Rochester, Minnesota

Thomas W. Jarrett, MD
Professor and Chairman
Department of Urology
George Washington University
Washington, DC

J. Stephen Jones, MD, MBA, FACS
President, Regional Hospitals and Family
  Health Centers
Cleveland Clinic
Cleveland, Ohio

Gerald H. Jordan, MD, FACS, FAAP (Hon), FRCS (Hon)
Professor
Department of Urology
Eastern Virginia Medical School
Norfolk, Virginia

David B. Joseph, MD, FACS, FAAP
Chief of Pediatric Urology
Children's Hospital at Alabama;
Professor of Urology
Department of Urology
University of Alabama at Birmingham
Birmingham, Alabama

Martin Kaefer, MD
Professor
Department of Urology
Indiana University School of Medicine
Indianapolis, Indiana

Jose A. Karam, MD
Assistant Professor
Department of Urology
The University of Texas MD Anderson Cancer Center
Houston, Texas

Louis R. Kavoussi, MD, MBA
Waldbaum-Gardner Distinguished Professor of Urology
Department of Urology
Hofstra North Shore-LIJ School of Medicine
Hampstead, New York;
Chairman of Urology
The Arthur Smith Institute for Urology
Lake Success, New York

Parviz K. Kavoussi, MD, FACS
Reproductive Urologist
Austin Fertility & Reproductive Medicine;
Adjunct Assistant Professor
Neuroendocrinology and Motivation Laboratory
Department of Psychology
The University of Texas at Austin
Austin, Texas

Antoine E. Khoury, MD, FRCSC, FAAP
Walter R. Schmid Professor of Urology
University of California, Irvine;
Head of Pediatric Urology
CHOC Children's Urology Center
Children's Hospital of Orange County
Orange, California

Roger S. Kirby, MD, FRCS
Medical Director
The Prostate Center
London, United Kingdom

Eric A. Klein, MD
Chairman
Glickman Urological and Kidney Institute
Cleveland Clinic;
Professor of Surgery
Cleveland Clinic Lerner College of Medicine
Cleveland, Ohio.

David James Klumpp, PhD
Associate Professor
Department of Urology
Northwestern University Feinberg School of Medicine
Chicago, Illinois

Bodo E. Knudsen, MD, FRCSC
Associate Professor and Interim Chair, Clinical Operations
Department of Urology
Wexner Medical Center
The Ohio State University
Columbus, Ohio

Kathleen C. Kobashi, MD, FACS
Section Head
Urology and Renal Transplantation
Virginia Mason Medical Center
Seattle, Washington

Thomas F. Kolon, MD, MS
Associate Professor of Urology (Surgery)
Perelman School of Medicine
University of Pennsylvania;
Director, Pediatric Urology Fellowship Program
The Children's Hospital of Philadelphia
Philadelphia, Pennsylvania

Bridget F. Koontz, MD
Butler-Harris Assistant Professor
Department of Radiation Oncology
Duke University Medical Center
Durham, North Carolina

Martin Allan Koyle, MD, FAAP, FACS, FRCSC, FRCS (Eng)
Division Head, Pediatric Urology
Women's Auxiliary Chair in Urology and Regenerative Medicine
Hospital for Sick Children;
Professor
Department of Surgery
Division of Urology
Institute of Health Policy, Management and Evaluation
University of Toronto
Toronto, Ontario, Canada

Amy E. Krambeck, MD
Associate Professor
Department of Urology
Mayo Clinic
Rochester, Minnesota

Ryan M. Krlin, MD
Assistant Professor of Urology
Department of Urology
Louisiana State University Health Science Center
New Orleans, Louisiana

Bradley P. Kropp, MD, FAAP, FACS
Professor of Pediatric Urology
Department of Urology
University of Oklahoma Health Sciences Center
Oklahoma City, Oklahoma

Alexander Kutikov, MD, FACS
Associate Professor of Urologic Oncology
Department of Surgery
Fox Chase Cancer Center
Philadelphia, Pennsylvania

Jaime Landman, MD
Professor of Urology and Radiology
Chairman, Department of Urology
University of California, Irvine
Orange, California

Brian R. Lane, MD, PhD
Betz Family Endowed Chair for Cancer Research
Spectrum Health Regional Cancer Center;
Chief of Urology
Spectrum Health Medical Group;
Associate Professor of Surgery
Michigan State University;
Grand Rapids, Michigan

Stephen Larsen, MD
Chief Resident
Department of Urology
Rush University Medical Center
Chicago, Illinois

David A. Leavitt, MD
Assistant Professor
Vattikuti Urology Institute
Henry Ford Health System
Detroit, Michigan

Eugene Kang Lee, MD
Assistant Professor
Department of Urology
University of Kansas Medical Center
Kansas City, Kansas

Richard S. Lee, MD
Assistant Professor of Surgery (Urology)
Harvard Medical School;
Department of Urology
Boston Children's Hospital
Boston, Massachusetts

W. Robert Lee, MD, MEd, MS
Professor
Department of Radiation Oncology
Duke University School of Medicine
Durham, North Carolina

Dan Leibovici, MD
Chairman of Urology
Kaplan Hospital
Rehovot, Israel

Gary E. Lemack, MD
Professor of Urology and Neurology
Department of Urology
University of Texas Southwestern Medical Center
Dallas, Texas

Herbert Lepor, MD
Professor and Martin Spatz Chairman
Department of Urology
NYU Langone Medical Center
New York, New York

Laurence A. Levine, MD, FACS
Professor
Department of Urology
Rush University Medical Center
Chicago, Illinois

Sey Kiat Lim, MBBS, MRCS (Edinburgh), MMed (Surgery), FAMS (Urology)
Consultant
Department of Urology
Changi General Hospital
Singapore

W. Marston Linehan, MD
Chief, Urologic Oncology Branch
Physician-in-Chief, Urologic Surgery
National Cancer Institute
National Institutes of Health Clinical Center
Bethesda, Maryland

James E. Lingeman, MD
Professor
Department of Urology
Indiana University School of Medicine
Indianapolis, Indiana

Richard Edward Link, MD, PhD
Associate Professor of Urology
Director, Division of Endourology and Minimally Invasive Surgery
Scott Department of Urology
Baylor College of Medicine
Houston, Texas

Michael E. Lipkin, MD
Associate Professor
Division of Urologic Surgery
Duke University Medical Center
Durham, North Carolina

Mark S. Litwin, MD, MPH
The Fran and Ray Stark Foundation Chair in Urology
Professor of Urology and Health Policy & Management
David Geffen School of Medicine at UCLA
UCLA Fielding School of Public Health
Los Angeles, California

Stacy Loeb, MD, MSc
Assistant Professor
Urology, Population Health, and Laura and Isaac Perlmutter Cancer Center
New York University and Manhattan Veterans Affairs
New York, New York

Armando J. Lorenzo, MD, MSc, FRCSC, FAAP, FACS
Staff Paediatric Urologist
Hospital for Sick Children
Associate Scientist
Research Institute, Child Health Evaluative Sciences;
Associate Professor
Department of Surgery
Division of Urology
University of Toronto
Toronto, Ontario, Canada

Yair Lotan, MD
Professor
Department of Urology
University of Texas Southwestern Medical Center
Dallas, Texas

Tom F. Lue, MD, ScD (Hon), FACS
Professor
Department of Urology
University of California, San Francisco
San Francisco, California

Dawn Lee MacLellan, MD, FRCSC
Associate Professor
Departments of Urology and Pathology
Dalhousie University
Halifax, Nova Scotia, Canada

Vitaly Margulis, MD
Associate Professor
Department of Urology
University of Texas Southwestern Medical Center
Dallas, Texas

Stephen David Marshall, MD
Chief Resident
Department of Urology
SUNY Downstate College of Medicine
Brooklyn, New York

Aaron D. Martin, MD, MPH
Assistant Professor
Department of Urology
Louisiana State University Health Sciences Center;
Pediatric Urology
Children's Hospital New Orleans
New Orleans, Louisiana

Darryl T. Martin, PhD
Associate Research Scientist
Department of Urology
Yale University School of Medicine
New Haven, Connecticut

Neil Martin, MD, MPH
Assistant Professor
Department of Radiation Oncology
Brigham and Women's Hospital and Dana-Farber Cancer Institute
Boston, Massachusetts

Timothy A. Masterson, MD
Associate Professor
Department of Urology
Indiana University Medical Center
Indianapolis, Indiana

Ranjiv Mathews, MD
Professor of Urology and Pediatrics
Director of Pediatric Urology
Southern Illinois University School of Medicine
Springfield, Illinois

Surena F. Matin, MD
Professor
Department of Urology;
Medical Director
Minimally Invasive New Technology in Oncologic Surgery (MINTOS)
The University of Texas MD Anderson Cancer Center
Houston, Texas

Brian R. Matlaga, MD, MPH
Professor
James Buchanan Brady Urological Institute
Johns Hopkins Medical Institutions
Baltimore, Maryland

Richard S. Matulewicz, MS, MD
Department of Urology
Northwestern University Feinberg School of Medicine
Chicago, Illinois

Kurt A. McCammon, MD, FACS
Devine Chair in Genitourinary Reconstructive Surgery
Chairman and Program Director
Professor
Department of Urology
Eastern Virginia Medical School;
Sentara Norfolk General Hospital
Urology
Norfolk, Virginia;
Devine-Jordan Center for Reconstructive Surgery and Pelvic Health
Urology of Virginia, PLLC
Virginia Beach, Virginia

James M. McKiernan, MD
Chairman
Department of Urology
New York-Presbyterian Hospital/Columbia University Medical Center
New York, New York

Alan W. McMahon, MD
Associate Professor
Department of Medicine
University of Alberta
Edmonton, Alberta, Canada

Chris G. McMahon, MBBS, FAChSHM
Director, Australian Centre for Sexual Health
Sydney, New South Wales, Australia

Thomas A. McNicholas, MB, BS, FRCS, FEBU
Consultant Urologist and Visiting Professor
Department of Urology
Lister Hospital and University of Hertfordshire
Stevenage, United Kingdom

Kevin T. McVary, MD, FACS
Professor and Chairman, Division of Urology
Department of Surgery
Southern Illinois University School of Medicine
Springfield, Illinois

Alan K. Meeker, PhD
Assistant Professor of Pathology
Assistant Professor of Urology
Assistant Professor of Oncology
Johns Hopkins University School of Medicine
Baltimore, Maryland

Kirstan K. Meldrum, MD
Chief, Division of Pediatric Urology
Professor of Surgery
Michigan State University
Helen DeVos Children's Hospital
Grand Rapids, Michigan

Cathy Mendelsohn, PhD
Professor
Departments of Urology, Pathology, and Genetics & Development
Columbia University College of Physicians and Surgeons
New York, New York

Maxwell V. Meng, MD
Professor
Chief, Urologic Oncology
Department of Urology
University of California, San Francisco
San Francisco, California

Jayadev Reddy Mettu, MD, MBBS
Department of Urology
Wake Forest School of Medicine
Winston-Salem, North Carolina

Alireza Moinzadeh, MD
Director of Robotic Surgery
Institute of Urology
Lahey Hospital & Medical Center
Burlington, Massachusetts;
Assistant Professor
Department of Urology
Tufts University School of Medicine
Boston, Massachusetts

Manoj Monga, MD, FACS
Director, Stevan B. Streem Center for Endourology and Stone Disease
Glickman Urological and Kidney Institute
Cleveland Clinic
Cleveland, Ohio

Allen F. Morey, MD, FACS
Professor
Department of Urology
University of Texas Southwestern Medical Center
Dallas, Texas

Todd M. Morgan, MD
Assistant Professor
Department of Urology
University of Michigan
Ann Arbor, Michigan

Ravi Munver, MD, FACS
Vice Chairman
Chief of Minimally Invasive and Robotic Urologic Surgery
Department of Urology
Hackensack University Medical Center
Hackensack, New Jersey;
Associate Professor of Surgery (Urology)
Department of Surgery
Division of Urology
Rutgers New Jersey Medical School
Newark, New Jersey

Stephen Y. Nakada, MD, FACS
Professor and Chairman
The David T. Uehling Chair of Urology
Department of Urology
University of Wisconsin School of Medicine and Public Health;
Chief of Service
Department of Urology
University of Wisconsin Hospital and Clinics
Madison, Wisconsin

Leah Yukie Nakamura, MD
Associate in Urology
Orange County Urology Associates
Laguna Hills, California

Neema Navai, MD
Assistant Professor
Department of Urology
The University of Texas MD Anderson Cancer Center
Houston, Texas

Joel B. Nelson, MD
Frederic N. Schwentker Professor and Chairman
Department of Urology
University of Pittsburgh School of Medicine
Pittsburgh, Pennsylvania

Diane K. Newman, DNP, ANP-BC, FAAN
Adjunct Associate Professor of Urology in Surgery
Division of Urology
Research Investigator Senior
Perelman School of Medicine
University of Pennsylvania;
Co-Director, Penn Center for Continence and Pelvic Health
Division of Urology
Penn Medicine
Philadelphia, Pennsylvania

Paul L. Nguyen, MD
Associate Professor
Department of Radiation Oncology
Harvard Medical School;
Director of Prostate Brachytherapy
Department of Radiation Oncology
Brigham and Women's Hospital and Dana-Farber Cancer Institute
Boston, Massachusetts

J. Curtis Nickel, MD, FRCSC
Professor and Canada Research Chair
Department of Urology
Queen's University
Kingston, Ontario, Canada

Craig Stuart Niederberger, MD, FACS
Clarence C. Saelhof Professor and Head
Department of Urology
University of Illinois at Chicago College of Medicine
Professor of Bioengineering
University of Illinois at Chicago College of Engineering
Chicago, Illinois

Victor W. Nitti, MD
Professor
Urology and Obstetrics & Gynecology
NYU Langone Medical Center
New York, New York

Victoria F. Norwood, MD
Robert J. Roberts Professor of Pediatrics
Chief of Pediatric Nephrology
Department of Pediatrics
University of Virginia
Charlottesville, Virginia

L. Henning Olsen, MD, DMSc, FEAPU, FEBU
Professor
Department of Urology & Institute of Clinical Medicine
Section of Pediatric Urology
Aarhus University Hospital & Aarhus University
Aarhus, Denmark

Aria F. Olumi, MD
Associate Professor of Surgery/Urology
Department of Urology
Massachusetts General Hospital/Harvard Medical School
Boston, Massachusetts

Michael Ordon, MD, MSc, FRCSC
Assistant Professor
Division of Urology
University of Toronto
Toronto, Ontario, Canada

David James Osborn, MD
Assistant Professor
Division of Urology
Walter Reed National Military Medical Center
Uniformed Services University
Bethesda, Maryland

Nadir I. Osman, PhD, MRCS
Department of Urology
The Royal Hallamshire Hospital Sheffield Teaching Hospitals
Sheffield, South Yorkshire, United Kingdom

Michael C. Ost, MD
Associate Professor and Vice Chairman
Department of Urology
University of Pittsburgh Medical Center;
Chief, Division of Pediatric Urology
Children's Hospital of Pittsburgh at the University of Pittsburgh Medical Center
Pittsburgh, Pennsylvania

Lance C. Pagliaro, MD
Professor
Department of Genitourinary Medical Oncology
The University of Texas MD Anderson Cancer Center
Houston, Texas

Ganesh S. Palapattu, MD
Chief of Urologic Oncology
Associate Professor
Department of Urology
University of Michigan
Ann Arbor, Michigan

Drew A. Palmer, MD
Institute of Urology
Lahey Hospital & Medical Center
Burlington, Massachusetts;
Clinical Associate
Tufts University School of Medicine
Boston, Massachusetts

Jeffrey S. Palmer, MD, FACS, FAAP
Director
Pediatric and Adolescent Urology Institute
Cleveland, Ohio

Lane S. Palmer, MD, FACS, FAAP
Professor and Chief
Pediatric Urology
Cohen Children's Medical Center of New York/Hofstra North Shore-LIJ School of Medicine
Long Island, New York

John M. Park, MD
Cheng Yang Chang Professor of Pediatric Urology
Department of Urology
University of Michigan Medical School
Ann Arbor, Michigan

J. Kellogg Parsons, MD, MHS, FACS
Associate Professor
Department of Urology
Moores Comprehensive Cancer Center
University of California, San Diego
La Jolla, California

Alan W. Partin, MD, PhD
Professor and Director of Urology
Department of Urology
Johns Hopkins School of Medicine
Baltimore, Maryland

Margaret S. Pearle, MD, PhD
Professor
Departments of Urology and Internal Medicine
University of Texas Southwestern Medical Center
Dallas, Texas

Craig A. Peters, MD
Professor of Urology
University of Texas Southwestern Medical Center;
Chief, Section of Pediatric Urology
Children's Health System
Dallas, Texas

Andrew Peterson, MD, FACS
Associate Professor
Urology Residency Program Director
Surgery
Duke University
Durham, North Carolina

Curtis A. Pettaway, MD
Professor
Department of Urology
The University of Texas MD Anderson Cancer Center
Houston, Texas

Louis L. Pisters, MD
Professor
Department of Urology
The University of Texas MD Anderson Cancer Center
Houston, Texas

Emilio D. Poggio, MD
Associate Professor of Medicine
Cleveland Clinic Learner College of Medicine;
Medical Director, Kidney and Pancreas Transplant Program
Department of Nephrology and Hypertension
Cleveland Clinic
Cleveland, Ohio

Hans G. Pohl, MD, FAAP
Associate Professor of Urology and Pediatrics
Children's National Medical Center
Washington, DC

Michel Arthur Pontari, MD
Professor
Department of Urology
Temple University School of Medicine
Philadelphia, Pennsylvania

John C. Pope, IV, MD
Professor
Departments of Urologic Surgery and Pediatrics
Vanderbilt University Medical Center
Nashville, Tennessee

Glenn M. Preminger, MD
Professor and Chief
Division of Urology
Duke University Medical Center
Durham, North Carolina

Mark A. Preston, MD, MPH
Instructor in Surgery
Division of Urology
Brigham and Women's Hospital/Harvard Medical School
Boston, Massachusetts

Raymond R. Rackley, MD
Professor of Surgery
Glickman Urological and Kidney Institute
Cleveland Clinic
Cleveland, Ohio

Soroush Rais-Bahrami, MD
Assistant Professor of Urology and Radiology
Department of Urology
University of Alabama at Birmingham
Birmingham, Alabama

Jay D. Raman, MD
Associate Professor
Surgery (Urology)
Penn State Milton S. Hershey Medical Center
Hershey, Pennsylvania

Art R. Rastinehad, DO
Director of Interventional Urologic Oncology
Assistant Professor of Radiology and Urology
The Arthur Smith Institute for Urology and Interventional Radiology
Hofstra North Shore-LIJ School of Medicine
New York, New York

Yazan F.H. Rawashdeh, MD, PhD, FEAPU
Consultant Pediatric Urologist
Department of Urology
Section of Pediatric Urology
Aarhus University Hospital
Aarhus, Denmark

Shlomo Raz, MD
Professor of Urology
Department of Urology
Division of Pelvic Medicine and Reconstructive Surgery
UCLA School of Medicine
Los Angeles, California

Ira W. Reiser, MD
Clinical Associate Professor of Medicine
State University of New York Health Science Center at Brooklyn;
Attending Physician and Chairman Emeritus
Department of Medicine
Division of Nephrology and Hypertension
Brookdale University Hospital and Medical Center
Brooklyn, New York

W. Stuart Reynolds, MD, MPH
Assistant Professor
Department of Urologic Surgery
Vanderbilt University
Nashville, Tennessee

Koon Ho Rha, MD, PhD, FACS
Professor
Department of Urology
Urological Science Institute
Yonsei University College of Medicine
Seoul, South Korea

Kevin R. Rice, MD
Urologic Oncologist
Urology Service, Department of Surgery
Walter Reed National Military Medical Center
Bethesda, Maryland

Lee Richstone, MD
System Vice Chairman
Department of Urology
Associate Professor
Hofstra North Shore-LIJ School of Medicine
Lake Success, New York; Chief Urology
The North Shore University Hospital
Manhasset, New York

Richard C. Rink, MD, FAAP, FACS
Robert A. Garret Professor
Pediatric Urology
Riley Hospital for Children
Indiana University School of Medicine;
Faculty
Pediatric Urology
Peyton Manning Children's Hospital at St. Vincent
Indianapolis, Indiana

Michael L. Ritchey, MD
Professor
Department of Urology
Mayo Clinic College of Medicine
Phoenix, Arizona

Larissa V. Rodriguez, MD
Professor
Vice Chair, Academics
Director, Female Pelvic Medicine and Reconstructive Surgery (FPMRS)
Director, FPMRS Fellowship
University of Southern California Institute of Urology
Beverly Hills, California

Ronald Rodriguez, MD, PhD
Professor and Chairman
Department of Urology
University of Texas Health Science Center at San Antonio
San Antonio, Texas;
Adjunct Professor
Department of Urology
Johns Hopkins University School of Medicine
Baltimore, Maryland

Claus G. Roehrborn, MD
Professor and Chairman
Department of Urology
University of Texas Southwestern Medical Center
Dallas, Texas

Lisa Rogo-Gupta, MD
Assistant Professor
Urogynecology and Pelvic Reconstructive Surgery
Urology
Stanford University
Palo Alto, California

Theodore Rosen, MD
Professor of Dermatology
Baylor College of Medicine;
Chief of Dermatology
Department of Medicine
Michael E. DeBakey VA Medical Center
Houston, Texas

Ashley Evan Ross, MD, PhD
Assistant Professor of Urology, Oncology, and Pathology
James Buchanan Brady Urological Institute
Johns Hopkins Medicine
Baltimore, Maryland

Eric S. Rovner, MD
Professor of Urology
Department of Urology
Medical University of South Carolina
Charleston, South Carolina

Richard A. Santucci, MD, FACS
Specialist-in-Chief
Department of Urology
Detroit Medical Center;
Clinical Professor
Department of Osteopathic Surgical Specialties
Michigan State College of Osteopathic Medicine
Detroit, Michigan

Anthony J. Schaeffer, MD
Herman L. Kretschmer Professor of Urology
Department of Urology
Northwestern University Feinberg School of Medicine
Chicago, Illinois

Edward M. Schaeffer, MD, PhD
Associate Professor of Urology and Oncology
Johns Hopkins Medicine
Baltimore, Maryland

Douglas S. Scherr, MD
Associate Professor of Urology
Clinical Director of Urologic Oncology
Department of Urology
Weill Medical College of Cornell University
New York, New York

Francis X. Schneck, MD
Associate Professor of Urology
Division of Pediatric Urology
Children's Hospital of Pittsburgh at the University of Pittsburgh Medical Center
Pittsburgh, Pennsylvania

Michael J. Schwartz, MD, FACS
Assistant Professor of Urology
Hofstra North Shore-LIJ School of Medicine
New Hyde Park, New York

Karen S. Sfanos, PhD
Assistant Professor of Pathology
Assistant Professor of Oncology
Johns Hopkins University School of Medicine
Baltimore, Maryland

Robert C. Shamberger, MD
Chief of Surgery
Department of Surgery
Boston Children's Hospital;
Robert E. Gross Professor of Surgery
Department of Surgery
Harvard Medical School
Boston, Massachusetts

Ellen Shapiro, MD
Professor of Urology
Director, Pediatric Urology
Department of Urology
New York University School of Medicine
New York, New York

David S. Sharp, MD
Assistant Professor
Department of Urology
Ohio State University Wexner Medical Center
Columbus, Ohio

Alan W. Shindel, MD, MAS
Associate Professor
Department of Urology
University of California, Davis
Sacramento, California

Daniel A. Shoskes, MD, MSc, FRCSC
Professor of Surgery (Urology)
Glickman Urological and Kidney Institute
Department of Urology
Cleveland Clinic
Cleveland, Ohio

Aseem Ravindra Shukla, MD
Director of Minimally Invasive Surgery
Pediatric Urology
The Children's Hospital of Philadelphia
Philadelphia, Pennsylvania

Eila C. Skinner, MD
Professor and Chair
Department of Urology
Stanford University
Stanford, California

Ariana L. Smith, MD
Associate Professor of Urology
Penn Medicine, Perelman School of Medicine
Division of Urology
Hospital of the University of Pennsylvania
University of Pennsylvania Health System
Philadelphia, Pennsylvania

Armine K. Smith, MD
Assistant Professor of Urology and
Director of Urologic Oncology at Sibley Hospital
James Buchanan Brady Urological Institute
Johns Hopkins University;
Assistant Professor of Urology
Department of Urology
George Washington University
Washington, DC

Joseph A. Smith, Jr., MD
William L. Bray Professor of Urology
Department of Urologic Surgery
Vanderbilt University School of Medicine
Nashville, Tennessee

Warren T. Snodgrass, MD
Co-Director, PARC Urology
Dallas, Texas

Graham Sommer, MD
Professor of Radiology
Division of Diagnostic Radiology
Stanford University School of Medicine
Stanford, California

Rene Sotelo, MD
Chairman, Department of Urology
Minimally Invasive and Robotic Surgery Center
Instituto Médico La Floresta
Caracas, Miranda, Venezuela

Mark J. Speakman, MBBS, MS, FRCS
Consultant Urological Surgeon
Department of Urology
Musgrove Park Hospital;
Consultant Urologist
Nuffield Hospital
Taunton, Somerset, United Kingdom

Philippe E. Spiess, MD, MS, FRCS(C)
Associate Member
Department of Genitourinary Oncology
Moffitt Cancer Center;
Associate Professor
Department of Urology
University of South Florida
Tampa, Florida

Samuel Spitalewitz, MD
Associate Professor of Clinical Medicine
State University of New York Health Science Center at Brooklyn;
Attending Physician
Division of Nephrology and Hypertension
Supervising Physician of Nephrology and Hypertension, Outpatient Services
Brookdale University Hospital and Medical Center
Brooklyn, New York

Ramaprasad Srinivasan, MD, PhD
Head, Molecular Cancer Section
Urologic Oncology Branch
Center for Cancer Research
National Cancer Institute
National Institutes of Health
Bethesda, Maryland

Joph Steckel, MD, FACS
Department of Urology
North Shore-LIJ Health System
New Hyde Park, New York;
Vice Chairman, Department of Urology
North Shore University Hospital
Manhasset, New York

Andrew J. Stephenson, MD, MBA, FACS, FRCS(C)
Associate Professor of Surgery
Department of Urology
Cleveland Clinic Lerner College of Medicine
Case Western Reserve University;
Director, Urologic Oncology
Glickman Urological and Kidney Institute
Cleveland Clinic
Cleveland, Ohio

Julie N. Stewart, MD
Assistant Professor
Department of Urology
Houston Methodist Hospital
Houston, Texas

Douglas W. Storm, MD, FAAP
Assistant Professor
Department of Urology
University of Iowa Hospitals and Clinics
Iowa City, Iowa

Li-Ming Su, MD
David A. Cofrin Professor of Urology
Chief, Division of Robotic and Minimally Invasive Urologic Surgery
Department of Urology
University of Florida College of Medicine
Gainesville, Florida

Thomas Tailly, MD, MSc
Fellow in Endourology
Department of Surgery
Division of Urology
Schulich School of Medicine and Dentistry
Western University
London, Ontario, Canada

Shpetim Telegrafi, MD
Associate Professor (Research) of Urology
Senior Research Scientist
Director, Diagnostic Ultrasound
Department of Urology
New York University School of Medicine
New York, New York

John C. Thomas, MD, FAAP, FACS
Associate Professor of Urologic Surgery
Department of Urology
Division of Pediatric Urology
Monroe Carell Jr. Children's Hospital at Vanderbilt
Nashville, Tennessee

J. Brantley Thrasher, MD
Professor and William L. Valk Chair of Urology
Department of Urology
University of Kansas Medical Center
Kansas City, Kansas

Edouard J. Trabulsi, MD, FACS
Associate Professor
Department of Urology
Kimmel Cancer Center
Thomas Jefferson University
Philadelphia, Pennsylvania

Chad R. Tracy, MD
Assistant Professor
Department of Urology
University of Iowa
Iowa City, Iowa

Paul J. Turek, MD, FACS, FRSM
Director, the Turek Clinic
Beverly Hills and San Francisco, California

Robert G. Uzzo, MD, FACS
Chairman
G. Willing "Wing" Pepper Professor of Cancer Research
Department of Surgery
Deputy Chief Clinical Officer
Fox Chase Cancer Center
Philadelphia, Pennsylvania

Sandip P. Vasavada, MD
Professor of Surgery (Urology)
Glickman Urological and Kidney Institute
Cleveland Clinic
Cleveland, Ohio

David J. Vaughn, MD
Professor of Medicine
Division of Hematology/Oncology
Department of Medicine
Abramson Cancer Center at the University of Pennsylvania
Philadelphia, Pennsylvania

Manish A. Vira, MD
Assistant Professor of Urology
Vice Chair for Urologic Research
The Arthur Smith Institute for Urology
Hofstra North Shore-LIJ School of Medicine
Lake Success, New York

Gino J. Vricella, MD
Assistant Professor of Urologic Surgery
Urology Division
Washington University School of Medicine in St. Louis
St. Louis, Missouri

John T. Wei, MD, MS
Professor
Department of Urology
University of Michigan
Ann Arbor, Michigan

Alan J. Wein, MD, PhD (Hon), FACS
Founders Professor of Urology
Division of Urology
Penn Medicine, Perelman School of Medicine;
Chief of Urology
Division of Urology
Penn Medicine, Hospital of the University of Pennsylvania;
Program Director, Residency in Urology
Division of Urology
Penn Medicine, University of Pennsylvania Health System
Philadelphia, Pennsylvania

Jeffrey Paul Weiss, MD
Professor and Chair
Department of Urology
SUNY Downstate College of Medicine
Brooklyn, New York

Robert M. Weiss, MD
Donald Guthrie Professor of Surgery/Urology
Department of Urology
Yale University School of Medicine
New Haven, Connecticut

Charles Welliver, MD
Assistant Professor of Surgery
Division of Urology
Albany Medical College
Albany, New York

Hunter Wessells, MD, FACS
Professor and Nelson Chair
Department of Urology
University of Washington
Seattle, Washington

J. Christian Winters, MD, FACS
Professor and Chairman
Department of Urology
Louisiana State University Health Sciences Center
New Orleans, Louisiana

J. Stuart Wolf, Jr., MD, FACS
David A. Bloom Professor of Urology
Associate Chair for Urologic Surgical Services
Department of Urology
University of Michigan
Ann Arbor, Michigan

Christopher G. Wood, MD
Professor and Deputy Chairman
Douglas E. Johnson, M.D. Endowed Professorship in Urology
Department of Urology
The University of Texas MD Anderson Cancer Center
Houston, Texas

David P. Wood, Jr., MD
Chief Medical Officer
Beaumont Health;
Professor of Urology
Department of Urology
Oakland University William Beaumont School of Medicine
Royal Oak, Michigan

Christopher R.J. Woodhouse, MB, FRCS, FEBU
Emeritus Professor
Adolescent Urology
University College
London, United Kingdom

Stephen Shei-Dei Yang, MD, PhD
Professor
Department of Urology
Buddhist Tzu Chi University
Hualien, Taiwan;
Chief of Surgery
Taipei Tzu Chi Hospital
New Taipei, Taiwan

Jennifer K. Yates, MD
Assistant Professor
Department of Urology
University of Massachusetts Medical School
Worcester, Massachusetts

Chung Kwong Yeung, MBBS, MD, PhD, FRCS, FRACS, FACS
Honorary Clinical Professor in Pediatric Surgery and Pediatric Urology
Department of Surgery
University of Hong Kong;
Chief of Pediatric Surgery and Pediatric Urology
Union Hospital
Hong Kong, China

Richard Nithiphaisal Yu, MD, PhD
Instructor in Surgery
Harvard Medical School;
Associate in Urology
Department of Urology
Boston Children's Hospital
Boston, Massachusetts

Lee C. Zhao, MD, MS
Assistant Professor
Department of Urology
New York University
New York, New York

Jack M. Zuckerman, MD
Fellow in Reconstructive Surgery
Department of Urology
Eastern Virginia Medical School
Norfolk, Virginia

PREFÁCIO

Desde que foi publicada pela primeira vez em 1954, Urologia de Campbell-Walsh, (anteriormente, Urologia) tem sido o padrão-ouro para uma revisão abrangente da nossa especialidade. Estamos orgulhosos e temos o prazer de apresentar a 11ª edição deste texto como um sucessor digno para as 10 edições que a precederam. Os quatro volumes permanecem essencialmente uma série de minicompêndios sobre cada assunto principal em Urologia. Há mudanças significativas na organização, no conteúdo e na autoria desta edição, e estas refletem a natureza de constante mudança da nossa área e, para muitos, a passagem de bastão de uma geração para a seguinte. Vinte e dois capítulos totalmente novos foram adicionados, juntamente com 61 novos primeiros autores. Todos os outros capítulos foram revisados, diretrizes novas e revisadas foram incorporadas, e o formato já bem aceito com o uso extensivo do negrito, boxes de pontos-chave e algoritmos foi mantido. O domínio da 11ª edição inclui a impressão e acesso ao texto on-line completo em inglês através do site www.expertconsult.com. A versão on-line da 11ª edição terão atualizações adicionadas por líderes de opinião periodicamente para refletir mudanças e controvérsias importantes na urologia.

As alterações do conteúdo incluem reestruturação do capítulo sobre princípios básicos dos exames radiológicos em urologia adulta, um novo capítulo de imagem na urologia pediátrica e novos capítulos separados sobre cirurgia, radiografia e anatomia endoscópica do sistema reprodutor masculino, retroperitônio, rins e ureter, adrenais e da pelve feminina e masculina. O capítulo sobre a deficiência androgênica foi ampliado para abranger a saúde integrada dos homens, incluindo os riscos cardiovasculares e síndrome metabólica. Há capítulos adicionados totalmente novos sobre as modalidades básicas de energia na cirurgia urológica, conduta na hemorragia do trato urinário, estratégias para a abordagem médica de cálculos do trato urinário superior, dissecção de linfonodos inguinais, visão geral da avaliação e manejo da incontinência urinária em homens, disfunção do detrusor, complicações relacionadas com a utilização de tela no tratamento de incontinência urinária e do prolapso e a sua reparação e derivação urinária minimamente invasiva. Além disso, no volume de Urologia pediátrica foram adicionados capítulos totalmente novos sobre os princípios da cirurgia laparoscópica e robótica, desordens funcionais do trato urinário inferior, tratamento dos distúrbios de defecação e de urologia de transição e do adolescente. Conteúdo totalmente novo foi introduzido nos capítulos existentes sobre infecções sexualmente transmissíveis, tuberculose e outras infecções oportunistas, conceitos básicos de infertilidade masculina, transtornos do orgasmo masculino e ejaculação, cirurgia para a disfunção erétil, doença de *Peyronie*, função e disfunção sexual feminina, hipertensão renovascular e neuropatia isquêmica, transplante renal e manejo não médico de cálculos do trato urinário superior. Dentro da seção de transporte, armazenamento e esvaziamento urinário, foi fornecido para os capítulos sobre fisiologia e farmacologia da bexiga e da uretra, epidemiologia e fisiopatologia da incontinência urinária e prolapso pélvico, noctúria, tratamento conservador da incontinência urinária, fístulas urinárias, disfunção do trato urinário inferior geriátrico e incontinência e terapias adicionais para armazenamento e insuficiência de esvaziamento. Refletindo as mais recentes mudanças na área, o capítulo sobre abordagem minimamente invasiva e endoscópica da hiperplasia benigna da próstata foi totalmente refeito. Na área de câncer, muitos capítulos foram totalmente reescritos para refletir os dados e pensamentos contemporâneos: *Basic Principles of Immunology and Immunotherapy in Urologic Oncology*, Neoplasias do Testículo, *Retroperitoneal Tumors, Open Surgery of the Kidney, Nonsurgical Focal Therapy for Renal Tumors*, Cirurgia das Glândulas Adrenais, *Management of Metastatic and Invasive Bladder Cancer*, Cirurgia Transuretral e Aberta para o Câncer de Bexiga, Biópsia Prostática: Técnicas e Imagens (incluindo técnicas de fusão), *Diagnosis and Staging of Prostate Cancer*, Vigilância Ativa no Câncer de Próstata, Terapia Focal para o Câncer de Próstata, Radioterapia para o Câncer de Próstata, *Management of Biochemical Recurrence after Definitive Therapy for Prostate Cancer* e Tumores da Uretra. No volume pediátrico, uma série de capítulos existentes foi totalmente reescrita, tais como: *Disorders of Renal Functional Development in Children*, Infecção e Inflamação do Trato Geniturinário Pediátrico, Cirurgia do Ureter em Crianças, Válvulas de Uretra Posterior e capítulos separados sobre *Management of Abnormalities of the External Genitalia in boys and girls*.

Nós, editores, somos gratos pelo apoio da Elsevier, e temos agradecimentos especiais à nossa extraordinária equipe editorial e de apoio: Charlotta Kryhl e Stefanie Jewel-Thomas (Estrategistas Sêniors de Conteúdo), Dee Simpson (Especialista Sênior de Desenvolvimento de Conteúdo) e Kristine Feeherty (Especialista em Produção Editorial). Sem o seu conhecimento, paciência e gentil empurrão, esta edição não teria sido trazida para impressão em tempo.

Esperamos que sua experiência ao ler esta 11ª edição do manual padrão-ouro da Urologia seja tão agradável quanto a nossa em vê-lo se desenvolver.

Alan J. Wein, MD, PhD (Hon), FACS

Para os editores Louis R. Kavoussi, MD, MBA
Alan W. Partin, MD, PhD y Craig A. Peters, MD

SUMÁRIO

Capítulos indicados pelo ícone do mouse estão exclusivamente on-line em inglês

VOLUME 1

PARTE I Tomada de Decisão Clínica

1. Avaliação do Paciente Urológico: História, Exame Físico e Urinálise 1
   Glenn S. Gerber, MD e Charles B. Brendler, MD

2. Imagem do Trato Urinário: Princípios Básicos da Tomografia Computadorizada, Imagem de Ressonância Magnética e Radiografia Simples, 26
   Jay T. Bishoff, MD, FACS e Art R. Rastinehad, DO

3. Imagem do Trato Urinário: Princípios Básicos da Ultrassonografia Urológica, 63
   Bruce R. Gilbert, MD, PhD e Pat. F. Fulgham, MD

4. Outcomes Research, 85
   Mark S. Litwin, MD, MPH e Jonathan Bergman, MD, MPH

PARTE II Princípios Básicos da Cirurgia Urológica

5. Princípios Fundamentais do Cuidado Perioperatório, 100
   Manish A. Vira, MD e Joph Steckel, MD, FACS

6. Fundamentos da Drenagem do Trato Urinário, 119
   Thomas Tailly, MD, MSc e John D. Denstedt, MD, FRCSC, FACS

7. Princípios da Endoscopia Urológica, 136
   Brian D. Duty, MD e Michael J. Conlin, MD, MCR

8. Abordagens Percutâneas do Sistema Coletor do Trato Urinário Superior, 153
   J. Stuart Wolf, Jr. MD, FACS

9. Avaliação e Manejo da Hematúria, 183
   Stephen A. Boorjian, MD, Jay D. Raman, MD e Daniel A. Barocas, MD, MPH, FACS

10. Fundamentos da Cirurgia Urológica Laparoscópica e Robótica, 195
    Michael Ordon, MD, MSc, FRCSC, Louis Eichel, MD e Jaime Landman, MD

11. Basic Energy Modalities in Urologic Surgery, 225
    Shubha De, MD, FRCPC, Manoj Monga, MD, FACS e Bodo E. Knudsen, MD, FRCSC

PARTE III Infecções e Inflamação

12. Infecções do Trato Urinário, 237
    Anthony J. Schaeffer, MD, Richard S. Matulewicz, MS, MD e David James Klumpp, PhD

13. Transtornos Inflamatórios e Dolorosos do Trato Geniturinário Masculino: Prostatite e Transtornos Dolorosos Relacionados, Orquite e Epididimite, 304
    J. Curtis Nickel, MD, FRCSC

14. Síndrome da Bexiga Dolorosa (Cistite Intersticial) e Transtornos Relacionados, 334
    Philip M. Hanno, MD, MPH

15. Doenças Sexualmente Transmissíveis, 371
    Michel Arthur Pontari, MD

16. Doenças Cutâneas da Genitália Externa, 387
    Richard Edward Link, MD, PhD e Theodore Rosen, MD

17. Tuberculose e Infecções Parasitárias do Trato Geniturinário, 421
    Alicia H. Chang, MD, MS, Brian G. Blackburn, MD e Michael H. Hsieh, MD, PhD

PARTE IV Biologia Molecular e Celular

18. Basic Principles of Immunology and Immunotherapy in Urologic Oncology, 447
    Charles G. Drake, MD, PhD

19. Molecular Genetics and Cancer Biology, 447
    Mark L. Gonzalgo, MD, PhD, Karen S. Sfanos, PhD e Alan K. Meeker, PhD

20. Principles of Tissue Engineering, 447
    Anthony Atala, MD

PARTE V Função Reprodutiva e Sexual

21. Anatomia Cirúrgica, Radiográfica e Endoscópica do Sistema Reprodutor Masculino, 498
    Parviz K. Kavoussi, MD, FACS

22. Fisiologia do Sistema Reprodutor Masculino, 516
    Paul J. Turek, MD. FACS, FRSM

23. Saúde Masculina Integrada: Deficiência de Androgênio, Risco Cardiovascular e Síndrome Metabólica, 538
    J. Kellogg Parsons, MD, MHS, FACS e Tung-Chin Hsieh, MD

24. Infertilidade Masculina, 556
    Craig Stuart Niederberger, MD, FACS

25. Tratamento Cirúrgico da Infertilidade Masculina, 580
    Marc Goldstein, MD, DSc (Hon), FACS

26. Fisiologia da Ereção Peniana e Fisiopatologia da Disfunção Erétil, 612
    Tom F. Lue, MD, ScD (Hon), FACS

27. Avaliação e Manejo da Disfunção Erétil, 643
    Arthur L. Burnett, MD, MBA, FACS, II

28. Priapismo, 669
    Gregory A. Broderick, MD

29. Distúrbios do Orgasmo Masculino e Ejaculação, 692
    Chris G. McMahon, MBBS, FAChSHM

30. Cirurgia para Disfunção Erétil, 709
    J. Francois Eid, MD

31 Diagnóstico e Tratamento da Doença de Peyronie, 722
Laurence A. Levine, MD, FACS e Stephen Larsen, MD

32 Sexual Function and Dysfunction in the Female, 749
Alan W. Shindel, MD, MAS e Irwin Goldstein, MD

PARTE VI Genitália Masculina

33 Surgical, Radiographic, and Endoscopic Anatomy of the Retroperitoneum, 749
Drew A. Palmer, MD e Alireza Moinzadeh, MD

34 Neoplasias dos Testículos, 784
Andrew J. Stephenson, MD, MBA, FACS, FRCS(C) e Timothy D. Gilligan, MD, MS

35 Cirurgia dos Tumores do Testículo, 815
Kevin R. Rice, MD, Clint K. Cary, MD, MPH, Timothy A. Masterson, MD e Richard S. Foster, MD

36 Laparoscopic and Robotic-Assisted Retroperitoneal Lymphadenectomy for Testicular Tumors, 838
Mohamad E. Allaf, MD e Louis R. Kavoussi, MD, MBA

37 Tumores do Pênis, 846
Curtis A. Pettaway, MD, Juanita M. Crook, MD, FRCPC e Lance C. Pagliaro, MD

38 Tumores da Uretra, 879
David S. Sharp, MD e Kenneth W. Angermeier, MD

39 Dissecção de Linfonodo Inguinal, 890
Kenneth W. Angermeier, MD, Rene Sotelo, MD e David S. Sharp, MD

40 Cirurgia do Pênis e da Uretra, 907
Kurt A. McCammon, MD, FACS, Jack M. Zuckerman, MD e Gerald H. Jordan, MD, FACS, FAAP (Hon), FRCS (Hon)

41 Cirurgia do Escroto e das Vesículas Seminais, 946
Frank A. Celigoj, MD e Raymond A. Costabile, MD

PARTE VII Fisiologia e Fisiopatologia Renal

42 Anatomia Cirúrgica, Radiológica e Endoscópica do Rim e do Ureter, 967
Mohamed Aly Elkoushy, MD, MSc, PhD e Sero Andonian, MD, MSc, FRCS (C), FACS

43 Physiology and Pharmacology of the Renal Pelvis and Ureter, 978
Robert M. Weiss, MD e Darryl T. Martin, PhD

44 Renal Physiology and Pathophysiology, 978
Daniel A. Shoskes, MD, MSc, FRCSC e Alan W. McMahon, MD

45 Hipertensão e Nefropatia Isquêmica, 1028
Frederick A. Gulmi, MD, Ira W. Reiser, MD e Samuel Spitalewitz, MD

46 Etiology, Pathogenesis, and Management of Renal Failure, 1041
David A. Goldfarb, MD, Emilio D. Poggio, MD e Sevag Demirjian, MD

47 Transplante Renal, 1069
Hans Albin Gritsch, MD e Jeremy Matthew Blumberg, MD

VOLUME 2

PARTE VIII Obstrução e Trauma do Trato Urinário Superior

48 Fisiopatologia da Obstrução do Trato Urinário, 1089
Kirstan K. Meldrum, MD

49 Manejo da Obstrução do Trato Urinário Superior, 1104
Stephen Y. Nakada, MD, FACS e Sara L. Best, MD

50 Trauma do Trato Urinário Superior, 1148
Richard A. Santucci, MD, FACS e Mang L. Chen, MD

PARTE IX Litíase Urinária e Endourologia

51 Litíase Urinária: Etiologia, Epidemiologia e Patogênese, 1170
Margaret S. Pearle, MD, PhD, Jodi A. Antonelli, MD e Yair Lotan, MD

52 Avaliação e Manejo Médico da Litíase Urinária, 1200
Michael E. Lipkin, MD, Michael N. Ferrandino, MD e Glenn M. Preminger, MD

53 Estratégias de Manejo não Médico de Cálculos do Trato Urinário Superior, 1235
David A. Leavitt, MD, Jean J. M. C. H. de la Rosette, MD, PhD e David M. Hoenig, MD

54 Manejo Cirúrgico dos Cálculos no Trato Urinário Superior, 1260
Brian R. Matlaga, MD, MPH, Amy E. Krambeck, MD e James E. Lingeman, MD

55 Litíase do Trato Urinário Inferior, 1291
Brian M. Benway, MD e Sam B. Bhayani, MD, MS

PARTE X Neoplasias das Vias Urinárias Superiores

56 Tumores Renais Benignos, 1300
Vitaly Margulis, MD, Jose A. Karam, MD, Surena F. Matin, MD e Christopher G. Wood, MD

57 Tumores Renais Malignos, 1314
Steven C. Campbell, MD, PhD e Brian R. Lane, MD, PhD

58 Tumores Uroteliais das Vias Urinárias Superiores e do Ureter, 1365
Armine K. Smith, MD, Surena F. Matin, MD e Thomas W. Jarrett, MD

59 Retroperitoneal Tumors, 1403
Philippe E. Spiess, MD, MS, FRCS(C), Dan Leibovici, MD e Louis L. Pisters, MD

60 Open Surgery of the Kidney, 1403
Aria F. Olumi, MD, Mark A. Preston, MD, MPH e Michael L. Blute, MD, Sr.

61 Cirurgia Laparoscópica e Robótica do Rim, 1446
Michael J. Schwartz, MD, FACS, Soroush Rais-Bahrami, MD e Louis R. Kavoussi, MD, MBA

62 Nonsurgical Focal Therapy for Renal Tumors, 1484
Chad R. Tracy, MD e Jeffrey A. Cadeddu, MD

63 Treatment of Advanced Renal Cell Carcinoma, 1484
Ramaprasad Srinivasan, MD, PhD e W. Marston Linehan, MD

PARTE XI As Glândulas Adrenais

64 Anatomia Cirúrgica e Radiológica das Glândulas Adrenais, 1519
Ravi Munver, MD, FACS, Jennifer K. Yates, MD e Michael C. Degen, MD, MA

65 Pathophysiology, Evaluation, and Medical Management of Adrenal Disorders, 1528
Alexander Kutikov, MD, FACS, Paul L. Crispen, MD e Robert G. Uzzo, MD, FACS

66 Cirurgia das Glândulas Suprarrenais, 1577
Sey Kiat Lim, MBBS, MRCS (Edinburgh), Mmed (Cirurgia), FAMS (Urologia) e Koon Ho Rha, MD, PhD, FACS

PART XII Transporte, Armazenamento e Esvaziamento Urinário

67 Anatomia Cirúrgica, Radiográfica e Endoscópica da Pelve Feminina, 1597
Larissa V. Rodriguez, MD e Leah Yukie Nakamura, MD

68 Anatomia Cirúrgica, Radiográfica e Endoscópica da Pelve Masculina, 1611
Benjamin I. Chung, MD, Graham Sommer, MD e James D. Brooks, MD

69 Physiology and Pharmacology of the Bladder and Urethra, 1631
Toby C. Chai, MD e Lori A. Birder, PhD

70 Pathophysiology and Classification of Lower Urinary Tract Dysfunction: Overview, 1631
Alan J. Wein, MD, PhD (Hon), FACS

71 Avaliação e Manejo de Mulheres com Incontinência Urinária e Prolapso Pélvico, 1697
Kathleen C. Kobashi, MD, FACS

72 Avaliação e Tratamento de Homens com Incontinência Urinária, 1710
Hashim Hashim, MBBS, MRCS (Eng), MD, FEBU, FRCS (Urol) e Paul Abrams, MD, FRCS

73 Urodynamic and Video-Urodynamic Evaluation of the Lower Urinary Tract, 1718
Victor W. Nitti, MD e Benjamin M. Brucker, MD

74 Urinary Incontinence and Pelvic Prolapse: Epidemiology and Pathophysiology, 1718
Gary E. Lemack, MD e Jennifer Tash Anger, MD, MPH

75 Neuromuscular Dysfunction of the Lower Urinary Tract, 1718
Alan J. Wein, MD, PhD (Hon), FACS e Roger R. Dmochowski, MD, MMHC, FACS

76 Bexiga Hiperativa, 1796
Marcus John Drake, DM, MA, FRCS (Urol)

77 The Underactive Detrusor, 1807
Christopher R. Chapple, MD, FRCS (Urol) e Nadir I. Osman, PhD, MRCS

78 Nocturia, 1807
Jeffrey Paul Weiss, MD e Stephen David Marshall, MD

79 Pharmacologic Management of Lower Urinary Tract Storage and Emptying Failure, 1807
Karl-Erik Andersson, MD, PhD e Alan J. Wein, MD, PhD (Hon), FACS

80 Conservative Management of Urinary Incontinence: Behavioral and Pelvic Floor Therapy and Urethral and Pelvic Devices, 1875
Diane K. Newman, DNP, ANP-BC, FAAN e Kathryn L. Burgio, PhD

81 Electrical Stimulation and Neuromodulation in Storage and Emptying Failure, 1875
Sandip P. Vasavada, MD e Raymond R. Rackley, MD

82 Cirurgia de Suspensão Retropúbica para Incontinência em Mulheres, 1918
Christopher R. Chapple, MD, FRCS (Urol)

83 Vaginal and Abdominal Reconstructive Surgery for Pelvic Organ Prolapse, 1939
J. Christian Winters, MD, FACS, Ariana L. Smith, MD e Ryan M. Krlin, MD

84 *Slings*: Autólogo, Biológico, Sintético e Médio-uretral, 1987
Roger R. Dmochowski, MD, MMHC, FACS, David James Osborn, MD e W. Stuart Reynolds, MD, MPH

85 Complications Related to the Use of Mesh and Their Repair, 2039
Shlomo Raz, MD e Lisa Rogo-Gupta, MD

86 Injection Therapy for Urinary Incontinence, 2039
Sender Herschorn, MD, FRCSC

87 Additional Therapies for Storage and Emptying Failure, 2039
Timothy B. Boone, MD, PhD e Julie N. Stewart, MD

88 Aging and Geriatric Urology, 2039
Tomas L. Griebling, MD, MPH

89 Urinary Tract Fistulae, 2103
Gopal H. Badlani, MD, FACS, Dirk J.M.K. De Ridder, MD, PhD, Jayadev Reddy Mettu, MD, MBBS e Eric S. Rovner, MD

90 Bladder and Female Urethral Diverticula, 2103
Eric S. Rovner, MD

91 Surgical Procedures for Sphincteric Incontinence in the Male: The Artificial Urinary Sphincter and Perineal Sling Procedures, 2103
Hunter Wessells, MD, FACS e Andrew Peterson, MD, FACS

PARTE XIII Distúrbios Benignos e Malignos da Bexiga

92 Tumores da Bexiga, 2184
David P. Wood, MD, Jr

93 Câncer de Bexiga não Musculoinvasivo (Ta, T1 e CIS), 2205
J. Stephen Jones, MD, MBA, FACS

94 Management of Metastatic and Invasive Bladder Cancer, 2223
Thomas J. Guzzo, MD, MPH e David J. Vaughn, MD

95 Cirurgia Aberta e Transuretral para o Câncer de Bexiga, 2242
Neema Navai, MD e Colin P.N. Dinney, MD

96 Robotic and Laparoscopic Bladder Surgery, 2254
Lee Richstone, MD e Douglas S. Scherr, MD

97 Use of Intestinal Segments in Urinary Diversion, 2254
Douglas M. Dahl, MD, FACS

98 Cutaneous Continent Urinary Diversion, 2344
G. Joel DeCastro, MD, MPH, James M. McKiernan, MD e Mitchell C. Benson, MD

99 Orthotopic Urinary Diversion, 2344
Eila C. Skinner, MD e Siamak Daneshmand, MD

100 Derivação Urinária Minimamente Invasiva, 2369
Khurshid A. Guru, MD

101 Trauma do Trato Genital e Urinário Inferior, 2379
Allen F. Morey, MD, FACS e Lee C. Zhao, MD, MS

PARTE XIV   A Próstata

102 Development, Molecular Biology, and Physiology of the Prostate, 2393
Ashley Evan Ross, MD, PhD e Ronald Rodriguez, MD, PhD

103 Hiperplasia Prostática Benigna: Etiologia, Fisiopatologia, Epidemiologia e História Natural, 2425
Claus G. Roehrborn, MD

104 Evaluation and Nonsurgical Management of Benign Prostatic Hyperplasia, 2463
Thomas A. McNicholas, MB BS, FRCS, FEBU, Mark J. Speakman, MBBS, MS, FRCS e Roger S. Kirby, MD, FRCS

105 Tratamento Endoscópico e Minimamente Invasivo da Hiperplasia Benigna da Próstata, 2504
Charles Welliver, MD e Kevin T. McVary, MD, FACS

106 Simple Prostatectomy: Open and Robot-Assisted Laparoscopic Approaches, 2535
Misop Han, MD, MS e Alan W. Partin, MD, PhD

107 Epidemiologia, Etiologia e Prevenção do Câncer de Próstata, 2543
Andrew J. Stephenson, MD, MBA, FACS, FRCS(C) e Eric A. Klein, MD

108 Prostate Cancer Tumor Markers, 2565
Todd M. Morgan, MD, Ganesh S. Palapattu, MD, Alan W. Partin, MD, PhD e John T. Wei, MD, MS

109 Biópsia da Próstata: Técnicas e Aquisição de Imagens, 2579
Leonard G. Gomella, MD, FACS, Ethan J. Halpern, MD, MSCE e Edouard J. Trabulsi, MD, FACS

110 Patologia das Neoplasias Prostáticas, 2593
Jonathan I. Epstein, MD

111 Diagnosis and Staging of Prostate Cancer, 2601
Stacy Loeb, MD, MSc e James A. Eastham, MD

112 Tratamento do Câncer de Próstata Localizado, 2609
William J. Catalona, MD e Misop Han, MD, MS

113 Vigilância Ativa do Câncer de Próstata, 2628
Herbert Ballentine Carter, MD e Marc Arnaldo Dall'Era, MD

114 Prostatectomia Radical Aberta, 2641
Edward A. Schaeffer, MD, PhD, Alan W. Partin, MD, PhD e Herbert Lepor, MD

115 Prostatectomia Radical e Linfadenectomia Pélvica Laparoscópica e Assistida por Robótica, 2663
Li-Ming Su, MD, Scott M. Gilbert, MD e Joseph A. Smith, MD, Jr.

116 Radioterapia para Câncer da Próstata, 2685
Anthony V. D'Amico, MD, PhD, Paul L. Nguyen, MD, Juanita M. Crook, MD, FRCPC, Ronald C. Chen, MD, MPH, Bridget F. Koontz, MD, Neil Martin, MD, MPH, W. Robert Lee, MD, MEd, MS e Theodore L. DeWeese, MD, MPH

117 Terapia Focal para o Câncer de Próstata, 2711
Hashim U. Ahmed, PhD, FRCS (Urol), BM, BCh, BA (Hons) e Mark Emberton, MD, MBBS, FRCS (Urol), BSc

118 Treatment of Locally Advanced Prostate Cancer, 2752
Maxwell V. Meng, MD e Peter R. Carroll, MD, MPH

119 Management of Biochemical Recurrence after Definitive Therapy for Prostate Cancer, 2752
Eugene Kang Lee, MD e J. Brantley Thrasher, MD

120 Hormonal Therapy for Prostate Cancer, 2752
Joel B. Nelson, MD

121 Tratamento do Câncer de Próstata Resistente à Castração, 2804
Emmanuel S. Antonarakis, Md, Michael A. Carducci, Md e Mario A. Eisenberger, Md

PART XV   Urologia Pediátrica

SEÇÃO A   Desenvolvimento e Urologia Pré-Natal

122 Embriologia do Aparelho Geniturinário, 2823
John M. Park, MD

123 Disorders of Renal Functional Development in Children, 2849
Victoria F. Norwood, MD e Craig A. Peters, MD

124 Urologia Perinatal, 2873
Richard S. Lee, MD e Joseph G. Borer, MD

SEÇÃO B   Princípios Básicos

125 Avaliação do Paciente Urológico Pediátrico, 2893
Thomas F. Kolon, MD, MS e Douglas A. Canning, MD

126 Imagem Urogenital Pediátrica, 2909
Aaron D. Martin, MD, MPH e Hans G. Pohl, MD, FAAP

127 Infecção e Inflamação do Trato Geniturinário Pediátrico, 2926
Christopher S. Cooper, MD, FAAP, FACS e Douglas W. Storm, MD, FAAP

128 Core Principles of Perioperative Management in Children, 2949-2974
Carlos R. Estrada, MD, Jr. e Lynne R. Ferrari, MD

129 Principles of Laparoscopic and Robotic Surgery in Children, 2949-2974
Pasquale Casale, MD

SEÇÃO C   Condições das Vias Urinárias Superiores

130 Anomalies of the Upper Urinary Tract, 2975
Ellen Shapiro, MD e Shpetim Telegrafi, MD

131 Renal Dysgenesis and Cystic Disease of the Kidney, 2975
John C. Pope, MD, IV

132 Congenital Urinary Obstruction: Pathophysiology, 3043
Craig A. Peters, MD

133 Cirurgia do Ureter em Crianças, 3057
L. Henning Olsen, MD, DMSc, FEAPU, FEBU e Yazan F.H. Rawashdeh, MD, PhD, FEAPU

134 Ureter Ectópico, Ureterocele e Anomalias Ureterais, 3075
Craig A. Peters, MD e Cathy Mendelsohn, PhD

135 Surgical Management of Pediatric Stone Disease, 3102
Francis X. Schneck, MD e Michael C. Ost, MD

SEÇÃO D Condições das Vias Urinárias Inferiores

136 Development and Assessment of Lower Urinary Tract Function in Children, 3102
Chung Kwong Yeung, MBBS, MD, PhD, FRCS, FRACS, FACS, Stephen Shei-Dei Yang, MD, PhD e Piet Hoebeke, MD, PhD

137 Refluxo Vesicoureteral, 3134
Antoine E. Khoury, MD, FRCSC, FAAP e Darius J. Bägli, MDCM, FRCSC, FAAP, FACS

138 Anomalias da Bexiga Urinária em Crianças, 3173
Dominic Frimberger, MD e Bradley P. Kropp, MD, FAAP, FACS

139 Complexo Extrofia-Epispádia, 3182
John P. Gearhart, MD e Ranjiv Mathews, MD

140 Síndrome de Prune-Belly (Abdome em Ameixa Seca), 3234
Anthony A. Caldamone, MD, MMS, FAAP, FACS e Francisco Tibor Dénes, MD, PhD

141 Anomalias Uretrais e das Valvas Uretrais Posteriores, 3252
Aseem Ravindra Shukla, MD

142 Neuromuscular Dysfunction of the Lower Urinary Tract in Children, 3272-3316
Dawn Lee MacLellan, MD, FRCSC e Stuart B. Bauer, MD

143 Functional Disorders of the Lower Urinary Tract in Children, 3272-3316
Paul F. Austin, MD e Gino J. Vricella, MD

144 Management of Defecation Disorders, 3317
Martin Allan Koyle, MD, FAAP, FACS, FRCSC, FRCS (Eng) e Armando J. Lorenzo, MD, MSc, FRCSC, FAAP, FACS

145 Urinary Tract Reconstruction in Children, 3317
Mark C. Adams, MD, FAAP, David B. Joseph, MD, FACS, FAAP e John C. Thomas, MD, FAAP, FACS

SEÇÃO E Genitália

146 Management of Abnormalities of the External Genitalia in Boys, 3368
Lane S. Palmer, MD, FACS, FAAP e Jeffrey S. Palmer, MD, FACS, FAAP

147 Hipospádias, 3399
Warren T. Snodgrass, MD e Nicol Corbin Bush, MD, MSCS

148 Etiologia, Diagnóstico e Tratamento de Testículos que não Desceram, 3430
Julia Spencer Barthold, MD e Jennifer A. Hagerty, DO

149 Management of Abnormalities of the Genitalia in Girls, 3453
Martin Kaefer, MD

150 Distúrbios do Desenvolvimento Sexual: Etiologia, Avaliação e Tratamento Médico, 3469
David Andrew Diamond, MD e Richard Nithiphaisal Yu, MD, PhD

SEÇÃO F Reconstrução e Trauma

151 Surgical Management of Disorders of Sex Development and Cloacal and Anorectal Malformations, 3498-3527
Richard C. Rink, MD, FAAP, FACS

152 Adolescent and Transitional Urology, 3498-3527
Christopher R.J. Woodhouse, MB, FRCS, FEBU

153 Considerações Urológicas no Transplante Renal Pediátrico, 3528
Craig A. Peters, MD

154 Trauma Urogenital Pediátrico, 3538
Douglas A. Hussman, MD

SEÇÃO G Oncologia

155 Pediatric Urologic Oncology : Renal and Adrenal, 3559
Michael L. Ritchey, MD e Robert C. Shamberger, MD

156 Pediatric Urologic Oncology : Bladder and Testis, 3559
Fernando A. Ferrer, MD

Índice, I1

VÍDEOS

Importance of Survey Scans
Chapter 3, Urinary Tract Imaging: Basic Principles of Urologic Ultrasonography
Bruce R. Gilbert

Ureteroscopy and Retrograde Ureteral Access
Chapter 7, Principles of Urologic Endoscopy
Ben H. Chew
John D. Denstedt

"Eye-of-the-Needle" Fluoroscopically Guided Antegrade Access into the Upper Urinary Tract Collecting System
Chapter 8, Percutaneous Approaches to the Upper Urinary Tract Collecting System
J. Stuart Wolf, Jr.

Glomerulations
Chapter 14, Bladder Pain Syndrome (Interstitial Cystitis) and Related Disorders
Arndt van Ophoven
Tomohiro Ueda

Hunner Ulcer
Chapter 14, Bladder Pain Syndrome (Interstitial Cystitis) and Related Disorders
Arndt van Ophoven
Tomohiro Ueda

General Preparation for Vasovasostomy
Chapter 25, Surgical Management of Male Infertility
Marc Goldstein

Surgical Techniques for Vasovasostomy
Chapter 25, Surgical Management of Male Infertility
Marc Goldstein

Microsurgical Vasovasostomy (Microdot Suture Placements)
Chapter 25, Surgical Management of Male Infertility
Marc Goldstein

General Preparation for Vasoepididymostomy
Chapter 25, Surgical Management of Male Infertility
Marc Goldstein

Preparation for Anastomosis in Vasoepididymostomy
Chapter 25, Surgical Management of Male Infertility
Marc Goldstein

Varicocelectomy
Chapter 25, Surgical Management of Male Infertility
Marc Goldstein

Vasography
Chapter 25, Surgical Management of Male Infertility
Marc Goldstein

Vasography and Transurethral Resection of the Ejaculatory Ducts
Chapter 25, Surgical Management of Male Infertility
Marc Goldstein

Prosthetic Surgery for Erectile Dysfunction
Chapter 30, Surgery for Erectile Dysfunction
Drogo K. Montague

Implantation of AMS 700 LGX Inflatable Penile Prosthesis
Chapter 30, Surgery for Erectile Dysfunction
Drogo K. Montague

Reconstruction for Peyronie Disease: Incision and Grafting
Chapter 31, Diagnosis and Management of Peyronie Disease
Gerald H. Jordan

Interaortal Caval Region
Chapter 33, Surgical, Radiographic, and Endoscopic Anatomy of the Retroperitoneum
James Kyle Anderson

Right Retroperitoneum
Chapter 33, Surgical, Radiographic, and Endoscopic Anatomy of the Retroperitoneum
James Kyle Anderson

Left Lumbar Vein
Chapter 33, Surgical, Radiographic, and Endoscopic Anatomy of the Retroperitoneum
James Kyle Anderson

Lumbar Artery
Chapter 33, Surgical, Radiographic, and Endoscopic Anatomy of the Retroperitoneum
James Kyle Anderson

Retroperitoneal Lymph Node Dissection: The Split and Roll Technique
Chapter 35, Surgery of Testicular Tumors
Kevin R. Rice
Clint K. Cary
Timothy A. Masterson
Richard S. Foster

Laparoscopic Retroperitoneal Lymph Node Dissection: Patient 1
Chapter 36, Laparoscopic and Robotic-Assisted Retroperitoneal Lymphadenectomy for Testicular Tumors
Frederico R. Romero
Soroush Rais-Bahrami
Louis R. Kavoussi

Laparoscopic Retroperineal Lymph Node Dissection: Patient 2
Chapter 36, Laparoscopic and Robotic-Assisted Retroperitoneal Lymphadenectomy for Testicular Tumors
Sylvia Montag
Soroush Rais-Bahrami
Arvin K. George
Michael J. Schwartz
Louis R. Kavoussi

Total Penectomy
Chapter 38, Tumors of the Urethra
Kenneth W. Angermeier

Inguinofemoral Lymphadenectomy
Chapter 38, Tumors of the Urethra
Kenneth W. Angermeier

Male Total Urethrectomy
Chapter 38, Tumors of the Urethra
Hadley M. Wood
Kenneth W. Angermeier

Left Gonadal Vein
Chapter 42, Surgical, Radiologic, and Endoscopic Anatomy of the Kidney and Ureter
James Kyle Anderson

Left Renal Hilum
Chapter 42, Surgical, Radiologic, and Endoscopic Anatomy of the Kidney and Ureter
James Kyle Anderson

Right Kidney before Dissection
Chapter 42, Surgical, Radiologic, and Endoscopic Anatomy of the Kidney and Ureter
James Kyle Anderson

Left Lower Pole Crossing Vessel
Chapter 42, Surgical, Radiologic, and Endoscopic Anatomy of the Kidney and Ureter
James Kyle Anderson

Ureteroscopy and Retrograde Ureteral Access
Chapter 46, Etiology, Pathogenesis, and Management of Renal Failure
Ben H. Chew
John D. Denstedt

Technique of Laparoscopic Live Donor Nephrectomy
Chapter 47, Renal Transplantation
Michael Joseph Conlin
John Maynard Barry

Laparoscopic Live Donor Nephrectomy
Chapter 47, Renal Transplantation
Louis R. Kavoussi

Laparoscopic Pyeloplasty
Chapter 49, Management of Upper Urinary Tract Obstruction
Frederico R. Romero
Soroush Rais-Bahrami
Louis R. Kavoussi

Robotic-Assisted Laparoscopic Pyeloplasty
Chapter 49, Management of Upper Urinary Tract Obstruction
Sutchin R. Patel
Sean P. Hedican

Percutaneous Access to the Kidney in the Management of Calculi
Chapter 54, Surgical Management of Upper Urinary Tract Calculi
Samuel C. Kim
William W. Linmouth
Ramsay L. Kuo
Ryan E. Paterson
Larry C. Munch
James E. Lingeman

Open Partial Nephrectomy
Chapter 60, Open Surgery of the Kidney
Andrew C. Novick

Laparoscopic Partial Nephrectomy
Chapter 61, Laparoscopic and Robotic Surgery of the Kidney
Frederico R. Romero
Soroush Rais-Bahrami
Louis R. Kavoussi

Percutaneous Renal Cryoablation
Chapter 62, Nonsurgical Focal Therapy for Renal Tumors
Arvin K. George
Zhamshid Okhunov
Soroush Rais-Bahrami
Sylvia Montag
Igor Lobko
Louis R. Kavoussi

Left Adrenal Vein
Chapter 64, Surgical and Radiologic Anatomy of the Adrenals
James Kyle Anderson

Right Adrenal Vein
Chapter 64, Surgical and Radiologic Anatomy of the Adrenals
James Kyle Anderson

Laparoscopic Adrenalectomy
Chapter 66, Surgery of the Adrenal Glands
Frederico R. Romero
Soroush Rais-Bahrami
Louis R. Kavoussi

Urothelial Cells Responding to Putative Neurotransmitters
Chapter 69, Physiology and Pharmacology of the Bladder and Urethra
Toby C. Chai
Lori A. Birder

Actinomyosin Cross-Bridge Cycling
Chapter 69, Physiology and Pharmacology of the Bladder and Urethra
Toby C. Chai
Lori A. Birder

Digital Imaging Microscopy of a Muscle Myocyte
Chapter 69, Physiology and Pharmacology of the Bladder and Urethra
Toby C. Chai
Lori A. Birder

Calcium Spark Development
Chapter 69, Physiology and Pharmacology of the Bladder and Urethra
Toby C. Chai
Lori A. Birder

Discussion of Normal Lower Urinary Tract Function
Chapter 71, Evaluation and Management of Women with Urinary Incontinence and Pelvic Prolapse

Live Patient Interview
Chapter 71, Evaluation and Management of Women with Urinary Incontinence and Pelvic Prolapse

Case Study of a Patient with Mixed Urinary Incontinence
Chapter 71, Evaluation and Management of Women with Urinary Incontinence and Pelvic Prolapse

Examination of a Patient with Significant Anterior Vaginal Wall Prolapse
Chapter 71, Evaluation and Management of Women with Urinary Incontinence and Pelvic Prolapse

Case Study of a Patient with Symptomatic Prolapse and Incontinence
Chapter 71, Evaluation and Management of Women with Urinary Incontinence and Pelvic Prolapse

Demonstration of "Eyeball" Filling Study in a Patient with Incontinence and Prolapse
Chapter 71, Evaluation and Management of Women with Urinary Incontinence and Pelvic Prolapse

Q-tip Test in a Patient with Minimal Urethral Mobility
Chapter 71, Evaluation and Management of Women with Urinary Incontinence and Pelvic Prolapse

Overview of Specific Urodynamic Studies
Chapter 73, Urodynamic and Video-Urodynamic Evaluation of the Lower Urinary Tract

The Pelvic Organ Prolapse Quantification (POPQ) System
Chapter 74, Urinary Incontinence and Pelvic Prolapse: Epidemiology and Pathophysiology
Jennifer T. Anger
Gary E. Lemack

Sacral Nerve Stimulation
Chapter 81, Electrical Stimulation and Neuromodulation in Storage and Emptying Failure
Courtenay Kathryn Moore
Sandip P. Vasavada
Raymond R. Rackley

Afferent Nerve Stimulation
Chapter 81, Electrical Stimulation and Neuromodulation in Storage and Emptying Failure
Courtenay Kathryn Moore
Sandip P. Vasavada
Raymond R. Rackley

Percutaneous Tibial Nerve Stimulation
Chapter 81, Electrical Stimulation and Neuromodulation in Storage and Emptying Failure
Raymond R. Rackley
Sandip P. Vasavada

Transvaginal Hysterectomy for Prolapse
Chapter 83, Vaginal and Abdominal Reconstructive Surgery for Pelvic Organ Prolapse
Shlomo Raz
Larissa Rodriguez

Transvaginal Enterocele and Vaginal Vault Prolapse Repair
Chapter 83, Vaginal and Abdominal Reconstructive Surgery for Pelvic Organ Prolapse
Shlomo Raz
Larissa Rodriguez

Transvaginal Repair of Posterior Vaginal Wall Prolapse
Chapter 83, Vaginal and Abdominal Reconstructive Surgery for Pelvic Organ Prolapse
Shlomo Raz
Larissa Rodriguez

Cystocele Repair
Chapter 83, Vaginal and Abdominal Reconstructive Surgery for Pelvic Organ Prolapse
Shlomo Raz
Larissa Rodriguez

Sling Repair with Distal Urethral Prolene
Chapter 84, Slings: Autologous, Biologic, Synthetic, and Midurethral
Shlomo Raz
Larissa Rodriguez

Rectus Fascia Pubovaginal Sling Procedure
Chapter 84, Slings: Autologous, Biologic, Synthetic, and Midurethral

SPARC Procedure
Chapter 84, Slings: Autologous, Biologic, Synthetic, and Midurethral

Transobturator Sling: Outside-In Technique (MONARC)
Chapter 84, Slings: Autologous, Biologic, Synthetic, and Midurethral

MiniArc Single-Incision Sling System
Chapter 84, Slings: Autologous, Biologic, Synthetic, and Midurethral

Sling Removal
Chapter 85, Complications Related to the Use of Mesh and Their Repair
© 2016 Shlomo Raz. All rights reserved.

Mesh Removal
Chapter 85, Complications Related to the Use of Mesh and Their Repair
© 2016 Shlomo Raz. All rights reserved.

Cystoscopic Injection of Urethral Bulking Agent (Coaptite)
Chapter 86, Injection Therapy for Urinary Incontinence

Robotic-Assisted Laparoscopic Repair of Complex Vesicovaginal Fistula in a Patient with Failed Open Surgical and Vaginal Repair
Chapter 89, Urinary Tract Fistulae
Ashok K. Hemal
Gopal H. Badlani

Martius Flap
Chapter 89, Urinary Tract Fistulae
Shlomo Raz
Larissa Rodriguez

Transvaginal Repair of a Vesicovaginal Fistula Using a Peritoneal Flap
Chapter 89, Urinary Tract Fistulae
Shlomo Raz
Larissa Rodriguez

Transvaginal Bladder Neck Closure with Posterior Urethral Flap
Chapter 89, Urinary Tract Fistulae
Brett D. Lebed
J. Nathaniel Hamilton
Eric S. Rovner

Bladder Diverticulectomy
Chapter 90, Bladder and Female Urethral Diverticula
Brett D. Lebed
Eric S. Rovner

Urethral Diverticulectomy
Chapter 90, Bladder and Female Urethral Diverticula
Eric S. Rovner

Surgical Treatment of Male Sphincteric Urinary Incontinence: The Male Perineal Sling and Artificial Urinary Sphincter
Chapter 91, Surgical Procedures for Sphincteric Incontinence in the Male: The Artificial Urinary Sphincter and Perineal Sling Procedures
David R. Staskin
Craig V. Comitor

Male Sling
Chapter 91, Surgical Procedures for Sphincteric Incontinence in the Male: The Artificial Urinary Sphincter and Perineal Sling Procedures
Hunter Wessells

Radical Cystectomy in the Male
Chapter 95, Transurethral and Open Surgery for Bladder Cancer
Peter Nieh
Fray Marshall

Radical Cystectomy in the Female
Chapter 95, Transurethral and Open Surgery for Bladder Cancer
Peter Nieh
Fray Marshall

Robotic Cystectomy
Chapter 96, Robotic and Laparoscopic Bladder Surgery
Lee Richstone

Bladder Reconstruction
Chapter 98, Cutaneous Continent Urinary Diversion
Mitchell C. Benson

T-Pouch Ileal Neobladder
Chapter 99, Orthotopic Urinary Diversion
Eila C. Skinner
Donald G. Skinner
Hugh B. Perkin

The Modified Studer Ileal Neobladder
Chapter 99, Orthotopic Urinary Diversion
Siamak Daneshmand

Penile Replantation
Chapter 101, Genital and Lower Urinary Tract Trauma
Lee C. Zhao
Allen F. Morey

Removal of Metal Ring Constricting Penis and Scrotum
Chapter 101, Genital and Lower Urinary Tract Trauma
Daniel D. Dugi III
Allen F. Morey

Holmium Laser Enucleation of the Prostate (HoLEP)
Chapter 105, Minimally Invasive and Endoscopic Management of Benign Prostatic Hyperplasia
Mitra R. de Cógáin
Amy E. Krambeck

Open Prostatectomy
Chapter 106, Simple Prostatectomy: Open and Robot-Assisted Laparoscopic Approaches
Misop Han

Robot-Assisted Laparoscopic Simple Prostatectomy: Technique and Outcomes
Chapter 106, Simple Prostatectomy: Open and Robot-Assisted Laparoscopic Approaches
Sung-Wood Park
Gautam Jayram
Mark Ball
Petra Szima-Cotter
Mohamad E. Allaf
Misop Han

Images from a Transrectal Prostate Biopsy
Chapter 109, Prostate Biopsy: Techniques and Imaging
Leonard G. Gomella
Ethan J. Halpern
Edouard J. Trabulsi

Use of the Babcock Clamp during Vesicourethral Anastomosis
Chapter 114, Open Radical Prostatectomy
Patrick C. Walsh

Ultrasonography and Biopsy of the Prostate
Chapter 109, Prostate Biopsy: Techniques and Imaging
Daniel D. Sackett
Ethan J. Halpern
Steve Dong
Leonard G. Gomella
Edouard J. Trabulsi

Operating Room Setup
Chapter 115, Laparoscopic and Robotic-Assisted Radical Prostatectomy and Pelvic Lymphadenectomy
Li-Ming Su
Jason P. Joseph

Incision in the Endopelvic Fascia and Division of Puboprostatic Ligaments
Chapter 114, Open Radical Prostatectomy
Patrick C. Walsh

Vas and Seminal Vesicle Dissection
Chapter 115, Laparoscopic and Robotic-Assisted Radical Prostatectomy and Pelvic Lymphadenectomy
Li-Ming Su
Jason P. Joseph

Control of the Dorsal Vein Complex
Chapter 114, Open Radical Prostatectomy
Patrick C. Walsh

Posterior Dissection
Chapter 115, Laparoscopic and Robotic-Assisted Radical Prostatectomy and Pelvic Lymphadenectomy
Li-Ming Su
Jason P. Joseph

Division of the Urethra and Placement of the Urethral Sutures
Chapter 114, Open Radical Prostatectomy
Patrick C. Walsh

Entering Retropubic Space
Chapter 115, Laparoscopic and Robotic-Assisted Radical Prostatectomy and Pelvic Lymphadenectomy
Li-Ming Su
Jason P. Joseph

Division of the Posterior Striated Sphincter
Chapter 114, Open Radical Prostatectomy
Patrick C. Walsh

Endopelvic Fascia and Puboprostatics
Chapter 115, Laparoscopic and Robotic-Assisted Radical Prostatectomy and Pelvic Lymphadenectomy
Li-Ming Su
Jason P. Joseph

Preservation of the Neurovascular Bundle
Chapter 114, Open Radical Prostatectomy
Patrick C. Walsh

Dorsal Venous Complex Ligation
Chapter 115, Laparoscopic and Robotic-Assisted Radical Prostatectomy and Pelvic Lymphadenectomy
Li-Ming Su
Jason P. Joseph

High Release of the Neurovascular Bundle
Chapter 114, Open Radical Prostatectomy
Patrick C. Walsh

Anterior Bladder Neck Transection
Chapter 115, Laparoscopic and Robotic-Assisted Radical Prostatectomy and Pelvic Lymphadenectomy
Li-Ming Su
Jason P. Joseph

Use of the Babcock Clamp during Release of the Neurovascular Bundle
Chapter 114, Open Radical Prostatectomy
Patrick C. Walsh

Posterior Bladder Neck Transection
Chapter 115, Laparoscopic and Robotic-Assisted Radical Prostatectomy and Pelvic Lymphadenectomy
Li-Ming Su
Jason P. Joseph

Wide Excision of the Neurovascular Bundle
Chapter 114, Open Radical Prostatectomy
Patrick C. Walsh

Bladder Neck Dissection: Anterior Approach
Chapter 115, Laparoscopic and Robotic-Assisted Radical Prostatectomy and Pelvic Lymphadenectomy
Li-Ming Su
Jason P. Joseph

Reconstruction of the Bladder Neck and Vesicourethral Anastomosis
Chapter 114, Open Radical Prostatectomy
Patrick C. Walsh

Neurovascular Bundle Dissection
Chapter 115, Laparoscopic and Robotic-Assisted Radical Prostatectomy and Pelvic Lymphadenectomy
Li-Ming Su
Jason P. Joseph

Division of Dorsal Venous Complex and Apical Dissection
Chapter 115, Laparoscopic and Robotic-Assisted Radical Prostatectomy and Pelvic Lymphadenectomy
Li-Ming Su
Jason P. Joseph

Pelvic Lymph Node Dissection
Chapter 115, Laparoscopic and Robotic-Assisted Radical Prostatectomy and Pelvic Lymphadenectomy
Li-Ming Su
Jason P. Joseph

Entrapment of Prostate and Lymph Nodes
Chapter 115, Laparoscopic and Robotic-Assisted Radical Prostatectomy and Pelvic Lymphadenectomy
Li-Ming Su
Jason P. Joseph

Posterior Reconstruction
Chapter 115, Laparoscopic and Robotic-Assisted Radical Prostatectomy and Pelvic Lymphadenectomy
Li-Ming Su
Jason P. Joseph

Vesicourethral Anastomosis
Chapter 115, Laparoscopic and Robotic-Assisted Radical Prostatectomy and Pelvic Lymphadenectomy
Li-Ming Su
Jason P. Joseph

Extraction of Specimen
Chapter 115, Laparoscopic and Robotic-Assisted Radical Prostatectomy and Pelvic Lymphadenectomy
Li-Ming Su
Jason P. Joseph

Female Genital Examination
Chapter 125, Urologic Evaluation of the Child
Douglas A. Canning
Sarah M. Lambert

Laparoscopic Nephrectomy in Infants and Children
Chapter 131, Renal Dysgenesis and Cystic Disease of the Kidney
Steven G. Docimo

Open Pyeloplasty
Chapter 133, Surgery of the Ureter in Children
L. Henning Olsen

Robotic-Assisted Pyeloplasty with the Retroperitoneal Approach
Chapter 133, Surgery of the Ureter in Children
L. Henning Olsen

Implanting Catheterizable Channel into Bladder
Chapter 145, Urinary Tract Reconstruction in Children
John C. Thomas
Mark C. Adams

Catheterizable Channel (Monti)
Chapter 145, Urinary Tract Reconstruction in Children
John C. Thomas
Mark C. Adams

Laparoscopic-Assisted MACE in Children
Chapter 145, Urinary Tract Reconstruction in Children
Steven G. Docimo

Hypospadias Distal Tip
Chapter 147, Hypospadias
Warren T. Snodgrass

Hypospadias Foreskin Reconstruction
Chapter 147, Hypospadias
Warren T. Snodgrass

Hypospadias Proximal Tip
Chapter 147, Hypospadias
Warren T. Snodgrass

Hypospadias Staged Buccal Graft
Chapter 147, Hypospadias
Warren T. Snodgrass

Right Laparoscopic Orchiopexy in a 6-Month-Old Boy with an Intra-Abdominal Testis
Chapter 148, Etiology, Diagnosis, and Management of the Undescended Testis
Jennifer A. Hagerty
Julia Spencer Barthold

Laparoscopic Fowler-Stephens Orchiopexy
Chapter 148, Etiology, Diagnosis, and Management of the Undescended Testis
Mark Chang
Israel Franco

Laparoscopic Creation of a Sigmoid Neovagina
Chapter 151, Surgical Management of Disorders of Sex Development and Cloacal and Anorectal Malformations
Robert Stein
Steven G. Docimo

PARTE VIII
Obstrução e Trauma do Trato Urinário Superior

48 Fisiopatologia da Obstrução do Trato Urinário

Kirstan K. Meldrum, MD

Prevalência

Diagnóstico e Imagem

Alterações Hemodinâmicas nas Obstruções

Saída da Urina pelo Rim

Efeitos da Obstrução na Função Tubular

Alterações Patológicas da Obstrução

Mecanismos Moleculares da Fibrose Tubulointersticial

Impacto Clínico da Obstrução Renal

Tratamento da Obstrução Renal

A obstrução do trato urinário é um sério problema clínico que acomete tanto crianças quanto adultos e pode resultar em danos renais permanentes. O grau de lesão do rim e o efeito na função renal geral dependem da intensidade da obstrução (parcial ou completa, unilateral ou bilateral), da cronicidade da obstrução (aguda × crônica), da condição inicial dos rins e da presença de outros fatores atenuantes, como infecção do trato urinário (ITU). A causa da obstrução do trato urinário pode ser congênita ou adquirida, e benigna ou maligna. Uma lista de possíveis fatores etiológicos é fornecida no Quadro 48-1.

Os desarranjos histológicos associados à obstrução estão localizados principalmente no compartimento intersticial do rim e incluem dilatação tubular massiva, fibrose intersticial progressiva e perda de massa renal, secundária à morte das células por apoptose (Misseri et al., 2004). Essas alterações, e qualquer impacto na função renal, são coletivamente chamadas de *nefropatia obstrutiva*. Embora a obstrução do trato urinário geralmente resulte em *hidronefrose*, ou dilatação da pelve e/ou cálices renais, pode ocorrer hidronefrose mesmo na ausência de obstrução. O diagnóstico de obstrução do trato urinário, portanto, requer outros achados clínicos e radiográficos, e não depende apenas da ocorrência de hidronefrose isoladamente.

PREVALÊNCIA

A uropatia obstrutiva é responsável por aproximadamente 10% de todos os casos de insuficiência renal. Em uma série de autópsias de 59.064 indivíduos, de recém-nascidos a pacientes geriátricos, a prevalência de hidronefrose foi originalmente estimada em 3,1% (Bell, 1950). Verificou-se que a hidronefrose era mais prevalente em mulheres de 20 a 60 anos de idade, o que foi atribuído a gestações e ao desenvolvimento de malignidades ginecológicas. Em compensação, a hidronefrose era mais prevalente em homens após os 60 anos de idade devido à presença de doenças da próstata.

Em uma série de autópsias consecutivas de 3.172 natimortos, bebês e crianças, realizada durante um período de 12 anos, foram encontradas malformações do trato urinário em 78 (2,5%) casos. Hidronefrose e/ou hidroureter foram responsáveis por 35,9% das anormalidades do trato urinário (Tan et al., 1994). Uma incidência ligeiramente maior de hidronefrose na autópsia de crianças (2%) foi reportada por Campbell (1970). Entre crianças, a hidronefrose parecer ser, de alguma forma, mais prevalente em meninos e a maioria dos casos ocorre em pacientes com menos de 1 ano de idade.

DIAGNÓSTICO E IMAGEM

Apresentação Clínica

A apresentação clínica da obstrução do trato urinário pode variar bastante dependendo do local, grau e cronicidade da obstrução. Dor nos flancos secundária à distensão do sistema coletor é o sintoma mais comum em pacientes com obstrução aguda; é normalmente uma dor incessante e agonizante que pode irradiar para a parte inferior do abdome e testículos ou lábios vaginais do lado afetado; e geralmente está associada a náusea ou vômito. Em compensação, a obstrução crônica do trato urinário é normalmente um fenômeno relativamente indolor, e os pacientes podem ser totalmente assintomáticos. Obstrução pós-vesical está mais frequentemente associada a sintomas miccionais de frequência, urgência, hesitação, noctúria, jato urinário fraco e sensação de esvaziamento incompleto. Anúria é um sinal raro, porém dramático e bastante específico de obstrução do trato urinário.

Deve-se sempre considerar uropatia obstrutiva em pacientes com novas crises de hipertensão e em pacientes com insuficiência renal, sem história de doença renal, diabetes ou hipertensão. Além disso, deve-se sempre investigar as obstruções do trato urinário como possíveis fatores contribuintes em pacientes com ITUs recorrentes. Pelo fato de os sinais e sintomas clínicos de uropatia obstrutiva serem tão variáveis, o diagnóstico depende de exames de imagem imediatos e adequados.

Exames de Laboratório

O exame inicial de um paciente com suspeita de obstrução do trato urinário deve começar com urinálise e análise microscópica. Uma avaliação da função renal e verificação dos eletrólitos séricos deve ser realizada, e, em pacientes com insuficiência renal aguda, uma avaliação dos índices diagnósticos urinários, incluindo a fração de excreção de sódio (FENa), deve ser realizada.

Urinálise

A urinálise e a análise microscópica são necessárias na avaliação completa de um paciente com suspeita de obstrução do trato urinário e/ou insuficiência renal. A urinálise pode fornecer uma estimativa da osmolaridade, evidência de ITU, informações sobre a formação de cálculos com base nos cristais que possam estar

QUADRO 48-1 Possíveis Causas de Nefropatia Obstrutiva

RENAL

Congênitas
Rins policísticos
Cisto renal
Cisto peripélvico
Obstrução da junção ureteropélvica

Neoplásticas
Tumor de Wilms
Carcinoma de células claras do rim
Carcinoma de células de transição do sistema coletor
Mieloma múltiplo

Inflamatórias
Tuberculose
Infecção por *Echinococcus*

Metabólicas
Cálculos

Diversas
Papilas esfaceladas
Trauma
Aneurisma da artéria renal

URETER

Congênitas
Estenose
Ureterocele
Megaureter obstrutivo
Ureter retrocavo
Síndrome de Prune Belly

Neoplásticas
Carcinoma primário de ureter
Carcinoma metastático

URETER (CONT.)

Inflamatórias
Tuberculose
Amiloidose
Esquistossomose
Abscesso
Ureterite cística
Endometriose

Diversas
Fibrose retroperitoneal
Lipomatose pélvica
Aneurisma da aorta
Radioterapia
Linfocele
Trauma
Urinoma
Gravidez
Ablação por radiofrequência

BEXIGA E URETRA

Congênitas
Válvula uretral posterior
Fimose
Hidrocolpo

Neoplásticas
Carcinoma de bexiga
Carcinoma de próstata
Carcinoma de uretra
Carcinoma de pênis

Inflamatórias
Prostatite
Abscesso parauretral

Diversas
Hipertrofia prostática benigna
Bexiga neurogênica
Estenose uretral

---

presentes na urina e a possível ocorrência de doença renal médica com a presença de proteína e/ou cilindros celulares.

Fração de Excreção de Sódio

O exame de FENa geralmente é usado para distinguir os três tipos de lesão renal aguda: pré-renal, intrínseca e pós-renal.

$$FE_{Na} = (P_{Cr} \times U_{Na}) / (P_{Na} \times U_{Cr})$$

Em que PCr é definido como o nível de creatinina sérica, UNa é o nível de sódio na urina, PNa é o nível de sódio no soro, e UCr é o nível de creatinina na urina. FENa de menos de 1% sugere uma causa pré-renal de insuficiência renal aguda (p.ex., hipovolemia, insuficiência cardíaca congestiva, estenose da artéria renal, sepse). FENa maior que 1% indica causas intrínsecas de insuficiência renal aguda (p.ex., necrose tubular aguda, glomerulonefrite, nefrite intersticial aguda), e FENa acima de 4% indica causas pós-renais de insuficiência renal aguda (p.ex., hiperplasia prostática benigna [HPB], cálculos na bexiga, obstrução ureteral bilateral [OUB]).

Avaliação da Função Renal

A verificação da taxa de filtração glomerular (TFG) é considerada o padrão-ouro na identificação de pacientes com insuficiência ou falência renal. A TFG normal varia e geralmente diminui com a idade. A verificação da real TFG pode ser tediosa e pouco prática; portanto, uma série de exames é utilizada para estimar a TFG, sendo a mais comum delas a creatinina sérica. No entanto, a creatinina continua sendo imprecisa devido à variabilidade de acordo com a idade, sexo, raça e relação com a massa muscular. Uma variedade de fórmulas foi desenvolvida para estimar a TFG utilizando a creatinina sérica, idade e sexo, incluindo a fórmula de Cockcroft-Gault (veja a seguir), a modificação da dieta na equação da doença renal, e a mais recente equação da Chronic Kidney Disease Epidemiology Collaboration.

$$TFG\ estimada\ (TFGe) = \frac{(140 - Idade) \times Peso\ (kg) \times (0{,}85\ se\ mulher)}{72 \times Creatinina\ sérica\ (em\ miligramas\ por\ decilitro)}$$

Em geral, TFG acima de 90 mL/min/1,73 m² é considerada normal; entre 60 e 90 mL/min/1,73 m² é considerada como ligeiro declínio da função renal; entre 30 e 60 mL/min/1,73 m² representa declínio moderado da função renal, e entre 15 e 30 mL/min/1,73 m² há um declínio intenso da função renal; menos de 15 mL/min/1,73 m² é considerado insuficiência renal (Siddiqui e McDougal, 2011).

Diagnóstico por Imagem

Como a apresentação do paciente com obstrução do trato urinário pode ser tão variável, o diagnóstico imediato e preciso da obstrução depende de imagens adequadas. Uma revisão das modalidades de imagem atualmente disponíveis e suas vantagens e limitações é apresentada na seção a seguir.

Ultrassonografia

A ultrassonografia renal continua sendo uma modalidade de primeira linha na avaliação de pacientes com suspeita de obstrução do trato urinário devido à sua disponibilidade, baixo custo e ausência de radiação ionizante. Ela não requer a administração de contraste iodado e pode, portanto, ser realizada com segurança em pacientes com insuficiência renal ou alergia a contraste. A ultrassonografia renal fornece primordialmente informações anatômicas sobre o rim, inclusive seu tamanho, espessura cortical, diferenciação corticomedular e grau de dilatação do sistema coletor. **Embora a presença de hidronefrose seja sugestiva de obstrução subjacente, é importante reconhecer que a hidronefrose é um achado anatômico, e não um diagnóstico funcional, e que a hidronefrose em si não indica obstrução do trato urinário.** Pode haver hidronefrose significativa na ausência de obstrução (p.ex., em pacientes com refluxo vesicoureteral), e pode haver obstrução significativa na ausência de hidronefrose intensa, como geralmente é o caso bem no início do curso da obstrução renal aguda. Adelgaçamento do parênquima e dimensões reduzidas do rim podem ser evidências de obstrução renal crônica, e distensão da bexiga em associação à hidronefrose pode ser sugestiva de obstrução pós-vesical. **A ultrassonografia renal padrão pode parecer normal em 50% dos pacientes com obstrução urinária aguda, e a distinção entre dilatação obstrutiva e não obstrutiva do sistema coletor pode ser difícil, principalmente quando o fator obstrutivo não é visualizado** (Platt et al., 1989; Mostbeck et al., 2001).

A introdução do ecodoppler foi mais tarde sugerida como forma de melhorar a capacidade da ultrassonografia em diagnosticar obstruções renais nos pacientes. No início dos anos 1990, verificou-se que alterações nas formas de onda arteriais intrarrenais estavam associadas a obstrução urinária, e o **índice de resistência (IR) (definido como a velocidade de pico sistólico – velocidade diastólica final/velocidade de pico sistólico)** foi desenvolvido como técnica para melhorar a detecção de obstrução urinária durante a ultrassonografia. Demonstrou-se que, após um curto período de vasodilatação mediada por prostaglandina, o fluxo de sangue renal diminuía e a resistência vascular renal aumentava em resposta à obstrução. **No geral, um IR de 0,70 é considerado o limite máximo da normalidade em adultos** (Tublin et al., 2003), **embora importantes exceções a este valor tenham sido relatadas.** É comum o IR médio em crianças ultrapassar 0,70 em seu primeiro ano de vida, podendo ficar acima de 0,70 por pelo menos os 4 primeiros anos de vida. O IR também pode ser de mais de 0,70 em pacientes idosos sem insuficiência renal. Estudos clínicos iniciais avaliando o limite do IR de 0,70 no diagnóstico de obstrução foram animadores, com sensibilidade de 92% e especificidade de 88%. O diagnóstico de obstrução aumentou ainda mais quando era verificada uma diferença no IR (δ IR) entre o rim afetado e o rim contralateral maior do que 0,1 (Platt et al., 1989).

Embora tenham sido apresentados estudos animadores avaliando o IR, os estudos clínicos subsequentes e estudos animais investigando o IR na detecção de obstrução renal têm sido desanimadores. Chen et al.,(1993) demonstraram que o IR é normal na maioria dos pacientes com obstrução parcial ou leve. Da mesma forma, quando se usaram limites discriminatórios para obstrução (IR médio ≥ 0,7, δ IR ≥ 0,1) na detecção de pacientes com cólica renal aguda, verificou-se que a sensibilidade e a especificidade do ecodoppler era de apenas 44% e 82%, respectivamente (Tublin et al., 1994). Mais tarde foi demonstrado que radiocontraste pode induzir vasoconstrição e aumentar o IR durante o ecodoppler (Hetzel et al., 2001) e que agentes anti-inflamatórios não esteroides (AINE) podem reduzir significativamente o IR de rins agudamente obstruídos (Shokeir et al., 1999), sendo que ambos podem ter sido fatores de confusão dos resultados de estudos clínicos, investigando o IR no diagnóstico de obstrução renal. A despeito destas observações, contudo, o ceticismo quanto à utilidade do IR na detecção de obstrução renal aumentou, e com a disseminada aceitação da tomografia computadorizada (TC) sem contraste como o padrão-ouro na detecção de cálculos renais, o uso rotineiro da análise de IR na avaliação de possíveis obstruções renais tem diminuído.

Ultrassonografia colorida com Doppler (ecodoppler) demonstrou identificar, com segurança, a dinâmica do jato ureteral na bexiga, e esta passou a ser outra ferramenta diagnóstica para distinguir hidronefrose obstrutiva de não obstrutiva. Burge et al., (1991) demonstraram que havia uma redução significativa na frequência de jatos ureterais em pacientes com cálculos ureterais obstrutivos em comparação ao ureter normal. Mais recentemente, Jandaghi et al.,(2013) demonstraram que havia uma redução significativa na frequência, duração e velocidade de pico dos jatos de urina provenientes da junção ureterovesical obstruída quando comparados ao lado contralateral, e diferenças de 1,5 jatos/min, 2,5 s e 19,5 cm/s na frequência, duração e velocidade de pico do jato ureteral, respectivamente, foram propostas como pontos de corte entre ureteres obstruídos e normais. De Bessa et al.,(2008) avaliaram a frequência dos jatos urinários em crianças portadoras de hidronefrose obstrutiva *versus* não obstrutiva e demonstraram que uma frequência relativa de jato (FRJ = frequência do jato no lado hidronefrótico dividido pela soma de ambos os jatos ureterais durante 5 minutos) menor do que 25% apresentava uma sensibilidade de 87% e especificidade de 96% na detecção de obstruções. **Embora a análise dos jatos ureterais seja fácil de aplicar durante a ultrassonografia de rotina e possa oferecer algumas informações valiosas sobre a presença de obstrução, ela não requer boa hidratação do paciente, limitando-se à exigência de um sistema coletor contralateral normal para comparação.**

Uma das causas mais comuns de obstrução do trato urinário é a presença de cálculos renais ou ureterais. Embora a ultrassonografia não tenha a sensibilidade da TC na detecção de cálculos, ela evita doses cumulativas de radiação da TC e pode revelar efeitos secundários da urolitíase, incluindo hidronefrose, infecção e formação de abscesso. Também apresenta a vantagem de detectar cálculos radiotransparentes. A ultrassonografia pode detectar cálculos desde 0,5 mm sob condições ideais, e os cálculos normalmente se manifestam na ultrassonografia como focos ecogênicos no sistema coletor associados a sombreamento acústico. **Em uma recente análise combinada, porém, a ultrassonografia demonstrou ter apenas 45% de sensibilidade e 94% de especificidade na detecção de cálculos ureterais e 45% de sensibilidade e 88% de especificidade na detecção de cálculos renais em comparação à TC sem contraste** (Ray et al., 2010). **Também foi demonstrado que a ultrassonografia superestima o tamanho dos cálculos nos rins em comparação à TC, especialmente em cálculos de 5 mm ou menos.** Pode ser difícil a visualização direta dos cálculos na ultrassonografia em virtude da presença de gases intestinais recobrindo a área e da relativa profundidade do ureter dentro da pelve, podendo ser ainda mais complicada em pacientes obesos com grandes quantidades de gordura intermediária (Cheng et al., 2012). **Devido a essas limitações, a ultrassonografia é primordialmente usada como ferramenta de investigação de primeira linha somente em pacientes pediátricos ou em gestantes; porém, pode ser usada para acompanhamento de rotina de todos os pacientes com urolitíase.**

Cintilografia Renal

A medicina nuclear desempenha um papel fundamental na avaliação do paciente com possível obstrução do trato urinário, pois é a única modalidade de imagem que pode fornecer informações não invasivas sobre a função renal dinâmica. O exame nuclear de escolha na avaliação de sistemas coletores obstruídos é o renograma diurético, mais comumente realizado com o radiofármaco mercaptoacetiltriglicina marcada com tecnécio-99m (^{99m}Tc-MAG3). **^{99m}Tc-MAG3 é preferível para o renograma diurético, pois ela apresenta alta extração pelos rins, rápido *clearance*, baixa dose de radiação e secreção tubular.** A captação renal é de 55% em comparação a 20% com o ácido dietilenotriamenopentacético marcado com tecnécio Tc^{99m} (^{99m}Tc-DTPA), outro radiofármaco utilizado no renograma diurético, resultando em uma melhor imagem do córtex tanto para análise qualitativa quanto quantitativa (He e Fischman, 2008). Ao contrário da ^{99m}Tc-MAG3, que é ativamente secretada pelos túbulos, o ^{99m}Tc-DTPA é removido quase que exclusivamente por filtração glomerular, sendo, portanto, o agente mais adequado para mensurar a TGF (taxa de filtração glomerular). Imagens adequadas do sistema coletor, no entanto, dependem da TFG com DTPA, sendo bastante limitadas em pacientes com insuficiência renal e nos menores de 6 meses de idade devido à imaturidade da função renal.

A curva do renograma normal apresenta três fases distintas. A fase inicial é caracterizada pela rápida captação do radiofármaco pelos rins, refletindo perfusão renal. A segunda fase é caracterizada por um aumento mais gradativo da captação com o tempo, geralmente alcançando seu pico após 2 a 5 minutos, e é durante a segunda fase que a função renal é basicamente avaliada. Obstrução urinária pode diminuir a taxa de captação do radiotraçador durante a segunda fase e pode, portanto, alterar a avaliação da função renal diferencial. A terceira fase é a excretora, sendo caracterizada por uma diminuição gradativa da eliminação. A terceira fase é geralmente aumentada pela administração de um diurético (renograma diurético) para induzir o fluxo urinário e prevenir resultados falso-positivos que podem ser causados pela estase urinária em um sistema coletor dilatado. **Por convenção, um rim é considerado desobstruído se o tempo para que metade do traçador saia do sistema coletor (T 1/2) é menor do que 10 minutos, é ambíguo se o T 1/2 é de 10 a 20 minutos, e é considerado obstruído se o T 1/2 é maior do que 20 minutos.** Resultados falso-positivos podem ser observados em caso de desidratação devido à resposta abaixo do ideal a um agente diurético, função renal insatisfatória, refluxo de alto grau, e dilatação massiva do sistema coletor com estase urinária (Goldfarb et al., 2006). Imaturidade renal em recém-nascidos também pode gerar resultados falso-positivos (Karam et al., 2003).

Para elevar a precisão do renograma diurético e limitar resultados falso-positivos, os pacientes devem estar bem hidratados para o exame. O renograma bem preparado foi originalmente descrito em crianças, em 1992, como forma de garantir um nível padronizado de hidratação, com a administração de líquidos intravenosos (IV), antes e durante o exame (Conway e Maizels, 1992). Distensão da bexiga e pressões elevadas da mesma podem limitar a capacidade do trato urinário superior de drenar e pode prolongar artificialmente a fase excretora do exame. A colocação rotineira do cateter vesical é, portanto, recomendada em qualquer paciente que seja incapaz de urinar voluntariamente e também deve ser considerada para qualquer paciente com refluxo significativo, patologia de bexiga (p.ex., bexiga neurogênica), ou rim pélvico ectópico, cujo sinal pode ser obscurecido pelo preenchimento da bexiga. A posição do paciente durante o exame também parece afetar os resultados, e o fluxo de urina pode ser lento e lembrar uma obstrução quando o paciente está na posição supina. Sugere-se, portanto, que uma imagem estática tardia seja obtida em qualquer paciente com T 1/2 prolongado depois de ter assumido uma postura ereta, assistida pela gravidade (Wong et al., 2000).

O momento da administração do diurético é, de certa forma, controverso, e vários protocolos diferentes já foram estabelecidos. Tradicionalmente, injeta-se furosemida 20 minutos depois da administração do radiofármaco (F + 20), embora o diurético possa ser administrado 15 minutos antes da injeção do traçador (F-15) ou no momento da injeção do traçador (F + 0). As vantagens da técnica F + 20 são que as modificações causadas pela furosemida na curva de drenagem podem ser observadas, e também se pode verificar se ocorreu o devido esvaziamento do rim durante o renograma básico, podendo-se evitar a administração da furosemida (Piepsz, 2011). Com a administração mais precoce da furosemida (F-15, F + 0), o fluxo de urina aumenta drasticamente ao longo de todo o exame, e Turkolmez et al.,(2004) verificaram que esses protocolos permitiam o esclarecimento da obstrução em casos de exames F + 20 ambíguos. A desvantagem do protocolo F + 0 é que a injeção de furosemida pode resultar na aceleração do trânsito renal e na subestimativa da função renal no lado com tempo de trânsito urinário curto (Donoso et al., 2003). Um estudo recente sugeriu melhores resultados quando os pacientes eram colocados sentados e a furosemida era administrada 10 minutos após o radiofármaco (F + 10) (Tartaglione et al., 2013). **É importante manter em mente que a mensuração da função renal diferencial e do esvaziamento do traçador variará dependendo do protocolo e do radiofármaco usado, devendo-se tomar cuidado ao interpretar os resultados caso tenham sido feitos estudos comparativos usando diferentes protocolos ou diferentes radiofármacos.**

Tomografia Computadorizada

Imagens transversais produzidas pela TC geram maior definição anatômica do que a ultrassonografia, e, devido à sua velocidade, segurança e precisão, a TC helicoidal sem contraste (TCHSC) se tornou a modalidade de imagem de escolha para pacientes com suspeita de obstrução ureteral. Em um estudo de referência, Smith et al.,(1995) demonstraram a superioridade da TC helicoidal sem intensificação, na avaliação de possíveis obstruções ureterais, comparada à urografia excretora. A TC helicoidal não intensificada fornece informações sobre cálculos obstrutivos ou não, e pode revelar sinais associados a obstrução ureteral mesmo após a passagem do cálculo, incluindo hidronefrose, extravasamento perinéfrico, e "sinal da borda de tecido". Relatou-se que esses sinais secundários apresentavam um valor preditivo positivo de mais de 90% para a presença de obstrução ureteral aguda (Smith et al., 1996; Heneghan et al., 1997). **A TC tem sensibilidade informada de 96% para detecção de cálculos urinários com especificidade e valor preditivo positivo de 100%** (Worster et al., 2002), **podendo detectar a maior parte dos cálculos radiolucentes, com exceção de cálculos causados por fármacos inibidores da protease (p.ex., sulfato de indinavir) e cálculos de matriz mucoide.** Além disso, demonstrou-se que a TCHSC proporciona um amplo espectro de diagnósticos significativos e alternativos em 10% dos pacientes em avaliação devido a cólica renal (Katz et al., 2000).

Embora a TC helicoidal sem intensificação seja a modalidade de escolha na avaliação de pacientes com cólica renal aguda, ela tem capacidade limitada para avaliar obstrução crônica do trato urinário e várias causas de obstrução além de cálculos. Na última década, **a urotomografia computadorizada (UTC) com tecnologia multidetectora surgiu como a modalidade de imagem de escolha para uma avaliação abrangente do trato urinário** (Washburn et al., 2009). A técnica tradicional da UTC envolve três fases de imagens usando uma única injeção de contraste IV em *bolus*. Uma fase sem intensificação é inicialmente realizada, seguida por uma fase nefrogênica obtida depois de aproximadamente 100 a 120 segundos da injeção do contraste, e uma fase excretora é realizada após um intervalo de tempo mais longo para avaliação do urotélio. Com o advento de aperfeiçoamento de *software* e de varredura da TC de fatia fina de alta resolução, a reconstrução tridimensional do trato urinário pode ser realizada e tem sido útil para a caracterização de várias lesões obstrutivas do trato urinário. Além de cálculos, divertículo calicial, vasos transversais causando obstrução da junção ureteropélvica, anomalias de duplicação em sistemas avariados, ureteroceles e inserções ureterais ectópicas podem ser visualizadas com alto nível de precisão.

A principal preocupação em relação ao uso disseminado da TC é sua associação com alta exposição à radiação. A dose efetiva média para uma única TC sem intensificação foi relatada como 8,5 millisieverts (mSv) (Poletti et al., 2007), **em média, para TC com tecnologia multidetectora, e de 1,5 mSv para uma série de urografia excretora** (Katz et al., 2006). Esta dose pode rapidamente se acumular caso haja várias fases na TC ou se o paciente precisar de repetições. Estima-se que o risco de câncer fatal seja de 0,05%, ou 1 em cada 2000, para radiação ionizante de 10 mSv (Brenner et al., 2001). **Os riscos são mais preocupantes em crianças, pois elas são mais sensíveis à carcinogênese induzida por radiação e têm mais tempo para que o câncer se desenvolva.** Um estudo recente demonstrou que crianças que recebiam uma dose acumulativa no cérebro de 50 miligrays (mGy) ou mais por meio de TC apresentavam um risco 2,8 vezes maior de desenvolver câncer cerebral, e as que recebiam uma dose acumulativa de 30 mGy ou mais na medula através da TC apresentavam um risco 3,2 vezes maior de desenvolver leucemia (Pearce et al., 2012; Miglioretti et al., 2013). Por causa desses riscos, surgiram protocolos de baixa dosagem com pouquíssima perda de precisão diagnóstica (Poletti et al., 2007). Cálculos menores de 3 mm, impactação na junção ureterovesical e obesidade do paciente, contudo, demonstraram prejudicar a precisão diagnóstica de técnicas de baixa dosagem (Kennish et al., 2010).

Urografia por Ressonância Magnética

A urografia por ressonância magnética (URM) é uma modalidade de imagem que integra excelentes informações anatômicas com dados funcionais e evita a radiação ionizante. Em virtude do seu alto custo e disponibilidade limitada, esta não é uma modalidade de imagem de primeira linha na avaliação de obstruções urinárias neste momento, mas, devido às suas grandes vantagens em relação aos exames de imagem convencionais, a URM tem potencial para se tornar o exame de imagem de escolha para a avaliação de anormalidades do trato urinário no futuro. O protocolo da URM começa com a captura de imagens ponderadas padrão em T1 e T2 através do abdome e da pelve, sem contraste. Administra-se, então, a dimeglumina gadolínio-dietilenotriaminopentacética (Gd-DTPA) juntamente com a furosemida, capturando a imagem ponderada em T1, permitindo a visualização tanto das funções de concentração quanto de excreção do rim. As medidas da URM da função renal diferencial e excreção do contraste demonstraram uma boa correlação com a cintilografia nuclear com DTPA (Perez-Brayfield et al., 2003), mas a URM tem a vantagem de proporcionar excelente visualização anatômica até mesmo de componentes renais avariados. A medida da excreção do contraste na URM é o tempo de trânsito renal, que é definido como o tempo discorrido de passagem do contraste pelo córtex renal até os ureteres proximais; a passagem é classificada como normal se este tempo for de 4 minutos ou menos, ambígua se entre 4 e 8 minutos, e obstruída se de mais de 8 minutos (Jones et al., 2004). El-Nahas et al., (2007) relataram que a URM tem 100% de sensibilidade no diagnóstico de obstrução do trato urinário superior, e tem sido demonstrado que a URM é valiosa no diagnóstico de anormalidades do trato urinário quando os exames de imagem tradicionais são inconclusivos (Payabvash et al., 2008). Infelizmente, a detecção de cálculos renais e ureterais por meio da URM é insatisfatória em relação à TC, pois os cálculos aparecem como sinal de vácuo nas imagens ponderadas em T1 e T2. A sensibilidade da URM na detecção de cálculos foi relatada como sendo de 68,9% a 81% (Blandino et al., 2001; Shokeir et al., 2004), porém a precisão é muito melhor com a URM excretora intensificada com gadolínio, com sensibilidades próximas de 90% a 100% (Cerwinka e Kirsch, 2010). O maior risco da URM é o desenvolvimento de fibrose sistêmica nefrogênica, que foi relacionada a agentes de contraste à base de gadolínio em 2006 e que parece ocorrer apenas em pacientes com insuficiência renal significativa (Thomsen, 2006). A incidência de fibrose sistêmica nefrogênica em pacientes com fatores de risco foi demonstrada como sendo de 3%, e novas recomendações atualmente limitam o uso do gadolínio em pacientes com insuficiência renal (Cerwinka e Kirsch, 2010).

Urografia Excretora

A urografia excretora era antigamente considerada a modalidade de imagem de escolha na avaliação de pacientes com suspeita de urolitíase e/ou obstrução do trato urinário. Embora tenha sido amplamente substituído pela TCU, este exame fornece informações tanto anatômicas quanto funcionais, podendo ser útil em determinadas situações clínicas. A captação de imagens durante a urografia excretora depende da filtração glomerular e da excreção renal de meio de contraste iodado; portanto, a utilidade da urografia excretora é limitada em pacientes com insuficiência renal. O risco de nefropatia por contraste também aumenta proporcionalmente à piora da função renal. A urografia excretora não deve ser realizada em pacientes com história de alergia a contraste e naqueles em quem a exposição a radiação seja uma preocupação (p.ex., em gestantes).

A demora na captação e excreção do contraste pelo rim (nefrograma retardado) pode ser indicativa de obstrução do trato urinário, e a subsequente opacificação do sistema coletor com contraste pode ser útil na identificação do nível e, potencialmente, da fonte da obstrução. Além disso, rins de tamanho pequeno, afinamento do parênquima, baqueteamento calicial e dilatação e sinuosidade ureteral significativa podem ser sinais de obstrução crônica do trato urinário.

Teste de Whitaker

O teste de Whitaker, que foi descrito pela primeira vez em 1973, é uma avaliação urodinâmica do trato urinário superior que é útil para a diferenciação de um sistema coletor obstruído de um sistema coletor hidronefrótico não obstruído. A cintilografia renal pode dar resultados falso-positivos perante dilatação massiva do sistema coletor ou função renal insatisfatória, porque o preenchimento contínuo, e não a drenagem, do sistema coletor ocorre em resposta à furosemida, levando a um aparente prolongamento do tempo calculado de esvaziamento. O teste de Whitaker envolve a colocação de uma cânula percutânea no sistema coletor do rim e a infusão de contraste a uma taxa de 10 mL/min. Um cateter urodinâmico também é colocado na bexiga, e as pressões intravesicais são monitoradas e subtraídas das pressões intrapélvicas auferidas durante a infusão. As pressões intrapélvicas são analisadas no momento em que se observa pela primeira vez o contraste passando além da junção ureteropélvica e além da junção ureterovesical. Pressões de menos de 15 cm de H_2O são consideradas normais; acima de 22 cm de H_2O são indicativas de obstrução, e entre 15 e 22 cm de H_2O são consideradas indeterminadas. Embora a reprodutibilidade e a utilidade clínica do teste de Whitaker tenham sido questionadas (Djurhuus et al., 1985), este teste recentemente demonstrou determinar ou contribuir para o tratamento terapêutico em 84% dos casos de suspeita de obstrução e prever com precisão tanto obstruções quanto não obstruções em 77% dos casos (Lupton e George, 2010). Um estudo de Veenboer e de Jong em 2011 demonstrou um valor preditivo negativo de 100% na capacidade do teste de Whitaker de diagnosticar a ausência de obstrução. Embora o teste de Whitaker tenha aplicabilidade limitada na prática clínica, ele continua tendo função valiosa na avaliação de obstrução ambígua do trato urinário superior, principalmente quando as investigações não invasivas são inconclusivas.

Pielografia Retrógrada

Pielografia retrógrada refere-se à injeção de contraste no sistema coletor superior através de uma abordagem citoscópica. A técnica define precisamente a anatomia ureteral e do sistema coletor superior e pode determinar a localização de uma lesão obstrutiva. É mais frequentemente utilizada para definir a anatomia do sistema coletor quando outras modalidades diagnósticas não permitiram ou quando o paciente tem fatores de risco relativos à administração de material de contraste iodado. Pelo fato de que a pielografia retrógrada envolve a entubação do ureter com um cateter, podem ser introduzidas bactérias no trato urinário superior durante o procedimento. A técnica está, portanto, associada a maior risco de ITU/sepse no contexto da obstrução caso o sistema coletor não seja posteriormente drenado.

Pielografia Anterógrada

A pielografia anterógrada é mais frequentemente usada quando a pielografia retrógrada não é tecnicamente viável ou quando outros exames de imagem não definem adequadamente o sistema coletor.

ALTERAÇÕES HEMODINÂMICAS NAS OBSTRUÇÕES

Filtração Glomerular e Fluxo Sanguíneo Renal

São várias as alterações funcionais renais associadas à nefropatia obstrutiva que afetam a hemodinâmica renal. Para entender a relação entre as mudanças na hemodinâmica renal e as alterações na TFG que ocorrem durante e após a obstrução, é importante conhecer os fatores que influenciam a TFG. A TGF é definida pela equação:

$$TFG = K_f \left(P_{GC} - P_T - \pi_{GC} \right)$$

onde K_f é o coeficiente de ultrafiltração glomerular relacionado à área de superfície e permeabilidade da membrana capilar. P_{GC} refere-se à pressão capilar glomerular, que é influenciada tanto pelo fluxo plasmático renal (FPR) quanto pela resistência das arteríolas aferentes e eferentes. A pressão hidráulica que guia o fluxo até o espaço de Bowman é resistida pela pressão hidráulica do fluido dentro dos túbulos renais (P_T) e π_{GC}, que é a pressão oncótica de proteínas no capilar glomerular e na arteríola eferente. Além da pressão hidráulica tubular e da pressão oncótica de proteínas no capilar, a pressão capilar glomerular também é influenciada pelo FPR:

$$FPR = \frac{\text{Pressão aórtica} - \text{Pressão venosa renal}}{\text{Resistência vascular renal}}$$

Resistência Vascular Renal

A resistência vascular renal é primordialmente mediada por alterações na resistência das arteríolas aferentes e eferentes; portanto, a constrição das arteríolas eferentes resultará em uma redução da P_{GC} e da TFG, enquanto a constrição da arteríola eferente aumenta a P_{GC}. A obstrução renal pode afetar temporariamente ou permanentemente alguns dos determinantes da TFG, dependendo da extensão e do grau da obstrução.

Obstrução Ureteral Unilateral

Existem diferenças nas alterações hemodinâmicas que ocorrem em consequência de obstrução ureteral unilateral (OUU) em comparação à OUB.

Experiências com animais demonstraram um padrão trifásico do fluxo sanguíneo renal (FSR) e das alterações de pressão ureteral durante a OUU (Fig. 48-1). Inicialmente, há um aumento da pressão dentro dos túbulos renais do rim afetado, secundário à obstrução, e subsequente redução da TFG. **A vascularização do rim tenta compensar a redução da TFG com um aumento no FSR mediado pela liberação de vasodilatadores, como a prostaglandina E2 (PGE 2)** (Allen et al., 1978) **e o óxido nítrico (NO)** (Lanzone et al., 1995). Essa fase tem duração de 1 a 2 horas. Durante a segunda fase, que dura 3 a 4 horas, a pressão ureteral permanece elevada, mas o FSR começa a cair, e, na fase final, tanto a pressão ureteral quanto o FSR são progressivamente reduzidos, resultando na perda gradativa da função renal (Vaughan et al., 1970; Moody et al., 1975). O declínio do FSR e da pressão ureteral na fase final parece ser mediado por um aumento da resistência arteriolar aferente. Além de obstruir o FSR, demonstrou-se que o aumento da resistência arteriolar aferente causa diminuição da pressão capilar glomerular efetiva e o consequente declínio da pressão tubular renal (Arendshorst et al., 1974). Durante a fase final de obstrução, também há um desvio no FSR do córtex externo para a região justamedular do rim, e grandes porções do leito vascular cortical tornam-se não perfundidas ou subperfundidas (Yarger e Griffith, 1974). **A redução da TFG neste estágio é, portanto, não apenas o resultado da redução na P_{GC} nos glomérulos individuais devido à maior resistência arteriolar aferente, mas também ocorre pela falta de perfusão global de vários glomérulos.**

Inicialmente, acreditava-se que o mecanismo do aumento da resistência arteriolar aferente induzida por obstrução se dava pela suprarregulação do sistema renina-angiotensina ou pelo aumento da expressão do tromboxano A2, mas estudos subsequentes não revelaram nenhum efeito significativo desses mediadores sobre a resposta hemodinâmica renal à obstrução (Vaughan et al., 2004). Mais recentemente, o NO foi implicado nas alterações hemodinâmicas renais finais observadas durante a OUU. O NO é um vasodilatador formado pela conversão da arginina em NO através da óxido nítrico sintetase (NOS). A NOS está presente no rim, e a forma induzível de NOS (iNOS) é supra-regulada no rim em resposta à obstrução (Miyajima et al., 2001b). Um estudo de Felsen et al., de 2003 demonstrou que os animais em que se administrava L-arginina demonstravam um aumento do FSR e da pressão ureteral em resposta à obstrução, que não foi observada nos controles, sugerindo que a ausência de disponibilidade do substrato para a produção de NO poderia ser o mecanismo das reduções do FSR e da pressão tubular na fase final (Felsen et al., 2003).

Obstrução Ureteral Bilateral ou Obstrução de Rim Único

A OUB (ou obstrução de rim único) é caracterizada por um modesto aumento no FSR de cerca de 90 minutos de duração, seguido pela redução do FSR bilateral (Gulmi et al., 1995). **Diferentemente da OUU, na qual a pressão ureteral é inicialmente elevada, mas rapidamente cai para pressões pré-oclusão em 24 horas, a pressão ureteral permanece elevada por, pelo menos, 24 horas na OUB.** Esta elevação prolongada da pressão intratubular contribui para a diminuição da TFG observada na OUB. Demonstrou-se, entretanto, que a redução da TFG e do FSR é mais pronunciada em animais com OUU do que com OUB (Siegel et al., 1977). O mecanismo dessas diferenças hemodinâmicas parece estar relacionado ao local da vasoconstrição no glomérulo. Durante a OUU, a vasodilatação pré-glomerular é seguida por uma vasoconstrição pré-glomerular mais prolongada, e este aumento na resistência arteriolar aferente causa redução da pressão capilar glomerular que, por sua vez, resulta em redução da pressão intratubular. **Em compensação, durante a OUB, a vasodilatação pré-glomerular é seguida por uma prolongada vasoconstrição pré-glomerular. Este aumento da resistência arteriolar eferente resulta no aumento da P_{GC} e da pressão intratubular apesar da redução do FSR. O efeito positivo do aumento da P_{GC} na TFG é compensado pela persistente elevação da pressão tubular.** Assim como na OUU, parece que o NO desempenha um papel importante na vasodilatação precoce da arteríola aferente (Reyes e Klahr, 1992). Uma série de outros mediadores vasoativos foi implicada nas alterações hemodinâmicas observadas durante a OUB. A inibição do fator de ativação plaquetária, um potente vasodilatador, demonstrou diminuir significativamente a TFG e o FSR efetivo em animais com OUB (Reyes e Klahr, 1991), e a inibição da endotelina (um vasoconstritor) em animais com OUB demonstrou atenuar as quedas observadas na TFG e no FSR efetivo (Reyes e Klahr, 1992). Embora uma variedade de diferentes mediadores vasoativos provavelmente contribua para a resposta hemodinâmica durante a OUB, o **peptídeo natriurético atrial (ANP) parece desempenhar um papel exclusivo na OUB, podendo ser um dos grandes responsáveis pela diferente resposta hemodinâmica observada na OUB quando comparada à OUU.** Por não haver uma segunda unidade renal para compensar a obstrução ureteral, o volume intravascular aumenta em resposta à OUB e serve como estímulo para a secreção de ANP. O ANP, por sua vez, aumenta a dilatação arteriolar aferente e a vasoconstrição arteriolar eferente, levando a aumento da P_{GC} e da pressão intratubular (Maack

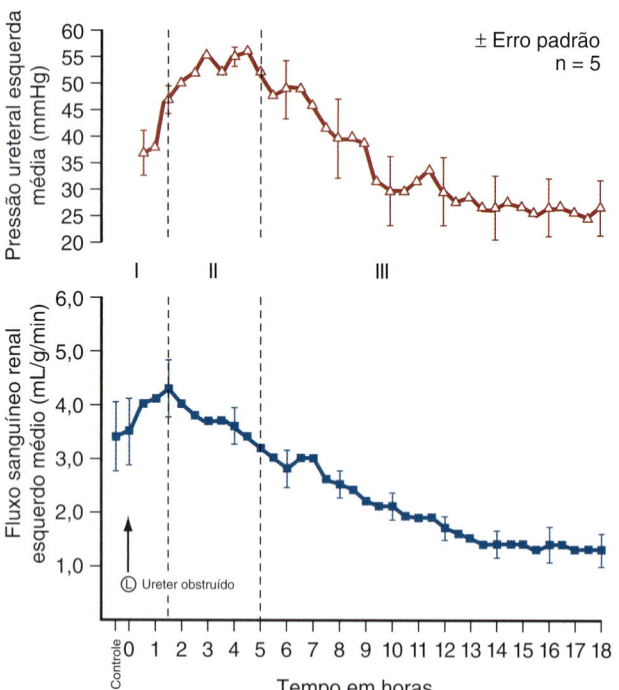

Figura 48-1. Relação trifásica entre o fluxo sanguíneo renal (FSR) ipsilateral e pressão ureteral esquerda durante 18 horas de obstrução do ureter esquerdo. As três fases são numeradas em algarismos romanos e separadas por linhas verticais tracejadas. Na fase I, o FSR e a pressão ureteral sobem juntos. Na fase II, o FSR começa a cair e a pressão ureteral permanece elevada. Na fase III, o fluxo sanguíneo e a pressão ureteral caem juntos. (De: Moody TE, Vaughan ED Jr, Gillenwater JY. Relationship between RBF and ureteral pressure during 18 hours of total ureteral occlusion: implications for changing sites of increased renal resistance. Invest Urol 1975;13:246–51.)

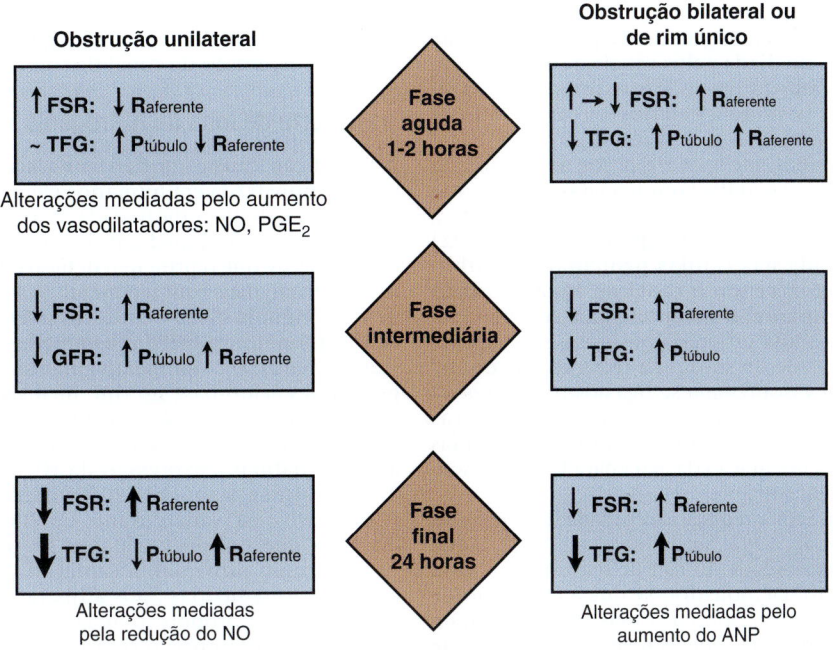

Figura 48-2. Resumo das alterações funcionais durante a obstrução ureteral. ~, pouca alteração; ANP, peptídeo natriurético atrial; TFG, taxa de filtração glomerular; NO, óxido nítrico; PGE2, prostaglandina E2; $P_{túbulo}$, pressão hidráulica tubular; FSR, fluxo sanguíneo renal; $R_{aferente}$, resistência arteriolar aferente; $R_{eferente}$, resistência arteriolar eferente.

et al., 1996). Também diminui a sensibilidade do *feedback* tubuloglomerular, inibe a liberação de renina e aumenta o coeficiente de ultrafiltração glomerular K_f, que está relacionado à área de superfície e à permeabilidade da membrana capilar. De fato, foram demonstrados altos níveis de ANP no plasma em animais com OUB em comparação aos animais controle ou que tinham OUU (Purkerson et al., 1989; Kim et al., 2001b), tendo sido proposto que níveis maiores de ANP podem exercer um efeito protetor para a TFG durante OUB que não é observado na OUU.

A distribuição intrarrenal do fluxo sanguíneo é também bastante diferente entre a OUB e a OUU. **Estudos em animais demonstraram que há um desvio do fluxo de sangue da região justamedular do rim para o córtex externo em resposta à OUB, que é o contrário do que se observa na OUU** (Jaenike, 1972; Solez et al., 1976). Essas alterações na distribuição do fluxo de sangue cortical renal também contribuem para as diferenças na TFG observadas entre a OUB e a OUU.

Em resumo, as alterações hemodinâmicas observadas tanto na OUU quanto na OUB envolvem aumentos da resistência vascular renal e da pressão ureteral. O momento e a regulação dessas alterações, no entanto, são diferentes (Fig. 48-2). Durante a OUU, a vasodilatação renal inicial é seguida por uma vasoconstrição pré-glomerular prolongada que resulta na normalização da pressão intratubular. Em compensação, durante a OUB, há pouca vasodilatação inicial e a vasoconstrição pós-glomerular final está associada ao aumento das pressões intratubulares.

Obstrução Ureteral Parcial

Embora a maioria dos modelos de obstrução do trato urinário estude obstruções completas sobre variáveis de tempo, várias situações clínicas envolvem obstrução ureteral parcial (OUP). Os efeitos da OUP na hemodinâmica renal e na TFG são variáveis, dependendo da intensidade e da duração da obstrução. Em geral, a OUP resulta em redução do FSR e da TFG no rim ipsilateral (Wen et al., 1999; Wen, 2002). Relatou-se que OUP crônica diminuía o FSR para 25% do normal (Stecker e Gillenwater, 1971), tendo sido documentada uma alteração do fluxo sanguíneo cortical renal do córtex externo para o córtex interno (Yarger et al., 1980). Parece que o grau de redução do FSR depende da intensidade da obstrução (Chevalier, 1984; Chevalier e Kaiser, 1984). Embora a OUP não tenha sido estudada tão extensivamente quanto a OUU, uma gama semelhante de mediadores vasculares foi implicada no aumento da resistência arteriolar aferente que ocorre em resposta à OUP, incluindo prostaglandinas (Ichikawa e Brenner, 1979) e o sistema renina-angiotensina (Beharrie et al., 2004). Um grande problema de estudos envolvendo a obstrução parcial é a capacidade de reproduzir precisamente o grau de obstrução em cada animal. Thornhill et al., (2005) descrevem um método de ligação do ureter sobre um cabo de diâmetro calibrado, que então pode ser removido para criar uma obstrução parcial. Os autores verificaram que, quando o ureter era reduzido em 70% a 75%, a TFG era reduzida em 80% após 28 dias de OUU parcial.

SAÍDA DA URINA PELO RIM

Embora o fluxo normal da urina a partir do rim através do trato urinário fique comprometida pela obstrução, ainda pode haver saída de urina pelo rim. Uma ruptura do fórnice calicial e o subsequente extravasamento de urina podem ocorrer durante uma obstrução aguda, normalmente em resposta a cálculos ureterais (Stenberg et al., 1988), embora isso também possa ser observado em anormalidades congênitas, como válvulas uretrais posteriores. O extravasamento de urina para o sistema venoso e linfático também pode ocorrer no contexto da obstrução urinária. Durante a obstrução crônica, acredita-se que o líquido saia principalmente em direção ao sistema venoso renal.

EFEITOS DA OBSTRUÇÃO NA FUNÇÃO TUBULAR

A obstrução de um ou de ambos os rins pode causar efeitos profundos na capacidade de concentração do rim e na excreção de sódio, potássio e hidrogênio. A capacidade do rim de recuperar a função excretora normal após o alívio de uma obstrução depende do grau e da intensidade da obstrução. **Diurese pós-obstrutiva normalmente acompanha o alívio da OUB, mas isso não é normalmente observado com o alívio da OUU, secundária à presença de um rim contralateral funcional que pode manter o equilíbrio dos fluidos.** A eventual correção da função tubular renal anormal depende do grau e da duração da obstrução.

Capacidade de Concentração Urinária

A capacidade de concentração normal da urina depende de um gradiente intersticial medular hipertônico, que é estabelecido pelo transporte ativo de sódio para fora do túbulo e o mecanismo contracorrente de troca. **Também depende da permeabilidade variável dos túbulos à água, mediada pelos canais de água - aquaporina (AQP).** A nefropatia obstrutiva pode interromper todos ou alguns desses mecanismos, levando a defeitos na capacidade de concentração da urina.

AQPs são canais de proteínas que formam poros na membrana das células tubulares renais. As AQPs conduzem seletivamente a água para dentro e para fora da célula, e são essenciais para a capacidade do rim de concentrar a urina. **Aquaporina 2 (AQP2) é exclusivamente expressada nas células principais do túbulo coletor e do ducto coletor, sendo o canal de água regulado pela vasopressina predominante.** A vasopressina é secretada na corrente sanguínea pela glândula pituitária posterior em resposta a um aumento da osmolaridade do soro ou à redução do volume de circulação. Depois que a vasopressina se liga aos receptores na superfície da célula do túbulo coletor, vesículas citoplasmáticas contendo canais AQP2 se fundem à membrana atípica dessas células tubulares para facilitar a movimentação da água para fora do ducto coletor e sua subsequente reabsorção.

Após 24 horas de OUB, há uma redução acentuada da expressão de AQP2 no rim (Frøkiaer et al., 1996; Stodkilde et al., 2011), o que resulta na diminuição da capacidade do rim de reabsorver a água uma vez aliviada a obstrução. Demonstrou-se que a expressão de AQP2 permanece em 50% do nível normal, 7 dias após o alívio da obstrução. Também foi demonstrado que os níveis de expressão de AQP1, 3 e 4 são infrarregulados em resposta à OUB (Li et al., 2001; Nielsen et al., 2007), e embora a expressão de AQP2 e AQP3 se normalize no prazo de 30 dias da liberação da OUB, a **AQP1 permanece infrarregulada, podendo contribuir para a poliúria persistente e capacidade prejudicada de concentração da nefropatia obstrutiva.** A infrarregulação dos canais AQP também é observada em resposta à OUU, porém, as manifestações clínicas não são tão evidentes, pois o rim contralateral é capaz de regular o equilíbrio dos fluidos. Observa-se redução significativa dos níveis de AQP2 no rim obstruído (23% do normal), e redução moderada nos níveis de AQP2 no rim não obstruído (75% do normal) após 24 horas de OUU (Frøkiaer et al., 1997), sugerindo efeitos tanto locais quanto sistêmicos na expressão da AQP.

A angiotensina foi implicada na infrarregulação da AQP2 induzida por obstrução, pois foi demonstrado que o bloqueio do receptor da angiotensina I impedia a redução da expressão da AQP2 (Jensen et al., 2006), e antioxidantes como a N-acetilcisteína parecem suprarregular a expressão de AQP2 e proteger contra o defeito de concentração urinária causado por lesões obstrutivas (Shimizu et al., 2008).

Transporte de Sódio

Uma redução do transporte de sódio no néfron é observada após a liberação da obstrução, e a perda deste sal também contribui para o defeito de concentração observado em resposta à obstrução. Estudos anteriores indicaram que os principais defeitos na reabsorção de sódio tubular renal se localizam nos segmentos distais do néfron (Li et al., 2003; Jensen et al.,2006). Uma significativa infrarregulação dos principais transportadores de sódio ocorre dentro do néfron 24 horas após o início da OUU e ocorre tanto nos rins obstruídos quanto nos não obstruídos. Da mesma forma, infrarregulação significativa nos principais transportadores de sódio ocorre em resposta à OUB, e, em ambos os modelos de lesão, a infrarregulação dos transportadores de sódio demonstrou contribuir para a natriurese observada (Li et al., 2003; Jensen et al., 2006). **A natriurese subsequente ao alívio da OUB é normalmente maior do que após OUU, pois a OUB causa retenção de sódio, água, nitrogênio da ureia e maior produção de ANP, sendo que todos estes estimulam a perda de sódio após o alívio da obstrução.**

A PGE2 desempenha um importante papel no transporte tubular de água e sal e na regulação da hemodinâmica renal (Harris e Breyer, 2001). Demonstrou-se que a PGE2 inibe a reabsorção de NaCl no segmento ascendente denso da alça de Henle e os aumentos da permeabilidade de água induzidos pela vasopressina nos ductos coletores (Torikai e Kurokawa, 1983; Aarab et al., 1999). A ciclo-oxigenase é a enzima limitadora da velocidade da síntese da prostaglandina pelo ácido aracdônico, e Norregaard et al.,(2005) demonstraram que as sínteses da COX-2 e da PGE2 são suprarreguladas no rim em resposta a 24 horas de OUB e que a inibição da COX-2 previne a liberação de PGE2 e a infrarregulação observada na AQP2 e a principal expressão do canal de sódio em resposta à obstrução.

Transporte de Íons de Hidrogênio e Acidificação Urinária

A obstrução são causa um déficit na acidificação urinária que tem sido demonstrada em humanos e em modelos animais. O defeito é caracterizado pela incapacidade do rim de reduzir ao máximo o pH urinário (< 5,5) mediante o estímulo da acidemia sistêmica. Há evidências de que o principal defeito de acidificação encontra-se no néfron distal, mais provavelmente relacionado à secreção defeituosa de H+ no túbulo distal e no ducto coletor e/ou na menor reabsorção de bicarbonato no néfron justamedular. Demonstrou-se que obstruções reduzem significativamente a expressão de vários transportadores ácido-base no rim, inclusive o trocador Na^+/H^+ tipo 3, o cotransportador Na^+/HCO_3^- eletrogênico, o cotransportador Na^+-K^+ (NH_4^+)-$2Cl^-$, e o cotransportador Na^+/HCO_3^- eletroneuro, além de reduzir a expressão da H^+-ATPase no rim (Wang et al., 2009). Valles e Manucha (2000) demonstraram que a redução da H^+-ATPase observada durante OUU é mediada por um aumento do iNOS, que, por sua vez, parece ser regulado pela angiotensina II.

No túbulo proximal, a captação da glutamina e a geração de amônia são reduzidas após a liberação da obstrução, resultando em uma maior proporção de H+ que será tamponada como ácido titulável em combinação com fosfato, creatinina e outras bases. O maior componente do ácido titulável é o fosfato, e, pelo fato de que a excreção do fosfato pode ser comprometida em resposta à obstrução, o resultado líquido pode ser um pH urinário mais baixo associado a prótons não tamponados a despeito da redução líquida da secreção de H+ total.

Transporte de Outros Cátions

As obstruções também causam efeito no transporte de outros cátions. Na OUU, a secreção de potássio é reduzida proporcionalmente à redução da TFG após a liberação de uma OUU em um período de 24 horas (Harris e Yarger; 1975). Isso pode ser devido à redução da distribuição de sódio ao néfron distal e ao estado de baixo fluxo, embora outras investigações indiquem um defeito intrínseco na secreção de potássio (Thirakomen et al., 1976). Em compensação, a excreção de potássio aumenta paralelamente à excreção de sódio após o alívio da OUB, e parece que a reabsorção proximal do potássio permanece inalterada após o alívio da obstrução. Isso pode estar relacionado ao aumento da distribuição de água e sódio para o ducto coletor e à presença de altos níveis de ANP que podem estimular a secreção no néfron distal (Sonnenberg e Wilson, 1976). **A excreção de magnésio também aumenta acentuadamente após a liberação tanto de OUUs quanto de OUBs.** Isso é mais provavelmente resultado do transporte prejudicado no segmento denso da alça de Henle. Os efeitos na reabsorção de potássio após a liberação da obstrução variam dependendo de seu caráter bilateral ou unilateral. Quando uma OUB é liberada, o fosfato acumulado é rapidamente excretado proporcionalmente ao sódio (Beck, 1979). Inversamente, ocorre redução na excreção do fosfato e retenção líquida com a liberação de OUUs.

ALTERAÇÕES PATOLÓGICAS DA OBSTRUÇÃO

Achados Patológicos Macroscópicos

As alterações patológicas macroscópicas que ocorrem no rim em resposta a uma obstrução já foram bem descritas em modelos animais e achados paralelos em humanos. Após 42 horas de obstrução, ocorre a dilatação do sistema coletor e o embotamento das papilas associado ao aumento do peso do rim. A dilatação do sistema coletor e o aumento do peso do rim ficam ainda maiores, e o parênquima se torna edematoso após 7 dias de obstrução. Desenvolve-se mais dilatação do sistema coletor após 12 dias de obstrução, porém, depois de 21 a 28 dias, o córtex e o tecido medular do rim obstruído tornam-se difusamente mais finos. **Ladefoged e Djurhuus (1976) demonstraram que rins obstruídos são distendidos, com uma aparência cística, porém com menor peso em comparação a rins contralaterais normais, 6 semanas após a obstrução.**

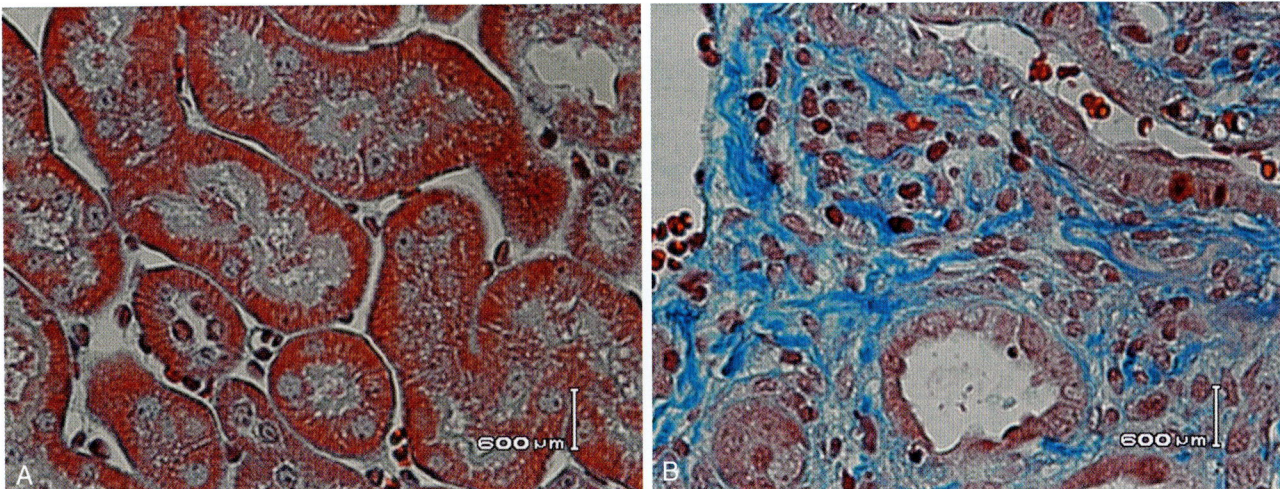

Figura 48-3. Secções de tecido de um rim de cobaia tingido com tricrômio de Masson exposto a cirurgia simulada (A) ou 2 semanas de obstrução ureteral unilateral B, A coloração representa depósitos significativos de colágeno *(azul)* e expansão do espaço intersticial em resposta à obstrução.

Achados Patológicos Microscópicos

Obstrução do trato urinário resulta em uma perda progressiva e eventualmente permanente da função renal. **Os distúrbios histológicos associados à obstrução inicial estão localizados principalmente no compartimento tubulointersticial do rim e incluem dilatação tubular massiva, fibrose tubulointersticial progressiva, infiltração de células inflamatórias e morte das células tubulares renais por apoptose.** Embora os glomérulos renais sejam relativamente poupados, os danos causados no compartimento tubulointersticial do rim são bastante intensos (Nagle et al., 1973; Sharma et al., 1993; Misseri et al., 2004). A infiltração de células inflamatórias ocorre logo no início do curso da obstrução (Diamond et al., 1994, 1998) e resulta na liberação de uma variedade de citocinas e fatores de crescimento que estimulam a proliferação e ativação de fibroblastos e um desequilíbrio na síntese, depósito e degradação da matriz extracelular (MEC). Isso resulta em expansão do espaço intersticial e na interrupção da comunicação celular normal (Fig. 48-3). O aumento da morte de células tubulares acompanha a fibrose intersticial progressiva (Docherty et al., 2006), **e obstruções duradouras acabam resultando em glomerulosclerose** (Figs. 48-4 e 48-5) **mais provavelmente em decorrência de inflamação crônica** (Steinhardt et al., 1988) **e/ou de lesão por hiperfiltração** (Pascual et al., 1998). Embora se tenha demonstrado que glomerulosclerose extensiva tem boa correlação com uma redução da função renal em pacientes com obstrução, graus mais leves de fibrose e glomerulosclerose podem ser observados em até 25% dos pacientes com obstrução e função diferencial normal em exames de imagem por radionucleotídeos (Elder et al., 1995).

MECANISMOS MOLECULARES DA FIBROSE TUBULOINTERSTICIAL

Infiltração de Células Inflamatórias

Fibrose tubulointersticial é um dos principais componentes patológicos da lesão renal obstrutiva, e sua ocorrência contribui para disfunção renal induzida por obstrução. Na verdade, a fibrose tubulointersticial progressiva é o caminho final comum de todas as doenças renais que levam à insuficiência renal crônica (Zeisberg e Neilsen, 2010). **Uma das primeiras alterações histológicas no rim obstruído é o aumento da infiltração de células inflamatórias no compartimento intersticial do rim.** Infiltração de macrófagos foi documentada em até 4 horas após o início da obstrução renal (Schreiner et al., 1988), e o recrutamento de macrófagos, bem como de outras células inflamatórias, para o espaço intersticial parece ser

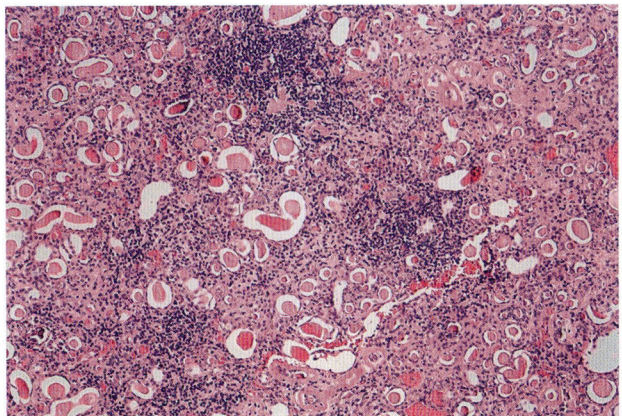

Figura 48-4. Secções de córtex profundo e medula externa de um paciente portador de uropatia obstrutiva crônica. Os túbulos demonstram atrofia do tipo tireoidização intercalada com infiltrado inflamatório mononuclear. (Coloração de hematoxilina e eosina; ampliação original, × 25.) (Cortesia de Dr. Sami Iskandar.)

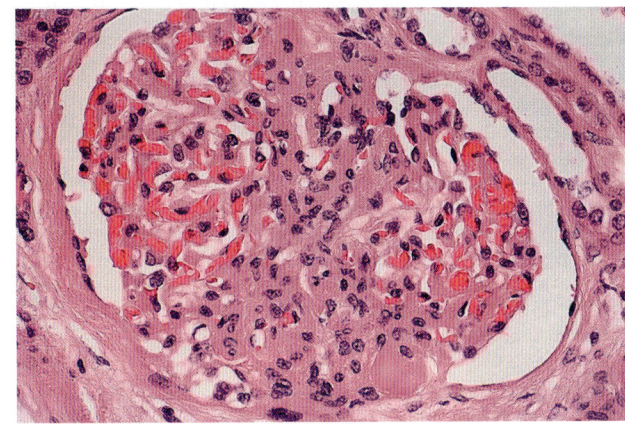

Figura 48-5. Secções de córtex profundo e medula externa de um paciente portador de uropatia obstrutiva crônica. Observam-se glomérulos com esclerose segmentar em tufos *(centro)* e hialinose. (Coloração de hematoxilina e eosina; ampliação original, × 100.) (Cortesia de Dr. Sami Iskandar.)

mediado pela produção de quimiocinas (citocinas). Todos os tipos de células renais podem expressar quimiocinas em resposta a uma lesão imunológica, tóxica, isquêmica ou mecânica, e a interação das quimiocinas com receptores específicos expressados nas células imunes (receptores de quimiocinas) facilita a migração de leucócitos e macrófagos pelo endotélio (Anders et al., 2003). Uma vez que essas células inflamatórias povoam o interstício, elas começam a elaborar uma ampla gama de citocinas pró-inflamatórias e fatores de crescimento, que contribuem para a lesão renal, incluindo o fator de necrose tumoral α (TNF-α) e o fator de transformação do crescimento β1 (TGF-β1) (Klahr e Morrissey, 2002; Misseri et al., 2004). O aumento da expressão de quimiocinas foi demonstrado em resposta a obstruções, incluindo a proteína quimiotáxica de monócitos 1 (MCP-1 ou ligante de quimiocina 2 [CCL2]), proteína inflamatória de macrófagos 1α (MIP-1α ou CCL3), proteína inflamatória de macrófagos 1β (MIP-1β ou CCL4), e CCL7, e o bloqueio de CCL2 e CCL7 demonstrou ainda amenizar a fibrose tubulointersticial induzida por obstrução (Wada et al., 2004; Bani-Hani et al., 2009; Gonzalez et al., 2013). De fato, a MCP-1 foi recentemente identificada como possível biomarcador urinário de obstrução em crianças com hidronefrose (Madsen et al., 2013). Embora esse infiltrado de célula inflamatória seja certamente fundamental para a fisiopatologia da obstrução do trato urinário, citocinas e mediadores pró-inflamatórios também podem ser produzidos por células epiteliais tubulares renais independentemente da infiltração de macrófagos (Kaneto et al., 1996; Misseri et al., 2004; Franke et al., 2012).

Fibroblastos e Produção de Matriz Extracelular

Fibroblastos no interstício renal são considerados a fonte primária de MEC, e a fibrose tubulointersticial está associada a um acúmulo significativo de fibroblastos produtores de matriz. Em resposta ao estímulo de citocinas e fatores de crescimento, fibroblastos secretam colágeno, elastina, proteoglicanos e fibronectina no espaço intersticial (Fig. 48-6). Este processo é normalmente muito bem regulado pelas metaloproteinases da matriz (MMP), uma família de enzimas responsável pela remodelação de tecidos e pela degradação de componentes tanto colagenosos quanto não colagenosos da MEC. As MMP são excretadas por uma variedade de células, incluindo fibroblastos, células endoteliais, macrófagos e linfócitos, em uma forma inativa que requer mais processamento para se tornar ativa. O controle da atividade da MMP ocorre tanto na ativação da enzima latente quanto na inibição direta da enzima ativa (Ronco et al., 2007). Inibidores teciduais de MMPs (TIMP) são produzidos tanto por células tubulares quanto intersticiais do rim, e eles agem inibindo a atividade das MMPs. Aumentos expressivos da expressão de TIMP já foram demonstrados em resposta a obstruções (Engelmyer et al., 1995; Kim et al., 2001a), tendo sido proposto que o aumento do depósito de MEC durante a lesão obstrutiva se deve ao aumento da ação das TIMPs. O papel das MMPs na fibrose renal, contudo, parece ser muito mais complexo do que se imaginava originalmente. As MMP-2 e MMP-9 têm sido o assunto da maioria dos estudos renais. Embora alguns estudos demonstrem uma aceleração da fibrose renal com a inibição farmacológica da MMP-2 e da MMP-9 (Zeisberg et al., 2006), estudos com ratos com MMP-9 inativada demonstraram uma redução expressiva da fibrose tubulointersticial em resposta à obstrução renal (Wang et al., 2010), e ratos transgênicos para a expressão de MMP-2 (p.ex., superexpressão) demonstram fibrose intersticial, glomerulosclerose, atrofia tubular e falência renal na ausência de lesão sobreposta (Cheng et al., 2006). Parece que, além de seu efeito degradante na MEC, as MMP podem romper a integridade da membrana basal tubular e desencadear uma transição epiteliomesenquimal, um processo que contribui para fibrose ao expandir o número de fibroblastos produtores de MEC no interstício.

Transição Epiteliomesenquimal

Embora o papel dos fibroblastos na fibrose renal seja bem aceito, sua origem e processo de ativação permanecem controversos. Fibroblastos intersticiais residentes, fibroblastos medulares, leucócitos migrantes e células endoteliais vasculares são possíveis fontes de fibroblastos intersticiais renais. **Crescentes evidências sugerem que, sob condições patológicas, as células epiteliais tubulares renais também podem passar por uma transformação fenotípica em miofibroblastos produtores de matriz por um processo denominado transição epiteliomesenquimal (TEM)** (Strutz et al., 1995; Healy e Brady, 1998; Bani-Hani et al., 2008). Esses fibroblastos ativados adquirem marcadores mesenquimais, migram para o espaço intersticial através das membranas basais tubulares danificadas, e tornam-se capazes de produzir MEC. A TEM parece ser um dos principais fatores contribuintes para a fibrose tubulointersticial no rim obstruído, e Iwano et al., (2002) demonstraram que um número substancial de fibroblastos intersticiais se origina do epitélio tubular durante a obstrução renal. Na verdade, o bloqueio seletivo TEM em modelos animais reduz impressionantemente a fibrose após uma lesão obstrutiva, destacando a importância da TEM na fibrogênese renal (Iwano et al., 2002; Yang e Liu, 2002). Vários fatores de crescimento, citocinas e compostos da MEC regulam a TEM, dos quais o TGF-β1 é o mediador principal e o mais estudado de todos. Verificou-se que a interleucina (IL)-18 inicia e completa todo o processo de TEM nas células epiteliais tubulares renais independentemente da atividade do TGF-β1 (Bani-Hani et al., 2009). Pelo fato de que a TEM é um processo direcionado por genes, ela é exclusivamente adequada para manipulação farmacológica, que pode ser de grande potencial terapêutico no tratamento de pacientes com doença renal fibrótica.

Citocinas e Mediadores Vasoativos da Fibrose

Fator de Transformação do Crescimento β

O TGF-β1 há muito tempo é considerado um dos mediadores mais importantes da lesão renal induzida por obstrução. A expressão do TGF-β1 renal aumenta progressivamente após o início da obstrução (Kaneto et al., 1993), e evidências indicam que o TGF-β1 é um dos principais reguladores da fibrose por meio da estimulação da TEM e da proliferação de fibroblastos (Postlethwaite et al., 1987; Fan et al., 1999; Zeisberg et al., 2003), **síntese da MEC** (Roberts et al., 1992) **e inibição simultânea da colagenase e das MMP degradantes** (Chandrasekhar e Harvey, 1988; Border e Noble, 1994). O TGF-β1 é expressado tanto por macrófagos quanto por células tubulares residentes, e, mediante sua ativação, o TGF-β1 se liga a seu receptor e estimula a família Smad de proteínas para se multimerizar em um complexo de regulação da transcrição que se transloca para o núcleo e exerce os efeitos biológicos do TGF-β1 (Massague e Chen, 2000).

A proteína morfogenética óssea 7 (BMP-7) faz parte da superfamília TGF-β que inibe as funções biológicas dependentes do TGF-β (Meng et al., 2013), mas o mecanismo pelo qual a BMP-7 neutraliza a atividade do TGF-β ainda não está claro. Vários estudos já demonstraram que a BMP-7 exógena pode não apenas inibir a TEM induzida por TGF-β1 e a fibrose renal, mas também, na realidade, pode induzir a transição mesenquimoepitelial em fibroblastos adultos e facilitar a regeneração do rim lesionado (Patel e Dressler, 2005; Zeisberg et al., 2005). A rota da BMP-7 é ativada após a correção da obstrução renal, e a ativação da BMP-7 durante a recuperação renal promove a resolução da fibrose e a restauração da arquitetura renal normal (Manson et al., 2011). Embora os mecanismos que contribuem para o fluxo da correção renal mediada por BMP-7 permaneçam obscuros, a BMP-7 demonstra um grande potencial terapêutico para as lesões renais obstrutivas.

Fator de Necrose Tumoral α

O TNF-α é uma potente citocina pró-inflamatória envolvida na fisiopatologia de uma ampla gama de doenças renais (Klahr e Morrissey, 1998; Donnahoo et al., 1999; Guo et al., 2001). O TNF-α é capaz de suprarregular sua própria expressão, bem como a expressão de outros mediadores inflamatórios (p.ex., IL-1, NO, moléculas de adesão celular, eicosanoides) e pode recrutar e estimular diversas células do sistema imune. O TNF-α é produzido tanto pelas células tubulares residentes quanto por macrófagos infiltrados, e sua produção aumenta significativamente no rim em resposta a obstruções (Kaneto et al., 1996; Misseri et al., 2004). O TNF-α desempenha uma função na lesão renal fibrótica, estimulando o acúmulo de MEC, a inibição da degradação da MEC, e a suprarregulação de uma série de citocinas e fatores de transcrição envolvidos na fibrose tubulointersticial, incluindo o TGF-β1. Tanto a supressão genética do receptor

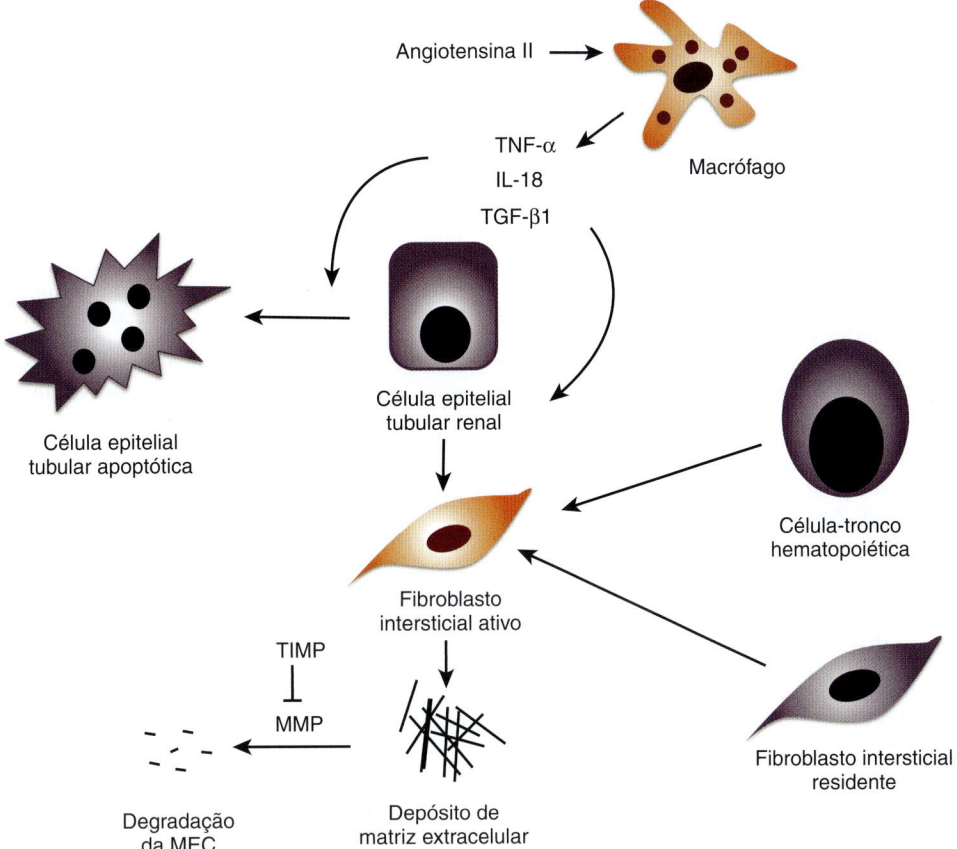

Figura 48-6. Mecanismos da fibrose tubulointersticial durante a obstrução renal. Após a infiltração do espaço intersticial por macrófagos ativados, são liberados mediadores inflamatórios, incluindo o fator de transformação do crescimento β1 (TGF-β1), o fator de necrose tumoral α (TNF-α) e a interleucina 18 (IL-18) que desencadeiam a apoptose das células tubulares renais, a transformação das células tubulares renais em fibroblastos produtores de matriz e a infiltração adicional de células inflamatórias. Outros fibroblastos são recrutados da medula óssea, e os fibroblastos residentes no espaço intersticial são estimulados a secretar matriz extracelular. A angiotensina II é produzida em resposta à redução no fluxo sanguíneo renal associada à obstrução, estimulando ainda mais a infiltração de macrófagos e a produção de citocinas (TNF-α e TGF-β1). O desequilíbrio resultante no depósito de matriz extracelular resulta na expansão do espaço intersticial e no aumento da fibrose tubulointersticial. MEC, matriz extracelular; MMP, metaloproteinases da matriz; TIMP, inibidores teciduais das MMP.

de TNF-α quanto a inibição farmacológica do TNF-α causam uma expressiva redução da fibrose renal induzida por obstrução (Guo et al., 1999, 2001; Meldrum et al., 2007), tendo sido demonstrado que a inibição do TNF-α reduz a fibrose intersticial mesmo quando administrado tardiamente no decorrer da lesão renal (Khan et al., 2005).

Interleucina 18

A IL-18 é um citocina pró-inflamatória recentemente descoberta que foi considerada como marcador sensível e inicial de danos tubulares renais; os níveis de IL-18 urinários são preditivos de lesão tubular aguda, antes que os níveis de creatinina e o débito urinário sejam alterados (Parikh et al., 2005). Liang et al.,(2007) também demonstraram que os níveis de IL-18 circulante e a expressão do receptor de IL-18 tubular renal são bastante elevados em pacientes com doença renal crônica. A expressão de IL-18 aumenta expressivamente em resposta a uma obstrução, e a IL-18 demonstrou estimular diretamente a TEM nas células tubulares renais *in vitro* e a infiltração de células inflamatórias e lesões fibróticas *in vivo*. A inibição da atividade da IL-18 previne a TEM induzida por obstrução, a proliferação de fibroblastos e a fibrose, independentemente da atividade do TGF-β1 e do TNF-α, indicando que a IL-18 é um importante mediador da lesão renal induzida por obstrução por meio de um mecanismo de sinalização alternativo (Bani-Hani et al., 2009).

Angiotensina II

O sistema renina-angiotensina foi envolvido na fisiopatologia da uropatia obstrutiva devido à substancial vasoconstrição do leito vascular renal observada durante a obstrução urinária. **A angiotensina II (AT2), um potente vasoconstritor, é produzida após a conversão da AT1 em AT2 pela enzima conversora de angiotensina (ECA). A produção de AT2 é rapidamente estimulada após o início da obstrução renal, tendo sido vinculada a diversos processos fisiopatológicos envolvidos na obstrução, incluindo a alteração da hemodinâmica e a fibrose renal.** A AT2 suprarregula a expressão de TGF-β1 e TNF-α durante a obstrução renal (Ishidoya et al., 1995; Guo et al., 2001), e a inibição da ECA e do receptor de AT2 demonstrou reduzir a expressão de TGF-β1, depósito de MEC, recrutamento de macrófagos e a extensão da fibrose renal induzida por obstrução (Klahr e Morrissey, 1997; Morrissey e Klahr, 1998; Guo et al., 2001). A AT2 também foi envolvida na perturbação da circulação dos capilares intersticiais que ocorre na doença renal fibrótica, resultando em hipóxia renal crônica e maior estimulação da TEM e da produção de citocinas (Norman et al.,

2003; Zeisberg e Neilson, 2010). **De fato, a inibição da angiotensina atualmente representa a principal abordagem terapêutica para desacelerar ou prevenir a progressão da maioria das formas de doença renal** (Chevalier et al., 2009).

Apoptose

A apoptose, ou morte programada das células, é o principal mecanismo pelo qual a morte das células tubulares renais e a redução da massa renal ocorrem após a obstrução renal (Gobe e Axelsen, 1987; Truong et al., 1998). A apoptose está presente tanto em estados normais quanto de doenças e pode ser desencadeada por uma rota de sinalização de receptor de morte (p.ex., ligação do TNF-α com seu receptor) ou por uma rota intrínseca envolvendo transtornos na membrana mitocondrial e liberação de citocromo C. **Após a estimulação de qualquer uma dessas rotas sinalizadoras, as caspases (proteinases de cisteína aspartato-específicas), que são uma família de 12 enzimas que agem como as moléculas efetoras na apoptose, são ativadas.** As caspases agem dividindo vários substratos nucleares e citoplasmáticos, resultando em fragmentação e condensação nuclear. A célula é então decomposta em vários corpos esféricos vinculados à membrana denominados corpos apoptóticos, que são fagocitados por células saudáveis adjacentes. Comparado à necrose, este mecanismo exclusivo de morte celular mantém a integridade da membrana e, portanto, minimiza o envolvimento de células inflamatórias macrófagas e a resposta inflamatória geral (Wyllie et al., 1980). **Células tubulares e intersticiais renais são mais suscetíveis à morte celular apoptótica durante a obstrução renal** (Truong et al., 1998). Choi et al.,(2000) demonstraram o início da apoptose das células tubulares renais depois de 4 dias, alcançando seu pico após 15 dias de obstrução urinária, enquanto a apoptose das células intersticiais aumentava progressivamente no curso da obstrução renal. Células glomerulares, por outro lado, parecem ser bastante resistentes à apoptose induzida por obstrução, sem evidência de ocorrência de apoptose das células glomerulares em 90 dias de obstrução renal (Truong et al., 1998).

Muitas das citocinas e fatores vasoativos envolvidos na TEM e na fibrose tubulointersticial também parecem mediar a morte apoptótica das células em resposta à obstrução renal, em parte por aumentar a expressão e ativação da caspase. O TGF-β1 estimula diretamente a apoptose das células tubulares renais *in vitro* (Schuster e Krieglstein, 2002; Yang et al., 2006), e a inibição do TGF-β1 demonstrou prevenir a apoptose celular tubular renal induzida por obstrução e induzida por alongamento (Miyajima et al., 2000, 2001a). O TNF-α é uma citocina diretamente citotóxica que induz à apoptose em várias células, incluindo as células tubulares renais, por meio de interações com seus receptores encontrados na membrana, o TNFR1 e Fas. A expressão de moléculas apoptóticas relacionadas ao TNF (p.ex., TNFR1 e Fas) aumenta paralelamente aos aumentos observados na apoptose das células tubulares induzida por obstrução (Choi et al., 2000), e a neutralização do TNF-α demonstrou atenuar a apoptose induzida por obstrução e a sinalização pró-apoptótica (Misseri et al., 2005). A IL-18, da mesma forma, demonstrou ser um importante mediador da apoptose das células tubulares renais tanto *in vitro* quanto em resposta à OUU (Zhang et al., 2011). O efeito da AT2 na apoptose induzida por obstrução é menos claro. Morrissey e Klahr (1999) demonstraram que um antagonista de receptor de AT2 tipo 2 inibe a apoptose induzida por obstrução, porém, outros investigadores não verificaram nenhum benefício tanto de inibidores da ECA quanto de antagonistas do receptor AT2 tipo 2 para a prevenção de apoptose induzida por obstrução (Chevalier et al., 1999a; Radovic et al., 2008). **Essas respostas celulares divergentes a um único estímulo sugerem que as células epiteliais tubulares renais podem ter uma reação adaptativa (TEM) em relação à morte (apoptose) dependendo do grau ou duração do estímulo.**

IMPACTO CLÍNICO DA OBSTRUÇÃO RENAL

Hipertensão

Pode ocorrer hipertensão em resposta a obstruções do trato urinário, sendo mais comum na presença de OUB do que na presença de OUU. Vaughan e Gillenwater (1973) verificaram hipertensão em 17 de 22 pacientes com OUB reversível mediante o alívio da obstrução em todos, exceto dois pacientes. Aumentos dos níveis de ANP e do volume intravascular foram documentados em pacientes com OUB e sugerem um mecanismo mediado por volume para a hipertensão nesses pacientes. A hipertensão é menos comum em pacientes com OUU (Vaughan e Sosa, 1990) e não parece estar relacionada à sobrecarga de volume, pois o rim contralateral normal é capaz de eliminar o excesso de volume e solutos. O sistema renina-angiotensina é suprarregulado em resposta à OUU, tendo sido considerado como o mecanismo de hipertensão nesses pacientes. Estudos anteriores demonstraram que o bloqueio do receptor de AT2 tipo 2 com losartana previne o aumento da pressão arterial sistólica associada à OUU e normaliza a pressão arterial sistólica em cobaias com OUU cronicamente hipertensas (el-Dahr et al., 1993). **A hipertensão é, portanto, mais provável de ser revertida após o alívio da obstrução em pacientes com OUB do que com OUU.**

Hipertrofia Renal Compensatória

Descrita pela primeira vez por Hinman em 1943, a hipertrofia renal compensatória refere-se ao aumento do volume do rim contralateral em resposta à OUU ou agenesia renal (Taki et al., 1983; Peters et al., 1993). **O desenvolvimento de hipertrofia renal contralateral é influenciado pela idade e grau e duração da obstrução.** Estudos em pacientes humanos submetidos à nefrectomia demonstraram que ocorre uma redução da hipertrofia renal compensatória com a idade (Edgren et al., 1976). A hipertrofia renal compensatória parece ser diretamente proporcional à duração da obstrução e menos proeminente na OUU parcial do que na completa (Chevalier e Kaiser, 1984; Chevalier et al., 1987, 1999b; Eskild-Jensen et al., 2001). Curiosamente, um estudo recente também demonstrou que o crescimento renal compensatório, a hipertrofia renal e a TFG aumentam em resposta à nefrectomia unilateral em ratos machos em comparação a ratos fêmeas ou grupos gonadectomizados (Azurmendi et al., 2013), sugerindo que hormônios sexuais também têm uma função nesta resposta adaptativa. **Embora o rim aumente de tamanho, não ocorre aumento do número de néfrons ou glomérulos, indicando que o aumento do volume renal é basicamente uma consequência da hipertrofia celular, e não de hiperplasia** (Peters et al., 1993). Um estudo recente com fetos ovinos, no entanto, demonstrou que em animais submetidos a nefrectomia, 5/6 apresentavam maior espessura cortical, hipertrofia tubular e menor densidade glomerular, porém um aumento marcante do número de glomérulos em comparação aos animais submetidos a heminefrectomia. Ademais, a magnitude do processo regenerativo pareceu ser mais dependente da intensidade da redução renal do que do tempo de redução renal (Sammut et al., 2013). Essa resposta adaptativa permite que o rim remanescente garanta a homeostase e compense a ausência de tecido renal contralateral funcional; contudo, continua escassa a compreensão sobre os mecanismos por trás da hipertrofia renal compensatória.

O fator de crescimento semelhante à insulina (IGF-1) parece ser um importante mediador da hipertrofia renal compensatória (Cleper, 2012). O IGF-1 é um fator de crescimento que desempenha um papel fundamental no desenvolvimento, crescimento e função renal (Kamenicky et al., 2014). IGF-1 exógeno demonstrou aumentar a TFG em seres humanos normais (Guler et al., 1989) e atenuar a lesão renal resultante de obstrução em animais (Chevalier et al., 2000). Os níveis de IGF-1 são bastante elevados no rim contralateral após nefrectomia unilateral ou OUU (Serel et al., 2000), e evidências sugerem que a expressão de IGF-1 pode ser maior em rins imaturos em comparação a rins maduros após nefrectomia unilateral (Mulroney et al., 1992). Aumentos significativos dos níveis séricos de IGF-1 também foram verificados em humanos após nefrectomia de doador; os níveis de IGF-1 apresentavam relação positiva com o aumento do volume renal demonstrado em exames de imagem pós-operatórios após nefrectomia de doador (Nam et al., 1999). Outros fatores de crescimento foram considerados como efetores deste processo (p.ex., TGF-β1, fator de crescimento do hepatócito); contudo, os sensores de massa renal reduzida que estimulam a hipertrofia renal compensatória permanecem desconhecidos.

TRATAMENTO DA OBSTRUÇÃO RENAL

Controle da Dor

A primeira linha de conduta para pacientes que apresentam cólica renal é a administração de analgésicos. Opioides causam um efeito rápido de analgesia, mas promovem náusea e êmese, causam sedação excessiva e têm potencial de abuso. Os AINE são analgésicos não opioides que – diferentemente dos opioides – têm como alvo a base inflamatória da dor. Acredita-se que a cólica renal surja do aumento da pressão do sistema coletor e da distensão aguda do sistema coletor (Holmlund, 1983), e os AINE demonstraram reduzir a pressão do sistema coletor. Indometacina e outros AINEs causam diminuição da pressão pélvica renal em resposta à obstrução (Sjodin et al., 1982; Gasparich e Mayo, 1986; Frøkiaer et al., 1993) que se acredita ser mediada por redução do FSR. Perlmutter et al.,(1993) demonstraram que o cetorolaco induz a uma redução imediata tanto do FSR quanto da pressão intrapiélica em modelos caninos com OUU. Inibidores da COX-2 são uma forma de AINE que bloqueia a síntese das prostaglandinas pelo ácido araquidônico. Já foi anteriormente demonstrado que inibidores da COX-2 podem prevenir a infrarregulação dos canais de AQP e dos principais canais de sódio em resposta à obstrução (Norregaard et al., 2005), e a consequente diminuição da pressão hidrostática dentro dos túbulos pode proporcionar um mecanismo adicional para a redução das pressões intrapiélicas mediada por AINEs.

Em estudos clínicos, os AINE provaram ser superiores aos opioides no controle das cólicas renais e estão associados a uma redução superior das pontuações de dor, menor necessidade de analgesia de "socorro", e menos êmese do que com opioides (Holdgate e Pollock, 2004). Contudo, os AINE não devem ser usados em pacientes com insuficiência renal, pois a disfunção renal pode ser exacerbada pela diminuição do FSR induzida pelos AINE. Inibidores da COX-1 também não devem ser usados em pacientes com risco de sangramento gastrintestinal ou quando é necessário o funcionamento plaquetário ideal, e os inibidores da COX-2 foram relacionados ao aumento do risco de infarto do miocárdio e acidente vascular encefálico em consequência de um efeito adverso nos vasos sanguíneos (Cannon e Cannon, 2012). Embora os opioides tenham efeitos colaterais desfavoráveis, eles ainda oferecem excelente analgesia e continuam sendo uma importante ferramenta no tratamento de pacientes com cólicas renais. O α-bloqueador tamsulosina tem sido usado para terapia médica expulsiva, e estudos demonstraram a capacidade dos bloqueadores α1 de facilitar a passagem de cálculos e reduzir a necessidade de analgésicos (Wang et al., 2008).

Drenagem Renal

A drenagem imediata do rim obstruído é importante para o alívio da dor e para a prevenção de deterioração funcional. Técnicas endourológicas minimamente invasivas e radiológicas interventivas permitem a drenagem temporária até que o procedimento definitivo possa ser realizado, e, em algumas situações, pode ser uma opção de tratamento permanente. Devem ser obtidas culturas urinárias da unidade renal obstruída no momento do alívio da obstrução quando houver suspeita de infecção, devendo-se instituir a antibioticoterapia. Obstrução ureteral sintomática, acompanhada de febre, complicada por infecção não drenada, ou considerada como de grau elevado, bilateral ou indutora de falência renal, exige drenagem imediata.

Tanto cateteres de nefrostomia percutânea quanto *stents* internos já demonstraram ser igualmente eficazes no alívio de sistemas coletores obstruídos com índices de complicações semelhantes (Regalado, 2006). Os cateteres de nefrostomia percutânea são de maior calibre e oferecem a vantagem de proporcionar drenagem superior, principalmente se o fluido for mais purulento. Os cateteres podem ser irrigados para prevenir entupimento, o débito urinário do rim pode ser medido, e pode-se evitar a manipulação excessiva do ureter, reduzindo o risco de sepse ou ruptura. O procedimento também pode ser feito com a orientação da ultrassonografia com anestesia local e sedação consciente, eliminando a necessidade da presença de um anestesista e de exposição à radiação ionizante. *Stents* internos oferecem a vantagem de maior conforto para o paciente sem nenhum cateter se estendendo para fora do flanco, e menor potencial de risco de complicações hemorrágicas. Portanto, a colocação de *stent* interno deve ser considerada em primeiro lugar para pacientes portadores de coagulopatias. Se for extraído líquido purulento espesso do rim, no momento da colocação do *stent* ureteral, recomenda-se usar um *stent* de diâmetro largo e/ou um *stent* de desvio que possa ser irrigado e monitorado. A colocação de *stent* interno normalmente requer maior exposição a raios X do que a colocação de cateteres de nefrostomia percutânea, o que pode ser uma preocupação em pacientes gestantes (Mokhmalji et al., 2001; McAleer e Loughlin, 2004), e a incrustação acelerada do *stent* nesta população de pacientes resultante do aumento da excreção de cálcio pode elevar o risco de falha do *stent* (Goldfarb et al., 1989).

Historicamente, a colocação de *stent* ureteral não tem sido muito eficaz para o tratamento de pacientes com obstrução ureteral extrínseca. Docimo e Dewolf (1989) relataram um índice de falha de 43% em *stents* colocados em casos de obstrução extrínseca, a maioria relacionada a malignidades, e Chung et al.,(2004) também identificaram um índice de 42% de falha do *stent* nesses pacientes, sendo o diagnóstico de câncer, doença metastática exigindo quimioterapia ou radiação e insuficiência renal alguns dos indicadores de falha de stent. **Novos *stents* metálicos compostos por uma espiral única contínua não fenestrada de liga não magnética provaram ser seguros e eficazes em pacientes com compressão extrínseca do ureter e oferecem tempos maiores de permanência no corpo (de 3,5 a 11 meses).** A idade e os níveis séricos pré-operatórios de creatinina foram identificados como fatores de risco independentes para falha de *stent* metálico, e cânceres do trato gastrintestinal inferior foram associados a maiores tempos de duração de *stents* metálicos do que os cânceres geniturinários (Chow et al., 2014).

Recuperação Renal após Obstrução

A duração e intensidade da obstrução tem uma influência significativa sobre a recuperação funcional renal. **Quando uma obstrução ureteral aguda completa é imediatamente aliviada, pode ocorrer a recuperação completa da TFG, porém períodos mais longos de obstrução ureteral completa estão associados a um menor retorno da TFG.** A redução persistente da TFG e do FSR após o alívio da obstrução se deve à persistente vasoconstrição da arteríola aferente. Vaughan e Gillenwater (1971) realizaram alguns dos estudos iniciais sobre a recuperação da função renal pós obstrução. Em um modelo canino de OUU, eles observaram que a recuperação total da função renal ocorreu após 7 dias de OUU, enquanto apenas 70% de recuperação da TFG ocorreu após 14 dias de OUU, e 30% após 4 semanas de OUU, não havendo nenhuma recuperação após 6 semanas de OUU. Estudos mais recentes demonstraram que os danos renais podem persistir a despeito da recuperação da função renal. Após 3 dias de OUU em um modelo de obstrução experimental em ratos, a TFG e o FSR retornaram aos níveis iniciais dentro de 14 dias no rim anteriormente obstruído (Ito et al., 2004), mas a fibrose intersticial e a apoptose tubular continuaram aumentando após o alívio da obstrução. Estudos com cobaias sugerem que, após 7 dias de obstrução, a função renal normal não é restaurada no rim anteriormente obstruído mesmo depois de 30 dias de recuperação, com uma redução de 40% da TFG e do FSR e um aumento da razão albumina:proteína urinária de 2,8 vezes. Os néfrons intactos restantes são hipertróficos, e há evidência de lesão glomerular substancial (Chaabane et al., 2013). Em humanos, o atraso no alívio da obstrução (> 2 semanas) demonstrou reduzir a função renal em longo prazo e aumentar o risco de hipertensão (Lucarelli et al., 2013).

Outros fatores que influenciam o retorno da função renal após o alívio da obstrução incluem menor grau de obstrução, maior complacência do sistema coletor e presença de refluxo pielolinfático (Shokeir et al., 2002). Inversamente, idade mais avançada e menor espessura do córtex são indicativos de menor recuperação da função renal após o alívio da obstrução (Lutaif et al., 2003). Mostrou-se que o maior depósito de colágeno no parênquima renal no momento da pieloplastia causa um impacto negativo na recuperação da função renal, pois demonstra um estado mais avançado de fibrose renal (Kim et al., 2005; Kiratli et al., 2008). O alívio da obstrução também é diferente na OUB em relação à OUU. Em decorrência do aumento da expansão de volume, acúmulo de ureia e outros osmólitos, e maiores níveis de ANP, uma profunda diurese e natriurese acompanham o alívio da OUB, mas não da

OUU. Além disso, pacientes com OUB ou obstrução de rim único estão sob risco de acidificação urinária crônica e de defeitos de concentração (Berlyne, 1961).

Thompson e Gough (2001) **demonstraram que o ácido dimer-captossuccínico (DMSA) é superior a Mag3 e DTPA na avaliação da função do rim obstruído e na previsão do resultado final da intervenção cirúrgica.** Verificou-se que Mag3 subestimava o potencial de recuperação do rim, tendo sido associado a uma ampla variação de precisão. A superioridade do DMSA para avaliar a função sob essas circunstâncias parece estar relacionada à sua fixação no córtex renal e *clearance* lento. Em casos nos quais a função renal é significativamente deprimida no renograma diurético e a nefrectomia está sendo considerada, uma verificação do DMSA pré-operatório pode ser de valor adicional para o planejamento cirúrgico.

Escolha da Intervenção Cirúrgica

O tratamento definitivo da obstrução do trato urinário é baseado na causa da obstrução, estado do rim contralateral, função do rim afetado e idade do paciente e sua condição médica geral. Uma série de opções ablativas e reconstrutivas endoscópicas, abertas, laparoscópicas e assistidas por robótica está disponível e é discutida em outras partes deste texto. Em geral, a nefrectomia deve ser considerada em rins obstruídos que contribuam com menos de 10% da função renal geral do paciente. A decisão de remover um rim, contudo, deve ser tomada apenas após o rim ter sido totalmente drenado por um período suficiente para permitir a máxima recuperação e uma avaliação adequada da função renal (Kerr, 1954). No contexto da insuficiência renal global, a decisão é mais complicada, e os pacientes devem escolher o tratamento com *stent* interno crônico ou tubo de nefrostomia para prevenir uma progressão mais rápida para diálise.

Diurese Pós-obstrutiva

Mecanismo da Diurese Pós-obstrutiva

A diurese pós-obstrutiva, definida como um período de poliúria significativa, pode se desenvolver após o alívio de uma obstrução do trato urinário. Débitos urinários de 200 mL/h ou mais podem ser verificados. Embora isso ocorra principalmente após o alívio da OUB, também pode raramente ocorrer na presença de um rim contralateral normal (Schlossberg e Vaughan, 1984). A diurese é geralmente uma resposta fisiológica ao acúmulo de solutos e expansão do volume que ocorrem durante a obstrução. Sódio, ureia e água livre são eliminados, e a diurese se dissipa após a obtenção da homeostase (Loo e Vaughan, 1985).

Pode surgir diurese patológica pós-obstrutiva, caracterizada pelo manuseio renal inadequado de água e/ou solutos. A infrarregulação de canais de transporte de sódio (Li et al., 2003), a infrarregulação de canais de AQP (Li et al., 2001), reação insatisfatória do ducto coletor à vasopressina, e a alteração na regulação de ANP (Kim et al., 2001b) podem resultar em perturbação do gradiente de solutos intersticiais medulares e em profunda diurese e natriurese.

Tratamento Clínico da Diurese Pós-obstrutiva

A maioria dos pacientes não demonstra diurese pós-obstrutiva clinicamente significativa após o alívio da obstrução do trato urinário, e os que são suscetíveis normalmente exibem sinais de sobrecarga de fluido, incluindo edema, insuficiência cardíaca congestiva e hipertensão (Loo e Vaughan, 1985). Mais comumente, a diurese pós-obstrutiva desenvolve-se após o alívio da retenção urinária, e a velocidade na qual a bexiga é drenada não demonstrou exercer qualquer efeito no desenvolvimento de diurese pós-obstrutiva ou hematúria (Nyman et al., 1997).

Após o alívio da obstrução, pacientes com OUB ou rim único obstruído devem ser monitorados quanto ao desenvolvimento de diurese pós-obstrutiva. **Pacientes com função renal normal, eletrólitos normais, sem evidência de sobrecarga de fluido e condição mental normal devem ter seus sinais vitais e débitos urinários regularmente monitorados, e devem ter acesso livre a líquidos orais.** Se surgir evidência de diurese pós-obstrutiva, os sinais vitais, o débito urinário e os eletrólitos devem ser monitorados com maior frequência, e os pacientes devem continuar tomando líquidos à vontade. Em geral, pacientes com condições mentais normais não devem receber líquidos por via IV, pois isso pode prolongar o período de diurese. **Esta é uma diurese fisiológica que, na maioria dos casos, se resolve quando se eliminam o acesso livre à água e o excesso de solutos.** Em pacientes com função renal prejudicada, condição mental alterada e sinais de sobrecarga de fluidos, indica-se monitoramento mais intensivo. A osmolaridade da urina deve ser verificada, e os sinais vitais e débito urinário devem ser checados frequentemente. Os eletrólitos devem ser monitorados a cada 12 horas, ou com maior frequência se necessário. Pacientes com função cognitiva insatisfatória devem receber líquidos por via IV, embora a uma taxa abaixo da manutenção. Se for verificada diurese patológica, o paciente pode se tornar hipovolêmico em decorrência do excesso de perda de água, podendo haver o desenvolvimento de anormalidades de eletrólitos em consequência da perda de sal ou potássio. Monitoramento bastante intenso e reposição cuidadosa de fluidos e eletrólitos são indicados nestes pacientes. A urina é normalmente isostenúrica a princípio, e a reposição IV de líquidos com a administração de solução salina 0,45% a uma taxa mais baixa que o débito urinário é recomendada (Frøkiaer e Zeidel, 2007). Alterações no tipo e quantidade de administração IV de líquidos são baseadas no estado clínico do paciente e seus eletrólitos séricos e urinários.

Modulação Experimental da Diurese Pós-obstrutiva

Dados experimentais sugerem o potencial de manipulação farmacológica da diurese pós-obstrutiva. Ainda não se sabe, porém, qual papel a manipulação farmacológica poderia desempenhar na prática clínica. Conforme discutido anteriormente, a OUB está associada ao aumento da expressão da COX-2, e a inibição seletiva da COX-2 previne a infrarregulação dos canais de AQP2 em resposta a uma obstrução (Norregaard et al., 2005). Norregaard et al., (2007) demonstraram que a atividade da COX-2 aumenta na fase pós-obstrutiva e que isso contribui para poliúria e debilitação da capacidade de concentração da urina. Após a administração de um inibidor seletivo da COX-2, os autores demonstraram que o débito urinário foi reduzido, mas que a excreção de sódio e a TFG permaneceram inalteradas 24 horas após o alívio da OUB. Também há evidências de que o citrato de sildenafila (Viagra®) pode induzir o acúmulo de canais AQP2 nas células do ducto coletor *in vitro*, independentemente da estimulação da vasopressina, ao ativar uma rota paralela mediada por monofosfato de guanosina cíclico (Bouley et al., 2005). Está claro que outras pesquisas são necessárias para identificar estratégias de tratamento eficazes para a diurese pós-obstrutiva e para determinar quais pacientes se beneficiariam da manipulação farmacológica.

REFERÊNCIAS

Para consultar a lista completa de referências, acesse www.expertconsult.com.

LEITURA SUGERIDA

Bani-Hani AH, Campbell MT, Meldrum DR, et al. Cytokines in epithelial-mesenchymal transition: a new insight into obstructive nephropathy. J Urol 2008;180:461-8.

Battaglia M. Delayed relief of ureteral obstruction is implicated in the long-term development of renal damage and arterial hypertension in patients with unilateral ureteral injury. J Urol 2013;189:960-5.

Cerwinka WH, Kirsch AJ. Magnetic resonance urography in pediatric urology. Curr Opin Urol 2010;20:323-9.

Cheng PM, Moin P, Dunn MD, et al. What the radiologist needs to know about urolithiasis. I. Pathogenesis, types, assessment, and variant anatomy. AJR Am J Roentgenol 2012;198:W540-7.

Chevalier RL, Forbes MS, Thornhill BA. Ureteral obstruction as a model of renal interstitial fibrosis and obstructive nephropathy. Kidney Int 2009;75:1145-52.

Feigelson HS, Roblin D, Flynn MJ, et al. The use of computed tomography in pediatrics and the associated radiation exposure and estimated cancer risk. JAMA Pediatr 2013;167:700-7.

Kennish SJ, Wah TM, Irving HC, Unenhanced CT. for the evaluation of acute ureteric colic: the essential pictorial guide. Postgrad Med J 2010;86:428-36.

Kerr WS Jr. Effect of complete ureteral obstruction for one week on kidney function. J Appl Physiol 1954;6:762-72.

Klahr S, Morrissey J. Obstructive nephropathy and renal fibrosis. Am J Physiol Renal Physiol 2002;283:F861-75.

Li C, Wang W, Kwon TH, et al. Altered expression of major renal Na transporters in rats with bilateral ureteral obstruction and release of obstruction. Am J Physiol Renal Physiol 2003;285:F889-901.

Lucarelli G, Ditonno P, Bettocchi C, et al. Role of the TGF-β/BMP-7/Smad pathways in renal diseases. Clin Sci 2013;124:243-54.

Miglioretti DL, Johnson E, Williams A, et al. The use of computed tomography in pediatrics and the associated radiation exposure and estimated cancer risk. JAMA Pediatr 2013;167:700-7.

Misseri R, Rink RC, Meldrum DR, et al. Inflammatory mediators and growth factors in obstructive renal injury. J Surg Res 2004;119:149-59.

Nielsen S, Kwon T-H, Frøkiaer J, et al. Regulation and dysregulation of aquaporins in water balance disorders. J Intern Med 2007;261:53-64.

Piepsz A. Antenatal detection of pelviureteric junction stenosis: main controversies. Semin Nucl Med 2011;41:11-9.

Vaughan ED Jr, Gillenwater JY. Recovery following complete chronic unilateral ureteral occlusion: functional, radiographic and pathologic alterations. J Urol 1971;106:27-35.

Vaughan ED Jr, Marion D, Poppas DP, et al. Pathophysiology of unilateral ureteral obstruction: studies from Charlottesville to New York. J Urol 2004;172:2563-9.

49 Manejo da Obstrução do Trato Urinário Superior

Stephen Y. Nakada, MD, FACS e Sara L. Best, MD

Avaliação da Obstrução do Trato Superior

Obstrução da Junção Ureteropélvica

Ureter Retrocava

Estenose Ureteral

Estenose Anastomótica Ureteroentérica

Fibrose Retroperitoneal

Avanços tecnológicos continuam a evoluir tanto em opções diagnósticas quanto terapêuticas no tratamento atual de obstruções do trato urinário superior. Os processos obstrutivos podem ser intrínsecos, extrínsecos, congênitos ou iatrogênicos, e, em muitos pacientes, a causa da obstrução pode não ser imediatamente evidente. Além disso, fazer um diagnóstico preciso de obstrução pode ser um desafio.

Os tratamentos para obstrução do trato superior variam desde a colocação de *stents* ureterais até procedimentos complexos envolvendo interposição ileal ou autotransplante. Uma infinidade de habilidades é necessária para o tratamento cirúrgico total de obstrução do trato urinário superior. Não é de se surpreender que a endourologia, a laparoscopia e a robótica continuam sendo muito importantes no tratamento cirúrgico de obstrução do trato urinário superior. Em decorrência da ampla gama de tratamentos disponíveis, o urologista deve compreender as indicações e riscos de todas as alternativas.

Este capítulo oferece uma apresentação das estratégias de manejo diagnóstico e terapêutico para pacientes com obstruções do trato urinário superior. Etiologia, diagnóstico, indicações cirúrgicas, riscos e opções terapêuticas (incluindo abordagens endoscópicas, laparoscópicas, robóticas e abertas) são minuciosamente avaliados.

AVALIAÇÃO DA OBSTRUÇÃO DO TRATO SUPERIOR

O uso crescente de exames de tomografia computadorizada (TC) em emergências e para fins diagnósticos tem levado à frequente suspeita de obstrução do trato urinário superior (Davis, 2012). Além disso, o uso disseminado de imagens de TC de baixa dose, que geralmente apresentam menor resolução, pode necessitar de exames de imagem para acompanhamento (Zagoria e Dixon, 2009). Após a realização da TC de baixa dose, o urologista pode usar ultrassom, urografia excretora, renogramacintilografia com diurético, urotomografia computadorizada, pielografia retrógrada, testes de Whitaker e ureteroscopia para delinear a causa precisa e a subsequente estratégia de tratamento da obstrução do trato superior. Para cada transtorno específico apresentado aqui, discutiremos a abordagem recomendada para avaliação do trato superior.

OBSTRUÇÃO DA JUNÇÃO URETEROPÉLVICA

O diagnóstico de obstrução da junção ureteropélvica OJUP descreve uma incapacidade do transporte urinário adequado da pelve renal até o ureter. Embora a maioria dos casos seja congênita, o problema pode não se tornar clinicamente aparente até fases mais tardias da vida (Jacobs et al., 1979). Condições adquiridas como cálculos renais, estenoses pós-operatórias ou inflamatórias, ou neoplasias uroteliais também podem se manifestar clinicamente com sintomas e sinais de obstrução no nível da JUP. Da mesma forma, obstrução extrínseca pode ocorrer nesta região. Esta seção trata principalmente do diagnóstico e do tratamento de OJUP "congênita", embora estas técnicas possam ser aplicadas no tratamento de determinadas condições adquiridas, especialmente em cálculos urinários.

Patogênese

OJUP congênita geralmente resulta de doença intrínseca desta região do trato urinário. Um defeito frequentemente encontrado é a presença de um segmento aperistáltico do ureter, talvez semelhante ao verificado em casos de megaureter primário obstrutivo. Nesses casos, estudos histopatológicos revelam que a musculatura circular normalmente presente foi substituída por feixes musculares longitudinais anormais ou por tecido fibroso (Allen, 1970; Foote et al., 1970; Hanna et al., 1976; Gosling e Dixon, 1978) (Fig. 49-1). Isto resulta na incapacidade de desenvolver uma onda peristáltica normal para propagação da urina a partir da pelve renal até o ureter. O reconhecimento de que este tipo de defeito segmentar é geralmente responsável pela OJUP é de fundamental importância clínica, pois esses ureteres podem aparentar ser normais no momento da cirurgia, e, na verdade, geralmente ser calibrados em 14 Fr ou mais. Investigações mais aprofundadas sobre a causa da OJUP demonstraram menor densidade de células intersticiais de Cajal na JUP de crianças, porém menos ainda em casos envolvendo unicamente OJUP intrínseca (Solari et al., 2003; Koleda et al., 2012). Além disso, citocinas produzidas no urotélio também podem atuar como fator de exacerbação de OJUP (Chiou et al., 2005). Outros estudos experimentais relacionaram o fator transformador de crescimento-β, a expressão do fator de crescimento epidérmico, óxido nítrico, e o neuropeptídeo Y com as estenoses da JUP (Knerr et al., 2001; Yang et al., 2003). Uma causa intrínseca menos frequente de OJUP congênita é a verdadeira estenose ureteral. Essas estenoses ureterais congênitas são verificadas com maior frequência na JUP, embora possam estar localizadas em qualquer região ao longo do ureter lombar. Anormalidades da musculatura ureteral também foram implicadas, já que a microscopia eletrônica demonstrou depósito excessivo de colágeno no local da estenose (Hanna et al., 1976).

Obstrução intrínseca da JUP também pode ser decorrente de dobras ou válvulas produzidas por envolvimentos da mucosa e da musculatura ureteral (Maizels e Stephens, 1980). Nesses pacientes, a obstrução pode realmente estar no nível do ureter proximal. Este fenômeno parece ser decorrente de retenção ou exacerbação de dobras congênitas normalmente encontradas no ureter de fetos em desenvolvimento. Em alguns desses pacientes, os defeitos são reduzidos pela adventícia ureteral. No geral, isto pode se manifestar como faixas ou aderências externas que parecem estar causando a obstrução. Na verdade, Johnston et al., em 1977, relataram que a lise de aderências externas pode às vezes restabelecer o fluxo sem pieloplastia (Johnston et al., 1977). Na maioria dos pacientes, entretanto, essas faixas ou aderências provavelmente representam um fenômeno secundário associado à obstrução intrínseca, de modo que a pieloplastia normalmente seria mais eficaz. A presença dessas dobras, válvulas, faixas ou aderências também pode produzir angulação do ureter na margem inferior da pelve renal de tal maneira que, conforme a pelve se dilata anterior e inferiormente, a inserção

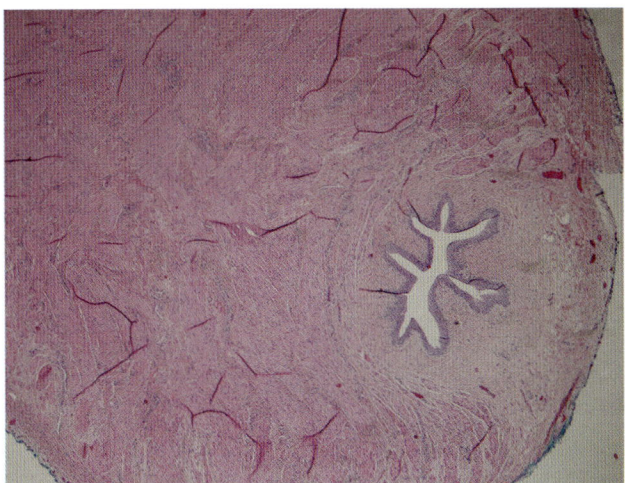

Figura 49-1. A microfotografia foi tirada através da junção ureteropélvica. Há uma acentuada atenuação dos músculos lisos e músculo liso em desarranjo e hipertrofia ao redor do revestimento urotelial.

ureteral é realizada mais proximalmente. Nesses pacientes, a parte que mais depende da pelve é inadequadamente drenada e a aparente inserção alta do óstio ureteral é, na verdade, um fenômeno secundário (Kelalis, 1976). Em pelo menos alguns pacientes, contudo, a inserção alta em si é provavelmente a lesão obstrutiva primária, pois este fenômeno é encontrado com maior frequência na presença de ectopia renal ou anormalidades de fusão (Zincke et al., 1974; Das e Amar, 1984). Dessa forma, uma inserção alta pode ter implicações no subsequente tratamento cirúrgico, especialmente nas abordagens endourológicas.

Ainda existem controvérsias a respeito do possível papel de vasos "aberrantes" na etiologia da OJUP. Grandes vasos transversos foram observados em até 63% dos pacientes portadores de OJUP, porém em apenas 20% dos indivíduos com rins normais (Quillin et al., 1996; Zeltser et al., 2004; Richstone et al., 2009). Embora esses vasos do polo inferior tenham sido frequentemente chamados de anômalos, estes vasos segmentares, que podem ser ramificações da artéria renal principal ou originários diretamente da aorta, são geralmente variantes normais (Stephens, 1982). Em alguns pacientes, esses vasos do polo inferior atravessam o ureter posteriormente e realmente possuem um curso aberrante. Historicamente, acredita-se que o vaso isoladamente não cause obstrução primária (Hanna, 1978). Na realidade, a verdadeira causa é uma lesão intrínseca na JUP ou no ureter proximal que causa dilatação e embalonamento da pelve renal sobre o vaso polar ou anômalo. Estudos recentes usando tomógrafos tridimensionais (3D) de múltiplas fileiras de detectores demonstraram que a localização precisa dos vasos transversos não correspondia ao ponto de transição obstrutiva em pacientes com OJUP (Lawler et al., 2005). Em compensação, um grupo verificou melhora em pacientes submetidos apenas à ligadura dos vasos transversos (Keeley et al., 1996). Richstone et al. avaliaram a histopatologia de 95 pacientes com OJUP e verificaram que 43% de 65 pacientes com um vaso transverso anômalo não apresentavam anormalidade intrínseca (Richstone et al., 2009). **Independentemente disso, a presença de vasos transversos certamente causa um efeito prejudicial nos índices de sucesso de endopielotomia** (Van Cangh et al., 1994; Nakada et al., 1998). OJUP com anomalias anatômicas concomitantes, como rim em ferradura e rim pélvico, também apresenta desafios cirúrgicos. Especificamente, a ênfase na pieloplastia laparoscópica e robótica sufocou o interesse na relevância da avaliação pré-operatória de vasos transversos, pois isto pode ser tratado no momento da reconstrução.

OJUP também pode resultar de lesões adquiridas. Em crianças, refluxo vesicoureteral pode levar a dilatação do trato superior com subsequentes alongamento, tortuosidade e dobra do ureter. Em alguns pacientes, essas alterações podem apenas imitar os achados radiográficos da verdadeira OJUP. Entretanto, a verdadeira OJUP pode definitivamente coexistir com refluxo vesicoureteral, embora possa ser difícil determinar se as anomalias são uma mera coincidência ou se a obstrução ureteral do trato superior é uma consequência do refluxo (Lebowitz e Johan, 1982). Cintilografia com diurético é a modalidade de primeira linha para distinção entre OJUP e refluxo. Outras causas adquiridas de obstrução na JUP incluem lesões benignas, como pólipos fibroepiteliais (Berger et al., 1982; Macksood et al., 1985), malignidades uroteliais, cálculos renais, e cicatrização ou isquemia pós-inflamatória ou pós-operatória. Para essas doenças adquiridas, as técnicas discutidas nesta seção podem ser adjuvantes úteis para o tratamento da obstrução desde que o problema primário também seja tratado. Por exemplo, pólipos fibroepiteliais podem ser tratados utilizando-se ureteroscopia retrógrada e excisão por *laser* de hólmio (Lam et al., 2003a).

Apresentação do Paciente e Estudos Diagnósticos

Embora seja geralmente um problema congênito, a OJUP pode se manifestar em qualquer momento da vida. Historicamente, a apresentação mais comum em recém-nascidos e bebês é o achado de massa palpável no flanco. Contudo, **o atual uso disseminado de ultrassonografia materna pré-natal levou a um aumento drástico do número de recém-nascidos assintomáticos recebendo diagnóstico de hidronefrose pré-natal, e muitos deles serão subsequentemente diagnosticados com OJUPs** (Bernstein et al., 1988; Wolpert et al., 1989). Uma fração dos casos também pode ser encontrada durante a avaliação de azotemia, que pode ser secundária a obstrução bilateral ou em rim único. OJUP também pode ser incidentalmente encontrada durante estudos realizados para avaliar anomalias não relacionadas, como cardiopatia congênita (Roth e Gonzales, 1983). Em crianças maiores ou em adultos, dor intermitente abdominal ou nos flancos, às vezes associada a náusea e vômito, é um sintoma apresentado com frequência. Hematúria, tanto espontânea quanto associada a traumas relativamente de menor porte, também pode ser um sintoma inicial. Achados laboratoriais de micro-hematúria, piúria, ou infecção patente do trato urinário também podem levar um paciente em geral assintomático ao urologista. Raramente, hipertensão pode ser um achado na apresentação (Riehle e Vaughan, 1981).

Estudos radiográficos devem ser conduzidos com o objetivo de determinar tanto o local anatômico quanto a significância funcional de uma aparente obstrução. Embora a urografia excretora continue sendo uma opção razoável para diagnóstico radiográfico, este estudo raramente é usado nos dias atuais. Classicamente, achados de urografia excretora incluem atrasos na função associados a sistemas coletores dilatados. Se o ureter é visualizado, ele deve apresentar um calibre normal. Em alguns pacientes, os sintomas podem ser intermitentes e os achados urográficos entre os episódios dolorosos podem ser normais. Nesses casos, o exame deve ser repetido durante um episódio agudo quando o paciente estiver sintomático (Nesbit, 1956). Testes de provocação com urografia diurética podem permitir um diagnóstico preciso em determinados pacientes. O paciente deve estar bem hidratado e o estudo é então realizado após uma injeção 0,3 a 0,5 mg/kg de furosemida (Malek, 1983) (Fig. 49-2).

Geralmente uma TC é realizada em pacientes com dor aguda nos flancos (Fielding et al., 1997; Dalrymple et al., 1998; Vieweg et al., 1998) (Fig. 49-3). **Além disso, imagens de TC com contraste oferecem uma informação anatômica e funcional detalhada para auxiliar no diagnóstico de OJUP** (Fig. 49-4). Tanto a ultrassonografia quanto as imagens de TC têm uma função na diferenciação das causas adquiridas de obstrução, como cálculos radiolucentes ou tumores uroteliais. **Em recém-nascidos e bebês, o diagnóstico de OJUP tem sido sugerido através da ultrassonografia pré-natal de rotina ou pelo achado de massa palpável no flanco da criança. Em qualquer hipótese, a ultrassonografia renal é o primeiro exame radiográfico a ser feito. Idealmente, a ultrassonografia deve ser capaz de visualizar a dilatação do sistema coletor para ajudar a diferenciar OJUP de rim multicístico e determinar o nível da obstrução.** OJUP e rins multicísticos são distinguíveis na maioria dos pacientes somente com ultrassom. Na OJUP, a pelve é visualizada como uma área medial sonolucente grande cercada de estruturas sonolucentes menores e arredondadas representando cálices dilatados. Às vezes, observam-se cálices dilatados conectando-se à pelve via infundíbulos dilatados (Fig. 49-5). Mais recentemente, Dias et al. demonstraram que a dilatação da pelve renal pré-natal pode prever a necessidade de correção cirúrgica da JUP (Dias et al., 2013).

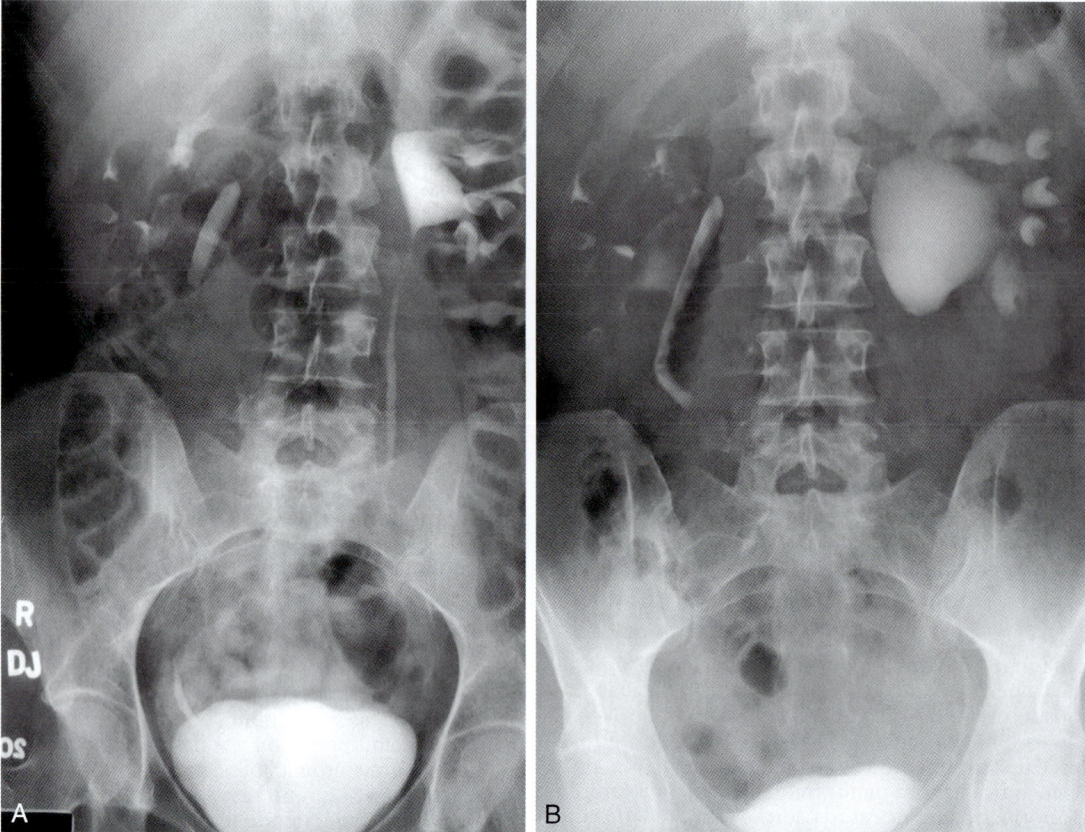

Figura 49-2. A, Este paciente com dor intermitente no flanco esquerdo foi submetido a uma urografia intravenosa. Os cálices são acentuados bilateralmente sem evidência de obstrução. Contudo, há uma pelve "em forma de caixa" do lado esquerdo, que pode estar associada à obstrução intermitente. **B,** Esta urografia intravenosa no mesmo paciente foi realizada juntamente com a injeção de furosemida intravenosa, que possibilitou a identificação da óbvia obstrução da junção ureteropélvica no lado esquerdo. Os sintomas do paciente foram subsequentemente aliviados com pieloplastia esquerda.

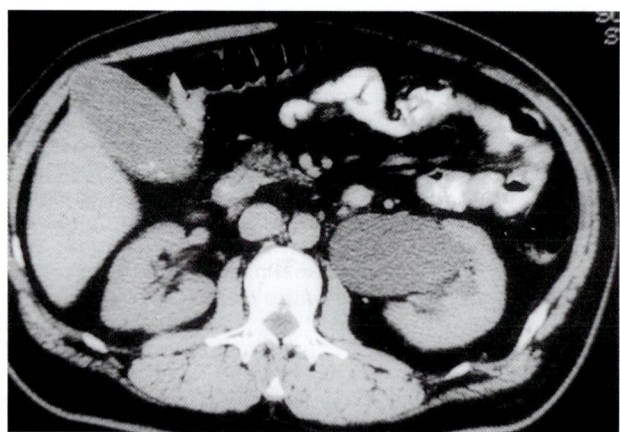

Figura 49-3. Exame de tomografia computadorizada sem contraste realizado devido à revelação de hidronefrose no nível da junção ureteropélvica (JUP) pelo estudo radiográfico inicial em um paciente com dor no flanco esquerdo. Não foi visualizado nenhum cálculo, tendo sido considerado um diagnóstico presumido de obstrução da JUP. Isto se provou correto em exames radiográficos subsequentes.

Ocasionalmente, pode-se observar um córtex real de aparência sólida ao redor das áreas sonolucentes ou separando os cálices dilatados. Em compensação, os cistos de rins multicísticos são visualizados como áreas sonolucentes de diversos tamanhos em distribuição aleatória. Embora os cistos possam estar conectados, isto é raramente visualizado sonograficamente. Ademais, pouco tecido sólido é visualizado, e o que está presente possui uma distribuição aleatória entre os cistos. Raramente, um cisto grande de localização central pode causar confusão no diagnóstico (King et al., 1984a). Neste caso, deve-se realizar uma varredura renal. Especificamente, uma varredura com ácido dietilenotriamenopentacético marcado com tecnécio Tc99m (DTPA-^{99m}Tc) permite a diferenciação dessas duas entidades. Rins multicísticos raramente revelam concentração desse isótopo. Quando a captação é visualizada, as áreas de tecido funcional são inicialmente discretas e são em geral mediais em relação ao volume da massa, que, em si, permanece sendo uma área "fria". Por outro lado, rins de recém-nascidos com OJUP geralmente demonstram boa concentração do isótopo. Ademais, mesmo com obstrução intensa na qual permanece apenas um rebordo de córtex, a captação do isótopo será observada perifericamente no córtex, novamente auxiliando na diferenciação deste em relação a rins multicísticos (King et al., 1984a).

Cintilografia com diurético é eficaz para prever a recuperação da função em casos nos quais a urografia intravenosa não mostre eliminação. A cintilografia com diurético permite a quantificação do grau de obstrução e pode ajudar a diferenciar o nível da obstrução. Atualmente, mercaptoacetiltriglicina marcada com ^{99m}Tc (MAG3-^{99m}Tc, ou MAG3) é o isótopo de preferência em relação ao DTPA-^{99m}Tc ou Hippuran radioiodinizado devido a considerações favoráveis de imagem e dosimetria (Roarke e Sandler, 1998). **A cintilografia renal com diurético continua sendo um exame comumente utilizado para diagnosticar obstruções tanto da JUP quanto ureterais, pois oferece dados quantitativos a respeito da função e obstrução renal diferencial, mesmo em unidades renais hidronefróticas.** O renograma diurético não é invasivo e está prontamente disponível na maioria dos centros médicos. Idealmente, pode ser usado para acompanhar pacientes em relação à perda de função, mais efetivamente quando um protocolo-

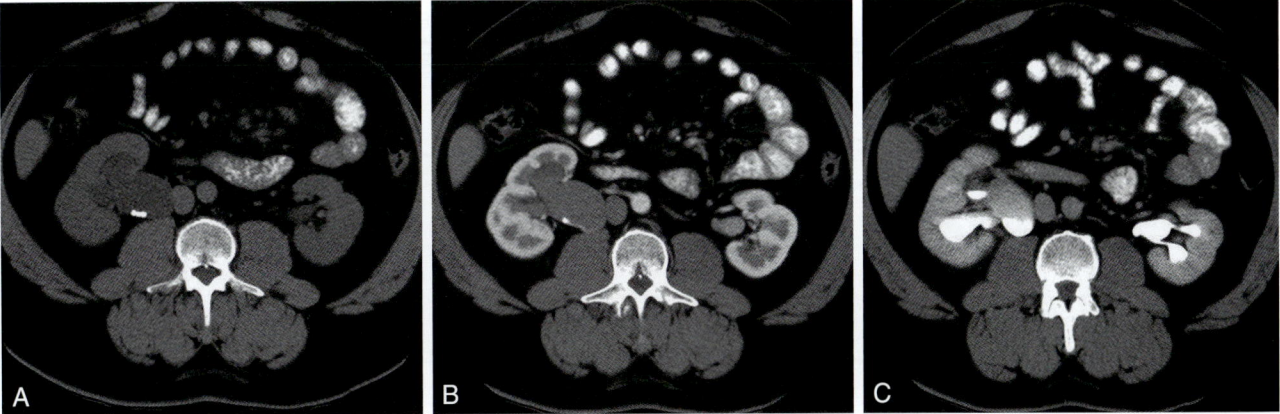

Figura 49-4. A, Tomografia computadorizada realçada com contraste identificando uma aparência clássica da junção ureteropélvica (JUP) de acordo com a imagem de estágio inicial. **B,** As imagens iniciais revelam nefrograma normal e preenchimento retardado da JUP obstruída dilatada. **C,** Imagens retardadas demonstram atraso na drenagem do contraste à direita em comparação com o lado esquerdo normal.

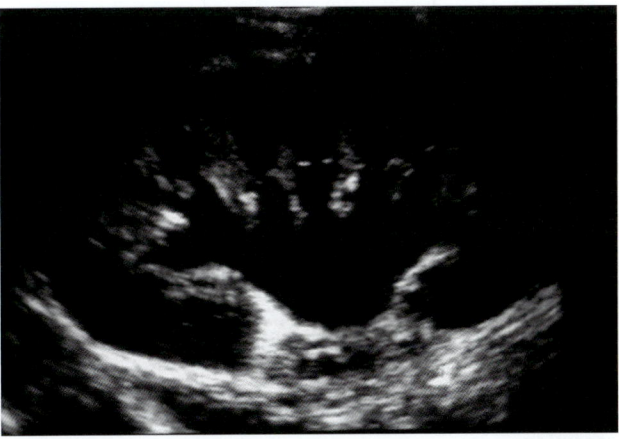

Figura 49-5. Imagem clássica de ultrassom da obstrução da junção ureteropélvica, com pelve renal, infundíbulos e cálices dilatados. O ureter não é visualizado nesta imagem.

padrão é utilizado. O diurético é administrado 20 minutos antes do estudo para dar tempo de preencher o sistema coletor. Um estudo considerou o renograma diurético útil em crianças para descartar OJUP concomitante com refluxo de alto grau associado (Stauss et al., 2003). Há evidências de que o renograma diurético usando MAG3 é um exame mais preciso para pacientes com OJUP após intervenção terapêutica (Niemczyk et al., 1999) (Fig. 49-6).

O diagnóstico de OJUP pode geralmente ser feito com um alto grau de certeza com base na apresentação clínica e nos resultados de qualquer um ou mais dos estudos de imagem já mencionados aqui. É preferível ter uma combinação de exames anatômicos e funcionais, como a pielografia retrógrada e a cintilografia com diurético, para planejar melhor a terapia. A pielografia retrógrada, portanto, tem a função de confirmar o diagnóstico e de demonstrar o local exato e a natureza da obstrução antes da correção. Na maioria dos casos, esse exame é realizado no momento da intervenção cirúrgica planejada para evitar o risco de infecção no sistema com obstrução. Contudo, a pielografia retrógrada é indicada emergencialmente sempre que houver necessidade de descompressão aguda da OJUP, como no caso de infecção ou comprometimento da função renal. **Se a manipulação retrógrada citoscópica não tiver sucesso ou oferecer risco, especialmente em recém-nascidos e bebês, o uso de nefrostomia percutânea é preferível.** Isto permite a realização de exames anterógrados que auxiliarão a definir a natureza e a exata localização anatômica da obstrução. Também permite a descompressão do sistema em pacientes com infecção associada ou comprometimento da função renal, e permite avaliar a capacidade de recuperação da função renal após a descompressão. **Quando ainda houver dúvidas a respeito** da significância clínica de um sistema coletor dilatado, a inserção de um tubo de nefrostomia percutânea permite acesso para a realização de exames de pressão dinâmica. Descrita pela primeira vez por Whitaker em 1973, a pelve renal é perfundida continuamente a uma taxa de 10 mL/min com solução salina normal ou solução de contraste radiográfico diluída sob controle fluoroscópico. A pressão pélvica renal é monitorada durante a infusão, e o gradiente de pressão na JUP é determinado. Durante a infusão, a bexiga é continuamente drenada com um cateter fixo para prevenir a transmissão de pressões intravesicais. Pressão pélvica renal de até 12 a 15 cm H_2O durante esta infusão sugere um sistema não obstruído. Em compensação, pressões de mais de 15 a 22 cm H_2O são altamente sugestivas de obstrução funcional. Pressões entre estes extremos podem não servir para diagnóstico (O'Reilly, 1986).

Embora exames de perfusão de pressão geralmente possam oferecer informações valiosas a respeito do significado funcional de uma aparente obstrução, estes exames podem ser às vezes imprecisos. Essa imprecisão pode ser resultado de variações na anatomia e complacência pélvica renal (Koff et al., 1986) ou de variações posicionais (Ellis et al., 1995). O urologista deve comparar a apresentação clínica com os resultados de todos os exames diagnósticos realizados para identificar a melhor intervenção clínica.

Indicações e Opções para Intervenção

As atuais indicações para intervenção em casos de OJUP incluem a presença de sintomas associados à obstrução, perda da função renal geral, ou perda progressiva da função ipsolateral, desenvolvimento de cálculos ou infecção, ou, raramente, hipertensão arterial secundária. O objetivo primário da intervenção é aliviar os sintomas e preservar ou melhorar a função renal. Tradicionalmente, essa intervenção deve ser um procedimento de reconstrução visando à restauração da desobstrução do fluxo urinário. Isto é especialmente verdadeiro para recém-nascidos, bebês ou crianças em quem a correção precoce é desejável, pois estes pacientes terão a melhor chance de melhora da função renal após o alívio da obstrução (Bejjani e Belman, 1982; Roth e Gonzales, 1983; Wolpert et al., 1989). No entanto, o momento da correção em recém-nascidos continua sendo controverso (DiSandro e Kogan, 1998; Koff, 1998; Hanna, 2000; Koff, 2000; Shokeir e Nijman, 2000), principalmente devido à dificuldade de definir quais rins estão realmente em risco de obstrução funcional. Em um estudo prospectivo com 104 recém-nascidos com hidronefrose unilateral primária cuja causa suspeitava-se de OJUP, após um período de acompanhamento médio de 21 meses, apenas sete (7%) necessitaram de pieloplastia para obstrução funcional, definida como uma progressão da hidronefrose ou uma redução de 10% da taxa de filtração glomerular diferencial em ultrassonografia serial e cintilografia com diurético (Koff e Campbell, 1994). Todos os pacientes tratados tiveram suas funções renais de volta aos níveis de predeterminação, respaldando a seletividade do tratamento não cirúrgico de hidronefrose neonatal.

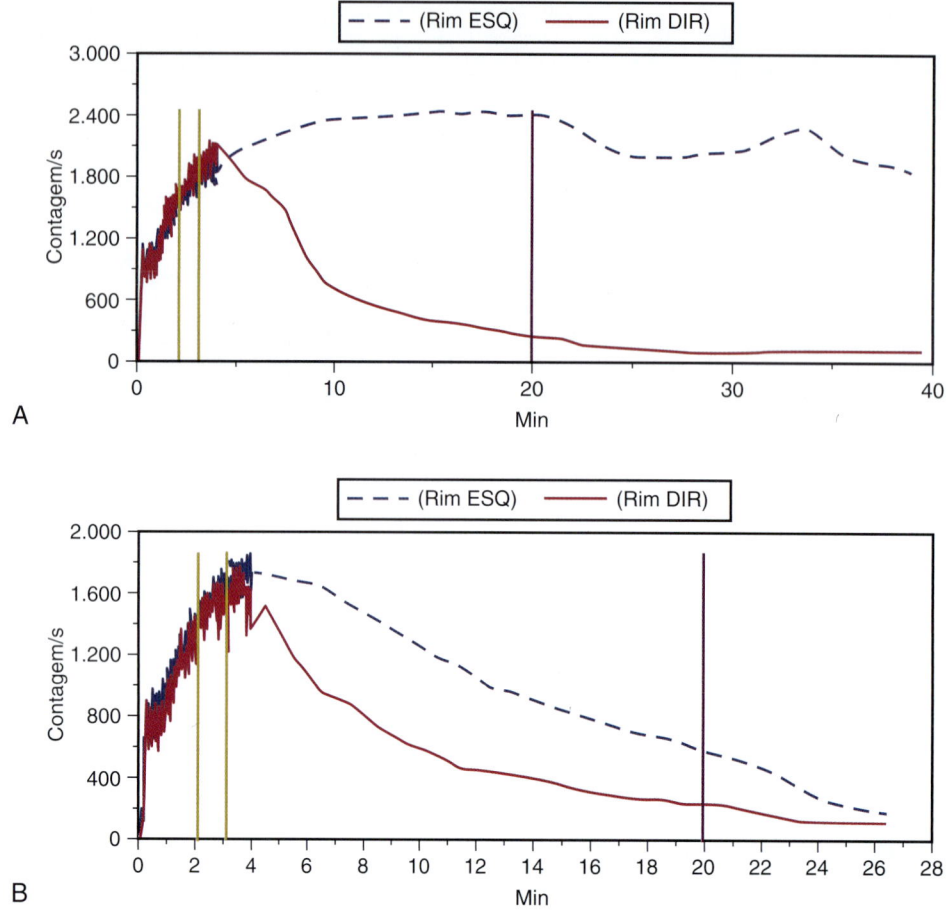

Figura 49-6. A, Renograma com diurético usando mercaptoacetiltriglicina marcada com ⁹⁹ᵐTc (MAG3) revelando obstrução funcional da junção ureteropélvica no rim esquerdo, com T ½ de mais de 40 minutos. Foi administrada furosemida em 20 minutos de exame *(linha vertical roxa)*. B, O exame de acompanhamento revela drenagem renal normal após pieloplastia robótica com drenagem espontânea antes da administração de furosemida.

A OJUP pode não se tornar aparente até a meia-idade ou mais (Jacobs et al., 1979). **Ocasionalmente, se o paciente é assintomático e o significado fisiológico da obstrução parece ser indeterminado, recomenda-se observação atenta com varreduras renais de acompanhamento.** Gurbuz et al. observaram OJUP minimamente sintomática e verificaram que 29% necessitaram de cirurgia durante um período de 4 anos (Gurbuz et al., 2011). Gulur et al. observaram que três de 14 pacientes com OJUP perderam menos de 10% da função renal durante uma média de 44 meses de observação (Gulur et al., 2009). Porém a maioria dos pacientes afetados acabou por se beneficiar da intervenção reconstrutiva (Jacobs et al., 1979; Clark e Malek, 1987; O'Reilly, 1989). **Quando a intervenção é indicada, o procedimento de escolha tem sido historicamente a pieloplastia desmembrada; no entanto, abordagens endourológicas menos invasivas têm seu papel como alternativas** (Brannen et al., 1988; Motola et al., 1993a; Kletscher et al., 1995; Cohen et al., 1996; Nadler et al., 1996; Thomas et al., 1996; Tawfiek et al., 1998; Lechevallier et al., 1999; Gerber e Kim, 2000; Nakada, 2000; Conlin, 2002). **Ademais, a pieloplastia laparoscópica e robótica vem sendo cada vez mais aceita como terapia primária em centros devidamente experientes** (DiMarco et al., 2006; Rassweiler et al., 2007).

Embora as taxas de sucesso com a maioria das técnicas endourológicas não se tenham provado comparáveis com as da pieloplastia, foi sugerido que as taxas de sucesso podem ser melhoradas através da seleção cuidadosa dos pacientes. Em um importante estudo prospectivo, Van Cangh et al. (1994) obtiveram uma taxa de sucesso geral com endopielotomia de 73%. Contudo, esses pesquisadores verificaram que a presença de vasos transversos anômalos era um importante fator determinante para o sucesso (42% de taxa de sucesso no caso de presença de vaso transverso *vs.* taxa de sucesso de 86% sem vasos transversos). Ademais, quando a endopielotomia foi aplicada a pacientes com "um alto grau de obstrução", o índice de sucesso foi de apenas 60% em comparação com uma taxa de sucesso de 81% entre os pacientes com obstruções de "baixo grau". Quando pacientes com vasos anômalos e também alto grau de obstrução foram excluídos da análise, a taxa de sucesso melhorou para 95%, o que é equivalente à da pieloplastia aberta. Porém, outros estudos sugeriram um papel menos importante para esses fatores em relação ao seu impacto no sucesso do resultado (Gupta et al., 1997; Danuser et al., 1998; Nakada et al., 1998). O uso do Doppler se provou eficaz para o diagnóstico de vasos transversos anômalos, assim como as imagens de ressonância magnética (RM) e TC (Mitterberger et al., 2008). Além disso, uma abordagem endoscópica pode ser mais fácil em pacientes que sejam candidatos cirúrgicos insatisfatórios ou em pacientes pouco adequados a abordagens abdominais (Elabd et al., 2009).

Embora as indicações para intervenção em casos de OJUP sejam semelhantes independentemente da técnica, é fundamental discutir os riscos e benefícios de todas as opções disponíveis com os pacientes. Dessa maneira, cada paciente deve ser atendido individualmente com base em todas as informações anatômicas e funcionais disponíveis no pré-operatório. Neste contexto, muitos pacientes optarão por uma abordagem minimamente invasiva, mesmo sabendo que as taxas de sucesso podem ser menores ou que uma intervenção secundária pode ser necessária. Em consequência de estudos relacionando vasos transversos à impossibilidade de sucessos endourológicos, há um interesse cada vez maior no tratamento intraoperatório da JUP e do vaso transverso tanto através de uma abordagem aberta quanto laparoscópica (Conlin, 2002). **Portanto, para OJUP secundária, continua sendo razoável recomendar uma abordagem aberta ou laparoscópica no** paciente cujo tratamento endourológico primário tenha falhado, e uma abordagem endourológica naqueles em quem a correção aberta ou laparoscópica tenha falhado. Há que se observar que os resultados do tratamento endourológico após pieloplastias sem sucesso continuam excelentes (Jabbour et al., 1998; Canes et al., 2008; Patel et al., 2011).

Raramente, a nefrectomia pode ser o procedimento de escolha. Indicações para nefrectomia como terapia primária incluem redução da função ou não funcionamento do componente renal envolvido e rim contralateral normal com base em exames radiográficos e nucleares. Esses pacientes podem ser sintomáticos com infecções do trato urinário ou dor. Nesses casos, ultrassonografia ou TC são geralmente realizadas, revelando apenas uma fina camada de parênquima remanescente. A cintilografia com diurético **pode oferecer medidas quantitativas da função renal, e, no geral, os rins com menos de 15% de função diferencial não podem ser recuperados em adultos.** Se o potencial de recuperação da função ainda não estiver claro, um *stent* interno ou uma nefrostomia percutânea podem ser introduzidos para alívio temporário da obstrução, repetindo-se subsequentemente os exames de função renal. Nefrectomia também pode ser considerada nos pacientes em quem a obstrução tenha causado a formação de cálculos extensivos com infecção crônica e perda significativa de função perante um rim contralateral normal. A remoção do rim também pode ser uma opção no que diz respeito à reconstrução em pacientes nos quais tentativas repetidas de correção tenham falhado e nos quais outras intervenções seriam, portanto, extremamente complicadas. Essa opção deve ser considerada apenas quando o rim contralateral for essencialmente normal.

Opções de Intervenção

Tratamento Endourológico. A intervenção cirúrgica em caso de OJUP tem historicamente proporcionado uma JUP amplamente patente, bem posicionada e afunilada. Além disso, a opção de reduzir o tamanho da pelve renal está prontamente disponível nessa abordagem. Embora a pieloplastia formal tenha demonstrado ao longo do tempo uma taxa de sucesso publicada de aproximadamente 95%, alternativas endourológicas à reconstrução cirúrgica padrão ainda são usadas (Clark et al., 1987; Elabd et al., 2009). **As vantagens das abordagens endourológicas incluem menor tempo de internação hospitalar e recuperação pós-operatória mais rápida. Contudo, a taxa de sucesso não se aproxima da verificada com pieloplastia aberta, laparoscópica ou robótica. Ademais, considerando que a pieloplastia aberta, laparoscópica ou robótica pode ser aplicada a praticamente qualquer variação anatômica de OJUP, a possibilidade de qualquer alternativa menos invasiva requer que o cirurgião leve em conta o grau de hidronefrose, função renal ipsolateral, cálculos concomitantes, e possivelmente a presença de vasos transversos.** Há que se notar que Albani et al. (2004) relataram resultados atuais de longo prazo com diversas abordagens de endopielotomia com um índice de sucesso de 67%, sendo que a maioria das falhas ocorreu nos primeiros 32 meses. Mais recentemente, DiMarco et al. (2006) relataram o acompanhamento em longo prazo de mais de 400 pacientes submetidos a endopielotomia anterógrada percutânea ou pieloplastia. Os índices de sucesso de 3, 5 e 10 anos foram superiores para pieloplastia: 85% *versus* 63%, 80% *versus* 55%, e 75% *versus* 41%. Além disso, Rassweiler et al. (2007) compararam a endopielotomia retrógrada a *laser* à pieloplastia retroperitoneal laparoscópica em 256 pacientes em uma experiência de 10 anos de um cirurgião e verificaram índices de sucesso de 73% para a endopielotomia em comparação a 94% para pieloplastia.

O tratamento endourológico de OJUP foi introduzido por Ramsay et al. em 1984 como uma "pielólise percutânea", tendo sido posteriormente popularizada nos Estados Unidos por Badlani et al. (1986), que criaram o termo *endopielotomia*. **Embora várias nuances da técnica tenham sido descritas** (Korth et al., 1988; Van Cangh et al., 1989; Ono et al., 1992), **o conceito básico de endopielotomia é uma incisão lateral de espessura total através do ureter proximal obstruído, a partir do lúmen ureteral em direção à gordura peripélvica e periureteral.** É colocado um *stent* através da incisão, deixando cicatrizar, seguindo o trabalho original de Davis em 1943, que realizou uma "ureterotomia entubada" para corrigir a OJUP. Subsequentemente, técnicas alternativas usando uma abordagem retrógrada em relação à JUP foram desenvolvidas. A abordagem retrógrada mais utilizada atualmente é a abordagem ureteroscópica, normalmente usando *laser* de hólmio para cortar a JUP sob controle visual direto. Alternativamente, endopielotomia com técnica de dilatação com balão, onde a JUP é cortada sob controle fluoroscópico, ou endopieloplastia percutânea podem ser usadas (Gill et al., 2002; Elabd et al., 2009). Recentemente, Vaarala et al. relataram uma pequena série de 64 pacientes submetidos a endopielotomia anterógrada ou retrógrada com bisturi frio ou de dilatação com balão. Nesse estudo, os índices de sucesso variaram de 79% a 83%, sem diferenças estatisticamente significativas entre os três tratamentos (Vaarala et al., 2008). Há que se destacar que as complicações de transplantes são particularmente adequadas para tratamento endoscópico, seja por via anterógrada ou por via retrógrada (Schumacher et al., 2006; Gdor et al., 2008b). **No que diz respeito à eficácia, continua havendo poucas evidências de diferenças significativas entre as técnicas de endopielotomia. As diferenças estão nas considerações técnicas e complicações.**

Endopielotomia Percutânea Anterógrada

Indicações e Contraindicações. As indicações de intervenção em qualquer paciente com OJUP incluem a presença de sintomas, piora progressiva ou geral da função renal, desenvolvimento de cálculos ou infecção no trato superior, ou, raramente, hipertensão secundária. Historicamente, uma abordagem percutânea para tratamento definitivo de OJUP foi oferecida somente àqueles pacientes submetidos à remoção de cálculos associados ou àqueles em quem a pieloplastia aberta anterior não tenha sido bem-sucedida. No entanto, resultados encorajadores acabaram por levar vários centros a oferecer endopielotomia percutânea como terapia primária para praticamente todos os pacientes portadores de OJUP. **Mesmo com a aceitação da pieloplastia laparoscópica e robótica, a endopielotomia percutânea continua sendo adequada para pacientes com OJUP e cálculos pielocaliciais concomitantes, que podem ser então tratados simultaneamente. As contraindicações para endopielotomia são semelhantes às de qualquer abordagem endourológica, e incluem um segmento longo de obstrução (>2 cm), infecção ativa, e coagulopatia não tratada.** Considerando que o impacto de vasos anômalos transversos é controverso, a mera presença desses vasos não representa uma contraindicação para endopielotomia (Motola et al., 1993b; Nakada et al., 1998; Lam et al., 2003b). Contudo, o envolvimento significativo da JUP por vasos transversos pode ocasionalmente ser identificado, e isto pode tornar qualquer abordagem endourológica malsucedida. Quando tal envolvimento é sugerido por pielografia intravenosa ou retrógrada, ele pode ser confiavelmente verificado com TC helicoidal em 3D (Kumon et al., 1997) (Fig. 49-7).

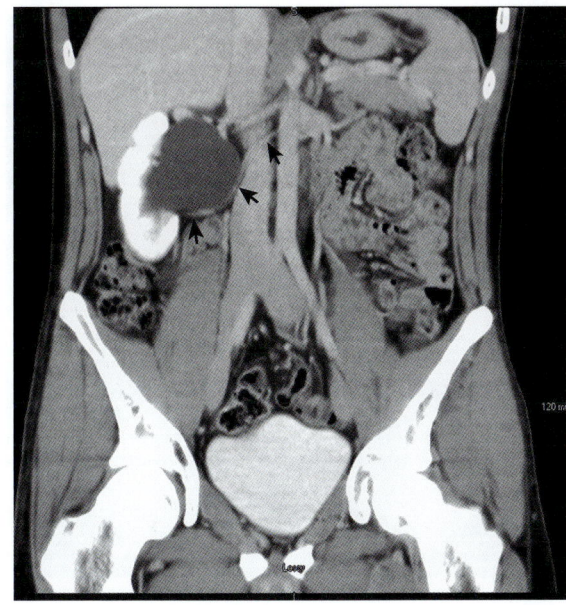

Figura 49-7. Tomografia computadorizada realçada com contraste revelando aparente obstrução da junção ureteropélvica direita neste paciente com dor no flanco direito. Pode-se visualizar uma artéria transversal anômala de polo inferior nesta secção coronal.

Preparação do Paciente. Pacientes submetidos à endopielotomia percutânea passam por avaliação e preparação pré-operatória como se estivessem sendo submetidos a qualquer intervenção renal percutânea, laparoscópica ou aberta. A avaliação inclui a verificação da presença de qualquer comorbidade que possa elevar o risco da anestesia. Exame de urina estéril deve ser obtido no momento da intervenção definitiva. Caso a infecção do trato superior não puder ser resolvida devido à obstrução, deve-se realizar desobstrução através do uso de *stents* internos ou de drenos de nefrostomia percutânea isoladamente. O paciente deve ser aconselhado a respeito dos riscos e benefícios do procedimento, e, particularmente, sobre o fato de que o índice de sucesso de qualquer abordagem endourológica, incluindo a endopielotomia percutânea, pode ser menor do que o observado em reconstrução formal. Os pacientes também devem ser aconselhados sobre o risco de hemorragia com necessidade de transfusão, fístula urinária, complicações relacionadas a drenagem e hidropneumotórax, principalmente se for utilizado acesso pelo polo superior.

Técnica. Uma endopielotomia não pode ser realizada com segurança por qualquer via até que o acesso através da JUP seja estabelecido. Isto pode ser feito de forma retrógrada citoscopicamente ou de modo anterógrado percutaneamente. Para acesso retrógrado, a JUP pode quase sempre ser atravessada usando-se um fio hidrofílico passado por um cateter de extremidade aberta. Uma vez que o fio hidrofílico for posicionado com sucesso no sistema pielocalicial, o cateter de extremidade aberta é avançado sobre o mesmo até a pelve renal. O fio pode então ser removido de forma que o material de contraste possa ser injetado através do cateter de extremidade aberta para guiar o subsequente acesso percutâneo.

Com o paciente em decúbito ventral, o local do acesso percutâneo é escolhido para permitir acesso direto à JUP. No geral, um cálice medioposterior ou superolateral é selecionado, embora ocasionalmente um cálice inferolateral possa ser usado. Normalmente, a JUP pode ser entubada de maneira anterógrada quando o trato é inicialmente estabelecido com controle fluoroscópico. Alternativamente, uma vez que o trato estiver dilatado e a nefroscopia tiver sido realizada, pode-se novamente passar um fio de maneira retrógrada através do cateter de extremidade aberta e seguro por cima de forma que o acesso irrestrito seja restabelecido. Em qualquer um dos casos, assim que for obtido acesso com um fio, um cateter de introdução é usado para passar um segundo fio como fio de segurança, portanto, havendo um fio de trabalho e outro de segurança no lugar. Neste ponto, o acesso percutâneo está concluído e a endopielotomia pode ser realizada.

Nas descrições originais da técnica tanto por parte do Institute of Urology de Londres (Ramsay et al., 1984) e do Long Island Jewish Hospital Hospital em Nova Iorque (Badlani et al., 1986), a endopielotomia foi realizada usando uma técnica de bisturi frio sob visão direta. Com um ou dois fios passados através da JUP, um "endopielótomo" de visão direta é usado. Este bisturi frio em forma de gancho pode ser usado para cortar completamente a JUP por toda sua espessura desde o lúmen ureteral até a gordura periureteral e peripélvica. **Estudos anatômicos rigorosos demonstraram que a incisão deve ser feita lateralmente, pois esta é a localização desprovida de vasos transversos** (Sampaio e Favorito, 1993; Sampaio, 1998). Porém, em casos de inserção alta, a incisão deve sim "marsupializar" o ureter proximal para dentro da pelve renal, de forma que uma incisão anterior ou posterior possa ser necessária. Quando tais incisões são feitas sob visão direta, qualquer vaso transverso pode ser diretamente visualizado e evitado. Além do endopielótomo, o *laser* de hólmio ou o cateter com balão dilatador com fio cortante também podem ser usados para realizar uma endopielotomia anterógrada.

Uma vez concluída a incisão, é feita a colocação do *stent*. Ainda não se chegou a um consenso em relação ao tamanho ou duração ideal do *stent* para a endopielotomia. Um *stent* de endopielotomia n° 14/7 Fr pode ser usado, passado de modo anterógrado com a extremidade de diâmetro maior do *stent* posicionada através da JUP. Em alguns casos, especialmente quando o paciente não recebeu nenhum *stent*, a passagem deste *stent* de calibre maior pode ser difícil. Nesses casos, um *stent* de endopielotomia n° 10/7 Fr ou até mesmo um *stent* interno n° 8 Fr padrão pode ser usado sem comprometer o resultado final. Uma vez determinado fluoroscopicamente o posicionamento adequado do *stent*, quaisquer fios de segurança remanescentes são retirados. Um grupo não demonstrou nenhuma diferença entre *stents* maiores e padrão em um estudo de endopielotomias em modelos porcinos (Moon et al., 1995). Alternativamente, Danuser et al. (2001) demonstraram melhores índices de sucesso usando um *stent* 27 Fr após endopielotomia percutânea em aproximadamente 2 anos de acompanhamento.

No contexto de alta inserção, a incisão pode ser geralmente estendida à porção dependente da pelve renal sob visão direta, preenchendo a lacuna entre a parede lateral do ureter e a parede medial da pelve, através da gordura periureteral e peripélvica (Fig. 49-8). Uma vez concluída a incisão, o *stent* já está posicionado no lugar e o dreno de nefrostomia é instituído por 24 a 48 horas.

Cuidado Pós-operatório. Recomenda-se evitar atividades extenuantes por 8 a 10 dias após o procedimento. O tamanho ideal do *stent*, a duração da manutenção do *stent* e o acompanhamento radiográfico após a endopielotomia ainda não estão claros (Canes et al., 2008). Um estudo, de fato, relatou um benefício com *stents* maiores em pacientes submetidos a endopielotomia anterógrada (71% *vs.* 93%); contudo, um cateter de diâmetro largo (27 Fr) foi usado durante as primeiras 3 semanas de pós-operatório (Danuser et al., 2001). Por outro lado, Klets-

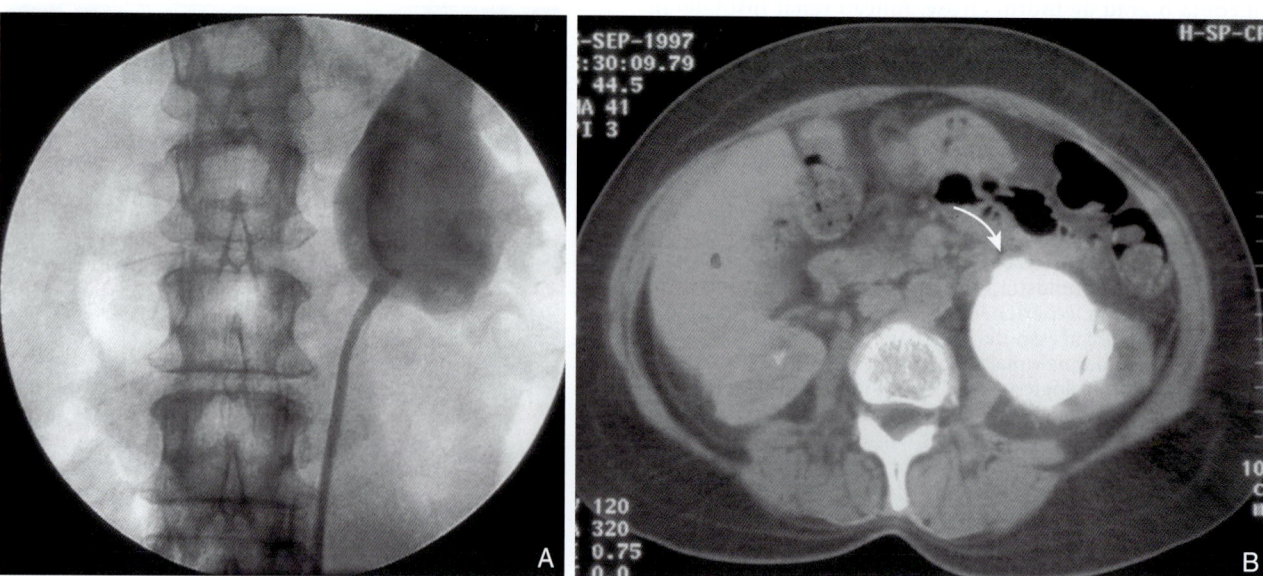

Figura 49-8. A, O estudo retrógrado neste paciente com obstrução da junção ureteropélvica esquerda revela "inserção alta" do ureter esquerdo. **B,** A tomografia computadorizada no mesmo paciente demonstra o ureter se inserindo no aspecto anatomicamente anterior da pelve renal. Deve-se fazer uma incisão "marsupializante" em uma direção realmente posterior a partir do ureter até a pelve renal.

cher et al. (1995) não verificaram nenhum benefício dos *stents* maiores, assim como Hwang et al. (1996). Wolf et al. (1997) verificaram maior sucesso usando *stents* maiores (12 Fr) em pacientes de endoureterotomia em uma revisão retrospectiva. Quanto à duração do *stent*, sabe-se menos. O relatório e recomendação original de 6 semanas de Davis (1943) ainda são frequentemente usados, embora Mandhani et al. (2003) não tenham identificado nenhuma diferença nos resultados quando compararam 57 pacientes em quem os *stents* permaneceram por 2 semanas em relação aos que passaram 4 semanas com o mesmo. Embora a necessidade de antibióticos profiláticos durante o tempo de permanência do *stent* no corpo não tenha respaldo na literatura, muitos usam uma dose supressora diária.

Uma vez removido o *stent*, o paciente retorna 1 mês depois para acompanhamento clínico e avaliação radiográfica. Em geral, isto inclui história, exame físico, urinálise e cintilografia com diurético. Caso o paciente permaneça assintomático e a cintilografia com diurético revele drenagem normal (T ½ normal), é realizada uma reavaliação 6 meses depois e a cada 12 meses subsequentemente. Grande parte da literatura indica que a maioria das falhas de endopielotomia ocorre no primeiro ano após o procedimento; contudo, estudos em longo prazo demonstram falhas bem além desse prazo (Nadler et al., 1996; Albani et al., 2004; DiMarco et al., 2006; Doo et al., 2007). Para a maioria dos adultos, um acompanhamento de 2 a 3 anos é justificável, pois estudos indicam que mesmo 36 meses depois são identificadas algumas falhas tardias, porém relativamente poucas são identificadas em 60 meses (Doo et al., 2007).

Resultados. Os resultados imediatos e em longo prazo da endopielotomia percutânea são bem estabelecidos. Embora a endopielotomia percutânea se compare favoravelmente à pieloplastia cirúrgica aberta em termos de dor pós-operatória, período de internação hospitalar, e retorno às atividades normais pré-hospitalização (Karlin et al., 1988; Brooks et al., 1995), a endopielotomia retrógrada e a pieloplastia laparoscópica e robótica também proporcionam convalescença favorável.

Gerber e Lyon em 1994 avaliaram o resultado de endopielotomia percutânea em 672 pacientes originários de 12 centros e verificaram um índice de sucesso variando de 57% a 100% (média: 73,5%) em acompanhamentos de duração entre 2 e 96 meses. Atualmente, índices de sucesso que se aproximam de 85% a 90% estão sendo relatados em centros experientes, com pouca diferença de resultado observada nos pacientes submetidos ao procedimento por OJUP primária *versus* secundária (Motola et al., 1993a; Kletscher et al., 1995; Shalhav et al., 1998). Como destaque, Knudsen et al. (2004) relataram resultados de longo prazo em 80 pacientes após o uso de bisturi frio e *laser* de hólmio para endopielotomia anterógrada, com acompanhamento de 55 meses. Esta série apresentou um índice de sucesso de 67%, ligeiramente abaixo do anteriormente relatado. É interessante observar que DiMarco et al. (2006) relataram 182 endopielotomias anterógradas com sobrevida sem recorrência de mais de 10 anos em um único centro de apenas 41%. Há que se observar que Schumacher et al. (2006) relataram três endopielotomias anterógradas bem-sucedidas em rins transplantados em 2006.

Quando a endopielotomia realmente falha, existem diversas opções, incluindo a endopielotomia retrógrada; repetição da endopielotomia percutânea, e; intervenção laparoscópica, robótica ou cirúrgica aberta. Ainda há um papel para a angiotomografia computadorizada helicoidal em caso de falha da endopielotomia, com o objetivo de descartar vasos transversos. Se for verificado algum vaso anômalo significativo, geralmente não se recomenda uma nova endopielotomia (Nakada et al., 1998; Sampaio, 1998; Nakada, 2000). **Alternativamente, em geral se oferece intervenção cirúrgica a qualquer paciente em quem a abordagem endourológica tenha falhado. Alguns estudos sugerem que os resultados da pieloplastia laparoscópica não são comprometidos**, apesar de Sundarem et al. terem relatado tempos cirúrgicos mais longos nestas circunstâncias (Motola et al., 1993b; Gupta et al., 1997; Conlin, 2002; Sundaram et al., 2003).

Complicações. **As complicações associadas à endopielotomia percutânea são equivalentes às associadas à nefrolitotomia percutânea** (Badlani et al., 1988; Weiss et al., 1988; Cassis et al., 1991; Malden et al., 1992; Bellman, 1996), **sendo que hemorragia é um risco de qualquer procedimento percutâneo no trato superior, inclusive da endopielotomia**. Porém, devido ao fato de que nos pacientes com OJUP o parênquima renal é normalmente mais fino do que o de rins normais e de que o sistema coletor está dilatado, o risco pode ser diferente daquele da população em geral de pacientes de cálculo submetidos à manipulação percutânea. O tratamento agudo nesses casos é geralmente conservador no início: repouso absoluto, hidratação, e transfusão se necessário. O tubo de nefrostomia não deve ser agudamente irrigado. Em vez disso, é preferível permitir que o sistema pielocalicial estanque a hemorragia. Quando o sangramento contínuo não responde a essas medidas conservadoras, o próximo passo é a embolização angiográfica seletiva. **Em geral, o urologista deve ter um limiar baixo para passar para a angiografia, a fim de minimizar a necessidade de transfusão e de possíveis explorações. Uma embolização angiográfica bem-sucedida normalmente evita a necessidade de intervenção cirúrgica.**

Infecção é um risco de qualquer manipulação do trato urinário, incluindo endopielotomia percutânea, e deve-se tentar de todas as maneiras esterilizar o trato urinário antes do procedimento. Considerando que não há comprovações sobre o papel de antibióticos profiláticos no início do procedimento no contexto de uma urina estéril, a maioria dos urologistas deixa uma cefalosporina de segunda geração "de prontidão" para o procedimento. Deve-se considerar o uso de antibióticos profiláticos enquanto o *stent* da endopielotomia permanecer no corpo durante o mês subsequente ao procedimento, principalmente em mulheres que são mais propensas a bacteriúria.

Obstrução persistente é rara no período pós-operatório inicial devido ao *stent* interno. Ocasionalmente, o *stent* pode ficar obstruído por coágulos de sangue, sendo que drenagem de nefrostomia contínua por alguns dias normalmente permite que o problema se resolva espontaneamente.

Endopieloplastia Percutânea. Endopieloplastia percutânea é uma técnica híbrida descrita como uma correção endoscópica de Heineke-Mikulicz realizada através do trato percutâneo. Em outras palavras, a endopieloplastia combina a endopielotomia percutânea e a endoplastia de Fenger. Stein et al. relataram 55 pacientes com acompanhamento em curto prazo com mais de 90% de taxa de sucesso (Stein et al., 2007). A endopieloplastia pode não ser eficaz para a OJUP secundária, pois a cicatrização dos tecidos pode inibir a reconstrução endoscópica. Mais recentemente, uma modificação da técnica foi apresentada, que não exige nenhum equipamento especializado (porta-agulhas laparoscópicas e um nefroscópio) em 10 pacientes (Lezrek et al., 2012). Independentemente disso, este procedimento é menos convencional atualmente.

Endopielotomia Percutânea e Nefrolitotomia Simultânea. A **endopielotomia percutânea é apropriada quando a OJUP está associada a cálculos patológicos do trato superior, pois os cálculos podem ser tratados concomitantemente**. Nesses casos, o acesso percutâneo é novamente estabelecido com um fio através da JUP. O cálculo deve ser removido antes da endopielotomia de forma que fragmentos de pedra não migrem para o tecido peripieloureteral, como pode acontecer caso a endopielotomia seja realizada primeiro. Caso contrário, pode ocorrer obstrução localizada por fibrose ou formação de granuloma (Giddens et al., 2000; Streem, 2000). O urologista deve tomar cuidado para se certificar de que a OJUP não é decorrente de edema do cálculo concomitante, especialmente em casos de cálculos na pelve renal. Nessa circunstância, o tratamento inicial dos cálculos percutaneamente e a subsequente avaliação radiográfica da JUP uma vez removido o cálculo são as atitudes mais prudentes. Além disso, se for mantido o tubo de nefrostomia, um exame de Whitaker serve como avaliação direta e definitiva de obstrução persistente. Ao contrário, OJUP e cálculos solitários do polo inferior não representam um dilema quanto a edema da JUP, e o tratamento percutâneo combinado continua sendo mais eficiente. Alternativamente, pieloplastia laparoscópica ou robótica com remoção de cálculo concomitante também é eficaz nesses pacientes. Geralmente, o fator decisivo entre as abordagens percutânea e laparoscópica está relacionado ao ônus do cálculo presente e à experiência do cirurgião (Sutherland e Jarrett, 2009).

Endopielotomia Ureteroscópica Retrógrada. A abordagem ureteroscópica para a endopielotomia foi sugerida pela primeira vez em 1985, quando Bagley et al. relataram uma abordagem combinada percutânea e ureteroscopica flexível para tratamento de uma JUP "obliterada" (Bagley et al., 1985). Posteriormente, Inglis e Tolley (1986) relataram uma "pielólise" ureteroscópica para OJUP. Logo depois, Clayman et al. relataram uma experiência inicial em um pequeno número de pacientes com endopielotomia ureteroscópica com um eletrodo de corte de 3 Fr ou 5 Fr passado sob visão direta usando ureteroscópios grandes, rígidos ou flexíveis. Nessa série, entretanto, um tubo de nefrostomia de 8 Fr foi colocado no início do procedimento e deixado por pelo menos 48 horas. Portanto, essa série ainda representou uma abordagem endourológica "combinada" para a endopielotomia. *Stents* eram rotineiramente deixados no lugar por 6 a 8 semanas, após as quais estudos diagnósticos eram realizados. Com um acompanhamento médio de quase 1 ano, um índice de sucesso de 81% foi alcançado em 16 pacientes. Contudo, dois pacientes desenvolveram estenoses ureterais distais, provavelmente em decorrência da instrumentação rígida de diâmetro maior. Endopielotomias ureteroscópicas com bisturi frio ainda são relatadas. Butani e Eschghi (2008) identificaram índices de sucesso de 96% em procedimentos primários com uma média de 5 anos de acompanhamento, embora tenham sido necessários ureteroscopia rígida e *stents* pré-procedimento.

Avanços na instrumentação e técnica hoje permitem que uma abordagem ureteroscópica seja realizada confiavelmente em um mesmo contexto (Conlin e Bagley, 1998), sendo que esta é atualmente considerada como padrão. **A principal vantagem de uma abordagem ureteroscópica é que ela permite a visualização direta da JUP e a garantia do posicionamento adequado e da integralidade da espessura da incisão de endopielotomia sem a necessidade de acesso percutâneo.** Outra vantagem da abordagem ureteroscópica é a redução de custos em comparação com o uso do balão de dilatação, presumindo-se que o equipamento ureteroscópico e a eletroincisão ou *laser* de hólmio já estejam disponíveis. Ademais, os riscos e morbidade do acesso percutâneo são evitados com o procedimento ureteroscópico. Gettman et al. verificaram que a endopielotomia ureteroscópica retrógrada era mais custoefetiva do que a endopielotomia com balão de dilatação com cautério, a endopielotomia anterógrada e a pieloplastia para tratamento de OJUP, levando-se em conta as falhas de tratamento (Gettman et al., 2003).

Indicações e Contraindicações. As indicações para endopielotomia ureteroscópica incluem obstrução funcionalmente significativa, conforme definido anteriormente. As contraindicações incluem grandes áreas de obstrução e cálculos do trato superior, que são mais bem tratadas simultaneamente com abordagens alternativas, em geral percutânea ou laparoscopicamente. Outra consideração é que em pacientes com hidronefrose significativa, as evidências indicam que uma endopielotomia anterógrada pode ser mais eficaz (Lam et al., 2003b).

Técnica. O instrumento que permite o acesso retrógrado mais direto à JUP, e também o que proporciona um canal de trabalho efetivo, é o ureteroscópio semirrígido de pequeno calibre (≤7 Fr). Em mulheres, a JUP pode geralmente ser acessada com um ureteroscópio semirrígido de 6,9 Fr. Em homens, ureteroscópios flexíveis de deflexão ativa e de calibre pequeno (≤7,5 Fr) são normalmente usados, e, atualmente, com a disponibilidade de melhores bainhas de acesso ureteral e melhores ureteroscópios flexíveis, muitas endopielotomias retrógradas são feitas usando o ureteroscópio flexível.

Utiliza-se anestesia geral para minimizar os movimentos do paciente durante a ureteroscopia e a subsequente incisão da JUP. Em preparação para a endopielotomia, uma pielografia retrógrada é realizada sob controle fluoroscópico no início do procedimento. Um fio-guia hidrofílico é passado citoscopicamente sob controle fluoroscópico e enrolado no sistema pielocalicial. O citoscópio é então retirado e substituído pelo ureteroscópio semirrígido. O ureteroscópio é passado ao longo do fio-guia até o nível da JUP. Se o ureter distal for estreito demais para permitir que o ureteroscópio seja passado facilmente, o ureter intramural pode ser dilatado usando-se um balão de 5 mm ou um cateter "introdutório" de 9 ou 10 Fr. Se o ureter ainda for estreito demais em qualquer ponto para acomodar facilmente o ureteroscópio, então um *stent* interno é colocado e o procedimento é postergado por 5 a 10 dias para permitir a dilatação passiva do ureter. Alternativamente, um ureteroscópio de deflexão ativa pode ser usado, e, na maior parte dos casos, uma bainha de acesso ureteral é bastante útil. A bainha permite a rápida transferência do ureteroscópio para avaliação da JUP. Uma vez que o ureteroscópio flexível é passado até a JUP, uma fibra de hólmio de 200 μm é colocada através do canal de trabalho e a JUP é incisada no devido local, conforme sugerido pelos exames radiográficos (Figs. 49-9 e 49-10).

Uma vez que o ureteroscópio alcançou a JUP, a pelve renal é drenada para auxiliar o movimento através da JUP durante a incisão. Ao usar um ureteroscópio semirrígido, a fibra de *laser* de hólmio de 200 ou 365 μm é inserida através do canal de trabalho conforme o posicionamento do ureteroscópio na extensão proximal da JUP ou na própria pelve renal. Com um parâmetro de 0,8 a 1,2 J e uma frequência de 10 a 15 Hz, a JUP é incisada, normalmente em direção posterolateral, enquanto o ureteroscópio é retirado para trás e para baixo da JUP. Este procedimento é repetido, e a incisão é gradativamente aprofundada, estendendo-se até o espaço retroperitoneal peripélvico e periureteral. Pelo fato de que isto é feito gradativamente e sob visão direta, quaisquer vasos visualizados, e, portanto, sangramentos potencialmente significativos, são geralmente evitados.

A incisão é realizada caudalmente no tecido ureteral normal, até que a JUP esteja amplamente patente. Injeção de material de contraste através do ureteroscópio pode demonstrar extravasamento e confirmar a adequação da profundidade da incisão, embora isto normalmente não seja necessário, pois todo o procedimento é realizado sob visão direta. Dilatação com balão de até 24 Fr também pode ser realizada para concluir a incisão. Se qualquer pequeno ponto de sangramento for visualizado ureteroscopicamente, este pode ser tratado ao desfocalizar o *laser* de hólmio. Da mesma forma, o balão pode ser reinflado para permitir tamponamento por 10 minutos para verificar se o sangramento termina. O ureteroscópio é então removido do ureter enquanto o fio de segurança é deixado no lugar na pelve renal para subsequente passagem de um *stent*. Estudos experimentais demonstraram que uma dilatação de 36 Fr com balão isoladamente pode criar incisões lineares na JUP (Pearle et al., 1994). **Embora a dilatação retrógrada com balão isoladamente tenha sido relatada no tratamento de OJUP, estudos de acompanhamento em longo prazo demonstraram uma queda no índice de sucesso com o tempo de até 42%** (McClinton et al., 1993; Webber et al., 1997).

Uma vez removido o ureteroscópio, um *stent* empurra o fio remanescente utilizando orientação fluoroscópica. Um cateter de Foley é deixado, novamente para evitar o risco de refluxo e extravasamento no local da incisão da endopielotomia e para identificar rapidamente qualquer sangramento significativo. O renograma com diurético é realizado 4 semanas depois da remoção do *stent* para avaliar os resultados. O acompanhamento clínico e radiográfico é então continuado a intervalos de 6 a 12 meses por 24 a 32 meses.

Resultados. Biyani et al. (1997) descreveram sua experiência inicial com a abordagem ureteroscópica usando energia de *laser* de hólmio. Com um acompanhamento médio de pouco mais de 12 meses, eles obtiveram um índice de sucesso de 87,5% em um pequeno grupo de pacientes. Um paciente desenvolveu urinoma, que foi tratado conservadoramente. Em 1998, Renner et al. relataram uma série maior de pacientes submetidos a endopielotomia ureteroscópica a *laser*. Com um ureteroscópio semirrígido, a JUP era incisada na localização posterolateral a menos que fossem visualizados vasos nessa área, em cujo caso era feita uma incisão contralateral. Tawfiek et al. (1998) relataram a experiência do Jefferson Medical College com a endopielotomia ureteroscópica. Esses pesquisadores combinaram ultrassom endoluminal com sua abordagem ureteroscópica para identificar definitivamente vasos transversos ou septo ureteropélvico, que está presente em pacientes com inserção alta dos ureteres. Os autores acreditam que isto os ajudou a determinar definitivamente o local da incisão em suas endopielotomias. Diferentes modalidades foram usadas para a endopielotomia em si, incluindo eletrocautério e *laser* de hólmio. Um índice de sucesso de 87,5% foi obtido em 32 pacientes. Não houve nenhuma complicação de sangramento significativa, e todos os pacientes receberam alta 24 horas após o procedimento.

Vários pesquisadores já relataram índices de sucesso de 70% a 80% com períodos de acompanhamento de até 5 anos usando endopielotomia ureteroscópica com *laser* de hólmio (Gerber e Kim, 2000; Matin et al., 2003, Elabd et al., 2009). Yanke relatou 128 casos de endopielotomias ureteroscópicas retrógradas com um índice de sucesso de 60% em 20 meses; Rassweiler et al. relataram 73% de sucesso em 113 pacientes em 63 meses (Rassweiler et al., 2007; Yanke et al., 2008). Melhores resultados foram verificados por Conlin (índice de sucesso de 91%) com endopielotomia retrógrada ao descartar pacientes com vasos anômalos de mais de 4 mm usando ultrassonografia pré-operatória (Conlin, 2002). Giddens et al. também publicaram excelentes resultados após descartar pacientes com vasos transversos anteriores e posteriores usando ultrassom endoluminal (Giddens et al., 2000). **Atualmente, o ultrassom endoluminal é raramente utilizado para identificar vasos anômalos, pois é possível obter informação semelhante utilizando exames menos invasivos** (Mitterberger et al., 2008). **Independentemente disso, os melhores índices de sucesso na endopielotomia ainda ficam atrás dos da pieloplastia aberta ou laparoscópica.**

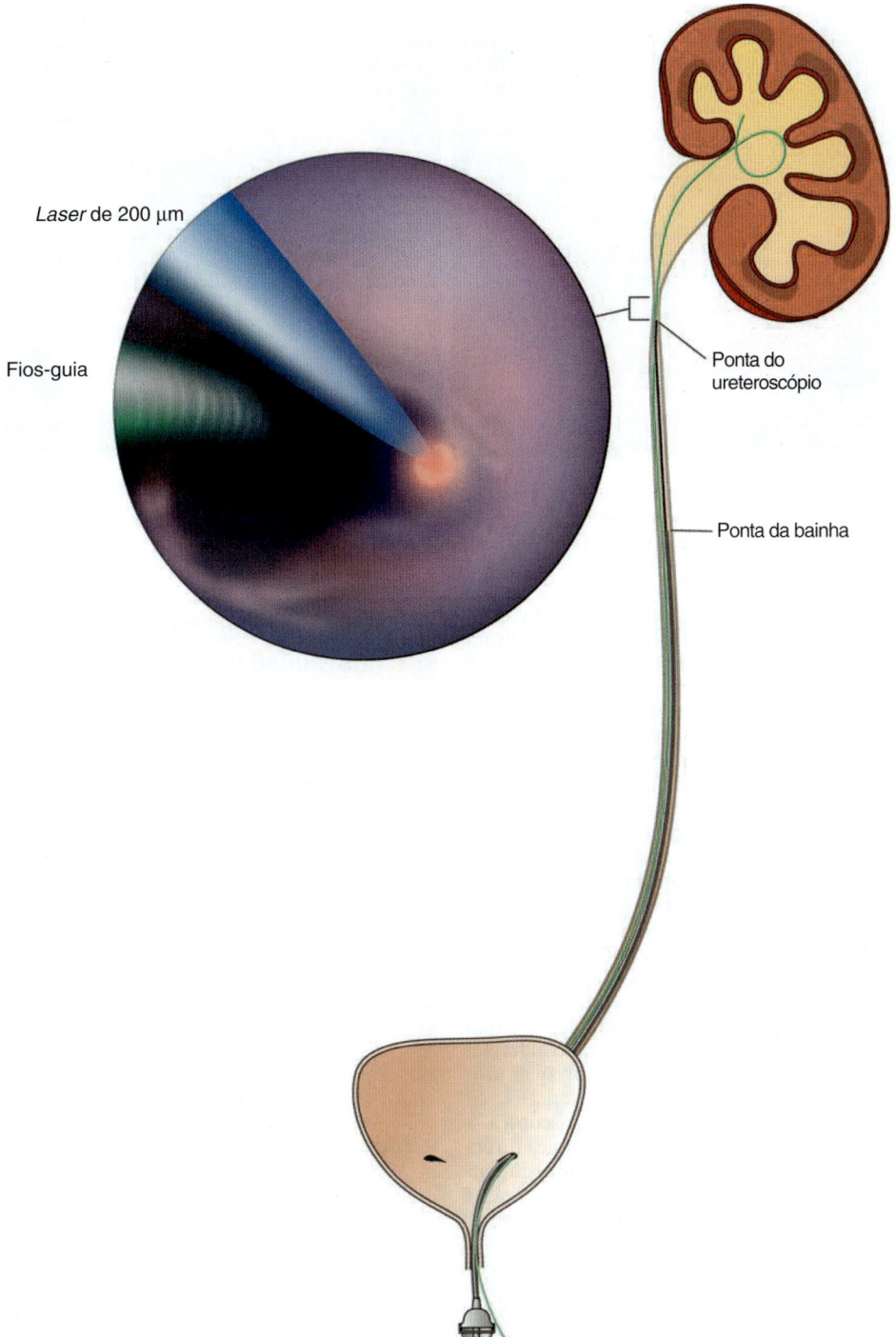

Figura 49-9. Endopielotomia ureteroscópica flexível utilizando *laser* de hólmio, demonstrando a visualização endoscópica da junção ureteropélvica (*inserção*). Há um fio de segurança e o ureteroscópio é passado através da bainha de acesso ureteral, já que a incisão lateral está sendo feita sob visualização endoscópica utilizando fibra de *laser* de hólmio. Uma incisão completa e devidamente posicionada é um processo simples nesta técnica de visualização direta.

Complicações. As complicações com essa abordagem diminuíram em frequência e intensidade com o refinamento da instrumentação ureteroscópica e com a introdução de fibras de *laser* de pequeno calibre. Estenoses ureterais pós-operatórias em séries contemporâneas, e embolização angiográfica e nefrectomia são raras quando se usa a abordagem retrógrada. A maioria das complicações é de menor porte e está relacionada principalmente com fístula urinária, migração de *stent* e infecção (Tawfiek et al., 1998; Gerber e Kim, 2000). Castle et al. relataram um caso de fístula ureteroarterial 2 semanas após a endopielotomia retrógrada a *laser*, que pode ser fulgurada ureteroscopicamente (Castle et al., 2009).

Endopielotomia Retrógrada com Dilatação com Balão com Cautério. O uso de balão com cautério para o tratamento de OJUP foi relatado pela primeira vez em uma série clínica por Chandhoke et al., em 1993. Pelo fato de que o procedimento é guiado fluoroscopicamente, esses vasos podem aumentar o risco de hemorragia após a ativação do balão com cautério (Wagner et al., 1996). Alguns autores recomendam exames de imagem pré-operatórios para esses vasos com técnicas relativamente não invasivas, como TC ou angiotomografia computadorizada 3D (Streem e Geisinger, 1995; Quillin et al., 1996; Nakada et al., 1998; Herts et al., 1999; Nakada, 2000). Nadler et al. (1996) apresentaram uma série de 28 pacientes,

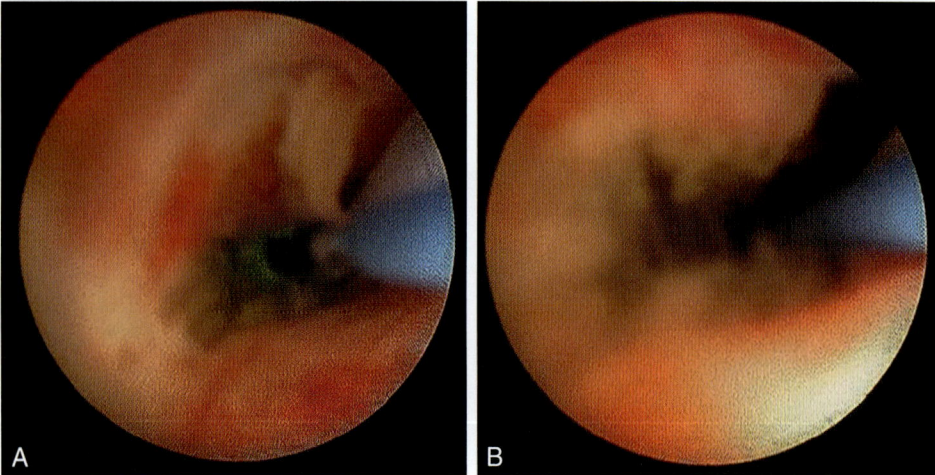

Figura 49-10. A, Visualização endoscópica de estenose da junção ureteropélvica (JUP) com fio de segurança e fibra de *laser* durante a incisão. **B,** Após a incisão, observe a incisão de espessura total e sangramento mínimo com JUP ampla.

2 ou mais anos após a endopielotomia com balão com cautério. Com um acompanhamento médio de 32,5 meses, foi observada melhora subjetiva em 61% dos pacientes, sendo que 81% apresentavam JUP patente com base na cintilografia com diurético ou pelo teste de Whitaker. Estudos mais recentes demonstraram menores índices de sucesso do que estas séries iniciais (32% a 63%) e, talvez, esse alto grau de hidronefrose exerça um impacto negativo no sucesso (Albani et al., 2004; Sofras et al., 2004). El-Nahas et al. (2006) relataram um pequeno estudo prospectivo randomizado comparando a endopielotomia ureteroscópica retrógrada à endopielotomia com balão com cautério em 40 pacientes. Embora os resultados não tenham sido estatisticamente significativos, eles verificaram índices de sucesso superiores (85% *versus* 65%) e menores índices de complicação com a endopielotomia ureteroscópica. Ponsky e Streem (2006) relataram os casos de 64 pacientes submetidos a endopielotomia ureteroscópica ou endopielotomia com balão com cautério e verificaram índices de sucesso equivalentes com ambos os procedimentos, porém índices maiores de complicações graves com a endopielotomia com balão com cautério, especificamente transfusão e embolização seletiva. Elabd et al. (2009) relataram um maior índice de hemorragia utilizando esta técnica em comparação com a abordagem incisional a *laser*. **Em suma, o aperfeiçoamento da instrumentação ureteroscópica, a tecnologia a *laser* e os benefícios da visualização endoscópica direta fazem que a endopielotomia ureteroscópica seja a abordagem retrógrada disseminada.**

> **PONTOS-CHAVE: TRATAMENTO ENDOUROLÓGICO DA OBSTRUÇÃO DA JUNÇÃO URETEROPÉLVICA**
>
> - As atuais indicações para intervenção em casos de OJUP incluem a presença de sintomas associados à obstrução, piora da função renal geral, ou piora progressiva da função ipsolateral, desenvolvimento de cálculos ou infecção, ou, raramente, hipertensão secundária.
> - A vantagem do tratamento endoscópico é evitar a abordagem intra-abdominal; contudo, os índices de sucesso não se aproximam dos da pieloplastia laparoscópica ou robótica.
> - Enquanto a intervenção cirúrgica aberta, laparoscópica ou robótica pode ser aplicada a praticamente qualquer variação anatômica da OJUP, a consideração a respeito de qualquer uma das alternativas menos invasivas requer que o cirurgião considere o grau de hidronefrose, função renal ipsolateral, cálculos concomitantes, e, possivelmente, a presença de vasos transversos.
> - No geral, o urologista deve ter um limiar baixo para prosseguir com a angiografia em pacientes com sangramentos após a endopielotomia para minimizar a necessidade de transfusão e possível exploração. Uma embolização angiográfica bem-sucedida normalmente evita a necessidade de exploração operatória, que pode levar à nefrectomia.

Intervenções Operatórias

Observações Históricas. Os aspectos históricos da correção da JUP foram anteriormente examinados por Kay (1989) e por Schaeffer e Grayhack (1986). O primeiro procedimento de reconstrução foi realizado por Trendelenburg em 1886; no entanto, o paciente veio a óbito devido a complicações pós-operatórias. Em 1891, Kuster dividiu o ureter e o reanastomosou na pelve renal, dessa forma aparentemente realizando a primeira pieloplastia desmembrada de sucesso (Kuster, 1892). A técnica de Kuster, porém, era propensa a estenose recorrente. Em 1892, Fenzer aplicou o princípio de Heineke-Mikulicz à correção da JUP. A técnica cirúrgica envolve o fechamento transverso de uma incisão longitudinal. Contudo, essa técnica pode causar encurtamento da linha de sutura de um lado, dessa forma resultando em torções ou dobraduras da JUP com obstrução recorrente. Em 1916, Schwyzer introduziu a pieloplastia em Y-V, que foi subsequentemente modificada por Foley em 1937 (Foley, 1937). No entanto, essa técnica era mais bem aplicada a inserções altas de ureter e era essencialmente inadequada quando a JUP em si já se encontrava em uma posição dependente. Posteriormente, técnicas de retalho (*flap*) foram desenvolvidas, com aplicabilidade mais universal, incluindo o retalho espiral de Culp e DeWeerd (1951) e o retalho vertical de Scardino e Prince (1953). Thompson et al. (1969) relataram o uso de retalho capsular renal para casos complexos nos quais não há disponibilidade de quantidade adequada de pelve renal para correção.

Em 1949, Nesbit seguiu o princípio do procedimento desmembrado de Kuster e o modificou ainda mais ao criar uma anastomose elíptica para reduzir a probabilidade de formação de estenose no local da correção. Também em 1949, Anderson e Hynes descreveram suas modificações dessa técnica desmembrada que envolvia anastomose do ureter espatulado na projeção do aspecto inferior da pelve após a excisão de uma porção redundante (Anderson e Hynes, 1949). O uso de cicatrização de segunda intenção também foi investigado no mesmo período de tempo. As técnicas de ureterotomia entubada foram popularizadas por Davis, em 1943, porém já haviam sido descritas anteriormente por Fiori, em 1905, Albarran, em 1909, e Keyes, em 1915.

Avanços na cirurgia minimamente invasiva levaram a um aumento drástico do uso de técnicas laparoscópicas e robóticas na reconstrução da JUP (Jacobs et al., 2013). Independentemente da abordagem cirúrgica, vários princípios básicos sempre devem ser aplicados para maximizar o sucesso da correção cirúrgica. **Em qualquer procedimento, a anastomose resultante deve ser amplamente patente e concluída de maneira impermeável sem tensão. Além disso, a JUP reconstruída deve permitir uma transição em forma de funil entre a** pelve e o ureter que está em posição de drenagem dependente. Pelo fato de que o objetivo da cirurgia minimamente invasiva é imitar a cirurgia aberta, os princípios operatórios são revistos aqui juntamente com *nuances* técnicas específicas de cada abordagem.

Antes do tratamento cirúrgico definitivo, recomenda-se drenar o rim com OJUP somente em determinadas situações, incluindo infecção associada à obstrução ou azotemia resultante de obstrução em um rim solitário ou doença bilateral. A drenagem pode ser valiosa no incomum cenário de dor intensa e incessante exigindo alívio imediato da obstrução. Em qualquer uma dessas situações, essa drenagem deve ser feita colocando-se um *stent* ureteral interno ou um tubo de nefrostomia percutânea. **As indicações clínicas para a colocação de *stents* ou tubos de nefrostomia no intraoperatório permanecem controversas e variam entre os urologistas.** Em adultos, nossa preferência é pela colocação rotineira de um *stent* ureteral interno maleável, inerte e de autorretenção, que é removido em 4 a 6 semanas de pós-operatório. Esses *stents* em adultos podem ser facilmente removidos em ambiente ambulatorial, usando anestesia local. O uso de rotina de *stents* ureterais internos oferece várias vantagens, principalmente durante o período pós-operatório inicial. Essa prática parece reduzir a quantidade e o tempo de extravasamento urinário no local da correção cirúrgica, dessa forma reduzindo o risco de fibrose secundária. Menor extravasamento urinário também permite a remoção mais precoce dos drenos externos. Em pieloplastias sem complicações feitas em pacientes adultos, parece não haver vantagem em usar um tubo de nefrostomia mais um *stent*, pois isto pode resultar em prolongamento da hospitalização e maior incidência de infecção (Wollin et al., 1989). Em vez disso, tubos de nefrostomia podem ser reservados para procedimentos complicados como os necessários em caso de OJUP secundária ou aos associados à inflamação ativa. Contudo, se for colocado um tubo de nefrostomia percutânea no pré-operatório, este geralmente é deixado no lugar para permitir derivação proximal e acesso para exames radiográficos anterógrados durante o período pós-operatório.

Embora o uso de *stents* internos e tubos de nefrostomia continue sendo de certa forma controverso, a colocação de dreno externo pelo local da correção cirúrgica é absolutamente necessária. Essa drenagem externa pode ser obtida com um dreno de sucção tipo Penrose ou fechado colocado próximo, porém não sobre, à linha de sutura e puxado para fora através de uma incisão de segurança separada. Essa prática ajuda a minimizar o risco de formação de urinoma, levando a um possível rompimento da linha de sutura, formação de cicatriz, ou sepse.

Pieloplastia Desmembrada

Indicações. Atualmente, a pieloplastia desmembrada é a preferência da maioria dos urologistas para a correção cirúrgica de OJUP, pois este procedimento é quase que universalmente aplicável aos diferentes cenários clínicos. Essa abordagem pode ser usada independentemente de se a inserção ureteral for alta na pelve ou já em posição dependente. Também permite redução de uma pelve redundante ou a retificação de um ureter proximal tortuoso. Além disso, **pode-se obter a transposição anterior ou posterior da JUP quando a obstrução é decorrente de vasos acessórios ou aberrantes do polo inferior** (Boylu et al., 2009). Também, diferentemente das técnicas de retalho, **somente a pieloplastia desmembrada permite a excisão completa da JUP anatômica ou funcionalmente anormal em si**. É importante observar que a **pieloplastia desmembrada não é muito adequada para OJUP associada a estenoses ureterais proximais longas ou múltiplas ou para pacientes em quem a OJUP está associada a uma pelve intrarrenal pequena e relativamente inacessível**. Essa correção cirúrgica pode ser feita através de técnicas abertas ou minimamente invasivas, sendo a reconstrução da JUP essencialmente a mesma.

Técnica. Obtém-se a exposição da JUP ao primeiramente identificar o ureter proximal no retroperitônio. O ureter proximal é então dissecado cefalicamente em relação à pelve renal, deixando uma grande quantidade de tecido periureteral para preservar o suprimento de sangue ureteral. Um ponto de marcação com sutura fina pode ser colocado sobre o aspecto lateral do ureter proximal, abaixo do nível da obstrução, para auxiliar a orientação correta para a subsequente correção. O tecido da JUP é normalmente excisado, e o ureter proximal é espatulado em seu aspecto lateral. O ápice desse aspecto lateral espatulado do ureter proximal é trazido para o limite inferior da pelve renal, e o lado medial do ureter é trazido para o aspecto superior (Fig. 49-11B). A anastomose é então realizada com suturas finas absorvíveis interrompidas ou contínuas, colocadas por toda a espessura através das paredes ureteral e pélvica renal de maneira impermeável (Fig. 49-11C). Conforme discutido anteriormente, nossa preferência com pacientes adultos é realizar rotineiramente a anastomose sobre um *stent* ureteral, que é deixado internamente.

Se a pelve renal for excepcionalmente redundante, uma pieloplastia "redutora" pode ser realizada excisando-se a parte redundante da pelve, porém isto normalmente é desnecessário (Stein et al., 1996; Morsi et al., 2013) (Fig. 49-12). O aspecto cefálico da pelve é então fechado com suturas absorvíveis contínuas até a parte dependente, que será subsequentemente anostomasada ao ureter. Caso se verifiquem vasos anômalos no polo inferior em associação à OJUP, a pieloplastia desmembrada permite a transposição da JUP em relação a estes vasos (Fig. 49-13).

Abordagens Cirúrgicas para a Pieloplastia

Cirurgia Aberta. Vários tipos de incisões cirúrgicas abertas têm sido usados na pieloplastia para o tratamento de OJUP. Uma abordagem extraperitoneal anterior é a opção de alguns, pois ela permite a correção cirúrgica com mobilização mínima da pelve e do ureter proximal. Alternativamente, uma lombotomia posterior oferece exposição direta da JUP e, novamente, permite a correção com mobilização mínima das estruturas ao redor. Como a abordagem extraperitonial anterior, a lombotomia posterior é mais adequada a pacientes relativamente magros que não tenham sofrido cirurgia ipsolateral anteriormente. Nossa preferência para a maioria dos pacientes submetidos à correção cirúrgica primária de OJUP é a abordagem extraperitoneal com incisão em flanco. Esta incisão pode ser subcostal, mas é normalmente realizada através do leito da 12ª costela ou anteriormente à sua porção flutuante. A abordagem extraperitoneal com incisão em flanco é vantajosa por ser conhecida por todos os cirurgiões e por proporcionar excelente exposição sem considerar a característica corporal. Na presença de outras anomalias renais associadas à JUP, como rins em ferradura ou pélvicos, abordagens extraperitoneais anteriores são geralmente preferíveis, embora o tratamento laparoscópico possa ser considerado neste contexto.

Intervenção Laparoscópica e Robótica. A abordagem laparoscópica para a pieloplastia foi introduzida pela primeira vez em 1993 por Schuessler et al. (1993), tendo sido desenvolvida mundialmente como uma alternativa minimamente invasiva viável à pieloplastia aberta e à endopielotomia. Em relação tanto à pieloplastia quanto à endopielotomia, a pieloplastia laparoscópica está associada a maior complexidade técnica e a uma curva de aprendizagem mais íngreme (Calvert et al., 2008). **Nas mãos de cirurgiões laparoscópicos experientes, demonstrou proporcionar menor morbidade para os pacientes, menor tempo de hospitalização, e recuperação mais rápida, com relatos de índices de sucesso equivalentes aos da pieloplastia aberta (≥ 90%).** Autorino et al. conduziram uma metanálise de estudos comparando as técnicas de pieloplastia aberta e minimamente invasiva e verificaram que ambas apresentam índices de sucesso e complicações semelhantes, com uma diferença média de tempo de hospitalização de 2,68 dias em favor da cirurgia minimamente invasiva (Autorino et al., 2014). Seguindo os princípios cirúrgicos semelhantes de dissecção anatômica e correção utilizados na pieloplastia aberta, a pieloplastia laparoscópica demonstrou proporcionar índices de sucesso que superam os da endopielotomia em aproximadamente 10% a 30% (Simforoosh et al., 2004).

A introdução da plataforma cirúrgica robótica, com sua curva de aprendizagem menor e instrumentação articulada que facilita a ergonomia da sutura intracorporal, levou ao uso disseminado de pieloplastia minimamente invasiva. Gettman et al. relataram sua primeira experiência em um paciente com pieloplastia laparoscópica assistida por robótica em 2002 (Gettman et al., 2002). Jacobs et al. (2013) relataram um aumento de 360% no uso de pieloplastia minimamente invasiva entre 2001 e 2009, um aumento considerado como pelo menos parcialmente relacionado à adoção da pieloplastia robótica em vários centros. Da mesma forma, Sukumar et al. (2012) revelaram que o uso de pieloplastia minimamente invasiva nos Estados Unidos aumentou de 2,4% para 55,3% de 1998 a 2009. Técnicas pré-operatórias, intraoperatórias e pós-operatórias são análogas nessas abordagens, e, portanto, a próxima seção se refere tanto à pieloplastia laparoscópica quanto robótica.

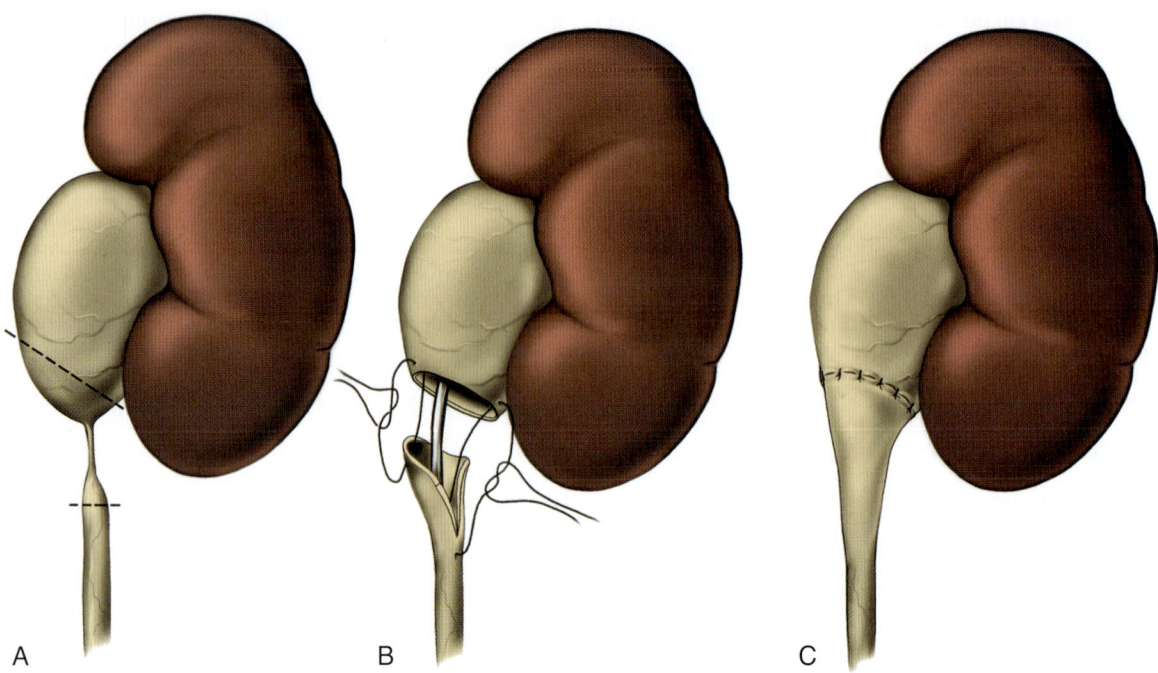

Figura 49-11. A, São colocadas suturas de tração nos aspectos medial e lateral da porção dependente da pelve renal em preparação para a pieloplastia desmembrada. Uma sutura de tração também é colocada no aspecto lateral do ureter proximal, abaixo do nível da obstrução. Isto ajudará a manter a devida orientação para a subsequente correção. B, A junção ureteropélvica é excisada. O ureter proximal é espatulado em seu aspecto lateral. O ápice deste aspecto lateral espatulado do ureter é então trazido até a borda da pelve enquanto o lado medial do ureter é trazido até a margem superior da pelve. C, Realiza-se então a anastomose impermeabilizante com suturas absorvíveis finas interruptas ou contínuas por toda a espessura das paredes ureteral e da pelve renal. Em geral, preferimos deixar um *stent* interno fixo em pacientes adultos. O *stent* é removido de 4 a 6 semanas depois.

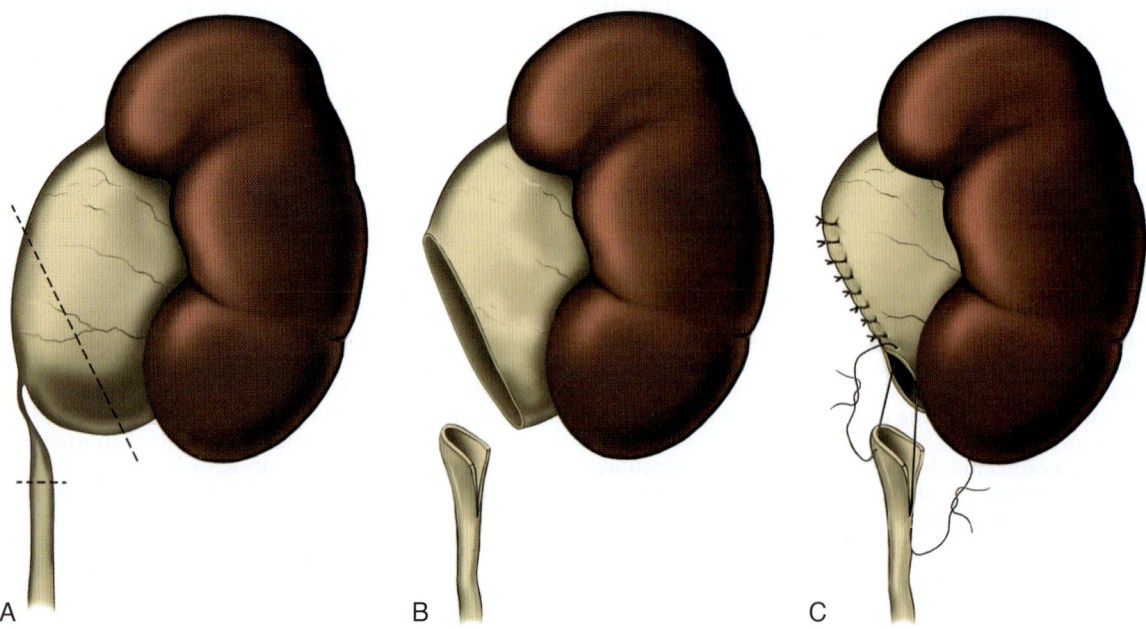

Figura 49-12. A, Em pelves renais grandes ou redundantes, é realizada uma pieloplastia de redução excisando-se a parte redundante entre as suturas de tração. B, O aspecto cefálico da pelve é então fechado com sutura absorvível contínua até a parte dependente. C, O aspecto dependente da pelve é então anastomosado ao ureter proximal.

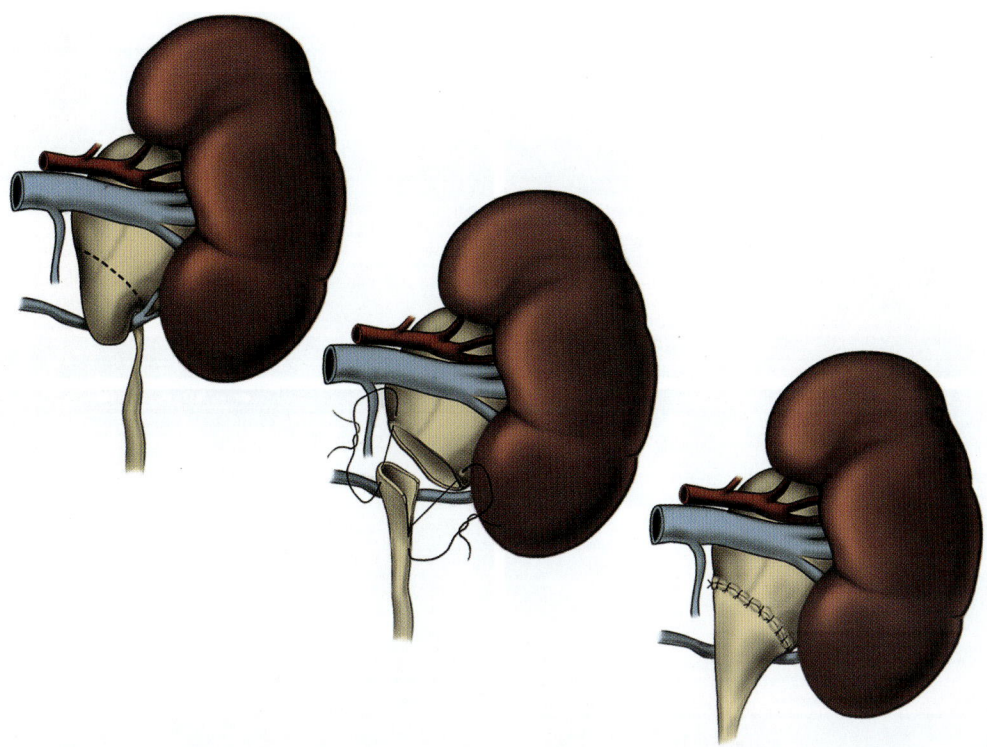

Figura 49-13. Quando são encontrados vasos aberrantes ou acessórios do polo inferior em associação com obstrução da junção ureteropélvica (JUP), uma pieloplastia desmembrada permite a transposição da JUP em relação aos vasos.

Indicações e Contraindicações. As indicações e contraindicações para a correção laparoscópica são semelhantes àquelas para procedimentos endourológicos ou cirúrgicos abertos. As indicações de intervenção incluem a presença de sintomas clínicos de OJUP, piora progressiva da função renal, e o desenvolvimento de cálculos ou infecção do trato superior ipsilateral. Casos que necessitam de transposição de vasos anômalos obstruindo a JUP ou de redução do tamanho de pelves renais massivamente dilatadas são adequados para a abordagem laparoscópica. Contraindicações absolutas para a intervenção incluem presença de coagulopatia não corrigida, ausência de tratamento adequado para infecção ativa do trato urinário e presença de comprometimento cardiopulmonar impróprio para cirurgia. O objetivo da cirurgia laparoscópica é proporcionar uma correção impermeável e livre de tensão com um produto de drenagem em forma de funil para aliviar os sintomas clínicos e preservar a função renal.

Técnicas. Diversas técnicas laparoscópicas para pieloplastia já foram descritas na literatura, incluindo a abordagem transperitoneal padrão (inclusive transmesentérica), abordagem retroperitoneal, abordagem extraperitoneal anterior, cirurgia laparoendoscópica por portal único (LESS, do inglês *laparoendoscopic single-site surgery*), e a abordagem assistida por robótica. Em cada abordagem, pode-se usar uma pieloplastia desmembrada de Anderson-Hynes, que é a preferida da maioria dos cirurgiões, ou um dos métodos não desmembrados como a plastia Y-V e a pieloplastia em retalho (Culp) semelhantes às descritas na pieloplastia aberta.

Abordagem Laparoscópica Transperitoneal. A abordagem transperitoneal inicial para a pieloplastia laparoscópica foi descrita pela primeira vez por Schuessler et al. (1993) e por Kavoussi e Peters (1993), sendo que esta abordagem tem sido o método laparoscópico mais amplamente utilizado devido ao seu grande espaço de trabalho associado e à familiaridade com a anatomia. Antes da parte laparoscópica do procedimento, pode-se realizar primeiramente uma citoscopia com pielografia retrógrada para determinar a anatomia e confirmar o diagnóstico, seguida da colocação de um *stent* ureteral e um cateter de Foley ureteral. Alternativamente, o cirurgião pode colocar o *stent* por via laparoscópica de maneira anterógrada após a incisão da JUP. O paciente é colocado em decúbito lateral a 45 graus, e o acesso à cavidade peritoneal é obtido através da técnica com agulha de Veress ou de acesso de Hasson. De três a quatro portos laparoscópicos são colocados após a criação de pneumoperitônio com CO_2. Normalmente, o porto umbilical é para uso do laparoscópio. Mobilização do cólon para exposição das estruturas retroperitoneais é o passo inicial do procedimento laparoscópico, embora a abordagem transmesentérica sem mobilização intestinal tenha sido relatada caso a pelve renal ou o ureter puderem ser prontamente reconhecidos através do mesentério do cólon descendente (Romero et al., 2006). Em uma abordagem não transmesentérica, após a mobilização medial do cólon, o ureter é identificado e dissecado na direção cefálica para obter mobilização do ureter proximal ipsilateral, da JUP e da pelve renal (Fig. 49-14A). Dissecção extensiva do ureter e uso excessivo do eletrocautério muito próximo ao ureter devem ser evitados para minimizar lesões ao seu suprimento vascular. Nesse momento, a anatomia do ureter proximal, da pelve renal, e da vasculatura próxima é cuidadosamente examinada para determinar a causa da OJUP e o tipo adequado de correção cirúrgica. Os métodos e princípios gerais de vários tipos e correções cirúrgicas para pieloplastia laparoscópica são idênticos aos descritos na pieloplastia aberta. Se se optar pela realização de pieloplastia desmembrada, que é adequada na presença de vasos transversos, a pelve renal é primeiramente cortada transversal e circunferencialmente acima da JUP e o aspecto lateral do ureter proximal é espatulado (Fig. 49-14B). A pelve renal e o ureter proximal são então transpostos para o lado oposto do vaso transverso, caso esse vaso transverso esteja presente, e a anastomose ureteropélvica é então concluída com técnicas de sutura intracorporal (Fig. 49-14C e D). Se o cirurgião optar pela colocação laparoscópica anterógrada de *stent*, isto pode ser feito passando-se um fio para baixo do ureter através do portal do quadrante superior ou de um angiocateter de calibre 14 passado através da região subcostal. Fixar o cateter de Foley e permitir que a bexiga encha antes da passagem do fio pode facilitar este processo. Depois de colocado o fio, pode-se inserir o *stent* sobre o fio usando o empurrador. Observar a drenagem da urina através das perfurações do *stent* pode ser um sinal útil de que a extremidade distal do *stent* está bem posicionada na bexiga, sendo outro motivo para considerar a fixação do cateter até que o *stent* esteja no seu devido lugar. Na presença de pelve renal redundante, pelvioplastia de redução pode ser realizada excisando-se o tecido pélvico renal redundante e fechando-se a pielotomia. A manobra real de sutura laparoscópica pode ser realizada tanto a mão livre quanto com um

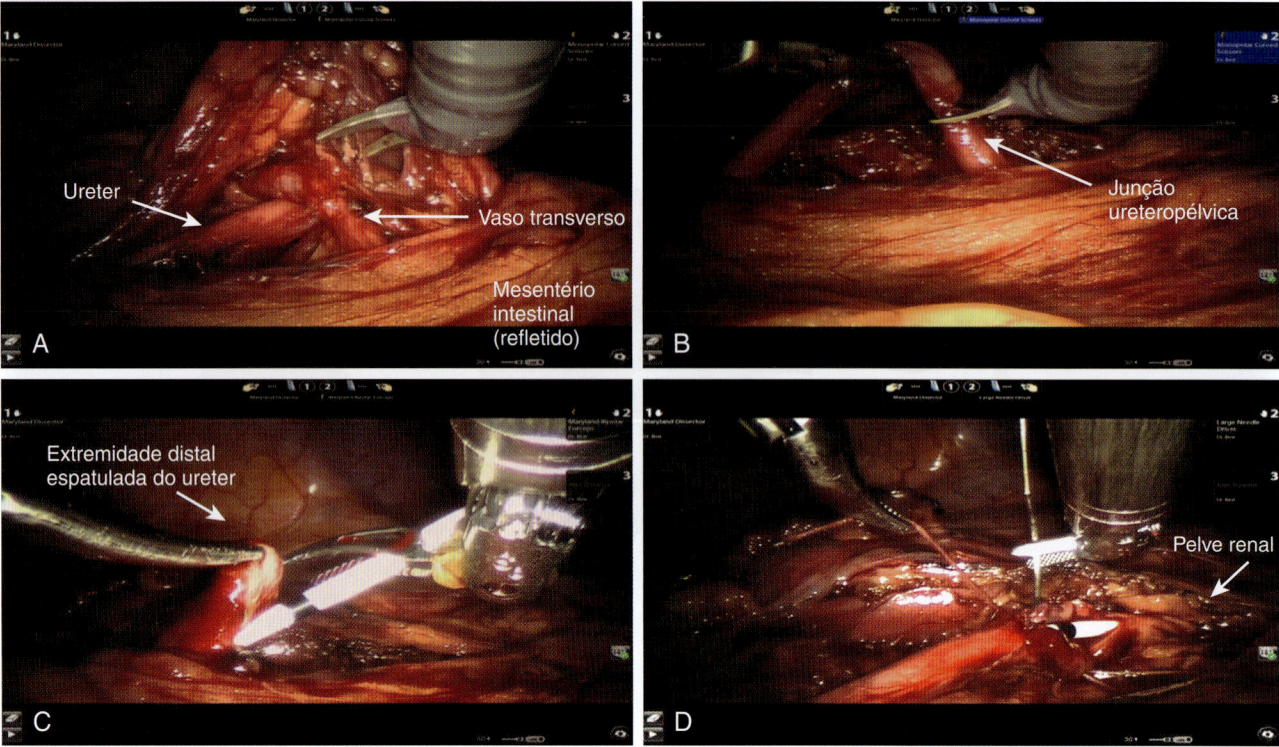

Figura 49-14. Visualização transperitonioscópica de um paciente submetido a pieloplastia laparoendoscópica robótica de portal único no lado direito. A cabeça do paciente está à direita das imagens. **A,** Vaso transverso de polo inferior sendo mobilizada para longe da superfície anterior da junção ureteropélvica (JUP). **B,** Ureter proximal direito sendo transseccionado extensamente após completa mobilização do ureter proximal e da JUP. **C,** Colocação percutânea anterógrada de *stent* ureteral em duplo J através de uma pequena perfuração na região subcostal (não mostrada). **D,** Conclusão da parte anterior da anastomose ureteropélvica.

dispositivo semiautomatizado (Endo Stitch, Covidien, Norwalk, CT). Sutura contínua ou interrompida simples pode ser usada na pieloplastia laparoscópica desmembrada, normalmente com sutura absorvível 4-0. Um dreno cirúrgico é colocado após a conclusão da anastomose, e um dos locais de trocarte é normalmente usado como sítio de saída do dreno.

Modificação Transmesentérica da Abordagem Transperitoneal. Em casos selecionados, pode ser possível pular o passo inicial da mobilização do cólon para revelar a JUP, ao abrir cuidadosamente o mesentério mesocolônico diretamente sobre a JUP, tomando cuidado para não danificar qualquer vaso mesentérico ou transverso. Após a incisão do mesentério, a JUP é mobilizada e reconstruída da mesma maneira que na abordagem retrocólica padrão descrita anteriormente. Para usar a abordagem transmesentérica, a pelve renal dilatada deve ser bem visualizada, e isto é mais frequentemente possível em pacientes mais magros e mais jovens com menos tecido adiposo em seus mesentérios. Da mesma forma, a colocação de *stent* pré-operatório normalmente esvazia a pelve renal e pode obscurecer sua visualização nesta abordagem. Pelo fato de o cólon não ser refletido, o tempo de cirurgia na abordagem transmesentérica pode ser menor (Romero et al., 2006; Castillo et al., 2007; Shadpour et al., 2012). Alguns autores relataram períodos de hospitalização menores em pacientes submetidos à abordagem transmesentérica, teorizando o retorno mais rápido da função intestinal devido à manipulação mínima do intestino durante a cirurgia (Romero et al., 2006; Porpiglia et al., 2008; Shadpour et al., 2012).

Transposição Vascular. Uma abordagem alternativa foi descrita para tratamento de obstrução relacionada a vasos anômalos no polo inferior, também conhecida como *engate vascular*, no qual os vasos do polo inferior são mobilizados e movidos para uma posição mais cranial em sobreposição à pelve renal e não à JUP sem desmembrar a JUP em si (Meng e Stoller, 2003; Simforoosh et al., 2005; Masood et al., 2009; Sakoda et al., 2011). A maioria dos relatos dessa abordagem descreve seu uso na população pediátrica, embora uma série de 42 pacientes com idades entre 7 e 69 anos tenha apresentado um índice de sucesso de 90% (Nouralizadeh et al., 2010). Gundeti et al. (2008) realizaram procedimentos de transposição vascular em 20 crianças com um índice de sucesso de 95% em um período médio de acompanhamento de 22 meses. Contudo, Nerli et al. (2009) observaram uma incerteza em relação a se os vasos transversos eram a única causa da obstrução como um possível motivo para a falha que eles observaram em uma criança de 9 anos de idade em quem eles fizeram um engate vascular.

Abordagem Laparoscópica Retroperitoneal. A abordagem retroperitonioscópica inicial para pieloplastia foi relatada pela primeira vez por Janetschek et al. (1996). Citoscopia com pielografia retrógrada e colocação de *stent* ureteral são realizadas em primeiro lugar, conforme descrito anteriormente. Para a abordagem retroperitoneal, o paciente é normalmente posicionado de lado com o uso de flexão e elevação do apoio renal. Depois da realização da técnica de acesso de Hasson para entrada no retroperitônio, pode-se criar um espaço de trabalho retroperitoneal com balão de dilatação. Após o pneumoretroperitônio com CO_2, três ou quatro portais laparoscópicos são usados para a realização da pieloplastia laparoscópica. O ureter é geralmente identificado logo no início do procedimento, e os passos de dissecção, mobilização e correção da JUP são idênticos aos descritos na abordagem transperitoneal.

Abordagem Laparoscópica Extraperitoneal Anterior. A abordagem laparoscópica extraperitoneal anterior para pieloplastia foi descrita pela primeira vez por Hsu et al. (2003). Citoscopia com pielografia retrógrada e colocação de *stent* ureteral são realizadas em primeiro lugar, conforme descrito anteriormente. Para a abordagem extraperitoneal anterior, realiza-se a mobilização medial do saco peritoneal com os conteúdos do intestino em bloco. Subsequentemente, a total exposição dos aspectos anteriores das estruturas retroperitoneais, incluindo o ureter e o rim ipsolateral, pode ser visualizada. O ureter proximal, a JUP e a pelve renal são identificados, dissecados, mobilizados e corrigidos como na pieloplastia laparoscópica transperitoneal. Todo o procedimento é concluído de forma extraperitoneal. Um dreno cirúrgico é colocado da mesma forma ao final do procedimento.

Abordagem Laparoscópica Assistida por Robótica. A pieloplastia laparoscópica assistida por robótica no ambiente experimental foi relatada pela primeira vez por Sung et al. (1999). Sua viabilidade foi subsequentemente confirmada, com aplicação clínica em todo o mundo nos últimos anos (Gettman et al., 2002; Palese et al., 2005; Mufarrij et al., 2007; Schwentner et al., 2007; Yanke et al., 2008). O sistema robótico mais usado no ambiente clínico atualmente é o *Vinci Robotic System* (Intuitive Surgical, Sunnyvale, CA), e os benefícios reportados do sistema robótico incluem visão em 3D realçada, dimensionamento de movimento, redução de tremor, maior agilidade, e maior amplitude de movimento. Normalmente, o procedimento é realizado pelo modo transperitoneal proporcionando maior espaço de trabalho para os braços robóticos, embora a viabilidade da abordagem retroperitoneal tenha sido demonstrada (Kaouk et al., 2008; Cestari et al., 2010). Um *stent* ureteral pode ser colocado de modo citoscópico retrógrado ou laparoscópico anterógrado. Em ambas as abordagens, transperitoneal e retroperitoneal, pelo menos quatro trocartes são usados em um procedimento assistido por robótica, incluindo três para os braços robóticos (com um para a câmera) e um para o assistente cirúrgico realizar a sucção, irrigação, retração e introdução da sutura. Após o acesso laparoscópico inicial e a colocação do trocarte, o sistema robótico é colocado bem próximo à mesa cirúrgica e os braços robóticos são acoplados ao laparoscópio e aos instrumentos laparoscópicos especificamente projetados. O cirurgião com o console opera através do controle dos braços robóticos, enquanto o assistente permanece à beira da maca realizando a sucção, retração, substituição dos instrumentos laparoscópicos, introdução e remoção da agulha de sutura. Os passos cirúrgicos gerais são idênticos aos descritos na pieloplastia laparoscópica não assistida por robótica.

Abordagem Laparoendoscópica de Cirurgia por Portal Único. Desde a adoção das técnicas laparoscópica e robótica, a abordagem LESS tem sido desenvolvida com o objetivo de diminuir ainda mais a invasividade cirúrgica e melhorar a morbidade (Kaouk et al., 2011). Os defensores da abordagem LESS sugerem que ela pode oferecer aos pacientes melhores resultados estéticos por diminuir o número de portais de três, quatro ou cinco para uma única incisão periumbilical que geralmente fica oculta (Fig. 49-15). Na LESS, todos os instrumentos são inseridos através de um único portal. Essa abordagem abandona o princípio laparoscópico comum de triangulação dos portais e resulta em desafios ergonômicos e no choque de instrumentos, já que eles competem por espaço em um envelope limitado de trabalho. Embora essa abordagem aumente o nível de complexidade de realização do procedimento, em mãos experientes, os índices de complicação da pieloplastia LESS são semelhantes aos de outras abordagens minimamente invasivas (Rais-Bahrami et al., 2013; Tugcu et al., 2013). A pieloplastia é especialmente interessante para a LESS, pois não há espécime considerável a ser extraído, de modo que é possível fazer incisões pequenas. Contudo, suturar por via laparoscópica pode ser bastante desafiador na LESS, e alguns autores relatam o uso de instrumentos agulhoscópicos e portais subcostais acessórios para facilitar a sutura anastomótica.

Normalmente, uma incisão intraumbilical ou periumbilical de 2,5 a 3 cm é feita usando-se a técnica de Hasson. Uma variedade de dispositivos de portais de LESS especificamente fabricados está comercialmente disponível. Alternativamente, três portais separados de 5 mm podem ser colocados em incisões individuais dentro do umbigo. Um laparoscópio de 5 mm geralmente é usado na LESS para reduzir conflitos de instrumentos, e um adaptador de ângulo reto para o cabo de iluminação também pode ser útil para reduzir conflitos externos com outros instrumentos cirúrgicos. Vários instrumentos angulados e articulados estão disponíveis para ajudar a reduzir conflitos de instrumentos ("guerra de espadas") dentro do abdome. Alguns cirurgiões verificaram que um laparoscópio de deflexão também é útil.

Os desafios técnicos da realização de suturas na LESS levaram alguns urologistas a aplicar a plataforma robótica à pieloplastia LESS. Assim como a instrumentação articulada pode reduzir a curva de aprendizagem e facilitar a reconstrução anastomótica em pieloplastias robóticas padrão, LESS robótica também já foi considerada por vários autores como mais vantajosa ergonomicamente em relação

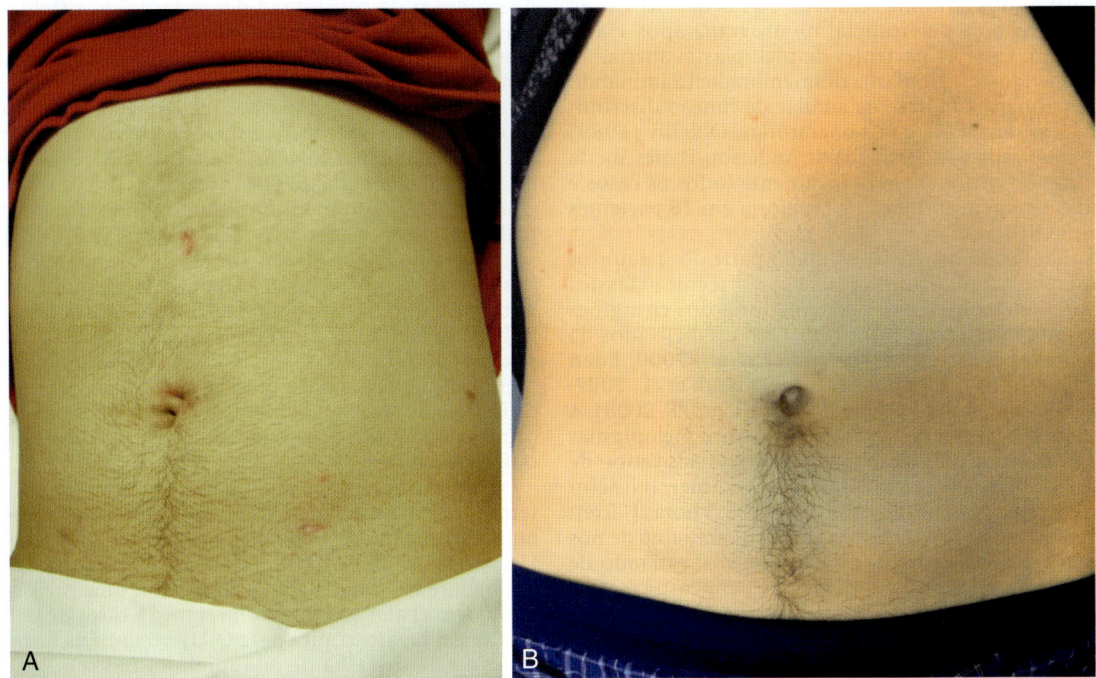

Figura 49-15. A, Fotografia pós-operatória do abdome de um paciente submetido a pieloplastia desmembrada laparoscópica do lado esquerdo. Observe as quatro pequenas cicatrizes do procedimento laparoscópico. **B,** Aparência pós-operatória da cicatriz de uma pieloplastia laparoendoscópica robótica de portal único realizada no lado direito de um paciente através de uma única incisão umbilical.

à LESS padrão (Desai et al., 2009; Stein et al., 2010; Cestari et al., 2012; Olweny et al., 2012; Tobis et al., 2013). A disponibilidade de equipamentos especialmente projetados para LESS robótica permanece limitada neste momento, mas futuros avanços tecnológicos podem promover a adoção dessas técnicas avançadas. Os resultados funcionais renais com a pieloplastia com a abordagem LESS quanto LESS robótica têm sido considerados excelentes, com sucesso sintomático e radiográfico observado em 93% dos pacientes em um recente estudo de Harrow et al. (2013).

Cuidados e Complicações Pós-operatórios. Normalmente, dieta líquida clara é iniciada no primeiro dia de pós-operatório e avançada rapidamente após pieloplastia minimamente invasiva. A proteção antibiótica pré-operatória profilática é mantida. O cateter de Foley é normalmente removido em 24 a 36 horas após a cirurgia, e o dreno cirúrgico é removido antes da alta hospitalar caso a produção do dreno permaneça insignificante. Caso a produção do dreno aumente após a remoção do cateter de Foley, este deve ser recolocado por 7 dias para eliminar o refluxo urinário ao longo do *stent* no ureter tratado e diminuir o extravasamento urinário na anastomose ureteropélvica. O *stent* ureteral é geralmente removido 4 a 6 semanas mais tarde em ambiente ambulatorial, e o acompanhamento, que inclui o uso de exames de imagem como varredura renal diurética, é realizado como na pieloplastia aberta. A maioria das complicações da pieloplastia laparoscópica é semelhante à de procedimentos laparoscópicos em geral, incluindo lesão de cólon, hemorragia, íleo, pneumonia, insuficiência cardíaca congestiva, tromboflebite e formação de urinoma. Nos primeiros 100 casos de pieloplastia laparoscópica realizados no hospital Johns Hopkins (Jarrett et al., 2002), tais complicações ocorreram em 12% dos pacientes. Outra revisão em grande escala envolvendo 189 casos de pieloplastia laparoscópica identificou um índice de 2% a 2,3% de complicações intraoperatórias e de 12,9% a 15,8% de complicações pós-operatórias (Rassweiler et al., 2008).

Resultados

Abordagem Aberta. O sucesso geral da pieloplastia desmembrada aberta tem sido favorável de acordo com a literatura. Em uma revisão retrospectiva, Persky et al. (1977) observaram que nenhuma de suas 109 pieloplastias desmembradas para OJUP requereram subsequente nefrectomia. Em outra revisão retrospectiva envolvendo 111 pacientes com OJUP submetidos a correção cirúrgica aberta por um período de 15 anos, Clark e Malek (1987) verificaram 95% de sucesso na resolução dos sintomas clínicos e 91% de sucesso na descompressão do sistema pelvicalicial na urografia após 1 ano da correção cirúrgica. Dos 111 pacientes de pieloplastia aberta, 95 (86%) foram submetidos à pieloplastia desmembrada. Examinando os resultados funcionais com base na análise de função discriminante das varreduras renais pré e pós-operatórias, O'Reilly (1989) verificou que a pieloplastia desmembrada de Anderson-Hynes aberta deteve a deterioração funcional em praticamente todos os casos e melhorou significativamente a função na maioria em 26 pacientes consecutivos com OJUP.

Abordagens Minimamente Invasivas. A maior parte dos relatórios de pieloplastia laparoscópica publicados usou a técnica clássica desmembrada de Anderson-Hynes, pois a maioria dos cirurgiões laparoscópicos tenta duplicar os princípios bem estabelecidos da cirurgia aberta (Bauer et al., 1999; Janetschek et al., 2000; Eden et al., 2001; Soulie et al., 2001; Jarrett et al., 2002; Turk et al., 2002; Inagaki et al., 2005; Bachmann et al., 2006; Rassweiler et al., 2008). A maioria dos pacientes nessas séries recentes passou por pieloplastias laparoscópicas primárias, e a duração média das cirurgias variou de 119 a 252 minutos. Em mãos experientes, o procedimento inteiro pode ser consistentemente realizado em menos de 3,5 horas (Jarrett et al., 2002), refletindo maior confiança na sutura e amarração de nós intracorporais. Os índices de complicação são baixos, variando de 2% a 15,8%, demonstrando a segurança do procedimento laparoscópico. Os índices de conversão para procedimento aberto também são baixos, na faixa de 0% a 5,5%. Além disso, os riscos de transfusão de sangue são baixos, sendo limitados a relatos informais. O uso de analgésicos pós-operatórios é geralmente mínimo. O período médio de hospitalização varia de 2,6 a 4,5 dias, e a média caiu para 3,8 dias nas séries relatadas desde o ano 2000. Com períodos médios de acompanhamento de 14 a 26 meses, os índices e sucesso cirúrgico (definido como sucesso clínico e/ou radiográfico duradouro) chegam a 87% a 99%, sendo que a maioria das séries atuais relata índices de sucesso de mais de 95%. A segurança e eficácia da pieloplastia laparoscópica também foram demonstradas na população pediátrica, incluindo pacientes de menos de 1 ano de idade (Metzelder et al., 2006).

A maioria das falhas de pieloplastia laparoscópica ocorre nos primeiros 2 anos, embora até 30% dos casos de falha possam ocorrer após 2 anos de pós-operatório (Madi et al., 2008). **Para os pacientes em quem a pieloplastia laparoscópica falha, a cirurgia aberta tem sido usada como procedimento de salvamento, com índices de sucesso de aproximadamente 86%** (Thomas et al., 2005). **Porém, a maioria dos pacientes pode ser bem tratada com intervenção endoscópica, como endopielotomia, com índices de sucesso de aproximadamente 70%** (Varkarakis et al., 2004).

Mais dados sobre pieloplastia laparoscópica assistida por robótica surgiram recentemente (Tabela 49-1) (Palese et al., 2005; Mufarrij et al., 2007; Schwentner et al., 2007; Yanke et al., 2008). Assim como nos estudos laparoscópicos convencionais, a maioria dos pacientes nessas séries recentes foi submetida a pieloplastias laparoscópicas primárias assistidas por robótica. O tempo médio de cirurgia está entre 100 e 299 minutos. Os índices de complicações perioperatórias são baixos (de 3% a 24%). Os índices de conversão para procedimento aberto também são relativamente baixos (de 0% a 6,8%). O uso de analgésicos pós-operatórios é normalmente mínimo. O tempo médio de hospitalização está na faixa de 2,2 a 2,8 dias. Com períodos médios de acompanhamento de 11 a 39,1 meses, os índices de sucesso cirúrgico (definidos como sucesso clínico ou radiográfico duradouro) estão na faixa de 94,7% a 100%. Estes resultados foram semelhantes aos das séries laparoscópicas históricas descritas na literatura. A viabilidade da abordagem robótica também foi demonstrada em pacientes pediátricos (Atug et al., 2005b; Lee et al., 2006). Os benefícios adicionais proporcionados pelo robô incluem melhor ampliação tridimensional, maior amplitude de movimento, e facilidade de dissecção e sutura. Contudo, o valor do robô no contexto da pieloplastia clínica permanece controverso, tendo sido abordado por um estudo recente (Link et al., 2006). Neste estudo, que comparou a pieloplastia robótica e laparoscópica de uma maneira prospectiva, verificou-se que o tempo médio de cirurgia e o tempo total em centro cirúrgico para os casos robóticos eram significativamente maiores do que para os casos laparoscópicos em 19,5 e 39 minutos, respectivamente. Os casos robóticos também foram considerados mais caros do que os casos laparoscópicos (2,7 vezes) devido ao maior tempo de cirurgia, custos mais elevados de produtos de consumo e depreciação do sistema robótico. Nas mãos de cirurgiões laparoscópicos experientes, o uso do robô não parece proporcionar vantagem clínica ou econômica significativa em comparação com a abordagem laparoscópica convencional. Além do custo, outras preocupações relacionadas à pieloplastia laparoscópica assistida por robótica incluem limitações de instrumentação e a necessidade de assistência laparoscópica experiente à cabeceira do leito (Peschel et al., 2004).

Até o momento, nenhum estudo randomizado prospectivo foi realizado para comparar a pieloplastia laparoscópica à aberta. A relutância dos pacientes em se submeter à randomização devido aos diferentes níveis de invasividade percebidos parece ser a barreira mais significativa para a realização desses estudos. Embora os índices de sucesso da pieloplastia sejam altos no geral, falhas tardias podem ocorrer e acompanhamentos longos podem ser úteis para a identificação destes pacientes. DiMarco et al. (2006) relataram que os índices de sucesso da pieloplastia em sua série de 175 pacientes caíram de 85% em 3 anos para 75% em 10 anos — valor menor do que eles previam.

OJUP primária associada a anomalias renais como rins em ferradura e rins pélvicos também já foi tratada com pieloplastia laparoscópica com segurança e sucesso (Janetschek et al., 1996; Hsu et al., 2003; Bovie et al., 2004). Além disso, OJUP secundária também já foi tratada com sucesso. Em uma revisão retrospectiva, Sundaram et al. (2003) identificaram 36 casos de pieloplastia transperitoneal laparoscópica para OJUP secundária, principalmente em decorrência de falha de endopielotomias retrógradas ou anterógradas. O tempo médio de cirurgia foi de 6,2 horas, muito longo que os tempos relatados para casos de OJUP primária. Conversão para procedimento aberto foi necessária em um paciente, e complicações pós-operatórias ocorreram em oito pacientes. Com um período médio de acompanhamento de 21,8 meses, o índice geral de sucesso envolvendo uma redução de mais de 50% da dor, JUP patente, e estabilização ou melhora da função da unidade renal afetada foi

TABELA 49-1 Série Comparativa de Pieloplastia Robótica versus Laparoscópica

AUTOR, ANO		N	MÉDIA DE IDADE (ANOS)	PSE (ML)	TEMPO DE CIRURGIA (MIN)	DURAÇÃO DO ACOMPANHAMENTO (MESES)	HOSPITALIZAÇÃO (DIAS)	COMPLICAÇÕES	ÍNDICES DE SUCESSO
Link et al., 2006	PL	10	38,0	NDS	80,7 ± 21,9*	5,6		Nenhuma	100% (os autores observam que o curto período de acompanhamento limita a significância do sucesso)
	PAR	10	46,5	NDS	100,2 ± 9,1*	5,6		10% (1 atraso de micção)	100%
Weise e Winfield, 2006	PL	14	24,5		271	10	2	0	100% (64% de sucesso "absoluto"; sem dor e sem obstrução de acordo com a varredura nuclear)
	PAR	31	26		299	6	2	0	97% (66% de sucesso "absoluto")
Kim et al., 2008	PL	58	Ped		196 ± 38		0,9 ± 0,23	3,4%	97%
	PAR	84	Ped		188 ± 45,8		1,5 ± 0,55	0	99%
Hemal et al., 2010	PL	30	28,1	100	145 ± 44	18	5,5 ± 3,8	10%	97%
	PAR	30	24,9	40	99 ± 29	18	2,5 ± 0,8	3,3%	93%
García-Galisteo et al., 2011	PL	33	NR	NR	152,1 ± 23,3	42,5	4,5 ± 1,5	51,5%	93,9%
	PAR	17	NR	NR	121,6 ± 13,3	20,6	2,4 ± 0,5	23,5%	94,1%
Olweny et al., 2012†	PL (LESS)	10	35,8	42	188	10	2,6	20	88%
	PAR (LESS)	10	40,3	56	226	3	2,6	10	100%
Kumar e Nayak, 2013	PL	11	25	46	150 (11-200)	NR	2,9	Nenhuma	100%
	PAR	19	21	54	129 (70-180)	NR	2,8	Nenhuma	100%

LESS, cirurgia laparoendoscópica por portal único; NDS, nenhuma diferença significativa; NR, não relatado; PAR, pieloplastia assistida por robótica; Ped, somente casos pediátricos; PL, pieloplastia laparoscópica; PSE, perda de sangue estimada.
*Diferença significativa, $P = 0,018$.
†PL-LESS versus PAR-LESS.

de 83% (30 de 36 pacientes). Shapiro et al. (2009) identificaram nove casos de pieloplastia transperitoneal laparoscópica para OJUP secundária após falha de procedimento aberto. O tempo médio de cirurgia foi de 204 minutos. Em um período médio de acompanhamento de 66 meses, 89% (oito de nove) pacientes apresentaram resolução clínica e radiológica da OJUP, com estabilização da função renal, alívio total da dor, e JUP patente.

Situações Especiais do Tratamento Laparoscópico e Laparoscópico Assistido por Robótica para Obstrução da Junção Ureteropélvica

Ureterocalicostomia Laparoscópica e Laparoscópica Assistida por Robótica. A ureterocalicostomia foi concluída com sucesso tanto pela abordagem laparoscópica quanto laparoscópica assistida por robótica. Gill et al. c (2004) realizaram ureterocalicostomia laparoscópica em dois pacientes com OJUP associada a pelve renal pequena e cálice de polo inferior dilatado. Em ambos os pacientes, um *stent* ureteral em duplo J foi colocado primeiro citoscopicamente no ureter ipsilateral. Com o paciente em decúbito lateral em 45 a 60 graus, uma abordagem transperitoneal usando três ou quatro portais foi usada para obter acesso à unidade renal ipsilateral laparoscopicamente. Uma porção do fino parênquima renal do polo inferior foi identificada e excisada. A JUP foi transeccionada, seguido pela ligação da abertura pélvica renal. O ureter foi espatulado lateralmente, tendo sido realizada anastomose ureterocalicial com aposição de mucosa a mucosa sobre o *stent* ureteral pré-colocado com técnicas de sutura intracorporal. Os princípios reconstrutivos gerais são idênticos aos da ureterocalicostomia aberta descrita anteriormente, incluindo a necessidade de obter drenagem dependente, livre de tensão e impermeável.

A maior série de ureterocalicostomias laparoscópicas relata resultados de seis procedimentos. Todos os seis permanecem bem radiograficamente com um média 30 meses de acompanhamento, sem ocorrência de grandes complicações (Arap et al., 2014).

Casale et al. (2008) relataram êxito com ureterocalicostomia laparoscópica assistida por robótica em nove pacientes pediátricos, seguindo os princípios idênticos de reconstrução descritos anteriormente. O tempo médio de cirurgia foi de 168 minutos, e a viabilidade do uso do robô foi bem demonstrada. Nenhum paciente demonstrou evidência de obstrução no exame cintilográfico com diurético em 12 meses de pós-operatório.

Pieloplastia Laparoscópica e Assistida por Robótica com Pielolitotomia Concomitante. A presença de cálculos no contexto de OJUP pode ser tratada laparoscopicamente com sucesso. Em uma revisão retrospectiva, Ramakumar et al. (2002) relataram 20 casos de pieloplastia laparoscópica com extração concomitante de cálculos renais através do local da pielotomia sob orientação laparoscópica. Nesta série, a extração dos cálculos caliciais foi auxiliada pelo uso de um citoscópio flexível introduzido através de uma incisão de 10 a 12 mm. No período médio de acompanhamento de 3 meses, 90% dos pacientes não apresentavam mais cálculos, e 90% dos pacientes apresentavam JUP patente radiograficamente. Em outra revisão retrospectiva, Stein et al. (2008) relataram 15 casos de pieloplastia laparoscópica com pielolitotomia concomitante envolvendo o uso de pinças laparoscópicas, citoscópios flexíveis e/ou irrigação laparoscópica. A porcentagem geral de ausência de cálculos foi de 80%. A pieloplastia laparoscópica assistida por robótica com pielolitotomia concomitante usando instrumentos semelhantes, incluindo pinças laparoscópicas, também foi demonstrada em oito pacientes (Atug et al., 2005a). Para concluir a pielolitotomia, um dos braços robóticos foi temporariamente desacoplado para permitir a passagem de um nefroscópio na pelve renal para obter visualização dos cálculos no sistema coletor. Nesta pequena série, todos os pacientes ficaram livres dos cálculos.

Pieloplastia Desmembrada Tubularizada Laparoscópica com Retalho. A presença de defeito ureteral superior significativo após a excisão da estenose da JUP também pode ser tratada laparoscopicamente com sucesso. Kaouk et al. (2002) descreveram um caso de pieloplastia laparoscópica para OJUP secundária no qual um defeito ureteral superior de 3 cm foi verificado após a excisão da estenose longa. Usando uma abordagem transperitoneal de quatro portais, um retalho pélvico renal de base ampla foi criado e tubularizado para corrigir o defeito, usando técnicas de sutura intracorporal. Em 2 meses de acompanhamento, a urografia excretora e a varredura renal diurética confirmaram um ureter superior amplamente patente.

Calicovesicostomia Laparoscópica. A presença de uma bexiga de grande capacidade no contexto de OJUP associada a uma unidade renal baixa obstruída pode ser tratada com sucesso usando-se uma estratégia de reconstrução laparoscópica não convencional. Hsu et al. (2006) descreveram um caso de tratamento laparoscópico de OJUP envolvendo um rim em ferradura com área do polo inferior hidronefrótica unilateral, porém em funcionamento, duplicação ureteral ipsilateral com bifurcação alta, e vasculatura renal anômala complexa. Em vez de realizar a tediosa dissecção anatômica e a complexa reconstrução ureteral neste cenário, como necessário na pieloplastia laparoscópica convencional, foi criada uma incisão na parte mais dependente da área hidronefrótica do polo inferior e então laparoscopicamente anastomosada à vesicostomia da cúpula da bexiga usando técnicas de sutura laparoscópica. Em 4 meses de acompanhamento, calicovesicostomia patente foi confirmada endoscópica e clinicamente.

PONTOS-CHAVE: INTERVENÇÃO LAPAROSCÓPICA E ROBÓTICA

- A abordagem laparoscópica transperitoneal é o método mais amplamente utilizado devido ao seu grande espaço de trabalho associado e à familiaridade da anatomia.
- A abordagem laparoscópica retroperitoneal e a abordagem extraperitoneal anterior se baseiam na criação de um espaço de trabalho utilizando dilatação manual ou com balão.
- O tratamento laparoscópico de OJUP demonstrou produzir um índice de complicações perioperatórias baixo, um curto período de hospitalização, e índices de sucesso de mais de 95% em mãos experientes.

Outros Procedimentos Reconstrutivos Envolvendo a Junção Ureteropélvica (Não Anderson-Hynes)

Embora a pieloplastia desmembrada de Anderson-Hynes seja a técnica mais comumente realizada para reconstrução da JUP, outras técnicas ou modificações podem ser úteis em determinadas situações conforme a necessidade anatômica de cada paciente. Essas variações podem em vários casos ser realizadas através de abordagens abertas ou minimamente invasivas, dependendo do nível de habilidade do cirurgião.

Procedimentos de Retalho
Plastia Y-V de Foley

Indicações. A plastia Y-V de Foley foi originalmente projetada para correção de OJUP secundária a uma inserção ureteral alta. Como outras técnicas de flap, contudo, seu uso em geral tem sido substituído pela pieloplastia desmembrada mais versátil. Assim como em outras técnicas que envolvem flaps, a plastia Y-V de Foley é especificamente contraindicada quando há necessidade de transposição dos vasos do polo inferior. Em situações que requeiram a redução concomitante de pelve renal redundante, esta técnica também é de pouco valor.

Técnica. Na plastia Y-V de Foley, a pelve renal e o ureter proximal são expostos primeiro, e um flap triangular de base ampla ou em forma de V é delineado com azul de metileno ou suturas de ancoragem finas. A base do V é posicionada sobre o aspecto dependente medial da pelve renal ipsilateral e no ápice na JUP. A incisão do flap pelo ápice (a haste do Y) é então feita ao longo do aspecto lateral do ureter proximal. A incisão cirúrgica no ureter deve ser suficientemente longa para atravessar completamente a área da estenose e se estender por vários milímetros dentro do ureter de calibre normal (Fig. 49-16A). O flap pélvico renal e a ureterotomia são então criados. Um bisturi fino é usado para a incisão pélvica inicial, e depois, são usadas tesouras Potts ou Metzenbaum finas para completar o flap e a ureterotomia (Fig. 49-16B). Um *stent* ureteral interno é colocado e a correção é realizada sobre o mesmo. Primeiramente, o ápice do flap pélvico é aproximado ao ápice (aspecto inferior) da incisão de ureterotomia utilizando sutura fina absorvível. As paredes posteriores são então aproximadas usando sutura fina interrompida ou contínua (Fig. 49-16C). A técnica interrompida apresenta a probabilidade de minimizar franzidos ou

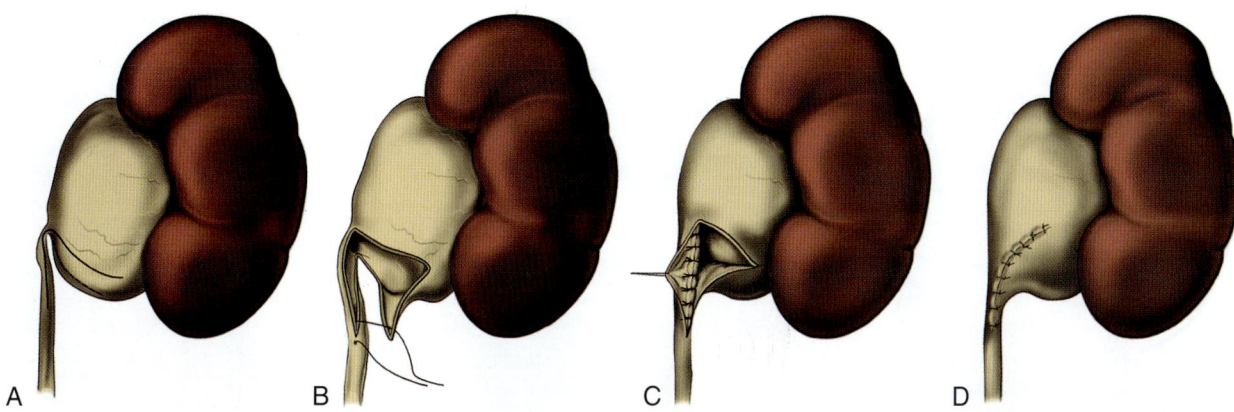

Figura 49-16. **A,** A plastia Y-V de Foley tem melhor aplicação em obstruções da junção ureteropélvica (JUP) associadas a ureteres de inserção alta. O flap é delineado com marcador de tecidos ou por fixação de suturas. A base do V é posicionada no aspecto medial dependente da pelve renal e no ápice da JUP. **B,** A incisão pelo ápice do flap, que representa a haste do Y, é então realizada ao longo do aspecto lateral do ureter proximal exatamente em uma área de calibre normal. **C,** As paredes superiores são então aproximadas usando sutura absorvível interrupta ou contínua. **D,** A anastomose é concluída com aproximação das paredes anteriores do flap pélvico e ureterotomia.

torções da linha de sutura, bem como isquemia do tecido local. A anastomose das paredes anteriores é então realizada, desta forma concluindo a correção cirúrgica (Fig. 49-16D).

Flap Espiral de Culp-DeWeerd

Indicações. Em geral, o flap espiral de Culp-DeWeerd é mais adequado em pelves extrarrenais prontamente acessíveis nas quais a inserção ureteral já está em uma posição oblíqua dependente. Embora a maioria desses pacientes também seja de bons candidatos à pieloplastia desmembrada padrão ou a redutora, **o flap espiral pode ter valor quando tanto OJUP quanto um segmento relativamente longo de estreitamento ou estenose ureteral proximal ocorrem no mesmo contexto.**

Técnica. O flap espiral é primeiramente delineado com uma base ampla posicionada obliquamente no aspecto dependente da pelve renal. Para maximizar a preservação do suprimento de sangue no flap, a base é colocada em uma posição anatomicamente lateral à JUP, ou seja, entre a inserção ureteral e o parênquima renal. O flap pélvico, em si, pode ser espiralizado de posterior para anterior ou vice-versa. Em qualquer caso, a linha anatomicamente média da incisão (mais distante do parênquima) segue até o ureter proximal, atravessando totalmente o segmento obstruído (Fig. 49-17A). A devida colocação do ápice do flap é determinada pelo comprimento do flap necessário. Este, por sua vez, depende do comprimento do ureter proximal a ser transposto. Quanto maior o flap necessário, mais distante o ápice estará em relação à base. Contudo, para preservar a integridade vascular do flap, a proporção entre o comprimento e a largura do flap não deve ser maior do que 3:1. Em geral, o contorno do flap deve ser feito mais longo do que possa ser inicialmente considerado necessário, pois o flap encolherá uma vez que a pelve for cortada. Se o flap for comprido demais, o excesso pode ser reduzido aparando-se novamente o ápice, desta forma preservando seu suprimento de sangue. Uma vez criado o flap, o ápice é girado para baixo até o aspecto mais inferior da ureterotomia (Fig. 49-17B). A anastomose com suturas finas absorvíveis é subsequentemente efetuada sobre um *stent* interno (Fig. 49-17C).

Flap Vertical de Scardino-Prince

Indicações. No geral, a técnica de flap vertical de Scardino-Prince possui aplicação clínica limitada. Ela pode ser usada adequadamente somente quando uma JUP dependente está situada na margem medial de uma pelve extrarrenal grande e quadrada (em forma de caixa) (Fig. 49-18A). Seu uso na maioria dos casos tem sido substituído por pieloplastia desmembrada padrão, embora o flap vertical possa ser preferível em áreas relativamente longas de estreitamento ureteral proximal. É importante observar que a técnica de flap vertical normalmente não pode produzir um flap tão comprido quanto o espiral.

Técnica. O flap vertical de Scardino-Prince é semelhante à técnica de flap espiral, exceto pelo fato de que a base do flap é posicionada mais horizontalmente no aspecto dependente da pelve renal, entre a JUP e o parênquima renal. O flap em si é criado através de incisões retas convergindo da base verticalmente até o ápice nos aspectos anterior ou posterior da pelve renal. O local do ápice e o comprimento do flap são determinados pelo comprimento do ureter proximal a ser transposto. A incisão medial segue até o ureter proximal, atravessando completamente a área estenótica e entrando no ureter de calibre normal, com o uso de tesouras delicadas (Fig. 49-18B). O ápice do flap é então girado para baixo e aproximado ao aspecto mais inferior da ureterotomia. Finalmente, o flap é fechado com suturas finas absorvíveis com pontos interrompidos ou contínuos (Fig. 49-18C).

Ureterotomia Entubada

Indicações. A ureterotomia entubada de Davis, raramente utilizada na atualidade, foi desenvolvida para a correção cirúrgica de estenoses ureterais múltiplas ou longas. Se estas estenoses forem verificadas em associação com OJUP, a ureterotomia entubada pode ser combinada com qualquer um dos procedimentos-padrão de pieloplastia. Porém, nesses casos, a ureterotomia entubada seria mais bem combinada com um procedimento de flap espiral. Em comparação com o *flap* vertical, o flap espiral pode ser feito mais longo, o que permite que uma parte maior da área estenótica seja transposta pelo flap pélvico, desta forma deixando uma área menor para cicatrização em segunda intenção. Na verdade, neste contexto clínico específico, qualquer técnica de flap seria preferível em relação à correção desmembrada, pelo menos em relação à preservação do suprimento de sangue e à subsequente cicatrização.

Técnica. O flap é contornado conforme descrito anteriormente, sendo que a ureterotomia deve ser feita completamente através da área estenótica longa (Fig. 49-19A). O flap é então criado, com dissecção mínima do ureter para preservar seu suprimento de sangue. Diferentemente de pieloplastias descomplicadas, estes casos rotineiramente requerem drenagem com tubo de nefrostomia para prevenir formação de urinoma pós-operatório. O dreno de nefrostomia nesses casos também permite acesso para subsequentes exames radiográficos anterógrados durante o período pós-operatório.

Com base na descrição original, a entubação ureteral é obtida através da colocação de um cateter tipo *stent* através da área estenótica até o ureter distal ou bexiga. Proximalmente, é exposto através do córtex renal junto ao tubo de nefrostomia. Atualmente, a maioria dos urologistas usa um *stent* ureteral interno de autorretenção, maleável e

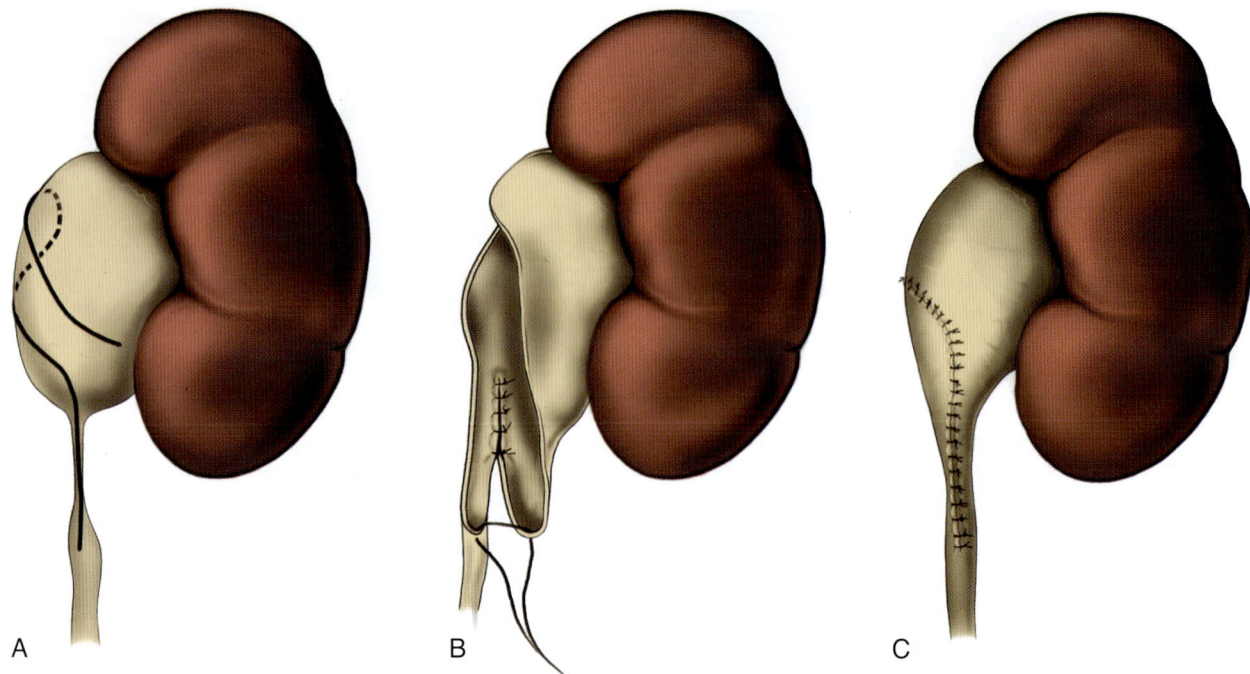

Figura 49-17. **A**, Um flap espiral pode ser indicado para áreas relativamente longas de obstrução de ureter proximal quando a junção ureteropélvica (JUP) já está em uma posição dependente. O flap espiral é delineado com sua base posicionada obliquamente no aspecto dependente da pelve renal. A base do flap é colocada em uma posição anatomicamente lateral à JUP, entre a inserção ureteral e o parênquima renal. O flap é espiralizado posteriormente para anterior ou vice-versa. A linha anatomicamente medial da incisão segue até o ureter proximal, atravessando totalmente o segmento ureteral proximal obstruído. A localização do ápice do flap é determinada pelo comprimento do flap necessário para transpor a obstrução. Quanto maior o segmento de ureter proximal obstruído, mais distante o ápice estará, pois isto torna o flap mais comprido. Contudo, para preservar a integridade vascular do flap, a proporção entre o comprimento e a largura do flap não deve ser maior do que 3:1. **B**, Uma vez criado o flap, o ápice é girado para baixo até o aspecto mais inferior da ureterotomia. **C**, A anastomose é então concluída, normalmente sobre um *stent* interno, novamente utilizando suturas finas absorvíveis.

inerte como substituto. O ápice do flap é trazido acima do *stent* o mais inferiormente possível na ureterotomia, e o flap é fechado com sutura absorvível interrupta ou contínua (Fig. 49-19B). O aspecto distal da ureterotomia é então deixado aberto para cicatrização secundária via regeneração ureteral (Fig. 49-19C).

Uma pielografia anterógrada é normalmente realizada 6 semanas após a cirurgia. Se não houver extravasamento, o *stent* ureteral é removido citoscopicamente e o exame radiográfico anterógrado é repetido. Quando a patência ureteral sem extravasamento é atestada por tal exame, o tubo de nefrostomia é fechado e subsequentemente removido.

Ureterocalicostomia

Indicações. Ureterocalicostomia pode ser usada como procedimento reconstrutivo primário sempre que uma OJUP ou estenose ureteral proximal estiver associada a uma pelve intrarrenal relativamente pequena (Fig. 49-20A).

Quando a JUP está associada a anomalias rotacionais, como rim em ferradura (Levitt et al., 1981), a ureterocalicostomia pode ser útil para proporcionar drenagem completamente dependente. Além disso, a ureterocalicostomia é uma técnica de salvação bem aceita para pieloplastias malsucedidas (Ross et al., 1990).

Técnica. O ureter é primeiramente identificado no retroperitônio e dissecado proximalmente com uma quantidade generosa de tecido periureteral. Para procedimentos secundários, no entanto, a formação de cicatriz extensiva pode impedir a identificação adequada da própria pelve renal (Fig. 49-20B). O rim é então mobilizado para obter acesso ao polo inferior. Um ponto técnico importante na ureterocalicostomia é que o parênquima que recobre o cálice do polo inferior deve ser ressecado em vez de simplesmente incisado, pois uma simples nefrotomia pode levar a uma estenose secundária (Couvelaire et al., 1964).

O ureter proximal é a princípio espatulado lateralmente, e a anastomose ureterocalicial é realizada sobre um *stent* interno. Também se deve considerar deixar um tubo de nefrostomia nesses pacientes. A primeira sutura é feita no ápice da espatulação ureteral e na parede lateral do cálice, e a segunda sutura é colocada a 180° de distância. O restante da anastomose é então realizado usando uma técnica de sutura interrupta aberta — ou seja, cada sutura colocada é deixada sem amarração até que a última seja feita (Fig. 49-20C). Este método parece proporcionar uma anastomose mais precisa sob visão direta. Quando o conjunto completo de suturas circunferenciais estiver colocado, as suturas são fixadas juntas (Fig. 49-20D). A cápsula renal é fechada sobre a superfície cortada do parênquima, se possível. Contudo, esse fechamento não deve estar suficientemente perto da anastomose em si para causar compressão extrínseca sobre a anastomose. Em vez disso, a anastomose deve ser coberta com gordura perinéfrica ou flap peritoneal ou omental (Fig. 49-20E). Um urograma de acompanhamento é geralmente feito 1 mês após a extração do *stent* ureteral (Fig. 49-20F).

Existem relatos de ureterocalicostomia laparoscópica e robótica (Gill et al., 2004; Korets et al., 2007; Casale et al., 2008). Arap et al. (2014) relataram um índice de sucesso de 100% após uma média de 30 meses da ureterocalicostomia laparoscópica em seis pacientes.

Procedimentos de Salvação. Pieloplastia aberta malsucedida é um problema desafiador que em geral é mais bem tratado inicialmente com abordagens endourológicas. Em alguns pacientes, tal abordagem pode não ser aplicável. Nestes casos, o sucesso da reconstrução pode ser às vezes obtido usando uma das técnicas de flap ou desmembradas descritas anteriormente. A reconstrução aberta cirúrgica

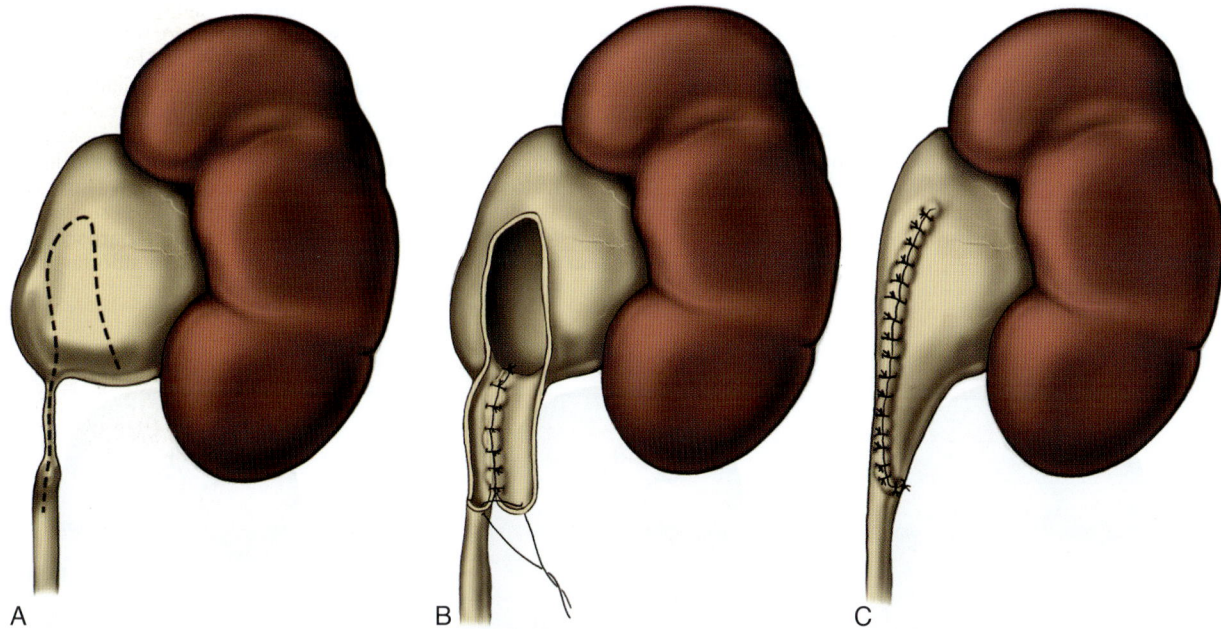

Figura 49-18. **A,** Pode-se utilizar uma técnica de flap vertical quando uma junção ureteropélvica (JUP) dependente estiver situada na margem medial de uma pelve extrarrenal grande em forma de caixa. Ao contrário do flap espiral, a base do flap vertical é situada mais horizontalmente no aspecto dependente da pelve renal, entre a JUP e o parênquima renal. O flap em si é formado por duas incisões retas convergindo da base verticalmente até o ápice sobre o aspecto anterior ou posterior da pelve renal. Assim como no flap espiral, a posição do ápice determina o comprimento do flap, que deve ser uma função do comprimento do ureter proximal a ser transposto. A incisão medial do flap segue até o ureter proximal, atravessando totalmente a área estenótica até o ureter de calibre normal. **B,** O ápice do flap é girado para baixo até o aspecto mais inferior da ureterotomia. **C,** O flap é então fechado aproximando as bordas com sutura fina absorvível interrupta ou contínua.

secundária pode ser significativamente auxiliada pela colocação de um cateter ureteral para ajudar na identificação e dissecção do ureter e pelve renal. Nessas situações, geralmente há uma estenose ureteral proximal relativamente longa para corrigir, e a ampla mobilização do rim e do ureter é necessária. Isto ajuda a transpor a área da estenose e permite uma pieloplastia secundária livre de tensão.

Várias outras opções estão disponíveis para essas correções secundárias e geralmente complexas. Essas alternativas cirúrgicas incluem as geralmente disponíveis para qualquer problema ureteral extensivo, como reposição ileoureteral e autotransplante com pielovesicostomia com flap de Boari. Para casos em que a função do rim envolvido já esteja significativamente comprometida e o rim contralateral é normal, pode-se considerar nefrectomia.

Cuidados Pós-operatórios e Tratamentos das Complicações. No geral, drenos externos são removidos entre 24 e 48 horas após a cessação da drenagem urinária, e os *stents* ureterais internos, se inseridos, são removidos em regime ambulatorial aproximadamente 4 a 6 semanas após a cirurgia. Se for utilizado tubo de nefrostomia, realiza-se uma pielografia no mínimo 7 a 10 dias após a cirurgia, ou até mais tarde, em correções especialmente complicadas. Se a pielografia demonstrar anastomose patente sem obstrução ou extravasamento, o tubo é fechado por 12 a 24 horas e removido caso não haja dor nos flancos, febre ou vazamento ao redor do tubo.

URETER RETROCAVA

Etiologia e Diagnóstico

Ureter retrocava é uma anomalia urológica congênita rara. A condição ocorre em consequência da persistência de veias cardeais posteriores durante o desenvolvimento embriológico (Considine, 1966). Sua presença deve ser suspeitada mediante o achado de uma deformidade característica em forma de "S" na pielografia retrógrada ou intravenosa (Fig. 49-21A). Atualmente, é possível chegar a um diagnóstico definitivo por via não invasiva utilizando exames de imagem de TC tridimensional (Fig. 49-21B) (Pienkny et al., 1999). Intervenção cirúrgica é indicada na presença de obstrução funcionalmente significativa levando a dor ou deterioração da função renal.

Intervenção Cirúrgica

Tratamento Cirúrgico Aberto

A correção-padrão de ureter retrocava é a pielopielostomia cirúrgica. Nesse procedimento, o ureter, a pelve renal dilatada e a veia cava inferior são identificados e dissecados utilizando técnicas cirúrgicas abertas padrão. A pelve renal dilatada é então seccionada, e o ureter é transposto para sua posição anatômica normal anterior à veia cava (Fig. 49-22). A pielopielostomia é então realizada circunferencialmente com suturas absorvíveis de uma maneira livre de tensão e impermeável. Um dreno cirúrgico e *stent* ureteral interno são normalmente utilizados.

Tratamento Cirúrgico Laparoscópico

O ureter retrocava tem sido tratado com sucesso pela abordagem laparoscópica no contexto clínico, conforme demonstra uma série de relatos de casos esporádicos (Baba et al., 1994; Matsuda et al., 1996; Polascik e Chen, 1998; Salomon et al., 1999; Gupta et al., 2001; Ramalingam e Selvarajan, 2003). Tanto a abordagem transperitoneal quanto a retroperitoneal podem ser usadas laparoscopicamente. Um *stent* ureteral em duplo J é colocado citoscopicamente no ureter ipsolateral. Depois de obter acesso transperitoneal ou retroperitoneal, o ureter ipsolateral é identificado e mobilizado para longe da veia cava inferior. O ureter é então dividido no segmento mais distal do ureter dilatado. Um segmento redundante de ureter proximal dilatado e o segmento estenótico do ureter são excisados, se estiverem presentes. As extremidades do ureter são posicionadas anterolateralmente em relação à veia cava, espatuladas por 1,5 a 2 cm nas extremidades opostas, e então anostomosadas com suturas absorvíveis aplicadas sobre o *stent*. O objetivo é obter uma anastomose livre de tensão e impermeável. Posiciona-se o dreno cirúrgico no mesmo lugar antes da saída laparoscópica formal. O dreno cirúrgico é normalmente removido em questão de dias após a cirurgia, e o *stent* ureteral é normalmente removido em 4 a 6 semanas de pós-operatório.

Mais recentemente, o ureter retrocava tem sido tratado com sucesso através da abordagem laparoscópica assistida por robótica (Mufarrij et al., 2007; Hemal et al., 2008; Smith et al., 2009). Uma abordagem transperitoneal que proporciona um amplo espaço de trabalho é normalmente usada. Os princípios gerais da dissecção, divisão, transposição e anastomose ureteral laparoscópica são idênticos aos descritos na abordagem laparoscópica convencional. Pelo menos quatro portais diferentes estão envolvidos, incluindo três para o robô e um para o assistente cirúrgico para a realização de sucção, irrigação, introdução de sutura e retração.

Os resultados clínicos gerais da correção laparoscópica com ou sem o uso de robôs segundo a literatura têm sido favoráveis, indi-

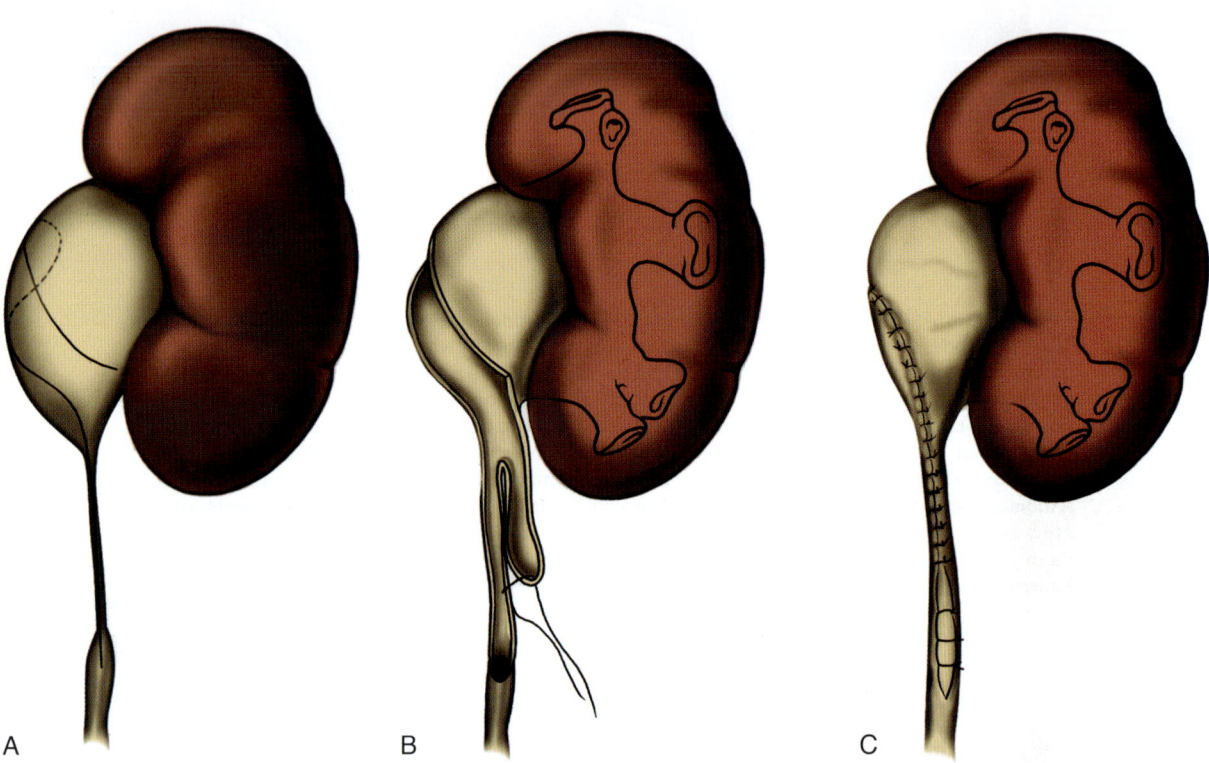

Figura 49-19. **A,** A ureterotomia entubada pode ser valiosa quando a obstrução da junção ureteropélvica está associada a estenoses ureterais múltiplas ou extremamente longas. Um flap espiral é delineado e desenvolvido conforme descrito na Figura 49-20. A incisão da ureterotomia será realizada completamente através das longas áreas estenóticas ou através de cada uma das várias áreas de estenose. **B,** O flap é criado, tomando-se cuidado para dissecar o mínimo de ureter possível para preservar seu suprimento de sangue. Ao contrário de correções descomplicadas, é rotineiramente utilizada drenagem com tubo de nefrostomia. Um *stent* interno flexível inerte de autocontenção é então colocado e posicionado proximalmente na pelve renal ou no infundíbulo inferior e distalmente na bexiga. O ápice do flap é então trazido o mais inferiormente possível sobre o *stent* na ureterotomia, e o flap é fechado com sutura absorvível interrupta ou contínua. **C,** O aspecto distal da ureterotomia é deixado aberto para cicatrizar secundariamente por regeneração ureteral. Uma nova sutura fina absorvível pode ser frouxamente colocada para manter as laterais do ureter em aposição em relação ao *stent*.

Figura 49-20. **A,** Este paciente se queixava de dor progressiva no flanco direito, no qual foi identificada neste exame retrógrado uma obstrução da junção ureteropélvica (*seta*) associada a uma pequena pelve intrarrenal. Esta situação pode ser mais bem tratada com uma ureterocalicostomia. **B,** O ureter é identificado no retroperitônio e dissecado proximalmente o mais distante possível. O rim é mobilizado tanto quanto necessário para obter acesso ao polo inferior e para subsequentemente realizar a anastomose sem tensão. Realiza-se uma nefrectomia no polo inferior, removendo o máximo necessário de parênquima para expor amplamente o cálice do pólo inferior dilatado. **C,** O ureter proximal é espatulado lateralmente. Deve-se subsequentemente realizar a anastomose sobre um *stent* interno, devendo-se também considerar deixar o tubo de nefrostomia. As suturas iniciais são colocadas no ápice da espatulação ureteral, e a parede lateral do cálice com uma segunda sutura é colocada a 180 graus do mesmo. **D,** A anastomose é então concluída de forma aberta, colocando-se cada sutura circunferencialmente (*inserção*) mas não as fixando até que a anastomose tenha sido concluída. **E,** A cápsula renal é fechada sobre a superfície de corte do parênquima sempre que possível. Contudo, a cápsula não deve ser fechada perto demais da anastomose em si, pois isso poderia comprometer o lúmen por compressão extrínseca. Em vez disso, a anastomose deve ser protegida com um enxerto ou gordura perinéfrica, ou por um flap peritoneal ou omental. **F,** A urografia intravenosa 2 meses após a ureterocalicostomia direita revela uma anastomose ureterocalicial amplamente patente no polo inferior (*seta*).

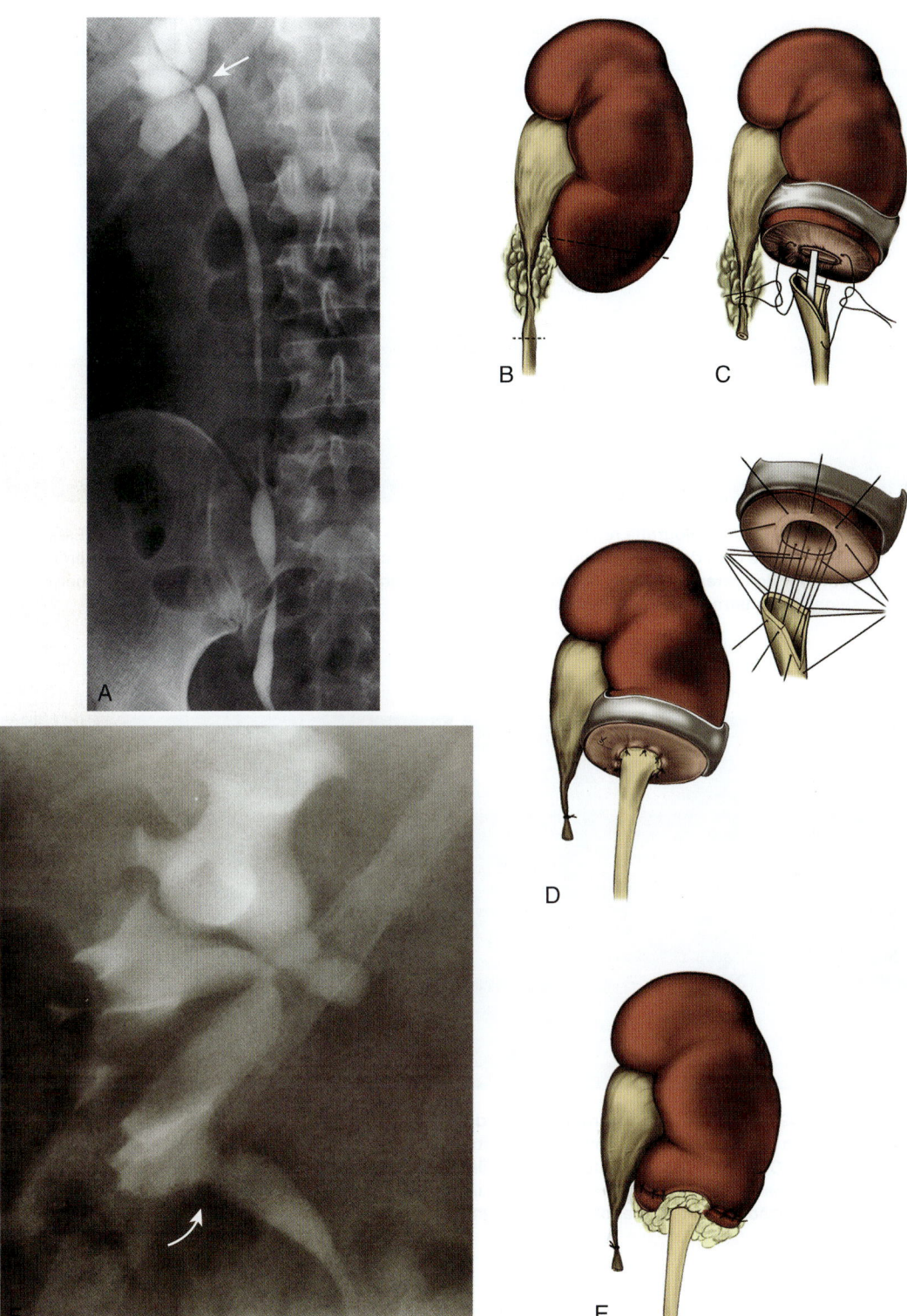

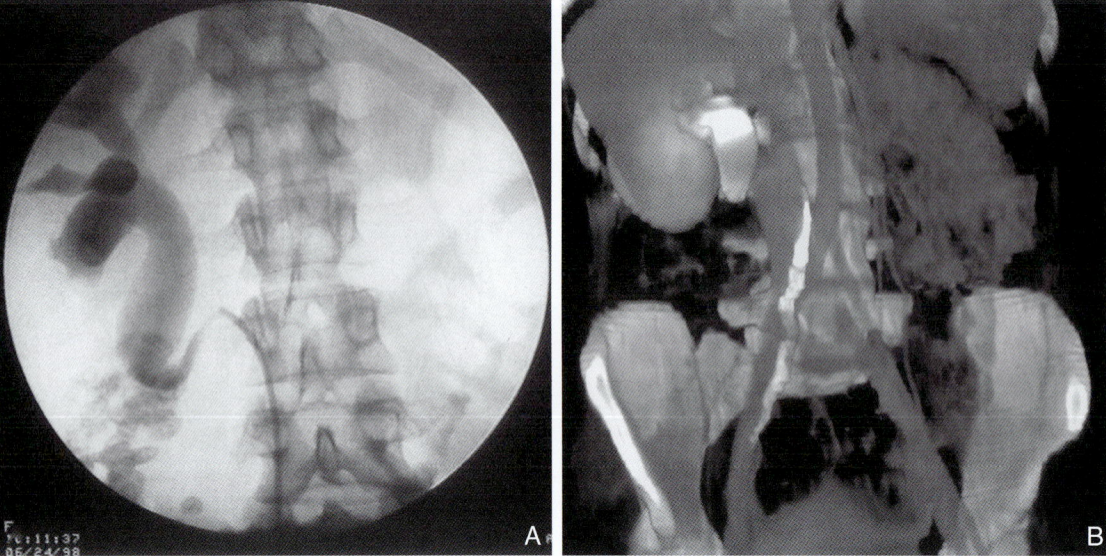

Figura 49-21. A, Pielografia retrógrada em um paciente com hidronefrose do lado direito. Este exame revela uma deformidade típica em forma de S secundária ao curso lateral a medialmente posterior do ureter em relação à veia cava. B, A tomografia computadorizada espiral tridimensional demonstra a presença de ureter retrocava.

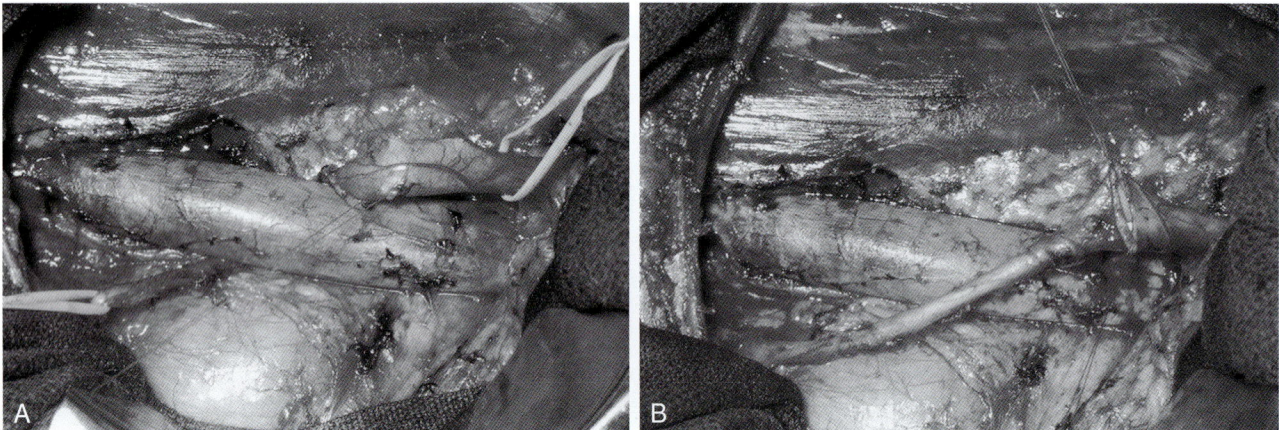

Figura 49-22. A, Fotografia intraoperatória de um paciente com ureter retrocava submetido a correção cirúrgica via lombotomia retroperitoneal. O lado direito da foto representa a direção cefálica. Observe o ureter direito proximal dilatado passando por trás da veia cava inferior. B, A anastomose ureteropélvica direita foi concluída após a transsecção da pelve renal direita e da transposição do ureter anterior à veia cava inferior.

cando mínima morbidade pós-operatória dos pacientes, convalescença mais rápida, e patência anastomótica no acompanhamento radiográfico em curto prazo.

PONTOS-CHAVE: URETER RETROCA

- O ureter retrocava decorre da persistência de veias cardeais posteriores.
- O ureter retrocava pode ser diagnosticado através de pielografia intravenosa ou retrógrada ou TC tridimensional.
- Intervenção é indicada na presença de obstrução funcionalmente significativa, e tanto a abordagem aberta quanto laparoscópica podem ser utilizadas com êxito.

ESTENOSE URETERAL

Etiologia

Entre as causas comuns de formação de estenose ureteral estão isquemia, trauma cirúrgico e não cirúrgico, fibrose periureteral, malignidades, e fatores congênitos (Quadro 49-1). **A avaliação e o tratamento adequado de uma estenose ureteral são essenciais para preservar a função renal e descartar a presença de malignidade.** Embora a clássica apresentação radiográfica de um carcinoma de células transicionais do ureter seja um defeito de preenchimento radiolucente dentro do lúmen com sinal de cálice característico, ele pode ter a mesma aparência de uma estenose benigna. Além disso, tumores metastáticos como câncer de colo de útero, próstata, ovário, mama, e cólon podem parecer uma estenose ureteral (Lau et al., 1998). Embora a incidência de estenoses ureterais na população em geral seja desconhecida, está

QUADRO 49-1	Etiologia da Estenose Ureteral

Malignidade (p. ex., carcinoma de células transicionais, câncer de colo do útero)
Cálculo ureteral
Radiação
Isquemia ou trauma causado por dissecção cirúrgica
Fibrose periureteral causada por aneurisma da aorta abdominal ou endometriose
Instrumentação endoscópica
Lesão de ablação renal
Infecção (tuberculose)
Condição idiopática

claro que a **presença de cálculos ureterais e o respectivo tratamento para cálculos são fatores de risco**. Roberts et al. (1998) avaliaram 21 pacientes com cálculos ureterais impactados e verificaram que impactações de mais de 2 meses de duração estavam associadas a uma incidência de formação de estenoses de 21%. Qualquer instrumentação ureteral pode levar ao desenvolvimento de uma estenose ureteral. Com o avanço da tecnologia ureteroscópica e o surgimento de instrumentos menores e mais ativamente defletores com sistemas ópticos digitais, os procedimentos ureteroscópicos se tornaram menos traumáticos e agora são associados a um índice de complicação em longo prazo de menos de 5% (Harmon et al., 1997; Delvecchio et al., 2003; Ambani et al., 2013). Ademais, mais urologistas estão confortáveis com incisões endoscópicas como resultado. Outras causas de estenoses ureterais benignas incluem radiação; aneurisma da aorta abdominal; infecções como tuberculose e esquistossomose; endometriose; e trauma, incluindo lesão iatrogênica de cirurgia abdominal ou pélvica anterior ou lesão após ablação renal (El Abd et al., 1996; Lacquet et al., 1997; Ramanathan et al., 1998; Oh et al., 2000; Johnson et al., 2004). Pacientes com suspeita de estenoses ureterais idiopáticas devem ser avaliados com TC para descartar a presença de malignidade ureteral intrínseca ou lesão que esteja causando compressão extrínseca.

Exames Diagnósticos e Indicações para Intervenção

A presença de obstrução na TC padrão pode identificar estenoses ureterais, porém é necessário realizar pielografia anterógrada ou retrógrada, urotomografia computadorizada, ou ureteroscopia diagnóstica para definir o local e a extensão da estenose ureteral. Deve-se subsequentemente realizar ureteroscopia com biópsia ou barbotagem em qualquer paciente no qual a causa da estenose não esteja totalmente clara. Cintilografia com diurético demonstra a função renal diferencial e avalia a unidade renal em relação a obstrução funcional. **É importante avaliar a função da unidade renal antes de iniciar o tratamento, pois terapias endourológicas, em geral, requerem 25% de função da região ipsilateral para obter índices de sucesso razoáveis** (Wolf et al., 1997). Uma vez diagnosticada a estenose ureteral, as indicações para intervenção incluem a necessidade de descartar malignidades, obstrução renal contínua, pielonefrite recorrente, e dor associada a obstrução funcional.

Opções Endourológicas para Intervenção

Colocação de Stent Ureteral

A colocação de stent ureteral é bastante eficaz no tratamento da maioria das estenoses ureterais, especialmente nas estenoses ureterais intrínsecas. Wenzler et al. relataram bons índices de sucesso no tratamento de obstrução ureteral intrínseca, com índices de sucesso de 88% em 26 meses (Wenzler et al., 2008). Embora estenoses ureterais intrínsecas possam ser tratadas ou temporizadas com stents ureterais, pacientes com compressão ureteral extrínseca eventualmente requerem drenagem percutânea ou tratamento cirúrgico (Docimo e Dewolf, 1989; Chung et al., 2004).

Se o paciente não for candidato a correção definitiva ou se apresentar um prognóstico insatisfatório, a colocação de stent crônico com trocas periódicas do dispositivo pode ser considerada. Além disso, pacientes submetidos a tratamentos sistêmicos de malignidades podem ser tratados com trocas periódicas de stents. **A utilização de colocação de stent crônico deve ser reservada, especialmente ao tratar de obstrução ureteral por compressão extrínseca, pois a drenagem adequada pode não durar muito tempo** (Docimo e Dewolf, 1989; Chung et al., 2004). O monitoramento atento dos tratos superiores e dos sintomas dos pacientes é obrigatório neste subgrupo de pacientes. Rosevear et al. (2007) relataram um índice de sucesso de 84% em 16 meses usando stents ureterais, sendo que 68% dos pacientes eram portadores de malignidades. O restante incluiu pacientes com fibrose retroperitoneal (FRP) e outras doenças extrínsecas benignas. **O uso de colocação de stent ureteral conjunto (dois stents paralelos) demonstrou ser eficaz em obstruções ureterais extrínsecas benignas e malignas** (Yohannes e Smith, 2001; Elsamra et al., 2013). Elsamra et al. relataram 66 pacientes tratados com colocação de stent ureteral conjunto, com falha do stent em 12% dos pacientes portadores de obstrução maligna e nenhuma nos que tinham obstrução ureteral benigna. Alternativamente, a colocação de stent ureteral conjunto pode ser uma excelente opção em pacientes em quem ocorre falha de drenagem com um único stent.

Depois dos relatos iniciais em 2006, o uso de stents metálicos em pacientes com obstrução ureteral maligna conquistou popularidade (Borin et al., 2006). Liatsikos et al. apresentaram 50 pacientes tratados com o stent totalmente metálico, e, embora tenham surgido preocupações quanto à troca e incrustação de stent, no geral, o estudo validou o uso do stent totalmente de metal por um período de até 3 anos de drenagem de obstrução benigna e maligna em longo prazo em pacientes selecionados (Kadlec et al., 2013). Stents de malha metálica expansíveis que permitem o crescimento de tecidos demonstraram problemas com incrustação, reações hiperplásicas e crescimento de tumor (Liatsikos et al., 2009).

Alternativamente, Papatsoris relatou o uso de stents metálicos termoexpansíveis sem malha com benefícios tanto de drenagem quanto terapêuticos, embora também tenham sido, da mesma forma, identificados casos de infecções do trato urinário, migração do stent, incrustação e obstrução (Papatsoris et al., 2010). Goldsmith et al. verificaram um índice de insucesso de 35% com stents metálicos em 25 pacientes submetidos à colocação de stent por obstrução maligna. Obstrução persistente, migração distal do stent, e hematoma subcapsular foram observados, e, neste momento, não há consenso claro a respeito dos benefícios dos stents metálicos (Goldsmith et al., 2012).

Dilatação com Balão

Dilatação Retrógrada por Balão. A dilatação retrógrada de estenoses ureterais historicamente tem feito parte do arsenal urológico. A técnica era raramente definitiva e normalmente requeria repetições regulares das dilatações. No início dos anos 1980, balões angiográficos e vasculares foram introduzidos à prática urológica, tornando a técnica e dilatação por balão com colocação de stent temporário interno um modo aceitável de tratamento (Banner et al., 1983; Finnerty et al., 1984).

Assim como em qualquer paciente com estenose ureteral, as indicações para intervenção incluem obstrução funcionalmente significativa. Contraindicações a esta abordagem incluem infecção ativa ou estenose maior que 2 cm, pois a dilatação em si raramente seria bem-sucedida neste contexto. Ademais, qualquer técnica endoscópica provavelmente falhará perante estenoses maiores que 2 cm (Fig. 49-23).

Uma abordagem retrógrada é indicada sempre que o acesso à área estenótica seja facilmente obtido através de técnicas transuretrais. Em geral, o procedimento começa com uma pielografia retrógrada realizada sob controle fluoroscópico para delinear precisamente o local e a extensão da estenose. Um fio-guia de ponta mole é passado de maneira retrógrada pela área estenótica e enrolado proximalmente no sistema pielocalicial. Isto pode ser mais facilmente efetuado passando-se um cateter aberto até o nível da estenose usando-o como guia para o fio hidrofílico ou de ponta mole. A passagem do cateter de ponta mole pela área estenótica sobre o fio ajudará a subsequente passagem do cateter com balão. Técnicas para transpor áreas difíceis de obstrução foram descritas em detalhes (Mata et al., 1994).

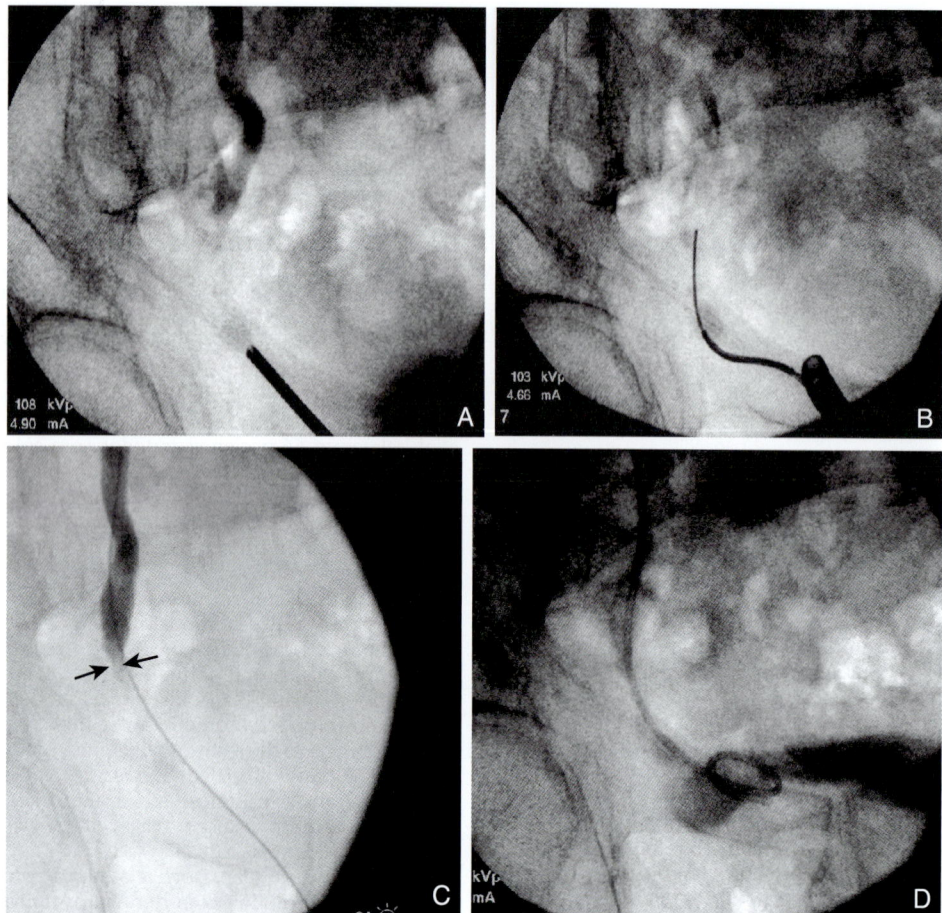

Figura 49-23. A, Contraste anterógrado e retrógrado demonstrando uma estenose ureteral distal após procedimento uteroscópico traumático de cálculo. B, Imagem demonstrando aceso complexo do fio-guia através desta estenose longa e estreita com cálculos proximais retidos. C, A estenose tem mais de 2 cm, e uma quantidade mínima de contraste passaria por via anterógrada. D, Imagem após a colocação do *stent* ureteral. Este paciente necessitou de reimplante ureteral e remoção de cálculos.

Neste ponto, o cateter de ponta aberta é retirado e substituído por um balão de alta pressão de 5 a 8 mm e 4 cm de comprimento. Sob controle fluoroscópico, o cateter com balão é posicionado através da área estenótica, e o posicionamento adequado é garantido pela visualização de marcadores radiopacos nas pontas do balão. O balão então começa a ser inflado, sendo possível visualizar uma cintura na área estenótica, que desaparecerá com a progressão da inflação do balão (Fig. 49-24). Após 10 minutos de tamponamento, o balão é desinflado e removido. O fio-guia permanece no lugar, sendo utilizado para passar um *stent* interno, que é deixado por 2 a 4 semanas. Cintilografia com diurético de acompanhamento é normalmente feito em aproximadamente 1 mês após a extração do *stent* e em intervalos de 6 a 12 meses subsequentemente.

Ocasionalmente, não é possível obter acesso à área envolvida usando apenas controle fluoroscópico. Nesses casos, a visualização ureteroscópica direta pode auxiliar a passagem inicial do fio-guia, e o procedimento pode ser continuado conforme descrito. Alternativamente, um balão de baixo perfil pode ser passado através do ureteroscópio e a estenose pode ser dilatada sob visualização direta.

Dilatação Anterógrada por Balão. Às vezes, o acesso retrógrado através de uma área estenótica é impossível. Nesses casos, pode-se obter acesso utilizando uma abordagem anterógrada e controle fluoroscópico (Mitty et al., 1983; Banner e Pollack, 1984), com ou sem visualização ureteroscópica anterógrada direta (de Jonge et al., 1986). Instaura-se drenagem por nefrostomia percutânea; em casos associados a infecção ou a comprometimento de função renal, somente a drenagem percutânea é instituída para permitir a resolução da infecção e o retorno à função renal normal. Assim que isto for feito, o trato percutâneo é usado para acesso em uma abordagem guiada fluoroscópica ou ureteroscopicamente. O procedimento é análogo ao da abordagem retrógrada. Sob orientação fluoroscópica, um agente de contraste anterógrado é usado para definir de modo decisivo o local e a extensão da estenose. Um fio-guia de ponta mole é passado por via anterógrada através do nível da obstrução; depois, passa-se um cateter com balão, e o balão é progressivamente inflado até que a cintura desapareça. O cateter com balão é retirado pelo fio e substituído por um *stent* interno, e o tubo de nefrostomia também é deixado no local. Uma pielografia de acompanhamento é feita em 24 a 48 horas para garantir o posicionamento adequado do *stent* interno funcional, sendo que, neste momento, o tubo de nefrostomia pode ser removido. Alternativamente, pode-se manter o acesso através do uso de um *stent* interno-externo, que pode ser tampado para permitir drenagem interna.

Resultados. Relatos iniciais de dilatação retrógrada e anterógrada de estenoses ureterais sugeriam que os resultados eram melhores quando a estenose era anastomótica e de duração e extensão relativamente curtas (King et al., 1984b; Chang et al., 1987; Netto et al., 1990). **Goldfischer e Gerber** (1997) revisaram a literatura quanto aos resultados de dilatação de estenoses ureterais por balão e verificaram relatos de índices de sucesso que variavam de 50% a 76%. Nessa revisão, os melhores resultados foram obtidos em pacientes portadores de estenoses iatrogênicas e não anastomóticas, como os que foram submetidos a instrumentação ureteroscópica. Neste contexto, obteve-se um índice de sucesso de 85% em comparação com o índice de 50% em estenoses anastomóticas. Alternativamente, Ravery et al. verificaram um índice de sucesso de 40% utilizando a dilatação retró-

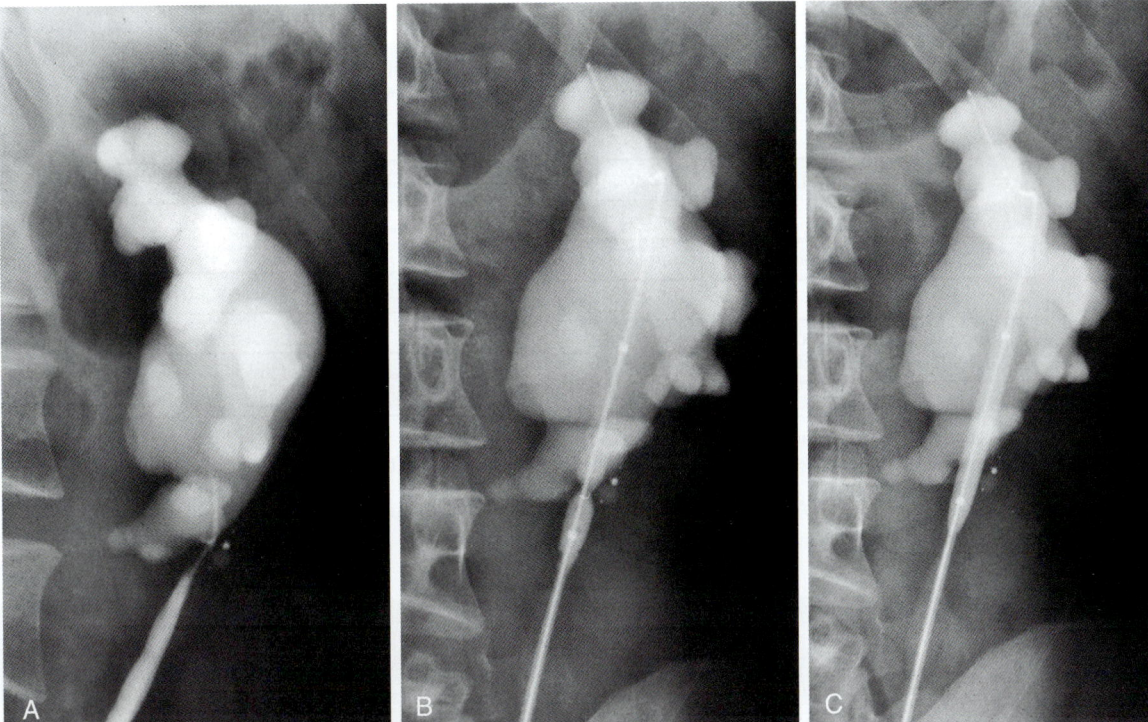

Figura 49-24. A, O exame retrógrado confirma uma estenose curta no nível da junção ureteropélvica neste paciente com rim em ferradura encaminhado após falha no tratamento ureteroscópico de cálculo ureteral impactado naquele nível. B, A estenose foi atravessada com um fio-guia, sobre o qual se passou um balão de alta pressão. Fica evidente a cintura no nível da estenose durante a inflação inicial do balão. C, A inflação do balão e a dilatação da estenose são concluídas, com o desaparecimento da cintura.

grada por balão no tratamento de estenoses ureterais inflamatórias em um acompanhamento de 16 meses (Ravery et al., 1998). Richter et al. (2000) analisaram seus resultados com dilatação por balão em 114 pacientes em um período de acompanhamento mínimo de 2 anos. Assim como em outras séries, a dilatação por balão foi mais bem-sucedida em pacientes com estenoses relativamente curtas. Além disso, esses autores observaram a significância do suprimento vascular intacto para o sucesso deste procedimento. Koukouras relatou o tratamento anterógrado percutâneo por balão de estenoses ureterais iatrogênicas com um índice de sucesso de 72% em 1 ano de acompanhamento (Koukouras et al., 2010). Uma série de estenoses ureterais de transplante na qual foi utilizado balão de dilatação percutânea em 14 pacientes de transplante demonstrou um índice de sucesso de 79% em 29 meses. Particularmente, estas eram estenoses anastomóticas curtas em pacientes imunossuprimidos (Voegeli et al., 1988). Outros relatam endoureterotomia como a opção principal de tratamento nesses casos (Duty et al., 2013). Há que se observar que em modelos experimentais, a dilatação por balão criou incisões longitudinais semelhantes às da endoureterotomia, explicando alguns dos índices de sucesso observados com o uso de dilatação por balão em estenoses ureterais (Nakada et al., 1996).

Endoureterotomia

A incisão ureteral endoluminal é uma extensão lógica da dilatação por balão para tratamento "minimamente invasivo" de estenoses ureterais. Assim como na dilatação por balão, o acesso para e através da área estenótica pode ser obtido de forma retrógrada ou anterógrada, embora a abordagem retrógrada seja preferível por ser menos invasiva. A abordagem anterógrada é indicada quando o acesso percutâneo já está presente. O procedimento é realizado sob visualização direta utilizando controle ureteroscópico, ou pode ser guiado fluoroscopicamente utilizando o cateter com balão com corte quente. Em geral, recomenda-se acompanhamento radiográfico utilizando renograma diurético por até 2 anos para detectar a maioria das falhas tardias (Wolf et al., 1997).

Abordagem Ureteroscópica Retrógrada. Um estudo retrógrado é realizado sob controle fluoroscópico no início do procedimento. Sempre que possível, passa-se um fio-guia de ponta mole ou hidrofílico através do nível da obstrução conforme destacado anteriormente. Se não for possível passar um fio pela área estenótica utilizando apenas controle fluoroscópico, passa-se o ureteroscópio flexível até o nível da obstrução, e o fio-guia é avançado através do ureteroscópio pela área envolvida sob visualização direta. O ureteroscópio é então removido, porém deixando-se sempre um fio de segurança através da estenose. O ureteroscópio é então reintroduzido e passado ao longo do fio-guia até o nível da obstrução.

A posição para a incisão de endoureterotomia é escolhida em função do nível do ureter envolvido. Em geral, **estenoses ureterais mais inferiores são cortadas em direção anteromedial, tomando cuidado para permanecer distante dos vasos ilíacos. Em compensação, estenoses ureterais superiores são incisadas lateral ou posterolateralmente, novamente longe dos grandes vasos** (Meretyk et al., 1992) (Fig. 49-25).

A incisão de ureterotomia em si pode ser realizada com um bisturi frio (Schneider et al., 1991; Yamada et al., 1995), um eletrodo cortante (Conlin et al., 1996), ou por *laser* de hólmio. Atualmente, o *laser* representa a abordagem dominante para incisões endoscópicas. Em todos os casos, a incisão é feita a partir do lúmen ureteral para fora, até a gordura periureteral por toda sua espessura. Proximal e distalmente, a endoureterotomia deve englobar de 2 a 3 mm de tecido ureteral normal. Em determinadas circunstâncias, a estenose deve ser dilatada por balão para se obter acesso através da estenose (Fig. 49-26). Da mesma forma, as estenoses podem ser dilatadas por balão depois da endoincisão a fim de alargar a incisão. Uma vez concluída a incisão de endoureterotomia, o fio-guia remanescente é usado para passar um *stent* interno. Em geral, devem ser considerados os *stents* de diâmetro maior (de 8 a 12 Fr), pois estes foram associados a melhores resultados (Hwang et al., 1996; Wolf et al., 1997). Da mesma forma, Wolf et al. (1997) verificaram benefícios na injeção de triancinolona ureteroscopicamente após a endoureterotomia. Esteroides e outros modificadores biológicos de resposta podem eventualmente desempenhar um papel no futuro do tratamento de estenoses selecionadas.

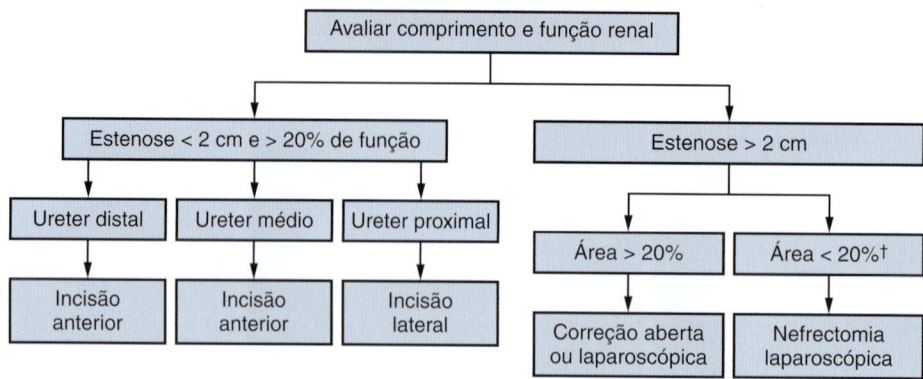

TERAPIA IDEAL PARA ESTENOSES URETERAIS BENIGNAS*

*Considerar balão se transplante com imunossupressão.
†Pacientes pediátricos e pacientes selecionados com insuficiência renal podem necessitar de correção.

Figura 49-25. Algoritmo para tratamento de estenoses ureterais benignas.

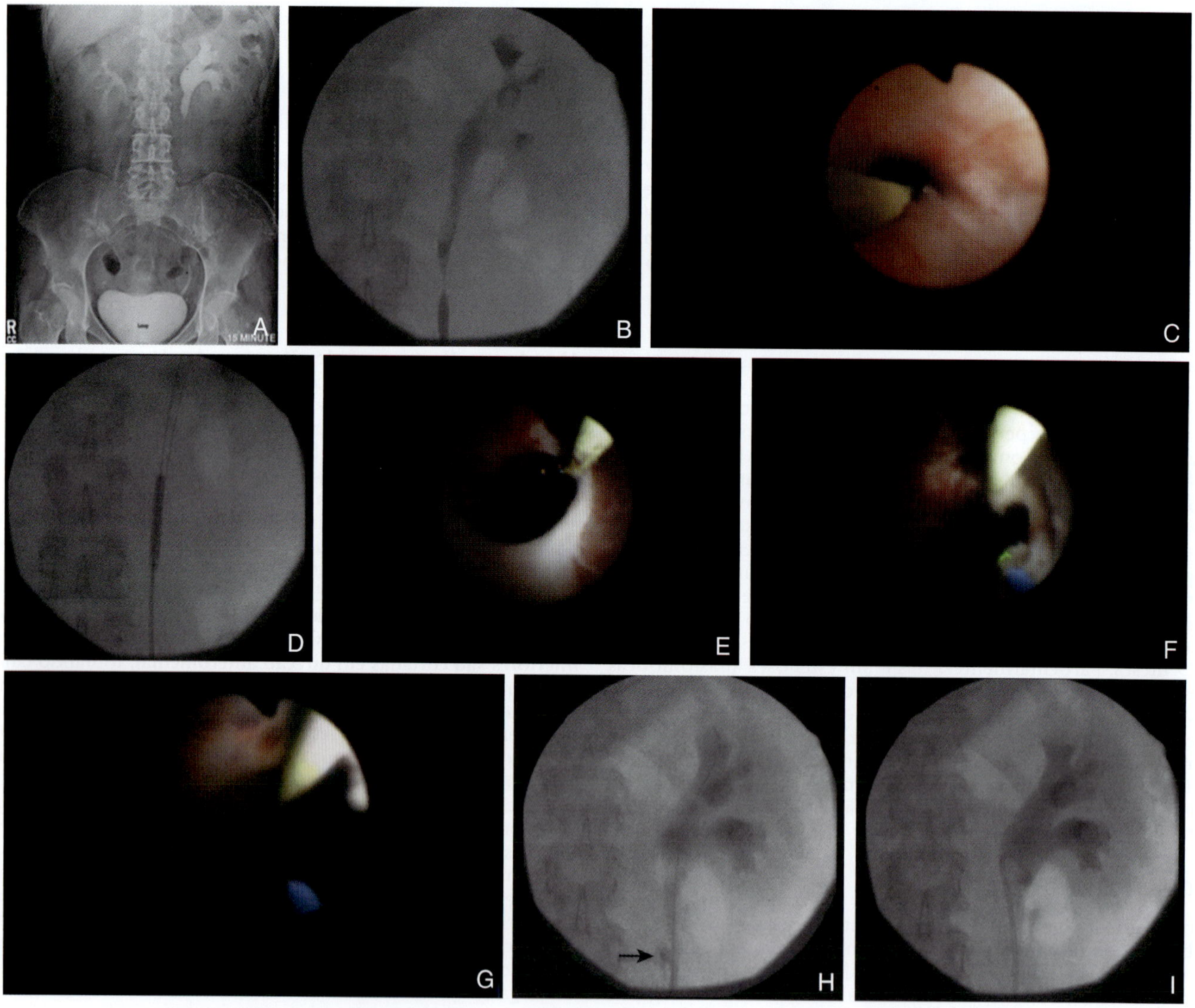

Figura 49-26. A, Urografia excretora pré-operatória demonstrando estenose ureteral proximal após lesão ureteral. B, Imagem fluoroscópica do ureteroscópio flexível na estenose. C, Imagem endoscópica correspondente da estenose. D, Imagem fluoroscópica da dilatação do balão para permitir a incisão da estenose ureteral. E, Imagem endoscópica da área estenótica após a dilatação com balão (observe a resultante incisão lateral de espessura total). F, Visualização endoscópica concluindo a incisão da estenose a *laser*. G, Visualização endoscópica da incisão de espessura total. H, Imagem fluoroscópica demonstrando extravasamento (*seta*). I, Imagem fluoroscópica após a colocação do *stent*.

Resultados. O sucesso da endoureterotomia com *laser* varia de 66% a 83% em séries de mais de 10 pacientes com acompanhamento de mais de 12 meses (Lane et al., 2006; Hibi et al., 2007; Gdor et al., 2008b). Existem evidências iniciais de que as estenoses relacionadas à impactação de cálculos e tratamento prévio para cálculos podem apresentar menores índices de sucesso (56% em uma série) do que as estenoses benignas típicas (Gdor et al., 2008a). Há que se observar que conforme a ureteroscopia e a litotripsia a *laser* continuam crescendo, mais estenoses envolvendo cálculos impactados podem ser encontradas, e isto pode se tornar um problema clínico crescente. Gdor et al. relataram um índice de sucesso de 67% no tratamento de estenoses ureterais de transplante usando *laser* de hólmio em um período de acompanhamento de 58 meses, e, mais recentemente, Mano et al. relataram um índice de sucesso de 83% em 26 pacientes transplantados em um acompanhamento de 44 meses, sendo que 67% dos pacientes haviam se submetido a dilatação percutânea por balão inicialmente (Gdor et al., 2008b; Mano et al., 2012). **A familiaridade da ureteroscopia, juntamente com a relativa disponibilidade do *laser*, torna a endoureterotomia retrógrada a *laser* uma estratégia de tratamento inicial interessante para estenoses ureterais de menos de 2 cm de comprimento.** Tanto Meretyk quanto Razdan relataram resultados insatisfatórios utilizando a abordagem retrógrada em pacientes com estenoses de mais de 2 cm de comprimento (Meretyk et al., 1992; Razdan et al., 2005).

Abordagem Anterógrada. Quando não há possibilidade de obter acesso ureteroscópico visual direto à área estenótica por via retrógrada, uma abordagem anterógrada pode ser usada. Institui-se drenagem com tubo de nefrostomia, para que qualquer infecção associada ou comprometimento da função renal se resolva antes de realizar a incisão definitiva. O trato percutâneo é dilatado até um tamanho suficientemente grande para permitir uma bainha de trabalho por onde o ureteroscópio flexível é passado. O procedimento é então realizado de forma análoga à da abordagem retrógrada. Um fio de segurança deve estar continuamente junto com o ureteroscópio, através da área obstruída, e enrolado distalmente na bexiga.

Abordagens Retrógrada e Anterógrada Combinadas. Raramente, uma estenose ureteral está associada a uma área de obliteração ureteral completa pela qual não há possibilidade de passar um fio para permitir a subsequente dilatação com balão ou uma endoureterotomia ureteroscópica. Para esses casos, foram descritas as abordagens retrógrada e anterógrada combinadas (Cardella et al., 1985; Conlin et al., 1996; Beaghler et al., 1997; Knowles et al., 2001). A área obstruída é definida radiograficamente com um pielograma anterógrado e retrógrado. São passados endoscópios simultaneamente tanto de maneira retrógrada quanto anterógrada, e as duas extremidades ureterais opostas são localizadas sob orientação fluoroscópica. Um fio-guia de trabalho é então passado de uma extremidade do ureter completamente até o outro lúmen, usando uma combinação de controle fluoroscópico e visual direto. Para segmentos ureterais completamente obliterados, isto é mais facilmente alcançado usando a ponta dura de um fio-guia passado através de um ureteroscópio semirrígido via abordagem retrógrada, embora quando não for possível colocar um ureteroscópio semirrígido, um ureteroscópio flexível ou até mesmo um cateter ureteral de ponta aberta poderão ser usados para estabilizar o fio por cima ou por baixo. Uma técnica de "corte até a luz" pode ser útil neste contexto. Os segmentos ureterais são alinhados o mais próximo possível sob orientação endoscópica e fluoroscópica, e a fonte de luz de um dos ureteroscópios é desligada. A luz do ureteroscópio oposto é então usada para auxiliar a restauração incisional da continuidade urinária. A área estenótica é então recanulada usando-se a ponta dura do fio-guia, um pequeno eletrodo de eletrocautério, ou *laser*. Uma vez obtido o controle total com o fio-guia, passa-se um *stent* que é deixado por 8 a 10 semanas. Assim como em outras abordagens endourológicas para estenoses ureterais, os índices de sucesso estão inversamente relacionados ao comprimento da área estenótica. **Embora os índices de sucesso possam ser incertos, a internalização do fluxo urinário, mesmo quando dependente ou com a colocação de *stent* em longo prazo, pode ser uma vantagem para a qualidade de vida de determinados pacientes de alto risco.** Knowles et al. relataram um índice de patência de 90% em um período de acompanhamento de 36 meses para uso de incisão de fio com balão com cautério para o tratamento de 10 pacientes com segmentos ureterais distais obliterados, sendo que três deles necessitaram da abordagem combinada (Knowles et al., 2001). Bach et al. relataram um índice de sucesso de 61% com endoureterotomia retrógrada cega (orientada fluoroscopicamente) em pacientes com estenoses ureterais subtotais (Bach et al., 2008).

> **PONTOS-CHAVE: TRATAMENTO ENDOUROLÓGICO DE ESTENOSES URETERAIS**
>
> - A avaliação e o tratamento adequados de uma estenose ureteral são essenciais para a preservação da função renal e para descartar a presença de malignidade. É fundamental avaliar a função da unidade renal antes de se iniciar o tratamento, pois as terapias endourológicas normalmente exigem 25% da função da região ipsilateral.
> - O uso de *stents* crônicos para obstrução ureteral extrínseca deve ser reservado, pois a drenagem é geralmente limitada. Inovações nos *stents* e nas técnicas de colocação de *stents* levaram ao sucesso em longo prazo em pacientes selecionados portadores de obstrução ureteral maligna.
> - As indicações para intervenção em casos de estenose ureteral incluem sintomas clínicos e obstrução funcionalmente significativa. Contraindicações a esta abordagem incluem infecção ativa ou estenose de mais de 2 cm de comprimento.
> - Os atuais relatórios disponíveis e a familiaridade da ureteroscopia, juntamente com a relativa disponibilidade do *laser*, tornam a endoureterotomia um tratamento inicial interessante para estenoses ureterais pequenas.
> - A posição da incisão de endoureterotomia é escolhida em função do nível do ureter envolvido. No geral, estenoses ureterais inferiores são incisadas na direção anteromedial, tomando-se cuidado para permanecer longe dos vasos ilíacos. Em compensação, as estenoses ureterais superiores são incisadas lateral ou posterolateralmente, longe dos grandes vasos.

Correção Cirúrgica

Antes de qualquer correção cirúrgica, é essencial conduzir uma avaliação minuciosa da natureza, localização e comprimento da estenose ureteral. A avaliação pré-operatória normalmente inclui uma urografia intravenosa (ou pielografia anterógrada) e uma pielografia retrógrada, se indicado, pois a localização e o comprimento da estenose influenciam muito as opções de correção. Outros exames, como a cintilografia renal para avaliação da função renal, e a ureteroscopia, barbotagem ureteral e/ou escovação para descartar carcinoma, devem ser feitos caso a caso. Com base nessas informações, o procedimento cirúrgico adequado pode então ser planejado para o paciente (Tabela 49-2).

Ureteroureterostomia

Um pequeno defeito envolvendo o ureter superior ou o meio do ureter, seja na forma de estenose ou em decorrência de lesão recente, é mais adequado para ureteroureterostomia. Por outro lado, uma estenose ureteral inferior é normalmente mais bem tratada através de ureteroneocistostomia com ou sem fixação no psoas ou retalho de Boari. No contexto de transplante, uma estenose ureteral de doador pode ser tratada com ureteroureterostomia para um ureter saudável nativo. Devido ao fato de que tensão na anastomose quase sempre leva à formação de estenose, apenas defeitos pequenos devem ser tratados com ureteroureterostomia de ponta a ponta. A determinação de se é possível ou não obter mobilidade ureteral suficiente para permitir uma

TABELA 49-2 Relação entre os Vários Comprimentos de Defeitos Ureterais e as Diferentes Técnicas de Reconstrução Cirúrgica

TÉCNICA	COMPRIMENTO DO DEFEITO URETERAL (cm)
Ureteroureterostomia	2-3
Ureteroneocistostomia	4-5
Fixação no psoas (*psoas hitch*)	6-10
Flap de Boari	12-15
Prolapso renal	5-8

ureteroureterostomia livre de tensão não pode ser feita até o momento da cirurgia, e, portanto, o urologista deve estar preparado para procurar outras opções.

Abordagem Aberta. A opção da incisão cirúrgica depende do nível da estenose ureteral. Uma incisão no flanco é adequada para ureter superior. Uma incisão de Gibson ou de linha média é apropriada para ureter inferior. Se o paciente for portador de lesão ureteral iatrogênica decorrente de cirurgia prévia realizada através de uma incisão de Pfannenstiel, a mesma incisão pode ser usada para a reconstrução ureteral. Nessas situações, a dissecção ureteral proximal pode ser difícil através da incisão de Pfannenstiel, exigindo extensão cefálica da porção lateral da incisão no formato de "taco de hóquei". A dissecção extraperitoneal é normalmente realizada, exceto em casos de lesão ureteral cirúrgica transperitoneal.

Após a incisão cirúrgica, o espaço retroperitoneal é desenvolvido conforme o peritônio é mobilizado e retraído medialmente. Frequentemente, o ureter pode ser facilmente identificado à medida que atravessa os vasos ilíacos. Um dreno de Penrose ou reparo vascular podem ser colocados ao redor do ureter para auxiliar seu manuseio atraumático. O manuseio direto do ureter com pinças deve ser minimizado. Deve-se tomar cuidado para preservar sua adventícia, que liga frouxamente o suprimento de sangue ao ureter.

Durante a dissecção e a mobilização do ureter, deve-se obter mobilidade suficiente para evitar tensão após a excisão do ureter doente. Com um ferimento de arma de fogo, o tecido morto e um segmento adjacente de ureter de aparência normal devem ser excisados para eliminar isquemia tardia e formação de estenose pelo efeito térmico. Uma vez que ambas as extremidades do ureter foram devidamente aparadas até as áreas saudáveis, mobilizadas, e corretamente orientadas, elas são espatuladas por aproximadamente 5 a 6 mm. A espatulação é realizada em ambos os segmentos ureterais a uma distância de 180 graus. Se houver envolvimento de um ureter grosseiramente dilatado, este pode ser transseccionado obliquamente e não espatulado para corresponder à circunferência do segmento não dilatado. Uma sutura fina absorvível é colocada no vértice de um segmento ureteral e o ápice do outro, e as duas extremidades da sutura são amarradas fora do lúmen ureteral. O vértice e ápice opostos são da mesma forma suturados e aproximados. A anastomose pode então ser concluída correndo estas duas suturas continuamente e amarrando-as uma à outra, ou de maneira interrupta (Fig. 49-27). Um *stent* ureteral em duplo J deve ser colocado antes da conclusão do fechamento anastomótico. A colocação do *stent* pode ser facilitada passando-se o fio através de um dos orifícios laterais no meio do *stent* para esticar e reforçar o *stent* suficientemente para permitir sua passagem. A observação do refluxo de azul e metileno de irrigação da bexiga para a ureterotomia pode ser usada para verificar a colocação adequada do *stent* distal na bexiga. Gordura retroperitoneal ou omento podem ser usados para revestir a anastomose.

Abordagem Laparoscópica ou Robótica. Uma abordagem laparoscópica ou robótica pode ser oferecida aos pacientes portadores de estenose ureteral. Nezhat et al. (1992) relataram pela primeira vez o tratamento laparoscópico de obstrução de ureter resultante de endometriose. Neste caso, a ureteroureterostomia foi realizada laparoscopicamente sobre um *stent* ureteral após ressecção da obstrução local ureteral. A maioria dos estudos desde então consiste em relatórios de casos únicos ou de pequenas séries. Já surgiram vários relatos de ureteroureterostomia laparoscópica para desobstrução de um sistema duplicado na população pediátrica (Piaggio e Gonzalez, 2007; Smith et al., 2009). Mais recentemente, a abordagem assistida por robótica tem sido aplicada na ureteroureterostomia laparoscópica em um pequeno número de pacientes (Mufarrij et al., 2007; Passerotti et al., 2008; Lee et al. 2010). Lee et al. relataram uma série de três ureteroureterostomias robóticas, todas bem-sucedidas de acordo com os critérios sintomáticos e de exames renais nucleares em uma média de 24 meses. A experiência clínica geral com ureteroureterostomia minimamente invasiva é mundialmente

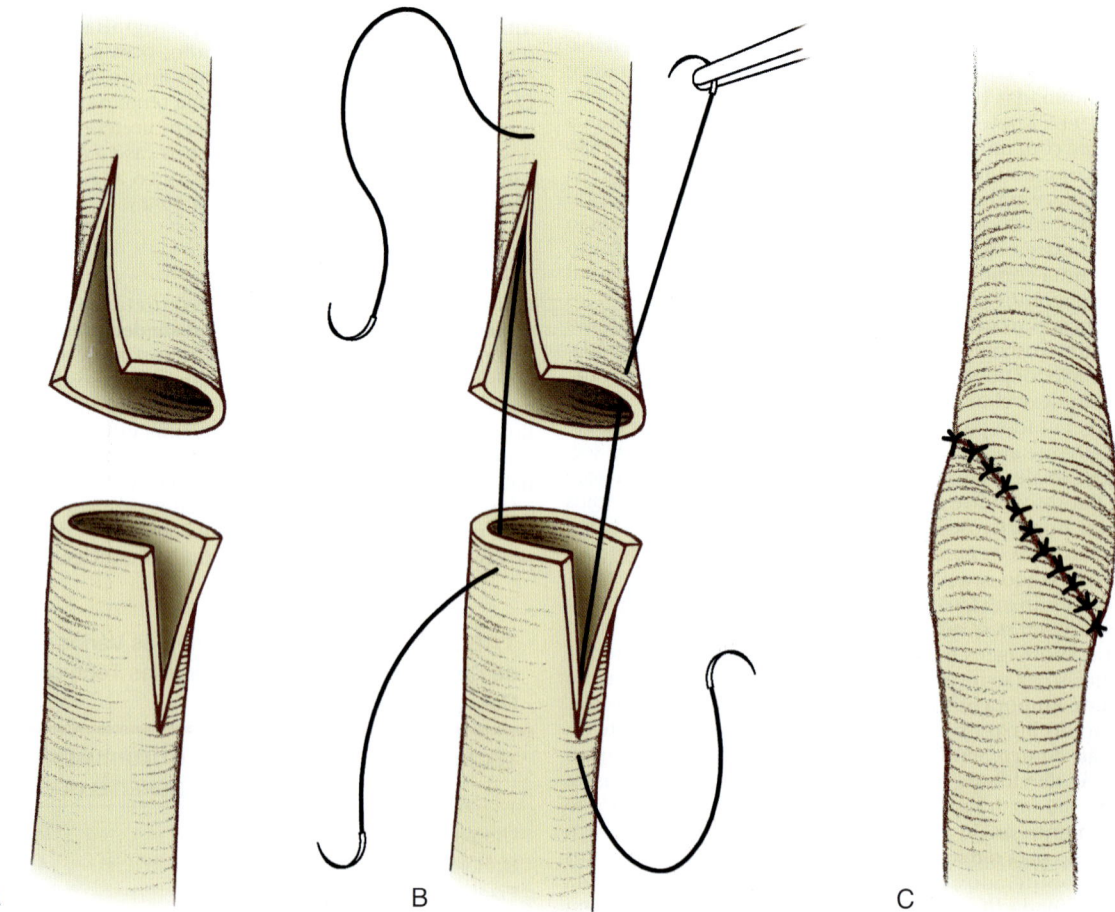

Figura 49-27. A, Extremidades ureterais espatuladas. B, Colocação de suturas. C, Ureteroureterostomia de terminoterminal.

limitada. Contudo, nas mãos de cirurgiões experientes, ela parece ser uma abordagem minimamente invasiva viável que se aplica a praticamente qualquer paciente com uma área relativamente pequena de obstrução.

Cuidado Pós-operatório. O cuidado pós-operatório de pacientes de ureteroureterostomia é semelhante, independentemente da abordagem cirúrgica. Um dreno cirúrgico é colocado, normalmente deixando um cateter de Foley no corpo por 1 a 2 dias. O dreno cirúrgico pode ser removido se houver descarga mínima por 24 a 48 horas. Se o procedimento cirúrgico não for realizado totalmente da maneira retroperitoneal, é importante determinar a natureza da secreção do dreno cirúrgico, o que pode ser obtido verificando-se o nível de creatinina neste líquido. Se não houver extravasamento de urina, o dreno pode então ser removido. O *stent* ureteral em duplo J é removido endoscopicamente, em geral 4 a 6 semanas após a cirurgia.

O índice de sucesso da ureteroureterostomia livre de tensão e impermeável é alto: maior que 90% (Carlton et al., 1969; Guiter et al., 1985). Se houver suspeita de uma fístula urinária, uma radiografia abdominal simples deve ser primeiramente realizada para verificar a posição do *stent* em duplo J. A proximidade entre o dreno e a anastomose também deve ser verificada, pois isto pode exacerbar um vazamento. Deve-se interromper a aspiração caso se utilize um dispositivo de dreno de aspiração, pois a drenagem direta pode auxiliar o fechamento do local de vazamento ureteral. Refluxo por micção ou espasmos vesicais também podem contribuir para prolongar o extravasamento urinário, um problema que pode ser tratado com drenagem por cateter de Foley e anticolinérgicos. O vazamento prolongado de urina pela anastomose pode exigir a colocação de um tubo de nefrostomia para derivação urinária proximal.

Ureteroneocistostomia

Ureteroneocistostomia para tratamento de refluxo vesicoureteral é abordada em outra parte do texto. A ureteroneocistostomia sem fixação no psoas (*psoas hitch*) ou flap de Boari em um adulto é adequada para lesão ou obstrução afetando os 3 a 4 cm distais do ureter. Para ureteroneocistostomia aberta, uma incisão de linha média inferior, de Pfannenstiel ou de Gibson pode ser usada, e, em geral, a abordagem extraperitoneal é a de preferência. Após a incisão cirúrgica, o ureter é normalmente identificado à medida que ele atravessa os vasos ilíacos, dissecado distalmente, e transeccionado no nível da obstrução. Após a devida mobilização ureteral proximal, realiza-se a ureteroneocistostomia direta somente se for possível obter uma anastomose livre de tensão. Caso contrário, um a fixação no psoas ou um flap de Boari devem ser usados como adjuvantes. Uma anastomose não tunelizada direta pode ser realizada caso o refluxo pós-operatório seja aceitável. Caso contrário, um túnel submucoso é criado para anastomose antirrefluxo. Um *stent* em duplo J e dreno cirúrgico são usados conforme descrito anteriormente para ureteroureterostomia.

A questão entre anastomose com refluxo e antirrefluxo na ureteroneocistostomia de adultos já foi examinada anteriormente. Em uma revisão retrospectiva de pacientes adultos com ureteroneocistostomia, nenhuma diferença significativa na preservação da função renal ou no risco de estenose foi identificada nos procedimentos com refluxo e antirrefluxo (Stefanovic et al., 1991). Contudo, não está claro se uma anastomose sem refluxo diminuiria o risco de pielonefrite em pacientes adultos.

Ureteroneocistostomia Minimamente Invasiva. O sucesso da aplicação da laparoscopia na ureteroneocistostomia foi relatado por uma variedade de pesquisadores (Ehrlich et al., 1993; Reddy e Evans, 1994; Yohannes e Smith, 2001, Gözen et al., 2010). No tratamento de estenose ureteral distal, a ureteroneocistostomia laparoscópica em geral é realizada transperitonealmentel, pois esta abordagem proporciona um amplo espaço de trabalho. Colocação de *stent* ureteral é normalmente feita no pós-operatório como na cirurgia aberta. Embora este procedimento requeira sutura laparoscópica intracorporal, a experiência clínica geral no tratamento laparoscópico de estenoses ureterais distais tem aumentado com o tempo. Abraham et al. co relataram sua experiência com a realização de reimplante ureteral laparoscópico em 36 pacientes em um período médio de acompanhamento de 16 meses (Abraham et al., 2011). No geral, os resultados clínicos foram considerados favoráveis e equivalentes aos de procedimentos cirúrgicos abertos, ao mesmo tempo oferecendo mínima morbidade pós-operatória, assim como em vários outros procedimentos urológicos laparoscópicos. Neocistostomia LESS também foi relatada (Khanna et al., 2012).

Como no caso de diversos procedimentos urológicos reconstrutivos, os urologistas relatam ter considerado a plataforma robótica útil na neocistostomia (Fig. 49-28) (Mufarrij et al., 2007; Laungani et al., 2008; Williams e Levillee, 2009). Este procedimento pode normalmente ser realizado utilizando-se uma abordagem de quatro braços robóticos com colocação de portal semelhante ao da prostatectomia robótica ou com portais ligeiramente deslocados cefalicamente. Isac et al. relataram índices de sucesso semelhantes com neocistostomia robótica e aberta, sendo que a abordagem robótica estava associada a um período de hospitalização significativamente menor (3 *vs*. 5 dias, $P = 0,0004$) e menor uso de narcóticos (equivalente à morfina, 104,6 *vs*. 290 mg, $P = 0,0001$) (Isac et al., 2013). Musch et al. consideraram a abordagem robótica eficaz mesmo em casos que necessitaram de psoas hitch ou flap de Boari (Musch et al., 2013).

Psoas Hitch Aberto

O psoas hitch é um método eficaz para transpor um defeito do terço inferior do ureter. Contudo, um defeito ureteral que se estenda proximalmente ao rebordo pélvico normalmente requer mais do que uma psoas hitch apenas. Entre as indicações estão estenose ureteral distal, lesão, e falha na ureteroneocistostomia (Prout e Koontz, 1970; Ehrlich et al., 1978; Rodo Salas et al., 1991). Também se pode usar o psoas hitch juntamente com outras manobras, como a transureteroureterostomia (TUU) em reconstruções mais complicadas do trato urinário. **Em geral, uma bexiga pequena e contraída com mobilidade limitada é considerada uma contraindicação.** Além da avaliação radiográfica e endoscópica pré-operatória descrita anteriormente, exames urodinâmicos podem fornecer informações sobre a capacidade e complacência do detrusor antes da cirurgia. Obstrução da saída da bexiga ou disfunção neurogênica, se presentes, precisam ser tratadas no pré-operatório.

Para obter acesso ao ureter distal, uma incisão de Pfannenstiel ou de linha média inferior é geralmente utilizada. A abordagem extraperitoneal é preferível, se possível. Nesse contexto, o espaço de Retzius é desenvolvido e a bexiga é mobilizada liberando-se suas ligações

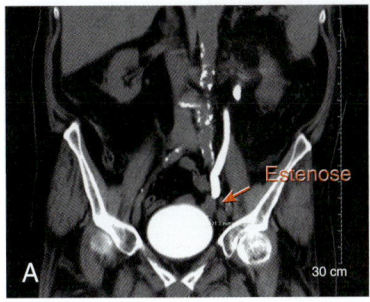
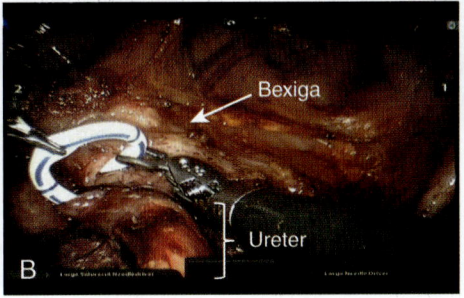
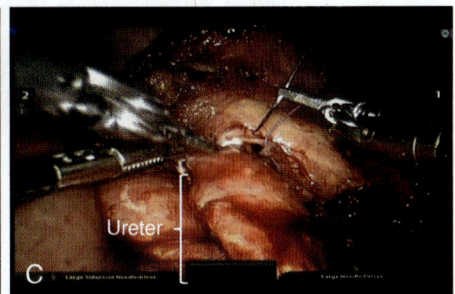

Figura 49-28. Fotografia intraoperatória de um paciente submetido a ureteroneocistostomia direita robótica para estenose ureteral distal observada na tomografia computadorizada urológica (A). B, Porção distal do *stent* ureteral sendo colocada através da abertura na bexiga após a conclusão de metade da anastomose ureteral. C, Conclusão da anastomose ureteral.

peritoneais e seccionando o vaso deferente ou o ligamento redondo. Com tração, a cúpula ipsolateral da bexiga deve poder alcançar o nível proximal aos vasos ilíacos. **É possível obter maior mobilidade ligando a artéria vesical superior contralateral**. O ureter ipsolateral é identificado à medida que ele atravessa os vasos ilíacos, sendo mobilizado e seccionado exatamente acima do segmento doente. Uma cistotomia anterior, normalmente criada na direção vertical ou oblíqua, é frequentemente feita para auxiliar o deslocamento manual da bexiga em direção ao ureter ipsolateral. O ureter é colocado no lúmen da bexiga no aspecto ipsolateral superolateral da cúpula, seguido pela anastomose livre de tensão com ou sem túnel submucoso. **A cúpula ipsolateral da bexiga é ligada ao tendão do psoas menor ou ao músculo psoas maior utilizando várias suturas absorvíveis, Deve-se tomar cuidado para evitar lesionar o nervo genitofemoral e o nervo femoral nas proximidades ao fazer estas suturas**. Alternativamente, a fixação do psoas pode ser realizada antes da ureteroneocistostomia. Um *stent* em duplo J é normalmente usado, seguido pela cistorrafia com suturas absorvíveis (Fig. 49-29).

Em relação à ureteroneocistostomia simples, o psoas hitch pode proporcionar mais 5 cm de comprimento. Em relação ao flap de Boari, as vantagens da fixação no psoas hitch incluem maior simplicidade técnica e menor risco de comprometimento vascular e dificuldades de micção. O índice de sucesso da ureteroneocistostomia com psoas hitch é de mais de 85% tanto em adultos quanto em crianças com base em estudos (Mathews e Marshall, 1997; Ahn e Loughlin, 2001). Não é comum ocorrerem complicações, mas estas podem incluir fístula urinária, obstrução ureteral, lesão de nervo, lesão intestinal, lesão da veia ilíaca e urosepse (Fig. 49-30).

Psoas Hitch Laparoscópico

Ureteroneocistostomia com psoas hitch foi realizado laparoscopicamente com sucesso (Nezhat et al., 2004). Também há relatos de sucesso na aplicação assistida por robótica (Mufarrij et al., 2007; Patil et al., 2008; Schimpf e Wagner, 2009). Em geral, a colocação de *stent* ureteral pré-operatório é realizada, e o procedimento é normalmente concluído pela abordagem transperitoneal. No geral, a experiência clínica com tais procedimentos é bastante limitada na literatura. Contudo, com base nos dados de curto e médio prazo disponíveis até o presente, os resultados clínicos parecem ser satisfatórios e equivalentes em mãos experientes.

Flap de Boari Aberto

Quando o segmento ureteral doente é extenso demais ou quando a mobilidade ureteral é bastante limitada para a realização de uma ureteroureterostomia livre de tensão, o flap de Boari pode ser uma alternativa útil. Boari foi o primeiro a descrever o uso dessa técnica em um modelo canino em 1894. **Um flap de Boari pode ser construído para transpor um defeito ureteral de 10 a 15 cm, e um flap espiralizado de bexiga pode alcançar a pelve renal em algumas circunstâncias, principalmente do lado direito**. Assim como com psoas hitch, a avaliação da função e capacidade da bexiga deve ser realizada no pré-operatório, além da avaliação do ureter. Obstrução da saída da bexiga e disfunção neurogênica, se presentes, devem ser tratadas antes da cirurgia. **Uma bexiga com pouca capacidade provavelmente está associada a dificuldades ou inadequação para a criação do flap de Boari, requerendo a consideração de métodos alternativos no planejamento cirúrgico pré-operatório**.

No procedimento de flap de Boari, pode-se utilizar uma incisão de Pfannenstiel no momento da cirurgia, embora seja preferível uma incisão de linha média, por permitir acesso mais fácil ao ureter superior. A bexiga é mobilizada e os ligamentos umbilicais são divididos. O pedículo contralateral da bexiga é dividido e ligado, permitindo maior mobilidade em direção ao ureter ipsolateral, preservando-se o pedículo ipsolateral da bexiga, incluindo a artéria vesical superior. O ureter afetado é delicadamente mobilizado, tomando-se cuidado para preservar seu suprimento de sangue. O segmento doente é então excisado. Após a identificação da artéria vesical superior ipsolateral ou de uma de suas ramificações, delineia-se um flap posterolateral na bexiga com base em seu suprimento vascular. O flap continua obliquamente pela parede anterior da bexiga, com a base do flap de pelo menos 4 cm de largura e a ponta do flap com pelo menos 3 cm de largura. O comprimento do flap deve ser igual ao defeito ureteral

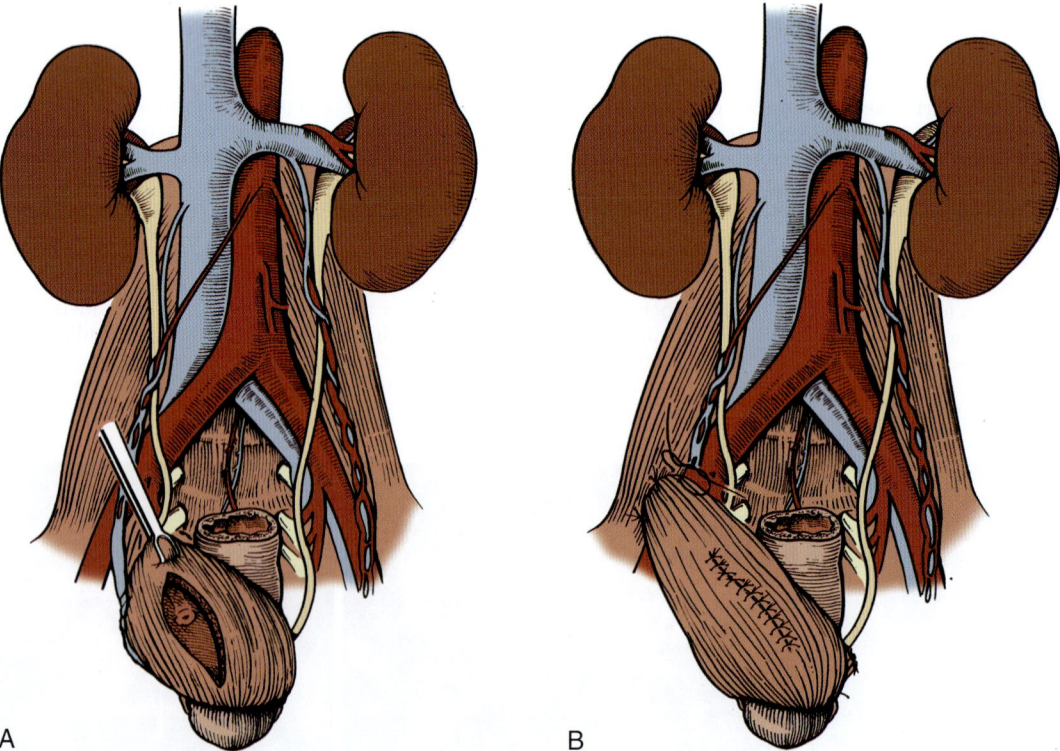

Figura 49-29. A, Para *psoas hitch*, realiza-se uma cistotomia anterior após a mobilização da bexiga. B, A cúpula da bexiga é fixada no tendão psoas ipsolateral, e o reimplante ureteral é concluído sem causar tensão.

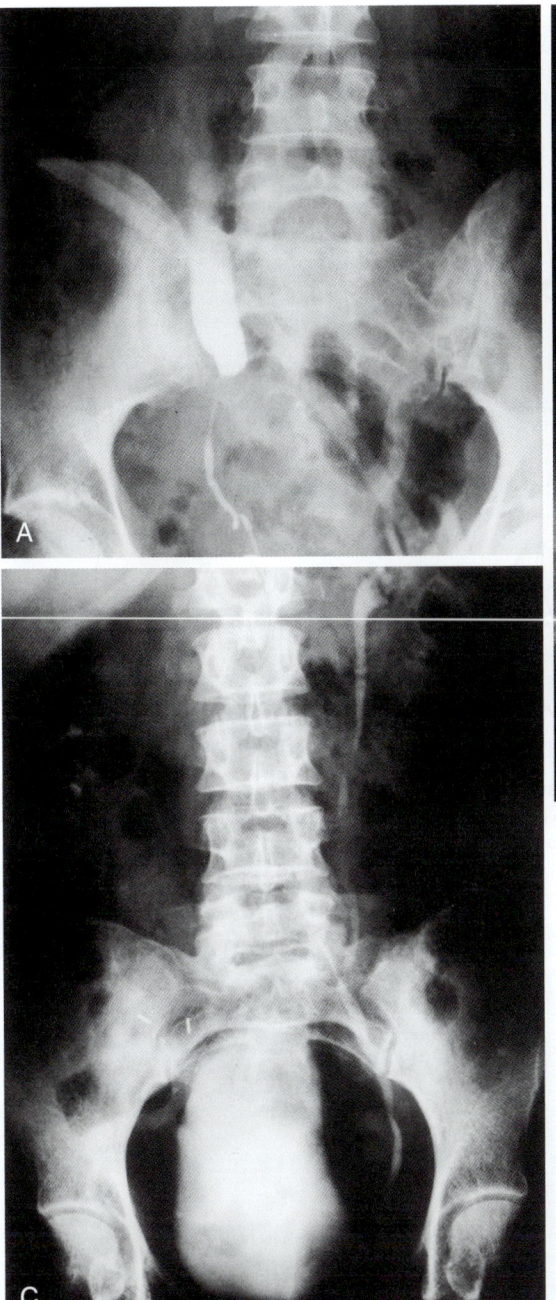
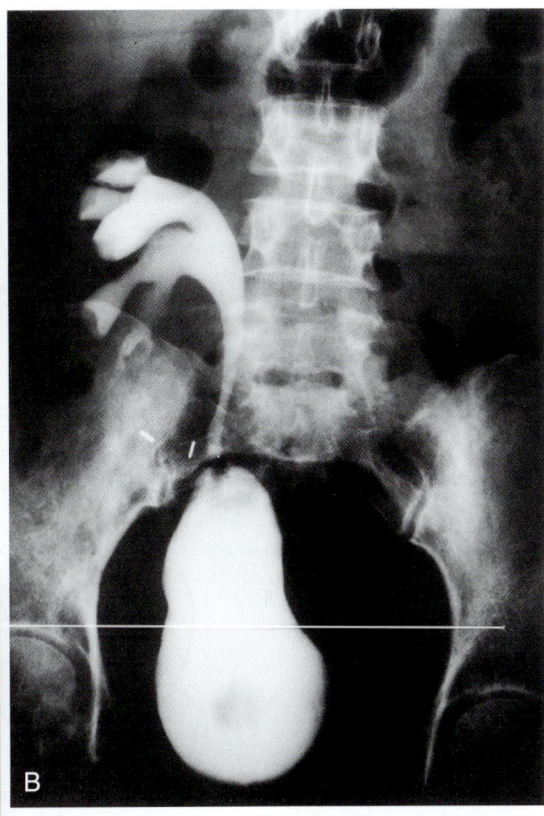

Figura 49-30. Paciente do sexo feminino com estenose ureteral distal direita. A, Pielografia retrógrada pré-operatória mostrando dilatação ureteral proximalmente ao local da estenose. B e C, Uretrocistografia miccional pós-operatória e pielografia intravenosa após procedimento de de psoas hitch.

estimado mais 3 a 4 cm caso existam planos de realizar anastomose sem refluxo. **Além disso, a proporção do comprimento do flap para a largura da base não deve ser maior que 3:1 para ajudar a minimizar isquemia de flap**.

Após a criação do flap da bexiga, a extremidade distal do flap é fixada ao tendão psoas menor ou no músculo psoas maior com diversas suturas absorvíveis. O ureter é passado através de uma pequena abertura criada no flap posterior, realizando-se uma anastomose sem refluxo e livre de tensão de mucosa a mucosa após a espatulação da extremidade distal do ureter. Alternativamente, uma anastomose tunelizada sem refluxo pode ser usada. O flap é então tubularizado anteriormente e fechado usando-se sutura absorvível. Além disso, a adventícia ureteral pode ser fixada ao aspecto distal do flap, e a base do flap pode ser fixada ao psoas (Fig. 49-31).

O número de casos relatados de pacientes tratados com flap de Boari é pequeno, porém seus resultados são bons quando um flap bem vascularizado é usado (Ockerblad, 1947; Scott e Greenberg, 1972; Thompson e Ross, 1974; Middleton, 1980; Benson et al., 1990; Motiwala et al., 1990) (Fig. 49-32). Obviamente, a complicação mais comum é a formação de estenoses, decorrentes de isquemia ou de tensão excessiva na anastomose. Também há relatos raros de pseudodivertículo (Berzeg et al., 2003). Mauck et al. relataram sucesso em nove de 10 pacientes com estenoses ureterais proximais tratados com flap de Boari (com ou sem nefropexia descendente simultânea) em um período médio de acompanhamento de 12,8 meses (Mauck et al., 2011).

Flap de Boari Laparoscópico

O procedimento laparoscópico de flap de Boari tem sido incomumente utilizado, porém com sucesso no ambiente clínico. Kavoussi et al. relataram três casos bem-sucedidos de obstrução ureteral distal, nos quais foi utilizada uma abordagem transperitoneal (Fugita et al., 2001). Seguindo os mesmos princípios da cirurgia aberta, foi criado um flap na bexiga, anastomosado à extremidade ureteral sobre um *stent* de maneira a não causar tensão e manter-se impermeável. O tempo de cirurgia variou de 120 a 330 minutos, e a perda de

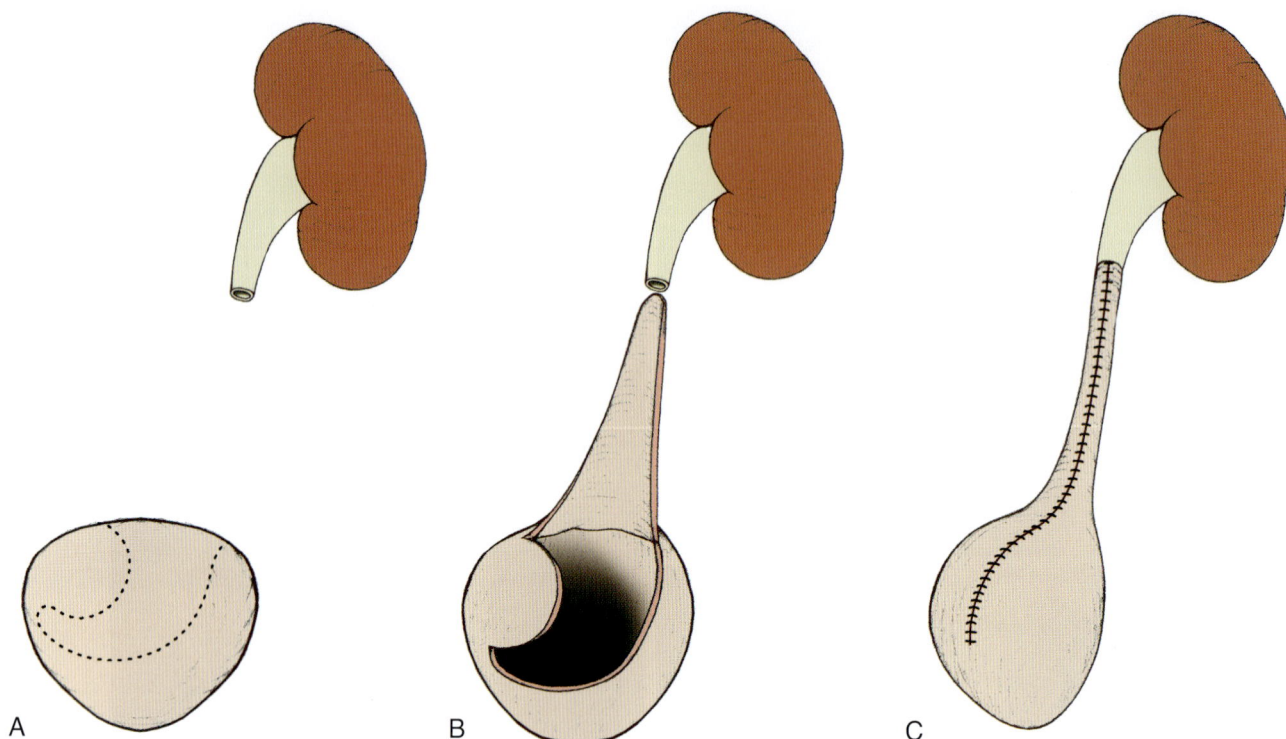

Figura 49-31. A, Para um flap de Boari, o flap pretendido é primeiramente marcado nos aspectos anterior e lateral da bexiga mobilizada. B, O flap é criado, assegurando um bom suprimento vascular. C, A ureteroneocistostomia é concluída com o fechamento do tubo longitudinal da bexiga.

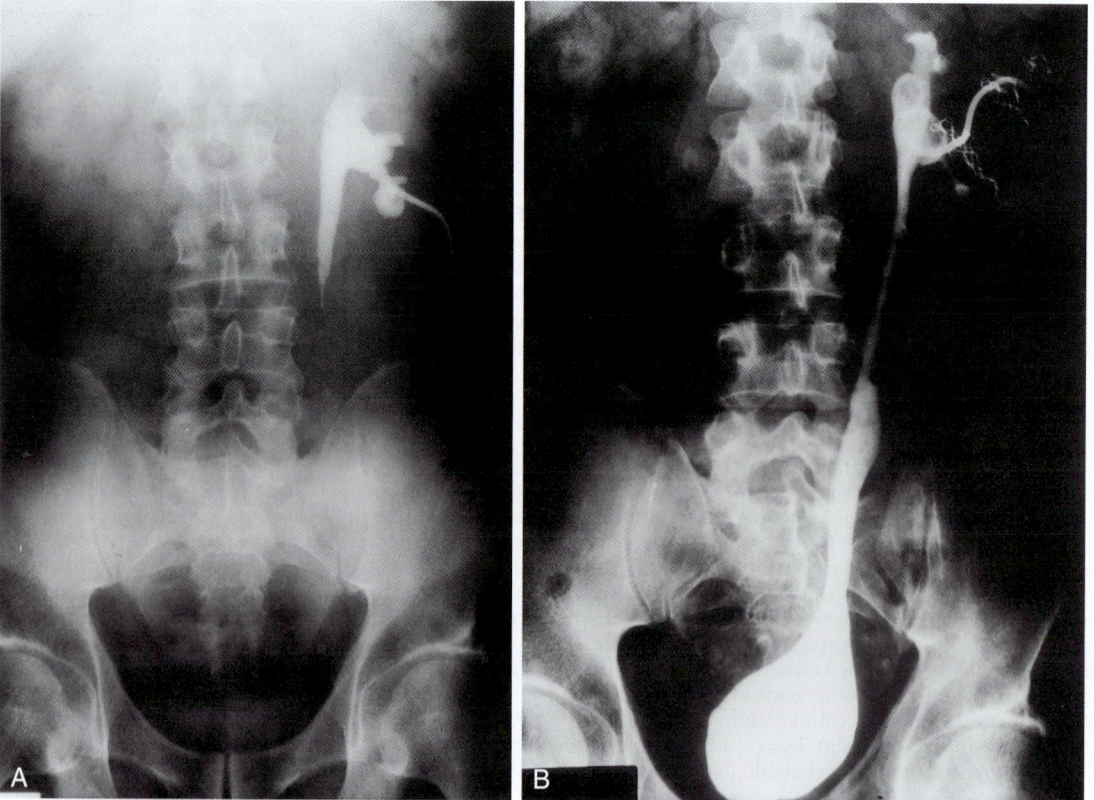

Figura 49-32. A, Urografia pré-operatória de um paciente com lesão ureteral proximal esquerda após cirurgia de derivação aortobifemoral. B, Uretrocistografia miccional pós-operatória após procedimento de flap e Boari.

sangue foi de 400 a 600 mL. Dois pacientes receberam alta 3 dias após a cirurgia, e um paciente foi hospitalizado por 13 dias devido a colite por *Clostridium difficile*. Com um acompanhamento de mais de 6 meses, foi radiograficamente demonstrada a patência da anastomose. Nesse relato, as informações relacionadas ao comprimento da estenose ureteral distal não estavam disponíveis. Mais recentemente, foi realizado um procedimento laparoscópico bem-sucedido de flap de Boari assistido por robótica (Schimpf e Wagner, 2009; Allaparthi et al., 2010; Yang et al., 2011; Kozinn et al, 2012; Musch et al., 2013). A abordagem transperitoneal foi utilizada em todos os casos relatados até o momento.

Nefropexia

A mobilização renal, que foi originalmente descrita por Popescu em 1964, pode proporcionar maior extensão para transpor um defeito no ureter superior ou reduzir a tensão em uma correção ureteral (Harada et al., 1964; Popescu, 1964; Passerini-Glazel et al., 1994). Pode-se utilizar uma incisão transperitoneal, subcostal, de linha média ou paramediana para obter acesso ao rim e ao devido nível do ureter. Após a entrada na fáscia de Gerota, o rim é completamente mobilizado inferior e medialmente em seu pedículo vascular. O polo inferior do rim é então fixado ao músculo retroperitoneal utilizando diversas suturas absorvíveis. Até 8 cm de comprimento adicional podem ser obtidos utilizando-se esta técnica. Nesses casos, os vasos renais — principalmente a veia renal — limitam a extensão da mobilização do rim. Como solução, a técnica para secção da veia renal com reanastomose mais inferiormente à veia cava inferior pode ser realizada, porém é raramente aplicada clinicamente. A nefropexia também pode ser combinada com outras técnicas de reconstrução, como o flap de Boari para corrigir panestenoses ureterais. Além disso, já foram relatadas técnicas laparoscópicas (Sutherland et al., 2011).

Ureterotomia Entubada

A ureterotomia entubada de Davis já foi descrita anteriormente neste capítulo. Devido ao desenvolvimento de alternativas de tratamento cirúrgico mais eficazes, este procedimento é descrito principalmente por interesse histórico. Em geral, uma ureterotomia entubada é usada em estenoses ureterais compridas demais para a ureteroureterostomia convencional ou ureteroneocistostomia, e tem sido realizada para o tratamento de estenoses de até 10 a 12 cm de comprimento. Uma modificação inovadora deste procedimento incorporou um enxerto de retalho de mucosa oral em um pequeno número de pacientes, com bons resultados (Naude, 1999).

Transureteroureterostomia Aberta

A aplicação clínica inicial da TUU foi descrita por Higgins (1934). No tratamento da estenose ureteral, pode-se utilizar a TUU quando o comprimento ureteral for insuficiente para a anastomose na bexiga (Brannan, 1975). **A única contraindicação absoluta é o comprimento insuficiente do ureter doador para alcançar o ureter receptor contralateral sem causar tensão. Contudo, qualquer processo patológico que possa afetar ambos os ureteres representa uma contraindicação relativa. Contraindicações absolutas incluem história de nefrolitíase, RPF, malignidade urotelial, pielonefrite crônica e radiação abdominopélvica. Refluxo para o ureter receptor, se presente, precisa ser identificado e corrigido simultaneamente.** Portanto, uma uretrocistografia retrógrada e miccional deve ser realizada no pré-operatório, além dos outros exames de imagem e endoscópicos anteriormente descritos para uma avaliação completa de ambos os ureteres.

Ao realizar uma TUU, utiliza-se uma abordagem transperitoneal de linha média para obter acesso a ambos os ureteres. Após a mobilização medial do cólon, o ureter afetado é mobilizado, preservando a adventícia com o suprimento de sangue ureteral, e dividido exatamente proximalmente ao nível da obstrução. O cólon contralateral é mobilizado medialmente. Somente a porção do ureter receptor necessária para a anastomose é exposta, normalmente 5 cm proximais ao nível da divisão do ureter afetado. Um túnel sob o mesentério do cólon sigmoide é criado cranialmente à artéria mesentérica inferior para evitar que o ureter fique pinçado a este vaso, após o qual o ureter doador é puxado através do túnel até o lado receptor. A mobilização do ureter receptor deve ser minimizada para ajudar a preservar a integridade de seu suprimento vascular. É feita uma ureterotomia anteromedial no ureter receptor, que é então anastomosado à extremidade ureteral doadora espatulada de maneira impermeável e livre de tensão utilizando suturas absorvíveis em pontos interruptos ou contínuos. Um *stent* ureteral em duplo J é normalmente passado da pelve renal doadora através da anastomose e até a bexiga. Um segundo *stent* ureteral também pode ser colocado caso se considere que o ureter possui um diâmetro suficientemente grande.

O sucesso clínico da TUU foi demonstrado por vários pesquisadores. Hendren e Hensle (1980) apresentaram 75 casos de TUU pediátrica sem comprometimento de nenhum rim receptor. Hodges et al. (1980) relataram um índice de sucesso semelhante em um grupo grande de crianças e adultos. Contudo, dois pacientes necessitaram de revisão devido a encurvamento ureteral pela artéria mesentérica inferior. A aplicação bem-sucedida da TUU foi ainda confirmada mais recentemente por Pesce et al. (2001). Em outros dois estudos recentes, verificou-se que nefrectomia para estenose ureteral raramente era necessária (Mure et al., 2000; Sugarbaker et al., 2003).

Transureteroureterostomia Laparoscópica

Existem alguns relatos de TUU laparoscópicas bem-sucedidas, e esta pode ser uma opção viável em mãos habilidosas, embora ainda não existam dados clínicos de longo prazo que possam respaldar esta técnica (Piaggio e Gonzalez, 2007; Kaiho et al., 2011).

Substituição Ureteral Ileal Aberta

O tratamento cirúrgico de defeitos ou danos ureterais longos, principalmente no ureter proximal, é particularmente desafiador (Benson et al., 1990). A reconstrução do ureter com tecido revestido de urotélio é a mais preferível pelo fato de o urotélio não ser absorvente e ser resistente aos efeitos inflamatórios e potencialmente carcinogênicos da urina (Harzmann et al., 1986). A incorporação de outros tecidos na correção ureteral é, portanto, reservada a situações nas quais o defeito não pode ser transposto por outros métodos ou quando a bexiga não é adequada para reconstrução. Neste cenário, a interposição ileal demonstrou ser uma opção satisfatória para reconstruções ureterais complicadas. Por outro lado, o apêndice e as tubas uterinas revelaram-se substitutos ureterais não confiáveis.

Shoemaker relatou o primeiro caso de ureter ileal em uma mulher com envolvimento tuberculoso do trato urinário em 1909 (Moore et al., 1956). Posteriormente, os efeitos metabólicos e fisiológicos do ureter ileal foram investigados em um modelo canino (Hinman e Oppenheimer, 1958; Martinez et al., 1965). Quando um segmento isoperistáltico de íleo é anastomosado diretamente à bexiga, normalmente se observam refluxo e aumento da pressão pélvica renal durante a micção. A transmissão retrógrada de pressão intravesical depende do comprimento do segmento de íleo utilizado na interposição e da pressão de micção. Em pacientes com segmentos ileais maiores que 15 cm, Waldner et al. (1999) não verificaram nenhum refluxo na pelve renal em um relatório envolvendo 19 pacientes com ureter ileal com anastomose ileovesical de refluxo. Comparando-se os cães com segmentos ileais cônicos *versus* não cônicos, Waters et al. (1981) não verificaram nenhuma diferença na pressão de perfusão renal ou disfunções metabólicas.

Uma grande experiência clínica em ureter ileal envolvendo 89 pacientes foi apresentada por Boxer et al. (1979). Apenas 12% dos pacientes com função renal pré-operatória normal desenvolveram problemas metabólicos significativos no pós-operatório, sendo que a função renal pré-operatória foi considerada como um importante fator prognóstico. Em um estudo separado, aproximadamente metade dos que apresentavam creatinina sérica de mais de 2 mg/dL desenvolveu acidose metabólica hiperclorêmica que exigiu conversão para canal (Koch e McDougal, 1985). No mesmo estudo, os pacientes com disfunção de bexiga também apresentaram mais complicações. Não existem dados clínicos suficientes para estabelecer a superioridade de um segmento cônico, uma anastomose sem refluxo, ou substituição de segmento mais curto em relação à substituição ileal padrão (Waters et al., 1981). **Portanto, as contraindicações para substituição ureteral ileal são insuficiência renal inicial com creatinina sérica de mais de 2 mg/dL, disfunção vesical ou obstrução infravesical, doença inflamatória intestinal, e enterite por radiação.**

Antes do procedimento cirúrgico, geralmente se realiza uma preparação mecânica e antibiótica completa do intestino. É feita uma incisão longa na linha média. O cólon ipsolateral é mobilizado medialmente, e o ureter afetado é dissecado proximalmente em relação ao nível do tecido saudável. A anastomose proximal pode ser realizada no nível da pelve renal caso todo o ureter superior não esteja saudável. O comprimento do defeito ureteral é medido, e um segmento adequado de íleo distal é selecionado. O segmento deve estar a uma distância de pelo menos 15 cm da válvula ileocecal, e o devido suprimento de sangue deve ser confirmado antes da extração. O mesentério é normalmente dividido mais extensivamente do que com um conduto ileal padrão para proporcionar maior mobilidade. Ocasionalmente, um segmento de cólon pode ser mais acessível do que o íleo, sendo extraído de acordo com os mesmos princípios cirúrgicos. **Na presença de pelve com cicatriz ou intrarrenal, pode-se realizar uma ileocalicostomia** (McQuitty et al., 1995). Nessa circunstância, a excisão de uma porção de tecido parenquimatoso renal do polo inferior é útil para prevenir estenose na anastomose, como em uma ureterocalicostomia típica. Após a divisão do intestino, a extremidade distal do segmento ileal é marcada para orientação, e a continuidade entre os intestinos é restabelecida. Uma pequena janela é feita no mesentério do cólon, através da qual o segmento de íleo é passado lateralmente. Alternativamente, o ceco e o cólon ascendente podem ser refletidos superiormente para evitar a criação de janela mesentérica durante a realização da reconstrução do ureter direito. A orientação do segmento ileal é verificada para garantir a isoperistalse, e as anastomoses são realizadas no nível da pelve renal ou do cálice do polo inferior e na bexiga (Fig. 49-33). Pode-se realizar a substituição ureteral ileal bilateral utilizando um segmento mais longo que percorre intraperitonealmente de um rim para o outro e então para a bexiga. Uma alternativa para isto é usar dois segmentos de intestino separados.

Complicações perioperatórias associadas a ureter ileal incluem extravasamento urinário precoce ou formação e urinoma e obstrução por edema, tampão de muco ou angulação no segmento. Pode ocorrer necrose isquêmica do segmento ileal, devendo ser considerada no caso de presença de sinais de abdome agudo. Anormalidades significativas de eletrólitos e insuficiência renal são incomuns quando a função renal pré-operatória é normal. **Pacientes com piora das anormalidades metabólicas associada a ureter ileal em dilatação progressiva devem ser avaliados em relação a disfunção vesicoureteral. Além disso, há quatro casos de malignidade originária de segmento de ureter ileal relatados na literatura** (Austen e Kalble, 2004), **sendo recomendada a realização de exame endoscópico regular a partir do terceiro ano de pós-operatório para detecção precoce desse tipo de malignidade.** Contudo, Bonfig et al. (2004) confirmaram a segurança e a confiabilidade da criação de ureter ileal para estenose e dano ureteral complexos em 43 pacientes acompanhados por um período médio de 40,8 meses. Um estudo mais recente de Wolff et al. (2011) relatou um período de acompanhamento em longo prazo em 17 pacientes submetidos a substituição ureteral ileal (média de 174 meses), tendo verificado que 15 pacientes ainda apresentavam ureteres ileais ao final do período de estudo, embora três pacientes estivessem em diálise àquela época. O valor médio da creatinina na última consulta de acompanhamento era de 1,8 ± 0,6 mg/dL.

Substituição Ureteral Ileal Laparoscópica

A experiência clínica com a substituição ureteral ileal laparoscópica é mundialmente limitada, ainda que este procedimento pareça ser bastante promissor. Gill et al. (2000a) relataram sucesso na realização de substituição de ureter por segmento ileal por via laparoscópica, na abordagem com três portais. Todo o procedimento, incluindo sutura

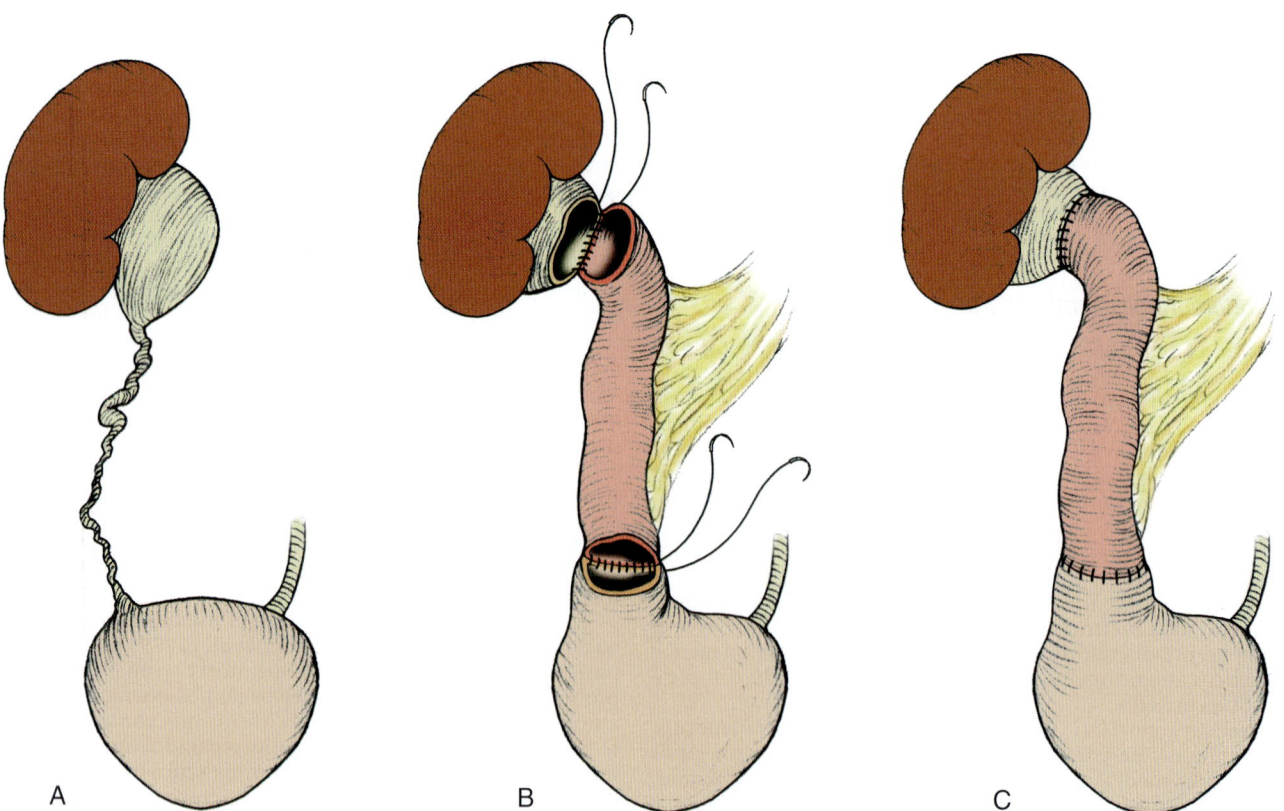

Figura 49-33. A, Na substituição ureteral ileal, o ureter afetado é primeiramente identificado e dissecado, seguido pela remoção da parte doente. **B,** Um segmento de íleo é deslocado pelo mesentério do cólon para transpor a pelve renal e a bexiga. **C,** As anastomoses distal e proximal são concluídas em espessura total, de maneira impermeável e livre de tensão.

manual, foi realizado utilizando técnicas laparoscópicas intracorporais. A viabilidade da abordagem laparoscópica foi confirmada em uma publicação mais recente de Stein et al. (2009), que compararam sete ureteres ileais laparoscópicos criados durante o mesmo período de tempo que sete procedimentos abertos. Esta comparação retrospectiva verificou que o uso de analgésicos e o tempo de convalescença eram favoráveis à abordagem laparoscópica (média de equivalentes de morfina de 38,9 vs. 322,2 mg, P = 0,035, e 4 vs. 5,5 semanas, P = 0,03, respectivamente). Embora o período médio de acompanhamento tenha sido curto, especialmente no coorte laparoscópico (13 meses; variação: 2 a 79), os autores relataram que todos os procedimentos foram bem-sucedidos tanto nos parâmetros de imagem quanto de sintomas.

Além disso, já foi realizado com êxito ureter ileal laparoscópico assistido por robótica através da abordagem transperitoneal com quatro portais (Wagner et al., 2008). O tempo total de cirurgia foi de 9 horas, com um período aceitável de internação hospitalar de 5 dias.

Autotransplante

Em 1963, Hardy realizou o primeiro autotransplante em um paciente com lesão ureteral proximal. Desde então, o autotransplante clínico vem sendo realizado em uma variedade de problemas, incluindo danos ou estenoses ureterais extensivos (Hardy, 1963; Novick e Stewart, 1981; Chuang et al., 1999; Wotkowicz e Libertino, 2004). Em geral, considera-se autotransplante quando não há rim contralateral ou quando este funciona de modo insatisfatório ou quando outros métodos de substituição ou correção ureteral não são viáveis. O rim é extraído com a máxima extensão de vasos em uma típica nefrectomia de doador vivo para alotransplante, e os vasos renais são anastomosados aos vasos ilíacos para restabelecer a perfusão renal. Um segmento saudável de ureter proximal é anastomosado à bexiga (Bodie et al., 1986). Alternativamente, a pelve renal ipsolateral pode ser anastomosada diretamente à bexiga (Kennelly et al., 1993).

Não é de se surpreender que a laparoscopia tenha sido incorporada com sucesso no autotransplante em casos de dano ureteral extenso. Pode-se realizar nefrectomia laparoscopicamente como em uma nefrectomia de doador vivo típica, seguida pela extração do enxerto renal, preparação da bancada, e autotransplante na fossa ilíaca ipsolateral através de uma incisão de Gibson utilizando técnicas de cirurgia aberta padrão (Fabrizio et al., 2000; Meng et al., 2003; Blueblond-Langner et al., 2004). O uso da laparoscopia no autotransplante tem demonstrado reduzir a necessidade de analgésicos pós-operatórios e proporcionar uma recuperação mais rápida por evitar grandes incisões abertas no abdome superior ou flanco para extração renal. A nefrectomia laparoscópica no autotransplante é mais comumente realizada transperitonealmente. Contudo, a abordagem retroperitoneal para esta finalidade já foi aplicada com sucesso por Gill et al. (2000b).

ESTENOSE ANASTOMÓTICA URETEROENTÉRICA

Incidência e Etiologia

Diversos fatores determinam a incidência de formação de estenose na anastomose do ureter e do intestino no momento da derivação urinária. Os dados disponíveis sobre o acompanhamento mais longo referem-se a condutos urinários, nos quais o índice de estenose é de 4% a 8% e as estenoses são mais comuns do lado esquerdo (Schmidt et al., 1973; Skinner et al., 1980, Mattei et al., 2008). Entre os fatores que possivelmente influenciam o resultado nesta população incluem a técnica usada para dissecção ureteral, o segmento de intestino usado para derivação, e o tipo de anastomose realizada. Pelo fato de a isquemia ureteral ser essencial para a causa das estenoses ureteroentéricas, é necessário prestar muita atenção na dissecção para prevenir complicações.

O suprimento de sangue ureteral corre paralelamente ao ureter na adventícia, e embora seja necessária a mobilização ureteral para aproximar o ureter e o intestino e prevenir tensão na anastomose, remover a adventícia que circunda o ureter pode levar a isquemia ureteral e formação de estenose. A técnica de ileotomia também é uma consideração. Cheng et al. relataram o uso de uma ileotomia em forma de escudo em vez de uma incisão em forma de fenda e verificaram um índice de estenose de 4,3% em comparação com 8,3% em uma avaliação retrospectiva (Cheng et al., 2011). Barbieri et al. relataram anastomose ureteroileal com visualização intraluminal em 118 pacientes com um índice de estenose de 4,2% em 15 meses, todas elas do lado esquerdo (Barbieri et al., 2010). Com esta abordagem, o canal é aberto no limite antimesentérico para permitir a visualização direta da anastomose. Ademais, Mattei et al. relataram diversas vantagens em relação à colocação rotineira de *stents* em anastomoses ureteroileais (Mattei et al., 2008). **Ao realizar um conduto ileal, o ureter esquerdo é trazido por baixo do mesentério do sigmoide, exatamente sobre a aorta. A extensão adicional e a dissecção necessárias no lado esquerdo e a possibilidade de angulação ao redor da artéria mesentérica inferior podem levar ao aumento da incidência de formação de estenose à esquerda** (Mansson et al., 1989; Barbieri et al., 2010).

Há controvérsias em relação à escolha do segmento intestinal usado para derivação intestinal. Uma vantagem teórica ao uso do cólon é a viabilidade de realizar uma anastomose sem refluxo. Contudo, a incidência relatada de deterioração renal com anastomose sem refluxo em relação à anastomose ureterocolônica de refluxo é mista, e parece não haver uma vantagem clara em relação à função renal e colonização com anastomose sem refluxo. As questões que influenciam a formação de estenoses em derivações urinárias continentes tornam-se ainda mais complexas devido à variedade de segmentos intestinais, configurações de reservatório, e tipos de anastomoses disponíveis para reconstrução. **O índice de estenose anastomótica ureteroentérica relatado após derivação continente é de 3% a 25%, sendo que a maioria dos casos ocorre dentro dos primeiros 2 anos** (Lugagne et al., 1997; Weijerman et al., 1998; Kouba et al., 2007). Apesar da escassez de estudos randomizados, ainda existem evidências na literatura de que o risco de obstrução com anastomose não refluxiva é significativamente maior do que com anastomose com refluxo. Pantuck et al. (2000) compararam 60 anastomoses ureteroentéricas não refluxivas a 56 anastomoses diretas com refluxo e verificaram que os índices de estenoses em longo prazo eram de 13% e 1,7%, respectivamente. Em um período médio de acompanhamento de 41 meses, não houve diferença significativa entre os dois grupos em relação a hidronefrose, pielonefrite, nefrolitíase ou insuficiência renal. Da mesma forma, Roth et al. verificaram um aumento de mais de cinco vezes nas estenoses ureterais no grupo submetido a anastomose sem refluxo (Roth et al., 1996). Seus dados também indicam que o risco de obstrução não estava relacionado ao grau de *expertise* cirúrgica.

Studer et al. (1995) apresentaram um estudo randomizado avaliando anastomoses sem refluxo e com refluxo em um segmento ileal aferente

---

> **PONTOS-CHAVE: CORREÇÃO CIRÚRGICA DE ESTENOSE URETERAL**
>
> - Somente defeitos ureterais curtos podem ser tratados por ureteroureterostomia de terminoterminal.
> - Estenose ureteral distal pode ser tratada por ureteroneocistotomia com psoas-hitch ou flap de Boari.
> - Pode-se usar um flap de Boari para transpor um defeito ureteral de 10 a 15 cm. Bexiga de pouca capacidade é uma contraindicação para a criação de tal flap. Deve-se ter cuidado para garantir o suprimento vascular adequado do flap.
> - TUU é contraindicada na presença de qualquer processo patológico que possa afetar ambos os ureteres. Também está contraindicada em caso de comprimento insuficiente do ureter doador para alcançar o ureter receptor contralateral de modo a não causar tensão.
> - Ureter ileal é útil na presença de perda extensiva de ureter. É contraindicado em pacientes com insuficiência renal preexistente e níveis de creatinina sérica de mais de 2 mg/dL, disfunção de bexiga ou obstrução da saída da bexiga, doença intestinal inflamatória, ou cistite por radiação.
> - Autotransplante é considerado quando não há rim contralateral ou quando o mesmo funciona insatisfatoriamente, ou quando outros métodos de substituição ou correção ureteral não são viáveis.
> - Técnicas laparoscópicas ou robóticas de reconstrução nas mãos de urologistas habilidosos podem proporcionar recuperações mais rápidas para os pacientes.

isoperistáltico. Treze por cento das anastomoses sem refluxo resultaram em formação de estenoses, em comparação a 3% nas anastomoses com refluxo. Embora não haja evidência clara de que o refluxo em um rim adulto seja prejudicial, fica claro que a obstrução é bastante nociva para a função renal. Estes e outros estudos respaldam o uso de uma anastomose com refluxo em reservatórios continentes de baixa pressão.

Kouba et al. compararam as técnicas de Wallace e Bricker de anastomose ureteroileal para derivações continentes e incontinentes e verificaram baixos índices de estenose (de 0% a 3%) utilizando ambas as técnicas em 186 pacientes com um acompanhamento de 34 meses. Destaca-se que com o uso da técnica de Wallace (ureteres unidos) não foram identificadas estenoses, em comparação com 3,7% dos pacientes submetidos à técnica de Bricker (ureteres separados). Há que se observar que o grupo submetido à anastomose de Bricker apresentou um IMC maior do que o do grupo da técnica de Wallace (Kouba et al., 2007).

Avaliação

A avaliação dos tratos superiores em pacientes submetidos a qualquer tipo de derivação urinária pode incluir ultrassom renal, TC ou RM. Se houver sugestão de cálculo ou tumor recorrente, um exame de TC ou RM é necessário para uma avaliação mais detalhada. Além disso, pacientes com cólicas renais, infecção recorrente do trato urinário, ou perda de função renal necessitam de avaliação. Em pacientes com hidronefrose, urotomografia computadorizada, urografia excretora, loopograma ou pielografia anterógrada podem dar informações sobre o comprimento e localização da estenose. Cintilografia renal com diurético é indicada em pacientes com hidronefrose para avaliar a função renal diferencial e confirmar a presença de obstrução funcional. Se houver hidronefrose, mas a função renal for insuficiente para a realização de urografia intravenosa, a colocação de tubo de nefrostomia e a realização de uma pielografia anterógrada são opções tanto diagnósticas quanto terapêuticas. Esta abordagem também é útil antes de intervenções endoscópicas, pois esclarece o comprimento da estenose, o que auxilia no planejamento cirúrgico.

Indicações para Intervenção

Nem todos os pacientes de derivação urinária e hidronefrose requerem intervenção. **A maioria dos pacientes com derivação urinária em longo prazo apresentará um elemento de hidronefrose crônica que não é secundário à obstrução. Nessa população, uma redução da função renal ou perda de refluxo em um loopograma de rotina devem constituir motivo para cintilografia renal com diurético a fim de avaliar quantitativamente a obstrução funcional.** Indicações para intervenção em pacientes com derivações e hidronefrose incluem dor, infecção, e insuficiência renal associada a obstrução funcional. Embora a recorrência de carcinoma de células transicionais no nível da anastomose seja incomum, o quadro radiográfico de massa irregular no nível da estenose e a progressão rápida da obstrução e perda de função renal devem constituir motivo para outras avaliações e intervenções (Tsuji et al., 1996).

Um subconjunto particularmente desafiador de pacientes é o daqueles submetidos a derivação urinária como parte de exenteração pélvica por malignidade ginecológica. Penalver et al. (1998) apresentaram o caso de 66 pacientes, e 95% desses haviam sido submetidos a irradiação pélvica prévia. O índice de complicações imediatas e tardias na anastomose ureteroentérica foi de 22% e 10%, respectivamente. Oitenta e cinco por cento das complicações pós-operatórias foram tratadas com sucesso através de medidas conservadoras, como nefrostomia percutânea.

Tratamento Endourológico

O tratamento endourológico de estenoses ureteroentéricas evoluiu de maneira análoga à da doença de estenose ureteral. Embora os procedimentos iniciais envolvessem dilatação por balão simples e colocação de stent, resultados insatisfatórios levaram a técnicas incisionais usando eletrocautério; mais recentemente, aplicou-se laser utilizando tanto controle fluoroscópico quanto direto. A técnica incisional mais moderna atualmente para endoureterotomia inclui instrumentação ureteroscópica flexível de pequeno calibre juntamente com incisões com laser de holmium (Siegel et al., 1982; Muench et al., 1987; Cornud et al., 1992; Delvecchio et al., 2000; Laven et al., 2001, 2003, Schöndorf et al., 2013).

O tratamento endourológico de estenoses ureteroentéricas ou ureterocolônicas, diferentemente do tratamento das estenoses ureterais, ainda é mais favorável ao tratamento anterógrado. Dessa forma, os procedimentos endourológicos normalmente começam pelo acesso percutâneo anterógrado. Continua-se com a drenagem percutânea simples para permitir alívio de qualquer infecção associada ou disfunção renal relacionada à obstrução. Uma vez que a condição clínica do paciente se estabiliza, utiliza-se controle fluoroscópico para passar um fio-guia de maneira anterógrada pela estenose anastomótica, sobre a qual um cateter com balão pode ser posicionado e inflado até que a cintura desapareça. Stents são uma parte rotineira do tratamento endourológico, e estes são normalmente inseridos da mesma maneira anterógrada. Contudo, devido à dificuldade de tampões mucosos nos stents neste contexto, vários centros geralmente usam um stent interno-externo, que pode ser facilmente enxaguado ou trocado por um fio. Além disso, o acesso endoscópico pelo conduto urinário de maneira retrógrada pode ser combinado com o acesso percutâneo e com a passagem anterógrada de um fio. Com controle de ponta a ponta, a anastomose pode ser visualizada fluoroscopicamente, ou, de preferência, por ureteroscopia direta, alçoscopia, ou visualização transestomascópica. Qualquer número de procedimentos pode então ser usado para a dilatação em si, incluindo a dilatação somente com balão, eletroincisão com eletrodo ou balão com corte quente, ou incisão por laser. Em todos os casos, coloca-se um stent, normalmente por 4 a 8 semanas.

A dilatação de estenoses ureteroentéricas por balão foi uma das primeiras formas endourológicas de tratamento utilizadas, e, felizmente, existem resultados de longo prazo disponíveis. Destaca-se que os relatórios de curto prazo sobre o uso de dilatação por balão de alta pressão demonstraram índices de sucesso de até 61% (Ravery et al., 1998). Alternativamente, Shapiro et al. (1988) relataram a dilatação por balão em 37 estenoses ureteroentéricas benignas de 29 pacientes. Apenas seis dilatações (16%) foram consideradas como resultados bem-sucedidos pelo menos 1 ano após o tratamento intervencional, tendo sido necessárias várias dilatações repetidas para manter a patência ureteral. Da mesma forma, Kwak et al. (1995) obtiveram um índice de sucesso geral de menos de 30% em 9 meses em pacientes submetidos à dilatação anterógrada por balão de estenoses ureteroentéricas. Mais recentemente, DiMarco et al. (2001) relataram um índice de sucesso de 5% em 3 anos em 52 dilatações de estenoses anastomóticas ureteroentéricas com balão. Recentemente, Schöndorf et al. relataram uma série de 74 pacientes com estenoses anastomóticas ureteroentéricas com um índice de sucesso de 26% com intervenção endourológica comparados com um índice de sucesso de 91% com intervenção aberta em 29 meses. **Para estenoses de mais de 1 cm, o índice de sucesso endourológico foi de 6%, comparado com um índice de sucesso de 50% em estenoses de menos de 1 cm. A intervenção endourológica foi bem-sucedida em 19% do lado esquerdo em comparação com 41% do lado direito, embora não se tenha observado nenhuma diferença entre os lados na correção aberta** (Schöndorf et al., 2013).

Stents metálicos também já foram usados em estenoses anastomóticas ureteroentéricas com resultados aceitáveis em curto prazo. No geral, dos 30 pacientes publicados na literatura, o índice de patência relatado é de mais de 80% ao longo de 6 a 22 meses de acompanhamento (Kurzer e Leveillee, 2005). **Existe uma incidência maior de incrustação e formação de cálculos com o uso de stents metálicos para estenoses anastomóticas ureteroentéricas, além dos riscos de crescimento de tecidos, obstrução recorrente**, e migração do stent (Kurzer e Leveillee, 2005; Gorin et al., 2011; Ng et al., 2013). Isto pode explicar a escassez de dados publicados sobre o uso desta abordagem.

Incisão por balão com fio de cautério também foi relatada em pacientes tratados de estenoses ureteroentéricas (Lin et al., 1999; Schöndorf et al., 2013). Para estenoses benignas, obteve-se patência em longo prazo sem stents em apenas 30% dos pacientes. Meretyk et al. avaliaram os resultados em longo prazo do tratamento endourológico de estenoses anastomóticas ureteroentéricas na Washington University.. Naquele estudo, 15 pacientes com 19 estenoses ureteroentéricas foram acompanhados por 2,5 anos em média. Utilizou-se mais frequentemente uma abordagem anterógrada, que normalmente era combinada com eletroincisão. Alcançou-se um índice de patência em longo prazo sem stent de 57%, mesmo com acompanhamentos de mais de 2 anos (Meretyk et al., 1991). **Embora o índice em longo prazo de patência da maioria dos procedimentos endoscópicos seja apenas próximo de 50%, essas abordagens podem ser usadas preferencialmente como intervenção inicial em pacientes selecionados. Tratamento**

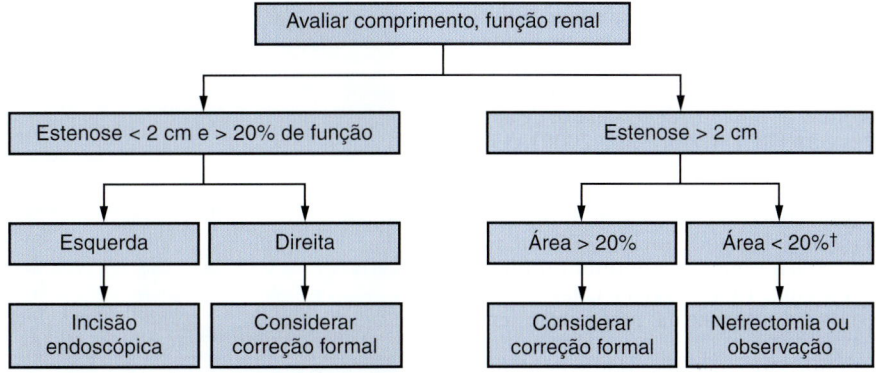

Figura 49-34. Algoritmo para tratamento de estenoses anastomóticas ureteroentéricas.

cirúrgico definitivo é reservado para pacientes em quem a intervenção endourológica tenha falhado e em pacientes com estenoses de mais de 1 cm de comprimento (Kramolowsky et al., 1987, 1988; Schöndorf et al., 2013).

Cornud et al. (1996) apresentaram seus resultados de longo prazo com eletroincisão percutânea de estenoses anastomóticas ureterointestinais e especificamente compararam os resultados das orientações fluoroscópica e endoscópica. Vinte e sete pacientes foram acompanhados por mais de 1 ano após a remoção do *stent*, tendo sido relatado um índice de patência geral de 71%. Esses pesquisadores verificaram melhores resultados quando o controle endoscópico direto foi combinado com a orientação fluoroscópica, em comparação à orientação fluoroscópica isoladamente. Nesse relatório, constou que um paciente, cujo procedimento foi realizado através de orientação fluoroscópica isoladamente, sofreu danos à artéria ilíaca comum direita durante a eletroincisão. Consequentemente, abordagens visuais diretas foram favorecidas para o tratamento de estenoses anastomóticas ureteroentéricas ou ureterocolônicas, sendo que o *laser* de holmium provou ser uma excelente ferramenta incisional. Endoureterotomia é normalmente realizada de maneira anterógrada, com índices de sucesso relatados variando desde 50% até 80% (Singal et al., 1997; Laven et al., 2001; Watterson et al., 2002). Estes relatórios sugerem que o lado esquerdo é mais resistente ao tratamento, pois a maioria das falhas foi encontrada do lado esquerdo (Laven et al., 2003; Schöndorf et al., 2013). Ao considerar a incisão endoscópica de uma estenose ureteroentérica esquerda, o risco de hemorragia é uma consideração devido à possível grande proximidade do mesentério sigmoide. Isto, juntamente com os menores índices de sucesso de todas as abordagens endoscópicas do lado esquerdo, corrobora a necessidade de se considerar correção primária com seriedade tratando-se de estenoses anastomóticas ureteroentéricas do lado esquerdo (Fig. 49-34). Apesar disso, Lovaco et al. relataram um bom índice de sucesso no tratamento de 25 estenoses ureteroentéricas com endoureterotomia com uma técnica de invaginação intraluminal, com 80% de sucesso em um acompanhamento de mais de 50 meses. Há que se observar que esta abordagem aumenta a distância entre o local da incisão e os vasos e vísceras circundantes, e não favorece estenoses do lado esquerdo ou direito (Lovaco et al., 2005).

FIBROSE RETROPERITONEAL

Apresentação e Etiologia

A FRP é normalmente caracterizada pela presença de um processo inflamatório fibrótico no retroperitônio causando compressão das estruturas retroperitoneais, incluindo os ureteres. A FRP geralmente afeta pacientes entre os 40 e 60 anos de idade. Contudo, mais de 30 casos de FRP já foram relatados em pacientes de menos de 18 anos de idade (van Bommel, 2002). Os casos de FRP apresentam predominância no sexo masculino, a uma proporção de homens para mulheres de 2:1 a 3:1. Não se sabe qual é sua verdadeira incidência, mas estima-se que seja de um caso a cada 200.000 a 500.000 por ano.

Em geral, a massa fibrótica retroperitoneal centraliza-se ao redor da aorta distal de L4 a L5 e se envolve ao redor dos ureteres, levando à hidronefrose via compressão extrínseca nos ureteres ou interferência na peristalse ureteral (Lepor e Walsh, 1979; Koep e Zuidema, 1987). Na maioria dos pacientes, o sintoma apresentado é dor na parte inferior das costas e/ou nos flancos. A dor, que é normalmente imprecisa, não tipo cólica, e inalterável pela postura, pode se irradiar para o abdome inferior ou virilha. Além disso, a dor geralmente é aliviada mais com aspirina do que com narcóticos. Outros sintomas incluem perda de peso, anorexia, náusea, mal-estar generalizado, febre, hipertensão, e oligúria ou anúria. A massa pode comprimir a veia cava inferior, resultando em trombose venosa profunda e edema de extremidade inferior (Rhee et al., 1994). A massa pode se estender proximalmente para o hilo renal e revestir a veia renal, resultando em hipertensão venosa renal e subsequente macro-hematúria (Powell et al., 2000). Obstrução aórtica e envolvimento do mediastino, sistema biliar, mesentério e o próprio rim são raros (Tripodi et al., 1998; Azuma et al., 1999; Dejaco et al., 1999; Klisnick et al., 1999). A extensão distal até a bifurcação dos vasos ilíacos pode ocorrer, e a extensão até o cordão espermático com envolvimento do escroto já foi relatada (Palmer e Rosenthal, 1999; Schulte-Baukloh et al., 1999). A duração dos sintomas antes do diagnóstico é de 4 a 6 meses, sendo que aproximadamente metade dos pacientes apresenta fibrose causadora de obstrução ureteral significativa e sintomas secundários a uremia.

> **PONTOS-CHAVE: ESTENOSES URETEROENTÉRICAS**
>
> - Embora a patência em longo prazo de procedimentos minimamente invasivos para estenoses ureteroentéricas esteja na faixa de 50%, tais abordagens ainda são usadas como intervenção inicial, reservando o tratamento cirúrgico para aqueles pacientes em quem a intervenção endourológica tenha falhado.
> - Ao considerar uma incisão endoscópica de uma estenose anastomótica ureteroentérica do lado esquerdo em um conduto ileal, hemorragia é uma preocupação, pois o mesentério sigmoide pode estar bem próximo. Considerando os baixos índices de sucesso das abordagens endoscópicas neste cenário, estes pacientes podem ser mais bem tratados com correção definitiva.
> - Índices de sucesso aceitáveis em longo prazo foram relatados com a correção aberta ou robótica de estenoses anastomóticas ureteroentéricas. Segundo as expectativas, as estenoses de mais de 1 cm apresentaram maior probabilidade de recorrência, e procedimentos do lado esquerdo apresentaram menores índices de sucesso.

Em aproximadamente 70% dos pacientes, a doença é idiopática. Atualmente, FRP idiopática é considerada parte do espectro de periaortite crônica, uma vasculite dos vasos grandes (Pipitone et al., 2012). O ceroide — um polímero complexo de lipídeos oxidados e proteínas encontrados nas placas ateroscleróticas — foi sugerido como o antígeno iniciador da reação inflamatória (Parums et al., 1991). De fato, foi identificada uma incidência maior de aneurismas da aorta em pacientes com FRP (Breems et al., 2000). A FRP geralmente ocorre como entidade patológica isolada, mas pode ocorrer como parte da fibrosclerose multifocal, uma síndrome rara caracterizada por fibrose envolvendo diversos sistemas orgânicos. Nesse cenário, a apresentação clínica pode incluir FRP, mediastinite esclerosante, colangite esclerosante, pseudotumor orbital, e tiroidite de Riedel (Dehner e Coffin, 1998; Özgen e Cila, 2000). A patogênese desses transtornos é desconhecida, mas parece ser de natureza autoimune.

Entre os 30% dos pacientes de FRP cuja causa pode ser identificada, medicamentos como metisergida (Sansert) e outros alcaloides do ergot estão mais comumente associados à FRP. β-bloqueadores e fenacetina também foram implicados. A exata fisiopatologia da FRP induzida por medicamentos permanece desconhecida. Outras causas de FRP incluem malignidades como linfoma, a malignidade mais comum em casos de FRP, e mieloma múltiplo, tumor carcinoide, câncer de pâncreas, câncer de próstata e sarcoma (Webb e Dawson-Edwards, 1967; Usher et al., 1977). Radioterapia para malignidade retroperitoneal também é conhecida por produzir uma massa fibrótica residual levando à obstrução ureteral secundária. Exposição a amianto também foi associada a FRP em trabalhadores expostos à substância na Finlândia, via drenagem linfática gastrintestinal e pulmonar (Scheel e Feeley, 2013). Além disso, causas infecciosas, como tuberculose, *Actinomyces*, gonorreia, e esquistossomose, já foram sugeridas na patogênese da FRP.

A associação de FRP com glomerulonefrite membranosa também foi documentada na literatura (Mercadal et al., 2000; Shirota et al., 2002). A causa exata permanece obscura, embora se tenha especulado que seja secundária a um antígeno desconhecido desencadeando uma reação imune sistêmica que leva à FRP. A associação de FRP com espondilite anquilosante e granulomatose de Wegener também já foi relatada, sugerindo ainda mais uma causa imune subjacente em alguns pacientes (Izzedine et al., 2002; LeBlanc et al., 2002).

Patologicamente, a aparência macroscópica típica da FRP é a de uma massa densa, uniforme, plana e de tonalidade bronzeada envelopando as estruturas retroperitoneais circundantes. Também é conhecida por invadir o ureter ou o músculo psoas. Histologicamente, a aparência da FRP é a de um processo inflamatório não específico que varia de acordo com o estágio da doença. No início da doença, o tecido afetado consiste principalmente em feixes de colágeno com proliferação capilar e células inflamatórias incluindo linfócitos, células plasmáticas, e fibroblastos. No estágio mais avançado, a massa se torna relativamente acelular e avascular, consistindo em camadas de colágeno hipocelular. FRP secundária a malignidade geralmente é indistinguível da FRP idiopática, podendo ser identificada somente com base na demonstração de pequenas ilhas de células tumorais dentro da massa fibrótica.

Avaliação

Na maioria dos pacientes de FRP, os sintomas clínicos são geralmente inespecíficos, e o exame físico normalmente não é revelador. A avaliação laboratorial pode revelar uma elevada velocidade de sedimentação globular (VSG), proteína C-reativa (PCR) elevada, leucocitose moderada, anemia, e insuficiência renal variável associada a anormalidades de eletrólitos. O VSG e a PCR são elevadas em metade a dois terços dos pacientes portadores de FRP idiopática (Pipitone et al., 2012). Se a função renal geral for normal, uma urografia excretora ou mais comumente uma urotomografia computadorizada podem ser realizadas. Achados típicos incluem hidronefrose com desvio medial do ureter proximal e do ureter médio e um ureter uniformemente cônico no nível da obstrução. Obstrução urinária é geralmente bilateral, porém casos unilaterais já foram descritos. Raramente, encontram-se pacientes com sintomas de obstrução urinária, porém com pouca hidronefrose nos exames de imagem.

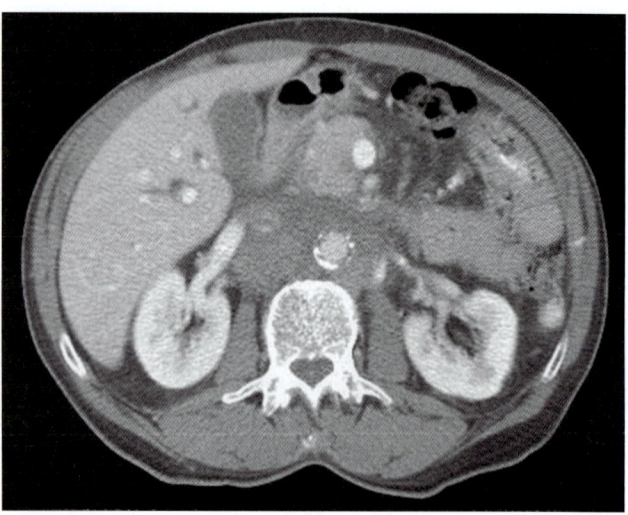

Figura 49-35. Achados típicos de fibrose retroperitoneal em tomografia computadorizada. O exame demonstra a presença de uma massa homogênea ocultando o contorno dos grandes vasos na região lombar.

O exame de TC normalmente revela hidronefrose associada a uma massa de retroperitoneal bem delineada envelopando os grandes vasos e ureteres (Fig. 49-35). Se o paciente apresentar piora da função renal significativa, pode-se realizar uma pielografia retrógrada. Na avaliação radiográfica da FRP, a RM também pode ser útil, pois a massa em si possui imagens ponderadas em T1 e T2 características. **A FRP é caracterizada como uma intensidade de sinal difusamente baixa na imagem ponderada em T1, embora o sinal em T2 possa variar consideravelmente, com sinais de alta intensidade compatíveis com doença ativa** (Fig. 49-36). Com o tratamento, o sinal em T2 geralmente diminui e, portanto, oferece um parâmetro de eficácia terapêutica. Ademais, a intensificação de gadolínio também pode ser valiosa na avaliação da resposta ao tratamento, pois reduções associadas na intensificação do contraste gadolínio também devem ser previstas após a devida terapia (Cronin et al., 2008). Da mesma forma, a impregnação do contraste na TC também pode ser usada para monitorar a terapia, assim como a tomografia por emissão de pósitrons (PET). Na realidade, a PET parece ser o exame de imagem mais sensível à atividade da doença (Pipitone et al., 2012).

Se houver suspeita de que um rim não está funcionando, cintilografia diferencial deve ser realizada para determinar a função renal, pois isto pode afetar o planejamento cirúrgico. Devem-se obter amostras representativas da massa para biópsia por via percutânea ou no momento da ureterólise aberta ou laparoscópica para descartar malignidades e para permitir que se prossiga com o tratamento da FRP.

Tratamento

Tratamento Inicial

O tratamento inicial de FRP depende da condição clínica do paciente. Pacientes com hidronefrose e uremia devem ser descomprimidos emergencialmente por nefrostomia percutânea ou por *stents* ureterais internos. As vantagens de se colocar *stents* ureterais incluem a oportunidade de realizar pielografias retrógradas para avaliar a anatomia e a conveniência da drenagem interna. É interessante observar que a colocação de *stent* ureteral normalmente não é difícil de fazer no contexto da obstrução ureteral causada por FRP. Em pacientes em estado crítico, com anormalidades de eletrólitos e pouca ou nenhuma saída de urina, é melhor colocar um tubo de nefrostomia. **Após a descompressão renal, o paciente deve ser monitorado atentamente em relação à diurese pós-obstrutiva, estado da função renal, e à devida reposição de líquidos e eletrólitos.**

Após o tratamento inicial, deve-se fazer uma tentativa de identificar a causa da FRP. O uso de metisergida ou qualquer outro medicamento

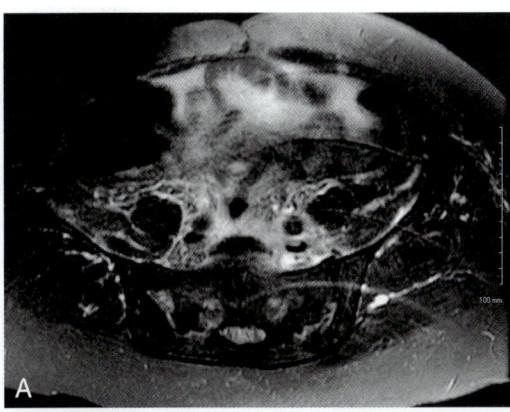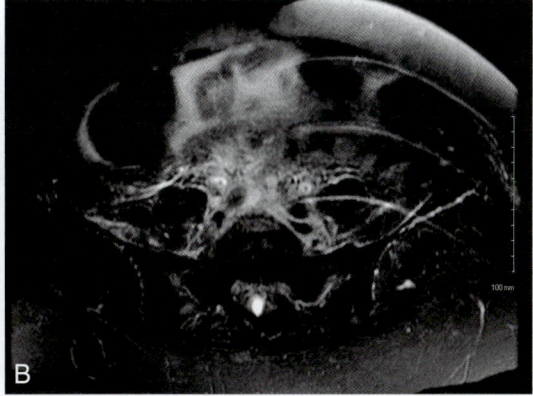

Figura 49-36. A, Imagem de ressonância magnética ponderada em T2 de um paciente sintomático demonstrando fibrose retroperitoneal com realce e, portanto, doença ativa. B, O mesmo paciente 1 mês após a terapia medicamentosa; observe a diminuição do realce nesta imagem confirmatória ponderada em T2.

potencialmente causador, se identificado, deve ser interrompido. Embora a maioria dos pacientes com FRP maligna apresente história prévia de malignidade, é necessária uma avaliação completa em relação a malignidades ocultas com a cuidadosa aplicação de exames de imagem. Biópsia para descartar malignidade, realizada percutaneamente ou no momento da ureterólise para proporcionar alívio duradouro da obstrução, deve ser considerada. Contudo, alguns acreditam que em pacientes sem história de malignidade anterior, nenhuma característica radiográfica clássica na RM ou TC, e nenhuma linfadenopatia, não é essencial realizar biopsia antes da terapia médica.

Tratamento Clínico

Uma vez realizado o diagnóstico de FRP idiopática, o tratamento clínico primário comum tem sido a terapia com corticosteroides. Na literatura médica, há aproximadamente 170 casos de FRP idiopática tratados com esteroides que resultaram em cerca de 80% de resposta clínica, incluindo uma redução no tamanho da massa e melhora da obstrução ureteral ou da compressão da veia cava inferior (Kearney et al., 1976; Baker et al., 1987; Adam et al., 1998; Higgins et al., 1998; van Bommel, 2002; Fry et al., 2008). A resposta clínica característica à terapia com esteroides inclui a resolução da dor e dos sintomas constitucionais em prazo de dias de tratamento, uma queda rápida da VSG e aumento da diurese. A dosagem e duração da terapia com esteroides variam consideravelmente de acordo com a literatura, porém a maioria dos regimes começa com doses iniciais de 60 mg diários e diminui para 5 mg diariamente. Terapia crônica com esteroides por até 2 anos demonstrou proporcionar melhora significativa nos sintomas clínicos e na regressão da massa retroperitoneal (Kardar et al., 2002), embora recidivas durante o desmame ocorram em 25% a 50% dos pacientes (Pipitone et al., 2012). Pacientes que demonstrem evidências de inflamação ativa — manifestada por aumento da VSG, PCR, leucocitose ou inflamação ativa pela bióósia — apresentam maior probabilidade de reagir à terapia com esteroides.

Além de esteroides, agentes imunossupressores incluindo azatioprina, ciclofosfamida, ciclosporina, colchicina e micofenolato de mofetila também foram considerados benéficos para FRP idiopática em relatos isolados (Wagenknecht et al., 1981; McDougal et al., 1991; Grotz et al., 1998; Marzano et al., 2001; Vega et al., 2009). Acetato de medroxiprogesterona, progesterona, e particularmente o tamoxifeno também foram considerados benéficos na FRP idiopática (Clark et al., 1991; Benson e Baum, 1993; Al-Musawi et al., 1998; Dedeoglu et al., 2000; Puce et al., 2000, Pipitone et al., 2012). Os exatos mecanismos de ação desses medicamentos não estão claros, mas acredita-se que eles inibam a proliferação fibroblástica, levando a uma resposta clínica. **O uso de agentes imunossupressores é reservado para pacientes nos quais a terapia com esteroides tenha falhado, pois as recidivas são de até 50% durante o desmame dos esteroides** (Pipitone et al., 2012).

Tratamento Cirúrgico: Ureterólise Aberta

A ureterólise cirúrgica pode ser feita por abordagem aberta ou laparoscópica, embora a cirurgia aberta seja considerada o padrão (Lindell e Lehtonen, 1988; Elashry et al., 1996). É realizada com biópsia concomitante da massa em pacientes que não tenham diagnóstico claro como tratamento inicial definitivo ou naqueles em quem a terapia médica tenha falhado. **Quando se realiza a cirurgia aberta, é feita uma incisão abdominal transperitoneal de linha média para permitir o acesso a ambos os ureteres.** A colocação de cateteres ou *stents* ureterais antes da incisão abdominal é aconselhável para auxiliar na identificação e dissecção dos ureteres. **Embora a hidronefrose possa ser unilateral na avaliação pré-operatória, o processo em geral é bilateral, requerendo ureterólise bilateral.** Após a mobilização medial do cólon ascendente e descendente, biópsias profundas da massa devem ser realizadas em cortes congelados e permanentes para descartar malignidades. A dissecção deve começar no segmento ureteral distal não dilatado para evitar lesões no fino segmento proximal dilatado. Uma pinça de ângulo reto pode ser colocada entre o ureter e a massa retroperitoneal ao longo do trajeto do ureter, e o tecido fibrótico é então incisado acima da garra. Isto se repete por toda a extensão do ureter preso, utilizando técnicas de dissecção cortante e não cortante para soltar o ureter afetado de seu leito fibroso. A parede ureteral pode às vezes se tornar bastante fina após a dissecção. Uma ureterotomia inadvertida deve ser fechada com sutura absorvível. Excisão ureteral com ureteroureterostomia é normalmente desnecessária.

Após a ureterólise bilateral, os ureteres devem ser reposicionados e protegidos contra novas compressões fibrosas. Há várias opções cirúrgicas disponíveis. Uma opção é retrair os ureteres lateralmente e fixar o peritônio sobrejacente medialmente ao músculo psoas para manter os ureteres neste lugar. Outra opção é fechar o peritônio posterior aos ureteres de forma que estes possam ser deslocados anteriormente para a cavidade peritoneal (Tresidder et al., 1972). É importante não obstruir o ureter no fechamento do peritônio no hiato ureteral. Em um relatório sobre um grupo de pacientes com FRP idiopática submetidos ao posicionamento intraperitoneal dos ureteres ou ao posicionamento retroperitoneal lateral dos ureteres, não foi verificada nenhuma diferença no resultado radiológico ou clínico (Barbalias e Liatsikos, 1999). No contexto de FRP extensa, uma abordagem mais definitiva é cercar os ureteres com omento e reposicioná-los dentro da cavidade peritoneal (Carini et al., 1982). Para que o envoltório do omento seja realizado, este deve ser primeiramente mobilizado de sua conexão com o cólon transverso, seguido por sua divisão ao longo de sua linha média com ligação dos vasos omentais pequenos até a conexão gástrica. Os pequenos vasos gástricos são então seccionados e ligados no nível da parede estomacal, após o que as duas metades do omento podem ser rebatidas lateralmente na base das artérias gastroepiploicas direita e esquerda. Toda a extensão do ureter pode estar

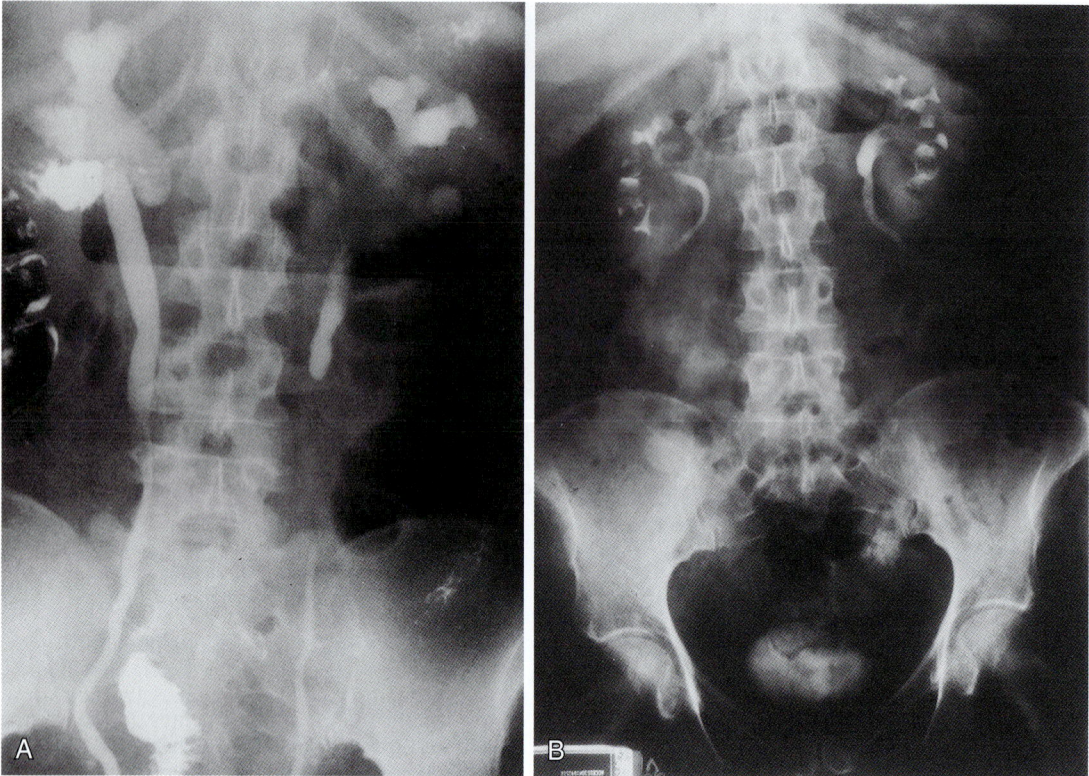

Figura 49-37. A, Radiografia pré-operatória realçada com contraste intravenoso de um paciente com fibrose retroperitoneal idiopática, demonstrando hidronefrose bilateral com desvio medial dos ureteres. B, Radiografia pós-operatória do mesmo paciente após ureterólise cirúrgica com envelopamento omental intraperitoneal.

circundada por tecido omental, que é fixado no lugar com suturas absorvíveis (Fig. 49-37). O omento oferece proteção do ureter contra compressão extrínseca recorrente e vascularização para um ureter potencialmente isquêmico. Terapia com esteroides pode ser usada no pós-operatório na tentativa de prevenir compressão recorrente do trato superior e venosa. Se não ocorrer ureterotomia durante a ureterólise, os *stents* colocados anteriormente podem ser removidos logo após a cirurgia.

Se for impossível realizar a ureterólise devido a fibrose periureteral extensa, pode-se realizar autotransplante renal caso a unidade renal ipsolateral demonstre uma função satisfatória (Penalver et al., 2001). Caso nenhuma função renal puder ser recuperada após um período adequado de tempo de descompressão na presença de função renal contralateral satisfatória, pode-se considerar nefrectomia.

Tratamento Cirúrgico: Ureterólise Laparoscópica

A primeira ureterólise laparoscópica foi relatada por Kavoussi e Clayman em 1992 (Kavoussi et al., 1992). O subsequente sucesso com essa técnica foi confirmado por outros (Puppo et al., 1994). Outro relatório descreveu a experiência com ureterólise laparoscópica em 13 pacientes, incluindo procedimentos bilaterais em sete deles, e procedimentos unilaterais em seis (Fugita et al., 2001). Foi realizada colocação pré-operatória de *stent* em todos os pacientes antes da laparoscopia. Para cada ureter, o procedimento laparoscópico foi realizado utilizando uma abordagem transperitoneal de quatro portais. Após a incisão do peritônio posterior e mobilização do cólon, o ureter afetado foi dissecado, soltando-o de seu tecido fibrótico retroperitoneal. Foram obtidos múltiplos espécimes do tecido periureteral para biópsia por congelação a fim de descartar malignidade. A borda do peritônio posterior foi reaproximada à parede lateral embaixo do ureter para intraperitonializar o ureter. A ureterólise laparoscópica foi concluída com sucesso em 85% (11) dos casos, com duas (15%) conversões para procedimento aberto devido a lesão da veia ilíaca (em um paciente) e fibrose acentuada (em um paciente). O tempo médio de cirurgia foi de 381 minutos para procedimentos bilaterais e de 192 minutos para procedimentos unilaterais. A média de uso de analgésicos parenterais foi de 59 mg de equivalente a sulfato de morfina. O período médio de hospitalização foi de 4 dias. Ocorreram complicações pós-operatórias em 30% (quatro) dos pacientes, entre elas epididimite, eritema no portal umbilical, íleo prolongado, e retenção urinária. A patologia mostra tecido fibroso com linfócitos, células de plasma, macrófagos, e proliferação de fibroblastos em todos os pacientes. Em um período médio de acompanhamento de 30 meses, os exames de imagem do trato superior, como urografia intravenosa ou varredura renal, demonstraram ausência de obstrução em 92% (12) dos pacientes. Uma pesquisa multi-institucional que incluiu 17 centros acadêmicos apontou que os centros que contavam com laparoscopistas treinados realizavam ureterólise laparoscópica, e, em 59% dos centros, os urologistas realizavam o controle médico. Especialmente nesta pesquisa, os índices de sucesso relatados com a laparoscopia foram de 83% (Duchene et al., 2007).

Uma comparação retrospectiva mais recente envolvendo ureterólise laparoscópica e aberta (16 ureteres em cada grupo) concluiu que a abordagem minimamente invasiva estava associada a um período menor de hospitalização (média de 2,1 *vs.* 5,9 dias, $P = 0,004$), mas que os índices de sucesso e complicações eram semelhantes em ambas as abordagens (Styn et al., 2011).

Também já foi relatada ureterólise robótica para FRP. Keehn et al. (2011) trataram um total de 21 unidades renais de 17 pacientes com ureterólise robótica e envelopamento omental. Quatorze por cento recidivaram e necessitaram de uma segunda intervenção cirúrgica, enquanto 86% permanecem patentes em um acompanhamento médio de 20,5 meses. Os pesquisadores relataram uma complicação pós-operatória: uma fístula enterocutânea de uma lesão intestinal térmica não reconhecida que exigiu ressecção do intestino.

Acesse www.expertconsult.com para assistir aos vídeos deste capítulo.

PONTOS-CHAVE: FIBROSE RETROPERITONEAL

- Em geral, a massa fibrótica retroperitoneal centraliza-se ao redor da aorta distal de L4 a L5 e se envolve ao redor dos ureteres, levando à hidronefrose via compressão extrínseca nos ureteres ou interferência na peristalse ureteral. Na maioria dos casos, a doença é de origem idiopática, associada a aortite crônica.
- Os sintomas e sinais de FRP geralmente são inespecíficos. A avaliação laboratorial pode mostrar níveis elevados de VSG, PCR, leucocitose moderada, anemia, e insuficiência renal variável associada a anormalidades de eletrólitos.
- O tratamento inicial de FRP na presença de hidronefrose e uremia inclui a descompressão emergencial por nefrostomia percutânea ou *stents* ureterais internos. Após a descompressão, o paciente deve ser atentamente monitorado em relação à diurese pós-obstrutiva.
- O tratamento médico primário mais comum para FRP idiopática é a terapia com corticosteroides, seguida de agentes imunossupressores como segunda linha de tratamento.
- Na ureterólise bilateral cirúrgica, os ureteres precisam ser protegidos por intraperitonialização ou envelopamento omental. Tanto técnicas abertas quanto laparoscópicas podem ser aplicadas com êxito. Se não houver possibilidade de realizar a ureterólise, pode-se efetuar autotransplante renal.

REFERÊNCIAS

Para consultar a lista completa de referências, acesse www.expertconsult.com.

LEITURA SUGERIDA

Boxer RJ, Fritzsche P, Skinner DG, et al. Replacement of the ureter by small intestine: clinical application and results of the ileal ureter in 89 patients. J Urol 1979;121:728.

Canes D, Berger A, Gettman MT, et al. Minimally invasive approaches to ureteropelvic junction obstruction. Urol Clin North Am 2008;35:25.

Carini M, Selli C, Rizzo M, et al. Surgical treatment of retroperitoneal fibrosis with omentoplasty. Surgery 1982;91:137.

DiMarco DS, Gettman MT, McGee SM, et al. Long-term success of antegrade endopyelotomy compared with pyeloplasty at a single institution. J Endourol 2006;20:707.

Foley FEB. New plastic operation for stricture at the ureteropelvic junction. J Urol 1937;38:643.

Jarrett TW, Chan DY, Charambura TC, et al. Laparoscopic pyeloplasty: the first 100 cases. J Urol 2002;167:1253.

Khanna R, Isac W, Laydner H, et al. Laparoendoscopic single site reconstructive procedures in urology: medium term results. J Urol 2012;187:1702.

Link RE, Bhayani SB, Kavoussi LR. A prospective comparison of robotic and laparoscopic pyeloplasty. Ann Surg 2006;243:486.

Mufarrij PW, Woods M, Shah OD, et al. Robotic dismembered pyeloplasty: a 6-year, multi-institutional experience. J Urol 2008;180:1391.

Ockerblad NF. Reimplantation of the ureter into the bladder by a flap method. J Urol 1947;57:845.

Pipitone N, Vaglio A, Salvarani C. Retroperitoneal fibrosis. Best Pract Res Clin Rheumatol 2012;26:439.

Razdan S, Silberstein IK, Bagley DH. Ureteroscopic endoureterotomy. BJU Int 2005;95(Suppl. 2):94.

Richstone L, Seideman CA, Reggio E, et al. Pathologic findings in patients with ureteropelvic junction obstruction and crossing vessels. Urology 2009;73:716.

Schöndorf D, Meierhans-Ruf S, Kiss B, et al. Ureteroileal strictures after urinary diversion with an ileal segment—is there a place for endourological treatment at all? J Urol 2013;190:585.

Turner-Warwick RT, Worth PH. The psoas bladder-hitch procedure for the replacement of the lower third of the ureter. Br J Urol 1969;41:701.

50 Trauma do Trato Urinário Superior

Richard A. Santucci, MD, FACS e Mang L. Chen, MD

Lesões Renais

Lesões Ureterais

LESÕES RENAIS

Os rins são os órgãos do aparelho geniturinário mais comumente afetados por traumas externos. Os avanços no estadiamento radiológico, as melhorias no monitoramento hemodinâmico e o uso mais disseminado da angioembolização melhoraram os índices de conservação renal e reduziram as cirurgias desnecessárias. **A maioria dos traumas contusos e muitas lesões perfurantes dos rins não precisam mais da intervenção cirúrgica aberta.** O acompanhamento desses pacientes e o tratamento oportuno quando há falha na conduta expectante não operatória ou complicações ainda são obrigatórios.

Apresentação e História

Acidentes automotivos, quedas de alturas e assaltos contribuem para a maioria dos traumas renais contusos. A transmissão direta de energia cinética e de forças de desaceleração rápida coloca os rins em risco. **E talvez a informação mais importante de se obter na história de um trauma renal contuso seja a extensão da desaceleração envolvida em um traumatismo de impacto de alta velocidade.** A aceleração/desaceleração significativa pode causar lesões renovasculares raras, porém letais. Isso acontece quando lacerações dos rins ocorrem em pontos retroperitoneais de fixação, como o hilo renal ou a junção ureteropélvica, resultando em trombose da artéria renal, ruptura da veia renal e avulsão do pedículo renal. Uma história mais específica do mecanismo da lesão pode ser útil. Por exemplo, a maioria das lesões renais resultantes de acidentes automotivos foi causada por motoristas sem cinto de segurança que sofreram impacto direto contra o volante ou impacto lateral contra a porta do veículo, quase sempre com avanço da porta em 30 cm ou mais (Kuan et al., 2007). A compreensão dos detalhes do acidente narrados pelos primeiros entrevistados no local do ocorrido pode aumentar o nível de suspeita para lesão renal.

As lesões renais perfurantes resultam, quase sempre, de ferimentos por arma de fogo e por armas brancas. Os primeiros abrangem a maioria dos traumas perfurantes, seguidos de longe pelos ferimentos com arma branca (86% vs. 14%). Os mecanismos perfurantes levam a índices mais altos de sangramento renal significativo e persistente, necessidade de renorrafia/nefrectomia e complicações quando tratados sem cirurgia. Em um grande estudo com população urbana de todos os pacientes com trauma renal, os ferimentos renais por arma de fogo ocorreram em aproximadamente 4% (McAninch et al., 1993).

Os ferimentos perfurantes de assaltos ou lesões causadas pelo próprio paciente podem causar lesões tanto renovasculares quanto parenquimatosas. Os sítios comuns de entrada, incluindo o abdome superior, o flanco e a porção inferior do tórax, deverão alertar o médico para um possível envolvimento renal. **O trauma à linha axilar anterior está mais propenso a danificar estruturas renais importantes como o hilo e pedículo renais, em comparação com a linha axilar posterior, que resulta, quase sempre, em lesão parenquimatosa.** Caso a arma seja recuperada, suas dimensões deverão ser observadas, porque o comprimento e a largura fornecem informações valiosas sobre suas características destrutivas e de perfuração.

O exame físico de todos os sistemas corporais deve ser detalhado e completo. No paciente consciente, pode-se obter uma história completa durante o exame. De acordo com as diretrizes da American Association for Surgery of Trauma (AAST), a reanimação rápida deverá ser realizada para politraumatismos. Com um mecanismo contuso, a imobilização da coluna cervical é obrigatória até seja confirmado por radiografia que ela está intacta. O exame do abdome, tórax e costas deve ser obrigatoriamente realizado. A presença de hematoma no flanco, de sensibilidade abdominal ou no flanco, de fratura de costelas e de lesões perfurantes no baixo tórax ou no flanco indica possível lesão renal. **A fratura de costelas ipsolaterais pode aumentar em três vezes a incidência de trauma renal significativo.**

As lesões por arma de fogo podem ser enganosas, pois ferimentos com entrada pequena podem subestimar a destruição maior de tecidos no corpo. Os ferimentos de saída são, com frequência, mas não necessariamente, muito maiores. As partes moles e os ossos podem alterar a trajetória da bala; por isso, o projétil pode não tomar uma via direta desde a entrada até a saída. Fragmentos da bala podem criar projéteis secundários, resultando em tratos múltiplos de lesão. Quando as radiografias do tórax e do abdome são obtidas, é útil colocar um pequeno dispositivo metálico nos sítios de entrada e saída para ajudar a definir esses locais nas radiografias.

Hematúria

Os melhores indicadores de lesão significativa do sistema urinário incluem hematúria macro e microscópica ($>$ 5 hemácias/campo de alta resolução [RBCs/HPF] ou achado positivo por *dipstick*), especialmente quando associada à lesão de aceleração/desaceleração, trauma perfurante ou hipotensão no local do trauma ou no pronto-socorro (pressão arterial sistólica $<$ 90 mmHg).

Os graus de hematúria e da intensidade da lesão renal não se correlacionam de modo direto. A hematúria macroscópica tem sido observada em contusões renais menores e a microscópica é vista em alguns pacientes com lesões renais graves. Em uma análise recente (Shariat et al., 2008a) a hematúria estava ausente em 7% de 420 lesões renais em grau IV, e 36% das lesões vasculares renais de traumas contusos não demonstraram sangue na urina (Cass, 1989). Além disso, cerca de 50% das lesões da junção ureteropélvica não apresentaram hematúria micro ou macroscópica. Em pacientes com traumas contusos, a hematúria microscópica associada a choque aumenta substancialmente a incidência de lesões renais graves (Nicolaisen et al., 1985; Mee e McAninch, 1989; Mee et al., 1989; Miller e McAninch, 1995).

A primeira amostra de urina obtida por cateterização ou micção é usada para determinar a presença de hematúria. Amostras posteriores de urina podem ser diluídas por diurese de fluidos de reanimação, resultando em subestimação ou ausência de hematúria. Qualquer grau de sangue visível na urina é considerado como hematúria macroscópica. O quadro microscópico pode ser detectado por análise com teste de *dipstick* ou microanálise. O método com *dipstick* é rápido e tem sensibilidade e especificidade para detecção de micro-hematúria superiores a 97%, embora uma correlação insatisfatória com a urinálise real tenha sido observada em um estudo único (Chandhoke e McAninch, 1988). **Embora crítica para a avaliação inicial de lesão traumática do trato urinário, a presença ou ausência de hematúria não deverá ser o único fator determinante na avaliação de um paciente com suspeita de traumatismo renal.** Uma vez que o significado de hematúria varia com mecanismos contusos e perfurantes, deve-se dar ênfase à importância da detecção e do estadiamento apropriados das lesões renais, geralmente por tomografia computadorizada (TC).

Classificação

O Organ Injury Scaling Committee da AAST (Moore et al., 1989) fornece a classificação de lesão renal mais amplamente usada e aceita (Tabela 50-1, Fig. 50-1). Com base na classificação precisa que se tornou possível por TC com realce por contraste, a escala de gravidade de lesão da AAST é uma ferramenta de prognóstico poderosa e válida para resultados clínicos em pacientes com traumatismo renal (Santucci et al., 2001).

Indicações para Estudo Radiológico Renal

Os critérios para *estudo radiológico* são:
1. Todos os traumatismos perfurantes com probabilidade de lesão renal (ferimento de entrada/saída no abdome, flanco ou tórax inferior) e com estabilidade hemodinâmica suficiente para serem submetidos à TC (em vez de ir diretamente para o centro cirúrgico ou sala de angiografia).
2. Todos os traumatismos contusos com mecanismo significativo de aceleração/desaceleração da lesão, especificamente desaceleração rápida como ocorreria em um acidente automotivo em alta velocidade ou queda de altura.
3. Todos os traumatismos contusos com hematúria macroscópica.
4. Todos os traumatismos contusos com micro-hematúria e hipotensão (definidos como pressão arterial sistólica inferior a 90 mmHg a qualquer momento durante a avaliação e a reanimação).
5. Todos os pacientes pediátricos com mais de 5 RBCs/HPF.

Um estudo prospectivo extenso baseado nas indicações de avaliação no San Francisco General Hospital [Estados Unidos] para investigação por imagens foi conduzido por mais de 25 anos. As descobertas foram atualizadas em três relatórios (Nicolaisen et al., 1985; Mee e McAninch, 1989; Miller e McAninch, 1995) (Fig. 50-2). Com base nas informações desse estudo, todos os pacientes com traumatismo contuso e hematúria macroscópica e aqueles com hematúria microscópica e choque (pressão arterial sistólica inferior a 90 mmHg a qualquer momento durante a avaliação e a reanimação) deverão ser submetidos à investigação por

TABELA 50-1 Escala de Gravidade de Lesão Orgânica para o Rim da American Association for the Surgery of Trauma

GRAU*	TIPO	DESCRIÇÃO
I	Contusão	Hematúria micro ou macroscópica, estudos urológicos normais.
	Hematoma	Subcapsular, não se expandindo sem laceração parenquimatosa.
II	Hematoma	Hematoma perirrenal sem expansão confinado ao retroperitônio renal.
	Laceração	Profundidade parenquimatosa do córtex renal < 1 cm sem extravasamento urinário.
III	Laceração	Profundidade parenquimatosa do córtex renal > 1 cm sem ruptura do sistema de coleta ou sem extravasamento urinário.
IV	Laceração	Laceração parenquimatosa estendendo-se pelo córtex renal, medula e sistema de coleta.
	Vascular	Lesão de artéria ou veia renal principal com hemorragia contida.
V	Laceração	Rim completamente destruído.
	Vascular	Avulsão do hilo renal com desvascularização do rim.

*Avanço de um grau para lesões bilaterais até o Grau III.
Dados de Moore EE, Shackford SR, Patcher HL, *et al.* Organ injury scaling: spleen, liver and kidney. J Trauma 1989;29:1664-6.

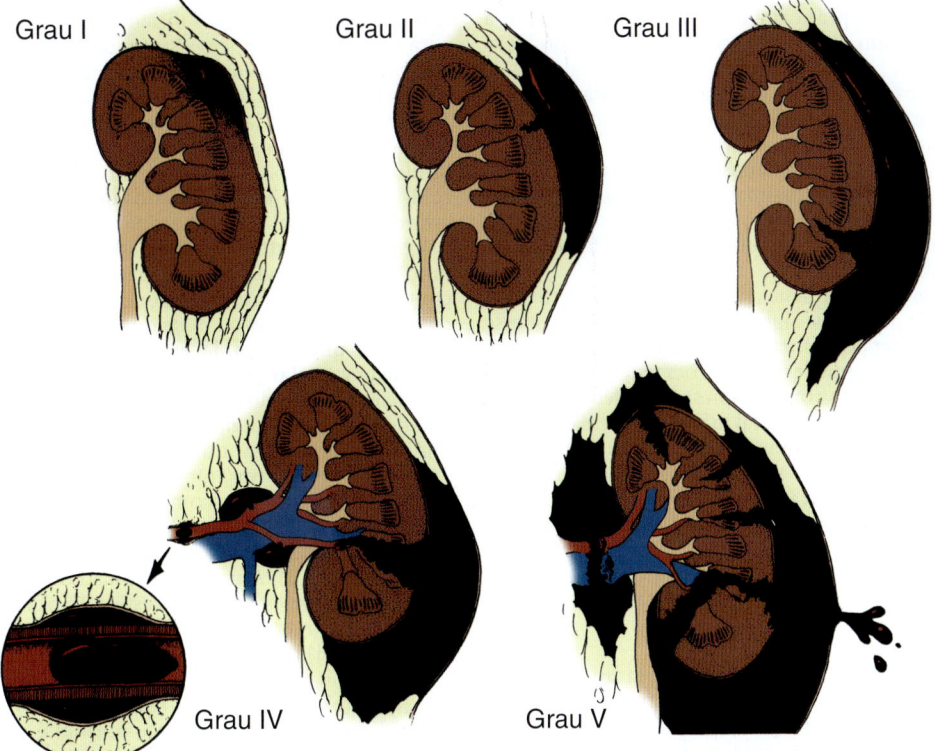

Figura 50-1. Classificação de lesões renais por grau (com base na escala de lesão orgânica da American Association for the Surgery of Trauma [baseada em Moore EE, Shackford SR, Pachter HL, *et al.*: Organ injury scaling: spleen, liver and kidney. J Trauma 1989;29:1664-6]).

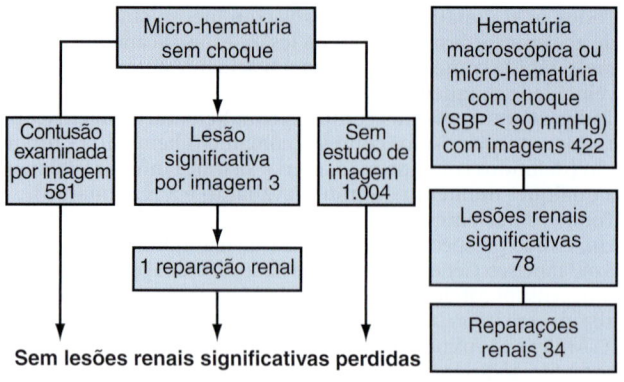

Figura 50-2. Algoritmo demonstrando os resultados do estudo dos autores sobre avaliação radiográfica de lesões renais. Em adultos com trauma contuso, os estudos de imagem podem ser feitos seletivamente. SBP = pressão arterial sistólica. (De Miller KS, McAninch JW. Radiographic assessment of renal trauma: our 15-year experience. J Urol 1995;154:352-5.)

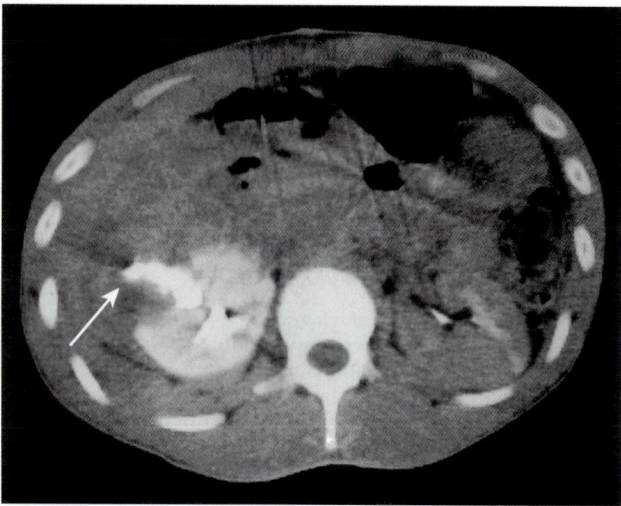

Figura 50-3. Varredura por tomografia computadorizada de ferimento perfurante por arma branca (grau IV) *(seta)* no rim direito demonstrando extravasamento urinário extenso e grande hematoma retroperitoneal.

imagens, geralmente com TC usando contraste intravenoso (IV) e com imagens tardias para avaliar o extravasamento urinário.

Pacientes com hematúria microscópica sem hipotensão ou lesão de aceleração/desaceleração podem ser observados clinicamente, sem estudo radiológico. Observados pela primeira vez por Miller e McAninch (1995), mas confirmados por vários achados subsequentes, esses pacientes raramente apresentam lesão significativa (< 0,0016%). Entretanto, se a lesão renal for suspeita com base na história, no exame ou no curso clínico subsequente do paciente, a investigação por imagens deverá ser realizada. É importante lembrar que os traumas contusos por desaceleração rápida, como os que ocorrem em acidentes automotivos em alta velocidade, e as quedas de alturas consideráveis impõem risco mais alto para lesão vascular de pedículo ou de ureter.

Lesões perfurantes, seja qual for o grau de hematúria, deverão ser investigadas por imagem. Em um relatório de Carroll e McAninch (1985), 27 de 50 pacientes com trauma renal perfurante apresentaram hematúria apenas microscópica. Três desses pacientes apresentaram volumes de micro-hematúria praticamente não detectáveis — 0 a 3 RBCs/HPF. Apesar disso, um desses três pacientes apresentou lesão do pedículo renal.

Os pacientes pediátricos (com menos de 18 anos) com traumatismo renal contuso podem, em geral, ser avaliados como adultos (Santucci et al., 2004a), com alguns cuidados:

1. No caso de um trauma abdominal contuso sabe-se que as crianças estão em maior risco de sofrerem traumatismo renal que os adultos (Brown et al., 1998a), talvez por causa do tamanho comparativo maior do rim e de menos cobertura relativa das costelas sobre os rins (Buckley e McAnish, 2004).
2. E, muito importante, com frequência as crianças não se tornam hipotensas com perda de sangue significativa, e na ausência desse sinal elas ainda podem ser portadoras de uma lesão renal exsanguinante significativa. O uso liberal de investigações renais por imagem provavelmente é justificado. As crianças apresentam débito elevado de catecolamina após um trauma, o qual mantém a pressão arterial até que aproximadamente 50% do volume de sangue tenha sido perdido.
3. As crianças apresentam proporção mais alta de anormalidades renais como hidronefrose intensa ou tumor de Wilms, o que pode resultar em lesão renal significativa com traumatismo renal aparentemente insignificante.

Estudos por Imagens

A TC com realce por contraste é o padrão-ouro para investigações geniturinárias por imagens em casos de traumatismo renal (Bretan et al., 1986; Federle et al., 1987). Rápida, altamente sensível e específica, a TC fornece as informações de estadiamento mais definitivas — lacerações parenquimatosas são claramente definidas; o extravasamento de urina realçado por contraste pode ser facilmente detectado (Fig. 50-3); lesões associadas do intestino, pâncreas, fígado, baço e outros órgãos podem ser identificadas; e o grau de sangramento retroperitoneal pode ser avaliado pelo tamanho do hematoma retroperitoneal. A falta de captação do material de contraste no parênquima sugere trombose arterial (Fig. 50-4) ou transecção. A detecção de finos detalhes anatômicos das lesões mais graves (extravasamento urinário, sangramento arterial ativo e lesões parenquimatosas/vasculares significativas) se traduziu em melhora da confiança em nossa habilidade de compreender quais lesões podem ser tratadas sem cirurgia.

Atualmente, a TC helicoidal tem sido usada em muitos centros para avaliação de lesões renais (Brown et al., 1998b). A varredura arteriovenosa (tipicamente 80 segundos após a administração do contraste) fornece visualização dos rins na fase nefrogênica de excreção de contraste e é necessária para detectar o extravasamento arterial. A lesão do sistema coletor renal poderá ser perdida se o material de contraste não tiver tempo suficiente para ser excretado adequadamente para o parênquima e pelo sistema coletor. A varredura repetida/tardia dos rins 10 minutos após a injeção do contraste identifica precisa e confiavelmente lacerações parenquimatosas e extravasamento urinário. A opinião de especialistas sustenta que projeções tardias podem ser omitidas quando os rins forem considerados normais e não houver fluido perinéfrico, retroperitoneal, pélvico ou perivesical (Santucci et al., 2004b). **Na TC, os achados que levantam suspeita de lesão de grande porte são: (1) hematoma medial sugerindo lesão vascular; (2) extravasamento urinário medial sugerindo lesão de avulsão da junção ureteropélvica ou da pelve renal; (3) falta global de realce do contraste do parênquima sugerindo oclusão da artéria renal; e (4) a combinação de dois ou mais dos quadros a seguir: grande hematoma maior que 3,5 cm, laceração renal medial e extravasamento de contraste vascular (sugerindo sangramento ativo e rápido).**

Pacientes com dois ou três desses últimos cenários (n° 4 na lista anterior) exigem cirurgia aberta ou angioembolização nove vezes mais que aqueles com nenhum ou um desses quadros (Dugi et al., 2010). Além disso, o extravasamento de contraste intravascular observado na TC (i.e., os pacientes com sangramento tão evidente que pode ser detectável na varredura por TC na fase vascular) está substancialmente associado à necessidade de angioembolização subsequente (Nuss et al., 2009) (Fig. 50-5). Atualmente, o uso disseminado da e os detalhes anatômicos fornecidos pela investigação por imagens de TC já superou a urografia excretora muito menos sensível e menos específica (pielografia IV [IVP]) para fins de classificação.

Uma limitação significativa da TC é a impossibilidade de definir adequadamente uma lesão renal venosa. Com a perfusão arterial normal, o parênquima aparece normal e o sistema de coleta pode conter material de contraste. Um hematoma medial acompanhando os achados precedentes sugere uma lesão venosa. A maioria das lesões venosas apresentará um sangramento tão intenso que o paciente irá para o centro cirúrgico ou sofrerá tamponamento e suspensão da

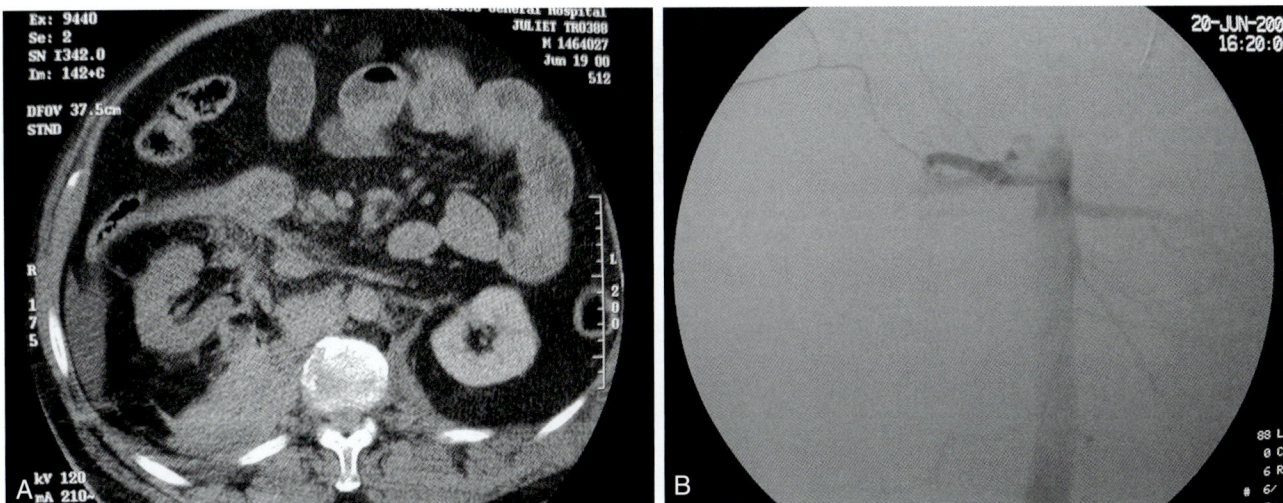

Figura 50-4. **A,** Tomografia computadorizada mostrando trombose da artéria renal direita após lesão por esmagamento. Observe a captação insatisfatória do contraste, em comparação com a lesão esquerda difusa das partes moles mediais ao rim direito na área da artéria renal. **B,** Angiograma mostrando trombose da artéria renal direita após a lesão por esmagamento.

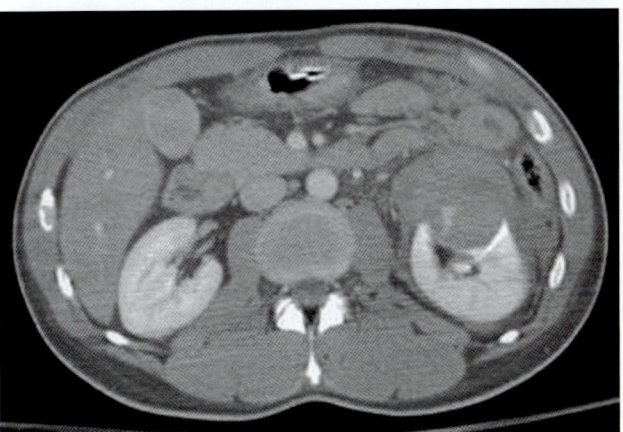

Figura 50-5. Tomografia computadorizada mostrando hematoma na fossa renal esquerda após trauma renal contuso, com jato brilhante de extravasamento ativo de contraste intravascular indicando sangramento ativo e brilhante.

hemorragia sem necessidade de tratamento posterior. O significado clínico verdadeiro da insensibilidade da TC à lesão de veias renais é ainda desconhecido.

Existe um papel de continuidade limitado para a IVP intraoperatória com *one-shot*.* As indicações são raras, mas quando o cirurgião encontra um hematoma retroperitoneal não esperado ao redor de um rim durante exploração abdominal em paciente sem rastreamento anterior por TC, o estudo poderá fornecer informações essenciais. **A principal finalidade da IVP de *one-shot* é avaliar a presença de um rim contralateral ativo e ajudar a estadiar radiograficamente o lado lesionado.** É crucial saber se o paciente tem somente um rim, pois quaisquer tentativas desnecessárias para reparação que possam por em perigo o rim remanescente deverão ser evitadas. **A técnica de IVP é essencial para se obter informações importantes e minimizar o tempo envolvido; somente uma imagem é obtida 10 minutos após a injeção IV (impulso IV) de 2 mL/kg de material de contraste.** O estudo é particularmente útil para determinar se o extravasamento urinário está presente. Se o estudo for normal, a exploração do lado lesionado poderá ser evitada. Se os achados não estão normais ou quase normais, o rim deverá ser explorado para completar o estadiamento da lesão e reconstruir qualquer anormalidade encontrada.

*Nota da Tradução: Pielograma intravenoso com uma só imagem

Morey et al. (1999) informaram sua experiência com IVP *one-shot* intraoperatória para o tratamento imediato de lesões renais; em 50 pacientes, a qualidade da radiografia foi adequada para evitar a exploração em 32%. Esse relatório apoia o valor dessa técnica de imageamento intraoperatório quando aplicada adequadamente.

A ultrassonografia é usada na avaliação imediata de lesões abdominais (avaliação focalizada com ultrassonografia para exame de trauma [FAST, do inglês *focused assessment with sonography for trauma*]), mas o estudo tem especificidade insatisfatória no paciente renal adulto para lesões renais. Se necessário, a ultrassonografia poderá confirmar a presença de dois rins e detectar um hematoma retroperitoneal.

Angioembolização

A arteriografia e a embolização dos rins são uma modalidade cada vez mais usada em traumatismo renal. No ambiente correto, a técnica poderá ser usada para estancar sangramento renal significativo sem a necessidade de laparotomia. A maior parte da literatura sobre angiografia consiste em relatos de casos e em um único relato de pacientes encontrado em um banco de dados; entretanto, ela parecer ser usualmente aplicada na clínica médica. É fundamental que, se a angioembolização for aplicada e a equipe local de angiografia for experiente, o procedimento seja executado sem atraso e que o paciente possa ser monitorado e até mesmo reanimado durante o transporte para e na sala de angiografia. A terapia de embolização super-seletiva para traumatismo renal pode fornecer uma técnica efetiva e menos invasiva para evitar exploração desnecessária que poderia, caso contrário, resultar em nefrectomia. A falha inicial é comum, entre 13% e 83% (Breyer et al., 2008; Sugihara et al., 2012), mas a embolização subsequente foi significativamente bem-sucedida em pelo menos um estudo (Hotaling et al., 2011).

Os pseudoaneurismas traumáticos e as fístulas arteriovenosas são quase sempre tratados por embolização angiográfica com alto índice esperado de sucesso (Fig. 50-6). Em circunstâncias clínicas especiais, *stents* endovasculares têm sido usados com sucesso confirmado durante a angiografia em pacientes com trombose de artéria renal resultante de *flaps* da camada íntima (Goodman et al., 1998). O acompanhamento com prazo mais longo e mais casos são necessários para determinar se essa será a abordagem de tratamento bem-sucedida, considerando-se especialmente que a maioria dos *stents* exige anticoagulação após a inserção, o que poderá não ser possível em um paciente traumatizado.

Tratamento não Cirúrgico

As lesões renais significativas (graus II a V) são encontradas em apenas 5% dos casos de traumatismo renal (Miller e McAninch, 1995). **O tratamento não cirúrgico tornou-se o padrão de cuidados em pacientes bem estadiados e hemodinami-**

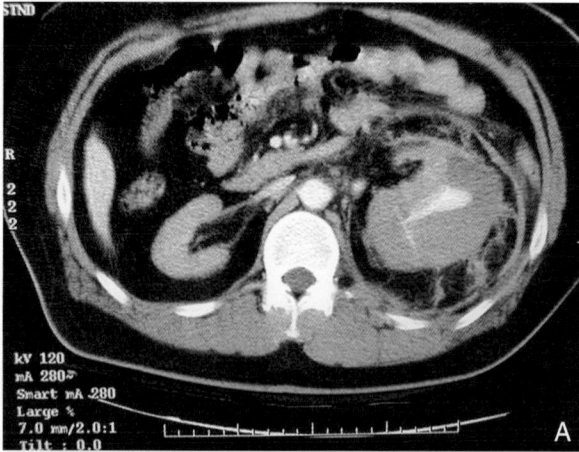
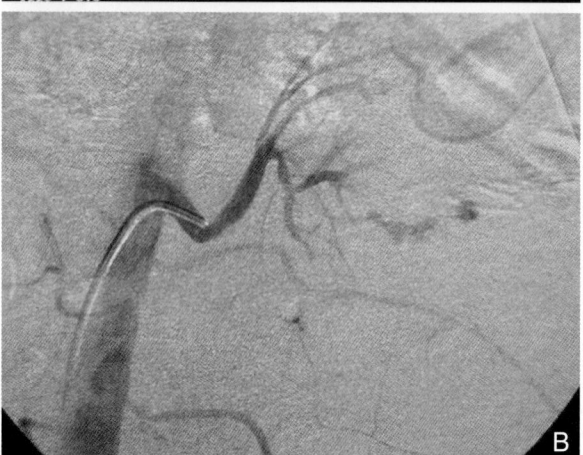
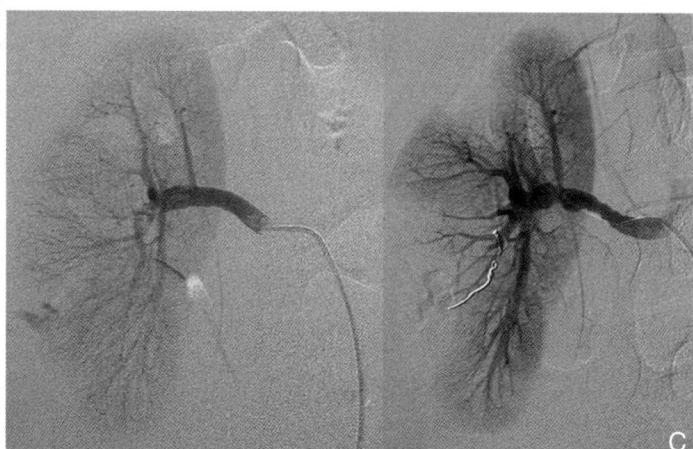

Figura 50-6. **A,** Tomografia computadorizada demonstrando fístula arteriovenosa pós-traumática esquerda. **B,** Angiograma demonstrando fístula arteriovenosa pós-traumática esquerda. **C,** Angioembolização de laceração renal direita: arteriografia demonstrando sangramento arterial ativo. A embolização helicoidal foi usada para controlar o sangramento. Observe a presença da espiral e da área de infartação triangular extensa.

camente estáveis com lesões renais nos graus I a III da AAST, seja qual for o mecanismo (Santucci et al., 2004b). **A maioria dos especialistas concorda que pacientes com lesões nos graus IV e V exigem exploração cirúrgica mais frequente, mas mesmo essas lesões de alto grau podem ser tratadas sem cirurgia, quando cuidadosamente estadiadas e selecionadas** (Fig. 50-7) (Santucci e McAninch, 2000; Santucci et al., 2004b; Buckley e McAninch, 2006; Umbreit et al., 2009; Van der Wilden et al., 2013).

Um estudo clínico de tratamento expectante tem sido defendido para a maioria dos traumas contusos do parênquima renal, muitos ferimentos renais perfurantes e ferimentos renais por arma de fogo selecionados. Rins com traumas contusos geralmente cicatrizam satisfatoriamente quando tratados por meios conservadores, mesmo no caso de extravasamento urinário e tecidos não viáveis. De modo geral, 98% dessas lesões poderão ser tratadas com sucesso sem exploração. Mesmo as lesões classificadas em alto graus podem, às vezes, ser tratadas sem cirurgia. Em uma série de seis traumas contusos em grau V e hemodinamicamente estáveis, todos foram tratados com sucesso, sem cirurgia (Altinan et al., 2000). Pacientes com exsanguinação do rim podem ainda precisar de exploração e nefrectomia/renorrafia subsequentes, mas aqueles com estabilidade hemodinâmica são, com frequência, tratados com sucesso sem cirurgia (Moolman et al., 2012). O sangramento tardio, geralmente passível de angioembolização, ocorre em 9%.

O trauma perfurante ao rim causado por arma de fogo ou os ferimentos por arma branca também podem ser tratados sem cirurgia em pacientes estáveis. Em um estudo de grande porte, 55% dos ferimentos por arma branca e 24% dos ferimentos por arma de fogo foram tratados adequadamente sem cirurgia em pacientes cuidadosamente selecionados e portadores de lesões bem estadiadas (McAninch et al., 1991). Contrariamente à conduta tradicional do passado, a exploração obrigatória não é mais indicada para ferimentos renais por arma de fogo. Serafetinides et al. (2004) trataram 40 pacientes (54%) com ferimentos de baixa velocidade por arma de fogo com poucas complicações esperadas.

As lesões por arma branca têm muito mais evidência para apoiar o tratamento conservador. O tratamento não cirúrgico foi bem-sucedido e não resultou em nefrectomias tardias em uma coorte de 108 pacientes com estabilidade hemodinâmica (Armenakas et al., 1999). Alguns traumas abdominais contusos e perfurantes podem exigir laparotomia por causa da lesão não urológica associada, mas mesmo nesses casos não é necessário explorar o rim (Shariat et al., 2008b). A única indicação absoluta para a exploração do rim é a presença de hematoma retroperitoneal pulsátil e em expansão sugerindo laceração de artéria renal. Essa é uma entidade clínica quase inexistente.

Todos os pacientes com lesões de alto grau selecionadas para tratamento não cirúrgico deverão ser estritamente observados com leituras seriadas de hematócrito e sinais vitais. Os dados de suporte são escassos, mas os autores prescrevem, empiricamente, o repouso no leito até a resolução da hematúria macroscópica. **A investigação rotineira por imagens de TC não é necessária em pacientes sem sintomas (febre, dor no flanco, queda de hematócrito, aumento de hematúria etc.)** (Davis et al., 2010). Embora a maioria das lesões em graus II a IV se resolva rotineiramente, às vezes pode ocorrer sangramento renal tardio (Wessells et al., 1997). Caso o sangramento persista ou na ocorrência de sangramento tardio, a angiografia com embolização seletiva dos vasos hemorrágicos poderá prevenir a intervenção cirúrgica. O paciente deverá ser observado e alertado sobre a possibilidade de hipertensão renovascular aguda ou tardia. O sangramento tardio após a alta hospitalar é raro, mas pode ocorrer.

O índice de falha do tratamento não cirúrgico chega até 20% (média ~10%), mas a maioria dos pacientes exige apenas um *stent* ou angioembolização. O índice de complicações do tratamento não cirúrgico é muito inferior ao da exploração cirúrgica agressiva e resulta em permanências mais curtas na unidade de terapia intensiva (UTI), permanência hospitalar mais curta, mortalidade mais baixa e menos transfusões (Bjurlin et al., 2011). Entretanto, não se pode enfatizar exageradamente que pacientes com exsanguinação dos rins exigem cirurgia aberta rápida ou, em alguns casos, a angioembolização rápida executada por um especialista para evitar o óbito.

Em lesões renais graves com extravasamento urinário contínuo, a inserção de um *stent* ureteral interno para drenagem pode evitar o extravasamento urinário prolongado e reduzir a chance de formação de urinoma perirrenal. Às vezes, a inserção retrógrada de *stents* ureterais

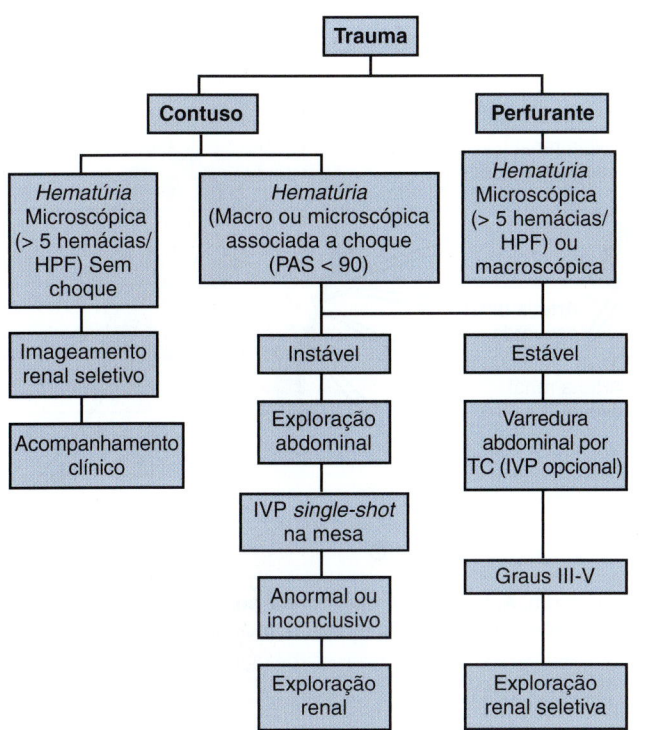

Figura 50-7. Fluxograma para lesões renais adultas para servir de guia para a tomada de decisão. hemácias/HPF = hemácias por campo de alta resolução; PAS = pressão arterial sistólica; PIV = pielografia intravenosa; TC = tomografia computadorizada.

não é possível. Os exemplos incluem fratura pélvica com ruptura uretral concomitante, traumatismo genital grave impossibilitando o acesso uretral, transecção ureteral completa e fraturas impedindo a posição de litotomia dorsal. A drenagem por nefrostomia percutânea considerando a inserção anterógrada de um *stent* ureteral é uma opção viável nessas situações. A inserção de *stent* e a drenagem facilitarão a cicatrização renal.

As coleções de líquido observadas em investigações seriadas por imagens para traumatismo renal são: hematomas, urinomas ou abscessos. Os urinomas podem ser distinguidos dos hematomas por suas características radiográficas. A densidade de um urinoma em unidades de Hounsfield (HU) varia de 0 a 20; a densidade de um hematoma é quase sempre superior a 30 (Federle e Jeffrey, 1983). Além disso, os urinomas realçam dependentemente com acúmulo de contraste durante o imageamento da fase tardia (5 a 20 minutos após a injeção IV do meio de contraste). Os abscessos apresentam realce da borda e líquido altamente atenuado (HU > 20) nas imagens com contraste (Allen et al., 2012). Quando a coleção de líquido perinéfrico persistir, apesar da inserção de *stent* ureteral ou da drenagem por nefrostomia percutânea, a inserção de um dreno percutâneo poderá facilitar a cicatrização e prevenir ou tratar os abscessos.

Tratamento Cirúrgico

As indicações para exploração renal ou angioembolização rápida após um traumatismo podem ser separadas em absolutas e relativas (Voelzke e McAninch, 2008). **As indicações absolutas incluem (1) instabilidade hemodinâmica com choque, (2) hematoma renal pulsátil e em expansão (usualmente indicando laceração de artéria renal), (3) suspeita de avulsão de pedículo vascular renal (grau 5) e (4) ruptura da junção ureteropélvica. As indicações relativas são (1)** extravasamento urinário com desvascularização significativa do parênquima renal (dados mais antigos sugerem índice de complicações mais alta que a média se observados, mas eles também podem ser observados de perto), (2) lesão renal junto com lesão de cólon/pâncreas (esses pacientes sofrem índice mais alto de complicações, caso suas lesões renais não forem reparadas à época da lesão de cólon/pâncreas, mas a lesão renal pode ser estritamente observada após reparação da lesão entérica), e (3) um diagnóstico tardio de lesão arterial (a qual muito provavelmente precisará de nefrectomia tardia). Dados mais recentes sugerem que os pacientes com desvascularização renal e vazamento de urina apresentam, na verdade, resultados excelentes, com apenas um de 18 (6%) pacientes exigindo intervenção subsequente durante o tratamento conservador de lesões de artéria renal segmentar (Elliott et al., 2007).

O extravasamento de urina isolado de uma laceração parenquimatosa em grau IV ou de ruptura do fórnix pode ser tratado sem cirurgia com expectativa de resolução espontânea superior a 90%. Se o tecido não viável constituir mais de 25% em associação com uma laceração do parênquima, extravasamento urinário ou ambos, o potencial para complicações aumentará significativamente e o tratamento cirúrgico poderá ser considerado (Alsikafi et al., 2006).

Exploração Renal

A exploração cirúrgica da lesão aguda do rim é mais bem conduzida por abordagem transabdominal que permite a inspeção completa dos órgãos intra-abdominais e do intestino. Em alguns estudos informados de lesões perfurantes, lesões de órgãos não renais foram observadas em até 94% (McAninch et al., 1993). As lesões dos grandes vasos, fígado, baço, pâncreas e intestinos podem ser identificadas e estabilizadas, se necessário, antes da exploração renal.

A abordagem cirúrgica de exploração renal é mostrada na Figura 50-8 (McAninch e Carroll, 1989). Os vasos renais são isolados antes da exploração para permitir a oclusão imediata desses vasos caso um sangramento de grande porte aconteça quando a fáscia de Gerota for aberta (Scott e Selzman, 1966). O intestino delgado é eviscerado e afastado do campo cirúrgico, expondo o retroperitônio médio. Uma incisão é feita sobre a aorta no retroperitônio, logo acima da artéria mesentérica inferior e estendida para cima até o ligamento de Treitz. A exposição da superfície anterior da aorta é atingida e acompanhada em sentido ascendente até a veia renal esquerda, que cruza a aorta anteriormente. Uma alça vascular é colocada na veia renal direita ou esquerda, conforme o necessário. Em geral, a veia deve ser retraída em sentido ascendente, talvez com um afastador de Deaver, e as artérias renais esquerda e direita serão encontradas por baixo. A artéria é protegida com alças vasculares. A veia renal direita também pode ser protegida por meio dessa incisão; mas se isso se mostrar difícil, a exibição da segunda porção do duodeno fornecerá exposição excelente para a veia.

Hematomas grandes podem se estender sobre a aorta e obscurecer as marcas para a incisão retroperitoneal inicial planejada. Nesses casos, a veia mesentérica inferior poderá ser usada como guia anatômico para uma incisão apropriada. Efetuando essa incisão bem medial à veia mesentérica inferior e dissecando através do hematoma, a superfície anterior da aorta poderá ser identificada e acompanhada em sentido superior até o cruzamento com a veia renal esquerda.

O rim é então exposto com a incisão do peritônio lateral ao cólon, seguida da mobilização para fora da fáscia de Gerota. Com frequência, essa manobra exige a liberação dos ligamentos esplênicos (à esquerda) ou hepáticos (à direita) do cólon. Abre-se então a fáscia de Gerota e o rim lesionado é completamente separado do hematoma ao redor. Caso ocorra sangramento, os vasos anteriormente isolados poderão ser temporariamente ocluídos com um clampe vascular ou com um torniquete de alça vascular.

O Isolamento Precoce do Vaso é Necessário?. O sangramento renal é uma das causas principais de nefrectomia em trauma renal. **O controle vascular precoce antes da abertura da fáscia de Gerota pode reduzir a perda renal;** em uma série comparativa, o índice total de nefrectomia foi reduzido de 56% para 18% quando esse controle foi conseguido (McAninch e Carroll, 1982). Carroll et al. (1989) informaram que só era preciso ocluir temporariamente as *vessel loops* em cerca de 2% das explorações renais. Em uma série de 133 unidades renais nas quais o isolamento precoce do vaso e o controle foram conseguidos antes da abertura da fáscia, McAninch et al. (1991) descobriram que um índice de salvamento renal de 89% era possível.

Corriere et al. (1991) relataram uma série de unidades renais na qual o controle vascular era obtido somente se necessário após a abertura da fáscia de Gerota. Nesse grupo, o índice total de nefrectomia foi de 37%. De modo geral, os dados atualmente disponíveis suportam um índice de salvamento renal melhorado com controle vascular precoce, pois os pacientes que exigem oclusão vascular temporária não podem

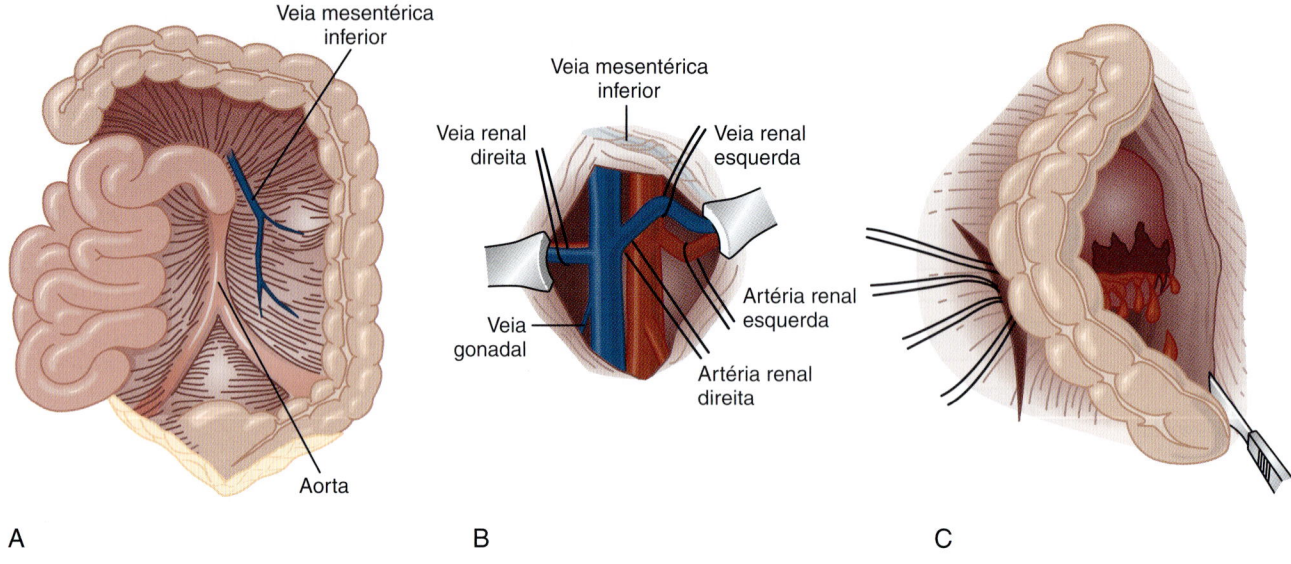

Figura 50-8. A abordagem cirúrgica aos vasos renais e ao rim. A, Incisão retroperitoneal sobre a aorta, medial à veia mesentérica inferior. B, Relações anatômicas dos vasos renais. C, Incisão retroperitoneal lateral ao cólon, expondo o rim.

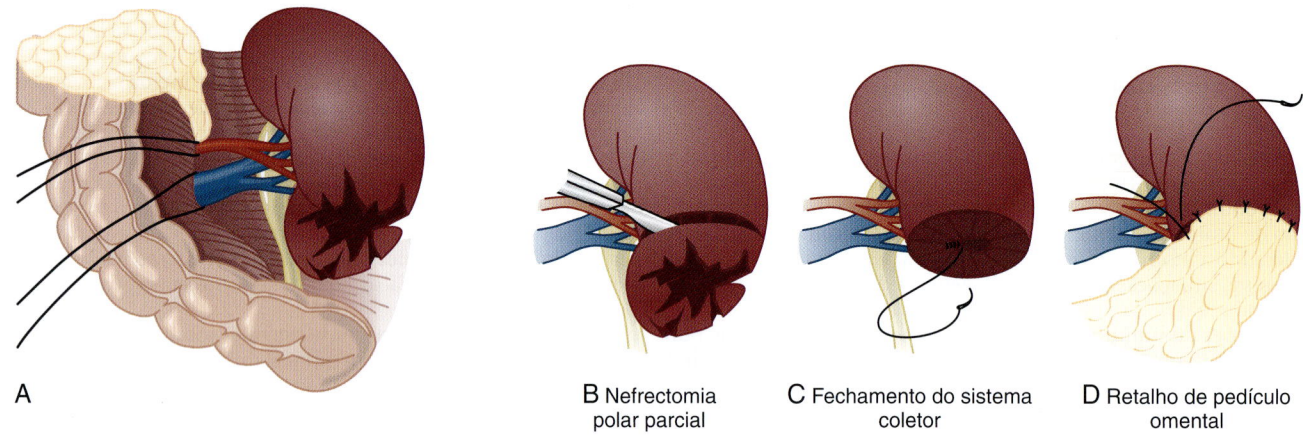

Figura 50-9. Técnica para nefrectomia parcial. A, Exposição renal total. B, Remoção aguda de tecido não viável. C, Hemostasia obtida e sistema de coleta fechado. D, Defeito coberto.

ser confiavelmente identificados antes da inspeção renal. Os estudos que defendem que o controle vascular é desnecessário têm um índice quase três vezes mais alto de perda renal que aqueles que sempre conquistam esse controle.

Reconstrução Renal

Os princípios da reconstrução renal após um traumatismo incluem exposição renal completa, medidas para controle vascular temporário, desbridamento limitado de tecido não viável, hemostasia por ligadura com sutura individual de vasos hemorrágicos, fechamento hermético do sistema coletor se necessário/possível, reaproximação do defeito do parênquima, cobertura com retalhos fáscio-adiposos vizinhos (fáscia de Gerota ou omento), se viável, e uso liberal de drenos (Fig. 50-9).

A renorrafia é ilustrada na Figura 50-10. Observe a aproximação das margens da laceração (sutura com fio Vicryl 3-0 ou similar) com o uso de cápsula renal sobre um coxim de agente hemostático absorvível como Gelfoam (Pfizer, Nova Yorke, NY).

Quando lesões polares não puderem ser reconstruídas, pode-se realizar uma nefrectomia parcial. O parênquima aberto deverá ser coberto, quando possível, por um retalho de omento (Fig. 50-9). Com seu rico suprimento vascular e linfático o omento promove a cicatrização da ferida e reduz o risco de sangramento tardio e extravasamento urinário. Caso ele não esteja disponível, o uso de uma malha absorvível, de um enxerto peritoneal ou gordura retroperineal também já foi feito com sucesso.

Agentes hemostáticos como Floseal (Baxter, Deerfield, IL) são potentes e desempenham papel cada vez maior no tratamento de trauma geniturinário (Fig. 50-11). Com base na experiência da cirurgia com preservação de néfrons, uma matriz de gelatina foi aplicada em um modelo suíno de traumatismo renal complexo e demonstrou menos sangramento que o tratamento convencional com suturas (Hick et al., 2005).

Em uma porcentagem considerável de lesões renais de grande porte, as estruturas intra-abdominais também são afetadas, com fígado e baço sendo as mais comuns. Lesões do cólon, pâncreas e estômago também ocorrem frequentemente, e em anos anteriores a nefrectomia total era sugerida por causa do elevado índice de complicações com as tentativas de salvamento renal. Entretanto, nessas lesões o reparo renal tem sido bem-sucedida com complicações mínimas (Rosen e McAninch, 1994; Wessells e McAninch, 1996; Master e McAninch, 2006). Após esses reparos, os drenos deverão ser usados livremente.

Lesões dos Vasos Renais. Após um trauma, essas lesões são incomuns e apresentam, quase sempre, ferimentos associados, exigindo

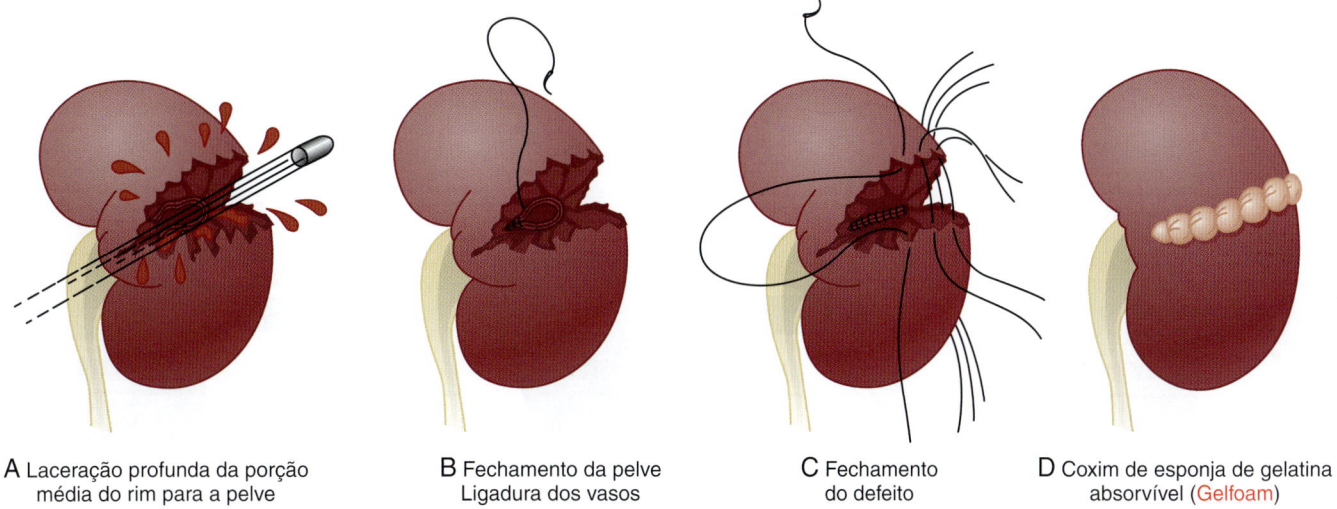

A Laceração profunda da porção média do rim para a pelve
B Fechamento da pelve Ligadura dos vasos
C Fechamento do defeito
D Coxim de esponja de gelatina absorvível (Gelfoam)

Figura 50-10. Técnica para renorrafia. A, Lesão típica na porção média do rim. B, Debridamento, hemostasia e fechamento do sistema de coleta. C, Aproximação das margens parenquimatosas. D, Suturas amarradas sobre coxim de esponja de gelatina.

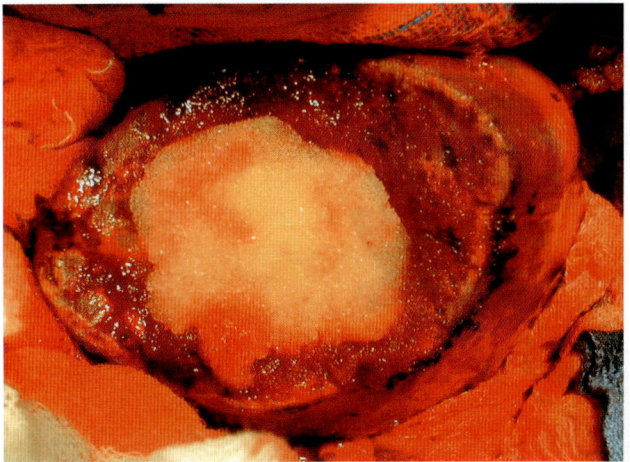

Figura 50-11. Nefrectomia parcial mostrando hemostasia excelente só com uso de Floseal.

intervenção cirúrgica. Para lesões renovasculares de grande porte em pacientes com dois rins, a nefrectomia rápida é defendida. Em raras situações nas quais a reparação vascular seja tecnicamente viável, os índices de salvamento renal são incrivelmente baixos, exemplificados por um índice de 33% de salvamento renal para reconstrução de artéria renal principal mesmo nas mãos dos melhores especialistas (Elliott et al., 2007). O reparo vascular exige oclusão do vaso envolvido com clampes vasculares. Os principais vasos renais lacerados podem ser reparados com sutura vascular 5-0 não absorvível (Fig. 50-12).

A trombose da principal artéria renal resultante de trauma contuso ocorre quase sempre após lesões de desaceleração. A mobilidade do rim resulta em estiramento sobre a artéria renal, o que, por sua vez, causa a ruptura da camada íntima arterial, pobre em fibras elásticas. O trombo consequente fecha o vaso, tornando o rim isquêmico (Fig. 50-13). O diagnóstico rápido por TC ou angiografia pode levar à exploração renal imediata no candidato apropriado na tentativa de salvar o rim, mas os resultados para esse salvamento continuam infelizmente baixos e a nefrectomia quase sempre é recomendada (Knudson et al., 2000).

Relatos de casos de revascularização renal bem-sucedida com o uso de *stents* endovasculares durante a angiografia oferecem uma abordagem nova e talvez promissora ao problema da trombose de artéria renal por trauma contuso, causada pelo retalho da íntima (Inoue et al., 2004; Memon e Cheung, 2005). A grande desvantagem dessa abordagem tem sido a inabilidade de instituir com segurança a anticoagulação pós-*stent* no paciente com politrauma.

A revascularização cirúrgica raramente é bem-sucedida em trombose de artéria renal, e pelo menos 43% dos pacientes desenvolveram hipertensão (Haas et al., 1998). Muitos pacientes com lesão vascular renal estão em situação crítica, com numerosas lesões orgânicas associadas; por isso, as restrições de tempo limitam as tentativas de reparo vascular e a nefrectomia deverá ser realizada. Casos de hipertensão também foram possíveis nos pacientes com acompanhamento não cirúrgico, e a nefrectomia subsequente, seja imediata, precoce ou tardia, quase sempre é solicitada (Knudson et al., 2000).

As lesões da veia renal principal exigem reparo com sutura vascular fina (5-0) (Fig. 50-12). A oclusão parcial da veia é ideal durante a reparo, mas em alguns casos é necessária a oclusão temporária total com clampes vasculares.

Controle de Danos

Coburn (2002) e Pursifull et al. (2006) observaram o benefício do controle de danos para melhorar o salvamento da unidade renal após um quadro de politraumatismo. A área ao redor do rim danificado é tratada com várias compressas de laparotomia para controle do sangramento, com retorno planejado em cerca de 24 horas para explorar e avaliar a extensão da lesão. Isso permite que o paciente frio, acidótico e coagulopático seja estabilizado na UTI antes de qualquer tentativa de reconstrução renal potencialmente demorada. O controle de danos pode permitir que pacientes com lesões renais complexas evitem a nefrectomia não necessária. Essa abordagem é muito usada por cirurgiões de trauma em pacientes com lesões não renais.

Indicações para Nefrectomia

A habilidade de reconstruir um rim danificado depende de vários fatores. No paciente instável, se o controle de danos não for uma opção, a nefrectomia total deverá ser indicada imediatamente, quando a vida do paciente seria colocada em risco pela tentativa de uma reparação renal. Quando Nash et al. (1995) examinaram as razões para a nefrectomia em pacientes com lesões renais, 77% deles exigiram remoção por causa da extensão da lesão parenquimatosa, vascular ou combinada. Os 23% remanescentes exigiram nefrectomia em rins de outra maneira passíveis de reconstrução por causa da instabilidade hemodinâmica; isso deverá ser evitado.

Complicações

O extravasamento urinário persistente pode resultar em urinoma, infecção perinéfrica e, raramente, perda do rim. Esses pacientes são

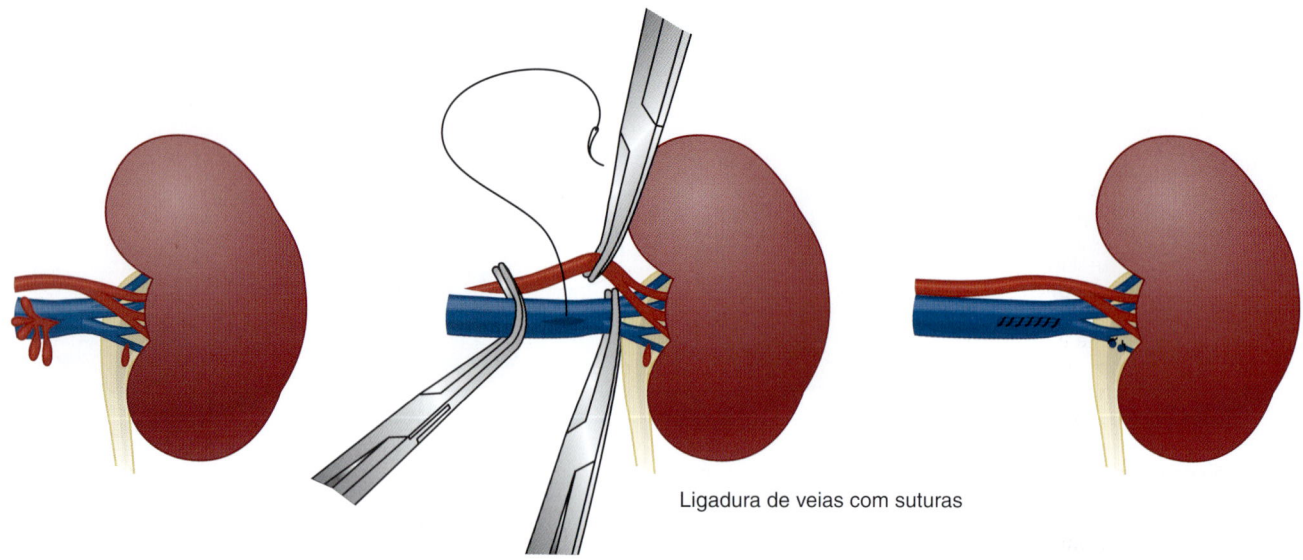

Figura 50-12. Lesões vasculares. *À esquerda,* L venosas podem ocorrer na veia renal principal ou nos ramos segmentares. *Meio,* Reparo da veia renal principal. *À direita,* A ligadura do ramo segmentar pode ser feita com segurança.

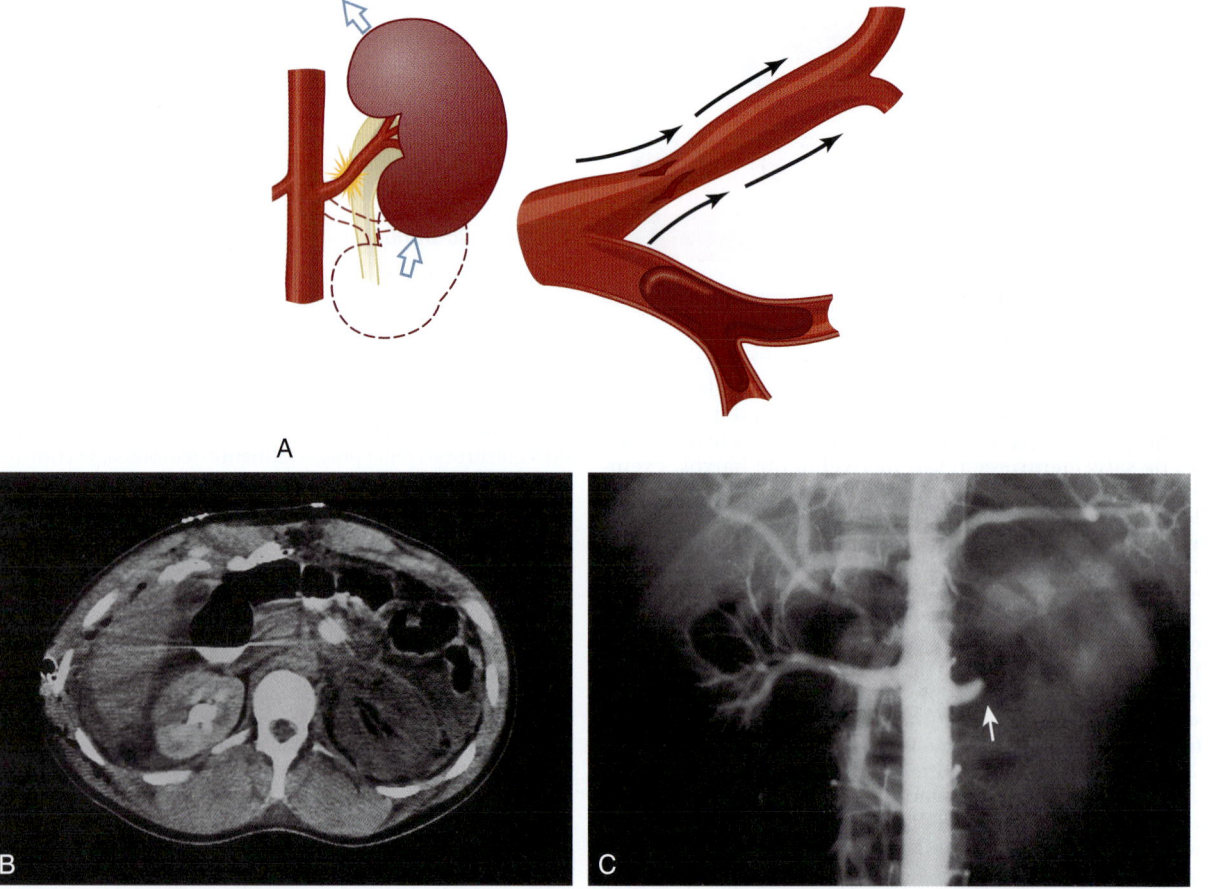

Figura 50-13. A, O movimento do rim em virtude de trauma contuso (lesão de desaceleração) causa estiramento da artéria renal resultando em ruptura da íntima arterial e formação de trombo. B, Tomografia computadorizada de rim esquerdo com trombose da artéria renal, demonstrando falta de perfusão do material de contraste no rim. C, Arteriografia demonstrando oclusão completa da artéria renal esquerda (*seta*) após a formação de trombo.

inicialmente tratados com antibióticos sistêmicos, embora não existam dados que suportem esse uso. Em uma grande porcentagem, o extravasamento se resolve espontaneamente (Matthews et al., 1997). Caso persista, a inserção de um *stent* ureteral interno geralmente corrige o problema. A adição de nefrostomia percutânea ou de um dreno para urinoma inserido por via transcutânea pode ser necessária em pacientes para os quais a inserção de *stent* ureteral não teve sucesso.

O sangramento renal tardio pode ocorrer até várias semanas após a lesão, mas geralmente acontece dentro de 21 dias. O tratamento inicial consiste em repouso no leito e hidratação. Caso a hemorragia persista, a angiografia poderá quase sempre localizar o vaso hemorrágico e, com frequência, a embolização poderá conseguir o controle.

Abscessos perinéfricos são raros após uma lesão renal; extravasamento urinário persistente e urinoma são os precursores típicos. A drenagem urinária com *stent* ureteral com ou sem nefrostomia percutânea seguida de drenagem do abscesso percutâneo oferece um bom método de tratamento inicial, seguido de drenagem cirúrgica (raramente) se necessária.

A hipertensão raramente é observada no período inicial após a lesão (Monstrey et al., 1989), mas pode ocorrer mais tarde. Os mecanismos básicos para hipertensão arterial como complicação de um trauma são (1) lesão vascular renal levando à estenose ou oclusão da principal artéria renal ou de um de seus ramos (rim de Goldblatt); (2) compressão do parênquima renal com extravasamento de sangue ou de urina (rim de Page), e (3) fístula arteriovenosa pós-trauma. Nesses casos, o eixo de renina-angiotensina é estimulado por isquemia renal parcial, resultando em hipertensão (Goldblatt et al., 1934; Cosgrove et al., 1973).

PONTOS-CHAVE: TRAUMATISMO RENAL

- As estratégias de tratamento de trauma renal com expectativa de sucesso permitem a preservação máxima dos rins.
- O grau de hematúria e a intensidade da lesão renal não se correlacionam coerentemente.
- A TC com realce por contraste é o padrão-ouro para investigação geniturinária por imagens em traumatismo renal.
- Pacientes com hematúria microscópica sem choque podem ser observados clinicamente sem estudos por imagens.
- Lesões renais bem estadiadas e com estabilidade hemodinâmica podem ser tratadas de modo conservador (mesmo em casos de lesões de alto grau).
- A embolização seletiva fornece um meio efetivo e minimamente invasivo para controlar um sangramento ativo de lacerações parenquimatosas e de uma lesão arterial segmentar.
- Os achados de TC suspeitos de lesão renal significativa são: (1) hematoma medial (lesão de pedículo vascular), (2) extravasamento urinário medial (lesão da pelve renal ou da junção ureteropélvica), (3) falta de realce por contraste do parênquima (lesão da principal artéria renal) e (4) extravasamento ativo de contraste intravascular (lesão arterial com sangramento brilhante).
- A IVP com *one shot* intraoperatória confirma a presença de um rim contralateral ativo e pode ser útil para definir o extravasamento urinário.
- Durante a renorrafia, o controle vascular precoce antes da abertura da fáscia de Gerota pode reduzir a perda renal.

LESÕES URETERAIS

Causa

A lesão ureteral aguda resulta de traumatismo externo, cirurgia aberta, laparoscopia e procedimentos endoscópicos. A ligadura intraoperatória com suturas, a incisão aguda e transecção, avulsão, desvascularização e lesão térmica por calor (p. ex., energia de micro-ondas, eletrocauterização ou energia vibratória) ou energia de congelamento (crioablação) podem produzir dano aos ureteres. Além disso, a violência externa de mecanismos contusos de alta velocidade e de ferimentos perfurantes por armas brancas ou armas de fogo contribui para a incidência geral. Uma lesão ureteral não identificada ou não tratada adequadamente pode levar a complicações significativas, incluindo urinoma, abscesso, estenose ureteral, fístula urinária e perda

TABELA 50-2 Escala de Gravidade de Lesão Orgânica para Ureter da American Association for the Surgery of Trauma

GRAU*	TIPO	DESCRIÇÃO
I	Hematoma	Contusão ou hematoma sem desvascularização
II	Laceração	Transecção < 50%
III	Laceração	Transecção ≥ 50%
IV	Laceração	Transecção completa com desvascularização < 2 cm
V	Laceração	Avulsão com desvascularização > 2 cm

*Avançar um grau para bilateral até grau III.
De Moore EE, Cogbill TH, Jurkovich GJ et al: Organ injury scaling. III. Parede do tórax, vascular abdominal, ureter, bexiga e uretral J Trauma 1992;33:337-9.

potencial de uma unidade renal ipsolateral. Os índices aumentados de nefrectomia e a permanência prolongada no hospital estão associados ao diagnóstico tardio ou errôneo resultante de um trauma ureteral perfurante (Kunkle et al., 2006). Com frequência, as lesões ureterais são sutis e os médicos devem manter um alto índice de suspeição para prevenir a comorbidade.

Traumatismo Externo

O dano ao ureter após violência externa é muito raro e ocorre em menos de 4% de todos os casos de traumatismo perfurante e em menos de 1% dos casos de traumas contusos (Tabela 50-2). No século passado, durante a guerra, 3% a 15% das lesões urológicas envolveram os ureteres com média de 5% dos relatórios da Segunda Guerra Mundial até os conflitos modernos (Busch et al., 1967; Selikowitz, 1977; Marekovic et al., 1997). No cenário não militar, um índice similar de 2% a 3% das lesões ureterais é causado por ferimentos por armas de fogo civis. **Com frequência, esses pacientes apresentam lesões concomitantes significativas e um grau devastador de mortalidade que chega a um terço** (Medina et al., 1998). A lesão visceral associada é comum — perfurações abdominais predominantemente pequenas (39% a 65%) e grandes (28% a 33%) (Presti et al., 1989; Campbell et al., 1992; Medina et al., 1998). Uma porcentagem significativa (10% a 28%) de pacientes com lesões ureterais também apresenta lesões renais associadas (Presti et al., 1989; Medina et al., 1998) e uma porcentagem menor (5%) apresenta lesões associadas da bexiga (Medina et al., 1998).

Acredita-se que o mecanismo pelo qual as balas danificam o ureter seja similar ao mecanismo pelo qual elas danificam estruturas análogas como os vasos sanguíneos — isto é, não só por transecção direta, mas também por ruptura do delicado suprimento sanguíneo intramural. Em modelos experimentais, esse dano microvascular tem sido encontrado em até 2 cm distantes do ponto de transecção (Amato et al., 1970), embora os ureteres raramente precisem de debridamento maciço e, em geral, possam ser minimamente debridados de volta para uma borda hemorrágica. Alguns autores já chegaram até a defender uma injeção IV de fluoresceína e o exame do ureter com lâmpada de Wood para assegurar a viabilidade (Gill e McRoberts, 1992); entretanto, não descobrimos evidências publicadas para suportar essa técnica.

Enquanto um traumatismo perfurante transmite alto grau de energia sobre uma área pequena (como no curso de uma bala), **os pacientes com trauma contuso e lesões ureterais são passíveis de força extrema aplicada sobre todo o corpo, como uma queda de altura ou acidente automotivo com veículo em alta velocidade. O alto grau de energia transmitida à vítima está associado às lesões incomuns, como processos de fratura de coluna lombar** (Evans e Smith, 1976) **e luxação da coluna toracolombar** (Campbell et al., 1992). A presença de lesões de força maciça no paciente com traumatismo contuso deverá sempre aumentar o nível de suspeita para lesão ureteral.

Os pacientes com traumatismos perfurantes com qualquer grau de hematúria ou com padrão de ferimento que sugira a possibilidade de lesão geniturinária deverão ser submetidos à investigação por imagens.

Aqueles com traumatismos contusos e hematúria macroscópica ou com micro-hematúria e hipotensão, história de desaceleração significativa ou ainda com lesões associadas significativas também deverão ser investigados por imagens (Mee e McAninch, 1989). O mecanismo da lesão e os achados do exame físico devem ser considerados. Por exemplo, a história de desaceleração rápida foi detectada em 100% dos pacientes com lesão da junção ureteropélvica (UPJ) em um estudo de pequeno porte (Boone et al., 1993).

Lesão Cirúrgica

Qualquer procedimento cirúrgico abdominopélvico, seja ele ginecológico, obstétrico, urológico ou de cirurgia geral, pode potencialmente danificar o ureter. A incidência geral de lesão do ureter varia entre 0,5% e 10% (Al-Awadi et al., 2005). Uma análise de 13 estudos publicados concluiu que **os procedimentos a seguir contribuem para as lesões ureterais iatrogênicas: histerectomia (54%), cirurgia colorretal (14%), procedimentos pélvicos como remoção de tumor do ovário (8%), uretropexia transabdominal (8%) e cirurgia vascular abdominal (6%)** (St. Lezin e Stoller, 1991). Um estudo informou que a cirurgia de parto cesariana recorrente também pode resultar em grande proporção de lesões ureterais, neste caso até 23% das lesões ureterais informadas em um hospital (Ghali et al., 1999). A incidência total de lesão ureteral após cirurgia ginecológica é informada entre 0,5% e 1,5%, e após ressecção abdominoperineal do cólon esse índice varia de 0,3% a 5,7% (St. Lezin e Stoller, 1991). Historicamente, os procedimentos urológicos abertos, por ocorrerem quase sempre próximos aos ureteres, também foram responsáveis por um número significativo (21%) de lesões ureterais informadas (Selzman e Spirnak, 1996), mas hoje são extremamente raros por causa do aperfeiçoamento das técnicas e dos equipamentos ureteroscópicos.

Cirurgia Vascular. A manipulação ureteral intraoperatória resultando em hidronefrose subsequente é comum após a cirurgia de revascularização aortoilíaca e aortofemoral (12% a 20%), mas o curso é benigno na maioria dos casos (St. Lezin e Stoller, 1991). A desvascularização ou inflamação cirúrgica podem resultar em estenose ureteral sintomática, geralmente tardia por vários meses para se manifestar e ocorrendo em apenas 1% a 2% desses pacientes (St. Lezin e Stoller, 1991; Adams et al., 1992).

Nos pacientes submetidos à cirurgia vascular intra-abominal, os fatores de risco para lesão cirúrgica do ureter incluem: nova cirurgia, inserção de enxerto vascular anterior ao ureter (Adams et al., 1992) e aneurismas arteriais grandes e dilatados que causam inflamação retroperitoneal que podem envolver o ureter. A maioria (até 85%) das lesões cirúrgicas do ureter após procedimentos vasculares não é reconhecida imediatamente (Adams et al., 1992). Os sintomas pós-operatórios de lesão ureteral despercebida são dor no flanco (36% a 90%), febre, íleo, distensão abdominal e fístula urinária (St. Lezin e Stoller, 1991; Adams et al., 1992).

As fístulas ureteroarteriais merecem atenção especial. Esse quadro raro e com potencial catastrófico deverá ser diagnosticado e tratado imediatamente, pois pode causar hematúria potencialmente fatal. A fístula, geralmente localizada entre o ureter e a artéria ilíaca ipsolateral, pode estar associada à cirurgia pélvica anterior, radioterapia, *stents* ureterais de demora prolongados, infecção, doença vascular primária e gravidez. A experiência com o uso de enxertos de *stents* endovasculares para o tratamento agudo desse episódio devastador tem aumentado desde que Kerns et al. (1996) relataram, pela primeira vez, sucesso com a técnica (Araki et al., 2008). Muitas dessas fístulas precisarão ser reparadas em primeiro lugar.

Cirurgia Robótica e Laparoscópica. As lesões ureterais vêm ocorrendo desde o começo da cirurgia laparoscópica nos anos 1960 e da cirurgia robótica nos anos 1990 (Grainger et al., 1990). A grande difusão dessas técnicas em outras especialidades cirúrgicas significou que a incidência de lesão ureteral durante e após a cirurgia minimamente invasiva também disparou como um foguete. Em um centro, a incidência de lesões ureterais resultantes da laparoscopia foi de 0% de todas as lesões ureterais informadas no início da década de 1980 para 25% de todas as lesões ureterais informadas somente 5 anos depois (Assimos et al., 1994). À medida que a experiência laparoscópica cresceu, essa alta incidência de lesões caiu para uma linha básica de 0,8% em uma revisão subsequente de 1.300 procedimentos urológicos laparoscópicos (Vallancien et al., 2002). Atualmente, o índice informado de lesão ureteral varia entre 0,5% (cirurgiões experientes) e 14% (cirurgiões sem experiência) após histerectomia laparoscópica (Harkki-Siren et al., 1999; Cosson et al., 2001; Leonard et al., 2007). O índice de lesão urológica após cirurgia assistida por robôs ainda não é conhecido, mas os índices de cirurgia robótica aumentaram mais de 1.000% na última década. Atualmente, existem meios de comunicação primários e alegações legais de aumento das complicações da cirurgia robótica que estão sendo atribuídos à curva de aprendizagem do procedimento.

Uma grande porcentagem de lesões ureterais após laparoscopia ginecológica ocorre durante a lise de endometriose eletrocirúrgica ou assistida por *laser* (Grainger et al., 1990). Há, provavelmente, três razões para isso: (1) endometrioma que pode envolver o ureter extrínseca ou intrinsecamente; (2) endometriose crônica que pode causar aderência intraperitoneal, dificultando a visualização ureteral (Ribeiro et al., 1999) e (3) doença que pode desviar os ureteres medialmente para longe de sua posição anatômica normal (Nackley e Yeko, 2000). Um número significativo de lesões ureterais também ocorre durante a ligadura tubária, mesmo com o uso de cautério bipolar (Grainger et al., 1990).

Em 1999, um estudo de 118 pacientes mostrou incidência de 3,4% de lesões ureterais, após histerectomia laparoscópica, suficientemente graves a ponto de causarem obstrução (Ribeiro et al., 1999). Entretanto, um estudo combinado recente de seis grupos com número muito maior de pacientes e, presumivelmente, mais cirurgiões experientes demonstrou um índice mais razoável de 1% (Leonard et al., 2007). Das lesões ureterais durante a histerectomia, 50% não apresentam fatores de risco identificáveis. Os outros 50% estão associados à malignidade, endometriose, cirurgia anterior e cirurgia para prolapso (Vakili et al., 2005).

Os avanços tecnológicos permitiram o tratamento termoablativo de tumores renais que pode resultar em dano ureteral. Deve haver um risco potencialmente mais alto de estenose ureteral associada à ablação de massas de polo medial ou inferior. Em um modelo suíno, o alvo deliberado de estruturas renais vitais demonstrou uma associação de fístula e lesão ureteropélvica com ablação por radiofrequência (Brashears et al., 2005). Com a experiência, os riscos clínicos reais diminuíram. Uma revisão multi-institucional recente de 271 procedimentos termoablativos para tumores renais pequenos informou apenas uma lesão ureteral (Johnson et al., 2004).

Em oposição à cirurgia aberta, na qual pelo menos um terço das lesões ureterais é reconhecido imediatamente (Rodriguez e Payne, 2001), **poucas lesões do ureter são imediatamente identificadas após laparoscopia** (Grainger et al., 1990; Parpala-Sparman et al., 2008). **Portanto, durante a laparoscopia e a cirurgia robótica, é necessário alto índice de suspeição para lesão ureteral.** Os sintomas podem se desenvolver de maneira aguda ou insidiosa, dependendo do mecanismo. Após a cirurgia, os pacientes devem ser monitorados quanto à febre, peritonite e leucocitose (Grainger et al., 1999; Parpala-Sparman et al., 2008), que anunciem o potencial para uma lesão ureteral despercebida. Um número menor de pacientes com lesão ureteral despercebida se apresenta com hematúria ou com massa pélvica representando urinoma (Grainger et al., 1990). É necessário um limiar baixo para estudos por imagem pós-operatórios, especialmente naqueles pacientes com esses sintomas.

Evitar e Detectar Lesão Ureteral. **Para se evitar uma lesão de ureter é preciso o conhecimento profundo de sua localização, especialmente em relação às artérias uterinas e ovarianas, caso essas estruturas devam ser ligadas, como na histerectomia** (Fig. 50-14). Acredita-se que a visualização do ureter na área dos ligamentos uterossacros seja especialmente difícil e todo cuidado deve ser tomado nessa área (Grainger et al., 1990). É evidente que a lesão ureteral seja mais provável em casos de sangramento descontrolado; a hemostasia intraoperatória adequada e a exposição cirúrgica deverão reduzir ainda mais essas lesões, mesmo em casos de alto risco (Cosson et al., 2001; Liapis et al., 2001). A hidratação intraoperatória ou administração diurética tem sido sugerida para realçar a visualização ureteral e reduzir potencialmente o risco de lesão, embora não existam dados para suportar essa indicação. A inserção pré-operatória de *stents* ureterais pode ser usada para facilitar a identificação do ureter em casos de alto risco; entretanto, dados publicados na população ginecológica e de colectomia mostram que, embora isso possa aumentar o reconhecimento intraoperatório da lesão ureteral, essa inserção não pode, na verdade, reduzir essas lesões (Leff et al., 1982; Bothwell et al., 1994; Kuno et al., 1998). Os *stents* ureterais não estão isentos de complicações; o índice de anúria após a inserção de um *stent* ureteral profilático bilateral tem sido informado como sendo entre 1% e 5% (Leff et al., 1982; Sheik e Khubchandani,

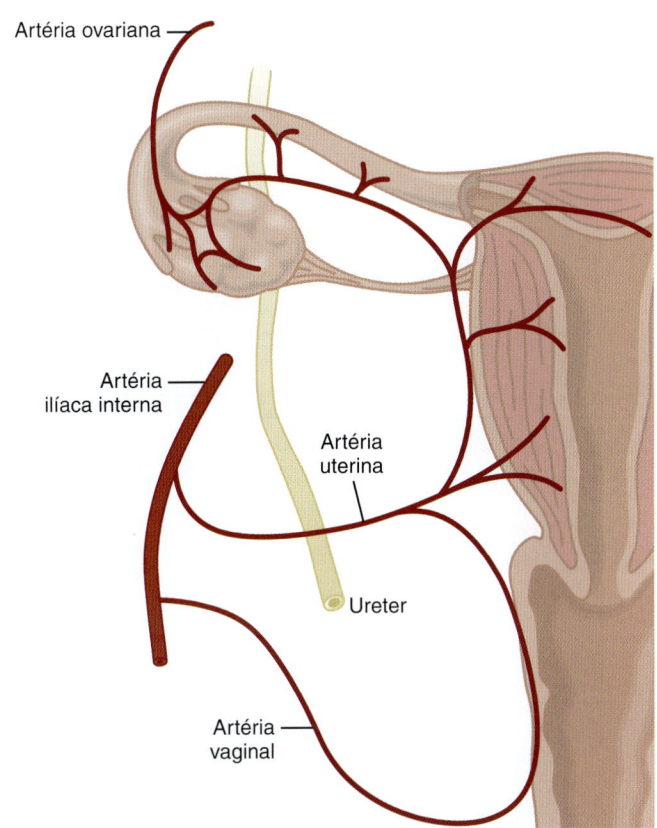

Figura 50-14. Anatomia ureteral mostrando a relação com a tuba uterina e a artéria uterina.

casos de oclusão ureteral foram identificados imediatamente sem complicações (Ribeiro et al., 1999).

Devemos observar que **os corantes IV azul de metileno e índigo-carmim são geralmente considerados pela maioria dos urologistas como fármacos benignos, mas seu uso resultou em óbitos de pacientes e de fetos quando usados em gestantes.** Esses corantes sempre devem ser evitados em gestantes e em pacientes recebendo inibidores seletivos da recaptação de serotonina (p. ex., paroxetina, sertralina, fluoxetina, fluvoxamina, citalopram) ou não seletivos (p. ex., imipramina). **O azul de metileno é um inibidor potente da monoamina oxidase e já causou mortes por toxicidade de serotonina em pacientes recebendo medicamentos que aumentam os níveis de serotonina.** O azul de metileno IV também deverá ser evitado em pacientes com deficiência de glicose-6-fosfato desidrogenase, pois pode causar metemoglobinemia e hemólise. O índigo-carmim IV está implicado em casos raros, embora graves, de broncospasmo, bradicardia, hipertensão, hipotensão (mais comum) e reações anafilactoides (Jeon et al., 2012).

O Delicado Suprimento Sanguíneo Ureteral. O suprimento sanguíneo ureteral distal varia (Daniel e Shackman, 1952). Por meio de estudos em cadáveres, estima-se que 10% das mulheres apresentem um volume desproporcional de seus suprimentos sanguíneos ureterais distais via ramos da artéria uterina. Esses ramos são necessariamente cortados quando a artéria uterina é ligada durante o curso de uma histerectomia normal. Experiências em cadáveres provaram que 40% das mulheres apresentaram perfusão ureteral reduzida após a ligadura da artéria uterina. A hipótese resultante é de que a desvascularização ureteral distal pode ser uma consequência inevitável em uma pequena porcentagem de mulheres após a histerectomia (Michaels, 1948). A desvascularização ureteral tende a se manifestar de maneira diferente das outras lesões ureterais. As pacientes tendem a se apresentar mais tarde (mais de 1 semana após a cirurgia, mas às vezes até 1 ou 2 meses depois) com estenose ureteral, urinoma ou até com fístula ureterovaginal que aparentemente não estava presente à época ou nos primeiros dias da cirurgia.

Lesão Ureteroscópica

Desde que Kaufman (1984) informou pela primeira vez uma lesão ureteral após ureteroscopia rígida em 1984, desventuras ureterais incontáveis resultaram desse procedimento. Na realidade, a lesão ureteroscópica foi a causa mais comum de trauma ureteral iatrogênico em algumas séries modernas (Johnson et al., 2004). No final da década de 1980, um aumento significativo de lesões ureterais coincidiu com a disseminação do uso da ureteroscopia (Huffman, 1989). Aperfeiçoamentos no equipamento e melhorias na experiência dos operadores diminuíram, subsequentemente, o índice de perfuração ureteral, para a média estável de 7% na década de 1990 (faixa de 0% a 28%) (Huffman, 1989). Séries de especialistas mais recentes apresentam índices de perfuração de 1% a 5% (Schuster et al., 2001), dos quais 0,2% exige cirurgia aberta (Butler et al., 2004) com incidência adicional de 5% de ocorrências tardias de estenoses (Schuster et al., 2001).

Um fator citado como causa de lesão ureteral durante a ureteroscopia foi a persistência de tentativas de retirada de cálculos com sonda *basket* após o reconhecimento de uma laceração ureteral. As recomendações atuais são suspender o procedimento e inserir um *stent* ureteral quando perfurações ureterais são identificadas (Chang e Marshall, 1987). O amplo uso do *laser* de hólmio:ítrio-alumínio-granada (Ho:YAG) para fragmentar cálculos maiores antes de se tentar a manipulação com sonda *basket* deverá reduzir ainda mais o potencial para essa complicação (Bagley et al., 2004). A extrusão extraurétrica de cálculos durante a fragmentação a *laser* ou a retirada com sonda *basket* demonstrou ser uma complicação menor e que só raramente leva à formação de estenoses (Kriegmair e Schmeller, 1995).

Recomenda-se também que a ureteroscopia seja feita ao longo de ou sobre um fio-guia colocado até a pelve renal (Chang e Marshall, 1987; Flam et al., 1988), embora alguns especialistas não usem mais esse fio de segurança durante a ureteroscopia flexível de rotina (Bratslavsky e Moran, 2004). Esse fio facilita não só a ureteroscopia segura, mas também a colocação de um *stent* ureteral mais tarde, se necessário. **Os fatores associados a índices mais altos de complicações durante a ureteroscopia foram cirurgias mais demoradas, tratamento de cálculos renais, falta de experiência do cirurgião e irradiação prévia** (Huffman, 1989; Schuster et al., 2001; Fuganti et al., 2008). Durante as

1990; Kyzer e Gordon, 1994), e o índice de lesão ureteral iatrogênica durante essa inserção é de 1% (Bothwell et al., 1994). Um estudo mostrou que os *stents* podem até aumentar, em vez de reduzir, a chance de lesão intraoperatória (Dowling et al., 1986). A inserção de *stents* ureterais nem sempre é bem-sucedida; esses dispositivos não podem ser inseridos de um lado em 13% dos casos e a falha na inserção do cateter pode ocorrer em 2% dos casos (Bothwell et al., 1994). Cateteres ureterais de fibra óptica iluminada têm sido usados com bons resultados (Ben-Hur e Phipps, 2000), e modelos de 5 Fr mais novos e menores podem evitar complicações de edema e obstrução ureteral, que foram relatados após o uso de *stents* iluminados de modelos antigos e maiores (Chahin et al., 2002).

Alguns autores defenderam manobras para verificar a patência do ureter após todas as cirurgias nas quais a lesão do ureter é comumente relatada (p. ex., histerectomia). A cistoscopia sem administração de corante índigo-carmim/azul de metileno, usados para documentar a ausência de hematúria e a presença de jatos ureterais bilaterais, demonstrou prognóstico insatisfatório para detectar lesões. Em um estudo de 10 anos, lesões despercebidas foram em maior número que as detectadas (Dandolu et al., *2003*). Em outro, o índice de detecção aumentou de 30% para 96% (Vakili et al., 2005), mostrando um benefício. A abertura propositada do retroperitônio antes ou depois da histerectomia tem sido defendida para evitar a lesão do ureter ou, pelo menos, para permitir a detecção intraoperatória. A maioria dos autores sobre esse tema defende essa abordagem (Cruikshank, 1986; Neuman et al., 1991; Cosson et al., 2001; Liapis et al., 2001); um autor sugere que esse procedimento pode contribuir para a desvascularização ureteral pela ruptura acidental do delicado suprimento sanguíneo ureteral distal (Nezhat et al., 1995). A simples palpação digital do ureter, talvez por meio de retroperitônio fechado, parece ser ineficaz (Symmonds, 1976). Alguns profissionais não urologistas defenderam o procedimento de pinçar o ureter para provocar a peristalse ureteral como medida de um ureter sadio, mas isso é altamente ineficaz e nunca se deve confiar nesse procedimento. Por fim, alguns autores recomendam a injeção de 5 a 10 mL de corante índigo-carmim IV seguida de cistoscopia para assegurar a patência dos ureteres após histerectomia laparoscópica. Quando essa técnica foi usada em 118 pacientes submetidos à histerectomia laparoscópica, quatro de quatro

tentativas de fragmentação dos cálculos, a litotripsia eletro-hidráulica (hoje raramente usada) está associada ao risco mais elevado de lesão ureteral, seguida pelo *laser* de neodímio:YAG (Nd:YAG) e finalmente pelo *laser* de Ho:YAG (Johnson e Pearle, 2004). Os fatores considerados protetores contra lesão ureteral são os ureteroscópios menores (Flam et al., 1988; Huffman, 1989) e flexíveis (Huffman, 1989). As bainhas de acesso ureteral também protegem o ureter, mas as bainhas por si sós podem causar lesão da parede do ureter, especialmente se o paciente não recebeu um *stent* ureteral antes da cirurgia (Traxer e Thomas, 2013). Bainhas de diâmetro menor (≤ 14 Fr) são preferidas para ureteres sem *stents* inseridos.

Diagnóstico

Ferimentos Perfurantes e por Arma de Fogo

Hematúria. A hematúria é um indicador não específico de lesão urológica. Uma lesão ureteral significativa pode ocorrer na ausência de hematúria (Elliott e McAninch, 2006). Uma vez que muitos casos (25% a 45%) de lesão ureteral após um ato de violência não demonstram mesmo um quadro microscópico de hematúria (Presti et al., 1989; Campbell et al., 1992; Brandes et al., 1994; Palmer et al., 1999), um alto índice de suspeição é exigido em casos de lesão ureteral em potencial após traumatismo perfurante.

Reconhecimento Intraoperatório. Em uma análise de relatos anteriormente publicados sobre lesão ureteral causada por violência externa, Armenakas et al. (1999) observaram que 93% das lesões eram reconhecidas prontamente, incluindo 57% que eram identificadas durante a cirurgia. Os autores deste texto e outros (Brandes et al., 1994; Medina et al., 1998) fazem todas as tentativas para diagnosticar essas lesões durante a exploração. A detecção intraoperatória exige alto grau de suspeita, mas existe evidência de que a vigilância específica para lesões ureterais pode reduzir a incidência de lesões despercebidas (McGinty e Mendez, 1977). A trajetória da faca ou da bala deve ser cuidadosamente examinada durante a laparotomia e a exploração ureteral empreendidas em todos os casos de lesão em potencial. **Com sensibilidade de 75% para lesão ureteral traumática, a localização do ferimento pode ser o único indicador para identificar a lesão ureteral em um caso agudo** (Elliott e McAninch, 2003). O uso liberal de ferramentas diagnósticas pré-operatórias (urinálise, IVP, TC), mesmo quando imperfeito, é útil. O reconhecimento intraoperatório de lesão ureteral ou da pelve renal pode ser ajudado com o uso de uma pequena agulha para injetar 1 a 2 mL de azul de metileno (10 mg/mL) diretamente na pelve renal. Todo cuidado deve ser tomado para não injetar corante em excesso, pois ele pode espirrar e colorir os tecidos locais, tornando impossível a determinação da fonte de vazamento pelo corante.

A exploração inadequada ou o baixo índice de suspeição em casos de lesões múltiplas são, com frequência, responsáveis pela lesão ureteral despercebida. Na maior metanálise efetuada até hoje, que analisou 16 centros traumatológicos muito movimentados com 429 lesões ureterais com laparotomia, foi observado um índice coletivo de 11% de perda de lesões ureterais (Kunkle et al., 2006). Nessa série, o diagnóstico tardio foi associado à permanência prolongada no hospital e a índices aumentados de nefrectomia. Uma lesão ureteral não reconhecida ou não totalmente tratada pode levar a outras complicações significativas, incluindo urinoma, abscesso, estenose ureteral e fístula urinária.

A vigilância para a apresentação tardia de lesões ureterais permite a detecção de lesões inicialmente despercebidas. Febre, leucocitose e irritação peritoneal local são os sinais e sintomas mais comuns de lesão ureteral despercebida e sempre deverão demandar exame imediato por TC. Ao contrário das lesões agudas, as lesões "despercebidas" que são descobertas mais de 48 horas após o trauma podem ser mais bem diagnosticadas com ureterografia retrógrada, se possível. Esse procedimento tem o benefício adicional de permitir tentativas imediatas na passagem do *stent* ureteral para ajudar a drenagem urinária, evitar ou tratar urinoma e permitir a cicatrização sem outra cirurgia em casos raros.

Estudos de Imagem

Urografia Excretora. Diferentemente das lesões renais, as lesões ureterais após quadro de violência externa são difíceis de detectar com a série usual de ferramentas diagnósticas: urinálise pré-operatória, varredura por TC e IVP com *one-shot*. Em geral, o IVP não ajuda, pois não fornece diagnóstico em 33% a 100% dos casos (Palmer et al., 1983; Presti et al., 1989; Campbell et al., 1992; Brandes et al., 1994; Azimuddin et al., 1998; Elliot e McAninch, 2003). Entretanto, na falta de um teste melhor, nós ainda recomendamos a pielografia intraope-

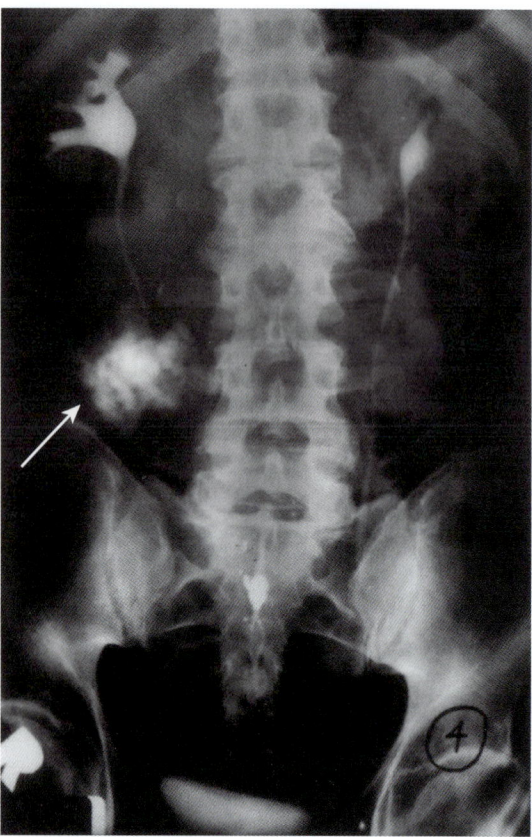

Figura 50-15. Urografia excretora mostrando extravasamento no ureter direito superior após ferimento por arma branca. Observe a falta de contraste (*seta*) no ureter inferior ao sítio da lesão, indicando transecção completa do ureter.

ratória com *one-shot* juntamente com uma inspeção intraoperatória para detectar lesões ureterais e avaliar o *status* funcional do sistema contralateral. Quando são encontradas anormalidades na IVP *one-shot* intraoperatória, às vezes é possível visualizar o extravasamento do contraste (Fig. 50-15). Entretanto, os achados da IVP são quase sempre sutis e não específicos (p. ex., função tardia, dilatação ureteral e desvio ureteral). A insensibilidade dessas ferramentas diagnósticas usuais e os índices elevados de resultados falso-negativos são algumas das razões pelas quais o atraso na detecção do trauma ocorre em 8% a 20% dos casos (Presti et al., 1989; Brandes et al., 1994; Palmer et al., 1999).

Tomografia Computadorizada. A TC tem sido usada cada vez mais na avaliação do paciente com trauma, e embora pareça promissora em detectar lesões ureterais (Kawashima et al., 2001) existem apenas poucos relatos publicados (Kenney et al., 1987; Townsend e DeFalco, 1995). As lesões dos ureteres podem ser difíceis de diagnosticar na TC. Se o extravasamento urinário de uma lesão do ureter superior ficar contido pela fáscia de Gerota, a extensão da drenagem medial poderá ser pequena, obscurecendo o diagnóstico (Kenney et al., 1987). Sabe-se também que as lesões ureterais quase sempre se manifestam com ausência de contraste no ureter em imagens tardias. Isso destaca a necessidade absoluta de traçar os dois ureteres em todo o seu curso nas varreduras por TC obtidas para avaliar lesões urogenitais (Townsend e DeFalco, 1995). **As varreduras helicoidais modernas por TC podem obter imagens rapidamente, antes da excreção do contraste IV na urina, e, por isso, imagens tardias devem ser obtidas (5 a 20 minutos após a injeção de contraste) para permitir que o material de contraste extravase do sistema de coleta, pelve renal ou ureter danificados** (Brown et al., 1998b; Mulligan et al., 1998; Kawashima et al., 2001). Uma vez que as lesões ureterais são, com frequência, detectadas tardiamente, o urinoma periureteral visto em varreduras de TC tardias poderá ser diagnóstico (Gayer et al., 2002).

Em séries relatadas, todos os pacientes com laceração ureteropélvica significativa, por exemplo, apresentaram ou extravasamento medial do material de contraste ou ausência de opacificação do ureter ipsolateral

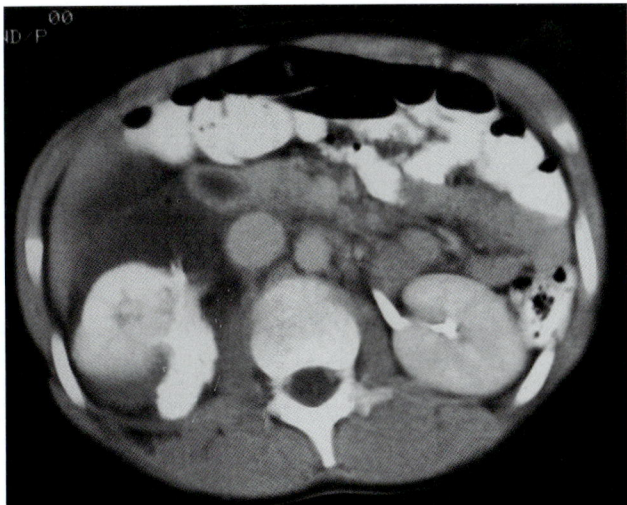

Figura 50-16. Tomografia computadorizada mostrando extravasamento medial direito de material de contraste em paciente com laceração da pelve renal.

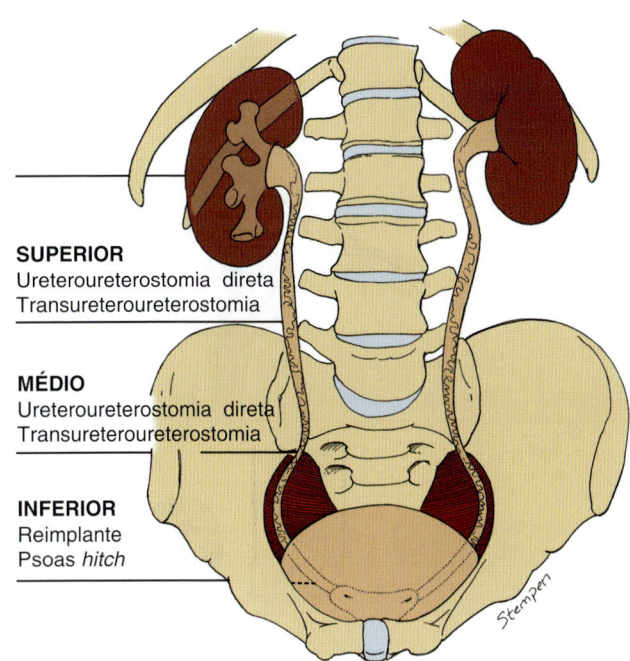

Figura 50-17. Opções de tratamento sugeridas para lesões ureterais em diferentes níveis.

na TC (Kenney et al., 1987; Kawashima et al., 2001) (Fig. 50-16) ou um extravasamento de contraste "ao redor do rim" (Kawashima et al., 1997).

Ureterografia Retrógrada. As ureterografias retrógradas, o teste radiográfico mais sensível para lesão ureteral, são usadas em alguns centros como técnica diagnóstica primária para detectar lesões ureterais agudas (Campbell et al., 1992); entretanto, nossa tendência é usar métodos não invasivos como a IPV *one-shot* e a varredura por TC para fazer um diagnóstico intraoperatório, quando viável. A ureterografia retrógrada é usada, porém, para delinear a extensão da lesão ureteral visualizada na varredura por TC ou IPV caso mais informações clínicas sejam necessárias. Essa técnica é mais comum para diagnosticar lesões ureterais inicialmente despercebidas porque permite a colocação simultânea de um *stent* ureteral, se possível.

Ureterografia Anterógrada. Essa técnica é raramente usada na prática dos autores. Em casos nos quais a lesão ureteral é descoberta, quase sempre se planeja a ureterografia retrógrada e a inserção de *stent* ou reparação aberta. Se a colocação retrógrada de *stents* não for possível (geralmente após um grande espaço nas duas extremidades do ureter transectado), deve-se tentar a ureterografia anterógrada e a inserção de *stent* no momento da nefrostomia percutânea (Toporoff et al., 1992).

Tratamento

Ver Figura 50-17.

Princípios Gerais

Obedecer a certos princípios gerais de cirurgia ureteral aumenta o índice de sucesso dessa delicada cirurgia. A reparação do ureter deve ser meticulosa (Fig. 50-18). O suprimento sanguíneo dos ureteres é delicado e uma reparação imperfeita poderá determinar uma sequela como drenagem de urina, resultando em debilidade do paciente, nefrectomia e, raramente, até em óbito. Os princípios de tratamento do ureter danificado são:

1. Mobilizar o ureter lesionado cuidadosamente, poupando ao máximo a adventícia de modo a não desvascularizar mais ainda o ureter.
2. Debridar o ureter ao mínimo, mas cuidadosamente até o sangramento das bordas, especialmente nos ferimentos de alta velocidade por arma de fogo.
3. Reparar os ureteres com anastomose à prova d'água espatulada, livre de tensão e com *stent* (Palmer et al., 1983), usando fio monofilamentado fino e absorvível como polidioxanona 5-0 e drenagem retroperineal em seguida. Usar amplificação óptica, se necessário.
4. Efetuar fechamento do peritônio sobre a reparação ureteral, se possível.
5. Não efetuar ureterocistostomias com túneis antirrefluxo; em vez disso, criar uma anastomose amplamente espatulada e sem túnel.
6. Nos casos de ureteres gravemente lesionados, efeito de explosão, cirurgia vascular concomitante e outras situações complexas, devemos considerar a interposição do omento para isolar a área de reparo, quando possível.
7. Se o reparo imediato não for possível, suturar o ureter com fio de seda e planejar a reparação para mais tarde (controle de danos). A drenagem ipsolateral pode ser obtida colocando-se um *stent* em "J" único trazido para a superfície cutânea ou uma sonda de nefrostomia percutânea inserido mais tarde.

Trauma Externo

Contusão. As contusões ureterais, embora sejam as menores entre as lesões dos ureteres, podem cicatrizar com estenose ou romperem-se mais tarde, caso a lesão microvascular resulte em necrose ureteral, com incidência atualmente desconhecida. Áreas intensas ou grandes de contusão deverão ser tratadas com excisão da área danificada e ureteroureterostomia/ureteroneocistotomia. A abordagem mais segura em contusões ureterais que não parecem exigir excisão/anastomose é a inserção de um *stent* ureteral. Somente as lesões verdadeiramente menores podem ficar sem tratamento, mas os pacientes deverão ser observados quanto a sinais de vazamento de urina tardio.

O tratamento do vazamento ureteral é feito por nefrostomia percutânea e inserção de um cateter por pelo menos 6 semanas, o que fornece índices de sucesso surpreendentemente bons (83% [Toporoff et al., 1992] a 88% [Lang, 1984]). Outros autores recomendaram a inserção de *stents* for períodos mais longos — de até 8 semanas (Steers et al., 1985).

Lesões do Ureter Superior

Ureteroureterostomia. A avulsão ureteral da pelve renal, ou até uma lesão de ureter muito proximal, pode ser tratada com reimplante do ureter diretamente na pelve renal (Fig. 50-19). Isso pode ser feito por procedimento aberto, laparoscópico ou robótico (Mufarrij et al., 2007). A ureteroureterostomia, também chamada de reparação terminoterminal ("end-to-end"), é usada em lesões dos dois terços superiores do ureter. O procedimento é relativamente comum — em até 32% dos casos em séries de grande porte (Presti et al., 1989; Elliot e McAninch, 2003) — e apresenta índice de sucesso informado de até 90% (Carlton et al., 1971). Após a ureteroureterostomia, as complicações, geralmente vazamento de urina, ocorrem em 10% a 24% dos casos (Bright e Peters, 1977a; Pitts e Peterson, 1981; Presti et al., 1989; Campbell et al., 1992; Velmahos et al., 1996; Medina et al., 1998). Outras complicações agudas incluem abscesso e fístula. As complicações crônicas, geralmente estenose ureteral, são

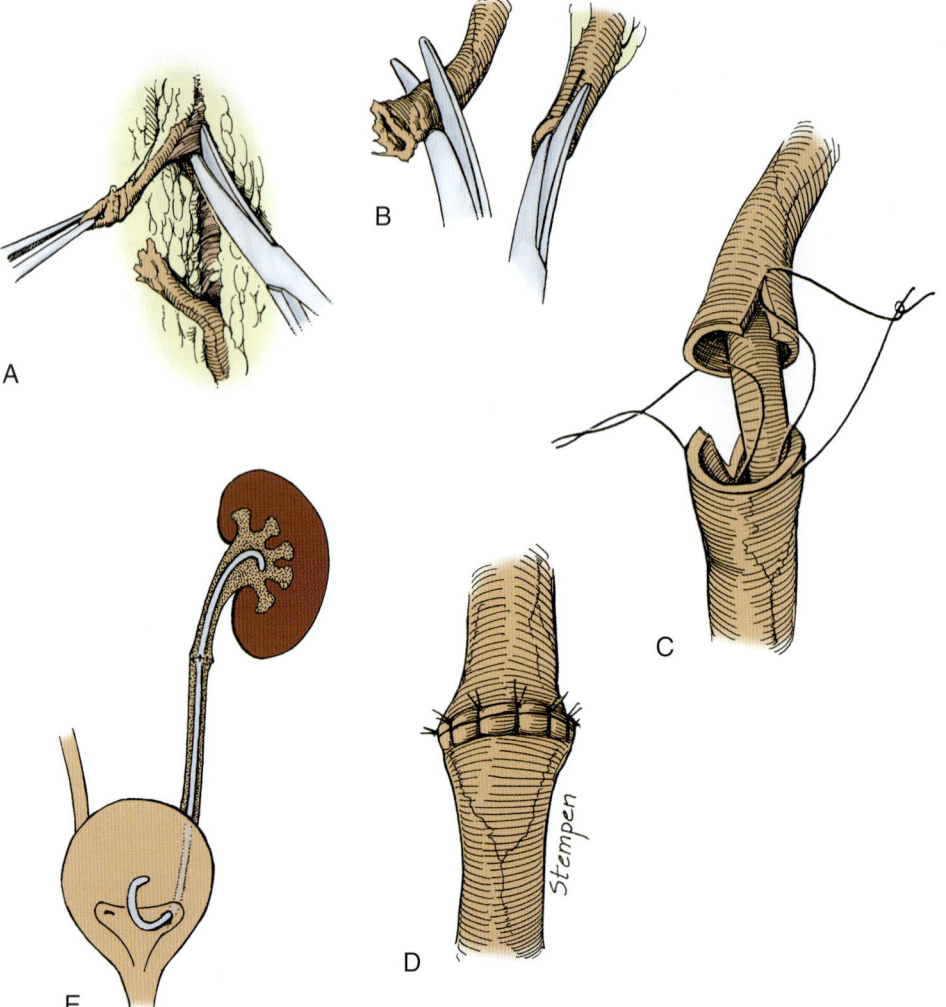

Figura 50-18. Técnica de ureteroureterostomia após ruptura traumática. **A,** Definição do sítio da lesão por mobilização do ureter. **B,** Debridamento das margens e espatulação. **C,** Inserção de *stent*. **D,** Aproximação com sutura 5-0 absorvível. **E,** Resultado final.

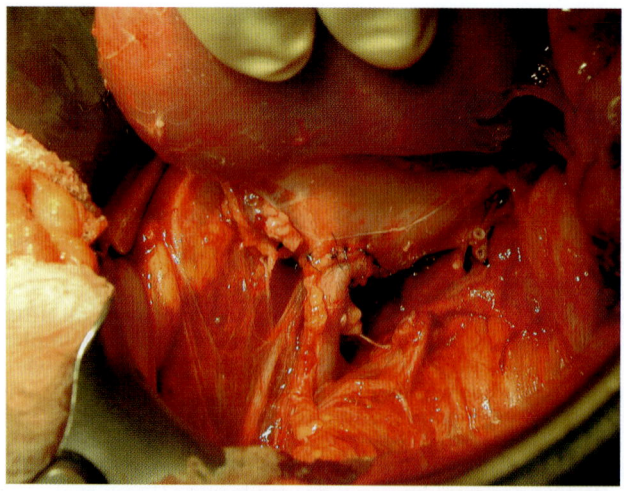

Figura 50-19. Espatulação e sutura do ureter proximal à pelve renal.

menos comuns, envolvendo cerca de 5% (Palmer et al., 1999) a 12% (Velmahos et al., 1996) dos pacientes. Curiosamente, alguns autores informam drenagem prolongada de urina pelo dreno em pacientes com lesão ureteral após violência externa e que foram submetidos à reparação, mas que, por outro lado, foram bem-sucedidos. Steers et al. (1985) informaram que a maioria de seus pacientes apresentou drenagem persistente (média de 12 dias) pelo dreno retroperitoneal Penrose após a reparação. Essa não foi a experiência dos autores, mas tal observação pode recomendar uma conduta expectante dos pacientes com vazamento persistente após a reparação. A reparação retrógrada de rotina do peritônio pode reduzir o tempo ou a intensidade da drenagem pós-operatória de urina.

Raramente, a ureterocalicostomia, na qual o coto ureteral é suturado em sentido terminolateral em um cálice renal exposto, também pode ser realizada onde houver dano profundo à pelve renal e JUP (Matlaga et al., 2005). Esse é um caso tecnicamente desafiador. Pode ser difícil encontrar um cálice inferior; isso exige cirurgia renal equivalente a uma nefrectomia parcial; e costurar o ureter pequeno e de localização medial a um grande cálice renal localizado lateralmente pode ser difícil ou mesmo impossível. Com os avanços tecnológicos, a robótica pode ser usada com sucesso e segurança para uma ampla variedade de reconstruções tardias do trato urinário superior, incluindo a pieloplastia desmembrada, a ureteroureterostomia e a ureterocalicostomia.

Autotransplante. O autotransplante do rim tem sido realizado após perda ureteral profunda ou após múltiplas tentativas falhas de reparação ureteral. Essa manobra continua sendo a opção final antes da nefrectomia. Apesar de esforços significativos, às

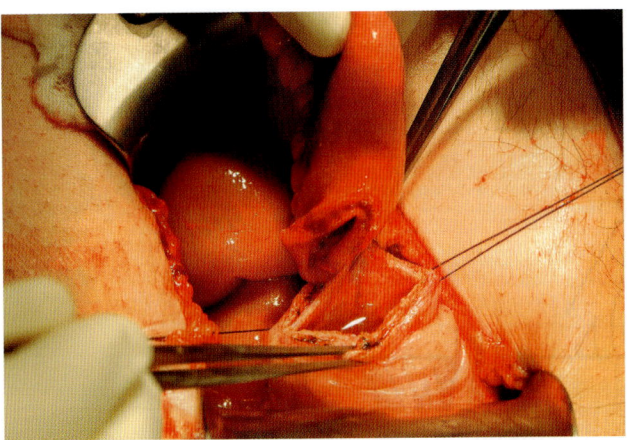

Figura 50-20. Anastomose do segmento ileal distal não afunilado à bexiga em técnica ampla e aberta.

vezes as unidades renais são perdidas após um autotransplante, tendo ocorrido em quatro de 39 rins em duas séries combinadas (Bodie et al., 1986; Eisenberg et al., 2008), embora os centros com experiência significativa em transplantes tenham informado bons resultados.

Interposição do Intestino. Os reparos ureterais tardios, especialmente quando um segmento muito longo do ureter é destruído, também podem ser realizados pela confecção de um conduto ureteral de íleo, quase da mesma maneira que um conduto ileal é construído para drenar a urina após cistectomia. Os índices de sucesso para a reposição ileal do ureter foram informados em 81% (Boxer et al., 1979; Verduyckt et al., 2002) a 100% (Matlaga et al., 2003; Bonfig et al., 2004). Uma revisão recente de complicações no longo prazo de 99 unidades renais informou índices de 3% para estenose anastomótica e de 6% para fístula (Armatys et al., 2009). Alguns profissionais têm usado o procedimento de Monti, no qual segmentos curtos de intestino delgado ou grosso são formados com sucesso em um tubo fino e longo para reconstrução ureteral (Ulbrig et al., 2001; Ali-el-Dein e Ghoneim, 2003). A interposição ureteral por íleo com assistência laparoscópica foi descrita em dois pacientes (Castillo et al., 2008). O uso do apêndice em substituição ureteral aberta (Jang et al., 2002) e laparoscópica (Reggio et al., 2008) também já foi informado. Embora a maioria dos médicos crie uma reposição ileal totalmente aberta e com refluxo do ureter (Fig. 50-20), parece que o refluxo clínico significativo não é um problema (Waldner et al., 1999). Com frequência, os autores preferem uma técnica-padrão de ureter ileal em vez de intestino ou apêndice cônicos, pois os pacientes dão muita importância à confiabilidade da reparação e, na experiência dos autores, a operação de ureter ileal é muito confiável. A interposição de íleo não é sugerida para reparo agudo de lesão ureteral, mas sim para reparos tardios ou estadiados.

Monitoramento após Reparo Ureteral. O monitoramento após reparo ureteral é questão de preferência pessoal. Os autores tendem a deixar o *stent* inserido durante 6 meses. À época da remoção do *stent*, geralmente realizam um ureterograma retrógrado para documentar a cicatrização sem vazamento ou estenose. Um mês após a cirurgia, realizam um renograma com furosemida (Lasix) para documentar que o sistema continua não obstruído. Quatro meses depois da cirurgia, realizam um ultrassom renal para documentar a ausência de hidronefrose, que por si só poderia indicar obstrução tardia. Os reparos de lesões ureterais que acontecem no quadro de desvascularização ureteral; geralmente pode ocorrer estenose tardia.

Nefrectomia. Raramente, a nefrectomia aguda é exigida para tratar uma lesão do ureter após ato de violência externa. As razões para isso incluem várias lesões viscerais associadas (embora o controle de danos sem nefrectomia quase sempre seja preferido) ou lesão associada grave do rim ipsolateral quando a reparação renal não for possível (McGinty e Mendez, 1977; Gill e McRoberts, 1992). A nefrectomia tardia pode ser exigida por causa da função renal insatisfatória (que pode, algumas vezes, ser observada pelo reconhecimento tardio de uma lesão ureteral obstrutiva), lesão grave em todo o ureter, quando o ureter ileal ou outra reconstrução for impossível, ou fístula ureteral persistente (especialmente a fístula vascular) apesar da intervenção prévia (Ghali et al., 1999). Em geral, a nefrectomia deve ser evitada sempre que possível.

Lesões de Ureter Médio

Transureteroureterostomia. Uma técnica raramente usada (Presti et al., 1989), mas quase sempre (90% a 97%) bem-sucedida (Rainwater et al., 1991; Sugarbaker *et al.*, 2003) em adultos é a transureteroureterostomia. Séries pediátricas mostram índice mais baixo de sucesso de 70% (Mure et al., 2000). Essa forma de reparo envolve trazer o ureter danificado pela linha média e efetuar uma anastomose terminolateral no ureter sadio contralateral e é, na maior parte das vezes, realizada como procedimento secundário ou tardio. Ela também pode ser determinada em alguns casos de lesão nas porções média ou distal do ureter, nas quais a ureteroureterostomia ou a reparação com retalho da bexiga é impossível (geralmente por causa de cicatrização intensa da bexiga, de bexiga congenitamente pequena ou de segmento muito longo de ureter perdido). A transureteroureterostomia laparoscópica tem sido realizada na população pediátrica (Piaggio e González, 2007).

Entretanto, a transureteroureterostomia deixa o paciente e o urologista com alguns problemas graves após a cirurgia. O ureter danificado se torna difícil de cateterizar ou de fornecer imagens com a ureteroscopia através da bexiga; o acesso ao ureter precisa ser fornecido por nefrostomia efetuada no lado lesionado. Alguns autores acham que essa operação é contraindicada em pacientes com história de câncer urotelial ou cálculos, embora essa informação raramente esteja disponível ao cirurgião de trauma encarregado da operação. Todo cuidado é necessário durante a realização desse procedimento, pois ele envolve cirurgia no ureter contralateral não danificado, com o risco teórico de se converter uma lesão ureteral unilateral em lesão ureteral bilateral (iatrogênica). Em vez de uma transureteroureterostomia, nós preferimos ou a interposição ileal ou a ureteroureterostomia com mobilização renal, se necessário.

Lesões do Ureter Inferior

Ureteroneocistostomia. Este procedimento é usado para reparar lesões ureterais distais que ocorrem tão próximas à bexiga que esse órgão não precisa ser movido até o coto ureteral com fixação do músculo psoas (psoas *hitch*) ou procedimento de Boari. Os princípios padronizados da ureteroneocistostomia incluem uma anastomose longa com *stent*, sem túnel e espatulada. As anastomoses de ureteroneobexiga com refluxo (Minervini et al., 2005) e com alça ureteroileal (Wiesner e Thuroff, 2004) demonstraram não aumentar as complicações relacionadas ao refluxo da urina, embora essas populações de pacientes sejam diferentes da população média com traumatismos e os relatos não informem se o implante do ureter na bexiga nativa é igualmente seguro. Estudos complementares são necessários para resolver essa questão, mas somos a favor das anastomoses sem túnel porque preferimos o baixo risco para refluxo clinicamente significativo contra o risco mais alto de obstrução ureteral com a abordagem com túnel.

Técnica de Psoas Hitch da Bexiga. O procedimento de psoas *hitch* (Fig. 50-21) é o esteio principal no tratamento de lesões do terço inferior do ureter e tem alto índice de sucesso, de 95% a 100% (Middleton, 1980; Riedmiller et al., 1984; Ahn e Loughlin, 2001). Nós preferimos esse procedimento em lugar da ureteroureterostomia em lesões do ureter inferior porque o delicado suprimento sanguíneo ureteral pode não sobreviver à transecção. Alguns autores preferem a reparação terminoterminal em lesões do ureter inferior quando o coto distal for preservado (Paick et al., 2006).

Retalho de Boari. As lesões dos dois terços inferiores do ureter com defeitos ureterais longos (longos demais para serem reparados com uma ponte trazendo a bexiga para cima no procedimento de psoas *hitch*) podem ser tratadas com um retalho (*flap*) de Boari ou uma transureteroureterostomia (Fig. 50-22). Neste caso, um pedículo da bexiga é mobilizado em sentido cranial e tubularizado para formar uma ponte no espaço existente até o ureter danificado. Entretanto, o procedimento é demorado e não apropriado para as lesões mais agudas. Ele não é executado sempre, mas os autores informam alto índice de sucesso (Benson et al., 1990).

Procedimento Minimamente Invasivo. Mais recentemente, o reparo laparoscópico e robótico de lesões do ureter distal surgiu como alternativa viável à cirurgia aberta (Mufarrij et al., 2007). Foram descritos a ureteroneocistostomia laparoscópica direta, o procedimento de psoas *hitch* e as reconstruções com retalho de Boari (Fugita et al., 2001; Schimpf e Wagner, 2008). Uma revisão de estudos recentes demonstra o reimplante ureteral laparoscópico tão eficaz quanto as técnicas abertas (Organ et al., 2008). Em um estudo recente de 45 pacientes submetidos à ureteroneocistostomia laparoscópica, o sucesso geral, definido como evidência radiográfica de ausência de obstrução residual, sintomas, deterioração renal ou necessidade de procedimentos subsequentes, foi de 96% (Seideman et al., 2009). Embora os dados existentes sejam

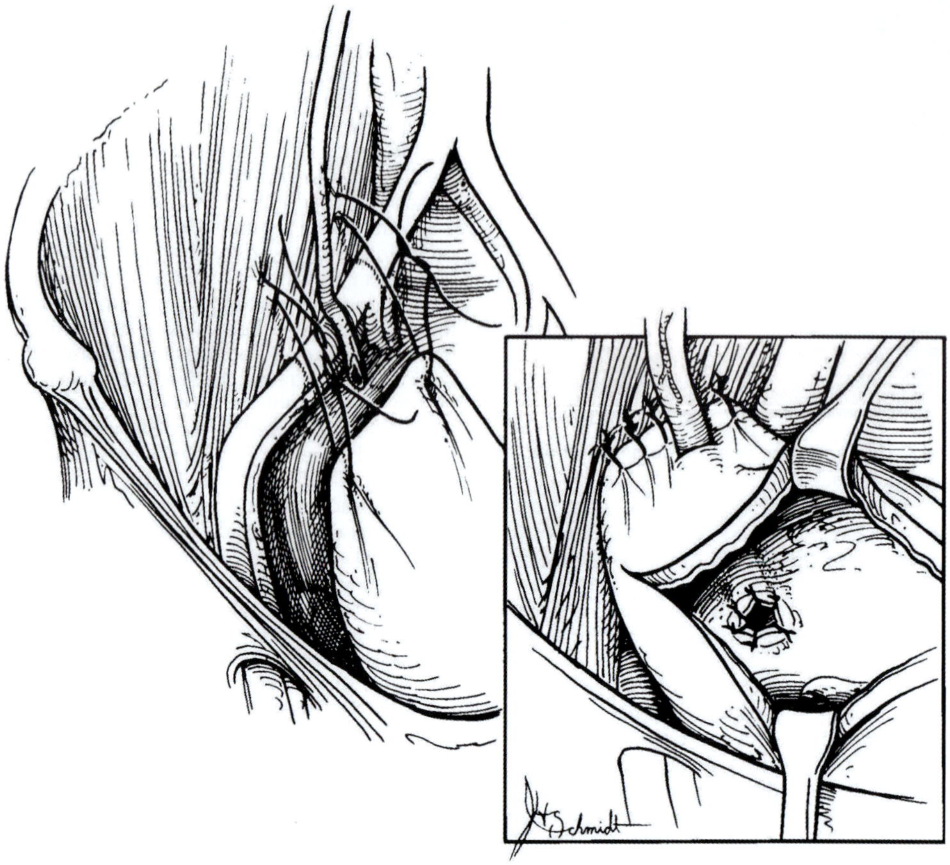

Figura 50-21. Psoas *Hitch*. A bexiga é aberta e fixada ao músculo psoas para facilitar a anastomose ureteral. (De Hohenfellner M, Santucci RA. Emergencies in urology. Heidelberg (Germany): Springer: 2007.© Copyright, 2007 Dr. Markus Hohenfellner, com permissão.)

limitados e sejam necessários resultados em prazos mais longos, muitos centros usam hoje a laparoscopia e a robótica como tratamento primário. A reparação laparoscópica ou robótica de lesões ureterais pode, na verdade, ser um padrão de cuidados.

Transecção Parcial. A reparação primária de uma transecção parcial é usada na maioria das lesões ureterais, em até 58% dos casos em uma série de grande porte (Presti et al., 1989). Os princípios da reparação primária envolvem fechamento espatulado à prova d'água com sutura interrompida ou contínua com fio monofilamentado absorvível 5-0 ou 6-0 tipo Maxon (poligliconato) ou Dexon (ácido poliglicólico). A lesão ureteral é fechada convertendo-se a laceração longitudinal em transversa de modo a não estreitar o lúmen ureteral (procedimento de Heineke-Mikulicz) e fechamento retrógrado do peritônio, se possível. São também inseridos um *stent* interno e um dreno retroperitoneal.

Controle de Danos. Em casos de lesão ureteral após ato de violência externa, às vezes é necessário tratar o ureter danificado postergando o tratamento definitivo para mais tarde. Em geral, isso acontece porque o paciente se mostra muito instável para tolerar o tempo de cirurgia exigido para completar a reparação (Cass, 1983). Alguns envolvidos sugeriram que em casos de choque hemorrágico grave, sangramento intraoperatório não controlável ou lesão grave de cólon (especialmente aquela exigindo colectomia), a reparação ureteral deverá ser evitada em favor da nefrectomia ou da reparação estadiada (Velmahos et al., 1996).

As quatro opções para controle de danos em lesões de ureter são (1) não fazer nada, mas planejar nova operação quando o paciente se mostrar mais estável, geralmente em 24 horas; (2) inserir um *stent* ureteral interno ou exteriorizado e não fazer mais nada; (3) exteriorizar o ureter; ou (4) amarrar o ureter e planejar a nefrostomia percutânea (Hirshberg et al., 1994). Na maioria dos casos de reparação estadiada planejada, nós fixamos o ureter danificado com longas suturas de seda para ajudar na dissecção do coto ureteral durante a reparação do segundo estádio. O rim é então drenado percutaneamente. Nós defendemos a inserção percutânea (não intraoperatória ou intra-abdominal) de um tubo de nefrostomia, ou pelo cirurgião logo após a cirurgia ou mais tarde, por radiologistas intervencionistas. Nós descobrimos que a colocação intraoperatória de nefrostomia aberta pode ser muito demorada nesses pacientes instáveis. Como alternativa, um *stent* em "J" único pode ser inserido no ureter, amarra-se a lesão ureteral distal sobre o *stent*, e a extremidade do *stent* é exteriorizada através da parede abdominal (Gill e McRoberts, 1992; Ball et al., 2005). Se possível, a reconstrução uretérica planejada apropriada deverá ser conduzida após a realização de investigações funcionais e anatômicas por imagens.

Lesão Cirúrgica

Momento do Reparo. O momento ideal para a cirurgia curativa é controverso. Os especialistas sugerem a resolução imediata das lesões descobertas durante a cirurgia. Mesmo com reconhecimento imediato, o sucesso não é garantido. Em estudos pequenos, pacientes com lesões ureterais reparadas imediatamente ainda sofriam com vazamento de urina, fístula e até mesmo nefrectomia (Grainger et al., 1990; Mandal et al., 1990). Os especialistas sugerem que as lesões descobertas após a cirurgia sejam imediatamente reparadas quando detectadas dentro de 72 horas. As lesões descobertas após esse período de 3 dias são drenadas com *stent*, nefrostomia percutânea ou ambos e a reparação definitiva é tardia, em até 6 meses após a lesão. É reconhecido que isso evita uma fase inflamatória, quando se acredita que os reparos ureterais sejam menos confiáveis. Outros recomendam o reparo imediato sempre que as lesões são descobertas, mesmo na janela de 3 a 42 dias na qual alguns profissionais evitam a cirurgia. Estes autores mencionam índices baixos de complicações, semelhantes àqueles das lesões que são reconhecidas imediatamente (Witters et al., 1986; Ghali et al., 1999). Entretanto, o diagnóstico tardio de lesão ureteral pode aumentar significativamente o índice de complicações (Selzman e Spirnak, 1996) de 10% a 40% em um estudo (Campbell et al., 1992). Outros já sugeriram que o atraso no reparo (6 semanas) evitaria esse risco (Cangiano e deKernion, 1988).

No período entre 3 e 42 dias após a lesão, a descoberta da lesão "mais cedo" (digamos, na primeira semana) *versus* mais tarde (depois de 1 mês) não parece afetar os resultados. A maioria das lesões é, de

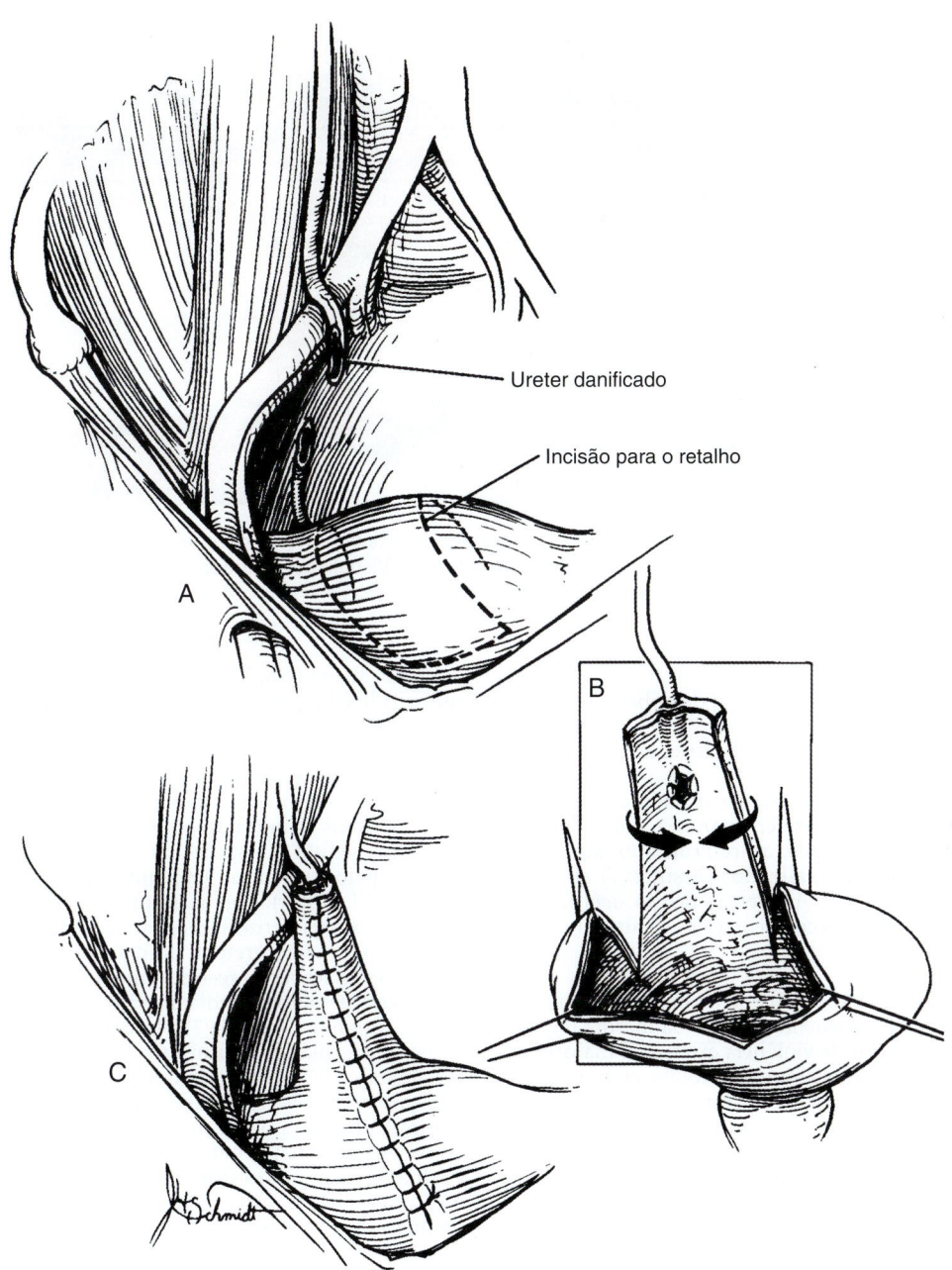

Figura 50-22. Retalho de Boari. O retalho de bexiga é marcado (A), mobilizado livremente (B) e tubularizado (C). (De Hohenfellner M, Santucci RA. Emergencies in urology. Heidelberg (Germany): Springer; 2007. © Copyright, 2007 Dr. Markus Hohenfellner, com permissão.)

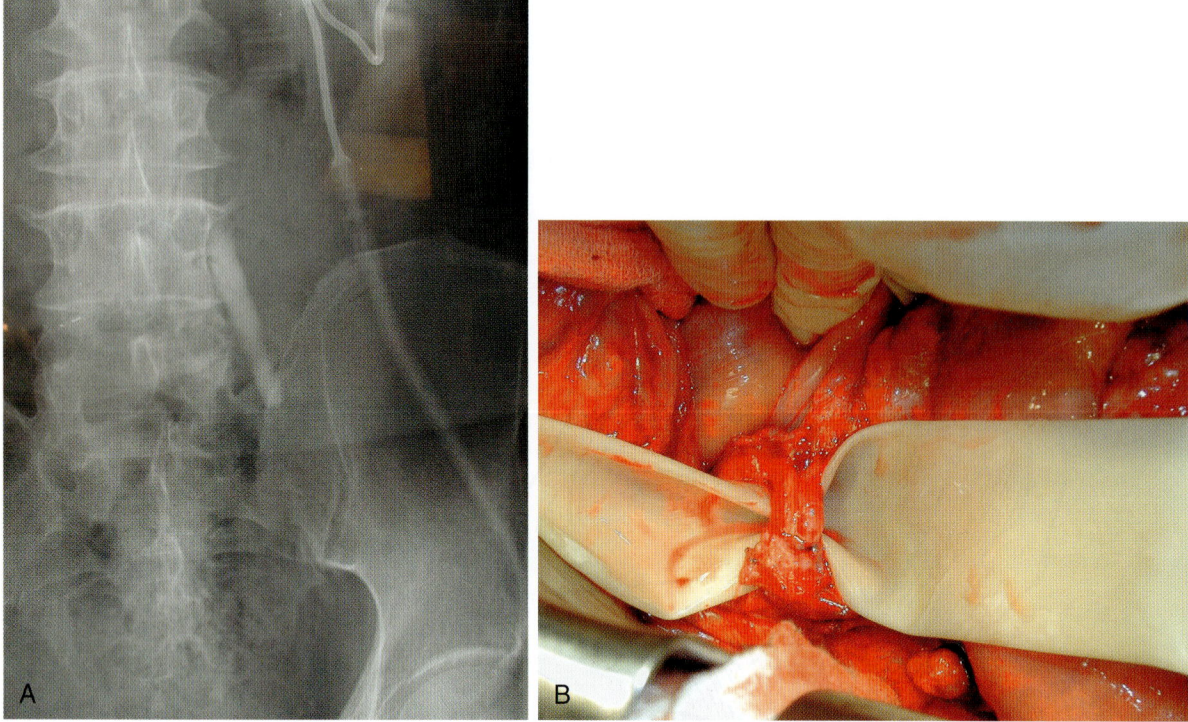

Figura 50-23. A, Nefrostograma esquerdo mostrando corte abrupto da porção média do ureter, coerente com (acidental) ligação do ureter com sutura. **B,** Visualização intraoperatória da ligação medioureteral esquerda com sutura.

fato, descoberta nesse período (Oh et al., 2000; Hatch et al., 1984) e em uma série quase a metade das lesões foi descoberta mais de 6 semanas após a cirurgia inicial (Badenoch et al., 1987). Os índices de cura são iguais nos grupos com descobertas precoces e tardias (Brandt et al., 2001; Liapis et al., 2001).

Ligadura. A ligadura do ureter deverá ser tratada com a remoção da ligadura e observação do ureter quanto à viabilidade. Se houver dúvida quanto à viabilidade, a ureteroureterostomia ou reimplante ureteral deverão ser realizados (Assimos et al., 1994; Brandes et al., 2004) (Fig. 50-23). A inserção de um *stent* ureteral abrindo-se a bexiga ou por inserção cistoscópica imediata é altamente recomendada.

Transecção

Reconhecimento Imediato. As lesões descobertas imediatamente após cirurgia não aórtica são extensivamente tratadas da mesma maneira que as lesões ureterais após ato de violência externa. A maioria das lacerações pode ser tratada com ureteroureterostomia, embora manobras adicionais como envolver a reparação com omento ou inserção de um tubo de nefrostomia ipsolateral tenham sido defendidas como capazes de reduzir o potencial de vazamento de urina ou deiscência (Adams et al., 1992). Com a popularidade cada vez maior da laparoscopia e da robótica, muitas dessas lesões estão sendo tratadas hoje sem a necessidade de conversão aberta (Dinlenc et al., 2004; Ou et al., 2005). Ureteroureterostomias ureteroscópicas (Tsai et al., 2000) para lesões ureterais cirúrgicas também foram relatadas, embora nós não tenhamos experiência direta com elas.

As lesões ureterais que ocorrem durante a cirurgia com enxerto vascular são um caso especial. O tratamento intraoperatório dessas lesões deverá ser a ureteroureterostomia primária, isolando-se o reparo com omento (Adams et al., 1992). A nefrectomia deverá ser evitada em casos de lesão de ureter. Embora esse procedimento evite o potencial de vazamento pós-operatório de urina ao redor de um enxerto vascular aórtico ou ilíaco (Schapira et al., 1981), ele aumentou o índice de mortalidade. Em pacientes com aneurisma roto, ele pode aumentar o índice de mortalidade em quatro vezes, de 3% para 12% (Schapira et al., 1981). Recomendamos reparo cuidadoso da lesão ureteral, reservando a nefrectomia para pacientes que desenvolverem vazamento de urina após a cirurgia.

Reconhecimento Tardio. A identificação intraoperatória de lesões ureterais ocorre em pouco menos de 34% dos pacientes submetidos à cirurgia aberta (Ghali et al., 1999) e até em nenhum (0%) daqueles submetidos à laparoscopia (Grainger et al., 1990). O diagnóstico tardio da lesão ureteral é mais frequentemente (66% [Ghali et al., 1999] a 76% [Grainger et al., 1990]) realizado com pielografia por TC, IVP ou ureterografia retrógrada (Grainger et al., 1990). Em uma série de 35 lesões ureterais, os pacientes se apresentaram com variedade de sinais e sintomas: anúria (14%, mais com lesão bilateral), fístula urogenital (11%), dor ou febre persistentes (9%), vazamento urinário pelo ferimento (9%), hidronefrose (3%) e hematúria (3%) (Ghali et al., 1999). Alguns autores citam uma tríade de febre, leucocitose e sinais peritoneais generalizados como sendo mais diagnósticos para lesão ureteral despercebida (Medina et al., 1998). O reparo dessas lesões de reconhecimento tardio é controverso. Alguns defendem a tentativa imediata na inserção de um *stent* ureteral duplo em "J" (Bright e Peters, 1977b), mas isso nem sempre é possível. O sucesso informado varia muito: 5% a 10% (Dowling et al., 1986; Hoch et al., 1975, 20% (Ghali et al., 1999; Oh et al., 2000) e 50% (Cormio et al., 1993). Quando foi possível inserir um *stent*, alguns autores informaram um índice de cicatrização espontânea de até 73% (Dowling et al., 1986) ou de 0% (Oh et al., 2000). Geralmente, a falha na inserção do *stent* se deve à obstrução completa do ureter ou a um espaço muito extenso a ser coberto (Cormio et al., 1993). Alguns autores sugeriram que a inserção de *stent* isolada tem o índice mais alto de falha naqueles com múltiplas operações pélvicas anteriores, radioterapia ou cirurgia ureteral anterior significativa (Chang e Marshall, 1987). O tempo ideal de permanência do *stent* nunca foi estudado de maneira randomizada, prospectiva e em modelo duplo-cego, mas alguns autores recomendam pelo menos 6 meses (Selzman e Spirnak, 1996). Alguns autores aumentaram os índices de cicatrização quando os *stents* permaneceram no sítio por 3 meses (Cormio et al., 1993), embora isso não tenha sido observado em nossa prática. A maioria dos autores informa índices baixos de cicatrização espontânea só com a inserção de *stent*; em uma série de lesões ureterais com reconhecimento tardio após laparoscopias (3 a 33 dias após a cirurgia), todas exigiram por fim o reparo aberto (Oh et al., 2000). A literatura e a nossa experiência parecem indicar que a maioria dos pacientes exigirá reparo definitivo de lesões ureterais significativas, seja a inserção de *stent* possível ou não. Se os *stents* não puderem ser inseridos, a urina ainda precisará ser drenada e a nefrostomia percutânea deverá ser realizada.

Na maioria dos casos de reconhecimento tardio da lesão ureteral, nós tentamos primeiramente a inserção retrógrada de um *stent* ureteral. Se essa inserção for bem-sucedida, o reparo aberto será planejado somente em pacientes com drenagem persistente ou estenose ureteral significativa (Dowling et al., 1986; Cormio et al., 1993). Nos casos em que a inserção retrógrada do *stent* ureteral não seja possível, nós geralmente inserimos um tubo de nefrostomia e realizamos uma tentativa imediata ou tardia de colocação anterógrada de *stents* na lesão. Se isso falhar inicialmente, nós inserimos um tubo de nefrostomia e esperamos 7 a 14 dias para tentar novamente a inserção retrógrada do *stent*. Nós e nossos pacientes desejamos muito mais os *stents* em duplo-J internos do que as nefrostomias percutâneas, sempre que possível. Cateteres ureterais de balão, desenhados para interromper a viagem descendente da urina pelo ureter, têm sido defendidos, caso a inserção simples de *stent* não elimine a drenagem de urina ou urinoma associados, embora com frequência nós tenhamos considerado esses cateteres ineficazes. Se, por fim, o ureter não puder receber *stents*, executa-se a nefrostomia percutânea. Acreditamos que essa seja a abordagem mais segura para permitir pelo menos 6 semanas para a cicatrização completa dos ferimentos e então tentarmos o reparo por via aberta. Alguns informaram a exigência de drenagem ureteral até mais demorada em certos casos especiais, como na presença de fístula ureteroentérica (Bright e Peters, 1977b). Reconhecemos que alguns especialistas no campo reparam essas lesões sempre que elas são descobertas, com resultados aparentemente satisfatórios (Bright e Peters, 1977b; Flynn et al., 1979; Blandy et al., 1991; Oh et al., 2000).

Alguns autores defenderam o tratamento da estenose ureteral pós--lesão por meio de endoscopia ou com dilatação por balão (Richter et al., 2000) ou incisão a *laser* (Singal et al., 1997; Patel e Newman, 2004). Outros usaram *stents* endoluminais para obstrução ureteral pós-lesão com bons resultados em um número limitado de pacientes (Yohannes et al., 2001; Wenzler et al., 2008). Pessoalmente, nós tivemos resultados insatisfatórios após as técnicas de dilatação e incisão endoscópicas nas estenoses ureterais pós-lesão ou pós-cirúrgicas extensas e desvascularizadas que parecem dominar nossa prática, embora nós possamos tentá-las em estenoses mais curtas e não complicadas antes de se pensar na reparação aberta. Os *stents* endoluminais de metal devem ser considerados experimentais até que grandes séries validem seu uso.

Lesão Ureteroscópica

Avulsão. A avulsão ureteral durante a ureteroscopia é tratada da mesma forma que as lesões ureterais após cirurgia aberta ou laparoscópica, como detalhado na seção sobre transecção ureteral.

Perfuração. A perfuração ureteral durante a ureteroscopia pode ser tratada com a inserção de stents, geralmente sem complicações subsequentes (Flam et al., 1988; Huffman, 1989). A abordagem mais segura é a de evitar a lesão, sempre executando a ureteroscopia sobre um fio-guia ureteral e inserindo um segundo fio ureteral de segurança que fica sempre instalado durante o procedimento e facilita a inserção de stents ureterais quando há problemas. Nós reconhecemos que alguns centros especializados não usam um fio-guia ureteral durante a ureteroscopia e que alguns nem usam mais o fio de segurança (Bratslavsky e Moran, 2004), mas acreditamos que pelo menos esse fio de segurança seja mais prudente para a maioria dos médicos.

PONTOS-CHAVE: TRAUMATISMO URETERAL

- As lesões ureterais devem ser cuidadosamente pesquisadas, pois caso contrário elas serão perdidas.
- Após uma lesão perfurante, usar generosamente a varredura por TC e a IVP com *one-shot*.
- Após lesão perfurante, deve-se determinar o curso da faca ou o trato da bala para assegurar que o ureter não esteja em risco.
- Se houver suspeita de reconhecimento tardio, usar vigorosamente a TC e a pielografia retrógrada.
- Práticas de ureteroscopia de segurança deverão ser obedecidas, incluindo usar técnica confiável, limitar os tempos de ureteroscopia, usar fios de segurança, estender fios-guia, e parar a ureteroscopia imediatamente diante de qualquer lesão ureteral.
- A cirurgia retroperitoneal deverá ser realizada somente com atenção constante à localização do ureter. Durante a cirurgia, o ureter deverá ser exposto e inspecionado quando necessário.
- Consultar a Figura 50-24.

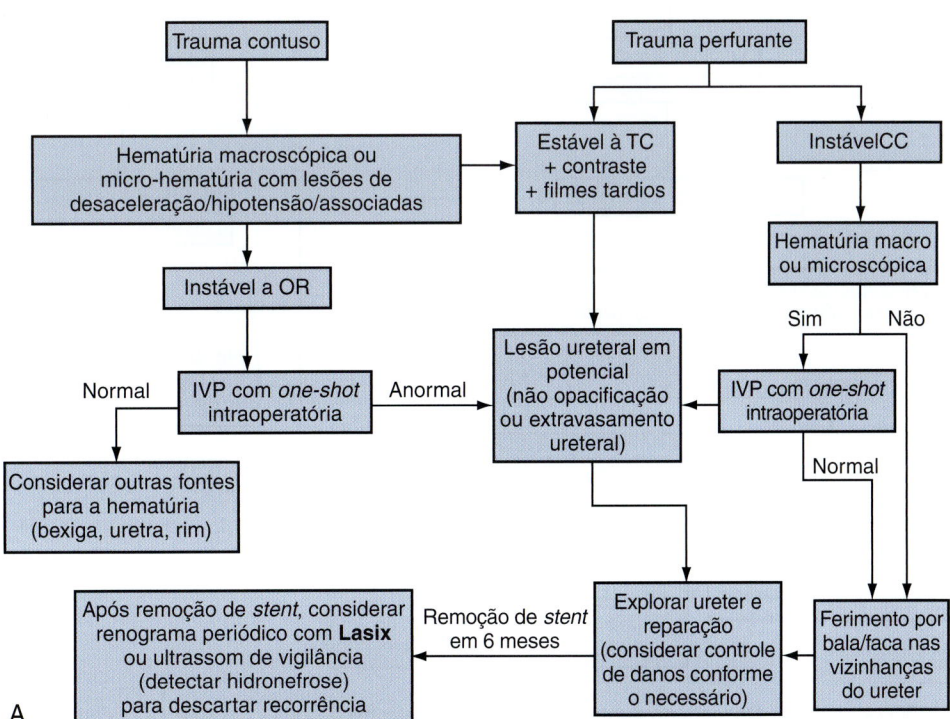

Figura 50-24. Algoritmos para o diagnóstico e tratamento de lesões ureterais. **A,** De violência extrema.

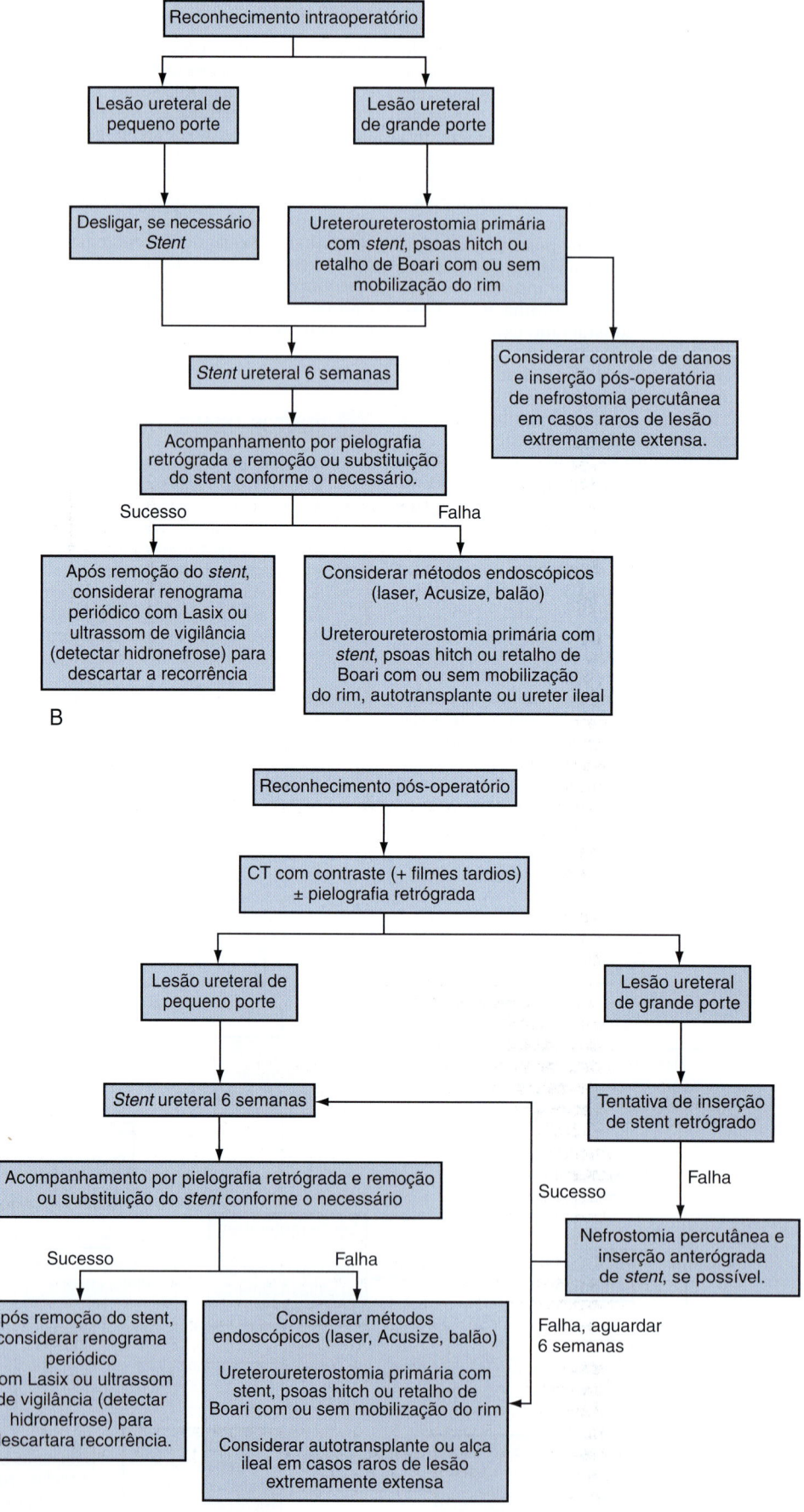

Figura 50-24 cont. B, Descoberta durante a cirurgia. C, Descoberta após a cirurgia. CC = centro cirúrgico; IVP = pielografia intravenosa; TC = tomografia computadorizada.

REFERÊNCIAS

Para consultar a lista completa de referências, acesse www.expertconsult.com.

LEITURA SUGERIDA

Brandes S, Coburn M, Armenakas N, et al. Diagnosis and management of ureteric injury: an evidence-based analysis. BJU Int 2004;94:277-89.

Bretan PN Jr, McAninch JW, Federle MP, et al. Computerized tomographic staging of renal trauma: 85 consecutive cases. J Urol 1986;136:561-5.

Broghammer JA, Fisher MB, Santucci RA. Conservative management of renal trauma: a review. Urology 2007;70:623-9.

Buckley JC, McAninch JW. Pediatric renal injuries: management guidelines from a 25-year experience. J Urol 2004;172:687-90. discussion 690.

Carroll PR, Klosterman P, McAninch JW. Early vascular control for renal trauma: a critical review. J Urol 1989;141:826-9.

Chandhoke PS, McAninch JW. Detection and significance of microscopic hematuria in patients with blunt renal trauma. J Urol 1988;140:16-8.

Miller KS, McAninch JW. Radiographic assessment of renal trauma: our 15-year experience. J Urol 1995;154:352-5.

Moore EE, Shackford SR, Pachter HL, et al. Organ injury scaling: spleen, liver, and kidney. J Trauma 1989;29:1664-6.

Morey AF, McAninch JW, Tiller BK, et al. Single shot intraoperative excretory urography for the immediate evaluation of renal trauma. J Urol 1999;161:1088-92.

Presti JC Jr, Carroll PR, McAninch JW. Ureteral and renal pelvic injuries from external trauma: diagnosis and management. J Trauma 1989;29:370-4.

Santucci RA, Wessells H, Bartsch G, et al. Evaluation and management of renal injuries: consensus statement of the renal trauma subcommittee. BJU Int 2004;93:937-54.

Selzman AA, Spirnak JP. Iatrogenic ureteral injuries: a 20-year experience in treating 165 injuries. J Urol 1996;155:878-81.

Voelzke BB, McAninch JW. The current management of renal injuries. Am Surg 2008;74:667-78.

PARTE IX
Litíase Urinária e Endourologia

51 Litíase Urinária: Etiologia, Epidemiologia e Patogênese

Margaret S. Pearle, MD, PhD, Jodi A. Antonelli, MD e Yair Lotan, MD

Epidemiologia dos Cálculos Renais

Físico-química e Patogênese

Metabolismo dos Minerais

Fisiopatologia dos Cálculos do Trato Urinário Superior

Embora a doença calculosa seja uma das condições patológicas mais comuns da sociedade moderna, ela é descrita desde a antiguidade. Com a ocidentalização da cultura global, porém, o local de formação de cálculos migrou do trato urinário inferior para o superior e a doença antigamente limitada a homens está cada mais indiferente ao gênero. Os avanços revolucionários no controle minimamente invasivo e não invasivo da doença calculosa nas duas últimas décadas facilitaram a remoção dos cálculos. Contudo, tratamentos cirúrgicos, embora removam o cálculo, fazem pouco para alterar a evolução da doença. Na verdade, os gastos anuais estimados para indivíduos com solicitações de reembolso de seguro decorrentes de um diagnóstico de nefrolitíase corresponderam a quase 2,1 bilhões de dólares em 2000, refletindo um aumento de 50% desde 1994 (Pearle et al., 2005). Devido à frequência de recorrência dos cálculos, o desenvolvimento de um programa clínico profilático para preveni-los é desejável. Para isso, é necessária uma compreensão completa da etiologia, epidemiologia e patogênese da doença calculosa do trato urinário.

EPIDEMIOLOGIA DOS CÁLCULOS RENAIS

A prevalência, ao longo da vida, da doença calculosa do sistema urinário é estimada em 1% a 15%, variando com a idade, gênero, raça e localização geográfica. **Informações do bando de dados do National Health and Nutrition Examination Survey (NHANES) demonstraram um aumento linear da prevalência de cálculos renais em adultos nos Estados Unidos durante as últimas décadas** (Stamatelou et al., 2003), **com estimativa mais recente de 8,8% para o período de 2007-2010** (Scales et al., 2012).

O aumento da prevalência de cálculos renais é um fenômeno global. Dados de cinco países europeus, Japão e Estados Unidos mostraram que a incidência e a prevalência da doença calculosa vêm aumentando com o tempo ao redor do mundo (Romero et al., 2010). Em um conjunto de dados específicos derivado de uma série de pesquisas nacionais conduzidas pela Japanese Society on Urolithiasis Research, Yasui et al. (2008) encontraram um aumento na incidência anual ajustada para a idade de primeiros eventos de cálculo de 54,2 por 100.000 em 1965 para 114,3 por 100.000 em 2005. Embora a incidência tenha aumentado em todos os grupos etários e tanto em homens quanto em mulheres, a idade de pico de incidência mudou, em homens, de 20 a 49 anos em 1965 para 30 a 69 anos em 2005, e, nas mulheres, de 20 a 29 anos em 1965 para 50 a 79 anos em 2005.

Foi sugerido que a elevação da incidência e prevalência de cálculo observada nos Estados Unidos e no mundo todo possa ser atribuída em parte a um aumento na detecção de cálculos assintomáticos devido à maior utilização de exames de imagem, em particular a tomografia computadorizada (Boyce et al., 2010; Edvardsson et al., 2013). Edvardsson et al. (2013) identificaram 5.945 formadores de cálculos incidentes na população islandesa de 1985 a 2008 e constataram que a incidência anual de cálculos aumentou de modo significativo de 108 por 100.000 nos primeiros 5 anos do estudo para 138 por 100.000 durante o restante do intervalo de estudo ($P < 0,001$). Contudo, eles constataram que a incidência anual de cálculos sintomáticos não aumentou de modo significativo, apesar de aumentos significativos na incidência de cálculos assintomáticos nos dois gêneros (de sete para 24 por 100.000 em homens, $P < 0,001$ e de sete para 21 por 100.000 em mulheres, $P < 0,001$).

Gênero

Historicamente, a doença calculosa afetava homens adultos com mais frequência que mulheres adultas. De acordo com uma variedade de indicadores, incluindo internações hospitalares, visitas ambulatoriais e visitas aos departamentos de emergência, os homens eram afetados com uma frequência duas a três vezes maior que as mulheres (Soucie et al., 1994; Pearle et al., 2005). Contudo, evidências recentes sugerem que a diferença na incidência entre homens e mulheres esteja diminuindo. Usando o banco de dados da *National Inpatient Sample*, que representa altas hospitalares, Scales et al. (2007) constataram que, embora as altas por um diagnóstico de cálculo renal ou ureteral ajustadas para a população em geral tenham aumentado apenas 1,6% de 1997 a 2002, as altas de mulheres aumentaram 17%, enquanto as altas de homens diminuíram 8,1%. Essa tendência reflete uma alteração da proporção de altas hospitalares para homens-mulheres de 1,7 em 1997 para 1,3 em 2002. Lieske et al. (2006) utilizaram os dados do *Rochester Epidemiology Project* (incluindo visitas a ambulatórios, prontos-socorros e casas de repouso, assim como internações hospitalares e ambulatoriais) para comparar a incidência ajustada para a idade de nova doença calculosa sintomática de 1970 a 2000 e encontraram tendências semelhantes em relação ao gênero. Embora a taxa total de doença calculosa sintomática em cada década nesse período tenha permanecido relativamente estável ($P = 0,33$), a taxa de cálculos sintomáticos em homens diminuiu 1,7% ao ano (P ajustado para a idade = 0,019), mas aumentou 1,9% ao ano em mulheres (P ajustado para a idade = 0,064), o que resultou em uma diminuição geral da proporção de cálculos sintomáticos entre homens e mulheres de 3,2 para 1,3 ($P = 0,006$) durante este período de tempo. Outra base de dados epidemiológica geográfica mais contemporânea, a *Marshfield Epidemiologic Study Area DataBase*, mostrou um declínio na proporção de homens-mulheres para urolitíase de 1,4 em 1992 para 1,0 em 2008 (Penniston et al., 2011).

Usando dados do NHANES, Stamatelou et al. (2003) relataram uma discreta diminuição na proporção de doença calculosa entre homens e mulheres, de 1,75 (entre 1976 e 1980) para 1,54 (entre 1988 e 1994), com os dados mais recentes (2007-2010) revelando uma prevalência de cálculos de 10,6% em homens e 7,1% em mulheres para uma proporção de 1,49, que é apenas discretamente menor que a relatada para o período de 1988-1994 (Scales et al., 2012).

Raça/Etnia

Foram observadas diferenças raciais/étnicas na incidência de doença calculosa. **Entre os homens nos Estados Unidos, Soucie et al. (1994) encontraram prevalência mais alta de doença calculosa em caucasianos, seguidos por hispânicos, asiáticos e afro-americanos, que apresentaram prevalências de 70%, 63% e 44% dos caucasianos, respectivamente.** Entre as mulheres nos Estados Unidos, a prevalência foi mais alta entre as caucasianas, porém mais baixa em mulheres asiáticas (aproximadamente metade da observada em caucasianas). De acordo com o banco de dados NHANES mais recente, hispânicos (risco relativo [RR] de 0,60, intervalo de confiança de 95% [IC] 0,49 a 0,73, $P < 0,001$) e negros não hispânicos (RR 0,37, IC 95% 0,28 a 0,49, $P < 0,001$) apresentaram uma probabilidade significativamente menor de relatar história de doença calculosa em comparação a caucasianos não hispânicos (Scales et al., 2012).

Mente et al. (2007) tentaram identificar influências genéticas de doença calculosa, comparando a prevalência de cálculos em diferentes grupos étnicos residentes em uma mesma região geográfica. Usando os europeus (caucasianos) como grupo de referência, o risco relativo de cálculos de cálcio foi maior em indivíduos de origem árabe (RR: 3,8, IC 95%: 2,7 a 5,2), das Índias Ocidentais (RR: 2,5, IC 95%: 1,8 a 3,4), do Oeste Asiático (RR: 2,4, IC 95%: 1,7 a 3,4) e latino-americanos (RR: 1,7, IC 95% 1,2 a 2,4) e significativamente menor em descendentes de populações do Leste Asiático (RR: 0,4, IC 95%: 0,3 a 0,5) e africanas (RR: 0,7, IC 95%: 0,5 a 0,9). Curiosamente, apesar das diferenças na prevalência da doença calculosa de acordo a etnia, Maloney et al. (2005) observaram uma incidência de anormalidades metabólicas notavelmente semelhante entre formadores de cálculos caucasianos e não caucasianos da mesma região geográfica, embora a distribuição das anormalidades fosse diferente, sugerindo que a dieta e outros fatores ambientais poderiam superar a contribuição da etnia na determinação do risco de cálculo.

A distribuição da doença calculosa entre os gêneros varia de acordo com a raça. Sarmina et al. (1987) **observaram uma proporção de homens-mulheres de 2,3 entre caucasianos e 0,65 entre afro-americanos.** Michaels et al. (1994) também observaram uma inversão da predisposição masculina à doença calculosa em hispânicos e afro-americanos, relatando uma proporção de homens-mulheres de 1,8 entre asiáticos, 1,6 entre caucasianos, 0,7 entre hispânicos e 0,5 entre afro-americanos, em um grupo de pacientes submetidos a litrotripsia por ondas de choque. Dall'era et al. (2005) examinaram os registros de prontos-socorros para identificar pacientes que apresentaram cálculos renais ou ureterais sintomáticos e encontraram uma proporção de homens-mulheres de 1,17 entre pacientes hispânicos em comparação com 2,05 para pacientes caucasianos.

Idade

A ocorrência de cálculos é relativamente rara antes dos 20 anos de idade, mas atinge um pico de incidência na quarta a sexta décadas de vida (Marshall et al., 1975; Johnson et al., 1979). Lieske et al. (2006) encontraram um pico de incidência nas idades de 60 a 69 anos em homens, porém relativamente pouca alteração da incidência entre 20 e 70 anos de idade para mulheres, com uma incidência discretamente maior em mulheres de 30 a 39 anos e 60 a 69 anos.

Foi observado que mulheres exibem uma distribuição bimodal da doença calculosa, demonstrando um segundo pico de incidência na sexta década de vida, que corresponde ao início da menopausa e queda dos níveis de estrogênio (Marshall et al., 1975; Johnson et al., 1979). Este achado e a menor incidência de doença calculosa em mulheres em comparação a homens foram atribuídos ao efeito protetor de estrogênios contra a formação de cálculos em mulheres antes da menopausa, devido à maior absorção renal de cálcio e à redução da reabsorção óssea (McKane et al., 1995; Nordin et al., 1999). Na verdade, Heller et al. (2002) identificaram uma menor saturação urinária de oxalato de cálcio e bruchita em mulheres em comparação com os homens. Além disso, o cálcio urinário foi mais baixo em mulheres que em homens até aproximadamente os 50 anos de idade, quando atingiu equivalência entre os dois grupos. Mulheres na pós-menopausa tratadas com estrogênios apresentam cálcio urinário e saturação de oxalato de cálcio mais baixos que mulheres não tratadas.

Fan et al. (1999) constataram que os androgênios aumentaram e estrogênios diminuíram o oxalato urinário e sérico em um modelo experimental em ratos, talvez explicando o risco reduzido de formação de cálculo em mulheres. Contudo, van Aswegen et al. (1989) encontraram níveis mais baixos de testosterona urinária em formadores de cálculos em comparação com indivíduos não formadores, confundindo ainda mais a questão.

Geografia

A distribuição geográfica da doença calculosa tende a acompanhar, de forma aproximada, os fatores de risco ambientais; **uma maior prevalência é encontrada em climas quentes, áridos ou secos como montanhas, desertos ou áreas tropicais.** Contudo, fatores genéticos e influências dietéticas podem superar os efeitos da geografia. Finlayson (1974) revisou vários levantamentos geográficos no mundo todo e constatou que as áreas de alta prevalência de cálculos incluíam os Estados Unidos, as Ilhas Britânicas, os países da Escandinávia e Mediterrâneo, norte da Índia e Paquistão, norte da Austrália, Europa Central, parte da península Malaia e China. Nos Estados Unidos, Mandel e Mandel (1989a, 1989b) **identificaram as maiores taxas de altas hospitalares de pacientes por cálculos de oxalato de cálcio no sudeste e por cálculos de ácido úrico no leste, em uma população de pacientes veteranos** (Fig. 51-1). Soucie et al. (1994) encontraram taxas crescentes de prevalência ajustada para a idade em homens e mulheres ao seguirem do norte para o sul e do oeste para o leste, com as maiores prevalências observadas no sudeste. Após o controle de outros fatores de risco, os autores concluíram que a temperatura ambiente e a luz solar foram associadas de modo independente à prevalência dos cálculos (Soucie et al., 1996).

Clima

A variação sazonal na doença calculosa provavelmente está relacionada à temperatura por meio da perda de líquidos decorrente da perspiração e talvez pelo aumento de vitamina D induzido pela luz solar. Prince e Scardino (1960) observaram a maior incidência de doença calculosa nos meses de verão, de julho a setembro, com o pico ocorrendo dentro de 1 a 2 meses após as temperaturas médias máximas (Prince et al., 1956). Usando dados obtidos do *Taiwan National Health Insurance Research Database* (1999-2003), Chen et al. (2008) analisaram solicitações mensais de benefícios médicos hospitalares e ambulatoriais decorrentes de um diagnóstico primário de cálculos renais ou ureterais ou

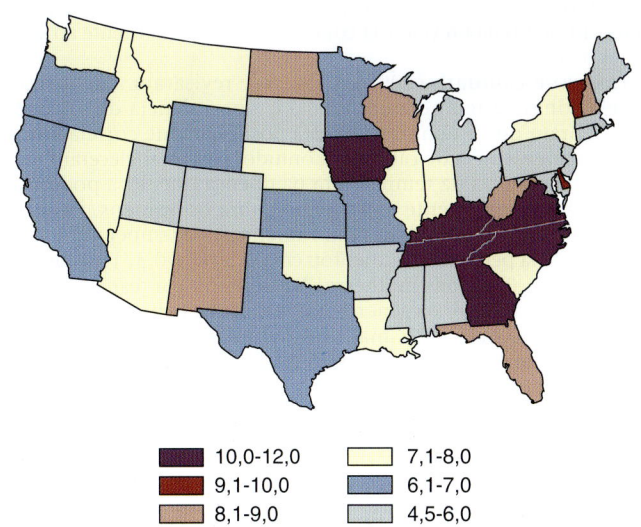

Figura 51-1. Distribuição geográfica da doença calculosa do trato urinário na população de veteranos dos Estados Unidos de 1983 a 1986. Os dados são expressos como pacientes com cálculos no trato urinário por 1.000 altas hospitalares. (De Mandel NS, Mandel GS. Urinary tract stone disease in the United States veteran population: II. Geographical analysis of variations in composition. J Urol 1989;142:1516.)

cólica renal e constataram que o pico de incidência de solicitações de reembolso relacionadas a esses problemas ocorreu de julho a setembro, com um declínio abrupto nas solicitações de reembolso em outubro. A temperatura ambiente, a pressão atmosférica e as horas de luz solar correlacionaram-se às solicitações mensais de reembolso relacionadas a cálculos. Porém, após o ajuste para sazonalidade, mês e tendência à formação de cálculo, a temperatura ambiente foi considerada o determinante mais importante de eventos relacionados a litíase.

Um estudo sobre pessoal militar transferido para localizações desérticas forneceu uma oportunidade única para se estudar o efeito do clima sobre uma população definida. Pierce e Bloom (1945) relataram que soldados americanos em uma localização desértica não divulgada apresentaram um aumento de episódios sintomáticos de cólica renal durante a estação do verão. Outro estudo sobre militares que desenvolveram cálculos sintomáticos após a chegada ao Kuwait e Iraque revelou um intervalo de tempo médio de 93 dias até a formação de cálculo (Evans e Costabile, 2005). Por fim, Parry e Lister (1975) mediram os níveis urinários de cálcio e magnésio em soldados antes e 10 dias após transferência para o Golfo Pérsico e observaram um aumento dos níveis de cálcio urinário em relação aos valores basais nos soldados transferidos durante os meses de verão, mas não entre aqueles transferidos durante a "estação fria", o que foi atribuído a um aumentou induzido pela luz solar da produção de 1,25-di-hidroxivitamina D_3 ($1,25[OH]_2D_3$). Portanto, é provável que o clima e a geografia influenciem indiretamente a prevalência de doença calculosa por meio de seus efeitos sobre a temperatura e possivelmente a luz solar.

Brikowski et al. (2008) construíram dois modelos alternativos para descrever a dependência da temperatura na doença litiásica, com base nas taxas relatadas de prevalência regional de cálculos e nas temperaturas anuais médias correspondentes para prever a alteração prevista na prevalência de cálculos resultante do aquecimento global. As taxas de prevalência obtidas no *Second Cancer Prevention Survey* de 1982 (Soucie et al., 1996) foram compatíveis com uma relação não linear, ou de pico, entre a temperatura e a prevalência de cálculos, enquanto um conjunto de dados da Veterans Administration que foi analisado pelo projeto *Urologic Diseases in America* (Pearle et al., 2005) mostrou uma relação linear. Usando um modelo de aquecimento de intensidade moderada para prever a mudança de temperatura resultante do aquecimento global nos Estados Unidos, os autores estimaram um aumento de 1 a 1,5 milhão de casos de nefrolitíase relacionada ao clima até 2050. De acordo com o modelo linear de dependência da temperatura, o efeito líquido do aquecimento será uma expansão setentrional do atual "cinturão dos cálculos" (que ocupa basicamente a parte sudeste dos Estados Unidos) até o meio-oeste, de modo que até 2050 ele ocupará toda a porção sudeste do país e toda a Califórnia. O modelo não linear prevê que a zona de risco elevado de cálculos, atualmente localizada no sudeste, se expandirá para o norte para incluir uma faixa de estados do Kansas até a Virgínia e o norte da Califórnia, porém com o aumento da prevalência concentrado principalmente ao sul do limiar de temperatura.

Fakheri e Goldfarb (2009) mais tarde revisaram a análise que correlacionava a temperatura média e a prevalência de cálculos e confirmaram que a temperatura está positivamente correlacionada à taxa de prevalência de cálculos. Contudo, eles estabeleceram ainda que a dependência da temperatura na doença calculosa poderia ser atribuída primariamente a um efeito sobre os homens. Para cada aumento de uma unidade de grau Fahrenheit na temperatura, a taxa de prevalência percentual aumentou em 0,15 ($R^2 = 0,37$) nos homens e 0,04 ($R^2 = 0,51$) nas mulheres. A fisiopatologia responsável por essas diferenças entre os gêneros em resposta à temperatura não foi elucidada até o momento, mas provavelmente é afetada por fatores de confundimento, como exposição diferencial à luz solar, ocupação e estado de hidratação.

Ocupação

A exposição ao calor e a desidratação também constituem fatores de risco ocupacionais para doença calculosa. Foi constatado que o pessoal da Marinha Real, entre cozinheiros e trabalhadores das salas de máquinas, que estão expostos a altas temperaturas, apresentam maiores taxas de formação de cálculos (Blacklock, 1969). Do mesmo modo, Atan et al. (2005) encontraram uma incidência significativamente maior de cálculos entre operários de siderúrgicas expostos a altas temperaturas (8%) em comparação com aqueles que trabalhavam em temperaturas normais (0,9%). A avaliação metabólica desses dois grupos de trabalhadores mostrou uma maior incidência de baixo volume urinário e hipocitratúria entre os trabalhadores em áreas quentes. Borghi et al. (1993) também observaram diferenças na incidência de doença calculosa e fatores de risco para cálculo urinário entre trabalhadores de uma fábrica de vidro que foram ou não expostos de modo crônico a altas temperaturas, causando transpiração maciça. Aqueles expostos a altas temperaturas exibiram menores volumes e pH urinários, maiores níveis de ácido úrico e densidade urinária mais alta, provocando maior saturação urinária de ácido úrico. Coerentemente, os trabalhadores que formaram cálculos apresentaram uma incidência notavelmente alta de cálculos de ácido úrico (38%).

Foi constatado que indivíduos com ocupações sedentárias, como aqueles em cargos gerenciais ou ou técnicos, apresentam maior risco de formação de cálculos por motivos incertos (Blacklock, 1969). Esse achado é coerente com o trabalho de Robertson et al. (1980), que relataram um maior risco de doença calculosa em indivíduos, países e sociedades ricas, o que pode ser o reflexo de uma dieta e estilo de vida mais permissivos.

Obesidade, Diabetes e Síndrome Metabólica

A associação entre o tamanho corporal e a incidência de doença calculosa foi extensamente investigada. Em dois grandes estudos prospectivos com homens e mulheres, **a prevalência e o risco de ocorrência de doença calculosa foram diretamente correlacionados ao peso e índice de massa corporal (IMC) nos dois sexos, embora a magnitude da associação fosse maior em mulheres que em homens** (Curhan et al., 1998; Taylor et al., 2005b). Embora esses pesquisadores tenham identificado um risco reduzido de formação de cálculos com alta ingestão de líquidos (homens e mulheres) e baixa ingestão de proteína (homens) (Curhan et al., 1993, 1997), eles constataram que a obesidade e o ganho de peso foram fatores de risco independentes para formação de cálculos que não poderiam ser explicados apenas pela dieta (Taylor et al., 2005b). Nowfar et al. (2011) utilizaram uma grande base de dados de pacientes internados que incluía todos os segurados e também encontraram um maior risco de cálculos com a obesidade, que foi mais pronunciado nas mulheres que nos homens. Por fim, Semins et al. (2010), usando dados de solicitações de reembolso, encontraram um maior risco de cálculos renais com o aumento do IMC até um IMC de 30 kg/m^2, o ponto em que o risco se estabilizou.

A associação de obesidade visceral mais hiperlipidemia, hipertrigliceridemia, hiperglicemia e/ou hipertensão, conhecida como síndrome metabólica, também foi ligada a um maior risco de cálculos renais. Utilizando o banco de dados de NHANES III (1988-1994), West et al. (2008) constataram que indivíduos com diagnóstico de síndrome metabólica apresentavam uma probabilidade significativamente maior de relatar uma história de cálculos renais em comparação a indivíduos saudáveis (8,8% *versus* 4,3%, respectivamente, $P < 0,001$). Além disso, eles constataram que a prevalência de uma história autorrelatada de cálculos renais aumentava com o número de traços de síndrome metabólica, com uma prevalência de cálculos renais estimada em 3% para ausência de traços, 7,5% para três traços e 9,8% para cinco traços. A análise multivariável revelou que a presença de quatro ou cinco traços de síndrome metabólica estava associada a um aumento de mais de duas vezes na probabilidade de uma história autorrelatada de cálculos (RR: 2,42, IC 95%: 1,57 a 3,73). Jeong et al. (2011) corroboraram esses achados em uma grande população saudável selecionada na Ásia.

A síndrome metabólica foi implicada como um possível precursor de diabetes melito tipo 2. Taylor et al. (2005a) estudaram prospectivamente a associação entre diabetes e incidência de cálculos renais em três grandes coortes (*Nurses' Health Study I* [NHS I], composto por mulheres mais velhas; *Nurses' Health Study II* [NHS II], composto por mulheres mais jovens, e o *Health Professionals Follow-Up Study* [HPFS], composto por homens) e constataram que, após o ajuste para IMC, dieta e uso de tiazídicos, uma história de diabetes foi associada a um aumento na incidência de cálculos renais em mulheres, mas não em homens. Inversamente, uma história de cálculos renais foi associada a um aumento na incidência de autorrelato de diabetes em mulheres e homens (RR: 1,33, IC 95%: 1,18 a 1,50 para mulheres mais velhas; RR 1,48, IC 95%: 1,14 a 1,91 para mulheres mais jovens; RR: 1,49, IC: 95% 1,29 a 1,72 para os homens). Além disso, em um estudo prospectivo em Taiwan, Chung et al. (2011) observaram uma probabilidade de receber um diagnóstico de diabetes 1,3 vez maior em um grupo de indivíduos dentro de 5 anos após diagnóstico de cálculos renais que em um grupo de indivíduos que não formaram cálculos (IC 95%: 1,26 a 1,39, $P < 0,001$). Foi demonstrado que formadores de cálculos com diabetes tipo 2 apresentam oxalato urinário mais alto e pH urinário mais baixo que formadores de cálculo não diabéticos (Eisner et al., 2010a).

Embora a associação entre obesidade, diabetes e síndrome metabólica tenha sido explorada na literatura epidemiológica, o mecanismo fisiopatológico exato responsável por esta associação ainda não foi totalmente definido; contudo, uma característica central dessas comorbidades é um estado metabólico de resistência à insulina. Evidências que relacionam a obesidade e resistência à insulina com um baixo pH urinário e cálculos de ácido úrico (Maalouf et al., 2004a, 2004b), assim como uma associação entre hiperinsulinemia e hipercalciúria (Kerstetter et al., 1991; Shimamoto et al., 1995; Nowicki et al., 1998), poderiam explicar o maior risco de cálculos de ácido úrico e/ou cálcio em pacientes obesos. Um estudo sobre indivíduos formadores de cálculo e não formadores de cálculo do HPFS (599 homens formadores de cálculo e 404 não formadores de cálculo), NHS I (888 mulheres mais velhas formadoras de cálculo e 398 não formadoras de cálculo) e NHS II (689 mulheres mais jovens formadoras de cálculo e 295 não formadoras de cálculo), nos quais estudos de urina de 24 horas foram colhidos, correlacionou os perfis de risco de cálculos urinários com o IMC (Taylor e Curhan, 2006). **Indivíduos com IMC mais alto excretaram na urina mais oxalato, ácido úrico, sódio e fósforo que aqueles com IMC mais baixo. Além disso, de modo semelhante a outros estudos, a supersaturação urinária de ácido úrico aumentou com o IMC.**

Foi sugerido que a associação de obesidade com a formação de cálculo de oxalato de cálcio resulte principalmente de uma maior excreção de promotores de formação de cálculos (Siener et al., 2004; Negri et al., 2007). **Em contraste, a associação entre obesidade e formação de cálculos de ácido úrico seria influenciada principalmente pelo pH urinário.**

Doença Cardiovascular

Vários pesquisadores exploraram a associação entre a hipertensão e cálculos renais. A análise de dados do HPFS e do NHS I constatou que uma história de nefrolitíase estava associada a um maior risco de desenvolvimento de hipertensão (Madore et al., 1998a, 1998b) e foi demonstrado que essa associação era mais intensa entre formadoras de cálculo do sexo feminino com sobrepeso (Gillen et al., 2005). Um aumento da ingestão dietética de substâncias associadas a hipertensão e doença calculosa, incluindo cálcio, sódio e potássio, foi proposto como possível explicação para este achado. Borghi et al. (1999) observaram maiores níveis de cálcio, ácido úrico e oxalato urinário e supersaturação de oxalato de cálcio em homens e mulheres com hipertensão em comparação com indivíduos normotensos. Em outro estudo, foi constatado que formadores de cálculos hipertensos excretam aproximadamente 25 mg/dia de cálcio a mais que formadores de cálculo normotensos (Eisner et al., 2010b).

A doença calculosa também foi relacionada à doença cardíaca. Um estudo longitudinal constatou uma incidência 31% maior de infarto do miocárdio entre indivíduos com história de cálculos renais em comparação com aqueles sem cálculos, mesmo após o ajuste para comorbidades, incluindo doença renal crônica (Rule et al., 2010). Além disso, Reiner et al. (2011) documentaram a associação entre uma história de cálculos renais e aterosclerose subclínica da carótida em homens e mulheres jovens. Por fim, Ferraro et al. (2013b) exploraram a associação entre cálculos renais e o risco de doença cardíaca em três grandes estudos, NHS I, NHS II e HPFS, e constataram que uma história de cálculos renais estava associada a um aumento modesto, porém significativo, de doença cardíaca nas coortes do sexo feminino, mas não na coorte do sexo masculino. A etiologia dessa diferença de gênero não foi elucidada.

Água

O efeito benéfico de uma alta ingestão de líquidos sobre a prevenção de cálculos é reconhecido há muito tempo. Em dois grandes estudos observacionais, foi constatado que a ingestão de líquidos está inversamente relacionada ao risco de formação de cálculos renais (Curhan et al., 1993, 1997). Além disso, em um estudo prospectivo randomizado que avaliou o efeito da ingestão de líquidos sobre a recorrência de cálculos entre formadores de cálculos de cálcio idiopáticos pela primeira vez, o volume urinário foi significativamente maior no grupo que recebeu uma alta ingestão de líquidos em comparação com o grupo-controle que não recebeu recomendações, e, coerentemente, as taxas de recorrência de cálculos foram significativamente menores (12% *versus* 27%, respectivamente) (Borghi et al., 1996).

As diferenças geográficas na incidência de doença calculosa foram atribuídas em alguns casos a diferenças no teor mineral e eletrolítico da água nas diferentes áreas. Embora diversos pesquisadores tenham relatado menor incidência de doença calculosa em regiões geográficas com um suprimento de água "dura" em comparação a um suprimento de água "mole", em que a "dureza" da água é determinada pelo teor de carbonato de cálcio (Churchill et al., 1978; Sierakowski et al., 1979), outros não encontraram diferenças. Schwartz et al. (2002) não encontraram uma associação entre a dureza da água e a incidência de episódios de cálculo, embora tenham observado uma correlação entre a dureza da água e os níveis urinários de magnésio, cálcio e citrato.

PONTOS-CHAVE: EPIDEMIOLOGIA

- Os cálculos do trato urinário superior ocorrem com mais frequência em homens que em mulheres, mas há evidências de que a diferença entre os gêneros esteja diminuindo.
- Caucasianos apresentam a maior incidência de cálculos do trato urinário superior em comparação com asiáticos, hispânicos e afro-americanos.
- A prevalência de doença calculosa exibe variabilidade geográfica; nos Estados Unidos, a maior prevalência de doença calculosa ocorre na região Sudeste.
- O risco de doença calculosa está correlacionado ao peso e ao IMC.
- A doença calculosa foi correlacionada a vários distúrbios sistêmicos, incluindo diabetes, síndrome metabólica e doença cardiovascular.

FÍSICO-QUÍMICA E PATOGÊNESE

O processo físico de formação de cálculos compreende uma cascata complexa de eventos que ocorrem quando o filtrado glomerular atravessa o néfron. Ele começa com uma urina que se torna supersaturada em relação aos sais formadores de cálculo, de modo que íons dissolvidos ou moléculas se precipitam para fora da solução e formam cristais ou núcleos. Após sua formação, os cristais podem fluir com a urina ou ficar retidos no rim em pontos de ancoragem que promovem crescimento e agregação, finalmente levando à formação de cálculo. A discussão a seguir descreve o processo de formação de cálculos do ponto de vista físico-químico.

Estado de Saturação

Uma solução que contenha íons ou moléculas de um sal escassamente solúvel é descrita pelo produto de concentração, que é uma expressão matemática do produto das concentrações dos componentes químicos puros (íons ou moléculas) do sal. Por exemplo, a expressão do produto de concentração (PC) para cloreto de sódio é PC = $[Na^+][Cl^-]$. Uma solução aquosa pura de um sal é considerada *saturada* quando atinge o ponto em que nenhum outro cristal de sal adicionado se dissolverá. O produto de concentração no ponto de saturação é chamado de *produto de solubilidade termodinâmica* (K_{PS}), que é o ponto no qual os componentes dissolvidos e cristalinos estão em equilíbrio para um conjunto específico de condições. Nesse ponto, a adição de mais cristais à solução saturada fará que os cristais sofram precipitação, a não ser que condições da solução como o pH ou a temperatura sejam alteradas.

Na urina, apesar de os produtos de concentração dos componentes salinos formadores de cálculos, como o oxalato de cálcio, ultrapassarem o produto de solubilidade, não ocorre necessariamente cristalização devido à presença de inibidores e outras moléculas que permitem que maiores concentrações de oxalato de cálcio sejam mantidas em solução antes que ocorra precipitação ou cristalização. Nesse estado de saturação, a urina é considerada *metaestável* em relação ao sal. Conforme as concentrações do sal aumentam ainda mais, o ponto no qual ele já não pode ser mantido em solução é atingido e os cristais se formam. O produto de concentração neste ponto é chamado *produto de formação* (K_f).

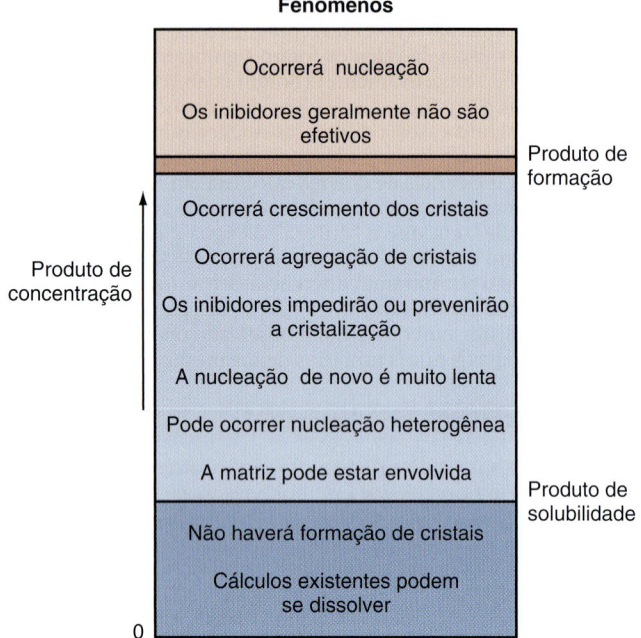

Figura 51-2. Estados de saturação. Estão relacionados com os fenômenos sólido-solução que provavelmente ocorrem em uma determinada faixa de produtos de concentração. Três situações gerais são consideradas: (1) concentrações menores que o produto de solubilidade (insaturação), (2) concentrações metaestáveis em relação a uma nova precipitação (entre o produto de solubilidade e o produto de formação) e (3) concentrações acima do produto de formação (instável). (De Meyer JL. Physicochemistry of stone formation. In: Resnick MI, Pak CYC, editors. Urolithiasis: a medical and surgical reference. Philadelphia: Saunders; 1990. p. 11–34.)

O produto de solubilidade e o produto de formação diferenciam os três principais estados de saturação na urina: insaturada, metaestável e instável (Fig. 51-2). Abaixo do produto de solubilidade, cristais não serão formados em nenhuma circunstância e a dissolução dos cristais teoricamente é possível. Em concentrações acima do produto de formação, a solução é instável e os cristais se formarão. Na faixa metaestável entre o produto de solubilidade e o produto de formação, onde estão situados os produtos de concentração dos componentes de cálculos mais comuns, a nucleação ou precipitação espontânea não ocorre apesar de uma urina supersaturada. É nessa área que a modulação dos fatores que controlam a formação de cálculos pode ocorrer e a intervenção terapêutica é dirigida.

Na faixa metaestável de produtos de concentração, embora possa ocorrer o crescimento de cristais existentes, a formação de novos cristais não pode ocorrer no período de tempo que normalmente demora até que a urina filtrada chegue à bexiga. Contudo, a formação de cristais pode ocorrer nessa faixa em algumas circunstâncias. Primeiramente, em partes do néfron os produtos de concentração local podem exceder o produto de formação por períodos de tempo longos o suficiente para permitir que a nucleação ocorra. Em segundo lugar, áreas de obstrução ou estase no trato urinário superior podem prolongar o tempo de trânsito urinário e permitir a formação de cristais na urina metaestável. Por fim, impurezas microscópicas ou outros componentes da urina podem facilitar o processo de nucleação pela adsorção dos componentes cristalinos de um modo geométrico, que lembra o cristal nativo. A energia necessária para esse processo de "nucleação heterogênea" é muito menor que a necessária para uma "nucleação homogênea".

Para calcular o estado de saturação de qualquer sistema de um cristal em particular, como oxalato de cálcio ou fosfato de cálcio, Pak e Chu (1973) desenvolveram uma fórmula matemática, a *razão de produto de atividade*, que leva em conta o pH urinário e as atividades iônicas de todas as principais espécies iônicas diretamente envolvidas no processo de formação de cálculos ou aquelas que afetam o potencial iônico em geral da urina. Finlayson subsequentemente desenvolveu um programa de computador, o EQUIL 2, para medir o estado de saturação, que vem sendo usado atualmente (Werness et al., 1985). A *razão de saturação relativa* (RSR) ou a *razão do produto de concentração* (RPC) é definida como a razão entre o produto de concentração da urina e o produto de solubilidade do sal formador de um cálculo específico. Uma redução do numerador provocará a instauração da urina em relação ao sal formador de cálculo e consequentemente reduzirá a probabilidade de precipitação. Portanto, em valores de RSR menores que 1, os cristais se dissolverão; em valores de RSR maiores que 1, cristais se formarão e crescerão. A redução de RSR pode ser obtida pela diminuição das concentrações urinárias dos componentes do cálculo (p. ex., cálcio ou oxalato), pela redução da carga filtrada ou pelo aumento da reabsorção urinária. Além disso, a formação de complexos com substâncias como citrato reduz o cálcio iônico livre disponível e diminui o RSR. Por outro lado, a manipulação de fatores como o pH pode afetar de modo significativo a concentração de íons como fosfato, cuja geração é altamente dependente do pH. Entretanto, a manipulação do pH tem pouco efeito sobre a concentração de oxalato, uma vez que o ácido oxálico é um ácido forte (pK = 4) e mudanças de pH dentro da faixa fisiológica terão pouco efeito sobre a concentração de oxalato.

Rodgers et al. (2006) introduziram outro programa de computador, o JESS (*Joint Expert Speciation System*), para calcular a saturação urinária dos sais formadores de cálculos como uma estimativa da propensão para sua formação, consequentemente desafiando a precisão do programa de computador EQUIL 2 amplamente aceito. O programa JESS reconhece vários complexos solúveis não considerados pelo EQUIL 2, incluindo dihidrogênio fosfato dicálcico e fosfocitrato de cálcio, cuja formação depende do pH e do citrato. Como consequência, a fração de cálcio, fosfato e oxalato ionizado estimada pelo JESS será menor que a estimada pelo EQUIL 2. Para resolver a discrepância entre os dois programas, o índice de supersaturação (IS) de acordo com JESS e a RSR de acordo com EQUIL 2 foram comparados com uma saturação urinária de bruchita (Pak et al., 2009b) e oxalato de cálcio (Pak et al., 2009a) determinada experimentalmente. O método determinado experimentalmente mede a RPC sem utilizar atividades iônicas derivadas de computador. Ao determinar o produto de concentração antes e após a incubação com um sal sintético formador de cálculo, este método calcula diretamente a saturação ao medir a extensão de crescimento (em uma solução supersaturada) ou dissolução (em uma solução insaturada) do cálculo. Não foi encontrada uma diferença significativa entre a RPC determinada experimentalmente e o IS derivado do JESS, nem para bruchita nem para o oxalato de cálcio. Contudo, a RSR derivada do EQUIL 2 foi constante e significativamente maior que a RPC e o IS, superestimando a RPC em aproximadamente 80% para bruchita e 50% para oxalato de cálcio. **Uma vez que a RPC é muito trabalhosa para o uso rotineiro, o IS de acordo com JESS provavelmente fornece uma estimativa mais confiável de saturação urinária que a RSR derivada de EQUIL 2.**

Historicamente, o oxalato urinário é considerado um contribuinte mais importante para a formação de cálculos de oxalato de cálcio que o cálcio urinário, porque uma elevação da concentração de cálcio urinário afeta menos a saturação urinária de oxalato de cálcio que um aumento da concentração de oxalato (Nordin et al., 1972; Robertson e Peacock, 1980). Além disso, em altas concentrações urinárias de cálcio, a saturação do oxalato de cálcio atingiu um platô que não ultrapassa o produto de formação teórico de oxalato de cálcio, enquanto altas concentrações de oxalato o fazem, consequentemente aumentando o risco da formação de cristais de oxalato de cálcio. Contudo, Pak et al. (2004) desafiaram a noção de que o oxalato urinário exerce maior efeito patogênico que o cálcio na formação de cálculos de oxalato de cálcio. Eles demonstraram que a escolha da constante de estabilidade usada para cálculo da RSR determina os efeitos relativos da concentração urinária de cálcio e oxalato. Usando a constante de estabilidade geralmente aceita de $2,746 \times 10^3$ (usada no programa EQUIL 2), os efeitos do cálcio e oxalato urinários mostraram-se equivalentes. Portanto, concluíram que **tanto o cálcio quanto o oxalato urinário são importantes e contribuem igualmente para a formação de cálculos de oxalato de cálcio.** Desse modo, reduções de cálcio e oxalato serão efetivas para reduzir a RSR, e a intervenção para prevenir a formação de cálculo pode ser dirigida para qualquer um destes. Quando esses estudos foram repetidos usando JESS, o mesmo achado de um efeito equivalente de cálcio e oxalato sobre o IS urinário do oxalato de cálcio foi encontrado, embora a dependência de IS sobre o cálcio e o oxalato fosse menos acentuada que a demonstrada para RSR (Pak et al., 2009a).

Nucleação e Crescimento, Agregação e Retenção de Cristais

Na urina humana normal, a concentração de oxalato de cálcio é quatro vezes maior que sua solubilidade em água. Os fatores urinários que favorecem a formação de cálculos incluem baixo volume e citrato, enquanto um aumento de cálcio, oxalato, fosfato e ácido úrico aumenta a supersaturação de oxalato de cálcio. Quando o produto de concentração do oxalato de cálcio ultrapassa o produto de solubilidade, existe a possibilidade de cristalização. Contudo, na presença de inibidores urinários e outras substâncias, a precipitação do oxalato de cálcio ocorre apenas quando a supersaturação excede a solubilidade em sete a 11 vezes.

A nucleação homogênea é o processo pelo qual ocorre a formação de núcleos em solução pura. Os núcleos são as estruturas cristalinas mais iniciais, que não serão dissolvidas. Núcleos pequenos são instáveis; abaixo de um limiar de tamanho crítico, a dissolução do cristal é favorecida em relação ao crescimento do cristal. Se a força determinante (nível de supersaturação) e a estabilidade dos núcleos forem adequadas e o tempo de demora até a nucleação for suficientemente curto em comparação ao tempo de trânsito da urina pelo néfron, os núcleos persistirão. Inibidores como o citrato desestabilizam os núcleos, enquanto promotores vão estabilizá-los ao fornecer uma superfície com um local de ligação que acomoda a estrutura cristalina do núcleo. Na urina, os núcleos de cristal geralmente são formados por nucleação heterogênea, por meio da adsorção em superfícies existentes de células epiteliais (Umekawa et al., 2001), resíduos celulares (Fasano e Khan, 2001) ou outros cristais (Kok, 1997).

No período de trânsito urinário pelo néfron, estimado em 5 a 7 minutos, os cristais não conseguem crescer até atingirem um tamanho suficiente para ocluir a luz tubular. Contudo, se núcleos suficientes forem formados e crescerem, a agregação dos cristais formará partículas maiores dentro de minutos, que podem ocluir a luz tubular. Os inibidores podem prevenir o processo de crescimento ou agregação de cristais. O magnésio e o citrato inibem a agregação de cristais. A nefrocalcina, uma glicoproteína ácida fabricada nos rins, inibe a nucleação, o crescimento e a agregação de oxalato de cálcio (Nakagawa et al., 1987; Asplin et al., 1991). A mucoproteína de Tamm-Horsfall, a proteína mais abundante na urina, inibe a agregação (Hess et al., 1991), e a uropontina inibe o crescimento dos cristais (Shiraga et al., 1992). Foi demonstrado que a bicunina, a cadeia leve da inter-α-tripsina, é um inibidor eficiente da nucleação e agregação de cristais.

Visões opostas sobre a formação e o crescimento de partículas cristalinas provocaram controvérsias sobre o conceito de crescimento de partículas de cristal livre *versus* crescimento de partículas fixas. Embora tenha sido concluído inicialmente que a formação de cálculos de partículas livres seria impossível dentro do tempo de trânsito normal pelo néfron (Finlayson e Reid, 1978), um novo cálculo posterior usando as dimensões atuais do néfron, supersaturação e as taxas de crescimento de cristais determinou que podem ser formadas partículas cristalinas grandes o suficiente para que sejam retidas durante o tempo de trânsito normal pelos rins (Kok e Khan, 1994).

A teoria do crescimento de partículas fixas pressupõe um local de ancoragem ao qual os cristais se ligam, consequentemente prolongando o tempo pelo qual os cristais são expostos à urina supersaturada e facilitando o crescimento e a agregação dos cristais. Vários mecanismos foram propostos para explicar a fixação dos cristais. Uma teoria favorecida propõe que lesões das células epiteliais tubulares renais induzidas por oxalato promovam a aderência de cristais de oxalato de cálcio (Miller et al., 2000). Em modelos animais de formação de cálculos, em que a administração de altas cargas de oxalato provoca a formação de cristais de oxalato de cálcio, os níveis urinários elevados de marcadores enzimáticos de lesão celular, incluindo N-acetil-β-glicosidase e fosfatase alcalina, fornecem evidências de lesão das células epiteliais dos túbulos renais (Khan et al., 1992; Thamilselvan e Khan, 1998). Acredita-se que as lesões celulares induzidas por oxalato sejam mediadas por espécies reativas de oxigênio (Thamilselvan e Khan, 1998; Thamilselvan et al., 1999). Não apenas as altas concentrações de oxalato são tóxicas para as células tubulares renais, mas também foi demonstrado que os cristais de oxalato de cálcio por si sós promovem lesão das células (Khan et al., 1993, 1999; Thamilselvan e Khan, 1998; Thamilselvan et al., 1999). Davalos et al. (2010) demonstraram em cultura celular que cristais de oxalato de cálcio mono-hidratado induziram estresse oxidativo nas células epiteliais tubulares renais, provocando eventual apoptose por vias que ainda precisam ser definidas. Além disso, eles mostraram que a N-acetilcisteína, um antioxidante potente, neutralizou de modo efetivo esta citotoxicidade e permitiu a retenção da integridade das células renais. Asselman et al. (2003) usaram etilenoglicol para induzir hiperoxalúria em ratos e demonstraram que a aderência de oxalato de cálcio ocorreu apenas nas células renais lesadas. Além disso, eles mostraram que marcadores de lesão e inflamação renal, incluindo hialuronano, osteopontina e o receptor de superfície celular CD44, foram expressos preferencialmente nos momentos de aderência de cristais.

Além desses achados em modelos animais e sistemas *in vitro*, Holoch e Tracy (2011) demonstraram uma associação entre os antioxidantes e a doença calculosa em pacientes humanos. Níveis consideravelmente menores de antioxidantes séricos (α-caroteno, β-caroteno e β-criptoxantina) foram encontrados em indivíduos que relataram história de cálculos em comparação com os controles não formadores de cálculos, sugerindo que maiores níveis de antioxidantes possam conferir proteção contra a formação de cálculos. É interessante observar que evidências *in vivo* de lesão tubular induzida por oxalato em humanos estão ausentes. Na verdade, não foram observados aumentos dos marcadores de estresse oxidativo ou lesões de células renais em indivíduos normais ou formadores de cálculos após a ingestão de uma grande carga de oxalato (Knight et al., 2007).

O estresse oxidativo foi implicado como um mecanismo fisiopatológico para explicar as associações epidemiológicas que foram demonstradas entre diabetes, síndrome metabólica e doença cardíaca coronariana (Khan, 2012). Além disso, Yoshioka et al. (2010) sugeriram que a disparidade de gêneros historicamente observada na doença calculosa poderia ser atribuída à produção diferencial de antioxidantes associada a testosterona e estradiol. Eles constataram, em um modelo de ratos, que o aumento da testosterona estava associado a um aumento do estresse oxidativo e cálculos, enquanto um aumento dos níveis de estradiol suprimiu estes dois parâmetros.

O modo como a lesão das células do túbulo renal induzida por oxalato possivelmente promoveria a retenção de cristais não é conhecido. Randall (1937) observou pela primeira vez áreas de lesão associadas a placas subepiteliais nas papilas renais. Mais tarde, análises estruturais em ratos hiperoxalúricos demonstraram cristais fixados ao epitélio lesado que revestia os ductos coletores (Khan, 1991). Estudos *in vitro* confirmaram a maior ligação de cristais de oxalato de cálcio a células epiteliais renais lesadas em cultura (Verkoelen et al., 1998). Não está claro se as células tubulares renais ou o interstício constituem o local primário de formação do cálculo. Evidências de endocitose de cristais de oxalato de cálcio em células tubulares renais foram demonstradas em pacientes com distúrbios de metabolismo do oxalato (Saxon et al., 1974; Mandell et al., 1980; Lieske et al., 1992). A incorporação intracelular desses cristais possivelmente poderia provocar a morte celular e deposição dos cristais no interstício ou então o transporte de cristais do lado luminal para a membrana basal poderia promover lesão celular e subsequente erosão na superfície papilar. Knoll et al. (2004) demonstraram em cultura celular que a lesão induzida por oxalato foi mais pronunciada nas linhagens celulares não associadas aos túbulos renais em comparação com as linhagens de células tubulares e, além disso, que as células epiteliais renais eram mais vulneráveis aos efeitos tóxicos do oxalato em seu lado basolateral em comparação ao lado apical (luminal), implicando o interstício como possível local de formação de cálculos primários.

Em vista desses achados, vários pesquisadores revisitaram o papel das placas de Randall na patogênese da formação de cálculo. Low e Stoller (1997) mapearam as papilas de pacientes submetidos à remoção endoscópica de cálculos, assim como indivíduos-controle submetidos a endoscopia por motivos não relacionados à litíase, e constataram que placas papilares ocorriam em 74% dos formadores de cálculos em comparação a apenas 43% dos indivíduos-controle. Stoller et al. (2004) levantaram a hipótese de que o evento desencadeador na patogênese dos cálculos poderia ser uma lesão vascular dos vasos retos próximos à papila renal. O reparo das paredes do vaso lesado poderia envolver uma reação semelhante à aterosclerótica, que resultaria em calcificação da parede endotelial seguida por erosão para o interstício papilar e então para os ductos coletores, que poderiam servir como ninho para a formação de cálculos.

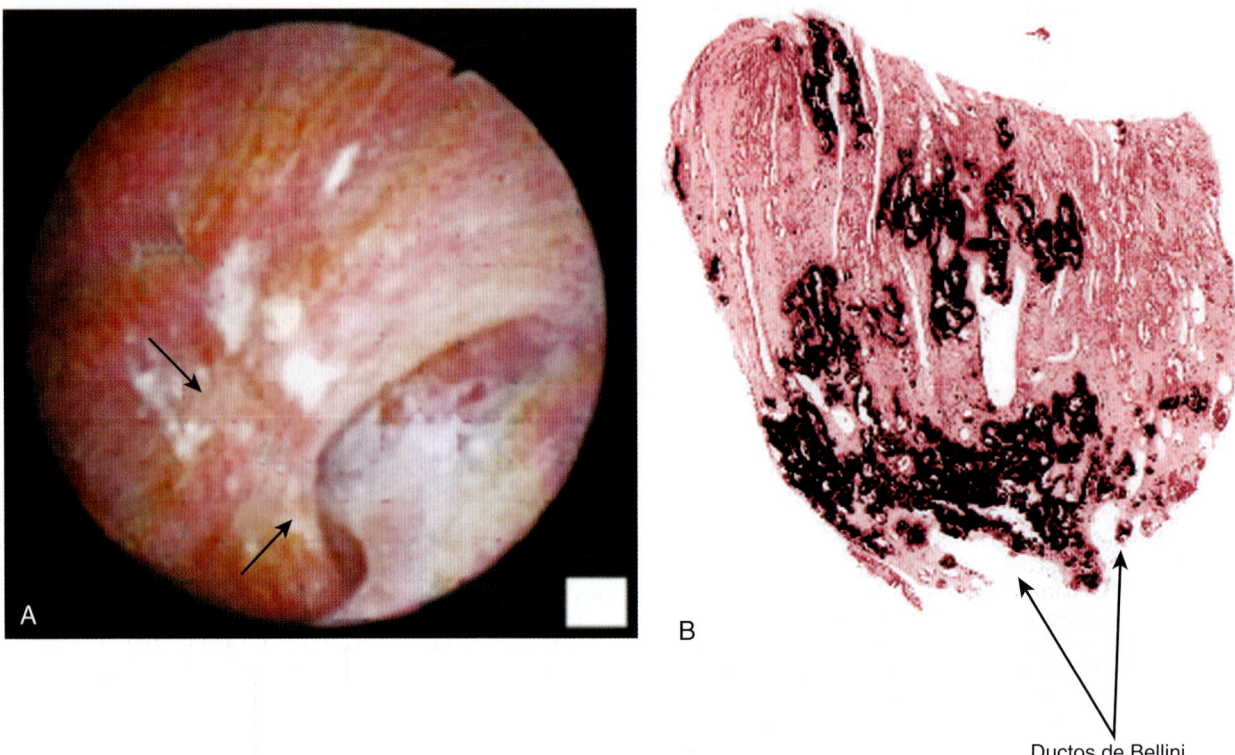

Ductos de Bellini

Figura 51-3. Imagens endoscópicas (A) e histológicas (B) das placas de Randall em pacientes com oxalato de cálcio. A, Os locais das placas de Randall (*setas*) aparecem como áreas brancas irregulares abaixo do urotélio. B, Imagem de microscopia óptica com baixa ampliação de uma amostra de biópsia papilar. Os locais de depósitos de cálcio foram corados em preto pelo método de substituição de metal de Yasue para histoquímica de cálcio. (De Evan AP, Lingeman JE, Coe FL, et al. Randall's plaque of patients with nephrolithiasis begins in basement membranes of thin loops of Henle. J Clin Invest 2003;111:607-16.)

Evan et al. (2003) apresentaram uma visão alternativa da patogênese da formação de cálculos com base em uma extensa análise de placas papilares derivada de biópsias obtidas durante nefrolitotomia percutânea em formadores de cálculos de oxalato de cálcio idiopáticos. **Eles localizaram a origem da placa na membrana basal dos segmentos finos da alça de Henle e demonstraram que a placa subsequentemente se estende pelo interstício medular até a localização subepitelial** (Fig. 51-3). **Quando a placa sofre erosão através do urotélio, acredita-se que constitua uma superfície estável e ancorada na qual os cristais de oxalato de cálcio possam sofrer nucleação e crescer como cálculos fixos.** A origem dos cristais que iniciam a placa na membrana basal da alça fina de Henle é incerta; porém, não parece ser originada nas células tubulares renais ou na luz (Evan et al., 2003). Uma teoria sugere que esses cristais surgem pela primeira vez devido à alta concentração de oxalato de cálcio, induzindo uma inflamação local que desencadeia a diferenciação fenotípica de células epiteliais tubulares em células mesenquimais com atividade osteogênica (Gambaro et al., 2008). O suporte para essa hipótese vem do fato de que proteínas osteoides ósseas, incluindo osteopontina e osteocalcina, foram encontradas nas placas.

Entre formadores de cálculos de oxalato de cálcio idiopáticos, foi demonstrado que o volume da superfície papilar coberta pela placa estava correlacionado negativamente ao volume urinário e positivamente à hipercalciúria (Kuo et al., 2003a, 2003b) e ao número de cálculos formados (Kim et al., 2005), fornecendo evidência clínica adicional para corroboração dessa sequência de eventos. Além disso, Matlaga et al. (2006) observaram que em aproximadamente metade da coorte estudada de formadores de cálculo de oxalato de cálcio, os cálculos estavam fixados às papilas renais, sugerindo que a formação de cálculos fixos constitui uma etapa inicial no processo de formação de cálculo. Miller et al. (2009) substanciaram ainda mais esta hipótese ao obter imagens endoscópicas e registrar os detalhes da localização do cálculo em nove formadores de cálculos idiopáticos hipercalciúricos submetidos a nefrolitotomia percutânea ou ureteroscopia. Eles observaram que 90 dos 115 cálculos estavam fixados às papilas e que em 81 dos 90 cálculos fixos houve confirmação visual de uma fixação especificamente na placa. Além disso, entre 25 cálculos que não estavam fixados às papilas, as evidências da análise por microtomografia computadorizada sugeriram que estes foram originados em placas intersticiais (Miller et al., 2010). Esses achados confirmam a hipótese de que o crescimento na placa constitua o mecanismo primário de crescimento dos cálculos para formadores de cálculo de cálcio idiopático.

Usando microespectroscopia no infravermelho transformada de Fourier de alta resolução e difração de elétrons, o componente cristalino da placa foi determinado como apatita de cálcio (Evan et al., 2003). A análise subsequente revelou que os depósitos consistiam em partículas laminadas individuais com camadas minerais e orgânicas. Todos os cristais eram revestidos por material orgânico, e osteopontina foi identificada na superfície externa do cristal, na junção com a camada molecular orgânica acima, possivelmente implicando a osteopontina na biologia da placa (Evan et al., 2005). Daudon et al. (2007) analisaram mais de 5.000 cálculos associados a placas e constataram que carboapatita constituía o principal componente da placa em quase todos os casos.

Uma hipótese intrigante, mas não comprovada, para a origem das partículas de fosfato de cálcio descritas anteriormente, envolve nanobactéria ou nanopartículas calcificantes (CNPs, do inglês *calcifying nanoparticles*), que são entidades autopropagadas que precipitam a apatita de cálcio em sua membrana externa, mas para as quais não foi identificado um material genômico até o momento (Kajander e Ciftçioğlu, 1998). Embora a existência dessas partículas tenha sido questionada (Cisar et al., 2000), várias linhas de evidência confirmam um papel de CNPs na formação de cálculos (Kajander et al., 2001). CNPs foram detectadas no sangue, hemoderivados e cálculos renais, assim como em outras calcificações patológicas (Ciftçioğlu et al., 1999, 2006). Foi demonstrado que promovem precipitação rápida do fosfato de cálcio do sangue em condições fisiologicamente desfavoráveis (Kajander e Ciftçioğlu, 1998) e em um modelo animal foi demonstrado que uma injeção intrarrenal de CNP induzia a calcificação renal (García Cuerpo et al., 2000). Em um estudo recente no qual amostras de papilas renais e sangue foram obtidas de pacientes humanos submetidos a nefrectomia, a coloração imuno-histoquímica usando anticorpos anti-CNP foi positiva em oito de 11 amostras papilares nas quais placas de Randall foram visualizadas e em apenas uma daquelas onde não foram (Ciftçioğlu et al., 2008). Além disso, 12 de 14 amostras positivas para esferas semelhantes a CNPs na microscopia eletrônica de varredura demonstraram crescimento de CNPs em cultura, em comparação com apenas uma das três amostras negativas pela microscopia eletrônica. Embora não necessariamente causais, esses achados sugerem vagamente uma associação entre CNPs e a placa de Randall. CNPs também foram associadas a calcificação cardiovascular e doença aterosclerótica (Shiekh et al., 2009) e foram implicadas na lesão endotelial de vasos sanguíneos causando calcificação subsequente, o que talvez forneça uma ligação patogenética comum para o envolvimento de CNP na formação de cálculos.

A patogênese da formação de cálculos em formadores de outros cálculos de cálcio e em formadores de cálculo não mediados por cálcio pode diferir dos formadores de cálculos de oxalato de cálcio idiopáticos típicos. Na verdade, foram encontrados subtipos morfológicos distintos caracterizando fenótipos particulares de pacientes, coerentemente com anormalidades fisiopatológicas subjacentes divergentes. Ao contrário dos formadores de cálculos de oxalato de cálcio idiopáticos, **pacientes com hiperoxalúria entérica resultante de derivação intestinal para obesidade não demonstram placas, mas, em vez disso, apresentam depósitos de cristal de apatita obstruindo as luzes do ducto coletor medular interno, juntamente com lesão de células epiteliais associadas a inflamação e fibrose intersticial** (Fig. 51-4) (Evan et al., 2003). Curiosamente, apesar da urina ácida tipicamente encontrada nesses pacientes, os depósitos de cristais são compostos por apatita, que geralmente é instável em baixo pH urinário, sugerindo a discordância entre o pH tubular local e o pH urinário final (Evan et al., 2006a).

Foi constatado que formadores de cálculos de bruchita apresentam uma patologia intermediária entre formadores de cálculos de oxalato de cálcio idiopáticos e pacientes com derivação intestinal, demonstrando placas de apatita intersticial e obstrução por apatita dos ductos coletores medulares internos e terminais, juntamente com lesão associada do ducto coletor e fibrose intersticial (Fig. 51-5) (Evan et al., 2005). Evan et al. (2005) postularam que a patogênese dos cálculos de bruchita ocorreria pela cristalização de apatita nos ductos coletores, provocando lesão do ducto coletor, morte celular e dilatação dos ductos coletores. A inflamação intersticial em resposta às células lesadas poderia provocar o envolvimento progressivo do tecido renal adjacente. Observando um aumento recente na incidência de cálculos de bruchita, Krambeck et al. (2010) levantaram a hipótese de que alguns cálculos de bruchita poderiam começar como cálculos de oxalato de cálcio após um insulto inicial desencadear a formação da placa. O insulto subsequente, talvez causado por infecção ou litotripsia por onda de choque, provocaria então uma disfunção tubular causando um ambiente alcalino, inflamação e depósito intraductal de ácido hialurônico, promovendo por fim uma transição para os cálculos de bruchita.

Na acidose tubular renal (ATR) distal, os pacientes tipicamente exibem calcificações renais extensas. Em um subgrupo de pacientes com ATR distal nos quais a maioria das calcificações pôde ser removida cirurgicamente, a inspeção endoscópica das papilas renais demonstrou uma variedade de achados (Evan et al., 2007). Em alguns pacientes, foram observadas alterações papilares mínimas, enquanto em outros as papilas estavam pontilhadas e continham tampões de fosfato de cálcio que sofriam protrusão dos ductos coletores dilatados, com extensa fibrose ao redor. Placas de Randall foram encontradas raramente. Em contraste, pacientes com hiperparatireoidismo primário exibem aspectos histológicos dos formadores de cálculos de bruchita, incluindo a obstrução dos ductos de Bellini e ductos coletores medulares internos, mas também apresentam depósitos intersticiais de placa e um crescimento excessivo associado dos cálculos, tradicionalmente observados nos formadores de cálculos de oxalato de cálcio idiopáticos (Evan et al., 2008).

Por fim, embora tenha sido constatado que pacientes com cistinúria apresentam obstrução dos ductos coletores terminais de Bellini por massas de cristais de cistina, surpreendentemente também foram identificados depósitos de apatita nos ductos coletores medulares internos e nos ramos ascendentes finos das alças de Henle. Foi especulado que talvez a carga alcalina associada ao tratamento de formadores de cálculos de cistina ou a obstrução dos ductos coletores medulares internos pelos tampões de cistina, produzindo um defeito da acidificação, poderiam promover a cristalização da apatita (Evan et al., 2006b).

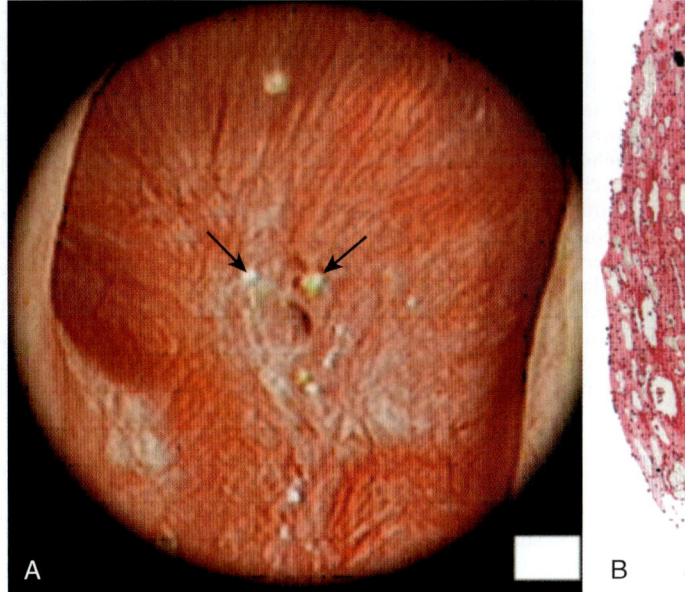
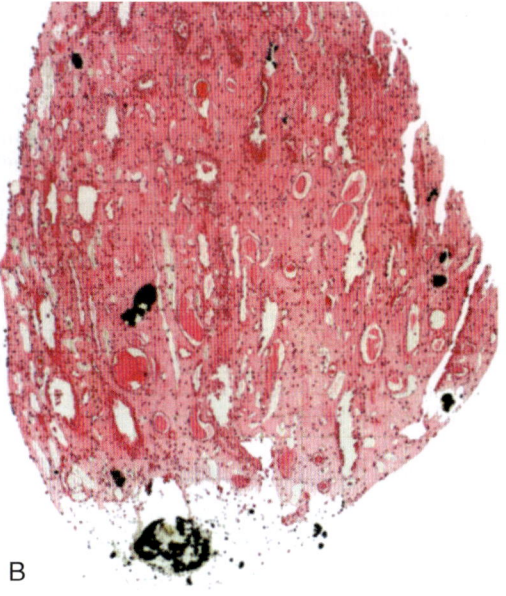

Figura 51-4. Imagens endoscópicas (A) e histológicas (B) das placas de Randall em pacientes com derivação intestinal. A, Os locais das placas de Randall (*setas*) aparecem como áreas brancas irregulares abaixo do urotélio. B, Imagem de microscopia óptica com baixa ampliação de uma amostra de biópsia papilar. Os locais de depósitos de cálcio foram corados em preto pelo método de substituição de metal de Yasue para histoquímica de cálcio. (De Evan AP, Lingeman JE, Coe FL, et al. Randall's plaque of patients with nephrolithiasis begins in basement membranes of thin loops of Henle. J Clin Invest 2003;111:607–16.)

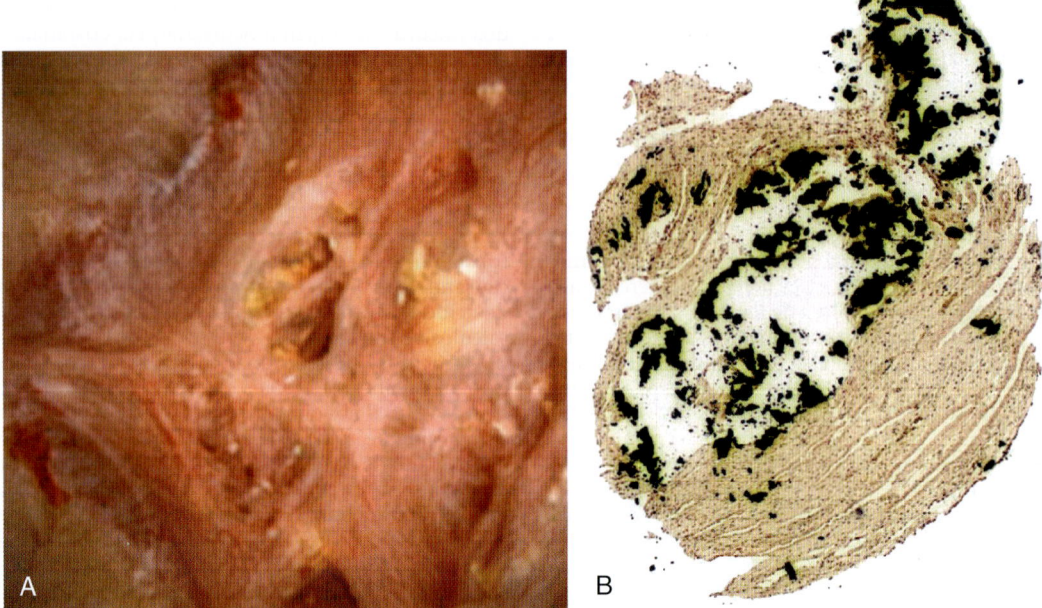

Figura 51-5. Imagens endoscópicas (A) e histológicas (B) das placas de Randall em pacientes com bruchita. A, Os locais das placas de Randall aparecem como áreas brancas irregulares de depósitos cristalinos abaixo do urotélio. Além disso, um depósito cristalino amarelado é aparente na abertura dos ductos de Bellini. B, Imagem de microscopia óptica com baixa ampliação de uma amostra de biópsia papilar. Os locais de depósitos de cálcio foram corados em preto pelo método de substituição de metal de Yasue para histoquímica de cálcio. Uma grande quantidade de material positivo para Yasue é observada nos ductos de Bellini. (De Evan AP, Lingeman JE, Coe FL, et al. Crystal-associated nephropathy in patients with brushite nephrolithiasis. Kidney Int 2005;67:576–91.)

Não está totalmente claro se as calcificações tubulares ou intersticiais são as responsáveis primárias pela formação de cálculos renais e é provável que os dois mecanismos tenham um papel em cenários clínicos específicos. A retenção de cristais na luz tubular pode provocar nefrocalcinose, que pode ou não estar associada à formação de cálculos renais. Contudo, esses cristais podem provocar a tubulopatia induzida por obstrução e finalmente insuficiência renal. Evidências experimentais sugerem que os cristais se ligam preferencialmente a células tubulares renais em regeneração/rediferenciação (Verkoelen e Verhulst, 2007). Acredita-se que a ligação de cristais à superfície dessas células seja mediada por várias moléculas de membrana luminal, incluindo ácido hialurônico, osteopontina, anexina II e proteína relacionada a nucleolina. A observação clínica de nefrocalcinose em 60% dos lactentes pré-termo pode estar relacionada à exposição das células epiteliais do túbulo renal em diferenciação à cristalúria causada pelo tratamento com furosemida (Ezzedeen et al., 1988; Downing et al., 1992). Na verdade, foi demonstrado que os rins desses bebês demonstram fortemente ácido hialurônico e osteopontina na membrana luminal (Verhulst et al., 2005).

Inibidores e Promotores de Formação de Cristais

Nas concentrações em que a maioria dos componentes salinos formadores de cálculos (incluindo cálcio, oxalato e fosfato) está presente na urina, a urina é supersaturada, consequentemente favorecendo a formação de cristais. Contudo, **a presença de moléculas que elevam o nível de supersaturação necessário para iniciar a nucleação dos cristais ou reduzir a taxa de crescimento ou agregação dos cristais impede que ocorra a formação de cálculos rotineiramente.** Embora tenham sido identificados inibidores que previnem a cristalização do oxalato de cálcio e fosfato de cálcio, não é conhecido nenhum inibidor específico que afete a cristalização do ácido úrico. Além disso, a interferência com o local de adesão dos cristais no epitélio renal pode prevenir a retenção e o crescimento de cálculos (Kumar et al., 2005).

A urina total, quando adicionada a uma solução de fosfato de cálcio, eleva o nível de supersaturação necessário para iniciar a cristalização do fosfato de cálcio (produto de formação) (Fleisch e Bisaz, 1962). O pirofosfato inorgânico foi considerado responsável por 25% a 50% da atividade inibitória na urina total contra a cristalização do fosfato de cálcio. Usando diferentes metodologias, foi observado que o citrato, o magnésio e o pirofosfato juntos explicam aproximadamente 20% da atividade inibitória da urina total, sendo que citrato representa o fator mais importante (Bisaz et al., 1978).

O citrato age como um inibidor da formação de cálculos de oxalato de cálcio e fosfato de cálcio por uma variedade de ações. Em primeiro lugar, ele forma complexos com o cálcio, reduzindo assim a disponibilidade de cálcio iônico para interagir com o oxalato ou o fosfato (Meyer e Smith, 1975; Pak et al., 1982). Em segundo lugar, ele inibe diretamente a precipitação espontânea do oxalato de cálcio (Nicar et al., 1987) e previne a aglomeração de cristais de oxalato de cálcio (Kok et al., 1986). Embora tenha efeito inibitório limitado sobre o crescimento dos cristais de oxalato de cálcio, apresenta atividade potente para reduzir o crescimento de cristais de fosfato de cálcio (Meyer e Smith, 1975). Por fim, o citrato previne a nucleação heterogênea de oxalato de cálcio pelo urato monossódico (Pak e Peterson, 1986).

A atividade inibitória do magnésio é derivada de sua formação de complexos com oxalato, que reduz a concentração de oxalato iônico e supersaturação do oxalato de cálcio (Meyer e Smith, 1975). Um estudo recente mostrou que o magnésio reduziu o tempo de contato entre as moléculas de cálcio e oxalato *in vitro*, um efeito que exigiu sinergia com o citrato e foi anulado pela presença de ácido úrico (Riley et al., 2013). Foi demonstrado que pirofosfato, fosfato e magnésio inibem o crescimento dos cristais, mas foi demonstrado que apenas altas concentrações de magnésio e pirofosfato inibem a agregação (Kok et al., 1988).

Macromoléculas polianiônicas, incluindo glicosaminoglicanos, mucopolissacarídeos ácidos e RNA, demonstraram inibir a nucleação e o crescimento de cristais por meio da formação de pontes com íons cálcio da superfície. A glicosaminoglicana mais proeminente na urina humana é o sulfato de condroitina (Angell e Resnick, 1989). Contudo, entre as glicosaminoglicanas, o sulfato de heparina interage de modo mais potente com os cristais mono-hidratados de oxalato de cálcio (Yamaguchi et al., 1993). Erturk et al. (2002) utilizaram um ensaio de ligação a corante para medir a concentração urinária de glicosaminoglicana e encontraram uma concentração significativamente menor em formadores de cálculos que nos controles. Além disso, formadores de cálculos recorrentes demonstraram níveis de glicosaminoglicanas mais baixos que aqueles que tinham apresentado um único episódio de cálculo. Embora tenha sido demonstrado que essas proteínas macromoleculares inibem a agregação de cálculos, Reid et al. (2011) demonstraram por espectroscopia de ressonância magnética nuclear que glicosaminoglicanas e proteínas são integradas solidamente à estrutura mineral dos cálculos de fosfato com predominância de apatita. Além disso, eles constataram que os cristais não compostos por fosfato, como oxalato de cálcio e ácido úrico, não exibem as estruturas combinadas que contêm essas proteínas. Esses achados são compatíveis com a formação de placas como focos de apatita que se desenvolvem em um ambiente de membrana basal rico em proteínas da matriz extracelular e glicosaminoglicanas.

Duas glicoproteínas urinárias, a nefrocalcina e a glicoproteína de Tamm-Horsfall, são inibidores potentes da agregação de cristais de oxalato de cálcio mono-hidratado (Nakagawa et al., 1987). A nefrocalcina é uma glicoproteína ácida que contém predominantemente aminoácidos ácidos que são sintetizados nos túbulos renais proximais e no segmento ascendente espesso. Em solução simples, a nefrocalcina inibe de modo potente o crescimento de cristais de oxalato de cálcio mono-hidratado (Nakagawa et al., 1987) e também foi demonstrado que inibe a nucleação e agregação de cristais de oxalato de cálcio (Coe et al., 1994). A nefrocalcina foi identificada em quatro isoformas: indivíduos não formadores de cálculos excretam maiores quantidades das duas isoformas associadas à maior atividade inibitória, enquanto os formadores de cálculos excretam a urina enriquecida pelas duas isoformas que não possuem atividade inibitória (Nakagawa, 1997). Foi constatado que as isoformas com atividade inibitória contêm resíduos de ácido γ-carboxiglutâmico que estavam ausentes nas isoformas isoladas de formadores de cálculo.

A proteína de Tamm-Horsfall é expressa por células epiteliais renais no segmento ascendente espesso e no túbulo convoluto distal como uma proteína ancorada à membrana que é liberada na urina após a clivagem do sítio de ancoragem por fosfolipases ou proteases. **Tamm-Horsfall é a proteína mais abundante encontrada na urina e um inibidor potente da agregação, mas não do crescimento, de cristais de oxalato de cálcio mono-hidratado.** O papel da proteína de Tamm-Horsfall na formação de cálculos é controverso e pode depender do estado da própria molécula, que determina se ela funcionará como um inibidor ou um promotor da formação de cristais. Na urina alcalina, ela é um inibidor potente da agregação de cristais de oxalato de cálcio mono-hidratado, enquanto na urina ácida sofre polimerização até uma configuração que promove a agregação de cristais (Hess, 1992). Um estudo usando um modelo de camundongo com supressão da proteína de Tamm-Horsfall (Thp−/−) demonstrou uma formação espontânea de cristais de oxalato de cálcio nos rins de camundongos alimentados com etilenoglicol e vitamina D, sugerindo um papel protetor da proteína de Tamm-Horsfall contra a cristalização de sais de cálcio (Mo et al., 2004). Um estudo subsequente em mais de 250 camundongos nulos para a proteína de Tamm-Horsfall demonstrou um fenótipo constante de calcificação renal progressiva que consistiu em hidroxiapatita no espaço intersticial das papilas renais, semelhantemente às placas observadas em formadores de cálculos de oxalato de cálcio idiopáticos (Liu et al., 2010).

A osteopontina, ou uropontina, é uma glicoproteína fosforilada ácida expressa na matriz óssea e nas células epiteliais renais do segmento ascendente da alça de Henle e do túbulo distal. **Foi demonstrado que a osteopontina inibe a nucleação, o crescimento e a agregação de cristais de oxalato de cálcio, além de reduzir a ligação de cristais a células epiteliais renais** *in vitro* (Asplin et al., 1998; Wesson et al., 1998). Em um modelo de camundongo com supressão da osteopontina, cristais intratubulares de oxalato de cálcio puderam ser induzidos em camundongos expostos a altos níveis de oxalato por alimentação com etilenoglicol (Wesson et al., 2003). Curiosamente, no modelo de camundongo Thp−/−, os camundongos alimentados com etilenoglicol e vitamina D exibiram um aumento dramático nos níveis de osteopontina em relação aos valores basais, mas ainda formaram cristais de oxalato de cálcio (Mo et al., 2004). Os autores concluíram que a osteopontina poderia constituir um inibidor induzível da cristalização de oxalato de cálcio que atua em conjunto com a proteína de Tamm-Horsfall expressa constitutivamente para prevenir a cristalização.

O fragmento urinário de protrombina 1 (F1) é uma proteína da matriz cristalina que recebe seu nome devido à semelhança com o produto de degradação F1 de protrombina. Ryall et al. (1995) purificaram a protrombina urinária F1 a partir da urina humana e utilizaram um sistema de cristalização artificial para determinar que ela estava associada a uma redução da agregação e deposição de cristais.

Por fim, a inter-α-tripsina é uma glicoproteína sintetizada no fígado que é composta por três polipeptídeos (duas cadeias pesadas e uma cadeia leve), dos quais a bicunina compreende a cadeia leve. A bicunina é uma inibidora potente da cristalização, agregação e crescimento de oxalato de cálcio *in vitro* (Hochstrasser et al., 1984; Atmani e Khan, 1999) e foi demonstrado que sua expressão está suprarregulada em um modelo de ratos quando expostos a oxalato.

Matriz

Os cálculos renais consistem em componentes cristalinos e não cristalinos. O componente não cristalino é chamado de *matriz*, que tipicamente representa cerca de 2,5% do peso do cálculo (Boyce e Garvey, 1956). Em alguns casos, a matriz compreende a maior parte do cálculo (até 65%), geralmente em associação a uma infecção crônica do trato urinário (Boyce e Garvey, 1956; Allen e Spence, 1966). É difícil verificar a composição exata da matriz porque apenas 25% dela é solúvel (Ryall, 1993); contudo, a análise química revela uma mistura heterogênea que consiste em aproximadamente 65% de proteína, 9% de açúcares não amino, 5% de glicosamina, 10% de água ligada e 12% de cinza orgânica (Boyce, 1968). Entre as proteínas incorporadas à substância da matriz estão a proteína de Tamm-Horsfall, a nefrocalcina, a proteína rica em ácido γ-carboxiglutâmico, litostatina renal, albumina, glicosaminoglicanas, carboidratos livres e uma mucoproteína chamada substância da matriz A (Hess e Kok, 1996). Boyce et al. (1962) constataram que a substância A é imunologicamente única e está presente no componente da matriz de todos os formadores de cálculos. Moore e Gowland (1975) determinaram que a substância A é composta por três ou quatro antígenos distintos específicos para cálculos, que foram detectados na urina de 85% dos formadores de cálculos, mas não em indivíduos normais. Um estudo usando cromatografia líquida de alto desempenho de fase reversa e espectrometria de massa em série para avaliar cálculos de oxalato de cálcio identificou 68 proteínas distintas com confiança de 95%, incluindo um número significativo de proteínas inflamatórias (imunoglobulinas, defensina-3, clusterina, complemento C3a, cininogênio e fibrinogênio) (Canales et al., 2008). Ao comparar os componentes da matriz de 13 cálculos de oxalato de cálcio e 12 de fosfato de cálcio, esses pesquisadores descobriram que as proteínas inflamatórias constituíam as proteínas predominantes nos dois tipos de cálculo, com muitas proteínas em comum, sugerindo uma patogênese compartilhada para os dois tipos de cálculo, que envolve a inflamação (Canales et al., 2010). O papel exato da matriz na formação dos cálculos, seja como promotor, inibidor ou componente passivo, ainda precisa ser elucidado.

PONTOS-CHAVE: FÍSICO-QUÍMICA E PATOGÊNESE

- A urina deve estar supersaturada para formação de cálculos.
- A supersaturação isolada não é suficiente para que ocorra cristalização na urina devido à presença de inibidores urinários.
- Nefrocalcina, uropontina e proteína de Tamm-Horsfall são inibidores importantes de nucleação, crescimento ou agregação do cristal.
- O cálcio e o oxalato urinários contribuem igualmente para a saturação urinária do oxalato de cálcio.
- Cálculos de cálcio comuns podem ter origem em placas subepiteliais compostas por apatita de cálcio, que servem como uma âncora sobre a qual os cálculos de oxalato de cálcio podem crescer.
- O componente não cristalino dos cálculos é a matriz, que é composta por uma combinação de mucoproteínas, proteínas, carboidratos e inibidores urinários.

METABOLISMO DOS MINERAIS

Cálcio

Trinta a 40% do cálcio dietético é absorvido no intestino, com a maior parte absorvida no intestino delgado e apenas aproximadamente 10% absorvidos no cólon (Bronner e Pansu, 1999). Por um processo de adaptação intestinal, a absorção do cálcio varia com a sua ingestão. Em momentos de baixa ingestão de cálcio, a absorção fracionada de cálcio aumenta; durante alta ingestão de cálcio, a absorção fracionada de cálcio é reduzida. Com uma dieta rica em cálcio, uma via paracelular não saturável de absorção do cálcio predomina. Uma via transcelular saturável dependente de vitamina D constitui a principal via para a absorção intestinal de cálcio quando a ingestão de cálcio é limitada; esta via é infrarregulada por uma dieta repleta de cálcio (Buckley e Bronner, 1980; Bronner et al., 1986). Devido ao componente saturável do seu transporte, é absorvida uma maior porção de cálcio quando ele é dividido em várias doses administradas com horas de intervalo do que com uma grande dose única (Phang et al., 1968). Uma pequena quantidade de cálcio é secretada na luz intestinal, consequentemente reduzindo a absorção líquida de cálcio, de modo que em geral serão absorvidos 100 a 300 mg da ingestão média total de cálcio de 600 a 1.200 mg por dia.

O cálcio é absorvido no estado iônico e a absorção incompleta do cálcio é decorrente em parte da formação de complexos solúveis de cálcio na luz intestinal. **Portanto, substâncias que formam complexo com o cálcio, como fosfato, citrato, oxalato, sulfato e ácidos graxos, reduzem a disponibilidade de cálcio iônico para absorção** (Allen, 1982). O cálcio forma complexos rapidamente com o fosfato na luz intestinal, mas uma vez que a formação de fosfato de cálcio depende do pH (pK = 6,1), o alto pH luminal favorece a formação de complexos de fosfato de cálcio, consequentemente reduzindo a disponibilidade do cálcio. Por outro lado, a formação de complexos de oxalato de cálcio exibe menor dependência do pH e a formação do complexo é menos reversível. Como consequência, uma dieta rica em oxalato reduz a absorção de cálcio. A absorção do cálcio transcelular é mediada por $1,25(OH)_2D_3$ (calcitriol), que segundo relatos aumenta a permeabilidade ao cálcio na borda em escova das células epiteliais intestinais (Fontaine et al., 1981).

A forma ativa da vitamina D, $1,25(OH)_2D_3$, é o estimulante mais potente da absorção intestinal de cálcio. Após a conversão na pele de 7-deidrocolesterol em pré-vitamina D_3 promovida pela luz solar, a pré-vitamina D_3 é hidroxilada no fígado para formar 25-hidroxivitamina D_3, que é subsequentemente hidroxilada no túbulo renal proximal em $1,25(OH)_2D_3$. A conversão de 25-hidroxivitamina D_3 em $1,25(OH)_2D_3$ é estimulada pelo paratormônio (PTH) e pela hipofosfatemia. **Uma diminuição do cálcio sérico aumenta a secreção de PTH, que por sua vez estimula diretamente a enzima 1α-hidroxilase, que está localizada nas mitocôndrias do túbulo renal proximal.** Após o transporte pela corrente sanguínea até o intestino, $1,25(OH)_2D_3$ liga-se ao receptor de vitamina D nas células epiteliais da membrana da borda em escova para aumentar a absorção de cálcio.

O calcitriol age sobre os ossos e os rins, além de aumentar a absorção intestinal de cálcio. Nos ossos, $1,25(OH)_2D_3$, juntamente com PTH, promove o recrutamento e a diferenciação de osteoclastos que subsequentemente mobilizam cálcio do osso. Consequentemente, a carga filtrada de cálcio e fosfato aumenta. Contudo, PTH aumenta a reabsorção renal de cálcio e otimiza a excreção de fosfato, provocando um aumento líquido adicional do cálcio sérico, que suprime a secreção adicional de PTH e a síntese de $1,25(OH)_2D_3$. O calcitriol modula a função da paratireoide ao inibir a síntese de PTH pela ampliação da expressão do receptor de vitamina D e do receptor sensível ao cálcio (CaSR) nas glândulas paratireoides (Dusso et al., 2005).

O PTH é crítico para manter uma concentração normal de cálcio no líquido extracelular. O PTH é uma proteína de 84 aminoácidos, que é o produto da clivagem da proteína precursora pré-pró-PTH. **Apenas PTH maduro é secretado da glândula paratireoide, e o estímulo mais potente para esta secreção é uma diminuição do cálcio sérico** (Sherwood et al., 1968). Em resposta aos níveis séricos de cálcio, o CaSR extracelular acoplado à proteína G regula a secreção de PTH e a reabsorção tubular renal de cálcio (Devuyst e Pirson, 2007). O PTH estimula a mobilização de cálcio do osso por meio da ação de osteoclastos, elevando ainda mais o cálcio sérico e o fósforo. A ação de PTH é mediada por alterações do monofosfato cíclico de adenosina e fosfolipase C (Dunlay e Hruska, 1990; Muff et al., 1992). **Nos rins, o PTH aumenta a reabsorção renal de cálcio e reduz a reabsorção tubular renal de fosfato.** Também estimula a síntese de $1,25(OH)_2D_3$, o que provoca maior absorção intestinal de cálcio e fosfato. O PTH não tem efeito direto sobre a absorção intestinal de cálcio.

A absorção de cálcio no rim é complexa, mas trabalhos recentes começaram a elucidar as proteínas e os mecanismos envolvidos. Em média, apenas 1% a 3% do cálcio filtrado é excretado na urina, com a maior parte sendo reabsorvida de modo paracelular no túbulo proximal renal (60% a 65%) e no segmento ascendente espesso da alça de Henle (25% a 30%). Os demais 8% a 10% do cálcio filtrado são reabsorvidos de modo transcelular no túbulo contornado distal (Friedman, 2007).

A absorção paracelular de cálcio no túbulo proximal e no segmento ascendente espesso da alça de Henle ocorre por vários mecanismos. Primeiramente, o cálcio se desloca através de canais paracelulares encontrados nas junções de oclusão das células epiteliais no túbulo proximal. As proteínas da membrana integrantes da junção de oclusão incluem ocludina, moléculas de adesão juncional e claudinas (Furuse et al., 1993; Ebnet et al., 2004; Hou, 2013). As claudinas constituem uma família de proteínas com quatro domínios transmembranosos (Lal-Nag e Morin, 2009; Hou, 2013), incluindo a claudina 2, que foi implicada na reabsorção paracelular de cálcio e outros cátions no túbulo proximal (Muto et al., 2010), e a claudina 16 e claudina 19, que formam um complexo de canais paracelulares que permitem a permeação seletiva de cátions no segmento ascendente espesso (Hou et al., 2008, 2009).

O cálcio é reabsorvido passivamente da luz do segmento ascendente espesso da alça de Henle para o espaço intersticial por meio de uma via paracelular determinada por um gradiente de voltagem transepitelial positiva na luz (Hou, 2013). A voltagem luminal positiva ocorre como resultado da secreção apical de potássio e secreção basolateral de cloreto, assim como por um gradiente de concentração transepitelial de NaCl sobre o canal paracelular seletivo de cátion no segmento ascendente espesso.

O CaSR tem um papel na manipulação renal de cálcio e sua expressão predomina no segmento ascendente espesso. O cálcio sérico estimula CaSR a aumentar a expressão de claudina 14, que bloqueia os canais de cálcio formados pelo complexo claudina 16/19, reduzindo assim a reabsorção paracelular de cálcio (Gong et al., 2012; Toka et al., 2012).

A absorção transcelular de cálcio no túbulo convoluto distal ocorre por vários mecanismos (Mensenkamp et al., 2006, 2007). O cálcio entra nas células epiteliais do túbulo distal por meio de um canal transcelular (receptor de potencial transitório vaniloide 5 ou TRPV5), que é específico entre outros canais da família TRP devido a sua alta seletividade para cálcio. O fluxo de cálcio pelo TRPV5 para as células do túbulo distal é controlada em vários níveis, incluindo a expressão do gene *TRPV5*, inibição de *feedback* e tráfego pela membrana plasmática. A inativação do TRPV5 em camundongos provoca uma hipercalciúria grave, que é compensada por um aumento da absorção intestinal de cálcio resultante da maior síntese de calcitriol. O cálcio é ligado nas células a uma proteína transportadora (calbindina D28k), que facilita a difusão pela célula do espaço apical para o basolateral, onde o cálcio pode então sair.

Fósforo

Como ocorre com o cálcio, a absorção do fosfato inorgânico depende tanto de transporte celular saturável quanto paracelular não saturável. Com baixas concentrações de fósforo (1 a 3 mmol/L) ocorre o transporte absortivo saturável. Em níveis mais altos de fósforo, a absorção aumenta sem saturação (Walton e Gray, 1979). Aproximadamente 60% do fosfato dietético é absorvido no intestino. A absorção ativa do fosfato no intestino envolve um processo de transporte dependente de sódio e regulado por $1,25(OH)_2D_3$ (Danisi e Straub, 1980; Lee et al., 1986). A absorção de fosfato é altamente dependente do pH; um baixo pH luminal diminui, enquanto um alto pH aumenta o transporte de fosfato.

Aproximadamente 65% do fosfato absorvido é excretado pelos rins e o restante, pelo intestino. Em adultos saudáveis normais, 80% a 90% da carga filtrada de fosfato é reabsorvida nos túbulos renais e 10% a 20% são excretados na urina. **A regulação do manejo do fosfato renal ocorre principalmente por meio do PTH, que inibe a reabsorção tubular renal do fosfato filtrado.**

Magnésio

O magnésio é absorvido no intestino por difusão passiva ou transporte ativo, embora a difusão passiva represente a maior parte da absorção líquida de magnésio. O magnésio é absorvido nos intestinos delgado e grosso, com a maior parte absorvida no intestino delgado distal. A regulação hormonal de magnésio é efetuada principalmente pela vitamina D.

Oxalato

O metabolismo do oxalato difere acentuadamente do metabolismo do cálcio. Embora 30% a 40% do cálcio ingerido seja absorvido no intestino, apenas 6% a 14% do oxalato ingerido é absorvido (Holmes et al., 1995; Hesse et al., 1999). A absorção do oxalato ocorre em todo o trato intestinal, com aproximadamente metade ou mais ocorrendo no intestino delgado e metade no cólon (Holmes et al., 1995). Embora seja difícil medir diretamente a absorção do oxalato, historicamente ela é estimada pela sua excreção urinária, uma relação que é válida apenas se houver uma relação linear entre o oxalato ingerido e excretado e se o oxalato absorvido não for captado de modo significativo nos tecidos, metabolizado ou secretado novamente para o intestino. Holmes et al. (2001) na verdade demonstraram que a relação entre o oxalato ingerido e o oxalato absorvido é curvilínea, devido à maior absorção de oxalato com baixa ingestão do que com alta ingestão. Além disso, eles mostraram que a absorção do oxalato varia muito entre os indivíduos, de 10% a 72% do oxalato ingerido. Um estudo recente sugeriu que formadores de cálculos hiperoxalúricos absorvem mais oxalato em resposta a uma carga oral de oxalato do que formadores de cálculos com excreção normal de oxalato (Krishnamurthy et al., 2003). Knight et al. (2007), contudo, não encontraram diferenças entre indivíduos normais e formadores de cálculos na absorção intestinal ou no manejo renal de oxalato. Em pacientes com doença do intestino delgado ou história de ressecção intestinal e um cólon intacto, a absorção do oxalato aumenta acentuadamente (Barilla et al., 1978).

O transporte de oxalato ocorre por vias transcelulares e paracelulares. Embora o transporte por vias paracelulares e algumas vias transcelulares não mediadas seja basicamente passivo, determinado por gradientes eletroquímicos ou de concentração, o transporte transcelular em grande parte é mediado ativamente por transportadores de membrana. Suspeita-se que a proteína transportadora responsável pela secreção de oxalato pertença à família SLC26 de transportadores de soluto (SLC) de troca aniônica. Um suposto transportador de troca aniônica, SLC26A6, que é expresso na membrana apical do intestino delgado e talvez das células epiteliais colônicas, foi implicado no transporte intestinal de oxalato (Hatch e Freel, 2005). As evidências sugerem que o oxalato pode ser secretado, assim como absorvido, no intestino (Jiang et al., 2006). Estudos de fluxo *in vitro* usando segmentos intestinais de camundongos mutantes que não apresentavam SLC26A6 mostraram um aumento da absorção líquida de oxalato como resultado de uma secreção defeituosa de oxalato. Além disso, foi constatado *in vivo* que camundongos nulos para *Slc26a6* apresentavam elevados níveis de oxalato no plasma e na urina, excreção fecal reduzida de oxalato e a alta incidência de cálculos vesicais de oxalato de cálcio em comparação com camundongos tipo selvagem. Esses achados fornecem evidências convincentes de um possível papel de SLC26A6 na secreção de oxalato e sugerem um possível alvo para agentes terapêuticos que modifiquem sua absorção urinária.

Vários outros fatores podem influenciar a absorção do oxalato, incluindo a presença de cátions que se liguem a ele, como cálcio ou magnésio, e bactérias que degradam o oxalato. A coingestão de alimentos que contenham cálcio e oxalato provoca a formação de complexos de oxalato de cálcio, o que limita a disponibilidade dos íons oxalato livres para absorção (Liebman e Chai, 1997; Hess et al., 1998; Penniston e Nakada, 2009). Bactérias que degradam o oxalato, notavelmente *Oxalobacter formigenes*, utilizam-no como fonte de energia e consequentemente reduzem sua absorção intestinal. O mecanismo de ação do *O. formigenes* para reduzir a excreção urinária de oxalato não pode ser completamente explicado pela degradação do oxalato intestinal. Estudos *in vivo* e *ex vivo* em ratos colonizados por *O. formigenes* demonstraram uma redução da excreção urinária de oxalato e da secreção colônica líquida de oxalato, sugerindo que esta bactéria poderia interagir diretamente com as células da mucosa intestinal para estimular a secreção do oxalato de origem endógena (Hatch et al., 2006).

O potencial de uso terapêutico de probióticos ou preparações enzimáticas para degradação de oxalato foi explorado em modelos de camundongos e em vários estudos clínicos em curto prazo. Em dois modelos de camundongos com supressão de expressão de enzimas, um dos quais lembrando a hiperoxalúria primária, a administração de uma enzima de degradação de oxalato reduziu o oxalato urinário e preveniu nefrocalcinose (Grujic et al., 2009). De modo semelhante, em um pequeno estudo de pacientes com hiperoxalúria primária e função renal normal ou vários graus de insuficiência renal, a administração de *O. formigenes* foi associada a uma redução do oxalato sérico e/ou urinário (Hoppe et al., 2006). Contudo, um estudo randomizado subsequente em 43 pacientes com hiperoxalúria primária que receberam *O. formigenes* oral *versus* placebo não conseguiu demonstrar um efeito do tratamento na redução do oxalato urinário (Hoppe et al., 2011). Do mesmo modo, embora um estudo não controlado (Campieri et al., 2001) em formadores de cálculos de oxalato de cálcio com hiperoxalúria leve tenha demonstrado uma redução de 24% a 40% no oxalato urinário com a administração de uma preparação de espécies de bactérias ácido-láticas mistas, um estudo randomizado e controlado (Goldfarb et al., 2007) não conseguiu demonstrar um efeito do mesmo probiótico. No momento, a contribuição de *O. formigenes* no risco geral de formação de cálculos não é totalmente compreendido.

O oxalato absorvido é quase completamente excretado na urina (Hodgkinson e Wilkinson, 1974; Prenan et al., 1982). O oxalato urinário é derivado tanto da produção endógena no fígado (a partir do ácido ascórbico e glicina) quanto de fontes dietéticas. **Evidências recentes sugerem que, em média, metade do oxalato urinário seja derivada da dieta, com a quantidade precisa dependendo da quantidade relativa ingerida do cálcio e oxalato (Holmes et al., 2001).**

Estima-se que entre 86% e 98% do oxalato seja ultrafiltrado. Contudo, o manejo tubular renal do oxalato não foi claramente definido, embora haja suspeita tanto de secreção quanto de reabsorção. Existem evidências de vários modelos animais de uma via secretora de oxalato que provavelmente está situada no túbulo proximal renal (Holmes e Assimos, 2004). As proteínas de transporte SLC26, responsáveis pela secreção do oxalato, incluem a SLC26A6, implicada na secreção intestinal de oxalato. Contudo, até o momento, nenhum transportador específico foi ligado de modo definitivo à secreção renal de oxalato, e um estudo recente usando um modelo em ratos, que investigou o papel de um provável candidato, o transportador de sulfato de troca aniônica basolateral-1 (SAT1 ou SLC26A1), não encontrou nenhuma correlação entre as alterações na expressão renal do RNA mensageiro ou na proteína SAT1 e a hiperoxalúria (Freel e Hatch, 2012).

As evidências clínicas também confirmam a secreção renal de oxalato, embora não esteja claro se a manipulação renal de oxalato difere entre formadores de cálculos e não formadores de cálculos (Schwille et al., 1989; Holmes et al., 2005; Knight et al., 2007). Holmes et al. (2005) estudaram seis indivíduos normais que receberam cargas orais crescentes de oxalato e encontraram razões de depuração desta substância compatíveis com uma secreção renal de oxalato, com até 50% do oxalato urinário representado pela sua secreção na maior carga de oxalato. Esses pesquisadores subsequentemente compararam os níveis plasmáticos e urinários de oxalato em formadores de cálculos hipercalciúricos idiopáticos *versus* indivíduos normais, tanto em jejum quanto após o consumo de três refeições com baixo teor de oxalato (Bergsland et al., 2011). Apesar da ausência de uma diferença no oxalato plasmático entre os dois grupos nos estados em jejum ou alimentado, o oxalato urinário e a excreção fracionada foram maiores nos formadores de cálculos que nos indivíduos normais. É interessante observar que a excreção fracionada de oxalato ultrapassou 1, indicando secreção de oxalato, em quase um terço dos formadores e em nenhum dos controles, sugerindo que a secreção renal do oxalato poderia desempenhar um papel na regulação dos níveis de oxalato plasmático.

PONTOS-CHAVE: METABOLISMO DOS MINERAIS

- A absorção de cálcio ocorre primariamente no intestino delgado, em uma taxa que é dependente da ingestão de cálcio.
- 1,25-di-hidroxivitamina D_3 é o estimulante mais potente da absorção intestinal de cálcio.
- PTH estimula a 1α-hidroxilase no túbulo proximal do rim para converter 25-hidroxivitamina D_3 em $1,25(OH)_2D_3$.
- PTH aumenta a reabsorção tubular proximal do cálcio e a excreção renal de fosfato.
- A absorção intestinal do oxalato é influenciada pelo cálcio, magnésio e bactérias de degradação de oxalato luminais.

FISIOPATOLOGIA DOS CÁLCULOS DO TRATO URINÁRIO SUPERIOR

Classificação da Nefrolitíase

O elemento mais comum dos cálculos urinários é o cálcio, que é o principal componente em aproximadamente 80% dos cálculos. O oxalato de cálcio compreende aproximadamente 60% de todos os cálculos; o oxalato de cálcio misto e a hidroxiapatita constituem 20% e os cálculos de bruchita constituem 2%. Ácido úrico e estruvita (fosfato de amônio e magnésio) representam aproximadamente 7% dos cálculos cada e os cálculos de cistina representam apenas cerca de 1% (Tabela 51-1) (Wilson, 1989). Cálculos associados a medicações e seus produtos derivados, como triantereno, sílica, indinavir e efedrina, são raros e geralmente podem ser prevenidos.

A maioria dos sistemas de classificação para nefrolitíase diferencia os cálculos com base nas anormalidades metabólicas ou ambientais subjacentes com as quais estão associados (Tabela 51-2). Várias alterações fisiopatológicas contribuem para a formação de cálculos de cálcio, tanto isoladamente quanto em combinação, incluindo hipercalciúria, hipocitratúria, hiperuricosúria e hiperoxalúria (Coe et al., 2005). Cálculos de ácido úrico, cistina e estruvita formam-se em contextos relativamente específicos; cálculos de ácido úrico formam-se apenas na urina ácida, cálculos de cistina são resultado de um comprometimento da reabsorção renal de cistina, e cálculos infecciosos ocorrem na urina alcalina produzida por bactérias produtoras de urease. Para alguns cálculos como cistina, o conhecimento da composição química do cálculo pode fornecer informações suficientes para iniciar a terapia apropriada. Contudo, devido às múltiplas causas associadas aos cálculos de cálcio, uma compreensão dos distúrbios metabólicos subjacentes e dos fatores ambientais que predispõem à formação de cálculos é necessária para implementar um plano de tratamento racional. A investigação recente das causas moleculares e genéticas da formação de cálculos pode, em última análise, ser traduzida em novas estratégias terapêuticas (Frick e Bushinsky, 2003; Langman, 2004; Devuyst e Pirson, 2007).

Cálculos de Cálcio

Hipercalciúria

A hipercalciúria é a anormalidade identificada com mais frequência nos formadores de cálculos de cálcio (Pak et al., 1982; Coe et al.,

TABELA 51-1 Composição dos Cálculos e Ocorrência Relativa

COMPOSIÇÃO DOS CÁLCULOS	OCORRÊNCIA (%)
CÁLCULOS CONTENDO CÁLCIO	
Oxalato de cálcio	60
Hidroxiapatita	20
Bruchita	2
CÁLCULOS NÃO CONTENDO CÁLCIO	
Ácido úrico	7
Estruvita	7
Cistina	1-3
Triantereno	< 1
Sílica	< 1
2,8-di-hidroxiadenina	< 1

De Pearle MS, Pak YC. Renal calculi: a practical approach to medical evaluation and management. In: Andreucci VE, Fine LG, editors. International yearbook of nephrology. New York: Oxford University Press; 1996. p. 69–80.

TABELA 51-2 Classificação Diagnóstica da Nefrolitíase

CONDIÇÃO	DEFEITO METABÓLICO/AMBIENTAL	PREVALÊNCIA (%)
Hipercalciúria absortiva	Aumento da absorção gastrintestinal de cálcio	20-40
Perda renal de fosfato	Comprometimento da absorção renal fósforo	
Hipercalciúria renal	Comprometimento da reabsorção renal de cálcio	5-8
Hipercalciúria reabsortiva	Hiperparatireoidismo primário	3-5
Cálculo cálcico por hiperuricosúria	Excesso de purina dietética, superprodução de ácido úrico	10-40
Cálculo cálcico por hipocitratúria		10-50
Isolada	Idiopático	
Síndrome de diarreia crônica	Perda gastrintestinal de álcalis	
Acidose tubular renal distal	Comprometimento da excreção renal de ácido	
Induzida por tiazídicos	Hipocalemia	
Cálculo cálcico por hiperoxalúria		2-15
Hiperoxalúria primária	Superprodução de oxalato	
Hiperoxalúria dietética	Aumento de oxalato dietético	
Hiperoxalúria entérica	Aumento da absorção intestinal de oxalato	
Cálculo cálcico por hipomagnesiúria	Diminuição da absorção intestinal de magnésio	5-10
Diátese gotosa	Baixo pH urinário	15-30
Cistinúria	Comprometimento da reabsorção renal de cistina	< 1
Cálculos infecciosos	Infecção por bactérias produtoras de urease	1-5
Baixo volume urinário	Ingestão de líquidos inadequada	10-50
Diversos ou nenhuma anormalidade	N/A	< 3

Modificada de Pearle MS, Pak CY. Renal calculi: a practical approach to medical evaluation and management. In: Andreucci VE, Fine LG, editors. International yearbook of nephrology. New York: Oxford University Press; 1996. p. 69–80.

1992; Bushinsky, 1998). Contudo, o papel da hipercalciúria na formação de cálculos é controverso, devido à sobreposição dos níveis urinários de cálcio entre formadores de cálculos e não formadores de cálculos (Robertson e Morgan, 1972; Coe et al., 1992). Existem várias evidências que confirmam um papel patogênico da hipercalciúria na formação de cálculos. Em primeiro lugar, a hipercalciúria é comum em pacientes formadores de cálculos, ocorrendo em 35% a 65% deles (Levy et al., 1995). Na verdade, as estratégias terapêuticas voltadas para a redução dos níveis de cálcio urinário estão associadas a uma redução das taxas de recorrência de cálculo (Pearle et al., 1999), e o tratamento clínico geralmente falha em pacientes com hipercalciúria persistente (Strauss et al., 1982). Além disso, uma análise multivariável de um subgrupo de homens e mulheres de três grandes estudos epidemiológicos, cujos estudos de urina de 24 horas estavam disponíveis, revelou que, após o ajuste para outros fatores, o risco de formação de cálculos aumentava com o aumento do cálcio urinário (Curhan et al., 2001). Por fim, investigações recentes das placas de Randall como possíveis precursoras da formação de cálculos de cálcio demonstraram que placas ocorrem com mais frequência em formadores de cálculos e que seu número está diretamente correlacionado aos níveis urinários de cálcio e ao número de episódios de cálculos (Kuo et al., 2003b; Kim et al., 2005).

As altas concentrações de cálcio urinário provocam um aumento da saturação urinária de sais de cálcio (Pak e Holt, 1976) e uma redução da atividade urinária inibitória por meio da formação de complexos com inibidores de carga negativa como citrato e sulfato de condroitina (Zerwekh et al., 1988). O rim normal filtra aproximadamente 270 mmol de cálcio por dia e reabsorve tudo, com exceção de 4 mmol (Bushinsky, 1998). Contudo, uma variedade de condições provoca a elevação dos níveis de cálcio urinário e um aumento da saturação urinária dos sais de cálcio. Os critérios para definição de hipercalciúria são variáveis, mas **a definição mais rigorosa classifica hipercalciúria como mais de 200 mg de cálcio urinário/dia após a aderência a uma dieta com 400 mg de cálcio e 100 mg de sódio por 1 semana** (Menon, 1986). Parks e Coe (1986) **definiram hipercalciúria como a excreção de mais de 4 mg/kg/dia ou mais de 7 mmol/dia em homens e 6 mmol/dia em mulheres. Contudo, discutivelmente, o nível limiar de cálcio que separa a hipercalciúria da normocalciúria é artificial e o cálcio urinário demonstra um espectro de efeitos ao longo da faixa de variação, na qual os níveis maiores ou menores de cálcio estão associados a um maior ou menor efeito.**

Historicamente, o termo *hipercalciúria idiopática* era aplicado a formadores de cálculos quando a classificação de sua anormalidade metabólica fosse difícil. O transporte do cálcio é regulado em três locais: intestinos, ossos e rins. Uma desregulação em qualquer um desses locais pode provocar a hipercalciúria. Em 1974, Pak et al. dividiram a hipercalciúria em três subtipos distintos com base em anormalidades fisiopatológicas únicas: hipercalciúria absortiva devido a um aumento da absorção intestinal de cálcio, hipercalciúria renal devido a perda renal primária de cálcio, e hipercalciúria reabsortiva devido a um aumento da desmineralização óssea.

Embora historicamente esse sistema de classificação seja usado devido a sua utilidade para simplificar a compreensão e o tratamento de alterações metabólicas específicas, muitos argumentam que a hipercalciúria está associada a múltiplas perturbações inter-relacionadas, que não podem ser separadas facilmente em um sistema orgânico específico (Coe et al., 1992). Além disso, estudos dos mecanismos moleculares de formação de cálculos identificaram mutações gênicas que podem afetar vários sistemas orgânicos, culminando em hipercalciúria (Frick e Bushinsky, 2003; Langman, 2004). Na verdade, a utilização de um sistema de classificação para hipercalciúria não foi associada a eficácia terapêutica superior e, portanto, não é implementada como rotina na prática médica. Embora uma melhor compreensão das causas moleculares e genéticas da doença calculosa possa alterar a classificação e manejo dos cálculos no futuro, para os objetivos deste capítulo, será utilizado o sistema de classificação padrão.

Hipercalciúria Absortiva. A hipercalciúria absortiva (HA) é definida como um aumento da excreção urinária de cálcio (creatinina > 0,2 mg/mg) após uma carga oral de cálcio. Embora o cálcio urinário em jejum geralmente esteja normal na HA (< 0,11 mg/dL de filtração glomerular), formas graves de HA ocasionalmente também podem estar associadas a hipercalciúria em jejum. A anormalidade fisiopatológica subjacente na HA é o aumento da absorção intestinal de cálcio, que ocorre em aproximadamente 30% dos formadores de cálculos. Uma restrição dietética de cálcio pode normalizar o cálcio urinário em alguns pacientes com HA (tipo II), mas não em outros (tipo I). **A carga sistêmica adicional de cálcio causada pela sua hiperabsorção intestinal resulta em um aumento transitório do cálcio sérico, que suprime o PTH e resulta em aumento da filtração renal de cálcio, por fim provocando hipercalciúria. Uma vez que o aumento da absorção intestinal de cálcio é acompanhado por um aumento da excreção renal de cálcio, o nível sérico de cálcio permanece normal.**

A causa da maior absorção intestinal de cálcio foi atribuída de modo variável a processos independentes e dependentes da vitamina D, assim como suprarregulação do receptor de vitamina D (Breslau et al., 1992). Contudo, nenhum mecanismo proposto explica por completo todos os achados associados à hipercalciúria absortiva e não há evidências nítidas de que a suprarregulação da absorção intestinal de cálcio constitua a causa primária. Existem várias anormalidades genéticas que podem afetar a atividade da vitamina D. A forma ativa da vitamina D, $1,25(OH)_2D_3$, é gerada por meio da 1-hidroxilação de $25(OH)D_3$ pelo produto gênico do citocromo P450 (CYP) 27B1 (*CYP27B1*), que está presente em uma variedade de tecidos. A enzima mitocondrial $1,25(OH)_2$D-24-hidroxilase (CYP24A1), que está presente no intestino e nos rins, inativa os dois principais metabólitos da vitamina D, $25(OH)D_3$ e $1,25(OH)_2D_3$. Foi demonstrado que mutações bialélicas de *CYP24A1* reduzem a atividade da enzima, resultando em níveis elevados de $1,25(OH)_2D_3$, particularmente em indivíduos que recebem grandes quantidades de vitamina D (Schlingmann et al., 2011). Mutações neste gene são responsáveis pela maior sensibilidade à suplementação de vitamina D no distúrbio autossômico recessivo hipercalcemia infantil idiopática. Em adultos, mutações recessivas em *CYP24A1* foram associadas a uma síndrome caracterizada por hipercalcemia, hipercalciúria, nefrocalcinose e nefrolitíase (Dinour et al., 2013; Nesterova et al., 2013). Estudos de associação de genoma revelaram uma associação entre variantes de *CYP24A1* e as concentrações séricas de vitamina D (Wang et al., 2010). A frequência de deficiência de $1,25(OH)_2$D-hidroxilase é estimada em 4% a 20% na população geral (Nesterova et al., 2013). Contudo, embora essas mutações possam ser comuns, nem todos os indivíduos afetados demonstrarão anormalidades clinicamente significativas.

Também foi demonstrado que a hipersensibilidade à vitamina D aumenta a absorção intestinal de cálcio e causa hipercalciúria (Bushinsky e Monk, 1998). Além disso, vários estudos relacionaram hipercalciúria e o gene receptor de vitamina D (VDR). Jackman et al. (1999) identificaram um polimorfismo de *VDR* em 19 pacientes com história familiar de nefrolitíase e hipercalciúria, consequentemente estabelecendo uma possível ligação. Do mesmo modo, Scott et al. (1999) identificaram uma ligação entre um marcador microssatélite e o *locus* de *VDR* no cromossomo 12q12-q14 em uma coorte de 47 linhagens franco-canadenses com hipercalciúria idiopática e nefrolitíase cálcica.

Outros estudos, porém, não conseguiram confirmar uma associação entre anormalidades de *VDR* e hipercalciúria (Zerwekh et al., 1995, 1998). Na verdade, outros *loci* genéticos foram identificados em associação à HA. Reed et al. (1999, 2002) mapearam o *locus* de uma forma hereditária de HA para o cromossomo 1q23.3-q24 e encontraram um suposto gene (que outros subsequentemente demonstraram ser homólogo ao gene da adenilato ciclase solúvel de ratos) nesta região em 12 pacientes caucasianos não aparentados com HA.

Outra etiologia proposta para HA é a perda do fosfato renal, provocando um aumento subsequente da vitamina D ativa. Pacientes com raquitismo hipofosfatêmico hereditário com hipercalciúria (RHHH) manifestam esta anormalidade, que é caracterizada por uma diminuição da reabsorção renal de fosfato, hipofosfatemia e subsequente aumento compensatório dos níveis de vitamina D, o que provoca maior absorção de cálcio e fosfato no intestino e hipercalciúria (Tieder et al., 1987). Acredita-se que as mutações associadas a RHHH sejam herdadas em um padrão autossômico recessivo. Os genes candidatos para RHHH incluem *SLC34A1* e *SLC34A3*, que codificam transportadores de fosfato acoplados a sódio localizados na membrana apical do túbulo proximal renal (NaPi-IIa e NaPi-IIc, respectivamente) (Devuyst e Pirson, 2007). Contudo, a perda renal de fosfato é uma causa rara de nefrolitíase, afetando no máximo 2% a 4% dos pacientes (Levy et al., 1995).

Hipercalciúria Renal. O rim filtra aproximadamente 270 mmol de cálcio e deve reabsorver mais de 98% dele para manter a homeostasia do cálcio (Bushinsky, 1998). Aproximadamente 70% da reabsorção do cálcio ocorre no túbulo proximal, com predominância das vias paracelulares (Frick e Bushinsky, 2003). Na hipercalciúria renal, o comprometimento da reabsorção tubular renal de cálcio resulta em níveis elevados de cálcio urinário, provocando um hiperparatireoidismo secundário (Coe et al., 1973). Os níveis séricos de cálcio permanecem normais porque a perda renal de cálcio é compensada pelo aumento da sua absorção intestinal e reabsorção óssea como resultado da maior secreção de PTH e maior síntese de $1,25(OH)_2D_3$. **Altos níveis de cálcio urinário em jejum (> 0,11 mg/dL de filtração glomerular) com valores de cálcio sérico normais são característicos da hipercalciúria renal.** Os níveis elevados de cálcio urinário em jejum e PTH sérico diferenciam a hipercalciúria renal da absortiva.

A causa real da perda renal de cálcio não é conhecida. Contudo, dados sobre as anormalidades associadas a hipercalciúria renal são derivados de estudos de vários distúrbios monogenéticos associados a hipercalciúria e nefrolitíase (Gambaro et al., 2004; Langman, 2004; Devuyst e Pirson, 2007; Ferraro et al., 2013a). A doença de Dent (nefrolitíase recessiva ligada ao X) está associada a defeitos no canal de cloreto 5 (ClC-5), que está localizado no túbulo renal proximal, segmento ascendente espesso da alça de Henle e células intercaladas tipo α dos ductos coletores. A doença de Dent é caracterizada por hipercalciúria, proteinúria, nefrolitíase, nefrocalcinose e insuficiência renal progressiva. Embora o mecanismo exato pelo qual a perda de ClC-5 provoca hipercalciúria não seja bem compreendido, ele pode envolver a perda de PTH como parte da proteinúria de baixo peso molecular, provocando uma elevação dos níveis de calcitriol (Reinhart et al., 1995; Nakazato et al., 1997).

A hipomagnesemia familiar com hipercalciúria e nefrocalcinose (FHHNC) é causada por mutações na claudina 16 (também conhecida como paracelina 1) e claudina 19, membros da família de genes de claudina das proteínas de junção de oclusão que estão envolvidas na reabsorção paracelular determinada por voltagem de magnésio e cálcio no segmento ascendente espesso e no túbulo convoluto distal (Simon et al., 1999; Konrad et al., 2006). Pacientes com FHHNC desenvolvem uma tríade característica de hipomagnesemia, hipercalciúria e nefrocalcinose como resultado da perda progressiva de magnésio e cálcio. Outras anormalidades de claudina também foram associadas a nefrolitíase. Um estudo de associação do genoma conduzido em 3.773 pacientes hipercalciúricos com cálculos renais e 42.510 indivíduos de controle da Islândia e dos Países Baixos identificou quatro variantes sinônimas comuns no *locus* do gene de claudina 14 que foram considerados significativamente associados a cálculos renais e redução da densidade mineral óssea (Thorleifsson et al., 2009). A desregulação da claudina 14 bloqueia o canal de claudina 16 e produz fenocópias de FHHNC em um grau variável.

A síndrome de Bartter engloba um grupo de distúrbios autossômicos recessivos que envolvem a disfunção do segmento ascendente espesso da alça de Henle, caracterizada por perda de sal e acidose metabólica hipocalêmica, com ocorrência variável de hipercalciúria e nefrolitíase (Devuyst e Pirson, 2007). Esse distúrbio surge a partir de uma mutação em qualquer um dos genes que codificam as proteínas de membrana envolvidas no transporte transepitelial do cloreto de sódio pelo segmento espesso da alça de Henle: *SLC12A1*, que codifica o cotransportador de Na^+, K^+, $2Cl^-$, NKCC2; *KCNJ*, que codifica o canal de potássio medular externo renal apical, ROMK; *CLCNKB*, que codifica o canal de cloreto basolateral, ClC-Kb; e *BSND*, que codifica uma subunidade (Barttin) para as proteínas do canal de cloreto ClC-Ka e ClC-Kb.

Mutações ativadoras no gene que codifica CaSR foram associadas a uma forma autossômica dominante de hipocalcemia pela qual os baixos níveis séricos de PTH provocam uma redução da reabsorção renal de cálcio e subsequentes hipocalcemia e hipercalciúria (Devuyst e Pirson, 2007). Uma mutação ativadora potente em CaSR foi associada a nefropatia com perda de sal e hiperaldosteronismo secundário (síndrome de Bartter tipo V), que provavelmente está relacionada à disfunção de ROMK como resultado da ativação constitutiva de CaSR anormal (Vargas-Poussou et al., 2002). O CaSR regula a reabsorção de cálcio no segmento ascendente espesso por meio de alterações da permeabilidade paracelular (Loupy et al., 2012).

Polimorfismos com perda de função no gene de CaSR também foram associados a nefrolitíase idiopática. Foi demonstrado que dois polimorfismos sinônimos de nucleotídeos únicos (rs6776158 e rs1501899), que reduzem de modo significativo os níveis de RNA mensageiro de CaSR renal, estão altamente associados a nefrolitíase normocitratúrica (Vezzoli et al., 2010, 2011). A redução da expressão de CaSR pode aumentar a reabsorção paracelular de cálcio no segmento ascendente espesso da alça de Henle, provocando uma precipitação de cálcio intersticial e hipocalciúria. A diminuição do fornecimento de cálcio ao ducto coletor pode afetar o mecanismo celular de acidificação e concentração urinária, provocando a formação de cálculos de oxalato de cálcio. Outras mutações nos genes do cotransportador de Na^+, K^+, $2Cl^-$ NKCC2 e do canal de potássio ROMK foram associadas a distúrbios autossômicos recessivos caracterizados por hipercalciúria em jejum e nefrocalcinose.

A compreensão desses distúrbios genéticos tem o potencial de elucidar melhor o manejo tubular do cálcio e a fisiopatologia da hipercalciúria renal.

Hipercalciúria Reabsortiva. A hipercalciúria reabsortiva é uma anormalidade pouco frequente, na maioria das vezes associada ao hiperparatireoidismo primário. Um hiperparatireoidismo primário é a causa de nefrolitíase em aproximadamente 5% dos casos (Broadus, 1989). **A secreção excessiva de PTH derivado de um adenoma da paratireoide provoca reabsorção óssea excessiva e aumenta a síntese renal de $1,25(OH)_2D_3$, que por sua vez aumenta a absorção intestinal de cálcio. O efeito líquido é a elevação dos níveis séricos e urinários de cálcio e redução dos níveis séricos de fósforo.** Embora a maioria dos pacientes com hiperparatireoidismo primário demonstre hipercalcemia e hipercalciúria, um nível normal sérico de cálcio na presença de um valor inadequadamente elevado de PTH sérico pode ser observado em alguns casos, dificultando o diagnóstico. A administração de um diurético tiazídico aumentará a reabsorção renal de cálcio e exacerbará a hipercalcemia, consequentemente facilitando o diagnóstico ("provocação com tiazídico") (Eisner et al., 2009).

O hiperparatireoidismo primário está associado a nefrolitíase em menos de 5% dos indivíduos afetados (Heath et al., 1980; Parks et al., 1980). Contudo, deve-se suspeitar do diagnóstico em pacientes com nefrolitíase e níveis séricos de cálcio acima de 10,1 mg/dL (Broadus et al., 1980; Menon, 1986). Os níveis séricos de cálcio podem variar em até 5% e pacientes com hiperparatireoidismo leve podem exibir aumentos relativamente pequenos do cálcio sérico (Yendt e Gagne, 1968). Portanto, medidas repetidas do cálcio sérico, juntamente com PTH sérico intacto, podem ser necessárias para estabelecer o diagnóstico. A medida do cálcio ionizado sérico pode ajudar em casos duvidosos porque o cálcio ionizado pode estar elevado no contexto de cálcio sérico normal (Yendt e Gagne, 1968). PTH também aumenta a excreção do bicarbonato e do fósforo no túbulo renal proximal, resultando em fosfatúria e acidose hiperclorêmica leve.

Sarcoidose e Doença Granulomatosa. Outras causas raras de hipercalciúria reabsortiva incluem a hipercalcemia da malignidade, sarcoidose, tireotoxicose e toxicidade por vitamina D. Foi relatado que muitas doenças granulomatosas, incluindo tuberculose, sarcoidose, histoplasmose, lepra e silicose, produzem hipercalcemia. Entre estas, a sarcoidose é a mais frequentemente associada a urolitíase. **A hipercalcemia na sarcoidose é decorrente da produção de $1,25(OH)_2D_3$ a partir da 1α-hidroxilase presente em macrófagos do granuloma sarcoide, causando um aumento da absorção intestinal de cálcio, hipercalcemia e hipercalciúria** (Hendrix, 1966; Bell et al., 1979). Homogeneizados de células alveolares pulmonares e linfonodos de pacientes com sarcoidose são capazes de sintetizar vitamina D, uma função geralmente limitada aos rins. A maioria dos pacientes com sarcoidose apresenta supressão do nível de PTH secundária à hipercalcemia (Cushard et al., 1972). A sarcoidose também pode ser diferenciada de outros diagnósticos pela resolução rápida da hipercalcemia após a introdução de tratamento com corticosteroides (Breslau et al., 1982).

Hipercalcemia Associada à Malignidade. Embora o hiperparatireoidismo primário seja a causa mais comum de hipercalcemia no contexto ambulatorial, a malignidade é a principal causa de hipercalcemia em pacientes hospitalizados (Rizzoli e Bonjour, 1992). Um ensaio para PTH intacto pode ajudar a diferenciar pacientes com hiperparatireoidismo daqueles com outras causas de hipercalcemia (Burtis et al., 1990). Tumores em pacientes com hipercalcemia humoral produzem uma proteína relacionada ao PTH (PTHrP), cuja produção é regulada por CaSRs na superfície celular (Chattopadhyay, 2006). Cânceres de pulmão e de mama representam aproximadamente 60% dos casos de malignidade associada à hipercalcemia, enquanto cânceres de células renais (10% a 15%), cabeça e pescoço (10%) e hematológicos, como linfoma e mieloma (10%), representam o restante. Embora a destruição mecânica direta do osso constitua uma causa de hipercalcemia, muitos tumores secretam fatores humorais, incluindo PTHrP, fator transformador de crescimento-α e citocinas como interleucina-1 e fator de necrose tumoral, que ativam osteoclastos e provocam lise óssea e hipercalcemia (Burtis et al., 1990; Mundy, 1990; Edelson e Kleerekoper, 1995)

Hipercalcemia Induzida por Glicocorticoide. Os glicocorticoides podem alterar de modo significativo o metabolismo do cálcio por meio de suas ações sobre o osso, intestino e glândulas paratireoides. Seu efeito mais potente está relacionado ao metabolismo do cálcio nos ossos, onde os glicocorticóides promovem reabsorção óssea e reduzem a formação de ossos, em última análise provocando a osteopenia com o uso crônico (Manelli e Giustina, 2000). Além disso, eles estimulam a liberação de PTH (Fucik et al., 1975). Por outro lado, os glicocorticoides inibem a absorção intestinal de cálcio, o que explica sua eficácia na prevenção da hipercalciúria induzida pela sarcoidose (Manelli e Giustina, 2000). O efeito líquido provavelmente favorece a promoção da formação de cálculos, pois a nefrolitíase é comum em pacientes com síndrome de Cushing (Faggiano et al., 2003). Em um estudo, cálculos foram encontrados em 50% dos pacientes com síndrome de Cushing ativa, 27% dos pacientes curados e 6,5% dos controles. Em comparação aos controles, os pacientes com doença ativa apresentaram uma prevalência significativamente maior de hipercalciúria, hipocitratúria e hiperuricosúria, mas esses pacientes também apresentavam maior risco de obesidade e diabetes, que poderiam estar relacionadas à formação de cálculos (Faggiano et al., 2003).

Hiperoxalúria

Hiperoxalúria, definida como oxalato urinário maior que 40 mg/dia, provoca um aumento da saturação urinária de oxalato de cálcio e a subsequente promoção de cálculos de oxalato de cálcio. Além disso, o oxalato foi implicado no crescimento e retenção de cristais por meio de lesão das células tubulares renais mediada pela peroxidação lipídica e pela geração de radicais livres de oxigênio (Ravichandran e Selvam, 1990). A lesão da membrana facilita a fixação dos cristais de oxalato de cálcio e o subsequente crescimento do cristal. Foi demonstrado que a terapia antioxidante previne a precipitação do oxalato de cálcio no rim de ratos e reduz a excreção do oxalato em pacientes com cálculos (Selvam, 2002). Do mesmo modo, o depósito de cristais de oxalato de cálcio no urotélio *in vitro* foi prevenido por eliminadores de radicais livres como ácido fítico e manitol, supostamente ao proteger a membrana da lesão mediada por radicais livres (Thamilselvan e Selvam, 1997; Selvam, 2002). Estudos recentes em humanos, porém, não conseguiram demonstrar aumentos dos marcadores de estresse oxidativo ou lesão renal em indivíduos normais e formadores de cálculos que ingeriram grandes doses de oxalato (até 8 mmol), consequentemente questionando a importância da lesão de membrana celular induzida por oxalato na formação de cálculos de oxalato de cálcio (Knight et al., 2007).

As causas de hiperoxalúria incluem distúrbios das vias biossintéticas (hiperoxalúria primária), estados de má absorção intestinal associados a doença intestinal inflamatória, doença celíaca ou ressecção intestinal (hiperoxalúria entérica), e ingestão dietética excessiva ou altos níveis de substrato (vitamina C) (hiperoxalúria dietética).

Hiperoxalúria Primária. As hiperoxalúrias primárias (HPs) são resultantes de distúrbios hereditários autossômicos recessivos raros do metabolismo do glioxilato, pelos quais a conversão normal do glioxilato em glicina é impedida, provocando a conversão oxidativa preferencial de glioxilato em oxalato, um produto final do metabolismo (Fig. 51-6). Os níveis acentuadamente altos de oxalato urinário que ocorrem em seguida (> 100 mg/dia) provocam um aumento da saturação de oxalato de cálcio e a formação de complexos de oxalato de cálcio e cristais na luz tubular renal. Alguns cristais fixam-se à superfície das células epiteliais tubulares renais e são subsequentemente agregados em cálculos, enquanto outros são internalizados nas células tubulares e em seguida sofrem extrusão para o interstício renal, provocando uma nefrocalcinose acentuada (Hoppe et al., 2009). A lesão renal pode ser consequência da toxicidade celular direta decorrente da alta concentração de oxalato ou dos cristais de oxalato de cálcio, mediada por espécies reativas de oxigênio. O comprometimento renal ocorre devido a cálculos de oxalato de cálcio recorrentes com obstrução e como resultado da inflamação do parênquima renal e fibrose intersticial derivada da nefrocalcinose grave (Mulay et al., 2013). Com a lesão renal progressiva, a eliminação renal do oxalato é prejudicada, o que provoca o depósito sistêmico de cristais de oxalato de cálcio ou oxalose sistêmica.

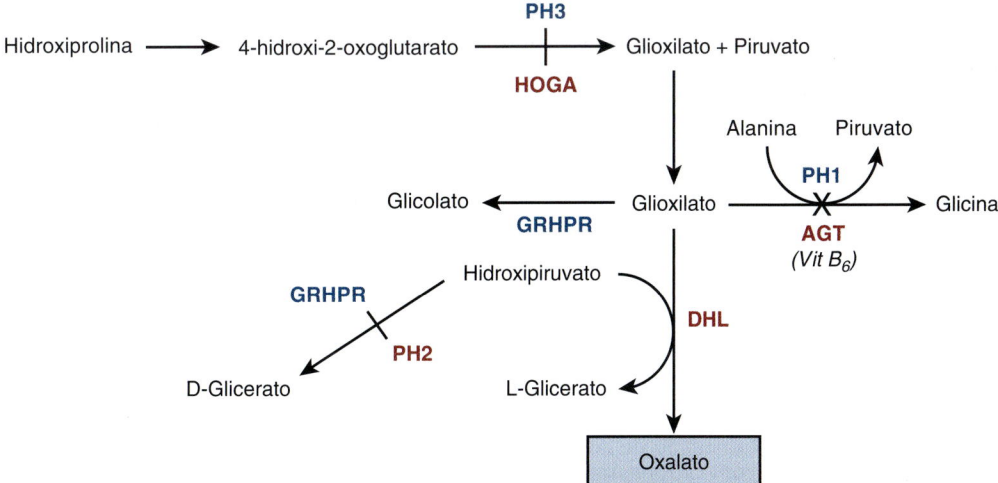

Figura 51-6. Via do metabolismo do oxalato no fígado. Defeitos da alanina-glioxilato aminotransferase (AGT) estão associados a hiperoxalúria primária tipo 1 (HP1), defeitos da glioxilato redutase/hidroxipiruvato redutase (GRHPR) estão associados a hiperoxalúria primária tipo 2 (HP2), e defeitos da 4-hidroxi-2-oxoglutarato aldolase (HOGA) estão associados a hiperoxalúria primária tipo 3 (HP3). DHL, desidrogenase lática.

Foram identificadas três formas de HP (tipos 1, 2 e 3), que diferem na enzima e na organela intracelular afetada. A enzima primária que catalisa a conversão de glioxilato em glicina é a alanina-glioxilato aminotransferase (AGT) dependente de fosfato de piridoxal, que é sintetizada no peroxissoma hepático. Mutações neste gene (*AGXT*) produzem a hiperoxalúria primária tipo 1 (HP1), e pacientes com este distúrbio exibem níveis elevados de oxalato e frequentemente glicolato. A doença renal em estágio terminal (DRET) ocorre durante a segunda ou terceira década de vida na maioria dos pacientes com HP1, fazendo que esta seja a forma mais agressiva da doença (Hoppe et al., 2009). A elucidação da estrutura do cristal de AGT em 2,5 Å [ENTRA SÍMBOLO] melhorou a compreensão das mutações do gene para esta proteína (Zhang et al., 2003). A mutação mais comum de *AGXT* provoca uma substituição da glicina por arginina na posição 170; no contexto de uma substituição de prolina por leucina na posição 11, presente em um alelo polimórfico menor, isto faz que a enzima seja inadequadamente dirigida para mitocôndrias hepáticas, onde ela é metabolicamente inativa, em vez de para os peroxissomas hepáticos (Fargue et al., 2013a). Pacientes com essa mutação são sensíveis ao tratamento com piridoxina porque esta é metabolizada em fosfato de piridoxal, um cofator essencial para AGT, o que provoca um aumento da atividade catalítica enzimática e maior direcionamento para o peroxissoma (Fargue et al., 2013b). Até o momento, foram identificadas pelo menos 178 mutações no gene *AGXT*.

A hiperoxalúria primária tipo 2 (HP2) está associada a um defeito da glioxilato redutase/hidroxipiruvato redutase (GRHPR) no fígado, que resulta em nefrolitíase hiperoxalúrica, porém com evolução menos agressiva em relação à insuficiência renal que HP1 (Johnson et al., 2002). Pacientes com HP2 apresentam níveis urinários elevados de ácido L-glicérico e oxalato porque a atividade reduzida da enzima GRHPR provoca um aumento de hidroxipiruvato e glioxilato, que são convertidos pela desidrogenase lática em ácido L-glicérico e oxalato, respectivamente. Foi identificado um total de 30 mutações no gene *GRHPR* (Cochat e Rumsby, 2013).

Um terceiro tipo de hiperoxalúria primária foi reconhecido recentemente. A hiperoxalúria primária tipo 3 (HP3) é causada por um defeito na enzima mitocondrial, 4-hidroxi-2-oxoglutarato aldolase (HOGA), que supostamente teria um papel no metabolismo de hidroxiprolina (Belostotsky et al., 2010). O 4-hidroxi-2-oxoglutarato derivado da hidroxiprolina é convertido em piruvato e glioxilato em uma reação catalisada por HOGA. Contudo, o mecanismo pelo qual este defeito provoca hiperoxalúria não foi estabelecido. Embora HP3 esteja associada a hiperoxalúria e hipercalciúria grave, a formação de cálculos de oxalato de cálcio recorrente observada no início da infância pode se tornar clinicamente silenciosa mais tarde na vida e não há relatos até o momento de progressão para DRET nestes pacientes (Hoppe, 2012).

Se não tratada, a HP1 inevitavelmente provoca insuficiência renal em estágio terminal, que ocorre por volta dos 15 anos de idade em 50% dos pacientes afetados e está associada a uma taxa geral de mortalidade de aproximadamente 30% (Cochat et al., 1999). Uma vez que o fígado é o único órgão responsável pela detoxificação do glioxilato, um transplante de fígado-rim combinado é o tratamento aceito para a maioria dos pacientes com HP grave. A sobrevida relatada em 5 anos para pacientes e a sobrevida do enxerto hepático após transplante de fígado-rim combinado correspondem a 80% e 72%, respectivamente (Jamieson, 2005). Além disso, a função renal dos sobreviventes, segundo relatos, permanece estável ao longo do tempo (Cochat et al., 1999; Hoppe e Langman, 2003). O transplante renal isolado é o tratamento de escolha para pacientes com HP2 e DRET, porque a hipoxantina-guanina fosforribosil transferase (HGPRT) não é específica para o fígado. HP3 não foi associada a DRET e o transplante neste contexto não foi relatado.

Hiperoxalúria Entérica. A causa mais comum de hiperoxalúria adquirida é a hiperoxalúria entérica. Essa anormalidade está associada a estados de diarreia crônica, em que a **má absorção de gorduras provoca a saponificação de ácidos graxos com cátions divalentes como cálcio e magnésio, consequentemente reduzindo a formação de complexos de oxalato de cálcio e aumentando o *pool* de oxalato disponível para reabsorção** (Earnest et al., 1975). Os ácidos graxos e sais biliares pouco absorvidos podem aumentar a permeabilidade colônica ao oxalato, aumentando ainda mais a absorção intestinal do oxalato (Dobbins e Binder, 1976; Hatch e Freel, 2008). Uma forte relação entre a gordura fecal e a excreção urinária de oxalato foi demonstrada em pacientes com esteatorreia (Fig. 51-7) (Worcester,

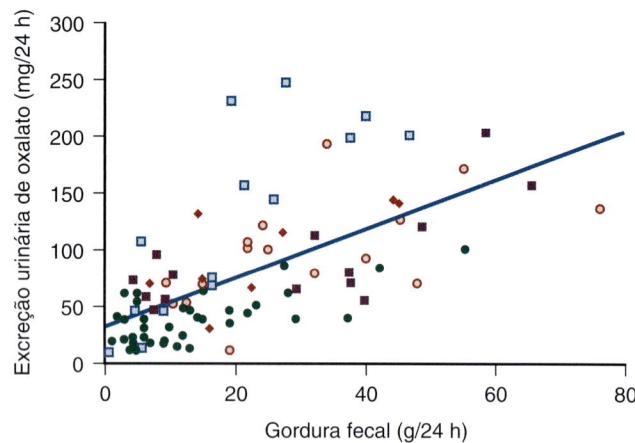

Figura 51-7. Relação entre a excreção de gordura fecal e de oxalato urinário em pacientes com esteatorreia. O oxalato dietético correspondeu a 300 a 500 mg/dia em todos os estudos, exceto um, que correspondeu a 55 a 90 mg/dia. O cálcio dietético correspondeu a 500 a 900 mg/dia em todos os estudos, quando relatado. O citrato urinário normal foi inferior a 50 mg/dia em todos os estudos, com exceção de um, que foi inferior a 34 mg/dia. Oxalato = 2,1 × gordura fecal + 30,7 (r^2 = 0,4, n = 96, P < 0,001). (De Worcester EM. Stones due to bowel disease. In Coe F, Favus M, Pak C, et al, editors. Kidney stones: medical and surgical management. New York: Lippincott-Raven; 1996. p. 883–903.)

1996). Desidratação, hipocalemia, hipomagnesiúria, hipocitratúria e baixo pH urinário também aumentam o risco de formação de cálculos de oxalato de cálcio em pacientes com síndrome de diarreia crônica. A má absorção por qualquer causa pode provocar um aumento da absorção intestinal de oxalato. Portanto, uma ressecção do intestino delgado, doença intrínseca e derivação jejunoileal (Cryer et al., 1975) estão associadas a hiperoxalúria.

À medida que a prevalência da obesidade na população aumentou, a cirurgia bariátrica tornou-se mais popular e difundida. Embora a derivação jejunoileal para obesidade tenha sido descontinuada no passado, em parte devido a insuficiência renal e nefrolitíase induzidas pela hiperoxalúria grave, acreditava-se que a cirurgia bariátrica moderna forneceria uma alternativa mais segura para perda de peso. Contudo, um relatório de 2005 da Clínica Mayo revelou dois pacientes com nefropatia por oxalato e insuficiência renal que exigiram diálise e/ou transplante renal entre 23 pacientes com hiperoxalúria entérica e cálculos de oxalato de cálcio após cirurgia de derivação gástrica em Y de Roux (Nelson et al., 2005). Desde então, vários estudos retrospectivos (Asplin e Coe, 2007; Patel et al., 2009), transversais (Maalouf et al., 2010) e prospectivos (Park et al., 2009; Duffey et al., 2010) mostraram um aumento da excreção urinária de oxalato em indivíduos não formadores de cálculos após derivação gástrica em Y de Roux e outros procedimentos bariátricos com má absorção. Foi demonstrado que a elevação de oxalato urinário se desenvolve no mínimo 6 meses após a cirurgia de derivação (Sinha et al., 2007). Em graus variáveis, o aumento do oxalato urinário foi compensado por um declínio do cálcio e ácido úrico urinários, provocando efeitos conflitantes sobre a saturação urinária do oxalato de cálcio.

Apesar de alguma variação no efeito observado sobre os elementos urinários, foi relatada maior taxa de formação de cálculos após cirurgia de derivação gástrica. Usando uma base de dados de solicitações de reembolso, Matlaga et al. (2009) constataram que 7,65% de 4.639 pacientes após cirurgia de derivação gástrica por Y de Roux *versus* 4,63% de 4.639 controles obesos foram diagnosticados com cálculos renais (P < 0,0001) após um período de observação mediano de 4,6 anos e 4,1 anos, respectivamente. O risco parece estar limitado a pacientes submetidos a cirurgia de derivação gástrica, uma vez que um estudo semelhante de solicitações de reembolso demonstrou uma *maior taxa* de formação de cálculos em um grupo-controle em comparação a um grupo de pacientes submetidos a banda gástrica (5,97% *versus* 1,49%, respectivamente) (Semins et al., 2009). Na verdade, uma comparação de 27 pacientes após cirurgia de derivação gástrica por Y de Roux com 12 pacientes após banda gástrica revelou maior oxalato urinário, menor cálcio urinário, e citrato urinário marginalmente menor no grupo de derivação em comparação com o grupo de banda, sugerindo que a banda gástrica não esteja associada a má absorção e hiperoxalúria entérica (Penniston et al., 2009).

A etiologia da hiperoxalúria observada após a cirurgia de derivação gástrica não foi totalmente elucidada. Embora a perda de *O. formigenes*, uma bactéria que degrada o oxalato residente no trato intestinal, tenha sido sugerida como possível fonte, a presença de baixos níveis de colonização por *O. formigenes* em pacientes com obesidade mórbida antes da cirurgia de derivação gástrica por Y de Roux fala contra esta hipótese (Duffey et al., 2011). Além disso, não foi encontrada uma diferença significativa na colonização por *O. formigenes* entre 10 pacientes pós-cirurgia bariátrica e 13 controles com obesidade mórbida (40% vs. 15%, respectivamente) (Froeder et al., 2012). Contudo, a resposta do oxalato urinário a uma carga oral de oxalato foi mais pronunciada em pacientes após cirurgia bariátrica do que antes e maior que a resposta em controles com obesidade mórbida, sugerindo que a hiperoxalúria observada após a cirurgia bariátrica seja decorrente de um aumento da absorção intestinal do oxalato dietético. Na verdade, Kumar et al. (2011) estudaram prospectivamente 11 indivíduos com obesidade mórbida antes, 6 e 12 meses após a cirurgia bariátrica (derivação gástrica em Y de Roux ou derivação duodenal com desvio biliopancreático) e encontraram aumentos significativos do oxalato plasmático, supersaturação de oxalato de cálcio urinário e excreção de gordura fecal nos dois pontos de tempo após a cirurgia. Ao contrário de estudos anteriores, não foi observado um aumento significativo no oxalato urinário ou declínio do cálcio urinário, provavelmente como resultado de suplementação agressiva de cálcio após a cirurgia. Contudo, o oxalato urinário estava elevado em uma coleta de urina de 24 horas obtida após uma carga oral de oxalato aos 6 e 12 meses. Esses achados sugerem que a etiologia da hiperoxalúria e o aumento do risco de cálculos associado à cirurgia bariátrica sejam decorrentes ao menos em parte de uma má absorção e hiperoxalúria entérica.

Hiperoxalúria Dietética. A ingestão excessiva de alimentos ricos em oxalato como nozes, chocolates, chá preparado por fervura, espinafre, batatas, beterrabas e ruibarbo pode provocar hiperoxalúria em indivíduos normais. A contribuição do oxalato dietético para a excreção urinária de oxalato pode variar de 24% a 42% (Holmes et al., 2001). Além disso, uma restrição intensa de cálcio poderia provocar redução da ligação intestinal ao oxalato e um aumento da absorção de oxalato. Foi demonstrado que a suplementação de ácido ascórbico aumenta os níveis urinários de oxalato por conversão *in vivo* em oxalato (Traxer et al., 2003), embora maiores taxas clínicas de formação de cálculos não tenham sido relacionadas de modo inequívoco ao uso do ácido ascórbico (Curhan et al., 1996, 1999).

Estudos recentes também implicaram *O. formigenes*, uma bactéria intestinal que degrada o oxalato, como um possível modulador dos níveis de oxalato intestinal (Duncan et al., 2002). Foi constatado que formadores de cálculos apresentam níveis reduzidos ou ausentes de colonização por *O. formigenes* em comparação com indivíduos-controle não formadores de cálculos e foi demonstrado que indivíduos que não apresentavam a bactéria exibiam níveis mais altos de oxalato urinário (Sidhu et al., 1999; Mikami et al., 2003; Troxel et al., 2003). Em um grande estudo recente de caso-controle com formadores de cálculos de oxalato de cálcio recorrentes (*n* = 274) e indivíduos normais (*n* = 259) de idade e gênero equivalentes, 17% dos formadores de cálculos e 38% dos indivíduos normais apresentaram testes positivos para *O. formigenes* (Kaufman et al., 2008). Após o controle de fatores de confusão, o RR para colonização (caso *versus* controle) correspondeu a 0,3 (IC 95%: 0,2 a 0,5). Curiosamente, os níveis urinários medianos de oxalato não diferiram entre aqueles com ou sem colonização por *O. formigenes*. **Também foi demonstrado que pacientes com fibrose cística, muitos dos quais são expostos ao uso prolongado de antibióticos, apresentam ausência de *O. formigenes* no trato intestinal e níveis urinários elevados correspondentes de oxalato** (Sidhu et al., 1998). Do mesmo modo, a colonização por *O. formigenes* foi comparada entre um grupo de pacientes com *Helicobacter pylori* tratados com antibióticos e um grupo de pacientes sem *H. pylori*. Entre os 12 pacientes positivos para *O. formigenes* não tratados com antibióticos, 92% dos pacientes permaneceram positivos para *O. formigenes* após 1 e 6 meses. Em contraste, entre 19 indivíduos com *H. pylori* que receberam antibióticos, apenas 36,8% continuaram colonizados por *O. formigenes* 1 e 6 meses após o tratamento (Kharlamb et al., 2011). Esses achados destacam o possível efeito prolongado da antibioticoterapia sobre a colonização intestinal por *O. formigenes* e um possível papel na modulação do risco de cálculo.

Hiperoxalúria Idiopática. Vários estudos sugeriram que a hiperoxalúria leve é um fator tão importante quanto a hipercalciúria na patogênese dos cálculos de oxalato de cálcio idiopáticos (Menon, 1986; Robertson e Hughes, 1993). Em algumas populações, como os habitantes da Península Árabe, a prevalência de cálculos que contêm cálcio é consideravelmente maior que no ocidente, apesar da ausência quase completa de hipercalciúria (Robertson e Hughes, 1993). A hiperoxalúria está implicada como fator de risco predominante nessa população.

Anormalidades no metabolismo e no transporte de oxalato podem contribuir para a nefrolitíase por oxalato de cálcio. Baggio et al. (1986) detectaram uma maior taxa de fluxo de oxalato pela membrana de eritrócitos no estado de equilíbrio em 114 pacientes com história de cálculos renais de oxalato de cálcio em comparação com indivíduos-controle. O tratamento com hidroclorotiazida oral (50 mg/dia), amilorida (5 mg/dia) ou ambas restaurou a troca normal ou quase normal de oxalato eritrocitário em todos os pacientes que inicialmente demonstraram taxas aumentadas. Até 50% das vezes, porém, a anormalidade no transporte de oxalato eritrocitário não está associada à hiperoxalúria. Além disso, Motola et al. (1992) encontraram altas taxas de fluxo de oxalato também em não formadores de cálculos de oxalato de cálcio, consequentemente provocando algum questionamento sobre a importância deste mecanismo na formação de cálculos de oxalato de cálcio.

Hiperuricosúria

Hiperuricosúria é definida como ácido úrico urinário acima de 600 mg/dia. Até 10% de formadores de cálculos de cálcio apresentam altos níveis urinários de ácido úrico como anormalidade isolada, mas eles são encontrados em combinação com outras anormalidades metabólicas em até 40% dos formadores de cálculos de cálcio (Preminger, 1992). O mecanismo pelo qual a hiperuricosúria induz cálculos de oxalato de cálcio não foi completamente elucidado. Foi postulado que a hiperuricosúria aumente os níveis urinários de urato monossódico, o que, por sua vez, promove a cristalização do oxalato de cálcio por meio de **nucleação heterogênea ou crescimento do cristal epitaxial** (Pak e Arnold, 1975). Além disso, foi demonstrado que o ácido úrico reduz a eficácia dos inibidores macromoleculares da cristalização de ocorrência natural (Robertson et al., 1976; Zerwekh et al., 1983). Contudo, alguns pesquisadores contestam o efeito do urato monossódico e atribuem o efeito do ácido úrico na formação de cálculos de oxalato de cálcio a um simples processo de "dessalinização", pelo qual a solubilidade do oxalato de cálcio na solução é diminuída (Ryall et al., 1991; Grover e Ryall, 1994).

A causa mais comum de hiperuricosúria é o aumento da ingestão dietética de purinas. Contudo, doenças adquiridas e hereditárias também podem ser acompanhadas por hiperuricosúria, incluindo gota, distúrbios mieloproliferativos e linfoproliferativos, mieloma múltiplo, policitemia secundária, anemia perniciosa, distúrbios hemolíticos, hemoglobinopatias e talassemia, deficiência completa ou parcial de HGPRT, hiperatividade da fosforribosilpirofosfato sintetase e hipouricemia renal hereditária (Halabe e Sperling, 1994). A identificação de um transportador de urato, o trocador de ânions URAT1, no túbulo renal proximal pode fornecer novos dados sobre as causas de hiperuricosúria (Enomoto et al., 2002; Ichida et al., 2004). Foi demonstrado que mutações de *SLC22A12*, o gene que codifica URAT1, causam hipouricemia hiperuricosúrica (perda renal de ácido úrico) com insuficiência renal aguda induzida por exercício e um alto risco de cálculos renais (Enomoto et al., 2002; Tanaka et al., 2003; Ichida et al., 2004; Iwai et al., 2004).

Nem todas as evidências confirmam um papel do ácido úrico na formação de cálculos de oxalato de cálcio. Entre 3.350 homens e mulheres participantes (2.237 formadores de cálculos e 1.113 não formadores de cálculo) de três grandes estudos que coletaram amostras de urina de 24 horas para análise do risco de cálculo, após o ajuste para outros parâmetros urinários, a excreção urinária de ácido úrico foi significativamente associada de modo inverso à formação de cálculos renais em homens, associada de modo marginalmente inverso a mulheres mais jovens, e não associada a mulheres mais velhas (Curhan e Taylor, 2008). Por outro lado, um estudo randomizado entre formadores de cálculos de oxalato de cálcio hiperuricosúricos e normocalciúricos demonstrou uma redução de mais de duas vezes nas taxas de recorrência de cálculos entre pacientes randomizados para alopurinol *versus* aqueles que receberam placebo (Ettinger et al., 1986). Contudo, o mecanismo de ação do alopurinol para a redução das taxas de recorrência de cálculos não pode ser atribuído de modo definitivo a seu efeito de redução do ácido úrico urinário.

Hipocitratúria

A hipocitratúria é uma anormalidade importante e passível de correção associada à nefrolitíase, que existe como uma anormalidade isolada em até 10% dos formadores de cálculos de cálcio e está associada a outras anormalidades em 20% a 60% dos formadores de cálculos (Pak, 1994; Levy et al., 1995). O citrato é um inibidor importante que pode reduzir a formação de cálculos de cálcio por vários mecanismos. Em primeiro lugar, o citrato reduz a saturação urinária de sais de cálcio ao formar complexos com o cálcio (Pak et al., 1982). Em segundo lugar, o citrato impede diretamente a nucleação espontânea do oxalato de cálcio (Sakhaee et al., 1987). Em terceiro, o citrato inibe a aglomeração e a sedimentação de cristais de oxalato de cálcio (Kok et al., 1986; Tiselius et al., 1993a, 1993b), assim como o crescimento de cristais de oxalato de cálcio e fosfato de cálcio (Meyer e Smith, 1975). Por fim, níveis urinários normais de citrato podem aumentar o efeito inibidor da glicoproteína de Tamm-Horsfall (Hess et al., 1993).

A hipocitratúria é definida como um nível urinário de citrato inferior a 320 mg/dia. **O estado acidobásico é um determinante primário da excreção urinária de citrato. A acidose metabólica reduz os níveis urinários de citrato secundariamente a um aumento da reabsorção tubular renal e diminuição da síntese de citrato nas células peritubulares** (Hamm, 1990). Um estudo comparando indivíduos normais com formadores de cálculos observou níveis séricos médios de citrato e cargas de citrato filtradas comparáveis nos dois grupos; contudo, o citrato urinário em 24 horas e a razão citrato-creatinina em jejum foram significativamente reduzidos, e a reabsorção tubular média de citrato aumentou de modo significativo em formadores de cálculos em comparação com os indivíduos-controle (Minisola et al., 1989).

Evidências indiretas de uma etiologia primariamente renal da hipocitratúria são originadas de um estudo que comparou a absorção intestinal de citrato em formadores de cálculos hipocitratúricos idiopáticos e indivíduos normais (Fegan et al., 1992). A ingestão oral de citrato foi seguida por uma absorção rápida e eficiente nos dois grupos, com 96% a 98% absorvidos dentro de 3 horas. Desse modo, é improvável que a hipocitratúria seja originada de um prejuízo da absorção gastrintestinal do citrato em formadores de cálculos sem doença intestinal evidente.

O baixo citrato urinário resulta de uma variedade de estados patológicos associados a acidose. A acidose tubular renal distal é caracterizada por alto pH urinário (> 6,8), alto cloreto sérico e baixos bicarbonato e potássio séricos (Preminger et al., 1985). A impossibilidade de acidificar a urina em resposta a uma carga ácida oral (cloreto de amônio) confirma o diagnóstico de ATR. Estados de diarreia crônica causam perda de álcalis intestinais nas fezes com subsequente acidose sistêmica e hipocitratúria (Rudman et al., 1980). Um excesso de proteína animal pode fornecer uma carga ácida, reduzindo os níveis de citrato (Breslau et al., 1988). Na verdade, um estudo metabólico que avaliou o efeito de uma dieta rica em proteínas e de baixo teor de carboidratos demonstrou uma redução significativa no citrato e pH urinários, provavelmente como resultado de baixa ingestão de cítricos e alta ingestão de proteína animal (Reddy et al., 2002). Diuréticos como tiazídicos induzem hipocalemia e acidose intracelular (Nicar et al., 1984). Enzimas conversoras de angiotensina podem causar hipocitratúria de modo independente da acidose sistêmica ou hipocalemia, talvez como resultado de uma acidose intracelular (Melnick et al., 1998). Por fim, o exercício extenuante pode induzir acidose lática (Sakhaee et al., 1987). Contudo, a hipocitratúria também pode representar uma anormalidade isolada e não relacionada a um estado de acidose.

Os níveis de citrato na urina aumentam em estados alcalóticos, assim como com níveis elevados de PTH, estrogênio, magnésio, calcitonina e vitamina D (Hamm e Hering-Smith, 2002).

Baixo pH Urinário

Com um baixo pH urinário (< 5,5), a forma não dissociada do ácido úrico predomina, provocando a formação de cálculos de ácido úrico e/ou cálcio. Os cálculos de oxalato de cálcio formam-se como resultado da nucleação heterogênea com cristais de ácido úrico (Coe e Kavalach, 1974; Pak et al., 1976). Qualquer distúrbio que provoque um baixo pH urinário pode predispor à formação de cálculos. A acidose metabólica crônica pode provocar um baixo pH urinário, hipercalciúria e hipocitratúria. A acidose aumenta a reabsorção óssea e produz perda renal de cálcio (Lemann, 1999; Lemann et al., 2003). A "diátese gotosa", ou baixo pH urinário idiopático, refere-se a uma propensão à formação de cálculos caracterizada por baixo pH urinário de etiologia desconhecida com ou sem artrite gotosa associada (Levy et al., 1995).

Acidose Tubular Renal

A ATR é uma síndrome clínica caracterizada por acidose metabólica resultante de defeitos da secreção do íon hidrogênio pelos túbulos renais ou reabsorção do bicarbonato. Existem três tipos de ATR: 1, 2 e 4. **A ATR tipo 1 (distal) é particularmente importante para os urologistas, não apenas por ser a forma mais comum de ATR, mas também por ser a forma de ATR mais frequentemente associada à formação de cálculos,** que ocorrem em até 70% dos indivíduos afetados (Van den Berg et al., 1983). Na verdade, os sintomas associados a nefrolitíase provocam o diagnóstico inicial de ATR em mais de 50% dos casos (Van den Berg et al., 1983).

Os rins mantêm o equilíbrio acidobásico por meio de vários mecanismos que envolvem o néfron proximal e distal. Uma vez que o bicarbonato é filtrado livremente no glomérulo, **o rim deve reabsorver ou regenerar quase todo o bicarbonato filtrado todos os dias** (aproximadamente 4.500 mmol) para manter sua capacidade de tamponamento, um processo que ocorre primariamente nos túbulos renais proximais (Pohlman et al., 1984). **Além disso, o rim deve excretar o excesso de ácido**, que é acumulado a partir da decomposição de carboidratos, gorduras e proteínas e como resultado da perda de bicarbonato nas fezes. A excreção ácida líquida ocorre no túbulo renal distal. Um defeito na reabsorção do bicarbonato ou na excreção de ácido provocará uma acidose metabólica.

O bicarbonato filtrado (HCO_3^-) é reabsorvido quase completamente nos túbulos renais proximais por um mecanismo indireto que envolve a secreção de hidrogênio (H^+) (Laing et al., 2005). A anidrase carbônica nas células tubulares gera H^+ e HCO_3^-, fornecendo assim íons H^+ que são secretados na luz tubular por meio de um mecanismo de troca de Na^+,H^+ na membrana apical. O sódio (Na^+) bombeado para fora da célula do túbulo proximal pelo trocador sódio-potássio adenosina trifosfatase (Na^+,K^+-ATPase), localizado na membrana basolateral, aciona o trocador de Na^+,H^+ na membrana apical ao reduzir o sódio intracelular. Ao mesmo tempo, HCO_3^- é transferido por meio de um cotransportador de NA^+,HCO_3^- basolateral para o plasma. A secreção ativa adicional de H^+ para a luz tubular é realizada por uma H^+-ATPase apical. O íon H^+ luminal combina-se com o HCO_3^- filtrado para formar H_2CO_3, que é rapidamente convertido por outra forma de anidrase carbônica em H_2O e CO_2, que é difundido de volta para a célula. **O efeito líquido é a adsorção transepitelial de HCO_3^- sem causar secreção líquida de H^+ ou uma alteração importante do pH urinário.**

O néfron distal é o local de eliminação líquida de H^+, embora 5% a 10% do bicarbonato filtrado também seja reabsorvido aqui de um modo semelhante ao néfron proximal. **O hidrogênio liga-se a tampões urinários como um ácido titulável (principalmente fosfato) e amônia, permitindo a eliminação líquida de hidrogênio na forma de NH_4^+. A excreção de H^+ ocorre por meio da secreção ativa em células intercaladas α.** Estas células secretam H^+ no túbulo distal usando H^+-ATPase e um mecanismo de troca H^+,K^+-ATPase (Laing et al., 2005). As células intercaladas também contam com um trocador de ânions Cl^-,HCO_3^- que transporta HCO_3^- para o sangue. **Essas bombas ativas geram um gradiente iônico de hidrogênio de 1.000:1 entre a célula e a luz tubular, permitindo a redução do pH urinário a valores tão baixos quanto 4,5** (Kinkead e Menon, 1995). Outro fator contribuinte é a ausência de anidrase carbônica luminal, que impede a dissociação rápida do ácido carbônico catalisado pela enzima.

As ATRs distal e proximal ocorrem como resultado do comprometimento da excreção líquida de ácido para a urina (distal ou tipo 1) ou da reabsorção de bicarbonato (proximal ou tipo 2). A distinção entre essas anormalidades estabelece a base para a classificação de ATR em proximal ou distal, embora as duas compartilhem os achados característicos de acidose metabólica hiperclorêmica associada a um pH urinário inadequadamente elevado.

Acidose Tubular Renal Tipo 1 (Distal). A ATR tipo 1 compreende uma síndrome de função anormal do ducto coletor, caracterizada pela incapacidade de acidificar a urina na presença de aci-

dose sistêmica. Os achados clássicos incluem acidose metabólica hipocalêmica, hiperclorêmica, sem hiato aniônico, juntamente com nefrolitíase, nefrocalcinose e elevação do pH urinário (> 6,0). Pacientes com ATR incompleta também demonstram excreção renal defeituosa de ácido, manifestada como impossibilidade de reduzir o pH urinário abaixo de 5,5 após uma carga ácida, mas não manifestam acidose metabólica e, como consequência, apresentam eletrólitos séricos normais (Osther et al., 1989).

Pacientes com ATR distal geralmente apresentam-se como adultos com sintomas de nefrolitíase (Caruana e Buckalew, 1988). Contudo, as crianças constituem um terço dos indivíduos afetados e geralmente apresentam vômitos ou diarreia, insuficiência de desenvolvimento ou retardo de crescimento. A composição mais comum do cálculo associado à ATR distal corresponde ao fosfato de cálcio, como resultado de **hipercalciúria, hipocitratúria e aumento do pH urinário** (Van den Berg et al., 1983; Pohlman et al., 1984). A acidose metabólica promove desmineralização óssea, que provoca hiperparatireoidismo secundário e hipercalciúria. **Uma hipocitratúria profunda, talvez o fator mais importante na formação de cálculos neste contexto, é decorrente de um comprometimento da excreção de citrato como resultado da acidose metabólica,** mas também pode estar relacionada a um transporte tubular renal anormal de citrato ou migração de citrato para mitocôndrias como resultado de acidose intracelular (Osther et al., 1989; Kinkead e Menon, 1995).

A ATR distal ocorre como consequência de disfunção das células intercaladas tipo α, que secretam prótons na urina por meio de uma H^+-ATPase apical que está acoplada a um trocador aniônico (AE1) localizado na membrana basolateral (Fig. 51-8) (Karet, 2002). Mutações em três genes das células intercaladas tipo α foram implicadas na ATR distal hereditária: *SLC4A1* codifica o trocador aniônico de Cl^-, HCO_3^- AE1, e *ATP6V1B1* e *ATP6V0A4* codificam as subunidades B1 e A4, respectivamente, da H^+-ATPase. Um quarto gene, *CA2*, codifica a anidrase carbônica II, que é encontrada no túbulo proximal, na alça de Henle e nas células intercaladas α do ducto coletor. Uma vez que a anidrase carbônica II afeta a reabsorção de bicarbonato assim como a secreção de H^+, as mutações de *CA2* apresentam um padrão misto de ATR proximal e distal (Batlle e Haque, 2012).

A ATR distal é um distúrbio heterogêneo que pode ser hereditário, idiopático ou adquirido (Laing et al., 2005). Embora a maioria dos casos de ATR distal seja esporádica, foram identificados padrões de herança autossômicos dominantes e autossômicos recessivos. As formas hereditárias de ATR distal estão associadas a retardo de crescimento, nefrocalcinose, cálculos renais e acidose metabólica hipocalêmica, porém o fenótipo geralmente é mais grave na forma autossômica recessiva da doença. A ATR distal autossômica recessiva também tende a ocorrer mais cedo na vida e além disso está associada a retardo mental e perda auditiva ou surdez neurossensorial.

As mutações do gene *SLC4A1* na maioria das vezes estão associadas à forma autossômica dominante de ATR distal, que se pode apresentar na forma completa ou incompleta, embora uma forma autossômica recessiva associada à mutação deste gene seja endêmica no sudeste da Ásia. Esta forma de ATR distal, que é sempre completa, costuma estar associada a anemia hemolítica e hipocalemia grave (Batlle e Haque, 2012). A perda auditiva geralmente não é uma característica das mutações do gene *SLC4A1*.

Mutações dos genes *ATP6V1B1* e *ATP6V0A4* que codificam H^+-ATPase foram primariamente associadas a ATR distal autossômica recessiva (Batlle et al., 2006). Embora mutações de *ATP6V1B1* tenham sido implicadas na ATR e na surdez grave da infância, mutações de *ATP6V0A4* foram associadas a formas mais leves de perda auditiva que ocorrem mais tardiamente, no início da vida adulta (Karet et al., 1999; Batlle et al., 2006).

A maioria das mutações do gene *CA2* foi identificada em pacientes de origem árabe. As mutações de *CA2* são recessivas e provocam um quadro de ATR proximal-distal mista, caracterizado por perda de bicarbonato, incapacidade de acidificar a urina abaixo de pH 5,5, e redução da excreção de NH_4^+ (Batlle e Haque, 2012). A anidrase carbônica II catalisa a hidratação de CO_2 para H^+ e HCO_3^-.

A ATR distal secundária em casos esporádicos costuma estar associada a doenças autoimunes como a síndrome de Sjögren e o lúpus eritematoso sistêmico e ocorre com mais frequência em mulheres que em homens (Buckalew, 1989). A ATR secundária também está associada a uropatia obstrutiva, pielonefrite, necrose tubular aguda, hiperparatireoidismo e hipercalciúria idiopática.

Acidose Tubular Renal Tipo 2 (Proximal). A ATR proximal é caracterizada por um defeito na reabsorção de HCO_3^- associado a um pH urinário inicialmente alto, que normaliza conforme o HCO_3^- plasmático diminui e a quantidade de HCO_3^- filtrado cai (Laing et al., 2005). Com a redução da capacidade de recuperação de HCO_3^- filtrado pelo túbulo proximal, mais HCO_3^- é fornecido ao túbulo distal, que apresenta uma capacidade limitada de reabsorção do bicarbonato. Consequentemente, ocorre bicarbonatúria, que provoca uma redução da excreção líquida de ácidos e acidose metabólica. Conforme a carga de HCO_3^- filtrado diminui com a acidose metabólica progressiva, menos bicarbonato atinge o túbulo distal até que eventualmente a capacidade do túbulo distal é suficiente para lidar com a carga e nenhum bicarbonato adicional é perdido. No estado de equilíbrio, o HCO_3^- sérico é baixo (15 a 18 mEq/L) e o pH urinário é ácido (< 5,5).

Essa síndrome geralmente está associada a defeitos generalizados da função do túbulo proximal, semelhantes aos observados na síndrome de Fanconi, com perda de glicogênio, proteína, ácido úrico e fosfato (Rocher e Tannen, 1986). **A nefrolitíase é pouco comum neste distúrbio devido à excreção de citrato urinário relativamente normal** (Laing et al., 2005). As manifestações clínicas da ATR proximal incluem retardo de crescimento e hipocalemia em crianças, decorrentes da acidose metabólica. Doença óssea metabólica é observada com mais frequência na ATR proximal devido a anormalidades associadas no metabolismo da vitamina D e hipofosfatemia (Kinkead e Menon, 1995).

A maioria dos casos de ATR proximal é esporádica, mas foram descritas doenças hereditárias associadas a ela. Em humanos e vertebrados terrestres, os rins controlam o pH sistêmico em parte por absorção do HCO_3^- filtrado no túbulo proximal por meio de um cotransportador eletrogênico de Na^+,HCO_3^- (NBCe1/SLC4A4) localizado na membrana basolateral do túbulo proximal. Mutações pontuais homozigotas em *NBCe1* provocam ATR proximal, glaucoma e catarata (Igarashi et al., 1999). Foram identificadas outras mutações desse gene que causam anormalidades do transporte dependente de voltagem e de Na^+, causando assim tanto uma reabsorção insuficiente de HCO_3^- pelos rins (ATR proximal) quanto transporte inadequado de líquidos pela câmera anterior (glaucoma) (Dinour et al., 2004).

A anidrase carbônica II catalisa a hidratação/desidratação de CO_2 e H_2CO_3 e é expressa no túbulo proximal renal, alça de Henle e células intercaladas do ducto coletor, assim como nas células gliais do encéfalo e osteoclastos (Laing et al., 2005). A deficiência da anidrase carbônica II (carbonato hidrolase, EC 4.2.1.1) constitui o defeito primário na síndrome de osteopetrose, ATR proximal e calcificação cerebral. Felizmente, esta é uma anormalidade rara (Sly et al., 1985; Roth et al., 1992).

Acidose Tubular Renal Tipo 4 (Distal). A ATR tipo 4 está associada a lesão renal crônica, geralmente observada em pacientes com **doença renal intersticial e nefropatia diabética.** A redução da filtração glomerular resulta em acidose metabólica hipercalêmica e hiperclorêmica causada por perda de HCO_3^- na urina e diminuição da excreção

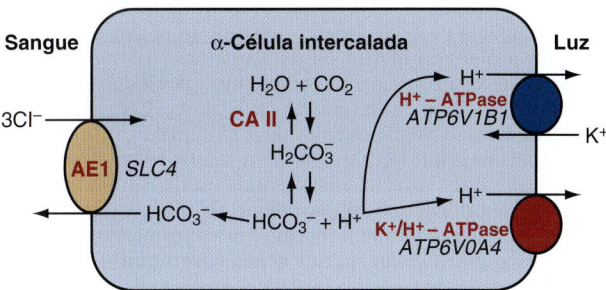

Figura 51-8. Mecanismo de acidificação na célula intercalada α do ducto coletor. As enzimas são mostradas em vermelho e seus genes correspondentes, em itálico. As células intercaladas α secretam H^+ na luz do túbulo distal e no ducto coletor por meio de uma H^+-ATPase apical e possivelmente por um trocador de H^+,K^+-ATPase. O bicarbonato é transportado para o sangue por um trocador de ânions de Cl^-,HCO_3^- (AE1) na membrana basolateral. Defeitos do trocador de ânions de Cl^-,HCO_3^- AE1 ou na H^+-ATPase provocam uma falha de acidificação da urina na ATR distal. CA II, anidrase carbônica II.

de amônio (Pohlman et al., 1984). A resistência à aldosterona costuma estar associada a ATR tipo 4 (Davidman e Schmitz, 1988). Uma vez que a aldosterona contribui para a estimulação da acidificação distal e troca de H^+, K^+, a resistência à aldosterona provoca uma diminuição da geração de amônia e exacerba ainda mais a hipercalemia (Davidman e Schmitz, 1988). Pacientes com ATR tipo 4 ainda conseguem gerar urina ácida em resposta a uma provocação com ácido.

A formação de cálculos renais é rara em pacientes com ATR tipo 4. Um estudo comparando pacientes com ATR tipo 4 a indivíduos equivalentes com um grau semelhante de comprometimento renal constatou que pacientes com ATR tipo 4 apresentavam um pH urinário significativamente mais baixo e diminuição urinária da excreção de cálcio em comparação aos controles (Uribarri et al., 1994). **A proteção contra a formação de cálculos renais nesses pacientes pode ser atribuída a uma redução da excreção renal das substâncias formadoras de cálculos como cálcio e ácido úrico devido ao comprometimento da função renal.**

Hipomagnesiúria

A hipomagnesiúria é uma causa rara de nefrolitíase, afetando menos de 1% dos formadores de cálculos como anormalidade isolada, embora possa ser encontrada em conjunto com outras anormalidades em 6% a 11% dos casos (Levy et al., 1995; Schwartz et al., 2001). **O magnésio forma complexos com o oxalato e sais de cálcio e, portanto, baixos níveis de magnésio podem reduzir a atividade inibitória. Um baixo magnésio urinário também está associado à diminuição dos níveis urinários de citrato, que pode contribuir ainda mais para a formação de cálculos** (Preminger et al., 1989; Schwartz et al., 2001). Não está claro se o baixo magnésio é a causa ou o efeito do baixo citrato. Baixos níveis de magnésio ocorrem com uma ingestão dietética inadequada ou como resultado da redução da absorção intestinal associada a anormalidades intestinais que produzem síndrome de diarreia crônica.

Embora vários estudos em ratos tenham implicado a hipomagnesiúria como fator na formação de cálculos (Rushton e Spector, 1982), outros (Faragalla e Gershoff, 1963; Borden e Lyon, 1969; Rattan et al., 1993) questionaram o impacto do magnésio (Su et al., 1991). Estudos clínicos sobre o papel do magnésio são contraditórios. Schwartz et al. (2001) constataram que pacientes hipomagnesiúricos apresentavam maiores taxas de recorrência de cálculo que pacientes com magnésio urinário normal. Contudo, outros estudos não encontraram diferenças na excreção de magnésio entre pacientes com cálculos e controles (Johansson et al., 1980; Esen et al., 1991). É interessante observar que a ausência de uma diferença nos níveis médios de magnésio pode ser resultante da pequena fração de formadores de cálculos com baixos níveis de magnésio urinário.

Embora tenha sido demonstrado que o magnésio aumenta o pH urinário e os níveis de citrato e magnésio, consequentemente diminuindo a saturação urinária do oxalato de cálcio *in vitro* (Khan et al., 1993) e *in vivo* (Curhan et al., 2001), dois estudos randomizados que compararam óxido de magnésio com placebo ou nenhum tratamento em formadores de cálculos não conseguiram demonstrar um benefício clínico (Wilson et al., 1984; Ettinger et al., 1988).

Cálculos de Ácido Úrico

A maioria dos mamíferos, com exceção dos humanos e cães dálmatas, sintetiza a enzima hepática uricase, que catalisa a conversão do ácido úrico em alantoína, o produto final do metabolismo das purinas (Yu, 1981; Bannasch et al., 2004). Como consequência, humanos acumulam níveis significativamente maiores de ácido úrico em seu sangue e urina (Watts, 1976; Yu, 1981). Uma vez que a alantoína é 10 a 100 vezes mais solúvel na urina que o ácido úrico, humanos são propensos à formação de cálculos de ácido úrico. O ácido úrico compreende 8% a 10% de todos os cálculos renais nos Estados Unidos e até 25% em algumas regiões da Alemanha (Maalouf et al., 2004a).

O ácido úrico é um ácido fraco com pK_a de 5,35 a 37 °C. Neste pH, metade do ácido úrico está presente como sal urato e metade como ácido úrico livre. Uma vez que o urato de sódio é aproximadamente 20 vezes mais solúvel que o ácido úrico livre, a proporção relativa presente como ácido úrico livre determina fortemente o risco de formação de cálculo. **O pH urinário é um fator crítico para determinar a solubilidade do ácido úrico;** em pH 5, mesmo quantidades modestas de ácido úrico ultrapassam suasolubilidade, enquanto em pH 6,5, concentrações de ácido úrico acima de 1.200 mg/L permanecem solúveis (Fig. 51-9) (Asplin, 1996). Em condições normais, o limite de solubilidade do ácido úrico corresponde a aproximadamente 96 mg/L, um nível facilmente ultrapassado pela excreção diária normal de ácido úrico, que equivale em média a 500 a 600 mg/L. Como consequência, a urina pode atingir supersaturação, particularmente em pH inferior a 6. O baixo pH urinário aumenta as concentrações do ácido úrico não dissociado e escassamente solúvel, o que provoca a precipitação direta do ácido úrico. É interessante observar que o ácido úrico e o urato de sódio foram implicados como ninhos para cálculos de oxalato de cálcio por meio de nucleação heterogênea e crescimento epitaxial de cristais e, portanto, acredita-se que um baixo pH urinário seja um fator de risco para cálculos de ácido úrico, oxalato de cálcio e mistos de cálcio e ácido úrico (Maalouf, 2011).

O processo de formação dos cálculos de ácido úrico após a precipitação de cristais de ácido úrico não foi completamente elucidado. Embora alguns pesquisadores tenham sugerido a adesão de cristais de ácido úrico a células epiteliais renais (Koka et al., 2000) e inibidores como glicosaminoglicanas (Ombra et al., 2003) possam ter um papel na formação de cálculos de ácido úrico, o envolvimento ou a importância desses fatores na formação destes cálculos não está claro.

Os três principais determinantes da formação de cálculos de ácido úrico são baixo pH, baixo volume urinário e hiperuricosúria (Fig. 51-10). **O fator patogênico mais importante é o baixo pH urinário, porque a maioria dos pacientes com cálculos de ácido úrico apresenta excreção normal de ácido úrico, mas invariavelmente demonstra baixo pH urinário persistente** (Pak et al., 2001; Sakhaee et al 2002). Cálculos de ácido úrico podem se desenvolver como resultado de causas congênitas, adquiridas ou idiopáticas. Os distúrbios congênitos associados aos cálculos de ácido úrico envolvem o transporte tubular renal de urato ou o metabolismo do ácido úrico, provocando hiperuricosúria. As causas adquiridas de cálculos de ácido úrico, como diarreia crônica, depleção de volume, distúrbios mieloproliferativos, alta ingestão de proteína animal e medicamentos uricosúricos, podem afetar qualquer um dos três fatores que determinam a formação de cálculos de ácido úrico. Pacientes com "diátese gotosa" ou nefrolitíase idiopática por ácido úrico tipicamente demonstram uma diminuição da excreção fracionada de urato e não exibem gota (Maalouf et al., 2004a). Pacientes com nefrolitíase idiopática por ácido úrico diferem daqueles com nefrolitíase de cálcio hiperuricosúrica pelo fato de que os primeiros geralmente apresentam níveis urinários normais de ácido úrico e urina ácida, enquanto os últimos exibem hiperuricosúria e pH urinário normal (Pak et al., 2002). Pacientes com hiperuricosúria frequentemente apresentam altos níveis urinários de sódio e cálcio, provocando um aumento da saturação urinária de urato de sódio e oxalato de cálcio, o que os coloca em risco para cálculos de oxalato de cálcio (Sorensen e Chandhoke, 2002).

Patogênese do Baixo pH Urinário

Embora a patogênese do baixo pH urinário em formadores de cálculos de ácido úrico idiopático não seja conhecida com certeza e possa ser multifatorial, vários possíveis mecanismos foram propostos. Sakhaee et al. (2002) observaram inicialmente que indivíduos normouricosúricos com cálculos de ácido úrico puro tinham maior probabilidade de apresentar diabetes melito ou demonstrar intolerância à glicose do que indivíduos normais ou aqueles com cálculos mistos de ácido úrico-oxalato de cálcio ou oxalato de cálcio puro. Além disso, quando um grupo de formadores de cálculos de ácido úrico normouricosúricos foi colocado em uma dieta metabólica controlada, o pH urinário foi menor que o de voluntários normais ou de outros formadores de cálculos (de ácido úrico-oxalato misto de cálcio ou de oxalato de cálcio). A investigação também revelou que os formadores de cálculos de ácido úrico excretavam menos ácido como amônio na urina e proporcionalmente mais ácido titulável e menos citrato para manter o equilíbrio acidobásico geral normal. **Este prejuízo aparente na excreção de amônio em formadores de cálculos de ácido úrico supostamente foi relacionado a um estado de resistência à insulina.** Favorecendo esta hipótese, Pak et al. (2003) observaram uma maior prevalência de cálculos de ácido úrico e baixo pH urinário entre pacientes com diabetes melito não dependentes de insulina (34%) do que entre formadores de cálculo não diabéticos. Daudon et al. (2006) analisaram 2.464 cálculos e também constataram que os cálculos de ácido úrico compreendiam 36% dos cálculos entre 272 pacientes com diabetes melito tipo 2, mas apenas 11% entre 2.192 pacientes sem diabetes tipo 2. Além disso, foi constatado que formadores de cálculos de

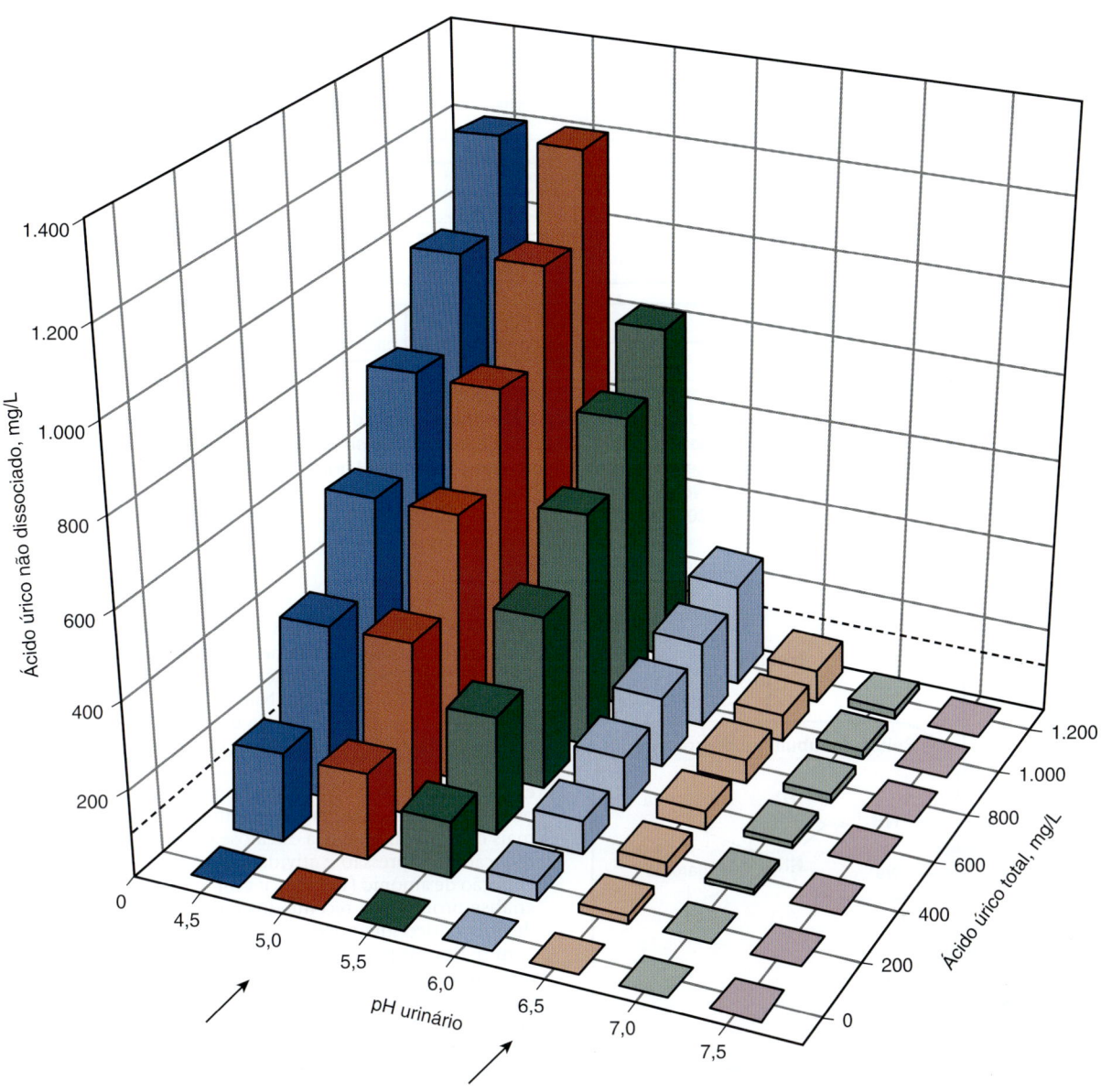

Figura 51-9. Relação entre ácido úrico não dissociado, ácido úrico total e pH urinário. O limite de solubilidade do ácido úrico não dissociado é ilustrado pela linha tracejada (aproximadamente 100 mg/L). Dois valores hipotéticos de pH urinário são considerados (*setas*). Em baixo pH (p. ex., 5,0), mesmo uma quantidade modesta de ácido úrico urinário total ultrapassará sua solubilidade. Em alto pH (p. ex., 6,5), mesmo uma hiperuricosúria maciça é bem tolerada. (De Maalouf NM, Cameron MA, Moe OW, et al. Novel insights into the pathogenesis of uric acid nephrolithiasis. Curr Opin Nephrol Hypertens 2004;13:181-9.)

ácido úrico compartilham muitos aspectos característicos da síndrome metabólica (uma condição definida pela resistência à insulina e doença cardiovascular aterosclerótica de alto risco), incluindo hipertrigliceridemia, hiperglicemia, obesidade e hipertensão (Sakhaee et al., 2002; Pak et al., 2003). Em uma série elegante de experimentos, Abate et al. (2004) utilizaram clampes hiperinsulinêmicos euglicêmicos para medir a sensibilidade à insulina em um grupo diverso de voluntários normais não formadores de cálculos e um grupo de formadores de cálculos de ácido úrico e determinaram que, entre os indivíduos normais, o baixo pH urinário foi correlacionado a baixas taxas de disponibilidade da glicose (indicando resistência à insulina) nos dois grupos, porém os formadores de cálculos de ácido úrico exibiram níveis mais intensos de resistência à insulina. Essa associação de resistência à insulina com baixo pH urinário foi adicionalmente corroborada pelo achado de uma forte associação inversa entre o peso corporal (sabidamente associado a uma resistência periférica à insulina) e o pH urinário, mesmo após um ajuste para o sulfato urinário (um marcador de ingestão de proteína animal) (Maalouf et al., 2004b).

O mecanismo pelo qual a resistência à insulina provoca um baixo pH urinário não foi completamente elucidado. Contudo, foi demonstrado *in vitro* que a insulina promove amoniagênese renal a partir do substrato glutamina (Chobanian e Hammerman, 1987; Nissim et al., 1995) e também estimula o trocador de Na^+,H^+ (NHE3) no túbulo proximal, que é responsável pelo transporte direto ou pelo aprisionamento de amônio na urina (Klisic et al., 2002). **O comprometimento da produção ou excreção de amônio como resultado da resistência à insulina poderia deixar íons hidrogênio não tamponados na urina, causando assim uma redução do pH urinário** (Fig. 51-11).

O pH urinário ácido também pode ser promovido por um aumento da produção de ácidos endógenos ou por influências dietéticas. Quando os formadores de cálculos de ácido úrico idiopáticos e indivíduos normais foram mantidos com uma dieta fixa, com baixo teor de cinza ácida, a excreção líquida de ácido foi maior no primeiro grupo em comparação com o último, implicando uma maior produção de ácido endógeno (Sakhaee et al., 2002). Além disso, após o controle para sulfato urinário (um marcador de ingestão ácida), a excreção

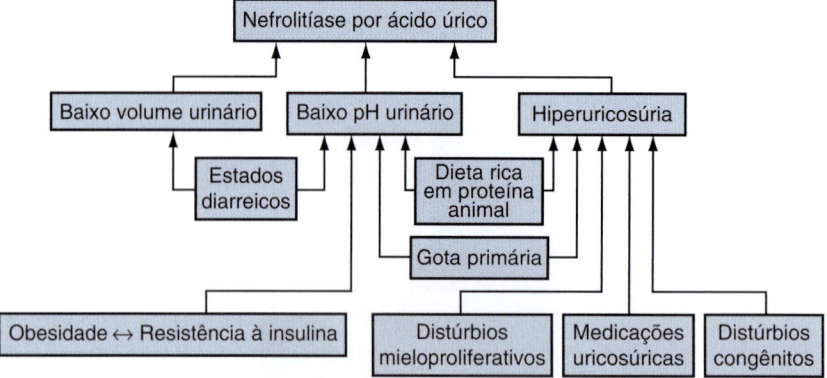

Figura 51-10. Fisiopatologia e etiologia da nefrolitíase por ácido úrico. Os três principais mecanismos fisiopatológicos que contribuem para a nefrolitíase por ácido úrico são baixo volume urinário, baixo pH urinário e hiperuricosúria. Cada um desses mecanismos pode ser resultado de várias etiologias. O fator patogenético mais importante é o baixo pH urinário. (De Maalouf NM, Cameron MA, Moe OW, et al. Novel insights into the pathogenesis of uric acid nephrolithiasis. Curr Opin Nephrol Hypertens 2004;13:181–9.)

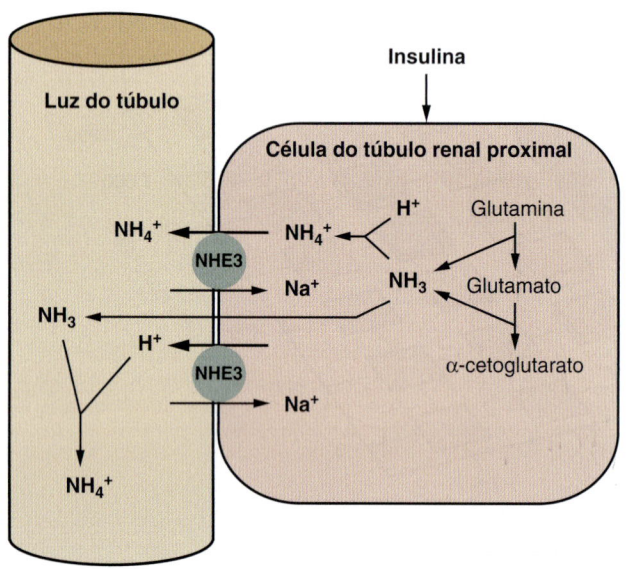

Figura 51-11. Possíveis efeitos do estado de resistência à insulina sobre a geração e secreção de amônio no túbulo proximal. A desaminação da glutamina e glutamato fornece amônia. A insulina estimula o metabolismo da glutamina, assim como o trocador de sódio-hidrogênio NHE3. NHE3 medeia o transporte de amônio pelo transporte direto do íon amônio ou ao fornecer um íon hidrogênio luminal para aprisionar amônia. O produto final do metabolismo da glutamina é α-cetoglutarato. (Modificada de Maalouf NM, Cameron MA, Moe OW, et al. Novel insights into the pathogenesis of uric acid nephrolithiasis. Curr Opin Nephrol Hypertens 2004;13:181-9.)

líquida de ácidos foi maior em formadores de cálculos de ácido úrico e em não formadores de cálculos com diabetes tipo 2 em comparação com os controles normais (Cameron et al., 2006). Estes estudos sugerem que, no contexto de um comprometimento da excreção de amônio e aumento da produção de ácido endógeno resultante de obesidade e/ou resistência à insulina, os ácidos tituláveis compreendem o tampão urinário primário, e embora o equilíbrio acidobásico possa ser mantido, ele ocorre em um pH mais baixo que o tipicamente mantido pelo amônio, que apresenta um pK_a mais alto.

A lipotoxicidade, um processo pelo qual a gordura é redistribuída em tecidos não adipócitos como coração, fígado, músculo esquelético e células betapancreáticas, resultando em lesão celular, foi implicada no comprometimento da sensibilidade à insulina, disfunção cardíaca e esteato-hepatite, e recentemente foi postulado que desempenhe um papel na patogênese da doença renal crônica (Bagby, 2004; Weinberg, 2006; Wahba e Mak, 2007). Não se sabe se a lipotoxicidade tem um papel no comprometimento da excreção de amônio ou aumento da produção de ácidos endógenos, provocando baixo pH urinário em formadores de cálculos de ácido úrico (Sakhaee, 2009). Contudo, estudos em um modelo de síndrome metabólica em roedores (ratos obesos diabéticos Zucker) e uma linhagem de células tubulares proximais determinaram que a esteatose renal poderia ser responsável pela redução da expressão e atividade de NHE3, o mediador primário da excreção de amônio (Bobulescu et al., 2008, 2009). Curiosamente, uma análise proteômica recente dos componentes da matriz de cálculos de ácido úrico identificou 242 proteínas únicas entre cinco cálculos, com maior proporção de proteínas envolvidas na inflamação e vias de complemento; as vias metabólicas envolvidas com mais frequência em associação a estas proteínas foram as vias de fosfolipídeos e ácidos graxos (Jou et al., 2012).

O conteúdo da dieta também tem um papel na determinação da acidez da urina. Breslau et al. (1988) avaliaram 15 indivíduos normais em um estudo cruzado randomizado de três vias, que envolveu três fases de 12 dias de estudo, em que os indivíduos foram mantidos com uma dieta metabólica controlada que continha proteínas vegetais, proteínas vegetais e ovos ou proteína animal, com aumento do teor de sulfato, respectivamente, nas três dietas. À medida que o teor fixo de ácidos das dietas aumentava, a excreção urinária de cálcio aumentou de 103 mg/dia na dieta vegetariana para 150 mg/dia na dieta de proteína animal ($P < 0,02$). Além disso, a dieta rica em proteínas animais foi associada a maior excreção de ácido úrico não dissociado e menor excreção de citrato, devido à redução do pH urinário. Estudos de cristalização urinária revelaram que a dieta de proteínas animais, quando equivalente à dieta vegetariana em termos de composição eletrolítica e quantidade de proteínas, conferiu maior risco de cálculos de ácido úrico, mas devido a fatores opostos, não de cálculos de oxalato de cálcio ou fosfato de cálcio.

Hiperuricosúria

A hiperuricosúria é definida como ácido úrico urinário acima de 600 mg/dia. A hiperuricosúria predispõe à formação de cálculos de ácido úrico ao causar supersaturação da urina em relação ao ácido úrico não dissociado e escassamente solúvel. Pacientes com gota e níveis urinários de ácido úrico abaixo de 600 mg/dia apresentaram significativamente menos cálculos que aqueles com níveis de ácido úrico acima de 1.000 mg/dia (Hall et al., 1967; Yu e Gutman, 1967). As causas de hiperuricosúria foram discutidas anteriormente, mas incluem fatores dietéticos, assim como doenças adquiridas e hereditárias e defeitos no transportador de urato.

Baixo Volume Urinário

Todas as condições que contribuem para um baixo volume urinário aumentam o risco de supersaturação de ácido úrico. Borghi et al. (1993) observaram uma supersaturação relativa com ácido úrico elevado em trabalhadores expostos a altas temperaturas em comparação àqueles que trabalhavam em temperaturas normais. Do mesmo modo, foram encontradas altas taxas de formação de cálculos de ácido úrico em populações que vivem em climas mais quentes, como Israel (Shekarriz e Stoller, 2002).

Cálculos de Cistina

A cistinúria é um distúrbio autossômico recessivo hereditário (ou raramente autossômico dominante com penetração incompleta), caracterizado por um defeito do transporte intestinal e tubular renal de aminoácidos dibásicos, resultando em excreção urinária excessiva de cistina (Ng e Streem, 1999, 2001). Embora o defeito também provoque altas concentrações urinárias de lisina, ornitina e arginina, a pouca solubilidade da cistina provoca a formação de cálculos. A cistina é um dímero, composto por duas moléculas de cisteína unidas por uma ponte dissulfeto. A cistina é muito menos solúvel que a cisteína e é responsável pela formação de cálculos de cistina. Os cálculos de cistina são raros, ocorrendo nos Estados Unidos e na Europa com uma incidência de apenas 1 em 1.000 ou 1 em 17.000 (Cabello-Tomas et al., 1999; Knoll et al., 2005). Em crianças, a cistinúria é a causa de até 10% de todos os cálculos (Faerber, 2001; Erbağci et al., 2003; Knoll et al., 2005).

Em condições normais, os aminoácidos são livremente filtrados pelo glomérulo e quase completamente reabsorvidos no túbulo proximal renal. A cistina e outros aminoácidos dibásicos são transportados pela membrana apical do túbulo proximal renal por um transportador de aminoácido heteromérico independente de sódio, em troca de aminoácidos neutros. A cistina é reduzida em nível intracelular até cisteína, fornecendo assim um gradiente favorável para a reabsorção contínua de cistina (Broer, 2008). Na cistinúria, o defeito no transporte da cistina provoca altos níveis urinários. **Vários fatores determinam a solubilidade da cistina, incluindo concentração de cistina, pH, potencial iônico e macromoléculas urinárias.** O principal contribuinte para a cristalização da cistina é a supersaturação, porque não há um inibidor específico da cristalização de cistina na urina (Pak e Fuller, 1983). Devido à sua pouca solubilidade na urina, a precipitação de cistina e subsequente formação de cálculos ocorrem em condições urinárias fisiológicas (Joly et al., 1999). A solubilidade da cistina é altamente dependente do pH, com solubilidades de 300 mg/L, 400 mg/L e 1.000 mg/L em níveis de pH de 5, 7 e 9, respectivamente (Dent e Senior, 1955). O potencial iônico também influencia a solubilidade e até 70 mg adicionais de cistina podem ser dissolvidos em cada litro de solução quando o potencial iônico aumenta de 0,005 para 0,3 (Pak e Fuller, 1983). Macromoléculas como coloides também aumentam a solubilidade da cistina, embora o mecanismo seja incerto (Pak e Fuller, 1983). Portanto, a cistina é mais solúvel na urina que em solução sintética (Fig. 51-12).

Outros fatores também podem contribuir para a formação de cálculos em pacientes cistinúricos. Sakhaee et al. (1989) avaliaram 27 pacientes com nefrolitíase por cistina documentada e identificaram hipercalciúria em 19%, hiperuricosúria em 22% e hipocitratúria em 44%, que poderiam contribuir para a formação não apenas de cálculos de cistina, mas também de cálculos de cálcio ou mistos de cálcio-cistina.

A genética da cistinúria foi estudada extensamente. Dois genes envolvidos na doença foram identificados: *SLC3A1* (Pras et al., 1994), que está situado no braço curto do cromossomo 2 e codifica uma subunidade pesada de 663 aminoácidos (rBAT) do transportador de cistina, e *SLC7A9* (Feliubadaló et al., 1999), que está localizado no braço longo do cromossomo 19 e codifica uma subunidade leve de 487 aminoácidos (b$^{o,+}$AT) do transportador de cistina. As duas subunidades formam um heterodímero que fica na membrana apical das células do túbulo proximal. Até 2010, um total de 133 e 95 mutações foi relatado nos genes de *SLC3A1* e *SLC7A9*, respectivamente (Chillaron et al., 2010).

Historicamente, são reconhecidos três tipos de cistinúria em humanos — tipo I, tipo II e tipo III — com base nos níveis de cistina urinária em pais obrigatoriamente heterozigotos dos indivíduos afetados (Rosenberg et al., 1966). Contudo, esta classificação

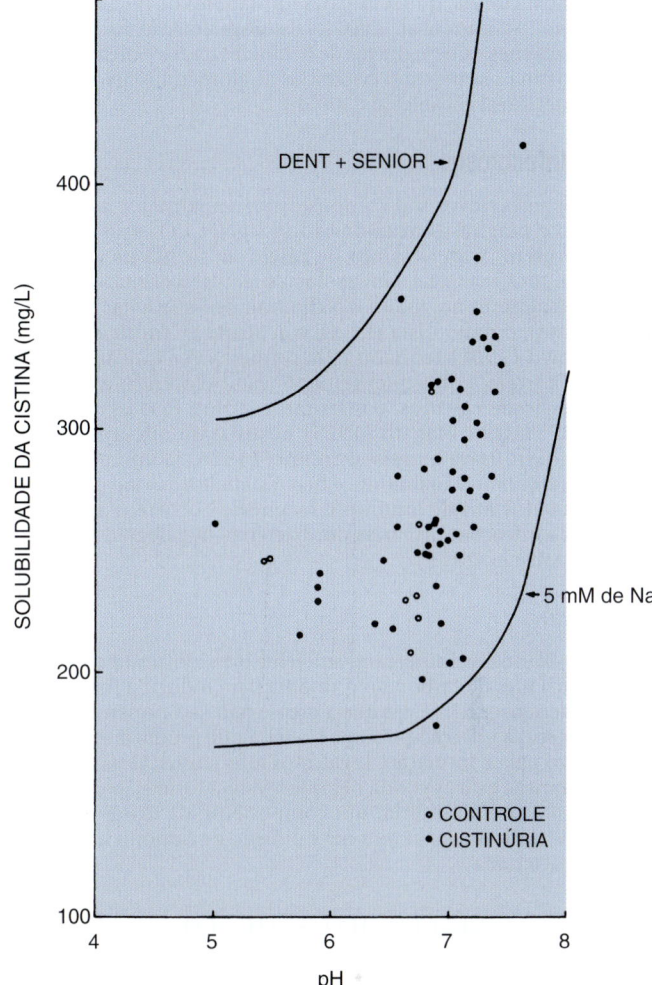

Figura 51-12. Solubilidade da cistina na urina. Cada ponto representa a solubilidade da cistina determinada em uma amostra de urina separada por incubação com um excesso de cistina sólida. A curva de solubilidade de Dent e Senior (1955) e a curva obtida em uma solução de cacodilato de sódio a 5 mM são representadas graficamente para comparação. (De Pak CY, Fuller CJ. Assessment of cystine solubility in urine and of heterogeneous nucleation. J Urol 1983;129:1066–70.)

foi pouco correlacionada com os achados moleculares e por isso foi revisada pelo International Cystinuria Consortium (ICC) para levar em conta a localização da mutação no cromossomo: tipo A (cromossomo 2), tipo B (cromossomo 19) e tipo AB (ambos os cromossomos) (Dello Strologo et al., 2002). Homozigotos com a condição exibem níveis urinários de cistina de até 2.000 μmol/g de creatinina. Uma revisão do ICC revelou que a idade média no momento do primeiro diagnóstico de cálculo correspondia a 12,2 anos, com um número médio de episódios de cálculos de 0,42 e 0,21 por ano ocorrendo em homens e mulheres, respectivamente (Dello Strologo et al., 2002). Embora os níveis urinários médios de cistina sejam significativamente maiores em heterozigotos com anormalidades tipo B (475 μmol/g de creatinina) em comparação com aqueles com anormalidades tipo A (70 μmol/g de creatinina), não há diferença na formação de cálculos entre os dois grupos e, na verdade, a formação de cálculos é pouco comum (Dello Strologo et al., 2002).

Embora tenha sido constatado que alguns formadores de cálculos em geral tenham maior probabilidade de desenvolver doença renal crônica (Worcester et al., 2006b), foi demonstrado que formadores de cálculos de cistina apresentam menores valores de depuração de creatinina que outros formadores de cálculos (Worcester et al., 2006a). Uma possível explicação para este achado é a observação de que cistinúricos são submetidos a mais procedimentos cirúrgicos abertos, incluindo nefrectomia, que seus pares formadores de cálculos de oxalato de cálcio (Assimos et al., 2002). Histologicamente, foi observado que esses pacientes exibem ductos de Bellini dilatados e obstruídos por cristais de cistina, assim como evidências de glomerulosclerose cortical e fibrose intersticial (Evan et al., 2006b).

Cálculos Infecciosos

Os cálculos infecciosos são compostos principalmente por fosfato de amônio e magnésio hexaidratado ($MgNH_4PO_4 \cdot 6H_2O$), mas também podem conter fosfato de cálcio na forma de carbonato apatita ($Ca_{10}[PO_4]_6 \cdot CO_3$). Um geólogo sueco descobriu o fosfato de amônio e magnésio no guano e o chamou de "estruvita" por causa de seu mentor, o naturalista H.C.G. von Struve (Griffith e Osborne, 1987). Brown (1901) teorizou pela primeira vez que as bactérias degradam a ureia, consequentemente estabelecendo a condição para formação de cálculos, e mais tarde isolou *Proteus vulgaris* de um cálculo. Hager e Magath (1925) postularam que uma enzima bacteriana hidrolisava a ureia, e Sumner (1926) isolou a urease de *Canavalia ensiformis*. Atualmente é bem estabelecido que os cálculos de estruvita (fosfato de amônio e magnésio) ocorrem apenas em associação a infecções urinárias por bactérias que degradam a ureia (Griffith e Musher, 1973).

Patogênese

O processo de ureálise fornece um ambiente urinário alcalino e concentrações suficientes de carbonato e amônia para induzir a formação de cálculos infecciosos. Uma vez que a urease não está presente na urina humana estéril, a infecção por uma bactéria que produza urease é um pré-requisito para a formação de cálculos infecciosos. Uma cascata de reações químicas gera as condições que levam à formação de cálculos infecciosos. A ureia urinária, um componente da urina normal, é inicialmente hidrolisada até amônia e dióxido de carbono na presença de urease bacteriana:

$$(NH_2)_2CO + H_2O \rightarrow 2NH_3 + CO_2$$

A urina alcalina que resulta desta reação (pH 7,2 a 8,0) favorece a formação de amônio:

$$NH_3 + H_2O \rightarrow NH_4 + OH^- \quad (pK = 9,0)$$

Em condições fisiológicas, a urina alcalina impediria a geração subsequente de amônio. Contudo, na presença da urease, a amônia continua a ser produzida, aumentando ainda mais o pH urinário. O ambiente alcalino também promove a hidratação do dióxido de carbono em ácido carbônico, que em seguida é dissociado em HCO_3^- e H^+. A dissociação subsequente de HCO_3^- produz carbonato e outro íon hidrogênio:

$$CO_2 + H_2O \rightarrow H_2CO_3 \quad (pK = 4,5)$$
$$H_2CO_3 \rightarrow H^+ + HCO_3^- \quad (pK = 6,3)$$
$$HCO_3^- \rightarrow H^+ + CO_3^{2-} \quad (pK = 10,2)$$

A dissociação do fosfato de hidrogênio em condições alcalinas fornece fosfato, completando assim a geração dos íons componentes para a formação de cálculos infecciosos:

$$H_2PO_4^- \rightarrow H^+ + HPO_4^{2-} \quad (pK = 7,2)$$
$$HPO_4^{2-} \rightarrow H^+ + PO_4^{3-} \quad (pK = 12,4)$$

Esta cascata química, juntamente com concentrações fisiológicas de magnésio, fornece os componentes necessários para a precipitação de estruvita. Além disso, as concentrações de cálcio, fosfato e carbonato permitem a precipitação de carbonato apatita e hidroxiapatita, constituindo assim os componentes dos cálculos infecciosos (Fig. 51-13).

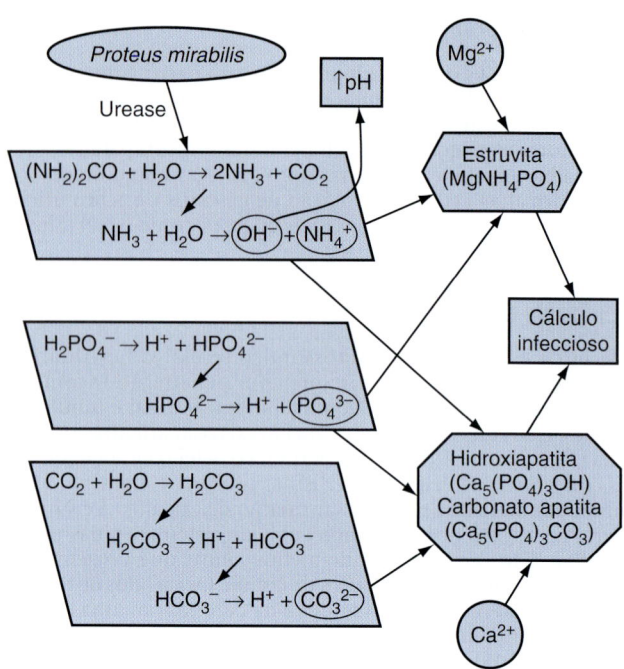

Figura 51-13. Esquema ilustrando os eventos simultâneos que provocam a formação de cálculos de estruvita. (De Johnson DB, Pearle MS. Struvite stones. In: Stoller ML, Meng MV, editors. Urinary stone disease: the practical guide to medical and surgical management. Totowa [NJ]: Humana Press; 2007.)

Embora os cálculos infecciosos sejam um resultado direto da infecção persistente ou recorrente por bactérias que produzem urease, eles também podem estar associados ou ser exacerbados por obstrução ou estase urinária (Bichler et al., 2002). Portanto, o crescimento de cálculos infecciosos pode progredir em uma velocidade rápida.

Bacteriologia

Embora a família Enterobacteriaceae inclua a maior parte dos patógenos produtores de urease, uma variedade de bactérias Gram-positivas e Gram-negativas, algumas leveduras e espécies de *Mycoplasma* têm a capacidade de sintetizar urease (Tabela 51-3). **Os patógenos produtores de urease mais comuns são *Proteus*, *Klebsiella*, *Pseudomonas* e espécies de *Staphylococcus*, sendo que *Proteus mirabilis* é o organismo associado com mais frequência a cálculos infecciosos.** Embora *Escherichia coli* seja uma causa comum de infecções do trato urinário, apenas espécies raras de *E. coli* produzem urease (Bichler et al., 2002).

As bactérias podem estar envolvidas na formação de cálculos ao lesar a camada mucosa do trato urinário, resultando tanto em maior colonização bacteriana quanto em aderência de cristais (Parsons et al., 1984; Grenabo et al., 1988; Djojodimedjo et al., 2013). Foi proposto que o amônio, gerado como resultado da ureálise, possa alterar a camada de glicosaminoglicanas presente na superfície da camada de células de transição e aumentar de modo significativo a aderência bacteriana à mucosa normal da bexiga, exacerbando ainda mais o risco de infecção (Parsons et al., 1984). Além disso, um estudo em ratos constatou que uma lesão da mucosa vesical aumentava a aderência de cristais à parede da bexiga, um processo que foi potencializado pela presença de bactérias comuns como *Proteus*, *E. coli*, *Enterococcus* e *Ureaplasma urealyticum* (Grenabo et al., 1988). Outro possível mecanismo para a maior formação de cálculos na presença de bactérias é o achado de que bactérias específicas, como *E. coli* e *Proteus*, possam alterar a atividade da uroquinase e sialidase, o que não acontece com organismos tipicamente associados aos cálculos infecciosos (du Toit et al., 1992). Essa alteração da atividade enzimática pode explicar a frequente associação de *E. coli* à formação de cálculos, apesar da ausência de atividade de urease (Holmgren et al., 1989).

TABELA 51-3 Organismos que Podem Produzir Urease

ORGANISMOS	GERALMENTE (> 90% DOS ISOLADOS)	OCASIONALMENTE (5%-30% DOS ISOLADOS)
Gram-negativos	*Proteus rettgeri*	*Klebsiella pneumoniae*
	Proteus vulgaris	*Klebsiella oxytoca*
	Proteus mirabilis	*Serratia marcescens*
	Proteus morganii	*Haemophilus parainfluenzae*
	Providencia stuartii	*Bordetella bronchiseptica*
	Haemophilus influenzae	*Aeromonas hidrophila*
	Bordetella pertussis	*Pseudomonas aeruginosa*
	Bacteroides corrodens	Espécies de *Pasteurella*
	Yersinia enterocolitica	
	Espécies de *Brucella*	
Gram-positivos	Espécies de *Flavobacterium*	*Staphylococcus epidermidis*
	Staphylococcus aureus	Espécies de *Bacillus*
	Micrococcus	*Corynebacterium murium*
	Corynebacterium ulcerans	*Corynebacterium equi*
	Corynebacterium renale	*Peptococcus asaccharolyticus*
	Corynebacterium ovis	*Clostridium tetani*
	Corynebacterium hofmannii	Grupo de *Mycobacterium rhodochrous*
Micoplasma	Cepa T de *Mycoplasma*	
	Ureaplasma urealyticum	
Leveduras	*Cryptococcus*	
	Rhodotorula	
	Sporobolomyces	
	Candida humicola	
	Trichosporon cutaneum	

De Gleeson MJ, Griffith DP. Infection stones. In: Resnick MI, Pak CYC, editors. Urolithiasis: a medical and surgical reference. Philadelphia: Saunders; 1990. p. 115.

Epidemiologia

Embora os cálculos infecciosos compreendam apenas 5% a 15% de todos os cálculos (Levy et al., 1995), acreditava-se que fossem os componentes mais comuns dos cálculos coraliformes. Contudo, uma análise recente da composição de 52 cálculos coraliformes demonstrou que apenas 44% dos cálculos eram infecciosos, enquanto 56% dos cálculos eram metabólicos, com o fosfato de cálcio sendo o mais comum (Viprakasit et al., 2011). Além disso, estruvita-carbonato apatita foi a composição de cálculo mais comum entre uma população de formadores de cálculos afro-americanos em Ohio, representando um terço de cálculos em homens e quase metade dos cálculos em mulheres (Sarmina et al., 1987). **Uma vez que os cálculos infecciosos ocorrem com mais frequência em indivíduos propensos a infecções frequentes do trato urinário, os cálculos de estruvita ocorrem com mais frequência em mulheres que em homens, em uma proporção de 2:1** (Resnick, 1981). Outras populações com risco de infecção recorrente incluem idosos (Kohri et al., 1991), bebês prematuros ou bebês nascidos com malformações congênitas do trato urinário, diabéticos e aqueles com estase urinária resultante de obstrução do trato urinário, derivação urinária ou distúrbios neurológicos. Pacientes com lesão da medula espinal apresentam um risco particular tanto para infecção quanto para cálculos metabólicos devido à disfunção neurogênica do trato urinário e hipercalciúria relacionada à imobilidade. Pacientes com transecção funcionalmente completa da medula apresentam maior risco de desenvolver um cálculo coraliforme (DeVivo et al., 1984).

Cálculos Diversos

Cálculos de Xantina e Di-hidroxiadenina

Cálculos de xantina compreendem um tipo raro de cálculo que geralmente é confundido com cálculos de ácido úrico porque ambos são radiolucentes. Eles se formam como resultado de um distúrbio hereditário na enzima catabólica xantina desidrogenase (XDH) ou xantina oxidase, que catalisa a conversão de xantina em ácido úrico. Uma vez que a xantina é pouco solúvel na urina, os altos níveis de xantina acumulados na deficiência de XDH provocam cálculos de xantina (Cameron et al., 1993).

Alopurinol, que inibe XDH e consequentemente é usado no tratamento de hiperuricemia e hiperuricosúria, em altos níveis pode predispor a cálculos de xantina. Esse efeito colateral é distintamente raro porque o medicamento causa inibição apenas parcial da enzima e raramente reduz os níveis séricos de ácido úrico a menos de 3 mg/dL. Pacientes com a síndrome de Lesch-Nyhan, que sofrem de uma deficiência hereditária da enzima de resgate de purina HGPRT, ocasionalmente são tratados com doses de alopurinol suficientemente altas para que corram o risco de formação de cálculos de xantina (Cameron et al., 1993).

Crianças com deficiência hereditária de adenina fosforribosiltransferase também podem apresentar complicações renais e cálculos na infância (Cameron et al., 1993). Pode ser difícil distinguir as crianças com deficiência de adenina fosforribosiltransferase daquelas com deficiência de HGPRT porque o produto insolúvel excretado, 2,8-di-hidroxiadenina, é quimicamente semelhante ao ácido úrico. Como os cálculos de xantina, os cálculos de 2,8-di-hidroxiadenina são extremamente insolúveis em qualquer pH, mas a formação de cálculos pode ser prevenida pela administração de alopurinol.

Cálculos de Urato Ácido de Amônio

Os cálculos de urato ácido de amônio representam menos de 1% de todos os cálculos (Herring, 1962; Klohn et al., 1986). Nos países em desenvolvimento, porém, a urolitíase endêmica por urato ácido de amônio ainda é observada porque compreende os cálculos vesicais em crianças (Minon Cifuentes e Pourmand, 1983; Vanwaeyenbergh et al., 1995). **As condições associadas à cristalização do urato ácido de amônio incluem abuso de laxantes, infecção recorrente do trato urinário, formação recorrente de cálculos de ácido úrico e doença intestinal inflamatória** (Dick et al., 1990; Pichette et al., 1997;

Soble et al., 1999). Soble et al. (1999) revisaram sua experiência com 44 pacientes identificados como portadores de cálculos compostos por urato ácido de amônio, embora a contribuição do urato ácido de amônio tenha variado de 2% a 60%. Entre esses pacientes, 25% tinham uma história de doença intestinal inflamatória, 14% tinham uma história de abuso de laxantes importante, 41% exibiam obesidade mórbida, 36% tinham uma história de infecções do trato urinário recorrentes e 21% tinham uma história de cálculos de ácido úrico recorrentes. O subgrupo de pacientes com doença intestinal inflamatória e ileostomia como único fator de risco clínico apresentou o teor médio mais alto de urato ácido de amônio (39%) e o urato ácido de amônio constituiu o tipo de cálculo predominante em sete de oito desses pacientes.

Pacientes com ileostomia após colectomia apresentam volume, pH e sódio urinários acentuadamente reduzidos e não estão propensos a hiperoxalúria, assim como outros indivíduos com doença intestinal, porque o cólon é o principal local de absorção dietética do oxalato (Kennedy et al., 1982). Portanto, esses pacientes estão propensos a cálculos de urato ácido de amônio e de ácido úrico em vez de cálculos de oxalato de cálcio. **Foi postulado que o mecanismo fisiopatológico subjacente para a formação de cálculos de urato ácido de amônio atribuído ao abuso de laxantes seja a desidratação resultante da perda de líquidos gastrointestinais, causando acidose intracelular e maior excreção de amônia. Uma vez que o sódio urinário é baixo no contexto do uso de laxantes, o urato forma complexos com a amônia abundante, provocando assim uma supersaturação urinária do urato ácido de amônio.**

Bowyer et al. (1979) demonstraram que a precipitação do urato ácido de amônio é favorecida em pH 6,2 a 6,3. A associação entre cálculos de ácido úrico recorrentes e cálculos de urato ácido de amônio provavelmente está relacionada a fatores de risco compartilhados como baixo volume urinário e pH. Soble et al. (1999) identificaram nove pacientes com cálculos de composição mista, contendo ácido úrico e urato ácido de amônio (teor médio de urato ácido de amônio de 27%), embora oito dos nove pacientes apresentassem ácido úrico como componente predominante (variação de 40% a 95%). Eles propuseram que flutuações transitórias na acidez urinária e nos níveis de amônio e sódio poderiam desviar o equilíbrio entre a excreção de ácido úrico e urato ligado a sódio ou amônio.

Entre os produtores de cálculos de urato ácido de amônio no estudo de Soble et al. (1999), a obesidade (IMC > 30) foi a característica mais prevalente em 41% dos pacientes, após a exclusão de pacientes com doença intestinal inflamatória e ileostomia (dos quais nenhum era obeso). Na verdade, foi constatada uma correlação estatisticamente significativa entre o IMC e o teor de urato ácido de amônio. Isto é compatível com evidências recentes que sugerem uma correlação entre o risco de cálculos e a obesidade (Powell et al., 2000) e entre a obesidade e o baixo pH urinário (Maalouf et al., 2004b).

Cálculos de Matriz

A associação entre proteínas urinárias e a formação de cálculos é reconhecida há muito tempo. Experimentos iniciais demonstraram que suspensões de proteínas poderiam promover a formação de cálculos de cálcio (Kimura et al., 1976). Foi demonstrado que tanto a osteopontina quanto a calprotectina atuam na formação da estrutura de matriz dos cálculos urinários de cálcio (Tawada et al., 1999; Kleinman et al., 2004). Contudo, cálculos compostos predominantemente por matriz são raros; estes "cálculos" tipicamente são radiolucentes e podem ser confundidos com um tumor ou cálculos de ácido úrico, dependendo dos estudos de imagem obtidos (Bani-Hani et al., 2005).

A literatura sobre cálculos de matriz é escassa, consistindo principalmente em relatos de caso informais (Boyce e King, 1963; Allen e Spence, 1966; Bani-Hani et al., 2005). O componente de matriz de cálculos à base de cálcio corresponde a apenas 2,5% do peso seco do cálculo, enquanto cálculos de matriz pura podem conter mais de 65% de proteína (Allen e Spence, 1966). Boyce e Garvey (1956) determinaram que a composição dos cálculos de matriz corresponderia a aproximadamente dois terços de mucoproteínas e um terço de mucopolissacarídeos por peso. Além disso, eles constataram que a substância da matriz em cálculos cristalinos está intimamente relacionada à substância da matriz encontrada em cálculos de matriz. Contudo, não está claro porque alguns cálculos de matriz não conseguem ser calcificados por completo. Embora alguns autores tenham proposto que a redução dos níveis de cálcio urinário possa explicar a formação preferencial de cálculos de matriz (Boyce e King, 1959; Allen e Spence, 1966), uma avaliação metabólica recente de cinco pacientes com cálculos de matriz revelou excreção urinária normal de cálcio (Bani-Hani et al., 2005). Em pacientes com insuficiência renal submetidos a diálise, a proteinúria pode contribuir para um maior risco de formação de cálculos da matriz. Nesses pacientes, foi demonstrado que os cálculos de matriz incluem tanto a proteína microfibrilar (Bommer et al., 1979) quanto a β_2-microglobulina (Linke et al., 1986). Uma análise recente do cálculo de matriz de um único paciente com infecção do trato urinário por *Proteus* usando microscopia eletrônica de varredura revelou laminações fibrosas entrelaçadas contendo material bacteriano, celular e cristalino (Canales et al., 2009). A análise proteômica identificou 33 proteínas únicas, das quais 90% não tinham sido relatadas anteriormente como componentes de cálculos de matriz e 70% foram consideradas de natureza inflamatória ou defensiva.

Cálculos Relacionados à Medicação

Cálculos induzidos por medicamentos são formados diretamente como resultado de precipitação e cristalização de um medicamento ou de seu metabólito ou indiretamente ao alterar o ambiente urinário, tornando-o favorável à formação de cálculos metabólicos (Daudon, 1999). Medicamentos como diuréticos de alça (furosemida, bumetanida) e inibidores da anidrase carbônica (acetazolamida, topiramato e zonisamida) contribuem para a formação de cálculos de cálcio (Matlaga et al., 2003). Efedrina (Powell et al., 1998; Assimos et al., 1999), trianteren (Ettinger et al., 1980; Carr et al., 1990), guaifenesina (Assimos et al., 1999), silicato (Farrer e Rajfer, 1984), indinavir (Bruce et al., 1997; Gentle et al., 1997) e ciprofloxacino (Matlaga et al., 2003) foram associados a cálculos compostos pelo próprio medicamento em pacientes que consumiram quantidades excessivas.

Medicações que Promovem Diretamente a Formação de Cálculos
Agentes Antirretrovirais. O sulfato de indinavir é um inibidor da protease que demonstrou ser efetivo para aumentar as contagens de células CD4+ e diminuir os títulos de HIV-RNA em pacientes infectados pelo vírus da imunodeficiência humana (HIV) ou que apresentem a síndrome de imunodeficiência adquirida (Wu e Stoller, 2000). Contudo, o indinavir acarreta um risco de formação de cálculos de indinavir em pacientes tratados, provocando uma incidência estimada de 4% a 13% (Wu e Stoller, 2000). O indinavir é rapidamente absorvido no intestino, atingindo as concentrações plasmáticas máximas em menos de 1 hora. O medicamento é metabolizado no fígado e eliminado principalmente nas fezes, mas cerca de metade da dose ingerida de indinavir é excretada essencialmente inalterada na urina (Sutherland et al., 1997). Na forma pura, indinavir é relativamente insolúvel em solução aquosa, embora a solubilidade seja dependente do pH. Com um pK_a de 5,5, o indinavir tem uma solubilidade de 0,300 mg/mL em pH 5, 0,035 mg/mL em pH 6,0 e 0,020 mg/mL em pH 7,0 (Daudon et al., 1997; Hermieu et al., 1999). Embora a solubilidade de indinavir aumente de modo significativo em níveis de pH abaixo de 5,5, a dose-padrão de indinavir em um indivíduo com volume urinário e pH médios produziria uma concentração urinária de indinavir próxima ao limite de solubilidade 3 horas após a ingestão (Daudon et al., 1997). Desse modo, **indivíduos que recebem indinavir regularmente apresentam um alto risco de produzir cálculos de indinavir devido à alta excreção urinária e à pouca solubilidade do medicamento no pH urinário fisiológico.** A introdução de indinavir em 54 indivíduos HIV-positivos, assintomáticos e sem uso prévio de indinavir provocou cristalúria por indinavir em 67% dos indivíduos (Gagnon et al., 2000). Após as primeiras 2 semanas, a cristalúria por indinavir permaneceu constante, com uma frequência de aproximadamente 25% dos sedimentos urinários examinados em cada ponto de teste.

Atualmente o indinavir é um agente antirretroviral usado com pouca frequência, substituído por agentes de nova geração. A formação de cálculos renais foi associada a vários novos agentes antirretrovirais, incluindo lopinavir-ritonavir (Doco-Lecompte et al., 2004), atazanavir reforçado por ritonavir (Rockwood et al., 2011; Hamada et al., 2012), nelfinavir (Engeler et al., 2002) e amprenavir (Feicke et al., 2008). Foi demonstrado que atazanavir reforçado por ritonavir, um dos agentes mais usados atualmente, apresenta uma incidência de formação de cálculos de quase 7%, maior que grande parte dos outros novos agentes

(Rockwood et al., 2011; Hamada et al., 2012). Uma vez que se acredita que a formação de cálculos associada a esses agentes seja resultado da alta excreção urinária e baixa solubilidade do medicamento na urina, agentes com maiores taxas de excreção estão associados a maiores taxas de formação de cálculos; 7% de atazanavir reforçado por ritonavir é excretado na urina em uma forma não metabolizada *versus* menos de 3% para nelfinavir e amprenavir, que apresentam menores taxas de formação de cálculos.

Triantereno. O triantereno é um diurético poupador de potássio geralmente usado para o tratamento da hipertensão. Ele produz uma composição de cálculo pouco comum, representando apenas 0,4% dos 50.000 cálculos em um relato, com apenas um terço dos cálculos compostos em maior parte ou completamente por triantereno (Ettinger et al., 1980). Uma avaliação de formadores de cálculos de triantereno não revelou diferenças significativas entre pacientes e indivíduos-controle equivalentes em relação à recuperação total do medicamento, padrões de excreção a cada hora e concentrações urinárias de triantereno e seu metabólito sulfato (Ettinger, 1985). Aproximadamente metade de todos os indivíduos testados demonstrou concentrações urinárias do metabólito sulfato que ultrapassaram o limite de solubilidade observado. Uma investigação determinou que o triantereno tem maior probabilidade de ser incorporado a cálculos existentes ou ninhos de cálculos, em vez de promover a formação de cálculos de modo independente (Werness et al., 1982). Isto pode explicar a raridade desse cálculo em formadores de cálculos não recorrentes, assim como o achado de que as taxas de hospitalização por cálculos urinários não diferiram entre pacientes com prescrições de triantereno e hidroclorotiazida (Jick et al., 1982).

Guaifenesina e Efedrina. O consumo de grandes quantidades de guaifenesina e efedrina pode provocar cálculos compostos por seus metabólitos (Powell et al., 1998; Assimos et al., 1999). Foi constatado que a maioria dos pacientes com relatos destes cálculos havia consumido grandes quantidades de preparações para resfriados vendidas sem receita devido às propriedades estimulantes do componente efedrina, e uma história de abuso de medicamentos não é rara (Assimos et al., 1999). *Ecstasy* herbal e *ma huang* também são preparações populares que contêm efedrina e são alvos de abuso devido às suas propriedades estimulantes (Mack, 1997). Infelizmente, o uso crônico de efedrina provoca taquifilaxia e incentiva o uso de doses crescentes para obter um efeito comparável. Uma toxicidade séria pode resultar do abuso de efedrina, incluindo morte, cardiomiopatia, AVC, hipertensão e convulsões.

Cálculos de Silicato. A sílica é um elemento comum observado em vegetais, como grãos, frutos do mar e até mesmo água potável, que é facilmente excretado na urina (Matlaga et al., 2003). Cálculos de silicato são extremamente raros e foram associados ao consumo de grandes quantidades de antiácidos que contenham silicatos, como trissilicato de magnésio (Haddad e Kouyoumdjian, 1986; Daudon, 1999).

Medicações que Promovem Indiretamente a Formação de Cálculos. Outras medicações promovem indiretamente a formação de cálculos ao aumentar os fatores de risco urinário para os cálculos. Corticosteroides, vitamina D e antiácidos que se ligam a fosfato podem induzir hipercalciúria. **Tiazídicos causam acidose intracelular e subsequente hipocitratúria** (Nicar et al., 1984). Diuréticos de alça como furosemida e bumetanida inibem a reabsorção de sódio e cálcio na porção ascendente espessa da alça de Henle, o que, além do efeito diurético, resulta em hipercalciúria (Matlaga et al., 2003). Cálculos renais foram identificados em até 64% dos lactentes com baixo peso ao nascimento que receberam tratamento com furosemida, e os cálculos foram compostos regularmente por oxalato de cálcio (Hufnagle et al., 1982; Shukla et al., 2001).

Inibidores da anidrase carbônica como acetazolamida bloqueiam a reabsorção do bicarbonato de sódio em múltiplos segmentos no néfron, consequentemente induzindo uma acidose metabólica e provocando a alcalinização urinária (Parfitt, 1969). **O uso crônico resulta em hipocitratúria, hipercalciúria e maior risco de cálculos de fosfato de cálcio** (Matlaga et al., 2003). O topiramato é um medicamento amplamente usado, aprovado para o tratamento de convulsões e profilaxia de enxaqueca, mas é cada vez mais utilizado no tratamento de uma variedade de outros distúrbios, como obesidade, dor neuropática, alcoolismo, diabetes tipo 2, tabagismo e dependência de cocaína. O topiramato inibe várias isoenzimas de anidrase carbônica com subsequentes efeitos potencializadores de cálculos (Vega et al., 2007). Embora a incidência de cálculos de cálcio pelo o uso de topiramato em adultos, relatada com base em estudos clínicos de curto prazo, corresponda a 1,2% a 1,5% na bula, acredita-se que este número represente uma subestimativa. Na verdade, um estudo retrospectivo recente identificou 150 indivíduos que foram tratados com topiramato entre 1.500 adultos em uma base de dados eletrônica de uma unidade de monitoramento de epilepsia, dos quais 75 foram contatados com sucesso e questionados sobre uma história de cálculos renais (Maalouf et al., 2011). Um total de oito indivíduos relatou um diagnóstico de cálculos renais desde o início do uso de topiramato, o que resulta em uma prevalência de 10,7%. Além disso, 15 pacientes entre os 67 pacientes sem história de cálculos no mesmo grupo de estudo foram avaliados por imagens de tomografia computadorizada durante uma média de 43 meses de uso de topiramato, revelando uma prevalência de 20% de cálculos assintomáticos, o que sugere que o problema é muito mais prevalente do que se suspeitava anteriormente.

O risco de formação de cálculos com o uso de topiramato está relacionado a sua ação como inibidor da anidrase carbônica. Um estudo transversal recente que comparou 32 pacientes tratados com topiramato a 50 controles normais revelou acidose metabólica sistêmica, aumento da excreção fracionada de bicarbonato, maior pH urinário e menor excreção urinária de citrato no grupo tratado com topiramato (Welch et al., 2006). Do mesmo modo, em um estudo longitudinal de curto prazo com sete pacientes antes e 3 meses após a introdução de topiramato, acidose metabólica significativa, aumento do pH urinário, excreção de bicarbonato e saturação de fosfato de cálcio foram observados com a introdução do medicamento (Welch et al., 2006). Além disso, a hipocitratúria induzida por topiramato demonstra uma resposta dose-dependente que também está inversamente correlacionada à duração do tratamento (Kaplon et al., 2011). A zonisamida, um agente sulfonamida que exerce um efeito antiepiléptico e tem uma atividade fraca sobre a anidrase carbônica, também foi associada a um maior risco de formação de cálculos renais (Zaccara et al., 2011).

O abuso de laxantes também foi associado à formação de cálculos porque a diarreia persistente aumenta o risco de cálculos de urato ácido de amônio. Pacientes que abusam de laxantes excretam grandes quantidades de amônia na urina para eliminar o excesso de ácido, resultando em baixo pH urinário. No contexto do baixo volume urinário resultante da desidratação e do baixo sódio urinário devido ao uso de laxantes, a urina desses pacientes pode ser altamente supersaturada em relação ao urato de amônio (Soble et al., 1999; Matlaga et al., 2003). Por fim, agentes citotóxicos promovem alto metabolismo celular, resultando na excreção urinária de grandes quantidades de ácido úrico.

Predisposição Anatômica a Cálculos

Foi observado que pacientes com anomalias anatômicas associadas à obstrução e/ou à estase urinária apresentam uma alta incidência de cálculos associados. Há muito tempo se debate se a predisposição à doença calculosa é o resultado da estase urinária e retardo do tempo de trânsito pelo néfron, provocando maior probabilidade de formação e retenção de cristais, ou se estes pacientes formam cálculos como resultado de anormalidades metabólicas iguais ou específicas associadas à formação de cálculos.

Obstrução da Junção Ureteropélvica

A incidência de cálculos renais em pacientes com obstrução da junção ureteropélvica (OJUP) corresponde a quase 20% (David e Lavengood, 1975; Lowe e Marshall, 1984; Clark e Malek, 1987). Contudo, Husmann et al. (1995) **forneceram várias linhas de evidência sugerindo que pacientes com OJUP e cálculos renais simultâneos sejam portadores dos mesmos riscos metabólicos que outros formadores de cálculos na população geral.** Em primeiro lugar, entre 111 pacientes adultos com OJUP e cálculos para os quais o acompanhamento em longo prazo estava disponível, 62% desenvolveram cálculos recorrentes após o tratamento da OJUP e 43% das recorrências ocorreram no rim contralateral. Esses achados sugerem que uma predisposição metabólica persistiu apesar da correção da obstrução. Em segundo lugar, 76% dos 42 pacientes com cálculos não infecciosos que foram submetidos a uma avaliação metabólica demonstraram uma anormalidade metabólica subjacente que poderia explicar os cálculos, em uma taxa comparável com a de outros formadores de cálculos (Pak, 1982; Yagisawa et al., 1999). Por fim, o tipo e a distribuição das anormalidades metabólicas identificadas nesses pacientes foram semelhantes aos da população formadora de cálculos em geral: hipercalciúria em 46% dos pacientes, hiperuricosúria em 11%, hipocitratúria em 13%, hiperparatireoidismo primário em 13% e ATR em 3% (Pak et al., 1980). O tratamento de pacientes com anormalidades identificáveis reduziu de modo significativo sua taxa de recorrência, de 55% em pacientes tratados de modo conservador para 17% nos pacientes tratados.

Matin e Streem (2000) também realizaram avaliações metabólicas antes do reparo definitivo em 47 pacientes com OJUP com ou sem cálculos associados. Uma anormalidade identificável foi encontrada em 67% dos pacientes com cálculos em comparação a apenas 33% do grupo-controle; o cálcio urinário e a incidência de hipercalciúria e hiperuricosúria foram significativamente maiores nos pacientes com cálculos em comparação com os controles, destacando ainda mais a contribuição do pano de fundo fisiopatológico para o risco de formação de cálculos em pacientes com anormalidades anatômicas.

Achados semelhantes em duas séries de crianças com OJUP e cálculos renais simultâneos confirmam ainda mais uma contribuição metabólica para a formação de cálculos na presença de obstrução renal. Tekin et al. (2001) compararam de modo prospectivo crianças com OJUP com e sem cálculos a um grupo-controle de formadores de cálculos de cálcio sem OJUP. Os dois grupos de formadores de cálculo, aqueles com e sem OJUP, exibiram níveis urinários de citrato significativamente maiores e níveis mais baixos de oxalato em comparação com as crianças não formadoras de cálculos com OJUP. Husmann et al. (1996) relataram um risco de formação de cálculos 70 vezes maior na população pediátrica com OJUP em comparação com crianças normais. Entre 22 crianças que foram submetidas a tratamento de seus cálculos e OJUP, 68% dos pacientes com cálculos não formados por estruvita desenvolveram recorrência após o tratamento cirúrgico e uma anormalidade metabólica foi identificada em 68%. Entre os sete pacientes com cálculos renais não compostos por estruvita que não apresentaram recorrência, apenas 29% tinham uma anormalidade metabólica identificável. Portanto, a correção da OJUP não preveniu a recorrência de cálculos na maioria dos pacientes, enfatizando ainda mais o papel de anormalidades metabólicas subjacentes na etiologia dos cálculos renais em pacientes com OJUP.

Rins em Ferradura

Os rins em ferradura ocorrem com uma prevalência de 0,25%, mas exibem uma taxa associada de cálculos renais de 20% (Janetschek e Kunzel, 1988; Cussenot et al., 1992). Devido à alta inserção do ureter na pelve renal, existe um comprometimento relativo da drenagem renal, o que predispõe à OJUP. Portanto, o risco de formação de cálculos foi atribuído à estase urinária e não a perturbações metabólicas. Raj et al. (2004) revisaram 37 pacientes com rins em ferradura e cálculos e identificaram pelo menos uma anormalidade metabólica em todos os 11 pacientes nos quais coletas de urina de 24 horas estavam disponíveis. Em comparação com o grupo de formadores de cálculos com anatomia renal normal, os pacientes com rins em ferradura exibiram uma distribuição semelhante de perturbações metabólicas, com exceção de hipocitratúria, que foi super-representada (55% dos pacientes com rins em ferradura *versus* 31% dos controles). Parece claro que, **embora a estase urinária provavelmente contribua para uma propensão à formação de cálculos em pacientes com rins em ferradura, uma anormalidade metabólica subjacente seja necessária para a formação dos cálculos.**

Divertículos Caliceais

Os divertículos caliceais estão associados a cálculos em até 40% dos pacientes (Middleton e Pfister, 1974). Como os cálculos nos rins em ferradura, não está claro se os cálculos são causados pela obstrução anatômica e estase urinária local ou se são decorrentes de fatores metabólicos subjacentes. Dois grupos de pesquisadores abordaram a questão. Hsu e Streem (1998) identificaram anormalidades metabólicas, incluindo hipercalciúria, hiperoxalúria e hiperuricosúria, em 50% de 14 pacientes com divertículos caliceais portadores de cálculos. Notavelmente, 64% dos pacientes relataram uma história de cálculos sincrônicos ou metacrônicos em um local diferente do divertículo, confirmando a ideia de um risco metabólico subjacente como causa dos cálculos. Em contraste, Liatsikos et al. (2000) compararam 49 pacientes com divertículos caliceais e cálculos com 44 formadores de cálculos sem divertículos e encontraram uma baixa taxa de anormalidades metabólicas nos dois grupos (25% dos pacientes com divertículos e 23% dos pacientes-controle). Porém, é interessante observar que a avaliação metabólica nesse estudo envolveu apenas a medida do volume urinário, creatinina, cálcio, fósforo, oxalato e ácido úrico. Uma vez que baixo pH urinário e hipocitratúria foram identificados em aproximadamente 10% e 28% dos formadores de cálculos recorrentes, respectivamente (Levy et al., 1995), o número de anormalidades metabólicas relatadas nesta série provavelmente está sub-representada. Por fim, um estudo de Matlaga et al. (2007) avaliou 29 pacientes submetidos ao tratamento percutâneo de divertículos caliceais portadores de cálculo e compararam suas coletas de urina de 24 horas às de 245 formadores de cálculos de oxalato de cálcio e 162 controles normais. Os parâmetros de risco para cálculos urinários em pacientes com cálculos de divertículos caliceais foram semelhantes aos dos formadores de cálculos de oxalato de cálcio, que demonstraram hipercalciúria significativamente maior e maior supersaturação de oxalato de cálcio em comparação aos controles normais. Curiosamente, a urina aspirada diretamente do divertículo exibia menor supersaturação de oxalato de cálcio que a urina obtida das pelves renais ipsolateral e contralateral. Esses achados implicam que cálculos de divertículos caliceais são originados a partir de uma combinação de anormalidades metabólicas e estase urinária.

Os cálculos formados em divertículos caliceais são compostos principalmente por oxalato de cálcio mono-hidratado, mas também podem conter estruvita-carbonato apatita devido a um componente infeccioso. Uma infecção do trato urinário concomitante é encontrada em até 40% dos casos, sendo que os patógenos mais frequentes são *E. coli*, *Proteus* e *Pseudomonas* (Monreal et al., 1998; Daudon et al., 2003).

Rim Esponjoso Medular

O rim esponjoso medular (REM) é um distúrbio caracterizado por ectasia dos ductos coletores renais. Nefrocalcinose e cálculos renais são complicações frequentes de REM (Lavan et al., 1971; Parks et al., 1982; Sage et al., 1982; Ginalski et al., 1990), porém os fatores de risco exatos para a formação de cálculos não são claramente compreendidos. Embora a infecção recorrente e a estase urinária no interior dos túbulos dilatados representem um risco para a formação de cálculos (Ginalski et al., 1990), defeitos tubulares renais, incluindo hipercalciúria, comprometimento da capacidade de concentração renal e acidificação defeituosa da urina após uma carga de cloreto de amônio, foram detectados em alguns pacientes com REM (Granberg et al., 1971), potencializando ainda mais o risco de formação de cálculo. Osther et al. (1988) realizaram testes de carga de cloreto de amônio em 13 pacientes com REM e encontraram defeitos da acidificação renal em nove pacientes: oito com ATR distal e um com ATR proximal. Do mesmo modo, Higashihara et al. (1984) relataram defeitos da acidificação renal em 80% de 11 pacientes com REM (36% com ATR distal) e um comprometimento da capacidade de concentração em 90% desses 11 pacientes. A identificação de mutações nos genes da bomba protônica de hidrogênio *ATP6V1B1* e *ATP6V0A4* em dois pacientes com REM fornece maior suporte a uma associação entre REM e ATR distal (Carboni et al., 2009).

Apesar desses achados, três estudos realizados especificamente em pacientes com REM e nefrolitíase não revelaram um caso de ATR associado (O'Neill et al., 1981; Parks et al., 1982; Yagisawa et al., 2001). O'Neill et al. (1981) identificaram hipercalciúria como a anormalidade metabólica mais comum em 17 pacientes com REM e nefrolitíase, ocorrendo em 88% dos pacientes e atribuída a hipercalciúria absortiva na maioria dos casos (59%). O espectro de anormalidades nesses pacientes foi considerado comparável ao da população formadora de cálculos em geral. Outros pesquisadores identificaram hipercalciúria com menos frequência, em apenas 9% a 44% dos pacientes com REM e nefrolitíase. Em alguns casos, a causa da hipercalciúria foi atribuída a uma perda de cálcio renal, em que a reabsorção renal de cálcio supostamente estaria prejudicada pelos túbulos renais lesados (Yendt, 1981; Parks et al., 1982; Yagisawa et al., 2001). Yagisawa et al. (2001) identificaram a hipocitratúria como a anormalidade metabólica mais comum, ocorrendo em 77% de 22 pacientes com REM. Kinoshita (1990) relatou de modo semelhante hipocitratúria em 58% dos pacientes com REM. Portanto, parece que, embora os defeitos de acidificação renal possam estar associados a REM, hipercalciúria e hipocitratúria provavelmente são fatores contribuintes mesmo na ausência de ATR.

Cálculos na Gravidez

Cálculos sintomáticos durante a gravidez ocorrem em uma frequência de 1 em 250 (Lewis et al., 2003) a 1 em 3.000 (Butler et al., 2000) gestantes. Como nos cálculos em mulheres não grávidas, ocorrem com maior frequência em mulheres caucasianas que em afro-americanas (Lewis et al., 2003). A maior parte dos cálculos sintomáticos ocorre no segundo e terceiro trimestres de gravidez, precedido por sintomas de dor no flanco ou hematúria (Stothers e Lee, 1992; Butler et al., 2000; Biyani e Joyce, 2002; Lewis et al., 2003). O diagnóstico pode ser difícil nessa população de pacientes; até 28% das mulheres são erroneamente diagnosticadas com apendicite, diverticulite ou descolamento da placenta (Stothers e Lee, 1992).

Várias alterações fisiológicas ocorrem durante a gravidez. A hidronefrose fisiológica ocorre em até 90% das gestantes e persiste por até 4 a 6 semanas após o parto (Swanson et al., 1995). Embora a hidronefrose possa ser decorrente em parte dos efeitos da progesterona, a compressão dos ureteres pelo útero gravídico é no mínimo um fator contribuinte, se não o fator principal (Gorton e Whitfield, 1997; McAleer e Loughlin, 2004). A dilatação tipicamente é maior no ureter direito, como resultado do ingurgitamento da veia uterina e deslocamento do útero aumentado (Biyani e Joyce, 2002). A dilatação fisiológica pode promover a cristalização como resultado da estase urinária (Swanson et al., 1995) e foi sugerido que a maior pressão na pelve renal aumente a probabilidade de movimentação dos cálculos e sintomas.

Alterações fisiológicas importantes ocorrem nos rins durante a gravidez e modulam os fatores de risco para cálculos urinários. O fluxo sanguíneo renal aumenta, provocando um aumento de 30% a 50% da taxa de filtração glomerular, que subsequentemente aumenta as cargas filtradas de cálcio, sódio e ácido úrico (McAleer e Loughlin, 2004). A hipercalciúria é ampliada ainda mais pela produção placentária de 1,25$(OH)_2D_3$, que aumenta a absorção intestinal de cálcio e suprime secundariamente o PTH (Gertner et al., 1986; Biyani e Joyce, 2002). Hiperuricosúria também foi relatada como resultado do aumento da carga filtrada de ácido úrico (Swanson et al., 1995).

Apesar dos aumentos de vários elementos indutores de cálculos, foi demonstrado que gestantes excretam maiores quantidades de inibidores como citrato, magnésio e glicoproteínas (Maikranz et al., 1987; Smith et al., 2001). Portanto, o risco geral de formação de cálculos relatado é semelhante em mulheres grávidas e não grávidas (Coe et al., 1978; Drago et al., 1982). Embora alguns estudos tenham constatado que a composição dos cálculos seja semelhante entre mulheres grávidas e não grávidas, um estudo multi-institucional constatou que 74% dos cálculos em gestantes eram compostos predominantemente por fosfato de cálcio e 26% consistiam predominantemente em oxalato de cálcio (Coe et al., 1978; Drago et al., 1982; Ross et al., 2008).

PONTOS-CHAVE: PATOGÊNESE

- A hipercalciúria absortiva é caracterizada por cálcio sérico normal, PTH normal ou suprimido, cálcio urinário normal em jejum e cálcio urinário elevado.
- A hipercalciúria renal é decorrente de um comprometimento da reabsorção renal de cálcio, que estimula a secreção de PTH e provoca hipercalciúria em jejum.
- A hipercalciúria reabsortiva é decorrente principalmente do hiperparatireoidismo primário, mas pode ser observada em doenças granulomatosas que elaboram 1,25$(OH)_2D_3$.
- O determinante mais importante para a formação de cálculos de ácido úrico é o baixo pH urinário.
- O baixo pH urinário observado em formadores de cálculos de ácido úrico provavelmente é decorrente de um comprometimento da amoniagênese, como resultado de resistência à insulina e excesso de produção ácida.
- Na ATR distal, uma H^+-ATPase defeituosa explica a excreção do excesso de ácido no túbulo distal.
- A formação de cálculos infecciosos requer uma urina alcalina, que somente pode ser obtida com uma infecção por bactérias produtoras de urease.

REFERÊNCIAS

Para consultar a lista completa de referências, acesse www.expertconsult.com.

LEITURA SUGERIDA

Devuyst O, Pirson Y. Genetics of hypercalciuric stone forming diseases. Kidney Int 2007;72:1065-72.
Evan A, Lingeman J, Coe FL, et al. Randall's plaque: pathogenesis and role in calcium oxalate nephrolithiasis. Kidney Int 2006;69:1313-8.
Holmes RP, Assimos DG. The impact of dietary oxalate on kidney stone formation. Urol Res 2004;32:311-6.
Hoppe B. An update on primary hyperoxaluria. Nat Rev Nephrol 2012;8:467-75.
Khan SR. Is oxidative stress, a link between nephrolithiasis and obesity, hypertension, diabetes, chronic kidney disease, metabolic syndrome? Urol Res 2012;40:95-112.
Maalouf NM, Cameron MA, Moe OW, et al. Novel insights into the pathogenesis of uric acid nephrolithiasis. Curr Opin Nephrol Hypertens 2004;13:181-9.
Matlaga BR, Shah OD, Assimos DG. Drug-induced urinary calculi. Rev Urol 2003;5:227-31.
Miller NL, Evan AP, Lingeman JE. Pathogenesis of renal calculi. Urol Clin North Am 2007;34:295-313.
Pearle MS, Calhoun EA, Curhan GC. Urologic Diseases in America project: urolithiasis. J Urol 2005;173:848-57.
Sakhaee K, Maalouf NM, Sinnott B. Kidney stones 2012: pathogenesis, diagnosis and management. J Clin Endocrinol Metab 2012;97:1847-60.
Scales CD, Smith AC, Hanley JM, et al. Prevalence of kidney stones in the United States. Eur Urol 2012;62:160-5.
Siva S, Barrack ER, Reddy GP, et al. A critical analysis of the role of gut *Oxalobacter formigenes* in oxalate stone disease. BJU Int 2009;103:18-21.

52 | Avaliação e Manejo Médico da Litíase Urinária

Michael E. Lipkin, MD, Michael N. Ferrandino, MD e Glenn M. Preminger, MD

Avaliação Diagnóstica da Nefrolitíase

Aplicabilidade da Análise do Cálculo para Determinação de Anormalidades Metabólicas

Valor dos Exames de Imagem na Determinação da Composição do Cálculo

Aspectos Econômicos da Avaliação Metabólica

Classificação da Nefrolitíase e Critérios Diagnósticos

Tratamento Clínico Conservador

Tratamento Clínico Seletivo da Nefrolitíase

Cenários Diversos

Resumo

AVALIAÇÃO DIAGNÓSTICA DA NEFROLITÍASE

Os cálculos urinários sintomáticos indubitavelmente estão associados a um desconforto importante para o paciente. Apesar da capacidade de eliminação espontânea de muitos cálculos, os próprios tratamentos cirúrgicos para cálculos podem ser mórbidos. Os pacientes podem ter gastos financeiros importantes, devido a visitas ao pronto-socorro, consultas eletivas ambulatoriais, procedimentos cirúrgicos ou tempo de trabalho perdido, além das sequelas físicas. Sem dúvida, a maioria dos pacientes está interessada em aprender como prevenir uma recorrência desse episódio. **Por meio de um conhecimento até mesmo básico das causas fisiológicas da formação de cálculos urinários, os médicos podem oferecer uma abordagem direta para elucidar a base metabólica da nefrolitíase para qualquer paciente. Essa avaliação deve ser realizada de modo simples e deve ser economicamente viável e fornecer informações que possam ser aplicadas a uma terapia racional e seletiva da urolitíase** (Pak et al., 1980a).

Qualquer avaliação deve ser capaz de identificar distúrbios metabólicos associados que sejam responsáveis pela doença calculosa recorrente. Esses problemas metabólicos incluem acidose tubular renal (ATR) distal, hiperparatireoidismo primário, hiperoxalúria entérica, cistinúria e diátese gotosa. Em muitas destas condições relativamente pouco comuns, em geral há consenso de que o tratamento médico seletivo está indicado não apenas para prevenir a formação subsequente de cálculos, mas também para corrigir alterações fisiológicas subjacentes que possam provocar complicações não renais (Pak et al., 2002a, 2003a).

Seleção de Pacientes para Avaliação Metabólica

Discute-se sobre quais pacientes requerem uma avaliação metabólica extensa. Estima-se que formadores de cálculos em episódio inicial geralmente apresentem um risco de recorrência de 50% nos 10 anos seguintes (Uribarri et al., 1989). Em dois estudos separados, Ljunghall e Danielson tentaram medir a incidência da recorrência de cálculos em uma população do norte europeu (Ljunghall e Danielson, 1984; Ljunghall, 1987). Uma revisão retrospectiva estimou a possibilidade de recorrência em quase 50% em 5 anos, enquanto uma avaliação prospectiva observou uma taxa geral mais baixa de 53% dentro de 8 anos. Os homens apresentavam maior incidência de cálculos e maior taxa de recorrência. Os pacientes apresentavam maior incidência de risco de recorrência de cálculos nos anos subsequentes ao seu primeiro episódio. Não está devidamente esclarecido se estes eram cálculos preexistentes que se manifestaram mais tarde ou se representavam a formação de novos cálculos.

Na verdade, evidências recentes sugerem que a prevalência de cálculos renais quase dobrou nos Estados Unidos entre 1994 e 2010 (Scales et al., 2012). **Juntamente com o aumento geral da prevalência de cálculos renais, existe uma porcentagem cada vez maior de formadores de cálculos do sexo feminino** (Scales et al., 2007). Outros autores confirmaram estes achados, apresentando uma estatística na proporção de cálculos do sexo masculino para feminino, de 1,3:1 e 1,2:1 (Scales et al., 2007; Nowfar et al., 2011). O maior estudo epidemiológico até o momento sugere que a proporção masculina-feminina de formadores de cálculos diminuiu para 1,45:1, não por causa do resultado da diminuição da formação de cálculos no sexo masculino, mas devido a um aumento significativo da formação de cálculos em mulheres (Pearle et al., 2005). Acredita-se que este achado seja decorrente das alterações na dieta e no estilo de vida.

Episódio Inicial de Formação de Cálculo

Considerando que mudanças na dieta e de líquidos isoladamente pode reduzir as taxas de recorrência dos cálculos, alguns autores sugerem que formadores de cálculos pela primeira vez devem receber recomendações empíricas sobre a ingestão de líquidos e dieta até que sofram uma recorrência (Borghi et al., 1996). Estudos sobre formadores de cálculos pela primeira vez colocados em um programa conservador de alta ingestão de líquidos isoladamente ou combinado com a abstenção de excessos dietéticos revelou uma baixa incidência de recorrência da doença calculosa (Hosking et al., 1983). Chamando este achado de *efeito clínico no cálculo*, Hosking et al. observaram inatividade metabólica em quase 60% de todos os pacientes acompanhados durante 5 anos.

Em comparação, Pak (1982) constatou que formadores de cálculos pela primeira vez apresentam uma incidência de anormalidades metabólicas tão elevada quanto formadores de cálculos recorrentes. Além disso, essas alterações são igualmente graves, fazendo que os autores concluíssem que formadores de cálculos pela primeira vez devem ser submetidos à mesma avaliação que formadores de cálculos recorrentes. Achados semelhantes foram relatados em uma série de 182 pacientes, dos quais metade apresentava hipercalciúria ou hiperuricosúria e aproximadamente 20% tinham um distúrbio sistêmico que os predispunha à formação de cálculos (Strauss et al., 1982b). Os demais, 29,1%, não apresentavam distúrbios metabólicos. Pacientes em primeiro episódio de cálculo tenderam a ser mais velhos quando eliminaram seus cálculos e exigiram maior taxa de intervenção para tratamento do mesmo. A recorrência entre os dois grupos de pacientes foi muito semelhante (10% em 3 anos). Uma vez que os autores não observaram diferenças substanciais entre doença calculosa isolada e recorrente, eles recomendaram que formadores de cálculos pela primeira vez fossem avaliados de modo semelhante aos pacientes com doença calculosa recorrente. Um estudo mais recente comparou as anormalidades metabólicas entre formadores de cálculos pela primeira vez com formadores de cálculos recorrentes, e não encontrou diferenças entre os dois grupos (Eisner et al., 2012). Aproximadamente 40% dos formadores de primeiro episódio de cálculo e episódios recorrentes exibiam hipercalciúria, 45% dos dois grupos tinham hipocitratúria e aproximadamente 30% apresentavam hiperoxalúria. Os autores sugerem que é razoável realizar uma avaliação metabólica completa em formadores de primeiro episódio de cálculos.

Essa abordagem foi parcialmente rejeitada por Yagisawa et al. (1998), que observaram que homens com cálculos recorrentes apresentavam uma maior taxa de alterações metabólicas que os formadores de cálculos pela primeira vez. Embora as mulheres apresentassem uma tendência para o mesmo padrão, este dado obteve significância estatística apenas em relação à diminuição dos níveis de citrato urinário (hipocitratúria). Uma discussão mais aprofundada sobre os aspectos econômicos que envolvem a decisão de realizar uma avaliação metabólica é encontrada mais adiante neste capítulo.

É importante destacar que a formação de um primeiro episódio de cálculo pode ser o prenúncio de um distúrbio sistêmico subjacente mais grave como ATR, doença óssea ou hipercalcemia resultante de hiperparatireoidismo. Nesses pacientes, a avaliação metabólica é justificada unicamente para estabelecer o diagnóstico correto de modo a prevenir complicações extrarrenais. Com o desenvolvimento de exames confiáveis de paratormônio, é inaceitável esperar que ocorra perda óssea antes de indicar terapia curativa. Embora a importância clínica do hiperparatireoidismo normocalcêmico seja questionada e com frequência seja simplesmente observada, a prática atual favorece o tratamento dos pacientes com no mínimo 1 mg por decilitro acima do limite superior da faixa normal, hipercalciúria acentuada (excreção urinária de cálcio acima de 400 mg/dia), redução da densidade óssea e idade abaixo de 50 anos (Bilezikian e Silverberg, 2004).

A decisão de investigar completamente o formador de primeiro episódio de cálculo idealmente deve ser compartilhada pelo médico e pelo paciente. Embora alguns formadores de cálculos pela primeira vez aceitem com facilidade e sigam a terapia conservadora, outros podem preferir realizar uma avaliação completa. É relativamente razoável determinar a extensão da avaliação de acordo com a estimativa do potencial/risco de formação de cálculos recorrentes (Smith, 1984). **Os pacientes com maior risco de episódios recorrentes são aqueles com história familiar de cálculos e aqueles com doença intestinal (particularmente quando causam estados de diarreia crônica), fraturas esqueléticas patológicas, osteoporose, infecção do trato urinário (ITU) ou gota.** Nesses pacientes, uma avaliação extensa é recomendada. Além disso, pacientes obesos com cálculos, em particular mulheres obesas, apresentam um risco significativamente elevado de recorrência e devem ser considerados para avaliação metabólica (Taylor et al., 2005). Diabetes foi correlacionado a um maior risco de doença calculosa, e pacientes com diabetes e cálculos, particularmente aqueles com diabetes com mau controle, devem ser considerados para uma avaliação metabólica completa (Weinberg et al., 2014). Qualquer paciente com cálculos compostos por cistina, ácido úrico ou estruvita deve ser submetido a uma avaliação metabólica completa.

Deve-se exigir que todas as crianças sejam submetidas à investigação completa porque foi constatado que apresentam um risco importante de alterações metabólicas subjacentes (Polito et al., 2000; Tekin et al., 2001; Pietrow et al., 2002; Coward et al., 2003; Bartosh, 2004). Pacientes pediátricos com cálculos apresentam uma alta taxa de anormalidades metabólicas subjacentes. Além disso, foi demonstrado que pacientes pediátricos com anormalidades metabólicas apresentam taxas de recorrência mais altas que aqueles sem fatores de risco metabólicos (Abhishek et al., 2013). Pacientes jovens têm maior probabilidade de complicações, uma vez que episódios recorrentes precoces de obstrução urinária, ITU e exames radiográficos repetidos acarretam morbidades associadas.

Anteriormente, foi observado que afro-americanos apresentavam uma incidência significativamente menor de nefrolitíase que os s caucasianos. Na verdade, em um estudo de Sarmina et al. (1987), pacientes caucasianos apresentaram cálculos urinários com frequência três a quatro vezes maior que indivíduos negros. Em contraste com os achados de predominância do sexo masculino de cálculos em caucasianos, Michaels et al. (1994) relataram que as mulheres representavam aproximadamente 60% dos pacientes afro-americanos com cálculos. Sarmina et al. (1987) encontraram maior incidência de cálculos infecciosos na população afro-americana, enquanto estes tipos de cálculo foram excluídos da análise no estudo de Michaels et al. (1994).

Estudo adicional de que raça e etnia desempenham um papel na doença calculosa é fornecido por Mente et al. (2007). Em comparação com os europeus, pacientes do Leste Asiático e África apresentaram uma diminuição do risco relativo de nefrolitíase por cálcio, e pacientes de origem árabe, das Índias Ocidentais, da Ásia Ocidental e da América Latina apresentaram maior risco relativo. Os autores encontraram perfis urinários diferentes para uma variedade de etnias relatadas em comparação com os de europeus. Entretanto, apesar do menor risco de formação de cálculos de cálcio, pacientes de ascendência africana não demonstraram diferenças importantes nas alterações metabólicas urinárias. Estudo mais recente analisou a prevalência de cálculos nos Estados Unidos entre 2007 e 2010 e encontrou uma taxa significativamente menor de cálculos em indivíduos afro-americanos, hispânicos e multirraciais em comparação aos caucasianos (Scales et al., 2012). Embora a prevalência de cálculos em afro-americanos tenha permanecido mais baixa que em caucasianos, o aumento da prevalência de cálculos do relato anterior (1988 a 1994) até o relato atual (2007 a 2010) está acima de 150%.

De acordo com a suposição de que a menor incidência de cálculos poderia implicar um risco importante de anormalidade metabólica ou anatômica nos pacientes que ainda formam cálculos, parece razoável indicar a realização de uma avaliação metabólica em todos os pacientes de ascendência afro-americana. Essa sugestão é confirmada por estudos recentes que avaliaram as anormalidades metabólicas subjacentes em formadores de cálculos não caucasianos. **Afro-americanos, asiáticos e hispânicos parecem apresentar uma incidência surpreendentemente semelhante de alterações metabólicas subjacentes em comparação a formadores de cálculos caucasianos. Estes resultados sugerem que fatores dietéticos e ambientais possam ser tão importantes quanto a etnia como causa de doença calculosa** (Beukes et al., 1987; Maloney et al., 2005).

Independentemente de um paciente específico precisar ou não de uma avaliação metabólica completa, é prudente realizar pelo menos uma avaliação de triagem combinada com uma história completa e exame físico para avaliar síndromes sistêmicas subjacentes que possam causar cálculos recorrentes e complicações extrarrenais. Esta avaliação também deve pesquisar pacientes com maior risco de recorrência de cálculo, como descrito nos parágrafos anteriores (Quadro 52-1).

QUADRO 52-1 Indicações para Avaliação Metabólica de Cálculos

- Formadores de cálculos recorrentes
- Forte história familiar de cálculos
- Doença intestinal (particularmente diarreia crônica)
- Fraturas esqueléticas patológicas
- Osteoporose
- História de infecção do trato urinário com cálculos
- História pessoal de gota
- Saúde frágil (incapaz de tolerar episódios repetidos de cálculos)
- Rim solitário
- Anormalidades anatômicas
- Insuficiência renal
- Cálculos compostos por cistina, ácido úrico, estruvita

PONTOS-CHAVE: SELEÇÃO DE PACIENTES PARA AVALIAÇÃO METABÓLICA

- A incidência de nefrolitíase está aumentando.
- A predominância histórica do sexo masculino em formadores de cálculos está desaparecendo.
- Uma "proteção" racial pode ser superada por mudanças dietéticas.
- As crianças em geral devem ser avaliadas devido ao risco de lesão renal e sequelas em longo prazo da recorrência de cálculos.

Protocolo para Formadores de Primeiro Episódio de Cálculo com Baixo Risco de Recorrência

Nos pacientes em primeiro episódio de cálculo sem maior risco de recorrência, o seguinte protocolo pode ser aplicado (Quadro 52-2). Uma história clínica completa deve ser obtida para qualquer condição subjacente que possa ter contribuído para a doença calculosa. Devido à associação entre doença intestinal e nefrolitíase por oxalato

QUADRO 52-2 Avaliação breve para Formadores de Primeiro Episódio de Formadores Cálculo

História
    Condições predisponentes subjacentes (de acordo com o Quadro 52-1)
    Medicações (cálcio, vitamina C, vitamina D, acetazolamida, esteroides)
    Excessos dietéticos, ingestão inadequada de líquidos, perda excessiva de líquidos
Triagem sanguínea de vários exames laboratoriais
    Avaliação metabólica básica (sódio, potássio, cloreto, dióxido de carbono, ureia, creatinina)
    Cálcio
    Paratormônio intacto
    Ácido úrico
Urina
    Análise de urina
        pH > 7,5: litíase infecciosa
        pH < 5,5: litíase por ácido úrico
        Sedimento para cristalúria
    Cultura de urina
        Organismos que degradam de ureia: sugestivos de litíase infecciosa
    Cistina qualitativa
Radiografia
    Cálculos radiopacos: oxalato de cálcio, fosfato de cálcio, fosfato de amônio e magnésio (estruvita), cistina.
    Cálculos radiolucentes: ácido úrico, xantina, triantereno
    Pielografia intravenosa: cálculos radiolucentes, alterações anatômicas
Análise do cálculo

---

de cálcio (hiperoxalúria entérica), uma história cuidadosa dos hábitos intestinais e doença intestinal deve ser pesquisada (Smith et al., 1972; Bohles et al., 1988; Lindsjo et al., 1989; McConnell et al., 2002; Worcester, 2002; Parks et al., 2003b). Isto inclui questões relativas a diarreia crônica, que poderia ser causada por doença intestinal inflamatória (doença de Crohn, colite ulcerativa) ou síndrome do cólon irritável. Uma história de gota deve ser pesquisada porque este achado pode predispor o paciente a hiperuricosúria ou diátese gotosa, com formação de cálculos de ácido úrico ou de oxalato de cálcio (Grover e Ryall, 1994; Khatchadourian et al., 1995; Kramer e Curhan, 2002). Como descrito por Pak et al. (2003c), pacientes com história de diabetes melito podem apresentar maior risco de desenvolvimento de diátese gotosa, com alteração dos níveis de amônio, urina ácida e uma predisposição para uma mistura de cálculos de oxalato de cálcio e/ou ácido úrico.

Uma história cirúrgica completa deve ser obtida, focalizando particularmente a cirurgia bariátrica e cirurgias do trato intestinal. Foi demonstrado que a cirurgia de derivação gástrica com Y de Roux aumenta de modo significativo o risco de cálculos renais (Matlaga et al., 2009). Este estudo demonstrou uma taxa significativamente maior de cálculos em pacientes obesos que foram submetidos à cirurgia de derivação gástrica em comparação com pacientes obesos que não o foram (7,65% versus 4,63%). Em contraste com a cirurgia de derivação gástrica, cirurgias bariátricas restritivas como gastrectomia vertical ou balão gástrico não parecem aumentar o risco de formação de cálculos renais (Chen et al., 2013). Uma ressecção intestinal, particularmente do intestino delgado, pode provocar má absorção e aumento do risco de formação de cálculos renais, e pacientes com cirurgia intestinal prévia devem ser considerados para avaliação metabólica.

Além disso, devem ser obtidas informações relativas aos hábitos dietéticos do paciente, incluindo o consumo de líquidos e a ingestão excessiva de alguns alimentos, assim como uma lista de todas as medicações usadas. Uma história social pode fornecer indicações óbvias sobre o estado de hidratação do paciente. O paciente ingere líquidos regularmente? O paciente realiza tarefas diárias que aumentem as perdas insensíveis de líquidos? Pacientes em repouso prolongado no leito não demonstram alterações na bioquímica urinária, de modo que a excreção urinária de cálcio e fósforo aumenta significativamente, provocando aumentos importantes da saturação urinária de fosfato de cálcio, oxalato de cálcio e urato monossódico, particularmente durante repouso no leito (Hwang et al., 1988). Uma história familiar pode revelar uma predisposição genética a cálculos urinários se houver história de parentes próximos afetados por nefrolitíase. A idade de início do paciente ou dos parentes afetados pode fornecer indicações sobre distúrbios genéticos como cistinúria autossômica recessiva.

Uma triagem sanguínea avaliando vários exames é útil para identificar alguns problemas sistêmicos. Estes incluem hiperparatireoidismo primário (alto cálcio sérico e baixo fósforo sérico), perda de fosfato renal (hipofosfatemia), litíase por ácido úrico (hiperuricemia) e ATR distal (hipocalemia, diminuição do dióxido de carbono sérico).

Amostras de urina miccional devem ser obtidas para análise urinária detalhada e cultura. A análise urinária deve incluir a determinação do pH (de preferência com um eletrodo), porque um pH acima de 7,0 é sugestivo de litíase infecciosa ou ATR, enquanto um pH menor que 5,5 sugere litíase por ácido úrico secundária a diátese gotosa.

O sedimento urinário deve ser examinado para cristalúria, uma vez que tipos específicos de cristais podem fornecer dados sobre a composição dos cálculos que o paciente está formando. "Envelopes" tetraédricos são observados na litíase por oxalato de cálcio (Fig. 52-1) e cristais retangulares em forma de "tampa de caixão" geralmente são observados em pacientes com cálculos de estruvita (Fig. 52-1). Cristais hexagonais confirmam cistinúria (Fig. 52-1); cristais de ácido úrico podem ser observados como fibras amorfas ou placas irregulares. Os aspectos microscópicos dos cálculos comuns estão resumidos na Tabela 52-1.

Culturas de urina são realizadas se houver suspeita de cálculos relacionados à infecção ou se existirem sinais ou sintomas de ITU. Uma cultura positiva para organismos que degradam ureia, como *Proteus*, *Pseudomonas*, *Klebsiella*, *Staphylococcus aureus* e *Staphylococcus epidermidis*, pode ajudar a explicar a formação de um cálculo de estruvita. Uma cultura positiva também justifica o tratamento com antibióticos apropriados antes da introdução de qualquer procedimento cirúrgico para remoção do cálculo. O tratamento cirúrgico de um cálculo durante uma infecção ativa colocará o paciente em maior risco de bacteriemia ou sepse. Infelizmente, muitos cálculos infecciosos serão portadores de bactérias mesmo após o tratamento com antibióticos de amplo espectro. Korets et al. (2011) avaliaram a concordância entre culturas urinárias vesicais pré-operatórias com culturas urinárias da pelve renal e culturas do cálculo em pacientes submetidos à nefrolitotomia percutânea. Eles constataram que, apesar do tratamento com antibióticos específicos, a cultura do cálculo foi positiva em 17 pacientes (8,6%) que exibiam uma cultura de urina vesical pré-operatória positiva. Outros 16 pacientes apresentaram uma cultura do cálculo positiva associada a uma cultura vesical pré-operatória negativa. Além disso, McAleer et al. (2003) demonstraram que cálculos infecciosos contêm grandes quantidades de endotoxinas após a desintegração. Em uma comparação de cálculos infectados *versus* não infectados, os cálculos infectados continham 36 vezes mais endotoxinas. Metade dos cálculos infectados desenvolveu culturas bacterianas diferentes das amostras de urina pré-operatória. Os mesmos pesquisadores descreveram como as endotoxinas podem causar um colapso vascular porque induzem alterações fisiológicas semelhantes às do choque séptico (McAleer et al., 2002).

Radiografias abdominais (rim-ureter-bexiga [RUB]) devem ser obtidas para documentar a existência de qualquer cálculo no trato urinário. A radiopacidade de qualquer cálculo existente pode sugerir o tipo de cálculo presente. Embora os cálculos de fosfato de amônio e magnésio e de cistina sejam geralmente radiopacos, eles não são tão densos quanto os cálculos de oxalato de cálcio ou fosfato de cálcio. Uma radiografia abdominal simples também é útil para identificar nefrocalcinose (sugestiva de ATR). Uma tomografia computadorizada não contrastada (TCNC) pode ser obtida para confirmar a presença de cálculos radiolucentes e também identificar anormalidades anatômicas que possam predispor o paciente à formação de cálculos. É importante perceber que a avaliação radiográfica de um paciente

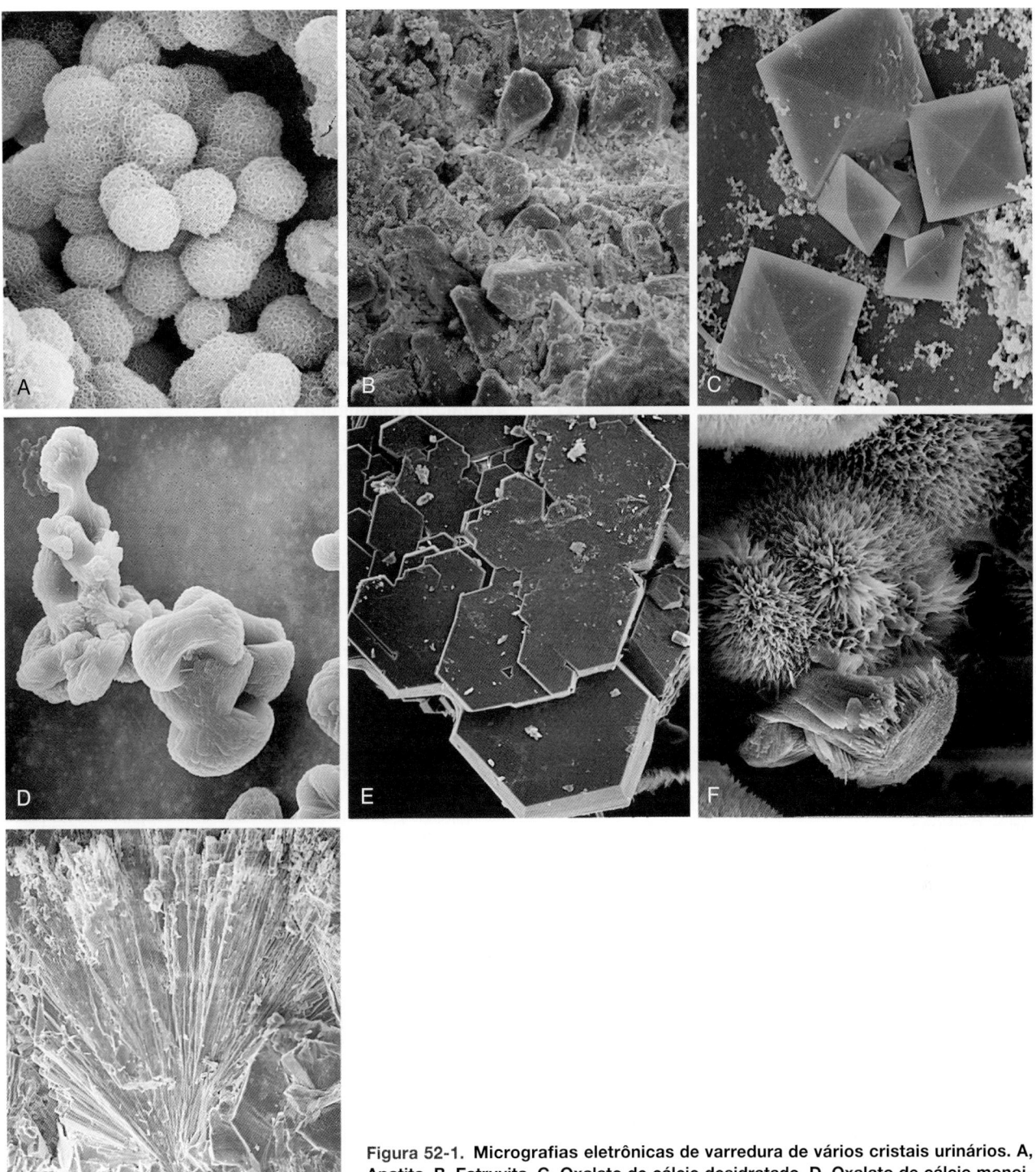

Figura 52-1. Micrografias eletrônicas de varredura de vários cristais urinários. A, Apatita. B, Estruvita. C, Oxalato de cálcio desidratado. D, Oxalato de cálcio monoidratado. E, Cistina. F, Urato ácido de amônio. G, Bruxita. (Cortesia de Dr. S.R. Khan, University of Florida, Gainesville, FL.)

durante a avaliação metabólica da doença calculosa será diferente da abordagem utilizada durante um episódio de cólica renal aguda. Em um episódio de dor aguda por cálculo, a maioria dos pacientes será examinada por TCNC, que é capaz de obter imagens rápidas de todo o sistema coletor em uma sequência rápida (Fig. 52-2) (Smith et al., 1995; Sommer et al., 1995; Katz et al., 1996; Fielding et al., 1997; Freed et al., 1998).

Em pacientes com indicação de avaliação metabólica, uma TCNC pode não ser justificada devido a preocupações como custo e exposição à radiação. A tomossíntese digital é uma nova técnica de imagem promissora que pode ser útil na avaliação e acompanhamento de pacientes com cálculos recorrentes. Ela é realizada com uma radiografia abdominal simples e uma varredura tomográfica única do emissor de raios X. Múltiplas imagens de cortes coronal são então reconstruídas por um *software* digital. Foi demonstrado que a tomossíntese digital apresenta maior sensibilidade em relação à RUB simples para a detecção de cálculos renais e utiliza significativamente menos radiação que uma TCNC (Mermuys et al., 2010; Neisius et al., 2014).

Finalmente, os cálculos, quando disponíveis, devem ser analisados para determinar sua composição de cristais. A presença de ácido úrico ou cistina sugere a presença de uma diátese gotosa ou cistinúria, respectivamente. O achado de estruvita, carbonato apatita e fosfato de amônio e magnésio sugere litíase infecciosa. A predominância de um componente de hidroxiapatita sugere a presença de ATR ou hiperparatireoidismo primário e justifica uma avaliação dos eletrólitos básicos. Cálculos compostos por oxalato de cálcio puro ou oxalato de cálcio e hidroxiapatita mistos são menos úteis do ponto de vista diagnóstico porque podem ocorrer em várias entidades, incluindo hipercalciúria absortiva e renal, nefrolitíase por cálcio hiperuricosúrica, hiperoxalúria entérica, nefrolitíase por cálcio hipocitratúrica e baixo volume urinário (Kourambas et al., 2001; Pak et al., 2004).

> **PONTOS-CHAVE: PROTOCOLO PARA FORMADORES DE PRIMEIRO EPISÓDIO DE CÁLCULO COM BAIXO RISCO DE RECORRÊNCIA**
>
> - Uma história clínica completa deve ser obtida de todos os pacientes formadores de cálculo.
> - Os pacientes devem ser selecionados para doenças clínicas que predisponham a cálculos.
> - Um painel metabólico sérico e testes de análise urinária devem ser realizados.
> - A microscopia urinária para cristais pode fornecer indicações para o diagnóstico.
> - A análise do cálculo pode melhorar a exatidão da avaliação subsequente.
> - Uma radiografia básica (chapa simples) deve pesquisar cálculos existentes.

Avaliação Diagnóstica Extensa

Uma avaliação mais extensa, dirigida para a identificação de alterações fisiológicas subjacentes, deve ser realizada em pacientes com nefrolitíase recorrente, assim como em formadores de cálculos com maior risco de formação de cálculos subsequentes.

Pak et al. (1980a) descreveram inicialmente uma avaliação ambulatorial extensa em 1980 e mais tarde fizeram pequenas revisões para ajudar a simplificar o processo (Levy et al., 1995). A estratégia básica envolve duas consultas ambulatoriais e a maioria das análises laboratoriais necessária pode ser realizada em um laboratório clínico de rotina, com apenas algumas poucas técnicas especializadas realizadas em um laboratório mais sofisticado. **O cronograma completo de visitas e testes está descrito na Tabela 52-2.**

Antes e durante o período de avaliação, o paciente é orientado a suspender qualquer medicação conhecida que interfira com o metabolismo de cálcio, ácido úrico ou oxalato. Essas medicações incluem vitamina D, suplementos de cálcio, antiácidos, diuréticos, acetazolamida e vitamina C. Qualquer medicação atual para o tratamento de cálculos (tiazídicos, fosfato, alopurinol ou magnésio) também deve ser suspensa para determinar melhor a fisiologia basal do paciente (e a fisiopatologia). Duas amostras de urina de 24 horas aleatória são colhidas. Essas amostras de 24 horas são obtidas com o paciente em uma dieta aleatória, que reflita sua ingestão dietética usual. É importante enfatizar para o paciente que ele deve manter a dieta e ingestão de líquidos normais durante as coletas de urina. Uma tentativa por parte do paciente de subitamente alterar o hábito alimentar ou aumentar o consumo de líquidos para melhorar o teste apenas mascara as causas subjacentes da doença calculosa.

A maioria dos pacientes necessitará de instruções detalhadas sobre a coleta adequada de uma amostra de urina de 24 horas completa. O paciente deve escolher um dia em que todas as micções possam ser colhidas por completo e em que a amostra represente um dia típico. A primeira urina da manhã é descartada, porque representa a urina da noite anterior e pode não ter apresentado um ponto de início previsível. A partir desse momento, toda a urina deve ser colhida no

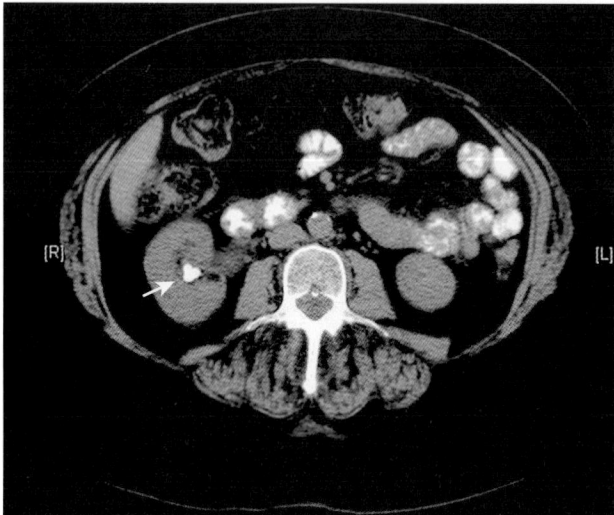

Figura 52-2. Imagem de tomografia computadorizada de um cálculo urinário. Todos os cálculos (com exceção de alguns cálculos medicamentosos) aparecem como objetos brancos e densos (*seta*) no sistema coletor urinário.

TABELA 52-1 Aspecto Microscópico dos Cálculos Urinários Comuns

TIPO QUÍMICO	ASPECTO
Oxalato de cálcio monoidratado	Ampulheta
Oxalato de cálcio di-hidratado	Envelope, tetraédrico
Fosfato de cálcio-apatita	Amorfo
Bruxita	Forma de agulha
Fosfato de amônio e magnésio (estruvita)	Retangular, tampa de caixão
Cistina	Hexagonal
Ácido úrico	Fragmentos amorfos, placas

TABELA 52-2 Descrição do Protocolo Ambulatorial Extenso

	SANGUE				URINA						
	HEMOGRAMA COMPLETO	PMC	PTH	CÁLCIO	CREATININA ÚRICA	SÓDIO	PH	VOLUME TOTAL	OXALATO	CITRATO	CISTINA QUALITATIVA
Visita 1*	X	X		X	X	X	X	X	X	X	X
Visita 2†		X	X	X	X	X	X	X	X	X	X
Jejum				X		X		X		X	
Carga				X		X		X			

PMC, painel metabólico completo; PTH, paratormônio.
*História e exame físico, história dietética, avaliação radiológica, duas urinas de 24 horas com dieta aleatória e instrução dietética para dieta restrita.
†Urina de 24 horas com dieta restrita (400 mg de cálcio e 100 mEq de sódio/dia, teste em jejum e de carga).
Modificada de Pak CY, Britton F, Peterson R et al. Ambulatory evaluation of nephrolithiasis: classification, clinical presentation and diagnostic criteria. Am J Med 1980;69:19–30.

recipiente apropriado fornecido pelo laboratório. O recipiente deve ser mantido em gelo e/ou devem ter sido adicionados conservantes de acordo com as exigências específicas do laboratório. Quando o paciente desperta na manhã seguinte, a primeira urina da manhã é colhida com o restante da amostra, completando assim um total de 24 horas. A creatinina urinária total deve ser medida para fornecer uma verificação interna. Estima-se que homens produzam aproximadamente 20 a 25 mg de creatinina para cada quilograma de peso corporal durante o período de 24 horas. Mulheres geralmente apresentam menor massa muscular e, portanto, tipicamente produzirão 15 a 20 mg de creatinina para cada quilograma de peso corporal em 24 horas. Aberrações significativas na excreção de creatinina total em relação aos valores estimados implicam coleta incompleta, coleta excessiva, massa muscular maior que a esperada ou massa muscular menor que a esperada.

No passado, uma terceira da amostra de 24 horas era colhida após 1 semana com o paciente sob restrição dietética de cálcio, sódio e oxalato. Essa restrição dietética foi imposta para padronizar os testes diagnósticos, avaliar melhor a causa da hipercalciúria (i.e., hipercalciúria absortiva I *versus* hipercalciúria absortiva II) e como preparação para o teste de "jejum e carga de cálcio", que era realizado na segunda visita. As amostras de sangue obtidas são descritas na Tabela 52-2.

Teste de Jejum e Carga de Cálcio

Devido ao tratamento semelhante de pacientes com hipercalciúria absortiva e perda renal, o teste de jejum e carga de cálcio já não é realizado pela maioria dos médicos. Por causa da pouca diferença terapêutica, não existe muito motivo para discriminar os dois tipos de hipercalciúria. **Contudo, a diferenciação entre a hipercalciúria absortiva e a hipercalciúria renal tem interesse principalmente histórico, porque o tratamento para as duas é o mesmo** (ver Terapia Clínica Seletiva da Nefrolitíase, mais adiante neste capítulo). Quando novas medicações mais específicas forem desenvolvidas, esta distinção será clinicamente aplicável. Uma descrição do estudo em jejum e de carga de cálcio está incluída aqui principalmente por questões de integridade e históricas.

Um estudo de jejum e carga de cálcio pode ser realizado na manhã da segunda visita (Pak et al., 1975). **O objetivo desse exercício é ajudar a delinear as várias causas de hipercalciúria.** Como explicado com mais detalhes no Capítulo 51, alguns pacientes são muito eficientes para absorver cálcio do trato intestinal (hipercalciúrias absortivas I e II), enquanto outros sofrem uma perda de cálcio constante nos túbulos renais (perda de cálcio renal). Um terceiro subgrupo de pacientes apresenta uma abundância excessiva de paratormônio circulante, geralmente proveniente de um adenoma único na paratireoide, e exibe perda constante de cálcio e fosfato (hipercalciúria reabsortiva ou hipertireoidismo primário, respectivamente).

Para diferenciar esses três subtipos de hipercalciúria, é essencial que os pacientes tenham aderido a uma dieta restrita por no mínimo 7 dias antes do teste para eliminar os efeitos do cálcio absorvido sobre a excreção em jejum de cálcio. Para garantir uma hidratação adequada, água destilada (300 mL cada porção) é administrada 12 horas e 9 horas antes da ingestão de cálcio. Além da ingestão de água nesses períodos de tempo, os pacientes devem permanecer em jejum. Duas horas antes da ingesta de cálcio programada, os pacientes esvaziam completamente a bexiga, descartam esta urina e bebem mais 600 mL de água destilada. Toda a urina produzida durante as 2 horas seguintes é colhida como uma amostra combinada antes da ingestão de uma carga oral de cálcio (urina em jejum). Após a conclusão da coleta de urina de 2 horas em jejum, uma ingestão de cálcio oral de 1 g é administrada usando 250 mL de uma dieta líquida sintética (Calcitest) como solução transportadora. Essa "refeição" sintética é preparada pela adição de 500 mL de água a uma lata de Calcitest. Uma vez que 250 mL da refeição sintética contém apenas 100 mg de cálcio, 39 mL de NeoCalglucon® (900 mg de cálcio) devem ser adicionados para levar o cálcio total até 1 g. A mistura final deve ser ingerida lentamente durante um período de 5 a 10 minutos.

Nas 4 horas seguintes, a urina é novamente colhida como amostra combinada (urina pós-ingesta). As amostras em jejum e pós-ingesta são então analisadas para cálcio e creatinina. O cálcio urinário em jejum é expresso como miligramas por decilitro de filtração glomerular (FG) porque reflete a função renal. Para obter essa unidade de medida, o cálcio urinário em miligrama por miligrama de creatinina é multiplicado pela creatinina sérica em miligrama por decilitro. O cálcio urinário normal em jejum é menor que 0,11 mg/dL FG. O cálcio urinário pós-ingesta é expresso de modo mais adequado como miligrama por miligrama de creatinina porque representa a função de uma ingesta oral fixa de cálcio. O valor normal para essa medida é inferior a 0,2 mg de cálcio/mg de creatinina.

PONTOS-CHAVE: AVALIAÇÃO DIAGNÓSTICA EXTENSA

- Uma avaliação metabólica completa pode ser efetuada em caráter ambulatorial.
- Os testes de jejum e ingesta de cálcio podem discriminar entre as várias formas de hipercalciúria.
- A realização de rotina do teste de jejum e de ingesta cálcio não é necessária para completar uma avaliação metabólica.

Avaliação Metabólica Simplificada

O protocolo ambulatorial extenso descrito anteriormente permite ao médico uma alta probabilidade de diagnóstico e é muito mais confiável. Infelizmente, muitos médicos acreditam que esse protocolo seja muito demorado e de difícil realização devido à impossibilidade de encontrar um laboratório local confiável ou devido a complexidades percebidas no protocolo de avaliação. Na verdade, a avaliação completa implica várias visitas ao consultório e exige a aderência estrita aos protocolos de líquidos durante os testes de jejum e ingestão de cálcio.

Vários autores sugeriram uma abordagem mais simplificada que utiliza os mesmos princípios e procedimentos padronizados que a avaliação ambulatorial completa. Esses protocolos simplificados não incluem os testes de jejum e ingesta de cálcio e podem não exigir a aderência a uma dieta restrita, permitindo que sejam realizados em uma única consulta ambulatorial. Rivers et al. (2000) recomendam a coleta de duas amostras de urina de 24 horas separadas. Uma é colhida durante uma dieta restrita e a outra permite uma dieta aleatória (habitual do paciente). Essa abordagem é bem tolerada pelo paciente e pode permitir a identificação de vários tipos de hipercalciúria com um grau de acerto razoável.

Pak (1997) reconheceu a natureza incômoda de uma avaliação extensa e fez recomendações semelhantes. Com base nos achados de uma única coleta de urina de 24 horas, os pacientes são avaliados e tratados sem todas as etapas de provocação em jejum e com ingestão de cálcio. Os pacientes são divididos em doença calculosa por cálcio complicada e não complicada, com base na presença ou ausência de normocalcemia, normouricemia e cálculos de cálcio e ausência de ITU, doença intestinal ou hiperoxalúria acentuada. Abrangendo a maioria de todos os pacientes, a doença calculosa por cálcio não complicada é adicionalmente dividida em um grupo hipercalciúrico e um grupo normocalciúrico. O tratamento clínico então baseado nessa distinção.

Lifshitz et al. (1999) preconizaram uma abordagem menos complexa. Todos os pacientes são submetidos a uma triagem metabólica básica, pesquisando distúrbios sistêmicos que possam representar um risco para a saúde em longo prazo. Eles sugerem que todos os pacientes devem ser aconselhados sobre medidas preventivas conservadoras inespecíficas. Pacientes com alto risco de formação de cálculos devem passar por uma avaliação metabólica mais extensa com base em duas amostras de urina de 24 horas.

O ponto fundamental desses protocolos simplificados foi o desenvolvimento de um método de preservação da urina que permita a coleta de urina sem refrigeração. O paciente é então capaz de encaminhar ao laboratório central uma alíquota para análise de várias substâncias formadoras de cálculos (Nicar et al., 1987). Os componentes urinários analisados com mais frequência incluem cálcio, oxalato, citrato, volume total, sódio, magnésio, potássio, pH, ácido úrico e sulfato. Embora a maioria desses parâmetros seja de fácil avaliação, o sulfato é adicionado à lista para avaliar o volume proteico derivado de carne animal. A partir dessas determinações, a concentração urinária em relação aos sais formadores de cálculos pode ser calculada.

No momento, vários laboratórios oferecem serviços direcionados à avaliação simplificada e precisa da urina de 24 horas para fatores de risco de formação de cálculos. Esses laboratórios fornecem recipientes de coleta com conservantes químicos (evitando o armazenamento e o transporte em gelo) e extrapolam os dados cumulativos de 24 horas a partir do envio de uma pequena amostra da coleta total. Após os valores de todos os componentes e concentrações urinárias serem determinados, o médico recebe um relatório computadorizado que fornece uma exibição numérica dos resultados de teste (Fig. 52-3). Uma apresentação gráfica dessas informações também pode ser gerada, destacando o maior ou menor risco para cada fator ambiental, metabólico ou físico-químico (Fig. 52-4). Esses resultados devem ajudar o médico a formular um diagnóstico metabólico/fisiológico. Pode ser difícil estabelecer um diagnóstico definitivo com base em uma única análise de urina 24 horas; portanto, uma avaliação repetida muitas vezes é aconselhada. Por exemplo, é desejável confirmar a presença de hipocitratúria ou hiperuricosúria em medidas repetidas.

Existem controvérsias sobre a necessidade de coleta de duas amostras de urina de 24 horas separadas. Como observado anteriormente, Rivers et al. (2000) preconizaram a coleta de duas amostras enquanto o paciente estiver recebendo dietas diferentes (aleatória e restrita). Supondo que o paciente seja aderente, esses dados podem ser usados para diferenciar uma hipercalciúria absortiva II de perda renal (a hipercalciúria desaparece enquanto o paciente está com uma dieta restrita na hipercalciúria absortiva II). Pesquisadores de Dallas sugerem que apenas uma única coleta de 24 horas é suficiente (Pak et al., 2001). O estudo revisou de modo retrospectivo e comparou o resultado de duas amostras de urina de 24 horas que foram colhidas em dietas aleatórias. Eles não observaram diferenças significativas na excreção urinária de cálcio, oxalato, ácido úrico, citrato, pH, volume total, sódio, potássio, sulfato ou fósforo. Eles concluíram que a reprodutibilidade dos fatores de risco de cálculo urinário era adequada em amostras repetidas, o suficiente para que a terapia não fosse alterada.

Inversamente, Parks et al. (2002) observaram disparidades importantes entre duas coletas separadas. Mais de 1.000 pacientes foram examinados em sua clínica particular e em contextos acadêmicos. Eles observaram que, em quase 70% das comparações, houve diferenças suficientemente grandes para que o desvio padrão se apresentasse com disparidades clinicamente relevantes. Portanto, os autores concluem que confiar em apenas uma amostra poderia facilmente provocar um diagnóstico errôneo e, como consequência, a conduta errada.

Finalmente, é importante observar que os "limites normais" citados nos resultados de análise urinária disponíveis no comércio podem não ter os mesmos valores normais citados anteriormente. Portanto, deve-se prestar muita atenção aos pacientes que possam estar situados em uma zona cinzenta ao utilizar os resultados de análise de urina comerciais.

PONTOS-CHAVE: AVALIAÇÃO METABÓLICA SIMPLIFICADA

- Uma avaliação metabólica simplificada da nefrolitíase foi estabelecida.
- Os laboratórios comerciais podem facilitar a coleta de urina de 24 horas para estudos.
- Não há consenso em relação à necessidade de uma ou duas coletas de urina de 24 horas durante a avaliação inicial (embora nossa preferência seja por duas coletas aleatórias).

Litholink Laboratory Reporting System™

Relatório de Resultados do Paciente

PACIENTE	DATA DE NASCIMENTO	MÉDICO
Exemplo, Paciente	03/06/1951	Exemplo, Médico

Fatores de risco para cálculo / Triagem de cistina: Negativa (03/12/04)

Valores maiores, em negrito e mais vermelhos indicam maior risco de formação de cálculos renais.

DATA	Nº. DA AMOSTRA.	Vol. 24	SS CaOx	Ca 24	Ox 24	Cit 24	SS CaP	pH	SS AU	AU 24
04/12/04	069979	2,35	12,3	375	52	401	0,95	6,04	0,6	0,85
03/12/04	069978	2,17	17,9	423	61	471	0,9	5,72	1,6	1,01

ABR.	ANALITO	FAIXA NORMAL	RECOMENDAÇÕES TERAPÊUTICAS
Vol 24	Volume urinário	1/d: 0,5-4 L	Elevar volume urinário e citrato, reduzir Ox e Ca
SS CaOx	Supersaturação de CaOx	6-10	Elevar volume urinário e citrato, reduzir Ox e Ca
Ca 24	Cálcio urinário	homens < 250, mulheres < 200	HI: considerar hidroclorotiazida 25 mg 2x/d ou clortalidona 25 mg 1x/d. Na urinário < 100.
Ox 24	Oxalato urinário	20-40	Geralmente dietética: se entérica, considerar colestiramina, 1-2 g de cálcio oral com refeições; se > 80, pode ser hiperoxalúria primária.
Cit 24	Citrato urinário	homens > 450, mulheres > 550	Considerar citrato K 25 2x/d, se decorrente de ATR (pH urinário > 6,5), também usar citrato K
SS CaP	Supersaturação de CaP	0,5-2	pH urinário geralmente > 6,5, HI comum
pH	pH da urina de 24 horas	5,8-6,2	> 5,8, considerar citrato K ou Na 25-30 mEq, 2x/d; 6,5, ATR se citrato for baixo; > 8 infecção com degradação de ureia
SS AU	Supersaturação de ácido úrico	0-1	pH urinário > 6, cria cálculos de urato, tratar com álcalis
AU 24	Ácido úrico urinário	g/dia: homens < 0,800, mulheres < 0,750	Dietético: se os cálculos forem graves e a dieta de baixa proteína falhar, tentar alopurinol 200 mg/dia

**Triagem para Cistina: resultados positivos podem ser vistos em pacientes com cistinúria homozigota e doença calculosa por cistina, em alguns indivíduos heterozigotos para cistinúria e sem doença calculosa por cistina ou em pacientes recebendo medicações como captopril ou penicilamina.

Figura 52-3. Resultados comerciais de urina de 24 horas estão disponíveis e simplificam o processo de coleta e relato. (Cortesia de Litholink, Chicago, IL.)

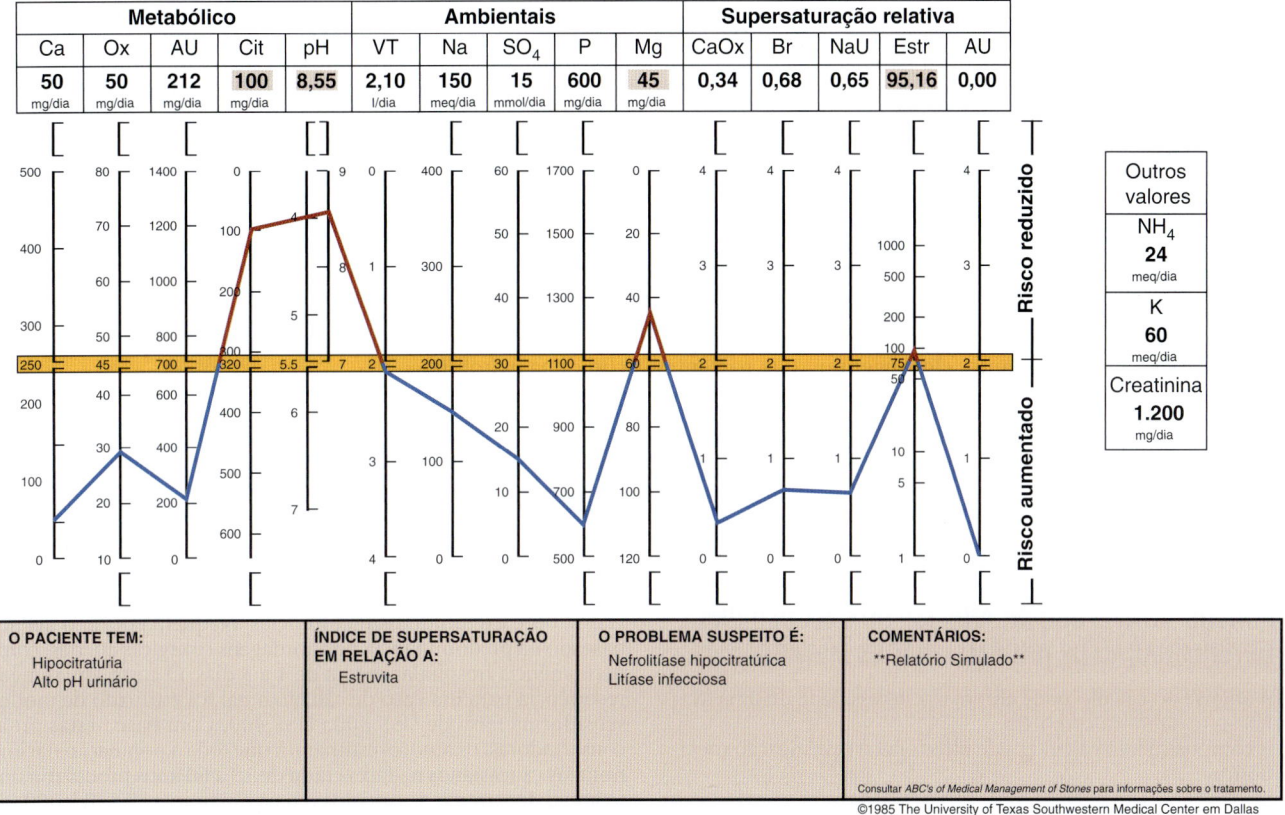

Figura 52-4. Os resultados dos testes de urina de 24 horas podem ser apresentados graficamente para ajudar na interpretação e planejamento. (Cortesia de Mission Pharmacal, San Antonio, TX.)

APLICABILIDADE DA ANÁLISE DO CÁLCULO PARA DETERMINAÇÃO DE ANORMALIDADES METABÓLICAS

Surgiram questões sobre a necessidade da análise química do cálculo e avaliação metabólica para pacientes com nefrolitíase. **Embora a análise da composição do cálculo nem sempre seja viável ou desejável, existem informações úteis nessa investigação que podem ajudar no tratamento preventivo.** Infelizmente, os nomes químicos e mineralógicos dos cálculos comuns às vezes são usados de modo variável, causando uma confusão significativa para o médico. Uma lista desses nomes é fornecida na Tabela 52-3.

Parks et al. (1997) demonstraram que a supersaturação de cristais urinários de um determinado paciente coincide com os cálculos produzidos pelo paciente. Na verdade, em seu estudo, tratamentos que reduziram as taxas de cálculos também reduziram os valores de supersaturação da composição histórica do cálculo para aquele paciente. Se os cálculos se desenvolvem como resultado da supersaturação prolongada de vários cristais (p. ex., oxalato de cálcio, urato), também é tranquilizante que as medidas "imediatas" de supersaturação na urina combinada rastreiem de modo correto as misturas do cálculo e constituam índices confiáveis da supersaturação renal e urinária "média" em longo prazo.

A avaliação da composição do cálculo, e não apenas da supersaturação dos cristais urinários, pode ser um auxiliar útil na avaliação metabólica. **Uma vez que a maioria dos cálculos consiste em uma mistura de mais de um componente, as razões relativas ou a predominância de qualquer molécula particular pode ter um valor**

TABELA 52-3 Nomes Mineralógicos dos Cálculos Renais

CÁLCULOS RENAIS	NOME MINERAL
Oxalato de cálcio monoidratado	Whewelita
Oxalato de cálcio di-hidratado	Weddellita
Fosfato de hidrogênio de cálcio di-hidratado	Bruxita
Trifosfato de cálcio	Whitlockite
Carbonita-apatita	Carbonita-apatita
Fosfato de amônio e magnésio	Estruvita
Cistina	Nenhum
Ácido úrico	Nenhum

preditivo. Em uma análise de quase 1.400 pacientes que realizaram tanto a análise do cálculo quanto a avaliação metabólica completa, Pak et al. (2003b) observaram que cálculos de apatita de cálcio e de oxalato de cálcio-apatita de cálcio mistos estavam associados a diagnósticos de ATR e hiperparatireoidismo primário (*odds ratios* [OR]: ≥ 2), mas não com síndrome de diarreia crônica. Conforme o aumento da quantidade de fosfato do cálculo, houve correlação de aumento progressivamente do oxalato de cálcio para oxalato de cálcio-apatita de cálcio misto e por fim para apatita de cálcio, a porcentagem de pacientes com ATR aumentou de 5% para 39% e aqueles com hiperparatireoidismo primário aumentaram de 2% para 10%. Não é surpreendente que cálculos de ácido úrico puros e mistos sejam fortemente associados à diátese gotosa e cálculos de bruxita estejam associados a ATR. Como esperado, uma associação muito forte foi encontrada entre os cálculos infecciosos e infecção e entre os cálculos de cistina e cistinúria.

Esses achados foram adicionalmente confirmados por Kourambas et al. (2001). A composição dos cálculos foi correlacionada a achados metabólicos em uma série de 100 pacientes consecutivos. Um risco significativo de ATR foi documentado em pacientes que produziram cálculos predominantemente de fosfato de cálcio. Kourambas et al. sustentam que o achado de um cálculo não calcário simplifica a avaliação ao enfocar a avaliação subsequente na causa mais provável. Cálculos úricos puros resultam primariamente de diátese gotosa e estes pacientes podem não exigir testes adicionais.

Por fim, Lingeman et al. (1995) observaram que os achados de estruvita pura/apatita de cálcio em um cálculo coraliforme previram uma baixa probabilidade de detecção de outras anormalidades metabólicas durante a avaliação. Em sua série, apenas dois de 14 pacientes com cálculos infecciosos puros apresentavam anormalidades adicionais em comparação a sete de sete pacientes com composições químicas mistas. Portanto, eles sugeriram que pacientes com cálculos infecciosos puros não se beneficiariam da avaliação adicional. Em um relatório mais recente, anormalidades metabólicas foram encontradas em três de cinco pacientes com cálculos de estruvita puros e 17 de 22 pacientes com cálculos de estruvita mistos (Iqbal et al., 2013). Isto sugere que, em pacientes com cálculos de estruvita puros, a avaliação metabólica deva ser considerada para ajudar a prevenção de cálculos.

PONTOS-CHAVE: USO DA ANÁLISE DO CÁLCULO PARA DETERMINAÇÃO DE ANORMALIDADES METABÓLICAS

- A análise do cálculo pode eliminar a necessidade de uma avaliação metabólica completa.
- A composição do cálculo pode direcionar a investigação metabólica.

VALOR DOS EXAMES DE IMAGEM NA DETERMINAÇÃO DA COMPOSIÇÃO DO CÁLCULO

A imagem radiológica é usada principalmente para determinar a presença ou a ausência de cálculos, a anatomia renal e achados associados (i.e., hidronefrose). Portanto, a imagem diagnóstica tem um papel crucial no planejamento cirúrgico e no acompanhamento de pacientes com nefrolitíase. Além da incapacidade de identificar cálculos de ácido úrico puro na radiografia simples em comparação à tomografia computadorizada (TC), a imagem diagnóstica não mostrou historicamente um benefício na avaliação médica e controle da doença calculosa.

Concordando com a maior utilidade das imagens de TC, vários autores tentaram identificar características conforme a composição do cálculo, que pudessem ser determinadas a partir dessa modalidade diagnóstica (Mitcheson et al., 1983; Newhouse et al., 1984; Mostafavi et al., 1998; Nakada et al., 2000; Saw et al., 2000; Motley et al., 2001; Bellin et al., 2004; Deveci et al., 2004; Sheir et al., 2005). Essas investigações enfocaram medidas em unidade Hounsfield (HU) para determinar a composição do cálculo. Os trabalhos *in vitro* e *in vivo* demonstraram diferenças significativas de HU entre cálculos de ácido úrico puro e outros tipos de cálculo. Contudo, foi mais difícil diferenciar estruvita pura de cistina, oxalato de cálcio de bruxita e cálculos de composição mista. Devido à variação significativa nas leituras obtidas para diferentes tipos de cálculo, mesmo com a otimização de variáveis padrão de TC (colimação, *pitch*), esta informação tem pouco valor clínico.

Mais recentemente, a aplicação da tecnologia de TC de dupla energia (TCDE) está demonstrando seu potencial para caracterizar melhor o tipo de cálculo. Estudos *in vitro* usando razões de HU durante TCDE foram capazes de diferenciar cálculos de ácido úrico, fosfato de cálcio e de oxalato de cálcio (Matlaga et al., 2008). A discriminação adicional da composição do cálculo foi relatada por outros dois conjuntos de pesquisadores. Boll et al. (2009), usando um método de cálculo alternativo, mostraram uma separação gráfica de cálculos relativamente puros de cistina, estruvita, oxalato de cálcio, fosfato de cálcio e bruxita. O algoritmo "DECTSlope" desse grupo identificou as composições dos cálculos de maneira nítida; contudo, a separação de cálculos de oxalato de cálcio e fosfato de cálcio foi não obtida. Em um estudo *in vivo*, este mesmo grupo foi capaz de identificar com sucesso a composição do cálculo e diferenciar cálculos de oxalato de cálcio dos de bruxita (Zilberman et al., 2010). Grosjean et al. (2008) caracterizaram ainda mais ácido úrico, cistina, estruvita, oxalato de cálcio di-hidratado, bruxita e oxalato de cálcio monoidratado em grupos distintos com o uso de valores de atenuação de TCDE. Foi observado que a capacidade de diferenciar a composição dos cálculos foi perdida quando a imagem foi submetida a um artefato de movimento respiratório. Primak et al. (2007) usaram um *software* disponível no comércio para diferenciar cálculos de ácido úrico de cálculos não compostos por ácido úrico. Eles foram capazes de demonstrar uma exatidão de 100% na diferenciação entre cálculos de ácido úrico e não compostos por ácido úrico. A exceção foi um modelo de obesos, em que a exatidão diminuiu para 92%. O trabalho inicial com TCDE é promissor, mas deve ser confirmado *in vivo* antes da incorporação na tomada de decisão clínica para a avaliação metabólica e conduta clínica na nefrolitíase.

ASPECTOS ECONÔMICOS DA AVALIAÇÃO METABÓLICA

Não há dúvidas de que os custos associados ao tratamento da nefrolitíase são substanciais. Em 1984, Shuster e Scheaffer estimaram que o custo médio de um episódio de cálculo era de aproximadamente US$ 2.000, excluindo as recorrências. Naquela época, o achado foi baseado na predominância de abordagens cirúrgicas abertas, com uma permanência hospitalar média de 4 a 5 dias. O custo anual médio da recorrência para um caso de cálculo atual foi estimado de modo conservador na faixa de US$ 300a US$ 400. Com base nestas projeções conservadoras, os autores estimaram que toda a população nacional de homens caucasianos na faixa etária de 18 a 60 anos produziria um custo anual decorrente de cálculos renais próximo a US$ 315.000.000,00 (Shuster e Scheaffer, 1984).

Em 1993, os custos estimados continuavam a aumentar, apesar dos avanços da tecnologia e diminuições das internações para tratamento. Na verdade, Clark et al. (1995) realizaram uma revisão dos dados de prevalência de urolitíase e da frequência relativa de tratamentos cirúrgicos a partir de dados de solicitações de reembolso do Civilian Health and Clinical Program of the Uniform Services. Eles constataram que o custo anual total para a avaliação e controle da nefrolitíase correspondia a US$ 1,83 bilhão apenas nos Estados Unidos.

No início do novo milênio, o ônus econômico da urolitíase continuou a aumentar. As estimativas de gastos médicos anuais para doença calculosa nos Estados Unidos no ano 2000 corresponderam a US$ 2,1 bilhões, incluindo US$ 971 milhões para serviços de internação, US$ 607 milhões para serviços em consultórios médicos e ambulatoriais hospitalares e US$ 490 milhões para despesas com pronto-socorro (Pearle et al., 2005). Esses cálculos são baseados em uma série de dados disponíveis em nível nacional e não refletem necessariamente os custos sociais adicionais de perda de produtividade e suporte do serviço social. Esses custos certamente não são desprezíveis porque a incidência máxima da urolitíase ocorre em pacientes entre 20 e 60 anos de idade (os anos de maior produtividade do trabalhador) e uma análise de mais de 300.000 beneficiários de 25 grandes empregadores nos Estados Unidos identificou que 30% dos pacientes com urolitíase perdiam uma média de 19 horas de trabalho e tinham um custo médico anual adicional de US$ 3.500 (Saigal et al., 2005).

Com a incidência crescente de doença calculosa, pode ser concluído que os gastos com cuidados de saúde nacionais para urolitíase continuarão a aumentar. É particularmente preocupante as evidências crescentes de que a obesidade confere um maior risco de nefrolitíase, o que é bastante sério, considerando a epidemia de obesidade que está envolvendo os Estados Unidos (Curhan et al., 1998a; Ekeruo et al., 2004; Morrill e Chinn, 2004; Rigby et al., 2004; Strumpf, 2004; Taylor et al., 2005; Scales et al., 2012).

Com esses números em mente, a prudência determina que a prevenção clínica possa ajudar a controlar os custos galopantes e prevenir as sequelas em longo prazo da nefrolitíase recorrente. O surgimento e o apelo instantâneo da litrotripsia por onda de choque e a melhoria da endoscopia na metade da década de 1980 incentivaram alguns autores a lembrar a comunidade urológica de que a avaliação clínica ainda era uma opção viável (Resnick e Pak, 1987; Preminger, 1994). **Contudo, visitas ao consultório, estudos séricos e estudos de urina de 24 horas têm seus próprios custos. Existe um ponto de equilíbrio no qual os custos de uma avaliação metabólica, profilaxia farmacológica e visitas contínuas ao consultório sejam menores que os gastos com o tratamento cirúrgico?**

Chandhoke (2002) comparou o custo da profilaxia médica ao custo do tratamento clínico de episódios recorrentes de cálculos. Além disso, ele também determinou a taxa de recorrência de cálculos sem profilaxia (frequência de cálculos) na qual essas duas abordagens terapêuticas se tornariam equivalentes em termos de custo. Essa revisão conduziu um levantamento de custos em 10 países para comparar os custos da profilaxia médica e do tratamento de episódios agudos de cálculos recorrentes. Os custos de um episódio agudo de cálculo incluíram visitas ao pronto-socorro, imagens radiográficas associadas para confirmar o diagnóstico de um cálculo sintomático e tratamento ambulatorial de cálculos do trato urinário superior que não fossem eliminados espontaneamente. Os custos do tratamento clínico incluíram uma avaliação metabólica limitada inicial, terapia medicamentosa e consulta ambulatorial de acompanhamento a cada 6 meses, que incluía uma análise urinária de 24 horas e imagem radiográfica RUB anual. Não é surpreendentemente que os custos da profilaxia e do tratamento médico de um episódio agudo de cálculo tenham variado significativamente de um país para outro. A frequência de cálculos em que os custos dessas opções de tratamento tornam-se equivalentes variou de 0,3 a 4 episódios de cálculos por ano. Este estudo concluiu que o tratamento clínico de um primeiro episódio de cálculo não tem um custo fixo e que decisões individuais devem ser determinadas pelos custos locais.

Pesquisadores do Southwestern Clinical Center da University of Texas criaram um modelo para avaliar o custo-benefício e as taxas de recorrência de cálculos nas estratégias terapêuticas comuns em formadores de cálculos (Lotan et al., 2004). Eles avaliaram quatro estratégias clínicas comuns: medidas dietéticas isoladas (conservadora), tratamento medicamentoso empírico ou terapia medicamentosa dirigida de acordo com uma avaliação metabólica simples ou abrangente. O modelo fez suposições razoáveis sobre os custos para avaliação, medicações, tratamento de emergência e cirurgia para recorrência de cálculos. Uma revisão da literatura orientou as estimativas de recorrência de cálculos e redução do risco decorrente de várias terapias clínicas. Eles constataram que formadores de cálculos no primeiro episódio foram tratados de modo mais adequado por uma abordagem conservadora porque esta era a menos dispendiosa e produzia uma taxa de formação de cálculos de 0,07 cálculo por paciente por ano. Para formadores de cálculos recorrentes, o tratamento conservador foi menos dispendioso que os tratamentos medicamentosos, mas foi associado a uma maior taxa de recorrência de cálculos (0,3 cálculo por paciente por ano). As terapias clínicas dirigidas foram mais caras que o tratamento conservador (US$ 885 a US$ 1187 *versus* US$ 258 por ano), mas forneceram a vantagem óbvia de diminuir as taxas de recorrência em 60% a 86%.

Em seguida os autores compararam os gastos com a avaliação médica e o tratamento associado, como descrito anteriormente neste capítulo, e observaram que ele era mais dispendioso que o tratamento empírico, mas também mais efetivo. É importante destacar que uma avaliação completa com o tratamento associado não ofereceu vantagens em termos de custos ou eficácia em relação ao tratamento empírico ou avaliação metabólica simples modificada e tratamento. Os autores também recomendaram que formadores de cálculos pela primeira vez fossem tratados com terapia conservadora porque ela é tanto custo-efetiva quanto eficaz. Em contraste, porém, **formadores de cálculos recorrentes devem ser tratados clinicamente após uma avaliação simplificada, devido à alta taxa de recorrência de formação de cálculos.** Apesar da recomendação de que formadores de cálculos recorrentes sejam submetidos a uma avaliação simplificada, Milose et al. constataram que, em 2006, apenas 7,9% dos formadores de cálculos de alto risco foram avaliados com coletas de urina de 24 horas (Milose et al., 2013).

PONTOS-CHAVE: ASPECTOS ECONÔMICOS DA AVALIAÇÃO METABÓLICA

- A realização de rotina de uma avaliação metabólica abrangente pode não ser economicamente sensata se aplicada a todos os pacientes calculosos.
- Muitos pacientes formadores de cálculo no primeiro episódio podem não se beneficiar de uma avaliação metabólica em termos econômicos, exceto quando a triagem inicial colocá-los em uma categoria de alto risco.
- Formadores de cálculos recorrentes são tratados de modo mais adequado por uma avaliação metabólica e terapia clínica dirigida.

CLASSIFICAÇÃO DA NEFROLITÍASE E CRITÉRIOS DIAGNÓSTICOS

Usando um protocolo ambulatorial, a causa de nefrolitíase pode ser classificada em 12 categorias separadas que refletem alterações fisiológicas específicas. Os detalhes relativos à fisiologia e fisiopatologia dessas entidades distintas estão incluídos no Capítulo 51. Essas categorias estão relacionadas na Tabela 52-4, juntamente com a frequência relativa de sua ocorrência observada por Pak et al. em uma clínica de cálculos especializada de um centro médico acadêmico (Levy et al., 1995). Pode-se argumentar que essas incidências relativas não

TABELA 52-4 Classificação da Nefrolitíase

	PORCENTAGEM	
	OCORRÊNCIA ISOLADA	OCORRÊNCIA COMBINADA
Hipercalciúria absortiva Tipo I Tipo II	20	40
Hipercalciúria renal	5	8
Hiperparatireoidismo primário	3	8
Nefrolitíase por cálcio não classificada	15	25
Nefrolitíase por cálcio hiperoxalúrica Hiperoxalúria entérica Hiperoxalúria primária Hiperoxalúria dietética	2	15
Nefrolitíase por cálcio hipocitratúrica Acidose tubular renal distal Síndrome de diarreia crônica Induzida por tiazídicos Idiopática	10	50
Nefrolitíase por cálcio hipomagnesúrica	5	10
Diátese gotosa	15	30
Cistinúria	< 1	
Cálculos infecciosos	1	5
Baixo volume urinário	10	50
Nenhuma perturbações e diversos	< 3	
TOTAL	100	

Modificada de Levy FL, Adams-Huet B, Pak CY. Ambulatory evaluation of nephrolithiasis: an update of a 1980 protocol. Am J Med 1995;98: 50–9.

seriam representativas da população geral por dois motivos. Em primeiro lugar, o encaminhamento para um centro acadêmico pode indicar uma versão mais séria da doença calculosa e, portanto, pode representar um erro sistemático de seleção. Em segundo lugar, se reconhecermos que existem no mínimo algumas variações regionais na incidência de cálculos (Harvey et al., 1990), essa população específica de pacientes pode ser muito diferente daquela encontrada em uma região diferente dos Estados Unidos ou outras regiões do mundo.

Cálculos de Cálcio

Hipercalciúria (> 200 mg/dia)

Hipercalciúria Absortiva. A classificação da nefrolitíase reconhece três categorias amplas de hipercalciúria. **A hipercalciúria absortiva envolve um aumento da quantidade de cálcio absorvido pelo trato intestinal.** Na hipercalciúria absortiva I, essa maior absorção ocorrerá independentemente da quantidade de cálcio na dieta do paciente. Portanto, esses indivíduos demonstrarão maior excreção urinária de cálcio tanto em jejum quanto em amostras pós-ingesta. Em contraste, pacientes com hipercalciúria absortiva II apresentarão um valor normal de excreção urinária de cálcio durante a restrição de cálcio, mas mostrarão elevações durante sua dieta regular. Pacientes com os dois subtipos de hipercalciúria absortiva apresentarão cálcio sérico normal e um nível normal de paratormônio intacto (iPTH) circulante. Na verdade, **esses pacientes geralmente demonstram um baixo iPTH devido à supressão decorrente da abundância constante de cálcio sérico disponível.**

Hipercalciúria Renal. Acredita-se que a hipercalciúria renal (também conhecida como hipercalciúria por perda renal) seja decorrente de uma perda de cálcio pelo néfron funcionante. Os detalhes desse processo e várias hipóteses são descritos no Capítulo 51. Como resultado de perda constante de cálcio pelos túbulos distais, esses pacientes demonstram hipercalciúria durante todas as fases de jejum, ingesta ou restrição de cálcio dietético. **A maioria dos pacientes com hipercalciúria renal apresentará cálcio sérico normal, mas pode exibir uma elevação leve de iPTH quando o sistema regulador tenta acompanhar a perda constante de cálcio.**

Hipercalciúria Reabsortiva (Hiperparatireoidismo Primário). Pacientes com hipercalciúria reabsortiva apresentam uma produção excessiva de paratormônio devido a um adenoma dominante ou hiperplasia difusa de todas as quatro glândulas. A marca registrada desse distúrbio é a persistência do aumento do cálcio urinário durante todas as etapas das manipulações dietéticas do cálcio. Além disso, esses pacientes frequentemente demonstram hipercalcemia e elevações do paratormônio. A medida apenas do iPTH evitou a confusão da medida de fragmentos da mesma molécula (Kao et al., 1982; Nussbaum et al., 1987) e melhorou muito a capacidade de definir esse diagnóstico.

Infelizmente, alguns pacientes apresentam hiperparatireoidismo normocalcêmico. Pode ser difícil distinguir esses pacientes daqueles com hipercalciúria por perda renal, durante a qual o cálcio sérico está normal, porém uma leve elevação do iPTH pode ocorrer, criando um hiperparatireoidismo secundário. Nesses casos, os pacientes podem ser tratados com um ciclo de 2 semanas com um diurético tiazídico como clortalidona 25 mg por dia. Se o paciente realmente apresentar perda renal, a perda de cálcio deve ser suprimida e o iPTH deve voltar ao normal (Aroldi et al., 1979; Barilla e Pak, 1979; Zechner et al., 1981). Indivíduos com hiperparatireoidismo primário verdadeiro continuarão a apresentar altos níveis circulantes de iPTH e podem se tornar levemente hipercalcêmicos, embora esta última característica seja debatida na literatura (Klimiuk et al., 1981; Farquhar et al., 1990; Strong et al., 1991).

Hipercalciúria Idiopática. A hipercalciúria idiopática pode ser encontrada em pessoas normais e em formadores de cálculos (Coe et al., 1979). Esses pacientes podem demonstrar quantidades elevadas de cálcio urinário em todas as fases da manipulação dietética de cálcio, mas não demonstrarão anormalidades séricas. **Em uma nota de advertência, este termo nem sempre desfruta de uma definição rigorosa e às vezes é usado como substituindo para descrever pacientes com hipercalciúria que não tenham sido submetidos a uma avaliação subsequente para diferenciar as várias subcategorias.** Embora esse diagnóstico não seja o mais "claro" possível, ele representa uma abordagem mais pragmática para hipercalciúria porque o tratamento para hipercalciúria absortiva e renal geralmente é o mesmo (como descrito mais adiante neste capítulo). A Tabela 52-5 resume os parâmetros laboratoriais que ajudam a delinear os vários tipos de hipercalciúria.

TABELA 52-5 Diagnóstico Diferencial da Hipercalciúria

	ABSORTIVA	RENAL	REABSORTIVA
Cálcio sérico	Normal	Normal	Elevado
Função da paratireoide	Suprimida	Estimulada (secundariamente)	Estimulada (primariamente)
Cálcio urinário em jejum	Normal	Elevado	Elevado
Absorção intestinal de cálcio	Elevada (primariamente)	Elevada (secundariamente)	Elevada (secundariamente)

PONTOS-CHAVE: HIPERCALCIÚRIA

- A hipercalciúria pode ser dividida em três causas: absorção gastrintestinal (GI) excessiva, perda tubular renal, hiperparatireoidismo.
- A hipercalciúria idiopática refere-se a uma causa não avaliada ou desconhecida.

Nefrolitíase por Oxalato de Cálcio Hiperuricosúrica

Pacientes com hiperuricosúria podem ser propensos à formação de cálculos de oxalato de cálcio pelo processo de nucleação heterogênea (também referida como epitaxia) (Coe e Kavalach, 1974; Pak e Arnold, 1975; Coe, 1980). Os detalhes deste processo são descritos no Capítulo 51. Esses pacientes apresentam uma história de nefrolitíase por oxalato de cálcio e podem ter história de hiperuricemia com gota sintomática. Durante a avaliação metabólica, eles demonstram hiperuricosúria (> 800 mg/dia).

Hiperoxalúria (> 40 mg/dia)

Hiperoxalúria Entérica. Esta entidade geralmente é um dos achados mais observados durante a avaliação metabólica porque envolve múltiplos fatores, todos causados como resultado de diarreia crônica com consequente desidratação e perda de bicarbonato (Worcester 2002). A principal característica, claro, é a hiperoxalúria com valores que podem ser bastante elevados (i.e., > 50 mg/dia). Como resultado da perda de fluidos intestinais, os pacientes muitas vezes exibem baixos volumes urinários. A perda de bicarbonato (e o consumo de citrato como um tampão acidobásico) também pode causar baixo pH urinário e hipocitratúria (Rudman et al., 1980). A excreção urinária de cálcio geralmente é baixa devido à saponificação do cálcio oral com gorduras pouco absorvidas no trato intestinal.

Hiperoxalúria Primária. A hiperoxalúria primária é um distúrbio extremamente raro causado por um erro inato do de metabolismo. A variante mais comum, tipo 1, é decorrente de um defeito da enzima alanina glioxilato aminotransferase (AGT) por meio de uma herança autossômica recessiva. O tipo 2 é uma variante menos comum, considerada secundária a um defeito da D-glicerato desidrogenase, que apresenta tanto a glioxilato quanto a hidroxipiruvato redutase. A hiperoxalúria primária geralmente se manifesta durante infância com formação inicial de cálculo, deposição de oxalato nos tecidos (oxalose) e insuficiência renal resultante de nefrocalcinose. A morte ocorre geralmente antes dos 20 anos de idade em pacientes não tratados (Williams e Smith, 1968; Leumann e Hoppe 1999). A avaliação metabólica revelará alta excreção urinária de oxalato e altos níveis séricos dessa molécula.

Hiperoxalúria Metabólica Leve (Dietética). A importância do oxalato dietético e a possibilidade de uma sensibilidade hereditária a ingesta oral de oxalato são debatidas e discutidas no Capítulo 51. Parece cada vez mais evidente que a deficiência de uma bactéria encontrada na flora intestinal (*Oxalobacter formigenes*) seja um fator na formação de cálculos de oxalato de cálcio (Allison et al., 1986; Sidhu et al., 1999; Troxel et al., 2003; Siener et al., 2013). Em alguns pacientes, a causa da deficiência de *Oxalobacter* pode ser iatrogênica, porque ela é sensível a vários antibióticos prescritos com frequência, incluindo ciprofloxacino e levofloxacino (Lange et al., 2012). Independentemente da causa subjacente, alguns pacientes sem hiperoxalúria primária ou sem história de distúrbios intestinais demonstram uma elevação do oxalato na coleta de urina de 24 horas. Uma revisão dos hábitos dietéticos do paciente pode revelar uma predisposição para alimentos com teor particularmente alto de oxalato. **Embora essa molécula seja onipresente e não possa ser evitada, alguns alimentos podem fornecer quantidades substanciais de oxalato em uma porção.** O Quadro 52-3 apresenta uma lista de alguns alimentos com teor particularmente alto de oxalato (Assimos e Holmes, 2000; Holmes e Assimos, 2004). Um estudo-piloto recente sugere que a aderência a modificações dietéticas para reduzir a ingestão de oxalato pode ser melhorada por um programa interativo de Internet (Lange et al., 2013).

Nefrolitíase por Cálcio Hipocitratúrica (< 550 mg em Mulheres; < 450 mg em Homens)

Existem algumas controvérsias sobre a definição da excreção normal urinária de citrato. **As mulheres tendem a apresentar maiores medidas urinárias de citrato que os homens, particularmente antes da menopausa** (Pak, 1990). Apesar de observarem as diferenças entre os gêneros, Pak (1990) et al. definem o citrato urinário normal como mais de 320 mg para os dois gêneros. Em alguns dos primeiros estudos de Dallas, a hipocitratúria foi encontrada em até 50% de todos os pacientes avaliados, frequentemente em associação com outras anormalidades (Nicar et al., 1983). Parks e Coe (1986) também observaram a importância do citrato urinário para a prevenção de cálculos calcários e estabeleceram limites da normalidade em altos valores, com mais de 450 mg para homens e mais de 550 mg por dia para mulheres. Mesmo assim, a hipocitratúria é considerada um dos diagnósticos metabólicos mais comuns, provavelmente perdendo apenas para a hipercalciúria. Existem quatro causas de hipocitratúria, descritos na próxima seção.

Acidose Tubular Renal Distal (Tipo 1). Os pacientes podem apresentar a versão adquirida ou hereditária de ATR, com a versão incompleta representando o padrão clínico menos grave. Independentemente da causa real, a característica laboratorial dessa doença é o baixo citrato urinário (hipocitratúria) com um pH urinário inadequadamente alto (Wang e Preminger, 2011). Muitas vezes, o citrato medido na urina de 24 horas está bastante diminuído, com valores abaixo de 100 mg/dia. O pH urinário é elevado para 6,5 ou mais. Uma hipocalemia geralmente é evidente nos estudos séricos, assim como hipercloremia. Uma acidose com *anion gap* normal pode estar presente, assim como valores de dióxido de carbono na faixa de 13 e 19 (Preminger et al., 1985). Amostras de urina de primeira medição podem ser avaliadas para determinar o pH urinário e pesquisar ATR. Pacientes com ATR não conseguem acidificar a urina da noite para o dia e devem apresentar um pH urinário não inferior a 5,5.

A ATR distal pode se manifestar como entidade isolada ou pode ser uma manifestação secundária de uma variedade de distúrbios sistêmicos e renais. Mais de dois terços dos pacientes com ATR distal são adultos, mas ocasionalmente crianças serão identificadas com este distúrbio. Lactentes geralmente apresentam vômitos ou diarreia, falha de desenvolvimento e retardo de crescimento; as crianças geralmente apresentam doença óssea metabólica e cálculos renais e adultos com frequência apresentam sintomas atribuíveis à nefrolitíase e nefrocalcinose.

Até 70% dos adultos com ATR distal apresentam cálculos renais (Caruana e Buckalew, 1988). Pacientes com início em idade jovem ou com formas graves do distúrbio podem desenvolver nefrocalcinose e eventual insuficiência renal (Fig. 52-5). A ATR é mais comum em mulheres, representando quase 80% de todos os casos. É muito importante observar que uma ATR secundária pode ser induzida por muitos distúrbios urológicos comuns, que também podem ser pesquisados após um diagnóstico de ATR adquirida. Estes incluem uropatia obstrutiva, pielonefrite, necrose tubular aguda, transplante renal, nefropatia por analgésicos, sarcoidose, hipercalciúria idiopática e hiperparatireoidismo primário e podem provocar ATR secundária (Buckalew, 1989) (Quadro 52-4).

Alguns pacientes apresentam uma variante incompleta da doença, com hipocitratúria menos acentuada e um nível mais normal de pH urinário. As variantes incompletas podem ser diagnosticadas por meio de uma provocação com ingestão de cloreto de amônio. Nessa avaliação, o paciente em jejum recebe 0,1 g de cloreto de amônio por

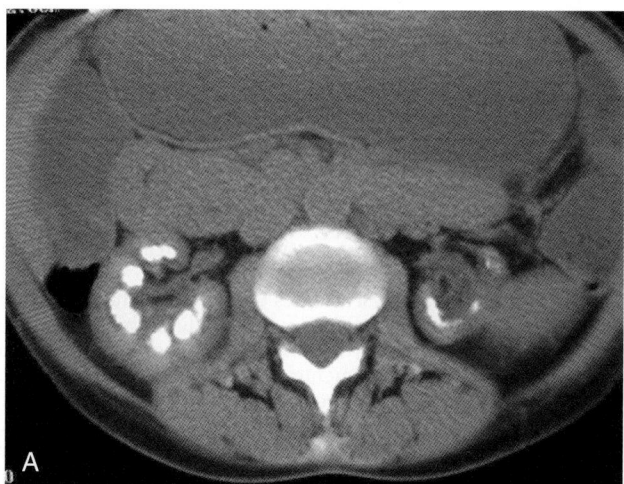
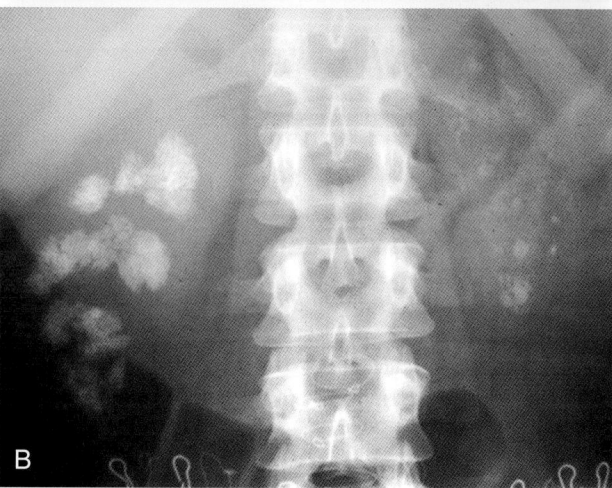

Figura 52-5. Tomografia computadorizada (TC) (A) e radiografia simples (B) de um paciente com acidose tubular renal e insuficiência renal. Os dois rins demonstram calcificação intensa das pirâmides medulares compatíveis com nefrocalcinose. Observe o rim esquerdo atrófico na imagem de TC (A).

QUADRO 52-3 Alimentos que Contêm Altos Níveis de Oxalato	
Chá (preto)	Quiabo
Coco	Bagas (algumas)
Espinafre	Chocolate
Mostarda-castanha	Nozes
Caruru-de-cacho	Germe de trigo
Acelga	Biscoitos de soja
Beterraba	Pimenta
Ruibarbo	

QUADRO 52-4 Causas de Acidose Tubular Renal Adquirida	
Uropatia obstrutiva	Nefropatia por analgésicos
Pielonefrite recorrente	Sarcoidose
Necrose tubular aguda	Hipercalciúria idiopática
Transplante renal	Hiperparatireoidismo primário

quilograma de peso corporal em grânulos triturados e misturados a um refresco. Subsequentemente, medidas do pH urinário a cada hora e medidas do pH sérico ou bicarbonato a cada 2 horas são colhidas durante 4 a 6 horas (Pohlman et al., 1984). Se o pH sérico cair abaixo de 7,32 ou o bicarbonato cair abaixo de 16 mmol/L, mas o pH urinário permanecer em 5,5 ou mais, o diagnóstico de ATR distal incompleta é confirmado. Se a qualquer momento o pH urinário cair abaixo de 5,5, o diagnóstico de ATR distal incompleta é excluído (Preminger et al., 1985, 1987, 1988).

Estados de Diarreia Crônica. Os achados laboratoriais em um paciente com distúrbio de diarreia crônica são semelhantes aos de pacientes com hiperoxalúria entérica. Contudo, esses pacientes não tendem a exibir uma inflamação intestinal e a subsequente maior permeabilidade ao oxalato. Portanto, o oxalato urinário pode estar levemente elevado, mas geralmente não na mesma extensão encontrada em pacientes com ressecção intestinal ou distúrbios inflamatórios. Esses pacientes provavelmente demonstram diminuições moderadas da excreção urinária de citrato com volumes urinários baixos associados (Fegan et al., 1992; Caudarella et al., 1993; Worcester, 2002; Parks et al., 2003b).

Hipocitratúria Induzida por Tiazídicos. Um dos efeitos colaterais da terapia com tiazídicos é o desenvolvimento de hipocitratúria. Este defeito supostamente é secundário à hipocalemia e à acidose intracelular resultante, que podem se desenvolver após terapia prolongada com tiazídicos (Pak et al., 1985b). Uma vez que tiazídicos ainda são muito usados como diuréticos e no tratamento de hipertensão, alguns pacientes podem apresentar um episódio de cálculos após a terapia prolongada com essa medicação. Pacientes com cálculos que são tratados com tiazídicos para controle de hipercalciúria devem ser avaliados para hipocitratúria (Pak et al., 1985b).

Hipocitratúria Idiopática. Pacientes com hipocitratúria idiopática incluem todos aqueles com citrato na urina de 24 horas abaixo de 550 mg (homens) ou 450 mg (mulheres) na ausência de qualquer um dos estados de doença anteriormente citados. É importante considerar uma ATR incompleta não reconhecida como possível diagnóstico, uma vez que esse distúrbio acarreta um risco importante de morbidade em longo prazo. Além disso, uma história cuidadosa deve ser colhida para pesquisar disfunção intestinal.

PONTOS-CHAVE: HIPOCITRATÚRIA

- A definição de hipocitratúria pode variar muito.
- Uma hipocitratúria grave deve levantar imediatamente a suspeita de ATR.
- A hipocitratúria frequentemente acompanha outras categorias diagnósticas.

Nefrolitíase por Cálcio Hipomagnesúrica (< 80 mg)

A nefrolitíase por cálcio hipomagnesúrica é caracterizada por baixo magnésio urinário, hipocitratúria e baixo volume urinário. Frequentemente está associada à terapia crônica com tiazídicos (Ljunghall et al., 1981; Preminger et al., 1989). Na maioria das vezes, distúrbios intestinais inflamatórios, particularmente aqueles que causam má absorção, estão implicados nesse processo (Preminger et al., 1989). A dependência excessiva de laxantes pode induzir um padrão semelhante aos estados de diarreia crônica (Dick et al., 1990; Soble et al., 1999). Contudo, a importância desse distúrbio foi questionada, com a sugestão de que a associação de risco de cálculo da hipomagnesiúria na verdade possa ser decorrente de seus efeitos sobre o citrato urinário (Schwartz et al., 2001).

Cálculos de Ácido Úrico

Diátese Gotosa

A fisiopatologia da nefrolitíase por ácido úrico é explicada em detalhes no Capítulo 51, mas merece alguma menção para que se compreenda melhor seu diagnóstico. Uma vez que não há inibidores conhecidos da cristalização do ácido úrico, o ácido úrico não dissociado se precipitará quando a urina estiver supersaturada. A curva sigmoide de solubilidade prevê que, em um pH de 6,5, mais de 90% de todo o ácido úrico está ionizado e, portanto, é solúvel. Cinquenta por cento do ácido úrico serão solúveis em um pH de aproximadamente 5,5 (pKa) (Gutman e Yu, 1968). Por definição, pacientes com diátese gotosa apresentam um pH urinário abaixo de 5,5.

Desse modo, pacientes com diátese gotosa e cálculos de ácido úrico tendem a apresentar um pH urinário mais baixo que indivíduos normais (Gutman e Yu 1968). As medidas dessa molécula em 24 horas geralmente serão superiores a 800 mg. Até 20% dos pacientes com gota desenvolvem cálculos de ácido úrico, estimulando um exame sérico para hiperuricemia. Geralmente, as coletas de urina de 24 horas podem subestimar a quantidade total de ácido úrico se o pH da amostra diminuir para menos de 5,5. Nesse cenário, o ácido úrico forma precipitados e se deposita no fundo do recipiente de coleta.

Não deve ser difícil diferenciar pacientes com nefrolitíase por cálcio hiperuricosúrica (NCHU), que formam cálculos de oxalato de cálcio, e aqueles com diátese gotosa, que podem formar tanto cálculos de ácido úrico quanto de oxalato de cálcio. Pacientes com NCHU apresentam pH urinário normal e hiperuricosúria, às vezes acompanhada por hipercalciúria. Em contraste, aqueles com diátese gotosa apresentam uma baixa excreção fracionada de urato (que contribui para a hiperuricemia) e um baixo pH urinário (que provoca uma maior quantidade de ácido úrico não dissociado) (Khatchadourian et al., 1995; Pak et al., 2003c). As apresentações bioquímicas e físico-químicas variáveis das duas condições podem ser atribuídas à indulgência excessiva de alimentos ricos em purina em indivíduos com NCHU e gota primária subjacente naqueles com diátese gotosa (Pak et al., 2002b).

Uma história dietética deve ser obtida de todos os pacientes com cálculos de ácido úrico porque pode haver uma tendência ao consumo excessivo de purinas (alta ingestão de proteínas animais). Um médico astuto considerará no mínimo rapidamente a possibilidade de um distúrbio neoplásico ou mieloproliferativo. Pacientes com diabetes melito também podem formar cálculos de ácido úrico como resultado de distúrbios na manipulação de amônio com subsequente baixo pH urinário (Pak et al., 2003c; Eisner et al., 2010b).

Os cálculos de ácido úrico notoriamente podem ser radiolucentes. A tomografia pode superar esta dificuldade (Fig. 52-6), assim como a aquisição de um exame TCNC. A TCDE pode ser usada para diferenciar cálculos de ácido úrico de cálculos de cálcio com maior grau de exatidão (Primak et al., 2007). Esses cálculos frequentemente apresentam um aspecto laranja, especialmente quando visualizados por endoscopia. Formadores de cálculos de ácido úrico podem apresentar uma propensão a produzir grandes volumes de cálculos muito pequenos, que podem causar obstrução quando passam pelo ureter.

PONTOS-CHAVE: CÁLCULOS DE ÁCIDO ÚRICO

- Hiperuricosúria pode estar associada a cálculos de ácido úrico puro ou cálculos de oxalato de cálcio.
- Pacientes com gota podem estar predispostos a cálculos de ácido úrico.
- A transgressão dietética (consumo excessivo de purinas) deve ser sempre suspeitada.

Cistinúria

A cistinúria é causada por um erro autossômico recessivo do transporte transepitelial, que envolve o intestino e os rins (Thier et al., 1965; Pak e Fuller, 1983). Nessa doença, os pacientes não conseguem reabsorver os aminoácidos dibásicos: cistina, ornitina, lisina e arginina. **O acúmulo resultante de cistina causa cristalização quando as concentrações se elevam acima do ponto de saturação (aproximadamente 250 mg de cistina por litro de urina)** (Pak e Fuller, 1983).

Os pacientes com este distúrbio podem ter diagnóstico na idade jovem e ter parentes de primeiro grau afetados. Os cálculos geralmente são amarelos e céreos e relativamente pálidos na radiografia simples. Cálculos coraliformes ou múltiplos cálices preenchidos são comuns (Fig. 52-7).

Historicamente, um diagnóstico de cistinúria era estabelecido com o uso de um teste rápido de nitroprussiato de sódio, que ficava roxo na presença de cistina (Smith, 1977). Embora esse teste seja um auxiliar de triagem útil, pode ser difícil realizar medidas quantitativas de cistina devido à interferência de outros compostos que contenham sulfidrila

Cálculos Infecciosos (Estruvita)

Os cálculos de estruvita são formados na presença da urina alcalina (pH > 7,2) e em um ambiente rico em amônia (Nemoy e Staney, 1971). Acredita-se que a amônia seja produzida pela divisão da ureia devido à colonização por bactérias produtoras de urease. Os detalhes desse processo são apresentados no Capítulo 51. Muitos organismos bacterianos são capazes de produzir esta enzima (Tabela 52-6), dos quais o mais notório é *Proteus mirabilis*. Embora *Escherichia coli* não seja capaz de degradar ureia, ela pode estar associada a cálculos de estruvita em até 13% das infecções (talvez por meio de uma infecção metacrônica).

Pacientes com estes cálculos podem apresentar sintomas de pielonefrite aguda, incluindo febre, calafrios, dor no flanco, disúria, frequência, urgência e urina turva e malcheirosa. Alguns pacientes podem exibir sintomas mais crônicos de mal-estar, fadiga, perda de apetite e fraqueza generalizada. Raramente, as infecções e a obstrução são duradouras o suficiente para produzir pielonefrite xantogranulomatosa, que pode causar a insuficiência de todo o rim ou apenas uma porção. Fístulas espontâneas podem se desenvolver para superfícies externas ou conteúdo peritoneal (Fig. 52-8).

As mulheres geralmente são mais afetadas por cálculos de estruvita que homens, provavelmente devido à maior suscetibilidade à colonização do trato urinário. Uma história de corpo estranho (p. ex., um *stent* esquecido, material de sutura, grampo) ou bexiga neurogênica pode ser observada. Cálculos de estruvita podem ser bastante grandes e geralmente preenchem múltiplos cálices ou mesmo todo o sistema coletor (Fig. 52-9). As culturas de urina geralmente revelam um patógeno bacteriano, embora, como observado anteriormente, a presença de uma cultura de urina estéril não impeça o sequestro de bactérias dentro do próprio cálculo.

Existe uma discussão sobre a incidência de anomalias metabólicas associadas em pacientes com cálculos de estruvita. Resnick (1981) preconiza a realização de uma avaliação metabólica para todos os pacientes com cálculos infecciosos devido à alta incidência de achados positivos. Inversamente, Lingeman et al. (1995) estudaram 22 pacientes com cálculos infecciosos e observaram que pacientes com cálculos puros de estruvita tinham uma probabilidade significativamente menor de apresentar anomalias metabólicas na avaliação de urina de 24 horas em comparação com pacientes com composições mistas de estruvita e oxalato de cálcio. Mais recentemente, Iqbal et al. (2013) revisaram sua experiência com cálculos de estruvita. Eles relataram que 60% dos formadores de cálculos de estruvita puros e 77% dos formadores de cálculos de estruvita mistos apresentaram anormalidades metabólicas nas coletas de urina de 24 horas. As anormalidades mais comuns foram hipercalciúria e hipocitratúria.

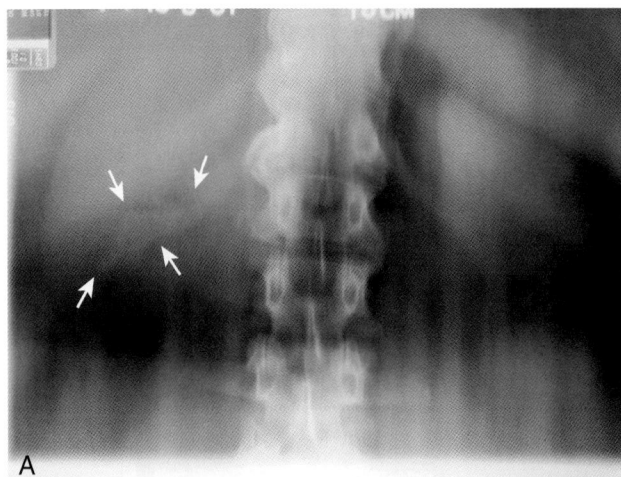
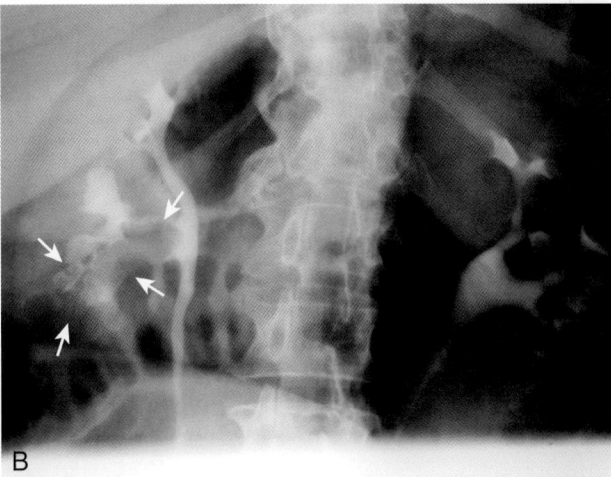

Figura 52-6. A, Aspecto tomográfico sem contraste de um cálculo de ácido úrico coraliforme parcial no polo inferior (*setas*). **B,** A adição do contraste intravenoso demonstra o cálculo como "defeito de enchimento" (*setas*) durante a porção excretora da pielografia intravenosa.

PONTOS-CHAVE: CÁLCULOS INFECCIOSOS (ESTRUVITA)

- Mulheres produzem mais cálculos infecciosos que homens.
- O pH urinário geralmente é maior que 6,5 a 7,0.
- Organismos que degradam ureia são frequentes.
- Cálculos infecciosos geralmente produzem cálculos coraliformes.

Baixos Volumes Urinários (< 2000 mL)

Alguns pacientes exibirão muito poucas anormalidades além de baixos volumes urinários em uma avaliação completa. **Em uma análise simplificada,** um baixo volume de débito urinário concentrará os componentes moleculares formadores de cristais e aumentará o risco de supersaturação. Intuitivamente, um paciente com um estado relativo de desidratação tenderá a acidificar a urina, reduzindo o pH urinário no sentido do pKa do ácido úrico (5,5) e possivelmente consumindo tampões tituláveis como citrato.

Muitos pacientes com baixos volumes urinários trabalham em profissões que induzem altas perdas insensíveis de fluidos (p. ex., trabalho manual, exposição a ambientes externos) (Sakhaee et al., 1987; Borghi et al., 1990, 1993a). Muitos trabalham em ambientes que não permitem acesso fácil à ingestão de líquidos ou intervalos no trabalho (linhas de montagem, cirurgiões). Uma história social direcionada

(como medicações usadas para tratar este distúrbio) ou de variações importantes como alterações menores do pH urinário ou do teor de creatinina (Pak e Fuller, 1983). Coe et al. (2001) desenvolveram um método mais confiável para medir a supersaturação de cistina, que pode ajudar muito no diagnóstico e especialmente no tratamento da cistinúria (Nakagawa et al., 2000).

Pacientes com cistinúria podem demonstrar anormalidades metabólicas adicionais nos estudos de urina de 24 horas (Sakhaee et al., 1989). Em uma avaliação dietética controlada de 27 pacientes com cistinúria, a hipercalciúria foi observada em 18,5% dos pacientes e a hiperuricosúria em 22,2%. Hipocitratúria foi identificada em 44,4% e foi associada a acidificação renal defeituosa em 80% dos pacientes nos quais foi testada. Os autores observaram que hipercalciúria, hiperuricosúria e hipocitratúria frequentemente acompanhavam a cistinúria e especularam que essas condições poderiam ter origem renal, em vez de resultarem de alterações dietéticas ou ambientais. Eles também concluíram que essas anormalidades não relacionadas podem contribuir para a formação de cálculos de cálcio e de ácido úrico, que às vezes complicam a nefrolitíase por cistina.

PONTOS-CHAVE: CISTINÚRIA

- A cistinúria manifesta-se quando as concentrações ultrapassam 250 mg/L.
- A cistinúria pode ser acompanhada por outras anormalidades metabólicas.
- A formação de cálculos de cistina é baseada apenas na concentração urinária de cistina.

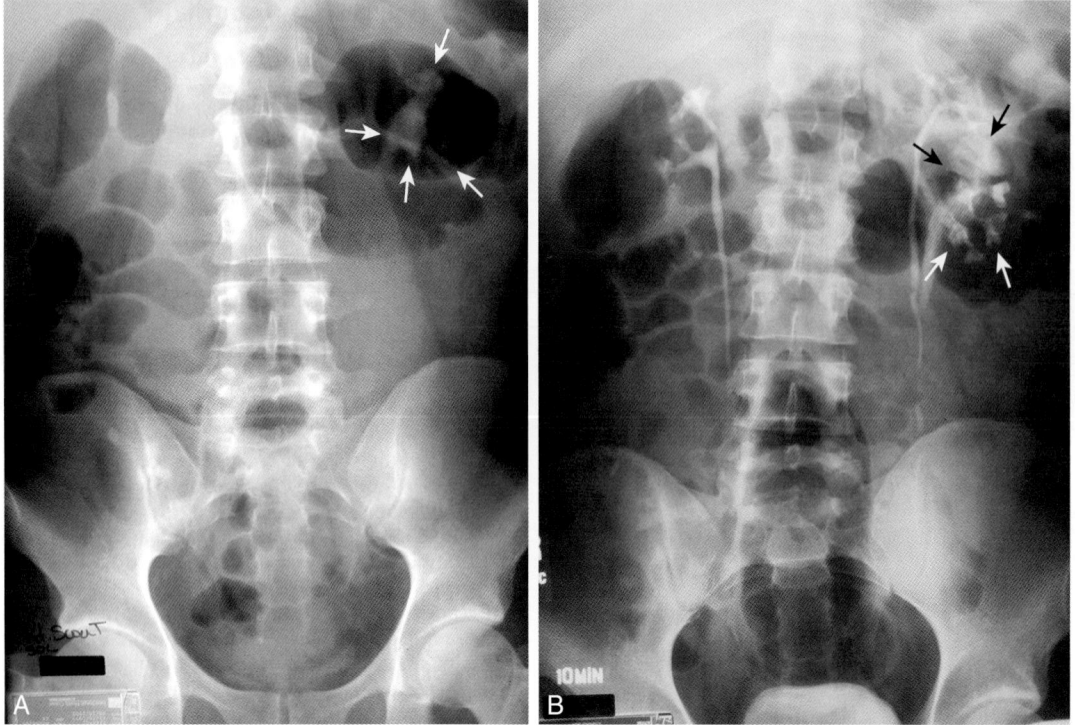

Figura 52-7. Cálculos de cistina são radiopacos na radiografia simples, mas são menos densos que outros cálculos à base de cálcio. A, Observe o cálculo (*setas*) no polo inferior deste sistema duplicado. B, De modo semelhante aos cálculos de ácido úrico, os cálculos de cistina (*setas*) são distinguidos mais claramente durante a fase excretora da pielografia intravenosa.

TABELA 52-6 Organismos que Degradam Ureia

ORGANISMOS	GERALMENTE (> 90% DOS ISOLADOS)	OCASIONALMENTE (5%-30% DOS ISOLADOS)
Gram-negativos	*Proteus rettgeri*	*Klebsiella pneumoniae*
	Proteus vulgaris	*Klebsiella oxytoca*
	Proteus mirabilis	*Serratia marcescens*
	Proteus morganii	*Haemophilus parainfluenzae*
	Providencia stuartii	*Bordetella bronchiseptica*
	Haemophilus influenzae	*Aeromonas hidrophila*
	Bordetella pertussis	*Pseudomonas aeruginosa*
	Bacteroides corrodens	Espécies de *Pasteurella*
	Yersinia enterocolitica	
	Espécies de *Brucella*	
Gram-positivos	Espécies de *Flavobacterium*	*Staphylococcus epidermidis*
	Staphylococcus aureus	Espécies de *Bacillus*
	Micrococcus	*Corynebacterium murium*
	Corynebacterium ulcerans	*Corynebacterium equi*
	Corynebacterium renale	*Peptococcus asaccharolyticus*
	Corynebacterium ovis	*Clostridium tetani*
	Corynebacterium hofmannii	Grupo de *Mycobacterium rhodochrous*
Micoplasma	Cepa T de *Mycoplasma*	
	Ureaplasma urealyticum	
Leveduras	*Cryptococcus*	
	Rhodotorula	
	Sporobolomyces	
	Candida humicola	
	Trichosporon cutaneum	

De Gleeson MJ, Griffith DP. Infection stones. In: Resnick MI, Pak CYC, editors. Urolithiasis: a medical and surgical reference. Philadelphia: Saunders; 1990. p. 115.

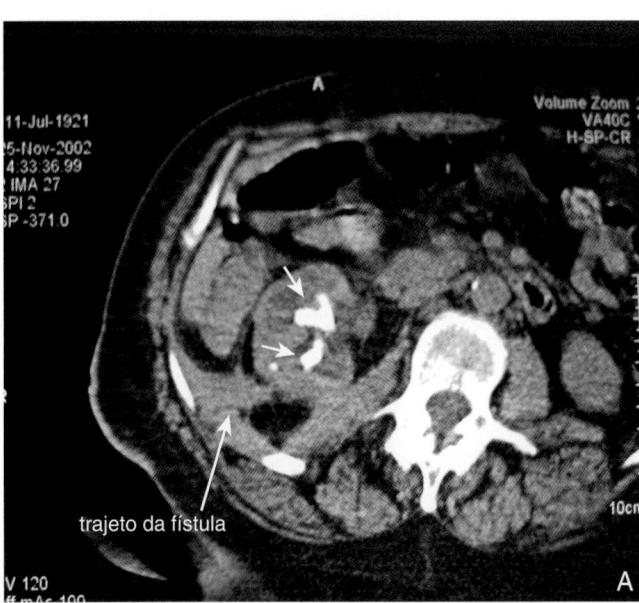
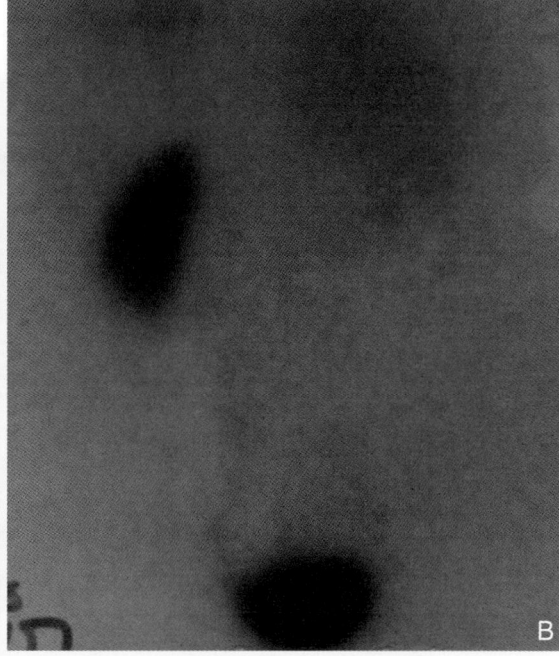

Figura 52-8. A, Imagem de tomografia computadorizada de um cálculo coraliforme no rim direito. A *seta* aponta uma fístula com erosão espontânea pelo triangulo de Petit. Este paciente negava história de infecções recorrentes do trato urinário. B, Renografia nuclear do mesmo paciente mostrado em A. Observe a ausência completa da função do rim afetado. Este órgão foi removido por laparoscopia.

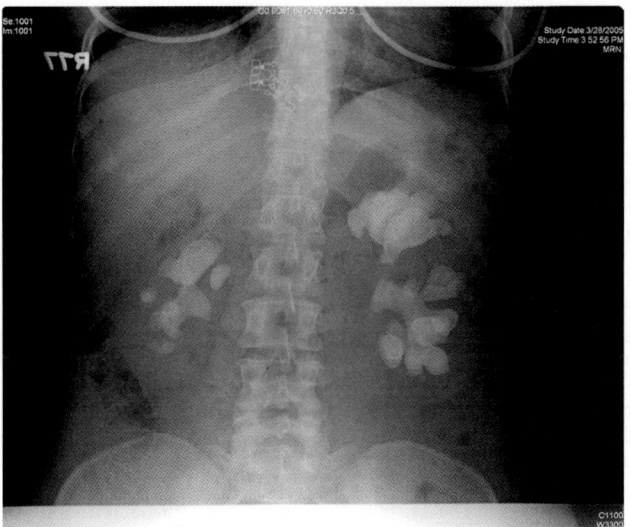

Figura 52-9. Radiografia simples de um paciente com cálculos coraliformes bilaterais compostos totalmente por estruvita. Este paciente tinha uma história de infecções recorrentes do trato urinário há 15 anos.

deve elucidar estes fatores e permitir a identificação adequada e o aconselhamento subsequente.

Ausência de Anormalidades Metabólicas

Pak et al. (1980a) estimaram que 3% de todos os pacientes submetidos a uma avaliação metabólica completa não demonstrarão anormalidades. Embora superficialmente estes pacientes possam representar um desafio diagnóstico menor, existe sempre a preocupação de que as coletas não sejam representativas do verdadeiro estado metabólico do paciente (Quadro 52-5). Isto pode ser secundário a um erro na técnica de coleta, ausência de uma coleta de

> **QUADRO 52-5** Possíveis Causas de Resultados Errôneos na Coleta de Urina de 24 Horas
>
> Erro na técnica de coleta (p. ex., uso inadequado de conservantes, gelo)
> Ausência de coleta completa da urina correspondente a 24 horas
> Alterações na dieta do paciente devido ao estudo
> Transgressões intermitentes na dieta
> Falha de representação na amostra de um dia típico
> Contaminação bacteriana

urina de 24 horas completa válida, alterações na dieta do paciente devido ao estudo ou transgressões intermitentes na dieta. Além disso, é importante lembrar que a coleta de urina de 24 horas representa uma amostra combinada. Uma grande ingesta de oxalato em uma refeição específica ou a reposição de fluidos em *bolus* no final de um dia de trabalho podem produzir valores médios que pareçam normais, mas na verdade ocultam períodos de parâmetros urinários muito baixos que promovem a formação de cálculos. Por fim, a maioria dos pacientes coletará as amostras de 24 horas solicitadas nos dias em que estão em casa e podem ficar perto do recipiente de coleta. Na maioria dos casos, isto ocorre nos fins de semana ou em dias em que não trabalham. É muito possível (e bastante provável) que as coletas nestes dias não representem o ambiente metabólico típico do paciente que existe durante o resto da semana (Rodgers et al., 1994, 1995; Norman, 1996; Hess et al., 1997).

Os critérios diagnósticos para as 12 principais classificações descritas nesta seção estão resumidos na Tabela 52-7.

TRATAMENTO CLÍNICO CONSERVADOR

Algumas recomendações conservadoras devem ser feitas para todos os pacientes, independentemente da causa subjacente de sua doença calculosa. Infelizmente, pode ser difícil chegar a um consenso sobre detalhes específicos na literatura disponível.

TABELA 52-7 Critérios Diagnósticos

	SÉRICOS			URINÁRIOS							
	CA	P	PTH	CA EM JEJUM	CARGA DE CA	RESTRIÇÃO DE CA	AU	OX	CIT	PH	MG
Hipercalciúria absortiva tipo I	N	N	N	N	↑	↑	N	N	N	N	N
Hipercalciúria absortiva tipo II	N	N	N	↑	N	N	N	N	N	N	N
Hipercalciúria renal	N	N	↑	↑	↑	↑	N	N	N	N	N
Hiperparatireoidismo primário	↑	↓	↑	↑	↑	↑	N	N	N	N	N
Hipercalciúria não classificada	N	N/↓	N	↑	↑	↑	N	N	N	N	N
Hiperuricosúria	N	N	N	N	N	N	↑	N	N	N	N
Hiperoxalúria entérica	N/↓	N/↓	N/↓	↓	↓	↓	↓	↑	↓	N	N
Hipocitratúria	N	N	N	N	N	N	N	N	↓	N	N
Acidose tubular renal	N	N	N/↑	↑	N	N/↑	N	N	↓	N/↑	N
Hipomagnesúria	N	N	N	N	N	N	N/↓	N	↓	N	↓
Diátese gotosa	N	N	N	N	N	N	N/↑	N	N/↓	↓	N
Litíase infecciosa	N	N	N	N	N	N	N	N	↓	↑	N

As amostras em jejum representam coletas de 2 horas obtidas pela manhã após um jejum da noite para o dia. As amostras de carga de cálcio foram obtidas durante um período de 4 horas após a ingestão oral de 1 g de cálcio.

↑, alto; ↓, baixo; AU, ácido úrico; Cit, citrato; Mg, magnésio; N, normal; Ox, oxalato; PTH, paratormônio imunorreativo.

Recomendações de Líquidos

Volume

Um ponto fundamental do tratamento conservador é o aumento forçado da ingestão de líquidos para obter um débito urinário diário de pelo menos 2 litros (Borghi et al., 1999). O maior débito urinário pode proporcionar dois efeitos. Primeiro, a diurese mecânica resultante pode prevenir a estagnação urinária e a formação de cálculos sintomáticos. É mais provável que a criação de urina diluída altere a supersaturação dos componentes de cálculo. Na verdade, Pak et al. (1980b) mediram os efeitos in vitro e in vivo da diluição urinária e descobriram que ambos reduziam de modo significativo a relação proporcional do soluto na urina (estado de saturação) do fosfato de cálcio, oxalato de cálcio e urato monossódico. Além disso, a razão do produto de formação — ou seja, a supersaturação mínima necessária para desencadear a nucleação espontânea — do oxalato de cálcio aumentou significativamente.

Pesquisadores da University of Chicago demonstraram que a impossibilidade de aumentar o débito urinário foi um de três indicadores muito fortes de recorrência para os pacientes acompanhados em uma clínica de cálculos especializada (Strauss et al., 1982a). O efeito previamente descrito foi atribuído primariamente ao aumento da ingestão de líquidos e aumentos associados do débito urinário (Hosking et al., 1983).

Contudo, embora o conceito de um aumento de ingestão de líquidos seja bastante simples, pode ser bem difícil conseguir a aderência dos pacientes. Historicamente, a maioria dos médicos com interesse na doença calculosa renal observou que muitos pacientes não conseguem manter um maior débito urinário em longo prazo. Essa impressão geral surgiu a partir de uma análise de alterações do débito urinário de uma grande série de 2.877 pacientes (Parks et al., 2003a). Nesse grupo de pacientes da prática universitária e privada, o aumento médio do volume urinário correspondeu a apenas 0,3 L/dia. Além disso, a aderência intermitente dos pacientes pode não ser eficaz porque cálculos pequenos iniciais podem se desenvolver durante períodos de desidratação intensa. Pelo menos um autor sugeriu que se um paciente for capaz de forçar voluntariamente a ingestão de líquidos por um período longo o suficiente para diluir as capacidades de concentração renal, então os mecanismos de sede assumirão e ajudarão a manter a alta ingestão de líquidos e alto débito urinário (Burns e Finlayson, 1981). Infelizmente, os dados mais recentes de Parks et al. (2003a) não mostram que este achado seja confiável.

Dureza (Concentração) da Água

Se a ingestão da água é tão importante, existe uma a diferença entre os níveis de dureza da água (medida da concentração de íons cálcio e magnésio na água) que poderia melhorar ou aumentar seu benefício? Este conceito foi o tópico de artigos conflitantes na literatura urológica e epidemiológica em geral. Em um estudo, pacientes com uma história conhecida de nefrolitíase por cálcio foram divididos de acordo com o código postal. As medidas de urina de 24 horas foram comparadas, assim como as histórias de episódios de cálculos (Schwartz et al., 2002). Embora os níveis de cálcio, magnésio e citrato na urina de 24 horas tenham aumentado diretamente com a dureza da água potável de torneira, não foi encontrada uma alteração significativa no oxalato urinário, ácido úrico, pH ou volume. Acima de tudo, o número total de episódios de cálculos durante a vida foi semelhante entre os pacientes que residiam em áreas com água pública mole e água pública dura. Pacientes que consumiram a água mais mole formaram 3,4 cálculos durante a vida, e aqueles que consumiram a água mais dura desenvolveram 3 cálculos durante a vida. **Os autores observaram que, embora a dureza da água possa alterar os parâmetros urinários, este fator, em última análise, parece ter pouco efeito sobre o resultado clínico.**

Esses achados também são confirmados por um estudo anterior de Shuster et al. (1982). Eles examinaram 2.295 pacientes de duas regiões: as Carolinas, que apresentavam água mole e alta incidência de cálculo, e as Rochosas, que apresentavam água dura e baixa incidência de cálculos. Algumas amostras de água de torneira de pacientes com cálculo urinário hospitalizados foram comparadas com controles. Após o ajuste para os fatores ambientais, não foi obtida uma diferença significativa entre os dois grupos em relação às concentrações de cálcio, magnésio e sódio na água de torneira. Um achado incidental, mas possivelmente importante, foi que indivíduos que consumiram a água de um poço particular apresentaram um risco relativo estimado de formação de cálculos de 1,5 em comparação com aqueles que usaram água pública. **Finalmente, eles concluíram que a dureza da água deve ser uma preocupação mínima em relação à formação de cálculos.**

Infelizmente, essa questão não foi completamente abandonada, porque ainda há evidências de que a água dura possa conferir maior risco para a formação de cálculos. Em um estudo bem controlado que envolveu dietas controladas e um desenho cruzado, 18 indivíduos com história de nefrolitíase por cálcio beberam apenas água dura, água mole ou água de torneira (Bellizzi et al., 1999). Os níveis urinários de cálcio demonstraram um aumento significativo de 50% na ausência de alterações na excreção de oxalato. Embora essas alterações sejam preocupantes, é importante observar que os eventos de cálculos não foram usados como desfecho primário. Outro estudo de dieta controlada recente também demonstrou um aumento na razão cálcio-creatinina urinária em formadores de cálculos que consumiram água dura *versus* água com menor grau de dureza (Mirzazadeh et al., 2012).

Bebidas Carbonadas

Vários estudos sugerem que a água carbonada oferece maior proteção contra a formação de cálculos recorrentes em comparação com água sem gás (Rodgers 1997, 1998; Bren et al., 1998; Caudarella et al., 1998; Coen et al., 2001). Deve-se observar que esses estudos avaliaram principalmente a água carbonada, que demonstrou uma elevação dos níveis urinários de citrato.

Outros tipos de bebidas carbonadas foram examinados. Um estudo demonstrou que a maior ingestão de refrigerantes pode conferir um maior risco de recorrência subsequente de cálculos (Shuster et al., 1992). A amostra de estudo consistiu em 1.009 indivíduos do sexo masculino, que relataram consumir pelo menos 160 mL/dia de refrigerantes. Metade dos indivíduos foi randomizada para se abster do consumo de refrigerantes e os demais indivíduos serviram como controle. O grupo de intervenção apresentou uma vantagem observada de 6,4% na ausência de recorrência de cálculos em 3 anos em relação ao grupo-controle. Um achado secundário importante foi que indivíduos que relataram que seu refrigerante mais consumido era acidificado por ácido fosfórico, mas não por ácido cítrico, apresentaram uma taxa de ausência de recorrência em 3 anos 15% maior que os controles. Enquanto isso, aqueles que consumiram bebidas acidificadas por ácido cítrico não apresentaram aumento dos episódios de cálculos em comparação aos controles. Foi demonstrado que vários refrigerantes com sabor cítrico (sabor laranja, sabor lima/limão) apresentavam alto teor de citrato, o que pode ajudar na prevenção de cálculos (Haleblian et al., 2008; Eisner et al., 2010a).

Recentemente, uma comparação de dietas autosselecionadas com dietas padronizadas combinadas com uma ingestão regulada de líquidos com água sem gás ou duas bebidas carbonadas sem açúcar e sem cafeína (uma com alto teor de citrato) documentou a ausência de diferenças nos parâmetros urinários entre as dietas padronizadas com ingestão regulada de líquidos, mas um aumento significativo no volume urinário e diminuição da saturação do oxalato de cálcio quando estas foram comparadas a dietas autosselecionadas (Passman et al., 2009).

Outros estudos epidemiológicos demonstraram os efeitos de líquidos específicos sobre o risco de recorrência de cálculos (Curhan et al., 1996a, 1998b). Para homens e mulheres, houve uma diminuição do risco de nefrolitíase naqueles que consumiram maiores volumes de água, café com cafeína ou descafeinado, chá, cerveja e vinho. Inversamente, porções diárias de suco de maçã ou toranja aumentaram o risco de eventos calculosos. **Apesar da evidência epidemiológica, os riscos de supersaturação associados ao suco de toranja em grande parte foram desacreditados por avaliações subsequentes** (Goldfarb e Asplin, 2001; Trinchieri et al., 2002; Honow et al., 2003).

Em contraste com estes achados epidemiológicos, evidências recentes sugerem que a ingestão de cafeína possa aumentar o risco de recorrência de cálculos em formadores de cálculos de cálcio pelo aumento da excreção de cálcio. A cafeína aumentou as razões cálcio/creatinina, magnésio/creatinina, citrato/creatinina e sódio/creatinina urinárias, mas não oxalato/creatinina em formadores de cálculos e em controles. Além disso, as estimativas de supersaturação aumentaram, apesar dos aumentos observados nos inibidores citrato e magnésio (Massey e Sutton, 2004).

Sucos Cítricos

Limonada e suco de laranja são usados há muito tempo como adjunto à água para fornecer maior volume urinário, assim como maior excreção urinária de citrato. Em um estudo de 12 pacientes hipocitratúricos, a limonada feita de suco de limão reconstituído forneceu citrato suficiente para corrigir a hipocitratúria em sete indivíduos (Seltzer et al., 1996). A excreção urinária de cálcio diminuiu em média 39 mg por dia, enquanto a excreção de oxalato permaneceu inalterada. A mistura de limonada foi bem tolerada, com apenas dois pacientes relatando leve indigestão que não exigiu interrupção da terapia. Wabner e Pak (1993) avaliaram de modo semelhante os efeitos do suco de laranja sobre os parâmetros urinários de indivíduos normais e constataram que, em comparação com o citrato de potássio, o suco de laranja forneceu uma carga alcalina equivalente e causou um aumento semelhante do pH urinário (de 5,71 para 6,48 *versus* 6,75) e do citrato urinário (de 571 para 952 *versus* 944 mg/dia). Portanto, o suco de laranja, como o citrato de potássio, diminuiu os níveis urinários de ácido úrico não dissociado e aumentou a atividade de inibidores (produto de formação) de bruxita (fosfato de cálcio). Contudo, o suco de laranja aumentou o oxalato urinário e não alterou a excreção de cálcio, enquanto o citrato de potássio diminuiu o cálcio urinário sem alterar o oxalato urinário. Eles concluíram que o suco de laranja poderia ser benéfico no controle de nefrolitíase calcária e de ácido úrico. Trabalhos subsequentes que avaliaram os efeitos da água destilada, suco de laranja e limonada são apresentados por Odvina (2006). Em um estudo cruzado randomizado em condições metabólicas controladas, 13 pacientes foram avaliados. O autor constatou que a ingestão de suco de laranja, mas não de limonada ou água, provocou um maior pH urinário e aumentou o nível de citrato urinário. O cálcio urinário não foi diferente entre os grupos, mas o oxalato foi elevado no grupo de suco de laranja. Por fim, a supersaturação de oxalato de cálcio e ácido úrico não dissociado foi mais baixa durante a fase do suco de laranja, porém a supersaturação de bruxita foi significativamente maior durante esta fase.

Em comparação, uma avaliação recente de limonada reconstituída (30 mL de ReaLemon® em ¾ de xícara de água) em comparação com 60 mEq de citrato de potássio não identificou um aumento da excreção urinária de citrato no grupo de limonada (Koff et al., 2007). Além disso, pacientes em terapia com limonada não alteraram de modo significativo seu pH urinário, mas foi observado um aumento discretodo volume urinário. Contudo, 48% dos pacientes neste estudo não demonstravam hipocitratúria antes do tratamento, possivelmente confundindo os resultados.

Usando espectroscopia de ressonância magnética nuclear, as concentrações de citrato de várias bebidas cítricas e à base de cítricos disponíveis no comércio foram avaliadas (Haleblian et al., 2008). Este achado confirmou que sucos naturais têm maior teor de citrato e potássio, com o suco toranja tendo maior quantidade de citrato (197,5 mEq/L), seguido logo atrás pelo suco de limão e laranja (145,48 e 144,57 mEq/L, respectivamente). Entre as bebidas cítricas disponíveis no comércio, a Cristal Light® (Kraft Alimentos, Northfield, IL) exibiu maior concentração de citrato (117,2 mEq/L). Os efeitos clínicos de bebidas à base de cítricos em pacientes com hipocitratúria ainda precisam ser estudados, mas podem oferecer alternativas a pacientes que não gostam de sucos cítricos.

Em geral, a maior parte das evidências sugere que não é o tipo de líquido ingerido que é importante na prevenção de cálculo, e sim a quantidade absoluta do volume de líquidos ingeridos por dia. Portanto, devemos estimular todos os pacientes formadores de cálculos a beber pelo menos 3.000 mL/dia para manter um débito urinário acima de 2.500 mL/dia.

PONTOS-CHAVE: RECOMENDAÇÕES DE LÍQUIDOS

- Os pacientes devem ser fortemente encorajados a consumir líquidos suficientes para produzir 2 L/dia de débito urinário.
- É improvável que a dureza da água desempenhe um papel importante no risco de recorrência.
- A água carbonada pode conferir algum benefício protetor.
- Refrigerantes com ácido fosfórico podem aumentar o risco de cálculos, enquanto aqueles com ácido cítrico podem diminuir o risco.
- Sucos cítricos (particularmente sucos de limão e laranja) podem ser um auxiliar útil para a prevenção de cálculos.

Recomendações Dietéticas

Embora as anormalidades metabólicas provavelmente contribuam para a maior parte dos fatores de risco de nefrolitíase recorrente, evidências crescentes sugerem que mudanças na dieta tenham um impacto importante sobre a doença calculosa renal. Estudos recentes documentaram um aumento da incidência de nefrolitíase, juntamente com maior propensão à doença calculosa no sexo feminino do que havia sido publicado anteriormente. Uma discussão mais completa dessas tendências pode ser encontrada no capítulo anterior sobre a epidemiologia e a fisiopatologia da nefrolitíase (Pak et al., 1997; Ramello et al., 2000; Trinchieri et al., 2000; Coward et al., 2003; Hesse et al., 2003; Stamatelou et al., 2003; Amato et al., 2004). Portanto, alterações da dieta e da atividade física podem reduzir de modo significativo a incidência de nefrolitíase recorrente.

Restrição de Proteínas

Estudos epidemiológicos de vários países demonstraram que a incidência de cálculos renais é maior em populações em que existe maior ingestão de proteína animal. Por exemplo, nas regiões do norte e oeste da Índia, a ingestão de proteína animal é aproximadamente 100% maior que nas regiões sul e leste, e a taxa de cálculos renais é quatro vezes maior. No Reino Unido, a frequência de doença calculosa do trato superior está correlacionada ao gasto *per capita* com gêneros alimentícios (Robertson et al., 1979, 1982). Esse efeito pode ser parcialmente causado pela maior ingestão proteica em pessoas afluentes, e a formação de cálculos por algum motivo parece ser maior em indivíduos com melhor condição econômica. Quando as populações são equivalentes quanto à condição financeira, a ingestão de proteínas e outros componentes dietéticos não difere em pacientes com cálculos recorrentes e controles. Entretanto, mesmo em populações economicamente equivalentes, pacientes com cálculos secretam maiores quantidades de cálcio na urina que os controles para uma determinada ingestão de proteínas (Wasserstein et al., 1987). Portanto, pacientes com cálculos podem ser mais sensíveis à dieta proteica que indivíduos normais.

A ingestão de proteínas aumenta a excreção urinária de cálcio, oxalato e ácido úrico e a probabilidade matemática de formação de cálculos mesmo em indivíduos normais. Na verdade, de acordo com Burns e Finlayson (1981), a ingestão de proteínas perde apenas para a ingestão de vitamina D na potencialização da absorção intestinal de cálcio. Investigações iniciais da quantidade de purina em laboratórios clínicos controlados confirmaram o risco de hipercalciúria e hiperuricosúria de uma dieta rica em proteínas animais (Pak et al., 1978; Fellstrom et al., 1983; Breslau et al., 1988). Pacientes com cálculos também exibem hipercalciúria inadequada em resposta à ingestão de carboidrato, sódio e oxalato. Em um estudo recente, a restrição de proteínas dietéticas resultou em diminuição do cálcio, fosfato e oxalato (Liatsikos e Barbalias, 1999). Em outro estudo em pacientes hipercalciúricos, a restrição de proteínas resultou em diminuição do ácido úrico urinário e também aumento do citrato urinário (Giannini et al., 1999).

Borghi et al. (2002) reforçam a importância da dieta proteica na formação de cálculo. Em estudo prospectivo, pacientes foram randomizados para uma dieta com baixo teor de proteínas, baixo sal, cálcio moderado ou uma dieta com baixo cálcio. Embora reconhecendo que é difícil separar os possíveis efeitos dos três aspectos da primeira dieta, houve uma redução significativa de 50% dos eventos de cálculo em comparação com os pacientes com a dieta de baixo cálcio (Borghi et al., 2002). Em outro estudo dietético, o mesmo grupo de pesquisadores sugere que dietas com alto teor de frutas e vegetais proporcionam uma redução significativa do risco de formação de cálculos em comparação com dietas com alto teor de proteínas animais (Meschi et al., 2004). Doze indivíduos normais tiveram frutas e vegetais eliminados de suas dietas e 26 formadores de cálculos de cálcio hipocitratúricos (com baixa ingestão de frutas e vegetais) tiveram a dieta suplementada com frutas e vegetais contendo baixo teor de oxalato. Os indivíduos normais (sem ingestão de frutas e vegetais) demonstraram diminuições significativas do potássio urinário (−62%), magnésio (−26%), citrato (−44%) e oxalato (−31%), ao mesmo tempo que aumentaram a excreção urinária de cálcio (+49%) e amônio (+12%). Em contraste, os formadores de cálculos de cálcio hipocitratúricos (com aumento da ingestão de frutas e vegetais) aumentaram de modo significativo o volume urinário (+64%), pH (5,84 → 6,19), potássio (+68%), magnésio (+23%) e citrato (+68%) e ao mesmo tempo diminuíram a excreção de amônio (−18%). Por fim, a supersaturação relativa de oxalato de cálcio e fosfato de cálcio aumentou de modo significativo em indivíduos normais sem ingestão de frutas e vegetais, enquanto a supersaturação do oxalato de cálcio e ácido úrico diminuiu nos formadores de cálculos com a ingestão de frutas e vegetais.

Mais recentemente, a dieta de estilo *Dietary Approaches to Stop Hypertension* (DASH) foi avaliada quanto a seu efeito na formação de cálculos renais. A dieta DASH é rica em frutas e vegetais, moderada em laticínios com baixo teor de gordura e tem baixo teor de proteínas animais. Em um estudo prospectivo populacional, maiores pontuações DASH foram associadas a um menor risco de formação de cálculos renais (Taylor et al., 2009). O efeito inibidor da dieta DASH provavelmente está relacionado a um aumento do citrato urinário e do volume urinário. Uma pontuação DASH mais alta foi associada a maior quantidade de citrato urinário e aumento do volume na coleta de urina de 24 horas (Taylor et al., 2010).

Nem todos os pesquisadores observaram a relação entre a ingestão de carne e a hipercalciúria. Brockis et al. (1982) demonstraram que a excreção urinária média de cálcio e oxalato foi semelhante em grupos equivalentes de vegetarianos e não vegetarianos. Um grande estudo na University of Pennsylvania constatou que pacientes com nefrolitíase recorrente consumiam uma dieta de composição semelhante à dos controles de caso (Goldfarb, 1994). A maioria dos estudos, porém, sugere que um aumento da ingestão de carne possa exacerbar a doença calculosa por oxalato de cálcio.

Restrição de Sódio

A restrição de sódio é amplamente recomendada como um elemento importante da prevenção dietética da nefrolitíase recorrente (Massey e Whiting, 1995). Na verdade, a evidência que implica o excesso da ingestão de sódio como causa da doença calculosa por cálcio é citada por vários autores em diferentes países. Ito et al. (1993) do Japão observaram que formadores de cálculos de cálcio apresentavam maiores níveis de ingestão de sódio em comparação às quantidades diárias recomendadas para a população japonesa. Também constataram que formadores de cálculos consumiam maiores quantidades de proteína animal. Os autores não comentaram se o aumento da ingestão de sódio era causado pelo excesso de proteína ou se atuava como um fator de risco independente.

Pesquisadores de Dallas, Texas, confirmaram os efeitos da ingestão de sal em um estudo controlado cruzado que envolveu voluntários normais. Neste estudo, 14 indivíduos normais participaram em duas fases com 10 dias de duração cada, compreendendo uma fase de baixa ingestão de sódio (dieta metabólica basal contendo 50 mmol/dia de sódio) e uma fase de alta ingestão de sódio (dieta basal mais 250 mmol/dia de cloreto de sódio). A alta ingestão de sódio aumentou de modo significativo os níveis urinários de sódio (34 para 267 mmol/dia) e cálcio (2,73 para 3,93 mmol/dia) e o pH (5,79 para 6,15) e diminuiu de modo significativo o citrato urinário (3,14 para 2,52 mmol/dia). Eles observaram que a alta ingestão de sódio não apenas aumentava a excreção de cálcio, mas também aumentava o pH urinário e diminuía a excreção de citrato. **O efeito que uma dieta rica em sódio desencadeou foi uma maior propensão para a cristalização e aparecimento de sais de cálcio na urina** (Sakhaee et al., 1993).

Além disso, o estudo citado anteriormente de Borghi que envolvia manipulação dietética incluiu uma dieta com baixo teor de sal, limitada a 50 mmol/dia de cloreto de sódio (Borghi et al., 2002). **Quando combinada à restrição de proteína animal e ingestão moderada de cálcio, uma dieta com redução de sódio diminuirá os episódios de cálculos em aproximadamente 50%.** Trabalhos adicionais da Itália demonstraram que formadores de cálculos de cálcio que ingerem grandes quantidades de sal por dia têm maior probabilidade de exibir uma diminuição da densidade óssea mineral (Martini et al., 2000). Neste estudo de 85 pacientes, todas as mulheres estavam na pré-menopausa, destacando os riscos de osteopenia subsequente que poderiam desenvolver mais tarde na vida. Após ajustes para ingestão de cálcio e proteínas, idade, peso, índice de massa corporal (IMC), excreção urinária de cálcio, citrato e ácido úrico e duração da doença calculosa, uma análise de regressão múltipla mostrou que uma alta ingestão de cloreto de sódio (≥ 16 g/dia) foi a única variável preditiva de risco para baixa densidade óssea em pacientes formadores de cálculos de cálcio (OR = 3,8).

Inversamente, pacientes com formação de cálculos de oxalato de cálcio hipocitratúricos podem se beneficiar da suplementação de sódio (Stoller et al., 2009). Oito pacientes com hipocitratúria isolada, com base na análise de urinária de 24 horas, foram controlados com dieta regular e citrato de potássio por 7 dias, seguidos pela adição de 3 g de suplementação diária de sódio por 7 dias. A coorte apresentou aumentos significativos do volume urinário total e da excreção de sódio durante 24 horas, mas não demonstrou aumentos significativos de cálcio, oxalato e ácido úrico, o que provocou uma redução importante na razão de risco relativo de supersaturação urinária para cálculos de oxalato de cálcio.

> **PONTOS-CHAVE: RECOMENDAÇÕES DIETÉTICAS**
>
> - Estudos randomizados confirmaram a vantagem de uma dieta com redução da ingestão de proteínas animais (carne).
> - Uma dieta rica em frutas e vegetais confere um menor risco de formação de cálculos em relação a dietas ricas em proteína animal.
> - Estudos randomizados demonstraram um benefício da restrição dietética de sódio em voluntários normais e formadores de cálculos.

Obesidade

A obesidade foi associada a um comprometimento da tolerância a carboidratos e a uma resposta inadequada do cálcio à ingestão de glicose. Portanto, a hipercalciúria observada em indivíduos que comem carne pode ser em função do aumento do peso corporal (Menon e Krishnan, 1983). Trinchieri et al. (1998b) constataram que a excreção urinária diária de oxalato estava relacionada ao IMC em um grupo de formadores de cálculos. A associação entre o peso corporal e o risco de formação de cálculos foi estudada formalmente pelo grupo Curhan (Curhan et al., 1998a). Em duas grandes coortes — o *Health Professionals Follow-Up Study* (HPFS) e o *Nurses Health Study* (NHS) — a prevalência de história de doença calculosa e a incidência de formação de cálculos novos foram associadas diretamente ao peso e ao IMC. A magnitude da associação foi maior em mulheres que em homens. Subsequentemente, Taylor e Curhan (2006) realizaram uma análise de subgrupos nas coortes HPFS e NHS com avaliação de análises de urina de 24 horas. Foi constatado que um IMC mais alto estava associado a uma maior excreção urinária de oxalato, sódio, ácido úrico, cálcio e fósforo, assim como menor pH. Contudo, foi observado que a excreção de cálcio já não se relacionou ao IMC após a correção para a excreção do fósforo e sódio, consequentemente sugerindo que a excreção de cálcio esteja mais diretamente relacionada à composição da dieta e não à obesidade.

Essas mesmas coortes de pacientes foram acompanhadas continuamente e o grupo de Boston publicou uma atualização recente sobre o papel da obesidade e nefrolitíase. **Eles demonstraram que o aumento de IMC, maiores tamanhos da circunferência abdominal e ganho de peso estavam correlacionados a maior risco de episódios de cálculos. Este maior risco de cálculos foi ainda mais significativo em mulheres que em homens** (Taylor et al., 2005).

Em uma revisão de uma grande base de dados americanos, Powell et al. (2000) examinaram os parâmetros de soro e urina de 24 horas de aproximadamente 6.000 pacientes com história de nefrolitíase. Nesta coorte, pacientes obesos apresentaram aumento da excreção urinária de sódio, cálcio, magnésio, citrato, sulfato, fosfato, oxalato, ácido úrico e cistina combinada a uma diminuição do pH urinário. Além disso, a obesidade foi associada a um maior volume urinário e osmolaridade urinária quando comparada a pacientes não obesos. A excreção de sódio e sulfato está relacionada à ingestão diária de sal e proteínas; portanto, esses achados sustentam a teoria de que um excesso de consumo de alimentos esteja ligado ao risco de nefrolitíase na obesidade. Apesar das alterações globais nos metabólitos urinários, apenas mulheres obesas (em comparação com mulheres não obesas) apresentaram um aumento dos episódios de cálculos. Achados semelhantes de Siener et al. (2004) confirmam a associação da obesidade com o risco de formação de cálculos. Em uma análise de bioquímica urinária de 527 formadores de cálculos de oxalato de cálcio, os autores identificaram correlações positivas entre IMC e a excreção de sódio, fósforo e ácido úrico e correlações negativas entre o IMC e o pH urinário. O citrato e o volume urinário não se correlacionaram ao IMC, ao contrário do relatório de Powell.

Um componente da dieta norte-americana que parece estar relacionado à obesidade e à síndrome metabólica é a frutose. A frutose aumenta a carga calórica na dieta americana e também pode afetar diretamente o risco de formação de cálculos. A análise de Taylor e Curhan (2008b) do HPFS e NHS (I e II) documentou que o aumento da ingestão de frutose está correlacionado a um aumento do risco relativo de formação de cálculos incidentais, independentemente do IMC, ingestão calórica ou outros fatores de risco. Foi demonstrado em alguns estudos que o açúcar aumenta a excreção urinária de cálcio tanto em ratos quanto em humanos, assim como a produção e excreção de ácido úrico em humanos (Koh et al., 1989; Milne e Nielsen 2000; Taylor e Curhan, 2008b). Um estudo mais recente avaliando o impacto do consumo de frutose sobre o risco de cálculos constatou que não houve alteração na excreção cálcio, oxalato ou ácido úrico na urina de 24 horas com o aumento do consumo de frutose (Knight et al., 2010).

Um estudo avaliou especificamente as alterações metabólicas de pacientes obesos, definidos como um IMC acima de 30 (Ekeruo et al., 2004). Foi determinado que as anormalidades metabólicas que se manifestaram com mais frequência entre os pacientes obesos incluíram diátese gotosa (54%), hipocitratúria (54%) e hiperuricosúria (43%), que se manifestaram em níveis significativamente maiores que os encontrados em pacientes formadores de cálculos não obesos. Quando presentes, a análise química dos cálculos demonstrou uma predominância de cálculos de ácido úrico, implicando uma urina excessivamente ácida nestes indivíduos. O tratamento clínico dirigido e as recomendações dietéticas conseguiram reduzir dramaticamente os episódios de cálculos desses pacientes.

Síndrome Metabólica

A síndrome metabólica consiste em um conjunto de estados mórbidos — intolerância à glicose, elevação da pressão arterial, dislipidemia e obesidade central — que aumenta o risco de desenvolvimento de diabetes tipo 2 e doença vascular coronariana. Todos esses problemas frequentemente são encontrados na população obesa. A avaliação do crescimento global de diabetes tipo 2, obesidade, síndrome metabólica e doença calculosa sugere uma possível correlação entre esses estados. Várias pesquisas mostraram risco aumentado de doença calculosa em pacientes com síndrome metabólica (Kadlec et al., 2012; Sakhaee et al., 2012; Cho et al., 2013). Cho et al. (2013) relataram a composição dos cálculos de pacientes com síndrome metabólica. Embora a composição mais comum dos cálculos fosse o oxalato de cálcio, esses pacientes apresentavam um risco significativamente maior de cálculos de ácido úrico em comparação a pacientes sem a síndrome metabólica.

Vários estudos identificaram maior risco de doença calculosa em diabéticos (Pak et al., 2003c; Taylor et al., 2005; Lieske et al., 2006; Weinberg et al., 2014). Lieske et al. (2006) identificaram uma OR de 1,22 para diabetes entre formadores de cálculos, enquanto Taylor et al. (2005) encontraram um risco relativo de 1,31 a 1,38 para a formação de cálculos em pacientes com diabetes, dependendo da idade e do sexo. Esses estudos confirmam o trabalho anterior de Pak et al., em que cálculos de ácido úrico foram identificados com predominância estatisticamente significativa em pacientes com diabetes, indicando anormalidades congênitas do metabolismo específicas para esses pacientes.

Estudos recentes sugerem que a maior incidência de formação de cálculos de ácido úrico em obesos formadores de cálculos possa ser secundária a uma produção de urina mais ácida que em pacientes não obesos. Dados cruzados dos dois maiores centros de cálculos nos Estados Unidos constataram que o pH urinário parece estar diretamente correlacionado ao tamanho corporal (Maalouf et al., 2004). Além disso, foi constatado que pacientes com diabetes tipo 2 apresentam menor pH urinário que não diabéticos, independentemente da formação de cálculos de ácido úrico (Cameron et al., 2006). Ao avaliar pacientes que formam cálculos de ácido úrico, Sakhaee et al. (2002) identificaram uma incidência muito maior de diabetes (tanto tipo 1 quanto 2) em comparação com outros grupos. Foi demonstrado que, uma vez que indivíduos com diabetes têm um comprometimento da excreção de amônio, eles apresentam maior incidência de formação de cálculos de ácido úrico (Pak et al., 2003c; Abate et al., 2004). Por fim, foi demonstrado que um baixo pH urinário está diretamente correlacionado ao número de características da síndrome metabólica (Maalouf et al., 2007). A partir da avaliação das análises de urina de 24 horas em 148 pacientes não formadores de cálculos, foi identificada uma relação linear estatisticamente significativa na qual cada característica adicional da síndrome metabólica acarretava uma diminuição do pH urinário. Além disso, o grau de resistência à insulina também foi inversamente relacionado ao pH urinário.

Impacto das Dietas de Emagrecimento

Com o aumento da epidemia de obesidade na sociedade ocidental, concomitantemente ocorreu a popularidade das dietas de emagrecimento. Tais dietas consistem em baixo teor de carboidratos e alto teor de proteína e de gordura (dieta de Atkin, dieta South Beach e dieta Sugar Busters). Vários estudos documentaram um aumento do cálcio urinário derivado da maior ingestão de proteínas (Licata et al., 1979;

Breslau et al., 1988). Em um estudo sobre o impacto de uma dieta rica em proteínas com baixo teor de carboidratos (dieta de Atkins), 10 indivíduos saudáveis iniciaram uma dieta com baixo teor de carboidratos e rica em proteínas durante 6 semanas sob os cuidados de um nutrólogo (Reddy et al., 2002). Após 6 semanas, o pH urinário diminuiu de 6,09 para 5,67, a eliminação de ácido aumentou em 51 mEq/dia, e os níveis urinários de citrato diminuíram de 763 mg/dia para 449 mg/dia. Além disso, a saturação urinária de ácido úrico não dissociado aumentou mais de duas vezes e os níveis de cálcio urinário aumentaram de 160 mg/dia para 248 mg/dia, causando uma diminuição estimada do balanço de cálcio de 90 mg/dia. **Portanto, o consumo de uma dieta com baixo teor de carboidratos e rica em proteínas fornece uma quantidade ácida acentuada para os rins, aumenta o risco de formação de cálculos e pode aumentar o risco de perda óssea.** Embora as alterações dos parâmetros urinários sejam reconhecidas, ainda é necessário um estudo que investigue a incidência de doença calculosa na população que adota esta dieta. Potencialmente, a adição de uma terapia alcalina poderia reduzir a acidose e a hipercalciúria, ao mesmo tempo normalizando o metabolismo do citrato sem aumento da ingestão calórica. **Como mencionado anteriormente, uma dieta rica em frutas e vegetais e com baixo teor de proteína animal, especificamente a dieta DASH, está associada a uma redução do risco de formação de cálculos (Taylor et al., 2009).**

Impacto da Cirurgia Bariátrica

A cirurgia bariátrica continua a aumentar em popularidade e frequência conforme as taxas de obesidade aumentam. Historicamente, a cirurgia inicial para perda de peso era a derivação jejunoileal. Como resultado de complicações importantes associadas a este procedimento — doença hepática, desnutrição, doença óssea, artrite, insuficiência renal e cálculos renais - a Food and Drug Administration baniu sua aplicação em 1979 (Clayman et al., 1978).

Em 2005, o procedimento bariátrico mais comum era a derivação gástrica em Y de Roux (RYGB, do inglês *Roux-en-Y gastric bypass*), representando 70% a 90% das cirurgias para perda de peso nos Estados Unidos (Santry et al., 2005). Um estudo de levantamento mundial realizado em 2011 demonstrou que a RYGB correspondia a 46,6% dos procedimentos para emagrecimento, seguida pela gastrectomia vertical (27,8%) e banda gástrica ajustável (17,8%) (Buchwald e Oien, 2013). Embora considerada inicialmente como causadora de um risco significativamente menor de doença calculosa, vários estudos relataram um risco de nefropatia por oxalato e nefrolitíase na população submetida a RYGB (Nelson et al., 2005; Asplin e Coe, 2007; Nasr et al., 2008). Nelson et al. (2005) identificaram que 14 de 23 pacientes apresentavam diagnóstico de cálculos incidentais em seguimento médio de 29 meses. Deve-se salientar o fato de que dois pacientes neste estudo e 11 pacientes em um relatório do grupo da Colúmbia desenvolveram nefropatia por oxalato e progrediram para doença renal em estágio terminal exigindo diálise. A avaliação urinária de 24 horas em formadores de cálculos após RYGB identificou uma elevação da excreção média de oxalato (83 mg/dia *versus* 34 mg/dia, $P < 0,001$) em comparação com não formadores de cálculo normais. Estes estudos avaliaram pacientes com nefrolitíase após RYGB; por este motivo, a incidência de formação de cálculos de início recente e a prevalência de hiperoxalúria nesta população não puderam ser determinadas.

Estão emergindo dados prospectivos que avaliam essa população antes e após a cirurgia bariátrica (Sinha et al., 2007; Duffey et al., 2008). Foi observado que a excreção urinária de oxalato aumentou de modo significativo nas duas investigações, porém com variações ao longo do acompanhamento. Duffey et al. (2008) encontraram um aumento de 31 mg/dia para 41 mg/dia ($P < 0,05$) 3 meses após a cirurgia; Sinha et al. (2007) identificaram um aumento significativo na excreção urinária de oxalato após 12 meses de pós-operatório. Em uma tentativa de quantificar a prevalência da hiperoxalúria, um estudo multi-institucional avaliou 58 pacientes não formadores de cálculos 6 meses após a cirurgia bariátrica (RYGB e derivação bileopancreática) (Patel et al., 2009). Os autores encontraram uma prevalência de hiperoxalúria de 74% e 26% (> 45 mg/dia) e hiperoxalúria profunda (> 100 mg/dia), respectivamente, em uma única coleta de urina de 24 horas, com diminuição para 52% e 9%, respectivamente, quando duas análises de urina de 24 horas foram avaliadas.

O balão gástrico ajustável está ganhando popularidade como meio de cirurgia para perda de peso. Penniston et al. (2009b) avaliaram coletas de urina de 24 horas após a cirurgia bariátrica em 27 pacientes submetidos a RYGB e 12 pacientes submetidos a balão gástrico. Os pacientes que se submeteram a RYGB apresentaram baixos volumes urinários, hipocitratúria e hiperoxalúria. Entretanto, os pacientes que foram submetidos ao balão gástrico ajustável exibiam apenas um baixo volume urinário, sugerindo não apresentar um risco aumentado de formação de cálculos. Outro estudo comparando parâmetros de urina de 24 horas em pacientes submetidos a RYGB, balão gástrico ajustável e gastrectomia vertical encontrou um oxalato significativamente mais baixo na urina de 24 horas em indivíduos submetidos balão gástrico ajustável ou gastrectomia vertical em comparação a RYGB (Semins et al., 2010). Em uma revisão retrospectiva de pacientes que foram submetidos a balão gástrico ajustável ou gastrectomia vertical, Chen et al. (2013) encontraram uma incidência muito baixa de cálculos renais em qualquer coorte. Estes estudos sugerem que a cirurgia bariátrica restritiva proporciona menor risco de desenvolvimento subsequente de cálculos que a RYGB.

Atualmente, a fisiopatologia da hiperoxalúria induzida pela cirurgia bariátrica permanece incerta. Possíveis causas incluem alteração da flora intestinal (i.e., *Oxalobacter formigenes*), má absorção de gorduras ou uma quantidade reduzida de secreção de oxalato. Contudo, conforme a frequência de cirurgia bariátrica aumenta, acompanhando a proporção crescente de obesidade, a identificação dos mecanismos e estratégias terapêuticas se tornará cada vez mais importante para minimizar o risco de aumento da formação de cálculos.

> **PONTOS-CHAVE: OBESIDADE**
>
> - A obesidade é um fator de risco independente para nefrolitíase, particularmente em mulheres.
> - A síndrome metabólica está associada a menor pH urinário.
> - Pacientes obesos apresentam maior propensão para cálculos de ácido úrico.
> - Dietas com alto teor de proteínas e baixo teor de carboidratos alteram os parâmetros urinários e podem aumentar o risco de formação de cálculos.
> - A cirurgia de derivação gástrica com Y em Roux pode aumentar de modo significativo o risco geral de formação de cálculos.

Papel do Cálcio na Dieta

O predomínio das evidências atuais justifica a manutenção de uma ingestão moderada de cálcio em vista da nefrolitíase cálcica (Curhan et al., 1993; Curhan, 1997; Takei et al., 1998; Trinchieri et al., 1998a; Martini e Wood, 2000; Lewandowski et al., 2001; Borghi et al., 2002; Heller et al., 2003; Taylor et al., 2004). **As recomendações mais antigas de restrição significativa da ingestão de cálcio provavelmente provocam um aumento do oxalato intestinal disponível. Como resultado, esta limitação do cálcio na dieta subsequentemente pode desencadear um aumento da absorção do oxalato, e, por conseguinte, a supersaturação de oxalato de cálcio.** Como descrito anteriormente, um estudo prospectivo randomizado mostrou que os pacientes em uma dieta de cálcio moderada, combinada com restrição e moderação de sal e proteína animal, apresentavam até metade da quantidade de episódios de cálculos daqueles que tentaram seguir uma dieta com restrição de cálcio (Borghi et al., 2002). A revisão de uma grande coorte de enfermeiros de meia-idade revelou que houve uma diminuição na incidência de nefrolitíase nos indivíduos com tinham maiores níveis de cálcio dietético (Curhan, 1997; Curhan et al., 1997). Curiosamente, essa proteção não foi mantida naqueles que receberam um aumento da ingestão de cálcio derivado de suplementos em vez de fontes dietéticas (i.e.., laticínios).

Existem outras evidências sugerindo que a suplementação de cálcio possa ser segura, se for acompanhada criteriosamente desde o momento do preparo até o momento da administração. Em análise de um estudo em que foram avaliadas mulheres na pós-menopausa, autores demonstraram que a introdução da suplementação de cálcio não tem efeitos nocivos sobre os níveis urinários de cálcio, oxalato ou citrato. Além disso, suplementos de cálcio com uma refeição ou terapia combinada com suplemento de cálcio e estrogênio não foi associada a uma diferença significativamente maior no risco de formação de cálculos de oxalato de cálcio na maioria das pacientes osteoporóticas na pós-menopausa (Domrongkitchaiporn et al., 2002b). Trabalhos adicionais do mesmo grupo determinaram que o momento da suplementação de cálcio pode ter efeitos positivos ou negativos (Domrongkitchaiporn et al., 2004). Em um estudo em militares saudáveis do sexo masculino, os autores compararam os efeitos urinários da suplementação de carbonato de cálcio ingerida com refeições *versus* ao deitar. Nos dois casos, a excreção urinária de cálcio aumentou em quantidades iguais. Contudo, nos indivíduos que receberam o suplemento de cálcio com as refeições, este aumento foi equilibrado por uma diminuição igualmente significativa do oxalato urinário. Como resultado, não houve aumento da supersaturação urinária do oxalato de cálcio quando a suplementação de cálcio foi ingerida com refeições, uma proteção que não permaneceu para a ingestão em *bolus* à noite.

As evidências também sugerem que o tipo de suplementação de cálcio possa afetar o potencial para formação de cálculos. Dois estudos em longo prazo de pesquisadores em Dallas documentam que a suplementação com citrato de cálcio não teve um impacto importante na formação de cálculos. O citrato de cálcio é uma preparação de cálcio produzida sem receita que fornece 950 mg de citrato de cálcio e 200 mg de cálcio elementar em cada comprimido. Como ocorre com outros suplementos de cálcio disponíveis, o citrato de cálcio aumenta de modo significativo a excreção urinária de cálcio. Mesmo assim, essa preparação oferece o benefício de também aumentar a excreção urinária de citrato. O aumento concomitante da citratúria possivelmente compensa o potencial litogênico da hipercalciúria induzida pelo suplemento de cálcio e, portanto, fornece uma suplementação de cálcio mais adequada no que diz respeito aos cálculos (Sakhaee et al., 2004).

Um estudo clínico avaliou com mais detalhes os efeitos da suplementação em longo prazo de citrato de cálcio em mulheres na pré-menopausa. Essa investigação demonstrou que a saturação urinária do oxalato de cálcio e fosfato de cálcio (bruxita) não foi alterada significativamente durante a terapia com citrato de cálcio. Parece que a ausência de uma hipercalciúria induzida pelo suplemento de cálcio foi secundária à infrarregulação da absorção intestinal de cálcio, devido à suplementação prolongada de cálcio e aos efeitos inibidores do citrato incluído na preparação do citrato de cálcio. Os resultados desse estudo com citrato de cálcio em longo prazo sugerem que a suplementação de cálcio usando citrato de cálcio não aumenta a propensão para cristalização de sais de cálcio na urina. Esse efeito protetor mais provavelmente é decorrente do aumento atenuado da excreção urinária de cálcio (devido a uma diminuição da absorção intestinal fracionada de cálcio), uma diminuição do fósforo urinário e um aumento da resposta citratúrica (Sakhaee et al., 1994).

Papel da Vitamina D e Bifosfonatos

Existem controvérsias sobre o papel da suplementação de vitamina D e a formação de cálculos renais. O estudo clínico randomizado *Women's Health Initiative*, comparou a suplementação de cálcio mais vitamina D *versus* placebo em mulheres na pós-menopausa, encontrou um aumento de 17% na incidência de cálculos autorrelatados no grupo que recebeu cálcio mais vitamina D. O aumento do risco não foi associado a qualquer outro fator demográfico (Wallace et al., 2011). Nesse estudo, a vitamina D foi usada como suplemento, e não para repleção de baixos níveis de vitamina D.

Dois estudos avaliaram os efeitos da repleção da vitamina D sobre o cálcio urinário em 24 horas. Leaf et al. (2012) incluíram 29 formadores de cálculos de cálcio com baixa vitamina D sérica. Os participantes receberam 50.000 unidades internacionais de vitamina D uma vez por semana durante 8 semanas. Os níveis séricos médios de vitamina D aumentaram de modo significativo durante o estudo, de 17 ± 6 ng/mL para 35 ± 10 ng/mL; entretanto, o cálcio médio na urina de 24 horas não aumentou (257 ± 54 mg/dia a 255 ± 88 mg/dia) (Leaf et al., 2012). **Apesar de não haver uma alteração geral do cálcio urinário em toda a coorte, 11 participantes apresentaram um aumento do cálcio urinário de 24 horas. Os autores recomendam o monitoramento do cálcio urinário de 24 horas em pacientes submetidos à repleção de vitamina D.** Penniston et al. (2009a) avaliaram a excreção de cálcio na urina de 24 horas em mulheres na pós-menopausa sem história de cálculos e submetidas à repleção de vitamina D. Eles também não encontraram diferença na análise geral da excreção de cálcio.

Os bifosfonatos representam um tratamento comum para a osteoporose. Um estudo prospectivo recente comparou os efeitos do alendronato isolado ao alendronato combinado a hidroclorotiazida em pacientes com cálculos de cálcio, hipercalciúria e diminuição da densidade óssea. Os dois grupos demonstraram uma diminuição significativa do cálcio urinário e um aumento da densidade óssea. A combinação de alendronato e hidroclorotiazida teve um efeito significativamente maior sobre o cálcio urinário e a densidade óssea que o alendronato isolado (Arrabal-Polo et al., 2013). Parece que bifosfonatos são seguros e possivelmente atuam preventivamente em pacientes com nefrolitíase por cálcio.

PONTOS-CHAVE: PAPEL DO CÁLCIO DIETÉTICO, DA VITAMINA D E DOS BIFOSFONATOS

- A restrição dietética de cálcio realmente aumenta o risco de recorrência de cálculo.
- A suplementação de cálcio provavelmente é mais segura quando ingerida com refeições.
- O citrato de cálcio parece ser um suplemento de cálcio mais eficazl no que diz respeito à associação aos cálculos devido à ação inibidora adicional do citrato.
- A repleção de vitamina D provavelmente é segura para formadores de cálculos; entretanto, o cálcio urinário de 24 horas deve ser monitorado durante a terapia com vitamina D.
- Bifosfonatos combinados com diuréticos tiazídicos parecem reduzir a hipercalciúria e ao mesmo tempo proteger os ossos.

Abstenção de Oxalato

A contribuição da dieta com oxalato para interferir no oxalato urinário pode variar. Alguns autores estimaram que apenas 10% a 20% do oxalato urinário geralmente é derivado de fontes dietéticas (Williams e Wandzilak, 1989). Mais recentemente, Holmes et al. (2001) constataram que a contribuição do oxalato dietético para o oxalato urinário variou de 24,4% ± 1,5% em uma dieta com 10 mg/dia de oxalato a 41,5% ± 9,1% em uma dieta de 250 mg/dia de oxalato. Eles também demonstraram que a contribuição média do oxalato na dieta aumentou quando o consumo de cálcio diminuiu (Holmes et al., 2001). Embora o oxalato na dieta nitidamente tenha um papel no aumento do oxalato urinário, é difícil restringir sua ingestão porque o oxalato é encontrado na maior parte dos vegetais. Entretanto, é importante evitar grandes porções de alimentos ricos em oxalato, como espinafre, beterraba, chocolate, nozes e chá. **Embora um aconselhamento geral sobre a ingestão restrita de oxalato possa ser oferecido a pacientes com nefrolitíase recorrente, uma dieta com baixo teor de oxalato seria mais indicada em pacientes com hiperoxalúria entérica, naqueles com anormalidades intestinais subjacentes ou pacientes que tenham realizado uma cirurgia de derivação gástrica** (Holmes e Assimos, 2004). O Quadro 52-3 apresenta uma vasta lista de alimentos que contêm altos níveis de oxalato. É importante ressaltar um trabalho recente que evidenciou relações semelhantes entre a ingestão dietética e a excreção urinária de oxalato em uma análise transversal do HPFS e do NHS (I e II) para formadores de cálculos e não formadores de cálculo, consequentemente aumentando ainda mais a dúvida sobre o impacto que o oxalato dietético possa ter sobre a excreção urinária de oxalato (Taylor e Curhan, 2008a).

Foram salientadas preocupações em relação ao risco da ingestão de vitamina C (ácido ascórbico) e a possibilidade de sua conversão em oxalato com subsequente excreção urinária. Infelizmente, evidências conflitantes foram apresentadas por múltiplos autores (Weaver, 1983; Trinchieri et al., 1991, 1998b; Urivetzky et al., 1992; Curhan et al., 1996b, 1999; Baxmann et al., 2003; Traxer et al., 2003). Na verdade, foram relatadas conclusões conflitantes até no mesmo grupo de autores, destacando a necessidade de uma análise cuidadosa dos dados apresentados. Parte dos resultados conflitantes advém das diferenças nos desfechos do estudo. Embora a ingestão de grandes quantidades de vitamina C possa desencadear aumentos da excreção de oxalato em 24 horas e, consequentemente, supersaturação de oxalato de cálcio, isto não significa um aumento da incidência de formação de cálculos sintomáticos. Recentemente, um grande estudo de coorte prospectivo em pacientes do sexo masculino constatou que o aumento da ingestão de ácido ascórbico estava associado a um risco duas vezes maior para formação de cálculos renais (Thomas et al., 2013).

Concluindo, parece razoável evitar uma administração intensa de vitamina C. A limitação da ingestão a uma dose diária máxima inferior a 2 g constitui uma recomendação fácil de seguir (Traxer et al., 2003).

TABELA 52-8 Efeitos F-químicos e Fisiológicos da Terapia Farmacológica

	FOSFATO SÓDICO DE CELULOSE	ORTOFOSFATO	TIAZÍDICOS	ALOPURINOL	CITRATO DE POTÁSSIO
Cálcio urinário	Diminuição acentuada	Diminuição leve	Diminuição moderada	Nenhuma alteração	Diminuição leve
Fósforo urinário	Aumento leve	Aumento acentuado	Aumento leve/nenhuma alteração	Nenhuma alteração	Nenhuma alteração
Ácido úrico urinário	Nenhuma alteração	Nenhuma alteração	Aumento leve/nenhuma alteração	Diminuição acentuada	Nenhuma alteração
Oxalato urinário	Aumento leve	Aumento leve/nenhuma alteração	Aumento leve/diminuição leve	Nenhuma alteração	Nenhuma alteração
Citrato urinário	Nenhuma alteração	Aumento leve	Diminuição leve	Nenhuma alteração	Aumento acentuado
Saturação de oxalato de cálcio	Diminuição leve/nenhuma alteração	Diminuição leve	Diminuição leve	Nenhuma alteração	Diminuição moderada
Saturação de bruxita	Diminuição moderada	Aumento leve	Diminuição leve	Nenhuma alteração	Nenhuma alteração

PONTOS-CHAVE: ABSTENÇÃO DE OXALATO

- É sensato e intuitivo evitar a ingestão excessiva de oxalato.
- A vitamina C em grandes doses pode aumentar o risco de recorrência de cálculo. As doses provavelmente devem ser limitadas a 2 g/dia.

Resumo do Tratamento Conservador

A expectativa é de que, somente com estas medidas conservadoras, um número importante de pacientes possa ser capaz de normalizar seus fatores de risco urinários para formação de cálculos. Portanto, apenas essas medidas conservadoras podem ser necessárias para manter a doença calculosa sob controle. Após 3 a 4 meses de tratamento conservador, os pacientes devem ser reavaliados com análises laboratoriais padrão ou com uma série de análises urinárias automatizadas. Se as anormalidades metabólicas ou ambientais do paciente forem corrigidas, a terapia conservadora pode ser mantida e o paciente, acompanhado a cada 6 a 12 meses com exames repetidos de urina de 24 horas, quando indicado. Acredita-se que o acompanhamento seja essencial não apenas para monitorar a eficiência do tratamento, mas também para estimular a aderência do paciente. Entretanto, se o defeito metabólico persistir, um tratamento clínico mais seletivo pode ser instituído. Por exemplo, se uma hiperuricosúria significativa (ácido úrico urinário > 800 mg/dia) persistir mesmo após a restrição dietética de produtos derivados de carne, o tratamento medicamentoso com alopurinol pode ser instituído.

TRATAMENTO CLÍNICO SELETIVO DA NEFROLITÍASE

O melhor conhecimento da fisiopatologia e a formulação de critérios diagnósticos para diferentes causas da nefrolitíase viabilizaram a adoção de programas de tratamento seletivo (Pak et al., 1981; Preminger e Pak, 1985). Estes programas devem (1) reverter as alterações físico-químicas e fisiológicas existentes, (2) inibir a nova formação de cálculos, (3) tratar as complicações não renais do processo mórbido e (4) ser isentos de efeitos colaterais graves. A justificativa para a seleção de determinados tratamentos é a suposição de que as anormalidades físico-químicas e fisiológicas específicas identificadas em um determinado distúrbio sejam etiologicamente importantes para a formação de cálculos renais (como discutido anteriormente) e que a correção dessas perturbações poderia prevenir a formação de cálculos. Além disso, **supõe-se que este programa de tratamento seletivo seria mais efetivo e seguro que a terapia "aleatória".** Apesar da ausência de comprovação experimental conclusiva, essas hipóteses parecem razoáveis e lógicas. As medicações comuns usadas para tratar a doença calculosa urinária e suas ações esperadas estão resumidas na Tabela 52-8. As doses da medicação são indicadas na Tabela 52-9 e os efeitos colaterais são descritos na Tabela 52-10. Um algoritmo de tratamento simplificado descrevendo a avaliação e o tratamento básico é ilustrado na Figura 52-10.

Eficácia Fora de um Centro Acadêmico

Uma possível crítica da conduta metabólica "seletiva" para nefrolitíase é que os estudos com múltiplas coletas de urina e soro podem ser muito demorados para que seja viável realizá-los fora de um centro médico acadêmico com uma equipe de pesquisa envolvida e especializada. **Embora o acompanhamento possa ser tedioso, ele não deve ser pior para pacientes com cálculos renais do que para aqueles acompanhados durante câncer urológico ou disfunção miccional.**

TABELA 52-9 Doses de Medicações Comuns Usadas para Prevenir Cálculos Urinários

MEDICAÇÃO	DOSE
Diuréticos tiazídicos	
Hidroclorotiazida	25 mg VO 2 × /d
Clortalidona	25-50 mg VO por dia
Indapamida	2,5 mg VO por dia
Fosfato sódico de celulose	10-15 g/dia divididos com as refeições
Ortofosfato	0,5 g VO 3 × /d
Citrato de potássio	20 mEq VO 2 × /d-3 × /d
Alopurinol	300 mg VO por dia
Gliconato de magnésio	0,5-1 g 3 × /d
Piridoxina (B_6)	100 mg VO por dia
D-Penicilamina	250 mg VO por dia (titulada até obter o efeito)
α-Mercaptopropionil glicina	100 mg VO 2 × /d (titulada até obter o efeito)
Captopril	25 mg VO 3 × /d
Ácido acetoidroxâmico	250 mg VO 2 × /d-3 × /d

TABELA 52-10 Possíveis Efeitos Colaterais das Medicações Usadas para Prevenir Litíase Urinária

MEDICAÇÃO	EFEITO COLATERAL
Diuréticos tiazídicos Hidroclorotiazida Clortalidona Indapamida	Perda de potássio, cãibras musculares, hiperuricosúria, acidose intracelular, hipocitratúria
Fosfato sódico de celulose (SCP)	Desconforto GI, hipomagnesemia, hiperoxalúria, estimulação de PTH
Ortofosfato	Semelhante a SCP, calcificação de tecido mole
Citrato de potássio	Desconforto GI, hipercalemia
Alopurinol	Erupção cutânea, mialgia
Gliconato de magnésio piridoxina (B_6)	Diarreia
D-Penicilamina	Síndrome nefrótica, dermatite, pancitopenia
α-Mercaptopropionil glicina	Erupção cutânea, astenia, queixas reumatológicas, desconforto GI, alterações do estado mental
Captopril	Erupção cutânea, tosse, hipotensão
Ácido acetoidroxâmico	Fenômenos tromboembólicos, tremor, cefaleia, palpitações, edema, desconforto GI, perda de paladar, erupção cutânea, alopecia, anemia, dor abdominal

GI, gastrintestinal; PTH, paratormônio.

Na verdade, Lingeman et al. (1998) compararam os resultados do controle de pacientes de sete clínicas privadas com os obtidos por uma clínica universitária especializada. É interessante observar que o *software* especializado para controle de cálculos e recursos laboratoriais da clínica universitária forneceu suporte aos centros particulares. Eles constataram que valores de supersaturação foram reduzidos efetivamente na rede e na clínica de cálculos e que a redução foi proporcional ao valor de supersaturação inicial e ao aumento no volume urinário. As clínicas de cálculos obtiveram maior redução da supersaturação, maior fração de acompanhamento de pacientes e maior aumento do volume urinário, mas os efeitos do tratamento em conjunto foram substanciais e significativos.

Este achado é confirmado por outro estudo que demonstrou a eficácia da profilaxia clínica quando administrada em um contexto de prática privada (Mardis et al., 2004). Em comparação a medidas conservadoras de recomendações dietéticas e controle de líquidos, o tratamento farmacológico ativo obteve uma redução significativamente maior dos episódios de cálculos. Esses achados incentivaram Mardis et al. (2004) a concluir que as medicações validadas nos estudos e orientadas pela avaliação metabólica reduzem a recorrência de cálculos quando usadas no contexto de prática privada, como ocorre em estudos clínicos de centros clínicos acadêmicos.

Hipercalciúria Absortiva

Tiazídicos

Atualmente, nenhum programa de tratamento é capaz de corrigir os distúrbios metabólicos básicos da hipercalciúria absortiva I, e os diuréticos tiazídicos não são considerados como terapia específica para hipercalciúria absortiva, porque não diminuem a absorção intestinal de cálcio desta condição (Pak, 1979). Contudo, essa classe de medicamentos é amplamente usada para tratar a hipercalciúria absortiva, devido a sua ação hipocalciúrica, ao alto custo e à inconveniência da terapia alternativa (fosfato sódico de celulose, que não está mais disponível nos Estados Unidos). O uso de tiazídicos foi descrito pela primeira vez por Yendt et al. (1966) para o tratamento de hipercalciúria não diferenciada.

Os tiazídicos estimulam diretamente a reabsorção de cálcio no néfron distal, ao mesmo tempo promovendo a excreção de sódio. A terapia em longo prazo com tiazídicos resulta em depleção de volume, diminuição do volume extracelular e reabsorção de sódio e cálcio do túbulo proximal. Os tiazídicos podem aumentar a excreção urinária de magnésio e zinco, mas esses efeitos não são constantes. As perdas de potássio derivadas da terapia com tiazídicos podem causar hipocitratúria, como resultado da hipocalemia com acidose intracelular.

Estudos indicam que os tiazídicos possam ter uma efetividade limitada em longo prazo na hipercalciúria absortiva tipo I (Zerwekh e Pak, 1980; Preminger e Pak, 1987). Apesar de uma redução inicial da excreção urinária, a absorção intestinal de cálcio permanece persistentemente elevada. Esses estudos sugerem que o cálcio retido possa ser acumulado no osso pelo menos durante os primeiros anos de terapia. A densidade óssea, determinada no terço distal do rádio por absormetria de fóton, aumenta de modo significativo durante o tratamento da hipercalciúria absortiva com tiazídicos, com um incremento anual de 1,34%. Entretanto, com o tratamento contínuo, a elevação da densidade óssea estabiliza e o efeito hipocalciúrico dos tiazídicos torna-se atenuado. Esses resultados sugerem que o tratamento com tiazídicos possa causar um estado de baixo metabolismo ósseo que impede o acúmulo contínuo de cálcio no esqueleto. O excesso de cálcio seria então excretado na urina. Em contraste, a densidade óssea não é alterada de modo significativo na hipercalciúria renal, na qual foi demonstrado que tiazídicos causam declínio da absorção intestinal de cálcio equivalente à redução do cálcio urinário.

Trabalhos adicionais sobre este tópico foram publicados (Pak et al., 2003a). Neste estudo, 28 pacientes com hipercalciúria absortiva tipo 1 foram tratados com tiazídicos (20) ou indapamida (oito) e citrato de potássio por 1 a 11 anos e mantidos ao mesmo tempo em uma dieta com baixo teor de oxalato de cálcio. Análise laboratorial de bioquímica sérica e urinária e densidade mineral óssea foram realizadas na consulta inicial e no final do tratamento. Durante o tratamento, o cálcio urinário diminuiu significativamente, mas o oxalato urinário não mudou. O pH e o citrato urinários aumentaram significativamente e a saturação urinária de oxalato de cálcio diminuiu de modo significativo em 46%. A taxa de formação de cálculos diminuiu de significativamente de 2,94 para 0,05 por ano. Notavelmente, a densidade mineral óssea em L2 a L4 aumentou significativamente em 5,7% em comparação ao valor máximo normal e 7,1% em comparação com os valores correspondentes normais para idade e gênero. Os autores concluíram que **a restrição dietética de cálcio e oxalato, combinada com tiazídicos e citrato de potássio, controlou de modo satisfatório a hipercalciúria, ao mesmo tempo prevenindo a complicação de osteopenia, geralmente associada à hipercalciúria absortiva.**

Embora os efeitos colaterais geralmente sejam leves, eles ocorrem em aproximadamente 30% a 35% dos pacientes tratados com tiazídicos. Os efeitos colaterais costumam ser observados no início do tratamento, mas desaparecem com a terapia contínua. Cansaço e sonolência são os sintomas mais comuns que podem ocorrerna ausência de hipocalemia. **A suplementação de potássio sempre deve ser considerada, particularmente em pacientes com deficiência evidente de potássio, pacientes em terapia com digitálicos e indivíduos que desenvolverem hipocitratúria.** Foi documentado que a adição de citrato de potássio previne a ocorrência de hipocalemia e acidose metabólica hipoclorêmica em pacientes submetidos à terapia com tiazídicos em longo prazo (Odvina et al., 2003). Os tiazídicos também podem provocar uma diminuição da tolerância a carboidratos e hiperuricemia. Uma complicação que desencadeia muito incômodo no paciente é a diminuição da libido ou disfunção sexual, que é observada em uma pequena porcentagem de pacientes. É razoável realizar um estudo a metabólico básico 1 a 2 semanas após a introdução de tiazídicos para monitorar hipocalemia, particularmente se o paciente não tiver iniciado o uso simultâneo de citrato de potássio.

Ocasionalmente, os tiazídicos desmascaram um hiperparatireoidismo primário (i.e., "prova com tiazídico"). Pacientes com cálcio sérico normal podem desenvolver uma elevação do cálcio sérico com tiazídicos (Wermers et al., 2007). Wermers et al. (2007) relataram que isto ocorre em média 6 anos após o início do uso dos tiazídicos. Nessa população heterogênea (da qual 3% eram formadores de cálculos

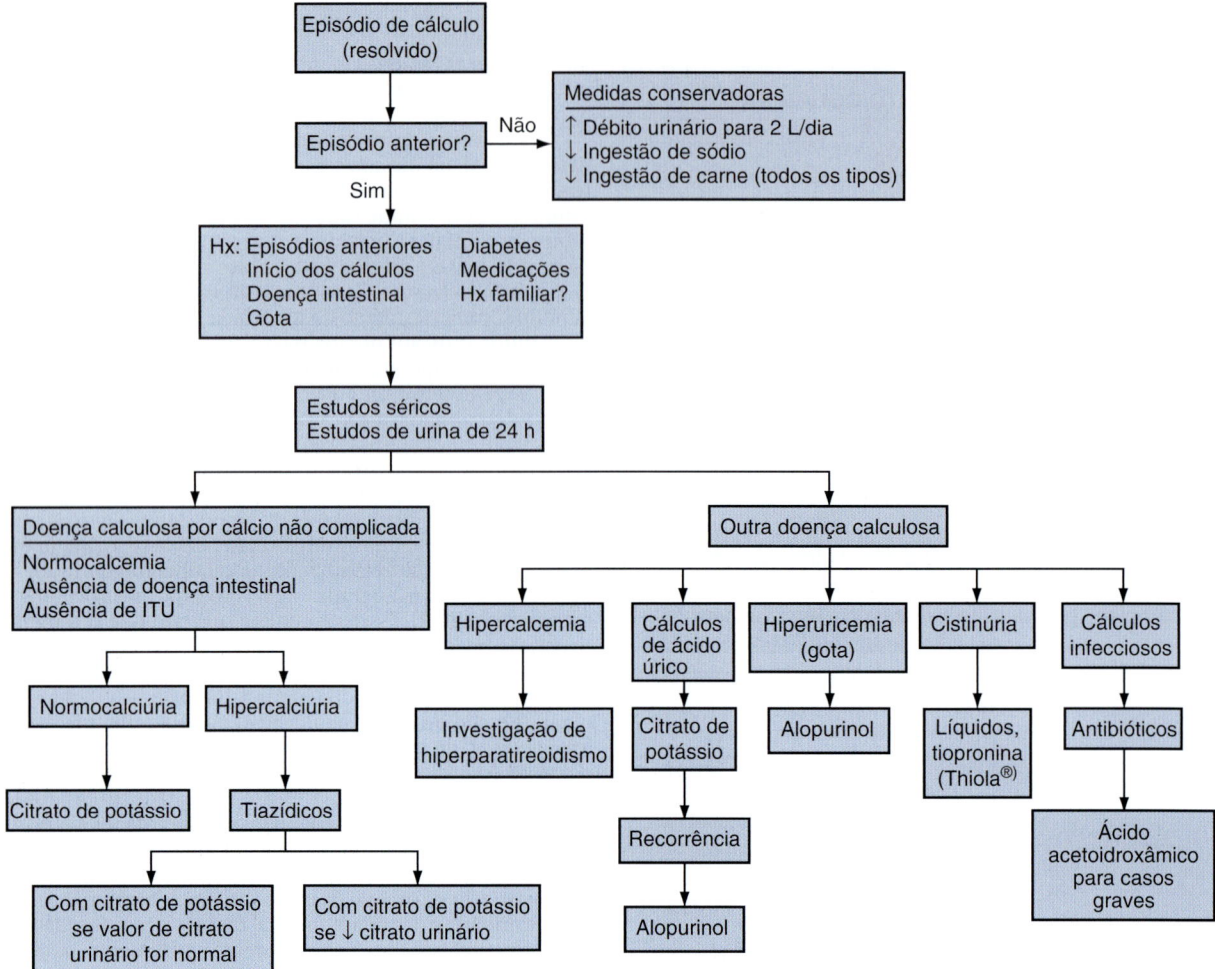

Figura 52-10. Algoritmo de tratamento simplificado para a avaliação e conduta clínica da litíase urinária. Hx, história; ITU, infecção do trato urinário. (Modificada de C. Y. Pak.)

conhecidos), o hiperparatireoidismo foi diagnosticado em 64% dos pacientes que apresentaram cálcio sérico persistentemente elevado após a interrupção de tiazídicos. Outro possível uso da prova com tiazídicos é a diferenciação entre hiperparatireoidismo primário e secundário (Eisner et al., 2009). Em pacientes com nefrolitíase, hipercalciúria e elevação do paratormônio sérico, hidroclorotiazida foi administrada na dose de 25 mg por via oral duas vezes ao dia durante 2 semanas. Se o paratormônio permanece elevado, o diagnóstico de hiperparatireoidismo primário é confirmado. Caso volte ao normal, o diagnóstico é de hiperparatireoidismo secundário decorrente da perda renal or hipercalciúria.

Fosfato Sódico de Celulose

O fosfato sódico de celulose, administrado por via oral, é uma resina de troca iônica não absorvível que se liga ao cálcio inibindo a sua absorção (Pak et al., 1974). **Infelizmente, apesar do entusiasmo inicial, o uso do fosfato sódico de celulose em grande parte deixou de ser utilizado e esta medicação já não está disponível nos Estados Unidos.**

Diretrizes para o Uso de Tiazídicos na Hipercalciúria Absortiva

Os tiazídicos não corrigem o defeito fisiológico básico subjacente da hipercalciúria absortiva. Algumas diretrizes são oferecidas até que uma terapia mais seletiva possa ser desenvolvida.

Em pacientes com hipercalciúria absortiva tipo I, os tiazídicos representam a primeira escolha e devem ser combinados com citrato de potássio, moderação dietética de laticínios (duas ou três porções por dia) e restrição do sódio e oxalato dietéticos. Se o tiazídico perder sua ação hipocalciúrica (após o tratamento em longo prazo), uma interrupção do medicamento pode ser instituída e então a terapia com tiazídico pode ser reiniciada. Recomenda-se manter a ingestão do citrato de potássio e as orientações dietéticas durante este período. Pesquisas adicionais são necessárias para identificar uma medicação que reduza de modo seletivo o aumento da absorção intestinal de cálcio, diminuindo assim a carga de cálcio disponível para excreção urinária e formação de cálculos.

Outros Agentes Hipocalciúricos

Outros agentes de longa ação são preferidos em vez da hidroclorotiazida para o tratamento da hipercalciúria. Essas medicações incluem clortalidona (25 a 50 mg/dia) ou indapamida (2,5 mg/dia). A indapamida tecnicamente não é um tiazídico, mas compartilha um efeito hipocalciúrico efetivo com outros agentes. Foi demonstrado que esses dois agentes são igualmente eficazes e podem melhorar a aderência do paciente por causa da comodidade posológica com a administração uma vez ao dia (Jaeger et al., 1986; Lemieux, 1986; Coe et al., 1988; Ettinger et al., 1988; Ohkawa et al., 1992; Borghi et al., 1993b; Martins et al., 1996).

A amilorida em combinação com um tiazídico (Moduretic®) pode ser mais eficaz que tiazídicos isolados para reduzir a excreção de cálcio (Maschio et al., 1981; Leppla et al., 1983). Contudo, essa medicação não aumenta a excreção do citrato. Uma vez que a amilorida é um agente poupador de potássio, a reposição de potássio não é necessária e, na verdade, pode ser problemática. **Não é aconselhável fornecer suplementação de potássio a pacientes que estejam recebendo um diurético poupador de potássio.** Embora os efeitos poupadores de potássio da amilorida possam ser benéficos, o uso de triantereno, outro agente poupador de potássio, deve ser realizado com cautela devido a relatos de formação de cálculos de triantereno (Watson et al., 1981; Werness et al., 1982; Ettinger, 1985; Sorgel et al., 1985).

Hipercalciúria Absortiva Tipo II

Na hipercalciúria absortiva tipo II, pode não ser necessário um tratamento medicamentoso específico porque o defeito fisiológico não é tão grave quanto na hipercalciúria absortiva tipo I. Além disso, muitos pacientes desprezam a ingestão de líquidos e, portanto, excretam urina concentrada. Uma ingestão moderada de cálcio (400 a 600 mg/dia) e alta ingestão de líquidos (suficiente para obter um débito urinário mínimo > 2 L/dia) seriam idealmente indicadas, pois a normocalciúria poderia ser restaurada apenas pela restrição dietética de cálcio e foi demonstrado que o aumento do volume urinário reduz a saturação urinária do oxalato de cálcio. **Além disso, evitar a ingestão excessiva de sódio pode diminuir ainda mais a hipercalciúria e a possível formação de cálculos em pacientes com hipercalciúria absortiva tipo II.**

Ortofosfato

Foi demonstrado que o ortofosfato (sal neutro ou alcalino de sódio e/ou potássio, 0,5 g de fósforo três ou quatro vezes por dia) inibe a síntese de 1,25-$(OH)_2$D (Van Den Berg et al., 1980; Insogna et al., 1989). Contudo, ainda não há evidências convincentes de estudos randomizados de que este tratamento restaure a absorção intestinal normal de cálcio. O ortofosfato reduz o cálcio urinário provavelmente por reduzir diretamente a reabsorção tubular renal de cálcio e pela ligação ao cálcio no trato intestinal. O fósforo urinário aumenta acentuadamente durante a terapia, um achado que reflete a capacidade de absorção do fosfato solúvel. Em termos físico-químicos, o ortofosfato reduz a concentração urinária do oxalato de cálcio, mas aumenta a de bruxita. Além disso, a atividade inibidora urinária é aumentada, provavelmente devido ao estímulo da excreção renal de pirofosfato e citrato. Embora haja relatos contrários, foi publicado que este programa de tratamento provoca calcificação de tecidos moles e estimulação da paratireoide (Dudley e Blacksburn, 1970). O ortofosfato está contraindicado na nefrolitíase complicada por ITU devido ao aumento da carga de fósforo.

PONTOS-CHAVE: HIPERCALCIÚRIA ABSORTIVA

- O fosfato sódico de celulose diminui de modo efetivo a absorção do cálcio intestinal, mas foi abandonado devido a intolerância GI e efeitos colaterais.
- Os tiazídicos não tratam a causa subjacente da hipercalciúria absortiva, mas reduzem o cálcio urinário e controlam seus sintomas.
- Deve-se ter cuidado ao usar diuréticos para prevenir uma hipocalemia com subsequente hipocitratúria.
- Os ortofosfatos podem ter um papel no tratamento da hipercalciúria absortiva quando outros métodos não forem eficazes.

Hipercalciúria Renal

Tiazídicos são idealmente indicados para o tratamento de hipercalciúria renal. Foi demonstrado que este diurético corrige a perda renal de cálcio ao aumentar a reabsorção do cálcio no túbulo distal, causar a depleção do volume extracelular e estimular a reabsorção tubular proximal de cálcio. A correção subsequente do hiperparatireoidismo secundário restaura os valores séricos normais de 1,25-di-hidroxivitamina D (1,25-$[OH]_2$D) e a absorção intestinal de cálcio. Foi demonstrado que tiazídicos fornecem uma correção mantida da hipercalciúria equivalente a uma restauração de 1,25-$(OH)_2$D sérica normal e absorção intestinal de cálcio em seguimento de até 10 anos de terapia (Preminger e Pak, 1987).

Em termos físico-químicos, o ambiente urinário torna-se menos concentrado em relação ao oxalato de cálcio e bruxita durante o tratamento com tiazídicos, em grande parte devido à redução da excreção de cálcio. Além disso, a atividade inibitória urinária, refletida no limite de metaestabilidade, aumenta por um mecanismo desconhecido. Esses efeitos são atribuídos à hidroclorotiazida 25 mg duas vezes ao dia, à clortalidona 25 a 50 mg/dia ou à indapamida 2,5 mg/dia. **A suplementação com citrato de potássio (40 a 60 mEq/dia) é aconselhada porque foi demonstrado que esta medicação é eficaz para evitar hipocalemia e aumentar o citrato urinário, quando administrada a pacientes com nefrolitíase por cálcio que recebem tiazídicos** (Nicar et al., 1984; Pak et al., 1985a).

Uma discussão mais completa sobre o mecanismo de ação, a eficácia e os efeitos colaterais dos tiazídicos para tratamento da hipercalciúria é apresentada na seção anterior. Além disso, a Tabela 52-11 fornece um resumo dos resultados de estudos randomizados que envolveram o uso de tiazídicos para tratamento da hipercalciúria. É interessante observar que uma metanálise recente de tratamentos clínicos para prevenção de cálculos demonstrou que apenas tiazídicos demonstram evidências fortes de eficácia nos estudos randomizados (Pearle et al., 1999).

PONTO-CHAVE: HIPERCALCIÚRIA RENAL

- Os tiazídicos constituem a terapia de primeira escolha para o tratamento da hipercalciúria renal.

Hiperparatireoidismo Primário

A paratireoidectomia é o tratamento ideal para a nefrolitíase em pacientes com hiperparatireoidismo primário (Parks et al., 1980; Fraker, 2000). Essa terapia pode incluir a ressecção de um adenoma dominante ou a remoção de todas as quatro glândulas hiperplásicas. Após a remoção do tecido anormal da paratireoide, espera-se que o cálcio urinário volte ao normal, paralelamente a um declínio do cálcio sérico e da absorção intestinal de cálcio. Contudo, nem sempre esses achados são confiáveis porque alguns pacientes podem sofrer alterações das funções tubular e glomerular como resultado da hipercalcemia/hipercalciúria de longa duração (Farias et al., 1996). Além disso, é imperativo repetir a determinação de cálcio urinário de 24 horas para garantir que a hipercalciúria tenha sido resolvida.

Não existe um tratamento clínico estabelecido para a nefrolitíase do hiperparatireoidismo primário. Embora ortofosfatos tenham sido recomendados para a doença de gravidade leve a moderada, sua segurança ou eficácia ainda não foi comprovada. Essas medicações devem ser usadas apenas quando a cirurgia da paratireoide não puder ser realizada. Foi relatado que o estrogênio foi útil para reduzir o cálcio sérico e urinário em mulheres na pós-menopausa com hiperparatireoidismo primário (Herbai e Ljunghall, 1983; Marcus et al., 1984; Coe et al., 1986; Selby e Peacock, 1986; Boucher et al., 1989; Diamond et al., 1996; Orr-Walker et al., 2000).

PONTO-CHAVE: HIPERPARATIREOIDISMO PRIMÁRIO

- O hiperparatireoidismo com manifestação de doença calculosa é mais adequadamente tratado pela excisão cirúrgica do(s) adenoma(s).

Nefrolitíase por Oxalato De Cálcio Hiperuricosúrica

Existem duas abordagens farmacológicas para o controle da nefrolitíase por cálcio hiperuricosúrica. A primeira envolve a diminuição da produção de ácido úrico. O alopurinol (300 mg/dia) pode ser usado para bloquear a capacidade da conversão de xantina em ácido úrico pela xantina oxidase (Coe, 1978). A diminuição resultante do ácido úrico sérico também provocará uma diminuição do ácido úrico urinário. **O uso do alopurinol na hiperuricosúria associada a uma tolerância na ingestão dietética de purina também pode ser razoável se os pacientes não conseguirem ou não estiverem dispostos a obedecer à restrição dietética de purina.** Alterações físico-químicas resultantes da restauração do ácido úrico urinário normal incluem um aumento do limite urinário de metaestabilidade do oxalato de cálcio (Pak et al., 1978). Portanto, a nucleação espontânea do oxalato de cálcio é retardada pelo tratamento com alopurinol, provavelmente por inibir a estimulação da cristalização do oxalato de cálcio induzida por urato monossódico (Pak et al., 1979; Coe et al., 1980). Devido ao possível exagero da cristalização do oxalato de cálcio induzido por urato monossódico, uma restrição moderada de sódio (150 mEq/dia) também é aconselhável.

Existem poucos estudos randomizados convincentes que demonstrem a eficácia do alopurinol no tratamento de hiperuricosúria. Contudo, um estudo de Ettinger et al. (1986) se destaca. Nesse estudo duplo-cego, prospectivo, randomizado, o alopurinol foi administrado a 60 pacientes com hiperuricosúria, normocalciúria e cálculos recorrentes de oxalato de cálcio. Um período de tolerância

TABELA 52-11 Estudos Randomizados que Usaram Tiazídicos para o Controle da Nefrolitíase

ANO	AUTOR	DIAGNÓSTICO	AGENTE	Nº DE PACIENTES	Nº DE CONTROLES	EFICÁCIA	ACOMPANHAMENTO	COMENTÁRIOS
1981	Brocks et al.	Cálculos de cálcio recorrentes	Bendroflumetiazida, 2,5 mg 3 × /d	29	33	83% de remissão nos controles, 85% nos tratados: não significativo	1,6 ano	Nem todos os pacientes eram hipercalciúricos. Apenas 16% dos cálculos esperados formados nos controles, 24% nos tratados.
1982	Scholz et al.	Cálculos de cálcio recorrentes	Hidroclorotiazida, 25 mg 2 × /d	25	26	77% de remissão nos controles, 76% nos tratados: não significativo	1 ano	Cálcio urinário em jejum aumentado antes do tratamento, diminuiu com tiazídicos, mas não nos controles. Débito urinário aumentou nos dois grupos, indicando que a hidratação foi suficiente.
1984	Laerum e Larsen	Formadores de cálculos recorrentes	Hidroclorotiazida, 25 mg 2 × /d	25	25	45% de remissão nos controles, 75% nos tratados: diferença significativa. Controles formaram 21 cálculos, tratados formaram 230 cálculos: não significativo	3 anos	Estudo de clínica geral 75% dos pacientes não apresentavam hipercalciúria. Diferenças observadas apenas após 18 meses.
1988	Ettinger et al.	Cálculos de cálcio recorrentes	Clortalidona, 25 ou 50 mg/dia	42	31	55% de remissão nos controles, 86% nos tratados: significativo	3 anos	Apenas 15% dos pacientes apresentavam hipercalciúria. Aderência à dieta não encorajada ou avaliada; aos medicamentos, avaliada. Débito urinário não medido. Taxa de exclusão de 16% nos controles, taxa de exclusão de 35%-40% com clortalidona.
1984	Wilson et al.	Cálculos de cálcio recorrentes	Hidroclorotiazida, 100 mg/dia	21	23	65% de remissão nos controles, 70% nos tratados: não significativo 0,32 cálculo/ano nos controles; 0,15 cálculo/ano nos tratados: significativo	< 3 anos	Nem todos os pacientes apresentavam cálculos hipercalciúricos. Outros tratamentos — fosfato, magnésio, alopurinol — foram ineficazes.
1992	Ohkawa et al.	Hipercalciúria idiopática	Triclormetiazida, 4 mg/dia	82	93	86% de remissão nos controles, 92% nos tratados: não significativo. Taxa de formação de cálculos reduzida de modo significativo em pacientes tratados	3 anos	Este foi um estudo multi-institucional. Todos os pacientes tinham hipercalciúria. Muitos eram formadores de cálculo único.
1993b	Borghi et al.	Hipercalciúria idiopática	Indapamida, 2,5 mg/dia ou indapamida mais alopurinol, 300 mg/dia	25	25	65% de remissão nos controles, 95% nos tratados: significativo		O débito urinário não aumentou em nenhum grupo; portanto a hidratação pode não ter sido efetiva.
TOTAL				249	256	73% de remissão nos controles, 85% nos pacientes tratados		Efeitos benéficos do tratamento observados apenas nos estudos com acompanhamento ≥ 2 anos.

de 6 meses foi estabelecido, durante o qual qualquer novo cálculo eliminado não seria considerado como falha do tratamento. Com um acompanhamento de até 39 meses, novos episódios calculosos (crescimento ou recorrência do cálculo) ocorreram em 58% dos pacientes com placebo e 31% dos pacientes com alopurinol. O grupo de placebo apresentou 63,4% menos cálculos, enquanto o grupo de alopurinol apresentou 81,2% menos cálculos. A taxa média de eventos de cálculos correspondeu a 0,26 por paciente por ano no grupo de placebo e 0,12 no grupo de alopurinol. O grupo de alopurinol apresentou um tempo significativamente mais longo antes da recorrência de cálculos.

Alternativamente, o controle da hiperuricosúria pode ser abordado pela alteração do meio ambiente urinário, de modo que o ácido úrico permaneça no estado dissolvido (Pak e Peterson, 1986). Um ponto central dessa abordagem é o grande benefício de produzir quantidades copiosas de urina diluída para manter o ácido úrico em baixa concentração. As tentativas de manter a urina em um pH acima do pKa também podem ter sucesso ao promover a dissolução dessa molécula (Pak et al., 1986b). Este efeito geralmente é obtido pelo uso de um agente alcalinizante como citrato de potássio (na dose de 30 a 60 mEq/dia em doses divididas). No estudo de Pak et al., o tratamento produziu uma elevação do pH urinário de 0,55 a 0,85 acima do limite superior da normalidade. Os níveis urinários de citrato aumentaram em 249 a 402 mg/dia. Concomitantemente a essas alterações, a saturação urinária do oxalato de cálcio (razão de saturação relativa) e a quantidade de ácido úrico não dissociado diminuíram significativamente. A formação de cálculos diminuiu de 1,55 por pacientes-anos para 0,38 por pacientes-anos durante o período médio de tratamento de 2,35 anos. A formação de cálculos cessou em 16 dos 19 pacientes durante o tratamento.

Existem algumas evidências de que as alterações do pH urinário isoladamente sejam inadequadas para o controle da hiperuricosúria (Pak et al., 2002b). Se este for o caso, a eficácia do citrato no tratamento da nefrolitíase por cálcio hiperuricosúrica pode originar-se da atividade inibitória do citrato em relação à cristalização de cálcio e oxalato.

O citrato de potássio pode ser particularmente útil em pacientes com hiperuricosúria leve a moderada (< 800 mg/dia), especialmente naqueles em que uma hipocitratúria também esteja presente.

> **PONTOS-CHAVE: NEFROLITÍASE POR OXALATO DE CÁLCIO HIPERURICOSÚRICA**
>
> - Pacientes com hiperuricosúria devem ser orientados a diminuir a ingestão dietética de purinas.
> - O alopurinol pode diminuir a produção de ácido úrico e pode ser ideal para pacientes com história de gota.
> - O citrato de potássio pode alterar efetivamente o meio ambiente urinário em pacientes com hiperuricosúria pela diminuição da supersaturação de ácido úrico e oxalato de cálcio.

Hiperoxalúria Entérica

O tratamento de pacientes com hiperoxalúria entérica geralmente envolve uma terapia dirigida, que aborda várias anormalidades ou uma fisiologia anormal. A administração oral de preparações de cálcio vendidas sem receita (0,25 a 1 g quatro vezes ao dia) ou magnésio foi recomendada para o controle da nefrolitíase por cálcio na doença ileal (Worcester, 2002). Embora o oxalato urinário possa diminuir (provavelmente devido à ligação do oxalato aos cátions bivalentes), o aumento simultâneo do cálcio urinário pode anular o efeito benéfico dessa terapia, pelo menos em alguns pacientes (Barilla et al., 1978).

A colestiramina também foi indicada para o tratamento de cálculos nesse distúrbio (Stauffer, 1977). Esse medicamento pode ser útil por meio da ligação aos sais biliares na luz intestinal, causando diminuição da irritação da mucosa colônica e a subsequente hiperabsorção do oxalato (Caspary et al., 1977). A substituição de gordura dietética por triglicerídeos de cadeia média pode ser útil em pacientes que também apresentem má absorção.

Os pacientes podem exibir hipomagnesiúria como resultado do comprometimento da absorção intestinal de magnésio. Foi demonstrado que o magnésio forma complexos com o oxalato, e por isso a hipomagnesiúria pode aumentar a saturação urinária do oxalato de cálcio (Caudarella et al., 1993). Embora suplementos orais de magnésio possam corrigir a hipomagnesiúria, eles também podem provocar diarreia adicional. O gliconato de magnésio (0,5 a 1 g três vezes ao dia) parece ser mais bem tolerado que o hidróxido ou óxido de magnésio. **O tratamento com citrato de potássio (60 a 120 mEq/dia) pode corrigir a hipocalemia e a acidose metabólica em pacientes com hiperoxalúria entérica e, em alguns indivíduos, aumentar o citrato urinário na direção dos valores normais.** Deve-se preferir uma solução líquida de citrato de potássio em pacientes com tempo de trânsito GI rápidos, porque a forma líquida dessa medicação pode ser mais bem absorvida que as pílulas de matriz cérea de liberação lenta.

Uma alta ingestão de líquidos é recomendada para garantir um volume urinário adequado. Uma perda excessiva de líquidos pode estar presente e um agente antidiarreico pode ser necessário antes que um débito urinário suficiente possa ser obtido. O citrato de cálcio teoricamente pode ter um papel no controle da hiperoxalúria entérica. Esse tratamento pode reduzir o oxalato urinário por meio da ligação ao oxalato no trato intestinal. O citrato de cálcio também pode elevar o citrato e o pH urinário ao fornecer uma carga alcalina (Harvey et al., 1985). Por fim, o citrato de cálcio pode corrigir a má absorção de cálcio e os efeitos adversos sobre o esqueleto ao fornecer uma formulação de cálcio eficientemente absorvível.

Recentemente, o uso de probióticos e a alteração da flora intestinal foram investigados (Hoppe et al., 2005; Lieske et al., 2005). O objetivo dessas estratégias é aumentar a degradação de oxalato, consequentemente prevenindo a absorção intestinal. O uso de bactérias ácido-láticas e *O. formigenes* demonstrou uma redução preliminar da excreção urinária de oxalato. Uma avaliação maior em longo prazo é necessária, mas a investigação adicional dessa abordagem terapêutica relativamente nova é facilmente justificada.

A piridoxina tem sido usada para tratar pacientes com elevação de oxalato na hiperoxalúria primária. Ela é convertida em fosfato de piridoxal, que é um cofator de AGT. A deficiência de AGT é a causa da hiperoxalúria primária tipo 1. Foi demonstrado que a piridoxina aumenta a expressão, a atividade catalítica e o transporte peroxissomal de AGT (Fargue et al., 2013). Isto também foi relatado em pacientes com hiperoxalúria idiopática. Em um estudo retrospectivo, Ortiz-Alvarado et al. (2011) constataram que uma combinação de aconselhamento dietético (dieta com baixo teor de oxalato) com suplementação de piridoxina reduziu de modo significativo o oxalato urinário em pacientes com hiperoxalúria idiopática. Os autores não observaram efeitos colaterais decorrentes do tratamento com piridoxina. Isto pode constituir um tratamento alternativo para pacientes com hiperoxalúria refratária.

> **PONTOS-CHAVE: HIPEROXALÚRIA ENTÉRICA**
>
> - A ingestão de líquidos deve ser fortemente recomendada para corrigir o estado relativo de desidratação.
> - O cálcio dietético pode ajudar a quelar o oxalato intestinal e diminuir sua absorção.
> - Formulações de liberação lenta de citrato devem ser evitadas.

Nefrolitíase por Oxalato de Cálcio Hipocitratúrica

Em pacientes com nefrolitíase por oxalato de cálcio hipocitratúrica, o tratamento com citrato de potássio é capaz de restaurar o citrato urinário normal, reduzir a concentração urinária e inibir a cristalização de sais de cálcio. Uma vez que a hipocitratúria é encontrada em várias condições diferentes, cada uma será abordada individualmente.

Acidose Tubular Renal Distal

A terapia com citrato de potássio é capaz de corrigir a acidose metabólica e a hipocalemia encontradas em pacientes com ATR distal (Preminger et al., 1985; Wang e Preminger, 2011). Além disso, essa medicação é capaz de restaurar o citrato urinário normal, embora grandes doses (até 120 mEq/dia) possam ser necessárias em estados acidóticos graves. Com a correção da acidose, o cálcio urinário deve diminuir para a faixa normal. Uma vez que o pH urinário em geral está inicialmente elevado em pacientes com ATR, a elevação geral do pH urinário é pequena.

A terapia com citrato de potássio, tipicamente, produz uma diminuição sustentada da concentração urinária de oxalato de cálcio (devido à redução do cálcio urinário e à formação de complexos de citrato com cálcio). A concentração urinária do fosfato de cálcio não se eleva porque o aumento da dissociação de fosfato é relativamente pequena e é compensada adequadamente pela diminuição da concentração de cálcio iônico. Além disso, há um aumento da atividade inibitória da cristalização do oxalato de cálcio e fosfato de cálcio, devido à ação direta do citrato.

Pesquisadores da Tailândia sugerem que a dose-alvo de citrato de potássio para crianças com ATR distal deve ser de 3 a 4 mEq/kg por dia em doses divididas (Domrongkitchaiporn et al., 2002c; Tapaneya-Olarn et al., 2002).

Estados de Diarreia Crônica

O controle completo da doença calculosa entérica foi discutido anteriormente neste capítulo. Uma parte do controle deve envolver o uso de citrato para corrigir a acidose que acompanha as perdas crônicas de bicarbonato pela diarreia. A quantidade de citrato de potássio dependerá da gravidade da hipocitratúria nesses pacientes, variando de 60 a 120 mEq divididos em três ou quatro doses.

Recomenda-se que uma preparação líquida de citrato de potássio seja usada em vez da preparação de comprimidos de liberação lenta; a medicação de liberação lenta pode ser pouco absorvida devido ao tempo de trânsito intestinal rápido. Além disso, esquemas de doses frequentes (três ou quatro vezes por dia) para a preparação líquida são necessários porque esta forma de medicação tem uma duração de ação biológica relativamente curta.

Hipocitratúria Induzida por Tiazídicos

Como indicado anteriormente, a terapia com tiazídicos pode causar hipocitratúria devido à hipocalemia induzida por tiazídicos com acidose intracelular resultante (Nicar et al., 1984). Portanto, a administração de suplementos de potássio deve ser uma prática comum, de preferência na forma de citrato de potássio, em pacientes que estejam recebendo tiazídicos para o tratamento de hipercalciúria. Foi demonstrado que o citrato de potássio é tão efetivo quanto o cloreto potássio para correção da hipocalemia induzida por tiazídicos. Além disso, a adição de citrato de potássio não apenas previne a queda do citrato urinário durante a terapia com tiazídicos, mas pode elevar a excreção de citrato (Pak et al., 1985b).

Nefrolitíase por Oxalato de Cálcio Hipocitratúrica Idiopática

Esta entidade inclui a hipocitratúria que ocorre isoladamente, assim como a que ocorre em conjunto com outras anormalidades (p. ex., hipercalciúria ou hiperuricosúria). Os cálculos formados nessa condição são compostos predominantemente por oxalato de cálcio. A terapia com citrato de potássio pode produzir um aumento do citrato urinário e o declínio da concentração urinária do oxalato de cálcio (Pak e Fuller, 1986). Dois agentes foram usados para o tratamento da hipocitratúria: citrato de sódio e potássio, geralmente usado na Europa, e citrato de potássio — na forma líquida ou como comprimido de matriz cérea — usado nos Estados Unidos. A dose terapêutica usual corresponde a 30 a 60 mEq/dia, administrada em doses divididas ou como dose única noturna (Berg et al., 1992). O citrato de sódio não reduz a excreção urinária de cálcio, talvez como resultado da maior carga de sódio associada a essa terapia (Sakhaee et al., 1983; Preminger et al., 1988).

Em geral, o citrato é bem tolerado, embora o potencial de desconforto gástrico seja real. A formulação atual do citrato de potássio embutida em uma matriz cérea pode ajudar a diminuir o risco de irritação gástrica. Os pacientes são fortemente encorajados a ingerir essa medicação com refeições para que ajam como um tampão adicional. Foi demonstrado que a terapia em longo prazo com essa medicação fornece uma resposta duradoura favorável na alteração dos parâmetros urinários e na formação da taxa de cálculos (Robinson et al., 2009). Em uma coorte retrospectiva de 503 pacientes em terapia com citrato de potássio por uma média de 41 meses (variação de 6 a 168), o pH e o citrato urinário demonstraram aumentos significativos (pH: 5,9 a 6,46; citrato: 470 a 700 mg/dia), com melhoras substanciais dos parâmetros urinários em apenas 6 meses de terapia. Além disso, o citrato de potássio diminuiu a taxa de formação de cálculos de 1,89 cálculos por paciente por ano para 0,46.

Contudo, surgiram preocupações sobre a alcalinização excessiva da urina e um aumento na taxa de formação de cálculos de fosfato de cálcio. Pesquisadores analisaram uma grande base de dados de cálculo com mais de 1.200 pacientes e identificaram um aumento de três vezes no teor do fosfato de cálcio dos cálculos nas últimas três décadas (Parks et al., 2004). Como seria esperado, a elevação do pH urinário foi diretamente associada a este achado, levantando assim a questão do papel do citrato de potássio neste achado de aumento do teor de fosfato de cálcio. O mesmo grupo de pesquisadores analisou em seguida pacientes que aumentaram o teor de fosfato de cálcio em seus cálculos e constataram que aqueles pacientes em quem houve este aumento tinham recebido mais citrato de potássio em comparação àqueles que não exibiram aumento (Parks et al., 2009). Os autores assinalam que o efeito sobre o pH urinário possivelmente é compensado pela elevação do citrato urinário.

Trabalhos adicionais sobre esse problema mostraram que, embora o pH urinário aumente enquanto os pacientes estão recebendo citrato de potássio em longo prazo, a taxa de formação de cálculos em pacientes com um pH urinário acima de 6,5 diminuiu de modo significativo, assim como em pacientes com um pH menor que 6,5 após tratamento com citrato de potássio. Embora a composição do cálculo não tenha sido avaliada neste estudo específico, a ausência de diferenças na taxa de formação de cálculos em pacientes com um alto pH urinário sugere fortemente que a administração de citrato não aumente o risco de formação de cálculos de fosfato de cálcio (Robinson et al., 2009).

> **PONTOS-CHAVE: NEFROLITÍASE POR OXALATO DE CÁLCIO HIPOCITRATÚRICA**
>
> - Os citratos em geral são bem tolerados, com apenas um pequeno risco de desconforto GI.
> - Os citratos constituem terapia de primeira linha para o controle de ATR, hipocitratúria induzida por tiazídicos e hipocitratúria idiopática.
> - Existem evidências conflitantes de um maior risco de formação de cálculos de fosfato de cálcio com o uso prolongado da terapia com citrato de potássio.

Nefrolitíase por Cálcio Hipomagnesúrica

A nefrolitíase por cálcio hipomagnesúrica é caracterizada por baixo magnésio urinário, hipocitratúria e baixo volume urinário. Portanto, **a conduta deve incluir a restauração dos níveis urinários de magnésio com óxido de magnésio ou hidróxido de magnésio, assim como a correção da hipocitratúria com citrato de potássio.** A administração de sais de magnésio foi preconizada pela primeira vez com base na teoria de que ela reduziria a excreção urinária de oxalato. Alguns sais de magnésio aumentam a excreção urinária de magnésio e, portanto, produzem uma razão de magnésio para cálcio mais favorável na urina, uma condição que oferece proteção relativa contra a formação de cálculos. O magnésio diminui a reabsorção tubular renal de citrato por meio da quelação de citrato e o consequente aumento da excreção urinária de citrato. Melnick et al. (1971) constataram que a recorrência de cálculos diminuiu de seis cálculos por ano para 0,073 cálculo por ano em um grupo de 149 pacientes formadores de cálculos de oxalato de cálcio recorrentes tratados com óxido de magnésio. Prien e Gershoff (1974) relataram que aproximadamente 70% dos pacientes que receberam 300 mg de óxido de magnésio e 100 mg de piridoxina demonstraram uma interrupção completa da formação de cálculos. Johansson et al. (1980) trataram 56 pacientes com 400 a 500 mg de hidróxido de magnésio. Entre os pacientes tratados, 80% permaneceram livres de cálculos, em comparação com 50% que não receberam suplementação de magnésio. A taxa de formação de cálculos caiu de 0,8 cálculo por ano para 0,03 cálculo por ano nos pacientes tratados e de 0,5 cálculo por ano para 0,22 cálculo por ano nos indivíduos de controle. Pelo menos um estudo randomizado não mostrou uma diferença nas taxas de recorrência entre pacientes tratados e não tratados (Ettinger et al., 1988).

Vários sais de magnésio são usados para o tratamento da doença calculosa. O óxido de magnésio e o hidróxido de magnésio são pouco absorvidos e produzem apenas uma diminuição discreta do oxalato urinário e um aumento modesto do magnésio urinário (Barilla et al., 1978; Johansson et al., 1980). Os níveis de cálcio urinário aumentam durante a suplementação de óxido de magnésio (Melnick et al., 1971; Fetner et al., 1978; Tiselius et al., 1980) e, como consequência, a concentração urinária de oxalato de cálcio não é reduzida significativamente com o óxido de magnésio. Lindberg et al. (1990) constataram que tanto o citrato de magnésio quanto o óxido de magnésio induziram apenas alterações benéficas modestas na bioquímica urinária quando ingeridos com o estômago vazio. Quando os sais de magnésio foram fornecidos com refeições, contudo, causaram alterações mais proeminentes na bioquímica urinária e reduziram a concentração relativa da urina por oxalato de cálcio ou bruxita.

A intolerância GI é o principal efeito colateral da terapia com magnésio. No momento, a suplementação de magnésio não é amplamente usada. A suplementação de magnésio era realizada utilizando-se o o fosfato sódico de celulose no tratamento da hipercalciúria absortiva tipo I e atualmente pode ser usado com citrato de potássio em pacientes com síndrome de diarreia crônica.

Uma nova preparação de magnésio (citrato de potássio-magnésio) foi desenvolvida, mas ainda não foi aprovada para uso e fornece tanto magnésio quanto citrato no mesmo comprimido. Foi demonstrado que essa formulação de citrato de potássio-magnésio fornece o mesmo potássio biodisponível de outras preparações (Koenig et al., 1991). Além disso, a excreção do magnésio aumentou de modo significativo, assim como a excreção urinária de citrato. A capacidade de fornecer potássio foi estudada subsequentemente, pois está relacionada à hipocalemia induzida por tiazídicos. Foi demonstrado que esta medicação fornece a mesma quantidade de potássio biodisponível que os outros agentes-padrão (Wuermser et al., 2000).

Ettinger et al. (1997) relataram um estudo randomizado duplo-cego sobre citrato de potássio-magnésio versus placebo. Em seu estudo, novos cálculos foram formados em 63,6% dos indivíduos que receberam placebo e em 12,9% dos indivíduos que receberam citrato de potássio-magnésio. Em comparação ao placebo, o risco relativo para falha de tratamento com o citrato de potássio-magnésio correspondeu a 0,16. Os autores concluíram que o citrato de potássio-magnésio previne de modo efetivo a recorrência de cálculos de oxalato de cálcio e pode ser confiável para fornecer até 85% de proteção durante 3 anos. Similarmente ao trabalho realizado com o citrato de potássio, Odvina et al. (2006) demonstraram a capacidade de prevenção de hipocalemia e hipomagnesemia pelo citrato de potássio-magnésio em pacientes em terapia com tiazídicos.

PONTOS-CHAVE: NEFROLITÍASE POR CÁLCIO HIPOMAGNESÚRICA

- A suplementação de magnésio pode fornecer benefícios na redução de cálculos.
- O uso de magnésio é limitado pelo risco de diarreia.
- Potássio-magnésio pode restaurar os níveis urinários de magnésio e de citrato, com efeitos colaterais GI mínimos.

Diátese Gotosa

O principal objetivo no tratamento da diátese gotosa é um aumento do pH urinário acima de 5,5, de preferência entre 6,0 e 6,5 (Khatchadourian et al., 1995). No passado, a alcalinização da urina era realizada com bicarbonato de sódio ou várias combinações de terapia alcalina à base de sódio e potássio. Embora álcalis de sódio possam aumentar a dissociação de ácido úrico e inibir a formação de cálculos de ácido úrico ao elevar o pH urinário, o uso dessa medicação pode ser complicada pelo desenvolvimento de cálculos contendo cálcio (fosfato de cálcio e/ou oxalato de cálcio). O citrato de potássio é vantajoso não só por ser um bom agente alcalinizante, mas por parecer não se relacionar com a formação de cálculos de cálcio. O citrato de potássio deve ser administrado em doses suficientes para manter o pH urinário em aproximadamente 6,5 (30 a 60 mEq/dia em duas ou três doses divididas). **As tentativas de alcalinização da urina até um pH acima de 7,0 deve ser evitada. Em um pH maior, existe o perigo de aumentar o risco de formação de cálculos de fosfato de cálcio.** Se a excreção urinária de ácido úrico estiver elevada ou existir hiperuricemia, alopurinol (300 mg/dia) deve ser adicionado.

Cistinúria

O objetivo do tratamento da cistinúria é reduzir a concentração urinária de cistina até um valor abaixo de seu limite de solubilidade (200 a 300 mg/L) (Pak e Fuller, 1983). O programa terapêutico inicial inclui a alta ingestão de líquidos para tentar produzir 2,5 a 3 litros de urina por dia. Essa quantidade de débito urinário aumentará dramaticamente o denominador da fração de concentração e ajudará a reduzir a supersaturação da urina em relação à cistina. Outros autores recomendaram a administração oral de álcalis solúveis (citrato de potássio) em uma dose suficiente para elevar o pH urinário para 6,5 a 7,0 (Chow e Streem, 1998; Joly et al., 1999). Essa estratégia terapêutica tenta aumentar a solubilidade da cistina filtrada para prevenir a formação de cristais. Embora a terapia alcalina possa ajudar, é importante lembrar que o pKa de cistina é 8,3, o que cria dois problemas. Primeiro, é muito difícil obter um pH urinário tão alto, fazendo que a alcalinização excessiva seja uma meta não realista. Em segundo lugar, a elevação do pH urinário a estes níveis coloca o paciente em risco para formação de cálculos de fosfato de cálcio.

Existem boas evidências de que um excesso de sódio dietético possa provocar um aumento da excreção de cistina (Norman e Manette 1990; Lindell et al., 1995; Rodriguez et al., 1995; Fjellstedt et al., 2001). Na verdade, estes autores demonstraram que a restrição do sódio dietético deve ser um aspecto integral do controle global de pacientes cistinúricos. Fjellstedt et al. (2001) demonstraram que o uso do citrato de sódio em vez de citrato de potássio pode diminuir a eficácia de outras intervenções clínicas, como o composto contendo sulfidrila α-mercaptoprionilglicina (Thiola®).

Quando este tratamento conservador é ineficaz, **a próxima linha de terapia envolve o uso de agentes que aumentem a solubilidade da cistina na urina por meio da formação de uma ponte dissulfeto mista mais solúvel (i.e., cistina com medicamento, em vez de cistina com cistina). Estes agentes incluem a α-mercaptopropionilglicina (tiopronina [Thiola®]), D-penicilamina (Cuprimine) e captopril.**

O primeiro agente estudado foi a D-penicilamina. Curiosamente, muito pouco foi escrito especificamente sobre este agente e seu uso no tratamento da cistinúria desde as décadas de 1960 a 1970 (Crawhall e Thompson, 1965; McDonald e Henneman, 1965; Lotz et al., 1966; Combe et al., 1993). Embora moderadamente efetiva, a D-penicilamina foi rapidamente associada a efeitos colaterais frequentes, incluindo síndrome nefrótica, dermatite e pancitopenia. Um estudo recente documentou nove de 11 pacientes sem toxicidade durante uma média de 109 meses de acompanhamento após um aumento escalonado da dose inicial (DeBerardinis et al., 2008). As doses típicas começam em 250 mg/dia e são tituladas até que o efeito seja obtido.

A próxima medicação introduzida para o tratamento da cistinúria foi a α-mercaptopropionilglicina (tiopronina [Thiola®]) (Remien et al., 1975; Hautmann et al., 1977; Johansen et al., 1980). Este agente também contém um grupo sulfidrila que forma uma ponte dissulfeto com cistina. Embora tenha sido demonstrado que ela é discretamente menos efetiva para capturar moléculas de cistina in vivo (Harbar et al., 1986), **a α-mercaptopropionilglicina é mais bem tolerada que a D-penicilamina e, portanto, apresenta superioridade clínica** (Pak et al., 1986a). Contudo, ainda são possíveis efeitos colaterais com tiopronina. Pak et al. (1986a) demonstraram que os efeitos colaterais gerais da α-mercaptopropionilglicina eram relativamente comuns e ocorriam em 64,7% sem história de tratamento com D-penicilamina, em comparação com 83,7% que apresentaram toxicidade por D-penicilamina. Além disso, reações adversas graves exigindo a interrupção da terapia foram menos comuns com a α-mercaptopropionilglicina. Entre os pacientes que tomaram os dois medicamentos, 30,6% precisaram interromper o uso de α-mercaptopropionilglicina, enquanto 69,4% não conseguiram tolerar a D-penicilamina. Os efeitos colaterais comuns incluem astenia, desconforto GI, erupções cutâneas, dores articulares e alterações do estado mental. As doses começam com 100 mg, administrados por via oral duas vezes ao dia, e são tituladas até que sejam obtidas concentrações urinárias de cistina menores que 250 mg/L de urina. Pak relatou doses diárias totais de até 1.200 mg (Pak et al., 1986a).

Como descrito anteriormente neste capítulo, Coe et al. apresentaram uma avaliação da profilaxia de cistina com base na supersaturação de cistina na presença de medicações à base de tiol (Coe et al., 2001). Na essência, este ensaio mede quanto "espaço" existe na urina do paciente para que mais cistina seja dissolvida. A demonstração de que a urina ainda não está totalmente saturada implica menor risco de formação espontânea de cálculos.

Finalmente o inibidor da enzima conversora de angiotensina captopril foi usado para tratar a cistinúria devido a seu grupo sulfidrila disponível. Embora este agente tenha despertado entusiasmo inicial (Sloand e Izzo, 1987; Streem e Hall, 1989; Cohen et al., 1995), sua popularidade parece ter diminuído (Michelakakis et al., 1993). Os efeitos colaterais são menos graves que os de outros agentes e incluem fadiga, hipotensão e tosse crônica. **Mesmo assim, não há estudos clínicos em longo prazo demonstrando a eficácia de captopril na prevenção da formação de cálculos recorrentes de cistina.**

A terapia medicamentosa na cistinúria pode ser muito difícil. Embora a série de opções farmacológicas não seja particularmente complicada, geralmente é difícil obter a aderência do paciente (Barbey et al., 2000). Na verdade, devido à natureza genética do processo patológico, esses pacientes frequentemente iniciam a formação de cálculos em idade jovem, consequentemente expondo os rins ao risco de eliminação crônica de cálculos e possível perda do parênquima (Lindell et al., 1997). Assimos et al. (2002) examinaram o estado clínico de 40 pacientes cistinúricos acompanhados em dois centros médicos e compararam sua saúde renal com a de 3.964 formadores de cálculos de oxalato de cálcio incluídos em uma base de dados. A creatinina sérica média dos pacientes cistinúricos formadores de cálculos foi significativamente maior que a da coorte de oxalato de cálcio. Gênero masculino, maior número de procedimentos para remoção de cálculos por cirurgia aberta e nefrectomia foram variáveis significativas associadas a um aumento da creatinina sérica. Um número alarmante de pacientes cistinúricos foi submetido à nefrectomia por qualquer motivo (14%) *versus* pacientes na coorte de oxalato de cálcio (3%).

Infelizmente, apesar das consequências óbvias da aderência médica inadequada, um estudo recente sugere que poucos pacientes são capazes de obter e manter as metas pretendidas de intervenção clínica (Pietrow et al., 2003). Entre 26 pacientes acompanhados em um centro de cálculos dedicado, apenas 15% obtiveram e mantiveram sucesso terapêutico, definido por concentrações urinárias de cistina menores que 300 mg/L. Outros 42% obtiveram sucesso terapêutico, mas subsequentemente apresentaram falha na manutenção após uma média de 16 meses (variação de 6 a 27). Destes pacientes, dois terços conseguiram recuperar o sucesso terapêutico após uma média de 9,4 meses (variação de 4 a 20). Contudo, 19% nunca obtiveram sucesso terapêutico e outros 23% deixaram de comparecer às consultas de acompanhamento ou não forneceram estudos de urina de 24 horas subsequentes, apesar de terem sido encaminhados a um centro de nível terciário. É muito importante observar que a autoavaliação dos pacientes sobre a aderência médica foi uniformemente elevada, independentemente da percepção do médico ou dos resultados de agentes terapêuticos.

PONTOS-CHAVE: CISTINÚRIA

- A aderência clínica de pacientes com cistinúria pode ser inadequada.
- O tratamento consiste em ingestão agressiva de líquidos, alcalinização urinária, abstenção de sal e o uso de um agente de ligação a cistina.
- A α-mercaptopropionilglicina (Thiola®) é o agente de ligação a cistina usado com mais frequência.

Litíase Infecciosa

A conduta preferida para os cálculos de estruvita envolvem abordagens cirúrgicas agressivas. **O American Urological Association Nephrolithiasis Guidelines Committee recomenda fortemente a terapia endoscópica (i.e., nefrolitotomia percutânea) como terapia de primeira linha para o tratamento de cálculos renais coraliformes complexos** (Preminger et al., 2005). Esse relatório observou que **a eliminação completa de todo o material calculoso infectado é essencial para a prevenção da formação de cálculos recorrentes de estruvita.** Uma discussão completa sobre a terapia cirúrgica para grandes cálculos está além do escopo deste capítulo e pode ser encontrada em outras partes deste texto.

O tratamento clínico dos cálculos infecciosos está centralizado na prevenção da recorrência, em vez da dissolução medicamentosa. Portanto, o controle efetivo e duradouro da infecção por organismos que degradam ureia deve ser obtido, se possível, com melhoria da saúde vesical, drenagem urinária adequada e antibióticos supressores (Hess, 1990; Bichler et al., 2002). Infelizmente, é difícil obter este controle na presença de cálculos residuais porque os cálculos geralmente são portadores de organismos e endotoxinas no interior de seus interstícios (Rocha e Santos, 1969; McAleer et al., 2002, 2003). Os antibióticos devem ser individualizados para o organismo predominante encontrado na cultura e análise de sensibilidade (Hugosson et al., 1990). Notavelmente, nem sempre as culturas apresentam boa correlação entre a urina do paciente e a cultura do material calculoso (Fowler, 1984). Portanto, uma alta suspeição sempre é indicada e todos os pacientes submetidos à remoção de supostos cálculos de estruvita devem receber cobertura com antibióticos de amplo espectro que correspondam aos padrões de resistência local. Embora as culturas possam negativar durante o tratamento, é importante lembrar que a recorrência de colonização é provável se fragmentos residuais permanecem no sistema coletor.

Após a remoção cirúrgica do cálculo, fragmentos residuais podem ser dissolvidos pela irrigação com hemiacidrina (Renacidin®) sob observação cuidadosa. Historicamente, o uso desse agente foi associado à toxicidade importante e até mesmo à morte. Uma análise mais atenta revelou que muitos, se não a maioria, destes casos envolviam o uso de irrigação na urina infectada e/ou sepse. Portanto, este agente deve ser empregado apenas após a ITU e/ou a colonização terem sido controladas. A quimólise com vários agentes já não é usada como rotina para controlar os cálculos de estruvita.

O ácido acetoidroxâmico, um inibidor da urease, pode reduzir a saturação urinária de estruvita e, como consequência, retardar a formação de cálculos (Griffith et al., 1978). **Quando administrado em uma dose de 250 mg três vezes ao dia, foi demonstrado que o ácido acetoidroxâmico previne a recorrência de novos cálculos e inibe o crescimento de cálculos em pacientes com infecções crônicas que degradam ureia.** Pelo menos dois estudos demonstraram eficácia importante em estudos randomizados e controlados com placebo (Williams et al., 1984; Griffith et al., 1991). Nessas investigações, os pacientes foram tratados com ácido acetoidroxâmico e antibióticos. As taxas de recorrência e o subsequente crescimento do cálculo foram significativamente menores em pacientes tratados com terapia medicamentosa em comparação ao placebo. Além disso, em um número limitado de pacientes, este agente causou a dissolução dos cálculos de estruvita existentes (Rodman et al., 1983). **Contudo, uma porcentagem significativa de pacientes que receberam terapia crônica com ácido acetoidroxâmico apresentou efeitos colaterais menores e 15% desenvolveram trombose venosa profunda.** De fato, Rodman et al. (1987) demonstraram que os pacientes que recebem ácido acetoidroxâmico entram em um estado de coagulação intravascular de baixo grau, exigindo acompanhamento cuidadoso para sinais de trombose. Vários autores relataram altas taxas de interrupção da medicação devido a efeitos colaterais intoleráveis. Nos estudos randomizados citados anteriormente, 22% a 68% dos pacientes tratados precisaram interromper a terapia e abandonar o estudo. Os efeitos colaterais relatados foram variados e incluíram fenômenos tromboembólicos, tremor, cefaleia, palpitações, edema, desconforto GI, perda de paladar, erupção cutânea, alopecia, anemia e dor abdominal. Devido a essas preocupações, esse agente frequentemente é reservado para pacientes considerados muito doentes para a conduta cirúrgica. Outros agentes acidificantes foram relatados por Wall e Tiselius (1990), mas não parecem ser amplamente usados. Estes incluem cloreto de amônio, hipurato de metenamina e ácido ascórbico.

Existem controvérsias se em pacientes com cálculos infecciosos justifica-se uma avaliação metabólica com coletas de urina de 24 horas. Em um estudo, apenas 14% dos pacientes com cálculos de estruvita pura apresentaram uma anormalidade metabólica na coleta de urina de 24 horas. Entre os pacientes que apresentavam um cálculo de estruvita misto, 100% apresentaram alguma anormalidade metabólica (Lingeman et al., 1995). Uma revisão retrospectiva mais recente constatou que três em cinco pacientes com cálculos de estruvita pura apresentavam uma anormalidade metabólica na coleta de urina de 24 horas. Foi constatado que dois dos pacientes tinham hipercalciúria, um paciente tinha hipocitratúria e um paciente tinha hiperoxalúria. Entre os pacientes com cálculos de estruvita mistos, 77% tinham uma anormalidade metabólica. Os autores constataram que, com o tratamento clínico apropriado das anormalidades metabólicas e da ITU com ácido acetoidroxâmico e/ou antibióticos supressores, 60% dos pacientes com cálculo residual não demonstraram crescimento do cálculo em um acompanhamento mediano de 22 meses (Iqbal et al., 2013). Portanto, parece haver algum valor na realização de coletas de urina de 24 horas em pacientes com cálculos de estruvita e controle apropriado de suas anormalidades metabólicas.

PONTOS-CHAVE: LITÍASE INFECCIOSA

- Cálculos de estruvita são tratados mais adequadamente por remoção cirúrgica em vez de dissolução química.
- Infecções recorrentes (e, portanto, cálculos recorrentes) podem ser evitadas com o uso de profilaxia antibiótica.
- O ácido acetoidroxâmico (Lithostat®) efetivamente pode inibir a urease, mas seu uso disseminado é impedido por efeitos colaterais significativos.

QUADRO 52-6 Medicamentos Associados à Formação de Cálculos Renais

CÁLCULOS FORMADOS A PARTIR DE MEDICAMENTO
- Indinavir
- Efedrina
- Triantereno
- Antiácidos de trissilicato de magnésio (silicatos)
- Trimetoprim-sulfametoxazol

CÁLCULOS PROVOCADOS PELO MEDICAMENTO
- Inibidores da anidrase carbônica
- Topiramato
- Furosemida
- Vitamina C (excesso)
- Vitamina D (excesso)
- Laxantes

Cálculos de Urato Ácido de Amônio

Os cálculos de urato ácido de amônio são observados com pouca frequência em nações industrializadas e geralmente estão associados ao abuso de laxantes (Dick et al., 1990; Kato et al., 2004). A maior série descrita foi relatada em 1999 (Soble et al., 1999). Nesta série, 23 mulheres e 21 homens com idades variando de 20 a 81 anos (média de 48,7 anos) foram tratados para cálculos parcialmente compostos por urato ácido de amônio. A composição dos cálculos variou de 2% a 60% de urato ácido de amônio (média de 24,1%) na massa total do cálculo. Nenhum paciente apresentou um cálculo de urato ácido de amônio puro, embora 11 (25%) apresentassem cálculos com urato de amônio como cristal predominante. Os autores identificaram um ou mais possíveis fatores de risco para urato ácido de amônio na maioria dos pacientes. Entre os pacientes, 25% tinham história de doença intestinal inflamatória, com 22,7% tendo realizado diversão por ileostomia, 13,6% admitiram uma história de uso ou abuso de laxantes importante, 40,9% apresentavam obesidade mórbida, 36,4% tinham uma história de ITUs recorrentes e 20,5% tinham uma história de cálculos recorrentes de ácido úrico. Com base nesses achados, os autores sugeriram que o abuso de laxantes não deveria ser o fator causal para todos os pacientes com cálculos de urato de amônia, mas sim condições que resultassem em acidose metabólica, o principal fator de risco para cálculos de urato. Portanto, uma história completa e avaliação metabólica devem ser obtidas para cada paciente.

O tratamento clínico desses cálculos é determinado pela causa subjacente do cálculo. Indivíduos com abuso de laxantes são fortemente encorajados a desenvolver um regime intestinal mais saudável. Aqueles com infecções crônicas são tratados de modo muito semelhante aos indivíduos com cálculos de estruvita. A doença intestinal é tratada, se possível, enquanto são feitas recomendações padronizadas sobre a ingestão de líquidos, cálcio oral, alcalinização e redução de oxalato. Indivíduos com história de cálculos de ácido úrico também são tratados de modo semelhante, com aumento da ingestão de líquidos, restrição de proteína e sal, alcalinização com citrato de potássio e, possivelmente, uso de alopurinol.

Cálculos Diversos e Induzidos por Medicamentos

Alguns cálculos são formados a partir da supersaturação das próprias medicações ou podem ser decorrentes dos efeitos de um agente específico. Vários medicamentos foram associados à doença calculosa e são apresentados no Quadro 52-6.

A formação de cálculos de medicações antirretrovirais usadas no tratamento do vírus da imunodeficiência humana (HIV) foi descrita, particularmente com indinavir (Crixivan®) (Bach e Godofsky, 1997; Hug et al., 1999; Sundaram e Saltzman, 1999; Saltel et al., 2000). Esses cálculos podem ser macios e em geral são dissipados rapidamente durante a endoscopia ou litotripsia por onda de choque. **Podem surgir dificuldades durante o diagnóstico — os cálculos de indinavir podem não ser visíveis na radiografia simples e podem até mesmo ser indetectáveis em um protocolo de TC para cálculo** (Gentle et al., 1997; Sundaram e Saltzman, 1999). O tratamento requer hidratação agressiva e endoscopia para cálculos que não sejam eliminados espontaneamente. A radiolucência dos cálculos geralmente impossibilita o tratamento efetivo com litotripsia por onda de choque. Por curto prazo, os pacientes podem suspender temporariamente indinavir até que um hábito de ingestão agressiva de líquidos possa ser estabelecido. Alguns pacientes necessitam a interrupção deste medicamento antirretroviral e a introdução de um fármaco diferente.

Como descrito anteriormente, o triantereno, um agente anti-hipertensivo poupador de potássio, pode cristalizar no trato urinário, exigindo interrupção desta medicação (Werness et al., 1982; Sorgel et al., 1985). Por este motivo, o triantereno não é recomendado como adjunto aos tiazídicos durante o tratamento de estados hipercalciúricos.

Os inibidores da anidrase carbônica podem estar associados à formação de cálculos de cálcio, particularmente fosfato de cálcio (Kondo et al., 1968; Parfitt, 1969). Nesse cenário, o uso da medicação cria uma acidose intracelular crônica. Este efeito por sua vez produz um ambiente urinário que lembra a acidose tubular distal, com acidose hiperclorêmica, pH urinário elevado, citrato urinário extremamente baixo e hipercalciúria. O tratamento pode ser realizado com reposição de citrato de potássio ou, mais logicamente, pela interrupção da medicação.

Topiramato é prescrito para o tratamento de epilepsia refratária e enxaqueca recorrente e foi recentemente aprovado para perda de peso. Infelizmente, ele pode mimetizar o efeito de um inibidor da anidrase carbônica, com acidose metabólica resultante, hipocitratúria, hipercalciúria e elevação do pH urinário (Kossoff et al., 2002; Kuo et al., 2002; Lamb et al., 2004). Foi demonstrado que o citrato de potássio restaura o citrato urinário e previne a doença calculosa recorrente (Vega et al., 2007; Warner et al., 2008; McNally et al., 2009; Kaplon et al., 2011).

Por fim, **vários autores descreveram formação de cálculos em pacientes que utilizam suplementos vendidos sem receita que contenham efedrina** (Blau, 1998; Powell et al., 1998; Assimos et al., 1999; Hoffman et al., 2003; Bennett et al., 2004; Smith et al., 2004; Whelan e Schwartz, 2004). Estes cálculos habitualmente são radiolucentes, mas foram relatados como "visíveis" na TC não contrastada. Os cálculos de efedrina são tratados por uma variedade de métodos, incluindo litotripsia por onda de choque, endoscopia e até mesmo terapia de alcalinização. Considerando que este suplemento apresenta risco de abuso, pode ser difícil interferir de modo efetivo com futuros eventos de formação de cálculos.

CENÁRIOS DIVERSOS

Tratamento Clínico dos Cálculos Vesicais

Nos Estados Unidos, os cálculos vesicais geralmente ocorrem em homens com mais de 50 anos de idade e estão associados a uma **obstrução infravesical**. O diagnóstico de cálculo vesical deve resultar em uma avaliação urológica completa para fatores que causem estase urinária, como estenose uretral, hiperplasia prostática benigna, divertículo vesical e/ou a bexiga neurogênica. Ocasionalmente, os cálculos vesicais podem ocorrer como consequência de um corpo estranho retido.

Em contraste com os cálculos renais, **os cálculos vesicais geralmente são compostos por ácido úrico (na urina não infectada) ou estruvita (na urina infectada).** Relatos dos Estados Unidos revelaram cálculos de ácido úrico em quase 50% dos pacientes com cálculos vesicais (Douenias et al., 1991). Estes pacientes geralmente apresentam obstrução da saída vesical, o que faz que diminuam a ingestão de líquidos com resultante produção de urina ácida concentrada. A ocorrência de cálculos de oxalato de cálcio ou cistina na bexiga sugere a presença de cálculos no rim com subsequentes passagem ureteral e aprisionamento na bexiga.

Os cálculos vesicais geralmente são solitários, mas podem se desenvolver em grandes números na presença de estase urinária (Sarica et al., 1994). **Os sintomas típicos de cálculos vesicais são micção intermitente e dolorosa e hematúria terminal.** O desconforto pode consistir em dor suprapúbica, constante ou aguda, que é agravada por exercício e pela movimentação súbita. Uma dor intensa geralmente ocorre perto do fim da micção, quando o cálculo fica aprisionado no colo da bexiga. O alívio pode ser obtido assumindo-se a posição de decúbito. A dor pode ser referida até a ponta do pênis, escroto ou períneo e, às vezes, nas costas ou quadril. Além da dor, pode haver uma interrupção do fluxo urinário devido à impactação do cálculo no colo da bexiga ou na uretra.

Os cálculos da bexiga habitualmente não são observados na radiografia simples devido ao alto componente de ácido úrico e ao tecido prostático acima. Estes cálculos formam falhas de enchimento na fase de cistograma da urografia excretora. A ultrassonografia é útil para detectar cálculos radiolucentes. O exame cistoscópico é o método mais seguro para detectar cálculos vesicais.

A maioria dos cálculos vesicais pode ser removida por técnicas endoscópicas. Vários litotriptores podem ser usados, incluindo sondas ultrassônicas, *lasers*, dispositivos pneumáticos e sondas eletro-hidráulicas. Abordagens transuretrais e percutâneas foram descritas com bom sucesso (Dhabalia et al., 2011; Philippou et al., 2011). **A renacidina pode ser benéfica para irrigação de cateteres suprapúbicos ou uretrais de demora para diminuir e prevenir incrustação e oclusão** (Kennedy et al., 1992; Getliffe et al., 2000). A irrigação duas ou três vezes ao dia com solução de ácido acético a 0,25% ou 0,5% também serve como profilaxia benéfica contra cálculos recorrentes de estruvita quando cateteres de demora precisam ser deixados por longos períodos. Os cálculos de ácido úrico podem ser dissolvidos pela irrigação com soluções alcalinas.

A base da terapia para a prevenção de cálculos vesicais recorrentes envolve o tratamento da obstrução da saída vesical. Este tratamento pode incluir a realização de uma ressecção transuretral da próstata ou prostatectomia aberta se a glândula for muito grande.

Tratamento Clínico de Cálculos Pediátricos

As crianças podem desenvolver cálculos urinários devido a várias causas subjacentes, como descrito no Capítulo 51. A avaliação e o tratamento dependem do processo causador.

Nefrolitíase Neonatal

Recém-nascidos com nefrolitíase induzida por furosemida apresentam hematúria, agravamento da função renal e densidades calcificadas na ultrassonografia ou na radiografia simples. Nefrocalcinose muitas vezes está presente nos estudos de imagem. O mesmo processo foi observado em lactentes com baixo peso ao nascimento grave e/ou prematuridade e sem história de uso de diuréticos de alça.

O tratamento da nefrolitíase neonatal inclui a óbvia otimização da saúde geral da criança. **A interrupção da diurese com furosemida é considerada útil e constitui a terapia-padrão.** Foi sugerido anteriormente que o tratamento com diuréticos tiazídicos na verdade poderia promover a resolução deste processo e reverter a provável lesão do parênquima (Noe et al., 1984). Contudo, esta observação não foi confirmada por outros pesquisadores. Pope et al. (1996) observaram uma taxa de resolução de 50% da nefrocalcinose após a descontinuação de diuréticos de alça, mas este achado não foi relacionado a qualquer outro fator, incluindo o uso de tiazídicos. Em vez disso, uma baixa razão cálcio-creatinina no momento do diagnóstico foi o melhor indicador de resolução. Uma pesquisa adicional de Knoll e Alon (2000) usando um modelo animal de doença não demonstrou um efeito terapêutico do uso de tiazídicos sobre a nefrocalcinose induzida por furosemida.

No mínimo, esta evidência sugere que **recém-nascidos tratados com diuréticos de alça devem ser avaliados quanto ao desenvolvimento de nefrocalcinose. Embora a mudança para um diurético tiazídico possa não causar ativamente a dissolução dos cálculos, pelo menos remove o agente causal e permite ao rim uma oportunidade de se recuperar e eliminar os depósitos de cálcio.**

Crianças e Adolescentes

Uma vez que as crianças estão atingindo a maturidade física em idade mais jovem, não é surpreendente que a incidência de cálculos urinários na adolescência pareça estar aumentando. Nos Estados Unidos, este achado provavelmente também está relacionado a um aumento da prevalência de obesidade no mesmo grupo etário. **Apesar disso, o aparecimento de cálculos urinários durante a infância deve suscitar a possibilidade distinta de um distúrbio genético hereditário, como cistinúria, ATR distal ou hiperoxalúria primária.**

A avaliação da nefrolitíase pediátrica era prejudicada no passado pela ausência de consenso em relação aos valores laboratoriais normais durante as coletas de urina de 24 horas em crianças. Por isso, os médicos dependiam de razões calculadas para corrigir a ampla variação de peso nessa população diversa de pacientes. A mais importante destas era a razão cálcio-creatinina urinária. Uma razão calculada de cálcio-creatinina urinária acima de 0,2 é considerada anormal e frequentemente desencadeia intervenção.

Vários pesquisadores exploraram o uso de cálculos de supersaturação urinária para avaliar o risco de fatores de cálculos em crianças (Battino et al., 2002; Lande et al., 2005). Estes cálculos podem não detectar anormalidades que são examinadas pelas medidas cumulativas tradicionais. Pelo menos um desses autores, contudo, observa que a importância da supersaturação diminui de modo considerável na presença de baixos volumes urinários (Lande et al., 2005).

As evidências justificam fortemente um acompanhamento atento e agressivo dos formadores de cálculo pediátricos. Pietrow et al. (2002) constataram que 50% das crianças de 10 anos ou menos com cálculos urinários apresentam um distúrbio metabólico identificável. Além disso, aquelas com metabólitos urinários anormais apresentam uma probabilidade cinco vezes maior de ter cálculos recorrentes. Contudo, a identificação dessas anormalidades é mais difícil na população pediátrica. Os valores de referência para esta população não são bem definidos e podem exigir ajustes com base no peso corporal e no nível de creatinina urinária para delinear melhor as anormalidades (Borawski et al., 2008).

O tratamento clínico da nefrolitíase e a prevenção de recorrências subsequentes em crianças não diferem tão dramaticamente das abordagens efetuadas em adultos. Todos os pacientes (e seus pais) são aconselhados a melhorar a ingestão de líquidos. As recomendações dietéticas são semelhantes às oferecidas aos adultos. É importante enfatizar que o cálcio na dieta não deve ser restringido neste grupo etário. Em vez disso, o cálcio deve ser obtido pela ingestão de laticínios e outras fontes naturais em vez do uso de suplementos. Essas fontes também se ligarão ao oxalato dietético durante as refeições e podem diminuir a supersaturação de oxalato de cálcio na urina.

Crianças com cistinúria ou hiperoxalúria são tratadas como descrito na seção anterior deste capítulo. A exceção seria uma relutância geral em introduzir agentes quelantes de enxofre em crianças cistinúricas, sem maximizar primeiro a ingestão de líquidos e o uso de citratos para alcalinizar a urina.

Crianças com hipocitratúria documentada e/ou ATR distal geralmente são tratadas com citratos em doses de 4 mg/kg/dia (Domrongkitchaiporn et al., 2002a). A hipercalciúria pode responder à maior ingestão de líquidos e diminuição da ingestão de sódio (sal), como na população adulta. Tiazídicos podem ser empregados para hipercalciúria recalcitrante. A eficácia e a segurança em longo prazo de tiazídicos na população pediátrica não foram bem estudadas e estabelecidas.

Tratamento Clínico dos Cálculos durante a Gravidez

O tratamento dos cálculos durante a gravidez atualmente está sofrendo uma transformação. Essas alterações, porém, estão se desenvolvendo principalmente no campo da intervenção cirúrgica, não da terapia clínica. Como observado no Capítulo 51, **as gestantes criam um ambiente urinário único que é propenso à formação de cálculos. Embora a quantidade de cálcio urinário aumente notavelmente** (Gertner et al., 1986), **este efeito é compensado por um aumento associado de citrato urinário. Como resultado, em geral se supõe que não ocorra um aumento ou uma diminuição real do risco de formação de cálculos durante a gestação** (Coe et al., 1978; Maikranz et al., 1987). **Como resultado dessas alterações fisiológicas temporárias, uma avaliação metabólica geralmente não é realizada para determinar a causa da doença calculosa até o pós-parto e o retorno da mulher ao seu estado de saúde basal.**

Pacientes com história de cálculos devem ser fortemente encorajadas a manter uma alta ingestão de líquidos. As recomendações dietéticas devem ser reforçadas. Pacientes que tenham realizado uma avaliação metabólica previamente e estejam em tratamento clínico devem ser informadas sobre a compatibilidade de suas medicações com a gestação.

A avaliação aguda de uma gestante com suspeita de cólica renal começa com uma história completa e exame físico. Uma análise urinária é obtida e examinada em busca de sinais de ITU ativa. As pacientes podem apresentar dor abdominal vaga, febre inexplicada, ITUs recorrentes, bacteriúria persistente ou hematúria microscópica. Uma história anterior de nefrolitíase deve ser pesquisada, pois a maior dilatação dos ureteres durante gravidez pode aumentar o risco de que um cálculo previamente formado se solte e tente passar.

A exposição do feto à radiação deve ser evitada vigorosamente. Portanto, a ultrassonografia é o estudo de imagem de primeira linha para pesquisar cálculos durante a gravidez. Embora essa modalidade forneça imagens adequadas dos rins, pode ser difícil discernir totalmente os ureteres e seus conteúdos. Além disso, a hidronefrose da gestação pode ser confundida com hidronefrose decorrente de um cálculo obstrutor. **Uma pielografia intravenosa (PIV) limitada pode ser obtida, consistindo em uma imagem de reconhecimento seguida por uma chapa obtida aproximadamente 30 minutos após a injeção de contraste. Cada chapa expõe o feto a 0,1 a 0,2 rads, bem abaixo do limiar de 1,2 rads, no qual o risco começa a aumentar.** A exposição à radiação deve ser particularmente evitada no primeiro trimestre durante o período da organogênese e maior risco para o feto.

Devido à preocupação com a exposição à radiação fetal, foi realizada uma avaliação de um protocolo de TC de baixa dose (White et al., 2007). A exposição média à radiação correspondeu a 0,7 rad (0,2 a 1,3 rad). Entre as 20 pacientes avaliadas com dor no flanco, 13 foram identificadas como portadoras de cálculos urinários, que variaram de 1 a 12 mm. A ressonância magnética (RM) também foi relatada para o diagnóstico de cálculo em pacientes grávidas (Mullins et al., 2012). Um relato que comparou a efetividade de diferentes modalidades de exames de imagem durante a gravidez constatou uma taxa de 23% de ureteroscopia negativa para um suposto cálculo quando o ultrassom isolado foi usado para o diagnóstico (White et al., 2013). Isto pode ser comparado a uma taxa de ureteroscopia negativa de 4,2% quando a TC foi usada e a uma taxa de ureteroscopia negativa de 20% quando RM foi usada.

Aproximadamente 66% a 85% das gestantes com cólica ureteral eliminam espontaneamente os cálculos quando tratadas de modo conservador com hidratação, analgésicos, e, se infectadas, antibióticos (Jones et al., 1979; Stothers e Lee 1992). O objetivo da terapia para as demais pacientes é fazer o mínimo necessário para manter o rim funcionando, a paciente livre de sintomas e a urina sem infecção. Sondas devem ser inseridas por cistoscopia com monitoramento radiográfico ou sonográfico mínimo (Loughlin e Bailey, 1986; Jarrard et al., 1993). Uma vez que muitas gestantes recebem suplementação de cálcio, foi desenvolvida uma forma deste mineral mais favorável em termos de cálculos (Citracal Prenatal Rx; Mission Pharmacal, San Antonio, TX). Nesta formulação, o cálcio é ligado ao citrato, que fornece um inibidor adicional de cálculos na urina e consequentemente compensa os efeitos do agravamento da hipercalciúria absortiva. Ferro e folato também são adicionados para completar os elementos geralmente encontrados nos suplementos multivitamínicos do pré-natal. Embora não existam dados randomizados que justifiquem o uso desse suplemento em gestantes, seu uso faz sentido de modo intuitivo para pacientes com risco de cálculos recorrentes durante a gravidez.

> **PONTOS-CHAVE: TRATAMENTO CLÍNICO DOS CÁLCULOS**
>
> - Os cálculos vesicais são tratados mais adequadamente por técnicas endoscópicas. Uma recorrência subsequente é prevenida pelo tratamento da obstrução infravesical.
> - A nefrocalcinose neonatal frequentemente é causada por diuréticos de alça. A interrupção dessa medicação é essencial.
> - A nefrocalcinose neonatal pode ser revertida pelo uso de tiazídicos.
> - A maior parte dos cálculos ureterais durante a gestação é eliminada espontaneamente.
> - Existe uma tendência crescente para o tratamento endoscópico de cálculos sintomáticos durante a gravidez.

RESUMO

A avaliação metabólica apropriada e a terapia medicamentosa seletiva da nefrolitíase são muito eficazes na prevenção de nova formação de cálculos. Uma taxa de remissão de mais de 80% e uma redução geral de mais de 90% da taxa individual de formação de cálculos podem ser obtidas em pacientes com nefrolitíase. Em pacientes com intensidade leve a moderada de doença calculosa, pode ser obtido um controle virtualmente total da doença calculosa, com uma taxa de remissão superior a 95%.

A terapia farmacológica seletiva da nefrolitíase também incorpora as vantagens de superar complicações não renais, assim como evitar alguns efeitos colaterais que possam ser causados pela terapia clínica não seletiva. Apesar dessas vantagens, é claro que a terapia clínica seletiva não pode fornecer um controle total da doença calculosa. **Uma resposta satisfatória requer aderência contínua e dedicada dos pacientes ao programa recomendado e um comprometimento do médico para fornecer acompanhamento e tratamento em longo prazo.**

REFERÊNCIAS

Para consultar a lista completa de referências, acesse www.expertconsult.com.

LEITURA SUGERIDA

Borghi L, Meschi T, Schianchi T, et al. Urine volume: stone risk factor and preventive measure. Nephron 1999;81(Suppl. 1):31-7.

Borghi L, Schianchi T, Meschi T, et al. Comparison of two diets for the prevention of recurrent stones in idiopathic hypercalciuria. N Engl J Med 2002;346:77-84.

Curhan GC, Willett WC, Rimm EB, et al. A prospective study of dietary calcium and other nutrients and the risk of symptomatic kidney stones. N Engl J Med 1993;328:833-8.

Levy FL, Adams-Huet B, Pak CY. Ambulatory evaluation of nephrolithiasis: an update of a 1980 protocol. Am J Med 1995;98:50-9.

Lingeman JE, Siegel YI, Steele B, et al. Metabolic evaluation of infected renal lithiasis: clinical relevance. J Endourol 1995;9:51-4.

Pak CY. Southwestern Internal Medicine Conference: medical management of nephrolithiasis: a new, simplified approach for general practice. Am J Med Sci 1997;313:215-9.

Pearle MS, Roehrborn CG, Pak CY. Meta-analysis of randomized trials for medical prevention of calcium oxalate nephrolithiasis. J Endourol 1999;13:679-85.

Preminger GM, Pak CY. The practical evaluation and selective medical management of nephrolithiasis. Semin Urol 1985;3:170-84.

Preminger GM, Pak CY. Eventual attenuation of hypocalciuric response to hydrochlorothiazide in absorptive hypercalciuria. J Urol 1987;137:1104-9.

Preminger GM, Sakhaee K, Skurla C, et al. Prevention of recurrent calcium stone formation with potassium citrate therapy in patients with distal renal tubular acidosis. J Urol 1985;134:20-3.

53 Estratégias de Manejo não Médico de Cálculos do Trato Urinário Superior

David A. Leavitt, MD, Jean J. M. C. H. de la Rosette, MD, PhD e David M. Hoenig, MD

Visão Geral da História

Cálculos Renais

Cálculo Ureteral

VISÃO GERAL DA HISTÓRIA

 Para mais detalhes, consulte o site www.expertconsult.com.

CÁLCULOS RENAIS

Um dos princípios fundamentais da cirurgia de cálculo renal é maximizar a remoção do cálculo enquanto se minimiza a morbidade para o paciente. Antes da era da endourologia, os cálculos eram removidos por meio de cirurgia aberta, que oferecia taxas de estado livre de cálculos elevadas, porém altas taxas de complicações. No início dos anos 1980, a LEOC foi desenvolvida e provou ter excelente perfil de segurança com taxas de estado livre de cálculos aceitáveis. No mesmo período, a NLPC desenvolveu-se e se refinou de tal forma que agora é considerada padrão ouro para o tratamento de cálculos renais grandes e complexos para a maioria dos pacientes. Ao longo das duas últimas décadas, à medida que a tecnologia vem sendo aprimorada e a técnica cirúrgica, difundida, a URS vem sendo cada vez mais utilizada no tratamento dos cálculos renais. Mais recentemente, em mãos experientes, tem sido demonstrado que as cirurgias de cálculo renal laparoscópica e assistida por robô podem ser utilizadas com segurança em pacientes selecionados com bons resultados. Em regiões onde a tecnologia endourológica está amplamente disponível, a cirurgia aberta é indicada somente em 1% dos casos ou menos, e mesmo em países em desenvolvimento as taxas de cirurgia de cálculo aberta caíram expressivamente de 26% para 3,5% (Paik e Resnick, 2000; Honeck et al., 2009).

Portanto, para a maioria dos urologistas, o arsenal para tratar cirurgicamente os cálculos renais consiste em quatro modalidades minimamente invasivas, incluindo LEOC, URS, NLPC e cirurgia laparoscópica ou assistida por robô. Procedimentos específicos de uma dada modalidade e combinações de diferentes modalidades (p. ex., "técnica sanduíche" utilizando a LEOC e NLPC, e LEOC e URS) também foram descritas. Parece haver uma mudança no paradigma na evolução do tratamento cirúrgico de cálculos do trato superior, com aumento do emprego da URS e uma recíproca redução do uso de LEOC (Lee e Bariol, 2011; Ordon et al., 2014).

A decisão do melhor tratamento para um determinado paciente nem sempre é óbvia e depende de muitas variáveis, que podem ser amplamente agrupadas em fatores relacionados aos cálculos, fatores anatômicos renais e fatores clínicos (Quadro 53-1). A combinação desses fatores, disponibilidade de tecnologia e equipamento, e a familiaridade do urologista com diferentes técnicas cirúrgicas determinam, finalmente, qual tratamento é melhor para um determinado paciente. O propósito desta seção é fornecer uma estrutura para orientar o urologista na melhor escolha entre uma situação clínica específica de um determinado paciente e as características da doença do cálculo renal para a terapia cirúrgica mais efetiva e menos mórbida (Fig. 53-1).

História Natural

A incidência de cálculos renais assintomáticos foi relatada em aproximadamente 10% das populações avaliadas. Em uma avaliação de pouco mais de 5.000 pacientes submetidos à avaliação de colonografia por tomografia computadorizada (TC), foram encontrados cálculos urinários assintomáticos em 7,8% dos pacientes, com tamanho médio de 3 mm e uma média de dois cálculos por paciente (Boyce et al., 2010). Em outro estudo avaliando quase 2.000 potenciais doadores de rim, cálculos renais assintomáticos foram encontrados em 9,7% dos pacientes (Lorenz et al., 2011). É interessante observar que a verdadeira história natural de cálculos renais, particularmente em cálculos renais assintomáticos, não foi bem caracterizada. O tratamento geralmente é recomendado para cálculos sintomáticos, incluindo aqueles associados a dor, infecção, obstrução, crescimento ativo do cálculo e hematúria significativa. Entretanto, a evidência disponível é menos clara na abordagem de cálculos renais pouco sintomáticos ou assintomáticos.

Antes da era dos tratamentos minimamente invasivos, os cálculos assintomáticos e minimamente sintomáticos não eram removidos ativamente, devido a alta morbidade associada ao tratamento. Atualmente, com a disponibilidade em expansão de LEOC e URS, o tratamento de pequenos cálculos pode ser oferecido com baixa morbidade cirúrgica. Embora alguns cálculos renais pequenos, assintomáticos, possam nunca necessitar de tratamento, uma análise do comportamento desses cálculos sugere que muitos crescerão com o tempo, tornando-se sintomáticos, e, finalmente precisarão de tratamento.

Cálculos Renais não Coraliformes

Alguns estudos revisaram a evolução dos cálculos renais assintomáticos enquanto estavam sob observação; no entanto, o seguimento mais longo para qualquer dessas séries é de aproximadamente 10 anos, com a maioria deles acompanhando os pacientes por menos de 5 anos. Assim, a história natural de cálculos renais assintomáticos acima desse período de tempo é desconhecida. A maioria dos estudos avaliando esse tipo de apresentação do cálculo relata taxas de eliminação espontânea, taxa de intervenção e taxa de progressão do cálculo, frequentemente definida como crescimento do cálculo, desenvolvimento de sintomas ou necessidade de intervenção.

Hubner e Porpaczy (1990) revisaram a história natural de cálculos renais em 62 pacientes avaliados antes do advento da LEOC ou da disseminação da URS. Deste grupo, a eliminação espontânea foi observada em 16%, ao passo que 40% precisaram de intervenção cirúrgica. O crescimento do cálculo foi observado em 45% dos pacientes, infecção do trato urinário (ITU) ocorreu em 68% e dor ocorreu em 51%. Resultados semelhantes foram encontrados por Glowacki et al. (1992), com 32% dos cálculos renais inicialmente assintomáticos tornando-se sintomáticos. Desses pacientes, metade (15%) teve passagem espontânea

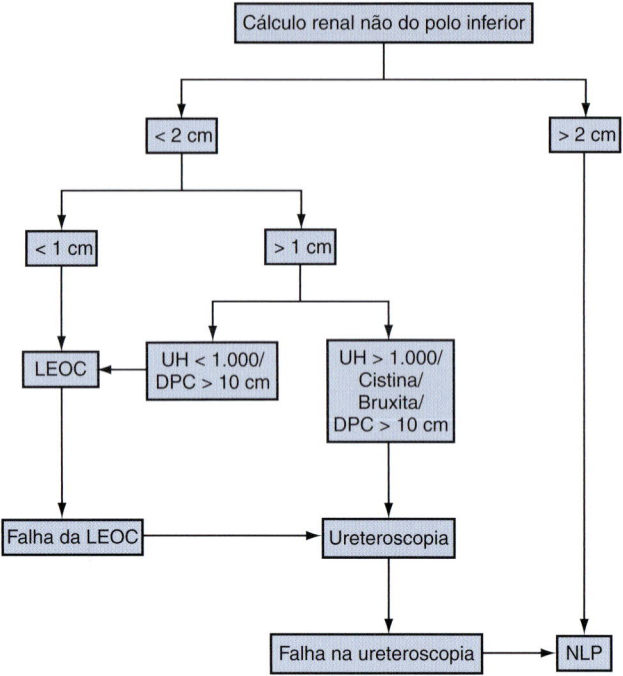

Figura 53-1. Algoritmo de tratamento. UH, unidade Hounsfield; NLP, nefrolitotomia percutânea; DPC, distância pele-cálculo; LEOC, litotripsia extracorpórea por ondas de choque. (Modificado de Wen CC, Nakada SI. Treatment selection and outcomes: renal calculi. Urol Clin North Am 2007;34[3]:409–19.)

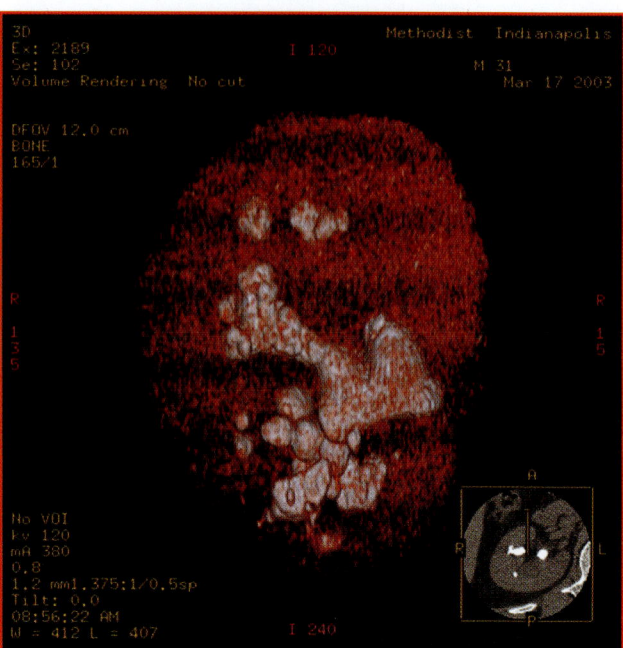

Figura 53-2. TC com reconstrução tridimensional de um cálculo coraliforme.

QUADRO 53-1 Fatores que Afetam o Tratamento de Cálculos Renais

FATORES RELACIONADOS AO CÁLCULO	FATORES CLÍNICOS (PACIENTE)
Tamanho	Infecção
Número	Obesidade
Localização	Deformidade corporal
Composição	Coagulopatia
	Jovens
FATORES RENAIS ANATÔMICOS	Idosos
Obstrução ou estase	Hipertensão arterial
Hidronefrose	Insuficiência renal ou transplante
Obstrução da junção ureteropiélica	Rim solitário
Divertículo calicial	Derivação urinária
Rim em ferradura	Gravidez
Ectopia ou fusão renal	
Polo inferior	

de seus cálculos, e a probabilidade calculada de 5 anos para o desenvolvimento de sintomas de cálculos renais inicialmente assintomáticos foi de 48,5%. Keeley et al. (2001) selecionaram aleatoriamente 228 pacientes com cálculos renais assintomáticos para LEOC ou observação. Eliminação espontânea foi observada em 17% do grupo de observação e 28% do grupo LEOC (P = 0,06). Não houve diferença na necessidade de intervenções adicionais (analgésicos, antibióticos, LEOC, inserção de catéteres, URS) entre os grupos de observação e LEOC (15% vs. 21%, P = 0,27); entretanto, intervenções invasivas foram necessárias somente no grupo de observação. Apesar disso, não houve diferença perceptível na função renal, qualidade de vida ou sintomas relacionados ao cálculo entre os dois grupos, levando os autores a concluir que a LEOC não foi vantajosa para cálculos renais pequenos assintomáticos.

Burgher et al. (2004) revisaram retrospectivamente 300 pacientes do sexo masculino com cálculos renais assintomáticos com um acompanhamento médio de 3,26 anos. A progressão da doença, definida como a necessidade de intervenção, crescimento do cálculo ou o desenvolvimento de dor relacionada ao cálculo foi observada em 77% dos pacientes, com 26% dos pacientes precisando de cirurgia. Cálculos de maior tamanho e a localização na pelve renal foram associados à progressão da doença. Todos os cálculos na pelve renal e aqueles maiores que 15 mm apresentaram progressão da doença. O risco extrapolado de intervenção aos 7 anos foi de 50%. Em um estudo semelhante de Boyce et al. (2010), 20,5% dos pacientes com cálculos renais inicialmente assintomáticos tornaram-se sintomáticos ao longo de um período de 10 anos. Koh et al. (2012) observaram uma taxa de 20% de eliminação espontânea, taxa de 46% de progressão de cálculo e taxa de 7,1% de intervenção.

Inci et al. (2007) demonstraram que aproximadamente um terço dos cálculos no polo inferior crescem, 21% são eliminados espontaneamente, e 11% eventualmente requerem intervenção. O tamanho médio do cálculo foi de 8,8 mm e o seguimento médio, de 52 meses. Não foi necessária intervenção nos pacientes durante os primeiros 2 nos de observação. Em estudo randomizado similar, Yuruk et al. (2010) demonstraram uma taxa de intervenção de 18,7% para cálculos renais assintomáticos no polo inferior, com um tempo médio para intervenção de 22,5 meses. Kang et al. (2013) relataram uma taxa de eliminação espontânea de 29%, taxa de intervenção de 24,5%, e taxa de eventos relacionados ao cálculo de 53,6% em 347 pacientes com seguimento médio de 31 meses.

Analisados em conjunto, esses estudos constatam alguns dados a respeito dos cálculos renais assintomáticos que podem ser utilizados para orientar os pacientes quanto ao seu tratamento ideal. Primeiro, a progressão global da doença, definida pelo desenvolvimento dos sintomas relacionados aos cálculos ou o crescimento do cálculo, ocorre em 50% a 80% dos casos, com um risco calculado de aproximadamente 50% em 5 anos. Segundo, a eliminação espontânea do cálculo ocorre em cerca de 15% dos casos e é mais provável em cálculos de 5 mm de tamanho ou menores. Terceiro, cálculos grandes e aqueles localizados na pelve renal são mais prováveis de se tornarem sintomáticos. Finalmente, o risco de eventual intervenção cirúrgica para cálculos renais inicialmente assintomáticos é de aproximadamente 10% a 20% em 3 a 4 anos após a sua descoberta.

Cálculos Coraliformes

Os cálculos coraliformes são cálculos renais grandes que ocupam a maioria ou todo o sistema coletor renal. O nome surgiu do fato de que esses cálculos, na imagem, parecem-se com galhadas de um cervo ou veado (Fig. 53-2). Os cálculos frequentemente envolvem a pelve renal e se ramificam para o interior dos infundíbulos e cálices. Não existe uma definição padronizada para cálculos coraliformes completos ou parciais, embora a maioria considere os cálculos coraliformes completos aqueles que ocupam todo o sistema coletor renal, e cálculos coraliformes parciais aqueles que ocupam menos. A estruvita compõe a maioria dos cálculos coraliformes, embora essa configuração do envolvimento do sistema coletor possa incluir qualquer tipo de cálculo (Segura et al., 1994). Antes da era da endourologia, os cálculos coraliformes nem sempre eram tratados, pois a morbidade cirúrgica era elevada e atingir o *status* livre de cálculo era desafiador (Segura, 1997). Dados mais recentes melhoraram nossa compreensão da história natural dos cálculos coraliformes, e o consenso atual é que os cálculos coraliformes devem ser tratados. **Sem tratamento, os cálculos coraliformes são associados às ITUs recorrentes, urossepse, deterioração da função renal e probabilidade elevada de morte** (Blandy e Singh, 1976; Koga et al., 1991; Segura et al., 1994; Teichman et al., 1995). **A perda completa da função renal em 50% dos rins afetados pode ocorrer após 2 anos sem tratamento. De fato, a diretriz da American Urological Association (AUA) sobre o manejo dos cálculos coraliformes (2005) defende o tratamento cirúrgico de cálculos coraliformes de estruvita recém-diagnosticados em indivíduos saudáveis, com a remoção completa do cálculo como objetivo terapêutico** (Preminger et al., 2005).

Avaliação Pré-tratamento

Antes do tratamento cirúrgico dos cálculos renais e ureterais, são necessários história médica e exame físico completos, estudos de imagem e testes laboratoriais apropriados de todos os pacientes. Em alguns casos, análises laboratoriais mais elaboradas e estudos anatômicos e funcionais do trato urinário superior podem fornecer informações adicionais importantes que serão úteis na tomada de decisão cirúrgica.

História Médica

Várias condições médicas e cirúrgicas afetam a formação dos cálculos urinários e têm um impacto no planejamento do tratamento. As condições médicas que predispõem à formação da nefrolitíase devem ser consideradas em todos os formadores de cálculos (Strauss et al., 1982). Hiperparatireoidismo, acidose tubular renal (tipo 1), doença intestinal inflamatória e diarreia crônica, ressecção intestinal anterior e cirurgia bariátrica, sarcoidose, cistinúria, síndrome metabólica e diabetes, ITU recorrentes, lesão da medula espinhal, cirurgia prévia do trato urinário, anormalidades anatômicas e rim esponjoso medular, entre outros, estão todos associados à formação do cálculo urinário. Além de tratar os cálculos sintomáticos nesses pacientes, o tratamento médico é frequentemente necessário para o distúrbio subjacente e geralmente auxilia na prevenção de formação de novos cálculos.

Um conhecimento de cirurgias prévias de cálculos e a composição do cálculo do paciente também é importante. Pacientes com cálculos particularmente densos (p. ex., cistina, oxalato de cálcio monoidratado, bruxita) e pacientes obesos são menos adequados para a LEOC, assim como a remoção completa dos cálculos de infecção é essencial. A falha em abordagens anteriores pode certamente sugerir a necessidade de uma abordagem mais invasiva ou ampla da nova apresentação, assim como a correção de qualquer fator anatômico que possa estar associado.

Certamente, todos os pacientes, e em particular aqueles com história de doença cardiovascular e cerebrovascular, precisam ter seu risco estratificado e clinicamente otimizado antes de qualquer terapia sobre o cálculo. Pacientes anticoagulados, aqueles com risco cardiovascular elevado e aqueles com *stents* coronários recentes podem precisar permanecer sob a ação de agentes anticoagulantes ou antiplaquetários perioperatoriamente o que deve ser considerado ao selecionar a melhor abordagem cirúrgica. É recomendada a avaliação do cardiologista ou hematologista do paciente.

Imagem

Exames de imagem do trato urinário são necessários em todos os pacientes antes da intervenção cirúrgica, para avaliar o tamanho do cálculo e para considerações anatômicas (localização do cálculo, obstrução, características radiológicas do cálculo). No passado, a radiografia simples do abdome, a urografia intravenosa e a tomografia eram utilizadas rotineiramente; entretanto, a radiografia simples do abdome (estudo rim-ureter-bexiga [RUB]) tem a sensibilidade e a especificidade limitadas, e sua habilidade para demonstrar facilmente um cálculo está sujeita a múltiplos fatores relacionados à anatomia e ao cálculo do paciente. Aproximadamente 10% a 20% dos cálculos são de ácido úrico e, consequentemente, radiolucentes, e cerca de um terço dos cálculos ureterais se situa no ureter médio e, por conseguinte, está sobreposto à estrutura óssea sacroilíaca. Além disso, o biótipo morfológico do paciente pode influenciar a qualidade da imagem, assim como a presença de conteúdo intestinal, que pode dificultar a identificação de um cálculo. (Levine et al., 1997; Jackman et al., 2000).

Mais recentemente, a TC helicoidal não contrastada ganhou ampla aceitação como a modalidade de imagem de escolha para cálculos urinários (Heidenreich et al., 2002). A TC visualiza quase todos os tipos de cálculo renal e tem sensibilidade e especificidade maiores que 95%, que são consideravelmente melhores do que de outras modalidades de imagem, mesmo sob protocolos de baixa dose e dos diversos biótipos morfológicos dos pacientes (Chen et al., 1999; Hamm et al., 2001; Pfister et al., 2003; White et al., 2007; White et al., 2012). Além disso, a TC tem a vantagem de oferecer informação anatômica tridimensional a respeito do rim e dos órgãos adjacentes, considerações relevantes sobre a estratégia de tratamento como a distância da pele-cálculo e as características de densidade do cálculo para ajudar a orientar as escolhas terapêuticas (White et al., 2012).

O uso rotineiro da TC pode expor os pacientes aos riscos acumulativos da radiação; assim, os modernos protocolos de imagem de baixa dose são amplamente utilizados para aderir ao princípio de ALARA ("*as low as reasonably achievable*" ou "radiação mais baixa possível") e assim reduzir a exposição à radiação mantendo-se os detalhes anatômicos e do cálculo (Lipkin e Preminger, 2013). Somente ocasionalmente são necessários estudos anatômicos e funcionais mais detalhados, como os estudos contrastados ou cintilografia renal.

A ultrassonografia renal tornou-se a modalidade mais amplamente utilizada para a avaliação inicial nos últimos anos. A maior experiência em seu uso entre urologistas e médicos de emergência levou a sua maior disponibilidade como ferramenta de avaliação para determinar se uma TC é necessária (Dalziel e Noble, 2013). Kocher et al. relataram que o uso da TC na suspeita de cólica renal aumentou de 4% para 42% entre 1996 e 2007, embora não tenha ocorrido aumento no diagnóstico de cálculos ou admissões hospitalares no mesmo período de tempo (Kocher et al., 2011). O reconhecimento do uso excessivo da TC levou à implementação dos algoritmos baseados na urinálise e na ultrassonografia renal para tentar reduzir seu uso (Edmonds et al., 2010; Riddell et al., 2014).

Os formadores crônicos de cálculos renais também podem ser monitorados ao longo do tempo com exames seriados de ultrassonografia, como um meio de reduzir a exposição à radiação para esses pacientes. As limitações da ultrassonografia renal incluem a incapacidade de visualizar a maioria dos cálculos ureterais e a reconhecida baixa correlação entre o tamanho real e o mensurado, bem como a localização.

Mais recentemente, a ressonância nuclear magnética (RNM) de alta resolução e a urorressonância magnética estão sendo exploradas como possíveis alternativas para a TC. Estudos preliminares relataram sensibilidades, especificidades e precisões diagnósticas de 80% ou mais para cálculos renais e ureterais (Semins et al., 2013).

Testes Laboratoriais

Urinálise e cultura de urina pré-operatórias são obrigatórias antes de qualquer cirurgia de cálculo, e culturas positivas devem ser tratadas adequadamente antes do dia da cirurgia. A administração de antibióticos pré-operatórios por 1 semana antes da cirurgia pode reduzir as complicações associadas (Mariappan et al., 2006; Bag et al., 2011). Apesar da terapia antibiótica adequada, a sepse ainda é um risco; tanto a cultura do cálculo como da urina da pelve renal são melhores preditores da sepse pós-operatória e complicações infecciosas do que os resultados da cultura de urina da bexiga (Mariappan et al., 2005). Portanto, pacientes com suspeita clínica ou radiológica de infecção ou cálculos de estruvita devem receber antibióticos baseados na cultura ou antibióticos de amplo espectro antes da cirurgia.

A urinálise pode revelar pistas sobre a composição do cálculo baseada na presença de cristais, e o pH urinário pode adicionar informação útil quando se considera cálculos de ácido úrico ou a presença de bactéria produtora de urease.

A avaliação da função renal é necessária, e a creatinina sérica frequentemente serve como um método adequado de avaliação, embora ela reflita somente a função renal total. Conforme exposto anteriormente, a presença prolongada de cálculos coraliformes não tratados, ou um rim obstruído por longo período pode afetar significativamente a função do rim afetado, e em pacientes com comprometimento severo e irrecuperável, a nefrectomia, em vez da remoção do cálculo, pode ser o tratamento mais prudente.

Exames bioquímicos séricos pré-operatórios são importantes, pois eles podem fornecer pistas para doenças sistêmicas subjacentes como a acidose tubular renal ou hiperparatireoidismo, ou outros distúrbios metabólicos. Quando a NLPC, ou a remoção do cálculo via laparoscópica ou aberta é indicada, deve ser solicitado hemograma completo pré-operatório. A avaliação de rotina da coagulação utilizando o tempo de protrombina (TP) e o tempo de tromboplastina parcial ativado (TTPA) é imperativa em pacientes sob terapia anticoagulante, porém revisões recentes sugeriram que o seu emprego rotineiro pode não ser necessário. Isso ainda tem sido pouco adotado na prática clínica devido a falta de estudos prospectivos randomizados e controlados (Dzik, 2004).

Fatores dos Cálculos

Quando o tratamento para qualquer paciente com cálculo renal está sendo considerado, os principais fatores relacionados aos cálculos incluem a massa do cálculo (número total e tamanho dos cálculos), localização e composição do cálculo. A menos que a composição do cálculo seja conhecida previamente, o tipo exato do cálculo é difícil de determinar pré-operatoriamente. Algumas previsões a respeito da composição do cálculo podem ser feitas baseadas nos dados da TC, com aumento da resistência para fragmentação associada às medidas em unidade Hounsfield (UH) mais elevadas. Além da densidade do cálculo, a massa e a localização do cálculo têm papéis importantes na seleção da melhor abordagem cirúrgica.

Decisão do Tratamento pelo Volume do Cálculo

A massa total do cálculo renal, ou o volume total do(s) cálculo (s) que precisa de tratamento, é indiscutivelmente o fator mais importante que influencia as decisões de tratamento. Contudo, não existe um padrão para definir a massa do cálculo renal. Consequentemente, a análise seguinte é baseada no maior diâmetro do cálculo unidimensional mensurado na radiografia simples ou TC. Com base na evidência disponível, é conveniente estratificar o volume do cálculo em até 1 cm, aqueles entre 1cm e 2 cm, e maiores que 2 cm.

Uma vez que os cálculos coraliformes apresentam maior complexidade no que diz respeito ao tratamento, devido ao volume e a natureza ramificada do cálculo, e por haver ampla literatura especificamente a respeito dos cálculos coraliformes, esses são discutidos separadamente. **Cálculo Renal até 1 cm.** A maioria (50% a 60%) dos cálculos renais solitários tem 1 cm ou menos em diâmetro, e muitos deles são assintomáticos (Cass, 1995; Renner e Rasswweiler, 1999; Logarakis et al., 2000). Passando-se tempo suficiente, entretanto, muitos aumentam ou se associam a fatores clínicos que justificam o tratamento. Quase todos os cálculos renais de 1 cm ou menos podem ser tratados com LEOC, URS ou NLPC. A remoção do cálculo por laparoscopia ou aberta é necessária em casos extremamente raros, mais frequentemente quando há anatomia anômala associada.

A **LEOC é considerada o tratamento de primeira linha para esses cálculos renais menores sem complicações clínicas ou anatômicas do rim,** pois é a modalidade menos invasiva, atinge taxas livre de cálculos razoavelmente elevadas, e requer o mínimo de habilidade técnica. **Mais recentemente, o uso da URS flexível, novos instrumentos e a familiaridade com o método estão crescendo dentro da comunidade urológica, e, em mãos experientes, a URS flexível deve ser considerada uma alternativa como terapia de primeira linha para cálculos renais de 1 cm ou menos.** Cálculos com atenuação elevada na TC ($\geq$ 900 UH) e aqueles localizados nos cálices do polo inferior representam situações especiais para as quais as taxas livres de cálculos da LEOC são baixas. Nesses casos, a URS ou NLPC podem ser as opções preferidas como tratamento de primeira linha ou se tornarem necessários em caso de falha lítia LEOC.

A European Association of Urology (EAU), em suas diretrizes sobre urolitíase, recomenda a LEOC como terapia de primeira linha para todos os cálculos renais menores que 10 mm, com a URS como alternativa para casos selecionados e a NLPC reservada para quando a LEOC e a URS falham (Turk et al., 2013). A AUA não publicou diretriz para cálculos renais menores que 10 mm.

Para cálculos renais de 1 cm de diâmetro ou menos, a LEOC atinge taxas livre de cálculos de aproximadamente 50% a 90%, e quocientes de efetividade de aproximadamente 50% a 70% (Ackermann et al., 1994; Abdel-Khalek et al., 2004; Albala et al., 2005; Galvin e Pearle, 2006; Tailly et al., 2008; Micali et al., 2009). Deve-se reconhecer que a maioria desses estudos avaliou os resultados utilizando ultrassonografia renal ou a radiografia simples. A taxa de sucesso é maior para cálculos na pelve renal e junção ureteropiélica (JUP; 80% a 88%), favorável para cálculos nos cálices superiores e médios (aproximadamente 70%), e consistentemente menor para cálculos no polo inferior (35% a 69%) (Fialkov et al., 2000; Albala et al., 2001; Pearle et al., 2005; Danuser et al., 2007). As taxas livre de cálculos com equipamentos mais novos de LEOC de segunda e terceira gerações, tem sido de alguma forma desapontadoras, e precisam ainda ser confrontadas com as obtidas pela Dornier HM3, que é considerado o tratamento padrão ouro na LEOC. Isso é consequente à redução do tamanho dos litotriptores de nova geração em uma tentativa de torná-los mais portáteis e reduzir as exigências anestésicas.

Mesmo para cálculos renais menores que 1 cm, existem várias circunstâncias para as quais a LEOC é contraindicada ou menos efetiva que outras modalidades. O Quadro 53-2 relaciona as contraindicações para a LEOC; o Quadro 53-3 descreve os fatores clínicos e anatômicos do rim que tornam a LEOC menos favorável que a URS ou a NLPC para o tratamento de cálculos renais.

Ao longo da última década, os avanços tecnológicos no *design* dos endoscópios flexíveis e instrumentos facilitaram o uso da URS, também referida como *cirurgia intrarrenal retrógrada*, para o tratamento de cálculos renais. Múltiplos relatos estabeleceram agora a URS como uma alternativa razoável para o tratamento da maioria dos cálculos renais, especialmente aqueles menores que 1 cm. A URS flexível, em vez da semirrígida, geralmente é necessária para acessar a maioria dos cálices médios e inferiores. Comparada com a LEOC, a URS tem a vantagem de remover ativamente os cálculos e assim acelerar a sua eliminação.

A URS contemporânea para cálculos renais de 1 cm ou menos oferece taxas livre de cálculos de aproximadamente 80% a 90%, com séries recentes relatando até resultados superiores. Deve-se observar que muitos desses relatos são de centros de grande volume de cálculos. Assim, a URS para pequenos cálculos renais em mãos experientes, oferece taxas livres de cálculos superiores àquelas da LEOC e requer menos procedimentos auxiliares.

QUADRO 53-2 Contraindicações para Litotripsia Extracorpórea por Ondas de Choque

Gravidez
Coagulopatia não corrigida ou diátese hemorrágica
Infecção do trato urinário não tratada
Aneurisma arterial próximo ao cálculo (aneurisma renal ou de aorta abdominal)
Obstrução do trato urinário distal ao cálculo
Incapacidade de atingir o cálculo (má formação esquelética)

QUADRO 53-3 Fatores que Afetam Negativamente o Sucesso da Litotripsia Extracorpórea por Ondas de Choque

Composição do cálculo (cistina, bruxita, oxalato de cálcio monoidratado, matriz)
Densidade do cálculo $\geq$1.000 UH
Distância pele-cálculo >10 cm (obesidade mórbida)
Anomalias anatômicas do rim (rim em ferradura, divertículo calicial)
Anatomia do polo inferior desfavorável (ângulo infundibulopélvico estreito, infundíbulo estreito, infundíbulo calicial longo do polo inferior)

Sabnis et al. (2013) randomizaram 70 pacientes com cálculos renais menores que 1,5 cm para micro-NLPC ou URS, e observaram uma taxa de eliminação de 94% para a URS e 97% para a micro-NLPC. Sener et al. (2014) randomizaram prospectivamente pacientes com cálculos no polo inferior para a LEOC ou URS flexível e observaram uma taxa livre de cálculo significativamente melhor com a URS (100% vs. 91.5%), ao passo que o grupo da LEOC precisou de uma média de 2,7 sessões de tratamento. O Estudo de Ureteroscopia Global, que incluiu um grupo internacional, multi-institucional de 11.885 pacientes, relatou uma taxa livre de cálculos de 85,6%, embora este estudo tenha incluído cálculos ureterais e renais (de la Rosette et al., 2014).

Esses resultados excelentes contrastam com aqueles do estudo bem desenhado, multicêntrico, prospectivo e randomizado *Lower Pole II*, que relatou uma taxa livre de cálculo de somente 50% para a URS de cálculos do polo inferior de 1 cm ou menores (Pearle et al., 2005). Acredita-se que essa diferença seja secundária ao uso da TC para avaliar o estado livre de cálculo e o fato de que este estudo avaliou pacientes de mais de uma década atrás, encerrando em 2003. Desde aquele tempo, a URS sofreu avanços tecnológicos marcantes, tornando este método melhor e mais seguro.

O aumento nas taxas de eliminação dos cálculos pela URS comparada com a LEOC, veio acompanhada de uma taxa de complicação tradicionalmente mais elevada, embora baixa. Séries ureteroscópicas mais recentes apresentaram uma taxa notavelmente menor de complicações que em anos anteriores. No Estudo de Ureteroscopia Global, a taxa de complicação geral foi de 3,5%, com sepse (0,3%), estenose ureteral (0,3%) e morte (0,02%) ocorrendo raramente (de la Rosette et al., 2014). De maneira similar, baixas taxas de complicação foram relatadas por outros estudos, com taxas de perfuração ureteral, avulsão e taxas de estenose abaixo de 1%, e frequentemente abaixo de 0,5% (Butler et al., 2004; Geavlete et al., 2006). Avaliada em conjunto, **a literatura atual sugere que a URL em mãos experientes, tem um perfil seguro, com taxas livre de cálculo e eficiência de tratamento superiores às da LEOC para pequenos cálculos renais.**

A NLPC é reservada para falhas da LEOC e da URS ou para pacientes com variações anatômicas que tornam a NLPC amplamente superior, como nos cálculos de polo inferior com ângulos infundibulopélvicos agudos ou divertículos caliciais. Os chamados procedimentos "mini" e "micro" NLPC parecem oferecer taxa livre de cálculos semelhante à NLPC tradicional, porém com uma taxa global de complicação menor, possivelmente pela menor dilatação do trajeto. Tais técnicas podem ser idealmente indicadas para cálculos menores que 1 cm que precisem de NLPC.

Cálculo Renal entre 1 e 2 cm. Para cálculos renais entre 1 cm e 2 cm, a LEOC, a URS e a NLPC são os tratamentos mais frequentemente utilizados, enquanto as cirurgias laparoscópica e aberta do cálculo são raramente indicadas. A localização do cálculo, composição, densidade e os fatores anatômicos do paciente tornam-se altamente relevantes conforme aumenta a massa de cálculo e têm um impacto importante nos resultados do tratamento. Grandes massas de cálculos localizados nos cálices do polo inferior, aumento da distância pele-cálculo e uma desfavorável anatomia do polo renal inferior reduzem as taxas de sucesso da LEOC e da URS, mas têm influência limitada nos resultados da NLPC. Assim, para cálculos renais entre 1 cm e 2 cm, as características anatômicas do rim e do cálculo devem ser cuidadosamente considerados na avaliação dos resultados relativos, bem como a invasividade de cada procedimento (Fig. 53-1).

Como um princípio geral, **a eficácia da LEOC diminui enquanto a necessidade de procedimentos auxiliares e retratamento aumenta à medida que o volume do cálculo aumenta** (Drach et al., 1986; Lingeman et al., 1986; El-Assmy et al., 2006; Wiesenthal et al., 2011). O mesmo é válido para a URS, embora em menor grau. Embora a eliminação dos fragmentos residuais tenha sido observada em até 2 anos após a LEOC, grandes massas de cálculo estão associadas a fragmentos residuais pós-operatórios maiores e a taxas de retratamento elevadas (Fig. 53-3).

Para cálculos entre 1 cm e 2 cm que *não* estão localizados no polo inferior, a LEOC tem sido tradicionalmente recomendada como terapia de primeira linha, e permanece assim nas diretrizes mais atualizadas de urolitíase da EAU (Turk et al., 2013). Em geral, a LEOC é favorável quando os cálculos não estão localizados no polo inferior, a densidade do cálculo é menor que aproximadamente 900 UH, a distância da pele ao cálculo é menor que 10 cm, e o paciente não tem história de minerais resistentes a LEOC (cistina, oxalato

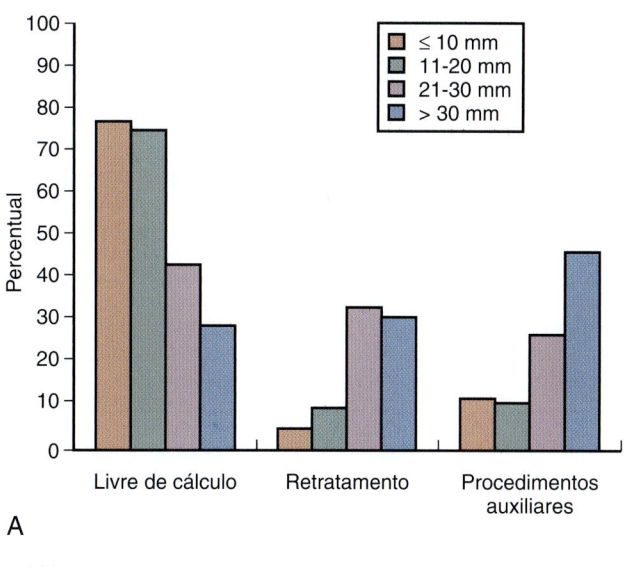

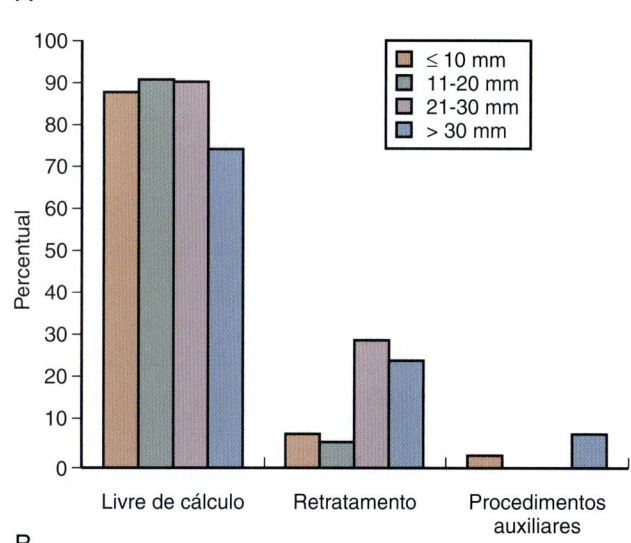

Figura 53-3. A, Cálculos solitários não coraliformes tratados por litotripsia por ondas de choque, estratificados por tamanho. **B,** Cálculos solitários não coraliformes tratados por nefrolitotomia percutânea, estratificados por tamanho.

de cálcio monoidratado, bruxita). Quando esses fatores estão presentes, a URS ou a NLPC devem ser consideradas como tratamento inicial mais desejável, pois a LEOC tem maior probabilidade de falha.

Taxas de sucesso do tratamento de litotripsia por onda de choque excedendo 70% foram relatadas para cálculos nos cálices superiores (71,8%) e médios (76,5%) (Saw e Lingeman, 1999). Taxas livres de cálculo do polo inferior variam menos, entre 37% e 61% (Saw e Lingeman, 1999; Albala et al., 2001; Riedler et al., 2003). Nomogramas têm sido desenvolvidos para prever o sucesso do tratamento da LEOC e refletem resultados piores com aumento do volume do cálculo e distância da pele-cálculo (Kanao et al., 2006; Wiesenthal et al., 2011). O nomograma de Kanao et al. (2006) prevê taxas livre de cálculo após uma única seção de LEOC de 56,8% (11 a 15 mm) e 35,1% (16 a 20 mm) para cálculos caliciais solitários, e 64,4% (11 a 15 mm) e 42,7% (16 a 20 mm) para cálculos de pelve renal.

A URS é uma abordagem de tratamento razoável para muitos cálculos renais entre 1 cm e 2 cm. Em geral, a URS fornece taxas livre de cálculos que são ao menos comparáveis, e frequentemente superiores, à LEOC para os cálculos renais. Além disso, geralmente são necessárias poucas sessões de tratamento. A compensação, novamente, é uma taxa historicamente maior de complicações para a URS, inerente à sua natureza mais invasiva. Grasso (2000) revisou os resultados da URS em um único centro de grande volume de cálculos e observou uma taxa de sucesso global de 81% após um procedimento e 90% após dois procedimentos. O sucesso de um procedimento foi maior para cálculos nos cálices superiores e médios (90%) e menor para cálculos na pelve renal e cálices do polo inferior (aproximadamente 80%).

A URS também é útil como uma terapia de resgate na falha da LEOC, com 58% desses pacientes livres de cálculos após uma única sessão de tratamento e mais de 76% dos pacientes livres de cálculos após duas sessões de URS (Jung et al., 2006). Diferente da LEOC, que se torna menos efetiva com o aumento da distância pele-cálculo, resultados semelhantes da URS foram encontrados em pacientes com índices de massa corporal (IMC) normal, com sobrepeso e obesos (Caskuru et al., 2013).

A NLPC é acompanhada de taxas livres de cálculos maiores e requer menos procedimentos auxiliares que a LEOC ou URS para cálculos renais entre 1 cm e 2 cm. O caráter mais invasivo e a taxa mais elevada de complicações significantes da NLPC limita sua ampla disseminação no tratamento de cálculos renais maiores que 1 cm. Várias séries surgiram comparando os resultados entre a LEOC, URS e NLPC para cálculos renais de 1 a 2 cm de tamanho (Resorlu et al., 2013; Bas et al., 2014). As taxas de sucesso foram maiores para a NLPC (91% a 98%), bastante respeitáveis para a URS (87% a 91%), e significativamente inferiores para a LEOC (66% a 86%). Conforme esperado, os grupos da NLPC apresentaram mais complicações gerais e graves, porém eles também tiveram a menor necessidade para procedimentos adicionais. A diferença no sucesso do tratamento é ainda mais aparente ao comparar a LEOC (37%) com a NLPC (95%) para cálculos no polo inferior conforme demonstrado no estudo prospectivo randomizado Lower Pole I (Albala et al., 2001).

Nos últimos anos, bainhas de acesso menores da NLPC têm sido utilizadas em uma tentativa de reduzir a morbidade relacionada a NLPC, e, com a experiência, chegaram os termos "mini-perc" e "micro-perc". Nenhuma definição precisa foi criada, porém a mini-perc refere-se, em geral, a NLPC realizada por meio de bainhas de 12 Fr a 20 Fr, ao passo que a micro-perc é realizada por meio de uma agulha de calibre 16 (Helal et al., 1997; Sabnis et al., 2012).

Alguns relatos prospectivos com amostras pequenas de pacientes trouxeram à tona a avaliação da mini-perc e micro-perc (Mishra et al., 2011; Sabnis et al., 2012, 2013) Em geral, a mini-perc apresentou taxas livres de cálculo equivalentes à NLPC padrão (96% vs. 100%) com uma queda de hemoglobina menor, estadia hospitalar mais curta e redução da necessidade de analgésicos. A mini-perc e a URS também demonstraram resultados similares em termos de eliminação de cálculos (100% vs. 97%), ao passo que a URS foi associada a uma menor queda de hemoglobina e menor necessidade de medicação analgésica. De modo semelhante, a micro-perc e a URS apresentaram taxas de eliminação de cálculos semelhantes (97% vs. 94%) e perda sanguínea, dor pós-operatória e duração da estadia essencialmente equivalentes. Notavelmente, as técnicas de mini-perc e micro-perc são realizadas principalmente em centros de grande volume de cálculos, altamente especializados. Esses procedimentos são de grande interesse, embora as técnicas ainda não tenham sido amplamente adotadas pela comunidade urológica em geral. Certamente, estudos adicionais com séries maiores são necessários para avaliar melhor essas técnicas e suas curvas de aprendizado.

Cálculo Renal Maior que 2 cm. **A NLPC deve ser considerada terapia de primeira linha para cálculos renais de 2 cm ou mais.** Diferente da URS e da LEOC, **o sucesso da NLPC é relativamente independente da localização e da composição do cálculo.** A remoção completa do cálculo também independe do tamanho do cálculo, embora estudos mais recentes sugiram que as taxas livres de cálculo reduziram à medida que o volume dos cálculos aumentou (Lingeman et al., 1987; Desai et al., 2011). No entanto, atualmente a NLPC é o meio mais eficiente de remover cálculos de 2 cm e maiores em um único procedimento cirúrgico. Ela também está associada a tempos operatórios menores e menor necessidade de procedimento complementar, que geralmente é a norma quando são utilizadas a URS, a LEOC ou ambas para tratar cálculos grandes. Enquanto isso, as taxas de complicação e retratamento elevam-se notadamente, quando monoterapia com LEOC é utilizada para abordar esses cálculos de maior volume.

Como método mais eficiente para remover cálculos maiores do rim, a NLPC atinge de forma consistente taxas de remoção de cálculos de pelo menos 75%, e frequentemente mais elevadas, quando utilizada por diferentes grupos por todo o mundo (Segura et al., 1985; Albala 2001; Osman et al., 2005a; de la Rosette et al., 2011). A remoção de cálculos do polo inferior também é excelente com a NLPC, com uma taxa de sucesso elevada de aproximadamente 95% no relato do *Lower Pole I Study* (Albala et al., 2001). As altas taxas livres de cálculos aparecem como uma compensação para as complicações mais frequentes e mais sérias após a NLPC, comparadas com a URS ou a LEOC. **Taxas de complicação global entre 20% e 30% foram relatadas, com séries mais contemporâneas apresentando taxas de transfusão de 5% a 10%, sepse severa de 1% ou menos, e sangramento tardio com a necessidade de angioembolização de 1% ou menos** (Michel et al., 2007; de la Rosette et al., 2011). Taxas livre de cálculos podem ser melhoradas e a perda sanguínea reduzida quando a nefroscopia flexível é acrescentada à NLPC padrão (Gucuk et al., 2013).

Logo após sua introdução, a LEOC foi reconhecida como uma modalidade aquém da ideal para remover eficientemente cálculos renais de 2 cm ou maiores, como relatado pela conferência de consenso do National Institutes of Health (NIH) (Consensus conference, 1988). Estudos subsequentes confirmaram taxas de sucesso global abaixo de 30% para cálculos com mais de 3 cm tratados com LEOC como monoterapia.(Murray et al., 1995). Mais recentemente, taxas livres de cálculos de 59% foram demonstradas após a monoterapia com LEOC para cálculos renais grandes; entretanto, "rua de cálculos" (23%) e a necessidade de procedimentos secundários (20%) foram frequentes (El-Assmy et al., 2006). Os nomogramas da LEOC descritos anteriormente preveem uma taxa livre de de cálculo de 30% ou menos para cálculos renais de 2 cm ou maiores (Kanao et al., 2006). Quando a LEOC é combinada com a URS em uma única anestesia, podem ser atingidas taxas de remoção de cálculo de quase 77%, porém precisam de múltiplos estágios (Hafron et al., 2005).

No final dos anos 1990, a URS surgiu como uma alternativa viável para a LEOC, com baixa morbidade para tratamento de cálculos renais maiores. Uma das primeiras séries foi relatada por Grasso et al. (1998), com uma taxa livre de cálculo de 76% após um único procedimento de URS, e aumentando para 91% após um segundo estágio. Infelizmente, com 6 meses de seguimento somente 60% dos pacientes estavam completamente livres de cálculos. **Desde este relato, entretanto, muitos outros se seguiram, e descreveram resultados semelhantes encorajadores, incluindo taxa livre de cálculo média de 93,7% (77% a 96,7%), taxa média de complicações menores de 5%, taxa média de complicações maiores de 5% e média de 1,6 procedimentos para obter esses resultados** (Breda et al., 2008; Mariani, 2008; Breda et al., 2009; Bader et al., 2010; Aboumarzouk et al., 2012a). Mais recentemente, alguns estudos compararam diretamente a NLPC com a URS para cálculos de 2 cm ou maiores (Akman et al., 2012a, 2012c; Bryniarski et al., 2012). De modo geral, as taxas de eliminação de cálculos permanecem consistentemente maiores para a NLPC (91% a 96%) do que para a URS (71% a 93%), sendo que o grupo da URS necessitou procedimentos adicionais em 20% a 30% das vezes. **Portanto, a NLPC permanece como o tratamento de primeira linha para cálculos renais de 2 cm ou mais, a menos que estejam presentes comorbidades ou contraindicações significativas para a NLPC (debilidade, coagulopatia, recusa de transfusão). Nesses pacientes, embora menos eficientes e exigindo potencialmente múltiplos procedimentos, alternativas menos invasivas como a URS devem ser consideradas.**

Cálculos Coraliformes. **A NLPC é o método de escolha para o tratamento o de cálculos renais coraliformes parciais ou completos,** com a ressalva de que rins com déficit de função ou não funcionantes e aqueles associados à pielonefrite xantogranulomatosa podem ser melhor manejados com nefrectomia. Tanto o Painel de Diretrizes de Nefrolitíase da AUA quanto as diretrizes de urolitíase da EAU recomendam a NLPC como a terapia de primeira linha para cálculos coraliformes na maioria dos pacientes (Preminger et al., 2005; Turk et al., 2013). Taxas livre de cálculos são mais elevadas com a NLPC (78%) do que com LEOC (22% a 54%), ou cirurgia aberta (71%). Quando os cálculos coraliformes são identificados, a remoção ativa do cálculo deverá ser proposta a menos que o paciente não possa tolerar a cirurgia com segurança. **A observação e a conduta não operatória devem ser desencorajadas, pois a história natural de cálculos coraliformes não tratados demonstrou que eles podem eventualmente causar a perda completa da função do rim afetado, podem ser a causa das ITUs recorrentes e episódios de sepse, e estão associados ao aumento na mortalidade global** (Blandy e Singh, 1976; Rous e Turner, 1977; Koga et al., 1991; Segura et al., 1994; Teichman et al., 1995; Preminger et al., 2005). A NLPC provou ser segura e efetiva nas populações adulta e pediátrica (Kumar et al., 2011).

Não existe um sistema de classificação padronizada para cálculos renais coraliformes; entretanto, em geral eles são definidos como cálculos ramificados que ocupam grande parte do sistema coletor do rim. A maioria dos cálculos coraliformes ocupa a pelve renal e se estende para dentro de um ou mais cálices circundantes. Historicamente, os cálculos coraliformes têm sido descritos tanto como parciais quanto completos, dependendo do quanto eles ocupam o sistema coletor intrarrenal. Muitos outros esquemas de classificação para os cálculos coraliformes foram desenvolvidos, mas não foram amplamente adotados, pois são complicados de usar e ainda não tiveram impacto significativo na tomada de decisão clínica (Rocco et al., 1984; Griffith e Valiquette, 1987; Ackermann et al., 1989; Di Silverio et al., 1990; Mishra et al., 2012). A TC com corte sagital e coronal pode fornecer excelentes detalhes anatômicos e da dimensão do cálculo e é valiosa no planejamento pré-operatório do tratamento (Nadler et al., 2004; Thiruchelvam et al., 2005).

Os cálculos infecciosos, aqueles compostos de fosfato de amônio e magnésio (ou "estruvita"), isolados ou em combinação com carbonato de cálcio apatita, são considerados a composição dos cálculos coraliformes mais frequentes, assim como a cistina, o ácido úrico e o oxalato de cálcio também têm a característica de formar configurações coraliformes. Um relato mais recente desafiou esse conceito, descrevendo a experiência de um único centro com 52 coraliformes completos, dos quais 56% foram de natureza metabólica e 44%, infecciosa (Gettman e Segura, 1999; Viprakasit et al., 2011). A remoção completa do cálculo é imprescindível em pacientes com cálculos infecciosos. A remoção incompleta nesses pacientes pode predispor a futuras ITU e rápida recorrência do cálculo, pois bactérias produtoras de urease podem persistir dentro dos fragmentos calculosos residuais (Nemoy e Staney, 1971).

O tratamento dos cálculos coraliformes é desafiador, pois frequentemente requer múltiplos tratos de acesso percutâneo e/ou múltiplos procedimentos, além de estar relacionado com elevada morbidade. A estratégia cirúrgica deve focar na seleção do procedimento ou na combinação de procedimentos, para a obtenção da eliminação completa do cálculo do paciente além de minimizar a morbidade. Para a maioria dos pacientes, a monoterapia com LEOC deve ser evitada, pois é altamente improvável que seja bem-sucedida e frequentemente é complicada pela "rua de cálculos". No único estudo prospectivo, randomizado, comparando LEOC com NLPC para cálculos coraliformes, a NLPC demonstrou taxas livres de cálculos superiores (74% vs. 22%), menor duração do tratamento e menos complicações sépticas (Meretyk et al., 1997).

A terapia combinada com múltiplas modalidades endourológicas tem sido utilizada como uma alternativa para a monoterapia por NLPC. Nesta abordagem, referida como terapia sanduíche e popularizada nos anos 1990, os cálculos coraliformes foram inicialmente tratados com NLPC, seguida de LEOC para cálculos residuais ou inacessíveis e, finalmente, com outro procedimento percutâneo para remover quaisquer fragmentos remanescentes (Streem et al., 1997). Entretanto, os resultados para a terapia combinada foram comparáveis com aqueles obtidos com a monoterapia por NLPC ou nefrolitotomia aberta (Lam et al., 1992b). **Uma vez que a NLPC permite o tratamento rápido e efetivo de cálculos de grande volume, assim como a remoção completa de cálculos em vez da eliminação espontânea, as abordagens combinadas devem ter como base a NLPC como procedimento principal.** O uso do nefroscópio flexível durante a NLPC pode melhorar a remoção completa do cálculo e também reduzir o número de punções no rim, permitindo acessar cálices inalcançáveis com instrumentos rígidos (Wong e Leveillee, 2002). A URS flexível retrógrada pode ter benefício semelhante (Marguet et al., 2005).

A URS como modalidade única para o tratamento de cálculos coraliformes completos apresenta baixa probabilidade de sucesso e não tem sido relatada. A URS pode ser considerada uma alternativa para NLPC nos cálculos coraliformes parciais simples, em pacientes com anatomia favorável ou com contraindicações para a NLPC, embora frequentemente requeira múltiplos procedimentos (Cohen et al., 2013).

As técnicas laparoscópicas e assistidas por robôs foram descritas em pequenas séries para o tratamento de cálculos coraliformes completos ou parciais (Giedelman et al., 2012; King et al., 2014). Embora essas técnicas tenham se mostrado factíveis, as taxas livres de cálculos reais foram relativamente baixas (29% a 67%) e não apresentaram vantagem evidente sobre a NLPC mesmo em casos de cálculos coraliformes convencionais e em situações anatômicas normais. Em circunstâncias desfavoráveis, como rins ectópicos, a assistência laparoscópica ou robótica pode ser útil ao permitir acesso seguro ao sistema coletor.

A nefrolitotomia aberta, no passado considerada a abordagem de escolha para os cálculos coraliformes, agora está reservada para casos raros em que fatores complicadores tornam a NLPC impossível ou com baixa probabilidade de eliminação completa dos cálculos dentro de um número ou combinação aceitável de procedimentos. As taxas livres de cálculos relatadas para a cirurgia aberta alcançaram índices de até 85%; entretanto, desde o surgimento da endourologia, taxas livres de cálculo superiores são rotineiramente atingidas com a NLPC (Lingeman et al., 1987; Al-Kohlany et al., 2005). Além disso, o tempo da permanência hospitalar, os riscos para transfusões sanguíneas e da perda da função renal, a dor e a convalescência pós-operatórias favorecem a NLPC em comparação com a nefrolitotomia aberta.

Decisão de Tratamento pela Localização do Cálculo

Embora o volume total do cálculo seja indiscutivelmente a consideração mais importante ao decidir a melhor abordagem para o paciente, a localização e a distribuição dos cálculos no rim são frequentemente as próximas considerações a serem feitas ; isso é particularmente verdadeiro para cálculos de 1 cm a 2 cm. A localização dos cálculos dentro do rim pode ser dividida em dois grupos: cálculos do polo inferior e cálculos não são do polo inferior. Os cálculos do polo inferior tendem ser os mais difíceis de tratar, especialmente quando a anatomia do polo inferior é desfavorável (ângulo infundibulopélvico agudo, longo comprimento infundibular, infundíbulo estreito), pois se torna desafiador alcançar essa localização pela via ureteroscópica ou assegurar a eliminação do cálculo com a LEOC. Uma vez que os cálculos estão posicionados no polo inferior, eles têm menor probabilidade de serem eliminados espontaneamente após a fragmentação pela LEOC ou URS sem o adequado posicionamento ou o uso de técnicas de percussão para auxiliar a eliminação. Além disso, fatores anatômicos desfavoráveis podem limitar a passagem dos fragmentos mesmo com essas terapias complementares.

Muitos estudos avaliaram o impacto da localização do cálculo no polo inferior no sucesso e complicações do tratamento, para uma variedade de modalidades de tratamento de cálculo. Uma discussão mais aprofundada dos cálculos no polo inferior e da influência da anatomia renal nos resultados do tratamento é encontrada na seção sobre cálculos do polo inferior. Basta dizer que **cálculos situados no polo inferior são mais difíceis de serem removidos com URS ou LEOC e, portanto, cálculos de 1 cm ou maiores no polo inferior podem ser tratados mais eficientemente com a NLPC. Cálculos em uma localização que não seja o polo inferior tendem a responder mais prontamente à LEOC e URS, tornando estas técnicas mais competitivas com a NLPC.**

Para cálculos renais tratados com LEOC que não estão no polo inferior, conclusões objetivas sobre o resultado do tratamento baseado nas diferentes localizações dos cálculos são difíceis de se obter , pois os estudos disponíveis utilizam uma ampla variedade de diferentes litotriptores e incluem tamanhos não uniformes de cálculos além da grande diversidade na avaliação e definição das taxas de sucesso. Mesmo assim, alguns padrões aparecem quando os dados disponíveis são reunidos (Graff et al., 1988; Kosar et al., 1998; Coz et al., 2000; Obek et al., 2001; Egilmez et al., 2007; Turna et al., 2007; Seitz et al., 2008; Khalil, 2012; Neisius et al., 2013). **Em geral, o sucesso do tratamento do cálculo renal que não do polo inferior pela LEOC tende a ser semelhante para qualquer tamanho de cálculo independentemente da sua localização intrarrenal.** Ou seja, as taxas de eliminação do cálculo e os quocientes de efetividade são relatados como estatisticamente semelhantes para cálculos na pelve renal, cálices no polo superior e cálices médios dentro de um determinado estudo, apesar das diferenças nos números absolutos entre os estudos. Assim, o tamanho e a composição do cálculo, em vez da localização do cálculo, devem orientar as decisões de tratamento pela LEOC.

Poucos estudos na atualidade tem avaliado os resultados da URS baseados na localização do cálculo. Com os grandes avanços na endourologia ao longo da última década, os ureteroscópios flexíveis podem, de modo geral, acessar todas as localizações dentro do sistema coletor intrarrenal.

Antes dos ureteroscópios flexíveis de última geração com aumento da capacidade de deflexão, geralmente era mais desafiador acessar e remover completamente os cálculos do polo inferior. Com os ureteroscópios flexíveis modernos, entretanto, os cálculos no polo inferior podem ser alcançados na maioria dos casos, e cálculos pequenos ou parcialmente fragmentados podem frequentemente ser reposicionados para localizações intrarrenais mais favoráveis (p. ex., pelve renal ou polo superior). **Excelentes resultados na eliminação de cálculos pela URS têm sido relatados para todas as localizações dos cálculos renais (>80% a 90%), sugerindo que o tamanho e a densidade do cálculo, junto com a anatomia do paciente, são fatores mais importantes do que a localização do cálculo intrarrenal ao se considerar a decisão de tratamento pela URS** (Portis et al., 2006; Perlmutter et al., 2008; Hussain et al., 2011).

Semelhante à URS, dados relacionados aos resultados da NLPC com base na localização específica do cálculo são escassos. Com a adição da nefroscopia flexível por ocasião da NLPC, grande parte do do rim, e consequentemente do cálculo nas suas inúmeras localizações intrarrenais, é acessível por meio do trato percutâneo inicial. Há, entretanto, **alguma evidência para sugerir que a localização de cálculos no polo superior em pacientes submetidos a NLPC é um fator preditor independente de remoção incompleta do cálculo**, embora esse estudo tenha se concentrado somente na NLPC de trato único (Shahrour et al., 2012). Ao desenvolver um nomograma para predizer a taxa livre de cálculo após a NLPC, Smith et al. observaram que os cálculos de cálice médio e pelve renal foram mais prováveis de serem removidos que os cálculos em localização calicinal superior ou inferior (Smith et al., 2013). É interessante observar que, diferente dos cálculos coraliformes, a localização no cálice superior foi associada a taxas mais baixas de remoção do cálculo, inferiores até às de cálculos de polo inferior.

Os resultados do PCNL Global Study demonstraram uma taxa elevada de complicações pós-operatórias para cálculos caliciais grandes comparados com cálculos grandes na pelve renal. Entretanto, o grupo de cálculos caliciais grandes apresentou maiores s comorbidades gerais e escores mais altos pela American Society of Anesthesiologist, o que pode representar uma variável de confusão significativa. (Xue et al., 2012).

A localização do cálculo calicial anterior *versus* posterior também pode afetar os resultados da NLPC. Quando puncionados diretamente para o cálice contendo o cálculo, os cálices localizados anteriormente precisam de trajetos mais longos e atravessam mais parênquima renal que os cálices localizados posteriormente. Tepeler et al. exploraram essa hipótese em uma série na qual os pacientes foram divididos e não observaram diferenças nas taxas de sucesso global e de complicações, porém observaram tendência para um aumento de eventos hemorrágicos severos no grupo com cálculos caliciais anteriores (Tepeler et al., 2013).

Tratamento pela Composição do Cálculo

A composição do cálculo tem implicações significantes com relação aos resultados do tratamento, principalmente com LEOC, ao passo que a URS, NLPC e a cirurgia laparoscópica e aberta de cálculos parecem ser pouco afetadas. Quando a composição é conhecida, uma análise prévia do cálculo pode ser realizada para melhor decisão terapêutica.

Em geral, cálculos de cistina, fosfato de cálcio (especialmente "bruxita"), e o oxalato de cálcio monoidratado são os mais resistentes à LEOC. Os outros tipos de cálculos mais comuns, por ordem crescente de fragilidade, são a estruvita, oxalato de cálcio di-hidratado e, finalmente, cálculos de ácido úrico (Pittomvils et al., 1994; Zhong e Preminger, 1994; Saw e Lingeman, 1999).

Zhong e Preminger (1994) demonstraram que a resistência dos cálculos de bruxita e de oxalato de cálcio monoidratado à LEOC podem ser explicadas por suas inerentes propriedades mecânicas (módulo de Young elevado, maior rigidez e resistência à fratura). A resistência dos cálculos de cistina à LEOC está em sua estrutura maleável, a qual apresenta uma resistência maior à propagação da ruptura interna e maior capacidade de deformação. **Além disso, a fragmentação da cistina, bruxita e oxalato de cálcio monoidratado pela LEOC resulta em fragmentos calculosos relativamente maiores que outras composições de cálculos, os quais podem afetar negativamente a taxa livre de cálculo subsequente.** (Dretler, 1988; Pittomvils et al., 1994; Rutchik e Resnick, 1998).

Estudos *in vitro* demonstraram que a eficiência da fragmentação da litotripsia com *holmium laser* também é dependente da composição do cálculo, com a pior fragmentação observada para os cálculos de oxalato de cálcio monoidratado e fragmentação moderada para cálculos de ácido úrico e cistina (Teichman et al., 1998a). Entretanto, isso pode ter pouca praticidade clínica, como observado em um estudo isolado de Teichman et al. (1998b), que demonstraram que a litotripsia com *holmium laser* foi capaz de fragmentar com sucesso todos os tipos de cálculos testados, resultando em fragmentos não maiores que que 4 mm (Teichman et al., 1998b). Além disso, quando sondas extratoras de cálculos foram adicionadas à litotripsia com *holmium laser*, Wiener et al. demonstraram que o tempo operatório foi independente da composição do cálculo (Wiener et al., 2012).

Os valores de densidade do cálculo (em unidades Hounsfield) na TC foram correlacionados à composição do cálculo, embora haja semelhanças na densidade entre os muitos tipos de cálculos. Muitos pesquisadores demonstraram que **cálculos de ácido úrico têm valores da unidade Hounsfield consistentemente menores que os cálculos de oxalato de cálcio monoidratado e podem ser facilmente diferenciáveis deles na TC helicoidal** (Mitcheson et al., 1983; Mostafavi et al., 1998; Nakada et al., 2000; Kulkarni et al., 2013; Marchini et al., 2013). Além disso, os cálculos de ácido úrico tendem a exibir densidade mais homogênea ao longo de sua estrutura que os cálculos de oxalato de cálcio (Marchini et al., 2013). A distinção entre cálculos de estruvita e os que contenham cálcio geralmente não é possível com base apenas na densidade do cálculo, visto haver uma íntima sobreposição de densidade entre eles.

Mesmo que os valores da densidade do cálculo estejam longe da perfeição na determinação precisa da composição do cálculo, a densidade do cálculo pode ser útil para predizer o sucesso do tratamento com a LEOC. **Vários estudos recentes demonstram que valores de densidade maiores que 900 a 1.000 UH estão associados a resultados piores com a LEOC** (Joseph et al., 2002; Gupta et al., 2005; Wang et al., 2005; El-Nahas et al., 2007). De fato, Gupta et al. (2005) demonstraram uma relação linear entre o sucesso da fragmentação por LEOC e a densidade do cálculo, com diminuição da fragmentação conforme aumenta a densidade do cálculo. Joseph et al. (2002) relataram que a remoção do cálculo com a LEOC ocorreu em apenas 54,5% dos pacientes com níveis de densidade do cálculo acima de 1.000 UH, ao passo que se observou sucesso em 85,7% dos pacientes quando a densidade do cálculo estava entre 500 e 1.000 UH e em todos os pacientes com densidade abaixo de 500 UH. Ouzaid et al. (2012) demonstraram que um limite de 970 UH foi o valor de corte mais sensível e específico para predizer o sucesso do tratamento com a LEOC. Cálculos abaixo de 970 UH estavam associados a uma taxa de sucesso de tratamento com LEOC de 96%, ao passo que cálculos acima de 970 UH foram tratados com sucesso somente em 38% das vezes. Semelhante ao estudo de Gupta et al. (2005), este estudo observou uma associação linear entre o sucesso da LEOC e a densidade do cálculo.

Matriz. Cálculos renais de matriz são raros e, ao contrário da maioria dos outros cálculos renais, são predominantemente (aproximadamente 65%, variando de 42% a 84%) compostos de proteínas orgânicas, açúcares e glicosaminas, enquanto os demais cálculos cristalinos têm somente um mínimo de material orgânico (2,5%) (Boyce e King, 1959). Além disso, esses cálculos são macios, gelatinosos e relativamente amorfos (Fig. 53-4). Os cálculos de matriz podem ser difíceis de diagnosticar pré-operatoriamente, uma vez que podem mimetizar massas de tecido mole no sistema coletor do trato urinário superior e requerem alto índice de suspeita clínica. Tradicionalmente descritos como radiolucentes, esses cálculos geralmente exibem um centro calcificado radiodenso ou um alo periférico de radiodensidade fraca, sendo esses sinais frequentemente observados em exames de imagem pré-operatórios (Fig. 53-5) (Bani-Hani et al., 2005; Shah et al., 2009). Esses cálculos tendem a ser grandes e podem assumir configurações coraliformes parciais e, portanto, **NLPC é a abordagem de tratamento de escolha para a maioria dos cálculos renais de matriz devido às suas elevadas taxas de sucesso e baixas taxas de recorrência.** Deve-se observar que foram demonstrados relatos de sucesso de tratamento com URS (Stoller et al., 1994b; Rowley et al., 2008; Shah et al., 2009; Chan et al., 2010), enquanto a LEOC provou ser ineficaz nesses cálculos, dada sua composição macia e a relativa escassez de conteúdo mineral.

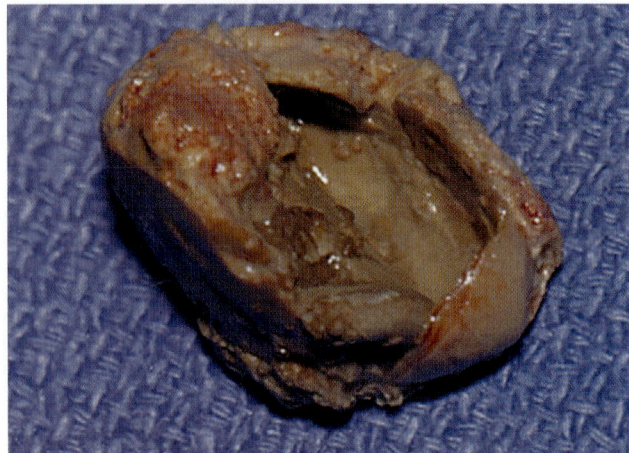

Figura 53-4. Cálculo de matriz com consistência macia, gelatinosa, amorfa e cavitação aérea. (De Bani-Hani AH, Segura JW, Leroy AJ. Urinary matrix calculi: our experience at a single institution. J Urol 2005;173:120–3.)

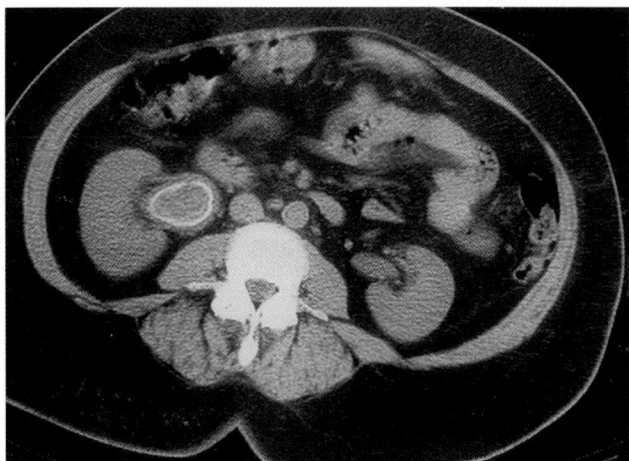

Figura 53-5. Imagem de tomografia computadorizada de cálculo de matriz demonstrando borda radiodensa e centro radiolucente. (De Bani-Hani AH, Segura JW, Leroy AJ. Urinary matrix calculi: our experience at a single institution. J Urol 2005;173:120-3.)

Para detalhes adicionais relacionados ao tratamento por composição do cálculo, acesse o site www.expertconsult.com.

Fatores Anatômicos Renais

Obstrução da Junção Ureteropiélica

A obstrução da junção ureteropiélica (OJUP) está associada a cálculos renais em mais de 20% a 30% das vezes (Rutchik e Resnick, 1998; Berkman et al., 2009). **Antes de se submeter a qualquer correção cirúrgica, é de vital importância tentar distinguir se a OJUP é decorrente de uma anormalidade com subsequente formação de cálculo renal, ou se um cálculo na pelve renal ou na JUP ocasionou um edema na JUP, dando uma falsa impressão de OJUP, quando na verdade não existe.** Embora isso nem sempre seja simples, a revisão da imagem transversal da TC pode fornecer alguma orientação. Por exemplo, quando pequenos cálculos são encontrados nas localizações calicinais com uma pelve renal significativamente hidronefrótica e JUP ou ureter proximal estreitos, a OJUP é provavelmente a patologia primária com resultante formação de cálculo. Ao contrário, um cálculo alojado na JUP ou um cálculo na pelve renal próximo à JUP pode ser a principal patologia ocasionando a obstrução, sem a existência de OJUP.

Se há qualquer questionamento a respeito da OJUP primária ou uma mimetização de um cálculo na JUP ou na pelve renal, os cálculos renais devem ser tratados e nenhuma terapia específica deve ser realizada na JUP. Preferencialmente, 4 a 6 semanas após o tratamento dos cálculos, o acompanhamento com exames de imagem renal (ultrassonografia, TC ou RNM) pode ser realizado para verificar se a hidronefrose persiste, e se sim, pode-se indicar imagem funcional do rim l (renogramas com diurético). Alternativamente, se uma sonda de nefrostomia está posicionada e a presença da OJUP permanece duvidosa, pode-se realizar um teste de Whitaker. Se a OJUP é confirmada, somente é recomendado o reparo da JUP.

De maneira semelhante, é importante determinar a função renal total do rim afetado, se ele aparece atrófico ou com parênquima delgado. Se um rim sem função ou pouco funcionante é confirmado, então a opção mais simples pode ser a nefrectomia, em vez de simplesmente tratar o cálculo. Também é importante determinar se a JUP foi operada no passado. Relatos têm demonstrado que a OJUP que recorre após endopielotomia prévia responde favoravelmente à pieloplastia minimamente invasiva ou aberta, e que a OJUP que recorre após pieloplastia responde bem à endopielotomia (Canes et al., 2008; Patel et al., 2011).

Várias estratégias podem ser utilizadas para tratar a OJUP com cálculos renais concomitantes, com o objetivo final de reparar a OJUP para restaurar a drenagem renal normal e, simultaneamente, remover os cálculos do paciente. A NLPC com endopielotomia anterógrada, pieloplastia laparoscópica ou robótica com pielotomia ou nefrolitotomia, e endopielotomia retrógrada com remoção do cálculo com URS foram todas descritas. A endopielotomia deve ser desencorajada quando são encontradas longas estenoses (> 2 cm) ou quando a endopielotomia prévia falhou.

Como regra geral, é prudente remover a massa total de cálculos antes de incisar a OJUP durante a endopielotomia e antes de completar o reparo da JUP com a pieloplastia. Isso é particularmente importante para a NLPC com endopielotomia anterógrada, para não haver extrusão dos fragmentos do cálculo, ou que estes permaneçam próximos à região da incisão da JUP. Cálculos posicionados dentro da JUP ou próximo do local da endopielotomia pode levar a reestenose pela formação de granuloma e fibrose (Giddens et al., 2000). A endopielotomia retrógrada com URS para o tratamento de cálculos também é susceptível a este problema, à medida que a endopielotomia é necessária como uma etapa inicial para permitir o acesso do ureteroscópio ao rim, e qualquer tentativa subsequente para a fragmentação ou remoção do cálculo pode resultar em fragmentos residuais se alojando próximo à JUP.

Ao longo da última década, tem surgido um número crescente de relatos descrevendo a pieloplastia laparoscópica e robótica com extração simultânea de cálculo renal, e quando combinada com a literatura disponível sobre técnicas de reparo da OJUP minimamente invasivas, vários modelos aparecem. Parece não haver diferença nos resultados operatórios, nas taxas de sucesso ou complicações do reparo da OJUP entre a pieloplastia laparoscópica e robótica (Braga et al., 2009). A taxa de sucesso em curto prazo para a pieloplastia laparoscópica e robótica é excelente em mais de 90% e parece superior àquela da endopielotomia anterógrada, que está próximo de 70% a 80% (Knudsen et al., 2004; Rassweiler et al., 2007; Berkman et al., 2009). Berkman et al. (2009) observaram que a NLPC, no momento da endopielotomia anterógrada percutânea, não tinha efeito nas taxas de sucesso para o alívio da obstrução. Os resultados de longo prazo com a endopielotomia ou pieloplastia são piores que os resultados a curto prazo, com a recorrência observada em 25% das pieloplastias e aproximadamente 60% das endopielotomias após 10 anos (DiMarco et al., 2006).

A pieloplastia laparoscópica, e mais recentemente a robótica, com simultânea remoção de cálculos renais por meio de pielolitotomia atinge taxas livres de cálculo de 75% a 100% e taxa de sucesso da pieloplastia excedendo 90% (Ramakumar et al., 2002; Atug et al., 2005; Mufarrij et al., 2008; Srivastava et al., 2008; Stein et al., 2008; Stravodimos et al., 2014). As pinças laparoscópicas, nefroscópios flexíveis e sondas extratoras de cálculos passadas através dos trocateres laparoscópicos ou robóticos, irrigação laparoscópica e pinças robóticas são utilizados para remover cálculos renais através da incisão da pielotomia. O tempo cirúrgico é de aproximadamente 3,5 a 4 horas. Em uma pequena série, nefrolitotomia robótica associada ao reparo da OJUP foi realizada utilizando-se o ultrassonografia intraoperatória que auxiliou na identificação do cálculo dentro do rim para direcionar pequenas incisões da nefrolitotomia (Ghani et al., 2014).

Em casos muito selecionados nos quais os pacientes têm massas de cálculos grandes e complexos, e anatomia calicial desfavorável para permitir a remoção adequada do cálculo por meio de incisões de pieloplastia clássica, a realização prévia da NLPC convencional seguida da pieloplastia laparoscópica sob a mesma anestesia tem sido descrita com resultados encorajadores (Agarwalt et al., 2008). Entretanto, essa abordagem está associada a tempo operatório mais longo de quase 4 horas. Todos os pacientes ficaram livre de cálculos pela ultrassonografia renal em 6 meses e demonstraram drenagem renal adequada no renograma.

Divertículos Caliciais

Os divertículos caliciais são dilatações císticas do sistema coletor intrarrenal, revestidos por urotélio não secretor que se acredita ter origem embrionária. Foram descritos primeiramente por Rayer em 1841 e denominados inicialmente como *divertículos caliciais* em 1941 por Prather (Rayer, 1841; Prather, 1941). Eles têm estreita conexão com o sistema pielocalicial normal, o qual permite um enchimento adequado porém com drenagem de urina prejudicada pelo divertículo. Os divertículos caliciais são raros, com incidência relatada de 0,2% a 0,6% em pacientes submetidos a urografia intravenosa (UIV) (Middleton e Pfister, 1974; Timmons et al., 1975; Wulfsohn, 1980; Michel et al., 1985). Eles podem surgir em qualquer porção do sistema pielocalicial, com (aproximadamente) 50% ou mais se originando dos cálices do polo superior, 30% dos cálices médios ou pelve renal e 20% dos cálices do polo inferior (Abeshouse e Abeshouse, 1963; Waingankar et al., 2014).

A formação do cálculo dentro do divertículo calicial foi relatada entre 10% e 50% das vezes (Yow e Bunts, 1955; Williams et al., 1969; Middleton e Pfister, 1974). Acredita-se que uma combinação de estase urinária e distúrbios metabólicos está associada ao desenvolvimento de cálculos nessas estruturas (Burns et al., 1984; Hsu e Streem, 1998; Liatsikos et al., 2000; Matlaga et al., 2007). Hsu e Streem (1998) relataram uma taxa de 50% de anormalidades metabólicas em 14 pacientes com cálculos nos divertículos caliciais. Em contraste, Liatsikos et al. (2000) relataram que somente 25% dos pacientes com cálculos nos divertículos caliciais tiveram anormalidades metabólicas, comparados com 77% dos pacientes sem anomalias anatômicas no trato urinário.

Uma grande percentagem dos divertículos caliciais é assintomática e não requer tratamento; entretanto, **cálculos diverticulares associados a dor, infecções recorrentes, hematúria ou redução na função renal justificam o tratamento.** Semelhante a outras localizações no rim, cálculos em divertículos caliciais podem ser manejados por diferentes abordagens, incluindo a cirurgia aberta, LEOC, URS, NLPC e modalidades laparoscópicas e robóticas. A abordagem de escolha depende das características anatômicas do divertículo e do cálculo. A cirurgia aberta é de interesse principalmente histórico, exceto em circunstâncias especiais, e, quando realizada, o divertículo é marsupializado e a cavidade interna, fulgurada.

A litotripsia por ondas de choque tem sido utilizada para tratar cálculos de divertículos caliciais, embora com resultados modestos, e não deve ser considerada como terapia de primeira linha para a maioria dos cálculos diverticulares sintomáticos. Embora a patogênese envolvida na formação de cálculos nos divertículos caliciais não seja completamente conhecida, a ablação do epitélio calicial, a dilatação do colo do divertículo para melhorar a drenagem, ou ambas, são consideradas satisfatórias para remoção completa e prevenção da recorrência do cálculo (Cohen e Preminger et al., 1997). Nenhuma delas é realizada com LEOC. As taxas livres de cálculos para a LEOC são tipicamente pobres, variando de 4% a 58% (Renner e Rassweiler, 1999; Turna et al., 2007). Em uma das maiores séries relatadas envolvendo LEOC de cálculos em divertículos caliciais, Turna et al. (2007) demonstraram uma taxa livre de cálculo de 21%, embora 60% dos pacientes tenham apresentado alívio de sintomas. A taxa livre de sintomas foi obtida em 36% a 86% dos pacientes após a LEOC em diferentes séries, com média próxima de 60%; todos os estudos, entretanto, envolveram relativamente poucos pacientes. Streem e Yost (1992) relataram a maior taxa de alívio de sintomas (86%) e taxa livre de cálculos (58%) após a LEOC, e esses resultados parecem ser dependentes de um rígido critério de seleção de paciente incluindo cálculos menores que 1,5 cm, colo largo e patente do divertículo observados na UIV. Com tempo de seguimento médio mais longo de cerca de 24 meses (12 a 49 meses), a taxa de livre de sintomas reduziu para 75% e a recorrência do cálculo foi observada em apenas um paciente. Em geral, com seguimento mais longo, a taxa livre de sintomas parece diminuir consideravelmente (Jones et al., 1991a; Streem e Yost, 1992; Turna et al., 2007).

A URS é uma abordagem de tratamento de primeira linha aceitável para pacientes com cálculos pequenos (< 2 cm) de divertículos caliciais originados de um cálice médio ou superior, com um colo diverticular curto e identificável (Grasso et al., 1995b; Waingankar et al., 2014). Cálculos diverticulares nessas localizações geralmente são acessíveis através da URS retrógrada, enquanto cálculos em divertículos caliciais inferiores apresentam maior dificuldade de acesso devido a sua angulação. O *laser* de hólmio pode ser utilizado para incisar o istmo do colo diverticular, fragmentar os cálculos, e para ablação da parede do divertículo. Taxas livres de cálculos de 50% a 90% são observadas na maioria das séries, embora Auge et al. (2002) tenham observado taxa livre de sintomas de apenas 35% (Fuchs e David, 1989; Grasso et al., 1995b; Batter e Dretler, 1997; Chong et al., 2000; Auge et al., 2002; Legraverend et al., 2013). A obliteração adequada do divertículo é menor com a abordagem ureteroscópica (aproximadamente 20%) que com a abordagem percutânea (>70%), por isso a necessidade de manter o infundíbulo do divertículo desobstruído e com boa drenagem.

Em geral, a maioria das falhas da URS ocorreu em divertículos do polo inferior, embora um pequeno número tenha ocorrido em divertículos do polo superior que têm ângulos muito desfavoráveis do colo calicial. Infelizmente, o óstio do divertículo calicial não pode ser localizado com sucesso em até 25% dos casos, e quando isso ocorre os cálculos diverticulares não podem ser tratados por via ureteroscópica (Auge et al., 2002; Canales e Monga, 2003). Legraverend et al. relataram taxa livre de cálculo de 62%, que aumentou para 84% quando fragmentos residuais menores que 3 mm foram incluídos. A taxa livre de sintomas foi de 93%. No geral, as taxas livres de cálculo são superiores àquelas atingidas com a LEOC, porém inferiores àquelas da NLPC. Além disso, necessidade de novos procedimentos URS não é incomum neste cenário.

A NLPC deve ser considerada o tratamento de primeira linha para a maioria dos cálculos de diverticulos caliciais. As taxas livres de cálculos (70% a 100%) e taxas livres de sintomas (77% a 100%) são excelentes para a NLPC, e esse tipo de abordagem apresenta os principais dados da literatura corroborando a sua eficácia (Hulbert et al., 1986; Cohen e Preminger, 1997; Shalhav et al., 1998; Al-Basam et al., 2000; Monga et al., 2000); Auge et al., 2002; Kim et al., 2005; Krambeck e Lingeman, 2009). As taxas de ablação diverticular também são excelentes (>70%) com abordagem percutânea, e as taxas de sucesso global parecem ser duráveis (Shalhav et al., 1998; Monga et al., 2000). A punção direta do divertículo calicial é preferível, pois permite a fragmentação e a remoção do cálculo, fácil fulguração da parede do divertículo, e a dilatação do colo diverticular quando visível. Punção guiada por ultrassonografia ou TC pode ser utilizada em casos selecionados quando a instilação retrógrada de contraste não preenche o divertículo calicial e quando os cálculos diverticulares não são radiopacos (Matlaga et al., 2006a). Os divertículos localizados posteriormente são particularmente mais adequados para uma abordagem percutânea, pois geralmente há um parênquima renal mínimo entre o divertículo e a cápsula renal. Divertículos caliciais localizados anteriormente também podem ser conduzidos com uma abordagem percutânea; entretanto, é frequentemente difícil incisar e dilatar o infundíbulo do divertículo devido aos ângulos desfavoráveis entre o vetor de entrada e o colo.

As abordagens laparoscópicas e robóticas têm sido descritas para o tratamento de cálculos sintomáticos dentro dos divertículos caliciais, e geralmente estão reservadas para os divertículos sintomáticos, localizados anteriormente com parênquima renal delgado, ou aqueles não passíveis de métodos endoscópicos menos invasivos (Gluckman et al., 1993; Ruckle e Segura, 1994; Harewood et al., 1996; Hoznek et al., 1998; Curran et al., 1999; Miller et al., 2002; Terai et al., 2004; Wyler et al., 2005; Akca et al., 2014). Tanto abordagens retroperitoneais como transperitoneais têm sido utilizadas, com o método retroperitoneal oferecendo acesso mais fácil aos divertículos localizados posteriormente. Os resultados são excelentes, com taxa livre de cálculo de 100% em séries que relatam seus resultados, taxa de ablação da cavidade de aproximadamente 92% e taxa média de resolução dos sintomas de 75% a 87% (Waxman e Winfield, 2009; Basiri et al., 2013; Waingankar et al., 2014). O tempo operatório médio relatado nesses estudos é de aproximadamente 180 minutos, o que é mais longo que para outras abordagens cirúrgicas. As considerações gerais que são importantes para essa abordagem incluem o uso da ultrassonografia intraoperatória para auxiliar a localização do divertículo, a ablação direta da parede do divertículo utilizando o eletrocautério ou a coagulação com feixe de argônio e a sutura do colo do divertículo quando necessário para tratar colos muito largos.

Rins em Ferradura e Ectopia Renal

Rins em Ferradura. Rim em ferradura é a anomalia de fusão renal mais comum, com uma incidência relatada de 1 em 400 nascidos vivos (Pitts e Muecke, 1975; Evans e Resnick, 1981). **É importante saber que há incidência de 15% a 20% de doença litiásica nos rins em ferradura.** A maioria dos cálculos é composta de oxalato de cálcio, com localização mais frequente na pelve renal e nos cálices do polo inferior (Evans e Resnick, 1981; Tan et al., 2013). Embriologicamente, a fusão medial anormal dos blastemas metanéfricos esquerdo e direito cria um istmo que une os rins fusionados no nível da artéria mesentérica inferior, levando a uma incompleta ascensão renal e má rotação. (Hohen-fellner et al., 1992) (Figs. 53-7, 53-8 e 53-9).

Como resultado, são observadas numerosas alterações anatomicamente importantes. A pelve renal torna-se alongada e localizada anteriormente, a JUP tem inserção alta na pelve renal e também está situada anteriormente, e o ureter proximal posiciona-se mais anteriormente que o usual, pois deve cruzar sobre o istmo do rim em ferradura. **Coletivamente, acredita-se que essas mudanças impeçam a drenagem urinária normal e promovam a estase urinária e a**

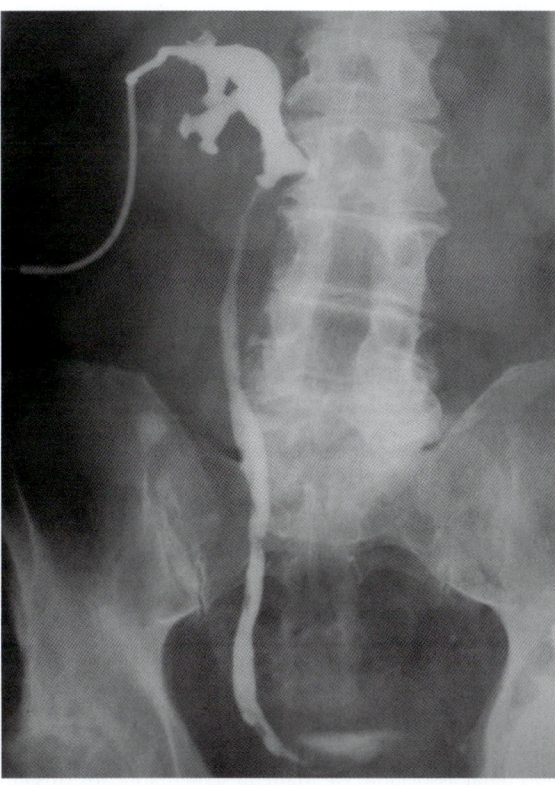

Figura 53-7. Pielografia anterógrada obtida após nefrolitotomia percutânea de um rim em ferradura através de um acesso no polo superior. Observe a natureza subcostal do acesso e a orientação calicinal única inerente a um rim em ferradura.

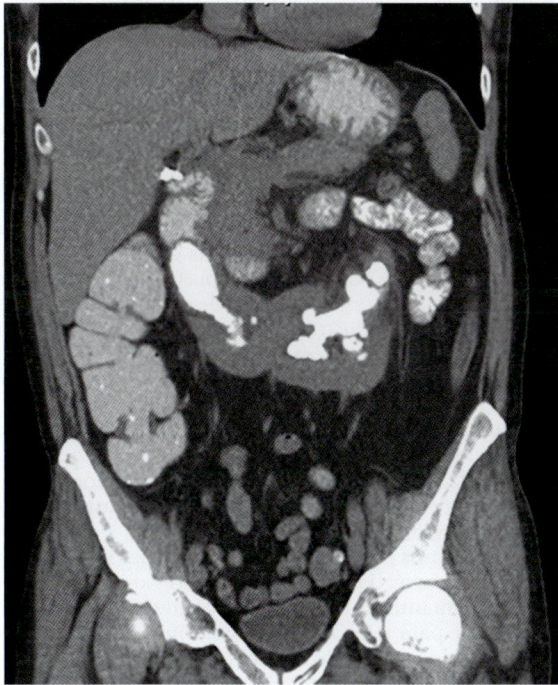

Figura 53-8. Tomografia computadorizada com reconstrução coronal de rim em ferradura com cálculos coraliformes bilaterais. Observe a posição medial e inferior do rim em ferradura.

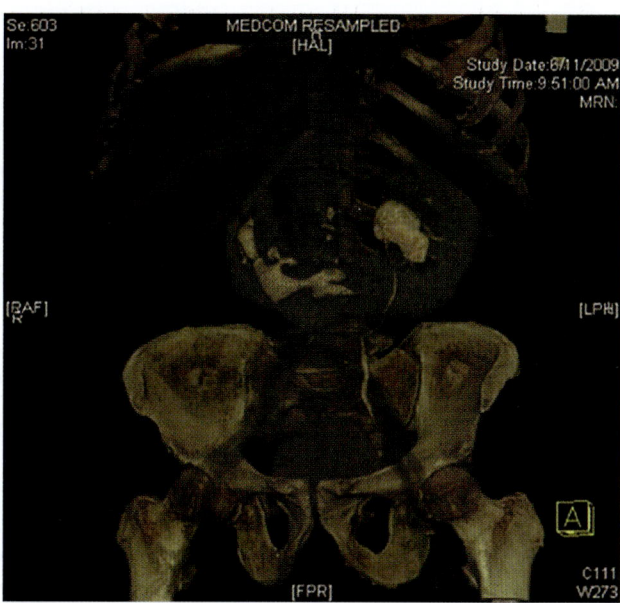

Figura 53-9. TC com reconstrução tridimensional de rim em ferradura com cálculos coraliformes bilaterais. Observe a posição medial e inferior do rim em ferradura. (De Tan YK, Cha DY, Gupta M. Management of stones in abnormal situations. Urol Clin North Am 2013;40:79–97.)

formação do cálculo renal. Essas alterações anatômicas e funcionais têm um impacto em várias opções de tratamento para cálculos renais, e a anatomia particular do rim em ferradura, a localização e o tamanho do cálculo também devem ser considerados na escolha do tratamento ideal para esses cálculos. O prejuízo à drenagem renal ou OJUP devem excluir o tratamento com LEOC, devendo-se buscar outras modalidades terapêuticas que possam tratar a obstrução, como a NLPC ou a pieloplastia laparoscópica. Em geral, cálculos menores que 15 mm e não localizados no polo inferior podem ser abordados com LEOC ou URS. Cálculos cujo tratamento falha com LEOC ou URS e cálculos maiores que 15 mm devem ser considerados para a NLPC. Com base em numerosos relatos, a remoção completa do cálculo e as complicações nos rins em ferradura não parecem ser diferentes daquelas observadas pela NLPC nos rins ortotópicos.

A LEOC pode ser considerada para cálculos menores que 1,5 cm de diâmetro, localizados na pelve renal, polo superior ou nos cálices médios. Foram relatadas taxas livres de cálculos de 28% a 80%, com média próxima a 58%. Além disso, múltiplas sessões de tratamento são quase sempre necessárias (Lampel et al., 1996; Elliot et al., 2010; Ray et al., 2011; Tan et al., 2013). Na média, são necessários vários choques por sessão de tratamento, sendo observada também alta taxa de retratamento quando comparada com cálculos semelhantes em rins ortotópicos anatomicamente normais (Chaussy e Schmiedt, 1984; Drach et al., 1986; Lingeman et al., 1986).

Em uma série de 11 pacientes descritos por Vandeursen e Baert (1992), uma média de 3,8 sessões de tratamento por unidade renal foram necessárias para atingir uma taxa livre de cálculo de 55%, enquanto as séries de Ray et al. (2011) apresentaram uma média de 1,7 sessões de LEOC para taxa livre de cálculo de 39%. Além disso, Ray et al. (2011) relataram resultados inferiores com taxa livre de cálculo de 9,1% e taxa de sucesso de tratamento de 25% após uma única sessão de LEOC em 3 meses em 41 pacientes com rins em ferradura. Nessas séries, 73% dos pacientes necessitaram de tratamentos adicionais na forma de repetidas sessões de LEOC, NLPC ou URS, com aumento das taxas livres de cálculo e de sucesso global de tratamento para 39,1% e 63,6%, respectivamente (Ray et al., 2011). O coeficiente de eficiência foi desapontador, 10,5%. Assim como a eficácia da LEOC diminui à medida que a massa de cálculo aumenta nos rins anatomicamente normais, ela também diminui nos rins em ferradura com cálculos maiores. Sheir et al. (2003) observaram taxas livres de cálculos superiores a 79% para cálculos de até 15 mm, comparadas com 53% para cálculos maiores que 15 mm. Kirkali et al. (1996) observaram de maneira similar taxas livres de cálculos (28%) inferiores para cálculos maiores que 10 mm.

Antes do tratamento com LEOC, OJUP e deficiência da drenagem pielocalicial devem ser excluídas, pois elas não são incomuns nos rins em ferradura e reduzem drasticamente o sucesso da LEOC. A localização mais medial e central do rim em ferradura torna mais difícil acessar adequadamente os cálculos caliciais e de pelve renal devido à sobreposição das vértebras, aos ossos pélvicos e ao gás intestinal.

Cálculos caliciais localizados anteriormente apresentam maior dificuldade. O posicionamento dos pacientes na posição prona ou na posição supina modificada pode otimizar a localização do cálculo, sendo frequentemente necessário para cálculos situados abaixo da cavidade pélvica (Jenkins e Gillenwater, 1988; Gupta e Lee, 2007). Além disso, longas distâncias pele-cálculo são frequentemente encontradas em rins em ferradura, o que pode também reduzir a eficácia da LEOC. Quando a LEOC é indicada e as distâncias pele-cálculo estão fora da zonal focal do litotriptor, pode ser utilizada uma técnica conhecida como *"blast path"*, na qual o cálculo é posicionado ao longo do mesmo eixo, porém além de F2, dependendo da transmissão de energia da onda de choque ao passar pela zona F2 para fragmentar o cálculo (Locke et al., 1990).

URS é um desafio nos rins em ferradura devido à inserção alta do ureter e o trajeto tortuoso do ureter deslocado anteriormente. A necessidade de dilatação ureteral não é incomum, e as bainhas de acesso ureteral, se passíveis de serem inseridas com segurança, podem significativamente acelerar as repetidas entradas e saídas do sistema pielocalicial. Os ureteroscópios flexíveis são quase sempre necessários para acessar os cálculos renais em posição retrógrada, e o uso de extratores de nitinol de pequeno calibre e fibras de *laser* de hólmio podem minimizar a perda de deflexão da ponta do ureteroscópio. **Dada a anatomia aberrante, a ureteroscopia parece estar limitada a massas de cálculos de 2 cm ou menos.** Além disso, novos procedimentos são comuns quando a abordagem desses cálculos é ureteroscópica, particularmente em cálculos maiores. Devido ao frequente comprometimento da drenagem associada aos rins em ferradura, os cálculos fragmentados devem ser extraídos por sondas extratoras, em vez de serem deixados *in situ* para passarem espontaneamente.

Várias pequenas séries retrospectivas relatam resultados cirúrgicos favoráveis e baixa morbidade com a URS para cálculos menores que 2 cm em rins em ferradura (Andreoni et al., 2000; Weizer et al., 2005; Symons et al., 2008). Nenhum relato se concentra em cálculos grandes, e nenhum compara a URS com a LEOC ou a NLPC de maneira direta. Atis et al. (2013) revisaram resultados em 20 pacientes com 25 cálculos em rins em ferradura. O tamanho médio do cálculo foi de 17,8 mm, e a taxa livre de cálculo após um único procedimento foi de 70%. Weizer et al. (2005) detalharam os resultados de URS em quatro pacientes com rins em ferradura e quatro rins pélvicos. O tamanho médio do cálculo foi de 1,4 cm, a remoção completa do cálculo foi observada em 75% dos pacientes, e 88% dos pacientes estavam livres dos sintomas após o procedimento. Finalmente, Molimard et al. (2010) relataram resultados em 17 pacientes com rins em ferradura, quatro dos quais tinham sido submetidos à NLPC previamente sem sucesso e oito foram submetidos à LEOC prévia sem sucesso. Nestas séries, o tamanho médio dos cálculos foi de 16 mm, e uma média de 1,5 procedimentos por paciente foi necessária para atingir uma taxa livre de cálculo de 88%, a qual incluiu fragmentos residuais menores que 3 mm. Assim, a URS pode tornar os pacientes livres de cálculos em mais de 70% das vezes quando os cálculos são menores que 2 cm, embora nova abordagem possa ser necessária pelo menos em metade dos casos.

NLPC é o tratamento de escolha para cálculos de 2 cm ou mais nos rins em ferradura, com resultados de tratamento semelhantes aos obtidos nos rins normais. Também é o método preferido quando técnicas menos invasivas, como a LEOC e a URS, falham em tratar adequadamente cálculos menores, ou quando a densidade do cálculo pode reduzir o sucesso esperado no tratamento com essas técnicas. As taxas livres de cálculo são superiores àquelas obtidas com a LEOC ou a URS. No geral, foi relatada uma taxa livre de cálculo média de 82% a 84%, com séries contemporâneas demonstrando taxas livres de cálculo de 90% ou maiores com o uso concomitante do nefroscópio flexível (Janetschek e Kunzel, 1988; Esuvaranathan et al., 1991; Jones et al., 1991b; Al-Otaibi e Hosking, 1999; Raj et al., 2003; Shokeir et al., 2004; Gupta et al., 2009b, Elliott et al., 2010; Ozden et al., 2010).

A familiaridade com a anatomia do rim em ferradura é a chave para realizar a NLPC com segurança. O acesso percutâneo ao rim em ferradura é preferencialmente direcionado para um cálice posterior do polo superior, o qual resulta em um trato situado mais medialmente que aqueles realizados nos rins ortotópicos. Isso porque a má rotação do rim em ferradura posiciona a pelve renal anteriormente e angula os cálices posteriores quase que diretamente para situação mais posterior, quando comparados com rins em posição normal. Os tratos percutâneos, através do cálice posterior no polo superior, promovem fácil acesso à pelve renal e aos cálices posicionados lateralmente (Elliott et al., 2010).

Entretanto, a inserção alta do polo inferior, combinada à situação anteromedial dos cálices, frequentemente requer um nefroscópio flexível para alcançar todos os cálices do sistema. Além disso, quanto mais anterior e medial estiver posicionado o rim em ferradura, mais longo será o trato de acesso, e isso pode requerer o uso de bainhas de acesso, nefroscópios e instrumentos mais longos, especialmente em pacientes obesos. Um cólon retrorrenal pode estar presente em rins em ferradura e, dada a anatomia alterada, a TC pré-operatória é recomendada para uma completa avaliação da segurança do trato percutâneo. O acesso supracostal raramente é necessário, pois todo o rim em ferradura geralmente está situado abaixo da 12ª costela, e consequentemente as lesões pleurais são raras (Raj et al., 2003; Shokeir et al., 2004). O grupo de estudo de NLPC da Clinical Research Office of the Endourological Society (CROES) demonstrou tempo operatório mediano maior e probabilidade maior de insucesso do acesso percutâneo (5% *vs.* 1,7%) em rins em ferradura do que em rins ortotópicos (Osther et al., 2011).

A assistência laparoscópica é raramente utilizada em rins em ferradura e há apenas alguns relatos de casos. Em geral, essa técnica auxiliar pode ser útil quando há cálculos particularmente grandes na pelve renal ou quando há OJUP concomitante e pielotomia com ou sem pieloplastia está indicada (Stein e Desai, 2007; Symons et al., 2008; Tan et al., 2013).

Ectopia Renal. Rins ectópicos estão situados mais comumente na pelve, com a incidência de rins pélvicos estimada de 1:2.200 para 1:3.000 pacientes. Mais raramente, os rins ectópicos podem estar localizados no abdome, na cavidade torácica ou em posição cruzada, retroperitoneal. A abordagem para o tratamento do cálculo renal nesses casos deve ser adaptada individualmente para cada paciente, tamanho do cálculo, localização renal e juntamente com qualquer dificuldade de drenagem renal associada. De maneira semelhante aos rins em ferradura, a avaliação da eventual dificuldade de drenagem renal ou OJUP é prudente antes da definição do tratamento, já que os rins pélvicos são rotineiramente mal rodados e geralmente têm uma inserção alta do ureter ou OJUP, que pode dificultar a eliminação de fragmentos de cálculo (Gleason et al., 1994). Em situações apropriadas, tanto LEOC, URS e NLPC quanto laparoscopia podem ser utilizadas seletivamente para a aquisição de melhores taxas de remoção de cálculos.

A litotripsia por ondas de choque atinge taxas livre de cálculo de 25% a 92%, embora múltiplas sessões de tratamento sejam a norma (Theiss et al., 1993; Talic, 1996; Semerci et al., 1997; Gallucci et al., 2001; Sheir et al., 2003; Tunc et al., 2004). Com o rim pélvico protegido posteriormente pela pelve óssea, a posição prona geralmente é necessária para aumentar a ação da onda de choque nos cálculos do rim pélvico quando esta técnica é selecionada. Se LEOC é cogitada para o tratamento de cálculos em rins ectópicos, estudos funcionais avaliando a drenagem renal são recomendados (p. ex., renograma), pois a presença de drenagem renal comprometida é uma contraindicação relativa para prosseguir com a LEOC. A ureteroscopia também foi descrita para rins pélvicos e ectópicos com taxas livres de cálculos de 75% após um único procedimento, demonstrando que a URS e a LEOC podem atingir resultados semelhantes, porém a URS é mais eficiente (Weizer et al., 2005). Isso provavelmente é devido à remoção ativa dos fragmentos pela URS, ao passo que a LEOC necessita de drenagem espontânea dos fragmentos, que pode ser problemática em um rim ectópico com drenagem prejudicada. As bainhas de acesso ureteral podem facilitar muito a reentrada no rim ectópico; entretanto, sua colocação deve ser realizada com cautela, pois os ureteres podem ser bastante tortuosos e mais suscetíveis à lesão com o avanço da bainha.

Os cálculos nos rins pélvicos apresentam desafios únicos quando se está tentando realizar a NLPC, pois um livre acesso ao rim raramente é encontrado. No entanto, as taxas de remoção de cálculo são melhores para a NLPC que para a LEOC, ao menos em parte, devido à extração ativa do cálculo e à capacidade de realizar nefroscopia flexível. O acesso posterior tradicional é dificultado pela pelve óssea, e mesmo quando ele pode ser obtido com segurança pode ocasionar neuropatia femoral debilitante (Monga et al., 1995). Os pacientes habitualmente devem estar em posição supina, e o acesso seguro ao sistema coletor raramente é factível sem a TC ou assistência laparoscópica, embora também tenha sido descrito o uso da ultrassonografia. Desai e Jasani (2000) relataram uma técnica de exploração transperitoneal guiada pela ultrassonografia para NLPC de rins pélvicos em posição supina, na qual o probe do ultrassom é utilizado tanto para localizar o rim como para afastar o conteúdo intra-abdominal para longe do trajeto do acesso proposto (Desai, 2009). Nesta série de 16 pacientes, somente um paciente sofreu lesão intestinal. Dadas as limitações, este método apresenta pouca probabilidade de sucesso em pacientes obesos ou com sobrepeso. Raros relatos de casos de punção trans-hepática, lesão de artéria ilíaca e do nervo ciático foram descritos; entretanto, essas abordagens devem ser consideradas somente em pacientes altamente selecionados e realizadas em conjunto com TC e com radiologista intervencionista (Matlaga et al., 2006b).

A assistência laparoscópica tem sido utilizada durante a NLPC para garantir um acesso percutâneo seguro para o rim, por meio da mobilização e do afastamento de alças intestinais, além de observar diretamente a agulha de punção penetrar no rim (Fig. 53-10). Essa técnica foi descrita inicialmente por Eshghi et al. (1985), e outros seguiram o exemplo desde então (Holman e Toth, 1998; Maheshwari et al., 2004; Gowel et al., 2006; Matlaga et al., 2006b; El-Kappany et al.,

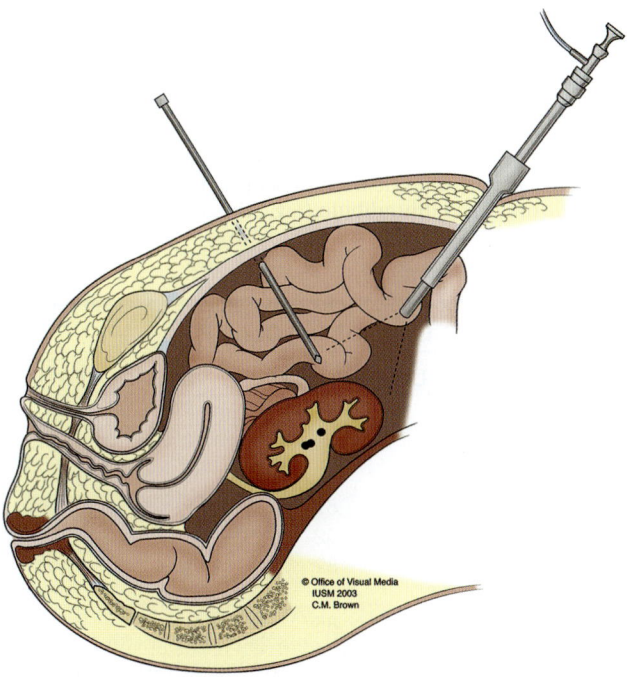

Figura 53-10. Técnica de nefrolitotomia percutânea assistida por laparoscopia na qual o intestino é afastado do rim ectópico antes do acesso percutâneo guiado radiograficamente e laparoscopicamente. (©2003, Indiana University Medical Illustration Department.)

2007; Elbahnasy et al., 2011). Excelentes taxas livres de cálculo são relatadas, e a morbidade global é baixa. A maioria das técnicas utiliza a posição de Trendelenburg para mobilizar o intestino durante o procedimento transperitoneal. Para minimizar os riscos de extravamento urinário para a cavidade peritoneal, recomenda-se a inserção de dreno apropriado no pós-operatório. Zafar e Lingeman (1996) descreveram o fechamento laparoscópico da nefrostomia e o implante simultâneo de um cateter ureteral durante a NLPC renal pélvica, evitando, assim, a necessidade de um dreno intra-abdominal. Uma abordagem completamente extraperitoneal para minimizar o risco de extravazamento intraperitoneal também foi descrita (Holman e Toth, 1998).

Abordagens laparoscópicas puras ou robóticas para rins pélvicos e ectópicos promovem altas taxas de sucesso com baixa morbidade e são opções de tratamento particularmente atraentes quando se planeja o reparo da OJUP (Chang e Dretler, 1996; Hoenig et al., 1997; Kamat e Khandelwal, 2004; Nayyar et al., 2010; El-Bahnasy et al., 2011). O conceito é o mesmo como para rins em ferradura: É realizada uma pielotomia para remover os cálculos da pelve renal, e então são inseridos um nefroscópio flexível e uma sonda extratora de cálculo através de um trocater laparoscópico para acessar e remover os cálculos caliciais. Foram relatadas taxas livres de cálculos de 80% a 100% (Ramakumar e Segura, 2000; Atug et al., 2005; Masson e Hoenig, 2008). A maioria dos autores utiliza uma abordagem transperitoneal, embora Gaur et al. detalhem uma abordagem retroperitoneal (Gaur et al., 1994).

Para cálculos renais em rins ectópicos e em ferradura, a LEOC é uma opção de tratamento aceitável quando os cálculos são menores que 1,5 cm e não há OJUP ou evidência de drenagem renal comprometida. A URS também pode ser uma opção razoável para cálculos menores que 2 cm, embora possam necessitar de múltiplas sessões de tratamento. Para cálculos de 2 cm ou mais, NLPC ou laparoscopia deve ser o tratamento inicial; uma combinação dos dois procedimentos para rins pélvicos é muitas vezes necessária. Quando a OJUP é confirmada, a laparoscopia é o tratamento de escolha, pois permite tratar os cálculos além de reparar a JUP com altas taxas de sucesso.

Cálculos do Polo Inferior

O tratamento preferencial para cálculos renais do polo inferior tem gerado muitas controvérsias ao longo das últimas décadas (Tolley e Downey, 1999; Raman e Pearle, 2008; Yuruk et al., 2010). Em relação aos cálculos intrarrenais que não estão localizados no polo inferior, os cálculos de polo inferior apresentam taxas livre de cálculos piores comparados com outras localizações quando estratificados por tamanho e composição. A estratégia de tratamento para cálculos no polo inferior continua a evoluir com o aprimoramento da capacidade dos ureteroscópios e limitações mais evidentes das novas gerações de litotriptores de onda de choque (Fig. 53-11).

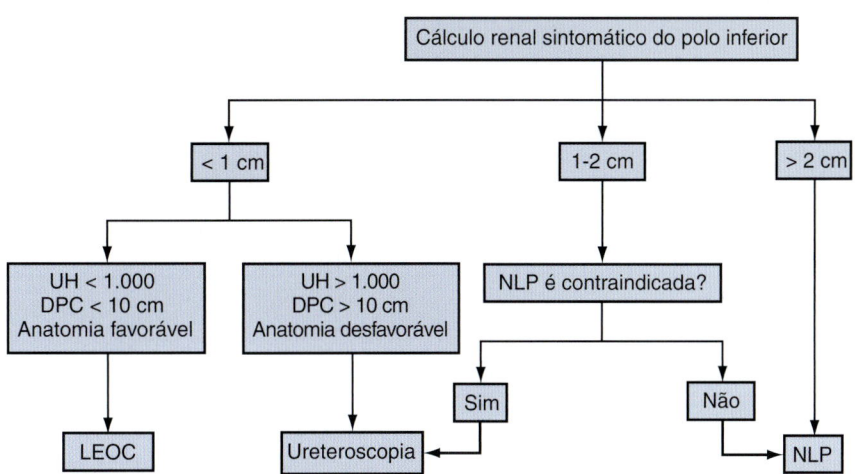

Figura 53-11. Algoritmo de tratamento: cálculos no polo inferior. UH, unidades Hounsfield; NLP, nefrolitotomia percutânea; DPC, distância pele-cálculo; LEOC, litotripsia extracorpórea por ondas de choque. (Modificada de Galvin DJ, Pearle MS. The contemporary management of renal and ureteric calculi. BJU Int 2006;98:1283–8.)

Conforme discutido anteriormente na seção sobre os fatores dos cálculos, a massa total do cálculo é a principal orientação para definição do tipo de tratamento para cálculos do polo inferior. As decisões de tratamento são divididas mais convenientemente em cálculos menores que 1 cm, cálculos de 1 a 2 cm, e cálculos maiores que 2 cm. Cálculos renais de polo inferior de 2 cm ou mais são mais bem abordados com NLPC, porque várias evidências demonstram que a NLPC promove taxa livre de cálculo consideravelmente maior em um único procedimento que a URS ou a LEOC. Para cálculos de polo inferior de 1 a 2 cm, a NLPC permanece a opção de tratamento mais eficiente, embora seja mais invasiva, e é o método de escolha quando intervenções anteriores com URS ou LEOC não obtiveram sucesso. A ureteroscopia é a modalidade de tratamento de escolha quando a NLPC é totalmente ou relativamente contraindicada e é uma opção de primeira linha satisfatória em mãos experientes. Em geral, os resultados da LEOC são desapontadores para cálculos de polo inferior acima de 1 cm e, portanto, a LEOC não deve ser recomendada como modalidade de tratamento inicial para tais cálculos. Para cálculos no polo inferior de 1 cm ou menos, as características do cálculo e os fatores do paciente tornam-se relativamente mais importantes do que para cálculos maiores e devem ser incorporados como recomendações de tratamento. Cálculos de 1 cm ou menos podem ser razoavelmente abordados com qualquer modalidade, incluindo observação se for completamente assintomático, embora progressão da doença calculosa seja provável no futuro. Cálculos de baixa densidade que são menos compactos na sua natureza, em pacientes não obesos e sem ângulos infundibulopélvicos agudos, estão entre os poucos cálculos de polo inferior para os quais a LEOC apresenta uma chance razoável de sucesso. Enquanto isso, a URS, com ureteroscópios e instrumentos melhorados, permitiu maior acessibilidade ao polo inferior expandindo o seu uso. Finalmente, a NLPC deve ser utilizada para cálculos cujas modalidades de tratamento menos invasivas falharam ou quando são extremamente grandes ou densos.

Historicamente, logo após sua disseminação clínica, percebeu-se que a LEOC apresentava resultados insatisfatórios para cálculos grandes de polo inferior (Consensus conference, 1988). De fato, várias séries ao longo dos últimos 20 anos apresentaram taxas livres de cálculos de aproximadamente 50% ou menos para cálculos de polo inferior de 1 a 2 cm, e menos de 30%, aproximadamente, para cálculos de polo inferior maiores que 2 cm (Tabela 53-1). Admitiu-se a hipótese de que a natureza gravidade-dependente do polo inferior e algumas características anatômicas locais podem impedir a eliminação adequada de cálculos (Sampaio e Aragão, 1992, 1994; Elbahnasay et al., 1998). Sampaio e Aragão realizaram uma série de elegantes estudos anatômicos para melhor definir a anatomia do polo inferior por meio da criação de moldes de resina de poliéster do sistema coletor pielocalicial utilizando rins de cadáveres adultos. Eles levantaram a hipótese de que algumas das diferentes características anatômicas do polo inferior podem reduzir a eliminação do cálculo, incluindo infundíbulos estreitos (largura < 4mm), um ângulo infundibulopélvico agudo do polo inferior (>90 graus), e a presença de múltiplos infundíbulos do polo inferior ao invés de um único infundíbulo (Fig. 53-12). Achados semelhantes

TABELA 53-1 Resultados de Tratamentos para Cálculos do Polo Inferior

	TAXA LIVRE DE CÁLCULO (%)		
ESTUDO	LITOTRIPSIA POR ONDAS DE CHOQUE	URETEROSCOPIA	NEFROLITOTOMIA PERCUTÂNEA
CÁLCULOS DO POLO INFERIOR <1 cm			
Lingeman et al., 1994	74		100
Elashry et al., 1996		87	
Elbahnasy et al., 1998	52	62	
Grasso e Ficazzola, 1999		82	
Gupta et al., 2000	72		
Kourambas et al., 2000		85	
Albala et al., 2001	63		100
Hollenbeck et al., 2001		82	
Schuster et al., 2002		79	
Sorensen e Chandhoke, 2002	74		
Pareek et al., 2005	47		
Pearle et al., 2005*	35	50	
CÁLCULOS DO POLO INFERIOR DE 1 A 2 cm			
Lingeman et al., 1994	56		89
Grasso e Ficazzola, 1999		71	
Saw e Lingeman, 1999	55		
Gupta et al., 2000	51		
Albala et al., 2001	23		93
Hollenbeck et al., 2001		63	
Madbouly et al., 2001	57		
Schuster et al., 2002		64	
Sorensen e Chandhoke, 2002	41		
Sumino et al., 2002	51		
Kuo et al., 2003*		31	76
CÁLCULOS DO POLO INFERIOR >2 CM			
Lingeman et al., 1994	33		94
Grasso et al., 1998		76	
Grasso e Ficazzola, 1999		65	
Albala et al., 2001	14		86
El-Anamy et al., 2001		60	

*Resultado avaliado por tomografia computadorizada.

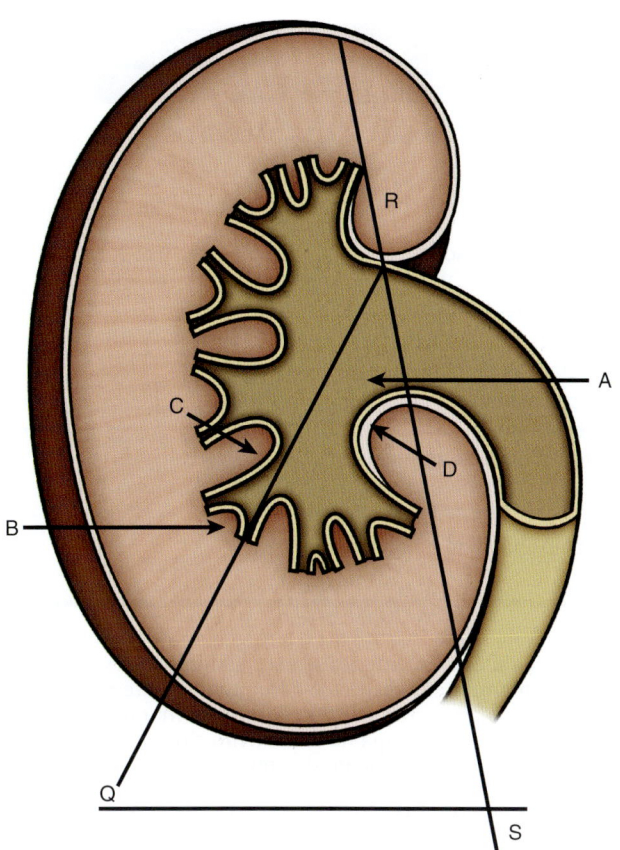

Figura 53-12. Esquema de medidas da anatomia do polo inferior. Comprimento infundibular do polo inferior: medida de A a B. Largura infundibular do polo inferior: medida de C a D. Ângulo infundibulopélvico do polo inferior: medida do ângulo QRS. (De Albala DM, Assimos DG, Clayman RV, et al. Lower pole I: a prospective randomized trial of extracorporeal shock wave lithotripsy and percutaneous nephrostolithotomy for lower pole nephrolithiasis—initial results. J Urol 2001;166:2072–80.)

foram demonstrados em investigações subsequentes, sugerindo que o comprimento infundibular do polo inferior maior que 3 cm, largura infundibular menor que 5 mm e ângulo infundibulopélvico menor que 70 graus reduzem a eliminação de cálculos do polo inferior durante a LEOC (Sabnis et al., 1997; Elbahnasy et al., 1998). É interessante observar que outros estudos não mostraram qualquer interferência da anatomia do polo inferior na eliminação de cálculos após a LEOC (Albala et al., 2001; Sorensen e Chandhoke, 2002).

Em uma tentativa de melhorar as taxas de eliminação de cálculo de polo inferior após a LEOC, várias terapias suplementares foram propostas e examinadas. McCullough (1989) reportou que a drenagem postural pode auxiliar na eliminação de fragmentos retidos em cálices inferiores. Brownlee et al. (1990) posteriormente trataram pacientes com fragmentos residuais do polo inferior com terapia de inversão controlada, utilizando hidratação intravenosa, inversão de posição e percussão. D'a Honey et al. (2000) relataram um estudo piloto para determinar se a percussão mecânica com terapia de inversão de posição e diurese induzida por furosemida pode remover fragmentos de cálculos do polo inferior do rim. Em um tempo médio de 63 dias após a LEOC, esse grupo relatou uma taxa de eliminação de cálculo de 83%. Em um estudo subsequente, Pace et al. (2001) compararam a efetividade da percussão mecânica, inversão de posição e diurese induzida por furosemida com o intuito de observar a eliminação de fragmentos dos cálices inferiores após a LEOC. Eles relataram que 40% dos pacientes com fragmentos residuais do polo inferior tratados sob este regime se tornaram livres de cálculos comparados com 3% no grupo de observação; o grupo de observação foi então tratado com este regime como parte de um estudo cruzado e 43% tornaram-se livres de cálculos.

Chiong et al. (2005) realizaram um estudo semelhante e demonstraram que a percussão, a diurese e a terapia de inversão melhoraram as taxas livres de cálculos após a LEOC para cálculos do polo inferior. Uma revisão recente de Cochrane incluiu estes estudos de Pace et al. e Chiong et al., e concluiu que o nível de evidência global foi limitado, mas que a percussão, a diurese e a técnica de inversão de posição foram seguras, muito bem toleradas e pareceram auxiliar, de maneira modesta, a passagem de cálculos após a LEOC (Liu et al., 2013). Outros autores relataram técnicas de irrigação do polo inferior como terapia adjuvante à LEOC (Nicely et al., 1992; Graham e Nelson, 1994). Mais recentemente, foi descrita a farmacoterapia com citrato de potássio e diuréticos tiazídicos (Soygur et al., 2002; Arrabal-Martin et al., 2006). Entretanto, neste momento nenhuma dessas técnicas ganhou ampla aceitação.

A superioridade da NLPC sobre a LEOC na remoção dos cálculos do polo inferior tornou-se amplamente evidente em uma metanálise realizada por Lingeman et al. em 1994 (Lingeman et al., 1994). **Neste relato, a NLPC atingiu uma taxa livre de cálculo total de 90% comparada com 60% para LEOC.** A análise do subgrupo estratificado por tamanho de cálculo demonstrou que cálculos de 10 mm ou menores apresentara uma taxa de eliminação completa de 74% com a LEOC e de 100% com a NLPC, ao passo que cálculos entre 10 a 20 mm tiveram uma taxa de sucesso de 56% com a LEOC e uma taxa de 89% com a NLPC (Tabela 53-1). Foi observada uma diferença ainda maior para cálculos no polo inferior maiores que 2 cm, para os quais as taxas livres de cálculos foram de 94% para a NLPC e somente 33% para a LEOC. Na análise de regressão, o aumento do tamanho do cálculo foi associado à redução da taxa de sucesso para a LEOC, mas não demonstrou efeito sobre a NLPC.

Após esses dados retrospectivos, vários outros estudos prospectivos confirmaram a superioridade da NLPC sobre a LEOC para a maioria de cálculos do polo inferior (Albala et al., 2001; Yuruk et al., 2010). No estudo multicêntrico, prospectivo, randomizado *Lower Pole I* de Albala et al. (2001), taxas livres de cálculos, avaliadas por nefrotomografias 3 meses após o tratamento foram de 95% para a NLPC e somente 37% para LEOC. Taxas livres de cálculos para LEOC foram particularmente baixas para cálculos maiores de 10 mm: 23% para cálculos de 1 a 2 cm, e 14% para cálculos maiores que 2 cm. Yuruk et al. (2010) randomizaram 90 pacientes com cálculos menores de 2 cm no polo inferior para a LEOC, NLPC ou observação. A NLPC atingiu uma taxa livre de cálculo de 97% comparada com 55% com LEOC, quando os pacientes foram avaliados em 3 meses após o tratamento. Como análise complementar deste estudo, a cintilografia renal com ácido dimercaptosuccínico (DMSA) foi realizada em todos os pacientes, e um alto percentual de pacientes de LEOC (16%) demonstrou ter desenvolvido cicatrizes renais comparados ao grupo da NLPC (3%). É importante relatar que esses pacientes de LEOC receberam três sessões de tratamento com uma média de 1.863 choques por sessão. Ozturk et al. revisaram retrospectivamente 221 procedimentos de LEOC, 144 NLPC e 38 URS e demonstraram uma taxa de sucesso de 94% para NLPC, 76% para LEOC e 73% para URS (Ozturk et al., 2013).

De maneira análoga, a LEOC foi comparada com a URS para tratamento de cálculos no polo inferior, e a maioria dos resultados contemporâneos favoreceu a URS, embora nem sempre tenha sido o caso. Em estudo prospectivo, randomizado multicêntrico de Pearle et al. (2005) comparando a URS com a LEOC para cálculos de polo inferior de 1 cm ou menos, a taxa livre de cálculos foi obtida em 50% dos casos de URS e somente em 35% dos casos de LEOC, embora não tenha sido observada diferença estatisticamente significante. Não inesperadamente, o tempo de convalescença foi menor, e os indicadores de qualidade de vida relacionadas ao atendimento médico foram melhores para o grupo da LEOC (Pearle et al., 2005). Mais recentemente, Sener et al. realizaram um ensaio randomizado unicêntrico comparando a LEOC com a URS para tratamento de cálculos no polo inferior de 1 cm de diâmetro ou menores (Sener et al., 2014). O sucesso do tratamento foi definido como livre de cálculo ou fragmentos residuais menores que 3 mm, e os pacientes com ângulos infundibulopélvicos agudos (< 30 graus) foram excluídos do estudo. A taxa livre de cálculo foi obtida em 100% dos casos de URS e 91,5% de casos de LEOC, embora tenha sido necessária uma média de 2,7 sessões de LEOC por paciente.

Séries recentes avaliando resultados para massas de cálculos no polo inferior de 1 a 2 cm destacam a ascensão da URS sobre a LEOC, especialmente em relação ao tratamento de cálculos de maior volume no polo inferior. Taxas livres de cálculo de 85% e mais altas foram relatadas para URS em sessão única, comparadas com 54% a 68% para

LEOC de múltiplas sessões (El-Nahas et al., 2012; Resorlu et al., 2013; Singh et al., 2014). Além disso, as taxas de retratamento e de tratamento auxiliar são consistentemente maiores para a LEOC, enquanto as taxas de complicação são proporcionais entre as duas modalidades. Esses estudos repercutem os resultados de Pearle et al. (2005), embora sintomas miccionais e tempo de convalescência sejam mais favoráveis para a LEOC que para a URS.

Desde os relatos iniciais de URS para cálculos do polo inferior na metade e final dos anos 1990, a endourologia testemunhou progresso considerável no desenvolvimento de instrumentos e da técnica cirúrgica. Isso, por sua vez, tornou a URS mais efetiva que a LEOC no tratamento de cálculos no polo inferior (Elashry et al., 1996; Grasso e Ficazzola, 1999). Ureteroscópios menores com maior deflexão da extremidade e melhores instrumentos para manipulação de cálculo auxiliaram o acesso e fragmentação de cálculos no polo inferior. Sondas extratoras de cálculos de nitinol têm sido utilizadas para reposicionar cálculos do polo inferior para posições intrarrenais melhores para a litotripsia, como cálices do terço médio ou polo superior (Kourambas et al., 2000). Taxas livres de cálculos se aproximando ou excedendo a 90% foram relatadas quando os cálculos foram reposicionados para fora do polo inferior, comparadas com as taxas livres de cálculos próximas a 80% quando os cálculos foram fragmentados *in situ*, dentro do polo inferior (Kourambas et al., 2000; Schuster et al., 2002). Além disso, os resultados contemporâneos de URS parecem depender do ângulo infundibulopélvico do polo inferior, assim como demonstrado por Resorlu et al. (2012b), que observaram que a URS foi bem-sucedida em 91% dos casos quando o ângulo foi maior que 45 graus, contra somente 65% com ângulos mais agudos. Neste mesmo estudo, o comprimento e a largura infundibulares não afetaram os resultados da URS.

Considerando os avanços dos equipamentos e das técnicas ureteroscópicas, alguns pesquisadores têm procurado comparar a URS com a NLPC para cálculos no polo inferior (Kuo et al., 2003; Bozkurt et al., 2011; Kirac et al., 2013). O *Lower Pole Study Group* comparou a URS e a NLPC para cálculos de 1 cm a 2,5 cm no polo inferior. A NLPC atingiu uma taxa livre de cálculo de 71%, ao passo que a URS obteve uma taxa livre de cálculo de 37% conforme avaliado pela TC. O tempo de hospitalização foi menor para aqueles submetidos à URS; entretanto, a convalescência global não foi estatisticamente diferente e foi atribuída à morbidade relacionada ao cateter ureteral no grupo da URS (Kuo et al., 2003). Bozkurt et al. (2011) compararam retrospectivamente resultados entre a NLPC e URS para cálculos no polo inferior de 1,5 cm a 2 cm. Foram observadas taxas livres de cálculos em um único procedimento de 93% (NLPC) e 89% (URS). O grupo NLPC necessitou de mais transfusões sanguíneas, no entanto as complicações foram semelhantes entre os grupos. É importante reconhecer que este não foi um estudo randomizado, e os pacientes com anatomia do polo inferior desfavorável (ângulos infundibulopélvicos agudos, largura infundibular pequena) foram tratados preferencialmente com NLPC.

O mesmo grupo também comparou retrospectivamente a URS com mini-NLPC para cálculos menores que 1,5 cm e observaram taxas livres de cálculos equivalentes de 89% entre as duas modalidades. Não surpreendentemente, o tempo operatório, o tempo médio de fluoroscopia e o tempo de permanência hospitalar foram maiores para a NLPC (Kirac et al., 2013). Coletivamente, esses dados sugerem que a URS realizada por médicos com experiência na técnica pode obter taxas livre de cálculos excelentes, aproximando-se daquelas da NLPC. **A chave para os excelentes resultados de URS parece ser a cuidadosa seleção do paciente, que inclui aqueles pacientes com anatomia favorável do polo inferior (ângulo infundibulopélvico inferior não agudo, amplo infundíbulo do polo inferior).**

Não existem dados suficientes para determinar o espaço ideal para a mini e micro-NLPC no tratamento de cálculos no polo inferior, embora os resultados iniciais sejam encorajadores em termos de remoção de cálculo e morbidade global.

CÁLCULO URETERAL

Assim como para o cálculo renal, o **arsenal do urologista para tratar cirurgicamente cálculos ureterais consiste em quatro modalidades minimamente invasivas, incluindo a LEOC, a URS, a NLPC e a cirurgia laparoscópica ou assistida por robô**. A cirurgia aberta de

---

QUADRO 53-4 Fatores que Afetam o Tratamento dos Cálculos Ureterais

FATORES RELACIONADOS AOS CÁLCULOS
Localização
Tamanho
Composição
Grau de obstrução

FATORES CLÍNICOS
Gravidade dos sintomas
Expectativas do paciente
Infecção associada
Rim solitário
Anatomia ureteral anormal

FATORES TÉCNICOS
Disponibilidade de equipamentos
Custo

---

cálculo ureteral é raramente realizada quando há acesso às modalidades minimamente invasivas, e é frequentemente reservada para casos nos quais as opções menos invasivas falharam. Parece haver uma mudança de paradigma no tratamento cirúrgico de cálculos no trato superior, com um aumento do emprego da URS e um recíproco declínio da LEOC para doença de cálculo no trato urinário superior (Lee e Bariol, 2011; Ordon et al., 2014). Definir o tratamento ideal para um determinado paciente nem sempre é tão direto e depende dos fatores relacionados ao cálculo, fatores clínicos e fatores técnicos (Quadro 53-4). É a combinação desses fatores e a familiaridade do urologista com cada técnica cirúrgica que indicarão ao final a melhor modalidade de tratamento para um determinado paciente. O propósito desta seção é oferecer uma estrutura para orientar o urologista a combinar uma situação clínica específica do paciente e as características da doença do cálculo ureteral com a terapia cirúrgica mais efetiva e de menor morbidade.

História Natural

Quando os cálculos renais iniciam sua migração, eles se movem do rim para a JUP e para dentro do ureter. Neste ponto, dependendo do tamanho do cálculo em relação ao ureter durante todo seu percurso, o cálculo começa a obstruir o rim. A primeira manifestação disso é um aumento na pressão interna do sistema coletor, que irá distender a pelve renal, os cálices e a cápsula renal. É durante esta fase que começa a tradicional cólica decorrente de um episódio de passagem o de cálculo.

Esse aumento na pressão intraluminal elevará a pressão hidrostática exercida nas paredes da pelve renal e do ureter, que pode causar a falha no peristaltismo normal. A pressão continua aumentando neste ponto, com transmissão direta para os túbulos néfricos e resultante queda na taxa de filtração glomerular (TFG). A pressão reduzirá, então, para os níveis anteriores à obstrução, geralmente dentro de 12 a 24 horas. Consequentemente, o episódio de cólica renal causado por um cálculo geralmente é limitado à dor severa devido à distensão renal aguda, seguido pela resolução gradual da dor. A continuidade na movimentação do cálculo pelo ureter pode aliviar a pressão e reobstruir mais distalmente, explicando a natureza intermitente da cólica renal à medida que o cálculo desce.

A obstrução em longo prazo pode causar dano permanente à função renal; portanto, apesar da ausência da dor ou infecção, um cálculo deve passar espontaneamente ou ser tratado cirurgicamente. A chave para a eliminação de um cálculo é o peristaltismo ureteral, e não a pressão hidrostática (Lennon et al., 1997). Quando o ureter não está obstruído, **o principal determinante da passagem do cálculo é o diâmetro do cálculo em sua orientação transversa** (Ueno et al., 1977). O próximo fator mais importante é a localização do cálculo dentro do ureter no momento daapresentação, com uma revisão de literatura demonstrando **chance de 71% de eliminação de cálculo no** ureter distal contra 22% para cálculos proximais (Morse e Resnick, 1991). Evidências adicionais sustentam a ideia de que a probabilidade de eliminação espontânea pode estar diretamente relacionada à localização do cálculo no momento da apresentação (Hubner et al., 1993; Coll et al., 2002).

Com relação ao tamanho, como um preditor de eliminação espontânea, a metanálise disponível na literatura (como descrito nas diretrizes de cálculo ureteral da AUA) demonstra taxa de eliminação de 68% para cálculos de 5 mm ou menos, e chance estimada de 47% para cálculos de 6 a 10 mm (Preminger et al., 2007). Essas taxas podem ser melhoradas com terapia médica expulsiva (TME) utilizando bloqueadores de canal de cálcio (como a nifedipina) ou bloqueadores de receptores α (como a tansulosina). **Os α-bloqueadores pareceram oferecer um aumento global maior de eliminação espontânea, com elevação absoluta nas chances de passagem calculada em 29% para todos os cálculos.** Assim, para cálculos ureterais de 5 mm ou menores, TME e conduta expectante é uma opção terapêutica aceitável (Tabela 53-2).

Avaliação Pré-tratamento

A avaliação pré-tratamento, incluindo história médica, imagem e testes laboratoriais para cálculos ureterais é semelhante àquela para cálculos renais (consulte a seção de cálculos renais deste capítulo). Particular atenção deve ser direcionada à duração dos sintomas, pelo fato de que a obstrução em longo prazo pode ocasionar perda de néfrons irreversível. Qualquer indício de febre na presença de um cálculo ureteral sugere fortemente a presença de infecção proximal ao ponto da obstrução e, independente de como o paciente se apresenta, deve haver um limiar baixo para proceder com urgência a imediata drenagem do trato urinário.

Sintomas específicos podem dar pistas do curso do episódio: urgência e frequência de início recente podem anunciar um cálculo na JUV irritando a bexiga, ou o alívio repentino da dor no flanco pode indicar tanto a eliminação do cálculo quanto a ruptura do fórnice calicial conforme a pressão no sistema coletor diminui significativamente. A avaliação da função renal é de extrema importância, pois os cálculos ureterais frequentemente são obstrutivos no momento da apresentação, e, consequentemente, a função pode estar comprometida pela obstrução, desidratação, ou combinação de ambos. O estresse fisiológico associado a uma obstrução aguda por um cálculo pode levar a desmarginalização das células sanguíneas brancas (CSB) e uma contagem sorológica elevada de glóbulos brancos. Assim, os leucócitos nesses pacientes podem ou não representar infecção real. Além disso, deve-se manter em mente que os cálculos do trato urinário frequentemente levam à piúria e à positividade da estearase leucocitária na urinálise, e esses achados nem sempre representam ITU ativa. Entretanto, se há qualquer preocupação quanto a uma eventual ITU associada, o foco imediato deve ser a descompressão do trato urinário, em vez da cirurgia definitiva.

Fatores do Cálculo

Decisão de Tratamento pela Localização

Ureter Proximal e Médio. O fator determinante para o tratamento ideal de cálculos nessas localizações é o tamanho. Como mencionado anteriormente, cálculos mais proximais e de tamanhos maiores são significativamente menos propensos a serem eliminados espontaneamente. Há poucos dados sobre a efetividade da TME nos cálculos ureterais proximais e médios, já que muitos desses cálculos migram distalmente; sendo assim, o uso presuntivo da TME não está contraindicado (Hollingsworth et al., 2006; Seitz et al., 2009).

Para cálculos que não se movem em um espaço de tempo razoável, em caso de dor severa recorrente, ou se o paciente desejar, o tratamento cirúrgico é indicada. As opções primárias incluem LEOC e URS, embora a NLPC e a nefroscopia anterógrada possam ser indicadas para casos selecionados. Analisando-se os dados em conjunto, como os apresentados pelas diretrizes de cálculo ureteral da AUA, os resultados de tratamento dos cálculos ureterais proximais e médio (de todos os tamanhos), em pacientes submetidos a LEOC, apresentaram taxas de sucesso global de 82% e 73%, respectivamente (Preminger et al., 2007). Ao considerar os cálculos ureterais proximais de 1 cm ou menores, o sucesso da LEOC aumenta para 90% (85% a 93%) entre essas séries agrupadas, e para 84% (65% a 95%) para cálculos ureterais médios. Para cálculos maiores que 1 cm, as taxas de eliminação completa caem em ambos os grupos, para 68% para cálculos no ureter proximal e 76% para ureter médio.

De maneira similar, a diretriz reuniu vários estudos para avaliar os resultados da URS para essas localizações e tamanhos, demonstrando uma taxa global de sucesso de 81% para cálculos no ureter proximal e 86% para ureter médio (Preminger et al., 2007). Os cálculos de 1 cm ou menores novamente demonstraram taxas de sucesso mais elevadas nos dois grupos do que os cálculos maiores. Uma relação dos estudos selecionados avaliando as taxas livres de cálculos após a ureteroscopia para cálculos ureterais proximais está apresentada na Tabela 53-3.

É interessante observar que a probabilidade dos resultados pós-operatórios necessitando de procedimentos adicionais foi de 1,5 com a LEOC para cálculos maiores e de somente 1,07 para URS. De igual interesse, o custo-efetividade do manejo dos cálculos ureterais proximais tem mostrado superior para a URS, quando comparada com à LEOC, quando utilizada como procedimento de tratamento inicial (Lotan et al., 2002).

Para cálculo ureteral proximal volumoso de difícil resolução pela LEOC ou URS (incluindo cálculos grandes ou densos, reação inflamatória severa no local do cálculo impactado que impede a passagem de um fio-guia via retrógrada, ou patologia ureteral associada), **uma abordagem percutânea ou anterógrada pode ser ideal** (Maheshwari et al., 1999). Dependendo da exata localização do ureter e cálice para o acesso percutâneo, esses cálculos podem ser abordados com facilidade

TABELA 53-2 Probabilidade de Eliminação Espontânea do Cálculo

ESTUDO	Nº DE PACIENTES	Nº DE INTERVENÇÕES NECESSÁRIAS (%)	Nº DE ELIMINAÇÃO DE CÁLCULO (%)
TAMANHO DO CÁLCULO <5 mm			
Miller e Kane, 1999	59	4 (7)	55 (93)
Hussain et al., 2001	9	0 (0)	9 (100)
Coll et al., 2002	114	29 (25)	85 (75)
Kupeli et al., 2004	15	12 (80)	3 (20)
Média ponderada	197	23	77
TAMANHO DO CÁLCULO >5 mm			
Miller e Kane, 1999	16	8 (50)	8 (50)
Hussain et al., 2001	15	6 (40)	9 (60)
Coll et al., 2002	73	42 (58)	31 (42)
Média ponderada	104	54	46

TABELA 53-3 Resultados de Tratamento Ureteroscópico para Cálculos Ureterais Proximais

ESTUDO	Nº DE PACIENTES	TAMANHO MÉDIO DO CÁLCULO (mm)	TAXA LIVRE DE CÁLCULO (%)
Lam et al., 2002	31	8,2	97
Sofer et al., 2002	194	12,0	97
Aghamir et al., 2003	115	>10	75
Sozen et al., 2003	36	7,4	83
Fong et al., 2004	51	9,0	90
Wu et al., 2005	39	15,1	92
Lee et al., 2006	20	18,5	35
Preminger et al., 2007	2.242	<10	80
		>10	79
Perez Castro et al., 2014	2.611	81 mm²	85

TABELA 53-4 Resultados de Tratamento Ureteroscópico para Cálculos Ureterais Distais

ESTUDO	Nº DE PACIENTES	TAMANHO MÉDIO DO CÁLCULO (mm)	TAXA LIVRE DE CÁLCULO (%)
Pearle et al., 2001	32	6,4	91
Sofer et al., 2002	348	10,3	99
Zeng et al., 2002	180	6-20	93
Aghamir et al., 2003	247	<10	96
Sozen et al., 2003	464	8,8	95
Preminger et al., 2007	5.952	<10	97
		>10	93
Perez Castro et al., 2014	4.446	67 mm²	94

com endoscopia rígida ou flexível. A oportunidade de remover todos os fragmentos do cálculo utilizando o acesso percutâneo promove excelentes resultados para esses cálculos desafiadores.

Finalmente, a ureterolitotomia laparoscópica ou robótica tem sido descrita para cálculo ureteral proximal e médio, com taxas de sucesso para remoção completa do cálculo em casos selecionados de 93% a 100% (Hemal et al., 2010; Yasui et al., 2013). Ampla discussão em relação a tal abordagem, em muitos casos significativamente mais invasiva que a LEOC, URS ou NLPC com endoscopia anterógrada, deve ser realizada com o paciente ao considerar essa opção.

É importante observar que os cálculos localizados em ureter médio são tipicamente manejados muitas vezes da mesma forma que cálculos proximais, embora algumas considerações relativas à anatomia pélvica devam ser aplicadas. Com relação à LEOC, a presença de estruturas ósseas situadas posteriormente ao ureter neste nível pode interferir na imagem fluoroscópica do cálculo ou da radiografia simples, bem como determinar os desafios no posicionamento do paciente para que a energia das ondas de choque não passe através do osso. A posição oblíqua ou prona pode ser necessária para a LEOC neste nível.

Finalmente, a URS para cálculo ureteral médio frequentemente pode ser realizada com um ureteroscópio semirrígido; entretanto, podem ser encontradas limitações causadas pelos vasos ilíacos, particularmente em pacientes do sexo masculino. Além disso, a migração proximal desses cálculos algumas vezes pode representar um desafio com a instrumentação semirrígida. **A disponibilidade de ureteroscópios flexíveis e a habilidade de realizar URS irão melhorar as taxas de sucesso globais e reduzir as complicações** (Perez Castro et al., 2014).

Ureter Distal. Conforme discutido anteriormente, os cálculos distais são mais passíveis de serem eliminados por meio de observação ou TME (Preminger et al., 2007). O local mais comum para impactação nesta região do ureter é a JUV; os cálculos que alcançam esta localização frequentemente causam sintomas irritativos significantes devido à estimulação da bexiga, um sinal clínico que auxilia a localizá-los. Quando os cálculos não são eliminados, a terapia cirúrgica está indicada.

Tanto a LEOC como a URS permanecem como os pilares do tratamento de cálculos ureterais distais. Novamente, as diretrizes de cálculo ureteral da AUA apresenta uma revisão detalhada de vários estudos agrupados para identificar taxa de sucesso em ambos os procedimentos. Entre as séries revisadas utilizando a LEOC para cálculos ureterais distais, a taxa de sucesso global foi de 74%. Ao considerar cálculos de 1 cm ou menos, foi observada uma taxa de sucesso geral de 86%, ao passo que cálculos maiores que 1 cm apresentaram uma taxa de sucesso de 74% (Preminger et al., 2007). Na mesma análise da diretriz de cálculo ureteral, a URS para cálculos ureterais distais demonstrou taxa de sucesso global de 94%, taxa de sucesso de 97% para cálculos de 1 cm ou menos e de 93% quando acima de 1 cm. Os resultados de alguns estudos selecionados avaliando as taxas livres de cálculo após a ureteroscopia para cálculos ureterais distais são apresentados na Tabela 53-4.

Ao comparar a LEOC com a URS para cálculo distal, revendo os dados combinados para a LEOC neste modelo, deve-se considerar a variedade de litotriptores utilizados que poderiam afetar os resultados gerais em várias séries. Em um estudo randomizado controlado, comparando a LEOC com a URS para cálculo ureteral distal até 15 mm de tamanho, a LEOC foi tão efetiva quanto a URS (100% nos dois grupos), embora se deva observar que essas séries utilizaram somente o litotridor HM3, que é altamente efetivo (Pearle et al., 2011).

Todas as Localizações. Fatores adicionais a serem considerados na escolha da terapia, além das taxas de sucesso livres de cálculo, incluem os seguintes:
- As complicações da terapia como a sepse, "rua de cálculos", estenose ureteral e lesão ureteral
- Exigências anestésicas
- Risco de sangramento em pacientes em uso de anticoagulantes ou antiplaquetários
- Expectativas da recuperação
- Potencial necessidade de procedimentos auxiliares

Decisão de Tratamento pela Massa de Cálculo

Conforme descrito inicialmente, o sucesso da LEOC para cálculos ureterais em todas as localizações é significativamente afetado pela massa total do cálculo, assim como é para os cálculos renais: Quanto maior(es) o(s) cálculo(s), menos efetivo é o tratamento (Preminger et al., 2007). Como um exemplo específico, as taxas de sucesso para a LEOC no ureter distal foram de 86% para cálculos de 1 cm ou menores e de 74% para aqueles maiores que 1 cm, e tais diferenças se mantêm verdadeiras para todas as localizações. Em contraste, a URS teve um grau muito menor de variação em termos de sucesso com base no tamanho do cálculo: 97% de sucesso para cálculos de 1 cm ou menores e 93% para aqueles maiores que 1 cm.

Em um estudo comparativo de custos do manejo de cálculos ureterais, Lotan et al. demonstraram que a URS estava associada a um custo mais baixo que a LEOC para cálculos proximais, mesmo antes de considerar a maior taxa de procedimento auxiliar associadas à LEOC (Lotan et al., 2002). A comparação prospectiva da LEOC com URS para cálculos distais por Pearle et al., demonstrou que a taxa de complicação global foi menor para a LEOC (9%), comparada com a URS (25%), embora isso tenha sido relacionado principalmente à retenção urinária ou cólica significativa necessitando de avaliação de emergência ou admissão para controle da dor (e muito provavelmente é classificada como uma complicação "menor" na literatura atual) (Pearle et al., 2001).

Tratamento pela Composição do Cálculo

Conforme discutido anteriormente com respeito aos cálculos renais, a composição do cálculo, se conhecida ou possível de prever por radiografia, pode ser útil na seleção da terapia mais adequada. Cálculos de bruxita (fosfato de cálcio), oxalato de cálcio monoidratado e cálculos de cistina são todos resistentes à terapia com LEOC e podem ser esperadas taxas melhores com a URS para todos os tamanhos e localizações (Rudnik et al., 1999; Ahmed et al., 2008). De modo semelhante aos cálculos renais, a avaliação da densidade do cálculo ureteral baseada nas unidades Hounsfield no exame de TC pode oferecer valiosa capacidade preditiva para taxa livre de cálculo utilizando a LEOC (Joseph et al., 2002; Gupta et al., 2005; Wang et al., 2005; El-Nahas et al., 2007). Também, a distância pele-cálculo — refletida pelo hábito corporal — pode ser aferida no exame de TC, permitindo uma previsão com mais detalhes do sucesso da LEOC.

Portanto, quando for possível obter previamente dados da composição do cálculo ou predizer a composição baseada nos estudos radiológicos, isso deve ser realizado para melhor informar o paciente a respeito da escolha da terapia.

Deve estar claro que é necessário adaptar a escolha da terapia a um determinado paciente, após discussão cautelosa dos resultados do tratamento: taxas de sucesso, procedimentos auxiliares e morbidade relacionada ao tratamento. Tanto os fatores do paciente (hábito corporal, estado de coagulação, comorbidades médicas) como os fatores do cálculo (localização, massa e composição) devem ser considerados ao selecionar o tratamento ideal para o cálculo ureteral.

Fatores Anatômicos Ureterais

Megaureter

O megaureter congênito muito frequentemente é observado em crianças e, geralmente, representa uma anomalia do ureter distal ou da junção ureterovesical (JUV), na qual existe um segmento aperistáltico (causando a obstrução) ou JUV incompetente (causando refluxo), os quais levam à dilatação do ureter. A primeira descrição desta condição na literatura foi realizada por Caulk em 1923 (Caulk, 1923). Posteriormente, foram feitas várias tentativas de classificar o megaureter, culminando no consenso de um comitê realizado por membros da American Academy of Pediatrics, Society of Pediatric Urological Surgeons, e Society for Pediatric Urology. Esses critérios permanecem como o sistema mais abrangente para a classificação do megaureter (Stephens, 1977). Sob este sistema, os megaureteres podem ser identificados como refluxivos, obstrutivos e não refluxivos, e não obstrutivos.

A maioria dos megaureteres que estão obstruídos ou com refluxo é descoberta quando sintomática durante a infância e pode necessitar de reparo cirúrgico. Relatos de conduta não operatória, com manejo conservador foram publicados, sugerindo que alguns deles se resolverão com a evolução da JUV à medida que a criança cresce (Pitts e Muecke, 1974; Oliveira, 2000). O reparo cirúrgico mais empregado tem sido o reimplante ureteral com ou sem plicatura, porém um relato recente sugere que os megaureteres de segmento curto podem ser adequadamente manejados com endoureterotomia (Christman et al., 2012).

O megaureter tem sido associado a cálculos na população pediátrica e raramente na população adulta (Rosenblatt et al., 2009). As estratégias de tratamento dependerão significativamente da história cirúrgica do paciente, se houver, e do reconhecimento de qualquer obstrução ureteral intrínseca, independentemente da localização do cálculo. Os ureteres reimplantados previamente podem ser difíceis de acessar por via retrógrada, limitando a capacidade de implantar catéteres ou abordar os cálculos por meio da URS. Além disso, espera-se que um megaureter obstruído ocasione dificuldade na passagem de fragmentos após a realização da URS.

Orientação quanto a conduta ideal é limitada, uma vez que apenas alguns relatos de casos ou pequenas séries em adultos foram descritos. Em um megaureter não obstruído, TME, LEOC e URS são todas estratégias iniciais viáveis. No megaureter obstrutivo, as estratégias para manejar tanto o cálculo como a patologia subjacente incluíram as seguintes:

- Retropulsão dos cálculos para o rim, tratamento dos cálculos via NLPC, e reposicionamento do paciente para realizar a ureteroneocistotomia (Kumar et al., 2014).
- Ureterolitotomia com ureteroneocistotomia aberta (Solinas et al., 2010; Demirtas et al., 2013) ou laparoscópica assistida por robô (Hemal et al., 2009).
- Ureteroscopia com endoureterotomia (em casos de segmento curto < 3 cm), a qual pode realizar o tratamento ureteroscópico concomitante do possível cálculo (Christman et al., 2012)

De maneira clara, ao considerar o tratamento do cálculo em pacientes com megaureter, deve-se escolher uma estratégia que irá abordar o cálculo e também a patologia ureteral primária.

Duplicidade do Sistema Coletor

As anomalias de duplicação do sistema coletor surgem de anormalidades no broto ureteral durante a gestação, apresentando uma incidência de aproximadamente 0,8% e seguindo a "regra" de Weigert-Meyer (Schlussel, 2007). Este princípio explica que nas duplicações completas, ureteres separados entram na bexiga com o óstio mais medial e inferior drenando o polo superior, enquanto o óstio mais lateral e superior drena o polo inferior. Nas duplicações incompletas, existe somente um único orifício ureteral no interior da bexiga, com um nível de bifurcação variável dos ureteres divididos que drenam as porções superior e inferior.

Há relatos limitados descrevendo o manejo ureteroscópico dos cálculos em sistemas parcialmente ou completamente duplicados, mas está claro que a URS para esses sistemas é um pouco diferente daquelas observadas comumente em ureter único. Na apresentação de uma duplicação completa, a pielografia retrógrada deve ser realizada em cada óstio para confirmar qual ureter contém o cálculo a ser tratado, e então o tratamento prossegue normalmente.

Nas duplicações parciais, a pielografia retrógrada deve ser realizada para localizar o nível da bifurcação e também o cálculo, com o reconhecimento do fato de que é mais comum a divisão dos sistemas na posição do ureter intramural (Rich, 1988). Isso pode inibir potencialmente a visualização se o cateter retrógrado passar do ponto da bifurcação. Nesta situação, a ureteroscopia, após a dilatação do óstio ureteral, quando necessária, pode ser utilizada para inspecionar diretamente as outras porções do segundo ureter. Nesses casos, pode ser necessário o cateterismo simultâneo dos segmentos ureterais do polo superior e inferior.

Estreitamento ou Estenose Ureteral

A presença da obstrução ureteral intrínseca certamente afetará de várias maneiras a seleção do tratamento ideal para o cálculo. Primeiro, um estreitamento ou estenose não tratada impedirá a passagem de fragmentos e, consequentemente, criará uma expectativa de falha da LEOC. Segundo, o mecanismo escolhido para tratar a obstrução pode facilitar e/ou direcionar o manejo do cálculo. Finalmente, as propriedades físicas da estenose podem direcionar um determinado curso de ação.

Mais importante, nem todo ponto de estreitamento encontrado no ureter reflete uma constrição patológica, particularmente quando um cálculo pode estar impactado neste local. A reação inflamatória e o espasmo ureteral podem ser responsáveis por uma porção significativa de aparentes obstruções que são encontradas. Nessas situações, é essencial reconhecer que a superdilatação do ureter através da abordagem endoscópica pode causar lesão ureteral localizada (Eshghi, 1988). Apesar dessa preocupação, a dilatação do ureter com balão, quando necessária para a ureteroscopia, é segura e efetiva na maioria dos pacientes (Huffman e Bagley, 1988). Se a área da obstrução parece refletir um espasmo, o implante de um cateter ureteral para permitir a dilatação passiva facilitará o procedimento em um segundo tempo tanto nos pacientes pediátricos como nos adultos (Hubert e Palmer, 2005; Rubenstein et al., 2007).

Quando uma definida estenose está presente, as causas subjacentes devem ser consideradas. Os métodos de manejo das estenoses ureterais estão descritos em outra parte deste livro e podem fornecer a conduta primária na abordagem do estreitamento ureteral; uma estenose pós-ureteroscópica é, obviamente, significativamente diferente de uma induzida por radiação.

A endoureterotomia pode ser realizada em todos os níveis do ureter; entretanto, ela terá uma taxa inferior de sucesso em longo prazo em estenoses mais longas (Wolf et al., 1997). Poucos dados foram relatados com o uso concomitante da ureterolitotripsia com *laser* no mesmo tempo da endoureterotomia ou endopielotomia, embora exista um reconhecido potencial de que fragmentos de cálculos possam se instalar no espaço periureteral e causar reação inflamatória granulomatosa e estenose recorrente (Dretler e Young, 1993). É possível que, se a URS é a estratégia de tratamento escolhida, a endoureterotomia deve ser realizada em um primeiro tempo, com implante de um cateter ureteral para permitir a cicatrização, e a URS subsequente para manejar o cálculo em um segundo estágio.

Alternativamente, alguns podem considerar a realização de cirurgia aberta, laparoscópica ou laparoscopia assistida por robô para o tratamento da estenose e do cálculo em uma mesma seção. Vários relatos de ureterolitotomia laparoscópica ou assitida por robô foram descritos, e técnicas e abordagens idênticas utilizadas para o manejo de uma estenose ureteral podem também ser utilizadas para tratar cálculos ureterais na mesma seção (Dogra et al., 2013; Nasseh et al., 2013; Singh et al., 2013).

Fatores Técnicos

Para mais detalhes, acesse o site www.expertconsult.com.

> **PONTOS-CHAVES: CÁLCULOS URETERAIS**
>
> - Terapia conservadora, incluindo a TME, tem maior sucesso em cálculos de 5 mm ou menores, porém ainda podem ser observadas taxas de sucesso razoáveis em cálculos de até 10 mm.
> - Febre, ou sinais clínicos ou laboratoriais de ITU, pode anunciar uma sepse iminente, uma condição de ameaça à vida; drenagem e descompressão de emergência com cateter ureteral ou nefrostomia. devem ser realizadas.
> - LEOC e URS são ambas consideradas terapias de primeira linha para cálculos em todas as localizações no ureter, embora deva ser esperada uma taxa elevada de procedimentos auxiliares com cálculos maiores que 10 mm.
> - Pode haver dificuldades de posicionamento para a LEOC no cálculo de ureter médio, requerendo posição prona ou oblíqua para obtenção de um trajeto direto da onda de choque ao cálculo.

Fatores Clínicos para Cálculos do Trato Urinário Superior

O planejamento completo do tratamento para cálculos do trato superior deve incorporar os fatores clínicos relevantes para um determinado paciente, além dos fatores específicos do cálculo e anatômicos (Quadro 53-1). Certas condições do paciente, aberrações anatômicas e comorbidades associadas assumem grande importância na orientação do paciente sobre os riscos e benefícios relativos às diferentes opções de tratamento e como cada um deles pode influenciar os resultados cirúrgicos e complicações. Portanto, é melhor seguir uma abordagem individualizada para cada paciente.

Infecção do Trato Urinário

As ITU são comuns na apresentação de cálculos do trato superior e devem ser tratadas adequadamente antes de qualquer intervenção sobre o cálculo. É interessante observar que a bactéria causadora da injúria pode estar instalada profundamente dentro dos cálculos e, assim, ser impossível de ser erradicada sem a remoção completa do cálculo. Por isso, pode ser difícil esterilizar completamente a urina antes da cirurgia do cálculo, e nestes casos é recomendado ao menos um curto período de antibióticos no pré-operatório com base na cultura de urina. Quando há a suspeita de cálculos de infecção, qualquer tentativa de remoção completa dos cálculos deve ser realizada, pois os fragmentos residuais comumente albergam bactérias que podem servir como um nicho para ITU recorrentes e promover o recrescimento rápido do cálculo (Bichler et al., 2002). **Portanto, a NLPC e a URS, quando a extração ativa do cálculo é possível, são preferidas sobre a LEOC, na qual a remoção do cálculo reside na passagem fisiológica dos fragmentos, podendo levar meses para a eliminação completa.**

A taxa de sepse após NLPC ou LEOC é de aproximadamente 1% quando as culturas pré-operatórias de urina são negativas. Entretanto, quando há bacteriúria pré-operatória ou há evidência de obstrução distal, a taxa de sepse associada à LEOC para cálculos coraliformes aumenta substancialmente (2% a 56%) e, portanto, não deve ser recomendada (Zink et al., 1988; Lam et al., 1992a; Meretyk et al., 1992, 1997).

Uma ITU associada a um cálculo (ureteral ou renal) obstrutivo do trato superior representa uma emergência urológica verdadeira e requer a drenagem emergencial do trato urinário. Isso é obtido pelo implante de um cateter ureteral ou nefrostomia percutânea. Tentativas de tratar definitivamente o cálculo obstrutivo devem ser postergadas até que o paciente esteja estabilizado e a infecção, completamente tratada. Medidas para tratar o cálculo antes da estabilização do paciente e do controle da infecção aumentam significativamente o risco de sepse e morte. Nesses casos, uma cultura de urina do segmento obstruído é útil para guiar a subsequente antibioticoterapia.

Função Renal

A avaliação da função renal torna-se mais importante quando se suspeita que a nefrectomia, mais do que a remoção do cálculo, é o tratamento de escolha. Este cenário é encontrado mais frequentemente com cálculos coraliformes, história de pielonefrite recorrente ou de abscessos renais, pielonefrite xantogranulomatosa e em casos de obstrução renal crônica relativamente assintomática por cálculos ureterais. Exames de imagem podem oferecer pistas do déficit de função renal presente, incluindo a atrofia cortical renal ou parênquima renal adelgaçado. Nesses casos, estudos funcionais dos rins, como o renograma diurético, podem ser utilizados para quantificar a função renal remanescente. Em casos duvidosos, o alívio temporário da obstrução com a colocação de um cateter ureteral ou nefrostomia percutânea é essencial, após a qual a função renal pode ser reavaliada. **O consenso geral é que cálculos sintomáticos do trato superior localizados em unidades renais com aproximadamente 15% ou menos de função relativa devem ser considerados para a nefrectomia, e tratamentos cálculo-específicos com finalidade de preservação de néfrons não devem ser recomendados.** Existe um número considerável de evidências avaliando os efeitos da LEOC e NLPC sobre a função renal, enquanto há relativa escassez de dados a respeito dos efeitos da URS sobre a função renal (Wood et al., 2011; Kartha et al., 2013; Sninsky et al., 2014). Acredita-se que a URS induza a um mínimo dano do parênquima renal, e embora poucos estudos tenham avaliado isso diretamente em um nível histológico ou bioquímico, nenhuma alteração da função renal em longo prazo foi relatada, mesmo após múltiplos tratamentos de URS (Lee e Bagley, 2001; Sninsky et al., 2014). Existem dados mais robustos e profundos que demonstram consistentemente que a LEOC e a NLPC de trato único não parecem prejudiciais à função renal total com o passar do tempo (Chandhoke et al., 1992; Lee e Bagley, 2001; Canes et al., 2009; El-Tabey et al., 2014; Sninsky et al., 2014). Esses resultados têm sido repetidamente demonstrados em pacientes com insuficiência renal e com rins solitários tanto para LEOC (Kulb et al., 1986; Chandhoke et al., 1992; Zanetti et al., 1992; Cass, 1994; Eassa et al., 2008; El-Assmy et al., 2008; Krambeck et al., 2008a) como para a NLPC (Alken, 1982; Marberger et al., 1985; Schiff et al., 1986; Agrawal et al., 1999; Singh et al., 2001; Canes et al., 2009; Kuzgunbay et al., 2010; Unsal et al., 2010). É interessante observar que a avaliação dos rins por cintilografia renal ou pela tomografia computadorizada por emissão de fóton único (SPECT) após a NLPC também confirmaram que não há alterações na função renal total, embora novos defeitos corticais focais e redução da atividade funcional renal tenham sido observadas em uma minoria de pacientes no local do acesso renal percutâneo (Unsal et al., 2010; Akman et al., 2012a). Os efeitos da NLPC de múltiplos acessos nos resultados funcionais renais são conflitantes, com alguns pesquisadores relatando nenhum efeito sobre a função renal (Moskovitz et al., 2006) e outros demonstrando deterioração renal (El-Tabey et al., 2014).

Considerando as evidências disponíveis, contanto que haja função renal adequada e a nefrectomia não esteja sendo cogitada, as

decisões de tratamento do cálculo não devem, em geral, ser baseadas na função renal. Preferencialmente, elas devem ser baseadas nas características específicas dos cálculos, fatores anatômicos do rim e outros fatores clínicos mais relevantes.

Rim Solitário

As principais considerações no tratamento de cálculos nos rins solitários congênitos, cirúrgicos ou funcionais incluem um limite mais baixo para o tratamento de cálculos renais assintomáticos e a segurança de drenagem renal suficiente após o tratamento do cálculo. Como há somente um rim, ou apenas um rim é funcionante, um único e obstrutivo cálculo leva à total obstrução urinária e requer atenção urgente. **Por esta razão, o tratamento proativo dos cálculos assintomáticos, que por outro lado devem ser observados quando há dois rins funcionantes, é recomendado nos rins solitários.** A obstrução ureteral completa, especialmente com ITU concomitante, pode colocar em risco de morte os pacientes com rins solitários. Em caso de instabilidade clínica, ITU ou distúrbios eletrolíticos, deve ser realizada inicialmente a descompressão urinária por cateterismo ureteral ou drenagem por nefrostomia percutânea. Uma vez que o paciente está clinicamente estável, e após o tratamento de qualquer infecção associada, o tratamento definitivo do cálculo pode ser realizado seguindo as estratégias delineadas na seção de cálculos ureterais. Apesar de não ser obrigatório, mesmo com base em evidência significativa, é altamente recomendado o implante de cateter ureteral após a manipulação ureteroscópica, pois o edema ureteral temporário e a oclusão causada pelo espasmo ou fragmentos podem resultar em disfunção renal aguda e anúria.

Obesidade Mórbida

O IMC acima de 40 kg/m² é considerado obesidade mórbida pela Organização Mundial de Saúde. A obesidade, e em particular a obesidade mórbida, pode impor desafios fisiológicos e técnicos que devem ser considerados ao recomendar o tratamento de cálculo para esses pacientes (Giblin et al., 1995; Freedman et al., 2002). Uma adequada otimização clínica pré-operatória e a estratificação de risco são essenciais, pois a obesidade mórbida tem sido relacionada a algumas condições médicas que aumentam o risco anestésico, incluindo doença cardiovascular, diabetes melito tipo II, e apneia obstrutiva do sono (entre outras). **Os resultados da URS e da NLPC parecem ser relativamente independentes do estado de obesidade, ao passo que aqueles para a LEOC são drasticamente piores.**

A LEOC está frequentemente abaixo do ideal em pacientes com obesidade mórbida, e em alguns casos ela é realmente impossível, pois os pacientes podem exceder os limites de peso da mesa ou do suporte da fonte do litotridor. Muitos estudos demonstraram que o aumento do IMC é um fator prognóstico negativo para o estado *"stone-free"* após *LEOC* (Ackermann et al., 1994; Portis et al., 2003). Além disso, o excessivo tecido adiposo encontrado na obesidade mórbida pode atenuar a transmissão dos raios X, tornando difícil a localização dos cálculos com fluoroscopia. Se o cálculo está visível, mas localizado além do foco F2 do litotridor, pode ser realizada uma técnica denominada *blast-path*, na qual o cálculo é centralizado ao longo do mesmo eixo do ponto focal F2 e que depende de pressões elevadas geradas em um ponto além de F2 para fragmentar o cálculo, apesar de ligeiramente desfocado, (Whelan et al., 1988; Locke et al., 1990). Diante disso, geralmente é necessário utilizar configurações de energia mais elevadas em pacientes obesos sendo preferíveis os litotriptores que oferecem picos de pressão mais elevados e zona focal maior.

A distância pele-cálculo, ou a distância entre o transdutor do litotridor e o cálculo, aparece como um fator importante afetando os resultados da LEOC e é facilmente medida nos cortes axiais da TC. Em geral, quanto maior a distância da pele ao cálculo, pior a fragmentação durante a LEOC. Muitos estudos demonstraram que **os resultados da LEOC pioram quando a distância pele-cálculo excede 10 cm** (Pareek et al., 2005; El-Nahas et al., 2007; Wiesenthal et al., 2011; Foda et al., 2013). Além disso, Pareek et al. (2005) observaram que a distância pele-cálculo era um fator preditor mais forte para eliminação completa do cálculo do que o IMC. Perks et al. (2008) revisaram os resultados da LEOC em 111 pacientes com cálculos solitários de 5 a 20 mm e encontraram a melhor taxa de sucesso (91%) para distâncias pele-cálculo abaixo de 9 cm e densidade do cálculo abaixo de 900 UH, e sucesso de tratamento mais baixo (41%) para distâncias pele-cálculo maiores que 9 cm e densidade do cálculo excedendo 900 UH.

Mais recentemente, a gordura visceral excessiva, conforme observada na TC não contrastada, provou ser um fator de prognóstico útil para os resultados da LEOC. De fato, o aumento da circunferência abdominal, gordura visceral, gordura subcutânea e gordura perirrenal e pararrenal estão todos associados à redução das taxas livres de cálculos após a LEOC (Juan et al., 2012). Zhou et al. (2013) demonstraram que o aumento da gordura visceral foi um preditor independente dos cálculos de ácido úrico. Por isso, recomenda-se a tentativa de alcalinização urinária nos pacientes obesos com cálculos radiolucentes, pH urinário baixo e nenhuma outra indicação de descompressão urgente.

A NLPC em obesos mórbidos é factível e relatada como segura, porém também requer algumas modificações técnicas. Os instrumentos extralongos (dilatadores fasciais, bainha de acesso, pinças nefroscópicas de cálculos) podem se tornar necessários, e a mobilidade dentro do sistema coletor de um determinado acesso pode ser prejudicada pelo longo comprimento do trato. **A maioria dos dados disponíveis confirma que as taxas livres de cálculo não são afetadas pela obesidade, embora existam certos conceitos de que as taxas livres de cálculos sejam menores, e taxas de complicações importantes maiores nos obesos mórbidos** (Pearle et al., 1998; Koo et al., 2004). El-Assmy et al. (2007) e Kuntz et al. (2014) não observaram diferença nas taxas livres de cálculo, complicações, taxas de procedimento auxiliar ou tempo de permanência hospitalar entre os pacientes estratificados pelo IMC, e provaram que a NLPC *tubeless* pode ser realizada de modo seguro nestes indivíduos. É interessante observar que o CROES PCNL Global Study mostrou taxas livres de cálculos equivalentes para os grupos normal, com sobrepeso e obesos (aproximadamente 80%), porém taxas livres de cálculo significativamente inferiores para o grupo de obesidade mórbida (65,6%) (Fuller et al., 2012). As taxas de complicação global também não foram diferentes entre os grupos, embora um grande percentual de complicações maiores (Clavien-Dindo III a V) tenha sido observado nos obesos mórbidos (10,5%) em relação aos outros grupos (3,5% a 3,9%).

O sucesso e a segurança da URS não parecem mudar na obesidade mórbida (Dash et al., 2002; Preminger et al., 2007; Natalin et al., 2009). **Por isso, a URS pode ser a modalidade de tratamento preferida para pacientes obesos sem cálculos excessivamente grandes ou complexos.** Chew et al. (2013) realizaram um estudo multicêntrico comparando a URS em pacientes com IMC normal com aqueles considerados com sobrepeso ou obesos; não foi observada diferença significante nas taxas livres de cálculos. Aboumarzouk et al. (2012c) realizaram uma revisão sistemática de URS em pacientes obesos (IMC médio de 42,2 kg/m²) e encontraram excelentes resultados de taxas livres de cálculo (87,5%), tempo operatório médio (97,1 minutos) e taxa de complicação (11,4%).

Idade Avançada e Debilidade

Recentemente o conceito de debilidade tem recebido grande atenção na literatura cirúrgica, embora a sua introdução no campo da urologia tenha sido um tanto lenta. Existem muitas evidências de que o grau de debilidade do paciente, mais do que a sua idade cronológica, é o mais forte preditor de complicações pós-operatórias (Makary et al., 2010; Revenig et al., 2014). Atualmente os dados sobre os efeitos da debilidade nos resultados de tratamento de cálculo são limitados; entretanto, com base na literatura disponível sobre debilidade em outros campos, a fragilidade dos pacientes pode ser melhor enfrentada com tratamentos de cálculo menos invasivos (URS ou LEOC). Resorlu et al. (2012a) conduziram uma revisão multicêntrica, retrospectiva, de NLPC em pacientes idosos e observaram que escores mais altos do Índice de Comorbidade de Charlson estavam associados a uma taxa significativamente maior de complicações médicas severas e hemorragia. Similarmente, muitos pacientes idosos têm também menos reservas fisiológicas para lidar bem com um evento de obstrução aguda por cálculo ou tolerar com sucesso uma tentativa de eliminação espontânea por longo tempo. Nesses casos, é prudente uma estratégia de tratamento mais direta com o alívio precoce da obstrução urinária.

Alguns grupos pesquisaram resultados da NLPC em populações de idosos e, essencialmente, não observaram alterações no sucesso cirúrgico, embora com taxa de complicações mais elevada. Doré et al. (2004) revisaram resultados de NLPC em 201 pacientes com idades de 70 anos e mais velhos e observaram uma taxa livre de cálculo de 70,8%.

O trabalho inicial de Stoller et al. (1994a) mostrou que a NLPC foi segura em pacientes com mais de 65 anos, porém estava associada a transfusões sanguíneas mais frequentes (26% vs. 14%). Akman et al. (2012b) compararam os resultados da URS e NLPC em pacientes com idade acima de 65 anos e relataram excelentes taxas livres de cálculos (93% para URS, 96% para NLPC), tempos cirúrgicos razoáveis (65 minutos para URS, 41 minutos para NLPC) e taxas de complicações aceitáveis (10,7% para NLPC, 7,1% para URS). Na maior série publicada sobre este tópico, nenhuma diferença foi observada nas taxas livres de cálculos (79% vs. 82%) ou período da hospitalização no grupo de idosos (idade média de 74 anos) versus mais jovens (idade média de 49 anos), porém houve taxa de complicação global mais elevada (19,9% vs. 6,6%) nos mais idosos (Okeke et al., 2012).

A litotripsia por ondas de choque em idosos também é possível, mas pode estar associada a aumento do risco de hematoma perirenal. Dhar et al. (2004) relataram um aumento de 1,67 vez no risco de formação de hematoma após a LEOC com aumento a cada 10 anos na idade do paciente, embora estudos subsequentes não tenham corroborado consistentemente este dado. Relatos sobre o sucesso do tratamento com LEOC em idosos são variados, mostrando tendência a menor sucesso para cálculos renais e nenhum efeito sobre cálculos ureterais (Delakas et al., 2003; Abe et al., 2005; Ng et al., 2007). Além disso, a URS parece não conferir risco adicional conhecido para os idosos.

Deformidade da Coluna Vertebral ou Contraturas de Membros

Pacientes com deformidade na coluna vertebral e contraturas de membros apresentam alguns desafios que podem ser antecipados pré-operatoriamente. Apesar de sua natureza minimamente invasiva, a LEOC frequentemente não tem sucesso e apresenta altas taxas de retratamento e de procedimentos auxiliares, pois pode ser difícil ou mesmo impossível posicionar adequadamente esses pacientes na mesa do litotriptor. Além disso, a localização do cálculo pode ser repleta de dificuldades, à medida que a escoliose e as anormalidades da anatomia pélvica podem impedir a propagação efetiva da onda de choque. A eliminação dos fragmentos também pode ser comprometida pela localização renal aberrante e estar associada a má drenagem do trato superior. Existem poucos relatos atuais, mas estudos mais antigos mostram somente resultados modestos nas taxas livres de cálculos nessa população, juntamente com a necessidade frequente de múltiplas sessões para tratamento (Neuwirth et al., 1986; Lazare et al., 1988).

NLPC e URS são boas alternativas para a LEOC, e ambas têm sido empregadas com bom resultado, embora sejam necessárias considerações especiais para cada uma delas (Rubenstein et al., 2004; Goumas-Kartalas et al., 2010; Resorlu et al., 2012c). Para URS, a anatomia do paciente pode impedir o uso de instrumentos rígidos (cistoscópio e ureteroscópio). O uso de bainhas de acesso ureteral é aconselhável, desde que possam ser implantadas com segurança, porque facilitam a reentrada no ureter, pois de outro modo o acesso ao trato urinário superior será muito difícil. A NLPC continua sendo o método preferido para o tratamento de cálculos em muitos desses pacientes, particularmente com massas de cálculos grandes e complexos. As taxas de remoção de cálculo com NLPC não são diferentes das da população em geral, embora haja maior necessidade de procedimentos secundários. Além disso, a NLPC nessas circunstâncias está associada a uma taxa mais elevada de complicações infecciosas (Culkin et al., 1990; Symons et al., 2006; Goumas-Kartalas et al., 2010; Nabbout et al., 2012). Dada as relações anatômicas anormais nesses pacientes, a TC pré-operatória do abdome e pelve é essencial no planejamento do acesso renal ideal e pode revelar a necessidade da orientação da TC ou mesmo da laparoscopia em casos selecionados para evitar a lesão intestinal ou de órgãos sólidos (Matlaga et al., 2003a).

Coagulopatia não Corrigida

A coagulopatia não corrigida é uma contraindicação para a LEOC e NLPC; entretanto, a URS pode ser realizada com sucesso em tais circunstâncias com pouco ou nenhum aumento na morbidade cirúrgica. Quando as coagulopatias são corrigidas, os pacientes devem ser considerados candidatos para a LEOC e NLPC, assumindo a inexistência de outras contraindicações. Muitos casos de hemorragia retroperitoneal com risco de vida foram relatados após LEOC em pacientes sob uso contínuo de agentes anticoagulantes e antiplaquetários (Ruiz e Saltzman, 1990; Streem e Yost, 1990; Katz et al., 1997; Zanetti et al., 2001; Sare et al., 2002; Alsaikhan e Andonian, 2011).

Para pacientes com indicações obrigatórias para permanência da terapia antiplaquetária (p. ex., implante recente de *stent* de artéria coronária) ou agentes coagulantes (p. ex., risco elevado de fibrilação arterial, doença venosa tromboembólica ou válvulas cardíacas mecânicas), a litotripsia ureteroscópica com holmium:yttrium-aluminio-garnet (Ho:YAG) *laser* é a modalidade de tratamento de escolha. Desde que Grasso e Chalik (1998) relataram inicialmente o uso seguro da URS e litotripsia com *laser* de Ho:YAG em pacientes com coagulopatias não corrigidas, vários outros relatos se seguiram reafirmando não somente a segurança, mas também a elevada eficácia da URS nesses cenários desafiadores (Watterson et al., 2002; Turna et al., 2008; Aboumarzouk et al., 2012b). Para nota, a litotripsia com *laser* de Ho:YAG é preferida e é considerada mais segura que outros litotridores intracorpóreos (Watterson et al., 2002).

Cirurgia Renal Prévia

Cirurgia renal ou trauma prévio pode levar a fibrose, cicatriz e deformidade do sistema coletor intrarrenal, que por sua vez pode complicar a cirurgia de cálculo renal. Esta situação é encontrada menos frequentemente hoje porque poucas cirurgias abertas de cálculos são realizadas no mundo. **A cirurgia renal prévia não é uma contraindicação para qualquer forma de cirurgia de cálculo renal e não apresenta nova preocupação específica. Assim, todas as modalidades de tratamento podem ser empregadas conforme necessário, dadas as indicações apropriadas (LEOC, URS, NLPC).** Entretanto, devem ser tomadas algumas precauções; a possibilidade de má drenagem renal deve ser considerada na medida em que cirurgia prévia pode predispor a estenose infundibular e OJUP iatrogênica. Se se observa ou se suspeita de obstrução, deve ser escolhida uma modalidade de tratamento diferente da LEOC. A URS e a NLPC podem ser empregadas conforme descrito anteriormente. Para nota, durante a URS pode ser necessária uma infundibulotomia para acessar adequadamente um cálculo preso atrás de uma região de estenose infundibular. Apesar disso, foram descritas taxas livres de cálculos de 79% após uma única URS e 92% após uma URS secundária (Osman et al., 2012).

A NLPC após cirurgia renal aberta e após LEOC prévia foi descrita por vários pesquisadores. Para a maior parte, a cirurgia renal anterior (aberta ou LEOC) não tem efeito sobre as taxas de complicação da NLPC (Tugcu et al., 2008; Gupta et al., 2009a; Yuruk et al., 2009; Resorlu et al., 2010; Zhong et al., 2013). Um único estudo retrospectivo recente observou maior necessidade de angioembolização renal para controlar o sangramento pós-operatório em pacientes com nefrolitotomia aberta prévia; entretanto, esse achado não tenha sido corroborado por outros (Yesil et al., 2013). O efeito da cirurgia aberta prévia nas taxas livres de cálculos é menos consistente, com alguns estudos apresentando taxas piores (Gupta et al., 2009a) e outros apresentando taxas inalteradas (Tugcu et al., 2008; Resorlu et al., 2010).

Tratamento prévio com LEOC pode tornar a NLPC de resgate mais difícil, conforme evidenciado por tempos operatórios mais longos e taxas livres de cálculos menores (Yuruk et al., 2009; Zhong et al., 2013). Esse é o resultado presumido da dispersão dos fragmentos do cálculo após a LEOC e a tendência de alguns cálculos de penetrar suburotelialmente no parênquima renal. De fato, quanto mais ineficaz a tentativa de LEOC prévia (p. ex., menos fragmentação), melhor os resultados esperados da NLPC subsequente. Bon et al. (1993) observaram uma taxa de sucesso de 92% para cálculos não fragmentados comparada com uma taxa de sucesso de 64% em pacientes com numerosos fragmentos.

Derivação Urinária

Os cálculos renais e ureterais em pacientes com derivações urinárias apresentam obstáculos ímpares. Um exame de imagem pré-operatório adequado é essencial para providenciar detalhes sobre a anatomia da derivação urinária e oferecer pistas de possíveis rotas para acessar o cálculo. Também pode sugerir a presença de estase urinária e obstrução dentro da derivação, a qual, se presente, também deve ser tratada para minimizar o risco de recorrência de cálculo. Em geral, LEOC, NLPC e URS anterógrada, URS retrógrada, ou uma combinação delas, podem ser exploradas.

Como em outros casos, a LEOC não deve ser utilizada em caso de obstrução urinária. Entretanto, sem obstrução urinária, uma única sessão de LEOC pode atingir taxas de sucesso de 60% a 65% (Deliveliotis et al., 2002; El-Assmy et al., 2005). A URS retrógrada geralmente está reservada para instrumentos flexíveis, já que condutos ileais redundantes e reservatórios de grande capacidade com alguma forma de anastomose ureteral antirrefluxo frequentemente requerem instrumentos flexíveis para localizar os "orifícios" ureterais. O sucesso para acessar o trato urinário superior tem sido relatado em mais de 75% das vezes nas derivações urinárias, com uma taxa bem menor observada no reservatório de derivação tipo *Indiana pouch* (Hyams et al., 2009). O exame contrastado do reservatório pode auxiliar na localização das inserções ureterais quando há refluxo para o trato superior. Alternativamente, o índigo-carmim ou contraste endovenoso também podem ser utilizados. Para anastomoses ureteroentéricas patentes, o uso criterioso das bainhas de acesso ureteral pode facilitar a reentrada no trato superior e proteger o sítio da anastomose.

Para cálculos grandes e quando o acesso retrógrado não é possível, a NLPC é a modalidade de tratamento de escolha, com uma taxa livre de cálculo relatada de 75% a 88% (Wolf e Stoller, 1991; El-Nahas et al., 2006; Hertzig et al., 2013). Além disso, o acesso percutâneo pode permitir a URS anterógrada acessar o ureter quando as técnicas retrógradas falham. Taxas de complicação de 8% a 30% foram relatadas para abordagens percutâneas de cálculos nesses pacientes. O acesso percutâneo pode precisar ser guiado por ultrassonografia quando o preenchimento do sistema pielocalicial por contraste via retrógrada ou anterógrada não é possível.

Transplantes Renais

O consenso geral é de remover cálculos do trato superior de rins transplantados, visto que as consequências de um cálculo obstrutivo podem ser devastadoras. De fato, devido à ausência de inervação nos transplantes renais, os cálculos obstrutivos não se manifestam com a típica cólica renal. Em vez disso, leve desconforto no local do transplante, febre, oligúria, hematúria ou elevação da creatinina podem ser os únicos sinais presentes.

A LEOC tem sido descrita para cálculos em rins transplantados e é uma opção para cálculos menores que 1,5 cm; entretanto, devem ser esperadas altas taxas de retratamento e de procedimento auxiliar (Klinger et al., 2002; Challacombe et al., 2005). Como o enxerto renal está localizado próximo à pelve óssea, a posição prona frequentemente é necessária. A URS anterógrada e retrógrada tem sido utilizada com sucesso para tratar cálculos ureterais em transplante renal. Cateteres de ponta curva e fios-guia geralmente são indispensáveis para obtenção do acesso retrógrado, e a colocação prévia de uma sonda de nefrostomia percutânea pode facilitar a URS anterógrada e evitar a necessidade de dilatação do trato percutâneo (Hyams et al., 2012). Foram relatadas taxas livres de cálculo de 67% a 92%, embora não haja uma série grande (Del Pizzo et al., 1998; Basiri et al., 2006).

A NLPC continua sendo o tratamento de escolha para cálculos grandes (> 1,5 cm) ou quando métodos menos invasivos falharam. Foram relatadas taxas livres de cálculo variando de 77% a 100%, semelhantes às taxas na população geral (He et al., 2007; Krambeck et al., 2008b; Rifaioglu et al., 2008). Quando se obtém o acesso percutâneo aos rins transplantados, é recomendável a realização de TC ou ultrassonografia, pois há risco de interposição intestinal. Além disso, alguns relatos descrevem dificuldade com o acesso percutâneo devido a uma cápsula fibrosa que se desenvolve ao redor de certos rins transplantados que podem requerer o uso de dilatadores metálicos fasciais para penetrar. O acesso percutâneo com uma bainha *peel-away* de 16 Fr está ilustrada; acredita-se que essa técnica de mini-perc apresente risco baixo de sangramento cirúrgico além de ser de grande utilidade para esses cálculos (He et al., 2007).

Duração da Presença de Cálculo Ureteral

Conforme discutido na seção de história natural sobre os cálculos ureterais, após as mudanças fisiológicas inicialmente reversíveis observadas na obstrução ureteral aguda, a obstrução ureteral crônica pode levar, por fim, a um dano renal permanente. Pacientes que tentam eliminar espontaneamente um cálculo ureteral devem realizar exames de imagem de maneira intermitente para avaliar a permanência ou a piora da hidronefrose, bem como a localização e a eliminação do cálculo. O tratamento ativo do cálculo de qualquer modo é indicado quando a obstrução persiste por aproximadamente 4 semanas (Singal e Denstedt, 1997). O bloqueio renal contínuo após esse período pode levar a dano renal irreversível (Vaughan e Gillenwater, 1971). Holm-Nielsen et al. (1981) relataram que, de 134 pacientes com cálculos ureterais unilaterais, um terço dos pacientes com obstrução por mais de 4 semanas desenvolveram dano renal irreversível. Semelhantemente, Kelleher et al. (1991) observaram que a cintilografia renal dinâmica realizada em 76 pacientes com cálculos ureterais obstrutivos demonstrou incidência de redução da função renal em 18% dos pacientes (definida como redução na função relativa maior que 7%).

> **PONTOS-CHAVE: FATORES CLÍNICOS**
>
> - O tratamento definitivo do cálculo deve ser realizado somente na presença de urina estéril, embora uma urinálise negativa possa ser um substituto aplicável à cultura negativa.
> - Obesidade mórbida afeta significativamente a taxa de sucesso da LEOC.
> - Rins com inerentes problemas de drenagem, tais como aqueles com OJUP, estenose infundibular ou apresentação ectópica ou em ferradura, requerem o tratamento associado da obstrução, além do manejo do cálculo.
> - Em rins com déficit de função (< 15%), nefrectomia pode ser o tratamento ideal.

Avaliação do Resultado

Avaliação e Destino dos Fragmentos Residuais

Na era da cirurgia de cálculo aberta, os fragmentos residuais de qualquer tamanho sugeriam uma falha no procedimento. Na era moderna com o surgimento da endourologia e o uso frequente da LEOC, URS e NLPC, fragmentos residuais pós-operatórios são relativamente comuns. Entretanto, a definição e o tratamento ideal dos fragmentos residuais continuam sendo controversos.

Com o aumento da popularidade da LEOC nos anos 80 e a observação de que muitos pacientes reteram pequenos fragmentos de relevância clínica questionável após esta terapia, o conceito de **fragmentos residuais clinicamente insignificantes (FRCI)** foi introduzido e poderia ser incorporado à definição de um resultado de tratamento bem-sucedido (Newman et al., 1988). Esses fragmentos foram inicialmente, e arbitrariamente, definidos como fragmentos residuais de 4 mm de diâmetro ou menos, não obstrutivos, não infecciosos, associados à urina estéril em um paciente assintomático (Newman et al., 1988). Desde então, o termo tem sido aplicado a fragmentos de vários tamanhos, com a maioria dos estudos utilizando um valor de corte entre 2 mm e 4 mm.

Portanto, desde a introdução da LEOC, os resultados do tratamento para pacientes com cálculos renais foram descritos por dois termos diferentes: taxa livre de cálculo e taxa de sucesso. A taxa livre de cálculo é autoexplicativa, porém a taxa de sucesso inclui pacientes que estão livres de cálculos assim como aqueles com FRCI. Esses diferentes métodos de relatar resultados de tratamento, a ausência de uma definição padrão para FRCI e as várias modalidades utilizadas para avaliar o estado livre de cálculo (*stone-free*) pós-procedimento (radiografia RUB, nefrotomografia, ultrassonografia, TC) tornaram difícil a comparação dos resultados de cálculos tratados pela endourologia. Para complicar ainda mais está o fato de que a eliminação dos fragmentos do cálculo após a LEOC não é imediata; tanto que 85% dos pacientes têm evidência radiológica de fragmentos residuais muitos dias após a LEOC (Drach et al., 1986). Embora a maioria dos fragmentos passe espontaneamente durante os três primeiros meses após a LEOC, a continuidade na eliminação pode ocorrer por mais de 24 meses após o tratamento (Chaussy e Schmiedt, 1984; Graff et al., 1988; Kohrmann et al., 1993).

Em uma tentativa de caracterizar melhor o sucesso clinicamente significativo de qualquer tratamento de cálculo, Clayman et al. (1989) introduziram o coeficiente de efetividade:

$$\frac{\%\,\text{livre de cálculo}}{100\% + \text{retratamento} + \%\,\text{procedimentos auxiliares}} \times 100$$

O coeficiente de efetividade considera a taxa de retratamento, taxa livre de cálculo e alguns procedimentos auxiliares e é útil na comparação de resultados entre diferentes modalidades de tratamento. Por exemplo, o estudo de Netto et al. (1991) comparou NLPC e LEOC para o tratamento de cálculos nos cálices de polo inferior. O grupo da NLPC teve taxa livre de cálculo de 93,6% sem a necessidade de retratamento, ao passo que o grupo LEOC teve taxa de sucesso de 79,2% com taxa de retratamento de 41,6%. As taxas de sucesso relativo para NLPC e LEOC não foram significativamente diferentes; entretanto, uma diferença significante foi observada ao comparar os coeficientes de efetividade (93,7% para NLPC vs. 55,9% para LEOC).

O termo *fragmentos residuais clinicamente insignificantes* pode ser um termo impróprio, pois **muitos fragmentos residuais pequenos eventualmente se tornam clinicamente significantes e sintomáticos pelo deslocamento, causando obstrução, servindo como base para crescimento futuro do cálculo ou atuando como fonte para infecções persistentes** (Streem et al., 1996; Zanetti et al., 1997; Candau et al., 2000; Delvecchio e Preminger, 2000). Streem et al. (1996) relatou que 43% dos inicialmente considerados FRCI se tornaram sintomáticos com uma média de seguimento de 23 meses. Além disso, a remoção completa do cálculo parece reduzir o risco de recorrência. (Singh et al., 1975; Patterson et al., 1987; Newman et al., 1988). Taxas de recorrência de cálculo de 6% a 15% foram relatadas para pacientes que se tornaram livres de cálculos após a LEOC, comparadas com as taxas de 17% a 80% quando fragmentos residuais permaneceram (Graff et al., 1988; Newman et al., 1988; Nijman et al., 1989; Beck e Riehle, 1991; Fuchs et al., 1991; Zanetti et al., 1991; Nakamoto et al., 1993). Fragmentos residuais tem maior probabilidade de eliminação quando localizados dentro do ureter, e menor probabilidade quando localizados no polo inferior.

Em uma ampla revisão sobre LEOC por Rassweiler et al. (2001), foi observado que FRCI foram eliminados espontaneamente em 25%, permaneceram estáveis em 55% e se tornaram clinicamente significantes em 20% dos pacientes, com algo entre 4% a 25% dos pacientes necessitando de uma intervenção subsequente para tratar o fragmento residual. Uma taxa de eliminação espontânea semelhante de 25% a 30% foi relatada por outros pesquisadores (Streem *et al*, 1997; Candau et al., 2000). Quando agrupados **os achados de dados prospectivos disponíveis, a probabilidade de o FRCI após a LEOC de se tornar clinicamente significante posteriormente aumenta nos fragmentos do polo inferior, com o crescimento do fragmento, aumento do número de fragmentos e seguimento mais longo** (Streem et al., 1996; Khaitan et al., 2002; Osman et al., 2005b).

Muitos pesquisadores observaram que, **após a LEOC, os fragmentos residuais estão comumente localizados nos cálices do polo inferior, não importando onde o cálculo foi tratado no rim** (Drach et al., 1986; Graff et al., 1988; Liedle et al., 1988; Zanetti et al., 1991; Kohrmann et al., 1993). É interessante observar que a incidência de recorrência de cálculo é maior nos cálices do polo inferior após a LEOC do que após a NLPC (Zanetti et al., 1991; Kohrmann et al., 1993; Carr et al., 1996). Além disso, no seguimento de 1 ano há uma taxa significativamente maior de formação de novo cálculo naqueles tratados com LEOC, sendo que os cálculos recorrentes estão mais provavelmente localizados nos cálices inferiores. Uma explicação plausível para esses resultados é que finos debris, indetectáveis por imagem, persistem após a LEOC e, devido a gravidade, estabelecem-se nos cálices mais inferiores, servindo como base para a formação de novo cálculo. Corroborando esta hipótese estão os resultados de Carr et al. (1996) demonstrando que a formação do novo cálculo ocorre com muito mais frequência após LEOC (22%) que NLPC (4%).

As taxas livres de cálculos após a NLPC variam amplamente de 40% a bem acima de 90%. Entretanto, assim como os relatos de LEOC, a definição de *stone-free* não é consistente entre os estudos (Park et al., 2007; Skolarikos e de la Rosette, 2008). Raman et al. (2009) observaram uma taxa de 8% de fragmentos residuais pela TC, com aproximadamente metade localizada no polo inferior. Dos pacientes com fragmentos residuais, 43% desenvolveram um evento relacionado ao cálculo em uma média de 32 meses após a NLPC inicial. Os fragmentos maiores que 2 mm em seu maior diâmetro foram mais prováveis de sofrer um procedimento secundário e, independentemente, prever um evento pós-operatório relacionado ao cálculo. De modo semelhante, fragmentos localizados na pelve renal e ureter foram associados ao evento relacionado ao cálculo em análise multivariada, mas também foram associados a maior probabilidade de eliminação espontânea (Ganpule et al., 2009; Ramam et al., 2009).

Poucos pesquisadores avaliaram o destino dos fragmentos residuais após URS. A recente metanálise da AUA e EUA revelou que fragmentos residuais ocorrem em 6% dos casos para cálculos de ureter distal, 14% dos casos de cálculos no ureter médio e 19% dos casos de cálculos ureterais proximais (Preminger et al., 2007). Os limitados dados nos quais a TC foi utilizada para avaliar a presença de fragmento residual após URS têm demonstrado taxas livres de cálculo de somente 50% a 54% (Pearle et al., 2005; Portis et al., 2006). Expandindo a definição de sucesso de tratamento para incluir também fragmentos de 2 mm ou menores, a taxa de sucesso aumenta de 62% para 84% (Portis et al., 2006; Macejko et al., 2009; Rippel et al., 2012). Schatloff et al. (2010) observaram que pacientes com fragmentos residuais após ureteroscopia semirrígida foram significativamente mais propensos a realizar visitas médicas inesperadas (3% *vs*. 30%) e mostraram tendência a necessidade de mais procedimentos auxiliares (0% *vs*. 7%), e hospitalização mais frequente (0% *vs*. 10%). Ao longo de um período de 19 meses após a URS, Rebuck et al. (2011) relataram taxa de 20% de eventos relacionados ao cálculo não planejados, taxa de 22% de eliminação espontânea e taxa de 57% de fragmentos residuais persistentes (< 4 mm).

Em pacientes com cálculos relacionados à infecção, a consequência de fragmentos residuais é particularmente perigosa. Fragmentos residuais podem abrigar bactérias infectantes e, assim, predispor à infecção persistente. Além disso, o recrescimento do cálculo tem sido descrito em até 75% desses pacientes após a LEOC, em comparação com 10% dos pacientes que tiveram a remoção completa do cálculo (Beck e Riehle, 1991; Zanetti et al., 1991).

Para pacientes com doença calculosa de origem metabólica, a remoção completa do cálculo não previne a recorrência do cálculo, mas prolonga os intervalos entre os eventos sintomáticos e o tratamento (Chow e Streem, 1998). Assim, os cálculos residuais, incluindo pequenos cálculos, podem não ter relevância clínica imediata, mas são propensos a afetar o bem-estar do paciente em longo prazo.

A sensibilidade do método utilizado para detectar os fragmentos remanescentes tem efeitos importantes sobre a incidência relatada e o tamanho dos fragmentos residuais. Conforme estabelecido, a radiografia simples de abdome, a nefrotomografia, a ultrassonografia, a urografia intravenosa e a TC todas têm sido utilizadas para avaliação dos fragmentos residuais. Radiografia simples, ultrassonografia e TC são utilizadas com mais frequência na prática contemporânea. Na era atual com o conhecimento de que a exposição repetida à radiação da TC pode ser perigosa, o uso rotineiro de exames de TC para estudo de acompanhamento devem ser feitos cautelosamente e somente quando necessário.

Em estudos iniciais pesquisando a eliminação do cálculo após a LEOC, a radiografia simples foi comumente utilizada para determinar a ausência de fragmentos para cálculos radiopacos podendo detectar fragmentos de cálculos opacos pequenos de até 2 mm (Thornbury e Parker, 1982). A radiografia simples tem sensibilidade de aproximadamente 60% para detecção de cálculos urinários (Mutgi et al., 1991; Assi et al., 2000; Ege et al., 2004; Johnston et al., 2009). Entretanto, Denstedt et al. (1991) relataram que, para pacientes com grandes cálculos renais tratados por uma combinação de NLPC e LEOC, a radiografia simples superestimou as taxas livres de cálculos em 35% e 17%, respectivamente, comparada com a nefroscopia flexível. A nefrotomografia, embora se tornando obsoleta em muitos centros, foi superior à radiografia simples na detecção de fragmentos residuais (Hjollund Madsen, 1972; Schwartz et al., 1984; Goldwasser et al., 1989).

Tradicionalmente, a ultrassonografia é inferior à radiografia simples na detecção dos cálculos urinários, com particular deficiência na detecção de cálculos ureterais (Yilmaz et al., 1998; Older e Jenkins, 2000). A sensibilidade da ultrassonografia para detectar cálculos urinários ao longo da última década variou de 24% para 57% (Fowler et al., 2002; Ulusan et al., 2007; Viprakasit et al., 2012), embora esses resultados tenham sido potencialmente confusos, pois os exames de TC e ultrassonografia raramente foram feitos no mesmo dia e não foram frequentemente realizados por um uroultrassonografista experiente. Kanno et al. (2014) relataram recentemente sensibilidade de 70% da ultrassonografia na detecção de cálculos renais quando foi realizada no mesmo dia da TC, o IMC médio dos pacientes foi 23 e todos os exames foram realizados por ultrassonografistas experientes. Consequentemente, mesmo sob circunstâncias mais favoráveis, a ultrassonografia ainda pode deixar de detectar mais de 30% dos cálculos renais.

Apesar de suas deficiências na detecção de cálculos ureterais, a ultrassonografia é altamente efetiva no diagnóstico da hidronefrose. De fato, alguns defendem a ultrassonografia após todos os procedimentos ureteroscópicos, pois a obstrução silenciosa, embora rara, tem sido relatada em alguns casos (Weizer et al., 2002). Um estudo prospectivo comparando a eficácia relativa da radiografia abdominal e ultrassonografia renal *versus* urografia excretora para a avaliação de pacientes assintomáticos 1 mês após o tratamento da LEOC, demonstrou que a combinação da ultrassonografia com a radiografia simples de abdome foi tão boa ou melhor que a urografia intravenosa na identificação de fragmentos de cálculos residuais e hidronefrose, sugerindo que **a avaliação radiológica de rotina de pacientes assintomáticos após LEOC poderia ser limitada à radiografia simples de abdome e ultrassonografia** (Coughline et al., 1989).

Embora a nefroscopia flexível possa ser considerada o padrão ouro para a avaliação de cálculos residuais após NLPC, seu uso rotineiro tem sido desafiado por estudos apresentando a elevada sensibilidade da TC na detecção de cálculos residuais após a NLPC. Pearle et al. (1999) observaram que a TC teve uma sensibilidade de 100% para detecção de cálculos residuais após a NLPC em 36 pacientes avaliados com TC e nefroscopia flexível. O uso seletivo da nefroscopia flexível baseado nos achados positivos de TC poderiam ter evitado um procedimento desnecessário em 20% dos pacientes. Em um estudo retrospectivo de 121 pacientes submetidos a TC após a NLPC (incluindo 59% de pacientes livres de cálculos e 16% dos pacientes com fragmentos de 1 a 3 mm), Waldmann et al. (1999) relataram que a nefroscopia de rotina poderia não ter sido necessária em 75% dos casos. Pela sua ampla disponibilidade e alta sensibilidade, a TC tornou-se o principal método para avaliação de fragmentos residuais de cálculos após a NLPC. Entretanto, isso deve ser equilibrado com a necessidade de minimizar desnecessária exposição à radiação nos pacientes.

> **PONTOS-CHAVE: FRAGMENTOS RESIDUAIS**
>
> - Muitos fragmentos residuais pequenos eventualmente irão se tornar clinicamente significantes e sintomáticos.
> - Na presença de cálculos de infecção, os cálculos residuais prognosticam um futuro de ITU e recorrência de cálculos; portanto, o tratamento agressivo com remoção dos fragmentos está frequentemente indicado.
> - Os riscos para recorrência dos cálculos são maiores na presença de fragmentos residuais, pois é mais difícil prevenir o crescimento do cálculo a partir de uma matriz de cristal existente do que a nucleação espontânea de novos cálculos.

REFERÊNCIAS

Para consultar a lista completa de referências, acesse www.expertconsult.com.

LEITURA SUGERIDA

Albala DM, Assimos DG, Clayman RV, et al. Lower Pole I: a prospective randomized trial of extracorporeal shock wave lithotripsy and percutaneous nephrostolithotomy for lower pole nephrolithiasis-initial results. J Urol 2001;166(6):2072-80.

de la Rosette J, Assimos D, Desai M, et al. The Clinical Research Office of the Endourological Society percutaneous nephrolithotomy global study: indications, complications, and outcomes in 5803 patients. J Endourol 2011;25(1):11-7.

de la Rosette J, Denstedt J, Geavlete P, et al. The Clinical Research Office of the Endourological Society ureterorenoscopy global study: indications, complications, and outcomes in 11,885 patients. J Endourol 2014;28(2):131-9.

Lingeman JE, Siegel YI, Steele B, et al. Management of lower pole nephrolithiasis: a critical analysis. J Urol 1994;151(3):663-7.

Pearle MS, Lingeman JE, Leveillee R, et al. Prospective, randomized trial comparing shock wave lithotripsy and ureteroscopy for lower pole caliceal calculi 1 cm or less. J Urol 2005;173:2005-9.

Pearle MS, Nadler R, Bercowsky E, et al. Prospective randomized trial comparing shock wave lithotripsy and ureteroscopy for management of distal ureteral calculi. J Urol 2001;166:1255-60.

Preminger GM, Assimos DG, Lingeman JE, et al. AUA guideline on management of staghorn calculi: diagnosis and treatment recommendations. J Urol 2005;173(6):1991-2000.

Preminger GM, Tiselius HG, Assimos DG, et al. 2007 Guideline for the management of ureteral calculi. J Urol 2007;178:2418-34.

Semins MJ, Trock BJ, Matlaga BR. The safety of ureteroscopy during pregnancy: a systematic review and meta-analysis. J Urol 2009;181:139-43.

Tan YK, Cha DY, Gupta M. Management of stones in abnormal situations. Urol Clin North Am 2013;40:79-97.

Turk C, Knoll T, Petrik A, et al. European Association of Urology (EAU) Guidelines Office. European Association of Urology guidelines on urolithiasis. 28th ed. Milan: EAU Annual Congress; 2013.

54 Manejo Cirúrgico dos Cálculos no Trato Urinário Superior

Brian R. Matlaga, MD, MPH, Amy E. Krambeck, MD e James E. Lingeman, MD

Remoção de Cálculo: Técnicas e Tecnologias Cirúrgicas

Cálculos Urinários durante a Gravidez

REMOÇÃO DE CÁLCULO: TÉCNICAS E TECNOLOGIAS CIRÚRGICAS

Litotriptores Intracorpóreos

A ureteroscopia e a nefrolitotomia percutânea (NLP) ocupam um lugar essencial no tratamento dos cálculos urinários na medida em que os crescentes avanços tecnológicos permitem acesso facilitado aos cálculos em todas as regiões do rim e do ureter. Em particular, os avanços recentes nos aparelhos de ureteroscopia enfatizam a necessidade de equipamentos de litotripsia intracorpórea miniaturizados, apropriados e efetivos. Cálculos ureterais menores podem ser extraídos intactos com cestas extratoras de cálculo endoscópicas ou pinças após a dilatação ureteral, se necessário. Contudo, cálculos ureterais maiores exigem litotripsia para permitir a extração segura dos fragmentos de cálculo. A fragmentação de cálculos renais durante a NLP requer uma abordagem diferente daquela aplicada à litotripsia intracorpórea ureteral. Embora litotriptores endoscópicos flexíveis e pequenos sejam essenciais para o tratamento do cálculo renal de difícil abordagem, na maior parte dos casos os cálculos podem ser visualizados com um nefroscópio rígido. Nessas situações, com um cálculo renal grande, a eficiência da litotripsia é o requisito mais importante, ao passo que o tamanho e a flexibilidade são de importância secundária. Assim, o urologista que trata pacientes com ureterolitotripsia necessita de um arsenal de aparelhos de litotripsia intracorpórea, cada um priorizando uma qualidade diferente (p. ex., tamanho, flexibilidade, eficiência).

Quatro técnicas estão disponíveis para litotripsia intracorpórea: litotripsia eletro-hidráulica (LEH), litotripsia a *laser*, litotripsia ultrassônica e litotripsia balística. Estas técnicas podem ser divididas entre litotripstores flexíveis (litotripsia a *laser* e LEH) e rígidos (litotripsia ultrassônica e balística). Este capítulo reverá os mecanismos, as vantagens, as desvantagens e as técnicas cirúrgicas dos vários litotriptores intracorpóreos flexíveis e rígidos.

Litotriptores Flexíveis

Litotripsia Eletro-Hidráulica. A LEH foi inventada em 1955 por Yutkin, um engenheiro da University of Kiev, e foi a primeira técnica desenvolvida para litotripsia intracorpórea (Grocela e Dretler, 1997). O primeiro uso relatado de LEH fora do bloco oriental foi em 1960, quando uma versão modificada da invenção de Yutkin, o Urat-1, foi usada fragmentar cálculos da bexiga (Rouvalis, 1970). A LEH foi aplicada em cálculos renais pela primeira vez durante uma litotomia cirúrgica aberta em 1975 (Raney e Handler, 1975). Em 1985, Lytton relatou a primeira experiência no tratamento de pacientes com cálculos ureterais com um ureteroscópio rígido e uma sonda de 5 Fr de LEH; nenhuma complicação imediata ou de longo prazo foi encontrada (Green e Lytton, 1985). O uso de sondas menores de LEH através de um ureteroscópio flexível foi relatado pela primeira vez em 1988 (Begun et al., 1988).

A sonda de LEH é essencialmente uma vela de ignição subaquática composta de dois elétrodos concêntricos de polaridades diferentes separadas por isolamento. Quando se aplica uma corrente suficiente para superar o isolamento, uma faísca é produzida. A descarga da faísca causa a formação explosiva de um canal de plasma e da vaporização da água em torno do elétrodo. A rápida expansão do plasma causa uma onda de choque hidráulico seguida pela formação de uma bolha de cavitação (Fig. 54-1). Dependendo da proximidade entre a sonda e a superfície do cálculo, o colapso da bolha de cavitação pode ser simétrico (a uma distância de ~ 1 mm do cálculo), resultando em uma forte onda de choque secundária, ou assimétrica (a uma distância equivalente ao maior raio da bolha de ~ 3 mm), levando à formação de microjatos de alta velocidade (Vorreuther et al., 1995; Zhong et al., 1997). **Diferentemente do que ocorre na litotripsia por onda de choque (LOC), a onda de choque não é focada, de modo que o cálculo deve ser colocado onde a onda de choque é gerada.** A primeira sonda de LEH desenvolvida tinha um diâmetro maior (9 Fr) e, por causa de seu tamanho, apresentava uma estreita margem de segurança. Avanços posteriores na tecnologia permitiram o desenvolvimento de sondas menores, de 1,6 a 5 Fr, que eram mais seguras e tinham a habilidade de passar através de ureteroscópios flexíveis de menor diâmetro sem obstruir a irrigação ou o canal de trabalho. Há poucas diferenças na habilidade de fragmentação entre as sondas de tamanhos diferentes, mas as maiores tendem a ser mais duráveis (Segura, 1999). Avanços subsequentes no gerador de LEH permitiram ao cirurgião maior controle sobre a descarga elétrica, o pulso e a duração. Embora tenha sido originalmente sugerida para funcionar idealmente em uma solução salina de 1/6 a 1/7, Denstedt e Clayman (1990) demonstraram que a LEH funciona igualmente bem em uma solução salina normal, eliminando o risco de irrigar o trato urinário superior com uma solução hipotônica.

Vantagens e Desvantagens. **A principal desvantagem da LEH é sua propensão a danificar a mucosa ureteral e sua associação à perfuração ureteral.** Raney (1978) relatou que, com uma sonda de 9 Fr, 90% dos cálculos ureterais poderiam ser fragmentados com sucesso, mas havia uma incidência de 40% de extravasamento ureteral. A perfuração ureteral permaneceu uma questão preocupante com a LEH no ureter apesar dos avanços tecnológicos e técnicos. Hofbauer et al. (1995), em um estudo prospectivo de 72 pacientes, relataram uma taxa de perfuração de 17,6% com a LEH *versus* 2,6% com litotripsia pneumática. No entanto, outros relataram uma taxa menor de perfuração, com uma incidência média registrada de 8,5%. Vorreuther et al. (1995) sugeriram que o mecanismo do dano é a expansão da bolha de cavitação, e assim a lesão pode ocorrer mesmo quando a sonda não está em contato direto com a mucosa. O diâmetro da bolha de cavitação depende da energia usada e pode se expandir para mais de 1,5 cm quando se aplica energia maior que 1.300 mJ. Portanto, **o risco de perfuração é maior com energias maiores, como no tratamento de um cálculo duro.** Mesmo com sondas menores e carga energética menor, a perfuração pode ocorrer se pulsos repetidos forem aplicados próximo à mucosa. Santa-Cruz et al. (1998), em um estudo *in vitro* comparativo, relataram que o *laser* de hólmio e a LEH estão associados a um risco maior de perfuração comparados com o *laser* pulsado de corante cumarina e com o litotriptor pneumático. Quando os autores colocaram uma sonda de 3 Fr a 0,5 mm da parede ureteral, a perfuração foi induzida com uma média de 24 pulsos. O risco de perfuração pode ser maior em cálculos impactados associados a um significativo edema da mucosa ou se a visão for comprometida pela pequena hemorragia que normalmente ocorre durante a LEH (Hofbauer et al., 1995).

Como na maioria das litotripsias, **a propulsão retrógrada dos cálculos e dos fragmentos pode ocorrer durante a LEH e é mais pronunciada do que com litotripsia por hólmio:ítrio YAG** (Teichman et al., 1997). Em uma série de 43 pacientes recebendo tratamento para

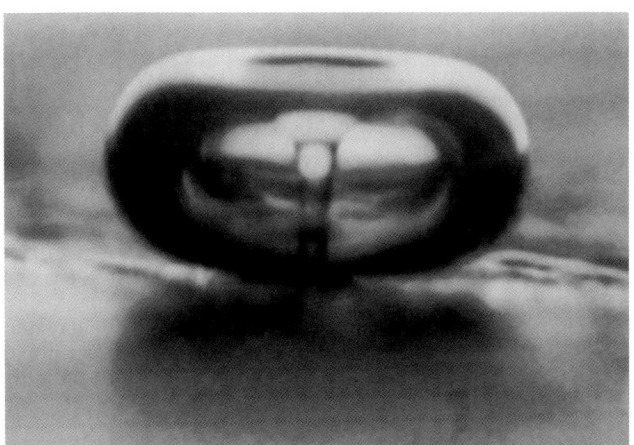

Figura 54-1. Fotografia de um microjato líquido produzido pelo colapso assimétrico da bolha de cavitação. (Cortesia do Dr. Larry Crum.)

cálculos ureterais proximais, 14% exigiram LECO subsequente para os cálculos que migraram para o rim (Yang e Hong, 1996). A colocação de uma cesta extratora ou outro dispositivo acima do cálculo pode impedir a retropulsão do cálculo. Entretanto, deve-se tomar cuidado para não ativar o aparelho de LEH diretamente nos fios da cesta ou no fio-guia. Outra desvantagem da LEH comparada com a litotripsia por hólmio:ítrio-alumínio-granada (YAG) é o número e o tamanho maiores dos fragmentos produzidos, especialmente para cálculos maiores que 15 mm. A passagem repetida do ureteroscópio para extrair os múltiplos fragmentos de cálculo produzidos durante a LEH pode exacerbar a irritação da mucosa ureteral (Teichman et al., 1997).

A LEH fragmentará com sucesso 90% dos cálculos. Entretanto, as falhas do tratamento podem se dever a uma variedade de composições dos cálculos. As características da superfície do cálculo também podem desempenhar um papel na eficiência da fragmentação; relatou-se que cálculos ásperos se fragmentam mais prontamente do que cálculos lisos (Basar et al., 1997). Embora a LEH fragmente com sucesso a maior parte dos cálculos ureterais, a taxa livre de cálculos em três meses é de somente 84% porque alguns dos fragmentos criados durante a litotripsia e não removidos podem obstruir o ureter. As taxas livres de cálculos são mais baixas com cálculos ureterais maiores que 15 mm e são significativamente mais baixas do que aquelas relatadas para a litotripsia por hólmio:YAG (67% *versus* 100%) (Teichman et al., 1997).

As vantagens da LEH incluem flexibilidade da sonda, especialmente aquelas menores, como as de 1,9 Fr, que permitem a litotripsia intracorpórea por todo o trato urinário superior através de ureteroscópios rígidos ou flexíveis. Somente o *laser* de hólmio:YAG, configurado com fibra de 200 μm, oferece vantagens de tamanho e flexibilidade comparáveis (Elashry et al., 1996). A sonda de LEH de 1,6 Fr pode ser ainda mais flexível do que a fibra do *laser* de 200 μm (Poon et al., 1997).

A LEH é também o aparelho intracorpóreo menos caro, exigindo a compra de um gerador e sondas comparativamente baratos. Uma média de 1 a 1,3 sonda é usada por caso, com exceção de casos em que há cálculos mais duros (p. ex., cálculos de mono-hidrato de oxalato de cálcio), quando duas ou mais sondas de LEH podem ser necessárias (Elashry et al., 1996; Huang et al., 1998).

Técnica. Para a litotripsia intraureteral, devem ser usadas sondas menores, de 1,6 e 1,9 Fr. **A sonda de LEH deve ser posicionada de 2 a 5 mm distais à extremidade do ureteroscópio** para impedir que as lentes do sistema sejam danificadas quando a sonda é descarregada. Antes de ativar o gerador da LEH, o cálculo deve estar claramente visível. **A sonda é colocada a aproximadamente 1 mm da superfície do cálculo**, distância que permite o máximo de emissão da onda de choque (Zhong et al., 1997). Inicialmente, baixa tensão (de 50 a 60 V) e pulsos intermitentes e curtos ou únicos são usados para aumentar a segurança. Aumenta-se a potência do gerador conforme for necessário para fragmentar o cálculo. Entretanto, recomenda-se que o cirurgião limite a potência máxima usada para tratar cálculos ureterais de modo a minimizar o risco de perfuração. O objetivo do tratamento é criar fragmentos que possam ser removidos com pinças ou cestas extratoras ou fragmentos que provavelmente passariam de forma espontânea. Não se recomendam tentativas de reduzir o cálculo a fragmentos menores do que 2 mm, pois podem ocorrer danos à mucosa urotelial (Denstedt e Clayman, 1990). Após 50 a 60 segundos de disparos, o isolamento na ponta da sonda pode se desgastar, exigindo o uso de uma nova sonda (Segura, 1999).

Litotripsia a Laser. *Laser* é um acrônimo em inglês para *l*ight *a*mplification by *s*timulated *e*mission of *r*adiation — amplificação de luz por emissão estimulada de radiação, que é uma descrição concisa de como um *laser* funciona. A energia do *laser* é produzida quando um átomo é estimulado por uma fonte de energia externa, que cria uma população de elétrons em estado excitado. Estes elétrons excitados ou de uma energia mais elevada podem liberar sua energia adicional na forma de fótons ou luz. A luz do *laser* difere da luz natural no sentido de que é coerente (todos os fótons estão em mesma fase), colimada (os fótons se propagam paralelamente uns aos outros) e monocromática (todos os fótons têm o mesmo comprimento de onda) (Floratos e de la Rosette, 1999). Essas características singulares da luz do *laser* permitem que energia considerável seja transmitida de maneira altamente concentrada. Os *lasers* são nomeados conforme o meio que gera seu comprimento de onda de luz específico; por exemplo, o *laser* foi desenvolvido em 1960 e o primeiro meio usado foi o rubi. Em 1968, Mulvaney e Beck relataram que, embora o *laser* de rubi pudesse fragmentar cálculos urinários de modo eficaz, ele gerava calor excessivo e não era apropriado para o uso clínico. Este *laser* de onda contínua simplesmente aquece o cálculo até que a vaporização ocorra, o que exige que o *laser* gere um calor maior do que o ponto de derretimento do cálculo. Uma solução para este problema veio com o desenvolvimento de *lasers* pulsados: a aplicação da energia pulsada resulta em densidade de alta potência na superfície do cálculo, mas em pouca dissipação de calor. A primeira litotripsia a *laser* largamente disponível foi o *laser* pulsado de corante, que empregou uma tintura verde de cumarina como o meio do *laser* líquido. Embora o *laser* pulsado de corante cumarina tenha representado um grande avanço em litotripsia intracorpórea, houve vários inconvenientes significativos nessa tecnologia, já que cálculos de determinada composição (oxalato de cálcio mono-hidratado, cistina) não se fragmentariam adequadamente ou nem mesmo quebrariam, o corante de cumarina é um agente tóxico e requeria procedimentos incômodos de descarte, e a proteção ocular necessária dificultava a visualização do cálculo e da fibra.

Os avanços tecnológicos levaram, por fim, ao desenvolvimento do *laser* de hólmio:YAG. O *laser* de hólmio é um sistema de *laser* de estado sólido que opera em um comprimento de onda de 2.140 nm em modo pulsado. A duração do pulso do *laser* de hólmio varia de 250 a 350 microssegundos e é substancialmente mais longa do que a duração do pulso em *lasers* pulsados de corante. O *laser* de hólmio é altamente absorvido pela água; como os tecidos são compostos principalmente de água, a maior parte da energia do *laser* de hólmio é absorvida superficialmente, o que resulta em corte ou ablação superficial. **A zona de lesão térmica associada à ablação do *laser* varia de 0,5 a 1 mm** (Wollin e Denstedt, 1998). O mecanismo da fragmentação de cálculo pelo *laser* de hólmio:YAG é diferente daquele dos *lasers* pulsados de corante. **A longa duração do pulso de hólmio:YAG produz uma bolha de cavitação alongada que gera apenas uma onda de choque fraca**, em contraste à forte onda de choque produzida por *lasers* de pulso curto. Vassar et al. (1999) demonstraram que, durante a litotripsia com hólmio, a fragmentação do cálculo começou antes do colapso da bolha e da produção da onda de choque. Além disso, nenhuma fragmentação de cálculo ocorreu quando a fibra foi disparada em um ângulo de 90 graus. A litotripsia era mais eficiente em cálculos no meio aéreo, indicando que o *laser* de hólmio requer a absorção direta da energia do *laser*. Estes dados, bem como a evidência de produtos térmicos após a irradiação de hólmio, como fragmentos de cálculos quentes e incandescentes, indicam que a litotripsia com *laser* de hólmio ocorre primeiramente através de um mecanismo fototérmico que causa a vaporização do cálculo (Dushinski e Lingeman, 1998; Wollin e Denstedt, 1998; Vassar et al., 1999).

Vantagens e Desvantagens. O *laser* de hólmio:YAG pode transmitir sua energia através de uma fibra flexível, que facilita a litotripsia intracorpórea durante todo o sistema coletor. Entretanto, comparado com a LEH, o *laser* de hólmio:YAG é mais seguro e mais eficiente. Ao passo que a LEH pode causar lesões ao ureter mesmo quando a sonda é ativada a vários milímetros da parede ureteral, o *laser* de hólmio pode ser ativado com segurança a uma distância de 0,5 a 1 mm da parede ureteral (Santa-Cruz et al., 1998). **A capacidade do *laser* de hólmio em fragmentar todos os cálculos independentemente da composição é uma vantagem clara** sobre o *laser* pulsado de corante cumarina. Foi relatada a fragmentação eficaz de cálculos ureterais de todas as composições, e as taxas de perfuração ou estenose de ureter ficam geralmente entre 1% e 2%. Durante a NLP, o *laser* de hólmio é mais útil em fragmentar cálculos menores (< 2 cm) quando o uso de instrumentos flexíveis for requerido para o acesso aos cálculos em um cálice inacessível ao local de acesso percutâneo. **O *laser* de hólmio é um dos litotriptores extracorpóreos mais seguros, eficazes e versáteis.** Outras vantagens do *laser* de hólmio incluem a produção de fragmentos significativamente menores em comparação com outros litotriptores. Esses fragmentos pequenos são facilmente irrigados para fora do sistema coletor, o que reduz a necessidade de extração dos fragmentos com cesta ou pinças (Teichman et al., 1998a). O *laser* de hólmio produz uma onda de choque fraca, que reduz a probabilidade de retropulsão do cálculo ou dos fragmentos de cálculo comparada com a LEH ou os litotriptores pneumáticos (Teichman et al., 1998a; Vassar et al., 1999; Sofer e Denstedt, 2000). Entretanto, as fibras de 365 e 550 μm do *laser* causarão significativamente mais retropulsão do que as fibras de 200 μm (White et al., 1998). De maneira notável, Kang et al. (2006) demonstraram que não apenas o tamanho da fibra do *laser*, mas também os ajustes do *laser*, tais como a duração do pulso, afetarão a retropulsão do cálculo. Os autores descobriram que a retropulsão do cálculo poderia ser significativamente reduzida aumentando-se a duração do pulso do *laser*.

O *laser* de hólmio tem diversas vantagens operacionais distintas em comparação com o *laser* pulsado de corante cumarina. A proteção de olho requerida para o *laser* de hólmio não compromete a visão ureteroscópica do cálculo ou da fibra (Segura, 1999). De fato, as propriedades do *laser* de hólmio são tais que, com o uso de níveis de energia aplicados ao cálculo (i.e., menos de 15 W), a córnea do operador seria danificada somente se fosse posicionada a uma distância de 10 cm ou menos da fibra (Scarpa et al., 1999). O *laser* de hólmio é mais compacto que o *laser* de cumarina, requer manutenção mínima e está pronto para ser usado 1 minuto após a ativação.

A principal desvantagem do *laser* de hólmio é o custo inicial elevado do aparelho e o custo das fibras do *laser*. Elashry et al. (1996) registraram uma vantagem da LEH sobre a litotripsia com *laser* de hólmio no custo do investimento inicial e contrato de serviço no custo do litotriptor por caso. Entretanto, **o *laser* de hólmio tem aplicações múltiplas em outros tecidos e pode ser usado para tratar pacientes com hiperplasia benigna prostática, estenoses e tumores uroteliais.** Além disso, as fibras de *laser* são reutilizáveis, de modo que o custo efetivo do aparelho do *laser* de hólmio e das fibras reutilizáveis pode ser mais baixo do que o da LEH (Teichman et al., 1998a). O avanço mais significativo na litotripsia com *laser* de hólmio vem provavelmente da melhora nas fibras. Atualmente, a menor fibra em uso, a fibra de 200 μm, impede a deflexão de um ureteroscópio flexível por até 20 graus. Conforme são produzidas fibras *laser* menores, tais como as de diâmetro de 150 μm ou menores, é provável que esse efeito na deflexão do endoscópio seja cada vez mais reduzido. O rompimento de uma fibra de *laser* dentro de um endoscópio pode resultar em uma falha catastrófica do aparelho, pois quando isso ocorre os feixes de fibra óptica que transmitem imagem e luz são geralmente destruídos. Esforços futuros para maximizar a durabilidade das fibras podem reduzir estes eventos.

O *laser* de túlio emergiu como uma alternativa terapêutica potencial ao *laser* de hólmio, porque pode apresentar diversas vantagens em relação à plataforma do hólmio. Suas fibras de *laser* são menores, o que pode permitir deflexão endoscópica e fluxo de irrigação melhores (Blackmon et al., 2010). Atualmente, contudo, seu uso na litotripsia permanece em investigação.

Técnica. A técnica da litotripsia com *laser* de hólmio é relativamente objetiva e envolve a colocação da fibra na superfície do cálculo antes que o *laser* seja ativado. A visão clara é sempre essencial para evitar a perfuração da mucosa. Após a iniciação da fragmentação com *laser* de hólmio, uma pausa curta é frequentemente necessária devido ao "efeito tempestade de neve" criado pela dispersão dos fragmentos minúsculos de cálculo, que podem ser limpos pela irrigação endoscópica (Scarpa et al., 1999). Deve-se ter cuidado ao operar o *laser* de hólmio perto de um fio-guia ou de uma cesta extratora, pois **o *laser* de hólmio é capaz de cortar metal** (Freiha et al., 1997; Lane et al., 2005). Além disso, a fibra do *laser* deve se afastar por pelo menos 2 mm da ponta do endoscópio para evitar destruir o sistema de lentes ou o canal de trabalho do endoscópio. As cestas extratoras usadas para estabilizar os cálculos durante a litotripsia com *laser* devem ser do tipo pré-moldadas e não do tipo manufaturadas moldando o fio; pois se forem seccionadas inadvertidamente pelo *laser* de hólmio, manterão a forma da cesta e não causarão um efeito de farpas afiadas (Grasso e Chalik, 1998).

As fibras do *laser* de hólmio estão disponíveis nos diâmetros de 200, 365, 550 e 1.000 μm, assim como fibras de disparo na ponta ou lateral. Entretanto, apenas as fibras de 200 e 365 μm são usadas para litotripsia intracorpórea flexível. Teichman et al. (1998b) relataram que a fibra de disparo lateral de 550 μm é mais eficaz do que a fibra de disparo na ponta durante a NLP, sugerindo que o ângulo incidental quase normal (perpendicular) entre *laser* e cálculo fornecido pela fibra de disparo lateral melhora a litotripsia. Entretanto, no tratamento de cálculos ureterais, a fibra de disparo na ponta pode produzir um ângulo de disparo melhor. **A litotripsia com *laser* de hólmio depende da energia empregada, do pulso e do diâmetro da fibra do *laser*, sugerindo que a eficiência da litotripsia está correlacionada com a densidade da energia** (Vassar et al., 1998). A quantidade da energia aumenta conforme o diâmetro da fibra diminui, embora Calvano et al. (1999) tenham demonstrado, *in vitro*, que o melhor desempenho da litotripsia ocorreu com fibras de 365 e 550 μm, ao passo que a fibra de 200 μm pode agir como uma broca fina, que é menos eficaz. Comparada com algumas das aplicações do *laser* de hólmio nos tecidos moles, a energia usada para a fragmentação de cálculos é consideravelmente mais baixa. Em geral, utilizam-se energias de pulso de 0,6 a 1,2 J e frequência de pulso de 5 a 15 hertz (Wollin e Denstedt, 1998; Spore et al., 1999). Uma vez que a energia de pulso elevado diminui a margem de segurança e pode aumentar a retropulsão do cálculo, assim como os danos na fibra, **recomenda-se que o tratamento comece com energia de pulso baixa (p. ex., 0,6 J) com uma frequência de pulso de 6 Hz e que a frequência do pulso seja aumentada (de preferência concomitantemente à crescente energia do pulso) conforme for necessário para acelerar a fragmentação** (Spore et al., 1999). Para maximizar a eficiência da fragmentação, o médico deve mover a fibra do *laser* sobre a superfície do cálculo como se estivesse "pintando", vaporizando o cálculo em vez de fragmentá-lo, e evitar perfurar o cálculo, fraturar a ponta da fibra ou perfurá-la depois do cálculo, danificando o urotélio. A fibra do *laser* deve ser mantida pelo menos 1 mm do urotélio, e a litotripsia deve prosseguir até que os fragmentos do cálculo estejam pequenos o bastante para passar espontaneamente ou até que possam ser coletados com segurança com uma cesta extratora ou pinça.

A retropulsão do cálculo durante a litotripsia com *laser* pode ser vantajosa em determinados casos. Quando um cálculo é encontrado em um cálice renal, disparar o *laser* em alta frequência agitará os fragmentos do cálculo, levando os cálculos ou fragmentos dele a estabelecer contato próximo e rápido com a ponta da fibra do *laser*. A fragmentação do cálculo é melhorada pela alta probabilidade do contato direto com o *laser* e dos fragmentos. Este fenômeno foi denominado como "técnica da pipoca", pois se assemelha ao milho de pipoca estourando na panela (Chawla et al., 2008).

Litotriptores

Litotripsia Balística. A litotripsia balística depende da energia gerada pelo movimento de um projétil (Fig. 54-2). O movimento inicial do projétil pode ser induzido por uma variedade de energias, mas uma vez que o projétil estiver em contato com outro objeto, a energia balística é transferida para o objeto. Objetos flexíveis preservam o *momentum* de energia, mas objetos inflexíveis, tais como um cálculo, fragmentam-se ao impacto (um efeito "britadeira").

Diversos fabricantes já introduziram litotriptores balísticos. O Swiss LithoClast (Boston Scientific, Natick, MA), que surgiu no início dos anos 1990, foi o primeiro litotriptor balístico. O projétil de metal na peça manual do LithoClast é impulsionado por disparos calculados de ar comprimido de encontro à cabeça de uma sonda de metal a uma frequência de 12 ciclos por segundo. A ponta da sonda é colocada junto ao cálculo, e o LithoClast é ativado por um pedal (Denstedt et al., 1992). Rane et al. (2008) foram os primeiros a relatar um novo litotriptor balístico portátil, o StoneBreaker (Cook Medical, Bloomington, IN). Este aparelho portátil usa um pequeno suprimento de ar baseado em cilindro, em vez de ar comprimido do hospital, simplificando sua ergonomia. Chew et al. (2011) relataram um levantamento multi-institucional que comparou o StoneBreaker com o Swiss LithoClast durante NLP, e descobriram que o StoneBreaker era mais fácil de montar e usar, e com ele a fragmentação dos cálculos foi mais rápida.

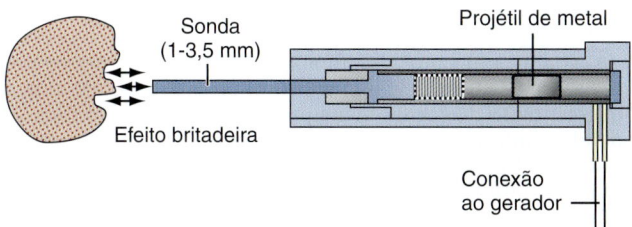

Figura 54-2. Ilustração esquemática do mecanismo da parte manual de LithoClast (Electromedical Systems, Kaufering, Alemanha). Uma pastilha oscilante fornece energia balística à sonda, resultando em um efeito semelhante ao de uma britadeira nos cálculos. (Cortesia do Dr. John Denstedt.)

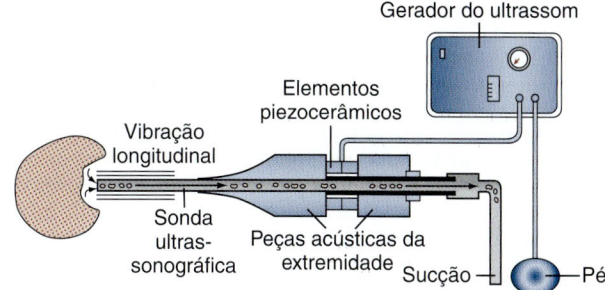

Figura 54-3. Gerador de litotripsia ultrassonográfica e peça manual.

Wang et al. (2012) investigaram um aparelho portátil alternativo, o Swiss LithoBreaker (Electro Medical Systems, Nyon, Suíça), um aparelho eletrocinético. Em seu estudo *in vitro*, os autores descobriram que, embora fosse eficiente em um modelo para ureteroscopia, o aparelho teve um desempenho ruim em um modelo para cirurgia percutânea (Wang et al., 2012).

Vantagens e Desvantagens. **Os litotriptores balísticos fornecem meios efetivos para a fragmentação do cálculo em todo o trato urinário, com uma ampla margem de segurança.** A fragmentação bem-sucedida de cálculos ureterais de todas as composições foi relatada em 73% a 100% dos casos, uma taxa de sucesso similar àquela da LEH. A taxa mais baixa de sucesso de 73,7% relatada por Knispel et al. (1998) sugere a eficiência reduzida do LithoClast quando aplicado através do canal de trabalho com deflexão (30 graus) do ureteroscópio semirrígido de 6,9 Fr. Além disso, uma diminuição significativa no deslocamento máximo da ponta e na velocidade da sonda flexível LithoClast de 0,89 mm ocorre quando esta é usada através de um ureteroscópio flexível deflexionado em mais de 24 graus (Zhu et al., 2000). Grocela e Dretler (1997) relataram também que, para os aparelhos balísticos atuais, a deflexão da sonda durante a litotripsia resulta em perda significativa de energia. Os aparelhos balísticos podem ser especialmente vantajosos quando cálculos grandes ou rígidos são encontrados durante a NLP ou litotripsia endoscópica de cálculos da bexiga. Em contraste aos cálculos ureterais, os cálculos renais são facilmente "fixados" de encontro ao urotélio durante a litotripsia balística, permitindo um método rápido e mais eficiente de fragmentação do que a litotripsia ultrassônica. Uma vez que o volume do cálculo é fragmentado, a litotripsia pode ser terminada com o litotriptor ultrassônico, que pode também aspirar fragmentos minúsculos de cálculo (Denstedt, 1993; Teh et al., 1998; Yavascaoglu et al., 1999). Comparados com a LEH, a litotripsia ultrassônica, e a litotripsia a *laser*, os aparelhos balísticos apresentam um risco significativamente mais baixo de perfuração ureteral (Piergiovanni et al., 1994). Em um modelo animal, mesmo com 6 minutos de ativação em contato direto com a parede ureteral, um litotriptor balístico era incapaz de causar a perfuração (Santa-Cruz et al., 1998). Além disso, como não se produz calor durante uma litotripsia, elimina-se o risco de ferimento térmico ao urotélio.

Uma das vantagens dos litotriptores balísticos é seu custo relativamente baixo, assim como a manutenção. Embora os aparelhos sejam mais caros do que a LEH, em termos de aquisição de equipamentos essenciais, não há nenhum custo descartável e as sondas têm uma vida extremamente longa (Hofbauer et al., 1995).

As desvantagens desses aparelhos balísticos incluem a natureza rígida da tecnologia, que requer ureteroscópios ou nefroscópios com canais de trabalho retificados. Além disso, **a litotripsia balística é associada a uma taxa relativamente elevada de retropulsão do cálculo**, relatada em 2% a 17% dos tratamentos de cálculos ureterais. Com frequência, o fracasso em fragmentar um cálculo está relacionado a uma inabilidade em prender um cálculo ureteral em um ureter espaçoso (Denstedt et al., 1992). A taxa da migração depende da posição inicial do cálculo; há uma possibilidade mais elevada da migração do cálculo para cálculos ureterais proximais em comparação com os cálculos ureterais distais (Knispel et al., 1998). Estão disponíveis dados limitados acerca dos efeitos benéficos dos aparelhos de sucção, tais como o LithoVac (Boston Scientific), em limitar a migração do cálculo. Delvecchio et al. (2003) relataram o uso e uma sonda pneumática de 0,8 mm para litotripsia colocada através de uma sonda oca de sucção de 4,8 Fr da LithoVac em 21 pacientes com cálculos ureterais. A taxa livre de cálculo total em 3 meses era de 95%, e alegou-se que o aparelho de sucção facilitou a litotripsia, impedindo a migração de cálculos e mantendo uma visão endoscópica desobstruída.

Teichman et al. (1998a) relataram que os fragmentos maiores que 4 mm são produzidos por todos os tipos de litotriptores endoscópicos, à exceção do *laser* de hólmio:YAG. A fragmentação de um cálculo em partes menores que 4 mm com um litotriptor balístico pode ser desafiante, especialmente um cálculo duro em um ureter dilatado. Fragmentos maiores que 4 mm são associados a uma taxa mais elevada de procedimentos auxiliares e devem consequentemente ser removidos com as cestas ou pinças durante o procedimento inicial (Keeley et al., 1999).

Técnica. Como em outras litotripsias, o litotriptor balístico deve ser ativado somente quando houver uma visão clara do cálculo e a posição da sonda puder ser identificada. A fixação do cálculo é raramente difícil no rim ou na bexiga, mas pode ser um problema no ureter. Às vezes é necessária a fixação de cálculos ureterais com uma cesta ou a colocação proximal de um dispositivo ureteral de oclusão (Ursiny e Eisner, 2013). O objetivo da litotripsia balística no ureter é gerar fragmentos que são pequenos o bastante para permitir a passagem espontânea (< 2 mm). Entretanto, mais frequentemente, fragmentos maiores têm de ser removidos com uma cesta ou pinça. A natureza relativamente atraumática da litotripsia balística pode permitir que se evite a colocação de cateter duplo J após a ureteroscopia. Tan et al. (1998) relataram o uso de cateter duplo J em somente nove de 68 pacientes que se submeteram a litotripsia balística. Nesta série, acesso ureteral difícil e edema severo e trauma no local do impacto do cálculo eram indicações para a colocação de cateter duplo J.

Litotripsia Ultrassônica. Em 1953, Mulvaney (1953) fez o primeiro registro do uso de vibrações ultrassônicas para quebrar cálculos renais. Desde então, a litotripsia ultrassônica transformou-se em uma modalidade geralmente usada para o tratamento de cálculos renais durante a NLP e para a fragmentação de cálculos vesicais e ureterais. A sonda ultrassônica funciona aplicando energia elétrica para excitar uma placa de piezocerâmica no transdutor do ultrassom (Fig. 54-3). A placa ressona em uma frequência específica e gera ondas ultrassônicas em uma frequência de 23.000 a 25.000 Hz. Nas frequências operacionais não há nenhum som audível, embora níveis de ruído inaudíveis ultrassônicos de 98 dB tenham sido medidos (Segura e LeRoy, 1984).

A energia do ultrassom é transformada em vibrações longitudinais e transversais da sonda de aço oco, que então transmite a energia ao cálculo. A ponta da sonda faz que o cálculo ressone em alta frequência e se quebre; mas, quando a sonda é colocada em tecido complacente, como o urotélio, os danos são mínimos porque o tecido não ressona com a energia vibracional (Grocela e Dretler, 1997). Embora algum calor possa se desenvolver na extremidade da sonda durante a litotripsia, com uma taxa da irrigação de 30 mL/min, o aumento da temperatura na ponta da sonda pode ser reduzido a um máximo de 1,4°C (Marberger, 1983). Uma vez que a irrigação pode ser limitada durante a ureteroscopia, **a litotripsia ultrassônica é mais eficiente durante a NLP, devido ao fluxo maior de irrigação através das sondas ultrassônicas de diâmetro maior que podem ser usadas.** O sistema ultrassônico do litotriptor é conectado à sucção de modo que os fragmentos do cálculo sejam removidos continuamente com o líquido irrigado durante a litotripsia. Além disso, o fluxo do líquido através da sonda oca serve para refrigerar o instrumento. O aquecimento do transdutor do ultrassom deve alertar o cirurgião quanto à possível oclusão no lúmen da sonda, uma ocorrência mais encontrada em sondas de diâmetro pequeno usadas no ureter. Embora muitos fabricantes forneçam interruptor de pé com disparo e sucção integrados para a unidade ultrassônica, uma alternativa simples e barata é um assistente clampear de maneira intermitente a extensão de sucção proveniente do aspirador de parede. Em geral, aplica-se sucção somente quando o litotriptor ultrassônico é ativado, e pressões de sucção na escala de 60 a 80 cm H_2O são suficientes para manter o fluxo adequado de irrigação durante a litotripsia. Pressões de sucção mais elevadas tendem a inflar bolhas de ar no sistema, impedindo a visão. Sondas ultrassônicas estão disponíveis em tamanhos que variam de 2,5 a 12 Fr. A sonda de 2,5 Fr é sólida e não contém centro oco para sucção. Por consequência, quando usada no ureter, a dissipação de calor é lenta. Dobrar a sonda resulta em perda de energia na convexidade da curvatura, e a energia é transformada em calor (Marberger, 1983).

Os cálculos variam em termos de suscetibilidade à destruição com ultrassom. Embora a composição química do cálculo influencie o tempo requerido para a desintegração completa (cistina, mono-hidrato de oxalato do cálcio e ácido úrico são os mais resistentes à fragmentação), o tamanho, a densidade e a estrutura de superfície do cálculo parecem ser mais importantes. Cálculos menores são destruídos mais rapidamente, assim como cálculos ásperos. Cálculos grandes de superfície lisa podem ser mais difíceis de fragmentar (Marberger, 1983; Segura e LeRoy, 1984).

Vantagens e Desvantagens. A principal vantagem da litotripsia ultrassônica é a combinação eficiente entre fragmentação do cálculo e remoção simultânea do fragmento. Fragmentos menores que 2 mm são aspirados através do litotriptor oco junto com o líquido da irrigação. Fragmentos maiores podem ser removidos com fórceps ou cestas. A eficiência da técnica, somada ao risco mínimo de danos sérios no tecido, tornou esta tecnologia popular. A litotripsia ultrassônica é com frequência a primeira modalidade usada para a fragmentação do cálculo durante a NLP.

Todavia, a natureza rígida das sondas ultrassônicas e seu pequeno diâmetro limitam o apelo desta tecnologia no tratamento de cálculos ureterais. É necessário um ureteroscópio com um canal funcionando reto. Além disso, é preciso um canal funcionante de 5 Fr, relativamente grande, para acomodar a sonda oca de 4,5 Fr. Contudo, foram relatadas taxas do sucesso entre 69% e 100% (Denstedt, 1996; Gur et al., 2004). A tecnologia pode ser particularmente útil para pacientes com cálculos ureterais grandes bem como para aqueles com *steinstrasse*, pois a remoção dos fragmentos de cálculo é facilitada. Resultados excelentes foram relatados também nos casos de cálculos ureterais distais facilmente acessíveis ao ureteroscópio rígido (Grocela e Dretler, 1997; Segura, 1999). Chaussy et al. (1987) relataram uma taxa de 96,6% de fragmentação completa em 118 pacientes com uma sonda sólida de 2,5 Fr que pudesse ser usada com ureteroscópios menores, e Fuchs (1988) registrou resultados similares. Entretanto, em um relatório posterior, Murthy et al. (1997) compararam um grupo de 25 pacientes tratados por meio de um ureteroscópio rígido e uma sonda ultrassônica sólida de 3 Fr com um grupo de 122 pacientes tratados por meio do aparelho balístico LithoClast, e a taxa total de sucesso foi significativamente maior entre o grupo de LithoClast em relação ao grupo ultrassônico (97,3% e 84%, respectivamente).

Técnica. Quando se aplica litotripsia ultrassônica durante a NLP, o cálculo deve primeiramente ser fixado entre a sonda e o urotélio. A aplicação de pressão gentil ao cálculo aumenta a fragmentação, mas deve-se evitar a tentação de pressionar com força excessiva, pois os cálculos podem ser empurrados facilmente através do urotélio. O risco de perfuração aumenta com cálculos menores ou de superfície mais áspera, uma vez que a força aplicada ao cálculo é transferida a uma área de superfície menor do urotélio. O risco de perfuração é particularmente elevado na parede fina da pelve renal ou do ureter em vez de em um cálice que fica protegido pelo parênquima renal.

Quando cálculos ureterais são tratados, o ureter pode precisar ser dilatado para permitir a passagem do ureteroscópio rígido. A sonda ultrassônica é passada através do canal de trabalho e colocada diretamente no cálculo. Se necessário, o cálculo pode ser acoplado em uma cesta para ajudar a impedir a migração proximal. Como com outros aparelhos de litotripsia intracorpórea, o objetivo do tratamento é fragmentar completamente o cálculo ou gerar fragmentos pequenos o bastante para serem extraídos ou passarem espontaneamente.

Combinação de Aparelhos Balísticos e Ultrassônicos

Diversos fabricantes introduziram aparelhos ultrassônicos e pneumáticos combinados que visam combinar a habilidade superior da fragmentação do componente pneumático com a habilidade da modalidade ultrassônica em evacuar simultaneamente os fragmentos de cálculo. O primeiro aparelho combinado trazido à aplicação clínica foi o LithoClast Ultra, que se baseava em uma peça manual combinada (na verdade, duas peças manuais separadas, mas conectadas) para juntar os componentes ultrassônicos e pneumáticos. A primeira parte da peça manual combinada era uma peça de mão pneumática de *design* tradicional, com uma sonda sólida de diâmetro menor. A peça manipuladora de mão ultrassônica, ativada por um mecanismo piezoeléctrico padrão, foi modificada para permitir a inserção coaxial da sonda pneumática. Cada modalidade pode ser ativada separadamente ou em unissonância; quando operada em unissonância, a fragmentação balística do cálculo é realizada com o componente pneumático e, então, o componente ultrassônico remove os *debris* resultantes.

Dados os tipos variados de aparelhos intracorpóreos rígidos (balísticos e ultrassônicos autônomos, bem como a combinação entre balísticos e ultrassônicos), uma avaliação rigorosa e imparcial de litotriptores intracorpóreos é um tema importante para urologistas. Cada aparelho pode ter determinadas propriedades singulares que o tornam mais apropriado para aplicações particulares, e as recomendações do fabricante podem ser tendenciosas, dificultando a avaliação por parte do urologista sobre qual o aparelho mais apropriado para compra. Portanto, alguns pesquisadores planejaram métodos de teste para comparar litotriptores intracorpóreos. Liatsikos et al. (2001) foram os primeiros a relatar um sistema de teste *in vitro* projetado para medir a eficiência dos litotriptores ultrassônicos em que os modelos de cálculo foram fragmentados de uma maneira guiada por nefroscópio. O ponto fraco inerente deste projeto de estudo era que a fragmentação do cálculo era dirigida pela mão, que poderia introduzir um viés significativo do operador. Haupt e Haupt (2003) relataram subsequentemente um sistema *in vitro* que se baseava em um peso e fulcro elaborados para levar um modelo de cálculo a estabelecer contato com a ponta da sonda utilizando uma força constante. Embora a mão do operador não estivesse mais presente, este sistema era complexo e incômodo, tornando a replicação difícil em outros estudos. Kuo et al. (2003b) apresentaram um novo e simples sistema de teste sem o uso das mãos, em que as peças manuais ultrassônicas eram fixadas verticalmente e o modelo do cálculo era posto em contato com a sonda por meio de um mecanismo do peso (Fig. 54-4). Este desenho de sistema foi usado pela primeira vez para testar a eficiência de litotriptores ultrassônicos puros e mediu o tempo que a sonda levou para penetrar o modelo de cálculo. Neste estudo, o Olympus LUS-2 (Olympus, Melville, NY) produziu o mais rápido tempo total de penetração de cálculo.

Após a introdução dos aparelhos ultrassônicos e pneumáticos em combinação, o mesmo aparato de tese usado previamente por Kuo et al. (2004) para avaliar aparelhos ultrassônicos foi usado para avaliar o LithoClast Ultra. Por causa da grande variedade das configurações de energia ultrassônica e frequência pneumática disponíveis, o aparato de teste foi usado para avaliar a eficiência de variadas combinações de configuração. O último ponto era tempo de penetração do cálculo, e os tempos de penetração de cálculo mais rápidos foram obtidos na configuração: energia ultrassônica em 100% e frequência pneumática de 12 Hz. Pietrow et al. (2003) avaliaram a eficiência do aparelho de combinação LithoClast Ultra em um cenário clínico, executando um teste randômico em perspectiva, comparando o aparelho combinado com os litotriptores ultrassônicos padrão em pacientes submetidos à NLP. Os tempos de limpeza de cálculo eram significativamente melhores para o aparelho combinado do que para os litotriptores ultrassônicos convencionais.

O CyberWand (Gyrus ACMI, Southborough, MA) é um litotriptor intracorpóreo que se baseia em um desenho de sonda ultrassônica dupla que incorpora sondas de alta e baixa frequência coaxiais. O desenho de sonda dupla cria um efeito sinergético, que possibilita uma fragmentação de cálculo eficiente e ao mesmo tempo permite a evacuação de fragmentos pequenos por sucção da mesma forma como fazem outros aparelhos ultrassônicos.

Kim et al. (2007) usaram o teste sem o uso das mãos previamente mencionado, descrito por Kuo et al. (2003a), para descobrir que o

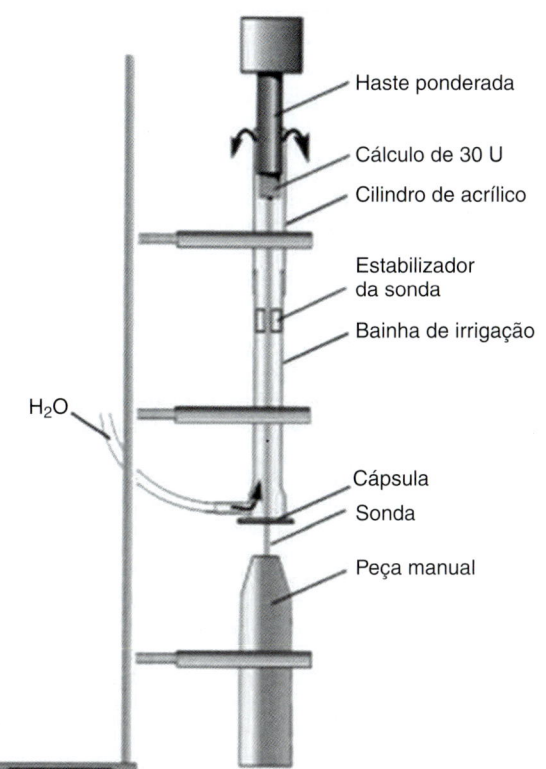

Figura 54-4. Aparato de teste *in vitro* para uma abordagem de teste "sem o uso das mãos" para a avaliação de litotriptores intracorpóreos.

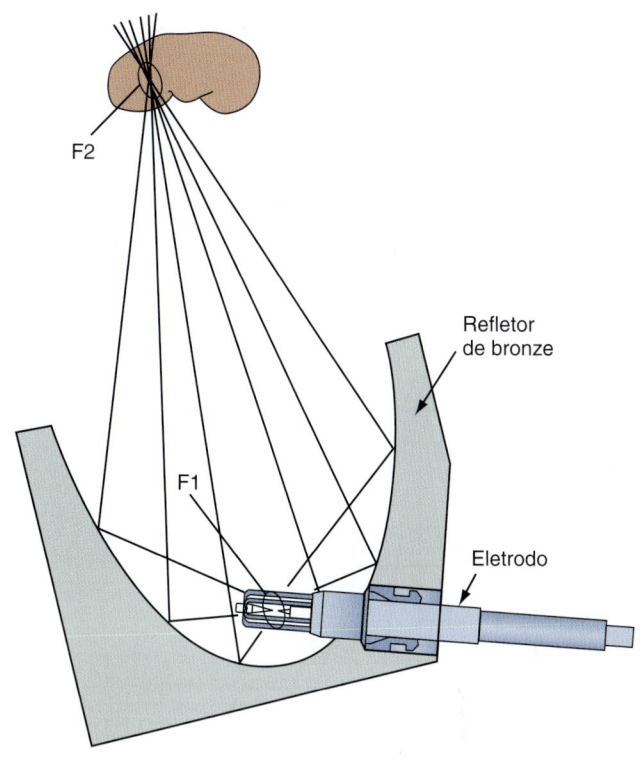

Figura 54-5. Visão esquemática de um gerador eletro-hidráulico de ondas de choque. Um eletrodo é usado para gerar uma onda de choque. F1, foco 1; F2, foco 2.

tempo de penetração do cálculo com o CyberWand era quase duas vezes mais rápido do que com o LithoClast Ultra.

Krambeck et al. (2011) relataram um teste multi-institucional comparando o CyberWand com um aparelho ultrassônico convencional (Olympus LUS-II) e descobriram que não havia nenhuma diferença considerável nas taxas de fragmentação de cálculo ou nas complicações entre os dois aparelhos. Chu et al. (2013) investigaram também se os aparelhos pneumáticos, ultrassônicos ou de combinação tiveram um efeito na febre pós-operatória; em um estudo de mais de 5.000 pacientes ordenados através do Clinical Research Office da Endourological Society, eles descobriram que o litotriptor não teve nenhum efeito (Chu et al., 2013).

Conclusão

A tecnologia atual da litotripsia intracorpórea fornece ao urologista diversas opções eficazes para a fragmentação do cálculo, dependendo do tipo de endoscópio usado (rígido ou flexível) e da posição e acessibilidade do cálculo. O *laser* de hólmio tornou-se o principal meio de litotripsia ureterorrenoscópica em virtude de sua habilidade em fragmentar todos os cálculos. Além disso, o uso de fibras de pequeno diâmetro permite o acesso a todas as áreas do ureter e do sistema coletor. Entretanto, para pacientes com cálculos complexos e de grande volume que se submeteram à NLP, os aparelhos combinados permitirão uma fragmentação mais eficiente do cálculo. Ao selecionar um litotriptor para comprar, a instituição deve levar em consideração o número e a natureza dos procedimentos relacionados ao cálculo executados para maximizar a utilidade e a relação de custo/benefício do aparelho.

Litotripsia Extracorpórea por Ondas de Choque

Métodos e Princípios Físicos

Na LECOC, uma fonte externa ao corpo do paciente gera uma onda de choque. Especificamente, a fonte de energia dispara rapidamente pulsos de energia em um ambiente fluido, o que resulta na geração de uma onda de choque. **As ondas de choque são as superfícies que dividem o material adiante, ainda não afetado pelo distúrbio, daquele atrás, que foi comprimido em consequência da entrada de energia na fonte** (Sturtevant, 1996). Essas ondas movem-se mais rápido que a velocidade de som e mais forte que o choque inicial, quanto mais rápidas forem as ondas de choque. Seu comportamento característico é a propagação de ondas não lineares. Embora as ondas de choque nos litotriptores gerem grandes pressões, são relativamente fracas em induzir somente a compressão ligeira e a deformação de um material. **A singularidade do litotriptor da onda de choque está em seu uso do foco da onda de choque. Ondas relativamente fracas, não intrusivas, são geradas externamente e transmitidas através do corpo. As ondas de choque atingem força suficiente somente no alvo, onde geram bastante força para fragmentar um cálculo.**

Tipo de Gerador

Os três tipos mais básicos de geradores de ondas de choque são eletro-hidráulico (faiscador), eletromagnético e piezoelétrico.

Gerador Eletro-hidráulico (Faiscador). No litotriptor eletro-hidráulico de onda de choque, uma onda de choque esférica e expansiva é gerada por uma descarga de faísca subaquática (Cleveland et al., 2000). A alta tensão é aplicada a dois eletrodos opostos posicionados a aproximadamente 1 mm de distância. A descarga de alta tensão da faísca causa a vaporização explosiva da água na ponta do eletrodo. Para que a onda de choque esférica seja focalizada em um cálculo, o eletrodo é colocado em um foco (denominado F1) de um elipsoide e o alvo (o cálculo renal) é colocado no outro foco (denominado F2). A Figura 54-5 mostra um refletor hemielipsoidal e um eletrodo típicos, usados nas máquinas eletro-hidráulicas mais antigas. Esse arranjo permite a projeção da maior parte da energia original da onda de choque da ponta do eletrodo ao cálculo, desde que a ponta do eletrodo esteja precisamente em F1. A orientação do corpo do eletrodo varia de uma máquina para outra, no sentido de que está posicionado dentro do elipsoide para fornecer meios fáceis de recolocação enquanto se deteriora.

A vantagem evidente deste gerador é sua eficácia em quebrar cálculos renais (Lingeman, 1997). **As desvantagens são as substanciais flutuações de pressão de um choque a outro e a vida relativamente curta do eletrodo.** Eletrodos novos, de vida mais longa (como o New-Trode, de HMT, Lengwil, Suíça), foram desenvolvidos para superar estes inconvenientes. Outra questão a se considerar é que, conforme o eletrodo se deteriora, ele diminui, e um deslocamento de 1 mm da ponta do eletrodo para fora do F1 pode deslocar o F2 até 1 cm para fora do alvo inicial.

Gerador Eletromagnético. Ao passo que o litotriptor eletro-hidráulico produz ondas de choque focalizadas na medida em que estas se expandem redundando para fora de um refletor elipsoidal, **os geradores eletromagnéticos produzem ondas de choque planas ou cilíndricas.** As ondas planas são focalizadas por uma lente acústica (Fig. 54-6); as ondas cilíndricas são refletidas por um refletor parabólico (Fig. 54-7) e transformadas em uma onda esférica. O *design* básico de um gerador eletromagnético é simples. A Figura 54-6 mostra um sistema que usa um tubo de choque cheio de água que contém duas placas cilíndricas condutoras separadas por uma fina folha isolante. Quando uma corrente elétrica é emitida com um ou ambos os condutores, um campo magnético forte é produzido entre os condutores, movendo a placa de encontro à água e gerando, assim, uma onda da pressão. A força eletromagnética que é gerada, denominada pressão magnética, causa uma pressão correspondente (onda de choque) na água. A parte dianteira do choque produzido é uma onda plana do mesmo diâmetro das placas condutoras atuais. **A energia na onda de choque é concentrada no alvo ao focalizá-lo com uma lente acústica.** O sistema eletromagnético que usa uma fonte cilíndrica (Fig. 54-7) tem também uma bobina cilíndrica cercada por uma membrana cilíndrica que é afastada da bobina pela indução de um campo magnético entre os dois componentes. Em ambos os sistemas, o pulso da pressão tem somente um ponto focal (F2), que é posicionado no alvo.

Geradores eletromagnéticos são mais controláveis e reprodutíveis que geradores eletro-hidráulicos porque não incorporam em seu *design* uma variável como a descarga subaquática da faísca. Outras vantagens incluem a introdução da energia no corpo do paciente sobre uma área grande de pele, o que pode causar menos dor. Além disso, um pequeno ponto focal pode ser alcançado com densidades de alta energia, o que pode aumentar sua eficiência em quebrar cálculos. Este gerador transmitirá várias centenas de milhares de ondas de choque antes de precisar de manutenção, eliminando desse modo a necessidade de recolocar o eletrodo com frequência, o que é requerido na maioria das máquinas eletro-hidráulicas. Uma desvantagem deste *design* pode ser que a pequena região focal de alta energia resulta em uma taxa aumentada de formação de hematoma subcapsular. Estudos mostraram que a taxa de formação de hematoma subcapsular para o Storz Modulith (Storz Medical, Tägerwilen, Suíça) é de 3,1% a 3,7% (Dhar et al., 2004). Piper et al. (2001) mostraram que os hematomas perinéfricos podem ocorrer em até 12% dos pacientes tratados com um litotriptor DoLi S (Dornier Medical Systems, Kennesaw, GA). Em contraste, relatou-se que hematomas perinéfricos ocorrem em cerca de 0,6% dos pacientes submetidos à LECOC com Dornier HM3 não modificado (Chaussy e Schmiedt, 1984; Knapp et al., 1987).

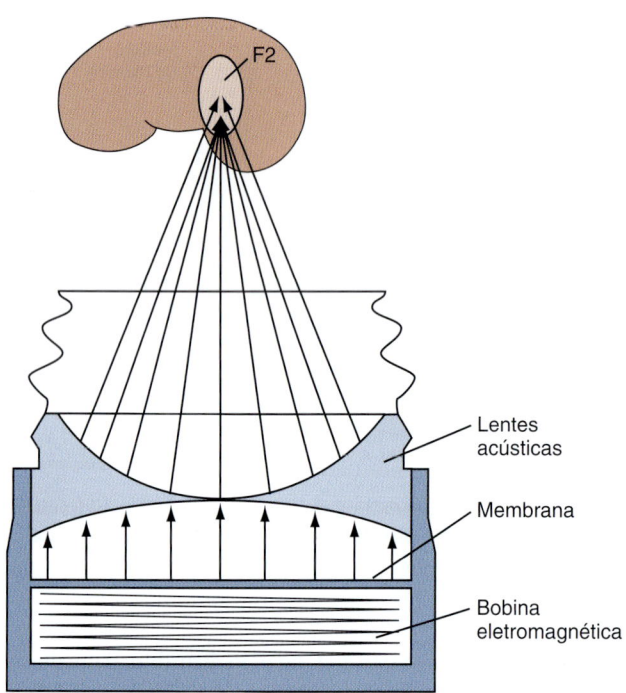

Figura 54-6. Visão esquemática de um gerador eletromagnético de onda de choque que utiliza uma lente acústica para focalizar a onda de choque. Uma bobina eletromagnética é usada para gerar a onda de choque. F2, foco 2.

Gerador Piezoelétrico. O litotriptor piezoelétrico também produz ondas de choque planas com frentes de choque diretamente convergentes. Estes geradores são feitos de um mosaico de elementos cerâmicos pequenos, polarizados, policristalinos (titanato de bário), e cada qual pode ser induzido a expandir rapidamente por meio da aplicação de um pulso de alta tensão (Fig. 54-8). Devido ao poder limitado de um único elemento piezoelétrico, de 300 a 3.000 cristais são necessários para a geração de uma pressão suficientemente grande de choque. Em geral, os elementos piezoelétricos são colocados no interior de um prato esférico para permitir a convergência da frente de choque. O foco do sistema está no centro geométrico do prato esférico.

As vantagens deste gerador incluem a exatidão em focalizar, uma vida útil longa e a possibilidade de oferecer um tratamento sem anestésico em decorrência da densidade de energia relativamente baixa no ponto em que a onda de choque entra na pele. Para essa razão, os litotriptores piezoelétricos em geral tendem a produzir menos desconforto que litotriptores com outras fontes de energia. Uma grande desvantagem deste sistema é que ele transmite energia insuficiente, que dificulta sua habilidade de quebrar cálculos renal com eficiência. As fontes de energia piezoelétricas produzem alguns dos picos de pressão mais elevados de todo o litotriptor, mas a energia real transmitida ao cálculo pelo pulso da onda de choque é diversas ordens de valor mais baixas que aquela transmitida por uma máquina eletro-hidráulica, por causa do volume extremamente minúsculo do F2.

Outros Geradores. Os geradores microexplosivos também foram produzidos, mas não ganharam aceitação muito difundida. A explosão de pastilhas minúsculas de ligação de azida dentro de um refletor parabólico gera a onda de choque do aparelho (Kuwahara et al., 1987). Apesar da eficácia deste tipo de gerador em produzir ondas de choque, esta tecnologia não teve sucesso comercial em razão de preocupações quanto ao armazenamento e à manipulação das pastilhas voláteis de ligação de azida. Outros métodos de geração de onda de choque usam um feixe de *laser* ou um injetor de gás multifásico de luz, mas não foram bem recebidos comercialmente.

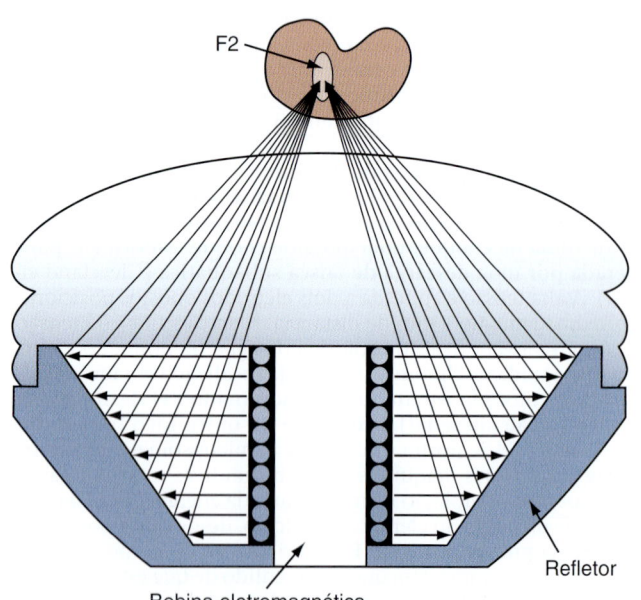

Figura 54-7. Visão esquemática de um gerador eletromagnético de onda de choque que utiliza uma lente acústica para focalizar a onda de choque. Uma bobina eletromagnética é usada para gerar a onda de choque. F2, foco 2.

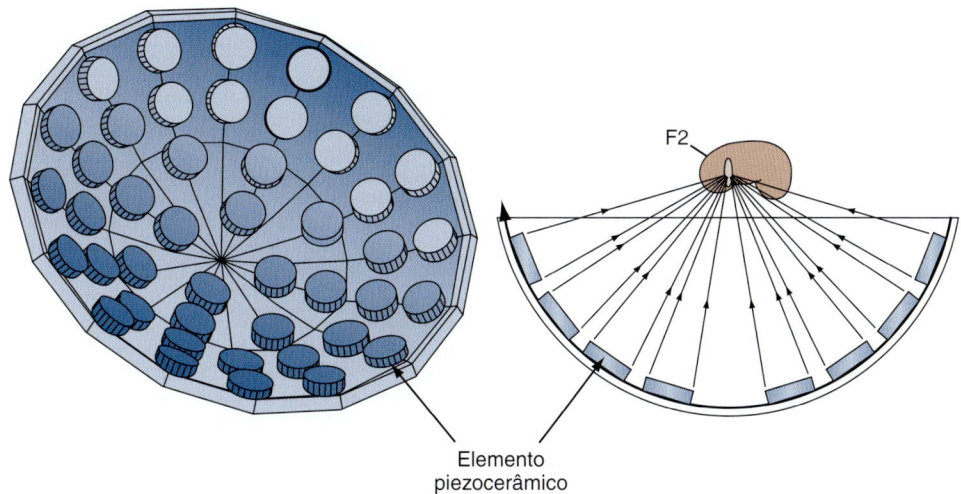

Figura 54-8. Visão esquemática de um gerador piezoelétrico de onda de choque. Numerosos elementos cerâmicos policristalinos polarizados são posicionados no interior de um prato esférico. F2, foco 2.

O ultrassom focalizado emergiu como uma tecnologia que pode expelir cálculos pequenos ou fragmentos de cálculo do sistema urinário (Sorensen et al., 2013). Harper et al. (2013) relataram um estudo *in vitro* em que o material do cálculo migrou, com eficácia e rapidez, através de um modelo do sistema urinário. Embora a tecnologia não esteja ainda clinicamente disponível, pode vir a desempenhar um papel no manejo do cálculo extracorpóreo.

Sistemas de Imagem. Há três *designs* básicos usados por fabricantes de litotriptores para a localização de cálculos. São a fluoroscopia e a ultrassonografia isoladamente, ou a combinação de ultrassonografia e fluoroscopia.

Fluoroscopia Isoladamente. O litotriptor original Dornier HM3 usava dois conversores de raios X ajustados em ângulos oblíquos em relação ao paciente e em um ângulo de 90 graus um em relação ao outro para posicionar o cálculo no F2 com eficácia. Para reduzir o custo dos litotriptores, um braço tipo C ajustável foi introduzido subsequentemente em muitos aparelhos. Há no presente uma similaridade notável nos sistemas fluoroscópicos usados entre os fabricantes. Isso parece ser o principal resultado de um desafio comum na indústria para desenvolver mesas multifuncionais em torno destas máquinas. O sistema fluoroscópico consiste tipicamente em um sistema de imagem por raios X digitalizado e de alta qualidade montado em um braço tipo C rotativo com uma fonte de onda de choque integrada isocentralmente. Uma vez que a cabeça da onda de choque pode ser rotacionada para fora do campo do sistema fluoroscópico, a mesa pode ser usada para aplicações fluoroscópicas urológicas rotineiras.

As principais vantagens da fluoroscopia ainda incluem sua familiaridade para a maior parte dos urologistas, a habilidade de visualizar cálculos radiopacos em todo o trato urinário, a habilidade de usar agentes de contraste à base de iodo para ajudar na localização do cálculo e a habilidade de exibir detalhes anatômicos. As desvantagens incluem a exposição da equipe de funcionários e do paciente à radiação ionizante, as demandas elevadas da manutenção do equipamento e a inabilidade de visualizar cálculos radiolucentes sem o uso de agentes de contraste radiográficos.

Ultrassonografia Isoladamente. A localização ultrassônica foi projetada inicialmente para ajudar os litotriptores multifuncionais no tratamento de cálculos urinários e biliares. No presente, ela é usada em diversas máquinas de baixo custo, pois é de fabricação e manutenção baratas em comparação com os sistemas fluoroscópicos. Outra grande vantagem dessa tecnologia está no tratamento de crianças quando há preocupação quanto à dose da radiação ionizante. Além disso, a ultrassonografia pode localizar cálculos ligeiramente opacos ou não opacos.

Apesar de suas vantagens, a imagem de ultrassom tem várias desvantagens significativas. A localização sonográfica de um cálculo renal requer um operador altamente treinado. O fato de que é quase impossível ver um cálculo em regiões como o terço médio do ureter ou quando há um cateter ureteral implantado costuma complicar a localização do cálculo. Uma vez que o cálculo foi fragmentado, é difícil identificar cada fragmento individualmente. Infelizmente, estas desvantagens tendem a eclipsar as vantagens da imagem de ultrassom.

Combinação de Ultrassonografia e Fluoroscopia. Conforme a demanda por litotriptores interdisciplinares cresceu, a indústria da litotripsia respondeu, combinando em alguns casos ultrassonografia e fluoroscopia para a localização de cálculos. Há vantagens claras nessas configurações, mas cada sistema tem um inconveniente que limita uma das suas funções.

Anestesia. A estratégia da anestesia para litotripsia mudou consideravelmente desde que a LECOC começou a ser usada clinicamente, em 1980. Naquele tempo, a anestesia regional ou geral era usada em todos os casos porque o aparelho HM3 original (elipsoidal de 15,6 cm; gerador de 80 nF) produzia uma onda de choque poderosa e o tratamento nos níveis de energia recomendados causava dor intolerável. Subsequentemente, os urologistas e os fabricantes de litotriptores reconheceram que o HM3 é consideravelmente mais poderoso na configuração de energia recomendada do que é necessário para a fragmentação da maior parte dos cálculos renais, uma observação que despertou o interesse por litotriptores menos poderosos com menos necessidade de anestesia (Wilbert et al., 1987; Marberger et al., 1988). Diversos pesquisadores observaram que o litotriptor HM3 original produz resultados clínicos excelentes quando usado em ajustes mais baixos de energia (Pettersson et al., 1989; Tiselius, 1991; Tolley et al., 1991). Além disso, tais ajustes criam uma lesão menor no F2 em animais experimentais (Connors et al., 2000).

O desconforto experimentado durante a LECOC está relacionado diretamente à densidade da energia da onda de choque enquanto passa pela pele e ao tamanho do ponto focal. Na década passada, foram produzidas diversas técnicas anestésicas novas e úteis adaptáveis à LECOC que não estavam disponíveis na época em que a LECOC foi introduzida. Elas incluem agentes tópicos e sedativo-narcóticos parenterais de ação curta.

Agentes de ação curta, como o alfentanil narcótico e os sedativo-hipnóticos midazolam e propofol, foram usados em várias combinações para permitir que a maior parte dos tratamentos de LECOC com qualquer litotriptor (incluindo Dornier HM3 original) fosse realizada com conforto para o paciente sem a necessidade de anestesia geral ou regional. Monk et al. (1991) compararam duas técnicas sedativo-analgésicas (midazolam-alfentanil *versus* fentanil-propofol) e descobriram que ambas as técnicas forneciam anestesia adequada para a LECOC com o uso de um litotriptor Dornier HM3 original. A anestesia e o período de recuperação eram significativamente mais curtos do que aqueles registrados em técnicas de anestesia peridural. Estas descobertas foram confirmadas por outros (Nelson et al., 2001; Burmeister et al., 2002; Ozcan et al., 2002).

Outra abordagem para minimizar a necessidade de anestesia durante a LECOC é o uso de agentes tópicos. O EMLA creme, uma mistura eutética de lidocaína e prilocaína, mostrou-se fundamental para reduzir a necessidade de anestesia durante a LECOC (Basar et al., 2003). Por ser um agente tópico, o creme EMLA deve ser aplicado pelo menos 45 minutos antes da LECOC. É provável que a combinação de agentes tópicos e agentes intravenosos de ação curta minimize a quantidade requerida destes agentes e encurte o tempo de recuperação.

Cálculos compostos de cistina, oxalato de cálcio mono-hidratado ou bruxita são conhecidos por serem resistentes à fragmentação; se sua presença for antecipada, deve-se esperar a transmissão de níveis mais elevados de energia da onda de choque concomitantemente com a necessidade aumentada de anestesia (Dretler, 1988; Klee et al., 1991). Pacientes magros têm mais dor durante a LECOC porque a onda de choque convergente se concentra mais no ponto de penetração da pele. Crianças e indivíduos extremamente ansiosos podem ser mais bem atendidos pela anestesia geral. Se uma sessão longa de tratamento for esperada (i.e., LECOC bilateral ou tratamento de cálculos ureterais e renais), uma quantidade maior de agentes tópicos e intravenosos requeridos diminui seu apelo por essa indicação.

Uma observação importante a respeito da questão da anestesia geral ou sedação intravenosa foi relatada por Sorensen et al. (2002) e por Eichel et al. (2001). Em uma comparação entre pacientes tratados com o litotriptor DoLi 50, aqueles pacientes que receberam anestesia geral experimentaram uma taxa significativamente maior de cálculos livres do que os pacientes que se submeteram à sedação intravenosa. Uma explicação possível para esta descoberta é a excursão respiratória mais controlada conferida pela anestesia geral.

Comparações entre Litotriptores

Os litotriptores de onda de choque são considerados pelo Food and Drug Administration, órgão de controle americano, como aparelhos de Classe II. Para um litotriptor chegar ao mercado, é necessário apenas documentação que comprove que o aparelho pretende ter o mesmo uso e as mesmas características tecnológicas de um aparelho parecido que já tiver sido aprovado e colocado no mercado. Não são requeridos testes específicos que avaliam, de maneira proscrita, a eficácia do tratamento do litotriptor e a segurança. Em grande parte por consequência desta prática, há poucas, se é que existem, experimentações comparativas apropriadamente desenhadas entre litotriptores na literatura publicada. Além disso, **não há nenhum padrão validado na indústria da litotripsia a respeito de um método de quantificação de energia e de eficiência dos litotriptores, um problema somado à falta de conhecimento acerca do número de ondas de choque que pode ser administrado com segurança a um rim durante uma sessão de LECOC com qualquer litotriptor**. Embora haja um consenso geral de que as taxas de retratamento são um indicador apropriado da eficácia do litotriptor, a falta de consenso clínico sobre o resultado apropriado da litotripsia (i.e., sem cálculos ou fragmentos residuais de variados tamanhos) dificulta mais ainda a comparação entre litotriptores.

Somente uma pequena parte da literatura que publicou, até o momento, os resultados da LECOC, apresentou os dados de forma suficientemente estratificada para permitir uma análise comparativa significativa. É surpreendente que, apesar da proliferação de litotriptores e da variedade de soluções planejadas para a seleção dos cálculos e a transmissão da onda de choque, nenhum outro sistema litotriptor superou de forma convincente os resultados produzidos pelo Dornier HM3 original, ou mesmo igualou-se a ele. O fato de que o litotriptor mais eficaz foi o primeiro a ser inventado é uma conquista notável para Dornier. Em geral, os litotriptores menos poderosos com pontos focais menores resultam em taxas de ausência de cálculo mais baixas ou em taxas mais elevadas de retratamento. Adicionalmente, **reconhece-se hoje que a LECOC inflige um trauma similar ao de uma contusão renal, que ocasionalmente pode resultar em sequelas clínicas adversas**. As preocupações potenciais quanto aos efeitos de longo prazo da litotripsia com o Dornier HM3 original podem ter sido um fator motivador para a tendência, percebida na indústria da litotripsia, de desenvolver, em princípio, litotriptores de energia mais baixa e, depois, mais alta com pontos focais menores, com o objetivo de manter a eficácia da litotripsia e ao mesmo tempo produzir poucos efeitos deletérios no tecido renal (Figs. 54-9 e 54-10). Infelizmente, os litotriptores mais novos são menos eficazes que o Dornier original, e nenhuma publicação disponível sugere que litotriptores mais novos produzem menos efeitos adversos em graus equivalentes de eficácia.

Mecanismos de Fragmentação de Cálculo

O conhecimento atual no campo da LECOC sugere que a fragmentação de um cálculo renal no campo de litotripsia é a consequência da

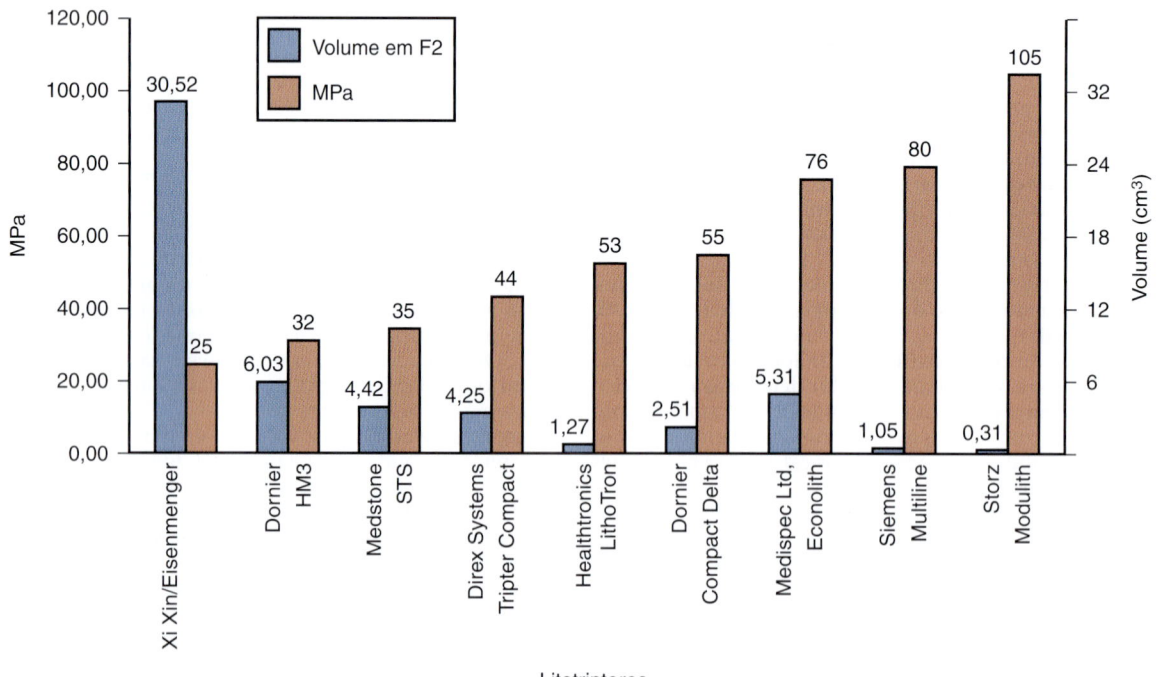

Figura 54-9. Comparação da amplitude do pico e do tamanho do volume focal de nove litotriptores diferentes. A tendência geral (da esquerda para a direita) é uma diminuição no volume focal do aparelho e um aumento na pressão positiva no pico. Na ponta esquerda, está o litotriptor de Xi Xin/Eisenmenger, um *design* novo que vai de encontro à tendência de uma amplitude diminuída no pico e uma área focal ampliada. F2, foco 2.

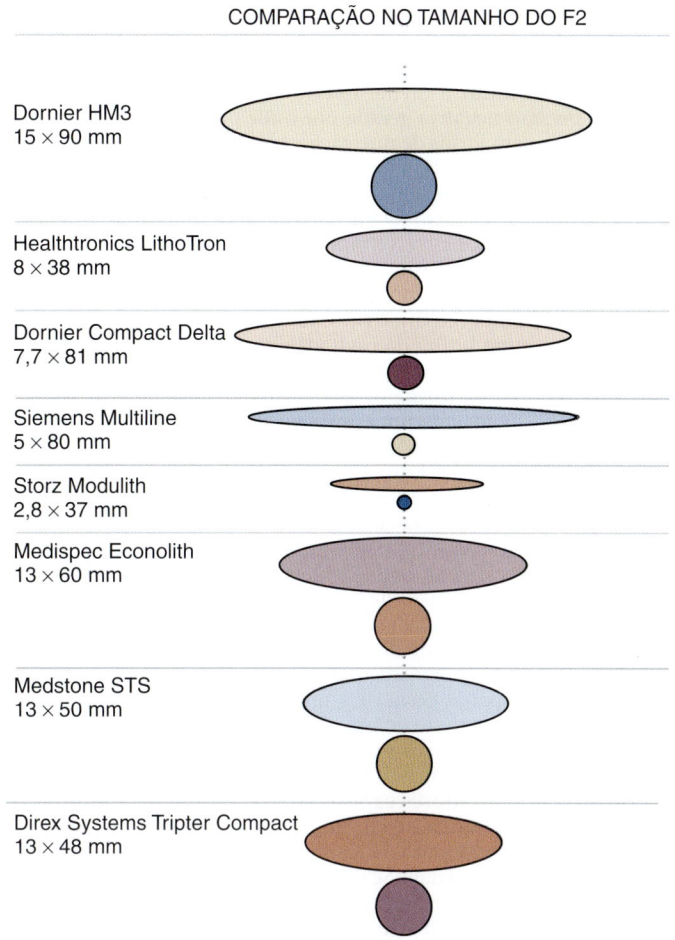

Figura 54-10. Comparação das zonas focais dos litotriptores clínicos selecionados mostrando suas dimensões ao longo da linha central do litotriptor *(elipses)* e no plano focal no foco *(círculos)*. F2, foco 2.

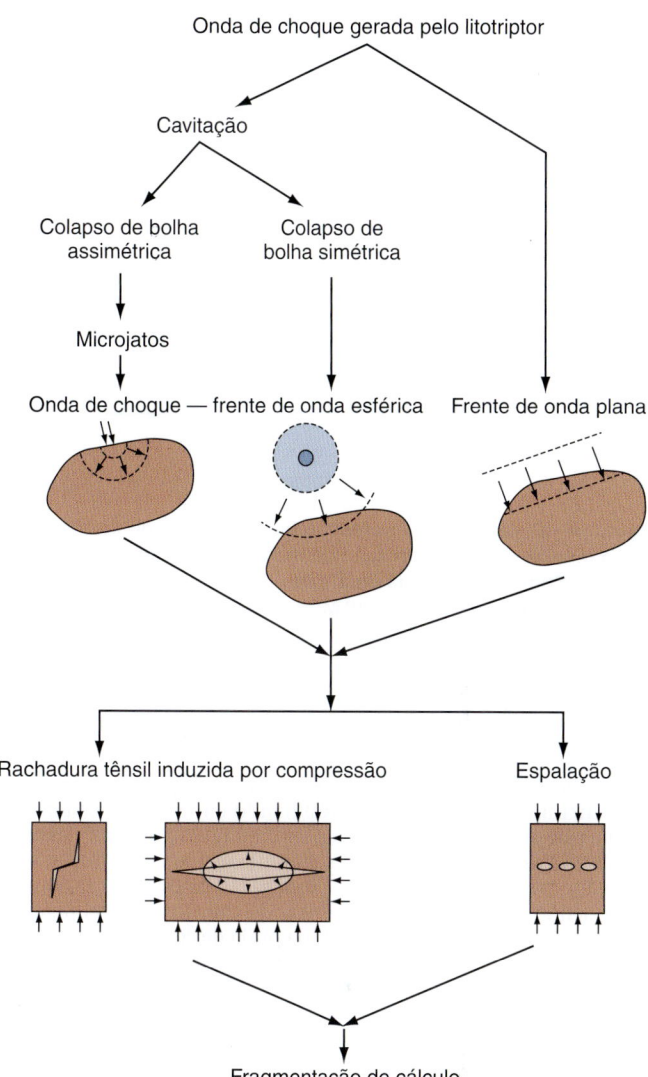

Figura 54-11. Resumo de como as várias forças mecânicas geradas por uma onda de choque na litotripsia podem fraturar um cálculo renal. (Reproduzida com permissão do Dr. Bradley Sturtevant.)

ruptura dos componentes do cálculo por causa do estresse mecânico produzido diretamente pela onda de choque incidental ou indiretamente pelo colapso das bolhas de cavitação. Esses eventos poderiam ocorrer simultânea ou separadamente na superfície ou no interior do cálculo (Fig. 54-11). Diversos mecanismos potenciais para a ruptura do cálculo na LECOC foram descritos: fratura em lasca, compressão, cisalhamento, superfocalização, cavitação acústica e fadiga dinâmica.

Antes de discutir cada um destes mecanismos, deve-se considerar o perfil típico da onda de choque. Um pulso de pressão típico gerado por um litotriptor eletro-hidráulico de onda de choque é mostrado na Figura 54-12. Ele envolve **uma parte compressiva curta e íngreme no início com pressões de aproximadamente 40 megapascals (MPa), que é seguida por uma pressão (tênsil) negativa de amplitude mais longa e baixa de 10 MPa, sendo que o pulso todo dura 4 microssegundos.** Observe que a relação entre as pressões dos picos positivo e negativo é de aproximadamente 5:1. As medidas de pressão perto da região focal de um Dornier HM3 original indicam um feixe de 6 dB, com uma largura de aproximadamente 15 mm. Uma vez que, em geral, os cálculos renais também têm essa dimensão, a frente de onda incidental no cálculo pode ser considerada uma onda plana (Müller, 1990; Cleveland et al., 2000).

O primeiro mecanismo pelo qual um cálculo pode quebrar é a fratura em lasca. Assim que a onda de choque entra no cálculo, ela vai se refletir em locais de diferentes impedâncias. Um local onde encontramos essa diferença é a superfície distal do cálculo na interface entre cálculo e líquido (urina) (embora possa haver outros locais internos, como cavidades no cálculo e interfaces entre materiais cristalinos e da matriz). Enquanto a onda de choque é refletida, é invertida na fase a uma onda tênsil (negativa). Se a onda tênsil exceder a força tênsil do cálculo, há uma indução de cavitação e o aparecimento de microfraturas que acabam por coalescer, tendo por resultado a fragmentação do cálculo, denominada *espalação*. O plano de fratura do cálculo é perpendicular ao estresse tênsil aplicado. Acredita-se que este mecanismo seja de importância considerável no sentido de que é muito mais provável que os cálculos renais, como a maioria dos materiais frágeis, enfraqueçam sob tensão, e não sob compressão (Johrde e Cocks, 1985). Lokhandwalla e Sturtevant (2000) sugerem que a subsequente pressão negativa do pulso do litotriptor exerce também estresse tênsil de uma magnitude similar àquela do mecanismo da compressão e formação de lascas. Os fatores que contribuem para a eficácia da espalação em gerar a ruptura do cálculo parecem ser o tamanho e a forma do cálculo, bem como suas propriedades físicas (i.e., limiar de rigidez à ruptura, velocidade acústica, densidade, dimensões do vazio). Cálculos mais esféricos podem focalizar a onda tênsil após a reflexão e assim aumentar ainda mais o estresse tênsil. Cálculos com diâmetros maiores podem permitir que estresse tênsil suficiente seja gerado de modo que a força tênsil do cálculo possa ser excedida com mais facilidade. Se estes fatores são importantes, então os cálculos de formato menor, irregular, podem não se fraturar por meio da espalação.

Eisenmenger (1998) foi o primeiro a sugerir que o **segundo mecanismo para a ruptura de cálculos, denominado *compressão de rachadura ou circunferencial*, ocorre por causa da diferença na velocidade do som entre o cálculo e o líquido circunvizinho.** A onda de choque dentro do cálculo avança mais depressa através do cálculo do que a onda de choque que se propaga no fluido fora do cálculo. A onda de

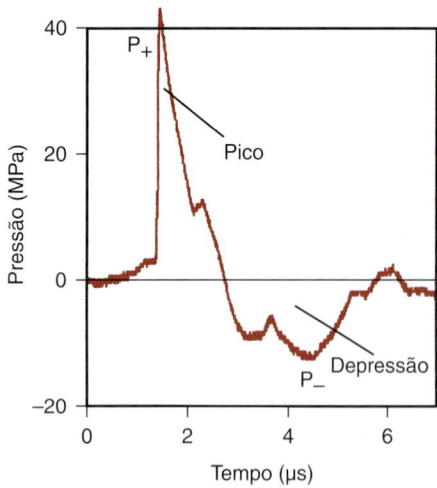

Figura 54-12. Um pulso de pressão típico no foco do litotriptor (F2) como medido por um hidrofone de membrana de fluoreto de polivinilideno. Primeiramente, há uma parte dianteira íngreme de pressão positiva de aproximadamente 40 MPa, que é seguida por uma pressão negativa de 10 MPa, sendo que o pulso inteiro dura 4 µs. (De Coleman AJ, Saunders JE, Preston RC, et al. Pressure waveforms generated by a Dornier extracorporeal shock wave lithotriptor. Ultrasound Med Biol 1987;13:651-7.)

choque que se propaga no fluido fora do cálculo produz, assim, uma força circunferencial no cálculo, resultando em um estresse tênsil no cálculo que está em seu máximo nas extremidades proximal e distal do cálculo. A força de compressão resultante poderia rachar o cálculo em um plano paralelo ao sentido da propagação da onda de choque ou, dependendo das propriedades elásticas do cálculo, possivelmente em um plano paralelo à parte dianteira da onda de choque. Já se teorizou que a compressão deve ser realçada quando o cálculo inteiro couber no diâmetro da zona focal. Assim, os litotriptores atuais de terceira geração, que têm zonas focais muito pequenas, não se utilizarão deste mecanismo, pois o tamanho do cálculo costuma ser maior que a zona focal, ao passo que o Dornier HM3 original poderia utilizá-lo.

O terceiro mecanismo é o cisalhamento. O cisalhamento será gerado pelas ondas de cisalhamento (denominadas também de *ondas transversais*) que se desenvolvem conforme a onda de choque passa pelo cálculo. As ondas de cisalhamento propagam-se através do cálculo e resultarão em regiões de cisalhamento elevado dentro do cálculo. Em contraste às ondas de compressão, que movem as moléculas no sentido da propagação, uma onda de cisalhamento resulta no translado das moléculas transversais ao sentido da propagação, e por consequência as moléculas não são comprimidas, mas deslocadas lateralmente pela onda. Muitos materiais são fracos no cisalhamento, particularmente se consistirem em camadas, porque a força de ligação da matriz entre camadas costuma ter um limiar de cisalhamento baixo. Em geral, cálculos de oxalato de cálcio possuem camadas alternadas de mineral e matriz, e o cisalhamento induzido pela onda transversal poderia enfraquecer tais cálculos. O trabalho teórico de Sapozhnikov et al. (2003) sugere que o mecanismo da onda de cisalhamento levará a uma tensão tênsil em cálculos cilíndricos cinco a 10 vezes maior do que aquela induzida pela espalação. Eles sugerem também que as rachaduras terão início no centro do cálculo e crescerão em uma direção perpendicular com sentido à linha central do cálculo.

O quarto mecanismo para a quebra do cálculo, a superfocalização, é a amplificação do estresse dentro do cálculo em virtude da geometria do cálculo. A onda de choque refletida na superfície distal do cálculo pode ser focalizada por refração ou difração dos cantos do cálculo. Diversos grupos demonstraram que estas ondas refletidas podem ser focalizadas nas regiões de estresse elevado no interior do cálculo e que isso pode conduzir à ruptura (Gracewski et al., 1993; Xi e Zhong, 2001). As regiões de estresse elevado (tênsil e cisalhamento) dependem da geometria do cálculo bem como suas propriedades elásticas.

O quinto mecanismo potencial para a quebra de cálculos por LECOC é a cavitação (Coleman et al., 1987; Crum, 1988; Vakil e Everbach, 1993; Zhong e Chuong, 1993; Zhong et al., 1993). A *cavitação* é definida pela formação e pelo comportamento dinâmico subsequente das bolhas. Descobriu-se que o campo de pressão gerado pelo litotriptor induz a cavitação tanto em estudos *in vitro* quanto *in vivo*. A pressão negativa gerada por onde passa o pulso faz que as bolhas cresçam em locais de nucleação. Um local de nucleação é uma não homogeneidade no líquido, o que leva à formação preferencial de gás livre sob estresse. Durante a onda de pressão negativa, a pressão dentro da bolha cai abaixo da pressão do vapor do líquido, e a bolha enche-se com o vapor e cresce rapidamente de tamanho (quase três ordens de valor). Conforme estas bolhas crescem, elas oscilam de tamanho por aproximadamente 200 microssegundos e então entram em colapso violento, causando pressão e temperatura altas. Na ausência de limites, uma bolha da cavitação permanece esférica durante o colapso, liberando a energia primeiramente por radiação sólida, a maioria da qual na forma de uma onda de choque (Fig. 54-12). Esta onda de choque gera uma onda positiva e negativa e pode, por consequência, induzir todos os mecanismos da fragmentação descritos na seção anterior. Entretanto, na presença de um limite, um jato líquido, também denominado de *microjato de cavitação*, se forma dentro da bolha durante o colapso (Crum, 1979, 1988). Este jato pode acelerar até velocidades extremamente elevadas, pois converte a maior parte de sua energia cinética do colapso da cavidade da interface no próprio jato. Os raios típicos de bolha encontrados na LECOC variam de 1 µm a 1 mm, e as velocidades do jato da bolha variam de 22 m/s a 800 m/s. Em casos reais de impacto de jato, a pressão do pulso dura somente alguns microssegundos, e, na maioria dos casos, o pico de pressão dura apenas cerca de 1 microssegundo. Se o jato líquido estiver perto da superfície de um cálculo, cria um campo de estresse localmente compressivo no cálculo, que se propaga de maneira esférica no interior do cálculo.

Diversos pesquisadores expuseram uma folha de alumínio ou placas de bronze à onda de choque focal gerada por um aparelho Dornier HM3 e constataram danos significativos do microjato (furos) nas superfícies destes metais. Se este evento ocorre na superfície de um cálculo renal, seria de se esperar a erosão desta superfície; Averkiou e Crum (1996) relataram este efeito em modelo artificial de cálculo tipo Paris tratado por LECOC. Para determinar se a cavitação é o mecanismo preliminar de fragmentação de cálculo, os pesquisadores desenvolveram sistemas *in vitro* que eliminariam ou amorteceriam o efeito cavitacional. Tais sistemas incluem um meio viscoso que possui um número muito menor de locais de nucleação e uma câmara que permite o aumento da pressão ambiental que cerca as crescentes bolhas de cavitação (Vakil et al., 1991; Delius, 1997; Stonehill et al., 1998). Estes sistemas *in vitro* mostram danos reduzidos ao cálculo, bem como uma redução na atividade de cavitação. Um trabalho de Bailey et al. (1998, 1999), em que as ondas positivas e negativas foram invertidas com um refletor de liberação de pressão, mostrou também uma redução na fragmentação do cálculo. Todos estes estudos sugerem que a cavitação desempenha um papel significativo em danificar objetos frágeis.

O último mecanismo de fragmentação de cálculo a ser considerado define a quebra de cálculo através de um processo de fratura dinâmica, em que os danos induzidos pela LECOC se acumulam durante o tratamento, conduzindo à destruição final do cálculo. Essenciais para este processo são a nucleação, o crescimento e a coalescência das falhas dentro do cálculo causadas por um estresse tênsil ou de cisalhamento (Fig. 54-13). Uma vez que os cálculos renais não são homogêneos, mas têm uma estrutura cristalina lamelar ligada por um material orgânico da matriz ou uma aglomeração de material cristalino e não cristalino, há numerosos locais de falhas preexistentes (microfalhas). Todos os mecanismos de fratura descritos têm o potencial de gerar danos progressivos no interior do cálculo. Pelo uso do modelo de zona coesiva, uma aproximação matemática de predizer as características qualitativas da acumulação transitória das microfraturas, Lokhandwalla e Sturtevant (2000) puderam calcular o número de ondas de choque necessário para que um efeito semelhante à fratura em lasca ocorra em um cálculo de oxalato de cálcio mono-hidratado típico. Os valores que eles determinaram tiveram uma escala de duas ordens de magnitude (30 a 3.000 choques), o que está bem dentro da dose clínica usada atualmente para tratar pacientes. Em seguida, estes pesquisadores sugeriram que é provável que outros mecanismos diferentes da espalação também causem danos aos cálculos e que a espalação pode ser um fator de fratura em uma parcela pequena do cálculo.

Bioefeitos: Estudos Clínicos

Danos Agudos Extrarrenais. A LECOC causa ferimentos agudos em uma variedade de tecidos extrarrenais (Evan et al., 1991, 1998). A LECOC foi associada a trauma em órgãos como o fígado e o músculo esquelético, como evidenciado por níveis elevados de bilirrubina, lactato desidrogenase, aspartato aminotransferase e creatina fosfoquinase dentro de 24 horas do tratamento (Lingeman et al., 1986; Ruiz Marcellan e Ibarz Servio, 1986; Parr et al., 1988). Estes parâmetros começam a cair dentro de 3 a 7 dias após o tratamento de LECOC e voltam ao normal em 3 meses. Outros achados de danos fora do rim incluíram registros de ferimentos viscerais, como a perfuração do cólon, hematoma hepático, ruptura esplênica, pancreatite e abscesso da parede abdominal. Também foram relatadas complicações vasculares extrarrenais, como ruptura da artéria hepática, ruptura da aorta abdominal e trombose da veia ilíaca. Foram descritos eventos torácicos, como pneumotórax e urinotórax. Felizmente, esses eventos são todos extremamente raros e foram apresentados como incidentes isolados.

Além disso, estudos clínicos antigos observaram que as ondas de choque poderiam induzir a arritmia cardíaca, uma observação que levou à sincronização eletrocardiográfica com o acionamento de onda R no aparelho Dornier HM3 (Chaussy e Schmiedt, 1984). Entretanto, estudos clínicos mais recentes com litotriptores sem banho-maria concluíram que é seguro tratar o ritmo cardíaco livre.

Embora o litotriptor seja caracterizado pela distribuição espacial de sua onda acústica (a zona focal, ou F2), sabe-se que a pressão acústica elevada estende-se além desta zona (Fig. 54-14). Por isso, é razoável esperar que os órgãos além do do rim estejam expostos a estresse suficiente para causar ferimento. Um desses órgãos é o pâncreas; um estudo retrospectivo da Mayo Clinic sugere que os pacientes que se submeteram à LECOC para o tratamento de cálculos renais em 1985 estavam sob risco aumentado de desenvolver diabetes melito em comparação aos controles (Krambeck et al., 2005). O desenvolvimento de diabetes foi relacionado ao número total de ondas de choque e ao nível de potência do litotriptor. Embora esses dados sejam provocativos, havia várias limitações no estudo, incluindo o fato de que a doença renal do grupo submetido à LECOC era mais severa do que a do grupo-controle, uma história familiar de diabetes não foi verificada para nenhum dos dois grupos, e os dados sobre o grupo de LECOC foram coletados por meio de autoquestionário, ao passo que o grupo-controle foi examinado por meio de revisão de prontuários. Diversos outros grupos investigaram subsequentemente este assunto; entretanto, estes achados não foram confirmados por nenhum outro estudo (Sato et al., 2008; Makhlouf et al., 2009; Chew et al., 2012). Notavelmente, de Cogain et al. (2012) executaram um estudo baseado em população no condado de Olmsted, Minnesota, e não encontraram nenhuma associação entre LECOC e diabetes.

Lesão Renal Aguda: Mudanças Estruturais e Funcionais. Virtualmente todos os pacientes submetidos à LECOC para tratar cálculos renais demonstram hematúria após cerca de 200 ondas de choque. A hematúria é tão comum que pode ser considerada um achado incidental, e raramente sua severidade é alvo de preocupação. Embora a hematúria fosse considerada inicialmente uma consequência da irritação do urotélio enquanto os cálculos eram fragmentados por ondas de choque, sabe-se hoje que não é o caso. Estudos morfológicos detalhados demonstraram que as ondas de choque rompem vasos sanguíneos e podem danificar túbulos renais circundantes (Fig. 54-15). Hoje sabe-se que a LECOC causa essas alterações estruturais no rim tratado na maioria dos pacientes de LECOC, se não em todos eles, independentemente do tipo de litotriptor empregado (Quadro 54-1).

Em estudos em porcos, o modelo animal preferido para estudar lesão renal aguda, a LECOC traumatiza vasos que variam no tamanho desde os capilares glomerulares e corticais e dos *vasa recta*, às veias arqueadas e intralobulares maiores. Em geral, a lesão hemorrágica resultante se estende do córtex à medula e compreende vasos sanguíneos dilacerados com agregação de plaquetas e hemácias no espaço intersticial (Figs. 54-16 e 54-17). Os corpúsculos renais afetados costumam mostrar rachaduras na cápsula de Bowman, sangue no espaço urinário e danos aos podócitos e às células mesangiais (Fig. 54-18). Túbulos renais contêm frequentemente aglomerados de hemácias, e células tubulares podem apresentar alterações isquêmicas. No caso de um ferimento mais severo, pode-se ter a necrose completa do endotélio e do músculo liso vascular. Uma dose clínica típica de 2.000 ondas de choque com o litotriptor de Dornier HM3, operado de 24 kV com

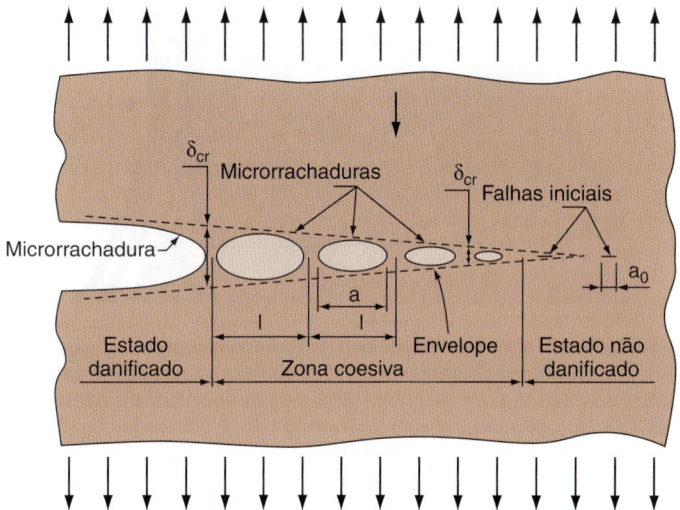

Figura 54-13. Coalescência de com uma fratura principal. O cálculo não danificado tem algumas fraturas ou microfraturas iniciais de comprimento conhecido. Estas falhas ocorrem em cálculos renais em uma estrutura cristalina lamelar ligada por um material orgânico da matriz ou em um aglomerado do material cristalino e não cristalino. Quando tensionadas, estas crescem até coalescerem com a fratura principal, e uma vez que este evento é repetido por todo o cálculo, este por fim se fragmenta. (Reproduzida com permissão do Dr. Bradley Sturtevant.)

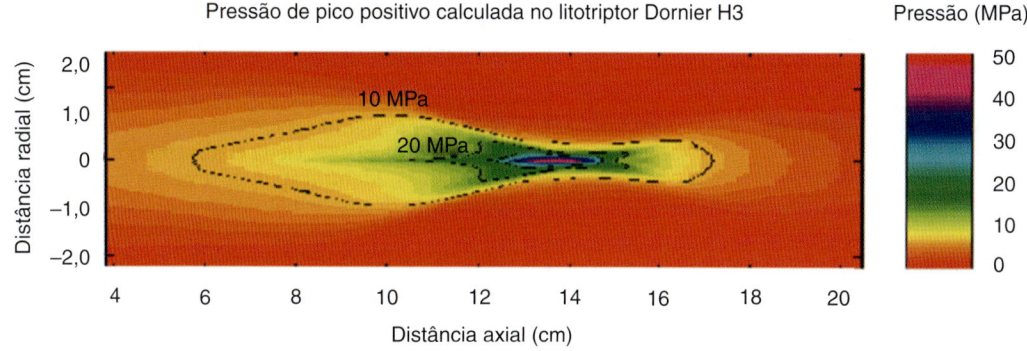

Figura 54-14. Pico de pressão positiva predito em um litotriptor Dornier HM3. A pressão não é focada em um ponto, mas estende-se por um volume finito.

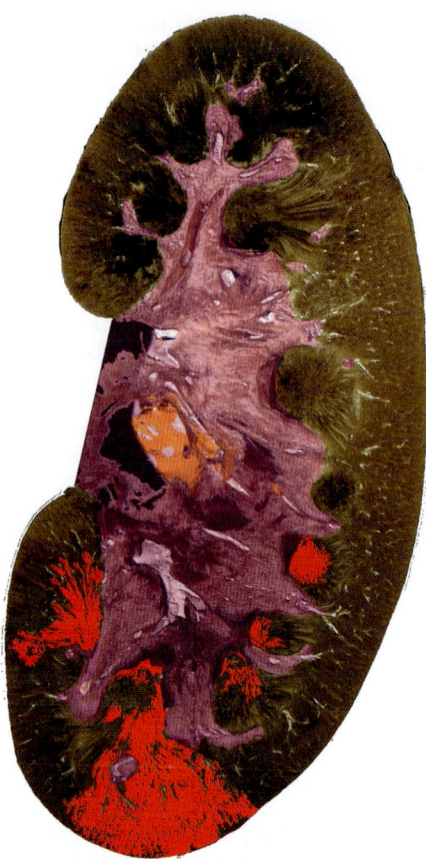

Figura 54-15. Fotomicrografia macroscópica de uma seção coronal através do rim de um porco jovem (~ 6 semanas de idade) tratado com 2.000 choques de 24 kV por um litotriptor Dornier HM3 não modificado e examinado 4 horas após o tratamento. A região de hemorragia intraparenquimal foi colorida de vermelho por um programa automatizado de reconhecimento de cor. Observe que a lesão envolve papilas múltiplas e em algumas regiões estende-se através do córtex até a cápsula renal, onde um hematoma subcapsular pode se desenvolver.

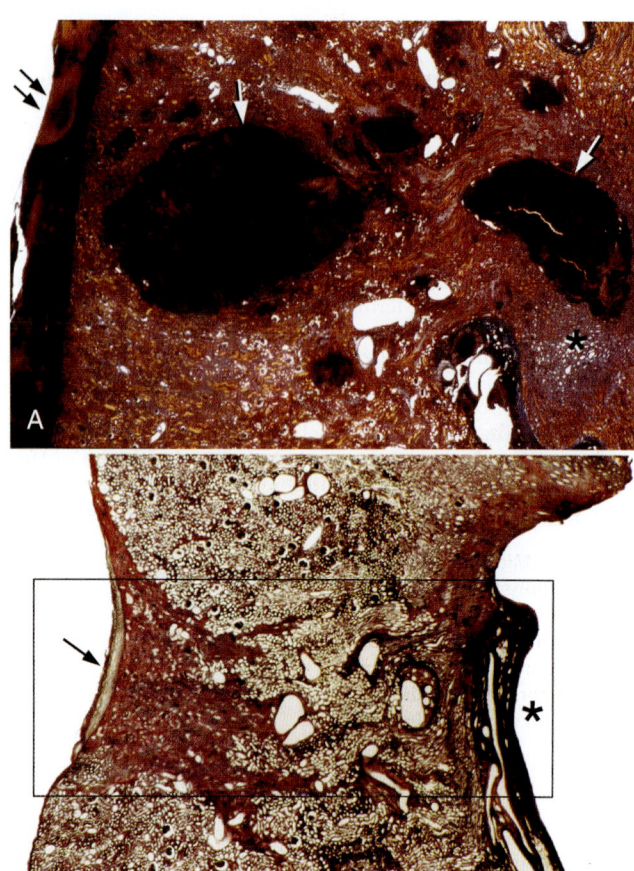

Figura 54-16. Micrografia de luz de uma lesão aguda induzida por litotripsia por onda de choque (LECOC) no F2 (A) e alterações crônicas subsequentes em um local similar 3 meses após o tratamento com LECOC (B). Cada rim porcino foi tratado com 2.000 ondas de choque de 24 kV por um litotriptor Dornier HM3 não modificado. A lesão aguda é caracterizada por numerosos locais de hemorragia *(setas)* que se estendem de uma papila renal individual *(asterisco)* ao córtex exterior do rim. Observe um hematoma subcapsular (setas duplas, A). A seção do tecido em B tem posição similar àquela vista em A, mas é demonstrada 3 meses após a LECOC. Um retângulo esboça o local do foco 2. Nessa região há uma perda completa da papila renal (o asterisco indica onde deveria estar), e somente o tecido da cicatriz é encontrado no tecido cortical adjacente *(seta)*.

QUADRO 54-1 Efeitos Colaterais Renais da Litotripsia por Onda de Choque em Modelos Animais Caninos e Porcinos Experimentais

ALTERAÇÕES HISTOLÓGICAS AGUDAS
Trombose venosa
Rompimento e necrose celular
Necrose tubular moderada (alterações isquêmicas)
Hemorragia intraparenquimal
Dilatação tubular e formação de cisto
Os danos e ruptura de veias e artérias pequenas
Ruptura de capilares glomerulares e peritubulares

ALTERAÇÕES HISTOLÓGICAS CRÔNICAS
Perda de néfrons
Veias dilatadas
Fibrose entremeada
Fibrose intersticial difusa
Depósitos de cálcio e hemossiderina
Cicatrizes hialinizadas e acelulares do córtex à medula

---

ondas de choque transmitidas em 2 Hz, produz uma lesão de 5% a 6% do volume renal funcional (Fig. 54-19).

Há relatos de lesão renal de moderada a severa que ocorre após a LECOC, manifestando-se geralmente como um evento hemorrágico. As taxas de hematoma variam de menos de 1% a até 20%, dependendo do tipo de litotriptor usado e dos parâmetros do tratamento empregado, bem como da modalidade radiográfica e do sincronismo do acompanhamento por imagem. Além disso, mostrou-se que a geração posterior de litotriptores que têm áreas focais pequenas e picos de pressão positiva extremamente elevados produz taxas de hematomas mais clinicamente significativas (3% a 12%), uma tendência preocupante (Thuroff et al., 1988; Ueda et al., 1993; Kohrmann et al., 1995; Piper et al., 2001). Identificaram-se diversos fatores de risco para o desenvolvimento de um hematoma pós-LECOC (Quadro 54-2). Dhar et al. (2004) relataram que a probabilidade de um hematoma subcapsular aumentou 2,2 vezes para um acréscimo de 10 anos na idade do paciente. Knapp et al. (1988) descobriram que pacientes com hipertensão existente estão sob risco aumentado de desenvolvimento de hematomas perirrenais em consequência da LECOC. Em particular, pacientes com um controle insatisfatório de sua hipertensão no momento da LECOC tiveram uma incidência mais elevada de formação de hematoma. Os fatores de risco adicionais para hemorragia eram diabetes melito, doença arterial das coronárias e obesidade, que sugerem ligação a uma

Capítulo 54 Manejo Cirúrgico dos Cálculos no Trato Urinário Superior

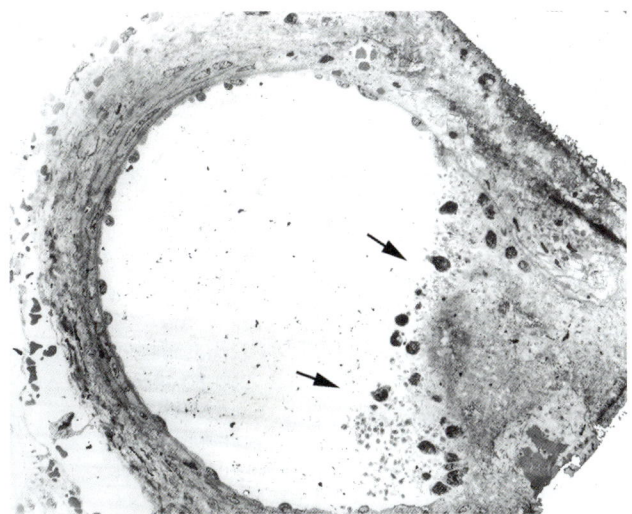

Figura 54-17. Micrografia eletrônica de transmissão de baixa ampliação que demonstra lesão a uma artéria de tamanho médio situada dentro do F2 de um porco tratado com 2.000 ondas de choque de 24 kV. A lesão induzida por onda de choque no lado direito deste vaso resultou em um local de ruptura que permitiu o extravasamento do sangue no interstício próximo. O local da lesão na parede da veia está obstruído com um coágulo *(setas)*.

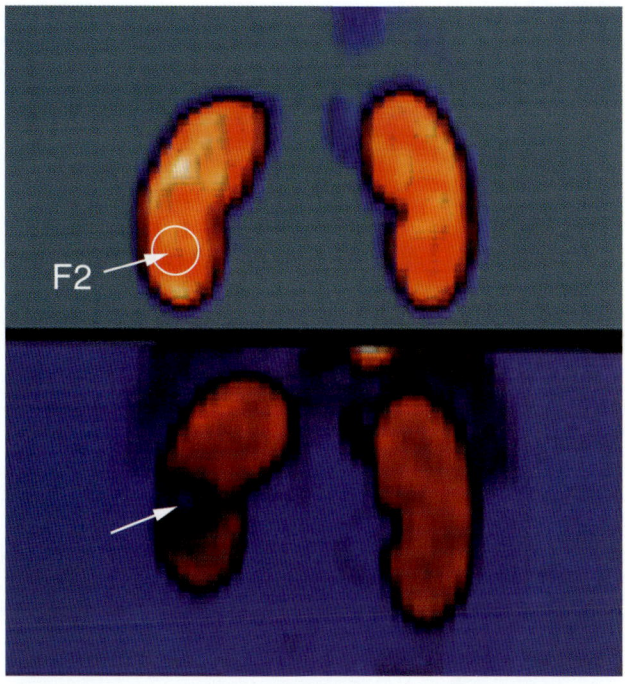

Figura 54-19. Rins tratados com litotripsia por onda de choque e controle em imagem feita por escaneamento tomográfico por emissão de pósitrons antes e imediatamente depois do tratamento com 3.500 ondas de choque no polo inferior, no nível seis, com um aparelho DoLi 50. O local de foco 2 (F2) (polo inferior) no rim ferido mostra uma redução de 50% no fluxo de sangue renal *(seta)*.

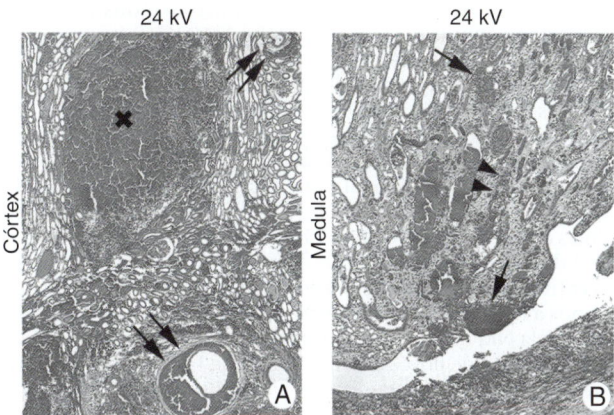

Figura 54-18. Esta série de painéis microscópicos de luz descreve a lesão vista no córtex e na medula de um animal tratado com 2.000 ondas de choque de 24 kV por um litotriptor Dornier HM3 não modificado. A e B ilustram lesão extensiva no córtex e na medula. Dentro do córtex, nota-se o rompimento das paredes arterial com hemorragia *(setas duplas)* perto dos locais de sangramento intraparenquimal *(x)*. O primeiro local de ferimento parece ocorrer na medula renal, onde se notam danos aos vasos pequenos, que causam a hemorragia intraparenquimal *(setas)* junto aos canais de coleta danificados *(pontas de seta)*.

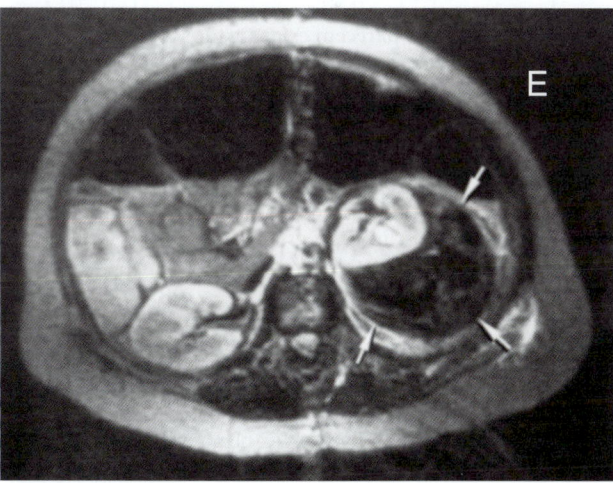

Figura 54-20. Imagem de ressonância magnética feita 24 horas após litotripsia por onda de choque com 1.200 choques de 22 kV (por um litotriptor Dornier HM3 não modificado) mostra um hematoma subcapsular grande *(setas)* no rim esquerdo tratado.

QUADRO 54-2 Efeitos Colaterais Renais Agudos: Fatores de Risco para Litotripsia por Onda de Choque

- Idade
- Obesidade
- Coagulopatias
- Trombocitopenia
- Diabetes melito
- Doença cardíaca coronária
- Hipertensão preexistente

---

fragilidade vascular. A aparência de hematomas renais pode variar em severidade de uma contusão suave localizada dentro do parênquima renal a um hematoma grande (Fig. 54-20) associado a sangramento severo, às vezes necessitando de transfusão de sangue ou raramente até uma embolização arterial. Embora alguns hematomas possam persistir por muitos meses a anos, relatou-se que a maioria se resolve dentro de semanas e sem sequelas de longo prazo.

Lesão Renal Aguda: Mudanças Estruturais e Funcionais. Atualmente há uma escassez de informações sobre lesões crônicas induzidas por LECOC, resultado em grande parte da falta de estudos sobre

TABELA 54-1 Alterações na Pressão Sanguínea em Pacientes Tratados com Litotripsia por Onda de Choque

ESTUDO	DURAÇÃO DO ESTUDO (meses)	N° DE CHOQUES ALCANCE	N° DE CHOQUES MÉDIA	ALTERAÇÃO NA INCIDÊNCIA DE HIPERTENSÃO	ALTERAÇÃO NA PRESSÃO SANGUÍNEA DIASTÓLICA
Liedle et al., 1988	40	Não registrado	1.043	Sem alterações	Não registrada
Williams et al., 1988	21	800-2.000	1.400	Aumentou	Aumentou
Puppo et al., 1988	12	1.100-1.900	1.380	Sem alterações	Sem alterações
Montgomery et al., 1989	29	110-3.300	1.429	Aumentou	Sem alterações
Lingerman et al., 1990		Não registrado	1.289	Sem alterações	Aumentou
Yokoyama et al., 1992	19	1.500-3.000	Não registrada	Não registrada	Aumentou
Janetschek et al., 1997	26	2.600-3.000	2.735	Aumentou (grupo etário de 60-80 anos)	Aumentou (grupo etário de 60-80 anos)
Jewett et al., 1998	24	Não registrado	4.411	Sem alterações	Sem alterações
Strohmaier et al., 2000	24			Aumentou	Aumentou
Elves et al., 2000	26,4	Não registrado	5.281	Sem alterações*	Sem alterações*
Eterovic et al., 2005	3	1.800-3.200	Não registrado	Sem alterações	Sem alterações
Krambeck et al., 2006a	228	500-4.500	1.125	Aumentou	Não registrada
Eassa et al., 2008	43,6	Não registrado	Não registrado	Aumentou	Sem alterações
Sato et al., 2008	204	400-2.300	928	Sem alterações	Não registrada

experiências com animais. Ainda assim, é um fato bem aceito que as ondas de choque danificam vasos sanguíneos, e a hemorragia resultante inicia uma resposta inflamatória que conduza à formação de cicatriz. A fibrose parenquimatosa, um precursor da cicatriz renal, é vista precocemente, mesmo 1 mês após a LECOC, e a formação de cicatriz foi relatada também como um fenômeno dose-dependente. Clinicamente há **quatro alterações renais crônicas potenciais que podem ser associadas ao tratamento com a LECOC. São elas: aumento acelerado na pressão sanguínea sistêmica, diminuição na função renal, aumento na taxa de recorrência do cálculo e indução do cálculo de bruxita. Todos os quatro efeitos parecem estar ligados à observação de que a lesão renal aguda no F2 progride até a formação de cicatriz.**

A possibilidade de a LECOC poder ser associada a alterações significativas na pressão sanguínea sistêmica foi sugerida por Peterson e Finlayson (1986) e foi investigada primeiramente por outros (Tabela 54-1). Lingeman et al. (1987) relataram que 8,2% de 243 pacientes que eram normotensos no momento da LECOC desenvolveram alterações na pressão sanguínea que requereram medicação anti-hipertensão. O acompanhamento médio neste grupo de pacientes foi de 1,5 ano, dando uma incidência anual de 5,5% de hipertensão. Dados similares foram relatados por Williams e Thomas (1989). Após a sugestão desses relatos de que a hipertensão poderia ser uma complicação de longo prazo da LECOC, um estudo grande envolvendo quase 1.000 pacientes foi realizado no Methodist Hospital of Indiana (Lingeman et al., 1990). Este estudo descobriu uma alteração pequena, mas estatisticamente significativa, na pressão arterial diastólica associada à terapia com LECOC. O efeito observado da LECOC na alteração da pressão diastólica persistiu mesmo após o controle estatístico de outras variáveis que poderiam ser associadas à variação na pressão sanguínea, tais como a idade, o sexo, a linha de base da pressão sanguínea pré-tratamento e o número de sessões do tratamento. Janetschek et al. (1997) realizaram um estudo prospectivo que demonstrou que a idade era um fator de risco significativo para a hipertensão pós-LECOC, com um aumento no índice de resistência vascular intrarrenal observado nos pacientes a partir de 60 anos de idade. O mecanismo da hipertensão pós-LECOC não é bem elucidado. Embora os hematomas subcapsulares possam induzir à hipertensão, tais alterações são geralmente transitórias. Foi relatada, entretanto, proliferação mesangial em modelos porcinos pós-LECOC que poderia induzir modificações na pressão arterial.

O tratamento com a LECOC pode também ser associado a uma redução de longo prazo na função renal. Williams et al. (1988) descobriram uma **diminuição significativa na porcentagem do fluxo plasmático renal efetivo de 17 a 21 meses após a LECOC em pacientes com dois rins.** Orestano et al. (1989) observaram que pacientes que receberam mais de 2.500 choques tiveram uma redução no *clearance* de creatinina e uma prolongação do tempo de eliminação de 131I-Hippuran 30 dias após a LECOC no rim tratado; em alguns casos, achados similares foram observados no rim contralateral. Lingeman et al. relataram que pacientes com rim único demonstraram níveis elevados de creatinina sérica 5 anos após a LECOC (Brito et al., 1990). Essas observações contrastam-se com os primeiros estudos de Chaussy e Fuchs (1986), que sugerem um aumento significativo na função renal de 3 meses a 1 ano após a LECOC. Além disso, um estudo de acompanhamento mais longo de pacientes tratados em Munique falhou em confirmar esta melhora na função renal (Liedle et al., 1988).

Uma preocupação adicional é que as taxas de recorrência de cálculo podem ser mais elevadas após a LECOC em decorrência de fragmentos residuais de cálculo (Pearle et al., 1999). Um estudo feito por Carr et al. (1996) documentou a formação de novo cálculo em 298 pacientes consecutivos que foram classificados inicialmente como livres de cálculo após a LECOC e comparou estes achados com os de 62 pacientes tratados pela NLP. Seus dados mostraram um aumento significativo na taxa de formação de novos cálculos dentro de 1 ano após o tratamento com a LECOC em comparação com a NLP. Os autores sugeriram que a poeira gerada pelo tratamento com a LECOC permanece no rim e a ação da gravidade acaba posicionando-a no cálice renal, servindo como núcleo de nova calcificação.

Relatou-se um aumento significativo no número de formadores de cálculo de fosfato de cálcio nas últimas três décadas (Mandel et al., 2003; Parks et al., 2004). Um achado intrigante no trabalho de Park et al. foi que, quando todos os formadores de cálculo renal foram analisados para o número de procedimentos de LECOC, os **formadores de cálculo de fosfato de cálcio tinham recebido um número significativamente mais elevado de procedimentos do que os formadores idiopáticos de cálculo de oxalato de cálcio quando as taxas foram ajustadas para o número de cálculos e a duração da doença do cálculo.** Além disso, os formadores de cálculo de bruxita tinham recebido um número significativamente maior de tratamentos com LECOC do que os formadores de cálculo de apatita. O exame histopatológico dos formadores de cálculo de bruxita revelou níveis avançados de alterações do tecido no córtex e na papila renal, que incluíram fibrose intersticial, atrofia tubular, obsolescência glomerular e deposição de grandes quantidades de hidroxiapatita biológica nos lumens dos canais coletores medulares internos (Evan et al., 2005). Embora esses dados não estabeleçam uma relação de causa e efeito, há claramente uma associação entre o cálculo de bruxita e níveis elevados de sessões de tratamento com a LECOC. Uma vez que é provável que os cálculos de apatita se relacionem a níveis mais elevados do pH da urina nestes pacientes, os estudos animais que mostraram os microvasos e os túbulos coletores da papila renal como sendo o local inicial da lesão da LECOC podem explicar a perda de controle sobre o pH do líquido urinário normal.

Mecanismo da Lesão de Tecido

Desconhece-se o mecanismo causal dos efeitos traumáticos da LECOC, embora Delius et al. (1988) tenham especulado que o colapso violento das bolhas de cavitação geradas pelas ondas de choque é a principal responsável pelas alterações celulares (Quadro 54-3). Este conceito é baseado em dados que demonstram que as bolhas de cavitação estão presentes durante a aplicação da onda de choque e que as ondas de choque do litotriptor podem cavitar a água e o sangue *in vitro* (Coleman et al., 1987). Crum (1988) documentou que a LECOC produz cavitação acústica, possivelmente como resultado da intensidade elevada da amplitude da onda de choque, e observou que os microjatos da cavitação são fortes o suficiente para esburacar ou deformar lâminas de metal em testes. Zhong et al. (2001) sugeriram que é a expansão das bolhas em um vaso que leva à ruptura da parede desse vaso sanguíneo, testando-a em um trabalho *in vitro*.

Nenhum grupo foi capaz de detectar e validar a cavitação acústica dentro do rim durante o tratamento com LECOC até Bailey et al. (2005) criarem um sistema passivo da detecção da cavitação usando dois transdutores piezoelétricos em formato de bacia esférica confocal. Este aparelho foi usado para detectar a ocorrência das emissões da bolha de cavitação dentro de um modelo de cálculo de $2 \times 2 \times 2$ mm centrado no F2 de um litotriptor Dornier HM3. Uma varredura de ultrassom focada neste ponto foi usada para obter imagens da ecogenicidade no modelo e em torno dele. O sinal (a detecção passiva da cavitação, os pontos hiperecoicos) era intenso no espaço urinário durante o tratamento com LECOC, e um sinal foi visto também no córtex renal após somente 1.000 choques. Nesse momento, observou-se um espaço fluido pequeno no local do sinal da região parenquimatosa. **Estes dados sugerem que, uma vez que os vasos sanguíneos forem rompidos e o sangue, coletado em hematomas, há um maior potencial para a ocorrência de cavitação. Coleções de sangue fornecem um grande espaço preenchido por fluido para bolhas de cavitação crescerem e colapsarem.** Neste modelo, a precisão no acerto do tecido atingido foi confirmada induzindo uma lesão com ultrassom focalizado de alta intensidade. Mais evidências de que a cavitação desempenha um papel na lesão do tecido vem de um estudo feito por Evan et al. (2002) em que o grau de lesão do tecido foi comparado entre um refletor rígido padrão e um refletor de liberação de pressão. O refletor de liberação de pressão gera uma onda de choque em que a cauda negativa precede o pico positivo, tendo por resultado uma supressão da atividade de cavitação. Nenhuma lesão foi detectada nos rins tratados com o refletor de liberação de pressão; o refletor rígido padrão induz a lesão prevista.

Técnicas para Otimizar o Resultado da Litotripsia por Onda de Choque

Para todos os litotriptores, o urologista tem a capacidade de controlar parâmetros do aparelho que podem afetar o resultado final do tratamento (Quadro 54-4). Estes parâmetros incluem a saída acústica e o volume focal empregados, o acoplamento ideal, o número de ondas de choque administradas, a frequência das ondas de choque ou a potência usadas. Além disso, outros fatores intraoperatórios que podem afetar a quebra de cálculo podem ser controlados, como a técnica anestésica.

Embora todos os litotriptores gerem formatos de onda fundamentalmente similares, eles podem ser distinguidos um do outro pelo pico de pressão e pela extensão espacial de seu campo acústico. A física da acústica dita que o campo de pressão de um litotriptor está focalizado não em um ponto particular no espaço, mas distribuída sobre um volume de espaço. Mais comumente, a zona focal é uma região com formato de charuto, embora o volume dessa zona possa diferir bastante de um aparelho para outro. Estudos *in vitro* recentes sugerem que a largura focal gerada por um litotriptor afeta a quebra de cálculo; relatou-se que uma largura focal mais larga aumenta a probabilidade de o cálculo se quebrar (Sapozhnikov et al., 2007). Como o rim tende a se mover, em consequência do movimento respiratório, o cálculo pode se mover dentro e fora de uma zona focal estreita. Outro inconveniente potencial de uma zona focal estreita é que menos energia pode ser depositada no cálculo. Quando a zona focal é mais estreita do que o cálculo que está sendo tratado, o estresse tênsil dentro de um cálculo é reduzido; para que a pedra seja sujeitada à força total do cisalhamento, a superfície exterior do cálculo deve ser submetida à energia de alta pressão da onda de choque.

O litotriptor de primeira geração era uma máquina grande, fixa, projetada como uma banheira. A geração atual de litotriptores tem cabeças de tratamento secas, o que as torna menores e mais facilmente transportáveis. Entretanto, eles requerem um meio de acoplamento, como gel ou óleo, para unir o paciente ao aparelho. O acoplamento ideal permite a transferência eficiente da energia do litotriptor ao paciente; o acoplamento inapropriado reduzirá a quebra de cálculo. Mais comumente, a transferência de energia por um meio do acoplamento é atenuada por bolhas de ar na própria interface de acoplamento. O desacoplamento e o reacoplamento, que podem ocorrer durante o reposicionamento de um paciente durante a LECOC podem gerar bolhas de ar de volume grande no meio de acoplamento. Tais bolhas de ar podem ter um efeito dramático na eficácia do tratamento; bolhas de ar de apenas 2% da interface de acoplamento reduzem a quebra em uma taxa de 20% a 40% (Pishchalnikov et al., 2006; Neucks et al., 2008; Li et al., 2012). Embora não haja nenhuma maneira monitorar o acoplamento durante o tratamento, passos simples podem minimizar a probabilidade de bolhas de ar se desenvolverem. Distribuir o gel de um frasco que esguicha e friccionar o gel com a mão para espalhar sobre a cabeça e sobre a pele do paciente piora a interface de acoplamento. Pode-se obter um melhor acoplamento colocando o gel em grande quantidade de um recipiente de boca larga e permitindo que o gel se espalhe no contato entre a cabeça de tratamento e a pele do paciente.

Durante uma sessão do tratamento com a LECOC, o urologista pode controlar diretamente a frequência em que as ondas de choque são transmitidas e o número de ondas de choque que é disparado. Em uma revisão da literatura e uma metanálise de estudos controlados e randomizados recentes que avaliaram taxas diferentes de transmissão da onda de choque, descobriu-se que uma taxa de 60 choques por minuto quebra cálculos com mais eficácia do que 120 choques por minuto (Semins et al., 2008). Acredita-se que o mecanismo de cavitação desempenhe um papel neste efeito, pois às bolhas dinâmi-

---

QUADRO 54-3 Lesões Reversíveis e Irreversíveis

ALTERAÇÕES REVERSÍVEIS
Necrose tubular moderada
Cistos e hemácias no lúmen tubular
Alterações vacuolares no lúmen tubular
Edema intersticial e hemorragia moderados

ALTERAÇÕES IRREVERSÍVEIS QUE RESULTAM EM PERDA DE TECIDO RENAL
Rompimento do edema intersticial extensivo dos néfrons
Hematomas grandes no córtex e na medula
Ruptura e oclusão das veias e artérias
Ruptura de capilares glomerulares e peritubulares

QUADRO 54-4 Fatores que Induzem o Grau de Trauma Renal Associados à Litotripsia por Onda de Choque

FATORES AGRAVANTES
Número de choques
Período de administração da onda de choque: Um período mais curto aumenta os danos
Voltagem de aceleração: Uma voltagem mais alta aumenta os danos
Tipo de gerador da onda de choque: Aparelhos de primeira *versus* segunda/terceira geração
Tamanho do rim: Juvenil *versus* adulto
Dano renal preexistente

FATORES ATENUANTES
Pré-tratamento com 100 a 500 choques em nível de energia baixo para reduzir o tamanho da lesão
Tratamento em uma taxa lenta de transmissão da onda de choque (≤ 60 choques/min)

cas é dado um intervalo maior de tempo para se dissipar com uma frequência mais lenta e, consequentemente, evitar a compressão das mesmas pelo choque subsequente, o que inibiria a ruptura das bolhas de cavitação. A desvantagem de uma taxa lenta é, naturalmente, um tempo de tratamento mais longo, particularmente se a quantidade de ondas de choque transmitidas é predeterminada. Entretanto, mostrou-se que retardar a taxa também protege a vasculatura do rim (Evan et al., 2007). O número mais baixo possível de ondas de choque deve ser usado para reduzir lesões renais, mas geralmente este número é predeterminado e é provável que muitos pacientes sejam sobretratados. No momento de decidir o número das ondas de choque, os riscos e benefícios devem ser pesados quanto a um possível sobretratamento e à necessidade de procedimentos adicionais.

Outro parâmetro que os urologistas ajustam é a configuração de energia na máquina. Aumentar a configuração de energia na maioria dos litotriptores eletromagnéticos na verdade estreita a zona focal, que, como discutido anteriormente, diminui a quebra de cálculo e pode também aumentar o risco de lesão e hematoma renais (Connors et al., 2000). Nos últimos anos, estudos mostraram que o aumento gradual da energia do litotriptor durante o procedimento pode evitar lesão renal (Fig. 54-21). O tamanho da lesão diminui após o pré-tratamento com ondas de choque de baixa energia (100 a 2.000 a 12 kV seguidos por 24 kV) (Willis et al., 2006). É interessante notar que Connors et al. (2009) mostraram, em um modelo porcino, que a voltagem iniciada é menos importante do que a subida efetiva, porque grupos de pré-tratamento com 100 ondas de choque tanto a 18 quanto a 24 kV tiveram lesões significativamente menores do que aquelas que se mostraram apenas com 2.000 ondas de choque a 24 kV sem o pré-tratamento. Acredita-se que a redução na lesão renal seja secundária à vasoconstrição, pois o mesmo efeito benéfico foi obtido quando se administrou dopamina (Willis et al., 2006). Handa et al. (2012) relataram que uma pausa no tratamento, ao se passar da configuração de baixa energia para uma de alta energia, não é necessária, considerando que a transmissão de ondas de choque de baixa energia durou pelo menos 4 minutos. Além disso, mostrou-se que subir a voltagem resulta em melhor quebra de cálculo quando se usa a mesma energia total da onda de choque (Zhou et al., 2004). Com relação aos parâmetros de voltagem, a técnica de aumento gradual da energia parece não só aprimorar a quebra de cálculo, mas também reduzir as lesões ao tecido.

O litotriptor original, o Dornier HM3, requeria anestesia geral para o tratamento. Entretanto, desenvolveram-se gerações posteriores de litotriptores para que o tratamento fosse executado sem anestesia. Para minimizar o desconforto do tratamento, os litotriptores foram projetados com uma abertura mais larga, que espalha o campo acústico através de uma área mais larga de pele do paciente, reduzindo a dor na superfície da pele. Contudo, esta abertura mais larga resultou em uma zona focal estreita, que tem um efeito deletério na quebra de cálculo. É interessante notar que pressões mais elevadas usadas com estas máquinas mais novas também resultam em eventos adversos mais elevados. O efeito do movimento respiratório, como descrito previamente, dificulta a escolha de cálculos a serem atingidos e atua para reduzir as taxas de quebra de cálculo.

Para reduzir o movimento do cálculo, os urologistas podem executar a LECOC com anestesia geral, que controlará a taxa e volume respiratórios do paciente. Dois estudos clínicos compararam o resultado de LECOC executada com sedação intravenosa e LECOC executada com anestesia endotraqueal geral. A anestesia geral rendeu resultados significativamente melhores: taxas de ausência de cálculo de 78% a 87% *versus* 51% a 55% com sedação intravenosa (Eichel et al., 2001; Sorensen et al., 2002). Como a anestesia geral é associada a resultados superiores, pode ser a anestesia de escolha para LECOC, a menos que seja contraindicada por razões médicas.

PONTOS-CHAVE: LITOTRIPSIA POR ONDA DE CHOQUE

- A maioria dos pacientes com cálculos renais sem complicação pode ser tratada com sucesso pela LECOC.
- As ondas de choque quebram cálculos através de múltiplos mecanismos diferentes, incluindo forças compressiva e tênsil.
- A LECOC está associada a lesões tanto anatômicas quanto funcionais ao rim.
- A eficácia da LECOC pode ser realçada assegurando o acoplamento ideal do paciente ao litotriptor, tratando a uma taxa mais lenta (60 choques/min) e com anestesia geral.
- Os efeitos adversos da LECOC podem ser reduzidos iniciando-se o tratamento com uma configuração de energia baixa e aos poucos aumentando até atingir a energia-padrão do tratamento.

Nefrolitotomia Percutânea

Fernstrom e Johansson (1976) foram os primeiros a relatar a técnica de criar um acesso percutâneo especificamente para remover um cálculo. Estudos subsequentes estabeleceram a NLP como uma técnica usada como rotina para tratar pacientes com cálculos grandes ou complexos de alguma forma (Alken et al., 1981; Wickham e Kellett, 1981; Segura et al., 1982; Clayman et al., 1984). Os avanços na técnica e tecnologia cirúrgicas possibilitaram a evolução contínua da NLP, permitindo que o urologista remova os cálculos de maneira percutânea com eficiência crescente. Como a abordagem percutânea para a remoção de cálculo é superior à abordagem aberta em termos de morbidade, convalescença e custo, a NLP substituiu a remoção cirúrgica aberta de cálculos grandes ou complexos na maioria de instituições (Matlaga e Assimos, 2002). Além disso, o número de procedimentos de NLP executados todos os anos nos Estados Unidos está aumentando, ao passo em que os pacientes com *status* de saúde mais complexo são tratados de maneira minimamente invasiva (Mirheydar et al., 2013). Os aspectos específicos das técnicas percutâneas relacionadas à remoção de cálculo são delineados e discutidos na seção a seguir.

Preparação do Paciente

A avaliação inicial do paciente que está sendo considerado para a NPL deve compreender uma história completa e um bom exame físico. Uma história médica completa **identificará pacientes com alguma contraindicação absoluta à NLP**, como coagulopatia incorrigível, bem como aqueles com uma infecção ativa, não tratada, no trato urinário (ITU). A colocação de um dreno de nefrostomia percutânea, sem manipulação do cálculo, pode ser uma terapia apropriada se o

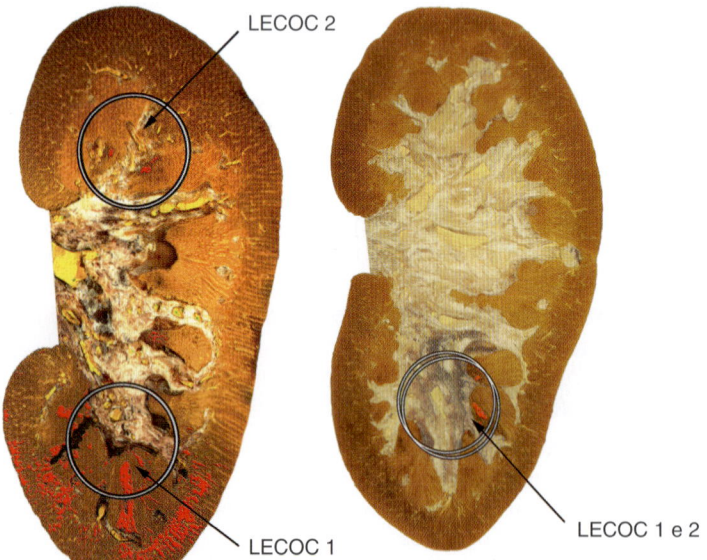

Figura 54-21. Na esquerda está uma secção coronal de um rim de um animal tratado com 2.000 choques a 24 kV primeiro no polo inferior (litotripsia por onda de choque [LECOC] 1), depois mais 2.000 choques a 24 kV no polo superior (LECOC 2) do mesmo rim. A lesão típica (em vermelho) é vista no polo inferior; entretanto, uma lesão extremamente reduzida é vista no polo superior. Estes dados sugerem que um protocolo de pré-tratamento pode reduzir a lesão induzida por uma dose clínica de ondas de choque. À direita, o tamanho da lesão é mostrado em um animal tratado primeiramente no polo inferior com 500 choques a 12 kV (LECOC 1) e depois tratado outra vez no polo inferior com 2.000 choques a 24 kV (LECOC 2). Também se nota uma lesão extremamente reduzida neste protocolo.

cálculo for associado à obstrução da unidade e da sepse renal. Se for medicamente factível, **o uso de aspirina e de outros medicamentos antiplaquetários deve ser interrompido 7 dias antes da cirurgia** (Mak e Amoroso, 2003). Em pacientes com um risco mais elevado de complicações trombóticas, como aqueles com válvulas aórticas estilo *ball cage* ou válvulas cardíacas mecânicas com fibrilação atrial, pode ser necessária uma terapia em ponte com heparina de baixo peso molecular. Em tais casos, a heparina deve ser descontinuada 24 horas antes do procedimento e retomada 24 horas após a operação se for factível com base na quantidade de hematúria ativa (Riley e Averch, 2012).

A avaliação laboratorial pré-operatória de pacientes agendados para a NLP deve incluir uma contagem completa das hemácias, bem como a determinação de eletrólitos séricos e testes da função renal. Martin et al. (2000) relataram que é desnecessário obter estudos de triagem de coagulação antes da NLP para um paciente, quando o mesmo for saudável. **A cultura de urina é imperativa para todos os pacientes que se submetem à NLP**; antibióticos perioperatórios podem apropriadamente ser adequados a organismos específicos da cultura de urina. Deve-se proceder à tipagem e triagem do sangue do paciente, embora em geral o pareamento pré-operatório não seja necessário.

O uso padrão da tomografia computadorizada helicoidal (TC) para avaliar o paciente com urolitíase eliminou a necessidade de executar a urografia intravenosa pré-operatória ou pielografia retrógrada (Park e Pearle, 2006). **Na maioria dos casos, a decisão de executar a NLP pode ser baseada no tamanho do cálculo indicado nas imagens de TC**. A principal vantagem da TC é a habilidade de avaliar a relação espacial do rim com o cálculo e do rim com as estruturas peritoneal e retroperitoneal adjacentes. Relatou-se que o cólon retrorrenal está presente em menos de 1% de todos os pacientes, mas sua incidência pode ser mais elevada naqueles que se submeteram a desvio jejunoileal, naqueles em casa de repouso, naqueles com lesão na medula espinal, ou naqueles com deformidades espinais como escoliose avançada (Sherman et al., 1985; Onder et al., 2014). Estes pacientes encontrarão benefícios em uma varredura inicial de TC. Pacientes com rins ectópicos, tanto congênitos quanto iatrogênicos (p. ex., devido a rim transplantado, autotransplante renal), assim como pacientes com transtorno de deformidades corporais em virtude de malformações congênitas, como o disrafismo espinal, também podem beneficiar-se da imagem de secção transversal antes da NLP; estruturas intra-abdominais, como o intestino, podem se localizar entre a pele e o ponto de acesso renal nesses casos. A radiografia simples do abdome pode ser obtida imediatamente antes do procedimento para verificar a posição do cálculo se houver preocupação quanto à migração do cálculo. A pielografia retrógrada pode ser executada no momento do procedimento cirúrgico, adquirindo informações sobre a anatomia calicinal que podem ajudar na seleção do local de punção preferido. Entretanto, para determinados pacientes, como **aqueles com divertículos calicinais ou duplicação do sistema coletor, para quem a abordagem cirúrgica é afetada pela relação do divertículo com o sistema coletor, a pielografia intravenosa ou retrógrada pode ser requerida quando da avaliação inicial**. O estudo radioisotópico pode ser necessário em pacientes selecionados, particularmente aqueles que abrigam cálculos coraliformes, para avaliar a função renal diferencial.

Antibióticos. Embora os dados que corroboram a necessidade de profilaxia antibiótica durante a NLP sejam limitados em decorrência da ausência de testes clínicos controlados e randomizados, em geral aceita-se que a profilaxia antibiótica reduzirá complicações infecciosas. Com base no Consenso de Boas Práticas da American Urological Association (AUA), o antimicrobiano de escolha é uma cefalosporina de primeira ou segunda geração ou um aminoglicosídeo com metronidazol ou clindamicina; ampicilina/sulbactamina ou fluoroquinolona são recomendados como uma alternativa (Wolf et al., 2008). Um estudo multi-institucional comparou os pacientes que receberam qualquer tipo de antibióticos pré-operatórios àqueles que não receberam nenhum antibiótico e descobriu que o grupo que tomou antibiótico teve febre mais baixa, taxas de retratamento e de complicação menores, além de uma taxa livre de cálculo mais elevada em comparação àqueles que não receberam antibióticos (Gravas et al., 2012). Mariappan et al. (2005) publicaram um estudo prospectivo controlado que também descobriu que ciprofloxacina oral 1 semana antes da NLP reduziu significativamente o risco de urossepse pós-operatória. Bag et al. (2011) também descobriram, em um teste prospectivo randomizado, que 1 semana de nitrofurantoína, que alcança níveis terapêuticos somente no trato urinário, produziu resultados similares, com uma diminuição na endotoxemia e na síndrome da resposta inflamatória sistêmica. É importante observar que estes estudos destacam que **os cálculos urinários podem abrigar bactérias mesmo que a bacteriúria esteja presente apenas de maneira intermitente**, o que é particularmente verdadeiro em pacientes que tiverem tomado antibióticos no passado. Para pacientes que tiverem bacteriúria pré-operatória, as culturas do cálculo produziram bactérias em 77% dos casos em uma série relatada por Larsen et al. (1986). Os organismos identificados com mais frequência foram *Proteus mirabilis*, *Escherichia coli*, espécies de *Klebsiella*, espécies de *Pseudomonas*, espécies de *Enterococcus* e espécies de *Enterobacter*. Contudo, a urina estéril não impossibilita a bacteriúria pós-operatória, pois Charton et al. (1986) relataram uma incidência de 35% de bacteriúria pós-NLP entre pacientes com cultura de urina pré-operatória estéril em quem não se usou terapia antibiótica profilática. Mariappan et al. (2005) relataram também que o melhor correlato com sepse ou SIRS pós-NLP é a cultura do cálculo ou a cultura da urina da pelve renal, não a cultura de urina vesical. **A fragmentação de cálculos, a despeito da urina estéril, pode liberar endotoxinas bacterianas pré-formadas e bactérias viáveis que colocam o paciente sob risco de complicações sépticas** (Scherz e Parsons, 1987; McAleer et al., 2002, 2003; Paterson et al., 2003). Por consequência, pacientes que têm características radiográficas ou clínicas que sugerem estruvita ou com suspeita de infecção devem receber antibióticos de amplo espectro antes da cirurgia, para reduzir o risco de sepse. O tratamento antibiótico também pode reduzir sangramentos secundários à inflamação e a friabilidade do parênquima renal. **Cerca de um terço dos pacientes com um *stent* ureteral interno, a despeito de urina estéril em uma análise pré-operatória, terá colônias de bactérias; *Enterococcus* e *Staphylococcus epidermidis* são os organismos ofensivos mais frequentes** (Reid et al., 1992; Lifshitz et al., 1999). Para pacientes em uso de cateter duplo J, um ciclo de profilaxia antibiótica, particularmente para organismos Gram-positivos, pode ser benéfico antes da instrumentação.

Anestesia. A NLP pode ser executada com a administração de anestesia geral, epidural ou local. Existem relatos de anestesia local, geralmente em combinação com sedativos e analgésicos intravenosos, em vários centros (Clayman et al., 1983; Hulbert et al., 1986; Preminger et al., 1986; Ohlsen e Kinn, 1993; Li et al., 2013). A anestesia local pode ser uma opção quando a anestesia geral é contraindicada. Um anestésico local, como a lidocaína, pode ser administrado no trajeto do acesso pelo uso de um cateter de injeção anestésico de 8,3 Fr com múltiplos furos laterais ou com um cateter de acesso ureteral de duplo-lúmen (Dalela et al., 2004) ou usando uma agulha de punção espinal de calibre 23 com injeção ao longo do trajeto do acesso até a cápsula renal (Li et al., 2013). Pode-se usar anestesia regional (p. ex., epidural, raquidural) em procedimentos percutâneos, mas diversos problemas podem ser associados a estas técnicas anestésicas regionais. Em primeiro lugar, um nível de bloqueio medular anestésico relativamente alto é necessário para eliminar toda a dor renal. Em segundo, a distensão da pelve renal durante a NLP pode causar uma reação vasovagal que nem sempre é evitada pela anestesia local (Grasso e Taylor, 1997). Entretanto, apesar dessas complicações potenciais, diversos estudos demonstraram o sucesso da anestesia local para NLP com menor necessidade de analgesia e taxas de complicação similares às encontradas com anestesia geral (Karacalar et al., 2009; Singh et al., 2011; Nouralizadeh et al., 2013). Atualmente, em geral se prefere anestesia geral quando se planeja um procedimento mais longo, pois é o melhor meio de proteger as vias aéreas quando o paciente está em decúbito ventral. **Nos casos em que se planeja a punção do polo superior, a anestesia geral é preferida, uma vez que permite o controle dos movimentos respiratórios**, o que é essencial para minimizar o risco de complicações pulmonares. **Um relacionamento próximo entre o cirurgião e a equipe de anestesia é essencial para otimizar o resultado de um procedimento de NLP.** O anestesista deve estar ciente de que lesões pulmonares, incluindo hidrotórax e o pneumotórax, podem ocorrer durante a NLP; com essa finalidade, o anestesista deve monitorar a pressão das vias aéreas, os níveis de dióxido de carbono ao fim da expiração e a saturação de oxigênio, além de auscultar os pulmões com frequência. Também pode ocorrer anemia aguda em decorrência da perda ou diluição do sangue, enfatizando a necessidade de avaliações hemodinâmicas frequentes. Em virtude das grandes quantidades de líquidos administrados ao paciente durante a nefroscopia, há um risco potencial de hipotermia, uma desordem associada a um risco aumentado de eventos cardíacos com morbidade. Líquidos de irrigação aquecidos, bem como aparelhos que aqueçam o paciente, podem atenuar este risco.

No pós-operatório, a dor é controlada com analgesia por opioide e medicação anti-inflamatória quando não forem contraindicadas. Um estudo duplo-cego, placebo-controlado, randomizado e prospectivo não encontrou nenhuma diferença nas complicações e tampouco melhora na dor quando ketorolaco foi administrado continuamente em comparação com o placebo após NLP (Grimsby et al., 2012). D'a Honey et al. (2013) avaliaram a utilidade do bloqueio do nervo intercostal no controle da dor imediatamente pós-operatória após NLP e descobriram que o bloqueio do nervo com 0,5% de bupivacaína e epinefrina diminuiu o uso de narcóticos e melhorou a percepção de qualidade de vida do paciente.

As técnicas essenciais para realizar o acesso percutâneo são revistas no Capítulo 8.

Remoção de Cálculo. Depois que o acesso percutâneo foi devidamente dilatado e a bainha de Amplatz, posicionada, o urologista pode proceder à remoção de cálculo por meio de técnicas endoscópicas. Quando surgiu o procedimento de NLP, diversos autores relataram a extração bem-sucedida de cálculos renais com fórceps de Randall (modificado para permitir a passagem por um fio-guia) ou cestas de cálculo sob orientação somente fluoroscópica, não visual (Castaneda-Zuniga et al., 1982; Pollack e Banner, 1984). Entretanto, não mais se recomenda a remoção de cálculo guiada por fluoroscópio, pois não é tão segura ou eficiente quanto a remoção de cálculos sob visão direta.

Soluções fisiológicas devem ser usadas para irrigação durante a NLP para minimizar o risco de hiponatremia dilucional se ocorrer o extravasamento de grandes volumes (Carson, 1986). A altura do irrigador durante a nefroscopia rígida deve ser mantida em até 80 cm acima do paciente para minimizar a pressão intrapiélica e impedir a absorção de líquidos através do refluxo pielovenoso (Miller e Whitfield, 1985). O uso de uma bainha de Amplatz também previne pressões intrapiélicas elevadas. A nefroscopia rígida é executada inicialmente, e cálculos de até 1 cm de diâmetro podem ser apreendidos com pinças rígidas ou cestas de cálculo e ser extraídos intactos através da bainha de Amplatz de 30 Fr. Cálculos de mais de 1 cm requerem fragmentação antes de serem extraídos. Diversas técnicas de litotripsia intracorpórea estão disponíveis e são discutidas em outra parte neste capítulo.

A nefroscopia rígida é o método preferido para a remoção de cálculo; entretanto, somente os sistemas coletores renais mais simples podem ser inspecionados por completo com um nefroscópio rígido através de um único acesso. Portanto, **nefroscópios flexíveis devem ser usados durante cada NLP para examinar todo o sistema coletor renal em busca de fragmentos residuais.** Com uma bainha de Amplatz no lugar, a pressurização do líquido de irrigação (até 300 mmHg) durante a nefroscopia flexível é usada para distender adequadamente o sistema coletor e melhorar a visualização. Todo o sistema coletor deve ser examinado sistematicamente, incluindo o ureter proximal. A injeção de contraste com o nefroscópio flexível e fluoroscopia ocasional é útil em manter a orientação e verificar que cada cálice foi inspecionado. Pequenos fragmentos de cálculo podem ser removidos com uma cesta de cálculo passada através do instrumento flexível, e cálculos maiores podem ser fragmentados com *laser* ou LEH. Alternativamente, os fragmentos podem ser lançados ou manipulados para a pelve renal, onde podem ser retirados mais facilmente com instrumentos rígidos. O objetivo da NLP é a limpeza completa ou quase completa do cálculo no momento do primeiro procedimento, o que simplifica muito procedimentos secundários, se necessário. Pode-se administrar furosemida por via intravenosa quando o tubo de nefrostomia for colocado no momento da conclusão da NLP, para promover e manter a diurese.

Atualmente estão disponíveis múltiplos e diferentes tamanhos e formatos de tubos de nefrostomia para uso no momento da NLP. O papel da drenagem por tubo de nefrostomia é ajudar a cicatrizar o trato da nefrostomia, promover a hemostase, impedir o extravasamento urinário, drenar a infecção e permitir a reentrada se necessário. Recentemente, foi introduzido e popularizado o procedimento de NLP sem nefrostomia (o cateter ureteral é deixado em vez do tubo de nefrostomia) ou até mesmo totalmente sem tubos (sem o uso de nenhum aparelho de drenagem). A comparação entre procedimentos de nefrostomia com tubos de tamanhos e formatos diferentes, sem tubo e totalmente sem tubo é apresentada em outra parte no livro-texto.

Modificações Técnicas. Em uma tentativa de diminuir a associação entre morbidade e NLP, foram feitas modificações no tamanho do acesso renal, resultando nas designações novas de "nefrolitotomia minipercutânea", "nefrolitotomia ultraminipercutânea", e "nefrolitotomia micropercutânea". A mini-NLP foi primeiramente introduzida por Jackman et al. em 1997 eles que usaram uma bainha de acesso percutâneo de 13 Fr para remoção de cálculo. Autores subsequentes relataram suas variações da técnica (Lahme et al., 2001; Li et al., 2010). Descobriu-se que a mini-NLP está associada a operações mais longas e limitações técnicas por parte do cirurgião em virtude da necessidade de fragmentar cálculos em partes pequenas e da pouca visualização quando há sangramento (Li et al., 2010); contudo, a perda de sangue e as taxas totais de transfusão com mini-NLP são mais baixas comparadas com aquelas com NLP-padrão. Uma maior miniaturização do acesso a uma bainha de acesso ureteral com diâmetro interno de 11 Fr e diâmetro externo de 13 Fr levou à ultramini-NLP, em que os cálculos são fragmentados com um *laser* de hólmio para então passarem espontaneamente pelo ureter. Desai et al. (2013) relataram uma taxa de ausência de pedra de 97,2% após 1 mês da operação, com uma taxa total de complicação de 16,7%. Mais recentemente, foi descrita uma litotripsia percutânea usando uma agulha *all-seeing* de 4,85 Fr, denominada micro-NLP. A agulha *all-seeing* permite a visualização dentro do rim e a litotripsia dirigida por *laser* usando uma fibra de *laser* de 200 micrômetros (Desai et al., 2011). Uma comparação recente entre litotripsia micropercutânea e ureteroscopia descobriu taxas livres de cálculo similares entre os dois procedimentos, mas uma taxa mais elevada de dor pós-operatória e uma maior queda na hemoglobina nos pacientes submetidos a micro-NLP (Sabnis et al., 2013). Embora todas as modificações recentes da técnica contribuam para diminuir a morbidade total dos pacientes, em razão das limitações técnicas da mini, ultramini e micro-NLP, seu papel exato no tratamento da nefrolitíase superior do trato é incerto e permanece indefinido.

Situações Especiais

Divertículos Calicinais. Os divertículos calicinais são cavidades císticas revestidas por epitélio transicional não secretor dentro do parênquima renal. Quase sempre há uma comunicação estreita com o sistema pielocaliceal. A incidência de divertículos calicinais diagnosticados na pielografia intravenosa de rotina varia de 0,21% a 0,45% (Hulbert et al., 1986). Embora a incidência de divertículos calicinais seja baixa, a formação de cálculos dentro dos divertículos é elevada como mostrado em 9,5% a 50% dos casos (Jones et al., 1991b). O tratamento de cálculos dentro de um divertículo calicinal pode ser difícil e a remoção percutânea tem a taxa relatada mais elevada de sucesso no tratamento de todas as modalidades de tratamento endourológico minimamente invasivo (Krambeck e Lingeman, 2009). O acesso percutâneo em divertículos que abrigam cálculos apresenta problemas singulares. A punção direta costuma ser difícil em razão do tamanho pequeno da cavidade e da ocorrência frequente de divertículos calicinais no polo superior do rim. Depois que se consegue uma punção bem-sucedida, a negociação da passagem de um fio-guia na pelve renal não é possível com frequência. Uma situação similar pode ocorrer quando um cálculo preenche um cálice de forma tão completa que um fio-guia não pode ser passado através do infundíbulo na pelve renal ou em casos raros de estenose infundibular. Para superar estas dificuldades, é necessária uma técnica especial de acesso.

Se os cálculos forem visíveis em fluoroscopia é frequentemente preferível realizar a punctura diretamente no cálculo (Ohlsen e Kinn, 1993); entretanto, o contraste pode ser instilado através de um cateter ureteral para ajudar a localizar o divertículo e, se necessário, contraste poder ser injetado diretamente no divertículo através da orientação de TC para ajudar na localização (Matlaga et al., 2006). **A punção direta no divertículo permite o uso dos instrumentos rígidos que fornecem visualização superior àquela dos instrumentos flexíveis que são usados em uma abordagem indireta.** A visualização ideal é essencial para tentar identificar a comunicação entre o divertículo e o sistema coletor renal. O acesso direto permite também a fulguração fácil do urotélio por um ressectoscópio equipado com um eletrodo *roller-ball*. Jones et al. (1991b) relataram que o acesso percutâneo direto no divertículo pôde ser estabelecido em todos menos dois de 24 pacientes. Do mesmo modo, Shalhav et al. (1998) relataram que, em

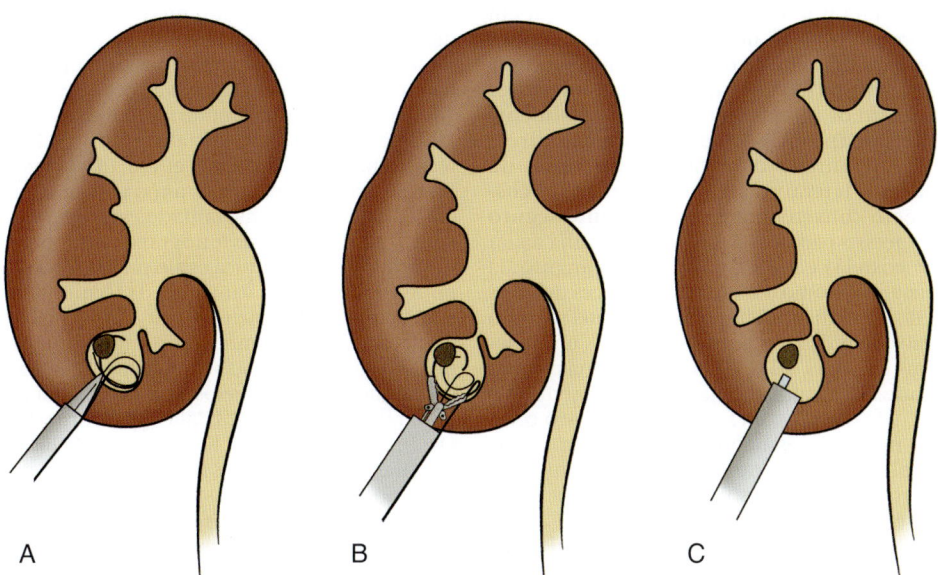

Figura 54-22. Acesso a divertículos pequenos. **A,** Dilatador de balão é avançado tão longe quanto possível sem perfurar a parede traseira do divertículo. A bainha funcionante é colocada bem do lado de fora do divertículo. **B,** Fórceps com jacaré espalha o parênquima e permite o avanço do nefroscópio sob visão no divertículo. A bainha é, então, avançada por cima do nefroscópio e no divertículo **(C)**.

um grupo de 30 pacientes com divertículos calicinais, o acesso direto foi executado em 28 pacientes. Quando a punção direta falha, um cálice vizinho pode ser puncionado e o divertículo pode ser adentrado indiretamente perfurando-se a parede do divertículo ou entrando de forma retrógrada através do istmo do divertículo (Hedelin et al., 1988). No entanto, os resultados com uma aproximação indireta são inferiores (Jarrett e Smith, 1986).

Kim et al. (2005a) descreveram uma técnica de um único estágio para o tratamento de pacientes com cálculos que residem em um divertículo calicinal (Fig. 54-22). Uma vez que o divertículo é puncionado, um fio com ponta em J flexível e com tamanho de 0,035 polegada é enrolado dentro do divertículo. É importante assegurar-se de que não somente a ponta flexível do fio mas também o corpo rígido estejam enrolados dentro do divertículo, de modo que seja fornecida estabilização suficiente para a colocação apropriada de dilatadores coaxiais. Um segundo fio com ponta em J flexível e tamanho de 0,035 polegada, servindo como fio de segurança, é passado então através da bainha de 10 Fr do dilatador coaxial. Com dois fios-guia enrolados dentro do lúmen diverticular, pode-se executar a dilatação do trajeto por balão com segurança. Deve-se ter cuidado para evitar a perfuração da parede traseira do divertículo. Uma vez que o dilatador de balão é inflado, a bainha é passada por cima do balão tão perto quanto possível do divertículo sem avançar o balão. Em divertículos pequenos, isto resulta na colocação da bainha fora do divertículo. Uma pinça percutânea para retirada de coágulos de 11 Fr é passada através do nefroscópio rígido e usada para seguir o fio e divulsionar gentilmente o parênquima renal a fim de permitir a entrada no divertículo calicinal sob visão direta. O cálculo é, então, extraído. Executa-se uma inspeção cuidadosa do urotélio com o nefroscópio rígido, e nos casos de um divertículo grande, também um nefroscópio flexível, no esforço de identificar uma papila renal aplainada, que sugere obstrução no cálice, e não um divertículo. O istmo do divertículo é frequentemente difícil de identificar porque pode ser diminuto. Azul de metileno injetado através do cateter ureteral pode facilitar a visualização do óstio. Uma vez que um fio-guia é passado para a pelve renal, o istmo do divertículo pode ser dilatado por balão ou sofrer uma incisão.

Como os divertículos calicinais são revestidos por um endotélio não secretor, a maioria dos autores defende a fulguração no momento da NLP, pois esta realizará ablação em 76% a 100% dos divertículos (Monga et al., 2000; Kim et al., 2005b). Auge et al. (2002) e Turna et al. (2007) também relataram os resultados de estudos de longo prazo em que descobriram que a NLP acompanhada de ablação do divertículo está associada a taxas superiores de ausência de cálculo. Alternativamente, uma série de 10 pacientes em que o tubo de nefrostomia foi deixado no lugar por 2 semanas sugeriu que o trauma à parede do divertículo causada apenas pelo processo de dilatação é suficiente para causar ablação no lúmen do divertículo (Hulbert et al., 1986). Entretanto, Donnellan et al. (1999) relataram que o tratamento de 20 pacientes com divertículos calicinais por dilatação ou incisão no istmo diverticular sem fulguração resultou na ablação completa do divertículo em somente 30% dos pacientes, levando aos autores a concluir que a fulguração deve ser executada rotineiramente para assegurar a ablação diverticular. Tipicamente, após a ablação do divertículo, um tubo de nefrostomia é colocado por 48 a 72 horas.

Rim em Ferradura. O rim em ferradura é a anomalia renal congênita mais comum, encontrada em um a cada 474 TC abdominais (Glodny et al., 2009), com uma relação entre homens e mulheres de 2:1 (Jones et al., 1991a). A posição e a orientação singulares do rim em ferradura se devem à migração cefálica incompleta e à má rotação do rim, consequência do aprisionamento do istmo sob a artéria mesentérica inferior (Hohenfellner et al., 1992). A junção ureteropélvica (UPJ) é comumente variante devido à inserção elevada do ureter em uma pelve renal tipicamente alongada. O trajeto do ureter proximal é similarmente aberrante; ele cursa ventralmente sobre a sínfise renal, onde pode ser comprimido pelos vasos que nutrem o polo e istmo inferiores. A obstrução ureteral que pode resultar dessas anomalias pode causar hidronefrose, estase urinária, sepse e formação de cálculos em até 70% dos pacientes (Jones et al., 1991a; Lampel et al., 1996).

Ao se cogitar a NLP em um rim em ferradura, a posição mais baixa e centralmente orientada característica do rim, a orientação do sistema coletor e a vascularização aberrante devem ser levadas em consideração. Janetschek e de Kunzel (1988) fizeram exames *post-mortem* em seis rins em ferradura, *in situ*, e encontraram artérias renais normais em todos os espécimes. Entretanto, também foram notadas artérias acessórias que entram no hilo renal, artérias aberrantes polares e do istmo que se originam da aorta, e artérias ilíacas hipogástricas e comuns; todos os vasos sanguíneos, exceto poucos que nutrem o istmo, entraram no rim a partir de seu aspecto ventromedial. Glodny et al. (2009) examinaram TC de 90 pacientes com rins em ferradura e descobriram que a vasculatura cefálica teve pouca variação; contudo, quanto mais caudal a vasculatura renal, mais consideráveis as variações. Consequentemente, **uma punção na face dorsal ou dorsolateral do rim será feita bem longe dos principais vasos renais.**

Skoog et al. (1985) relataram uma associação entre o rim em ferradura e o cólon retrorrenal. Uma TC pré-operatória deve ser executada para avaliar a presença de cólon retrorrenal, bem como para definir os cálices que abrigam cálculos. **Os cálices mais inferiores do polo encontram-se dentro de um plano coronal, medialmente orientados, e raramente são apropriados para a punção direta** (Al-Otaibi e Hosking, 1999). Entretanto, **os cálices superiores do polo são mais posteriores e laterais e frequentemente subcostais, fornecendo um trajeto conveniente e relativamente seguro para o acesso da NLP.** O acesso-padrão para a NLP (na linha axilar posterior abaixo da 12ª costela) é puncionado, mas o ângulo da punção é caudal, e não cefálico. Como a maioria dos cálices dos rins em ferradura se orienta dorsomedial ou dorsolateralmente, eles são posicionados mais favoravelmente para a punção do que as unidades renais normais (Janetschek e Kunzel, 1988). Em razão da má rotação do rim, a pelve renal pode ser localizada mais anteriormente e o comprimento do trato de nefrostomia com frequência excede o comprimento do nefroscópio rígido, necessitando o uso de nefroscopia flexível ou acessos múltiplos. A nefroscopia flexível também pode ser requerida para obter acesso aos cálices mediais inferiores, onde muitas vezes os cálculos se encontram.

Raj et al. (2003) relataram uma análise multi-institucional de 24 pacientes com cálculos em um rim em ferradura que se submeteram à NLP. A taxa total livre de cálculo era maior que 90%, a maioria dos acessos era no polo superior e a nefroscopia flexível foi realizada em quase todos os pacientes. Os autores observaram que o nefroscópio rígido raramente era suficiente para remover todo o cálculo. Moleiro et al. (2008) relataram uma série similar de pacientes que se submeteram à NLP de rins em ferradura; o acesso superior do polo foi usado em todos os casos, assim como a nefroscopia flexível. Um estudo prospectivo multi-institucional do Clinical Research Office da Endourology Society observou resultados de taxa livre de cálculo similares em pacientes com rim em ferradura comparados com rins normais (76,6% versus 76,2%), mas descobriram que o tempo de operação é significativamente mais longo nos pacientes com rim em ferradura com uma taxa mais elevada de procedimentos fracassados totais em todos os pacientes com anomalias renais (Osther et al., 2011).

Transplante Renal e Rins Pélvicos. A urolitíase é incomum em pacientes que se submeteram a transplante renal, com uma incidência relatada de 0,5% a 3% (Harper et al., 1994; Shoskes et al., 1995; Del Pizzo e Sklar, 1999). Os fatores que podem predispor os receptores do transplante a formar cálculos incluem anormalidades metabólicas, corpos estranhos (material de sutura não absorvido, cateteres esquecidos), infecção recorrente e necrose papilar. Na ocasião, os cálculos podem ter sido formados no rim doado (Pardalidis et al., 1994). Verrier et al. (2012) reviram sua experiência de 32 anos e observaram uma diminuição significativa na incidência de urolitíase do transplante após a introdução de cateter ureteral de rotina e uma intervenção precoce para a obstrução ureteral após o transplante. Não ocorre cólica renal típica, pois o rim e o ureter transplantados são desnervados; a apresentação pode, então, assemelhar-se à rejeição aguda ou necrose tubular aguda (Harper et al., 1994; Rhee et al., 1999). Benoit et al. (1996) relataram que em uma série de 1.500 pacientes transplantados, 12 (0,8%) foram diagnosticados com cálculos urinários. Três pacientes apresentaram-se com anúria obstrutiva, um paciente apresentou-se com dor abdominal, e oito pacientes eram assintomáticos e foram diagnosticados por ultrassonografia. Krambeck et al. (2008) descobriram que insuficiência renal aguda, hematúria, e ITU eram os sintomas mais comuns presentes em 13 pacientes com transplante renal tratados com a NLP.

Aloenxertos renais apresentam uma situação anatômica singular para a NLP. A anatomia cirúrgica mais comum é que o rim esquerdo doado seja colocado extraperitonealmente na fossa ilíaca direita do receptor; alternativamente, o rim direito é transplantado na fossa ilíaca esquerda. Em ambos os casos, a pelve renal é posicionada medialmente, requerendo que o rim seja rotacionado 180 graus no próprio eixo. Assim, os cálices posteriores apontam anteriormente e, por consequência, uma abordagem anterior ao rim é similar a uma abordagem posterior aos rins nativos. Na abordagem percutânea usual a um rim transplantado, o paciente é colocado em posição de litotomia, que permite acesso cistoscópico simultâneo à bexiga. Um cateter ureteral é introduzido para instilação de contraste. O acesso é estabelecido com mais segurança (i.e., evitando conteúdos intraperitoneais) no polo inferior com a punção da pele tão caudalmente quanto possível. O acesso percutâneo aos rins transplantados é, na verdade, facilitado por sua posição superficial. Contudo, a formação da cicatriz em torno do enxerto pode fazer a punção inicial com agulha e a dilatação do trato serem mais difíceis (Rhee et al., 1999). Uma vez que o acesso é estabelecido, a NLP pode ser executada pela técnica-padrão (Pardalidis et al., 1994; Krambeck et al., 2008). Del Pizzo e Sklar (1999) relataram o uso de uma técnica minipercutânea em 14 pacientes transplantados em quem o acesso foi estabelecido com a ajuda de ultrassonografia intraoperatória com uma bainha introdutora suprapúbica estilo *peel-away* de 16 Fr. Nenhum dado disponível mostra uma vantagem da técnica minipercutânea comparada com bainhas de diâmetro maior. Embora o fechamento tardio do local do acesso após a remoção do cateter em pacientes transplantados imunossuprimidos seja uma preocupação, a maioria dos autores relata que, mesmo trajetos de nefrostomia com dilatação de 30 Fr se fecharam normalmente (Caldwell e Burns, 1988; Gedroyc et al., 1989; Del Pizzo e Sklar, 1999, Krambeck e tal, 2008). Rifaioglu et al. (2008) relataram que nem todos os pacientes requererão uma dilatação de 30 Fr no acesso, e em alguns casos podem-se obter resultados aceitáveis com apenas nefroscopia flexível percutânea.

Pacientes com rins pélvicos ectópicos necessitam de uma abordagem diferente e mais complicada para a NLP em consequência de sua anatomia singular. Estimou-se que a incidência de rim pélvico varia de um em 2.200 a um em 3.000 em séries de autópsia (Zafar e Lingeman, 1996). O rim pélvico é retroperitoneal, posterior ao peritônio e anterior ao sacro. Interposição de alças do intestino entre o rim e a parede abdominal anterior impede uma punção direta através da parede abdominal anterior. Eshghi et al. (1985) foram os primeiros a descrever uma técnica de NLP laparoscopicamente assistida para rins pélvicos, uma técnica que foi posteriormente mais caracterizada por outros (Zafar e Lingeman, 1996; Holman e Toth, 1998; Matlaga et al., 2006). Desai et al. (2007) publicaram sobre NLP em rins ectópicos pélvicos usando somente a punção guiada por ultrassom. Embora a taxa livre de cálculo fosse de 100%, houve uma punção acidental de intestino de um paciente. Consequentemente, se a laparoscopia não for usada para ajudar na orientação e rebater órgãos interpostos para longe do trajeto proposto do acesso percutâneo, este pode ser obtido usando a orientação de TC (Fig. 54-23), como descrito por Matlaga et al. (2003).

Cálculos Coraliformes/Cálculos Complexos. Pacientes que sofrem de cálculos coraliformes ou cálculos renais complexos permanecem um problema desafiador para o urologista. **A maioria dos cálculos coraliformes é composta de estruvita**, e os fatores que predispõem a ITU e a urina retida aumentam a probabilidade de formação de cálculos de estruvita (Gettman e Segura, 1999). Entretanto, outros cristais,

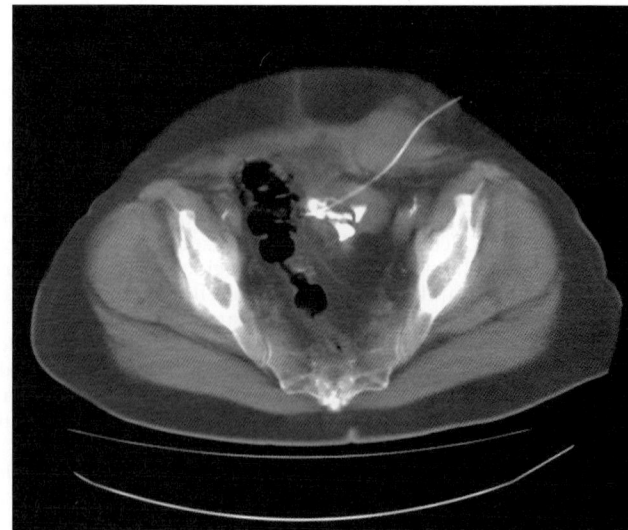

Figura 54-23. Acesso percutâneo computadorizado guiado por tomografia de um transplante renal para subsequente procedimento de nefrolitotomia percutânea.

incluindo cistina, oxalato de cálcio mono-hidratado e ácido úrico, podem assumir uma configuração coraliforme. **Em geral, o objetivo para pacientes com cálculos coraliformes deve ser a ausência de cálculos, pois, se todos os fragmentos de cálculo infectados não forem evacuados, as bactérias formadoras de urease pode persistir, o que pode finalmente conduzir à recidiva do cálculo.**

O manejo de pacientes com cálculos coraliformes por uma abordagem combinada deve ser visto como primeiramente percutâneo, com a LECOC sendo usada somente como um adjunto para minimizar o número de acessos necessários. Técnicas aprimoradas de NLP que incorporam o uso crescente de nefroscopia flexível e fornecem a limpeza completa ou quase completa de material de cálculo quando do procedimento preliminar podem ter diminuído ou eliminado a necessidade de tratamento adicional de LECOC (Preminger et al., 2005).

Desai (2009) et al. publicaram a maior série de cálculos coraliformes tratados com NLP, o que incluiu 834 procedimentos em 773 pacientes. A taxa total livre de cálculo era de 86%, e os autores descobriram que, com tempo, experiência e avanços na tecnologia, houve uma redução na duração da cirurgia e do tempo de internação hospitalar, no número de acessos, nas taxas de reintervenção e complicação, e na probabilidade de fragmentos residuais. Soucy et al. (2009) também publicaram sua série de 509 cálculos coraliformes tratados percutaneamente. Apenas 16% dos pacientes necessitaram de múltiplos acessos e a taxa de transfusão foi baixa, em 0,8% dos casos. A taxa total livre de cálculo foi de 90%, e 9% dos pacientes necessitaram de um procedimento secundário. Duvdevani et al. (2007) apresentaram sua série de 1.585 casos de NLP, que incluíam cálculos coraliformes. Seus resultados demonstraram que, quanto maior a área de superfície do cálculo, menores os resultados de taxa livre de cálculo, com os coraliformes tendo um resultado de 88,6% de ausência de cálculo por radiografia simples de abdome. Somente 8% de todos os pacientes precisaram de mais de um acesso percutâneo, e 24% necessitaram de um procedimento secundário. Entretanto, um estudo recente do Clinical Research Office da Endourological Society comparou os resultados da NLP em 1.466 cálculos coraliformes com 3.869 pacientes com cálculos não coraliformes em 96 centros de todo o mundo (Desai et al., 2011). Aqueles pacientes com coraliformes tiveram uma taxa mais elevada de múltiplos acessos (16,9% *versus* 5,0%), uma taxa total mais elevada de complicações incluindo sangramento e febre, e menor taxa livre de cálculo (56,9% contra 82,5%).

Em geral, se um único acesso é usado para tratar cálculos complexos com ramificações, o polo superior é preferido. Um acesso ao polo superior permite o tratamento do polo superior, da pelve renal e de vários cálculos inferiores do polo usando o nefroscópio rígido. Cálculos em cálices médios podem então ser tratados usando um nefroscópio flexível e *laser* de hólmio. Quando a irrigação pressurizada for usada, os *debris* e fragmentos criados pelo *laser* de hólmio na maioria dos casos sairão pela bainha de acesso ou irão para a pelve renal, onde podem ser recuperados com o nefroscópio rígido e sucção.

Obesidade Mórbida. Pacientes com obesidade mórbida apresentam desafios tanto técnicos quanto de anestesia em qualquer intervenção cirúrgica (Freedman et al., 2002). Frequentemente, um ou mais fatores de comorbidade complicam o manejo desses pacientes. Anestesia geral pode ser uma preocupação especial para pacientes obesos em posição prona em razão da capacidade respiratória restrita, que pode exigir pressões de ventilação mais elevadas no intraoperatório. Vários estudos não demonstraram um aumento na morbidade total em pacientes obesos que se submetem à NLP. Pearle et al. (1998) foram os primeiros a examinar a questão da NLP entre obesos e descobriram que a posição prona padrão para NLP não foi associada a um risco aumentado de morbidade; de fato, as taxas de complicação e transfusão, bem como a duração da hospitalização, não foram diferentes comparadas com aquelas com pacientes não obesos. Autores subsequentes observaram que os resultados da NLP são independentes do índice de massa corporal (IMC) (Koo et al., 2004), incluindo resultados de ausência de cálculo (Ens-Assmy et al., 2006). Entretanto, um estudo multi-institucional de 3.709 procedimentos de NLP executados em todo o mundo descobriu que as taxas de complicação não foram associadas ao IMC, mas os pacientes com um IMC mais elevado tinham maior probabilidade de ter condições clínicas adversas, incluindo anticoagulação crônica e uma taxa total livre de cálculo mais baixa (Fuller et al., 2012).

Posicionar o paciente com obesidade mórbida para a NLP pode ser difícil; e, em particular para pacientes grandes, duas mesas cirúrgicas podem precisar ser utilizadas (Hofmann e Stoller, 1992). A posição do paciente deve ser inspecionada de perto, e os pontos de pressão devem ser identificados e acolchoados. Hofmann e Stoller (1992) descreveram um paciente com obesidade mórbida que desenvolveu rabdomiólise aguda secundariamente ao esmagamento de feridas devido à colocação em abordagem lateral; se esta técnica for usada, deve-se tomar cuidado para minimizar ferimentos causados pelo esmagamento do músculo. Alguns autores usaram a entubação no paciente acordado e o paciente com obesidade mórbida posiciona a si próprio para diminuir a probabilidade de causar danos a nervos ou músculos (Wu et al., 2009). A principal dificuldade em realizar NLP em paciente com obesidade mórbida é a distância da pele ao sistema coletor, que pode exceder o comprimento da bainha ou do nefroscópio rígido. **Bainhas extralongas de Amplatz ($\geq$ 20 cm) e nefroscópios rígidos extralongos estão hoje disponíveis e podem superar este problema.** Alternativamente, a bainha de Amplatz pode ser fixada por uma sutura, permitindo a recuperação fácil mesmo quando migra sob a pele. Na ocasião, quando a bainha longa de Amplatz não for suficiente para chegar ao rim, uma incisão pode ser feita através do tecido subcutâneo nos músculos do flanco, e o trato da NLP pode ser criado a partir do nível do músculo (Curtis et al., 1997). Também se podem empregar instrumentos alternativos; Giblin et al. (1995) descreveram o uso bem-sucedido de um laparoscópio ginecológico de 30 Fr (com um comprimento funcional de 27 cm) em pacientes cuja distância entre pele e cálculo impossibilitou o uso de dispositivos e nefroscópios de acesso-padrão. Outra possibilidade é dilatar o trato e colocar um tubo de nefrostomia por 1 semana para deixar o trato maduro. Em alguns casos, a maturação do trato permite que o rim se aproxime posteriormente da pele, permitindo o uso de instrumentação nefroscópica padrão. Também se pode executar a nefroscopia flexível através do trato maduro, reduzindo a necessidade de nefroscopia rígida (Hofmann e Stoller, 1992). O uso rotineiro de nefroscopia flexível em pacientes obesos melhora a taxa livre de cálculo e diminui a necessidade de acesso adicional (Pearle et al., 1998).

Após a remoção do cálculo, se um tubo de nefrostomia for colocado, deve-se considerar o tipo de tubo de nefrostomia usado. **O deslocamento do tubo tende a ocorrer com mais frequência em pacientes com obesidade mórbida**, de modo que cateteres tipo balão ou cateteres de Malecot de reentrada podem ser preferíveis (Carson et al., 1988). Alternativamente, se um cateter em alça for usado, a colocação de um cateter ureteral deve ser considerada para assegurar que o acesso ao rim não seja perdido se o tubo de nefrostomia for deslocado.

Nefrolitotomia Percutânea Simultânea Bilateral

Os pacientes com cálculos grandes, bilaterais, apresentam um desafio formidável ao urologista; atingir a ausência de cálculo nestes pacientes requer procedimentos estadiados e anestésicos múltiplos. Em 1987, Colon-Perez et al. (1987) foram os primeiros a relatar NLP bilateral simultânea em uma série de três pacientes. Desde então, o procedimento evoluiu e diversas resoluções foram estabelecidas. Recomenda-se que o lado que for mais sintomático ou difícil seja tratado primeiro. Os pacientes podem ser colocados em posição prona ou com o lado tratado elevado.

A maioria dos grupos relatou que há uma vantagem marcante em termos de hospitalização e convalescença, sugerindo que a NLP bilateral simultânea fornece ao paciente um método menos mórbido e mais rápido de resolução de cálculo do que a NLP estadiada ou uma técnica sanduíche (Dushinski e Lingeman, 1997; Nadler et al., 1998; Holman et al., 2002). Silverstein et al. (2004) também relataram que as taxas livres de cálculo, perda sanguínea por cirurgia e taxas de transfusão para a NLP bilateral simultânea e estadiada eram similares. Além disso, o tempo total de operação reduzido, a permanência no hospital e a perda total de sangue juntamente com a necessidade de somente uma sessão de anestesia fazem da NLP bilateral simultânea uma opção atrativa para pacientes selecionados. Entretanto, uma avaliação recente usando a classificação de Clavien para complicações pós-operatórias evidenciou que a NLP bilateral foi associada a uma taxa mais elevada de complicações leves comparada a uma NLP unilateral de acesso único (Kadlec et al., 2013). Desai et al. (2007) publicaram uma advertência de que pacientes com cálculos excepcionalmente grandes ou uma anatomia complexa no sistema coletor intrarrenal não deveriam ser selecionados para a NLP bilateral simultânea. Bagrodia et al. (2009) realizaram uma análise de custo do resultado da NLP bilateral simultânea, confirmando a morbidade e a convalescença superiores desta abordagem.

Juntando todas as evidências, se uma abordagem bilateral simultânea for selecionada, o segundo lado deve ser tratado somente se não se encontrar sangramento significativo no primeiro lado, se o primeiro lado não exigiu uma quantidade de tempo desmedida, se o paciente estiver clinicamente estável e a equipe de anestesia concordar.

Complicações

Mesmo para o urologista mais experiente, grandes complicações ainda podem ocorrer em até 7% dos pacientes que se submetem à NLP, e complicações menores podem ser encontradas em até 25% dos pacientes (Preminger et al., 2005). **Hemorragia é a complicação mais significativa da NLP, com taxas de transfusão relatadas de menos de 1% a 10%.** Um estudo multi-institucional de mais de 5.000 pacientes de 96 centros diferentes relatou uma taxa total de transfusão de 5,7% (Yamaguchi et al., 2011). O risco de hemorragia foi associado ao tamanho do cálculo e à duração da operação. Sangramento de uma fístula ou pseudoaneurisma arteriovenoso que exija embolização angiográfica ocorre em menos de 1% dos pacientes (Keoghane et al., 2013). Outras complicações potenciais incluem sepse (uma temperatura pós-operatória > 38,5 °C [101,3 °F], que é encontrada em quase um quarto dos pacientes que se submetem à NLP), lesão do órgão adjacente (intestino, baço), falha no acesso e perfuração da pelve renal e ureter. A necessidade de cirurgia aberta é rara e relatada principalmente como parte do início da experiência em vários estudos. A taxa de mortalidade da NLP está entre 0,03% e 0,8% (Lang, 1987; Lee et al., 1987; Henriksson et al., 1989; Jones et al., 1991a; Lam et al., 1992; Segura et al., 1994; Dyer et al., 1997; Matlaga et al., 2004; de la Rosette et al., 2011). Quando se executa punção supracostal, o risco de pneumotórax ou efusão pleural que requerem drenagem pode variar extensamente de 1,8% a até 8% em séries históricas (Picus et al., 1986; de la Rosette et al., 2011). Finalmente, a falha do equipamento é uma complicação potencial frequentemente ignorada mas significativa. A experiência do centro que executa o procedimento de NLP também pode contribuir para as taxas totais de complicação e resultados de ausência de cálculo. Opondo et al. (2012) avaliaram a NLP executada em 96 centros ao redor do mundo. Seu estudo descobriu que, quanto maior o volume de casos na instituição, maior a taxa livre de cálculo. As taxas de complicação e duração da internação diminuíram conforme o volume de casos crescia após ter sido feito um ajuste para o tamanho de cálculo e os outros cofatores. Os resultados de ausência de cálculo mais elevados e as taxas de complicação mais baixas foram observados nos centros com mais de 120 casos por ano.

Durante experiências iniciais com NLP, houve preocupação quanto à extensão dos danos renais causados pela criação e pela dilatação do trato de nefrostomia transparenquimatosa. Entretanto, embora ocorram cicatrizes ao longo do trajeto percutâneo, não há quase nenhum efeito significativo na função renal (Eshghi et al., 1989).

Como o rim é um órgão extremamente vascularizado, algum sangramento ocorre em todo procedimento de NLP. Sangramento significativo normalmente exige a cessação do procedimento em razão da visualização prejudicada. Na maioria dos casos, a hemorragia é venosa e a colocação de um tubo de nefrostomia é geralmente suficiente para controlar o sangramento. Se o sangramento persistir a despeito da colocação de um tubo de nefrostomia, fechar o tubo por um momento pode facilitar o tamponamento de todos os pontos de sangramento. Se essas medidas não controlarem a hemorragia, deve-se colocar um cateter com balão de tamponamento de nefrostomia de Kaye. O tubo de nefrostomia de Kaye incorpora um balão de baixa pressão de 12 mm que pode ser deixado inflado por períodos prolongados para tamponar o sangramento do trato de nefrostomia (Kaye e Clayman, 1986). Se o sangramento persistir a despeito da colocação de um cateter de Kaye, deve-se executar angiografia imediata para identificar uma possível fístula arteriovenosa ou pseudoaneurisma. A angiografia é tanto diagnóstica quanto terapêutica, pois as fístulas arteriovenosas e os pseudoaneurismas são mais bem controlados por embolização. No evento raro em que o sangramento não puder ser controlado com angiografia, pode ser necessário nefrectomia parcial.

A NLP pode levar à alguma absorção do líquido da irrigação; assim, é imperativo o uso de soluções fisiológicas para irrigação. A quantidade de líquido absorvido depende principalmente da pressão de irrigação e da duração do procedimento; assim, deve-se usar uma bainha de acesso percutâneo. Quantidades maiores de absorção de líquido podem ocorrer com extravasamento do líquido como resultado da perfuração do sistema coletor. O extravasamento geralmente ocorre no tecido retroperitoneal e pode ser notado pelo deslocamento medial do rim durante a fluoroscopia. Perfurações menores são comuns durante a NLP; o término prematuro do procedimento normalmente não é necessário quando um sistema de baixa pressão (p. ex., bainha de Amplatz) está sendo usado. Contudo, com perfurações mais significativas, o término do procedimento e a drenagem por nefrostomia são aconselháveis. O extravasamento intraperitoneal é uma complicação menos comum mas potencialmente mais séria do que o extravasamento retroperitoneal. Como o paciente está em posição prona, a distensão abdominal pode ser difícil de reconhecer, embora o anestesista normalmente note uma ascensão gradual na pressão sanguínea diastólica do paciente com a consequente diminuição da diferença entre pressões sistólica e diastólica e o aumento da pressão venosa central; em casos avançados, a ventilação pode tornar-se difícil em razão da pressão abdominal aumentada. É crucial o reconhecimento precoce de grandes extravasamentos. Antes do uso padrão de bainhas de acesso, recomendava-se manter a avaliação da entrada e da saída irrigante e que se uma discrepância de mais de 500 mL fosse encontrada, o procedimento deveria ser abortado (Lee et al., 1986; Segura, 1993). Entretanto, uma avaliação estrita da quantidade do líquido de irrigação não é necessária quando a bainha de acesso é colocada corretamente. O extravasamento intraperitoneal pode ser tratado por diurese vigorosa; alternativamente, relatou-se drenagem peritoneal (Carson e Nesbitt, 1985).

Quando é feita uma punção supracostal, o extravasamento do líquido de irrigação na cavidade pleural pode ocorrer. O uso de uma bainha de acesso tende a minimizar o extravasamento neste espaço porque a pressão intrarrenal permanece baixa. O tórax deve ser examinado no fim dos procedimentos de NLP em que se usa uma punção supracostal. Normalmente, a fluoroscopia com o arco em C é suficiente para examinar o pneumotórax ou hidrotórax (Ogan et al., 2003). Se o cirurgião tiver um índice elevado de suspeita de complicação torácica, uma radiografia do tórax pode ser obtida no pós-operatório. Se ocorrer um pneumotórax ou hidrotórax maior que 10%, a aspiração é geralmente suficiente, pois lesão pulmonar é extremamente rara. Se o pneumotórax retornar, deve-se colocar um tubo torácico. Ogan e Pearle (2002) descreveram a colocação de um tubo torácico sob orientação fluoroscópica no momento da NLP.

Lesão colônica é uma complicação incomum e é diagnosticada com frequência no nefrostograma pós-operatório ou em imagem de TC, embora a passagem de gás ou material fétido através do trato de nefrostomia, diarreia intraoperatória, e hematoquezia ou peritonite sejam todos sinais de uma possível perfuração colônica. Tipicamente, a lesão é retroperitoneal; assim, os sinais e sintomas de peritonite são infrequentes. Se a perfuração for extraperitoneal, o manejo pode ser expectante, com colocação de um cateter ureteral ou tipo duplo J para descomprimir o sistema coletor e retirar o tubo de nefrostomia de uma posição intrarrenal para uma posição intracolônica a fim de servir como tubo de colostomia (Gerspach et al., 1997). O tubo de colostomia é deixado no lugar por no mínimo 7 dias e removido após um nefrostograma ou pielograma retrógrado não mostrar nenhuma comunicação entre os dois pontos e o rim (LeRoy et al., 1985; Wolf, 1998).

Manejo Ureteroscópico de Cálculos Ureterais

As técnicas ureteroscópicas básicas e as técnicas de litotripsia intracorpórea foram revistas em outra parte. Aqui, questões de anestesia e pontos específicos da técnica e complicações do manejo do cálculo ureteral são discutidos.

O aumento da miniaturização e os avanços na tecnologia de ureteroscopia alteraram muito as considerações anestésicas associadas a este procedimento. No início, a ureteroscopia era executada exclusivamente com anestesia geral ou local em consequência dos ureteroscópios de grande calibre que estavam disponíveis. Entretanto, conforme os ureteroscópios se tornaram menores, a sedação intravenosa, ou sedoanalgesia, forneceu uma outra opção anestésica prática para pacientes com cálculos ureterais. A duração curta dos agentes sedoanalgésicos modernos permite o alívio rápido da dor, uma titulação eficiente da analgesia e a recuperação rápida após o procedimento. A ureteroscopia pode ser executada com segurança e eficiência sob sedação local ou intravenosa, com taxas de sucesso equivalentes àquelas dos pacientes que se submetem à anestesia geral ou local (Cybulski et al., 2004;

Park et al., 2004). Como a maioria dos orifícios ureterais acomoda um dispositivo de 6 a 7 Fr, o acesso imediato aos cálculos ureterais com um ureteroscópio flexível de 7 Fr é possível. Além disso, as fibras de pequeno diâmetro de *laser* de hólmio:YAG permitem o tratamento imediato dos cálculos ureterais.

A habilidade de fragmentar e remover cálculos com um ureteroscópio avançou dramaticamente a habilidade do urologista de deixar pacientes sem cálculos com um único procedimento. Os primeiros resultados de ausência de cálculo com ureteroscópio flexível não excederam aqueles da LECOC *in situ* (Drach et al., 1986; Bagley, 1990; Frang et al., 1992; Mogensen e Andersen, 1994). Entretanto, como os ureteroscópios menores foram introduzidos e o *laser* de hólmio:YAG tornou-se disponível, taxas de sucesso da ureteroscopia aumentaram (Preminger et al., 2007). Embora seja uma técnica mais invasiva do que a LECOC, a ureteroscopia com endoscópios pequenos, rígidos ou flexíveis é a técnica mais eficiente para o tratamento e a remoção de cálculos ureterais. Pacientes que desejam um único procedimento com eficácia máxima devem ser aconselhados sobre as vantagens de uma abordagem ureteroscópica.

Quando o orifício ureteral é estreito demais para acomodar o ureteroscópio, a dilatação pode ser realizada com dilatadores seriais, balões, ou mesmo o próprio ureteroscópio. A anatomia dos pacientes do sexo masculino pode não permitir que um ureteroscópio rígido seja passado facilmente por cima dos vasos ilíacos, mas um ureteroscópio flexível geralmente pode ser avançado por cima de um fio-guia. O ureter inteiro pode mais facilmente ser alcançado com um ureteroscópio rígido em pacientes do sexo feminino. Uma vez que o cálculo é visualizado, executa-se a fragmentação com o litotriptor de escolha. A fragmentação completa até um tamanho menor que o do diâmetro de fio de segurança (0,035 polegada) deve permitir a passagem de todos os fragmentos sem sequelas. Alternativamente, a fragmentação até um tamanho suficiente para a extração por um dispositivo de recuperação de cálculo alcança um estado de ausência de cálculo para o paciente no fim do procedimento.

Múltiplos dispositivos diferentes existem para impedir a retropulsão do cálculo do ureter para o rim durante a litotripsia. Estes dispositivos de antirretropulsão são discutidos extensivamente em outra parte deste livro. Seu benefício total é visto com a ureteroscopia semirrígida quando o cirurgião deseja evitar executar a nefroscopia flexível do rim para recuperar todos os fragmentos pequenos que puderem ter se deslocado proximalmente no momento do tratamento do cálculo ureteral. Se edema ou lesão ureterais estiverem presentes após a extração do cálculo, um *stent* pós-ureteroscopia deve ser colocado para evitar cólica e obstrução. Metanálises múltiplas descobriram que para uma ureteroscopia sem complicações, um *stent* ureteral pode ser omitido com segurança (Nabi et al., 2007; Makarov et al., 2008; Pengfei et al., 2011). Se a situação clínica não permitir ureteroscopia preliminar (sepse, inabilidade em avançar o ureteroscópio, lesão ureteral, falha no equipamento), um *stent* ureteral é colocado e o problema, corrigido. A ureteroscopia secundária ou pós-*stent* tem a vantagem de trabalhar através de um ureter dilatado, permitindo muitas vezes o uso de ureteroscópios rígidos maiores.

Bainha de Acesso Ureteral

O uso de uma bainha de acesso ureteral como um adjunto à ureteroscopia foi relatado primeiramente por Takayasu e Aso em 1974 como um meio de simplificar o acesso ao sistema coletor intrarrenal. Mais de duas décadas depois é que a bainha de acesso ureteral foi redescoberta e refinada, simplificando a distribuição e a segurança destes aparelhos. A geração atual de bainhas de acesso ureteral consiste em um revestimento exterior hidrofílico, bem como uma transição afilada do obturador à bainha, que facilita sua colocação retrógrada. As paredes das bainhas são projetadas para ter não somente um perfil fino, mas também força, e são muitas vezes reforçadas para resistir a torsões.

Kourambas et al. (2001) relataram que a bainha de acesso ureteral pode ser desdobrada com sucesso em mais de 90% das tentativas de colocação. Neste estudo controlado e randomizado, os autores descobriram também que o uso de uma bainha de acesso diminuiu o tempo na sala de cirurgia, simplificou a reentrada do ureter e, provavelmente em consequência destes dois pontos, foi associado à diminuição dos custos da sala de cirurgia. Em um estudo retrospectivo maior da mesma instituição, L'Esperance et al. (2005) relataram sobre uma série de 173 pacientes submetidos à ureteroscopia com uma bainha de acesso e compararam estes resultados àqueles de 83 pacientes que se submeteram à ureteroscopia sem uma bainha de acesso. Eles descobriram que a taxa de ausência de cálculo era significativamente maior quando a bainha de acesso foi empregada (79% contra 67%; $P = 0,042$). Portis et al. (2006) também relataram sobre uma série prospectiva de pacientes que se submeteram à ureteroscopia com uma bainha de acesso ureteral e afirmaram que a bainha facilitou a extração ativa de todos os fragmentos de cálculo. Por fim, as bainhas de acesso ureteral podem ter um benefício a mais ao tratarem cálculos relacionados à infecção, pois relatou-se que o uso de uma bainha manteve pressões intrapélvicas baixas durante a ureteroscopia (Rehman et al., 2003). Adicionalmente, enquanto o líquido irrigante é drenado através da bainha de acesso externa ao paciente, elimina-se a necessidade de esvaziar periodicamente a bexiga do paciente durante um procedimento prolongado. Entretanto, foram identificados inconvenientes potenciais da bainha de acesso ureteral. Traxer e Thomas (2013) observaram uma taxa de lesão ureteral de 46,5% no momento da ureteroscopia quando uma bainha de acesso ureteral foi usada; entretanto, em somente 13,3% dos casos a lesão era bastante profunda para envolver a musculatura ureteral. Outro estudo observou que não colocar um *stent* após ureteroscopia com bainha de acesso foi associado a uma classificação de dor pós-operatória significativamente mais elevada e a uma probabilidade maior de contato com um fornecedor médico para a dor (Torricelli et al., 2014).

Complicações

Conforme os ureteroscópios modernos foram se tornando menores e menos traumáticos e os litotriptores intracorpóreos mais seguros e amplamente disponíveis, uma compreensão melhor dos princípios técnicos da ureteroscopia se desenvolveu e, o número de complicações advindas do manejo de cálculos ureterais vem diminuindo consideravelmente.

Felizmente, a maioria das complicações causadas por cálculos ureterais e seu manejo responde de maneira favorável à drenagem simples da urina com cateteres ou *stents* ureterais. Um estudo de 11.885 procedimentos da ureteroscopia relatou uma taxa total de complicação de somente 3,5%, sendo a febre (1,8%) a complicação mais frequente (de la Rosette et al., 2014).

Perfuração. Como acontece com a maioria das complicações ureteroscópicas, a incidência de perfuração ureteral diminuiu com o tempo, porque a tecnologia e a técnica continuam a melhorar. Em uma série de procedimentos ureteroscópicos relatados em 1992, a perfuração ureteral foi relatada em aproximadamente 15% dos casos. Séries mais recentes relatam uma taxa de perfuração de 0% a 4% (Preminger et al., 2007; Bader et al., 2012). **Algumas ações podem resultar em perfuração ureteral; alguns dos cenários mais encontrados incluem danos no ureter após a dilatação do balão, colocação forçada da bainha de acesso ureteral ou lesão traumática decorrente da manipulação forçada e mal-orientada de um cálculo.** Em alguns casos, um aparelho intracorpóreo como um litotriptor ou um eletrocautério podem causar danos de espessura completa ao ureter. A incidência de perfuração ureteral varia entre os diversos litotriptores intracorpóreos, sendo que a incidência mais elevada de perfuração ureteral ocorre com a LEH. Cestas e pinças também podem causar ferimentos, pois, no processo de agarrar um cálculo ou lesão, é possível inadvertidamente prender parte do ureter, o que pode resultar em perfuração. Traxer e Thomas (2013) observaram uma taxa de lesão ureteral de 46,5% no momento da ureteroscopia quando uma bainha de acesso ureteral foi usada; entretanto, em somente 13,3% dos casos a lesão era bastante profunda para envolver a musculatura ureteral. Por fim, a irrigação pressurizada pode causar perfuração ou ruptura calicinal.

A aderência aos princípios da ureteroscopia minimizará a probabilidade de perfuração ureteral. Ainda assim, tal complicação pode ocorrer e é importante que o urologista esteja familiarizado com o tratamento deste evento. **Quando uma perfuração ureteral é reconhecida, deve-se finalizar o procedimento ureteroscópico e colocar um *stent* através do ferimento.** O risco de perfuração enfatiza a importância de usar solução salina como irrigante, para impedir desarranjos de eletrólito devido ao extravasamento de líquidos. Em caso de ferimento severo, com extravasamento significativo de líquidos, também pode ser necessário um dreno de nefrostomia percutânea. Urinoma também pode resultar da perfuração e necessitar ser drenado. Devem-se administrar antibióticos em razão do risco de formação de urina e abscesso infectado. Em geral, um *stent* deve ser deixado no lugar por cerca de 4 semanas após o ferimento. É obrigatório obter imagens subsequentes após a remoção do *stent* ureteral, para avaliar o que é necessário para a cura e a drenagem adequada.

Schuster et al. (2002) encontraram uma associação significativa entre perfuração ureteral e aumento no tempo de operação. Isto sugere que, se o procedimento estiver difícil e sem progredir, é sensato que o urologista pare, coloque um *stent* e planeje um procedimento estadiado. As melhores estratégias de prevenção são similares aos princípios discutidos anteriormente, incluindo realizar manobras controladas sem o uso de força, saber a margem da segurança de equipamento usado, e sempre usar tanto um fio-guia em funcionamento, quanto um de segurança.

Estritura. O desenvolvimento de estritura ureteral pós-operatória é uma das complicações mais sérias que podem ocorrer após a ureteroscopia. Há cerca de duas décadas, a incidência relatada de estritura ureteral após ureteroscopia era elevada, chegando a 10%. Mais recentemente, entretanto, relatou-se que a incidência de estritura pós-operatória é de 3% a 6% (Preminger et al., 2007), e em uma revisão mostrou-se baixa, chegando a 0% a 0,2% (Bader et al., 2012). É provável que o avanço na tecnologia e na técnica cirúrgicas sejam responsáveis por esta redução dramática.

Embora a causa de estritura ureteral provavelmente se deva a fatores múltiplos, foi relatado que determinados fatores aumentam o risco do paciente de desenvolver estritura. Roberts et al. (1998) relataram uma taxa do estritura de 24% para cálculos que haviam sido impactados por uma média de 11 meses. Os cálculos impactados são definidos pela inabilidade de passar um fio ou um cateter além do cálculo ou dos cálculos que estiveram presentes e não se moveram por 2 meses ou mais. Meng et al. (2003) relataram que uma perfuração ureteral também pode aumentar o risco de formação de estritura, descobrindo que as estrituras ocorreram em 5,9% dos pacientes que sofreram uma perfuração ureteral durante a ureteroscopia. Pode ser que uma resposta inflamatória que resulta em devascularização e isquemia promova este processo, pois tais alterações locais podem resultar na cicatrização do ureter. Pacientes com uma história de cirurgia ureteral, radiação pélvica e cálculos impactados também estão sob um risco maior secundário ao fluxo alterado do sangue e à cura insuficiente. Ferimento de devascularização pode resultar em necrose ureteral, que necessita de reparo aberto ou laparoscópico. Contudo, alguns pacientes desenvolvem estritura ureteral na ausência de contratempos intraoperatórios, sugerindo que há muito neste processo que precisa ser elucidado.

Para reduzir o risco de estritura, deve-se tomar cuidado durante todas as partes do procedimento, pois os traumas que podem aumentar o risco deste evento são muitos e variados. **A manipulação abertamente agressiva de um ureteroscópio através de um segmento estreito do ureter, assim como o trauma ou a perfuração decorrente da manipulação imprudente de aparelhos ou de litotriptores intracorpóreos, pode aumentar o risco de estritura. Em razão da ocorrência relatada de uma estritura ureteral pós-operatória mesmo após um ureteroscopia sem complicações, recomenda-se que todos os pacientes se submetam a exames de imagem no pós-operatório depois da instrumentação ureteroscópica, para garantir que tal complicação seja reconhecida.** Embora a maioria dos pacientes com estenose seja sintomática, entre 0,4% e 4% serão inteiramente assintomáticos (Bugg et al., 2002; Weizer et al., 2002; Karadag et al., 2008), por isso a AUA recomenda o exame de imagem em todos os pacientes para excluir casos de obstrução silenciosa (Fulgham et al., 2013).

O manejo de uma estritura ureteral pós-ureteroscópica dependerá primeiramente de seu comprimento e localização, embora outros fatores, como o tempo decorrido desde o ferimento, a natureza do trauma e os parâmetros específicos ao paciente, mereçam consideração. Para muitas estrituras curtas, o manejo endoscópico pode ser apropriado, e a incisão e dilatação podem render um bom resultado. Para estrituras mais longas, entretanto, a reconstrução ureteral pode ser mais complexa, requerendo o reparo aberto ou laparoscópico. Os tipos de reconstrução disponíveis são essencialmente os mesmos que aqueles para a avulsão ureteral. Se a estritura for curta mas falhou na endoureterotomia, uma ureteroureterostomia pode ser possível depois que a parcela afetada tiver sido ressecada.

Cálculo Submucoso e Cálculo Perdido. O cálculo submucoso e o cálculo perdido representam dois pontos em um *continuum* de deslocamento iatrogênico de um cálculo ureteral na parede do ureter. A extrusão de um cálculo urinário pode ocorrer em até 2% dos procedimentos ureteroscópicos. Quando o cálculo migra somente à submucosa, uma complicação problemática pode se desenvolver, pois a remoção de tais cálculos é difícil. Se cálculos submucosos forem encontrados, recomenda-se excisão por *laser* seguida pela colocação de *stent*. Cálculos submucosos são preocupantes, pois podem aumentar o risco de formação de estritura ureteral.

A extrusão completa de um cálculo, também conhecida como cálculo perdido, pode ocorrer no cenário de uma perfuração ureteral. **Na maioria dos casos, se o fragmento estiver completamente fora do sistema coletor, pode ser deixado no lugar. Tentativas de recuperar o cálculo podem exacerbar o ferimento e aumentar o risco de extravasamento significativo de irrigante.** Quando um cálculo expulso é reconhecido, deve-se terminar o procedimento e colocar um *stent* ureteral. Antibióticos devem ser administrados para impedir o risco teórico de formação de abscesso, embora tal complicação seja rara. Uma das sequelas mais sérias de tal evento é o posterior desenvolvimento de estritura ureteral; por essa razão, pacientes que têm extrusão de cálculo devem submeter-se ao exame de imagem pós-operatório, que confirmará a posição do cálculo. É possível que, no futuro, o cálculo perdido possa ser confundido com um cálculo ureteral, e é importante que o paciente esteja ciente de que tal situação existe.

Avulsão. Talvez a complicação mais catastrófica que pode ocorrer durante um procedimento ureteroscópico seja a avulsão do ureter. Felizmente, tal complicação é uma ocorrência rara, relatada em menos de 0,06% a 0,5% de todos os casos (Bader et al., 2012); nde fato, uma revisão de mais de 1.000 submetidos à ureteroscopia não relatou nenhum episódio de avulsão ureteral (Krambeck et al., 2006b). **Em geral, a avulsão ureteral ocorre em consequência da manipulação abertamente forçada de um cálculo grande ou impactado; entretanto, um efeito da bainha também pode ser criado com a avulsão resultante no momento da retirada do espaço se um ureteroscópio rígido demasiado grande for forçado a avançar no ureter.** Relatou-se que o terço proximal do ureter pode estar sob um risco maior de avulsão, pois é a parcela do ureter que tem menos sustentação muscular de tecido. Em geral, a avulsão ureteral é diagnosticada quando uma parcela do ureter é retirada do paciente, juntamente com o cálculo e a cesta ou pinça.

Há várias manobras que o urologista pode fazer para evitar a avulsão ureteral. **Usar a cesta sem enxergar — remover um cálculo ureteral sem a ajuda da endoscopia — pode aumentar o risco de avulsão ureteral e nunca deve ser considerado um método apropriado de extração de cálculo** (Preminger et al., 2007). De fato, mesmo o uso da cesta com orientação endoscópica deve ser reservado apenas para cálculos pequenos. Em geral, um procedimento ureteroscópico seguro repousa tanto em fios-guia de segurança quanto funcionantes. **Antes de acoplar um cálculo em uma cesta ou pinça, deve-se fazer uma avaliação endoscópica para determinar se o tamanho do cálculo o torna viável para ser extraído do ureter. Quando o cálculo for acoplado na cesta ou pinça, tanto o cálculo quanto o aparelho devem ser mantidos sob visão direta enquanto estão sendo extraídos, de modo que o tamanho do cálculo possa ser continuamente comparado com o tamanho do lúmen ureteral.** Se o cálculo parecer demasiado grande para ser removido intacto, deve ser fragmentado em partes menores para que possam passar espontaneamente ou ser extraídas. Se um cálculo demasiado grande para passar através do ureter for acoplado inadvertidamente com uma cesta ou pinça, deve ser liberado ou recolocado mais proximalmente. Se não for possível liberar o cálculo, a cesta deve ser desmontada, o ureteroscópio deve ser passado ao lado da cesta, e o cálculo preso deve ser fragmentado *in situ*. O uso de uma pinça, em vez de uma cesta, pode simplificar a liberação de um cálculo preso. O grande benefício de ter um fio de segurança em posição é que, se um cálculo fica preso no ureter, um *stent* ureteral pode ser colocado para dilatar passivamente o trato urinário superior e talvez permita um procedimento mais direto em um outro dia.

Se uma avulsão ureteral ocorrer, recomenda-se uma abordagem fundamentada e ponderada para o manejo do paciente afetado. Embora possa ser tentador executar um reparo preliminar imediato no momento do ferimento, em geral se recomenda um reparo posterior. O paciente deve submeter-se ao desvio imediato da unidade renal com a colocação de um dreno de nefrostomia percutânea. Em alguns casos, um urinoma pode se desenvolver em consequência do extravasamento urinário; essas coleções são geralmente suscetíveis à drenagem percutânea. As técnicas de reconstrução ureteral subsequente dependem da localização do ferimento e da quantidade de ureter viável restante. Para ferimentos extensivos, as opções de tratamento são geralmente limitadas à interposição ileal (ureter ileal) ou ao autotransplante renal. Embora uma transureteroureterostomia possa ser uma opção de recolocação para alguns pacientes com ferimento ureteral, esta técnica de reparo é contraindicada nos formadores de cálculo. Para um ferimento ureteral mais distal, um reimplante ureteral com uma fixação no psoas ou retalho de Boari também pode ser bem-sucedido. Relatou-se a nefrectomia como uma opção para estes pacientes também; entretanto, dada a natureza recorrente do cálculo renal e o fato de que os formadores do cálculo podem sofrer risco aumentado de hipertensão e diabetes, esta abordagem é controversa.

Manejo Ureteroscópico de Cálculos Intrarrenais

Nas duas décadas passadas, os avanços na tecnologia de fibra óptica facilitaram o desenvolvimento de ureteroscópios flexíveis práticos; aperfeiçoamentos concomitantes em litotriptores intracorpóreos flexíveis, bem como pinças intracorpóreas, promoveram o uso de ureteroscópios flexíveis para o tratamento de cálculos renais com um grau elevado de sucesso. Um estudo de 11.885 pacientes em 114 centros descobriu que 25,2% dos procedimentos ureteroscópicos foram executados para cálculos renais (de la Rosette et al., 2014). Fuchs e Fuchs (1990) relataram a primeira série grande de pacientes com cálculos renais que foram tratados por ureteroscopia flexível. Em todos os casos, ureteroscopia flexível foi executada após 1 a 2 semanas da colocação de *stent* ureteral. A taxa total de ausência de cálculo foi de 87%, e as únicas complicações relatadas foram dois casos de sepse. A subsequente introdução de ureteroscópios mais miniaturizados, flexíveis, ativamente desviáveis (7,5 Fr) permitiu que a maioria dos procedimentos ureteroscópicos fosse executada sem a dilatação ureteral rotineira. Em duas séries grandes de pacientes com cálculos renais que se submeteram a tratamento com litotripsia por *laser* de hólmio, a dilatação ureteral foi necessária em somente 31% (Sofer e Denstedt, 2000) e em 33% (de la Rosette et al., 2014) dos pacientes. Numerosas cestas e pinças agora permitem a deflexão completa de ureteroscópios flexíveis, facilitando o tratamento de cálculos de polo de acesso inferior, por vezes mais difícil (Lukasewycz et al., 2004; Pearle et al., 2005).

Conforme a tecnologia ureteroscópica avançou e os cirurgiões ganharam o conforto crescente desta técnica, a intervenção da litotripsia ureteroscópica tornou-se um tratamento cada vez mais comum para pacientes com cálculos renais. Relatou-se que as taxas de sucesso da sessão única, definida geralmente como a fragmentação bem-sucedida com limpeza completa de cálculo ou presença de fragmentos residuais "clinicamente insignificantes", estão na escala de 70% a 80% (Mariani, 2007; Ricchiuti et al., 2007; Breda et al., 2008). Entretanto, quando se usa a imagem de TC para avaliar a ausência de cálculo, os resultados vão de 62% a 84% e variam com base no tamanho do cálculo renal (Portis et al., 2006; Macejko et al., 2009; Rippel et al., 2012). As taxas de sucesso podem ser melhoradas para cálculos maiores se um procedimento secundário for executado (Hyams et al., 2010). Mesmo o tratamento de cálculos coraliformes foi descrito, embora não seja uma técnica extensamente usada (Mariani, 2007). As taxas de complicação são baixas, sendo febre e infecção urinária os eventos adversos mais encontrados.

Técnica

Cálculos ureterais e intrarrenais proximais podem ser alcançados com uteroscópios flexíveis, ativamente desviáveis. Embora, em termos históricos, um *stent* ureteral seja deixado interiormente antes da ureterorrenoscopia, esta manobra é atualmente necessária somente quando se encontrar dificuldade para introduzir o ureteroscópio flexível no ureter. Se necessário, o *stent* é deixado por 2 a 4 semanas antes do procedimento (Erhard et al., 1996). O uso de ureteroscópios de pequeno diâmetro minimiza a necessidade de dilatação ureteral para o acesso de cálculo e pode diminuir a morbidade associada. Em caso de cálculos múltiplos ou grandes que requerem passagens múltiplas de uma cesta, uma bainha de acesso ureteral pode facilitar a remoção do cálculo. Um estudo comparativo de litotripsia ureteroscópica com ou sem a bainha de acesso mostrou que o tempo de operação foi reduzido significativamente pelo uso da bainha de acesso, a despeito de um maior tamanho médio de cálculo no grupo da bainha de acesso (Kourambas et al., 2001).

Quando uma abordagem ureteroscópica retrógrada é usada para tratar pacientes com cálculos intrarrenais, dois fios são colocados inicialmente. O ureteroscópio flexível é passado sobre um fio funcionante como um monotrilho. Solução salina é usada para irrigação. Quando um instrumento está presente dentro do canal funcionante, a simples irrigação da gravidade é inadequada, requerendo-se irrigação pressurizada. A litotripsia por *laser* de hólmio:YAG é usada em quase todos os casos. Cálculos em cálices de polos mais baixos podem ser tratados *in situ* ou movidos, com pinças flexíveis ou uma cesta, em uma posição que permita melhor visualização. Um paciente em posição de cabeça para baixo com o flanco ipsolateral elevado pode ajudar na visualização do cálculo e do fragmento, pois os fragmentos tendem a migrar superiormente e são, assim, localizados mais facilmente durante o tratamento. Quando o acesso ao polo inferior é difícil, demonstrou-se que colocar o paciente em posição prona com a cabeça 20 graus abaixo fornece o ângulo mais largo de entrada ao infundíbulo de polo inferior (Bercowsky et al., 1999). O objetivo da litotripsia por *laser* de hólmio é reduzir o cálculo a poeira fina e a fragmentos pequenos com 2 mm ou menos de diâmetro. Se o cálculo for grande, o sistema coletor por vezes pode tornar-se revestido com poeira e *debris*, que podem obscurecer cálculos residuais. Além disso, a visualização ruim pode conduzir à perfuração. Nesses casos, ou o irrigante no sistema coletor intrarrenal pode ser aspirado através do ureteroscópio ou um *stent* ureteral pode ser colocado e a situação pode ser abordada de forma estadiada.

A fragmentação de cálculos *in situ* no polo inferior pode ser desafiadora. Se o infundíbulo do polo inferior estiver se acomodando, a maneira mais direta de tratar o cálculo é acoplá-lo em uma cesta de nitinol e deslocá-lo até a pelve renal ou um cálice de polo superior. Nesta maneira, é geralmente uma passagem direta pelo espaço, com deflexão mínima da ponta, que simplificará a litotripsia ureteroscópica por *laser*. Fragmentos residuais também devem ser mais propensos a evacuar espontaneamente do rim.

Cirurgia Aberta para Cálculo

Historicamente, a maior parte dos pacientes com cálculos sintomáticos no trato urinário superior submeteu-se a litotomia de cirurgia aberta. Aqueles pacientes com cálculos pequenos a moderados submeteram-se tipicamente a pielolitotomia, nefrolitotomia radial ou ureterolitotomia. Para pacientes que abrigam cálculos coraliformes, procedimentos mais extensivos foram requeridos, incluindo nefrolitotomia anatrófica, pielolitotomia estendida combinada com litotomias radiais, e cirurgia de *bench* com autotransplante. Entretanto, a introdução da LECOC e o desenvolvimento de técnicas endourológicas para a remoção de cálculos diminuíram dramaticamente o papel da cirurgia aberta para cálculo, especialmente para procedimentos de remoção de cálculo, e a cirurgia aberta é agora um dos tratamentos menos comuns de pacientes com cálculos no trato urinário superior. Turney et al. (2012) relataram uma redução de 83% no número de procedimentos de cálculo abertos executados de 2000 a 2010. Matlaga e Assimos (2002) relataram que, dos 986 procedimentos cirúrgicos para remoção de cálculo executados em sua instituição entre 1998 e 2001, 0,7% compreendeu procedimentos cirúrgicos abertos. Outros relataram achados similares (Tabela 54-2), com uma incidência da cirurgia aberta para cálculo que varia de 0,3% a 5,4% (Assimos et al., 1989; Segura, 1990; Kane et al., 1995; Paik et al., 1998).

Cálculos Renais

Técnicas minimamente invasivas têm vantagens claras sobre as técnicas de cirurgia aberta para pacientes com cálculos pequenos a moderados em rins, à exceção disso, normais. Em 1985, Brannen et al. compararam retrospectivamente NLP e cirurgia aberta para o tratamento de pacientes com cálculos ureterais renais e proximais. Embora a taxa total de ausência de cálculo fosse similar, aqueles pacientes tratados com NLP experimentaram uma permanência mais curta no hospital, uma exigência de medicamentos mais baixa e um período mais curto de recuperação. Preminger et al. (1985) compararam 88 pacientes submetidos à NLP com 41 pacientes submetidos à cirurgia aberta para cálculo e descobriram que a NLP estava associada a uma morbidade pós-operatória mais baixa, um convalescença mais rápida, uma satisfação maior do paciente, e custos hospitalares reduzidos para cálculos

TABELA 54-2   Cirurgia Aberta para Cálculo na Era Moderna

	ASSIMOS ET AL., 1989	KANE ET AL., 1995	PAIK ET AL., 1998	MATLAGA E ASSIMOS, 2002
N° de casos de cirurgia aberta para cálculo	37 (4,1)	25 (3,13)	42 (5,4)	7 (0,7)
Taxa de ausência de cálculo (%)	100	71	93	100
INDICAÇÕES (%)				
Cálculos complexos	3 (8,1)	3 (12)	23 (55)	0
Falência do tratamento endoscópico	18 (49)	51 (20)	12 (29)	1 (14)
Anormalidade anatômica ou cirurgia aberta concomitante	13 (35)	8 (32)	11 (46)	6 (86)
Característica do corpo	5 (14)	5 (19)	4 (10)	0
Outros	2 (5)	6 (24)	4 (10)	0

menores que 2,5 cm. Brown et al. (1986) também demonstraram que a NLP é mais efetiva em termos de custos do que a cirurgia aberta para cálculo por causa de sua morbidade reduzida.

Uma questão mais controversa é o tratamento de pacientes com cálculos coraliformes, uma condição que traz um risco significativo de mortalidade se não for tratada. Boyce e Elkins (1974) estabeleceram a nefrolitotomia anatrófica como um tratamento-padrão de pacientes com cálculos coraliformes nos Estados Unidos. Na totalidade, a taxa de ausência de cálculo relatada após cirurgia aberta para cálculos de estruvita é de cerca de 85%, com uma taxa de 30% de recorrência de cálculo em 6 anos (Griffith, 1978). Ao comparar resultados de uma combinação entre NLP e LECOC com os resultados relatados da nefrolitotomia anatrófica, Kahnoski et al. (1986) relataram taxas de ausência de cálculo (85%) similares àquelas para procedimentos cirúrgicos abertos, embora a convalescença e a permanência no hospital no caso da NLP fossem mais curtas e a perda de sangue, menor.

Snyder e Smith (1986) compararam a NLP com a nefrolitotomia anatrófica para pacientes com cálculos coraliformes. Eles relataram que, embora a taxa de fragmentos de cálculo retidos fosse mais elevada na NLP do que na nefrolitotomia anatrófica (13% *versus* 0%), tempos de procedimento mais curtos, necessidade reduzida de transfusões de sangue e medicamentos, e um retorno ao trabalho bem mais rápido foram obtidos com a NLP.

Uma metanálise empreendida pela AUA documentou taxas de ausência de cálculo de 81,6% para cirurgia aberta, de 80,8% para NLP e LECOC combinadas, de 73,3% para NLP, e de apenas 50% para monoterapia com LECOC (Segura et al., 1994; Preminger et al., 2005). Quanto mais invasivo o procedimento, maior a taxa de ausência de cálculo; entretanto, a morbidade também foi mais alta. Embora a LECOC tivesse a morbidade mais baixa, foi necessário um número maior de intervenções não planejadas pós-tratamento. A AUA concluiu que, para a maioria dos pacientes, nem monoterapia com LECOC nem a cirurgia aberta devem ser o tratamento de primeira linha para cálculos coraliformes. Como uma diretriz, a NLP, seguida pela LECOC ou por procedimentos repetidos de NLP com conforme necessários, deve ser usada para a maioria dos pacientes com cálculos coraliformes de estruvita.

Não há uma diretriz estrita que defina quais pacientes devem se submeter a um procedimento cirúrgico aberto para remoção de cálculo. Algumas indicações, como um cálculo demasiado grande para a NLP, dependem claramente do julgamento do cirurgião e da experiência e disponibilidade de equipamento. Além disso, pacientes com cálculos que podem requerer tratamentos múltiplos de NLP ou LECOC podem ser bons candidatos a um procedimento aberto. Embora um único procedimento cirúrgico aberto possa parecer o procedimento ideal no curto prazo, a cicatriz inevitável que se desenvolve comprometerá todos os procedimentos de remoção de cálculo futuros. Um grupo pequeno de pacientes cujas circunstâncias forem refratárias a NLP, LECOC e ureteroscopia pode exigir um procedimento cirúrgico aberto como técnica de salvamento.

A nefrectomia permanece uma opção para pacientes com rins não funcionais ou doença de cálculo renal com um rim contralateral normal. A nefrectomia parcial é também uma opção para um cálculo localizado em uma área de função irrevogavelmente piorada. Além disso, pacientes com uma anormalidade anatômica associada que requer intervenção operatória aberta, como a obstrução de JUP e estenose infundibular, podem ser candidatos a uma abordagem cirúrgica aberta. Alguns pacientes que requerem a cirurgia aberta não relacionada ao problema urológico também podem beneficiar-se de um procedimento aberto executado simultaneamente.

Cálculos Ureterais

Embora a ureterolitotomia seja uma técnica honrada pelo tempo por muitas décadas, raramente é executada na era moderna, endourológica. Uma metanálise empreendida por Segura et al. (1997) para a AUA demonstrou taxas medianas de ausência de cálculo, de 87% e 90% para cálculos no ureter distal tratado por remoção cirúrgica aberta e ureteroscopia, respectivamente. No ureter proximal, a taxa de ausência de cálculo para ureterolitotomia era de 97% em comparação com 83% e de 72% para LECOC e ureteroscopia, respectivamente. Embora os resultados da cirurgia aberta no ureter proximal nesta análise histórica tenham sido um tanto melhores do que os de técnicas minimamente invasivas, a morbidade maior e a hospitalização mais longa associadas à cirurgia aberta favoreceram uma solução endourológica preliminar para cálculos ureterais. Uma maior miniaturização de ureteroscópios, combinada com a disponibilidade agora difundida do *laser* de hólmio:YAG, aumentou a taxa de sucesso de uma abordagem ureteroscópica dos cálculos ureterais proximais. Grasso e Bagley (1998) relataram uma série grande de pacientes submetidos a ureteroscopia para cálculos ureterais proximais, encontrando uma taxa de ausência de cálculo de 97%. Cirurgia aberta para pacientes com cálculos ureterais é indicada agora somente como um procedimento de salvamento, quando uma operação abdominal planejada coincide com um episódio de cálculo ureteral sintomático, ou quando outra anormalidade ureteral requer reparo cirúrgico aberto.

Remoção de Cálculo Laparoscópica e Robótica

A técnica cirúrgica e os resultados da cirurgia laparoscópica e robótica para cálculo renal são discutidos em capítulos subsequentes; o foco da seção seguinte é uma breve visão geral do papel dos procedimentos laparoscópicos e robóticos na era moderna da cirurgia para cálculo. O advento de procedimentos laparoscópicos e subsequentemente robóticos de remoção de cálculos renais e ureterais forneceu ao urologista outros meios de contornar a cirurgia aberta para cálculo. Relatou-se todo tipo de procedimento de "litotomia" pelo uso de uma abordagem laparoscópica ou robótica (Raboy et al., 1992; Winfield et al., 1993; Ruckle e Segura, 1994; Van Cangh et al., 1995; Harmon et al., 1996; Goel e Hemal, 2001; Deger et al., 2004; King et al., 2013). Entretanto, devido a uma morbidade mais elevada e a uma hospitalização mais longa, a abordagem laparoscópica ou robótica para remoção de cálculo deve ser considerada somente se for esperado que os resultados com LECOC ou abordagens endoscópicas sejam ruins (Preminger et al., 2005, 2007).

Em determinados casos, uma abordagem laparoscópica ou robótica pode ser considerada uma terapia razoável. Situações que podem se beneficiar de uma abordagem laparoscópica incluem pieloplastia com pielolitotomia; pacientes com cálculos em áreas polares que funcionam mal ou com rins não funcionantes; rins pélvicos que contêm um grande volume de cálculo, em que técnicas laparoscópicas podem ser usadas para refletir o intestino sobrejacente, permitindo a remoção de cálculo percutânea ou por pielolitotomia; e ureterolitotomia para os casos extremamente raros de falência endoscópica ou cálculos ureterais impactados grandes/múltiplos. Séries de casos de nefrolitotomia anatrófica robótica e laparoscópica foram publicadas (Zhou et al., 2001; Simforoosh et al., 2008; Giedelman et al., 2012; King et al., 2013). Os resultados de ausência de cálculo variam de 28% a 91%, e usa-se isquemia quente. Deve-se reconhecer que tais procedimentos podem ser exigentes tecnicamente e necessitar de um cirurgião laparoscópico/robótico hábil para serem executados com morbidade mínima. Na prática atual, o uso da laparoscopia e robótica no tratamento de cálculos renais continua a ser limitado; Desai e Assimos (2008) relataram que somente 1% dos pacientes se submete a tal abordagem, com a indicação mais comum sendo cálculos renais com uma obstrução de JUP concomitante.

> **PONTOS-CHAVE: REMOÇÃO DE CÁLCULO — TÉCNICAS E TECNOLOGIA CIRÚRGICAS**
>
> - O *laser* de hólmio:YAG é um dos litotriptores intracorpóreos mais seguros, versáteis e eficazes e tornou-se o litotriptor-padrão para a abordagem ureteroscópica.
> - Para pacientes submetidos à NLP, um litotriptor rígido, como uma combinação de aparelho ultrassônico/balístico, fornecerá uma remoção de cálculo mais eficiente que um litotriptor flexível.
> - Para a NLP, o ponto preferido de entrada no sistema coletor é ao longo da linha central do cálice, através da papila.
> - O papel da cirurgia aberta, laparoscópica e robótica para cálculo permanece limitado aos casos originais em que o tamanho do cálculo ou a anatomia do paciente impossibilita o tratamento endoscópico bem-sucedido.

CÁLCULOS URINÁRIOS DURANTE A GRAVIDEZ

Incidência

A urolitíase é uma complicação infrequente da gravidez. Entretanto, a dor de cólica renal é a razão não obstétrica mais comum para a admissão em hospital durante a gravidez (Rodriguez e Klein, 1988). Além disso, a ocorrência de cálculos urinários durante a gravidez representa perigo não somente à mãe, mas também ao feto, porque a cólica, a infecção e a obstrução renal são todas associadas ao trabalho de parto prematuro (Maikranz et al., 1987; Hendricks et al., 1991). **A incidência relatada de cálculos urinários sintomáticos durante a gravidez varia de uma a 200 a uma a 2.500 gravidezes; a grande variação na incidência relatada pode ser devida ao pequeno número de pacientes nestes estudos** (Gorton e Whitfield, 1997). Entretanto, a incidência de cálculos urinários sintomáticos foi calculada para ser a mesma em mulheres grávidas e não grávidas em idade fértil (Coe et al., 1978; Hendricks et al., 1991). Relatou-se que mulheres multíparas são mais afetadas que mulheres primíparas, em alguns casos por uma razão de cerca de 3:1 (Horowitz e Schmidt, 1985; Rodriguez e Klein, 1988). Contudo, quando é ajustada para a idade, a incidência em mulheres multíparas é não tão maior que a das mulheres primíparas (Swanson et al., 1995). Os cálculos apresentam-se com igual frequência nos lados esquerdo e direito, embora os cálculos ureterais ocorram quase duas vezes mais que os cálculos renais (Stothers e Lee, 1992; Parulkar et al., 1998). A maioria das pacientes com cálculos sintomáticos se apresenta no segundo ou terceiro trimestre, mas raramente no primeiro (Denstedt e Razvi, 1992; Stothers e Lee, 1992; Swanson et al., 1995).

Embora a urolitíase sintomática possa ser uma complicação incomum da gravidez, a cólica renal durante a gravidez é uma preocupação séria, pois tal evento pode ser perigoso para a mãe e o feto. Swartz et al. (2007) analisaram os dados de alta hospital de 1987 a 2003 no estado de Washington e descobriram que mulheres admitidas para nefrolitíase tiveram um risco significativamente maior (*odds ratio* ajustada de 1,8) de ter um parto prematuro que mulheres sem cálculos. Lewis et al. (2003) também reviram uma grande base de dados que compreende mais de 21.000 partos e descobriram que das 86 pacientes diagnosticadas com um cálculo durante a gravidez havia um risco aumentado de ruptura prematura das membranas (2,9% nas pacientes sem cálculos *versus* 7% naquelas com cálculos). A ruptura prematura das membranas, como observam os autores, traz um risco aumentado de morbidade e mortalidade ao recém-nascido.

Etiologia

A gravidez induz alterações fisiológicas significativas, algumas das quais afetam o sistema urinário. A alteração anatômica mais notável é a dilatação dos cálices, da pelve e dos ureteres renais, o que é geralmente evidente nas 6 a 10 primeiras semanas de gestação. A hidronefrose induzida por gravidez é a causa mais comum de dilatação do trato urinário na gravidez e pode causar o desconforto do flanco ou até mimetizar uma cólica renal. **A dilatação superior do trato é vista em até 90% das mulheres grávidas na altura do terceiro trimestre** e pode persistir por até 12 semanas após o parto (Boridy et al., 1996). **O ureter direito tende a ser mais dilatado que o esquerdo**, e raramente a dilatação é observada distalmente à cavidade pélvica (Schulman e Herlinger, 1975). Raramente, a ruptura espontânea do rim pode ocorrer; se ocorre, é mais comum que seja no lado direito (MacNeily et al., 1991; Loughlin, 1994). **Fatores tanto humorais quanto mecânicos foram implicados na causa da hidronefrose em mulheres grávidas**. A progesterona circulante, um fator humoral que é aumentado na gravidez, causa o relaxamento do músculo liso ureteral, reduzindo a peristalse ureteral. Paller e Ferris (1996) relataram que a dilatação do sistema coletor urinário pode ser reproduzida em um modelo animal pela administração de estrogênio e progesterona. Entretanto, evidências recentes sugerem que é provável que fatores mecânicos, em particular o útero grávido que comprime diretamente os ureteres, sejam fundamentais na patogênese desta circunstância; mulheres com um trato urinário superior alterado cujo ureter não cruza a cavidade pélvica, como aquelas com conduto ileal ou ectopia renal, não vivenciam hidronefrose durante a gravidez (Rasmussen e Nielsen, 1988; Dafnis e Sabatini, 1992; Swanson et al., 1995). Embora a causa exata da hidronefrose na gravidez ainda não tenha sido bem definida, a maioria concordaria que fatores mecânicos e humorais desempenham um papel na patogênese desta condição.

Outras alterações fisiológicas importantes na gravidez incluem um aumento no fluxo do plasma renal, que induz a um aumento de 30% a 50% na taxa de filtração glomerular. Em consequência dessa alteração fisiológica, **as escalas normais de nitrogênio da creatinina sérica e da ureia do sangue são aproximadamente 25% mais baixas para a paciente grávida**. É que importante observar, assim, que um valor de creatinina sérica que esteja na escala normal para a população não grávida pode na verdade representar uma diminuição na função renal da paciente grávida (Paller e Ferris, 1996). **O aumento no fluxo do plasma renal e glomerular aumenta também as cargas filtradas de sódio, cálcio e do ácido úrico, causando um estado do hipercalciúria e hiperuricosúria** (Boyle et al., 1966; Howarth et al., 1977; Gertner et al., 1986). A hipercalciúria é mais exacerbada pela supressão do hormônio paratireoide e pelo aumento na circulação de 1,25-di-hidroxicolecalciferol produzido pela placenta, que aumenta a absorção intestinal de cálcio. Exames de urina de 24 horas executadas entre mulheres grávidas demonstraram que o pH urinário se eleva ao longo da gravidez, mais dramaticamente durante o segundo trimestre (Resim et al., 2006). Entretanto, **estas alterações fisiológicas potencialmente litogênicas são compensadas por um aumento na excreção de inibidores urinários, como citrato e magnésio, bem como um aumento na saída de urina** (Biyani e Joyce, 2002). Postulou-se que as alterações metabólicas na urina podem contribuir para a incrustação acelerada de *stents* ureterais durante a gravidez (Denstedt e Razvi, 1992; Loughlin, 1994). Ross et al. (2008) relataram que os cálculos que ocorrem durante a gravidez são mais comumente compostos de fosfato de cálcio, uma descoberta que pode ser explicada pelo pH e pela hipercalciúria urinária relativamente elevada que ocorrem na gravidez.

Avaliação

Embora a cólica renal seja a causa não obstétrica mais comum de dor abdominal em mulheres grávidas hospitalizadas, o diagnóstico de urolitíase na paciente grávida pode ser desafiador; muitos sinais e sintomas que costumam se manifestar podem ser mascarados pelo *status* de gravidez da paciente. Conforme a gestação progride, a percepção e a localização da dor podem ser alteradas. Stothers e Lee (1992) relataram que 28% das pacientes grávidas diagnosticadas com um cálculo obstrutivo foram incorretamente diagnosticadas com apendicite, diverticulite ou ruptura da placenta. Para a maioria das pacientes, entretanto, **o sintoma mais comum é dor do flanco, normalmente acompanhada por hematúria macroscópica ou microscópica** e, em alguns casos, por infecção urinária (Stothers e Lee, 1992). A hematúria pode às vezes ocorrer no curso normal da gravidez; contudo, a hematúria sem desconforto é incomum em uma paciente com doença de cálculo renal (Swanson et al., 1995). É particularmente importante obter um espécime de urina para a cultura destas pacientes, pois a piúria geralmente pode ser vista na urinálise de uma paciente grávida, o que diminui a sensibilidade deste teste em detectar infecção urinária (Hendricks et al., 1991; Houshiar e Ercole, 1996; Parulkar et al., 1998). Um diagnóstico de cálculos urinários deve ser considerado na avaliação de uma paciente grávida que sofre de infecção urinária persistente ou infecção com organismos que dividem a ureia. Outros sintomas que podem indicar urolitíase incluem sintomas de micção irritativa, calafrios, náusea e vômitos. Entretanto, estes sintomas também podem ocorrer com outras condições intra-abdominais, de modo que o urologista deve manter um índice elevado de suspeita ao examinar estas pacientes.

Um fator importante na avaliação radiográfica de pacientes grávidas com doença de cálculo renal é o risco de expor o feto à radiação de ionização. Os principais efeitos da irradiação no feto incluem teratogênese, carcinogênese e mutagênese. Contudo, o risco associado à radiação depende criticamente do tempo gestacional e da quantidade de radiação transmitida (Biyani e Joyce, 2002). **Durante o primeiro trimestre, período de organogênese precoce e rápida divisão celular, o embrião é sensível aos efeitos da radiação** (Swartz e Reichling, 1978). Embora o feto tenha menos sensibilidade aos efeitos teratogênicos da radiação nos segundo e terceiro trimestres, tal exposição pode aumentar o risco de desenvolvimento de neoplasia maligna da infância (Harvey et al., 1985).

Como uma dose da radiação abaixo da qual não há nenhum efeito deletério no feto não foi definida com certeza, pode-se presumir que a exposição a qualquer nível de radiação trará algum grau de risco. Por isso, **a ultrassonografia tornou-se o estudo inicial padrão na avaliação da paciente grávida que se acredita experimentar cólica renal**. Infelizmente, pode ser difícil visualizar adequadamente o ureter com exame de ultrassom, assim como distinguir entre a dilação do ureter que pode ser associada a uma gravidez normal e a obstrução ureteral decorrente de cálculo. Stothers e Lee (1992) relataram que a ultrassonografia renal para detecção de cálculos teve uma sensibilidade de 34% e uma especificidade de 86%. Butler et al. (2000) relataram similarmente que a ultrassonografia diagnosticou 60% de 35 mulheres que mais tarde provaram ter nefrolitíase. Recomendaram-se diversas técnicas para melhorar a potencialidade diagnóstica desta tecnologia. Imagem de Doppler colorido permite que o ultrassonografista diferencie a artéria e a veia ilíaca do ureter dilatado. MacNeily et al. (1991) relataram que o uso desta técnica pode distinguir um ureter dilatado infrailíaco, que estava fortemente correlacionado à obstrução ureteral. A imagem de Doppler colorido também pode demonstrar jatos de urina expelidos do ureter na bexiga. Deyoe et al. (1995) relataram que, se não houvesse nenhum jato ureteral no lado com suspeita de obstrução, a obstrução ureteral pode ser diagnosticada com uma sensibilidade de 100% e uma especificidade de 91%. Entretanto, Burke e Washowich (1998) relataram que há uma variação na simetria do jato ureteral em uma gravidez avançada e recomendaram o uso cauteloso dessa técnica. A resistência vascular renal aumenta na presença de obstrução aguda, e a ultrassonografia dúplex permite a quantificação dessa alteração calculando o índice resistivo do rim (Ulrich et al., 1995). Shokeir e Abdulmaaboud (1999) avaliaram prospectivamente 117 pacientes não grávidas com ultrassonografia; relataram que as medições do índice resistivo tiveram uma sensibilidade de 77% e especificidade de 83% no diagnóstico dos cálculos ureterais e que a mudança no índice resistivo teve sensibilidade de 88% e especificidade de 98%. Horrigan et al. (1996) relataram que **o índice resistivo renal permanece inalterado em relação ao estado não grávido durante todo o curso da gravidez e também é não afetado pela hidronefrose fisiológica da gravidez, o que sugere que esta modalidade de imageamento pode ser útil em detectar a obstrução aguda nesta população**. Shokeir et al. (2000) avaliaram mulheres grávidas de maneira similar a seu estudo inicial e descobriram que o índice resistivo teve uma sensibilidade de 45% e uma especificidade de 91% em detectar um cálculo ureteral obstrutivo; a mudança no índice resistivo teve sensibilidade de 95% e especificidade de 100%. Se um cálculo obstrutivo não puder ser visualizado pela sonografia renal convencional, a **ultrassonografia transvaginal pode fornecer a imagem do ureter distal**. White et al. (2013) executaram um estudo longitudinal multicêntrico de modalidades de imageamento para detectar cálculos em mulheres grávidas (White et al., 2013). De maneira importante, eles descobriram que 14% das mulheres submetidas a intervenção para um cálculo detectado por radiografia na verdade não abrigavam cálculos.

Se o médico determinar que a avaliação do ultrassom é inadequada, podem-se considerar outros estudos de imagem. **Se a pielografia intravenosa for necessária, recomenda-se um estudo limitado.** Stothers e Lee (1992) foram capazes de visualizar cálculos em 16 de 17 pacientes grávidas com um estudo de três películas, obtendo películas de 30 e 20 segundos com escuta. Renografia nuclear é uma técnica que pode fornecer uma avaliação funcional de pacientes grávidas com suspeita de obstrução ureteral enquanto os expõe a uma quantidade limitada de radiação. Entretanto, o radioisótopo é excretado na urina, e o reservatório da bexiga pode fornecer uma fonte significativa de exposição de radiação ao feto, necessitando de elevada entrada de líquidos e frequente micção para estas pacientes (Biyani e Joyce, 2002). Esta técnica radiográfica infelizmente não fornece bons detalhes anatômicos ou uma boa visualização dos cálculos. A ressonância magnética (RM) não depende da radiação de ionização ou do meio de contraste, o que a torna uma ferramenta potencial atrativa para avaliar pacientes grávidas. Como a RM não visualiza o cálcio, os cálculos são vistos como defeitos de enchimento que se sobrepõem à intensidade elevada do sinal da urina (Fig. 54-24). A visualização de cálculos menores com esta técnica é difícil (Hattery e King, 1995; Roy et al., 1995). Spencer et al. (2004) relataram sobre o uso de RM para avaliar mulheres grávidas com hidronefrose e dor no flanco e descobriram que esta técnica permitiu distinguir de maneira exata a hidronefro-

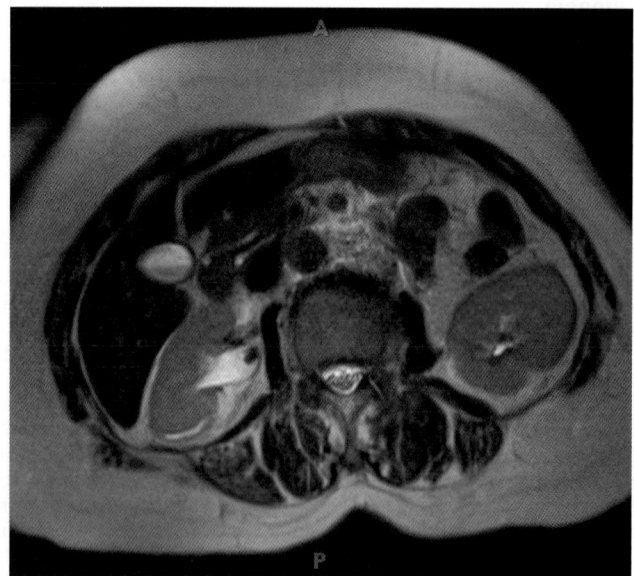

Figura 54-24. Urograma de ressonância magnética de uma mulher grávida com cólica renal direita, demonstrando um cálculo de junção ureteropélvica direita como um defeito de enchimento no nítido sistema coletor urinário ponderado em T2.

se fisiológica de gravidez e a hidronefrose resultante de um cálculo ureteral obstrutivo. Mullins et al. (2012) descreveram também um protocolo de RM de turbo com disparo único *spin-echo* meio Fourier (HASTE) que aumentou a utilidade da RM na avaliação de mulheres grávidas. White et al. (2007) relataram sobre uma técnica de TC com exposição à radiação de dose baixa para a avaliação de mulheres grávidas; entretanto, atualmente a confiabilidade do TC de dose baixa para o diagnóstico de cálculos urinários não foi determinada. **Deve-se evitar TC convencional durante a gravidez, pois a dose de radiação é particularmente elevada.**

Tratamento

Das pacientes grávidas com cálculos sintomáticos, em 50% a 80% os cálculos passarão espontaneamente quando tratados de maneira conservadora com hidratação e analgesia (Denstedt e Razvi, 1992; Stothers e Lee, 1992; Gorton e Whitfield, 1997; Parulkar et al., 1998). A intervenção é necessária em cerca de um terço das pacientes, geralmente para dor descontrolada por analgesia ou sinais de obstrução e infecção persistentes. Quando o tratamento for selecionado, deve-se reconhecer que há alguma controvérsia a respeito do método mais apropriado de intervenção. Alguns sustentam que os *stents* ureterais são o tratamento ideal para tais pacientes. Embora os *stents* ureterais drenem com eficácia um sistema coletor obstruído, não são de maneira alguma a solução perfeita para este problema. As alterações na química urinária que ocorrem durante a gravidez, em particular a hipercalciúria e a hiperuricosúria, foram implicadas na incrustação acelerada de *stents* ureterais que é encontrada nesta população. Em consequência deste fenômeno, recomenda-se que os *stents* ureterais colocados em mulheres grávidas sejam trocados a cada 4 a 6 semanas. Ostensivamente, portanto, para uma mulher em um estágio gestacional precoce, múltiplas alterações de *stent* serão requeridas ao longo da gravidez. Um *stent* interno coloca estas mulheres sob um risco aumentado de bacteriúria, infecções urinárias e migração de *stent*, as quais são morbidades sérias que podem ter um efeito adverso na gravidez. Os próprios *stents* ureterais são associados a dor, que pode ter um impacto negativo na qualidade de vida da paciente.

Drenos de nefrostomia percutânea são uma alternativa de tratamento para mulheres grávidas com cálculos renais obstrutivos. Assim como *stents* ureterais, os tubos de nefrostomia drenarão com eficácia um sistema coletor obstruído. Entretanto, muitas das mesmas limitações que se aplicam aos *stents* ureterais também se aplicam aos drenos de nefrostomia. Khoo et al. (2004) relataram que de 29 mulheres grávidas controladas com drenagem de nefrostomia, mais da metade precisaram de trocas, recolocações ou enxagues de tubo que foram necessários em virtude de desalojamento ou obstrução. Kavoussi et al. (1992) relataram também que a maioria das pacientes grávidas tratadas com drenagem de nefrostomia precisará trocar o tubo em razão da oclusão causada por *debris*. Um terço das pacientes na série relatada por Kavoussi et al. requereu, por fim, a remoção por nefrostomia em consequência da obstrução do dreno, febre ou dor recorrentes.

Tanto a colocação de *stent* ureteral quanto a colocação de dreno de nefrostomia são procedimentos temporizadores que não removem o cálculo sintomático obstrutivo. Assim, ambas as intervenções implicam que no período pós-parto a mãe precisará de um procedimento definitivo para remover o cálculo. Pode-se sugerir a hipótese de que uma das vantagens da colocação de *stent* ureteral e dreno de nefrostomia é que nenhum desses procedimentos exige anestesia geral. Contudo, muitos relatos de ureteroscopia na gravidez descreveram anestesia local, anestesia regional ou sedoanalgesia, todas abordagens que substituem a necessidade de anestesia geral. É provável que as melhorias recentes em tecnologia cirúrgica possam ser responsáveis pelo aumento no uso da ureteroscopia no tratamento de mulheres grávidas. Em anos recentes, houve grandes avanços nos ureteroscópios semirrígidos e flexíveis. Tão recentemente quanto há uma década, o diâmetro-padrão do ureteroscópio chegava a 11 Fr, em contraste com endoscópios modernos, que costumam ter um diâmetro de 6 a 8 Fr. Consequentemente, acessar todos os aspectos do sistema coletor renal de maneira segura e conveniente é hoje um esforço direto que geralmente não exige dilatação ureteral ou outras manobras extraordinárias. O uso difundido de litotriptores intracorpóreos como o *laser* de hólmio permite a fragmentação segura e atraumática de cálculos em qualquer localização. Os aprimoramentos em pinças flexíveis realçaram a eficiência da extração de cálculo.

Em geral, complicações em mulheres grávidas submetidas à ureteroscopia são incomuns. Semins et al. (2009) executaram uma metanálise de todos os relatórios de ureteroscopia em mulheres grávidas para definir a taxa de complicações nesta população. Eles, então, compararam a taxa de complicação com as Diretrizes para Cálculos Ureterais da AUA/EAU e descobriram que não havia diferença nas taxas da complicação entre mulheres grávidas e não grávidas submetidas à ureteroscopia. Johnson et al. (2012) confirmaram estes achados ao relatarem um experimento multicêntrico que examinou a ureteroscopia em mulheres grávidas; encontrou-se uma taxa de complicação de 4%.

Outras modalidades de tratamento eficazes na paciente não grávida não são apropriadas para esta população. Embora haja relatórios de tratamento inadvertido de pacientes grávidas com LECOC, sem sequelas adversas ao feto, a gravidez permanece sendo uma contraindicação a esta modalidade de tratamento (Chaussy e Fuchs, 1989; Frankenschmidt e Sommerkamp, 1998). A NLP deve ser adiada até após o nascimento, pois este procedimento costuma requerer anestesia prolongada e exposição à radiação.

> ### PONTOS-CHAVE: CÁLCULOS URINÁRIOS DURANTE A GRAVIDEZ
>
> - A ultrassonografia é o estudo inicial padrão do estudo por imagem na avaliação de uma paciente grávida.
> - Aprimoramentos na tecnologia ureteroscópica permitem hoje o acesso ureteroscópico e o tratamento de cálculos em qualquer localização do sistema coletor da paciente grávida.
> - É importante minimizar a exposição da paciente grávida à radiação ionizante durante a ureteroscopia pelo uso de uma fonte de raios X abaixo da tabela e proteger o feto com um avental de chumbo colocado abaixo da paciente.

Acesse www.expertconsult.com para assistir aos vídeos deste capítulo.

REFERÊNCIAS

Para consultar a lista completa de referências, acesse www.expertconsult.com.

LEITURA SUGERIDA

Albala DM, Assimos DG, Clayman RV, et al. Lower pole I: a prospective randomized trial of extracorporeal shock wave lithotripsy and percutaneous nephrostolithotomy for lower pole nephrolithiasis-initial results. J Urol 2001;166:2072-80.

Auge BK, Munver R, Kourambas J, et al. Endoscopic management of symptomatic caliceal diverticula: a retrospective comparison of percutaneous nephrolithotripsy and ureteroscopy. J Endourol 2002;16:557-63.

de la Rosette JJ, Zuazu JR, Tsakiris P, et al. Prognostic factors and percutaneous nephrolithotomy morbidity: a multivariate analysis of a contemporary series using the Clavien classification. J Urol 2008;180:2489-93.

Hollingsworth JM, Rogers MA, Kaufman SR, et al. Medical therapy to facilitate urinary stone passage: a meta-analysis. Lancet 2006;368:1171-9.

Kim SC, Tinmouth WW, Kuo RL, et al. Using and choosing a nephrostomy tube after percutaneous nephrolithotomy for large or complex stone disease: a treatment strategy. J Endourol 2005;19:348-52.

Krambeck AE, Gettman MT, Rohlinger AL, et al. Diabetes mellitus and hypertension associated with shock wave lithotripsy of renal and proximal ureteral stones at 19 years of followup. J Urol 2006;175:1742-7.

L'Esperance JO, Ekeruo WO, Scales CD Jr, et al. Effect of ureteral access sheath on stone-free rates in patients undergoing ureteroscopic management of renal calculi. Urology 2005;66:252-5.

Lingeman JE, Siegel YI, Steele B, et al. Management of lower pole nephrolithiasis: a critical analysis. J Urol 1994;151:663-7.

Makarov DV, Trock BJ, Allaf ME, et al. The effect of ureteral stent placement on post-ureteroscopy complications: a meta-analysis. Urology 2008;71:796-800.

Monga M, Smith R, Ferral H, et al. Percutaneous ablation of caliceal diverticulum: long-term followup. J Urol 2000;163:28-32.

Pearle MS, Lingeman JE, Leveillee R, et al. Prospective, randomized trial comparing shock wave lithotripsy and ureteroscopy for lower pole caliceal calculi 1 cm or less. J Urol 2005;173:2005-9.

Pishchalnikov YA, Neucks JS, Von Der Haar RJ, et al. Air pockets trapped during routine coupling in dry head lithotripsy can significantly decrease the delivery of shock wave energy. J Urol 2006;176:2706-10.

Preminger GM, Assimos DG, Lingeman JE, et al. AUA guideline on management of staghorn calculi: diagnosis and treatment recommendations. J Urol 2005;173:1991-2000.

Preminger GM, Tiselius HG, Assimos DG, et al. 2007 guideline for the management of ureteral calculi. J Urol 2007;178:2418-34.

Sapozhnikov OA, Maxwell AD, MacConaghy B, et al. A mechanistic analysis of stone fracture in lithotripsy. J Acoust Soc Am 2007;121:1190-202.

Semins MJ, Trock BJ, Matlaga BR. The effect of shock wave rate on the outcome of shock wave lithotripsy: a meta-analysis. J Urol 2008;179:194-7. discussion 197.

Semins MJ, Trock BJ, Matlaga BR. The safety of ureteroscopy during pregnancy: a systematic review and meta-analysis. J Urol 2009;181:139-43.

Willis LR, Evan AP, Connors BA, et al. Prevention of lithotripsy-induced renal injury by pre-treating kidneys with low energy shockwaves. J Am Soc Nephrol 2006;17:663-73.

55 Litíase do Trato Urinário Inferior

Brian M. Benway, MD e Sam B. Bhayani, MD, MS

Cálculos Vesicais

Cálculos Prostáticos

Cálculos Uretrais

Cálculos Prepuciais

A litíase do trato urinário inferior está entre as doenças humanas mais antigas conhecidas, com um legado quase sempre duvidoso e bárbaro abrangendo todo o curso da história humana registrada. Entre os pacientes notáveis que sofreram de litíase do trato urinário inferior estão Isaac Newton, Benjamin Franklin, Francis Bacon, John Marshall, Pedro, o Grande, Luiz XIV, George IV, e Bonaparte e seus descendentes (Ellis, 1969; Khai-Linh e Segura, 2006).

Shattock (1905) descreveu o que pode ter sido o caso conhecido mais antigo de doença de cálculo no trato urinário inferior, quando escavações de sítios arqueológicos no Egito mostraram um cálculo de bexiga de 6,5 cm na pelve do corpo de um jovem de 16 anos, datado de aproximadamente 4.800 aC. Dado que os métodos de sepultamento divergiam da tradição egípcia, muito pouco pode ser suposto sobre o contexto histórico dos remanescentes.

Embora pouco se saiba sobre a compreensão e o tratamento de litíase urinária nas civilizações antigas, esta aflição era aparentemente tão comum por volta do século V a.C., que garantiu menção específica nos trabalhos do prolífico médico grego Hipócrates (Pardalidis et al., 2007: Herr, 2008). E talvez o exemplo mais famoso está em sua declaração no juramento que carrega seu nome, de que "Eu não praticarei a talha, mesmo sobre um calculoso confirmado; deixarei essa operação aos práticos que disso cuidam" (Adams, 1938). Se essa afirmação foi um reconhecimento precoce do campo da urologia em ascensão ou um alerta para que os médicos se excluíssem da carnificina despretensiosa perpetrada pelos litotomistas antigos, continua sendo tema de debate (Herr, 2008).

Vagas descrições de extração de cálculos urinários podem ser encontradas em textos antigos das civilizações romana, grega, persa e hindu; entretanto, o termo *litotomia* não havia sido cunhado até o ano 276a.C. pelo grego Amônio, e o procedimento não havia sido descrito em detalhes até os registros do romano Aulo Cornélio Celso, quase 300 anos mais tarde nos anos 20 da Era Cristã (Pardalidis et al., 2007; Herr, 2008).

Relatos do método celsoniano de cistolitotomia evocam imagens terríveis de intervenções angustiantes e habitualmente fatais nas quais o paciente, em geral uma criança com menos de 14 anos, ficava em uma mesa, retida ou amarrada firmemente, com as pernas abduzidas e posicionadas em canivete para expor o períneo. Um ou dois dedos eram inseridos no reto para localizar o cálculo e deslocá-lo manualmente para baixo em direção ao colo da bexiga. O períneo era então incisado amplamente com uma navalha semelhante a um formão, lacerando a carne até penetrar na bexiga, e o cálculo era então extraído com um fórceps ou um gancho. Se o paciente tivesse sorte suficiente de sobreviver à operação antes da exsanguinação, o cirurgião deixaria a ferida aberta, aplicando um curativo de lã embebida em óleo ou de galinha fresca, recentemente abatida e eviscerada (Moore, 2005; Pardalidis et al., 2007; Trompoukis et al., 2007; Herr, 2008). Com frequência, a recuperação era tão agonizante quanto o procedimento inicial, quando o vazamento de urina pela ferida se mostrava intensamente doloroso para o jovem paciente (Trompoukis et al., 2007).

Infecção, incontinência, impotência e formação de fístula eram todas morbidades comuns do procedimento e quase a metade de todos os pacientes falecia após a cirurgia (Moore, 2005; Herr, 2008).

Entretanto, a natureza grotesca e mórbida do procedimento dificilmente servia para dissuadir muitos sofredores de cálculos vesicais de se submeterem a essa prática. Galeno e outros médicos notáveis da época começaram a executar a litotomia, dessa forma legitimando o procedimento até certo ponto. Além disso, parteiras passaram a receber instruções e formação na técnica para oferecerem tratamento a pacientes femininas. Na Idade Média, a prática da litotomia era um negócio em ascensão, realizada principalmente por litotomistas itinerantes, de habilidades e competência variáveis, os quais ofereciam seus serviços mediante pagamento e realizavam o procedimento no maior número possível de pacientes, antes de serem expulsos da cidade à medida que seus pacientes faleciam em massa (Herr, 2008).

Apesar dos pequenos refinamentos adicionados ao procedimento nos séculos seguintes, a prática da litotomia permaneceu substancialmente inalterada por quase 1.500 anos (Herr, 2008). Em Paris, durante o início do século XVI, Jacques Beaulieu, um monge com treinamento e formação precários e mais famoso hoje como o sujeito da canção infantil "*Frère Jacques*" do que como cirurgião pioneiro da época, aperfeiçoou as técnicas de Pierre Franco utilizando uma abordagem perineal lateralizada que permitiu uma operação levemente menos mórbida. Embora muitos cirurgiões da época repudiassem Frère Jacques como charlatão, ele se tornou um prolífico praticante de litotomia, fornecendo seus serviços para mais de 5.000 pacientes em toda a Europa (Kelly, 1909; Bail, 1932; Moore, 2005; Herr, 2008). Os métodos de Beaulieu foram adotados mais tarde por William Cheselden, um britânico que aperfeiçoou as técnicas de seus antepassados introduzindo nova instrumentação e uma abordagem anatômica informada que reduziu a mortalidade da litotomia para menos de 10% (Gross e Gross, 1876; Moore, 2005; Herr, 2008).

Felizmente, os avanços modernos na tecnologia cirúrgica e técnica asséptica transformaram essa aflição mortal em um processo de doença eminentemente tratável e raramente fatal. Além disso, as mudanças dietéticas e o avanço da industrialização serviram para reduzir significativamente a incidência de cálculos do trato urinário inferior, especialmente no mundo ocidental.

CÁLCULOS VESICAIS

Os cálculos vesicais são a manifestação mais comum de litíase do trato urinário inferior, respondendo atualmente por 5% de todas as doenças de cálculos urinários e por cerca de 1,5% de internações hospitalares urológicas em nações ocidentais industrializadas (Smith e O'Flynn, 1975; Schwartz e Stoller, 2000; Papatsoris et al., 2006). Os cálculos de bexiga em áreas não endêmicas são encontrados tipicamente em adultos e estão quase sempre associados a outros processos de doença resultantes de estase urinária ou introdução de um corpo estranho (Schwartz e Stoller, 2000). Entretanto, em regiões endêmicas, os cálculos de bexiga geralmente aparecem em crianças nas quais não coexistem anormalidades anatômicas significativas; nessas regiões, a dieta e os fatores socioeconômicos influenciam principalmente a formação de cálculos na bexiga (Andersen, 1962; Asper, 1984).

Cálculos Vesicais Primários

Antigamente comuns na Europa e nos Estados Unidos, os cálculos primários da bexiga foram praticamente eliminados pela disseminação da industrialização e modernização da dieta ocidental desde o início dos anos 1900 (Van Reen, 1980; Schwartz e Stoller, 2000). Entretanto, a litíase vesical na infância permanece comum em regiões endêmicas, num cinturão que envolve desde o norte da África, Oriente Médio e os Balcãs e chega à Índia, Japão, Tailândia e Indonésia; a doença é incomum no hemisfério sul (Valyasevi e Van Reen, 1968; Valyasevi e Dhanamitta, 1974; Thalut et al., 1976; Asper,1984; Teotia e Teotia, 1990; Hesse e Siener, 1997; Kamoun et al., 1999; Rizvi et al., 2003; Ali e Rifat, 2005). É importante ressaltar que o termo *primário* neste contexto se refere ao fato de que esses cálculos se desenvolvem na ausência de quaisquer fatores funcionais, anatômicos ou infecciosos conhecidos e esse termo não implica, necessariamente, que os cálculos se formaram *de novo* na bexiga (Andersen, 1962).

Os cálculos vesicais primários são mais comuns em crianças até os 10 anos de idade, com um pico de incidência entre 2 e 4 anos de idade (Valyasevi e Van Reen, 1968; Thalut et al., 1976; Teotia e Teotia, 1990; Ali e Rifat, 2005). A doença é muito mais comum em meninos do que em meninas, com índices variando de 9:1 até 33:1 em áreas da Índia (Andersen, 1962; Thalut et al., 1976; Van Reen, 1980; Kamoun et al., 1999; Risvi et al., 2003). **Os cálculos são usualmente solitários e raramente recorrem após a remoção** (Valyasevi e Van Reen, 1968; Van Reen, 1980; Teotia e Teotia, 1990). Os componentes mais comuns dos cálculos vesicais primários são: urato ácido de amônio, oxalato de cálcio, ácido úrico e fosfato de cálcio (Valyasevi e Van Reen, 1968; Teotia e Teotia, 1990).

A predisposição à formação de cálculos de bexiga parece surgir de vários fatores nutricionais e socioeconômicos. **Nas regiões endêmicas, as crianças consomem dieta predominantemente à base de cereais, que é pobre em proteína animal e em de fosfato** (Thalut et al., 1976; Van Reen, 1980; Teotia e Teotia, 1990). Em algumas regiões, as dietas infantis consistem somente em arroz pré-digerido, o qual é primeiro mastigado pela mãe, assim como o leite materno, ambos criticamente deficientes em proteína e fosfato (Andersen, 1962; Valyasevi e Van Reen, 1968; Thalut et al., 1976). **A ingestão dietética baixa de fosfato não só leva à hipofosfatúria, mas também à hiperamonúria, promovendo a precipitação tanto de oxalato de cálcio quanto de urato ácido de amônio** (Teotia e Teotia, 1990). Além disso, nos vilarejos pobres da Tailândia, brotos de tampala e de bambu, ambos abundantes em oxalato biodisponível, são frequentemente a parte mais importante da dieta das crianças (Valyasevi e Dhanamitta, 1974), os quais, quando combinados com ingesta baixa em vitaminas B_1 e B_6 e magnésio, podem levar à hiperoxalúria e à formação de cálculos de oxalato de cálcio. A deficiência de vitamina A também pode levar à degeneração urotelial, que também pode promover a formação de cálculos (Teotia e Teotia, 1990).

Além disso, as condições de vida inferiores ao padrão e o saneamento insatisfatório também podem levar à escassez de água potável adequada e à prevalência aumentada de diarreia, a qual, por sua vez, pode causar desidratação e supersaturação de compostos formadores de cálculos na urina (Valyasevi e Van Reen, 1968; Thalut et al., 1976; Van Reen, 1980; Schwartz e Stoller, 2000).

As crianças portadoras de cálculos primários da bexiga raramente apresentam sintomas de maneira aguda. Frequentemente existe um pródromo que consiste na passagem de urina arenosa ou na presença de cristais empoeirados na urina seca que anuncia a precipitação de solutos urinários. Com frequência, as crianças se queixam de vago desconforto abdominal, disúria, polaciúria e hematúria. Puxar o pênis é considerado por alguns como patognomônico, pois indica que a criança está sofrendo de estrangúria; entretanto, a retenção urinária verdadeira é rara. Em alguns casos, o prolapso do reto e as hemorragias da conjuntiva podem ocorrer como resultado do esforço intenso para urinar (Thalut et al., 1976; Teotia e Teotia, 1990; Ali e Rifat, 2005).

A prevenção consiste, principalmente, na modificação da dieta. Na Tailândia, a suplementação de fosfato mostrou reduzir significativamente a cristalúria por oxalato, mesmo sem a redução concomitante da ingestão dessa substância (Valyasevi e Dhanamitta, 1974). Entretanto, outros autores sugerem **uma transição para uma dieta mista de cereais com suplementação de leite como a solução mais prática para a prevenção de cálculos da bexiga** (Teotia e Teotia, 1990).

> **PONTOS-CHAVE: CÁLCULOS VESICAIS PRIMÁRIOS**
> - Os cálculos vesicais primários são mais comuns em crianças expostas a dietas com baixos teores de proteínas e de fosfato.
> - Os cálculos vesicais primários raramente recorrem após o tratamento.

Cálculos Vesicais Secundários

Os cálculos vesicais do tipo usualmente encontrado em todo o mundo ocidental são **tipicamente relatados em homens com mais de 60 anos e estão associados à obstrução do trato urinário inferior**, a qual impede o esvaziamento completo da bexiga (Douenias et al., 1991; Takasaki et al., 1995; Hesse e Siener, 1997; Yasui et al., 2008). Desde meados da década de 1970, a incidência global de cálculos vesicais parece ter se estabilizado ou reduzido entre os homens e aumentado levemente entre as mulheres; essas tendências são provavelmente causadas pelo aumento no tamanho da população idosa à medida que a expectativa de vida aumenta, assim como pelo aumento geral no número de procedimentos geniturinários femininos realizados anualmente (Schwartz e Stoller, 2000; Terai et al., 2008; Yasui et al., 2008).

Os cálculos vesicais podem surgir *de novo* na bexiga ou resultar da maturação de ninhos de cálculos que migram dos tratos superiores e falham depois em serem eliminados espontaneamente pela urina. Esse último quadro parece ser bem menos comum que o inicialmente postulado, pois **somente 3% a 17% dos pacientes informarão história de cólica renal que sugira a passagem de um cálculo dos tratos superiores** (Aird, 1957; Smith e O'Flynn, 1975; Douenias et al., 1991). **A ausência frequente de oxalato de cálcio no núcleo da maioria dos cálculos da bexiga contraria sua origem no trato superior** (Douenias et al., 1991; Vanwaeyenbergh et al., 1995). A patogênese e a composição de cálculos vesicais dependem significativamente do estímulo do processo patológico e da presença ou ausência de infecção.

Obstrução Infravesical e Processo Patológico Adquirido do Trato Urinário Inferior

A obstrução infravesical que resulta no esvaziamento incompleto e na retenção de fragmentos de cálculos é o fator predisponente mais comum para a formação de cálculos vesicais em bexigas não neurogênicas e está presente em 45% a 79% de todos os pacientes diagnosticados com cálculos vesicais (Smith e O'Flynn,1975; Douenias et al., 1991; Takasaki et al., 1995). Nos homens, essa obstrução está geralmente relacionada à hiperplasia benigna da próstata, enquanto nas mulheres a dobra uretral resultante de uma cistocele ou prolapso de órgão pélvico é, quase sempre, a responsável (Smith e O'Flynn, 1975; Douenias et al., 1991; Sarica et al., 1994; Nieder et al., 1998; Schwartz e Stoller, 2000; Papatsoris et al., 2006). Estenose uretral, contratura do colo vesical e divertículos da bexiga também são causas secundárias que podem interromper os padrões normais de esvaziamento (Smith e O'Flynn, 1975; Douenias et al., 1991).

A composição dos cálculos resultantes da obstrução anatômica varia com a geografia e a etnia. Na Europa predominam estruvita, fosfato de cálcio e ácido úrico, enquanto no Japão cálculos de ácido úrico são incomuns e os de cálcio estão aumentando em incidência, representando hoje 72% de todos os cálculos encontrados numa série recente. Oxalato de cálcio compreende a maioria dos cálculos vesicais encontrados nos Estados Unidos, embora os de ácido úrico predominem entre a população de judeus americanos (Smith e O'Flynn, 1975; Douenias et al., 1991; Hesse e Siener, 1997; Papatsoris et al., 2006; Yasui et al., 2008). Usualmente, os cálculos são solitários, embora cálculos múltiplos possam existir em 25% a 30% dos pacientes (Sarica et al., 1994).

Corpo Estranho Intravesical

A presença de material estranho na bexiga fornece o berço ideal para a formação de cálculos, sendo responsável pela maioria dos cálculos de bexiga diagnosticados em mulheres (Smith e O'Flynn, 1975; Schwartz e Stoller, 2000; Papatsoris et al., 2006. Frequentemente, um corpo estranho na bexiga incrustará inicialmente com oxalato de cálcio como resultado da estase normal que ocorre com o armazenamento de urina. Caso uma infecção se desenvolva, a rápida coalescência do cálculo poderá ocorrer à medida que ocorra depósito de estruvita no cálculo em formação (Dalton et al., 1975; Khan e Wilkinson, 1990; Vanwaeyenberg et al., 1995; Schwartz e Stoller, 2000).

A maioria dos corpos estranhos vesicais resulta de intervenções iatrogênicas, embora a automutilação desempenhe papel importante na minoria dos pacientes (Dalton et al., 1975; Douenias et al., 1991; Schwartz e Stoller, 2000); as complicações resultantes de intervenções uroginecológicas predominam. A violação inadvertida da bexiga com material de sutura durante procedimentos de suspensão ou *slings* é uma fonte comum de corpo estranho intravesical. Esse erro não é detectado frequentemente no intraoperatório, destacando a importância da inspeção citoscópica completa antes da conclusão do procedimento (Zderic et al., 1988). Junto com o aumento da popularidade da cirurgia de incontinência envolvendo telas sintéticas, como os procedimentos de fita vaginal sem tensão, também se notou aumento na formação de cálculos em porções da tela que erodiram para a bexiga (Chamary, 1995; Koelbl et al., 2001; Irer et al., 2005; Mustafá e Wadie, 2007). Além disso, foi relatada a erosão de fio de sutura utilizado para cerclagem (Ehrenpreis et al., 1986). Também foi relatada a incrustação de dispositivos intrauterinos migrados, pessários e diafragmas vaginais (Staskin et al., 1985; Kahn e Wilkinson, 1990; Mahazan, 1995; Chow et al., 1997; Maskey et al., 2012). Além disso, a empalação anorretal não reconhecida, embora uma ocorrência incomum, foi informada como sendo fonte de nicho de corpo estranho para a formação de cálculos de bexiga (Guha et al., 2012).

Em homens submetidos à prostatectomia radical retropúbica, já foi relatada a formação de cálculos em suturas de seda erodidas utilizadas para ligar o complexo da veia dorsal (Scheider et al.,1990; Miller et al., 1992). Os cálculos também podem se formar em clipes cirúrgicos não degradáveis colocados próximo à anastomose uretrovesical que migraram para a bexiga; esses cálculos foram relatados tanto como clipes metálicos quanto plásticos, embora a incidência real dessa complicação permaneça obscura (Banks et al., 2008; Kadekawa et al., 2009; Mora et al., 2010; Yi et al., 2010). Além disso, o tecido necrótico resultante da ablação química da próstata para hiperplasia prostática benigna tem sido citado como nicho para a formação de cálculos (Ikari et al., 2005), assim como a presença de *stents* intraprostáticos (Chiu et al., 1991; Squires e Gillatt, 1995). A migração de sementes após braquiterapia da próstata é comum e pode estar associada à formação de cálculos vesicais (Sugawara et al., 2009; Miyazawa et al., 2012; Leapman et al., 2014). A erosão de uma prótese peniana inflável e esfíncteres urinários artificiais resultando em incrustação de cálculos também já foi relatada (Dupont e Hochman, 1988; Barroso et al., 2000; Bartoletti et al., 2000).

O desenvolvimento de cálculos de bexiga é uma complicação rara da drenagem duradoura do trato urinário. A incrustação de cateteres ureterais de curta duração é um achado comum, embora a formação significativa de cálculos intravesicais possa ocorrer em situações nas quais o cateter é mantido no local por um período estendido (Giannakopoulos et al., 2001; Damiano et al., 2002; Hao et al., 2008; Vanderbrink et al., 2008; Waters et al., 2008). A drenagem duradoura da bexiga também pode resultar em litíase vesical, com **incidência relatada de 0,07% a 2,2% em pacientes com uso crônico de sondas de demora** (Kohler-Ockmore e Fenelay, 1996). Em situações nas quais balões das sondas de Foley explodem na bexiga, os fragmentos retidos levam, com frequência, à formação subsequente de cálculos (Chute, 1962; Smith e O'Flynn, 1975). Até os pacientes que realizam cateterismo intermitente limpo podem não estar imunes, pois a introdução acidental de pelos no interior da bexiga com a passagem do cateter pode proporcionar um nicho para a formação de cálculos (Derry e Nuseibeh, 1997).

Em raras ocasiões, os cálculos intravesicais também podem surgir como resultado da migração e da erosão de corpos estranhos não relacionados à manipulação geniturinária. Esses incluem cimento ortopédico, clipes cirúrgicos, derivações ventriculoperitoneais e cálculos abandonados da vesícula biliar resultantes de derramamento durante a colecistectomia (Radford e Thomson, 1989; Chia e Ross, 1995; Maier e Treu, 1996; Eichel et al., 2002).

Bexiga Neurogênica e Lesão da Medula Espinal

A bexiga neurogênica que resulta de lesão da medula espinal ou de mielomeningocele coloca tais pacientes em risco aumentado de formação de cálculos vesicais. **Para adultos com lesão da medula espinal, o risco para a formação de cálculos de bexiga tem seu pico 3 meses após a lesão inicial, e dentro de 10 anos 15% a 30% dos pacientes terão formado pelo menos um cálculo** (Chen et al., 2001). Infelizmente, após a formação de um cálculo, **o risco para a formação subsequente de cálculos quadruplica** (Ord et al., 2003). O nível e a severidade da lesão da medula espinal parecem estar intimamente relacionados ao risco de formação de cálculo vesical, especialmente após o primeiro ano (Chen et al., 2001; Sugimura et al., 2008). Isso é possivelmente causado pela inabilidade de pacientes tetraplégicos com lesões completas de medula em executarem o autocateterismo intermitente, confiando, em vez disso, em cuidadores ou numa sonda de demora para manejo da bexiga (Sugimura et al., 2008).

De fato, a forma de manejo da bexiga em caso de lesão da medula espinal parece ter impacto significativo no risco de formação de cálculos. Um grande estudo envolvendo mais de 450 pacientes observou que o uso de **cateterismo intermitente limpo foi associado à redução significativa no risco de formação de cálculos vesicais, com risco anual de 0,2%, comparado com 4% nos pacientes tratados com sonda vesical de demora** (Ord et al., 2003). Essa descoberta foi corroborada por outros relatos (Mitsui et al., 2000; Chen et al., 2001). Além disso, o uso de cateterismo intermitente limpo está associado a uma redução de 40 vezes no risco de internações hospitalares resultantes de cálculos vesicais (Ord et al., 2003). Sendo assim, esse tipo de cateterismo é a forma recomendada de manejo vesical para todos os pacientes nos quais isso seja viável (Feifer e Corcos, 2008). Entretanto, para pacientes que precisem utilizar sondas vesicais de demora crônicas, a cistotomia suprapúbica não oferece benefícios, se comparada com a sondagem uretral em termos de desenvolvimento de cálculos vesicais, embora os pacientes sempre informem maior satisfação com a cistostomia (Ord et al., 2003; Sugimura et al., 2008).

A incidência de cálculos vesicais em crianças com bexiga neurogênica é muito mais baixa que nos adultos, desenvolvendo-se em apenas 5% a 8% das crianças não ampliadas que realizam o cateterismo intermitente limpo. Entretanto, essa incidência é levemente mais alta em crianças que realizam cateterismo por meio de um conduto de Mitrofanoff que naquelas que o fazem pela uretra (Barroso et al., 2000).

Cálculos Vesicais em Pacientes Transplantados

Cálculos vesicais são complicações incomuns de transplantes de órgãos sólidos, ocorrendo principalmente em aloenxertos pancreáticos drenados através da bexiga. Em todos os casos relatados, material de sutura não absorvível ou clipes cirúrgicos foram considerados como nichos para a formação de cálculos (Hakim et al., 1997; Del PIzzo et al., 1998; Hahnfeld et al., 1998; Rhee et al., 1999; Schwartz e Stoller, 2000). A formação de cálculos pode ser potencializada por pH sérico baixo por causa da perda de bicarbonato, assim como por estase urinária e esvaziamento incompleto da bexiga resultante de uropatia diabética. O meio ideal para a formação de cálculos pode surgir quando combinado com a aumentada coincidência de bacteriúria causada pela colonização de segmentos duodenais incluídos e os efeitos da imunossupressão(Rhee et al., 1999). A incidência relatada de cálculos vesicais em receptores de aloenxertos pancreáticos varia de 0,5% a 10% (Hakim et al., 1997; Del Pizzo et al., 1998; Hahnfeld et al., 1998).

Os cálculos vesicais também podem ocorrer após um transplante renal sem transplante pancreático simultâneo, com incidências variando de 0% a 5% na literatura. Na maioria dos casos, material de sutura serve de nicho para a formação de cálculos; entretanto, embora dois estudos tenham identificado o desenvolvimento de material calculoso em suturas absorvíveis de poliglactina, outras grandes séries mostraram que a formação de cálculos só ocorreu em casos nos quais material de sutura não absorvível tinha sido utilizado para anastomose ureterovesical (Leunissen et al., 1987; Klein e Goldman, 1997; Rhee et al., 1999; Lipke et al., 2004).

PONTOS-CHAVE: CÁLCULOS VESICAIS SECUNDÁRIOS

- Os cálculos vesicais secundários estão geralmente associados à obstrução infravesical.
- Os pacientes com lesão da medula espinal estão em risco aumentado de formação de cálculos vesicais.
- O cateterismo intermitente reduz o risco de formação de cálculos vesicais, em comparação com a sonda vesical de demora.

Ampliações Vesicais e Derivações Urinárias

Os cálculos vesicais e dos reservatórios são complicações conhecidas da ampliação vesical e das derivações urinárias. Eles surgem de uma interação complexa de fatores funcionais, anatômicos, metabólicos e infecciosos.

Ampliação Vesical

A incidência relatada de cálculos vesicais após ampliação vesical varia de 10% até 52,5% (Edin-Liljegren et al., 1996; Kaefer et al., 1998; Kronner et al., 1998; Bertschy et al., 2000; Mathoera et al., 2000; Madersbacher et al., 2003). Diferentemente da litíase urinária adulta tradicional, as mulheres são mais frequentemente afetadas que os homens, provavelmente por causa da alta incidência de anormalidade cloacal que requer procedimentos adicionais além da ampliação (Mathoera et al., 2000). **O tempo médio para a formação do primeiro cálculo varia de 24,5 a 68 meses, e após a primeira incidência, o risco de recorrência varia de 19% a 44%** (Blyth et al., 1992; Palmer et al., 1993; Kronner et al., 1998; Mathoera et al., 2000; Woodhouse e Lennon, 2001; DeFoor et al., 2004; Hensle et al., 2004).

Uma vez que a bacteriúria e a infecção do trato urinário são comuns após a ampliação vesical, não é de se surpreender que a maioria dos cálculos associados contenha um componente de estruvita significativo (Blyth et al., 1992; Palmer et al., 1993; Kaefer et al., 1998; Hensle et al., 2004; Robertson e Woodhouse, 2006). É interessante observar que, entretanto, a estruvita não é o componente predominante na maioria dos cálculos associados a infecções descobertos em bexigas ampliadas; pelo contrário, um estudo mostrou predominância de fosfato de cálcio nesses cálculos, o que provavelmente se deva a necessidade de um pH mais baixo para a precipitação de fosfato de cálcio, em comparação com a estruvita. Além disso, até 14% dos pacientes apresentaram cálculos não infecciosos consistindo em fosfato de cálcio e oxalato de cálcio sem componente de estruvita (Allison et al., 1985; Robertson e Woodhouse, 2006). Cálculos de ácido úrico são raros em bexigas ampliadas (Blyth et al., 1992; Palmer et al., 1993; Hensle et al., 2004; Robertson e Woodhouse, 2006). O tratamento de infecções recorrentes do trato urinário com antibióticos poderá ter o efeito deletério da erradicação de *Oxalobacter formigenes* no intestino, levando ao aumento na absorção intestinal de oxalato e à hiperoxalúria (Robertson e Woodhouse, 2006).

Entretanto, a infecção é apenas um aspecto do meio que pode levar à formação de cálculos em pacientes com ampliação vesical. Como em bexigas não ampliadas, a estase urinária e o esvaziamento vesical incompleto servem para potencializar a formação de cálculos. Os fatores que podem contribuir para a estase incluem a reconstrução do colo vesical, implante de esfíncter urinário artificial e procedimentos de suspensão uretral com *slings*, todos eles desenhados para fornecer hipercontinência (Kronner et al., 1998). Além disso, o cateterismo por meio de acesso não anatômico, como pelo conduto de Mitrofanoff, está associado a um maior risco de formação de cálculos (Kaefer et al., 1998; Kronner et al., 1998; Barroso et al., 2000). Desidratação, hipocitratúria, hipercalciúria, assim como pH urinário elevado em ampliações intestinais também podem contribuir para a formação de cálculos (Woodhouse e Robertson, 2004).

O papel do muco intestinal na formação de cálculos permanece controverso. Os cálculos de bexiga são encontrados quase exclusivamente em pacientes submetidos à ampliação vesical com íleo ou cólon e raramente encontrados após a ampliação utilizando estômago ou ureter ou após autoampliação (Kaefer et al., 1998; Kronner et al., 1998; Bertschy et al., 2000; Mathoera et al., 2000; DeFoor et al., 2004; Woodhouse e Robertson, 2004). Embora alguns estudiosos citem a produção de muco entérico como um fator predisponente à formação de cálculos vesicais, tanto como nicho para a formação calculosa quanto como promotora da formação de biofilme bacteriano (Bruce et al., 1984; Blyth et al., 1992; Khoury et al., 1997), outros têm desafiado essa noção. Três estudos avaliaram o papel da irrigação regular da bexiga para promover a eliminação do muco; dois desses estudos relataram redução significativa na incidência de cálculos de bexiga, sugerindo que **a produção de muco tem pouco efeito sobre a formação de cálculos** (Brough et al., 1998; Mathoera et al., 2000). Um outro estudo, porém, mostrou que a incidência de infecção recorrente do trato urinário poderia ser reduzida por um regime de irrigação regular, com uma redução da incidência de cálculos de bexiga para menos de 10% em crianças ampliadas (van den Heijkant et al., 2011). Além disso, foi sugerido que o pH urinário baixo associado a segmentos gástricos inibe o crescimento bacteriano e a precipitação de estruvita, explicando assim sua propensão reduzida à formação de cálculos (Kaefer et al., 1998; Kronner et al., 1998). De fato, alguns dos poucos relatos de formação de cálculos vesicais após gastrocistoplastia foram resultantes da administração de bloqueio histamínico para os pacientes, o qual aumenta o pH urinário (Kaefer et al., 1998).

Apesar das vantagens aparentes da gastrocistoplastia em relação à formação de cálculos vesicais, o uso do estômago inclui comorbidade significativa, como alcalose hipoclorêmica hipocalêmica e a síndrome da hematúria-disúria, e essa comorbidade faz que não se recomende o uso rotineiro desse procedimento (Rink et al., 1995; Kronner et al., 1998).

Derivação Urinária

Similarmente à ampliação vesical, a derivação urinária que utiliza segmentos intestinais está associada à formação de cálculos nos condutos e nos reservatórios, com incidências altamente dependentes no tipo de derivação criada. Cálculos em derivações incontinentes, como nos condutos ileais e colônicos, são relativamente incomuns. Apesar de relatos iniciais de um alto índice de formação de cálculos em condutos ileais criados com o uso de grampeadores em várias pequenas séries, a incidência em grandes séries modernas é baixa, variando de 0% a 7,3% (Brenner e Johnson, 1985; Turk et al., 1999). Acredita-se que a estase urinária da estenose do estoma seja o maior fator de risco predisponente nesses casos, e apesar das preocupações iniciais, a incrustação de material de cálculos nas linhas de grampeamento nem sempre é a regra (Dunn et al., 1979; Brenner e Johnson, 1985; Madersbacher et al., 2003; L'Esperance et al., 2004).

Da mesma forma, a incidência de formação de cálculos tanto na neobexiga ortotópica quanto na derivação com reservatório de Indiana é baixa, variando de 2,9% a 12,9% em séries modernas (Terai et al., 1996; Turk et al., 1999; Abol-Enein e Ghoneim, 2001; Deliveliotis et al., 2001; Beiko e Razvi, 2002). Entretanto, **pacientes submetidos a derivação continente com reservatório de Kock quase sempre não evoluem tão bem, com incidências de formação de cálculos no reservatório de até 50%** (Ginsberg et al., 1991; Arai et al., 1993; Terai et al., 1996; Woodhouse e Lennon, 2001). Os maiores fatores contribuidores na formação de cálculos nos reservatórios de Kock incluem o uso de linhas de grampeamento expostas, usadas para criar o mecanismo valvular, assim como o uso de um colar de malha não absorvível. A eliminação do colar e o uso de grampos absorvíveis estão associados à redução significativa na incidência de cálculos do reservatório tão baixos quanto 10% (Ginsberg et al., 1991; Arai et al., 1999; Beiko e Razvi, 2002).

Os cálculos de estruvita e de fosfato de cálcio predominam, indicando um componente infeccioso no desenvolvimento da maioria dos cálculos nas derivações urinárias (Kaefer et al., 1998; Arif et al., 1999; Turk et al., 1999). Além disso, pacientes com derivações continentes apresentam níveis aumentados de cálcio, magnésio e fosfato na urina, assim como níveis baixos de citrato urinário; a acidose metabólica também pode ocorrer. Esses desarranjos metabólicos podem potencializar ainda mais a formação de cálculos (Terai et al., 1995, 1996).

Apresentação e Manejo

O sintoma mais comum de cálculos vesicais é a hematúria macroscópica, que geralmente é terminal (Smith e O'Flynn, 1975; Papatsoris et al., 2006). Intermitência, polaciúria, urgência, disúria, redução na força do jato urinário, incontinência e dor no abdome inferior agravada por movimento ativo também podem estar presentes (Ellis et al., 1969; Smith e O'Flynn, 1975; Douenias et al., 1991; Miller et al., 1992; Sarica et al., 1994; Irer et al., 2005; Papatsoris et al., 2006). Os cálculos maiores tendem a causar menos sintomas, provavelmente por causa do movimento restrito no interior da bexiga (Douenias et al., 1991). Os cálculos de bexiga raramente são assintomáticos à época da descoberta (Smith e O'Flynn, 1975; Rhee et al., 1999).

As opções para tratamento de cálculos vesicais variam. Qualquer intervenção planejada deverá também visar à correção do processo patológico subjacente do trato urinário, quando apropriada, para prevenir a recorrência de cálculos.

Manejo não Operatório

A dissolução química é raramente considerada como uma forma primária de tratamento, pois os tratamentos são prolongados e, quase sempre, não resolvem a patologia funcional ou anatômica subjacente. Quando administrada adequadamente, a renacidina é bem tolerada e pode ser usada para dissolver cálculos de estruvita e de fosfato de cálcio. Esse método envolve a colocação de um cateter urinário para irrigação contínua da bexiga com solução de renacidina. Como alternativa, a solução pode ser administrada por via vesical, três a quatro vezes ao dia e deixada no órgão por 30 a 45 minutos (Mulvaney, 1960; Mulvaney et al., 1960; Woodside e Crawford, 1980). Embora efetiva para pacientes selecionados, o uso de renacidina pode estar associado a complicações catastróficas, incluindo óbito (Gonzales et al., 2012). Muito cuidado deve ser tomado para garantir que o paciente continue livre que quaisquer sinais evidentes de infecção sistêmica e que o cateter não fique obstruído. Além disso, renacidina é contraindicada em pacientes com insuficiência renal (Mulvaney et al., 1960; Wilson et al., 1986; Gonzales et al., 2012). Os cálculos de ácido úrico podem ser dissolvidos com administração oral de citrato de potássio ou administração intravesical de soluções alcalinas (Asper, 1984; Rodman et al., 1984; Blyth et al., 1992; Drach, 1992; Menon e Resnick, 2002; Papatsoris et al., 2006). Irrigações com ácido aceto-hidroxâmico se mostraram efetivas na redução da incidência de incrustação de cateteres em pacientes que precisam de sondas de demora crônicas (Burns e Gauthier, 1984).

Cistolitotomia Aberta e Percutânea

Considerada antigamente como o padrão-ouro para o tratamento de cálculos vesicais, a abordagem aberta se tornou desfavorável à medida que técnicas mais novas e menos invasivas entraram em cena. A cistolitotomia aberta, embora bem-sucedida, está associada à necessidade de sondagem mais prolongada, maior tempo de hospitalização e aspecto cosmético inferior devido a incisão necessária (Bhatia e Biyani, 1994; Demirel et al., 2006). Entretanto, um grupo relatou a realização bem-sucedida de uma cistolitotomia suprapúbica aberta sem drenagem e sem sondagem em crianças após o fechamento meticuloso em duas camadas da cistotomia. Após o procedimento, a maioria dos pacientes recebeu alta hospitalar e muitos não tiveram dificuldade em urinar. Entretanto, em 7% dos pacientes foi necessário o cateterismo, incluindo um paciente que desenvolveu uma fístula e infecção subsequente da ferida operatória (Rattan et al., 2006).

As técnicas percutâneas foram defendidas especialmente em pacientes sem acesso uretral viável, como nos pacientes submetidos à reconstrução ou fechamento anterior do colo vesical. Esse método geralmente envolve a criação e a dilatação de um trato suprapúbico depois que a bexiga é distendida. Na maioria das técnicas informadas usa-se uma bainha de Amplatz, embora a preocupação com a perda acidental do acesso tenha levado alguns profissionais a usarem um trocarte de Hasson (Ikari et al., 1993; Agrawal et al., 1999; Franzoni e Decter, 1999; Wollin et al., 1999; Segarra et al., 2002; Demirel et al., 2006; Aron et al., 2007; Hubscher e Costs, 2011). Uma combinação de energia ultrassônica e pneumática é usada para fragmentar o cálculo; pequenos fragmentos podem ser aspirados enquanto os fragmentos maiores são removidos com pinças específicas. Além disso, um evacuador de Ellik ou dispositivo semelhante pode ser usado para remover fragmentos pequenos (Loeb et al., 2012). A colocação dos cálculos em uma bolsa extratora pode reduzir o risco de dano colateral e isso já demonstrou reduzir os tempos cirúrgicos (Tan et al., 2014). A drenagem com cateter suprapúbico ou transuretral é necessária durante 1 a 5 dias (Ikari et al., 1993; Franzoni e Decter, 1999; Wollin et al., 1999; Demirel et al., 2006; Aron et al., 2007).

A média de tempos cirúrgicos para cistolitotomia percutânea varia de 20 a 86 minutos (Wollin et al., 1999; Demirel et al., 2006; Aron et al., 2007), com **erradicação bem-sucedida de cálculos em 89% a 100% dos pacientes após um único procedimento.** Complicações, incluindo fístula urinária e hematúria persistente, são raras e ocorrem em cerca de 1% dos pacientes (Ikari et al., 1993; Franzoni e Decter, 1999; Wollin et al., 1999; Demirel et al., 2006).

Os proponentes da abordagem percutânea à cistolitolapaxia mencionam a segurança e a rapidez do procedimento, assim como a eliminação de risco potencialmente traumático à uretra devido à passagem repetitiva de instrumental (Ikari et al., 1993; Wollin et al., 1999). Para pacientes que precisam de tratamento cirúrgico para hiperplasia prostática, a ressecção transuretral da próstata poderá ser realizada com segurança após a cistolitotomia percutânea (Aron et al., 2007).

Cistolitolapaxia Transuretral e Litotripsia

A abordagem transuretral para o tratamento de cálculos de bexiga é atraente porque permite o uso de um orifício natural para acesso. Pode-se usar um litotridor, mas isso caiu em desuso por causa da alta incidência de lesão de mucosa e de perfuração da bexiga, assim como da inabilidade de tratar cálculos grandes e de uma alta incidência de recorrência dos cálculos (Barnes et al., 1963; Smith e O'Flynn, 1977; Nseyo et al., 1987; Bhatia e Biyani, 1994; Teichman et al., 1997; Schwartz e Stoller, 2000; Lipke et al., 2004; Singh e Kaur, 2011). Séries modernas relatam o uso do *laser* de hólmio, do litotridor eletro-hidráulico e da tecnologia *lithoclast*, todos bem-sucedidos tanto em adultos quanto em crianças (Bülow e Frohmüller, 1981; Teichman et al., 1997; Sathaye, 2003; Lipke et al., 2004; Okeke et al., 2004; Isen et al., 2008). Entretanto, além da necessidade de várias sondas, **a energia eletro-hidráulica está associada à maior incidência de complicações, incluindo lesão da mucosa e hematúria** (Teichman et al., 1997; Lipke et al., 2004. Uma série mais antiga relatou incidência de 1,6% de perfuração da bexiga com litotripsia eletro-hidráulica, embora isso não tenha sido informado nas séries modernas (Bülow e Frohmüller, 1981).

A litotripsia com hólmio *laser* **tornou-se a modalidade de escolha por sua habilidade de tratar grandes cálculos com um mínimo de danos colaterais.** A maioria dos pacientes submetidos à litotripsia com *laser* ficará livre de cálculos em um só procedimento sem complicações maiores (Teichman et al., 1997; Lipke et al., 2004). Alguns profissionais preferem usar um *laser* com disparo lateral por causa do aumento da estabilidade e da capacidade de manobra da fibra, bem como dos tempos mais curtos de operação (Teichman et al., 1997).

Para prevenir qualquer lesão traumática em potencial à uretra pela passagem repetida de instrumentos, um grupo defende o uso de uma bainha de Amplatz transuretral após dilatação suave da uretra (Okeke et al., 2004). Caso a bainha não seja usada, outros defendem a lubrificação adequada da uretra e uma meatotomia pré-operatória para reduzir a incidência de estenose pós-operatória, embora o sucesso dessa estratégia em longo prazo ainda não tenha sido relatado (Sathaye, 2003). A ressecção transuretral concomitante da próstata pode ser feita, se necessário, e dois cirurgiões poderão executar a cirurgia concomitantemente (Zhao et al., 2013), embora se recomende cautela devido aos índices de complicações associadas tão altos quanto 21% (Nseyo et al., 1987; Aron et al., 2007).

Litotripsia por Ondas de Choque

A litotripsia extracorpórea por ondas de choque tem sido usada com sucesso para o tratamento de cálculos vesicais. O paciente é colocado em posição prona para eliminar a ofuscação pela pelve e espinha sacral na fluoroscopia. Um cateter de Foley é introduzido para permitir o enchimento e a drenagem da bexiga, esse último processo fornecendo a imobilidade do cálculo durante a fragmentação, embora esse método não seja usado por todos os autores (Bhatia e Biyani, 1994). A evacuação cistoscópica dos fragmentos do cálculo é necessária para cálculos maiores (Bosco e Nieh, 1991; Bhatia e Biyani, 1994). Em geral, são necessários entre 1.000 e 4.800 disparos por sessão para produzir a fragmentação adequada e um novo tratamento é necessário em 10% a 25% dos pacientes (Bosco e Nieh, 1991; Bhatia e Biyani, 1994; Millán-Rodríguez et al., 2005). A litotripsia por ondas de choque resulta em sucesso em 93% a 100% dos pacientes (Bosco e Nieh, 1991; Millán-Rodríguez et al., 2005).

Tratamento de Cálculos em Bexigas Ampliadas e em Derivações Urinárias

O tratamento de cálculos em bexigas ampliadas e em derivações urinárias representa um desafio peculiar, pois o vazamento intra-abdominal de urina e a irrigação podem levar à peritonite (Palmer et al., 1993; Kronner et al., 1998; Khai-Linh e Segura, 2006). Entretanto, os princípios de tratamento continuam significativamente inalterados do tratamento de cálculos em bexigas intactas.

Os cálculos de derivações urinárias de condutos são, talvez, os mais simples de tratar, pois a maioria deles será eliminada espontaneamente. Para aqueles que realmente não passam prontamente, um procedimento denominado condutoscopia (abordagem endoscópica do conduto urinário) com litotripsia e extração do cálculo é facilmente executado (Shapiro et al., 1975; Middleton e Hendren, 1976; Brenner e Johnson, 1985; Ginsberg et al., 1991; L'Esperance et al., 2004). Entretanto, se estenose do estoma for diagnosticada no momento da apresentação, a revisão do estoma é recomendada (L'Esperance et al., 2004).

As derivações urinárias ortotópicas e as bexigas ampliadas podem ser tratadas com segurança por abordagem transuretral (Kronner et al., 1998; DeFoor et al., 2004; L'Esperance et al., 2004). Em pacientes submetidos à reconstrução do colo vesical ou a procedimentos anti-incontinência, todo cuidado deve ser tomado para evitar a ruptura do mecanismo de continência (Woodhouse e Robertson, 2004). O uso de instrumentação até 21 Fr com ou sem dilatação nesses casos já foi informado, sem efeitos negativos na continência (Palmer et al., 1993). **O tratamento endoscópico através de um conduto de Mitrofanoff cateterizável não é recomendado**, pois pode ocorrer ruptura do mecanismo de continência (DeFoor et al., 2004; L'Esperance et al., 2004). A visualização de fragmentos de cálculo embutidos em dobras redundantes da bexiga ampliada pode tornar a erradicação completa do cálculo por meio de abordagem transuretral difícil (Woodhouse e Robertson, 2004).

O sucesso com acesso percutâneo em bexigas ampliadas já foi relatado, embora o risco de extravasamento da solução de irrigação possa ocorrer se a bexiga não for aderente à parede abdominal. A lesão acidental do intestino e a perfuração da bexiga podem ocorrer, embora a incidência seja rara (Palmer et al., 1993; Docimo et al., 1998; Kaefer et al., 1998; Woodhouse e Lennon, 2001; Cain et al., 2002; Woodhouse e Robertson, 2004). Em mãos experientes, **a abordagem percutânea pode se mostrar tão eficiente quanto a cistolitotomia aberta** (Docimo et al., 1998). A cistolitotomia aberta é frequentemente a abordagem preferida para grandes massas de cálculos ou múltiplos cálculos (Blyth et al., 1992; Palmer et al., 1993; Kaefer et al., 1998; Kronner et al., 1998; Woodhouse e Lennon, 2001; DeFoor et al., 2004; Woodhouse e Robertson, 2004).

O tratamento de cálculos em reservatórios depende significativamente do tipo de reservatório. **O tratamento endoscópico através do estoma, de cálculos de reservatório de Indiana e Penn, não é recomendado devido a preocupações quanto à lesão do membro a ser cateterizado ou ao rompimento do mecanismo de continência** (Patel e Bellman, 1995; L'Esperance et al., 2004; Lam et al., 2007). Nesses casos, defende-se o acesso percutâneo (Arai et al., 1993; Hollensbe et al., 1993; Patel e Bellman, 1995; Beiko e Razvi, 2002; L'Esperance et al., 2004). Entretanto, o calibre maior e o bico invaginado do reservatório de Kock permitem acesso endoscópico seguro através do estoma (Ginsberg et al., 1991; Cohen e Streem, 1994; Patel e Bellman, 1995; Woodhouse e Lennon, 2001). A litotripsia por ondas de choque extracorpórea foi tentada num número limitado de pacientes com sucesso inicial satisfatório (Boyd et al., 1988; Cohen e Streem, 1994).

Uma nova abordagem ao tratamento percutâneo de cálculos de reservatório consiste na introdução de um cistoscópio flexível através do estoma cateterizável, seguido pela distensão do reservatório. O acesso percutâneo é obtido sob visualização direta e uma bolsa extratora de espécime laparoscópica é passada através do trato percutâneo. Os cálculos são então colocados na bolsa e esta é extruída parcialmente através do trato de acesso. Uma bainha de Amplatz é introduzida no saco e a litotripsia ultrassônica é realizada para reduzir os cálculos, permitindo a extração através do sítio percutâneo (Lam et al., 2007).

> **PONTOS-CHAVE: APRESENTAÇÃO E MANEJO**
> - A hematúria é o sinal mais comum de cálculos vesicais.
> - A cistolitotomia percutânea é muito bem-sucedida na eliminação de cálculos vesicais e pode ser menos traumática que as abordagens transuretrais.

Cálculos Vesicais e Câncer de Bexiga

Os cálculos vesicais podem estar associados à malignidade urotelial, certamente como um subproduto da malignidade em termos de incrustação do tumor de bexiga ou de áreas necróticas de tecido após a ressecção transuretral de um tumor vesical (Smith e O'Flynn, 1975). Além disso, alguns autores sugerem que a presença de cálculos vesicais também pode promover alteração maligna através da irritação crônica da mucosa vesical, semelhante à associação observada anteriormente entre irritação e inflamação da mucosa devido as sondas vesicais de demora de longo prazo e o câncer de células escamosas da bexiga (Groah et al., 2002; Papatsoris et al., 2006; Chung et al., 2013). Entretanto, dos poucos estudos focados para examinar essa relação, em nenhum deles os pesquisadores conseguiram encontrar uma associação causal entre cálculos vesicais e malignidade subsequente (La Vecchia et al., 1991; Jhamb et al., 2007).

CÁLCULOS PROSTÁTICOS

Os cálculos prostáticos são esmagadoramente comuns e em 99% dos homens adultos assintomáticos observou-se algum grau de calcificação prostática na autópsia, seja qual for a idade (Søndergaard et al., 1987). Embora pequenas áreas de microcalcificação sejam geralmente observadas durante a segunda e terceira décadas de vida, um aumento agudo no tamanho e na massa geral dos cálculos ocorre durante a quinta década de vida, uma tendência que parece continuar com o envelhecimento (Klimas et al., 1985; Søndergaard et al., 1987; Bock et al., 1989; Geramoutsos et al., 2004). Os níveis de antígeno prostático específico não são afetados pela presença de cálculos de próstata (Lee et al., 2003).

Patogênese e Dados Anatômicos Associados

Acredita-se que os cálculos de próstata resultem do espessamento de secreções prostáticas no interior dos ductos prostáticos. Em seguida, camadas concêntricas de material de cálculo, geralmente composto de fosfato de cálcio e de carbonato de cálcio, são depositadas nesse núcleo espessado, resultando em crescimento gradual do cálculo (Sutor e Wooley, 1974; Torres et al., 1979; Kamai et al., 1999). Tipicamente, esses cálculos permanecem assintomáticos durante toda a vida do indivíduo; entretanto, já foram relatados casos raros de cálculos excepcionalmente grandes causando obstrução do trato urinário (Kamai et al., 1999; Bedir et al., 2005).

A maioria dos cálculos, de até 93%, é descoberta nas zonas posterior e posterolateral da próstata, ao longo do curso dos grandes ductos prostáticos (Young, 1934; Huggins e Bear, 1944; Fox, 1963; Hassler, 1968; Søndergaard et al., 1987). A segunda área de incidência mais comum parece estar localizada centralmente no aspecto anterior da próstata, encontrada em cerca de 23% dos pacientes (Hassler, 1968; Søndergaard et al., 1987). Embora microcalcificações dispersas sejam notadas na zona central, a presença de cálculos grandes contíguos à uretra é rara, explicando talvez a raridade de sintomatologia urinária obstrutiva associada (Søndergaard et al., 1987; Kamai et al., 1999; Bedir et al., 2005). Nos idosos, os cálculos de próstata são comumente encontrados em próstatas hiperplásicas com áreas de formação de nódulos; entretanto, os estudos anatômicos não demonstram correlação entre essas áreas de nodularidades e as áreas de formação de cálculos (Søndergaard et al., 1987). A calcificação prostática pode ocorrer como uma complicação rara da radioterapia externa para tratamento de câncer de próstata (Jones et al., 1979).

Implicações para Síndrome da Dor Pélvica Crônica, Prostatite e Câncer de Próstata

Dada a alta incidência de dor pélvica crônica na população masculina (McNaughton Collins et al., 1998, 2002; Roberts et al., 1998; Benwat e Moon, 2008), o interesse tem sido concentrado na avaliação do papel potencial dos cálculos prostáticos na história natural das síndromes de dor pélvica crônica. Estima-se que de 25% a 47% dos homens com essa síndrome apresentem áreas significativas de calcificação na próstata (Evans et al., 2007; Shokses et al., 2007), embora a significância desses cálculos continue obscura.

Um estudo de homens entre 21 e 50 anos de idade mostrou que pacientes com pelo menos um sintoma de prostatite têm 3,2 vezes mais probabilidade de apresentar cálculos prostáticos grandes e grosseiros que as coortes assintomáticas da mesma faixa etária, enquanto as áreas difusas de microcalcificação não parecem estar correlacionadas aos sintomas de prostatite. Além disso, os autores observaram que é o tamanho, e não o número de cálculos, que parece se correlacionar com o risco de síndromes de dor pélvica (Geramoutsos et al., 2004).

Outro estudo documentou que a presença de cálculos não se correlaciona com a severidade dos sintomas de prostatite em questionários validados; entretanto, a duração dos sintomas informados está positivamente associada à presença de cálculos prostáticos. Curiosamente, os pacientes com cálculos prostáticos têm menos probabilidade de demonstrar, no exame, sensibilidade dolorosa no assoalho pélvico que aqueles cuja investigação por imagem não tenha demonstrado calcificação prostática significativa. Além disso, os pacientes com cálculos prostáticos estavam mais propensos em exibir culturas positivas localizadas para patógenos como *Escherichia coli*, enterococos, espécies de *Klebsiella* e patógenos Gram-positivos, assim como contagens mais altas de leucócitos em secreções prostáticas (Shokses et al., 2007). Entretanto, outros pesquisadores não relataram associação concreta entre inflamação e infecção prostática e a presença de cálculos (Hassler, 1968; Søndergaard et al., 1987).

Embora alguns relatos tenham proposto uma associação entre inflamação da próstata e risco aumentado de câncer de próstata (Roberts et al., 2004; Sutcliffe e Platz, 2007, 2008), a falta de associação confiável entre cálculos prostáticos e inflamação lança dúvidas sobre o papel desses cálculos na patogênese do câncer de próstata. Na verdade, uma avaliação patológica focada em pacientes com câncer de próstata não demonstrou associação entre áreas de calcificação e a localização de adenocarcinoma (Muezzinoglu e Gurbuz, 2001).

Avaliação e Manejo

Uma vez que a maioria dos cálculos prostáticos é assintomática, alguns pacientes jamais exigirão avaliação específica para doença de cálculos intraprostáticos. Entretanto, exames de imagem realizados para outras indicações podem demonstrar a presença de calcificação prostática. Na radiografia simples, os cálculos prostáticos são observados em até 14% dos pacientes (Fox, 1963). Uma vez que as investigações por imagens de tomografia computadorizada e ressonância magnética não são defendidas para avaliação de pacientes com doença prostática benigna (Scheckowitz e Resnick, 1995), os relatos sobre a incidência de cálculos prostáticos em investigações com estudos de imagem com cortes transversais não têm sido confiavelmente documentados. A ultrassonografia transretal é altamente sensível para a detecção de cálculos prostáticos volumosos, embora não aparente esclarecer áreas de calcificação difusa com acurácia, como evidenciado pelo aumento superior a duas vezes na descoberta de calcificações nos secções patológicas (Søndergaard et al., 1987; Shokses et al., 2007).

Para pacientes raros que sofrem de morbidade significativa por causa de cálculos prostáticos, a remoção do tecido afetado através de prostatolitotomia aberta, ressecção transuretral ou fragmentação com litotripsia com Holmium *laser* deverá ser curativa (Kamai et al., 1999; Bedir et al., 2005; Shah et al., 2007; Goyal et al., 2013).

CÁLCULOS URETRAIS

Os cálculos uretrais estão entre as manifestações menos comuns de litíase do trato urinário inferior, **representando apenas 0,3% de todas as doenças de cálculos urinários** em uma região endêmica (Aegukkatajit, 1999). Esses cálculos são extremamente incomuns nas sociedades industrializadas do Ocidente, mas são mais usualmente encontrados em nações subdesenvolvidas, assim como em regiões endêmicas em toda a Ásia e Oriente Médio (Amin, 1973; Koga et al., 1990; Seltzer et al., 1993; Aegukkatajit, 1999; Menon e Martin, 2002; Verit et al., 2006).

Os cálculos uretrais se apresentam em distribuição bimodal de idade, com incidências de pico no início da infância e na quarta década de vida (Kamal et al., 2004; Verit et al., 2006). Os índices de fluxo urinário máximo elevados podem exercer efeito protetor na segunda e terceira décadas de vida, permitindo aumento na eliminação de cálculos que migram para a uretra, o que pode, em parte, ser responsável pela escassez relativa de doença de cálculos uretrais observada nesse grupo demográfico (Jørgensen e Jensen, 1996; Kamal et al., 2004; Verit et al., 2006).

Patogênese e Composição

Os cálculos uretrais podem resultar da migração da bexiga ou dos tratos superiores ou surgir *de novo*, geralmente em associação com uma anormalidade anatômica, como uma estenose ou divertículo ou da condensação em um corpo estranho. Esses cálculos ocorrem muito raramente em mulheres, devido ao comprimento comparativamente mais curto da uretra (Menon et al., 1998; Menon e Martin, 2002; Kamal et al., 2004; Verit et al., 2006; Rivilla et al., 2008).

Cálculos Migratórios

Os cálculos migratórios respondem por uma grande proporção de cálculos uretrais em crianças e adultos que vivem em nações subdesenvolvidas, nas quais predominam as dietas à base de cereais (Menon e Martin, 2002; Verit et al., 2006). Um processo doentio do trato urinário inferior, como a hiperplasia prostática benigna, a estenose uretral ou a estenose do meato, está quase sempre presente e pode servir como fator predisponente que inibe a habilidade de eliminar cálculos migratórios (Hegele et al., 2002; Kamal et al., 2004; Verit et al., 2006). Os pacientes também podem ter história de instrumentação ou automutilação, o que pode contribuir para anomalias uretrais como as estenoses (Subbarao et al., 1998).

Embora se tenha acreditado durante muito tempo que a bexiga fosse a fonte primária de cálculos uretrais migratórios (Shanmugam et al., 2000), a evidência recente está desafiando essa suposição. O oxalato de cálcio é o componente predominante em 86% a 100% dos cálculos uretrais migratórios modernos, um componente associado principalmente a cálculos do trato superior e raramente encontrado em cálculos nativos da bexiga, onde predominam os componentes de estruvita e de ácido úrico (Douenias et al., 1991; Menon et al., 1998; Kamal et al., 2004; Verit et al., 2006). Além disso, um estudo demonstrou que apenas 2% dos pacientes com cálculos uretrais migratórios apresentavam cálculos vesicais associados, enquanto 18% apresentaram doença litiásica concomitante do trato superior (Kamal et al., 2004). Além disso, em áreas endêmicas nas quais as dietas à base de cereais foram substituídas por alimentos mais ricos em proteína observou-se queda abrupta na incidência de cálculos vesicais e pequena redução nos casos de cálculos uretrais (Aegukkatajit, 1999; Verit et al., 2006) ou de doença litiásica do trato urinário superior (Kamal et al., 2004).

Cálculos Uretrais Primários

Os cálculos que surgem *de novo* na uretra ocorrem primariamente por meio da condensação de material calculoso em corpos estranhos na uretra ou da estase da urina nos divertículos uretrais. Os cálculos de estruvita predominam, embora os de fosfato de cálcio e de ácido úrico também tenham sido relatados (Singh e Neogi, 2006). A infecção concomitante do trato urinário com *E. coli*, *Proteus* ou enterococos é diagnosticada com frequência na apresentação (Subbarao et al., 1998; Gokce et al., 2004; Gallo et al., 2007; Rivilla et al., 2008; Susco et al., 2008).

Ao incorporar enxertos pilosos, a uretroplastia e o reparo de hipospadias pode levar à formação de cálculos uretrais. Apesar das tentativas para a depilação completa do enxerto, folículos pilosos podem persistir, levando à formação sintomática de bolas de cabelo em 3% a 8% dos pacientes submetidos ao procedimento (Rogers et al., 1992; Singh e Hemal, 2001). A incrustação de cálculo na bola pilosa pode ocorrer levando a cálculos uretrais sintomáticos que permanecem aderentes ao enxerto (Singh e Hemal, 2001; Walker e Hamilton, 2001; Rodriguez-Villalba et al., 2003; Hayashi et al., 2007). Além disso, o material de sutura exposto da reconstrução uretral pode servir de nicho para a formação de cálculos (Frydenberg e Love, 1988).

Para pacientes portadores de doenças da próstata, incluindo hiperplasia prostática benigna e câncer de próstata, alternativas minimamente invasivas à prostactetomia simples e radical estão se tornando mais comuns. Entretanto, apesar do sucesso dessas técnicas, resultados não previstos delas podem levar à litíase uretral. Para pacientes submetidos à ressecção transuretral ou ablação da próstata para doença benigna, os tecidos residuais desvitalizados e necróticos, juntamente com a inflamação associada, podem servir de nicho para a formação de cálculos na uretra prostática (Gawande, 1986; Aus et al., 1997); a composição do cálculo nesses casos raros consiste, quase sempre, em bruxita, assim como apatita e oxalato de cálcio (Magura et al., 1980; Gawande, 1986). Além disso, secreções proteináceas de tecido residual também podem servir de nicho para o acúmulo de cálculos; nessas circunstâncias, apatita e fosfato de cálcio podem compor uma proporção maior do material do cálculo (Sutor e Wooley, 1974; Gawande, 1986).

Os cálculos uretrais são também uma complicação rara em longo prazo para pacientes submetidos à braquiterapia e crioablação da próstata para o tratamento do carcinoma. Sementes radioativas deixadas *in situ* após administração da braquiterapia podem ser propensas a migração. As sementes que migram para a uretra podem servir de nicho para a calcificação. Frequentemente esses pacientes se apresentam com uma queixa primária de hematúria macroscópica intermitente, em vez dos sintomas obstrutivos mais usualmente encontrados em outras formas de litíase uretral (Steinmetz e Barrett, 2006). Cálculos da uretra também são mencionados como complicações raras de crioterapia da próstata para carcinoma, novamente com tecido residual necrótico servindo de nicho para a formação de cálculos. Tratamento prévio com radioterapia externa e aquecimento uretral inadequado parece contribuir para o aumento no risco de litíase uretral pós-operatória (Aus et al., 1997).

Por fim, a litíase uretral pode surgir como uma segunda complicação da automutilação. Por exemplo, um relato descreve incrustação de dois pinos de segurança que tinham sido inseridos por um paciente deficiente mental. O cálculo foi descoberto após um curso indolente com sintomatologia apenas leve do trato urinário inferior (Gokce et al., 2004).

Cálculos nos Divertículos Uretrais

Os cálculos descobertos associados a um divertículo uretral podem ou representar um cálculo primário resultando de estase da urina ou uma coleção de material de cálculos migratórios (Dorairajan, 1963; Subbarao et al., 1998; Shanmugam et al., 2000; Walker e Hamilton, 2001). Os cálculos se formarão em 1% a 10% de todos os divertículos uretrais (Beatrice e Strebel, 2008); e com apenas uma exceção documentada na literatura, **um divertículo uretral está presente em quase todos os casos informados de cálculos uretrais em mulheres** (Martínez-Maestre et al., 2000; Gallo et al., 2007; Beatrice e Strebel, 2008; Rivilla et al., 2008; Susco et al., 2008). Os divertículos podem surgir de malformação congênita ou de lesão traumática ou iatrogênica à uretra, incluindo lesões por esmagamento, parto vaginal, abscesso da glândula periuretral, fratura pélvica, cirurgias endoscópica e aberta malsucedidas e cateterização uretral prolongada (Mohan et al., 1980; Parker et al., 2007; Beatrice e Strebel, 2008; Lin et al., 2008). Entretanto, não existe lesão uretral anterior em 50% a 90% dos casos informados em divertículos uretrais masculinos (Marya et al., 1977; Bazeed et al., 1981). A composição desses cálculos ainda não foi informada confiavelmente na literatura, embora cálculos diverticulares estejam frequentemente associados à infecção do trato urinário (Subbarao et al., 1998; Gallo et al., 2007; Susco et al., 2008).

Apresentação e Avaliação

A apresentação de cálculo uretral depende substancialmente da patogênese e da localização do cálculo na uretra. **Pacientes com cálculos migratórios frequentemente se apresentam com sintomas agudos do trato urinário inferior devido à impactação súbita do cálculo, incluindo estrangúria, retenção urinária, hematúria macroscópica e disúria, enquanto aqueles com cálculos uretrais *de novo* e aqueles localizados em divertículos geralmente se apresentam com sintomas mais insidiosos.** A infecção do trato urinário é quase sempre diagnosticada na apresentação (Hassan e Mahammed, 1993; Shanmugam et al., 2000; Kamal et al., 2004). Nas mulheres, os cálculos uretrais podem ser associados à dor pélvica crônica (Thomas e Crew, 2012).

Em uma grande série contemporânea, a retenção urinária aguda foi a queixa de apresentação em 78% de todos os pacientes com cálculos uretrais, enquanto 22% adicionais informaram redução do jato urinário com gotejamento miccional (Kamal et al., 2004). Relatos mais antigos variam muito, porém, em termos de apresentação, as taxas de retenção urinária variam de 0% a até 89% (Amin, 1973; Selli et al., 1984; Sharfi, 1991).

Tipicamente, os cálculos uretrais migratórios são solitários, embora cálculos múltiplos tenham sido relatados como uma "rua de cálculos" (*steinstrasse*) uretrais após litotripsia por ondas de choque e também em uma criança com estenose uretral proximal resultante de automutilação (Biyani et al., 1993; Subbarao et al., 1998; Atikeler et al., 2005; Verit et al., 2006). Um total de 32% a 88% desses cálculos se localiza na uretra posterior, enquanto 8% a 58% estão localizados na uretra bulbar e peniana e 4% a 11% são encontrados na fossa navicular (Shanmugam et al., 2000; Kamal et al., 2004).

Os cálculos no interior dos divertículos uretrais podem ser únicos ou múltiplos. Sua história natural é quase sempre insidiosa, com sintomas obstrutivos mínimos. Frequentemente, a norma geral é um curso prolongado e crescente de dor abdominal e pélvica e desconforto perineal, assim como hematúria, disúria e dispareunia (Subbarao et al., 1998; Koh et al., 1999; Martínez-Maestre et al., 2000; Gallo et al., 2007; Beatrice e Strebel, 2008; Susco et al., 2008). Em mulheres, polaciúria e incontinência urinária de esforço também foram relatadas (Susco et al., 2008).

Os pacientes em geral não buscam tratamento imediatamente, com retardos variando de vários meses até quase 10 anos (Koh et al., 2008; Susco et al., 2008). Em casos de retardos prolongados no diagnóstico, fístulas uretrocutâneas ou uretrorretais podem se desenvolver e servir como a queixa de apresentação, especialmente em pacientes que não conseguem relatar desconforto do trato urinário inferior, como crianças e pacientes com lesões da medula espinal (Kaplan et al., 2006; Shamsa et al., 2008).

Na maioria dos casos de cálculos uretrais penianos e femininos, o cálculo é prontamente palpável ao exame físico, quase sempre reconhecido como uma massa dura ao longo do curso esperado da uretra masculina ou como massa firme na parede vaginal anterior (Subbarao et al., 1998; Martínez-Maestre et al., 2000; Gokce et al., 2004; Kaplan et al., 2006; Gallo et al., 2007; Beatrice e Strebel, 2008; Susco et al., 2008). Os cálculos prostáticos são menos comumente palpáveis e, frequentemente, precisam de visualização citoscópica ou por imagens para se confirmar o diagnóstico (Gawande, 1986, Aus et al., 1997; Steinmetz e Barrett, 2006).

Apesar de relatos prévios indicarem que 60% dos cálculos uretrais eram radiotransparentes, atualmente **98% a 100% dos cálculos uretrais são radiopacos** e podem ser visualizados em radiografias simples (Kamal et al., 2004; Verit et al., 2006). Além disso, os cálculos prostáticos são facilmente visualizados na ultrassonografia transretal, como demonstrado por sombreamento significativo ao redor de uma área de densidade de sinal aumentada (Aus et al., 1997). Entretanto, dado o potencial para anormalidade anatômica associada, muitos autores hoje defendem o uso da uretrografia ou investigação por imagem com cortes transversais para auxiliar no diagnóstico (Koh et al., 1999; Singh e Hemal, 2001; Hayashi et al., 2007; Rivilla et al., 2008; Susco et al., 2008).

Tratamento

O tratamento de cálculos uretrais é amplamente determinado por sua localização na uretra, assim como pela presença de um processo patológico anatômico associado, como um divertículo. Cálculos localizados na uretra posterior podem ser empurrados de volta para a bexiga para fragmentação subsequente com litotripsia eletro-hidráulica ou com *laser*, num procedimento que inclui taxa de sucesso de 66% a 86% (Aus et al., 1997; Kamal et al., 2004; Verit et al., 2006). Se a fragmentação subsequente na bexiga não for bem-sucedida, a cistolitotomia aberta poderá ser necessária (Kamal et al., 2004). A litotripsia por ondas de choque após deslocamento dos cálculos para a bexiga foi relatada, embora com taxas de sucesso de apenas 60% (El-Sharif e Prasad, 1995).

Para cálculos na uretra anterior, a relocação retrógrada para a bexiga raramente é viável e, portanto, não deverá ser tentada. Entretanto, a extração da pedra por "ordenha" poderá ter sucesso, desde que o cálculo seja liso; o risco de lesão uretral relacionado a esse método de extração é desconhecido e, por isso, todo cuidado deverá ser tomado (Rodríguez Martinez et al., 2000; Kamal et al., 2004; Maheshwari e Shah, 2005). Além disso, a ordenha do cálculo não é recomendada se este for grande ou irregular, ou se tiver superfície espiculada (Kamal et al., 2004). Alguns autores observaram sucesso com a expulsão espontânea de pequenos cálculos distais após a administração intrauretral de geleia de lidocaína (El-Sharif e El-Hafi, 1991; Kamal et al., 2004). O sucesso com a extração cistoscópica simples também foi relatado (Atikeler et al., 2005).

Para cálculos não passíveis de manipulação simples, a uretrotomia com extração de cálculos tem sido a regra e ainda é defendida quando for necessário uretroplastia ou um reparo concomitante de fístula uretrocutânea (Singh e Hemal, 2001; Gokce et al., 2004). Relatos sugerem, entretanto, **que a litotripsia *in situ* de cálculos uretrais pode ser viável, com índices de sucesso reportados de até 80%** (Kamal et al., 2004). A fragmentação eletro-hidráulica ou com tecnologia Swiss lithoclast® já foi relatada, embora existam preocupações sobre o potencial para danos colaterais ao tecido uretral circunjacente (El-Sharif e El-Hafi, 1991; Koh et al., 1999; Kamal et al., 2004; Verit et al., 2006; Hayashi et al., 2007). A litotripsia com holmium *laser* tem sido, portanto, defendida, mencionando excelente eficácia com trauma mínimo para o tecido uretral circunjacente (Walker e Hamilton, 2001; Maheshwari e Shah, 2005).

Cálculos no interior dos divertículos podem ser tratados com incisão do divertículo e extração do cálculo, embora o sucesso com a litotripsia *in situ* tenha sido informado em uma paciente (Subbarao et al., 1998; Singh e Neogi, 2006; Susco et al., 2008). A diverticulectomia e o reparo uretral podem ser realizados concomitantemente ou de maneira estagiada (Subbarao et al., 1998; Martínez-Maestre et al., 2000; Karanth et al., 2003; Singh e Neogi, 2006).

CÁLCULOS PREPUCIAIS

Os cálculos prepuciais são manifestações relativamente incomuns de doença litiásica do trato inferior, com somente um punhado de casos relatado na literatura durante os dois últimos séculos. Cálculos prepuciais podem ocorrer em qualquer idade, mas são muito mais comuns entre adultos e idosos (Sharma e Bapna, 1977).

Todos os casos de cálculos de prepúcio são virtualmente associados à fimose severa em homens não circuncisados. Os fatores de risco adicionais incluem má higiene e baixo estado socioeconômico (Ellis et al., 1986).

Sugere-se que os cálculos prepuciais resultem de um de três mecanismos possíveis: **esmegma espessado, estase com precipitação de sais urinários, ou uma combinação dos dois**, tipicamente com um nicho de esmegma atuando como núcleo de condensação para a precipitação dos sais urinários (Winsbury-White, 1954; Ellis et al., 1986; Mohapatra e Kumar, 1989). Além disso, o esmegma por si só pode atuar como irritante local direto levando à inflamação e à escarificação do prepúcio, o que pode causar mais obstrução e estase urinária (Parkash et al., 1973; Mohapatra e Kumar, 1989) e, em alguns casos, poderá criar uma fimose tão severa que o prepúcio pode servir como um reservatório urinário expansivo que coleta grandes volumes de urina expelida (Williamson, 1932). Outras vias menos comuns de patogênese incluem a presença de corpo estranho, como material de sutura (Ellis et al., 1986), assim como aprisionamento de cálculos vesicais eliminados em pacientes com fimose severa (Williamson, 1932; Nagata et al., 1999).

Em quase todos os casos de cálculos de prepúcio informados, **a dificuldade progressiva para urinar é a queixa mais comum de apresentação.** Outros sintomas podem incluir disúria, hematúria macroscópica, secreção com mau-cheiro, balonamento do prepúcio na micção e cálculos palpáveis no saco prepucial (Williamson, 1932; Shahi e Ram, 1962; Sharma e Bapna, 1977; Ellis et al., 1986; Mohapatra e Kumar, 1989; Nagata et al., 1999). Em casos raros, a apresentação pode ser retardada até o desenvolvimento de retenção urinária (Shahi e Ram, 1962).

A avaliação inclui história cuidadosa registrando a duração e a natureza dos sintomas, assim como a história de doença litiásica. No exame físico, é comum encontrar fimose estreita, associada a inflamação do prepúcio (Williamson, 1932; Shahi e Ram, 1962; Sharma e Bapna, 1977). Os cálculos são quase sempre palpáveis e podem ter mobilidade livre no saco prepucial (Williamson, 1932). **Um quadro de linfadenopatia inguinal bilateral, caso presente, deverá levantar a suspeita de carcinoma peniano concomitante** (Mohapatra e Kumar, 1989). Avaliação com radiografia simples pode ajudar a confirmar o diagnóstico de cálculos de prepúcio (Mohapatra e Kumar, 1989; Nagata et al., 1999).

O tratamento envolve a remoção dos cálculos, assim como a causa primária de obstrução e estase urinária, geralmente por postectomia ou postotomia (Williamson, 1932; Shahi e Ram, 1962; Sharma e Bapna, 1977; Mohapatra e Kumar, 1989; Nagata et al., 1999). Todos os objetos estranhos, incluindo material de sutura, deverão ser totalmente removidos (Ellis et al., 1986). O tecido de prepúcio excisado deverá ser enviado para avaliação histopatológica, para descartar a presença de carcinoma. Além disso, se uma ulceração subjacente da glande for observada, recomenda-se submeter a biópsia da lesão à avaliação patológica (Sharma e Bapna, 1977; Mohapatra e Kumar, 1989).

A abertura do saco prepucial geralmente mostra múltiplos cálculos lisos e redondos, que são frágeis ao exame (Williamson, 1932; Shahi e Ram, 1962). A composição do cálculo varia em relatos publicados, mas os cálculos são mais frequentemente compostos de fosfato-amônio-magnesiano; entretanto, outros materiais como urato, fosfato de cálcio e oxalato de cálcio também podem ser encontrados (Sharma e Bapna, 1977; Ellis et al., 1986; Mohapatra e Kumar, 1989; Nagata et al., 1999). A cultura pode demonstrar o crescimento de vários patógenos, incluindo enterococos e *E. coli*, este último podendo ser carcinogênico (Hawksworth e Hill, 1971; Ellis et al., 1986; Mohapatra e Kumar, 1989). Tipicamente, todos os sintomas se resolvem completamente após a circuncisão e a remoção do cálculo.

REFERÊNCIAS

Para consultar a lista completa de referências, acesse www.expertconsult.com.

LEITURA SUGERIDA

Papatsoris AG, Varkarkis I, Dellis A, et al. Bladder lithiasis: from open surgery to lithotripsy. Urol Res 2006;34:163-7.

Schwartz BF, Stoller ML. The vesical calculus. Urol Clin North Am 2000;27:333-46.

PARTE X
Neoplasias das Vias Urinárias Superiores

56 Tumores Renais Benignos

Vitaly Margulis, MD, Jose A. Karam, MD, Surena F. Matin, MD e Christopher G. Wood, MD

Cistos Renais

Adenoma Papilar Renal

Adenoma Metanéfrico

Oncocitoma

Angiomiolipoma

Tumores Epiteliais e Mesenquimais Mistos

Nefroma Cístico

Tumores Epiteliais e Estromais Mistos

Leiomioma

Outros Tumores Renais Benignos

Os tumores renais benignos fazem parte de um grande e heterogêneo grupo de lesões que podem ser encontradas no rim. Estas incluem os cistos renais simples e complexos, os adenomas corticais e metanéfricos, o angiomiolipoma, o oncocitoma, o raro nefroma cístico, o tumor epitelial-estromal misto, o leiomioma, entre outros até os mais raros tipos de tumor. Os tratamentos dessas lesões variam amplamente desde a não intervenção de um cisto renal simples à embolização seletiva para angiomiolipomas ou retirada cirúrgica de massas renais sólidas, quando o carcinoma de células renais (CCR) fizer parte do diagnóstico diferencial. Com a crescente utilização das imagens em corte transversal da região abdominal para queixas renais específicas ou não, espera-se que a identificação de tumores benignos e malignos continue a aumentar com os anos (Patard, 2009). Além disso, com a maior utilização e refinamento técnico das biópsias de massa renal, a abordagem de ambas as neoplasias renais, benignas e malignas, ainda está evoluindo de tal forma que as indicações para intervenção e o tipo de intervenção podem mudar significativamente ao longo dos anos (Lane et al., 2008a; Campbell et al., 2009). Atualmente, com o avanço das técnicas de imagem multidimensional como as abordagens minimamente invasivas, as cirurgias poupadoras de néfrons, as intervenções percutâneas ablativas e o conceito de vigilância ativa à disposição do urologista, o tratamento de todas as lesões renais, incluindo aquelas provavelmente benignas, continua a evoluir (Raj et al., 2007; Benway and Bhayani, 2009; Murphy et al., 2009).

Atualmente, entretanto, o urologista parte inicialmente dos estudos de imagem como ultrassonografia, tomografia computadorizada (TC) ou ressonância magnética (RM) para avaliar se uma lesão é benigna ou maligna, antes que as decisões de tratamento sejam tomadas. E a menos que a massa seja radiograficamente sugestiva de lesão benigna, como quando se evidencia a presença de gordura nos angiomiolipomas ou a regularidade da membrana e a ausência de realce do contraste em um cisto simples ou minimamente complexo, a maioria das lesões renais benignas é diagnosticada somente após o tratamento ter sido iniciado. Diversas evidências clínicas têm relacionado um aumento da probabilidade de uma massa renal ter uma causa benigna, incluindo tamanho menor da massa, sexo feminino e idade mais avançada, porém nenhum desses fatores é confiável a ponto de impedir uma intervenção se um diagnóstico específico prévio ao tratamento não puder ser realizado (Kutikov et al., 2006; Snyder et al., 2006; Glassman et al., 2007; Lane et al., 2007; Beisland et al., 2009; Murphy et al., 2009).

Neste capítulo encontram-se as neoplasias renais benignas mais comuns. As discussões nele presentes abordarão etiologia e história, apresentação clínica, estudos de histologia e biologia molecular, características de imagem e opções de tratamento, quando houver indicação.

CISTOS RENAIS

De modo semelhante ao estudo das síndromes hereditárias como a doença de Von Hippel-Lindau, que foi responsável por elucidar a biologia molecular do CCR, a formação cística tem sido elucidada através da análise genética das síndromes renais císticas hereditárias como a doença renal policística autossômica dominante (DRPAD) e a doença renal policística autossômica recessiva (DRPAR). **Por meio desses estudos, os pesquisadores identificaram que a ausência de genes específicos, como o *PKD1* (que codifica a proteína policistina-1) ou o *PKD2* (que codifica a proteína policistina-2), leva à formação de cistos em pacientes com DRPAD. As policistinas-1 e -2 formam um complexo e crítico canal de íons nos rins, e sua ausência resulta na formação de cistos devida à falha em regular o cálcio intracelular** (Pei, 2003; Weimbs, 2007; Ibraghimov-Beskrovnaya e Bukanov, 2008). Recentemente, descobriu-se que defeitos em cílios primários — organelas fixas presentes na superfície das células epiteliais dos túbulos renais — têm implicação nas doenças renais císticas, e mais pesquisas vêm sendo conduzidas para elucidar essa ligação (Lina e Satlinb, 2004). Do mesmo modo, as mutações no gene da DPRH1 (doença policística renal e hepática tipo 1), que codifica a proteína fibrocistina/poliductina (e que normalmente interage com a policistina-2), são a causa da DRPAD (Onuchic et al., 2002). Não está comprovado se essas alterações genéticas são comuns à formação esporádica da doença cística renal "benigna", porém muitas das alterações fenotípicas e genéticas renais notadas em rins de pacientes com síndromes de doenças císticas familiais foram identificadas em doença cística esporádica (Qian et al., 1996; Pei, 2001).

Talvez a melhor descrição da história natural dos cistos renais esporádicos possa ser encontrada no estudo atualizado de Terada et al. (2008). Em 61 pacientes com cistos renais simples com média de 10 anos de acompanhamento, os autores notaram que os cistos aumentaram de tamanho e em número durante esse período. O aumento médio de tamanho foi de 1,9 mm/ano, porém os autores também notaram que a taxa desse aumento diminuiu com a idade. É interessante observar que dois cistos desenvolveram neoplasia renal durante o estudo e não foi vista qualquer diferença clínica entre os cistos que desenvolveram ou não neoplasia. **Fatores de risco como idade, sexo masculino, presença de hipertensão e insuficiência renal estão associados ao desenvolvimento de cistos renais esporádicos (Terada et al., 2004). Os cistos renais permanecem sendo a lesão renal benigna mais comum, representando até 70% das massas renais assintomáticas.** Eles podem ser únicos ou múltiplos e uni ou bilaterais (Terada et al., 2002).

Além da doença renal cística esporádica e das formações císticas que aparecem nas síndromes hereditárias como DRPAR e DRPAD, os cistos também podem aparecer no estágio final da doença renal de pacientes em diálise (Bisceglia et al., 2006). **Parece existir uma alta incidência de CCR associado com o desenvolvimento de doença renal cística adquirida, muito mais que a observada na doença de von Hippel-Lindau e na esclerose tuberosa, tanto que a patogênese dessas lesões císticas pode ser um pouco diferente da observada em cistos esporádicos simples ou minimamente complexos** (Truong et al., 2003).

As lesões renais císticas podem ser vistas por meio de várias técnicas de imagem, como ultrassonografia, TC e RM. Ao ultrassom, os cistos renais simples apresentam parede lisa, estão preenchidos por líquido anecoico e têm evidência de reforço da parede posterior. A evidência de ecogenicidade interna, calcificações ou nodularidade das paredes ou septos internos ao ultrassom sugere um cisto mais complexo, que merece ser investigado por recursos de imagem adicionais como a administração intravenosa de um contraste (Quaia et al., 2008; Eknoyan, 2009). **A classificação de Bosniak para cistos renais, como revisto na Tabela 56-1, é o método mais útil e amplamente empregado na caracterização das lesões císticas e na avaliação de uma suposta malignidade dentro do cisto** (Bosniak, 1986; Israel e Bosniak, 2005; Warren e McFarlane, 2005). Em geral, cistos Bosniak classes I, II e IIF são provavelmente benignos, não exigindo tratamento ou requerendo apenas seguimento radiológico contínuo no caso dos cistos IIF (Fig. 56-1). Essas recomendações

TABELA 56-1 Classificação de Bosniak para Cistos Renais

CLASSIFICAÇÃO DE BOSNIAK	CARACTERÍSTICAS DAS IMAGENS	INCIDÊNCIA DE MALIGNIDADE	TRATAMENTO
I	Cistos benignos simples com parede da espessura de um fio de cabelo, sem septos, calcificações ou componentes sólidos. Tem densidade da água na unidade de Hounsfield e sem realce após a administração de contraste intravenoso.	1,7%	Não requer tratamento nem acompanhamento
II	Cistos com poucos septos, da espessura de um fio de cabelo e calcificações finas, ou curtos segmentos com discreta calcificação podem estar presentes na parede ou septo. Lesões uniformemente hiperatenuantes < 3 cm (os chamados *cistos hiperdensos*) bem delimitados e sem realce perceptível após meio de contraste.	18,5%	Não requer tratamento nem acompanhamento
IIF	Os cistos podem conter múltiplos septos da espessura de um fio de cabelo ou espessamento mínimo da parede ou septo. Sua parede ou septo pode conter calcificações, espessas e nodulares, mas não há realce após administração de contraste. Essas são lesões tipicamente bem delimitadas. Lesões renais ≥ 3 cm sem realce, totalmente intrarrenais, estão incluídas nesta categoria.	18,5%	Repetir exame de imagem para acompanhar o tamanho e características radiográficas
III	Massas císticas "indeterminadas" têm espessamento irregular ou pareses lisas ou septos nos quais há realce do meio contraste mensurável.	33%	Excisão ou ablação
IV	Massas císticas claramente malignas podem ter todos os critérios da categoria III e também realce dos componentes de tecido moles.	92,5%	Excisão ou ablação

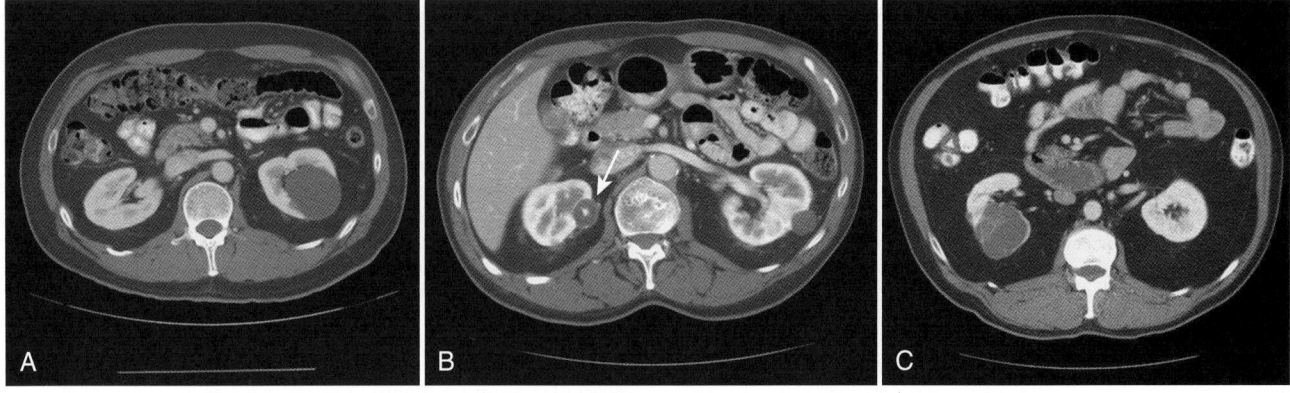

Figura 56-1. A, Tomografia computadorizada (TC) de um cisto renal Bosniak I. **B,** TC de um cisto renal Bosniak II. Observe a calcificação interna. **C,** TC de um cisto renal Bosniak IIF. Presença de múltiplos septos finos e irregulares no interior do cisto. (Copyright 2009, C. G. Wood.)

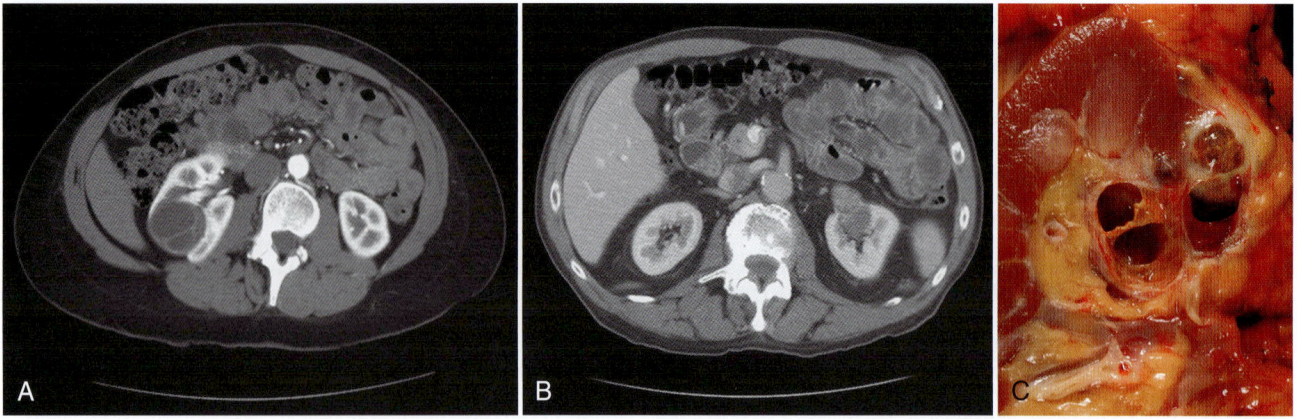

Figura 56-2. A, Tomografia computadorizada (TC) de um cisto renal Bosniak III. Septações espessas e irregulares estão presentes no interior do cisto. **B,** TC de um cisto renal Bosniak IV, com um nódulo sólido com realce. **C,** Cisto renal bivalvar Bosniak IV demonstrando um componente sólido que provou ser um carcinoma de célula renal clássico. (Copyright 2009, C. G. Wood.)

baseiam-se em séries publicadas por Bosniak e outros autores, que incluem tanto o seguimento radiológico quanto o patológico (Israel e Bosniak, 2003; Warren e McFarlane, 2005; Gabr et al., 2009; O'Malley et al., 2009).

Devido ao alto risco de malignidade dos cistos de Bosniak classes III e IV, recomenda-se tratamento (Fig. 56-2). O tratamento definitivo seria a excisão cirúrgica, ainda que existam relatos de ablação de massas císticas por crioterapia ou radiofrequência (Raman et al., 2009) (Cap. 57).

Mesmo que a classificação de Bosniak tenha sido originalmente recomendada e implementada para as imagens de TC, ela também pode ser aplicada à RM, mas com muita atenção, pois esta tende a intensificar alguns achados císticos (Bosniak, 2012). Por exemplo, na RM o septo pode parecer mais espessado, o que poderia fazer que o realce da parede e do septo fique mais óbvio, como resultado da resolução espacial inferior e da resolução de contraste superior com a RM. Isso faria que os cistos de Bosniak II parecessem com IIF e que os IIF parecessem com o III, especialmente em cistos menores de 2,5 cm. Entretanto, a RM tem vantagem em lesões hemorrágicas ou outras de alta intensidade de sinal na TC (Bosniak, 2012).

A maioria dos cistos simples ou minimamente complexos, uma vez diagnosticada, não exige acompanhamento nem tratamento (Eknoyan, 2009). Raramente, os cistos renais benignos crescem de tamanho a ponto de causarem dor ou outra sintomatologia, incluindo hipertensão (Porpiglia et al., 2009; Zerem et al., 2009). Os sintomas podem aparecer como consequência de uma hemorragia cística ou ruptura cística espontânea ou traumática (Hughes et al., 1995; Rainio et al., 2006; Ishikawa et al., 2008; Vaidyanathan et al., 2008).

Uma variedade de intervenções teraupêuticas é descrita para cistos renais sintomáticos benignos. Estas incluem aspiração, excisão cirúrgica, decorticações do cisto e escleroterapia com diversos agentes esclerosantes (Cho et al., 2008; Ham et al., 2008; Baysal and Soylu, 2009; Canguven et al., 2009; Choi et al., 2009; Porpiglia et al., 2009). Apesar de nenhuma dessas abordagens parecer ser melhor que as já descritas, observa-se que com a aspiração e escleroterapia há uma maior incidência de recidiva do cisto, e repetidos tratamentos podem ser necessários para a ablação satisfatória do cisto. Uma palavra de cautela se justifica em relação ao tratamento de cistos peripélvicos: dada a proximidade de estruturas vitais, como os vasos do hilo renal e o sistema excretor, a laparoscopia pode ser mais segura e eficaz que a biópsia percutânea (Okumura et al., 2003; Camargo et al., 2005).

> **PONTOS-CHAVE: CISTOS RENAIS**
>
> - Os cistos renais são as lesões benignas mais comuns do rim, representando mais de 70% das massas renais assintomáticas.
> - A maioria dos cistos simples ou minimamente complexos não exige tratamento nem acompanhamento uma vez diagnosticada.
> - A classificação de Bosniak para cistos renais é o método mais útil e amplamente utilizado para caracterizar essas lesões e avaliar o risco de malignidade.

ADENOMA PAPILAR RENAL

A designação e o tratamento dos adenomas papilares permanecem objeto de controvérsia na literatura urológica. São lesões pequenas e sólidas no córtex renal de curso benigno (Renshaw, 2002). **Para serem consideradas adenomas papilares, histologicamente, essas lesões devem ser iguais ou menores a 5 mm; bem circunscritas; caracterizadas por um uniforme infiltrado de células basófilas ou eosinofílicas de aparência celular e nuclear benigna; arranjadas de forma papilar, tubular ou tubulopapilar; e que não devem ser confundidas com o CCR de células claras, cromófobo ou do ducto coletor** (Grignon e Eble, 1998). **A incidência dos adenomas papilares aumenta com a idade (40% dos pacientes acima de 70 anos em estudos de autópsia) e no sexo masculino, sendo estes tumores também associados ao estágio terminal de falência renal da doença cística renal** (Xipell, 1971; Hughson et al., 1986; Reis et al., 1988; Leroy et al., 2001; Denton et al., 2002; Snyder et al., 2006; Ferda et al., 2007). A incidência de adenomas papilares em séries de autópsias varia de 7% a 23% ainda que o diagnóstico patológico em vida seja muito menos comum, em parte porque não existe entre os patologistas um critério histopatológico, macroscópico ou imuno-histoquímico que distinga entre lesões renais benignas e malignas (Licht, 1995). **De fato, um recente estudo que utilizou a análise imuno-histoquímica para melhor caracterizar os adenomas renais, sugeriu que essas lesões possam estar relacionadas ao desenvolvimento de CCR papilar, representando uma ligação biológica e contínua como precursor de malignidade** (Wang et al,. 2007). Neste estudo, os pesquisadores examinaram 542 peças de nefrectomias com mais de 8 anos. Destas, 7% demonstraram evidência de adenoma papilar, 47% estavam associados a um CCR papilar concomitante, enquanto 53% estavam associados à histologia de outros tumores renais. Os adenomas papilares quando surgem em conjunto com o CCR papilar tendem a ser múltiplos (61%), enquanto os associados a outros tumores renais aparecem em número de um ou dois. Em 82% dos adenomas papilares foi encontrada semelhança com o perfil imuno-histoquímico do CCR papilar, tendo coloração positiva para o AMACR. Em outros estudos, os adenomas renais compartilharam semelhantes perfis citogenéticos com o CCR papilar, como perda do cromossomo Y e trissomia dos cromossomos 7 e 17, o que sugere uma ligação biológica entre as duas neoplasias, sendo os adenomas papilares potenciais precursores das lesões (Kovacs et al., 1991; Kovacs, 1993; Presti et al., 1998; Brunelli et al., 2003a).

A maioria dos adenomas renais é assintomática, não é diagnosticada radiograficamente devido ao seu reduzido tamanho (< 1 cm) e não exige tratamento adicional. O tamanho do tumor tem sido historicamente utilizado para diferenciar um adenoma renal de neoplasias renais mais malignas. Thoenes et al. (1986) reavaliaram a classificação histológica de tumores renais e definiram adenoma renal como um tumor com núcleo de grau I e um diâmetro mínimo de 1 cm. Por muitos anos, a "regra dos 3 cm" se difundiu na literatura urológica, com origem nos estudos de autópsia de Bell (1938), que havia observado que apenas um dos 38 tumores do córtex renal estava associado a metástases, enquanto nos tumores maiores que 3 cm, 70 de 106 estavam associados a metástases.

O diagnóstico de adenoma papilar permanece controverso; muitos acreditam que todos os tumores renais de origem epitelial são potencialmente malignos e, portanto, deveriam ser tratados (Renshaw, 2002).

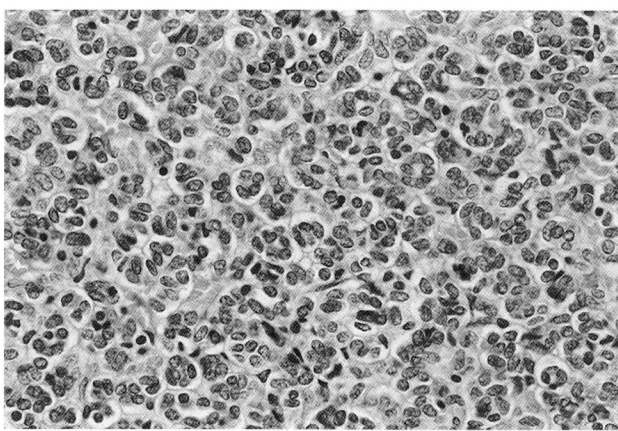

Figura 56-3. **Adenoma metanéfrico clássico com células pequenas e fortemente basófilicas dispostas em forma de ácino.**

PONTOS-CHAVE: ADENOMA PAPILAR RENAL

- O diagnóstico de adenoma papilar permanece controverso; muitos acreditam que todos os tumores renais de origem epitelial são potencialmente malignos e, portanto, devem ser tratados.
- Os adenomas papilares podem estar ligados ao desenvolvimento do CCR papilar, o que poderia representar uma ligação biológica e contínua como um precursor de malignidade.
- A incidência de adenomas papilares aumenta conforme a idade e o sexo masculino, e estes tumores têm sido associados à doença renal cística adquirida observada em pacientes sob hemodiálise.

ADENOMA METANÉFRICO

Na metade dos anos 1990, Davis et al. (1995) relataram 50 casos de uma rara e nova lesão renal, com características histológicas distintas e curso clínico benigno, apesar da ocasional presença de sintomas e do grande tamanho do tumor. Nesta série, o tamanho médio do tumor foi 5,5 cm (houve acima de 15 cm), e cerca da metade dos pacientes apresentou dor abdominal, hematúria macroscópica ou presença de uma massa palpável. Outros seis pacientes apresentaram policitemia e hipercalcemia associada a este tipo de tumor, que foi denominado *adenoma metanéfrico* (Davis et al., 1995; Mahoney et al., 1997; Kuroda et al., 2003b). O adenoma metanéfrico foi oficialmente aceito como um tumor renal benigno primário com base em consenso sobre a classificação de Heidelberg (Kovacs et al., 1997). **O predomínio feminino (2:1) foi observado em diversos estudos** (Davis et al., 1995; Jones et al., 1995; Snyder et al., 2006; Bastide et al., 2009). O achado incidental é mais comum e sua maior incidência gira em torno dos 50 anos (Renshaw, 2002). Policitemia pode ser observada em 10% dos pacientes e parece ser causada pela produção de eritropoietina e outras citocinas pelo tumor (Yoshioka et al., 2007; Bastide et al., 2009). Radiograficamente, esses tumores podem apresentar calcificações centrais ou periféricas e podem ser hipovascularizados na TC com contraste e hiperecoico ao ultrassom (Bastide et al., 2009). Esses tumores tendem a ser solitários, hipo ou isodensos, com uma margem mal definida, com menos realce que a medula e o córtex durante todas as fases da TC com contraste (Zhu et al., 2014).

Microscopicamente, esses tumores consistem em células epiteliais muito pequenas, geralmente muito basófilas, que formam pequenos ácinos e ocasionalmente estruturas tubulares ou papilares com predomínio de estroma acelular (Fig. 56-3). Davis et al. (Renshaw, 2002) argumentaram que o adenoma metanéfrico deveria ser histologicamente relacionado ao tumor epitelial de Wilms, porque eles acreditam que este exibe semelhanças histológicas aos elementos metanéfricos e hamartomatosos da nefroblastomatose.

Ao longo desta leitura, é interessante observar que muitos desses tumores exibem evidente regressão na forma de cicatrização ou calcificação. Além disso, Muir et al. (2001) demonstraram positividade para a proteína WT1 (tumor de Wilms) e perfil imuno-histoquímico que sugere ligação histogenética com o tumor de Wilms. Uma teoria alternativa para a origem do adenoma metanéfrico foi proposta por Brown et al. (1997), que recuperaram os cromossomos 7 e 17 através da hibridização fluorescente *in situ* em oito de 11 desses tumores. Esses achados sugerem um distúrbio neoplástico clonal potencialmente relacionado ao CCR papilar, porém outros argumentam que essas séries podem ter sido contaminadas pela inclusão de alguns casos de CCR papilar, o qual pode ser difícil diferenciar de um adenoma metanéfrico (Brunelli et al., 2003b). Szponar et al. (2010) realizaram a hibridização genômica comparativa em alta resolução (CGH, do inglês *comparative genomic hybridization*) em seis pacientes com adenoma metanéfrico, e não foi observada alteração no número de cópias de DNA. Pan e Epstein (2010) também realizaram uma CGH em nove pacientes, e ao contrário, notaram que apenas quatro tinham o número normal de cópias do cromossomo. Cinco desses pacientes tiveram aumento do cromossomo 19, confirmado pela hibridização fluorescente *in situ* (FISH). Arroyo et al. (2001) demonstraram que os adenomas metanéfricos são parte de um espectro de tumores relacionados, começando pelos tumores estromais metanéfricos, adenofibroma metanéfrico e tumor de Wilms. Essa potencial ligação também foi revista por Argani (2005). Pesti et al. (2001) descreveram um suposto gene supressor tumoral para o adenoma metanéfrico no cromossomo 2p13. Vários marcadores imuno-histoquímicos têm sido avaliados para ajudar a distinguir um adenoma metanéfrico de outras neoplasias renais. **O marcador do tumor de WT1 geralmente se expressa no adenoma metanéfrico** (Muir et al., 2001; Bosco et al., 2007). **O α-metilacil-CoA racemase (AMACR) pouco se expressa no adenoma metanéfrico, mas bastante no CCR papilar** (Olgac et al., 2006), **enquanto a proteína S-100 está muito expressada no adenoma metanéfrico, fracamente no tumor de Wilms e ausente no CCR papilar** (Azabdaftari et al., 2008). Skinnider et al. (2005) demonstraram a potencial utilidade de um painel de expressão para ajudar a diferenciar CCR papilar e adenoma metanéfrico utilizando para isso um rol de citoqueratinas 7, 8, 18 e 19 e vimentina. **O uso desses vários marcadores parece ter melhorado o campo diagnóstico das biópsias percutâneas e de punção aspirativa com agulha fina (Bosco et al., 2007; Patel et al., 2009), porém para isso o índice de suspeita inicial deve ser alto para que a indicação de biópsia ocorra. Recentemente, Choueiri et al. (2012) avaliaram o estado do gene *BRAF* V600E em 29 pacientes com adenoma metanéfrico, e notaram que 90% destes tinham mutações no gene *BRAF* V600E. Tal mutação poderia ser potencialmente estudada através da biópsia percutânea de pequenas massas renais.

Um único caso de metástase foi descrito envolvendo um adenoma metanéfrico clássico e um linfonodo regional, e não houve relato de óbito relacionado a esta patologia (Drut et al., 2001). Entretanto, Picken et al. (2001) descreveram um caso isolado de elementos estromais malignos associados com a neoplasia metanéfrica em uma mulher de 21 anos de idade que faleceu de câncer progressivo, e eles propuseram que poderia existir um espectro de tumores metanéfricos que inclui variantes raras e agressivas. Existem relatos de características histológicas atípicas e multifocalidade na infância (Jain et al., 2007; Kohashi et al., 2009). Devido à raridade do tumor e pela falta de critérios clínicos ou radiográficos altamente preditivos, o adenoma metanéfrico permanece primariamente um diagnóstico patológico. Se os achados de imagem aumentam a sua suspeita, então uma biópsia percutânea com punção aspirativa com agulha fina pode ser útil em estabelecer um diagnóstico para tratamento com preservação do néfron ou observação, contudo a maioria dos pacientes exigirá excisão cirúrgica devido à suspeita de malignidade (Fig. 56-4).

PONTOS-CHAVE: ADENOMA METANÉFRICO

- Adenoma metanéfrico é uma neoplasia recém-descrita, rara e benigna que pode ser radiograficamente indistinguível do CCR.
- Trata-se de um típico achado incidental, predominante entre o sexo feminino e com pico de incidência aos 50 anos de vida.
- O diagnóstico é geralmente realizado após a excisão cirúrgica e confirmado pelos marcadores disponíveis para citoqueratinas, proteínas WT1, S-100 e AMACR e mutações do gene *BRAF* V600E.

ONCOCITOMA

Oncocitoma renal é o mais comum dos tumores benignos, que aparece como uma massa renal com realce na imagem de corte transversal e confunde-se com um CCR até o momento da excisão cirúrgica, representando um dos maiores desafios em diagnóstico pré-operatório para o urologista. Representa cerca de 3% a 7% dos tumores renais (Morra e Das, 1993).

O oncocitoma foi descrito pela primeira vez por Zippel em 1942 (Zippel, 1942), tornando-se aceito como uma entidade distinta depois com um relato de 13 casos em 1976 (Klein e Valensi, 1976). Desde essa época somam-se múltiplos relatos, incluindo os mais recentes estudos de genótipo, que confirmam uma histologia benigna com célula de origem distinta e anormalidades genéticas (Lieber et al., 1987; Davis et al., 1991; Licht et al., 1993; Amin et al., 1997; Perez-Ordonez et al., 1997; Dechet et al., 1999; Chao et al., 2002; Kuroda et al., 2003a). Existem relatos de casos de metástase, ainda que estes possam ser considerados excepcionalmente raros e tratar de degeneração maligna ou peseudomestástase (Paner et al., 2005; Oxley et al., 2007).

Estudos clínicos atuais ressaltam a diferença de incidência do oncocitoma com base na idade e gênero. Cao et al. (2005) e Skolarus et al. (2008) demonstraram uma incidência crescente de oncocitoma em pacientes idosos com uma pequena massa renal descoberta incidentalmente. Dois diferentes relatos ressaltaram que mulheres mais jovens têm aproximadamente duas vezes mais chances de apresentar um tumor benigno como oncocitoma e angiomiolipoma que homens da mesma idade; estes achados devem-se provavelmente às altas taxas de angiomiolipoma entre mulheres (Cao et al., 2005; Snyder et al., 2006).

Macroscopicamente, em alguns pacientes, esses tumores tem uma coloração marrom "mogno" ou "bronzeado", são homogêneos e bem circunscritos por uma pseudocápsula e uma cicatriz central de apecto estrelar (Fig. 56-5). Microscopicamente, as células são arredondadas ou poligonais e estão agrupadas em um padrão espiral crescente. **Elas também são grandes, uniformes, fortemente eosinofílicas e ricas em mitocôndrias** (Renshaw, 2002). Em mais de um terço dos pacientes, podem ser observados hemorragia, extensão à gordura perirrenal, invasão vascular, atipia celular, evidente nucléolo e pleomorfismo, ainda que o comportamento clínico nestes casos esteja dentro do curso benigno da doença (Davis et al., 1991; Amin et al., 1997;

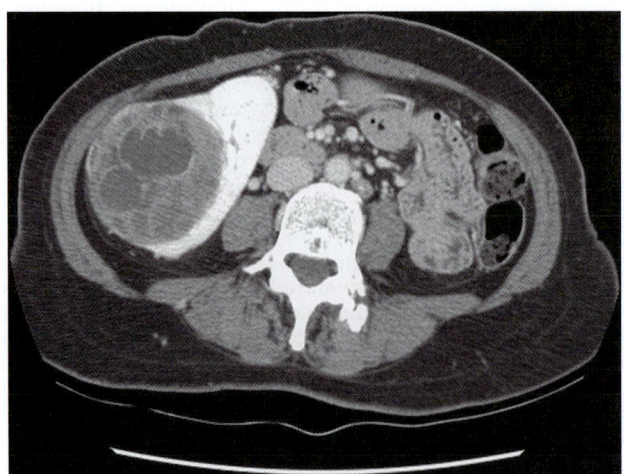

Figura 56-4. Tomografia computadorizada mostrando um adenoma metanéfrico em uma mulher de meia-idade. (Copyright 2009, S. F. Matin.)

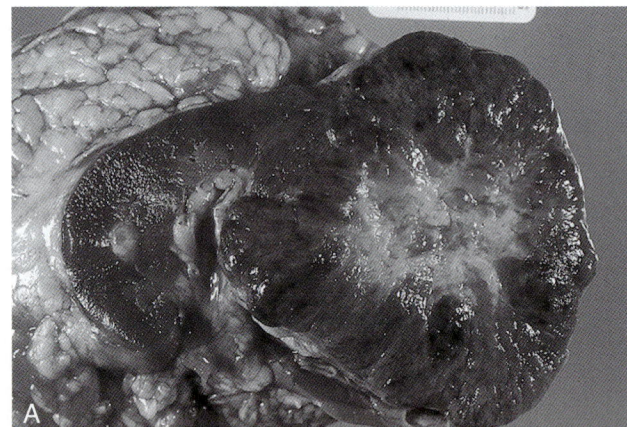

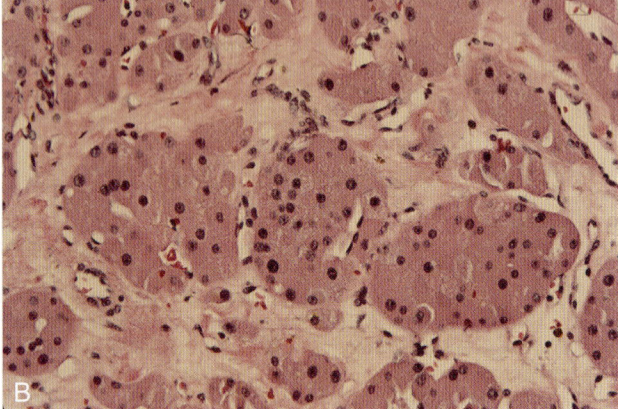

Figura 56-5. A, Oncocitoma renal bivalvar com cicatriz central. **B,** Oncocitoma de grandes células eosinofílicas agrupadas em diferentes trabéculas.

Perez-Ordonez et al., 1997). A anomalia genética mais comum é a perda da heterozigose nos cromossomos 1 e/ou 14 (Presti et al., 1996; Herbers et al., 1998; Lindgren et al., 2004; Paner et al., 2007). Outros achados citogenéticos comuns incluem a deleção dos cromossomos Y e 14q e a recombinação do cromossomo 11q13 (Schwerdtle et al., 1997; Herbers et al., 1998; Chao et al., 2002; Polascik et al., 2002; Lindgren et al., 2004). **As anomalias cromossômicas tipicamente observadas no CCR não são observadas nos oncocitomas renais, o que reforça ainda mais o conceito de que estes tumores são genotipicamente distintos do CCR** (Herbers et al., 1998; Minor et al., 2003). **Entretanto, histologicamente, o principal dilema surge ao distinguir os CCRs cromófobos e de células claras com características eosinofílicas do oncocitoma.** A coloração de ferro coloidal é o marcador clássico de diferenciação do oncocitoma, porém ele pode apresentar coloração não específica e de difícil interpretação (Leroy et al., 2000). Os perfis de citoqueratina são úteis em distinguir estes achados histológicos (Skinnider et al., 2005; Adley et al., 2006). A citoqueratina-7 expressa-se em 66% dos CCRs cromófobos e em apenas 5% dos oncocitomas, e a parvalbumina em 100% dos CCRs cromófobos e em 47% dos oncocitomas (Leroy et al., 2000; Adley et al., 2006). Há descrição de vários outros marcadores para diferenciar o oncocitoma do CCR, particularmente o CCR cromófobo, porém a utilidade clínica da maioria deles não foi ainda totalmente desenvolvida. Entre eles estão o gene Pax-2, que expressa-se em tecidos metanéfricos e é vital ao desenvolvimento do túbulo renal; os padrões de expressão da claudina-7 e claudina-8 (Osunkoya et al., 2009); a expressão de proteínas firmemente aderidas ao epitélio do néfron distal; o padrão de expressão da vimentina (Hes et al., 2007); expressão da c-KIT; da S-100 (Pan et al., 2004; Lin et al., 2006; Hes et al., 2007; Li et al., 2007; Rocca et al., 2007; Lechpammer et al., 2008; Gupta et al., 2009; Osunkoya et al., 2009); da NPM (nucleofosmina/B23) (Sari et al., 2012); e da LMP2 (Zheng et al., 2013); ou a combinação desses marcadores (Kim et al., 2009). Recentemente, Ehsani et al. (2013) usaram a imuno-histoquímica para estudar a expressão da BCA2, uma ligase RING E3, em pacientes com massa renal, e observaram que 100% (114/114) dos pacientes com CCR não expressaram BCA2 e 100% (38/38) dos pacientes com oncocitomas expressaram BCA2. Um ótimo painel para distinguir entre CCRs cromófobos e de células claras de oncocitomas foi recomendado por Liu et al. em 2007, ao combinar três marcadores (vimentina, glutationa-S-transferase-α e molécula epitelial de adesão celular). Esses pesquisadores alcançaram 100% de sensibilidade e 100% de especificidade para o diagnóstico diferencial de carcinoma cromófobo, oncocitoma e carcinoma de células claras (Liu et al., 2007). A viabilidade de ensaios moleculares e perfil genético como testes potencialmente úteis para o diagnóstico de tumores como o oncocitoma está sendo avaliada (Schuetz et al., 2005; Yang et al., 2006), porém tais estudos ainda não são uma realidade clínica.

Como observado anteriormente, existem várias semelhanças com o CCR cromófobo, que também se origina dos túbulos renais distais. **O CCR cromófobo, particularmente o eosinofílico, e o oncocitoma são histologicamente semelhantes e sua distinção geralmente exige teste patológicos adicionais** (Weiss et al., 1995; Renshaw, 2002). A semelhança entre esses dois tumores é mais evidente em pacientes com síndrome de Birt-Hogg-Dubé, em que tanto os oncocitomas quanto o CCR cromófobo desenvolvem-se, além de fibrofoliculomas cutâneos e pneumotórax espontâneo (Pavlovich et al., 2005; Toro et al., 2008). Alguns dos tumores renais exibem uma histologia entre estes dois tumores, alertando alguns a investigarem que o CCR cromófobo e o oncocitoma representam pontos num espectro de neoplasias (Chao et al., 2002; Linehan, 2003; Pavlovich et al., 2005; Toro et al., 2008).

O principal dilema permanece com a impossibilidade de diferenciar oncocitoma renal e CCR por exame clínico ou de imagem. Ambos têm maior incidência aos 70 anos de idade, aparecem com maior frequência em homens que mulheres (2:1) e têm tamanhos parecidos. Apesar de os oncocitomas clássicos serem assintomáticos, atualmente os CCRs também são diagnosticados incidentalmente, eliminando esse cenário clínico como um diferencial (Davis et al., 1991; Licht et al., 1993; Lieber, 1993; Amin et al., 1997; Perez-Ordonez et al., 1997; Dechet et al., 1999). **O padrão típico de "roda de carroça" observado na angiografia ou a cicatriz de aspecto estrelar dos cortes transversais de imagem podem ser indicativos de oncocitoma renal, porém tem pouco valor preditivo** (Davidson et al., 1993; Licht et al., 1993; Licht, 1995; Hilton, 2000; Choudhary et al., 2009). Na imagem de TC, os oncocitomas parecem ter um pico de atenuação da unidade de Hounsfield (HU) (semelhante ao CCR); entretanto, este pico encontra-se com mais frequência durante a fase nefrogênica (enquanto no CCR ele ocorre com mais frequência na fase corticomedular) (Pierorazio et al., 2013). Reciprocamente, outros grupos descobriram que a inversão segmentar na imagem de TC não foi um indicador confiável de oncocitoma (McGahan et al., 2011; O'Malley et al., 2012). Na RM os oncocitomas podem apresentar sinais distintos em T1 e T2 que podem ser sugestivos, porém não são achados definitivos (Harmon et al., 1996). As imagens ponderadas em T2 na RM não diferenciam o oncocitoma do CCR (Dann et al., 2006; Rosenkrantz et al., 2010). Recentemente, Cornelis et al. (2013), ao investigarem a RM de pacientes com oncocitoma ou CCR, observaram que o atraso no completo realce da área central da massa aconteceu com maior frequência em oncocitomas do que no CCR (74% vs. 12%, rescpectivamente), e a ausência da inversão de sinal de intensidade em T2 ou a presença de baixo sinal com contraste poderia potencialmente excluir o oncocitoma pela imagem de RM. Para o acompanhamento de lesões, as taxas de crescimento do CCR e do oncocitoma são semelhantes, e, portanto, a cinética de crescimento também não ajuda a diferenciar estes tumores (Chawla et al., 2006; Crispen e Uzzo, 2007; Siu et al., 2007; Kawaguchi et al., 2011). Em 4% a 13% dos pacientes, os tumores são multicêntricos, bilaterais ou têm uma apresentação metacrônica (Lieber et al., 1987; Davis et al., 1991; Licht et al., 1993; Amin et al., 1997; Perez-Ordonez et al., 1997; Dechet et al., 1999; Tickoo et al., 1999; Minor et al., 2003).

A entidade oncocitomatose renal, agora referida como *oncocitose*, foi descrita pela primeira vez por Warfel e Eble (1982) em um paciente com mais de 200 oncocitomas em ambos os rins. Os oncocitomas renais familiares foram descritos inicialmente (Weirich et al., 1998) em cinco famílias que apresentaram oncocitomas em idade jovem, multicêntricos, bilaterais e recorrentes. Os oncocitomas bilaterais multifocais não familiares que lembram oncocitomatose também podem ocorrer (Fig. 56-6). Uma recente avaliação citogenética de um paciente com aparentemente oncocitomas esporádicos e tumores híbridos mostrou perdas cromossômicas diferentes da síndrome de Birt-Hogg-Dubé (Al-Saleem et al., 2004).

Historicamente, a aspiração por agulha fina ou a biópsia esteve associada com um elevado índice de resultados falso-negativos e amostras sem diagnósticos, dada a dificuldade em diferenciar o oncocitoma dos subtipos de CCR (Weiss et al., 1995; Campbell et al., 1997). **Entretanto, a acurácia diagnóstica das biópsias percutâneas tem melhorado consideravelmente, especialmente quando a biópsia é acompanhada de uma aspiração com agulha fina e reforçada com o uso de imunocolorações** (Liu e Fanning, 2001; Barocas et al., 2006; Lebret et al., 2007; Volpe et al., 2007; Kummerlin et al., 2008; Schmidbauer et al., 2008), **levando alguns pesquisadores a reverem o papel das biópsias no tratamento de alguns pacientes com tumor renal incidental** (Shah et al., 2005; Lebret et al., 2007; Volpe et al., 2007). Quando múltiplos tumores estão presentes, deve-se considerar a possibilidade de um CCR coexistir com oncocitoma; a incidência nestes casos, em alguns levantamentos, é superior a 32% (Davis et al., 1991; Licht et al., 1993; Licht, 1995; Gudbjartsson et al., 2005). A biópsia nestes pacientes deve ser cuidadosamente considerada para que se obtenha a mais ampla amostragem de todos os locais da doença em questão.

As opções de tratamento do oncocitoma variam desde observação até ablação térmica, nefrectomia parcial aberta, laparoscópica e até mesmo a nefrectomia radical dependendo do cenário clínico e da incerteza quanto ao diagnóstico (Licht, 1995; Romis et al., 2004; Gudbjartsson et al., 2005; Crispen e Uzzo, 2007). **Se houver forte suspeita de oncocitoma e indicação cirúrgica, a nefrectomia parcial poupadora de néfrons deve ser preferível, dada a natureza benigna dessas lesões e a muito baixa probabilidade de reicidiva** (Licht, 1995; Romis et al., 2004; Gudbjartsson et al., 2005). O exame de congelação no transoperatório **não é geralmente sensível o suficiente para diferenciar a aparência eosinofílica dos oncocitomas de CCRs eosinofílicos e, portanto, não deve ser usado para guiar a estratégica cirúrgica**. A ablação térmica, apesar de algumas vezes relatada como opção de tratamento, compromete o acompanhamento radiográfico do paciente em longo prazo, tendo em vista as menores taxas de sucesso desses procedimentos e os resultados em longo prazo desconhecidos,

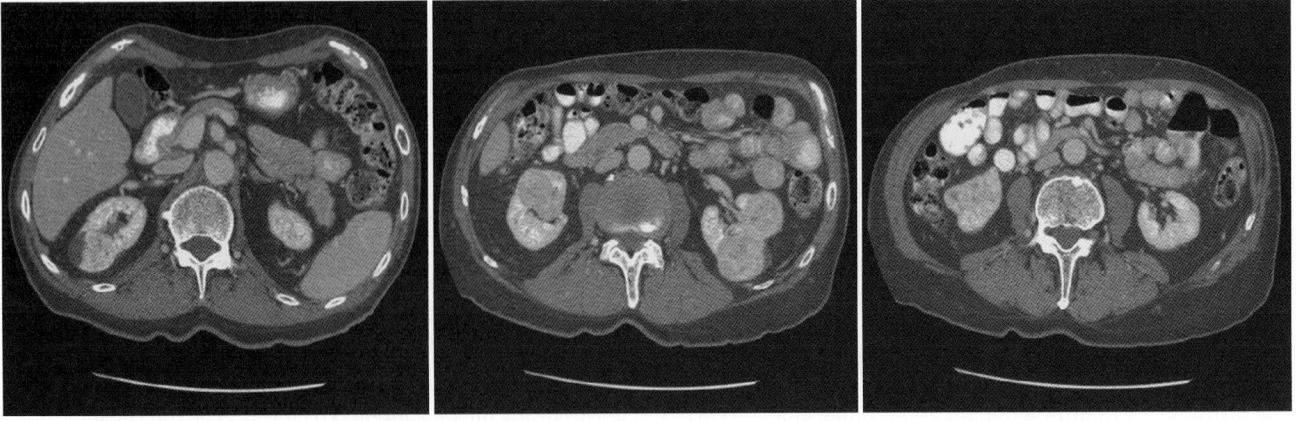

Figura 56-6. **Tomografia computadorizada de um paciente com múltiplos oncocitomas bilaterais.** (Copyright 2009, S. F. Matin.)

a excisão cirúrgica deve ser realizada. Na maioria dos casos, as opções de tratamento estão divididas em observação, particularmente em pacientes mais velhos e mais doentes, e excisão cirúrgica, em particular para pacientes mais jovens e saudáveis.

> **PONTOS-CHAVE: ONCOCITOMA**
>
> - Oncocitoma renal é um tumor renal benigno comum, clínica e radiograficamente indistinguível do CCR.
> - Pode existir uma maior incidência de oncocitomas em pacientes idosos com uma pequena massa renal do que em pacientes mais jovens.
> - Os oncocitomas originam-se dos túbulos renais distais, de modo semelhante ao CCR cromófobo, e pode representar um espectro de neoplasia como a síndrome genética de Birt-Hogg-Dubé. Entretanto, não existe evidência de que os oncocitomas tornem-se malignos em casos esporáticos.
> - Se houver suspeita pré-operatória de oncocitoma, uma biópsia percutânea, além de uma punção aspirativa com agulha fina, poderá fornecer um diagnóstico quando o tecido central está disponível para estudos complementares de imunohistoquímica.
> - Os recentes avanços com marcadores imuno-histoquímicos têm melhorado muito a acurácia do diagnóstico a partir de espécimes patológicos e até de biópsias.
> - A análise por congelação durante a cirurgia pode não ser confiável em distinguir um oncocitoma de um CCR e, portanto, não deve ser usada para guiar a estratégia cirúrgia.

ANGIOMIOLIPOMA

O angiomiolipoma renal foi descrito pela primeira vez por Grawitz (Grawitz, 1900). Corresponde a menos de 10% dos tumores renais, estando presente em 0,3% das amostras de autópsia e em 0,13% dos ultrassons de rotina na população em geral (Eble, 1998). Trata-se de uma neoplasia benigna; na sua forma clássica, consiste em vasos sanguíneos de parede espessa pouco organizados, músculo liso e níveis variáveis de tecido adiposo maduro (Tamboli et al., 2000; Nelson e Sanda, 2002; Bissler e Kingswood, 2004). De início foi considerado um hamartoma, porém as evidências atuais sugerem uma neoplasia de origem mais monoclonal que policlonal (Green et al., 1996; Sepp et al., 1996; Kattar et al., 1999). Considera-se agora que o angiomiolipoma é derivado das células epitelioides perivasculares e pertence, portanto, ao grupo dos *PEComas* (tumores de células epitelioides perivasculares) (Bissler e Kingswood, 2004).

O tumor expressa fortemente β-receptores de estrógeno, receptores de progesterona e androgênio; é encontrado principalmente em mulheres e raramente surge antes da puberdade, o que sugere uma potencial influência hormonal (Henske et al., 1998; L' Hostis et al., 1999; Boorjian et al.,2008).

Os estudos genéticos de pacientes com complexo de esclerose tuberosa (TSC, do inglês *tuberous sclerosis complex*) resultaram na descoberta de dois genes relacionados aos angiomiolipomas: o *TSC1* presente no cromossomo 9q (codifica a proteína hamartina) e o *TSC2* presente no cromossomo 16p (codifica a proteína tuberina) (European Chromosome 16 Tuberous Sclerosis Consortium, 1993; Henske et al., 1995; van Slegtenhorst et al., 1997). Dos raros pacientes com TSC, 10% apresentaram mutações no gene *TSC1*, 68% no gene *TSC2* e 22% não apresentaram mutação (Jones et al., 1999; Dabora et al., 2001).

A apresentação típica dos casos esporádicos ocorre em mulheres de meia-idade como um tumor solitário e assintomático. Os angiomiolipomas esporádicos parecem ter um crescimento lento e geralmente são diagnosticados incidentalmente (Seyam et al., 2008). **O angiomiolipoma renal é a neoplasia mais comum relacionada com hemorragia perirrenal espontânea, seguida pelo CCR** (Zhang et al., 2002). Skolarus et al. (2008) sugeriram haver uma diminuição da sua incidência com o aumento da idade. Esses tumores são geralmente casos esporádicos, porém também podem estar associados ao TSC autossômico dominante. **De 20% a 30% dos angiomiolipomas ocorrem em pacientes com TSC, e cerca de 50% dos pacientes com TSC desenvolvem angiomiolipomas** (Eble, 1998; Neumann et al., 1998; Tamboli et al., 2000; Lendvay e Marshall, 2003; Minor et al., 2003). O TSC associado aos angiomiolipomas manifestam-se tipicamente entre jovens (30 anos, em média); há um menor predomínio das mulheres em relação aos homens (2:1) com tumores múltiplos, bilaterais e sintomáticos (Eble, 1998; Neumann et al., 1998; Lendvay e Marshall, 2003). Devido à penetrância variável da mutação do TSC, a clássica tríade de convulsões, adenoma sebáceo e retardo mental pode não estar presente, porque esta mutação é observada numa minoria dos pacientes (Steiner et al, 1993). Pacientes com TSC também desenvolvem cistos renais e podem ter um alto risco de desenvolver CCR. Linfangioleiomiomatose está também significativamente associada com o envolvimento renal no TSC (Rakowski et al., 2006).

De modo semelhante aos CCRs, a maioria dos angiomiolipomas é incidentalmente diagnosticada durante a avaliação de queixas não relacionadas (Lemaitre et al., 1997; Seyam et al., 2008). A literatura correlaciona o tamanho do tumor aos sintomas, entretanto isso é anterior à era atual, quando a maior parte dos angiomiolipomas era diagnosticada após o surgimento dos sintomas. A síndrome de Wunderlich, ou hemorragia massiva retroperitoneal, que representa a complicação mais importante do angiomiolipoma renal, foi relatada em mais de 10% dos pacientes e poderia estar associada com significativa morbidade e potencial mortalidade se não tratada prontamente (Oesterling et al., 1986; Steiner et al., 1993; Eble, 1998). A gravidez parece aumentar o risco de hemorragia do angiomiolipoma, um fator que pode influenciar a tomada de decisão clínica (Eble, 1998).

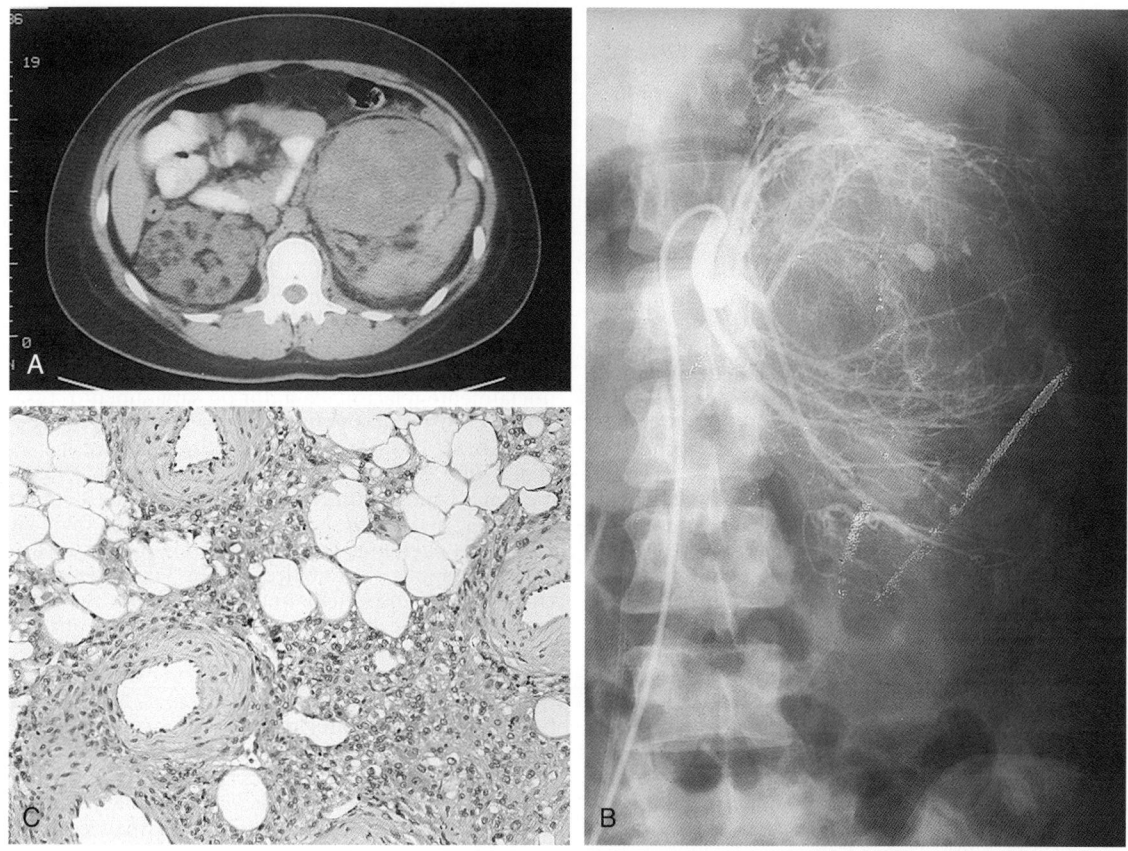

Figura 56-7. A, Tomografia computadorizada demonstrando grandes angiomiolipomas renais bilaterais em um paciente com esclerose tuberosa. B, Angiograma renal mostra vascularização aumentada e dilatação aneurismal características do angiomiolipoma. C, Microscopia típica de um angiomiolipoma com mistura de tecido adiposo maduro, músculo liso e espessamento da parede dos vasos sanguíneos.

O angiomiolipoma é o único tumor renal benigno diagnosticado com segurança a partir de uma imagem transversal (Fig. 56-7). A presença de gordura (confirmada pela ausência de realce em cortes tomográficos finos por um valor de –20 HU ou menos) dentro de uma lesão renal é considerado patognomônico (Jinzaki et al., 1997; Lemaitre et al., 1997; Bosniak et al., 1998; Simpfendorfer et al., 2009). Recentemente, um estudo utilizando um valor de corte de –10 HU mostrou uma área abaixo da curva de 0,83 para o diagnóstico de angiomiolipoma (Davenport et al., 2011). **Achados com mais de 20 pixels e atenuação menor que –20 HU e com mais de 5 pixels e atenuação menor que –30 HU mostraram ter um valor preditivo positivo de 100%** (Simpfendorfer et al., 2009). O ultrassom mostra uma lesão bem circunscrita, fortemente ecogênica com sombreamento (Siegel et al., 1996; Lemaitre et al., 1997). Na angiografia (ou angiografia por TC), uma dilatação aneurismática é encontrada em 50% dos angiomiolipomas (Lemaitre et al., 1997). O tamanho dos aneurismas pode ter correlação com o risco de ruptura (Yamakado et al., 2002). A RM pode ser empregada nos casos mais difíceis, quando há mínima gordura na lesão ou em substituição à TC, quando os angiomiolipomas apresentam sinal de baixa intensidade em T1 por supressão de gordura. Além disso, os angiomiolipomas apresentam sinais de alta intensidade em T1 e T2 de acordo com seu conteúdo adiposo (Kim et al., 2006; Halpenny et al., 2010).

Ainda que o exame radiográfico seja um bom indicativo de angiomiolipoma, seu diagnóstico pode ser comprometido em três seguintes situações: confusão com um lipossarcoma, possibilidade de CCR contendo gordura, e um possível angiolipoma com pouca gordura que lembra um CCR. Os grandes angiomiolipomas podem ser confundidos com os lipossarcomas retroperitoneais, os quais são muito raros. A boa qualidade e a alta resolução da tomografia, entretanto, invariavelmente mostrarão várias características próprias do angiomiolipoma, a primeira delas sendo um pequeno recuo do parênquima renal observado até mesmo quando o tumor envolve o rim (Fig. 56-8), enquanto os lipossarcomas aparecem comprimindo ou apenas empurrando parênquima renal (Clark e Novick, 2001; Wang et al., 2002). Apesar dos relatos existentes de CCR com conteúdo gorduroso, estes casos extremamente raros também apresentam calcificações, um achado quase nunca observado entre os angiomiolipomas (Henderson et al., 1997; Lemaitre et al., 1997; Roy

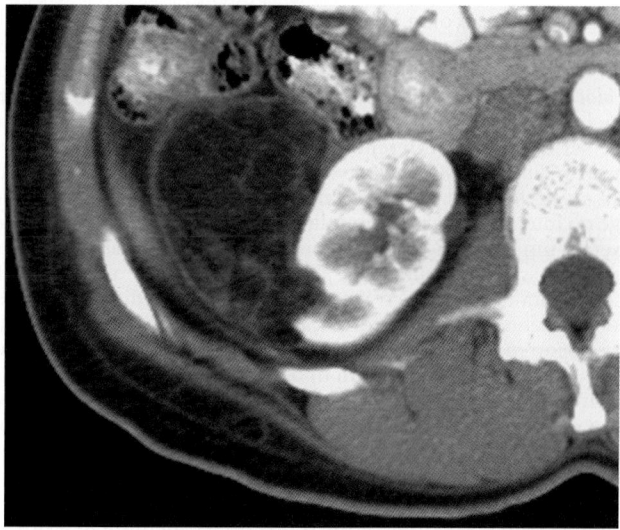

Figura 56-8. Tomografia computadorizada de angiomiolipoma com cavitação parenquimatosa. (Copyright 2009, S. F. Matin.)

et al., 1998). Mais recentemente, dois casos de CCR com quantidades extremamente pequenas de gordura intratumoral sem calcificações foram relatados, adicionados a dois outros relatos de casos na literatura (Hayn et al., 2009). O angiomiolipoma com mínima gordura, observado em 14% ou mais dos pacientes, é muito mais difícil de ser diagnosticado, devido à excassez de tecido adiposo maduro (Lemaitre et al., 1997; Kim et al., 2004; Milner et al., 2006). Lane et al. (2008a) mostraram que o angiomiolipoma com mínima gordura aparece mais como um tumor solitário, menor e encontrado em pacientes idosos. Várias modalidades de imagem têm tentado identificar com acurácia essas lesões no pré-operatório e diferenciá-las dos CCRs, com resultados variados. Na TC, muitos aparentam ter intensa atenuação na ausência de contraste e um padrão de realce homogêneo e lentamente eliminado (Jinzaki et al., 1997; Kim et al., 2004; Hafron et al., 2005; Milner et al., 2006; Silverman et al., 2007). **A análise detalhada da distribuição de pixel não pode diferenciar um angiomiolipoma com gordura mínima de um CCR** (Catalano et al., 2008). O ultrassom pode mostrar uma lesão hiperecoica ou isoecoica, sugerindo um angiomiolipoma com gordura mínima (Jinzaki et al., 1997). **Devido à não especificidade desses achados, a maioria dos pacientes é com frequência tratada como um provável CCR. Entretanto, esses achados radiográficos podem fazer que o urologista considere a biópsia percutânea se a suspeita foi originada pela imagem. A biópsia percutânea pode desempenhar um importante papel no diagnóstico desses pacientes, pois a biópsia é bem acurada no diagnóstico de angiomiolipoma** (Lebret et al., 2007; Silverman et al., 2007), especialmente quando complementada com uma coloração de imuno-histoquímica para a proteína HMB-45 (Pea et al., 1991). Os marcadores epiteliais devem ser negativos em um angiomiolipoma típico (L'Hostis et al., 1999).

Apesar da natureza invariavelmente benigna do angiomiolipoma ser bem aceita, ocasionalmente observam-se ocorrências extrarrenais em linfonodos hilares, retroperitônio e fígado com extensão direta no sistema venoso (Eble, 1998; Türker Köksal et al., 2000; Göğüş et al., 2001; Nelson e Sanda, 2002; Lin et al., 2003; Bissler and Kingswood, 2004; Akcali et al., 2006; Haritharan et al., 2006; Blick et al., 2008; Schade et al., 2008). Mesmo nesses pacientes segue-se um curso clínico benigno, indicando uma origem multicêntrica mais do que uma malignidade com metástase. Muitos angiomiolipomas exibem regiões de atipia celular, e o diagnóstico patológico diferencial pode incluir inúmeros subtipos de sarcoma, como fibrossarcoma, leiomiossarcoma e lipossarcoma, dependendo da presença de quantidades relativas de tecido adiposo, vascular ou muscular liso (Wang et al., 2002). **A imunorreatividade positiva com HMB-45 (*human melanoma black 45*), um anticorpo monoclonal criado contra um antígeno associado ao melanoma, é característica do angiomiolipoma e pode ser usada para diferenciar este de um sarcoma ou de outros tumores** (Eble, 1998), inclusive em amostras de biópsias. Há dois relatos de leiomiossarcoma de alto grau e eventualmente letal que surge no interior de um angiomiolipoma. Christiano et al. (1999) descreveram um angiomiolipoma altamente pleomórfico associado com o desenvolvimento de múltiplos nódulos pulmonares, a maioria deles positiva para HMB-45 (Ferry et al., 1991). Eles acreditaram que este caso representou uma transformação maligna de angiomiolipoma, e que se ocorreu, deve ser extremamente raro. **Entretanto, esses casos podem também representar um tipo de angiomiolipoma epitelioide descrito por Mai et al. (1996). Em 1997, Eble et al. publicaram um relato da sua experiência com cinco pacientes que apresentavam angiomiolipoma com predomínio de conteúdo epitelioide** (Eble et al., 1997); **atualmente, sabe-se que essa variante epitelioide maligna de angiomiolipoma pode sofrer metástase principalmente em pacientes com e sem TSC, muitos dos quais sucumbem à doença** (Pea et al., 1998; L'Hostis et al., 1999; Martignoni et al., 2000; Cibas et al., 2001; Menè et al., 2001; Nelson e Sanda, 2002; Saito et al., 2002; Bissler e Kingswood, 2004; Huang et al., 2007; Limaiem et al., 2008; Matsuyama et al., 2008; Moudouni et al., 2008; Zanelli et al., 2008; Kato et al., 2009). Este fenótipo é caracterizado por células epitelioides que são negativas a citoqueratinas e positivas a HMB-4. Não se sabe se esta variante extremamente rara representa a degeneração maligna de um angiomiolipoma preexistente ou um novo tumor sem um precursor benigno.

Para uma ótima abordagem do angiomiolipoma, o tratamento deve ser individualizado. **A abordagem deve levar em consideração o tamanho do tumor, a presença de sintomas e os fatores do paciente.** Particularmente, o risco de hemorragia deve ser considerado durante a avaliação. No geral, a maioria dos angiomiolipomas sintomáticos é relativamente grande e a maior parte dos estudos sugere um ponto de corte de 4 cm (Steiner et al., 1993; Nelson e Sanda, 2002). Com base em uma extensa revisão da literatura, Oesterling et al. (1986) relataram que 82% dos pacientes com angiomiolipomas maiores que 4 cm de diâmetro eram sintomáticos, com 9% de risco hemorrágico no momento da apresentação; por outro lado, pacientes com tumores menores eram sintomáticos em 23% das vezes. Corroborando estes achados, Dickinson et al. (1998) relataram que todos os 18 pacientes com angiomiolipomas menores que 4 cm em sua amostragem eram assintomáticos, enquanto que em sete de 13 pacientes com angiomiolipomas entre 4 e 8 cm e em cinco de seis pacientes com tumores maiores que 8 cm de diâmetro houve necessidade de intervenção, inicialmente relacionada à dor ou sangramento. Essas observações foram confirmadas e aumentadas por numerosos pesquisadores (Blute et al., 1988; Steiner et al., 1993; Lemaitre et al., 1995; De Luca et al., 1999; Seyam et al., 2008). Steiner et al. (1993) relataram que pacientes com angiomiolipomas maiores que 4 cm eram sintomáticos em 52% das vezes, com 30% requerendo intervenção cirúrgica, enquanto pacientes com tumores menores nunca precisaram de cirurgia e eram assintomáticos em 76% das vezes. Apesar de ser principalmente retrospectivo, um acompanhamento limitado de 4 anos em média esteve disponível para 24 pacientes com 28 tumores nesta série. O intervalo de crescimento foi documentado em seis dos 13 tumores com diâmetro maior que 4 cm e em quatro dos 15 menores que 4 cm. Uma taxa de crescimento mais lenta e um baixo risco de hemorragia em tumores menores também foram confirmados por Kennelly et al. (1994), que observaram 17 angiomiolipomas menores que 4 cm por, em média, 3,8 anos. De Luca et al. (1999) estudaram 32 angiomiolipomas descobertos incidentalmente e menores que 5 cm de diâmetro, e encontraram que 92% permaneceram assintomáticos e sem alteração de tamanho. **Mesmo assim, grandes angiomiolipomas ocasionais sob observação, alguns por 18 anos, permanecem assintomáticos** (Kennelly et al., 1994; Hadley et al., 2006; Danforth et al., 2007), **reforçando o conceito de que o tamanho representa aumento do risco, e não um fenômeno absoluto, e acentua a necessidade de individualização nas recomendações de tratamento.** Os angiomiolipomas multifocais e pacientes com esclerose tuberosa representam um grupo especial que mostra uma taxa de crescimento de aproximadamente 20% ao ano, enquanto observa-se uma média de crescimento de 5% ao ano nos angiomiolipomas solitários e esporádicos (Steiner et al., 1993; Nelson e Sanda, 2002; Harabayashi et al., 2004; Seyam et al., 2008).

Embora não existam grandes estudos prospectivos avaliando os resultados em longo prazo, a informação revista aqui permite propor diretrizes gerais de conduta. Tumores assintomáticos e menores, que por convenção medem menos de 4 cm de diâmetro, podem ser observados de forma expectante repetindo-se o exame de imagem após 6 a 12 meses, para definir a taxa de crescimento e significado clínico. Uma vez que haja estabilidade, o intervalo entre as imagens pode ser espaçado, realizando-se um acompanhamento anual ou a cada 2 anos no caso de tumores menores (Oesterling et al., 1986; De Luca et al., 1999; Matin et al., 2008). **A intervenção deve ser considerada no caso de tumores maiores, particularmente se o paciente for sintomático, levando em consideração sua idade, comorbidades e outros fatores relacionados. Em mulheres em idade fértil e pacientes com acesso limitado à vigilância ou atendimento de emergência, uma abordagem pró-ativa deve também ser considerada** (Nelson e Sanda, 2002). **Uma abordagem poupadora de néfrons, seja por embolização seletiva ou nefrectomia parcial aberta, laparoscópica ou robótica, é claramente preferencial à nefrectomia radical em pacientes com angiomiolipomas que requerem intervenção. A preservação do tecido renal continua sendo primordial em pacientes com TSC ou angiomiolipoma e, particularmente, em pacientes com insuficiência renal.** A viabilidade e a eficácia de um nefrectomia parcial através da excisão em cunha ou enucleação do tumor em pacientes com angiomiolipoma estão bem estabelecidas, com preservação da função renal mesmo em pacientes com grandes lesões em rim único (Fazeli-Matin e Novick, 1998; Boorjian et al., 2007; Minervini et al., 2007). A embolização seletiva é reportada por alguns autores como a intervenção preferencial, e dados obtidos de 76 pacientes em seis séries comprovam o sucesso em longo prazo na maioria dos pacientes (Nelson e Sanda, 2002; Harabayashi et al., 2004). Entretanto, uma substancial proporção de pacientes apresentaram sintomas persistentes ou recorrentes ou hemorragia, e a maioria destes necessitou de procedimentos adicionais, como embolização e cirurgia (Hamlin et al., 1997; Han et al., 1997; Kehagias et al., 1998; Mourikis et al., 1999; Nelson e Sanda, 2002; Lenton et al., 2008). A taxa geral de complicações com embolização nestas séries foi de 10%, semelhante às taxas da nefrectomia parcial (Boorjian et al., 2007), e as complicações incluíram hemorragia, formação de abscesso ou liquefação estéril do tumor, exigindo drenagem percutânea ou intervenção cirúrgica. **Estes dados evidenciam a necessidade de um extenso acompanhamento após a embolização seletiva, que não se faz necessária após uma nefrectomia parcial** (Nelson e Sanda, 2002). **A embolização seletiva deveria ser considerada como primeira opção terapêutica em pacientes com risco potencial ou agudo de hemorragia, uma vez que a exploração cirúrgica neste caso está geralmente associada com nefrectomia total** (Pappas et al., 2006; Chang et al., 2007). As terapias ablativas como radiofrequência (Prevoo et al., 2008) e crioablação (Bachmann et al., 2005; Byrd et al., 2006; Littrup et al., 2007; Caviezel et al., 2008) também são utilizadas no tratamento do angiomiolipoma, porém o seguimento ainda é curto, a avaliação do sucesso permanece pobremente definida, e a duração da vigilância radiográfica é desconhecida, sendo prudente insistir com o paciente no acompanhamento por imagens múltiplo e de longo prazo. As terapias ablativas podem ser consideradas o melhor tratamento de pacientes com TSC com angiomiolipomas multicêntricos ou em pacientes idosos com comorbidades que exigem tratamento e não são candidatos à embolização.

Pesquisa dos aspectos moleculares dos angiomiolipomas renais em pacientes com TSC mostrou uma relação entre a perda da proteína TSC2 como resultado de mutação de *TSC2* e a ativação da via *mammalian target of rapamycin* (mTOR) (demonstrando a presença das proteínas S6K e fósforo-S6K no tecido de angiomiolipomas) (El-Hashemite et al., 2003). Consequentemente, o sirolimo foi analisado em um estudo de fase 2 em 16 pacientes e mostrou uma impressionante taxa de resposta de 50% (utilizando Os Critérios de Resposta em Tumores Sólidos [RECIST, do inglês *Response Evaluation Criteria in Solid Tumors*]) no tamanho dos angiomiolipomas (Davies et al., 2011). O sirolimo foi utilizado em um novo modelo adjuvante em três pacientes com TSC e angiomiolipomas sem indicação cirúrgica; após o tratamento com sirolimo, foi observada uma redução de 38% a 95% do volume do tumor, possibilitando uma subsequente nefrectomia parcial em todos os três pacientes (Staehler et al., 2012). Recentemente, neste grupo de pacientes, num estudo fase 3, o everolimo mostrou uma taxa de resposta de 44% nos angiomiolipomas (todos medindo pelo menos 3 cm no início do estudo) (Bissler et al., 2013). Essa empolgante pesquisa tem dado um empurrão em muitos ensaios clínicos, vários ainda em andamento, utilizando inibidores mTOR em pacientes com TSC e angiomiolipomas.

PONTOS-CHAVE: ANGIOMIOLIPOMA

- O angiomiolipoma é o único tumor renal benigno seguramente diagnosticado na imagem transversal pela presença de gordura na TC de corte fino sem realce. O angiomiolipoma pobre em gordura pode ser confundido com o CCR, porém se a suspeita for pré-operatória, então a biópsia é capaz de dar o diagnóstico, com positividade tipicamente observada para HMB-45 no angiomiolipoma.
- O angiomiolipoma é o mais comum tumor renal associado à hemorragia espontânea, seguido do CCR.
- O tratamento deve ser individualizado com base na apresentação, gravidez presente, tamanho do tumor e função renal.
- O tratamento de escolha em pacientes com hemorragia aguda é a angioembolização renal seletiva.
- As opções de tratamento eletivo de grandes angiomiolipomas incluem angioembolização renal seletiva e nefrectomia parcial minimamente invasiva ou aberta. A embolização está associada com frequência a procedimentos secundários.

TUMORES EPITELIAIS E MESENQUIMAIS MISTOS

Ainda que considerados entidades separadas pela classificação de neoplasias renais da Organização Mundial da Saúde de 2004, o nefroma cístico e os tumores epiteliais e estromais mistos (TESM) são neoplasias renais benignas raras com características clínicas, morfológicas e imuno-histoquímicas comuns (Lopez-Beltran et al., 2006; Turbiner et al., 2007; Montironi et al., 2008). A recente demonstração da impressionante semelhança entre os perfis de expressão gênica global no nefroma cístico e no TESM fortalecem ainda mais a noção de que estas entidades representam extremos opostos de um espectro de um mesmo processo biológico (Zhou et al., 2009). **A predileção pelo sexo feminino e o histórico de terapia de ablação hormonal em pacientes masculinos combinada com a frequente expressão de receptores de estrógeno e progesterona sugerem que os hormônios sexuais esteroides devem desempenhar um papel na patogênese dessas raras lesões** (Turbiner et al., 2007; Montironi et al., 2008; Stamatiou et al., 2008).

NEFROMA CÍSTICO

O nefroma cístico é uma lesão renal característica que apresenta uma distribuição bimodal de idade e um curso clínico benigno (Tamboli et al., 2000). O primeiro pico dignóstico ocorre nos primeiros 2 a 3 anos de vida, principalmente em meninos, e novamente em torno dos 40 a 50 anos, com uma prevalência significativa entre as mulheres (8:1) (Madewell et al., 1983; Upadhyay e Neely, 1989; Castillo et al., 1991; Kuzgunbay et al., 2009; Stamatiou et al., 2008). Assim como outras lesões renais, pode haver presença de massa abdominal, dor e hematúria, porém a maioria dos nefromas císticos compreende achados incidentais (Madewell et al., 1983; Kuzgunbay et al., 2009). Há inúmeros casos familiares relatados na literatura, e existem relatos não comprovados de sarcoma e carcinoma de células claras surgindo do nefroma cístico (Bal et al., 2005; Omar et al., 2006; Raj et al., 2006; Ashley e Reinberg, 2007).

Radiologicamente, a maioria dos nefromas císticos é solitária, de localização central e com enorme variação de tamanho (9 cm, em média) e geralmente demonstra calcificações curvilíneas, herniação dentro do sistema coletor renal e realce do septo (Fig. 56-9A e B) (Madewell et al., 1983; Turbiner et al., 2007). **Consequentemente, uma diferenciação radiológica entre o nefroma e o CCR cístico em adultos ou o tumor de Wilms em crianças não é confiável** (Vujanic et al., 2000).

Histologicamente, os nefromas císticos estão bem encapsulados por uma espessa pseudocápsula fibrosa e formam cistos limitados por um epitélio achatado, cuboide ou colunal (Fig. 56-9C). O estroma pode variar desde um denso colágeno paucicelular a fascículos de células fusiformes, muito parecidos ao estroma ovariano (Tamboli et al., 2000). Os estudos de imuno-histoquímica revelam afinidade dos elementos epiteliais com citoqueratinas, enquanto os componentes do estroma geralmente são positivos para CD10, calretinina, inibina e receptores de estrógeno e progesterona (Turbiner et al., 2007; Montironi et al., 2008).

Devido à preocupação com o tumor cístico de Wilms, a maioria das crianças com nefromas císticos continua sendo tratada com nefrectomia radical, enquanto a abordagem poupadora de néfrons por nefrectomia parcial, se possível, é uma opção atraente em adultos.

TUMORES EPITELIAIS E ESTROMAIS MISTOS

TESM é uma rara neoplasia renal benigna do adulto com uma mistura variável de componentes epiteliais e mesenquimais (Pawade et al., 1993; Adsay et al., 2000). Anteriormente esses tumores eram descritos como nefroma congênito mesoblástico, hamartoma leiomiomatoso renal, tumor bifásico sólido e cístico, hamartoma cístico, cisto multilocular solitário renal e tumor estromal metanéfrico de adultos (Adsay et al., 2000; Pierson et al., 2001; Mai et al., 2007).

Assim como os nefromas císticos, o TESM afeta principalmente mulheres com idade em torno da quinta década (em média 46

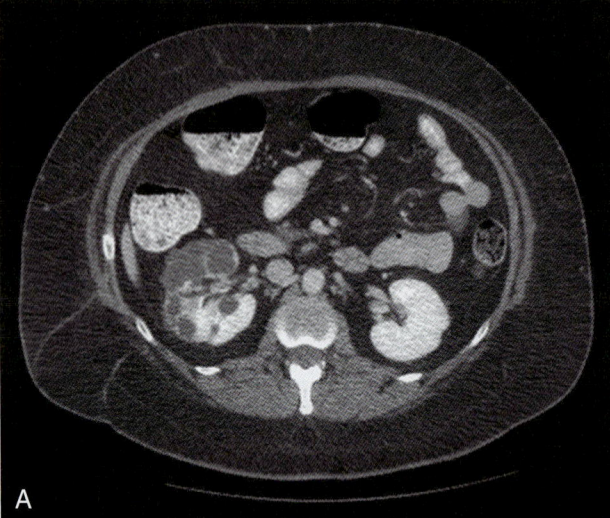
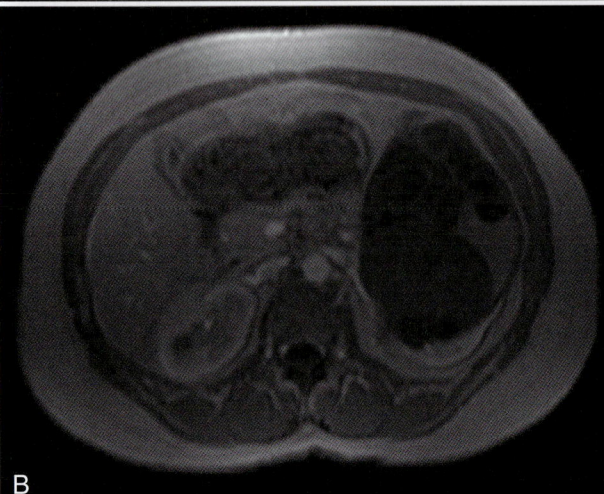
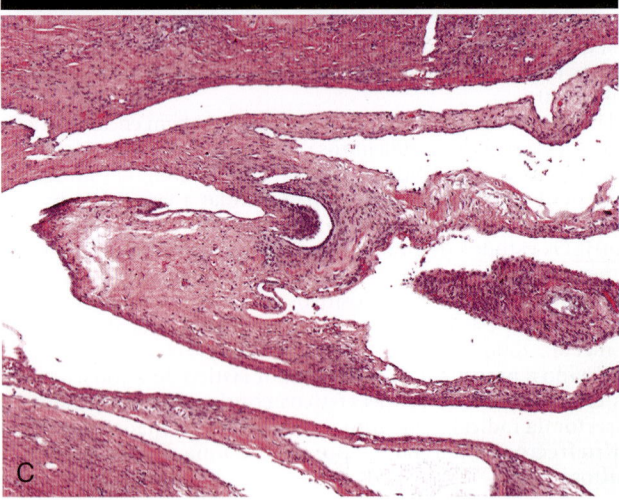

Figura 56-9. Nefroma cístico. Tomografia computadorizada (A) e ressonância magnética (B) não permitem a diferenciação confiável de carcinoma de células renais cístico ou tumor cístico de Wilms. C, Espaços císticos de tamanho variados revestidos por epitélio achatado (baixa magnificação). (Copyright 2009, V. Margulis.)

são semelhantes aos do nefroma cístico e a maioria é diagnosticada incidentalmente (Adsay et al., 2000; Turbiner et al., 2007; Montironi et al., 2008).

Radiologicamente, o TESM aparece como uma massa renal cística complexa, geralmente classificada como cistos de Bosniak classe III para IV e indistinguíveis do CCR cístico (Fig. 56-10A) (Adsay et al., 2000). Um TESM típico tem curso clínico benigno, porém um recente caso de transformação maligna em um carcinoma sarcomatoide e vários casos de reicidiva local de um componente maligno estromal com curso clínico desfavorável foram descritos (Adsay et al., 2000; Nakagawa et al., 2004).

Macroscopicamente, o TESM aparece encapsulado e varia de 2 a 24 cm (em média 6 cm) (Adsay et al., 2000; Mai et al., 2007). O envolvimento do hilo renal e a compressão do sistema pielocalicial é comum, porém infiltração grosseira em parênquima renal adjacente não é observada (Fig. 56-10B). O componente mesenquimal é caracterizado por células fusiformes com variados graus de diferenciação muscular lisa, fribroblástica e miofibroblástica com feixes de colágeno intercalados. O componente epitelial varia de túbulos simples a estruturas ubulopapilares complexas com ou sem dilatação cística, revestidas por epitélio cuboide a plano, que podem mostrar claras alterações celulares e têm uma aparência característica de tacha (Fig. 56-10C) (Adsay et al., 2000; Antic et al., 2006; Turbiner et al., 2007; Montironi et al., 2008). Como no nefroma cístico, os componentes epiteliais se coram positivamente para as citoqueratinas, enquanto a coloração de receptores de estrógeno e progesterona é observada na maioria dos elementos mesenquimais do TESM (Adsay et al., 2000).

O diagnóstico pré-operatório de TESM deve ser considerado em mulheres na perimenopausa recebendo terapia hormonal; entretanto, uma vez que a diferenciação radiológica de CCR não é possível, a intervenção cirúrgica, preferencialmente com abordagem poupadora de nefrons, deve ser oferecida a pacientes apropriadamente selecionadas.

> **PONTOS-CHAVE: NEFROMA CÍSTICO E TUMOR EPITELIAL-ESTROMAL MISTO**
>
> - Estes dois tumores estão em extremidades opostas quando se trata do processo biológico que lhes deu origem, mas há sobreposição de características clínicas, morfológicas e imuno-histoquímicas entre eles.
> - Há predileção pelo sexo feminino, e uma história de terapia de ablação hormonal é observada em pacientes masculinos.
> - A frequente expressão de receptores de estrógeno e progesterona no tecido tumoral é relatada.
> - A distinção clínica de CCR ou tumor cístico de Wilms não é possível.
> - Se possível, a nefrectomia pacial poupadora de néfrons é a estratégia preferencial de tratamento.

LEIOMIOMA

Os leiomiomas são tumores benignos raros que podem se desenvolver a partir de células musculares lisas de qualquer local do trato geniturinário (Tamboli et al., 2000). Nos rins, estes tumores geralmente iniciam-se na cápsula renal, mas têm sido descritos na pelve renal e na veia renal (Wells et al., 1981; Steiner et al., 1990; O'Brien et al., 1992; Rao et al., 2001). **Os leiomiomas são encontrados em 4,2% a 5,2% das autópsias, mas apenas uma minoria é clinicamente descoberta, o que representa aproximadamente 1,5% de todos os tumores renais benignos tratados cirurgicamente** (Romero et al., 2005). Como em outras lesões renais, numa época em que o uso da TC abdominal se generalizou, a maioria dos leiomiomas compreende achados incidentais (Romero et al., 2005; Derchi et al., 2008).

Os leiomiomas renais têm a aparência característica de uma pequena massa renal exofítica com ou sem realce da cápsula renal, porém não é possível diferenciá-los radiologicamente do CCR (Fig. 56-11A) (Steiner et al., 1990; Derchi et al., 2008).

Macroscopicamente, os leiomiomas são lesões firmes, sólidas e bem encapsuladas. O exame histológico revela fascículos de muscularura lisa cortados transversalmente sem evidência de hipercelularidade,

anos). A maioria das mulheres diagnosticadas com TESM tinha uma história de terapia de reposição hormonal com estrógeno, e o único paciente masculino na maior série de TESM tinha uma longa história de privação andrógeno devido a tratamento de câncer de próstata (Adsay et al., 2000). Os sinais e sintomas presentes no TESM

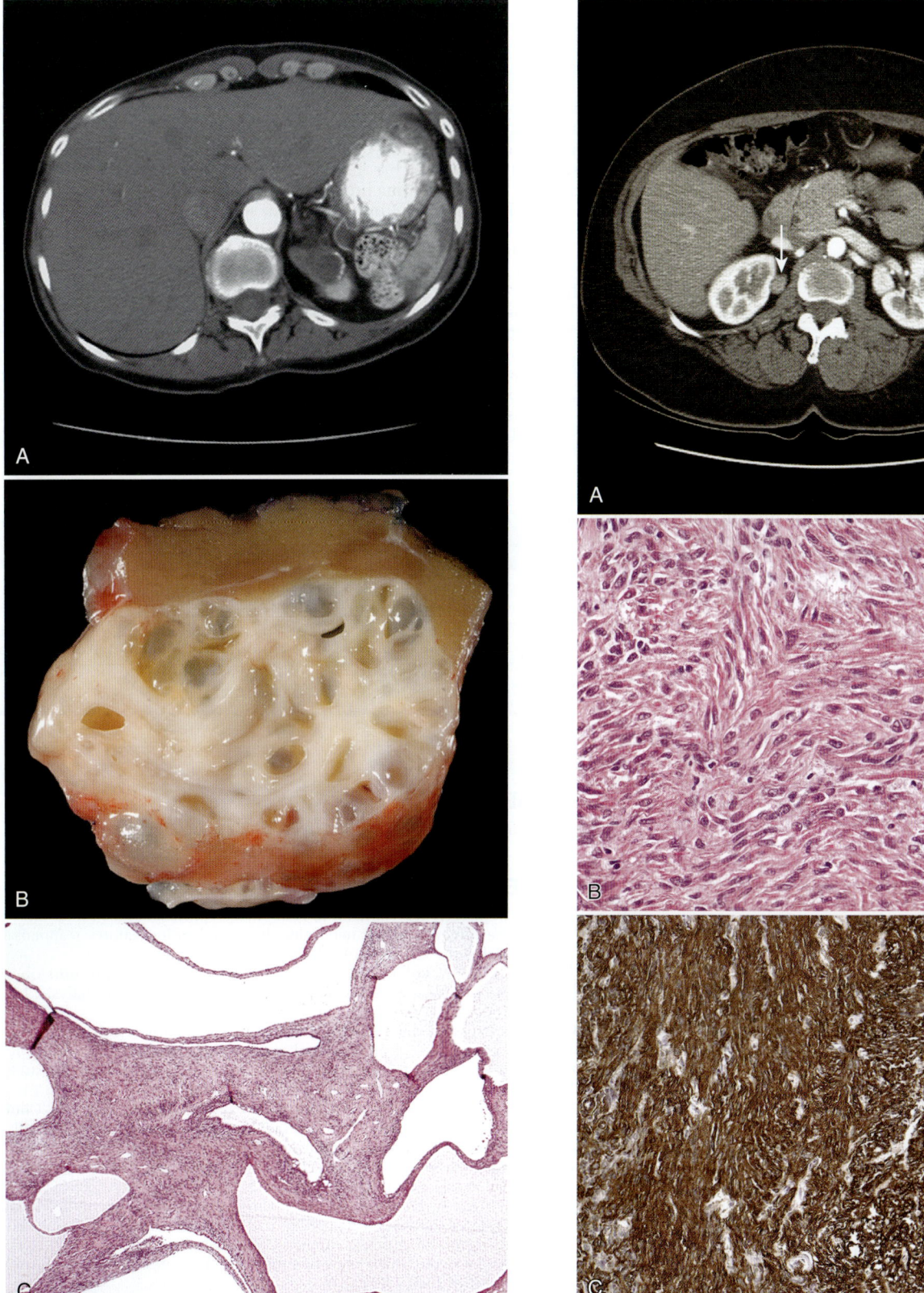

Figura 56-10. Tumor epitelial e estromal misto (TESM). A, As características observadas na tomografia computadorizada são indistinguíveis do carcinoma de célula renal. B, Fotografia de uma peça de nefrectomia parcial demonstrando uma massa bem circunscrita constituída de cistos de tamanho variado e separados por grossos septos esbranquiçados. C, Poder de magnificação intermediário mostrando cistos revestidos por células colunares e estroma de células mesenquimais. (Copyright 2009, V. Margulis.)

Figura 56-11. Leiomioma renal. A, Imagem de tomografia computadorizada com aspecto característico de uma pequena massa renal surgindo da cápsula renal. B, Poder de magnificação intermediário mostra células fusiformes uniformes com finos núcleos em forma de cigarro, sem qualquer pleomorfismo. C, Forte impregnação imuno-histoquímica positiva com presença de actina muscular lisa no leiomioma. Note a ausência da coloração de actina de músculo liso nos túbulos renais normais à direita. (Copyright 2009, V. Margulis.)

pleomorfismo, atividade mitótica ou necrose (Fig. 56-11B) (Steiner et al., 1990; Tamboli et al., 2000). As colorações imuno-histoquímicas confirmam a natureza muscular lisa do tumor com forte impregnação positiva difusa dos marcadores de musculatura lisa desmina e caldesmina (Fig. 56-11C) (Romero et al., 2005). Alguns leiomiomas coram-se positivamente para o marcador HMB-45, o que sugere uma provável ligação ao angiomiolipoma e outros PEComas (Bonsib, 1996). **Grandes lesões têm sido tradicionalmente tratadas com nefrectomia radical, porém as abordagens poupadoras de néfrons devem ser consideradas quando pequenas lesões estiverem localizadas perifericamente.**

PONTOS-CHAVE: LEIOMIOMA

- Pequena massa sólida se originando da cápsula renal.
- Não é possível difenciá-lo radiologicamente do CCR.
- Sempre que tecnicamente possível, prefere-se as abordagens poupadoreas de néfrons.

OUTROS TUMORES RENAIS BENIGNOS

Um grande número de tumores benignos raros derivados dos vários componentes mesenquimais do rim é descrito e inclui vários histiotipos, tais como hemangioma, linfangioma, tumor de células justaglomerulares, tumor de célula intersticial renomedular, schwannoma intrarrenal e tumor fibroso solitário (Ligato et al., 1999; Tamboli et al., 2000). Os métodos radiológicos atuais não permitem a diferenciação conclusiva desses tumores com lesões renais malignas e, geralmente, a excisão cirúrgica é necessária para confirmação patológica.

Os hemangiomas são tumores vasculares benignos que acometem jovens adultos sem predileção por gênero. Esses tumores são geralmente únicos e unilaterais, sendo que a maioria ocorre próximo da pelve e pirâmide renal. Eles não possuem cápsula e apresentam aspecto vermelho-esponjoso, com espaços vasculares irregulares revestidos por uma única camada de células endoteliais (Tamboli et al., 2000). Os hemangiomas renais costumam ser esporádicos, mas também podem aparecer como síndromes tais como Klippel-Trenaunay, Sturge-Weber e angiomatose sistêmica.

Os linfangiomas são tumores benignos raros que se originam da cápsula renal e se desenvolvem como uma massa peripélvica ou no seio renal. Em alguns pacientes observam-se anormalidades genéticas tais como trissomia do 7, monossomia X e abnormalidades *VHL* (Debiec-Rychter et al., 1990; Caduffet et al., 1997). Os linfangiomas são encapsulados, difusamente císticos e a comunicação entre os cistos aparece através de septos fibrosos revestidos por endotélio achatado.

O tumor de células justaglomerulares (também conhecido como *reninoma***)** é um tumor benigno das células do aparelho justaglomerular do rim (Robertson et al., 1967; Wong et al., 2008). Com menos de 100 casos reportados na literatura, as mulheres entre 30 e 40 anos são acometidas com maior frequência (Martin et al., 2001; Rubenstein et al., 2002; Wong et al., 2008). **A apresentação clínica é dominada por hipersecreção de renina e inclui hipertensão, hipocalemia e sintomas associados tais como polidipsia, poliúria, mialgia e cefaleia** (Schonfeld et al., 1991; Rubenstein et al., 2002). Os exames laboratoriais revelam atividade da renina plasmática elevada, hiperaldosteronismo secundário, hipocalemia e uma lesão renal solitária. O aspecto radiológico é de uma pequena (< 3 cm) massa renal sólida hipovascularizada; a excisão cirúrgica, preferencialmente poupando o parênquima renal remanescente, resulta na rápida diminuição dos níveis de renina no plasma, normalização da pressão sanguínea e remissão dos sintomas clínicos associados (Dunnick et al., 1983; Schonfeld et al., 1991; Tanabe et al., 2001). O exame histológico mostra lâminas com células em formato poligonal a fusiforme com limite celular indistinguível, abundante citoplasma eosinofílico e atipia mínima (Martin et al., 2001). A forte imunoimpregnação pelos antígenos relacionados ao fator VIII e fator VIII confirma a origem endotelial das células tumorais (Sanfilippo et al., 1982). As células serão também positivas para renina, CD34, vimentina e actina (Martin et al., 2001). Apesar do curso clínico benigno esperado, um caso de reninoma maligno está documentado na literatura (Duan et al., 2004).

Os tumores de células renomedulares intersticiais são geralmente observados nas autópsias (Reese e Winstanley, 1958), medindo menos de 4 mm e tipicamente assintomáticos, sem qualquer efeito sobre a pressão sanguínea. Células poligonais ou estreladas são encontradas em um estroma basofílico e com mínimo de colágeno.

O schwannoma intrarrenal é muito raro, com menos de 20 casos relatados. Esses tumores causam sintomas e sinais não específicos, são bem encapsulados e constituídos de células fusiformes em formato de paliçada (Singer e Anders, 1996; Alvarado-Cabrero et al., 2000).

O tumor fribroso solitário é considerado uma entidade clinicamente importante, uma vez que ele tende a manifestar-se como uma grande massa com hematúria macroscópica e poderia ser confundido com CCR ou sarcoma. É um tumor raro, relatado em menos de 50 pacientes até o momento (Khater et al., 2013). Os tumores surgem do parênquima renal, são bem circunscritos e constituídos de células fusiformes e bandas colágenas. Tipicamente, coloração para CD34, CD99 e BCL-2 verifica o diagnóstico de tumor fibroso solitário (Wang et al., 2001; Magro et al., 2002).

PONTOS-CHAVE: OUTROS TUMORES RENAIS BENIGNOS

- Diversos tumores benignos raros, derivados de vários componentes mesenquimais do rim, são descritos.
- A diferenciação radiológica da malignidade renal não é possível.
- Reninoma, um tumor benigno das células do aparelho justaglomerular do rim, é uma causa importante, porém rara, de hipertensão e hipocalemia secundária.

REFEÊNCIAS

Para consultar a lista completa de referências, acesse www.expertconsult.com.

LEITURA SUGERIDA

Antic T, Perry KT, Harrison K, et al. Mixed epithelial and stromal tumor of the kidney and cystic nephroma share overlapping features: reappraisal of 15 lesions. Arch Pathol Lab Med 2006;130(1):80-5.

Barocas DA, Rohan SM, Kao J, et al. Diagnosis of renal tumors on needle biopsy specimens by histological and molecular analysis. J Urol 2006;176(5):1957-62.

Boorjian SA, Frank I, Inman B, et al. The role of partial nephrectomy for the management of sporadic renal angiomyolipoma. Urol 2007;70(6):1064-8.

Castillo OA, Boyle ET Jr, Kramer SA. Multilocular cysts of kidney: a study of 29 patients and review of literature. Urol 1991;37(2):156-62.

Davis CJ Jr, Barton JH, Sesterhenn IA, et al. Metanephric adenoma. Clinicopathological study of fifty patients. Am J Surg Pathol 1995;10(10):1101-14.

Dechet CB, Bostwick DG, Blute ML, et al. Renal oncocytoma: multifocality, bilateralism, metachronous tumor development and coexistent renal cell carcinoma. J Urol 1999;162(1):40-2.

Eble J, Amin MB, Young RH. Epithelioid angiomyolipoma of the kidney: a report of five cases with a prominent and diagnostically confusing epithelioid smooth muscle component. Am J Surg Pathol 1997;21(10):1123-30.

Eknoyan G. A clinical view of simple and complex renal cysts. J Am Soc Nephrol 2009;20(9):1874-6.

Hafron J, Fogarty JD, Hoenig DM, et al. Imaging characteristics of minimal fat renal angiomyolipoma with histologic correlations. Urol 2005;66(6):1155-9.

Harabayashi T, Shinohara N, Katano H, et al. Management of renal angiomyolipomas associated with tuberous sclerosis complex. J Urol 2004;171(1):102-5.

Ibraghimov-Beskrovnaya O, Bukanov N. Polycystic kidney diseases: from molecular discoveries to targeted therapeutic strategies. Cell Mol Life Sci 2008;65(4):605-19.

Israel GM, Bosniak MA. An update of the Bosniak renal cyst classification system. Urol 2005;66(3):484-8.

Lane BR, Aydin H, Danforth TL, et al. Clinical correlates of renal angiomyolipoma subtypes in 209 patients: classic, fat poor, tuberous sclerosis associated and epithelioid. J Urol 2008;180(3):836-43.

Lopez-Beltran A, Scarpelli M, Montironi R, et al. 2004 WHO classification of the renal tumors of the adults. Eur Urol 2006;49(5):798-805.

Qian F, Watnick TJ, Onuchic LF, et al. The molecular basis of focal cyst formation in human autosomal dominant polycystic kidney disease type I. Cell 1996;87(6):979-87.

Seyam RM, Bissada NK, Kattan SA, et al. Changing trends in presentation, diagnosis and management of renal angiomyolipoma: comparison of sporadic and tuberous sclerosis complex–associated forms. Urol 2008;72(5):1077-82.

Siu W, Hafez KS, Johnston WK 3rd, et al. Growth rates of renal cell carcinoma and oncocytoma under surveillance are similar. Urol Oncol 2007;25(2):115-9.

Terada N, Arai Y, Kinukawa N, et al. The 10-year natural history of simple renal cysts. Urol 2008;71(1):7-11. discussion 11-2.

Warren KS, McFarlane J. The Bosniak classification of renal cystic masses. BJU Int 2005;95(7):939-42.

Zhou M, Kort E, Hoekstra P, et al. Adult cystic nephroma and mixed epithelial and stromal tumor of the kidney are the same disease entity: molecular and histologic evidence. Am J Surg Pathol 2009;33(1):72-80.

57 Tumores Renais Malignos

Steven C. Campbell, MD, PhD e Brian R. Lane, MD, PhD

Considerações Históricas

Classificação

Avaliação Radiográfica das Massas Renais

Carcinoma de Células Renais

Tratamento do Carcinoma de Células Renais Localizado

Tratamento do Carcinoma de Células Renais Localmente Avançado

Outros Tumores Renais Malignos

CONSIDERAÇÕES HISTÓRICAS

A introdução da nefrectomia e de outras cirurgias para doenças renais forneceu a informação clínica e o conhecimento histopatológico que formam a base dos conceitos atuais a respeito dos tumores renais. **A primeira nefrectomia documentada foi realizada em 1861 por Wolcott, que operou partindo da ideia equivocada de que a massa tumoral era um hepatoma.** Em 1867, Spiegelberg removeu um rim incidentalmente durante a excisão de um cisto hidático. **A primeira nefrectomia planejada foi realizada por Simon, em 1869**, para uma fístula ureteral persistente, e o paciente sobreviveu com a cura da fístula. Um ano depois (1870), a primeira nefrectomia planejada nos Estados Unidos foi realizada com sucesso por Gilmore em Mobile, Alabama, para o tratamento de pielonefrite atrófica e infecção persistente das vias urinárias (Herr, 2008). Subsequentemente, Harris (1882) relatou 100 extirpações cirúrgicas do rim, constituindo um número suficiente para possibilitar uma análise das características clínicas, cirúrgicas e patológicas dos distúrbios renais que necessitam de cirurgia.

Com a intervenção cirúrgica, amostras de tecido tornaram-se disponíveis para interpretação histológica por patologistas. Infelizmente, essa interpretação nem sempre era acurada, e, com frequência, havia diferenças importantes de opinião entre os profissionais. De acordo com Carson (1928), a primeira descrição macroscópica acurada dos tumores renais data de 1826, com as observações de Konig. Em 1855, Robin examinou tumores sólidos que aparentemente se desenvolviam a partir dos rins e concluiu que o carcinoma renal se originava do epitélio tubular renal. Essa interpretação foi confirmada por Waldeyer, em 1867. Infelizmente, as considerações teóricas e práticas dos tumores renais foram confundidas por Grawitz (1883), que argumentou que esses tumores renais aparentes se originavam de restos adrenais dentro do rim. Ele introduziu a terminologia *struma lipomatodes aberrata rins* como nomenclatura descritiva dos tumores de células claras, que ele acreditava que eram provenientes das glândulas adrenais. Baseou suas conclusões não apenas no conteúdo de gordura dos tumores, análogo ao observado nas glândulas adrenais, mas também na localização desses tumores abaixo da cápsula renal, na sua proximidade com as glândulas adrenais, na ausência de semelhança das células com os túbulos uriníferos e na demonstração de amiloide semelhante àquele observado na degeneração da adrenal.

Esse conceito histogenético foi adotado subsequentemente por pesquisadores, e patologistas da época prontamente abraçaram a ideia de que os tumores renais realmente se originam das glândulas adrenais. Em 1894, Lubarch defendeu a ideia de uma origem adrenal dos tumores renais, e o termo *tumores hipernefroides*, indicando uma origem acima dos rins, foi defendido por Birch-Hirschfeld (Birch-Hirschfeld e Doederlein, 1894). Esse erro semântico e conceitual levou à introdução do termo *hipernefroma*, predominante na literatura, que descrevia os tumores parenquimatosos de origem renal primária. Parte do esclarecimento da histopatologia dos tumores renais deve-se ao trabalho de Albarran e Imbert (1903), e os quatro volumes redigidos por Wolff (1883), entre 1883 e 1928, ressaltaram a importância histórica e contribuíram para a compreensão dos tumores renais (Herr, 2008).

A era moderna trouxe o reconhecimento de que o carcinoma de células renais (CCR) abrange diversos subtipos distintos derivados das várias partes do néfron, tendo, cada um deles, uma base genética e biologia tumoral peculiares (Linehan e Ricketts, 2013). Outros avanços importantes nessas últimas décadas incluíram a introdução da nefrectomia radical (NR), seguida de uma tendência para abordagens menos radicais, como cirurgia com preservação do rim e uma variedade de abordagens minimamente invasivas (Robson, 1963; Novick, 2007; Volpe et al., 2011). **Um tema comum que permaneceu é o fato de que o CCR continua sendo principalmente uma doença cirúrgica**, e, embora abordagens com base no sistema imune e moleculares direcionadas para alvos específicos possam produzir respostas clínicas duráveis, a cura raramente é observada sem uma excisão cirúrgica completa do CCR (Rini et al., 2009; Kroeger et al., 2014). Infelizmente, a incidência do CCR está aumentando de modo gradual, e apesar da tendência à sua detecção mais precoce, as taxas de mortalidade permanecem elevadas.

CLASSIFICAÇÃO

As massas renais podem ser malignas, benignas ou inflamatórias, de acordo com a classificação de Barbaric (1994) (Quadro 57-1), **ou podem ser classificadas com base na sua aparência radiográfica (cística simples, cística complexa, sólida)** (Quadro 57-2). Esses esquemas de classificação foram atualizados com base nos conhecimentos atuais acerca dos subtipos distintos de CCR e outros tumores benignos e malignos do rim (Eble et al., 2004; Algaba et al., 2011). Os tumores renais malignos incluem o CCR, neoplasias malignas do urotélio, sarcomas, tumores embrionários ou pediátricos, linfomas e metástases. Os tumores renais benignos são diversos e representam um desafio diagnóstico singular (Cap. 56). As lesões inflamatórias e vasculares também precisam ser consideradas no diagnóstico diferencial.

AVALIAÇÃO RADIOGRÁFICA DAS MASSAS RENAIS

Na atualidade, dispõe-se de várias modalidades radiográficas para a detecção e avaliação das massas renais, cada uma com vantagens relativas e limitações (Kang e Chandarana, 2012). É necessária uma abordagem sistemática para assegurar uma avaliação cuidadosa das massas renais suspeitas, tendo em vista a amplitude do diagnóstico diferencial e a superposição considerável existente entre as lesões renais benignas e malignas (Fig. 57-1; Quadro 57-2) (Simmons et al., 2007).

Embora no passado a **urografia excretora** fosse frequentemente o primeiro exame que indicava a presença de uma massa renal, esse exame hoje em dia deixou de ser solicitado (Kang e Chandarana, 2012).

QUADRO 57-1 Massas Renais Classificadas com Base nas Características Patológicas

MALIGNAS
Carcinoma de células renais
Cânceres de origem urotelial
    Carcinoma urotelial
    Carcinoma de células escamosas
    Adenocarcinoma
Sarcomas
    Leiomiossarcoma
    Lipossarcoma
    Angiossarcoma
    Hemangiopericitoma
    Histiocitoma fibroso maligno
    Sarcoma sinovial
    Sarcoma osteogênico
    Sarcoma de células claras
    Rabdomiossarcoma
Tumor de Wilms
Tumor neuroectodérmico primitivo (PNET)
Tumor carcinoide
Linfoma/leucemia
Metástases
Invasão por neoplasia adjacente

BENIGNAS
Lesões císticas
    Cisto simples
    Cisto hemorrágico

BENIGNAS (CONT.)
Lesões sólidas
    Angiomiolipoma
    Oncocitoma
    Adenoma renal
    Adenoma metanéfrico
    Nefroma cístico
    Tumor epitelial e estroma misto
    Reninoma (tumor de células justaglomerulares)
    Leiomioma
    Fibroma
    Hemangioma
Lesões vasculares
    Aneurisma da artéria renal
    Malformação arteriovenosa
Pseudotumor

INFLAMATÓRIAS
Abscesso
Pielonefrite focal
Pielonefrite xantogranulomatosa
Cisto renal infectado
Tuberculose
Granuloma reumático

QUADRO 57-2 Correlações Radiológicas e Patológicas das Massas Renais

CÍSTICAS SIMPLES
Cisto benigno
Cisto parapélvico
Hidronefrose
Divertículo caliceal

CÍSTICAS COMPLEXAS
CCR cístico
Cisto hemorrágico
Cisto hiperdenso
Cisto complexo benigno
Nefroma cístico
Tumor epitelial e estromal misto
Tumor de Wilms cístico
Cisto infectado/abscesso
Hidrocálice
Malformação arteriovenosa
Aneurisma da artéria renal

MASSA SÓLIDA COM INTENSO REALCE
CCR de células claras
Angiomiolipoma
Oncocitoma (ocasionalmente)
CCR papilar (ocasionalmente)
CCR cromófobo (ocasionalmente)

MASSA SÓLIDA COM REALCE MODERADO
CCR papilar
CCR cromófobo
Oncocitoma
Outros tumores benignos
    Angiomiolipoma pobre em gordura
    Adenoma
    Adenoma metanéfrico
Linfoma unifocal
Sarcoma
Nefronia lobar
Infarto

MASSAS MULTIFOCAIS/BILATERAIS
CCR familiar
Metástases
CCR multifocal esporádico
Angiomiolipomas (esclerose tuberosa)
Linfoma
Tumores císticos (doença renal policística autossômica dominante)

MASSA INFILTRATIVA
Linfoma
Carcinoma urotelial de alto grau
Diferenciação sarcomatoide
Carcinoma dos ductos coletores
Carcinoma medular renal
Pielonefrite xantogranulomatosa
Metástases (ocasionalmente)

MASSA CALCIFICADA
CCR
Carcinoma urotelial
Cisto complexo benigno
Pielonefrite xantogranulomatosa
Aneurisma da artéria renal
Nefrolitíase concomitante

MASSA CONTENDO GORDURA
Angiomiolipoma
Lipossarcoma
Lipoma

CCR, carcinoma de células renais.
Modificado de Simmons MN, Herts BR, Campbell SC. Image based approaches to the diagnosis of renal masses [lesson 39]. AUA Update Series 2007;26:382-91.

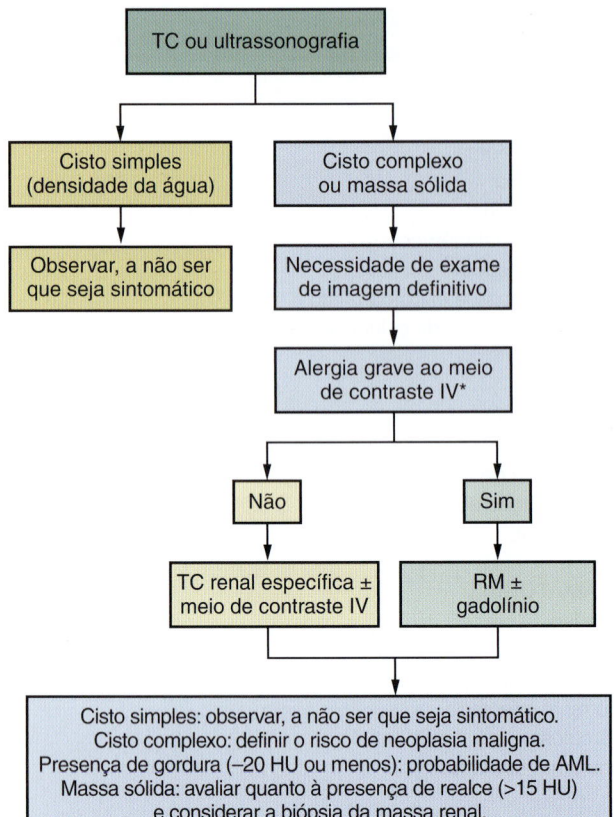

Figura 57-1. Algoritmo para a avaliação radiográfica das massas renais. AML, angiomiolipoma; HU, unidades Hounsfield; IV, intravenosa; RM, ressonância magnética; TC, tomografia computadorizada. *Na presença de doença renal crônica, é necessário também avaliar os riscos de nefropatia por meio de contraste em relação aos da fibrose sistêmica nefrogênica associada à administração de gadolínio.

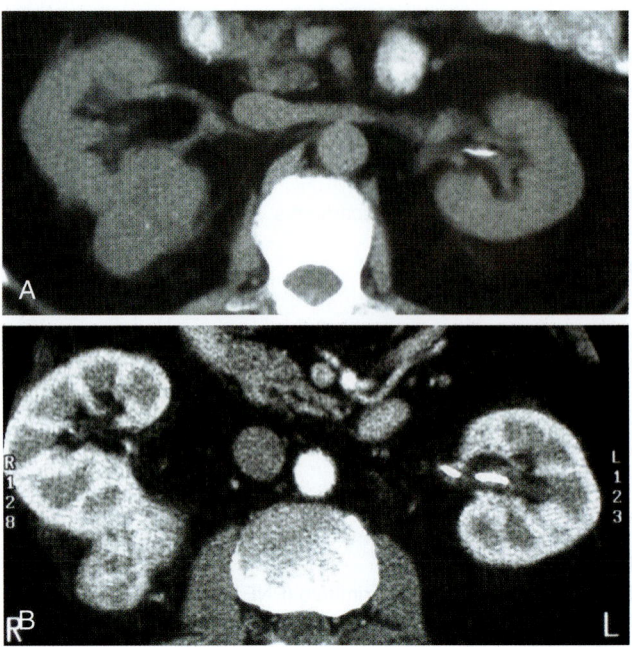

Figura 57-2. A, A tomografia computadorizada (TC) sem administração de meio de contraste revela a presença de massa renal posterior direita sólida. B, Após a administração do agente de contraste, a TC demonstra um realce da massa de mais de 20 HU, sendo, portanto, altamente sugestiva de carcinoma de células renais (CCR). Essa massa foi excisada, e foi confirmado que consistia em CCR de células claras. (Cortesia de Dr. Terrence Demos, Maywood, IL.)

A falta de sensibilidade e especificidade da urografia excretora para a detecção de tumores parenquimatosos está bem documentada. Em particular, a urografia excretora pode omitir pequenas lesões anteriores ou posteriores que não distorcem o sistema coletor ou o contorno dos rins. **As características sugestivas de processo maligno na urografia excretora consistem em calcificação dentro da massa, aumento da densidade tecidual, irregularidade da margem e distorção do sistema coletor** (Zagoria, 2000).

A ultrassonografia é uma modalidade não invasiva e relativamente barata, que tem a capacidade de diferenciar massas renais císticas *versus* sólidas e continua desempenhando um importante papel nessas lesões. Foram definidos critérios ultrassonográficos estritos para os cistos simples, que incluem parede lisa do cisto, formato redondo ou oval sem ecos internos e acentuada sombra acústica posterior. Se esses critérios forem preenchidos, a observação é suficiente em um paciente assintomático. Na avaliação de cistos renais complexos, as características importantes na ultrassonografia consistem na espessura e contorno da parede do cisto, número e espessura de quaisquer septos, presença de qualquer calcificação, densidade do líquido cístico e presença de componentes sólidos ou nodulares. A ultrassonografia é útil para sugerir o conteúdo de gordura de um angiomiolipoma (AML) pelo aumento característico de sua ecogenicidade (Nelson e Sanda, 2002). **Uma massa renal que não é claramente um cisto simples com base nos critérios ultrassonográficos estritos deve ser avaliada por meio de tomografia computadorizada (TC).**

A TC renal específica continua sendo o único exame radiográfico mais importante para definir a natureza de uma massa renal. A TC, com e sem administração de meio de contraste, é necessária para aproveitar as características de realce do contraste dos tumores parenquimatosos renais altamente vasculares (Kang e Chandarana, 2012). **Em geral, qualquer massa renal que apresente realce com a administração intravenosa de meio de contraste na TC em mais de 15 unidades Hounsfield (HU) deve ser considerada um CCR, até prova em contrário** (Fig. 57-2). As massas sólidas que também apresentam áreas substanciais de números de atenuação negativos na TC (abaixo de −20 HU) indicadoras de gordura são diagnósticas de AML (Nelson e Sanda, 2002). Em 10% a 20% das massas renais sólidas, os achados na TC são indefinidos, tornando necessária a realização de outros exames de imagem, biópsia ou cirurgia para o estabelecimento de um diagnóstico definitivo. Em certas ocasiões, a TC demonstra um segmento renal com realce que é isodenso com o restante do rim, sugerindo um pseudotumor renal. Neste último caso, deve-se considerar a realização de biópsia da massa renal.

A ressonância magnética (RM) é a modalidade-padrão alternativa de imagem para a caracterização de uma massa renal (Kang e Chandarana, 2012; Donat et al., 2013). **O realce indicador de neoplasia maligna também pode ser avaliado na RM com a administração de ácido dietilenotriaminopentacético marcado com gadolínio por via intravenosa**, embora a avaliação seja mais qualitativa do que quantitativa (Fig. 57-3). Essa técnica tem maior utilidade em pacientes para os quais o meio de contraste iodado está contraindicado, devido a alergia grave. **Um problema relacionado com a RM com gadolínio consiste na ocorrência de uma complicação rara, porém potencialmente grave, a fibrose sistêmica nefrogênica, que é mais comum em pacientes com doença renal crônica (DRC)** (Bach e Zhang, 2008). As recomendações atuais consistem em evitar, sempre que possível, a RM com administração de gadolínio, particularmente em exames seriados, nessa população de pacientes e em realizar uma diálise após o exame se o paciente tiver doença renal terminal. A RM sem contraste pode ser realizada em pacientes com DRC e massa renal, porém alguns radiologistas preferem a TC com meio de contraste intravenoso e cuidadosa hidratação periprocedimento; em ambos os casos, a tomada de decisão deve ser individualizada. A ultrassonografia com contraste de microbolhas também mostrou ser promissora para a caracterização e avaliação do realce de massas renais e poderá desempenhar no futuro um importante papel em pacientes com DRC (Simmons et al., 2007).

A arteriografia renal desempenha um papel limitado na avaliação diagnóstica de massas renais e é principalmente reservada para pacientes com doença concomitante da artéria renal. Em casos duvidosos, a presença ou ausência de neovascularidade pode ajudar

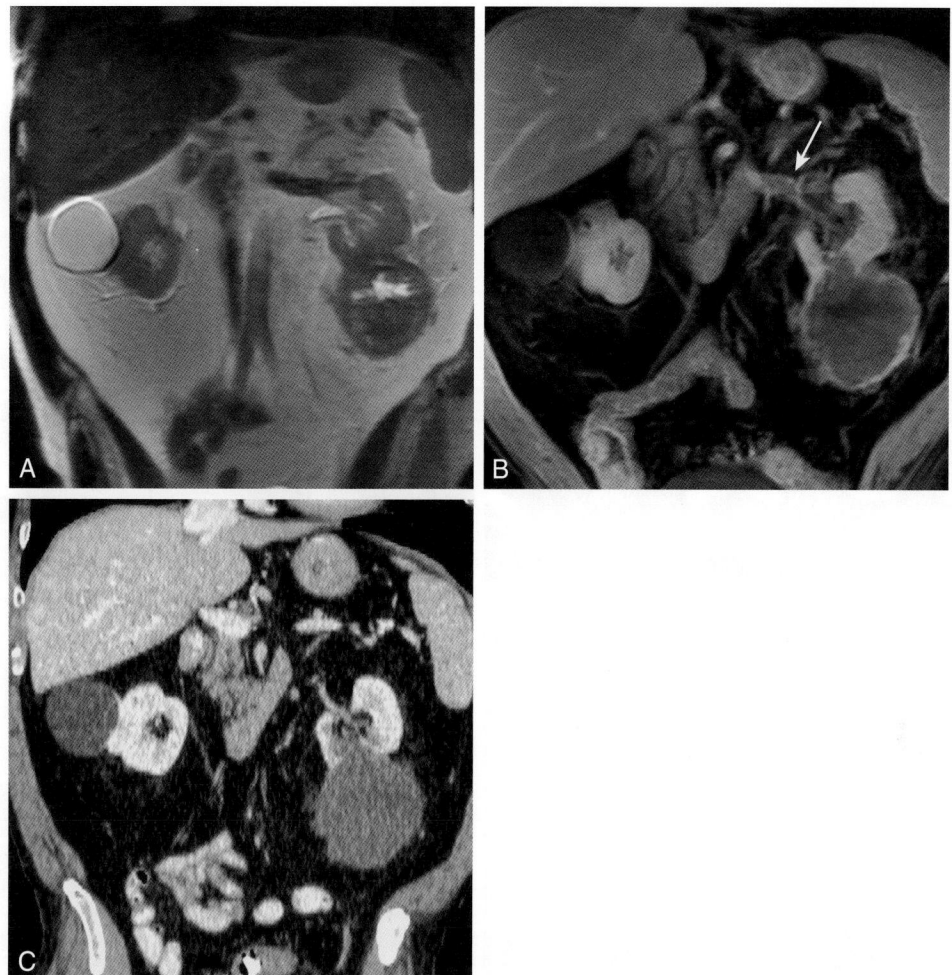

Figura 57-3. Carcinoma de células renais na ressonância magnética (RM) pré e pós-contraste e tomografia computadorizada contrastada (TC). A, RM ponderada em T2 pré-contraste, mostrando um cisto simples no rim direito e tumor heterogêneo de 8,5 cm no polo inferior no rim esquerdo. B, RM pós-contraste de saturação de gordura ponderada em T1 revela mais detalhes anatômicos do tumor renal esquerdo, incluindo um trombo tumoral (*seta*) dentro da veia renal que não alcança a veia cava inferior. C, TC contrastada (fase parenquimatosa) do mesmo paciente também revela o tumor renal esquerdo. A RM foi realizada nesse paciente devido a achados duvidosos na TC inicial acerca de um trombo da veia renal, que foi claramente visualizado na RM pré e pós-contraste. (Cortesia de Dr. Leena Mammen, Grand Rapids, MI.)

a estabelecer o diagnóstico de CCR. Entretanto, 20% a 25% dos CCR são indistintos na angiografia, embora a maioria desses tumores não seja verdadeiramente avascular, demonstrando um realce de contraste em 10 a 25 HU na TC.

Para massas renais sólidas radiograficamente detectadas, o diagnóstico diferencial é extenso e inclui entidades como CCR, oncocitoma, AML, carcinoma urotelial, metástase, abscesso, infarto, malformação vascular e pseudotumor renal (Quadro 57-2). O diagnóstico da maioria dessas lesões pode ser estabelecido com base na apresentação clínica e aspectos radiográficos característicos, algumas vezes associados a exames endourológicos ou biópsia da massa renal (Dyer et al., 2008; Kang e Chandarana, 2012). **Entretanto, com frequência não é possível distinguir de modo confiável o CCR de neoplasias renais benignas, incluindo oncocitoma e AML pobre em gordura, com o uso das técnicas diagnósticas atuais. Dez por cento a 20% das massas renais sólidas e pequenas com realce na TC e características sugestivas de CCR demonstram ser de natureza benigna após excisão cirúrgica** (Corcoran et al., 2013). Apesar de o oncocitoma ser um tumor benigno (Cap. 56), ele pode ser multifocal e, em certas ocasiões, pode estar associado ao CCR no mesmo rim ou no rim contralateral (Licht et al., 1993; Dechet et al., 1999; Adamy et al., 2011; Boris et al., 2011; Childs et al., 2011).

A biópsia de massa renal está atualmente voltando para a avaliação de massas renais (Lane et al., 2008; Samplaski et al., 2011; Volpe et al., 2012). Historicamente, acreditava-se que a taxa de resultados falso negativos na biópsia de massa renal fosse de 18%, ou seja, muito elevada para justificar o seu uso habitual. Entretanto, a maioria desses resultados "falso negativos" consistia, na realidade, em casos nos quais a massa não podia ser adequadamente localizada, ou o material obtido era insuficiente para que o patologista pudesse fazer uma determinação definitiva. A revisão dessas literaturas mostrou que, embora cerca de 15% das amostras de biópsia de massa renal não permitam um diagnóstico, a taxa verdadeira de resultados falso negativos é, atualmente, inferior a 1% (Lane et al., 2008). A acurácia global é de mais de 80%. A avaliação do tipo histológico pode ser facilitada pelo uso seletivo de corantes imunohistoquímicos quando as características microscópicas não são diagnósticas, porém o grau nuclear na biópsia nem sempre se correlaciona com o grau final na nefrectomia, devido, em parte, à heterogeneidade do tumor (Ficarra et al., 2011; Abel et al., 2012). Os riscos de sangramento perinéfrico clinicamente significativo e de pneumotórax também parecem ser baixos (<1%), e a semeadura ao longo do trajeto da agulha é extremamente rara quando são excluídas massas renais infiltrativas de localização central. O carcinoma urotelial pouco diferenciado representa um risco muito maior para semeadura ao longo do trajeto da agulha do que o CCR. Tendo em vista a grande heterogeneidade, na biologia do tumor, de realce das massas renais nas imagens ponderadas em T1, **a biópsia de massa renal está sendo**

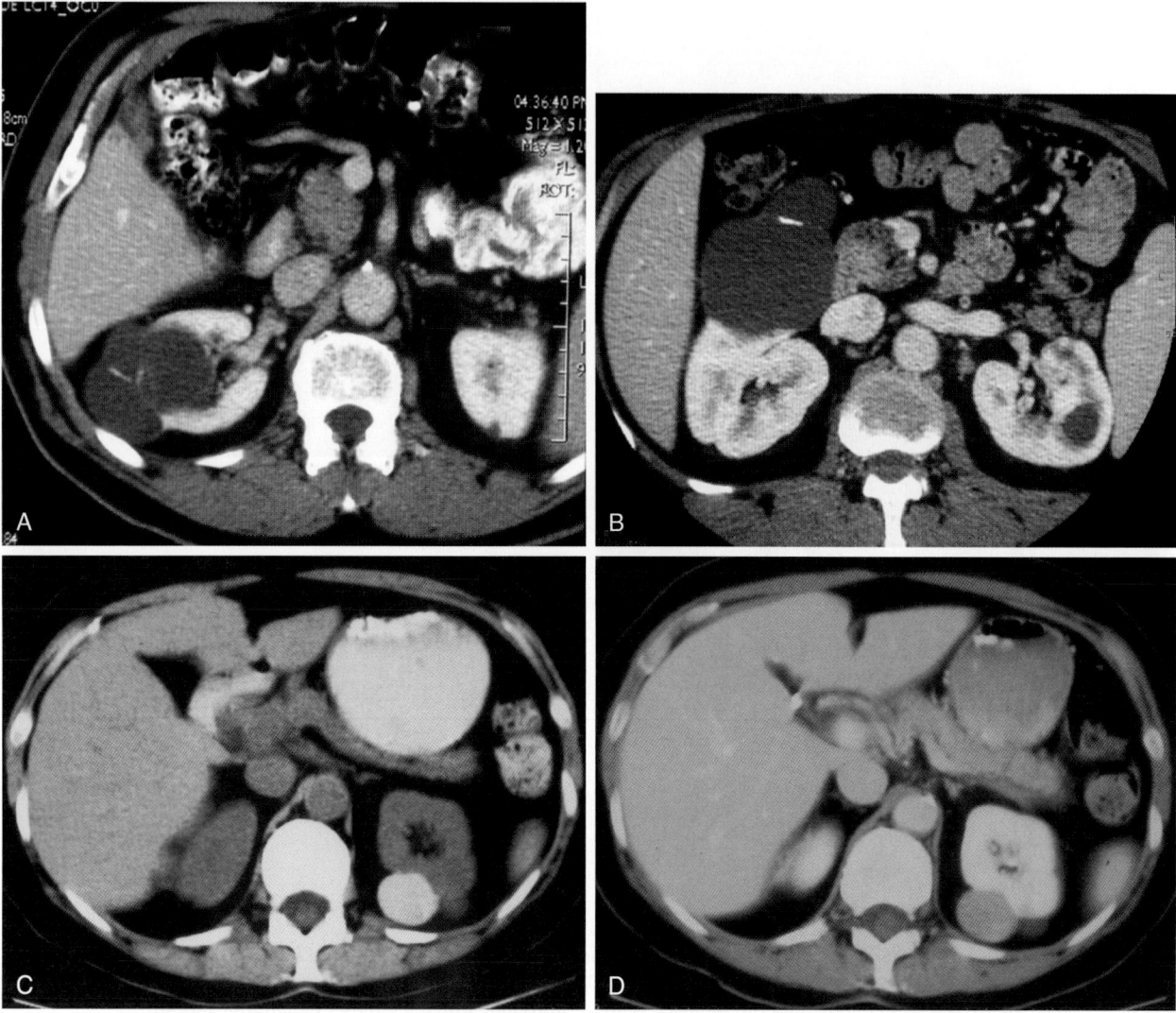

Figura 57-4. Cistos renais de categoria II de Bosniak. A, A tomografia computadorizada (TC) mostra um cisto renal direito, com septação interna delgada. B, A TC em outro paciente mostra uma calcificação curvilínea relativamente fina nos septos da parede do cisto renal direito. C, A TC sem administração de contraste mostra um pequeno cisto renal esquerdo de alta densidade e parede fina. D, A TC após a administração de contraste não revela reforço do cisto. Trata-se de um exemplo extremo de um cisto hiperdenso. (Cortesia de Dr. Terrence Demos, Maywood, IL.)

atualmente considerada com mais frequência, particularmente em pacientes que são candidatos potenciais a uma ampla variedade de opções de tratamento, que incluem desde a observação até a excisão cirúrgica. Pacientes saudáveis e mais jovens que se mostram relutantes em aceitar a incerteza associada à biópsia de massa renal ainda são tipicamente tratados baseando-se, em grande parte, em considerações radiográficas e clínicas. **As indicações mais tradicionais para a biópsia de massa renal incluem suspeita de abscesso renal ou necessidade de diferenciar o CCR de doença maligna metastática ou linfoma renal** (Somani et al., 2007; Volpe et al., 2012).

Avaliação das Lesões Renais Císticas

A diferenciação entre cistos renais benignos e CCR cístico continua sendo um dos problemas mais comuns e difíceis nos exames de imagem do rim (Bosniak, 2012). Quando se identifica um cisto renal complexo, a determinação de sua natureza benigna ou maligna baseia-se na avaliação da parede da lesão; na sua espessura e contorno; no número, contorno e espessura de quaisquer septos; na quantidade, caráter e localização de qualquer calcificação; na densidade do líquido na lesão; na margens da lesão; e na presença de componentes sólidos. **Bosniak desenvolveu um esquema de classificação útil, baseado principalmente em critérios de imagens obtidas com TC, que divide as lesões císticas renais em categorias, que diferem umas das outras quanto à probabilidade de neoplasia maligna** (Israel e Bosniak, 2005). **As lesões de categoria I consistem em cistos simples benignos** não complicados do rim, cujo diagnóstico é estabelecido diretamente pela ultrassonografia, TC ou RM. Sem dúvida alguma, trata-se das lesões císticas renais mais comuns. **Na ausência de sintomas associados, não há necessidade de tratamento.**

As lesões de categoria II consistem em cistos minimamente complexos que, em geral, são benignos, mas que apresentam alguns achados radiológicos que geram preocupação (Fig. 57-4). Essas lesões incluem cistos com septos, cistos com cálcio na parede ou no septo, cistos infectados e cistos hiperdensos (de alta densidade) (Israel e Bosniak, 2005). Os cistos hiperdensos são lesões benignas que contêm sangue envelhecido, degenerado ou coagulado; por conseguinte, a atenuação de seu conteúdo na TC está aumentada (>20 HU). Os cistos renais hiperdensos clássicos são pequenos (<3 cm), redondos e com margens bem definidas e não apresentam realce após a administração de meio de contraste (Fig. 57-4). **Atualmente, essa categoria foi subdividida para diferenciar as lesões de categoria II que não exigem vigilância das lesões de categoria IIF que necessitam de vigilância** (*follow up*). As *nuances* envolvidas nessa classificação são ressaltadas na Tabela 57-1. A obtenção de imagens de alta qualidade,

TABELA 57-1 Classificação dos Cistos Renais Complexos

CLASSIFICAÇÃO DE BOSNIAK	CARACTERÍSTICAS RADIOGRÁFICAS	RISCO DE NEOPLASIA MALIGNA	TRATAMENTO
I	Densidade da água Homogêneos, parede muito fina Ausência de septos Ausência de calcificação Sem realce	Nenhum	Não há necessidade de vigilância
II	Septos muito finos, em que pode haver realce "perceptível" Calcificação fina ou segmento curto de calcificação com ligeiro espessamento na parede ou septos Sem realce evidente	Mínimo	Não há necessidade de vigilância
	Lesão hiperdensa: ≤3 cm, com margens bem definidas, sem realce evidente	Mínimo	Vigilância periódica
IIF	Múltiplos septos muito finos Espessamento mínimo da parede lisa Pode haver realce "perceptível" da parede ou dos septos A calcificação pode ser espessa ou nodular, porém precisa estar sem realce Em geral, com margens bem definidas Sem realce evidente	3%-5%	Vigilância periódica
	Lesão hiperdensa: >3 cm ou totalmente intrarrenal, sem realce	5%-10%	Vigilância periódica
III	"Indeterminados", parede espessa, irregular ou lisa ou septos com realce mensurável	50%	Excisão cirúrgica
IV	Lesões claramente malignas, que preenchem todos os critérios da categoria III, mas que também contêm componentes de tecido mole com realce	75%-90%	Excisão cirúrgica

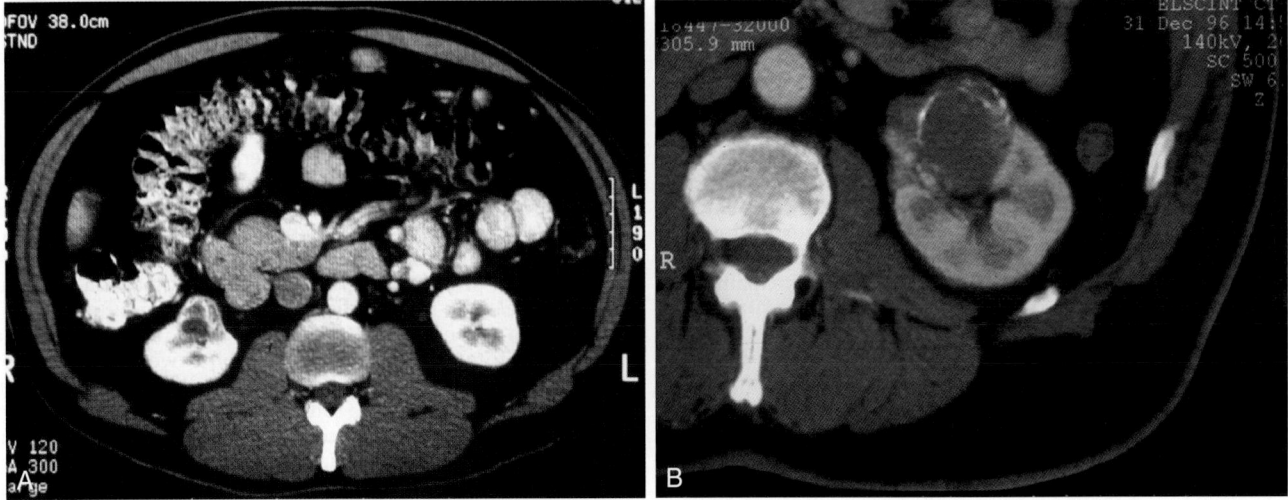

Figura 57-5. Cistos de categoria III de Bosniak. A, A tomografia computadorizada (TC) mostra um cisto complexo do rim direito com septos espessos e irregulares e caráter não homogêneo. B, A TC mostra um cisto complexo do rim esquerdo com ligeiro espessamento da parede, que também exibe calcificação irregular e heterogeneidade moderada. (Cortesia de Dr. Terrence Demos, Maywood, IL.)

de preferência com TC, e uma considerável experiência radiológica são necessárias para otimizar a caracterização das lesões císticas renais complexas. O risco de progressão radiográfica das lesões de categoria IIF é de cerca de 15%, de modo que essas lesões devem ser acompanhadas por meio de exames de imagem periódicos do rim. O risco global de neoplasia maligna nessa categoria é de 3% a 10%, embora tenha sido relatada uma maior proporção de neoplasias malignas em lesões IIF tratadas com cirurgia (O'Malley et al., 2009a; Smith et al., 2012; Graumann et al., 2013; El-Mokadem et al., 2014).

As lesões de categoria III consistem em cistos renais mais complexos, que não podem ser distinguidos com precisão de neoplasias malignas (Israel e Bosniak, 2005; Smith et al., 2012; Goenka et al., 2013). **As características radiológicas incluem paredes ou septos espessos, irregulares ou lisos, nos quais é possível observar um realce mensurável** (Fig. 57-5). Na ausência de um fator atenuante, como traumatismo ou infecção renal, a exploração cirúrgica está habitualmente indicada em pacientes saudáveis. Cerca de 50% dessas lesões são malignas; o restante consiste em cistos benignos multilobulados,

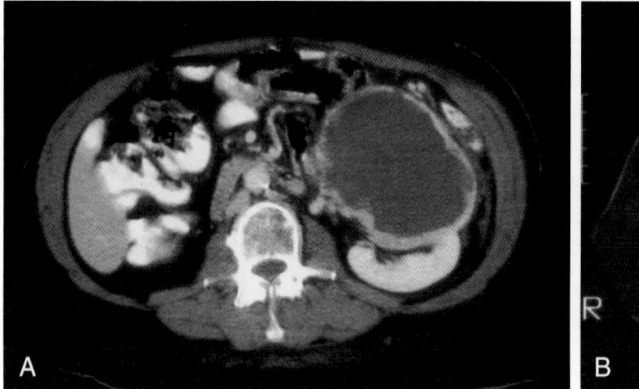 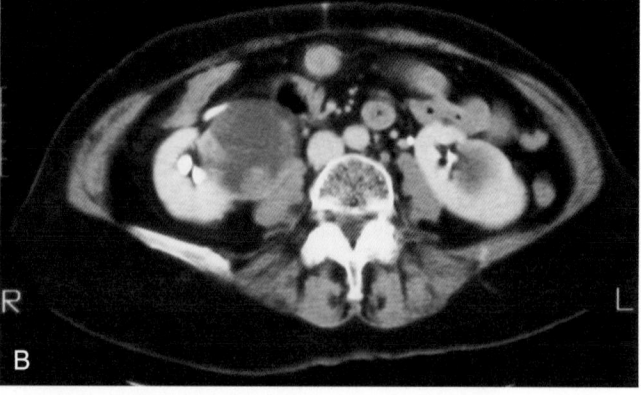

Figura 57-6. Cistos de categoria IV de Bosniak. **A**, A tomografia computadorizada (TC) mostra uma lesão cística complexa do rim esquerdo, com realce das paredes. **B**, A TC mostra uma lesão cística complexa direita com realce de áreas nodulares e heterogeneidade. Ambas as lesões demonstraram ser carcinoma de células renais.

hemorrágicos ou densamente calcificados (Quadro 57-2). A aspiração com agulha fina dos cistos complexos raramente é realizada, devido à possibilidade de um erro de amostragem e dispersão de células tumorais.

As lesões de categoria IV apresentam grandes componentes císticos, margens pouco definidas e irregulares e, o que é mais importante, **porções sólidas com realce que fornecem um diagnóstico definitivo de neoplasia maligna** (Fig. 57-6) (Israel e Bosniak, 2005). As lesões de categoria IV quase sempre consistem em CCR císticos, que, quando localizados, necessitam de tratamento cirúrgico.

CARCINOMA DE CÉLULAS RENAIS

Incidência

O CCR, que representa 2% a 3% de todas as neoplasias malignas do adulto, é o mais letal dos cânceres urológicos comuns. As taxas de sobrevida relativas de 5 anos para pacientes com diagnóstico estabelecido entre 2002 e 2008 foram de 71% para o câncer renal, de 78% para o câncer de bexiga (excluindo o carcinoma in situ) e de 99% para o câncer de próstata (Siegel et al., 2013). Nos Estados Unidos, aproximadamente 65.000 novos diagnósticos de CCR são estabelecidos a cada ano, e 13.000 pacientes morrem da doença (Siegel et al., 2013). **De modo global, aproximadamente 12 casos novos são diagnosticados por 100.000 habitantes por ano, com predomínio entre sexos masculino e feminino de 3:2** (Siegel et al., 2013). É uma doença principalmente de indivíduos idosos, com apresentação típica entre 50 e 70 anos de idade (Pantuck et al., 2001b; Wallen et al., 2007; Siegel et al., 2013). Entretanto, o diagnóstico de câncer renal aumentou mais rapidamente entre indivíduos com menos de 40 anos de idade em comparação com qualquer outro grupo etário (Nepple et al., 2012). **Por razões desconhecidas, as taxas de incidência são 10% a 20% mais altas e as taxas de sobrevida em 5 anos 5% mais baixas em afro-americanos** (Lipworth et al., 2006; Stafford et al., 2008; Chow et al., 2013; Siegel et al., 2013). **Acredita-se que a maioria dos casos de CCR tenha um caráter esporádico; apenas 2% a 3% são comprovadamente familiares** (Lipworth et al., 2006).

A incidência do CCR aumentou desde a década de 1970 em 3% a 4% por ano, em média, em grande parte devido ao uso mais frequente da ultrassonografia e da TC para a avaliação de uma variedade de **queixas abdominais** (Decastro e McKiernan, 2008; Kümmerlin et al., 2008). Essa tendência foi correlacionada com uma maior proporção de tumores descobertos de modo incidental e localizados e com uma melhora nas taxas de sobrevida em 5 anos em pacientes com doença nesse estádio (Pantuck et al., 2001b; Parsons et al., 2001; Kane et al., 2008). Entretanto, outros fatores também devem desempenhar um papel, visto que foi observado um aumento constante da taxa de mortalidade do CCR por unidade de população em todos os grupos étnicos e em ambos os sexos desde a década de 1980 (Chow et al., 1999; Siegel et al., 2013). Essa taxa de mortalidade crescente é particularmente problemática, visto que a proporção de tumores avançados diminuiu efetivamente (Wallen et al., 2007 Decastro e McKiernan, 2008; Siegel et al., 2013). Isso sugere a possível ocorrência de uma alteração deletéria na biologia tumoral durante as últimas décadas, talvez relacionada com o uso de tabaco, fatores dietéticos ou exposição a outros carcinógenos (Pantuck et al., 2001b; Parsons et al., 2001; Hock et al., 2002; Kane et al., 2008).

O CCR na infância é pouco frequente e representa apenas 2,3% a 6,6% de todos os tumores renais em crianças (Broecker, 2000). A idade média no momento da apresentação nas crianças é de 8 a 9 anos, e a incidência é semelhante em ambos os sexos. **Embora o tumor de Wilms seja muito mais comum em crianças pequenas, o CCR é tão frequente quanto o tumor de Wilms durante a segunda década de vida.** O CCR em crianças e em adultos jovens tem maior tendência a ser sintomático, localmente avançado, de alto grau e de subtipos histológicos desfavoráveis (Sánchez-Ortiz et al., 2004b; Estrada et al., 2005; Cook et al., 2006). A hiperexpressão da proteína TFE3, que se correlaciona com a presença de fenômenos de translocação dos genes *ASPL-TFE3* e *PRCC-TFE3* envolvendo o cromossomo X e os primeiros cromossomos, é relativamente comum em crianças e adultos jovens com CCR e é peculiar dessa população (Heimann et al., 2001; Geller et al., 2008). A importância clínica da hiperexpressão da proteína TFE3 não está bem definida, embora alguns dados preliminares tenham sugerido que esses tumores podem exibir uma sensibilidade diferencial a certos agentes quimioterápicos (Heimann et al., 2001; Argani et al., 2002; Pérot et al., 2003; Bruder et al., 2004). Foi descrito um subtipo patológico distinto em pacientes com hiperexpressão de TFE3, que exibe características de células claras e papilares (Algaba et al., 2011). **A maioria dos estudos indica que, estádio por estádio, as crianças e os adultos jovens com CCR podem responder de modo mais satisfatório ao tratamento cirúrgico**, e foram relatados diversos sobreviventes a longo prazo após NR e linfadenectomia para doença com linfonodos positivos (Abou El Fettouh et al., 2002; Sánchez-Ortiz et al., 2004b; Geller et al., 2008). **Por conseguinte, foi recomendada uma abordagem cirúrgica agressiva com linfadenectomia formal por ocasião da NR, quando há suspeita de CCR em crianças ou em adultos jovens** (Selle et al., 2006; Bosquet et al., 2008).

Etiologia

Tradicionalmente, acreditava-se que o CCR se originava principalmente dos túbulos contovolutos proximais, e isso provavelmente é verdadeiro para as variantes de células claras e papilares. Entretanto, sabe-se atualmente que outros subtipos histológicos de CCR, como o CCR cromófobo e o carcinoma dos ductos coletores, derivam dos componentes mais distais do néfron (Pantuck et al., 2001a). **O fator de risco ambiental mais aceito geralmente para o CCR é a exposição ao tabaco, embora os riscos relativos associados tenham sido modestos, variando de 1,4 a 2,5 em comparação com controles.** Todas as formas de uso de tabaco foram implicadas, e o risco aumenta com a dose cumulativa ou maços/ano. O risco relativo está diretamente relacionado com a duração do tabagismo e começa a declinar após o abandono do tabagismo, sustentando uma relação de causa e efeito (Parker et al., 2003b; Hunt et al., 2005; Ljungberg et al., 2011). O uso de tabaco responde por 20% a 30% dos casos de CCR nos homens e por 10% a 20% nas mulheres.

Hoje em dia, a obesidade é aceita como outro fator de risco importante para o CCR, com um risco relativo aumentado de 1,07 para cada unidade de índice de massa corporal adicional (Renehan et al., 2008). O aumento na prevalência da obesidade provavelmente contribui para a maior incidência do CCR em países ocidentais, e foi estimado que mais de 40% dos casos de CCR nos Estados Unidos podem ser causalmente ligados à obesidade (Calle e Kaaks, 2004). Os mecanismos potenciais que ligam a obesidade ao CCR incluem aumento na expressão do fator de crescimento semelhante à insulina-1, níveis circulantes elevados de estrogênio e aumento da nefrosclerose arteriolar e inflamação local (Calle e Kaaks, 2004; Ljungberg et al., 2011).

A hipertensão aparece como o terceiro fator etiológico principal do CCR. Os diuréticos e outros medicamentos anti-hipertensivos também foram implicados, porém o peso das evidências epidemiológicas sugere que é o distúrbio subjacente, isto é, a hipertensão, e não o tratamento, que aumenta o risco de CCR (Lipworth et al., 2006; Ljungberg et al., 2011). Os mecanismos propostos consistem em lesão renal induzida pela hipertensão e inflamação ou alterações metabólicas ou funcionais dos túbulos renais, que podem aumentar a suscetibilidade a carcinógenos (Lipworth et al., 2006; Ljungberg et al., 2011).

Embora vários outros fatores etiológicos potenciais tenham sido identificados em modelos animais, incluindo vírus, compostos contendo chumbo e mais de 100 substâncias químicas, como hidrocarbonetos aromáticos, nenhum agente específico foi definitivamente estabelecido como causador do CCR humano. O papel potencial da exposição ao tricloroetileno foi ativamente investigado; alguns estudos mostraram riscos relativos que variam de duas a seis vezes, enquanto outros argumentaram que esses resultados são provavelmente devidos a vieses inerentes (Kelsh et al., 2010). Foi relatado um ligeiro aumento no risco relativo de CCR em trabalhadores nas indústrias de metais, substâncias químicas, borracha e gráfica, bem como naqueles expostos ao asbesto ou cádmio, porém os dados obtidos não são particularmente convincentes (Ljungberg et al., 2011).

Estudos de caso-controle demonstraram que o CCR é mais comum entre indivíduos de baixo nível socioeconômico e de origem urbana, embora os fatores etiológicos não tenham sido definidos. A moderna dieta ocidental típica (rica em gordura e proteína), o consumo aumentado de laticínios e o maior consumo de café ou de chá foram associados ao CCR, porém os riscos relativos têm sido modestos, e existem dados contraditórios na maioria dos casos (Ljungberg et al., 2011). Uma história familiar de CCR também pode constituir um fator; em um estudo foi demonstrado um risco relativo de 2,9 para indivíduos com parente de primeiro ou de segundo grau com CCR (Gago-Dominguez et al., 2001).

Outras causas iatrogênicas potenciais incluem o uso regular de anti-inflamatórios não esteroides, que tem sido associado a um risco relativo de 1,51, enquanto o ácido acetilsalicílico e o paracetamol não foram associados a qualquer aumento de risco (Cho et al., 2011). A radioterapia retroperitoneal, tipicamente administrada para o tumor de Wilms ou o câncer testicular, parece constituir um fator de risco para o CCR, embora os riscos relativos sejam baixos (Romanenko et al., 2000). Foi também observada uma incidência aumentada de CCR em pacientes com doença renal terminal e certas síndromes familiares, como esclerose tuberosa, conforme discutido adiante (Linehan e Ricketts, 2013).

Carcinoma de Células Renais Familiar e Genética Molecular

Desde o início da década de 1990, foram realizados notáveis avanços na compreensão da genética molecular do CCR. Foram identificadas novas síndromes familiares de CCR, e também foram caracterizados os genes supressores tumorais e oncogenes que contribuem para o desenvolvimento das formas tanto esporádicas quanto familiares dessa neoplasia maligna (Tabela 57-2) (Linehan e Ricketts, 2013). Não se deve subestimar o impacto dessa nova informação, visto que ela modificou fundamentalmente nossa percepção do CCR. **Hoje em dia, mais do que nunca, reconhecemos a natureza distinta dos vários subtipos de CCR, e os avanços na genética molecular contribuíram para uma importante revisão da classificação histológica dessa neoplasia maligna** (Zhou, 2009; Linehan e Ricketts, 2013). **Houve também um impacto direto e benéfico sobre o tratamento dos pacientes, e foram desenvolvidos agentes moleculares com alvos específicos que atualmente prolongam a sobrevida dos pacientes com CCR avançado** (Linehan, 2012).

Knudson e Strong reconheceram que as formas familiares do câncer poderiam conter a chave para a identificação de importantes elementos reguladores, conhecidos como genes supressores tumorais (Knudson, 1971; Knudson e Strong, 1972). **Suas observações sobre o tumor da infância, o retinoblastoma, no qual os casos familiares tendem a ser multifocais e de início precoce, os levaram a propor uma teoria de dois eventos da carcinogênese. Formularam a hipótese de que um produto gênico capaz de suprimir o desenvolvimento tumoral deve estar envolvido, e que ambos os alelos desse "gene supressor tumoral" devem sofrer mutação ou ser inativados para que ocorra a tumorigênese.** Além disso, Knudson postulou que os pacientes com a forma familiar de câncer nascem com um alelo mutante, e que todas as células nesse órgão ou tecido correm risco, explicando o início precoce e a natureza multifocal da doença. Por outro lado, os tumores esporádicos só se desenvolvem se ocorrer uma mutação em ambos os alelos na mesma célula; e, como cada evento ocorre com baixa frequência, a maioria dos tumores desenvolve-se tardiamente na vida e de modo unifocal (Knudson, 1971; Knudson e Strong, 1972). A hipótese de Knudson provou ser verdadeira para o retinoblastoma e para vários outros tipos de tumores, incluindo o CCR (Linehan e Ricketts, 2013). A identificação de casos familiares de CCR foi particularmente importante, visto que possibilitou a análise de ligação entre membros afetados da família.

Doença de von Hippel-Lindau, Gene VHL e Genética do CCR de Células Claras

A forma familiar do CCR de células claras é a doença de von Hippel-Lindau. Trata-se de uma doença autossômica dominante, relativamente rara, que ocorre com uma frequência de 1 por 36.000 habitantes. **As principais manifestações consistem em desenvolvimento de CCR, feocromocitoma, angiomas retinianos e hemangioblastomas do tronco encefálico, cerebelo ou medula espinal** (Tabela 57-3) (Kim et al., 2010; Linehan e Ricketts, 2013). Todos esses tipos tumorais são altamente vascularizados e podem levar a uma morbidade substancial, grande parte da qual pode ser evitada com reconhecimento rápido e tratamento cuidadoso e qualificado. Em particular, as lesões do sistema nervoso central podem levar à paralisia ou morte, e as lesões retinianas, à cegueira se não forem identificadas e tratadas de modo conveniente. **Outras manifestações comuns ou importantes da doença de von Hippel-Lindau consistem em cistos renais e pancreáticos, tumores do ouvido interno e cistadenomas papilares do epidídimo** (Neumann e Zbar, 1997). **Foi também relatada uma incidência aumentada de tumores neuroendócrinos do pâncreas** na doença de von Hippel-Lindau (Zbar et al., 1999). A penetrância de todos esses traços está longe de ser completa, e alguns, como os feocromocitomas, tendem a se agrupar apenas em certas famílias (Tabela 57-4) (Neumann e Zbar, 1997). **O CCR desenvolve-se em cerca de 50% dos pacientes com doença de von Hippel-Lindau e caracteriza-se pela idade precoce de início (com frequência, na terceira, quarta ou quinta década de vida) e pelo seu comprometimento bilateral ou multifocal** (Kim et al., 2010; Linehan e Ricketts, 2013). Com os progressos no tratamento das manifestações do sistema nervoso central da doença, o CCR tornou-se, hoje em dia, a causa mais comum de mortalidade em pacientes com doença de von Hippel-Lindau. Mais adiante, neste capítulo, procede-se a uma revisão do rastreamento da doença de von Hippel-Lindau e das considerações importantes para o tratamento do CCR nessa doença.

Os primeiros indícios dos elementos genéticos envolvidos no desenvolvimento do CCR provêm da citogenética. Esses estudos demonstraram a perda frequente do cromossomo 3 no câncer de rim, particularmente da variante de células claras, e levaram a esforços intensivos para encontrar um gene supressor tumoral nessa região (Zbar et al., 1987; Seizinger et al., 1988). Os relatos de Kovacs et al. (1989a) e de Cohen et al. (1979) de translocações envolvendo o cromossomo 3 implicaram ainda mais esse cromossomo como um importante elemento regulador. Os estudos sofisticados de ligação genética moleculares em pacientes com doença de von Hippel-Lindau levaram finalmente à identificação do gene supressor tumoral *VHL* (Latif et al., 1993). O papel desse gene no cromossomo 3p25-26 como supressor tumoral nas formas tanto esporádica quanto familiar do CCR de células claras foi confirmado (Linehan e Ricketts, 2013).

TABELA 57-2   Subtipos de Carcinoma de Células Renais (CCR) Familiar

SUBTIPO	GENE (CROMOSSOMO)	PRINCIPAIS MANIFESTAÇÕES CLÍNICAS
Doença de von Hippel-Lindau	Gene *VHL* (3p25-26)	CCR de células claras
		Angiomas retinianos
		Hemangioblastomas do sistema nervoso central
		Feocromocitoma
		Outros tumores
CCR papilífero hereditário	Proto-oncogene *c-MET* (7q31)	CCRs papilíferos tipo 1 bilaterais múltiplos
Leiomiomatose familiar e CCR	Fumarato hidratase (1q42-43)	CCR papilífero tipo 2
		Carcinoma dos ductos coletores
		Leiomiomas da pele ou do útero
		Leiomiossarcomas uterinos
Síndrome de Birt-Hogg-Dubé	Foliculina (17p11)	CCR cromófobo múltiplo, tumor oncocítico híbrido, oncocitomas
		CCR de células claras (ocasionalmente)
		CCR papilífero (ocasionalmente)
		Fibrofoliculomas faciais
		Cistos pulmonares
		Pneumotórax espontâneo
CCR succinato desidrogenase	Subunidades do complexo succinato desidrogenase: *SDHB* (1p36.1-35) ou *SDHD* (11q23)	CCR cromófobo, de células claras, papilífero tipo 2; oncocitoma
		Paragangliomas (benignos e malignos)
		Carcinoma papilífero de tireoide
Esclerose tuberosa	*TSC1* (9q34) ou *TSC2* (16p13)	Angiomiolipomas renais múltiplos
		CCR de células claras (ocasionalmente)
		Cistos renais/doença renal policística
		Angiofibromas cutâneos
		Linfangiomiomatose pulmonar
Síndrome de hamartomas múltiplos PTEN (síndrome de Cowden)	*PTEN* (10q23)	Tumores de mama (malignos e benignos)
		Carcinoma epitelial de tireoide
		CCR papilífero ou outra histologia

Modificada de Linehan WM. Molecular targeting of the *VHL* gene pathway in clear cell kidney cancer. J Urol 2003;170:593–4 e Linehan WM, Ricketts CJ. The metabolic basis of kidney cancer. Semin Cancer Biol 2013;23:46–55.

TABELA 57-3   Manifestações da Doença de von Hippel-Lindau

SISTEMA ORGÂNICO	LESÃO	INCIDÊNCIA (%)
Olho	Angiomas retinianos (benignos)	49-59
Sistema nervoso central	Hemangioblastomas (benignos)	42-72
Rim	Carcinoma renal de células claras	24-70
	Cistos renais	22-59
Glândulas adrenais	Feocromocitoma	18
Pâncreas	Tumores neuroendócrinos (benignos e malignos)	12 benignos, 2 malignos
	Cistos pancreáticos	21-72
Epidídimo	Cistadenoma	10-26
Orelha	Tumor do saco endolinfático	10

Modificada de Neumann HP, Zbar B. Renal cysts, renal cancer and von Hippel-Lindau disease. Kidney Int 1997;51:16–26; Zbar B, Kaelin W, Maher E, et al. Third International Meeting on von Hippel-Lindau disease. Cancer Res 1999;59:2251–3 e Linehan WM, Ricketts CJ. The metabolic basis of kidney cancer. Semin Cancer Biol 2013;23:46–55.

O gene *VHL* consiste em três éxons e codifica uma proteína de 213 aminoácidos. Foi identificado um grande número de mutações comuns ou "pontos quentes" (*hot spots*) no gene, e foi estabelecida uma correlação direta entre o genótipo e o fenótipo em alguns casos (McNeill et al., 2009). Por exemplo, mutações de sentido incorreto (mutações tipo 2), que resultam em uma proteína de comprimento total, porém não funcional, são comumente encontradas em famílias com doença de von Hippel-Lindau que desenvolvem feocromocitomas, enquanto deleções que levam a uma proteína truncada (mutações tipo 1) são tipicamente observadas em famílias que não apresentam feocromocitomas (Tabela 57-4) (McNeill et al., 2009). A identificação desse gene supressor tumoral representou um grande avanço no campo e exigiu uma estreita colaboração entre urologistas clínicos, oncologistas e geneticistas moleculares. Os importantes passos históricos para resolver esse quebra-cabeça desafiador foram revisados por Linehan e Zbar et al., que encabeçaram esse importante esforço (Linehan e Ricketts, 2013).

Pesquisas posteriores concentraram-se na função da proteína VHL e seus prováveis mecanismos de ação. Sabe-se que a proteína VHL liga-se às elonginas B e C, CUL-2 e RBX1 para formar um complexo de ubiquitina ligase E3, modulando, assim, a degradação de importantes proteínas reguladoras (Linehan e Ricketts, 2013; Shen e Kaelin, 2013). **Uma função de importância fundamental do complexo da proteína**

TABELA 57-4 Incidência das Principais Manifestações da Doença de von Hippel-Lindau com Base no Estado de Mutação

TIPO DE DOENÇA	HEMANGIOBLASTOMA	CCR	FEOCROMOCITOMA	TIPOS DE MUTAÇÕES DE LINHAGEM GERMINATIVA
1	Alta	Alta	Baixa	Deleções gênicas completas, deleções gênicas parciais, mutações sem sentido, mutações da região aceptora de *splicing*
2A	Alta	Baixa	Alta	Mutações de sentido incorreto (mutações superficiais, causando apenas perda parcial da função)
2B	Alta	Alta	Alta	Deleções gênicas parciais, mutações sem sentido, mutações de sentido incorreto (na área de ligação da elongina C)
2C	Não	Não	Alta	Mutações de sentido incorreto em outras áreas específicas

CCR, carcinoma de células renais.
Modificada de Linehan WM, Ricketts CJ. The metabolic basis of kidney cancer. Semin Cancer Biol 2013;23:46–55.

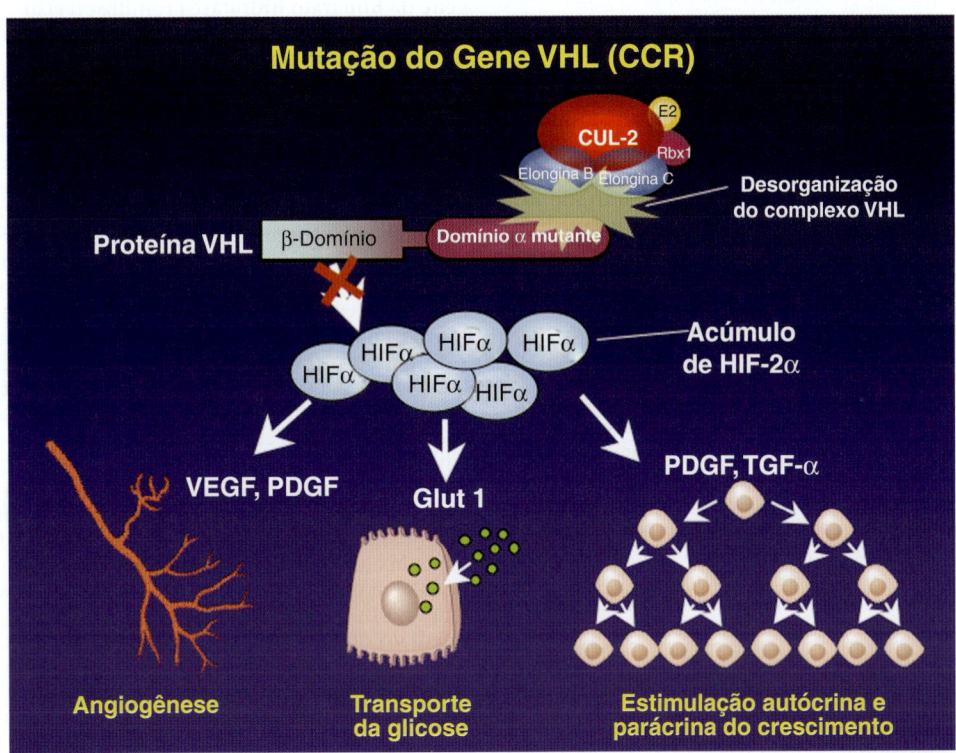

Figura 57-7. Funções biológicas da proteína de von Hippel-Lindau (VHL). A proteína VHL tipo silvestre é direcionada para o fator induzível por hipoxia-2α (HIF-2α) para degradação. A mutação do gene *VHL* possibilita o acúmulo do HIF-2α, levando à expressão aumentada do fator de crescimento endotelial vascular (VEGF), fator de crescimento derivado das plaquetas (PDGF), transportador de glicose 1 (Glut 1) e fator transformador de crescimento alfa (TGF-α). Isso, por sua vez, tem importantes consequências em relação à angiogênese tumoral, atividade metabólica e estimulação autócrina e parácrina. CCR, carcinoma de células renais. (De Linehan WM, Walther MM, Zbar B. The genetic basis of cancer of the kidney. J Urol 2003;170:2163–72.)

VHL consiste em ser direcionada para os fatores induzíveis por hipoxia 1α e 2α (HIF-1α e HIF-2α) para a degradação mediada pela ubiquitina, mantendo os níveis de HIF baixos em condições normais. Os HIF são proteínas intracelulares que desempenham um importante papel na regulação das respostas celulares a hipoxia, inanição e outras situações de estresse. A inativação ou a mutação do gene *VHL* levam ao acúmulo de HIF, mais notavelmente HIF-2α (Shen e Kaelin, 2013). O acúmulo de HIF-2α leva a uma suprarregulação de várias vezes na expressão do fator de crescimento do endotélio vascular (VEGF), o principal fator de crescimento angiogênico do CCR, contribuindo para a neovascularização pronunciada associada ao CCR de células claras. O HIF-2α também suprarregula a expressão do fator transformador de crescimento-α, do fator de crescimento derivado das plaquetas, do transportador de glicose 1, da eritropoetina e da anidrase carbônica IX, que também promovem a tumorigênese (Fig. 57-7). Por meio desses e de outros mecanismos, a proteína VHL parece influenciar o ciclo celular, a diferenciação celular, o caráter invasivo do tumor, o processamento intracelular de moléculas importantes da matriz e o estado imunomodulador (Shen e Kaelin, 2013). O VHL também suprarregula o HIF-1α, o que compensa, em certo grau, os efeitos tumorigênicos do HIF-2α, e esse aspecto continua sendo uma importante área de pesquisa (Shen e Kaelin, 2013).

Os outros três genes que mais comumente sofrem mutação e estão envolvidos no desenvolvimento do CCR de células claras esporádico também estão localizados no braço curto do cromossomo 3, que é afetado em mais de 90% dos casos de CCR de células claras (Cancer Genome Atlas Research Network, 2013). Diferentemente do *VHL*, esses genes, que incluem *PBRM1, BAP1* e *SETD2*, estão todos envolvidos na remodelagem da cromatina e metilação da histona (Dalgliesh et al., 2010; Varela et al., 2011; Cancer Genome Atlas Research Network, 2013; Farley et al., 2013). Por exemplo, foi constatado que as mutações *SETD2* resultam em alterações no estado de metilação em múltiplos sítios do genoma (Varela et al., 2011).

Carcinoma de Células Renais Papilífero Familiar e Genética do Carcinoma de Células Renais Papilífero

Vários estudos documentaram achados citogenéticos distintos em histiotipos do CCR sem células claras; nessas variantes, as anormalidades do cromossomo 3 e do gene *VHL* não são frequentes (Linehan e Ricketts, 2013). Essas observações sugeriram uma base genética distinta para o CCR sem células claras. O CCR papilífero, o segundo subtipo histológico mais comum de CCR, caracteriza-se por trissomia dos cromossomos 7 e 17, bem como por anormalidades nos cromossomos 1, 12, 16, 20 e Y (Linehan e Ricketts, 2013). Em 1995, Zbar et al., no National Cancer Institute, descreveram uma **segunda forma familiar de CCR — o CCR papilífero hereditário (CCRPH)**. Isso resultou de vários relatos de casos isolados, que sugeriram o agrupamento do CCR papilífero em certas famílias. Na série de Zbar et al. (1995), houve 10 famílias com 41 membros afetados (29 homens e 12 mulheres). A idade mediana por ocasião do diagnóstico foi de 45 anos, e a maioria dos pacientes desenvolveu CCR papilífero multifocal e bilateral. **Tipicamente, o CCR papilífero tipo 1 é encontrado nessa síndrome, em lugar do tipo 2, que é comumente observado na síndrome de leiomiomatose e CCR hereditário.** Diferentemente da doença de von Hippel-Lindau, a maioria dos pacientes com CCRPH não desenvolve tumores em outros sistemas orgânicos (Linehan e Ricketts, 2013). A sobrevida média nos indivíduos afetados foi de apenas 52 anos na série de Zbar et al., embora não se tenha definido o número de pacientes que morreu de CCR. O desenvolvimento de DRC em consequência de uma combinação de substituição maligna da massa renal e perda de néfrons funcionantes por causa de várias intervenções constitui um fator contribuinte potencial para morbidade e mortalidade nessa síndrome (Ornstein et al., 2000). A TC constitui a modalidade de imagem preferida para pacientes com CCRPH, visto que apresenta maior sensibilidade para a detecção das pequenas lesões hipovasculares que são frequentes nessa síndrome.

Os estudos de famílias com CCRPH demonstram um modo de transmissão autossômico dominante, semelhante a todas as síndromes familiares de CCR, e fornecem uma maior compreensão da genética molecular do CCRPH, bem como de um subgrupo de pacientes com CCR papilífero esporádico (Linehan e Ricketts, 2013). Mais uma vez, a análise de ligação molecular nas famílias afetadas desempenhou um papel fundamental na descoberta desse gene, que estava localizado no cromossomo 7q31. Todavia, nesse caso, o evento desencadeante consiste na ativação de um proto-oncogene, e não na inativação de um gene supressor tumoral. **Foi constatado que as mutações de sentido incorreto (*missense*) do proto-oncogene c-*MET* no cromossomo 7q31 são segregadas com a doença, assinalando-o como o *locus* genético relevante** (Schmidt et al., 1997). O produto proteico desse gene é o receptor de tirosina quinase para o fator de crescimento do hepatócito, também conhecido como fator dispersante, e a sua ativação leva à proliferação celular e a outros efeitos tumorigênicos potenciais (Vira et al., 2007). **As mutações no CCRPH foram encontradas, em sua maioria, no domínio de tirosina quinase de c-*MET* e, aparentemente, levam à ativação constitutiva** (Schmidt et al., 1997; Sudarshan e Linehan, 2006). O início relativamente precoce e a multifocalidade do CCRPH são devidos à herança do gene *c-MET* com mutação, que faz que todas as células renais corram risco desde o nascimento, porém a penetrância incompleta e a evolução clínica variável associadas a essa síndrome sugerem que o fenótipo pode ser modulado por *loci* genéticos adicionais ou fenômenos epigenéticos (Linehan e Ricketts, 2013). **Enquanto os tumores no CCRPH tendem a ser menos agressivos do que as formas esporádicas, é evidente que alguns podem metastatizar e se tornar letais.** Schmidt et al. relataram mutações *c-MET* em 13% dos pacientes com CCR papilífero esporádico, sugerindo que esse defeito molecular também contribui para um subgrupo dessa população com doença (Sudarshan e Linehan, 2006; Linehan e Ricketts, 2013). Na atualidade, pequenas moléculas inibidoras do receptor de c-*MET* estão em fase de desenvolvimento e poderão ser úteis no tratamento do CCRPH e do subgrupo de pacientes com CCR esporádico que abrigam essa mutação (Bellon et al., 2008; Pfaffenroth e Linehan, 2008; Linehan e Ricketts, 2013).

Leiomiomatose e Carcinoma de Células Renais Hereditários

Em 2001, Launonen et al. descreveram uma nova síndrome de câncer renal familiar, na qual os pacientes desenvolvem comumente leiomiomas cutâneos e uterinos e CCR papilífero tipo 2 (Linehan e Ricketts, 2013). A idade média por ocasião do diagnóstico é no início da década dos 40. **Nessa síndrome, os tumores renais são incomuns para um CCR familiar, visto que são frequentemente solitários e unilaterais e têm maior tendência a ser agressivos do que outras formas de CCR familiar.** O carcinoma dos ductos coletores, outra variante altamente maligna de CCR, também foi observado nessa síndrome, que foi denominada **síndrome de leiomiomatose e carcinoma de células renais hereditária (LCCRH).**

O *locus* da síndrome de LCCRH foi mapeado em uma região no cromossomo 1q42-44, e, posteriormente, demonstrou ser o sítio do gene da fumarato hidratase (Tomlinson et al., 2002; Toro et al, 2003; Alam et al., 2005; Pavlovich et al., 2005). Mais uma vez foi observada uma **herança autossômica dominante**, e este parece ser um gene supressor tumoral, em lugar de um oncogene. A fumarato hidratase é uma enzima essencial no ciclo de Krebs do metabolismo oxidativo. Os mecanismos exatos pelos quais isso leva ao desenvolvimento de neoplasia maligna ainda estão em fase de pesquisa, embora as hipóteses formuladas datem da década de 1920 e do efeito de Warburg proposto. Uma possível explicação é a de que a inativação do metabolismo oxidativo mitocondrial impede que a célula produza eficientemente ATP a partir da glicose, deixando a célula com a percepção de que ela se encontra em um ambiente anaeróbico ou hipóxico. Por sua vez, isso pode levar à expressão aumentada de fatores de crescimento, promovendo, assim, a tumorigênese.

A penetrância para o CCR na síndrome de LCCRH é menor do que para as manifestações cutâneas e uterinas, e apenas uma minoria (20%) dos pacientes desenvolve CCR. Por outro lado, quase todos os pacientes com essa síndrome irão desenvolver leiomiomas cutâneos e fibroides uterinos (no caso das mulheres), que habitualmente se manifestam entre 20 e 35 anos de idade. Em uma alta proporção de mulheres, foi realizada a histerectomia para fibroides antes do diagnóstico formal da síndrome de LCCRH (Coleman, 2008). Foi relatada a ocorrência de leiomiossarcomas do útero na síndrome de LCCRH, embora pareçam ser incomuns (Sudarshan e Linehan, 2006; Pfaffenroth e Linehan, 2008). **Recomenda-se o tratamento cirúrgico imediato dos tumores renais nessa síndrome, tendo em vista a sua tendência ao comportamento agressivo** (Grubb et al., 2007; Coleman, 2008). **Isso contrasta com a maioria das outras síndromes familiares de CCR, cujo tratamento tende a ser mais conservador.**

Carcinoma de Células Renais Associado à Succinato Desidrogenase

Uma síndrome familiar de CCR recém-descrita, que compartilha muitas características com a síndrome de LCCRH, é o carcinoma de células renais associado à succinato desidrogenase (SDH-CCR) (Ricketts et al., 2012). Os indivíduos com mutação de linhagem germinativa de um dos múltiplos genes que codificam subunidades da enzima succinato desidrogenase do ciclo de Krebs, incluindo *SDHB, SDHC* e *SDHD*, correm risco aumentado de CCR, que também pode seguir uma evolução clínica agressiva (Vanharanta et al., 2004; Ricketts et al., 2008, 2012). Outro exemplo do efeito de Warburg no câncer, os indivíduos com SDH-CCR tipicamente apresentam início precoce e doença agressiva, levando Linehan et al. a recomendar uma ampla excisão cirúrgica desses tumores quando suspeitos (Ricketts et al., 2012).

Síndrome de Birt-Hogg-Dubé

A síndrome Birt-Hogg-Dubé, em que os pacientes desenvolvem fibrofoliculomas cutâneos, cistos pulmonares, pneumotórax espontâneo e uma variedade de tumores renais principalmente derivados do néfron distal, recebeu esse nome em homenagem aos três médicos canadenses que descreveram pela primeira vez as lesões cutâneas, em 1977 (Pavlovich et al., 2005; Adley et al., 2006). Nos casos típicos, os tumores renais consistem em CCR cromófobo, oncocitomas e tumores híbridos ou transicionais, que exibem características de ambas as entidades (Boris et al., 2011). Entretanto, foram observadas outras formas de CCR nessa síndrome, incluindo uma proporção substancial de CCR de células claras (Adley et al., 2006). **A penetrância global para os tumores renais é de 20% a 40%; entretanto, quando ocorrem, são frequentemente bilaterais e multifocais** (Pavlovich et al., 2005; Toro et al., 2008). A idade média por ocasião do diagnóstico de tumor renal é de aproximadamente 50 anos. Na síndrome de Birt-Hogg-Dubé, a maioria dos tumores renais apresenta agressividade biológica limitada, embora se tenha relatado a ocorrência de comportamento metastático e letalidade (Pavlovich et al., 2005).

O gene *BHD* responsável por essa síndrome foi mapeado no cromossomo 17p12q11.2 e já está totalmente sequenciado (Khoo et al., 2001). Estudos recentes demonstraram que o produto gênico é o supressor tumoral, a foliculina (Adley et al., 2006; Toro et al., 2008). A foliculina forma um complexo de proteínas, que parece fazer interface com a via do alvo da rapamicina em mamíferos (mTOR), e foram encontradas mutações de linhagem germinativa nesse gene em 88% das famílias (Toro et al., 2008). Quando a foliculina é inativada, ambos os complexos de sinalização do mTOR 1 e 2 (mTORC1 e mTORC2) são ativados, levando a um aumento na atividade de transcrição e translocação nuclear de TFE3 (Hasumi et al., 2009; Hong et al., 2010). À semelhança de todas as outras síndromes familiares de CCR bem caracterizadas, foi observado **um padrão de herança autossômica dominante**, e, hoje em dia, dispõe-se de um teste genético (Tabela 57-2).

Síndrome de Cowden

A síndrome de Cowden é uma de várias síndromes que resultam de mutações da linhagem germinativa do gene supressor tumoral homólogo da fosfatase e tensina (*PTEN*), que em conjunto são designadas como síndrome de tumores hamartomas ligados a PTEN. Os indivíduos com síndrome de Cowden correm risco de 50% de câncer de mama feminino durante a vida, um risco de 34% de CCR durante a vida e um risco de 10% de carcinoma epitelial de tireoide durante a vida (Starink et al., 1986; Mester et al., 2012). Subsequentemente, foi constatado que pacientes com manifestações clínicas da síndrome de Cowden sem mutações *PTEN* possuem mutações no gene *KILLIN*, um gene supressor tumoral adjacente que também foi associado a uma incidência aumentada de CCR (Bennett et al., 2010). Com base em um aumento de mais de 31 vezes o risco de CCR, os indivíduos com síndrome de Cowden ou de tipo Cowden devem ser submetidos a rastreamento com TC ou RM para CCR. Nessa síndrome, o CCR apresenta, com mais frequência, histologia papilífera, embora se tenha também relatado a ocorrência de histologia de cromófobos e células claras (Mester et al., 2012; Shuch et al., 2013b).

Biologia Tumoral e Implicações Clínicas

Resistência à Terapia Citotóxica

O CCR é um protótipo do tumor refratário à quimioterapia, visto que demonstrou ter respostas apenas limitadas ou modestas aos agentes quimioterápicos tradicionais (Motzer e Russo, 2000; Rini et al., 2009). **O estudo da biologia tumoral do CCR fornece uma compreensão de sua natureza refratária e, por meio da elucidação das vias do VEGF e mTOR, levou ao desenvolvimento de agentes com benefício clínico para a doença avançada** (Tabela 57-5) (Rini et al., 2009). A expressão de proteínas de resistência a múltiplos fármacos, que atuam como bombas de efluxo dependentes de energia para uma ampla variedade de compostos hidrofóbicos, contribui para a natureza refratária do CCR avançado à quimioterapia. Entretanto, a resistência do CCR à cisplatina e a outros agentes que não são excluídos por proteínas de resistência a múltiplos fármacos sugere uma redundância nos mecanismos de resistência. O benefício auxiliar dessa refratariedade representou um incentivo para a investigação clínica de imunomoduladores e terapias moleculares direcionadas, que modificaram acentuadamente nossos paradigmas para o tratamento de pacientes com CCR avançado (Cap. 63 - *disponível exclusivamente on-line em inglês no site www.expertconsult.com*).

TABELA 57-5 Biologia Tumoral e Implicações Clínicas

CARACTERÍSTICA BIOLÓGICA	IMPLICAÇÕES CLÍNICAS
Expressão de resistência a múltiplos fármacos	Contribui para a natureza refratária do CCR à quimioterapia
Imunogênica	Taxa de resposta de 10% a 20% com interferon ou IL-2
	Taxa de resposta completa de 3% a 5% com IL-2 em alta dose
	A modulação de PD-1 e de outras moléculas coestimuladoras está em fase de investigação ativa
Angiogênica	A invasão vascular pode levar à trombose venosa tumoral
	Taxas de resposta de 20% a 40% com agentes direcionados para o VEGF (bevacizumabe) ou o receptor de VEGF (sunitinibe, sorafenibe, pazopanibe, axitinibe etc.)
	Sobrevida prolongada sem recidiva e sobrevida global com alguns agentes antiangiogênicos
Dependência da via mTOR	Os agentes direcionados para mTOR prolongam a sobrevida de pacientes com CCR de alto risco (tensirolimo) e produzem respostas em pacientes que não responderam a terapias moleculares direcionadas anteriores (everolimo)

CCR, carcinoma de células renais; IL-2, interleucina 2; mTOR, alvo de rapamicina de mamífero; PD-1, morte programada 1; VEGF, fator de crescimento do endotélio vascular.

Imunobiologia e Tolerância Imune

Várias linhas de evidências demonstraram que o CCR é imunogênico, e esse conhecimento estimulou esforços intensivos para mobilizar o sistema imune no sentido de melhorar o prognóstico dos pacientes com doença avançada (McDermott e Atkins, 2013). Células imunes que infiltram tumores podem ser facilmente isoladas do CCR, incluindo células T citotóxicas com especificidade para antígenos sobre as células tumorais, bem como células dendríticas e células T auxiliares, que expressam a interleucina (IL)-1 e a IL-2 que atuam como células apresentadoras de antígeno. Os mecanismos moleculares envolvidos nas interações do sistema imune do hospedeiro com o tumor levaram a um maior conhecimento e ao desenvolvimento de novas terapias promissoras para o CCR (McDermott e Atkins, 2013). Novos agentes que ativam ou bloqueiam a infrarregulação das células T, recobrem as células dendríticas com antígenos tumorais ou inibem a imunossupressão induzida pelo tumor estão sendo pesquisados em ensaios clínicos (Brahmer et al., 2012). Entre os antígenos associados a tumores no CCR, a **anidrase carbônica IX (CA-IX ou MN-9)** demonstrou ter a maior especificidade (Shuch et al., 2008). Esse antígeno, que é reconhecido pelo anticorpo monoclonal G250, **é expresso de maneira quase onipresente pelo CCR de células claras e só raramente por outros subtipos de CCR**. A análise imuno-histoquímica da expressão da CA-IX foi investigada como marcador diagnóstico e prognóstico para o CCR de células claras (Bui et al., 2003; Divgi et al., 2007, 2013; Leibovich et al., 2007). Nos tecidos normais, a expressão da CA-IX é restrita à mucosa gástrica, aos ductos biliares grandes e ao pâncreas, e a sua expressão nas células epiteliais renais normais é suprimida pela proteína VHL tipo silvestre. O G250 marcado radioativamente demonstrou ser promissor para a detecção de metástases do CCR por meio de cintilografia com radionuclídeos (Brouwers et al., 2013) e, mais recentemente, por tomografia por emissão de pósitrons (Divgi et al., 2007, 2013). Todas essas aplicações potenciais da CA-IX são, no momento, promissoras, porém experimentais.

Uma segunda classe de fatores passíveis de modular respostas imunoterapêuticas no câncer renal é constituída por fatores que infrarregulam as células T efetoras (McDermott e Atkins, 2013). A expressão do antígeno associado ao linfócito T citotóxico 4 (CTLA-4) na superfície das células T ativadas interrompe a resposta imune ao tumor. O bloqueio do CTLA-4, como aquele produzido pelo anticorpo anti-CTLA-4, o ipilimumabe, leva a respostas tumorais importantes, mas também a uma toxicidade potencial significativa. De maneira semelhante, a via da morte programada 1 (PD-1) e do ligante 1 da morte programada (PD-L1) leva a uma redução na atividade das células T efetoras. O PD-L1 (ou B7-H1) é um membro de uma família de glicoproteínas de superfície celular, que são expressas em várias células imunes e não imunes (Thompson et al., 2007b). O PD-L1 é uma molécula correguladora das células T, que normalmente é expressa por células da linhagem dos macrófagos, que pode ser induzida em linfócitos T ativados e é expressa de modo aberrante pelo CCR (Thompson et al., 2007b). O PD-L1 associado a tumor compromete a função das células T específicas de antígenos, e foi demonstrado que o bloqueio dessa via potencializa as respostas antitumorais em modelos pré-clínicos (Thompson et al., 2004). Thompson et al. (2006) demonstraram que a expressão do PD-L1 pelo CCR de células claras correlaciona-se com as características patológicas agressivas e está associada a um risco aumentado de progressão da doença, mesmo após ajuste multivariado. **O bloqueio de PD-1 foi associado a uma resposta clínica significativa em ensaios clínicos de fases I e II, e, no momento atual, o teste de fase III está em andamento** (McDermott e Atkins, 2013).

Algumas observações clínicas, como respostas validadas à imunoterapia, estabilização prolongada da doença e regressão tumoral espontânea ocasional sustentam a imunogenicidade do CCR. A resposta do CCR a imunomoduladores, como IL-2, interferon-α e linfócitos infiltrantes de tumores, fornece um argumento a favor de um papel importante do sistema imune na biologia tumoral do CCR (Coppin, 2008). De fato, a IL-2 em alta dose continua sendo um tratamento com potencial curativo para pacientes com CCR metastático, com regressão durável e completa da doença obtida em uma proporção limitada (3% a 5%) de pacientes (Coppin, 2008; Amin e White, 2013). A incidência estimada de regressão espontânea do CCR situa-se entre 0,3% e 1% (Oliver et al., 1989). A maioria dos casos de regressão espontânea foi observada em pacientes com metástases pulmonares e ocorreu após nefrectomia citorredutora; todavia, foi também relatada a ocorrência de regressão do CCR primário na ausência de qualquer forma de tratamento (Vogelzang et al., 1992). A remissão pode ser duradoura, e acredita-se que esse fenômeno, apesar de raro, seja real, tendo sido atribuído à vigilância imunológica, embora não se possam excluir outras possibilidades (Coppin, 2008).

Lamentavelmente, as taxas de resposta do CCR à imunoterapia têm sido decepcionantes e variam tipicamente de 15% a 20%, apesar de uma variedade de estratégias terapêuticas criativas, sugerindo tolerância imune (Amin e White, 2013). Algumas observações sustentam um comprometimento da vigilância imune no CCR, e foram propostos diversos mecanismos que afetam praticamente todos os níveis de regulação do sistema imune. São observados defeitos na regulação da transcrição pelo fator nuclear-κB nos linfócitos e nas células dendríticas que infiltram o tumor em 60% dos CCRs (Finke et al., 2001; Thornton et al., 2004). A sinalização deficiente do fator nuclear κB compromete a função dos linfócitos, predispõe os linfócitos à apoptose e leva a um recrutamento e ativação deficientes das células dendríticas. O conhecimento mais aprofundado dos mecanismos que contribuem para a imunotolerância no CCR deve sugerir estratégias novas e racionais para melhorar os resultados em pacientes com doença avançada. Por exemplo, além de sua atividade anti-VEGF, o sunitinibe também parece estimular a imunidade antitumoral ao reverter a imunossupressão mediada por células supressoras de origem mieloide (Ko et al., 2009).

Angiogênese e Vias Usadas como Alvo

O CCR tem sido reconhecido, há muito tempo, como um dos cânceres mais vasculares, como mostra o padrão neovascular distinto exibido na angiografia renal e o intenso realce observado na TC renal específica. O principal indutor da angiogênese no CCR de células claras é o VEGF, que é suprimido pela proteína VHL tipo silvestre em condições normais e que sofre acentuada suprarregulação durante o desenvolvimento tumoral (Gnarra et al., 1996; Iliopoulos et al., 1996). A importância funcional do VEGF foi demonstrada por alguns estudos mostrando um aumento dos níveis séricos e urinários do VEGF em pacientes com CCR. Observa-se também uma expressão aumentada do VEGF em tumores hipervasculares, em comparação com tumores hipovasculares (Takahashi et al., 1994).

O VEGF é, na verdade, uma família de ligantes que compreendem vários subtipos, cuja maior parte é regulada por HIF e VHL e liga-se a um ou mais dos membros correspondentes da família dos receptores de VEGF (VEGFR) (Lane et al., 2007c). O VEGFR-1 (Flt-1) e o VEGFR-2 (KDR/Flk-1) são receptores de tirosina quinases, que constituem o alvo de vários inibidores de múltiplas tirosinas quinases com atividade contra o CCR (Carmeliet, 2005; Hicklin e Ellis, 2005). Com a ligação do ligante (VEGF), resíduos de tirosina essenciais ao longo da porção intracelular do VEGFR são fosforilados, levando à ligação de fatores intracelulares específicos e à ativação de vias de transdução de sinais correspondentes. As vias que reconhecidamente são ativadas pela fosforilação dos VEGFR incluem as vias Raf-MEK-Erk e fosfatidilinositol-3-quinase/Akt/mTOR, que promovem a sobrevida e proliferação das células endoteliais (Carmeliet, 2005; Hicklin e Ellis, 2005). Entretanto, a promiscuidade das interações entre os diversos ligantes, receptores e efetores distais leva a uma variedade de efeitos, cuja previsão pode ser difícil na ausência de análises que investiguem o microambiente completo do câncer ou da célula endotelial. Essa promiscuidade provavelmente constitui uma importante razão pela qual os agentes terapêuticos que apresentam modos de ação semelhantes (os denominados inibidores do receptor de tirosina quinase do VEGF) apresentam efeitos clínicos um tanto discrepantes ou despropositados. Em contrapartida, o bevacizumabe é um anticorpo monoclonal que se liga ao VEGF e sequestra o ligante, de modo que ele não possa interagir com o VEGFR; por conseguinte, sua atividade clínica quase certamente está relacionada de modo direto com essa atividade.

Tendo em vista a dependência do CCR da angiogênese e na ausência de formas geralmente efetivas de terapias sistêmicas no milênio anterior, não é surpreendente que o CCR tenha sido objeto de abordagens anti-VEGF. Os ensaios clínicos iniciais identificaram vários compostos antiangiogênicos, como TNP-470, roquinimex e talidomida, com atividade limitada em pacientes com CCR avançado (de Wit et al., 1997; Stadler et al., 1999). Os resultados mais promissores foram relatados para o bevacizumabe, um anticorpo anti-VEGF humanizado, que foi associado a um retardo significativo no tempo de progressão para pacientes com CCR metastático, em comparação com placebo (Yang et al., 2003). A terapia com bevacizumabe leva comumente a uma redução da carga tumoral total, embora, nesse experimento inicial, as respostas parciais objetivas tenham sido raras, e não houve resposta completa, o que é compatível com um mecanismo de ação tumoristático, em lugar de tumoricida. **Subsequentemente, vários outros inibidores de múltiplas quinases direcionados para a via do VEGF foram testados em ensaios clínicos, e foi constatado que eles apresentam atividade substancial em pacientes com CCR avançado, culminando na aprovação de vários desses agentes pela U.S. Food and Drug Administration (FDA), a partir de dezembro de 2005 e prosseguindo até os dias atuais** (para maiores detalhes, consulte o Cap. 63 — *disponível exclusivamente on-line em inglês no site www.expertconsult.com*) (Motzer et al., 2006, 2013a, 2013b; Haddad e Rini, 2012).

Mais recentemente, a Cancer Genome Atlas Research Network (2013) forneceu uma caracterização molecular abrangente do CCR de células claras, que irá servir de fundação sólida para futuras pesquisas nesse campo. As análises realizadas nesse estudo histórico incluem o sequenciamento de próxima geração para avaliar o genoma completo de 22 tumores e o sequenciamento do exoma completo de 417 tumores adicionais. O número de cópias de DNA e o genótipo, a metilação do CpG DNA, a expressão do RNA mensageiro, a expressão de microRNA e a expressão de proteínas também foram analisados nesses mais de 400 tumores, fornecendo uma riqueza de informações sobre as características moleculares do CCR de células claras. Os principais achados incluem a identificação de alterações em genes que controlam a percepção de oxigênio celular, como *VHL*, e a manutenção de estados de cromatina, como *PBRM1*, *BAP1* e *SETD2*. Ao todo, foram identificados 19 genes com mutações significativas, incluindo os anteriores, bem como genes envolvidos na via PI3K/AKT (Dalgliesh et al., 2010). A mutação do *SETD2* da H3K36 metiltransferase foi notável, visto que está associada a uma hipometilação disseminada do DNA, e análises integrativas complexas sugeriram que as mutações envolvendo o complexo de modelagem da cromatina SWI/SNF (*PBRM1*, *ARID1A*, *SMARCA4*) poderiam ter amplos efeitos sobre outras vias de sinalização. De modo global, as análises forneceram fortes evidências de um desvio metabólico nos cânceres agressivos, com infrarregulação dos genes envolvidos no ciclo do ácido tricarboxílico (TCA), suprarregulação dos genes transportadores de pentose fosfato e glutamina, diminuição dos níveis das proteínas AMPK e PTEN, e aumento da proteína acetil coenzima A carboxilase. **O tema recorrente de remodelagem metabólica no CCR de células claras sugere múltiplas janelas novas para alvos futuros no tratamento da doença.**

Outras Vias de Transdução de Sinais e Regulação do Ciclo Celular

A ativação aberrante de outras vias de transdução de sinais no CCR também pode contribuir para a alteração da cinética do ciclo celular, e essas vias representam alvos excelentes para intervenção terapêutica. Uma dessas vias reguladoras no CCR é a via do mTOR, que está na interface com Akt (proteina quinase B) e o gene supressor tumoral *PTEN* (Hudes, 2009; Barthélémy et al., 2013). A expressão do mTOR é suprarregulada por vários fatores de crescimento ou pela mutação ou perda do gene *PTEN*. Por meio de vias complexas envolvendo uma variedade de intermediários, a via do mTOR leva à expressão aumentada do HIF-1 e a outras sequelas promotoras do crescimento e potencialmente tumorigênicas. **A inibição do mTOR com tensirolimo (Torisel®) tem proporcionado uma sobrevida prolongada em pacientes com CCR metastático de alto risco, enquanto o everolimo (Afinitor®) demonstrou ser eficaz para pacientes que não responderam a inibidores da tirosina quinase, confirmando a importância clínica da via do mTOR** (Hudes et al., 2007; Motzer et al., 2008). Ambos os inibidores do mTOR também estão atualmente aprovados pela FDA. O Quadro 57-3 fornece uma revisão de outros fatores potenciais envolvidos na patogênese do CCR, incluindo o proto-oncogene c-MET, o eixo do fator de crescimento semelhante à insulina, a telomerase, fatores apoptóticos e proteínas da matriz celular.

QUADRO 57-3 Biologia Tumoral: Outras Vias de Transdução de Sinais e de Regulação do Ciclo Celular

Foi demonstrada a desregulação de uma ampla variedade de fatores celulares no soro, na urina e/ou nos tumores de pacientes com CCR. Entretanto, nenhuma dessas associações foi validada o suficiente para ser usada na prática clínica de rotina. Por exemplo, o aumento da atividade da telomerase, que tem sido observado em 56% a 93% dos CCRs, pode afetar o ciclo celular por meio da manutenção do comprimento do telômero (Mehle et al., 1994; Yoshida et al., 1998). Ocorre perda progressiva dos telômeros toda vez que uma célula normal sofre divisão, levando finalmente à inibição do crescimento e à senescência celular (Mekhail et al., 2003). No CCR, foi também relatada a ocorrência de desregulação de fatores envolvidos na apoptose ou morte celular programada, que pode contribuir para a viabilidade do tumor e a falha do tratamento (Gobé et al., 2002; Rajandram et al., 2012; Sejima et al., 2012). A expressão do receptor do fator de crescimento semelhante à insulina também foi correlacionada com uma diminuição da sobrevida em pacientes com CCR (Parker et al., 2003a).

O índice proliferativo, definido pelo antígeno nuclear de células em proliferação ou pela coloração de Ki-67, foi correlacionado com os parâmetros patológicos e resultados clínicos, sugerindo que a regulação do ciclo celular desempenha um importante papel na biologia tumoral do CCR (Bui et al., 2004; Tollefson et al., 2007). **Foi relatado um aumento na expressão do fator transformador de crescimento-α e da tirosina quinase de seu receptor, o receptor do fator de crescimento epidérmico (EGFR, do inglês, *epidermal growth factor receptor*) no CCR**, que pode contribuir para a tumorigênese ao promover a proliferação ou transformação celulares por meio de um mecanismo autócrino. A importância funcional do EGFR no desenvolvimento do CCR também foi sugerida por estudos pré-clínicos que avaliaram a eficácia do anticorpo monoclonal C225, que neutraliza o EGFR e bloqueia o crescimento e as metástases tumorais. Infelizmente, ensaios clínicos de fase II, utilizando agentes direcionados para o EGFR, incluindo erlotinibe (Tarceva), gefitinibe (Iressa), panitumumabe (Vectibix) e lapatinibe (Tykerb), demonstraram uma falta de atividade substancial em pacientes com CCR avançado (Rini, 2010). Com base nesses resultados decepcionantes, os agentes direcionados para a via do EGFR deixaram de ser pesquisados, embora o tratamento seletivo de pacientes com hiperexpressão do EGFR ainda possa ser considerado no futuro.

O fator de crescimento do hepatócito e o seu receptor, o proto-oncogene *c-MET*, também podem contribuir para a patogênese do CCR (Giubellino et al., 2009; Gibney et al., 2013; Harshman e Choueiri, 2013). O papel das mutações ativadoras do proto-oncogene *c-MET* na etiologia do CCR papilífero hereditário já foi discutido, porém alguns dados sugerem que pode ocorrer suprarregulação da expressão desse ligante na maioria dos subtipos histológicos de CCR (Giubellino et al., 2009; Harshman e Choueiri, 2013). O fator de crescimento do hepatócito é expresso pelas células tubulares proximais do rim normal, onde está envolvido na tubulogênese ramificada do rim em desenvolvimento e na regeneração após a ocorrência de lesão renal. *In vitro*, o fator de crescimento do hepatócito possui efeitos mitogênicos e morfogênicos sobre as células do epitélio renal. Foram também relatados níveis séricos aumentados do fator de crescimento do hepatócito na maioria dos pacientes com CCR. Independentemente do subtipo histológico, a ativação do receptor por meio de fosforilação em dois sítios está associada à progressão do câncer, tornando o *c-MET* um alvo terapêutico potencial no CCR (Gibney et al., 2013). Quando considerados em conjunto, esses dados sugerem que o fator de crescimento do hepatócito e o seu receptor podem desempenhar um importante papel na biologia tumoral do CCR, embora a ativação constitutiva do receptor, que pode constituir o mecanismo mais potente, pareça estar principalmente limitada ao CCR papilífero familiar.

PROTEASES, ADESÃO E MATRIZ EXTRACELULAR

As interações entre as células cancerosas, as células adjacentes e a matriz circundante podem influenciar acentuadamente o seu potencial patogênico (Jonasch et al., 2012). No CCR, observa-se a ocorrência de alteração do processamento intracelular e secreção de fibronectina e outras proteínas da matriz, representando uma consequência da mutação do gene *VHL* (Ohh et al., 1998). É muito provável que esse defeito fundamental tenha importantes efeitos sobre a biologia tumoral, tendo em vista o papel decisivo da matriz na regulação da diferenciação celular e invasividade e metástases do tumor. O aumento da expressão de proteases, como a plasmina e as metaloproteinases da matriz, foi correlacionado com uma redução da sobrevida em pacientes com CCR e também pode contribuir para o comportamento agressivo desse tumor (Jonasch et al., 2012). A infrarregulação da E-caderina e da caderina-6, que mediam a adesão entre as células cancerosas, está bem documentada no CCR e foi correlacionada com um prognóstico sombrio na maioria dos estudos (Russell e Ohh, 2007). No CCR, foi também observada uma regulação aberrante da família das cateninas, as proteínas citoplasmáticas que se ligam às caderinas e mediam seus efeitos sobre o citoesqueleto, e foi relatada uma correlação com o comprometimento da sobrevida (Banumathy e Cairns, 2010).

Outros estudos definiram as moléculas de adesão que facilitam interações entre as células tumorais e as células endoteliais no CCR (Banumathy e Cairns, 2010). Esse processo é regulado pelas interações entre Sialil-Lewis^x/molécula de adesão dos leucócitos endoteliais 1 e antígeno muito tardio-4/molécula de adesão das células vasculares-1, o que presumivelmente influencia a capacidade das células tumorais de entrar ou sair do sistema vascular durante a cascata metastática (Steinbach et al., 1996; Ohba et al., 2005).

Patologia

Os CCRs são, em sua maioria, redondos a ovoides e estão circunscritos por uma pseudocápsula de parênquima comprimido e tecido fibroso, em lugar de uma verdadeira cápsula histológica. Diferentemente dos carcinomas uroteliais das vias superiores, a maioria dos CCRs não é macroscopicamente infiltrante, com a notável exceção do carcinoma dos ductos coletores e variantes sarcomatoides. O tamanho do tumor tem variado de 4 a 8 cm na maioria das séries, porém pode variar desde alguns milímetros até um tamanho grande o suficiente para preencher todo o abdome. Os tumores com menos de 3 cm eram anteriormente classificados como adenomas benignos, porém alguns tumores pequenos foram associados a metástases (Nguyen e Gill, 2009), e **a maioria dos patologistas concorda com o fato de que, com exceção dos oncocitomas e de alguns adenomas papilíferos de baixo grau pequenos (<5 mm), não existe critério histológico ou ultraestrutural confiável para diferenciar os tumores epiteliais renais benignos dos malignos** (Cap. 56). Ao corte, os CCRs consistem em tumor amarelo, castanho ou marrom entremeado com áreas fibróticas, necróticas ou hemorrágicas; alguns deles exibem um aspecto macroscópico uniforme. Observa-se a ocorrência de degeneração cística em 10% a 25% dos CCRs, que parece estar associada a um prognóstico mais satisfatório em comparação com o CCR puramente sólido (Webster et al., 2007; Jhaveri et al., 2013). A calcificação pode ser puntiforme ou em placas e é observada em 10% a 20% dos CCR.

As características nucleares podem ser altamente variáveis. A graduação tem sido baseada principalmente no tamanho e formato dos núcleos e na presença ou ausência de nucléolos proeminentes. O sistema de classificação de Fuhrman (Tabela 57-6) proporciona um fator prognóstico independente para o CCR em geral e para o CCR de células claras, em particular (Fuhrman et al., 1982). Evidências recentes sugerem que o grau de Fuhrman também é um preditor significativo do prognóstico para o CCR papilífero (Klatte et al., 2010a; Sukov et al., 2012); entretanto, outros aspectos, além das características nucleares, podem constituir a base de um esquema preferido para o CCR cromófobo (Delahunt et al., 2007; Finley et al., 2011; Cheville et al., 2012).

O comportamento local agressivo não é raro no CCR e pode se expressar de diversas maneiras. **Em cerca de 20% dos casos, observa-se a ocorrência de invasão franca e perfuração da cápsula renal, seio renal e sistema coletor, embora o deslocamento dessas estruturas seja um achado mais comum.** A disseminação do tumor para órgãos adjacentes ou para a parede do abdome é frequentemente impedida pela fáscia de Gerota, embora alguns CCRs de alto grau sejam capazes de vencer essa barreira natural. **Uma característica singular do CCR reside na sua predileção pelo comprometimento do sistema venoso, que é observado em 10% dos CCRs,** ou seja, mais frequentemente do que em qualquer outro tipo de tumor (Skinner et al., 1972; Schefft et al., 1978). Isso se manifesta mais comumente na forma de trombo tumoral contíguo, que pode se estender na veia cava inferior (VCI) até o átrio direito. Muitos desses trombos tumorais são altamente vascularizados pelo fluxo sanguíneo arterial (Novick et al., 1990) e alguns invadem diretamente a parede da veia renal ou da veia cava, o que está associado a um prognóstico comprometido (Skinner et al., 1972; Schefft et al., 1978; Zini et al., 2008).

Os CCRs esporádicos são, em sua maioria, unilaterais e unifocais. O comprometimento bilateral pode ser sincrônico ou assincrônico e é observado em 2% a 4% dos CCRs esporádicos, embora seja consideravelmente mais frequente em pacientes com formas familiares do CCR, como a doença de von Hippel-Lindau. **A multicentricidade, que é observada em 10% a 20% dos casos, é mais comum em associação com a histologia papilífera e o CCR familiar** (Mukamel et al., 1988; Cheng et al., 1991; Krambeck et al., 2008). Com frequência, as lesões satélites são pequenas e de identificação difícil por meio de imagens pré-operatórias, ultrassonografia intraoperatória ou inspeção visual; parecem constituir o principal fator que contribui para a recidiva local após nefrectomia parcial (Mukamel et al., 1988). **A análise de microssatélites sugere uma origem clonal para a maioria dos CCRs multifocais no mesmo rim** (Junker et al., 2002), **porém o tumor no rim contralateral tende a ter um crescimento independente se for sincrônico, ou uma metástase se for assincrônico** (Kito et al., 2002). As análises moleculares, como o perfil de expressão gênica, podem ajudar a determinar se um tumor assincrônico é um segundo tumor primário ou uma metástase (Lane et al., 2009a). Mais recentemente, o sequenciamento abrangente de múltiplas amostras de biópsia obtidas de tumores primários e metastáticos no mesmo paciente revelou uma heterogeneidade intratumoral significativa (Gerlinger et al., 2012). Esses estudos sugerem que a análise de amostras de biópsia isoladas pode subestimar essa heterogeneidade inerente e impedir a distinção entre mutações "condutoras" e mutações "passageiras", constituindo um desafio significativo para a medicina personalizada e o desenvolvimento de biomarcadores.

Todos os CCRs são, por definição, adenocarcinomas, que se originam de células epiteliais tubulares renais (Zhou, 2009) (Tabela 57-7). **A maioria dos CCRs compartilha características ultraestruturais, como microvilosidades de superfície e junções intracelulares complexas, com células tubulares proximais normais, e acredita-se que derivem dessa região do néfron** (Kim e Kim, 2002; Axelson e Johansson, 2013). **Dois subtipos agressivos de CCR, o carcinoma medular renal e o carcinoma dos ductos coletores, parecem se originar de elementos mais distais do néfron** (Störkel et al., 1997; Zambrano et al., 1999; Abern et al., 2012).

Desde o início da década de 1990, a classificação histológica do CCR sofreu várias revisões importantes (Tabela 57-7) (Zambramo et al., 1999; Zhou, 2009; Algaba et al., 2011). Tradicionalmente, o CCR era dividido em quatro subtipos histológicos: de células claras, de células granulares, tubulopapilífero e sarcomatoide. Com base nos avanços da genética molecular do CCR e de uma interpretação mais refinada de suas características histológicas e ultraestruturais, um novo esquema de classificação foi proposto por Kovacs (1993). Esse sistema de classificação foi aprovado por um seminário internacional de consenso de médicos e pesquisadores na área (Weiss et al., 1995; Störkel et al., 1997; Zambrano et al., 1999). Nesse sistema, os tumores de células granulares foram reclassificados em outras categorias, com base em características histopatológicas distintas, o CCR cromófobo foi reconhecido como novo subtipo de CCR, e as características sarcomatoides foram categorizadas como variantes de outros subtipos histológicos, em lugar de um tipo distinto de tumor. **A prática atual consiste em identificar o subtipo histológico primário e em comentar acerca da presença e da extensão da diferenciação sarcomatoide, em lugar de separar esses tumores em uma categoria distinta, embora as implicações prognósticas não tenham se modificado** (Cheville et al., 2004; Algaba et al., 2011). Dependendo de critérios histológicos e ultraestruturais bem definidos, os tumores de células granulares foram reclassificados como CCR papilífero ou como variantes eosinofílicas do CCR cromófobo ou combinados com o CCR de células claras. Outra contribuição importante foi a identificação do carcinoma renal de células medulares, que é frequente em afro-americanos jovens com o traço falciforme (Davis et al., 1995; Abern et al., 2012). Com os maiores avanços realizados em exames patológicos auxiliares, incluindo microscopia eletrônica, imuno-histoquímica, genética molecular e citogenética, foram identificados vários outros subtipos singulares de CCR desde a implementação do sistema de classificação de 1993. Com base nesses achados, a Organização Mundial da Saúde apresentou, em 2004, uma classificação atualizada dos tumores epiteliais malignos do rim, que continua sendo atual até hoje (Tabela 57-7) (Eble et al., 2004).

TABELA 57-6 Sistema de Classificação de Fuhrman para o Grau Nuclear no Carcinoma de Células Renais

GRAU	TAMANHO NUCLEAR	CONTORNO NUCLEAR	NUCLÉOLOS
1	10 μm	Redondo, uniforme	Ausentes ou pouco definidos
2	15 μm	Irregular	Pequenos (visíveis com aumento de 400×)
3	20 μm	Irregular	Proeminentes
4	≥20 μm	Bizarro, frequentemente multilobulado	Proeminentes, presença de agregados densos de cromatina

TABELA 57-7 Subtipos Patológicos de Carcinoma de Células Renais (CCR)

HISTOLOGIA*	FORMA FAMILIAR E FATORES GENÉTICOS	CARACTERÍSTICAS MACROSCÓPICAS	CARACTERÍSTICAS PATOLÓGICAS MICROSCÓPICAS	OUTRAS CARACTERÍSTICAS
CCR de células claras (70%-80%)	Doença de von Hippel-Lindau Mutação ou hipermetilação do gene VHL (3p25-26) Deleções do cromossomo 3p Além disso, perda dos cromossomos 8p, 9p, 14q; ganho de cromossomo 5q	Tumor bem circunscrito, lobulado, amarelo-ouro É comum a presença de necrose e hemorragia O comprometimento venoso também é comum Degeneração cística	Tumor hipervascular Ninhos ou lâminas de células claras com rede vascular delicada IHC[†]: LMWCKs,[‡] vimentina, EMA, CA-IX	Origina-se do túbulo proximal Comportamento agressivo mais comum Redução do tumor comum com a terapia molecular direcionada para alvos Pode responder à imunoterapia
CCR de células claras cístico multilocular (incomum)	Idêntico ao CCR de células claras	Massa bem circunscrita de pequenos e grandes cistos	Cistos revestidos por uma única camada de células claras de grau 1 Ausência de nódulos expansivos de células tumorais	Comportamento clínico quase uniformemente benigno
CCR papilífero (10%-15%)	Tipo 1: síndrome de CCRPH Ativação do oncogene c-MET (7q31-34) por mutação comum no CCRPH, porém incomum (~10%) nos casos esporádicos Trissomia dos cromossomos 7 e 17; perda do cromossomo Y Tipo 2: síndrome de LCCRH Mutação do gene da fumarato hidratase (1q42-43) na síndrome de LCCRH	Tumor carnoso com pseudocápsula fibrosa A necrose e a hemorragia são comuns	Tumor hipovascular Estruturas papilíferas com uma única camada de células ao redor de centros fibrovasculares Tipo 1: células basófilas com núcleos de baixo grau Tipo 2: células eosinofílicas com núcleos de alto grau IHC: LMWCKs, CK7 (tipo 1 > tipo 2), AMACR	Origina-se do túbulo proximal Frequentemente multicêntrico Comum na DCRA Tipo 1: prognóstico satisfatório Tipo 2: prognóstico sombrio
RCC cromófobo (3%-5%)	Síndrome de Birt-Hogg-Dubé Mutação do gene da foliculina (17p11) Perda de múltiplos cromossomos (1, 2, 6, 10, 13, 17, 21, Y)	Bem circunscrito, homogêneo Superfície de corte castanha ou marrom-clara	"Células vegetais" com citoplasma pálido, área perinuclear clara ou "halo", "uvas-passas" nucleares e bordas celulares proeminentes Coloração pelo ferro coloidal de Hale positiva IHC: CK7 difusa	Origina-se de células intercalares do ducto coletor Em geral, prognóstico bom, embora a variante sarcomatoide esteja associada a um prognóstico reservado
Carcinoma dos ductos coletores (<1%)	Desconhecidos Perdas cromossômicas múltiplas	Tumor de consistência firme e localização central, com bordas infiltrativas Cor cinza-clara a branco-acastanhada	Cordões complexos altamente infiltrativos dentro de estroma inflamado (desmoplásico) Núcleos de alto grau, mitoses	Origina-se do ducto coletor Prognóstico sombrio Pode responder à quimioterapia
Carcinoma medular renal (raro)	Associado ao traço falciforme	Infiltrativo, branco-acinzentado Hemorragia e necrose extensas	Células pouco diferenciadas com aparência semelhante a uma renda Infiltrado inflamatório	Origina-se do ducto coletor Prognóstico sombrio
CCR não classificado (1%-3%)	Desconhecidos	Variadas	Variadas	Origem não definida Em geral, prognóstico sombrio
CCR associado a translocações Xp11.2/fusões do gene TFE3 (raro)	Várias mutações envolvendo o cromossomo Xp11.2, resultando em fusão do gene TFE3	Bem circunscrito, tumor amarelo-acastanhado	Variáveis; com frequência, células claras com arquitetura papilífera IHC: TFE3 nuclear	Ocorre em crianças e adultos jovens; 40% dos casos de CCR pediátrico t(X;17) apresenta-se com estádio avançado e segue uma evolução indolente t(X;1) pode sofrer recidiva com metástases tardias para os linfonodos

(Continua)

TABELA 57-7 Subtipos Patológicos de Carcinoma de Células Renais (CCR) *(Cont.)*

HISTOLOGIA*	FORMA FAMILIAR E FATORES GENÉTICOS	CARACTERÍSTICAS MACROSCÓPICAS	CARACTERÍSTICAS PATOLÓGICAS MICROSCÓPICAS	OUTRAS CARACTERÍSTICAS
CCR pós-neuroblastoma	Desconhecidos	Bem circunscrito	Oncocítico ou de células claras com arquitetura sólida e papilífera	Ocorre exclusivamente em crianças com neuroblastoma prévio
Carcinoma Tubulomucinoso e de células fusiformes (raro)	Desconhecidos	Tumores bem circunscritos, castanho-brancos-róseos centralizados na medula	Mistura de túbulos e células epiteliais fusiformes; fundo com mucina	Prognóstico favorável

*Foram descritas variantes sarcomatoides de todos esses subtipos, que estão associadas a prognóstico comprometido.
†A imuno-histoquímica utilizando esses marcadores pode ajudar a diferenciar os subtipos de CCR.
‡Citoqueratina (CK): citoqueratinas de baixo peso molecular (LMWCKs, do inglês, *low-molecular-weight cytokeratins*).
AMACR, alfa-metilacil-coenzima A racemase; CA-IX, anidrase carbônica IX; CCR, carcinoma de células renais; CCRPH, CCR papilífero hereditário; CK7, citoqueratina 7; DCRA, doença cística renal adquirida; EMA, antígeno da membrana epitelial; IHC, imuno-histoquímica; LCCRH, leiomiomatose e CCR hereditários.
Modificada de Eble JN, Sauter G, Epstein JI, et al. Pathology and genetics of tumours of the urinary system and male genital organs. 3rd ed. WHO classification of tumours, vol. 7. Lyon (France): IARC Press; 2004; and Srigley JR, Delahunt B, Eble JN, et al. ISUP Renal Tumor Panel. The International Society of Urological Pathology (ISUP) Vancouver Classification of Renal Neoplasia. Am J Surg Pathol 2013;37:1469–89.

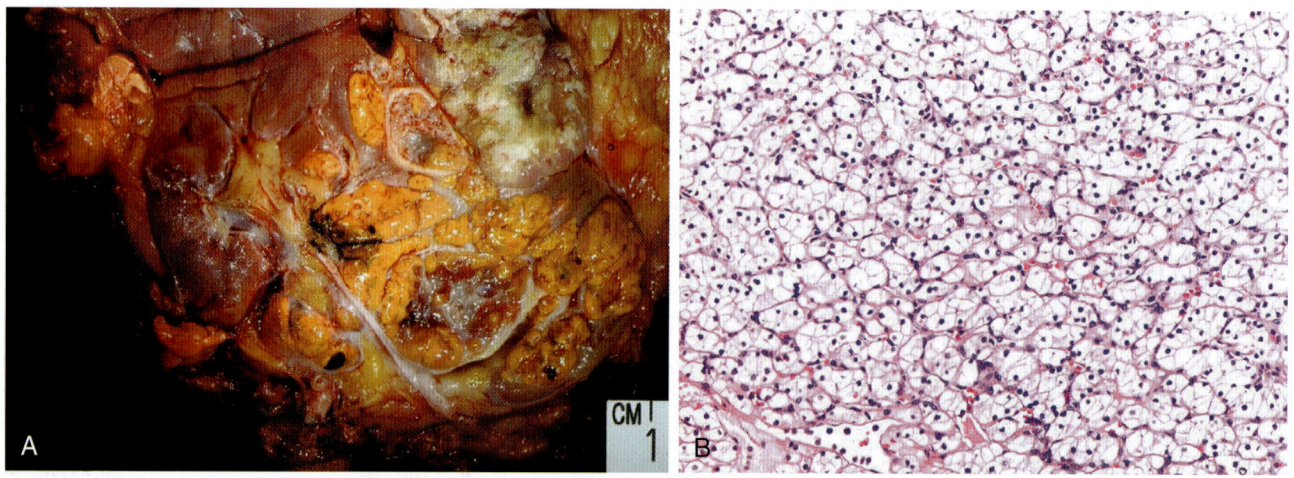

Figura 57-8. A, Carcinoma de células renais (CCR) de células claras com cor amarelo-ouro típica. B, Vista em pequeno aumento do aspecto microscópico típico de um CCR de células claras de baixo grau, demonstrando uma delicada rede vascular entremeada com ninhos homogêneos de células com citoplasma claro. (Cortesia de Dr. Ming Zhou, Cleveland, OH.)

A classificação da Organização Mundial da Saúde reflete o entendimento atual do CCR não como uma única neoplasia maligna, mas como um grupo constituído de vários subtipos diferentes de tumores, cada um deles com uma parte genética distinta e características clínicas singulares. As mudanças importantes incluem a adição de vários subtipos de CCR com características clínicas e patológicas distintas, que eram anteriormente reunidos dentro da categoria de CCR "convencional" ou não classificado. Um exemplo é o CCR associado a translocações de XP11.2/fusões do gene *TFE3*, que possui características microscópicas do CCR tanto de células claras quanto papilífero e que ocorre principalmente em crianças e adultos jovens (Argani et al., 2001; Camparo et al., 2008; Geller et al., 2008). Outro exemplo é o carcinoma tubulomucinoso e de células fusiformes, que é indolente em quase todos os casos (Hes et al., 2002; Ferlicot et al., 2005; Fine et al., 2006). Análises sofisticadas de perfil da expressão gênica e proteômica sustentam a individualidade de cada um desses subtipos tumorais e são muito promissoras para diferenciar outros subtipos no futuro (Yang et al., 2006; Jonasch et al., 2012). Esse campo claramente está em evolução, com mudanças estimuladas pelos avanços da ciência básica e observação clínica perspicaz.

Carcinoma de Células Renais de Células Claras

O CCR de células claras responde por 70% a 80% de todos os CCRs, representando a variedade habitual de CCR, antigamente designada como CCR "convencional" (Störkel et al., 1997; Deng e Melamed, 2012). **Nos casos típicos, esses tumores possuem uma cor amarela quando são bivalves e altamente vasculares,** e contêm uma rede de delicados sinusoides vasculares entremeados entre lâminas ou ácinos de células tumorais (Fig. 57-8). **Ao exame microscópico, o CCR de células claras pode incluir os tipos de células claras, de células granulares ou misto.** Tipicamente, as células claras são redondas ou poligonais, com abundante citoplasma que contém glicogênio, colesterol, ésteres de colesterol e fosfolipídeos, todos os quais são facilmente extraídos pelos solventes utilizados em preparações histológicas de rotina, o que contribui para o aspecto claro das células tumorais (Farrow, 1997). Todavia, podem predominar as células granulares, que apresentam citoplasma eosinofílicos e mitocôndrias abundantes. Três a cinco por cento do CCR de células claras demonstra características sarcomatoides, e o CCR de células claras tem mais tendência a exibir extensão tumoral venosa do que qualquer outro tipo de CCR

(Rabbani et al., 2004). **Em geral, os pacientes com CCR de células claras apresentam prognóstico mais sombrio em comparação com o CCR papilífero ou cromófobo, mesmo após estratificação por estágio e grau** (Cheville et al., 2003; Deng e Melamed, 2012). **Ocorrem alterações no cromossomo 3 em mais de 90% dos CCRs de células claras, levando à mutação ou inativação dos genes *VHL*, *PBRM1*, *SETD2* ou *BAP1*, que estão todos presentes nessa parte do genoma** (Cancer Genome Atlas Research Network, 2013; Linehan e Ricketts, 2013). A forma familiar do CCR de células claras, a síndrome de von Hippel-Lindau, em que ocorre inativação do gene supressor tumoral *VHL*, já foi descrita.

Carcinoma de Células Renais Papilífero

O CCR papilífero, que também foi designado como CCR cromofílico em esquemas anteriores de classificação, constitui o segundo subtipo histológico mais comum (Sukov et al., 2012). **Representa 10% a 15% de todos os CCRs, com várias características que o distinguem do CCR de células claras.** Ao exame microscópico, os tumores dessa categoria consistem, em sua maioria, em células basófilas e eosinofílicas organizadas em uma configuração papilífera ou tubular (Fig. 57-9). As características macroscópicas do CCR papilífero consistem em cor bege a branca, limite esférico e hemorragia frequente, podendo simular componentes císticos no exame radiológico. **Uma característica singular do CCR papilífero é a sua tendência à multicentricidade, que se aproxima de 40% em muitas séries e que ocorre com mais frequência em pacientes com insuficiência renal terminal e doença cística renal adquirida** (Deng e Melamed, 2012).

Foram descritas duas variantes distintas de CCR papilífero com base na sua citogenética característica, perfis de imunocoloração e perfil de expressão gênica (Fig. 57-9B e C) (Störkel et al., 1997; Eble et al., 2004; Yang et al., 2005). **O CCR papilífero tipo 1, que é a forma mais comum, consiste em células basófilas com citoplasma escasso; o CCR papilífero tipo 2 inclui variantes potencialmente mais agressivas com células eosinofílicas e quantidade abundante de citoplasma granular** (Pignot et al., 2007). **Os dois tipos de CCRs papilíferos correspondem a duas síndromes de CCR familiares: a síndrome de CCRPH (tipo 1) e a síndrome de LCCRH (tipo 2).** Embora evidências moleculares e genéticas crescentes indiquem que esses dois subtipos parecem representar entidades distintas, a subclassificação do CCR papilífero em tipo 1 e tipo 2 não é geralmente realizada de modo sistemático pela comunidade de patologistas geniturinários, e a definição do grau pode ter maior significado prognóstico (Yang et al., 2005; Klatte et al., 2010a, 2010b). **As anormalidades citogenéticas associadas ao CCR papilífero tipo 1 mais comum são características e consistem em trissomia dos cromossomos 7 e 17 e perda do cromossomo Y** (Kovacs et al., 1989b). Outros achados comuns incluem ganho dos cromossomos 12, 16 e 20 e perda da heterozigozidade no cromossomo 14 (Deng e Melamed, 2012). As mutações de *VHL* são raras no CCR papilífero, confirmando a existência de vias genéticas distintas para a tumorigênese (Kenck et al., 1996). O CCR papilífero tem mais tendência a ser hipovascular, talvez devido à falta de mutações *VHL* que regulam o VEGF, a principal molécula pró-angiogênica no CCR (Blath et al., 1976). Conforme discutido anteriormente, as mutações ativadoras do proto-oncogene *c-MET* localizado no cromossomo 7 parecem ser comuns e patogênicas no CCR papilífero hereditário (Schmidt et al., 1997). Com efeito, esse defeito genético atualmente está sendo usado como alvo para novas abordagens terapêuticas com o uso de pequenas moléculas inibidoras (Jonasch et al., 2012; Harshman e Choueiri, 2013).

O prognóstico associado ao CCR papilífero continua sendo controverso. As taxas de sobrevida em 5 anos relacionadas com o câncer para pacientes com CCR papilífero têm variado, tradicionalmente, de 86% a 92%, em parte devido ao fato de que o CCR papilífero frequentemente se apresenta em baixo grau (Mancilla-Jimenez et al., 1976; Deng e Melamed, 2012). Entretanto, estudos mais recentes que utilizaram a imuno-histoquímica e a citogenética para definir a histologia papilífera constataram uma proporção aumentada de tumores de alto grau e avançados que, embora ainda sejam uma minoria, podem ser letais. Isso se deve, em parte, à falta de efetividade das terapias sistêmicas

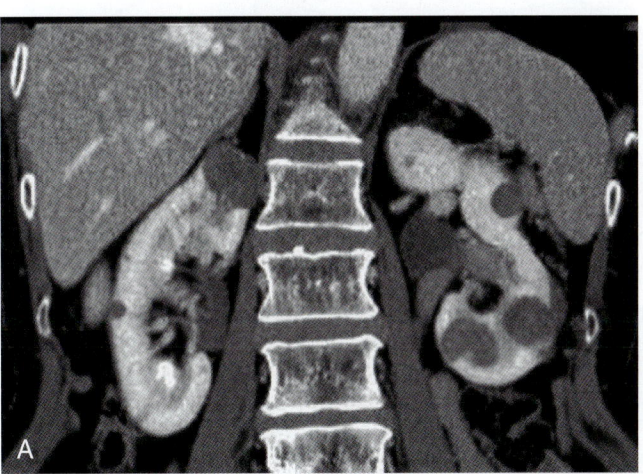

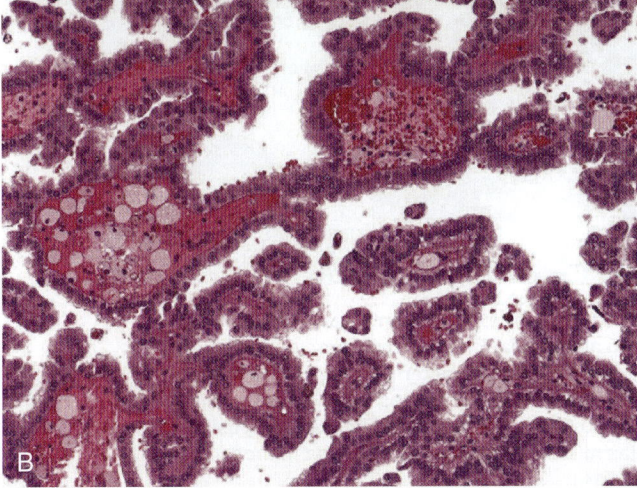
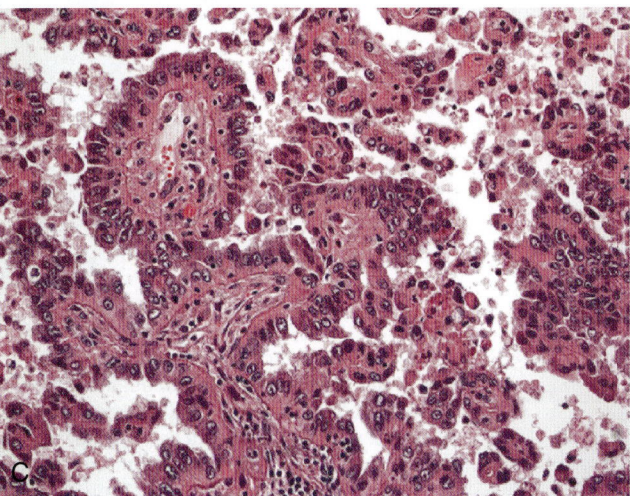

Figura 57-9. A, O carcinoma de células renais (CCR) papilífero frequentemente apresenta-se com múltiplos tumores renais pequenos com realce discreto, conforme demonstrado nessa imagem de tomografia computadorizada. **B,** Aspecto microscópico do CCR papilífero tipo 1, mostrando as células basófilas com citoplasma escasso e núcleos de baixo grau. **C,** Por outro lado, o CCR papilífero tipo 2 consiste em células eosinofílicas com citoplasma granular abundante e núcleos de alto grau. (Cortesia de Dr. Ming Zhou, Cleveland, OH.)

atuais contra o CCR papilífero (Lager et al., 1995; Renshaw, 2002; Margulis et al., 2008; Amin e White, 2013). **Na atualidade, a maioria dos autores acredita que o CCR papilífero e o CCR papilífero tipo 1, em particular, tenham um prognóstico melhor do que o CCR de células claras, quando comparados com base no grau e estádio** (Deng e Melamed, 2012).

Os adenomas papilíferos são tumores pequenos (≤5 mm), que se assemelham ao CCR papilífero ao exame microscópico. Esses adenomas são frequentemente bem encapsulados e de baixo grau e costumam ser identificados na necropsia (Algaba et al., 2011). Essas lesões, que possuem muitas das mesmas alterações genéticas encontradas no CCR papilífero maior, são neoplasias benignas (Cap. 56).

Carcinoma de Células Renais do Tipo Cromófobo

O CCR cromófobo, descrito pela primeira vez por Thoenes et al. em 1985, é um subtipo histológico distinto de CCR, que representa 5% de todos os CCRs e parece derivar da porção cortical do ducto coletor (Algaba, 2011). Nos casos típicos, as células tumorais exibem um citoplasma relativamente transparente, com padrão reticulado fino, cuja aparência foi descrita como "célula vegetal" (Fig. 57-10). Os CCRs cromófobos são, em sua maioria, resistentes ao pigmento usado durante a coloração clássica pela hematoxilina e eosina, porém as variantes eosinofílicas constituem cerca de 30% dos casos (Thoenes et al., 1988; Nagashima, 2000). Em ambos os casos, **observa-se tipicamente um "halo" perinuclear, e os achados na microscopia eletrônica consistem em numerosas microvesículas de 150 a 300 nm, que constituem a única característica mais distinta que define o carcinoma de células cromófobas.** Essas microvesículas caracterizam-se por uma coloração positiva para o ferro coloidal de Hale, indicando a presença de um mucopolissacarídeo específico do CCR cromófobo (Fig. 57-10). Nos casos típicos, a imuno-histoquímica revela uma coloração positiva para pan-citoqueratinas, antígeno da membrana epitelial e parvalbumina e coloração negativa para vimentina e CD10 (Algaba et al., 2011). **Tipicamente, a análise genética revela perdas cromossômicas maciças, afetando com mais frequência os cromossomos 1, 2, 6, 10, 13, 17, 21 e Y, enquanto a análise por citometria de fluxo demonstra um conteúdo hipodiploide de DNA na maioria dos casos** (Burget et al., 1997). O CCR cromófobo é comumente observado na síndrome de Birt-Hogg-Dubé, porém os casos são, em sua maioria, esporádicos (Linehan e Ricketts, 2013).

A maioria dos estudos sobre o comportamento clínico do CCR cromófobo sugere um melhor prognóstico para o CCR cromófobo localizado do que para o CCR de células claras, porém com prognóstico sombrio no subgrupo de pacientes que apresentam características sarcomatoides ou doença metastática (Renshaw et al., 1996; Klatte et al., 2008). Os primeiros relatos sugeriram, em sua maior parte, uma tendência a permanecer localizado, apesar de até poder alcançar um tamanho grande, bem como um predomínio de doença de baixo grau (Thoenes et al., 1988). Estudos subsequentes verificaram que o CCR cromófobo em geral apresenta-se em uma idade mais precoce, e

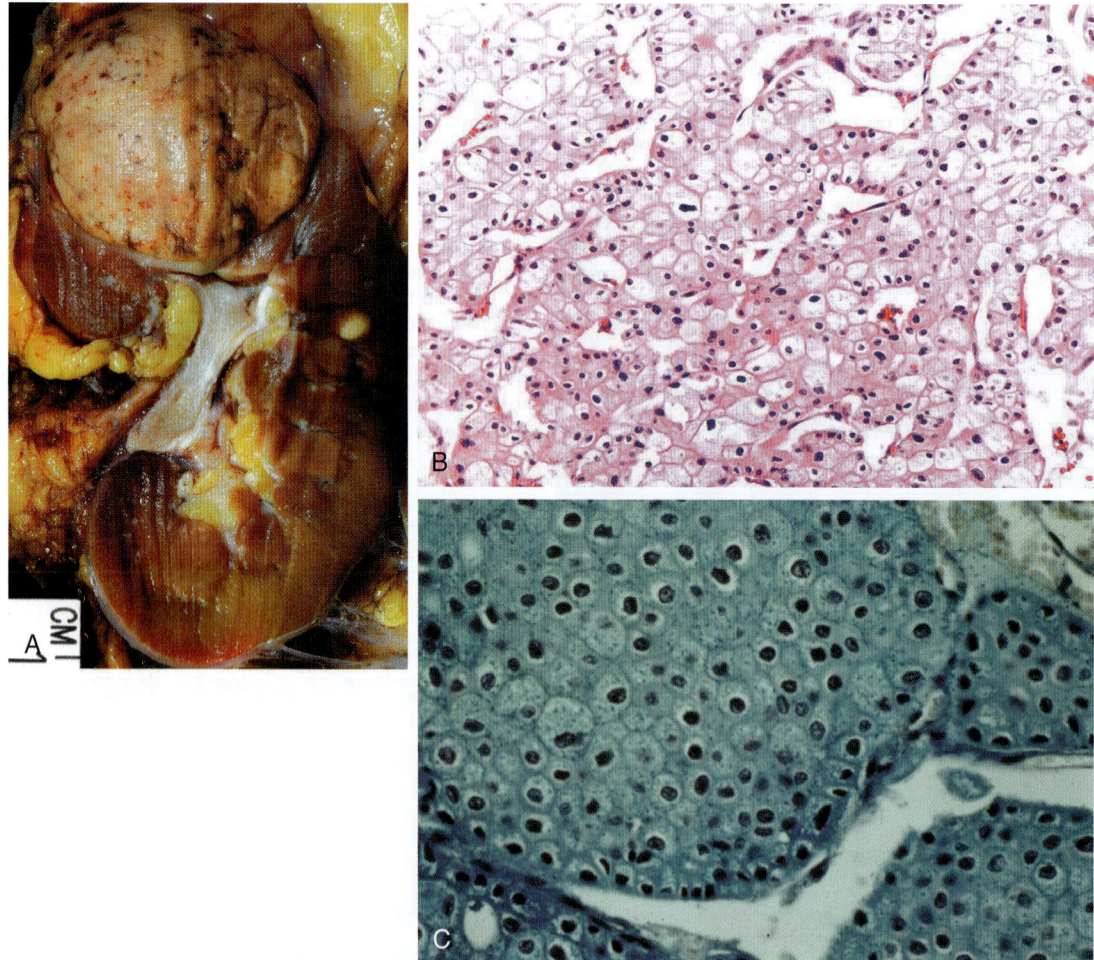

Figura 57-10. A, O carcinoma de células renais (CCR) cromófobo tipicamente aparece como um tumor bem circunscrito, homogêneo e de coloração alaranjada. **B,** CCR cromófobo com mistura de células clássicas (cromófobas) e eosinofílicas. Os aspectos característicos incluem bordas citoplasmáticas distintas, "halos" perinucleares e núcleos em "uvas-passas". A variante clássica é notável pela sua aparência de "células vegetais". **C,** O CCR cromófobo exibe coloração positiva para o ferro coloidal de Hale e demonstra múltiplas microvesículas ao exame pela microscopia eletrônica. (Cortesia de Dr. Ming Zhou, Cleveland, OH.)

mais de 90% dos pacientes permanecem livres de câncer por 5 anos ou mais após o tratamento (Klatte et al., 2008; Deng e Melamed, 2012). Existem dados limitados sobre o tratamento do CCR cromófobo metastático, e a maioria das evidências sugere uma atividade limitada dos inibidores da tirosina quinase e inibidores do mTOR nessa população (Tannir et al., 2012; Kroeger et al., 2013). Evidentemente, são necessárias mais avaliações clínicas para identificar os agentes terapêuticos mais efetivos para pacientes com CCR metastático sem células claras.

Carcinoma dos Ductos Coletores

O carcinoma dos ductos coletores de Bellini é um subtipo de CCR relativamente raro, que responde por menos de 1% de todos os CCRs (Algaba et al., 2011). Com frequência, o carcinoma dos ductos coletores apresenta-se em indivíduos mais jovens e também com idade avançada (Tokuda et al., 2006; Karakiewicz et al., 2007c; Wright et al., 2009). Pequenos carcinomas dos ductos coletores podem surgir em uma pirâmide medular, porém a maioria consiste em grandes massas infiltrativas, e a extensão para dentro do córtex é comum (Pickhardt et al., 2001; Deng e Melamed, 2012). Ao exame microscópico, esses tumores consistem em uma mistura de túbulos dilatados e estruturas papilares tipicamente revestidas por uma única camada de células cuboides, criando, com frequência, um aspecto de pedra redonda de pavimentação. Foram relatadas deleções no cromossomo 1q e monossomia dos cromossomos 6, 8, 11, 18, 21 e Y, porém o número de tumores analisados até o momento foi limitado (Fuzesi et al., 1992; Steiner et al., 1996; Polascik et al., 2002). O imunofenótipo característico desses tumores consiste na coexpressão de citoqueratinas de baixo e de alto peso molecular e reatividade da aglutinina 1 de *Ulex europaeus* (Rumpelt et al., 1991). A positividade para E-caderina e c-KIT ajuda a distinguir essa entidade do CCR papilífero agressivo, porém esse perfil de coloração também pode ser observado no carcinoma urotelial, e o diagnóstico diferencial frequentemente exige um exame cuidadoso de múltiplos cortes (Kobayashi et al., 2008). **Na maioria dos casos relatados, o carcinoma dos ductos coletores tem sido de alto grau e estádio avançado, com ausência de resposta às terapias convencionais** (Tokuda et al., 2006; Karakiewicz et al., 2007c; Wright et al., 2009). Refletindo o fato de que o carcinoma dos ductos coletores pode compartilhar características com o carcinoma urotelial, alguns pacientes com carcinoma dos ductos coletores avançado têm respondido à quimioterapia à base de cisplatina ou gencitabina (Milowsky et al., 2002; Peyromaure et al., 2003; Oudard et al., 2007; Kobayashi et al., 2008; Dason et al., 2013). Outros centros utilizaram o sunitinibe e outros inibidores do VEGF para esse câncer agressivo, porém apenas com benefício marginal (Ansari et al., 2009; Tannir et al., 2012).

Carcinoma Medular do Rim

O carcinoma medular do rim é um subtipo de CCR que ocorre quase exclusivamente em pacientes com traço falciforme. Nos casos típicos, **é diagnosticado em indivíduos afro-americanos jovens, frequentemente na terceira década de vida, e muitos casos estão localmente avançados e com metástases por ocasião do diagnóstico** (Davis et al., 1995; Swartz et al., 2002). A maioria dos pacientes não responde ao tratamento e sucumbe à doença dentro de poucos meses a vários meses. Na série de Davis et al. (1995), que consistiu em 34 pacientes, a sobrevida média foi de apenas 15 semanas. **Esse tumor compartilha muitas características histológicas com o carcinoma dos ductos coletores, e alguns o consideram como um subtipo do carcinoma dos ductos coletores ou pelo menos como um tumor estreitamente relacionado** (Swartz et al., 2002; Algaba et al., 2011). Acredita-se que o carcinoma medular do rim tenha a sua origem no epitélio dos cálices, próximo às papilas renais, embora seja, com frequência, altamente infiltrativo. O local de origem (papilas renais) e a sua associação ao traço falciforme sugerem que a presença de um ambiente relativamente hipóxico possa contribuir para a tumorigênese.

Diferenciação Sarcomatoide

Observa-se a ocorrência de diferenciação sarcomatoide em 1% a 5% dos CCRs, mais frequentemente em associação ao CCR de células claras ou CCR cromófobo, porém foram descritas variantes da maioria dos outros subtipos de CCR (Ro et al., 1987; Shuch et al., 2012a). Atualmente, a maioria dos autores acredita que as lesões sarcomatoides representem regiões pouco diferenciadas de outros subtipos histológicos de CCR, e não tumores de origem independente (DeLong et al., 1993; Eble et al., 2004). Uma pesquisa minuciosa à procura de componentes malignos derivados do epitélio é quase sempre produtiva; é raro encontrar uma massa renal sarcomatoide verdadeiramente pura. **Por esse motivo, essa entidade não é mais reconhecida como subtipo histológico distinto de CCR** (Eble et al., 2004). **A diferenciação sarcomatoide caracteriza-se por histologia com células fusiformes, coloração positiva para vimentina, padrão de crescimento infiltrante, comportamento local e metastático agressivo e prognóstico sombrio** (Fig. 57-11). A invasão de órgãos adjacentes é comum, e, na maioria das séries, a sobrevida mediana tem sido de menos de 1 ano (Ro et al., 1987; Molina et al., 2011). Deve-se considerar o uso de abordagens multimodais se o estado geral permiti-lo, com base no prognóstico extremamente sombrio associado à cirurgia apenas e relatos selecionados demonstrando taxas de resposta modestas em pacientes que receberam imunoterapia à base de IL-2, quimioterapia ou terapia molecular direcionada para alvos após a cirurgia (Shuch et al., 2012b).

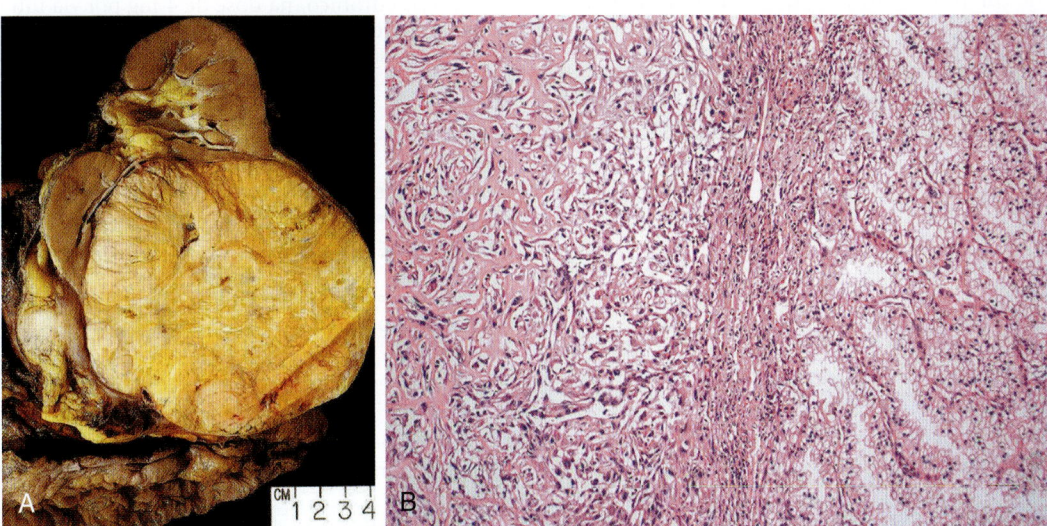

Figura 57-11. **A,** Carcinoma de células renais (CCR) de células claras com diferenciação sarcomatoide, demonstrando extensão para a gordura perinéfrica. **B,** CCR de alto grau com aspecto típico de células fusiformes, à esquerda, indicando um componente de diferenciação sarcomatoide. (Cortesia de Dr. Ming Zhou, Cleveland, OH.)

Carcinoma de Células Renais não Classificado

O CCR não classificado representa uma pequena minoria de casos (1% a 5%) de CCR pressuposto, com características que permanecem indeterminadas mesmo após uma análise cuidadosa (Crispen et al., 2010). A maioria é pouco diferenciada e está associada a um **comportamento biológico altamente agressivo e a um prognóstico particularmente sombrio** (Amin et al., 2002; Karakiewicz et al., 2007b). Incluídos dentro dessa categoria abrangente, encontram-se CCR com extensa diferenciação sarcomatoide e sem componente epitelial identificável. Os avanços no diagnóstico molecular, como perfil de expressão gênica, poderão possibilitar maior classificação de tumores incomuns que previamente teriam sido incluídos nessa categoria, além de identificar possíveis vias para a terapia com moléculas direcionadas para alvos (Yang et al., 2006; Jonasch et al., 2012). Os tumores de baixo grau, como os tumores oncocíticos híbridos, que são indeterminados entre o CCR cromófobo e o oncocitoma, não devem ser incluídos nessa categoria, que denota um prognóstico sombrio.

Apresentação Clínica

Devido à localização do rim dentro do retroperitônio, muitas massas renais permanecem assintomáticas e não palpáveis até que sejam localmente avançadas. Com o uso mais disseminado dos exames de imagem não invasivos para a avaliação de uma variedade de sintomas inespecíficos, mais de 60% dos CCRs são atualmente detectados de modo incidental (Silverman et al., 2008). Vários estudos demonstraram que esses tumores têm mais tendência a permanecer confinados ao rim, e foi relatado um impacto positivo sobre a sobrevida dos pacientes a partir do diagnóstico, embora as contribuições dos vieses de tempo de espera e intervalo de tempo não tenham sido definidas (Tsui et al., 2000; Decastro e McKiernan, 2008; Kane et al., 2008).

Os sintomas associados ao CCR podem ser devidos ao crescimento local do tumor, ocorrência de hemorragia, síndromes paraneoplásicas ou doença metastática (Quadro 57-4). A dor lombar é habitualmente causada por hemorragia e obstrução por coágulo, embora também possa ocorrer na doença localmente avançada ou invasiva. **Hoje em dia, observa-se raramente a tríade clássica de dor lombar, hematúria macroscópica e massa abdominal palpável.** Isso representa uma situação favorável, visto que essa constelação de achados quase sempre denota a presença de doença avançada, e alguns referem-se a essa tríade como a "tríade demasiado tardia". Antes do advento da ultrassonografia e TC, a maioria dos pacientes com CCR apresentava um ou mais desses sinais e sintomas, e muitos deles eram incuráveis. Outros indicadores de doença avançada incluem sintomas constitucionais, como perda de peso, febre e sudorese noturna, e achados no exame físico, como linfadenopatia cervical palpável, varicocele não redutível e edema bilateral dos membros inferiores em consequência do comprometimento venoso. Em uma minoria de pacientes, são observados sintomas diretamente relacionados com a doença metastática, como dor óssea ou tosse persistente. **Uma apresentação menos comum, porém importante, do CCR consiste em hemorragia perirrenal espontânea, em que a massa subjacente pode ficar obscurecida.** Zhang et al. (2002) demonstraram que mais de 50% dos pacientes com hematoma perirrenal de etiologia incerta apresentam tumor renal oculto, mais frequentemente AML ou CCR. A realização de nova TC dentro de alguns meses frequentemente possibilita o estabelecimento de um diagnóstico definitivo.

São encontradas síndromes paraneoplásicas em 10% a 20% dos pacientes com CCR, e alguns tumores estão associados à diversidade dessas síndromes (Tabela 57-8). De fato, **o CCR era anteriormente designado como tumor do internista, devido ao predomínio de manifestações sistêmicas, em lugar de manifestações locais.** Na atualidade, um nome mais apropriado seria tumor do radiologista, tendo em vista a frequência de sua detecção incidental (Parsons et al., 2001; Decastro e McKiernan, 2008). Todavia, é ainda importante efetuar uma avaliação para fenômenos paraneoplásicos, visto que podem constituir uma fonte de morbidade importante e afetar a tomada de decisão clínica. Em circunstâncias normais, o rim produz 1,25-di-hidroxicolecalciferol, renina, eritropoetina e várias prostaglandinas, todos estreitamente regulados para manter a homeostasia. O CCR pode produzir essas substâncias em quantidades patológicas e também pode elaborar uma variedade de outros fatores fisiologicamente importantes, como peptídeos semelhantes ao paratormônio, anticoagulante tipo lúpus, gonadotropina coriônica humana, insulina e várias citocinas e mediadores inflamatórios. Acredita-se que essas substâncias sejam responsáveis pelo desenvolvimento de sintomas constitucionais, como perda de peso, anemia e síndromes paraneoplásicas.

A hipercalcemia, que foi relatada em até 13% dos pacientes com CCR, pode ser causada por fenômenos paraneoplásicos ou comprometimento metastático osteolítico do osso (Klatte et al., 2007c; Schwarzberg e Michaelson, 2009). A produção de peptídeos semelhantes ao paratormônio constitui a etiologia paraneoplásica mais comum, embora o 1,25- di-hidroxicolecalciferol e prostaglandinas derivados do tumor possam contribuir em uma minoria de casos (Klatte et al., 2007c; Pepper et al., 2007). A expressão de peptídeos semelhantes ao paratormônio é suprimida pela proteína VHL tipo silvestre, e esses peptídeos podem atuar como fatores de crescimento potentes para o CCR (Massfelder et al., 2004). **Com frequência, os sinais e sintomas de hipercalcemia são inespecíficos e consistem em náusea, anorexia, fadiga e diminuição dos reflexos tendíneos profundos. O tratamento clínico predomina e consiste em hidratação vigorosa, seguida de diurese com furosemida e uso seletivo de bifosfonatos, corticosteroides ou calcitonina.** Atualmente, a terapia com bifosfonatos está estabelecida como padrão de tratamento de pacientes com hipercalcemia de neoplasias malignas, contanto que **a função renal esteja adequada** (Schwarzberg e Michaelson, 2009). O ácido zoledrônico, na dose de 4 mg por via intravenosa, a cada 4 semanas, parece ser particularmente efetivo em pacientes com CCR, porém precisa ser interrompido na presença de insuficiência renal (Lipton et al., 2003; Schwarzberg e Michaelson, 2009). A indometacina

---

QUADRO 57-4 Apresentação Clínica do Carcinoma de Células Renais

Apresentação incidental
Sintomas de doença localizada:
  Hematúria
  Dor lombar
  Massa abdominal
  Hematoma perirrenal
Obstrução da veia cava inferior:
  Edema bilateral dos membros inferiores
  Varicocele não redutível ou do lado direito
Sintomas de doença sistêmica:
  Tosse persistente
  Dor óssea
  Linfadenopatia cervical
  Sintomas constitucionais
  Perda de peso/febre/mal-estar
  Síndromes paraneoplásicas

TABELA 57-8 Incidência de Síndromes Sistêmicas Associadas ao Carcinoma de Células Renais

SÍNDROME	%
Elevação da velocidade de hemossedimentação	55,6
Hipertensão	37,5
Anemia	36,3
Caquexia, perda de peso	34,5
Pirexia	17,2
Função hepática anormal	14,4
Hipercalcemia	4,9
Policitemia	3,5
Neuromiopatia	3,2
Amiloidose	2,0

Modificada de Gold PJ, Fefer A, Thompson JA. Paraneoplastic manifestations of renal cell carcinoma. Semin Urol Oncol 1996;14:216–22.

também demonstrou ser útil em uma minoria de casos (Gold et al., 1996). O tratamento mais definitivo consiste em nefrectomia e metastasectomia ocasional, dependendo das circunstâncias clínicas. A paliação da hipercalcemia relacionada com metástases osteolíticas extensas é muito mais difícil, visto que não responde a abordagens cirúrgicas; entretanto, muitos desses pacientes podem responder à terapia com bifosfonatos (Lipton et al., 2003; Young e Coleman, 2013). Alguns pacientes com hipercalcemia relacionada com metástases osteolíticas também podem se beneficiar da radioterapia focalizada, se for possível identificar os locais limitados de comprometimento.

A hipertensão e a policitemia são outras síndromes paraneoplásicas importantes, que são frequentemente observadas em pacientes com CCR (Moein e Dehghani, 2000). A hipertensão associada ao CCR pode ser secundária à produção aumentada de renina diretamente pelo tumor; à compressão ou encarceramento da artéria renal ou seus ramos, levando efetivamente à estenose da artéria renal; ou a fístulas arteriovenosas dentro do tumor. As causas menos comuns incluem policitemia, hipercalcemia, obstrução ureteral e aumento da pressão intracraniana associado a metástases cerebrais. A policitemia associada ao CCR pode resultar da produção aumentada de eritropoetina, seja diretamente pelo tumor ou pelo parênquima adjacente em resposta à hipoxia induzida pelo crescimento tumoral (Wiesener et al., 2007).

Uma das síndromes paraneoplásicas mais fascinantes associada ao CCR é a disfunção hepática não metastática ou síndrome de Stauffer, que foi relatada em 3% a 20% dos casos (Giannakos et al., 2005; Kranidiotis et al., 2009). Quase todos os pacientes com síndrome de Stauffer apresentam níveis séricos elevados de fosfatase alcalina, 67% exibem prolongamento do tempo de protrombina ou hipoalbuminemia, e 20% a 30% têm níveis séricos elevados de bilirrubina ou transaminase. Outros achados comuns incluem trombocitopenia e neutropenia, e os sintomas típicos consistem em febre e perda de peso, o que não é surpreendente tendo em vista que, em muitos pacientes, são observadas regiões distintas de necrose hepática. Deve-se descartar a possibilidade de metástases hepáticas. A biópsia, quando indicada, demonstra frequentemente hepatite inespecífica associada a um infiltrado linfocitário proeminente. Foram encontrados níveis séricos elevados de IL-6 em pacientes com síndrome de Stauffer, e acredita-se que essa interleucina e outras citocinas possam desempenhar um papel patogênico. Ocorre normalização da função hepática após nefrectomia em 60% a 70% dos casos. A persistência ou recorrência da disfunção hepática quase sempre indicam a presença de tumor viável, representando, portanto, um achado de prognóstico sombrio.

Várias outras síndromes paraneoplásicas menos comuns, porém distintas, associadas ao CCR incluem síndrome de Cushing, hiperglicemia, galactorreia, neuromiopatia, distúrbios da coagulação e ataxia cerebelar (Sufrin et al., 1989). **Em geral, o tratamento das síndromes paraneoplásicas associadas ao CCR têm exigido excisão cirúrgica ou terapia sistêmica, e, exceto para a hipercalcemia, as terapias clínicas não demonstraram ser úteis.**

Rastreamento e Associações Clínicas

Diversos fatores tornam interessante o rastreamento do CCR (Carrizosa e Godley, 2009). **O aspecto mais importante é que o CCR continua sendo principalmente uma doença cirúrgica, que exige tratamento precoce para otimizar ao máximo a oportunidade de cura.** Lamentavelmente, a possibilidade de salvar pacientes com doença avançada permanece limitada. Em concordância com essas observações, vários estudos demonstraram uma vantagem aparente do diagnóstico precoce ou incidental do CCR (Lee et al., 2002; Leslie et al., 2003).

O principal fator que limita a implementação disseminada do rastreamento do CCR é a sua incidência relativamente baixa na população geral (cerca de 12 casos por 100.000 habitantes por ano) (Jemal et al., 2011). Nesse contexto, um teste de rastreamento precisa ter uma especificidade de quase 100% para evitar uma taxa inaceitavelmente alta de resultados falso positivos, o que poderia levar a procedimentos diagnósticos ou terapêuticos desnecessários, de alto custo e potencialmente prejudiciais. Além disso, mesmo se esse teste tiver uma sensibilidade e especificidade de 100%, o rendimento do rastreamento seria tão baixo que não poderia ser considerado custo-efetivo (Cohn e Campbell, 2000; Carrizosa e Godley, 2009). Mesmo quando se consideram populações com fatores de risco estabelecidos para o CCR, como gênero masculino, idade avançada e tabagismo maciço, seria difícil justificar um rastreamento generalizado, visto que o aumento no risco relativo associado a cada um desses fatores é, na melhor das hipóteses, de duas a três vezes (Cohn e Campbell, 2000; Carrizosa e Godley, 2009). Outro fator de confusão é a prevalência de tumores sem importância clínica, como adenomas renais, que são encontrados à necropsia em 10% a 20% dos indivíduos, e outros tumores benignos ou de crescimento lento (Cohn e Campbell, 2000; Pantuck et al., 2000; Parsons et al., 2001). Existe claramente um risco de que essas lesões sem significado clínico possam ser detectadas, levando a avaliação e tratamento desnecessários (Pantuck et al., 2000; Parsons et al., 2001). **Todos esses fatores desestimulam os esforços generalizados do rastreamento para a detecção do CCR.**

A revisão da literatura que descreve o uso da análise com tiras reagentes para hematúria e da ultrassonografia ou TC para o rastreamento do CCR sustenta essas conclusões (Herts e Baker, 1995; Cohn e Campbell, 2000; Carrizosa e Godley, 2009). O exame de urina é simples e econômico, porém o rendimento em vários estudos de rastreamento para CCR tem sido extremamente baixo. Em parte, isso pode ser devido ao fato de que os CCRs pequenos frequentemente não estão associados à hematúria (macro ou microscópica), visto que se trata de uma neoplasia parenquimatosa, e não de uma neoplasia maligna derivada do urotélio. Em estudos de rastreamento com ultrassonografia ou TC, a incidência de CCR tem variado de 23 a 300 por 100.000, ou seja, uma incidência muito mais alta do que o esperado. Além disso, foi encontrada uma proporção aumentada de tumores confinados ao órgão em populações submetidas a rastreamento, em comparação com controles históricos (Turney et al., 2006; Carrizosa e Godley, 2009). Todavia, a incidência de CCR nesses estudos ainda é relativamente baixa, e é pouco provável que esses esforços possam ser considerados custo-efetivos. De modo global, o rendimento nesses estudos para CCR é de uma ordem de magnitude mais baixa que o rendimento do rastreamento com antígeno prostático específico para o câncer de próstata, e muitas das mesmas controvérsias acerca dos vieses de tempo de espera e intervalo de tempo que tomaram conta da discussão sobre o rastreamento para o câncer de próstata também se aplicam ao CCR (Carter et al., 2013). Devido a essas considerações, é difícil justificar os esforços de rastreamento generalizados para o CCR, tendo em vista a tecnologia atualmente disponível.

Atualmente, vários pesquisadores estão descrevendo novos ensaios moleculares para a detecção de biomarcadores relacionados com o CCR na urina ou no soro, os quais podem modificar substancialmente a nossa perspectiva sobre o rastreamento do CCR. Esses ensaios podem detectar alterações microssatélites no DNA, mutações ou hipermetilação do gene *VHL*, suprarregulação de fatores angiogênicos (incluindo o VEGF) ou expressão de proteínas específicas do CCR, como CA-IX e aquaporina-1 (Jonasch et al., 2012).

No momento atual, entretanto, o rastreamento para o CCR deve ser direcionado para populações-alvo bem definidas, como pacientes com doença renal terminal e doença cística renal adquirida, esclerose tuberosa e CCR familiar (Quadro 57-5). Em 80% dos pacientes com doença renal terminal, observa-se o desenvolvimento de doença cística renal adquirida, e 1% a 2% desse subgrupo desenvolve CCR (Ishikawa et al., 2010). **De modo global, o risco relativo de CCR em pacientes com doença renal terminal foi estimado em cinco a 20 vezes maior do que na população geral** (Farivar-Mohseni et al., 2006). Quinze por cento dos pacientes com CCR no contexto da doença renal terminal apresentam metástases por ocasião da apresentação, e muitos desses pacientes morrem de progressão maligna (Ishikawa et al., 2010; Hurst et al., 2011). Tendo em vista essas considerações, o rastreamento do CCR é recomendado nessa população, que é substancial e que representa quase 300.000 pacientes só nos Estados Unidos. Os problemas relacionados com o rastreamento dessa população incluem pouca expectativa de vida, incidência aumentada de adenomas (20% a 40% *versus* 10% a 20% na população geral), complexidade dos exames de imagem devido à alteração da arquitetura associada à doença cística renal adquirida, e questões inevitáveis relacionadas com o custo. **Uma abordagem razoável para pacientes com doença renal terminal consiste em se concentrar naqueles que não apresentam outras comorbidades significativas, adiar o rastreamento até o terceiro ano de diálise e levar em conta o sexo e o tipo de terapia renal substitutiva, embora os dados acerca dos últimos fatores sejam evidentemente controversos** (Carrizosa e Godley, 2009). É interessante assinalar que os receptores de transplante renal continuam correndo alto risco de CCR no rim nativo, com detecção em 1,4% a 2,3% dos pacientes dentro de 3 anos após o transplante, levando a uma recomendação de

QUADRO 57-5 Rastreamento para o Carcinoma de Células Renais: Populações-alvo

PACIENTES COM DOENÇA RENAL TERMINAL
Rastreamento apenas dos pacientes com expectativa de vida longa e comorbidades significativas mínimas
Ultrassonografia ou TC de modo periódico, começando no terceiro ano de diálise

PACIENTES COM DOENÇA DE VON HIPPEL-LINDAU CONHECIDA
Realizar uma TC ou ultrassonografia de abdome bianualmente, começando a partir de 15 a 20 anos de idade
Rastreamento clínico e radiográfico periódico para manifestações não renais

PARENTES DE PACIENTES COM DOENÇA VON HIPPEL-LINDAU
Obter análises genéticas
Quando positivas, seguir as recomendações de rastreamento para pacientes com doença de von Hippel-Lindau conhecida
Quando negativas, é necessário um acompanhamento menos rigoroso

PARENTES DE PACIENTES COM OUTRAS FORMAS FAMILIARES DE CARCINOMA DE CÉLULAS RENAIS
Obter uma ultrassonografia ou TC periodicamente e considerar a análise genética

PACIENTES COM ESCLEROSE TUBEROSA
Rastreamento periódico com ultrassonografia ou TC

PACIENTES COM DOENÇA RENAL POLICÍSTICA AUTOSSÔMICA DOMINANTE
O rastreamento de rotina não é justificado
TC, tomografia computadorizada

---

avaliação radiológica periódica e contínua, mesmo após o transplante (Ianhez et al., 2007; Hurst et al., 2010).

Foi também considerada uma incidência aumentada de CCR na esclerose tuberosa, um distúrbio autossômico dominante em que os pacientes podem desenvolver adenoma sebáceo (uma lesão cutânea distinta), epilepsia, retardo mental e cistos renais e AML (Choyke et al., 2003; Lendvay e Marshall, 2003; Narayanan, 2003; Cohen e Zhou, 2005; Rakowski et al., 2006). Muitos casos de CCR nessa síndrome foram caracterizados por início precoce e multifocalidade, sugerindo uma predisposição genética (Lendvay e Marshall, 2003). Além disso, o rato Eker, que é mutante para o homólogo de roedor do gene TSC2 responsável pelo desenvolvimento de esclerose tuberosa nos seres humanos, desenvolve CCR com alta frequência, assim como camundongos *knockout* com deficiência de TSC2 (McDorman e Wolf, 2002; Lendvay e Marshall, 2003). Essas observações biológicas e clínicas favorecem uma predisposição aumentada de CCR nessa síndrome, o que está de acordo com a maioria dos dados demográficos relevantes, embora evidentemente nem todos (Linehan e Ricketts, 2013). Uma conclusão razoável é a de que seria necessária a realização periódica de exame de imagem renal em pacientes com esclerose tuberosa; essa conduta também irá facilitar o acompanhamento do desenvolvimento e progressão do AML.

O rastreamento do CCR na doença renal policística autossômica dominante (DRPAD) permanece controverso. O exame de imagem é extremamente difícil nessa população de pacientes, devido à alteração da arquitetura intrarrenal, e **vários estudos não encontraram risco significativamente aumentado de CCR na DRPAD** (Gregoire et al., 1987; Mosetti et al., 2003; Hajj et al., 2009; Jilg et al., 2013). A incidência aumentada de adenomas e outras lesões benignas na DRPAD também fornece um argumento contra um benefício potencial do rastreamento. Em seu conjunto, essas considerações sugerem que não se deve efetuar um rastreamento de rotina do CCR em pacientes com DRPAD.

Deve-se dispensar uma atenção especial para a doença de von Hippel-Lindau em toda discussão sobre o valor do rastreamento do CCR. Essa síndrome deve ser considerada em todo paciente com CCR de início precoce ou multifocal, ou com CCR em associação a qualquer um dos seguintes achados: história de distúrbio visual ou neurológico; história familiar de cegueira, tumores do sistema nervoso central ou câncer renal; ou cistos pancreáticos, lesões epididimárias ou tumores do ouvido interno coexistentes (Kim et al., 2010; Linehan e Ricketts, 2013). Em pacientes com suspeita de doença de von Hippel-Lindau ou nos parentes apropriados de pacientes com doença documentada, deve-se considerar fortemente uma avaliação genética. Os pacientes com mutações da linhagem germinativa do gene *VHL* podem ser identificados; nesses casos, pode-se oferecer um rastreamento clínico e radiográfico passível de identificar as principais manifestações da doença de von Hippel-Lindau em uma fase pré-sintomática, possibilitando, assim, uma melhora potencial da morbidade considerável associada com essa síndrome (Linehan e Ricketts, 2013). Os pesquisadores no National Institute of Health recomendaram que esses pacientes sejam avaliados com (1) exame físico e avaliação oftalmológica anuais, que deve começar na lactância; (2) estimativa das catecolaminas urinárias aos 2 anos de idade e, em seguida, a cada 1 a 2 anos; (3) RM do sistema nervoso central bianualmente, a partir dos 11 anos de idade; (4) ultrassonografia do abdome e da pelve anualmente, a partir dos 11 anos de idade, seguida de TC a cada 6 meses caso haja desenvolvimento de cistos ou tumores; e (5) exame auditivo periódico (Linehan e Ricketts, 2013). Foram também recomendados protocolos menos intensivos, embora todos os sistemas orgânicos relevantes devam ser considerados (Fraser et al., 2007). Os indivíduos no quais se detecta o tipo silvestre de ambos os alelos do *VHL* também se beneficiam, visto que eles podem ser poupados de muita despesa e ansiedade associadas a esses protocolos intensivos de vigilância.

Dispõe-se também de um rastreamento molecular para pacientes com suspeita de CCR papilífero hereditário e outras formas familiares de CCR, e a sua realização deve ser discutida com membros da família em risco (Linehan e Ricketts, 2013). Outra vez, os indivíduos que correm risco, definidos pela presença de mutações do proto-oncogene *c-MET* ou outras alterações genéticas relevantes, e aqueles com história clínica ou familiar sugestiva devem ser avaliados com ultrassonografia ou TC do abdome a intervalos periódicos. Podem-se indicar exames adicionais de acordo com a síndrome envolvida.

Estadiamento

Até a década de 1990, o sistema de estadiamento mais comumente utilizado para o CCR era uma modificação de Robson do sistema de Flocks e Kadesky, e esse esquema ainda continua incorporado na mente de muitos urologistas mais antigos (Fig. 57-12) (Robson, 1963; Robson et al., 1969). Retrospectivamente, as limitações desse esquema de classificação ficam facilmente evidentes. O principal problema pode ser encontrado no estádio III, em que os tumores com metástases linfáticas, um achado de prognóstico muito sombrio, foram combinados com aqueles com comprometimento venoso, muitos dos quais podem ser tratados e potencialmente curados com abordagem cirúrgica agressiva (Gettman e Blute, 2002; Leibovich et al., 2003b; Nguyen e Campbell, 2006). Outra imprecisão é a de que a extensão do comprometimento venoso não foi delineada nesse sistema, e o tamanho do tumor, um importante parâmetro prognóstico, não foi incorporado. O sistema de tumor, linfonodos e metástases (TNM), proposto pela Union International Contre le Cancer, representa um importante progresso, visto que define a extensão anatômica da doença de maneira mais explícita (Leung e Ghavamian, 2002; Nguyen e Campbell, 2006; Decastro e McKiernan, 2008).

Em 2009, o American Joint Committee on Cancer propôs uma revisão do sistema TNM que, na atualidade, constitui o sistema de estadiamento recomendado para o CCR (Tabela 57-9). A classificação TNM para o CCR sofreu várias modificações nessas últimas três décadas, em um esforço de refletir de modo mais acurado a biologia do tumor e o seu prognóstico. É importante reconhecer essas mudanças quando se comparam estudos de diferentes áreas (Nguyen e Campbell, 2006). **Na versão de 2002, o estádio T1 foi subdividido para refletir dados da**

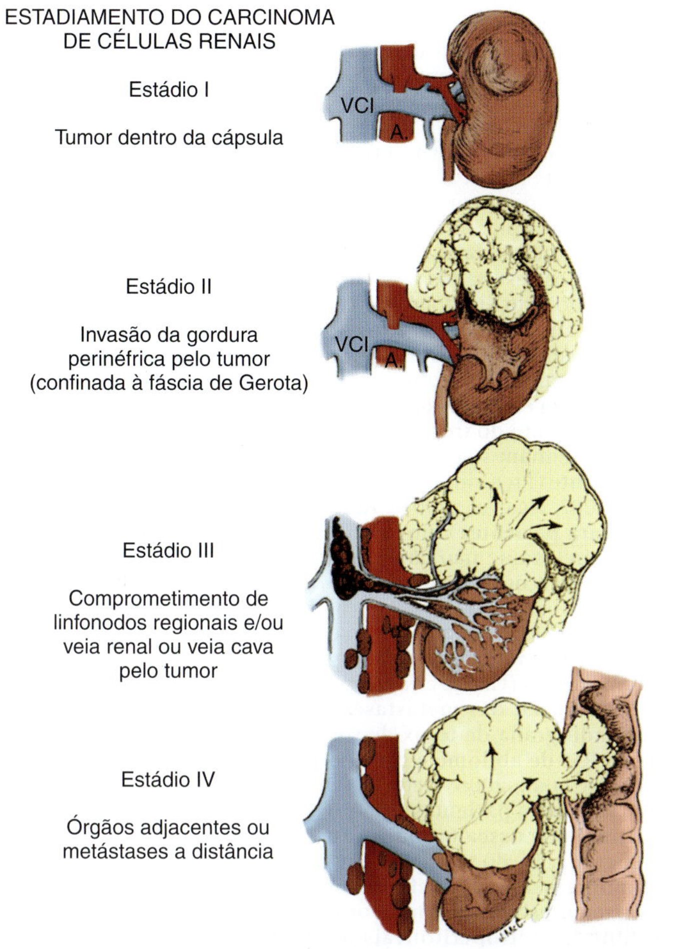

ESTADIAMENTO DO CARCINOMA DE CÉLULAS RENAIS

Estádio I
Tumor dentro da cápsula

Estádio II
Invasão da gordura perinéfrica pelo tumor (confinada à fáscia de Gerota)

Estádio III
Comprometimento de linfonodos regionais e/ou veia renal ou veia cava pelo tumor

Estádio IV
Órgãos adjacentes ou metástases a distância

Figura 57-12. Estadiamento do carcinoma de células renais proposto por Holland, de acordo com os sistemas de classificação desenvolvidos por Robson, Murphy e Flocks e Kadesky. A, Aorta; VCI, veia cava inferior. (De Holland JM. Cancer of the kidney: natural history and staging. Cancer 1973;32:1030. Copyright © 1973 American Cancer Society.)

TABELA 57-9 Sistema de Estadiamento TNM Internacional para o Carcinoma de Células Renais

T: TUMOR PRIMÁRIO	
TX	O tumor primário não pode ser avaliado
T0	Ausência de evidências de tumor primário
T1a	Tumor ≤4 cm e confinado ao rim
T1b	Tumor >4 cm e ≤7 cm e confinado ao rim
T2a	Tumor >7 cm e ≤10 cm e confinado ao rim
T2b	Tumor >10 cm e confinado ao rim
T3a	O tumor se estende macroscopicamente para a veia renal ou seus ramos segmentares (que contêm músculo), ou o tumor invade a gordura perirrenal e/ou do seio renal, sem ultrapassar a fáscia de Gerota
T3b	O tumor se estende macroscopicamente para a veia cava abaixo do diafragma
T3c	O tumor se estende macroscopicamente para a veia cava acima do diafragma ou invade a parede da veia cava
T4	O tumor invade além da fáscia de Gerota (incluindo extensão contígua na glândula adrenal ipsolateral)
N: LINFONODOS REGIONAIS	
NX	Os linfonodos regionais não podem ser avaliados
N0	Ausência de metástases nos linfonodos regionais
N1	Metástases em linfonodo(s) regional(is)
M: METÁSTASES A DISTÂNCIA	
MX	As metástases a distância não podem ser avaliadas
MA	Ausência de metástases a distância
M1	Presença de metástases a distância

AGRUPAMENTO DO ESTÁDIO

Estádio I	T1	N0	M0
Estádio II	T2	N0	M0
Estádio III	T1 ou T2	N1	M0
	T3	Qualquer N	M0
Estádio IV	T4	Qualquer N	M0
	Qualquer T	Qualquer N	M1

Modificada de Edge SB, Byrd DR, Compton CC. AJCC cancer staging manual. 7th ed. New York: Springer-Verlag; 2010.

literatura que demonstram excelentes resultados em pacientes com tumores pequenos (≤4 cm), unilaterais ou confinados, tratados com nefrectomia parcial ou NR (Igarashi et al., 2001; Nguyen e Campbell, 2006). A modificação mais recente para tumores órgão-confinados é uma subdivisão dos tumores T2 (Tabela 57-9), sustentada por diversos estudos demonstrando uma relevância prognóstica no ponto de corte de 10 cm (Frank et al., 2005; Klatte et al., 2007b).

Outras revisões importantes realizadas em 2009 incluíram uma reclassificação dos tumores com metástases adrenais, trombos venosos e comprometimento linfático, representando um afastamento substancial dos paradigmas anteriores de estadiamento para o CCR. A extensão contígua do tumor para a glândula adrenal ipsolateral é atualmente classificada como T4, e o comprometimento metastático de uma das adrenais, como M1, refletindo provavelmente padrões de disseminação. O prognóstico sombrio do comprometimento adrenal pelo CCR está bem documentado e sustentou essa importante modificação (Thompson et al., 2005b; Nguyen e Campbell, 2006; Kirkali et al., 2007; von Knobloch et al., 2009). **O prognóstico favorável de trombos isolados da veia renal levou a uma redução da graduação do estádio T3b para o estádio T3a na versão de 2009** (Moinzadeh e Libertino, 2004; Leibovich et al., 2005a; Shvarts et al., 2005a; Margulis et al., 2007b). **Por fim, a extensão linfática, que anteriormente era subdividida com base no número de linfonodos acometidos, foi comprimida para simplificar esse aspecto do processo de estadiamento, visto que não foi observada relevância prognóstica da versão anterior** (Edge et al., 2010). Os estudos recentes sugerindo um poder prognóstico independente relacionado com a invasão da gordura do seio renal ou do sistema coletor lembram que uma reavaliação e validação contínuas do sistema TNM para o CCR serão necessárias para otimizar o seu valor no futuro (Jeon et al., 2009; Verhoest et al., 2009; Anderson et al., 2011; Brookman-May et al., 2011). A categoria T3, em particular, continua sendo objeto de controvérsia contínua no campo (Bertini et al., 2009; Moch et al., 2009).

Classicamente, o estadiamento TNM é definido pela característica mais avançada demonstrada pelo tumor; contudo, pode haver perda de informação prognóstica importante no processo. Muitos tumores renais exibem múltiplos achados adversos, como trombo tumoral num nível proximal, juntamente com comprometimento adrenal ipsolateral. De modo ideal, toda a informação relevante do estadiamento anatômico deve ser captada (p. ex., "pT4 [comprometimento adrenal ipsolateral; exibindo também trombo na VCI acima do diafragma]"). Os futuros sistemas de estadiamento necessitarão capturar toda essa informação, visto que diversos pesquisadores demonstraram um prognóstico comprometido para pacientes com múltiplos fatores adversos (Leibovich et al., 2005a; Shvarts et al., 2005a; Terrone et al., 2006; Ficarra et al., 2007; Klatte et al., 2009a).

O estadiamento clínico da doença renal maligna começa com uma história minuciosa, exame físico e uso criterioso de exames laboratoriais (Nguyen e Campbell, 2006; Decastro e McKiernan,

2008). Os sintomas sistêmicos, como perda significativa de peso (>10% do peso corporal), caquexia ou estado de baixo desempenho (*poor performance status*) na apresentação, sugerem uma doença avançada, assim como os achados no exame físico de massa palpável ou linfadenopatia. Uma varicocele não redutível e o edema dos membros inferiores sugerem comprometimento venoso. Anemia significativa, hipercalcemia, parâmetros de função hepática ou velocidade de hemossedimentação anormais ou níveis séricos elevados de fosfatase alcalina ou desidrogenase lática indicam a probabilidade de doença avançada (Nguyen e Campbell, 2006; Decastro e McKiernan, 2008).

O estadiamento radiográfico do CCR pode ser realizado na maioria dos casos com TC de abdome de alta qualidade e radiografia de tórax de rotina, com uso seletivo da RM e de outros exames, quando indicado (Choyke et al., 2001; Ng et al., 2008; Herts, 2009). A RM pode ser reservada principalmente para pacientes com doença maligna localmente avançada, suspeita de comprometimento venoso ou alergia ao meio de contraste intravenoso (Choyke et al., 2001; Zhang et al., 2007; Herts, 2009). Os achados da TC sugestivos de extensão para a gordura perinéfrica incluem espraiamento perirrenal (Fig. 57-13), que é um achado inespecífico, ou densidade distinta do tecido mole dentro do espaço perinéfrico, que é um achado mais definitivo, porém incomum (Bechtold e Zagoria, 1997; Herts, 2009). De modo global, a acurácia da TC ou da RM para a detecção de comprometimento da gordura perinéfrica é baixa, refletindo o fato de que a ocorrência de disseminação extracapsular microscópica é frequente (Choyke et al., 2001; Kamel et al., 2004; Zhang et al., 2007). O comprometimento da glândula adrenal ipsolateral pode ser avaliado com razoável acurácia por meio de uma combinação de TC pré-operatória e inspeção intraoperatória. **Os pacientes com uma glândula adrenal aumentada ou indistinta na TC, substituição maligna extensa do rim ou glândula adrenal anormal à palpação correm risco de comprometimento da glândula adrenal ipsolateral e devem ser tratados de acordo** (Paul et al., 2001; Sawai et al., 2002; Zhang et al., 2007; Kobayashi et al., 2008; Ng et al., 2008; Lane et al., 2009c).

Os linfonodos hilares ou retroperitoneais aumentados (2 cm ou mais de diâmetro) na TC quase sempre abrigam uma alteração maligna, porém esse achado deve ser confirmado com exploração cirúrgica ou biópsia percutânea se o paciente não for candidato à cirurgia. Muitos linfonodos menores demonstram ser inflamatórios, e não neoplásicos, e não devem impedir o tratamento cirúrgico (Choyke et al., 2001; Israel e Bosniak, 2003; Ng et al., 2008; Herts, 2009). A RM pode agregar especificidade à avaliação dos linfonodos retroperitoneais, visto que ela distingue as estruturas vasculares das linfáticas (Bassignani, 2006). **A RM continua sendo o exame principal para a avaliação da invasão tumoral em estruturas adjacentes e para o planejamento cirúrgico nesses casos difíceis** (Pretorius et al., 2000; Choyke et al., 2001; Herts, 2009). A obliteração do plano de gordura entre o tumor e os órgãos adjacentes (p. ex., fígado) na TC pode ser um achado enganoso e deve-se realizar uma RM. Na realidade, a exploração cirúrgica é frequentemente necessária para efetuar uma diferenciação absoluta.

A sensibilidade da TC para a detecção de um trombo tumoral na veia renal e comprometimento da VCI é de 78 e 96%, respectivamente (Ng et al., 2008; Herts, 2009). Os achados na TC que sugerem comprometimento venoso consistem em aumento venoso, mudança abrupta no calibre da veia e defeitos de enchimento. O diagnóstico é reforçado pela demonstração de vasos colaterais. A maioria dos resultados falso negativos ocorre em pacientes com tumores do lado direito, nos quais o curto comprimento da veia e o efeito expansivo do tumor se combinam para dificultar a detecção do trombo tumoral (Herts, 2009). Felizmente, esses casos são, em sua maioria, identificados com facilidade e tratados no intraoperatório. **A RM está bem estabelecida como principal exame para a avaliação e o estadiamento do trombo tumoral na VCI, embora alguns dados recentes tenham sugerido que a TC multiplanar é provavelmente equivalente** (Pretorius et al., 2000; Aslam Sohaib et al., 2002; Zhang et al., 2007; Ng et al., 2008). **Atualmente, a venocavografia é reservada para pacientes com achados suspeitos na RM ou na TC ou para aqueles que não conseguem tolerar ou apresentam outras contraindicações para um exame de imagem em corte transversal.** A ecocardiografia transesofágica também parece ser acurada para estabelecer a extensão cefálica do trombo tumoral; todavia, é invasiva e não oferece vantagens distintas sobre a RM ou a TC no contexto pré-operatório (Glazer e Novick, 1997).

A avaliação das metástases em todos os casos deve incluir uma radiografia de tórax de rotina, uma revisão sistemática da TC ou RM de abdome e prova de função hepática (Griffin et al., 2007; Ng et al., 2008; Herts, 2009). **A cintilografia óssea pode ser reservada para pacientes com níveis séricos elevados de fosfatase alcalina, dor óssea ou baixo estado geral** (Shvarts et al., 2004), **enquanto a TC do tórax é reservada para pacientes com sintomas pulmonares ou radiografia de tórax anormal** (Choyke et al., 2001). Os pacientes com doença localmente avançada, aumento dos linfonodos retroperitoneais ou doença associada significativa podem necessitar de um exame de imagem mais detalhado para descartar a possibilidade de doença metastática e para ajudar no planejamento do tratamento (Choyke et al., 2001; Griffin et al., 2007). A tomografia por emissão de pósitrons (PET) também foi investigada para pacientes com alto risco de CCR metastático, e a maioria dos estudos demonstrou uma boa especificidade, porém com sensibilidade subótima. Na atualidade, o papel mais destacado é observado em pacientes com achados duvidosos nas imagens convencionais. Nesse contexto, uma PET anormal pode aumentar a suspeita de doença metastática e pode influenciar a avaliação e tratamento posteriores (Griffin et al., 2007; Powles et al., 2007; Bouchelouche e Oehr, 2008). **A biópsia do tumor primário e/ou de sítios metastáticos potenciais também é seletivamente necessária como parte do processo de estadiamento.**

Prognóstico

Os fatores prognósticos importantes para a sobrevida câncer-específica em pacientes com CCR não metastático consistem em sinais ou sintomas clínicos específicos, fatores relacionados com o tumor e diversos achados laboratoriais (Quadro 57-6) (Lane e Kattan, 2008; Meskawi et al., 2012). **De modo global, os fatores relacionados com o tumor, como estádio patológico, tamanho do tumor, grau nuclear e subtipo histológico, têm maior utilidade quando considerados de modo independente. Todavia, uma abordagem integradora, que combine uma variedade de fatores que demonstraram ter valor independente na análise multivariada, parece ser mais efetiva** (Meskawi et al., 2012). Os fatores relacionados com o paciente, como idade, DRC e comorbidades, têm impacto significativo sobre a sobrevida global e devem receber uma consideração especial durante o planejamento do tratamento de pacientes com CCR localizado (Hollingsworth et al., 2006; Kutikov et al., 2010).

Os achados clínicos sugestivos de prognóstico desfavorável em pacientes com suposto CCR localizado consistem em apresentação sintomática, perda de peso de mais de 10% do peso corporal e pobre estado geral (Lane e Kattan, 2008). Anemia, trombocitose, hipercalcemia, albuminúria e níveis séricos elevados de fosfatase alcalina, proteína

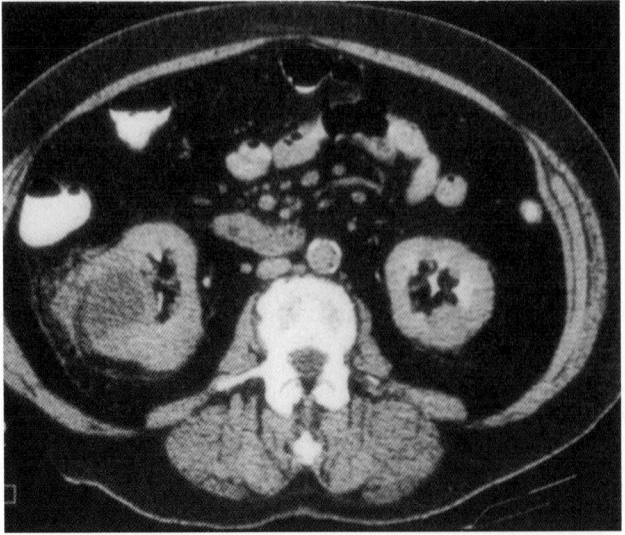

Figura 57-13. A tomografia computadorizada após a administração de meio de contraste mostra um tumor renal direito com aderências perirrenais, sugerindo invasão da gordura perinéfrica.

C-reativa, desidrogenase lática ou velocidade de hemossedimentação, bem como outros sinais ou sintomas paraneoplásicos, também foram correlacionados com um prognóstico ruim em pacientes com CCR (Lane e Kattan, 2008; Magera et al., 2008b). Embora valores anormais sejam mais comuns em pacientes com CCR avançado, algumas dessas anormalidades, incluindo hipercalcemia, anemia e elevação da velocidade de hemossedimentação, foram preditores independentes de mortalidade por câncer em pacientes com CCR de células claras localizado após considerar outros fatores prognósticos importantes (Magera et al., 2008b).

O estádio patológico demonstrou ser o fator isolado prognóstico mais importante para o CCR (Leibovich et al., 2005b; Lane e Kattan, 2008; Kanao et al., 2009). O sistema de estadiamento TNM para o CCR claramente distingue grupos de pacientes com diferentes resultados câncer-específicos predizíveis (Tabela 57-10), confirmando que a extensão da doença locorregional ou sistêmica por ocasião do diagnóstico constitui o principal determinante do prognóstico para essa doença (Lane e Kattan, 2008). Vários estudos demonstram taxas de sobrevida em 5 anos de 70% a 90% para a doença órgão-confinada e documentam uma redução de 15% a 20% da sobrevida associada à invasão da gordura perinéfrica (Lane e Kattan, 2008). O comprometimento do seio renal é classificado juntamente com a invasão da gordura perinéfrica como T3a, e vários estudos sugerem que esses pacientes podem correr risco até mais alto de metástase relacionado com o maior acesso ao sistema venoso (Bonsib et al., 2000; Thompson et al., 2005a; Bertini et al., 2009; Jeon et al., 2009). Foi também demonstrado que a invasão do sistema coletor confere um prognóstico mais sombrio ao CCR órgão-confinado (Uzzo et al., 2002; Klatte et al., 2007a; Verhoest et al., 2009; Anderson et al., 2011). Vários relatos demonstraram que os pacientes com comprometimento da glândula adrenal ipsolateral direto ou metastático, que é encontrado em 1% a 2% dos casos, em sua maioria acabam sucumbindo à progressão da doença sistêmica, sugerindo uma via de disseminação hematogênica ou um fenótipo altamente invasivo (Sagalowsky et al., 1994; von Knobloch et al., 2009). O sistema de estadiamento atual mais recente reclassifica o tumor como T4 se houver invasão direta da glândula adrenal, ou, do outro modo, como M1 para refletir esse prognóstico sombrio (Thompson et al., 2005b; Edge et al., 2010).

O comprometimento venoso era outrora considerado um achado prognóstico muito sombrio para o CCR, porém vários relatos demonstraram que muitos pacientes com trombos tumorais podem ser salvos com uma abordagem cirúrgica agressiva. Esses estudos documentam taxas de sobrevida em 5 anos de 45% a 69% para pacientes com trombos tumorais venosos, contanto que o tumor esteja confinado ao rim (Martinez-Slamanca et al., 2011). Os pacientes com trombos tumorais venosos e metástases linfonodais ou sistêmicas concomitantes apresentam uma acentuada redução da sobrevida, enquanto aqueles cujo tumor se estende dentro da gordura perinéfrica apresentam uma sobrevida intermediária (Martinez-Salamanca et al., 2011). A versão mais recente do sistema TNM recomenda a captura de todas essas características adversas durante o processo de estadiamento. Estudos recentes sugerem que os pacientes com invasão microvascular podem apresentar resultados comprometidos em

QUADRO 57-6 Fatores Prognósticos para o Carcinoma de Células Renais

CLÍNICOS
- Estado clínico geral
- Sintomas sistêmicos
- Sintomático *versus* apresentação incidental
- Anemia
- Hipercalcemia
- Nível elevado de desidrogenase lática
- Elevação da velocidade de hemossedimentação
- Proteína C-reativa elevada
- Trombocitose
- Nível elevado do fosfatase alcalina

ANATÔMICOS
- Tamanho do tumor
- Comprometimento venoso
- Extensão em órgãos contíguos
- Comprometimento das glândulas adrenais (direto ou metastático)
- Metástases em linfonodos
- Metástases a distância
- Carga metastática da doença

HISTOLÓGICOS
- Grau nuclear
- Subtipo histológico
- Presença de características sarcomatoides
- Presença de necrose histológica
- Invasão vascular
- Invasão da gordura perinéfrica ou seio renal
- Invasão do sistema coletor
- Estado da margem cirúrgica

Modificado de Lane BR, Kattan MW. Prognostic models and algorithms in renal cell carcinoma. Urol Clin North Am 2008;35:613–25.

TABELA 57-10 Estádio de Tumor, Linfonodos, Metástases (TNM) e Sobrevida de 5 Anos no Carcinoma de Células Renais

ACHADOS	ESTÁDIO DE ROBSON	TNM (2002)	TNM (2009)	SOBREVIDA DE 5 ANOS (%)
Confinado ao órgão (global)	I	T1-2N0M0	T1-2N0M0	70-90
≤4 cm	I	T1a2N0M0	T1aN0M0	90-100
>4 cm a 7 cm	I	T1bN0M0	T1bN0M0	80-90
>7 cm a 10 cm	I	T2N0M0	T2aN0M0	65-80
>10 cm	I	T2N0M0	T2bN0M0	50-70
Invasão da gordura perinéfrica ou do seio renal	II	T3aN0M0	T3aN0M0	50-70
Invasão da veia renal ou ramos	IIIA	T3bN0M0	T3aN0M0	40-60
Invasão da VCI abaixo do diafragma	IIIA	T3cN0M0	T3bN0M0	30-50
Invasão da VCI acima do diafragma e invasão da parede da VCI	IIIA	T3cN0M0	T3cN0M0	20-40
Comprometimento direto das glândulas adrenais	II	T3aN0M0	T4N0M0	0-30
Localmente avançado (invasão além da fáscia de Gerota)	IVA	T4N0M0	T4N0M0	0-20
Comprometimento de linfonodos	IIIB	(Qualquer)TN1-2M0	(Qualquer)TN1M0	0-20
Metástases sistêmicas	IVB	(Qualquer) T(Qualquer)NM1	(Qualquer) T(Qualquer)NM1	0-10

VCI, veia cava inferior
Dados de Hafez et al, 1999; Leibovich et al, 2005a; Thompson et al, 2005a; Lane and Kattan, 2008; Campbell et al, 2009; Martinez-Salamanca et al, 2011; and Haddad and Rini, 2012.

comparação com tumores sem essa característica, indicando que até mesmo um comprometimento venoso ou linfático microscópico pode constituir um sinal de mau prognóstico (Feifer et al., 2011; Kroeger et al., 2012).

A importância prognóstica da extensão cefálica do trombo tumoral é controversa, e é difícil comparar várias séries, devido a vieses de seleção e covariáveis relacionadas (Leibovich et al., 2005a; Wotkowicz et al., 2008). Em várias séries, a incidência de doença locorregional ou sistêmica avançada aumentou com a extensão cefálica do trombo tumoral, explicando a diminuição da sobrevida associada à extensão do trombo tumoral no nível das veias hepáticas ou acima (Wotkowicz et al., 2009). Entretanto, outros dados sugerem que a extensão cefálica do trombo tumoral não tem significado prognóstico, contanto que o tumor esteja confinado (Libertino et al., 1987; Blute et al., 2007). **A invasão direta da parede da veia parece constituir um fator prognóstico mais importante do que o nível do trombo tumoral e, atualmente, é classificada como pT3c, independentemente do nível do trombo tumoral** (Hatcher et al., 1991; Zini et al., 2008).

A principal piora no prognóstico é observada em pacientes cujo tumor se estende além da fáscia de Gerota para acometer órgãos contíguos (estádio T4) e em pacientes com metástases para linfonodos ou sistêmicas (Thompson et al., 2005b; Margulis et al., 2007a). O comprometimento dos linfonodos é reconhecido, há muito tempo, como um sinal de mau prognóstico, visto que está associado a taxas de sobrevida de 5 e 10 anos entre 5% e 30% e 0% e 5%, respectivamente (Phillips e Taneja, 2004; Crispen et al., 2011). As metástases sistêmicas também estão associadas com um prognóstico particularmente sombrio para o CCR, tradicionalmente com sobrevida em 1 ano de menos de 50%, sobrevida em 5 anos de 5% a 30%, e sobrevida em 10 anos de 0% a 5%, embora esses números tenham tido uma melhora modesta com o desenvolvimento dos tratamentos direcionados para alvos (Haddad e Rini, 2012). **Os pacientes que apresentam metástases sincrônicas têm um prognóstico ainda mais sombrio,** e muitos deles morrem em consequência da progressão da doença dentro de 1 a 2 anos (Leibovich et al., 2005a; Mekhail et al., 2005; Haddad e Rini, 2012; Heng et al., 2013). **Para pacientes com metástases assincrônicas, o intervalo livre de metástases demonstrou ser um elemento de prognóstico útil,** visto que reflete o tempo de progressão da doença (Maldazys e deKernion, 1986; Motzer et al., 2004; Mekhail et al., 2005). Outros fatores prognósticos importantes em pacientes com metástases sistêmicas incluem o estado geral, o número e os locais de metástases, a ocorrência de anemia, hipercalcemia, níveis elevados de fosfatase alcalina ou desidrogenase lática, trombocitose e histologia sarcomatoide (Lane e Kattan, 2008). A presença de metástases ósseas, cerebrais e/ou hepáticas e múltiplos locais metastáticos foram associados a uma substancial piora do prognóstico (Mekhail et al., 2005; Escudier et al., 2007; McKay et al., 2014). Esses fatores têm sido usados para categorizar efetivamente os pacientes com CCR metastático em baixo risco, risco intermediário e alto risco, com diferenças correspondentes na sobrevida mediana (Motzer et al., 2004; Heng et al., 2013). Esses grupos de risco fornecem informações importantes para determinar a probabilidade de benefício que um paciente pode esperar receber após nefrectomia citorredutora e/ou ressecção de outra doença metastática.

Outro fator prognóstico importante do CCR é o tamanho do tumor, que demonstrou ser um fator prognóstico independente para o CCR tanto órgão-confinado quanto invasivo (Kattan et al., 2001; Kontak e Campbell, 2003; Lane e Kattan, 2008). Em grande parte, isso se deve a uma forte correlação existente entre o tamanho do tumor e o estágio patológico do tumor, porém vários estudos demonstraram que o tamanho tumoral pode atuar como fator prognóstico independente (Kattan et al., 2001; Sorbellini et al., 2005; Crispen et al., 2008a; Nguyen e Gill, 2009). Os tumores maiores têm maior tendência em exibir uma histologia de células claras e maior grau nuclear, e ambos os fatores correlacionam-se com um prognóstico pior (Frank et al., 2003; Lane et al., 2007a; Thompson et al., 2009). Uma revisão de 1.771 pacientes com CCR órgão-confinado demonstrou taxas de sobrevida câncer-específica em 10 anos de 90% a 95%, 80% a 85% e 75% em pacientes com tumor pT1a, pT1b e pT2, respectivamente (Patard et al., 2004a). Muitos outros estudos também demonstraram um prognóstico particularmente favorável para tumores pT1a unilaterais que atualmente estão sendo detectados com frequência aumentada. Em séries da Cleveland Clinic e Mayo Clinic, esses tumores foram associados com uma taxa de sobrevida câncer-específica em 5 anos de mais de 95%, independentemente de serem tratados com cirurgia poupadora de néfrons ou NR (Butler et al., 1995; Cheville et al., 2001; Lane et al., 2013b).

Outros fatores prognósticos importantes para o CCR incluem o grau nuclear e o subtipo histológico. Foram propostos vários sistemas de graduação do CCR com base no tamanho e na morfologia do núcleo e presença ou ausência de nucléolos. Lamentavelmente, a variabilidade interobservador é comum na categorização do grau nuclear, e não existe um sistema de classificação ideal que possa superar essa subjetividade. Entretanto, quase todos os sistemas de graduação propostos têm fornecido informações sobre o prognóstico do CCR, e o grau nuclear demonstrou ser, na maioria dos casos, um fator prognóstico independente quando submetido a análise multivariada (Zisman et al., 2001; Lohse et al., 2002, 2005; True, 2002; Lang et al., 2005; Lane e Kattan, 2008; Ficarra et al., 2009).

O sistema de classificação de Fuhrman tem sido o sistema de graduação mais adotado para o CCR. No relato original, as taxas de sobrevida em 5 anos para os graus 1 a 4 foram, respectivamente, de 64%, 34%, 31% e 10%, e o grau nuclear demonstrou ser o fator prognóstico mais significativo para tumores confinados ao órgão nessa série (Fuhrman et al., 1982). Relatos subsequentes demonstraram a existência de correlações entre o grau nuclear de Fuhrman e o estágio do tumor, tamanho do tumor, trombos tumorais venosos e metástases para linfonodos e sistêmicas (Ficarra et al., 2009). Embora diferenças significativas de acordo com o grau nuclear tenham sido relatadas em séries que incluíram pacientes com todos os tipos de CCR ou apenas com CCR de células claras, a importância do sistema de classificação de Fuhrman para a avaliação de outros subtipos de CCR não está totalmente esclarecido (ver Patologia). Evidências recentes sugerem que o grau de Fuhrman tem importância prognóstica no CCR papilífero, porém indicam que outras características, além do aspecto nuclear, podem prever mais adequadamente a agressividade do CCR cromófobo e outras neoplasias oncocíticas (Klatte et al., 2010a; Finley et al., 2011; Delahunt et al., 2013; Meskawi et al., 2013).

O subtipo histológico também possui importância prognóstica, principalmente nos extremos do espectro. A presença de diferenciação sarcomatoide ou do subtipo histológico do ducto coletor, da medula renal ou não classificado indica um prognóstico sombrio (Zhou, 2009; Deng e Melamed, 2012). Vários estudos atualmente sugerem que o CCR de células claras pode ter, em média, um prognóstico mais sombrio em comparação com o CCR papilífero ou cromófobo, embora existam tumores claramente pouco diferenciados em cada uma dessas subcategorias, que podem ser letais (Teloken et al., 2009; Leibovich et al., 2010; Deng e Melamed, 2012). Por fim, vários subtipos de CCR são previsivelmente indolentes, incluindo o CCR de células claras cístico multilobulado e o carcinoma tubulomucinoso e de células fusiformes.

Diversos fatores moleculares foram correlacionados com os resultados para o CCR em estudos observacionais e provavelmente serão úteis no futuro (Jonasch et al., 2012; Keefe et al., 2013). Incluem fatores induzíveis por hipoxia, genes que controlam o reconhecimento do oxigênio celular, a manutenção dos estados da cromatina, moléculas coestimuladoras, reguladores do ciclo celular e modelos de adesão, além de muitos outros (Quadro 57-7) (Jonasch et al., 2012). Os cânceres agressivos demonstram uma infrarregulação dos genes envolvidos no ciclo do TCA e suprarregulação da via de pentose fosfato (Cancer Genome Atlas Research Network, 2013). Em geral, ainda não foi obtida uma validação clínica de qualquer um desses fatores, que permanecem principalmente em fase de investigação.

Atualmente, vários pesquisadores desenvolveram instrumentos que integram os fatores de risco clínico com fatores patológicos, o que melhorou acentuadamente a capacidade preditiva para pacientes com CCR. A incorporação dos preditores mais fortes em um nomograma é uma maneira de possibilitar uma avaliação individual do risco, que pode ser usada pelos médicos durante o aconselhamento dos pacientes (ver Tabela 57-11 para uma lista abrangente dos sistemas de estadiamento integrados publicados). Kattan et al. (2001) desenvolveram o primeiro desses nomogramas para o CCR, e depois disso, foram introduzidos vários outros. Um desses nomogramas que incorpora o estágio, o tamanho, o grau e os sintomas da apresentação foi validado utilizando conjuntos de dados de múltiplas instituições e supera vários dos outros instrumentos prognósticos existentes para o CCR localizado (Fig. 57-14, *disponível exclusivamente on-line em inglês no site www.expertconsult.com*) (Karakiewicz et al., 2007a).

QUADRO 57-7 Fatores Prognósticos Moleculares para o Carcinoma de Células Renais (CCR)

Foram identificadas dezenas de genes que podem ter importância prognóstica ou terapêutica para pacientes com CCR utilizando tecnologias de alta capacidade (Takahashi et al., 2006; Zhao et al., 2006; Brannon et al., 2010; Keefe et al., 2013). O perfil de expressão gênica (microarranjos de cDNA) pode quantificar os níveis de milhares de transcrições individuais do RNA mensageiro em uma amostra de tumor. As alterações na expressão gênica podem ser então correlacionadas com a quantidade e localização de produtos gênicos específicos (proteínas), utilizando a coloração imuno-histoquímica de amostras de câncer (Kim et al., 2004a; Parker et al., 2009). A construção de microarranjos teciduais pode facilitar o rastreamento de centenas de tumores, porém a interpretação dos resultados pode ser difícil, em razão da heterogeneidade dos tumores e da seleção de apenas uma pequena quantidade de tecido para análise. Além disso, quando se avalia o valor potencial de um novo marcador, é importante considerar a sua contribuição após considerar outros fatores prognósticos conhecidos (George e Bukowski, 2007; Tununguntia e Jorda, 2008).

Vários marcadores moleculares parecem servir como fatores prognósticos independentes para o CCR e proporcionaram uma importante compreensão da biologia tumoral (ver Biologia Tumoral e Implicações Clínicas) (Bui et al., 2001; Han et al., 2003; Crispen et al., 2008a; Nogueira e Kim, 2008; Parker et al., 2009). Um desses fatores é a CA-IX, que é regulada pelo gene *VHL* e hiperexpressa na maioria dos CCR de células claras (Bui et al., 2003, 2004; Leibovich et al., 2007). Embora estudos iniciais tenham indicado que a expressão diminuída da CA-IX está independentemente associada a uma sobrevida precária em pacientes com CCR metastático (Bui et al., 2003; Kim et al., 2005), essa associação não parece se aplicar a pacientes com doença localizada (Kim et al., 2005; Leibovich et al., 2007). A CA-IX também pode servir de marcador para a resposta à terapia sistêmica, tornando a imunocoloração da CA-IX de valor particular para pacientes com doença avançada (Bui et al., 2004; Atkins et al., 2005; Cho et al., 2007). A B7-H1 é uma molécula correguladora das células T, que constitui um forte preditor independente da progressão da doença para o CCR (Thompson et al., 2006; Parker et al., 2009). Essa associação se mantém mesmo após a consideração de outros fatores moleculares e preditores clínicos e patológicos estabelecidos (Krambeck et al., 2007; Parker et al., 2009). Um aumento do índice proliferativo, conforme avaliado por Ki-67, também foi correlacionado com uma redução da sobrevida de pacientes com CCR de células claras (Bui et al., 2004; Klatte et al., 2009b; Parker et al., 2009). Embora dados iniciais tenham indicado que a expressão de Ki-67 era um substituto de necrose histológica, estudos mais recentes constataram ser o Ki-67 um preditor independente e o incorporaram em algoritmos preditivos (Tollefson et al., 2007; Klatte et al., 2009b; Parker et al., 2009). Outros fatores que parecem ser úteis incluem reguladores do ciclo celular, como o gene supressor tumoral *TP53* (Kim et al., 2004a; Shvarts et al., 2005b; Klatte et al., 2009b); vários fatores de crescimento e seus receptores, incluindo membros da família do VEGF (Jacobsen et al., 2000; Phyoc et al., 2008; Rivet et al., 2008; Klatte et al., 2009b); moléculas de adesão; e outros fatores, como a survivina (Parker et al., 2006, 2009; Byun et al., 2007; Krambeck et al., 2007).

Dois outros sistemas de estadiamento integrados que têm sido usados para a estratificação de pacientes quanto ao risco para estudos clínicos são o Sistema de Estadiamento Integrado da UCLA (UISS, do inglês, *UCLA Integrated Staging System*) e o escore de Estádio, Tamanho, Grau e Necrose (SSIGN, do inglês, *Stage, Size, Grade and Necrosis*) da Mayo Clinic. O UISS foi desenvolvido com base na análise multivariada, revelando três fatores prognósticos independentes para o CCR: o estádio TNM, o estado geral do paciente e o grau do tumor (Zisman et al., 2001). Subsequentemente, o UISS foi modificado para identificar pacientes com doença localizada ou metastática com risco baixo, intermediário e alto de progressão da doença e foi validado interna e externamente (Zisman et al., 2002; Patard et al., 2004b; Cindolo et al., 2005, 2008; Parker et al., 2009). Certos fatores moleculares, como *TP53*, Ki-67, membros da família do VEGF e CA-IX, também foram incorporados em algoritmos baseados no UISS para estimar o prognóstico de pacientes com CCR localizado ou metastático (Kim et al., 2005; Klatte et al., 2009a).

O escore SSIGN pode ser usado para estimar a sobrevida relacionada com o câncer com base no estádio TNM, tamanho do tumor, grau nuclear e presença de necrose tumoral (Frank et al., 2002). O escore SSIGN foi validado em múltiplos conjuntos de dados, porém a inclusão da necrose histológica como preditor limita sua utilidade clínica (Ficarra et al., 2006, 2009; Fujii et al., 2008; Zigeuner et al., 2010). O grupo da Mayo Clinic também desenvolveu um modelo preditivo de prognóstico dinâmico, que fornece aos pacientes as taxas de sobrevida relacionadas com o câncer, que melhoram à medida que aumenta o intervalo de tempo livre de doença após a cirurgia, bem como um modelo em que dados moleculares são incorporados com os componentes do SSIGN em um BioScore (Thompson et al., 2007c; Parker et al., 2009).

Os sistemas de estadiamento TNM e os algoritmos prognósticos possuem diferentes propósitos. O sistema de estadiamento TNM é usado para fornecer uma linguagem universal para a comunicação entre médicos e pacientes e baseia-se exclusivamente na extensão anatômica da disseminação do câncer. **Uma grande quantidade de artigos da literatura hoje sustenta a noção de que os algoritmos que incorporam múltiplos elementos preditivos, como os nomogramas e as redes neurais artificiais, superam a avaliação do risco com base na opinião de especialistas ou em modelos mais simples, como os sistemas de estadiamento clássicos** (Ross et al., 2002; Isbarn e Karakiewicz, 2009; Shariat et al., 2009). **O desenvolvimento e o uso desses sistemas de estadiamento integrados podem ajudar a orientar o aconselhamento e o acompanhamento de pacientes com CCR e a identificar pacientes que têm mais tendência a se beneficiar de intervenções específicas.**

TRATAMENTO DO CARCINOMA DE CÉLULAS RENAIS LOCALIZADO

A incidência de massas renais localizadas aumentou em consequência do uso mais disseminado de imagens em corte transversal, de modo que, hoje em dia, representam um cenário clínico relativamente comum (Lipworth et al., 2006; Jemal et al., 2009; Miller et al., 2010a). As perspectivas relativas às massas renais de estádio clínico T1 mudaram de modo substancial nessas últimas duas décadas. Anteriormente, todas eram consideradas malignas e tratadas de modo agressivo, frequentemente com NR. **Atualmente, reconhecemos a existência de uma grande heterogeneidade na biologia tumoral dessas lesões, e dispõe-se de múltiplas estratégias de tratamento, incluindo NR, nefrectomia parcial (NP), ablação térmica (AT) e vigilância ativa (VA)** (Kunkle et al., 2008; Campbell et al., 2009; Aron et al., 2010; Van Poppel et al., 2011a; Volpe et al., 2011; Kim e Thompson, 2012) (Fig. 57-15). Conceitos que outrora eram controversos, como NP eletiva, são hoje aceitos como padrões de cuidados (Kunkle et al., 2008; Campbell et al., 2009). Uma maior compreensão da biologia tumoral e o reconhecimento das consequências funcionais deletérias da NR estimularam uma reavaliação desse campo (Russo e Huang, 2008; Campbell et al., 2009). Debates continuados sobre os méritos relativos da NP e da NR e de outras estratégias de tratamento geraram uma literatura vibrante nos últimos anos.

De modo geral, cerca de 20% das massas renais de estádio clínico T1, sólidas e com realce são benignas e, na maioria das vezes, consistem em oncocitomas ou AML atípicos, embora a incidência de patologia benigna possa variar acentuadamente em diferentes subpopulações (Frank et al., 2003; Russo e Huang, 2008; Campbell et al., 2009; Gill et al., 2010a). As mulheres jovens e de meia-idade, em particular, têm mais tendência a apresentar patologia benigna, alcançando 40% em algumas séries (Eggener et al., 2004). Uma explicação possível é a de que algumas massas renais benignas, como o nefroma cístico e o AML atípico, podem ser influenciadas pelo ambiente hormonal e, portanto,

TABELA 57-11 Instrumentos Preditivos Integrados para o Carcinoma de Células Renais (CCR)

ESTUDO	CONTEXTO, SUBTIPO	PACIENTES, FONTE	INDICADORES PROGNÓSTICOS	PROGNÓSTICO DE INTERESSE	ACURÁCIA (%), MODELO
PRÉ-OPERATÓRIO					
Lane et al. (2007a)	Tumores renais localizados passíveis de NP	862; Uma única instituição	Tamanho do tumor, sintomas, sexo, idade, tabagismo	Histologia	56%-64% (internos) Nomograma
Kutikov et al. (2011)	Tumores renais localizados	1.750; Uma única instituição	Anatomia do tumor (escore RENAL), sexo, idade	Histologia	73%-76% (externos) Nomograma
Yaycioglu et al. (2002)	Tumores renais localizados	296; Uma única instituição	Tamanho do tumor, sintomas	Recidiva	65%-66% (externos) Grupos de risco
Cindolo et al. (2003)	Tumores renais localizados	660; Múltiplas instituições	Tamanho do tumor, sintomas	Recidiva	67%-75% (externos) Grupos de risco
Raj et al. (2008)	Tumores renais localizados	2.517; Múltiplas instituições	Tamanho do tumor, sintomas, sexo, linfadenopatia, necrose no exame de imagem	Recidiva	80% (internos) Nomograma
Kanao et al. (2009)	Tumores renais localizados e metastáticos	545; Uma única instituição	Estádio TNM	Sobrevida	81% (internos) 69%-82% (externos)
Kutikov et al. (2010)	Tumores renais localizados	30.801; Com base na população	Tamanho do tumor, raça, sexo, idade	Sobrevida	70%-73% (externos) Nomograma
PÓS-OPERATÓRIO					
Kattan et al. (2001)	CCR localizado	601; Uma única instituição	Estádio TNM, tamanho do tumor, histologia, sintomas	Recidiva	61%-84% (internos) 74% (externos) Nomograma
Leibovich et al. (2003a)	CCR de células claras localizado	1.671; Uma única instituição	Estádio TNM, tamanho do tumor, grau nuclear, necrose histológica	Recidiva	70%-80% (externos) 84% (internos) Grupos de risco
Sorbellini et al. (2005)	CCR de células claras localizado	701; Uma única instituição	Estádio TNM, tamanho do tumor, grau nuclear, necrose histológica, invasão microvascular, sintomas	Recidiva	78%-79% (externos) 82% (internos) Nomograma
Zisman et al. (2001)	CCR localizado	661; Uma única instituição	Estádio TNM, grau nuclear, estado geral	Sobrevida	64%-86% (externos) Algoritmo, quadros de decisão
Zisman et al. (2002)	CCR localizado e metastático	814; Múltiplas instituições	Estádio TNM, grau nuclear, estado geral, metástases (UISS)	Sobrevida	64%-86% (externos) Algoritmo, quadros de decisão
Frank et al. (2002)	CCR de células claras, todos os estádios	1.801; Uma única instituição	Estádio TNM, tamanho do tumor, grau nuclear, necrose histológica (SSIGN)	Sobrevida	75%-88% (externos) 84% (internos) Grupos de risco
Kim et al. (2004b)	CCR localizado e metastático	318; Uma única instituição	Estádio TNM, estado geral, metástases; expressão de TP53, vimentina e CA-XI em pacientes com doença metastática	Sobrevida	79% (internos) Nomograma
Karakiewicz et al. (2007a)	CCR de células claras, todos os estádios	313; Múltiplas instituições	Estádio TNM, tamanho do tumor, grau nuclear, subtipo histológico, sintomas locais, idade, sexo	Sobrevida	84%-88% (internos) Nomograma
Parker et al. (2009)	CCR de células claras localizado	634; Uma única instituição	Expressão de B7-H1, survivina, Ki-67 (BioScore)	Sobrevida	75% (internos) Algoritmo, grupos de risco
Klatte et al. (2009a)	CCR de células claras localizado	282; Uma única instituição	Expressão de Ki-67, TP53 VEGFR-1 endotelial, VEGFR-1 epitelial, VEGF-D epitelial	Sobrevida	89% (internos) Nomograma
Iimura et al. (2009)	CCR de células claras localizado	249; Múltiplas instituições	Estádio TNM, necrose tumoral, PCR sérica	Sobrevida	82% (internos) Algoritmo, grupos de risco

CA-IX, anidrase carbônica IX; NP, nefrectomia parcial; PCR, proteína C-reativa; RENAL, Raio, Endofítico *versus* exofítico, Proximidade do sistema coletor, Anterior/posterior e Localização em relação às linhas polares; SSIGN, escore de estádio, tamanho, grau e necrose da Mayo Clinic; TNM, tumor, linfonodo, metástases; UISS, Sistema de Estadiamento Integrado da UCLA; VEGF, fator de crescimento do endotélio vascular; VEGFR, receptor do VEGF.
Modificada de Meskawi M, Sun M, Trinh QD, et al. A review of integrated staging systems for renal cell carcinoma. Eur Urol 2012;62:303–14.

são mais comuns em mulheres. Em contrapartida, a proporção de tumores benignos parece aumentar gradualmente nos homens com o envelhecimento (Lane et al., 2007a). **Um determinante ainda mais importante da patogênese benigna é o tamanho do tumor, e isso foi confirmado em múltiplos estudos** (Campbell et al., 2009). Frank et al. (2003) demonstraram uma relação direta entre o tamanho do tumor e a incidência de neoplasia maligna. Nessa série, 30% dos tumores com menos de 2 cm foram benignos, em comparação com 20% dos tumores entre 2 e 4 cm. Em contrapartida, apenas 9,5% dos tumores de estádio clínico T1b foram benignos. **O tamanho do tumor também exibiu uma correlação com a agressividade biológica para massas renais de estádio clínico T1, refletindo-se por um alto grau do tumor, fenótipo localmente invasivo ou subtipo histológico adverso.** No estudo conduzido por Frank et al. (2003), esses achados adversos foram raros em tumores com menos de 4 cm de diâmetro. Nesse subgrupo, apenas 1,7% demonstrou invasão da gordura perinéfrica, 0,7% teve comprometimento venoso, 0,6% resultou em comprometimento de linfonodos e apenas 11% foram de alto grau. Essas características foram observadas com mais frequência em tumores de estádio clínico T1b nessa série, bem como em outras séries. Outros estudos sugerem um ponto de corte em 3 cm, e que os tumores acima desse ponto de corte têm muito mais tendência a exibir características histopatológicas potencialmente agressivas (Remzi et al., 2006; Pahernik et al., 2007). Os estudos de vigilância confirmam uma taxa de crescimento lenta e de baixo risco de metástases em muitos tumores renais pequenos (Bosniak et al., 1995; Kunkle et al., 2007, 2008; Abouassaly et al., 2008; Crispen et al., 2009).

Outros fatores clínicos, como idade e sexo do paciente, apresentação sintomática e histórico de tabagismo, também foram estudados, embora nenhum desses fatores possa ter um valor preditivo substancial quanto à agressividade do tumor (Lane et al., 2007a). **Os algoritmos atuais que incorporam fatores clínicos e radiográficos para estimar a agressividade tumoral são muito limitados na sua acurácia, com índices de concordância inferiores a 0,60, o que não é muito melhor do que jogar uma moeda para o alto** (Lane et al., 2007a; Kutikov et al., 2011). **A biópsia convencional da massa renal pode melhorar substancialmente essas estimativas e apresenta uma acurácia razoável para a avaliação da histologia do tumor, de modo que a sua realização deve ser considerada em pacientes candidatos a uma ampla variedade de estratégias de tratamento** (Lane et al., 2008; Schmidbauer et al., 2008; Leveridge et al., 2011; Samplaski et al., 2011; Volpe et al., 2012). Atualmente, alguns centros realizam rotineiramente biópsia para a avaliação de massas renais localizadas e estão relatando resultados alentadores sobre a sua utilidade clínica potencial (Halverson et al., 2013). **Entretanto, os pacientes saudáveis mais jovens que demonstram relutância em aceitar a incerteza associada à biópsia da massa renal e os pacientes debilitados e idosos que serão tratados de modo conservador, independentemente dos resultados da biópsia, continuam sendo tratados sem biópsia.** Recentemente, foi descrita uma alternativa para a biópsia de massa renal: a PET acoplada à administração de anticorpo monoclonal anti-CA-IX marcado com radioisótopo. Foi demonstrada a sua especificidade para o CCR de células claras e o CCR papilífero tipo 2, possibilitando uma estratificação de risco não invasiva para pacientes que apresentam massas renais localizadas (Divgi et al., 2013).

Função Renal após Cirurgia para o Carcinoma de Células Renais Localizado

Apesar dos avanços realizados na compreensão da genética e da biologia do CCR, a cirurgia continua sendo a base para o tratamento curativo dessa doença. O objetivo do tratamento cirúrgico consiste na excisão de todo o tumor, com uma margem cirúrgica adequada. A nefrectomia simples foi praticada durante muitas décadas, porém foi suplantada pela NR, quando Robson et al. (1969) estabeleceram esse procedimento como o padrão de referência de cirurgia curativa para o CCR localizado. A NR continua sendo uma opção preferida para muitos pacientes com CCR localizado, como aqueles que apresentam tumores muito grandes (a maioria dos tumores no estádio clínico T2) ou o subgrupo relativamente limitado de pacientes com tumores de estádio clínico T1 que não são acessíveis a abordagens com preservação dos néfrons (Nguyen et al., 2008a). **Mais recentemente, a NR deixou de ser usada para tumores renais pequenos, devido a problemas relacionados com a DRC, e só deve ser realizada quando necessário nessa população de pacientes** (Nakada, 2005; Nguyen et al., 2008a; Russo e Huang, 2008; Campbell et al., 2009).

O principal problema da NR é que ela predispõe ao desenvolvimento de DRC, que está potencialmente associada a eventos cardiovasculares mórbidos e aumento das taxas de mortalidade. Vários estudos demonstraram um risco aumentado de DRC com o acompanhamento longitudinal de pacientes após NR, incluindo um estudo histórico do Memorial Sloan Kettering Cancer Center, que analisou 662 pacientes com tumor solitário pequeno, rim contralateral normal e nível sérico "normal" de creatinina — ou seja, essencialmente pacientes que seriam considerados para NP eletiva (Huang et al., 2006; Russo e Huang, 2008). O primeiro achado importante foi de que 26% dessa população de pacientes tinha DRC preexistente de grau 3 (taxa de filtração glomerular estimada [TFGe] <60 mL/min/1,73 m^2), demonstrando ser substancialmente diferente da população de doadores para transplante de rim, que frequentemente é considerada análoga. Na realidade, a população de doadores não é comparável, visto que ela é submetida a triagem cuidadosa para descartar a possibilidade de DRC e comorbidades relacionadas. O segundo achado importante foi a incidência da DRC de grau 3, que foi muito mais comum após NR do que NP: 65% *versus* 20%, respectivamente (P <0,01). A DRC mais grave (TFGe <45 mL/min/1,73 m^2) também foi muito mais comum após NR do que após NP: 36% *versus* 5%, respectivamente (P <0,001).

Vários estudos ilustram as implicações potenciais negativas da DRC, incluindo um estudo de base populacional que acompanhou mais de um milhão de indivíduos por 2,8 anos e relatou taxas aumentadas de eventos cardiovasculares e morte com o agravamento do grau de DRC, mesmo após controle da hipertensão, do diabetes e de outros fatores de confusão potenciais (Go et al., 2004). Os riscos relativos de eventos cardiovasculares foram de 1,4, 2, 2,8 e 3,4 para uma TFGe de 45 a 60, 30 a 45, 15 a 30 e menos de 15 mL/min/1,73m^2, respectivamente. As taxas de mortalidade relativas foram de 1,2, 1,8, 3,2 e 5,9 para esses mesmos subgrupos, respectivamente. **Esses dados ressaltam a necessidade potencial de otimizar a função renal e destacam a preservação dos néfrons como um importante princípio no tratamento das massas renais de estádio clínico T1, particularmente massas renais pequenas** (Miller et al., 2008; Russo e Huang, 2008; Thompson et al., 2008; Campbell et al., 2009; Huang et al., 2009; Lane et al., 2009b).

Nesses últimos 5 anos, várias séries retrospectivas compararam a NP com a NR no tratamento de massas renais de estádio clínico T1 e quase uniformemente forneceram uma conclusão favorável à NP (Kim et al., 2012b; MacLennan et al., 2012). Uma metanálise recente analisou mais de 30 desses estudos e revelou os seguintes resultados estatisticamente significativos a favor da NP: (1) uma redução de 6% no risco de desenvolvimento de DRC grave, (2) uma redução de 19% no risco de mortalidade global, e (3) uma redução de 29% no risco de mortalidade câncer-específica. A natureza retrospectiva desses estudos levanta a questão do viés de seleção, e o terceiro resultado listado

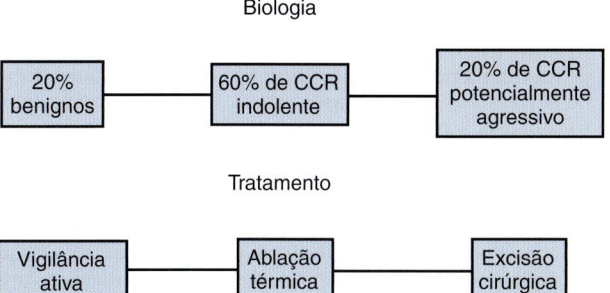

Figura 57-15. As massas renais de estádio clínico T1 são heterogêneas, e 20% são benignas enquanto apenas cerca de 20% exibem características potencialmente agressivas. As opções de tratamento foram acentuadamente ampliadas, incluindo desde nefrectomia radical, que era o antigo padrão, até vigilância ativa. CCR, carcinoma de células renais.

anteriormente fundamenta essa preocupação. Evidentemente, a NP não é uma intervenção oncológica melhor do que a NR, e a única maneira razoável de explicar uma vantagem da NP com relação aos resultados específicos para o câncer é o viés de seleção. Não se pode deixar de considerar a possibilidade de que o viés de seleção também possa contribuir para a vantagem de sobrevida global da NP (Campbell et al., 2013; Shuch et al., 2013a).

Em 2011, foi divulgado um estudo clínico prospectivo de NR *versus* NP, que gerou grande controvérsia. Esse ensaio clínico, EORTC 30904, randomizou mais de 500 pacientes com tumores unifocais pequenos (<5 cm) e um rim contralateral normal para NR *versus* NP eletiva e mostrou uma vantagem para a NR em termos de menor morbidade perioperatória, enquanto a NP proporcionou melhores resultados quanto à função renal (Van Poppel et al., 2011b). Os eventos oncológicos foram raros, conforme esperado para massas renais pequenas, e semelhantes em ambos os grupos. Com base nos paradigmas prevalentes, era de se esperar uma melhor sobrevida global no grupo da NP, principalmente devido a uma redução da morbidade cardiovascular. Entretanto, **a sobrevida global aos 10 anos foi, na realidade, melhor para a NR do que para a NP (81% *versus* 76%, respectivamente, *P* <0,05), e as mortes cardiovasculares foram menos comuns no grupo submetido a NR**. Esse estudo tem algumas falhas, e a maioria dos pesquisadores, incluindo os autores, não considera adequado interpretá-lo literalmente. Entretanto, o EORTC 30904 incentivou a realização de mais pesquisas ao sugerir que a vantagem funcional da NP, na circunstância de um rim contralateral normal, pode não ser tão benéfica quanto se acreditava anteriormente.

Estudos adicionais sugeriram que **pode haver uma diferença entre a DRC que resulta de causas médicas (DRC-M) daquela que resulta de cirurgia (DRC-C)**. Os pacientes com DRC causada por hipertensão ou diabetes melito continuam apresentando essas comorbidades e provavelmente terão um declínio progressivo da função renal, que finalmente irá afetar a sobrevida. Isso foi confirmado pela literatura médica, conforme delineado anteriormente (Go et al., 2004). Entretanto, os pacientes com DRC que resulta, principalmente, da remoção cirúrgica de néfrons tipicamente não necessitam de cirurgia adicional e podem se estabilizar (Campbell et al., 2013). Essa hipótese foi recentemente testada em uma série de mais de 4.000 pacientes com CCR localizado tratados com NP ou NR, incluindo 1.182 com DRC anterior ao tratamento (DRC-M) e 927 que desenvolveram DRC somente após a cirurgia (DRC-C) (Lane et al., 2013a). **O declínio anual médio da função renal foi de 4,7% nos pacientes com DRC-M, em comparação com apenas 0,7% para o grupo com DRC-C. Além disso, a sobrevida de pacientes com DRC-C foi muito semelhante à do grupo de pacientes sem DRC e substancialmente melhor que a dos pacientes com DRC-M.** São necessárias mais pesquisas, porém esses estudos sugerem que o impacto da DRC em consequência de cirurgia pode não ser tão grande quanto se acreditava anteriormente, pelo menos na presença de um rim contralateral normal.

As recentes controvérsias apresentadas anteriormente criaram uma certa confusão para aqueles que se encontram fora dessa área; entretanto, certos princípios fundamentais podem ser defendidos, conforme ilustrado em Pontos-chave.

> **PONTOS-CHAVE: NEFRECTOMIA PARCIAL *VERSUS* RADICAL**
>
> - A NP é preferida para massas renais pequenas (T1a, <4 cm), quando viável, visto que a NR representa um tratamento excessivo para a maioria dessas lesões, que tendem a ter potencial biológico limitado.
> - A NP também é decididamente preferida sempre que a preservação da função renal for potencialmente importante, como pacientes com DRC preexistente, pacientes com rim contralateral anormal ou aqueles com CCR multifocal ou familiar.
> - Os tumores renais maiores (estádios clínicos T1b e T2) apresentam maior potencial oncológico e, com frequência, já substituíram uma porção substancial do parênquima, deixando uma menor porção para preservação pela NP. Na presença de rim contralateral normal, os méritos relativos da NP *versus* NR podem ser discutidos nessa população de pacientes.
> - São necessários estudos clínicos prospectivos, randomizados e bem planejados para fornecer dados de maior qualidade e possibilitar um tratamento mais racional dos pacientes com tumores renais localizados.

Nefrectomia Radical

O conceito prévio da NR compreende princípios básicos de ligadura inicial da artéria e veia renais, remoção do rim com dissecção primária externa à fáscia de Gerota, excisão da glândula adrenal ipsolateral e realização de linfadenectomia extensa, desde o pilar do diafragma até a bifurcação da aorta (O'Malley et al., 2009b). Surgiu controvérsia quanto à necessidade de muitas dessas práticas de forma rotineira (Lam et al., 2004). **A realização de nefrectomia perifascial é de importância incontestável** durante a NR para prevenção de recidiva do tumor local no pós-operatório, visto que cerca de 25% dos CCRs nos estádios clínicos T1b/T2 apresentam comprometimento da gordura perinéfrica (Lam et al., 2007; Thompson et al., 2007a). **A ligadura preliminar da artéria renal continua sendo uma prática aceita; entretanto, nos tumores grandes com suprimento vascular colateral abundante, nem sempre é possível obter um controle preliminar completo da circulação arterial** (O'Malley et al., 2009b). Foi demonstrado que **a remoção da glândula adrenal ipsolateral não é habitualmente necessária na ausência de aumento radiográfico das adrenais, a não ser que a lesão maligna comprometa extensamente o rim e/ou esteja localmente avançada** (Lane et al., 2009c; Bratslavsky e Linehan, 2011; Weight et al., 2011). **A localização do tumor na porção superior do rim, imediatamente adjacente à glândula adrenal, constitui outra indicação relativa para adrenalectomia** (Siemer et al., 2004; Lane et al., 2009c).

A necessidade de linfadenectomia extensa em todos os pacientes submetidos a NR também permanece controversa, e um estudo randomizado de linfadenectomia *versus* controles por ocasião da cirurgia renal não conseguiu demonstrar qualquer vantagem distinta (Phillips e Taneja, 2004; Patard et al., 2005; Leibovich e Blute, 2008; Blom et al., 2009). Existem vários fatores que falam contra o benefício da linfadenectomia de rotina (Leibovich e Blute, 2008; O'Malley et al., 2009b). O CCR metastatiza através da corrente sanguínea independentemente do sistema linfático em muitos pacientes, e a drenagem linfática do rim é altamente variável. Mesmo uma dissecção retroperitoneal extensa pode não remover todos os locais possíveis de metástases. Muitos autores acreditam que apenas uma porcentagem relativamente pequena de pacientes (<2% a 3%) provavelmente irá se beneficiar da linfadenectomia de rotina, isto é, o subgrupo de pacientes com doença micrometastática (Giuliani et al., 1990; Leibovich e Blute, 2008; O'Malley et al., 2009b). Com toda probabilidade, os linfonodos acometidos em muitos desses pacientes seriam removidos pela NR convencional, que incorpora os linfonodos hilares renais e os linfonodos paracavos ou para-aórticos imediatamente adjacentes. **Na atualidade, a necessidade de realização sistemática de linfadenectomia extensa em todos os casos de NR não está bem definida, e a maioria dos urologistas realiza essa seletividade com base na idade, comorbidades e características do tumor** (ver Tratamento do Carcinoma de Células Renais Localmente Avançado) (Blute et al., 2004a; Daneshmand et al., 2005; Leibovich e Blute, 2008; Crispen et al., 2011).

As técnicas de cirurgia aberta para NR são descritas de modo detalhado no Capítulo 60 (*disponível exclusivamente on-line em inglês no site www.expertconsult.com*). **A abordagem cirúrgica para a NR é determinada pelo tamanho e localização do tumor, bem como pela constituição corporal do paciente** (Diblasio et al., 2006). A operação é habitualmente realizada através de uma incisão transperitoneal para possibilitar a exploração do abdome à procura de doença metastática e o acesso inicial aos vasos renais. Os autores preferem uma incisão subcostal extensa para a maioria dos pacientes submetidos a NR aberta, embora uma incisão na linha média seja uma alternativa razoável, enquanto a abordagem toracoabdominal pode ser útil para tumores muito grandes e potencialmente invasivos que acometem a porção superior do rim. Uma incisão extraperitoneal no flanco pode ser apropriada para pacientes idosos ou pacientes com risco cirúrgico desfavorável, porém a exposição pode ser limitante, particularmente no caso de tumores grandes ou se houver dúvida quanto à anatomia hilar (Diblasio et al., 2006; Russo, 2006). Na realidade, esses pacientes são atualmente tratados, em sua maioria, com uma abordagem laparoscópica.

A NR laparoscópica está atualmente estabelecida como alternativa de menor morbidade da cirurgia aberta no tratamento dos CCRs localizados de volume baixo a moderado (10 a 12 cm ou menos), sem invasão local, limitados ou sem comprometimento venoso e linfadenopatia passível de tratamento. As técnicas atuais minimamente invasivas permitem a reprodução dos princípios importantes da NR, e os dados dos resultados oncológicos e outros dados refletem isso em vários centros (Wille et al., 2004; Permpongkosol et al., 2005; Berger et al., 2009a). Diversas abordagens, incluindo NR laparoscópica transperitoneal, retroperitoneal e com assistência manual, foram difundidas e são descritas em outra parte desse texto (Cap. 61) (Nadler et al., 2006; Chung et al., 2007; Kawauchi et al., 2007; Miyake et al., 2007). Os dados atuais sugerem que os pacientes idosos e aqueles com obesidade mórbida, os pacientes com história pregressa de cirurgia abdominal e aqueles com tumor de grande tamanho também podem ser considerados para a cirurgia renal minimamente invasiva, embora a seleção dos pacientes deva ser criteriosa, e também seja necessário levar em conta a habilidade e experiência cirúrgicas (Viterbo et al., 2005; Feder et al., 2008; Gabr et al., 2008; Tan et al., 2011). **Um problema é que a NR laparoscópica tornou-se particularmente interessante tanto para pacientes quanto para médicos, e isso provavelmente tem sido um grande estímulo para a utilização excessiva da NR para pequenas massas renais nesses últimos anos (Fig. 57-16).

Vários estudos sobre os resultados após a NR para CCR localizado demonstraram que o risco de doença maligna recorrente pós-operatória depende do estádio, e os protocolos de vigilância devem refletir isso (Stephenson et al., 2004; Skolarikos et al., 2007). Um recente encontro da American Urological Association (AUA) Guidelines Panel analisou essa literatura e forneceu recomendações para a vigilância de pacientes após cirurgia renal para CCR localizado (Donat et al., 2013). A Tabela 57-12 fornece as considerações gerais de vigilância que se aplicam a todos os pacientes tratados para massa renal localizada, incluindo papel dos exames laboratoriais, avaliação longitudinal e indicações específicas para exames de imagem do sistema nervoso central ou ossos. A Tabela 57-13 (*disponível exclusivamente on-line em inglês no site www.expertconsult.com*) fornece informações específicas de estádio para pacientes submetidos a excisão cirúrgica, particularmente as indicações para exames de imagem do abdome e tórax.

Nefrectomia Parcial

A cirurgia de poupadora de néfrons para o tratamento de um tumor renal foi descrita pela primeira vez por Czerny, em 1890 (revisado em Herr, 2005). Entretanto, a morbidade elevada limitou a sua aplicação. Em 1950, Vermooten sugeriu que as neoplasias renais encapsuladas periféricas poderiam ser excisadas localmente, deixando uma margem de parênquima normal ao redor do tumor. **O interesse pela NP no CCR foi subsequentemente estimulado pelos avanços nos exames de imagem renal, pela experiência com a cirurgia vascular renal para outros distúrbios, pelos métodos aperfeiçoados de prevenção de lesão renal isquêmica, pelo número crescente de CCR de estádio baixo descobertos de modo incidental, pelo maior reconhecimento dos efeitos deletérios da DRC e pela sobrevida em longo prazo alentadora em pacientes submetidos a essa forma de tratamento** (Uzzo e Novick, 2001). A cirurgia de poupadora de néfrons consiste na ressecção local completa do tumor, enquanto se deixa a maior quantidade possível de parênquima funcional normal no rim afetado (Fig. 57-17).

Tradicionalmente, as indicações aceitas para NP incluem situações nas quais a NR tornaria o paciente anéfrico ou com alto risco de necessidade de diálise definitiva (Licht et al., 1994; Russo et al., 2008; Campbell et al., 2009). Isso inclui pacientes com CCR bilateral ou CCR afetando um rim funcional solitário. O rim funcional solitário pode resultar de agenesia renal unilateral, remoção prévia do rim contralateral ou comprometimento irreversível da função renal contralateral por um distúrbio benigno. Outra indicação relativa tradicional para a NP era representada por pacientes com CCR unilateral e rim contralateral

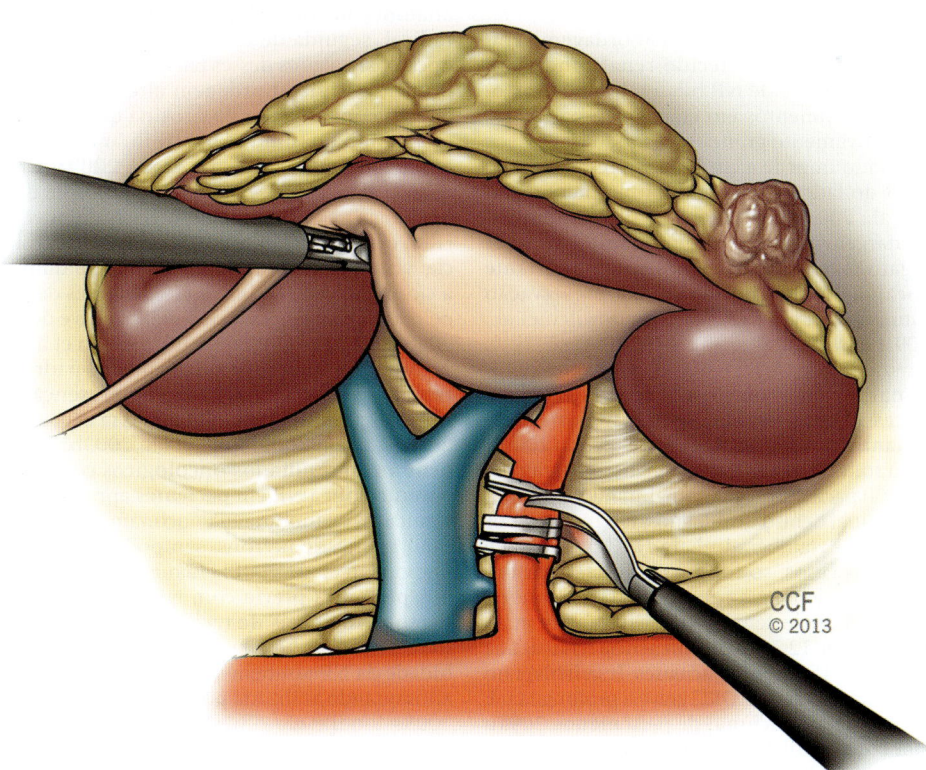

Figura 57-16. A nefrectomia radical laparoscópica (com abordagem retroperitoneal nesta ilustração) produz excelentes resultados oncológicos e possibilita uma rápida recuperação, porém predispõe os pacientes à doença renal crônica e a riscos cardiovasculares potenciais, com aumento das taxas de mortalidade. As abordagens poupadoras de néfrons devem ser priorizadas, sempre que possível. (Reimpressa com autorização de Cleveland Clinic Center for Medical Art and Photography, © 2013. Todos os Direitos Reservados.)

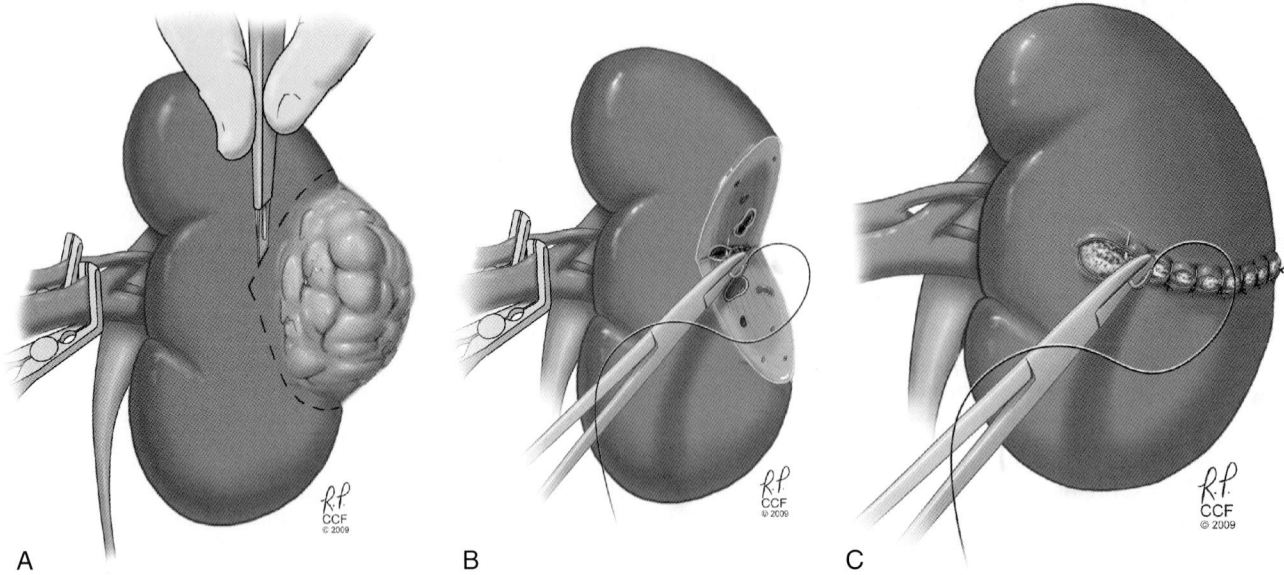

Figura 57-17. Etapas essenciais na nefrectomia parcial, conforme ilustrado na abordagem aberta. A, Oclusão temporária do pedículo vascular e excisão do tumor com uma margem de parênquima normal. B, Fechamento do sistema coletor e ligadura dos vasos transeccionados. C, Reconstrução da cápsula. (Reimpressa com autorização de Cleveland Clinic Center for Medical Art and Photography, © 2007-9. Todos os Direitos Reservados.)

funcional afetado por um distúrbio passível de ameaçar a sua função futura, como estenose da artéria renal (Campbell et al., 1993; Hafez et al., 2000), hidronefrose, pielonefrite crônica, refluxo ureteral, litíase ou doenças sistêmicas, como diabetes e nefrosclerose (Uzzo e Novick, 2001; Campbell et al., 2009; Novick, 2009).

Nos pacientes com CCR sincrônico bilateral, a abordagem geral tem sido preservar o máximo possível o tecido renal funcional. Essa preservação implica a realização de NP bilateral, quando viável, habitualmente como procedimentos em etapas, em particular quando os tumores são relativamente grandes. Quando um tumor localmente extenso em um lado impede a cirurgia de preservação de néfrons, realiza-se uma NR do lado mais afetado, juntamente com NP contralateral (Booth et al., 2008; Nguyen et al., 2008a; Rothman et al., 2008). **A largura da margem pode ser mínima, contanto que as margens finais sejam negativas; isso é particularmente importante quando o tumor está localizado dentro do hilo, e a preservação da função renal é fundamental** (Li et al., 2008; Yossepowitch et al., 2008; Campbell et al., 2009; Bensalah et al., 2010; Bernhard et al., 2010; Sundaram et al., 2011; Marszalek et al., 2012). **Os pacientes com CCR que afeta um rim funcional ou anatomicamente único devem ser aconselhados sobre a necessidade potencial de diálise pós-operatória transitória ou permanente.** Na série de Fergany et al. (2006), 3,5% dos pacientes com rim solitário tratados com NP necessitaram de diálise temporária, e 18 de 400 pacientes (4,5%) finalmente evoluíram para a insuficiência renal terminal dentro de 3,6 anos, em média, após a cirurgia. Muitos desses pacientes também tinham DRC preexistente antes da cirurgia, e, em alguns casos, só foi possível preservar um pequeno rim remanescente, devido ao grande tamanho do tumor e a considerações anatômicas. De modo semelhante, Ghavamian et al. (2002) relataram uma incidência de 12,7% de insuficiência renal aguda na cirurgia de um rim solitário, e 15,9% dos pacientes desenvolveram proteinúria, enquanto 12,7% apresentaram DRC grave e prolongada. **É necessário um remanescente renal funcional de pelo menos 20% a 30% de um rim para evitar o desenvolvimento de insuficiência renal terminal, embora isso pressuponha um bom estado funcional do parênquima remanescente** (Uzzo e Novick, 2001). **Por conseguinte, obtém-se uma preservação global da função renal na maioria dos pacientes com NP, mesmo naqueles com indicações definitivas tradicionais** (Nguyen et al., 2008a). **A recidiva local após NP para indicações absolutas tem variado de 3% a 5%,** visto que muitos desses casos representavam, em particular, um desafio em virtude da localização hilar do tumor, necessidade de reduzir ao máximo a quantidade excisada de parênquima funcional, multifocalidade do tumor ou outras complexidades (Uzzo e Novick, 2001; Nguyen et al., 2008a).

Em alguns pacientes com indicações absolutas, a NP pode não ser anatomicamente viável, e pode ser necessário considerar a cirurgia radical, seguida de diálise. O transplante renal pode constituir uma opção para alguns desses pacientes após um intervalo apropriado livre de câncer. **Uma abordagem alternativa consiste em uma prova de terapia com inibidor da tirosina quinase, em um esforço de reduzir o tamanho do tumor e possibilitar a NP,** que pode ser bem-sucedida em alguns casos (Thomas et al., 2009a; Gorin et al., 2012a; Kroon et al., 2013). Deve-se efetuar uma biópsia da massa renal, visto que a histologia de células claras parece responder melhor a essa abordagem (Rini et al., 2012). A técnica cirúrgica meticulosa é de suma importância, visto que os inibidores da tirosina quinase podem comprometer a cicatrização do tecido, e esses agentes devem ser suspensos durante pelo menos algumas meias-vidas antes e depois da NP (Thomas et al., 2009b; Hellenthal et al., 2010; Chapin et al., 2011).

A NP é atualmente o tratamento-padrão para pequenas massas renais (estádio clínico T1a) na presença de um rim contralateral normal, pressupondo que a massa seja acessível a essa abordagem (Huang et al., 2009; Lane et al., 2009b). **Uma literatura consistente demonstra resultados oncológicos equivalentes com a NP em comparação com a NR em pacientes apropriadamente selecionados, e os resultados de função renal inclinam a balança em favor das abordagens poupadoras de néfrons, sempre que viáveis** (Russo e Huang, 2008; Thompson et al., 2008; Huang et al., 2009; Van Poppel et al., 2011a). **A experiência prévia com NP "eletiva" para o CCR de estádio T1a demonstrou taxas de recidiva local de 1% a 2% e sobrevida global livre de câncer bem superior a 90%** (Campbell et al., 2009). A morbidade da NP também diminuiu de modo substancial nesses últimos anos quando realizada por profissionais experientes (Thompson et al., 2005c; Joudi et al., 2007; Patard et al., 2007). **As recidivas locais observadas após a NP em sua maioria representam, mais provavelmente, uma manifestação de CCR multifocal microscópico não detectado no remanescente renal — a maior parte é encontrada distante do leito tumoral prévio. O problema relacionado com a recidiva local após NP eletiva é contrabalançado por uma incidência de 1% a 2% de CCR contralateral na vigilância longitudinal,** caso em que a NR teria deixado o paciente com um tumor em um rim solitário (Nguyen et al., 2008a; Russo et al., 2008).

A avaliação de pacientes com CCR para a NP deve incluir exames pré-operatórios para descartar a possibilidade de doença localmente extensa ou metastática e exames de imagem renais adicionais para estabelecer a relação do tumor com a irrigação vascular intrarrenal e o sistema coletor. A TC volumétrica tridimensional (ou RM) está atualmente estabelecida como modalidade por imagem não invasiva, que pode mostrar de modo acurado a anatomia parenquimatosa e vascular do rim em um formato familiar para os cirurgiões urológicos (Uzzo et al., 2000; Simmons et al., 2007; Novick, 2009). Esse exame integra a informação essencial da arteriografia, da venografia, da urografia excretora e da TC bidimensional convencional em uma única modalidade por imagens e evita a necessidade de obter exames de imagem do rim mais invasivos. As técnicas cirúrgicas para realizar uma cirurgia poupadora de néfrons em pacientes com CCR são analisadas nos Capítulos 60 e 61.

Um dos maiores estudos relatados de cirurgia poupadora de néfrons é da Cleveland Clinic, que analisou os resultados de NP para o tratamento do CCR esporádico localizado em 485 pacientes (Hafez et al., 1999). O acompanhamento pós-operatório médio foi de 4 anos, e as taxas de sobrevida global e específica de câncer aos 5 anos em pacientes dessa série foram de 81% e 92%, respectivamente. Foi constatado o desenvolvimento de CCR recorrente no pós-operatório em 44 pacientes (9%), incluindo 16 (3,2%) com recidiva local no rim remanescente e 28 (5,8%) com doença metastática. Em outro estudo da Cleveland Clinic, foram analisados os resultados em longo prazo da cirurgia poupadora de néfrons em 107 pacientes com CCR esporádico localizado, tratados antes de 1988, que foram acompanhados por um período mínimo de 10 anos ou até a morte (Fergany et al., 2000). A sobrevida específica para câncer foi de 88% aos 5 anos e de 73% aos 10 anos. A função renal em longo prazo foi preservada em 100 pacientes (93%). Esses resultados são particularmente impressionantes, tendo em vista a população de pacientes naquela época, que foram quase todos submetidos a NP por indicações imperativas. Herr (1999) também realizou um acompanhamento de 10 anos e relatou que 97% dos pacientes permaneceram livres de câncer após NP no contexto de um rim contralateral normal, constituindo uma população mais selecionada de pacientes. Esses dados confirmam que **a cirurgia poupadora de néfrons constitui um tratamento em longo prazo efetivo para pacientes com CCR localizado e pode conservar a função renal na maioria dos casos** (Nguyen et al., 2008a; Ching et al., 2013).

Uma tendência mais recente tem sido a realização de NP por meio de abordagens minimamente invasivas, com resultados alentadores relatados em diversas séries (Gill et al., 2002, 2003, 2006, 2007, 2010b; Permpongkosol et al., 2006a; Gill, 2012; Lane et al., 2013c). Seja com técnica laparoscópica pura ou facilitada por assistência robótica (Cap. 61), atualmente é possível reproduzir as etapas essenciais da técnica cirúrgica aberta para muitos tumores, incluindo oclusão da vasculatura renal, excisão do tumor com uma faixa de parênquima renal e suturas intracorpóreas para fechar o sistema coletor e efetuar o reparo do defeito capsular (Desai et al., 2003). **O estado da margem e os resultados oncológicos associados à NP laparoscópica ou robótica parecem ser equivalentes aos da NP aberta em mãos experientes, pressupondo uma seleção razoável dos pacientes** (Lane e Gill, 2007). O escore de nefrometria RENAL (do inglês, *Radius, Endophytic vs. exophytic, Nearness to collecting system, Anterior/posterior, Location relative to polar lines* — Raio, Endofítica *versus* exofítica, Proximidade do sistema coletor, Anterior/posterior, Localização em relação às linhas polares) **e outros sistemas de escore de nefrometria possibilitam a avaliação da complexidade do tumor e têm facilitado a comparação das atuais técnicas cirúrgicas em progresso para NP** (Kutikov e Uzzo, 2009; Simmons et al., 2010, 2012). As experiências iniciais e intermediárias com a NP laparoscópica demonstraram taxas aumentadas de complicações urológicas, como hemorragia pós-operatória e necessidade de cirurgia subsequente, apesar da seleção de tumores menos complexos em pacientes mais saudáveis (Gill et al., 2007). Entretanto, maior experiência e o uso mais prevalente da assistência robótica levaram a uma redução substancial da morbidade, e, hoje em dia, essas abordagens minimamente invasivas estão bem estabelecidas no arsenal para a NP, pressupondo uma seleção adequada dos pacientes, com base na complexidade do tumor e experiência do cirurgião (Turna et al., 2009; Gill et al., 2010b; Dulabon et al., 2011; Kaouk et al., 2011, 2012; Mullins et al., 2012; Lane et al., 2013c).

Uma controvérsia permanente nesse campo está relacionada com os determinantes da função renal após a NP, o que tem implicações

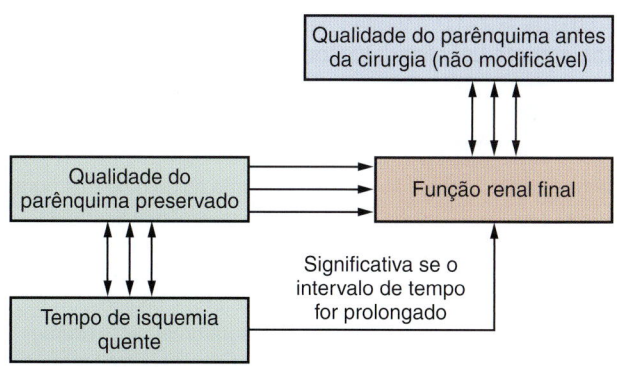

Figura 57-18. Determinantes da função renal final após nefrectomia parcial. A qualidade e a quantidade de parênquima preservado constituem os principais determinantes da função renal após nefrectomia parcial, em que a lesão isquêmica desempenha um papel secundário, contanto que sejam utilizadas a isquemia quente limitada ou hipotermia. Entretanto, a isquemia quente prolongada pode levar à perda irreversível da função dos néfrons.

importantes em relação à técnica cirúrgica. Um dos principais objetivos da NP consiste em preservar o máximo possível de função renal, e os fatores que podem influenciar a função renal final incluem a qualidade do parênquima antes da cirurgia, a quantidade de parênquima vascularizado a ser preservado e os efeitos deletérios potenciais da isquemia (Fig. 57-18). **A qualidade do parênquima é, na maior parte dos casos, não modificável, estabelecendo essencialmente a função renal basal que persistiria se não fosse realizada uma intervenção. A maioria dos estudos que incorporaram os outros dois fatores potencialmente modificáveis na análise multivariável sugere que o número de néfrons preservados constitui o principal fator que determina a função renal após a NP, enquanto a lesão isquêmica desempenha um papel secundário** (Song et al., 2009; Lane et al., 2011; Simmons et al., 2011; Weight e Thompson, 2012). **Em outras palavras, contanto que o intervalo de isquemia quente seja limitado (<25 minutos) ou que seja aplicada hipotermia, a maioria dos néfrons preservados recupera a sua função** (Campbell, 2012; Thompson et al., 2012; Mir et al., 2013). A excisão precisa do tumor com uma pequena margem de parênquima normal, juntamente com reconstrução cuidadosa do rim para minimizar a desvascularização, é de suma importância e pode ser facilitada por um curto intervalo isquêmico para possibilitar um campo cirúrgico exsangue. **Deve-se considerar a hipotermia para casos mais complexos ou sempre que for antecipado um intervalo isquêmico prolongado, particularmente em pacientes com rim solitário ou com DRC preexistente.** Entretanto, outras técnicas e perspectivas, como o conceito de clampeamento arterial segmentar (Gill et al., 2011, 2012; Shao et al., 2011), demonstraram ser promissoras, e são necessárias mais pesquisas para abordar essas contínuas controvérsias nesse campo (Cap. 61).

A vigilância de pacientes após NP, à semelhança da NR, pode ser individualizada com base no estádio patológico do tumor; as recomendações básicas são apresentadas de modo detalhado nas Tabelas 57-12 e 57-13 (*disponível exclusivamente on-line em inglês no site www.expertconsult.com*). Esses protocolos devem ajudar a minimizar os custos, a exposição radiográfica e a inconveniência para o paciente, e ainda possibilitar a detecção das recidivas clinicamente mais relevantes (Donat et al., 2013).

Os pacientes submetidos a cirurgia poupadora de néfrons para CCR podem permanecer com uma quantidade relativamente pequena de tecido renal e correr risco de desenvolvimento de comprometimento funcional renal em longo prazo devido a lesão renal por hiperfiltração (Modlin e Novick, 2001; Abdi et al., 2003; Lane et al., 2009b; Novick, 2009). Em um estudo de 14 pacientes que foram observados por um período de até 17 anos após a NP em um rim solitário, foi constatado que os pacientes com uma redução de mais de 50% da massa renal global corriam risco aumentado de desenvolver proteinúria, glomerulosclerose focal e segmentar e insuficiência renal progressiva (Novick et al., 1990). O aparecimento de proteinúria exibiu uma correlação direta com a duração do acompanhamento e se correlacionou de modo direto com a duração do seguimento

TABELA 57-12 Vigilância para Neoplasias Renais Clinicamente Localizadas: Considerações Gerais

MEDIDA DE ACOMPANHAMENTO	RECOMENDAÇÃO
Exame físico e história	História e exame físico dirigidos para a detecção de sinais e sintomas de disseminação metastática ou progressão local.
Exames laboratoriais	Exames laboratoriais básicos, incluindo ureia/creatinina, exame de urina e TFGe, para todos os pacientes. A insuficiência renal progressiva exige encaminhamento para nefrologia. Hemograma completo, LDH, PFH, fosfatase alcalina e cálcio sérico, a critério do médico.
Exame de imagem do sistema nervoso central	Os sinais neurológicos agudos devem levar à obtenção de imagem de corte transversal da cabeça ou da coluna, com base nos sintomas localizados.
Cintilografia óssea	A elevação da fosfatase alcalina, os sintomas clínicos, como dor óssea, e/ou os achados radiográficos sugestivos de neoplasia óssea devem levar à realização de cintilografia óssea. A cintilografia óssea não deve ser realizada na ausência desses sinais e sintomas.

LDH, desidrogenase láctica; PFH, provas de função hepática; TFGe, taxa de filtração glomerular estimada.
Modificada de Donat SM, Diaz M, Bishoff JT, et al. Follow-up for clinically localized renal neoplasms: AUA guideline. J Urol 2013;190:407-16.

e inversamente com a quantidade de tecido renal remanescente. A biópsia renal revelou glomerulosclerose focal e segmentar em vários pacientes com proteinúria grave (Fig. 57-19). Esses achados refletem aqueles observados em modelos de ablação renal parcial em animais de laboratório (Brenner, 1983). Como a proteinúria constitui a manifestação inicial desse fenômeno, deve-se efetuar uma determinação anual da proteína na urina de 24 horas em pacientes com rim remanescente solitário para rastreamento da nefropatia por hiperfiltração. Os esforços para prevenir ou reduzir os efeitos lesivos da hiperfiltração renal concentraram-se em intervenções dietéticas e farmacológicas, principalmente o uso de inibidores da enzima conversora da angiotensina combinado com dieta hipoproteica (Goldfarb, 1995; Novick e Schreiber, 1995).

Terapias de Ablação Térmica

As terapias ablativas térmicas, incluindo a criocirurgia renal e a ablação por radiofrequência (ARF), emergiram como tratamentos alternativos poupadores de néfrons para pacientes com CCR localizado (Murphy e Gill, 2001; Sterrett et al., 2008). Ambas podem ser administradas por via percutânea ou através de visão laparoscópica e, portanto, oferecem a possibilidade de redução da morbidade e recuperação mais rápida (Johnson et al., 2004; Sterrett et al., 2008). O efeito sobre a função renal tipicamente é limitado, e essas modalidades parecem constituir escolhas razoáveis para pacientes selecionados com tumor em um rim único, embora a NP permaneça a escolha ideal nessa circunstância (Weisbrod et al., 2010; Altunrende et al., 2011). Em geral, a eficácia em longo prazo da ablação térmica não está tão bem estabelecida quando comparada com a excisão cirúrgica, e os dados atuais sugerem que as taxas de recidiva local são ligeiramente mais altas do que aquelas relatadas para as abordagens cirúrgicas tradicionais (Kunkle et al., 2008; Campbell et al., 2009). Outro problema tem sido a falta de estadiamento histológico e patológico acurado associado a essas modalidades, visto que a lesão tratada é mantida *in situ*.

Os candidatos ideais a procedimentos de ablação térmica podem consistir em pacientes de idade avançada ou com comorbidades significativas, que preferem uma abordagem proativa, mas que não são candidatos adequados à cirurgia convencional, pacientes com recidiva local após cirurgia prévia poupadora de néfrons e pacientes com câncer renal hereditário que apresentam lesões multifocais para as quais a realização de múltiplas NP poderia ser incômoda (Kunkel et al., 2008). Deve-se também considerar a preferência do paciente, e alguns pacientes que não preenchem esses critérios também podem escolher a ablação térmica, uma decisão que pode ser apoiada, contanto que se tenha fornecido um aconselhamento equilibrado acerca do estado atual dessas modalidades (Matin e Ahrar, 2009; Faddegon e Cadeddu, 2012). Por fim, o tamanho do tumor também é um fator importante na seleção dos pacientes, visto que a tecnologia atual não possibilita o tratamento confiável de lesões com mais de 4 cm de diâmetro, e as taxas de sucesso parecem ser maiores para tumores com menos de 2,5 a 3 cm (del Cura et al., 2010; Tracy et al., 2010; Tanagho et al., 2012; Atwell et al., 2013).

A experiência com a criocirurgia renal antecede a da ARF e tem sido mais extensa (Sterrett et al., 2008). Os pré-requisitos estabelecidos para o sucesso da criocirurgia incluem rápido congelamento, aquecimento gradual e repetição do ciclo de congelamento-aquecimento. Acredita-se que o mecanismo subjacente à criodestruição do tecido envolva a lesão celular e da membrana imediata, seguida de insuficiência microcirculatória (Stein e Kaouk, 2007). O gelo intracelular rompe irreversivelmente as organelas celulares e a membrana celular, constituindo um evento letal. Ocorre insuficiência microcirculatória tardia durante a fase de aquecimento lento do ciclo de congelamento-aquecimento, levando à parada da circulação e à anoxia celular. As células que sobrevivem à agressão criogênica inicial são destruídas por esse insulto secundário de isquemia. A repetição do ciclo de congelamento rápido-aquecimento lento potencializa o dano (Hinshaw e Lee, 2004).

Estudos adicionais definiram os parâmetros de tratamento necessários para a sua aplicação no domínio clínico. Chosy et al. (1996) demonstraram que a necrose tecidual completa e confiável podia ser consistentemente obtida apenas em temperaturas de −19,4 °C ou inferiores. Campbell et al. (1998) confirmaram que a temperatura-alvo letal de −20 °C era alcançada a uma distância de 3,1 mm dentro da borda em expansão do *iceball*, conforme visualizado pela ultrassonografia em tempo real. Por conseguinte, para assegurar uma destruição celular completa, o *iceball* deve se estender bem além das margens visíveis do tumor a ser tratado. Na prática, estendemos rotineiramente o *iceball* aproximadamente 1 cm além da margem do tumor, conforme determinado por imagem em tempo real (Gill et al., 1998). A disponibilidade da ultrassonografia sofisticada e confiável e a introdução de criossondas mais finas que possibilitam a colocação mais acurada e menos traumática da sonda contribuíram para um interesse ainda maior pela criocirurgia visceral (Sterrett et al., 2008).

A experiência clínica e o seguimento de pacientes após terapia crioablativa renal sugerem um controle local bem-sucedido em cerca de 90% dos pacientes, embora muitos estudos tenham fornecido um acompanhamento limitado e, com frequência, incompleto (Gill et al., 2005; Stein e Kaouk 2007; Campbell e Palese, 2011; Klatte et al., 2011; Guillotreau et al., 2012). O diagnóstico de recidiva local após ablação térmica pode representar um desafio, visto que a fibrose em desenvolvimento dentro do leito tumoral pode dificultar a diferenciação do câncer residual. Em geral, a observação de realce central ou nodular dentro do leito tumoral durante o acompanhamento extenso tem sido considerado diagnóstico de recidiva local, e, até o momento, a experiência clínica com crioablação sustenta esse achado (Bolte et al., 2006; Weight et al., 2008). Todavia, apenas uma minoria de estudos incorporou biópsias de rotina após a terapia para obter uma confirmação histológica do estado oncológico (Gill et al., 2000; Weight et al., 2008). Outros achados que sugerem recidiva local incluem aumento progressivo no tamanho de uma neoplasia submetida a ablação, nodularidade recente dentro da zona tratada ou ao redor, incapacidade da lesão tratada de regredir com o tempo, ou lesões satélites ou no local dos portais (Donat et al., 2013). Se essas características forem encontradas, devem-se considerar a realização

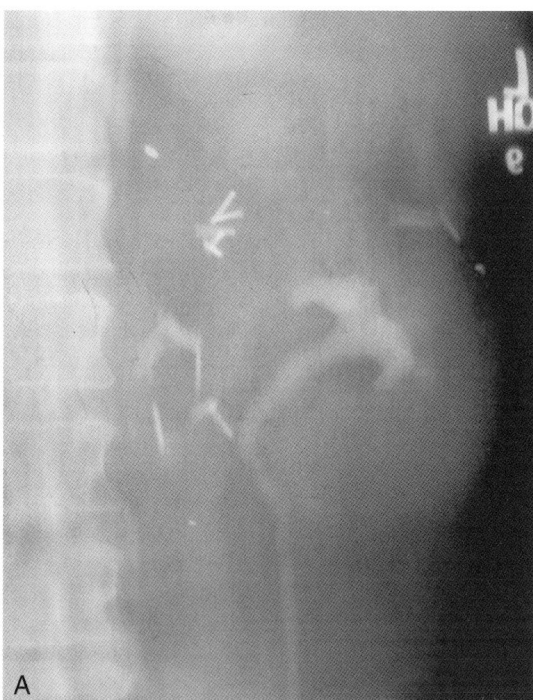
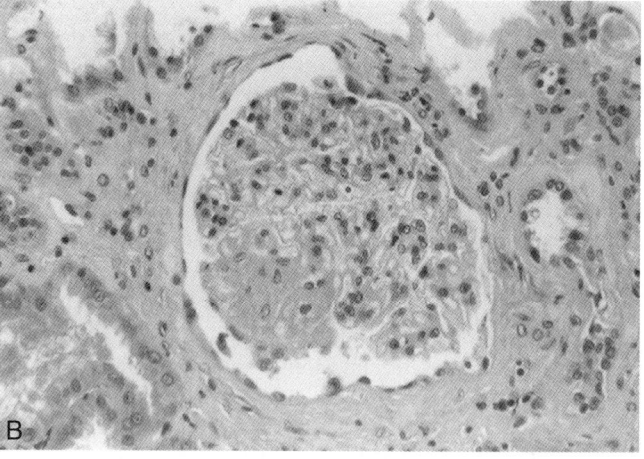

Figura 57-19. **A,** Dez anos após nefrectomia parcial para um tumor grande em um rim esquerdo solitário, a urografia excretora mostra a presença de função do remanescente renal pequeno. O paciente havia desenvolvido síndrome nefrótica nessa ocasião. **B,** Amostra de biópsia renal, mostrando a glomerulosclerose focal e segmentar que indica nefropatia por hiperfiltração.

de biópsia e um possível retratamento. **As diretrizes da AUA para vigilância após ablação térmica estão delineadas nas** Tabelas 57-12 e 57-13 (*disponível exclusivamente on-line em inglês no site www.expert-consult.com*).

As taxas relatadas de recidiva local em algumas das séries de ablação térmica podem representar subestimativas, visto que cerca de 20% das massas renais pequenas são benignas, e não consistem em CCR, e, em muitas séries, uma biópsia pré-tratamento não tem sido realizada de modo rotineiro, embora seja fortemente recomendada (Heilbrun et al., 2007; Sterrett et al., 2008). Em geral, a literatura sobre ablação térmica continua sendo notável por uma variedade de deficiência, incluindo acompanhamento limitado na maioria dos estudos e baixa qualidade dos relatos (Campbell e Palese, 2001; Kang et al., 2012). **Na atualidade, dispõe-se de mais dados elaborados em um número limitado de estudos, confirmando resultados alentadores para tumores de menor tamanho, particularmente aqueles com menos de 3 cm de diâmetro; contudo, a experiência cumulativa continua sugerindo que o controle local após terapia crioablativa continua sendo subótimo quando comparado com a excisão cirúrgica** (Kunkle et al., 2008; Guillotreau et al., 2012). Por exemplo, na série de Aron et al. (2010), a taxa de recidiva local aos 5 anos foi de 9% e, na série de Lushc et al. (2013), foi de aproximadamente 8%. Isso pode ser comparado com as taxas de recidiva local aos 5 anos de cerca de 1% a 2% para a excisão cirúrgica de massas renais pequenas análogas (Campbell et al., 2009).

Outros problemas com a crioablação e com a ablação térmica, em geral, estão relacionados com a recuperação cirúrgica e a morbidade potencial. As recidivas locais podem ser recuperadas, em sua maioria, com ablação repetida, embora alguns pacientes com doença progressiva finalmente necessitem de cirurgia convencional. Nguyen et al. (2008b) **mostraram que a NP e as abordagens minimamente invasivas são, em certas ocasiões, excluídas nessas circunstâncias, em virtude da extensa reação fibrótica induzida pela ablação térmica.** Essa reação parece ser mais significativa após crioablação do que após ARF, embora as razões precisas disso não estejam bem esclarecidas nesse momento (Kowalczyk et al., 2009). **As complicações associadas à crioablação podem incluir fratura renal, hemorragia, lesão de órgãos adjacentes, íleo e infecção de ferida, embora seja decididamente rara**

a ocorrência de morbidade significativa (Sidana et al., 2010; Tsivian et al., 2010). Conforme esperado, a incidência de falha do tratamento ou complicações após ablação térmica correlaciona-se com o tamanho do tumor e a complexidade, conforme estimativa pelo sistema de escore RENAL (Schmit et al., 2013).

A experiência com a ARF tem sido mais variável, provavelmente relacionada com a experiência do cirurgião, disponibilidade de plataformas diferentes que podem ser acessadas para realizar esse procedimento e a incapacidade de monitorar o progresso do tratamento de maneira tão estrita quanto a crioablação (Sterrett et al., 2008). A aplicação de uma corrente elétrica de alta frequência para ARF induz excitação dos íons, forças de atrito e calor, que, por sua vez, causam desnaturação das proteínas intracelulares e fusão das membranas celulares, uma sequência letal de eventos. Esses efeitos são observados com temperaturas teciduais acima de 41 °C, porém aumentam diretamente com a temperatura crescente e a duração do tratamento (Sterrett et al., 2008). Tipicamente, são obtidas temperaturas acima de 100 °C nas pontas das sondas, e podem-se utilizar termossensores para monitorar o progresso durante o tratamento ativo. A temperatura se dissipa nos pontos mais distantes da ponta da sonda, e tipicamente são necessárias múltiplas sondas para obter um aquecimento adequado de toda a região de interesse (Murphy e Gill, 2001). **Uma desvantagem da ARF é que é potencialmente mais difícil monitorar o efeito terapêutico em tempo real — não existe um "equivalente de *iceball*" verdadeiro** (Zelkovic e Resnick, 2003). Com efeito, o tratamento baseia-se tipicamente nos resultados empíricos de alinhamentos prévios de sondas, complementados por dados de sondas térmicas, o que possibilita o tratamento de uma zona-alvo bastante previsível de até 4 cm na maioria dos casos. O tamanho máximo do tumor passível de ser tratado de modo confiável seria necessariamente menor, tendo em vista a necessidade de estender a zona de tratamento além de todas as margens do tumor.

É difícil determinar o controle local após ARF, devido a várias complexidades, embora a maioria das autoridades estime que seja de 80% a 90% em uma base longitudinal, utilizando definições estritas de recidiva local (Kunkle et al., 2008; Campbell et al., 2009). A perda de realce nas imagens de corte transversal da lesão geralmente tem sido aceita como indicador de sucesso, embora isso tenha sido questionado. Weight et al. (2008) relataram seis pacientes sem realce na RM realizada dentro de 6 meses após ARF, nos quais foram identificadas células cancerosas aparentemente viáveis na biópsia do leito tumoral. A possibilidade de achados falso negativos e falso positivos nos exames de imagem após ablação térmica continua sendo um problema, embora esses casos pareçam ser relativamente incomuns (Martin, 2010). Recentemente, foram recomendadas definições mais estritas do controle local após ablação térmica por um grupo de diretrizes da AUA, que estão delineadas na Tabela 57-14 (Donat et al., 2013).

A tecnologia para a ARF continua melhorando, e a maioria das séries contemporâneas relata taxas de recidiva local relativamente baixas, embora alguns pacientes necessitem de tratamentos repetidos para obter um controle local, que constitui um evento infrequente com a crioablação e que é raramente necessário com tratamentos cirúrgicos convencionais para o CCR localizado (Sterrett et al., 2008). Na série de Tracy et al. (2010), houve sete fracassos de tratamento e nove outras recidivas locais entre 179 pacientes com CCR comprovado na biópsia durante um acompanhamento mediano de 27 meses. Com o uso de critérios estritos, foi obtido um controle local em 91% dos pacientes dessa série; entretanto, muitos dos pacientes com recidiva local foram potencialmente recuperados com ablação repetida ou excisão cirúrgica, e a sobrevida global específica do câncer permaneceu elevada. É necessário um acompanhamento mais prolongado para avaliar de modo mais detalhado os resultados dessa e de outras séries na literatura relacionada com ARF. Algumas séries de ARF relatam até mesmo resultados mais alentadores, particularmente no caso de tumores com menos de 3 cm de diâmetro (Atwell et al., 2013), enquanto outras relataram taxas de recidiva local aos 5 anos de até 39% (Samarasekera et al., 2013).

As complicações da ARF não são comuns, porém têm consistido em insuficiência renal aguda, estenose da junção ureteropélvica, pancreatite necrosante e radiculopatia lombar, de modo que é essencial efetuar uma seleção cuidadosa e criteriosa dos pacientes (Sterrett et al., 2008). A comparação direta com a crioablação é inevitável, porém talvez injusta, visto que a ARF encontra-se em uma etapa mais precoce de desenvolvimento, e os relatos recentes sugerem que ela é muito promissora (Sterrett et al., 2008; Atwell et al., 2013).

Outras tecnologias novas e interessantes, como o ultrassom focado de alta intensidade (HIFU, do inglês, *high-intensity focused ultrasound*) e os tratamentos radiocirúrgicos sem aro, guiados por imagens (CyberKnife), também estão em fase de desenvolvimento e poderão no futuro permitir o tratamento extracorpóreo de tumores renais pequenos (Ponsky et al., 2007; Haber et al., 2010; Kroeze et al., 2012). Entretanto, no momento atual, a destruição celular com essas modalidades não é confiável o suficiente, e é melhor considerá-las em fase de desenvolvimento (Castle et al., 2011).

Vigilância Ativa

Existia relativamente pouca informação acerca da velocidade de crescimento do CCR, visto que quase todos os tumores renais eram excisados pouco depois de sua detecção, com base em paradigmas anteriores de tratamento (Jewett e Zuniga, 2008; Graversen et al., 2011; Lane et al., 2012). A descoberta incidental de muitos CCR pequenos em pacientes idosos assintomáticos ou em pacientes com risco cirúrgico inadequado proporcionou a oportunidade de observar a velocidade de crescimento desses tumores em pacientes que não podem ser submetidos a cirurgia ou que são relutantes em realizá-la (Abouassaly et al., 2008; Chen e Uzzo, 2009; Crispen et al., 2009; Rosales et al., 2010; Mason et al., 2011). Bosniak et al. (1995) relataram uma das primeiras séries de vigilância ativa (VA) e a maior, que incluiu 72 tumores renais pequenos (<3,5 cm) em 68 pacientes que foram observados por meio de exames de imagem seriados durante intervalos que variaram de 2 a 10 anos (média, 3,3 anos). Na TC, eram tumores com margens bem definidas, homogêneos, sólidos e com realce, compatíveis com o CCR. Durante o período de observação, esses tumores cresceram em ritmo lento e variável até 1,1 cm por ano, com uma velocidade de crescimento mediana de 0,36 cm por ano. Em 32 pacientes cujos tumores adquiriram um tamanho maior que 3 cm, foi realizada a excisão cirúrgica; todos os tumores excisados consistiram em CCR no estádio pT1a, e a maior parte consistiu em tumores de grau 1. De modo significativo, nenhum dos pacientes desenvolveu metástase durante o período de vigilância.

TABELA 57-14 Vigilância após Ablação Renal*

MEDIDA DE ACOMPANHAMENTO	RECOMENDAÇÃO
Biópsia diagnóstica	Os pacientes devem ser submetidos a uma biópsia diagnóstica antes do tratamento.
Exame de imagem do abdome	Imagem de corte transversal (TC ou RM) com ou sem meio de contraste IV, a menos que contraindicado, dentro de 3 e 6 meses após a terapia ablativa, com exame anual continuado por 5 anos.
	O exame de imagem depois de 5 anos é opcional e baseia-se nos fatores de risco individuais.
Exame de imagem do tórax	Os pacientes que apresentam carcinoma de células renais de baixo risco comprovado na biópsia,† oncocitoma, um tumor com características oncocíticas, biópsias não diagnósticas ou nenhuma biópsia anterior devem realizar uma radiografia de tórax anual durante 5 anos.
	A obtenção de imagem (radiografia de tórax ou TC) depois de 5 anos é opcional e baseia-se nos fatores de risco individuais do paciente e na determinação do sucesso do tratamento.
	Não se recomenda o exame radiográfico com confirmação patológica de doença benigna por ocasião do tratamento ou antes dele e confirmação radiográfica pós-tratamento do sucesso do tratamento e ausência de evidências de complicações relacionadas com o tratamento.
Biópsia repetida	Um realce recente, um aumento progressivo no tamanho de uma neoplasia submetida a ablação, com ou sem contraste, uma nodularidade recente na zona tratada ou ao seu redor, a incapacidade da lesão tratada de regredir com o tempo ou lesões satélites ou no local dos portais devem levar a realização de biópsia repetida da lesão.
	A observação, o tratamento repetido e a intervenção cirúrgica devem ser discutidos para recidiva.

*Consulte também a Tabela 57-12 para considerações gerais relacionadas com a vigilância.
†Com base nas definições adotadas para esse processo de diretrizes, a ablação térmica deve ser restrita principalmente a pacientes de baixo risco. Em termos mais gerais, qualquer paciente com carcinoma de células renais tratado com ablação térmica deve ser submetido a radiografias de tórax anuais durante 5 anos.
IV, intravenosa; RM, ressonância magnética; TC, tomografia computadorizada.
Modificada de Donat SM, Diaz M, Bishoff JT, et al. Follow-up for clinically localized renal neoplasms: AUA guideline. J Urol 2013;190:407–16.

Algumas séries subsequentes de diversas instituições confirmaram que muitas massas renais pequenas crescem de modo relativamente lento (velocidade de crescimento mediana de 0,12 a 0,34 cm/ano) e com taxa relativamente baixa de metástases (1,2% a 2% durante um acompanhamento de 2 a 4 anos), sugerindo que esta pode constituir uma estratégia razoável de tratamento em pacientes cuidadosamente selecionados que não são candidatos à cirurgia convencional ou a abordagens de ablação térmica (Campbell et al., 2009; Graversen et al., 2011; Jewett et al., 2011; Smaldone et al., 2012). Entretanto, é necessária uma análise crítica dessa literatura para identificar as limitações potenciais desses estudos (Campbell et al., 2009). Em primeiro lugar, a maioria das séries de VA só incluiu massas renais relativamente pequenas, com margens bem definidas e homogêneas, refletindo um forte viés de seleção. Uma proporção substancial (20% ou mais) desses tumores pode ter sido benigna — a biópsia só foi realizada em uma minoria de pacientes nessas séries. Além disso, o acompanhamento na maioria das séries limita-se a 2 a 3 anos, e, em alguns casos, a velocidade de crescimento foi calculada de modo retrospectivo por meio da obtenção de imagens antigas, nas quais a lesão de interesse tinha sido previamente omitida ou desprezada, introduzindo um possível viés de verificação (Jewett e Zuniga, 2008; Crispen et al., 2012). Por fim, na maioria dessas séries, existe uma subpopulação de pacientes com tumores de crescimento rápido, que parecem exibir características mais agressivas. Por exemplo, na série de Volpe et al. (2004), 25% das massas tiveram o seu volume duplicado em 12 meses, e 22% alcançaram um diâmetro de 4 cm, levando à decisão de intervenção cirúrgica. De modo semelhante, Sowery e Siemens (2004) descreveram nove tumores com velocidade média de crescimento de 1,43 cm por ano, representando uma proporção substancial de seus pacientes. A recuperação de pacientes com CCR metastático é improvável, e, em alguns pacientes, a janela de oportunidade para cirurgia poupadora de néfrons pode estar perdida.

Todavia, esses estudos sugerem que os pacientes com lesões renais pequenas, sólidas, com realce, margens bem definidas, e homogêneas, que são idosos ou que apresentam riscos cirúrgicos inadequados, podem ser tratados de maneira segura com observação e exames seriados de imagens renais a intervalos de 6 meses ou 1 ano (Jewett e Zuniga, 2008; Campbell et al., 2009; Chen e Uzzo, 2009; Kutikov et al., 2012). Nessa população, o risco de causas não cancerosas competitivas de morte e o risco de intervenção irão, com mais frequência, superar o risco de progressão do CCR (Hollingsworth et al., 2007). De fato, dados recentes indicam que o tratamento ativo de massas renais pequenas em pacientes idosos (>75 anos) pode não proporcionar um benefício de sobrevida mensurável em relação à VA, sustentando ainda mais uma abordagem conservadora em muitos desses pacientes (Lane et al., 2010). Na atualidade, dados prospectivos e estudos com seguimento mais prolongado estão se tornando disponíveis e, em geral, sustentam a VA em pacientes adequadamente selecionados (Haramis et al., 2011; Jewett et al., 2011). **As diretrizes da AUA fornecem recomendações para o acompanhamento de pacientes em VA, conforme delineado nas Tabelas 57-12 e 57-15, incluindo a consideração de biópsia da massa renal para a estratificação do risco oncológico.**

Em geral, **a VA não é apropriada para pacientes com lesões renais sólidas maiores (>3 a 4 cm), com margens pouco definidas ou heterogêneas, ou quando a biópsia indica um CCR potencialmente agressivo, exceto em pacientes com expectativa de vida limitada** (Remzi et al., 2006; Kunkle et al., 2007). **A VA tampouco é aconselhada em pacientes mais jovens e saudáveis sob os demais aspectos que apresentam tumores sólidos pequenos com características radiológicas compatíveis com CCR** (Campbell et al., 2009; Lane et al., 2012). Mesmo se essas lesões forem menores do que 3 cm, os dados atuais indicam que a maioria irá crescer e finalmente alcançar um tamanho em que as metástases tornam-se possíveis. Infelizmente, as taxas de crescimento durante a observação não permitem diferenciar de modo confiável a histologia benigna da maligna (Siu et al., 2007; Crispen et al., 2008b; Kawaguchi et al., 2011). Por conseguinte, nesse contexto, é mais apropriado considerar o tratamento do tumor por meio de excisão cirúrgica ou ablação térmica quando pequeno, claramente localizado e ainda acessível a abordagens poupadoras de néfrons (Van Poppel e Joniau, 2007; Campbell et al., 2009; Chen e Uzzo, 2009).

TABELA 57-15 Vigilância Ativa: Recomendações de Exames de Imagem*

MEDIDA DE ACOMPANHAMENTO	RECOMENDAÇÃO
Biópsia percutânea	A biópsia percutânea pode ser considerada antes da vigilância ativa.
Exame de imagem do abdome	Imagem em corte transversal (TC ou RM) dentro de 6 meses após o início da vigilância ativa para estabelecer a velocidade de crescimento, com exames de imagem continuados (US, TC ou RM) pelo menos anualmente depois.
Exame de imagem do tórax	Os pacientes com carcinoma de células renais confirmado na biópsia ou com tumor que apresenta características oncocíticas na vigilância ativa devem ser submetidos a radiografia de tórax anual.

*Consulte também a Tabela 57-12 para considerações gerais sobre vigilância.
RM, ressonância magnética; TC, tomografia computadorizada; US, ultrassonografia.
Modificada de Donat SM, Diaz M, Bishoff JT, et al. Follow-up for clinically localized renal neoplasms: AUA guideline. J Urol 2013;190:407–16.

Massa Renal de Estádio Clínico T1: Algoritmo para o Tratamento

Reconhecendo a existência de controvérsia substancial relativa ao tratamento de massas renais pequenas, com algumas práticas atuais em discordância com as recomendações encontradas na literatura, o AUA organizou um grupo de especialistas para analisar esse tema (Campbell et al., 2009). Esse processo incluiu uma metanálise sistematizada da literatura, e o documento final foi examinado cuidadosamente por meio de um extenso processo de revisão. Conforme esperado, o banco de dados para as técnicas cirúrgicas abertas foi mais substancial e maduro (Tabela 57-16). Em contrapartida, o acompanhamento de muitas das outras modalidades foi bastante limitado. **A revisão dos dados demonstra um forte viés de seleção, em que os procedimentos de NR são usados para o tratamento dos tumores maiores, enquanto a VA e a AT são principalmente aplicadas a uma população de pacientes de idade mais avançada.** Quase não houve estudos comparativos; a maioria consistiu em estudos retrospectivos e principalmente observacionais. Outras limitações dos dados são apresentadas de modo detalhado no documento final. A análise revelou um pequeno número de comparações estatisticamente significativas para as quais os fatores de confusão provavelmente não explicam as diferenças.

Um achado desse tipo diz respeito às **complicações urológicas, como hemorragia pós-operatória ou vazamento de urina, em que os procedimentos de NP (laparoscópica ou aberta) estão associados às taxas mais elevadas, refletindo, provavelmente, os desafios técnicos substanciais associados a esses procedimentos** (Tabela 57-17). Acreditava-se que esse achado era válido, visto que a tendência era realizar procedimentos de NP em pacientes mais jovens e com tumores menores — pacientes que teriam menor probabilidade de apresentar essas complicações, a não ser que as complicações estivessem associadas a características do procedimento. **Um segundo resultado significativo foi relacionado com a recidiva local, que foi definida como qualquer doença persistente ou recorrente presente no rim tratado ou na fossa renal ipsolateral após tratamento inicial.** Essa definição foi adotada a partir da terminologia padronizada desenvolvida pelo International

TABELA 57-16 Aspectos Demográficos dos Pacientes e Informação dos Estudos

	VA	ARF	CRIO	NPL	NPA	NRL	NRA
Idade mediana dos pacientes, anos	68	70	66	60	60	61	63
(N° de estudos; N° de pacientes*)	(12; 390)	(19; 745)	(15; 644)	(26; 2.245)	(28; 6.418)	(17; 1.581)	(16; 6.235)
Tamanho mediano do tumor, cm	2,2	2,7	2,6	2,6	3	5,1	5,4
(N° de estudos; N° de pacientes*)	(12; 390)	(19; 745)	(15; 644)	(26; 2.245)	(25; 5.596)	(15; 1.391)	(14; 584)
Duração mediana do seguimento, meses	29	19	17	15	47	18	58
(N° de estudos; N° de pacientes*)	(12; 390)	(10; 528)	(10; 463)	(17; 1.639)	(22; 5.057)	(8; 795)	(13; 5.294)

*Os números de estudos e de pacientes diferem conforme as variáveis, visto que alguns estudos não relatam todas as informações.
Modificada de Campbell SC, Novick AC, Belldegrun A, et al. Guideline for management of the clinical T1 renal mass. J Urol 2009;182:1271–9.
ARF, ablação por radiofrequência; CRIO, crioablação; NPA, nefrectomia parcial aberta; NPL, nefrectomia parcial laparoscópica; NRA, nefrectomia radical aberta; NRL, nefrectomia radical laparoscópica; VA, vigilância ativa.

TABELA 57-17 Principais Complicações Urológicas

TIPO DE ESTUDO	N° DE ESTUDOS	TAXA DE COMPLICAÇÕES* (INTERVALO DE CONFIANÇA DE 95%[†])	IDADE MEDIANA DOS PACIENTES (ANOS)	TAMANHO MEDIANO DO TUMOR (cm)
ARF	20	6 (4,4-8,2)	70	2,7
Crio	15	4,9 (3,3-7,4)	67	2,6
NPL	22	9 (7,7-10,6)	60	2,6
NPA	15	6,3 (4,5-8,7)	59	3,0
NRL	13	3,4 (2-5,5)	61	5,1
NRA	6	1,3 (0,6-2,8)	62	5,2

*Diferenças estatisticamente significativas ($P < 0,05$): As taxas de NRA são significativamente mais baixas em comparação com todas as outras intervenções; as taxas de NPL são significativamente mais altas do que as taxas de Crio, ARF, NRL e NRA; as taxas de NPA são significativamente mais altas do que as taxas de NRL e NRA; as taxas de Crio, ARF e NRL são significativamente mais altas do que as taxas de NRA; as taxas de NPL e NPA são estatisticamente indistinguíveis. As taxas de NPA, Crio e ARF são estatisticamente indistinguíveis; as taxas de Crio, ARF e NRL são estatisticamente indistinguíveis.
[†]Calculado utilizando um modelo de efeitos aleatórios.
Modificada de Campbell SC, Novick AC, Belldegrun A, et al. Guideline for management of the clinical T1 renal mass. J Urol 2009;182:1271–9.
ARF, ablação por radiofrequência; Crio, crioablação; NPA, nefrectomia parcial aberta; NPL, nefrectomia parcial laparoscópica; NRA, nefrectomia radical aberta; NRL, nefrectomia radical laparoscópica.

Working Group on Image-guided Tumor Ablation (Goldberg et al., 2005; Campbell et al., 2009). **Os procedimentos de ablação térmica tiveram taxas de recidiva local significativamente mais altas em comparação com todas as outras modalidades de tratamento** (Tabela 57-18). Isso foi também considerado um achado válido, visto que essas modalidades foram usadas para tratar tumores relativamente pequenos e com acompanhamento de curta duração. Na realidade, foi estimado que, quando fatores geradores de confusão, como a duração do acompanhamento, são levados em consideração, as taxas de recidiva local para crioablação e ARF serão substancialmente mais altas do que para a excisão cirúrgica (Kunkle et al., 2008). Muitos desses casos de recidiva podem ser recuperados com ablação repetida; entretanto, quando isso não é possível, a recuperação cirúrgica pode representar um desafio (Kunkle et al., 2008; Nguyen et al., 2008b; Kowalczyk et al., 2009). Outros problemas constantes com a ablação térmica foram analisados previamente. **As análises de outros parâmetros finais de sobrevida, como sobrevida livre de metástases, sobrevida câncer-específica e sobrevida global, indicaram que todas essas taxas de sobrevida estavam relativamente altas nos tratamentos, refletindo a agressividade biológica limitada da maioria dos tumores renais de estádio clínico T1.** Em razão do forte viés de seleção e das diferenças de seguimento altamente variáveis nos diferentes tratamentos, as comparações relacionadas com esses resultados não foram informativas (Campbell et al., 2009).

As recomendações finais quanto ao tratamento foram formuladas em termos da utilidade de cada modalidade de tratamento no contexto de quatro pacientes-índices definidos pelo tamanho do tumor (T1a *versus* T1b) e estado de saúde geral (Fig. 57-20). O paciente-índice 1, um paciente saudável com massa renal no estádio clínico T1a, é o quadro mais comumente encontrado. A NP é padrão para esse paciente, enquanto a NR constitui um padrão alternativo que só deve ser aplicado quando a NP não é viável. Um dos principais conceitos enfatizados por essas diretrizes relaciona-se com o estado das **abordagens poupadoras de néfrons como princípio dominante para o tratamento de massas renais pequenas, pressupondo que é possível obter um controle oncológico adequado** (Campbell et al., 2009). A ablação térmica e a VA constituem opções para o paciente-índice 1, embora existam problemas substanciais associados a essas estratégias de tratamento nesse paciente saudável. Tendo em vista a complexidade do aconselhamento com essas opções divergentes para tratamento, o grupo de especialistas acreditou fortemente na necessidade de participação de um urologista nesse processo. As controvérsias contínuas acerca do tratamento de massas renais de maior tamanho na presença de rim contralateral normal e a necessidade de dados de melhor qualidade, isto é, ensaios clínicos randomizados prospectivos, nesse domínio foram analisadas previamente. **O grupo de especialistas também recomendou fortemente a prioridade da biópsia de massa renal para pesquisa com perfil

TABELA 57-18 Sobrevida Livre de Recidiva Local

TIPO DE ESTUDO	Nº DE ESTUDOS	TAXA DE COMPLICAÇÕES* (INTERVALO DE CONFIANÇA DE 95%†)	IDADE MEDIANA DOS PACIENTES (ANOS)	TAMANHO MEDIANO DO TUMOR (cm)	ACOMPANHAMENTO MEDIANO (MESES)
ARF	10	87 (83,2-90)	70	2,7	19
Crio	10	90,6 (83,8-94,7)	67	2,6	18
NPL	17	98,4 (97,1-99,1)	61	2,6	15
NPA	21	98 (97,4-98,5)	60	3,1	47
NRL	8	99,2 (98,2-99,7)	61	4,6	18
NRA	10	98,1 (97,3-98,6)	63	4,8	58

*Diferenças estatisticamente significativas ($P < 0,05$): As taxas de NPL, NPA, NRL e NRA são estatisticamente indistinguíveis e todas são significativamente mais altas do que as taxas de Crio e ARF; as taxas de Crio e ARF são estatisticamente indistinguíveis.
†Calculado utilizando um modelo de efeitos aleatórios.
Modificada de Campbell SC, Novick AC, Belldegrun A, et al. Guideline for management of the clinical T1 renal mass. J Urol 2009;182:1271–9.
ARF, ablação por radiofrequência; Crio, crioablação; NPA, nefrectomia parcial aberta; NPL, nefrectomia parcial laparoscópica; NRA, nefrectomia radical aberta; NRL, nefrectomia radical laparoscópica.

molecular, a fim de melhorar a estimativa da agressividade do tumor e facilitar uma seleção mais racional dos pacientes nesse contexto (Fig. 57-21).

Cirurgia Poupadora de Néfrons na Doença de von Hippel-Lindau e Outras Formas de Carcinoma de Células Renais Familiar

O CCR na doença de von Hippel-Lindau difere de seu análogo esporádico, visto que o diagnóstico é estabelecido em uma idade jovem e, em geral, há múltiplos tumores renais bilaterais (Kim et al., 2010; Linehan e Ricketts, 2013). Embora sejam tumores geralmente de baixo grau, são capazes de progredir até a produção de metástases e representam uma causa frequente de morte em pacientes com doença de von Hippel-Lindau. Nesses casos, o CCR caracteriza-se, do ponto de vista histopatológico, por tumores sólidos e cistos renais que contêm carcinoma franco ou um revestimento de células claras hiperplásicas que representa um carcinoma incipiente (Fig. 57-22).

As opções de tratamento em pacientes com CCR bilateral e doença de von Hippel-Lindau consistem em nefrectomia bilateral e terapia renal substitutiva ou abordagens poupadoras de néfrons, como NP ou ablação térmica para evitar o desenvolvimento de doença renal terminal. A filosofia geral tem sido utilizar, sempre que possível, estratégias poupadoras de néfrons, tendo em vista a natureza multifocal da doença, mesmo para os tumores de localização central (Grubb et al., 2005; Shuch et al., 2012b; Linehan e Ricketts, 2013). No caso da NP, uma abordagem de enucleação é frequentemente preferida em lugar de ressecção ampla. Embora os primeiros resultados da NP tenham sido promissores, os estudos subsequentes sugeriram uma alta incidência de recidiva tumoral pós-operatória na porção remanescente do rim (Novick e Streem, 1992; Grubb et al., 2005). É provável que a maior parte dessas recidivas locais tenham sido uma manifestação de CCR microscópico oculto, que não foi removido por ocasião da NP original.

Um estudo multicêntrico delineou os resultados em longo prazo após tratamento cirúrgico do CCR localizado em 65 pacientes com doença de von Hippel-Lindau (Steinbach et al., 1995). O CCR ocorreu de modo bilateral e unilateral em 54 e 11 pacientes, respectivamente. A NR e a NP foram realizadas em 16 e 49 pacientes, respectivamente, e o intervalo de acompanhamento pós-operatório médio foi de 68 meses. As taxas de sobrevida câncer-específicas aos 5 anos e aos 10 anos em todos os pacientes foram, respectivamente, de 95% e 77%. As taxas correspondentes nos pacientes tratados com NP foram de 100% e 81%, respectivamente. A sobrevida livre de recidiva local após NP foi de 71% aos 5 anos, porém de apenas 15% aos 10 anos. Outros estudos confirmam que os **pacientes com doença de von Hippel-Lindau correm risco muito maior de sofrer recidiva local do que os pacientes com CCR.**

Duffey et al. (2004) **do National Center Cancer Institute definiram um limiar de 3 cm para a intervenção em pacientes com doença de von Hippel-Lindau.** Em sua série, um total de 108 pacientes com doença de von Hippel-Lindau e tumores renais sólidos de menos de 3 cm foi observado durante um seguimento médio de 58 meses, e nenhum deles desenvolveu doença metastática. Em contrapartida, houve desenvolvimento de metástases em 20 de 73 pacientes (27,4%) com tumores de mais de 3 cm, e a frequência de metástases aumentou com o tamanho crescente do tumor. Por conseguinte, foi proposto um ponto de corte de 3 cm para reduzir o número de intervenções cirúrgicas, otimizar a função renal e reduzir ao máximo o risco de doença metastática. **Essa recomendação também se aplica a pacientes com síndromes de CCRPH e de Birt-Hogg-Dubé** (Shuch et al., 2012b). **Entretanto, o CCRPH e o STH-CCR constituem exceções, visto que os tumores nessas síndromes tipicamente são mais agressivos e devem ser tratados de acordo, mesmo quando medem menos de 3 cm** (Shuch et al., 2012b).

Quando considerados em conjunto, esses estudos sugerem que a NP pode proporcionar um tratamento inicial efetivo dos pacientes com CCR e doença de von Hippel-Lindau, porém não deve ser realizada até que o tamanho do tumor alcance ou ultrapasse 3 cm. Nesses últimos anos, a ablação térmica tem sido usada com mais frequência nessa população de pacientes como alternativa para a abordagem poupadora de néfrons (Matin et al., 2008; Park e Kim, 2010; Joly et al., 2011). **Após tratamento inicial, os pacientes com doença de von Hippel-Lindau devem ser rigorosamente observados, visto que a maioria acaba desenvolvendo CCR localmente recidivante, com necessidade concomitante de intervenção renal repetida** (Grubb et al., 2005; Ploussard et al., 2007). Nesse contexto, pode ser difícil repetir a NP, devido à fibrose pós-operatória, e a ablação térmica pode ser preferida para obter um controle local (Liu et al., 2010; Agochukwu et al., 2012; Shuch et al., 2012b). Atualmente, os agentes direcionados para alvos estão sendo investigados em um esforço de reduzir a velocidade de progressão da doença em pacientes com essa síndrome (Grubb et al., 2005; Shuch et al., 2012b). Quando há necessidade de remover todo o tecido renal por razões oncológicas, o transplante renal pode proporcionar uma terapia substitutiva satisfatória para doença renal terminal e parece ser seguro, apesar da diátese tumoral (Goldfarb et al., 1997).

O tratamento abrangente de pacientes com suspeita de CCR familiar também deve incluir um aconselhamento genético e triagem para outras manifestações do processo patológico (conforme discutido na seção anterior sobre CCR familiar e genética molecular) (Shuch et al., 2012b). Nos pacientes com doença de von Hippel-Lindau, a identificação de feocromocitoma ou de hemangioblastoma do sistema nervoso central é particularmente importante antes da intervenção cirúrgica para o CCR (Linehan e Ricketts, 2013).

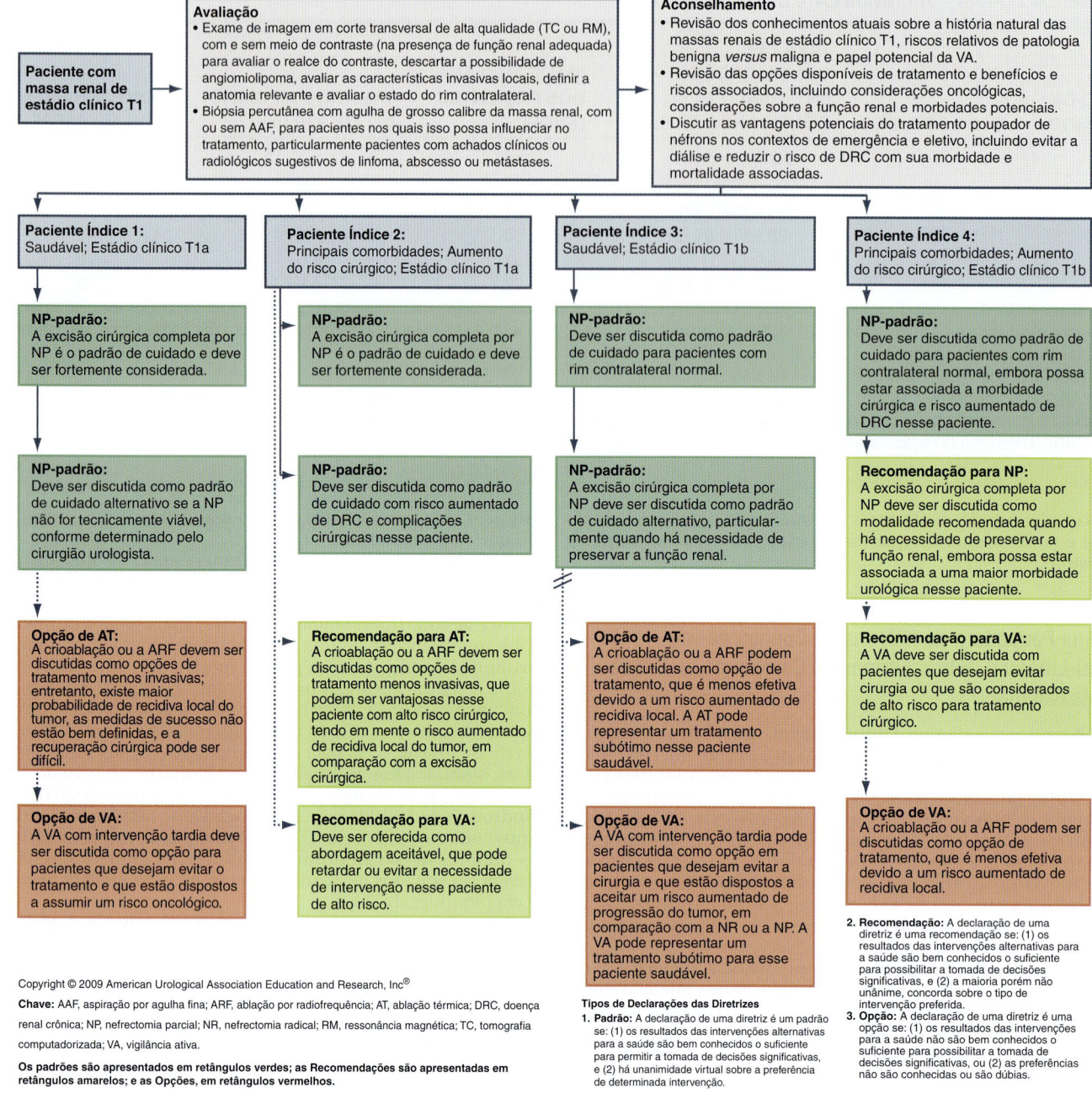

Figura 57-20. Algoritmo para a avaliação, aconselhamento e tratamento do paciente com massa renal de estádio clínico T1. (Da American Urological Association Education and Research, Inc. Algorithm for management, <https://www.auanet.org/common/pdf/education/clinical-guidance/Renal-Mass-Algorithm.pdf>; 2009 [acessado em 29.06.15].)

TRATAMENTO DO CARCINOMA DE CÉLULAS RENAIS LOCALMENTE AVANÇADO

Comprometimento da Veia Cava Inferior

Uma das características singulares do CCR consiste no seu padrão frequente de crescimento intraluminal dentro da circulação venosa renal, também conhecido como trombo tumoral venoso. Esse crescimento pode se estender dentro da VCI com migração cefálica até o átrio direito ou além. A ausência de metástases em muitos pacientes com extensão na veia cava constitui um aspecto intrigante do comportamento desse câncer (Gettman e Blute, 2002; Wotkowicz et al., 2008). Cerca de 45% a 70% dos pacientes com CCR e trombo na VCI podem ser curados com uma abordagem cirúrgica agressiva, incluindo NR e trombectomia da VCI (ver quadro de Pontos-chave).

> **PONTOS-CHAVE: TRATAMENTO DO CARCINOMA DE CÉLULAS RENAIS LOCALMENTE AVANÇADO**
>
> - Quarenta e cinco por cento a 70% dos pacientes com trombo tumoral venoso podem ser curados por meio de nefrectomia e trombectomia.
> - O trombo que se estende dentro da VCI abaixo das veias hepáticas principais pode ser facilmente tratado com isolamento da vascularização acometida e extração do trombo tumoral.
> - O trombo que se estende acima das veias hepáticas principais exige dissecção mais extensa, *bypass* venovenoso ou circulação extracorpórea e parada respiratória.
> - Para os grandes tumores com suspeita radiográfica de invasão em estruturas adjacentes (cT4), a única chance de cura consiste na excisão completa com ressecção em bloco das estruturas acometidas.
> - A linfadenopatia volumosa apresenta um prognóstico sombrio semelhante ao da doença metastática, embora deva-se considerar a ressecção cirúrgica, se for viável e se for efetuada uma cuidadosa avaliação da carga da doença e da idade/comorbidades do paciente.
> - Deve-se obter um exame de imagem de alta qualidade (TC ou RM) no pré-operatório na proximidade da cirurgia antecipada para planejar e obter um sucesso intraoperatório.
> - Embora o CCR localmente avançado ainda seja principalmente uma doença cirúrgica, os ensaios clínicos de terapia sistêmica adjuvante devem ser incentivados, e, em pacientes selecionados, podem-se considerar abordagens neoadjuvantes.

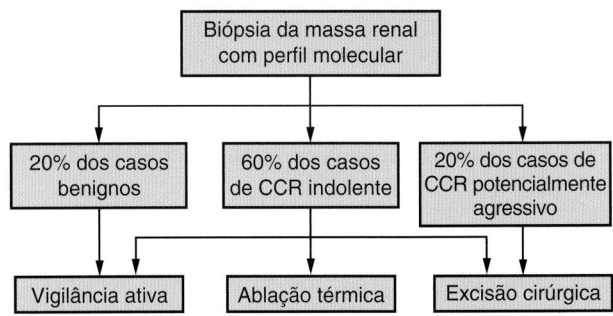

Figura 57-21. **O grupo de especialistas para diretrizes da American Urological Association sobre o tratamento da massa renal de estádio clínico T1 recomenda fortemente a prioridade da biópsia da massa renal para pesquisa com perfil molecular, a fim de facilitar o tratamento mais racional dessa população de pacientes. CCR, carcinoma de células renais.**

De modo geral, ocorre comprometimento do sistema venoso pelo CCR em 4% a 10% dos pacientes. Deve-se suspeitar de trombo tumoral na VCI em pacientes com tumor renal e que também apresentam edema dos membros inferiores, varicocele isolada do lado direito ou que não colapsa com o decúbito, dilatação das veias abdominais superficiais, proteinúria, embolia pulmonar, massa atrial direita ou ausência de função do rim acometido. O estadiamento do nível do trombo da VCI é o seguinte: I, adjacente ao óstio da veia renal; II, que se estende até a face inferior do fígado; III, comprometimento da porção intra-hepática da VCI, porém abaixo do diafragma; e IV, que se estende acima do diafragma. A importância prognóstica do nível do trombo na VCI tem sido controversa. A maioria dos estudos sugere que a incidência de progressão locorregional ou sistêmica é maior nos pacientes com trombo na VCI de níveis III-IV, e isso provavelmente explica a sobrevida reduzida relatada nesse subgrupo de pacientes em algumas séries (Sosa et al., 1984; Quek et al., 2001; Zisman et al., 2003; Kim et al., 2004c; Leibovich et al., 2005a). Outras séries mostraram que qualquer comprometimento da VCI é mais grave do que o comprometimento da veia renal sem distinção quanto ao nível da VCI; nessas séries, outros fatores, como comprometimento nodal ou metastático e grau do tumor, têm mais impacto na sobrevida global (Blute et al., 2004b; Terakawa et al., 2007). Entretanto, até mesmo os pacientes com trombos da VCI de nível IV podem ser curados com ressecção cirúrgica, na ausência de metástases e outras características adversas (Libertino et al., 1987; Glazer e Novick, 1996; Ciancio et al., 2007; Granberg et al., 2008). A sétima edição do sistema de estadiamento TNM distingue os tumores com trombos acima do diafragma (estádio T3c) daqueles com trombos da VCI abaixo do diafragma (estádio T3b) e daqueles com trombos apenas na veia renal ou seus principais ramos (estádio T3a) (Edge et al., 2010).

A RM é uma modalidade não invasiva e acurada para demonstrar tanto a presença quanto a extensão cefálica do comprometimento da veia cava e tem sido o exame complementar preferido em muitos centros nessas últimas décadas (Goldfarb et al., 1990; Pouliot et al., 2010). A administração de gadolínio durante o exame frequentemente

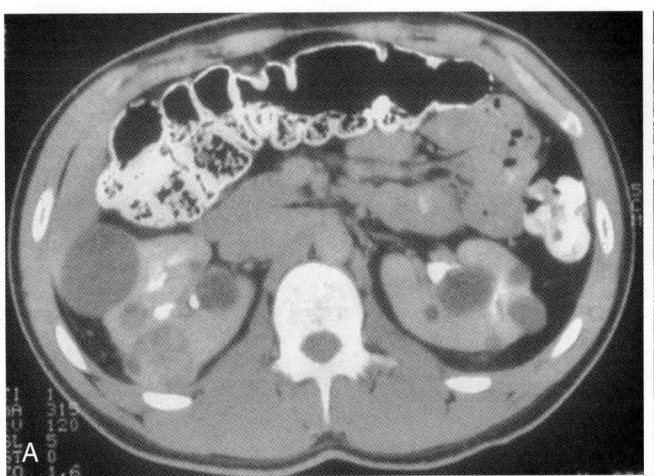
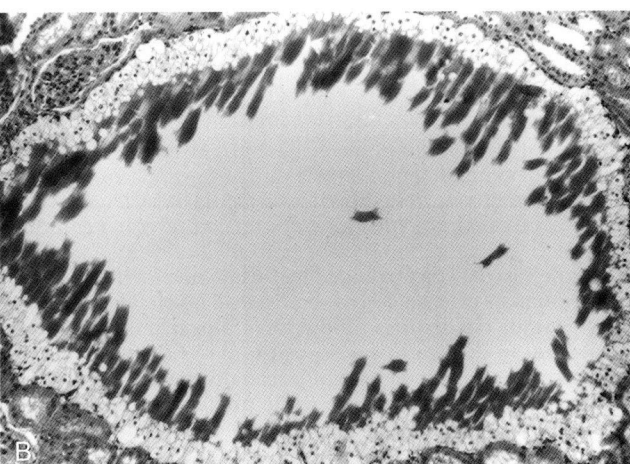

Figura 57-22. **A, A tomografia computadorizada após a administração de meio de contraste mostra massas renais sólidas e císticas bilaterais em um paciente com doença de von Hippel-Lindau. B, O corte histopatológico de um dos cistos renais mostra o revestimento de células claras que representa um carcinoma incipiente.**

permite diferenciar o trombo tumoral do trombo benigno, visto que este último não demonstra realce. **Evidências mais recentes sugerem que a TC multiplanar fornece informações essencialmente equivalentes** (Fig. 57-23) (Ng et al., 2008; Guzzo et al., 2009). **Nunca é demais enfatizar a importância de um exame de imagem pré-operatório de alta qualidade, e esse exame deve ser obtido o mais próximo possível da data da cirurgia, visto que a progressão do trombo tumoral pode exigir alterações importantes no manejo intraoperatório** (Blute et al., 2004b; Wotkowicz et al., 2008).

O exame de imagem com contraste invasivo é reservado para pacientes nos quais os achados na RM e na TC são duvidosos ou para os quais a RM e a TC estão contraindicadas. Embora a venocavografia inferior continue sendo um exame complementar acurado, essa técnica invasiva geralmente não é necessária na moderna era de diagnóstico por imagem. A arteriografia renal também pode ser usada como exame pré-operatório adjuvante; observa-se a vascularização do trombo tumoral na VCI em 35% a 40% dos casos (Fig. 57-24) (Novick et al., 1990; Wotkowicz et al., 2008). Quando esse achado está presente, a embolização pré-operatória da artéria renal pode ser considerada em uma tentativa de causar retração do trombo e facilitar o procedimento cirúrgico. Nos pacientes com trombos extensos da veia cava supradiafragmática, quando se considera a circulação extracorpórea adjuvante com parada circulatória hipotérmica profunda, a angiografia coronária também deve ser realizada no pré-operatório (Novick et al., 1990). Se forem encontradas lesões coronarianas obstrutivas importantes, pode-se proceder ao reparo simultâneo durante a circulação extracorpórea.

A ecocardiografia transesofágica é um exame invasivo, cuja realização não é necessária antes da cirurgia, mas que pode constituir uma importante modalidade de diagnóstico intraoperatório para avaliar a extensão do trombo, monitorar fenômenos embólicos, reconhecer tumor residual durante e após a ressecção e avaliar a pré-carga/função cardíaca durante o clampeamento da VCI (Glazer e Novick, 1997; Wotkowicz et al., 2008; Cywinski and O'Hara, 2009; Shuch et al., 2009).

A abordagem cirúrgica é adaptada ao nível do trombo da VCI, porém começa uniformemente com a mobilização cuidadosa do rim e a ligadura precoce do suprimento sanguíneo arterial (Blute et al., 2004b; Shuch et al., 2009; Gorin et al., 2012b). Em geral, os trombos de nível I são isolados com uma pinça de Satinsky e, por conseguinte, são facilmente extraídos (Fig. 57-25A). Os trombos de nível II exigem clampeamento sequencial da VCI caudal, da vascularização renal contralateral e da VCI cefálica, juntamente com mobilização do segmento pertinente da VCI e oclusão das veias lombares. Em seguida, abre-se o óstio renal e remove-se o trombo, sendo todo o procedimento realizado em um campo cirúrgico exangue (Fig. 57-25). Quando o trombo tumoral invade a parede da veia cava, é necessária a ressecção agressiva da veia cava acometida até alcançar margens cirúrgicas negativas para reduzir ao máximo o risco de recidiva (Blute et al., 2007; Wotkowicz et al., 2008). Em alguns casos, há necessidade de enxerto ou reconstituição da VCI; entretanto, os pacientes com oclusão completa da VCI não necessitam desse procedimento, devido ao fluxo sanguíneo colateral (Sarkar et al., 1998; Blute et al., 2007; Hyams et al., 2011). O trombo benigno distal dentro da VCI ou dos vasos ilíacos pode ser deixado *in situ*, embora se deva proceder à ligadura da VCI, ou deve-se colocar um clipe cefalicamente a esse nível para prevenir a embolia pulmonar.

O controle vascular dos trombos na VCI de níveis III e IV exige uma dissecção mais extensa, *bypass* venovenoso ou circulação extracorpórea e parada circulatória hipotérmica. Nos trombos de nível III, a mobilização do fígado e a exposição da VCI intra-hepática frequentemente possibilitam a mobilização do trombo em direção caudal às veias hepáticas, e pode-se então proceder ao isolamento venoso como no trombo de nível II (Fig. 57-25C) (Gallucci et al., 2004). Se isso não for possível, a VCI deve ser clampeada acima do fígado, e uma manobra de Pringle é realizada para ocluir temporariamente a tríade portal (Ciancio et al., 2007, 2011). O *bypass* venovenoso é comumente usado nesses casos, porém pode não ser necessário se houver um fluxo colateral adequado. Tradicionalmente, os trombos na VCI de nível IV têm sido tratados com circulação extracorpórea e parada circulatória hipotérmica, e essa abordagem continua sendo o método preferido nos casos complexos (Blute et al., 2007; Wotkowicz et al., 2008). Entretanto, muitos centros estão tentando atualmente evitar a parada circulatória hipotérmica,

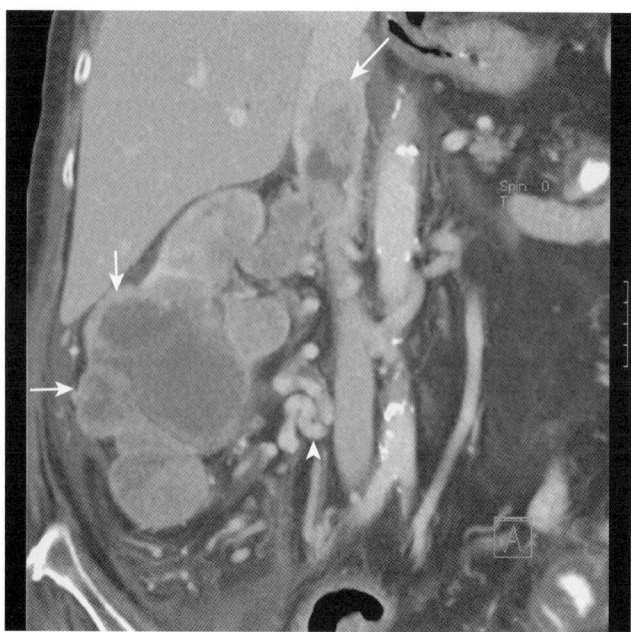

Figura 57-23. Tomografia computadorizada demonstrando o carcinoma de células renais no polo inferior do polo direito (*setas curtas*) com trombo da veia cava inferior (VCI) de nível III. A *seta longa* indica a extensão superior do trombo tumoral dentro da porção intra-hepática da VCI. A *ponta de seta* indica vasos colaterais venosos retroperitoneais extensos associados ao fluxo restrito dentro da VCI.

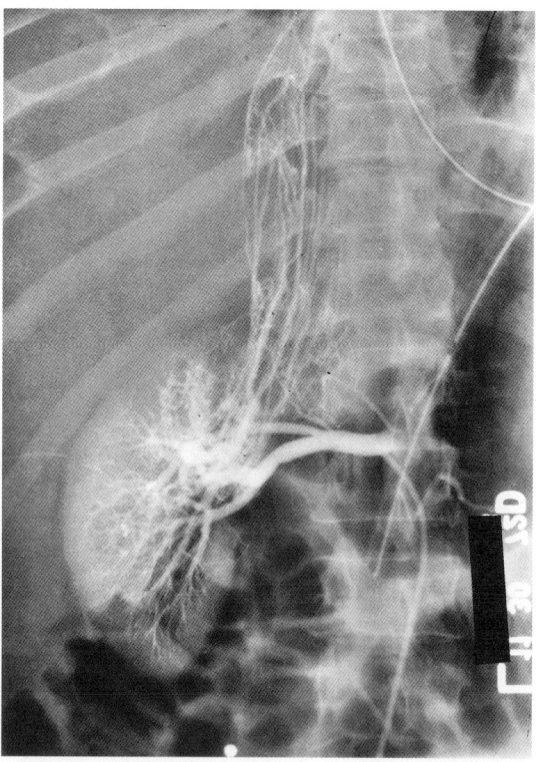

Figura 57-24. A arteriografia renal direita mostra a arterialização de um trombo da veia cava supradiafragmática.

devido ao estado hipocoagulável que ocorre quando se fecha a bomba e ao risco aumentado de acidente vascular encefálico e infarto do miocárdio (Ciancio et al., 2011; Navia et al., 2012). Se o trombo for mobilizado abaixo do átrio, pode-se obter frequentemente um controle vascular sequencial sem abrir o coração (Ciancio et al., 2010).

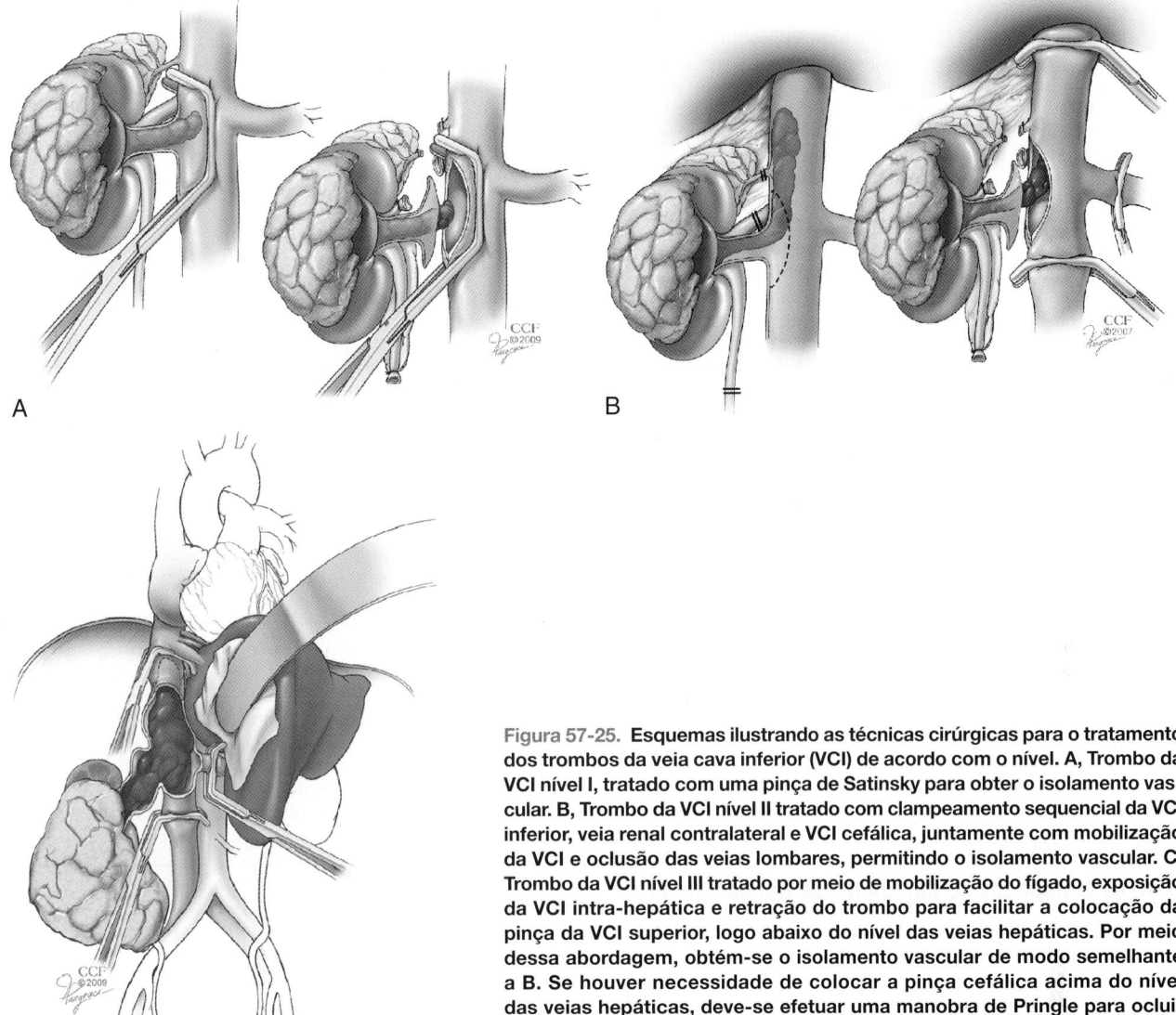

Figura 57-25. Esquemas ilustrando as técnicas cirúrgicas para o tratamento dos trombos da veia cava inferior (VCI) de acordo com o nível. A, Trombo da VCI nível I, tratado com uma pinça de Satinsky para obter o isolamento vascular. B, Trombo da VCI nível II tratado com clampeamento sequencial da VCI inferior, veia renal contralateral e VCI cefálica, juntamente com mobilização da VCI e oclusão das veias lombares, permitindo o isolamento vascular. C, Trombo da VCI nível III tratado por meio de mobilização do fígado, exposição da VCI intra-hepática e retração do trombo para facilitar a colocação da pinça da VCI superior, logo abaixo do nível das veias hepáticas. Por meio dessa abordagem, obtém-se o isolamento vascular de modo semelhante a B. Se houver necessidade de colocar a pinça cefálica acima do nível das veias hepáticas, deve-se efetuar uma manobra de Pringle para ocluir temporariamente o fluxo sanguíneo hepático. (Reimpressa com autorização de Cleveland Clinic Center for Medical Art and Photography, © 2007-9. Todos os Direitos Reservados.)

Podem-se encontrar mais detalhes sobre esses procedimentos no Capítulo 60 (*disponível exclusivamente on-line em inglês no site www.expertconsult.com*).

O risco de morbidade pode ser substancial nos trombos que se estendem acima do diafragma, e foram relatadas altas taxas de mortalidade associadas à NR e trombectomia da VCI, de 5% a 10% em algumas séries, dependendo das comorbidades do paciente e das características do tumor (Blute et al., 2004b; Ciancio et al., 2010; Navia et al., 2012). Por conseguinte, a seleção dos pacientes e o planejamento cirúrgico são de suma importância (Ciancio et al., 2010; Pouliot et al., 2010). Embora a cirurgia possa desempenhar um papel paliativo em alguns pacientes com metástases que apresentam incapacidade grave em consequência de edema refratário, ascite, disfunção cardíaca ou sintomas locais associados, como dor abdominal e hematúria, a maioria desses pacientes não irá se beneficiar, devido ao risco de morbidade perioperatória e expectativa de vida limitada (Slaton et al., 1997; Culp et al., 2010).

Carcinoma de Células Renais Localmente Invasivo

A localização confinada do CCR faz que alguns pacientes se apresentem com grandes tumores primários que invadem estruturas adjacentes. Os pacientes com doença no estádio patológico T4 têm representado menos de 2% nas séries cirúrgicas, porém essa proporção irá aumentar com a reclassificação do comprometimento das adrenais dentro dessa categoria (Thompson et al., 2005a; Karellas et al., 2009). **Os pacientes com CCR localmente avançado habitualmente apresentam dor, em geral por invasão da parede posterior do abdome, raízes nervosas ou músculos paraespinais.** Os tumores grandes podem penetrar e comprimir o parênquima hepático adjacente, porém na realidade raramente crescem por extensão direta dentro do fígado, e as metástases intra-hepáticas são mais comuns (Yezhelyev et al., 2009). Margulis et al. (2007a) relataram que a invasão de órgãos adjacentes foi confirmada patologicamente em apenas 40% dos pacientes nos quais era suspeita no exame de imagem pré-operatório. A invasão duodenal e pancreática é incomum e constitui um sinal de prognóstico sombrio. A tendência do CCR de invadir os vasos pode explicar a extensão no cólon e seu mesentério. **Na avaliação de pacientes com grandes massas abdominais invasivas no quadrante superior, deve-se considerar um diagnóstico diferencial amplo, incluindo carcinoma corticoadrenal, carcinoma urotelial, sarcoma e linfoma, além do CCR localmente invasivo.**

Como o tratamento cirúrgico é o único potencialmente curativo para o CCR, indica-se, em certas ocasiões, a realização de cirurgias extensas com ressecção em bloco dos órgãos adjacentes. **O objetivo do tratamento consiste na excisão completa do tumor, incluindo ressecção do intestino, baço ou músculos da parede abdominal afetados.** Entretanto, mesmo com uma abordagem cirúrgica agressiva, o prognóstico continua sombrio. Na série de Margulis et al. (2007a),

10 de 12 pacientes com doença no estádio patológico T4 sofreram recidiva da doença dentro de um período mediano de 2 meses após a cirurgia. De modo semelhante, embora tenham sido obtidas margens cirúrgicas negativas em 63% dos pacientes em outra série, 34 de 38 pacientes (90%) finalmente morreram da doença dentro de um período mediano de 12 meses após a cirurgia (Karellas et al., 2009). Por essas razões, a terapia sistêmica neoadjuvante é uma consideração válida para pacientes com CCR potencialmente "não ressecável", visto que pode fornecer um "teste decisivo" para identificar pacientes que estão destinados a evoluir rapidamente.

As questões perioperatórias importantes para pacientes com CCR localmente avançado incluem um consentimento pré-operatório abrangente, incluindo a possibilidade de morbidade aumentada e ressecção de órgãos adjacentes, preparo intestinal completo e consideração de embolização pré-operatória do suprimento sanguíneo da artéria renal. Esta última pode reduzir o sangramento se houver alteração do hilo renal em consequência de encarceramento dos vasos ou linfadenopatia volumosa. Deve-se efetuar uma vacinação contra *Streptococcus pneumoniae*, *Haemophilus influenzae* tipo B e *Neisseria meningitidis* no pré-operatório se houver probabilidade de esplenectomia durante a nefrectomia (Shatz, 2005; Habermalz et al., 2008). Se não estiverem imunizados, os pacientes esplenectomizados devem receber essas vacinas no pós-operatório para prevenir a sepse causada por um desses microrganismos encapsulados (Shatz, 2005; Habermalz et al., 2008).

A excisão incompleta de um grande tumor primário ou citorredução raramente está indicada, visto que as estimativas de sobrevida são de apenas 10% a 20% aos 12 meses (Dekernion et al., 1978; Karellas et al., 2009). O papel da radioterapia no tratamento do CCR localmente extenso é controverso. Vários estudos iniciais sugeriram que a radioterapia pré-operatória poderia melhorar a sobrevida (Cox et al., 1970). Entretanto, um estudo posterior de Werf-Messing (1973) comparou os resultados do tratamento pré-operatório com controles e verificou não haver diferença de sobrevida aos 5 anos. A radioterapia pós-operatória de rotina não demonstrou influenciar a sobrevida global e pode ser perigosa, devido à proximidade do intestino delgado, que é altamente radiossensível.

Dissecção de Linfonodos no Carcinoma de Células Renais

A necessidade de linfadenectomia extensa em pacientes submetidos a NR permanece controversa, visto que um estudo clínico randomizado de linfadenectomia durante a nefrectomia não conseguiu demonstrar qualquer vantagem significativa (Leibovich e Blute, 2008; Blom et al., 2009; Crispen et al., 2011). A principal limitação deste estudo foi a inclusão de pacientes com baixo risco de metástases para linfonodos (81% apresentavam graus 1 ou 2, e 72% estavam limitados a órgãos); foi constatada a presença de metástase linfonodal em apenas 4% dos pacientes submetidos a dissecção completa de linfonodos (Blom et al., 2009). Com base nesse estudo, não é possível fornecer um argumento convincente para a realização de dissecção de linfonodos em pacientes com CCR clinicamente localizado. O estudo conduzido por Blute et al. (2004a), que elucidaram características patológicas associadas a um risco aumentado de metástases para linfonodos, conforme delineado na Tabela 57-19, tem maior impacto. Com base nesse estudo e em uma avaliação prospectiva subsequente dessa abordagem, os pacientes com dois ou mais desses fatores de risco devem ser considerados para dissecção extensa de linfonodos, incorporando as regiões ipsolaterais dos grandes vasos e interaortocava e estendendo-se do pilar do diafragma até a artéria ilíaca comum. Quarenta e cinco por cento desses pacientes apresentaram linfonodos positivos fora da região hilar renal (Fig. 57-26) (Crispen et al., 2011).

Recidiva Local após Nefrectomia Radical ou Cirurgia Poupadora de Néfrons

A recidiva local do CCR após NR, caracterizada por recidiva na fossa renal, na glândula adrenal ipsolateral ou em linfonodos retroperitoneais ipsolaterais, constitui um evento pouco frequente, que ocorre em 2% a 4% dos casos (Margulis et al., 2009). Os fatores de risco incluem doença localmente avançada ou com linfonodos positivos e características histopatológicas adversas (Esrig et al., 1992; Sandock et al., 1995; Levy et al., 1998). Em contrapartida, a recidiva local após NR é rara em pacientes com CCR limitado ao órgão. Apenas cerca de 40% das recidivas locais são isoladas; a maioria dos pacientes com recidiva local também apresenta doença sistêmica, e deve-se proceder a uma avaliação minuciosa das metástases (Schrodter et al., 2002; Eggener et al., 2008).

Deve-se considerar a ressecção cirúrgica da recidiva local isolada do CCR após NR, visto que pode proporcionar um estado prolongado sem câncer em cerca de 30% a 40% dos pacientes (Master et al., 2005; Bandi et al., 2008; Margulis et al., 2009). Com frequência, a ressecção completa das recidivas abdominais representa uma enorme tarefa, visto que as barreiras teciduais naturais não estão mais presentes, e é comum haver invasão dos órgãos contíguos. A ressecção em bloco dos órgãos adjacentes é frequentemente necessária, e o risco de morbidade pode ser substancial (Gogus et al., 2003; Eggener et al., 2008; Margulis et al., 2009). Margulis et al. (2009) relataram 54 pacientes com recidiva local após nefrectomia tratados com ressecção cirúrgica, dos quais 69% também receberam terapia sistêmica adjuvante. Os fatores de risco associados à morte câncer-específica após ressecção consistiram em tamanho do tumor recorrente, características sarcomatoides na amostra da recidiva, margens cirúrgicas positivas, fosfatase alcalina anormal e nível elevado de desidrogenase lática. Os pacientes com nenhum, um ou mais de um fator de risco adverso demonstraram tempos de sobrevida câncer-específica de 111, 40 e 8 meses, respectivamente. A radiação intraoperatória não demonstrou ter benefício oncológico (Master et al., 2005), porém a radioterapia pode ter valor para paliação da recidiva local sintomática em pacientes que não são passíveis de tratamento cirúrgico.

Foi relatada a ocorrência de recidiva local no rim remanescente após NP para o CCR em 1,4% a 10% dos pacientes, e o principal fator de risco consiste no estádio T avançado (Campbell

TABELA 57-19 Risco de Metástases para Linfonodos Regionais no Carcinoma de Células Renais com Base nos Fatores de Risco Patológicos

Nº DE FATORES DE RISCO*	PORCENTAGEM DE PACIENTES NESSE GRUPO DE RISCO	PORCENTAGEM COM LNFONODOS POSITIVOS EM SÉRIES RETROSPECTIVAS†	PORCENTAGEM COM LINFONODOS POSITIVOS EM SÉRIES PROSPECTIVAS‡
0	44% (729/1.652)	0,4% (3/729)	—
1	18% (302/1.652)	1% (3/302)	—
2	17% (276/1.652)	4,4% (12/276)	20% (7/35)
3	13% (209/1.652)	12% (26/209)	37% (26/71)
4	7,3% (121/1.652)	13% (16/121)	49% (26/53)
5	0,9% (15/1.652)	53% (8/15)	50% (5/10)

*Os fatores de risco incluem grau 3 ou 4, componente sarcomatoide, tamanho do tumor ≥10 cm, estádio patológico T3 ou pT4 e necrose tumoral histológica.
†Dados de Blute et al., 2004; dissecção de linfonodos realizada em 58% de 1.652 pacientes.
‡Dados de Crispen et al., 2011; dissecção de linfonodos realizados em 41% de 415 pacientes com +2 fatores de risco.

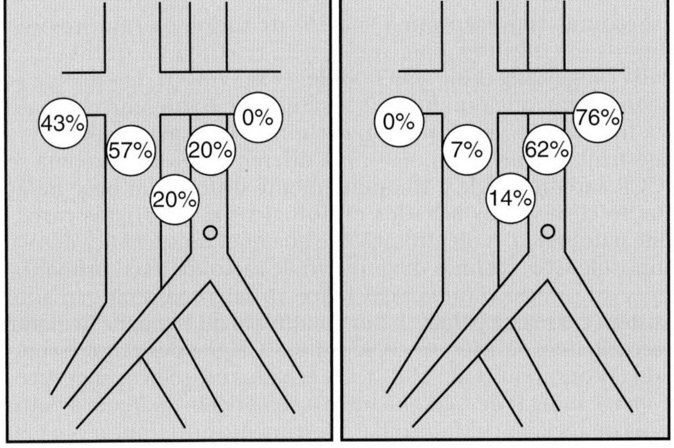

Figura 57-26. Frequência de linfonodos positivos detectados na linfadenectomia extensa em pacientes com câncer renal positivo para linfonodos na nefrectomia. (De Crispen PL, Breau RH, Allmer C, et al. Lymph node dissection at the time of radical nephrectomy for high-risk clear cell renal cell carcinoma: indications and recommendations for surgical templates. Eur Urol 2011;59:18–23.)

e Novick, 1994; Lane e Gill, 2007; Krambeck et al., 2008). **A maioria dessas recidivas locais ocorre à distância do leito tumoral e, por conseguinte, resulta provavelmente da multicentricidade tumoral não reconhecida ou de ocorrência *de novo*, e não de um verdadeiro fracasso do tratamento** (Campbell e Novick, 1994; Lane e Novick, 2007; Krambeck et al., 2008). Dados recentes confirmam que a recidiva local após NP é rara, mesmo com uma margem cirúrgica positiva (Permpongkosol et al., 2006b; Kwon et al., 2007; Kutikov et al., 2008; Yossepowitch et al., 2008). **Os pacientes com recidiva local isolada após NP podem ser considerados para uma NP repetida, nefrectomia completa, ablação térmica (AT) ou VA** (Bratslavsky et al., 2008; Johnson et al., 2008; Magera et al., 2008a; Berger et al., 2009b). Na atualidade, a AT está sendo usada com mais frequência nesse contexto, devido ao problema de fibrose dentro da fossa renal; entretanto, a NP convencional pode e deve ser realizada quando a anatomia e as características do tumor são favoráveis (Gittes e Blute, 1982; Moll et al., 1993; Campbell e Novick, 1994; Frank et al., 2005; Bratslavsky e Linehan, 2011). De qualquer modo, as características do tumor, a idade do paciente, as comorbidades, o intervalo livre de doença e o estado da função renal devem ser todos considerados durante o aconselhamento do paciente, e uma biópsia do tumor recorrente também pode ser útil.

A recidiva local após AT frequentemente representa um fracasso terapêutico; muitas recidivas locais desenvolvem-se dentro do leito tumoral prévio (McDougal et al., 2005; Matin et al., 2006; Levinson et al., 2008; Nguyen et al., 2008b; Berger et al., 2009b). As incidências relatadas variam entre 3% e 10% para a crioablação e entre 5% e 20% para ARF (Kunkle e Uzzo, 2008; Kunkle et al., 2008; Levinson et al., 2008; Weight et al., 2008; Berger et al., 2009b). É importante assinalar que a verdadeira incidência de recidiva local nessa população não está bem definida, visto que os fatores radiológicos preditivos de recidiva foram questionados, particularmente para a ARF; a maioria dos estudos não incorporou a biópsia de rotina do leito tumoral durante a vigilância, e o período de seguimento é limitado em muitas séries (Stein e Kaouk, 2007; Weight et al., 2007). Essas recidivas podem ser tratadas, em sua maioria, por meio de ablação repetida, porém isso nem sempre é viável. Além disso, as opções de tratamento são semelhantes àquelas para a recidiva após NP, com a ressalva de que a cirurgia de recuperação nesse contexto é frequentemente difícil, em virtude da reação inflamatória densa induzida pela AT (Nguyen et al., 2008b; Kowalczyk et al., 2009).

Terapia Adjuvante no Carcinoma de Células Renais

Infelizmente, observa-se a ocorrência de recidiva em uma proporção significativa de pacientes considerados livres da doença após ressecção cirúrgica, principalmente devido à existência de doença micrometastática oculta. Embora a recidiva pós-operatória não seja comum em pacientes com doença de estádio baixo órgão-limitada, o CCR localmente avançado e o CCR com outras características histopatológicas adversas estão associados a um risco significativo de recidiva. Vários instrumentos preditivos podem ajudar na avaliação do risco em cada paciente (Kim et al., 2012a), embora, como um todo, ocorra desenvolvimento de metástases a distância em 20% a 35% e de recidiva local em 2% a 5% dos pacientes (Lane e Kattan, 2008). Tendo em vista esses achados, existe uma forte justificativa para a terapia adjuvante sistêmica em pacientes de alto risco. Todavia, até o momento, nenhum dos estudos adjuvantes nesse campo têm sido convincente, e o padrão de cuidado continua sendo a observação, caso o paciente não considere a sua participação em um ensaio clínico adjuvante (ver Pontos-chave).

> **PONTOS-CHAVE: TRATAMENTO DA RECIDIVA LOCAL E TERAPIA ADJUVANTE PARA O CARCINOMA DE CÉLULAS RENAIS**
>
> - Ocorre recidiva local isolada após NR em 2% a 4% dos pacientes, e deve-se efetuar uma avaliação minuciosa à procura de metástases se for considerar a ressecção.
> - A recidiva local após NP é mais comum em locais distantes do leito tumoral e pode ser tratada por meio de NP repetida, nefrectomia total, AT ou VA.
> - A recidiva local após AT frequentemente reflete uma erradicação incompleta do tumor; as opções de tratamento incluem ablação repetida, VA ou cirurgia de recuperação.
> - Apesar da probabilidade significativa de recidiva do CCR na presença de fatores de risco, não há evidências estabelecidas do benefício da terapia adjuvante em pacientes que parecem estar livres de câncer após a ressecção cirúrgica, e a observação continua sendo o padrão de cuidado.
> - Os estudos clínicos adjuvantes em andamento, que estão pesquisando agentes moleculares direcionados para alvos e outras abordagens sistêmicas novas, devem ser baseados num esforço de identificar uma estratégia adjuvante eficaz.

O principal parâmetro clínico usado na maioria dos estudos adjuvantes tem sido a sobrevida livre de recidiva. O plano ideal de estudo clínico incorpora protocolos cegos e controlados por placebo e uma revisão radiológica independente para confirmar que todos os pacientes recrutados estejam efetivamente livres de doença por ocasião de sua entrada no estudo e para confirmar e definir acuradamente todas as recidivas. A análise da intenção de tratar constitui outra expectativa importante nesse campo (Kenney e Wood, 2012). **Até recentemente, muitos estudos clínicos adjuvantes para pacientes com CCR não tinham poder suficiente para detectar diferenças pequenas na sobrevida, e tem sido difícil avaliar os principais parâmetros relacionados com a recidiva do tumor em vista de falhas no planejamento dos estudos.** Foram investigadas diversas abordagens adjuvantes, incluindo manipulação hormonal, radioterapia, imunoterapia, vacinas e, mais recentemente, agentes moleculares direcionados para alvos. Os estudos clínicos adjuvantes iniciais testaram o acetato de medroxiprogesterona no pós-operatório (Pizzocaro et al., 1987) ou a radioterapia perioperatória (van der Werf-Messing, 1973) com resultados negativos.

Apesar dos efeitos antitumorais demonstráveis em pacientes com doença metastática, a IL-2 e o alfa-interferon não demonstraram ser benéficos em ensaios adjuvantes. Foram realizados quatro estudos randomizados, três com alfa-interferon e um com IL-2 (Pizzocaro et al., 2001; Clark et al., 2003; Messing et al., 2003). Os estudos que investigaram o interferon utilizaram várias doses, preparações (L-interferon, alfa2a-interferon, alfa2b-interferon) e duração do tratamento;

nenhum demonstrou qualquer benefício em comparação com controles. Clark et al. (2003) randomizaram 79 pacientes de alto risco após ressecção cirúrgica completa para um grupo de observação *versus* um grupo tratado com IL-2 em alta dose. Uma análise preliminar levou à interrupção do ensaio clínico, principalmente em razão da toxicidade da IL-2 em alta dose; não houve benefício clinicamente significativo para a população como um todo ou nos subgrupos que foram analisados.

Diversas abordagens baseadas em vacinas de células tumorais autólogas foram usadas para imunizar pacientes com CCR no contexto pós-operatório, mais uma vez com resultados essencialmente negativos (Galligioni et al., 1996; Jocham et al., 2004; Wood et al., 2008). Mais recentemente, foram publicados os resultados do estudo adjuvante ARISER, representando outro estudo adjuvante negativo para o CCR. Esse estudo investigou o girentuximabe, um anticorpo monoclonal quimérico dirigido contra G250, um antígeno de superfície celular expresso pela maior parte dos CCR de células claras. Em 2012, uma análise preliminar mostrou não haver melhora na sobrevida mediana livre de doença, e o ensaio clínico foi interrompido.

Os ensaios clínicos atuais utilizando agentes moleculares direcionados com atividade em pacientes com CCR metastático recrutaram um grande número de pacientes com CCR cirurgicamente ressecado que correm alto risco de recidiva (Tabela 57-20) (Jonasch e Tannir, 2008; Kenney e Wood, 2012). Esses agentes são administrados por via oral, e, portanto, o seu uso é interessante no contexto adjuvante, embora haja muitas incertezas sobre a escolha ideal do agente, da dose e da duração da terapia. Além disso, as toxicidades desses agentes podem limitar sua utilidade como adjuvantes, visto que os pacientes que recebem um tratamento potencialmente preventivo tendem a apresentar um limiar muito mais baixo para toxicidades. Alguns desses ensaios clínicos foram concluídos, e a sua análise final pode ser esperada para aproximadamente 2015. Convém consultar o Capítulo 63 (*disponível exclusivamente on-line em inglês no site www.expertconsult.com*) para uma discussão mais detalhada desses tratamentos direcionados para alvos e a justificativa de seu uso em pacientes com CCR avançado.

OUTROS TUMORES RENAIS MALIGNOS

Sarcomas do Rim

Os sarcomas representam 1% a 2% de todos os tumores renais malignos em adultos, com incidência máxima na quinta década de vida (Vogelzang et al., 1993; Miller et al., 2010b). O sarcoma renal é menos frequente, porém mais letal do que o sarcoma de qualquer outra localização geniturinária, incluindo próstata, bexiga e região paratesticular (Russo et al., 1992). **A diferenciação do sarcoma renal do CCR sarcomatoide é frequentemente difícil com base na apresentação clínica, nos achados radiológicos e, em alguns casos, no exame patológico.** A identificação de qualquer característica dos vários subtipos de CCR exclui o diagnóstico de sarcoma renal primário. Os sinais e sintomas comuns associados ao sarcoma renal em adultos consistem em massa palpável, dor abdominal ou lombar e hematúria e são semelhantes àqueles observados nos CCR grandes e de crescimento rápido (Economou et al., 1987). Os achados específicos sugestivos de sarcoma, em lugar de CCR, incluem a sua origem aparente a partir da cápsula ou região perissinusoidal, crescimento até alcançar um grande tamanho na ausência de linfadenopatia, presença de gordura ou osso, sugerindo lipossarcoma ou osteossarcoma, e padrão hipovascular na angiografia, embora uma notável exceção seja o hemangiopericitoma, que é altamente vascularizado (Shirkhoda e Lewis, 1987). Deve-se suspeitar de sarcoma renal em qualquer uma dessas circunstâncias ou em todo paciente com uma massa renal muito grande ou de rápido crescimento (Tabela 57-21).

Os sarcomas renais, à semelhança dos sarcomas de qualquer outro local, compartilham uma biologia tumoral distinta que possui implicações importantes no que concerne ao tratamento (Russo et al., 1992). Esses tumores derivam de componentes mesenquimatosos e, portanto, estão livres de muitas das barreiras naturais para a disseminação que limitam outros tipos de tumores. Nos casos típicos, são circundados por uma pseudocápsula, que é frequentemente infiltrada por células cancerosas, podendo se estender a certa distância nos tecidos circundantes. Em muitos casos, isso não pode ser reconhecido macroscopicamente, embora se manifeste, com

TABELA 57-20 Estudos Clínicos em Andamento de Tratamento Adjuvante para o Carcinoma de Células Renais (CCR)

ESTUDO CLÍNICO	GRUPOS DO ESTUDO	DURAÇÃO DO TRATAMENTO	CRITÉRIOS DE INCLUSÃO
Sorafenibe ou Sunitinibe Adjuvantes para Carcinoma de Células Renais Desfavorável (ASSURE)	Sunitinibe *versus* sorafenibe *versus* placebo	1 ano	CCR de células claras e CCR sem células claras elegíveis Estádio T2-T4 ou estádio T1b e G3-4 N1 se for realizada uma dissecção completa
Sorafenibe para Pacientes com Carcinoma de Células Renais Primário Ressecado (SORCE)	Sorafenibe (por 1 ou 3 anos) *versus* placebo	3 anos	CCR de células claras e CCR sem células claras elegíveis Escore de progressão da Mayo Clinic de 3-11
Sunitinibe *versus* Placebo para o Tratamento de Pacientes com Alto Risco de Câncer de Células Renais Recorrente (S-TRAC)	Sunitinibe *versus* placebo	1 ano	Histologia predominante de células claras, elegíveis CCR de alto risco de acordo com o UISS*
Everolimo para Câncer Renal Subsequente a Terapia Cirúrgica (EVEREST)	Everolimo *versus* placebo	1 ano	CCR de células claras e CCR sem células claras elegíveis Estádio T2-T4 ou estádio T1b e G3-4 N1 se for realizada uma dissecção completa
Tratamento Adjuvante do Câncer Renal com Axitinibe (ATLAS)	Axitinibe *versus* placebo	3 anos	Predominante de células claras (>50%), elegíveis pT2 e G3-4 ou pT3a e >4 cm ou pT3b/pT3c/pT4 ou N1
Pazopanibe como Tratamento Adjuvante para o Carcinoma de Células Renais Localmente Avançado (PROTECT)	Pazopanibe *versus* placebo	1 ano	Predominante de células claras (>50%), elegíveis pT2 e G3-4, pT3 ou N1

*UISS: Sistema de Estadiamento Integrado da UCLA (Zisman et al., 2002).

TABELA 57-21 Características de Outros Tumores Renais Malignos

TIPO DE TUMOR	CARACTERÍSTICAS	TRATAMENTO
Sarcomas	Leiomiossarcoma mais comum Tipicamente hipovascular Com frequência, de crescimento rápido; em certas ocasiões, parece se originar da cápsula renal	Excisão local ampla com confirmação de margens negativas
Linfoma renal e leucemia	Múltiplos padrões radiológicos descritos Tipicamente hipovascular Deve-se suspeitar de sua presença em pacientes com linfadenopatia retroperitoneal maciça ou linfadenopatia em outras regiões do corpo ou locais atípicos	Deve-se considerar a biópsia Deve-se evitar uma cirurgia de extirpação Tipicamente tratado com quimioterapia e/ou radioterapia
Tumores metastáticos	As fontes mais comuns incluem cânceres de pulmão, mama e gastrintestinais, melanoma maligno e neoplasias malignas hematológicas Tipicamente hipovasculares e multifocais	Deve-se considerar fortemente a realização de biópsia Tipicamente tratados com terapia sistêmica ou cuidados paliativos
Carcinoide	Tipicamente hipovascular Pode apresentar-se como síndrome carcinoide Derivado de células neuroendócrinas	Excisão cirúrgica
Carcinoma de células pequenas do rim	Origem neuroendócrina Tipicamente hipovascular Na maioria dos casos, localmente avançado ou metastático	Terapia multimodal com cirurgia e quimioterapia à base de platina
Tumor neuroectodérmico primitivo	Derivado de células da crista neural primitiva Padrão hipovascular típico Prognóstico sombrio	Terapia multimodal
Tumor de Wilms	Massa renal sólida heterogênea na tomografia computadorizada	Terapia multimodal análoga aos protocolos de tratamento para o tumor de Wilms pediátrico

frequência, na forma de recidivas locais, que são comuns após extirpação cirúrgica, mesmo quando se realiza uma ampla excisão. **Os sarcomas de alto grau frequentemente metastatizam; os pulmões constituem o principal local de disseminação, e o prognóstico é sombrio. Muitos pacientes morrem em consequência da progressão da doença em questão de meses. Os sarcomas de baixo grau tendem a seguir uma evolução mais indolente**, embora as recidivas locais exijam, com frequência, uma ressecção repetida para prolongar a sobrevida e reduzir ao máximo a morbidade.

Em geral, os fatores prognósticos mais importantes nos sarcomas consistem no estado das margens cirúrgicas e no grau tumoral. A ressecção inicial constitui o evento essencial, visto que representa a melhor chance de cura em longo prazo. Nos sarcomas renais, isso frequentemente exige NR, juntamente com excisão em bloco dos órgãos adjacentes (Brescia et al., 2008; Wang et al., 2011). A RM pode ser útil para o planejamento pré-operatório, visto que define os planos teciduais e a proximidade das estruturas vitais. Trata-se principalmente de uma doença cirúrgica, e a sua excisão ampla constitui o objetivo, com monitoramento intraoperatório das margens cirúrgicas. Os agentes quimioterápicos que demonstraram ter atividade contra os sarcomas metastáticos incluem a doxiciclina e a ifosfamida; todavia, mesmo na melhor das circunstâncias, as taxas de resposta são decepcionantes (Antman et al., 1993; Miller et al., 2010b). A combinação de radioterapia e quimioterapia, que demonstrou ser efetiva como adjuvante no tratamento dos sarcomas das extremidades, não tem proporcionado grande benefício nos sarcomas renais ou retroperitoneais (Russo et al., 1992). No momento atual, o papel dessas abordagens adjuvantes para o tratamento dos sarcomas renais não está bem definido, embora se utilize com frequência uma abordagem multimodal se o estado de desempenho permitir, tendo em vista o prognóstico sombrio.

As maiores séries de sarcomas renais de uma única instituição incluem apenas 15 a 41 casos e representam uma experiência composta que se estende por um período de vários anos (Shirkhoda e Lewis, 1987; Wang et al., 2011). Em todas essas séries, o leiomiossarcoma foi o subtipo histológico mais comum, e, em muitas séries, o lipossarcoma ocupou o segundo lugar em frequência. Em contrapartida, nos sarcomas retroperitoneais, a ordem é invertida, e o lipossarcoma constitui o subtipo histológico mais comum (Karakousis et al., 1995). Todas essas séries relataram um prognóstico muito ruim; a experiência de Srinivas et al. (1984), no Memorial Sloan Kettering Cancer Center, é representativa. Nessa série de 16 pacientes com sarcoma renal, 15 foram submetidos a nefrectomia, frequentemente com excisão em bloco dos órgãos adjacentes; cinco receberam radioterapia e quimioterapia adjuvantes, sem benefício aparente; e 13 morreram dentro de 6 meses após a cirurgia. Saitoh et al. (1982) definiram os locais comuns de metástases dos sarcomas renais: o pulmão na maior parte dos casos, mas também os linfonodos e o fígado.

O leiomiossarcoma constitui o subtipo histológico mais comum de sarcoma renal, representando 50% a 60% desses tumores (Fig. 57-27). **Origina-se da célula muscular lisa da cápsula ou de outras estruturas perinéfricas** (Moudouni et al., 2001; Deyrup et al., 2004; Wang et al., 2011). Niceta et al. (1974) identificaram 66 casos de leiomiossarcoma renal na literatura e constataram um predomínio feminino; a maioria dos pacientes estava na quarta à sexta décadas de vida. O leiomiossarcoma renal, à semelhança de outros sarcomas renais, tende a deslocar o parênquima, em lugar de invadi-lo, e caracteriza-se por uma rápida velocidade de crescimento, metástases frequentes e altas taxas de recidiva local e sistêmica (Deyrup et al., 2004). Nos casos revisados por Niceta et al. (1974), os pacientes foram tratados, em sua maioria, principalmente com NR e morreram dentro de 2 anos. Na série da Mayo Clinic, 14 de 15 pacientes com leiomiossarcoma renal morreram em consequência da progressão da doença dentro de 4 meses a 5,5 anos após a cirurgia (Frank et al., 2000).

Além do leiomiossarcoma, foi descrita uma ampla variedade de subtipos histológicos, visto que foi encontrado no rim quase qualquer tipo concebível de sarcoma. O **lipossarcoma** é facilmente distinguido do CCR, devido à presença de tecido adiposo; entretanto, é frequentemente confundido com o AML ou com lipomas renais grandes e benignos (Frank et al., 2000). Nos casos típicos, o lipossarcoma desenvolve-se na quinta e sexta décadas de vida e, com frequência, cresce até alcançar um tamanho extremamente grande. A resposta à radioterapia e à quimioterapia à base de cisplatina no contexto adjuvante foi descrita por Belldegrun e deKernion (1987) e deve ser considerada nos pacientes com doença de alto grau ou com margens positivas. O **sarcoma osteogênico** é uma forma rara, porém distinta, de sarcoma renal, que contém cálcio e que, frequentemente, tem consistência dura como

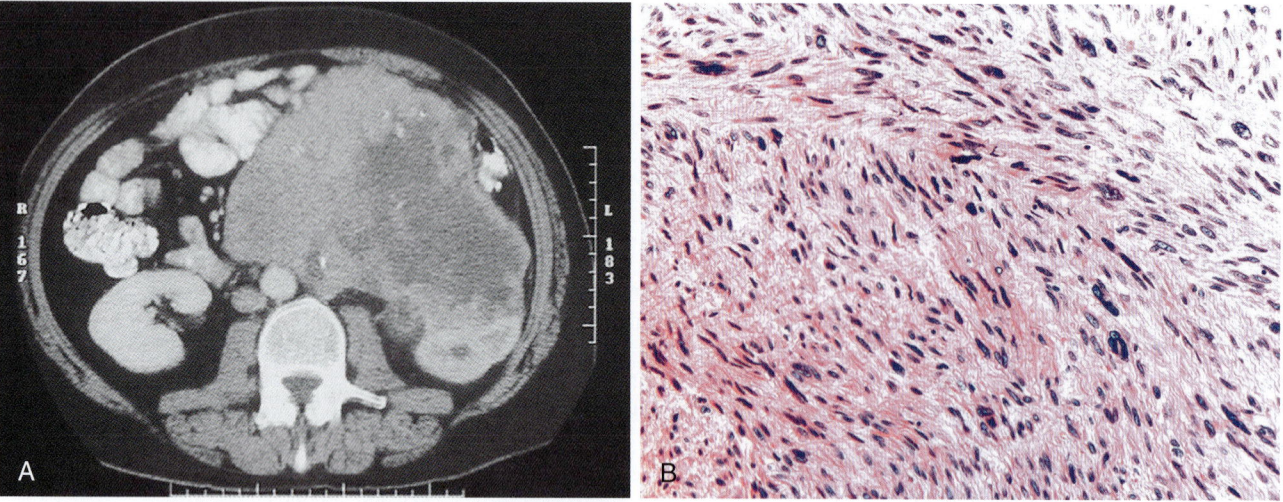

Figura 57-27. A, A tomografia computadorizada demonstra um leiomiossarcoma grande do rim esquerdo. **B,** As características microscópicas do leiomiossarcoma consistem em células fusiformes, núcleos de extremidades rombas e citoplasma eosinofílico. (Cortesia do Dr. Michael McGuire, Evanston, IL and Dr. Ming Zhou, Cleveland, OH.)

rocha (Micolonghi et al., 1984; Leventis et al., 1997). A extensa calcificação em um tumor hipovascular grande deve sugerir o diagnóstico. O aspecto nas radiografias simples pode simular um cálculo coraliforme; entretanto, o efeito de massa prontamente evidente deve sugerir uma doença xantogranulomatosa ou, mais raramente, sarcoma osteogênico. Neste caso também, o prognóstico é sombrio, e a maioria dos pacientes morre em consequência da progressão da doença dentro de poucos anos após o estabelecimento do diagnóstico. **Os subtipos histológicos menos comuns incluem rabdomiossarcoma, fibromiossarcoma, carcinossarcoma, histiocitoma fibroso maligno, sarcoma sinovial, schwanoma, angiossarcoma e hemangiopericitoma maligno** (Srigley et al., 2013). **Os hemangiopericitomas malignos** são notáveis pela sua vascularidade extensa (Chaudhary et al., 2007; Brescia et al., 2008). Foi descrita a realização de angioembolização pré-operatória, que pode simplificar a excisão cirúrgica (Smullens et al., 1982).

Linfoma e Leucemia Renais

O comprometimento renal por neoplasias malignas hematológicas, que incluem os linfomas e as leucemias, é comum — trata-se de um achado na necropsia em aproximadamente 34% dos pacientes que morrem de linfoma progressivo ou leucemia. Entretanto, esses processos são raramente observados na prática clínica, visto que, com frequência, são silenciosos e geralmente só ocorrem como manifestação tardia da doença sistêmica (Pollack et al., 1987; McVary, 1991). O papel do urologista na avaliação do linfoma renal ou da leucemia é de importância crítica e pode incluir a diferenciação de outras neoplasias malignas renais, o estabelecimento oportuno de um diagnóstico patológico e a preservação da função renal (McVary, 1991). O comprometimento renal é mais comum no linfoma não Hodgkin do que na doença de Hodgkin, e, à semelhança da maioria das outras formas de linfoma não Hodgkin extranodal, as formas histologicamente difusas predominam em relação às formas nodulares (Pollack et al., 1987; O'Riordan et al., 2001). O linfoma renal primário é raro, e existem apenas alguns relatos de casos bem documentados na literatura (Pollack et al., 1987; Ahmad et al., 2005; Garcia et al., 2007). Isso não é surpreendente, tendo em vista a relativa escassez de tecido linfoide no parênquima renal normal. A disseminação hematogênica do linfoma para o rim é mais comum, e acredita-se que ocorra em 90% dos casos; a extensão direta a partir dos linfonodos retroperitoneais é responsável pelos casos restantes. Hartman et al. (1982) demonstraram que o padrão mais comum de comprometimento renal consiste em múltiplos nódulos renais pequenos que tendem a se desenvolver entre os néfrons. Por fim, esses nódulos tornam-se confluentes, formando massas radiologicamente detectáveis. Nos casos extremos, podem substituir todo parênquima renal, levando à insuficiência renal.

A TC constitui a modalidade radiológica de escolha para o diagnóstico do linfoma renal e para o monitoramento da resposta à terapia (Pollack et al., 1987; Urban e Fishman, 2000). Os padrões radiológicos comuns associados ao linfoma renal foram definidos por Heiken et al. (1991) e confirmados por vários outros pesquisadores (Tabela 57-22). O linfoma renal pode se apresentar como múltiplas massas renais distintas, como massa renal solitária, cuja diferenciação do CCR pode ser difícil; como infiltração renal difusa; ou como invasão direta do rim a partir de linfonodos retroperitoneais aumentados (Sheth et al., 2006). Um padrão hipovascular na angiografia é típico do linfoma renal (Pollack et al., 1987). **Deve-se suspeitar de linfoma renal em pacientes com linfadenopatia retroperitoneal maciça, esplenomegalia ou linfadenopatia em outras regiões do corpo ou em regiões atípicas no retroperitônio.** Em relação a isso, é preciso ter em mente as principais zonas de localização do CCR — a região interaortocava no CCR direito e a região para-aórtica no CCR esquerdo —, e a linfadenopatia situada fora dessas áreas deve levantar a suspeita de linfoma. Todo paciente com história pregressa de linfoma e massa renal também deve ser avaliado para detectar a ocorrência de recidiva renal, mais do que para o CCR. Em geral, os linfomas são mais comuns em pacientes com imunossupressão iatrogênica, síndrome de imunodeficiência adquirida, doenças autoimunes ou doença do enxerto-versus-hospedeiro, bem como em pacientes com história de radioterapia (McVary, 1991). Essas associações clínicas também podem aumentar o índice de suspeita sobre um diagnóstico de linfoma sistêmico.

O comprometimento renal relacionado com a leucemia é mais comum em crianças, acompanhando as características demográficas da doença, e deve-se, com mais frequência, à leucemia linfocítica do que às formas miélogenas (Pollack et al., 1987). Nos casos típicos, a leucemia acomete o rim em um padrão difusamente infiltrativo e, com mais frequência, representa uma manifestação tardia de doença sistêmica.

TABELA 57-22 Achados na Tomografia Computadorizada Associados ao Linfoma

ACHADO	INCIDÊNCIA (%)
Massas renais múltiplas	45
Massa renal solitária	15
Invasão renal por linfonodos retroperitoneais aumentados	25
Comprometimento renal difuso	10
Comprometimento predominantemente perinéfrico	5

Dados de Pollack et al., 1987, and Heiken et al., 1991.

Se houver suspeita de comprometimento renal por linfoma ou leucemia, deve-se considerar a realização de biópsia percutânea ou aspiração para estabelecer um diagnóstico patológico (Herts, 2012); se houver necessidade de cirurgia exploradora, deve-se dar prioridade à biópsia intraoperatória e análise de cortes congelados. Se houver suspeita de linfoma renal ou leucemia, deve-se evitar a extirpação cirúrgica, visto que o principal tratamento desses processos consiste em quimioterapia sistêmica, com ou sem radioterapia (McVary, 1991). O esquema clássico de quimioterapia para o linfoma não Hodgkin é o protocolo CHOP, que consiste em ciclofosfamida, doxorrubicina, vincristina e prednisolona (Colevas et al., 2000). A nefrectomia raramente está indicada, exceto em pacientes com sintomas graves, como hemorragia incontrolável. A outra exceção notável é o paciente extremamente raro com linfoma renal primário, no qual a combinação de nefrectomia e quimioterapia sistêmica pode representar a terapia ideal (Garcia et al., 2007; Hart et al., 2012). Foram descritos 14 casos de linfomas de células B da zona marginal do tecido linfoide associado à mucosa localizado no rim, com alguns casos aparentemente curados com cirurgia apenas (Garcia et al., 2007).

Tanto o linfoma renal quanto a leucemia são comumente silenciosos, mas podem estar associados a hematúria, dor no flanco ou insuficiência renal progressiva. Febre, perda de peso e fadiga, os denominados sintomas B do linfoma, são muito mais comuns (Zomas et al., 2004). A insuficiência renal pode ser devida à substituição extensa do parênquima funcionante ou à obstrução ureteral bilateral associada aos linfonodos retroperitoneais aumentados (McVary, 1991). Na realidade, a insuficiência renal nesses pacientes está mais frequentemente relacionada com causas clínicas, como hipercalcemia ou nefropatia por uratos, que podem se desenvolver durante o tratamento sistêmico da doença avançada.

Tumores Metastáticos

Os tumores metastáticos constituem as neoplasias malignas mais comuns no rim, superando em número os tumores renais primários por uma ampla margem. Os estudos de necropsia mostraram que 12% dos pacientes que morrem por câncer apresentam metástases renais, tornando o rim um dos locais mais comuns de disseminação metastática (Pollack et al., 1987). **A vascularização profusa do rim faz que ele seja um solo fértil para o depósito e crescimento de células cancerosas.** Quase todas as metástases renais desenvolvem-se através de uma via hematogênica de disseminação. A invasão direta de tumores derivados de órgãos adjacentes, como pâncreas, cólon e glândula adrenal, é muito menos comum. **As fontes mais frequentes de metástases renais incluem cânceres de pulmão, mama, gastrintestinais, melanoma maligno e neoplasias malignas hematológicas** (Choyke et al., 1987; Pollack et al., 1987; Aron et al., 2004; Stage et al., 2005). Entre as neoplasias malignas sólidas, o câncer de pulmão está mais comumente associado a metástases renais. Olsson et al. (1971) constataram que 20% dos pacientes que morreram de câncer de pulmão tinham metástases renais, das quais 60% eram bilaterais. Klinger (1951) analisou 5.000 necrópsias e identificou 17 casos de metástases renais de câncer de pulmão, 11 de câncer gástrico, nove de câncer de mama, sete de câncer pancreático, quatro de câncer de esôfago, seis de outros cânceres primários do trato gastrintestinal e um de melanoma maligno. As metástases renais são, em sua maioria, multifocais, e quase todas estão associadas a metástases não renais disseminadas (Pollack et al., 1987; Choyke et al., 2003). Choyke et al. (1987) relataram que as metástases renais de carcinomas de pulmão, de mama e de cólon são notáveis, visto que, em certas ocasiões, são grandes e solitárias, o que dificulta a sua diferenciação do CCR.

O padrão típico das metástases renais consiste em múltiplos nódulos pequenos que, com frequência são clinicamente silenciosos, embora possam levar à hematúria ou dor no flanco em circunstâncias especiais (Pollack et al., 1987). **Nos casos típicos, a TC demonstra massas isodensas, com realce apenas moderado (5 a 30 UH)** após a administração de meio de contraste intravenoso (Pollack et al., 1987).

Deve-se suspeitar da presença de metástases renais em qualquer paciente com lesões renais múltiplas e metástases sistêmicas disseminadas ou com história de câncer primário não renal. Se houver qualquer dúvida quanto ao diagnóstico, a biópsia renal percutânea habitualmente fornece uma confirmação patológica (Sánchez-Ortiz et al., 2004a). Os pacientes com metástases renais são tratados, em sua maioria, com terapia sistêmica ou colocados sob cuidados paliativos, dependendo das circunstâncias clínicas. A nefrectomia quase nunca é necessária, exceto em circunstâncias extremas, como hemorragia renal refratária à embolização. Os pacientes que apresentam uma lesão renal solitária com realce intenso e história de doença maligna não renal limitada a um órgão têm mais tendência a apresentar CCR, particularmente se o intervalo entre os dois diagnósticos for substancial. Em um estudo envolvendo 100 pacientes consecutivos com massa renal e história de neoplasia maligna não renal, nenhum dos 54 pacientes sem outras evidências de progressão da doença apresentava uma metástase renal (Rybicki et al., 2003; Sánchez-Ortiz et al., 2004a).

Outros Tumores Malignos do Rim

Outros tumores malignos do rim incluem o tumor de Wilms do adulto e tumores neuroendócrinos, como carcinoide renal, carcinoma de células pequenas e tumor neuroectodérmico primitivo (PNET, do inglês, *primitive neuroectodermal tumor*). Todos eles são relativamente incomuns, porém cada um possui uma biologia tumoral distinta.

Os tumores carcinoides originam-se de células neuroendócrinas, que normalmente não estão presentes no rim (Romero et al., 2006). Por conseguinte, trata-se de uma neoplasia maligna renal rara, com menos de 60 casos descritos na literatura de língua inglesa (Hansel et al., 2007; Lane et al., 2007b; Canacci e MacLennan, 2008). Foi relatada uma associação com rins em ferradura, e alguns estudos anteriores mostraram um aumento de 82 vezes no risco relativo, em comparação com rins normais (Begin et al., 1998; Romero et al., 2006). Os tumores carcinoides coram-se de modo positivo para marcadores do tecido neuroendócrino, como enolase e cromogranina específicas de neurônios (Lane et al., 2007b). **A determinação da serotonina ou de seus metabólitos na urina ou no plasma pode ser diagnóstica** (Kulke e Mayer, 1999). **Apenas uma minoria dos pacientes irá apresentar a síndrome carcinoide — rubor episódico, sibilos e diarreia** (Jensen e Doherty, 2001; Romero et al., 2006; Lane et al., 2007b). A idade mediana por ocasião do diagnóstico é de 49 anos (Romero et al., 2006). Os achados na TC são inespecíficos, e muitos carcinoides renais são pequenos e de comportamento não agressivo. Entretanto, em uma revisão de carcinoides renais, foram encontradas metástases em 46% dos pacientes por ocasião do diagnóstico (Romero et al., 2006). A excisão cirúrgica constitui a base do tratamento (Kawajiri et al., 2004). A cirurgia poupadora de néfrons é preferível se houver suspeita do diagnóstico no pré-operatório. O prognóstico é satisfatório, particularmente quando associado a um rim em ferradura (Begin et al., 1998; Lowrance et al., 2006). Os fatores prognósticos adversos significativos incluem idade acima de 40 anos, tamanho do tumor de mais de 4 cm, taxa mitótica elevada, morfologia macroscópica puramente sólida, metástases no diagnóstico inicial e tumor que se estende através da cápsula renal (Romero et al., 2006).

Outros tumores neuroendócrinos, incluindo carcinoma de células pequenas e carcinoma neuroendócrino de células grandes, podem ocorrer no rim, porém são ainda menos comuns do que os carcinoides renais (Gonzalez-Lois et al., 2001; Majhail et al., 2003; Lane et al., 2007b). **Foram relatados aproximadamente 30 casos de carcinomas de células pequenas do rim, para os quais não foi possível identificar outro local primário** (Gonzalez-Lois et al., 2001; Kilicarsalan Akkaya et al., 2003; Mirza e Shahab, 2007). **No exame patológico, o carcinoma de células pequenas exibe características de neoplasias neuroendócrinas e epiteliais e precisa ser diferenciado do tumor de Wilms, do PNET, do linfoma e de metástases de carcinoma de pulmão de células pequenas. A coloração positiva para enolase, cromogranina e sinaptofisina específicas de neurônios é característica** (Kilicarsalan Akkaya et al., 2003). A diferenciação pré-operatória do CCR é difícil, embora um padrão relativamente hipovascular possa constituir uma indicação. Muitos carcinomas de células pequenas do rim são localmente avançados ou metastáticos no momento da apresentação, e é comum a ocorrência de dor no flanco ou hematúria. Recomenda-se a terapia multimodal com nefrectomia ou citorredução do tumor em combinação com esquemas quimioterápicos à base de platina para o carcinoma de células pequenas extrapulmonares em geral, mas que também pode ser útil para a manifestação renal dessa neoplasia maligna (Majhail et al., 2003; Mirza e Shahab, 2007). Os sobreviventes em longo prazo são raros, e são necessários novos esquemas de tratamento.

O PNET está relacionado com a família de tumores do sarcoma de Ewing, que são mais comuns na população pediátrica, e tipicamente manifesta-se no osso ou nos tecidos moles dos membros, do tronco e da cabeça e pescoço e apenas raramente nas vísceras ou nos rins (Jimenez et al., 2002; Maly et al., 2004; Bartholow e Parwani, 2012). Todavia, todas as idades podem ser afetadas, e foram relatados vários casos de PNET em rins de adultos (Karnes et al., 2000; Doerfler et al., 2001; Pomara et al., 2004; Thyavihally et al., 2008). Esses tumores derivam de células da crista neural primitiva, e o diagnóstico é fortemente sustentado pela coloração positiva para CD99, além de vimentina, citoqueratina e enolase específica de neurônios (Gonlusen et al., 2001; Ginsberg et al., 2002; Maly et al., 2004; Ellinger et al., 2006). No exame microscópico, o PNET renal tipicamente revela pequenas células redondas que podem formar rosetas de Homer-Wright características (Pomara et al., 2004; Thyavihally et al., 2008). Uma translocação t(11;22)(q24;q12) característica é altamente específica do PNET e pode ajudar a diferenciá-lo do neuroblastoma ou do tumor de Wilms do adulto (Parham et al., 2001; Jimenez et al., 2002). Os sintomas clínicos são inespecíficos; com frequência, a TC demonstra uma massa pouco definida e heterogênea, com áreas de necrose, sendo típico um realce duvidoso com meio de contraste (Doerfler et al., 2001). O PNET renal parece se comportar de modo mais agressivo do que tumores semelhantes em outros locais, exibindo uma forte tendência à recidiva local e metástases precoces para linfonodos, pulmão, fígado e osso (Gonlusen et al., 2001; Parham et al., 2001; Thyavihally et al., 2008). **Com frequência, são utilizados protocolos de tratamento multimodal, combinando citorredução do tumor, quimioterapia direcionada para tumores de células redondas ou da família do sarcoma de Ewing e radioterapia do leito renal; todavia, o prognóstico é sombrio, com sobrevida global livre de doença aos 5 anos de 45% a 55%** (Casella et al., 2001; Ellinger et al., 2006; Thyavihally et al., 2008).

O tumor de Wilms constitui a neoplasia maligna abdominal mais comum em crianças, porém 3% dos tumores de Wilms são observados em adultos. Destes, 20% são encontrados entre 15 e 20 anos de idade, e os 80% restantes distribuem-se entre a terceira e sétima décadas de vida (Winter et al., 1996). Os tumores de Wilms pediátricos e do adulto são histologicamente semelhantes, com padrão trifásico distinto, que consiste em quantidades variáveis de blastema, epitélio e estroma (Orditura et al., 1997). **O estadiamento patológico é igual ao do tumor de Wilms pediátrico.** Nos casos típicos, o tumor de Wilms do adulto apresenta-se como uma massa intrarrenal heterogênea na TC, com padrão relativamente hipovascular. A diferenciação do CCR pode ser difícil, senão impossível em muitos casos (Winter et al., 1996; Reinhard et al., 2004). A apresentação clínica do tumor de Wilms do adulto também se assemelha àquela do CCR e tende a ser um diagnóstico patológico não suspeito na maioria dos casos. **Deve-se considerar a terapia multimodal, análoga aos protocolos de tratamento para o tumor de Wilms pediátrico** (Neville e Ritchey, 2000; Firoozi e Kogan, 2003; Terenziani et al., 2004). O prognóstico é mais grave para adultos com tumor de Wilms do que para crianças com essa neoplasia maligna, visto que os adultos têm mais tendência a apresentar-se com uma doença avançada e súbita deterioração do estado de desempenho (Winter et al., 1996).

REFERÊNCIAS

 Para consultar a lista completa de referências, acesse www.expertconsult.com.

LEITURA SUGERIDA

Algaba F, Akaza H, Lopez-Beltran A, et al. Current pathology keys of renal cell carcinoma. Eur Urol 2011;60:634-43.

Barthélémy P, Hoch B, Chevreau C, et al. mTOR inhibitors in advanced renal cell carcinomas: from biology to clinical practice. Crit Rev Oncol Hematol 2013;88:42-56.

Bosniak MA. The Bosniak renal cyst classification: 25 years later. Radiology 2012;262:781-5.

Campbell SC. A nonischemic approach to partial nephrectomy is optimal. No. J Urol 2012;187:388-90.

Campbell SC, Novick AC, Belldegrun A, et al. Guideline for management of the clinical T1 renal mass. J Urol 2009;182:1271-9.

Cancer. Genome Atlas Research Network. Comprehensive molecular characterization of clear cell renal cell carcinoma. Nature 2013;499:43-9.

Chawla SN, Crispen PL, Hanlon AL, et al. The natural history of observed enhancing renal masses: meta-analysis and review of the world literature. J Urol 2006;175:425-31.

Ciancio G, Gonzalez J, Shirodkar SP, et al. Liver transplantation techniques for the surgical management of renal cell carcinoma with tumor thrombus in the inferior vena cava: step-by-step description. Eur Urol 2011;59:401-6.

Crispen PL, Breau RH, Allmer C, et al. Lymph node dissection at the time of radical nephrectomy for high-risk clear cell renal cell carcinoma: indications and recommendations for surgical templates. Eur Urol 2011;59:18-23.

Deng FM, Melamed J. Histologic variants of renal cell carcinoma: does tumor type influence outcome? Urol Clin North Am 2012;39:119-32.

Donat SM, Diaz M, Bishoff JT, et al. Follow-up for clinically localized renal neoplasms: AUA guideline. J Urol 2013;190:407-16.

Edge SB, Byrd DR, Compton CC, editors. AJCC cancer staging manual. 7th ed. New York: Springer; 2010. p. 479-89.

Faddegon S, Cadeddu JA. Does renal mass ablation provide adequate long-term oncologic control? Urol Clin North Am 2012;39:181-90.

Jonasch E, Futreal PA, Davis IJ, et al. State of the science: an update on renal cell carcinoma. Mol Cancer Res 2012;10:859-80.

Kang SK, Chandarana H. Contemporary imaging of the renal mass. Urol Clin North Am 2012;39:161-70.

Keefe SM, Nathanson KL, Rathmell WK. The molecular biology of renal cell carcinoma. Semin Oncol 2013;40:421-8.

Kenney PA, Wood CG. Integration of surgery and systemic therapy for renal cell carcinoma. Urol Clin North Am 2012;39:211-31.

Kim SP, Murad MH, Thompson RH, et al. Comparative effectiveness for survival and renal function of partial and radical nephrectomy for localized renal tumors: a systematic review and meta-analysis. J Urol 2012;188:51-7.

Kutikov A, Uzzo RG, The RENAL. nephrometry score: a comprehensive standardized system for quantitating renal tumor size, location and depth. J Urol 2009;182:844-53.

Lane BR, Campbell SC, Gill IS. Ten-year oncologic outcomes after laparoscopic and open partial nephrectomy. J Urol 2013;190:44-9.

Linehan WM, Ricketts CJ. The metabolic basis of kidney cancer. Semin Cancer Biol 2013;23:46-55.

Ljungberg B, Campbell SC, Choi HY, et al. The epidemiology of renal cell carcinoma. Eur Urol 2011;60:615-21.

Meskawi M, Sun M, Trinh QD, et al. A review of integrated staging systems for renal cell carcinoma. Eur Urol 2012;62:303-14.

Rini BI, Campbell SC, Escudier B. Renal cell carcinoma. Lancet 2009;373:1119-32.

Shuch B, Singer EA, Bratslavsky G. The surgical approach to multifocal renal cancers: hereditary syndromes, ipsilateral multifocality, and bilateral tumors. Urol Clin North Am 2012;39:133-48.

Siegel R, Naishadham D, Jemal A. Cancer statistics, 2013. CA Cancer J Clin 2013;63:11-30.

Smaldone MC, Kutikov A, Egleston BL, et al. Small renal masses progressing to metastases under active surveillance: a systematic review and pooled analysis. Cancer 2012;118:997-1006.

Van Poppel H, Da Pozzo L, Albrecht W, et al. A prospective, randomised EORTC intergroup phase 3 study comparing the oncologic outcome of elective nephron-sparing surgery and radical nephrectomy for low-stage renal cell carcinoma. Eur Urol 2011;59:543-52.

Volpe A, Cadeddu JA, Cestari A, et al. Contemporary management of small renal masses. Eur Urol 2011;60:501-15.

Volpe A, Finelli A, Gill IS, et al. Rationale for percutaneous biopsy and histologic characterisation of renal tumours. Eur Urol 2012;62:491-504.

58 Tumores Uroteliais das Vias Urinárias Superiores e do Ureter

Armine K. Smith, MD, Surena F. Matin, MD e Thomas W. Jarrett, MD

Biologia Básica e Clínica

Epidemiologia

Etiologia

História Natural

Histopatologia

Diagnóstico

Estadiamento e Prognóstico

Tratamento

Acompanhamento

BIOLOGIA BÁSICA E CLÍNICA

O carcinoma urotelial do trato superior (CUTS) refere-se, essencialmente, a qualquer crescimento neoplásico do urotélio, dos cálices renais para a parte distal do ureter. Embora esses tumores compartilhem semelhanças com os cânceres uroteliais de bexiga, e a maioria dos dados tenha sido extrapolada desse último tipo de câncer, existem diferenças inatas entre esses dois processos neoplásicos, que justificam uma atenção particular quando se aconselham pacientes acerca da doença e quando se tomam decisões relativas ao tratamento. Essas diferenças anatômicas e moleculares são descritas de modo mais detalhado neste capítulo.

EPIDEMIOLOGIA

Taxas de Incidência e Mortalidade

O carcinoma das vias urinárias superiores é uma doença relativamente rara, que compreende 5% a 10% de todos os tumores uroteliais (Siegel et al., 2013), e a sua maior incidência é observada em países dos Balcãs, onde esses cânceres respondem por 40% de todas as neoplasias renais (Grollman, 2013). A incidência máxima é observada em indivíduos na oitava e nona décadas de vida, e a doença ocorre em até 2 casos por 100.000 habitantes por ano nos países ocidentais (Roupret et al., 2011). A maioria dos casos ocorre em uma única unidade renal, e os tumores bilaterais sincrônicos são raros (cerca de 1,6%) (Holmäng e Johansson, 2004). Lesões metacrônicas chegam a 80% depois do câncer de bexiga e 2% a 6% depois de CUTS do rim contralateral (Novara et al., 2009; Li et al., 2010). A maior parte ocorre na pelve renal, seguida do ureter. **A frequência de tumores uroteliais das vias urinárias superiores está aumentando** (McCarron et al., 1982; Richie; 1988; Williams, 1991; Herr, 1998; Munoz e Ellison, 2000; David et al., 2009). Uma avaliação dos dados no período de 1973 a 2005, utilizando o banco de dados do National Cancer Institute's Surveillance, Epidemiology, and End Results (SEER), mostrou um aumento nas taxas de incidência anuais de 1,88 para 2,06 casos por 100.000 habitantes-ano (Raman et al., 2010). Essa mudança deve-se, em grande parte, às neoplasias ureterais (0,69 para 0,91); a incidência de neoplasias da pelve renal exibiu uma ligeira redução durante esse período do estudo (1,19 para 1,15). Foi observada uma tendência ao estabelecimento mais precoce do diagnóstico de neoplasia, visto que a proporção de tumores de estágio mais inicial aumentou de 7,2% em 1973 a 1984 para 31% em 1994 a 2005. Essa tendência também foi confirmada pelos dados do National Cancer Data Base (NCDB) para os Estados Unidos nos anos de 1993 a 2005 (David et al., 2009). Embora os autores tenham relatado um aumento significativo dos tumores de alto grau tanto na pelve renal quanto no ureter, a porcentagem de tumores de estágio inicial também aumentou em cada um desses locais. Uma menor sobrevida foi associada ao avanço da idade, sexo masculino, raça negra não hispânica e tumor de estágio avançado (Raman et al., 2010). Outra série que analisou os dados do SEER, de 1973 a 1996, mostrou taxas de sobrevida câncer-específicas em 5 anos de 75% de modo global e de 95%, 88,9%, 62,5% e 16,5% para a doença *in situ*, localizada, regional e metastática, respectivamente.

Variações de acordo com o Gênero, a Raça e a Idade

Diferentemente da relação de apresentação de 4:1 para o câncer de bexiga entre homens e mulheres, o CUTS desenvolve-se duas vezes mais frequentemente nos homens do que nas mulheres (Greenlee et al., 2000; Lughezzani et al., 2010b). Além disso, os indivíduos brancos têm uma tendência de cerca de duas vezes maior a desenvolver tumores das vias superiores, em comparação com afro-americanos (Greenlee et al., 2000). Embora alguns relatos tenham sugerido que a taxa de mortalidade anual específica da doença seja maior em homens negros do que em homens brancos (7,4 *versus* 4,9%) e maior nas mulheres do que nos homens (6,1 *versus* 4,4%) (Munoz e Ellison, 2000), dois estudos multicêntricos recentes (Fernández et al., 2009; Shariat et al., 2011) constataram uma falta de associação entre as características patológicas ou a sobrevida com base no gênero. Outro estudo revelou não haver diferença de gênero na taxa de mortalidade específica da doença após nefroureterectomia radical, quando as características clinicopatológicas são controladas (razão de risco [HR] de 1,08, $P = 0,4$). É interessante assinalar que, nesse estudo, o sexo feminino se associou à doença em estágio avançado (pT3) (odds ratio [OR] de 1,15, $P = 0,03$) (Lughezzani et al., 2010b). Em geral, os pacientes com câncer do trato urinário alto são idosos em relação aos que apresentam tumores de bexiga (Meland e Reuter, 1993). A apresentação em um paciente com menos de 60 anos de idade deve levantar a suspeita de CUTS hereditário como parte do espectro de neoplasias malignas da síndrome de Lynch (Audenet et al., 2012). Conforme discutido mais adiante em fatores prognósticos, a idade avançada pode indicar um pior prognóstico câncer-específico (Audenet et al., 2012).

ETIOLOGIA

Genética

O CUTS hereditário está associado ao carcinoma colorretal hereditário sem polipose (HNPCC) ou à síndrome de Lynch (Lynch et al., 1990). Os pacientes portadores dessa síndrome apresentam mutações nos genes de reparo de combinação imprópria do DNA, *MLH1*, *MSH2*, *MSH6* e *PMS2*, e podem desenvolver carcinomas de cólon, uroteliais, gástricos, de pâncreas, uterinos, sebáceos e de ovário. Os cânceres uroteliais associados surgem principalmente nas vias superiores, e ainda não está bem esclarecido se os portadores dessas mutações também podem correr maior risco de neoplasia maligna primária da bexiga (van der Post et al., 2010; Skeldon et al., 2013) ou se isso resulta de implantes a partir das vias urinárias superiores. Diferentemente dos cânceres não hereditários, esses pacientes são tipicamente mais jovens (média de 55 anos) e têm maior tendência a ser do sexo feminino (Lynch et al., 1990). Além da idade jovem ao diagnóstico, a história pessoal ou a de dois parentes de primeiro grau com câncer associado a HNPCC (particularmente de cólon e endométrio) devem levantar a suspeita de um componente hereditário, e esses pacientes são aconselhados a realizar uma avaliação tecidual à procura de instabilidade microssatélite ou um teste genético formal se não houver disponibilidade de tecido normal ou tumoral (Roupret et al., 2008; Acher et al., 2010; Audenet et al., 2012).

Fatores de Risco Externos

Nefropatia por Ácido Aristolóquico

Vários estudos sugeriram que o ácido aristolóquico, encontrado nas plantas *Aristolochia fangchi* e *Aristolochia clematitis*, possui ação mutagênica no códon 139 do gene p53. Essa mutação é predominante em pacientes com nefropatia endêmica dos Balcãs (NEB) e nefropatia causada por erva chinesa. A NEB caracteriza-se por nefropatia intersticial degenerativa, que ocorre em países dos Balcãs, onde essas plantas são endêmicas e crescem como ervas daninhas nos campos de trigo (Grollman et al., 2007). Possui um padrão familiar, mas não hereditário, e a incidência vem declinando nos últimos 20 anos (Stefanovic et al., 2008). O papel da exposição dietética ao ácido aristolóquico na NEB é sustentado pelo fato de que os familiares que perdem o contato com a erva ainda jovens podem não ser afetados (Radovanovic et al., 1985). As famílias acometidas exibem uma incidência muito mais alta de CUTS, mas não de câncer de bexiga (Petkovic, 1975). Em geral, os tumores são de baixo grau e, com mais frequência, são múltiplos e bilaterais, em comparação com os CUTS de outras etiologias. Uma evolução mais desfavorável é observada em mulheres (HR 2,2), com tumores de mais de 3 cm (HR 2,8) e com doença no estágio T3 ou T4 (HR 3,1) (Dragicevic et al., 2007). O termo *nefropatia por erva chinesa* apareceu quando mais de 100 pacientes na Bélgica desenvolveram insuficiência renal terminal após o consumo de produtos fitoterápicos chineses que continham *A. fangchi*, dos quais cerca de 50% desenvolveram CUTS com características histológicas e genéticas idênticas àquelas da NEB (Cosyns et al., 1999; Nortier et al., 2000). Há suspeita de que a prevalência muito alta de UTUC em Taiwan e na China é, em grande parte, o resultado do uso de *Aristolochia* em vários produtos fitoterápicos.

Tabagismo

O tabagismo parece ser o mais importante dos fatores de risco modificáveis do CUTS e tem sido ligado à produção de aminas aromáticas altamente carcinogênicas, que são metabolizadas a *N*-hidroxilamina. A suscetibilidade individual aos efeitos do tabagismo pode estar ligada a polimorfismos genéticos em enzimas que neutralizam essa substância (Hung et al., 2004). Esse risco está relacionado com a carga tabágica, variando de OR de 2,0 para uma carga de até 20 anos-maço, até OR de 6,2 para 60 anos-maço ou mais. A observação sugere que o abandono do tabagismo oferece o benefício de uma redução do risco (OR de 2,3 para ex-fumantes *versus* 4,4 para fumantes). Além disso, o risco relacionado ao tabagismo parece levar mais frequentemente a tumores ureterais do que a tumores da pelve renal (McLaughlin et al., 1992).

Café

Há relatos de uma incidência aumentada de câncer urotelial com o consumo de café (Ross et al., 1989); entretanto, essa relação pode ser influenciada pelo tabagismo entre indivíduos que têm hábito de tomar café (Villanueva et al., 2009). **Recentemente, em um estudo de 233.236 indivíduos no European Prospective Investigation into Cancer and Nutrition, com acompanhamento médio de 9,3 anos, não foi possível estabelecer uma associação entre o risco de câncer urotelial e o consumo de água, café, chá e bebidas lácteas** (Ros et al., 2011).

Analgésicos

O abuso de analgésicos constitui um fator de risco bem documentado, que está associado ao desenvolvimento de CTUS (Johansson et al., 1974; Morrison, 1984; McCredie et al., 1986). Em um estudo, 22% dos pacientes com tumores da pelve renal e 11% dos pacientes com tumores ureterais relataram história de abuso de analgésicos, com um período de latência de aproximadamente 2 anos (Steffens e Nagel, 1988). Embora a fenacetina seja o agente causal mais bem descrito na nefropatia por analgésicos, a maioria dos pacientes relatou o uso de preparações associadas, que incluíam cafeína, codeína, paracetamol e ácido acetilsalicílico ou outros salicilatos (De Broe e Elseviers, 1998). Os achados histológicos associados ao abuso de analgésicos incluem espessamento da membrana basal (patognomônico) e cicatrização papilar. O espessamento da membrana basal foi demonstrado em 15% dos pacientes com CUTS e deve alertar sobre a presença de abuso de analgésicos e risco subsequente de comprometimento contralateral (Palvio et al., 1987). O grau de cicatrização papilar também parece estar estreitamente relacionado com o grau tumoral, mas não com o desenvolvimento de metaplasia escamosa ou carcinoma de células escamosas. As evidências experimentais sustentam a necrose papilar induzida pela fenacetina como um cofator na insuficiência renal e na carcinogênese (Stewart et al., 1999). Como a fenacetina foi substituída pelo seu metabólito não toxigênico, o paracetamol (acetaminofeno), tendo em vista o longo período latente de mais de 20 anos entre o uso de analgésicos e o aparecimento de CUTS, o número desses casos declinou.

Arsênio

O excesso de arsênio inorgânico na água potável de poços artesianos representa um importante risco para a saúde em certas partes do mundo e está associado a um risco aumentado de CUTS, além de outras doenças (Yang et al., 2002; Tan et al., 2008). A exposição crônica ao arsênio no sudoeste de Taiwan está há muito tempo associada a uma forma de doença vascular periférica, conhecida como *blackfoot disease* (doença do pé preto), que provoca gangrena seca das extremidades. Isso corresponde a uma taxa desproporcionalmente elevada de CUTS entre os cânceres uroteliais (20% a 25%) nessa região. Além do fato de que, nesses pacientes, os tumores no ureter são duas vezes mais comuns do que os tumores da pelve renal, eles se comportam de modo semelhante a outros tumores das vias urinárias superiores de grau e estágio semelhantes. Em Taiwan, existe uma relação de 1:2 entre homens e mulheres na incidência de tumores das vias superiores, diferentemente da predominância masculina observada em todas as outras áreas do mundo, e isso pode resultar de uma maior exposição das mulheres aos vapores de arsênio durante o cozimento de alimentos. Se essa suposição for correta, indica um risco por inalação, bem como um risco de ingestão de água potável com elevado conteúdo de arsênio.

Ocupação

Foi relatado um risco significativamente aumentado de CUTS em indivíduos com exposição a hidrocarbonetos aromáticos, particularmente aqueles usados nas indústrias químicas, do petróleo e de plásticos (razão de risco [RR] de 4); para pacientes com exposição ao carvão ou coke (derivado do carvão) (RR de 4); e para pacientes com exposição ao asfalto ou alcatrão (RR de 5,5) (Jensen et al., 1988). As aminas aromáticas são responsáveis pela carcinogenicidade da β-naftilamina e benzidina, ambas as quais foram proibidas na maioria dos países. Além disso, os solventes clorados usados em metalurgia e na gráfica foram implicados na etiologia do CUTS (OR de 1,8). Para esses riscos ocupacionais, tanto o tipo (contato ou inalação de vapores) quanto a duração da exposição (7 anos em média) são importantes como agentes causais. Os tumores podem surgir depois de longos intervalos de exposição (20 anos) (Colin et al., 2009).

Inflamação Crônica, Infecção ou Iatrogenia

Foi demonstrado que o desenvolvimento de câncer de células escamosas (e, com menos frequência, de adenocarcinoma) está relacionado com infecções bacterianas crônicas associadas a cálculos urinários e obstrução (Godec e Murrah, 1985; Spires et al., 1993). Além disso, a exposição à quimioterapia com agentes alquilantes, como ciclofosfamida e ifosfamida, também parece conferir um risco aumentado (RR de 3,2) por meio da produção do metabólito acroleína (McDougal et al., 1981; Brenner e Schellhammer, 1987). O uso diário habitual de laxantes antranoides e químicos por mais de 1 ano foi associado a um risco nove vezes maior de desenvolver CUTS, porém o mecanismo carcinogênico não está bem estabelecido (Pommer et al., 1999).

HISTÓRIA NATURAL

Origens e Padrões de Recidiva

Os CUTS frequentemente estão associados a um prognóstico desfavorável. Foi relatado que até 19% dos pacientes com CUTS são portadores de doença metastática na apresentação inicial (Akaza et al., 1970). Entretanto, estudos multicêntricos recentes sugeriram que, embora os CUTS sejam, com mais frequência, invasivos e pouco diferenciados em comparação com os cânceres de bexiga, em coortes com patologia equivalente, ocorrem eventos câncer-específicos com igual frequência entre pacientes com cânceres uroteliais do trato superior e inferior (bexiga) (Catto et al., 2007; Moussa et al., 2010). Na coorte de pacientes com câncer de bexiga e CUTS que foram tratados com cistectomia ou nefroureterectomia radical, na comparação direta do subgrupo de pacientes com doença patológica T1 ou estágio abaixo de T4, a localização da neoplasia foi um preditor de sobrevida (Rink et al., 2012a). Na coorte de pacientes com estágio pT1 ou inferior, essa diferença foi atribuída, em parte, às características agressivas no carcinoma de bexiga sem invasão muscular, levando à cistectomia radical e a limitações técnicas de obtenção de amostra das vias superiores, exigindo nefroureterectomia precoce para pacientes com estágios mais iniciais da doença; na coorte com estágio pT4, isso pode ter sido o resultado de uma grande proporção de pacientes com invasão do estroma prostático no grupo do câncer de bexiga, que ainda permite uma excisão completa do tumor com cistoprostatectomia radical (Green et al., 2013).

Ureter *versus* Sistema Coletor Renal

Os tumores ureterais ocorrem mais comumente na porção distal em comparação com a proximal. De modo global, cerca de 70% dos tumores ureterais ocorrem na porção distal do ureter, 25% na porção média e 5% na parte proximal (Anderstrom et al., 1989; Messing e Catalona, 1998). Esse fenômeno pode representar um processo de implantação distal. Uma área de consenso é a necessidade de remoção de todo o ureter quando cânceres das vias urinárias superiores são tratados por nefroureterectomia. Ocorre comprometimento bilateral (sincrônico ou metacrônico) em 1,6% a 6,0% dos CUTS esporádicos (Babaian e Johnson, 1980; Murphy et al., 1981; Kang et al., 2003). Não há consenso sobre a possibilidade de a localização primária do CUTS influenciar a taxa de mortalidade câncer-específica. Alguns estudos mostraram que, apesar de a localização ureteral do câncer conferir um risco aumentado de estágio avançado por ocasião da nefroureterectomia (Margulis et al., 2010), isso não significa uma redução da sobrevida (Margulis et al., 2010; Raman et al., 2010). Outros estudos mostraram que a localização ureteral do CUTS é preditora de recorrência e sobrevida câncer-específica em comparação com a localização pelvicaliceal (Park et al., 2004; Yafi et al., 2012). **Entretanto, a maioria dos autores concorda com o fato de que o grau e o estágio do tumor, juntamente com a invasão linfovascular (ILV) e a disseminação linfonodal, superam a localização da lesão na estimativa das consequências relacionadas com o câncer** (Favaretto et al., 2010; Raman et al., 2010; Cha et al., 2012; Yafi et al., 2012). Em uma série, a sobrevida em 5 anos foi de 100% para tumores Ta e Tis, de 91,7% para T1, de 72,6% para T2 e de 40,5% para T3. A análise multivariada demonstrou que o estágio tumoral ($P = 0,0001$) e a idade ($P = 0,042$) foram os únicos preditores estatisticamente significativos de sobrevida (Hall et al., 1998a).

Cronologia dos Carcinomas de Bexiga e Carcinomas Uroteliais do Trato Alto

Tumores do Trato Urinário Superior após Câncer de Bexiga Diagnosticado

Várias grandes séries fornecem uma compreensão particular sobre o risco atual de CUTS após tratamento do câncer de bexiga (Oldbring et al., 1989; Solsona et al., 1997; Herr, 1998; Rabbani et al., 2001; Mullerad et al., 2004; Sved et al., 2004; Canales et al., 2006; Tran et al., 2008; Wright et al., 2009). Tradicionalmente, o desenvolvimento de CUTS tem sido relatado em 2% a 4% dos pacientes com câncer de bexiga, com intervalo de tempo até a recidiva de 17 a 170 meses, embora tenham sido relatadas taxas mais altas de até 25% (Herr et al., 1996; Solsona et al., 1997). Essa discrepância nos números pode resultar da seleção de mais pacientes com tumores de alto grau e displásicos nessas séries.

Com base nos dados do SEER no período de 1973 a 1996, houve desenvolvimento de CUTS em 657 de 91.245 pacientes com câncer de bexiga, em um seguimento mediano de 4,1 anos (Rabbani et al., 2001). O risco relativo para homens e mulheres brancos foi de 64,2% e 75,4% antes ou até 2 anos, de 44,3% e 40,5% em 2 a 5 anos, de 50,8% e 42,1% em 5 a 10 anos e de 43,2% e 22,2% em mais de 10 anos, respectivamente. Esses autores concluíram que a incidência de CUTS é estável no acompanhamento a longo prazo, e que é imprescindível efetuar uma vigilância rigorosa das vias urinárias superiores por um período prolongado de tempo. **Foi demonstrado que a incidência de recorrência nas vias urinárias superiores é maior em pacientes com carcinoma *in situ* (CIS) do que em pacientes com câncer urotelial papilífero não invasivo e, também maior, em pacientes tratados com cistectomia para CIS, em comparação aos tratados por doença invasiva** (Solsona et al., 1997; Slaton et al., 1999; Canales et al., 2006). Em outro estudo de pacientes com câncer de bexiga, houve mais tendência a uma recidiva das vias urinárias superiores em pacientes com doença T1 *versus* Ta (HR de 11,6), naqueles com câncer de bexiga de alto grau (HR de 2,16) e em pacientes com apresentação no trígono ou periureteral (HR de 1,76) (Wright et al., 2009). Na avaliação patológica, a recidiva teve mais tendência a ser superficial (Ta, T1, Tis) e a ocorrer apenas na parte distal do ureter (47%). Entretanto, esse achado não foi relatado em todas as séries. Os primeiros estudos mostraram que, em pacientes com câncer de bexiga Ta, T1 e Tis, tratados com bacilo de Calmette-Guérin (BCG), houve uma taxa de recidiva nas vias superiores de 21% depois de um intervalo mediano de 7,3 anos; a maioria dos tumores era do tipo invasivo, e 38,8% dos pacientes com recidiva morreram de doença das vias urinárias superiores (Herr et al., 1996).

Em uma metanálise recente de 27 estudos com 13.185 participantes submetidos a cistectomia para câncer de bexiga, os tumores de baixo grau, sem invasão muscular, a presença de CIS, a ocorrência de múltiplas recidivas uroteliais, os tumores multifocais, a história pregressa de CUTS, margem ureteral positiva, estádio N0 e o comprometimento da uretra prostática ou uretra feminina conferiram um risco aumentado de desenvolvimento subsequente de CUTS (Picozzi et al., 2012). Alguns desses fatores (baixo grau, estágio N0, comprometimento do estroma prostático *versus* uretral) atribuíram uma sobrevida inferior na presença dessas características. O tipo de derivação urinária não exibiu diferença; todavia, partiu-se do pressuposto de que os pacientes com derivação urinária continente tinham características mais favoráveis da doença, introduzindo, assim, um viés de seleção nessa coorte. Como não existe um protocolo estabelecido para seguimento do CUTS após câncer de bexiga, os esquemas de acompanhamento variaram, e as recidivas foram diagnosticadas, em sua maior parte, com base nos sintomas, principalmente hematúria. As recidivas foram principalmente detectadas no estágio avançado ou metastático, resultando em redução da sobrevida câncer-específica (Picozzi et al., 2012). Sved et al., (2004) relataram a ocorrência de tumores do trato urinário superior em 2% dos pacientes (5 de 235) observados por um período médio de 42 meses após cistectomia radical realizada para o câncer de bexiga. Foi estabelecido o diagnóstico de tumor das vias urinárias superiores em um seguimento médio de 39,6 meses, devido à hematúria em quatro pacientes e à urografia intravenosa de rotina no quinto paciente. A presença de tumor na uretra prostática do espécime da cistectomia, que pode constituir um preditor de maior risco de doença multifocal, foi a única característica inicial do tumor associada a um maior risco de tumor subsequente no trato urinário superior. Canales et al., (2006) constataram que pacientes com duas ou mais recidivas do câncer de bexiga no estágio Ta dentro de 12 meses correm maior risco de tumores no trato urinário superior, indicando a necessidade de vigilância do trato alto. **Além disso, foi também demonstrado que a presença de refluxo ureteral e de câncer de bexiga que se desenvolve próximo ao meato ureteral predispõe ao CUTS** (Zincke et al., 1984; Herr et al., 1992; Hudson e Herr, 1995).

A recidiva tardia é mais comum no ureter do que na pelve renal e parece ocorrer mais cedo (com 40 *versus* 67 meses). Em pacientes tratados com BCG para o CIS de bexiga, o câncer de vias urinárias superiores é ainda mais comum (cerca de 30% dos casos) e parece ocorrer distalmente (nas porções distal, justavesical e intramural do ureter), particularmente em pacientes submetidos a cistectomia, cuja doença é refratária ao BCG. Por conseguinte, nos casos de câncer de bexiga de alto risco (doença T1 de alto grau ou CIS), deve-se obter pelo menos um exame de imagem das vias urinárias superiores anualmente como parte do acompanhamento de rotina (Herr et al., 1996).

Recidiva na Bexiga após Tumores do Trato Urinário Superior

Os pacientes com tumores das vias urinárias superiores correm risco de desenvolver câncer de bexiga, com uma incidência estimada que varia, em múltiplos relatos, de 15% a 75% dentro de 5 anos após o surgimento do câncer do trato urinário superior (Kakizoe et al., 1980; Huben et al., 1988; Anderstrom et al., 1989; Hisataki et al., 2000; Miyake et al., 2000; Kang et al., 2003). **Essa elevada incidência de comprometimento metacrônico da bexiga sugere a necessidade de vigilância rotineira da bexiga.** Por que os cânceres de bexiga ocorrem mais frequentemente após os cânceres do trato urinário alto do que os cânceres do trato alto seguem os tumores de bexiga? As teorias incluem semeadura distal, maior tempo de exposição a carcinógenos na bexiga e maior número de células uroteliais na bexiga que estão sujeitas a eventos carcinogênicos aleatórios. Muitos estão de acordo com o fato de que as recidivas distais são causadas, em sua maioria, por semeadura. Esse processo é sustentado pela natureza monoclonal das recidivas do tumor de bexiga (Junker et al., 2005) e pelo padrão de recidiva particularmente após nefrourereterectomia. A maior parte das recidivas na bexiga ocorre dentro de 2 anos e, em geral, nos locais de traumatismo vesical durante a ureterectomia total (Kang et al., 2003). É interessante assinalar que a insuficiência renal está associada a um maior risco de tumor contralateral das vias urinárias superiores.

Os estudos sugerem que, nos cânceres de alto grau rapidamente recorrentes, foi demonstrada a ocorrência de mutações gênicas específicas em cânceres de bexiga subsequentes (Harris e Neal, 1992; Lunec et al., 1992; Habuchi et al., 1993). A associação de uma incidência mais elevada de tumor de bexiga após multifocalidade de tumores do trato urinário alto sustenta o papel para a semeadura distal (Matsui et al., 2005). Por outro lado, estudos de microssatélites em CUTS de baixo grau, que tendem a sofrer recidiva menos rapidamente na bexiga, sugeriram uma discordância genética entre esses tumores das vias urinárias superiores e câncer de bexiga subsequente em 46% dos casos (Takahashi et al., 2000), sustentando um efeito do meio relacionado (Takahashi et al., 2001). O achado paradoxal de que o risco de tumor de bexiga subsequente está inversamente relacionado com o tamanho e o estágio dos tumores do trato superior pode refletir um risco maior e mais precoce de morte pelo tumor primário nesses casos. Nos relatos de Hisataki et al. (2000), de Matsui et al. (2005) e de Terakawa et al. (2008), um estágio mais avançado do tumor das vias urinárias superiores após nefrouterectomia exibiu uma correlação com um maior risco de tumor de bexiga subsequente. Em um estudo multicêntrico recente conduzido na Europa, relatado por Novara et al. (2009), o tumor de bexiga antes do desenvolvimento de tumor do trato urinário superior foi o único fator de risco independente para tumor de bexiga após nefrouterectomia em uma análise multivariada. Raman et al. (2007) relataram que o grau, mas não o estágio, dos tumores prévios do trato urinário superior teve uma correlação com os achados patológicos dos tumores de bexiga subsequentes.

Associação com Carcinoma *In Situ*

Como seria de esperar, o risco de doença bilateral e de multifocalidade aumenta com a presença de CIS. O risco de doença bilateral é de 3% a 5% de modo global, mas pode alcançar 25% quando há CIS associado da bexiga (Herr et al., 1996). Além disso, esses pacientes correm maior risco de doença pan-urotelial subsequente. Nesses casos, o manejo deve levar em consideração a alta probabilidade de doença multifocal. Essa abordagem deve incluir uma conduta conservadora quando possível e frequente acompanhamento da bexiga e dos locais extravesicais, como a uretra prostática e o trato urinário superior.

Disseminação da Doença

O carcinoma urotelial das vias urinárias superiores pode sofrer disseminação por meio de invasão direta no parênquima renal ou nas estruturas circundantes, invasão linfática ou hematogênica e disseminação epitelial por semeadura ou extensão direta. É evidente que os tumores de alto grau demonstrem uma maior propensão à invasão, e que a doença não limitada ao órgão (>pT2) constitua o preditor mais significativo do desenvolvimento de metástases (95%), seguidas de invasão vascular (83%) e invasão linfática (77%) (Davis et al., 1987; Margulis et al., 2009).

Linfática

Dependendo da localização do tumor na pelve renal, no terço superior ou nos dois terços inferiores do ureter, a disseminação linfática a partir das vias urinárias superiores estende-se até os linfonodos hilares renais, para-aórticos, paracavais, interaortocavais e ilíacos comuns e pélvicos ipsilaterais (Batata e Grabstald, 1976; Kondo et al., 2007). Essa extensão está diretamente relacionada com a profundidade da invasão do tumor primário.

Hematogênica

Os locais mais comuns de metástases hematogênicas de tumores das vias urinárias superiores são o fígado, o pulmão e o osso (Batata et al., 1975; Brown et al., 2006). Embora seja muito rara, nos tumores de pelve renal pode ocorrer extensão direta para as veias renais e veia cava (Jitsukawa et al., 1985; Geiger et al., 1986).

Epitelial

Os tumores sincrônicos e metacrônicos espacialmente distintos levaram à formulação de duas teorias sobre a sua origem. A teoria monoclonal explica a disseminação epitelial dos tumores por meio de semeadura urinária e/ou migração intraepitelial de células malignas (Harris e Neal, 1992), e esses múltiplos tumores constituem então os descendentes de uma única célula neoplásica geneticamente modificada. A disseminação epitelial pode ocorrer de maneira tanto anterógrada quanto retrógrada. A semeadura anterógrada é mais comum, e acredita-se que forneça a explicação mais provável para a elevada incidência de recidiva observada em pacientes nos quais permanece um coto ureteral *in situ* após nefrectomia e ureterectomia incompleta (Johnson e Babaian, 1979). Em contrapartida, a teoria de "efeito de campo" pressupõe a tendência do urotélio a formar difusamente tumores *de novo* não relacionados em consequência de exposição a um ambiente mutagênico. Parece que uma proporção pequena, porém significativa, de cânceres multifocais deriva, de fato, de clones diferentes (Hafner et al., 2002). Sem excluir a ideia da evolução molecular dos tumores a partir de um único clone, o duplo padrão de evidência molecular sustenta atualmente o ponto de vista de que os tumores uroteliais podem se desenvolver de modo monoclonal por meio de disseminação intraluminal epitelial das células tumorais e "cancerização" de campo.

Doença Pan-urotelial

A doença pan-urotelial é definida como uma doença que acomete a bexiga, bem como dois sítios extravesicais. Nos homens, isso pode incluir uma ou ambas as vias urinárias superiores e/ou a parte prostática da uretra e, nas mulheres, a bexiga e ambas as vias urinárias superiores. A baixa frequência da doença pan-urotelial e a falta de estudos prospectivos não permitem formular conclusões absolutas sobre o impacto do tratamento e os resultados. Solsona et al. (2002) descreveram sua experiência com a doença pan-urotelial. Nessa coorte de 35 pacientes, a população com maior risco foi aquela com tumores multifocais superficiais de bexiga e de alto risco e aquela associada a CIS de bexiga. A abordagem desses pesquisadores consistiu em cistectomia para a doença de alto grau e qualquer doença invasiva, e o tratamento das vias urinárias superiores foi, em grande parte, conservador, com ressecção local e tratamento para os tumores não infiltrativos e excisão radical para os tumores mais agressivos. Entretanto, esses pacientes representam um grande dilema clínico, visto que a única abordagem curativa seria a remoção total do trato geniturinário.

Mais recentemente, Nguyen et al. (2014) descreveram a sua experiência com doença pan-urotelial. Identificaram 35 pacientes com carcinoma urotelial de bexiga e de ambas as vias urinárias superiores, comprovado histologicamente. O acompanhamento médio estendeu-se por 95 meses. Identificaram dois grupos distintos: um grupo de 17 pacientes com diagnóstico inicial de CTUS e um segundo grupo de 18 pacientes com patologia inicial de carcinoma de bexiga. Verificaram que não havia diferença estatisticamente significativa entre pacientes que apresentaram em primeiro lugar patologia vesical e aqueles que tiveram inicialmente uma patologia do trato urinário superior. Dentro desse grupo, houve 8 pacientes que originalmente tiveram doença de baixo grau na apresentação e, subsequentemente, tiveram uma transição para doença de alto grau multifocal com invasão e progressão tumoral. Quatro desses pacientes que inicialmente apresentaram tumores multifocais de baixo grau exibiram uma progressão rápida para tumores de alto grau e doença metastática, levando à morte. Os dados demográficos desse grupo foram bastante interessantes: houve uma distribuição semelhante de homes e mulheres, e quase 50% não tinham história de tabagismo. Os fatores genéticos individuais podem desempenhar um papel na suscetibilidade desses pacientes, que é reforçado pelo fato de que a maioria desses indivíduos apresentou uma história de outra neoplasia maligna ou uma história familiar de câncer. Essas alterações genéticas, se identificadas, podem fornecer um indício para identificação dos pacientes passíveis de se beneficiar da remoção total do urotélio.

Sem dúvida alguma, isso representa uma população de pacientes bastante complexa e de difícil manejo. O papel da doença sistemática ainda não foi estabelecido; entretanto, a maioria poderia concordar com a indicação de cistectomia para pacientes que apresentam doença de alto grau multifocal. Além disso, deve-se manter uma rigorosa vigilância do trato urinário superior à procura de qualquer doença infiltrativa. Em pacientes mais jovens, o reconhecimento precoce da evolução da doença e a escolha precoce de remoção total do sistema geniturinário podem ser úteis como modo de prevenir a progressão para doença metastática e a morte potencial. Certamente, são necessários mais estudos nessa área.

HISTOPATOLOGIA

Os tumores das vias superiores são, em sua maioria, cânceres uroteliais. Esses tumores originam-se, em grande parte, do urotélio transicional; o câncer de células escamosas e os adenocarcinomas representam uma pequena minoria (Bennington et al., 1975; Vincente et al., 1995; Flanigan e Kim, 2004).

Urotélio Normal das Vias Urinárias Superiores

Enquanto a bexiga é de origem endodérmica, o ureter e a pelve renal derivam do mesoderma. Mesmo assim, o revestimento urotelial das vias urinárias superiores aproxima-se estreitamente ao da bexiga, exceto pela acentuada redução de espessura da camada muscular e a contiguidade do urotélio com o parênquima renal proximalmente. A camada epitelial é contínua desde o nível dos cálices até a parte distal do ureter. Foi postulado que a camada urotelial pode até mesmo se "estender" para dentro dos ductos coletores, levando à possibilidade de que os cânceres renais de ductos coletores possam estar estreitamente relacionados com os cânceres uroteliais e, talvez, mais bem tratados por agentes usados nos cânceres uroteliais (Orsola et al., 2005). Essa observação necessita de mais confirmação.

Pelve Renal e Cálices

As paredes dos cálices e da pelve contêm tecido conjuntivo fibroso e duas camadas de músculo liso. São revestidas, em sua superfície interna, por epitélio de transição (Dixon e Gosling, 1982) (Figs. 58-1 e 58-2). Essas camadas musculares originam-se nos cálices menores e formam uma disposição helicoidal (Fig. 58-3).

Ureter

O ureter apresenta duas camadas musculares finas e contínuas com uma camada interna frouxamente espiralada e uma camada externa mais estreitamente espiralada. No terço inferior do ureter, existe uma terceira camada longitudinal externa. Todas as três camadas fundem-se com as três camadas (longitudinal interna, circular média e longitudinal externa) da parede da bexiga, que seguem em sentido longitudinal, transverso e oblíquo. Abaixo da camada muscular externa encontra-se a serosa, constituída de tecido conjuntivo frouxo e contendo vasos sanguíneos e linfáticos (Hanna et al., 1976; Notley, 1978) (Figs. 58-4 e 58-5).

Urotélio Anormal

Metaplasia e Displasia

Vários estudos sugeriram que os CUTS progridem por meio de alterações histológicas desde hiperplasia até displasia e CIS franco em uma proporção significativa de pacientes (Heney et al., 1981; McCarron et al., 1982). O CIS pode ser focal e pode se estender

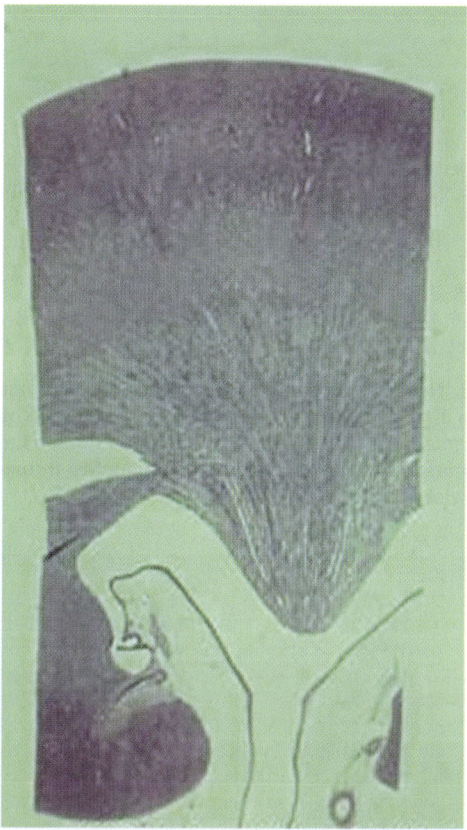

Figura 58-1. Visão de baixa magnificação de um corte do parênquima renal. A medula renal termina na papila renal em forma de ponta. A urina se esvazia no espaço em formato de Y constituído pelos cálices renais (os braços do Y) e a pelve (a base do Y).

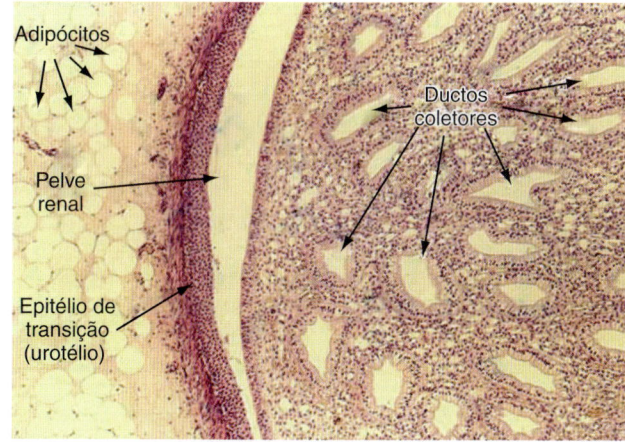

Figura 58-2. Essa imagem mostra vários ductos coletores grandes próximos à extremidade de uma pirâmide medular (i.e., próximo à sua abertura na pelve). O epitélio de transição da pelve renal é contínuo com o dos ureteres e da bexiga.

proximalmente aos ductos coletores do rim (Mahadevia et al., 1983). As alterações displásicas mais graves do urotélio estão associadas a um maior risco de recidiva do tumor na parte distal do ureter e na bexiga e a um prognóstico menos favorável.

Lesões Benignas: Papilomas e Ninhos de von Brunn

Os papilomas e papilomas invertidos são geralmente considerados como lesões benignas; todavia, em virtude de sua associação aos tumores uroteliais sincrônicos ou metacrônicos das vias urinárias superiores

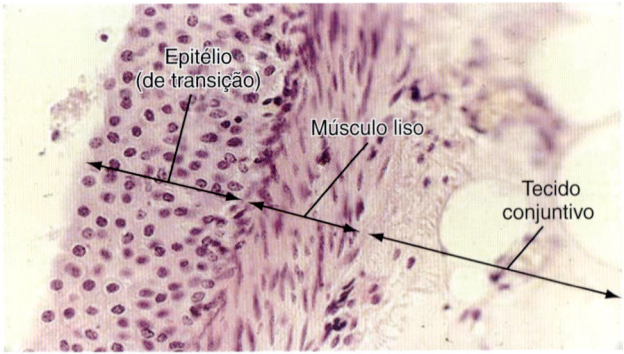

Figura 58-3. Nessa espécime da pelve renal, o tecido conjuntivo imediatamente abaixo do epitélio não é perceptível, sendo obscurecido por uma camada de músculo liso (observe os núcleos alongados). Abaixo do músculo liso, existe um tecido conjuntivo frouxo, incluindo adipócitos visíveis.

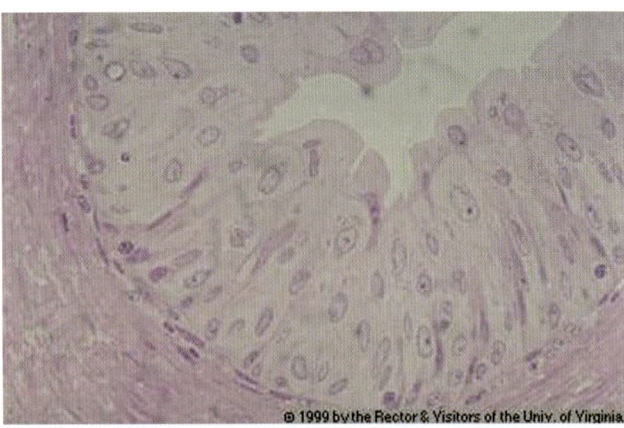

Figura 58-5. Epitélio de transição e tecido conjuntivo frouxo que compõem a mucosa das vias urinárias. O epitélio de transição assemelha-se de modo superficial ao epitélio pavimentoso estratificado não queratinizado; todavia, observe que as células epiteliais mais próximas da superfície apical (externa) não são planas, porém cuboides. O epitélio de transição é um epitélio estratificado caracterizado pelo fato de que as células apicais são, em sua maioria, as mais redondas e de maior diâmetro. Isso faz que seja capaz de aumentar a sua área de superfície à medida que lúmen é dilatado pela urina. (A, © 1999, Rector & Visitors of the University of Virginia.)

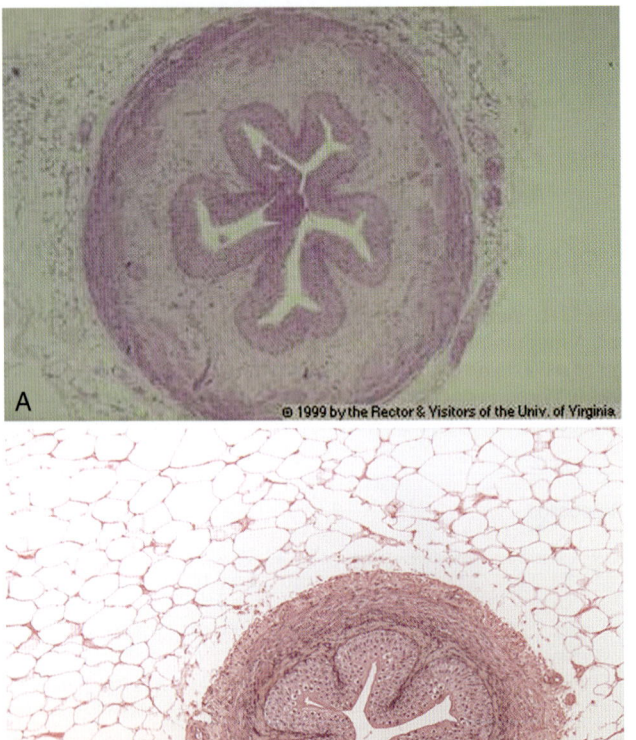

Figura 58-4. A e B, Corte transversal de ureter. O ureter possui um lúmen irregular, que é revestido por epitélio de transição. Abaixo do epitélio, existe uma camada de tecido conjuntivo e, abaixo desta, há três camadas de músculo liso: longitudinal interno, circular médio e longitudinal externo. (A, © 1999, Rector & Visitors of the University of Virginia.)

(Renfer et al., 1988; Stower et al., 1990; Chan et al., 1996; Cheville et al., 2000), eles exigem vigilância rigorosa. Em uma série, foi demonstrada uma incidência de 18% de neoplasia maligna associada ao papiloma invertido do ureter (Grainger et al., 1990). Outros estudos sugeriram que existem dois tipos de papiloma invertido urinário. As lesões de tipo 1 comportam-se de modo benigno, enquanto as de tipo 2 podem ter potencial maligno. Como atualmente não existe alguma maneira de distinguir esses dois tipos, foi aconselhado que o acompanhamento de todos os casos de papiloma invertido seja mantido durante pelo menos 2 anos após o diagnóstico inicial (Asano et al., 2003). De modo semelhante, esses achados sugerem que a rigorosa vigilância das vias urinárias superiores quanto ao desenvolvimento de neoplasia maligna se justifica quando se estabelece o diagnóstico de papiloma invertido.

Histologia Urotelial

Os carcinomas uroteliais representam mais de 90% dos tumores das vias urinárias superiores. Podem se manifestar como lesões planas (CIS), papilares ou sésseis, e podem ser unifocais ou multifocais. No exame histológico, essas lesões assemelham-se ao carcinoma urotelial de bexiga, porém a pequena espessura da camada muscular da pelve renal e do ureter faz que a invasão através desta seja um evento precoce. À semelhança da bexiga, o CIS pode ser particularmente difícil de identificar e pode variar na sua aparência, desde uma placa esbranquiçada até hiperplasia epitelial ou placa vermelha aveludada, em consequência da vascularidade submucosa aumentada (Melamed e Reuter, 1993). A progressão para a invasão muscular ou a invasão do parênquima renal ou dos tecidos adventícios pode ocorrer e é mais provável, tendo em vista a pouca espessura relativa da camada muscular do trato urinário superior. As variantes descritas de carcinoma urotelial incluem células escamosas, glandular, sarcomatoide, micropapilar, neuroendócrino e linfoepitelial, podendo ser observadas em até 25% dos UTUC. Embora todas essas variantes sejam consideradas tumores agressivos, alguns dados mostram que, com ajuste para as características cliniopatológicas, a histologia variante não demonstrou prever um resultado clínico desfavorável (Rink et al., 2012b).

Variante Micropapilar. Uma variante micropapilar do carcinoma urotelial (CUMP) da bexiga está associada a um comportamento agressivo. Esse subtipo histológico é muito raro nas vias urinárias superiores, e a maioria dos pacientes tem doença avançada na apresentação. Diferentemente do estudo conduzido por Rink et al., dois estudos (Holmäng et al., 2006; Sung et al., 2014) associaram independentemente a variante micropapilar a uma progressão e sobrevida livre de câncer inferiores. Holmäng descreveu 26 pacientes com essa entidade no trato urinário superior. Vinte e dois pacientes demonstraram doença de estágio T3 na apresentação, e foi observada a presença de CIS ou ILV em 64% e 81% dos pacientes, respectivamente. A sobrevida em 5 anos foi de apenas 26,9%, e, de modo global, a taxa de mortalidade específica da doença foi de 77%. No modelo multivariável (Sung et al., 2014), o CUMP ainda continuou sendo um preditor independente estatisticamente significativo de sobrevida livre de progressão (HR de 3,85, $P = 0,003$). O CUMP foi associado a uma menor sobrevida câncer-específica em comparação aos casos não-CUMP ($P < 0,001$).

Histologia não Urotelial

Os carcinomas não-uroteliais das vias urinárias superiores representam um amplo espectro de lesões, desde benignas até altamente malignas. As mais comuns consistem em cânceres de células escamosas e adenocarcinomas.

Cânceres de Células Escamosas. Os cânceres de células escamosas representam 0,7% a 7% dos cânceres do trato urinário superior (Babaian e Johnson, 1980; Blacker et al., 1985). Com frequência, estão associados a um estado de inflamação ou infecção crônica ou ao abuso de analgésicos (Stewart et al., 1999). Esses tumores ocorrem com uma frequência seis vezes maior na pelve renal do que no ureter, são típica e moderadamente pouco diferenciados e têm mais tendência a ser invasivos ao diagnóstico.

Adenocarcinomas. Os adenocarcinomas respondem por menos de 1% de todos os tumores da pelve renal e, nos casos típicos, estão associados a obstrução prolongada, inflamação ou cálculos urinários (Stein et al., 1988; Spires et al., 1993). Tipicamente, esses tumores encontram-se em um estágio avançado na sua apresentação e exibem prognóstico pobre.

Outros Tumores Diversos. Os pólipos fibroepiteliais (Musselman e Kay, 1986; Blank et al., 1987) e os neurofibromas (Varela-Duran et al., 1987) são lesões benignas pouco comuns, que, nos casos típicos, são tratados por meio de simples excisão. Foram também relatados tumores neuroendócrinos (Ouzzane et al., 2011b) e hematopoéticos (Igel et al., 1991) e sarcomas (Coup, 1988; Madgar et al., 1988) que acometem as vias urinárias superiores. Em virtude da natureza rara desses tumores, o tratamento típico consiste em excisão com terapia adjuvante, baseado na experiência com tumores de histologia semelhante que acometem outras partes do corpo.

DIAGNÓSTICO

O sintoma de apresentação mais comum dos tumores uroteliais das vias urinárias superiores consiste em hematúria, seja ela macroscópica ou microscópica. A hematúria é observada em 56% a 98% dos pacientes (Murphy et al., 1981; Guinan et al., 1992a; Raabe et al., 1992). A dor no flanco constitui o segundo sintoma mais comum, observado em 30% dos tumores. Nos casos típicos, essa dor é surda, e acredita-se que seja secundária a um início gradual de obstrução e distensão hidronefrótica. Em alguns pacientes, a dor pode ser aguda e simular a cólica renal, que é tipicamente atribuída à passagem de coágulos que causam obstrução aguda do sistema coletor. Esses sintomas comuns de doença localizada (hematúria, disúria) e de tumores avançados das vias urinárias superiores (perda de peso, fadiga, anemia, dor óssea) assemelham-se quanto ao tipo e à frequência àqueles observados no câncer de bexiga. Entretanto, a dor no flanco causada por obstrução pelo tumor ou coágulo é mais prevalente nos tumores das vias urinárias superiores e foi relatada em 10% a 40% dos casos (Babaian e Johnson, 1980; McCarron et al., 1983; Richie, 1988; Williams, 1991; Melamed e Reuter, 1993). Cerca de 15% dos pacientes são assintomáticos no momento da apresentação, e o diagnóstico é estabelecido quando se descobre uma lesão incidental na avaliação radiológica. Os pacientes também podem apresentar sintomas de doença avançada, incluindo massa no flanco ou no abdome, perda de peso, anorexia e dor óssea. Quase todos os tumores das vias urinárias superiores são diagnosticados durante a vida do paciente, de modo que o CUTS representa um achado raro na necropsia (Ressequie et al., 1978).

Avaliação Radiológica

Embora a urografia intravenosa tenha sido o método tradicional para o diagnóstico das lesões das vias superiores, ela foi suplantada pela urografia por tomografia computadorizada. A tomografia computadorizada (TC) é de execução mais fácil e menos trabalhosa do que a urografia intravenosa. Além disso, ela exibe maior grau de acurácia para determinar a presença de lesões do parênquima renal. Eliminando o problema de omitir os pequenos defeitos de enchimento urinário (<5 mm) entre os "cortes" da TC tradicional, uma reconstrução tridimensional da imagem das vias urinárias superiores parece ser igual à urografia intravenosa quanto à obtenção de imagens dos ureteres e da pelve renal (McTavish et al., 2002). Com o uso da urografia por TC, foi relatado que a sensibilidade para a detecção de doença maligna do trato superior alcança quase 100%, com especificidade de 60% e valor preditivo negativo de 100% (Caoili et al., 2002). Todavia, a urografia por TC expõe o paciente a doses mais altas de radiação.

Os defeitos de enchimento radiotransparentes, a obstrução ou o enchimento incompleto das vias urinárias superiores e a não visualização do sistema coletor constituem os achados típicos que sugerem a presença de tumor do trato urinário superior. A identificação dos defeitos de enchimento, que respondem por 50% a 75% dos casos, tipicamente exige a administração intravenosa de meio de contraste (Murphy et al., 1981; Fein e McClennan; 1986). O diagnóstico diferencial desses defeitos incluem coágulos sanguíneos, cálculos, gás intestinal sobrejacente, compressão externa, papila descamada e bola de fungo. A possibilidade de cálculos pode ser excluída com mais facilidade pela confirmação de calcificação na ultrassonografia ou TC do rim. Os cânceres uroteliais apresentam uma densidade média de 46 unidades Hounsfield (HU), com faixa de 10 a 70 HU (Lantz e Hattery, 1984). Isso contrasta com um valor médio de 100 HU observado nos cálculos de ácido úrico radiotransparentes (faixa de 80 a 250 HU). Por conseguinte, a TC pode ser útil para distinguir essas duas causas comuns de defeito de enchimento radiotransparente na urografia excretora ou ureterografia retrógrada. O impacto da hidronefrose e da não visualização para tumores da pelve renal *versus* tumores ureterais como indicadores de estágio mais avançado é incerto. Foi relatada uma não visualização em 20% dos tumores da pelve renal, dos quais apenas 33% eram invasivos (McCarron et al., 1983). Em uma série, a não visualização foi relatada em 37% a 45% dos tumores ureterais e comportou um risco de invasão de 60% (McCarron et al., 1983). Em outros relatos, não existe correlação da não visualização com o estágio (Batata e Grabstald, 1976; Anderstrom et al., 1989). A hidronefrose com ou sem defeito de enchimento associado está ligada à invasão em 80% dos casos de tumores ureterais (McCarron et al., 1983; Cho et al., 2007).

As lesões não calcificadas radiotransparentes podem exigir avaliação adicional por meio de urografia retrógrada ou ureteroscopia, com ou sem biópsia e citologia. Em geral, a urografia retrógrada apresenta uma acurácia de 75% no diagnóstico de neoplasia maligna das vias urinárias superiores (Murphy et al., 1981). A observação de um infundíbulo ou cálice renal com enchimento incompleto ou obstruído, que ocorre em 10% a 30% dos casos, também requer tipicamente a realização de urografia retrógrada ou ureteroscopia para confirmação do diagnóstico.

A avaliação do rim contralateral é importante, não apenas devido à possível bilateralidade da doença, mas também porque permite determinar a funcionalidade do rim contralateral. Algumas vezes, a realização de cintilografia renal de função relativa pode ser útil para determinar a contribuição tanto do rim "enfermo" quanto do rim supostamente "normal" para a função renal global do paciente.

Alguns autores sugeriram que a ultrassonografia possui uma sensibilidade igual à da urografia na avaliação de pacientes com hematúria macroscópica indolor para doença maligna do trato urinário superior (Yip., 1999; Data et al., 2002). Para fins de estadiamento, a TC ou a ressonância magnética (RM) são de maior utilidade para determinar a extensão da invasão, a presença de lesão expansiva associada fora do sistema coletor e metástases em linfonodos ou à distância (Milestone et al., 1990). A TC também é mais sensível do que a radiografia convencional para determinar substâncias minimamente radiopacas, tornando-a útil para detectar a urina excretada por áreas do rim de função deficiente (como nas áreas obstruídas) (Kenney e Stanley, 1987). A maior desvantagem da TC ou da RM reside na detecção de pequenas lesões que podem ser perdidas no volume médio, além da pouca sensibilidade para a avaliação de invasão. Em uma série, a TC previu o estágio TNM em 70% dos pacientes; forneceu um subestágio em 16% e um estágio acima do verdadeiro em 24% (Scolieri et al., 2000).

Cistoscopia

Tendo em vista que os tumores das vias urinárias superiores frequentemente estão associados a cânceres de bexiga, a cistoscopia é obrigatória na avaliação para descartar a possibilidade de lesões coexistentes da bexiga.

Avaliação Ureteroscópica e Biópsia

Os avanços tecnológicos alcançados no campo do equipamento endoscópico fizeram que os ureteroscópios flexíveis e rígidos se tornassem uma parte essencial da avaliação (e tratamento) dos tumores das vias urinárias superiores. **A acurácia diagnóstica pode ser melhorada de** aproximadamente 75% com a urografia excretora ou retrógrada isoladamente para 85% a 90% quando associada à ureteroscopia (Streem et al., 1986; Blute et al., 1989). Embora se tenha relatado uma migração pielovenosa e pielolinfática com a ureteroscopia, esse fenômeno parece ser incomum e não deve excluir o seu uso (Lim et al., 1993).

À semelhança dos tumores de bexiga, 55% a 75% dos tumores ureterais são de baixo grau e de estágio inicial (Cummings, 1980; Richie, 1988; Williams, 1991). **Além disso, à semelhança dos cânceres de bexiga, aproximadamente 85% dos tumores de pelve renal são papilares, enquanto o restante é séssil.** Ocorre invasão da lâmina própria ou do músculo (estágio T1 ou T2) em 50% dos tumores papilares e em mais de 80% dos tumores sésseis. De modo global, 50% a 60% dos tumores de pelve renal invadem a lâmina própria ou o músculo. Nos tumores ureterais, a invasão é mais comum que nos tumores de bexiga (Anderstrom et al., 1989; Williams, 1991).

Além da visualização do tumor, a ureteroscopia possibilita a realização de biópsia mais acurada das áreas suspeitas, seja com pinça para biópsia ou escovado. Apesar de relatos de mudanças no grau ou no estágio entre a biopsia diagnóstica (Smith et al., 2011) e a ressecção subsequente, foi estabelecida uma correlação histológica razoável (78% a 92%) entre a amostra de biópsia por ureteroscopia e a amostra patológica final (Keeley et al., 1997c, Guarnizo et al., 2000; Brown et al., 2007). Parece que as amostras frescas obtidas por ureteroscopia fornecem uma maior probabilidade de prever possíveis achados patológicos. Em um estudo, foi preparado um bloco celular a partir de amostras de biópsia nos casos de tumor visível, e os graus das amostras de biópsia por ureteroscopia foram comparados com os graus e estágios das amostras cirúrgicas obtidas em 42 casos. De 30 amostras com grau baixo ou moderado, 27 (90%) demonstraram a presença de carcinoma urotelial de grau baixo a moderado; 11 de 12 amostras de alto grau (92%) revelaram a presença de câncer urotelial de alto grau, e 8 (67%) eram invasivos (T2 ou T3) (Keeley et al., 1997c). Por outro lado, a impressão do urologista sobre o grau do tumor com base na aparência ureteroscópica provavelmente só é correta em 70% dos casos, sugerindo que a biópsia também é necessária para definir mais precisamente esse aspecto importante do estadiamento (El-Hakim et al., 2004).

Devido ao pequeno tamanho e à pouca profundidade das amostras de biópsia por ureteroscopia, é difícil estabelecer uma correlação precisa com o possível estágio do tumor. Por conseguinte, na previsão do estágio do tumor, uma combinação de exames radiográficos, aparência endoscópica do tumor e grau tumoral fornece ao cirurgião a melhor estimativa para estratificação do risco. Em geral, o CIS do trato superior é um diagnóstico presuntivo que é estabelecido pela presença de citologia seletiva inequivocadamente positiva, na ausência de qualquer achado radiológico ou endoscópico. A exceção é quando se estabelece o diagnóstico devido ao achado de CIS ureteral na cistectomia. Conforme assinalado anteriormente, embora a graduação dos tumores possa ser bastante acurada, o estadiamento é muito mais problemático. De 40 tumores uroteliais cujo estadiamento foi realizado em uma série (40% na pelve renal, 20% na parte proximal do ureter e 40% na parte distal do ureter), o grau ureteroscópico foi equivalente ao grau cirúrgico em 78% dos casos e foi menor do que o grau cirúrgico nos 22% restantes. Foi constatada a presença de lâmina própria em 68% das amostras de biópsia (62% das biópsias a frio e 100% das biópsias com alça), porém os tumores considerados como Ta tiveram um estadiamento para T1 a T3 em 45% dos casos no momento da ressecção completa da lesão (Guarnizo et al., 2000). Por conseguinte, a graduação acurada do tumor na biópsia ureteroscópica pode ajudar a estimar o estágio do tumor. Em uma série, espécime de biópsias mostrando tumor de grau 3 forneceu uma previsão acurada do estágio do tumor em mais de 90% dos casos (Skolarikos et al., 2003).

A ureteroscopia (com ou sem biópsia) é necessária em todos os casos de suspeita de tumores das vias urinárias superiores? A resposta é não. De fato, a ureteroscopia provavelmente deve ser reservada para situações nas quais o diagnóstico permanece duvidoso após a realização de exames radiográficos convencionais e para pacientes nos quais o plano de tratamento pode ser modificado com base nos achados ureteroscópicos, como, por exemplo, ressecção endoscópica. Embora não haja evidência de que a ureteroscopia possa diminuir o prognóstico de um paciente destinado a se submeter a nefroureterectomia, e embora os riscos de semeadura, extravasamento e disseminação do tumor sejam baixos em mãos experientes, esses riscos são reais e deveriam excluir a ureteroscopia quando não é necessária (Hendin et al., 1999).

Endoscopia Anterógrada

Em alguns casos de tumores das vias urinárias superiores, pode ser necessário um acesso percutâneo à pelve renal para diagnóstico ou tratamento. Nesses casos, a urografia e a ureteroscopia anterógradas podem ser úteis para a ressecção, a biópsia ou a simples visualização do tumor. Os endoscópios de maior calibre, que podem ser introduzidos na pelve renal dessa maneira, podem ser particularmente úteis na ressecção ou citorredução de tumores de maior volume nessa área (Streem et al., 1986; Blute et al., 1989). Entretanto, é preciso lembrar que foi relatada a ocorrência de implantação de células tumorais no retroperitônio e ao longo do trajeto do tubo de nefrostomia após esses procedimentos (Tomera et al., 1982; Huang et al., 1995).

Papel da Citologia e de Outros Marcadores Tumorais

A citologia das vias urinárias é uma ferramenta específica de comprovada utilidade no diagnóstico dos carcinomas das vias urinárias superiores. Por outro lado, a sensibilidade da citologia continua sendo um problema. Em geral, a sensibilidade da citologia da urina obtida por micção (ou com lavado vesical) está diretamente relacionada com o grau do tumor. **As estimativas globais de acurácia para a sensibilidade da citologia variam de cerca de 20% para os tumores de grau 1 até 45% e 75% para os tumores de grau 2 e grau 3, respectivamente** (Murphy e Soloway, 1982; Konety e Getzenberg, 2001).

Mesmo se uma amostra de citologia obtida por micção for anormal em um paciente com defeito de enchimento das vias urinárias superiores, é preciso ter cautela na determinação do local de origem das células malignas. O cateterismo ureteral para a coleta de urina ou os lavados pode proporcionar resultados citológicos mais acurados. Todavia, mesmo nessas condições, pode-se esperar um número substancial de resultados falso positivos ou falso positivos (22% a 35%) (Zincke et al., 1976). Aparentemente, o lavado com solução salina fornece um melhor rendimento de células e melhora os resultados citológicos em consequência da liberação de células frouxamente aderidas do urotélio por forças hidroscópicas. É possível obter uma acurácia ainda melhor por meio de biópsia por escova através de um cateter retrógrado ou ureteroscópio. Com essas técnicas, é possível obter uma sensibilidade na faixa de 90%, com especificidade que se aproxima de 90% (Streem et al., 1986; Blute et al., 1989). Entretanto, foi também relatado que as biópsias por escova resultam em complicações graves, incluindo hemorragia maciça e perfuração das vias urinárias com extravasamento (Blute et al., 1981).

Aparentemente, a exposição das células uroteliais a agentes de contraste iônicos e com alta osmolaridade, como na urografia retrógrada, pode agravar as anormalidades citológicas. Por conseguinte, é provavelmente prudente obter amostras citológicas antes do uso desses agentes (Terris, 2004).

Os resultados iniciais sugerem que a hibridização in situ por fluorescência (FISH) também pode ser útil no diagnóstico de tumores uroteliais do trato urinário superior. Em um estudo de 21 pacientes consecutivos com câncer urotelial do trato superior e 10 controles saudáveis, nos quais foram usadas sondas de FISH para os cromossomos *3, 7, 17* e gene *CDKN2A* (9p21), a sensibilidade global da FISH foi significativamente mais alta que a da citologia e especificidade, que foi de 100% para ambas (Luo et al., 2009). Todavia, esse estudo de pequeno porte ainda não foi validado.

ESTADIAMENTO E PROGNÓSTICO

Estadiamento

O estadiamento dos tumores das vias urinárias superiores acompanha paralelamente o estadiamento dos tumores de bexiga.

Sistema de Estadiamento TNM

O sistema de classificação e estadiamento TNM é o mais comumente usado. A Tabela 58-1 fornece uma comparação do sistema de estadiamento do American Joint Committee on Cancer (AJCC) com o sistema TNM.

As características histológicas e a biologia dos tumores das vias urinárias superiores ainda afetam as decisões de tratamento, apesar dos avanços tecnológicos. A entidade do papiloma benigno, que responde de modo favorável, independente da extensão do tratamento, está bem descrita em séries mais antigas de tumores do trato supe-

TABELA 58-1 Sistemas de Classificação e Estadiamento do American Joint Committee on Cancer (AJC) e TNM para Tumores das Vias Urinárias Superiores

TUMOR PRIMÁRIO (T)

TX	O tumor primário não pode ser avaliado.
T0	Nenhuma evidência de tumor primário.
Ta	Carcinoma papilífero não invasivo
Tis	Carcinoma in situ.
T1	Tumor que invade o tecido conjuntivo subepitelial.
T2	Tumor que invade a camada muscular.
T3	Tumor que invade a gordura periureteral (apenas para a pelve renal). Tumor que invade além da camada muscular para dentro da gordura perirrenal ou parênquima renal.
T4	Tumor que invade órgãos adjacentes ou através do rim para dentro da gordura perirrenal.

LINFONODOS (N)

NX	Os linfonodos regionais não podem ser avaliados.
N0	Ausência de metástase nos linfonodos regionais.
N1	Metástase em um único linfonodo, 2 cm ou menos em sua maior dimensão.
N2	Metástase em um único linfonodo, com mais de 2 cm, porém menos de 5 cm em sua maior dimensão; ou múltiplos linfonodos, nenhum dos quais com mais de 5 cm em sua maior dimensão.
N3	Metástase em um linfonodo, com mais de 5 cm em sua maior dimensão.

METÁSTASE À DISTÂNCIA (M)

MX	As metástases à distância não podem ser avaliadas.
M0	Ausência de metástases à distância.
M1	Metástases à distância.

SISTEMA DE ESTADIAMENTO AJCC	SISTEMA DE CLASSIFICAÇÃO TNM
0	T0
I	Ta, Tis, T1, N0, M0
II	T2, N0, M0
III	T3, N0, M0
IV	T4 ou qualquer T, N+, M+

TABELA 58-2 Correlação do Estágio e Grau do Tumor para Tumores Uroteliais do Trato Urinário Superior

LOCALIZAÇÃO E ESTÁGIO	ALTO GRAU (%)
PELVE	
Baixo	5
Alto	91
URETER	
Baixo	26
Alto	64

Dados de McCarron JP Jr, Mills C, Vaughn ED Jr. Tumors of the renal pelvis and ureter: current concepts and management. Semin Urol 1983;1:75–81.

rior (Bloom et al., 1970; Batata e Grabstald, 1976). A existência de papilomas de baixo grau e baixo potencial de malignidade na bexiga permanece controversa (Cheng et al., 1999; Cheng e Bostwick, 2000; Oyasu, 2000). Não se sabe ao certo se as diferenças entre os papilomas das vias urinárias superiores e os papilomas de bexiga são biológicas ou semânticas. **Cerca de 85% dos tumores da pelve renal são pilares, enquanto o restante é séssil.** Essa distribuição assemelha-se àquela dos tumores de bexiga. Entretanto, o estágio dos tumores das vias superiores é de T1 ou T2 em cerca de 50% das lesões papilares e 80% das lesões sésseis, respectivamente (Cummings, 1980; Richie, 1988; Williams, 1991). Por conseguinte, 50% a 60% dos tumores da pelve renal são invasivos, em comparação com a maioria dos tumores de bexiga, os quais são não invasivos; 55% a 75% dos tumores ureterais são de baixo grau e estágio, porém a invasão ainda é mais comum do que entre tumores de bexiga (Anderstrom et al., 1989; Williams, 1991). Os pacientes com tumores das vias urinárias superiores estão mais frequentemente na sexta ou sétima décadas de vida por ocasião da apresentação e, portanto, são habitualmente de idade mais avançada do que os pacientes com tumores de bexiga (Melamed e Reuter, 1993).

Os tumores da pelve renal são ligeiramente mais comuns do que os tumores ureterais (Batata e Grabstald, 1976; Richie, 1988; Maulard-Durdux et al., 1996). Os tumores ureterais ocorrem nos segmentos distal, médio e proximal em 70%, 25% e 5% dos casos, respectivamente (Babain e Johnson, 1980; Anderstrom et al., 1989; Williams, 1991;

Messing e Catalona, 1998). **Após tratamento conservador, a recidiva ipsolateral de tumor das vias urinárias superiores é comum em direção proximal para distal e ocorre em 33% a 55% dos pacientes** (Mazeman, 1976; Johnson e Babaian, 1979; Babaian e Johnson, 1980; Cummings, 1980; McCarron et al., 1983). A recidiva proximal à lesão original é rara.

Essa alta taxa de recidiva ipsolateral resulta, em parte, de uma alteração de campo multifocal, que é ainda mais pronunciada do que no câncer de bexiga. São descritas áreas de atipia, displasia ou CIS em 60% a 95% das amostras após nefroureterectomia para tumor da pelve renal (Johansson et al., 1976; Kakizoe et al., 1980; Heney et al., 1981; Nocks et al., 1982; McCarron et al., 1983; Melamed e Reuter, 1993). As técnicas moleculares demonstram que a semeadura distal do tumor responde por algumas recidivas (Harris e Neal, 1992).

Os tumores das vias superiores bilaterais metacrônicos são raros. Em uma revisão de todos os 768 casos de tumor das vias urinárias superiores relatados no oeste da Suécia, no período de 1971 a 1998, a taxa de tumores bilaterais metacrônicos foi de 3,1% e foi associada a uma idade avançada e a um tempo de sobrevida curto após o evento (Holmäng e Johansson, 2006).

A ocorrência de tumores da bexiga após tumores do trato urinário superior e vice e versa constitui outra expressão da alteração de campo, um risco multifocal que afeta as decisões quanto ao tratamento inicial. O CIS é encontrado na parte distal do ureter por ocasião da cistectomia em 7% a 25% dos casos (Melamed e Reuter, 1993; Solsona et al., 1997; Herr, 1998); 15% a 50% de todos os casos de tumor das vias urinárias superiores ocorrem em pacientes com história de tumor vesical (Batata e Grabstald, 1976; Babaian e Johnson, 1980). A incidência de tumor das vias superiores após tumor de bexiga é de 2% a 4%, com tempo médio de ocorrência de 70 meses (Shinka et al., 1988; Oldbring et al., 1989; Melamed e Reuter, 1993; Herr et al., 1996). São relatados tumores das vias urinárias superiores em 3% a 9% dos pacientes após cistectomia para câncer de bexiga em séries mais antigas (Zincke e Neves, 1984; Mufti et al., 1988).

Três formas particulares de tumores uroteliais das vias urinárias superiores, duas associadas à exposição ambiental (nefropatia por ácido aristolóquico, que inclui a nefropatia dos Balcãs e a nefropatia por erva chinesa, bem como aqueles observados em regiões endêmicas com arsênio), o abuso de analgésicos e tumores associados à síndrome de Lynch apresentam uma tendência ainda mais alta a sofrer recidivas múltiplas e bilaterais, em comparação com tumores esporádicos (Markovic, 1972; Petkovic, 1975; Mahoney et al., 1977; Johanson e Wahlquist, 1979; Melamed e Reuter, 1993; Stewart et al., 1999; Tan et al., 2008; Hubosky et al., 2013). A natureza tipicamente de baixo grau dos tumores e a insuficiência renal frequente observada na nefropatia dos Balcãs ressaltam a importância do tratamento conservador, quando possível. O grau de cicatrização das papilas renais observado no abuso de fenacetina correlaciona-se de modo dependente da dose com o risco de tumor de alto grau e progressão. A calcificação das papilas renais após abuso de analgésicos está associada ao desenvolvimento do carcinoma escamoso da pelve renal (Stewart et al., 1999).

Existe uma forte correlação entre o grau e o estágio para os tumores das vias urinárias superiores. **O único determinante mais importante para a evolução é o estágio patológico do tumor** (Tabelas 58-2 e 58-3) (Bloom et al., 1970; Grabstald et al., 1971; Batata et al., 1975; Wagle

TABELA 58-3 Revisão da Literatura Acerca da Sobrevida Global de Pacientes com Tumores Uroteliais do Trato Urinário Superior (Pelve Renal ou Ureter) de acordo com o Estágio e o Grau

	SOBREVIDA AOS 5 ANOS (%)
GRAU DO TUMOR	
1-2	40-87
3-4	0-33
ESTÁGIO TNM	
Ta, T1, Tcis	60-90
T2	43-75
T3	16-33
T4	0-5
N+	0-4
M+	0

et al., 1975; Babaian e Johnson, 1980; Cummings, 1980; McCarron et al., 1983; Huben et al., 1988; Andrestrom et al., 1989; Guinan et al., 1992b; Terrell et al., 1995; Messing e Catalona, 1998).

Os tumores das vias urinárias superiores disseminam-se da mesma maneira do que os tumores de bexiga, por meio das vias linfática e hematogênica e por extensão direta em estruturas contíguas, e a maioria das recidivas metastáticas ocorre nos primeiros 2 a 3 anos após a cirurgia (Brown et al., 2006). **Os locais metastáticos comuns incluem os pulmões, o fígado, os ossos e os linfonodos regionais.** A avaliação pré-operatória para definir a extensão da doença inclui radiografia de tórax, TC do abdome, provas de função hepática e, em certas ocasiões, cintilografia óssea. A fina camada muscular da pelve renal e do ureter pode permitir a penetração mais fácil dos tumores invasivos das vias urinárias superiores em comparação com as neoplasias de bexiga (Cummings, 1980; Richie, 1988). O parênquima renal pode constituir uma barreira, retardando a disseminação à distância dos tumores da pelve renal de estágio T3. Por outro lado, a extensão dos tumores periureterais comporta um alto risco de disseminação precoce ao longo do suprimento vascular e linfático periureteral. Vários pesquisadores relataram uma melhora da sobrevida dos pacientes com tumores de pelve renal no estágio 3, em comparação com tumores ureterais (Batata e Grabstald, 1976; Guinan et al., 1992a; Park et al., 2004). Guinan et al., (1992a) confirmaram essa observação entre 611 pacientes tratados em 97 hospitais e em um conjunto de 250 casos relatados na literatura. As taxas de sobrevida aos 5 anos para pacientes com tumores da pelve renal e do ureter de estágio T3 foram de 54% e 24%, respectivamente. Em uma análise multivariada, pacientes com tumores ureterais apresentaram maior taxa de falha local e a distância do que aqueles com tumores da pelve renal de mesmo estágio e grau (Park et al., 2004). Alguns autores propuseram uma subclassificação dos tumores da pelve renal em pT3a para infiltração do parênquima renal e pT3b para invasão do tecido adiposo peripélvico, visto que os pacientes com pT3b correm risco aumentado de recidiva (Roscigno et al., 2012). Os tumores da pelve renal e da parte superior do ureter disseminam-se inicialmente dos linfonodos hilares para os para-aórticos e paracavais, enquanto os tumores da parte distal do ureter disseminam-se para os linfonodos pélvicos (Batata et al., 1975; Heney et al., 1981; Nocks et al., 1982; Mahadevia et al., 1983; McCarron et al., 1983; Jitsukawa et al., 1985; Geiger et al., 1986).

Fatores Prognósticos

Estágio

Na atualidade, o estágio é o mais importante preditor de sobrevida em pacientes com tumores uroteliais das vias superiores (Png et al., 2008). O sistema de estadiamento mais comumente usado é o sistema TNM (consulte a seção sobre estadiamento). O prognóstico diminui à medida que aumenta o estágio; o declínio mais significativo da sobrevida é observado nos tumores de estágio T3 que penetraram na gordura perirrenal, no seio renal ou periureteral (Grabstald et al., 1971). A extensão extranodal em pacientes com comprometimento de linfonodos parece prever os resultados clínicos (Fajkovic et al., 2012).

Grau

O sistema tradicional de graduação utilizado para o câncer de bexiga também se aplica aos tumores das vias urinárias superiores. O sistema original de Broder, modificado por Ash, classifica os tumores de grau 1 até grau 4: os tumores de grau 1 são principalmente papilomas, enquanto os tumores de grau 4 são tumores altamente anaplásicos e pouco diferenciados (Melamed e Reuter, 1993). O sistema da Organização Mundial da Saúde, proposto por Mostofi, elimina os papilomas e classifica os tumores de grau 1 até o grau 3. A graduação dos tumores também foi dividida em baixo grau e alto grau (Epstein et al., 1998). São também descritos papilomas e neoplasias uroteliais papilares de baixo potencial de malignidade. **Certamente, os tumores de alto grau têm mais tendência a invadir o tecido conjuntivo subjacente, os músculos e os tecidos circundantes. Os tumores de alto grau também têm maior tendência a estar associados a CIS concomitante.**

Localização

Continua havendo uma falta de consenso quanto ao fato de a localização de um tumor das vias urinárias superiores afetar o prognóstico. Alguns autores argumentaram que, quando os tumores da pelve renal e ureter são ajustados e comparados por estágio, não há diferença significativa no prognóstico (Hall et al., 1998b; Isbarn et al., 2009). Outros estudos sugeriram que os tumores da pelve renal possuem melhor prognóstico do que os ureterais, mesmo quando ajustados para o estágio (Park et al., 2004; Ouzzane et al., 2011a). A multifocalidade indica um prognóstico mais desfavorável (Chromecki et al., 2012).

Arquitetura do Tumor

Os tumores papilares parecem ter melhor prognóstico do que as lesões sésseis (Remzi et al., 2009; Fritsche et al., 2012). **À semelhança do câncer de bexiga, o CIS das vias superiores está associado a um maior risco de progressão da doença e a uma probabilidade de desenvolvimento futuro de cânceres uroteliais invasivos.** O CIS da parte distal do ureter é mais comum em pacientes com CIS de bexiga tratado com BCG (probabilidade de 30%).

Hidronefrose

Em vários estudos, foi constatado que a presença de hidronefrose constitui um fator preditivo valioso e independente para o estágio avançado da doença e à sobrevida em pacientes com CUTS (Cho et al., 2007; Brien et al., 2010; Ito et al., 2011; Ng et al., 2011).

Tamanho do Tumor

Embora o papel do tamanho do tumor ainda seja um critério em desenvolvimento, estudos recentes sugerem que os tumores com mais de 3 a 4 cm podem estar associados a uma menor sobrevida, bem como a um maior risco de recidiva na bexiga (Cho et al., 2007; Simone et al., 2009a).

Idade

A idade avançada é um preditor de sobrevida livre de recidiva, câncer-específica e global (Shariat et al., 2010; Chromecki et al., 2011). Não se sabe ao certo se a biologia do tumor ou a diferença nos cuidados de pacientes idosos são responsáveis por essa observação. No estudo conduzido por Chromecki et al. (2011), a adição do estado de desempenho do Eastern Cooperative Oncology Group (ECOG) à análise multivariada anulou essa associação. Entretanto, os pacientes de idade avançada são, em sua maioria, curados com cirurgia radical, de modo que a idade isoladamente não deve impedir o padrão de cuidados para essa população.

Raça

A revisão dos dados do SEER mostrou que a raça negra não hispânica está associada a uma taxa de mortalidade aumentada em comparação com a raça branca não hispânica (Raman et al., 2011). A comparação de pacientes japoneses e europeus revelou não haver diferenças na sobrevida (Matsumoto et al., 2011).

Multifocalidade do Tumor

A presença de tumor em dois ou mais locais dentro do urotélio é definida como multifocalidade e serve de preditor independente de resultado clínico desfavorável. Em um estudo conduzido por Novara et al. (2007), a presença de multifocalidade aumentou a taxa de mortalidade específica da doença em um fator de três. Em outra coorte de pacientes, a presença de multifocalidade foi associada a uma sobrevida específica da doença em uma análise univariada, mas não na análise multivariada (Brown et al., 2006).

Necrose do Tumor

A necrose extensa demonstrou ter uma correlação com as características clinicopatológicas agressivas, incluindo estágio, grau, ILV, presença de CIS, arquitetura séssil e metástases para linfonodos (Zigeuner et al., 2010). Foi também relatado que a presença de necrose tumoral fornece uma previsão independente de sobrevida livre de recidiva e câncer-específica (Simone et al., 2009a; Zigeuner et al., 2010). Entretanto, um estudo multicêntrico recente discordou dessa observação; a presença de necrose isoladamente não foi preditiva de sobrevida em uma análise multivariada (Seitz et al., 2010). São necessários mais estudos para validar essa característica.

Comprometimento de Linfonodos

O comprometimento de linfonodos regionais no CUTS é um fator preditor independente de sobrevida diminuída (Hall et al., 1998a; Brown et al., 2006; Margulis et al., 2009). Dependendo do estágio e do grau do tumor, até 40% dos pacientes parecem abrigar metástases linfáticas. Os paradigmas atuais consistem em efetuar uma mudança para o tratamento primário com quimioterapia neoadjuvante à base de platina na população com suspeita radiográfica de comprometimento dos linfonodos, enquanto a consolidação cirúrgica só é oferecida se for observada uma resposta significativa. À semelhança do carcinoma de bexiga, a densidade dos linfonodos constitui um fator emergente para a previsão clínica do CUTS. Em um estudo de pacientes que foram submetidos a linfadenectomia por ocasião da nefrectomia radical, uma densidade de linfonodos de 30% ou mais foi associada a resultados clínicos precários (Bolenz et al., 2009).

Invasão Linfovascular

A ILV foi sugerida como fator prognóstico independente para a sobrevida específica da doença no CUTS e deve ser comentada na avaliação patológica. Infelizmente, a ILV não é identificada em amostras de biópsia por ureteroscopia e serve apenas como instrumento prognóstico após ressecção cirúrgica. Em três séries de centro único e em duas séries multicêntricas, incluindo 1.841 pacientes com tumores das vias urinárias superiores, a prevalência de ILV variou de 23,7% a 37,8%. A ILV teve uma correlação com o estágio e o grau crescentes do tumor e com a recidiva da doença e sobrevida específica da doença (Akao et al., 2008; Bolenz et al., 2008; Lin et al., 2008; Chung et al., 2009). Kikuchi et al. (2009) relataram uma grande série colaborativa internacional de 13 centros de 1.453 pacientes que foram submetidos a nefroureterectomia radical para tumores uroteliais do trato superior. A prevalência global de ILV foi de 24%. A ILV exibiu uma correlação com o grau e estágio do tumor, o estado dos linfonodos e a necrose tumoral. Em uma análise multivariada, a ILV foi um preditor independente de recidiva da doença e sobrevida em pacientes com linfonodos negativos ou estado desconhecido dos linfonodos. Entretanto, a ILV não foi um preditor independente de resultado para pacientes com linfonodos positivos.

Biologia (Anormalidades Cromossômicas) e Marcadores Moleculares

A caracterização das vias genéticas que levam ao CUTS é uma área em progresso. Apesar das semelhanças do CUTS com o carcinoma de bexiga em uma base molecular, eles constituem entidades divergentes devido a disparidades em nível genético e epigenético. A instabilidade de microssatélites e a hipermetilação parecem emergir como diferenças fundamentais entre as neoplasias uroteliais das vias superiores e inferiores. Por outro lado, vários focos gênicos no cromossomo 9 apresentam mutação em 50% dos casos de CUTS, e os resultados de hibridização genômica comparativa mostraram uma concordância entre tumores da pelve renal e de bexiga nas perdas nos cromossomos 2q, 8p, 9q, 11p, 13q, 17p e 18q e ganhos nos cromossomos 1q, 6p, 8q e 17q (Rigola et al., 2001). Um estudo mais recente conduzido por Zhang et al. (2010) encontrou perfis semelhantes de expressão gênica nos tumores da pelve renal e da bexiga, incluindo alterações citogenéticas comuns +1p36, +6p22, +7, +8q22, − 9p21, +11q, −13q, +17, +19q13 e +20q.

Apesar dos múltiplos avanços recentes na identificação de marcadores moleculares, nenhum deles foi validado para uso clínico. Os futuros estudos prospectivos poderão ajudar a fornecer informações sobre a sua utilidade como instrumentos preditivos clínicos. Entretanto, convém mencionar alguns dos marcadores que demonstram ser promissores como candidatos para desenvolvimento futuro.

Marcadores do Ciclo Celular. A coloração da proteína nuclear TP53 de amostras citológicas obtidas por ureteroscopia parece exibir uma boa correlação com a presença de CUTS. Em um estudo de 36 amostras positivas para TP53, 28 demonstraram evidências simultâneas de carcinoma urotelial; 80% dos pacientes remanescentes que foram avaliados de modo seriado também tiveram CUTS confirmado. Todos os 14 resultados negativos para TP53 foram obtidos em pacientes sem sinais de doença maligna concomitante na ureteroscopia (Keeley et al., 1997b). Zigeuner et al. (2004) relataram que a diminuição da imunorreatividade da TP53 e a hiperexpressão da TP53 em tumores das vias superiores foram associadas à presença de tumor de estágio avançado e prognóstico sombrio. Entretanto, os achados não foram independentes do estágio e do grau na análise multivariada.

CDKN1B. O CDKN1B (anteriormente p27), um inibidor de quinase dependente de ciclina, demonstrou ser preditivo para o prognóstico de tumores do trato urinário alto. Em um estudo, a presença de baixos níveis de coloração de CDKN1B indicou uma pior sobrevida específica da doença (Kamai et al., 2000).

Apoptose. A expressão de Bcl-2 e da survivina correlaciona-se com a presença de cânceres avançados, e os níveis de survivina estão associados à câncer-específica (Jeong et al., 2009).

Migração e Invasão Celulares. A expressão da E-caderina e de metaloproteinases (MMP) está associada a um prognóstico desfavorável. A imuno-histoquímica das MMP correlaciona-se com o estágio pT e a sobrevida específica da doença.

Angiogênese. O fator-1α induzível por hipoxia (HIF-1α) é um fator de transcrição que desempenha um importante papel na adaptação à hipoxia celular. Em uma série de pacientes com CUTS, foi observada a expressão positiva do HIF-1α em dois terços dos pacientes (porém ausente no urotélio normal). O HIF-1α exibiu uma associação significativa com estágio T elevado, estágio linfonodal e grau, bem como com a sobrevida câncer-específica (razão de risco de 2,23; $P = 0,004$) (Ke et al., 2008).

Proliferação Celular. A hiperexpressão de Ki-67 fornece uma previsão sobre a progressão e sobrevida câncer-específica (Jeon et al., 2010) e o desenvolvimento de tumores metacrônicos (Joung et al., 2008). O receptor do fator de crescimento epidérmico (EGFR) está associado ao estágio, grau e diferenciação escamosa do CUTS. A hiperexpressão e a imunorreatividade do fator nuclear κB (NF-κB) são preditores da sobrevida específica da doença e sobrevida global. A hiperexpressão de HER2, apesar de rara no CUTS, correlaciona-se com um estágio e graus mais altos, mas não com a sobrevida.

Diferenciação Celular. A expressão da uroplaquina III está associada a um estágio e grau mais baixos e à sobrevida câncer-específica. Em uma análise multivariada, superou o estágio e *status* linfonodal como preditor de sobrevida (Ohtsuka et al., 2006). O *Snail* está associado ao estágio, grau e ILV e é preditivo de recidiva e sobrevida câncer-específica (Kosaka et al., 2010). A hibridização *in situ* do componente hTR da telomerase mRNA está aumentada no estágio avançado e pode estar associada a sobrevida livre de doença e sobrevida global (Nakanishi et al., 1999).

Mitose. A aurora-A regula a montagem do fuso durante a mitose. Sua hiperexpressão está associada à presença de invasão vascular e recidiva (Scarpini et al., 2012).

MET e RON. Recentemente, foram estudados os papéis do c-MET e RON, membros da família do proto-oncogene MET de tirosinoquinases, em tumores das vias urinárias superiores (Comperat et al., 2008). A hiperexpressão de c-MET exibiu uma correlação com a invasão vascular e uma evolução clínica mais grave, enquanto a hiperexpressão de RON mostrou correlação clínica.

COX-2. A expressão anormal da ciclo-oxigenase (COX-2) foi relatada em muitas formas de câncer humano, incluindo câncer urotelial de bexiga. Kang et al. (2008) relataram que a expressão anormal de COX-2 em células do estroma de cânceres das vias urinárias superiores exibiu uma correlação com o estágio e grau altos do tumor e com prognóstico desfavorável.

Instabilidade de Microssatélites. Os pacientes com HNPCC ou síndrome de Lynch apresentam alterações genômicas nos genes de reparo de combinação imprópria (*mismatch*) do DNA (Amira et al., 2003). Além disso, um padrão de crescimento invertido do câncer também foi associado à instabilidade de microssatélites, com sensibilidade e especificidade de 0,82 em um estudo. Esse achado sugere que a instabilidade de microssatélites pode servir de marcador para o crescimento invertido nos cânceres das vias urinárias superiores (Hartmann et al., 2003). Ho et al. (2008) relataram que um ensaio baseado na urina para um painel total de 77 marcadores de instabilidade de microssatélites em 30 pacientes detectou 83,3% de casos de tumor das vias urinárias superiores. A pesquisa de instabilidade de microssatélites em tecido de tumor ressecado e tecido normal para rastreamento da síndrome de Lynch é um instrumento bem estabelecido para o diagnóstico do câncer de cólon e pode ser considerada particularmente para pacientes com CUTS que preenchem os critérios sugestivos de síndrome de Lynch (Audenet et al., 2012).

Ploidia-Citometria de Fluxo. Foi constatado que a ploidia em tumores correlaciona-se com a sobrevida nos tumores das vias urinárias superiores. Em um estudo, a aneuploidia do tumor foi associada a taxas baixas de sobrevida aos 5 e aos 10 anos de 25% e 0%, respectivamente (Blute et al., 1988).

Outros Marcadores. Os exames rápidos de urina para neoplasias malignas uroteliais foram extensamente estudados com o propósito de identificar tumores do trato urinário inferior. Existe menos conhecimento sobre o valor desses exames nos cânceres do trato superior. Foi constatada uma elevação dos níveis urinários de NMP22, um marcador baseado na proteína de matriz nuclear, em pacientes com câncer do trato urinário superior (Carpinito et al., 1996). Embora a sensibilidade desse teste para determinar a presença de tumores de baixo grau seja provavelmente mais alta que a da citologia, a sua especificidade é baixa. Foi relatada em uma pequena série que o FISH na urina tem uma sensibilidade de 87,5% e uma especificidade de 80% para a detecção de tumores do trato superior (Akkad et al., 2007).

Em outra série, uma análise dos produtos de degradação do fibrinogênio e fibrina (AuraTek FDP) foi comparada com o teste do antígeno tumoral vesical (BTA) e a citologia da urina. Nesse estudo, a acurácia do teste de FDP foi de 83%, em comparação com 62% para o BTA e 59% para citologia (Siemens et al., 2003). Foi constatada a presença de atividade da telomerase na maioria (>95%) dos CUTS. Pode ser detectada em amostras de urina esfoliadas em uma elevada porcentagem de pacientes e, portanto, pode constituir um marcador potencialmente útil (além da citologia convencional) para a identificação de cânceres das vias urinárias superiores (Wu et al., 2000).

Instrumentos de Estimativa Clínicos

Tendo em vista a dificuldade do estadiamento clínico devido aos desafios na determinação da invasão em biópsia ou exames de imagem, e conforme aumenta a popularidade das abordagens neoadjuvantes, foram desenvolvidos instrumentos de estimativa clínicos para fornecer uma melhor estratificação do risco antes da terapia definitiva, bem como após nefroureterectomia.

Pré-Operatório. Vários estudos utilizaram fatores clínicos, radiológicos e patológicos para determinar melhor o risco de doença invasiva. A maior análise de uma coorte de pacientes de múltiplas instituições por Margulis et al. (2010) mostrou que a combinação do grau, da arquitetura do tumor e de sua localização alcançaram uma acurácia de 76,6% como instrumento prognóstico na estimativa de doença não limitada ao órgão.

Pós-Operatório. A construção de nomogramas para prever os resultados oncológicos após nefroureterectomia utilizando dados demográficos e clinicopatológicos despertou muito interesse nesses últimos anos. Utilizando dados do SEER, Jeldres et al. (2010b) analisaram a idade, raça e gênero dos pacientes; o grau, o estágio e a localização dos tumores; o *status* linfonodal; e retirada ou não de *cuff* vesical durante a cirurgia. O nomograma com o maior valor preditivo para sobrevida livre de mortalidade câncer-específica em 5 anos (75,4%) incluiu a idade do paciente, o grau do tumor, o estágio patológico (pT) e o comprometimento dos linfonodos. Yates et al. (2012) reuniram dados de 21 instituições da França para desenvolver um nomograma de sobrevida câncer-específica em 5 anos. Na análise multivariada, o estágio T, o *status* N, o grau, a idade do paciente e a localização foram associados à sobrevida câncer-específica, e o nomograma assim obtido teve uma acurácia de 78%. Em outro estudo, as características patológicas de uma coorte internacional de pacientes (Cha et al., 2012) foram usadas para desenvolver instrumentos preditivos de recidiva e sobrevida específica da doença. Na análise multivariada, a presença de doença nodal, a ILV, a arquitetura séssil e a presença de CIS foram associados à sobrevida livre de recidiva. Para a sobrevida câncer-específica, o estágio T, as metástases para linfonodos, a ILV e a arquitetura tumoral séssil demonstraram ter um valor prognóstico independente. Esses nomogramas forneceram uma previsão de sobrevida livre de recidiva e câncer-específica com acurácia de 76,8% e 81,5%, respectivamente. Em um estudo mais recente (Roupret et al., 2013), os dados das coortes de pacientes da França e coortes internacionais foram reunidos para desenvolver um nomograma otimizado para a sobrevida câncer-específica. Esse nomograma combinou a idade do paciente, o estágio T, o estágio N, a arquitetura do tumor e a ILV, com acurácia discriminativa de 0,8.

Para estimar a recidiva intravesical após nefroureterectomia com excisão do *cuff* vesical, foram analisados os dados de múltiplos centros da Europa e da América do Norte (Xylinas et al., 2013). A recidiva na bexiga dentro de 3, 6, 12, 18, 24 e 36 meses foi prevista com acurácia de 67,8% utilizando o nomograma simplificado, baseado na idade do paciente, gênero, câncer de bexiga prévio, localização do tumor, estágio, presença de CIS e comprometimento de linfonodos. Quando as características cirúrgicas (cirurgia laparoscópica *versus* cirurgia aberta e tipo de manejo da porção distal do ureter) foram acrescentadas a esse modelo, a acurácia do nomograma aumentou para 69%. Os autores sugeriram o uso desse nomograma para instilação intravesical de quimioterapia pós-operatória e otimização do esquema de vigilância por cistoscopia.

TRATAMENTO

Tratamento Cirúrgico

Foram realizadas mudanças significativas no tratamento dos tumores uroteliais do trato urinário superior. A frequência relativamente baixa dessas lesões e a existência de apenas três ensaios clínicos randomizados prospectivos não permitem conclusões absolutas acerca do impacto do tratamento sobre os resultados. No passado, as recomendações para tratamento eram baseadas, pelo menos em parte, nas limitações práticas de acompanhamento e detecção de recidiva de doença local. Os avanços tecnológicos nos exames de imagem e, o mais importante, a visualização endoscópica direta de todos os níveis das vias urinárias possibilitam um diagnóstico e tratamento iniciais mais precoces e mais acurados, com melhor acompanhamento. O tratamento pode se basear principalmente no risco representado pelo tumor e na eficácia de um tratamento específico, e não em outras limitações. As indicações específicas e as técnicas empregadas em cada forma de tratamento (nefroureterectomia radical aberta *versus* laparoscópica; ablação do tumor aberta *versus* endoscópica retrógrada *versus* percutânea com preservação renal) são discutidas mais adiante neste capítulo. Todavia, as seguintes considerações introdutórias são importantes.

Prefere-se o tratamento menos invasivo necessário para um controle seguro do tumor, porém nunca com o risco de comprometer o controle oncológico, visto que o CUTS é implacável a qualquer imprudência cirúrgica, que também raramente pode ser recuperada por outras modalidades. Os tumores uroteliais das vias urinárias superiores em sua maioria não são grandes nem volumosos. Por conseguinte, a cirurgia laparoscópica é ideal, pelo menos para a parte renal da nefroureterectomia radical, quando o tumor exige a remoção de toda a unidade renal. Para a ureterectomia distal, utiliza-se uma variedade de abordagens, com várias combinações de técnicas laparoscópicas e abertas. Determinados tumores das vias urinárias superiores de baixo grau e não invasivos podem ser tratados inicialmente por cirurgia ablativa com preservação renal. A ureteroscopia retrógrada e a ureteropieloscopia são preferidas quando o tamanho do tumor, o número e o acesso possibilitam uma ablação completa. A ablação anterógrada percutânea do tumor é escolhida quando a anatomia e o tumor não permitem uma ablação completa por meio de abordagem retrógrada.

Nefroureterectomia Radical

Indicações. A nefroureterectomia radical com excisão de um *cuff* vesical constitui o padrão-ouro para os grandes tumores invasivos suspeitos e de alto grau da pelve renal e parte proximal do ureter (Batata e Grabstald, 1976; Skinner, 1978; Babaian e Johnson, 1980; Cummings, 1980; Murphy et al., 1981; Nocks et al., 1982; McCarron et al., 1983; Richie, 1988; Williams, 1991; Messing e Catalona, 1998). A cirurgia radical também desempenha um papel no tratamento de tumores não invasivos de baixo grau da pelve renal e ureter superior, quando são grandes, multifocais ou sofrem rápida recidiva, apesar dos esforços máximos na cirurgia conservadora.

Técnicas

Nefrectomia Radical Aberta. Existe uma variedade de abordagens cirúrgicas para a nefroureterectomia aberta, que são determinadas principalmente pela experiência do cirurgião e pela constituição corporal do paciente. A nefroureterectomia é uma das poucas cirurgias de múltiplos quadrantes realizadas por urologistas; dispõe-se de uma variedade de abordagens. O paciente pode ser posicionado em decúbito dorsal ou em posição de flanco modificada. Nos homens, os órgãos genitais são incluídos no campo cirúrgico, de modo que se possa ter acesso ao cateter vesical durante o procedimento. A preferência dos autores é uma abordagem na linha média, que proporciona a melhor exposição dos linfonodos retroperitoneais e da bexiga. Entretanto, essa incisão pode limitar a exposição do polo superior do rim esquerdo, particularmente nos pacientes obesos. Outras incisões incluem flanco, subcostal e toracoabdominal. A escolha dessas incisões exige o uso de incisão de Gibson adicional, na linha média ou de Pfannenstiel para remoção do *cuff* vesical (Fig. 58-6).

Após incisão da linha branca de Toldt, o cólon ipsilateral é mobilizado para expor a fáscia de Gerota. De modo ideal, o hilo é controlado antes da manipulação excessiva do rim e do ureter. O hilo renal é exposto, refletindo o duodeno medialmente para o lado direito. Para os tumores localizados no lado esquerdo, é preciso ter cuidado para evitar a lesão da cauda do pâncreas e do baço. A artéria e a veia renal são ligadas e divididas de modo padrão. Várias opções para ligadura dos vasos são usadas, incluindo ligadura de sutura, laços, uma combinação de nós com clipes e dispositivos de grampeamento, utilizando uma carga endovascular. Tipicamente, o ureter é ligado nesse momento para evitar a migração de fragmentos do tumor para a bexiga. Todo o rim é mobilizado, tomando o cuidado de permanecer fora da fáscia de Gerota (Fig. 58-7). No lado direito, efetuam-se incisões das fixações entre o fígado e o rim e, no lado esquerdo, o ligamento esplenorrenal, permitindo a mobilidade do rim. Tradicionalmente, a glândula suprarrenal ipsilateral era removida com o espécime, embora a suprarrenalectomia não contribua para o controle oncológico do CUTS, a não ser que haja suspeita de seu comprometimento direto, com base em exames de imagem pré-operatórios ou exame intraoperatório. Por conseguinte, como rotina, não há necessidade de suprarrenalectomia concomitante.

Tratamento do Ureter Distal e Cuff *Vesical*

A remoção completa do ureter distal e do *cuff* vesical proporciona resultados oncológicos superiores em comparação com a ressecção incompleta. Além disso, a vigilância cistoscópica adequada de um coto do ureter distal residual após nefroureterectomia é praticamente impossível, contribuindo para taxas elevadas de recidiva local. **Por conseguinte, é preciso proceder à remoção completa do ureter distal, incluindo a porção intramural e o orifício ureteral.** O rim e o ureter proximal podem ser mantidos em bloco com o segmento distal; entretanto, o volume da peça cirúrgica dificulta a sua manipulação, e,

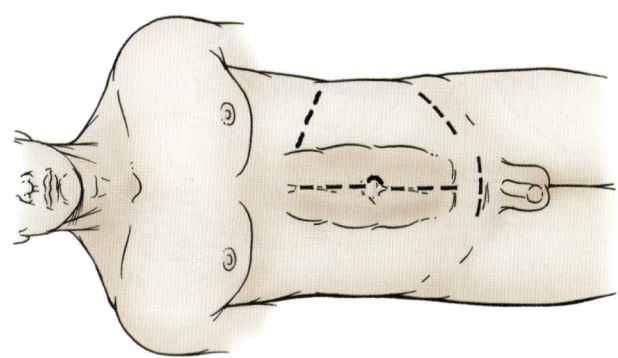

Figura 58-6. A escolha da incisão para nefroureterectomia radical (linha média, subcostal, flanco ou toracoabdominal) é determinada pela preferência e experiência do cirurgião. A não ser que seja utilizada uma incisão na linha média, é necessária uma incisão adicional de Gibson, na linha média infraumbilical ou de Pfannenstiel para remoção do *cuff* vesical.

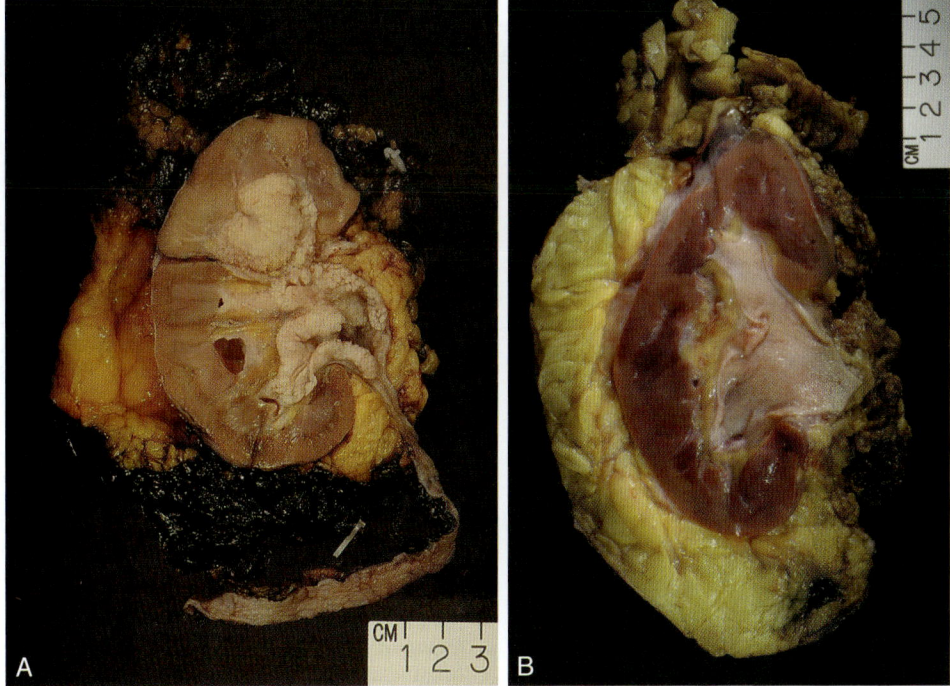

Figura 58-7. A, Peça de nefroureterectomia radical, incluindo o rim, fáscia de Gerota e o ureter. A glândula suprarrenal não deve ser rotineiramente removida com a peça, a não ser que haja suspeita de seu comprometimento. B, Essa peça dividida longitudinalmente mostra um sistema coletor normal e a pelve renal sem tumor. (Cortesia de Donna Hansel, MD, PhD, Department of Pathology, University of California, San Diego.)

a não ser para ajudar o patologista na orientação do espécime, essa técnica não é necessária, contanto que o ureter distal seja dividido de modo controlado entre nós ou clipes, em um local desprovido de tumor macroscópico. Existem pelo menos cinco técnicas diferentes descritas para a ureterectomia distal, e a maioria aplica-se à cirurgia tanto aberta quanto laparoscópica.

Ureterectomia Distal Aberta Tradicional. Com uma incisão de Gibson, mediana infraumbilical baixa ou incisão de Pfannestiel, efetua-se a remoção do *cuff* vesical utilizando um acesso transvesical (Fig. 58-8), extravesical (Fig. 58-9) ou combinado. Qualquer um desses métodos é aceitável, contanto que todo o ureter, incluindo a porção intramural e a mucosa do orifício ureteral, sejam removidos com a confirmação visual do cirurgião de ressecção completa. Para a abordagem extravesical, o ureter distal é liberado em direção à bexiga até o ponto do ureter intramural. Uma tração suave sobre o ureter e a bexiga cheia pode ajudar nessa etapa; entretanto, para um acesso adequado de todo o ureter intramural, o pedículo lateral da bexiga (artéria obliterada; artérias vesicais superior, média e inferior) precisa ser ligado e dividido. É preciso ter cuidado para evitar a entrada descontrolada nas vias urinárias. O *cuff* vesical é removido em bloco com o ureter por meio da aplicação de uma pinça na parede vesical e excisão de toda a porção intramural do ureter, tendo o cuidado para ficar longe do orifício ureteral contralateral. Na abordagem transvesical, efetua-se uma cistotomia anterior, e a dissecção intravesical do ureter é realizada, incluindo tradicionalmente uma área de mucosa de 1 cm ao redor do óstio ureteral. Pode-se obter uma margem mais ampla se for constatada a presença de tumor macroscópico fazendo protrusão do orifício; e se houver suspeita de tumor intramural invasivo, pode ser necessária uma cistectomia parcial em bloco para garantir margens negativas. Os defeitos de cistotomia são fechados em duas camadas com suturas absorvíveis interrompidas ou contínuas: a primeira camada deve incorporar a mucosa, enquanto a segunda camada deve incluir o músculo detrusor e a adventícia. Um cateter de Foley é colocado e mantido por 5 a 7 dias, e uma drenagem por aspiração é mantida no espaço perivesical.

Ligadura Transvesical e Técnica de Separação. A técnica de ligadura transvesical e separação imita a extração aberta do *cuff* vesical. Antes da etapa da nefrectomia, o paciente é colocado em litotomia, um cistoscópio é introduzido até a bexiga e mantido em posição para o enchimento do órgão. Um ou dois trocartes de 5 mm são colocados intravesicalmente a partir da área suprapúbica. Coloca-se um *Endoloop* (pinça com um laço) ao redor do orifício ureteral, e um cateter ureteral é introduzido no ureter. Com uma alça de Collins, efetua-se a incisão do *cuff* vesical até espaço extravesical (Fig. 58-10). A tração é aplicada pela pinça Grasper através de um dos trocartes. Uma vez liberado o ureter, o *Endoloop* é apertado ao redor do ureter, à medida que o cateter é removido. Isso cria um urotélio "fechado", com remoção em bloco subsequente da peça, e o extravasamento de líquido da bexiga é minimizado por aspiração contínua a partir do segundo trocarte intravesical. Foi relatado um sucesso clínico excelente com essa técnica (Gill et al., 1999). Porém a curva de aprendizagem é difícil, e é necessário reposicionar o paciente para o tempo da nefrectomia. Os pacientes com tumores do ureter distal e doença vesical ou que foram previamente submetidos à radiação pélvica não são candidatos a essa técnica.

Ressecção Transuretral do Óstio Ureteral. A ressecção transuretral do óstio ureteral é também designada como técnica "pluck" e pode ser realizada em pacientes com tumores proximais e ausência de doença vesical (Abercrombie et al., 1988; Palou et al., 1995). Com o paciente na posição de litotomia, ressectoscópio é inserido até a bexiga, e efetua-se uma ressecção ampla do orifício ureteral e ureter intramural até a gordura perivesical (Fig. 58-11). Isso facilita a extração do ureter distal durante o tempo da nefrectomia. Embora resultados oncológicos equivalentes tenham sido relatados em estudos limitados (Walton et al., 2009), a preocupação quanto à possibilidade de semeadura do tumor no espaço extravesical e potencial de deixar um ureter com ressecção incompleta fez que essa técnica fosse, em grande parte, abandonada (Jones e Moisey, 1993; Arango et al., 1997).

Técnica de Intussuscepção (*Stripping*). A técnica de intussuscepção foi inicialmente descrita em 1953, e, desde então, foram feitas várias modificações (McDonald, 1953; Clayman et al., 1983; Roth et al., 1996; Angulo et al., 1998). Essa técnica está contraindicada na presença de tumores ureterais. No início do procedimento, coloca-se um cateter ureteral no ureter, e a nefrectomia é realizada de modo habitual. O ureter distal é isolado extravesicalmente, e coloca-se um nó ao seu redor, fixando o cateter ao ureter (Fig. 58-12). Após completar a nefrectomia, o ureter é transeccionado entre os nós, e efetua-se a incisão cistoscópica do *cuff* vesical com uma alça de Collins. Ao exercer tração sobre o cateter ureteral, o ureter distal é invertido para dentro da bexiga. O ureter intussusceptado é então extraído através da uretra por tração. As bordas da mucosa vesical podem ser fulguradas. Os problemas associados a essa técnica incluem exposição do urotélio vesical à mucosa ureteral, com extensa manipulação do ureter e possibilidade de excisão incompleta do ureter intramural. Além disso, foi relatado uma taxa de falha de 18,7%, com ruptura do ureter durante a manipulação e necessidade de incisão cirúrgica adicional (Giovansili et al., 2004).

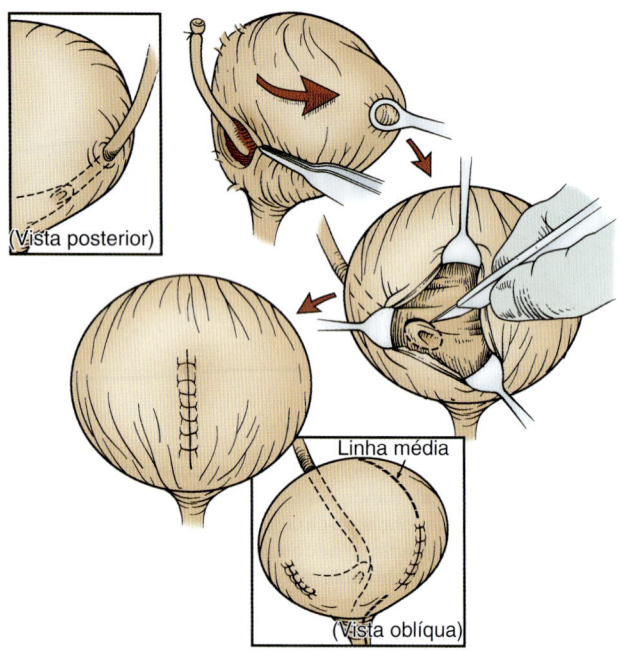

Figura 58-8. A ureterectomia distal completa com *cuff* vesical é realizada por meio de dissecção extravesical e transvesical combinada.

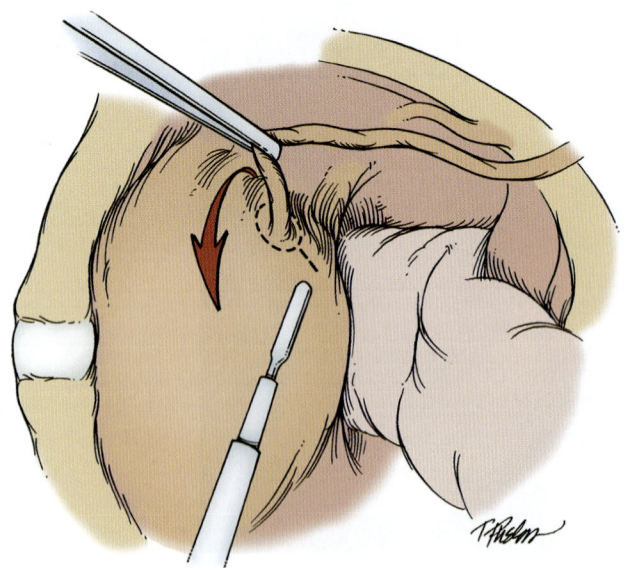

Figura 58-9. Ureterectomia distal completa por abordagem extravesical. Uma tração é exercida para mobilizar o orifício para fora da bexiga. É preciso ter cuidado para assegurar a extração completa, além de evitar a lesão do orifício ureteral contralateral.

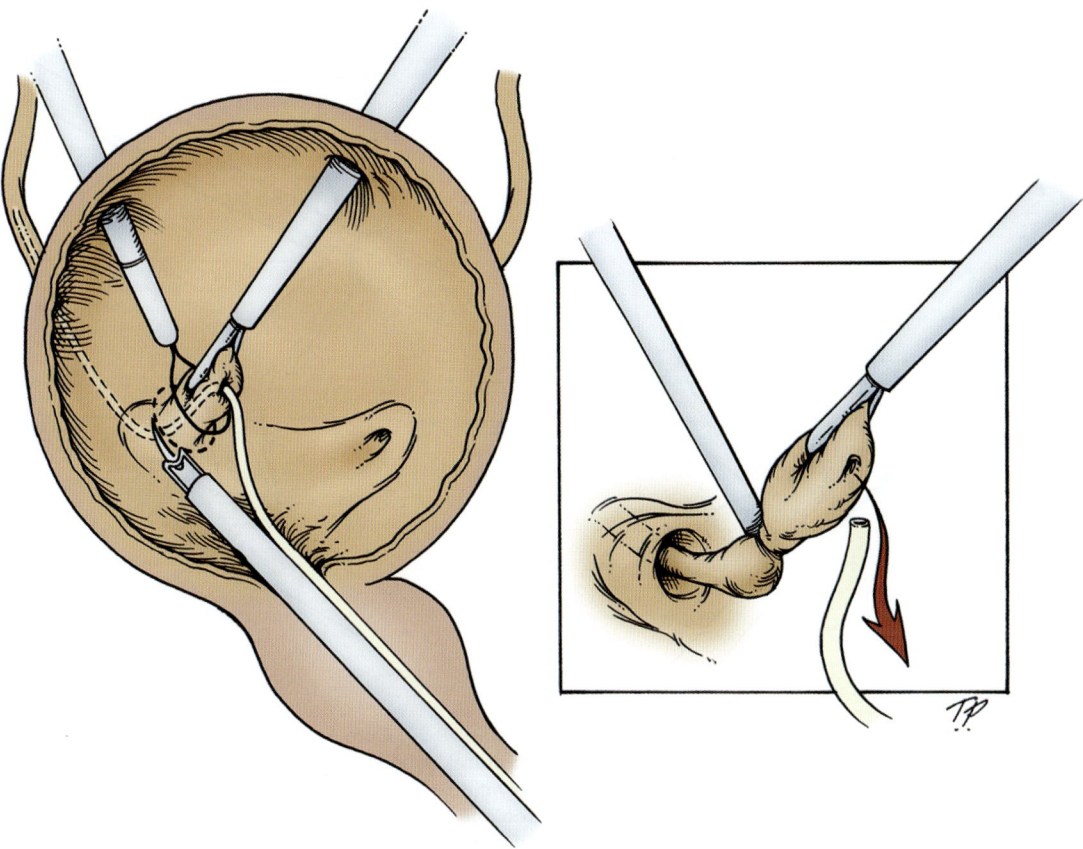

Figura 58-10. Um cateter ureteral é posicionado, dois portais laparoscópicos em sentido transversal são passados através da parede da bexiga. O orifício ureteral é tracionado para cima; uma alça é colocada ao redor do orifício para ocluir a abertura e exercer tração sobre o ureter. Um bisturi de Collins facilita então a dissecção até o espaço extravesical.

Técnica Laparoscópica Total. A abordagem laparoscópica total é interessante para muitos cirurgiões, visto que evita uma incisão nas vias urinárias, e, em mãos experientes, o tempo operatório é reduzido. Inicialmente, efetua-se a cistoscopia, e o orifício ureteral é cauterizado, o que pode ser precedido de colocação de um cateter ureteral e incisão de um túnel intramural na posição de 12 horas do relógio. A parte da nefrectomia é realizada como de costume, e o ureter distal é dissecado até a bexiga. O músculo detrusor é incisado, e o ureter tracionado em direção anterógrada. Em seguida, utiliza-se o grampeador endovascular o mais distalmente possível. Uma marca de fulguração ajuda a identificação do *cuff* vesical (Fig. 58-13). Os problemas associados a essa técnica consistem na possibilidade de deixar a mucosa ureteral dentro da linha de grampos e a incapacidade do patologista de avaliar a margem distal, devido à presença de grampos. O grampeamento laparoscópico tem sido associado a um risco mais elevado de margens positivas, que, nessa doença, está associado a uma redução significativa da sobrevida (Steinberg e Matin, 2004; Matin e Gill, 2005). As contraindicações incluem a presença de tumores no ureter distal.

Terapia Adjuvante após Ureterectomia Distal para Diminuir a Recidiva na Bexiga. A recidiva do tumor vesical após nefroureterectomia constitui um evento relativamente comum. Embora alguns casos sejam devidos ao efeito de campo (Hafner et al., 2002), a maioria dos pesquisadores acredita que os casos, em sua maior parte, sejam o resultado da teoria monoclonal de semeadura do tumor, particularmente nas recidivas distais (Takahashi et al., 2001; Catto et al., 2006). Essa opinião também é sustentada pelos padrões de recidiva após tratamento cirúrgico, ocorrendo com mais frequência no sítio cirúrgico da ureterectomia distal. Em um esforço de diminuir essa taxa de recidiva, vários autores descreveram o uso de uma dose pós-operatória única de mitomicina intravesical. O'Brien et al. (2011) relataram a administração de uma dose pós-operatória única de mitomicina C em um ensaio clínico prospectivo não cego randomizado. Constataram que a administração de uma única dose pós-operatória de mitomicina C foi capaz de reduzir o risco de recorrência do tumor vesical dentro do primeiro ano após a nefroureterectomia de mais de 50% para 11%. Em outro estudo prospectivo randomizado conduzido por Ito et al. (2013), foi utilizada a pirarubicina, com achados muito semelhantes. O uso da mitomicina após ressecção transuretral de tumor da bexiga (RTUB) já havia demonstrado eficácia em um estudo. Trata-se de uma área em desenvolvimento, mas que deve ser considerada como parte do programa de tratamento após qualquer tipo de tratamento do trato urinário superior, em um esforço para diminuir o risco de implantes na bexiga, particularmente tendo em vista que ambos os estudos mostraram uma tolerabilidade muito alta e baixa incidência de efeitos adversos.

Linfadenectomia

O papel e a extensão da linfadenectomia para o CUTS vêm sendo discutido há muito tempo (Nakazono e Muraki, 1993; Komatsu et al., 1997). A linfadenectomia limitada ou regional é incluída com a nefroureterectomia radical. Para tumores da pelve renal e das partes proximal ou média do ureter, isso inclui os linfonodos hilares renais ipsilaterais e os linfonodos para-aórticos ou paracavais adjacentes, bem como os linfonodos pélvicos para os tumores da parte distal do ureter (Grabstald et al., 1971; Batata et al., 1975; Batata e Grabstald, 1976; Skinner, 1978; Johansson e Wahlquist, 1979; Babaian e Johnson, 1980; Cummings, 1980; Heney et al., 1981; McCarron et al., 1983; Richie, 1988; Williams, 1991; Messing e Catalona, 1998; Brausi et al., 2007; Kondo et al., 2007; Abe et al., 2008). Essa dissecção resulta em pouco tempo adicional e morbidade para a cirurgia. Kondo e Tanabe (2012) propuseram um modelo de linfadenectomia estendida com base na localização do tumor (Fig. 58-14). Para tumores da pelve renal, inclui os linfonodos hilares, paracavais, retrocavais e interaortocavais ipsilaterais até o nível da artéria mesentérica inferior para os tumores

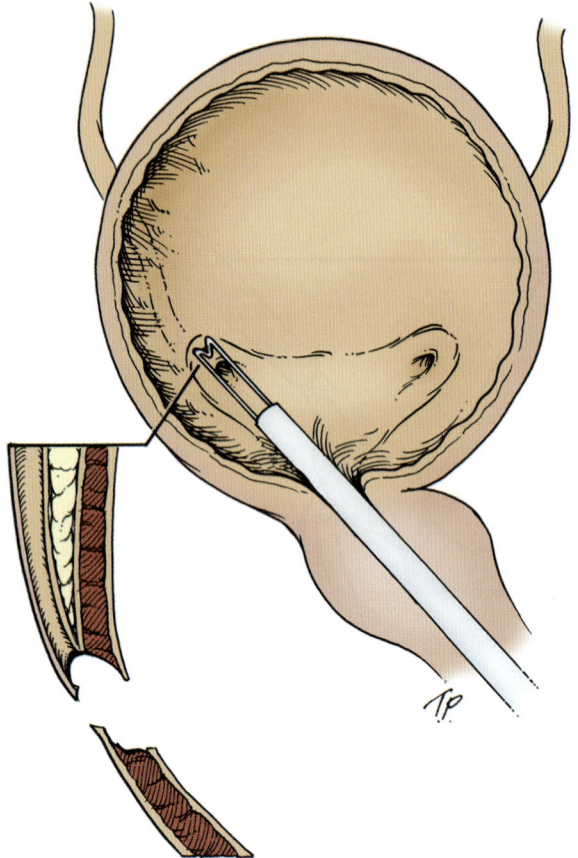

Figura 58-11. Efetua-se a ressecção transuretral de todo o óstio e do ureter intramural até a visualização da gordura extravesical. Em geral, essa parte é realizada no início do procedimento, mas pode ser feita ao final.

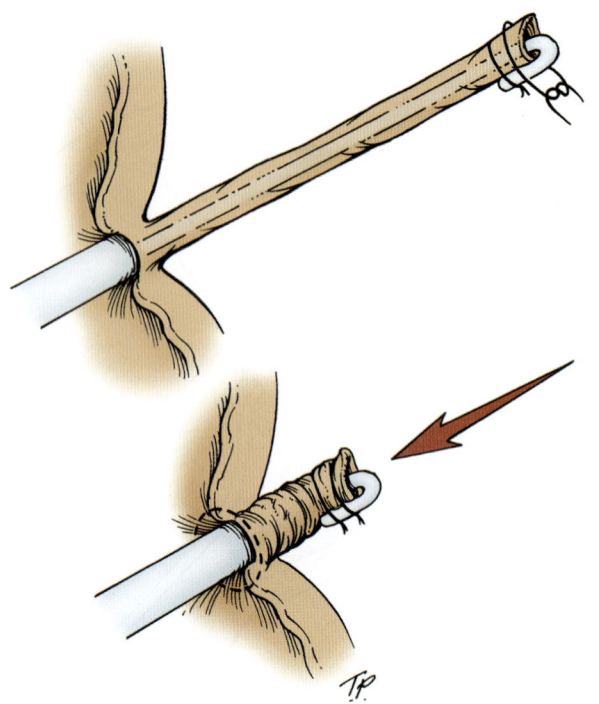

Figura 58-12. Com a técnica de intussuscepção, coloca-se um cateter ureteral no início do procedimento. Após a nefrectomia, o ureter é dividido, e o cateter é fixado à porção distal do ureter. O paciente é colocado na posição de litotomia, e efetua-se a intussuscepção do ureter para dentro da bexiga através da tração do catéter. Utiliza-se um ressectoscópio para excisar o óstio ureteral fixado à bexiga.

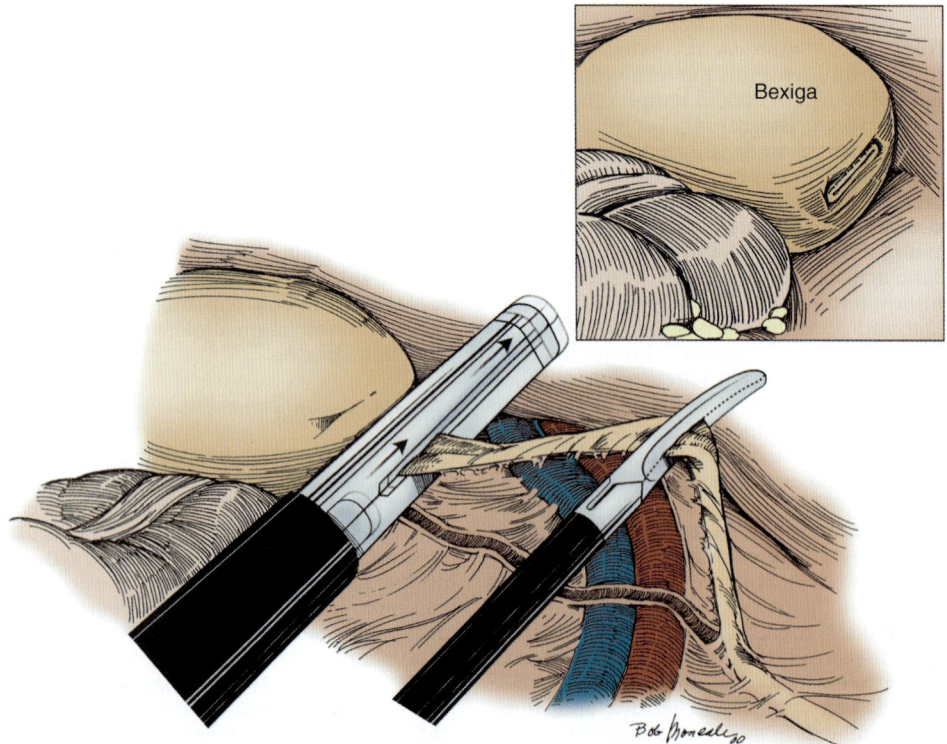

Figura 58-13. O ureter é dissecado extravesicalmente até o óstio ureteral. Aplica-se uma tração lateral sobre o ureter, evertendo o orifício, e o dispositivo de grampeamento endovascular é aplicado na margem distal, o que proporciona ao mesmo tempo a ligadura e a divisão do ureter distal ao nível da bexiga. Pode-se assegurar a extração de todo o ureter através de uma cistoscopia.

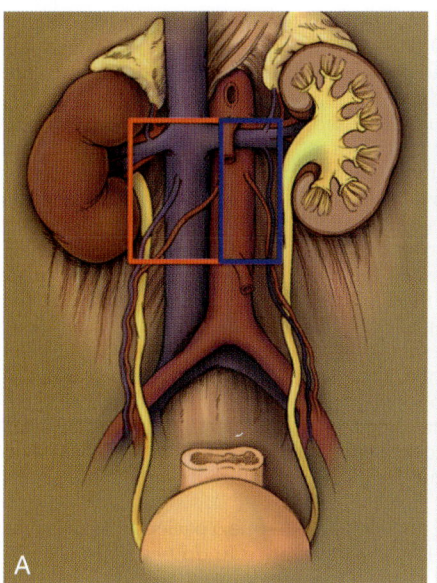 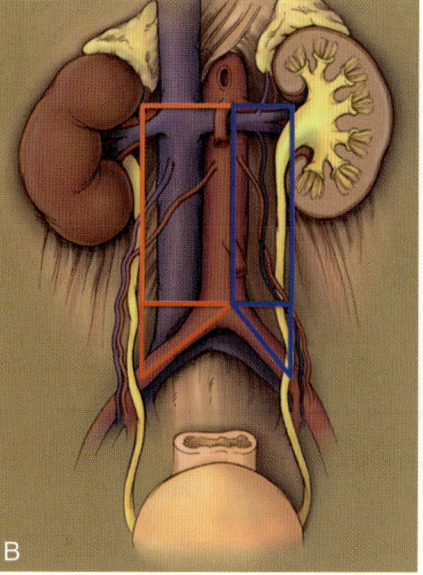 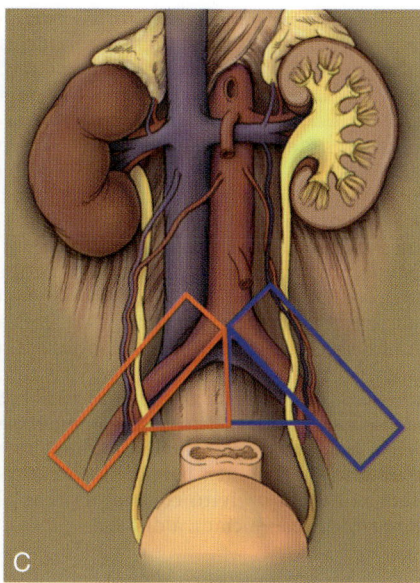

Figura 58-14. A, Além dos linfonodos hilares ipsilaterais, os limites da linfadenectomia estendida para tumores para pelve renal incluem os linfonodos paracavais, retrocavais e interaortocavais para tumores do lado direito e linfonodos para-aórticos para tumores do lado esquerdo. A artéria mesentérica inferior marca o limite inferior da dissecção. **B,** Para tumores localizados nos dois terços superiores do ureter, o limite é estendido até o nível da bifurcação da aorta. **C,** Os limites da linfadenectomia estendida para tumores no ureter distal incluem os linfonodos ilíacos comuns, externos e internos, obturatórios e pré-sacrais ipsilaterais.

localizados no lado direito, e os linfonodos hilares e para-aórticos ipsilaterais até o nível da artéria mesentérica inferior para tumores do lado esquerdo. Para tumores localizados nos dois terços superiores do ureter (acima do cruzamento da artéria mesentérica inferior com a artéria ilíaca comum), o modelo é semelhante, porém a borda distal de dissecção é estendida até o nível da bifurcação aórtica. Para tumores do terço inferior do ureter, são incluídos os linfonodos obturatórios ipsilaterais, ilíacos internos, externos e comuns.

A análise da literatura é complicada pela falta de uniformidade em modelos de linfadenectomia estendida padrão inconsistente de disseminação, em comparação com os cânceres de bexiga. A ocorrência de comprometimento linfonodal é relatada em 12% a 25% dos pacientes com CUTS, embora aumente com o estágio e grau avançados. Os números relatados são de 0% a 3% nos estágios pTa/pTis, 0% a 6,3% no pT1, 0% a 40% no pT2, 19% a 47% no pT3 e 20% a 100% no pT4. Entretanto, o número mediano de linfonodos removidos e os limites da linfadenectomia variaram amplamente nesses estudos (Weight e Gettman, 2011). Múltiplas séries de linfadenectomia por ocasião da nefroureterectomia (Secin et al., 2007; Roscigno et al., 2008, 2009; Abe et al., 2010; Lughezzani et al., 2010a; Burger et al., 2011) confirmam que os resultados oncológicos para pacientes com pN0 são superiores aos de pacientes com pNx e mais desfavoráveis para grupos pN+ em comparação com grupos pNx. A importância do número de linfonodos removidos foi analisada por Roscigno et al. (2009), que relataram que a retirada de oito ou mais linfonodos aumentou a probabilidade de achado de linfonodos positivos em 49% e melhorou a sobrevida câncer-específica para pacientes com pT1 ou doença de estágio mais avançado. Kondo et al. (2010) ressaltaram a importância do *template* de dissecção em comparação com as contagens de linfonodos para diferenças de sobrevida. Vários outros estudos exploraram os efeitos da linfadenectomia na sobrevida. Brausi et al. (2007) relataram um aumento da sobrevida global em pacientes com doença nos estágios T2 a T4, que foram submetidos a linfadenectomia *versus* pacientes que se submeteram apenas a nefroureterectomia, sugerindo um benefício terapêutico potencial. Kondo et al. (2007) observaram uma vantagem quanto à sobrevida quando foi realizada uma linfadenectomia completa em pacientes com doença no estágio pT3 ou maior. Em ambos os estudos, foi realizada uma análise univariada, que pode não ter sido ajustada para a presença de variáveis de confusão.

Em resumo, são necessários estudos prospectivos para avaliar o papel da linfadenectomia no CUTS. À semelhança do câncer de bexiga, parece ter um valor tanto prognóstico quanto terapêutico em pacientes com doença invasiva (T2 a T4), e a linfadenectomia estendida é benéfica para estadiamento acurado.

Resultados. Múltiplas séries relataram uma forte correlação dos desfechos com o estágio e o grau do tumor. Recentemente, foi constatado que outros fatores prognósticos, como arquitetura do tumor, presença de CIS, ILV e linfonodos positivos, exibem uma correlação com os resultados oncológicos (Margulis et al., 2009; Cha et al., 2012).

A nefroureterectomia para o CUTS deve ser acompanhada de ureterectomia completa com excisão do *cuff* vesical. O risco de recidiva do tumor no coto ureteral remanescente é de 30% a 75% (Bloom et al., 1970; Strong et al., 1976; Johansson e Wahlquist, 1979; Babaian e Johnson, 1980; Kakizoe et al., 1980; Mullen e Kovacs, 1980; McCarron et al., 1983). As técnicas como dissecção extravesical simples e elevação do ureter irão resultar na remoção incompleta da parte distal do ureter (Strong et al., 1976). Smith et al. (2009) apresentaram dados de uma experiência realizada em um único centro, comparando os resultados oncológicos após variações na técnica da ureterectomia distal. As técnicas foram divididas em definitivas, incluindo qualquer abordagem resultando na excisão do ureter distal com o *cuff* de mucosa vesical, e em não definitivas, que incluem a secção do ureter ao nível do detrusor ou acima. **O tratamento não definitivo do ureter distal foi associado a taxas mais elevadas de recidiva local e distal e a uma sobrevida específica da doença e global inferior.** A ureterectomia completa com *cuff* vesical também deve ser realizada no contexto de uma unidade renal drenando em uma derivação urinária. Foram relatadas taxas de recidiva tumoral em até 37,5% dos casos quando não foi removida a anastomose ureteroentérica (Mufti et al., 1988).

Pesquisadores em múltiplas séries recomendaram a nefroureterectomia radical como tratamento capaz de proporcionar um controle oncológico ótimo (Batata et al., 1975; Johansson e Wahlquist, 1979; Murphy et al., 1980; McCarron et al., 1983; Zungri et al., 1990). Margulis et al. (2009) conduziram uma revisão retrospectiva de 1.363 pacientes de 12 centros terciários no mundo inteiro, que foram submetidos a nefroureterectomia radical com intenção de curar. Embora os dados dos casos de cirurgia aberta e laparoscópica tenham sido reunidos, a maioria dos pacientes (77%) se submeteu à nefroureterectomia aberta. O estágio pT foi uniformemente distribuído entre Ta, T1, T2 e T3, porém menos de 5% dos pacientes apresentaram doença nos estágios T0, Tcis ou T4. Dois terços dos pacientes tiveram tumores de alto grau, enquanto 28% exibiram CIS concomitante. Cerca de 10% dos pacientes apresentaram linfonodos positivos, e 16% receberam quimioterapia perioperatória. Foi observada a ocorrência de recidiva da doença em 28% dos pacientes dentro de um período mediano de 10,4 meses. Durante um acompanhamento mediano de 37,2 meses, 30% dos pacientes morreram, e 61% dessas mortes foram atribuídas à doença. Em resumo, a nefroureterectomia radical proporciona um controle oncológico razoável, com resultados que dependem, em grande parte, das características clinicopatológicas. A sua realização é justificada para pacientes com doença localmente avançada ou invasiva de alto grau e limitada ao órgão (estágios T1 a T4, N0 a N2, M0). **Não se dispõe de dados comparativos de tratamento com exérese cirúrgica *versus* tratamento conservador, visto que as populações de pacientes que se submetem a essas cirurgias são muito diferentes. As decisões quanto ao tratamento em pacientes com comprometimento da função renal precisam ponderar o efeito curativo potencial da cirurgia radical com a morbidade associada à diálise.**

Nefroureterectomia Radical Laparoscópica

Indicações. As indicações para a nefroureterectomia laparoscópica são as mesmas que para a nefroureterectomia aberta. As exceções podem incluir tumores muito volumosos com comprometimento das estruturas adjacentes ou aqueles nos quais se pode considerar uma dissecção estendida dos linfonodos. A nefroureterectomia laparoscópica pode ser realizada por abordagem transperitoneal, retroperitoneal ou *hand-assisted* – laparoscópica e aberta combinadas - (Ni et al., 2012) e robótica. **Em geral, a abordagem laparoscópica apresenta uma redução significativa da morbidade em comparação com a abordagem cirúrgica aberta para pacientes adequadamente selecionados.** Todas as técnicas laparoscópicas envolvem duas partes distintas do procedimento: a nefrectomia e a ureterectomia proximal e a excisão do ureter distal, com extração da peça intacta para estadiamento preciso. O tratamento do ureter distal foi descrito anteriormente neste capítulo. É preciso ter em mente vários fatores na nefroureterectomia laparoscópica, incluindo o risco de semeadura do tumor a partir do ureter e da bexiga. Por essas razões, é conveniente a retirada da peça intacta. A incisão deve ser localizada de modo estratégico para remoção da peça e a dissecção do ureter distal. Devido à necessidade de uma incisão, independentemente da abordagem escolhida, algumas técnicas descritas previamente que evitam uma segunda incisão para o ureter distal são menos úteis.

Técnica

Nefroureterectomia Laparoscópica Transperitoneal

Retirada Laparoscópica do Rim até a Porção Média do Ureter. O paciente é colocado em decúbito com o quadril e o ombro ipsilaterais rodados em cerca de 20 graus (Fig. 58-15). O paciente é fixado à mesa e pode ser facilmente movido da posição de flanco (parte da nefrectomia) para o decúbito modificado (parte aberta) por meio de rotação da mesa cirúrgica. O flanco e a uretra ipsilaterais são preparados, os campos cirúrgicos são posicionados e um cateter de Foley é colocado antes da insuflação do abdome.

O abdome é insuflado, e são colocados três ou quatro trocartes, conforme delineado na Figura 58-16, em que o primeiro é habitualmente o trocarte lateral. Os trocartes seguintes são colocados sob visão direta. Com essa configuração, a câmera é mantida no umbigo durante todo o procedimento. Os trocartes da linha média superior e lateral são utilizados para a dissecção do rim e da metade proximal do ureter. Os trocartes da linha média inferior e lateral são utilizados para a dissecção do ureter distal. Um trocarte de 3 mm logo abaixo do processo xifoide pode ser útil para a retração do baço e do fígado nas lesões do lado esquerdo e direito, respectivamente. A exceção é observada em pacientes obesos, nos quais pode ser necessário mudar os trocartes para proporcionar uma visualização ótima (Fig. 58-17). Se for escolhida uma abordagem *hand-assist*, o local do portal para introdução da mão deve ser colocado de modo que possa ser usado para a dissecção do ureter distal e abertura do *cuff* vesical, conforme indicação.

A mesa cirúrgica é girada, de modo que o paciente esteja em posição de decúbito lateral. Efetua-se uma incisão do peritônio ao longo da linha branca de Toldt, desde o nível dos vasos ilíacos até a flexura direita do cólon, à direita, e até a flexura esquerda do cólon, à esquerda. O cólon é deslocado em direção medial por meio de liberação dos ligamentos renocólicos, enquanto se deixam as fixações laterais da fáscia

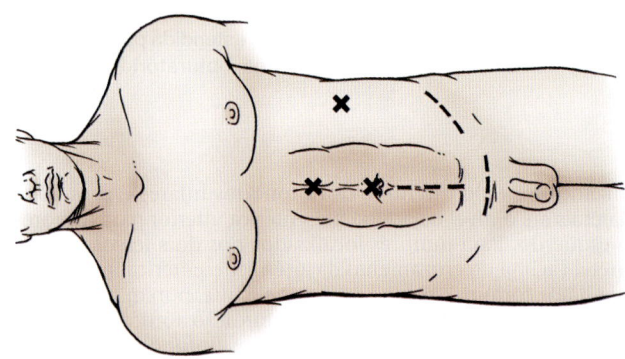

Figura 58-16. Configuração dos trocateres para a nefroureterectomia laparoscópica. Comumente, são utilizados três trocateres para a dissecção do rim e porção proximal do ureter. Se necessário, um quarto trocater na linha média, entre o umbigo e a sínfise, pode ser posicionado para posterior dissecção ureteral. Esta última incisão é estrategicamente posicionada para permitir a dissecção ureteral distal e a retirada da peça. A escolha da incisão depende, em grande parte, das características do paciente e do nível de dissecção alcançado durante o tempo laparoscópico do procedimento. Prefere-se uma incisão abdominal baixa (linha média ou de Pfannenstiel) se a dissecção for abaixo dos vasos ilíacos. Uma incisão de Gibson irá expor o ureter mais proximal, se necessário.

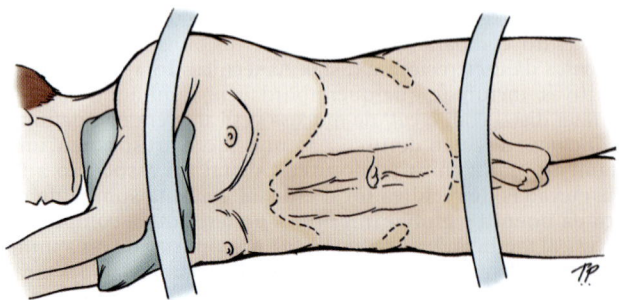

Figura 58-15. O paciente é posicionado sobre a mesa em decúbito lateral modificado, com o flanco ipsilateral rodado em até 15 graus. O paciente é fixado à mesa na altura do tórax, cintura e membros inferiores. Esse posicionamento permite girar o paciente para a posição de flanco ou decúbito com uma simples rotação da mesa cirúrgica. (De Jarrett TW. Laparoscopic nephroureterectomy. In: Bishoff JT, Kavoussi LR, editors. Atlas of laparoscopic retroperitoneal surgery. Philadelphia: Saunders; 2000. p. 105.)

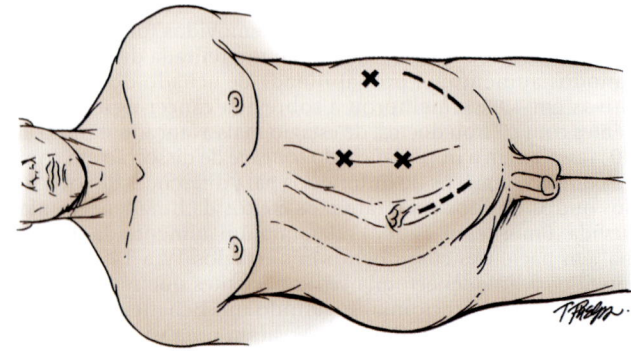

Figura 58-17. Nos pacientes obesos submetidos a nefroureterectomia laparoscópica, os trocartes são deslocados em sentido lateral para compensar a maior distância até o rim.

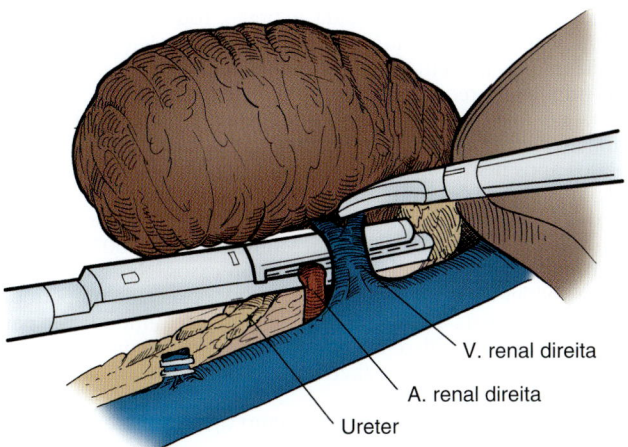

Figura 58-18. Os vasos do hilo renal são cuidadosamente dissecados, e utiliza-se o dispositivo de grampeamento, com uma carga vascular, para ligadura e divisão simultâneas dos vasos em um ambiente controlado. (De Jarrett TW. Laparoscopic nephroureterectomy. In: Bishoff JT, Kavoussi LR, editors. Atlas of laparoscopic retroperitoneal surgery. Philadelphia: Saunders; 2000. p. 112.)

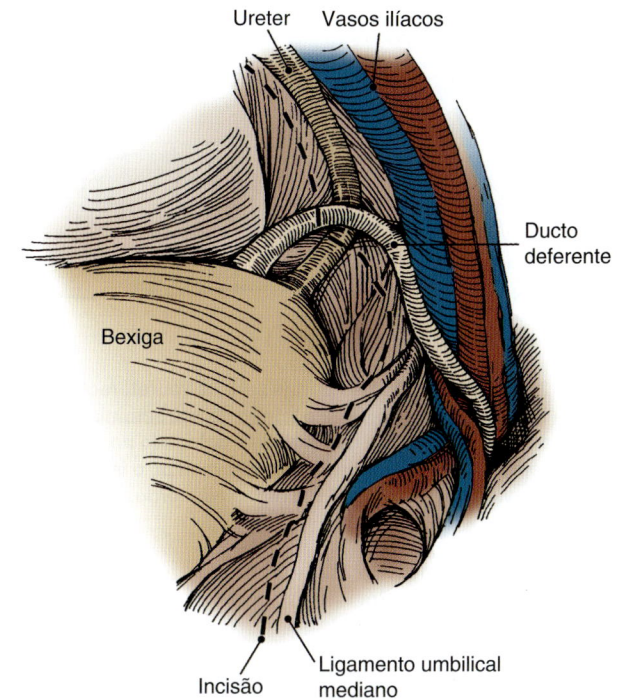

Figura 58-19. A incisão peritoneal é continuada abaixo dos vasos ilíacos em direção medial ao ligamento umbilical mediano e em direção lateral à bexiga. O ducto deferente é ligado com clips e dividido. Na mulher, o ligamento redondo é dividido, proporcionando uma exposição completa do ureter distal até a bexiga.

de Gerota em posição para impedir que o rim "balance" em direção medial. O mesentério do cólon deve ser mobilizado medialmente aos grandes vasos para facilitar a dissecção do ureter, hilo renal e linfonodos locais, quando necessário.

Nefroureterectomia Proximal. O ureter proximal é identificado, imediatamente medial ao polo inferior do rim, e é dissecado em direção à pelve renal, evitando a esqueletonização e mantendo uma quantidade abundante de gordura periureteral se houver qualquer tumor localizado nessa área. Se houver suspeita de lesão ureteral invasiva, a dissecção deve incluir uma ampla margem de tecido. Identifica-se o hilo renal, e seus vasos são expostos por meio de uma combinação de dissecção romba e secção tecidual. A artéria é ligada e seccionada com o uso de grampeadores com carga vascular ou múltiplos clipes. Em seguida, a veia renal é seccionada de modo semelhante (Fig. 58-18). Uma vez assegurado o controle vascular, a maioria prefere proceder à ligadura do ureter com um clipe, conforme anteriormente descrito, e o rim é liberado da fáscia de Gerota. À semelhança do procedimento descrito para a nefroureterectomia aberta, a glândula suprarrenal não precisa ser rotineiramente removida. Continua-se a dissecção ureteral em direção distal, tendo em mente que o suprimento sanguíneo ureteral é, em geral, de localização anteromedial no terço proximal, de localização medial no terço médio e de localização lateral no terço distal. A dissecção da metade inferior pode exigir a colocação de um quarto trocater. Na área da doença primária, o tecido circundante deve ser mantido para proporcionar uma margem adequada. A dissecção ureteral deve prosseguir tecnicamente o mais distante possível. Se os limites distais da dissecção estiverem abaixo do nível dos vasos ilíacos, pode-se concluir com facilidade o resto do procedimento por meio de uma incisão abdominal inferior. A peça é colocada na pelve, e o leito renal é inspecionado meticulosamente à procura de sangramento. Nesse momento, os orifícios dos trocateres de 10 mm são fechados antes de executar o tempo cirúrgico aberto.

Ureterectomia Distal Aberta com Excisão do Cuff Vesical. O paciente é agora posicionado em decúbito dorsal, o que em geral pode ser feito sem nova preparação, e efetua-se uma incisão de Pfannenstiel na linha média ou de Gibson. A escolha da incisão depende, em grande parte, da localização do tumor, da constituição corporal do paciente e do nível mais caudal de dissecção ureteral alcançado durante o tempo laparoscópico. Prefere-se a incisão de Gibson quando não é possível liberar o ureter distal por laparoscópica até o nível dos vasos ilíacos.

Dissecção do Ureter Distal. Se for considerada possibilidade de um procedimento laparoscópico total ou de reduzir ao máximo o tempo distal por via aberta, deve-se continuar a dissecção ureteral até o nível da bexiga. Coloca-se o paciente na posição de Trendelenburg para deslocar o conteúdo intestinal para fora da pelve. Deve-se estender a incisão peritoneal do nível dos vasos ilíacos até a pelve lateral à bexiga e medialmente até o ligamento umbilical mediano (Fig. 58-19). O ducto deferente nos homens e o ligamento redondo nas mulheres são clipados e seccionados se a exposição for limitada. O ureter pode ser então seguido entre a bexiga e o ligamento umbilical mediano até a sua origem na bexiga. A exposição ótima de todo o ureter intramural é obtida pela secção do pedículo lateral da bexiga, possibilitando a rotação medial da mesma e a exposição de toda a extensão do ureter. Pode-se efetuar a dissecção extravesical do *cuff* vesical, liberando o ureter do músculo detrusor circundante; como alternativa, a abertura da bexiga imediatamente ao redor do orifício ureteral possibilita uma confirmação visual direta para a ressecção completa do *cuff* vesical. Outra alternativa durante uma abordagem extravesical completa é a cistoscopia flexível para confirmar a ureterectomia completa e a patência do orifício ureteral contralateral. As técnicas para a ureterectomia distal aberta e a excisão do *cuff* vesical são descritas na seção sobre técnicas a céu aberto.

Nefroureterectomia Laparoscópica Assistida por Robô. Com a maior utilização da robótica em cirurgia urológica, a nefroureterectomia assistida por robô tornou-se uma alternativa viável para a técnica aberta ou laparoscópica mais tradicional. A disponibilidade do sistema da Vinci S com instrumentos mais longos e melhor amplitude de movimento, com menos colisão dos braços, permitiu a realização da cirurgia sem a necessidade de redirecionar o robô ou reposicionar o paciente para a parte da ureterectomia distal. O posicionamento adequado dos trocateres é de suma importância para o sucesso dessa técnica (Fig. 58-20). O trocater para a câmera de 12 mm é colocado ao nível do umbigo, lateralmente à bainha do músculo reto abdominal; em seguida, são colocados os trocateres robóticos cranial (porta 1) e caudal (porta 2) de 8 mm, ambos posicionados a uma distância de 7 a 8 cm do trocater da câmera na mesma linha. O terceiro trocater robótico (porta 3) é colocado cerca de 5 cm cranial à crista ilíaca, próximo à linha axilar anterior. O trocater do auxiliar é colocado na linha média, no umbigo ou ao redor dele. Na acoplagem (*docking*) do robô, o braço esquerdo é colocado no trocater 1 e o braço direito no trocater 2, enquanto o quarto braço é colocado no trocater 3 e é usado para retração. Uma vez concluída a parte da nefrectomia, a pinça de retração é transferida para o trocater 2 e o braço esquerdo para o trocater 3 para a dissecção do ureter distal e *cuff* vesical. Para a dissecção extravesical do ureter, a distenção vesical é útil para seguir até a junção ureterovesical. Após a dissecção do ureter distal para fora do detrusor,

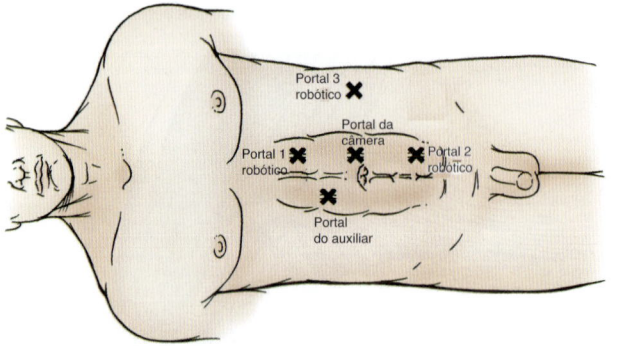

Figura 58-20. Configuração das portas para nefroureterectomia laparoscópica assistida por robô. Para o tempo da nefrectomia e ureterectomia superior, o instrumento de retração é colocado no portal 3; para a ureterectomia distal com retirada do *cuff* vesical, o instrumento de retração é movido para o portal 1 e o braço esquerdo, para o portal 3.

pode-se esvaziar a bexiga. A colocação de pontos de reparo medial e lateralmente ao local de incisão da junção ureterovesical ajuda na reconstrução subsequente da bexiga. A bexiga deve ser fechada em duas camadas (Hemal et al., 2011).

Resultados. A primeira nefroureterectomia laparoscópica foi realizada por Clayman et al., em 1991. Desde então, foram estabelecidos os aspectos técnicos e a segurança dos procedimentos laparoscópicos. Existem múltiplas revisões e séries publicadas de nefroureterectomia laparoscópica com várias técnicas (Jarrett et al., 2001; Stifleman et al., 2001; Bariol et al., 2004; Hsueh et al., 2004; Matin e Gill 2005; Wolf et al., 2005; Ni et al., 2012; Rai et al., 2012). Cada uma delas varia de acordo com a abordagem (transperitoneal *versus* retroperitoneal), o manejo do ureter distal por excisão aberta, a ressecção transuretral e a abordagem laparoscópica total. À semelhança de outros procedimentos laparoscópicos renais, não existem benefícios bem definidos quando comparamos qualquer uma das abordagens no que concerne à morbidade, à estética ou ao retorno à atividade. Entretanto, todas apresentam um benefício no que diz respeito à morbidade em comparação com a cirurgia aberta. Mais recentemente, foi descrita a técnica robótica (Hemal et al., 2011) com acompanhamento apenas a curto prazo.

A eficácia da nefroureterectomia laparoscópica está sendo estabelecida para o controle do câncer. Em um seguimento de médio e longo prazo, os resultados relacionados ao câncer parecem ser comparáveis aos da cirurgia aberta (McNeill et al., 2000). El Fettouh et al. (2002), em um estudo de múltiplas instituições com 116 pacientes, demonstrou taxas de recidivas locais e vesicais de 2% e 24%, respectivamente. A taxa de metástases à distância foi de 9%, e foram obtidas margens positivas em 4,5% dos casos. Mais recentemente, Berger et al. (2008) divulgaram taxas de sobrevida câncer-específica em 5 anos de 80%, 70%, 68%, 60% e 0% para lesões nos estágios Ta, Tis, T1, T2, T3 e T4, respectivamente. De modo semelhante, Schatteman et al. (2007) forneceram taxas de sobrevida câncer-específicas de 100%, 86%, 100%, 77% e 0% para lesões dos estágios Ta, T1, Tis, T3 e T4, respectivamente. Em ambos os estudos, foi constatado um agravamento do prognóstico com o avanço no estágio tumoral. Dispõe-se de dados a longo prazo a partir do estudo de Muntener et al. (2007a), que realizaram um acompanhamento de 37 pacientes durante 60 a 148 meses. Nesse estudo, 11 pacientes apresentaram progressão da doença e morreram dentro de 7 a 59 meses após a cirurgia. O estágio do tumor foi o único fator que demonstrou ter uma associação significativa com a recidiva da doença. Ni et al. (2012) compararam os resultados da cirurgia aberta com a cirurgia laparoscópica em uma ampla revisão de estudos comparativos. Embora os resultados não sejam estatisticamente significativos, o estudo mostrou que a cirurgia laparoscópica teve uma maior sobrevida câncer-específica em 5 anos e menor taxa de recidiva vesical e global em comparação com as técnicas abertas. Com uma seleção adequada dos pacientes, a abordagem laparoscópica oferece uma segurança confiável e eficácia oncológica, com a vantagem de menor morbidade para pacientes bem selecionados. No único ensaio clínico cirúrgico controlado e randomizado, comparando a cirurgia laparoscópica e aberta, Simone et al. (2009b) demonstraram não haver diferença na sobrevida livre de metástases e câncer-específica em pacientes com doença limitada ao órgão. Todavia, nesse estudo, os pacientes com doença de alto grau ou pT3 ou de estágio mais avançado beneficiaram-se da nefroureterectomia aberta.

As principais preocupações consistem em recidiva local e implante tumoral no trajeto dos trocateres. Foram relatados 12 casos de implante no trajeto de trocater envolvendo CUTS. Dois desses casos foram descobertos após nefrectomia simples para suposta doença benigna, na qual os princípios de cirurgia oncológica inadvertidamente não foram seguidos (Ahmed et al., 1998; Otani et al., 1999). Todos esses casos consistiram em doença de alto grau. Muntener et al. (2007b) relataram um único caso de recidiva local entre 166 casos. Nesse caso, houve violação evidente da via urinária ipsilateral, observada no perioperatório. Embora exista a possibilidade de implante tumoral, este parece estar diminuindo, e o risco aparentemente não é maior do que aquele associado à técnica cirúrgica aberta, desde que sejam seguidos os bons princípios cirúrgicos.

Em resumo, não parece haver diferença significativa entre a nefroureterectomia laparoscópica e aberta quando são seguidos os princípios de cirurgia oncológica. O manejo do *cuff* vesical ainda demonstrou uma variabilidade e tendência a recidivas mais altas com as abordagens minimamente invasivas. A linfadenectomia pode ser realizada por laparoscopia e deve ser usada com base nos achados clínicos. Até mesmo a linfadenectomia estendida pode ser considerada naqueles com habilidades laparoscópicas avançadas.

Cirurgia Aberta Preservadora de Néfrons para Tumores da Pelve Renal

Indicações. Pode-se considerar a realização de cirurgia conservadora aberta em raros casos de tumores da pelve renal quando é necessária uma preservação dos néfrons para manutenção da função renal (Gittes, 1966; Petkovic, 1972; Mazeman, 1976; Johnson e Babaian, 1979; Babaian e Johnson, 1980; Cummings, 1980; Wallace et al., 1981; Tomera et al., 1982; McCarron et al., 1983; Zincke e Neves, 1984; Bazeed et al., 1986; Ziegelbaum et al., 1987; Messing e Catalona, 1998; Goel et al., 2006). **Quando se escolhe essa abordagem, é preciso ter em mente os desfechos oncológicos inferiores.** Os pacientes que podem se beneficiar dessa abordagem são aqueles com tumor unifocal de baixo grau ou de alto grau em um rim solitário, tumores bilaterais sincrônicos e predisposição a sofrer múltiplas recidivas (Fig. 58-21) (Huffman et al., 1985). O diagnóstico definitivo, a localização do tumor e o grau devem ser verificados por meio de visualização endoscópica direta e biópsia da lesão (Gill et al., 1973). A determinação pré-operatória do estágio dos CUTS continua sendo difícil (Smith et al., 2011), principalmente devido a limitações técnicas no uso de pequenos instrumentos de biópsia através do canal estreito do ureteroscópio flexível. Pode-se realizar a biópsia por escova se não for possível obter uma amostra adequada de tecido com pinças para biópsia. O risco documentado de implante tumoral na ferida é baixo após cirurgia conservadora aberta se forem tomadas precauções simples para minimizar a infiltração (Gittes, 1980; Tomera et al., 1982; McCarron et al., 1983). A cirurgia renal anterógrada percutânea moderna possibilita a ressecção de praticamente qualquer lesão que antes era tratada por pieloscopia aberta, e o risco de disseminação do tumor é ainda menor (ver adiante).

Técnica. Em geral, um exame de imagem em corte transversal, como TC ou RM, é suficiente na preparação pré-operatória. No caso de tumores da pelve renal hipervasculares, de ocorrência rara, pode-se considerar a angiografia renal com embolização da artéria segmentar para facilitar a identificação e a retirada do tumor.

Coloca-se o paciente em posição de decúbito lateral. A posição de decúbito lateral total com flexão da mesa eleva o rim e proporciona uma exposição ótima do hilo e da pelve renal. Quando o paciente é posicionado adequadamente na mesa, a elevação da loja renal não proporciona qualquer benefício adicional para exposição e pode causar isquemia do rim contralateral (Matin e Novick, 2001). Efetua-se uma incisão no flanco, subcostal ou, raramente, toracoabdominal. Prefere-se uma abordagem extraperitoneal; entretanto, se for planejada uma linfadenectomia estendida, deve-se considerar a cirurgia transperitoneal. Parte da 11ª ou da 12ª costelas pode ser retirada, embora isso não seja habitualmente necessário. A remoção de uma costela pode ser útil nos pacientes obesos ou naqueles com rim de localização alta, com a desvantagem de maior desconforto pós-operatório. Uma vez realizada a incisão, à semelhança da nefroureterectomia radical, o

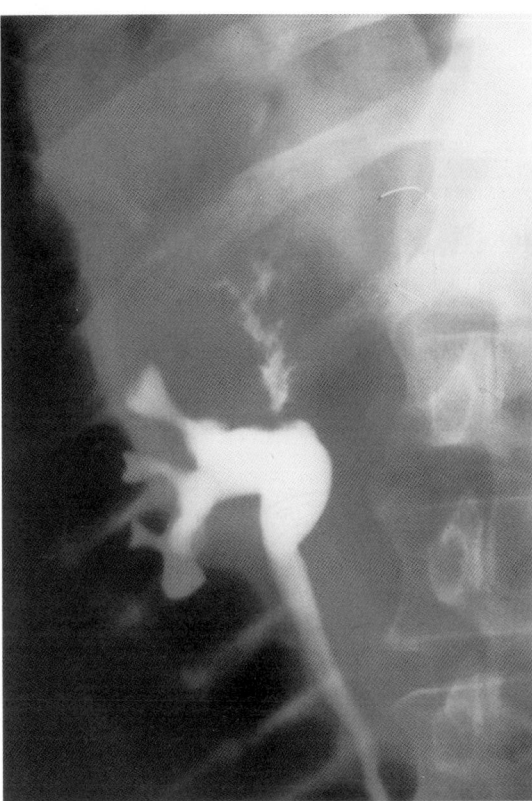

Figura 58-21. Paciente com tumor invasivo no cálice superior de um rim solitário. O paciente escolheu a nefrectomia parcial do polo superior.

rim é mobilizado para possibilitar a identificação do hilo renal. Após exposição dos vasos renais e isolamento utilizando reparos vasculares, abre-se a fáscia de Gerota e todo o rim é mobilizado.

Para minimizar o risco de infiltração e semeadura do tumor, o campo cirúrgico é protegido com compressas antes da realização de uma incisão no urotélio. Remove-se a gordura da pelve renal para permitir uma visualização ótima, e efetua-se uma incisão curva para acessar o tumor. Após a excisão do tumor, o leito da ressecção é fulgurado com eletrocautério ou bisturi de argônio. Por fim, a pelve é fechada com sutura absorvível, como Vicryl 3-0.

As técnicas de nefrectomia parcial para tumores da pelve renal são essencialmente idênticas àquelas para nefrectomia parcial aberta padrão, com nuanças notáveis que não são intuitivas. Por exemplo, a margem de ressecção frequentemente não é visível, visto que o sistema urinário intrarrenal não possui pontos de referência de superfície. Por conseguinte, o uso de ultrassom intraoperatório é quase obrigatório para determinar de modo acurado as margens de ressecção do parênquima que correspondem ao sistema urinário intrarrenal. Para minimizar a semeadura do tumor, o segmento afetado do sistema coletor é clampeado antes da manipulação da lesão. Após a excisão do tumor com parênquima sobrejacente do rim, o defeito do sistema coletor é fechado com sutura absorvível. Os locais de sangramento do parênquima são suturados com Vicryl 3-0. Além disso, pode-se utilizar o bisturi de argônio para coagular a superfície do parênquima. São usadas suturas de Vicryl 2-0 interrompidas capsulares ou pontos em U para aproximar as bordas do leito da renorrafia, com ou sem o uso de reforços com Surgicel. Podem-se utilizar outros agentes hemostáticos a critério do cirurgião. As bordas da incisão prévia da fáscia de Gerota são aproximadas utilizando uma sutura de Vicryl 2-0.

Em todos os casos, coloca-se um dreno de aspiração no leito renal. Não utilizamos um *stent* urinário de modo rotineiro, a não ser que haja suspeita de estenose ureteral distal.

Resultados. O risco global relatado de recidiva do tumor na pelve renal ipsilateral após pielotomia inicial ou nefrectomia parcial varia de 7% a 60% (Mazeman, 1976; Murphy et al., 1981; Wallace et al., 1981; McCarron et al., 1983; Zincke e Neves, 1984; Ziegelbaum et al., 1987; Messing e Catalona, 1998; Goel et al., 2006). O risco de recidiva após cirurgia conservadora aumenta com o estágio do tumor, de menos de 10% para tumores de grau 1 até 28% a 60% para tumores de graus 2 e 3. O risco moderado a elevado de recidiva reflete principalmente a atipia multifocal inerente e a alteração de campo da pelve renal (Heney et al., 1981; Nocks et al., 1982; Mahadevia et al., 1983; McCarron et al., 1983). Não se pode excluir totalmente a possibilidade de tratamento inicial incompleto do tumor primário.

As estimativas de sobrevida global e sobrevida específica do câncer após cirurgia conservadora para tumores da pelve renal são dificultadas pela falta de ensaios clínicos prospectivos, controlados e randomizados e pelo pequeno número de pacientes afetados. Outra variável é o viés inerente introduzido pela seleção de pacientes para tratamento conservador, com base na presença de comorbidades clínicas. Murphy et al. (1980) relatou uma sobrevida em 5 anos de 75% e sobrevida em 2 anos de 46% após cirurgia conservadora em pacientes com tumores da pelve renal de grau 1 e de grau 2, respectivamente. McCarron et al. (1983) relataram taxas de cura, taxa de mortalidade câncer-específica e morte por causas não relacionadas de 33%, cada uma, em nove pacientes que se submeteram a cirurgia conservadora. **A nefroureterectomia radical e a diálise ainda oferecem a melhor probabilidade cura e sobrevida em pacientes com grande tumor de pelve renal invasivo, de alto grau e limitado ao órgão (T2N0M0) em rim solitário** (Gittes, 1980; McCarron et al., 1983). **Embora a questão da morbidade com a hemodiálise represente sempre um problema, para um paciente mais jovem com probabilidade de vida longa, esse risco é mínimo diante de um CUTS agressivo de alto grau. Os tumores menores e de baixo grau podem ser tratados com ablação endoscópica, evitando a necessidade de cirurgia aberta.**

Ureterectomia Segmentar Aberta

Ureteroureterostomia
Indicações
A ureterectomia segmentar está indicada para tumores não invasivos da porção proximal ou porção média do ureter, que não podem ser removidos por endoscopia, ou para tumores de alto grau ou invasivos, quando há necessidade de preservação da unidade renal. A obtenção de uma margem bem definida e a capacidade de mobilizar o suficiente o ureter bem vascularizado para realizar uma anastomose sem tensão são de suma importância para o sucesso desse procedimento e constituem o principal desafio limitador.

Técnica. O paciente é colocado em posição de decúbito lateral total ou modificada. Uma incisão no flanco a partir da ponta da 12ª costela proporciona acesso à porção proximal ou média do ureter. Com o uso de abordagem extraperitoneal, o ureter é identificado, mobilizado e reparado com alças vasculares. O tumor é palpado, e o ureter é ligado 1 a 2 cm acima e abaixo da margem suspeita do tumor (Fig. 58-22). Essa localização também pode ser verificada por meio de exame de imagem em corte transversal pré-operatório. Procede-se à excisão do segmento do ureter acometido, e são estabelecidas margens bem definidas por patologia de congelação. Após a realização de linfadenectomia regional, ambas as extremidades do ureter são espatuladas e anastomosadas com sutura de Vicryl 4-0 interrompida. O sucesso da reconstrução depende da preservação do suprimento sanguíneo para o ureter e da mobilização adequada das bordas ureterais para obter uma anastomose sem tensão. Se for realizada a excisão de um grande segmento do ureter, a mobilização e o deslocamento do rim para baixo podem ser efetuados para obter um comprimento adicional até o ureter proximal. Coloca-se um *stent* ureteral antes de concluir a anastomose.

Ureterectomia Distal e Neocistostomia ou Ureteroneocistostomia Direta com Fixação do Músculo Psoas (Psoas Muscle Hitch) ou Retalho de Boari

A ureterectomia distal é realizada conforme descrito na seção anterior. O ureter é mobilizado para obter uma anastomose sem tensão e espatulado. Uma anastomose ureterovesical pode ser realizada utilizando uma abordagem extravesical ou intravesical. A realização de anastomose com ou sem válvula antirrefluxo continua sendo objeto de controvérsia. Os benefícios de uma anastomose antirrefluxo consistem em limitar a infecção às vias urinárias inferiores e possibilidade teórica de evitar a semeadura das vias superiores. Uma anastomose refluxiva pode facilitar a vigilância das vias superiores. Se for desejada uma

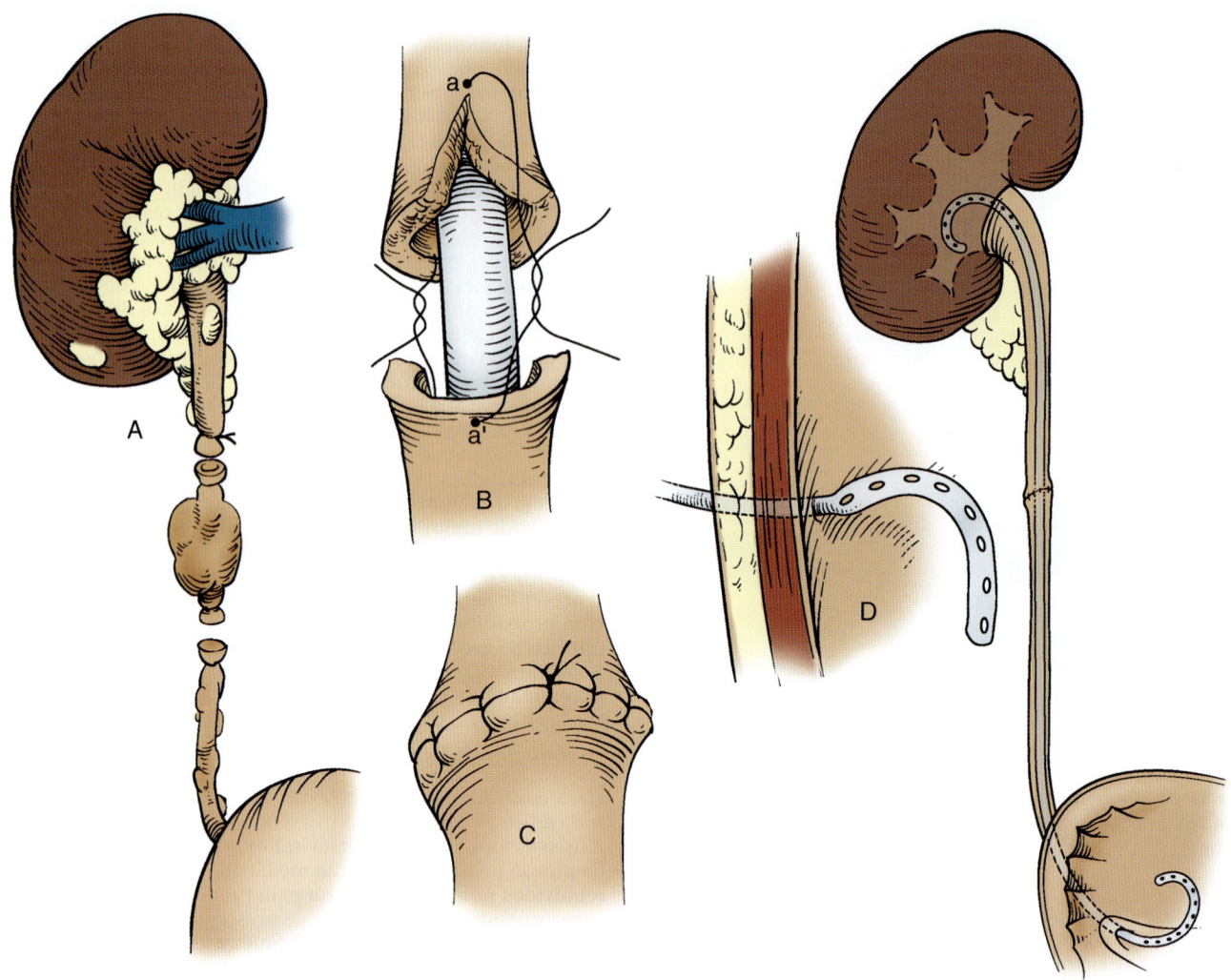

Figura 58-22. A, Ureterectomia segmentar para um grande tumor invasivo da porção média do ureter. B e C, Ureteroureterostomia das extremidades espatuladas do ureter. O reparo é efetuado sobre um *stent* interno. D, Reparo finalizado com drenagem à vácuo do espaço retroperitoneal.

abordagem extravesical, efetua-se uma incisão no músculo detrusor, expondo a mucosa. Um pequeno orifício na mucosa é realizado na face distal dessa incisão. Efetua-se a anastomose utilizando suturas de Vicryl 3-0 contínuas ou interrompidas através de toda a espessura do ureter e mucosa vesical. Na porção distal da anastomose, duas dessas suturas são feitas através de toda a espessura da parede da bexiga para ancorar o ureter e impedir seu deslizamento para fora do túnel. O músculo detrusor da bexiga é então fechado na parte superior do ureter com suturas absorvíveis interrompidas, como Vicryl 2-0, a fim de obter um mecanismo antirrefluxo. Pode-se colocar um *stent* ureteral antes de completar a anastomose.

Para a técnica intravesical efetua-se uma cistotomia anterior. Uma incisão é feita na parede póstero-lateral da bexiga, e cria-se um túnel de submucosa de 2 a 3 cm. O ureter é introduzido através desse túnel. Após o ureter ser espatulado, a anastomose é realizada com suturas absorvíveis interrompidas.

Se for realizada a excisão de um longo segmento do ureter distal, e se não for possível realizar uma anastomose sem tensão por ureteroneocistostomia simples, pode-se obter um comprimento adicional de 5 cm utilizando uma fixação do psoas (*hitch*) à bexiga. A bexiga é mobilizada anterior e lateralmente, e, nas mulheres, o ligamento redondo é seccionado. A artéria vesical superior contralateral também pode ser seccionada para obter maior mobilidade. Uma vez realizada a anastomose ureterovesical, a cúpula ipsilateral da bexiga é suturada ao tendão do músculo psoas utilizando várias suturas interrompidas. É preciso ter cuidado para evitar a lesão ou encarceramento do nervo genitofemoral.

Se for desejado um comprimento adicional, um retalho de Boari pode ajudar a obter um comprimento adicional de 10 a 15 cm, podendo, em alguns casos, atingir toda a distância até a pelve renal (Fig. 58-23). Se for planejado um retalho de Boari, é aconselhável obter uma cistografia pré-operatória para avaliar a capacidade da bexiga, visto que uma bexiga irradiada de pequena capacidade constitui uma contraindicação para essa técnica. Cria-se um retalho de parede vesical em formato de U ou, se for necessário um segmento mais longo, um segmento em formato de L. Para assegurar um suprimento sanguíneo adequado ao retalho, a base do retalho deve ser pelo menos 2 cm maior do que o ápice. Para obter uma largura adequada do segmento tubularizado, a largura do retalho deve ser pelo menos três vezes maior do que o diâmetro do ureter. A ponta do retalho é fixada ao músculo psoas utilizando sutura absorvível interrompida, e o ureter espatulado é anastomosado ao retalho de modo término-terminal. O retalho é então tubularizado e fechado com duas camadas de suturas absorvíveis. Um cateter ureteral é colocado antes do fechamento do retalho. Depois de todas essas técnicas, é aconselhável usar um dreno de aspiração no retroperitônio e drenagem da bexiga com cateter de Foley durante 7 a 10 dias. Após reconstrução extensa, a retirada do cateter de Foley deve ser precedida de cistografia.

Substituição do Ureter por Íleo

Quando há comprometimento de um longo segmento do ureter, pode-se utilizar um segmento do íleo para reconstruir o sistema urinário. O apêndice também tem sido usado para substituição de segmento ureteral (Goldwasser et al., 1994). Através de uma incisão transperito-

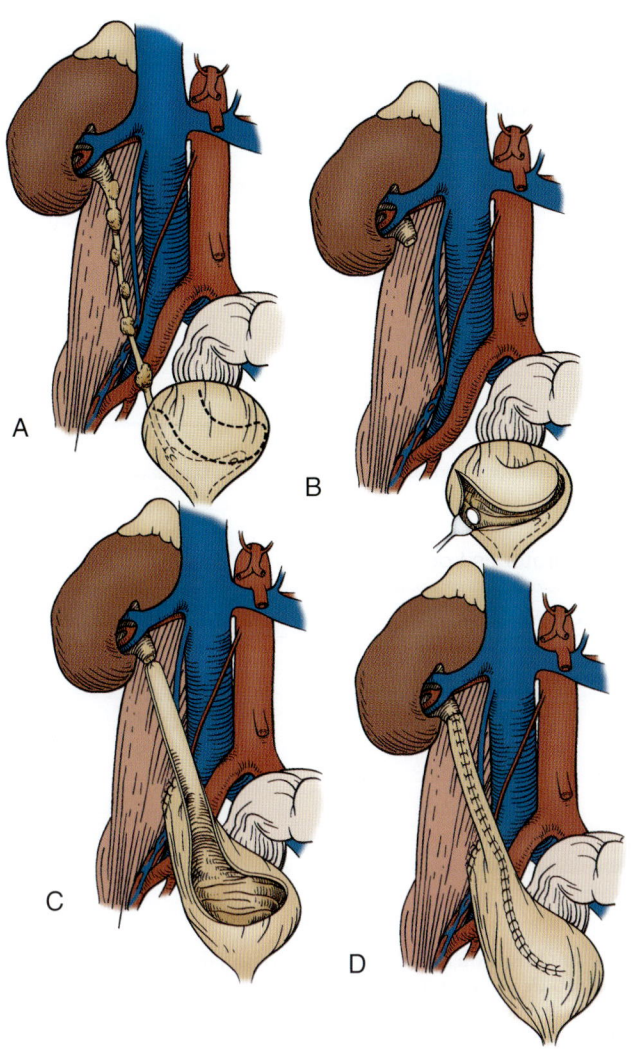

Figura 58-23. **A**, Ureterectomia subtotal necessária para preservação de néfron em um paciente com múltiplos tumores ureterais difusos. **B**, Um retalho espiral é confeccionado a partir da parede anterior da bexiga. **C**, A fixação do psoas (*hitch*) juntamente com um retalho de Boari alcança o ureter proximal remanescente. **D**, Término da anastomose e fechamento da bexiga.

neal na linha média, são extraídos 20 a 25 cm de íleo a uma distância de 15 cm da válvula ileal. O trânsito intestinal é restabelecido utilizando uma anastomose com grampeadores. Com uma sutura absorvível contínua, o segmento ileal é anastomosado à pelve renal proximalmente de modo término-terminal e em direção isoperistáltica. Se a parte proximal do ureter estiver saudável, o segmento ileal pode ser anastomosado a ele, em uma anastomose término-lateral. Coloca-se um cateter ureteral antes do término da anastomose. Distalmente, o segmento é anastomosado à parede posterior da bexiga de modo término-lateral por meio de uma abordagem intravesical. Essa anastomose é realizada em duas camadas. Um dreno de aspiração é posicionado no retroperitôneo, próximo aos sítios da anastomose. A drenagem ótima é importante para uma cicatrização adequada, de modo que um cateter de Foley calibroso é inserido na bexiga e mantido durante pelo menos 1 semana no pós-operatório. Pode ser necessária uma irrigação frequente. Pode-se utilizar um tubo de nefrostomia para drenar o rim. Antes de remover os tubos, devem-se obter uma cistografia e pielografia.

Em mãos experientes, o autotransplante renal constitui uma alternativa viável da substituição pelo íleo. Outra abordagem que pode ajudar a evitar uma reconstrução ileal envolve a mobilização do rim com nefropexia subsequente da fáscia de Gerota à borda do peritônio, exercendo tração em direção caudal (Fig. 58-24). Pode proporcionar até 8 a 10 cm de comprimento no lado esquerdo, devido à veia renal esquerda mais longa. Essa abordagem tem sido usada por laparoscopia, evitando a necessidade de uma segunda incisão no flanco (Sutherland et al., 2011).

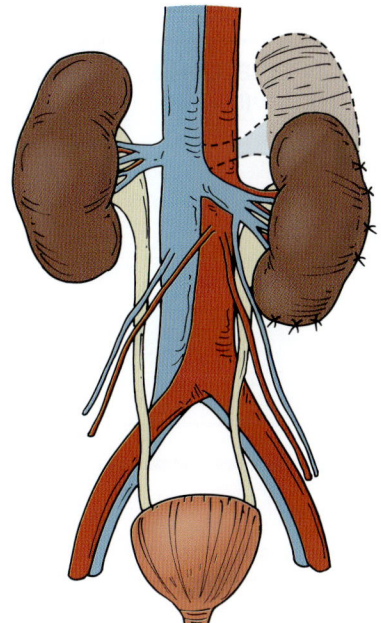

Figura 58-24. A mobilização do rim, com nefropexia subsequente da fáscia de Gerota à borda incisada do peritônio, exercendo tração na direção caudal, pode acrescentar um comprimento de até 10 cm no lado esquerdo.

Resultados

No passado, alguns autores recomendavam a nefroureterectomia radical para todos os pacientes com tumores uroteliais das vias superiores (Skinner, 1978). Outros sugeriam a realização de ureterectomia segmentar apenas para pacientes com tumores não invasivos de baixo grau do ureter distal (Babaian e Johnson, 1980). **O prognóstico de pacientes com CUTS do ureter correlaciona-se fortemente com o estágio e o grau do tumor, independentemente da extensão do tratamento cirúrgico** (Tabelas 58-4 e 58-5). Um estudo conduzido em um único centro, que avaliou os fatores prognósticos em tumores uroteliais do ureter, mostrou uma sobrevida livre de progressão em 10 anos de 80% e recidiva tumoral ipsilateral de 10% (Lehmann et al., 2007), embora a doença, na maioria desses pacientes, não tivesse invadido o músculo. De modo global, foram avaliados 145 pacientes, e 51 foram submetidos a ureterectomia segmentar. Quando ajustados para as características clinicopatológicas, a evolução foi semelhante para pacientes submetidos a nefroureterectomia *versus* ureterectomia segmentar. Nesse estudo, o acompanhamento foi, em média, de 96 meses. Leitenberger et al. (1996) relataram a sua experiência com cirurgia de preservação de órgão para o câncer de ureter. De 40 pacientes, 13 foram submetidos a cirurgia preservadora de néfrons, e foi observada a ocorrência de recidiva em 4 pacientes, todos os quais tinham doença invasiva. Anderstrom et al. (1989) relataram nenhum caso de morte relacionada com o tumor e apenas uma recidiva entre 21 pacientes tratados com ureterectomia segmentar para tumores ureterais não invasivos de baixo grau, que foram acompanhados por um período mediano de 83 meses. McCarron et al. (1983) relataram uma sobrevida aos 5 anos de 64% em pacientes com tumores no estágio Ta tratados com ureterectomia segmentar ou ablação endoscópica do tumor. Na mesma série, as taxas de sobrevida livre de doença em 5 anos foram de 66% e 50% para tumores nos estágios T1 e T2, respectivamente, tratados com ureterectomia segmentar ou distal. Na série de Grabstald et al. (1971), as taxas de sobrevida câncer-específica foram de 64% e 100% para a doença nos estágios Ta a T1 e no estágio T2, respectivamente. Todas as mortes foram por causas não relacionadas. Por outro lado, em pacientes com doença no estágio T3, a sobrevida câncer-específica foi de apenas 7%, e a taxa de mortalidade causada pelo tumor foi de 87%. Uma revisão recente do banco de dados do SEER de 2.044 pacientes com acompanhamento médio de 30 meses mostrou não haver diferença na taxa de mortalidade câncer-específica em 5 anos na ureterectomia segmentar *versus* nefroureterectomia, ajustada para o estágio patológico (Jeldres et al., 2010a).

O risco de recidivas ipsilaterais após tratamento conservador de tumores uroteliais é de 33% a 55% (Mazeman, 1976; Johnson

TABELA 58-4 Sobrevida em 5 Anos (%) para Pacientes com Tumores Ureterais de acordo com o Grau e Estágio

	BLOOM ET AL., 1970 (N = 102)	BATATA E GRABSTALD, 1976 (N = 77)	MCCARRON ET AL., 1983	JELDRES ET AL., 2010A
GRAU DO TUMOR				
1-2	56-83	50-80	60-87	232
3-4	16	0-20	15	146
ESTÁGIO TNM				
Ta, T1, Tcis	62	60-90	64-81	231
T2	50	43	46	192
T3	33	16	22	124
T4	-	-	-	22
N+	0	0	4	-
M+	0	0	-	-

TABELA 58-5 Resultados da Ressecção Segmentar para Tumores Uroterais Localizados

ESTUDO	Nº DE PACIENTES	RECIDIVA LOCAL (%)	ACOMPANHAMENTO (MESES)
Johnson e Babaian, 1979	6	16,6	44
Zungri et al., 1990	35	8,5	86
Maier et al., 1990	17	17,6	41,4
Wallace et al., 1981	7	14,3	93,6
Anderstrom et al., 1989	21	4,7	83
Leitenberger et al., 1996	13	30	42
Lehmann et al., 2007	51	14	96

e Babaian, 1979; Babaian e Johnson, 1980; McCarron et al., 1983; Williams, 1991). As recidivas são, em sua maioria, distais à lesão original; todavia, são também observadas recidivas proximais (Strong et al., 1976). O risco de recidiva e a necessidade de acompanhamento estendem-se por toda a vida (Herr, 1998), visto que é possível observar a ocorrência de recidiva tardia (Grossman, 1978). A ureterectomia segmentar é indicada para a doença de baixo grau sem invasão muscular do ureter proximal ou parte média do ureter, que não é acessível à ablação completa por meio endoscópico, devido ao tamanho do tumor ou à multiplicidade. A ureterectomia distal e neocistostomia podem ser oferecidas para tumores de baixo grau e estágio ou, em casos selecionados, tumores de alto grau localmente invasivos do ureter distal, quando há necessidade de preservação renal.

Ureterectomia Distal Laparoscópica ou Robótica e Reimplante

Foram descritas várias técnicas laparoscópicas para ureterectomia distal e reimplante (Roupret et al., 2007). A abordagem robótica pode ajudar no tempo da reconstrução As indicações são iguais àquelas da cirurgia aberta, e as técnicas são reservadas para tumores distais de baixo risco. Efetua-se a dissecção do ureter distal até o orifício ureteral, e a extremidade proximal é anastomosada à bexiga, utilizando técnicas padrão. Os primeiros relatos são encorajadores, porém é preciso manter uma adesão estrita aos princípios oncológicos.

Tratamento Endoscópico

Considerações Básicas

Hugh Hampton Young descreveu a primeira avaliação endoscópica das vias urinárias superiores em 1912. Os avanços subsequentes na tecnologia permitiram alcançar todas as partes das vias urinárias com morbidade mínima por meio de abordagens anterógradas e retrógradas. O diagnóstico e o tratamento do CUTS tornou-se possível com esses progressos, visto que a biópsia e a ablação de tumores por várias fontes de energia tornaram-se possíveis, inclusive por meio dos menores instrumentos disponíveis. Além disso, a miniaturização dos instrumentos tornou a vigilância do trato urinário superior mais prática com o uso de ureteroscópios de menor tamanho, que habitualmente não exigem a colocação prévia de stent, ou por meio de dilatação ativa do ureter distal.

O tumor das vias urinárias superiores pode ser abordado de modo retrógrado ou anterógrado. A abordagem escolhida depende, em grande parte, da localização e do tamanho do tumor. Em geral, utiliza-se uma abordagem ureteroscópica retrógrada para tumores ureterais e renais de pequeno volume. Prefere-se uma abordagem percutânea anterógrada para os tumores maiores da porção superior do ureter ou rim e para aqueles que não podem ser adequadamente manipulados por uma abordagem retrógrada, devido à sua localização (p. ex., cálice do polo inferior) ou derivação urinária prévia. Nos casos de comprometimento multifocal, pode-se considerar o uso de abordagens anterógrada e retrógrada combinadas (Fig. 58-25).

Os princípios básicos para o tratamento do CUTS assemelham-se aos das lesões vesicais (Fig. 58-26). Obtém-se uma amostra do tumor, e realiza-se a sua ablação por meio de fontes de energia de eletrocautério ou laser. Deve-se considerar um procedimento por etapas para a doença de grande volume ou quando se acredita que a doença se encontra em um alto grau ou estágio patológico. Nesses casos, quando é mais provável que a nefroureterectomia subsequente seja necessária para a cura, apenas a biópsia e a ablação parcial são realizadas para minimizar os riscos de perfuração ou complicações importantes. O tratamento endoscópico só é concluído após a realização de exame patológico, que demonstra que o paciente é um candidato aceitável ao tratamento endoscópico minimamente invasivo. Se o processo patológico for de alto grau, invasivo ou não ressecável, o paciente deve ser submetido imediatamente à nefroureterectomia, contanto que esteja em condições clínicas adequadas. Os pacientes submetidos a terapia com preservação do rim devem se comprometer a realizar um acompanhamento durante toda a vida com radiografias e endoscopia.

Ureteroscopia e Ureteropieloscopia

A abordagem ureteroscópica dos tumores foi descrita pela primeira vez por Goodman, em 1984, e é geralmente preferida para tumores ureterais e renais menores. Com o advento dos ureteroscópios rígidos

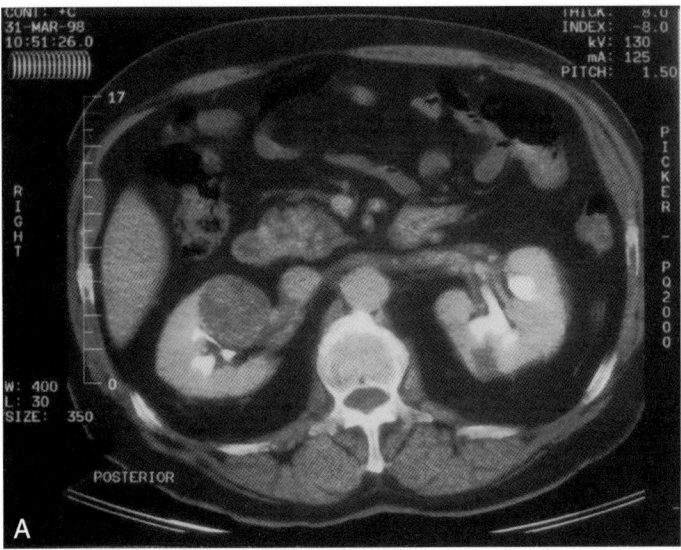
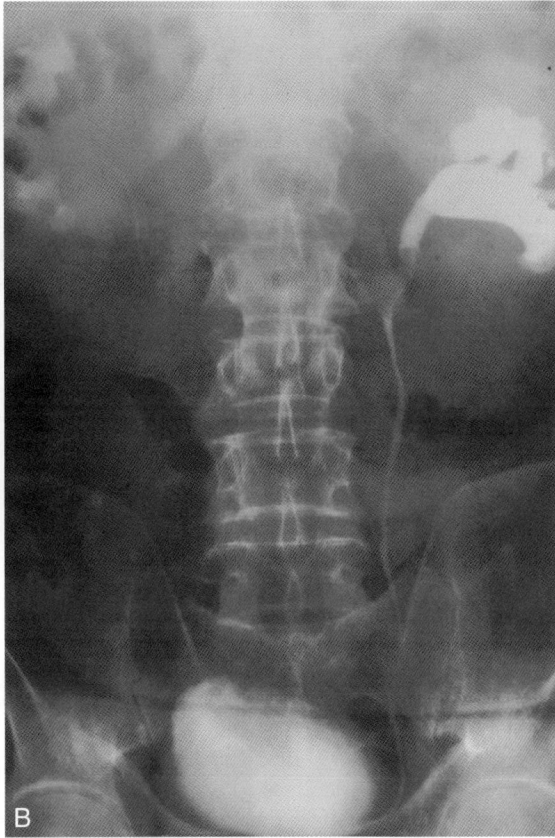

Figura 58-25. **Paciente com tumores bilaterais sincrônicos. A, Carcinoma de células renais à direita, que exigiu nefrectomia radical. B, Tumor ureteral proximal à esquerda, que exigiu ablação combinada ureteroscópica e anterógrada percutânea.**

ALGORITMO PARA O CUTS

- Defeito de enchimento na radiografia/suspeita de CUTS
- Descartar a possibilidade de cálculo radiopaco
- Ureteroscopia com biópsia da lesão
- Ponderar os riscos de progressão do tumor/risco cirúrgico/riscos de diálise

Nefroureterectomia
Alto grau/grande volume
Rins normais
Baixa adesão

Tratamento conservador
Baixo grau/volume pequeno
Rim (rins) anormal(is)
Alto risco cirúrgico

Figura 58-26. **Algoritmo para a abordagem endoscópica do carcinoma urotelial do trato superior (CUTS).**

e flexíveis, de pequeno diâmetro, a localização do tumor é um fator menos limitante do que costumava ser. A vantagem de uma abordagem ureteroscópica consiste em menor morbidade do que a abordagem percutânea e cirúrgica aberta, com manutenção de um sistema fechado. Dessa forma, as superfícies não uroteliais não são expostas à possibilidade de semeadura do tumor.

As principais desvantagens de uma abordagem retrógrada estão relacionadas com a necessidade de instrumentos de menor tamanho. Os endoscópios de menor tamanho possuem um menor campo visual e canal de trabalho. Isso limita o tamanho do tumor que pode ser acessado de modo retrógrado. Além disso, com alguns instrumentos de trabalho não é possível alcançar de modo confiável algumas partes das vias urinárias superiores, como os cálices do polo inferior. Os instrumentos de menor tamanho limitam a capacidade de extrair tumores grandes e obter amostras profundas para a realização de um estadiamento confiável. Além disso, a ureteroscopia retrógrada é difícil em pacientes com derivação urinária prévia.

Técnica e Instrumentação. Dispõe-se de uma ampla variedade de instrumentos ureteroscópicos, tendo, cada um deles, suas próprias vantagens e desvantagens distintas. Em geral, os ureteroscópios rígidos são utilizados principalmente para o ureter distal e a parte média do ureter. O acesso à parte superior do ureter e ao rim com um endoscópio rígido não é confiável, particularmente no homem. Os ureteroscópios rígidos e maiores proporcionam uma melhor visualização, em virtude de seu maior campo visual e melhor irrigação. Os ureteroscópios rígidos menores (8 Fr) habitualmente não exigem uma dilatação ativa do orifício ureteral (Fig. 58-27A). Dispõe-se de ureteropieloscópios flexíveis de última geração em tamanhos inferiores a 8 Fr para possibilitar a passagem simples e confiável pela maioria das estruturas das vias urinárias (Abdel-Razzak e Bagley, 1993; Grasso e Bagley 1994; Chen e Bagley 2000; Chen et al., 2000). Em geral, são preferidos para a parte superior do ureter e o rim, onde o ureteroscópio rígido não pode ser introduzido de modo confiável. **Entretanto, os ureteroscópios flexíveis possuem limitações técnicas, como um pequeno canal de trabalho, o que limita o fluxo de irrigação e o diâmetro dos instrumentos de trabalho. Outras limitações do ureteroscópio flexível incluem o acesso reduzido a determinadas áreas do rim, como o polo inferior, onde o ângulo infundíbulo-pélvico pode limitar a passagem do aparelho, e derivação urinária prévia** (Fig. 58-27B).

Avaliação Endoscópica e Coleta de Amostra de Citologia Urinária. Realiza-se uma cistoscopia, e a bexiga é inspecionada à procura de doença vesical concomitante. O óstio ureteral é identificado e inspecionado para a presença de hematúria. Um ureteroscópio de pequeno diâmetro (6,9 ou 7,5 Fr) é introduzido diretamente no orifício ureteral, e o ureter distal é inspecionado para detectar qualquer traumatismo devido a um fio-guia colocado previamente ou dilatação. Em seguida, coloca-se um fio-guia através do ureteroscópio do ureter até a pelve renal, sob orientação fluoroscópica. O ureteroscópio flexível é utilizado para visualizar a porção restante do urotélio. **Quando se detecta uma lesão ou área de suspeita, efetua-se um lavado com solução**

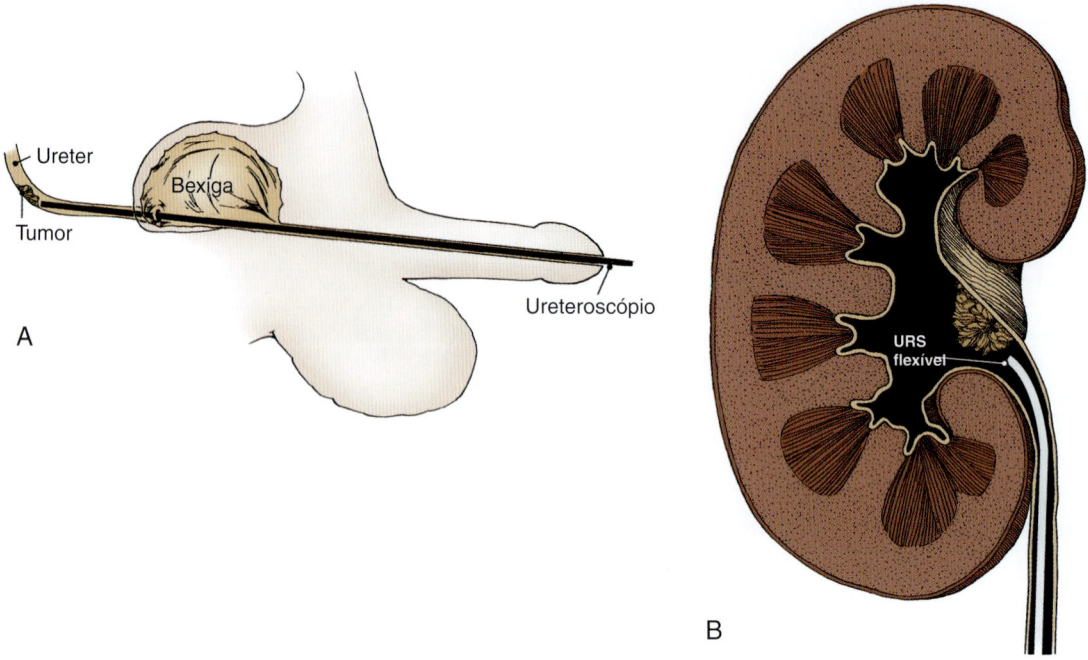

Figura 58-27. **A**, Abordagem com ureteroscópio rígido. **B**, Abordagem com ureteroscópio flexível. URS, ureteroscópio.

fisiológica normal antes de obter uma biópsia ou realizar a intervenção (Bian et al., 1995). Se o ureter não comportar o ureteroscópio menos calibroso, é necessário efetuar uma dilatação ativa do ureter.

Circunstâncias especiais incluem derivação urinária prévia e tumor confinado ao ureter intramural. Nos casos de derivação urinária prévia, a identificação da anastomose ureteroentérica é difícil e pode exigir a passagem percutânea anterógrada de um fio-guia pelo ureter antes da endoscopia. O fio-guia pode progredir até a derivação, e o ureteroscópio é introduzido de modo retrógrado. Nesse contexto, o trajeto da nefrostomia não precisa ser totalmente dilatado. Wagner et al. (2008) descreveram a sua experiência com o monitoramento endoscópico de pacientes com CIS ureteral após cistectomia radical. Um segundo tipo de caso é o tumor situado no ureter intramural. Quando um tumor faz protrusão a partir do orifício ureteral, a ablação ureteroscópica completa do tumor ou a ressecção transuretral agressiva de todo o ureter mais distal podem ser realizadas com resultados aceitáveis (Palou et al., 2000).

Biópsia e Tratamento Definitivo. Podem-se utilizar três abordagens gerais para a ablação do tumor: excisão da massa tumoral com ablação da base, ressecção do tumor em sua base e biópsia diagnóstica seguida de ablação com fontes de energia, eletrocautério ou laser. Independentemente da técnica utilizada, é necessária uma atenção especial para as amostras de biópsia. Com frequência, as amostras são muito pequenas e devem ser colocadas imediatamente em fixador e especialmente rotuladas para avaliação histológica ou citológica (Tawfiek et al., 1997).

Técnicas ureteroscópicas. Procede-se à citorredução do tumor por meio de pinça para biópsia ou alça plana posicionada de modo adjacente ao tumor (Fig. 58-28A). Em seguida, a base do tumor é tratada com fontes de energia de eletrocautério ou laser. Essa técnica é particularmente útil para um tumor papilífero de baixo grau com pedículo estreito. A amostra é enviada para avaliação patológica.

Como alternativa, utiliza-se um ressectoscópio ureteroscópico para a retirada do tumor (Fig. 58-28B). Apenas o tumor intraluminal é ressecado, e nenhuma tentativa é feita para a realização de ressecção profunda (além da lâmina própria). É necessário um cuidado adicional na parte média e parte superior do ureter, onde a parede é fina e propensa a sofrer perfuração. Na presença de doença de maior volume no ureter distal, Jarrett et al. (1995a) descreveram uma dilatação do ureter extensa seguida de ressecção com ressectoscópio padrão longo. **Com o uso de pinças, obtém-se uma amostra adequada do tumor, que é enviada ao laboratório de patologia para avaliação diagnóstica.** Em seguida, procede-se à ablação da massa do tumor até a sua base com energia de laser ou eletrocirúrgica (Fig. 58-28C e D). Com frequência, são necessárias múltiplas amostras de biópsia quando são utilizadas pequenas pinças flexíveis de 3-Fr. Pode-se utilizar o eletrocautério por meio de um pequeno eletrodo Bugbee (2 ou 3 Fr) para fulguração dos tumores. Entretanto, a profundidade variável de penetração pode tornar o seu uso perigoso no ureter, e deve-se evitar a fulguração circunferencial, em virtude do elevado risco de formação de estenose. Mais recentemente, a energia do laser com fonte de neodymium:yttrium-aluminum-garnet (Nd:YAG) (Smith et al., 1984; Schilling et al., 1986; Schmeller e Hofstetter, 1989; Carson, 1991) ou holmium:YAG (Ho:YAG) (Bagley e Erhard, 1995; Razvi et al., 1995; Matsuoka et al., 2003; Suoka et al., 2003) tornou-se popular. Cada uma tem vantagens a seu favor (Fig. 58-29) e a energia pode ser administrada através de pequenas fibras flexíveis (200 ou 365 µm) que são adaptadas através de ureteroscópios flexíveis, sem alteração significativa do fluxo de irrigação ou deflexão do aparelho. O laser Ho:YAG é apropriado para uso no ureter. A penetração nos tecidos é inferior a 0,5 mm, o que possibilita a ablação do tumor com hemostasia excelente e risco mínimo de lesão de toda a espessura até o ureter. Entretanto, devido à sua penetração superficial, o seu uso pode ser demorado na presença de tumores maiores, particularmente aqueles localizados na pelve renal. Os ajustes mais comumente usados para o laser Ho:YAG consistem em energia de 0,6 a 1 J com frequência de 10 Hz. O laser Nd:YAG tem uma penetração nos tecidos de até 5 a 6 mm, dependendo do ajuste do laser e da duração do tratamento. Diferentemente do laser Ho:YAG, que possibilita a ablação do tumor, o laser Nd:YAG atua por necrose de coagulação, com desprendimento subsequente do tumor necrótico. A margem de segurança é significativamente menor e pode limitar o seu uso no ureter, onde a parede é fina. Os ajustes mais comumente usados para o laser Nd:YAG são de 15 W em 2 segundos para a ablação do tumor e de 5 a 10 W em 2 segundos para a coagulação.

Coloca-se um *stent* ureteral por um período variável de tempo para ajudar no processo de cicatrização. Em geral, os tumores volumosos necessitam de múltiplas sessões de tratamento durante vários meses.

Resultados. Não existe uma série publicada de ensaios clínicos controlados randomizados de comparação do tratamento endoscópico e da nefroureterectomia, e todas consistem em séries de casos (nível de evidência 4). Múltiplas séries demonstraram a segurança e a eficácia do tratamento ureteroscópico do CUTS (Daneshmand et al., 2003; Krambeck et al., 2007; Lucas et al., 2008; Thompson et al., 2008; Gadzinski et al., 2010; Cutress et al., 2012). Consultar a Tabela 58-6 para um

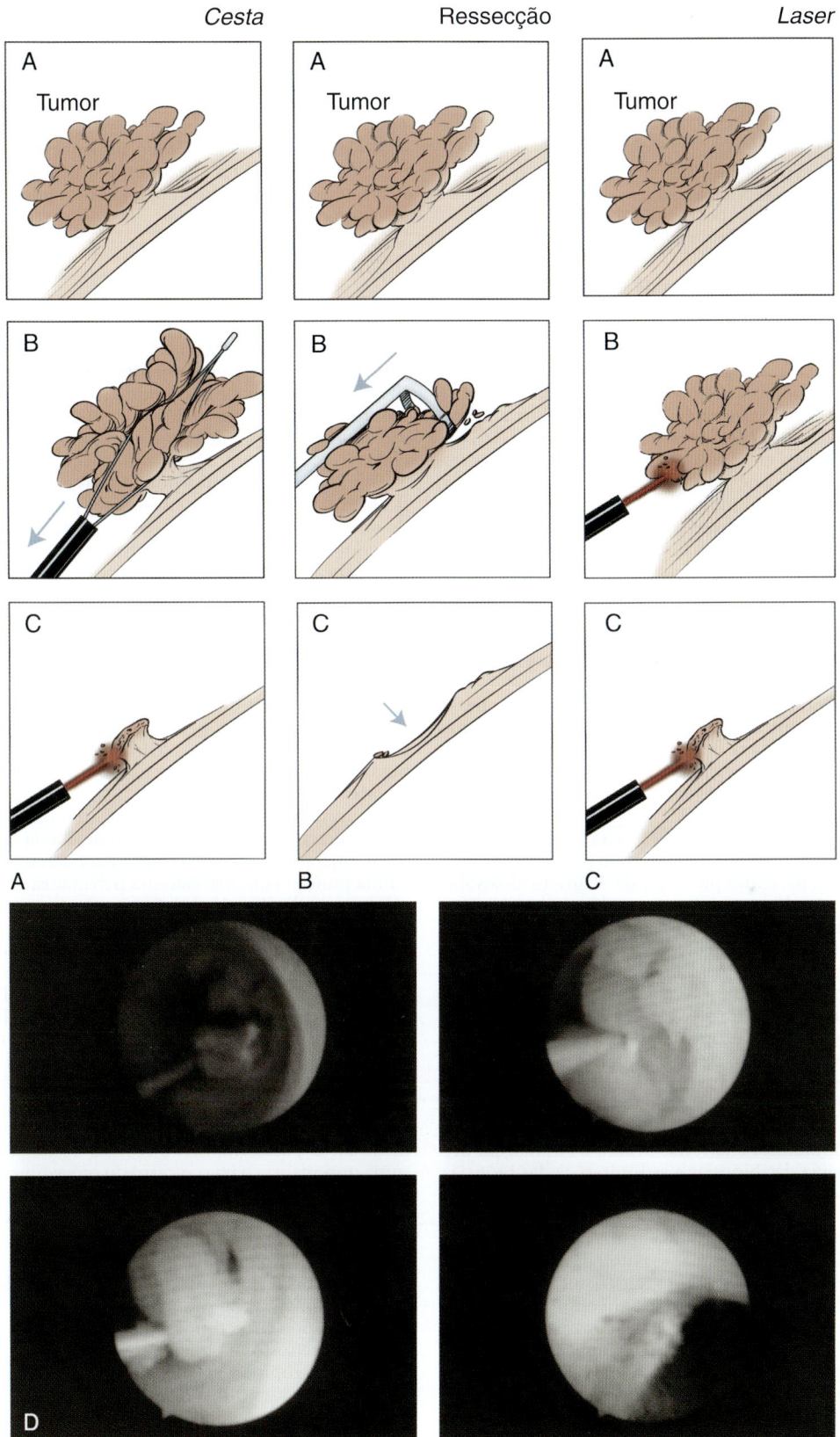

Figura 58-28. Técnicas para o tratamento de tumores ureterais e renais por ureteroscopia. A, O tumor é identificado e removido em fragmentos com auxílio de pinça até a sua base. B, Como alternativa, pode-se passar uma alça de arame (*basket*) plana ao longo do tumor. O tumor é laçado e extraído com cuidado para não lesionar o ureter adjacente. Com qualquer uma dessas técnicas, a base é tratada por meio de uma fonte de energia de eletrocautério ou laser. C, O tumor é identificado e removido por meio de ressectoscópio ureteroscópico. A técnica difere daquela usada para tumores de bexiga, visto que apenas o tumor intraluminal é ressecado. Não se procura efetuar uma ressecção profunda, como no caso do tumor de bexiga. O ureteroscópio não é introduzido profundamente no tecido. D, Obtém-se uma amostra do tumor para fins diagnósticos. Em seguida, procede-se à ablação da massa tumoral por energia de eletrocirurgia ou laser. Em geral, prefere-se a energia a laser, visto que a liberação de energia e a profundidade da penetração são mais confiáveis. As duas fontes de energia usadas com mais frequência são de holmium:yttrium-aluminum-garnet e neodymium:yttrium-aluminum-garnet.

```
Ho:YAG
        Penetração mínima (<0,5 mm)
        Ablação eficiente do tumor
        Incisão precisa
        Ajuste: 0.6 – 1.2 joules/8-10 Hz

Nd:YAG
        Penetração profunda (5-6 mm)
        Hemostasia excelente
        Ablação do tumor por necrose de coagulação
        Ajuste: 20-30 watts
```

Figura 58-29. Características das fontes de energia com laser de holmium:yttrium-aluminum-garnet (Ho:YAG) e neodymium:yttrium-aluminum-garnet (Nd:YAG).

resumo das maiores séries atuais. Em uma revisão da literatura de 736 pacientes (Cutress et al., 2012), a taxa de recidiva global para as vias urinárias superiores foi de 53%, e o risco de recidiva vesical foi de 34%. Houve progressão da doença em 15% dos casos, com recidiva de 9% com doença metastática. A taxa de falha do tratamento ureteroscópico foi de 24%, e 19% dos casos se submeteram a nefroureterectomia subsequente. Entretanto, houve um considerável viés para as características favoráveis do tumor (unifocal, baixo grau e pequeno tamanho). À semelhança de qualquer câncer urotelial, o grau foi o indicador prognóstico mais importante para a recidiva tumoral. Cutress et al. (2012) apresentaram taxas de recidiva no trato urinário superior de 52%, 54% e 76% para lesões dos graus 1, 2 e 3, respectivamente. A taxa de recidiva das vias superiores e a sobrevida livre de doença foram piores nos casos de tumores de maior grau.

As publicações na literatura mostram a viabilidade a longo prazo da abordagem ureteroscópica, porém ainda existem problemas relacionados com a elevada taxa de recidivas ipsilaterais. Daneshmand et al. (2003) relataram um grande número de recidivas, com taxa de recidiva ipsilateral global de 90%, com ocorrência de três a quatro recidivas por paciente. Cutress et al. (2012) relataram taxas de sobrevida livre de recidiva em 5 anos de 13% a 54% na maior série. Esse resultado é importante quando se consideram pacientes com rim contralateral normal. Os pacientes precisam ser aconselhados sobre a necessidade de acompanhamento durante toda a vida e possível tratamento de recidiva ipsilateral.

As complicações são raras e habitualmente estão relacionadas com as comorbidades do paciente. As complicações específicas do tratamento ureteroscópico foram de 14% (Cutress et al., 2012) e consistiram em perfuração ureteral, que pode ser tratada por meio de *stent* ureteral de demora, e estenose ureteral, que ocorreu em 11% dos casos. As taxas de complicação parecem ter caído nas séries mais contemporâneas, mais provavelmente relacionadas com o uso de endoscópios de menor tamanho, melhores fontes de energia de laser e aprimoramentos nas técnicas endoscópicas.

Dois problemas importantes relacionados com a abordagem ureteroscópica são a acurácia das biópsias e as limitações das biópsias, particularmente no que concerne ao estadiamento. Em análises retrospectivas de pacientes submetidos a biópsia ureteroscópica seguida de nefroureterectomia, foi constatada uma acurácia do diagnóstico ureteroscópico de 89% a 94%, e a graduação patológica correspondeu à técnica cirúrgica aberta em 70% a 92% (Keeley et al., 1997a; Guarnizo et al., 2000; Smith et al., 2011). Com base em estudos anteriores, sabe-se que existe uma boa correlação entre o grau e o estágio da lesão (Chasko et al., 1981; Heney et al., 1981). Isso se aplica à abordagem ureteroscópica (Keeley et al., 1997c), visto que 87% dos pacientes com tumores de grau 1 ou de grau 2 tinham doença não invasiva (estágio Ta ou T1), enquanto 67% dos pacientes com tumores de grau 3 apresentaram doença invasiva (estágio T2 ou T3). Essa informação sustenta o conceito de que o grau de tumor constitui o fator prognóstico mais importante; e, embora não se possa avaliar diretamente o estágio, pode-se esperar que a doença não-invasiva seja encontrada na maioria dos tumores de baixo grau.

Um problema final é estabelecer se a ureteroscopia promove a progressão ou a disseminação da doença para outras superfícies uroteliais ou locais metastáticos. Houve relatos de ocorrência aumentada de tumores em ureteres com refluxo de pacientes com tumores vesicais (de Torres Mateos et al., 1987) e nas vias urinárias ipsilaterais e bexiga de pacientes após tratamento ureteroscópico. Entretanto, Kulp e Bagley (1994) relataram 13 pacientes que foram submetidos a múltiplos tratamentos ureteroscópicos, seguidos de nefroureterectomia; não verificaram propagação incomum de câncer nas amostras. A possibilidade de que a ureteroscopia possa promover disseminação metastática foi levantada por Lim et al. (1993), que detectaram a presença de células tumorais nos linfáticos renais após ureteroscopia. Entretanto, Hendin et al. (1999) não relataram risco aumentado de doença metastática em um grupo de pacientes que foram submetidos a ureteroscopia antes da nefroureterectomia, em comparação com um grupo que foi submetido apenas a nefroureterectomia.

Abordagem Percutânea

A abordagem percutânea foi descrita pela primeira vez por Tomera et al., em 1982, e, em geral, é preferida para tumores de maior volume e de localização proximal na pelve renal ou ureter proximal. **A principal vantagem da abordagem percutânea consiste na capacidade de utilizar instrumentos de maior tamanho capazes de extrair um grande volume de tumor** em qualquer parte do sistema coletor renal. Como são obtidas amostras de biópsia mais profundas, é geralmente possível efetuar o estadiamento, bem como a graduação do tumor. Além disso, a abordagem percutânea pode evitar as limitações do uteroscópio flexível, particularmente em sistemas caliceais complexos ou áreas de difícil acesso, como o cálice do polo inferior ou as vias urinárias superiores de pacientes com derivação urinária. Com uma abordagem percutânea, a via da nefrostomia pode ser mantida para nefroscopia pós-operatória imediata e administração de terapia adjuvante tópica.

As principais desvantagens consistem em aumento da morbidade em comparação com a ureteroscopia e a possibilidade de semeadura do tumor fora das vias urinárias. O acesso via nefrostomia tem riscos inerentes, e o procedimento habitualmente exige a internação do paciente. Os riscos distintos relacionados com uma abordagem percutânea consistem em perda da integridade urotelial e exposição de superfícies não uroteliais às células tumorais. Esse sistema aberto pode possibilitar a implantação do tumor no trajeto da nefrostomia.

Técnica e Instrumentação

Estabelecimento do Acesso por Nefrostomia. Realiza-se a cistoscopia, e um cateter ureteral de extremidade aberta é posicionado na pelve renal. Injeta-se meio de contraste para definir a anatomia dos cálices, e uma punção para nefrostomia percutânea é estabelecida através do cálice desejado (Fig. 58-30). Se o paciente estiver em decúbito ventral com membros inferiores afastados, pode-se passar um ureteroscópio flexível até a área desejada, e o acesso renal é obtido sob orientação direta e fluoroscópica. Para tumores localizados em cálices periféricos, o melhor acesso consiste em punção direta distal ao tumor (Fig. 58-31), evitando qualquer traumatismo ou a punção direta do tumor. Para a doença localizada na pelve renal e parte superior do ureter, a melhor abordagem é obtida por meio de um acesso do polo superior ou médio para possibilitar a manobra do aparelho através do sistema coletor e junção ureteropélvica. O trajeto é ampliado por meio de dilatação sequencial (Amplatz) ou balão para acomodar uma bainha de 30-Fr. O posicionamento correto do trajeto da nefrostomia é de suma importância para o sucesso do procedimento e deve ser realizado pelo urologista ou pelo radiologista. Alguns profissionais preferem realizar esse procedimento em duas etapas, com o estabelecimento de um trajeto de nefrostomia em primeiro lugar e permitindo o seu amadurecimento durante 1 a 2 semanas, seguido de dilatação e tratamento. Como alternativa, se houver necessidade de realizar apenas um procedimento diagnóstico, como avaliação de achados citológicos positivos após cistectomia e derivação, pode-se utilizar também o trajeto de nefrostomia inicialmente menor, suficiente para introduzir um ureteroscópio flexível. De forma alternativa, um nefroscópio é inserido para identificar o cateter ureteral, que é retirado do trato e trocado por um fio-guia, proporcionando, assim, um controle tanto anterógrado quanto retrógrado. A nefroscopia completa é realizada com endoscópios rígidos e flexíveis, quando necessário. Qualquer suspeita de comprometimento ureteral superior exige uma ureteroscopia anterógrada.

Biópsia e Terapia Definitiva. **Após a sua identificação, os tumores são retirados por uma das quatro técnicas seguintes** (Fig. 58-32). Na primeira técnica, que utiliza pinças para biópsia *cold-cup* através de um nefroscópio padrão, a massa do tumor é presa pela pinça e retirada em fragmentos até alcançar a base (Fig. 58-32A). Realiza-se uma biópsia separada da base para estadiamento, e a base é então cauterizada com eletrodo Bugbee. As lesões papilares de baixo grau

TABELA 58-6 Manejo Ureteroscópico

ESTUDO	NÚMERO DE PACIENTES	ACOMPANHAMENTO (MESES)	RECIDIVA DO TRATO SUPERIOR (%)	RECIDIVA DA BEXIGA (%)	TAXA DE NEFROURETERECTOMIA (%)	PROGRESSÃO DA DOENÇA (%)	FRACASSO DO MANEJO (%)	COMPLICAÇÕES (%)
Martinez-Piñeiro et al., 1996	54	31	23	ND	10	ND	28	23
Daneshmand et al., 2003	30	31	90	23	13	20	47	17
Johnson et al., 2005	35	52	68	ND	3	0	3	9
Gadzinski et al., 2010	34	18	31	15	ND	15	ND	9
Pak et al., 2009	57	53	90	ND	19	7	19	ND
Thompson et al., 2008	83	55	55	45	33	14	33	
Cutress et al., 2012	73	54	69	43	19	19	30	16

ND, não divulgada.
Modificada de Cutress ML, Stewart GD, Zakikhani P, et al. Ureteroscopic and percutaneous management of upper tract urothelial carcinoma (UTUC): systematic review. BJU Int 2012;110:614–28.

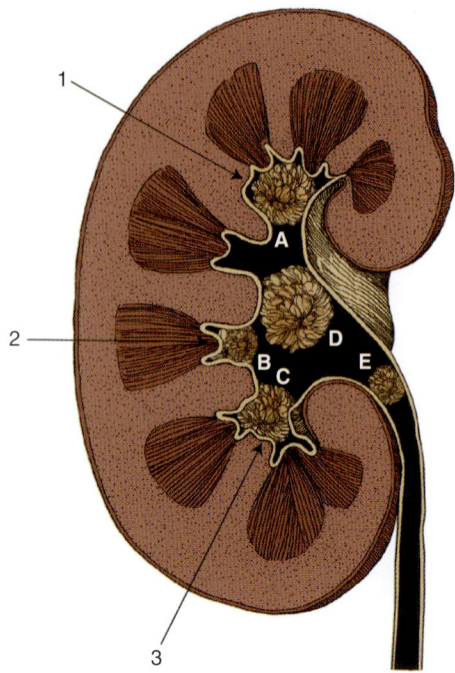

Figura 58-30. Local de punção no trajeto de nefrostomia. A posição da nefrostomia é de suma importância para a ressecção percutânea bem-sucedida do carcinoma de células transicionais do sistema coletor renal e parte superior do ureter. Requer uma cuidadosa avaliação pré-operatória das imagens para a localização do tumor. Para tumores nos cálices periféricos (A a C), a melhor abordagem consiste em punção direta o mais distal possível no cálice. Para os tumores localizados na pelve renal (D) e parte superior do ureter (E), a melhor abordagem consiste em punção de um cálice superior (1) ou médio (2), que possibilita a manobra do aparelho na pelve renal e pelo ureter. Para tumores nos cálices inferiores, a abordagem consiste em punção do cálice inferior (3).

com pedículo delgado são facilmente tratadas dessa maneira, com sangramento mínimo. Como alternativa, uma alça de corte de ressectoscópio padrão ou ressectoscópio bipolar é usada para extrair o tumor de sua base (Fig. 58-32B). Uma ressecção monopolar está associada ao risco de absorção de grandes volumes de irrigação hiposmótica, de modo que a ressecção bipolar pode ser preferida. Nesse caso também, deve-se proceder à ressecção da base, que é enviada separadamente para estadiamento. Essa abordagem é mais efetiva para tumores maiores e de base ampla, cuja citorredução simples até um pedículo não é possível.

Na terceira técnica, que utiliza endoscópios flexíveis ou rígidos, obtém-se uma amostra do tumor, que é tratado com laser Ho:YAG ou Nd:YAG em 25 a 30 W (Fig. 58-32C e D). Além disso, pode-se obter uma amostra de tecido com uma pequena alça usada para pólipos gastrintestinais.

Independentemente da abordagem, um tubo de nefrostomia é mantido em posição. Esse acesso pode ser usado para nefroscopia de acompanhamento e revisão, para assegurar a remoção completa do tumor (Fig. 58-33). A nefroureterectomia está indicada se o exame patológico revelar a presença de doença de alto grau ou invasiva.

Nefroscopia de Revisão (Second-Look). A nefroscopia de revisão é realizada dentro de 4 a 14 dias para possibilitar uma cicatrização adequada. O local de ressecção do tumor é identificado e qualquer tumor residual é retirado. Se não for identificado um tumor, deve-se obter uma amostra da base, que é tratada por meio de cautério ou laser Nd:YAG (15 a 20 W, com exposições de 3 segundos). O tubo de nefrostomia pode ser retirado depois de vários dias se todos os tumores tiverem sido retirados. Se for considerada a necessidade de terapia tópica adjuvante, um pequeno tubo de nefrostomia de 8-Fr é deixado para acesso para a instilação. Alguns autores recomendam uma terceira nefroscopia antes da retirada do tubo de nefrostomia (Jarrett et al., 1995b).

Resultados. À semelhança da abordagem ureteroscópica, não foram conduzidos ensaios clínicos controlados e randomizados, e dispõe-se apenas de séries limitadas de casos contemporâneos (Tabela 58-7) com números adequados e acompanhamento para formular conclusões razoáveis (Goel et al., 2003; Palou et al., 2004; Roupret et al., 2007; Rastinehad et al., 2009). Em uma revisão da literatura de 288 pacientes, Cutres et al. (2012) verificou uma taxa global de recidiva das vias superiores de 26% e taxa de recidiva da bexiga de 31%. Ocorreu fracasso do tratamento endoscópico em 32% dos casos, com taxa de nefroureterectomia de 22%. Ocorreu progressão da doença

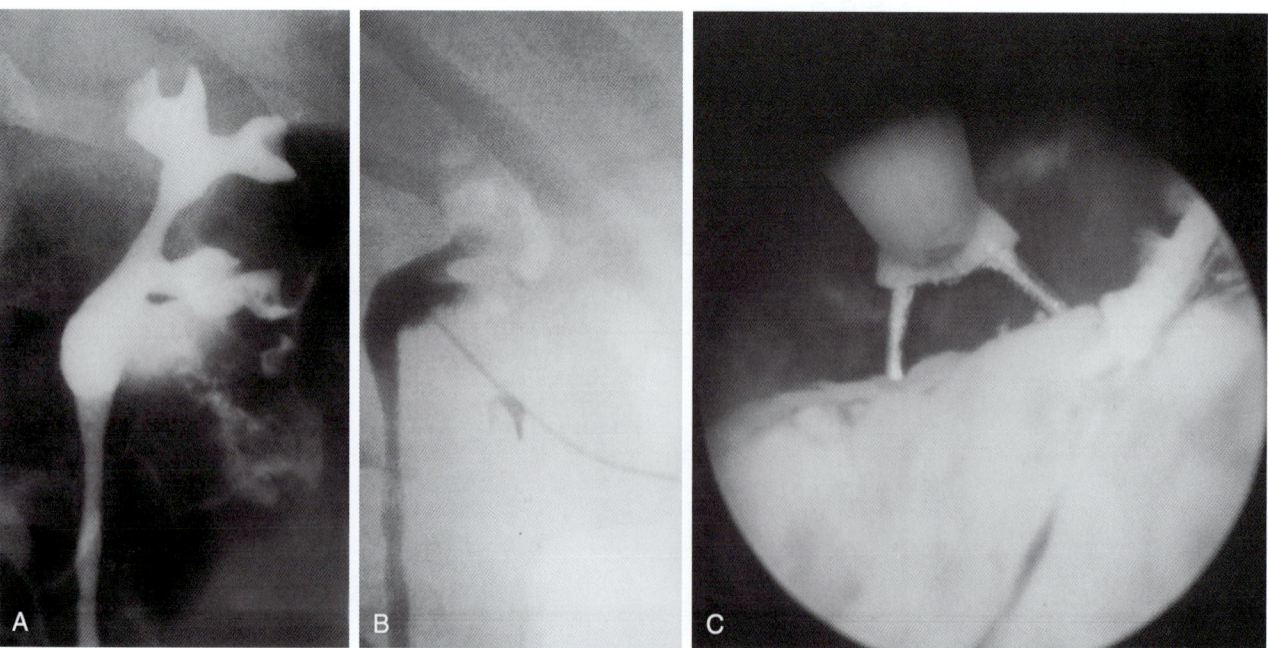

Figura 58-31. A, Urografia retrógrada de um homem com carcinoma de células transicionais do cálice inferior em um rim solitário. B, O acesso distal no cálice possibilita uma visualização clara do tumor. C, Ressecção subsequente.

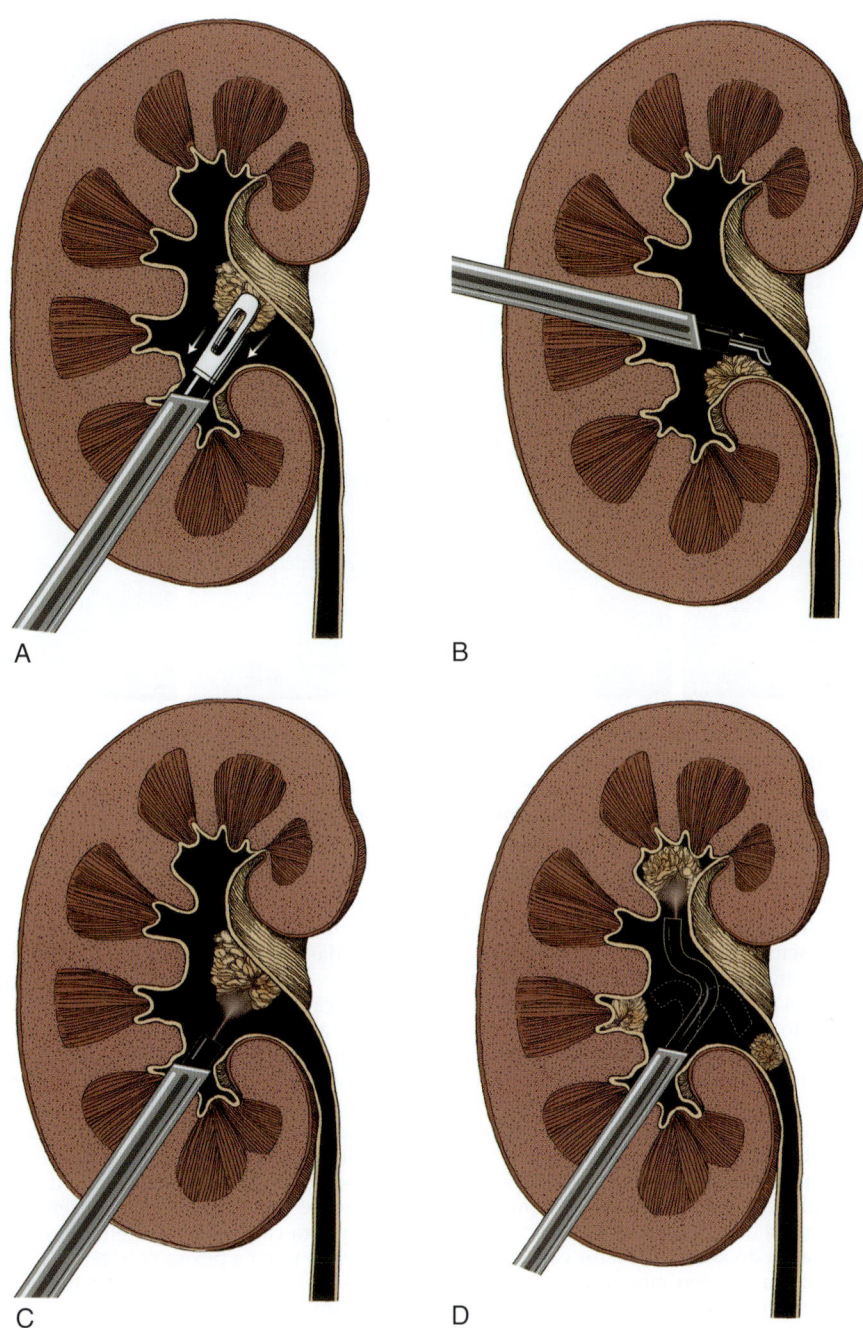

Figura 58-32. Técnicas para a remoção percutânea de carcinoma de células transicionais do sistema coletor renal. A, O tumor é identificado e retirado por meio de pinças até a base. Obtém-se uma amostra da base, que é enviada separadamente para avaliação. Essa técnica fornece bons resultados para tumores papilíferos com pedículo estreito. Os tumores de base ampla podem causar sangramento excessivo, e a melhor abordagem consiste em ressecção ou terapia com laser. B, Com o uso de um ressectoscópio padrão, identifica-se o tumor, e efetua-se a sua ressecção até a base. É preciso ter cuidado especial para evitar a ressecção próximo ao hilo renal. O tumor é identificado, são obtidas amostras para fins diagnósticos, e o tratamento é realizado com fontes de laser de hólmio ou neodímio. Isso pode ser realizado por meio de nefroscópio padrão (C) ou cistoscópio flexível (D).

em 17% dos pacientes, com desenvolvimento de doença metastática em 6%. Conforme esperado, o grau do tumor indica fortemente a evolução. Cutress et al. (2012) constataram uma taxa de recidiva das vias superiores para lesões de graus 1, 2 e 3 de 23%, 30% e 40%, respectivamente. Lee et al. (1999) fizeram uma revisão de sua experiência de 13 anos com tratamento percutâneo, comparando 50 pacientes submetidos a tratamento percutâneo com 60 pacientes submetidos a nefroureterectomia, e verificaram não haver diferença significativa na taxa de sobrevida global. Conforme esperado, os pacientes com doença de baixo grau tiveram uma boa evolução, independentemente da modalidade, enquanto os pacientes com doença de alto grau tiveram pouca resposta, independentemente da opção de tratamento.

Com base na literatura, muitos acreditam que o tratamento percutâneo é aceitável em pacientes com doença de baixo grau (grau 1), independentemente do estado do rim contralateral, contanto que o paciente se comprometa a aderir a um acompanhamento endoscópico durante toda a vida. Os pacientes com doença de alto grau ou grau 3 evoluem desfavoravelmente, independentemente da

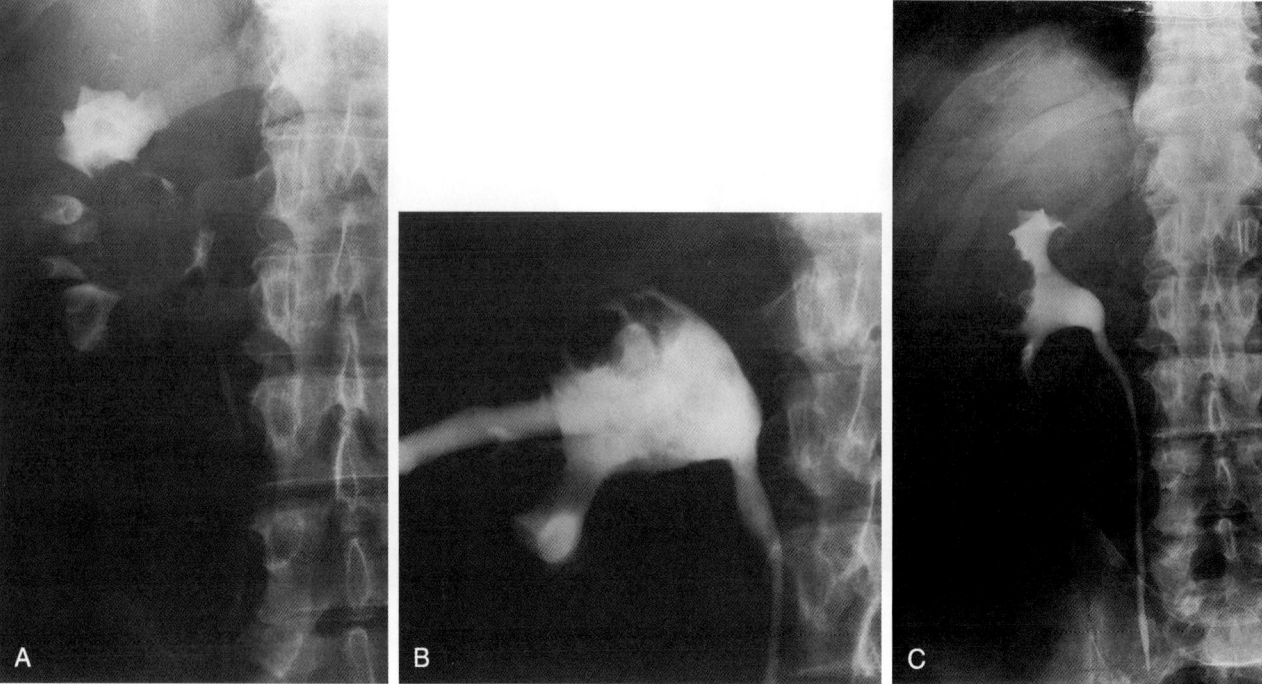

Figura 58-33. A, Homem de 65 anos de idade com rim solitário e tumor da pelve renal de 5 cm. B, Nefrografia após o paciente ser submetido a ressecção em etapas. C, Acompanhamento de 3 meses com urografia retrógrada após o término da ressecção. O paciente apresentou carcinoma de células transicionais de grau 1 sem invasão da submucosa.

modalidade escolhida, porém devem provavelmente se submeter à nefroureterectomia para maximizar a terapia do câncer (desde que estejam em condições clínicas adequadas). A maior área de controvérsia relaciona-se ao uso do tratamento percutâneo em pacientes com doença de grau 2 e rim contralateral normal. Jabbour et al. (2000) avaliaram de modo retrospectivo 24 pacientes e constataram sobrevida câncer-específica de 95% de modo global e de 100% e 80% para as lesões de estágio Ta e estágio T1, respectivamente. Esse estudo revela a obtenção de um resultado aceitável com o tratamento conservador da doença de grau 2 não invasiva. No caso de lesões mais invasivas, o potencial de progressão da doença e metástase é significativo, e deve-se considerar a realização de nefroureterectomia.

As complicações do tratamento percutâneo dos tumores são semelhantes àquelas observadas nos processos renais benignos e consistem em sangramento, absorção sistêmica da irrigação hiposmótica (com a ressecção monopolar), perfuração do sistema coletor e obstrução secundária da junção ureteropélvica. Cutress mostrou uma taxa de complicação global de 27%, em que a necessidade de transfusão, diálise e ocorrência de insuficiência renal foram mais significativas. As complicações aumentam em quantidade e gravidade com o maior grau do tumor (Jarrett et al., 1995a). Esse achado provavelmente resulta do processo patológico mais extenso e dos tratamentos necessários para a erradicação a lesão. Diferentemente da ressecção ureteroscópica, o método percutâneo pode estabelecer o estágio dos tumores, e, conforme esperado, o estágio aumenta com o grau do tumor.

Um importante problema relacionado com a abordagem percutânea consiste na possível semeadura das superfícies não uretoliais com células tumorais. Há múltiplos casos relatados de infiltração do trajeto de nefrostomia com tumores de alto grau (Tomera et al., 1982; Slywotzky e Maya, 1994; Huang et al., 1995; Oefelein e MacLennan, 2003; Treuthardt et al., 2004). Entretanto, Cutress et al. (2012) mostraram apenas uma taxa global de 0,3% de implante tumoral. A semeadura do trajeto é uma possibilidade, mas parece ser um evento pouco comum.

Manejo da Citologia Positiva das Vias Urinárias Superiores ou Carcinoma *in Situ*

Avaliação

Uma citologia urinária positiva inequívoca obtida por micção indica geralmente a presença de carcinoma urotelial. Os casos são, em sua maioria, de origem vesical; entretanto pode haver locais extravesicais, incluindo as vias urinárias superiores e a parte prostática da uretra nos homens. Com frequência, é difícil estabelecer o diagnóstico, em virtude das limitações da avaliação radiográfica das vias urinárias superiores e da complexidade da endoscopia das vias superiores em comparação com a bexiga. Além disso, a interpretação de amostras patológicas minúsculas das vias urinárias superiores dificulta o diagnóstico histológico preciso e o estadiamento. A Figura 58-34 fornece o algoritmo para o manejo de uma citologia urinária positiva, conforme descrito por Schwalb et al. (1994). Em primeiro lugar, é necessário repetir a citologia para confirmar os achados. A etapa seguinte envolve a avaliação radiológica das vias superiores, habitualmente com urografia por TC e avaliação completa da bexiga, incluindo biópsias e ressecção de tumor, caso esteja presente. Se a avaliação da bexiga for positiva para carcinoma urotelial, o tratamento inicial nessa etapa consiste em tratar a bexiga com terapia intravesical e/ou ressecção do tumor e acompanhar com citologias urinárias obtidas por micção. Se esses exames continuam positivos, apesar de uma avaliação vesical negativa ou após tratamento bem-sucedido da bexiga, deve-se proceder então à avaliação dos locais extravesicais. Se a avaliação inicial da bexiga foi negativa, pode-se proceder diretamente à avaliação dos locais extravesicais. A avaliação dos locais extravesicais deve incluir citologias seletivas de cada via urinária superior, assegurando não haver contaminação da amostra da bexiga ou da uretra, bem como ressecção de uma amostra representativa da parte prostática da uretra nos homens. De preferência, devem-se efetuar citologias seletivas, juntamente com ureteroscopia, para possibilitar uma visualização direta das vias urinárias superiores.

Carcinoma in Situ *do Trato Urinário Superior*

O diagnóstico de CIS do trato urinário superior é difícil, devido à impossibilidade de avaliar o urotélio das vias superiores com amostras adequadas de tecido. **Na maioria dos casos, o diagnóstico é de exclusão por meio de citologia seletiva positiva persistente na ausência de qualquer achado ureteroscópico ou radiológico.** O tratamento não está bem estabelecido: no passado, a nefroureterectomia radical era realizada na presença de anormalidade citológica unilateral das vias superiores para eliminar um suposto CIS. Essa prática não é recomendada (Gittes, 1980; McCarron et al., 1983; Williams, 1991; Messing e Catalona, 1998). A citologia do trato superior apresenta as mesmas

TABELA 58-7 Tratamento Percutâneo

ESTUDO	NÚMERO DE PACIENTES	ACOMPANHAMENTO (MESES)	RECIDIVA DO TRATO SUPERIOR (%)	RECIDIVA DA BEXIGA (%)	TAXA DE NEFROURETERECTOMIA (%)	PROGRESSÃO DA DOENÇA (%)	FRACASSO DO MANEJO (%)	COMPLICAÇÕES (%)
Jarrett et al., 1995b	36	55	33	ND	42	16	33	25
Patel et al., 1996	26	45	35	42	19	8	23	27
Goel et al., 2003	20	64	65	15	50	35	50	20
Palou et al., 2004	34	51	44	ND	26	ND	-	6
Roupret et al., 2007	24	62	13	17	21	17	-	10
Rastinehad et al., 2009	89	61	33	ND	13	20	-	ND

ND, não divulgada.
Modificada de Cutress ML, Stewart GD, Zakikhani P, et al. Ureteroscopic and percutaneous management of upper tract urothelial carcinoma (UTUC): systematic review. BJU Int 2012;110:614-28.

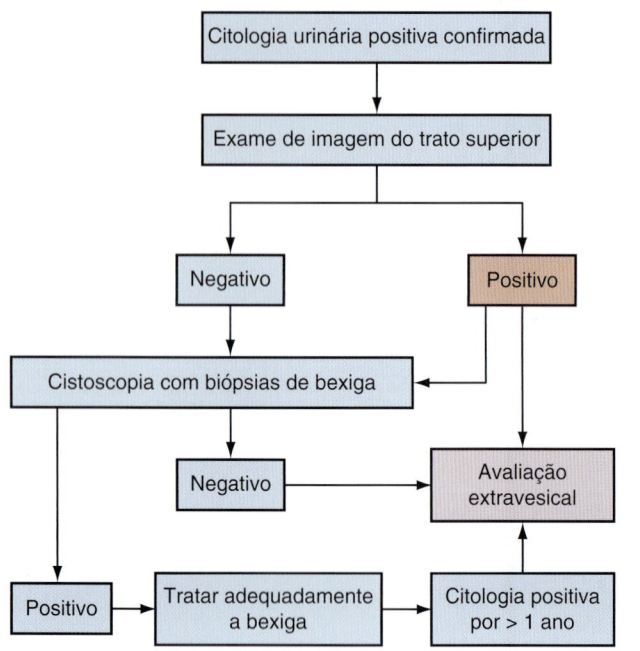

Figura 58-34. Algoritmo para o tratamento de citologia urinária positiva.

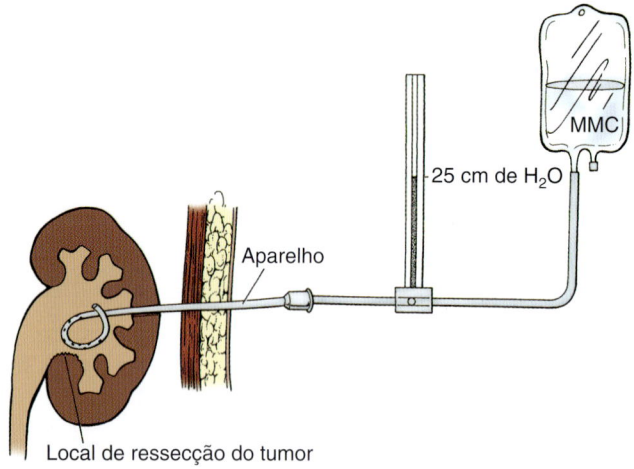

Figura 58-35. Configuração para a administração de imunoterapia ou quimioterapia tópica no trato urinário superior através de um tubo de nefrostomia previamente colocado. A terapia é instilada por gravidade, com um mecanismo que impede pressões intrarrenais excessivas. As pressões elevadas têm sido relacionadas com complicações da absorção sistêmica e sepse bacteriana. MMC, mitomicina C.

limitações da citologia da bexiga quanto à especificidade. Além disso, as amostras das vias superiores adequadamente coletadas são de volume e contagem celular limitados, em comparação com lavados da bexiga. Qualquer fonte de inflamação, como infecção urinária ou cálculo, pode produzir um resultado falso positivo. Não é raro observar uma anormalidade citológica subsequente do lado contralateral durante o acompanhamento nos casos de resultados verdadeiramente positivos, devido à presença de CIS inicial (Murphy et al., 1974; Khan et al., 1979). Há uma grande série e muitas outras menores sobre terapia tópica no trato superior com imunoterapia e quimioterapia, por abordagens retrógrada e anterógrada, com taxas de resposta variáveis. Nesses estudos retrospectivos limitados, os pacientes com CIS parecem ter resultados igualmente satisfatórios em comparação com casos vesicais (Giannarini et al., 2011) (consultar a seção de terapia tópica). A colocação de um tubo de nefrostomia parece proporcionar o sistema de administração mais confiável. A maioria dos especialistas não intervém inicialmente com abordagem cirúrgica na ausência de qualquer achado histológico, radiológico ou endoscópico, devido às limitações da citologia isoladamente, como resultados falso positivos e ao elevado risco de doença bilateral no futuro. Além disso, a ressecção segmentar habitualmente não é efetiva para resolver o problema, em virtude da multifocalidade da doença. Entretanto, a nefroureterectomia está indicada quando é possível obter uma confirmação radiológica ou endoscópica de que o paciente tem mais do que apenas uma doença superficial. Uma reavaliação a intervalos frequentes, com exame de urina, citologia vesical e possível citologia seletiva, cistoscopia a cada 3 meses e urografia retrógrada ou ureteropieloscopia a cada 6 meses, está indicada por 1 a 2 anos.

Outro cenário é constituído pelo CIS das margens ureterais durante a cistectomia radical. Há controvérsias sobre o tratamento adequado desse achado, que definitivamente está associado a um risco de progressão da doença. Entretanto, muitos casos não progridem, e, quando o fazem, as recidivas podem não se limitar à margem ureteral distal. Wagner et al. (2008) estudaram um grupo selecionado com endoscopia seriada e constataram a ocorrência de recidivas no local da margem, mas não em outras áreas. Herr et al. (1996) verificaram que muitos pacientes não apresentaram qualquer tumor no local da margem, porém tinham alto risco global de progressão da doença para a morte em consequência de doença metastática.

Terapia Adjuvante

Após Tratamento com Preservação do Órgão

Qualquer procedimento, com exceção da cirurgia radical, apresenta maior recidiva local, em virtude do risco estabelecido de recidiva ipsilateral. Dispõe-se de várias abordagens para minimizar esses riscos. Essas abordagens são classificadas em duas categorias básicas: instilação de agentes imunoterápicos ou quimioterápicos e braquiterapia do trajeto de nefrostomia.

Terapia de instilação. A terapia de instilação é usada em duas situações para o tratamento do CUTS, isto é, no tratamento primário do CIS e como terapia adjuvante após tratamento endoscópico ou com preservação do órgão. A administração dos agentes representa um desafio adicional e pode ser efetuada de várias maneiras. As técnicas aceitas incluem instilação anterógrada através de um tubo de nefrostomia (Fig. 58-35) e instilação retrógrada direta no cateter ureteral. A tentativa de induzir refluxo utilizando um *stent* ureteral de demora ou por refluxo vesicoureteral criado de modo iatrogênico parece ser um método pouco confiável para administração efetiva de fármaco nas vias urinárias superiores. Patel e Fuchs (1998) descreveram uma técnica conveniente de instilação em pacientes ambulatoriais por meio de um cateter ureteral suprapúbico; entretanto, devido à preocupação de implantação do tumor, essa técnica raramente é utilizada. Independentemente da técnica escolhida, a administração nas vias urinárias superiores deve ser feita com baixa pressão e na ausência de infecção ativa, a fim de minimizar o risco de sepse bacteriana ou absorção sistêmica do agente.

Resultados. **Os mesmos agentes usados no tratamento do carcinoma urotelial de bexiga são administrados para o tratamento de tumores das vias urinárias superiores. Os estudos históricos descreveram, em sua maioria, pequenas séries retrospectivas não controladas de pacientes submetidos a terapia com tiotepa** (Elliott et al., 1996; Patel et al., 1996), **mitomicina** (Cornu et al., 2010; Cutress et al., 2012) **e BCG** (Palou et al., 2004). A Tabela 58-8 fornece um resumo.

A gencitabina tem sido usada por via intravesical como alternativa ao BCG, com menos defeitos colaterais. Embora a experiência cumulativa pareça ser animadora, conclusões definitivas não são facilmente atingidas. As possíveis razões incluem: (1) números insuficientes para demonstrar significância clínica, devido à raridade relativa da doença; (2) tumores do trato urinário superior apresentam uma biologia tumoral diferente daquela dos tumores de bexiga; e (3) um sistema de administração não padronizado e, possivelmente inadequado, que diferentemente da bexiga, não possibilita um aporte uniforme do agente e um tempo de contato adequado para possibilitar uma resposta clínica.

A maior experiência provém do uso do BCG através de um tubo de nefrostomia para o tratamento primário do CIS, e nesse contexto são observadas respostas favoráveis. Em uma atualização recente dessa experiência com 55 pacientes, foi observada uma sobrevida livre de recidiva em 5 anos de 57%; por outro lado, pacientes com tratamento

TABELA 58-8   Terapia Adjuvante de Instilação das Vias Urinárias Superiores

AGENTE	Nº DE PACIENTES	ACOMPANHAMENTO MÉDIO (MESES)	COMPLICAÇÕES (%)	BENEFÍCIO APRESENTADO
TIOTEPA				
Elliot et al., 1996	4	60	ND	Benefício não avaliado
Patel et al., 1996	1	1	1 morte por sepse	Nenhum benefício
MMC				
Keeley et al., 1997a	19	30	10	Segurança, sem benefício definido
Martínez-Piñeiro et al., 1996	41	31	3 (morte por absorção sistêmica)	14% de recidiva em comparação com 25% sem o uso de MMC
Cornu et al., 2010	35	24	9	Benefício não avaliado
Cutress et al., 2012	73	63	18	Sem benefício
BCG				
Clark et al., 1999	17	21	ND	Sem benefício
Palou et al., 2004	34	51	6	Sem benefício
Giannarini et al., 2011	22	42	20 1 morte por sepse	Sem benefício
Rastinehad et al., 2009	89	61	2 mortes por sepse	Sem benefício

BCG, bacilo de Calmette-Guérin; MMC, mitomicina C; ND, não divulgadas.
Modificada de Cutress ML, Stewart GD, Zakikhani P, et al. Ureteroscopic and percutaneous management of upper tract urothelial carcinoma (UTUC): systematic review. BJU Int 2012;110:614–28.

adjuvante após ablação endoscópica tiveram resultados inferiores (Giannarini et al., 2011). A maior experiência com quimioterapia é com o uso de mitomicina C; todavia, devido ao menor número de pacientes e aos critérios de seleção variáveis, não foi possível formular conclusões definitivas, com exceção do fato de que a mitomicina é muito bem tolerada e apresenta um perfil de efeitos adversos muito baixos (Audenet et al., 2013).

No estudo com perfusão intrarrenal de BCG, apesar da normalização inicial dos resultados de citologia, 50% dos pacientes (5 de 10) desenvolveram recidiva da doença depois de um acompanhamento médio de 50,9 meses, e todos eles tiveram mortalidade câncer-específica (Hayashida et al., 2004). Os resultados iniciais quanto à resposta são animadores; entretanto, as recidivas com possível progressão da doença não devem levar o médico ao otimismo no sentido de uma cura a longo prazo. Embora a retirada de uma unidade renal para CIS apenas não seja encorajada, os pacientes precisam ser acompanhados de forma vigilante quanto à progressão da doença.

A sepse bacteriana constitui a complicação mais comum da terapia de instilação. Para minimizar esse problema, os pacientes precisam ser avaliados quanto à presença de infecção ativa antes de cada tratamento, e deve-se utilizar apenas sistema de infusão de baixa pressão. As complicações relativas às várias terapias disponíveis incluem consequências da absorção sistêmica da medicação. Bellman et al. (1994) descreveram complicações das vias urinárias superiores com a instilação percutânea de BCG. Com mais frequência, foi observado o comprometimento granulomatoso do rim na ausência de sinais sistêmicos de infecção por BCG. Mukamel et al. (1991) verificaram uma redução excessiva da função renal em pacientes que receberam BCG e apresentavam refluxo vesicoureteral.

Braquiterapia. A braquiterapia no trajeto da nefrostomia através de fio de irídio ou sistema de implante foi descrita por Patel et al. (1996) e por Nurse et al. (1989). Não houve casos de recidiva da via nessas séries, embora os autores tenham reconhecido a raridade do evento. A única complicação importante atribuída à braquiterapia foi a formação de fístulas cutâneas exigindo nefroureterectomia.

Após Excisão Completa

Radioterapia. O fundamento da radioterapia focal consiste em diminuir o risco de recidiva local após cirurgia radical para a doença localmente avançada e não confinada ao órgão (estágio T3 a T4, N+).

As séries que concluíram que a irradiação pós-operatória é benéfica são, em sua maior parte, pequenas ou até mesmo sem base científica, não controladas e retrospectivas (Holtz, 1962; Brady et al., 1968; Leiber e Lupu, 1978). Em uma série com 41 pacientes, a radioterapia pós-operatória diminuiu as recidivas locais, porém não teve efeito sobre as recidivas à distância ou sobrevida (Brookland e Richter, 1985). Maulard-Durdux et al. (1996) procederam a uma revisão retrospectiva de 26 pacientes que receberam 46 Gy no leito operatório após cirurgia radical de tumores das vias superiores. Os tumores eram de grau 2 em 40% dos casos e de grau 3 em 60%. Os estágios do tumor foram T2, T3 e N+ em 42%, 58% e 35% dos casos, respectivamente. A sobrevida em 5 anos é mostrada na Tabela 58-3. A sobrevida global em 5 anos foi de 49%, e 30% permaneceram livres de doença. Todos os pacientes que apresentaram recidiva local também tinham recidiva à distância, levando os autores a concluir que a radioterapia adjuvante não é benéfica.

A maior experiência investigando essa questão foi relatada por Hall et al. (1998b). Foi realizada uma análise retrospectiva de 252 pacientes com tumores do trato superior, que foram acompanhados durante um período mediano de 64 meses. Foi realizada uma nefroureterectomia radical em 77% dos pacientes. O estágio inicial do tumor foi T3 em 19% dos pacientes e T4 em 10%; 50% e 52% dos pacientes com tumores nos estágios T3 e T4, respectivamente, receberam 40 Gy no leito cirúrgico no pós-operatório. As taxas de sobrevida câncer-específica e global em 5 anos foram de 41% e 28%, respectivamente, para pacientes com doença no estágio T3. A taxa de sobrevida câncer-específica em 5 anos para a doença no estágio 3, com ou sem radioterapia adjuvante, foi de 45% e 40%, respectivamente. A sobrevida mediana foi de 6 meses para a doença no estágio T4. Não houve sobreviventes a longo prazo nesse grupo. Ocorreram recidivas locais em apenas 9% de toda a série, acometendo apenas pacientes com doença nos estágios T3 e T4. Entre os pacientes que receberam radiação adjuvante, ocorreu recidiva local isolada sem metástases à distância em apenas 10% e 4% dos casos nos estágios T3 e T4, respectivamente.

Czito et al. (2004) analisaram de modo retrospectivo a coorte de 31 pacientes com doença avançada (estágio T3 ou T4 e/ou N+), que receberam radiação adjuvante, com ou sem quimioterapia. Foi realizada uma nefroureterectomia na maioria desses pacientes, dos quais 5 apresentaram doença residual macroscópica após a cirurgia. Depois da administração de dois a quatro ciclos de MVC (metotrexato-vimblastina-cisplatina), 9 pacientes receberam radiação com administração concomitante de cisplatina. Os outros 22 pacientes foram tratados com radioterapia apenas. A dose média de radiação foi de 46,9 Gy, e o grupo que recebeu quimioterapia apresentou a maior proporção de pacientes com manifestações patológicas adversas, como maior estágio e grau. Na análise univariada, foi observada uma melhora na sobrevida global e câncer-específica em 5 anos com o uso de quimioterapia. Por conseguinte, **a nefroureterectomia radical isoladamente proporciona uma alta taxa de controle local. A radioterapia adjuvante sem quimioterapia para doença de estágio avançado não fornece proteção contra uma alta taxa de falha à distância. Esquemas combinados de radioterapia e quimioterapia podem desempenhar um papel em pacientes com doença avançada que apresentam características adversas; entretanto, as evidências atuais que sustentam isso são escassas e de natureza retrospectiva.**

Quimioterapia Sistêmica. O uso de agentes para o CUTS foi extrapolado dos esquemas quimioterápicos empregados no câncer urotelial de bexiga. Não foram conduzidos ensaios clínicos randomizados para avaliar os efeitos da quimioterapia neoadjuvante ou adjuvante em pacientes com CUTS, e o pequeno número de casos tratados com quimioterapia adjuvante impede qualquer conclusão definitiva sobre sua eficácia.

O argumento atual mais forte favorece o uso da terapia neoadjuvante, visto que muitos pacientes apresentam doença renal crônica em condições basais, que se agrava após a nefroureterectomia, tornando-os não elegíveis para a quimioterapia à base de cisplatina em dose integral (Lane et al., 2010). Existem dois relatos sobre o uso de terapia neoadjuvante. Os dados iniciais provêm de uma pequena série de 15 pacientes que receberam esquemas de MVAC (metotrexato, vimblastina, adriamicina e cisplatina), MEC (metotrexato, etoposídeo e cisplatina) ou MVEC (metotrexato, vimblastina, epirrubicina e cisplatina) antes da nefroureterectomia (Igawa et al., 1995). Todos os pacientes tinham doença avançada, 6 com T2N0M0, 4 com T3N0-1M0 e 5 com T4N0-3M0. Desses pacientes, 13% obtiveram uma resposta patológica completa, e 40% tiveram resposta parcial. Os autores relataram uma correlação positiva entre a resposta patológica e a sobrevida câncer-específica. Em outro estudo de caso-controle retrospectivo (Matin et al., 2010) de 150 pacientes com CUTS de alto risco, dos quais 43 receberam terapia neoadjuvante com uma variedade de esquemas (MVAC, cisplatina-gencitabina-ifosfamida [CGI], gencitabina-paclitaxel-doxorrubicina [GTA], cisplatina-gencitabina [CG] e outros), foi observada uma incidência significativa de redução do estágio patológico dos tumores, bem como uma taxa de resposta completa de 14%. Uma atualização recente desses pacientes verificou uma melhora significativa da sobrevida em 5 anos naqueles que receberam quimioterapia neoadjuvante *versus* uma coorte histórica equivalente (94% *versus* 58%, $P <0,001$) (Porten et al., 2013).

A terapia adjuvante é usada com pouca frequência no tratamento do CUTS, e as publicações baseiam-se, em sua maior parte, na revisão retrospectiva da experiência de cada instituição. Em um estudo de 27 pacientes com pT3N0M0, dos quais 16 receberam terapia à base de platina após nefroureterectomia, não foi relatada diferença significativa na sobrevida livre de recidiva e câncer-específica após um acompanhamento de 40 meses (Lee et al., 2006). Outro estudo comparou a evolução de 24 pacientes com doença pT2-3N0M0 que receberam quimioterapia MVAC após nefroureterectomia com aqueles de um grupo semelhante de pacientes que não receberam terapia adjuvante. Os autores não observaram uma diferença significativa nas taxas de sobrevida global em 10 anos. Em uma revisão retrospectiva de múltiplas instituições de pacientes com doença pT3-4N0M0 e N+ (Hellenthal et al., 2009), que receberam ou não receberam quimioterapia à base de platina, não foi demonstrada uma diferença significativa nas taxas de sobrevida global ou câncer-específica. Todavia, nessa coorte, a terapia adjuvante foi usada com mais frequência em pacientes com tumores de grau e estágio mais avançados. Por outro lado, Kwak et al. (2006) mostraram uma redução de duas vezes na recidiva do câncer e uma diminuição significativa na taxa de mortalidade específica da doença (28,1% *versus* 81,8%) na população de pacientes com doença pT2-3N0M0 que receberam quimioterapia à base de platina. **Em resumo, até o momento, existe uma falta de ensaios clínicos controlados para estabelecer a eficácia da quimioterapia neoadjuvante ou adjuvante para o CUTS. Entretanto, tendo em vista a influência significativa da função renal sobre a elegibilidade para receber quimioterapia efetiva, o enfoque é desviado para uma abordagem neoadjuvante, e existem, até o momento, vários ensaios clínicos em andamento. São necessários estudos adicionais para ajudar a definir recomendações nesse contexto.**

Tratamento da Doença Metastática

Dispõe-se de dados limitados sobre a eficácia da quimioterapia no CUTS metastático. Devido à raridade desses pacientes, não é possível conduzir ensaios clínicos randomizados prospectivos para comparar os esquemas quimioterápicos para o CUTS. Por conseguinte, os dados para as taxas de resposta à quimioterapia na doença do trato superior são extrapolados de estudos observacionais realizadas para câncer urotelial, nos quais a maioria não estratifica os resultados pela localização original do tumor. Em um estudo de 184 pacientes incluídos no decorrer de 1986 a 2004, no MD Anderson Cancer Center, a sobrevida mediana sem recidiva foi de 2,4 anos e não melhorou com o passar do tempo (Brown et al., 2006). O declínio da função renal após nefroureterectomia nesses pacientes, em sua maior parte idosos, pode comprometer a capacidade de receber quimioterapia efetiva pós-operatória e constitui outra razão para considerar a quimioterapia neoadjuvante em pacientes com tumores de alto risco do trato superior. Quando há evidências de metástases em linfonodos regionais, a quimioterapia inicial deve ser administrada como terapia primária, e a cirurgia não deve ser realizada até que uma resposta radiográfica satisfatória – idealmente completa – seja observada. Nessa ocasião, pode-se propor uma cirurgia consolidativa, semelhante ao paradigma para o carcinoma urotelial de bexiga.

O esquema MVAC continua tendo a maior taxa de resposta (Sternberg et al., 1989); entretanto, a sua toxicidade impede a administração de doses adequadas e duração ótima em uma grande proporção de pacientes. Além disso, as respostas completas são raras na doença metastática e a duração da resposta é limitada, com sobrevida global de 12 a 24 meses. Por todas essas razões, há estudos consideráveis em andamento com o uso de agentes mais recentes, incluindo paclitaxel, ifosfamida, carboplatina, gencitabina e vinflunina, usados em várias combinações e sequências (Roth et al., 1994; Bajorin et al., 1998; Redman et al., 1998; Vaughn et al., 1998; Kaufman et al., 2000; Lorusso et al., 2000; Bamias et al., 2006; Vaughn et al., 2009; Siefker-Radtke et al., 2013). Com frequência, a cisplatina é substituída pela carboplatina, devido à limitação da função renal ou à toxicidade, porém os resultados com a carboplatina permanecem inferiores (Galsky et al., 2012). Muitos desses fármacos estão associados a taxas de resposta global inicial semelhantes à taxa de resposta ao esquema MVAC, com menor toxicidade. Entretanto, até o momento, as respostas completas são raras, e não há estudos de comparação direta para avaliar a sua durabilidade ou vantagem de sobrevida em comparação com o esquema MVAC. Uma variação do MVAC padrão é o esquema em dose densa, em que todos os fármacos são administrados ao mesmo tempo com suporte celular (fator de crescimento), e na realidade este esquema tem demonstrado um perfil de menor toxicidade e pode proporcionar respostas mais satisfatórias (Sternberg et al., 2006).

Em um estudo de fase III randomizado recente, que comparou o paclitaxel, a cisplatina e a gencitabina (PCG) *versus* a gencitabina e a cisplatina (GC) em pacientes virgens de quimioterapia com câncer urotelial metastático ou localmente avançado (Bellmunt et al., 2012), os resultados mostraram que, depois de um acompanhamento mediano de 4,6 anos, com adição de paclitaxel, houve uma melhora na sobrevida global mediana (15,8 meses *versus* 12,7 meses). A taxa de resposta global foi de 55,5% com o uso de PCG e de 43,6% com GC, e ambos os esquemas foram bem tolerados. Dos 626 pacientes nessa coorte, 82 apresentavam carcinoma primário da pelve renal ou do ureter; embora não tenha ocorrido grandes mudanças na evolução desse grupo de pacientes, na análise *post hoc*, o benefício em termos de sobrevida global foi mais pronunciado no grupo de pacientes com tumores primários de bexiga.

Foram obtidos resultados iniciais animadores com o cabozantinibe, o inibidor das vias MET e VEGF, em pacientes nos quais a quimioterapia prévia fracassou (Fig. 58-36). A fase de inclusão de pacientes em um estudo clínico de fase II está em andamento; espera-se que esse estudo possa fornecer mais informações sobre os efeitos desse fármaco, que possui atividade clínica demonstrada em múltiplos tumores sólidos. Recentemente, a imunomodulação utilizando uma variedade de *checkpoint inhibitors* se mostrou promissora no tratamento de múltiplas neoplasias malignas, incluindo carcinoma urotelial. O uso do receptor de superfície inibitório PD-1 como alvo, cuja ativação pelo ligante de PD-L1 leva à inibição da proliferação de células T e produção de citocinas, produziu uma notável atividade clínica em estudos de fase I no carcinoma urotelial metastático (Plimack et al., 2014; Powles et al., 2014), com um perfil de efeitos colaterais favorável e, o mais importante, ocorrência rara de comprometimento da função renal. Atualmente, existem ensaios clínicos de fase II e III em andamento para investigar a eficácia desses agentes, em

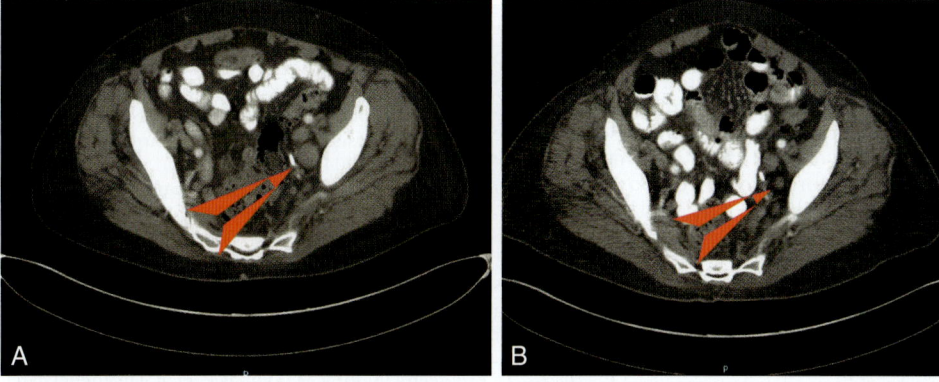

Figura 58-36. A, Paciente com carcinoma de células uroteliais do rim e linfadenopatia inguinal esquerda. B, O paciente apresentou uma resposta quase completa e sustentada dentro de 9 semanas e 16 semanas após tratamento com cabozantinibe. A *ponta de seta vermelha* indica a adenopatia em processo de resolução.

- Exame físico, citologia da urina (apenas para lesões de alto grau) e cistoscopia
  - A cada 3 meses – primeiro ano
  - A cada 6 meses posteriormente – anos 2 a 3
  - Uma vez por ano – posteriormente
- Imagem da unidade contralateral (UIV ou piolografia retrógrada) – todos os anos
- Endoscopia ipsilateral (pacientes submetidos a terapia com preservação do órgão) –
  - A cada 6 meses – primeiros anos
  - A cada ano – posteriormente
- Avaliação de metástases – necessária em todos os pacientes com risco significativo de progressão da doença (i.e., doença de alto grau ou invasiva)
  - Exame físico, radiografia de tórax, painel metabólico abrangente com enzimas hepáticas
    - A cada 3 meses – primeiro ano
    - A cada 6 meses – anos 2 a 3
    - A cada ano – anos 4 e 5
    - Depois de 5 anos – avaliação apenas do urotélio
  - Tomografia computadorizada ou RM de abdome e pelve –
    - A cada 6 meses – anos 1 e 2
    - A cada ano – anos 3 a 5
  - Cintilografia óssea-apenas para níveis elevados de fosfatase alcalina ou sintomas de dor óssea

Figura 58-37. O acompanhamento começa após a cirurgia aberta ou quando o paciente fica livre do tumor com tratamento endoscópico. O início do acompanhamento pode ser alterado de acordo com a probabilidade de progressão da doença. UIV, urografia intravenosa.

comparação com agentes quimioterápicos comumente usados como terapia de segunda linha, cujos resultados esperados devem ser divulgados em 2017 (Wu et al., 2015). Embora até o momento nenhum estudo isolado tenha abordado especificamente o efeito dos *checkpoint inhibitor* nos tumores uroteliais do trato superior, espera-se que esses resultados estejam disponíveis em um futuro próximo.

Em resumo, o CUTS, à semelhança do câncer de bexiga, é quimiossensível, porém os esquemas quimioterápicos estabelecidos são tóxicos e carecem de resposta sustentada. A elevada taxa de doença renal crônica basal, que se agrava após a nefroureterectomia, constitui uma característica singular dessa população. Espera-se que o avanço contínuo no desenvolvimento de novas terapias-alvo e a experimentação com novos esquemas quimioterápicos irão ajudar a otimizar o tratamento do CUTS metastático.

ACOMPANHAMENTO

Questões na Avaliação de Recidiva

A propensão dos tumores das vias superiores a sofrer recidiva multifocal e disseminação metastática com mais lesões displásicas complica o acompanhamento. A avaliação pós-operatória precisa incluir rotineiramente a avaliação da bexiga, as vias urinárias ipsilateral (quando se escolhe a terapia com preservação do órgão) e contralateral, assim como sítios extra-urinários para disseminação local e metastática. Por conseguinte, o esquema de acompanhamento depende do momento da cirurgia, da abordagem escolhida (com preservação do órgão *versus* radical) e da possibilidade de disseminação metastática. As recomendações gerais para os intervalos são fornecidas na Figura 58-37.

Procedimentos Gerais

Todos os pacientes devem ser avaliados a intervalos de 3 meses no primeiro ano após serem considerados livres de tumor por abordagens endoscópica ou de cirurgia aberta (Keeley et al., 1997a). Depois do primeiro ano, essa avaliação pode ser realizada a intervalos maiores. Esse esquema baseia-se, em grande parte, nos trabalhos sobre carcinoma urotelial de bexiga, que demonstram que a maior parte das recidivas tumorais após ressecção da bexiga desenvolve-se no primeiro ano (Varkarakis et al., 1974; Loening et al., 1980). É mais difícil monitorar as vias urinárias superiores, e o reconhecimento tardio de recidivas pode resultar em progressão da doença e resultados precários (Mazeman, 1976). A avaliação deve incluir uma anamnese, exame físico, exame de urina e cistoscopia, devido ao elevado risco de recidivas vesicais em pacientes tratados de modo conservador e com nefroureterectomia (Mazeman, 1976). Se houver necessidade de avaliação endoscópica das vias urinárias superiores, pode-se efetuar uma cistoscopia juntamente com esse procedimento.

A citologia urinária pode ser útil na avaliação da recidiva das vias superiores, particularmente para os tumores de alto grau (Murphy et al., 1981). Entretanto, essa utilidade diminui com os tumores menos displásicos (Grace et al., 1967; Sarnacki et al., 1971; Zincke et al., 1976). Os mesmos marcadores tumorais estudados para o carcinoma urotelial de bexiga são promissores para o CUTS (Brown, 2000). Um marcador que pode estar preferencialmente mais envolvido no CUTS do que no câncer de bexiga é o gene de reparo de combinação imprópria (*mismatch*) do DNA MSH2 (Leach et al., 2000).

Procedimentos Específicos

Em 1% a 4% dos pacientes, observa-se a ocorrência de doença bilateral, seja sincrônica ou metacrônica (Petkovic, 1975; Babaian e Johnson, 1980; Murphy et al., 1981), de modo que é necessário obter regularmente um exame de imagem do rim contralateral. Em geral, a urografia por TC anual, que substituiu a urografia intravenosa, é suficiente e também pode servir para a vigilância de metástases. Entretanto, a urografia retrógrada pode ser necessária se o paciente não for candidato à injeção de meio de contraste iodado, ou se a fase urográfica não for diagnóstica. A urografia por ressonância magnética constitui outra opção para pacientes incapazes de receber meio de contraste iodado, porém os pacientes com depuração de creatinina inferior a 30 mg/dL podem não receber o gadolínio, devido a problemas relacionados com o desenvolvimento de fibrose sistêmica nefrogênica. A TC ou a ultrassonografia são úteis para distinguir os cálculos de densidades de tecido mole. Em geral, a avaliação adicional de defeitos de enchimento nos exames de imagem exige uma avaliação ureteroscópica.

Se for escolhida uma abordagem com preservação do órgão, deve-se avaliar a via urinária ipsilateral, bem como o restante das vias urinárias. A frequência e a duração das avaliações de acompanhamento dependem, em grande parte, do grau e do estágio da lesão, porém são habitualmente a cada 6 meses durante vários anos e, em seguida, anualmente. A avaliação radiológica das vias superiores isoladamente não é adequada, visto que Keeley et al. (1997a) demonstraram que 75% das recidivas precoces de tumores são visíveis por endoscopia, mas não em radiografias. No caso de abordagem percutânea do tumor, pode-se efetuar um acompanhamento precoce por nefroscopia através do trajeto de nefrostomia previamente estabelecido.

No passado, o trauma da avaliação endoscópica repetida das vias urinárias superiores representava um importante fator dissuasivo para a terapia conservadora. O uso de ureteroscópios flexíveis de menor calibre, de 7,5-Fr, reduziu acentuadamente o trauma do acompanhamento, visto que os ureteroscópios podem ser introduzidos de modo confiável sem a necessidade de dilatação do óstio ureteral ou colocação prévia de *stent*. Outros autores defenderam a ressecção do óstio ureteral para facilitar a ureteroscopia posterior de vigilância (Kerbl e Clayman, 1993). Embora a tecnologia tenha facilitado de certo modo o acompanhamento, tanto o médico quanto o paciente devem estar comprometidos com o tratamento de preservação de néfrons.

Reestadiamento das Metástases

O reestadiamento das metástases é necessário em todos os pacientes com risco significativo de progressão local da doença paraórgãos distantes. Esse grupo inclui pacientes com doença de alto grau ou estágio avançado (>pT1). Em geral, o reestadiamento metastático não é necessário para a doença de baixo grau, quando os riscos de doença invasiva ou metastática subsequente são insignificantes. No reestadiamento metastático, inclui-se a obtenção de um exame de imagem em corte transversal do leito renal ipsilateral para a detecção de recidiva. O reestadiamento de acompanhamento inclui radiografias de tórax, provas de função hepática, imagens corporais em cortes transversais e uso seletivo de cintilografia óssea, com base na compreensão da história natural da doença e vias metastáticas (Korman et al., 1996). O acompanhamento do trato superior deve ser realizado durante toda a vida, devido a um risco permanente de desenvolvimento de tumores em pacientes com câncer de bexiga prévio (Herr et al., 1996).

REFERÊNCIAS

 Para consultar a lista completa de referências, acesse www.expertconsult.com.

LEITURA SUGERIDA

Cha EK, Shariat SF, Kormaksson M, et al. Predicting clinical outcomes after radical nephroureterectomy for upper tract urothelial carcinoma. Eur Urol 2012;61:818-25.

Colin P, Koenig P, Ouzzane A, et al. Environmental factors involved in carcinogenesis of urothelial cell carcinomas of the upper urinary tract. BJU Int 2009;104:1436-40.

Cutress ML, Stewart GD, Zakikhani P, et al. Ureteroscopic and percutaneous management of upper tract urothelial carcinoma (UTUC): systematic review. BJU Int 2012;110:614-28.

Daneshmand S, Quek ML, Huffman JL. Endoscopic management of upper urinary tract transitional cell carcinoma: long-term experience. Cancer 2003;98:55-60.

Gadzinski AJ, Roberts WW, Faerber GJ, et al. Long-term outcomes of nephroureterectomy versus endoscopic management for upper tract urothelial carcinoma. J Urol 2010;183:2148-53.

Green DA, Rink M, Xylinas E, et al. Urothelial carcinoma of the bladder and the upper tract: disparate twins. J Urol 2013;189:1214-21.

Kondo T, Tanabe K. Role of lymphadenectomy in the management of urothelial carcinoma of the bladder and the upper urinary tract. Int J Urol 2012;19:710-21.

Lynch HT, Ens JA, Lynch JF. The Lynch syndrome II and urological malignancies. J Urol 1990;143:24.

Margulis V, Youssef RF, Karakiewicz PI, et al. Preoperative multivariable prognostic model for prediction of nonorgan confined urothelial carcinoma of the upper urinary tract. J Urol 2010;184:453-8.

Matin SF, Gill IS. Recurrence and survival following laparoscopic radical nephroureterectomy with various forms of bladder cuff control. J Urol 2005;173:395-400.

Matin SF, Margulis V, Kamat A, et al. Incidence of downstaging and complete remission after neoadjuvant chemotherapy for high-risk upper tract transitional cell carcinoma. Cancer 2010;116:3127-34.

Ni S, Tao W, Chen Q, et al. Laparoscopic versus open nephroureterectomy for the treatment of upper urinary tract urothelial carcinoma: a systematic review and cumulative analysis of comparative studies. Eur Urol 2012;61:1142-53.

Novara G, De Marco V, Gottardo F, et al. Independent predictors of cancer-specific survival in transitional cell carcinoma of the upper urinary tract: multi-institutional dataset from 3 European centers. Cancer 2007;110:1715-22.

Rai BP, Shelley M, Coles B, et al. Surgical management for upper urinary tract transitional cell carcinoma (UUT-TCC): a systematic review. BJU Int 2012;110:1426-35.

Roupret M, Hupertan V, Seisen T, et al. Prediction of cancer specific survival after radical nephroureterectomy for upper tract urothelial carcinoma: development of an optimized postoperative nomogram using decision curve analysis. J Urol 2013;189:1662-9.

Weight CJ, Gettman MT. The emerging role of lymphadenectomy in upper tract urothelial carcinoma. Urol Clin North Am 2011;38:429-37. vi.

59 Retroperitoneal Tumors

Philippe E. Spiess, MD, MS, FRCS(C), Dan Leibovici, MD e Louis L. Pisters, MD

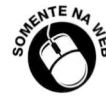

Epidemiology, Etiology, and Pathogenesis

Classification and Pathology

Staging of Retroperitoneal Sarcomas

Clinical Presentation and Workup

Treatment

Conclusions

60 Open Surgery of the Kidney

Aria F. Olumi, MD, Mark A. Preston, MD, MPH e Michael L. Blute, MD, Sr.

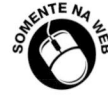

Historical Perspective

Preoperative Evaluation and Preparation

Surgical Approaches

Surgery for Benign Diseases

Surgery for Malignancy

61 Cirurgia Laparoscópica e Robótica do Rim

Michael J. Schwartz, MD, FACS, Soroush Rais-Bahrami, MD e Louis R. Kavoussi, MD, MBA

Visão Geral

Avaliação e Preparação do Paciente

Abordagens Cirúrgicas e Obtenção de Acesso

Nefrectomia Simples

Cirurgia para Doença Cística Renal

Biópsia Renal para Doença Renal Médica

Nefropexia

Diverticulectomia de Cálice

Nefrólise

Nefrectomia Radical

Nefrectomia Parcial

Técnicas Laparoscópicas Ablativas

Cirurgia Laparoendoscópica de Sítio Único do Rim

Complicações da Cirurgia Lapararoscópica Renal

Penetrância da Cirurgia Minimamente Invasiva Renal entre Urologistas

Resumo

VISÃO GERAL

O tratamento cirúrgico é fundamental para a abordagem de muitas condições urológicas que afetam os rins. Décadas de experiência demonstraram a eficácia e a durabilidade da extirpação cirúrgica para processos malignos, assim como a da reconstrução operatória em obstrução. Apesar de efetiva, as cirurgias abertas tradicionais do rim estão associadas a um desconforto pós-operatório significativo na convalescença. A laparoscopia, em comparação com a cirurgia renal aberta, comprovadamente resulta em menor alteração do volume muscular e menor incidência de abaulamento do flanco, parestesias e atonia da musculatura abdominal no pós-operatório (Crouzet et al., 2014). Estudos demonstraram que muitos pacientes podem sofrer alterações permanentes na superfície corporal com as incisões no flanco pelos motivos citados, resultando em assimetria da superfície abdominal pós-operatória com o lado operado significativamente maior. Os pacientes relatam insatisfação com as alterações corporais que ocorrem em até 60% das incisões de flanco, demonstrando preferência pelas técnicas minimamente invasivas (Chatterjee et al., 2004; Kobayashi et al., 2004; Park et al., 2011).

As cirurgias minimamente invasivas nasceram do desejo de minimizar os problemas secundários relacionados com a cirurgia, incluindo a dor incisional, convalescença e redução de cicatrizes. Inicialmente aplicada para tratamento de cálculos, os avanços na tecnologia de vídeo e ferramentas cirúrgicas levaram ao seu uso atual no tratamento das doenças renais complexas, com uma morbidade menor do que aquelas associadas à cirurgia convencional. Clayman et al. iniciaram esta revolução na cirurgia renal em 1990, quando introduziram a nefrectomia laparoscópica (Clayman et al., 1991). Esta técnica foi realizada em um paciente octogenário que tinha uma massa renal e, embora o procedimento tenha demorado 7 horas, seu impacto sobre a recuperação pós-operatória foi imediatamente evidente, em comparação com o acesso aberto convencional. Subsequentemente, esta abordagem minimamente invasiva foi aplicada a todas as outras doenças renaiscirúrgicas, como alternativa à cirurgia aberta.

Múltiplos estudos demonstraram que a cirurgia laparoscópica renal proporciona vantagens na recuperação e também na cosmética, contrastando com a cirurgia aberta (Kerbl et al., 1994a; Dunn et al., 2000; Gill et al., 2007; Tan et al., 2011). **Com a experiência e sem comprometer os resultados cirúrgicos, todos os modos de cirurgia laparoscópica renal atualmente são usados de forma rotineira.** Assim, a técnica laparoscópica, quando disponível, passou a ser considerada padrão no tratamento de várias doenças cirúrgicas do rim. Este capítulo discutirá as indicações, apresentará técnicas, fará a revisão dos resultados e destacará as potenciais complicações da laparoscopia e da laparoscopia assistida por robô aplicadas ao rim.

AVALIAÇÃO E PREPARAÇÃO DO PACIENTE

Os princípios básicos da cirurgia laparoscópica são integralmente discutidos no Capítulo 10 do livro-texto. Os fundamentos da seleção e preparação do paciente para a cirurgia renal são semelhantes aos fundamentos das opções cirúrgicas abertas para tratamento da patologia subjacente. A obtenção de uma história pertinente e a realização de exames físicos são necessárias para identificar potenciais problemas que possam acontecer durante a cirurgia. **A realização prévia de cirurgia abdominal, retroperitoneal ou renal não é contraindicação à cirurgia laparoscópica. Entretanto, o tipo e a extensão da cirurgia abdominal prévia pode determinar a técnica, o posicionamento, a colocação de trocartes e a seleção de acesso transperitoneal *versus* extraperitoneal** (Chen et al., 1998; Cadeddu et al., 1999). Em adição, o hábito corporal do paciente pode influenciar o tipo de acesso, a localização e a configuração da colocação do trocartes (Fugita et al., 2004; Kapoor et al., 2004; Romero et al., 2008). A experiência do cirurgião e a disponibilidade de equipamento facilitará ou impedirá o uso do Vinci Surgical System (Intuitive Surgical., Sunnyvale, CA) no tratamento da patologia renal por meio de uma abordagem laparoscópica. O consentimento informado é obtido com uma discussão detalhada sobre as potenciais complicações, incluindo o potencial de conversão intraoperatória para cirurgia aberta.

As coagulopatias devem ser corrigidas para minimizar a possibilidade de sangramento perioperatório. Com o uso aumentado de *stents* cardíacos, mais pacientes estão sendo mantidos sob terapia antiplaquetária crônica. Estes casos justificam discussão com o cardiologista do paciente, para delinear os riscos e benefícios da continuidade ou interrupção temporária da terapia antiplaquetária. A decisão deve ser individualizada, considerando a cirurgia renal pretendida, o tipo de *stent* vascular usado e o intervalo de tempo decorrido desde a colocação, com o objetivo de minimizar os riscos de sangramento e trombose arterial coronariana perioperatória. Se necessário, procedimentos laparoscópicos renais complexos podem ser conduzidos em segurança com o paciente sob terapia antiplaquetária (Kefer et al., 2008).

Pacientes urêmicos com tempo de sangramento prolongado podem ser beneficiados pelo acetato de desmopressina (1-desamino-8-D-arginina vasopressina [DDAVP]; 0,3 a 0,4 μg/kg) administrado por via intravenosa com antecedência de 1 hora em relação à cirurgia para melhora da função plaquetária (Mannucci et al., 1983). Entretanto, é preciso considerar um potencial efeito colateral da terapia com DDAVP — a hiponatremia iatrogênica – que é bem conhecida e foi relatada em pacientes submetidos à cirurgia laparoscópica renal (Humphries et al., 1993; Pruthi et al., 2002).

Exames de laboratório e de imagem são obtidos conforme indicado pela história médica de cada paciente, bem como pelo exame físico. É necessário fazer a tipagem sanguínea e a reserva de sangue dos pacientes. A prova cruzada do sangue é feita à discrição de cada cirurgião, com base na experiência operatória e na complexidade esperada do procedimento pretendido. Evidências sugerem que a preparação intestinal pré-operatória mecânica ou antibiótica não interfere nos resultados. Desta forma, o uso da preparação intestinal é deixado ao critério e aos padrões de prática do cirurgião (Sugihara et al., 2013).

Os exames de imagem que definem a patologia devem estar presentes na sala operatória, para definir a anatomia e, em conjunto com a marcação do sítio pré-operatório para minimizar o risco de operar o lado errado. A angiografia, embolia e colocação de *stent* não são procedimentos de rotina para a cirurgia laparoscópica renal, mas podem ser realizados na preparação para patologias específicas ou procedimentos.

Considerações Anestésicas para Laparoscopia

A maioria dos procedimentos laparoscópicos renais requer anestesia geral, sendo que a função pulmonar e cardíaca do paciente deve tolerar esta abordagem anestésica (Monk e Weldon, 1992). O pneumoperitônio pode afetar pacientes com doença cardiopulmonar grave ao comprometer a ventilação e o retorno venoso (Arthure, 1970; Hodgson et al., 1970; Nunn, 1987; Lew et al., 1992). Pacientes com doença pulmonar crônica podem não conseguir compensar a hipercarbia induzida pelo pneumoperitônio e precisar trabalhar a pressões mais baixas, usar hélio como insuflador, trocartes laparoscópicos especializados com minimização da reabsorção de dióxido de carbono, ou conversão para cirurgia aberta (Monk e Weldon, 1992; Wolf et al., 1996; Makarov et al., 2007; Herati et al., 2009, 2011).

Considerações em Pacientes Obesos

A obesidade não é contraindicação para a cirurgia laparoscópica, mas pode dificultar a retração e a identificação de estruturas anatômicas. É por isso que a laparoscopia em pacientes obesos está associada ao risco aumentado de conversão aberta, em comparação com o observado em pacientes não obesos (Fazeli-Matin et al., 1999). Em adição, embora as taxas de complicação para laparoscopia entre pacientes obesos sejam maiores, em comparação com a laparoscopia na população em geral (Mendoza et al., 1996; Aboumarzouk et al., 2012), as complicações pulmonares e da ferida são menos frequentes com a laparoscopia do que com a abordagem aberta (Kapoor et al., 2004; Montgomery et al., 2005). Outros fatores a serem considerados na população obesa são a distância aumentada até o campo operatório, que requer a modificação da localização e do número de trocartes, bem como o uso de instrumentos mais compridos (Doublet e Belair, 2000; Jacobs et al., 2000). Também é preciso considerar o peso do panículo adiposo, que pode elevar a pressão intrabdominal e limitar ainda mais o espaço de trabalho. O risco potencial de rabdomiólise, uma complicação rara e devastadora que ocorre tanto em pacientes obesos como em pacientes com grande massa muscular submetidos a procedimentos prolongados, também deve ser considerado (Troppmann e Perez, 2003; Glassman et al., 2007).

Considerações em Pacientes Idosos

O uso crescente da laparoscopia na Urologia tem se mostrado benéfico em toda a população de pacientes, independentemente da idade. A laparoscopia é comprovadamente segura e efetiva em indivíduos idosos (McDougall e Clayman, 1994), e seu uso atualmente é lugar-comum em pacientes de todas as faixas etárias e estratificações de risco (Salami et al., 2013). As vantagens comprovadas da laparoscopia, em comparação com a cirurgia aberta, incluindo a dor pós-operatória diminuída, diminuição dos requisitos analgésicos e convalescença mais rápida, são particularmente bem-vindas em pacientes idosos, que costumam apresentar risco aumentado de complicações perioperatórias. A limitada reserva nutricional, pulmonar e cardiovascular, em relação aos pacientes mais jovens, torna a convalescença rápida particularmente importante nesta população de pacientes. A minimização do uso de narcóticos, mobilização precoce e fisioterapia (quando justificada) são princípios de manejo importantes junto a esta população de pacientes.

ABORDAGENS CIRÚRGICAS E OBTENÇÃO DE ACESSO

Atualmente, existem cinco abordagens laparoscópicas para cirurgia renal: transperitoneal, retroperitoneal, manualmente assistida, robotizada, e cirurgia laparoscópica de sítio único (LESS) (CLSU) além da cirurgia endoscópica transluminal de orifício natural (NOTES) (CETON). Cada abordagem pode ter vantagens discretas e limitações, dependendo de fatores relacionados ao paciente, da patologia e da situação clínica, e da familiaridade do cirurgião com cada abordagem. Até agora, nenhum estudo demonstrou uma vantagem recuperativa definitiva de nenhuma destas abordagens sobre as demais. É possível que haja potenciais diferenças de cosmesis, mas isto também não foi demonstrado de forma consistente até o presente.

Abordagem Transperitoneal

A abordagem transperitoneal é o método laparoscópico tradicional e mais amplamente usado para abordagem de patologias renais. Este acesso proporciona o maior espaço de trabalho, facilita a orientação ao fornecer referenciais anatômicos prontamente identificáveis, propicia maior versatilidade nos ângulos e localização dos instrumentos e trocartes laparoscópicos, e pode resultar no menor tamanho e número de portais usados. O equipamento e as técnicas estão bem definidos. Entretanto, como qualquer abordagem, requer conhecimentos significativos sobre manipulação dos instrumentos e suturas.

Posicionamento do Paciente e Colocação do Trocarte

Para a maioria das cirurgias renais transperitoneais, o paciente inicialmente é posicionado em decúbito dorsal para o acesso intravenoso (IV), indução de anestesia geral e intubação endotraqueal. Um cateter de drenagem urinária e um tubo orogástrico são colocados para descompressão da bexiga e do estômago durante a insuflação, colocação de trocarte e dissecção. Meias de compressão sequencial são colocadas para profilaxia antitrombose venosa profunda. Para os procedimentos transperitoneais, incluindo a cirurgia laparoscópica assistida por robô e a CLSU, os pacientes são posicionados com o flanco para cima a um ângulo de 30-45 graus. É preciso tomar o cuidado de amortecer todos os pontos de compressão, para minimizar o risco de lesão nervosa e diminuir a incidência de lesão tecidual e rabdomiólise. O paciente é preso à mesa cirúrgica para permitir a inclinação lateral da superfície (Fig. 61-1). A inclinação da mesa para o lado oposto ao do rim afetado ajudará a deslocar o intestino do sítio operatório. É desnecessário

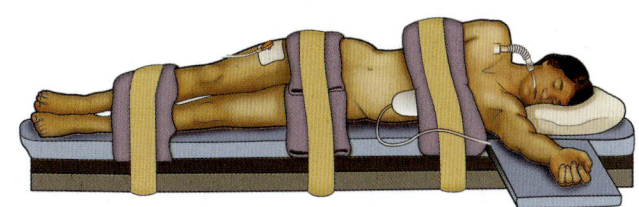

Figura 61-1. O paciente é colocado em posição de flanco modificada, com o lado a ser operado inclinado em até 30-45 graus, com auxílio de um rolo de gel ou cobertor enrolado servindo de suporte para o dorso. O braço inferior é colocado em um suporte de braço acolchoado, e o outro braço é flexionado no cotovelo e colocado em repouso sobre o tórax. Uma faixa de pano larga ou fita de seda é usada para prender o paciente à mesa cirúrgica, de modo a permitir a rotação da mesa durante a cirurgia.

flexionar a mesa ou elevar com coxin lombar, como se faz na cirurgia aberta. Na sala cirúrgica, a localização do equipamento é projetada para maximizar o uso do espaço e permitir que todos os membros da equipe cirúrgica vejam o procedimento (Fig. 61-2). O flanco inteiro e o abdome são incluídos no campo de preparação da pele e cobertos com panos, caso haja necessidade de conversão para o procedimento aberto.

Uma vez estabelecido um pneumoperitônio, são colocados inicialmente 3-5 trocartes para dissecção completa (Fig. 61-3). Várias configurações de trocartes são efetivas para cada tipo de procedimento renal.

Um trocarte de 12 mm é colocado na linha axilar anterior, ao nível do umbigo. Este trocarte é usado para instrumentação e passagem de suturas, clampes vasculares ou clipes para prender e dividir os vasos hilares. Em pacientes menores, isto pode ser colocado na linha média, a meia distância entre o umbigo e o púbis. **Um trocarte de 10 mm é colocado no umbigo para manipulação da câmera, e uma porta de 5 ou 10 mm é inserida na linha média 2 cm abaixo do processo xifoide.** Em pacientes obesos, todos os sítios de trocartes são deslocados lateralmente (Fig. 61-3C). Trocartes adicionais para retração podem ser necessários para visualização ou assistência com o aprisionamento de órgão (Fig. 61-4). **Trocartes adicionais de 10 ou 12 mm instalados na região da linha média inferior podem ser usados pelos assistentes, para retrair ou manipular pinças ou grampeadores.** Este sítio de porta na linha média inferior pode ser estendido ao final do caso, como um sítio de extração na linha média inferior.

Abordagem Retroperitoneal

A abordagem retroperitoneal mimetiza a cirurgia aberta, porque a cavidade peritoneal é evitada. Um espaço em potencial é criado para visibilizar o campo cirúrgico. Esta abordagem pode ser preferida para casos seletos de nefrectomia laparoscópica parcial (NLP), masurpialização de cisto, pieloplastia ou biópsia renal, ou ainda em pacientes que tiveram peritonite ou foram submetidos a múltiplas cirurgias abdominais prévias resultando em aderências intraperitoneais significativas.

Posicionamento do Paciente e Colocação do Trocarte

Com esta abordagem, os pacientes são posicionados totalmente em decúbito lateral. Uma modesta flexão da mesa pode ajudar a aumentar

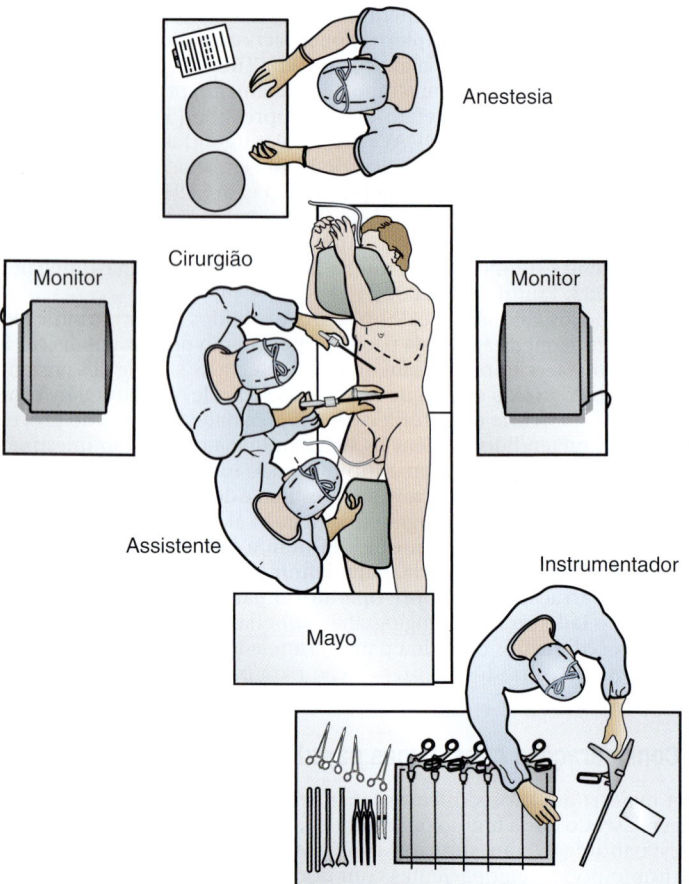

Figura 61-2. A sala cirúrgica configurada para nefrectomia esquerda. Dois monitores permitem que o assistente siga o procedimento. O instrumentador se posiciona de modo a auxiliar com facilidade a passagem e troca de instrumentos.

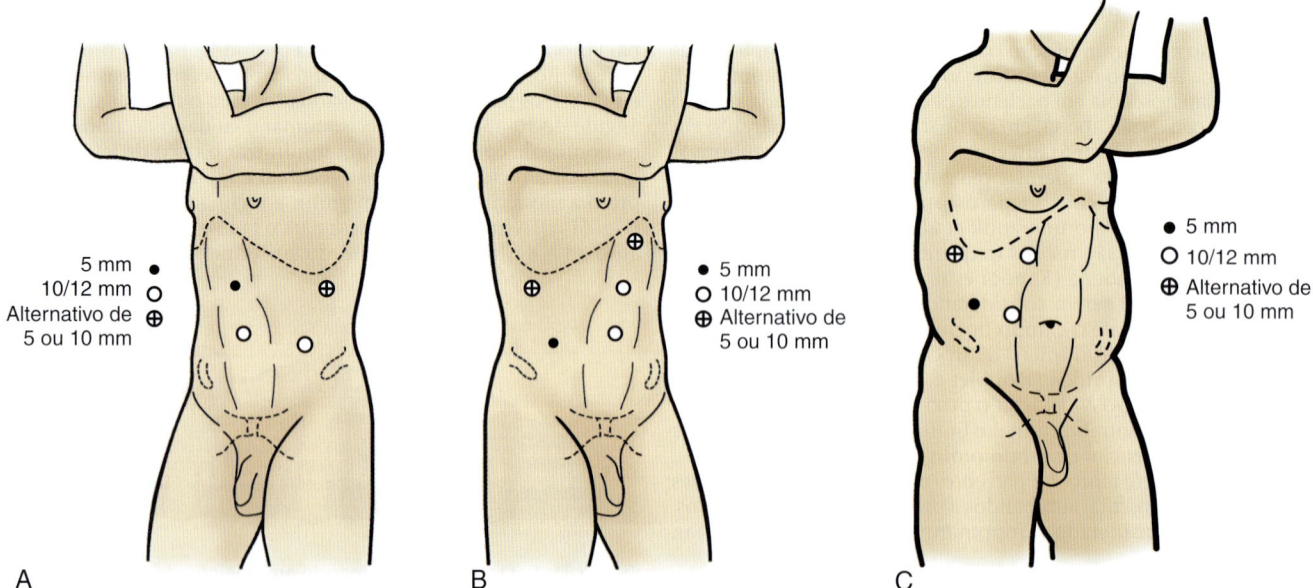

Figura 61-3. Sítios de trocartes para procedimento de lado esquerdo (A) e de lado direito (B). Um trocarte de 12 mm é colocado lateralmente ao reto abdominal, ao nível do umbigo; um segundo trocarte de 10 mm é colocado no umbigo; e um trocarte de 5 mm é inserido na linha média, entre o umbigo e o processo xifoide. C, Em pacientes obesos, todos os trocartes são deslocados lateralmente. Também são mostradas as posições de trocartes opcionais acessórias subcostal, subxifoide e parte inferior da linha média, que podem ser úteis para retração.

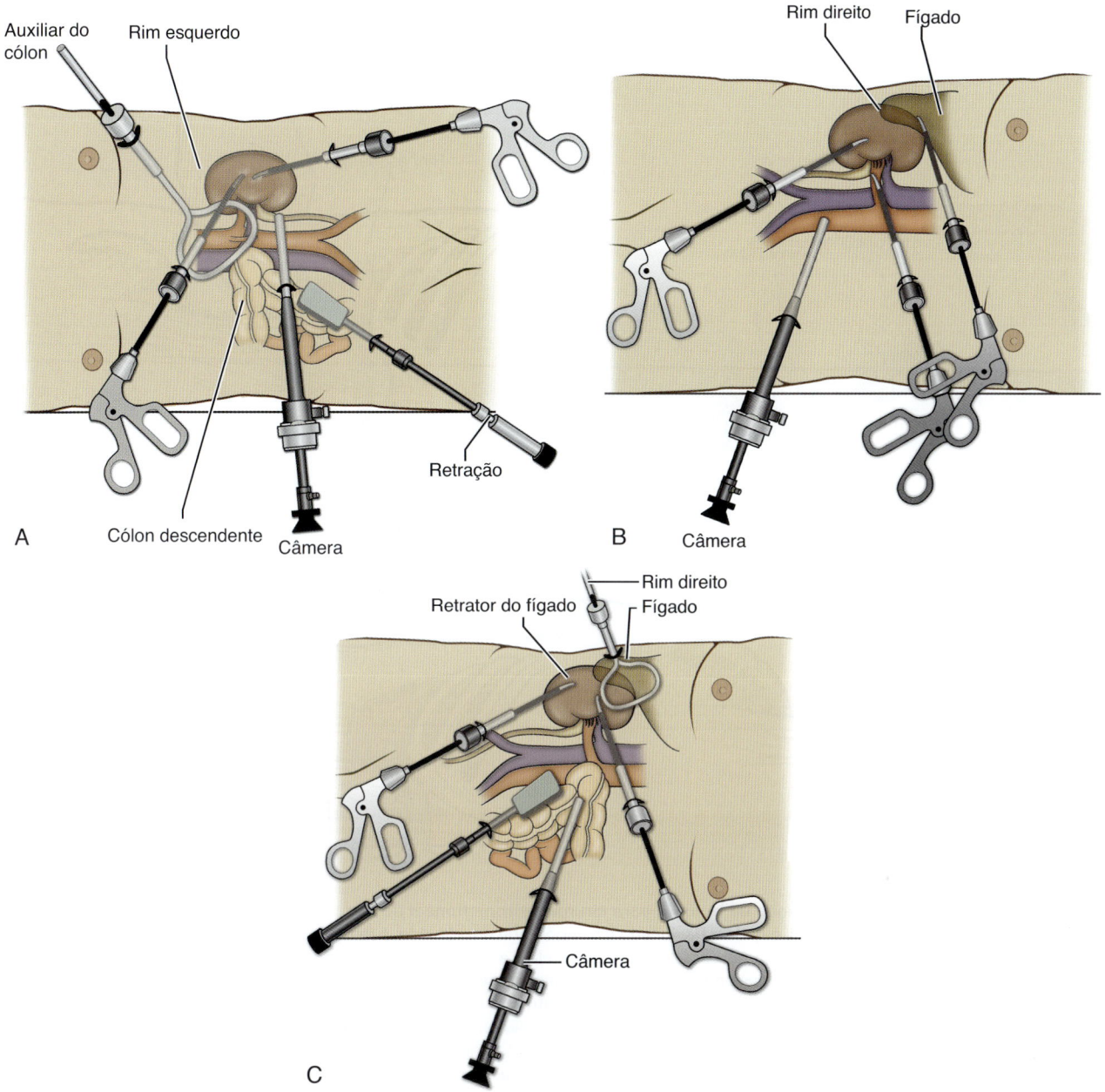

Figura 61-4. Opções de colocação de trocarte adicional e instrumentação. A, A retração adicional durante os procedimentos de lado esquerdo pode ser conseguida usando um instrumento rombo passado através de um trocarte de 5 ou 10 mm colocado acima da sínfise pubiana, ou um instrumento de 5 mm e retrator passados através de uma incisão subcostal. B, Em procedimentos de lado direito, o fígado e o intestino podem ser retraídos através de um trocarte de 3 ou 5 mm colocado na linha média. C, Em procedimentos de lado direito, o fígado e o intestino podem ser tratados através de um trocarte de 5 mm com um instrumento de 5 mm. Um trocarte de 10 mm opcional, colocado na parte inferior da linha média, também pode ser instalado para promover retração e assim liberar outras duas mãos de trabalho para dissecção.

a distância entre as costelas e a crista ilíaca, para facilitar a colocação do trocarte. Um coxim auxiliar é requerido e é preciso ter bastante cautela ao prender o paciente ao leito. Os braços devem estar seguros em travesseiros ou em um suporte de braço projetado para esta finalidade. Uma incisão transversal de 15 mm é criada na linha axilar posterior, a meia distância entre a ponta da 12ª costela e a crista ilíaca (Fig. 61-5A). Depois que a incisão é aprofundada para baixo, ao longo da fáscia lombossacral, entra-se no retroperitônio e um espaço de trabalho pode ser desenvolvido por dissecção cega colocando a ponta do dedo no espaço entre o músculo psoas e o rim (Fig. 61-5B). Um balão simples criado usando dois dedos de uma luva tamanho 8 ou 9 pode então ser inserido e enchido com CO_2 ou salina. Alternativamente, um trocarte projetado para esta finalidade acoplado a um balão pode ser usado para dissecar o tecido adiposo e removê-lo da musculatura sobrejacente. Qualquer um destes procedimentos ajudará adicionalmente a desenvolver o espaço de trabalho retroperitoneal (Fig. 61-5C). Um Trocarte sem ponta Blunt Tip Trocar® (US Surgical, Norwalk, CT) é então introduzido pela incisão, e o manguito do trocarte é expandido e ajustado à pele, para prevenir o vazamento de CO_2 (Fig. 61-5D). Uma abordagem de entrada alternativa envolve a entrada com lentes 0 grau e obturador visual através da incisão inicial (Fig. 61-6A). A entrada no retroperitônio pode ser confirmada pelo aparecimento da característica gordura retroperitoneal amarelada. A insuflação é iniciada e a dissecção cega usando apenas o laparoscópio é realizada para desenvolver um espaço de trabalho (Fig. 61-6B).

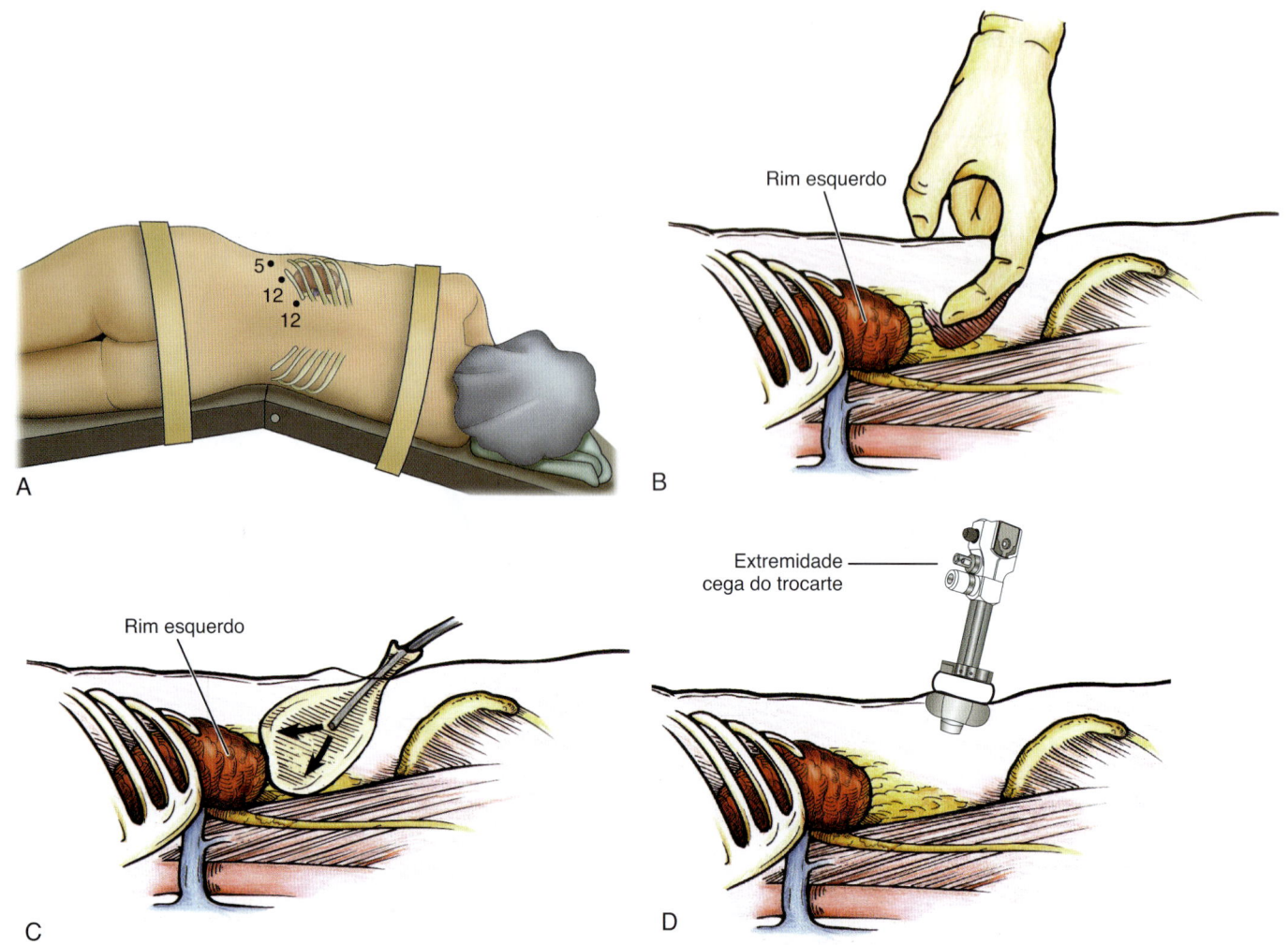

Figura 61-5. Colocação de trocarte para cirurgia retroperitoneal do rim. A, Com o paciente em decúbito lateral total, o quadril flexionado e o suporte de rim elevado, é feita uma incisão de 15 mm, 2 cm abaixo da ponta da 12ª costela, entre a costela e a espinha ilíaca superior anterior. B, O dedo indicador é inserido através da incisão e usado para dissecção romba, com o objetivo de criar um orifício desde a pele, passando pelo músculo e entrando no espaço retroperitoneal. Se o dedo for corretamente posicionado, o cirurgião deve sentir a superfície regular do músculo psoas e o polo inferior do rim coberto pela fáscia de Gerota. C, Para criar rapidamente o espaço de trabalho, inserir um balão criado com o dedo de uma luva tamanho 8 ou 9, preso com fio de seda sobre um cateter de borracha vermelho simples. O balão então é enchido com 600-800 mL de solução salina. D, Um Blunt Tip Trocar® (US Surgical, Norwalk, CT, EUA) é usado para vedar o sítio do trocarte. Devido ao seu perfil inferior, não haverá obstrução da vista nem ocupará espaço útil no retroperitônio. A configuração em balão e colar elimina a necessidade de suturas e permite uma rotação de 360 graus.

É preciso ter o cuidado de não entrar anteriormente demais, dada a possibilidade de **entrada acidental no peritônio ou lesão do cólon**. A **entrada demasiadamente posterior pode resultar no sangramento a partir da entrada nos músculos quadrado do lombo ou psoas**. Uma vez estabelecido o espaço de trabalho por uma destas abordagens, as estruturas pertinentes podem ser identificadas para orientação e colocação de trocarte adicional. Tipicamente, um trocarte de 5 mm é colocado próximo da ponta da 12ª costela, enquanto um trocarte de 12 mm é colocado posterior e superiormente em relação à porta da câmera, ambos sob visualização laparoscópica (Fig. 61-5A).

As maiores limitações da abordagem retroperitoneal são o limitado espaço de trabalho e os referenciais anatômicas habituais. O espaço de trabalho menor restringe a distância entre os trocartes, levando potencialmente a uma triangulação diminuída e dificultando o posicionamento da mão, de modo similar aos procedimentos de CLSU. Ainda, com a área de dissecção cirúrgica muito próxima das lentes, a ponta do laparoscópio pode ficar suja com frequência. Se houver necessidade de espaço adicional durante o procedimento, o acesso retroperitoneal inicial pode ser expandido para uma abordagem transperitoneal, por meio da abertura do peritônio sob visualização direta. Apesar destas limitações, a abordagem retroperitoneal pode ser preferida em alguns casos e, com a experiência adequada, uma ampla variedade de procedimentos cirúrgicos laparoscópicos renais podem ser realizados por meio deste acesso.

Modificações para Laparoscopia Manualmente Assistida

A assistência manual oferece uma ponte entre a cirurgia aberta e a laparoscopia pura (Nakada et al., 1997). Proporciona a assistência mais intuitiva da mão do cirurgião para a execução da dissecção e retração, com uma sensação tátil simultânea. Vários fabricantes produzem dispositivos para esta finalidade. Uma incisão ampla o suficiente para a entrada da mão deve ser criada e também pode ser usada como sítio de extração da peça cirúrgica ao final do procedimento. Esta técnica pode ser vantajosa para o laparoscopista novato e no tratamento de pacientes com fibrose significativa ao redor do rim e nos casos em que é prevista uma dissecção difícil. A assistência manual também pode ser usada em

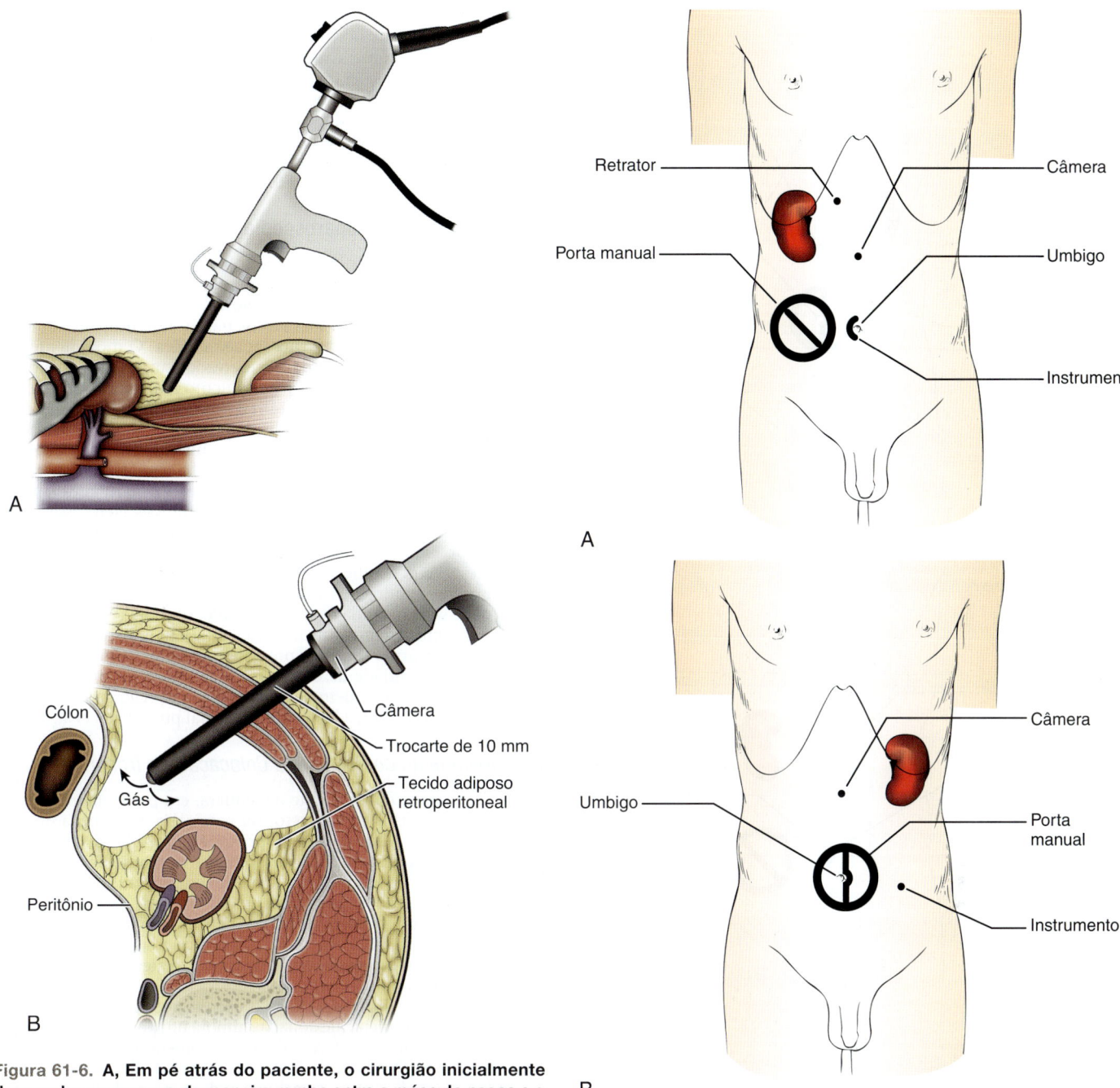

Figura 61-6. A, Em pé atrás do paciente, o cirurgião inicialmente desenvolve um espaço de maneira romba entre o músculo psoas e o rim, usando o obturador visual, com o laparoscópio de 0 grau através dele. **B,** Juntos, são usados para empurrar rombamente o peritônio medialmente, criando um espaço de trabalho amplo o bastante para permitir a colocação de trocartes extras.

Figura 61-7. Colocação de porta para um cirurgião destro, para assistência manual. **A,** Para o rim direito, o dispositivos de assistência manual é colocado no quadrante inferior direito para inserção da mão esquerda e a dissecção é realizada com instrumentos na mão direita que são colocados através de um trocarte umbilical. A câmera é colocada vários centímetros acima do umbigo, na linha média. No lado direito, geralmente é necessário retrair o fígado para permitir a visualização e dissecção do hilo renal. Um retrator hepático ou intestinal pode ser colocação através do trocarte subcostal para auxiliar na visualização ou irrigação e aspiração. **B,** Para o rim esquerdo, o dispositivo de assistência manual e a mão esquerda são colocados através de uma incisão periumbilical, e a dissecção é realizada com a mão direita, usando um instrumento colocado na margem subcostal, medial ao mamilo. A câmera é colocada lateralmente a vários centímetros da borda do dispositivo de assistência manual real (e não da borda da incisão). Assistência extra pode ser fornecida por meio do sítio de trocarte mais lateral.

um evento de emergência, como um sangramento, estendendo um sítio de trocarte e colocando uma porta para mão para assistir na obtenção do controle e reparo vascular.

Posicionamento do Paciente e Colocação do Trocarte

O posicionamento do paciente é similar ao usado na cirurgia laparoscópica renal transperitoneal. A incisão inicial para a porta da mão é feita através da pele e da fáscia, e para dentro da cavidade peritoneal. A localização dependerá da predominância da mão do cirurgião, do lado operatório e do hábito corporal do paciente (Figs. 61-7 e 61-8). É preciso ter o cuidado de evitar criar uma incisão ampla demais, porque pode haver vazamento do pneumoperitônio e isto dificultaria o procedimento por diminuir o espaço de trabalho. Uma vez colocado

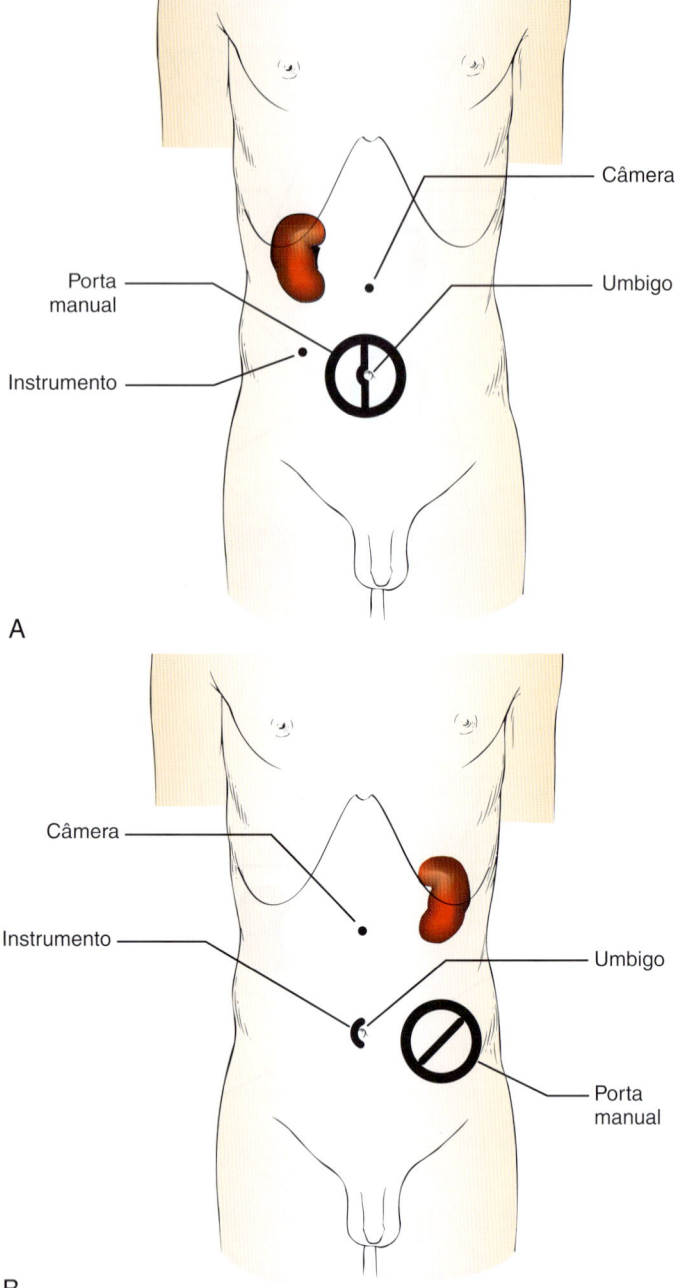

Figura 61-8. Colocação de porta para um cirurgião canhoto. **A**, Ao operar o rim direito, um cirurgião canhoto coloca a porta de assistência manual na localização periumbilical, para inserção da mão direita. A porta de trabalho para a mão esquerda é colocada lateralmente ao músculo reto, alinhada ou inferior ao nível do umbigo. A câmera é colocada através de um trocarte lateral, na linha axilar anterior. Assistência adicional com a retração do fígado pode ser conseguida através de um trocarte subcostal. **B**, Para um cirurgião destro operando o rim esquerdo, a porta de assistência manual é colocada no quadrante inferior esquerdo para inserção da mão direita. A mão esquerda trabalha com o instrumento passado através do trocarte umbilical, e a câmera é colocada a meia distância entre o umbigo e o processo xifoide. Assistência extra com a retração ou aspiração pode ser conseguida por meio de um 4° trocarte colocado na margem subcostal.

o dispositivo de assistência manual, o pneumoperitônio é estabelecido e trocartes adicionais são colocados sob visualização laparoscópica direta, passando a câmera através da porta da mão.

Há algumas limitações quanto ao local de colocação da porta, sendo que a mão pode potencialmente obstruir o caminho da visualização ou da instrumentação de dissecção. Adicionalmente, estes dispositivos exercem uma pressão de 30-100 mmHg sobre o braço, que pode levar ao aparecimento de formigamento, entorpecimento ou dor no antebraço ou na mão do cirurgião (Monga et al., 2004; Ost et al., 2006).

Modificações para Laparoscopia Assistida por Robô

O sistema cirúrgico assistido pelo robô Da Vinci (Intuitive Surgical) é usado para realizar aquilo que se tornou mais comumente conhecido como *cirurgia robótica*. Este dispositivo usa um sistema de computador e uma série de braços mecânicos para traduzir os movimentos do cirurgião em uma plataforma laparoscópica. O movimento instrumental de direita e esquerda é preservado, em oposição à cirurgia laparoscópica pura, em que este movimento é revertido. Do mesmo modo, a associação mão-olho é preservada e um sistema de lentes duplas proporciona visualização tridimensional (3D) com percepção de profundidade. A adição de articulação instrumental extracorporal favorece a dissecção fina, sutura e outras tarefas laparoscópicas difíceis. Estes acréscimos diminuíram a necessidade de habilidades laparoscópicas avançadas, permitindo que mais cirurgiões oferecessem uma abordagem minimamente invasiva a seus pacientes, ainda que a um custo maior. Embora os procedimentos robotizados exijam um assistente de cabeceira habilidoso e um número maior de trocartes do que na laparoscopia padrão, a maioria dos procedimentos laparoscópicos renais pode ser concluída de modo isolado, usando-se um suporte de endoscópio mecânico e dois trocartes funcionais (Wang e Bhayani, 2009). A plataforma robótica proporciona a um número maior de cirurgiões a habilidade de oferecer uma abordagem minimamente invasiva aos pacientes, além de aumentar o emprego da robótica em relação ao uso da cirurgia laparoscópica renal pura (Patel et al., 2013).

Posicionamento do Paciente e Colocação do Trocarte

O posicionamento do paciente dependerá, em parte, da localização do tumor (em casos de nefrectomia parcial) e da escolha de uma abordagem transperitoneal ou retroperitoneal. Em adição, o momento da operação em que o dispositivo robótico é ancorado deve ser considerado, dada a impossibilidade de movimentação adicional da mesa com o robô acoplado. O procedimento inteiro pode ser realizado com auxílio do robô ou, como nos casos de nefrectomia parcial, as porções iniciais da cirurgia podem ser realizadas usando a laparoscopia padrão, empregando o robô para dissecção hilar ou, em alguns casos, somente para a excisão do tumor e renorrafia.

A maioria dos cirurgiões relata o uso do posicionamento com o flanco e a mesa levemente flexionada, embora um posicionamento com o flanco modificado sem flexão da mesa também tenha sido descrito em várias séries (Deane et al., 2008; Benway et al., 2009a; Boris et al., 2009; Kaouk et al., 2012). A inclinação da mesa pode proporcionar espaço extra na parte posterior do paciente, para colocação do robô e de outros equipamentos (Fig. 61-9).

Os trocartes robóticos destinados à instrumentação e à câmera são usados para o procedimento em adição às portas auxiliares. Também foi descrita uma técnica de porta em porta de nefrectomia parcial assistida por robô (NPAR), em que portas robóticas de 8 mm são inseridas através de portas de 12 mm padrão (Aron et al., 2008). Este arranjo permite usar instrumentos de 10 mm via laparoscopia padrão, antes e após a ancoragem da plataforma robótica. Além disso, este arranjo é vantajoso no evento de uma complicação intraoperatória ou mau funcionamento robótico, quando a conversão emergência para cirurgia laparoscópica pura se faz necessária. O robô pode não ficar ancorado e um procedimento laparoscópico padrão pode ser completado sem necessidade de tempo adicional para inserir novas portas, ou trabalhar por meio de portas robóticas de 8 mm que impeçam a passagem de instrumentos maiores, como grampeadores ou agulhas CT-1 ou CT-X.

Uma configuração de três braços inclui um total de 4-5 trocartes: uma porta de câmera de 12 mm periumbilical; um trocarte robótico de 8 mm subcostal na linha auxiliar anterior; um trocarte robótico de 8 mm na linha auxiliar posterior colocada acima da crista ilíaca; e um trocarte auxiliar de 12 mm na linha média inferior, para permitir a passagem de suturas, clampes vasculares, grampeadores, aspiração ou

Capítulo 61 Cirurgia Laparoscópica e Robótica do Rim 1453

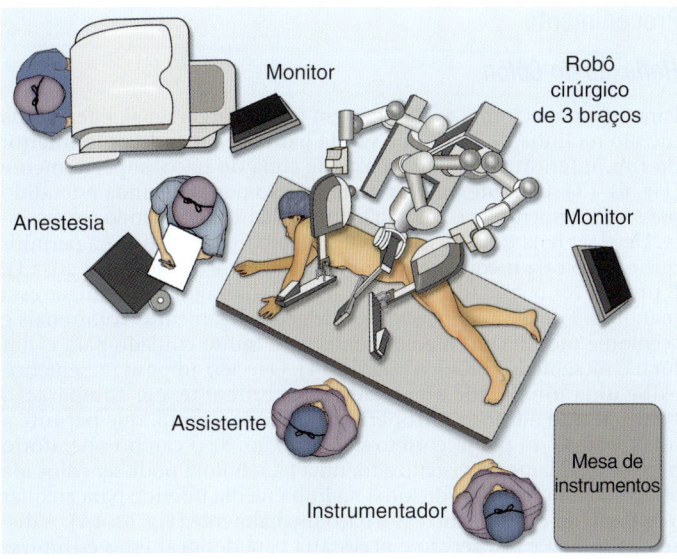

Figura 61-9. Sala cirúrgica configurada para nefrectomia laparoscópica parcial assistida por robô de lado esquerdo.

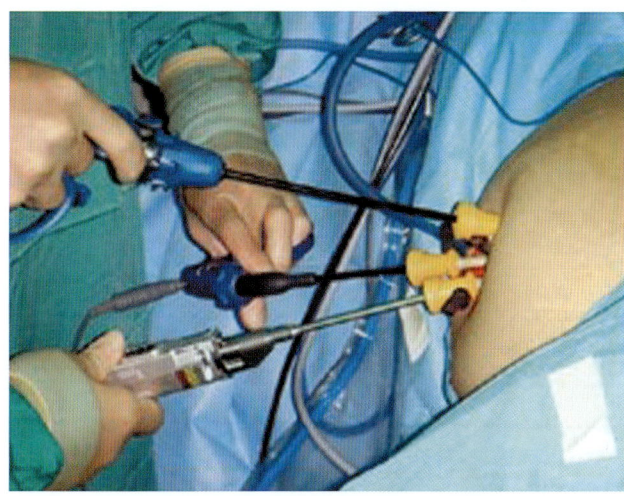

Figura 61-11. Cirurgia laparoendoscópica de sítio único conduzida usando três trocartes de perfil inferior inseridos através de uma pequena incisão única de extração. Um laparoscópio flexível e instrumentação flexível podem ser usados. (De Nat Clin Pract Urol 2008;5:561–8.)

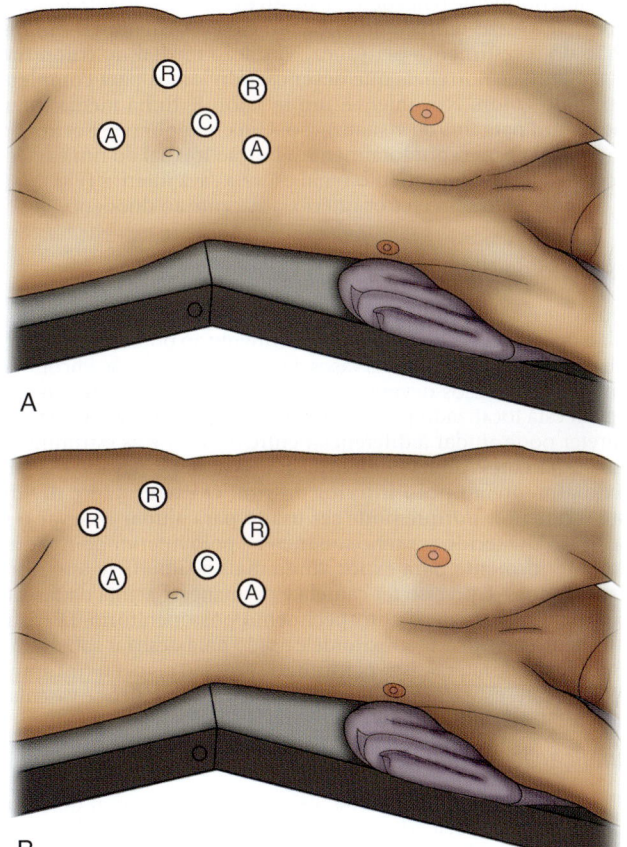

Figura 61-10. Colocação de trocarte para cirurgia laparoscópica renal assistida por robô. A, Configuração de sistema de três braços. B, Configuração de sistema de quatro braços. A, trocarte de assistência; C, porta da câmera; R, trocarte do robô.

Cirurgia Laparoendoscópica de Sítio Único e Cirurgia Endoscópica Transluminal de Orifício Natural

A CLSU se refere às técnicas laparoscópicas em que todas as portas estão contidas em uma única incisão na pele, muitas vezes escondida junto ao umbigo (Box et al., 2008). Esta abordagem de cirurgia renal foi desenvolvida com o intuito de melhorar ainda mais a cosmesis e diminuir a dor pós-operatória em relação à cirurgia laparoscópica padrão. Podem ser usados aglomerados de portas laparoscópicas padrão, dispositivos de acesso multicanais artesanais e finalidade-específicos, e portas de trabalho multicanais comercializadas, tipicamente colocadas no umbigo ou abaixo da linha da cintura, para minimizar cicatrizes visíveis (Rais-Bahrami et al., 2009; Kaouk et al., 2011). Até agora, quase todos os procedimentos renais extirpativos e reconstrutivos foram realizados via CLSU.

Posicionamento do Paciente e Colocação do Trocarte

Vários métodos aceitos de posicionamento e uso de trocarte foram relatados e estão em uso para procedimentos de CLSU. As posições de flanco modificada e de flanco total foram descritas, refletindo o posicionamento para a cirurgia laparoscópica renal transperitoneal padrão ou retroperitoneal, respectivamente. Uma vez estabelecido o pneumoperitônio, é possível aglomerar múltiplos trocartes de perfil inferior aos tradicionais em uma única incisão de extração pequena (Fig. 61-11). Alternativamente, os dispositivos de acesso finalidade-específicos mais modernos (Fig. 61-12) podem ser usados combinados com instrumentação convencional laparoscópica ou flexível. Os dispositivos são presos com suturas fasciais pré-colocadas ou com um anel interno e externo unido a uma bucha cilíndrica. As características de várias opções de acesso de sítio único são descritas na Tabela 61-1.

As abordagens de CLSU são tecnicamente complexas, em grande parte por causa da triangulação limitada propiciada pelo aglomeramento dos instrumentos que entram no espaço de trabalho intracorporal, tornando a CLSU a mais difícil entre as técnicas minimamente invasivas. Até o momento, séries randomizadas comparando a CLSU com a laparoscopia convencional demonstraram melhora comparativa da dor pós-operatória e uso potencialmente diminuído de analgésicos, além de diminuição da internação (Autorino et al., 2013). A adaptação da CLSU para o contexto da assistência robótica e outras instrumentações especializadas aumentou gradativamente a aplicação e disseminação desta abordagem para a cirurgia minimamente invasiva renal (Autorino et al., 2013).

A CETON envolve o uso de um orifício natural para realizar a operação inteira. Na literatura gastrintestinal (GI) e cirúrgica, boca, vagina e

retração. Um trocarte subxifoide de 5 ou 12 mm adicional pode ser usado, se necessário, para assistência de cabeceira extra, se o ângulo estiver mais próximo do ideal (Fig. 61-10A). Uma configuração de quatro braços envolve um total de 5-6 trocartes, usando a mesma configuração geral da técnica de três braços, porém deslocando os trocartes robóticos para evitar a colisão dos braços do robô (Fig. 61-10B).

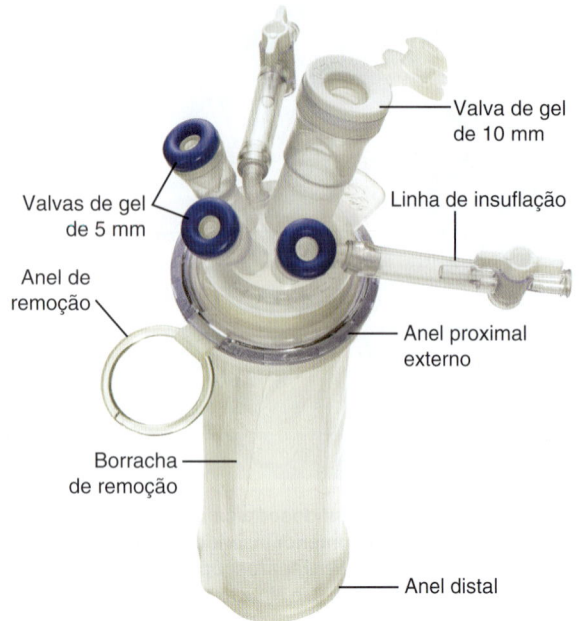

Figura 61-12. Dispositivo propósito-específico para cirurgia laparoendoscópica de sítio único. O sistema TriPort (Advanced Surgical Concepts, Bray, Irlanda) permite a passagem de múltiplos instrumentos através de uma incisão única.

reto têm sido usados para remover órgãos como o apêndice e a vesícula biliar (Rao e Reddy, 2005; Zorron et al., 2007; Palanivelu et al., 2008). Na cirurgia renal, até o presente, a experiência com a CETON pura em seres humanos é limitada (Kaouk et al., 2009a). Vários autores relataram uma abordagem de CETON híbrida, com assistência laparoscópica padrão, usando a vagina como um acesso e sítio de extração durante a nefrectomia (Branco et al., 2008; Alcaraz et al., 2011; Paparel e Golfier, 2012). Mais recentemente, foi relatado o desenvolvimento da cirurgia renal transvesical bem-sucedida em modelos de experimentação animal (Metzelder et al., 2009; Bin et al., 2012).

NEFRECTOMIA SIMPLES

A nefrectomia laparoscópica simples é indicada para o tratamento da maioria das doenças renais benignas. A hipertensão renovascular não responsiva à medicação ou reparo angiográfico pode ser controlada com nefrectomia simples. Pacientes com **síndromes de dor crônica** podem ser beneficiados pela nefrectomia, incluindo a **doença renal cística adquirida sintomática, doença dos rins policísticos autossômica dominante (DRPAD), hidronefrose crônica não amenizável por reparo cirúrgico, e síndrome da dor lombar-hematúria.** Os **processos infecciosos crônicos** rebeldes à terapia antibiótica também podem ser abordados por laparoscopia, incluindo **pielonefrite refratária crônica, pielonefrite xantogranulomatosa (PXG) e tuberculose renal.** Estas condições estão associadas a taxas mais altas de conversão para cirurgia aberta como resultado de alterações inflamatórias perinéfricas e perda de planos teciduais (Gupta et al., 1997; Bercowsky et al., 1999). Em alguns casos, uma nefrectomia subcapsular pode ser necessária para concluir o procedimento com segurança. A assistência manual também pode ser benéfica e evitar a conversão aberta nos casos envolvendo formação de tecido cicatricial denso ou reação inflamatória (Rosoff et al., 2006). Também há relatos de nefrectomia laparoscópica retroperitoneal simples em 30 de um total de 31 pacientes com rins não funcionais secundários à tuberculose (Lee et al., 2002). Outras condições benignas que podem requerer nefrectomia incluem os pacientes com rim displásico multicístico ou falha de transplante renal sintomática. Mais uma vez, neste último caso, uma dissecção subcapsular pode ser necessária, devido à importante fibrose perinéfrica.

Procedimento

Reflexão do Cólon

Para uma nefrectomia esquerda e em toda cirurgia renal, é feita uma incisão na linha de Toldt que vai da parte de baixo do polo inferior do rim, inferiormente, até a parte de cima do baço, superiormente (Fig. 61-13). O limite inferior desta incisão pode ser ainda estendido mais inferiormente, se o cólon não for medialmente refletido o suficiente. Deve ser feita uma incisão no ligamento lienocólico, para permitir que o baço caia medialmente com o pâncreas e o cólon (Fig. 61-13). É preciso ter o cuidado de evitar lesar o diafragma ao realizar esta manobra. É feita uma incisão nos delgados ligamentos colorrenais e o cólon é mobilizado medialmente, com muito cuidado para evitar furar o mesentério colônico (Fig. 61-14). O tecido adiposo mesentérico exibe uma tonalidade amarelada mais brilhante, em comparação com o tecido adiposo retroperitoneal ou de Gerota, que permite a identificação do plano correto de dissecção. Se o campo operatório não for devidamente visualizado, uma pá retratora pode ser colocada através de um trocarte adicional na linha média inferior, para auxiliar a retração do cólon, pâncreas e baço medialmente (Fig. 61-4A). A dissecção romba e por secção é necessária para deslocar estas estruturas da superfície anterior do rim e hilo renal.

Durante a nefrectomia de lado direito, a incisão peritoneal lateral ao cólon é realizada e o mesmo é mobilizado medialmente expondo a borda lateral da veia cava e do duodeno. Uma porta lateral (linha auxiliar anterior) ou de linha média superior pode ser necessária para retrair anteriormente o fígado (Fig. 61-4B e C). É preciso tomar cuidado para evitar a lesão térmica do duodeno e da vesícula biliar durante a incisão do revestimento peritoneal. A tração medial no cólon revela os ligamentos colorrenais que devem ser divididos para completar a reflexão do cólon. Novamente, um retrator de linha média inferior pode ser útil para fins de visualização. Uma manobra de Kocher pode ser necessária para expor totalmente a porção medial do rim e o tecido conectivo sobrejacente ao hilo renal e à veia cava inferior (Fig. 61-15). Isto deve ser feito sem eletrocautério, adjacente ao duodeno.

Dissecção do Ureter

Depois que o cólon é adequadamente mobilizado, o músculo psoas e o tendão devem ser identificados inferiormente ao polo inferior do rim. Medialmente após o psoas, os vasos gonadais em geral são encontrados primeiro. Estes vasos devem ser deslocados medialmente – o ureter em geral está localizado profundamente a estes vasos. O peristaltismo do ureter pode ajudar a diferenciar entre o ureter e as estruturas vasculares adjacentes. **Uma vez identificado, o ureter é elevado e seguido proximalmente ao polo inferior do rim. O ureter não é dividido neste momento, porque pode ser usado para ajudar a elevar o rim** (Fig. 61-16). O tecido posterior ao ureter e polo inferior do rim é afastado anteriormente para expor ainda mais a superfície anterior do músculo psoas. É preciso ter cautela e permanecer acima da fáscia do psoas, para minimizar o entorpecimento pós-operatório da coxa. O instrumento no trocarte subxifoide é usado para deslizar sob o rim, ao longo da parede lateral. Isto permite ao cirurgião erguer o rim anterior e lateralmente, estirando os ligamentos mediais linfáticos e vasculares.

Identificação do Hilo Renal

A dissecção segura do hilo renal exige a retração medial do cólon e do intestino por gravidade ou com um retrator adicional, bem como a retração anteriolateral do rim, erguendo-o da fossa renal. Com o ureter e o polo inferior do rim elevados, os vasos que entram no hilo renal podem ser identificados e dissecados de maneira romba usando a ponta do irrigador-aspirador. **A elevação firme do rim para proporcionar a tração hilar é um princípio-chave da cirurgia laparoscópica renal e auxilia na identificação e dissecção segura dos vasos hilares renais** (Fig. 61-17). Isto é conseguido pela colocação cuidadosa de uma pinça de apreensão lateral sob o ureter e o rim, até tocar a parede lateral abdominal. É importante garantir que a pinça de apreensão esteja posicionada contra o músculo e não para dentro do parênquima renal. Uma cuidadosa dissecção camada por camada é realizada com o irrigador-aspirador, até a veia renal ser descoberta. Em geral, há

TABELA 61-1 Opções de Acesso para Cirurgia Laparoendoscópica de Sítio Único (CLSU)

TIPO DE ACESSO	DESCRIÇÃO
Buraco de fechadura	Usa três trocartes periumbilicais em estreita proximidade, colocados lado a lado em uma única incisão feita na pele ou em três incisões separadas.
	Dispensa dispositivos finalidade-específicos.
	É usado tipicamente com câmera articulada e instrumentação especializada.
	Insuflação através de um trocarte.
TriPort + /TriPort 15/ QuadPort + (Advanced Surgical Concepts, Bray, Irlanda)	Acesso aberto ou fechado, pode ser usado com múltiplos tamanhos de incisão, tipicamente incisão fascial de 2,5-5 cm.
	Ancorado por anéis internos (intrabdominais) e externos unidos com bucha cilíndrica.
	Disponível nas configurações de três portas (uma de 12 mm e duas de 5 mm) e de quatro portas (duas de 12 mm e duas de 5 mm).
	Insuflação por alojamento de valva.
Uni-X (Pnavel Systems, Cleveland, OH, EUA)	Técnica de acesso aberta, requer incisão fascial de 2 mm.
	Ancorado com suturas fasciais pré-colocadas.
	Porta única englobando três portas de acesso de 5 mm.
	Usado tipicamente com câmera articulada e instrumentação especializada.
	Insuflação por alojamento de valva.
GelPort/GelPoint (Applied Medical, Rancho Santa Margarita, CA, EUA)	Técnica de acesso aberto, requer incisão fascial de 2,5-5 cm.
	Ancorado por anéis internos e externos unidos com bucha cilíndrica.
	Pode acomodar trocartes de todos os tamanhos.
	Pode permitir espaçamento maior dos trocartes.
	Insuflação via trocarte colocado através de dispositivo.
AirSeal (SurgiQuest, Milford, CT, EUA)	Trocartes de vários tamanhos até 27 mm, um trocarte oval acomodando múltiplos instrumentos.
	Sistema de reciclagem de CO_2 de alta velocidade, para manter as pressões de pneumoperitônio sem valva mecânica.
SILS (Covidien, Mansfield, MA, EUA)	Peça de espuma bicôncava única, com valva para insuflação e três orifícios para acomodar os trocartes (três trocartes de 5 mm ou dois trocartes de 5 mm e um trocarte de 10-12 mm).
	Inserido via técnica aberta de Hasson, através de uma incisão fascial de pelo menos 2 cm, com auxílio de uma pinça Péan.
SPIDER (TransEnterix, Morrisville, NC, EUA)	Dispositivo de acesso único, permitindo o uso de instrumentos flexíveis atravessados por tubos de distribuição de instrumento articulado.
	Canais funcionais adicionais também permitem o uso de instrumentos laparoscópicos convencionais.
Porta caseira (usando retrator de ferida da Applied Medical [Rancho Santa Margarita, CA, EUA])	Similar ao trocarte GelPoint, usando um retrator de ferida do mesmo fabricante, além de uma luva cirúrgica estéril.
	Luva cirúrgica acoplada ao retrator de ferida usando sutura ou faixas de borracha estéreis.
	Os trocartes podem ser atravessados por cada um dos dedos da luva cirúrgica do dispositivo de acesso.
OCTO Port (DalimSurgNET, Seoul, Coreia)	Disponível em dois tamanhos de base, requerendo incisões fasciais com tamanhos variáveis de 1,5 a 5 cm.
	Usa um retrator e múltiplos pontos de fixação, comportando até quatro portas.
Single Site Laparoscopy (SSL) Access System (Ethicon Endo-Surgery, Somerville, NJ, EUA)	Similar a outros dispositivos de acesso que usam uma base de retrator de ferida com uma capa prendedora.
	Integra canais (dois instrumentos de 5 mm e um instrumento de 10-12 mm) sem componentes de trocarte se projetando acima da capa de perfil inferior com capacidade de rotação.
	Colocado através de aberturas fasciais de 2-4 cm e com capacidade de atravessar a espessura da parede abdominal (até 7 cm).

um feixe anterior de tecido conectivo que precisa receber um incisão para exposição total e visualização da superfície anterior da veia. Os ramos venosos gonadais, lombares e acessórios podem ser clipados e seccionados, se necessário.

Segurando os Vasos Sanguíneos Renais

Limpando os ligamentos inferiores e linfáticos, é possível identificar a artéria renal, mais comumente posterior à veia. É preciso ter o cuidado de identificar o local e o número de artérias renais, com base nas imagens pré-operatórias disponíveis. Se a ponta do irrigador-aspirador não for precisa o suficiente para realizar uma dissecção meticulosa, um eletrodo em gancho ou uma pinça laparoscópica de DeBakey podem ser usados para dissecar os vasos linfáticos da veia e artéria. **Com um grampeador de anastomose gastrintestinal (Endo GIA) endovascular, primeiramente a artéria é ligada e dividida, e depois a veia** (Fig. 61-18). Em alguns casos, pode haver necessidade de clipes, quando então é recomendado o uso de múltiplos clipes no lado com os vasos remanescentes do paciente. Em 2006 e 2011, o fabricante do Weck Hem-o-lok Ligating Clips® (Teleflex Medical) e o Food and Drug Administration, respectivamente, lançaram alertas declarando que o Weck Hem-o-lok Ligating Clips® são contraindicados para a ligação da

1456 PARTE X Neoplasias das Vias Urinárias Superiores

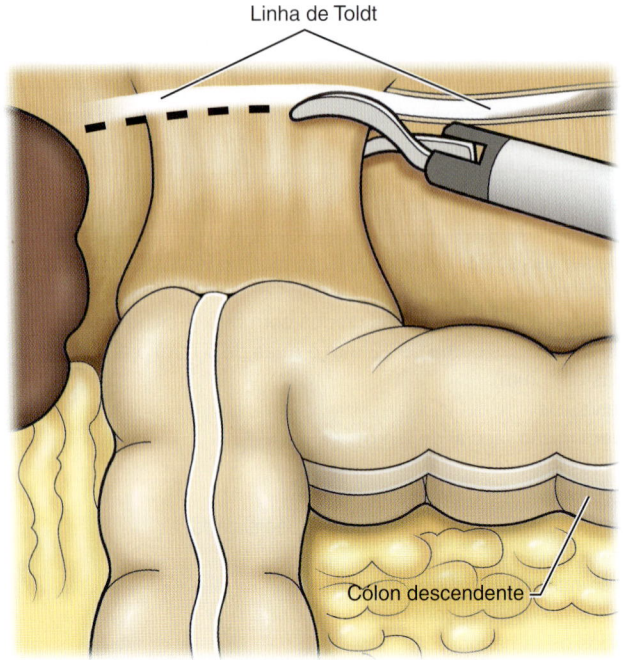

Figura 61-13. A incisão da linha branca de Toldt com endotesouras, cautério bipolar ou energia ultrassônica permite a reflexão do cólon. Continuar superiormente permite a incisão do ligamento lienocólico, facilitando a reflexão do baço, pâncreas e cólon.

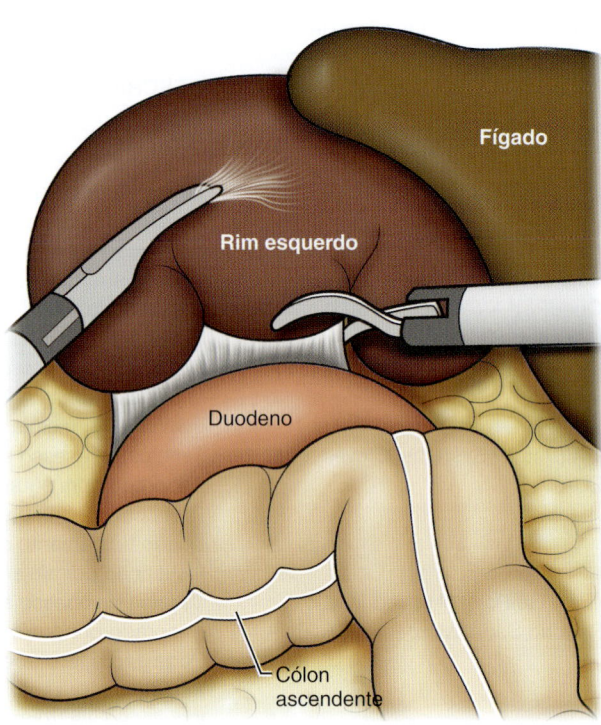

Figura 61-15. No lado direito, o cólon é refletido e uma manobra de Kocher pode ser realizada para expor totalmente o rim e o hilo renal.

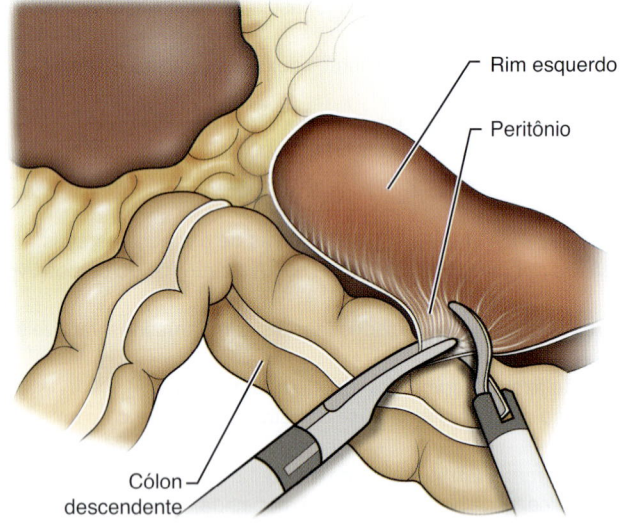

Figura 61-14. A tração medial do cólon ajuda a identificar ligamentos colorrenais adicionais e auxilia na diferenciação de subsuperfície do mesentério do intestino grosso. É preciso ter cuidado nesta etapa, para evitar criar uma janela mesentérica.

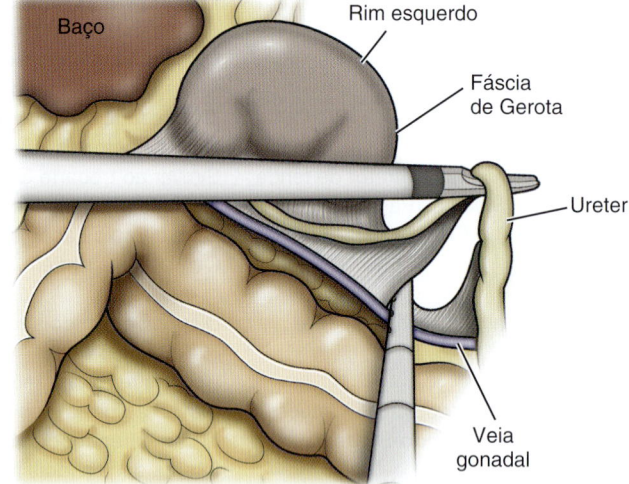

Figura 61-16. Uma pinça de dissecção curva, na mão esquerda, é colocada sob o ureter e usado para promover a elevação anterolateral. No lado direito, o ângulo de inserção da veia gonadal para a veia cava pode ser fonte de sangramento significativo se for rasgado durante a elevação.

artéria renal durante a nefrectomia doadora laparoscópica, devido à morte de vários doadores associada à falha dos clipes em ligar o vaso. Considerando estas recomendações, defendemos o uso de dispositivos grampeadores vasculares ou múltiplos clipes de titânio para ligação da artéria renal em toda cirurgia laparoscópica renal.

Isolamento do Polo Superior

Uma vez seccionadosos vasos hilares, a dissecção continua posterior e superiormente na direção do polo superior. A glândula suprarrenal (ou adrenal) é preservada nos casos de nefrectomia simples por meio da permanência em proximidade com o polo superior (Fig. 61-19). Para tanto, é feita uma incisão anteriormente na fáscia de Gerota, logo acima do hilo. O tecido adiposo perinéfrico é então dissecado com cuidado, circunferencialmente, acima do polo superior do rim. Neste ponto, durante a dissecção, pode ser necessário prender com clipe e transeccionar o ureter. Isto permite que o rim seja girado anteriormente acima do fígado (direita) ou do baço (esquerda), para facilitar a incisão dos ligamentos mais superiores sob visão direta. Nos casos de fibrose extrema, uma

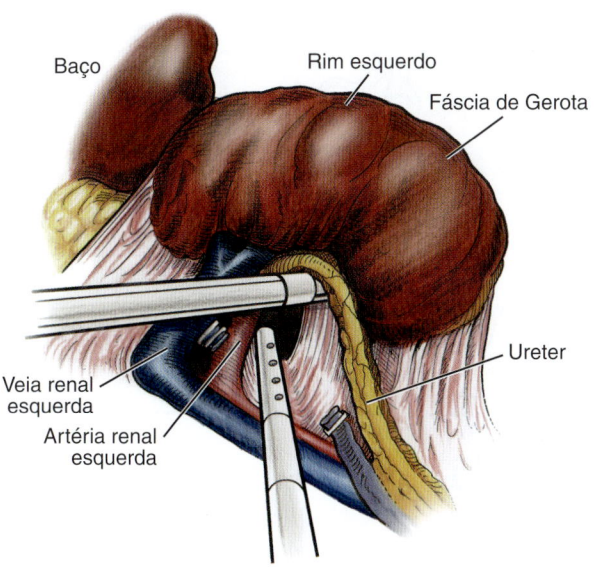

Figura 61-17. O polo inferior do rim e o ureter são firmemente retraídos, anterolateralmente, estirando o hilo. A veia gonadal esquerda foi ligada e dividida.

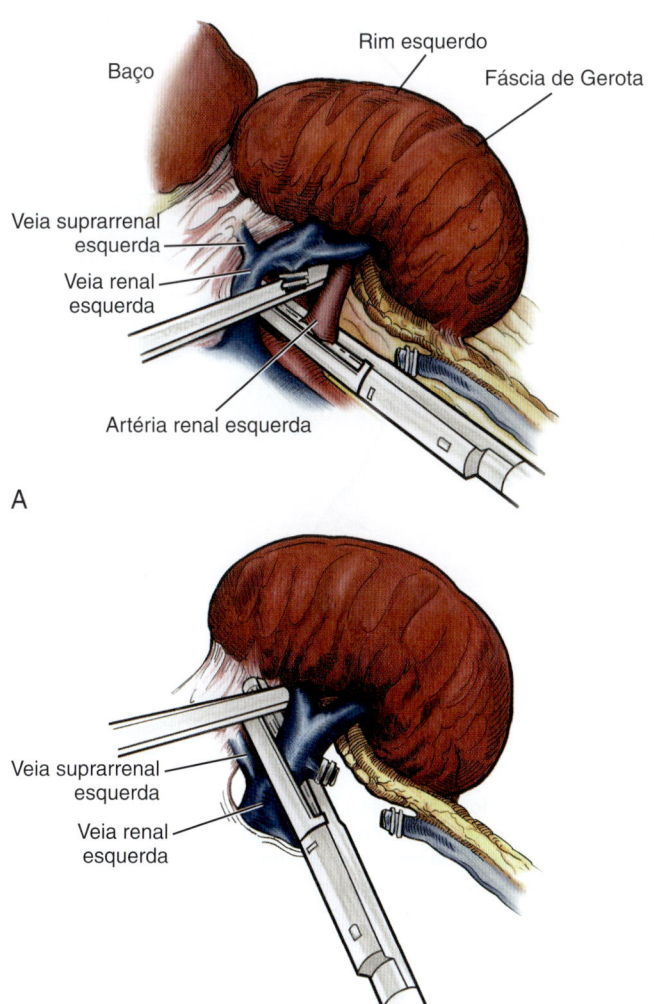

Figura 61-18. A, Primeiramente, a artéria renal é grampeada usando um grampeador de anastomose gastrintestinal (AGI) endovascular. B, A veia renal é presa lateralmente à veia suprarrenal, com o grampeador AGI. Quando clipes são usados nos vasos gonadais ou suprarrenais, o cirurgião deve ter o cuidado de excluí-los das mandíbulas do grampeador.

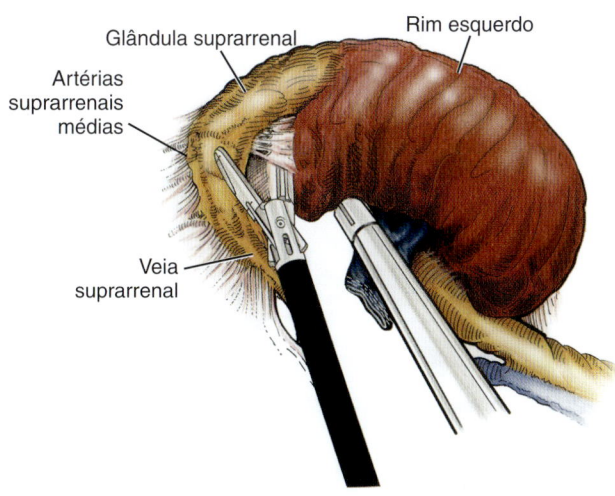

Figura 61-19. A glândula suprarrenal pode ser preservada durante a nefrectomia simples ou nefrectomia radical, como indicado por sua dissecção a partir do polo superior do rim.

nefrectomia subcapsular pode ser realizada depois que a artéria e a veia forem controladas (Moore et al., 1998). Instrumentos longos e cegos, como o LigaSure Atlas® (Valleylab, Boulder, CO), são particularmente convenientes para alcançar e realizar a dissecção romba para soltura dos ligamentos do polo superior. É preciso ter o cuidado de evitar uma lesão diafragmática. Uma vez liberado o polo superior, o ureter pode ser ligado e os ligamentos laterais incisados com eletrocautério.

Aprisionamento e Extração de Órgão

O rim pode ser removido intacto ou por morcelamento. Quando o morcelamento é realizado em casos de malignidade, a amostra deve ser colocada em um saco de aprisionamento resistente (Urban et al., 1993). Isto minimiza o risco de ruptura durante o morcelamento mecânico do tecido (Landman et al., 2000a; Pautler et al., 2002). Com o uso do fórceps de anel e de uma pinça Kocher, o rim e o sistema coletor podem ser morcelados e removidos em pedaços pequenos (Fig. 61-20). O uso dos morceladores com finalidade específica se tornou cada vez mais controverso devido aos raros casos de metástase porta-sítio ou disseminação tumoral durante a cirurgia, quando não há suspeita de malignidade. Ao usar um morcelador, é preciso ter muito cuidado para evitar o engajamento de outros órgãos ou deixar tecido para trás. Alternativamente, o rim pode ser removido intacto por meio de uma incisão, após a colocação em um saco (Fig. 61-21). O rim pode ser retirado ampliação de um sítio de trocarte ou por uma incisão de Pfannenstiel.

Manejo Pós-operatório

O tubo orogástrico é removido no momento da conclusão do procedimento. O paciente pode iniciar uma dieta, conforme a tolerância. O cateter Foley deve ser removido, tão logo o paciente esteja deambulando confortavelmente. Dependendo da confiabilidade do paciente e da preferência do cirurgião, o paciente pode ser liberado quando estiver tolerando uma dieta regular no hospital ou mediante o recebimento de instruções para começar uma dieta regular em casa, assim que o flato for eliminado. A atividade irrestrita geralmente pode ser retomada de acordo com o conforto do paciente, embora para pacientes com incisão de extração, frequentemente haja restrição de levantamento de carga por até 4-6 semanas de convalescença.

Resultados

Os resultados pós-operatórios da nefrectomia laparoscópica são comparáveis aos da cirurgia aberta, porém com menos dor e convalescença mais curta. Os requerimentos de controle da dor no pós-operatório são cerca de 4 vezes menores do que para as incisões abertas tradicionais. As internações foram reduzidas em 50% e há relatos de que o tempo para convalescença total é significativamente menor

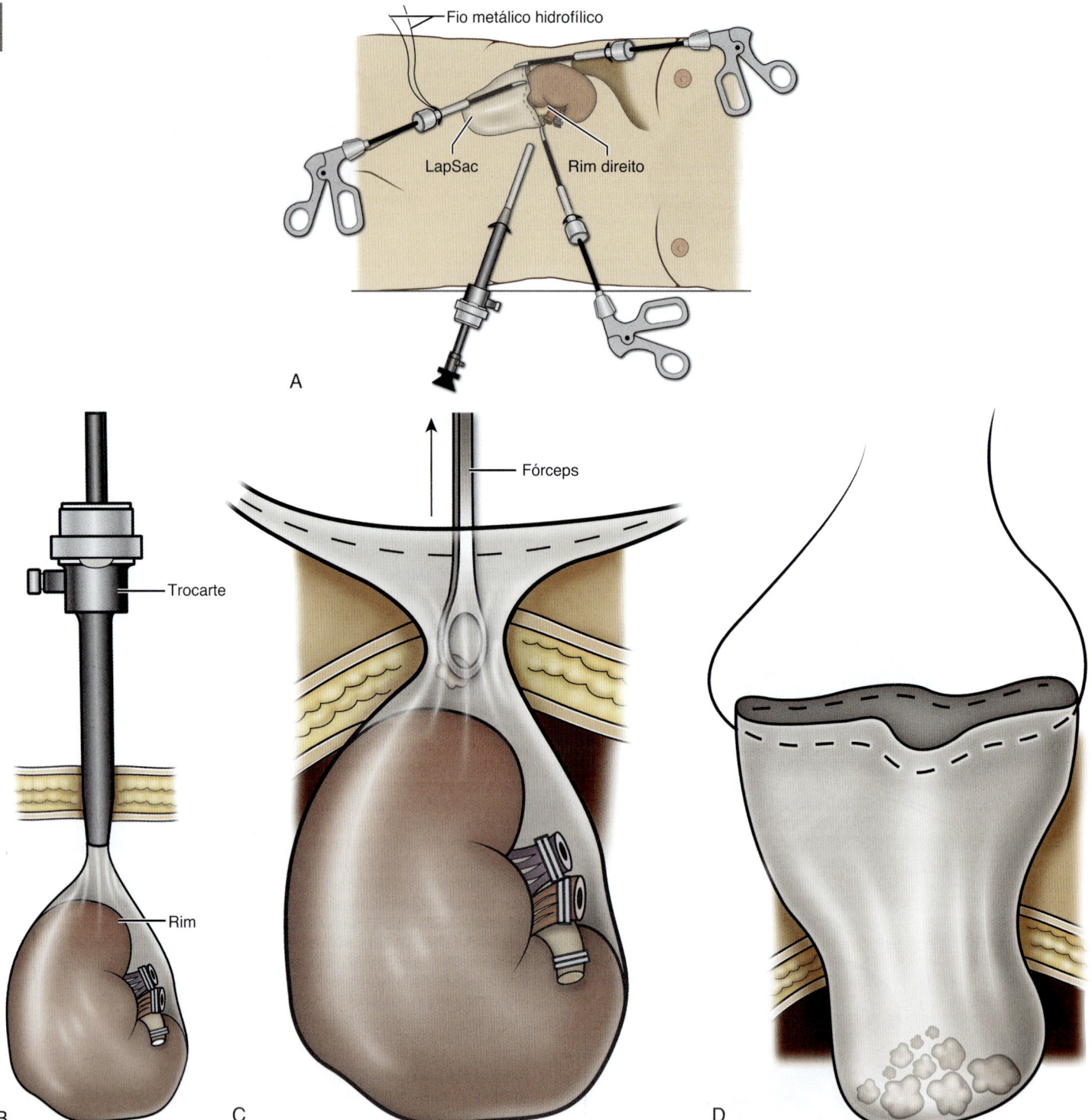

Figura 61-20. Remoção de amostra de morcelamento. A, O saco de contenção LapSac (Cook Urological, Spencer, IN, EUA) é introduzido através do sítio de trocarte de 10 mm lateral após a passagem de um fio metálico hidrofílico pela abertura do LapSac. O saco de contenção então é liberado junto ao abdome. O fio metálico facilita a abertura do saco e a colocação da amostra. Uma porta de 5 ou 3 mm pode ser necessária para auxiliar a colocação do suporte da peça dentro do LapSac. B, Depois que a peça estiver no LapSac, o fio metálico é removido, o saco é fechado e a abertura é removida através do sítio de trocarte de 10 mm. C, O saco de contenção é apertado contra a parede abdominal, com as duas mãos empurrando a peça para aparecer pela abertura do LapSac. Depois que o sítio é cuidadosamente coberto de panos, o morcelamento manual com pinça em anel ou pinça Kelly pode ser feito. D, O saco de contenção é removido depois que os fragmentos de amostra remanescentes se tornarem suficientemente pequenos para serem extraídos através do sítio do trocarte. Somente o tecido visível a partir da abertura é pego. Passagens cegas dentro do saco podem lesar os segmentos intestinais circundantes.

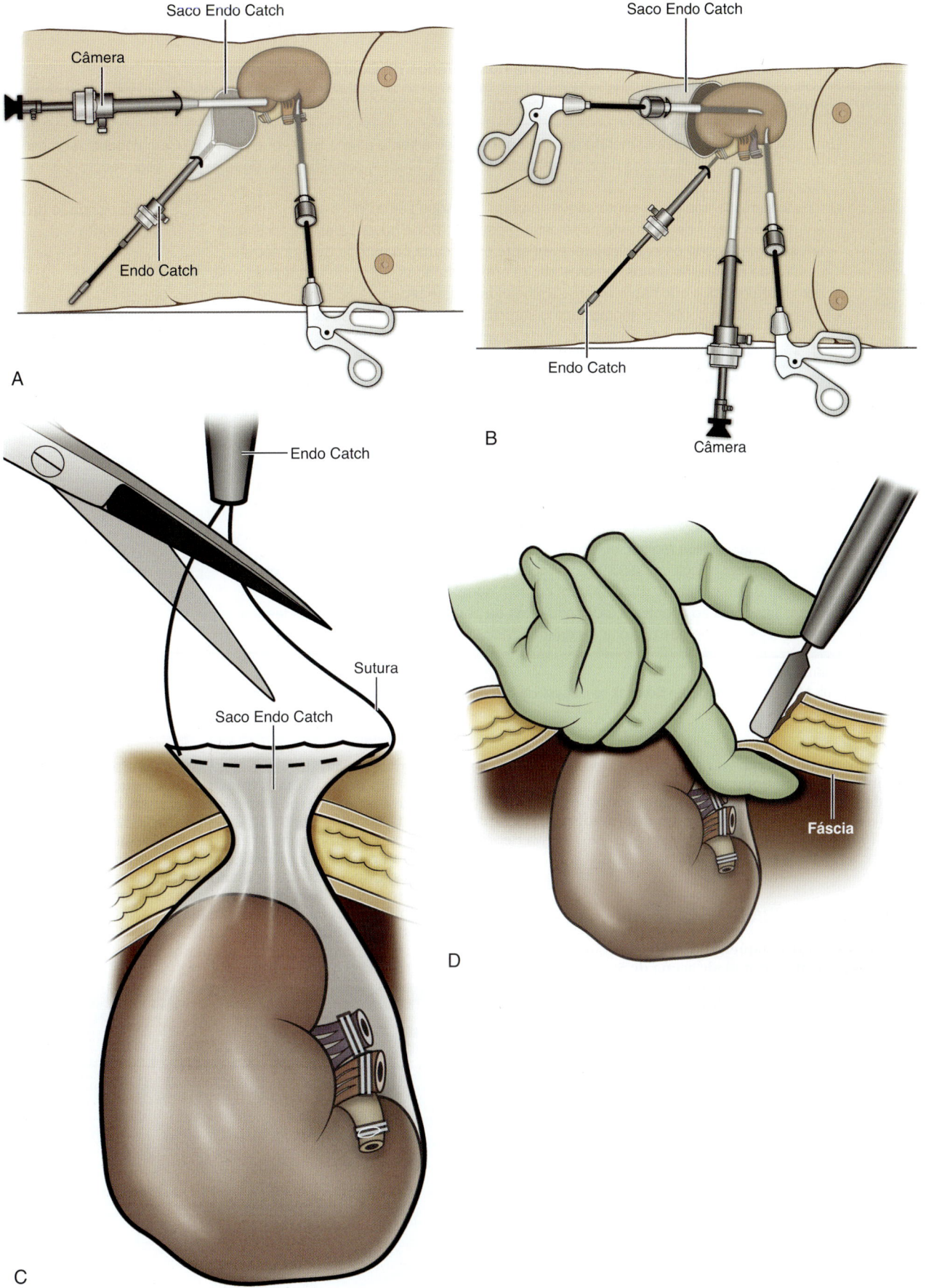

Figura 61-21. **Remoção de peça cirúrgica intacta. A,** A câmera é movida para o sítio de porta lateral e um dispositivo Endo Catch® (Covidien, Dublin, Irlanda) é colocado através do sítio de trocarte umbilical, para capturar a peça. **B,** Alternativamente, a peça pode ser extraída via incisão Pfannenstiel. Para tanto, o dispositivo Endo Catch® é passado através de uma incisão suprapubiana de 10 mm. **C,** O trocarte então é removido, trazendo o dispositivo Endo Catch® consigo, pelo sítio de trocarte, e o fio é cortado e clampeado. **D,** Uma incisão de 4-6 cm é feita incluindo um dos sítios de trocarte. O dedo do cirurgião protege a amostra e as estruturas subjacentes contra lesão.

TABELA 61-2 Classificação de Cisto Renal Baseada nos Critérios de Bosniak Atualizados

TIPO	DESCRIÇÃO	MANEJO RECOMENDADO
I	Um cisto benigno simples contendo uma fina parede semelhante a uma linha, que não possui septos, calcificações nem componentes sólidos. Mede a densidade da água e não aumenta.	Sem necessidade de seguimento
II	Um cisto benigno que pode conter alguns septos delgados semelhante a uma linha, em que um realce de contraste pode estar presente.* Pode haver calcificação fina ou um segmento curto de calcificação levemente espessada na parede ou nos septos. Lesões de atenuação uniformemente alta (3 cm) (chamadas cistos de alta densidade), bem marginadas e que não realçam são incluídas neste grupo.	Sem necessidade de seguimento
II F	Cistos que podem conter múltiplos septos semelhantes a linhas ou espessamento regular mínimo da parede ou septos. Pode haver realce percebido dos septos ou da parede. A parede ou os septos destes cistos podem conter calcificação espessa e nodular, todavia sem realce por contraste. Em geral, estas lesões são bem marginadas. Lesões renais de alta atenuação, totalmente intrarrenais e não intensificadas, medindo >3 cm também são incluídas nesta categoria.	Requer seguimento com imagens
III	Massas císticas "indeterminadas" apresentando septos ou paredes espessadas irregulares ou regulares, onde há realce mensurável. São lesões cirúrgicas, embora algumas sejam comprovadamente benignas (p. ex., cistos hemorrágicos, cistos cronicamente infectados e nefroma cístico multiloculado) e outras venham a ser malignas, como ocorre no carcinoma de células renais cístico e no carcinoma de células renais cístico multiloculado.	Tratamento cirúrgico
IV	Trata-se de massas císticas nitidamente malignas que podem atender a todos os critérios da categoria III, mas também contêm componentes de tecido mole intensificadores adjacentes e independentes da parede ou do septo. Estas lesões incluem os carcinomas císticos e exigem remoção cirúrgica.	Tratamento cirúrgico

*Intensificação não mensurável.
De [Israel GM, Bosniak MA. An update of the Bosniak renal cyst classification system. Urology 2005;66:484–8.].

do que com a remoção aberta. Nas primeiras séries, as médias dos tempos de cirurgia eram maiores que 300 minutos. Entretanto, com os avanços da técnica, experiência e equipamentos, os tempos de cirurgia atuais foram drasticamente diminuídos (Kerbl et al., 1994b; Nicol et al., 1994; Parra et al., 1995; Baba et al.,1996; Rassweiler et al., 1998a).

CIRURGIA PARA DOENÇA CÍSTICA RENAL

Os cistos renais são extremamente comuns e estão presentes em mais de 1/3 dos pacientes com idade acima de 50 anos (Laucks and McLachlan, 1981; Carrim e Murchison, 2003). Em casos raros, há necessidade de intervenção cirúrgica, porém as indicações incluem dor associada ao cisto, infecção ou obstrução (Hoenig et al., 1997; Wolf, 1998; Roberts et al., 2001; Doumas et al., 2004; Camargo et al., 2005). O uso aumentado das imagens transversais também ampliou a detecção de lesões císticas renais indeterminadas e de cistos renais complexos, chamando a atenção do urologista para número maior destas alterações. Esquemas de classificação foram desenvolvidos para ajudar os clínicos a fazerem determinações referentes ao manejo, entre os quais o mais popular é o sistema Bosniak (Tabela 61-2) (Israel e Bosniak, 2005). Embora estes esquemas de imagem possam ser extremamente úteis, nem sempre são diagnósticos e a cirurgia pode ser necessária em alguns casos, para exclusão de malignidade.

A terapia de primeira linha e o diagnóstico de cistos renais sintomáticos muitas vezes envolve aspiração por agulha guiada por imagem percutânea, com ou sem uso de um agente esclerosante, com o objetivo de diminuir o risco de recorrência. Se os sintomas se resolvem temporariamente e recorrem quando há reacúmulo de líquidos, isto aumenta a probabilidade de o tratamento vir a ser bem-sucedido na resolução da dor (Rané, 2004). É preciso ter cautela ao usar aspiração de cisto e agentes esclerosantes em cistos peripélvicos, devido à possibilidade de haver fibrose (Wehle e Grabstald, 1986; Hulbert et al., 1988; Santiago et al., 1998; McDougall, 2000).

Além de causar dor, os cistos podem comprimir o parênquima renal ou outros órgãos adjacentes, causar obstrução ureteral e uropatia obstrutiva, sangrar espontaneamente, causar hipertensão ou infeccionar. O destelhamento ou a descorticação laparoscópica do cisto podem ser usados para tratar estes cistos, que são tipicamente simples quanto ao caráter (Fig. 61-22). Cistos de aparência complexa, como septos espessos, calcificação ou aumento (classe III a IV de Bosniak), podem ser explorados e amostrados por via laparoscópica, para excluir a possibilidade de carcinoma de células renais (CCR), devido ao risco aumentado de abrigar malignidade (Cloix et al., 1996; Santiago et al.,

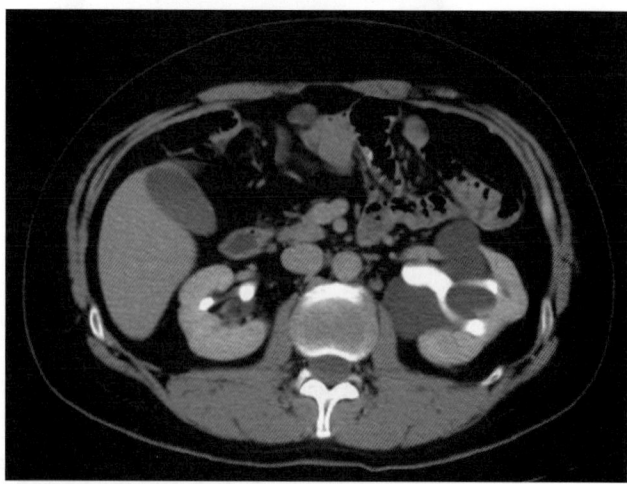

Figura 61-22. Varredura de tomografia computadorizada axial em fase tardia, após a administração de contraste intravenoso, mostrando cistos peripélvicos em um paciente com dor no flanco esquerdo.

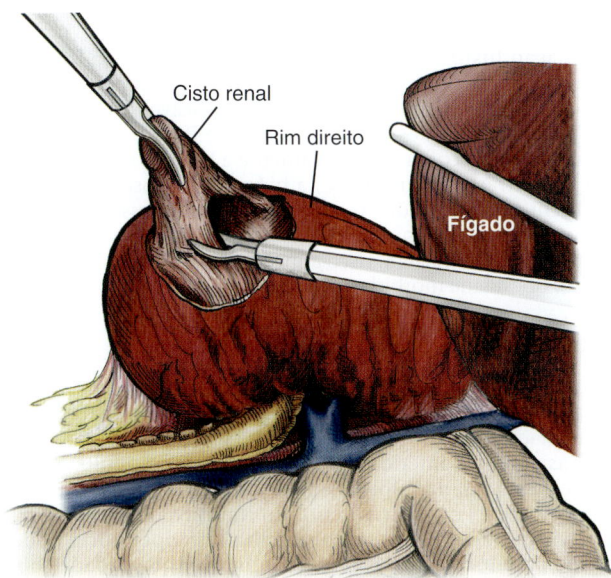

Figura 61-23. O líquido do cisto é aspirado por agulha de aspiração laparoscópica. Após a descompressão do cisto, a parede pode ser pega facilmente e manipulada. O cisto é elevado com uma pinça e tesoura ou com auxilio de tesoura ultrassônica, para excisar circunferencialmente a parede do cisto. A borda do cisto é cuidadosamente inspecionada e biópsias são obtidas usando uma pinça de biópsia laparoscópica, conforme a necessidade.

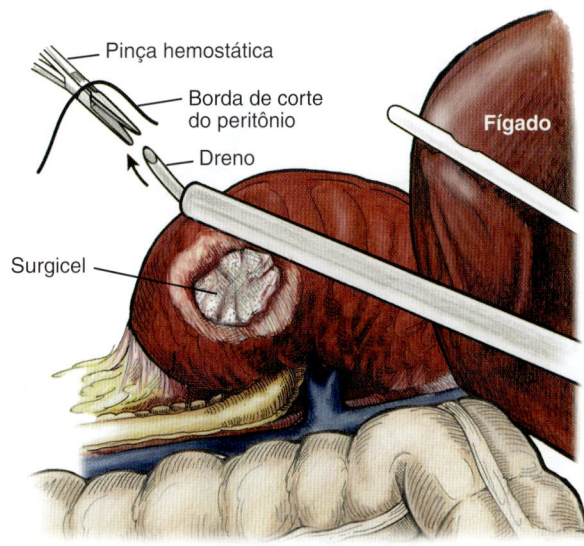

Figura 61-24. Colocação de dreno após a excisão de cisto renal. Se o sistema coletor for invadido, é fechado e um dreno é implantado. Para inserir o dreno, um hemostato é passado através de uma pequena incisão perfurada na lateral e avançado para dentro da cavidade abdominal, sob visualização direta. Um dreno é colocado através do sítio de trocarte e avançado na direção do hemostato aberto usando o trocarte para direcionar o dreno. O cólon é trazido para trás, sobre o rim, e preso à parede lateral para "reperitonializar" o rim e o dreno.

1998). As opções incluem crioablação, enucleação, nefrectomia parcial e nefrectomia radical. Havendo alguma dúvida quanto à proximidade do cisto em relação ao sistema coletor, é possível realizar uma cistoscopia e colocação de cateter ureteral de extremidade aberta para garantir a integridade do sistema coletor após a excisão do cisto por nefrectomia parcial.

Um subgrupo de pacientes com DRPAD pode desenvolver dor associada ao cisto. A descorticação laparoscópica do cisto, masurpialização ou destelhamento podem ser benéficos para estes pacientes, por proporcionarem um tratamento minimamente invasivo que é bem-sucedido em termos de promoção do alívio da dor em até 83% dos casos (Lifson et al., 1998; Dunn et al., 2001; Lee et al., 2003). Em pacientes com doença renal em estágio terminal, a nefrectomia laparoscópica sincronizada bilateral pode ser realizada em pacientes com rins dilatados sintomáticos ou infeccionados (Gill et al., 2001; Rehman et al., 2001; Bendavid et al., 2004; Desai et al., 2008; Martin et al., 2012). Dada a necessidade de remoção dos rins que frequentemente estão bastante aumentados, uma porta manual pode ser colocada na linha média e usada bilateralmente para facilitar a dissecção (Rehman et al., 2001; Jenkins et al., 2002; Eng et al., 2013).

Procedimento

Dependendo da localização do cisto, uma abordagem transperitoneal ou retroperitoneal pode ser usada, conforme já descrito. A ultrassonografia intraoperatória pode ser usada para identificar o cisto (ou os cistos) em questão. Geralmente, é mais fácil dissecar a parede cística livre de tecido conectivo, antes da evacuação do líquido. A parede do cisto pode então ser raspada e excisada, cortando ao longo da junção entre a parede do cisto e o parênquima renal (Fig. 61-23). Havendo lesões suspeitas na base, amostras de biópsia podem ser obtidas com auxílio de uma pinça de biópsia de 5 mm. Na ausência de evidência de malignidade, a parede cística remanescente pode ser fulgurada com eletrocautério ou coagulador com feixe de argônio. É preciso ter cuidado ao realizar a ablação da superfície, dada a facilidade com que pode haver invasão acidental ou oculta do sistema coletor (Cherullo et al., 1999). Em adição, estas superfícies podem ser friáveis e propensas a sangramentos significativos. Pode haver necessidade de vedação com agentes hemostáticos ou sutura. Deve ser mantido um nível baixo de suspeita de invasão do sistema coletor e, portanto, um limiar baixo para a permanência de um dreno (Fig. 61-24). Se alguma malignidade for notada, poderá ser usada a cirurgia de extirpação ou crioablação para tratar o restante da lesão.

Ao tratar cistos centrais ou peri-hilares, pode ser inviável remover uma porção ampla da parede cística. Nestes casos, é útil colocar um pedículo de tecido adiposo autólogo dentro do defeito, para atuar como pavio (Nieh e Bihrle, 1993).

Resultados

Foi demonstrado que o tratamento laparoscópico de cistos renais sintomáticos pode ser efetivo tanto para a descompressão como para o controle da dor. Um estudo avaliando a durabilidade do tratamento em um tempo de seguimento médio de 26 meses demonstrou uma incidência de 100% de ausência de dor em pacientes submetidos ao tratamento para um único cisto renal sintomático (Lifson et al., 1998). Em um estudo a parte, com tempo médio de seguimento de 60 meses, 80-90% dos pacientes apresentaram resolução completa da dor após a descorticação laparoscópica do cisto. Os benefícios adicionais da descorticação cística foram notados em pacientes com DRPAD, incluindo a diminuição da pressão arterial (Dunn et al., 2001; Lee et al., 2003). A recorrência da dor neste grupo é maior do que em pacientes com cistos simples, sendo que a durabilidade é moderada (Brown et al., 1996). Não foram observadas alterações significativas na função renal durante o pós-operatório.

Pacientes submetidos à cirurgia para doença renal cística constituem inerentemente um grupo heterogêneo, composto por pacientes com cistos renais simples, cistos complexos ou indeterminados, e DRPAD. A interpretação dos relatos de incidência de CCR nestas séries deve considerar este fato. Dito isto, a incidência relatada de CCR nas lesões císticas é de 3-20% (Rubenstein et al., 1993; Lifson et al., 1998; Roberts et al., 2001; Limb et al., 2002).

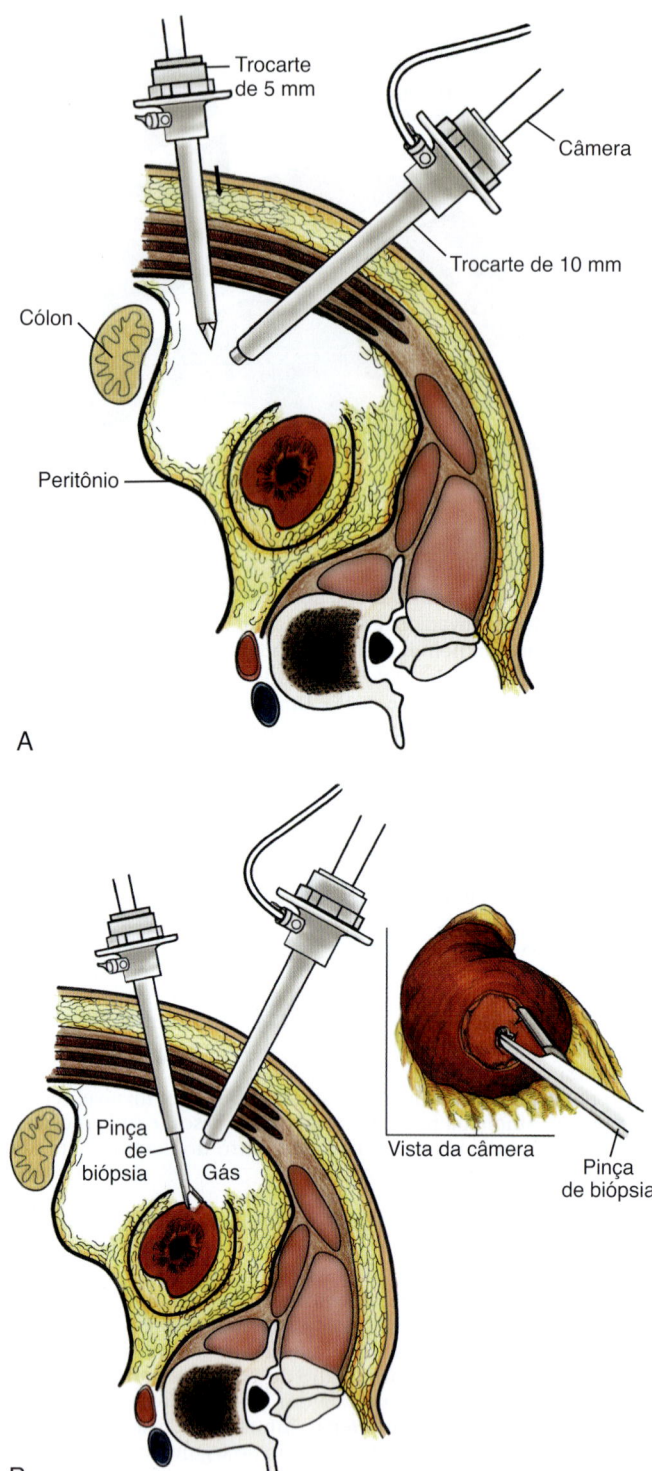

Figura 61-25. A, Após estabelecer um espaço de trabalho, um trocarte de 5 mm é colocado sob visualização direta. Os instrumentos de trabalho são atravessados por esta porta. A câmera pode ser usada para auxiliar a dissecção e é limpa com frequência para manter a visualização adequada. **B,** A fáscia de Gerota é aberta usando tesouras. Com o pinça de biópsia laparoscópica de dois dentes de 5 mm, são obtidas 2-3 amostras a partir do polo inferior do rim.

BIÓPSIA RENAL PARA DOENÇA RENAL MÉDICA

A informação histológica é um componente-chave na tomada de decisões referentes ao tratamento e para o prognóstico de pacientes com proteinúria ou insuficiência renal inexplicável (Morel-Maroger, 1982; Gault e Muehrcke, 1983; Manaligod e Pirani, 1985). Embora a modalidade de escolha seja tipicamente a biópsia renal percutânea guiada por ultrassom ou por TC, a biópsia laparoscópica pode ser preferida em certas situações, como as tentativas fracassadas de biópsia percutânea, anomalias anatômicas renais que impeçam a biópsia percutânea guiada por imagem, risco aumentado de complicações de sangramento, obesidade mórbida, múltiplos cistos renais ou rim solitário.

Procedimento

O paciente é colocado em posição de lombotomia, com a mesa flexionada para aumentar o espaço de trabalho entre a margem costal e a crista ilíaca. O acesso retroperitoneal é preferido e obtido usando as técnicas descritas anteriormente, neste mesmo capítulo. A biópsia renal é realizada usando dois trocartes. Por dissecção romba, a fáscia de Gerota é aberta e o polo inferior do rim é exposto (Fig. 61-25A). **Em pacientes obesos, a ultrassonografia intraoperatória pode ser requerida para localizar o rim quando houver quantidade copiosa de gordura retroperitoneal ou perinéfrica.** Pinças de 5 mm para biópsias são usadas para obter amostras de tecido cortical. A hemostasia é alcançada com eletrocautério ou coagulador com feixe de argônio; e medidas hemostáticas auxiliares são usadas conforme a necessidade (Fig. 61-25B).

Resultados

Uma série multi-institucional relatando os resultados da obtenção de biópsias laparoscópicas renais em 74 pacientes, ao longo de 9 anos, mostrou um tempo médio de cirurgia de 123 minutos, perda média de sangue estimada de 67 mL, e alta hospitalar em 24-48 horas, exceto quando outras condições médicas preexistentes exigiam internação mais prolongada (Shetye et al., 2003). O tecido obtido de 96% dos pacientes era adequando para fins diagnósticos, com uma taxa de incidência de complicações de 13,5%. Os autores concluíram que a biópsia laparoscópica renal pode ser realizada com segurança e uma alta taxa de sucesso, e que a taxa de incidência de complicações e o tempo de cirurgia tendem a diminuir com o aumento da experiência. Em outra série de 17 pacientes, com o uso de dilatação com balão para criação de espaço de trabalho, apresentou 100% de êxito na obtenção de tecido renal adequado para diagnóstico. O tempo médio de cirurgia foi 35 minutos (excluído o tempo de anestesia), a taxa de incidência de complicações foi de 11%, e 15 dos 17 pacientes da série receberam alta em 24 horas. **Nas séries publicadas de biópsia laparoscópica renal, a hemorragia é a complicação mais frequente. É preciso ter cuidado ao retomar a anticoagulação em pacientes que necessitarem no pós-operatório. Havendo sinais ou sintomas de anemia pós-operatória ou hipovolemia, não se deve hesitar para avaliar o paciente com tomografia computadorizada (TC).**

NEFROPEXIA

A ptose renal, ainda que rara, é causa real de dor crônica no flanco ou na região abdominal superior. A origem precisa dos sintomas é desconhecida, mas é provável que seja secundária à isquemia transiente ou à obstrução urinária (Moss, 1997). O paciente típico com rim ptótico é uma jovem magra que se queixa de dor na posição ereta. A urografia excretora deitada e ereta pode ser usada para fins de diagnóstico, com o achado de interesse sendo a ptose, definido pela descida do rim sintomático em dois corpos vertebrais (Fig. 61-26). A imagem nuclear também pode quantificar a obstrução do fluxo sanguíneo ou a drenagem na posição ereta. A sonografia com Doppler colorido nas posições supinada e vertical também pode ser usada para avaliar o fluxo sanguíneo diferencial. Havendo um rim ptótico, o achado esperado seria um fluxo sanguíneo diminuído na posição ereta. Antes do reparo cirúrgico, é necessário documentar a obstrução, fluxo sanguíneo diminuído ou correlação descendente significativa com a dor.

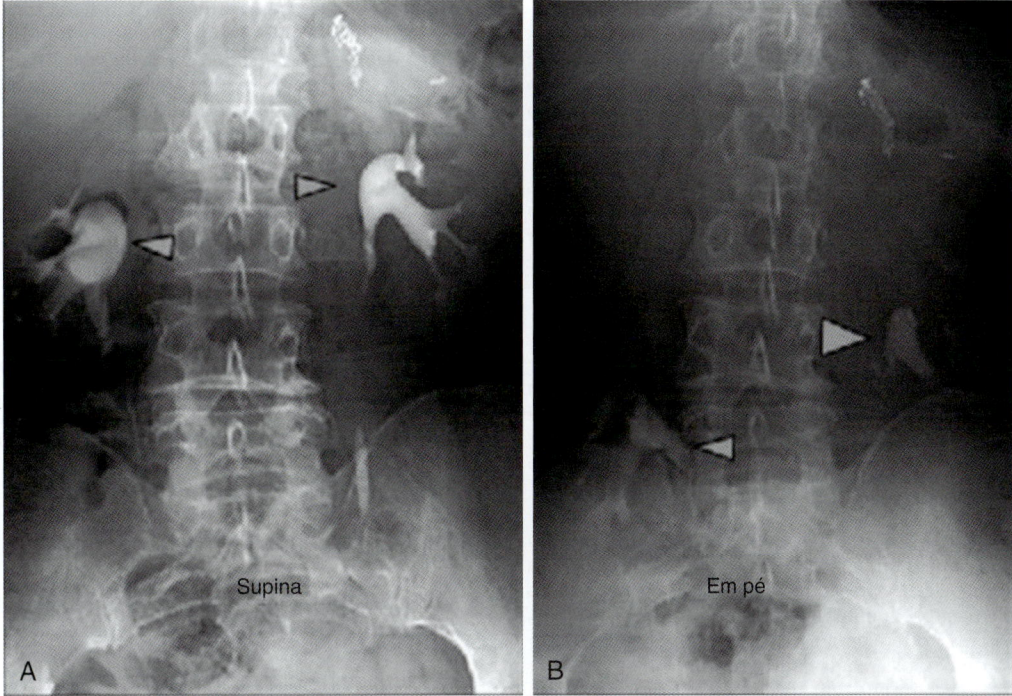

Figura 61-26. Pielograma intravenoso mostrando rins ptóticos bilaterais nas posição (A) supinada e (B) em pé. (De El-Moula MG, Izaki H, Kishimoto T, et al., Laparoscopic nephropexy. J Laparoendosc Adv Surg Tech A 2008;18:230–6.)

Procedimento

O reparo cirúrgico é realizado usando uma abordagem padrão transperitoneal ou retroperitoneal, para mobilização total do rim afetado e exposição da fáscia sobrejacente aos músculos psoas e quadrado do lombo (Chueh et al., 2002; Matsui et al., 2004) (Fig. 61-27, disponível exclusivamente on-line em inglês no site www.expertconsult.com). Começando no polo superior, suturas interrompidas são colocadas para prender a borda lateral da cápsula renal até a fáscia sobrejacente do músculo (Fig. 61-28). As suturas também podem ser colocadas entre a cápsula renal anterior e o peritônio parietal para suporte adicional. Usar suturas com clipes **Lapra-Ty**® (Ethicon, Cincinnati, OH) pré-colocadas constitui o passo inicial em direção à fáscia ou ao peritônio. Em seguida, uma segunda sutura é colocada após atravessar o rim. Uma técnica alternativa descreve o uso de fita adesiva vaginal isenta de tensão, para prender o rim (Hübner et al., 2004). O rim é preso colocando as agulhas de modo a passar a fita em torno do polo do rim e, por fora, através da parede abdominal. Isto às vezes é encontrado acompanhado de obstrução da junção uteropélvica, a qual deve ser abordada simultaneamente (Boylu et al., 2009).

Resultados

Um estudo retrospectivo envolvendo 30 pacientes submetidos à nefropexia laparoscópica, com tempo médio de seguimento de 5,9 anos, demonstrou a melhora de todos os pacientes e alívio total dos sintomas em 11 participantes (Plas et al., 2001). A melhora significativa da função renal diferencial foi medida por varredura renal em 9 dos 10 pacientes submetidos ao estudo no pós-operatório. Dois pacientes desenvolveram um rim ptótico recorrente com mais de 5 cm de descida comprovada por PIV. Um estudo adicional envolvendo 48 pacientes, com tempo médio de seguimento de pouco mais de 8 anos, revelou que 94% dos pacientes não tinham sinais de ptose significativa nas imagens pós-operatórias, enquanto 91% dos pacientes apresentavam melhora dos sintomas de dor (Gözen et al., 2008). O tempo médio de cirurgia foi 95 minutos e a perda média de sangue estimada foi 50 mL. A satisfação dos pacientes era alta e os autores concluíram que a nefropexia laparoscópica proporcionou uma abordagem minimamente invasiva a estes pacientes, com resultados a longo prazo satisfatórios.

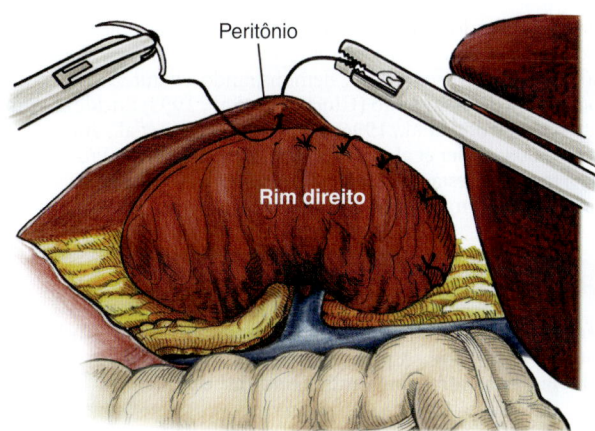

Figura 61-28. Nefropexia. Depois de o rim ser liberado dos pontos de fixação laterais e posteriores, múltiplas suturas 2-0 são colocadas na cápsula e na borda lateral da fáscia sobrejacente à parede abdominal. As suturas também podem ser colocadas entre a cápsula renal anterior e o peritônio parietal, para suporte extra.

Mais recentemente, as abordagens de assistência robótica e CLSU para nefropexia laparoscópica também foram relatadas, mimetizando técnicas similares e relatando resultados similares, ainda que não diretamente comparados com a laparoscopia convencional (Boylu et al., 2009; Tsai et al., 2010; Baldassarre et al., 2011).

DIVERTICULECTOMIA DE CÁLICE

Pacientes com divertículos de cálice sintomáticos contendo cálculos podem ser tratados por laparoscopia. A litotripsia extracorpórea por ondas de choque (LEOC) e a ureteroscopia podem ser usadas. Entretanto, devido à estenose infundibular, as taxas de depuração de cálculos são baixas (Jones et al., 1991; Pang et al., 1992; Stream e Yost, 1992). **Os princípios terapêuticos incluem a remoção de cálculos e ampliação da estenose infundibular para prevenção da estase urinária ou realização de ablação da cavidade diverticular, de modo geral.** No passado, os divertículos de cálice sintomáticos têm sido tratados com nefrectomia parcial, masurpialização e fulguração do divertículo, e por vezes com nefrectomia simples. Mais recentemente, tem sido usado o tratamento percutâneo, porém os cálculos e sintomas podem recorrer se a cavidade não for totalmente submetida à ablação (Donnellan et al., 1999). **Uma abordagem laparoscópica pode ser indicada para divertículos periféricos amplos, ou divertículos de localização central com proximidade do hilo renal.**

Procedimento

A localização dos divertículos será o direcionador primário para a escolha de uma abordagem transperitoneal ou retroperitoneal. Uma vez concluída a dissecção renal, a localização do divertículo pode se mostrar difícil. Aderências densas na superfície do rim sobrejacente ao divertículo podem estar presentes, ao lado de um "efeito de ondulação" sobre a cápsula renal. A ultrassonografia intraoperatória também pode ser usada para auxiliar a localização do divertículo ou confirmar uma localização suspeita. Uma vez localizado, é criada uma incisão no parênquima sobrejacente e este é aberto para exposição do divertículo que, por sua vez, é aberto subsequentemente com cautério. Os cálculos presentes junto à cavidade podem então ser removidos e o coagulador com feixe de argônio ou dispositivo de cautério monopolar pode ser usado para fulgurar o revestimento diverticular. O infundíbulo em comunicação com o sistema coletor é fechado com suturas, enquanto o tecido adiposo perineal pode ser introduzido no defeito para diminuir ainda mais a probabilidade de recidiva. Um dreno geralmente é mantido no local, após o fechamento do defeito no sistema coletor.

Resultados

Os relatos publicados sobre diverticulectomia laparoscópica de cálice são limitados a pequenas séries e relatos de caso. Resultados excelentes foram relatados por numerosos autores, demonstrando a natureza definitiva desta modalidade de tratamento (Gluckman et al., 1993; Ruckle e Segura et al., 1994; Harewood et al., 1996; Wolf, 2000; Miller et al., 2002; Canales e Monga, 2003; Wyler et al., 2005; Gonzalez et al., 2011). Provavelmente devido à raridade desta cirurgia e das pequenas séries de caso na literatura, as complicações também são raras e relatadas de maneira inconsistente.

NEFRÓLISE

A nefrólise tem sido usada para tratar dor lombar, síndrome de hematúria e quilúria. A primeira indicação tem dados limitados. A quilúria é causada pela ruptura linfática ou conexão fistulosa no interior do sistema pielocalicial. Trata-se de um problema mundial raro, porém encontrado frequentemente em países tropicais onde há filariose (*Wuchereria bancrofti* ou *Brugia malayi*), a causa mais comum, é endêmica (Tandon et al., 2004). Em casos raros, a esquistossomose também pode ser causa de quilúria e a quilúria não parasítica é rara. Outras causas relatadas incluem a tuberculose (Wilson e White, 1976), fístula linforrenal idiopática (Eisner et al., 2009), cirurgia prévia (Kim e Joudi, 2009), gravidez (Onyeije et al., 1997), obstrução do ducto torácico (Garrido et al., 1995), adenite mesentérica (Cohen et al., 1984), vasculite renal (El-Reshaid et al., 1998) e adenoma metanéfrico (McNeil et al., 2008).

Diagnóstico de Quilúria

Os pacientes tipicamente apresentam urina esbranquiçada e podem ter proteinúria na faixa nefrótica. A avaliação inicial inclui urinálise e cultura, urina para quilo e contagem sanguínea total para checar a eosinofilia. A avaliação para localizar a fístula pode incluir cistoscopia com pielografia retrógrada, TC, ressonância magnética (RM) ou linfangiografia (Fig. 61-29).

Tratamento

A quilúria costuma ser autolimitada e muitos pacientes podem ser tratados de modo conservador. Nos casos associados à filariose, isto envolve o tratamento com um curso de dietilcarbamazina (DEC) combinado a uma dieta com baixo teor de gordura (Tandon et al., 2004). A instilação retrógrada de nitrato de prata ou povidona-iodo no sistema coletor, como agente esclerosante, também foi descrita e estes agentes são usados comumente como tratamento de primeira linha, associado a taxas de sucesso comparáveis de cerca de 80% (Dalela et al., 2004b; Goel et al., 2004). Quando o manejo conservador falha ou se os casos forem particularmente graves, a intervenção cirúrgica é realizada.

Procedimento e Resultados

A nefrólise envolve a mobilização completa do rim e a esqueletização dos vasos hilares renais e ureter superior, com ligação dos canais linfáticos. O procedimento pode ser realizado por laparoscopia, com uma abordagem transperitoneal ou retroperitoneal, e garante a completa dissociação linfática do rim afetado (Chiu et al., 1995; Gomella et al., 1998). Também foi descrito o uso de um envoltório omental em torno do hilo, para proporcionar uma barreira adicional contra a recorrência (Dalela et al., 2004a). Isto foi relatado como sendo seguro e eficaz, até mesmo no contexto de uma vasculatura renal complexa (Zhang et al., 2012). Os autores que comumente realizam este procedimento relatam taxas de sucesso excelentes, que se aproximam de 100%.

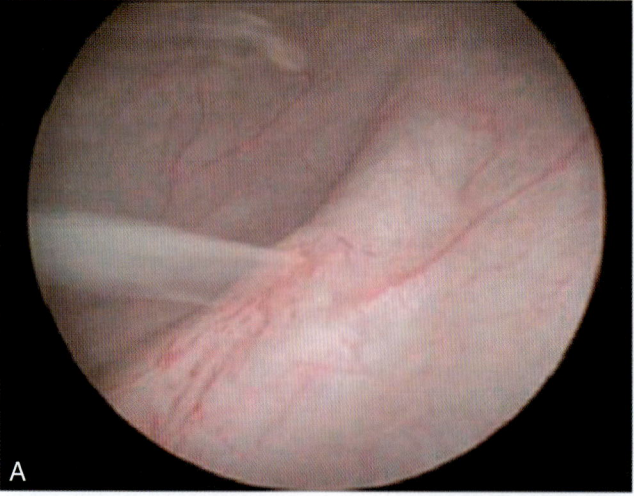 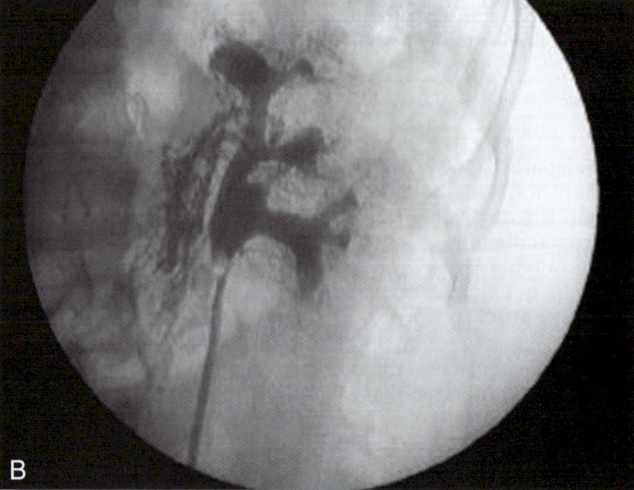

Figura 61-29. Quilúria. **A,** Cistoscopia mostrando efluxo leitoso esbranquiçado a partir do orifício ureteral esquerdo. **B,** Pielograma retrógrado mostrando fístula linforrenal. (De Eisner BH, Tanrikut C, Dahl DM. Chyluria secondary to lymphorenal fistula. Kidney Int 2009;76:126.)

NEFRECTOMIA RADICAL

As abordagens laparoscópicas para malignidades são realizadas há mais de 20 anos. As indicações oncológicas para a nefrectomia laparoscópica radical (NLR) são similares às indicações para cirurgia aberta. Rins com tumores que medem até 25 cm têm sido removidos com sucesso por laparoscopia, enquanto a nefrectomia citorredutora é realizada em pacientes com doença metastática (Walther et al., 1999). Em adição, os tumores com trombos cavais também têm sido removidos com êxito (Martin et al., 2008; Hoang et al., 2010; Bansal et al., 2014).

Transperitoneal

Procedimento

O acesso e a colocação de trocarte são similares ao descrito para a nefrectomia simples. Com massas maiores, envolvimento caval ou invasão de órgão, pode haver necessidade de trocartes adicionais ou de uma porta manual. O procedimento para NLR é essencialmente idêntico ao da nefrectomia laparoscópica simples. A principal característica distintiva é o fato de a fáscia de Gerota e o tecido adiposo serem mantidos intactos durante a dissecção. A suprarrenal pode ser removida em bloco com o rim, quando indicado (Fig. 61-30A). Para auxiliar este procedimento, a veia renal é tomada medialmente em relação ao ponto de partida da veia suprarrenal. Na cirurgia com preservação da suprarrenal, a fáscia é aberta sobre o aspecto medial superior do rim (Fig. 61-30B). Linfonodos suspeitos podem ser removidos e uma dissecção hilar ou retroperitoneal total pode ser conduzida, quando de fato necessário, com base nas imagens pré-operatórias, localização tumoral e subtipo histológico, quando conhecidos com base na biópsia pré-operatória, patologia cirúrgica anterior ou predisposição hereditária. A excisão de parte do músculo adjacente ou do órgão envolvido, como o diafragma, pâncreas, fígado, baço e intestino, também foi relatada (Molina et al., 2004; Huscher et al., 2012).

Resultados

Hoje, os dados referentes à sobrevida câncer-específica de longa duração são amplamente disponibilizados por múltiplos centros no mundo inteiro que realizam a NLR (Tabela 61-3). Os resultados de 5 e 10 anos mostram equivalência oncológica com a nefrectomia radical aberta no tratamento do câncer renal. De fato, a NLR se tornou o padrão de tratamento para a maioria das malignidades renais previamente tratadas com nefrectomia radical aberta.

Um estudo multi-institucional conduzido por centros que realizam a NLR compararam os resultados cirúrgicos e doença-específicos entre os procedimentos aberto e de NLR, com seguimento prolongado (Portis et al., 2002). O tempo médio de seguimento foi 54 meses e as taxas de sobrevida livre de recorrência foram de 91% e 92%, respectivamente, para os dois grupos aos 5 anos. A sobrevida de 5 anos câncer-específica era de 98% na coorte de laparoscopia, e de 92% para coorte de procedimento aberto.

Uma análise comparativa de 67 pacientes submetidos à NLR, com 54 pacientes submetidos à nefrectomia radical aberta, avaliou os resultados perioperatórios e oncológicos (Permpongkosol et al., 2005). O grupo de NLR apresentou tempo médio de cirurgia mais longo (256 *vs.* 193 minutos). Entretanto, é provável que este achado reflita a curva de aprendizado para laparoscopia, porque os primeiros 34 pacientes e os últimos 33 pacientes incluídos no grupo de NLR exibiram diferença significativa do tempo de cirurgia. Houve complicações em 15% dos pacientes nos grupos de NLR e de procedimento aberto, e foi necessário realizar transfusão sanguínea em 6% e 20% destes pacientes, respectivamente. De modo mais significativo, **as taxas de sobrevida livre de doença calculadas para os procedimentos de nefrectomia laparoscópica e nefrectomia radical aberta foram, respectivamente, 95% e 89% aos 10 anos. As taxas de sobrevida atuariais para nefrectomia laparoscópica e nefrectomia radical aberta foram 87% e 75%, respectivamente, aos 10 anos.** Estas diferenças não foram estatisticamente significativas.

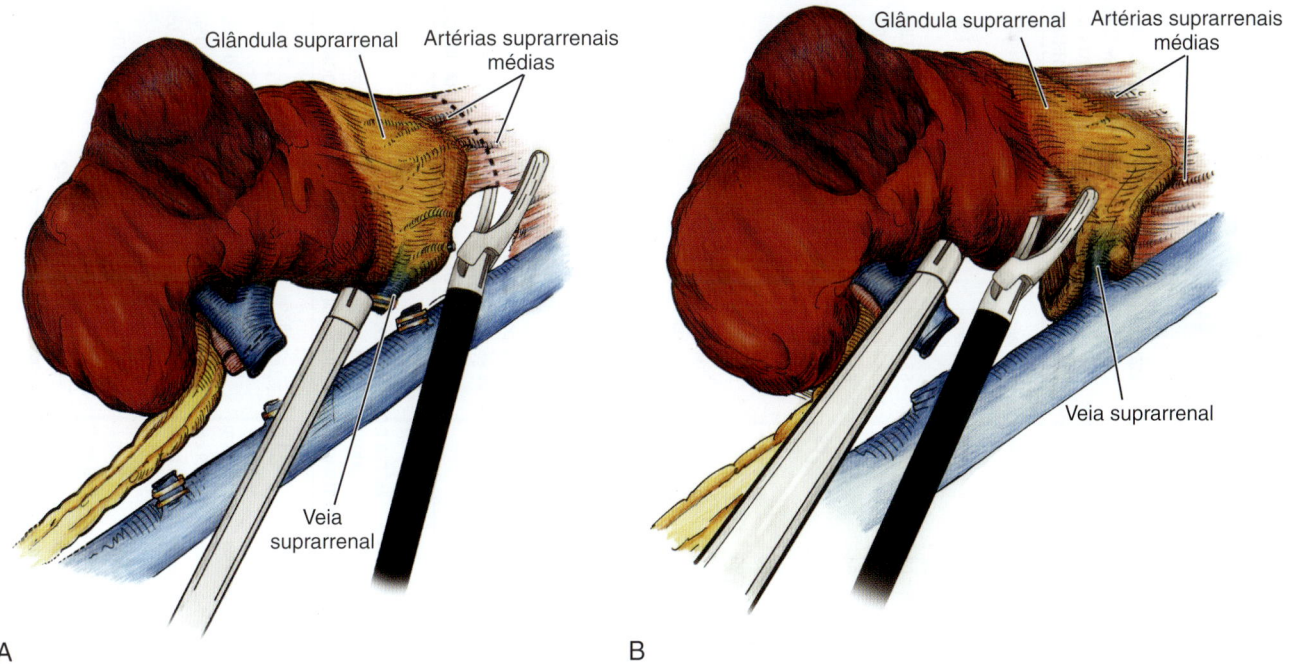

Figura 61-30. **A,** A inclusão da glândula suprarrenal durante a nefrectomia laparoscópica radical direita pode ser prontamente conseguida usando tesouras ultrassônicas ou bipolares para controlar os múltiplos ramos arteriais que seguem para a glândula suprarrenal. A retração inferior do rim facilita a exposição deste plano cirúrgico. **B,** Nefrectomia radical direita, preservando a suprarrenal. O uso de instrumento rombo acima do hilo para promover tração anterior e inferior do rim ajuda a expor o plano correto e a estirar o tecido conectivo. Tesouras ultrassônicas ou bipolares são novamente úteis para evitar qualquer sangramento que possa ocorrer neste plano.

TABELA 61-3 Resultados Oncológicos da Nefrectomia Laparoscópica Radical

A. SÉRIES COMPARATIVAS ANALISANDO A NEFRECTOMIA LAPAROSCÓPICA E NEFRECTOMIA RADICAL ABERTA

AUTOR	ABORDAGEM	N° TOTAL DE PACIENTES	N° DE PACIENTES COM CCR	MÉDIA DA IDADE NA CIRURGIA	MÉDIA DO TAMANHO TUMORAL	ESTÁGIO CLÍNICO ≥T2	PACIENTES COM GRAU 3 OU 4 DE FUHRMAN	MEDIANA DO SEGUIMENTO	RECORRÊNCIA LOCAL	PROGRESSÃO PARA DOENÇA METASTÁTICA	TEMPO MÉDIO ATÉ A RECORRÊNCIA OU METÁSTASE	MORTES CÂNCER-ESPECÍFICAS	SOBREVIDA DE 5 ANOS LIVRE DE RECORRÊNCIA/ CÂNCER-ESPECÍFICA/ GERAL	SOBREVIDA DE 10 ANOS LIVRE DE RECORRÊNCIA/ CÂNCER-ESPECÍFICA/ GERAL
Dunn et al., 2000	Laparoscópica	60	44	63,5 anos	5,3 cm	NR	NR	25 meses (média)	1 (2,3%)	2 (4,5%)	Não especificado	2	—	—
	Aberta	30	30	61,8 anos	7,4 cm	NR	NR	27 meses (média)	0 (0%)	3 (10%)	Não especificado	0	—	—
Ono et al., 2001	Laparoscópica	103	103	57,2 anos	3,1 cm	0%	3,9%	29 meses	1 (1%)	3 (2,9%)	31,5 meses	0	95,1%/NR/95%	—
	Aberta	46	46	56,7 anos	3,3 cm	0%	6,5%	39 meses	0 (0%)	3 (6,5%)	22,3 meses	2	89,7%/NR/95,6%	—
Portis et al., 2002	Laparoscópica	64	64	60,6 anos	4,3 cm	14,1%	9,4%	54 meses	1 (1,6%)	3 (4,7%)	31,8 meses	1	92%/98%/81%	—
	Aberta	69	69	61,3 anos	6,2 cm	34,8%	13,0%	69 meses	1 (1,4%)	10 (14,5%)	47,5 meses	6	91%/92%/89%	—
Saika et al., 2003	Laparoscópica	195	195	57,3 anos	3,7 cm	NR	4,1%	40 meses	1 (0,5%)	10 (5,1%)	33,6 meses	5	91%/NR/94%	—
	Aberta	68	68	58,4 anos	4,4 cm	NR	7,3%	65 meses	0 (0%)	10 (14,7%)	Não especificado	6	87%/NR/94%	—
Harano et al., 2005	Laparoscópica	96	96	61,1 anos	4,3 cm	NR	NR	25 meses	0 (0%)	3 (3,1%)	24,3 meses	0	88%/ND/100%*	—
	Aberta	86	86	58,5 anos	4,9 cm	NR	NR	86 meses	0 (0%)	5 (5,8%)	Não especificado	0	93%/ND/100%*	—
Permpongkoso et al., 2005	Laparoscópica	67	67	61 anos	5,1 cm	31,3%	26,9%	73 meses	0 (0%)	4 (6%)	29,5 meses	2	94%/97%/85%	94%/97%/76%
	Aberta	54	54	59 anos	5,4 cm	25,9%	29,6%	80 meses	0 (0%)	7 (13%)	Não especificado	6	87%/89%/72%	87%/86%/58%
Hemal et al., 2007†	Laparoscópica	41	39	52,5 anos	9,9 cm	100%	NR	51 meses	0 (0%)	3 (7,7%)	Não especificado	2	92,6%/95,1%/87,8%	—
	Aberta	71	68	52,7 anos	10,1 cm	100%	NR	57 meses	0 (0%)	7 (10,3%)	Não especificado	4	90,1%/94,4%/88,7%	—
Hattori et al., 2009†	Laparoscópica	52	52	56 anos	8,8 cm	100%	11,5%	41 meses	1,9%	19,2%	Não especificado	6	75%/90%/NR	60%/90%/NR
	Aberta	79	79	62 anos	8,9 cm	100%	11,4%	51 meses	2,5%	20,3%	Não especificado	20	77%/87%/NR	70%/75%/NR

B. SÉRIES NÃO COMPARATIVAS DE NEFRECTOMIA LAPAROSCÓPICA RADICAL

AUTOR	N° DE PACIENTES COM CCR	MÉDIA DA IDADE NA CIRURGIA	MÉDIA DO TAMANHO TUMORAL	PACIENTES COM GRAU 3 OU 4 DE FUHRMAN	MEDIANA DO SEGUIMENTO	RECORRÊNCIA LOCAL	PROGRESSÃO PARA DOENÇA METASTÁTICA	TEMPO MÉDIO ATÉ A RECORRÊNCIA OU METÁSTASE	MORTES CÂNCER ESPECÍFICAS	SOBREVIDA DE 5 ANOS LIVRE DE RECORRÊNCIA/ CÂNCER-ESPECÍFICA/ GERAL	SOBREVIDA DE 10 ANOS LIVRE DE RECORRÊNCIA/ CÂNCER-ESPECÍFICA/ GERAL
Cadeddu et al., 1998	157	61 anos	NR	8,9%	19,2 meses (média)	1 (0,6%)	4 (2,5%)	14,8 meses	0	91%/ND/ND	ND
Wille et al., 2004	118	63 anos	5,1 cm	NR	23,5 meses	0 (0%)	3 (2,5%)	9,7 meses	NR	NR	ND
Hemal et al., 2007	132	51,6 anos	6,9 cm	7,6%	56 meses	0 (0%)	17 (12,9%)	34,1 meses	16	87,1%/87,9%/85,6%	ND
Bandi et al., 2008	65	59 anos	5,8 cm	14,0%	46 meses (média)	1 (1,5%)	4 (6,2%)	18 meses	3	90,2%/94,4%/80%	ND
Berger et al., 2009	73	59 anos	5 cm	24,6%	131 meses	0 (0%)	8,2%	74 meses	8	NR	86%/92%/65%
Pierorazio et al., 2012†	166	58,2 anos	9 cm	51,7%	36 meses	4 (2,4%)	35 (21,1%)	ND	ND	62,4%/92,9%/ND	ND
Luciani et al., 2013†	222	64 anos	8,5 cm	43%	42	4 (1,8%)	42 (18,9%)	14 meses	28	76%/78%/76%	ND

ND, não disponível; NR, não relatado; CCR, carcinoma de células renais.

*Sobrevida de 4 anos relatada nesta série.

†Séries que incluem tumores somente com tamanho ≥7 cm.

Mais recentemente, foram relatados dados de resultados oncológicos de 10 anos obtidos com a NLR. As taxas de sobrevida livre de recorrência, sobrevida câncer-específica e sobrevida geral foram 86%, 92% e 65%, respectivamente, após 10 anos de pós-nefrectomia (Berger et al., 2009). Entre os 73 pacientes submetidos à NLR, **nenhum desenvolveu recorrência local e 6 (8,2%) desenvolveram doença metastática após um tempo médio de 74 meses.** Embora os resultados deste estudo não tenham sido comparados com os de uma coorte de nefrectomia radical aberta, os resultados são bastante comparáveis aos da cirurgia aberta.

Os resultados perioperatórios em grupos contemporâneos submetidos à nefrectomia laparoscópica e nefrectomia radical aberta também têm sido extensivamente estudados. Em um relato comparando a nefrectomia radical minimamente invasiva à nefrectomia radical aberta no banco de dados do National Surgical Quality Improvement Program, foram identificados 5.459 casos de nefrectomia radical. Tempos de cirurgia significativamente menores, necessidade diminuída de transfusão de sangue, menor tempo de internação e menor incidência de complicações no pós-operatório foram observados na coorte de pacientes laparoscópicos (Liu et al., 2014a). De modo similar, em uma coorte compatibilizada em que foram comparadas as nefrectomias laparoscópica e radical aberta, foi demonstrado que uma abordagem laparoscópica resultava em menor perda de sangue, curso hospitalar reduzido, requerimentos diminuídos de analgésicos e retorno mais rápido à convalescença (Gill et al., 2000). De modo consistente, achados similares foram relatados por múltiplos autores ao longo das últimas 3 décadas (Kerbl et al., 1994a; McDougall et al., 1996; Hemal et al., 2007).

Retroperitoneal

Procedimento

O paciente é posicionado e os trocartes são colocados para obtenção do acesso retroperitoneal, conforme descrito anteriormente neste capítulo. Após a identificação do músculo psoas e do tendão, a dissecção medial neste plano revelará o ureter. A elevação do ureter permitirá a visualização e subsequente elevação do polo inferior do rim. Isto acarretará o estiramento dos vasos renais principais, facilitando sua dissecção. A pulsação arterial pode ser visibilizada indiretamente através do tecido conectivo sobrejacente e, assim como a abordagem transperitoneal, uma cuidadosa dissecção camada por camada com aspirador-irrigador permitirá que os vasos renais sejam vistos de modo mais direto. O uso do dissecador de Mixter permitirá que a artéria seja circunferencialmente liberada do tecido adjacente, enquanto os clipes ou o grampeador endovascular são usados para clampear e dividir sequencialmente a artéria e a veia. Durante a cirurgia no rim esquerdo, tipicamente haverá necessidade de dissecção da veia lombar, bem como de sua ligação e divisão, para permitir o acesso desimpedido ao hilo principal. **É preciso ter o cuidado de se reorientar continuamente com base nas relações anatômicas, a fim de garantir que a veia cava inferior não seja confundida com a veia renal.**

Resultados

Em comparação com o observado na NLR transperitoneal, os resultados da abordagem retroperitoneal são similares quanto às taxas de complicações, requerimentos analgésicos, curso hospitalar e retorno à convalescença.

Foi conduzido um estudo randomizado que comparou abordagens laparoscópicas transperitoneal e retroperitoneal, envolvendo 102 pacientes (52 transperitoneal e 50 retroperitoneal) com tumores medindo, em média, 5 cm (Desai et al., 2005). Não houve diferenças quanto à perda de sangue, requerimento de narcótico, internação ou taxa de complicações. Entretanto, uma diferença significativa foi observada em termos de tempo de cirurgia, a qual favoreceu a abordagem retroperitoneal (150 vs. 207 minutos). Um segundo estudo randomizado, envolvendo 40 pacientes, comparou o número e o tamanho dos trocartes, o estágio patológico, a perda de sangue, o tempo de cirurgia, a taxa de complicações e a internação (Nambirajan et al., 2004). Nenhuma diferença estatística foi observada em qualquer destes resultados, incluindo o tempo de cirurgia. Uma recente revisão sistemática, que incluiu estudos controlados randomizados prospectivos e estudos observacionais retrospectivos comparando os resultados das duas abordagens, não demonstrou diferença significativa de tempos de cirurgia, tempo decorrido até a primeira ingesta oral, requerimento de analgésicos no pós-operatório, complicações pós-operatórias, conversão para aberta, necessidade de transfusão sanguínea ou resultados oncológicos (Fan et al., 2013).

Manualmente Assistida

Procedimento

O paciente é posicionado e a porta manual com os trocartes são colocados conforme descrito anteriormente. As etapas seguidas na nefrectomia laparoscópica manualmente assistida (NLMA) são similares às etapas da cirurgia laparoscópica pura, porém a mão não dominante é totalmente usada para retração e dissecção romba. Para fazer uma incisão na linha branca de Toldt, a mão não dominante retrai o cólon medialmente, enquanto a mão dominante usa tesouras laparoscópicas para dividir os ligamentos (Fig. 61-31). O irrigador-aspirador então é usado para ajudar a identificar e dissecar o plano correto posterior ao mesentério do intestino grosso e anterior à fáscia de Gerota. A mão e os dedos do cirurgião podem ser usados para promover simultaneamente uma tração lateral sobre o rim e uma tração medial sobre o intestino, ajudando a demonstrar o plano correto. Para um procedimento renal de lado esquerdo, a mão também pode ser usada para retrair cuidadosamente o baço e o pâncreas, medialmente, enquanto os ligamentos lienorrenais são divididos. Similarmente, no lado direito, a mão é usada para retrair anteriormente o fígado, expondo o polo superior e facilitando sua dissecção.

Depois de o cólon ter sido suficientemente mobilizado, o músculo psoas é identificado e isto permitirá que o ureter seja elevado. À esquerda, a veia gonadal é tipicamente elevada em um pequeno volume com o ureter, mas à direita a veia gonadal é refletida medialmente. Com o ureter elevado, a mão pode dissecar rombamente e elevar o rim inteiro à parte do músculo psoas, enquanto o ureter então é seguido até o hilo renal. Os dedos são usados para exercer tração lateral sob o rim, enquanto o polegar empurra medialmente o intestino e o mesentério. O hilo deve começar a ser visibilizado neste ponto e o irrigador-aspirador pode ser usado para dissecar cuidadosamente o tecido conectivo sobrejacente, enquanto a mão é usada para manter os vasos estirados. Depois de os vasos serem suficientemente esqueletonizados, um grampeador endovascular ou clipes são usados para ligar e dividir a artéria

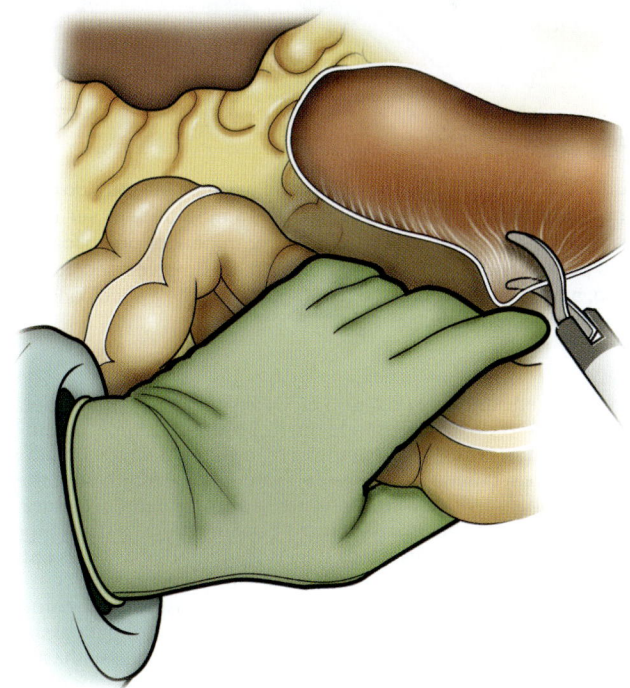

Figura 61-31. A mão não dominante é usada para retrair o cólon medialmente e dissecar os planos teciduais, enquanto a mão dominante usa da tesoura endoscópica para seccionar os ligamentos do cólon.

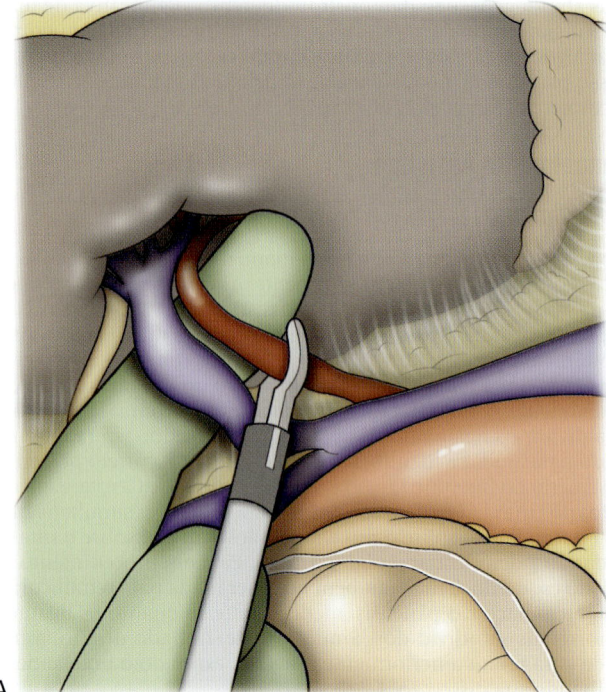
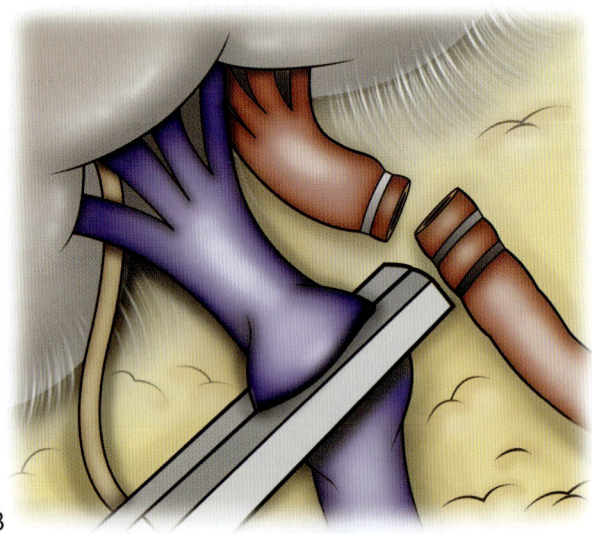

Figura 61-32. A, Com o hilo renal estirado e o intestino retraído medialmente para expor os vasos, os dedos da mão podem ser usados para apalpar a artéria renal e guiar um grampeador ou aplicador de clipes para prender e seccionar a artéria. **B,** Uma vez seccionada a artéria, a veia renal é liberada circunferencialmente e seccioanda com grampeador endovascular.

e a veia sequencialmente (Fig. 61-32). Os ligamentos lateral e superior podem então ser divididos, usando um dispositivo LigaSure® ou um bisturi Harmonic® (Ethicon), enquanto a mão os mantêm tracionados. A mão não deve ser usada para dissecar cegamente a glândula suprarrenal livre do polo superior do rim, porque isto tipicamente resultará em sangramento. A energia ultrassônica, o LigaSure® ou o cautério bipolar podem ser usados para dividir os frágeis ligamentos existentes entre o rim e a glândula suprarrenal, como na laparoscopia pura.

Uma compressa de laparotomia laminada costuma ser colocada através da porta manual, no início do procedimento, para assistir a retração, absorver o sangue e permitir que o cirurgião mantenha a pressão, se necessário. Em adição, a ponta do irrigador-aspirador pode ser introduzida na compressa comprimida, para facilitar a sucção quando houver necessidade. É essencial lembrar de remover a compressa ao final do caso. A incisão da porta manual feita previamente permite a rápida remoção da compressa e da peça cirúrgica intacta. Entretanto,

foram relatadas metástases na porta manual e a recomendação é colocar a amostra em um dispositivo de remoção, antes da extração, para minimizar qualquer possibilidade de contato direto da amostra de extração com as bordas da ferida.

A mão inserida também pode facilitar o fechamento dos sítios de trocartes maiores que 10 mm, com auxílio de um passador de suturas. Foram relatadas complicações da ferida, como hérnias e infecções, no sítio da porta manual, com as hérnias se manifestando tipicamente após 3 meses ou mais da cirurgia e associadas a uma incidência geral de 4% (Okeke et al., 2002; Wolf, 2005). É preciso ter o cuidado de irrigar copiosamente e fechar a incisão da porta manual, idealmente fechando o peritônio à parte da fáscia, para minimizar a probabilidade de lesão de estruturas intraperitoneais e de formação de hérnia.

Resultados

A maioria dos resultados é comparável entre a laparoscopia pura e a técnica manualmente assistida, incluindo a eficácia, tempos de cirurgia, taxas de complicação, requerimentos de narcóticos, duração da internação e retorno à convalescença. Alguns estudos comparativos entre técnicas laparoscópicas e manualmente assistidas demonstraram que os procedimentos manualmente assistidos podem requerer tempos de cirurgia menores, mas os pacientes apresentam dor abdominal mais intensa e mais complicações da ferida (Nelson e Wolf, 2002).

Estudos comparativos das abordagens de NLMA e laparoscópica padrão demonstraram que a escolha da abordagem não afeta o resultado oncológico. Gabr et al., (2009) estudaram e compararam 147 pacientes que foram submetidos à nefrectomia laparoscópica padrão e 108 pacientes submetidos à NLMA. Em média, o tempo de seguimento destes pacientes foi 35,2 meses e a análise de variáveis múltiplas demonstrou que a abordagem não afetou a sobrevida livre de recidiva, sobrevida câncer-específica nem a sobrevida geral. Um estudo multi-institucional envolvendo 95 pacientes submetidos à NLMA avaliou o impacto do tamanho do tumor sobre o resultado (Stifelman et al., 2003). Os pacientes foram agrupados em pacientes com tumores maiores que 7 cm e pacientes com tumores menores que 7 cm. Os resultados a curto prazo, alcançados após um tempo médio de seguimento de 12 meses, não diferiram entre os dois grupos, incluindo a taxa de margem, recorrência local e metástases.

Considerações Especiais

Tumores Grandes

A experiência com a laparoscopia para tumores amplos (>7 cm) cresceu substancialmente, conforme a confiança na laparoscopia renal foi aumentando (Steinberg et al., 2004; Hemal et al., 2007; Berger et al., 2008; Rosoff et al., 2009; Luciani et al., 2013). Os tumores grandes apresentam várias dificuldades cirúrgicas. O volume da massa pode diminuir o espaço de trabalho e alterar os referenciais anatômicos normais. Isto pode resultar em desorientação com risco potencialmente maior de lesão a estruturas adjacentes. A contínua referência intraoperatória aos exames de imagem pré-operatórios, bem como ao uso intraoperatório de ultrassonografia é útil. Os endoscópios flexíveis podem ser usados para melhor visibilizar partes do campo cirúrgico que, de outro modo, não seriam visíveis ao laparoscópio rígido convencional. O peso de tumores amplos pode levar o cirurgião a aplicar força na manipulação, potencialmente resultando em ruptura do tumor. Pode ser benéfico usar uma porta manual ou trocartes adicionais nestes casos, para permitir uma retração mais amplamente distribuída do rim. A linfadenectomia também pode ser considerada em casos de tumores maiores e em estágios mais avançados.

Grampeamento em Bloco de Vasos Hilares

O grampeamento em bloco do hilo renal foi relatado por vários centros. Uma avaliação de 80 pacientes com tempo médio de seguimento de 35,2 meses após um procedimento de nefrectomia radical aberta ou NLR, com uso rotineiro de grampeamento hilar em bloco, demonstrou ausência de evidência clínica de fístula arteriovenosa (White et al., 2007). Metade dos pacientes também foram submetidos à arteriografia por TC, a um intervalo mínimo de 12 meses no pós-operatório, e nenhum paciente apresentou evidência radiográfica de fístula arteriovenosa. Outro estudo avaliou os resultados alcançados por 433 pacientes submetidos à NLR ou à nefroureterectomia, dos quais 26 (6%) foram submetidos ao grampeamento em bloco somente quando a dissecção hilar era de fato difícil para o cirurgião (Rapp et al., 2004). Nenhum caso de fístula arteriovenosa foi notado com um tempo médio de seguimento de 26 meses. Mais recentemente, um estudo randomizado controlado envolvendo 70 pacientes submetidos ao grampeamento em bloco do hilo renal ou à ligação separada da artéria e da veia relatou que não houve diferenças quanto à pressão arterial pós-operatória, frequência cardíaca, presença de ruído nem quanto a evidências clínicas ou radiográficas de fistulização arteriovenosa no seguimento de 12 meses. Tempos de cirurgia mais curtos e menor perda de sangue estimada foram observados na coorte da ligação em bloco (Chung et al., 2013). Entretanto, existe a possibilidade de ocorrer fístula arteriovenosa como uma complicação subsequente ao grampeamento em bloco do hilo, e por isso um seguimento mais prolongado se faz necessário para avaliar devidamente os pacientes submetidos a esta forma de manejo vascular hilar.

Recorrência em Sítio de Porta

Desde o início da laparoscopia e sua aplicação no manejo cirúrgico de malignidades urológicas, a semeadura em sítio de porta com recidiva tem sido uma preocupação. Em um levantamento internacional de 20 centros que realizaram 2.604 nefrectomias laparoscópicas radicais, não houve relato de semeadura em sítio de porta (Micali et al., 2004). Uma revisão de todos os casos relatados de semeadura em sítio de porta na laparoscopia para malignidade urológica revelou um total de 28 casos. A maioria envolveu carcinoma agressivo de células de transição e 6 casos envolveram CCR (Eng et al., 2008). Um relato mais recente de 133 nefrectomias laparoscópicas radicais demonstrou metástases em sítio de porta em 2 pacientes, ambos em estado patológico mais avançado mostrando evidência de metástases nodais (Kumar et al., 2012). A causa da recorrência em sítio de porta é considerada multifatorial e relacionada com a agressividade do tumor, ao estado imune do paciente, a fatores locais relacionados com a ferida e à técnica cirúrgica. Os efeitos de pneumoperitônio, aerossolização de células tumorais, tipo do gás de insuflação e técnicas de fechamento da ferida laparoscópica foram estudados por múltiplos autores e comprovadamente não contribuem (Ikramuddin et al., 1998; Tsivian et al., 2000; Gupta et al., 2002; Burns et al., 2005; Halpin et al., 2005; Jingli et al., 2006). Assim como na cirurgia aberta, a causa mais comum é o erro técnico e o esparramento tumoral associado. Estudos realizados com animais demonstraram que o contato direto entre o tumor e os sítios de porta intensifica o crescimento tumoral (Bouvy et al., 1996) e, portanto, o uso de um saco de recuperação de peça impermeável é recomendado em todos os casos. Embora a incidência geral de metástases em sítio de porta seja baixa – estimada em 0,09-0,18% (Rassweiler et al., 2003; Micali et al., 2004) – é preciso tomar cuidado na manipulação e extração da peça, para ajudar a minimizar os fatores de risco sobre os quais o cirurgião tem maior controle.

Extração da Peça Cirúrgica

Uma área controversa em torno da extração de peça cirúrgica é o morcelamento, em função das preocupações relacionadas com a avaliação e estadiamento inadequados da patologia, risco teoricamente aumentado de semeadura peritoneal ou em sítio de porta, ruptura do saco durante o morcelamento, e recidiva geral. Apesar da vantagem do menor comprimento da incisão, nenhum benefício foi demonstrado em termos de requerimentos analgésicos no pós-operatório (Hernandez et al., 2003). Um estudo multi-institucional sobre a segurança e eficácia do morcelamento da amostra em 188 pacientes com CCRs em estágio clínico T1 ou T2 revelou 11 pacientes com doença recorrente (10 pacientes com doença metastática para os pulmões ou vísceras e 1 paciente com recidiva em sítio de porta, fossa renal e linfonodo) (Wu et al., 2009). Isto demonstrou que o morcelamento mecânico pode ser realizado com segurança em pacientes seletos, embora não seja considerado o padrão de tratamento. Contudo, a habilidade de estadiar corretamente o paciente permanece em questão, com estudos apresentando resultados conflitantes. A viabilidade da avaliação patológica foi estudada de maneira comparativa, avaliando amostras frescas e amostras fixadas em formalina, antes e após o morcelamento (Landman et al., 2000b). Não foi observada alteração na determinação da histologia, grau ou invasividade local do tumor. Somente o tamanho da amostra não pode ser avaliado após o morcelamento. Um estudo à parte de 23 amostras submetidas ao morcelamento concluiu que o estágio tumoral patológico tanto no CCR como no carcinoma de células de transição é seriamente limitado pelo morcelamento e deve se basear apenas parcialmente nas imagens diagnósticas para determinar o tamanho da lesão, a presença da cápsula e o envolvimento da veia renal (Rabban et al., 2001). Em adição, a incidência de tumores em estágio patológico T3a foi avaliada retrospectivamente em uma série de 1.781 pacientes, tendo sido constatada uma incidência geral de 7,2% (Granberg et al., 2007). As imagens obtidas na maioria destes pacientes não previu a doença em estágio pT3a. Os autores concluíram que, sem imagens que permitam prever de modo mais confiável a invasão adiposa, tornava-se difícil realizar um estadiamento preciso quando o morcelamento era feito.

Se for necessário submeter as amostras ao morcelamento, o cirurgião deve aderir rigorosamente à técnica apropriada, incluindo o uso de um saco projetado especificamente para a finalidade, cobertura adequada com panos e troca de aventais, luvas e instrumentos, após o morcelamento. Foi demonstrado que o LapSac® (Cook Urological, Spencer, IN) é impermeável a bactérias e células tumorais, mesmo quando usado no morcelamento (Urban et al., 1993). O saco é preparado passando um fio metálico hidrofílico umedecido alternadamente a cada terceiro orifício no saco, que então é enrolado de baixo para cima e passado através de um sítio de trocarte de 12 mm. O trocarte é substituído, deixando o fio metálico e os cordões do lado de fora do trocarte. Pinças são usadas para colocar a amostra dentro do saco, que é aberto por meio do fio, e o fio é removido (Wakabayashi et al., 2003). Os cordões são pegos e trazidos pela incisão periumbilical para junto do istmo do saco, que então é firmemente posicionado contra o abdome. Ampliar em 1 cm o sítio do trocarte permitirá que pequenas quantidades de tecido sejam retiradas através da boca do saco. O processo de morcelamento é realizado usando uma pinça em anel, trabalhando com bocados alternados no tecido que se projeta. É preciso evitar passagens profundas com a pinça, a fim de evitar a incorporação não intencional de intestino à pinça. O pneumoperitônio e a visualização laparoscópica direta também devem ser mantidos durante o processo, para permitir o monitoramento do saco intracorporeamente e, assim, evitar lesões nas estruturas que repousam contra o saco ou a perfuração do saco.

Linfadenectomia

A linfadenectomia realizada no momento da nefrectomia para um possível CCR, seja aberta ou laparoscópica, continua sendo controversa e não é realizada com frequência (Filson et al., 2012). Foi demonstrado que a presença de pelo menos dois fatores preditivos patológicos (grau, características sarcomatoides, tamanho do tumor, estágio e necrose) resulta em maior probabilidade de metástases para os linfonodos (Blute et al., 2004). Em adição, foi demonstrado que pacientes com linfonodos suspeitos no pré ou intraoperatório apresentam melhora da sobrevida (em média, 5 meses de benefício) quando são submetidos à dissecção do linfonodo (DLN), em comparação com aqueles que não são submetidos ao procedimento (Pantuck et al., 2003). Um estudo retrospectivo envolvendo 50 pacientes submetidos apenas à NLR versus 50 pacientes submetidos à NLR com DLN determinou que 10% dos pacientes que passaram pela DLN tinham linfonodos positivos (Chapman et al., 2008). Todos os pacientes tinham linfonodos negativos no pré-operatório, conforme estabelecido por avaliação de imagem de cortes transversais, e aqueles com nodos positivos apresentavam lesões de alto grau, em estágio T3 ou T4. No entanto, um estudo randomizado comparando grupos submetidos à nefrectomia radical, com ou sem linfadenectomia no momento da cirurgia, demonstrou que a DLN não promoveu benefício de sobrevida em pacientes com linfonodos clinicamente negativos (Blom et al., 2009).

Está claro que nem todo paciente com CCR necessita de linfadenectomia. Entretanto, um subgrupo de pacientes com linfonodos clinicamente suspeitos, com base em critérios de imagem pré-operatória, patologia em biópsia pré-operatória, achados de intraoperatório ou predisposição hereditária à patologia agressiva, pode ser beneficiado pela linfadenectomia. Notavelmente, não há consenso sobre a extensão da dissecção nodal a ser realizada. Outro grupo que pode ser beneficiado inclui os indivíduos com tumores em estágio mais avançado na ausência de linfonodos suspeitos, embora faltem dados de sobrevida para sustentar o uso da linfadenectomia nesta população.

Recidiva Local

A incidência de recidiva local isolada após a nefrectomia com intenção de cura é de cerca de 1,8% (Itano et al., 2000; Margulis et al., 2009). A recidiva local isolada é definida como sendo a recorrência nos linfonodos retroperitoneais ipsilaterais, fossa renal ou glândula suprarrenal

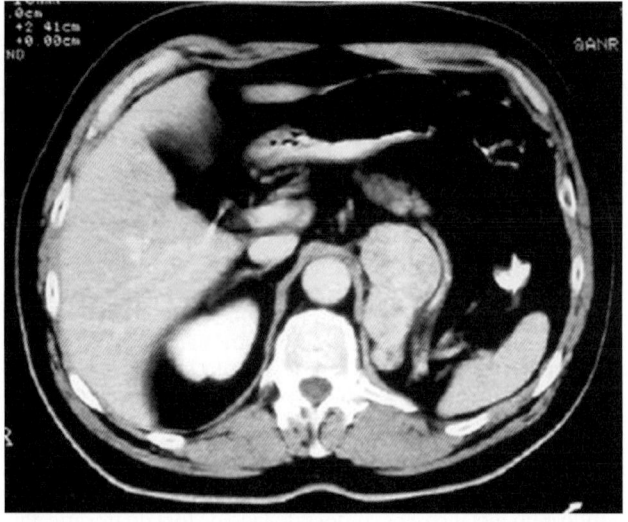

Figura 61-33. Recorrência da fossa renal. (De Nóbrega de Jesus CM, Silva Casafus FA, et al.. Surgical treatment of renal cell carcinoma recurrence at the renal fossa following radical nephrectomy. São Paulo Med J 2008;126:194–6.)

na ausência de evidências de metástases distantes (Fig. 61-33). Em um estudo envolvendo 54 pacientes com recidiva local isolada tratados com ressecção cirúrgica aberta, foram observadas taxas de sobrevida livre de recorrência e câncer-específica de 11 e 61 meses, respectivamente (Margulis et al., 2009). A terapia sistêmica perioperatória com várias combinações de imunoterapia, quimioterapia e inibidores de tirosina quinase dirigidos foi usada em 69% dos casos. Dada a raridade destas recidivas, a informação publicada sobre a experiência com o uso de laparoscopia na abordagem cirúrgica destes casos é bastante limitada. Uma série de 5 pacientes (uma conversão aberta de veia para invasão da veia cava) submetidos a uma abordagem manualmente assistida para recidiva local isolada demonstrou que o procedimento pode ser realizado com segurança em pacientes selecionados (Bandi et al., 2008). Com 43 meses de seguimento, em média, as taxas de sobrevida câncer-específica e livre de doença eram de 60% e 20%, respectivamente. O pequeno número de pacientes incluído neste relato dificulta a interpretação dos resultados. Uma ressecção cirúrgica aberta pode proporcionar controle local duradouro e sobrevida câncer-específica em pacientes cuidadosamente selecionados. Séries laparoscópicas comparativas maiores, com tempo de seguimento suficiente, são nitidamente necessárias para determinar a eficácia da laparoscopia nestes cenários.

Trombos Tumorais nas Veias Renal e Cava

Vários centros publicaram suas experiências com o uso da laparoscopia em cânceres renais com trombo tumoral associado na veia renal ou na veia cava inferior (Desai et al., 2003a; Hsu et al., 2003; Martin et al., 2008; Guzzo et al., 2009; Hoang et al., 2010; Bansal et al., 2014). Após a mobilização laparoscópica completa do rim e a ligação da artéria renal, um DeBakey laparoscópico, alça vascular ou procedimento manualmente assistido tipicamente é usado para "ordenhar" o trombo tumoral de volta para o rim. Isto permite usar um grampeador endovascular na veia renal, excluindo-se o trombo, ou colocar uma pinça Satinsky laparoscópica para isolar um manguito de veia cava, de modo que este manguito possa ser excisado para permitir a extração da amostra intacta e sem tumor junto à margem. Nos casos em que um manguito de veia cava inferior é excisado em bloco com o coto da veia renal, esta cavotomia pode então ser sobrecosturada usando sutura Prolene®, refletindo o procedimento aberto. Também foi descrito que o uso de ultrassonografia intraoperatória auxilia na avaliação do local da extensão do trombo tumoral (Hsu et al., 2003). Para trombos mais altos, a cava é isolada como na cirurgia aberta e pinças *bulldog* ou métodos alternativos são usados para ganhar controle durante a cavotomia, extração e reparo. Até o momento, a abordagem tem sido amplamente limitada a trombos cavais de nível baixo a médio, com resultados relatados comparáveis com os da experiência da cirurgia aberta.

Nefrectomia Citorredutora

Pacientes com CCR avançado podem requerer nefrectomia citorredutora antes da iniciação de terapias sistêmicas secundárias. Um estudo comparativo sobre nefrectomia citorredutora aberta *versus* laparoscópica em um grupo seleto de pacientes com doença metastática – todavia sem invasão local, envolvimento venoso ou adenopatia volumosa — demonstrou sobrevida de 1 ano similar entre os dois grupos (61% *versus* 65%) (Rabets et al., 2004). Adicionalmente, o grupo da laparoscopia apresentou menor perda de sangue, tempo de internação menor e intervalo menor entre a cirurgia e a iniciação da terapia sistêmica (36 *vs.* 61 dias). Outros estudos demonstraram resultados similares (Eisenberg et al., 2006; Matin et al., 2006b; Blick et al., 2010), embora o intervalo reduzido até o início da terapia sistêmica não tenha sido observado de modo consistente.

Salvamento Cirúrgico após Terapias Ablativas Fracassadas

A nefrectomia pós-ablação é um procedimento tecnicamente difícil, devido à perda resultante de planos teciduais que ocorre em torno da lesão. Uma revisão institucional dos resultados do tratamento para ablação por radiofrequência (ARF) primária ou crioterapia revelou a presença de doença residual ou recorrente em média em 8,7% dos pacientes (Matin et al., 2006a). Embora um subgrupo destes pacientes venha a se submeter à terapia de salvamento por ablação, alguns podem não ser candidatos à repetição da ablação devido à progressão da doença, tamanho tumoral ou fracasso da repetição da ablação. Um relato de 10 pacientes submetidos à cirurgia ablativa de salvamento nesta população de pacientes demonstrou que somente foi possível realizar a nefrectomia laparoscópica em 4 pacientes, enquanto o restante necessitou de nefrectomia aberta parcial ou nefrectomia radical (Nguyen et al., 2008). Outros estudos demonstraram que a nefrectomia de salvamento laparoscópica como procedimento viável, todavia parcial, de nefrectomia subsequente à ablação frequentemente é bastante desafiadora, com base na literatura (Kowalczyk et al., 2009; Breda et al., 2010). Uma extensiva fibrose perinéfrica foi citada como principal fator agravante da cirurgia no contexto de pós-ablação.

NEFRECTOMIA PARCIAL

O uso aumentado de imagens de corte transversal causou uma migração descendente e mudou o paradigma da manifestação típica do câncer renal. Passaram a ser exceções os casos de manifestação de tumores renais com os sintomas até então classicamente ensinados há décadas. Hoje, **os tumores renais são mais frequentemente um diagnóstico incidental, ainda pequenos e em estágio inicial, em pacientes assintomáticos sadios** (Jayson et al., 1998; Luciani et al., 2000; Leslie et al., 2003; Chow e Devesa, 2008). Embora a maioria das lesões renais encontradas de modo incidental por métodos de imagem seja de cistos simples benignos, é preciso estar vigilante para detectar o câncer renal em estágio inicial. **A prevalência da doença renal crônica (DRC) em estágio inicial e sem suspeita subestima um ponto importante: a preservação da função renal e as estratégias de preservação de néfron são considerações importantes na tomada de decisões sobre o manejo de pacientes portadores de uma massa renal pequena (MRP)** (Huang et al., 2006; Jeon et al., 2009). O desejo de proporcionar uma alternativa minimamente invasiva para tratar pacientes com MRPs levou à aplicação de técnicas laparoscópicas na cirurgia de preservação de néfron (CPN).

Indicações

A primeira NLP foi relatada em 1993, por Winfield et al., com a abordagem retroperitoneal sendo introduzida um ano depois (Gill et al., 1994). Inicialmente, a NLP era aplicada ao tratamento de pequenas massas renais exofíticas T1a clínicas (Fig. 61-34). Com a experiência crescente, as indicações de NLP foram expandidas para incluir quase todos os pacientes com anatomia tumoral difícil em contextos clínicos complexos. Nos últimos anos, o escore de nefrometria RENAL se tornou um método popular de caracterização da complexidade de massas renais (Kutikov e Uzzo, 2009). Considerando o diâmetro tumoral *(R)*, o caráter exofítico ou endofítico da lesão *(E)*, a proximidade em relação ao sistema coletor *(N)*, a localização anterior ou posterior *(A)* e a localização em relação à linha polar *(L)*, este sistema facilitou a

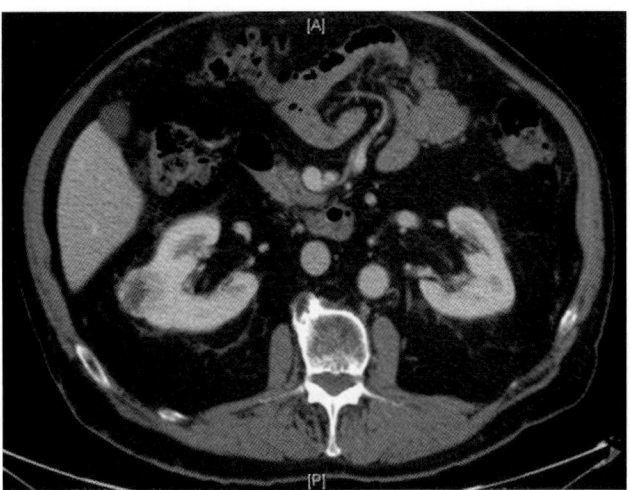

Figura 61-34. Varredura de tomografia computadorizada com contraste intravenoso demonstrando uma lesão clínica T1a no polo médio parcialmente exofítica, no rim direito.

discussão da complexidade tumoral e as séries de comparações junto à literatura sobre nefrectomia parcial. Os dados sobre a correlação com escores de nefrometria RENAL como fator preditivo de complicações são conflitantes, porém a maior parte das evidências sugere que escores crescentes de nefrometria estão associados ao risco de complicação em abordagens minimamente invasivas para manejo da MRP (Mayer et al., 2012; Okhunov et al., 2012; Ellison et al., 2013; Schmit et al., 2013; Tanagho et al., 2013).

Tumores em Estágio Clínico T1b e Tumores Maiores

A NLP inicialmente era restrita a pacientes com tumores medindo até 4 cm e clinicamente estadiados como T1a. Os avanços técnicos ocorridos nas técnicas laparoscópicas aliados à demonstração de resultados equivalentes aos da cirurgia aberta para tumores T1a serviram de base para a abordagem de lesões maiores (Leibovich et al., 2004; Dash et al., 2006; Mitchell et al., 2006; Rais-Bahrami et al., 2008; Gupta et al., 2013). Simmons et al. (2009a) relataram os resultados perioperatórios da NLP para tumores T1b em 58 pacientes. O tamanho tumoral médio era 6 cm e 55% dos tumores tinham localização central. Embora os pacientes com tumores pT1b fossem mais frequentemente submetidos ao reparo pelvicalicial ($P = 0,004$) e à heminefrectomia ($P < 0,001$), apresentaram tempos de cirurgia, perda de sangue e internação similares, porém tempo de isquemia quente mais longo do que o dos pacientes com tumores menores que 4 cm. Tamanhos tumorais maiores que 4 cm não aumentam o risco de margens positivas para câncer, complicações intraoperatórias ou complicações urológicas pós-operatórias. Notavelmente, em pacientes com tumores menores que 2 cm, 2-4 cm e 4-7 cm (estágio ≥III), a DRC estava presente no pré-operatório em 31%, 35% e 44% dos pacientes, respectivamente, e no pós-operatório em 52%, 53% e 63%, respectivamente ($P =$ não significativo). Do mesmo modo, outros relatos de NLP para tumores cT1b corroboraram os benefícios funcionais renais, em comparação com a nefrectomia radical, mesmo no contexto de um rim contralateral normal (Simmons et al., 2009b; Deklaj et al., 2010). Isto subestima a importância de uma tentativa de abordagem de preservação de néfron em todos os pacientes, quando viável. **Com a experiência adequada em laparoscopia e a seleção apropriada do paciente, os resultados perioperatórios da NLP para tumores clínicos T1b parecem comparáveis com aqueles alcançados para tumores clínicos T1a.**

Recentemente, Lane et al. (2013) avaliaram os resultados oncológicos a longo prazo da NLP, em comparação com a nefrectomia parcial aberta (NPA) para tumores em estágio clínico T1. Combinando casos de tumores cT1a e cT1b, o estudo destes pesquisadores investigando o seguimento de 1.541 pacientes demonstrou que a abordagem operatória (laparoscópica vs. aberta) não era um fator preditivo independente de metástase ($P = 0,42$) nem de mortalidade por causas diversas ($P = 0,13$). Ainda, a diminuição média da taxa de filtração glomerular não foi significativamente diferente em comparação aos que foram submetidos à NLP versus NPA ($P = 0,50$).

Heminefrectomia Laparoscópica

Finelli et al. (2005) compararam os resultados da heminefrectomia laparoscópica (excisão de mais de 30% do parênquima renal) em 41 pacientes com os de um grupo contemporâneo de 41 pacientes consecutivos submetidos à NLP com menos de 30% de ressecção. Exceto pelo tempo de isquemia mais longo (39 vs. 33 minutos) na coorte de heminefrectomia, não houve diferenças significativas entre os dois grupos quanto à perda de sangue, tempo de cirurgia, requerimentos de analgésico, internação, creatinina sérica pós-operatória e complicações gerais. Todas as margens cirúrgicas eram negativas. Um relato similar avaliando 24 pacientes submetidos à heminefrectomia laparoscópica com outra NLP feita na mesma instituição e no mesmo período de tempo mostrou resultados comparáveis (Sobey et al., 2012). Neste estudo, as indicações para os casos de heminefrectomia laparoscópica foram tumores maiores com escores de nefrometria mais altos. Os tempos de cirurgia e os tempos de isquemia quente foram significativamente maiores na coorte de pacientes submetidos à heminefrectomia, porém a perda de sangue estimada, a duração da internação, complicações e a alteração da função renal foram equivalentes.

Entre as considerações técnicas específicas inerentes à heminefrectomia laparoscópica, estão a realização rotineira de ressecções mais profundas no parênquima renal, a transecção intraparenquimal considerável de vasos sanguíneos, e a entrada intencional no sistema pelvicalicial (SPC). As metas primárias da heminefrectomia laparoscópica e da NLP são as mesmas: conseguir margens cirúrgicas negativas, fazer o reparo com sutura ou clipagem para prender vasos renais e, quando necessário, reparar o sistema coletor e, ao mesmo tempo, minimizar o tempo de isquemia.

Tumores Centrais e Hilares

Os tumores centrais são definidos como tumores que, nos exames de imagem, estão confinados ou invadindo o tecido adiposo do seio renal central e/ou o sistema coletor. Estes tumores infiltram profundamente o parênquima renal e sua excisão requer a entrada intencional e, potencialmente, o reparo com sutura do SPC aliado a uma complexa reconstrução do parênquima, tudo dentro das restrições de tempo da isquemia renal. A complexidade técnica destes casos depende da localização do tumor individual e do tipo de ângulos de sutura disponível para os instrumentos laparoscópicos na mão dominante e não mão não dominante. Frank et al. (2006) compararam a experiência com NLP para 154 tumores centrais à NLP para 209 tumores periféricos. Embora a perda de sangue tenha sido similar, os tumores centrais estavam associados a tempos um pouco mais prolongados de cirurgia, isquemia e internação, bem como a mais complicações no início do pós-operatório. Houve apenas uma margem positiva para câncer em cada grupo. Em uma série de tumores completamente intraparenquimatosos, Chung et al. (2011) compararam estes casos com os de outros três grupos tumorais – tumores totalmente exofíticos, tumores infiltrando até o tecido adiposo sinusal, e tumores infiltrantes não só até o tecido adiposo sinusal – e constataram que não havia diferença estatisticamente significativa entre os grupos quanto à taxa de complicações, margens positivas, perda de sangue na cirurgia ou tempos de excisão tumoral ou de isquemia quente.

Os tumores hilares, definidos como tumores localizados no hilo renal em contato direto com a artéria e/ou veia renal em imagens de cortes transversais, inicialmente eram considerados uma contraindicação à NLP. Entretanto, com o aumento da experiência, estes tumores desafiadores passaram a ser tratados de forma bem-sucedida com NLP por vários grupos. Em 2005, foi relatada uma experiência inicial com os resultados de NLP para tumores hilares em 25 pacientes (Gill et al., 2005). O tamanho tumoral médio era 3,7 cm (faixa de 1 a 10,3 cm). A NLP foi bem-sucedida em todos os casos, sem conversão aberta nem reintervenções operatórias. Houve hemorragia pós-operatória em 3 pacientes iniciais. A reconstrução em vídeo 3D por TC espiral trifásica, durante o pré-operatório, foi importante para detalhar o número, a inter-relação, o curso anatômico e a posição dos vasos renais em relação ao tumor. George et al. (2014) relataram sua experiência com 43 procedimentos de NLP para tumores hilares, comparada a uma série contemporânea de 445 NLPs para tumores não hilares, constatando ausência de diferença significativa em qualquer parâmetro perioperatório investigado, incluindo o tempo de isquemia quente e resultados de função renal no pós-operatório aos 6 meses de seguimento.

Tumor em um Rim Solitário

A nefrectomia parcial para tumor em um rim solitário é desafiadora, seja por abordagem aberta ou por laparoscopia. A margem de erro é pequena, porque uma complicação poderia resultar em diálise temporária ou, ainda pior, tornar o paciente anéfrico. Uma análise multi-institucional feita por Hillyer et al. (2013) relatou os casos de 26 pacientes submetidos à nefrectomia laparoscópica parcial assistida por robô (NLPaR) para tumor em rins solitários, a maioria (62%) dos quais se tornara solitária a partir de cirurgia prévia para malignidade renal. Não houve conversão para cirurgia aberta, o tempo médio de isquemia quente foi 17 minutos e a taxa de filtração glomerular estimada (TFGe) não foi significativamente afetada. O relato prévio de 22 pacientes submetidos à NLP convencional em rim solitário, realizada em uma única instituição, descreveu tempo médio de isquemia quente de 29 minutos, dois procedimentos (9%) eletivamente convertidos para cirurgia aberta, e um rim perdido em consequência de hemorragia pós-operatória tardia (Gill et al., 2006). Os autores de ambos os estudos concluíram que a nefrectomia parcial invasiva para manejo de tumores em rim solitário foi viável e preservou fidedignamente a função renal.

Manejo de Múltiplos Tumores

A CPN está sendo cada vez mais considerada o tratamento preferido para pacientes com múltiplos tumores ipsilaterais, devido ao potencial de envolvimento contralateral ou recidiva. A NLP também tem sido aplicada neste contexto clínico. Abreu et al. (2013) publicaram sua experiência com 33 pacientes submetidos à NLP, com ou sem assistência robotizada, para múltiplos tumores renais ipsilaterais, compatibilizados com 33 pacientes tratados para um único tumor renal. Os resultados perioperatórios demonstraram tempos de cirurgia e de internação significativamente maiores, sem diferenças significativas de tempos de isquemia quente, perda de sangue, taxa de transfusão ou conversão para nefrectomia radical.

Outras Indicações

A NLP também tem sido realizada nos seguintes contextos clínicos exclusivos: envolvimento suprarrenal a partir de tumor no polo superior requerendo excisão com supradrenalectomia concomitante (Ramani et al, 2003); reparo de arteriopatia renal concomitante (Steinberg et al., 2003); tumores em rim com anomalia congênita, como o rim em ferradura (Tsivian et al., 2007); em pacientes obesos (Romero et al., 2008); após cirurgia renal ipsilateral prévia (Turna et al., 2008; Boris et al., 2013); e no contexto de síndromes de câncer renal hereditárias (Rogers et al., 2008). Embora cada um destes contextos exclusivos imponha desafios diferentes, o uso da NLP em qualquer contexto clínico deveria ser realisticamente capaz de alcançar as metas centrais de remoção segura do tumor maligno e, ao mesmo tempo, preservar o parênquima renal normal, minimizar os tempos de isquemia e de cirurgia, e minimizar as complicações pós-operatórias.

Procedimento

Problemas Técnicos

O principal desafio técnico durante a NLP advém da complexidade da excisão laparoscópica tumoral e da reconstrução renal suturada de maneira tempo-sensível. **Os objetivos primários são concluir a excisão tumoral com margens negativas, alcançar a hemostasia e minimizar o tempo de isquemia quente.** A NLP bem-sucedida para tumores complexos requer conhecimento aprofundado de anatomia renal 3D, avaliação intraoperatória em tempo real de indícios visuais, além de sutura intracorpórea precisa e eficiente.

Nefrectomia Laparoscópica Parcial Transperitoneal

A abordagem transperitoneal proporciona muitos aspectos que são decisivos para o desempenho da NLP avançada: espaço de trabalho maior, referenciais mais familiares, maior versatilidade de ângulos de instrumentação, e simplicidade técnica da sutura. A parte inicial do procedimento é conduzida conforme descrito para o acesso transperitoneal ao rim.

Nefrectomia Laparoscópica Parcial Retroperitoneal

Embora a maioria dos cirurgiões de NLP prefira a abordagem transperitoneal para quase todos os tumores renais, alguns usam a abordagem retroperitoneal. Esta última abordagem é vantajosa para tumores apicais de polo superior posteriormente localizados. Após a entrada no retroperitônio e o estabelecimento de um espaço de trabalho, conforme já descrito, o rim pode ser erguido anteriormente a partir do músculo psoas, para permitir a visualização da pulsação arterial. A dissecção do hilo renal pode então ser continuada, para facilitar a colocação da pinça *bulldog*, quando realmente necessário. Em uma comparação de 32 NLPs retroperitoneais com 19 NLPs transperitoneais, a escolha da abordagem foi baseada na localização tumoral (Wright e Porter, 2005). A abordagem retroperitoneal foi associada a um tempo de cirurgia menor, diminuição da perda de sangue, retorno mais rápido da função intestinal e internação menor. Uma comparação de 100 NLPs transperitoneais com 63 NLPs retroperitoneais demonstrou que a perda de sangue, incidência de complicações perioperatórias, níveis séricos de creatinina no pós-operatório, requerimentos analgésicos e resultados histológicos foram comparáveis nos dois grupos (Ng et al., 2005). Do mesmo modo, a escolha de uma abordagem de NLP transperitoneal ou retroperitoneal é determinada primariamente pela experiência do cirurgião e pela localização do tumor. Outros fatores que podem influenciar a decisão incluem o tamanho tumoral, o número de tumores, o número de artérias que suprem o rim, a quantidade de tecido adiposo visceral ao redor do rim, e a via de qualquer cirurgia aberta prévia no quadrante de interesse.

Nefrectomia Laparoscópica Parcial Assistida por Robô

A NLPaR tem sido usada em vários centros como uma extensão da NLP convencional, minimizando a dificuldade da manipulação fina do tecido intracorpóreo, incluindo a ressecção do tumor e a renorrafia. Isto ampliou a coorte de cirurgiões urologistas capazes de oferecer uma abordagem minimamente invasiva de nefrectomia parcial, para incluir assim os cirurgiões sem habilidade avançada em laparoscopia (Gettman et al., 2004; Caruso et al., 2006; Kaul et al., 2007; Rogers et al., 2008). Muitos cirurgiões com habilidades avançadas em laparoscopia também usam a assistência robótica para facilitar a esqueletização dos ramos arteriais renais ao fazerem o uso seletivo de clampes em ramos vasculares. Além das potenciais diferenças de custo, a adição da assistência robótica à NLP é considerada comparável com a NLP convencional. Faltam estudos randomizados comparando as duas modalidades.

O início do caso costuma ser conduzido com graus variáveis de laparoscopia convencional, às vezes até o ponto de ressecção tumoral, quando a plataforma robótica é ancorada. Outros usam a assistência robótica no procedimento inteiro, começando imediatamente após a inserção do trocarte.

As responsabilidades do auxiliar de cabeceira muitas vezes incluem ajudar no pinçamento do hilo renal, fornecer aspiração e retração para manter o campo cirúrgico limpo, entregar e cortar fios, e colocar clipes de acordo com a necessidade. A instrumentação robótica mais moderna tem permitido ao cirurgião que está no console realizar muitas destas manobras, porém há necessidade de trocas adicionais dos instrumentos robóticos. O cirurgião no console também realiza a excisão tumoral, sutura hemostática, e reconstrução com suturas pelvicalicial e do parênquima. Na conclusão da reconstrução renal, os clampes são retirados do hilo e suturas parenquimais adicionais são colocadas, de acordo com a necessidade, para garantir a hemostasia. O robô é desancorado e a saída laparoscópica é concluída.

Localização e Excisão do Tumor

Seja qual for a abordagem (NLP transperitoneal, NLP retroperitoneal ou NLPaR), as técnicas de localização e excisão tumoral são essencialmente idênticas. Uma vez concluída a dissecção, inclusive o isolamento de vasos hilares, a ultrassonografia intraoperatória é usada para confirmar a localização, largura e profundidade do tumor (Fig. 61-35). A ultrassonografia também pode ser usada para confirmar a ausência de lesões adicionais no rim. A fáscia de Gerota é adentrada longe da lesão, para exposição da cápsula renal. Usando as tesouras monopolares, a cápsula é circunferencialmente marcada em volta do tumor (Fig. 61-36) e o

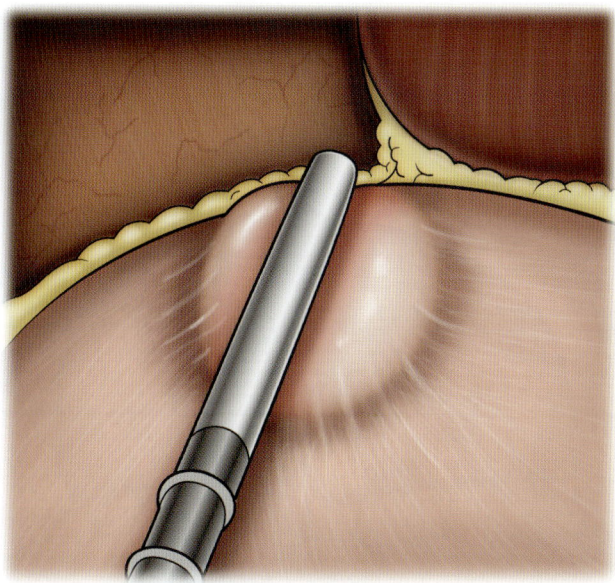

Figura 61-35. Ultrassonografia intraoperatória usada para confirmar a localização, e os limites do tumor.

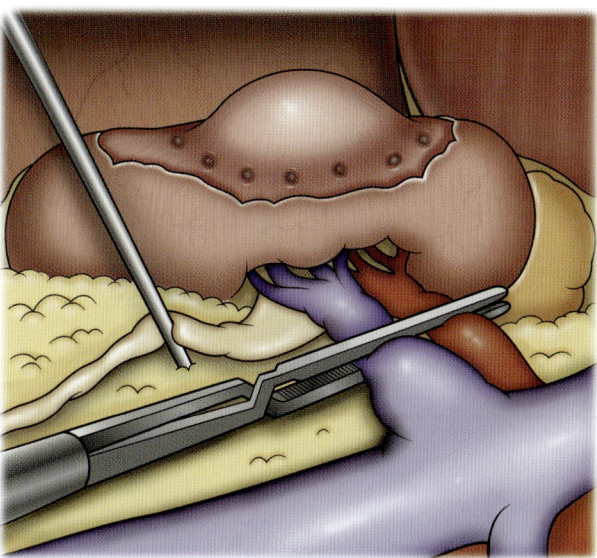

Figura 61-37. Uma vez marcada a margem ao redor do tumor, o hilo é clampeado em bloco usando uma pinça de Satinsky laparoscópica, ou a artéria e a veia são clampeadas separadamente usando pinças *bulldog*.

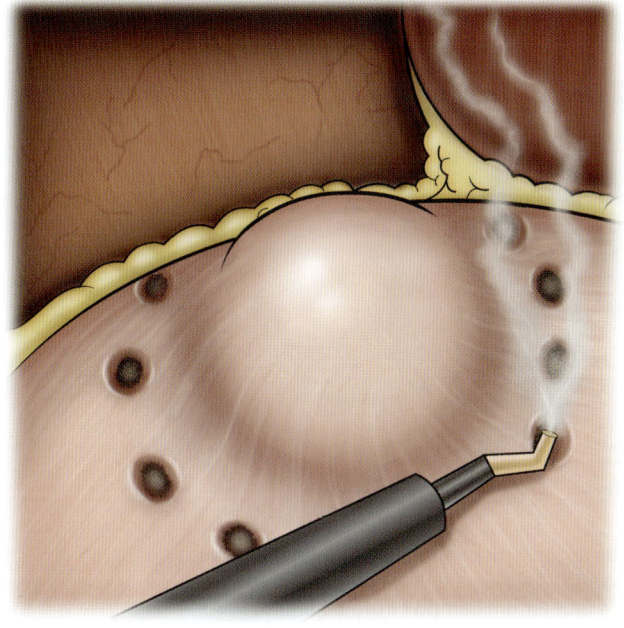

Figura 61-36. Após a limpeza da fáscia de Gerota para exposição da lesão e da cápsula renal, com o uso de tesoura monopolar ou cautério de gancho, a cápsula é marcada circunferencialmente, ao redor do tumor.

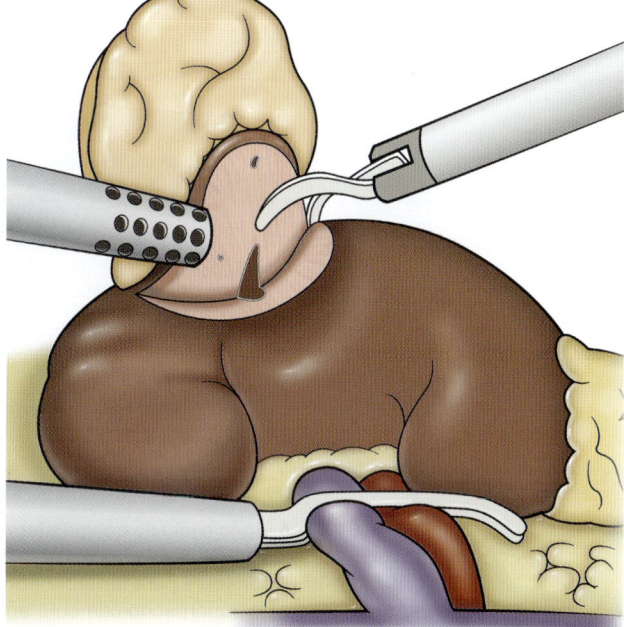

Figura 61-38. A margem marcada ao redor do tumor é submetida a uma incisão usando tesoura fria, com o hilo renal clampeado. O aspirador-irrigador fornece contratração e ajuda a manter um campo cirúrgico limpo e uma margem adequada de tecido renal normal.

hilo então é classicamente prendido com pinças *bulldog* laparoscópicas (Fig. 61-37). Em seguida, é possível fazer uma incisão na linha marcada, usando tesouras sem bisturi elétrico (Fig. 61-38) e, com auxílio de um dispositivo de aspiração-irrigação para fornecer contratração e um campo cirúrgico limpo, a excisão do tumor é concluída. Em alguns pacientes, o tecido adiposo aderente que não é facilmente dissecado da cápsula renal necessitará de dissecção subcapsular para possibilitar a identificação visual das bordas do tumor antes da ressecção.

Hemostasia

A técnica mais amplamente usada para alcançar a hemostasia do leito de nefrectomia parcial é a renorrafia com sutura. As técnicas de sutura variam de suturar a base com ou sem uso de agentes auxiliares biológicos hemostáticos ou de vedação, ou um coxim Surgicel® (Johnson and Johnson, New Brunswick, NJ), a usar somente uma sutura de para fechar o defeito capsular e do parênquima (Fig. 61-39). Durante a liberação, clipes cirúrgicos podem ser usados para unir quaisquer vasos visualizados cruzando a superfície do parênquima. Existem alguns selantes teciduais disponíveis que são usados de acordo com a preferência do cirurgião: selante de trombina de matriz gelatinosa (Floseal; Baxter, Deerfield, IL), cola de fibrina (Tisseel; Baxter), selante de fibrina (Evicel; Ethicon), hidrogel de polietilenoglicol (Coseal; Baxter), cola de cianoacrilato (Dermabond; Ethicon), BioGlue® (CryoLife; Atlanta, GA), e versões caseiras de materiais de matriz semelhantes imersos em soluções hemostáticas. Notavelmente, nenhum estudo publicado até hoje demonstrou com clareza o benefício verdadeiro do uso de qualquer um destes agentes.

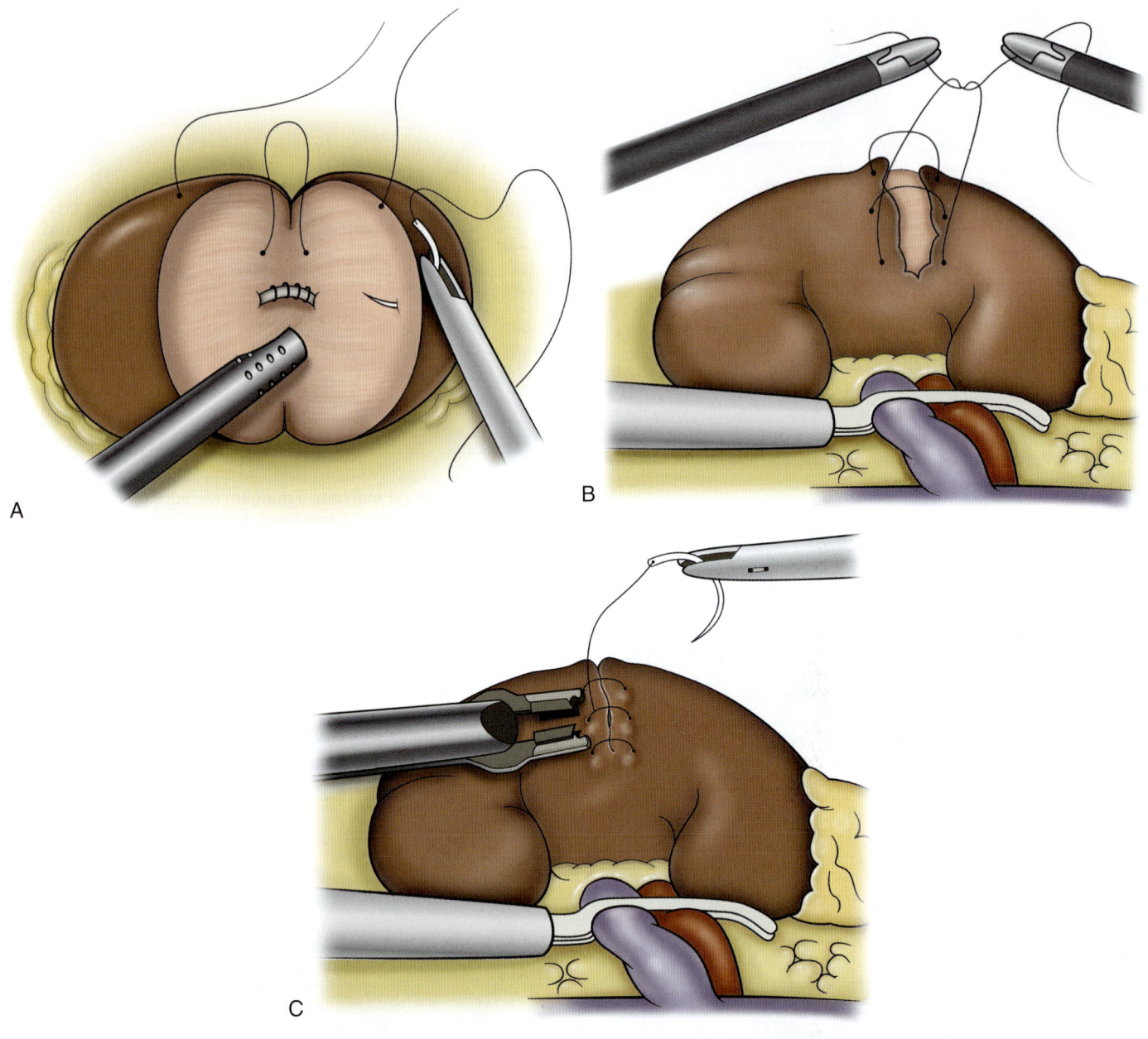

Figura 61-39. **A**, Após o uso do coagulador com feixe de argônio no parênquima exposto, suturas absorvíveis interrompidas são colocadas para a renorrafia. O sistema coletor já foi reparado e o aspirador-irrigador serve para fornecer contratração e manter um campo cirúrgico limpo. **B**, As suturas podem ser laparoscopicamente apertadas com pequenas compressas opcionais, para ajudar a prevenir a perfuração capsular durante o fechamento. **C**, Alternativamente, as suturas com clipes Lapra-Ty® (Ethicon, Cincinnati, OH, EUA) pré-colocados na cauda são usadas e presas com clipe Lapra-Ty® adicional depois que a agulha é passada e a tensão no fechamento é ajustada.

Durante a NLP para pequenos tumores exofíticos superficiais selecionados, várias alternativas de fontes de energia térmicas (radiofrequência, micro-ondas, ultrassom) e novas fontes de energia (*laser*, jato de água) têm sido usadas para promover hemostasia clinicamente e no laboratório (Lotan et al., 2004; Herrell e Levin, 2005; Moinzadeh et al., 2005; Hindley et al., 2006; Liu et al., 2006; Thomas et al., 2013).

Reparo do Sistema Coletor

Os tumores centrais confinados ao tecido adiposo do seio renal e sistema coletor podem requerer a entrada deliberada no SPC, para garantir margens cirúrgicas negativas durante a excisão do tumor. Por este motivo, a entrada no SPC é uma ocorrência comum na prática contemporânea de NLP. A comparação prospectiva de resultados perioperatórios em 27 NLPs com entrada pelvicalicial a 37 NLPs sem entrada pelvicalicial (Desai et al., 2003b) revelou tempos similares de sala cirúrgica, excisão tumoral e perda de sangue. Entretanto, o reparo com sutura do SPC estava associado a tempos mais longos de isquemia quente e de internação. Nenhum dos pacientes submetidos ao reparo com sutura do SPC desenvolveu vazamento urinário. Os resultados deste estudo inicial mostraram que a entrada intencional no SPC para tumores centrais poderia ser reparada de forma segura e efetiva (Fig. 61-40). Zom et al. (2007) também relataram que casos com reparo de SPC, em comparação com os casos sem necessidade de reparo de SPC, apresentaram tempos mais prolongados de cirurgia e de isquemia quente, na ausência de diferenças significativas quanto à incidência de complicações intra ou pós-operatórias, incluindo o vazamento de urina e a necessidade de transfusão. O reparo pode ser feito com sutura do SPC, usando poliglactina 3-0 ou 4-0 contínua. Alternativamente, é possível fechar o parênquima renal e a cápsula sobre o defeito, na

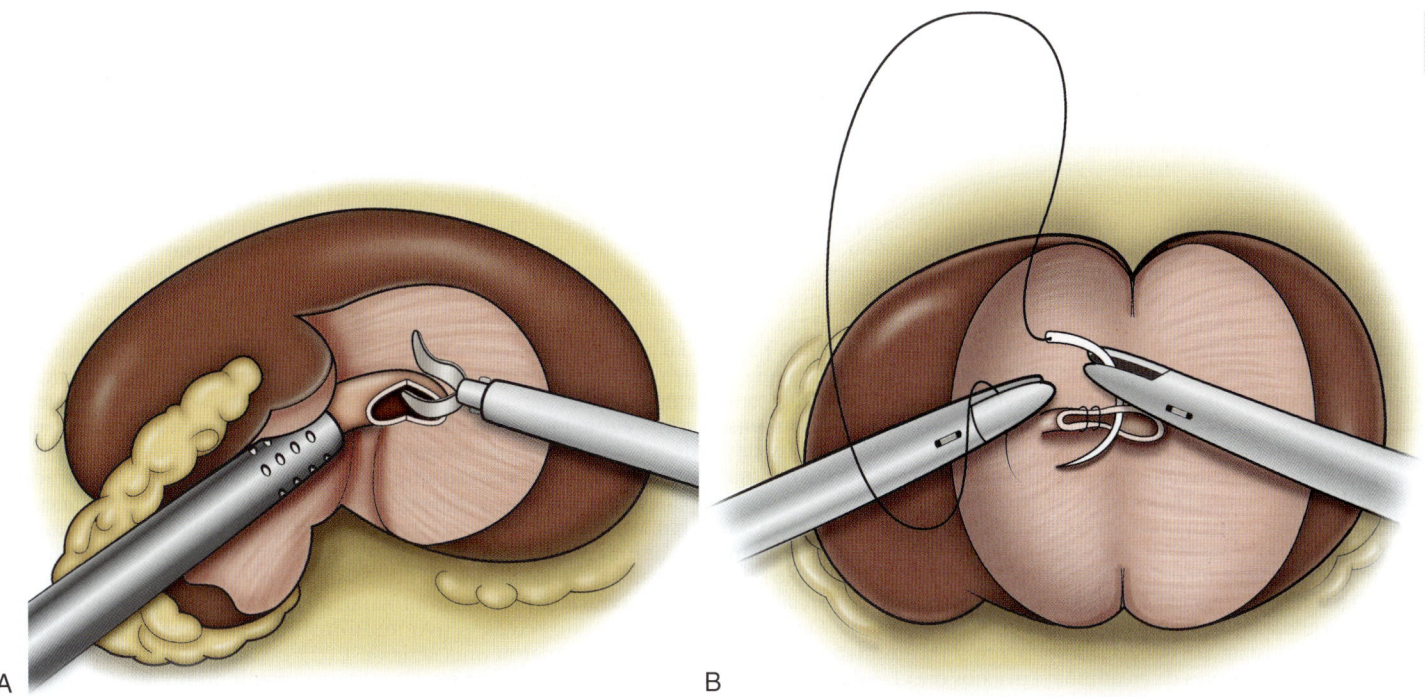

Figura 61-40. **A,** Quando há necessidade de ressecção profunda, o sistema coletor muitas vezes é transeccionado. Com a oclusão dos vasos renais, estes defeitos podem ser facilmente identificados e fechados usando suturas absorvíveis. A borda de corte do sistema coletor é identificada com a ponta da agulha e elevada. **B,** Uma sutura interrompida "em forma de oito" ou sutura contínua é usada para fechar totalmente o sistema coletor. A integridade do reparo pode ser determinada via administração intravenosa de índigo carmim, ou por instilação retrógrada, se um cateter ureteral for colocado no início do caso. É preciso ter cautela para não destruir a sutura, se a coagulação com feixe de argônio da superfície parenquimal for realizada.

ausência reparo primário do SPC. Seja qual for o caso, um dreno deve ser colocado para diminuir o risco de urinoma perinéfrico. Não há estudos randomizados sobre o fechamento *versus* não fechamento do sistema coletor, para mostrar a necessidade de reparar o SPC.

Hipotermia Renal

Múltiplas técnicas foram descritas para hipotermia laparoscópica renal: resfriamento de superfície com gelo moído, instilação de solução salina gelada através de um cateter ureteral retrógrado, e perfusão intra-arterial de solução isotônica gelada (Marley et al., 2011; Abe et al., 2012; Saitz et al., 2013). Embora todas estas técnicas sejam clinicamente viáveis e razoavelmente efetivas, seu uso na prática de rotina é raro. Isto é devido à complexidade destas técnicas e também ao fato de a maioria dos tumores submetidos à NLP não requerer um período incomumente longo de isquemia quente para ressecção e reconstrução. As técnicas hipotérmicas podem ser alvo de maior consideração em contextos de rim solitário ou insuficiência renal significativa, dependendo da preferência do cirurgião, da complexidade do tumor e do tempo de isquemia esperado (se houver).

Isquemia Quente e Controle Hilar

O limite para um tempo de isquemia quente seguro é historicamente considerado 30 minutos. Apesar do suporte de dados obtidos com cães e de dados clínicos pouco confiáveis, nenhum estudo clínico cientificamente rigoroso definiu uma curva dose-resposta isquêmica até o presente. De fato, existem dados sugerindo que um período de até 90 minutos pode ser razoável (Orvieto et al., 2005). A dificuldade para compreender os efeitos a isquemia cirúrgica renal está relacionada aos dados insuficientes e à existência de muitas variáveis geradoras de confusão que afetam a função renal global. Embora este aspecto esteja em discussão, é necessário empreender esforços no sentido de minimizar ao máximo possível o tempo de isquemia quente.

Do ponto de vista técnico, o controle hilar pode ser alcançado com o uso de pinças *bulldog*, individualmente nos vasos renais, na artéria renal isolada sem prender a veia, ou usando uma pinça Satinsky laparoscópica para o pinçamento hilar em bloco. Várias técnicas também foram investigadas numa tentativa de minimizar a isquemia renal e diminuir ainda mais qualquer perda da função renal que possa ocorrer como resultado de CPN.

Tradicionalmente, durante a NLP, a excisão do tumor inteiro e o reparo renal são realizados no rim isquêmico, com os vasos hilares presos com pinças. A soltura das pinças antecipada é uma modificação da técnica tradicional, cujo objetivo é reduzir o tempo de isquemia quente (Nguyen e Gill, 2008). Nesta técnica, o hilo renal é preso somente até a colocação da sutura inicial, central e contínua no leito de ressecção. Os resultados sugerem que esta técnica de fato diminui o tempo de isquemia quente com taxas estimadas de perda e transfusão de sangue comparáveis, em relação ao observado com o clampeamento hilar convencional (Peyronnet et al., 2014).

Técnica de nefrectomia laparoscópica parcial sem clampeamento. Tumores seletos podem ser excisados durante a NLP na ausência de clampeamento hilar. De modo típico, os tumores mais adequados para esta técnica são lesões mais superficiais, exofíticas e não infiltrantes. Em 2003, Guillonneau et al. compararam a NLP com (n = 12) e sem (n = 16) clampeamento hilar, empregando tesoura ultrassônica e cautério bipolar, e concluíram que o pinçamento hilar promoveu menor perda de sangue, tempo de cirurgia menor e desempenho cirúrgico superior. Um estudo recente comparou 150 NLPs sem clampeamento a 289 NLPs com clampeamento tradicionais (George et al., 2013). As diferenças significativas ($P < 0,05$) encontradas no grupo sem clampeamento, em relação ao grupo com clampeamento, incluíram tumores menores e mais relativamente exofíticos. O grupo dos casos sem clampeamento apresentou perda de sangue estimada significativamente maior (338,4 mL vs. 276,8 mL; $P = 0,023$) e menor diminuição da TFGe aos 6 meses de seguimento ($-3,9$ vs. $-11,7$; $P = 0,035$) sem diferença de tempo de cirurgia, duração da internação, margens positivas ou transfusões. Conforme a experiência melhora, um número crescente de procedimentos podem ser conduzidos sem clampeamento para otimizar a perfusão renal e potencialmente os resultados funcionais renais. Vários grupos demonstraram a viabilidade e segurança de várias repetições da NLP sem clampeamento, incluindo seu uso para tratamento de lesões mais difíceis (Novak et al., 2012; Kaczmarek et al., 2013; Salami et al., 2014). Os tumores maiores, mais profundos, centrais ou hilares podem requerer uma dissecção e reconstrução mais substanciais, mas também podem ser excisados de forma mais segura sem clampeamento, mediante experiência adequada. Várias destas experiências foram revisadas, com suporte geral da segurança da abordagem com os potenciais benefícios funcionais renais (Simone et al., 2013; Liu et al., 2014b).

Clampeamento Arterial Renal Seletivo. A extensiva dissecção hilar além daquela realizada tradicionalmente para o clampeamento da principal artéria renal pode proporcionar ao cirurgião a opção de prender seletivamente um ou múltiplos ramos que suprem a área do tumor, sem causar isquemia ao remanescente renal. Esta técnica tem a vantagem teórica de fornecer um campo relativamente livre de sangue para a ressecção tumoral, sem comprometer o fluxo sanguíneo para todo o rim. Estudos demonstraram tempos mais longos de cirurgia e taxas mais altas de transfusão sanguínea em relação ao observado com o clampeamento da artéria principal (Desai et al., 2014). As imagens de fluorescência próxima ao espectro do infravermelho têm sido usadas com o clampeamento arterial seletivo para confirmar a isquemia na área desejada do rim (Borofsky et al., 2013).

Clampeamento apenas da Artéria Renal *versus* Clampeamento da Artéria e Veia Renais. Existe a suposição de que o clampeamento somente da artéria durante a nefrectomia parcial permitiria o fluxo sanguíneo venoso retrógrado com oxigenação potencialmente parcial para o parênquima renal. Em um modelo de rim solitário suíno, Orvieto et al. (2007) constataram que o clampeamento somente arterial resultou em elevações menores da creatinina sérica nos dias 1-3 do pós-operatório em animais submetidos à oclusão hilar total. É interessante notar que este efeito não foi observado nos animais submetidos à cirurgia laparoscópica. Foi concluído que o clampeamento apenas da artéria proporcionou benefício imediato e este benefício era provavelmente compensado pela compressão venosa pneumoperitônio-induzida durante a laparoscopia. Em contraste, o mesmo grupo observou um benefício resultante do clampeamento apenas da artéria em um estudo de caso-controle envolvendo pacientes submetidos à NLP com clampeamento apenas arterial (n = 25) *versus* clampeamento simultâneo da artéria e da veia (n = 33) (Gong et al., 2008). Uma diminuição significativa da creatinina sérica e da depuração da creatinina foi observada em pacientes submetidos ao clampeamento simultâneo da artéria e da veia, em comparação com os níveis pré-operatórios. Este efeito não foi observado nos pacientes submetidos ao clampeamento apenas arterial. Além disto, não houve diferenças estatisticamente significativas de taxas de perda de sangue ou de margem positiva entre os grupos.

Compressão do Parênquima e Clampeamento *versus* Clampeamento Vascular. Teoricamente similar ao clampeamento arterial seletivo, a compressão manual ou clampeamento do rim durante a excisão tumoral e renorrafia pode, hipoteticamente, permitir a perfusão contínua no remanescente renal e, ao mesmo tempo, promover isquemia na área parenquimal que contém o tumor e um campo cirúrgico livre de sangue. A sensibilidade ao tempo da excisão tumoral e renorrafia também é diminuída. A compressão manual pode ser efetiva para tumores exofíticos pequenos, embora a vasculatura renal deva estar sempre acessível para permitir o clampeamento emergente em caso de hemorragia. Entre os aspectos a serem considerados, estão a possibilidade de traumatismo tecidual causado por compressão excessiva e a limitação desta abordagem aos tumores periféricos somente durante os procedimentos laparoscópicos manualmente assistidos. As técnicas de compressão manual seriam inviáveis na nefrectomia parcial de tumores centrais, hilares ou amplos, ou para a cirurgia laparoscópica pura sem instrumentação especializada. Vários autores publicaram suas experiências iniciais com um pequeno número de pacientes, empregando técnicas de clampeamento do parênquima em pacientes seletos com tumores corticais renais periféricos (Verhoest et al., 2007; Simon et al., 2009). Todos os pacientes incluídos nestes estudos tinham margens cirúrgicas negativas e nenhuma alteração na função renal foi relatada. A limitação primária da técnica é que apenas pacientes selecionados com tumores de localização periférica são candidatos.

Nefrectomia Laparoscópica Parcial: Resultados Contemporâneos

É importante considerar as comparações de pacientes de NLP com pacientes submetidos à nefrectomia radical ou à NPA, para medir efetivamente os resultados. Os resultados oncológicos, complicações perioperatórias, resultados funcionais renais e sobrevida geral são todos, métricas essenciais para determinar a segurança e a eficácia das técnicas.

Séries comparando a nefrectomia radical *versus* nefrectomia parcial para lesões solitárias T1 sugerem que uma abordagem preservadora de néfron é tão efetiva quanto a nefrectomia radical para o tratamento de câncer a longo prazo (Lau et al., 2000; Lee et al., 2000; Thompson et al., 2009). Estudos retrospectivos também sugeriram que pacientes submetidos à nefrectomia parcial podem apresentar melhora da sobrevida geral em relação ao observado em pacientes submetidos à nefrectomia radical (Thompson et al., 2008), possivelmente secundária às taxas reduzidas de insuficiência renal e de morbidade e mortalidade cardiovascular (Huang et al., 2006). Mais recentemente, o único estudo randomizado comparando a nefrectomia radical *versus* nefrectomia parcial para o tratamento de tumores renais menores que 5 cm falhou em demonstrar um benefício de sobrevida geral para pacientes submetidos à nefrectomia parcial (Van Poppel et al., 2011). Foi observado que o grupo submetido à nefrectomia parcial apresentou risco aumentado de morte cardiovascular, embora a explicação para este achado seja obscura e os autores reconheçam que o estudo não foi delineado para avaliar diferenças nos resultados cardiovasculares. Embora este resultado certamente deva estimular investigação adicional, os autores reconhecem que seus achados contradizem os achados de análises retrospectivas anteriores e continuam incentivando uma abordagem de preservação de néfron minimamente invasiva sempre que possível.

Um estudo retrospectivo multi-institucional envolvendo 1.800 pacientes comparou uma série de 1.029 casos de NPA com casos de NLP iniciais para tumores T1 solitários medindo no máximo 7 cm (Gill et al., 2007). Os tumores no grupo NPA eram maiores (3,3 *vs.* 2,6 cm) e com localização mais frequentemente central (53% *vs.* 34%) ou em um rim solitário ($P < 0,001$ para todas as comparações). A NLP apresentou menor perda de sangue e tempo reduzido de cirurgia, internação e convalescença ($P < 0,001$ para todas as comparações). As complicações pós-operatórias gerais (25% *vs.* 19%) e a conversão para nefrectomia radical (1% *vs.* 0%) foram algo maior no grupo de NLP. É importante notar que NLP e NPA foram similares com relação à incidência de complicações intraoperatórias (1,8% *vs.* 1%), margens cirúrgicas positivas para câncer (1,6% *vs.* 1%), resultados oncológicos de 3 anos, e resultados funcionais renais de 3 anos. Entretanto, a NLP apresentou tempo de isquemia 10 minutos mais longo (30 *vs.* 20 minutos), além de aumento discreto da hemorragia pós-operatória (4,2% *vs.* 2%) e da taxa de reintervenção.

Com a experiência crescente em NLP e o uso mais frequente de técnicas para diminuição do tempo de isquemia quente (liberação antecipada do clampeamento, nefrectomia parcial sem clampeamento, clampeamento arterial seletivo e clampeamento do parênquima), os resultados de NLP contemporânea melhoraram significativamente, de modo específico, as duas preocupações remanescentes com relação à hemorragia pós-operatória mais intensa e ao tempo de isquemia mais longo associados à NLP foram abordados, levando a um tempo de isquemia significativamente diminuído e à ocorrência reduzida de hemorragia pós-operatória. **Experiência cirúrgica e os aprimoramentos da instrumentação permitiram o progresso contínuo na redução do tempo de isquemia quente, complicações perioperatórias e resultados de função renal até mesmo com a complexidade crescente dos tumores abordados com NLP** (Gill et al., 2011; George et al., 2013; Salami et al., 2014). **Os resultados da NLP foram paralelos aos da NPA, ao mesmo tempo em que diminuíram a morbidade.**

Margens Cirúrgicas Positivas

A importância clínica de uma margem cirúrgica positiva patológica após a nefrectomia parcial, seja laparoscópica ou aberta, impulsionou vários estudos que avaliaram os resultados especificamente nestes pacientes. Em um grupo de 1.344 pacientes submetidos à NPA, margens cirúrgicas positivas foram notadas em 77 (5,5%) pacientes (Yossepowitch et al., 2008). A probabilidade de 10 anos de ausência de de recorrência local e progressão para doença metastática era 93% para ambos. Nenhuma diferença significativa foi notada entre pacientes com margens positivas e aqueles com margens negativas. Vários cirurgiões especialistas em laparoscopia relataram resultados similares com taxas de margem positiva variando de 1% a 1,8% na ausência de risco aumentado de recorrência local ou metástase (Permpongkosol et al., 2006a; Lane et al., 2013). Um relato recente multi-institucional encontrou resultados contraditórios em 2,2% dos 943 pacientes submetidos à NLPaR com margens positivas na patologia final. A razão de risco (RR) de recorrência e metástase foi 18,4 em relação àqueles com margens negativas (Khalifeh et al., 2013). **Embora estes dados demonstrem que seja possível observar muitos pacientes com margens patologicamente positivas, as margens cirúrgicas negativas devem ser sempre a meta de qualquer procedimento oncológico.**

Resultados em Longo Prazo

Os dados a longo prazo da NLP são disponibilizados (Tabela 61-4) e parecem ser similares aos dados de NPA. **A sobrevida de 5 anos câncer-específica após a NLP foi relatada em até 100% dos casos** (Lane et al., 2007). Mais recentemente, um estudo comparativo dos resultados de 10 anos comparou 625 pacientes submetidos à NLP com 916 pacientes submetidos à NPA para tumores clínicos solitários em estágio (≤7 cm), no período de 1999 a 2007 (Lane et al., 2013). Foram notadas diferenças estatisticamente significativas entre as coortes de NLP e NPA, incluindo a função renal pré-operatória (TFGe = 82 vs. 74 mL/min/1,73 m^2), tamanho tumoral radiográfico menor (2,6 vs. 3,5 cm) e indicação absoluta para nefrectomia parcial. As características patológicas também foram notadas como sendo distintas entre os grupos de NLP e NPA, incluindo o tamanho tumoral menor (2,5 vs. 3 cm), percentual maior de lesões benignas (26% vs. 19%), e menos lesões pT1b (14% vs. 33%). Pacientes com CCR patologicamente confirmado apresentaram sobrevida de 5 anos livre de recorrência comparável em ambos os subgrupos, pT1a (97,8% vs. 97,1%) e pT1b (93,1% vs. 92,7%). Um total de 45 pacientes submetidos à NLP e 254 pacientes submetidos à NPA apresentaram seguimento de 10 anos com sobrevida geral de 78% e 72%, respectivamente. A taxa de recorrência na coorte de NPA foi maior em relação à coorte de NLP, entretanto é provável que isto seja um reflexo das diferenças inerentes existentes entre as coortes notadas anteriormente. Na análise de múltiplas variáveis, os fatores preditivos de metástases incluíram o tamanho tumoral aumentado, indicação absoluta e comorbidade, mas não a NLP (RR = 0,72; intervalo de confiança [IC] = 0,36 a 1,34; $P = 0,32$). **Os autores concluíram que a NLP e a NPA promovem sobrevida geral a longo prazo similarmente excelente, com a maioria dos pacientes com sobrevida livre de metástases.**

Em mão experientes, a NLP equivale à NPA, com tempos de isquemia mais breves, taxas de complicações equivalentes, e resultados de função renal comparáveis. Em consequência, os centros de grande volume oferecem rotineiramente a NLP para a maioria dos tumores renais. Estes incluem as desafiadoras MRPs, inclusive com tumores hilares centrais completamente intrarrenais, maiores (4-7 cm; pT1b) ou localizadas em um rim solitário (Leslie et al., 2013).

TÉCNICAS LAPAROSCÓPICAS ABLATIVAS

Como a incidência das MRPs aumentou com a prevalência das imagens de corte transversal, houve uma migração de estágio, de modo que foi incidentalmente encontrado um número crescente de pacientes com doença em estágio inferior. Taxas de sobrevida câncer-específicas em excesso de 95% (Frank et al., 2005; Lane et al., 2007) associadas à crioablação e ARF credenciaram o uso da ablação como forma de tratamento alternativa. A ultrassonografia focal de alta intensidade, a terapia de micro-ondas e a radiação focal de alta intensidade também foram investigadas. As metas primárias destas técnicas ablativas são a completa destruição tumoral com minimização de morbidade. As potenciais vantagens incluem menor perda de sangue, necessidade diminuída de dissecção, e menos complicações. As indicações são similares para todas as tecnologias ablativas e incluem lesões em pacientes com comorbidades significativas, rins solitários e CCR hereditário. A abordagem percutânea é preferida para tratamento de MRPs, por estar associada a uma morbidade menor, todavia isto pode não ser possível em alguns casos, devido à localização do tumor ou proximidade com órgãos adjacentes. Por estes motivos, a laparoscopia é requerida para visualização direta e manipulação que permitam a administração do tratamento de forma viável e segura. Como a crioablação e a ARF são mais prevalentes em aplicações clínicas, estas técnicas ablativas são discutidas com maior detalhamento aqui.

Crioablação

A crioablação laparoscópica pode ser aplicada usando uma abordagem transperitoneal ou retroperitoneal, com a decisão baseada primariamente na localização do tumor. O rim é mobilizado e a fáscia de Gerota é aberta similarmente ao modo como é feito na NLP. O tecido adiposo sobrejacente ao tumor pode ser excisado e colocado em um saco de amostra para extração e análise patológica. Amostras de biópsia do próprio tumor também podem ser obtidas com uma agulha de biópsia de calibre 14 ou 18, para fins de diagnóstico histolopatológico. A colocação das sondas de crioablação dentro do tumor pode ser feita por via percutânea, deixando as portas laparoscópicas livres para instrumentação e manipulação tecidual. A visualização direta da colocação da sonda e a profundidade da colocação são confirmadas com o laparoscópio e por ultrassonografia intraoperatória, respectivamente. O número e espaçamento das sondas são determinados pelo diâmetro e formato ablativo sonda-específico, e as sondas devem ser posicionadas de modo a garantir a sobreposição da criolesão, tipicamente em paralelo entre si, com uma configuração triangular ou quadrangular. A ponta das sondas deve ser avançada além da margem mais profunda do tumor.

O progresso da formação da bola de gelo pode ser monitorado em tempo real usando ultrassonografia intraoperatória, e a bola de gelo deve se estender por cerca de 1 cm além da borda do tumor. Tendo em mente que o progresso da bola de gelo não pode ser parado abruptamente, é preciso ter cautela para evitar o contato da bola de gelo com o sistema coletor renal, ureter, vasculatura renal ou órgãos adjacentes. Uma vez concluídos os ciclos de congelamento-descongelamento, as sondas são removidas com um movimento de oscilação suave. Caso ocorra sangramento, este geralmente pode ser controlado aplicando compressão ou, se necessário, agentes hemostáticos como cola de fibrina ou Floseal®.

Ablação por Radiofrequência

Similar à crioablação, a ARF pode ser administrada por laparoscopia usando uma abordagem transperitoneal ou retroperitoneal. Após a confirmação por ultrassom da localização e do tamanho do tumor, bem como a obtenção de biópsia do tecido adiposo sobrejacente e do tecido tumoral, assim como com a crioablação, a sonda de ARF é introduzida no tumor e as pontas são posicionadas a um diâmetro que garante a ablação do tumor e uma margem de 1 cm de tecido renal normal. O tamanho da lesão térmica é determinado pelo monitoramento baseado na temperatura ou na impedância. **A sonda usa uma corrente alternada de ondas de rádio de alta frequência, causando vibração de íons. A resistência no tecido causa geração de aquecimento suficiente para resultar em dano tecidual térmico – há coagulação tumoral, desnaturação proteica e desintegração da membrana celular** (Goldberg et al., 2000; Aron e Gill, 2007). A histopatologia imediata subsequente à ARF mostra hipereosinofilia e picnose, que posteriormente é substituída por necrose coagulativa em alguns dias a semanas (Crowley et al., 2001). Para conseguir estes efeitos, as temperaturas ideais para a ablação variam de 60 a 100 °C e a vaporização tecidual (que pode ocorrer a temperaturas acima de 105 °C) deve ser evitada (Goldberg et al., 2000; Crowley et al., 2001).

Infelizmente, diferente da crioablação, a ultrassonografia em tempo real não pode ser usada para monitorar a lesão térmica induzida por ERF. A própria ARF pode interferir na imagem de ultrassom e o tecido afetado não sofre alteração imediata na ecotextura. A ultrassonografia com Doppler colorido foi avaliada durante a ARF, mas não contribui de modo confiável para o monitoramento da lesão (Crowley et al., 2001). Embora a RM, permitindo a termometria em tempo real, tenha sido usada para monitorar a aparência variável das lesões submetidas à ablação no momento do tratamento percutâneo (Lewin et al., 2004), não há técnica de imagem em uso que monitore efetivamente o progresso das lesões de ARF no intraoperatório. Foram levantadas questões sobre o monitoramento da lesão baseado na temperatura, devido à observação de que as temperaturas medidas no limite da área submetida à ablação na versão são de 20 a 30 °C mais frias do que a medida pelos termopares da sonda. Uma potencial solução envolve o uso de sondas de temperatura independentes para monitorar a temperatura na borda da área de tratamento desejada (Wingo et al., 2008). Isto proporciona um ponto final mais definitivo no ciclo de ablação. Alternativamente, um sistema baseado em impedância pode ser usado. Em vez da medida direta da temperatura, este método conta com impedância tecidual; o tecido suficientemente desidratado se torna um isolante e, em um nível de impedância de 200 Ω, é improvável que ocorra progressão adicional da lesão térmica (Lewin et al., 1998).

TABELA 61-4 Resultados Oncológicos da Nefrectomia Laparoscópica Parcial

A. SÉRIES COMPARATIVAS ANALISANDO A NEFRECTOMIA LAPAROSCÓPICA E NEFRECTOMIA PARCIAL ABERTA

AUTOR	ABORDAGEM	Nº TOTAL DE PACIENTES	Nº DE PACIENTES COM CCR	MÉDIA DA IDADE NA CIRURGIA	MÉDIA DO TAMANHO TUMORAL	MEDIANA DO SEGUIMENTO	PACIENTES COM GRAU 3 OU 4 DE FUHRMAN	TAXA DE MARGEM POSITIVA	RECORRÊNCIA LOCAL	PROGRESSÃO PARA DOENÇA METASTÁTICA	TEMPO MÉDIO ATÉ A RECORRÊNCIA OU METÁSTASE	MORTES CÂNCER-ESPECÍFICAS	SOBREVIDA DE 5 ANOS LIVRE DE RECORRÊNCIA/CÂNCER-ESPECÍFICA/GERAL
Permpongkosol et al., 2006a	Laparoscópica	85	85	58,2 anos	2,4 cm	17,6%	40,5 meses	2 (2,35%)	2 (2,35%)	1 (1,18%)	31,1 meses	1	91,4%/NR%/93,8%
	Aberta	58	58	57 anos	2,9 cm	6,7%	49,7 meses	1 (1,72%)	1 (1,72%)	1 (1,72%)	43,3 meses	0	97,6%/NR/95,8%
Gill et al., 2007	Laparoscópica	771	554	59,4 anos	2,7 cm	28,9%	14,4 meses	12 (1,6%)	1,4%	0,9%	NR	NR	97,7%/ 99,3%/ NR (3 anos)
	Aberta	1.028	853	61,6 anos	3,5 cm	34%	33,6 meses	10 (1,0%)	1,5%	2,1%	NR	NR	96,4%/99,2%/NR (3 anos)
Marszalek et al., 2009	Laparoscópica	100	81	62,3 anos	2,8 cm	NR	43,2 meses	4,0	2 (2,4%)	1 (1,2%)	NR	NR	96,2%/NR/96%
	Aberta	100	66	62,5 anos	2,9 cm	NR	42 meses	2,0	1 (1,2%)	3 (4,5%)	NR	NR	94,5%/NR/85%
Lane et al., 2013	Laparoscópica	625	461	60 anos (mediana)	2,5 cm (mediana)	31%	NR	5 (1%)	NR	NR	NR	NR	96,9%/NR/78%*
	Aberta	916	742	61 anos (mediana)	3 cm (mediana)	36%	NR	2 (0,3%)	NR	NR	NR	NR	92,3%/NR/72%*

B. SÉRIES NÃO COMPARATIVAS DE NEFRECTOMIA LAPAROSCÓPICA PARCIAL PARA MALIGNIDADE

AUTOR	Nº TOTAL DE PACIENTES	Nº DE PACIENTES COM CCR	MÉDIA DA IDADE NA CIRURGIA	MÉDIA DO TAMANHO TUMORAL	MEDIANA DO SEGUIMENTO	PACIENTES COM GRAU 3 OU 4 DE FUHRMAN	TAXA DE MARGEM POSITIVA	RECORRÊNCIA LOCAL	PROGRESSÃO PARA DOENÇA METASTÁTICA	TEMPO MÉDIO ATÉ A RECORRÊNCIA OU METÁSTASE	MORTES CÂNCER-ESPECÍFICAS	SOBREVIDA DE 5 ANOS LIVRE DE RECORRÊNCIA/CÂNCER-ESPECÍFICA/GERAL
Allaf et al., 2004	48	48	59,7 anos	2,4 cm	37,7 meses (média)	20,8%	1 (2,1%)	2 (4,2%)	0 (0%)	32 meses	0	—
Moinzadeh et al., 2006	100	68	65 anos	3,1 cm	42 meses	23,5%	1 (1,5%)	0 (0%)	0 (0%)	ND	0	100%/100%/86%
Lane et al., 2007	58	37	64 anos	2,9 cm	68,4 meses	NR	1 (2,7%)	1 (2,7%)	0 (0%)	12 meses	0	97,3%/100%/86%
Pyo et al., 2008	110	70	62 anos	2,4 cm	23,4 meses (média)	16,5%	0 (0%)	1 (2,1%)	0 (0%)	12 meses	0	—
Gill et al., 2010	800	594	59,5 anos	3,1 cm	36 meses	19,5%	6 (1,0%)	NR	NR	NR	NR	97,8%/99%/92,5%

ND, não disponível; NR, não relatado; CCR, carcinoma de células renais.
*Sobrevidas de 10 anos livre de metástase/câncer-específica/geral relatadas neste estudo.

Resultados do Tratamento

Vários estudos relataram resultados promissores da crioablação laparoscópica (Cestari et al., 2004; Weld et al., 2007; Malcolm et al., 2009). Um estudo de 62 pacientes submetidos à crioablação laparoscópica, com média de tamanho tumoral igual a 2,52 cm e tempo médio de seguimento de 76 meses, demonstrou uma sobrevida livre de doença de 6 anos estimada por Kaplan-Meier de 80% sobrevida câncer-específica de 100% e sobrevida geral de 76,2% entre pacientes com CRR comprovado por biópsia (Tanagho et al., 2012).

Uma comparação de 145 pacientes submetidos à crioablação laparoscópica com 118 pacientes submetidos à crioablação percutânea demonstrou controle oncológico equivalente, observado pela determinação da sobrevida livre de recidiva e sobrevida geral com tempo médio de seguimento de 71,4 e 38,6 meses para os dois grupos, respectivamente (Kim et al., 2014).

Em uma recente revisão sistemática e metanálise, comparando a crioablação laparoscópica com NLP e NLPaR, foram observados tempos de cirurgia significativamente menores, perda de sangue estimada menor, duração reduzida da internação e risco diminuído de complicações. Entretanto, houve aumento do risco de progressão tumoral local e metastática, e isto levou os autores a concluírem que o controle do câncer deve ser equilibrado com o risco de complicações perioperatórias em um aconselhamento e seleção adequados do paciente (Klatte et al., 2014).

Um estudo multi-institucional sobre os resultados de ARF e de crioablação em 616 pacientes demonstrou a presença de doença residual ou recorrente em 13,4% dos indivíduos submetidos à ARF e a 3,9% dos pacientes submetidos à crioablação (Matin et al., 2006a). De modo geral, a terapia primária falhou em 8,7% dos pacientes e, após a terapia ablativa de salvamento, a taxa de falhas caiu para 4,2%. Os autores notaram que a maioria das falhas foi detectada após um período inferior a 3 meses, sendo que as imagens de corte transversal deveriam ser obtidas 3-4 vezes, a intervalos espaçados, durante o primeiro ano subsequente ao tratamento. Uma metanálise conduzida posteriormente sobre os pacientes submetidos à nefrectomia parcial, terapias ablativas ou observação constatou um risco maior de recidiva em pacientes submetidos à crioablação (risco relativo [RR] = 7,45) ou à ARF (RR = 18,23), em comparação com os pacientes submetidos à nefrectomia parcial (Kunkle et al., 2008). A falha do tratamento também estava associada ao tamanho do tumor. Entretanto, nenhuma diferença significativa nas taxas de progressão para doença metastática foi observada, independentemente da modalidade de tratamento (Kunkle et al., 2008). Mais recentemente, Ramirez et al. (2014) lançaram uma publicação sobre 79 pacientes submetidos à ARF de 111 MRPs com tamanho tumoral médio de 2,2 cm, ao longo de um período de 10 anos e com tempo médio de seguimento de 59 meses. Estes pacientes apresentaram sobrevida livre de recorrência de 5 anos estimada de 93,3%.

Complicações

Uma experiência multi-institucional com 148 procedimentos de crioablação laparoscópica realizados em 144 pacientes relatou uma taxa de complicações de 15,5% (Laguna et al., 2009). Entre os fatores preditivos independentes significativos de resultados negativos e complicações, estavam o tamanho do tumor, cardiopatia preexistente e sexo feminino. Um estudo multi-institucional investigou as complicações da crioablação laparoscópica e da ARF de pequenos tumores renais (Johnson et al., 2004). Um total de 139 crioablações foram realizadas com 133 ARFs. Foi observada uma taxa geral de complicações de 11%, sendo que, deste total, 1,8% foi classificada como maior e 9,2% como menores. As complicações maiores incluíram hemorragia significativa, íleo paralítico, obstrução de junção ureteropélvica com necessidade de nefrectomia, urinoma, conversão para cirurgia aberta e morte (pneumonia por aspiração). No grupo de laparoscopia (90 pacientes), foi relatada uma taxa de complicações de 9%, com a complicação mais comum sendo a dor ou parestesia no sítio de inserção da sonda de ablação.

CIRURGIA LAPAROENDOSCÓPICA DE SÍTIO ÚNICO DO RIM

Experiência Clínica de Cirurgia Laparoendoscópica de Sítio Único Renal

Inicialmente relatada para nefrectomia na literatura urológica (Raman et al., 2007), a CLSU hoje é usada para realizar uma ampla variedade

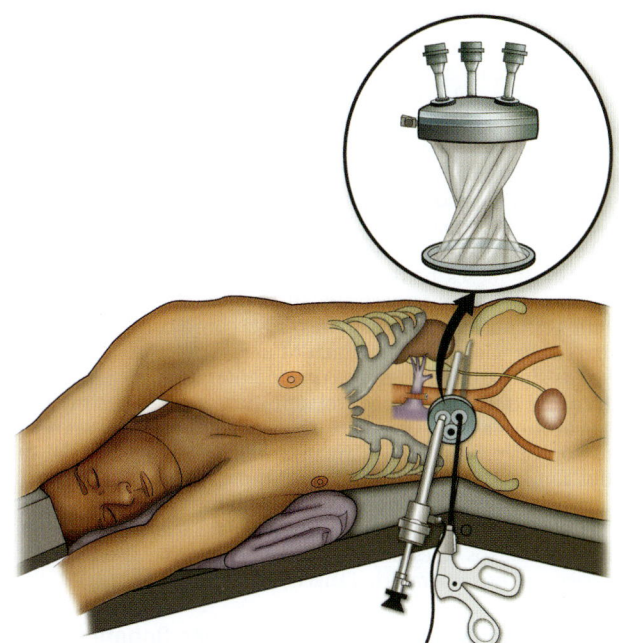

Figura 61-41. Cirurgia laparoendoscópica de sítio único doadora usando dispositivo finalidade-específico com acesso para instrumento de canais múltiplos. Um instrumento de 2 mm também é usado para auxiliar a retração, dissecção hilar e extração.

de procedimentos urológicos (Kaouk et al., 2011). Em alguns casos, há necessidade de portas subxifoides de 3-5 mm e de portas "agulhoscópicas" de 2 mm, para retrair o fígado e auxiliar a sutura laparoscópica. Os tempos de cirurgia e taxas de complicação relatados têm sido comparáveis aos das experiências anteriores com laparoscopia tradicional (Fig. 61-41), embora seja preciso observar que os cirurgiões que tentam procedimentos de CLSU renal costumam ser altamente experientes em laparoscopia tradicional.

As séries de CLSU mais extensivas são relatos de esforços multi-institucionais internacionais descrevendo mais de 1.000 pacientes, em que a CLSU foi usada para realizar várias séries urológicas diferentes (Kaouk et al., 2011; Autorino et al., 2012). Uma ampla gama de procedimentos foram realizados com sucesso, incluindo a pieloplastia, nefrectomia simples, nefrectomia doadora, nefrectomia radical, nefroureterectomia, nefrectomia parcial, descorticação de cisto renal, crioablação renal, prostatectomia simples, prostatectomia radical, cistectomia radical, sacrocolpopexia, adrenalectomia, varicoceletomia e ureterolitotomia. A maioria dos casos destacados nesta experiência extensiva consiste em procedimentos de CLSU renal.

O estudo de seguimento enfocou os riscos de conversão e complicações nesta experiência de CLSU urológica (Autorino et al., 2012). Os autores relataram indicações oncológicas, cirurgia pélvica, abordagem robótica, escore de dificuldade alto, tempo de cirurgia extenso, e complicações intraoperatórias como sendo fatores preditivos independentes de conversão, além da descoberta de que os procedimentos reconstrutivos, o escore de dificuldade alto e o tempo prolongado de cirurgia atuaram como fatores preditivos de complicações de alto grau, as quais ocorreram em apenas 2,4% de toda a coorte, comparável ao observado nas séries de laparoscopia convencional.

Após adquirir experiência substancial com as técnicas de CLSU, vários centros hoje relatam o uso de CLSU em cirurgias mais tempo-sensíveis, como a nefrectomia doadora e a nefrectomia parcial. Dois estudos randomizados compararam a CLSU com nefrectomias doadoras laparoscópicas convencionais, e ambos demonstraram parâmetros perioperatórios similares, incluindo o tempo de cirurgia, a perda estimada de sangue, a taxa de transfusão, a taxa de complicações, taxa de conversão, e alteração da TFGe (Kurien et al., 2011; Richstone et al., 2013). Um estudo demonstrou tempo de isquemia quente aumentado com a CLSU, enquanto o outro estudo não encontrou diferença significativa, sendo que ambos os relatos continham achados de diminuição dos escores de dor relatada pelo paciente na coorte de CLSU, em comparação com o observado na laparoscopia convencional.

A maior série de nefrectomias parciais por CLSU é um consórcio multi-institucional de 11 instituições descrevendo 190 pacientes com tamanho tumoral médio de 2,6 cm e tempo médio de isquemia quente de 16,5 minutos resultando em uma perda média estimada de sangue de 150 mL (Greco et al., 2013). De todos estes casos, 36,8% foram realizados com sucesso sem clampeamento. Os resultados oncológicos para esta coorte de pacientes foram publicados por Springer et al. (2014) e demonstraram sobrevida livre de doença de 98%, 97% e 97% aos 12, 24 e 36 meses, bem como sobrevida geral de 99%, 97% e 88% aos 12, 24 e 36 meses, respectivamente.

Outros estudos que compararam a CLSU com a cirurgia laparoscópica renal convencional foram relatados para nefrectomia, fornecendo resultados similares àqueles descritos na literatura para nefrectomia doadora, em que a CLSU é viável e produz resultados similares no perioperatório e a curto prazo nos casos em que é usada a abordagem laparoscópica convencional (Raman et al., 2009; Tugcu et al., 2010). Estudos randomizados controlados comparando a CLSU à laparoscopia convencional para nefrectomia e pieloplastia demonstraram uma retomada significativamente antecipada das atividades normais, escores mais baixos na escala de dor visual análoga, e uso reduzido de analgésicos no pós-operatório (Tugcu et al., 2010; Tugcu et al., 2013).

Cirurgia Laparoendoscópica de Sítio Único Robótica

O Vinci-S Robotic System (Intuitive Surgical) tem sido usado com a abordagem de CLSU na cirurgia urológica por alguns grupos, desde o relato inicial de Kaouk et al. (2009b) documentando o uso bem-sucedido da cirurgia laparoscópica de sítio único robótica (CLSU-R) na prostatectomia radical, pieloplastia e nefrectomia radical. Foi proposto que os benefícios da assistência robótica podem superar alguns desafios inerentes à CLSU, incluindo a triangulação limitada necessária à dissecção precisa e manipulação tecidual, inclusive retração e reconstrução (Samarasekera e Kaouk, 2013). A "colisão" extracorpórea dos braços robóticos tem sido notada desde a primeira experiência com o uso de CLSU-R e ainda persiste, embora tenha sido minimizada com auxílio das técnicas empregadas para "pinçar" ou cruzar os braços robóticos e reverter a dominância manual dos controles do console robótico, para corrigir a associação visual dos instrumentos afetados junto ao campo cirúrgico. A CLSU-R tem sido realizada usando o sistema de acesso laparoscópico GelPort/GelPoint (Applied Medical, Rancho Santa Margarita, CA), bem como outras plataformas de acesso de CLSU finalidade-específicas (Stein et al., 2010; Autorino et al., 2013). Mesmo assim, existe uma necessidade contínua de avanços adicionais na plataforma robotizada projetada para facilitação da cirurgia de sítio-único, bem como de plataformas de acesso convenientes para instrumental robótico finalidade-específicas, para otimizar a facilidade de uso da CLSU-R. com a ampla disponibilidade de plataformas robóticas cirúrgicas, a CLSU-R será potencialmente mais prática do que os procedimentos de CLSU padrão, com seus desafios técnicos inerentes.

COMPLICAÇÕES DA CIRURGIA LAPAROSCÓPICA RENAL

As complicações são uma consequência inevitável da prática cirúrgica e até mesmo os clínicos mais experientes enfrentarão problemas. Fatores orgânicos relacionados ao paciente, ambiente da sala cirúrgica e forças caóticas podem levar a eventos desagradáveis. Por isso, é necessário maximizar os esforços de prevenção por meio do conhecimento de cada procedimento e suas potenciais armadilhas. Em adição, a educação do paciente sobre os potenciais riscos da cirurgia é essencial.

A seleção do paciente é importante para minimizar o risco de complicações. Isto precisa ser aliado à experiência e habilidade de cada cirurgião. Várias situações requerem cautela ao considerar uma abordagem laparoscópica. Entre as contraindicações reais, estão uma coagulopatia não corrigida, infecção não tratada e choque hipovolêmico (Capelouto e Kavoussi, 1993). **Uma cirurgia prévia não é contraindicação à cirurgia laparoscópica renal. Entretanto, uma cirurgia abdominal prévia pode resultar em aderências intrabdominais e maior possibilidade de lesão intestinal durante a insuflação, colocação do trocarte ou dissecção.** Nestes pacientes, o sítio de entrada inicial deve estar distante de cicatrizes e campos de cirurgias anteriores. Quando o acesso com agulha Veress é usado para criar um pneumoperitônio, o sítio desejado para a inserção do primeiro trocarte pode ser avaliado primeiramente com a colocação de uma segunda agulha Veress neste local, para garantir a evacuação de gases sugestivos de ausência de aderências ou intestino nesta área. Do mesmo modo, a colocação aberta do trocarte ou uma abordagem retroperitoneal podem ser necessárias para minimizar lesões de acesso e evitar aderências (Hasson, 1971).

Pacientes com alças intestinais amplas e dilatadas em consequência de íleo paralítico funcional ou obstrutivo devem ser abordados com cautela, porque os segmentos intestinais dilatados podem limitar o espaço de trabalho e serem lesados durante o acesso, dissecção e fechamento do sítio de trocarte (Borten, 1986).

É preciso ter o cuidado de manter a orientação anatômica o tempo todo, porque a confusão dos referenciais pode ter consequências catastróficas. Uma cirurgia prévia ou patologia volumosa pode alterar as relações anatômicas normais. Por este motivo, é necessário que os exames de imagem pré-operatórios sejam disponibilizados na sala. A ultrassonografia intraoperatória pode ser valiosa como ferramenta de ajuda extra para identificação de estruturas. Quando os indícios visuais são inadequados para permitir o avanço seguro, a palpação manualmente assistida pode fornecer informação adicional. Alternativamente, pode haver indicação para conversão aberta.

Quando há complicações, as consequências muitas vezes podem ser minimizadas por meio do reconhecimento antecipado e intervenção apropriada. As cirurgias laparoscópicas renais compartilham vários riscos em potencial com as abordagens abertas tradicionais. No entanto, existem diferenças quanto ao tipo e manifestação destas complicações. É preciso ter em mente que todas as situações são individuais e problemas singulares podem surgir e requerer ações inovadoras.

As complicações gerais da cirurgia laparoscópica são abordadas no Capítulo 10, porém há armadilhas específicas que precisam ser revisadas. As complicações relatadas da cirurgia laparoscópica renal são revisadas no Quadro 61-1. A incidência combinada de lesão

---

QUADRO 61-1 Complicações Relatadas da Cirurgia Laparoscópica Renal

Lesão vascular
Lesão em órgão adjacente (fígado, baço, pâncreas, intestino, estômago, diafragma)
Infecção da ferida
Abscesso
Seroma
Deiscência da ferida
Hérnia interna
Hérnia incisional
Complicações pulmonares (pneumotórax, edema pulmonar, efusão pleural, pneumonia)
Embolia pulmonar
Trombose venosa profunda
Dor neuromuscular
Sangramento pós-operatório e transfusão
Fibrilação atrial
Infarto do miocárdio
Insuficiência suprarrenal
Isquemia ou infarto testicular
Epididimite
Estenose ureteral
Conversão aberta não eletiva
Ascite quilosa
Urinoma
Nefrectomia de conclusão (após a nefrectomia parcial)
Fragmentação tumoral
Insuficiência renal (transiente ou crônica)
Sangramento tardio
Infecção no trato urinário
Retenção urinária

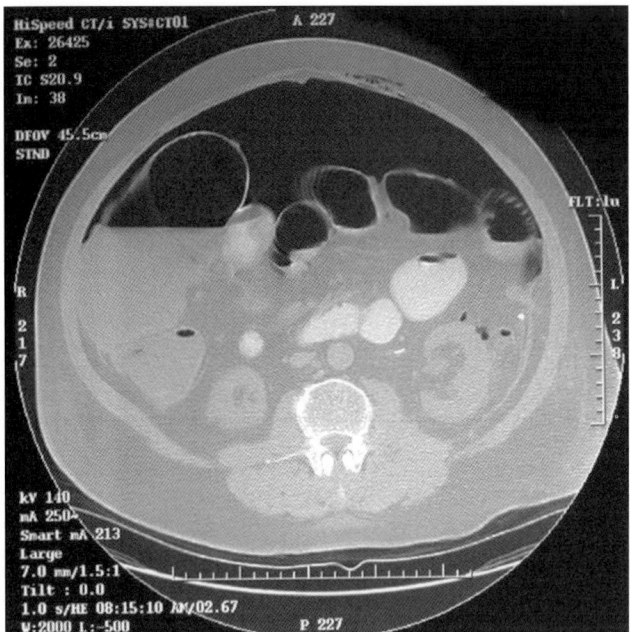

Figura 61-42. Varredura de tomografia computadorizada (TC) obtida 9 dias após a nefrectomia parcial, quando o paciente visitou a clínica para seguimento de rotina e se queixou de distensão e piora da dor abdominal nos últimos 3 dias, febre baixa, leucopenia e dor desproporcional em um sítio de trocarte único. A TC mostra dilatação das alças do intestino grosso e quantidades significativas de ar livre. A exploração revelou uma pequena perfuração no ceco.

de fluxos intestinais excessivos e para realizar o reparo necessário. Em casos raros, quando há desenvolvimento de uma fístula controlada, é possível usar manejo conservativo com descanso intestinal e hiperalimentação, mas a condição pode demorar meses para ser resolvida.

Na reflexão do intestino sobre o lado esquerdo, é preciso ter o cuidado de evitar perfurar o mesentério. Quaisquer defeitos mesentéricos devem ser fechados, devido à possibilidade de herniação intestinal (Regan et al., 2003). Durante o fechamento do mesentério, também é preciso ter o cuidado de evitar comprometer o suprimento vascular para o cólon. Afastadores que não estejam no campo de visão cirúrgico também podem lesar o intestino e, no momento da conclusão do procedimento, é necessário verificar se houve alguma lesão acidental.

As lesões vasculares são a complicação mais comum da laparoscopia urológica (Permpongkosol et al., 2007). Podem ocorrer lesões vasculares prejudiciais à vida durante a cirurgia laparoscópica renal, em geral no momento da dissecção do hilo renal. A lesão em artérias, veias, ramos e vasos acessórios pode resultar em um sangramento que, por sua vez, pode exigir conversão para cirurgia aberta. A veia renal pode ter múltiplos ramos que podem ser rompidos com facilidade. É preciso ter cuidado para garantir a ligadura e transecção sem tensão. O sangramento venoso pode ser intenso e rapidamente levar à instabilidade hemodinâmica. Muitas vezes, a compressão direta com gazes por alguns minutos pode ser suficiente para controlar o sangramento venoso. Resista à tentação de explorar pontualmente a área de sangramento venoso, se tudo estiver quiescente após a remoção da gaze. À direita, a veia cava pode ser lesada. Avulsão da veia gonadal ou da veia suprarrenal pode causar sangramento significativo. Quando houver um buraco visível, a colocação de um clipe ou sutura pode ser tentada assim que o pinça tiver controlado a situação. A colocação de um clipe cego ou de sutura pode levar à piora da situação e ao aparecimento de complicações adicionais. Mais uma vez, a compressão direta com gazes por vários minutos pode diminuir o sangramento. A dissecção pode prosseguir, mantendo-se as gazes no local.

Podem ocorrer lesões adicionais quando as estruturas não são totalmente identificadas antes da transecção. Do mesmo modo, se a tesoura estiver apontando para trás, o vaso subjacente poderá ser cortado. Se a abertura for identificada, a colocação de suturas ou clipes pode ser feita para fins de controle. Uma das mãos pode ser colocada na incisão da linha média abdominal inferior, para manter a pressão, caso o sangramento seja agudo. Deste modo, a sutura laparoscópica ou a conversão aberta podem prosseguir de maneira controlada.

Foram relatados casos de grampeamento acidental de estruturas anatômicas importantes. A veia cava e a aorta foram confundidas com os vasos renais (McAllister et al., 2004). Vários casos de transecção da artéria pequena mesentérica (APM) ou de vasos renais contralaterais também têm ocorrido. Isto pode ocorrer prontamente com o novato, ainda não familiarizado com a abordagem retroperitoneal. Infelizmente, muitos destes casos não são reconhecidos no intraoperatório e o risco de morte é alto. A melhor forma de evitar esta complicação é por meio da orientação anatômica contínua e pelo autoquestionamento vigilante.

A falha de equipamento pode resultar em sangramento. Uma revisão multi-institucional das complicações com grampeador endovascular demonstrou uma taxa de mau funcionamento de 1,8% (10 em 565), com 8 casos envolvendo a veia renal e 2 casos de envolvimento da artéria renal (Chan et al., 2000). A perda de sangue resultante de mau funcionamento foi de 200-1.200 mL. A conversão para cirurgia aberta para obtenção da homeostasia se fez necessária em 20% dos casos de mau funcionamento. A falha do grampeador foi causada diretamente pelo instrumento em 3 casos e teve causas evitáveis em 7 casos. Entre as causas evitáveis, estão o grampeamento sobre clipes ou a transecção incompleta resultante de colocação errada. **A cavidade abdominal deve ser inspecionada quanto a sangramentos no momento da conclusão da cirurgia, enquanto a diminuição das pressões de insuflação intraperitoneal pode ajudar a revelar sangramentos venosos ocultos. As áreas frequentes de sangramento intrabdominal no pós-operatório incluem o leito da dissecção, a glândula suprarrenal, o mesentério, os vasos gonadais e o coto ureteral.**

Pode ocorrer hemorragia pós-operatória após a nefrectomia parcial. A hipotensão com taquicardia associada e uma queda do hematócrito podem implicar sangramento no pós-operatório. **Após a nefrectomia parcial, pode haver formação de defeito arteriovenoso ou pseudoaneurisma** (Benway et al., 2009b; Shapiro et al., 2009; Hyams et al., 2011; Montag et al., 2011). **Estes pacientes apresentam hematúria**

intestinal na literatura urológica é 0,8% e uma lesão pode ocorrer a qualquer momento no decorrer da dissecção (Schwartz et al., 2010). Na reflexão do cólon ou duodeno, a energia térmica deve ser evitada nas adjacências do intestino. Esta é a causa mais comum de lesão não reconhecida e pode somente ser diagnosticada a partir do 3°-5° dia de pós-operatório. Quando identificadas no intraoperatório, as lesões térmicas superficiais podem ser suturadas nas pontas com sutura de seda 3-0, para sobreposição da área afetada. As lesões transmurais devem ser debridadas e, assim como a lesão aguda primária, podem ser fechadas primariamente, em duas camadas. A área deve ser totalmente irrigada e inspecionada, para excluir a possibilidade de lesão por completo. A colocação de dreno é recomendada e a ingesta oral é suspensa até o retorno da função intestinal.

Uma das complicações mais significativas resultantes da cirurgia laparoscópica é a lesão intestinal não detectada (Fig. 61-42). **Somente uma pequena parte do instrumento de laparoscopia fica no campo visual, por isso podem ocorrer lesões fora da vista do cirurgião durante a introdução ou retração dos instrumentos.** Na literatura urológica, a incidência geral de lesão intestinal reconhecida ou não durante a cirurgia laparoscópica do retroperitônio é 0,65% (Schwartz et al., 2010). **As lesões não detectadas resultaram em complicações de alto grau em 100% dos casos de uma série que relatou lesões laparoscópicas intestinais.** As dissecções rombas, por corte e com cautério são responsáveis pela maioria das lesões intestinais (60%), enquanto as lesões associadas ao acesso são bem menos comuns (6%). **A apresentação das lesões intestinais em pacientes submetidos à laparoscopia difere daquelas descritas para cirurgia aberta. Pacientes com lesão intestinal não detectada após a laparoscopia tipicamente exibem dor persistente e aumentada no sítio do trocarte, no local mais próximo à lesão intestinal. A área ao redor deste sítio se torna edemaciada e com consistência pastosa. Os sinais e sintomas também podem incluir distensão abdominal, náusea, diarreia, anorexia, febre baixa, sons intestinais persistentes e uma contagem de leucócitos baixa ou normal. A condição do paciente pode deteriorar rapidamente para instabilidade hemodinâmica e morte, se a lesão não for reconhecida e tratada de modo adequado** (Bishoff et al., 1999). A TC com contraste oral é a modalidade diagnóstica de escolha inicial (Cadeddu et al., 1997) e a exploração aberta geralmente é requerida para evacuação macroscópica persistente, hipotensão e taquicardia. Se houver dúvida com relação à fonte de hemorragia, a varredura de TC pode ser apropriada para identificar o sítio de sangramento. **Entretanto, na maioria dos pacientes, especialmente no contexto de hemorragia tardia com hematúria macroscópica, há indicação para angiografia renal imediata com embolia do sítio de sangramento** (Montag et al., 2011).

Pode haver vazamento persistente de urina após a nefrectomia parcial ou ablação de cisto. Exceto em caso de obstrução distal do sítio de vazamento, a maioria é resolvida com terapia conservativa após várias semanas (Meeks et al., 2008). Após cerca de 1 semana, há desenvolvimento de uma fístula controlada e o dreno pode ser removido da pressão negativa contínua e checado de modo intermitente, a fim de garantir que não haja acumulo de líquido. Se o manejo conservador falhar, como ocorre nos casos de obstrução distal, pode haver necessidade de intervenção adicional, como drenagem percutânea de urinoma perinéfrico ou uma combinação de cateter ureteral e descompressão da bexiga.

A dissecção do polo renal superior pode resultar em lesão diafragmática. Em geral, isto é reconhecido imediatamente porque há aumento repentino das pressões de pico nas vias aéreas e a ventilação do paciente se torna difícil. Por meio de inspeção laparoscópica, é possível ver o diafragma ondulando. O tratamento imediato se faz necessário para prevenir o desenvolvimento de um pneumotórax por tensão. O diafragma pode ser suturado diretamente, enquanto um cateter de linha central é colocado no interior do segundo espaço intercostal anterior ipsilateral e posicionado como para vedação da água. Na condução do procedimento, o paciente é ventilado, uma radiografia torácica é obtida e, se o pneumotórax for resolvido, o cateter é removido. Quando um pneumotórax significativo persiste, um tubo torácico pode ser inserido (Del Pizzo et al, 2003; Aron et al., 2007).

À esquerda, podem ocorrer lesões esplênicas e pancreáticas. O sangramento a partir do baço geralmente é controlado com agentes hemostáticos tópicos e coagulação com feixe de argônio (Canby-Hagino et al., 2000; McGinnis et al., 2000). As lesões no pâncreas podem ser insidiosas e a inspeção se faz necessária no momento da conclusão da cirurgia. As lesões pancreáticas podem ser tratadas de modo conservativo, com colocação de dreno. Lesões mais profundas podem requerer reparo formal ou isolamento do segmento com grampeador GIA (Varkarakis et al., 2004b). A dissecção de lado direito pode causar lesão ao fígado ou à vesícula biliar. Lesões hepáticas são tratadas com terapia hemostática tópica e coagulação com feixe de argônio. As lesões na vesícula biliar são melhor tratadas com colecistectomia concomitante.

Pacientes submetidos à cirurgia laparoscópica renal apresentam risco de sobrecarga de volume intravascular, se a reposição de líquido não for modificada em relação à cirurgia aberta. A abordagem laparoscópica está associada a uma perda de líquido bem menos insensível, se comparada com os procedimentos abertos, e há também oligúria vascular-mediada. Do mesmo modo, o débito urinário não deve ser um barômetro do estado de ressuscitação hídrica, como ocorre com os procedimentos cirúrgicos abertos. Tipicamente, os líquidos IV devem ser minimizados, com exceção da nefrectomia laparoscópica doadora. A reposição agressiva pode resultar em sobrecarga de volume em pacientes com reserva cardíaca diminuída, bem como resultar em insuficiência cardíaca congestiva no pós-operatório. O débito urinário precário ou a instabilidade hemodinâmica no período pós-operatório deve iniciar uma avaliação para exclusão da hipótese de sangramento, se o avaliação for negativa, e a diurese pode ser induzida quando houver indicação clínica.

Vários autores relataram casos de síndrome de dor crônica ou lesão de nervo após a NLR. Os pacientes podem experimentar uma desconfortante sensação de ardência no flanco ipsilateral; pode haver parestesias ao redor dos sítios de porta ou sobre a coxa e o membro superior (Wolf et al., 2000; Oefelein e Bayazit, 2003). Em uma série de 381 nefrectomias laparoscópicas doadoras, a orquialgia ipsilateral foi relatada em 10% dos pacientes (Kim et al., 2003). O aparecimento da dor ocorreu, em média, em 5 dias após a cirurgia (faixa de 6 a 52 meses) e 50% dos casos apresentaram resolução espontânea completa aos 6 meses. As parestesias na coxa podem ser evitadas preservando a fáscia do psoas durante a dissecção renal posterior. Entre as complicações adicionais relatadas, estão a hérnia incisional subsequente à remoção de amostra intacta, hérnia no sítio da porta, íleo paralítico prolongado, embolia pulmonar e pneumonia.

Em uma revisão multi-institucional de 185 pacientes, Gill et al. (1995) relataram uma taxa de complicação geral de 12% para doença benigna, com 5% dos pacientes necessitando de conversão para cirurgia aberta. Nesta série, a incidência de complicações diminuiu acentuada com o aumento da experiência. **De fato, 70% das complicações ocorreram durante os primeiros casos em cada instituição. Uma curva de aprendizado de cerca de 20 casos de nefrectomia também é sustentada por outros relatos** (Keeley e Tolley, 1998; Rassweiler et al., 1998b; Fahlenkamp et al., 1999). Em uma série de nefrectomias laparoscópicas parciais relatada em 2010, a taxa de complicação continuava diminuindo até mesmo após 750 casos (Gill et al., 2010). Isto implica uma curva de aprendizado mais longa para os procedimentos mais complexos.

Em uma série de 482 nefrectomias laparoscópicas (444 procedimentos para doença benigna) realizadas por 20 cirurgiões em 14 centros médicos europeus, foi relatada uma taxa geral de complicações de 6%, com 10% dos casos convertidos em cirurgia aberta (Rassweiler et al., 1998b). **A maioria dos pacientes submetidos à conversão para cirurgia aberta tinha causas infecciosas de anormalidade renal como principal indicação para remoção do rim.** O sangramento era a causa mais frequente de conversão aberta nestes casos, seguido pela incapacidade do cirurgião de visualizar o hilo renal para uma dissecção completa e segura.

Em séries que compararam a nefrectomia aberta, manualmente assistida e laparoscópica para malignidades, as taxas de complicação foram de 10%, 17% e 12%, respectivamente ($P= 0,133$) (Chan et al., 2001; Shuford et al., 2004).

Dois estudos comparativos examinando as taxas de complicação na população de idosos – maiores de 75 anos e maiores de 80 anos – não encontrou diferenças em termos de mobilidade cirúrgica ou a longo prazo, ao comparar com populações de pacientes mais jovens (Varkarakis et al., 2004a; Thomas et al., 2009). Em pacientes de alto risco para complicações perioperatórias, conforme determinado por um escore da American Society of Anesthesiologists maior ou igual a 3, não houve diferenças significativas de taxas de complicação entre as nefrectomias laparoscópica, manualmente assistida e aberta radical (Baldwin et al., 2003).

PENETRÂNCIA DA CIRURGIA MINIMAMENTE INVASIVA RENAL ENTRE UROLOGISTAS

Estudos demonstraram a grave subutilização das técnicas de laparoscopia e de preservação de néfron (Permpongkosol et al., 2006b; Miller et al., 2008; Liu et al., 2014). Após controlar variáveis como demografia, tamanho tumoral e comorbidades, os fatores atribuíveis ao cirurgião foram consistentemente mais significativos como fatores preditivos do tipo de cirurgia realizado. Entretanto, houve uma tendência notável à implementação aumentada de nefrectomia parcial, tanto aberta como laparoscópica, e ainda uma tendência à cirurgia laparoscópica e à cirurgia laparoscópica renal assistida por robô, ao longo do tempo (Poon et al., 2013). Procedimentos laparoscópicos como a colecistectomia e apendectomia são bastante comuns e foram rapidamente adotados pelos cirurgiões gerais. Historicamente, os urologistas são receptivos à nova tecnologia, um fato nitidamente demonstrado pelo rápido aumento do número de prostatectomias robotizadas realizadas nos Estados Unidos. Entretanto, o ritmo relativamente mais lento da adoção amplamente disseminada da cirurgia laparoscópica renal, apesar de sua longevidade e benefícios comprovados, seria sugestivo da existência de barreiras adicionais à difusão de sua implementação. Uma gama complexa de motivos pode explicar esta observação, incluindo a incidência diferencial dos cânceres de rim e próstata, a comercialização de robôs, os padrões de referência e a demanda do consumidor (Richstone e Kavoussi, 2008). A incorporação de assistência robótica à cirurgia laparoscópica renal pode facilitar a implementação mais ampla da cirurgia minimamente invasiva renal (Patel et al., 2013).

RESUMO

A laparoscopia é a modalidade de tratamento preferida para muitos tipos de patologias renais. Sem dúvida, os pacientes têm lucrado com os benefícios oferecidos pela laparoscopia, em termos de morbidade perioperatória sem sacrifício dos resultados terapêuticos. Conforme as ferramentas cirúrgicas continuam evoluindo, um número ainda maior de opções minimamente invasivas poderão se tornar mais pervasivas e, potencialmente, oferecer benefício perioperatório adicional aos pacientes.

> **PONTOS-CHAVE**
>
> - A laparoscopia pode ser usada para tratar a maioria das patologias renais, com eficácia igual a da cirurgia aberta, resultando em menor dor, convalescença mais curta e melhora da cosmesis.
> - Os princípios básicos da cirurgia oncológica devem ser mantidos ao usar uma abordagem laparoscópica para tratar tumores renais.
> - As lesões intestinais não detectadas estão associadas a complicações de alto grau, incluindo uma alta mortalidade. É preciso reconhecer que a apresentação de lesões intestinais ocultas em pacientes submetidos à laparoscopia pode diferir daquela descrita para a cirurgia aberta. A apresentação é tipicamente caracterizada por uma contagem de leucócitos normal a baixa; dor abdominal focal (que muitas vezes é pior no sítio de trocarte mais próximo à lesão).

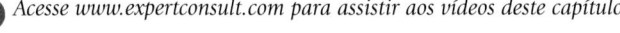
Acesse www.expertconsult.com para assistir aos vídeos deste capítulo.

REFERÊNCIAS

Para consultar a lista completa de referências, acesse www.expertconsult.com.

LEITURA SUGERIDA

Autorino R, Kaouk JH, Yakoubi R, et al. Urological laparoendoscopic single site surgery: multi-institutional analysis of risk factors for conversion and postoperative complications. J Urol 2012;187:1989-94.

Benway BM, Bhayani SB, Rogers CG, et al. Robot assisted partial nephrectomy versus laparoscopic partial nephrectomy for renal tumors: a multi-institutional analysis of perioperative outcomes. J Urol 2009;182:866-72.

Berger A, Brandina R, Atalla MA, et al. Laparoscopic radical nephrectomy for renal cell carcinoma: oncological outcomes at 10 years or more. J Urol 2009;182:2172-6.

Bishoff JT, Allaf ME, Kirkels W, et al. Laparoscopic bowel injury: incidence and clinical presentation. J Urol 1999;161:887-90.

Blom JH, van Poppel H, Maréchal JM, et al. Radical nephrectomy with and without lymph-node dissection: final results of European Organization for Research and Treatment of Cancer (EORTC) randomized phase 3 trial 30881. Eur Urol 2009;55:28-34.

Blute ML, Leibovich BC, Cheville JC, et al. A protocol for performing extended lymph node dissection using primary tumor pathological features for patients treated with radical nephrectomy for clear cell renal cell carcinoma. J Urol 2004;172:465-9.

Fahlenkamp D, Rassweiler J, Fornara P, et al. Complications of laparoscopic procedures in urology: experience with 2,407 procedures at 4 German centers. J Urol 1999;162:765-70.

Gill IS, Kavoussi LR, Lane BR, et al. Comparison of 1,800 laparoscopic and open partial nephrectomies for single renal tumors. J Urol 2007;178:41-6.

Huang WC, Levey AS, Serio AM, et al. Chronic kidney disease after nephrectomy in patients with renal cortical tumours: a retrospective cohort study. Lancet Oncol 2006;7:735-40.

Kaouk JH, Autorino R, Kim FJ, et al. Laparoendoscopic single-site surgery in urology: worldwide multi-institutional analysis of 1076 cases. Eur Urol 2011;60:998-1005.

Kunkle DA, Egleston BL, Uzzo RG. Excise, ablate or observe: the small renal mass dilemma—a meta-analysis and review. J Urol 2008;179:1227-33.

Lane BR, Campbell SC, Gill IS. 10-year oncologic outcomes after laparoscopic and open partial nephrectomy. J Urol 2013;190:44-9.

Miller DC, Saigal CS, Banerjee M, et al. Diffusion of surgical innovation among patients with kidney cancer. Cancer 2008;112:1708-17.

Permpongkosol S, Link RE, Su LM, et al. Complications of 2,775 urological laparoscopic procedures: 1993 to 2005. J Urol 2007;177:580-5.

Rassweiler J, Tsivian A, Kumar AV, et al. Oncologic safety of laparoscopic surgery for urological malignancy: experience with more than 1,000 operations. J Urol 2003;169:2072-5.

Yossepowitch O, Thompson RH, Leibovich BC, et al. Positive surgical margins at partial nephrectomy: predictors and oncological outcomes. J Urol 2008;179:2158-63.

62 Nonsurgical Focal Therapy for Renal Tumors

Chad R. Tracy, MD e Jeffrey A. Cadeddu, MD

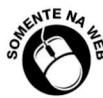

- Cryoablation
- Radiofrequency Ablation
- Surgical Technique
- Treatment Success and Follow-Up Protocol after Tumor Ablation
- Oncologic Outcomes
- Complications
- New Ablation Modalities
- Conclusions

63 Treatment of Advanced Renal Cell Carcinoma

Ramaprasad Srinivasan, MD, PhD e W. Marston Linehan, MD

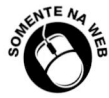

- Prognostic Factors
- Surgical Management of Metastatic Renal Cell Carcinoma
- Immunologic Approaches in the Management of Advanced Clear Cell Renal Cell Carcinoma
- Molecular Basis for Targeted Approaches in Clear Cell Renal Cell Carcinoma
- Targeted Molecular Agents in Clear Cell Renal Cell Carcinoma
- Systemic Therapy for Non–Clear Cell Variants of Renal Cell Carcinoma

PARTE XI — As Glândulas Adrenais

64 — Anatomia Cirúrgica e Radiológica das Glândulas Adrenais

Ravi Munver, MD, FACS, Jennifer K. Yates, MD e Michael C. Degen, MD, MA

Relações Anatômicas	Embriologia
Pontos de Referência Cirúrgicos	Histologia
Vasculatura Adrenal	Radiologia
Nervos Adrenais	Conclusão

As glândulas adrenais são órgãos endócrinos retroperitoneais que se distinguem de outras estruturas retroperitoneais por sua embriologia, anatomia e por seu papel fundamental na homeostase. Do ponto de visa fisiológico, as glândulas adrenais são responsáveis pela produção de mineralocorticoides, glicocorticoides, esteroides androgênicos e catecolaminas. A ausência de ambas as glândulas adrenais, sem suplementação desses hormônios essenciais, não é compatível com a vida. Este capítulo trata da anatomia cirúrgica e radiográfica das glândulas adrenais (Fig. 64-1A a D).

RELAÇÕES ANATÔMICAS

As glândulas adrenais são um par de órgãos localizados cefalicamente aos rins, no retroperitônio. A posição dessas glândulas varia da direita para a esquerda. Ambas encontram-se localizadas no nível da 11ª ou 12ª costela, com a glândula direita em uma posição mais superior e a glândula esquerda estendendo-se para baixo, até o primeiro espaço lombar. As glândulas adrenais estão contidas na fáscia perirrenal (Gerota) e são completamente rodeadas de tecido adiposo perirrenal. Cada glândula é separada do polo superior do rim ipsilateral por uma fina camada de tecido conjuntivo. Macroscopicamente, as glândulas adrenais são amarelo-alaranjadas e visivelmente mais alaranjadas do que o tecido adiposo circundante. As dimensões das glândulas variam de 2 a 3 cm de largura por 4 a 6 cm de comprimento (Mitty, 1988). **Cada glândula pesa aproximadamente 5 g, variando de 2 a 6 g, sem diferença entre os gêneros** (Mills, 2007).

PONTOS DE REFERÊNCIA CIRÚRGICOS

Dorsolateralmente, as glândulas adrenais estão próximas ao pilar do diafragma. A glândula direita é triangular e está localizada quase diretamente cranial ao polo superior do rim direito. As estruturas adjacentes incluem a face inferior do fígado anterolateralmente, o duodeno na posição anteromedial, a margem lateral da veia cava inferior (VCI) medialmente e o músculo psoas na posição posterior (Fig. 64-2, canto superior esquerdo, *disponível exclusivamente on-line em inglês no site www.expertconsult.com*). A glândula adrenal esquerda apresenta uma forma mais crescêntica e a sua superfície lateral está em contato com a face medial do polo superior do rim esquerdo. As estruturas adjacentes incluem os vasos esplênicos e o corpo do pâncreas anteriormente, a aorta medialmente e o músculo psoas na posição posterior (Fig. 64-2, canto inferior direito).

As relações anatômicas entre as glândulas adrenais e os órgãos intra-abdominais e retroperitoneais circundantes são importantes em termos de abordagem cirúrgica. A análise anatômica transversal das glândulas adrenais (Fig. 64-3) demonstra a relação da glândula adrenal direita com o fígado e a veia cava inferior (VCI), enquanto a glândula adrenal esquerda tem relação com a vasculatura esplênica e o pâncreas.

VASCULATURA ADRENAL

A vasculatura das glândulas adrenais é única, uma vez que a anatomia arterial e venosa é altamente variável. **O suprimento arterial das glândulas adrenais possui três origens** (Fig. 64-4). **Na posição superior, a glândula adrenal normalmente é alimentada pela artéria frênica inferior, e raramente pela aorta, eixo celíaco ou artérias intercostais. A artéria adrenal média normalmente origina-se da face lateral da aorta e raramente da artéria frênica inferior ou da artéria renal. A artéria adrenal inferior normalmente tem origem na face superior da artéria renal ipsilateral** (Toni e Mosca, 1988). Cada uma das três principais artérias adrenais ramifica-se em cascatas de 10 a 50 artérias menores que penetram na cápsula adrenal.

Existem três padrões de distribuição sanguínea no interior da glândula adrenal (Fig. 64-5). As artérias capsulares suprem apenas a cápsula adrenal e não penetram com mais profundidade no tecido. Os capilares sinusoides fenestrados do córtex alimentam o córtex e depois drenam para os sinusoides fenestrados da medula. As arteríolas medulares circulam no interior das trabéculas da glândula adrenal

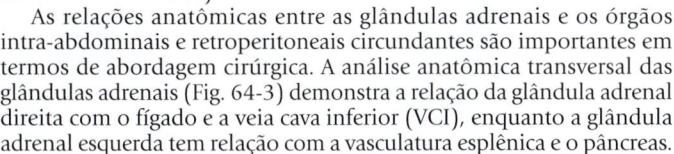

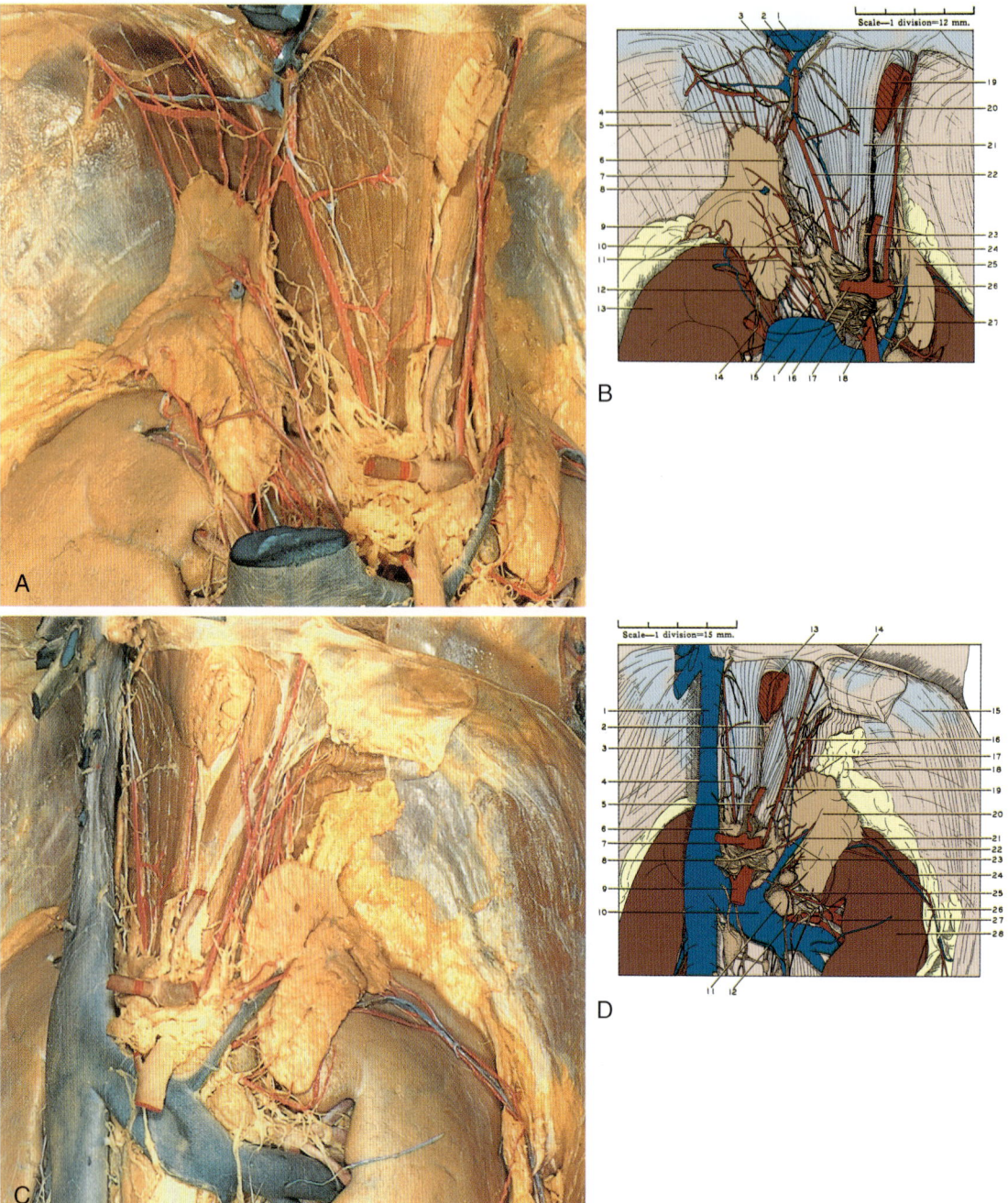

Figura 64-1. A, Glândula adrenal direita dissecada. A veia cava inferior foi excisada para permitir a exposição total da glândula. A figura mostra também o tronco arterial celíaco, suas ramificações e o plexo nervoso autônomo correspondente. B, 1, Veia cava inferior (cortada). 2, Veia frênica inferior direita. 3, Nervo frênico direito. 4, Artérias adrenais superiores (ramificando-se a partir da artéria frênica inferior direita). 5, Diafragma. 6, Gânglio frênico inferior. 7. Glândula adrenal direita. 8. Veia adrenal direita (cortada). 9, Gordura retroperitoneal pararrenal. 10, Nervos autônomos da glândula adrenal. 11, Artéria adrenal média (originária da aorta). 12, Artéria adrenal inferior (originária da artéria renal). 13, Rim direito. 14, Ramo da artéria renal direita. 15, Gânglio celíaco. 16, Artéria hepática comum. 17, Plexo nervoso autônomo celíaco. 18, Artéria mesentérica superior. 19, Esôfago (cortado). 20, Ramo do nervo frênico. 21, Ponta superior, pilar direito do diafragma; ponta inferior, nervo vago. 22, Artéria frênica inferior direita. 23, Ponta superior, artéria gástrica esquerda; ponta inferior, extensão superior do plexo nervo autônomo. 24, Artéria frênica inferior esquerda. 25, Glândula adrenal esquerda. 26, Artéria esplênica. 27, Veia adrenal esquerda. C, Glândula adrenal esquerda dissecada. D, 1, Veia cava inferior. 2, Hiato esofágico. 3, Nervo vago. 4, Artéria frênica inferior direita. 5, Artéria gástrica esquerda. 6, Gânglio celíaco direito. 7, Artéria celíaca. 8, Gânglio celíaco esquerdo. 9, Artéria mesentérica superior. 10, Veia renal esquerda. 11, Linfonodo hilar renal. 12, Plexo nervoso autônomo renal. 13, Esôfago (cortado). 14. Peritônio (cortado). 15, Diafragma. 16, Plexo nervoso autônomo frênico. 17. Ponta superior, artérias adrenais superiores (originárias da artéria frênica inferior); ponta inferior, margem superior da glândula adrenal esquerda. 18, Gordura perirrenal. 19, Ponta superior, artéria frênica inferior esquerda; ponta inferior, margem medial da glândula adrenal esquerda. 20, Glândula adrenal esquerda. 21, Veia adrenal esquerda. 22, Artéria adrenal inferior (nesse caso, ramificando-se a partir da artéria perinéfrica/capsular do rim). 23, Artérias adrenais médias (originárias da aorta). 24, Vasos sanguíneos perinéfricos no interior da fáscia de Gerota. 25, Artéria adrenal inferior (originária da artéria renal). 26, Gordura perirrenal. 27, Ramo da artéria renal esquerda. 28, Rim esquerdo.

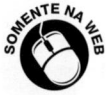

Figure 64-2. *Top left*, Abdominal exposure of right adrenal gland. *Bottom right*, Abdominal exposure of left adrenal gland. (Copyright 2016 Elsevier Inc. All rights reserved. www.netterimages.com.)

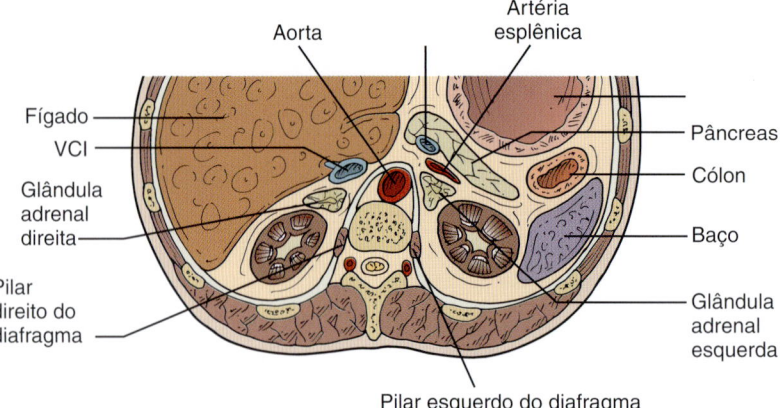

Figura 64-3. Corte anatômico transversal das glândulas adrenais e suas relações com as estruturas adjacentes. VCI, veia cava inferior. (Modificado a partir de Mitty HA. Embryology, anatomy, and anomalies of the adrenal gland. Semin Roentgenol 1988;23:271-9.)

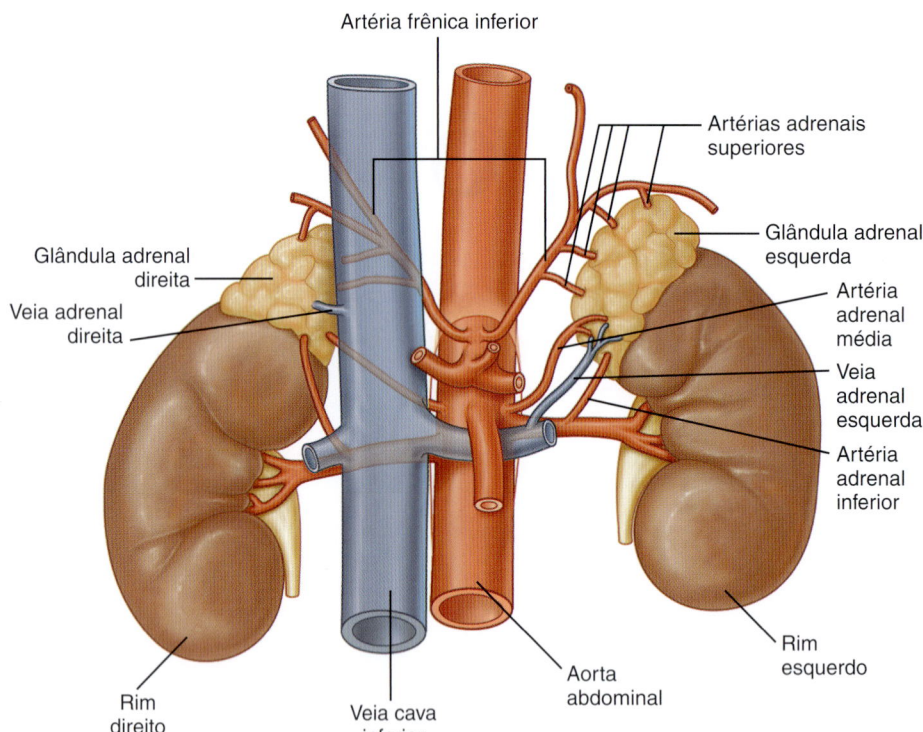

Figura 64-4. Suprimento arterial das glândulas adrenais. (Extraído de Drake RL, Vogl W, Mitchell AWM. Gray's anatomy for students. Filadélfia: Elsevier; 2005.)

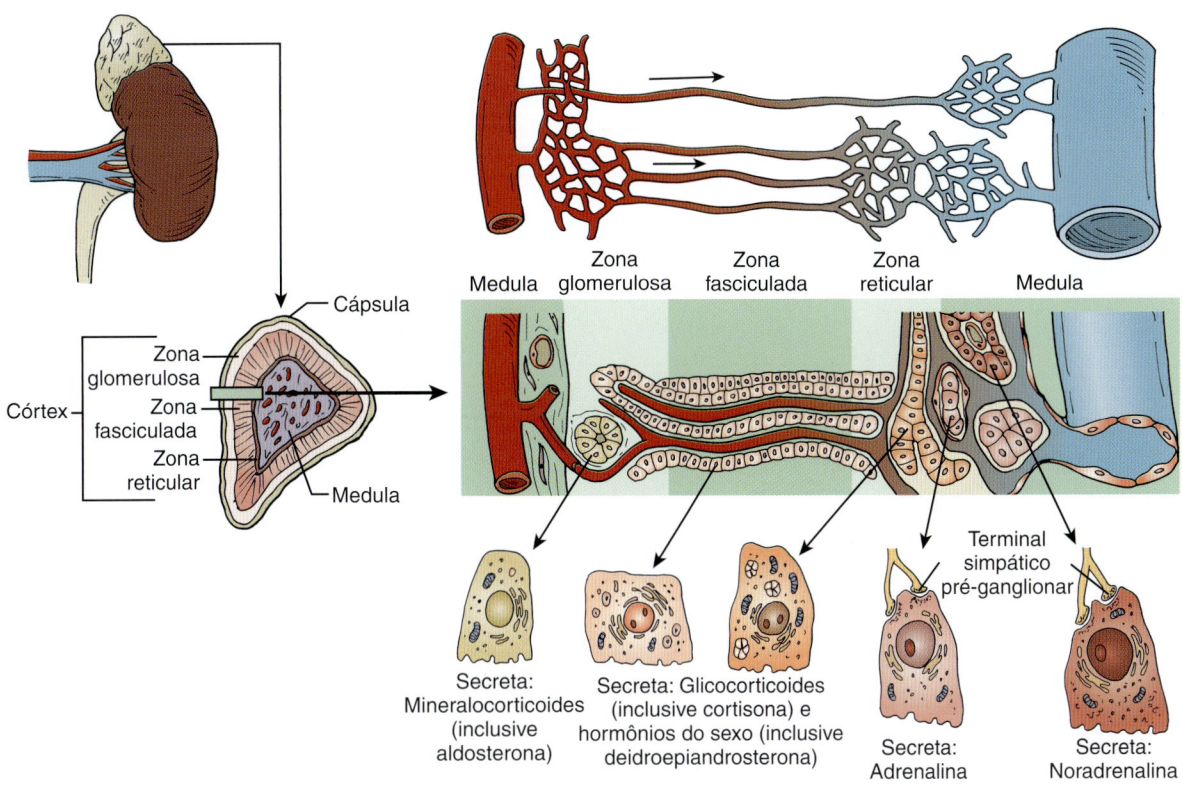

Figura 64-5. O complexo suprimento vascular da glândula adrenal. (Extraído de Gray H, Williams PL, Bannister LH. Gray's anatomy: the anatomical basis of medicine and surgery. Nova York: Churchill Livingstone; 1995.)

para fornecer sangue aos sinusoides medulares. **A medula possui dois suprimentos sanguíneos nas vias de alimentação: o sangue arterial proveniente das arteríolas medulares e o sangue venoso proveniente dos capilares sinusides corticais que já supriram o córtex adrenal com sangue arterial** (Ross et al., 1995). **Este duplo suprimento vascular é importante para a produção catecolaminas pela medula.** Ao alcançar o tecido medular, o sangue venoso proveniente do córtex adrenal contém uma alta concentração de glicocorticoides, e essa situação desempenha um papel importante na síntese de epinefrina (Bloom e Fawcett, 1986). O suprimento vascular para a glândula adrenal é complexo e consiste no suprimento vascular do córtex (os sinusides corticais drenam para os capilares medulares e para a veia medular) e no suprimento vascular da medula (arteríolas medulares e sinusides corticais) (Gray et al., 1995).

A drenagem venosa das glândulas adrenais varia de acordo com o lado, embora ambas as glândulas sejam drenadas por uma única veia central que sai da glândula adrenal anteromedialmente, com as veias emissárias conectando a veia central ao plexo arterial adrenal pericapsular (Mitty, 1988). A veia adrenal direita é curta e adentra a face posterior da veia cava inferior (VCI) A veia adrenal esquerda é mais longa, une-se à veia frênica inferior e penetra na face cranial da veia renal esquerda (Fig. 64-6) (Avisse et al., 2000).

NERVOS ADRENAIS

A inervação da glândula adrenal é importante para a liberação de catecolaminas pelas células cromafins da medula (Fig. 64-7, *disponível exclusivamente on-line em inglês no site www.expertconsult.com*). As fibras nervosas pré-ganglionares simpáticas dos segmentos torácico inferior e lombar da medula espinal caminham através da cadeia simpática para alcançar o plexo nervoso da cápsula adrenal. Esses nervos, então, atravessam o córtex para alcançar a medula

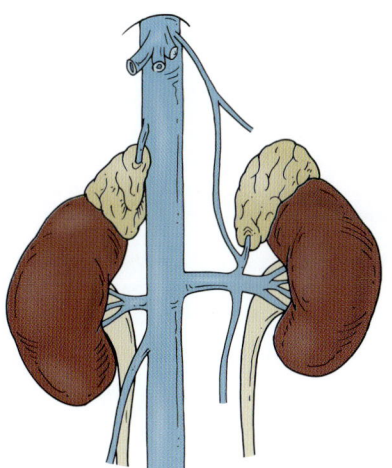

Figura 64-6. Drenagem venosa das glândulas adrenais dos lados direito e esquerdo. A veia adrenal direita adentra a face posterior da veia cava inferior. A veia adrenal esquerda une-se à veia frênica inferior e entra na face cranial da veia renal esquerda. (Extraído de Vaughan ED Jr, Carey RM, editors. Adrenal disorders. Nova York: Thieme Medical; 1989.)

(Bloom e Fawcett, 1986). Os produtos secretados pela medula adrenal entram na circulação sistêmica através de capilares fenestrados (Ross et al., 1995). A inervação colinérgica do córtex adrenal também já foi descrita, embora não seja tão bem caracterizada quanto a inervação da medula (Charlton et al., 1991).

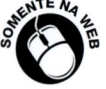

Figure 64-7. Innervation of the adrenal glands. (Copyright 2016 Elsevier Inc. All rights reserved. www.netterimages.com.)

EMBRIOLOGIA

Os processos envolvidos no desenvolvimento das glândulas adrenais hipotetizados até 1911, quando a anatomia das glândulas adrenais de diversos estágios do desenvolvimento humano foi inicialmente descrita. A ilustração original da glândula adrenal do feto humano descrevia uma zona fetal inicial composta por células corticais imaturas e grupos de simpatogonia (Malendowicz, 2010). A zona fetal é uma parte importante do desenvolvimento, e após o nascimento essa porção da glândula adrenal diminui radicalmente de tamanho.

O desenvolvimento da glândula tem início aproximadamente na terceira ou quarta semana de desenvolvimento fetal, quando as colunas do epitélio celômico começam a se condensar. Durante as 2 semanas seguintes, essas células proliferam e começam a migrar para a extremidade cranial do mesonefro para formar a crista adrenogonadal, a precursora comum tanto das glândulas adrenais quanto das gônadas. O córtex adrenal origina-se da porção cefálica da crista, enquanto as células precursoras das futuras gônadas provêm da porção caudal da crista (Fig. 64-8).

A diferenciação morfológica em uma zona definitiva e uma zona fetal ocorre entre 8° e 10° semana de desenvolvimento. As células mesenquimais que circundam o córtex fetal formam a cápsula adrenal, enquanto as células neurais derivadas da crista migram para a região medial, acabando por formar a medula adrenal. A essa altura, desenvolvem-se os vasos sanguíneos e os nervos da glândula adrenal.

Ao nascimento, as glândulas adrenais são relativamente grandes e pesam o dobro das glândulas adultas (Kempná e Flück, 2008). A zona fetal regride durante o primeiro ano de vida e é substituída pela zona definitiva. Essa zona se desenvolve e se transforma nas regiões do córtex adrenal chamadas zona glomerulosa (AG) e zona fasciculada, sob a influência do hormônio adrenocorticotrópico secretado pela glândula pituitária. Com a regressão da zona fetal, as células cromafins até então espalhadas pela zona fetal agregam-se para formar a medula adrenal (Ross et al., 1995). **A medula é homóloga a um gânglio simpático, porém sem processos pós-ganglionares**. A zona reticular (ZR), localizada entre a zona fasciculada (ZF) e a medula, é um componente relativamente insignificante do córtex adrenal até o início da infância. Entre os 6 e 8 anos de vida, a ZR expande-se e alcança o seu volume adulto (Sucheston e Cannon, 1968; Havelock et al., 2004; Else e Hammer, 2005; Kempná e Flück, 2008).

Vários achados clínicos singulares ocorrem com o desenvolvimento anormal das glândulas adrenais e das estruturas vizinhas. Os rins em desenvolvimento ascendem da pelve para se unirem às glândulas adrenais com aproximadamente 8 semanas de desenvolvimento (Moore e Persaud, 1998). No contexto da agenesia renal, as glândulas adrenais se encontram em suas posições ortotópicas, mas podem ser discoides, em vez de ter a sua forma normal triangular ou crescente (Mitty, 1988). Os restos adrenais são tecido ectópico derivado do córtex adrenal ou da medula. Os restos adrenais encontram-se em 1% dos adultos e normalmente estão localizados nas imediações das glândulas adrenais, próximas ao eixo celíaco (Graham, 1953). Esses restos podem ser encontrados também ao longo da via de descida da gônadas. Os restos adrenais associados às gônadas encontram-se em 7,5 a 15% dos neonatos e normalmente regridem com o tempo (Graham, 1953). Nos casos de hiperplasia adrenal congênita, esses restos podem eventualmente se apresentar como massas testiculares. A importância clínica do tecido adrenal ectópico pode ser relevante por uma hipertrofia compensatória após uma adrenalectomia, uma excisão inadvertida de uma glândula adrenal heterotópica durante uma cirurgia diversa, ou transformação neoplásica (Schechter, 1968).

HISTOLOGIA

A glândula adrenal adulta consiste em um córtex externo, que compõe aproximadamente 90% do seu volume, e uma medula interna. A glândula é circundada por uma cápsula composta por tecido fibroso hipocelular [(Mills, 2007). **O córtex adrenal consiste em três zonas concêntricas** (Fig. 64-9): **A ZG externa compreende aproximadamente 15% do córtex, a ZF média, que abrange 80% do córtex e a ZR interna que inclui de 5 a 7% do córtex** (Ross et al., 1995). As zonas são distintas e cada uma é identificável pela aparência característica das células e pela ultraestrutura dos arranjos celulares.

A ZG consiste em pequenas células poliédricas dispostas em grupamentos ovoides e colunas curvas, rodeadas por capilares sinusoidais. As células são notáveis por um citoplasma menos abundante e uma grande quantidade de lipídeos no citoplasma, o que resulta em uma aparência vacuolada. Essas células caracterizam-se por uma proporção núcleo-citoplasma mais elevada. A aldosterona é sintetizada nessas células no retículo endoplasmático liso e nas mitocôndrias (Bloom e Fawcett, 1986; Ross et al., 1995: Cormack, 1998; Mills, 2007). A ZF, que é maior das três zonas corticais, contém grandes células poliédricas pálidas dispostas em longos cordões retos, separados por capilares. Essas células contêm uma maior quantidade de lipídeos do que as demais zonas, e são denominadas "células claras" por sua aparência histológica (Mills, 2007). A ZR consiste em células menores dispostas em cordões anastomosantes.

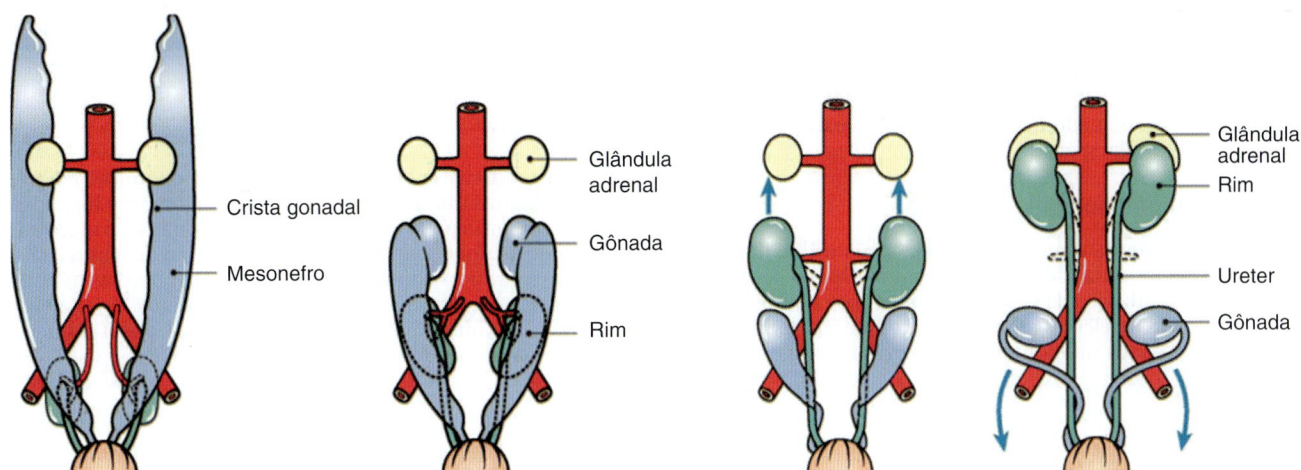

Figura 64-8. Desenvolvimento da glândula adrenal. Observe a estreita relação entre a crista gonadal e a glândula adrenal em desenvolvimento. (Extraído de Barwick TD, Malhortra A, Webb JA, *et al*. Embryology of the adrenal gland and its relevance to diagnostic imaging. Clin Radiol 2005;60:953-9.)

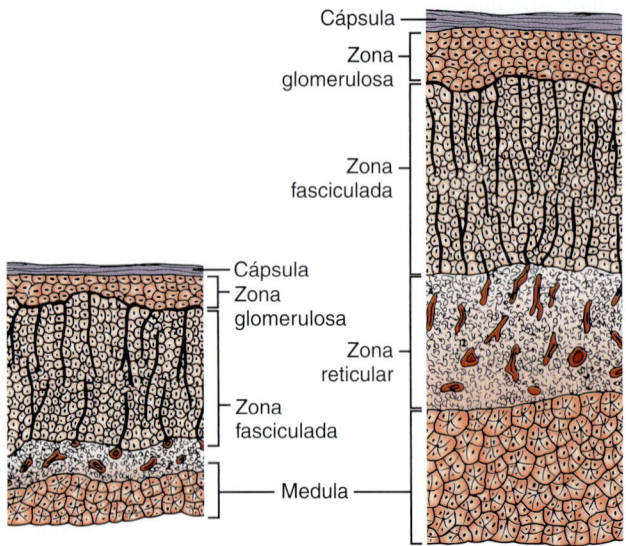

Figura 64-9. Cortes transversais das glândulas adrenais infantil e adulta. (Extraído de Bloom W, Fawcett DW. Bloom e Fawcett: textbook of histology. Filadélfia: Saunders; 1986.)

A medula adrenal é composta por células cromafins dispostas em grupamentos ovoides e cordões. Essa porção da glândula adrenal corresponde a 10% do peso e do volume total da glândula adrenal (Mills, 2007). As células medulares, grandes e de aparência epitelioide, estão intimamente associadas aos capilares medulares. Em geral, elas apresentam um contorno mal definido e encontram-se dispostas em grupamentos vagos com núcleos de tamanhos variáveis (Mills, 2007). **As células cromafins são neurônios simpáticos pós-ganglionares que perderam seus axônios e dendritos** (Paulsen, 1996). A coloração e a microscopia eletrônica dessas células podem diferenciar aquelas que secretam epinefrina daquelas que secretam norepinefrina (Bloom e Fawcett, 1986).

RADIOLOGIA

Várias modalidades de estudo por imagem são utilizadas para visualizar a glândula adrenal e sua patologia entre as quais, a tomografia computadorizada (TC), a ressonância magnética (RM), a ultrassonografia (US), a angiografia, a cintilografia com metaiodobenzilguanidina e a tomografia por emissão de pósitrons. O estudo por imagem da adrenal é benéfico para a avaliação da morfologia ou função adrenal anormal, um assunto abordado com mais detalhes em outros capítulos. Esta seção analisa a anatomia adrenal normal com o auxílio de técnicas como TC, RM, US e angiografia.

Tomografia Computadorizada

A TC é a modalidade de exame de imagem mais utilizada para a visualização das glândulas adrenais. O tecido adiposo perinéfrico permite a clara visualização da glândula adrenal com notável resolução. Embora forneça excelentes informações de natureza morfológica, a TC não fornece dados funcionais. Nas seções axiais, as glândulas adrenais apresentam a aparência de um "V" ou de um "Y" invertido. Os braços da glândula adrenal normal em geral são mais finos do que a crura diafragmática adjacente, com uma largura de aproximadamente 3 a 6 mm. A glândula adrenal direita está localizada logo acima do polo superior do rim direito, posterolateralmente à veia cava inferior (VCI) (Fig. 64-10A). A glândula adrenal esquerda, ligeiramente mais caudal, está posicionada anteromedialmente ao polo superior do rim esquerdo e posteriormente aos vasos esplênicos (Fig. 64-10B). **O tecido adrenal normal possui uma densidade igual ou inferior a 10 unidades Hounsfield (HU) no estudo com TC sem contraste.**

Ressonância Magnética

A RM das glândulas adrenais é ligeiramente inferior à TC em termos de resolução espacial, porém a RM pode ser um complemento útil em determinados casos atípicos. As imagens nos planos coronal e sagital podem confirmar a origem adrenal de uma massa quando as imagens axiais são duvidosas. **A resolução RM com contraste, através de imagens ponderadas em T1 e T2, é superior à da TC** e permite a diferenciação das massas adrenais. A análise do realce relacionado ao fluxo sanguíneo permite uma excelente avaliação das vasculaturas arterial e venosa. O plano transversal é o utilizado com mais frequência para avaliar a glândula adrenal, habitualmente com cortes com espessura igual ou inferior a 3 mm. **Nas imagens ponderadas em T1, a glândula adrenal normal apresenta um sinal uniforme, de intensidade intermediária, ligeiramente menos intenso do que o do fígado e o do córtex renal** (Fig. 64-10C). Nas imagens ponderadas em T2, é difícil distinguir a glândula adrenal normal do tecido adiposo retroperitoneal, devido à presença de lipídeos intracelulares na glândula.

Ultrassonografia

A imagem por US das glândulas adrenais normalmente é realizada para identificar anomalias. Quando visualizadas com essa modalidade, as glândulas adrenais apresentam-se como estruturas hipoecoicas (Fig. 64-10D). O tecido adiposo retroperitoneal pode dificultar a diferenciação entre o tecido adrenal normal e as estruturas circunjacentes. Consequentemente, **a imagem por US é utilizada com mais frequência para diferenciar as massas sólidas e císticas das glândulas adrenais.**

Angiografia

A amostragem venosa da adrenal é realizada para fornecer informações funcionais mediante a obtenção de amostras de sangue para ensaio metabólico. Pode-se realizar a cavografia da veia cava inferior para avaliar o componente intraluminal de uma malignidade adrenal quando a TC, a RM e a US são duvidosas. A arteriografia adrenal raramente é realizada ou necessária, uma vez que a TC e a IRM quase sempre fornecem as informações morfológicas essenciais necessárias para o planejamento cirúrgico.

CONCLUSÃO

As glândulas adrenais possuem características anatômicas, embriológicas e histológicas únicas. A transformação anatômica e histológica da glândula adrenal a partir do desenvolvimento fetal até a idade adulta é diferente de qualquer outro órgão. Uma avaliação de suas relações vasculares e anatômicas é fundamental, tanto para abordagens cirúrgicas às glândulas adrenais, quanto aos órgãos próximos. Com a evolução dos estudos por imagem das glândulas adrenais, é possível caracterizar melhor a anatomia adrenal normal e patológica.

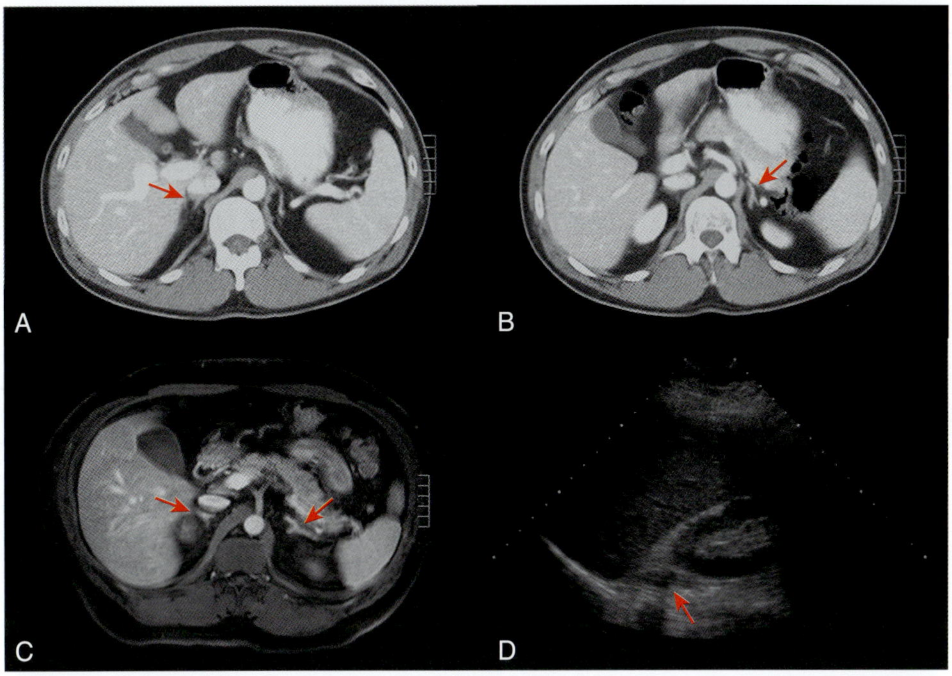

Capítulo 64 Anatomia Cirúrgica e Radiológica das Glândulas Adrenais

Figura 64-10. Imagens radiográficas das glândulas adrenais. **A,** Imagem axial de tomografia computadorizada (TC) do abdome com a *seta* indicando a glândula adrenal direita. **B,** Imagem axial de TC do abdome com a *seta* indicando a glândula adrenal esquerda. **C,** Imagem axial de ressonância magnética do abdome ponderada em T1 com a *seta* indicando as glândulas adrenais direita e esquerda. **D,** Imagem de ultrassom do quadrante superior direito com a *seta* indicando a glândula adrenal direita.

PONTOS-CHAVE

- Do ponto de vista embriológico, as glândulas adrenais são distintas dos rins e as anomalias de desenvolvimento de um órgão não afetam o outro.
- A glândula adrenal divide-se em córtex e medula.
- O córtex adrenal consiste em três áreas distintas: a ZG, a ZF e a ZR.
- A medula adrenal recebe fibras simpáticas pré-ganglionares, que estimulam a liberação de catecolaminas pelas células cromafins da medula.
- O suprimento arterial das glândulas adrenais provém de ramos da artéria frênica inferior, da aorta e da artéria renal.
- A drenagem venosa das glândulas adrenais varia de acordo com o lado; a veia adrenal direita entra na veia cava inferior, enquanto a veia adrenal esquerda entra na veia renal esquerda.

REFERÊNCIAS

Para consultar a lista completa de referências, acesse www.expertconsult.com.

LEITURA SUGERIDA

Avisse C, Marcus C, Patey M, et al. Surgical anatomy and embryology of the adrenal glands. Surg Clin North Am 2000;80(1):403-15.

Mitty HA. Embryology, anatomy, and anomalies of the adrenal gland. Semin Roentgenol 1988;23(4):271-9.

Toni R, Mosca S. Clinical anatomy of suprarenal arteries. Surg Radiol Anat 1988;10:297-302.

65 Pathophysiology, Evaluation, and Medical Management of Adrenal Disorders

Alexander Kutikov, MD, FACS, Paul L. Crispen, MD e Robert G. Uzzo, MD, FACS

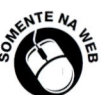

Historical Background

Adrenal Anatomy and Embryology

Adrenal Physiology

Adrenal Disorders

Evaluation of Adrenal Lesions in Urologic Practice

Conclusions

66 Cirurgia das Glândulas Suprarrenais

Sey Kiat Lim, MBBS, MRCS (Edinburgh), Mmed (Cirurgia), FAMS (Urologia) e Koon Ho Rha, MD, PhD, FACS

Evolução da Cirurgia da Adrenal

Anatomia Cirúrgica

Indicações Clínicas para Adrenalectomia

Indicações e Contraindicações da Adrenalectomia Laparoscópica

Conduta Pré-operatória e Perioperatória

Adrenalectomia Aberta

Adrenalectomia Laparoscópica

Adrenalectomia Assistida por Robô

Cirurgia Assistida pela Mão (Hand-Assisted)

Adrenalectomia Laparoendoscópica Single-Site (LESS)

Adrenalectomia Laparoscópica Assistida por Cirurgia Endoscópica Transluminal de Orifício Natural (NOTES)

Adrenalectomia Parcial

Resultados

Complicações

Terapia Ablativa para Tumores Adrenais

Futuro da Cirurgia da Adrenal

A cirurgia da glândula adrenal geralmente é realizada para controlar a desordem endócrina após falha do tratamento clínico ou para tratar processos malignos. A primeira cirurgia aberta da adrenal foi realizada no final do século XIX, e no último século várias técnicas operatórias e abordagens cirúrgicas têm sido desenvolvidas e refinadas. No final do século XX e no início do século XXI foram introduzidas técnicas minimamente invasivas para a cirurgia da glândula adrenal. Embora as técnicas minimamente invasivas tenham suplantado amplamente a abordagem aberta, os princípios cirúrgicos essenciais da cirurgia da adrenal permanecem imutáveis e a abordagem aberta ainda é vital no tratamento do grande carcinoma adrenal invasivo. Além disso, todos os cirurgiões urológicos precisam estar familiarizados com as técnicas abertas no caso de ser necessário conversão aberta inesperada.

A evolução da cirurgia da adrenal está longe de seu final e o futuro continua sendo excitante. A realidade virtual, a simulação em computador e as técnicas de reconstrução tri ou quadridimensional, com sua incorporação às plataformas robóticas existentes, prometem levar a cirurgia da adrenal a patamares mais altos. Além disso, as abordagens não cirúrgicas minimamente invasivas como as técnicas ablativas percutâneas podem prevenir cicatrizes e também suplantar as habilidades do cirurgião. Contudo, é importante que o urologista se mantenha na equipe de tratamento, quer como praticante direto da técnica quer na consulta direta que orienta a terapia.

EVOLUÇÃO DA CIRURGIA DA ADRENAL

A história inicial da cirurgia da suprarrenal é obscura devido a nomenclatura confusa, a raridade da neoplasia adrenal, a falta de diagnóstico preciso e a ignorância sobre as manifestações hormonais associadas aos distúrbios suprarrenais. Também, o termo comumente usado *hipernefroma* foi proposto pela primeira vez por Grawitz (1883), que incorretamente acreditou que essa neoplasia surgia do tecido adrenocortical dentro do rim.

Foi creditada a Knowsly Thornton a realização da primeira cirurgia de adrenal bem-sucedida em 1889, em uma mulher hirsuta de 36 anos com uma massa abdominal grande (Thornton, 1890). Embora Thornton não tivesse consciência da origem adrenal do tumor da paciente, um tumor maligno da adrenal esquerda com 9,08 kg foi ressecado em bloco com seu rim esquerdo. Apesar de uma recuperação pós-operatória turbulenta, complicada por abscessos subfrênicos, a paciente sobreviveu por 2 anos antes da recidiva do tumor. Sargent realizou a primeira adrenalectomia planejada em 1914 para um grande adenoma da adrenal. A primeira adrenalectomia foi realizada via uma incisão subcostal em forma de T, e grande parte dessas cirurgias iniciais de adrenal empregou incisões usadas para cirurgias renais. Consequentemente, essas incisões foram geralmente muito baixas para um acesso ideal da adrenal. Desse modo, os cirurgiões começaram a localizar suas incisões progressivamente mais altas, geralmente envolvendo a ressecção da 11ª ou da 12ª costela. Em 1927, Charles Mayo realizou a primeira adrenalectomia via flanco para um tumor do nervo retroperitoneal, que foi subsequentemente descoberto ser um feocromocitoma (Mayo, 1927). Em 1932, Broster utilizou uma abordagem transdiafragmática transpleural através de uma longa incisão intercostal posterior, proporcionando acesso excelente para a adrenalectomia (Broster et al., 1932).

A abordagem via anterior permitiu a exploração completa da cavidade abdominal e é útil em cirurgias que envolvem tumores grandes, mas tem suas desvantagens associadas devido à necessidade de entrar no peritônio. As incisões laterais ou no flanco proporcionam acesso excelente, mas patologias bilaterais como a síndrome de Cushing, causada por hiperplasia adrenal bilateral, exigem o reposicionamento do paciente para se ter acesso ao lado contralateral. Young descreveu em 1936 uma abordagem posterior em "bastão de hóquei" para ter acesso a ambas as adrenais simultaneamente (Young, 1936). Embora excelente para ressecção de tumores bilaterais menores, o acesso cirúrgico é dificultado para lesões maiores. A incisão toracoabdominal para grandes massas retroperitoneais foi descrita pela primeira vez por Chute et al. (1949).

O ano de 1991 marcou o começo da era da cirurgia de adrenal minimamente invasiva, quando Gagner realizou a primeira adrenalectomia transperitoneal laparoscópica (Gagner et al., 1992). Em 1992 Gaur desenvolveu o primeiro dispositivo para dilatação com balão do retroperitônio (Gaur, 1992), e em 1995 Mercan relatou o primeiro caso de adrenalectomia retroperitoneoscópica (Mercan et al., 1995). As primeiras adrenalectomias laparoscópicas assistidas por robô foram relatadas por Piazza et al. (1999) e Hubens et al. (1999). Nos últimos anos, várias técnicas como adrenalectomia laparoendoscópica *single-site* (LESS) e adrenalectomia laparoscópica assistida por cirurgia endoscópica transluminal de orifício natural (NOTES) têm levado adiante a decisão por incisões menores ou mesmo cirurgia da suprarrenal "sem cicatriz".

ANATOMIA CIRÚRGICA

As glândulas adrenais são órgãos retroperitoneais pareados situados dentro da fáscia de Gerota, residindo sobre a face superomedial de cada rim. O córtex adrenal pode ser prontamente diferenciado do tecido adiposo circundante por sua cor amarela cromo brilhante característica, com uma superfície finamente granular e consistência firme.

A glândula adrenal direita tem forma piramidal e geralmente é mais cefálica do que a esquerda. Ela é margeada pela área desnuda do lobo direito do fígado anteriormente, pela veia cava medialmente, pelo duodeno anteromedialmente, pelo diafragma e pleura posteriormente e pelo polo superior do rim direito inferiormente (Fig. 66-1). Ao contrário da glândula adrenal esquerda, a direita com frequência é fixada em sua posição e não se move para baixo quando o rim retrai para baixo. A glândula adrenal direita recebe seu suprimento arterial através das artérias adrenais superior, média e inferior ramos da artéria frênica inferior, da aorta abdominal e da artéria renal, respectivamente. A veia adrenal direita segue uma via transversa curta (1 cm) em um ângulo de 45 graus para drenar no segmento posterior da veia cava inferior e, geralmente, não é exposta até que a glândula suprarrenal seja mobilizada. **Consequentemente, é essencial a dissecção meticulosa da veia suprarrenal direita para se evitar acotovelar a veia cava inferior.** A veia frênica inferior direita e veias menores aberrantes que são encontradas em 5% a 10% das adrenais direitas podem drenar para a veia hepática direita ou renal. Essas veias devem ser reconhecidas no intraoperatório para se evitar a ligação acidental da veia renal direita (Fig. 66-2).

A glândula adrenal esquerda tem forma de lua crescente e é margeada pela aorta abdominal medialmente, pela parte cardíaca do estômago e pelo corpo do pâncreas anteriormente, pelo baço superiormente, pelo rim inferiormente e pelo diafragma e pleura posteriormente. O suprimento arterial da adrenal esquerda é idêntico ao da direita. A veia adrenal esquerda segue um curso mais longo de 2 a 3 cm, passando por baixo da face medial inferior da glândula, recebendo a veia frênica inferior esquerda antes de drenar para a veia renal esquerda. Ocasionalmente, a veia adrenal esquerda se esvazia para a veia frênica inferior esquerda antes de entrar na veia renal esquerda ou cursa sobre a aorta para entrar na veia cava inferior diretamente. O curso mais longo da veia suprarrenal esquerda facilita o controle venoso durante uma adrenalectomia esquerda.

A drenagem linfática proveniente das glândulas adrenais ocorre para a cadeia de linfonodos aórtica lateral estendendo-se do diafragma para a artéria renal ipsilateral e pode terminar no ducto torácico ou nos linfonodos mediastinais posteriores após perfuração da crura do diafragma.

INDICAÇÕES CLÍNICAS PARA ADRENALECTOMIA

Em geral, a adrenalectomia é indicada para massas adrenais funcionais ou suspeita de processo maligno, tanto carcinoma cortical adrenal primário quanto para metástases solitárias de fontes não adrenais, sendo os mais frequentes os pulmões, mamas, rins e pele (melanomas). As indicações para adrenalectomia estão resumidas no Quadro 66-1.

O crescente uso de imagens abdominais como ultrassonografia ou tomografia computadorizada (TC) tem levado à maior incidência

---

QUADRO 66-1

TUMORES ADRENAIS FUNCIONANTES

Adenomas secretores de aldosterona (síndrome de Conn)
Adenomas secretores de cortisol (síndrome de Cushing)
Doença de Cushing dependente da hipófise tratada sem sucesso por cirurgia transesfenoidal
Hiperplasia adrenal bilateral
Feocromocitomas
Tumores adrenais produtores de androgênios/estrogênio causando virilização/feminização

TUMORES ADRENAIS NÃO FUNCIONANTES

Carcinoma cortical adrenal confirmado histologicamente
Massas adrenais sintomáticas como cistos, mielolipomas
Tumores adrenais descobertos incidentalmente (incidentalomas de adrenal)
Critérios de tamanho:
- Incidentaloma ≥ 6 cm
- Incidentaloma entre 4 e 6 cm e aumentando em imagem serial
- Incidentaloma < 4 cm que aumenta rapidamente (> 1 cm em 1 ano)

Critérios de Hounsfield:
- >10 UH em imagem ampliada de TC
- *Washout* do realce de < 50% e atenuação atrasada de > 35 UH

Metástase adrenal solitária de tumor não adrenal

TC, tomografia computadorizada; UH, unidades de Hounsfield.

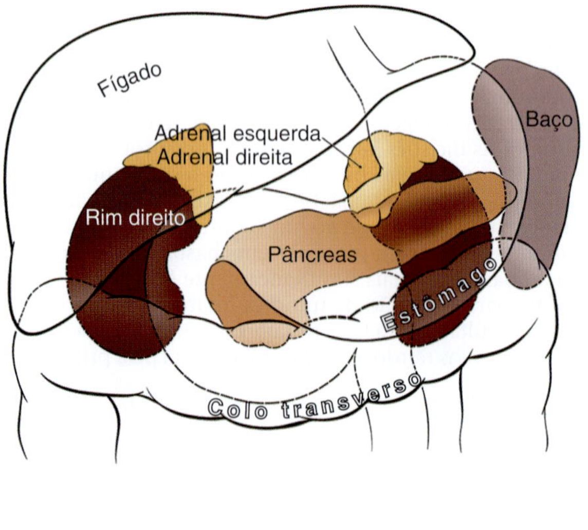

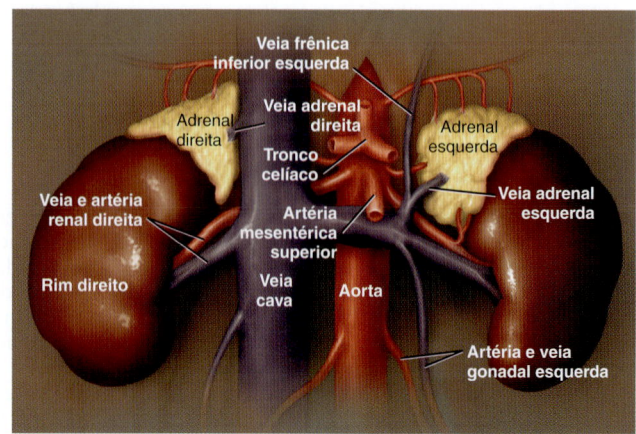

Figura 66-1. Anatomia regional das glândulas adrenais.

Figura 66-2. Suprimento vascular das glândulas adrenais.

de massas adrenais incidentais. Esses "incidentalomas" de adrenal, definidos como qualquer massa adrenal de 1 cm ou mais de diâmetro detectada em imagem radiológica realizada por indicações outras que não doença adrenal primária, são relatados em até 4% das TC do abdome, com a incidência aumentando de acordo com a idade (Young, 2007). **O tamanho do incidentaloma é o principal determinante para a excisão cirúrgica.** Vinte e cinco por cento das lesões da adrenal com mais de 6 cm são carcinomas corticais adrenais, e essas lesões maiores devem ser ressecadas (declaração de estado da ciência do NIH, 2002). O risco de malignidade nas lesões com menos de 4 cm é de 2% e, se considerado de baixo risco pelos critérios de imagem, essas lesões podem ser monitoradas. Aproximadamente 6% das lesões adrenais entre 4 e 6 cm são malignas, e a ressecção cirúrgica pode ser considerada em indivíduos adequados. O aumento do tamanho da lesão de mais de 1 cm em 1 ano é outra situação em que a adrenalectomia deve ser considerada (National Comprehensive Cancer Network, 2014).

INDICAÇÕES E CONTRAINDICAÇÕES DA ADRENALECTOMIA LAPAROSCÓPICA

Na última década, houve uma mudança lenta de paradigna da adrenalectomia aberta para a adrenalectomia laparoscópica para grande parte das lesões da adrenal. Há um corpo crescente de evidência na literatura publicada pelos maiores centros laparoscópicos do mundo indicando que a adrenalectomia laparoscópica está substituindo a adrenalectomia aberta como padrão de cuidado para o tratamento cirúrgico da maior parte das lesões da adrenal. O Quadro 66-2 resume as indicações para adrenalectomia laparoscópica.

As contraindicações da adrenalectomia laparoscópica poderiam ser indicações para adrenalectomia aberta (Quadro 66-2). Embora as indicações atuais para a adrenalectomia aberta sejam poucas, a escolha da abordagem aberta sobre a laparoscópica é ditada pela experiência do cirurgião e por sua perícia. Uma revisão recente da Nationwide Inpatient Sample relatou que nos Estados Unidos, durante o período de 1998 a 2006, a maior parte das adrenalectomias (83%) ainda era realizada usando-se a abordagem aberta, que ocorreu principalmente em hospitais não escola menores com um volume de caso anual de menos de seis casos por ano (Murphy et al., 2010).

As contraindicações absolutas da adrenalectomia devem incluir doença metastática extensa, coagulopatia não corrigida e doença cardiopulmonar grave que impossibilita anestesia.

Passado Cirúrgico e Histórico Clínico

As cirurgias abdominais prévias podem ocasionar aderências e cicatrizes intra-abdominais, que podem tornar difícil a abordagem laparoscópica, se não impossível. Siddiqui et al. (2010) relataram uma taxa geral de lise de aderências de cerca de 23% após quaisquer cirurgias abdominais prévias. Entretanto, esse problema pode ser superado pela modificação da abordagem laparoscópica de acordo com o histórico cirúrgico pregresso do paciente. A abordagem laparoscópica retroperitoneal pode ser ideal no paciente com histórico de cirurgia transperitoneal enquanto a abordagem laparoscópica transperitoneal pode ser a abordagem preferida no paciente com cirurgia retroperitoneal do flanco prévia. Além disso, Gill et al. (2001) têm demonstrado a exequibilidade de uma abordagem laparoscópica transtorácica que envolve a entrada na cavidade torácica toracoscopicamente e a incisão do diafragma para abordar a suprarrenal superiormente.

Convencionalmente, as cirurgias laparoscópicas exigem o estabelecimento de pneumoperitônio que pode ocasionar efeitos adversos hemodinâmicos, metabólicos e neurológicos em pacientes com doenças cardiopulmonar e neurológica significativas. As contraindicações ao estabelecimento do pneumoperitônio incluem pacientes com insuficiência cardíaca grave, bronquite obstrutiva crônica avançada, insuficiência da função renal, glaucoma agudo, pneumotórax espontâneo recidivante, malformação vascular endocranial e retinopatia hipertensiva. Giraudo et al. (2009) têm descrito uma técnica sem gás que torna possível para esses pacientes se submeter à adrenalectomia laparoscópica em vez de à abordagem aberta.

Tamanho do Tumor

Tumor de grande tamanho é considerado uma contraindicação relativa à adrenalectomia laparoscópica. O tamanho maior aumenta a chance de o tumor ser maligno e também distorce a anatomia regional, tornando a ressecção laparoscópica mais difícil. Embora a maioria dos cirurgiões laparoscópicos se sinta confortável com tamanhos de tumores de até 6 a 7 cm, não existe limite superior para o tamanho em que a abordagem laparoscópica poderia ser contraindicada. Entretanto, a literatura disponível parece sugerir um limite superior arbitrário de cerca de 10 a 12 cm de diâmetro (Henry et al., 2002; MacGillivray et al., 2002; Zografos et al., 2010). Os estudos de MacGillivray et al. (2002) e Zografos et al. (2010) não mostraram diferença na morbidade a curto prazo em pacientes com tamanhos maiores de tumor (≥ 6 a 8 cm) em comparação com aqueles com tumores menores. Um ponto a observar é que a TC pode subestimar o tamanho dos tumores de adrenal em 12 a 23% em comparação com o tamanho real determinado pelo exame patológico (Lau et al., 1999).

Em contrapartida, Hobart et al. (2000) observaram tempo operatório aumentado, perda sanguínea, taxas de complicações e taxas de conversão para cirurgia aberta em tumores maiores removidos laparoscopicamente (média de 8 cm *vs.* 1,2 cm). Entretanto, eles relataram que o tempo operatório, a perda sanguínea, a permanência hospitalar e as taxas de complicação foram inferiores com a adrenalectomia laparoscópica em comparação com a cirurgia aberta. Mais recentemente, Bittner et al. (2013) relataram achados semelhantes a favor da adrenalectomia laparoscópica sobre a abordagem aberta em uma série maior.

A conversão para cirurgia aberta tem sido associada ao tamanho do tumor e à presença de carcinoma cortical adrenal infiltrativo. MacGillivray et al. (2002) concluíram que a TC pré-operatória pode identificar esses tumores infiltrativos com maior probabilidade de ser carcinoma invasivo. Bittner et al. (2013) acharam que o tamanho do tumor maior que 8 cm aumenta significativamente o risco de conversão para cirurgia aberta durante a adrenalectomia laparoscópica (em cerca de 14 vezes).

QUADRO 66-2 Indicações e Contraindicações da Adrenalectomia Laparoscópica

INDICAÇÕES

Tumores adrenais funcionantes
- Adenoma secretor de aldosterona
- Adenoma secretor de cortisol
- Hiperplasia adrenal bilateral
- Feocromocitoma

Cisto ou mielolipoma adrenal benigno sintomático

Pequeno incidentaloma sem evidência clínica ou radiológica de malignidade e invasão local

CONTRAINDICAÇÕES

Relativas

Tumor grande (> 6 cm)

Carcinoma cortical adrenal localizado, sem envolvimento de veia adrenal ou veia cava

Obesidade mórbida

Feocromocitoma maligno

Tumor adrenal virilizante (70-80% desses tumores são na verdade carcinoma cortical adrenal funcionante)

Aderências abdominais significativas

Histórico de pielonefrite recidivante

Gravidez

Absolutas

Recidiva local de uma massa adrenal previamente ressecada

Carcinoma cortical adrenal invasivo com evidência de invasão de órgãos vizinhos ou envolvimento de artéria renal ou veia cava

Doença cardiopulmonar grave

> **QUADRO 66-3** Princípios Oncológicos de Ressecção para o Carcinoma Cortical Adrenal
>
> 1. Técnica sem toque
> 2. Preservação do peritônio intacto na superfície anterior da glândula adrenal se não houver evidência de invasão através da camada peritonial sobrejacente
> 3. Ressecção em bloco do tumor com uma margem ampla de tecido benigno circundante fora da cápsula tumoral
> 4. Preservação estrita da cápsula de tumor intacta
> 5. Isolamento do restante da cavidade peritoneal tanto quanto possível usando barreiras como compressas de laparotomia, barreiras plásticas, ou campos operatórios
> 6. Minimização do sangramento e do derramamento de líquido para a cavidade peritoneal
> 7. Troca de luvas, aventais e instrumentos após a remoção do tumor e antes do fechamento do abdome.

Modificado de Porpiglia F, Miller BS, Manfredi M, et al. A debate on laparoscopic versus open adrenalectomy for adrenocortical carcinoma. Horm Cancer 2011;2:372–7.

Carcinoma Cortical Suprarrenal

A adrenalectomia laparoscópica no carcinoma cortical adrenal atualmente é controversa. Em uma declaração de consenso do Third International Adrenal Cancer Symposium, foram esboçados os princípios oncológicos para ressecção do carcinoma cortical adrenal como resumido no Quadro 66-3 (Porpiglia et al., 2011). A adesão estrita a esses princípios de ressecção é difícil durante a adrenalectomia laparoscópica e assim a abordagem aberta parece ser a técnica preferida. A fina cápsula do tumor é propensa a romper durante a manipulação inevitável do tumor na dissecção, resultando em derramamento tumoral e subsequente recidiva. Além disso, a dissecção em bloco da gordura retroperitoneal em volta do tumor é mais difícil usando-se técnicas laparoscópicas. Entretanto, isso frequentemente é necessário porque a extensão microscópica do tumor não pode ser acuradamente identificada no pré e no intraoperatório e porque não existem atualmente tratamentos adjuvantes efetivos se as margens forem positivas.

Para determinar se a abordagem cirúrgica para o carcinoma cortical adrenal é um fator de risco para carcinomatose peritoneal, Leboulleux et al. (2010) revisaram 64 pacientes com doença em estágio I ao IV com um acompanhamento médio de 35 meses. Desses, 58 pacientes se submeteram a adrenalectomia aberta e 6 se submeteram a adrenalectomia laparoscópica. A taxa de carcinomatose peritoneal em 4 anos foi de 67% para a adrenalectomia laparoscópica e de 27% para a abordagem aberta, com a abordagem cirúrgica sendo identificada como o único fator de risco. Os dados relatados pelo MD Anderson Cancer Center em 2005 mostraram resultados semelhantes com relação ao risco aumentado de carcinomatose peritoneal após adrenalectomia laparoscópica (Gonzales et al., 2005). Miller et al. (2010) demonstraram em uma revisão retrospectiva que 17 pacientes submetidos a adrenalectomia laparoscópica mostraram tempo de recidiva local significativamente mais rápido e taxas mais altas de derramamento de tumor e margens cirúrgicas positivas em comparação com 71 pacientes submetidos a adrenalectomia aberta. Embora as taxas de recidiva local e geral fossem semelhantes em ambos os grupos, eles concluíram que a ressecção laparoscópica não deve ser tentada em pacientes com tumores com suspeita de carcinoma cortical adrenal ou conhecidos como tal.

Em contrapartida, um estudo do German Adrenocortical Carcinoma Registry Group comparando 117 pacientes submetidos a adrenalectomia aberta e 35 pacientes submetidos a adrenalectomia laparoscópica para os estágios I ao III de carcinoma cortical adrenal não mostrou diferença significativa nas sobrevidas específica da doença e livre de recidiva, violação da cápsula tumoral e carcinomatose peritoneal (Brix et al., 2010). Entretanto, esse estudo foi limitado por ter mais pacientes com tumores de estágio mais alto no grupo da adrenalectomia aberta, duração curta do seguimento e dados incompletos, especialmente do estado das margens de ressecção. Porpiglia et al. (2010) concluíram que a adrenalectomia aberta e a laparoscópica podem ser comparáveis em termos de sobrevida livre de recidiva para pacientes com estágios I e II de carcinoma cortical adrenal com base em uma análise retrospectiva de 43 pacientes. Uma limitação importante desse estudo foi que os pacientes que tiveram ressecção macroscópica incompleta, violação da cápsula tumoral, conversão para cirurgia aberta a partir da abordagem laparoscópica e invasão microscópica da gordura periadrenal no exame patológico pós-operatório foram excluídos, introduzindo viés de seleção significativo. Além disso, o período de seguimento menor que 1 ano em alguns pacientes é relativamente curto para diagnóstico de recidiva do tumor.

Atualmente, não existe consenso sobre o papel da adrenalectomia laparoscópica no carcinoma cortical adrenal. As diretrizes do National Comprehensive Cancer Network (NCCN) de 2014 recomendaram adrenalectomia aberta para carcinoma cortical adrenal (NCCN, 2014). O Third International Adrenal Cancer Symposium (Porpiglia et al., 2011) sugeriu que **a adrenalectomia laparoscópica pode ser considerada em pequenos incidentalomas, incidentalomas grandes indeterminados sem necrose ou evidência de invasão e em carcinoma cortical adrenal pequeno apenas se a cirurgia for limitada a centros de referência com pelo menos 20 casos de adrenalectomia laparoscópica por ano e adesão a princípios oncológicos como evitar a violação tumoral e extrair o tumor sem fragmentação.**

CONDUTA PRÉ-OPERATÓRIA E PERIOPERATÓRIA

Em geral, o tratamento pré-operatório para a cirurgia da adrenal é semelhante à maioria das cirurgias abdominais gerais. São essenciais a consulta anestésica pré-operatória e a otimização das condições clínicas do paciente. A preparação intestinal mecânica e a inserção de tubo orogástrico/nasogástrico são recomendados na cirurgia aberta ou transperitoneal laparoscópica e são opcionais para as abordagens retroperitoneais. A colocação de um cateter urinário antes da cirurgia é útil para medir o débito urinário e para descomprimir a bexiga. Para tumores funcionais, são necessárias considerações especiais (Quadro 66-4).

Feocromocitoma

A secreção excessiva de catecolaminas pelo tecido cromafim pode resultar em taquicardia, sudorese, cefaleia, hipertensão, arritmias cardíacas, disfunção ventricular esquerda e diminuição da tolerância à glicose. Estão indicadas avaliação cardíaca pré-operatória, incluindo eletrocardiografia e ecocardiografia, e avaliação da disfunção terminal induzida por hipertensão em qualquer órgão. A terapia simpatolítica pré-operatória com bloqueadores α-adrenérgicos por pelo menos 2 semanas antes da cirurgia ajuda no controle hemodinâmico e da glicose e deve ser continuada até o dia da cirurgia. O tempo provou que a fenoxibenzamina é segura e efetiva, mas tem seus problemas associados. Sua natureza não seletiva pode ocasionar taquicardia e pode ser necessário bloqueio β-adrenérgico. Sendo um bloqueador α-adrenérgico não competitivo irreversível, pode ocorrer hipotensão prolongada no período pós-operatório imediato e efeitos do sistema nervoso central como sonolência. Os mais novos bloqueadores seletivos e competitivos $α_1$-adrenérgicos como a doxazosina, a prazosina e a terazosina previnem a necessidade induzida pela droga de associar um bloqueio β. **O bloqueio β-adrenérgico, se necessário, precisa ser dado com cautela em pacientes com depressão miocárdica e iniciado apenas após terapia com fenoxibenzamina.**

No período intraoperatório, os episódios hipertensivos devem ser antecipados e podem ser controlados com fármacos endovenosos de início rápido e meia-vida curta como nitroprussiato, fentolamina, nitroglicerina e nicardipina. Pode ser necessária a cessação temporária da manipulação cirúrgica do feocromocitoma. Os betabloqueadores de ação curta como o labetalol e o esmolol também são boas escolhas. É necessário o tratamento agressivo com líquido com reposição de volume após a remoção do feocromocitoma porque pode ocorrer hipotensão como resultado da perda súbita do tônus da vasoconstrição.

No pós-operatório, são úteis a administração de líquido e o uso de vasopressores como a fenilefrina, orientado por monitoramento invasivo, para tratar a hipotensão. As anormalidades eletrolíticas e a

> **QUADRO 66-4** Preparação dos Pacientes para Cirurgia da Adrenal
>
> **ALDOSTERONISMO PRIMÁRIO**
> Correção dos níveis de magnésio e potássio
> Normalização do estado líquido intravascular
> Controle da pressão arterial
> Dose de ataque de cortisol
>
> **SÍNDROME DE CUSHING**
> Inibição da produção de glicocorticoide com metirapona quando houver manifestação grave
> Controle do diabetes
> Antibióticos pré-operatórios
> Exame cardiopulmonar minucioso
> Administração de esteroide operatório
>
> **INCIDENTALOMAS**
> Preparação anestésica para feocromocitoma; 5% têm estudos diagnósticos normais
> Exame endocrinológico completo
>
> **CARCINOMA DE ADRENAL**
> Consentimento para remoção de órgão adjacente
> Falha em identificar envolvimento da veia cava
>
> **FEOCROMOCITOMA**
> Bloqueio pré-operatório de catecolamina
> Considerar β-bloqueadores se necessário
> Expansão de volume
> Consulta anestésica
>
> Modificado de Vaughn ED. Complications of adrenal surgery. In: Taneja SS, Smith RB, Erlich RM, editors. Complications of urologic surgery: prevention and management. 3rd ed. Philadelphia: Saunders; 2001. P. 363

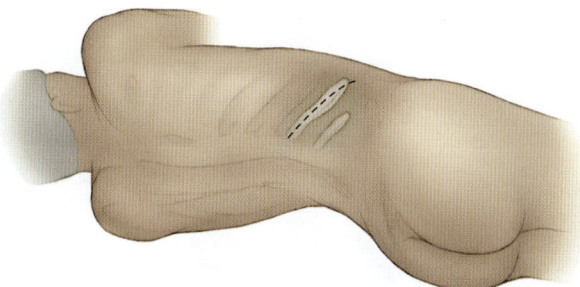

Figura 66-3. Incisão cirúrgica sobre a 11ª costela para adrenalectomia via flanco. O paciente está em flexão, com o coxim renal colocado para expor maximamente o retroperitônio direito.

hipoglicemia devem ser corrigidas. Não é raro os pacientes permanecerem hipertensos no pós-operatório, e o tratamento anti-hipertensivo deve ser continuado.

Síndrome de Conn

O hiperaldosteronismo primário pode levar a distúrbios eletrolíticos e acidobásico como hipocalemia, hipomagnesemia e alcalose; depleção ou retenção de líquido; hipertensão refratária; e disfunção cardíaca e arritmias. Essas questões devem ser resolvidas no pré-operatório. Pode ser iniciado um antagonista da aldosterona (espironolactona) pelo menos 1 a 2 semanas antes da cirurgia, especialmente em pacientes sob inibidores de longo prazo da enzima conversora de angiotensina (Winsship et al., 1999). A correção da hipomagnesemia pode estar indicada nos casos de hipocalemia refratária. Os diuréticos ou a reposição de líquido deve ser programada de acordo com o estado líquido. Se for planejada manipulação ou ressecção da adrenal bilateral, deve-se considerar uma dose de reforço de cortisol no pré-operatório e continuado por 24 horas.

No pós-operatório, o monitoramento dos eletrólitos deve ser continuado regularmente porque a hipocalemia pode persistir por até uma semana após a cirurgia. A hipertensão persistente exige tratamento farmacológico, e pode ser necessário um mineralocorticoide ou glicocorticoide temporário ou permanente em pacientes com adrenalectomia bilateral.

Síndrome de Cushing

O hipercortisolismo pode acarretar obesidade, hipertensão, diabetes, miopatia, hipocalemia, retenção de líquido e disfunção cardíaca. A obesidade se associa a apneia do sono obstrutiva e pode resultar em problemas de vias aéreas e ventilatórios durante a anestesia. A miopatia e as anormalidades da motilidade intestinal podem resultar em problemas respiratórios pós-operatórios e pneumonia de aspiração. No pré-operatório deve-se obter consultas anestésicas e cardiopulmonares. É necessária a otimização pré-operatória do estado líquido, da pressão arterial e do controle glicêmico e correção das anormalidades eletrolíticas. O uso de espironolactona ou inibidores da produção de esteroide como mitotano e aminoglutetimida pode ser considerado. Pode-se considerar os inibidores da bomba de próton e os procinéticos como a metoclopramida para reduzir o risco de aspiração.

No pós-operatório, os pacientes precisam ser monitorados para depressão respiratória. A analgesia epidural é recomendada para minimizar o uso de analgesia com opiáceo sistêmico, que pode ocasionar depressão respiratória. Os exercícios respiratórios devem ser iniciados precocemente, e analgésicos não esteroides podem ser considerados. Nos pacientes com adrenalectomia bilateral, a terapia de reposição de esteroide deve ser iniciada no momento da ressecção do tumor e continuada no pós-operatório. Podem ocorrer instabilidade cardiovascular e anormalidades eletrolíticas, devendo ser monitoradas.

ADRENALECTOMIA ABERTA

A adrenalectomia aberta pode ser classificada em abordagens transperitoneal e retroperitoneal. As abordagens transperitoneais incluem as abordagens transabdominal anterior e toracoabdominal, em que as principais vantagens são uma excelente exposição cirúrgica e melhor acesso ao hilo e grandes vasos, à custa de um maior risco de lesão de órgãos intra-abdominais e de íleo. As abordagens retroperitoneais incluem abordagens lombodorsais posteriores e de flanco, que resultam em campo operatório menor, mas se associam a menos íleo e hospitalização mais curta. Além disso, a abordagem retroperitoneal é ideal para o paciente com obesidade mórbida no qual o panículo abdominal cairá para a frente na posição de decúbito lateral ou pronada.

Abordagem Retroperitoneal no Flanco

Posicionamento. O paciente é colocado na posição de decúbito lateral com o lado com a patologia adrenal para cima. A mesa é flexionada no nível da borda costal e utiliza-se um coxim para abrir a distância entre a borda costal e a crista ilíaca. Coloca-se um rolo axilar sob a axila com o braço na mesa estendido e seguro sobre uma placa para braço e sua parte superior ligeiramente flexionada no cotovelo e colocada sobre um apoio para braço elevado. A parte inferior das pernas é flexionada e sua parte superior mantida reta com travesseiros colocados entre elas. Todas as proeminências ósseas são acolchoadas e o paciente é preso à mesa de operação.

Incisão. Palpa-se a extensão da 11ª costela e faz-se a incisão ao longo da costela como mostra a Figura 66-3. Os músculos latíssimo dorsal, oblíquo externo e interno e o transverso abdominal são incisados sobre a costela até a superfície anterior da costela ser exposta (Fig. 66-4).

Excisão da 11ª Costela. O periósteo anterior da costela é extraído usando-se uma rugina e o periósteo nas bordos superior e inferior da

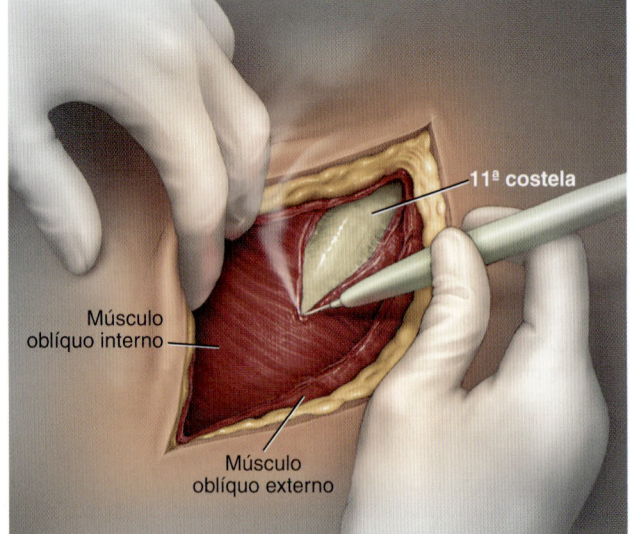

Figura 66-4. Abordagem do flanco. Incisão de músculo sobre a 11ª costela.

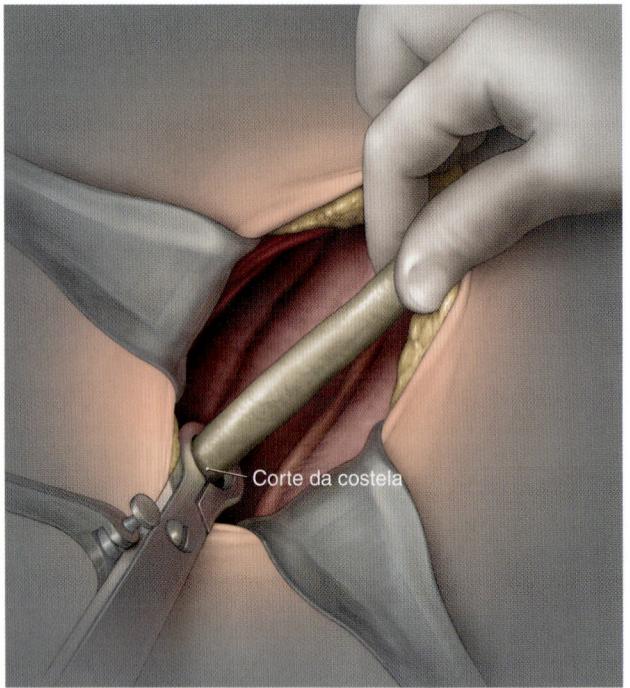

Figura 66-5. Abordagem do flanco. Excisão da 11ª costela.

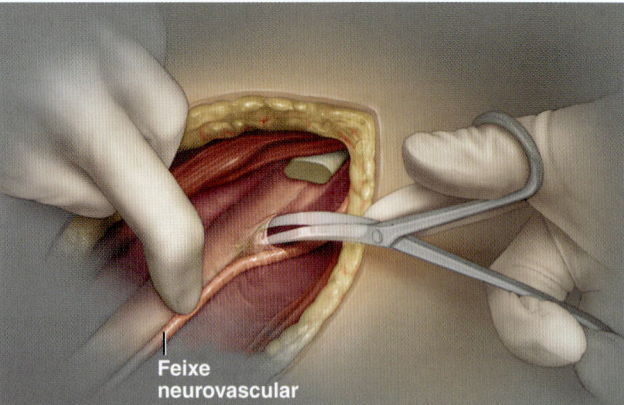

Figura 66-6. Abordagem pelo flanco. Mobilização do feixe neurovascular intercostal da 11ª costela. Isso é realizado com uma combinação de dissecção romba com um dissector de Kittner e dissecção aguda com tesoura de Metzenbaum.

costela é visualizado. O periósteo posterior à costela pode ser extraído de maneira semelhante com a rugina, tomando-se cuidado em não lesionar o feixe vasculonervoso que corre ao longo da borda inferior da costela. Após desnudar o periósteo do alto da costela e os músculos paraespinais ao redor dela, a 11ª costela é cortada com o cortador de costela (Fig. 66-5). O coto da costela é então alisado com um saca bocado cortante e a hemostasia é feita com o auxílio de um cautério ou cera para osso. O feixe neurovascular é então liberado sem cautério para evitar lesão térmica durante dissecção e fechamento subsequentes (Fig. 66-6).

Criando o Espaço Retroperitoneal. Entra-se na fáscia lombodorsal e usa-se dissecção romba para dissecar o peritônio fora da fáscia transversa anteriormente. Os músculos são divididos e identifica-se o plano entre a fáscia de Gerota e o peritônio. Esse plano é então descolado com dissecção romba, refletindo o peritônio anteromedialmente. Um plano entre o diafragma e o retroperitônio é então desenvolvido, facilitando a entrada para o espaço retroperitoneal. Uma vez o peritônio totalmente mobilizado, pode-se visualizar a veia cava ou a aorta. A dissecção cefálica adicional exporá a glândula adrenal e a veia renal. Agora podem ser colocados afastadores autostáticos com exposição máxima.

Dissecção da Glândula Adrenal. No lado direito, a dissecção tipicamente começa com a divisão da camada peritoneal sobrejacente à veia cava, ao longo da margem medial da glândula. O plano entre a superfície medial da adrenal e a lateral da veia cava é então dissecado de maneira romba para expor a veia adrenal. Esta veia é então isolada com o auxílio de um instrumento de ângulo reto como uma pinça de Mixter. A veia adrenal pode então ser ligada entre pontos de seda ou clipes cirúrgicos. No caso de avulsão acidental da veia resultando em hemorragia da veia cava, pode-se aplicar controle vascular da veia cava proximal e distal à laceração com *clamps* vasculares ou pinças de ponta romba. A laceração pode então ser reparada da maneira usual com suturas de Prolene de 4-0 ou 5-0 (Ethicon, Cincinati, OH).

A glândula adrenal pode agora ser dissecada começando com suas fixações superiores. É preciso ter cuidado em manipular a friável glândula adrenal via suas adventícias circundantes para evitar derramamento de tecido, semeadura, ou autotransplante. Os ramos arteriais verdadeiros da glândula geralmente não são identificados, mas podem ser cauterizados com segurança durante a dissecção da glândula. Devem ser empregados clipes ou fios cirúrgicos se quaisquer vasos forem identificados. As ligações inferomediais com o rim são retiradas através de dissecção aguda ou cautério e a glândula adrenal liberada é removida do campo cirúrgico. A dissecção da adrenal esquerda é semelhante, exceto se a aorta é encontrada e a veia adrenal esquerda corre um curso mais longo, tipicamente originando-se da veia renal.

Fechamento. Após assegurar boa hemostasia do leito adrenal, a incisão é fechada em duas camadas com uma sutura contínua de polidioxanona. A camada mais profunda consiste nos músculos abdominal transverso e oblíquo interno e fáscia e a camada mais externa consiste em músculo oblíquo externo e fáscia. O fechamento da pele pode ser completado com grampeadores ou suturas absorvíveis/não absorvíveis.

Abordagem Lombodorsal Posterior

A abordagem posterior é a rota mais direta às glândulas adrenais e nenhum músculo importante é seccionado, reduzindo assim a dissecção exigida para a exposição das glândulas adrenais. A posição de decúbito ventral permite o acesso imediato a ambas as glândulas adrenais através de duas incisões separadas. Entretanto, a exposição cirúrgica é limitada e, portanto, geralmente é reservada para tumores menores ou hiperplasia adrenal bilateral. Além disso, o acesso à veia adrenal e aos grandes vasos é mais difícil, o que pode ser problemático no caso de sangramento intraoperatório excessivo. Por fim, a posição de decúbito ventral aumenta as dificuldades ventilatórias. **Essa abordagem não deve ser usada para tumores grandes ou carcinoma cortical adrenal.**

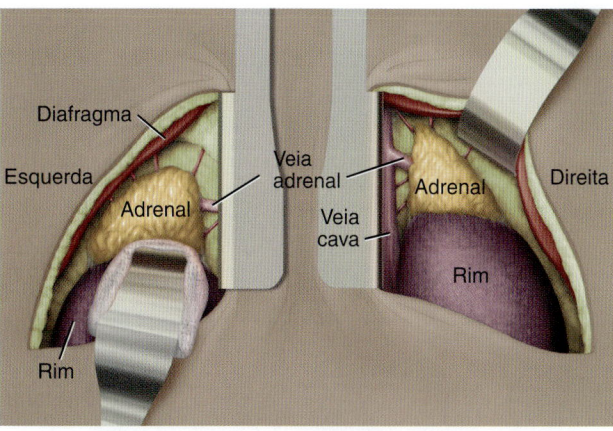

Figura 66-8. Abordagem posterior bilateral – relações anatômicas com a glândula adrenal conforme visto por trás.

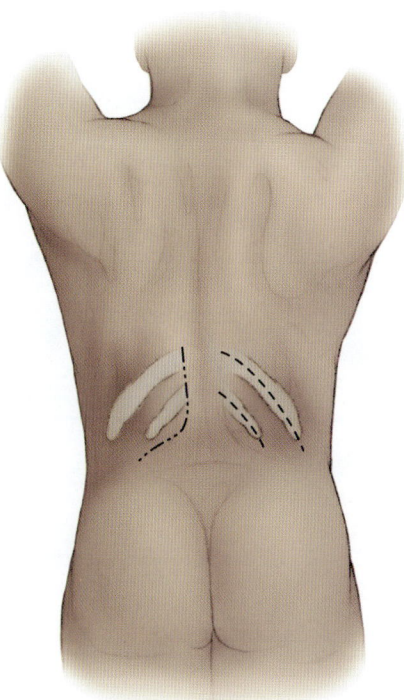

Figura 66-7. Abordagem posterior – possíveis localizações das incisões lombodorsais.

Posicionamento. Coloca-se o paciente em posição de decúbito ventral após intubação, com a mesa operatória flexionada no nível da 12ª costela. Colocam-se travesseiros sob o abdome e membros inferiores e toma-se cuidado em evitar compressão sobre os olhos na posição de decúbito ventral.

Incisão e Excisão da Costela. As incisões podem ser feitas ao longo da 11ª ou da 12ª costela, ou com uma incisão em bastão de hóquei feita cerca de 5 cm lateral à linha média da coluna vertebral, progredindo para baixo ou para o exterior de uma maneira curvilinear no nível da 10ª costela, estendendo-se sobre a 12ª costela ou ligeiramente abaixo dela em direção à crista ilíaca (Fig. 66-7). A técnica de excisão da 12ª costela no lado direito é como se segue. Após a incisão da pele, a divisão do tecido subcutâneo e dos músculos latíssimo dorsal e sacrospinais em camadas expõe a 12ª costela. O sacrospinal é retraído medialmente e suas fixações à 12ª costela são divididas. A divisão sequencial da fáscia lombodorsal e depois do ligamento subscostal posterior libera a pleura da 12ª costela. A pleura imerge abaixo da 12ª costela na região do ângulo costovertebral e pode ser perfurada se a costela for elevada próximo da coluna vertebral. A 12ª costela é então excisada de maneira semelhante à descrita na seção anterior sobre Abordagem Retroperitoneal no Flanco, com preservação cuidadosa do feixe vasculonervoso. A 11ª costela é então retraída para cima para expor o retroperitônio. Caso se realize um procedimento bilateral, pode ser usado um retrator de Finochietto para ajudar na exposição bilateral (Fig. 66-8).

Dissecção da Glândula Adrenal. Com a divisão das fixações hepáticas finais, a glândula adrenal e a veia cava são visualizadas. A veia adrenal direita é identificada em sua origem posterolateral e ligada entre clipes ou pontos. Os ramos arteriais são então ligados e a adrenal é mobilizada posteriormente distante dos músculos paraspinais e dissecada, iniciando-se superiormente e progredindo caudalmente.

Abordagem Transabdominal Anterior

A abordagem transabdominal anterior é indicada em casos de tumores grandes ou potencialmente malignos para os quais é necessária uma exposição adequada para dissecção extensa. Também é

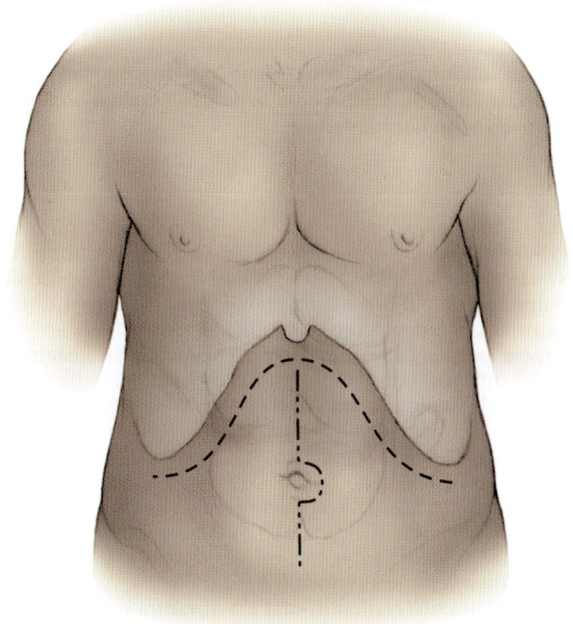

Figura 66-9. Abordagem anterior. Pode-se tentar a abordagem transperitoneal por meio de uma incisão na linha média ou subcostal. A incisão subcostal pode ser estendida para chevron total para adrenalectomia bilateral ou caso seja encontrado um grande tumor unilateral.

mandatória em casos de envolvimento da veia cava inferior ou nodal extenso. Pode-se tentar a abordagem transabdominal anterior através de uma abordagem subcostal, chevron, ou de linha média (Fig. 66-9). A incisão subcostal ou chevron proporciona melhor exposição dos aspectos superior e lateral da glândula adrenal do que a abordagem na linha média. A abordagem na linha média geralmente é reservada para casos nos quais se suspeita de um feocromocitoma fora da suprarrenal ao longo dos grandes vasos ou na pelve.

Adrenalectomia Esquerda

Posicionamento e Incisão. Posiciona-se o paciente em decúbito dorsal com um coxim colocado sob as costas no nível da margem costal para acentuá-la. Para a adrenalectomia esquerda, a incisão da pele é feita dois dedos abaixo do bordo costal e se estende medialmente

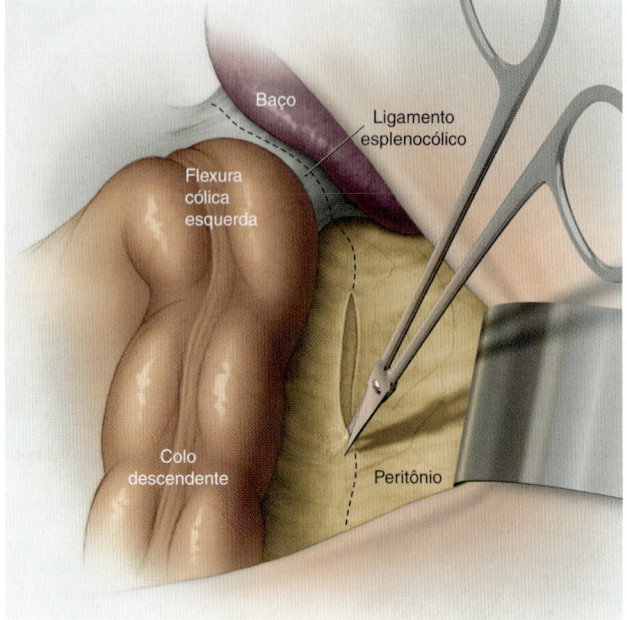

Figura 66-10. Abordagem anterior. O peritônio lateral ao colo esquerdo é incisado na linha de Toldt e com extensão cefálica ao ligamento esplenocólico e inferiormente.

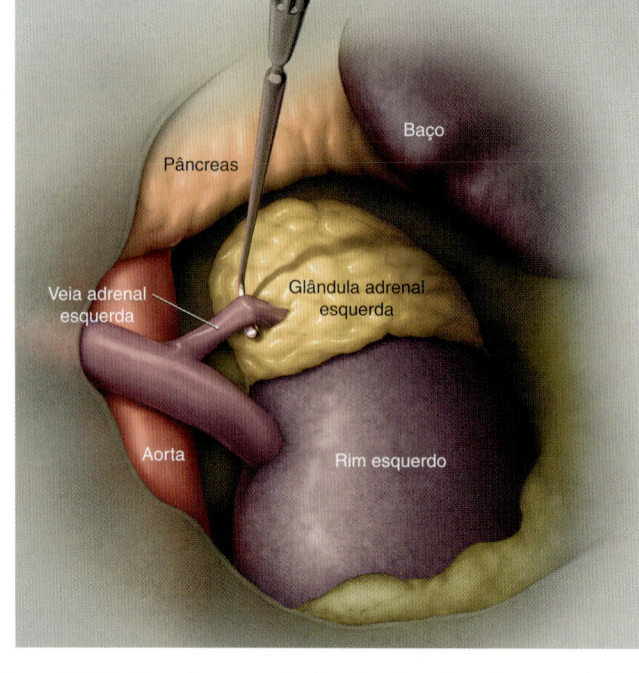

Figura 66-11. Abordagem anterior. A veia adrenal esquerda é dissecada e ligada.

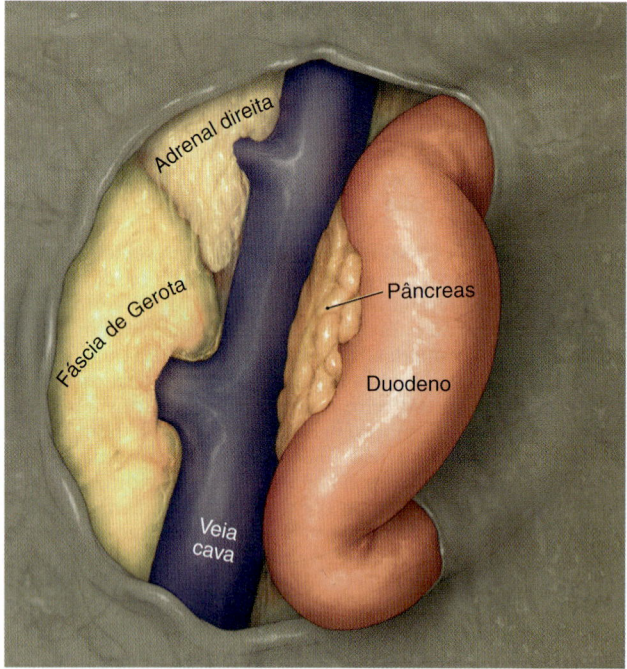

Figura 66-12. Manobra de Kocher. O peritônio é incisado, e dissecção aguda e romba são usadas para mobilizar a segunda porção do duodeno para longe do do hilo renal.

para a linha média. Os músculos oblíquo externo, oblíquo interno e transverso abdominal são divididos lateralmente e o músculo reto e sua bainha são divididos medialmente. Entra-se no peritônio com dissecção aguda e o ligamento falciforme é ligado.

Abordagem para a Glândula Adrenal Esquerda. Existem quatro abordagens diferentes da glândula adrenal esquerda:
- Através do ligamento gastrocólico
- Através do ligamento esplenorrenal (lienorrenal)
- Através do mesocolon transverso
- Através do omento menor

A abordagem do ligamento esplenorrenal (lienorrenal) é descrita aqui. A linha de Toldt é incisada e o colo descendente é mobilizado medialmente. A flexura esplênica é então rebatida para baixo dividindo-se o ligamento esplenocólico (Fig. 66-10). A divisão subsequente do ligamento esplenorrenal e a abertura do retroperitônio ao longo da margem inferior do pâncreas permitirão o afastamento superior do baço e do pâncreas com exposição da veia adrenal esquerda. A veia adrenal esquerda é identificada de acordo com seu curso, da margem inferomedial da adrenal esquerda para a veia renal esquerda, e é ligada e seccionada (Fig. 66-11). As fixações mediais à aorta podem agora ser separadas por diatermia monopolar com um instrumento longo de ângulo reto ou com um bisturi selante ao se aplicar tração lateral suave sobre a glândula. As fixações lateral e inferior ao rim são separadas por dissecção romba e aguda da cápsula renal, tomando-se cuidado em evitar os vasos para o polo renal superior.

Fechamento. O fechamento da incisão é realizado com uma sutura contínua de polidioxanona 1 em duas camadas. A camada profunda consiste no músculo transverso abdominal, na fáscia transversa e no músculo oblíquo interno e fáscia, e na bainha do reto posterior. A camada superficial consiste no músculo oblíquo externo e fáscia e na bainha do reto anterior.

Adrenalectomia Direita

Após entrar no peritônio, a flexura hepática é mobilizada inferiormente e o fígado é afastado superiormente. Realiza-se a manobra de Kocher para mobilizar a segunda porção do duodeno, e a veia cava inferior é exposta (Fig. 66-12). O restante da dissecção é semelhante à do lado esquerdo.

Abordagem Toracoabdominal

A abordagem toracoabdominal oferece a melhor exposição cirúrgica do retroperitônio, da glândula adrenal e dos grandes vasos, mas pode causar mais morbidade, como dor incisional, morbidades pulmonares, lesão do nervo frênico durante a abertura do diafragma, e a necessidade de drenagem torácica. **Essa abordagem em geral é reservada para tumores grandes e invasivos com envolvimento extenso das estruturas circundantes ou veia cava que não pode ser removida com**

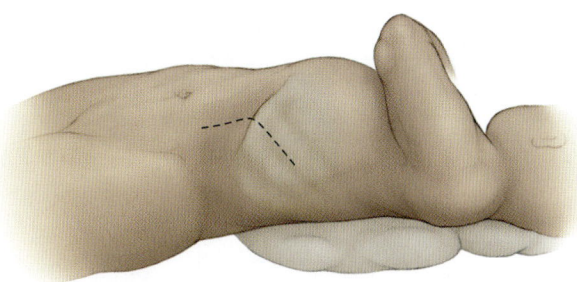

Figura 66-13. Posicionamento para cirurgia toracoabdominal. Um coxim eleva o flanco no lado da cirurgia e o ombro é girado por uma tipoia.

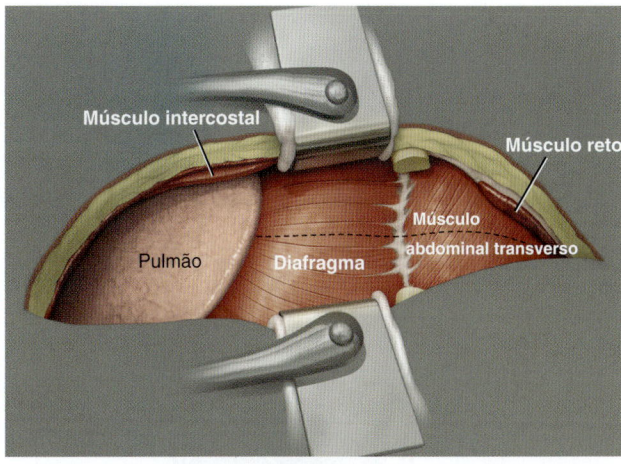

Figura 66-15. Abordagem toracoabdominal. O retrator de Finochietto é colocado para expor a anatomia. O pulmão visível nesta imagem é afastado com esponjas de laparotomia.

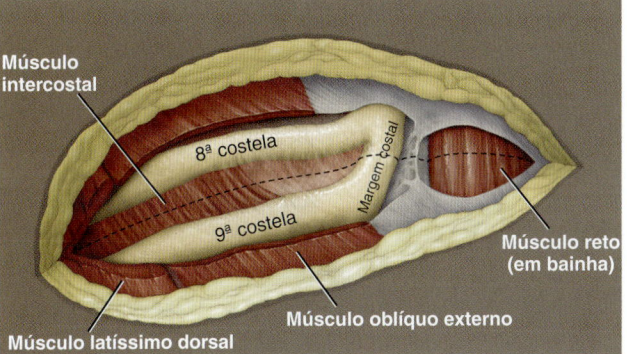

Figura 66-14. Abordagem toracoabdominal. Incisão no oitavo espaço intercostal. A margem costal, o músculo intercostal externo, a fáscia e a bainha do reto anterior são divididos.

segurança por via transabdominal anterior. A abordagem toracoabdominal é particularmente útil nos tumores localizados no lado direito uma vez que o fígado e a veia cava inferior podem limitar a exposição enquanto, no lado esquerdo, o baço e o pâncreas podem geralmente ser elevados para proporcionar uma exposição adequada.

Posicionamento. Coloca-se o paciente em uma posição semioblíqua em um ângulo de 45 graus com a mesa, com o lado operatório para cima e decúbito do lado oposto. Um coxim ou travesseiro é colocado longitudinalmente ao longo do hemitórax e do flanco para atingir e manter essa posição. O braço ipsilateral é colocado através do tórax sobre um descanso de braço acolchoado e o outro braço é preso a uma prancha para braço (Fig. 66-13).

Incisão e Dissecção da Glândula Adrenal. A incisão é feita ao longo do oitavo ou nono espaço intercostal estendendo-se da linha axilar posterior e curvando-se sobre a margem costal para o abdome (Fig. 66-14). Os músculos latíssimo dorsal, serrátil anterior e intercostal são incisados. A cartilagem costal é então dividida com cautério e a incisão é estendida através das bainhas anterior e posterior do reto e do músculo reto abdominal. Entra-se na pleura ao longo da borda superior da costela para evitar lesão do feixe vasculonervoso e o pulmão é afastado com compressas (Fig. 66-15). O diafragma é dividido de maneira circunferencial ao longo de sua periferia. O cirurgião deve evitar cortar diretamente pelo centro do diafragma porque o nervo frênico pode ser lesionado. Suturas marcadoras podem ser colocadas em ambos os lados do diafragma dividido para ajudar o alinhamento durante o fechamento. Uma vez dividido o diafragma, coloca-se um retrator autostático de Finochietto. O restante da dissecção é semelhante às técnicas descritas anteriormente. A relação da incisão toracoabdominal com a glândula adrenal está ilustrada nas Figuras 66-16 e 66-17.

Fechamento. Coloca-se um dreno torácico e fecha-se o diafragma com sutura contínua ou **pontos separados "em oito"** com fio não absorvível. Para manter o fechamento diafragmático sem tensão, as costelas devem ser reaproximadas com vários pontos separados de categute cromado zero com agulhas de ponta romba em torno da

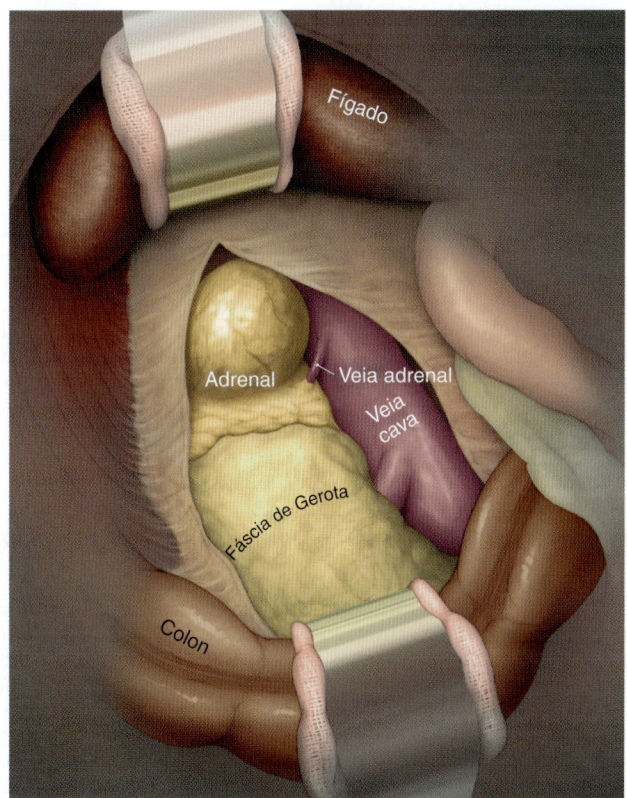

Figura 66-16. Abordagem toracoabdominal. Exposição da glândula adrenal.

margem superior da 8ª costela e da margem inferior da 9ª costela. Coloca-se uma sutura de Prolene 0 através do corte da cartilagem costal para trazer as margens costais juntas, seguida de fechamento dos músculos serrátil anterior e latíssimo dorsal em duas camadas. O dreno torácico é então colocado em selo d'água e sucção.

ADRENALECTOMIA LAPAROSCÓPICA

Abordagem Transperitoneal

A adrenalectomia laparoscópica transperitoneal pode ser realizada com o paciente em posição de decúbito dorsal ou lateral. Em geral,

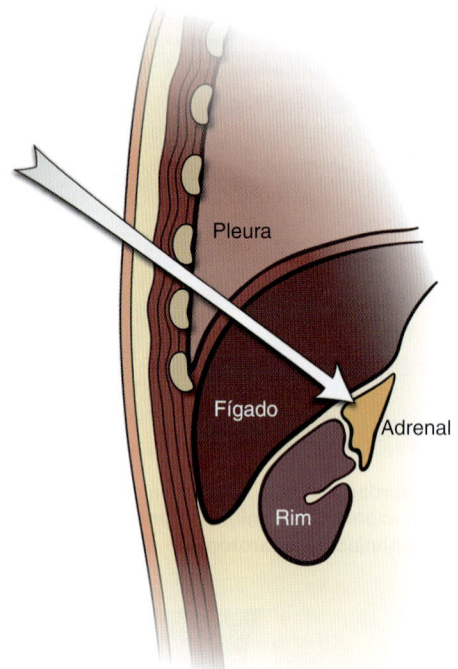

Figura 66-17. Demonstração da via de dissecção cirúrgica por meio de incisão toracoabdominal.

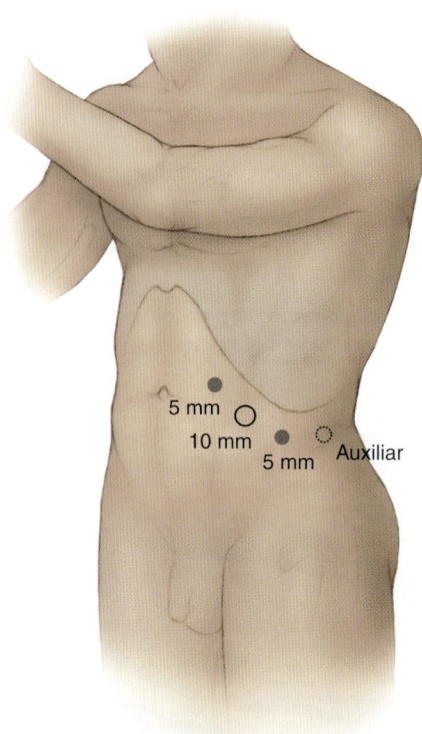

Figura 66-18. Configuração de quatro trocateres para adrenalectomia laparoscópica transperitoneal esquerda.

a abordagem transperitoneal permite um espaço de trabalho maior e melhor visualização do campo operatório e das estruturas anatômicas circundantes em comparação com a abordagem retroperitoneal. A abordagem transperitoneal lateral permite maior espaço de trabalho conforme a gravidade auxilia na movimentação dos intestinos para fora do campo cirúrgico. A abordagem em decúbito dorsal permite a adrenalectomia bilateral sem reposicionamento do paciente. Entretanto, em geral são necessárias mais dissecção e afastamento dos órgãos circundantes com a abordagem em decúbito dorsal, de modo que ela geralmente reservada à adrenalectomia bilateral.

Abordagem Lateral Transperitoneal: Adrenalectomia Esquerda

Posicionamento e Colocação dos Portais. Após anestesia geral, são inseridos um cateter urinário e um tubo nasogástrico para descomprimir a bexiga e o estômago. O paciente pode ser posicionado em posição lateral plena com o lado operatório para cima ou em posição lateral modificada angulada em 45 ou 60 graus. A mesa pode ficar reta ou ser minimamente flexionada para aumentar a distância entre a borda costal e a crista ilíaca. Deve-se ter cuidado em evitar flexão excessiva porque isso pode ocasionar problemas neuromusculares e retorno venoso reduzido. Todas as proeminências ósseas precisam estar adequadamente acolchoadas e o paciente preso na posição.

O portal inicial de 10 mm para a câmera pode ser inserido com a técnica aberta ou com o auxílio da agulha de Veress. Após insuflação do abdome com CO_2, dois ou três outros trocateres são inseridos sob visualização na configuração que a Figura 66-18 mostra. O portal de 5 mm na linha axilar anterior pode ser substituído por um portal de 10 ou 12 mm para instrumentos maiores e facilitação da retirada da peça. A flexura esplênica pode necessitar ser mobilizada antes da inserção desse portal. Um quarto portal opcional de 2 ou 5 mm pode ser inserido para ajudar no afastamento na dissecção difícil.

Mobilização do Colo e do Baço. A linha de Toldt é incisada e o cólon mobilizado inferiormente (Fig. 66-19). Os ligamentos esplenocólico e esplenorrenal são incisados em direção ao diafragma até o nível da cárdia gástrica, permitindo rotação medial completa do baço distante do campo cirúrgico. Deve-se ter cuidado em evitar lesionar o estômago e o diafragma nessa etapa. A perda súbita de pressão pneumoperitoneal

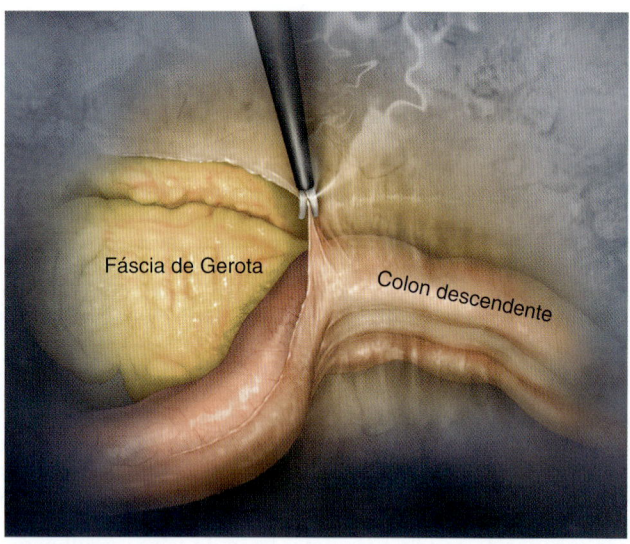

Figura 66-19. Adrenalectomia laparoscópica transperitoneal. Incisão na linha de Toldt e dissecção medial do colon esquerdo com tesouras endoscópicas com cautério.

associada a aumento nas pressões de ventilação pode significar perfuração diafragmática. Com o baço rotado afastando-se e a cauda do pâncreas dissecada pra fora, a glândula adrenal mostra-se. Algumas vezes, especialmente em pacientes com síndrome de Cushing, a gordura retroperitoneal densa pode obscurecer a glândula adrenal. Uma sonda de ultrassom laparoscópico pode ser inserida através do portal de 10 ou 12 mm para localização da glândula adrenal.

Ligação da Veia Adrenal Esquerda e Mobilização da Glândula Adrenal Esquerda. A veia renal esquerda é identificada e seguida ao longo de sua margem superior para atingir o ponto de entrada da veia

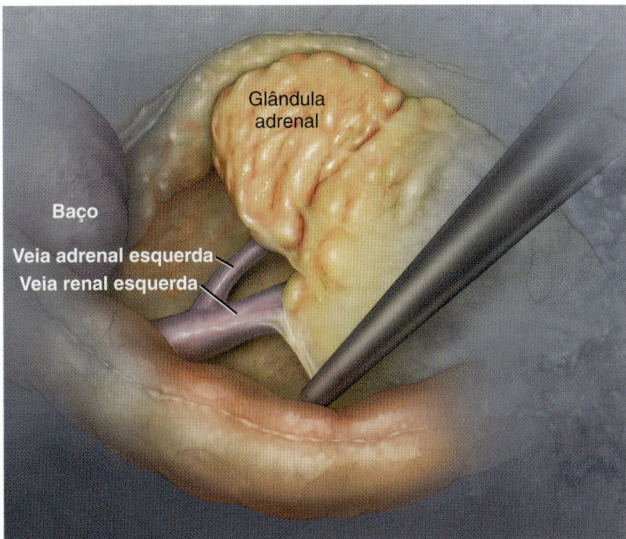

Figura 66-20. Adrenalectomia laparoscópica transperitoneal. Exposição e dissecção da veia renal e veia adrenal esquerdas.

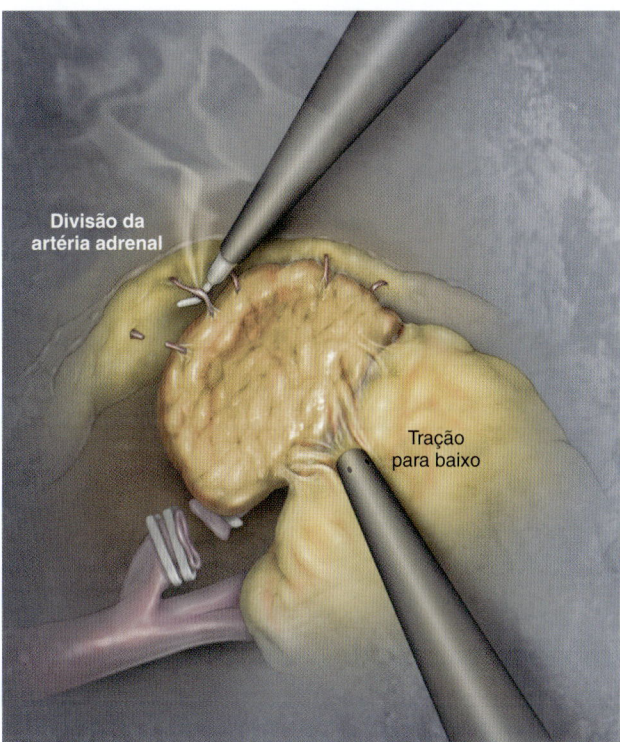

Figura 66-22. Adrenalectomia laparoscópica transperitoneal. Divisão do suprimento arterial da adrenal e dissecção superomedial com tração para baixo sobre o rim.

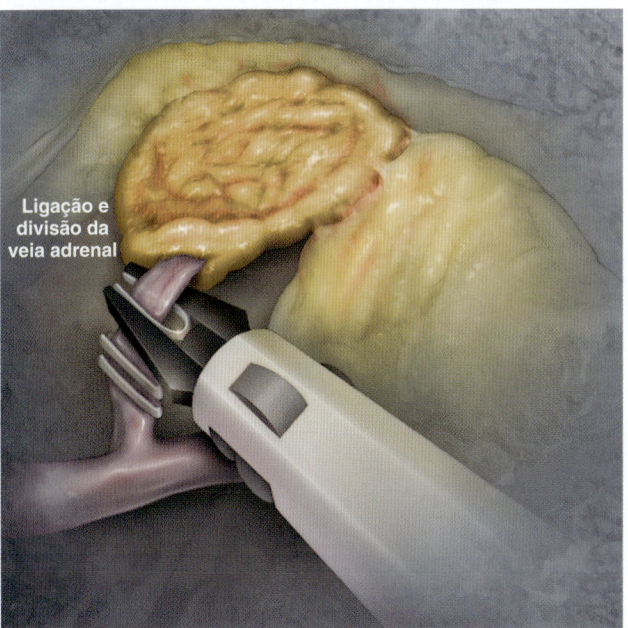

Figura 66-21. Adrenalectomia laparoscópica transperitoneal. Ligação e divisão da veia adrenal esquerda.

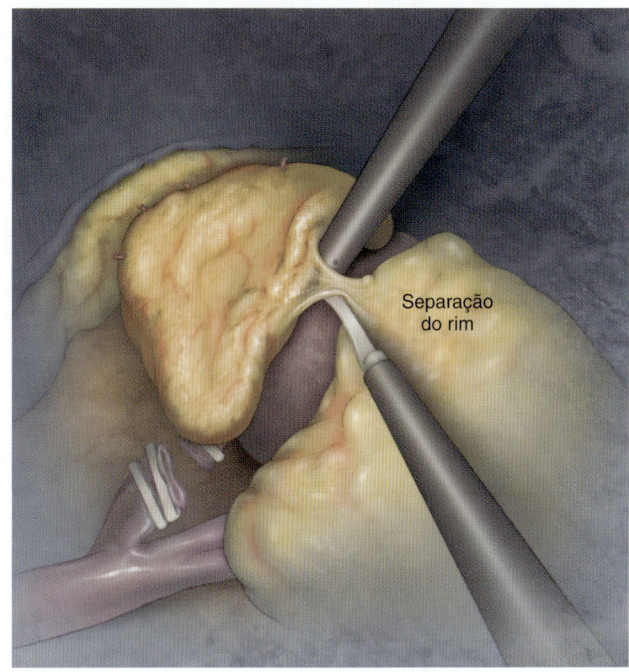

Figura 66-23. Adrenalectomia laparoscópica transperitoneal. A glândula adrenal é mobilizada para fora da face medial do rim.

adrenal esquerda (Fig. 66-20). A veia adrenal esquerda é cuidadosamente isolada e ligada. Recomenda-se colocar pelo menos dois clipes no lado fixo da veia adrenal (Fig. 66-21). Deve-se ter cuidado em evitar qualquer ramo polar superior da artéria renal esquerda, que pode localizar-se por trás da veia adrenal. Também é importante reconhecer que a veia frênica inferior pode ocasionalmente juntar-se à veia adrenal antes de sua entrada na veia renal esquerda. O suprimento arterial da adrenal é dividido com o cautério ou com bisturi selante conforme a adrenal é liberada (Figs. 66-22 e 66-23). O pinçamento da glândula adrenal deve ser evitado uma vez que a glândula é frágil e lacera com facilidade, ocasionando maior sangramento intraoperatório.

Fechamento. Uma vez liberada a glândula adrenal, ela é colocada em uma bolsa endoscópica e removida via portal de 10 ou 12 mm (Fig. 66-24). A pressão pneumoperitoneal é reduzida para 5 mm Hg e o leito cirúrgico inspecionado para hemostasia. Todos os portais de mais de 5 mm são fechados em camadas com aproximação fascial e fechamento da pele.

Abordagem Lateral Transperitoneal: Adrenalectomia Direita

A Figura 66-25 mostra a configuração dos portais para adrenalectomia direita lateral laparoscópica. Um portal adicional de 2 ou 5 mm situado mais superomedialmente é usado para o afastamento do fígado. Após a criação de pneumoperitônio, o primeiro passo é mobilizar o fígado por secção do ligamento triangular lateral e inferiormente. O fígado

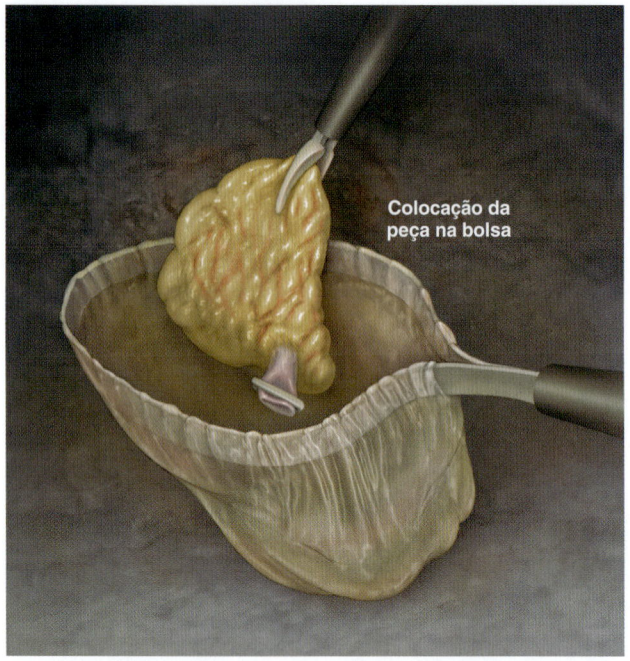

Figura 66-24. Adrenalectomia laparoscópica transperitoneal. Colocação da peça na bolsa de extração endoscópica.

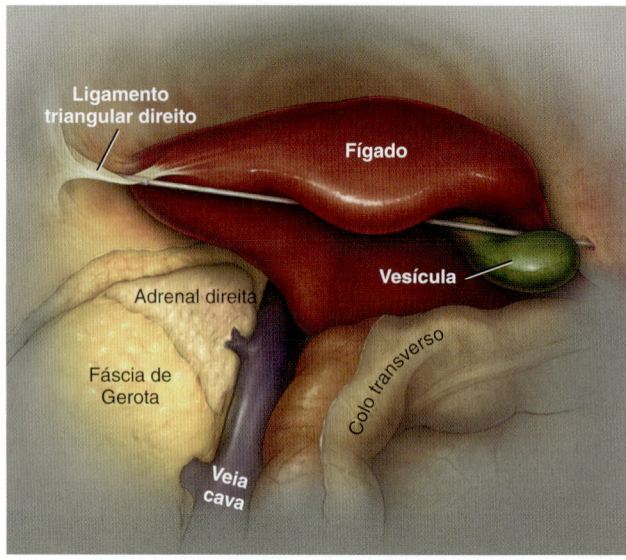

Figura 66-26. Um trocar de 2 mm e uma pinça com trava podem ser usados em vez de um afastador de maior calibre para funcionar como um afastador autostático do fígado. É importante que o trocar seja colocado imediatamente abaixo do processo xifoide para assegurar afastamento adequado.

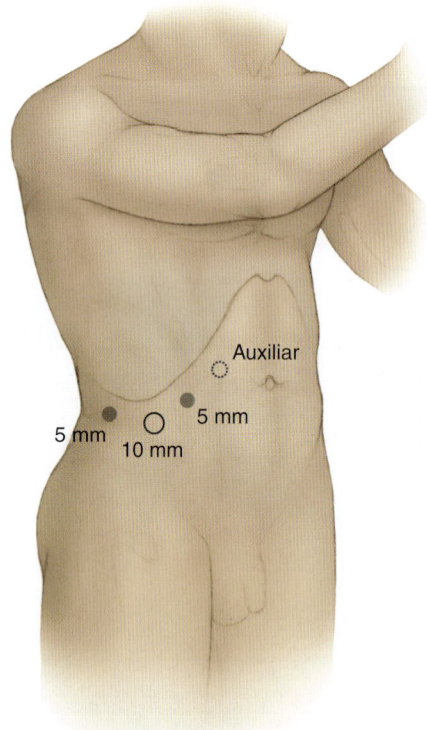

Figura 66-25. Configuração de quatro trocateres para adrenalectomia laparoscópica transperitoneal. Pode-se usar um portal auxiliar para afastamento do fígado.

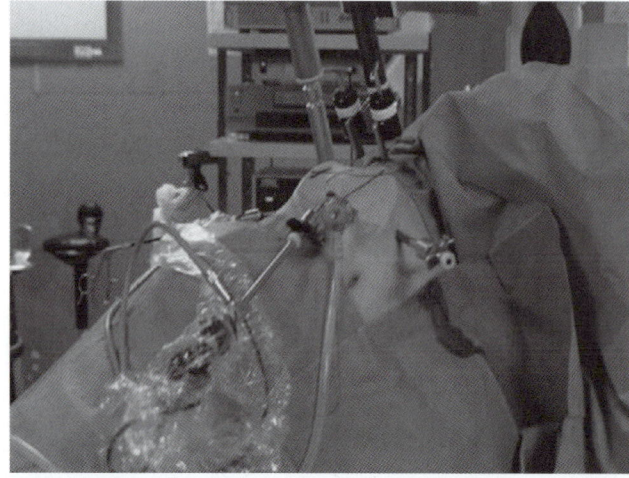

Figura 66-27. O LaparoTenser (L&T Lucini, Milão, Itália). (De Giraudo G, Pantuso G, Festa F, et al. Clinical Role mof gasless laparoscopic adrenalectomy. Surg Laparosc Endosc Percutan Tech 2009; 19:329-32.)

Isso permite a visualização da veia cava inferior e da glândula adrenal. O restante da dissecção é semelhante ao descrito no lado esquerdo.

Abordagem Transperitoneal Laparoscópica sem Gás

O pneumoperitônio se associa a vários efeitos hemodinâmicos, metabólicos, neurológicos e humorais negativos. Esses incluem retorno venoso e débito cardíaco reduzidos, pressão arterial sistêmica elevada, pressões de vias aéreas inspiratória e expiratória e níveis de dióxido de carbono no final da expiração aumentados, fluxo sanguíneo renal reduzido e possível embolia gasosa. O pneumoperitônio é, assim, contraindicado em determinados grupos de pacientes com doenças cardíaca, pulmonar ou neurológica preexistentes.

Giraudo et al. (2009) descreveram técnicas de adrenalectomia laparoscópica sem gás usando uma plataforma de levantamento da parede abdominal. O LaparoTenser (L&T Lucini, Milão, Itália) (Fig. 66-27) foi usado como um afastador da parede abdominal, com duas agulhas

é então afastado anterossuperiormente usando-se uma pinça laparoscópica de cabo comprido de 2 ou 5 mm com fechadura com trava. O peritônio parietal lateral é seguro pela pinça, criando um afastamento automantido do fígado e sem necessidade de assistente. A manobra de Kocher é então realizada para mobilizar a segunda porção do duodeno.

curvas (Aghi Pluriplan) colocadas no tecido subcutâneo da parede abdominal anterolateral. O espaço intraperitoneal foi criado por levantamento da parede abdominal, o que elimina a necessidade de pneumoperitônio. Três ou quatro trocateres são então inseridos e a dissecção da glândula adrenal ocorre de maneira semelhante à descrita inicialmente. O principal benefício sugerido dessa técnica é que ela permite que a adrenalectomia transperitoneal laparoscópica seja realizada como alternativa à cirurgia aberta em pacientes com contraindicações ao pneumoperitônio.

Abordagem Retroperitoneal

A adrenalectomia retroperitoneal laparoscópica pode ser realizada usando a abordagem em decúbito ventral ou lateral. A principal vantagem da abordagem retroperitoneal é que evita-se a entrada no peritônio e, assim, complicações como lesões viscerais e intestinais são minimizadas. Na ausência de pneumoperitônio, as morbidades hemodinâmica e respiratória também são reduzidas. Além disso, aderências intraperitoneais importantes que surgem de cirurgia prévia ou de inflamação são evitadas pela operação via retroperitônio. A principal desvantagem da abordagem retroperitoneal é o espaço de trabalho reduzido, que torna difícil a dissecção de tumores grandes. Além disso, devido à menor área de superfície de pele para a colocação dos portais, o risco de colocação inadequada de portal que provoca lesão colônica é aumentado (Liapis et al., 2008). Por fim, a ausência de limites anatômicos e os tecidos retroperitoneais abundantes podem implicar um desafio significativo para os cirurgiões inexperientes com o retroperitônio.

A principal vantagem da abordagem lateral sobre a abordagem posterior é a facilidade de conversão para a abordagem transperitoneal, se dificuldades forem encontradas. Em contrapartida, a abordagem retroperitoneal em posição de decúbito ventral permite a adrenalectomia sem reposicionamento do paciente.

Adrenalectomia Lateral Retroperitoneal: Adrenalectomia Esquerda

Posicionamento e Colocação dos Portais. Coloca-se o paciente na posição lateral com o lado esquerdo para cima com coxim lombar sob o corpo e a mesa operatória flexionada para acentuar o flanco esquerdo. Faz-se uma incisão de 1,5 cm próximo da ponta da 12ª costela sob a 11ª costela. O músculo e a fáscia sobrejacentes são seccionados com cautério até a fáscia lombodorsal ficar visível. Essa fáscia lombodorsal é então incisada e insere-se um dedo para confirmar o acesso para o espaço retroperitoneal. A superfície interior da 12ª ou da 11ª costela deve ser palpável superiormente e a crista ilíaca sentida inferiormente. A dissecção romba com dedo é usada para criar um plano posterior entre o músculo psoas e a fáscia de Gerota separando o rim anteriormente e o peritônio medialmente. Esse espaço retroperitoneal é então ampliado com um balão de dissecção retroperitoneal inflado sob visualização direta inserindo-se o laparoscópio em sua bainha transparente. O dissector com balão é direcionado ao longo da parede abdominal posterior em uma direção cefálica. O músculo psoas geralmente é identificável e isso funciona como um limite para orientação longitudinal. Um trocarte de ponta de balão é seguro na posição e é insuflado no retroperitônio. Coloca-se um trocarte de 5 ou 10 mm no ângulo do músculo paraspinal e da origem da 12ª costela. Outro trocarte de 5 ou 10 mm é colocado cerca de 2 dedos acima da crista ilíaca próximo da espinha ilíaca anterossuperior (Fig. 66-28).

Ligação da Veia Adrenal Esquerda e Mobilização da Glândula Adrenal Esquerda. Dissecando-se medialmente, os grandes vasos podem ser identificados por sua pulsação e seu curso paralelo ao psoas. O hilo renal é então identificado pela pulsação da artéria renal situada posteriormente. A margem superior da artéria renal é dissecada para expor a veia adrenal esquerda conforme ela cursa anterior e cefálica à artéria renal em direção à margem inferomedial da adrenal esquerda (Fig. 66-29). A veia adrenal esquerda é subsequentemente duplamente clipada e ligada (Fig. 66-30). Ramos arteriais pequenos surgindo da aorta são ligados com o cautério ou com um bisturi selante, mobilizando a margem medial da glândula. As margens inferior e lateral da glândula são então mobilizadas de maneira semelhante a partir do polo superior

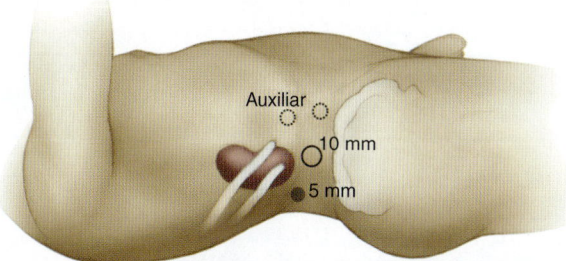

Figura 66-28. Colocação de trocar para laparoscopia retroperitoneal. Os círculos pontilhados representam locais alternativos para colocação de um terceiro portal.

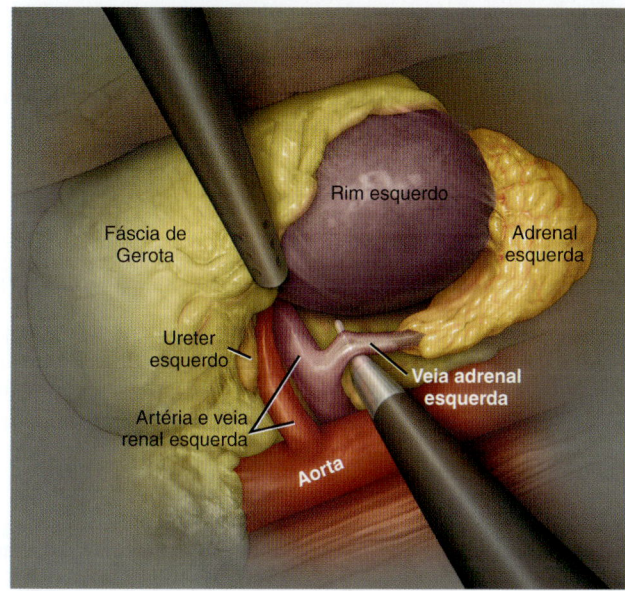

Figura 66-29. Adrenalectomia laparoscópica retroperitoneal. Dissecção da veia adrenal esquerda por abordagem retroperitoneal.

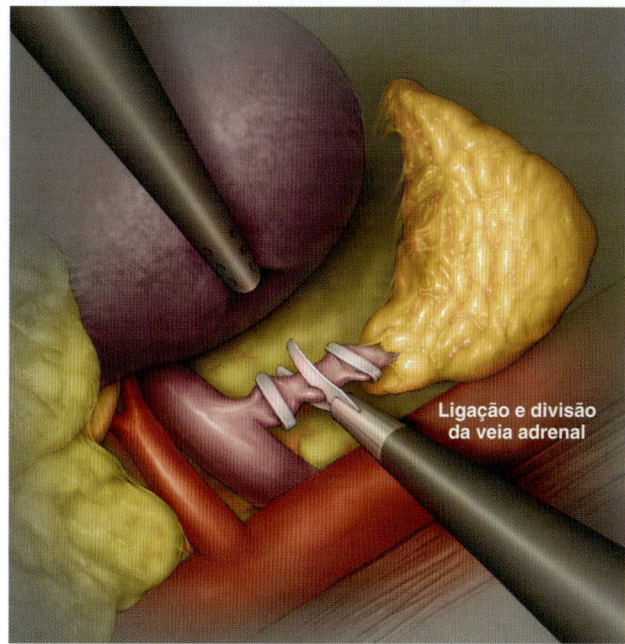

Figura 66-30. Adrenalectomia laparoscópica retroperitoneal. Ligação e divisão da veia adrenal esquerda. O rim é dissecado distante da glândula adrenal.

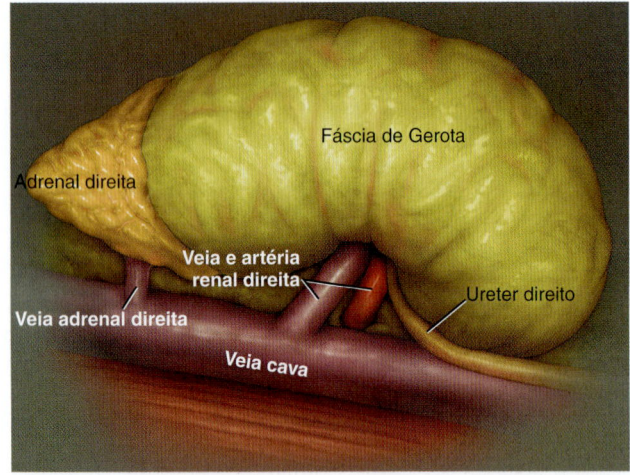

Figura 66-31. Vista anatômica da glândula adrenal direita a partir da abordagem retroperitoneal laparoscópica.

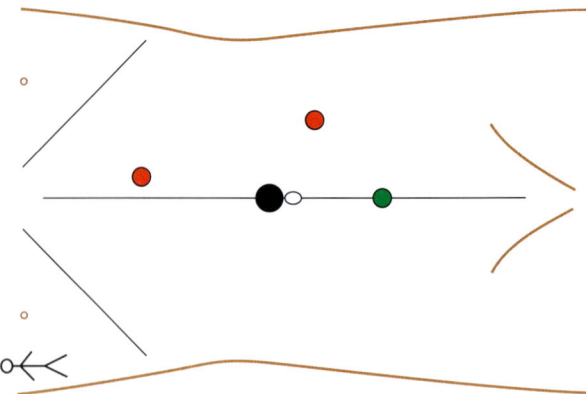

Figura 66-32. Colocação de trocar para adrenalectomia robótica esquerda. Coloca-se um total de quatro portais: um portal com câmera de 12 mm (●), um portal assistente (●) e dois portais para braço robótico de 8 mm (●). A distância entre cada portal deve ser de pelo menos 8 cm.

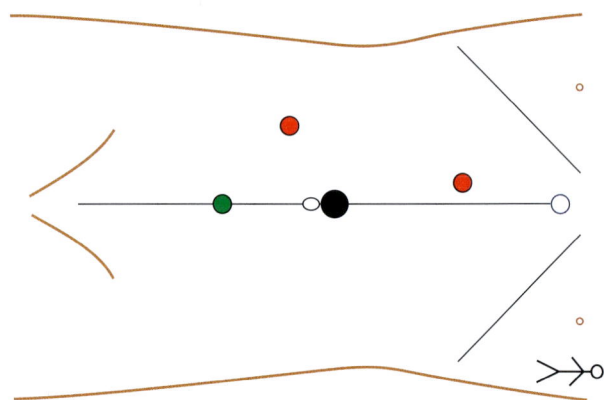

Figura 66-33. Colocação de trocar para adrenalectomia robótica direita. Usa-se um total de cinco portais: um portal para câmera de 12 mm (●), um portal assistente (●), dois portais para braço robótico de 8 mm (●) são estabelecidos, e para afastar o fígado, coloca-se um trocar de 5 mm (○) com um dispositivo de retração.

do rim esquerdo. Por fim, as margens anterior e superior da glândula são liberadas. A veia frênica inferior pode cursar ao longo da magem anteromedial da glândula para se juntar à veia adrenal esquerda. Se encontrada, ela deve ser clipada e ligada.

Fechamento. A peça cirúrgica é colocada em uma bolsa endoscópica e extraída pelo portal de 10 mm. Após assegurar hemostasia adequada, os locais do trocarte são fechados da maneira padrão como descrito anteriormente.

Adrenalectomia Lateral Retroperitoneal: Adrenalectomia Direita

A adrenalectomia direita é realizada de maneira semelhante, dissecando-se cefalicamente ao longo da veia cava inferior para se alcançar o hilo renal e a veia adrenal direita. As relações anatômicas dessa abordagem estão ilustradas na Figura 66-31.

ADRENALECTOMIA ASSISTIDA POR ROBÔ

Atualmente, o da Vinci Surgical System (Intuitive Surgical, Sunnyvale, CA) é a única plataforma disponível comercialmente para a cirurgia robótica. Desde a primeira adrenalectomia assitida por robô em 1999, muitos centros no mundo têm mergulhado no movimento da adrenalectomia assistida por robô. Os principais benefícios do sistema robótico sobre a laparoscopia convencional residem na ergonomia superior, magnificação tridimensional (3D) do campo operatório, filtragem de tremor e graus ampliados de liberdade do EndoWrist (Intuitive Surgical, Sunnyvake, CA). Essas vantagens da plataforma robótica a tornam ideal no manuseio da frágil glândula suprarrenal em um espaço estreito e profundo circundado por vasos importantes e vísceras nos quais a lesão pode ocasionar consequências catastróficas.

Adrenalectomia Transperitoneal Lateral Assistida por Robô

Após a inserção de um tubo nasogástrico e de um cateter urinário, o paciente é colocado em uma posição lateral oblíqua com o lado acometido elevado por coxim no flanco em um ângulo de 30 a 45 graus com a mesa. As proeminências ósseas são acolchoadas e o paciente é preso seguramente à mesa. A mesa é então girada na direção oposta para atingir uma posição de decúbito dorsal para a colocação do portal. Faz-se uma incisão supraumbilical longitudinal de 1,2 cm e é estabelecido pneumoperitônio com uma agulha de Veress. Um portal óptico de 12 mm é inserido para a câmera. Dois portais robóticos de 8 mm e um portal assistente de 12 mm são inseridos sob visualização na configuração que a Figura 66-32 mostra. Para a adrenalectomia direita, um portal adicional de 5 mm é inserido exatamente inferior ao processo xifoide para retração do fígado (Fig. 66-33). Em geral, a distância entre a câmera e cada portal robótico deve ser de pelo menos 8 cm para reduzir o choque de instrumentos internamente e o choque dos braços robóticos externamente. A mesa é agora girada de modo que o paciente repouse em posição lateral plena com o lado acometido para cima. Para facilitar o acesso às áreas superiores do retroperitônio, o robô é fixado em um ângulo na cabeceira da mesa como a Figura 66-34 esboça.

A dissecção e a mobilização da glândula adrenal são semelhantes às técnicas laparoscópicas transperitoneais descritas anteriormente.

CIRURGIA ASSISTIDA PELA MÃO (*HAND-ASSISTED*)

A assistência da mão durante a cirurgia laparoscópica introduz sensação tátil aumentada e maiores graus de liberdade de movimento em comparação com os instrumentos laparoscópicos. Isso pode resultar em dissecção mais fácil, acréscimo de segurança no caso de complicações por sangramento e uma curva de aprendizado menor. Com a introdução do sistema robótico, a adrenalectomia assistida pela mão pode ter sido reduzida nos últimos anos, com as publicações limitadas a relatos de caso e séries com poucos casos publicadas no início dos anos 2000. A adrenalectomia assistida pela mão pode estar indicada na adrenalectomia bilateral ou em grandes tumores de adrenal que podem exigir uma incisão maior para extração. **Também pode existir um papel para a cirurgia assistida pela mão como alternativa à conversão aberta, caso a dissecção laparoscópica se revele difícil ou para complicações de sangramento.**

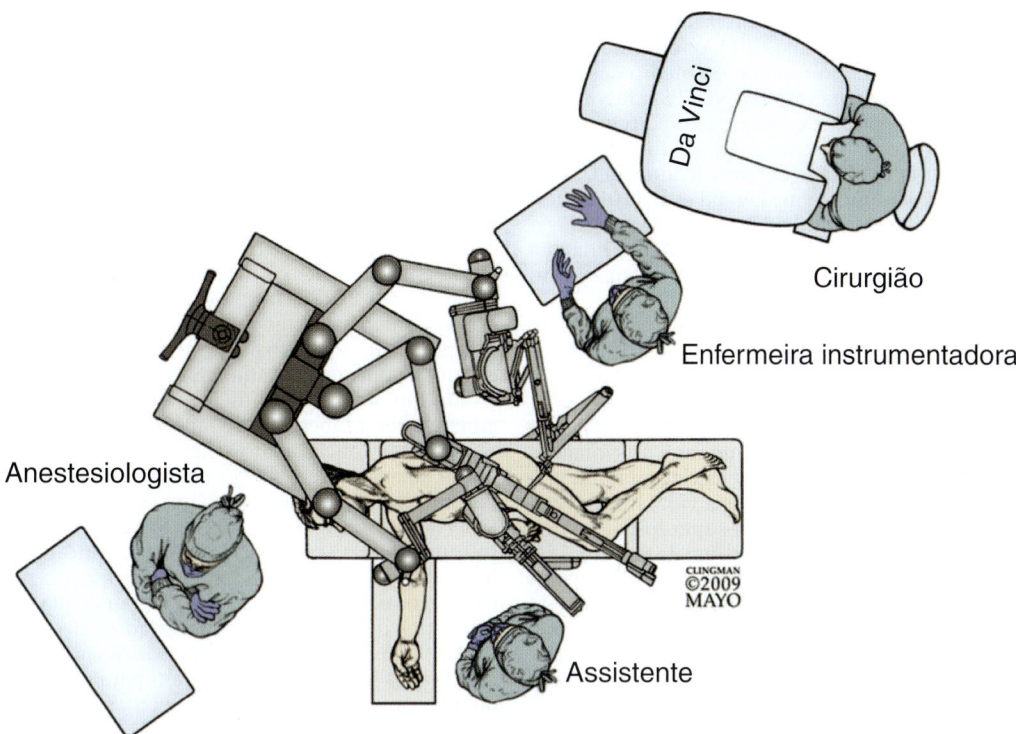

Figura 66-34. Posicionamento na sala cirúrgica para adrenalectomia robótica esquerda. A unidade escrava do robô é levada sobre o ombro esquerdo do paciente como indicado no diagrama. (Com permissão de Mayo Foundation for Medical Education and Research. Todos os direitos reservados.)

ADRENALECTOMIA LAPAROENDOSCÓPICA *SINGLE-SITE* (LESS)

A cirurgia laparoendoscópica *simgle-site* (portal único) tem sido recentemente desenvolvida com base no princípio de que, com número menor de incisões e portais, há uma melhora cosmética e redução das complicações associadas ao local do portal como sangramento, lesão de órgão e hérnias incisionais. Em geral, todos os pacientes elegíveis para adrenalectomia laparoscópica podem ser considerados para LESS, dependendo da experiência do cirurgião. Entretanto, devido às dificuldades técnicas, a LESS é mais comumente realizada para tumores pequenos (≤ 4 cm) e benignos.

Como a adrenalectomia laparoscópica convencional, tanto as abordagens transperitoneal quanto retroperitoneal para LESS têm sido descritas. Portais multiluminais de acesso único estão disponíveis comercialmente para acesso da LESS. O umbigo é a localização mais comum para acesso da LESS devido aos resultados cosméticos superiores. Entretanto, a distância mais longa e a abordagem mais tangencial a partir do umbigo para a glândula adrenal tornam a cirurgia muito mais desafiadora. Locais alternativos como a borda subcostal ou o retroperitônio têm sido descritos, embora com resultados de apelo cosmético menores. Além disso, o espaço de trabalho limitado no retroperitônio torna o uso de instrumentos curvos e articulados mais difícil em comparação com a abordagem transperitoneal.

As desvantagens inerentes à cirurgia LESS incluem espaço de trabalho reduzido e perda da triangulação dos instrumentos ocasionando choque, cruzamento e movimento paradoxo dos instrumentos, bem como abordagem subótima da glândula adrenal e tração e contratração inadequadas. Essas desvantagens podem traduzir-se em tempo operatório mais longo e risco aumentado de lesões teciduais e complicações. Jeong et al. (2009) relataram o primeiro estudo de caso-controle pareado comparando 9 pacientes que se submeteram a adrenalectomia LESS com 17 pacientes que se submeteram a adrenalectomia laparoscópica convencional. Embora o grupo de adrenalectomia LESS exigisse analgesia pós-operatória reduzida, foi associado a tempo operatório mais longo não significativo estatisticamente e a um caso de lesão do intestino. Da mesma forma, Shi et al. (2011) e Walz et al. (2010) relataram um tempo operatório médio mais longo e demandas analgésicas inferiores após adrenalectomia LESS em comparação com a adrenalectomia convencional. Ishida et al. (2013) mostraram que foi mais frequentemente observado repinçamento dos tecidos (16,2 vs. 2,2 vezes) durante a LESS do que na adrenalectomia convencional. Hu et al. (2013) resumiram em sua metanálise comparando adrenalectomia LESS com adrenalectomia comparando adrenalectomia LESS com adrenalectomia laparoscópica convencional que, embora a adrenalectomia LESS se associa a tempo operatório maior, a perda sanguínea estimada e as complicações eram semelhantes. Além disso, os pacientes que se submeteram a adrenalectomia LESS tinham menor permanência hospitalar e necessidade reduzida de analgesia.

ADRENALECTOMIA LAPAROSCÓPICA ASSISTIDA POR CIRURGIA ENDOSCÓPICA TRANSLUMINAL DE ORIFÍCIO NATURAL (NOTES)

A cirurgia endoscópica transluminal de orifício natural (NOTES) utiliza os orifícios naturais como boca, uretra, vagina ou ânus como pontos de entrada para se realizarem cirurgias intra-abdominais. Na NOTES pura, os pontos de acesso são estritamente limitados aos orifícios naturais. A NOTES híbrida permite que sejam feitas incisões adicionais, em geral em torno do umbigo, para facilitar a cirurgia. Como a LESS, os objetivos da NOTES são melhorar os resultados cosméticos e a convalescença e reduzir a permanência hospitalar e as necessidades de analgesia sem comprometimento da segurança e da eficácia.

Fritscher-Ravens et al. (2008) foram um dos primeiros a tentar a adrenalectomia NOTES. Usando a via transesofágica ou transgástrica com o auxílio de ultrassonografia endoscópica, eles falharam em remover a glândula adrenal em todos os procedimentos em que ela foi tentada. Perretta et al. (2009) realizaram com sucesso a adrenalectomia bilateral em duas porcas e em dois cadáveres do sexo masculino através de uma abordagem retroperitoneal transvaginal. O primeiro relato de NOTES híbrida vem de Zou et al. (2011), que apresentaram sua série de 11 pacientes femininas, com tamanho médio de tumor de 4,7 cm, que se submeteram a adrenalectomia NOTES transvaginal. Ocorreu lesão do baço em uma paciente que necessitou de conversão aberta e esplenectomia. A perda sanguínea média estimada foi de 80 mL. Quase toda a literatura publicada descreve a adrenalectomia NOTES via rota transvaginal. Recentemente, Eyraud et al. (2013) descreveram suas técnicas de NOTES assistida por robô em um cadáver masculino. Apesar desses relatos, a adrenalectomia NOTES ainda está dando seus primeiros passos e deve ser considerada apenas como experimental.

ADRENALECTOMIA PARCIAL

A adrenalectomia unilateral com frequência é bem tolerada e deve ser considerada como padrão ideal no tratamento de tumores funcionantes ou malignos da adrenal. Os pacientes com adrenalectomia bilateral exigirão terapia de reposição da adrenal por toda a vida. Infelizmente, a dose diária fixa de esteroides se associa a superdosagem, que pode resultar em osteoporose, obesidade e síndrome de Cushing, e a subdoses em ocasiões de estresse. Podem ocorrer crises addisonianas potencialmente letais. Os pacientes após adrenalectomia bilateral continuam a relatar qualidade de vida pior em comparação com a população geral (Hawn et al., 2002; van Aken et al., 2005). Desse modo a adrenalectomia parcial deve ser considerada em pacientes com tumores de adrenal bilateral, glândula adrenal solitária, ou síndromes familiares como doença de von Hippel-Lindau, feocromocitoma familiar e neoplasia endócrina múltipla do tipo IIA.

A adrenalectomia parcial pode ser realizada em qualquer uma das abordagens aberta, laparoscópica ou assistida por robô descritas antes. **Uma diferença importante e principal é que a glândula adrenal é exposta, mas não mobilizada.** Na cirurgia aberta, o tumor em geral pode ser visualizado ou palpado. Na cirurgia laparoscópica ou robótica, as lesões maiores do que 1 cm geralmente podem ser visualizadas. Em qualquer uma dessas abordagens, o uso de ultrassonografia intraoperatória pode ajudar a localizar e identificar com precisão o tumor. Uma vez identificada a lesão, apenas a porção acometida é mobilizada. O suprimento arterial da glândula adrenal forma um plexo circunferencial em torno da glândula e pode ser facilmente removido sem medo de desvascularizar o córtex adrenal, e a glândula permanecerá viável à medida que permanecer fixa ao rim ou a uma área de tecido conjuntivo não mobilizado. O sistema venoso drena para a veia adrenal central. As opiniões se dividem quanto a se a veia adrenal principal deve ser deixada intacta durante a adrenalectomia parcial. Alguns autores acreditam que a remoção da veia adrenal principal resultará em tecidos adrenais remanescentes congestionados e hemostase difícil, defendendo assim sua preservação (Janetschek et al., 1998; Imai et al., 1999). Em nossa experiência e como apoiado por outros autores, a veia adrenal principal pode ser removida à medida que a glândula adrenal remanescente permaneça *in situ* sem mobilização (Walz et al., 1998; Kaouk et al., 2002). Entretanto, seria prudente preservar a veia adrenal principal já que margens seguras e adequadas podem ser obtidas.

A adrenalectomia parcial pode ser realizada com um grampeador endoscópico (Imai et al., 1999), bisturi selante (Walz et al., 1998; Sasagawa et al., 2000), ou cautério ou endotesoura fria com clipes ou ligação com sutura. O uso da endotesoura permite a identificação clara do plano do tumor e a dissecção precisa, mas pode ocasionar mais sangramento. Por fim, a superfície de corte pode ser selada com cola da fibrina ou Surgicel (Ethicon, Cincinnati, OH) para evitar sangramento posterior. A seção gelada é recomendada se disponível; se não estiver disponível, a ultrassonografia intraoperatória pode ser realizada para confirmar ressecção completa macroscópica.

A quantidade de tecido adrenal que precisa ser deixada para trás após a adrenalectomia parcial para evitar insuficiência não é conhecida. Tem-se sugerido previamente que pelo menos 20% da glândula adrenal devem ser preservados (Lee et al., 1996). Entretanto, Lee et al. foram incapazes de correlacionar a quantidade de tecido adrenal preservado com a presença de insuficiência adrenal.

RESULTADOS

Adrenalectomia Aberta *Versus* Laparoscópica

Não há estudos controlados randomizados prospectivos comparando a adrenalectomia aberta com a laparoscópica. É altamente duvidoso que esse tipo de ensaio venha a ser conduzido porque a adrenalectomia laparoscópica está emergindo como padrão ouro para lesões benignas e os cirurgiões estão publicando sobre seus limites no tratamento laparoscópico de tumores malignos. Muitos grandes estudos retrospectivos têm consistentemente demonstrado resultados superiores da adrenalectomia laparoscópica sobre a cirurgia aberta em termos de analgesia, permanência hospitalar, perda sanguínea e taxas de complicações. Conforme os cirurgiões adquiriram mais experiência com as cirurgias laparoscópicas, os tempos operatórios também reduziram tremendamente.

Em uma metanálise inicial de quase 100 estudos comparando a adrenalectomia aberta com a laparoscópica, Brunt relatou que, embora a taxa de complicações do sangramento fosse mais alta na adrenalectomia laparoscópica (4,7%) do que na aberta (3,7%), as taxas totais de complicação foram mais baixas na adrenalectomia laparoscópica (10,9%) que na aberta (25,2%) (Brunt, 2002). Importante, a adrenalectomia aberta se associou a taxas significativamente mais altas de lesão e ferida de órgão associado, complicações pulmonares, cardíacas e infecciosas. Existe também uma taxa mais alta não significativamente estatística de mortalidade após a adrenalectomia aberta (0.9% *vs.* 0,3%). Usando o banco de dados do Veterans Affairs National Surgical Quality Improvement Program para comparar a adrenalectomia laparoscópica com a aberta, Lee et al. (2008) demonstraram que os procedimentos abertos tinham tempo operatório, taxa de transfusão, taxa de reoperação, tempo de internação e taxas de morbidade em 30 dias aumentados. A adrenalectomia aberta também resultou em mais pneumonia, intubação não planejada, desmame ventilatório malsucedido, sepse sistêmica, parada cardíaca, insuficiência renal e infecções de ferida. A taxa de morbidade em 30 dias ainda foi mais alta, mesmo após o ajuste dos fatores de confusão. Uma Amostra Nacional de Pacientes Hospitalizados nos Estados Unidos envolvendo mais de 40.000 pacientes que se submeteram a adrenalectomia mostrou achados semelhantes de menos complicações e internação mais curta em pacientes que se submeteram a adrenalectomia laparoscópica comparados com a adrenalectomia aberta (Murphy et al., 2010).

Mais recentemente, usando dados de um grupo contemporâneo do American College of Surgeons National Surgical Quality Improvment Program (ACS-NSQIP), Elfenbein et al. (2013) concluíram que os pacientes que se submeteram a adrenalectomia laparoscópica tinham morbidade pós-operatória significativamente mais baixa e tempo de hospitalização menor do que os pacientes submetidos a um procedimento aberto após ajuste para fatores relacionados com o paciente e com o procedimento, incluindo malignidade.

Abordagem Transperitoneal Laparoscópica *versus* Retroperitoneal

Múltiplos estudos retrospectivos têm sido realizados sugerindo uma vantagem em termos de menor perda sanguínea e menor tempo de convalescença da abordagem retroperitoneal sobre a abordagem transperitoneal. Em uma metanálise de 22 estudos elegíveis (Constantinides et al., 2012), a abordagem retroperitoneal laparoscópica foi associada a hospitalização significativamente mais curta quando comparada com a abordagem transperitoneal. Os autores atribuíram isso à redução na dor pós-operatória e do íleo associados à abordagem retroperitoneal porque o peritônio não é aberto. Não existiam diferenças em termos de tempo operatório, perda sanguínea, tempo para deambulação ou ingesta oral, ou taxas de complicação entre as técnicas. Outra metanálise por Chen et al. (2013) identificou nove estudos retrospectivos elegíveis relatando que a abordagem retroperitoneal se associava a tempo operatório mais curto, menor perda sanguínea intraoperatória, hospitalização mais curta e tempo mais curto para a primeira deambulação. Não houve diferença significativa nas taxas de conversão para cirurgia aberta, tempo para a primeira ingesta oral e taxas de complicação pós-operatória importante.

Três os estudos prospectivos randomizados foram realizados para comparar essas duas abordagens. Fernández-Cruz et al. (1996)

randomizaram 21 pacientes submetidos a adrenalectomia laparoscópica em abordagem transperitoneal e retroperitoneal. Eles mostraram que a abordagem transperitoneal resultou em uma elevação maior no nível de $PaCO_2$ aos 30 minutos em comparação com a abordagem retroperitoneal, junto com um aumento significativo na pressão arterial média. Entretanto, o tempo de operação, transfusão sanguínea e exigência de analgesia, permanência hospitalar, retorno às atividades normais e taxas de complicação foram similares entre as duas abordagens. Os autores concluíram que a abordagem retroperitoneal pode ser uma opção melhor em pacientes com cirurgia abdominal prévia e doenças cardiopulmonares preexistentes. Em outro estudo randomizado prospectivo por Rubinstein et al. (2005) no qual todos os pacientes e os fatores operatórios foram combinados, a única diferença significativa foi um tempo de convalescença mais curto no grupo retroperitoneal. Todos os outros parâmetros como perda sanguínea, tempo operatório, demandas por analgesia, conversão para cirurgia aberta e taxas de complicação foram semelhantes. Por fim, um estudo randomizado prospectivo envolvendo um grupo mais contemporâneo concordou com os achados iniciais de que a abordagem transperitoneal era comparável com a abordagem retroperitoneal em termos de tempo operatório, perda sanguínea estimada, tempo para deambulação, permanência hospitalar e demanda por analgésico, mas se associava a tempo mais longo para se reassumir a ingesta oral e período de convalescença mais longo (Mohammadi-Fallah et al., 2013).

Adrenalectomia Laparoscópica *versus* Assistida por Robô

Como descrito anteriormente, a plataforma robótica oferece várias vantagens sobre a laparoscopia convencional, mas a literatura atual ainda tem que mostrar conclusivamente que essas vantagens se traduziram em melhores resultados clínicos. O único estudo randomizado prospectivo comparando a adrenalectomia assistida por robô com a laparoscópica foi publicado nos anos iniciais das cirurgias assistidas por robô. Morino et al. (2004) randomizaram 20 pacientes consecutivos com tumores de adrenal benignos tanto para cirurgia laparoscópica tradicional quanto para robótica. A abordagem assistida por robô se associou a tempo operatório mais longo e taxa mais alta de complicação em 30 dias em comparação com a abordagem laparoscópica. Além disso, as análises de custo revelaram que os procedimentos robóticos eram mais caros do que os laparoscópicos. Os autores concluíram que a adrenalectomia laparoscópica era superior à adrenalectomia robótica em termos de exequibilidade, morbidade e custo. Em estudos separados, Brunaud et al. concordaram que a qualidade de vida do paciente após cirurgia robótica era semelhante àquela após cirurgia laparoscópica (Brunaud et al., 2004), mas que a cirurgia robótica era 2,3 vezes mais cara (Brunaud et al., 2008).

A cirurgia robótica exige a inserção de mais trocateres e o acoplamento dos braços robóticos quando comparada a laparoscopia convencional, e essas etapas adicionais podem ocasionar tempo operatório mais longo (Morino et al., 2004; Wu et al., 2008; Pineda-Solís et al., 2013). A cirurgia robótica é altamente dependente da perícia do assistente e da equipe robótica inteira, incluindo as enfermeiras. Conforme a equipe robótica vai além da curva de aprendizado inicial de 10 a 20 casos, os tempos operatórios tendem a se aproximar daquele registrado pela abordagem laparoscópica convencional (Brunaud et al., 2008; Agcaoglu et al., 2012a; Karabulut et al., 2012). Karabulut et al. foram além e avaliaram cada etapa da adrenalectomia individualmente e relataram tempos semelhantes para cada etapa da adrenalectomia robótica e laparoscópica, exceto para o tempo de hemostasia mais curto no grupo robótico (Karabulut et al., 2012).

Múltiplos estudos têm demonstrado que os resultados perioperatórios como perda sanguínea estimada, permanência hospitalar, analgesia pós-operatória e taxas de complicação e de mortalidade são semelhantes entre as duas abordagens. Na realidade, a adrenalectomia assistida por robô pode ser preferida em determinadas circunstâncias. Para tumores de mais de 5 cm, Agcaoglu et al. (2012b) relataram tempo operatório e de hospitalização mais curtos e taxas de conversão para cirurgia aberta e de morbidade inferiores na adrenalectomia assistida por robô em comparação com a laparoscopia convencional. Em um estudo separado de Karabulut et al. (2012), a morbidade foi de 10% no grupo laparoscópico e de 2% no grupo robótico apesar do fato de os tumores no grupo robótico serem significativamente maiores. Para pacientes obesos com índice de massa corporal de 30 kg/m^2 ou mais, Aksoy et al. (2013) não encontraram diferenças no tempo operatório, perda sanguínea estimada e permanência hospitalar entre a adrenalectomia assistida por robô e a adrenalectomia laparoscópica. Entretanto, houve uma taxa de conversão mais baixa (0 *vs.* 5,2%) e uma taxa mais baixa de morbidade em 30 dias não estatisticamente significativa (4,8% *vs.* 7%, P = 0,06) em favor da abordagem robótica (Aksoy et al., 2013).

COMPLICAÇÕES

Intraoperatórias

O Quadro 66-5 resume as complicações intraoperatórias que podem ocorrer. Como esperado, a cirurgia da adrenal, tanto aberta quanto laparoscópica, pode implicar lesão dos órgãos adjacentes. A hemorragia é uma complicação potencialmente catastrófica da cirurgia da adrenal. O sangramento pode resultar de lesão à veia adrenal, veia cava inferior, veia lombar, ou veia renal. Essas lesões são tratadas inicialmente com aplicação de pressão direta na lesão. O pinçamento de uma pequena lesão com uma pinça de Allis (Scanlan International, St Paul, MN) e seu fechamento com sutura ou pela colocação de um *clamp* vascular para lesões maiores da veia cava pode ser curativo. Nos primórdios da adrenalectomia laparoscópica, a conversão para cirurgia aberta era a consequência típica da lesão vascular. Entretanto, com a experiência crescente com as técnicas de sutura laparoscópica, essas lesões com frequência são tratadas como na cirurgia aberta.

Também podem ocorrer lesões isquêmicas. Um ramo para o polo superior da artéria renal pode ser seccionado inadvertidamente durante a dissecção. Se o ramo for pequeno e caso supra uma porção mínima do rim, ele pode ser ignorado. Lesões mais substanciais podem demandar

---

QUADRO 66-5 Complicações Intraoperatórias da Cirurgia de Adrenal

RELACIONADAS COM O ACESSO
Hemorragia da parede abdominal
Lesão de nervo cutâneo
Lesão visceral pela agulha de Veress ou pelo trocater

HEMORRAGIA
Veia cava inferior ou aorta
Veia adrenal
Veia lombar
Veia hepática
Glândula adrenal remanescente após adrenalectomia parcial

ISQUEMIA
Ligadura da artéria ou veia renal
Ligadura da artéria e veia mesentérica superior

LESÃO DOS ÓRGÃOS VIZINHOS COMO RESULTADO DE ENERGIA TÉRMICA OU PLANO INCORRETO DE DISSECÇÃO
Pulmão – pneumotórax
Pâncreas
Fígado
Baço
Estômago e intestino, especialmente duodeno
Rim

INSTABILIDADE HEMODINÂMICA
Feocromocitoma

Modificado de Vaughn ED. Complications of adrenal surgery. In: Taneja SS, Smith RB, Erlich RM, editors. Complications of urologic surgery: prevention and management. 3rd ed. Philadelphia: Saunders; 2001. P. 366.

uma tentativa de revascularização. Se o paciente tiver um tumor grande, pode haver distorção da anatomia regional, e é possível a ligação inadvertida da veia ou artéria mesentérica superior. Essa é uma lesão potencialmente fatal e precisa-se ter um alto índice de suspeição para restaurar o suprimento vascular ao intestino o mais rápido possível.

Os órgãos adjacentes podem ser lesionados durante a dissecção da glândula adrenal. O fígado pode ser lesionado durante a adrenalectomia direita. As lacerações do fígado podem ser tratadas com coagulação de feixe de argônio e aplicação de agentes hemostáticos como metilcelulose. Lesões mais graves podem demandar suturas hemostáticas com uma agulha para fígado de ponta romba. O baço pode ser lesionado durante a adrenalectomia esquerda. Da mesma maneira que com a lesão hepática, a coagulação de feixe de argônio e agentes hemostáticos podem ser usados para controlar o sangramento. Se isso não for suficiente, a esplenectomia pode ser necessária. **É importante lembrar de dar vacinações contra pneumococos, *Haemophilus influenzae* do tipo B (Hib) e meningococos a esses pacientes durante o cuidado pós-operatório.**

O pâncreas pode ser lesionado durante a cirurgia da glândula adrenal direita ou esquerda. Se ocorrer uma lesão da cauda do pâncreas, pode ser realizada a pancreatectomia distal. Se a lesão for do ducto pancreático, pode ser reparada e drenos cirúrgicos devem ser deixados. Se houver incerteza de lesão pancreática, é recomendável deixar drenos cirúrgicos de sucção fechada. Uma drenagem pós-operatória com alta concentração em triglicerídeos é indicativa de lesão do pâncreas. O tratamento consiste em repouso do intestino com nutrição parenteral. A administração de octreotide pode reduzir as secreções pancreáticas enquanto o pâncreas se cura.

A proximidade do rim com a glândula adrenal pode ser um problema em casos de carcinomas corticais adrenais grandes. **É imperativo para todos os pacientes que se submetem a cirurgia para grandes massas adrenais que sejam aconselhados sobre a possibilidade de nefrectomia em bloco.**

Durante a adrenalectomia via 11ª costela ou mais alta no flanco, não é incomum ocorrer lesão pleural. Essas lesões podem ser reparadas com uma sutura em bolsa de tabaco com categute cromado e colocação de um cateter de borracha em selo d'água. A expulsão de ar da pleura seguida do fechamento da sutura em bolsa de tabaco geralmente repara o defeito. A radiografia torácica pós-operatória deve ser rotineiramente realizada após nefrectomia do flanco ou toracoabdominal. Se estiver presente um pneumotórax, deve ser colocado um tubo torácico.

Com o feocromocitoma, as flutuações da pressão arterial podem ser potencialmente letais. O anestesiologista tipicamente trata a pressão arterial alta com bloqueio-β de curta atuação, alfabloqueadores, ou nitroprussiato. As arritmias geralmente são tratadas com betabloqueadores. Quando a veia adrenal é ligada, pode haver uma queda súbita na pressão arterial. É importante informar o anestesiologista imediatamente antes da veia adrenal ser ligada para evitar quaisquer surpresas desagradáveis. Podem ser necessários repleção de líquido e vasopressores para levar a pressão ao normal.

Com a emergência da cirurgia minimamente invasiva, podem ocorrer complicações relacionadas com o acesso. O sangramento da parede abdominal pode ocorrer após a inserção do trocar. Deve-se ter cuidado em evitar veias superficiais visíveis durante a inserção do trocar. Embora o sangramento geralmente cesse a partir do efeito de tamponamento do trocar e do pneumoperitônio, é imperativo inspecionar todos os portais laparoscopicamente na retirada do trocar no final da cirurgia para assegurar hemostasia. A lesão de nervo cutâneo tem menos probabilidade de ocorrer do que na cirurgia aberta devido às incisões menores. Por fim, pode ocorrer lesão visceral pela agulha de Veress. A técnica de acesso fechado usando a agulha de Veress precisa ser feita com cautela em pacientes com cirurgia abdominal anterior, já que o intestino pode estar aderido à parede abdominal e pode ser lesionado. A técnica de acesso aberto (Hasson) pode ser uma alternativa mais segura nesses casos.

Pós-operatórias

O Quadro 66-6 resume as complicações pós-operatórias que podem ocorrer. Complicações específicas da doença precisam ser levadas em conta para assegurar-se um curso pós-operatório tranquilo.

Os pacientes com hiperaldosteronismo primário exigem monitoramento estrito dos níveis de potássio porque eles podem ser hipocalêmicos ou hipercalêmicos. A hipercalemia, secundária a supressão da zona glomerulosa da adrenal contralateral, deve ser tratada clinicamente com os esquemas típicos de hipercalemia. A hipocalemia pode persistir no período imediato após adrenalectomia, e deve ser corrigida com repleção de potássio. Nos pacientes que tinham apenas uma glândula adrenal inicialmente, a reposição de mineralocorticoide com fludrocortisona é essencial.

Os pacientes com síndrome de Cushing exigirão reposição de esteroide após a cirurgia, até que a glândula contralateral recupere a função. Medidas do cortisol plasmático podem ser úteis na determinação de quando a reposição de esteroide pode ser titulada. Além disso, esses pacientes têm risco aumentado de fratura secundária a osteoporose, hiperglicemia e cicatrização de ferida deficiente.

Os pacientes com feocromocitoma podem ter hipotensão secundária a bloqueio-α. Esses pacientes necessitam ser monitorados estritamente até o bloqueio-α diminuir, em geral na unidade de cuidado intensivo. Se o bloqueio-α não for usado pré-operatoriamente, como é o protocolo na Cleveland Clinic, a permanência em cuidado intensivo é desnecessária na maioria dos casos.

TERAPIA ABLATIVA PARA TUMORES ADRENAIS

As indicações atuais para terapia ablativa nos tumores adrenais incluem pacientes com tumores pequenos que não desejam ou não são adequados à cirurgia e paliação de metástases dolorosas não passíveis de ressecção. As três técnicas ablativas principais atualmente usadas são ablação por radiofrequência (RFA), crioablação e ablação por micro-ondas. A RFA utiliza energia friccional criada por íons teciduais oscilantes para fornecer calor destrutivo ao tecido alvo, com a temperatura no tecido alvo variando de 60° C a 100° C, resultando em degradação protéica e enzimática e morte celular. A ablação por micro-ondas cria um campo elétrico alternante que causa oscilação dos dipolos de água circundantes resultando em aquecimento tecidual. Alguns autores têm sugerido que as vantagens da ablação por micro-ondas incluem seu potencial para volumes de ablação maiores, dor reduzida e o potencial para tratar lesões císticas (Simon et al., 2005). A crioablação conta com o congelamento rápido e descongelação para causar ruptura de mem-

---

QUADRO 66-6 Complicações Pós-operatórias da Cirurgia de Adrenal

ALDOSTERONISMO PRIMÁRIO
Hipocalemia: secundária a perda continuada de potássio no pós--operatório imediato
Hipercalemia: secundária a falha da adrenal contralateral em secretar aldosterona

SÍNDROME DE CUSHING
Reposição inadequada de esteroide provocando hipocorticismo
Fratura secundária a osteoporose
Hiperglicemia
Deficiente cicatrização das feridas
Risco aumentado de infecções

FEOCROMOCITOMA
Hipotensão secundária ao bloqueio α-adrenérgico após a remoção do tumor

COMPLICAÇÕES GERAIS
Hemorragia
Pneumotórax
Pancreatite
Pneumonia
Íleo prolongado
Coleções intra-abdominais

Modificado de Vaughn ED. Complications of adrenal surgery. In: Taneja SS, Smith RB, Ehrlich RM, editors. Complications of urologic surgery: prevention and management. 3rd ed. Philadelphia: Saunders; 2001. p. 368.

branas celulares resultando em morte celular. A principal vantagem dessa técnica é a capacidade de se acompanhar a formação de bola de gelo em tempo real com a TC.

Geralmente se recomenda realizar uma biópsia do tumor antes ou na mesma sessão da terapia ablativa porque os resultados histológicos podem influenciar no seguimento. A liberação de catecolamina sistêmica resultando em crises hipertensivas e parada cardíaca tem sido relatada durante o tratamento ablativo das metástases adrenais e de feocromocitomas (Chini et al., 2004; Mamlouk et al., 2009; Tsoumakidou et al., 2010). **Como a liberação de catecolamina pode ser causada por lesão térmica à adrenal na ausência de feocromocitoma,** alguns autores defendem a pré-medicação com bloqueio-α antes do procedimento de ablação. Welch et al. (2011) demonstraram um aumento significativo na pressão sistólica, na pressão de pulso e nas pressões arteriais médias nos pacientes que se submetem a crioablação da adrenal, mesmo com bloqueio-α antes. O monitoramento contínuo da pressão arterial com um acesso arterial e anestesia geral com um fármaco vasodilatador de ação rápida pode ser prudente.

Mendiratta-Lala et al. (2011) trataram 13 tumores de adrenal pequenos hiperfuncionantes com RFA. Com um acompanhamento médio de 21 meses, todos os pacientes experimentaram resolução dos sintomas ou síndrome clínica e normalização dos marcadores bioquímicos. A maior parte da literatura atual sobre terapia ablativa é centrada no tratamento de metástases na glândula adrenal. O maior desses estudos por Wolf et al. (2012) relatou que 19 de 23 tumores tratados não mostraram evidência de progressão local ou aumento do tumor em um acompanhamento médio de 45,1 meses após RFA ou ablação por micro-ondas. Outros estudos também mostraram taxas excelentes, de 83% a 100%, de tumores livres de progressão a curto prazo e livres de aumento tumoral após RFA, ablação por micro-ondas, ou crioablação (Mayo-Smith e Dupuy, 2004; Carrafiello et al., 2008; Wang et al., 2009; Welch et al., 2011). Contudo, ainda faltam evidências de acompanhamento e resultados a longo prazo.

FUTURO DA CIRURGIA DA ADRENAL

Os sistemas modernos de aquisição de imagem baseada em computador são capazes de realizar a reconstrução 3D precisa de um órgão ou região do corpo. Os cirurgiões são agora capazes de manipular essas imagens tridimensionais como aquela em que o órgão ou região do corpo poderia ser vista de todos os ângulos, permitindo-lhes ter um quadro mental da anatomia regional com que irão lidar antes da cirurgia. Atualmente, estão sendo desenvolvidos sistemas de realidade virtual que permitirão a criação de um ambiente virtual no qual os órgãos e as estruturas possam ser representados de uma maneira totalmente tridimensional, em que os cirurgiões podem interagir com as imagens como existem de fato e realizar tarefas e manipulações cirúrgicas (Marescaux et al., 2005). Além disso, a diferenciação entre a estrutura da glândula normal e lesões patológicas pode ser ampliada com contraste e cor, permitindo a localização precisa de lesões patológicas e suas relações com as estruturas circundantes.

Existem algumas aplicações clínicas potenciais para esses sistemas de realidade virtual (Marescaux et al., 2005). Primeiro, pela integração com os simuladores cirúrgicos, onde cirurgiões residentes e juniores são capazes de obter experiência cirúrgica em um ambiente completamente seguro em que erros poderiam ser cometidos sem consequências para o paciente. Segundo, o sistema integrado pode permitir ao cirurgião fazer um "exercício de simulação" individualizado da cirurgia do paciente antes do procedimento real, permitindo melhor planejamento bem como a antecipação de possíveis perigos e a identificação do plano ideal para dissecção e ressecção. Por fim, por integração desses sistemas de realidade virtual com robôs cirúrgicos avançados, os dados digitais do melhor procedimento simulado realizado por um perito poderiam ser registrados e transmitidos a uma localização remota distante em que um robô reproduz a cirurgia automaticamente em um paciente.

O futuro da cirurgia da suprarrenal continua sendo excitante e fascinante.

> **PONTOS-CHAVE**
>
> - A adrenalectomia é indicada para massas adrenais funcionais ou suspeita de neoplasia de adrenal, tanto carcinoma cortical adrenal primário quanto metástases solitárias provenientes de fontes não adrenais.
> - O tratamento clínico pré e pós-operatório é essencial para o resultado cirúrgico ótimo dos tumores adrenais funcionais.
> - A adrenalectomia laparoscópica é o padrão atual de cuidado das lesões adrenais com exceção do carcinoma cortical adrenal invasivo ou carcinoma cortical adrenal com trombo intracava.
> - A cirurgia aberta da adrenal é indicada para lesões com contraindicação para técnicas minimamente invasivas ou não tratáveis por elas (p. ex., carcinomas invasivos grandes, envolvimento de vasos grandes, doenças cardiopulmonares graves).
> - É imperativo que todos os pacientes que se submetem à cirurgia para grandes massas adrenais sejam aconselhados sobre a possibilidade de nefrectomia em bloco.
> - • Recomenda-se realizar uma biópsia do tumor antes ou na mesma sessão da terapia ablativa.

Acesse www.expertconsult.com para assistir aos vídeos deste capítulo.

REFERÊNCIAS

Para consultar a lista completa de referências, acesse www.expertconsult.com.

LEITURA SUGERIDA

Brix D, Allolio B, Fenske W, German Adrenocortical Carcinoma Registry Group. et al. Laparoscopic versus open adrenalectomy for adrenocortical carcinoma: surgical and oncologic outcome in 152 patients. Eur Urol 2010;58:609-15.

Lee J, El-Tamer M, Schifftner T, et al. Open and laparoscopic adrenalectomy: analysis of the National Surgical Quality Improvement Program. J Am Coll Surg 2008;206:953-9. discussion 959-61.

Murphy MM, Witkowski ER, Ng SC, et al. Trends in adrenalectomy: a recent national review. Surg Endosc 2010;24:2518-26.

National Comprehensive Cancer Network. NCCN clinical practice guidelines in oncology: neuroendocrine tumors, version 1.2014, <http://www.nccn.org/professionals/physician_gls/f_guidelines.asp>; 2014.[accessed 12.13].

NIH state-of-the-science statement on management of the clinically inapparent adrenal mass ("incidentaloma"). NIH Consens State Sci Statements 2002;19(2):1-25.

PARTE XII
Transporte, Armazenamento e Esvaziamento Urinário

67
Anatomia Cirúrgica, Radiográfica e Endoscópica da Pelve Feminina

Larissa V. Rodriguez, MD e Leah Yukie Nakamura, MD

Pelve Óssea

Fáscia e Peritônio

Ligamentos

Músculos do Assoalho da Pelve

Vascularização da Pelve

Drenagem Linfática

Inervação

Períneo

Períneo Anal

Genitália Externa

Órgãos Pévicos Femininos

Suporte dos Órgãos da Pelve

Uretra

Anatomia Radiológica

A anatomia da pelve feminina é uma das áreas mais complexas da anatomia urocirúrgica. Imagens e descrições não são suficientes isoladamente para compreender toda a anatomia, uma vez que há variação significativa entre pacientes e muitos dos músculos e estruturas de suporte não estão completamente definidos. Também há controvérsia e desacordo significativos entre as fontes de terminologia e função das estruturas. Este capítulo visa destacar a anatomia do assoalho pélvico pertinente em uma mulher normal. Muitas das estruturas-chave serão descritas no Capítulo 68 e o presente capítulo enfocará primariamente as importantes diferenças em mulheres comparadas com homens. A anatomia radiológica e endoscópica também será revisada.

PELVE ÓSSEA

A pelve óssea é o alicerce que ancora as estruturas de suporte da pelve feminina (Fig. 67-1). A pelve verdadeira consiste em dois ossos do quadril ou ossos inominados (ílio, ísquio e púbis), bem como o sacro e o cóccix. O ílio é a porção em formato de leque do osso do quadril que possui uma asa e um corpo. A crista ilíaca é o bordo da asa entre as espinhas anterior e posterior. O ramo do ísquio forma parte do forame obturado. **A espinha isquiática é um pequeno ponto posterior entre o ramo e o corpo do ísquio e é uma importante demarcação cirúrgica no procedimento de reconstrução da pelve.**

Os ramos púbicos, as espinhas isquiáticas e o sacro são alguns dos principais pontos de ancoragem para a inserção de ligamentos que sustentam a pelve óssea. **Os compartimentos anterior e posterior são divididos por uma linha desenhada entre as duas espinhas isquiáticas.**

A pelve divide-se em maior ou pelve falsa e menor ou pelve verdadeira pelo plano ao nível do promontório posteriormente e pelas linhas terminais ou orla pélvica. Esta também define a entrada da pelve. A pelve maior é uma parte da cavidade abdominal inferior. A pelve menor ou verdadeira é o sítio de localização de todas as vísceras pélvicas e é a área entre a entrada da pelve e sua saída.

Indivíduos do sexo feminino possuem um diâmetro mais amplo e entrada mais oval em comparação com indivíduos do sexo masculino. Isso auxilia no parto, mas também contribui para uma maior fraqueza do assoalho pélvico (Herschorn, 2004). Os ossos também são mais leves e delgados comparados aos ossos masculinos. Os homens possuem áreas mais claramente demarcadas de inserção muscular e as mulheres possuem a fossa ilíaca menor (MacLennan, 2012).

Quando a pelve é visualizada em posição bipedal, a espinha ilíaca anterossuperior e a sínfise púbica ficam posicionadas paralelas uma à outra (Barber, 2005). **A entrada da pelve fica voltada anteriormente, o que permite que a maior parte da pressão dos conteúdos intra-abdominais e pélvicos seja direcionada para a pelve óssea e não para os músculos e fáscias** (Fig. 67-2). Isso se opõe à anatomia cirúrgica, que é mais comumente descrita em posição para litotomia.

FÁSCIA E PERITÔNIO

A fáscia divide-se em três camadas:
1. Camada interna
2. Camada média
3. Camada externa

A fáscia retal é uma parte da camada interna e recobre as paredes, os vasos sanguíneos e os nervos da porção anterior e lateral do reto, que formam a fáscia de Denonvillier. A camada média reveste o útero e vasos de suporte, fornecendo sustentação adicional à pelve. **A maior parte do suporte dos órgãos pélvicos advém do tecido**

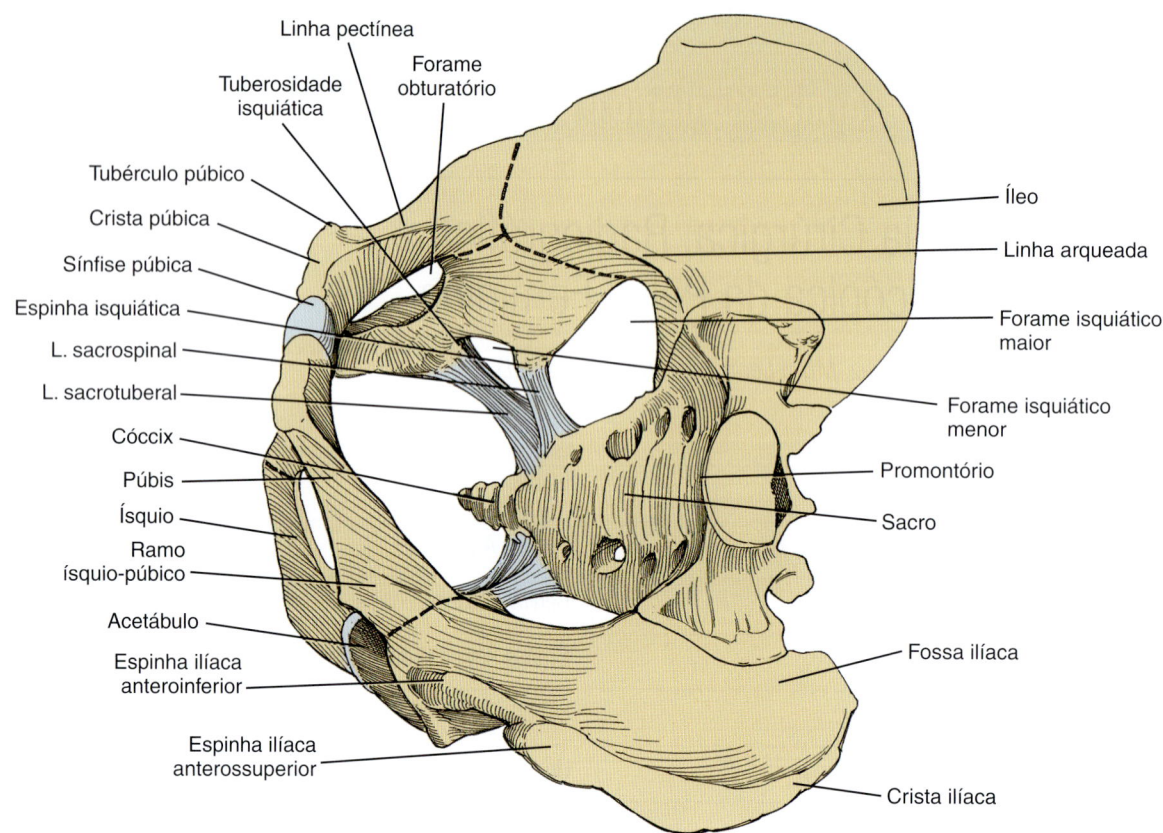

Figura 67-1. Os ossos e ligamentos da pelve. l., ligamento. (De MacLennan GT. Hinman's atlas of urosurgical anatomy. 2ª ed. Filadélfia: Saunders; 2012.)

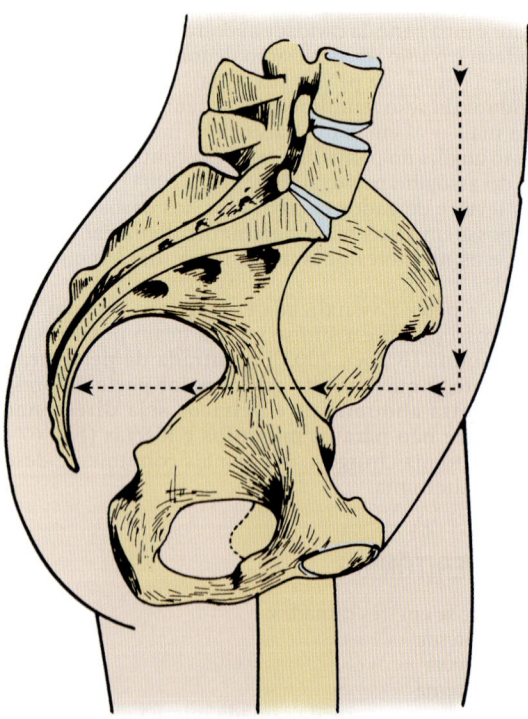

Figura 67-2. Pelve em posição bipedal. O eixo da cavidade pélvica é horizontal devido à lordose lombar. (De Zacharin RF. Pelvic floor anatomy and the surgery of pulsion enterocele. Nova York: Springer-Verlag; 1985.)

conjuntivo retroperitoneal derivado da camada média. Isso inclui as fáscias pubovesical e pubocervical que circundam a vagina. A fáscia aderida ao útero é denominada paramétrio e aquela aderida à vagina é denominada paracolpo (Wei e DeLancey, 2004) (Fig. 67-3, *disponível exclusivamente on-line em inglês no site www.expertconsult.com*).

A fáscia transversal é uma parte do estrato externo e é contínua com as fáscias endopélvica e lateral. Tanto a fáscia transversal quanto a endopélvica exercem importante papel nos pontos de saída dos órgãos pélvicos. A segunda se estende desde a artéria uterina até onde a vagina e o músculo elevador do ânus se fundem. A fáscia ilíaca também é uma parte da camada externa e recobre os músculos ilíaco e psoas. Ela se insere na crista ilíaca e corre para baixo até o arco tendíneo (linha branca), continuamente com a porção posterior do ligamento inguinal. Essa fáscia é também contínua com a fáscia do pectíneo e a do obturador. A fáscia do músculo obturador reveste o músculo obturador interno e o músculo piriforme.

A banda mais espessa da fáscia da pelve que corre desde a espinha isquiática até o osso púbis é chamada arco tendíneo. **Também é conhecida como arco tendíneo da fáscia da pelve (ATFP), onde muitas das importantes camadas de fáscias se inserem.** Ela se origina lateralmente no osso do púbis e se conecta medialmente ao ligamento pubovesical e ao arco tendíneo do músculo elevador do ânus (Fritsch et al., 2012). É resquício do tendão iliococcígeo degenerado e não deve ser confundida com uma estrutura adjacente que leva nome similar. **O arco tendíneo do músculo elevador do ânus (ATMLA) é onde as fibras desse músculo se inserem.** O ATMLA é a porção aponeurótica da fáscia do músculo obturador que recobre o obturador interno.

A fáscia da pelve inferior é contínua com a fáscia do obturador e a fáscia do canal pudendo. Ela recobre a superfície do músculo elevador do ânus. A fáscia da pelve superior emerge da camada externa e da fáscia do músculo obturador. Ela corre desde a sínfise púbica lateralmente até a espinha isquiática. Essa fáscia é mais delgada sobre os músculos e órgãos, permitindo maior mobilidade dos mesmos.

Há seis espaços potenciais principais em meio aos órgãos pélvicos. Na linha média, existem os **espaços retovaginal** e vesicovaginal. O **espaço vesicovaginal** fica contido anteriormente pela túnica adventícia da bexiga e posteriormente pela vagina. O espaço termina onde a vagina se funde com a uretra distal e no ligamento vesicocervical (fusão da bexiga com a vagina e o colo uterino). O **espaço pré-vesical** encontra-se entre a fáscia que recobre a bexiga e a fáscia endopélvica atrás do púbis. Esse espaço se estende lateralmente até a artéria umbilical obliterada. O **espaço retrorretal** encontra-se entre a fáscia retal e a fáscia transversal sobre o sacro. Lateralmente, há os **espaços paravesical e pararretal**, os quais se situam adjacentes a seus respectivos órgãos.

O **fundo de saco de Douglas**, ou **escavação retouterina**, é formado por uma prega do peritônio (prega retovaginal) que se estende entre o útero e o reto. Está ligado pelo útero, fórnice vaginal posterior, reto e ligamentos sacrouterinos. A **escavação vesicouterina** é demarcada por uma prega do peritônio (prega uterovesical) refletida do útero à bexiga localizada imediatamente na junção do corpo uterino ao colo do útero. O peritônio também forma a **prega sacrouterina** entre as fossas pararretal e paravesical.

LIGAMENTOS

Existem diversos ligamentos pélvicos de importância para a anatomia cirúrgica: os ligamentos **sacrospinal, sacrotuberal e sacroilíaco**. O ligamento sacrospinal conecta-se da espinha isquiática ao bordo lateral do sacro e cruza em frente ao ligamento sacrotuberal, fundindo-se com o mesmo medialmente. **O músculo isquiococcígeo recobre o ligamento sacrospinal. Sobre ele repousa o nervo e plexo isquiático, estrutura importante de ser evitada durante colpopexias.** O ligamento sacrotuberal insere-se do ílio e ísquio até o sacro. Ele corre desde a espinha ilíaca posterior ao longo do bordo do sacro e é inserido na tuberosidade isquiática. Os forames isquiáticos maior e menor situam-se sobre e sob esse ligamento (Rosenblum et al., 2005).

Também há, posteriormente, os ligamentos sacroilíacos dorsais curto e longo, que ligam o sacro ao ílio. O ligamento sacrospinal é contínuo com o ligamento sacrococcígeo. O ligamento iliolombar liga a quinta vértebra lombar ao ílio (Fig. 67-4).

Adicionalmente, condensações da fáscia transversal formam estruturas ligamentosas que auxiliam no suporte dos órgãos pélvicos. Estas incluem os ligamentos pubovesicais, ligamentos vesicopélvicos, a fáscia pubocervical e os ligamentos sacrouterinos.

Os ligamentos pubovesicais (ligamento pubouretral) são homólogos aos ligamentos puboprostáticos em homens e correm do osso púbis até o colo vesical. São estruturas importantes na suspensão retropúbica que sustentam o colo vesical em seu local quando se contrai e proporcionam um suporte similar a uma rede para a uretra média. O **ligamento ou fáscia vesicopélvica forma-se a partir da fusão entre as fáscias perivesical e endopélvica.** Ela se estende desde a base da bexiga e da parede anterior da vagina inserindo-se no arco tendíneo. É contínua com a fáscia periuretral, com o colo uterino e com os ligamentos cardinais. Defeitos nessa fáscia ou ligamento podem resultar em defeitos de cistocele lateral (MacLennan, 2012).

O ligamento largo contém as tubas uterinas e ovários e situa-se na superfície posterolateral do útero, ligando-a à parede da pelve. É formado pelo peritônio que se estende das superfícies anterior e posterior do útero. No mesométrio do ligamento largo estão a artéria, veias e nervos uterinos. O ligamento largo também contém a mesossalpinge, que possui uma rede vascular entre a tuba uterina e o ovário. **O ligamento redondo (presente em meio ao ligamento largo) está no anel inguinal interno e cruza sobre a artéria ilíaca externa, terminando na região da** *mons pubis* **dos lábios maiores.** Esse ligamento liga as paredes laterais do corpo do útero às paredes laterais da pelve. Ademais, ele contém os ligamentos ovarianos e é homólogo ao gubernáculo do homem. Atrás desse ligamento encontra-se o ligamento suspensor do ovário, que corre do ovário até a superfície lateral do útero, abaixo

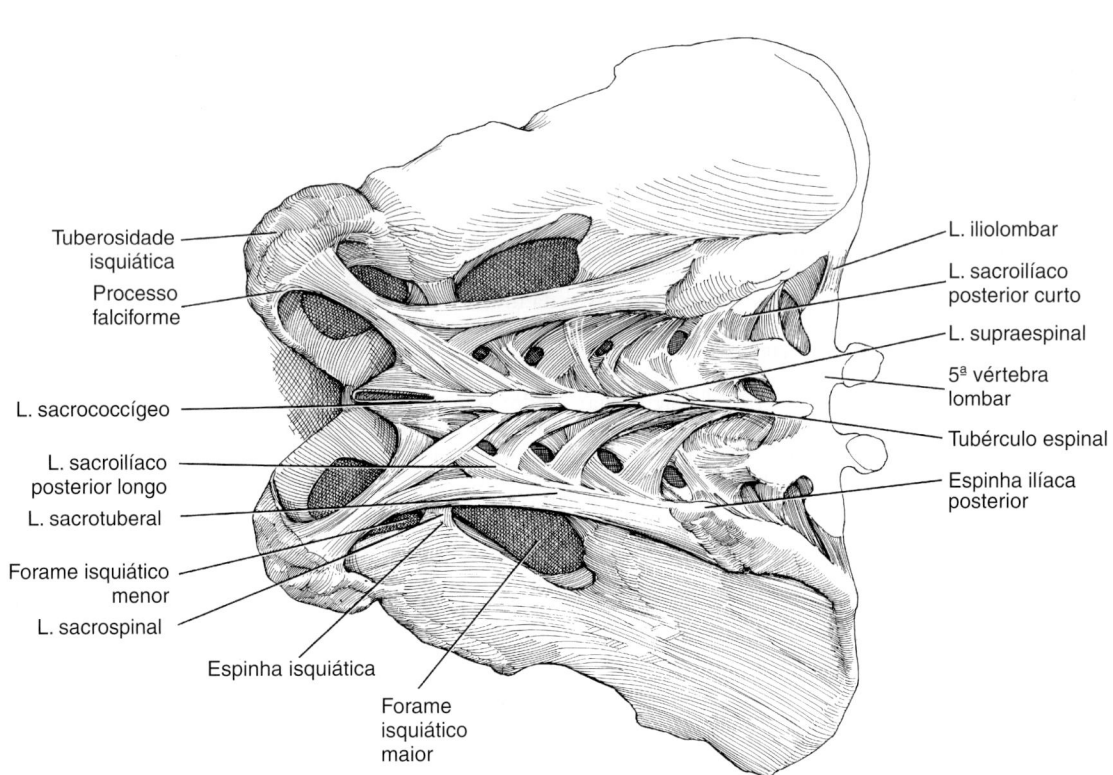

Figura 67-4. Ligamentos da pelve. (De MacLennan GT. Hinman's atlas of urosurgical anatomy. 2ª ed. Filadélfia: Saunders; 2012.)

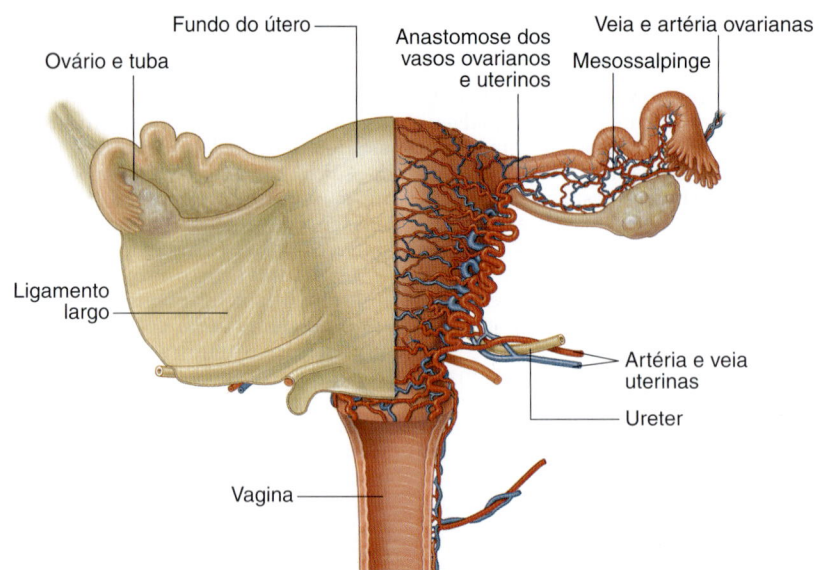

Figura 67-5. O ligamento largo do útero e seus componentes. (De Standring S. Gray's anatomy: the anatomical basis of clinical practice. 40ª ed. Londres: Churchill Livingstone; 2008.)

da entrada da tuba uterina. Nele estão contidos os vasos ovarianos (Fig. 67-5).

Em meio ao paramétrio encontram-se os importantes **ligamentos cardinais e sacrouterinos**. Perto desses ligamentos há vasos sanguíneos, músculo liso, tecido adiposo e conjuntivo. Os nervos do plexo pélvico correm com os vasos sanguíneos ao longo dos ligamentos cardinal e sacrouterino e qualquer dano a essas estruturas durante uma histerectomia pode resultar em disfunção vesical. Os **ligamentos sacrouterinos** originam-se do forame isquiático maior e se inserem na porção lateral da fáscia que recobre o colo uterino, o istmo uterino e a parede da vagina. Esses ligamentos contêm tecido fibroso e músculo liso. São frequentemente utilizados como estruturas de ancoragem em sacrocolpopexias. **O ureter situa-se lateralmente à porção anterior do ligamento sacrouterino** (próximo à área do colo uterino). Há possibilidade de aprisionamento do nervo sacral (troncos nervosos de S1 e S2 a S4) durante o procedimento de suspensão uma vez que o nervo cruza essas áreas dorsalmente (Ramanah et al., 2012).

Os ligamentos cardinais fundem-se posteriormente com os ligamentos sacrouterinos e estabilizam o útero, o colo uterino e a porção superior da vagina (Fig. 67-6, *disponível exclusivamente on-line em inglês no site www.expertconsult.com*). Eles se originam das vértebras sacrais S2 a S4 e se inserem no aspecto posterolateral da fáscia pericervical e parede lateral da vagina. Ademais, correm sob o peritônio retovaginal e contêm os maiores vasos oriundos da artéria ilíaca interna. O paracolpo sustenta porção superior da vagina na parede pélvica.

O ureter é susceptível a lesões, uma vez que passa próximo de ligamentos que sustentam o útero e os ovários (Fig. 67-7). Ele cruza o ligamento suspensor do ovário sob a artéria ovariana e situa-se imediatamente medial à artéria uterina. Também passa próximo do ligamento cardinal e encontra-se em íntima proximidade com a cérvix (colo uterino).

MÚSCULOS DO ASSOALHO DA PELVE

Paredes Laterais da Pelve

As paredes da pelve são formadas pelos músculos obturador interno, ilíaco, psoas maior e menor, sistema elevador do ânus e pelo coccígeo.

O músculo obturador interno recobre a maior parte da parede lateral da pelve. Ele passa através do forame isquiático menor e se insere no trocânter maior do fêmur. O músculo piriforme reveste e apoia a parede pélvica em sentido posterolateral. Esse músculo passa através do forame isquiático maior para inserir-se ao trocânter maior do fêmur e associa-se ao plexo sacral medialmente.

Assoalho Pélvico

O assoalho pélvico é composto do diafragma pélvico, o qual se estende desde o púbis anteriormente até o cóccix posteriormente. É **composto pelos músculos elevadores do ânus e exerce importante papel na sustentação das vísceras urogenitais, assim como em sua função**. O complexo elevador do ânus consiste nos músculos **pubococcígeo, puborretal e iliococcígeo**. O nome de cada um de seus componentes deriva de seus sítios de inserção. O **músculo pubococcígeo origina-se na porção posterior do púbis e arco tendíneo** e se conecta às vísceras e à rafe anococcígea. Pode ser subdividido em músculos menores que não são bem delineados e que podem ser nomeados segundo a estrutura que cercam. Esses incluem os músculos pubouretral, pubovaginal e puboanal (juntos são referidos como músculo pubovisceral). O músculo pubococcígeo exerce papel ativo no controle visceral formando uma faixa ao redor da uretra e vagina e é conhecido como músculos pubovaginais. O músculo puborretal é uma parte do pubococcígeo e se origina no osso púbis, formando uma faixa ao redor da vagina, do reto e do corpo perineal. **O músculo iliococcígeo origina-se na fáscia obturadora e na espinha isquiática**. Os músculos encontram-se na linha média para formar o ligamento anococcígeo ou rafe. A abertura do grupo muscular levantador do ânus é denominada hiato levantador e permite a passagem da uretra, vagina e reto. As conexões fasciais fornecem suporte adicional às vísceras. **A placa elevadora é criada pela fusão entre os músculos elevadores do ânus na linha média e serve como um nicho onde repousam as vísceras**. O enfraquecimento do músculo elevador do ânus pode fazer que a placa sucumba e abra o hiato, possibilitando a ocorrência de prolapso de órgãos (Herschorn, 2004).

O **músculo isquiococcígeo é por vezes referido como coccígeo**. Esse músculo se estende desde a espinha isquiática até o cóccix e o sacro e contribui com a porção posterior do diafragma pélvico. Ele se encontra anterior ao ligamento sacrospinal. Acredita-se que os músculos isquiococcígeo e iliococcígeo sejam inervados por divisões do nervo pudendo, nervo retal inferior e nervo perineal, contudo estudos mais recentes descrevem sua inervação unicamente pelo nervo levantador do ânus, originado em S3, S4 e S5, o qual corre medial à espinha isquiática e ao ATMLA (Barber, 2005).

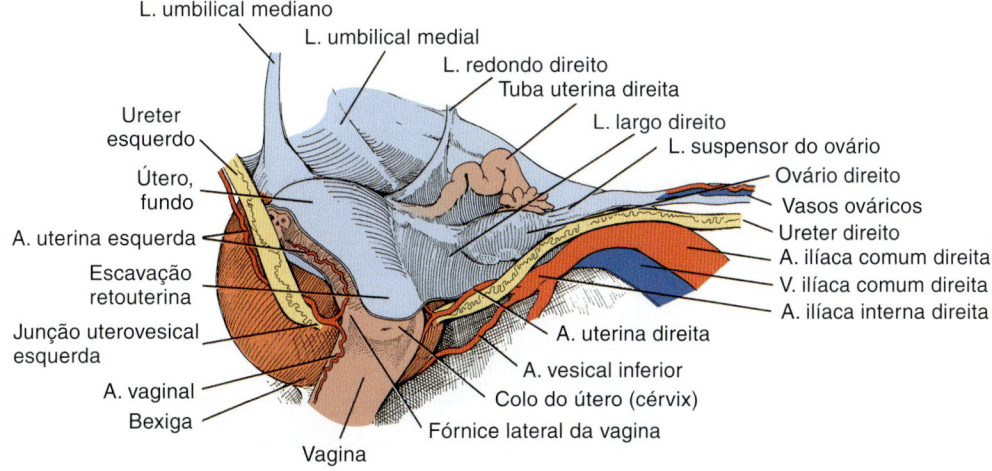

Figura 67-7. Relação íntima do ureter com as estruturas uterinas. a., artéria; l., ligamento. (De MacLennan GT. Hinman's atlas of urosurgical anatomy. 2ª ed. Filadélfia: Saunders; 2012.)

Existe um constante tônus de repouso nos músculos do assoalho pélvico que auxilia na sustentação das vísceras pélvicas, resiste a aumentos da pressão intra-abdominal e exerce papel importante no controle passivo da continência urinária e fecal. Quando ocorre a perda desse tônus resultante de lesão muscular ou nervosa, o hiato urogenital torna-se mais afrouxado e há diminuição da orientação horizontal da placa elevadora do ânus (Barber, 2005) (Fig. 67-8).

VASCULARIZAÇÃO DA PELVE

A anatomia vascular será revisada com detalhes no Capítulo 33 (*disponível exclusivamente on-line em inglês no site www.expertconsult.com*), contudo há algumas diferenças pertinentes na pelve feminina que necessitam ser denotadas.

A artéria ilíaca interna (artéria hipogástrica) ramifica-se em posterior e anterior. **A artéria uterina emerge do tronco anterior e adentra os ligamentos largo e cardinal.** Ela se ramifica em um ramo ascendente que faz anastomose com as artérias ovarianas e tubária, bem como com um ramo descendente que supre o colo uterino e a vagina. **A artéria uterina passa em frente ao ureter, fazendo como que este se torne vulnerável a lesões iatrogênicas durante divisão do pedículo uterino.**

A drenagem venosa da pelve é paralela às artérias, todavia contém uma complexa rede de plexos (uterino, vaginal, retropúbico, vesical, retal). A veia ilíaca interna representa a principal drenagem venosa da pelve, correndo posteromedialmente à artéria. A veia pudenda interna drena as estruturas correspondentes que são irrigadas pela artéria diretamente para a veia ilíaca interna. As veias glúteas superior e inferior, as veias sacrais laterais e os plexos venosos retal médio e retal também são drenados diretamente para a veia ilíaca interna. As veias do clitóris drenam para o plexo retropúbico, que é bem menor relativamente ao plexo de Santorini no homem. O plexo retropúbico drena através do plexo vesical, que se situa sobre a porção anterior da bexiga (em continuidade com o plexo uterino) e, subsequentemente, drena para a veia ilíaca interna. O plexo retropúbico também recebe sangue da genitália externa e do reto. Os plexos uterino e vaginal se comunicam um com o outro e drenam para a veia ilíaca interna.

A veia ilíaca externa é uma continuação da veia femoral e drena para a veia epigástrica inferior e veias ilíaca circunflexa profunda e púbica (Fig. 67-9).

DRENAGEM LINFÁTICA

Os linfonodos ilíacos internos situam-se próximos à origem das artérias uterina, pudenda e hemorroidária média. Eles drenam a bexiga, o útero, o reto e o períneo. Posteriormente, comunicam-se e drenam para a cadeia média dos linfonodos ilíacos comuns.

Os linfonodos ilíacos externos são divididos em três cadeias: externa, média e interna. O clitóris e a parede abdominal drenam para os linfonodos inguinais superficial e profundo que retornam à cadeia externa. A bexiga, o útero e a vagina drenam para a cadeia média que se situa sobre a artéria ilíaca externa. A cadeia interna drena a porção inferior da parede abdominal, clitóris, linfonodos inguinais superficial e profundo, colo vesical e uretra. Mais detalhes sobre a drenagem linfática serão destacados ao longo do restante deste Capítulo.

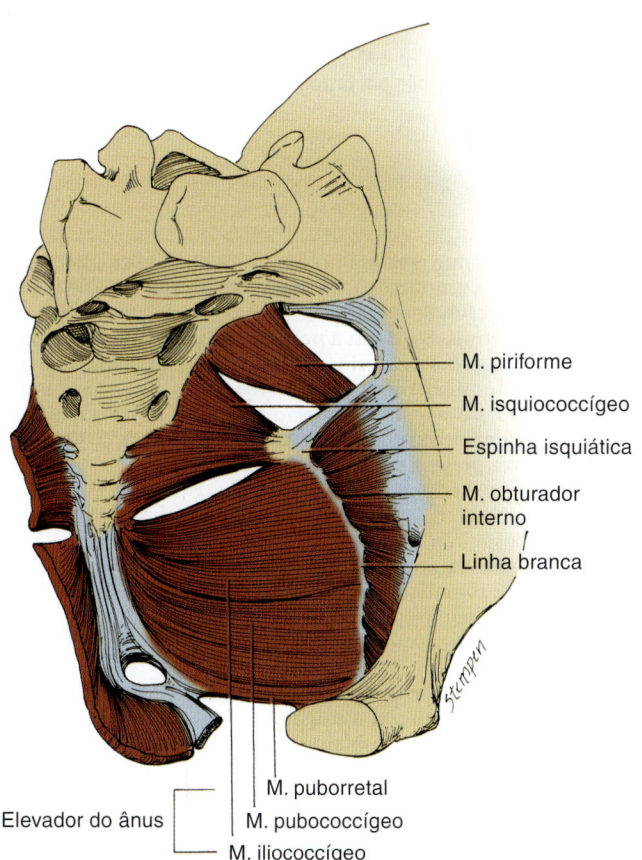

Figura 67-8. Músculos da pelve verdadeira (vista de três quartos).

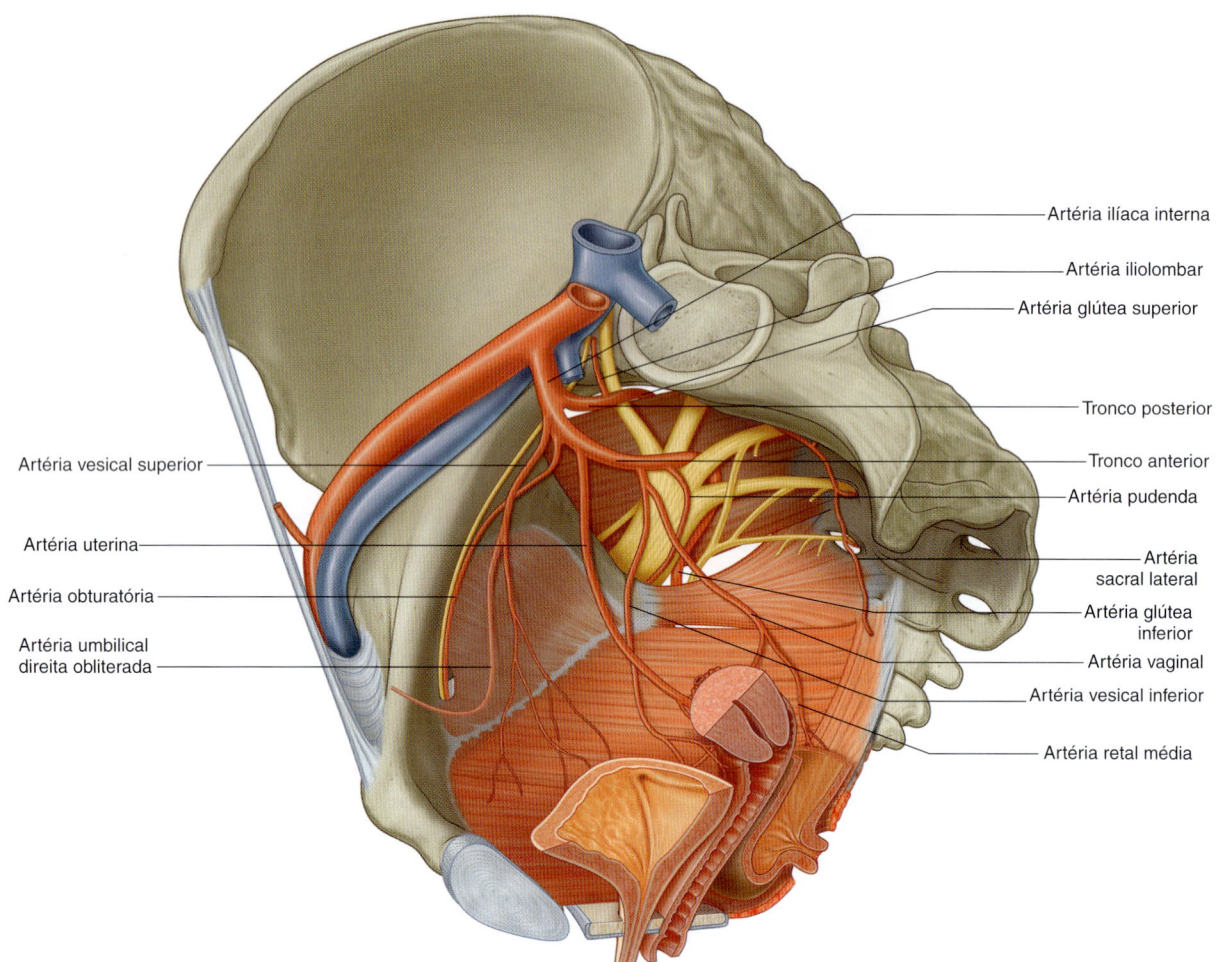

Figura 67-9. Aporte arterial da pelve. (De Standring S. Gray's anatomy: the anatomical basis of clinical practice. 40ª ed. Londres: Churchill Livingstone; 2008.)

INERVAÇÃO

A inervação também é revisada no Capítulo 68. O plexo sacral é formado pelos ramos ventrais de L4 a L5 e S1 a S3 e está situado no músculo piriforme profundamente até a fáscia endopélvica e posterior aos vasos ilíacos internos. **Ele deixa a pelve através do forame isquiático maior imediatamente posterior ao ligamento sacrospinal e pode ser lesionado durante colpopexias sacrospinais.** Esse plexo fornece inervação motora e sensitiva à porção posterior da coxa e distal da perna. O posicionamento exagerado para litotomia pode distender esse nervo ou exercer pressão sobre seu ramo fibular na cabeça da fíbula, produzindo a queda do pé.

Os ramos pélvico e perineal do plexo sacral incluem o nervo cutâneo femoral posterior (S2, S3) que passa através do forame isquiático maior e emite um ramo sensitivo ao períneo. Ele também inclui os nervos eferentes somáticos da pelve advindos dos ramos ventrais de S2, S3 e S4. Esses nervos passam pela superfície pélvica do músculo elevador do ânus, inervando esses músculos assim como o esfíncter uretral estriado.

O nervo pudendo emerge de S2 e S4 imediatamente acima do ligamento sacrotuberal e músculo isquiococcígeo. Ele passa através do forame isquiático maior e cruza os músculos piriforme e isquiococcígeo, bem como o ligamento sacrospinal, próximo à área onde este se insere na espinha isquiática. **Isso também o faz suscetível a lesões durante a colpopexias sacrospinais.** O nervo então corre medialmente aos vasos pudendos internos conforme passam pelo forame isquiático menor até o canal de Alcock. O nervo pudendo possui três ramos: (1) nervo retal inferior, (2) nervo perineal e (3) nervo dorsal do clitóris. O ramo perineal divide-se em ramo labial posterior para suprir o lábio maior, músculos perineais superficial e transverso profundo, esfíncter anal externo e músculo elevador do ânus. Os ramos pudendos transmitem impulsos eferentes a músculos do assoalho da pelve e sinais aferentes proprioceptivos e sensações advindas da uretra.

O plexo hipogástrico superior emerge do plexo aórtico abaixo da bifurcação aórtica em L5. Ele se bifurca em nervos hipogástricos esquerdo e direito que se unem aos nervos esplâncnicos da pelve. Os plexos pélvicos (hipogástricos) direito e esquerdo situam-se próximos à base da bexiga, que dá lugar aos plexos vesical e uterovaginal, os quais emitem fibras para o ligamento largo. As fibras parassimpáticas geralmente se situam mais profundas em relação às simpáticas, em meio acamada média.

PERÍNEO

As bordas do períneo são a sínfise púbica anteriormente, os ramos púbicos e isquiáticos anterolateralmente, tuberosidades isquiáticas lateralmente, ligamentos sacrotuberais posterolateralmente e o sacro e cóccix. **O períneo divide-se em triângulo anal posteriormente e triângulo urogenital anteriormente por uma linha que liga as tuberosidades isquiáticas.** A membrana perineal (outrora chamada diafragma urogenital) é um folheto de fáscia situado entre os dois lados do arco púbico. A uretra e a vagina passam através do hiato urogenital da membrana perineal para desembocar no vestíbulo.

A membrana perineal divide o hiato em um espaço perineal superficial e um profundo. Ela se insere lateralmente aos ramos isquiopúbicos e seu ápice é conectado ao ligamento púbico inferior. O bordo posterior funde-se com o corpo perineal. **O espaço profundo contém o esfíncter uretral externo, músculo uretrovaginal, músculo compressor da uretra e os músculos perineais transversos profundos.** A fáscia inferior do diafragma urogenital é quem estabelece a base para o espaço profundo. **O espaço superficial é formado pelos músculos perineais superficiais, clitóris, bulbo do vestíbulo (bulboesponjoso) e glândulas de Bartholin.** Essas glândulas são homólogas às glândulas de Cowper, contudo estão situadas mais superficialmente. A fáscia de Colles ou a camada membranosa da fáscia superficial reveste o espaço perineal superficial. Ela se insere lateralmente aos ramos púbicos e às tuberosidades isquiáticas. Posteriormente, encontra a membrana perineal e reveste o clitóris anteriormente, de forma similar à fáscia de Dartos no homem. A fáscia perineal profunda situa-se sobre os músculos superficiais do períneo e se funde com o ligamento suspensor do clitóris e com a fáscia da bainha retal e músculos oblíquos externos.

O corpo perineal é o ponto central do mesmo e consiste em músculos e fibras elásticas de colágeno. **É o ponto de convergência entre o músculo bulboesponjoso, esfíncter anal externo e os músculos perineais transversos superficial e profundo.** Situa-se posterior ao vestíbulo da vagina e anterior ao canal anal, ligando-se ao bordo posterior da membrana do períneo. Lesões no corpo perineal durante o parto podem resultar em dano às fibras do esfíncter anal externo. O procedimento de episiotomia é angulado lateralmente para evitar dano a essas fibras.

O músculo bulboesponjoso divide-se para circundar o óstio da vagina e se insere anteriormente ao clitóris. Ele se liga ao corpo perineal e reveste os bulbos do vestíbulo. Também se contraem para ocasionar a constrição do orifício vaginal e expressam secreções glandulares vestibulares. O músculo isquiocavernoso também recobre o ramo do clitóris e promove sua ereção. Os músculos perineais transversos superficiais recobrem a porção posterior da vagina.

O períneo é irrigado pela artéria pudenda interna, a qual passa através da membrana perineal e se ramifica em ramos labiais posteriores, artéria do bulbo para os tecidos vestibulares eréteis e aporte arterial ao clitóris e corpo cavernoso (Fig. 67-10).

PERÍNEO ANAL

O reto é revestido pela fáscia pararretal, que liga a junção anorretal ao sacro. Anteriormente há a fáscia retovesical e posterolateralmente há ligamentos laterais do reto que correm com os vasos retais médios. O ligamento anococcígeo também confere suporte ao canal anal e corre entre o meio do esfíncter anal externo e o cóccix.

A fossa isquiorretal contém gordura e a fáscia de Colles e é delimitada pelo esfíncter anal externo, tuberosidade isquiática, diafragma urogenital e músculo glúteo máximo. Os vasos pudendos internos correm pela parede lateral da fossa por dentro do canal de Alcock. O plexo venoso retal interno situa-se entre o reto, o músculo puborretal e os músculos elevadores do ânus. O plexo externo está situado profundamente aos esfíncteres. Ambos drenam para a veia retal média. A veia retal superior drena para a veia mesentérica inferior e a veia retal inferior drena para a veia pudenda.

O esfíncter anal externo é composto de músculo estriado e possui três partes. No sentido distal a proximal, incluem o esfíncter anal

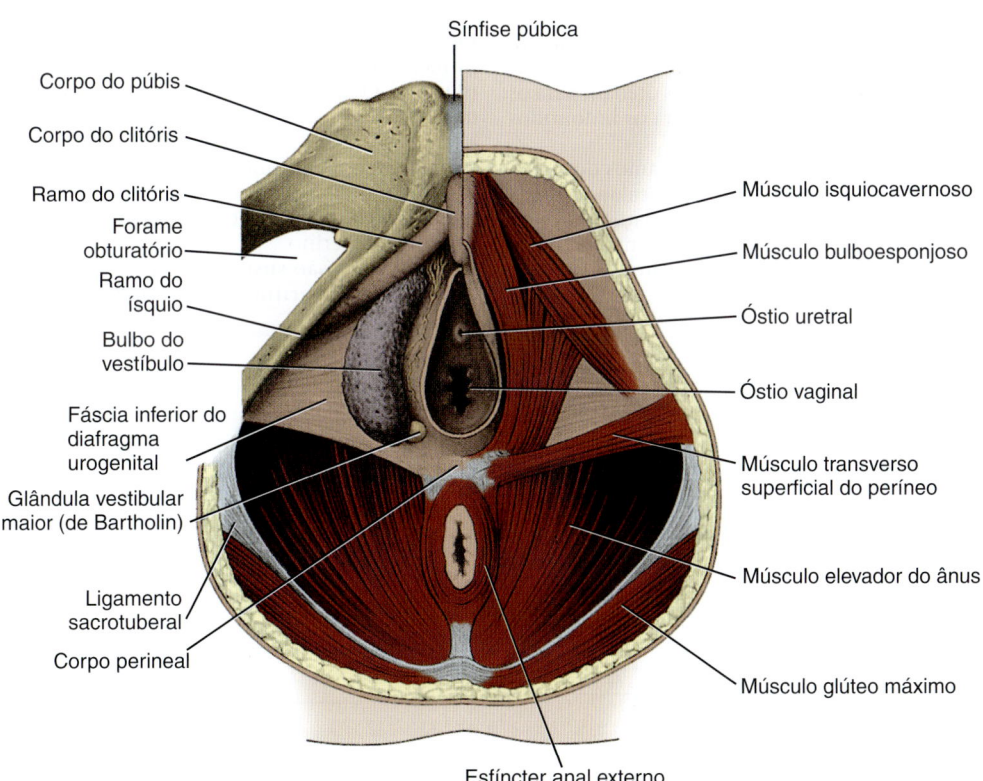

Figura 67-10. Períneo superficial feminino. À *esquerda*, os músculos foram removidos para mostrar o bulbo vestibular e a glândula de Bartholin. (De Williams PL, Warwick R. Gray's anatomy. 35ª ed britânica. Filadélfia: Saunders; 1973.)

externo subcutâneo, o esfíncter externo superficial e o esfíncter externo profundo. Este último situa-se adjacente aos músculos perineais transversos profundos e ao músculo levantador do ânus. O esfíncter anal externo é inervado pelo nervo retal interior e por ramos do nervo pudendo. O esfíncter anal interno é um músculo não estriado circular situado fora do plexo venoso retal interno. Ele recebe inervação autonômica de ramos do plexo ílio-hipogástrico. A incontinência fecal é complexa e depende da função integrada dos esfíncteres anais interno e externo, músculo puborretal, vias neurossensitivas intactas, complacência retal, sensibilidade anorretal e do tônus de repouso do esfíncter anal.

GENITÁLIA EXTERNA

A *mons pubis* é a área pilosa da pele sobre a sínfise púbica. O hímen é composto de pregas de membrana mucosa que repousam sobre a entrada da vagina. Os **lábios maiores** circundam a vagina lateralmente e se fundem anteriormente no clitóris e são homólogos ao escroto. A *mons pubis* é contínua com os lábios. Os **lábios menores** são livres de tecido adiposo e pelos e circundam imediatamente o vestíbulo da vagina. Eles contêm tecido erétil e seus vasos sanguíneos estão ligados pelo frênulo ou fossa do vestíbulo da vagina.

O clitóris é delimitado pelos lábios menores, dorsalmente pelo prepúcio e ventralmente pelo frênulo. Consiste em uma raiz, um corpo e uma glande. Há dois corpos cavernosos que se dividem em ramos proximalmente para ligar-se aos ramos isquiopúbicos inferiores e são circundados pelo músculo isquiocavernoso. Eles se unem distalmente e terminam como a glande, que é composta por tecido erétil esponjoso e ligada ao bulbo por faixas de tecido erétil. Os corpos eréteis são compostos pela comissura bulbar ventralmente e pelos bulbos do vestíbulo, que são revestidos pelo músculo bulboesponjoso. As glândulas de Bartholin situam-se ao final de cada bulbo e correm 2 cm para sua desembocadura através da passagem entre o hímen e os lábios menores. Essas glândulas podem se tornar obstruídas e se apresentarem como cistos da glândula de Bartholin.

A vulva possui drenagem linfática para os gânglios inguinais superficiais. Estes drenam para os linfonodos inguinais profundos que correm até linfonodos pélvicos. O clitóris e os lábios menores drenam para os linfonodos inguinais profundos e podem passar para os linfonodos ilíacos internos (a partir do clitóris).

A inervação do lábio maior anterior advém dos ramos do nervo ilioinguinal, que emerge de T12. Ramos do nervo perineal inervam os dois terços posteriores. Lateralmente, também há inervação do ramo perineal do nervo cutâneo da coxa. A estimulação parassimpática resulta em aumento da secreção vaginal, ereção do clitóris e ingurgitamento dos tecidos eréteis (Figs. 67-11 e 67-12).

ÓRGÃOS PÉLVICOS FEMININOS

O útero é composto pelo corpo e o colo uterinos e encontra-se normalmente antevertido e antefletido. O colo uterino termina na vagina. É circundado pela parede da vagina, que é mais superficial anteriormente (fórnice ventral) e mais profunda posteriormente (fórnice dorsal) juntamente com os fórnices laterais. Ele geralmente apresenta 2,5 cm de comprimento (Standring, 2008). O colo é adjacente à bexiga urinária e é separado unicamente pelo paramétrio. **O corpo do útero é composto por três camadas.** A camada mais externa é o **perimétrio**, que é o peritônio e tecido conjuntivo delgado (paramétrio). O **miométrio** é dividido em três camadas adicionais: camada longitudinal externa contínua com o ligamento ovariano e redondo, camada circular média e camada longitudinal interna. Os vasos sanguíneos e nervos estão localizados nessa camada. A camada mais interna do útero é o **endométrio** ou camada mucosa.

A artéria uterina é um ramo do ramo anterior da artéria ilíaca interna. Ela cruza o ureter próximo ao colo uterino e também emite um pequeno ramo para o ureter. Essa artéria passa através do ligamento largo e supre a tuba uterina e corre lateralmente, juntando-se à artéria ovárica. Existem ramos para o colo uterino e este termina como a artéria ázigos da vagina. O útero drena para um plexo uterino que corre pelo ligamento largo e se une aos plexos vaginal e ovárico para eventualmente drenarem para a veia ilíaca interna. A inervação advém do plexo uterovaginal, que se origina do plexo hipogástrico inferior.

A drenagem linfática do útero é complexa. O colo uterino drena para os linfonodos ilíacos interno e externo bem como linfonodos sacrais. A porção superior do útero e tubas uterinas seguem a drenagem dos ovários aos linfonodos pré-aórtico e aórtico laterais. Ao redor da área do ligamento redondo, existe drenagem para os linfonodos inguinais superficiais. O corpo do útero drena para os linfonodos ilíacos externos. O fundo drena para os linfonodos para-aórtico e aórtico lateral (Fig. 67-13).

As tubas uterinas ou de Falópio possuem 10 a 12 cm de comprimento e encontram-se inseridas nos ligamentos largos. Elas se abrem posteromedialmente e se dividem em quatro partes: segmento intersticial uterino, istmo, ampola e infundíbulo. Elas terminam nas fímbrias e adentram o útero bilateralmente nos cornos uterinos. O aporte arterial advém tanto da artéria ovariana quanto da uterina. Os dois terços laterais drenam para as veias ovarianas e a porção média drena para o plexo uterino. A drenagem linfática é realizada pelos linfonodos para-aórticos (vasos ovarianos), cadeia ilíaca interna (vasos uterinos) e linfonodos inguinais (ligamento redondo). A inervação consiste em fibras autonômicas dos plexos ovariano e uterino.

Os ovários são sustentados pelo mesovário e situam-se na fossa ovárica no peritônio posterior, que é margeado pela artéria

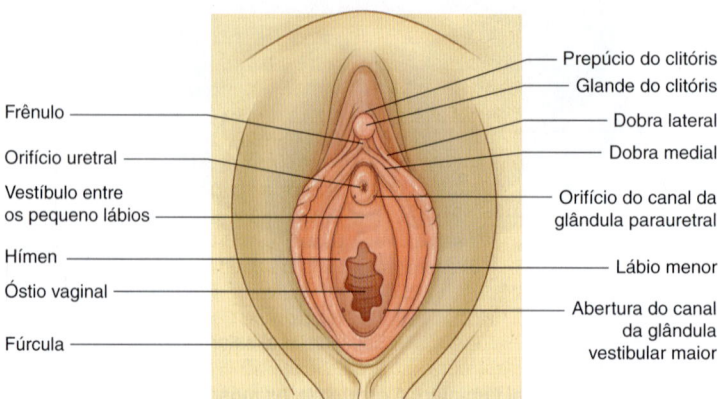

Figura 67-11. Vulva e genitália externa feminina. (De Standring S: Gray's anatomy: the anatomical basis of clinical practice. 40ª ed. Londres: Churchill Livingstone; 2008.)

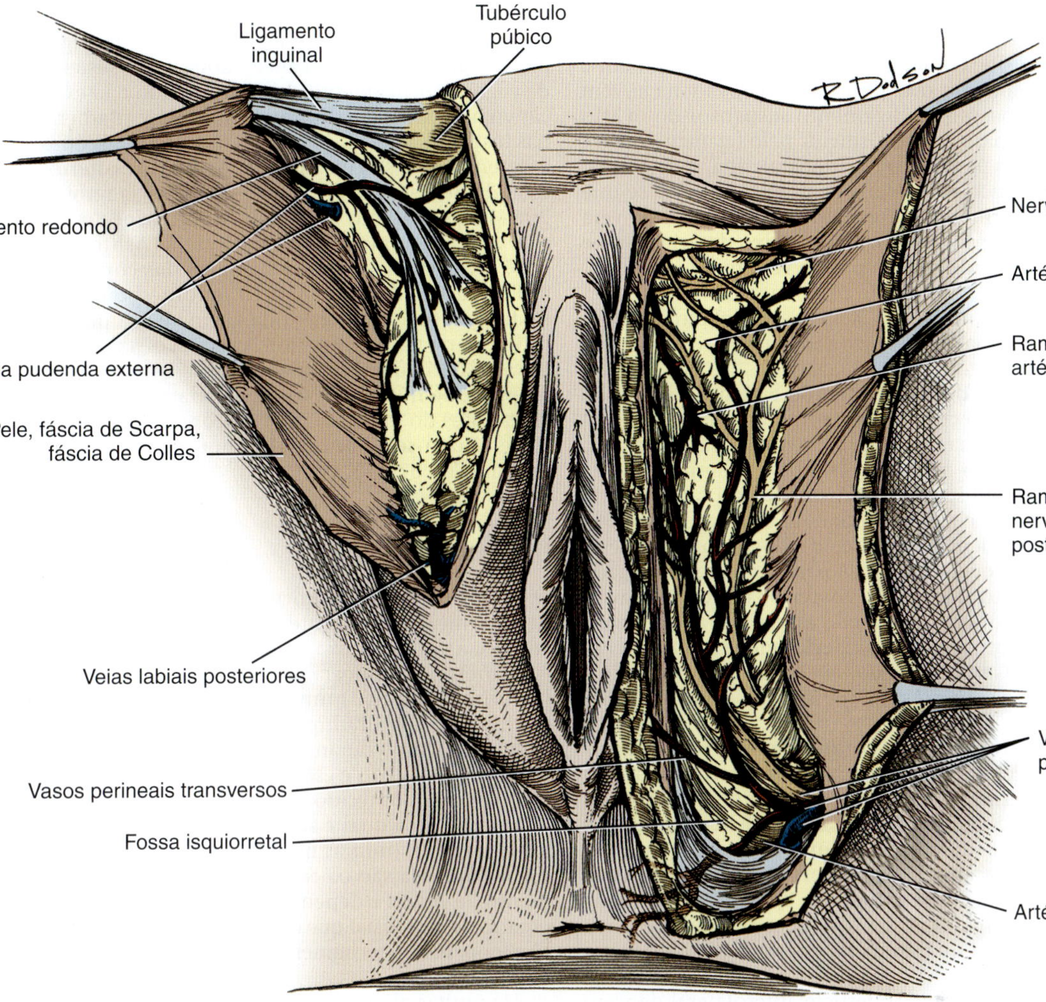

Capítulo 67 Anatomia Cirúrgica, Radiográfica e Endoscópica da Pelve Feminina 1605

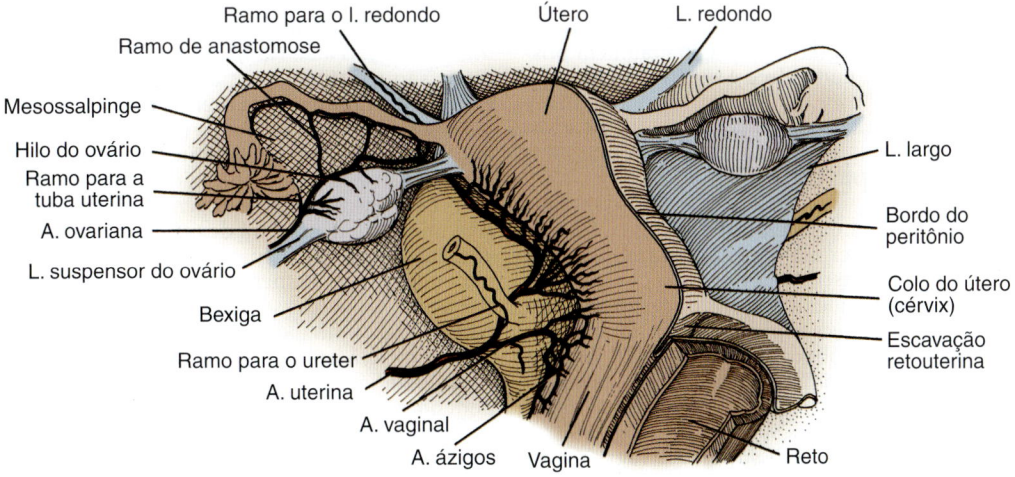

Figura 67-12. Artérias e nervos do períneo feminino. (De Doherty MG. Clinical anatomy of the pelvis. In: Copeland LJ, editor. Textbook of gynecology. Filadélfia: Saunders; 1993. p. 51.)

Figura 67-13. Genitália feminina interna, vista posterior. O ureter passa por baixo da artéria uterina. a., artéria; l., ligamento. (De MacLennan GT. Hinman's atlas of urosurgical anatomy. 2ª ed. Filadélfia: Saunders; 2012.)

umbilical obliterada, ureter e artéria ilíaca interna. O ovário é ligado ao aspecto posterior do ligamento largo e é suspenso pelo ligamento suspensor do ovário, que contém os vasos ovarianos. Também é ligado ao útero pelo ligamento ovariano. A artéria ovariana advém diretamente da aorta e passa pelo ligamento suspensor do ovário para o hilo ovariano. Ela passa posteriormente pelo ligamento largo, suprindo as tubas uterinas para se unir à artéria uterina. A drenagem venosa do ovário é realizada pelo plexo pampiniforme que se une à artéria ovariana. **Similarmente ao testículo, a drenagem da veia direita ocorre diretamente para a veia cava abaixo da veia renal e a drenagem da veia esquerda ocorre para a veia renal esquerda.** A inervação advém do plexo ovariano e plexo mesentérico inferior, seguindo o caminho da artéria ovariana. A drenagem linfática também é similar à do testículo e drena para os linfonodos aórtico e pré-aórtico laterais, próximos aos rins.

A vagina tem o aspecto de um H quando é transeccionada e contém rugas ou pregas. Há colunas que correm nas paredes anterior e posterior, terminando na invaginação uretrovaginal ou carina. A vagina é composta de uma membrana mucosa e lâmina própria que são fixadas à camada muscular. O músculo possui uma camada longitudinal externa e uma circular interna que são ligadas à fáscia retovesical em cada lado. Ademais, o músculo é revestido por epitélio escamoso estratificado não queratinizado. **A parede da vagina é ligada ao colo uterino mais alto na parede posterior em comparação com a parede anterior. Portanto, a parede anterior mede cerca de 7,5 cm em média, enquanto a parede posterior mede 9 cm.** Existem resquícios dos dutos de Gartner que podem se protrair através dos fórnices laterais da vagina e que, quando obstruídos, podem resultar em cistos de Gartner.

A vagina é ligada anteriormente ao arco tendíneo pelo músculo elevador do ânus e ao septo retovaginal posteriormente. O ápice é revestido pelo peritônio da escavação retouterina. A base da bexiga urinária repousa sobre a parede da vagina e é mantida segura por fibras musculares lisas que necessitam ser incisadas durante o acesso ao espaço vesicovaginal. **Os ureteres passam próximos aos fórnices laterais da vagina e situam-se anteriores à mesma conforme adentram a bexiga.** O acesso ao espaço retropúbico pode ser obtido por meio de uma incisão na parede vaginal anterior em cada lado da uretra.

Os vasos e nervos situam-se na superfície anterolateral da vagina mais profundos em relação ao ATFP. As artérias uterinas suprem a porção superior da vagina. A porção média e inferior da vagina é suprida pelas artérias vaginais (ramos da artéria uterina e retal média). A porção inferior é suprida pela artéria pudenda interna. O plexo venoso da vagina une-se ao plexo uterino para formar o plexo venoso uterovaginal. A porção superior da vagina inclui drenagem linfática para os linfonodos ilíacos internos e externos, enquanto a porção inferior drena para os linfonodos sacrais e ilíacos comuns, bem como para os linfonodos inguinais superficiais.

A vagina possui inervação autonômica do plexo uterovaginal (simpática, parassimpática e fibras aferentes viscerais), que passa pela base do ligamento largo. **O quarto inferior da vagina também possui inervação somática do nervo pudendo e é sensível ao toque e alterações de temperatura.**

SUPORTE DOS ÓRGÃOS DA PELVE

Os ligamentos pubovesicais auxiliam no suporte da uretra e colo da bexiga, porém podem ainda exercer um papel no relaxamento do colo vesical durante a micção (Herschorn, 2004). Há controvérsia sobre haver ou não uma fáscia verdadeira na parede vaginal anterior. Contudo, a **vagina anterior não fornece suporte à uretra por meio de suas ligações laterais ao músculo pubococcígeo e ao ATFP.** A fáscia pubocervical que se estende desde a sínfise púbica até o colo uterino (outra estrutura discutível) pode proporcionar suporte adicional à base da bexiga (Herschorn, 2004).

O paramétrio e paracolpo conferem suporte à vagina e ao útero. Os ligamentos cardinais e sacrouterinos também fornecem suporte adicional ao útero, colo uterino e porção superior da vagina. Esse é o suporte de nível I que foi originalmente descrito por DeLancey (Wei e DeLancey, 2004), que sustenta o útero e o ápice da vagina. Os ligamentos largo e redondo não exercem papel significativo na sustentação dos órgãos da pelve (Barber, 2005). A fraqueza das inserções laterais dos ligamentos cardinais ou vesicopélvicos leva a defeitos de cistocele laterais. A parede posterior da vagina é sustentada pelo paracolpo que se liga à fáscia retovaginal (Herschorn, 2004). Esse folheto de fáscia, em seu aspecto medial da vagina, é por vezes denominado pilares retais (Ashton-Miller e DeLancey, 2007). **O suporte de nível II advém das conexões paravaginais ao ATFP (Barber, 2005) e ao arco tendíneo retovaginal.** Esse suporte sustenta a parede anterior da vagina e sua perda pode resultar em prolapso da parede anterior. A vagina distal é diretamente ligada às estruturas circunjacentes, unindo-se à uretra e membrana perineal (suporte de nível III). No aspecto lateral, ela se liga aos músculos elevadores do ânus e se une ao corpo perineal. O suporte de nível III relaciona-se à uretra e sua ruptura resulta em hipermobilidade uretral (Fig. 67-14).

URETRA

O comprimento anatômico da uretra feminina é de cerca de 4 cm desde o meato interno até o externo. A uretra situa-se imediatamente anterior à vagina abaixo do púbis.

A uretra é composta por três camadas anatômicas: (1) epitélio, (2) submucosa e (3) mucosa. Sua conformação advém do epitélio de transição com múltiplas invaginações que permitem distensibilidade e coaptação durante o fechamento. Isso progride a um epitélio pseudoestratificado e escamoso em suas porções mais distais. A uretra é cercada por tecido esponjoso de redes vasculares que formam a submucosa, a qual é similar ao corpo esponjoso do homem. Em torno dessas estruturas há uma fáscia periuretral delgada. **A mucosa e a submucosa são os contribuintes primários à pressão de fechamento da uretra e dependem do estrogênio.** Existe um plexo venoso proximal e um distal que correm abaixo do epitélio e podem também exercer papel no fechamento da uretra. Aneurismas podem se formar nesses plexos.

Há muitas glândulas periuretrais ao redor da uretra que, quando obstruídas, podem originar divertículos. As mais proeminentes são as glândulas de Skene, que desembocam distalmente na parte interna do meato. Externamente à uretra há duas camadas de tecido muscular, uma longitudinal interna e uma circular externa, as quais são contínuas com as camadas musculares da bexiga e constituem o esfíncter uretral externo. Essas camadas são circundadas por tecido elástico e colágeno. As fibras longitudinais encurtam a uretra e aumentam o diâmetro durante a micção (MacLennan, 2012). **Nos dois terços distais da uretra está presente o esfíncter voluntário, composto por músculo estriado.** Na porção mais proximal (uretra média), ele circunda a uretra com formato de ferradura. Nessa região, a pressão de fechamento uretral é a mais alta. **Há fibras musculares nas laterais da uretra, as quais são contínuas com as paredes anterior e lateral da vagina (músculo compressor da uretra).** Quando se contraem, resultam em fechamento da uretra contra a parede vaginal anterior. Existem fibras adicionais que circundam tanto a uretra quanto a vagina, as quais compõem o esfíncter uretrovaginal. Quando essas fibras se contraem, elas comprimem o hiato urogenital. O músculo pubococcígeo corre juntamente com a uretra de cada lado e possui alguma função em aumentar a resistência na uretra. A inervação advém tanto do nervo pudendo quanto de nervos somáticos que correm na parede lateral da vagina. Os nervos somáticos inervam o esfíncter uretral estriado a partir da raiz ventral de S3 e parte de S2.

O aporte à uretra advém das artérias vesical inferior, vaginal e pudenda interna. A drenagem venosa ocorre por meio das veias pudendas inferior, média e superior. O terço distal da uretra (uretra anterior) drena para os linfonodos inguinais superficial e profundo. Os dois terços proximais (uretra posterior) drenam para os linfonodos ilíaco e obturador (Fig. 67-15).

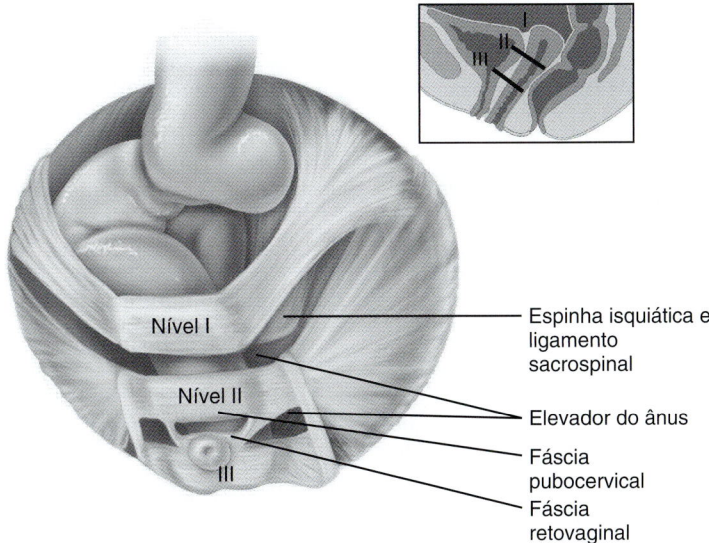

Figura 67-14. Estruturas de suporte vaginal e visceral como definidas por DeLancey. As fibras do suporte de nível I são orientadas verticalmente e suspendem o útero e porção superior da vagina. O suporte de nível II é mais horizontal em orientação e está interligado à vagina média. Distalmente, o suporte de nível III funde-se diretamente com as estruturas de suporte. (De DeLancey JO. Anatomic aspects of vaginal eversion after hysterectomy. Am J Obstet Gynecol 1992;166:1717–28.)

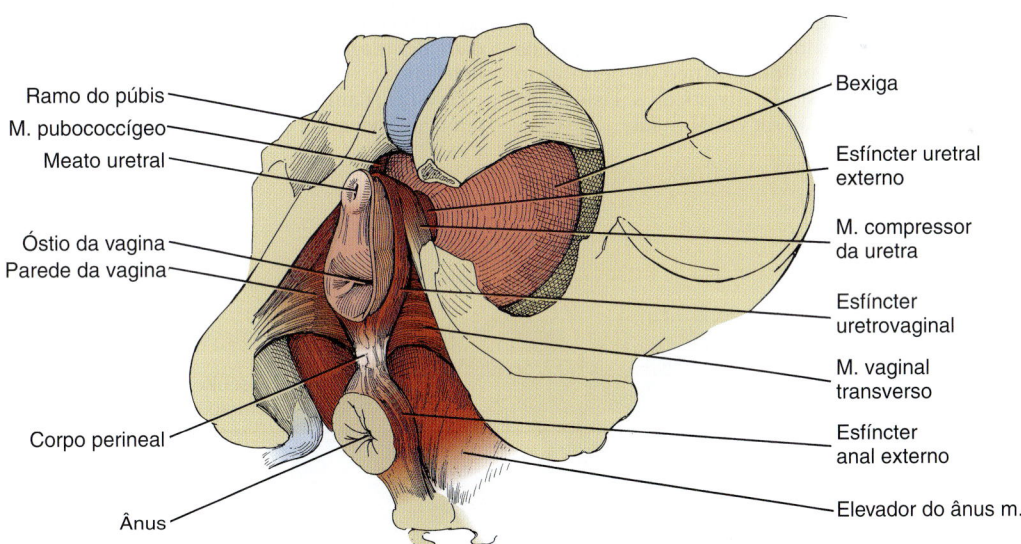

Figura 67-15. Uretra e suas estruturas de suporte que auxiliam na manutenção da continência. m., músculo. (De MacLennan GT. Hinman's atlas of urosurgical anatomy. 2ª ed. Filadélfia: Saunders; 2012.)

ANATOMIA RADIOLÓGICA

Há muitos diferentes métodos de imagem que podem ser utilizadas para visualizar a pelve feminina e seu conteúdo.

> **PONTOS-CHAVE: ANATOMIA CIRÚRGICA DA PELVE FEMININA**
>
> - A pelve óssea deve ser visualizada em posição supina. Dessa forma, a pelve estará orientada de forma que a maior parte da pressão do conteúdo intra-abdominal e pélvico seja direcionada para a pelve óssea.
> - O ATFP e ATMLA são duas estruturas distintas que não devem ser confundidas entre si.
> - O ureter é suscetível a lesões durante uma histerectomia porque está situado em íntima proximidade com o colo uterino e com o aporte sanguíneo do útero e ovários.
> - Os músculos elevadores do ânus (pubococcígeo, puborretal e iliococcígeo) e o músculo isquiococcígeo formam o assoalho pélvico e possuem tônus de repouso constante que auxilia no suporte das vísceras pélvicas, resistindo a aumentos da pressão intra-abdominal. Também exercem papel na continência fecal e urinária.
> - Tanto o plexo sacral quanto o nervo pudendo estão sob risco de lesão durante uma colpopexia sacrospinal.

Fluoroscopia

A fluoroscopia é frequentemente utilizada para obter imagem em tempo real, especialmente durante a captura de imagens dinâmicas da bexiga e uretra durante a micção. Utiliza-se uma dose baixa de radiação que passa por um intensificador de imagem (Raman e Boyadzhyan, 2008b) e por um monitor de alta resolução. A cistografia é realizada produzindo imagens estáticas da bexiga em diferentes ângulos após administração de contraste. Geralmente inclui uma imagem da bexiga pós-drenagem. É empregada no diagnóstico de perfuração vesical, defeitos de preenchimento vesical e divertículos. Fístulas de baixa pressão na bexiga também poderão ser visualizadas.

A uretrocistografia miccional (UCGM) produz imagens dinâmicas durante a micção após administração de contraste dentro da bexiga e remoção da sonda de Foley. Esse exame é frequentemente utilizado juntamente com estudos urodinâmicos (videourodinâmicos) para correlacionar dinâmica com achados radiográficos. Isso é especialmente útil na avaliação da anatomia da junção vesicouretral durante a micção. O refluxo vesicoureteral e as fístulas vesicais podem também ser diagnosticadas na UCGM. Também podem ser visualizados a obstrução e os divertículos. Cistoceles de alto grau são facilmente visualizáveis na UCGM do mesmo modo.

Ressonância Magnética

A ressonância magnética (RM) é uma das ferramentas mais úteis para se visualizar estruturas do assoalho pélvico sem o emprego de radiação. Ela fornece imagens bem delineadas de tecidos, como os músculos, tecido adiposo, fluidos e sangue (Raman e Boyadzhyan, 2008a). Nos exames de assoalho pélvico, a técnica de sequências *half-Fourier acquisition single-shot turbo spin echo* (HASTE) ou *single-shot fast spin-echo* (SSFSE) ponderadas em T2 são muito utilizadas. Elas fornecem exames rápidos, não invasivos e multiplanares do abdome e da pelve, bem como estudos dinâmicos para visualizar o assoalho pélvico durante estados de relaxamento e contração (Raman e Boyadzhyan, 2008a). Os músculos obturador interno e elevador do ânus são bem visualizados na RM (Fig. 67-16). Exames ponderados em T1 com contraste à base de gadolínio são úteis para a visualização dos rins e ureteres. Imagens ponderadas em T2 são úteis para diferenciar massas, cistos e parênquima tecidual.

A RM da pelve é útil em diferenciar lesões císticas na vagina e na uretra. Alguns cistos vaginais benignos incluem os cistos müllerianos, cistos de inclusão epidérmica, cistos do duto de Gartner, cistos da glândula de Bartholin e cistos da glândula de Skene. **A RM é a melhor técnica de imagem para visualizar e localizar divertículos uretrais e para diferenciá-los de outros cistos vaginais benignos** (Walker et al., 2011).

O útero é examinado por meio de RM ponderada em T2, que define suas três zonas: endométrio, zona juncional e miométrio (Fig. 67-17). O endométrio e a cavidade uterina apresentam alto sinal, enquanto a zona juncional apresenta baixo sinal. Trata-se de uma ótima modalidade de imagem para avaliar leiomiomas e adenomiose, bem como determinar o aporte vascular e estadiamento de câncer endometrial e cervical (Raman e Boyadzhyan, 2008b). Implantes endometriais também podem ser diagnosticados durante a RM. Apesar de as imagens

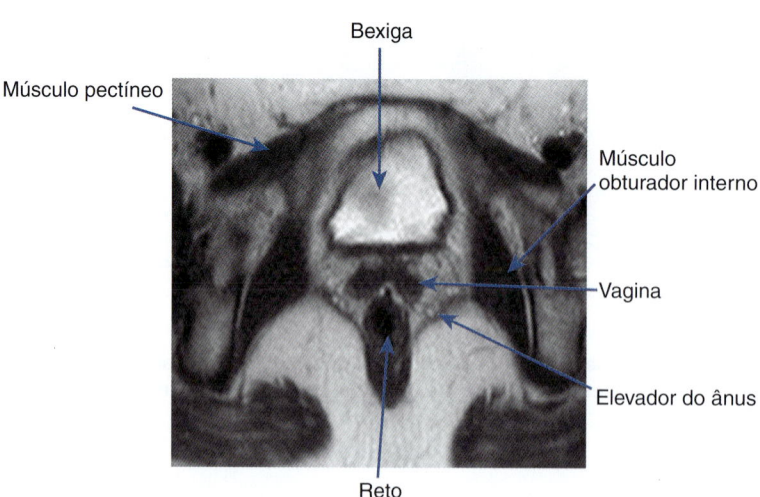

Figura 67-16. Imagem de ressonância magnética *half-Fourier acquisition single-shot turbo spin-echo* em T2 da anatomia da pelve feminina normal.

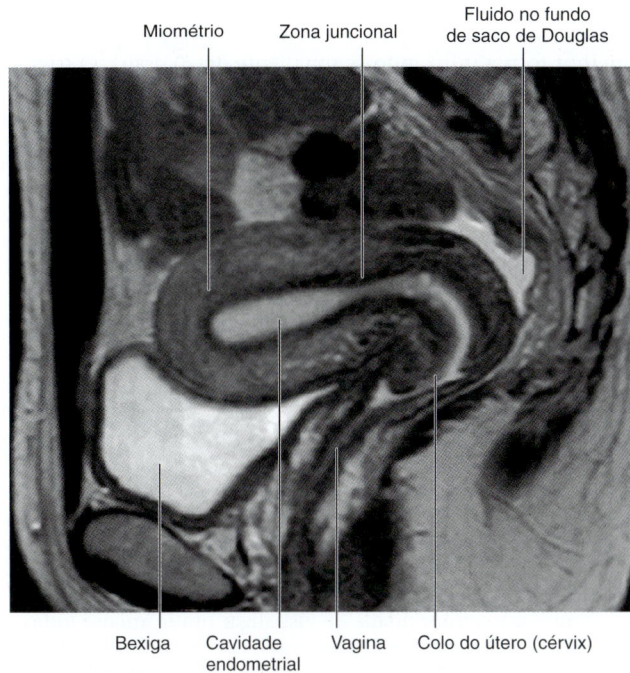

Figura 67-17. Anatomia normal das estruturas da pelve em imagem de ressonância magnética ponderada em T2 demonstrando a anatomia zonal do útero. (De Standring S. Gray's anatomy: the anatomical basis of clinical practice. 40ª ed. Londres: Churchill Livingstone; 2008.)

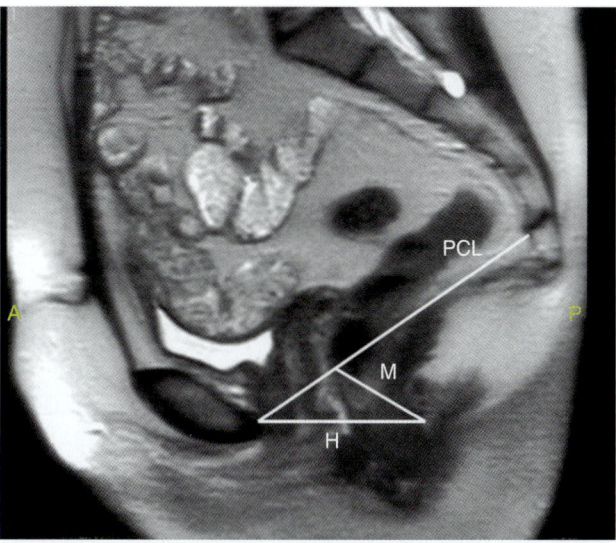

Figura 67-18. Imagem de ressonância magnética sequencial dinâmica *half-Fourier acquisition single-shot turbo spin-echo* ponderada em T2 em uma paciente com prolapso discreto. A linha H mensura o hiato do músculo elevador, a linha M mensura o declínio a placa do levantador e PCL mensura a linha pubococcígea. A, anterior; P, posterior.

anexiais serem primariamente realizadas por meio de ultrassonografia, a RM pode fornecer definição melhor em alguns casos, como na diferenciação entre malignidade e benignidade em massas anexiais.

A RM pode ser empregada durante o diagnóstico e determinação do grau de prolapso de órgãos pélvicos. As projeções supinas mediossagital e parassagital em repouso e tensão são obtidas para avaliar diferentes compartimentos, músculos do assoalho pélvico e órgãos pélvicos (Fig. 67-18). Essas imagens são muitas vezes sequenciadas como em um rolo de filme e mensuradas segundo marcadores anatômicos fixos para determinar o grau de prolapso de órgãos da pelve e grau de relaxamento do assoalho pélvico (Comiter, 2005). As medidas obtidas incluem a "linha H", ou largura do hiato elevador, mensurada do púbis até o canal anal posterior. A "linha M", ou relaxamento da musculatura do assoalho pélvico, mensura a distância da placa elevadora até a linha do músculo pubococcígeo. A classificação "O" é atribuída para cada grau de prolapso a partir da "linha H", como 0, 1, 2 ou 3 (ausente, discreto, moderado ou severo) (Comiter et al., 1999).

Ultrassonografia

A ultrassonografia é um dos instrumentos de imagem mais facilmente disponível para avaliar a anatomia da pelve. Abordagens transabdominais, transperineais, transretais, translabiais e transvaginais já foram utilizadas (Dietz, 2008).

A ultrassonografia por acesso transperineal ou translabial é utilizada com frequência devido à sua abordagem não invasiva e por ser uma técnica que não distorce nem comprime muitas estruturas. Em um ultrassom translabial, visualiza-se rotineiramente a sínfise púbica, uretra, colo vesical, vagina, reto e o canal anal. A placa elevadora e os músculos puboviscerais são observados como uma área hiperecoica por trás da junção anorretal (Dietz, 2004). O fundo de saco de Douglas pode conter fluido, gordura ou alças intestinais. A mobilidade do colo vesical é avaliada por meio de imagem em tempo real durante a execução da manobra de Valsalva em posição supina. Por essa abordagem também podem ser mensurados a espessura da parede vesical

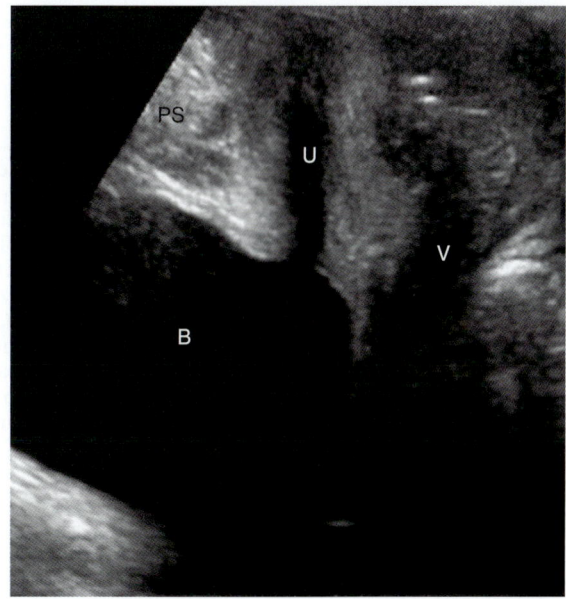

Figura 67-19. Imagem ultrassonográfica bidimensional translabial no plano mediossagital. B, bexiga urinária; PS, sínfise púbica; U, uretra; V, vagina.

e prolapso de órgãos pélvicos (Dietz, 2004). Um dos outros empregos comuns da ultrassonografia translabial é a avaliação diversos implantes como agentes dilatadores de uretra ou malha vaginal. Probes mais novos têm permitido a reconstrução de imagens tridimensionais, o que proporciona um benefício adicional na visualização de estruturas em vista axial e não somente a mediossagital (Fig. 67-19).

Quando se examina a incontinência fecal, a ultrassonografia anorretal pode avaliar defeitos do esfíncter anal. Defeitos do esfíncter

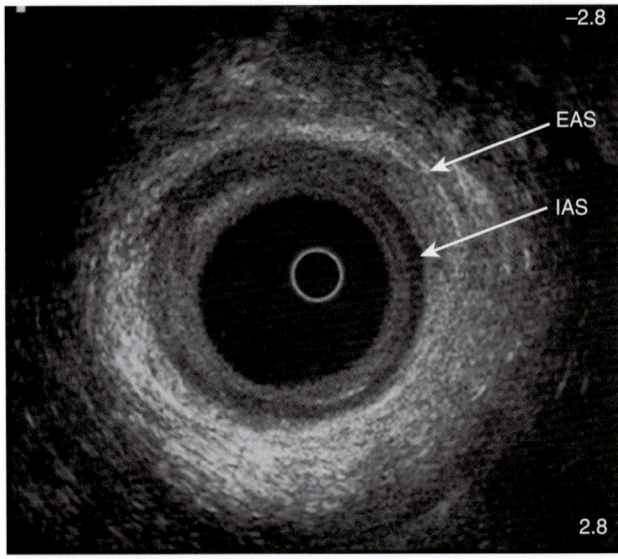

Figura 67-20. Imagem ultrassonográfica intra-anal em um indivíduo do sexo feminino normal. EAS, esfíncter anal externo; IAS, esfíncter anal interno.

interno são visualizados como descontinuidades ecogênicas no músculo hipoecoico entre a vagina e o reto (Hull e Zutshi, 2008). Lesões do esfíncter externo aparecem como uma lesão hipoecoica em uma estrutura normalmente ecogênica. Quando o esfíncter se encontra espástico ou hipertrofiado (como no caso de obstrução fecal), pode frequentemente apresentar aspecto espessado (Fig. 67-20).

Anatomia Endoscópica

O diâmetro normal da uretra apresenta-se entre 4,7 e 6,7 mm (Keegan et al., 2008). É geralmente avaliado utilizando-se um cistoscópio rígido ou flexível. Os lábios são afastados e o meato uretral é identificado para se avançar o cistoscópio na uretra. Toda a uretra, bem como o esfíncter externo e colo da bexiga, devem ser visualizados tanto de forma retrógrada quanto anterógrada, sendo a melhor visualização geralmente obtida com lente de 0 graus (Akornor et al., 2005). Esse procedimento é realizado com um fluxo de irrigação, a fim de manter a uretra distendida. É necessário ter cuidado durante a inspeção da uretra, especialmente em mulheres com infecções recorrentes do trato urinário, disúria ou obstrução. Podem-se visualizar corpos estranhos, cálculos e, ocasionalmente, o óstio de um divertículo uretral.

A cistoscopia proporciona a seu operador a capacidade de visualizar toda a mucosa desde a cúpula até o colo da bexiga, o que é realizado da melhor forma utilizando-se uma lente de 70 graus. O trígono e os orifícios ureterais também são bem visualizados. No trígono e na base da bexiga, mulheres em pré-menopausa podem com frequência exibir sinais normais de metaplasia escamosa (Clouston e Lawrentschuk, 2013). Trata-se de uma metaplasia não queratinizante ou metaplasia vaginal responsiva a hormônios e que é uma variante normal. Outros achados potenciais da cistoscopia incluem tumores, massas, corpos estranhos, orifícios de fístulas ou cálculos. Mulheres em idade reprodutiva podem apresentar uma impressão externa do útero sobre a cúpula da bexiga. Divertículos vesicais, celas e trabeculações em mulheres com retenção ou obstrução urinária podem ser visualizados durante a cistoscopia.

PONTOS-CHAVE: ANATOMIA RADIOGRÁFICA

- A RM é a melhor técnica de imagem para visualizar e diferenciar massas da parede vaginal anterior – especialmente divertículos uretrais.
- A ultrassonografia é uma importante modalidade de imagem utilizada na medicina da pelve feminina devido à ausência de radiação e capacidade de visualizar praticamente todas as importantes estruturas anatômicas da pelve feminina. Também é útil para visualizar corpos estranhos, como dispositivos dilatadores ou malhas sintéticas.

REFERÊNCIAS

Para consultar a lista completa de referências, acesse www.expertconsult.com.

LEITURA SUGERIDA

Barber M. Contemporary views on female pelvic anatomy. Cleve Clin J Med 2005;72(Suppl. 4):S3-11.
Dietz HP. Ultrasound imaging of the pelvic floor. part I: two-dimensional aspects. Ultrasound Obstet Gynecol 2004;23:80-92.
MacLennan GT. Hinman's atlas of urosurgical anatomy. 2nd ed Philadelphia: Saunders; 2012.
Raman SS, Boyadzhyan L. Imaging of the female genitourinary tract. In: Raz S, Rodriguez LR, editors. Female urology. 3rd ed Philadelphia: Saunders; 2008. p. 86-99.
Standring S. Gray's anatomy: the anatomical basis of clinical practice. 40th ed London: Churchill Livingstone; 2008.

68 Anatomia Cirúrgica, Radiográfica e Endoscópica da Pelve Masculina

Benjamin I. Chung, MD, Graham Sommer, MD e James D. Brooks, MD

Pelve Óssea

Parede Abdominal Anterior

Tecidos Moles da Pelve

Circulação Pélvica

Inervação Pélvica

Vísceras Pélvicas

Períneo

Este capítulo fornece uma estrutura anatômica geral para guiar o cirurgião da área pélvica. A estrutura óssea, ligamentosa e muscular da pelve é apresentada primeiro. A seguir, os vasos e nervos pélvicos e as vísceras genitais, urinárias e gastrintestinais são discutidas. Por fim, o períneo e a genitália externa são revistos.

PELVE ÓSSEA

Os ossos pélvicos são o sacro (o término do esqueleto axial) e os dois ossos do quadril. Estes últimos são formados pela fusão dos centros de ossificação do ilíaco, do ísquio e do púbis no acetábulo (Fig. 67-1). O ísquio e o púbis também se encontram abaixo, no centro do ramo inferior, para formar o forame obturador. O peso da parte superior do corpo é transmitido a partir do esqueleto axial para os ossos do quadril e as extremidades inferiores por meio das fortes articulações sacroilíacas (SI). Como um todo, a pelve é dividida em uma pelve falsa em forma de bacia, formada pelas fossas ilíacas amplamente em contato com o conteúdo intraperitoneal, e pela pelve verdadeira circular onde se encontram os órgãos urogenitais. Na entrada pélvica, as pelves verdadeira e falsa são separadas pela linha arqueada, que se estende desde o promontório do sacro até a linha pectínea do púbis. A lordose lombar que acompanha a postura ereta inclina o eixo da entrada pélvica de modo que ele seja paralelo ao chão. A entrada pélvica está voltada anteriormente e os ramos isquiopúbicos posicionam-se horizontalmente (Fig. 67-2). Ao abordar a pelve por meio de uma incisão na linha média baixa, o cirurgião contempla diretamente a pelve verdadeira.

As espinhas ilíacas anterior e posterior, as cristas ilíacas, os tubérculos púbicos e os túberes isquiáticos são marcos palpáveis que orientam o cirurgião pélvico (Fig. 67-1). O ligamento de Cooper (pectíneo) recobre a linha pectínea e oferece uma preensão segura para suturas em reparos de hérnia e procedimentos de suspensão uretral (Fig. 68-1). A espinha isquiática é palpável transvaginalmente e junta-se ao diafragma pélvico e ao ligamento sacrospinal. O ligamento sacrospinal separa os forames isquiáticos maior e menor. Junto ao ligamento sacrotuberal, ele estabiliza a articulação SI, impedindo a rotação para baixo do promontório do sacro. A articulação SI, de tipo sinovial, ganha força adicional dos ligamentos anterior e posterior. No traumatismo pélvico, as fraturas quase nunca envolvem essa articulação, mas ocorrem adjacentes a ela. O púbis, o mais fino dos ossos pélvicos, é quase sempre fraturado, e os seus fragmentos podem lesar a bexiga e a uretra adjacentes. A ressecção ou a não união congênita do púbis (p. ex., extrofia da bexiga) não afeta a deambulação por causa da força da articulação SI (Waterhouse et al., 1973; Golimbu et al., 1990).

PAREDE ABDOMINAL ANTERIOR

Fáscias Cutâneas e Subcutâneas

Para minimizar a formação de cicatrizes, as incisões na parede abdominal anterior e no flanco devem seguir as linhas de clivagem de Langer. Estas linhas são paralelas às fibras de colágeno dérmico e estão orientadas ao longo das linhas de estresse. Elas correspondem aos nervos torácico e lombar segmentares. A pele é apoiada pela fáscia de Camper, uma camada frouxa de tecido gorduroso que varia em espessura com o estado nutricional do paciente. Os vasos circunflexos ilíacos superficiais, pudendos externos e epigástricos superficiais inferiores ramificam-se a partir dos vasos femorais para fazer um percurso nesta camada (Figs. 68-2 e 68-3). Os vasos epigástricos inferiores superficiais são encontrados durante incisões inguinais e podem causar sangramento preocupante durante a colocação de portas laparoscópicas pélvicas.

A fáscia de Scarpa forma uma camada distinta profunda em relação à fáscia de Camper, embora ela possa ser difícil de discernir em pacientes idosos. Ela se mistura superior e lateralmente com a fáscia de Camper. Ela se funde inferiormente com a fáscia profunda da coxa 1 cm abaixo do ligamento inguinal ao longo de uma linha a partir da espinha ilíaca anterossuperior até o tubérculo púbico. Medialmente, ela é contínua com a fáscia de Colles do períneo (Fig. 68-2). A fáscia de Colles insere-se na borda posterior do diafragma urogenital e nos ramos isquiopúbicos inferiores. Ela é contínua com a túnica dartos do pênis e escroto. Estas fáscias podem limitar tanto a propagação da infecção em fascite necrotizante do escroto (gangrena de Fournier) quanto a extensão de extravasamento urinário em uma lesão uretral anterior. Por exemplo, o sangue e a urina podem se acumular no escroto e no pênis ao fundo da túnica dartos após uma lesão uretral anterior. No períneo, sua propagação é limitada pelas fusões da fáscia de Colles aos ramos isquiopúbicos lateralmente e à borda posterior da membrana perineal; o hematoma resultante é, portanto, em forma de borboleta. Por causa destas fáscias, o sangramento, a infecção ou o extravasamento urinário não se estenderão para baixo da perna ou para as nádegas, mas podem correr livremente até a parede abdominal anterior profunda na fáscia de Scarpa até as clavículas e em torno do flanco para as costas.

Musculatura Abdominal

A musculatura abdominal encontra-se imediatamente abaixo da fáscia de Scarpa. As origens dos músculos oblíquo externo, oblíquo interno e transverso do abdome e a orientação de suas fibras são apresentadas no Capítulo 42. **Esses músculos terminam na parede abdominal anterior como folhas aponeuróticas largas, resistentes que se fundem na**

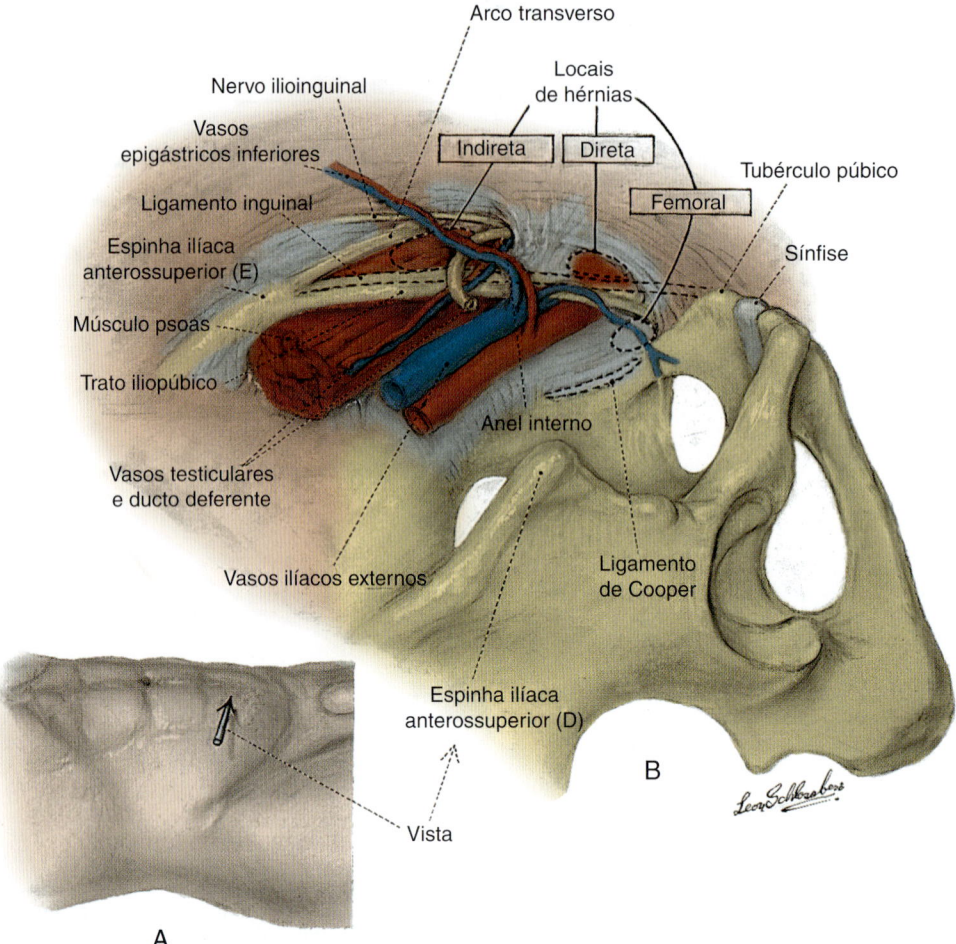

Figura 68-1. Topografia (A) e parede posterior (B) do canal inguinal esquerdo, vistas a partir do espaço pré-peritoneal. A localização dos três tipos de hérnia inguinal é demonstrada. E, esquerdo; D, direito. (De Schlegel PN, Walsh PC. Simultaneous preperitoneal hernia repair during radical pelvic surgery. J Urol 1987;137:1180-3.)

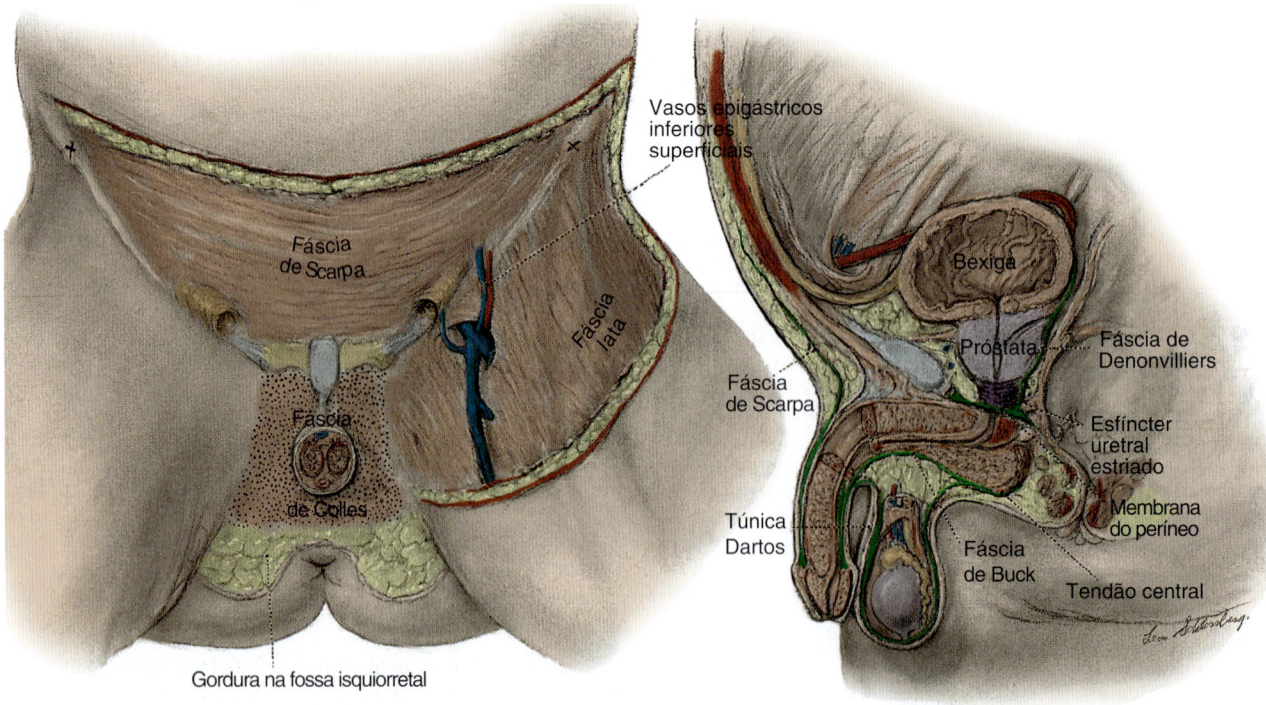

Figura 68-2. *Esquerda,* Vista anterior das fáscias profundas de abdome, períneo e coxa. Observa-se a artéria epigástrica inferior superficial passando superiormente na fáscia de Camper. *Direita,* Vista sagital de linha média das fáscias pélvicas e suas inserções.

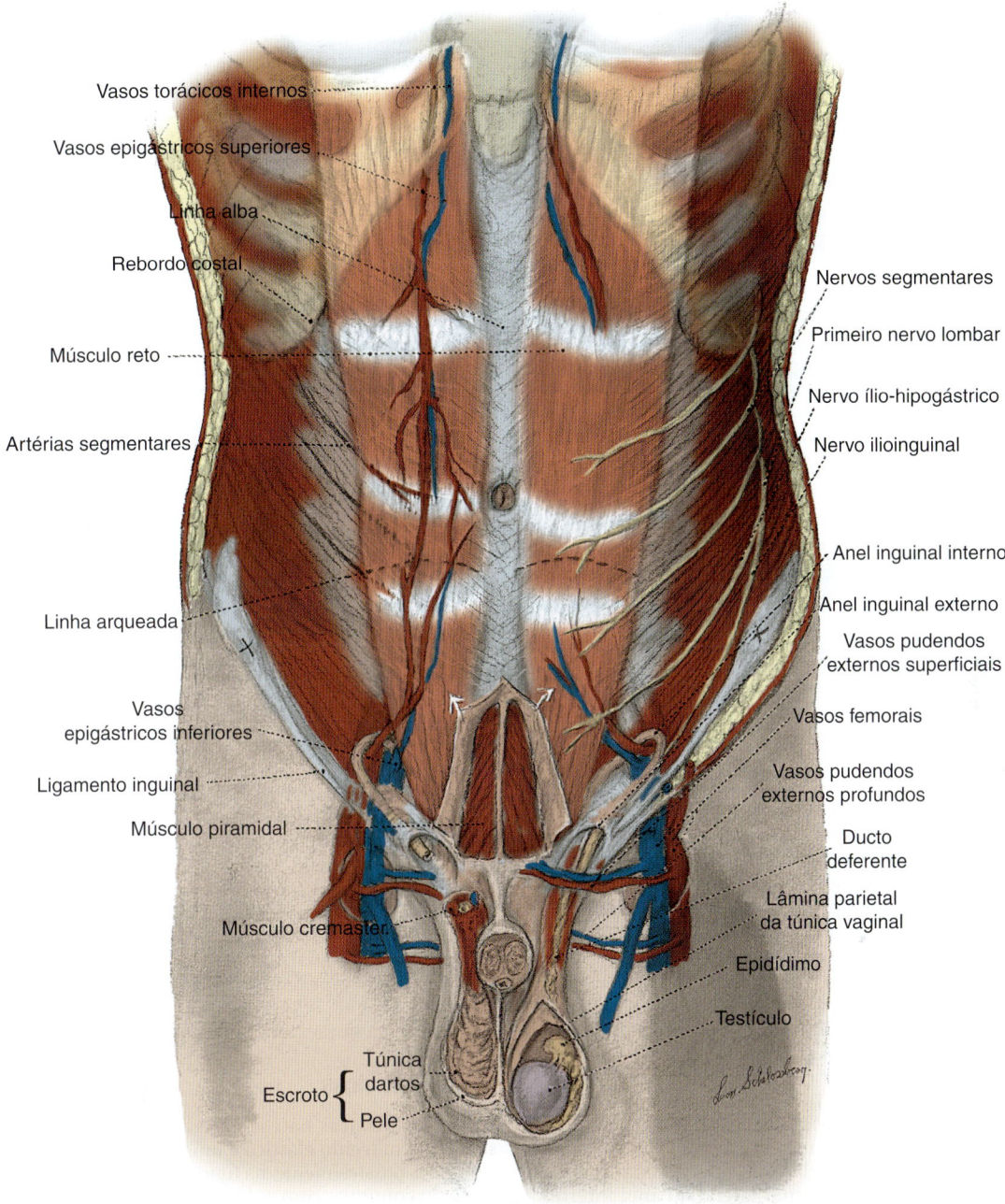

Figura 68-3. **Músculos, vasos e nervos da parede abdominal anterior.**

linha mediana (linha alba) e formam a bainha do músculo reto do abdome (Fig. 68-3). A linha alba é avascular e é um ponto de acesso conveniente para as cavidades peritoneal e pélvica. Na sua porção superior, a bainha do músculo reto do abdome anterior é formada pela aponeurose do músculo oblíquo externo e uma porção do músculo oblíquo interno (Fig. 68-4). A bainha posterior deriva da aponeurose oblíqua interna remanescente e pela aponeurose do transverso do abdome. Em uma localização que fica a dois terços da distância entre o púbis e o umbigo, a linha arqueada é formada, pois todas as camadas aponeuróticas abruptamente passam anteriores ao músculo reto do abdome, deixando este músculo revestido apenas pela fáscia transversal e pelo peritônio posteriormente.

O músculo reto do abdome surge da parte medial do púbis até o tubérculo púbico e insere-se no processo xifoide e cartilagens costais adjacentes. O músculo é atravessado por três ou quatro interseções tendíneas que estão firmemente inseridas na bainha anterior do músculo reto do abdome. Assim, o músculo pode ser dividido transversalmente sem retração significativa. Ele é suprido pelos últimos seis nervos torácicos segmentares que entram nele lateralmente. As incisões paramedianas laterais ao músculo reto do abdome dividem estes nervos, causam atrofia do músculo reto do abdome e predispõem à hérnia ventral. Anterior ao músculo reto do abdome e dentro de sua bainha, o músculo piramidal em forma de triângulo surge a partir da crista púbica e insere-se na linha alba (Fig. 68-3). Ele é suprido pelo nervo subcostal (T12).

Canal Inguinal

O canal inguinal transmite o cordão espermático e o nervo ilioinguinal no homem (Fig. 68-5; Fig. 68-3). O músculo oblíquo externo, que se dobra sobre sua borda inferior como o ligamento inguinal, forma sua parede anterior e o assoalho. Acima do tubérculo púbico, as fibras da aponeurose oblíqua externa dividem-se para formar as bordas laterais (pilares) do anel inguinal externo. As fibras transversais (intercrurais) ligam os pilares para formar a borda superior do anel externo. Dividindo as fibras intracrurais, o oblíquo externo pode ser

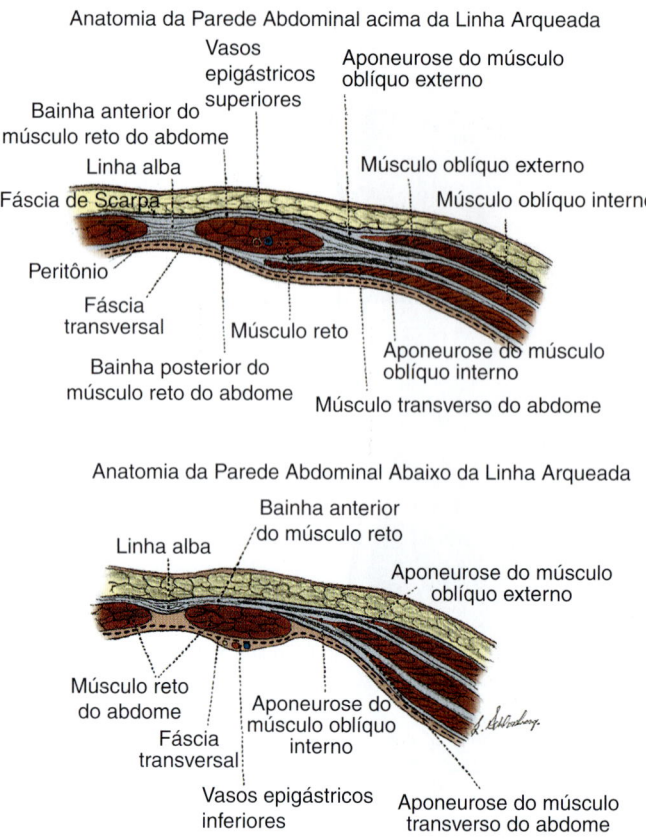

Figura 68-4. Secção transversal da bainha do músculo reto do abdome. *Parte superior,* Acima da linha arqueada, a aponeurose do músculo oblíquo forma a bainha anterior, e a aponeurose transversa forma a bainha posterior. O músculo oblíquo interno divide-se para contribuir com ambas as bainhas anterior e posterior. *Parte inferior,* Abaixo da linha arqueada, todas as aponeuroses passam anteriores ao reto.

separado ao longo de suas fibras para obter acesso ao cordão. A fáscia transversal, que reveste a superfície interna da parede abdominal, forma a parede posterior do canal. As estruturas do cordão perfuram esta fáscia lateral aos vasos epigástricos inferiores no anel inguinal interno (Fig. 68-5). O anel inguinal interno situa-se na metade do caminho entre a espinha ilíaca anterossuperior e o tubérculo púbico, acima do ligamento inguinal, e 4 cm lateral ao anel externo. Fibras do oblíquo interno e transverso do abdome surgem a partir da fáscia do iliopsoas e do ligamento inguinal lateral ao anel interno e arqueiam-se sobre o canal para formar seu teto. Elas se fundem como o tendão conjunto, passam posteriormente ao cordão e inserem-se na bainha do músculo reto do abdome e do púbis. O tendão conjunto reforça a parede posterior do canal inguinal no anel externo. Com a contração dos músculos oblíquo interno e transverso, o teto do canal fecha contra o assoalho, evitando a herniação de conteúdos intra-abdominais para dentro do canal. As hérnias no canal podem ocorrer medial (direta) ou lateral (indireta) aos vasos epigástricos inferiores (Figs. 68-1 e 68-5).

Superfície Interna da Parede Abdominal Anterior

Abordadas por laparoscopia, **três elevações do peritônio, chamadas de pregas umbilicais** *mediana, média* **e** *lateral*, são visíveis na parede abdominal anterior abaixo do umbigo (Fig. 68-6). A prega mediana recobre o ligamento umbilical mediano (úraco), um remanescente fibroso do alantoide que liga a bexiga à parede abdominal anterior. A artéria umbilical obliterada na prega umbilical medial serve como um marco importante para o cirurgião. Ela pode ser rastreada até a sua origem a partir da artéria ilíaca interna para localizar o ureter, que se encontra no seu lado medial. Durante a dissecção transperitoneal laparoscópica dos linfonodos pélvicos, o pacote obturador é acessado incisando-se o peritônio lateral à artéria umbilical obliterada. Além disso, durante a realização de prostatectomia laparoscópica transperitoneal ou prostatectomia radical robótica, as pregas umbilicais mediais são utilizadas como marcos para guiar a dissecção da bexiga para expor o espaço de Retzius. A prega umbilical lateral contém os vasos epigástricos inferiores, pois eles sobem para suprir o músculo reto do abdome.

TECIDOS MOLES DA PELVE

Musculatura Pélvica

Os músculos e as fáscias alinham a pelve verdadeira e formam seu assoalho. **O obturador interno surge a partir da superfície interna do forame obturador e da membrana obturadora e passa através do forame isquiático menor para se inserir no fêmur** (Fig. 68-6). A fáscia na superfície pélvica deste músculo se espessa em uma linha dura que se estende a partir da metade inferior do púbis até a espinha isquiática. Tal arco tendinoso do levantador do ânus serve como a origem dos músculos do diafragma pélvico: pubococcígeo e iliococcígeo (Fig. 67-8). Estes músculos não são verdadeiramente separáveis e eles formam um diafragma que fecha a saída pélvica. Anteriormente, um hiato estreito em forma de U permanece, através do qual a uretra e o reto se exteriorizam no homem (Fig. 68-7). O músculo que faz limite com esse hiato foi chamado de *pubovisceral*, pois ele fornece uma alça para o pubouretral/puborretal, insere-se diretamente no puboanal/levantador da próstata ou insere-se em uma estrutura intimamente associada às vísceras pélvicas (Lawson, 1974). O grupo pubovisceral proporciona fixação forte e suporte para as vísceras pélvicas. O músculo coccígeo estende-se do ligamento sacrospinal até a borda lateral do sacro e do cóccix para completar o diafragma pélvico. Os músculos do diafragma pélvico contêm fibras do tipo I (contração lenta), que fornecem suporte tônico para as estruturas pélvicas, e fibras do tipo II (contração rápida) para aumentos repentinos na pressão intra-abdominal (Gosling et al., 1981). O músculo piriforme surge a partir do aspecto lateral do sacro e passa através, preenchendo o forame isquiático maior para formar a parede posterolateral da pelve.

É importante reconhecer que o diafragma pélvico não é plano ou em forma de bacia, como ele é frequentemente descrito. No hiato urogenital e hiato anal, os músculos encontram-se numa configuração quase vertical e espessam-se inferiormente (Fig. 68-7). (Brooks et al., 1998; Myers et al., 1998). Atrás do ânus, eles se achatam para formar um diafragma quase horizontal chamado de *placa levantadora.*

Fáscias Pélvicas

As fáscias pélvicas não são meramente colagenosas; elas também são ricas em tecido elástico e músculo liso. Ou seja, elas são ativas no suporte e, possivelmente, na função das vísceras pélvicas. As fáscias pélvicas são contínuas com as fáscias retroperitoneais e foram classificadas um tanto arbitrariamente em estratos externo, intermediário e interno. O estrato externo, ou fáscia endopélvica, reveste a superfície interna dos músculos pélvicos e é contínuo com a camada transversal do abdome. Ele se fixa na linha arqueada da pelve, no ligamento de Cooper, no ligamento sacrospinal, na espinha isquiática e no arco tendíneo do levantador do ânus. O estrato intermediário incorpora as vísceras pélvicas em uma camada compressível gordurosa que acomoda seu enchimento e seu esvaziamento. Seus tecidos são facilmente deslocados para mostrar os espaços virtuais retropúbico, paravesical, retogenital e retrorretal. Todos os vasos pélvicos e alguns nervos pélvicos percorrem esse estrato e estão sujeitos a lesão quando esses espaços virtuais são manipulados no momento da cirurgia. O estrato intermediário coalesce em torno de vasos e nervos que suprem os órgãos pélvicos para formar ligamentos nomeados (p. ex., lateral e vesical posterior) que suspendem e prendem esses órgãos na pelve. Esta fáscia também torna-se mais espessa ao redor dos órgãos urogenitais pélvicos para formar sua fáscia visceral. Estes não são ligamentos verdadeiros, mas são uma malha de tecido conjuntivo e músculo liso envolvendo os pedículos neurovasculares viscerais (DeCaro et al., 1998). O estrato interno situa-se logo abaixo do peritônio e está associado a todo o trato gastrintestinal. Na pelve, ele cobre o reto e a cúpula da bexiga e forma o septo retogenital (fáscia de Denonvilliers). Este septo são os restos

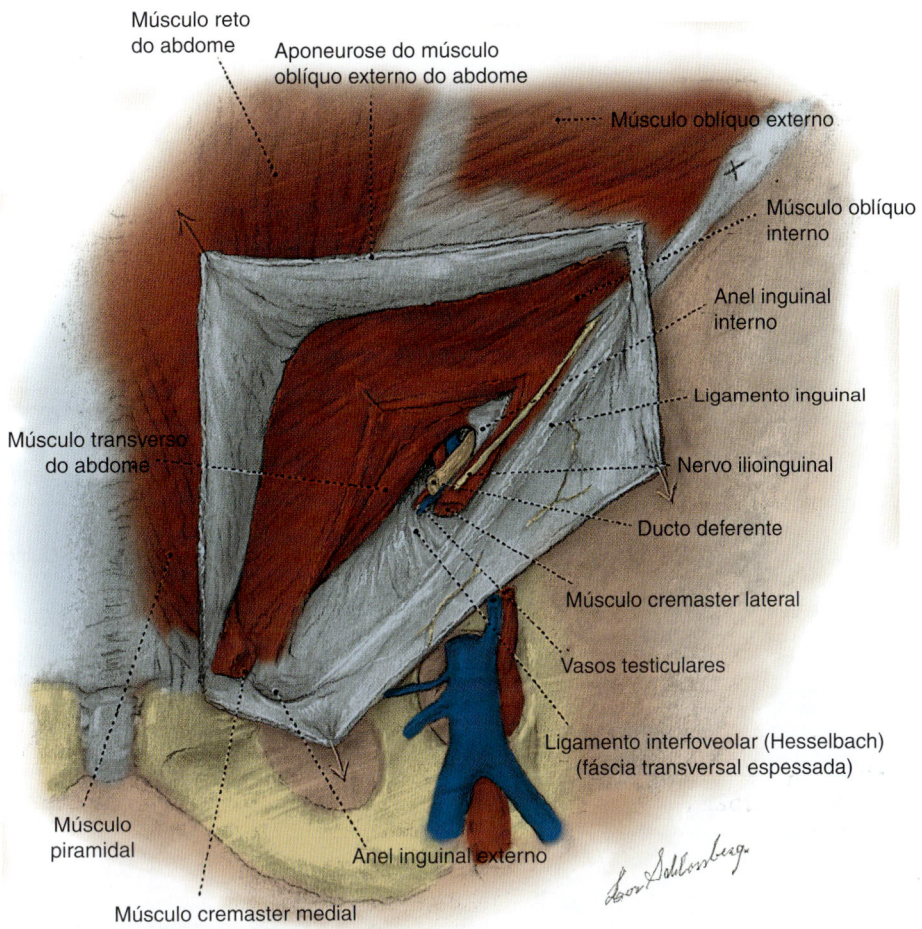

Figura 68-5. Estruturas profundas do canal inguinal esquerdo, vistas de frente.

de desenvolvimento da bolsa retogenital do peritônio que se estendia entre o reto e a genitália interna até o assoalho pélvico.

As fáscias pélvicas receberam um arranjo confuso de denominações por anatomistas e cirurgiões. **Há três componentes importantes das fáscias pélvicas: (1) Anteriormente, os ligamentos puboprostáticos** inserem-se no quinto inferior do púbis, lateral à sínfise, e na junção da próstata e do esfíncter externo. (2) Lateralmente, a fáscia pélvica do arco tendíneo estende-se a partir do ligamento puboprostático até a espinha isquiática. Esta fáscia forma-se na junção das fáscias endopélvica e visceral. Ela não deve ser confundida com o arco tendíneo do levantador do ânus, que fica acima da sua porção anterior. No homem, a fáscia pélvica do arco tendíneo é encontrada na base de um sulco entre a parede lateral pélvica e a próstata e a bexiga. Os ramos laterais do complexo venoso dorsal estão diretamente abaixo da fáscia pélvica do arco tendíneo; assim, a fáscia endopélvica deve ser aberta lateral a esse marco anatômico na prostatectomia radical. (3) Posterior à espinha isquiática, a fáscia abre-se para cada lado do reto e liga-se à parede lateral pélvica como os ligamentos vesicais laterais e posteriores. O peritônio, ao longo destes ligamentos, forma dobras discretas (retovesical no homem) que podem ser observadas na cistectomia (Fig. 68-8, *disponível exclusivamente on-line em inglês no site www.expertconsult.com*). Tomadas como um todo, as fáscias pélvicas formam um sistema de sustentação em forma de Y para as vísceras pélvicas.

Fáscias do Períneo e Corpo Perineal

O ponto mais fraco do assoalho pélvico, o hiato urogenital, é unido pelo diafragma urogenital, uma estrutura única dos seres humanos (Fig. 68-7). A membrana perineal fibrosa encontra-se no centro do diafragma urogenital e o define (Fig. 68-9; Fig. 68-2). Ele é triangular e estende-se para os ramos isquiopúbicos inferiores a partir do púbis até as tuberosidades isquiáticas. Posteriormente, ele termina abruptamente; o transverso superficial do períneo e o transverso profundo do períneo fazem o percurso ao longo de sua borda livre (Fig. 68-10). A genitália externa insere-se na sua superfície inferior; superiormente ele sustenta o esfíncter uretral (ver adiante). O corpo perineal representa o ponto de fusão entre a borda posterior livre do diafragma urogenital e o ápice posterior do hiato urogenital. Esta estrutura em forma de pirâmide forma o centro de suporte pélvico. Teoricamente, cada músculo pélvico (transverso superficial do períneo e transverso profundo do períneo, bulboesponjoso, levantador do ânus, retouretral, esfíncter anal externo, esfíncter uretral estriado) e cada fáscia (membrana perineal, de Denonvilliers, de Colles e endopélvica) inserem-se no corpo perineal. No centro do corpo perineal, há elastina abundante e músculo liso ricamente inervado. Isso sugere que ele pode ter um papel dinâmico na sustentação. Os danos ao corpo perineal durante a prostatectomia perineal trazem o risco de incontinência urinária pós-operatória.

CIRCULAÇÃO PÉLVICA

Suprimento Arterial

As principais artérias da pelve estão resumidas na Tabela 68-1. Na bifurcação da aorta, a **artéria sacral mediana** surge posteriormente e faz um percurso sobre a superfície pélvica do sacro para suprir ramos para o forame sacral e o reto. As artérias ilíacas comuns surgem no nível da quarta vértebra lombar, fazem um percurso anterior e lateral às veias que as acompanham e bifurcam-se em artérias ilíacas externas e internas na articulação SI (Fig. 68-11). A artéria ilíaca externa segue a borda medial do músculo iliopsoas ao longo da linha arqueada e deixa a pelve por baixo do ligamento inguinal como a artéria femoral

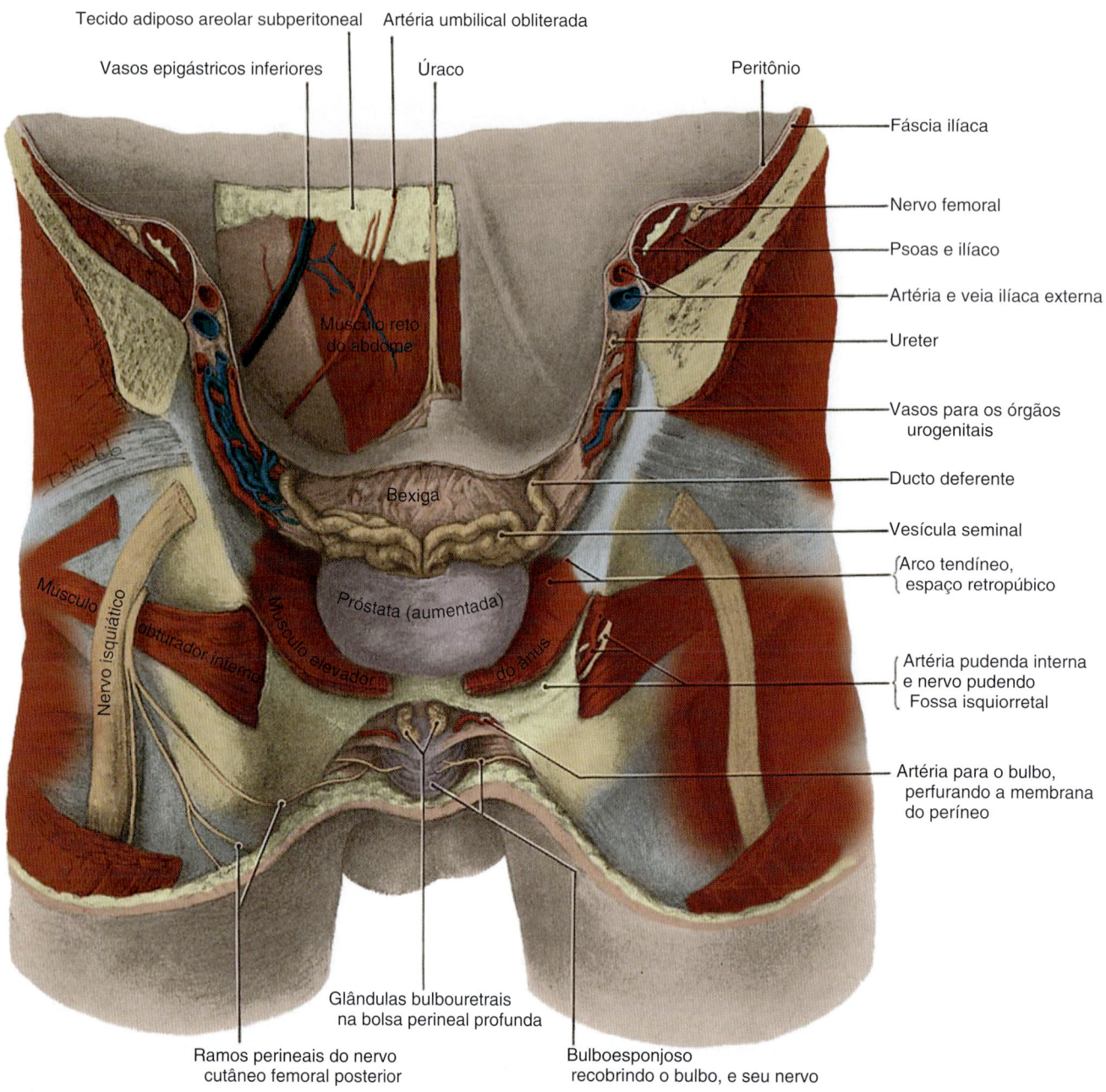

Figura 68-6. Pelve masculina e parede abdominal anterior vista de trás. O sacro e o ílio foram removidos. (De Anderson JE. Grant's atlas of anatomy. 7th ed. Baltimore: Williams & Wilkins, 1978.)

(Fig. 68-12). Sua artéria epigástrica inferior é desprendida proximalmente ao ligamento inguinal e sobe medial ao anel inguinal interno para suprir o músculo reto e a pele sobrejacente. Como o reto recebe muitos colaterais a partir de cima e lateralmente, as artérias epigástricas inferiores podem ser ligadas sem problema. Um retalho miocutâneo do reto com base nesta artéria foi utilizado para corrigir defeitos pélvicos maiores e defeitos do tecido perineal. Perto da sua origem, a artéria epigástrica inferior envia um ramo ilíaco circunflexo profundo lateralmente e um ramo púbico medialmente. Ambos os vasos fazem um percurso sobre o trato iliopúbico e podem ser lesionados durante o reparo de hérnia inguinal. Seu ramo cremastérico junta-se ao cordão espermático no anel inguinal interno e forma uma anastomose distal com a artéria testicular. Em 25% das pessoas, uma artéria obturadora acessória surge da artéria epigástrica inferior e faz um percurso medial à veia femoral para chegar ao canal obturador. Tal vaso deve ser evitado durante a dissecção do linfonodo obturador.

A artéria ilíaca interna (hipogástrica) desce em frente da articulação SI e divide-se em um tronco anterior e um tronco posterior (Fig. 68-11). O tronco posterior dá origem a três ramos parietais: (1) o glúteo superior, que sai do forame isquiático maior; (2) o lombar ascendente, que supre a parede abdominal posterior; e (3) o sacral lateral, que passa medialmente para se juntar aos ramos sacrais médios no forame isquiático.

O tronco anterior produz sete ramos parietais e viscerais: (1) **A artéria vesical superior surge a partir da porção proximal da artéria umbilical obliterada e dá origem a um ramo vesiculodeferencial para as vesículas seminais e o ducto deferente.** A artéria do ducto deferente percorre o comprimento do ducto para encontrar as artérias cremastérica e testicular distalmente. Por causa dessas anastomoses, a artéria testicular pode ser sacrificada sem comprometer a viabilidade dos testículos. (2) A artéria retal média fornece pequenos ramos para as vesículas seminais e próstata e faz anastomoses com as artérias retais inferiores e superiores na parede retal. (3) Os ramos vesicais inferiores suprem o ureter inferior, a base da bexiga, a próstata e as vesículas seminais. (5) A artéria pudenda interna deixa a cavidade pélvica através do forame isquiático maior, passa em torno do ligamento sacrospinal e entra no forame isquiático menor para obter acesso ao períneo. Seu curso perineal é discutido mais adiante.

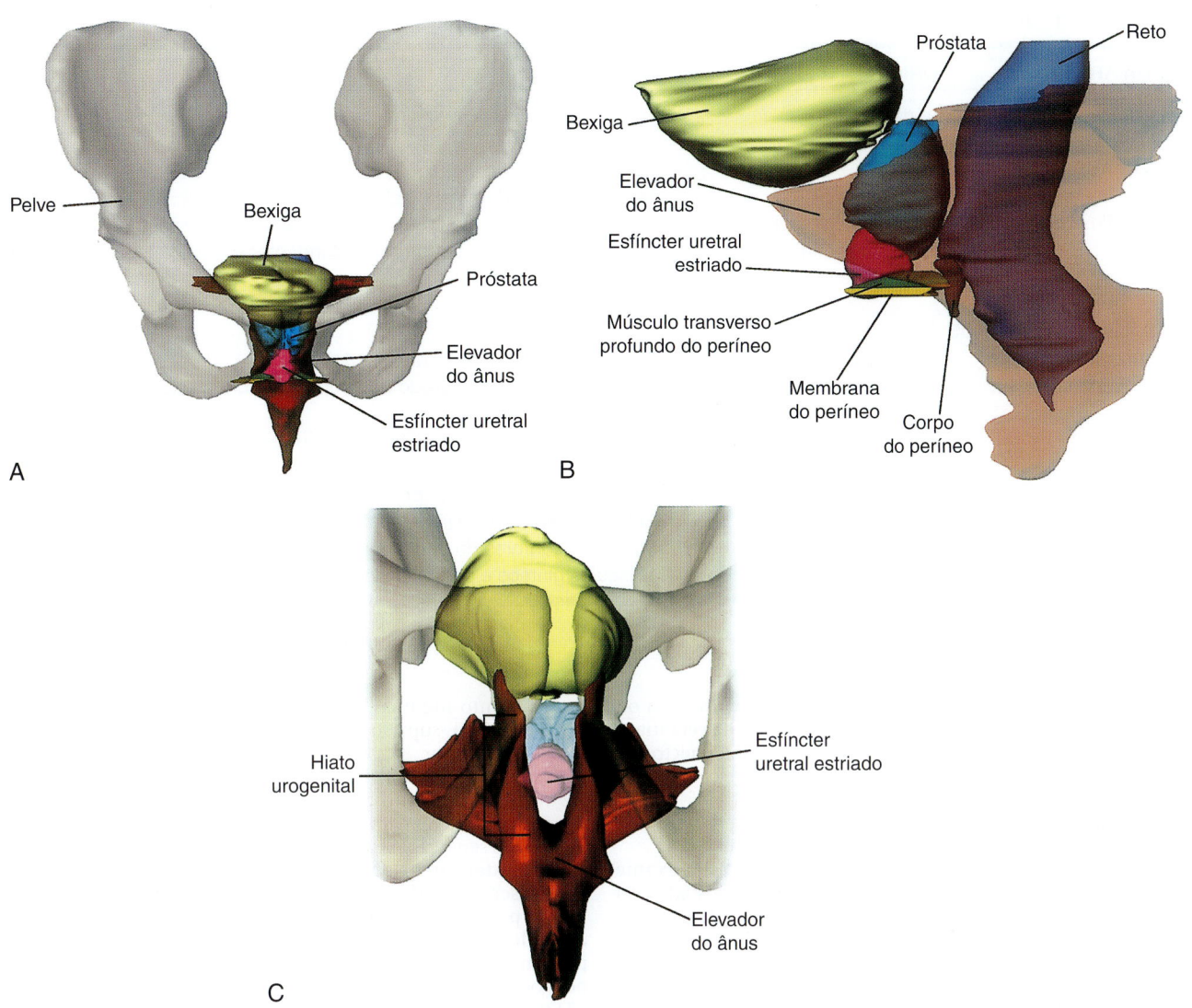

Figura 68-7. Localização e contorno do músculo elevador do ânus e vísceras pélvicas. A, Vista anterior mostrando a orientação quase vertical das paredes laterais do músculo elevador do ânus e as asas horizontais em seu aspecto superior posterior. B, Vista lateral em que o elevador do ânus foi deixado transparente. A membrana do períneo une o hiato urogenital, e o esfíncter uretral preenche grande parte do hiato. C, Vista do elevador do ânus vista de baixo mostrando o hiato urogenital e a borda inferior espessada do elevador do ânus. O corpo do períneo e as estruturas relacionadas não são mostrados. (De Brooks JD, Chao WM, Kerr J. Male pelvic anatomy reconstructed from the visible human data set. J Urol 1998;159:868-72.)

(6) A artéria obturadora, de origem variável, faz um percurso através da fossa obturadora medial e inferior ao nervo obturador e passa através do seu canal para suprir os adutores da coxa (Fig. 68-12). (7) A artéria glútea inferior faz um percurso através do forame isquiático maior para suprir a nádega e a coxa.

A artéria ilíaca interna pode ser ligada para controlar a hemorragia pélvica grave. A ligação diminui a pressão de pulso, permitindo que a hemostasia possa ocorrer mais rapidamente. O fluxo sanguíneo ilíaco interno não para, mas inverte sua direção por causa de anastomoses críticas (segmentares lombares para iliolombar; mediana sacral para lateral sacral; e retal superior e retal médio). A ligadura bilateral quase invariavelmente produz impotência vasculogênica.

Suprimento Venoso

A veia dorsal do pênis passa entre o arco púbico inferior e o esfíncter urinário estriado para alcançar a pelve, na qual ela se trifurca em um ramo superficial central e dois plexos laterais (Reiner e Walsh, 1979) (Fig. 68-13). Para minimizar a perda de sangue na prostatectomia radical retropúbica, o complexo da veia dorsal é mais bem dividido distalmente antes de sua ramificação. Parte deste complexo faz um percurso dentro da parede anterior e da parede lateral do esfíncter estriado. Portanto, é preciso ter cuidado para não ferir o esfíncter ao manter a hemostasia. O ramo superficial perfura a fáscia endopélvica visceral entre os ligamentos puboprostáticos e drena a gordura retropúbica, a bexiga anterior e a próstata anterior (Fig. 68-13).

Os plexos laterais fazem um percurso para baixo nos lados da próstata, recebendo a drenagem a partir dela e do reto e unem-se com os plexos vesicais sobre a parte inferior da bexiga. Três a cinco veias vesicais inferiores emergem a partir do plexo vesical lateralmente e drenam para a veia ilíaca interna.

A veia ilíaca interna recebe tributárias correspondentes aos ramos da artéria ilíaca interna e sobe medial e posterior à artéria. Tal veia é de paredes relativamente finas e tem risco de lesão durante a dissecção da artéria ou do ureter pélvico na proximidade. A veia ilíaca externa faz um percurso medial e inferior à sua artéria e une-se à veia ilíaca interna

TABELA 68-1 Artérias da Pelve

NOME DA ARTÉRIA	ORIGEM	SUPRIMENTO
Sacral mediana	Aorta	Nervos sacrais e sacro
RAMOS ILÍACOS EXTERNOS		
Epigástrica inferior	Ilíaca externa	Músculo reto abdominal e pele e fáscia sobrejacentes
Ilíaca circunflexa profunda	Epigástrica inferior	Ligamento inguinal e estruturas circundantes lateralmente
Púbica	Epigástrica inferior	Ligamento inguinal e estruturas circundantes medialmente
Cremastérica	Epigástrica inferior	Ducto deferente e testículos
RAMOS ILÍACOS INTERNOS		
Glútea superior	Tronco posterior	Músculo glúteo e pele sobrejacente
Lombar ascendente	Tronco posterior	Músculos psoas e quadrado do lombo e estruturas adjacentes
Sacral lateral	Tronco posterior	Nervos sacrais e sacro
Vesical superior	Tronco anterior	Bexiga, ureter, ducto deferente e vesícula seminal
Retal média	Tronco anterior	Reto, ureter e bexiga
Vesical inferior	Tronco anterior	Bexiga, vesícula seminal, próstata, ureter e o feixe neurovascular
Pudenda interna	Tronco anterior	Reto, períneo e genitália externa
Obturatória	Tronco anterior	Músculos adutores da perna e pele sobrejacente
Glútea inferior	Tronco anterior	Músculos glúteos e pele sobrejacente

por trás da artéria ilíaca interna. Em metade dos pacientes, uma ou mais **veias obturadoras acessórias drenam para a base da veia ilíaca externa e podem ser facilmente laceradas durante linfadenectomia** (Fig. 68-12).

Linfáticos Pélvicos

Os linfonodos pélvicos podem ser difíceis de avaliar em exame macroscópico porque eles estão incorporados nos tecidos adiposo e fibroso da camada intermédia. Três grupos principais de linfonodos estão associados aos vasos pélvicos (Fig. 68-14). Uma porção substancial da drenagem linfática visceral pélvica passa através dos **linfonodos ilíacos internos e seus tributários: os linfonodos pré-sacrais, os obturadores e os pudendos internos**. Os linfonodos ilíacos externos situam-se em posição lateral, anterior e medial aos vasos e drenam a parede abdominal anterior, o úraco, a bexiga e, em parte, a genitália interna. A genitália externa e o períneo drenam para os linfonodos inguinais superficiais e profundos. Os linfonodos inguinais comunicam-se diretamente com as cadeias ilíacas interna e externa. Os linfonodos ilíacos comuns recebem vasos eferentes dos linfonodos ilíacos externos e internos e do ureter pélvico e drenam para os linfonodos aórticos laterais.

INERVAÇÃO PÉLVICA

Plexo Lombossacral

O plexo lombossacral e seus ramos são bem ilustrados no Capítulo 42; apenas os cursos pélvicos de seus nervos são analisados aqui (Tabela 68-2; Fig. 68-5). O **nervo ilioipogástrico** (L1) faz um percurso, suprindo, entre os músculos oblíquo interno e transverso e perfura os músculos oblíquos interno e externo 3 cm acima do anel inguinal externo para proporcionar a sensibilidade na parte anteroinferior do abdome e púbis (Fig. 68-3). O nervo ilioinguinal (L1) passa através do músculo oblíquo interno para entrar no canal inguinal lateralmente. Este nervo faz um percurso anterior ao cordão e sai do anel externo para proporcionar a sensação para o escroto anterior (Figs. 68-3 e 68-5). O nervo genitofemoral (L1, L2) perfura o músculo psoas para chegar à sua superfície anterior no retroperitônio e, então, faz um percurso para a pelve e divide-se nos ramos genital e femoral. Este último supre a sensação sobre a parte anterior da coxa abaixo do ligamento inguinal. O ramo genital segue a medula através do canal inguinal, supre o músculo cremaster e supre a sensação para o escroto anterior.

Na maior parte de seu trajeto pélvico, o nervo femoral (L2, L3, L4) faz um percurso dentro da substância do músculo psoas e, então, sai na sua margem lateral para passar sob o ligamento inguinal (Fig. 68-15). Ele supre a sensação para a parte anterior da coxa e a inervação motora para os extensores do joelho. **Durante um *psoas hitch*, as suturas devem ser colocadas na direção do nervo (e as fibras do músculo psoas) para evitar danos nos nervos ou aprisionamento. As lâminas afastadoras não devem repousar sobre o músculo psoas, pois elas podem produzir uma paralisia do nervo femoral**, um problema perigoso após a cirurgia pélvica. O nervo cutâneo femoral lateral (L2, L3) pode ser visto lateral ao psoas na fáscia ilíaca.

O **nervo obturador** (L2, L3, L4) emerge na pelve verdadeira por baixo do músculo psoas, lateral aos vasos ilíacos internos, e passa através da fossa obturadora para o canal obturador. Na fossa, ele está lateral e superior aos vasos obturadores e está rodeado pelo obturador e pelos linfonodos ilíacos internos. Danos a este nervo durante a linfadenectomia pélvica enfraquecem os adutores da coxa.

O tronco lombossacral (L4, L5) passa na pelve verdadeira por trás do psoas e une-se com os ramos ventrais dos nervos segmentares sacrais para formar o plexo sacral. Este plexo está na superfície pélvica do músculo piriforme profundo à fáscia endopélvica e posterior aos vasos ilíacos internos (Fig. 68-11). Ele deixa a pelve através do forame isquiático maior imediatamente posterior ao ligamento sacrospinal e supre a inervação motora e sensorial para a região posterior da coxa e inferior da perna. Uma posição de litotomia exagerada pode esticar esse nervo ou exercer pressão sobre seu ramo fibular na cabeça da fíbula para produzir queda do pé. Os ramos pélvicos e perineais do plexo sacral são (1) o nervo cutâneo femoral posterior (S2, S3), que, depois de passar através do forame isquiático maior, dá um ramo sensorial anterior para o períneo e o escroto posterior; (2) o nervo pudendo (S2, S3, S4), que segue a artéria pudenda interna até o períneo (a ser discutido); (3) os nervos eretores (S2, S3, S4) para o plexo autonômico; e (4) os nervos eferentes somáticos pélvicos a partir dos ramos ventrais de S2, S3 e S4 (Fig. 68-16). Os últimos nervos fazem um percurso na superfície pélvica do levantador do ânus em estreita associação ao reto e à próstata e são separados do plexo autonômico pélvico pela fáscia endopélvica. Eles suprem o levantador do ânus e estendem-se anteriormente para o esfíncter estriado uretral (Lawson, 1974; Zvara et al., 1994).

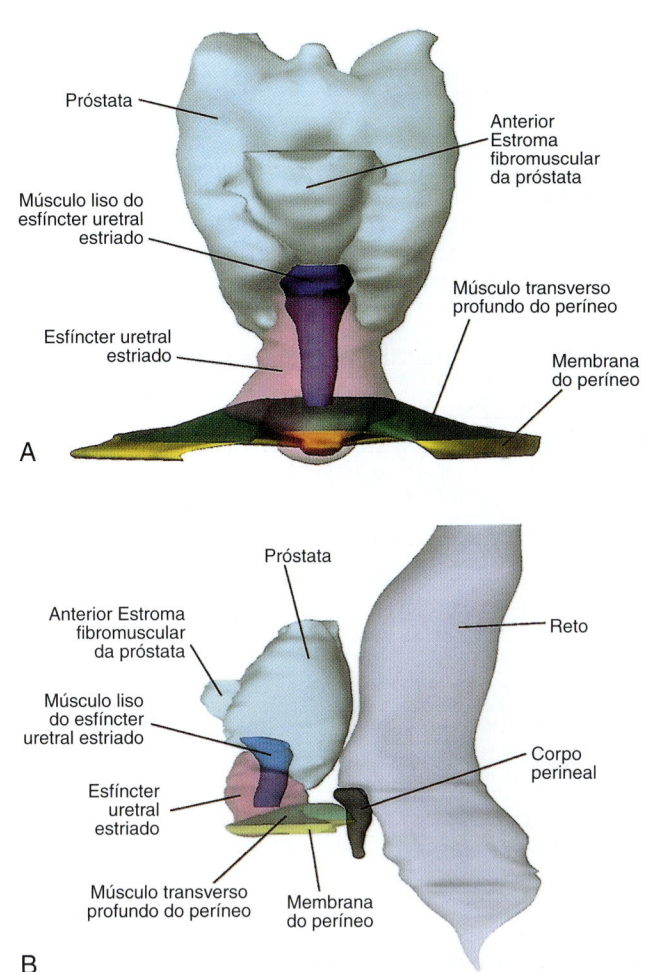

Figura 68-9. Estrutura do esfíncter uretral estriado no sexo masculino. A, A projeção anterior mostra a forma de cone do esfíncter e o músculo liso do esfíncter. B, Vista lateralmente, a parede anterior do esfíncter é quase duas vezes o comprimento da parede posterior, apesar de ambas serem de espessura comparável. (De Brooks JD, Chao WM, Kerr J. Male pelvic anatomy reconstructed from the visible human data set. J Urol 1998;159:868-72.)

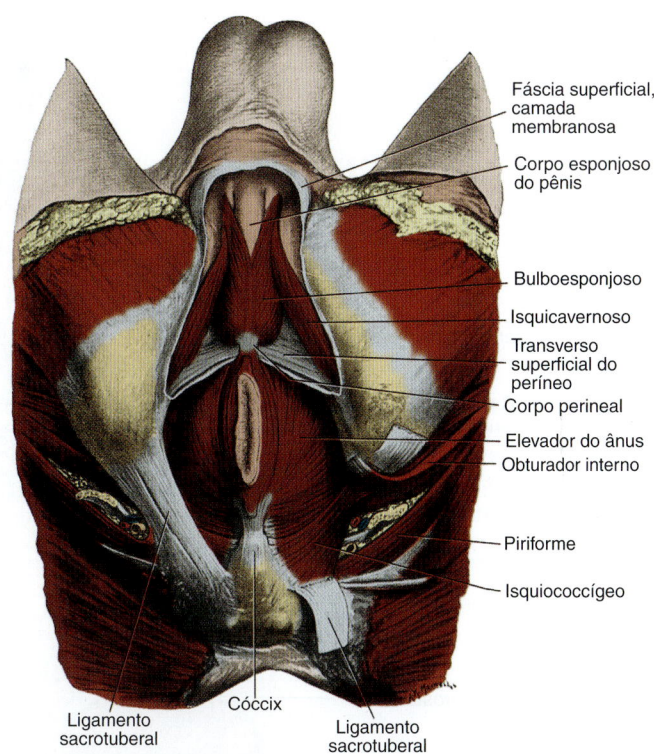

Figura 68-10. Músculos do períneo no sexo masculino. Os transversos do períneo e os isquicavernosos estruturam o diafragma urogenital. (De Williams PL, Warwick R. Gray's anatomy. 35th British ed. Philadelphia: Saunders; 1973.)

Plexo Autonômico Pélvico

Os corpos celulares simpáticos pré-sinápticos que se projetam para o plexo autonômico pélvico localizam-se na coluna lateral da substância cinzenta nos últimos três segmentos torácicos e primeiros dois segmentos lombares da medula espinal. Eles alcançam o plexo pélvico por duas vias: (1) O plexo hipogástrico superior é formado pelas fibras simpáticas a partir do plexo celíaco e os primeiros quatro nervos esplâncnicos lombares (Fig. 68-17). Anterior à bifurcação da aorta, ele se divide em dois nervos hipogástricos que entram na pelve medial aos vasos ilíacos internos, anterior ao sacro e profundo à fáscia endopélvica. (2) As continuações pélvicas dos troncos simpáticos passam profundas aos vasos ilíacos comuns e mediais aos forames sacrais e fundem-se na frente do cóccix no gânglio ímpar (Fig. 68-17). Cada cadeia compreende de quatro a cinco gânglios que enviam ramos anterolateralmente para participar na formação do plexo pélvico.

A inervação parassimpática pré-sináptica surge da coluna de células intermediolaterais da medula sacral. As fibras emergem do segundo, do terceiro e do quarto nervos espinais sacrais como os nervos esplâncnicos pélvicos (nervos eretores) para se juntar aos nervos hipogástricos e ramos dos gânglios simpáticos sacrais, a fim de formar o plexo hipogástrico inferior (pélvico) (Fig. 68-17). Algumas fibras eferentes parassimpáticas pélvicas fazem um percurso pelos nervos hipogástricos para o plexo mesentérico inferior, onde eles fornecem inervação parassimpática para o cólon descendente e cólon sigmoide.

O plexo pélvico é retangular, de aproximadamente 4 a 5 cm de comprimento, e seu ponto médio está nas pontas das vesículas seminais (Schlegel e Walsh, 1987). Ele é orientado no plano sagital em ambos os lados do reto e perfurado por numerosos vasos que vão e vem de reto, bexiga, vesículas seminais e próstata (Fig. 68-18). **Na divisão destes vasos (os chamados pedículos laterais da bexiga e próstata), corre-se o risco de lesão do plexo pélvico com impotência pós-operatória consequente** (Walsh e Donker, 1982; Walsh et al., 1983). Os componentes direito e esquerdo do plexo pélvico comunicam-se por trás do reto e anterior e posterior ao colo vesical. Os ramos do plexo pélvico seguem os vasos sanguíneos pélvicos para alcançar as vísceras pélvicas, apesar de os nervos para o ureter poderem juntar-se a ele diretamente conforme passa nas proximidades. Os nervos aferentes e eferentes viscerais fazem um percurso no ducto deferente para chegar ao testículo e ao epidídimo.

A porção mais caudal do plexo pélvico dá origem à inervação da próstata e dos importantes nervos cavernosos (Walsh e Donker, 1982). Depois de passar as pontas das vesículas seminais, tais nervos encontram-se dentro de folhas da fáscia endopélvica lateral perto da sua junção com a fáscia de Denonvilliers, mas do lado de fora (Lepor et al., 1985). Eles fazem um percurso na margem posterolateral da próstata sobre a superfície do reto e estão laterais às artérias e veias prostáticas capsulares (Fig. 68-18). Como os nervos são compostos de múltiplas fibras não visíveis na inspeção macroscópica, tais vasos servem como um marco anatômico cirúrgico para o curso destes nervos (o feixe neurovascular de Walsh). Durante a prostatectomia radical, os nervos são mais vulneráveis no ápice da próstata, onde eles se aproximam estreitamente da cápsula prostática nas posições de 5 e 7 horas. Ao

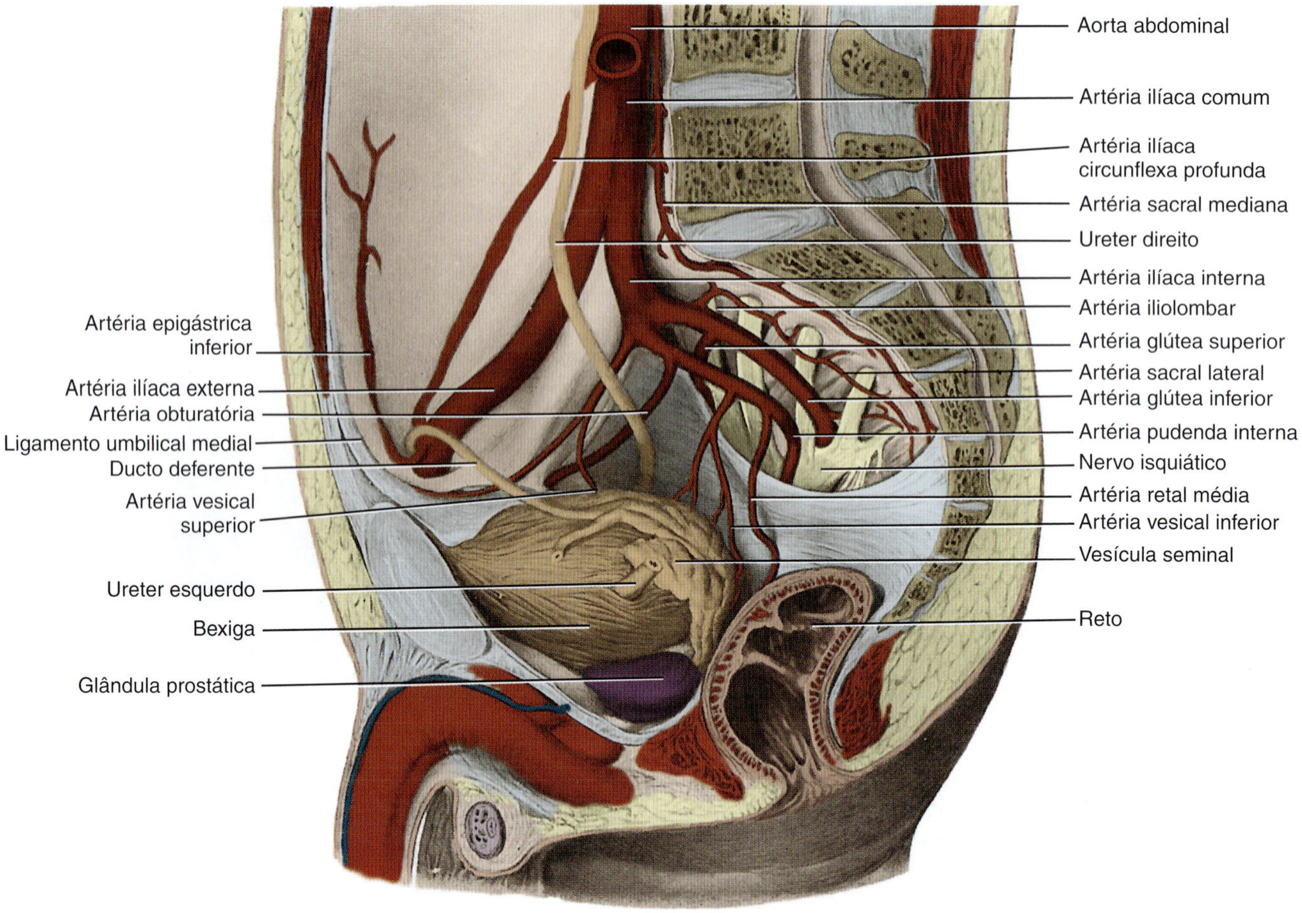

1620 PARTE XII Transporte, Armazenamento e Esvaziamento Urinário

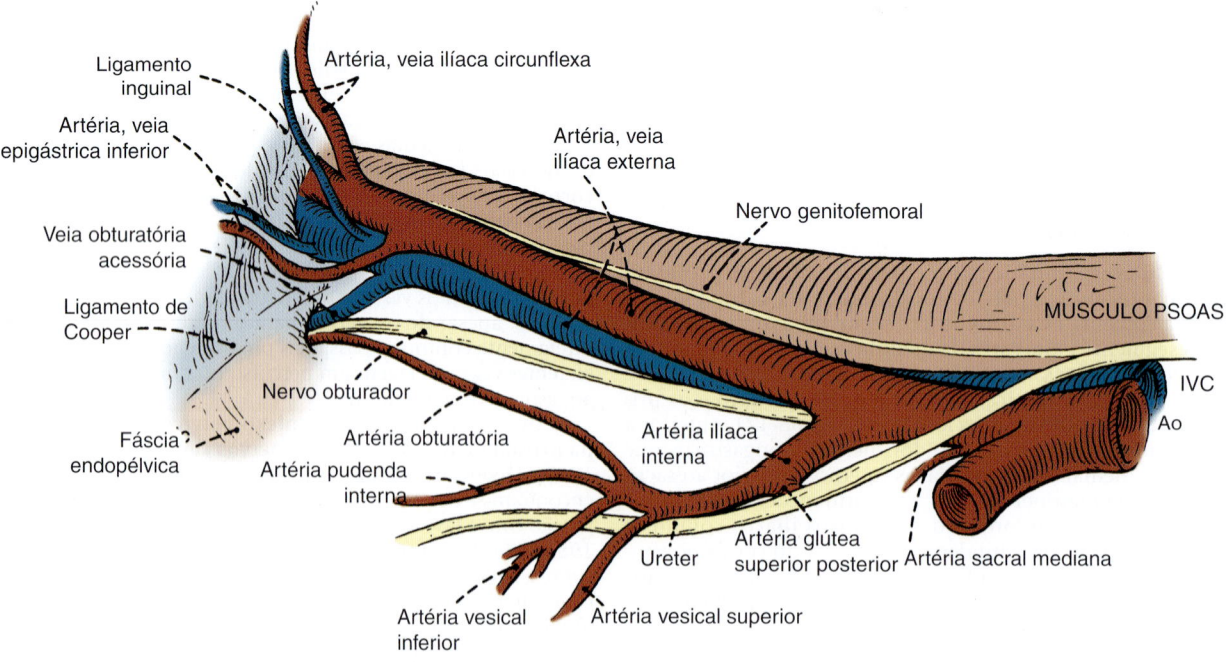

Figura 68-11. Artérias ilíaca interna e externa direitas. O ureter e o ducto deferente passam medialmente aos vasos. (De Clemente CD. Gray's anatomy. 30th American ed. Philadelphia: Lea & Febiger, 1985.)

Figura 68-12. Fossa obturadora direita mostrando os vasos ilíacos e o nervo obturador. Ao, aorta; IVC, veia cava inferior. (De Skinner DG. Pelvic lymphadenectomy. In: Glenn JF, editor: Urological surgery, 2nd ed. New York: Harper & Row; 1975, p. 591.)

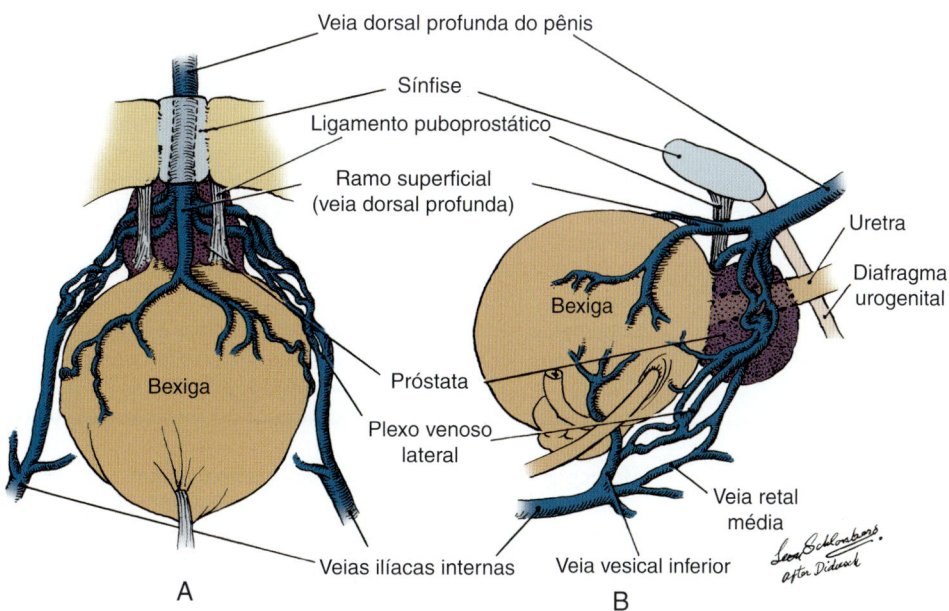

Figura 68-13. Plexo venoso pélvico. **A**, Trifurcação da veia dorsal do pênis, vista do espaço retropúbico. Mostra-se a relação dos ramos venosos com os ligamentos puboprostáticos. **B**, Vista lateral do plexo venoso pélvico após remoção da fáscia pélvica lateral. Normalmente, tais estruturas são difíceis de visualizar, pois elas estão incorporadas na fáscia pélvica. (De Reiner WG, Walsh PC. An anatomical approach to the surgical management of the dorsal vein and Santorini's plexus during radical retropubic surgery. J Urol 1979;121:198-200.)

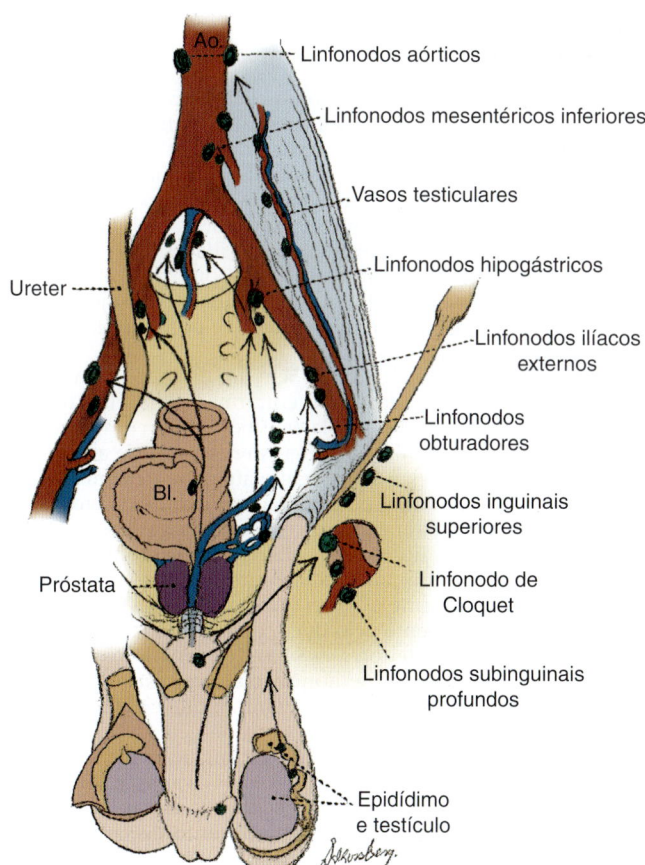

Figura 68-14. Drenagem linfática da pelve masculina, períneo e genitália externa. Ao., aorta; Bl., bexiga.

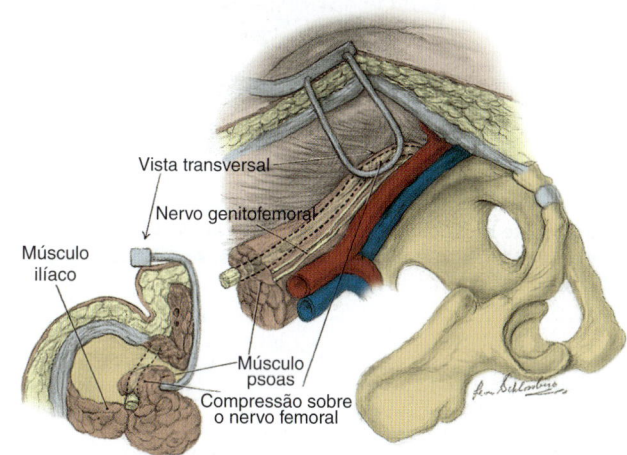

Figura 68-15. Relação do nervo femoral com o músculo psoas. As lâminas retratoras podem comprimir este nervo para produzir uma paralisia do nervo femoral. (De Burnett AL, Brendler CB. Femoral neuropathy following major pelvic surgery: etiology and prevention. J Urol 1994; 151:163-5.)

alcançarem a uretra membranosa, os nervos dividem-se em ramos superficiais, que fazem um percurso na superfície lateral do esfíncter uretral estriado nas posições de 3 e 9 horas, e as fibras profundas, que penetram a substância deste músculo e enviam pequenos ramos para as glândulas bulbouretrais. Conforme os nervos alcançam o hilo do pênis, eles se juntam para formar um a três feixes discretos, relacionados com a uretra nas posições de 1 e 11 horas, superficiais às veias cavernosa e dorsomedial para as artérias cavernosas (Lue et al., 1984; Breza et al., 1989). Com as artérias, eles perfuram o corpo cavernoso para suprir o tecido erétil. As pequenas fibras também se juntam aos nervos dorsais do pênis conforme eles fazem um percurso distalmente.

TABELA 68-2 Nervos Somáticos do Abdome Inferior e Pelve

NOME DO NERVO	ORIGEM	SUPRIMENTOS
Ílio-hipogástrico	L1	Suprimento motor para músculos oblíquo interno, transverso, sensação sobre a parede abdominal anterior inferior
Ilioinguinal	L1	Sensibilidade da parte anterior do púbis (monte) e o escroto anterior
Genitofemoral	L1, L2	Ramo genital: suprimento motor para o músculo cremaster, Sensibilidade para o escroto anterior
		Ramo femoral: Sensibilidade para a parte anterior da coxa
Femoral	L2, L3, L4	Suprimento motor para extensores do joelho, Sensibilidade na parte anterior da coxa
Obturador	L2, L3, L4	Suprimento motor para adutores da coxa, Sensibilidade na parte medial da coxa
Tronco lombossacral	L4, L5	Une-se aos nervos sacrais para formar o plexo lombossacral que supre a inervação motora e sensorial para as extremidades inferiores
Cutâneo posterior femoral da coxa	S2, S3	Sensibilidade para o períneo, escroto posterior e parte posterior da coxa
Pudendo	S2, S3, S4	Motor para elevador do ânus, músculos do diafragma urogenital, esfíncter anal e uretral estriado, Sensibilidade para períneo, escroto, pênis
Eferentes somáticos pélvicos	S2, S3, S4	Suprimento motor para elevador do ânus e esfíncter uretral estriado
Nervos eretores	S2, S3, S4	Fibras parassimpáticas a partir do cordão sacral para suprir as vísceras pélvicas

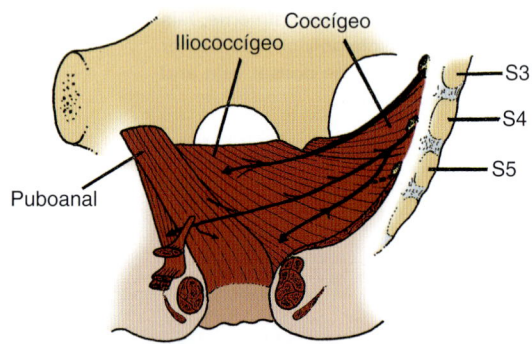

Figura 68-16. Nervos eferentes somáticos do assoalho pélvico estendendo-se anteriormente sobre a superfície pélvica do elevador do ânus para suprir este músculo e o esfíncter uretral estriado. (De Lawson JO. Pelvic anatomy. I. Pelvic floor muscles. Ann R Coll Surg Engl 1974;54:244-52.)

VÍSCERAS PÉLVICAS

Reto

O reto começa com o desaparecimento do mesentério do sigmoide em oposição à terceira vértebra sacral. **O peritônio continua anteriormente sobre os dois terços superiores do reto como a bolsa retovesical nos homens** (Fig. 68-19). A incisão da parede anterior desta bolsa peritoneal expõe as vesículas seminais atrás da bexiga. Inferior a esta bolsa, o reto anterior está relacionado com a sua continuação fascial (a fáscia retogenital ou fáscia de Denonvilliers) para baixo até o nível do esfíncter uretral estriado (Figs. 68-2 e 68-19). O reto descreve uma curva suave sobre o sacro, o cóccix e a placa levantadora (Fig. 68-17) e recebe inervação do plexo autonômico pélvico localizado lateralmente e suprimento sanguíneo a partir das artérias retais superiores (da mesentérica inferior), médias (da ilíaca interna) e inferiores (a partir da pudenda interna).

A parede retal é composta por uma camada interna de músculo liso circular e uma lâmina teoricamente contínua de músculo liso longitudinal externo derivado da tênia do cólon. Na sua porção mais baixa, o reto dilata-se para formar a ampola retal. Na porção mais inferior da ampola, as fibras anteriores do músculo longitudinal deixam o reto para juntar-se à fáscia de Denonvilliers e ao esfíncter uretral estriado posterior no ápice do corpo perineal (Brooks et al., 2002). Durante a prostatectomia perineal, estas fibras, **no músculo retouretral, têm de 2 a 10 mm de espessura e precisam ser divididas para se obter acesso à próstata** (Fig. 68-20). Os ápices da próstata e da ampola retal estão em estreita proximidade, e as lesões retais durante a prostatectomia radical comumente ocorrem nesta localização. No momento em que o retouretral é desprendido, o reto faz um desvio em ângulo reto posteroinferiormente para sair da pélvis no canal anal (Fig. 68-7). A anatomia do canal anal é considerada com o períneo.

Ureter Pélvico

O ureter é dividido em porções abdominal e pélvica pela artéria ilíaca comum. A estrutura do ureter e seu curso abdominal são revistos no Capítulo 42. No intraoperatório, o ureter é identificado pelas suas ondas peristálticas e facilmente encontrado anterior à bifurcação da artéria ilíaca comum. Na ureteroscopia, as pulsações desta artéria podem ser vistas na parede ureteral posterior. A pieloureterografia revela um estreitamento do ureter nos vasos ilíacos e os cálculos ureterais frequentemente se alojam neste local. Como o ureter e os vasos ilíacos situam-se sobre a linha arqueada, o ureter está sujeito a compressão e obstrução pelo útero em gestação e por massas dentro da pelve verdadeira.

Os ureteres passam ao alcance de 5cm um do outro no momento em que cruzam os vasos ilíacos. Ao entrar na pélvis, eles divergem amplamente ao longo das paredes laterais pélvicas em direção às espinhas isquiáticas. O ureter faz um percurso na superfície anterior dos vasos ilíacos internos e está relacionado lateralmente com os ramos do tronco anterior. Próximo da espinha isquiática, o ureter faz um percurso anterior e medialmente para chegar à bexiga. **Nos homens, a superfície anteromedial do ureter é coberta pelo peritônio e o ureter, incorporado no tecido conjuntivo retroperitoneal, que varia em espessura** (Fig. 68-8). Conforme o ureter faz um percurso medialmente, ele é cruzado anteriormente pelo ducto deferente e faz um percurso com as artérias vesicais inferiores, as veias e os nervos nos ligamentos vesicais laterais. Visto de lado peritoneal, o ureter é exatamente lateral e profundo à prega retogenital. O ureter intramural e a bexiga são discutidos neste capítulo.

O ureter pélvico recebe fornecimento de sangue abundante a partir da artéria ilíaca comum e da maioria dos ramos da artéria ilíaca interna. As artérias uterinas e vesicais inferiores geralmente suprem o ureter com os seus ramos pélvicos maiores. **O fornecimento de sangue para o ureter pélvico entra lateralmente; assim, o peritônio pélvico deve ser incisado apenas medialmente ao ureter.** Os vasos intramurais do ureter fazem um percurso dentro da adventícia e geralmente seguem um de dois padrões. Em cerca de 75% das amostras, vasos longitudinais percorrem o comprimento do ureter e são formados por anastomoses

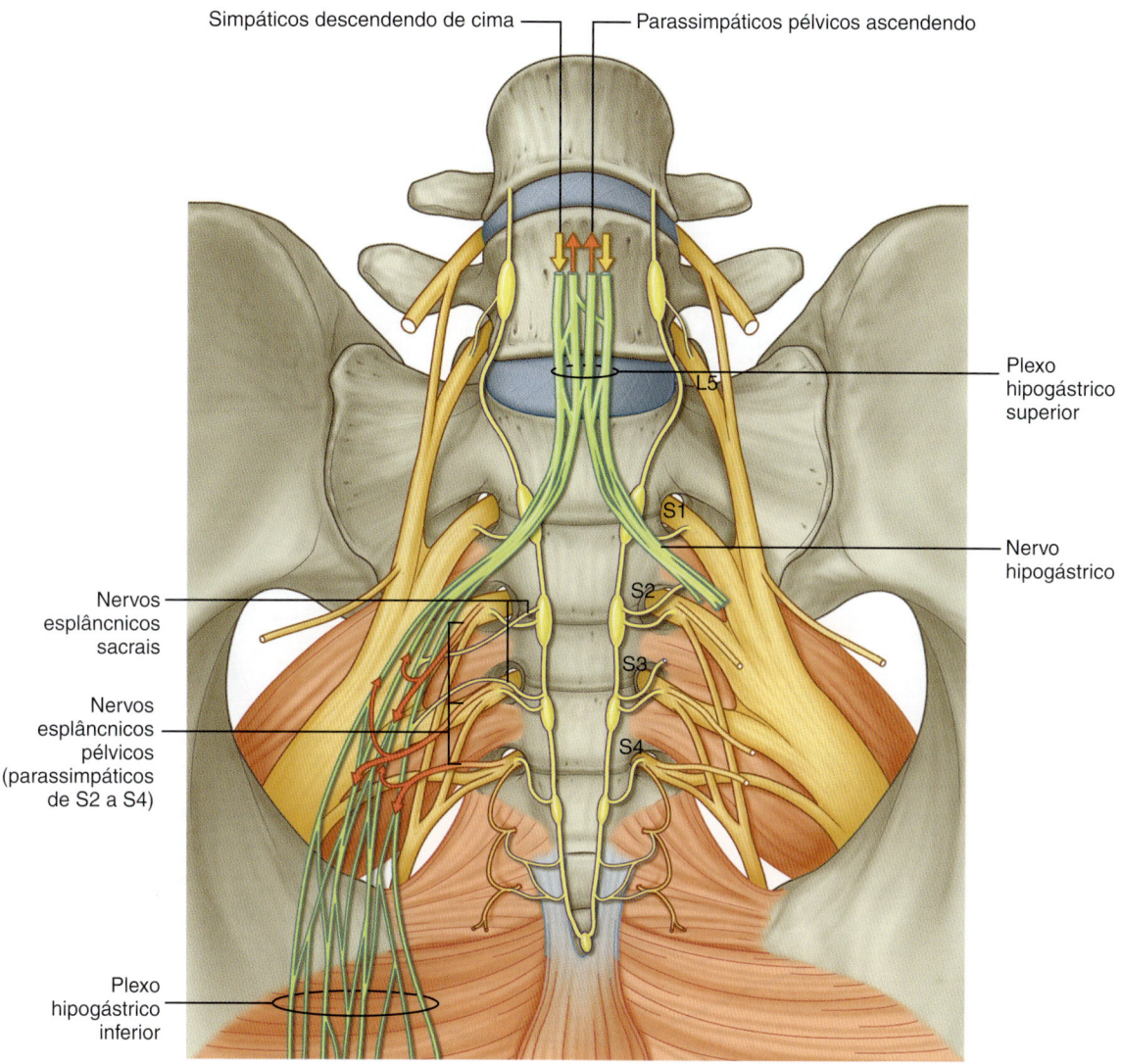

Figura 68-17. Contribuições simpáticas e parassimpáticas para o plexo nervoso autonômico pélvico.

dos vasos segmentares ureterais. Nos ureteres restantes, os vasos formam uma malha fina de interconexão (plexiforme) com menos fluxo colateral (Shafik, 1972). Portanto, o reparo primário de lesões ao ureter pélvico tem um resultado ruim, e elas são mais propensas à formação de estenose (Hinman, 1993). A drenagem linfática do ureter pélvico é para os nodos ilíacos externos, internos e comuns. O aumento de volume patológico dos nodos ilíacos comum e interno pode invadir e obstruir o ureter.

O ureter pélvico tem uma rica inervação autonômica adrenérgica e colinérgica derivada do plexo pélvico. O significado funcional dessa inervação não é claro, uma vez o ureter continua a contrair peristalticamente após a desnervação. As fibras neurais aferentes fazem um percurso através do plexo pélvico e são responsáveis pela dor de característica visceral advinda de irritação ureteral ou obstrução aguda.

Bexiga

Relações

Quando cheia, a bexiga tem uma capacidade de aproximadamente 500 mL e assume uma forma ovoide. A bexiga vazia é tetraédrica e descrita como tendo uma superfície superior com um ápice no úraco, duas superfícies inferolaterais e uma superfície ou base posteroinferior com o colo da bexiga no ponto mais baixo (Fig. 68-19).

O úraco ancora a bexiga na parede abdominal anterior (Fig. 68-6). Há uma relativa escassez de músculo da parede da bexiga no ponto de fixação do úraco, predispondo à formação de divertículos. O úraco é composto por feixes de músculo liso longitudinais derivados da parede da bexiga. Perto do umbigo, ele se torna mais fibroso e geralmente se funde com uma das artérias umbilicais obliteradas. Os vasos do úraco fazem um percurso longitudinalmente e as extremidades do úraco devem ser ligadas quando ele é dividido. Um lúmen revestido de epitélio geralmente persiste por toda a vida e raramente dá origem a adenocarcinomas agressivos do úraco (Begg, 1930). Em casos raros, a continuidade luminal com a bexiga serve como um reservatório bacteriano ou resulta em uma fístula urinária umbilical.

A superfície superior da bexiga é coberta pelo peritônio. Anteriormente, o peritônio estende-se suavemente sobre a parede abdominal anterior (Fig. 68-8). Com distensão, a bexiga eleva-se para fora da pelve verdadeira e separa o peritônio da parede abdominal anterior. Portanto, é possível realizar uma cistostomia suprapúbica sem correr o risco de entrar na cavidade peritoneal. Posteriormente, o peritônio passa no nível das vesículas seminais e encontra-se com o peritônio no reto anterior para formar o espaço retovesical.

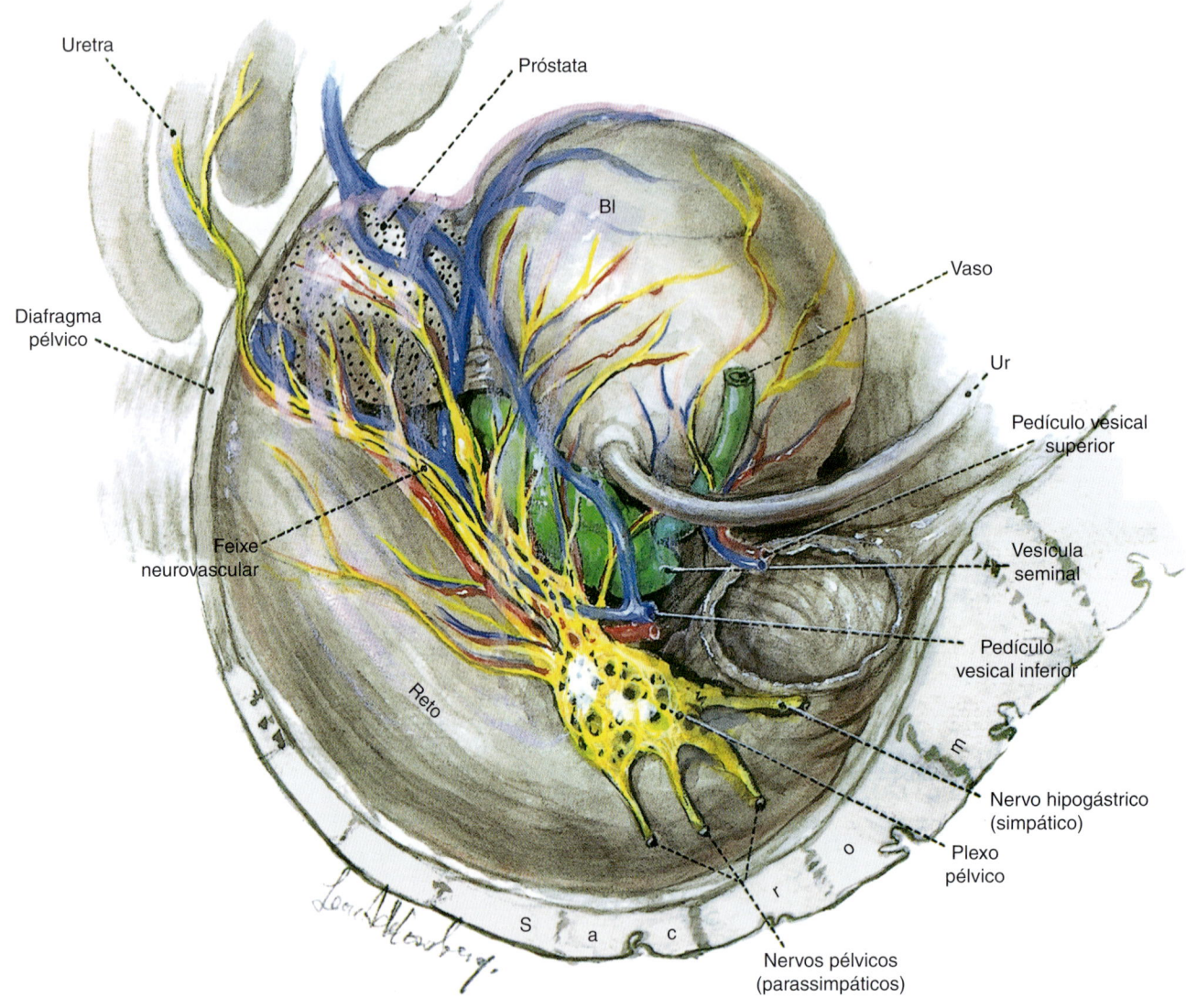

Figura 68-18. Vista lateral mostrando o plexo nervoso autonômico pélvico e sua relação com as vísceras pélvicas. Bl, bexiga; Ur, uretra. (De Schlegel PN, Walsh PC. Neuroanatomical approach to radical cystoprostatectomy with preservation of sexual function. J Urol 1987;138:1402-6.)

Anteroinferiormente e lateralmente, a bexiga é amortecida da parede lateral pélvica pela gordura retropúbica e perivesical e pelo tecido conjuntivo frouxo. Este espaço virtual (de Retzius) pode ser adentrado anteriormente dividindo-se a fáscia transversal, e ele fornece acesso para as vísceras pélvicas tão posteriores quanto os vasos ilíacos e ureteres. A base da bexiga está relacionada com as vesículas seminais, as ampolas de ductos deferentes e o ureter terminal (Fig. 68-21). O colo da bexiga, localizado no meato uretral interno, repousa de 3 a 4 cm atrás do ponto médio da sínfise púbica. Ele está firmemente fixado pela fáscia pélvica (ver discussão anterior) e pela sua continuidade com a próstata; sua posição muda pouco com condições variáveis da bexiga e do reto.

Em lactentes, a pelve verdadeira é rasa, e o colo da bexiga está no nível da borda superior da sínfise. A bexiga é um verdadeiro órgão intra-abdominal que pode se projetar acima do umbigo quando estiver cheia. Na puberdade, a bexiga migra para os limites da aprofundada pelve verdadeira.

Estrutura

A superfície interna da bexiga é revestida com o epitélio de transição, o qual parece liso quando a bexiga está cheia, mas contrai em várias dobras quando a bexiga se esvazia. Esse urotélio tem geralmente seis células de espessura e repousa sobre uma membrana basal fina. Profunda a ele, a lâmina própria forma uma camada relativamente espessa de tecido conjuntivo fibroelástico que possibilita uma distensão considerável. Esta camada é atravessada por vários vasos sanguíneos e contém fibras musculares lisas reunidas em uma muscular da mucosa pouco definida. Por baixo desta camada, encontra-se o músculo liso da parede da bexiga. As fibras musculares relativamente grandes formam ramificações, entrelaçando os feixes frouxamente organizados em camadas longitudinais internas, circulares médias e longitudinais exteriores (Fig. 68-22). No entanto, no aspecto superior da bexiga, tais camadas estão claramente não separáveis e qualquer fibra pode fazer um percurso entre cada uma das camadas, alterar a orientação e ramificar-se em fibras longitudinais e circulares. A rigor, esta malha de músculo detrusor é ajustada para o esvaziamento da bexiga esférica.

Perto do colo da bexiga, o músculo detrusor é claramente separável nas três camadas anteriormente descritas. Aqui, o músculo liso é morfologicamente e farmacologicamente distinto do restante da bexiga, pois os fascículos musculares de grande diâmetro são substituídos por fibras muito mais finas. A estrutura do colo da bexiga parece diferir entre homens e mulheres. Nos homens, as fibras longitudinais internas orientadas radialmente passam

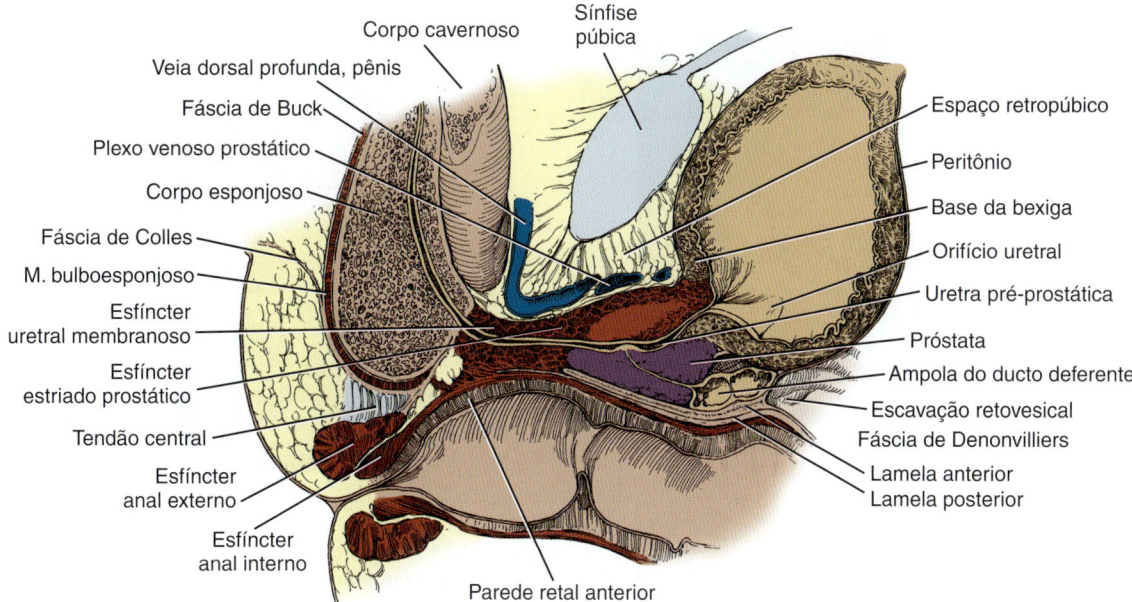

Figura 68-19. Secção sagital através da uretra prostática e membranosa, demonstrando as relações de linha média das estruturas pélvicas. (De Hinman F Jr. Atlas of urosurgical anatomy. Philadelphia: Saunders; 1993.)

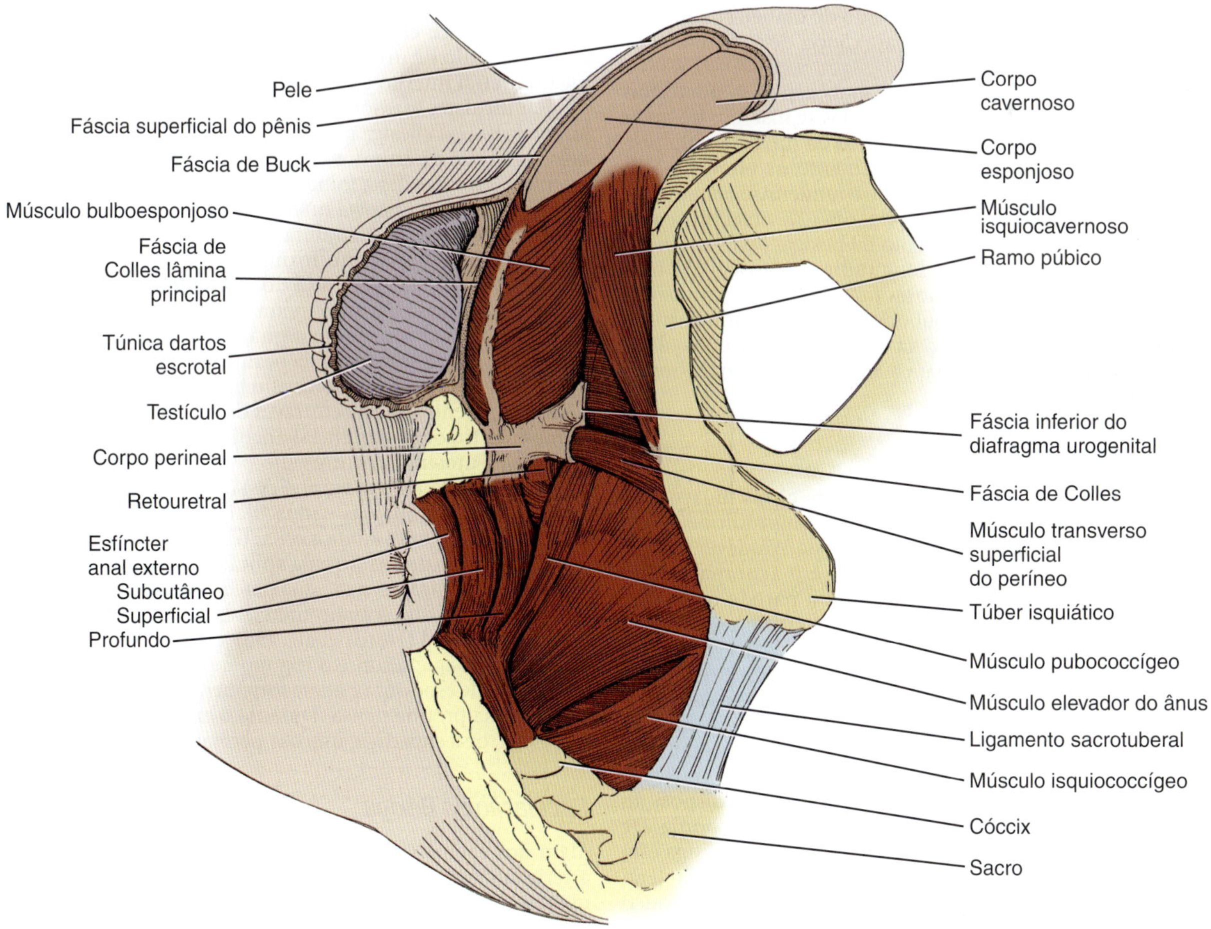

Figura 68-20. Músculos e fáscias superficiais do períneo masculino. (De Hinman F Jr. Atlas of urosurgical anatomy. Philadelphia: Saunders; 1993.)

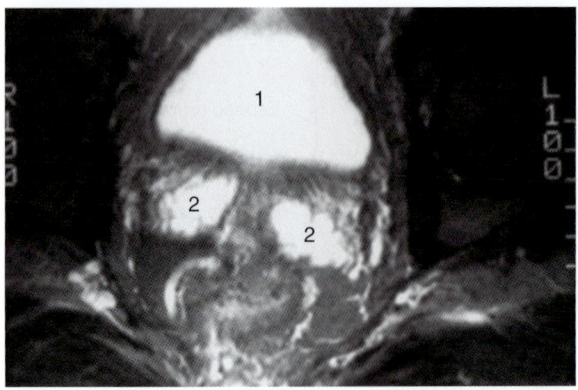

Figura 68-21. Ressonância magnética ponderada em T2 da pelve masculina revelando a bexiga (1) e as vesículas seminais (2).

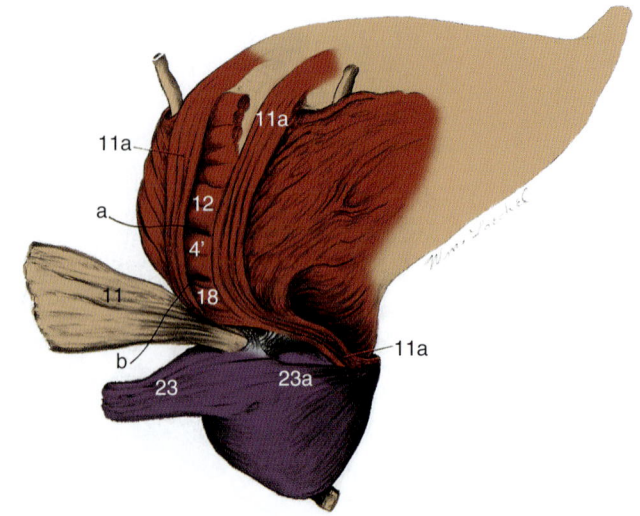

Figura 68-22. Dissecção da bexiga masculina. 11, Detrusor longitudinal externo posterior, que forma o apoio dos ureteres (dobrado posteriormente); 11a, porção posterolateral do músculo longitudinal externo formando uma alça ao redor do colo da bexiga anterior; 4', 12 e 18, camada circular média apoiando o trígono; 23 e 23a, pedículo lateral da próstata. (De Uhlenhuth E. Problems in the anatomy of the pelvis. Philadelphia: JB Lippincott; 1953.)

através do meato interno para se tornarem contínuas com a camada longitudinal interna do músculo liso na uretra.

A camada média forma um esfíncter pré-prostático circular que é responsável pela continência no nível do colo da bexiga (Fig. 68-23). A parede da bexiga posterior ao meato uretral interno e o estroma fibromuscular anterior da próstata formam uma estrutura contínua no colo da bexiga semelhante a um anel (Brooks et al., 1998). O fato de a continência perfeita poder ser mantida em homens nos quais o esfíncter estriado uretral é destruído atesta a eficácia deste esfíncter (Waterhouse et al., 1973). Este músculo é ricamente inervado por fibras adrenérgicas, que, quando estimuladas, produzem o fechamento do colo da bexiga (Uhlenhuth, 1953). Os danos nos nervos simpáticos que conduzem para a bexiga, como resultado de diabetes melito ou dissecção do linfonodo retroperitoneal para câncer de testículo, pode provocar a ejaculação retrógrada.

As fibras longitudinais exteriores são mais espessas posteriormente na base da bexiga. Na linha média, elas se inserem no ápice do trígono e se misturam com o músculo liso da próstata para proporcionar um forte apoio trigonal. Lateralmente, as fibras a partir dessa folha posterior passam anteriormente e fundem-se para formar uma alça em torno do colo da bexiga (Fig. 68-22). Acredita-se que esta alça participe da continência no colo da bexiga. Nas superfícies lateral e anterior da bexiga, as fibras longitudinais não são tão bem desenvolvidas. Algumas fibras anteriores fazem um percurso para a frente para se juntar aos ligamentos puboprostáticos nos homens. Tais fibras contribuem com músculo liso para esses suportes, e especula-se que contribuam durante a micção para a abertura do colo da bexiga (DeLancey, 1989).

Junção Ureterovesical e o Trígono

Conforme o ureter se aproxima da bexiga, suas fibras musculares lisas murais orientadas em espiral tornam-se longitudinais. Dois a 3 cm da bexiga, uma bainha fibromuscular (de Waldeyer) estende-se longitudinalmente ao longo do ureter e o acompanha até o trígono (Tanagho, 1992). O ureter perfura a parede da bexiga obliquamente, faz um percurso de 1,5 a 2 cm e termina no orifício ureteral (Figs. 68-24 e 68-25). Conforme ele passa através de um hiato no detrusor (ureter intramural), ele é comprimido e estreita-se consideravelmente. Este é um local comum em que cálculos ureterais tornam-se impactados. A porção intravesical do ureter encontra-se imediatamente abaixo do urotélio da bexiga e, por conseguinte, é bastante flexível. Ela é apoiada por uma forte placa de músculo detrusor. Com o enchimento da bexiga, acredita-se que tal disposição resulte em oclusão passiva do ureter, como uma válvula de borda. De fato, não ocorre o refluxo em cadáveres frescos quando a bexiga está cheia (Thomson et al., 1994). Acredita-se que o refluxo vesicoureteral resulte de comprimento ureteral submucoso insuficiente e pouco apoio do detrusor (Fig. 68-26). Os aumentos crônicos na pressão intravesical resultantes de obstrução da saída da bexiga podem causar herniação da mucosa da bexiga por meio do ponto mais fraco do hiato acima do ureter, além de produzir um "divertículo de Hutch" e refluxo (Hutch et al., 1961).

O triângulo de urotélio liso entre os dois orifícios uretéricos e o meato uretral interno é chamado de *trígono da bexiga* (Fig. 68-24). As fibras musculares lisas longitudinais finas de cada ureter espalham-se ao longo da base da bexiga para formar uma folha triangular de músculo que se estende a partir dos dois orifícios ureterais até o meato uretral interno. As bordas desta folha muscular podem ser espessadas entre os orifícios ureterais (a crista interuretérica ou barra de Mercier) e entre os ureteres e o meato uretral interno (músculo de Bell).

O músculo do trígono forma três camadas distintas: (1) uma camada superficial, derivada do músculo longitudinal do ureter, que se estende para baixo da uretra para se inserir no colículo seminal; (2) uma camada profunda, a qual continua a partir da bainha de Waldeyer e insere-se no colo da bexiga; e (3) uma camada do detrusor, formada pelas camadas de músculo liso longitudinal externo e circular média da parede da bexiga. Através da sua continuidade com o ureter, o músculo trigonal superficial ancora o ureter na bexiga. Durante o reimplante ureteral, este músculo é elevado e dividido para se obter acesso ao espaço entre a bainha de Waldeyer e o ureter. Neste espaço, apenas conexões fibrosas e musculares frouxas são encontradas. Tal disposição anatômica ajuda a evitar o refluxo durante o enchimento da bexiga por meio da fixação e da aplicação de tensão ao meato ureteral. Conforme a bexiga se enche, sua parede lateral faz um movimento em telescópio para fora sobre o ureter, aumentando o comprimento do ureter intravesical (Hutch et al., 1961).

O urotélio que recobre o trígono muscular costuma ser de apenas três células de espessura e adere fortemente ao músculo subjacente por uma lâmina própria densa. Durante o enchimento e o esvaziamento da bexiga, essa superfície mucosa permanece lisa.

Circulação da Bexiga

Além dos ramos vesicais, a bexiga pode ser suprida por qualquer artéria adjacente que se origina da artéria ilíaca interna. Por conveniência, os cirurgiões referem-se ao fornecimento de sangue vesical como pedículos *laterais* e *posteriores*, que, quando se aborda a bexiga a partir do espaço retovesical, são laterais e posteromediais aos ureteres,

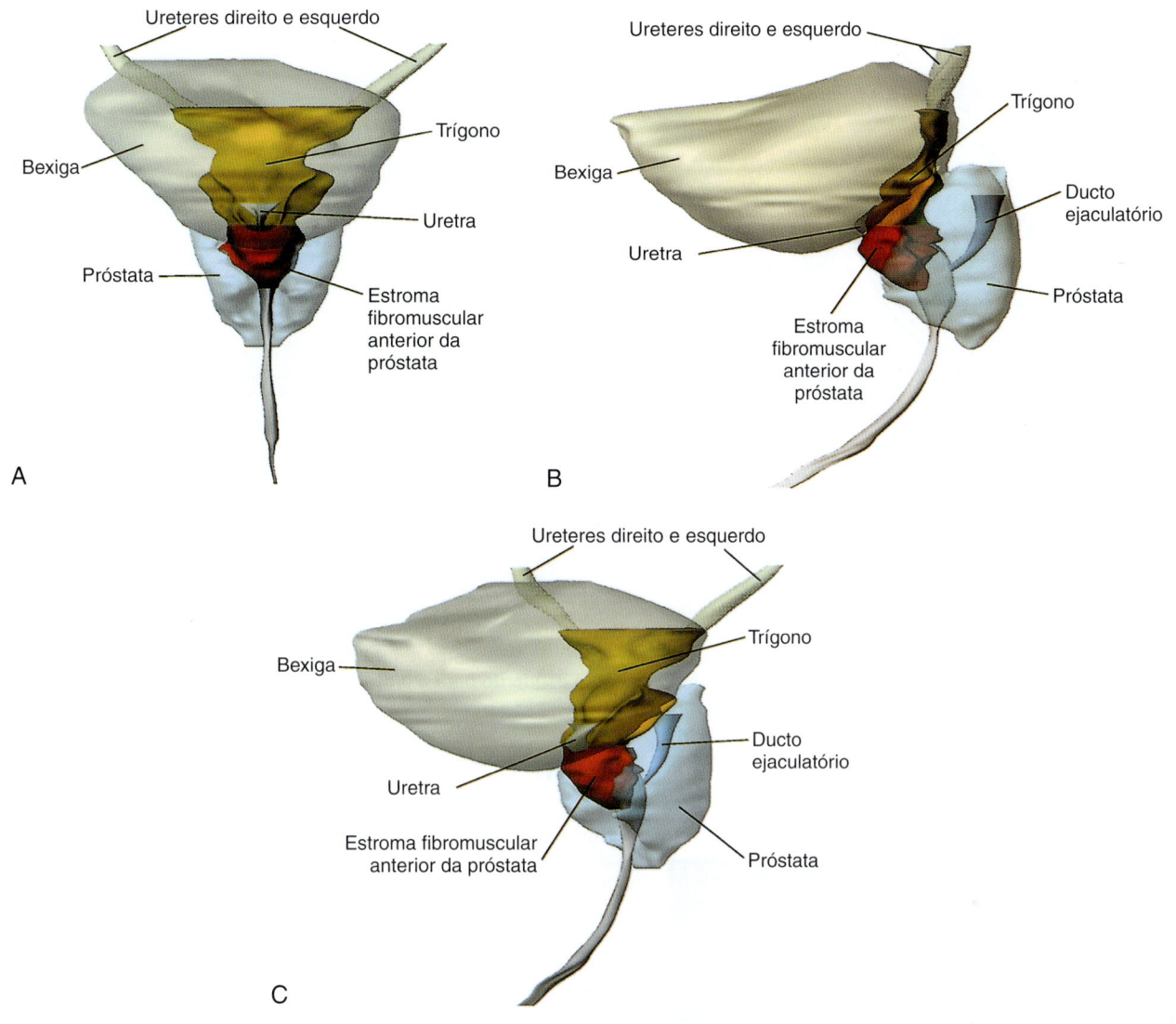

Figura 68-23. Estrutura do colo da bexiga masculina e trígono. A, Vista anterior mostrando que o trígono estreita-se abaixo dos orifícios uretéricos e, depois, amplia-se no colo da bexiga para tornar-se contínuo com o estroma fibromuscular anterior da próstata. B, Projeção lateral mostrando que o trígono e o estroma fibromuscular anterior estão em continuidade. O trígono fica mais espesso próximo ao colo da bexiga conforme ele encontra o estroma fibromuscular anterior. C, Vista oblíqua mostra esta estrutura no colo da bexiga, onde ela forma o esfíncter uretral interno. (De Brooks JD, Chao WM, Kerr J. Male pelvic anatomy reconstructed from the visible human data set. J Urol 1998;159:868-72.)

respectivamente. Tais pedículos são os ligamentos vesicais lateral e posterior no homem (Fig. 68-8). As veias da bexiga coalescem no plexo vesical e drenam para a veia ilíaca interna. Os linfáticos da lâmina própria e lâmina muscular drenam para canais na superfície da bexiga, que fazem o percurso com os vasos superficiais dentro da fina fáscia visceral. Linfonodos paravesicais pequenos podem ser encontrados ao longo dos canais superficiais. O maior volume da drenagem linfática passa para os nódulos linfáticos ilíacos externos (Fig. 68-14). Alguma drenagem anterior e lateral pode passar através dos nódulos obturador e ilíaco interno, enquanto as porções da base da bexiga e trígono podem drenar para os grupos ilíacos comum e interno.

Inervação da Bexiga

As fibras eferentes autonômicas da porção anterior do plexo pélvico (o plexo vesical) desviam dos ligamentos laterais e posteriores para inervar a bexiga. A parede da bexiga é ricamente suprida por terminações nervosas colinérgicas parassimpáticas e tem corpos celulares pós-ganglionares abundantes. Foi proposto que a esparsa inervação simpática da bexiga medeia o relaxamento do detrusor, mas provavelmente não tem significado funcional. Um componente separado não adrenérgico, não colinérgico (NANC) do sistema nervoso autônomo participa da ativação do detrusor, embora o neurotransmissor não tenha sido identificado (Burnett, 1995). Conforme mencionado, o colo da bexiga masculina recebe inervação simpática abundante e expressa os receptores α1-adrenérgicos. O colo da bexiga feminina tem pouca inervação adrenérgica. Neurônios que contêm óxido nítrico sintase foram identificados no detrusor, sobretudo no colo da bexiga, no qual eles facilitam o relaxamento durante a micção. O músculo trigonal é inervado pelos neurônios adrenérgicos e neurônios que contêm óxido nítrico sintase. Como o colo da bexiga, ele relaxa durante a micção. A inervação aferente a partir da bexiga faz um percurso com ambos os

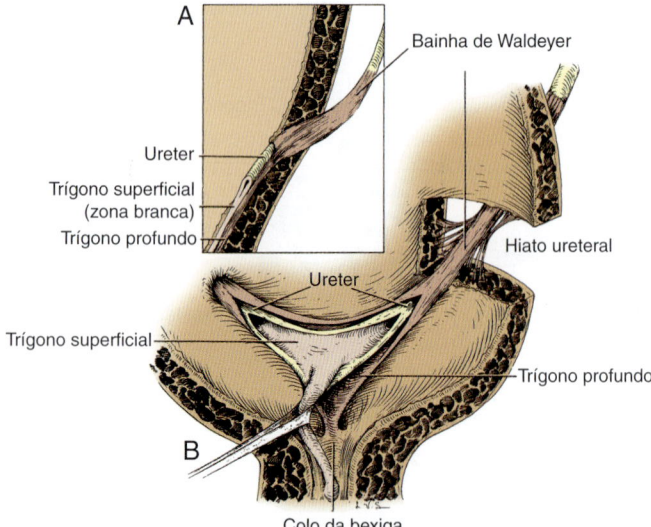

Figura 68-24. Junção ureterovesical normal e trígono. A, Secção da parede da bexiga perpendicular ao hiato ureteral mostra a passagem oblíqua do ureter através do detrusor e também revela o ureter submucoso com seu apoio detrusor. A bainha de Waldeyer circunda o ureter pré-vesical e estende-se para dentro para se tornar o trígono profundo. B, A bainha de Waldeyer continua-se na bexiga assim como o trígono profundo, que está fixo no colo da bexiga. O músculo liso do ureter forma o trígono superficial e está ancorado no colículo seminal. (De Tanagho EA, Pugh RCB. The anatomy and function of the ureterovesical junction. Br J Urol 1963;35:151-65.)

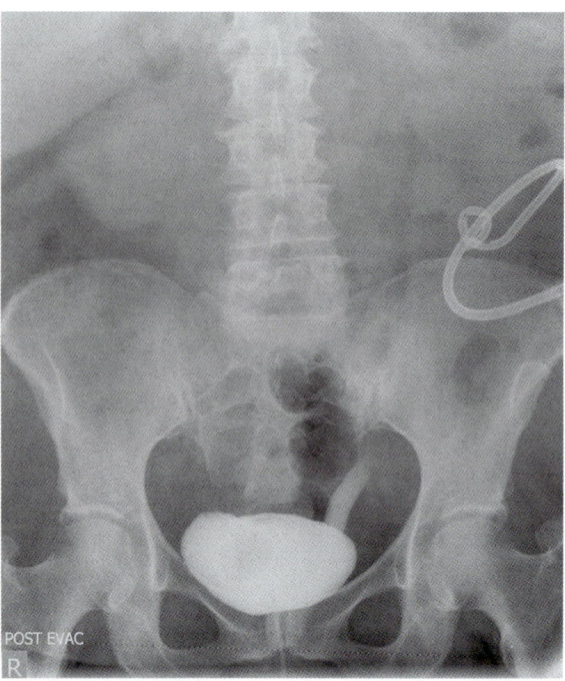

Figura 68-26. Cistograma demonstrando o refluxo vesicoureteral do lado esquerdo para o ureter dilatado.

PERÍNEO

O períneo encontra-se entre o púbis, as coxas e as nádegas, sendo limitado superiormente pela levantador do ânus. Vistos de baixo, a sínfise púbica, os túberes isquiáticos e o cóccix esboçam a forma de diamante do períneo. Os ramos isquiopúbicos inferiores e os ligamentos sacrotuberosos formam suas paredes ósseas e ligamentosas (Figs. 68-27 e 68-28; Fig. 68-20). Uma linha desenhada através dos túberes isquiáticos divide o períneo em um triângulo anal e um triângulo urogenital.

Triângulo Anal

No ápice da próstata, o reto vira aproximadamente 90 graus posteriormente e inferiormente para se tornar o ânus (Figs. 68-7 e 68-9). Ele atravessa 4 cm para alcançar a pele perto do centro do triângulo anal. A gordura subcutânea que circunda o ânus é contínua com aquela de triângulo urogenital, nádegas e coxa medial. Lateralmente, a gordura enche a fossa isquiorretal, um espaço delimitado pelo levantador do ânus medialmente, o obturador interno e o ligamento sacrotuberoso lateralmente (Fig. 68-10). Anteriormente, este espaço estende-se em um recesso acima do diafragma urogenital; posteriormente, ele é contínuo com a camada intermediária da pelve através dos forames isquiáticos. Por meio desta continuidade, as infecções podem deslocar-se entre o períneo e a cavidade pélvica.

O esfíncter anal é dividido em componentes internos e externos. **O esfíncter interno representa um espessamento da camada de músculo liso circular interna do reto.** O músculo liso longitudinal externo afina-se além do retouretral e combina-se com o esfíncter externo, embora algumas fibras se insiram na pele ao redor do ânus (corrugador do ânus) para produzir uma aparência enrugada. **O esfíncter externo circunda o interno e é dividido em porções subcutâneas, superficiais e profundas.** A parte subcutânea liga-se ao corpo perineal por fibras colágenas e musculares mais grossas superficialmente chamadas de *tendão central do períneo*. O esfíncter superficial liga-se ao corpo perineal e ao cóccix. Na inflexão posterior do reto, o esfíncter profundo combina-se com a alça puborretal do elevador do ânus. Neste nível, uma banda firme pode ser sentida no exame retal e corresponde aos esfíncteres interno e externo. A divisão desta banda muscular resulta

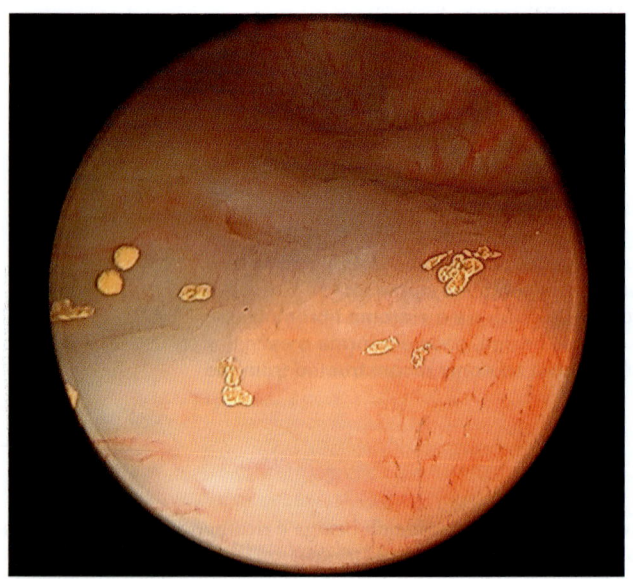

Figura 68-25. Orifício uretérico direito e hemitrígono direito com pequenos cálculos espalhados.

nervos simpáticos (através dos nervos hipogástricos) e nervos parassimpáticos para alcançar os corpos celulares nos gânglios da raiz dorsal localizados nos níveis toracolombar e sacral. Como consequência, a neurectomia pré-sacral (divisão dos nervos hipogástricos) é ineficaz no alívio da dor da bexiga.

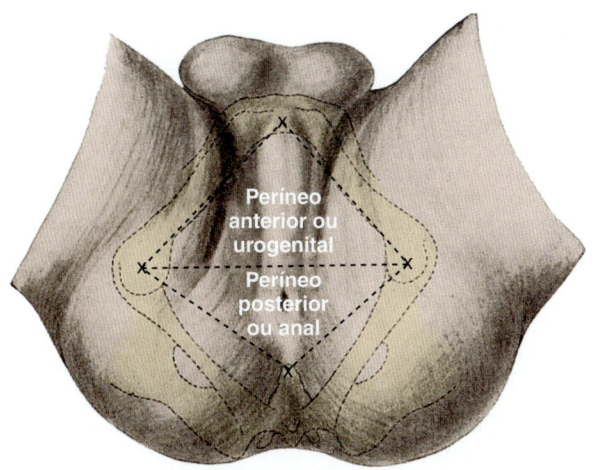

Figura 68-27. Períneo masculino. (De Anson BJ, McVay CB. Surgical anatomy. 6th ed. Philadelphia: Saunders; 1984.)

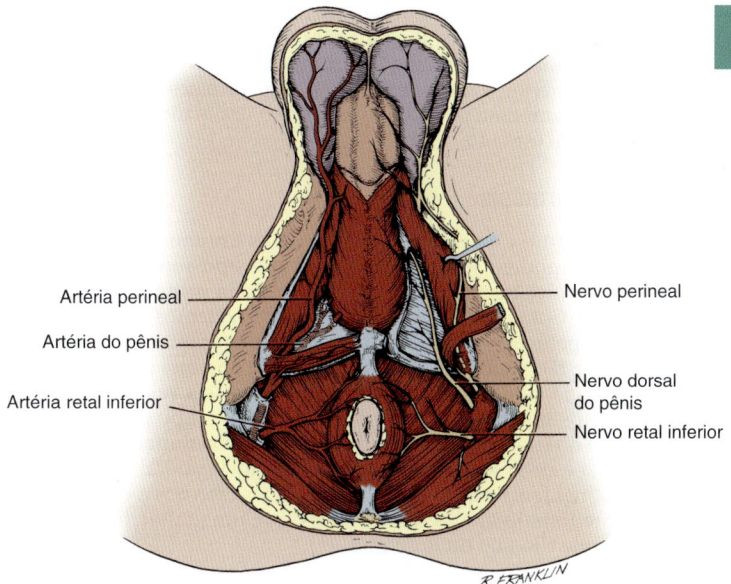

Figura 68-29. Períneo masculino, revelando a artéria pudenda interna e seus ramos no lado esquerdo e o nervo pudendo e seus ramos no lado direito.

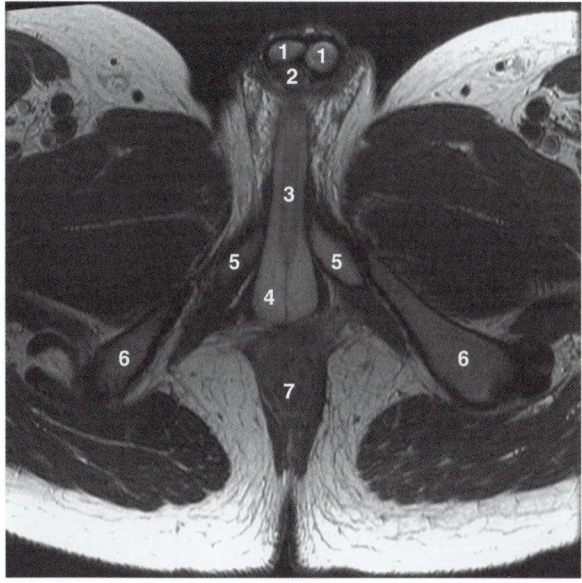

Figura 68-28. RM Ponderada em T1 axial da pelve masculina. 1, Corpos cavernosos em corte transversal; 2, corpo esponjoso em corte transversal; 3, corpo esponjoso no períneo; 4, músculo bulboesponjoso, que facilita a expulsão da urina ou fluido seminal da uretra bulbar; 5, pilares do corpo cavernoso – observa-se a divergência dos pilares conforme eles se inserem no osso púbico; 6, túberes isquiáticos; 7, reto.

em incontinência fecal. A próstata pode ser acessada anteriormente ao esfíncter dividindo-se o tendão central e as inserções esfincterianas ao períneo (procedimento de Young) ou acompanhando a parede retal anterior abaixo do esfíncter anal externo (procedimento de Belt).

Triângulo Urogenital Masculino

O triângulo urogenital inteiro é sustentado pelo diafragma urogenital. O escroto pende do aspecto anterior do triângulo urogenital; no aspecto posterior, a pele e a gordura subcutânea recobrem a fáscia de Colles. A membrana perineal e as inserções posterior e lateral da fáscia de Colles limitam um espaço virtual conhecido como a bolsa superficial (Figs. 68-2, 68-10 e 68-20). Neste espaço, os três corpos eréteis do pênis têm suas inserções ósseas e fasciais (a raiz do pênis). Os corpos cavernosos emparelhados ligam-se aos ramos isquiopúbicos inferiores e membrana perineal e estão circundados pelos músculos isquiocavernosos. O corpo esponjoso dilata como o bulbo do pênis e está fixado ao centro da membrana perineal. Ele é englobado pelos músculos bulboesponjosos (Fig. 68-28) que surgem a partir do corpo perineal e de uma rafe tendinosa central, passando em torno do bulbo para ligar-se à membrana perineal e dorso do pênis. A contração dos músculos isquiocavernoso e bulboesponjoso comprime os corpos eréteis e potencializa a ereção peniana. Os músculos transversos do períneo (superficial e profundo) fazem um percurso ao longo da borda posterior da membrana perineal, e acredita-se que estabilizem o corpo perineal. Profundamente à membrana perineal, repousa o esfíncter uretral estriado (discutido anteriormente).

O suprimento de sangue para os triângulos anal e urogenital é derivado, em grande parte, dos vasos pudendos internos (Fig. 68-29). Depois de entrar no períneo através do forame isquiático menor, a artéria faz um percurso em uma bainha fascial no aspecto medial do obturador interno, que é o canal pudendo (de Alcock). No início de seu curso, ela dá origem a três ou quatro ramos retais inferiores para o ânus. Seu ramo perineal perfura a fáscia de Colles para suprir os músculos da bolsa superficial e continua anteriormente para suprir a parte posterior do escroto. A pudenda interna termina como a artéria peniana comum.

As veias pudendas internas comunicam-se livremente com o complexo de veia dorsal, perfurando o levantador do ânus. Esses vasos comunicantes entram no plexo venoso pélvico na superfície lateral da próstata e são uma fonte de hemorragia comum, com frequência inesperada, durante a dissecção apical da próstata. As veias retais inferiores fazem anastomose com as veias retais médias e superiores e produzem uma conexão importante entre a circulação portal e a circulação sistêmica. A obstrução do sistema venoso portal ou sistema venoso sistêmico pode causar desvio da drenagem venosa colateral por meio do sistema portal, que se manifesta por hemorroidas.

O nervo pudendo segue os vasos em seu curso através do períneo (Fig. 68-29). Seu primeiro ramo, o nervo dorsal do pênis, faz um percurso ventral ao tronco pudendo principal no canal de Alcock. Vários ramos retais inferiores suprem o músculo do esfíncter externo e proporcionam sensibilidade à pele perianal. Os ramos perineais seguem a artéria perineal na bolsa superficial para abastecer os músculos isquiocavernoso, bulboesponjoso e transverso do períneo. Alguns desses ramos continuam anteriormente para dar sensibilidade ao escroto posterior. Ramos perineais adicionais fazem um percurso profundo à membrana perineal para suprir o levantador do ânus e o esfíncter uretral estriado.

Linfáticos Perineais

O pênis, o escroto e o períneo drenam para os linfonodos inguinais. Tais nódulos podem ser divididos em um grupo superficial e um grupo profundo, que são separados pela fáscia profunda da coxa (fáscia lata). Com relação aos vasos pudendos externos, epigástricos inferiores superficiais e ilíacos circunflexos superficiais, os linfonodos superficiais estão na junção safenofemoral. Na abertura safena (fossa oval) na fáscia lata, a veia safena magna junta-se à veia femoral, e os linfonodos superficiais comunicam-se com o grupo profundo. A maior parte dos linfonodos inguinais profundos encontra-se medial à veia femoral e envia seus eferentes através do anel femoral (abaixo do ligamento inguinal) para os linfonodos ilíacos externos e obturador. Exatamente fora do anel femoral, há sempre um grande linfonodo (linfonodo de Cloquet ou Rosenmüller).

Os vasos linfáticos escrotais não atravessam a rafe mediana e drenam para os linfonodos inguinais superficiais ipsilaterais. Os linfáticos a partir da haste do pênis convergem sobre o dorso e, então, ramificam-se para ambos os lados da virilha. Aqueles da glande passam profundos à fáscia de Buck dorsalmente e drenam para grupos superficiais e profundos em ambos os lados da virilha. Anatomistas propuseram canais linfáticos diretos a partir da glande para os gânglios pélvicos, que desviam dos gânglios inguinais. No entanto, os estudos clínicos não confirmaram sua existência. Outros estudos sugeriram que toda a drenagem linfática peniana passa através de "linfonodos sentinela", que se encontram mediais às veias epigástricas inferiores superficiais. Estudos clínicos também colocaram esta especulação em questão (Catalona, 1988). A pele perineal e as fáscias drenam para os linfonodos inguinais superficiais; as estruturas da bolsa superficial provavelmente drenam para os grupos de linfonodos inguinais superficiais e profundos.

> **PONTOS-CHAVE**
> - A cavidade pélvica está dividida na pelve falsa superiormente e na pelve verdadeira inferiormente, onde estão todos os órgãos pélvicos.
> - As proeminências ósseas e os ligamentos da pelve e do abdome inferior irão orientar o cirurgião durante o exame físico e na sala de cirurgia.
> - O assoalho pélvico é fechado pelo levantador do ânus e diafragma urogenital, e os músculos e fáscias do assoalho pélvico dão suporte fundamental para os órgãos pélvicos.
> - O reto, a bexiga, a próstata, as vesículas seminais e o pênis recebem suprimento sanguíneo do tronco anterior da artéria ilíaca interna e inervação do plexo autonômico pélvico.
> - A uretra e o ânus saem pelo períneo junto com agenitália externa.
> - O conhecimento detalhado das relações dos órgãos pélvicos entre si e com os ossos e músculos da pelve, assim como as localizações do suprimento sanguíneo e inervação de toda as estruturas pélvicas e perineais, é fundamental para realizar todas as operações pélvicas seguramente.

REFERÊNCIAS

Para consultar a lista completa de referências, acesse www.expertconsult.com.

LEITURA SUGERIDA

Hinman F Jr. Atlas of urosurgical anatomy. Philadelphia: Saunders; 1993.
Uhlenhuth E. Problems in the anatomy of the pelvis. Philadelphia: JB Lippincott; 1953.
Williams PL, Warwick R, Dyson M, et al. Gray's anatomy. 37th ed New York: Churchill Livingstone; 1989.

69 Physiology and Pharmacology of the Bladder and Urethra

Toby C. Chai, MD e Lori A. Birder, PhD

- Lower Urinary Tract Anatomy
- Bladder Compartments
- Overview of Urethra
- Urothelial Physiology
- Smooth Muscle Physiology
- Bladder Mechanics
- Neural Control of the Lower Urinary Tract
- Pharmacology
- Clinical Relevance
- Future Research

70 Pathophysiology and Classification of Lower Urinary Tract Dysfunction: Overview

Alan J. Wein, MD, PhD (Hon), FACS

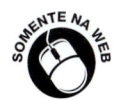

- Normal Lower Urinary Tract Function: Overview
- Mechanisms Underlying the Two Phases of Function: Overview
- Micturition Cycle: Simplification and Overview
- Abnormalities of Filling/Storage and Emptying/Voiding: Overview of Pathophysiology
- Classification Systems

71 Avaliação e Manejo de Mulheres com Incontinência Urinária e Prolapso Pélvico

Kathleen C. Kobashi, MD, FACS

Definição e Impacto das Disfunções do Assoalho Pélvico

Avaliação Diagnóstica

Manejo

Conclusão

DEFINIÇÃO E IMPACTO DAS DISFUNÇÕES DO ASSOALHO PÉLVICO

As disfunções do assoalho pélvico (DAP), como a incontinência urinária, a incontinência fecal e o prolapso de órgãos da pelve (POP), são preocupações mundiais na área de saúde. (Neste capítulo, o termo *incontinência* irá se referir ao extravasamento de urina, exceto quando especificado de outra maneira.) Uma revisão detalhada da epidemiologia e da fisiopatologia das disfunções do assoalho pélvico é apresentada no Capítulo 74 (*disponível exclusivamente on-line em inglês no site www.expertconsult.com*).

O impacto das DAP é extenso e, possivelmente, afeta a qualidade de vida (QV) da paciente, além do fardo fisiológico. Ademais, a incontinência onera bastante o indivíduo e a sociedade. Hu et al. (2004) estimaram que a avaliação e a conduta da incontinência, junto à perda de produtividade resultante dessa condição, corresponderam a um custo de US$19,5 bilhões (dois mil dólares ao ano) para a sociedade, embora a análise de sensibilidade tenha sugerido uma faixa de custo potencial de US$9,32 a US$28 bilhões. Os números mais recentes podem ser previsivelmente mais altos, apesar de a análise mais atual de Hu haver demonstrado um decréscimo de 26% do custo, se comparado com seu relato de 1995, que estimara US$26,29 bilhões. Especulou-se que o decréscimo tenha sido causado por vários fatores, como menor tempo de estadia em hospitais e ajuste dos métodos de avaliação da estadia em asilos, uso de produtos de cuidados diários e dados de prevalência. Outros relatos demonstraram que as despesas médicas para incontinência na população feminina quase dobraram entre 1992 e 1998. Isso resultou, sobretudo, pelo aumento das despesas ambulatoriais de 9,1 a 27,3% de todos os custos médicos aproximadamente na mesma época (Thom et al., 2005; Anger et al., 2006). As estimativas contemporâneas do fardo econômico causado pelas DAP são bem extensas. Chong et al. (2011) relataram um custo anual de mais de US$ 12 bilhões para a incontinência urinária de esforço (IUE). Milson et al. (2014) relataram um custo de US$66 bilhões por ano para a incontinência urinária de urgência em 2007 e Ganz et al. (2010) estimaram um custo total anual de US$76,2 bilhões em 2015 e US$82,6 bilhões em 2020. Sung et al. (2010) relataram um custo de US$412 milhões, incluindo a franquia e os copagamentos para DAP em 2005 e 2006.

Wu et al. (2009) utilizaram as estimativas populacionais segundo o censo dos Estados Unidos para prever a alteração na prevalência de DAP em mulheres entre 2010 e 2050. A estimativa atual de 28,1 milhões de mulheres com pelo menos uma DAP em 2010 tende a aumentar substancialmente para 43,8 milhões em 2050. Da mesma maneira, esses mesmos autores estimaram um aumento de 47,2% e 48,2% no tratamento cirúrgico de IUE e POP, respectivamente, durante o mesmo período (Wu et al., 2009).

Como resultado do maior conhecimento sobre o impacto social das DAP junto à crescente ênfase na maior qualidade de vida em nossa população idosa, muitos esforços em pesquisa estão em curso para melhorar nossa compreensão sobre a fisiopatologia dessas disfunções. Desse modo, isso otimiza tanto as técnicas diagnósticas quanto as terapêuticas. A importância da medicina com base em evidências e o acompanhamento meticuloso de pacientes estão conduzindo a uma melhora da ciência na qual existem avanços nessa subespecialidade urológica.

AVALIAÇÃO DIAGNÓSTICA

Considerações Gerais

Um repentino e recente aumento nos esforços de pesquisa resultou na emergência de novas técnicas diagnósticas e terapêuticas na abordagem de DAP. Como a QV se tornou uma meta, muitos dos atuais esforços de pesquisa envolvem a avaliação detalhada da qualidade de vida. Também há tentativas de se quantificar e analisar a relação entre as DAP e seus efeitos sobre a QV. Uma importante consideração é a correlação entre o incômodo causado por uma dada DAP e o risco das terapias disponíveis. O propósito da avaliação de pacientes com incontinência urinária inclui o registro e a caracterização da incontinência, os diagnósticos diferenciais, o estabelecimento do prognóstico e a facilitação da escolha do tratamento (Dmochowski et al., 2010). Além disso, a avaliação adequada ajuda a investigar o incômodo causado pelos sintomas e determinar as expectativas para a paciente sobre possíveis evoluções.

O tipo de incontinência que afeta um indivíduo deve ser definido e quantificado para guiar o planejamento do tratamento adequado. Condições transitórias ou não relacionadas que possam causar extravasamento de urina devem ser identificadas antes de se proceder com a terapia definitiva. O Quadro 71-1 contém um processo mnemônico das causas transitórias de incontinência (Resnick, 1984). A Tabela 71-1 lista a nomenclatura atual dos sintomas de incontinência urinária segundo a International Urogynecological Association (IUGA)/ International Continence Society (ICS) (Abrams et al., 2002, 2009b; Haylen et al., 2010). A terminologia continua a se ajustar para atender à evolução do entendimento sobre a condição. A importância dessa flexibilidade já foi percebida e reconhecida por grandes profissionais da subespecialidade de medicina voltada o tratamento do assoalho pélvico (Chapple, 2009). Da mesma maneira, a terminologia segundo a IUGA/ICS foi atualizada desde sua concepção e foi expandida mais recentemente para incluir não apenas a terminologia para a função do trato urinário inferior (TUI) e dados urodinâmicos como também POP, dor no TUI, disfunção sexual, disfunção anorretal e exames de imagem da pelve (Haylen et al., 2010).

A classificação do POP é categorizada de acordo com o compartimento afetado. Em síntese, o prolapso do compartimento anterior (cistocele) geralmente envolve a descida da bexiga em direção ao lúmen vaginal. Já o prolapso posterior (retocele) envolve a compressão por parte do reto sobre a parede vaginal posterior para a vagina. Por fim, o prolapso apical está associado à descida do útero (procidência uterina) e/ou da alça intestinal (enterocele) no ápice da vagina. Existem diversos sistemas de gradação para quantificar a gravidade do POP, que são discutidos posteriormente e ilustrados na Figura 71-1.

QUADRO 71-1 Causas de Incontinência Transitória (DIAPPERS)

Delirium
Infecção (infecção de trato urinário)
Vaginite/uretrite **A**trófica
Psicológico (p. ex. depressão grave, neurose)
Farmacológico (**P**harmacologic)
Excessiva produção de urina
Restrição de movimento
Impactação das fezes (**S**tool)

Com relação à incontinência especificamente, a concretização de um diagnóstico adequado requer observação direta do extravasamento urinário por parte do médico (Nitti e Blaivas, 2007). Muitos especialistas acreditam que nenhum paciente deveria ser submetido a terapias invasivas ou irreversíveis sem estabelecer definitivamente a causa de sua incontinência e demonstração seu extravasamento no caso específico de IUE. A avaliação completa e extensiva pode facilitar o diagnóstico preciso de DAP para promover adequado planejamento do tratamento e do aconselhamento dos pacientes.

História

Deve-se sempre obter uma história cuidadosa da paciente. Contudo, muitos estudos têm indicado que a história da paciente não apenas é

TABELA 71-1 Terminologia Padrão dos Sintomas de Incontinência Urinária segundo a International Urogynecological Association/International Continence Society

TERMINOLOGA	DESCRIÇÃO
Incontinência urinária	Queixa de extravasamento urinário involuntário
Incontinência urinária de esforço	Queixa de extravasamento urinário durante esforço, espirro ou tosse
Urgência	Queixa de desejo repentino e imperioso de urinar que seja difícil de protelar
Incontinência por urgência	Queixa de extravasamento urinário acompanhado ou precedido por urgência
Incontinência postural	Queixa de perda voluntária de urina associada a mudança de posição corporal (p. ex., ao se levantar de uma posição sentada ou em decúbito)
Enurese noturna	Queixa de perda involuntária de urina que ocorre durante o sono
Incontinência mista	Queixa de extravasamento urinário involuntário associado à urgência e também a esforço, espirro ou tosse
Incontinência urinária contínua	Queixa de extravasamento urinário contínuo
Incontinência insensível	Queixa de incontinência urinária na qual a mulher não tem ciência de como ocorreu
Incontinência coital	Queixa de perda involuntária de urina durante o coito

Dados de Abrams P, Cardozo L, Fall M, et al. The standardization of terminology of lower urinary tract function: report from the Standardization Sub-Committee of the International Continence Society. Neurourol Urodyn 2002;21:167-78.

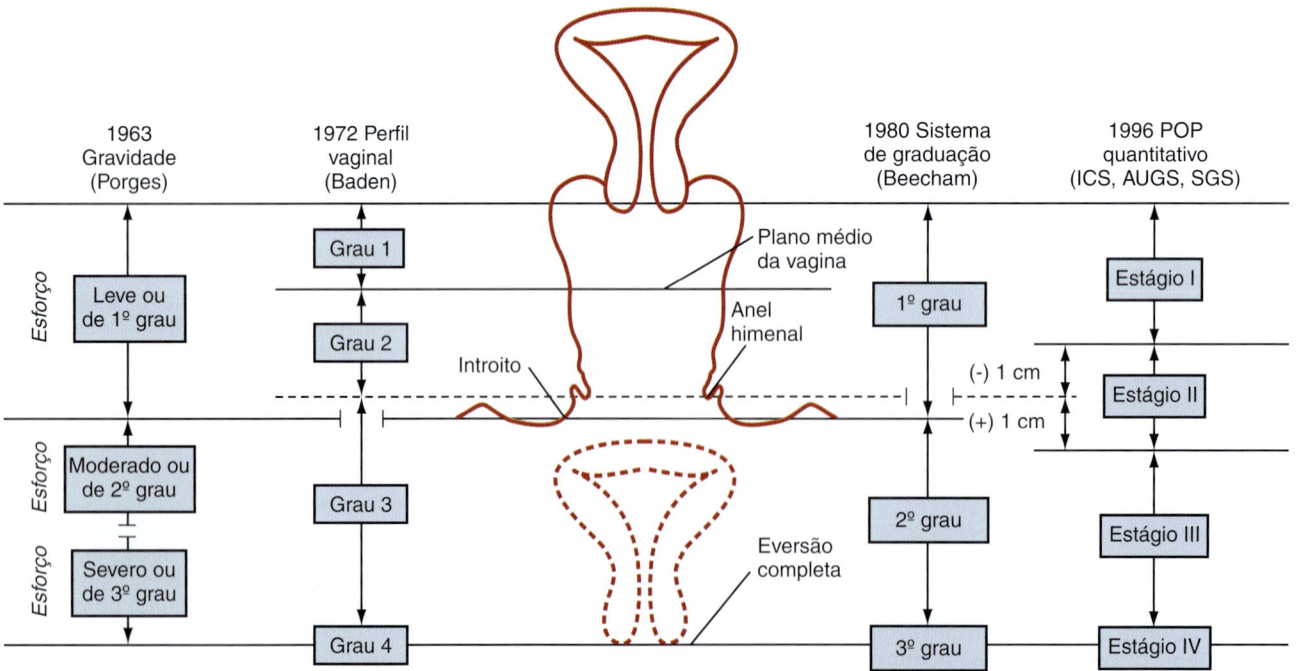

Figura 71-1. Comparação visual de sistemas utilizados para quantificar o prolapso de órgãos pélvicos (POP). AUGS, American Urogynecologic Society; ICS, International Continence Society; SGS, Society of Gynecologic Surgeons. (De Theofrastous JP, Swift SE. The clinical evaluation of pelvic floor dysfunction. Obstet Gynecol Clin North Am 1998;25:783-804.)

PONTOS-CHAVE: CONSIDERAÇÕES GERAIS

- As DAP são uma preocupação da saúde prevalente em todo o mundo.
- Uma história cuidadosa e um exame físico são fundamentais para a avaliação adequada de pacientes com DAP.
- A avaliação complementar incluindo urinálise (UA), resíduo pós-miccional (RPM), UD, endoscopia e exame de imagem radiográfico pode ser útil para se chegar a um diagnóstico completo e preciso.
- Várias opções de tratamento cirúrgico e não cirúrgico estão disponíveis para tratar a incontinência urinária e o POP.

completamente preciso como único determinante do tipo de incontinência (Summitt et al., 1992; Jensen et al., 1994).

Bates et al. (1973) são creditados pelo ditado "A bexiga é uma testemunha não confiável", o que foi corroborado por muitos investigadores de várias formas. **Da mesma maneira, toda a informação disponível, inclusive aquela obtida por exames complementares, deve ser integrada ao diagnóstico.**

História de Doença Atual

Uma história detalhada é essencial para a avaliação da incontinência. Muitas perguntas devem ser incluídas em uma história de continência e assoalho pélvico para melhor retratar os sintomas da paciente (Holroyd-Leduc et al., 2008). **A incontinência deve ser primeiro caracterizada de modo subjetivo.** Se houver extravasamento: com atividade física? Com sensação de urgência? Sem ciência sensitiva? Se a natureza da incontinência for mista, um componente causa maior incômodo ou ocorre com mais frequência do que outro? **Em segundo lugar, o extravasamento deve ser quantificado, se possível.** A avaliação do grau de extravasamento antes da terapia pode ser útil durante a avaliação pós-operatória do impacto do tratamento. Para os propósitos da avaliação ambulatorial de rotina, essa quantificação pode ser obtida com base no número de absorventes utilizados por dia ou na frequência de trocas de roupa em razão do extravasamento de urina. No âmbito de pesquisa ou da prática acadêmica, medidas mais rigorosas e objetivas, como o teste de pesagem do absorvente, são frequentemente utilizadas (ver "Avaliação Complementar"). **Em terceiro lugar, o padrão de micção deve ser definido.** Qual a frequência de micção durante o dia? Durante a noite? Existe algum sintoma de obstrução? A paciente precisa esperar o fluxo iniciar (hesitação)? A paciente sente como se a bexiga tivesse se esvaziado completamente? O fluxo é forte ou ele "pinga"? O fluxo é intermitente durante a micção? É necessário forçar ou realizar algum esforço ou troca de postura para urinar ou para esvaziar a bexiga? **Em quarto lugar, é importante estabelecer a duração dos sintomas e quaisquer eventos estimuladores que tenham contribuído com o início do extravasamento.** O extravasamento ocorre após a gravidez ou um parto vaginal? Há quanto tempo? O extravasamento iniciou-se após uma tensão, uma queda ou um traumatismo? A paciente já foi submetida a cirurgia pélvica ou espinal? Em homens, ocorreu alguma cirurgia de próstata ou de uretra para doença benigna ou maligna? Ocorreu alguma instrumentação no TUI? Há algum sintoma neurológico associado, como ausência se sensibilidade ou formigamento de extremidades, visão desfocada/dupla, alterações de equilíbrio e coordenação, ou tremores? É útil determinar o impacto que o extravasamento tem sobre a vida rotineira da paciente e suas atividades. A incontinência limita as atividades do indivíduo? Ele ou ela realizaram alterações em seu estilo de vida por ameaça de extravasamento? **Finalmente, as diretrizes da American Urological Association (AUA) enfatizam a importância de se estabelecer a expectativa da paciente com relação ao tratamento e uma compreensão acerca do equilíbrio entre os benefícios e riscos/fardo das opções de tratamento disponíveis** (Dmochowski et al., 2010).

No que diz respeito ao prolapso pélvico especificamente, questões importantes focam em se a paciente tem ciência de algum prolapso ou, caso tenha, qual a sintomatologia e qual o incômodo por ele causados. A paciente sente que alguma coisa está caindo fora de seu lugar na vagina? Ela necessita reduzir o prolapso para sentir conforto ou esvaziar sua bexiga completamente? Ou facilitar a defecação?

História Pregressa Clínica e Cirúrgica

Histórias pregressas clínicas e cirúrgicas são fundamentais na avaliação da incontinência, pois condições clínicas e cirurgias podem afetar a função do trato urinário. A história urológica de infância e vida adulta deve ser obtida, assim como a história neurológica. **Condições neurológicas**, como doença de Parkinson, esclerose múltipla, derrames, lesões da medula espinal, cirurgia espinal e mielodisplasia, podem causar um considerável impacto sobre a função do TUI. **Diagnósticos clínicos**, como diabetes melito e demência, podem afetar a continência. De maneira similar, uma história de **radioterapia** ou **trauma** neurológico ou urológico pode afetar a função do TUI, especificamente com relação a obstrução infravesical e/ou contratilidade, estabilidade e complacência vesical. Ainda que a obstrução infravesical possa se apresentar comprometida por traumatismo ou cirurgia do TUI, estreitamentos uretrais relacionados com trauma ou disfunção neurológica que normalmente aumentam essa resistência durante a micção podem causar obstrução e sintomas secundários ligados a ela.

Em mulheres, é importante obter a **história ginecológica e obstétrica**, incluindo gestação, parto e estado hormonal. Na avaliação geral, pode ser útil determinar se a paciente se encontra em pré-menopausa, menopausa ou pós-menopausa, e se já fez uso de hormônios exógenos como contraceptivos orais ou terapia de reposição hormonal sistêmica ou local. Conforme mencionado, embora efeitos benéficos da terapia de reposição hormonal estejam bem estabelecidos, já houve relatos de maior risco de IUE com terapia hormonal exógena sistêmica (Townsend et al., 2009; Cody et al., 2012).

Claramente, a **cirurgia pélvica prévia** pode afetar a função do TUI. Cirurgias anti-incontinência, reparo de POP e histerectomia podem contribuir com uma variedade de vários sintomas urinários em mulheres. De modo similar, uma história de cirurgia prostática pode levar a queixas relacionadas com micção ou extravasamento em homens. A ressecção abdominoperineal pode resultar em lesão neurológica que pode afetar a função tanto da bexiga quanto do esfíncter (Petrelli et al., 1993). Além disso, a cirurgia espinal pode causar diversos sintomas, dependendo do nível afetado.

Medicamentos

A avaliação precisa de medicamentos é fundamental, sobretudo na população de pacientes idosos, em que o uso de múltiplos fármacos é comum. Muitos agentes podem afetar a produção urinária, função do TUI e estado mental. Todos podem causar impacto sobre a continência. Deve-se prestar atenção especial a agentes que possam afetar a função da bexiga/esfíncter. A Tabela 71-2 categoriza algumas das classes de medicamentos comumente utilizadas por mecanismo de ação e potencial efeito sobre o TUI.

TABELA 71-2 Agentes Farmacológicos que Podem Afetar o Trato Urinário Inferior

EFEITOS FARMACOLÓGICOS	POTENCIAIS EFEITOS SOBRE O TRATO URINÁRIO
Simpaticomiméticos	Podem aumentar a resistência à saída ou exacerbar sintomas obstrutivos/sintomas de bexiga hiperativa Podem diminuir a contratilidade do músculo detrusor e a precipitar retenção urinária
Simpaticolíticos	Podem diminuir a resistência à saída e exacerbar a incontinência de esforço
Anticolinérgicos	Podem contribuir com a retenção urinária, sobretudo em pacientes com obstrução infravesical
Diuréticos	Não afetam a bexiga diretamente, mas, devido ao aumento da produção de urina, podem agravar problemas de incontinência

Outros

Como a **genética** pode influenciar a integridade do tecido conjuntivo, pode haver um papel hereditário potencial na continência e no POP (Twiss et al., 2007b). Portanto, talvez seja útil investigar a história familiar de POP. Ademais, uma revisão detalhada dos sistemas pode revelar sintomas que sugiram outras condições teriam impacto sobre a função do assoalho pélvico.

A incontinência masculina, assunto também bastante prevalente, deve ser avaliada da mesma maneira que a incontinência feminina, embora aspectos específicos sobre o impacto da anatomia específica do homem devam ser considerados. A **hiperplasia prostática benigna**, cuja avaliação é discriminada com detalhes no Capítulo 104, pode causar urgência secundária e incontinência de urgência junto a outros sintomas obstrutivos mais "típicos", como diminuição do jato urinário, hesitação, intermitência e esvaziamento vesical incompleto. A **cirurgia prostática para doença benigna ou maligna** pode contribuir com a IUE. Tendo isso em mente, uma avaliação completa dos sintomas de TUI (STUI) deve ser realizada em homens, a fim de facilitar o planejamento de tratamento adequado.

PONTOS-CHAVE: HISTÓRIA

- Uma histórica detalhada é essencial na avaliação diagnóstica de pacientes com DAP.
- Devem-se realizar perguntas específicas ao caráter, gravidade, duração e quantidade de incontinência e outros sintomas relacionados com a função do assoalho pélvico.
- É preciso prestar atenção ao impacto dos sintomas de DAP na QV.
- Quando apropriado, o médico deverá apresentar questões específicas para mulheres com possível POP e homens com possíveis problemas de próstata.
- Perguntas acerca da história pregressa clínica e cirúrgica, história obstétrica e ginecológica, radioterapia, traumatismos e medicamentos podem fornecer informações importantes.

QUADRO 71-2 Componentes de um Exame de Pelve Focado

Inspeção e palpação dos seios (p. ex., massas ou nódulos, sensibilidade, simetria, secreções no mamilo)

Exame digital retal, incluindo tônus de esfíncter, presença de hemorroida, massas no reto

Exame pélvico (com ou sem coleta de espécime para esfregaços ou culturas), incluindo:

- Genitália externa (p. ex., aspecto geral, distribuição pilosa, lesões)
- Meato uretral (p. ex., tamanho, localização, lesões, prolapso)
- Uretra (p. ex., massas, sensibilidade, escarificações)
- Bexiga (p. ex., completude, massas, sensibilidade)
- Vagina (p. ex., aspecto geral, efeito do estrógeno, secreções, lesões, suporte da pelve, cistocele, retocele)
- Colo uterino (p. ex., aspecto geral, lesões, secreções)
- Útero (p. ex., tamanho, contorno, posições, mobilidade, sensibilidade, consistência, descida ou suporte)
- Anexos/paramétrio (p. ex., massas, sensibilidade, organomegalia, nodularidade)
- Ânus e períneo

No momento da redação deste capítulo, 7 de 11 pontos-chave listados no Quadro 71-2 são necessários para um exame geniturinário feminino considerado completo. Contudo, outros sistemas orgânicos/áreas do corpo não limitados ao sistema geniturinário podem ser incluídos em um relato para alcançar os requerimentos de vários níveis de exame.
Dados dos *Centers for Medicare and Medicaid Services*. Single organ system examination: genitourinary – 1997. Documentation Guidelines for Evaluation and Management (E/M) Services, aprovadas conjuntamente pela Associação Médica Americana e pela HCFA com revisões. Baltimore, Novembro, 1997.

Exame Físico

O aspecto geral de um paciente, contemplando detalhes como idade, deambulação, estatura e fragilidade, pode fornecer informações importantes acerca de desempenho, estado neurológico e outros fatores que direcionem adequadamente ao plano de tratamento. Do mesmo modo, um exame abdominal que investigue incisões, hérnias, organomegalia ou distensão vesical e estrutura se faz importante particularmente se alguma cirurgia abdominal for considerada.

Segundo a codificação de diretrizes de cuidados médicos (Centers for Medicare and Medicaid Services, 1997), o exame da pelve feminina inclui pelo menos 7 dos 11 itens marcadores discriminados no Quadro 71-2. A genitália externa deve ser avaliada no que diz respeito a aspecto geral, estado estrogênico, lesões e tamanho dos lábios, bem como aderências. O estado estrogênico pode ser analisado com base em presença ou ausência de carúncula uretral, prolapso uretral e/ou aderências nos lábios. Quando presentes, todos podem indicar deficiência de estrógeno. Da mesma maneira, é importante prestar atenção ao aspecto geral do tecido e à sua coloração. O tecido vaginal com deficiência de hormônio tem uma aparência pálida, rasa e ressequida sem rugas, o que se opõe ao tecido adequadamente suprido por estrógeno cujo aspecto é saudável, róseo e com rugas.

A **posição** e a **mobilidade da uretra** devem ser avaliadas em repouso e durante o esforço e tosse. O **teste do cotonete (Q-tip)** foi desenvolvido para tornar objetiva a avaliação da mobilidade uretral (Bergman e Bhatia, 1987; Walters e Diaz, 1987). O desconforto causado à paciente durante a inserção do Q-tip pode ser minimizado com o emprego de gel de lidocaína intrauretral. Mantendo a paciente em posição para litotomia, o Q-tip é inserido através da uretra em direção à bexiga. Assim, mensura-se o ângulo formado quando a extremidade do dispositivo se move da posição horizontal até sua posição final com a tensão. A hipermobilidade é definida como ângulo do Q-tip superior a 30 graus a partir da horizontal.

A pelve e as vísceras pélvicas são sustentadas por tecido conjuntivo, o qual foi descrito por DeLancey em três níveis. Os níveis I, II e III representam a sustentação proximal, média e distal da vagina, respectivamente – esse sistema de classificação é utilizado mundialmente. O nível I envolve os ligamentos uterossacro e cardinal, os quais sustentam a cúpula vaginal; o nível II sustenta a porção média da vagina por meio da inserção da fáscia endopélvica anterior e posterior às paredes laterais da vagina; e o suporte do nível III depende da fusão da fáscia endopélvica à sínfise púbica e ao corpo perineal (DeLancey, 1992). **A rigor, a avaliação do prolapso deve ser realizada tanto na posição de litotomia quanto em ortostase**, sendo esta última facilitada quando a paciente mantém um pé elevado em uma pequena banqueta. **Cada compartimento – anterior, posterior e apical (útero/colo uterino ou saco vaginal) – deve ser avaliado minuciosamente**. Além disso, o corpo perineal deve ser avaliado para se verificar frouxidão. O exame sistemático completo é realizado utilizando-se duas lâminas posteriores de um espéculo de Grave dividido com e sem tensão. Em primeiro lugar, uma lâmina é utilizada para retrair a parede posterior e facilitar o exame do compartimento anterior. Depois, a lâmina é reposicionada para recuar anteriormente e possibilitar o exame do compartimento posterior. Finalmente, ambas as lâminas são inseridas de modo simultâneo, uma anteriormente e uma posteriormente, a fim de isolar o ápice vaginal e facilitar o exame do colo uterino ou do suporte do saco vaginal. A lâmina posterior é retirada lentamente para examinar a parede posterior. Em seguida, com essa lâmina em posição, solicita-se à paciente que tensione a uretra. O encurtamento da parede posterior causa a expulsão da lâmina e sugere comprometimento do suporte de nível I (DeLancey, 1992) (complexo do ligamento cardinal-uterossacro) da cúpula. Se a lâmina permanecer em seu lugar, pode haver uma retocele ou uma enterocele isolada sem prolapso da cúpula. A avaliação para IUE oculta deve ser realizada com a sustentação da parede anterior. A IUE pode estar mascarada se um prolapso significativo "angular" a uretra e sua saída.

Diversos sistemas de classificação são usados para quantificar o POP, sendo que os mais utilizados são a **classificação de Baden-Walker** (Baden et al., 1968) e o **sistema de Quantificação do Prolapso de Órgãos Pélvicos**, conhecido como POP-Q (Bump et al., 1996). Os dois sis-

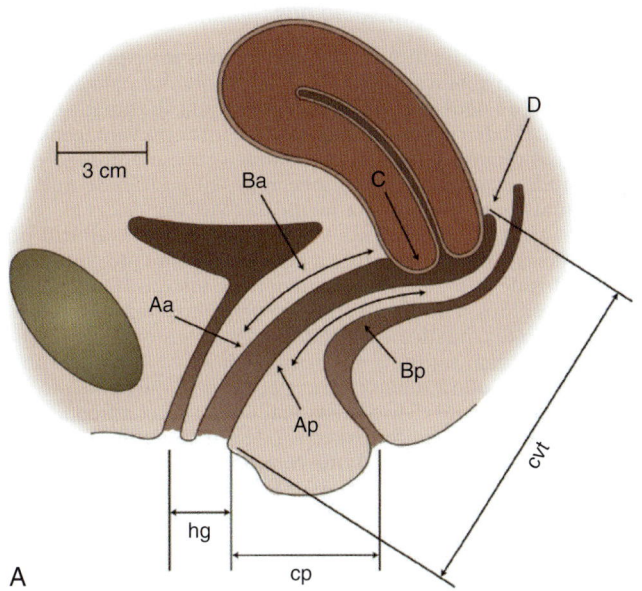

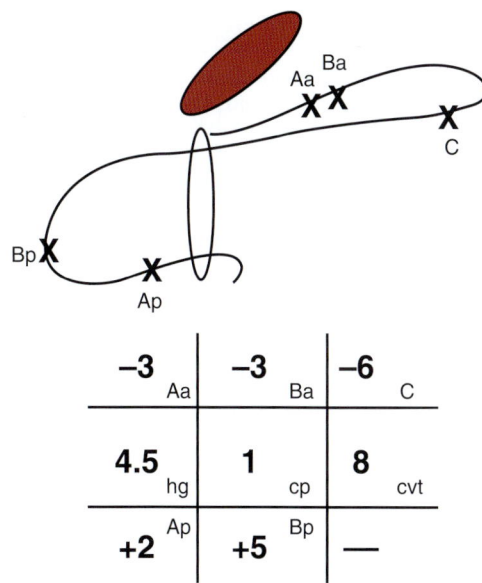

Figura 71-3. Exemplo de defeito de suporte posterior em linhas desenhadas. O compartimento anterior encontra-se bem sustentado. Bp é o ponto de partida do prolapso relativamente ao ponto de referência do hímen. Em +5, Bp está a 5 cm além do hímen. O ponto C designa a posição do saco. Levando em consideração o comprimento vaginal total (cvt) de 8 cm, o saco desceuu 2 cm. (De Bump RC, Mattiasson A, Bo K, et al. The standardization of terminology of female pelvic organ prolapse and pelvic floor dysfunction. Am J Obstet Gynecol 1996;175:10-7.)

Ponto	Descrição	Faixa de valores
Aa	Parede vaginal anterior 3 cm proximal ao hímen	-3 cm a +3 cm
Ba	Maior parte da porção distal da parede vaginal anterossuperior remanescente	-3 cm a +cvt
C	Maior parte do bordo distal do colo uterino ou cicatriz do saco vaginal	-
D	Fórnice posterior (N/A após histerectomia)	-
Ap	Parede vaginal posterior 3 cm proximal ao hímen	-3 cm a +3 cm
Bp	Maior parte da posição distal da parede vaginal posterossuperior remanescente	-3 cm a +cvt
hg (hiato genital)	Mensurado da metade do meato uretral externo até a linha média posterior do hímen	-
cp (corpo perineal)	Mensurado da margem posterior do hg até o meio da abertura anal	-
cvt (comprimento vaginal total)	Profundidade da vagina quando os pontos D ou C são reduzidos à posição normal	-

Figura 71-2. A, Demarcações para o sistema POP-Q. B, Pontos de referência de POP-Q. (A, De Bump RC, Mattiasson A, Bo K, et al. The standardization of terminology of female pelvic organ prolapse and pelvic floor dysfunction. Am J Obstet Gynecol 1996;175:10-7.)

TABELA 71-3 Critérios de Estadiamento POP-Q

ESTÁGIO	CRITÉRIOS
0	Aa, Ap, Ba, Bp em -3 cm e C ou D ≤ - (cvt – 2) cm
I	Critérios de estágio 0 não atendidos e bordo principal < -1 cm
II	Bordo principal ≥ -1 cm mas ≤ +1 cm
III	Bordo principal > +1 cm mas < + (cvt – 2) cm
IV	Bordo principal ≥ + (cvt – 2) cm

temas são apresentados na Figura 71-1. **Com o sistema POP-Q, que foi criado em uma tentativa de conferir objetividade à quantificação de POP, são obtidos nove pontos específicos de medida com relação ao anel himenal, conforme ilustrado na** Figura 71-2. Seis pontos vaginais denominados Aa, Ba, C, D, Ap e Bp são mensurados durante a manobra de Valsalva. Os pontos sobre o hímen são considerados negativos. Já os pontos abaixo dele são positivos. O hiato genital (hg) representa o tamanho da abertura vaginal, enquanto o corpo perineal (cp) representa a distância entre a vagina e o ânus. O comprimento vaginal total (cvt) é mensurado conforme se reduz o prolapso e se realiza a medida da profundidade vaginal. A Tabela 71-3 contém os **critérios de estadiamento POP-Q**, uma apresentação simplificada do sistema POP-Q, enquanto a Figura 71-3 ilustra um exemplo da aplicação do sistema.

O **exame neurológico** é importante em qualquer paciente com uma condição neurológica conhecida ou suspeita. A atenção à deambulação, à fala, ao estado cognitivo, à simetria facial, à sensibilidade nas extremidades inferiores, regiões perineal e perianal, à força motora das extremidades inferiores e à força do assoalho vaginal e pélvico da paciente pode levar a informações úteis. A mobilidade e o estado cognitivo podem estar relacionados com a continência urinária, já que ambos podem afetar a capacidade de a paciente em chegar a um sanitário em tempo hábil. O **reflexo bulbocavernoso (RBC)**, relacionado com as raízes nervosas sacrais 2 a 4 (S2-4), aparece em 70% das mulheres normais e em 100% dos homens normais. O RBC é considerado positivo quando a compressão da glande do pênis ou do clitóris resulta em contração do ânus e do assoalho pélvico, a qual pode ser detectada visualmente ou por meio de exame retal. Por outro lado, a aplicação de tração em um cateter de Foley inserido na bexiga para pressionar o balão contra o colo vesical também deve precipitar um RBC.

O **exame retal digital (ERD)** é importante em homens para avaliar a próstata quanto a tamanho, nodularidade ou sensibilidade. Na mulher, o ERD pode facilitar a avaliação do septo retovaginal. É possível tornar a demonstração de uma retocele mais fácil por meio de pressão aplicada com um dedo anteriormente sobre o reto. O tônus do esfíncter anal, um reflexo da função de S2-4, é particularmente importante em pacientes neurológicos com DAP. Solicita-se à paciente que contraia voluntariamente o assoalho pélvico como em uma tentativa de cessar o fluxo de urina em meio a uma micção. A hipotonicidade do esfíncter anal pode sugerir um possível defeito neurológico, mas também pode ocorrer devido à falta de compreensão da paciente sobre como controlar voluntariamente os grupos musculares específicos e necessários a essa contração.

Em homens, o exame geniturinário relacionado com a função da micção deve incluir também a avaliação do pênis em busca de estenose do meato e, sobretudo em pacientes submetidos à prostatectomia, o extravasamento urinário torna-se visível com tosse e esforço. A rigor, o exame para extravasamento é realizado com a paciente em posição de ortostase.

PONTOS-CHAVE: EXAME FÍSICO

- É fundamental realizar adequadamente um exame físico durante a avaliação de pacientes com DPA.
- Os Centers for Medicare and Medicaid Services requerem elementos específicos no exame geniturinário tanto de homens quanto de mulheres, a fim de atender às diretrizes (Quadro 71-2).
- A rigor, a avaliação de POP deve ser realizada tanto em posição supina quanto em ortostase.
- Diversos sistemas de classificação e quantificação estão disponíveis para avaliar o POP, sendo que os mais utilizados (Baden-Walker e POP-Q) encontram-se ilustrados nas Figuras 71-1 e 71-2.
- Exames neurológicos e retais devem ser realizados em pacientes apropriados para se obter informação clínica completa importante para a avaliação do trato urinário inferior e da função do assoalho pélvico.

Avaliação Complementar

Há várias medidas disponíveis para complementar a história e o exame físico de pacientes com DPA. Existem instrumentos para quantificar os sintomas, seus efeitos sobre a QV e o grau de incômodo percebido pelos pacientes com DPA. **Grande parte dos especialistas concorda que a urinálise (UA) e a mensuração de RPM devem ser consideradas na maioria dos pacientes submetidos à avaliação para incontinência. Contudo, além desses, não há padrões universalmente estabelecidos no que diz respeito aos papéis de outros exames, como a endoscopia, a urodinâmica (UD), a imagem radiográfica e diversas modalidades de quantificação dos sintomas, como diário miccional, teste do absorvente e questionários** (Zimmern et al., 2010). Em um esforço para abordar essa questão, a AUA e a Society of Urodynamics, Female Pelvic Medicine, and Urogenital Reconstruction (SUFU) publicou diretrizes com base na literatura atual (Dmochowski et al., 2010; Gormley et al., 2012; Winters et al., 2012).

Segundo as diretrizes, a UA é parte do requerimento mínimo para a avaliação adequada da paciente com bexiga hiperativa (BH). A cultura da urina e o exame de RPM podem ser obtidos conforme a solicitação do clínico. As diretrizes preconizam que a UD, a cistocopia e a ultrassonografia dos rins não devem fazer parte da avaliação inicial da paciente com BH não complicada (Gormley et al., 2012). A avaliação da paciente típica com IUE deve incluir o exame de RPM. Podem ser considerados a UA, UD, o teste do absorvente, a cistoscopia e os exames de imagem (Dmochowski et al., 2010) em situações específicas como as delineadas no Quadro 71-3. Em circunstâncias nas quais se considera como investigação adicional, o valor e a acurácia (sensibilidade e especificidade) da informação fornecida por determinado método de exame devem levar em conta custo e morbidade.

QUADRO 71-3 Circunstâncias que Requerem Consideração de Avaliação Suplementar

Incapacidade de estabelecer um diagnóstico com base nos sintomas e avaliação inicial da paciente
Sintomas de bexiga hiperativa concomitantes
Cirurgia prévia de trato urinário inferior incluindo cirurgia anti-incontinência
Bexiga neurogênica conhecida ou suspeita
Teste de esforço negativo
Urinálise anormal (p. ex., hematúria ou piúria não explicadas)
Resíduo pós-miccional aumentado
Prolapso pélvico de alto grau (≥ grau 3)
Evidência de disfunção miccional

Instrumentos de Quantificação dos Sintomas

Diário Miccional. Instrumentos como diários miccionais, questionários e teste do absorvente têm sido desenvolvidos para auxiliar na quantificação da perda de urina, tanto de forma sintomática quanto volumétrica. **Os diários miccionais podem fornecer vantagens tanto diagnósticas quanto terapêuticas. Muitas vezes, o emprego desses diários ajuda os pacientes a conhecerem seu padrão de micção, e eles são mais preciso do que a memória** (McCormack et al., 1992; Siltberg et al., 1997; Stav et al., 2009). **Além disso, o diário pode oferecer ideias aos pacientes acerca dos comportamentos que podem ser alterados devido à menor frequência de micção** (Burgio, 2004).

Muitos estudos têm demonstrado o papel auxiliar que os diários podem ter no diagnóstico e na conduta em casos da incontinência. Tais diários podem ser úteis na história subjetiva de rotina, pois já foi demonstrado que a memória dos pacientes frequentemente não é tão precisa quanto um diário miccional em fornecer a frequência de micção. Em uma revisão retrospectiva de 601 pacientes submetidas à cirurgia de *sling* pubovaginal que completaram diários miccionais, somente 47% foram precisas sobre sua frequência diária; 51% superestimaram sua frequência diária, o que foi exagerado nas mulheres que relataram micção mais de dez vezes por dia (Stav et al., 2009). As taxas de superestimativa foram similares entre pacientes com e sem sintomas de BH. Curiosamente, 93% das mulheres desse estudo foram precisas na descrição de sua frequência noturna. Em outro estudo relacionado com mulheres com incontinência urinária, revelou-se que a superestimativa da frequência de episódio de incontinência ocorreu mais frequentemente em pacientes que se sentiam mais incomodadas com sua condição. Da mesma maneira, Ku et al. (Ku et al., 2004) observaram pouca correlação entre frequência noturna subjetiva e a percebida por 164 pacientes sobre seus prontuários de frequência de volume. Wyman et al. (1988) demonstraram, de modo similar, alta correlação entre os relatos de frequência diária diurna e noturna.

Martin et al. (2006b) realizaram uma metanálise de 121 em 6.099 artigos comparando duas ou mais técnicas de diagnóstico de incontinência, e demonstraram que os diários têm a melhor relação custo-benefício quando utilizados conjuntamente com a história, sobretudo em pacientes que serão submetidas a tratamento para hiperatividade do detrusor. Deve ser enfatizado, contudo, que esses diários não devem substituir exames mais formais em pacientes específicos. Um estudo avaliando retrospectivamente o quadro de frequência/volume de Larsson em comparação com a cistometria em 216 pacientes demonstrou que a sensibilidade e a especificidade no que diz respeito à hiperatividade detrusora são de 52% e 70%, respectivamente. Enquanto isso, com relação à IUE, são de 66% e 65%, respectivamente (Tincello e Richmond, 1998). Para a prática clínica de rotina, os diários de 24 horas são suficientes para obter valiosa informação clínica associada à função do TUI. Em estudos acadêmicos, podem ser necessários diários mais prolongados, mas eles devem ser contrabalançados com o conhecimento já estabelecido de que, quanto mais complexo é um instrumento (ou seja, quanto mais dados forem necessários), menor a cooperação de pacientes em obtê-los (Groutz et al., 2000).

Questionários e Instrumentos de Qualidade de Vida

Os questionários podem fornecer um complemento muito útil à história e resultados relatados por pacientes. Em um esforço para proporcionar avaliações adequadas de resposta e eliminar problemas de confusão com opiniões tendenciosas do clínico, desenvolveram-se vários instrumentos para avaliar sintomas, grau de incômodo e QV em indivíduos com incontinência e DAP; muitos já foram validados. **A Tabela 71-4 contém questionários validados e altamente recomendados pela International Consultation on Incontinence (ICI)**. Um desses, o ICIQ modular, foi desenvolvido pela ICI em uma tentativa de desenvolver um instrumento universal aplicável que pudesse ser utilizado internacionalmente na avaliação da função do assoalho pélvico tanto na prática clínica quanto em cenários de pesquisa (Abrams et al., 2005a, 2005b), sendo traduzido para 38 idiomas. Já foi demonstrado que o formato curto do questionário ICI (ICIQ-SF) estabelece correlação com ambos os testes do absorvente de 1 hora (Franco et al., 2008) e de 24 horas (Karantanis et al., 2004) na avaliação da gravidade da IUE. Outra comparação do teste do absorvente de 24 horas, o ICIQ-SF, o International Prostate Symptom Score (IPSS) e o escore

TABELA 71-4 Instrumentos Altamente Recomendados pela Fourth International Consultation on Incontinence for Urinary Incontinence, Overactive Bladder, Lower Urinary Tract Symptoms, and Pelvic Organ Prolapse Patient Reported Outcomes

QUESTIONÁRIO	POPULAÇÃO	PROPÓSITO DO INSTRUMENTO
QUALIDADE DE VIDA RELACIONADA À SAÚDE (QVRS)		
BFLUTS (Bristol Female Lower Urinary Tract Symptoms Questionnaire) também chamado ICIQ-FLUTS (Jackson et al., 1996)	Mulheres, incontinência	Avaliar STUI femininos, sobretudo a incontinência, mensurar o impacto sobre a QV e avaliar o resultado do tratamento
DAN-PSS-1 (Escore de Sintoma Prostático da Dinamarca) (Hansen et al.,1995)	Homens, HPB	Avaliar homens com STUI sugestivos de HPB não complicada
ICIQ-UI-SF (Formato curto de Incontinência Urinária ICIQ) (Avery et al., 2004)	Homens e mulheres, sintomas urinários	Avaliar os sintomas e impacto da incontinência urinária sobre a prática e pesquisa clínica
ICSmale (ICIQ-MLUTS) (Donovan et al., 1996)	Homens com STUI e possível HPB	Proporcionar uma avaliação sobre a ocorrência e o incômodo dos STUI e seu impacto sobre as vidas de homens com HPB
ICS-QoL (Donovan et al., 1997)	Homens com STUI e possível HPB	Avaliar o impacto dos STUI sobre a vida de homens com STUI
IIQ (Questionário de Impacto da Incontinência) (Wyman et al., 1987)	Mulheres, IU, IUE	Avaliar o impacto da incontinência sobre a QVRS, principalmente em pacientes com IUE
IIQ-7 (Formato curto IIQ) (Uebersax et al., 1995)	Mulheres, IU, IUE	Avaliar o impacto da incontinência urinária sobre a QVRS
I-QOL (ICIQ-Uiqol) (instrumento de QV específico para incontinência urinária) (Wagner et al., 1996)	Mulheres, IU	Avaliar a QV de mulheres com incontinência urinária
KHQ (Questionário de Saúde de King) (ICIQ-LUTSqol) (Kelleher et al., 1997)	Homens e mulheres, BH	Avaliar o impacto dos STUI sobre a QVRS
N-QoL (ICIQ-Nqol; QV da noctúria) (Abraham et al., 2004)	Homens e mulheres	Avaliar o impacto da noctúria sobre a QV
OABq-SF (Coyne et al., 2002)	Homens e mulheres, BH	Versão curta do OAB-q para avaliar tanto a continência quanto sintomas de incontinência de BH e seu impacto sobre a QV
OAB-q (ICIQ-OABqol) (Coyne et al., 2002)	Homens e mulheres com BH úmida e BH seca	Avaliar tanto os sintomas de BH úmida quanto de BH seca e seu impacto sobre a QVRS
PRAFAB (Proteção, Quantidade, Frequência, Ajuste, Imagem Corporal) (Hendriks et al., 2007)	Mulheres, IU	Avaliar os efeitos de tratamentos da IU em mulheres
UISS (Escore de Severidade de Incontinência Urinária) (Stach-Lempinen et al., 2001)	Mulheres, IU	Avaliar a gravidade dos sintomas e o impacto da incontinência urinária sobre a vida rotineira
Urolife (BPH-QoL9) (Lukacs et al., 1997)	Homens, HPB	Avaliar o impacto da HPB e seu tratamento sobre a QV de pacientes
TRIADORES		
B-SAQ (Questionário de Autoexame da Bexiga) (Basra et al., 2007)	Mulheres	Ferramenta de triagem para a presença de STUI incômodos em mulheres
LUSQ (Questionário de Sintoma Urinário de Leicester) (Shaw et al., 2002)	Homens e mulheres, STUI	Triador específico da condição de STUI de estocagem (urgência, frequência, noctúria e incontinência)
OAB-SS (Sistema de Escore de BH) (Blaivas et al., 2007)	Homens e mulheres, STUI com e sem BH	Ferramenta de sete itens para mensurar a gravidade geral dos sintomas resultantes dos quatro componentes sintomáticos de BH
OAB-V8 (Ferramenta de Conhecimento de BH) (Coyne et al., 2005)	Homens e mulheres, BH	Ferramenta de triagem de oito itens para utilização em cuidados primários da identificação de pacientes que podem ter BH
QUID (Questionário para o Diagnóstico de Incontinência Urinária) (Bradley et al., 2005)	Mulheres, IU e IUE	Ferramenta de seis itens para diagnosticar IUE e IU
INCÔMODO CAUSADO PELOS SINTOMAS		
PPBC (Percepção do Paciente sobre Condição da Bexiga) (Coyne et al., 2006)	Homens e mulheres	Avaliar a impressão subjetiva dos pacientes sobre seus problemas urinários. Desenvolvido como uma avaliação global de condições vesicais
UDI-6 (Formato curto Inventário de Dificuldade Urogenital-6) (Uebersax et al., 1995)	Mulheres	Avaliar o incômodo de STUI, incluindo incontinência, em mulheres

(Continua)

TABELA 71-4 Instrumentos Altamente Recomendados pela Fourth International Consultation on Incontinence for Urinary Incontinence, Overactive Bladder, Lower Urinary Tract Symptoms, and Pelvic Organ Prolapse Patient Reported Outcomes *(Cont.)*

QUESTIONÁRIO	POPULAÇÃO	PROPÓSITO DO INSTRUMENTO
URGÊNCIA		
IUSS (Gravidade de Urgência da Indevus) (Nixon et al., 2005)	BH com incontinência por urgência, homens e mulheres	Quantificar o nível de urgência associado a cada micção conforme mensurado durante micções de rotina
SINTOMAS DE POP E QV		
PFDI (Inventário de Dificuldades do Assoalho Pélvico) (Barber et al., 2001)	Mulheres	Quantificar os sintomas causados pelo prolapso pélvico
PFIQ (Questionário de Impacto do Assoalho Pélvico) (Barber et al., 2001)	Mulheres	Quantificar os efeitos do prolapso pélvico sobre a qualidade de vida

HPB, hiperplasia prostática benigna; QVRS, qualidade de vida relacionada com a saúde; ICIQ, International Consultation on Incontinence Questionnaire; ICS, International Continence Society; STUIM/STUIF, sintomas de trato urinário inferior masculinos/femininos; BH, bexiga hiperativa; QV, qualidade de vida; BF, Formato curto; IUE, incontinência urinária de esforço; IU, incontinência de urgência.
Dados de Staskin DR. In: Patient-Reported Outcome Assessment. Fourth International Consultation on Incontinence, report of Committee 5, part 5B. 2009. p. 363-412.

de Post-operative Patient Global Impression of Improvement(PGI-I) em 26 homens após cirurgia de *sling* perineal confirmou a validade conjunta desses instrumentos (Twiss et al., 2007a). Revelou-se uma forte correlação entre os escores ICIQ-SF e PGI-I e a redução percentual no peso dos absorventes em 24 horas. No momento da redação deste texto, os módulos disponíveis de sintomas já validados segundo a ICI são os formulários curto e longo ICIQ-MLUTS (STUI masculino), ICIQ-FLUTS (STUI feminino), o formulário curto ICIQ-UI, ICIQ-N (noctúria), ICIQ-OAB e ICIQ-VS (sintomas vaginais). Módulos de QV validados que se aplicam aos STUI (ICIQ-LUTSqol), incontinência urinária (ICIQ-UIqol), BH (ICIQ-OABqol) e noctúria (ICIQ-Nqol), bem como módulos que avaliam a função sexual masculina e feminina relacionada com sintomas urinários (ICIQ-MLUTSsex e ICIQ-FLUTSsex), também se encontram disponíveis. Outros módulos que abrangem a função intestinal, STUI pediátricos e neurogênicos, bem como módulos que avaliam sintomas relacionados com QV ligados aos mesmos aspectos, e módulos adicionais avaliando função sexual e satisfação com o tratamento, encontram-se em desenvolvimento (Abrams et al., 2010; Bristol Urological Institute, 2014).

Um estudo examinando sintomas de assoalho pélvico associados ou não à incontinência por meio de duas ferramentas de sintomas amplamente utilizadas, a UDI-6 e o ICIQ-UI, demonstrou que os questionários de sintomas foram concretos e correlacionaram-se entre si e com os escores de QV independentemente, conforme mensurado pelo IIQ-7 e pelo I-QOL (van de Vaart et al., 2010). Tal estudo também descobriu um achado interessante de que a demora no tempo de consulta com um clínico foi associada a maior incômodo, enfatizando a importância do maior conhecimento de DAP na população de pacientes do sexo feminino.

Na metanálise realizada por Martin et al. (2006b), dois estudos demonstraram alta sensibilidade (0,82 a 0,92) da questão 3 do Inventário de Dificuldade Urogenital para IUE; a especificidade foi de 0,51 a 0,69. Nesse estudo, a história isolada apresentou sensibilidade agrupada de 0,92 (intervalo de confiança [IC] de 95%) e especificidade de 0,56 para o diagnóstico de IUE e sensibilidade de 0,61 e especificidade de 0,87 para o diagnóstico de hiperatividade detrusora. **Convém lembrar, entretanto, que para intervenções de maior risco, como cirurgias, o teste mais preciso disponível continua sendo o exame de UD multicanal.**

Teste do Absorvente

O teste do absorvente costuma ser utilizado para propósitos acadêmicos. **A ICS recomenda tanto o diário miccional de três dias quanto a pesagem do absorvente como medidas adequadas para a quantificação dos sintomas na pesquisa sobre incontinência** (Lose et al., 2001). Todavia, embora o teste do absorvente possa ser útil em quantificar o extravasamento, trata-se de um exame cansativo e incômodo para as pacientes. Ademais, esse teste não fornece a informação necessária para a rotina diária da prática clínica. **O Fourth ICI Committee sobre a avaliação inicial não recomenda o teste do absorvente como parte da análise da paciente com incontinência** (Staskin, 2009). Do ponto de vista acadêmico, contudo, muitos pesquisadores aconselham esse teste em estudos clínicos. Isso porque fornece informação objetiva e precisa na avaliação do real volume de perda urinária durante um período determinado.

Segundo a ThirdICI, uma **quantidade maior do que 1,3 g de perda urinária é considerada como teste do absorvente de 24 horas positivo** (Tubaro, 2005). **Enquanto isso, outros consideram normal a perda urinária de até 8 g durante 24 horas** (Lose et al., 1989). Essa variabilidade representa uma potencial limitação na utilidade do teste do absorvente. Muitos pesquisadores utilizam esse teste para objetivos de pesquisa. As secreções vaginais devem ser levadas em consideração, embora o volume atribuível às secreções normais da vagina seja de até 0,3 g em 24 horas (Karantanis et al., 2003). O'Sullivan et al. (2004) avaliaram 110 mulheres com incontinência utilizando o teste do absorvente durante 1 hora e 7 dias consecutivos o mesmo teste por 24 horas. A gravidade do extravasamento foi analisada com relação a parâmetros de UD, idade, parturição e força da musculatura do assoalho pélvico. Isso revelou maior gravidade em idades mais avançadas e parturições de mulheres que demonstraram hiperatividade detrusora. Os autores propuseram que a perda de urina igual 1,3 a 20 g, 21 a 74 g e maior que 75 g dentro de 24 horas corresponde a incontinência "leve", "moderada" e "grave", respectivamente. Outro estudo com 144 mulheres dinamarquesas aleatoriamente selecionadas, as quais foram submetidas ao teste do absorvente por 24 horas, revelou perda de urina similar nos grupos autodenominados continente e incontinente, ou 3,1 e 3,3 g, respectivamente (Ryhammer et al., 1998).

Geralmente existe um consenso de que o teste do absorvente por 24 horas se constitui em uma ferramenta clinicamente mais útil do que o teste de 1 hora (Lose et al., 1989; Matharu et al., 2004). De fato, demonstrou-se que a confiabilidade de repetição e o valor preditivo do teste de 1 hora no diagnóstico da incontinência feminina é pobre (Lose et al., 1986, 1988; Simons et al., 2001; Constantini et al., 2008). Outros aconselham o extremo oposto, sugerindo que um teste do absorvente de 20 minutos com volume vesical padronizado de 250 mL instilados na bexiga através de um cateter demonstrou sensibilidade superior em comparação com o teste de 1 hora conduzido pelo método padronizado pela ICS (Wu et al., 2006). O método da ICS, descrito em 1988, exige que a paciente beba 500 mL de líquido livre de sódio em 15 minutos seguido de um período de descanso de 30 minutos antes de se proceder com a atividade física recomendada (Abrams et al., 1988). Uma possível preocupação acerca desse método é a falta de padronização do volume vesical.

Em tese, o uso diário de absorventes obtido na história da paciente constitui-se em uma medida frequentemente utilizada para quantificar a perda urinária, porém um estudo demonstrou que se trata de uma medida não confiável da incontinência (Dylewski et al., 2007). Uma revisão retrospectiva foi realizada com 145 homens e 116 mulheres submetidos à colocação de esfíncter urinário artificial e cirurgia de *sling* pubovaginal, respectivamente, os quais haviam completado um questionário autoaplicável do uso de absorvente. Nela, solicitou-se dos pacientes que trouxessem três absorventes em sua consulta clínica: um absorvente de "referência" seco e os absorventes de incontinência utilizados pelo período de 24 horas precedentes e pertencentes ao dia da consulta. Os absorventes foram quantificados e pesados, a fim de determinar a quantidade em gramas de urina por absorvente. Todos os pacientes foram também submetidos a um teste de pesagem do absorvente de 24 horas. Observou-se apenas uma fraca correlação entre o uso relatado e o peso do absorvente de 24 horas. Com o uso do absorvente, mensurou-se apenas 38% da variabilidade do volume de incontinência. Ademais, embora os absorventes diários tenham diminuído em número, a quantidade em gramas de urina por absorvente aumentou com a idade.

Teste com Corante

O teste com corante pode ser útil para verificar se um extravasamento significa urina ou outro fluido, como secreções vaginais ou fluido peritoneal, além de confirmar o diagnóstico de fístula do trato urinário. A **fenazopiridina oral** de 100 a 200 mg três vezes ao dia colore a urina de laranja, e esse teste simples pode confirmar que o fluido extravasado é, de fato, urina. O diagnóstico da fístula vesicovaginal ou uretrovaginal pode ser confirmado pela coloração azul ou laranja de um absorvente intravaginal após **instilação intravesical de azul de metileno ou fenazopiridina dissolvidos em água estéril ou solução salina**. No caso de suspeita de fístula *uretero*vaginal, o emprego de **azul de metileno com fenazopiridina oral** pode elucidar a localização da fístula com base no padrão de coloração demonstrado no absorvente. A coloração laranja sugere uma comunicação ureteral, enquanto a coloração azul demonstra uma comunicação vesical (Raghavaiah, 1974). O clínico deve se lembrar de que pode acontecer simultaneamente as fístulas vesicovaginal e ureterovaginal.

> **PONTOS-CHAVE: AVALIAÇÃO COMPLEMENTAR**
>
> - Já foi demonstrado que a história subjetiva de pacientes isoladamente não reflete, em geral, uma imagem precisa ou completa de seu complexo sintomático.
> - Muitos instrumentos para facilitar a quantificação dos sintomas foram desenvolvidos, incluindo ferramentas como diários miccionais, questionários de sintoma e QV e testes de absorvente.
> - Os diários miccionais podem ser tanto diagnósticos quanto terapêuticos, pois fornecem ideias aos pacientes acerca de comportamentos que contribuam com seus sintomas miccionais.
> - O teste do absorvente pode ser útil, particularmente no cenário acadêmico, para quantificar os sintomas de incontinência. A perda de até 8 g de urina dentro de 24 horas pode ser considerada normal, embora a ICI leve em conta a perda maior que 1,3 g em 24 horas como teste positivo.
> - Há questionários aprovados para avaliar os sintomas e a QV em pacientes com DPA.

Urinálise

Costuma haver um consenso de que a UA exerce papel fundamental na avaliação da paciente incontinente ou daquela com STUI (Abrams et al., 2009a). A UA fornece informação como presença de hematúria, piúria, glicosúria ou proteinúria, as quais podem ser indicativas de condições que causam incontinência *secundária*. Conforme indicado pelas análises físicas e químicas da urina, a análise do sedimento e/ou cultura devem ser realizadas e podem direcionar testes ou terapia posterior relacionadas com ou independentes da incontinência urinária.

Resíduo Pós-miccional

O volume de urina residual na bexiga após a micção de rotina é denominado *resíduo pós-miccional (RPM)*, e alguns autores têm sugerido que o RPM deva ser avaliado em todos os pacientes incontinentes (Tubaro, 2005; Gormley, 2007). Esse teste simples, que pode ser realizado por meio de cateterização rápida ou utilizando a ultrassonografia abdominal não invasiva, avalia a capacidade de esvaziamento da bexiga, sendo útil no diagnóstico da incontinência abundante. **As diretrizes de IUE da AUA/SUFU afirmam que os clínicos que consideram a terapia invasiva em pacientes com IUE devem avaliar o RPM para averiguar o esvaziamento vesical. Isso porque pacientes com RPM elevado em período pré-operatório apresentam risco de desenvolver disfunção miccional no período pós-operatório** (Winters et al., 2012). É importante estabelecer o esvaziamento basal, sobretudo em pacientes com IUE considerados candidatos a um procedimento anti-incontinência ou aqueles com urgência miccional candidatos a terapias que visem à diminuição da contratilidade vesical.

Diversos estudos têm demonstrado que a ultrassonografia é comparável com a cateterização na avaliação do RPM, embora **não existam volumes oficialmente estabelecidos que definam o esvaziamento normal ou comprometido**. A Agency for Healthcare Research and Quality (AHRQ) sugere que RPM menor do que 50 mL indica esvaziamento adequado (Department of Health and Human Services dos Estados Unidos, 1992). Não há consenso na recomendação acerca da significância do RPM entre 50 e 200 mL. Em um estudo, Gehrich et al. (2007) utilizaram 96 mulheres saudáveis que foram atendidas para avaliação de rotina. Os critérios de exclusão contemplaram a incontinência urinária com frequência maior que duas vezes por semana, retenção urinária, doença neurológica ou POP sintomático. A média e a mediana do RPM foi de 19 mL (0 a 45 mL) e 24 ± 29 mL. Do total, 15% apresentaram RPM maior do que 50 mL e 95% apresentaram RPM inferior a 100 mL. Outro estudo comparou medidas de RPM obtidas por escaneamento tridimensional (3D) da bexiga em comparação com a cateterização em 170 mulheres submetidas à avaliação para IUE, as quais nunca haviam sido submetidas a cirurgia prévia (Tseng et al., 2008); 35,5% apresentaram RPM superior a 50 mL e 15,9% apresentaram RPM superior a 100 mL. A ultrassonografia obteve sensibilidade de 64,7% e especificidade de 94,3% na detecção do RPM superior a 100 mL. Embora diversos estudos relatem a precisão da ultrassonografia da bexiga (Al-Shaikh et al., 2009), alguns sugerem que certos aparelhos ultrassonográficos possam fornecer informações mais corretas (Ghani et al., 2008).

Cistoscopia

A avaliação endoscópica da bexiga é importante como meio de se avaliar patologias intravesicais ou intrauretrais que possam contribuir com a sintomatologia da paciente. Tumores vesicais, cálculos vesicais, cistite e corpos estranhos intravesicais ou intrauretrais como malhas ou fios de sutura podem contribuir com sintomas irritativos de micção, infecções recorrentes do trato urinário (IRTU) e incontinência. Pacientes com história de cirurgia reconstrutiva prévia do assoalho pélvico devem ser avaliados quanto a materiais expostos no TUI. Os orifícios ureterais devem ser identificados e avaliados quanto a morfologia, posição, número e fluxo. A mucosa da bexiga é examinada em busca de trabeculações (as quais podem ser sugestivas de obstrução infravesical [OIV] e/ou hiperatividade detrusora) e estado estrogênico. Enquanto isso, a uretra é examinada em busca de corpos estranhos, estreitamentos, divertículos ou fístulas e posição.

O papel da cistouretroscopia pré-operatória já foi discutido por alguns autores. Anger et al. (2007) analisaram dados do Medicare para avaliar os efeitos da cistoscopia e de UD pré-operatórias sobre os resultados da cirurgia de *sling*. Os dados de uma amostra aleatória de 5% dos beneficiários do Medicare durante um período de 18 meses foram utilizados para avaliar a probabilidade de realização de exames pós-operatórios em pacientes submetidos ou não aos mesmos estudos antes do procedimento cirúrgico. Embora pacientes submetidas à cistoscopia pré-operatória tenham sido menos propensas a realizar o mesmo exame pós-operatório (23,4% *versus* 35,2%, P < 0,0001) ou UD (19,3% *versus* 34,0%, P< 0,0001), não foram observadas diferenças significativas nas complicações ou repetição de procedimentos para incontinência em ambos os grupos. No entanto, Cundiff e Bent (1996) relataram que a cistoscopia modificou o diagnóstico e a conduta em 6 entre 84 mulheres (7%) submetidas tanto à cistoscopia quanto à UD para avaliação de disfunção do TUI. Os achados foram carcinoma de células de transição, cistite glandular, pontos de sutura intravesicais e divertículo uretral.

Embora a cistoscopia de rotina não seja recomendada na avaliação habitual da paciente com IUE, deve ser considerado em pacientes que apresentem urgência miccional, hematúria ou outros sintomas irritativos, sobretudo se foram submetidos a procedimentos anti-incontinência prévios, radiação na pelve ou reparo de prolapso pélvico.

Urodinâmica

De modo similar à cistouretroscopia, o uso clínico da UD é sujeito a muita discussão; contudo, deve-se ou pode-se considerar a UD em pacientes nos quais se esteja cogitando cirurgia invasiva, potencialmente mórbida ou irreversível; indivíduos nos quais a reconstrução de assoalho pélvico prévia tenha falhado; ou que apresentem incontinência mista, urgência urinária ou sintomas obstrutivos; e em pessoas com RPM elevado ou doença neurológica. A UD também é útil para confirmar ou refutar um diagnóstico e pode facilitar a seleção e o aconselhamento de pacientes. Nessas situações, o benefício da UD é o estabelecimento da capacidade basal da bexiga, sua complacência, sua sensibilidade, sua estabilidade e a função do esfíncter antes da manipulação cirúrgica ou terapêutica. Uma revisão clara sobre UD é apresentada no Capítulo 73.

A função do TUI pode ser simplesmente classificada entre armazenamento e esvaziamento. Cada uma dessas categorias é afetada pela bexiga (músculo detrusor) e por sua saída. **Duas questões principais devem ser consideradas na avaliação da paciente incontinente. (1) O problema em questão relaciona-se com o armazenamento, o esvaziamento ou uma combinação dos dois? (2) A causa do problema identificado é relacionada com o músculo detrusor, a saída ou uma combinação dos dois?**

A "UD *eyeball*" é uma boa, simples e econômica alternativa para a UD multicanal que pode ser útil em pacientes selecionados. O exame pode determinar a sensibilidade da bexiga, a complacência, a estabilidade e a capacidade, bem como a competência da saída e o RPM (Blaivas, 1996). Após a micção, posiciona-se a paciente como para uma litotomia, insere-se um cateter de Foley e mensura-se o RPM. Uma seringa de 60 mL com bico cateter é acoplada à extremidade do cateter com o êmbolo removido. Mantendo-se a seringa em posição vertical, a bexiga é preenchida com fluido estéril através desta. A altura do menisco sobre a bexiga representa a pressão intravesical. São anotados os volumes registrados na primeira sensação e na primeira vontade de urinar, seguidas do volume na vontade normal e intensa. Durante o período de preenchimento, o menisco na seringa é observado por sua elevação e sua queda, que podem indicar a hiperatividade da bexiga ou uma queda consistente e gradual que sugira comprometimento da complacência do músculo detrusor. A ausência de mensuração da pressão abdominal (Pabd) limita a capacidade de determinar precisamente alguma contribuição desta com mudanças no volume de água da seringa. Remove-se o cateter e realiza-se um teste de esforço por tosse observando-se a uretra em busca de incontinência durante o ato de tosse e esforço.

A UD multicanal oferece uma avaliação extensa da função do TUI. O grau de acurácia proporcionado por esse exame é importante em várias circunstâncias, inclusive quando os métodos conservadores de tratamento falham; quando o diagnóstico não está elucidado; quando procedimentos diagnósticos prévios são inconclusivos; em pacientes com imagens clínicas complicadas por radioterapia, doença neurológica ou cirurgia prévia malsucedida de reconstrução do assoalho pélvico ou de incontinência; ou quando pacientes descrevem sintomas que não podem ser confirmados pelo clínico. O exame completo de UD avalia a **fase de enchimento/armazenamento** por cistometria e a **fase de micção/esvaziamento** por urofluxometria.

Os cateteres são inseridos na bexiga e no reto. O cateter da bexiga mensura a real pressão interna desta, denominada pressão vesical (Pves). O cateter retal mensura a pressão abdominal (Pabd). A pressão do músculo detrusor (Pdet) é um valor calculado (Pves – Pabd), que significa a pressão criada pelo detrusor independentemente das influências da pressão intra-abdominal. Durante a fase de enchimento, espera-se que a Pdet seja mantida em valor baixo e estável para possibilitar o enchimento de baixa pressão. Bexigas pouco complacentes demonstrarão um aumento gradual e sustentado na Pdet conforme se eleva o volume vesical. A hiperatividade do detrusor manifesta-se por aumentos intermitentes e imprevisíveis da Pdet. Durante a fase de micção, a Pdet pode aumentar conforme a urina flui. Muitas mulheres urinam normalmente sem um aumento virtual na Pdet. Altas Pdet com baixo fluxo durante a micção sugerem OIV. A incapacidade de se produzir um fluxo sem Pdet, sobretudo quando acompanhada por tensão do abdome (representada por oscilação da Pabd), pode indicar acontratilidade ou hipocontratilidade do detrusor.

Quando se diagnostica IUE urodinâmica, a função uretral deve ser avaliada (Winters et al., 2012). Mensurações quantitativas como a pressão do ponto de extravasamento de Valsalva ou a pressão máxima de fechamento uretral podem ser utilizadas para guiar a decisão de tratamento em pacientes com suspeita de IUE que não demonstram extravasamento com manobras de esforço. O teste de esforço deve ser repetido com a remoção do cateter uretral. Em pacientes com POP de alto grau sem sintomas de IUE, o teste de esforço deve ser realizado com a redução do POP para avaliar IUE oculta.

A eletromiografia (EMG) e a imagem fluoroscópica (videourodinâmica [VUD]) são adjuntos úteis ao exame de UD em pacientes específicos e são detalhados no Capítulo 73. A atividade de EMG é um reflexo da atividade dos músculos estriados do esfíncter uretral e anal e da musculatura perineal, que podem ser mensurados utilizando-se tanto eletrodos de superfície quanto eletrodos com agulha. Embora os últimos proporcionem leituras mais precisas, o desconforto causado à paciente e a prática necessária à técnica fazem dela menos popular do que a de eletrodos de superfície. A coordenação entre a EMG e a atividade do detrusor é mais útil durante a fase de micção, quando a incapacidade em relaxar o assoalho pélvico pode indicar processos patológicos. De modo similar, o recrutamento de atividade deve ser revelado com o RBC e com aumento da pressão abdominal, conforme ocorre durante a tosse. A VUD pode ser útil em demonstrar a anatomia em posição vertical. Uma vez que a bexiga e a saída são visualizadas em tempo real, a VUD confirma a incontinência em pacientes nos quais o diagnóstico é difícil, podendo ser também uma medida precisa da pressão do ponto de extravasamento. Além disso, é útil para avaliar a saída da bexiga em pacientes nas quais se suspeite de disfunção miccional, obstrução primária do colo vesical ou dissinergia detrusor-esfíncter. É possível examinar ainda as pacientes para refluxo vesicouretral (RVU) e divertículo vesical ou uretral. A avaliação das pressões do detrusor em face de refluxo ou grandes divertículos vesicais pode fornecer informação importante que não seria percebida sem a imagem em vídeo.

O estabelecimento científico do papel e do valor clínico da UD tem recebido atenção mais recentemente. O valor de um teste não reside somente em sua acurácia diagnóstica, mas também na melhora dos resultados de intervenções subsequentes. A UD costuma ser empregada na avaliação de pacientes com DAP e pode ser útil para o aconselhamento. Resultados não ideais de procedimentos anti-incontinência são geralmente atribuídos a uma deficiência intrínseca do esfíncter, à hiperatividade do detrusor ou à disfunção miccional basal. Ainda falta saber o mérito dessas teorias e a capacidade da UD em estabelecer com acurácia essas condições. Em um estudo com 655 mulheres com teste positivo de esforço, 10% não demonstraram IUE-urodinâmica (IUE-UD) (Nager et al., 2007). Uma metanálise com base em uma pesquisa da Medline sobre a literatura entre 1975 e 1998 sugeriu que a UD tem um valor preditivo positivo (VPP) de apenas 56% e 79% para a IUE pura e a IUE com outras anormalidades, respectivamente, e um teste de tosse positivo possui um VPP para as mesmas condições igual a 55% e 91%, respectivamente (Harvey e Versi, 2001). A Urinary Incontinence Treatment Network (UITN) relatou que a UD não predisse disfunção miccional pós-operatória ou risco de necessidade de intervenção cirúrgica pós-operatória (Lemack et al., 2008). Em outro estudo retrospectivo com mulheres submetidas à colocação de *sling* na uretra média para o tratamento de incontinência mista, o valor da mediana da pressão de abertura do detrusor foi mais alto nas mulheres com hiperatividade pós-operatória desse músculo do que naquelas com UD pós-operatória normal (Panayi et al., 2009).

Muito da literatura dos dias atuais está limitada pelo desenho retrospectivo e um pequeno grupo de estudos disponíveis. A UITN descobriu que o sucesso da cirurgia anti-incontinência em pacientes que demonstraram IUE-UD foi de quase o dobro daquelas sem IUE-UD, embora essa tendência não tenha alcançado significância estatística (Nager et al., 2008). O mesmo grupo demonstrou que o resultado do tratamento em 1 ano para mulheres com IUE notória não complicada não se revelou inferior em pacientes não submetidas à UD pré-operatória, em comparação com aquelas que foram (Nager et al., 2009, 2012). Ainda que o estudo realizado por Anger et al. (2007) não tenha estabelecido definitivamente um efeito pré-operatório da UD especificamente sobre o resultado de cirurgias de *sling*, houve clara demonstração de um aumento de duas vezes na probabilidade de se necessitar de exame de UD pós-operatório em pacientes não submetidas a exame pré-operatório em comparação com aquelas que foram.

Com a implementação da reforma dos cuidados médicos em 2014, o custo-benefício passou à frente de discussão. Com base nos modelos analíticos de decisão (hipotéticos), um grupo considerou o custo-benefício da UD desfavorável quanto às avaliações básicas de atendimento (Weber e Walters, 2000; Weber et al., 2002). Contudo, deve-se ter em mente de que a UD fornece informação não apenas sobre o diagnóstico em geral, como também sobre achados sutis importantes que podem direcionar o clínico no plano de tratamento e aconselhamento (Summitt et al., 1992; Patel e Chapple, 2008). Embora tenha sido sugerido que a UD pode não ser necessária ou útil em indivíduos com condições não neurológicas simples considerados para manejo inicial conservador (Colli et al., 2003; National Institute for Health and Clinical Excellence, 2006; Winters et al., 2012), outros estudos demonstraram que até 20% das pacientes com IUE pura presumida podem apresentar achados de UD que talvez alterem seus tratamentos e resultados (Digesu et al., 2009).

A reprodutibilidade de exames de UD e a interpretação dos mesmos já foi questionada por muitos estudos (Van de Beek et al., 1997; Gupta et al., 2004; Zimmern et al., 2006; Gacci et al., 2007). Outros demonstraram que a interpretação intraobservador (interpretação repetida pelo mesmo indivíduo) é superior à interpretação interobservador (mesmo estudo interpretado por dois indivíduos diferentes) tanto para análises de fluxo-pressão (Digesu et al., 2003) quanto para análise de enchimento/micção (Whiteside et al., 2006). Ainda assim, outros demonstraram não haver diferença na interpretação intra ou interobservador. No entanto, a interpretação ao vivo de um exame fornece leituras diferentes da interpretação *post-hoc*. Isso sugere que fatores intangíveis de experiência possam atuar na interpretação de exames de UD (Smith et al., 2009).

Aproximadamente 40% das pacientes com POP descrevem sintomas de IUE (Grody, 1998), e a IUE-UD é demonstrada em 70 a 75% das pacientes com prolapso (Roovers e Oelke, 2007). **A IUE oculta revelada por redução do prolapso é relatada como presente em 36% a 80%** (Richardson et al., 1983; Bergman et al., 1988; Chaikin et al., 2000), **e de 11 até 50% das pacientes clinicamente continentes desenvolverão novamente a IUE após o reparo de prolapso de alto grau** (Bergman et al., 1988; Borstad e Rud, 1989; Gallentine e Cespedes, 2001). Mulheres que demonstraram IUE-UD pré-operatória antes da sacrocolpopexia apresentaram maior probabilidade de desenvolver IUE pós-operatória independentemente de haverem sido submetidas à colpossuspensão de Burch (Visco et al., 2008). Ademais, após uma revisão retrospectiva dos prontuários de 76 pacientes submetidas a reparo de POP, Roovers et al. (2007) relataram que nenhum parâmetro de UD predisse a incontinência pós-operatória. Em um esforço para determinar a necessidade de colocação de *sling* profilático em pacientes submetidas à cirurgia para POP de alto grau, Ballet et al. (2009) seguiram um protocolo de UD desenvolvido para abordar a uretra em um modo padronizado. Os autores concluíram que, em pacientes os quais não descreveram subjetivamente ou não demonstraram IUE pré-operatória na UD, o risco de intervenção devido a OIV após colocação de *sling* foi equivalente ao risco de intervenção para IUE em pacientes que não receberam *sling*. O experimento dos Colpopexy and Urinary Reduction Efforts (CARE) foi desenvolvido para avaliar se uma colpossuspensão de Burch realizada no momento da sacrocolpopexia para prolapso em mulheres *continentes com esforço* reduziria a IUE pós-operatória. O amplo estudo prospectivo randomizado foi cessado após a primeira análise provisória aos 3 meses quando 23,8% das mulheres no grupo do procedimento de Burch e 44,1% daquelas do grupo-controle alcançaram os critérios para IUE ($P < 0,001$)

(Brubaker et al., 2006). O grupo foi retomado aos 2 (Brubaker et al., 2008) e 7 (Nygaard et al., 2013) anos de pós-operatório. Isso demonstrou um benefício contínuo do procedimento de Burch profilático para IUE nos dois momentos, apesar de as taxas de insucesso da sacrocolpopexia haverem aumentado em ambos os grupos aos 7 anos de acompanhamento. Em pacientes selecionadas, sobretudo aquelas com sintomas de BH e/ou bexiga neurogênica conhecida, a UD pode ser útil em determinar o risco de progressão para deterioração de trato urinário superior. Hiperatividade do detrusor, complacência baixa, dissinergia detrusor-esfíncter externo, pressões de armazenamento do detrusor altas, RVU e OIV são potenciais fatores de risco para o desenvolvimento de doença do trato superior, particularmente em pacientes com Pdet sustentada acima de 40 cm H_2O (McGuire et al., 1981; Blaivas e Barbalias, 1984; Ghoniem et al., 1989, 1990).

Embora a UD multicanal permaneça como a ferramenta mais precisa com a qual se avalia a função do TUI, está claro que estudos prospectivos randomizados multi-institucionais são de extrema importância na abordagem de muitas das questões não respondidas acerca do papel e da contribuição da UD no cuidado com as pacientes, no aconselhamento e na otimização das modalidades de tratamento. Devem-se buscar mais avaliações da acurácia do exame e, mais importante, dados sobre o impacto da UD sobre as pacientes, os tratamentos e os resultados deste. As diretrizes da UD fornecem parâmetros acerca do uso do exame com base em uma revisão exaustiva da literatura corrente.

PONTOS-CHAVE: URODINÂMICA

- A UD é a ferramenta mais precisa disponível para avaliar a função do TUI e fornece informação acerca do armazenamento e do esvaziamento de urina, uma vez que são influenciados pela bexiga e pela saída do líquido.
- Embora o emprego da UD de rotina para incontinência não complicada seja tópico de discussão, a UD deve ser considerada fortemente antes da intervenção em pacientes que estejam em um cenário clínico complexo, devido a tratamento ou cirurgia prévios malsucedidos, incontinência mista, sintomas obstrutivos, RPM significativamente maior, doença neurológica ou outras condições médicas que possam contribuir com a função do TUI, como diabetes melito, prolapso pélvico ou história de radioterapia.
- A "UD *eyeball*" pode fornecer uma imagem aproximada de capacidade da bexiga, sensibilidade, estabilidade, complacência e resistência à saída quando a UD formal não se encontrar disponível.
- A UD multicanal oferece avaliação extensa acerca da função do TUI. Envolve mensuração direta da pressão intravesical e intra-abdominal (Pves e Pabd, respectivamente) e avaliação calculada da pressão do detrusor, que independe da pressão abdominal (Pdet). Pves – Pabd = Pdet.
- A imagem fluoroscópica fornece informação adicional útil, como a posição e as condições da base e do colo da bexiga, a presença de RPM e a visualização direta do extravasamento urinário em tempo real. A imagem em vídeo deve ser considerada quando o diagnóstico não pode ser concretizado em conjunto com os achados funcionais.

Exame de Imagem Radiográfica

Uretrocistografia Miccional. Exames de imagem padrão não são necessários na avaliação inicial de mulheres com incontinência não complicada (Artibani et al., 2002; Artibani e Cerruto, 2005). Contudo, devem-se realizar exames de imagem do trato urinário superior e inferior em pacientes nas quais se suspeite de lesão renal ou condições patológicas da pelve. A uretrocistografia miccional (UCGM) é opcional em pacientes com ITU, mas pode ser útil no diagnóstico de divertículo uretral ou RVU. A **UCGM** pode fornecer informação valiosa acerca de contorno da bexiga, presença de RVU, posição da base da bexiga com ou sem tensão quando a paciente está em postura ortostática e posição e configuração do colo vesical durante a micção. A fluoroscopia também pode proporcionar uma visualização de extravasamento sutil durante a tosse ou durante a manobra de Valsalva e que pode ser difícil de detectar por exame direto.

Ultrassonografia. Recomenda-se a imagem do trato superior em pacientes com retenção urinária crônica, suspeita de incontinência extrauretral, POP grave não tratado e disfunção neurológica do músculo detrusor, condições consideradas de alto risco de lesão renal. Pacientes com POP de alto grau podem desenvolver obstrução de trato superior e hidroureteronefrose relacionada com a torção ureteral resultante do prolapso. A ultrassonografia proporciona um método não invasivo sensível e específico na avaliação de trato superior para hidronefrose. A imagem ultrassonográfica do colo vesical também já foi utilizada para identificar extravasamento urinário e queda durante o esforço no diagnóstico de IUE com sensibilidade e especificidade registradas na faixa de 0,84 a 0,89 e 0,82 e 0,89, respectivamente (Martin et al., 2006b).

Exame de Imagem de Ressonância Magnética. A ressonância magnética (RM) foi proposta como método ideal por meio do qual se avalia a anatomia do colo vesical e uretra com boa correlação com estudos funcionais (Macura, 2006; Macura et al., 2006; Macura e Genadry, 2008). A RM também foi recomendada na avaliação do relaxamento do assoalho pélvico e POP (Boyadzhyan et al., 2008), sobretudo em pacientes submetidas a uma avaliação para reconstrução compartimental complexa do assoalho pélvico (Macura, 2006; Boyadzhyan et al., 2008). Assim, demonstrou-se capaz de identificar alterações relacionadas com os ligamentos uterossacros antes e após o reparo cirúrgico de prolapso (Martin et al., 2006a). A técnica também pode ser útil para identificar pacientes nas quais possa estar presente um divertículo uretral. Embora esses divertículos possam causar sintomas de extravasamento urinário, dor na região pélvica, sintomas de obstrução infravesical, ITU frequentes, dispareunia e vários sintomas inespecíficos, até 20% deles podem ocorrer de modo completamente assintomático (Rovner, 2007). Em pacientes com relato de IUE nas quais se descobriu um divertículo uretral, deve-se considerar a cirurgia anti-incontinência simultânea, em cujo caso a imagem radiográfica adequada, como a obtida no exame de RM, pode proporcionar informação relevante sobre a anatomia para o planejamento cirúrgico apropriado.

A RM de alta resolução possibilita a visualização detalhada de uretra, esfíncter externo e estruturas de sustentação. A avaliação por RM que foca especificamente volume muscular do esfíncter, defeitos na musculatura deste, afunilamento do colo vesical, simetria do músculo pubococcígeo ou ligamentos de suporte da uretra, aumento no tamanho do espaço retropúbico ou ângulo uretrovesical e formato anormal da vagina pode ser útil no diagnóstico de IUE resultante de deficiência intrínseca do esfíncter ou hipermobilidade uretral (Macura, 2006). A fim de facilitar a avaliação do POP utilizando a RM, desenvolveu-se o sistema HMO (linha H, linha M, prolapso de órgãos O) (Pannu et al., 2000).

A avaliação é realizada utilizando-se imagens *rapid half-Fourier* ponderadas em T2 no plano médio-sagital durante tensão máxima exercida pela paciente. Há três pontos fixos no sistema HMO: **A**, margem inferior da sínfise púbica; **B**, placa posterior do elevador; e **C**, junção entre o primeiro e o segundo segmentos coccígeos. Dois pontos de referência fixos incluem o ponto B e a linha pubococcígea (**LPC**), desenhados entre os pontos A e C. A **linha H**, desenhada entre A e B, representa a dimensão anteroposterior do hiato. A **linha M**, que é a menor distância entre o ponto B e a LPC, representa o grau de descida da pelve. O **componente O** abrange a menor distância entre a linha H e o aspecto mais caudal do órgão avaliado durante a manobra de Valsalva. O prolapso é classificado com base na localização do órgão relativa à linha H em centímetros.

A RM dinâmica pode proporcionar informação integral na avaliação pré-operatória de POP, sobretudo em pacientes nas quais o exame da pelve é difícil ou inconclusivo. A sensibilidade, a especificidade e o VPP da RM relatados para cistoceles foram de 70% a 100%, 83% a 100% e 97% a 100%, respectivamente; para prolapso vaginal, foram de 42% a 100%, 54% a 81% e 33% a 60%,; para enteroceles, foram de 87% a 100%, 80% a 83% e 75% a 91%; para prolapso de útero, foram de 83%, 100% e 100%,; e, para retoceles, foram de 87%, 72% e 66% (Gousse et al., 2000; Deval et al., 2003). Outros autores observaram que a RM dinâmica não se correlaciona bem com os achados clínicos em pacientes com prolapso de compartimento médio (ou seja, apical), e grande parte da literatura sugere que o exame deva ser utilizado somente como adjunto para esclarecer a anatomia em casos complexos (Cortes et al., 2004) ou sob circunstâncias investigativas (Tubaro, 2005). Da mesma maneira, muitos autores concordam que o compartimento posterior não é facilmente visualizado na RM dinâmica. Um estudo utilizando ar por via intrarretal durante a RM não demonstrou qualquer valor da RM dinâmica na avaliação de retoceles em comparação com a videoproctografia, sendo esta última mais sensível em identificar a condição (Matsuoka et al., 2001). Para a visualização adequada de retoceles, utiliza-se gel intrarretal a fim de obter imagens ponderadas em T2 com hiperintensidade (Macura, 2006; Boyadzhyan et al., 2008; Law e Fielding, 2008).

MANEJO

Visão Geral do Tratamento de Incontinência

A abordagem do tratamento de incontinência requer o claro entendimento da causa e da fisiopatologia subjacente aos sintomas da paciente. O clínico deve, em primeiro lugar, determinar se a causa do complexo sintomatológico é um problema na bexiga, na saída ou, o que não é incomum, uma combinação de ambos. As opções terapêuticas devem ser consideradas com o objetivo de oferecer um plano de tratamento individual direcionado à paciente com base em seus objetivos e relações risco-benefício e custo-benefício. **O aconselhamento representativo adequado é fundamental para se ajustar apropriadamente às expectativas e aos objetivos da paciente, com o que é possível de ser alcançado.** Exames auxiliares como a UD podem ser realizados (e, em situações específicas, *devem ser realizados*) para oferecer informação completa acerca de quais decisões clínicas podem ser tomadas como esboçam diretrizes sobre IUE, BH e UD (Dmochowski et al., 2010; Gormley et al., 2012; Winters et al., 2012).

O manejo da incontinência pode ser classificada em opções não cirúrgicas e cirúrgicas. Causas subjacentes como ITU, OIV, cálculos vesicais, corpos estranhos ou tumores vesicais devem ser identificadas e abordadas em primeiro lugar. O Quadro 70-3 no Capítulo 70 fornece uma visão geral acerca das opções de tratamento disponíveis para manejo da incontinência; uma revisão detalhada das diversas opções terapêuticas é apresentada nos Capítulos 82 e 84 e nos Capítulos 79 a 81, 83 e 85 a 87 (*disponíveis em inglês em www.expert-consult.com*).

O tratamento da incontinência deve ser adaptado às necessidades, aos objetivos e às expectativas da paciente e requer aconselhamento adequado por parte do clínico. Algumas pacientes podem ficar satisfeitas com vestimentas protetoras e/ou dispositivos de coleta de urina, como cateteres internos ou preservativos, ou barreiras, como plugues uretrais ou dispositivos de oclusão externa. A intervenção em pacientes com incontinência de urgência pode variar desde modificação comportamental ou na dieta até reabilitação do assoalho pélvico ou terapia farmacológica. Segundo as diretrizes para BH, a **terapia comportamental (p. ex., manejo de fluidos, modificação na dieta e treinamento da bexiga) é considerada a primeira linha de terapia** (Gormley et al., 2012). Fármacos podem ser subsequentemente adicionados, porém são tecnicamente considerados como segunda linha de terapia. A neuromodulação sacral, a injeção de toxina botulínica A e a ampliação da bexiga podem ser consideradas em pacientes com sintomas refratários.

Da mesma maneira, pacientes com IUE podem se beneficiar de modo variável com medidas conservadoras utilizando exercícios dos músculos do assoalho pélvico, *biofeedback***, eletroestimulação e terapia farmacológica**. A terapia de injeção periuretral pode ser uma opção intermediária entre terapias não cirúrgicas e cirúrgicas. Contudo, a cirurgia permanece o principal tratamento da IUE. Embora suspensões com agulha continuem apenas como ponto histórico de discussão, as suspensões retropúbicas persistiram como opção razoável no tratamento da IUE. Entretanto, os *slings*, com vários materiais, as abordagens por inserção e as técnicas de ancoragem têm efetivamente se tornado as opções padrão para mulheres com IUE. Em 2011, a Food and Drug Administration (FDA) dos Estados Unidos publicou um comunicado acerca de malha transvaginal específica para o reparo de prolapso pélvico (U.S. Food and Drug Administration, 2011a, 2011b, 2013). Infelizmente, as publicações subsequentes relacionadas com a questão legal dessa malha geraram confusão e preocupação aos pacientes, fazendo necessária uma resposta conjunta da SUFU e da American Urogynecologic Society (AUGS) em 2014 (AUGS e SUFU, 2014).

A terapia injetável não se revelou uma opção particularmente viável para o tratamento da IUE masculina (o que ocorre mais comumente após prostatectomia para tratamento de adenocarcinoma da próstata), e o acompanhamento da evolução com *slings* masculinos ainda é recente. Em uma revisão, Cerruto et al. (2013) relataram taxa de cura agrupada de 160 estudos, sendo que nenhum foi controlado; 77,4% dos pacientes foram "curados" durante o período mediano de acompanhamento de 15 meses. O esfíncter urinário artificial permanece a opção de tratamento mais prevalente para a incontinência pós-prostatectomia. Esse dispositivo raramente tem sido utilizado no tratamento da IUE em mulheres. Nos casos felizmente raros de lesão completa da uretra, podem ser considerados o fechamento do colo vesical ou a derivação urinária.

Visão Geral do Tratamento de Prolapso Pélvico

Novas técnicas têm sido exploradas para melhorar as abordagens tradicionais de reconstrução do assoalho pélvico, as quais dependem dos tecidos inerentes comprometidos de pacientes com POP. O emprego de materiais de enxerto sintéticos e biológicos na melhora da integridade e durabilidade de reparos de POP popularizou-se durante a última década, embora o uso de enxertia permaneça um ponto de grande discussão e debate. Novas abordagens anatômicas e kits têm sido desenvolvidos e têm resultado em considerável aumento no número de médicos que praticam a reconstrução do assoalho pélvico, porém a controvérsia acerca da segurança de enxertos de material sintético modificou rapidamente o cenário mais uma vez.

O objetivo do reparo de POP é restaurar a anatomia e a função normais da vagina e dos tratos urinário e gastrintestinal inferiores. A decisão acerca de se proceder ou não com uma abordagem transvaginal ou transabdominal depende de qual dos três compartimentos está afetado, do grau de prolapso e da preferência da paciente e do cirurgião. O prolapso apical envolvendo o útero tipicamente resulta em histerectomia, embora técnicas que poupam o útero possam ser realizadas. O prolapso apical pós-histerectomia pode ser abordado de modo transvaginal com uma suspensão do ligamento uterossacro ou fixação do ligamento sacrospinal. Diversos dispositivos contemporâneos que visam a facilitar a redução de prolapso alto têm sido introduzidos, mas o seguimento dessas técnicas é recente. Não obstante, a sacrocolpopexia, uma abordagem transabdominal que pode ser realizada de forma aberta ou minimamente invasiva utilizando laparoscopia ou robótica, continua sendo o padrão-ouro no reparo de prolapso apical. Uma malha em formato de Y tipicamente composta de polipropileno é acoplada ao ápice da vagina e conectada com o sacro para retornar a vagina a seu eixo normal.

Novas técnicas de reconstrução do assoalho pélvico continuam a surgir paralelamente com o aumento dos esforços para se compreender a anatomia e a função do assoalho. Uma visão geral simplificada da conduta cirúrgica atual do prolapso pélvico é apresentada no Capítulo 38.

CONCLUSÃO

O objetivo principal da reconstrução do assoalho pélvico é restaurar a anatomia e a função normais de vagina, bexiga e estruturas adjacentes. A avaliação apropriada da anatomia e da função do assoalho pélvico deve, teoricamente, maximizar a probabilidade de resultados favoráveis. Ademais, com a crescente ênfase na melhora da QV e um simultâneo aumento no custo de cuidados com a saúde, junto à implementação do Patient Protection and Affordable Care Act, tratamentos econômicos e duráveis são a aspiração. Com efeito, continuam havendo esforços para se desenvolver métodos de avaliação e quantificação dos sintomas, bem como de avaliação de resultados. Novas técnicas desenvolvidas para proporcionar segurança e opções bem-sucedidas para se alcançar o máximo do alívio de sintomas e melhora na QV continuam a evoluir, e a engenharia de tecidos é uma promissora área. Conforme avança nossa compreensão acerca do assoalho pélvico, abordagens futuras para tratar DPA irão, sem dúvida, surgir.

Acesse www.expertconsult.com para assistir aos vídeos deste capítulo.

REFERÊNCIAS

A lista completa de referências encontra-se disponível em www.expertconsult.com.

LEITURA SUGERIDA

Abrams P, Cardozo L, Fall M, et al. The standardisation of terminology of lower urinary tract function: report from the Standardisation Sub-Committee of the International Continence Society. Neurourol Urodyn 2002;21:167-78.

Andersson KE, Chapple CR, Cardozo L, et al. Pharmacological treatment of overactive bladder: report from the International Consultation on Incontinence. Curr Opin Urol 2009;19:380-94.

Brubaker L, Cundiff GW, Fine P, et al. Pelvic Floor Disorders Network. Abdominal sacrocolpopexy with Burch colposuspension to reduce urinary stress incontinence. N Engl J Med 2006;354:1557-66.

Bump RC, Mattiasson A, Bo K, et al. The standardization of terminology of female pelvic organ prolapse and pelvic floor dysfunction. Am J Obstet Gynecol 1996;175:10-7.

Centers for Medicare and Medicaid Services. 97 guidelines for focused female pelvic examination: documentation guidelines for evaluation and management (E/M) services, jointly approved by the American Medical Association and HCFA with revisions. Baltimore: November 1997.

DeLancey JO. Anatomical aspects of vaginal eversion after hysterectomy. Am J Obstet Gynecol 1992;166(6 Pt 1):1717-24.

Dmochowski RR, Blaivas JM, Gormley EA, et al. Female Stress Urinary Incontinence Update Panel of the American Urological Association Education and Research. Update of AUA guidelines on the surgical management of female stress urinary incontinence. J Urol 2010;183:1906-14.

Gormley EA, Lightner DJ, Burgio KL, et al. American Urological Association, Society of Urodynamics. Female Pelvic Medicine and Urogenital Reconstruction. Diagnosis and treatment of overactive bladder (non-neurogenic) in adults: AUA/SUFU guideline. J Urol 2012;188(6 Suppl.):2455-63.

Society for Urodynamics, Female Pelvic Medicine and Urogenital Reconstruction. Position statement on mesh midurethral slings for stress urinary incontinence, <http://www.sufuorg.com/docs/news/AUGS-SUFU-MUS-Position-Statement-APPROVED-1-3-2014.aspx>; 2014.[accessed 20.02.15].

U.S. Food and Drug Administration. UPDATE on serious complications associated with transvaginal placement of surgical mesh for pelvic organ prolapse: FDA safety communication, <http://www.fda.gov/MedicalDevices/Safety/AlertsandNotices/ucm262435.htm>; 2011a [accessed 20.02.15].

U.S. Food and Drug Administration. Urogynecologic surgical mesh: update on the safety and effectiveness of vaginal placement for pelvic organ prolapse, <http://www.fda.gov/downloads/medicaldevices/safety/alertsandnotices/UCM262760.pdf>; 2011b [accessed 02.02.15].

U.S. Food and Drug Administration. Considerations about surgical mesh for SUI, <http://www.fda.gov/MedicalDevices/ProductsandMedicalProcedures/ImplantsandProsthetics/UroGynSurgicalMesh/ucm345219.htm>; 2013 [accessed 20.02.15].

Winters JC, Dmochowski RR, Goldman HB, American Urological Association. et al. Society of Urodynamics, Female Pelvic Medicine and Urogenital Reconstruction. Urodynamic studies in adults: AUA/SUFU guideline. J Urol 2012;188(6 Suppl.):2464-72.

72 Avaliação e Tratamento de Homens com Incontinência Urinária

Hashim Hashim, MBBS, MRCS (Eng), MD, FEBU, FRCS (Urol) e Paul Abrams, MD, FRCS

Tipos de Incontinência Urinária

Avaliação

Tratamento

Conclusão

A incontinência urinária (**IU**) é definida pela International Continence Society como a **perda involuntária de urina** (Abrams et al., 2002) ou, em outras palavras, qualquer extravazamento de urina. É um dos sintomas de armazenamento do trato urinário inferior (LUTS, doinglês *lower urinary tract symptoms*) e pode ter diversas causas. É importante, portanto, compreender a etiologia da IU e avaliar corretamente os homens que sofrem de IU para tratá-los de forma adequada, uma vez que essa situação pode ser um problema social e de higiene que afeta a qualidade de vida.

Deve-se descrever a IU **especificando os aspectos relevantes**, como o tipo, a frequência, a gravidade, os fatores predisponentes, o impacto social, o efeito na higiene e na qualidade de vida, as medidas usadas para conter a perda urinária e se a pessoa procura ou deseja ajuda devido à IU. A condição deve distinguir-se da sudorese e do corrimento uretral.

A IU nos homens é prevalente, mas menos do que nas mulheres. Nos homens, a prevalência varia de 1 a 39%, dependendo da definição utilizada, de variações populacionais, das opções de resposta e das taxas de participação (Tikkinen et al., 2003). Em um estudo populacional no Canadá, 5,4% dos entrevistados apresentavam IU (26% possuíam incontinência urinária de esforço [IUE], 15% referiam incontinência urinária mista [IUM] e 58% relatavam incontinência urinária de urgência [IUU]) (Bettez et al., 2012). No estudo EpiLUTS (Coyne et al., 2012), a prevalência da IU em homens foi de 46%, incluindo-se, no entanto, diversos sintomas, como incontinência pós-micção, enurese noturna e gotejamento urinário sem causa definida. Um total de 5,6% relatou apenas IUU, 0,8%, apenas IUE, 1,4%, IUM, 6,3% IUU e outro tipo de IU, e 1,2% relatou IUE e outra forma de IU.

TIPOS DE INCONTINÊNCIA URINÁRIA

Existem diferentes tipos de incontinência urinária (Abrams et al., 2002) e é importante reconhecê-los, uma vez que tais diferenças podem afetar o tratamento.

Incontinência Urinária de Esforço

A **IUE** é a queixa da perda involuntária de urina decorrente de esforço físico (p. ex., atividades esportivas) ou durante o ato de espirrar ou tossir (Abrams et al., 2002). Em outras palavras, a IUE é a incontinência relacionada a esforço ou atividade, e essa denominação pode ser preferível em alguns idiomas – em vez do termo "incontinência urinária por estresse", adotado na língua inglesa – para evitar confusão com o estresse psicológico ou emocional. A IUE ocorre quando a pressão intra-abdominal excede a pressão intrauretral. A IUE é mais comum nas mulheres do que nos homens e normalmente ocorre nos homens somente após uma prostatectomia em que o esfíncter estriado da uretra é lesionado.

Incontinência Urinária de Urgência

A **IUU** é a queixa da perda involuntária de urina associada à urgência. Antigamente, essa condição era conhecida como urgeincontinência (Abrams et al., 2022), mas a terminologia mudou para "incontinência urinária de urgência" (Abrams et al., 2009; Toozs-Hobson et al., 2012). A IUU faz parte da **síndrome da bexiga hiperativa (OAB, na sigla em inglês)**, e 90% dos homens com IUU revelará, por meio do exame urodinâmico, a presença de hiperatividade detrusora (DO, do inglês *detrusor overactivity*) (Hashim e Abrams, 2006). Os pacientes que sofrem de IUU têm *OAB úmida*.

Incontinência Urinária Mista

A **IUM** é a queixa da perda de involuntária de urina associada à urgência e também ao esforço físico e ao ato de espirrar ou tossir. Portanto, aqueles que sofrem de IUM apresentam tanto IUU quanto IUE (Abrams et al., 2002). Essa condição é incomum em homens, embora possa ocorrer após uma prostatectomia.

Enurese Noturna

A enurese noturna é a queixa da **perda involuntária de urina que ocorre durante o sono** (van Kerrebroeck et al., 2002). Em outras palavras, significa molhar a cama durante o sono da noite sem perceber. A enurese noturna é diferente da noctúria, que significa acordar durante a noite para urinar.

A enurese noturna tem uma prevalência estimada de aproximadamente 10% em crianças de 7 anos. Entretanto, em 2% a 3% delas, pode persistir até a idade adulta (Vande Walle et al., 2002). E enurese noturna pode se manifestar também mais tarde e é um sintoma importante, especialmente nos homens, uma vez que pode indicar que apresentam retenção urinária crônica de alta pressão, normalmente associada à dilatação do trato superior e ao risco de insuficiência renal.

Incontinência Urinária Contínua

A incontinência urinária contínua descreve a queixa da **perda involuntária e contínua de urina** (Toozs-Hobson et al., 2012). Trata-se de um sintoma raro que só existe quando há presença de fístula – uma fístula retoprostática, por exemplo. Às vezes, os homens descrevem uma incontinência grave como contínua, quando, na verdade, a etiologia subjacente pode estar relacionada com IUE, IUU ou IUM.

Vazamento ou Gotejamento Pós-miccional

Essa condição suscita queixas de extravazamento (ou gotejamento) involuntário de urina após o término da micção e ocorre depois que o homem se veste, normalmente depois que ele sai do banheiro (Abrams et al., 2002).

Incontinência Urinária Insensível

A incontinência urinária insensível é uma queixa de IU em que o paciente não sabe como acontece e só percebe quando se vê molhado (Toozs-Hobson et al., 2012).

Outros Tipos de Incontinência Urinária

Esses tipos podem ser situacionais; por exemplo, o relato de incontinência durante o ato sexual em mulheres é denominado incontinência coital. A incontinência do riso ocorre com as meninas quando elas riem muito. Ambos os tipos são raros em pacientes do sexo masculino.

> **PONTOS-CHAVE: TIPOS DE INCONTINÊNCIA URINÁRIA MASCULINA**
> - IUE
> - IUU
> - IUM
> - Enurese noturna
> - Gotejamento pós-micção
> - IU Contínua
> - IU Insensível

AVALIAÇÃO

Histórico

Os homens com sintomas de IU devem ser avaliados através de uma **anamnese completa e um exame físico dirigido**. É importante perguntar:
- Quando ocorre o gotejamento? Por exemplo, ao tossir, ao sentir urgência de urinar, à noite durante o sono ou em outras ocasiões.
- Com que frequência ocorre? Por exemplo, toda noite, diariamente ou com outra frequência.
- Existem fatores predisponentes que agravem o gotejamento? Por exemplo, frio, colocar a chave na porta (síndrome da chave-garagem) ou outros fatores.
- Houve alguma cirurgia anterior de próstata ou bexiga ou alguma cirurgia abdominal de grande porte que possa ter resultado em lesões ao plexo sacral?
- Qual a intensidade do gotejamento? Por exemplo, molha a cueca, extravasa para fora da roupa ou para o chão, ou em outra intensidade?
- O paciente usa absorventes íntimos? Em caso afirmativo, que tipo e tamanho de absorvente ou que outros produtos de contenção são usados, como cateter com preservativo ou, talvez, uma muda de cueca em caso de gotejamento?
- O paciente tentou alguma medicação, e que remédios ele toma?
- Existem problemas neurológicos e/ou dores lombares que possam sugerir uma causa neurológica para a IU?
- Como estão as funções sexual, erétil e intestinal do paciente?

Deve-se obter um histórico clínico, cirúrgico e social completo, incluindo informações como alergias a medicamentos e hábitos de tabagismo e quantificando qualquer ingestão de álcool e cafeína.

Exame Físico

O exame físico, realizado com o paciente deitado, deve incluir:
- O abdome, para que se possa examinar a presença de massas e, em especial, de distensão da bexiga e hérnias.
- A genitália externa, para exame do prepúcio e do meato uretral externo, uma vez que alguns homens podem sofrer de *incontinência por transbordamento* resultante de estenose do meato uretral externo ou de fimose grave.
- A próstata através de um exame de toque retal para verificar o tamanho e a consistência da próstata, além de pedir ao paciente que contraia a pelve para avaliar a força do assoalho pélvico.
- O canal anal e a porção inferior do reto para verificar o tônus e a sensibilidade anais e avaliar o esvaziamento retal.
- Exame neurológico dos membros inferiores para verificar os reflexos, a força muscular e a sensibilidade.
- Teste da tosse: Depois de concluir os exames anteriores, peça ao paciente que tussa para ver se há gotejamento, pedindo, em seguida, que ele fique de pé e tussa novamente para verificar a presença de IUE.

Exames de Primeira Linha

Após concluir o exame clínico, devem-se fazer exames ao lado do leito.

Mensuração da Altura e do Peso para Calcular o Índice de Massa Corporal

O **índice de massa corporal** (IMC) é uma boa medida da obesidade e, em homens que sofrem de IUE, é possível aconselhá-los a perder peso. Entretanto, existem poucas evidências de que a perda de peso em homens seja efetiva; as evidências são extrapoladas de mulheres que sofrem de IUE. Além disso, em relação aos homens com IUE que têm um esfíncter urinário artificial (AUS, do inglês *artificial urinary sphincter*), quanto menor a pressão na região intra-abdominal e, consequentemente, menor a pressão transmitida à bexiga, menor a probabilidade desses homens apresentarem gotejamento através do esfíncter artificial inflado. Isso porque o AUS é um dispositivo mecânico, normalmente inserido com um balão regulador de pressão de 61 a 70 cm de H_2O, e se a pressão intra-abdominal exceder esse limite, o paciente apresentará gotejamento.

Urinálise

A **urinálise** normalmente é realizada com o auxílio de uma fita reagente (*dipstick*) com vários parâmetros, entre os quais, leucócitos e nitritos (para verificação de infecção), glicose (para verificação de diabetes), sangue (para verificação de hematúria), gravidade específica (para garantir a ingestão adequada de líquidos), pH (para verificar se a urina está básica [alcalina] ou ácida) e cetonas.

Se houver quaisquer alterações no exame de urina com a fita reagente, o sedimento é enviado para microscopia, cultura e antibiograma. Na eventual presença de hematúria, iniciam-se também exames pertinentes, como cistoscopia e ultrassom do trato urinário.

Diário Miccional

O **diário miccional** (Fig. 72-1) é uma ferramenta de investigação vital que fornece informações objetivas sobre o número de episódios de perdas apresentadas pelo paciente e a quantidade de absorventes usada, quantas vezes o paciente está urinando durante o dia e à noite, os volumes médio e máximo esvaziados e, consequentemente, a capacidade da bexiga, o tipo e a quantidade de líquido ingerido, a avaliação da poliúria noturna e se há algum sintoma de urgência.

Existem vários tipos de diário urinário (ou diário miccional), entretanto nenhum foi totalmente validado, com exceção do International Consultation on Incontinence Questionnaire Bladder Diary **(ICIQ-BD)** (Bright et al. 2012).

O número de dias durante os quais o diário miccional deve ser preenchido também já foi objeto de várias publicações, e a recomendação mais recente é de que um de três dias forneça as mesmas informações que um diário de sete dias sem ser demasiadamente exaustivo para o paciente (Dmochowski et al., 2005). É importante, no entanto, dizer aos indivíduos que procurem preencher o diário de modo que haja uma combinação de dias de semana e fins de semana, e que os lançamentos sejam representativos do seu estilo de vida cotidiano.

ICIQ BLADDER DIARY

Please complete this 3-day bladder diary. Enter the following in each column against the time. You can change the specified times if you need to. In the time column, please write BED when you went to bed and WOKE when you woke up.

Drinks Write the amount you had to drink and the type of drink.

Urine output Enter the amount of urine you passed in milliliters (mL) in the urine output column, day and night. Any measuring jug will do. If you passed urine but couldn't measure it, put a tick in this column. If you leaked urine at any time, write LEAK here.

Bladder sensation Write a description of how your bladder felt when you went to the toilet using these codes:

0 - If you had no sensation of needing to pass urine, but passed urine for "social reasons"; for example, just before going out, or unsure where the next toilet is.

1 - If you had a normal desire to pass urine and no urgency. *"Urgency" is different from normal bladder feelings and is the sudden compelling desire to pass urine that is difficult to defer, or a sudden feeling that you need to pass urine, and, if you don't, you will have an accident.*

2 - If you had urgency but it had passed away before you went to the toilet.

3 - If you had urgency but managed to get to the toilet, still with urgency, but did not leak urine.

4 - If you had urgency and could not get to the toilet in time, so you leaked urine.

Pads If you change a pad, put a tick in the pads column.

Here is an example of how to complete the diary:

Time	Drinks		Urine output	Bladder sensation	Pads
	Amount	Type			
6 am WOKE			350 mL	2	
7 am	300 mL	ice			
8 am			✓	2	
9 am					
10 am	cup	water	leak	3	✓

NAME

DAY 1 DATE: / /

Time	Drinks		Urine output (mL)	Bladder sensation	Pads
	Amount	Type			
6 am					
7 am					
8 am					
9 am					
10 am					
11 am					
Midday					
1 pm					
2 pm					
3 pm					
4 pm					
5 pm					
6 pm					
7 pm					
8 pm					
9 pm					
10 pm					
11 pm					
Midnight					
1 am					
2 am					
3 am					
4 am					
5 am					

DAY 2 DATE: / /

Time	Drinks		Urine output (mL)	Bladder sensation	Pads
	Amount	Type			
6 am					
7 am					
8 am					
9 am					
10 am					
11 am					
Midday					
1 pm					
2 pm					
3 pm					
4 pm					
5 pm					
6 pm					
7 pm					
8 pm					
9 pm					
10 pm					
11 pm					
Midnight					
1 am					
2 am					
3 am					
4 am					
5 am					

Bladder sensation codes

0 - No sensation of needing to pass urine, but passed urine for "social reasons"

1 - Normal desire to pass urine and no urgency

2 - Urgency but it had passed away before you went to the toilet

3 - Urgency but managed to get to the toilet, still with urgency, but did not leak urine

4 - Urgency and could not get to the toilet in time, so you leaked urine

DAY 3 DATE: / /

Time	Drinks		Urine output (mL)	Bladder sensation	Pads
	Amount	Type			
6 am					
7 am					
8 am					
9 am					
10 am					
11 am					
Midday					
1 pm					
2 pm					
3 pm					
4 pm					
5 pm					
6 pm					
7 pm					
8 pm					
9 pm					
10 pm					
11 pm					
Midnight					
1 am					
2 am					
3 am					
4 am					
5 am					

Figura 72-1. **International Consultation on Incontinence Questionnaire Bladder Diary (ICIQ-BD).**

A validação do ICIQ-BD demonstrou que três dias é um espaço de tempo adequado para a inclusão das mudanças de frequência e assim por diante.

Questionários de Qualidade de Vida e Medidas de Resultados Relatadas pelo Paciente

É pouco provável que os pacientes sofram de grave doença em decorrência da maioria dos tipos de incontinência urinária, mas a IU causa repercussão significativa na qualidade de vida. É prudente, portanto, avaliar o impacto da IU na qualidade de vida do paciente com um questionário validado.

O International Prostate Symptom Score (IPSS ou AUA-SI) é o escore mais utilizado para homens. Entretanto, este não tem utilidade para indivíduos com IU, simplesmente porque o IPSS não avalia a incontinência.

O formulário ICIQ-UI resumido (**ICIQ-UI-SF**; Fig. 72-2) é um questionário curto e simples que ajuda a diferenciar IUE de IUU (Avery et al., 2004). A alternativa é o questionário mais extenso ICIQ-masculino LUTS (ICIQ-MLUTS; Figura 72-3, *disponível exclusivamente on-line em inglês no site www.expertconsult.com*)), que oferece as vantagens de perguntar sobre os sintomas de armazenamento e esvaziamento da bexiga previstos pelo IPPS e questionar sobre o incômodo de cada um deles (Abrams et al., 2006).

Tanto o diário miccional quanto o questionário da qualidade de vida auxiliam não apenas na avaliação dos pacientes, mas também na análise dos efeitos do tratamento, se repetido depois que o paciente for tratado.

Teste do Absorvente

Existe muita controvérsia em relação ao uso do **teste do absorvente** e o tempo durante o qual este deva ser realizado. Precisa ser realizado por 1 hora ou por 24 horas? Durante quantos dias? Os volumes de perda revelados pelo absorvente, antes do tratamento, predizem os resultados? Essas perguntas ainda não foram respondidas por pesquisas de alta qualidade. Além disso, o teste do absorvente não ajuda a estabelecer a diferença entre os diferentes tipos de incontinência, especialmente a IUU e a IUE.

A maioria dos protocolos não recomenda o uso do teste do absorvente. Entretanto, o procedimento pode ser útil como uma tentativa de quantificar a intensidade da perda relatada pelo paciente e, talvez, para o planejamento adequado do tratamento. Existem divergências na literatura também em relação à definição de incontinência leve, moderada e severa, e se o número de absorventes deve ser usado para classificação da gravidade da IU, ou se deve ser utilizada a perda urinária medida pelo peso do absorvente. Alguns sugeririam que o uso de um absorvente é considerado leve; de dois a quatro, moderado, e mais de quatro, grave, mas os pacientes, às vezes, o trocam por razões de higiene, e não por necessidade (Tsui et al., 2013). O **maior peso do absorvente** é, portanto, **provavelmente uma medida mais eficaz da gravidade da IU, e, normalmente, menos de 200 g/dia é considerado um nível leve, de 200 a 400 g/dia, moderado, e mais de 400 g/dia,** ***grave*** (Kumar et al., 2009). Entretanto, deve-se enfatizar que esses valores de corte não foram devidamente validados.

Medida de Fluxo Urinário e Volume Residual Pós-miccional

A **medida de fluxo urinário ajuda a demonstrar o padrão e a velocidade com a qual o paciente está esvaziando a bexiga, e o ultrassom após a micção mede o volume residual pós-miccional (PVR, do inglês** ***postvoid residual*****)**. Essas medições, que não são caras, são fáceis de realizar, além de não serem invasivas. Entretanto, é importante aprender a interpretar os resultados das medições. A elevação rápida do fluxo pode indicar a presença de síndrome da bexiga hiperativa, enquanto uma queda rápida com uma longa cauda na curva de fluxo pode indicar obstrução. No caso de volume residual pós-miccional elevado, a obstrução pode causar retenção crônica, e se essa condição

ICIQ-UI SF

CONFIDENTIAL

Initial number | Today's date (DAY MONTH YEAR)

Many people leak urine some of the time. We are trying to find out how many people leak urine, and how much this bothers them. We would be grateful if you could answer the following questions, thinking about how you have been, on average, over the PAST FOUR WEEKS.

1. **Please write in your date of birth:** DAY MONTH YEAR

2. **Are you** (tick one): Female ☐ Male ☐

3. **How often do you leak urine?** (Tick one box)
   - never — 0
   - about once a week or less often — 1
   - two or three times a week — 2
   - about once a day — 3
   - several times a day — 4
   - all the time — 5

4. **We would like to know how much urine you think leaks. How much urine do you usually leak (whether you wear protection or not)?** (Tick one box)
   - none — 0
   - a small amount — 2
   - a moderate amount — 4
   - a large amount — 6

5. **Overall, how much does leaking urine interfere with your everyday life?**
   Please ring a number between 0 (not at all) and 10 (a great deal)
   0 1 2 3 4 5 6 7 8 9 **10**
   not at all — a great deal

   ICIQ score: sum scores 3+4+5 ☐☐

6. **When does urine leak?** (Please tick all that apply to you)
   - never – urine does not leak
   - leaks before you can get to the toilet
   - leaks when you cough or sneeze
   - leaks when you are asleep
   - leaks when you are physically active/exercising
   - leaks when you have finished urinating and are dressed
   - leaks for no obvious reason
   - leaks all the time

Thank you very much for answering these questions.

Copyright © "ICIQ Group"

Figura 72-2. International Consultation on Incontinence Questionnaire Urinary Incontinence Short Form (ICIQ-UI-SF).

---

for associada a altas pressões de enchimento da bexiga, pode ocorrer IU noturna durante o sono.

É recomendável que ocorram, pelo menos, dois fluxos, de modo a indicar o padrão normal de micção do paciente (Reynard et al., 1996; Garcia-Mora et al., 2013).

Mensuração do Antígeno Específico da Próstata

Existe muita controvérsia em relação ao exame do antígeno específico da próstata (PSA, do inglês *prostate-specific antigen*), um tópico que não será abordado aqui. Entretanto, se o exame não for influir no tratamento, e se o exame de toque retal tiver sido normal, o exame de PSA não deve ser realizado, a menos que o paciente o peça e seja devidamente orientado em relação a ele..

Exames de Sangue

Os exames de sangue devem ser administrados de acordo com o histórico e o exame físico do paciente. Se o paciente for diabético, os testes de função renal e glicose são indicados. Em geral, quando há um caso encaminhado de IUU ou IUE sem volume residual pós-miccional, os exames bioquímicos não são indicados. Entretanto, o médico pode optar pelos exames séricos por serem métodos úteis para a avaliação renal e pela dificuldade de selecionar os pacientes que sofram de insuficiência renal (Madersbacher et al., 2004).

Endoscopia e Métodos de Imagem

A cistoscopia e os métodos de imagem como a radiografia ou ultrassom do trato urinário não são indicados para pacientes com IU,

a menos que exista a preocupação de que o paciente possa estar com uma estenose uretral ou de alguma outra doença observada na urinálise, como a presença de sangue, ou nas medidas de fluxo, como a presença de um alto volume residual pós-miccional.

Estudo Urodinâmico

O estudo urodinâmico (UDS, do inglês *urodinamyc studies*), ou urodinâmica, consistem nos estudos da física e fisiologia do trato urinário inferior (LUT, do inglês, *lower urinary tract*). Do ponto de vista técnico, incluem-se nessa categoria as medidas de fluxo. Na prática diária, no entanto, o termo *urodinâmica* significa cistometria de enchimento e estudos de pressão/fluxo de esvaziamento.

O princípio geral básico ao conduzir uma avaliação urodinâmica é de que o procedimento só deve ser realizado se alterar o tratamento do paciente ou puder fornecer, ao médico, mais informações que possam direcionar a sua conduta Desse modo, de acordo com as pesquisas existentes, a maioria das diretrizes internacionais, inclusive as da International Consultation on Incontinence, da European Association of Urology e da American Urological Association, recomenda que os pacientes sejam tratados por meio de terapia conservadora e medicamentosa antes de recorrerem à urodinâmica, e, caso esses tratamentos não se mostrem suficientes para controlar os sintomas e o paciente quiser ou precisar se submeter a uma intervenção cirúrgica, é indicado o estudo urodinâmico – ou seja, **antes de procedimento invasivo** (Winters et al., 2012).

O estudo urodinâmico deve ser considerado nas seguintes situações:
- Para identificar fatores que estejam contribuindo para a disfunção do trato urinário inferior e avaliar sua relevância.
- Para prever as consequências da disfunção do trato urinário inferior no trato superior.
- Para prever as consequências e os resultados da intervenção terapêutica.
- Para confirmar e/ou entender os efeitos das técnicas de intervenção.
- Para investigar as razões do insucesso do tratamento.

A cistometria de enchimento tem por finalidade definir como a bexiga e a uretra se comportam durante a fase de armazenamento. Em outras palavras, em um caso encaminhado de paciente não neurológico, **a bexiga pode estar normal ou apresentar hiperatividade detrusora ou baixa complacência.** Se o paciente apresentar perdas durante a cistometria de enchimento na eventual presença de uma curva de hiperatividade detrusora, ocorre o que se chama de *incontinência por hiperatividade detrusora* (**DOI, do inglês *detrusor overactivityin continence*). É importante indicar no traçado urodinâmico se ocorreu urgência na ocasião e se houve qualquer manobra provocativa.**

A uretra, ou seja, o esfíncter estriado uretral, pode se mostrar competente ou incompetente durante a cistometria de enchimento. Se estiver competente, o paciente estará continente e não apresentará IUE. Normalmente, pede-se ao paciente para executar manobra de Valsalva ou tossir repetidas vezes na posição ereta, após a instilação de 200 mL de líquido na bexiga. Se o paciente apresentar perda, é porque a uretra está incompetente e registra-se a pressão abdominal em que ocorreu gotejamento (pressão abdominal de perda). A manobra de Valsalva e a tosse devem ser repetidas ao final do teste com capacidade máxima, se o paciente não apresentar extravazamento com 200 mL de líquido na bexiga. **Caso o paciente apresente gotejamento com o aumento da pressão intra-abdominal, diz-se que ele tem incontinência urodinâmica de esforço (USI, do inglês *urodinamyc stress incontinence*), e não IUE; a IUE é um diagnóstico clínico sintomático emitido antes da realização do estudo urodinâmico.**

Uma situação importante que pode ocorrer durante o estudo urodinâmico é a **incontinência por hiperatividade detrusora induzida pela tosse, que acontece quando o paciente tosse. Essa ação provoca uma contração detrusora involuntária (DO, do inglês *detrusor contraction*) e o paciente apresenta perda por causa da contração, e não da maior pressão intra-abdominal gerada pela tosse.** Do ponto de vista clínico, parece que o vazamento é decorrente de IUE, enquanto o estudo urodinâmico mostra que o paciente apresenta DOI induzida pela tosse.

Se durante o estudo urodinâmico for difícil confirmar se o paciente tem incontinência urodinâmica de esforço ou incontinência por hiperativade detrusora induzida pela tosse, talvez seja recomendável encher a bexiga com o paciente deitado, quando é menos provável que ocorra hiperatividade detrusora. Em seguida, deve-se pedir ao paciente que tussa para determinar se ele apresenta perda na ausência de hiperatividade detrusora, o que confirmaria o diagnóstico de incontinência urodinâmica de esforço. Caso o paciente não apresente extravazamento ao tossir, é um bom sinal de que ele tem apenas incontinência por hiperatividade detrusora. Se ocorrer gotejamento com o paciente deitado, sem hiperatividade detrusora, é porque ele apresenta, também, incontinência urodinâmica de esforço e, consequentemente, apresenta tanto incontinência por hiperatividade detrusora quanto a de esforço, ou seja, IU comprovada por meio da urodinâmica.

Após a realização do estudo urodinâmico e a confirmação do diagnóstico, pode-se sugerir tratamento cirúrgico invasivo.

PONTOS-CHAVE: AVALIAÇÃO INICIAL DE PACIENTES COM INCONTINÊNCIA URINÁRIA

ESSENCIAL
- Histórico e exame
- Mensuração da altura e do peso para calcular o IMC
- Urinálise com fita reagente (*dipstick*)
- Diário miccional, por exemplo, ICIQ-BD
- Questionário da qualidade de vida, por exemplo, ICIQ-UI-SF
- Medida de fluxo urinário e mensuração do volume residual pós-miccional

OPCIONAL
- PSA
- Exames de sangue, por exemplo, ureia e eletrólitos
- Imagem do trato urinário
- Estudo urodinâmico

TRATAMENTO

O tratamento (Fig. 72-4) de pacientes com IU pode ser dividido em:
- Conservador
- Medicamentoso
- Minimamente invasivo
- Cirurgia de grande porte

Tratamento da Incontinência Urinária de Urgência

O tratamento conservador inicial da IUU inclui mudanças de comportamento e estilo de vida, como: reduzir a ingestão de líquidos em até 25%, desde que o paciente esteja bebendo mais de 1 l/dia (Hashim e Abrams, 2008), abandonar o fumo, reduzir o peso e evitar bebidas cafeínadas e gasosas que possam irritar a bexiga. **Além disso, o paciente é ensinado a treinar a bexiga e a musculatura do assoalho pélvico** para complementar o treinamento vesical. Deve-se tentar esses tratamentos durante, pelo menos, 6 semanas para obter resultados – o ideal são 3 meses.

Se o tratamento descrito anteriormente não lograr êxito, pode-se oferecer ao paciente a opção da terapia antimuscarínica, se não houver contraindicações. Deve-se tentar, pelo menos, dois antimuscarínicos durante um mínimo de 4 semanas cada um, começando com uma dosagem baixa e progredindo até alcançar a dosagem máxima. No Reino Unido, existem sete antimuscarínicos no mercado (oxibutinina, tolterodina, fesoterodina, solifenacina, darifenacina, propiverina e cloreto de tróspio). A maioria é oferecida em forma de comprimidos, mas a oxibutinina existe também em forma de formulação tópica em gel (nos Estados Unidos) e como adesivo cutâneo. Cada um tem vantagens e desvantagens, e a escolha depende de vários fatores, como o licenciamento do medicamento no respectivo país, os protocolos locais e as preferências do médico e do paciente. Todo antimuscarínico oferece nível um de evidência e grau A de recomendação.

Caso o paciente não consiga tolerar os antimuscarínicos ou estes não surtam efeito para o controle dos sintomas, pode-se prescrever **mirabegron, um agonista β_3 licenciado para o tratamento de síndrome da bexiga hiperativa em alguns países, inclusive nos Estados Unidos, no Reino Unido e em outros centros europeus, e no Japão.**

Atualmente estão sendo conduzidos estudos sobre a **terapia que combina um antimuscarínico com um agonista β_3**. Teoricamente, como atuam em diferentes receptores, esses agentes podem ser usados de forma combinada. Um ensaio de fase II demonstrou que a terapia combinada de mirabegron com solifenacina é superior à monoterapia, com um perfil seguro em termos de efeitos colaterais (Abrams et

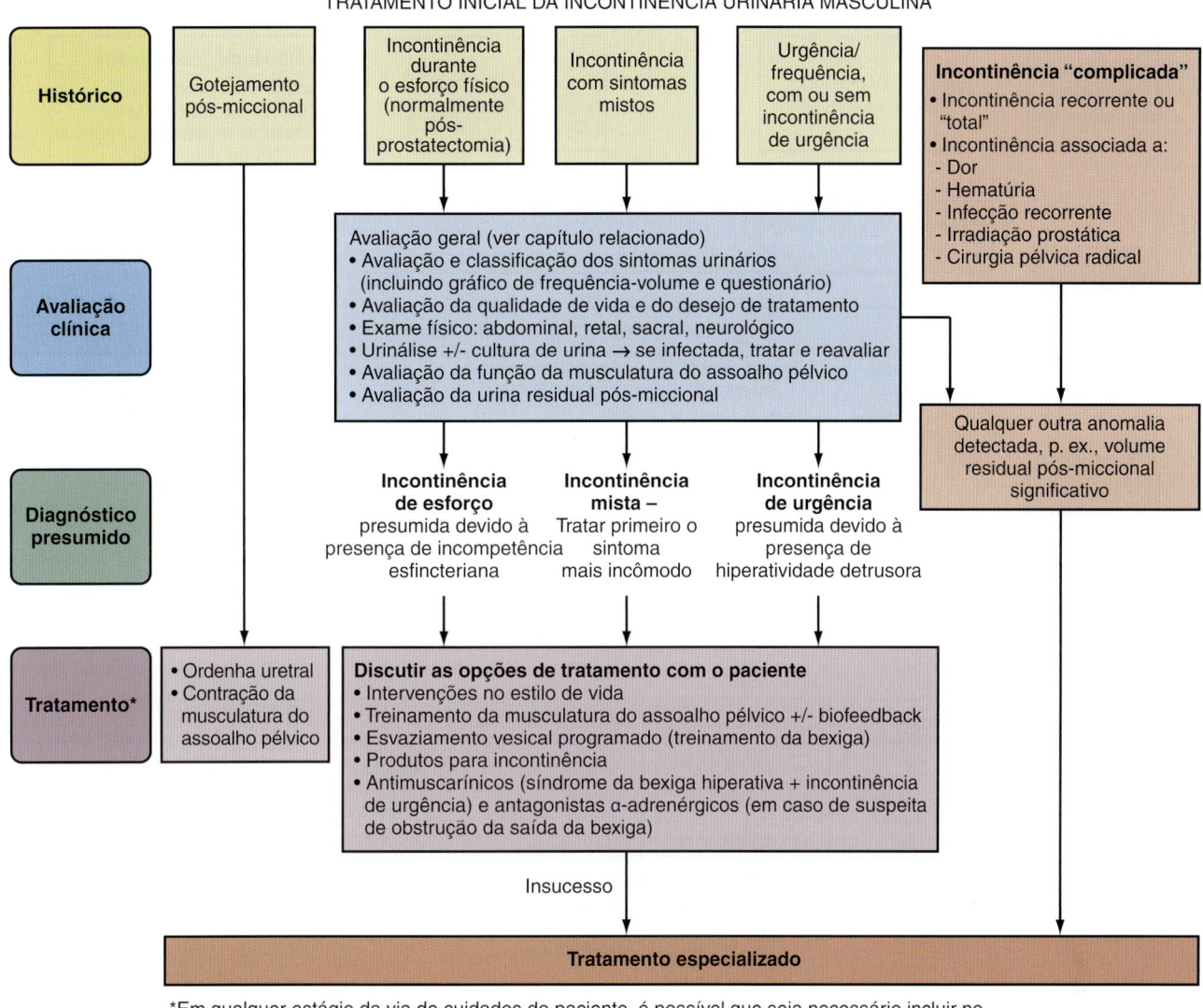

Figura 72-4. Algorítmo da International Consultation on Incontinence sobre o gerenciamento inicial (A) e especializado (B) da incontinência urinária masculina. (Extraído de Abrams P, Andersson KE, Artibani W, et al. 5th international consultation on incontinence, recommendations of the International Scientific Committee: evaluation and treatment of urinary incontinence, pelvic organ prolapsed and faecal incontinence. In: Abrams P, Cardozo L, Khoury S, et al., editors. Incontinence. Paris: International Consultation on Urological Diseases and European Association of Urology; 2013. p. 1895-911.)

al., 2013). Em geral, a terapia conservadora e a terapia medicamentosa são iniciadas simultaneamente para proporcionar ao paciente um alívio mais rápido e mais eficaz dos sintomas.

Se as terapias conservadora e medicamentosa não surtirem efeito no controle dos sintomas e for necessário outro tipo de tratamento, realiza-se o estudo urodinâmico invasivo para confirmar a presença de hiperatividade detrusora e/ou incontinência por hiperatividade do detrusor, e sugere-se uma cirurgia minimamente invasiva, quando indicada e disponível. **Esse tratamento pode ser feito em forma de injeções cistoscópicas intradetrusoras de toxina botulínica do tipo A, neuromodulação sacral (SNS, do inglês *sacral nerve stimulation*) ou estimulação percutânea do nervo tibial (PTNS, do inglês *percutaneous tibial nerve stimulation*).**

O Botox® é a única formulação licenciada da toxina botulínica tipo A em apresentação de 100 unidades para IUU idiopática e em apresentação de 200 unidades para hiperatividade detrusora neurogênica. Os pacientes que usam toxina botulínica do tipo A devem ser alertados para o risco de retenção urinária e devem ser capazes e estar dispostos a submeter-se a procedimento de cateterismo intermitente. Além disso, as injeções devem ser repetidas, em média, a cada 9 meses.

A neuromodulação sacral envolve uma fase de teste com um eletrodo convencional e um estimulador externo durante 1 semana, e um segundo estágio com um eletrodo quadripolar (*tined*-lead) e uma bateria, se o primeiro for bem-sucedido, o que normalmente se define como mais de 50% de melhora dos sintomas. O mecanismo de ação da neuromodulação sacral não é claro; entretanto, acredita-se que o método module os nervos da bexiga. A bateria é trocada a cada sete anos, em média, dependendo do padrão de uso. A taxa de cura da IUU é de 39%, observando-se uma melhora de mais de 50% em 67% dos pacientes. O sucesso em longo prazo foi avaliado através de um acompanhamento de 10 anos com resultados sustentados (Bettez et al., 2012).

A estimulação percutânea do nervo tibial, por outro lado, embora licenciada para o tratamento de síndrome da bexiga hiperativa em alguns países, não parece oferecer o mesmo nível de benefício que a toxina botulínica e a neuromodulação sacral, razão pela qual não tem utilização ampla. A taxa de resposta é de 54% a 81% (Bettez et al., 2012). A estimulação percutânea do nervo tibial envolve a inserção de uma agulha no tornozelo, no nervo tibial, em um procedimento semelhante à acupuntura, administrado em sessões de 30 minutos,

TRATAMENTO INICIAL DA INCONTINÊNCIA URINÁRIA MASCULINA

Histórico/avaliação dos sintomas
- Incontinência pós-prostatectomia
- Incontinência com urgência/frequência
- Incontinência "complicada"
  - Incontinência recorrente
  - Incontinência associada a:
    - Irradiação prostática ou pélvica
    - Cirurgia pélvica radical

Avaliação clínica
- Considerar a hipótese de procedimento urodinâmico e imageamento do trato urinário
- Uretrocistoscopia (se indicada)

Considerar:
- Uretrocistoscopia
- Diagnóstico mais detalhado
- Estudo urodinâmico

Diagnóstico
- Incontinência de esforço – devido à presença de incompetência esfincteriana
- Incontinência mista – Tratar primeiro o componente importante
- Incontinência de urgência – devido à presença de hiperatividade detrusora (durante o enchimento da bexiga)
- Anomalia/doença do trato urinário inferior

Com obstrução infravesical concomitante

Com hipocontratilidade detrusora coexistente (durante o esvaziamento vesical)

Tratamento*
- Se a terapia inicial falhar:
  - Esfíncter urinário artificial
  - *sling* masculino
- alfabloqueadores, 5-ARI
- Corrigir obstrução anatômica infravesical
- Agentes antimuscarínicos
- Se a terapia inicial falhar:
  - Toxina botulínica do tipo A
  - Neuromodulação sacral
- Cateterização intermitente
- Agentes antimuscarínicos
- Corrigir anomalia
- Tratar doença

B

*Em qualquer estágio a via de cuidados do paciente, é possível que seja necessário incluir no tratamento, produtos de contenção.

Figura 72-4. *(Cont.)*

---

uma vez por semana, durante 12 semanas, e depois mantido com uma frequência de uma vez por mês. Os pacientes consideram o método trabalhoso, especialmente se for necessário deslocar-se por longas distâncias para receber o tratamento. Teoricamente, esse tratamento pode ser autoadministrado se o paciente for ensinado a fazê-lo. O custo é mais elevado do que o da terapia antimuscarínica e não existem dados de resultados em longo prazo disponíveis.

Se os tratamentos minimamente invasivos não surtirem efeito e o paciente continuar incomodado com os sintomas, os únicos tratamentos que restam são as operações cirúrgicas de grande porte, a menos que o paciente prefira utilizar produtos de contenção, como absorventes ou um cateter suprapúbico permanente. **As opções cirúrgicas incluem a ampliação vesical, em suas diversas formas, ou um conduto ileal com ou sem uma cistectomia subtotal.** Em adultos, a autoampliação não é mais recomendada para o tratamento de hiperatividade detrusora, devido à baixa eficácia desse procedimento em longo prazo.

Tratamento da Incontinência Urinário de Esforço

IUE é tratada inicialmente com o treinamento da musculatura pélvica durante, pelo menos, três meses. O ideal é o que o treinamento seja supervisionado para permitir melhores chances de sucesso (Hay-Smith et al., 2012). Se esse tratamento não for suficiente para controlar os sintomas, devem-se considerar as opções cirúrgicas.

A causa mais comum de IUE em homens ocorre após uma prostatectomia. **Após uma prostatectomia radical, é recomendável que não se faça tratamento cirúrgico por um período de, pelo menos, 6 a 12 meses após o procedimento, uma vez que alguns pacientes continuam a apresentar melhoras** (Herschorn et al., 2010). Enquanto aguardam para melhorar, os pacientes podem usar um *clamp* peniano, como *Dribble Stop*, ou, o que mais comum, produtos de contenção, como um cateter com preservativo, um cateter uretral ou suprapúbico ou absorventes para incontinência.

A duloxetina, um inibidor da recaptação de serotonina-norepinefrina, também é uma opção (Tsakiris et al., 2008). Entretanto, essa é uma modalidade de uso não licenciada do medicamento que foi licenciada em vários países do mundo somente para mulheres com incontinência de grau moderado a grave. Os dados sobre a eficácia do tratamento em homens são limitados.

Caso esses tratamentos não sejam eficazes para controlar a continência e os pacientes continuarem incomodados com os sintomas, costuma-se oferecer a opção do tratamento cirúrgico, normalmente utilizando um AUS, que é o tratamento padrão-ouro, ou utilizando uma das demais opções, que incluem o *sling* masculino e, ocasionalmente, um balão ProACT (Cap. 91, *disponível exclusivamente on-line em inglês no site www.expertconsult.com*).

Tratamento da Incontinência Urinária Mista

O tratamento da IUM é mais desafiador e deve ter por finalidade tratar o sintoma mais incômodo. O diagnóstico do componente da IUE, mesmo nos estudos urodinâmicos, às vezes, é difícil se a IUU for o tipo predominante de incontinência. O tratamento inicial normalmente envolve o tratamento da hiperatividade detrusora com antimuscarínicos e, até mesmo, com toxina botulínica, e depois a repetição do procedimento urodinâmico para determinar se ainda há presença de algum componente da IUE.

Tratamento de Outros Tipos de Incontinência Urinária

Os demais tipos de IU são tratados com base na etiologia e no tratamento da causa subjacente.

Enurese

Os pacientes com retenção urinária de alta pressão causadora de enurese noturna são tratados com um cateterismo inicial para avaliar a pressão, seguida pela avaliação adequada e provavelmente com uma cirurgia endoscópica para fins de ressecção, vaporização ou enucleação da próstata, ou com uma cirurgia aberta de remoção da próstata.

A enurese noturna, sem urina residual, pode ter relação com a síndrome da bexiga hiperativa e pode ser tratada com antimuscarínicos e possivelmente com a administração de desmopressina na formulação de comprimido sublingual. A condição pode estar relacionada também ao relaxamento do assoalho pélvico durante o sono em pacientes com neobexiga após uma cistoprostatectomia. Às vezes, esses pacientes só apresentam gotejamento durante a noite e o tratamento normalmente é conservador.

Gotejamento Pós-miccional

O tratamento do gotejamento pós-miccional ainda não foi bem estudado e não existem medicamentos disponíveis aprovados para essa indicação. A principal forma de tratamento é o treinamento da musculatura do assoalho pélvico com uma forte contração pélvica ao final da micção e também a ordenha uretral (Paterson et al., 1997; Dorey et al., 2004). Pede-se ao paciente do sexo masculino que aguarde alguns segundos após a micção para ter certeza de que a bexiga está vazia. Em seguida, ele deve colocar as pontas de três dedos de uma das mãos por trás do escroto e aplicar uma leve pressão na linha mediana, movimentando suavemente as pontas dos dedos em direção à base do pênis sob o escroto. O objetivo é empurrar a urina para a frente para o meio do pênis. A partir de então, o paciente deve ordenhar, apertar e sacudir o pênis para esvaziar qualquer resto de urina. O processo deve ser repetido duas vezes para garantir que não há mais urina na uretra.

CONCLUSÃO

A IU em homens pode estar relacionada com uma série de condições. É importante avaliar corretamente esses pacientes para formular um plano de tratamento que ajude a melhorar a qualidade de vida. Dependendo da etiologia, a terapêutica inicial, normalmente, é conservadora, reservando-se as cirúrgica e medicamentosa para aqueles casos em que o tratamento inicial não surta efeito e a IU esteja afetando a qualidade de vida do paciente.

REFERÊNCIAS

Para consultar a lista completa de referências, acesse www.expertconsult.com.

LEITURA SUGERIDA

Abrams P, Cardozo L, Khoury S, et al. Incontinence. 5th ed Paris: International Consultation on Urological Diseases and European Association of Urology; 2013.

Chapple C, Abrams P. Male lower urinary tract symptoms (LUTS): an international consultation on male LUTS. Société Internationale d'Urologie; 2013.

PONTOS-CHAVE: TRATAMENTO DA INCONTINÊNCIA URINÁRIA

INCONTINÊNCIA URINÁRIA DE URGÊNCIA
- Manipulação da ingestão de líquidos e mudanças de estilo de vida
- Treinamento da bexiga e da musculatura do assoalho pélvico
- Antimuscarínicos e/ou agonistas β_3
- Toxina botulínica
- Neuromodulação sacral
- Ampliação vesical
- Derivação urinária – conduto ileal, por exemplo

INCONTINÊNICA URINÁRIA DE ESFORÇO
- Perda de peso e mudanças de estilo de vida
- Treinamento da musculatura do assoalho pélvico
- Duloxetina (não licenciada)
- *clamp* peniano
- Esfíncter urinário artificial (padrão-ouro)
- *sling* masculino
- Balão ProACT

73 Urodynamic and Video-Urodynamic Evaluation of the Lower Urinary Tract

Victor W. Nitti, MD e Benjamin M. Brucker, MD

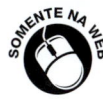

- The Role of Urodynamic Testing in Clinical Practice
- Functional Classification of Voiding Dysfunction: Applicability to Urodynamic Testing
- Conducting a Urodynamic Study: Patient and Technical Factors
- Components of the Urodynamic Study
- Urodynamic Equipment
- The Urodynamic Study: Analysis and Interpretation
- Filling and Storage Phase
- Voiding and Emptying Phase
- Video-Urodynamics
- Ambulatory Urodynamics
- Clinical Utility of Ambulatory Urodynamics
- Clinical Applications of Urodynamic Studies: Evidence-Based Review
- Evaluation of Women with Stress Incontinence
- Evaluation of Men and Women with Lower Urinary Tract Symptoms
- Evaluation of Neurogenic Lower Urinary Tract Dysfunction

74 Urinary Incontinence and Pelvic Prolapse: Epidemiology and Pathophysiology

Gary E. Lemack, MD e Jennifer Tash Anger, MD, MPH

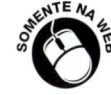

- Definition and Classification of Urinary Incontinence
- Terminology of Lower Urinary Tract Symptoms and Incontinence
- Epidemiology of Urinary Incontinence in Women
- Risk Factors for Urinary Incontinence in Women
- Epidemiology of Urinary Incontinence in Men
- Definitions and Classification of Pelvic Organ Prolapse
- Epidemiology of Pelvic Organ Prolapse
- Relationship between Urinary Incontinence and Pelvic Organ Prolapse
- Consequences of Urinary Incontinence and Prolapse
- Physiology of Urinary Continence
- Pathophysiology of Urinary Incontinence: General Principles
- Pathophysiology of Stress Urinary Incontinence in Women
- Pathophysiology of Insensible Incontinence
- Pathophysiology of Pelvic Organ Prolapse

75 Neuromuscular Dysfunction of the Lower Urinary Tract

Alan J. Wein, MD, PhD (Hon), FACS e Roger R. Dmochowski, MD, MMHC, FACS

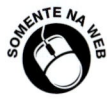

- Objectives
- General Patterns of Neuropathic Voiding Dysfunction
- Disease at or above the Brainstem
- Diseases Primarily Involving the Spinal Cord
- Disease Distal to the Spinal Cord
- Miscellaneous Neurologic Diseases Causing Lower Urinary Tract Dysfunction
- Miscellaneous Conditions Definitely, Probably, or Possibly Related to Neuromuscular Dysfunction
- Treatment of Neurogenic Lower Urinary Tract Dysfunction: Overview

76 Bexiga Hiperativa

Marcus John Drake, DM, MA, FRCS (Urol)

Terminologia e Definições

Fisiopatologia e Etiologia

Prevalência e Custos

Avaliação Clínica

Esboço do Tratamento Inicial

Avaliação Especializada e Esboço do Tratamento

Esboço do Tratamento Especializado

TERMINOLOGIA E DEFINIÇÕES

O Comitê para Padronização da International Continence Society (ICS) classificou as síndromes de acordo com os sintomas sugestivos de disfunção do trato urinário inferior (Abrams et al., 2002). Estabeleceu que urgência urinária, com ou sem urgeincontinência, geralmente com frequência e noctúria, pode ser descrita como síndrome da bexiga hiperativa (SBH), síndrome de urgência, ou síndrome de urgência-frequência, se não houver infecção ou outra patologia óbvia comprovada. Para ser consistente com o componente individual dos sintomas do trato urinário inferior (STUI), "incontinência de urgência" (Abrams et al., 2009) e "frequência diurna aumentada" devem estar nas descrições em vez de "urgeincontinência" e "frequência", respectivamente. Assim, **a definição atual de SBH é urgência urinária, com ou sem incontinência de urgência, geralmente com frequência diurna aumentada e noctúria, se não existir infecção ou outra patologia óbvia comprovada.**

As definições do componente de armazenamento dos STUI incluídas na SBH também foram padronizadas pela ICS. **Urgência é a queixa de um desejo súbito e extremo de urinar difícil de controlar.** É o sintoma da SBH com o maior impacto sobre os pacientes (Milson et al., 2012). A urgência é uma sensação anormal e não deve ser confundida com a sensação normal de um desejo forte de urinar. Urgência é um termo usado para as sensações relatadas pelos pacientes com SBH, mas também pelos pacientes com síndrome da bexiga dolorosa (SBD). O desejo súbito e extremo de urinar nesses grupos distintos de pacientes provavelmente difere na sua característica. Na SBH, os pacientes podem sentir-se como se fossem perder urina, mesmo que digam que nunca o fizeram, e eles comumente expressam ansiedades exemplificadas por frases como:

- "Quando tenho que ir, tenho que ir".
- "Quando quero ir, preciso correr porque acho que posso me molhar".

Portanto, "o medo de perder urina" é um conceito importante para os pacientes com SBH. Na SBD, o desejo extremo de urinar é conduzido pelo medo da dor que surge caso seja permitido um enchimento adicional da bexiga, mas não "por medo de perder urina". Tanto na SBH quanto na SBD, urgência, frequência diurna aumentada e noctúria podem estar presentes (Fig. 76-1).

A incontinência urinária de urgência (IUU) é definida como perda involuntária de urina, acompanhada ou imediatamente precedida por urgência (Abrams et al., 2002). A IUU deve ser diagnosticada independentemente de causar problemas, como efeitos sociais ou de higiene. Em uma pesquisa de prevalência, 69% das mulheres experimentaram "qualquer incontinência", mas apenas 30% viram isso como "problema social ou de higiene" (Swithinbank et al., 1999).

O sintoma de **frequência diurna aumentada é a queixa dos pacientes que consideram que urinam muitas vezes por dia**. Não existe número mínimo de vezes para urinar incluído nesta definição padronizada, e atualmente não há evidência científica suficiente para embasar um limiar que defina maior frequência diurna. O sintoma de **noctúria é a queixa que o indivíduo tem de se levantar à noite, uma ou mais vezes, para urinar.**

A introdução das definições padronizadas levou a uma situação confusa que dificultou a pesquisa e o tratamento. Adotou-se o termo vindo do inglês de Patrick Bates (*bexiga instável*) para descrever as contrações involuntárias do detrusor observadas durante estudos urodinâmicos ao longo do enchimento da bexiga, enquanto os escandinavos utilizavam o termo *hiper-reflexia do detrusor*. Para resolver a discrepância, a ICS designou o termo *bexiga instável* para ser aplicado quando não havia causa evidente para as contrações e *hiper-reflexia do detrusor* para pacientes cujas contrações involuntárias eram causadas neurologicamente (Bates et al., 1980a, 1980b). Contudo, o uso de termos diferentes em grupos de pacientes neurológicos e não neurológicos tornou-se cada vez mais difícil. A expressão "bexiga hiperativa" foi utilizada como título de uma conferência de consenso, e propôs-se uma definição formal em 1999 (Abrams e Wein, 1999), culminando na definição unificada da ICS usada atualmente (Abrams et al., 2002). Para as mulheres, outro documento de terminologia, produzido conjuntamente pela International Urogynecology Association e pela ICS, foi publicado mais recentemente (Haylen et al. 2010).

A definição atual de SBH baseia-se em sintomas; em contrapartida, a hiperatividade do detrusor é uma observação urodinâmica, caracterizada por contrações involuntárias do detrusor durante a fase de enchimento, que podem ser espontâneas ou provocadas (Abrams et al., 2002). A SBH e a HD são então termos não intercambiáveis, traduzidos pelo reconhecimento de que os pacientes com SBH que se submetem a teste urodinâmico podem não ter HD (especialmente aqueles com SBH continentes). Por outro lado, a HD observada durante a urodinâmica pode não se estar associada a qualquer sensação.

> **PONTOS-CHAVE: TERMINOLOGIA DA BEXIGA HIPERATIVA**
>
> - A definição atual de SBH é urgência urinária, com ou sem incontinência de urgência, geralmente com frequência diurna aumentada e noctúria, caso não existam infecção ou outra patologia óbvia comprovada.
> - A SBH é um diagnóstico sintomático e distinta da HD, que consiste em uma observação urodinâmica.
> - Urgência consiste em uma sensação anormal, definida como queixa de um desejo extremo e súbito de urinar, o qual é difícil de controlar.
> - "Medo de perder urina" e "medo de dor" distinguem a urgência na SBH da SBD.

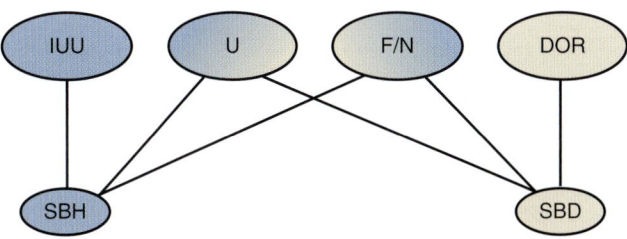

Figura 76-1. Síndrome da bexiga hiperativa (SBH) e síndrome da bexiga dolorosa (SBD) dão origem a urgência (U), frequência (F) e noctúria (N); dor, mas não incontinência urinária de urgência (IUU), é observada na SBD.

FISIOPATOLOGIA E ETIOLOGIA

A pesquisa em ciência básica para SBH precisa utilizar marcadores indiretos ou substitutos, pois a base da condição reside no sintoma subjetivo de urgência. Assim não existe modelo animal de SBH, uma vez que não é possível obter o relato de sintomas subjetivos em animais (Parsons et al., 2011). Portanto, o foco das pesquisas tem particularmente se concentrado em três aspectos chave: atividade sensorial, controle motor e reflexos do trato urinário inferior.

- A compreensão de anormalidades da sinalização **do nervo sensorial (aferente)** é apropriada, pois se presume que a sensação de urgência deriva amplamente do impulso aferente. Os processos envolvidos são transdução do sinal, tráfico aferente, barreira, sensibilização e percepção consciente. O papel do urotélio e das camadas suburoteliais da bexiga é atualmente considerado contribuinte substancial para a transdução do sinal e do tráfico aferente, por meio da liberação de mediadores (Birder e Anderson, 2013), interações celulares (Birder et al., 2010), liberação de citocinas e fatores de crescimento (Anderson e McCloskey, 2014). A sensibilização dos nervos da bexiga por inflamação na inervação do intestino foi demonstrada experimentalmente (Malykhina et al., 2012). A percepção consciente não é bem compreendida, mas exames de imagem funcional do cérebro têm destacado centros no sistema nervoso central (SNC) que podem produzir valiosa informação futuramente.
- A **função contrátil (motora)** compreende a motilidade do músculo detrusor e também controladores relevantes – como nervos aferentes, células intersticiais e mediadores liberados localmente. Cada vez mais o foco tem sido avaliar como esses aspectos se somam na contratilidade toda a bexiga, o que determina as observações urodinâmicas. O órgão todo pode apresentar áreas de micromovimentos localizados adjacentes a áreas quiescentes em um jogo de atividade que muda constantemente (Fig. 76-2). Assim, a compreensão plena da pressão intravesical não será alcançada até que propriedades de todas as áreas com motilidade e sem motilidade venham a ser explicadas.
- A informação sensorial que ascende nos neurônios aferentes é **integrada em vários níveis no SNC** (Drake et al., 2010), onde ela converge com informação de outras estruturas importantes (Fig. 76-3). A integração dessa informação corrobora o comportamento motor coordenado dos reflexos do TUI. Na medula espinal sacral, existe uma integração que possibilita o reflexo da micção, relevante em neonatos e nas doenças neurológicas. A **principal região reguladora localiza-se ao nível do mesencéfalo e do tronco encefálico**, onde a substância periaqueductal cinzenta e o centro pontino da micção integram os elementos-chave da função vegetativa, como o reflexo da micção. **Em níveis mais altos do SNC, aspectos mais sofisticados são integrados, como a conscientização (sensações do TUI, em oposição a informação sensorial subconsciente), a consciência da adequabilidade ambiental e a iniciação voluntária.** Existe provavelmente também alguma integração básica na periferia, onde interações podem ocorrer entre o urotélio, as células intersticiais e o músculo detrusor (Drake, 2007).

O desenvolvimento da tecnologia de aquisição de imagem funcional do cérebro possibilita a estimativa da atividade macroscópica em áreas cerebrais específicas e tem sido usado para estudar o enchimento vesical em indivíduos normais e sintomáticos (Griffiths, 2011). Isso tem resultado em inferências intrigantes relativas a contribuições de

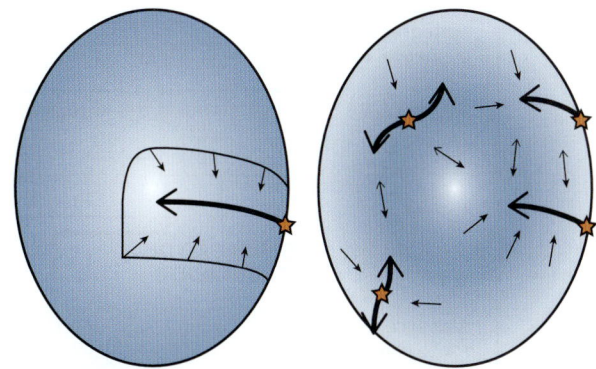

Figura 76-2. *Esquerda*, Representação esquemática de uma bexiga durante o armazenamento urinário, ilustrando uma contração de "micromovimento" localizada, começando de um ponto de iniciação (*estrela*) e disseminando-se a uma parte limitada da parede vesical. Essa atividade é característica da bexiga normal isolada de todas as espécies testadas (incluindo humana) e associa-se apenas a pequenas flutuações na pressão vesical (Drake et al., 2003a, 2003b), presumivelmente porque a parte não contrátil da bexiga permanece relaxada. Na bexiga hiperativa (*direita*), pontos de deflagração multifocais levam a uma atividade contínua. Isso aumenta o efeito sobre a pressão vesical (já que existe um volume vesical) e estimula aferentes pelos extensivos movimentos de distorção.

várias partes do córtex cerebral como a ínsula e o córtex pré-frontal. Foram relatadas alterações na atividade cerebral regional de indivíduos sintomáticos com SBH (Griffiths et al., 2007). A compreensão das respostas cerebrais à atividade do trato urinário inferior por meio de redes de processamento aferente autonômicas, assim como já se encontra sob investigação para o trato gastrointestinal, será fundamental no esforço empregado para melhorar o conhecimento no âmbito clínico.

Mecanismos Aferentes na Bexiga Hiperativa e Hiperatividade do Detrusor

Em teoria, o aumento da **atividade sensorial pode dar origem a maior sensação, e portanto a SBH.** Assim, as propriedades dos nervos aferentes vesicais e dos fatores que os influenciam são altamente relevantes na SBH. As terminações nervosas aferentes são amplamente distribuídas na parede da bexiga e são particularmente densas no tecido conectivo suburotelial. O próprio urotélio tem propriedades sensoriais e sinalizadoras, até certo ponto semelhantes às características dos nervos aferentes. As células intersticiais suburoteliais estão situadas em íntima relação com as fibras nervosas. Isso sugere que tais células podem participar também na transdução sensorial ou na sua regulação (Wiseman et al., 2003). Da mesma maneira, a transdução dos estímulos sensoriais na bexiga para a atividade aferente provavelmente provém da interação de vários tipos de células (Birder e Anderson, 2013).

As fibras nervosas aferentes são as fibras A-delta de condução rápida e as fibras C não mielinizadas de condução mais lenta. As fibras A-delta respondem amplamente à distensão passiva da bexiga e à contração ativa do detrusor (mecanorreceptores "em série") (Iggo, 1955), transmitindo informação sobre o enchimento vesical (Janing e Morrison, 1986). As fibras C são compreendidas como respondedoras principalmente à irritação química da mucosa da bexiga (Habler et al., 1990) ou ao estímulo térmico (Fall et al., 1990). Assim, podem estar menos ativas no estado fisiológico do que as fibras A-delta. Contudo, existe certamente considerável sobreposição na informação sensorial conduzida pelos dois tipos de aferência, e as fibras C podem ter um papel mais proeminente nos estados fisiopatológicos (Juszczak et al., 2009).

Os neurônios aferentes expressam várias proteínas de superfície, o que pode gerar ou modular a atividade sensorial. Diversos membros da superfamília de receptores de potencial transitório (trp) são observados nos aferentes vesicais (Avelino et al., 2013), e fornecem uma ferramenta para o estudo das propriedades fisiológicas. Um dos mais conhecidos é o receptor vaniloide (trp-V1), o alvo da capsaicina

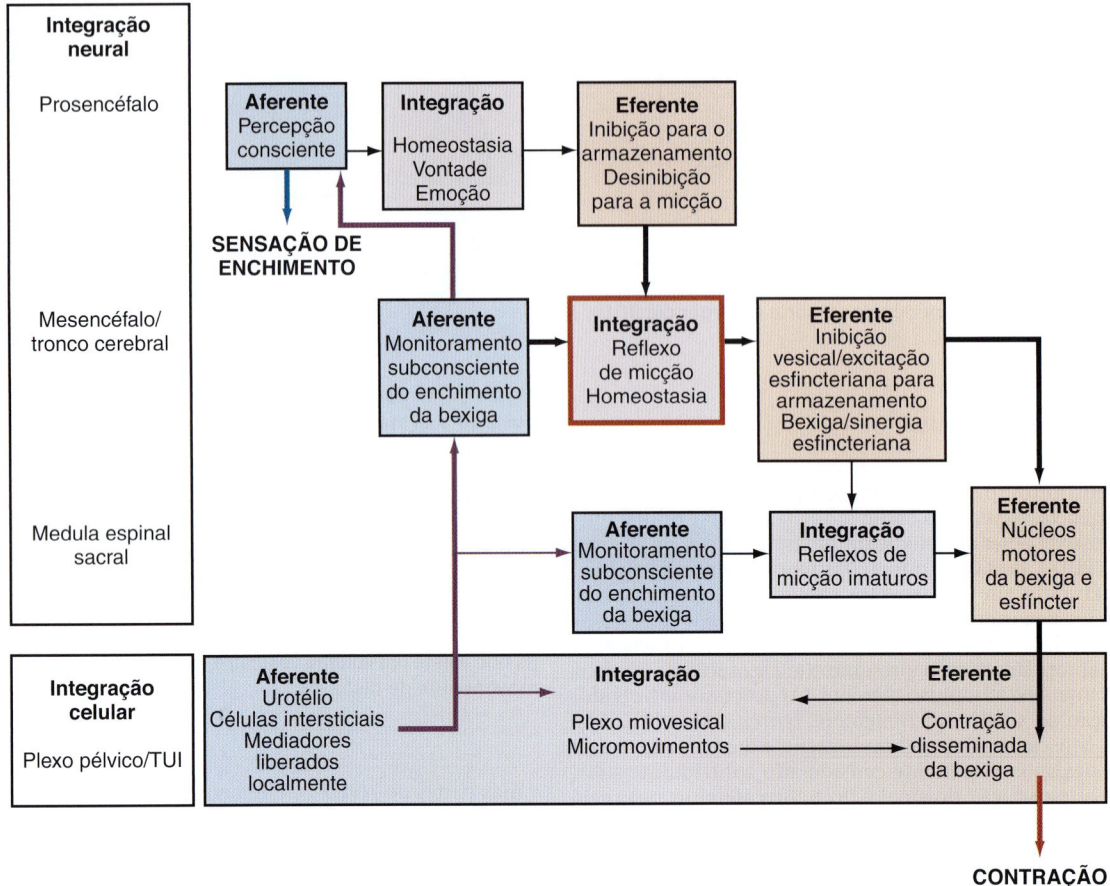

Figura 76-3. O circuito do sistema nervoso central controla o trato urinário inferior (TUI) em vários níveis. A informação sensorial nas vias aferentes recebe interferências de fatores periféricos, como mediadores e urotélio. É conduzida centralmente através de um impulso para a medula sacral, que é importante para a micção em neonatos, e ascende para o mesencéfalo, de onde segue para o centro pontino da micção (CPM). Nesse nível, existe uma integração disseminada de informação dos órgãos vegetativos, o que é fundamental para homeostase. A informação sensorial é retransmitida para o prosencéfalo, onde a percepção consciente (sensação) é mediada. O prosencéfalo também media o controle voluntário, incluindo a decisão ativa de não urinar (armazenamento) ou de iniciar a micção nas circunstâncias corretas. Os impulsos descendentes do prosencéfalo para o CPM possibilitam a mudança da fase de armazenamento para a fase de micção, com a regulação sinérgica do núcleo sacral responsável pela contração da bexiga e pelo relaxamento esfincteriano. Também existe uma possível integração da informação sensorial na periferia, contribuindo para a geração da motilidade vesical.

e da resiniferatoxina – dois compostos previamente utilizados para o tratamento clínico da disfunção vesical neurogênica. Os receptores purinérgicos também podem influenciar a atividade aferente da bexiga (Munoz et al., 2012). De fato, vários alvos são factíveis, mas não está claro se existe algum cuja distribuição no corpo seja suficientemente restrita de modo que possa ser utilizado no tratamento da disfunção do TUI. A influência trófica dos fatores de crescimento na manutenção dos nervos aferentes é importante do ponto de vista fisiológico, e **uma pesquisa sugere que a subregulação do fator de crescimento neural pode atenuar marcadores substitutos da SBH em modelos animais** (Kashyap et al., 2013).

Em teoria, a SBH pode ocorrer se o nível de atividade sensorial for inapropriadamente alto para qualquer grau de distensão vesical, resultante de terminações nervosas aferentes patologicamente sensibilizadas ou anormalmente numerosas. A interação entre os aferentes, o urotélio e as células intersticiais é, portanto, interessante, pois a modulação de suas interações pode resultar na melhora da gravidade do sintoma.

Hipótese da Hiperatividade do Detrusor

Utiliza-se o raciocínio hipotético para conceitualizar as observações clínicas, sobretudo para HD. **A hipótese neurogênica estabelece que a HD surge da excitação generalizada, neuromediada, do músculo detrusor** (de Groat, 1997). A excitação neuromediada do detrusor é normal durante a micção, em que está associada sinergicamente ao relaxamento da via de saída da bexiga. Entretanto, a excitação neuromediada do detrusor não deve ocorrer durante o armazenamento da urina, em virtude de influências inibitórias dentro do SNC. **A emergência de uma excitação inapropriada durante o armazenamento implica a perda de inibição, reemergência dos reflexos espinais primitivos da bexiga, aquisição de novos reflexos ou sensibilização dos aferentes.** A extensão em que a contração inapropriada da bexiga durante o armazenamento se associa ao relaxamento da via de saída dependerá das mudanças específicas presentes.

A hipótese miogênica sugere que as contrações da hiperatividade do detrusor resultam da combinação de um elevado potencial de excitação espontânea dentro do músculo liso da bexiga com a maior propagação dessa atividade para comprometer uma grande proporção da parede vesical (Brading e Turner, 1994; Brading, 1997). A denervação desigual é um fato comum na HD, independentemente da etiologia (German et al., 1995; Charlton et al., 1999; Grake et al., 2000; Mills et al., 2000). A célula de músculo liso privada de sua inervação mostra uma super-regulação dos receptores de membrana de superfície e pode ter o potencial de membrana alterado, o que aumenta a probabilidade de contração espontânea naquela célula. A HD também se associa a mudanças estruturais (Elbadawi et al., 1993; Haferkamp et al., 2003a, 2003b), que podem facilitar a disseminação excessiva de contrações espontâneas por uma porção mais ampla da bexiga do que o normal. Embora as observações em diferentes modelos de HD e de amostras clínicas não descrevam uniformemente essas características, a compreensão do comportamento do músculo liso alterado continua sendo um fator relevante para se compreender a HD.

A hipótese integrativa sugere que vários deflagradores podem gerar contrações localizadas do detrusor, que talvez se disseminem na parede da bexiga por meio de várias vias de propagação. Consequentemente, a urgência é resultado de distorções na parede vesical e está associada a HD urodinâmica se as contrações se disseminarem em proporção suficiente na parede da bexiga (Drake et al., 2001). Coolseat et al. (1993) descreveram contrações localizadas ("micromovimentos") em porcos, e essas contrações foram postuladas como a base para a urgência urinária. Elas foram amplamente relatadas em animais normais e humanos. É importante destacar que esses micromovimentos são exagerados nos modelos de HD e na SBH humana (Van Os-Bossagh et al., 2001; Drake et al., 2003a, 2003b; Gillespie et al., 2003; Drake et al., 2005). Entende-se que as pequenas distorções normais causadas pelos micromovimentos são detectadas pelos neurônios aferentes, gerando a sensação de enchimento vesical sem mudança na pressão detrusora (Fig. 76-2). Na SBH, as distorções podem ser excessivas como consequência de micromovimentos exagerados, e elas estarão associadas à HD se os movimentos se tornarem coordenados por meio de uma porção substancial da bexiga. Existe sobreposição considerável entre a hipótese miogênica e a integrativa, já que ambas aludem à maior excitabilidade periférica e à propagação como aspectos-chave da SBH e da HD. A principal diferença é que a hipótese integrativa explora o conhecimento crescente de fisiologia celular na bexiga para posicionar o urotélio e as células intersticiais como possíveis contribuintes na deflagração e na distribuição tanto de excitação normal quanto patológica.

Etiologia

O sexo feminino está associado à maior prevalência de SBH, sobretudo em pessoas mais jovens. Também existe uma pequena influência de fatores étnicos; para os homens, a prevalência entre afro-americanos é de 20%; hispânicos, de 18%; e brancos, de 15%. Os números para as mulheres são 32%, 29% e 29%, respectivamente (Coyne et al., 2013).

A doença neurológica está associada a uma elevada prevalência de disfunção do TUI, e isso se deve à influência reguladora fundamental da inervação na bexiga e na sua via de saída. Visto que na maior parte do tempo as pessoas estão armazenando urina (ao invés de urinar), entende-se que o SNC exerça uma influência inibidora contínua sobre a contratilidade da bexiga. Por exemplo, o sistema nervoso simpático pode inibir o músculo detrusor diretamente por meio de adrenorreceptores β_3 (Sadananda et al., 2013), ou indiretamente inibindo os gânglios parassimpáticos (de Groat, 1997). Assim, a doença neurológica pode afetar a inibição contínua, ocasionando o aparecimento da HD. **O envelhecimento associa-se claramente ao aumento dos STUI, inclusive a SBH;** a ampla variedade de mudanças na função celular e no SNC significa que a SBH crescente com o envelhecimento é provavelmente multifatorial. A obstrução infravesical (OIV) parcial há muito é considerada um fator etiológico na geração da HD e SBH, sendo a OIV um recurso amplamente utilizado de geração de contrações não miccionais aumentadas em modelo animal de HD. Entretanto, a relação entre OIV e HD ou SBH em humanos não está clara. A prevalência da SBH em mulheres, nas quais raramente aparece a OIV, costuma ser amplamente semelhante àquela observada em homens entre os quais a OIV é comum devido ao aumento da próstata. Além disso, a HD raramente é curada com cirurgia da próstata. Assim, a OIV é provavelmente um fator relevante, **mas sua influência pode ser indireta, talvez por acelerar alguma das mudanças ocasionadas pelo envelhecimento.**

A sobreposição com outras síndromes funcionais e outras condições de saúde indica a necessidade de serem reconhecidos fatores contribuintes mais amplos para os mecanismos subjacentes de desenvolvimento da SBH e sua abordagem clínica, sobretudo com relação a função intestinal (Daly e Chapple, 2013; Kaplan et al., 2013), síndrome metabólica (Kirby et al., 2010), fibromialgia (Chung et al., 2013) e estado hormonal (Robinson et al., 2013).

> **PONTOS-CHAVE: FISIOPATOLOGIA E ETIOLOGIA DA BEXIGA HIPERATIVA**
>
> - A atividade nervosa sensorial é influenciada pelo urotélio e por citocinas, sendo a base das sensações normais e da SBH.
> - Os nervos eferentes e as células intersticiais conduzem a contratilidade da bexiga; os micromovimentos são normais durante a fase de armazenamento, mas podem se tornar multifocais e exagerados na SBH.
> - A integração da informação sensorial em múltiplos níveis do SNC estabelece o reflexo de controle do trato urinário, sobretudo no mesencéfalo e no tronco encefálico.
> - A hipótese neurogênica de HD sugere que ela surja da excitação neuromediada generalizada do músculo detrusor.
> - A hipótese integrativa sugere que vários deflagradores podem gerar contrações localizadas do detrusor, as quais se disseminam na parede da bexiga por várias vias; a deflagração e a propagação podem ocorrer principalmente no músculo liso (hipótese miogênica).
> - Envelhecimento, doença neurológica, sexo feminino, OIV e doença metabólica são potenciais influências para a etiologia da SBH.

PREVALÊNCIA E CUSTOS

Usando a definição padronizada da ICS, o estudo EPIC (uma pesquisa transversal por telefone com base na população de adultos com ≥ 18 anos de idade em cinco países) relatou a prevalência da SBH em quatro países europeus e no Canadá, indicando **uma prevalência geral da SBH de 11,8% no contexto de 64,3% para ao menos um dos STUI** (Irwin et al., 2006). O estudo EPIC também registrou o impacto multidimensional incluindo efeitos sobre o trabalho (Coyne et al., 2008b; Irwin et al., 2009). **A prevalência de IUU foi estimada como de 1,7% a 36,4% nas populações americanas,** de 1,8% a 30,5% nas populações europeias e de 1,5% a 15,2% em populações asiáticas, com a prevalência variando conforme a idade e o sexo (Milson et al., 2014). De 6.000 indivíduos identificados randomicamente da população da Finlândia, a presença de qualquer urgência foi relatada por 54% dos participantes (Vaughan et al., 2011). Um total de 11% de homens e de 26% de mulheres relatou qualquer IUU. Um em sete de todos os que responderam com urgência e menos de um em três com IUU relataram ao menos preocupação moderada.

Os estudos mais antigos precisam ser interpretados de acordo com as definições que os pesquisadores usaram para STUI. Um estudo (Milson et al., 2001) relatou a prevalência de sintomas da SBH que "ocorreram isoladamente ou em combinação", estimando sua prevalência geral em 16%. Na população estudada, 9,2% experimentaram urgência, e isso talvez seja mais próximo da prevalência verdadeira da SBH na comunidade.

O estudo National Overactive Bladder Evaluation (NOBLE) (Stewart et al., 2003) estabeleceu a prevalência da SBH em mais 5.000 indivíduos vivendo em comunidade nos Estados Unidos por meio de entrevista telefônica validada, assistida por computador. Homens e mulheres tiveram a mesma prevalência da SBH geral (16% e 16,9%, respectivamente) conforme definida pela ICS. Entretanto, foi demonstrado **que os homens apresentaram prevalência mais alta de "SBH seca"** (13,4% contra 7,6% em mulheres) **e as mulheres prevalência mais alta de "SBH úmida"** (9,3% contra 2,6% em homens). **Assume-se que a diferença na prevalência de incontinência é resultado da fraqueza relativa do colo vesical e do mecanismo esfincteriano uretral nas mulheres,** particularmente naquelas que já tiveram filhos, e da via de saída em homens, devido à presença da próstata e ao maior comprimento uretral. **Em mulheres, a prevalência de "SBH úmida" aumentou de 2% no grupo mais jovem (18 a 24 anos) para 19,1% naquelas com 65 a 74 anos. Os homens, por outro lado, não experimentaram aumento na SBH úmida, mesmo quando ficaram mais velhos: 8,22% para aqueles com 65 a 74 anos e 10,2% para aqueles com 75 anos ou mais.**

A história natural da SBH é variada. Em geral, existe uma maior prevalência de SBH que se associa ao envelhecimento, e há progressão da "SBH seca" para IUU com o passar do tempo nas populações gerais

(Irwin et al., 2010). Em alguns indivíduos, **a SBH pode ser estável por períodos prolongados e pode ocorrer remissão** (Heidler et al., 2011).

Além da simples prevalência, precisam ser avaliados os seus efeitos sobre a qualidade de vida. Esses efeitos podem ocorrer por meio de uma gama de influências, como níveis de ansiedade aumentados (Knight et al., 2012) e impacto na função sexual (Cohen et al., 2008; Heidler et al., 2010). Além disso, a qualidade de vida também é afetada por atitudes do paciente como a expectativa de cura (Renganathan et al., 2010). A SBH é uma condição de longo prazo, e **a deterioração permanente da qualidade de vida pode ser antecipada em muitos pacientes** (Garnett et al., 2009).

Em alguns estudos, mostrou-se que o sintoma de urgência tem um efeito maior sobre a qualidade de vida do que a incontinência (Coyne et al., 2004, 2008a, 2008b). A EpiLUTS foi uma pesquisa realizada pela internet com 30.000 pessoas nos Estados Unidos, no Reino Unido e na Suécia, que registrou sintomas, incômodo dos sintomas e qualidade de vida relacionada com a saúde. O estudo forneceu quantidade substancial de informações sobre o impacto dos STUI e identificou que **os sintomas de armazenamento estavam associados a impacto significativamente maior que outros STUI** (Sexton et al., 2009).

As estimativas dos custos totais da SBH precisam ser consideradas com cautela, uma vez que elas dependem da acurácia dos dados sobre prevalência e dos componentes de custo incluídos no modelo de análise (Coyne et al., 2014). Em 2007, a média de custos *per capita* anual da SBH foi de 1.925 dólares. Isso sugere um custo nacional total nos Estados Unidos de 66 bilhões de dólares, dos quais 48 bilhões foram custos médicos diretos (Ganz et al., 2010). O uso de recursos de saúde aumenta por impactos indiretos, como comprometimento da produtividade (Goren et al., 2014) e quedas que ocorrem quando os pacientes vão ao banheiro em situações de urgência (Kurita et al., 2013). Os custos para o paciente envolvem gasto com produtos de contenção de urina e contas de lavanderia.

PONTOS-CHAVE: PREVALÊNCIA E CUSTOS DA BEXIGA HIPERATIVA

- A prevalência geral da SBH é de cerca de 12% no estudo EPIC, mas a prevalência estimada de SBH e IUU varia amplamente entre os estudos.
- O envelhecimento está associado a maior prevalência de SBH tanto em homens quanto em mulheres.
- A SBH geralmente é progressiva, mas podem ocorrer estabilidade a longo prazo e remissões.
- O STUI de armazenamento tem maior impacto na qualidade devida relacionada com a saúde do que outros STUI.
- Ambos os sexos têm taxas semelhantes de SBH, mas a "SBH úmida" é mais prevalente em mulheres, e a "SBH seca" em homens.
- Os gastos substanciais com a SBH resultam de custos diretos e indiretos do cuidado da saúde e de despesas do paciente.

AVALIAÇÃO CLÍNICA

A SBH é uma síndrome relacionada com vários dos STUI de armazenamento, possibilitando um diagnóstico empírico que capacita os profissionais de saúde a iniciar o tratamento preliminarmente (Abrams et al., 2002). Os pacientes com SBH podem se apresentar aos profissionais de saúde em várias especialidades tanto na comunidade quanto nos serviços hospitalares. As diretrizes conjuntas da American Urological Association/Society for Urodinamics and Female Urology relativas à SBH defendem o princípio clínico de que o médico deve se engajar em um processo de diagnóstico para **registrar os sintomas e sinais que caracterizam a SBH e excluir outros distúrbios causadores de sintomas do paciente; as exigências mínimas para esse processo são anamnese cuidadosa, exame físico e análise de urina** (Gormley et al., 2012). Devido à natureza relativamente não específica dos STUI de armazenamento, **é fundamental que os médicos considerem a possibilidade de neoplasia, doença neurológica ou doença sistêmica.** Em alguns pacientes, podem ser necessários procedimentos e medidas adicionais para validar o diagnóstico de SBH, excluir outros distúrbios e informar completamente o plano de tratamento (Gormley et al., 2012).

A história clínica deve contemplar o seguinte:
1. Presença ou ausência, incidência, gravidade, incômodo e efeito sobre a qualidade de vida para cada um dos sintomas da SBH (urgência, incontinência de urgência, frequência diurna aumentada e noctúria). Os pacientes com urgência tendem a descrever micções frequentes com típico volume miccional pequeno. A noctúria é variável na SBH. Os STUI miccionais e pós-miccionais, disúria, hematúria e dor do TUI também devem ser avaliados. **A maneira mais tempo-efetiva e mais sistemática de explorar STUI se faz por meio do uso de um questionário de avaliação de sintomas.**
2. Natureza e volume da ingesta líquida, reconhecendo que estimulantes e polidipsia influenciam os STUI, e que os pacientes podem adaptar sua ingesta para reduzir o impacto dos sintomas.
3. Se uma doença neurológica oculta pode estar presente; por exemplo, início recente de SBH com sintomas de disfunção erétil ou tremor.
4. História obstétrica e ginecológica, cirurgia anterior e/ou radioterapia, sintomas intestinais e histórico de medicamentos.
5. Outros problemas clínicos (p. ex., glaucoma de ângulo fechado mal controlado, deterioração cognitiva, história de retenção urinária e mau esvaziamento gástrico são contraindicações relativas à terapia antimuscarínica).

O exame físico direcionado exige exame abdominal e pélvico, exame geral (p. ex., edema periférico) e exame neurológico básico. A avaliação do esvaziamento vesical é necessária (mas simplesmente palpando-se o abdome inferior se o paciente for magro). A análise de urina é importante em todos os pacientes para excluir infecção do trato urinário, hematúria e leucocitúria. Entretanto, **não devem ser realizados urodinâmica, cistoscopia e ultrassonografia das vias urinárias na avaliação inicial do paciente sem complicação** (Gormley et al., 2012).

Os algoritmos do quinto International Consultation on Incontinence (ICI) de 2012 (Abrams et al., 2013) resumem a avaliação básica necessária na abordagem da disfunção do trato urinário inferior em homens, mulheres e idosos frágeis (Fig. 76-4).

Instrumentos para Medida das Sensações Vesicais e Sintomas de Armazenamento

As sensações normais do TUI durante cistometria são (1) primeira sensação de enchimento, (2) desejo normal de urinar e (3) forte desejo de urinar (Wyndaele e De Wachter, 2002). Ainda não foi estabelecido mas parece provável que o indivíduo com SBH também experimente sensações normais. Além das sensações do trato urinário, aspectos cognitivos influenciam substancialmente o comportamento miccional (Harvey et al., 2012). As ferramentas para avaliar urgência precisam, assim, estar voltadas para a natureza subjetiva do sintoma, o hábito miccional antecipado com reduzidos volumes vesicais e a consequente frequência aumentada com baixos níveis de urgência, complicados também por comportamentos adaptativos como a restrição da ingesta de líquidos. O processo de validação é necessário para assegurar que as ferramentas usadas são apropriadas para situações clínicas ou pesquisa (Avery et al., 2004; Abrams et al., 2006).

A **escala de sensação urinária** (Abrams et al., 2005a) é descrita a seguir:
1. Nenhuma urgência: "Não sinto necessidade de esvaziar minha bexiga mas o faço por outras razões".
2. Urgência branda: "Poderia adiar a micção por tanto tempo quanto necessário sem medo de me molhar".
3. Urgência moderada: "Poderia adiar a micção por um curto período sem medo de me molhar".
4. Urgência grave: "Não poderia adiar a micção e preciso correr para o banheiro para não me molhar".
5. Incontinência de urgência: "Eu perdi urina antes de chegar ao banheiro".

O escore 1 na escala de sensação urinária parece alinhado com "micção de conveniência", que tem sido definida como "micção sem desejo de urinar" (Honjo et al., 2010).

A **escala de percentual de urgência** (Cardozo et al., 2002) inclui três respostas possíveis:
1. "Em geral, não sou capaz de reter urina".
2. "Em geral, sou capaz de reter urina até chegar ao banheiro se eu for imediatamente".

	HOMEM	MULHER	IDOSO FRÁGIL
HISTÓRIA	Urgência/frequência, com ou sem incontinência	Incontinência com sintomas mistos	Achado de caso ativo
AVALIAÇÃO CLÍNICA	Avaliação geral Avaliação do sintoma urinário e escore de sintomas (incluindo GVF e questionário) Avaliação da QV e desejo de tratamento Análise de urina ± cultura de urina; se infectada, tratar e reavaliar		Avaliar, tratar e reavaliar condições potencialmente tratáveis, como comorbidades relevantes e AVDs Avaliar QV, desejo de tratamento, metas do tratamento, preferência do paciente e do cuidador Exame físico direcionado incluindo cognição, mobilidade e exames neurológico e retal Análise de urina Considerar gráficos de volume-frequência ou verificações de umidade, especialmente se houver noctúria
	Exame físico; abdominal, retal, sacral, neurológico Avaliação da função da musculatura do assoalho pélvico Avaliar volume residual pós-miccional	Exame físico; abdominal, pélvico e perineal *se apropriado* Teste da tosse para demonstrar incontinência de esforço Avaliar estado estrogênico e tratar como apropriado Avaliar contração muscular voluntária do assoalho pélvico Avaliar volume residual pós-miccional	— Delírio — Infecção — Medicamentos — Psicológicos — Débito urinário excessivo — Mobilidade reduzida — Impactação de fezes e outros fatores *Não tratar excessivamente bacteriúria assintomática*
Diagnóstico presumido	SBH com ou sem INCONTINÊNCIA DE URGÊNCIA	INCONTINÊNCIA MISTA (tratar primeiro o sintoma mais incomodativo)	
Conduta	DISCUTIR AS OPÇÕES DE TRATAMENTO COM O PACIENTE Intervenções no estilo de vida Treinamento da musculatura o assoalho pélvico ± *biofeedback* Micção programada (treinamento vesical) Produtos de incontinência Antimuscarínicos (SBH ± incontinência de urgência) e antagonistas alfa-adrenérgicos (se também obstrução infravesical)	Intervenções no estilo de vida Treinamento da musculatura pélvica para IUE ou SBH Retreinamento vesical para SBH Antimuscarínico (SBH ± incontinência de urgência)	Intervenções no estilo de vida Terapias comportamentais Considerar teste adicional de fármaco antimuscarínico Tratar volume residual pós-miccional significativo Se houver melhora insuficiente, reavaliar para tratamento de comorbidade contribuinte ± deterioração funcional
	Falha		
CONDUTA DO ESPECIALISTA			
HISTÓRIA	Incontinência com urgência/frequência	Incontinência com sintomas mistos	Se houver melhora insuficiente persistente ou presença de sintomas associados graves, considerar encaminhamento a especialista de acordo com as preferências do paciente e comorbidades
AVALIAÇÃO CLÍNICA	Considerar urodinâmica e imagem do trato urinário Uretrocistoscopia (se indicado)	Avaliação da mobilidade/prolapso de órgãos pélvicos Considerar imagem do trato urinário/assoalho pélvico Urodinâmica	
Diagnóstico	Incontinência mista Incontinência de urgência devido a HD	Incontinência mista (IEU/IHD) DOI	
Conduta	Tratar o componente principal primeiro	Tratar primeiro o sintoma incomodativo	

Alfabloqueadores, 5 IAR Corrigir OIV anatômica Antimuscarínicos	Se a terapia inicial falhar: Neuromodulação	Cateterismo intermitente Antimuscarínicos	Se a terapia inicial falhar: Cirurgia para incontinência de esforço Agentes de efeito de massa (injetáveis) Fitas e *slings* Colpossuspensão	Se a terapia inicial falhar: Toxina botulínica Neuromodulação Ampliação vesical

Figura 76-4. Bexiga hiperativa em homens, mulheres e idosos frágeis; avaliação e conduta derivadas dos respectivos algoritmos do quinto International Consultation on Incontinence (Abrams et al, 2013). AVDs, atividades da vida diária; 5 IAR, inibidor da 5α redutase α; OIV, obstrução infravesical; HD, hiperatividade detrusora; IHD, incontinência na hiperatividade detrusora; GVF, gráfico de volume-frequência; SBH, bexiga hiperativa. QV, qualidade de vida; IUE, incontinência urinária de esforço; IEU, incontinência de esforço urodinâmica.

3. "Em geral, sou capaz de concluir o que estou fazendo antes de ir ao banheiro".

A **"Escala de Gravidade da Urgência"** de Indevus (Bowden et al., 2003), utilizada em ensaios com Trospium, inclui quatro respostas:
0. Nenhuma urgência.
1. Branda, consciência da urgência mas facilmente tolerada.
2. Moderada, urgência/desconforto suficiente que interfere nas atividades/tarefas diárias.
3. Grave, urgência/desconforto extremo que cessa abruptamente todas as atividades/tarefas.

Uma estratégia relacionada utilizou um **"urgeômetro"** (Oliver et al., 2003) na cistometria, que instrui os pacientes a pressionar sequencialmente uma série de cinco botões durante o enchimento da bexiga de acordo com seu grau de urgência:
0. Nenhuma****
1. Branda.
2. Moderada.
3. Forte.
4. Desespero.

Entretanto, as três descrições inferiores nessas escalas não explicam aos pacientes como a urgência é definida. **Assim, os botões talvez sejam nomeados inapropriadamente porque, na verdade, medem a intensidade da sensação vesical em diferentes partes do espectro de sensação.** Outras medidas como "momento de atenção" (entre a primeira sensação de urgência e micção eventual) também dependem de os pacientes e médicos chegarem a um consenso sobre o significado de *urgência* (Cardozo e Dixon, 2005).

Os questionários sobre sintomas de armazenamento estão agora disponíveis em um formato modular, desenvolvido para lidar com as recomendações feitas pelo grupo do International Consultation on Incontinence Questionnaire (ICIQ) (Abrams et al., 2006). O grupo do ICIQ adotou várias ferramentas validadas e tem desenvolvido novas onde necessário. O King's Health Questionnaire (Kelleher et al., 1997) e o OAB-q (Coyne et al., 2002) têm sido adotados como módulos do ICIQ. Uma versão simplificada do OAB-q foi validada mais recentemente (Coyne et al., 2005).

A avaliação da urgência é um componente das ferramentas mais genéricas de abordagem dos STUI e pode ser de uso mais simples na prática clínica. Por exemplo, a "Percepção do Paciente da Condição Vesical" é um meio direto de administrar e obter o significado clínico que os pacientes atribuem à sua SBH (Coyne et al., 2008a).

O gráfico de volume-frequência (GVF) (Abrams e Klevmark, 1996) ainda é o principal método de avaliação da frequência e da noctúria de maneira objetiva. **Na SBH, o padrão dos volumes miccionais é caracteristicamente aleatório. No GVF, a frequência é definida como o número de micções registrado durante as horas de vigília incluindo a última micção antes do sono e a primeira micção após acordar e levantar pela manhã** (Abrams et al., 2002). **O GVF é valioso para evidenciar fatores que podem impedir o tratamento bem-sucedido da SBH, como a noctúria causada pela poliúria noturna, ou outras causas de distúrbio do sono** (Cornu et al., 2012). O volume máximo urinado em um GVF pode ser usado para estimar a gravidade da HD (Miller et al., 2002). O diário miccional coleta informação adicional sobre a ingesta de líquido e episódios de incontinência. Uma escala de sintoma foi avaliada para uso conjunto com um diário miccional validado pelo grupo do ICIQ em populações não selecionadas (Bright et al., 2012, 2014) (Tabela 76-1).

A Escala da Percepção pelo Paciente da Intensidade da Urgência (PPIUS, em inglês) é uma escala de 5 pontos destinada a graduar o nível de urgência urinária para cada micção durante o preenchimento de um diário miccional (Cartwright et al., 2011).
0. Nenhuma urgência: "Não sinto necessidade de esvaziar minha bexiga e o faço por outras razões".
1. Urgência branda: "Posso adiar a micção por tanto tempo quanto necessário sem medo de me molhar".
2. Urgência moderada: "Posso adiar a micção por um curto período sem medo de me molhar".
3. Urgência grave: "Não posso adiar a micção e tenho que correr para o banheiro para não me molhar".
4. Incontinência de urgência: "Eu perdi urina antes de chegar ao banheiro".

Durante a cistometria, pede-se aos indivíduos que relatem sensações, e eles são questionados a respeito destas pelo pesquisador. Tais sensações são então mapeadas nas categorias que se seguem: **primeira sensação de enchimento vesical (definida como a cons-**ciência do enchimento vesical), **primeiro desejo de urinar (definido como o desejo de urinar no primeiro momento conveniente mas a micção pode ser postergada se necessário), forte desejo de urinar (definido como desejo persistente de urinar sem medo de vazamento) e urgência (definida como desejo extremo e súbito de urinar).** Essa abordagem é consistente quando testada novamente após um intervalo de 1 semana (Van Meel e Wyndaele, 2011). Uma escala analógica visual foi descrita para avaliar as sensações (Dompeyre et al., 2007). Este último estudo sugeriu que a sensação de enchimento é um contínuo. Isso significa que é uma sensação única de desejo de urinar que aumenta continuamente durante o enchimento.

A frequência aumentada pode representar uma resposta comportamental à urgência, uma vez que os pacientes tentam reduzir a incidência de urgência grave ou incontinência, e isso pode ser avaliado com interpretações adicionais das medidas mencionadas previamente. O escore de urgência e frequência total (TUFS, em inglês) (Chapple et al., 2014) é calculado somando-se os escores da PPIUS de cada micção do diário urinário de um determinado paciente e dividindo-se este valor pelo número de dias registrado no diário. O escore composto de sintomas da SBH (Zinner et al., 2005) deriva da soma da Indevus Urgency Severity Scale, mas ele não foi validado.

Sintomas Mistos que Incorporam Urgência Miccional

A SBH pode coexistir com incontinência urinária de esforço (IUE). A incontinência urinária mista (IUM) é **a queixa de perda involuntária de urina associada de urgência e esforço, espirro ou tosse** (Abrams et al., 2002). Assim, na IUM, tanto IUE quanto incontinência de urgência ("SBH úmida") estão presentes na mesma pessoa. **Um indivíduo com IUE e "SBH seca" não tem IUM; nenhuma definição adequada foi padronizada para essa situação, de modo que esses sintomas mistos do paciente devem ser categorizados descritivamente.** Por exemplo, pode ser necessário estabelecer que o paciente sofre IUE e urgência mas não tem IUM.

A coexistência de incontinência urinária e anal pode ser referida como "incontinência mista", e ela não deve ser confundida com IUM. A Figura 76-5 descreve as relações entre IUE, IUM e SBH. Em geral, a IUM associa-se a níveis mais graves de perda urinária, embora as contribuições relativas dos dois tipos de incontinência possam ser difíceis de esclarecer. É necessário clareza de comunicação para assegurar que todas as partes tenham ciência da situação específica para cada indivíduo em consideração.

TABELA 76-1 Escala de Sensação Vesical Usada no International Consultation on Incontinence Questionnaire Bladder Diary

ESCALA	DESCRIÇÃO
0	Se o paciente não teve sensação da necessidade de urinar, mas urinou por "motivos sociais", por exemplo, imediatamente antes de sair ou porque está inseguro sobre onde fica o próximo banheiro
1	Se o paciente tem desejo normal de urinar e não urgência. Urgência é diferente das sensações normais da bexiga e consiste no desejo extremo e súbito de urinar difícil de conter, ou uma sensação súbita de que precisa urinar e de que se não o fizer terá um escape de urina
2	Se o paciente teve urgência mas passou antes de ir ao banheiro.
3	Se o paciente teve urgência e teve de ir ao banheiro, ainda com urgência, mas não perdeu urina

De Bright E, Cotterill N, Drake M, *et al.* Developing a validated urinary diary: phase 1. Neurourol Urodyn 2012;31(5):625-33.

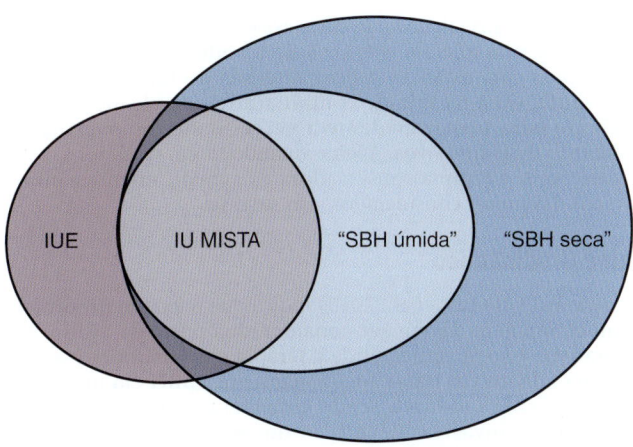

Figura 76-5. A incontinência pode ser incontinência urinária de esforço (IUE), incontinência urinária mista (IUM), ou incontinência urinária de urgência ("bexiga hiperativa úmida" [SBH]), especialmente em mulheres. A IUE pode coexistir com "SBH seca", dando origem a sintomas mistos de incontinência de esforço e urgência.

Distinção entre Bexiga Hiperativa e Síndrome da Bexiga Dolorosa

As padronizações mais antigas definiram urgência como um desejo forte de urinar acompanhado por medo de perda de urina ou medo de dor (Abrams et al., 1988). Entretanto, a urgência da SBH caracteristicamente não inclui dor; quando relatada dor como causa de urgência, é caracterizada como SBD (Fig. 76-1) (Abrams er al 2005b; Hanno et al., 2008). A SBD é definida **como uma queixa de dor suprapúbica relacionada com o enchimento vesical, acompanhada de outros sintomas como aumento da frequência diurna e noturna, na ausência de infecção urinária comprovada ou outra patologia óbvia.** A relação entre urgência e sensação de enchimento é diferente na SBH e na SBD (Fig. 76-6).

As diferenças que ajudam a distinguir a SBD envolvem a natureza dolorosa dos sintomas, o aumento constante da dor com o enchimento, os volumes urinados mais consistentes em comparação com a SBH e a capacidade de adiar a micção (apesar do custo de maior dor). Na SBD, a dor suprapúbica é comum, e podem ocorrer também desconforto perineal (uretral/vaginal/peniano) e/ou dor (Fitzgerald et al., 2005); na SBH, a urgência é tipicamente sentida no perineo/base do pênis ou vagina/uretra.

> **PONTOS-CHAVE: AVALIAÇÃO CLÍNICA DA BEXIGA HIPERATIVA**
>
> - As exigências mínimas para registrar os sintomas e sinais de SBH e para excluir outros potenciais distúrbios causadores são anamnese cuidadosa, exame físico e análise de urina.
> - Os médicos precisam considerar a possibilidade de processo maligno, doença neurológica, doença sistêmica ou resíduo pós-miccional significativo.
> - A forma mais tempo-efetiva e sistemática de avaliar a SBH é utilizar um questionário de avaliação de sintoma.
> - O GVF é o principal método de avaliação da frequência e noctúria de modo objetivo.
> - A urodinâmica, a cistoscopia e a ultrassonografia de vias urinárias não devem ser utilizadas na abordagem inicial do paciente não complicado.
> - A IUM é a queixa de perda involuntária de urina associada à urgência e ao exercício, ao esforço, ao espirro ou à tosse.
> - Ao contrário da SBH, na SBD existe um aumento constante da dor com o enchimento, volumes miccionais mais consistentes e a capacidade de adiar a micção.

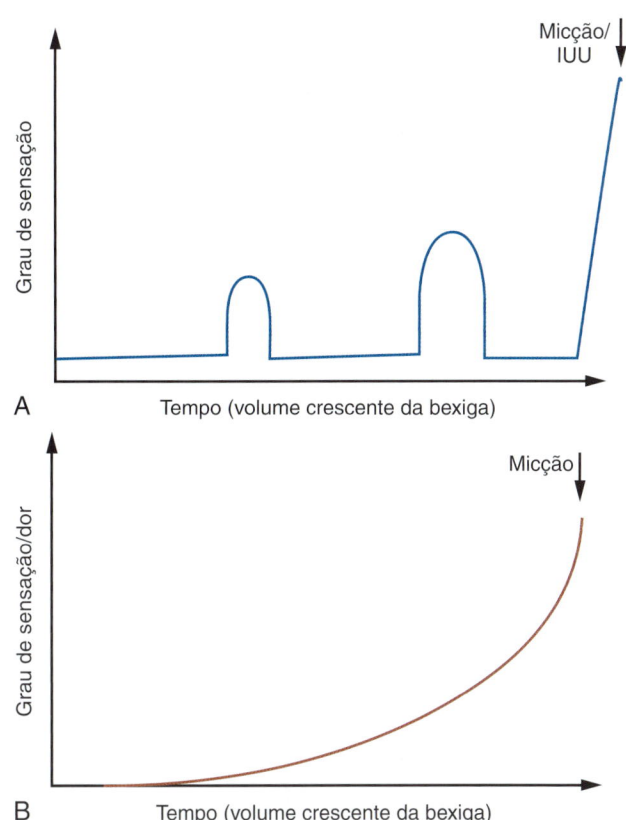

Figura 76-6. Diferenças no desenvolvimento da sensação vesical na bexiga hiperativa (SBH) e na síndrome da bexiga dolorosa (SBD). **A,** Na SBH, o aumento fásico da urgência surge e regride conforme o enchimento progride, até a urgência grave forçar o paciente a urinar ou se estabelecer um episódio de incontinência urinária de urgência. **B,** Na SBD, a dor aumenta durante todo o enchimento, tornando-se mais intensa conforme o enchimento progride.

ESBOÇO DO TRATAMENTO INICIAL

Após o diagnóstico e a gravidade basal da SBH terem sido avaliados, o tratamento inicial pode ser instigado de acordo com o desejo do paciente de ser tratado. **É prática comum utilizar tratamento conservador e farmacoterapia oral sem um diagnóstico urodinâmico.** Como a "cura" não é uma aspiração realista, e a condição, em geral, progressiva, são fundamentais expectativas apropriadas e explicação honesta.

1. Após a avaliação ter sido realizada para excluir condições que demandem tratamento e aconselhamento, "nenhum tratamento" é uma escolha aceitável, feita por alguns pacientes e cuidadores (Gormley et al., 2012).
2. Intervenções no estilo de vida, como educação a respeito da condição, atenção à natureza e ao volume da ingesta de líquido, dietas com substâncias irritantes vesicais e interrupção do tabagismo, incutem nos pacientes uma noção de engajamento em seu próprio cuidado.
3. O treinamento vesical e o treinamento da musculatura do assoalho pélvico ajudam os pacientes a reestabelecer o controle inibitório durante a fase de armazenamento e possibilitam que eles resistam e abortem os episódios de urgência.
4. Os tratamentos farmacológicos devem ser usados após as abordagens conservadoras terem sido realizadas, e serão descritas de modo detalhado no Capítulo 79 (*disponível exclusivamente on-line em inglês no site www.expertconsult.com*). Se forem recomendados antimuscarínicos, os prescritores devem avisar o paciente sobre os potenciais efeitos colaterais, como boca seca, constipação, efeitos cognitivos e deterioração visual, entre outros (Leone Roberti Maggiore et al., 2012). Vários agentes e doses encontram-se disponíveis, e os pacientes devem ser advertidos quanto à natureza idiossincrásica das respostas. Isso significa que podem ser realizados ajustes para se encontrar o esquema ideal. As formulações de liberação estendida devem ser prescritas de modo preferencial a formulações de curta ação devido a taxas inferiores de boca seca (Gormley et al., 2012), e se o paciente experimentar controle inade-

quado dos sintomas e/ou eventos adversos inaceitáveis com uma medicação antimuscarínica, deve-se tentar a modificação da dose ou um antimuscarínico diferente. **Foi introduzido um agonista β_3-adrenérgico para o tratamento da SBH,** que proporciona uma nova abordagem na farmacoterapia da SBH (Nitti et al., 2013). Em homens, os bloqueadores α_1-adrenérgicos são amplamente usados e correspondem à farmacoterapia de primeira linha se os sintomas de esvaziamento também estiverem presentes (Oelke et al., 2013). Para homens com STUI sugestivos de envolvimento fisiopatológico da SBH, a inclusão de um antimuscarínico na terapia de primeira linha é uma opção apropriada (Drake, 2012). O uso de um **antimuscarínico no tratamento de um homem com OIV e SBH concomitante parece melhorar os sintomas e proporcionar ganho moderado na qualidade de vida** (Athanasopoulos et al., 2011). A incidência de retenção urinária aguda em homens que recebem antimuscarínicos com ou sem um bloqueador α_1-adrenérgico é de até 3% (Kaplan et al., 2011). A disponibilidade de vários medicamentos para SBH, em conjunto com fármacos para STUI miccional em homens, proporciona o potencial para terapias de combinação, que provavelmente evoluirão substancialmente no futuro.

Na avaliação da resposta, repetir o questionário de avaliação de sintoma é valioso ao proporcionar marcadores objetivos antes e após o início da terapia, já que as percepções subjetivas e a nova coleta de STUI podem não ser confiáveis

PONTOS-CHAVE: TERAPIA INICIAL DA BEXIGA HIPERATIVA

- Após o diagnóstico e a gravidade basal da SBH terem sido avaliados, o tratamento inicial pode ser realizado de acordo com o desejo do paciente de ser tratado. O uso repetido do questionário de avaliação de sintoma é mais confiável do que a impressão do paciente na identificação da resposta ao tratamento.
- É prática comum utilizar tratamento conservador e farmacoterapia oral sem um diagnóstico urodinâmico.
- Alguns pacientes podem optar por não receber tratamento para a SBH.
- O tratamento de primeira linha corresponde a intervenção no estilo de vida, treinamento vesical e treinamento da musculatura do assoalho pélvico, e estes devem preceder os tratamentos farmacológicos.
- As opções farmacológicas para ambos os sexos são antimuscarínicos e agonista β_3-adrenérgico, e o tratamento precisa ser adaptado de acordo com eficácia e efeitos adversos.
- Para homens, os antagonistas α_1-adrenérgicos são outra opção.
- • As terapias de combinação podem produzir benefícios adicionais, para os quais as pesquisas ainda continuam.

AVALIAÇÃO ESPECIALIZADA E ESBOÇO DO TRATAMENTO

Quando se julga inadequada a resposta ao tratamento inicial e faz-se o encaminhamento ao especialista, **este precisa revisar o diagnóstico, buscar fatores complicadores e assegurar que foi disponibilizada a terapia inicial apropriada**. Antes de testes urodinâmicos serem requisitados, devem ser exploradas as potenciais razões para a "falha" da farmacoterapia:

1. Falha na adoção de medidas conservadoras antes da prescrição do fármaco.
2. Duração insuficiente da prescrição.
3. Adesão deficiente do paciente.
4. Dose insuficiente; individualmente pacientes absorvem e metabolizam fármacos de modo distinto, de tal forma que a titulação da dose pode ser necessária para que seja alcançado um nível terapêutico. A presença de sintoma de boca seca é uma regra útil para decidir se a dose está adequada.
5. Variabilidade da resposta; algumas pessoas parecem obter maior eficácia com determinados agentes.
6. Resposta parcial; se a urgência e o aumento da frequência diurna melhorarem, a noctúria persistente pode refletir um sintoma refratário da SBH, ou a natureza multifatorial da noctúria (Gulur et al., 2011).
7. Efeitos adversos; alguns pacientes exibem melhora terapêutica nos sintomas, mas toleram pouco os efeitos adversos.

Para cada circunstância, **a dose alterada do fármaco, um agente diferente, ou a terapia de combinação pode alcançar melhora suficiente para tornar evidente a necessidade de investigação e tratamento mais invasivos.** Apenas quando forem realizados esforços consideráveis, a terapia conservadora e os medicamentos antimuscarínicos devem ser considerados sem sucesso.

Exame Urodinâmico

O quinto ICI (Abrams et al., 2013) indica que **o exame urodinâmico e exames imagem devem ser considerados parte da avaliação do especialista. Isso se aplica onde a terapia conservadora e a farmacoterapia falham em tratar adequadamente a SBH em um paciente suficientemente saudável, sendo consideradas intervenções terapêuticas mais invasivas devido ao impacto dos sintomas na sua qualidade de vida.** A uretrocistoscopia pode ser indicada.

O escore do questionário abrangente de sintomas, o GVF, a fluxometria livre e o volume residual pós-miccional devem ser avaliados antes da cistometria e dos estudos de fluxo-pressão (Cap. 73, *disponível exclusivamente on-line em inglês no site www.expertconsult.com*). É questionável se os medicamentos antimuscarínicos devem ser descontinuados antes dos testes urodinâmicos. A interrupção dos fármacos proporciona a melhor chance de observar a HD, se presente, enquanto continuá-los possibilita avaliar o mecanismo subjacente dos sintomas refratários residuais.

O objetivo primário dos estudos urodinâmicos é reproduzir os sintomas do paciente e identificar fatores adicionais capazes de influenciar as decisões de tratamento. Os dois diagnósticos urodinâmicos principais associados à SBH são HD (Fig. 76-7) **e sensação de enchimento aumentada**. A HD apresenta vários padrões de traçados urodinâmicos. O relato da ICS descreve dois tipos:

1. **HD fásica** – é o padrão característico observado na maioria das HD idiopáticas. Exibe uma forma de onda característica e pode ou não provocar incontinência (Fig. 76-7). Ela tende a ser caracterizada por contrações de amplitude crescente conforme aumenta o volume vesical.
2. **HD terminal** – é uma contração involuntária e única do detrusor que ocorre na capacidade cistométrica, que causa incontinência, com frequência resultando no esvaziamento completo da bexiga. Ela é mais caracteristicamente observada em idosos com "micção precipitante", como naqueles que tiveram um acidente vascular cerebral. Esses pacientes parecem perder a consciência de impedir a micção e a capacidade de inibir o que vem a se transformar em uma contração de micção.

Mudanças não fásicas na pressão detrusora antes da micção devem ser entendidas como alterações na complacência vesical em vez de HD. Observa-se que alguns pacientes com HD são assintomáticos (*i. e.*, eles não experimentam SBH). **Qualquer contração fásica do detrusor durante o enchimento constitui HD, independentemente da amplitude** (Abrams et al., 2002). Os relatos iniciais da ICS (Baters et al., 1980a, 1980b) estabeleceram que, para diagnosticar "instabilidade do detrusor" (o termo antigo para HD), a contração deve ser de pelo menos 15 cm de H_2O. Entretanto, reconheceu-se mais tarde que as contrações involuntárias do detrusor de amplitude menor poderiam ser clinicamente significativas, de modo que o relato de 1988 da ICS (Abrams et al., 1988) foi alterado de acordo.

Vale enfatizar que a HD pode não estar presente em alguns pacientes com SBH, especialmente em mulheres (Hashim e Abrams, 2006). A Figura 76-8 ilustra a relação entre o diagnóstico de SBH, com base em sintomas, e o diagnóstico de HD, com base na urodinâmica. **Onde a HD está ausente o paciente em geral relatará sensação vesical aumentada, ou seja, um desejo precoce e persistente de urinar** (Abrams et al., 2002). Se a HD não for observada durante o enchimento, o pesquisador deve tentar usar quaisquer manobras provocativas que o paciente diga desencadear os sintomas de SBH, como o som de água corrente. A taxa de enchimento vesical precisa ser considerada cuidadosamente. Um curto período de enchimento rápido pode provocar a emergência de HD. Entretanto, o enchimento rápido pode mascarar a HD e causar déficit de complacência, sobretudo na HD neurogênica.

O exame urodinâmico pode detectar também a incontinência de esforço urodinâmica (IEU) (IUM ou STUI de armazenamento misto). **Em alguns pacientes considerados como tendo SBH com base nos seus sintomas, o diagnóstico final revelou ser IEU.** Isso pode ser decorrente do contato da urina com receptores uretrais causado pela

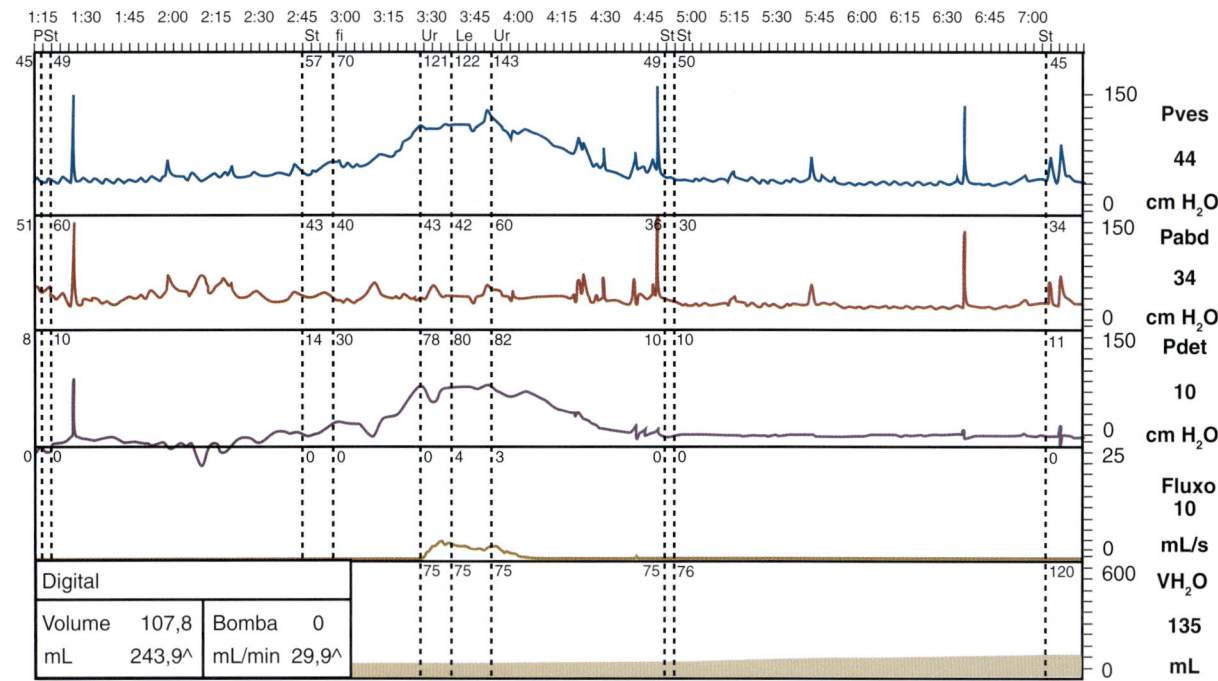

Figura 76-7. Traçado urodinâmico da cistometria no enchimento mostrando incontinência por hiperatividade do detrusor. *Azul*, Pressão vesical (Pves; *alto*). *Vermelho*, Pressão retal (Pabd). *Púrpura*, Pressão detrusora (Pdet). *Marrom claro*, Fluxo. *Laranja*, Enchimento (VH$_2$O; *inferior*). A pressão vesical e a pressão detrusora elevam-se substancialmente a partir da linha basal, e entre 3 minutos e 30 segundos e 4 minutos (*eixo do alto*) existe incontinência vista no traçado do fluxo que está associada à urgência (Ur).

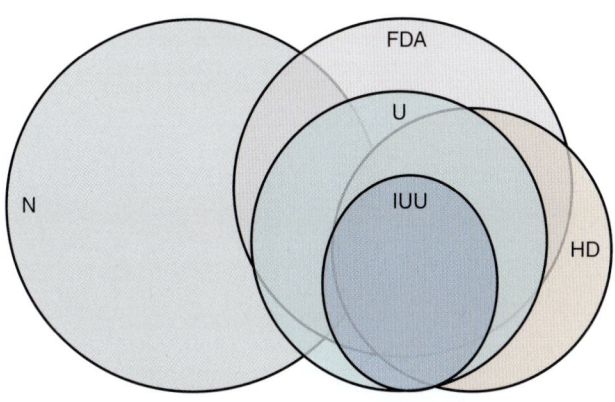

Figura 76-8. Correlação entre o diagnóstico com base em sintomas da bexiga hiperativa (frequência diurna aumentada [FDA], urgência [U], noctúria [N] e incontinência urinária de urgência [IUU] e diagnóstico urodinâmico da hiperatividade detrusora [HD]. A correlação é maior para IUU e pior para N.

IEU que pode estimulá-los, levando a uma sensação de urgência e, eventualmente, uma contração secundária da bexiga. Entretanto, é necessário cuidado para assegurar-se de que os sintomas são plenamente reproduzidos durante o exame, e que manobras provocativas suficientes são adotadas para desencadear a HD. Em alguns indivíduos, a HD pode ser provocada pedindo-se ao paciente que tussa; essa HD provocada por esforço (em que a tosse dispara a HD, a qual causa perda urinária) não deve ser confundida com IEU (em que a tosse causa um escape imediato e não se observa HD).

O estudo fluxo-pressão pode detectar OIV ou esvaziamento deficiente da bexiga. Isso é fundamental, já que medidas de tratamento da SBH que objetivam melhorar a função de reservatório da bexiga podem deteriorar o seu esvaziamento, levando à necessidade de autocateterismo intermitente. Alguns médicos acreditam que a HD pode surgir como consequência da OIV, mas a relação causal não é clara. A prevalência de HD é de 60% em homens que se submeteram a ressecção transuretral da próstata previamente (Thomas et al., 2005), apesar do fato de permanecerem desobstruídos. Da mesma maneira, o alívio da OIV não gera desaparecimento permanente da HD. Embora a melhora sintomática seja observada em muitos desses homens, ela é provavelmente menos certa do que em homens sem HD.

A rigor, o paciente deve estar sentado ou em pé para a cistometria durante o enchimento, pois os sintomas de SBH são geralmente experimentados na posição ortostática. Entretanto, onde existe HD grave com baixos volumes, pode ser difícil afirmar que a IEU também está presente. Nesses pacientes, um segundo ciclo de enchimento na posição de decúbito dorsal geralmente reduz a HD (Al-Hayek et al., 2008), tornando mais fácil a detecção de IEU, se presente.

O relatório urodinâmico precisa estabelecer claramente se os sintomas do paciente foram reproduzidos completamente, reproduzidos em parte, ou não reproduzidos para assegurar que seja tomada a devida cautela na maioria das decisões de tratamento em que existe incerteza diagnóstica. Os artefatos técnicos devem ser reconhecidos e sanados imediatamente (Hogan et al., 2012). Os artefatos podem ocorrer com facilidade se o paciente, ou o equipamento, for movido durante a urodinâmica.

A urodinâmica ambulatorial pode ser considerada quando a cistometria convencial falhar em reproduzir os sintomas. Entretanto, a HD é então difícil de ser interpretada, uma vez que a HD pode aparecer em até 60% das mulheres assintomáticas durante a urodinâmica ambulatorial (Heslington e Hilton, 1996).

ESBOÇO DO TRATAMENTO ESPECIALIZADO

O quinto ICI (Abrams et al., 2013) produziu uma revisão abrangente do espectro de tratamento da incontinência, padronizado de acordo com os níveis de evidência, fornecendo graus de recomendação (Abrams e Khoury, 2010). Os meios de cuidado da SBH e da HD nos algoritmos iniciais de tratamento especializado para incontinência em mulheres, homens e idosos frágeis estão ilustrados na Figura 76-4. Uma descrição mais detalhada do tratamento da SBH será abordada em outra parte deste livro. Em resumo, a terapia para a SBH pode ser dividida em quatro classes de tratamento:

1. Tratamento conservador contemplando perda de peso, interrupção do tabagismo e fatores dietéticos (uso reduzido de cafeína, ingesta líquida reduzida, ingesta de álcool reduzida, mudanças nos hábitos alimentares e de bebidas). As intervenções no estilo de vida envolvem treinamento da musculatura do assoalho pélvico, para resistir e, por fim, interromper a hiperatividade quando ela surge e retreinamento da bexiga para estimular respostas inibitórias no trato urinário inferior.
2. Farmacoterapia: os antimuscarínicos são o fundamento do tratamento e podem ser administrados por via oral ou transdérmica. Também se encontra disponível um agonista β_3-adrenérgico. Os agonistas vaniloides, exemplificados pela capsaicina e pela resiniferatoxina, foram usados na HD neurogênica; embora não estejam atualmente em uso, tratamentos análogos podem tornar-se disponíveis no futuro.
3. Tratamento cirúrgico: estimulação de raízes sacrais, estimulação do nervo tibial, injeções de neurotoxina botulínica intravesical, cistoplastia de aumento e miomectomia detrusora.
4. Contenção: para a SBH intratável, as opções são dispositivos, cateteres (uretral ou suprapúbico), fechamento uretral e derivação urinária.

A avaliação cuidadosa dos fatores contribuintes e da capacidade do paciente é essencial para otimizar a resposta e minimizar as consequências adversas. Por exemplo, os tratamentos com probabilidade de deteriorar substancialmente a contratilidade na micção não devem ser usados se o cateterismo intermitente não for exequível, ou se o cateterismo permanente não for tolerado.

PONTOS-CHAVE: AVALIAÇÃO E TRATAMENTO ESPECIALIZADOS

- O médico especialista precisa revisar o diagnóstico, buscar fatores complicadores e assegurar que a terapia inicial adequada tenha sido fornecida.
- A avaliação urodinâmica deve ser considerada quando a terapia conservadora e a farmacoterapia falham em tratar adequadamente a SBH no paciente que é suficientemente saudável e no qual estão sendo consideradas intervenções terapêuticas mais invasivas.
- Devem ser avaliados o escore do questionário abrangente de sintomas, o GVF, fluxometria livre e o volume residual pós-miccional.
- O objetivo primário dos estudos urodinâmicos é reproduzir os sintomas do paciente e identificar fatores adicionais capazes de influenciar as decisões de tratamento.
- Os dois diagnósticos urodinâmicos principais associados à SBH são a HD e a sensação de enchimento aumentada. IEU e OIV são fatores adicionais importantes na tomada de decisão do tratamento.
- O relatório urodinâmico precisa estabelecer se os sintomas do paciente foram reproduzidos completamente, reproduzidos em parte ou não reproduzidos.
- As opções de terapia incluem medidas conservadoras, farmacoterapia, cirurgia e medidas de contenção. A avaliação dos fatores contribuintes e da capacidade do paciente são essenciais para otimizar a resposta e minimizar consequências adversas do tratamento.

REFERÊNCIAS

Para consultar a lista completa de referências, acesse www.expertconsult.com.

LEITURA SUGERIDA

Abrams P, Cardozo L, Fall M, et al. The standardisation of terminology of lower urinary tract function: report from the Standardisation Sub-committee of the International Continence Society. Neurourol Urodyn 2002;21(2):167-78.

Abrams P, Cardozo L, Khoury S, editors. Incontinence: 5th International Consultation on Incontinence. Paris, France: European Association of Urology/International Consultation on Urological Diseases; 2013.

Birder L, de Groat W, Mills I, et al. Neural control of the lower urinary tract: peripheral and spinal mechanisms. Neurourol Urodyn 2010;29(1):128-39.

Brading AF, Turner WH. The unstable bladder: towards a common mechanism. Br J Urol 1994;73(1):3-8.

Cornu JN, Abrams P, Chapple CR, et al. A contemporary assessment of nocturia: definition, epidemiology, pathophysiology, and management—a systematic review and meta-analysis. Eur Urol 2012;62(5):877-90.

Coyne KS, Wein A, Nicholson S, et al. Economic burden of urgency urinary incontinence in the United States: a systematic review. J Manag Care Pharm 2014;20(2):130-40.

de Groat WC. A neurologic basis for the overactive bladder. Urology 1997;50(6A Suppl.):36-52.

Drake MJ, Mills IW, Gillespie JI. Model of peripheral autonomous modules and a myovesical plexus in normal and overactive bladder function. Lancet 2001;358(9279):401-3.

Gormley EA, Lightner DJ, Burgio KL, et al. Diagnosis and treatment of overactive bladder (non-neurogenic) in adults: AUA/SUFU guideline. J Urol 2012;188(6 Suppl.):2455-63.

Irwin DE, Milsom I, Chancellor MB, et al. Dynamic progression of overactive bladder and urinary incontinence symptoms: a systematic review. Eur Urol 2010;58(4):532-43.

77 The Underactive Detrusor

Christopher R. Chapple, MD, FRCS (Urol) e Nadir I. Osman, PhD, MRCS

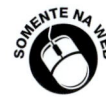

Terminology, Definitions, and Symptoms

Epidemiology

Etiopathogenesis

Diagnosis

Management

Conclusions

78 Nocturia

Jeffrey Paul Weiss, MD e Stephen David Marshall, MD

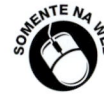

Rationale for Evaluation and Management

Evaluation

Cause and Management

79 Pharmacologic Management of Lower Urinary Tract Storage and Emptying Failure

Karl-Erik Andersson, MD, PhD e Alan J. Wein, MD, PhD (Hon), FACS

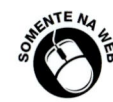

Pharmacologic Therapy to Facilitate Bladder Filling and Urine Storage

Pharmacologic Therapy to Facilitate Bladder Emptying

1807 – 1874

80 Conservative Management of Urinary Incontinence: Behavioral and Pelvic Floor Therapy and Urethral and Pelvic Devices

Diane K. Newman, DNP, ANP-BC, FAAN e Kathryn L. Burgio, PhD

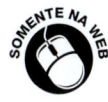

- Indications
- Assessment before Behavioral Treatments
- Patient Education
- Pelvic Floor Muscle Training
- Behavioral Training with Urge Suppression
- Role of Biofeedback
- Pelvic Floor Muscle Electrical Stimulation
- Bladder Training and Scheduled Voiding Regimens
- Behavioral Treatment for Voiding and Pelvic Floor Dysfunction
- Lifestyle Modifications
- Adherence to Conservative Treatment
- Role of Conservative Interventions for Prevention of Urinary Incontinence
- Mechanical Vaginal and Urethral Devices for Incontinence
- Behavioral Treatment Model for Urology Practice

81 Electrical Stimulation and Neuromodulation in Storage and Emptying Failure

Sandip P. Vasavada, MD e Raymond R. Rackley, MD

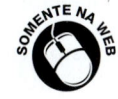

- History of Electrical Stimulation
- Neurophysiology of Electrical Stimulation for Storage and Emptying Disorders
- Electrical Stimulation for Storage Disorders
- Electrical Stimulation for Emptying Disorders
- Future Research and Conclusions

82 Cirurgia de Suspensão Retropúbica para Incontinência em Mulheres

Christopher R. Chapple, MD, FRCS (Urol)

Opções Terapêuticas

Escolha da Técnica Cirúrgica

Avaliação dos Resultados do Tratamento

Indicações para o Reparo Retropúbico

Questões Técnicas Gerais

Procedimento de Marshall-Marchetti-Krantz

Colpossuspensão de Burch

Reparo Paravaginal

Suspensão Vagino-obturatória

Suspensão Retropúbica Laparoscópica

Complicações de Reparos Retropúbicos

Comparações entre os Procedimentos para Incontinência

A continência urinária feminina é resultado de uma complexa interação de propriedades anatômicas e fisiológicas do trato urinário inferior (bexiga, uretra e esfíncter, e assoalho pélvico) agindo sob o controle coordenado dos sistemas nervosos central e periférico intactos. O papel do assoalho pélvico é fornecer suporte à bexiga e à uretra e facilitar a transmissão de pressão abdominal normal para a uretra proximal, mantendo, assim, a continência.

A incontinência de esforço é um sintoma, um sinal e um diagnóstico clínico; o sintoma clínico é a perda involuntária de urina associada ao aumento da pressão intra-abdominal, tal como ocorre durante tosse e espirros. A International Continence Society define a incontinência de esforço urodinâmica como a perda involuntária de urina durante o aumento da pressão intra-abdominal durante a cistometria, na ausência de contração do detrusor (músculo da bexiga) (Abrams et al., 2002). Assim, a avaliação urodinâmica é um pré-requisito para o diagnóstico de incontinência urinária de esforço urodinâmica. Portanto, ao discutir a incontinência de esforço, este capítulo refere-se a mulheres com incontinência urinária de esforço (IUE) diagnosticada com base em sintomas isoladamente ou urodinamicamente comprovados, chamada incontinência urinária de esforço urodinâmica.

As opções de tratamento para IUE incluem técnicas conservadoras e intervenções tanto farmacológicas como cirúrgicas. Em geral, os procedimentos cirúrgicos para tratar a IUE visam melhorar o suporte da junção uretrovesical e corrigir o fechamento uretral deficiente. No entanto, há atualmente uma falta de consenso quanto ao mecanismo preciso pelo qual é alcançada a continência na "mulher normal assintomática" e, portanto, não surpreendentemente, como a "normalidade" é restaurada pela manipulação cirúrgica. A cirurgia anti-incontinência é geralmente empregada para tratar a falha de suporte anatômico normal do colo da bexiga e da uretra proximal, e a deficiência intrínseca do esfíncter. **A cirurgia anti-incontinência não necessariamente funciona restaurando o mesmo mecanismo de continência que existia antes do aparecimento da incontinência. Em vez disso, ela funciona como uma abordagem compensatória, com a criação de um novo mecanismo de continência** (Jarvis, 1994a).

OPÇÕES TERAPÊUTICAS

A preferência do cirurgião, os problemas coexistentes, as características anatômicas da paciente e a sua condição de saúde geral influenciam a escolha do procedimento. Numerosos métodos cirúrgicos foram descritos, mas eles essencialmente se dividem em sete categorias (Quadro 82-1).

Esta ampla variedade de opções de tratamento para incontinência urinária de esforço indica a falta de um consenso claro sobre qual procedimento é o mais efetivo. Vários grupos revisaram a literatura, muitas vezes usando análises sistemáticas e metódicas de ensaios controlados randomizados (ECR) bem concebidos (Jarvis, 1994b; Black e Downs, 1996; Fantl et al., 1996; Leach et al., 1997; Moehrer et al., 2000; Lapitan et al., 2003; Moehrer et al., 2003). **A maior parte dessas revisões, no entanto, é dificultada pela qualidade da base de dados existentes, e essa revisões são baseadas em estudos de qualidade mista com pouca padronização dos pontos no Quadro 82-1.** Uma revisão da literatura existente sobre variáveis de confusão que afetam o resultado do tratamento (Smith et al., 2005) concluiu o seguinte:

1. **A idade não pode ser uma contraindicação para a colpossuspensão,** com sucesso em pacientes idosas equivalente ao sucesso em pacientes mais jovens em acompanhamento de longo prazo (Gillon e Stanton, 1984; Tamussino et al., 1999), embora outros pesquisadores tenham relatado menos sucesso com o aumento da idade (Langer et al., 2001; Chilaka et al., 2002). Smith et al.(2009), a partir de sua revisão da literatura, concluíram que o efeito da idade sobre os resultados é pouco definido. O efeito do envelhecimento sobre o trato urinário inferior inclui maior taxa de hiperatividade do detrusor, bem como incontinência de urgência e deficiência intrínseca do esfíncter (DIE). Além disso, pacientes mais velhas são mais propensas a ter tido intervenções anteriores e podem, portanto, ter maior taxa de fibrose periuretral e/ou outras anormalidades nos tecidos circundantes do trato urinário inferior. A presença de várias comorbidades também pode afetar o resultado cirúrgico geral, inclusive criando a possibilidade de aumento de complicações e um curso pós-operatório prolongado.
2. A influência do nível de atividade pós-operatória tem sido inadequadamente estudada, portanto nenhuma recomendação pode ser feita (Smith et al., 2009).
3. Há evidência de nível 4 de que a comorbidade médica pode ter um impacto nos resultados cirúrgicos, dependendo dos desfechos selecionados. Há evidência de nível 3 de que os fatores psicológicos têm um impacto nos resultados subjetivos e objetivos de maneiras diferentes (Smith et al., 2005).
4. A obesidade como uma variável de confusão é tema de evidência conflitante na literatura e não foi estudada de forma prospectiva. A obesidade tem sido estudada apenas retrospectivamente em série de casos como fator de risco para o sucesso ou morbidade

QUADRO 82-1 Métodos Cirúrgicos

Colpossuspensão retropúbica aberta
Colpossuspensão retropúbica videolaparoscópica
Sling suburetral
Suspensão com agulha
Injeção periuretral
Esfíncter artificial
Reparo vaginal anterior (colporrafia anterior)

QUADRO 82-2 Padronização Necessária para Estudos

As pacientes em estudo (quanto à idade, história de cirurgia prévia, massa corporal)
A natureza da técnica cirúrgica, levando em conta a experiência do cirurgião
Medidas dos resultados e seguimento

em cirurgia de incontinência de esforço (evidência de nível 4). **Não existem ensaios clínicos prospectivos randomizados que sugerem superioridade de uma cirurgia técnica sobre a outra na população obesa.** Alguns estudos têm sugerido maiores taxas de falha em pacientes obesas submetidas a colpossuspensão retropúbica (Brieger e Korda, 1992; Alcalay et al., 1995). Por outro lado, em um estudo retrospectivo de 198 mulheres submetidas a cirurgia anti-incontinência, as taxas de cura foram nitidamente melhores naquelas submetidas a colpossuspensão de Burch (Zivkovic et al., 1999).

5. **A cirurgia para incontinência urinária de esforço recorrente tem menor taxa de sucesso.** Um estudo relatou que colpossuspensão de Burch tem taxa de sucesso de 81% após a falha de um procedimento cirúrgico anterior, mas esta cai para 25% após duas reparações anteriores e 0% após três operações anteriores (Petrou e Frank, 2001). Outras séries relatam excelentes resultados para a colpossuspensão realizada após falha de cirurgia anterior. Maher et al.(1999) e Cardozo et al.(1999) mostraram boas taxas de sucesso objetivas (72% e 79%) e subjetivas (89% e 80%) com colpossuspensões repetidas em um acompanhamento médio de 9 meses. Nitahara et al.(1999) relataram uma taxa de sucesso subjetiva de 69% em uma média de acompanhamento de 6,9 anos.

6. Berglund et al.(1996) relataram que a duração dos sintomas é um preditor do resultado, com melhor resposta naquelas com história mais curta, o que, como um achado, foi independente do tipo de abordagem (p. ex., vaginal *vs.* retropúbica). Ward e Hilton (2002), em uma comparação randomizada entre colpossuspensão e fita vaginal livre de tensão (TVT), não encontraram um impacto significativo da gravidade dos sintomas nos resultados para ambos os procedimentos. Tamussino et al.(1999), em uma revisão de 327 mulheres avaliadas no mínimo 5 anos após a cirurgia, observaram que as mulheres com incontinência moderada ou grave tiveram pior resultado do que aquelas com sintomas mais leves. Em sua série, apenas a colpossuspensão de Burch não foi afeada pela gravidade dos sintomas pré-operatórios.

7. Foi relatado que até 23% das mulheres submetidas ao teste urodinâmico têm incontinência mista, incontinência de esforço urodinâmica e hiperatividade do detrusor (Clarke, 1997). Em um estudo de coorte retrospectivo, Colombo et al.(1996b) comparam 44 mulheres com incontinência mista com um grupo pareado com incontinência urinária de esforço urodinâmica. A taxa de cura foi de 95% para o segundo grupo, em comparação a 75% no primeiro. Outros estudos relatam resultado menos favorável de 24% a 43% naquelas com hiperatividade do detrusor combinada a incontinência urinária de esforço (Stanton et al., 1978; Milani et al., 1985; Lose et al., 1988).

Smith et al.(2009) concluíram que a **cirurgia para incontinência de esforço urodinâmica não deve ser considerada contraindicada** em mulheres com sintomas mistos de IUE e síndrome da bexiga hiperativa ou achados urodinâmicos mistos de incontinência de esforço urodinâmica e hiperatividade do detrusor (**recomendação de grau B**). Todas as pacientes submetidas a cirurgia de IUE devem ser devidamente aconselhadas a ter expectativas realistas do resultado; isto é particularmente importante para as pacientes com sintomas mistos ou incontinência de esforço urodinâmica mista (recomendação de grau B).

8. A International Consultation on Incontinence (ICI), embora aceitando o fato de que não há consenso sobre a definição de deficiência intrínseca do esfíncter, concluiu que **há dados limitados com base em evidências para apoiar que a deficiência intrínseca do esfíncter influencia tanto os resultados da cirurgia quanto o tipo de tratamento cirúrgico** (Smith et al., 2005, 2009). Parece que uma baixa pressão de perda é menos preditiva do resultado quando em comparação com a presença ou ausência de hipermobilidade uretral (Smith et al., 2009).

ESCOLHA DA TÉCNICA CIRÚRGICA

Dois tipos de incontinência de esforço foram sugeridos: um tipo associado a hipermobilidade, mas uretra saudável em outros aspectos, manifestação de fraco suporte da uretra proximal, e um tipo decorrente de **deficiência do mecanismo do esfíncter uretral em si,** comprometendo a capacidade da uretra de atuar como uma saída impermeável. A hipermobilidade do colo vesical e da uretra proximal resulta do enfraquecimento ou perda de seus elementos de suporte (ligamentos, fáscias e músculos), que por sua vez pode ser uma consequência do envelhecimento, alterações hormonais, parto e cirurgia anterior. Parece provável que a maioria das mulheres com IUE também tenha um elemento de fraqueza intrínseca do esfíncter com um grau variável de perda do suporte anatômico normal do colo vesical e da uretra proximal, resultando em hipermobilidade. A observação convincente que se pode citar para isso é que uma mulher normal não terá perdas por maior que seja o esforço.

Diferenças entre as Contribuições Relativas da Hipermobilidade e Deficiência Intrínseca do Esfíncter

A influência da função uretral definida por pressão de perda ou pressão máxima de fechamento uretral (PMFU) é difícil de definir devido à grande variação nas medidas de resultado utilizadas. Além disso, outras variáveis, como a mobilidade uretral, muitas vezes não são controladas. A deficiência intrínseca do esfíncter geralmente é definida como uma pressão de perda abaixo de 60 ou PMFU abaixo de 20. Não está disponível um teste padronizado para diferenciar as contribuições relativas de deficiência intrínseca do esfíncter e hipermobilidade e, portanto, poucos estudos foram capazes de separar com precisão as suas contribuições individuais ao desenvolvimento da incontinência (Chapple et al., 2005). Os procedimentos retropúbicos restauram o colo vesical e a uretra proximal a uma posição retropúbica fixa e são usados quando acredita-se que a hipermobilidade é um fator importante no desenvolvimento de incontinência urinária de esforço em determinada mulher. Isso pode facilitar a função de um mecanismo do esfíncter uretral intrínseco marginalmente comprometido, mas, se houver deficiência intrínseca do esfíncter significativa, é provável que a IUE persistirá apesar do reposicionamento cirúrgico eficaz do colo vesical e da uretra proximal; atualmente, esta hipótese ainda não foi comprovada. Em tais circunstâncias um procedimento de *sling* (particularmente *sling* fascial justo) ou um esfíncter artificial tendem a ser o tratamento preferencial. Na mulher normal, continente, o colo vesical e uretra proximal são mantidos em uma posição retropúbica, base descendente da bexiga. Aumentos na pressão intra-abdominal são transmitidos tanto para a bexiga quanto para a uretra proximal, de tal modo que a diferença de pressão entre as duas é inalterada, o que promove a continência (Einhorning, 1961). Um efeito valvular no colo vesical criado pela transmissão da pressão abdominal para a base da bexiga também pode ser operativo nesse mecanismo (Penson e Raz, 1996). Além disso, com o suporte adequado do colo vesical, a contração reflexa dos músculos do assoalho pélvico durante as manobras de Valsalva e tosse atua como um apoio para a compressão da uretra (Staskin et al., 1985).

Procedimentos Cirúrgicos

Este capítulo trata de procedimentos cirúrgicos retropúbicos normalmente escolhidos como tratamento cirúrgico para pacientes com incontinência urinária de esforço em que há um componente significativo de hipermobilidade. A *colpossuspensão retropúbica aberta* é a abordagem cirúrgica de levantamento dos tecidos próximos do colo vesical e da uretra proximal para a área da pelve atrás dos ossos púbicos anteriores. Quando é um procedimento aberto, é realizado através de uma incisão no abdome inferior. Existem quatro variações da colpossuspensão retropúbica aberta: de Marshall-Marchetti-Krantz (MMK), de Burch, suspensão vagino-obturatória (SVO) e procedimentos paravaginais. O termo *colpossuspensão* foi originalmente usado para denotar a suspensão da uretra pela parede vaginal; no entanto, pelo uso comum, agora geralmente inclui a fáscia parauretral e, às vezes, esta única sem a vagina. O reposicionamento uretral da colpossuspensão retropúbica pode ser conseguido por três procedimentos distintos; todos eles são baseados em um princípio subjacente semelhante, mas em um espectro em relação ao grau de elevação ou de suporte por eles obtido, e os seus resultados diferem um pouco em prazo mais longo.

A **colpossuspensão de Burch** (Fig. 82-1A) é a elevação do parede vaginal anterior e tecidos paravesicais em direção à linha iliopectínea da parede lateral pélvica com o uso de duas a quatro suturas em ambos os lados (Burch, 1961). O **reparo de SVO** (Fig. 82-1B) visa ancorar a vagina à fáscia do obturador interno e é uma modificação da combinação de Burch e reparo do defeito paravaginal, com a colocação das suturas lateralmente, ancoradas à fáscia do obturador interno, em vez de suspender a vagina até a linha iliopectínea (Turner-Warwick,

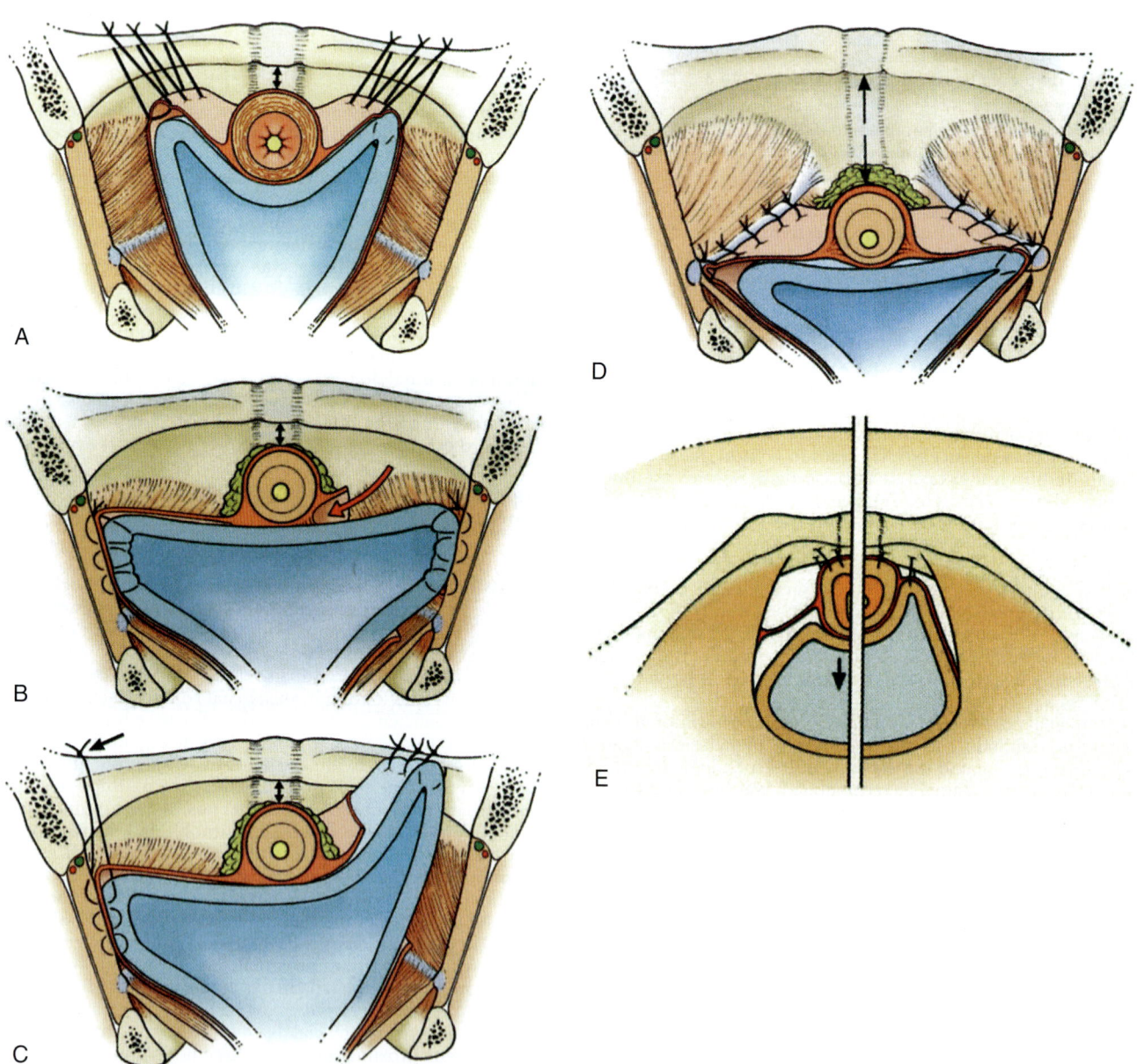

Figura 82-1. A, Vista coronal, representação esquemática de uma colpossuspensão de Burch. **B,** Vista coronal, representação esquemática de um procedimento de suspensão vagino-obturatória. **C,** Vista coronal, representação diagramática de um procedimento de suspensão vagino-obturatória no lado esquerdo, acrescida de sutura à linha iliopectínea, e um procedimento de Burch à direita. **D,** Vista coronal, representação esquemática de um reparo paravaginal. **E,** Diagrama demonstrando as suturas em um procedimento de Marshall-Marchetti-Krantz e sua proximidade com a uretra. (De Turner-Warwick R, Chapple CR. Functional reconstruction of the urinary tract and gynaecourology: an exposition of functional principles and surgical procedures. Oxford [UK]: Blackwell Science; 2002.)

1986), embora uma modificação mais recente insira, se for o caso, pontos tanto no obturador interno quanto na linha de iliopectínea (Fig. 82-1C). O **reparo de defeito paravaginal** (Fig. 82-1D) pretende fechar uma suposta frouxidão fascial lateralmente no local de ligação da fáscia pélvica à fáscia do obturador interno (Richardson et al., 1976). O **procedimento de MMK** (Fig. 82-1E) é a suspensão da junção vesicouretral (colo vesical) ao periósteo da sínfise púbica (Marshall et al., 1949) e acredita-se que aja por justaposição da área parauretral, trazendo a junção vesicouretral a uma posição "intra-abdominal" mais elevada.

Grau de Elevação Uretral

A extensão da elevação uretral alcançada tanto pela suspensão de Burch (Fig. 82-1A) quanto pela SVO (Fig. 82-1B e C) é mais alta do que a ancoragem do arco tendíneo do reparo do defeito paravaginal (Fig. 82-1D).

Configuração das Suspensões

Uma vantagem específica da elevação uretral horizontal alcançada tanto pela SVO quanto pelas suspensões de reparo paravaginal é a susceptibilidade significativamente menor à tensão sobre a uretra e a problemas obstrutivos do que com configuração em forma de V da suspensão de Burch (Fig. 82-1A).

Aproximação do Tecido

Tanto a SVO quanto as suspensões de reparo paravaginal são ancoradas por suturas de aproximação de tecidos; assim, ao contrário do procedimento Burch, nem a SVO nem a suspensão de reparo paravaginal é dependente da sutura em longo prazo, após a cicatrização inicial estar completa, porque a adesão tecidual é direta. A ancoragem e a suspensão da SVO são significativamente mais fortes do que as do reparo de defeito paravaginal; a elevação deste procedimento pode ser ainda melhor adicionando-se o ligamento iliopectíneo nas suturas superiores (Fig. 82-1C).

A **colpossuspensão laparoscópica** é a mais popular dos procedimentos laparoscópicos para incontinência, introduzidos no início dos anos 1990 (Vancaillie e Schuessler, 1991) com a premissa de que, como procedimentos minimamente invasivos, eles beneficiam as pacientes por evitar a grande incisão da cirurgia aberta convencional e encurtar o tempo para o retorno à atividade normal. Como na colpossuspensão aberta, suturas são inseridas nos tecidos paravaginais em ambos os lados do colo da bexiga e, em seguida, ligadas aos ligamentos iliopectíneos no mesmo lado. Há, no entanto, variações técnicas na cirurgia no que diz respeito à abordagem laparoscópica (trans ou extraperitoneal) e ao número e tipos de suturas, ao local de ancoragem e à utilização de malha e grampos (Jarvis et al., 1999).

AVALIAÇÃO DOS RESULTADOS DO TRATAMENTO

Antes de se determinar o melhor procedimento, várias questões sobre o relato dos resultados precisam ser abordadas.

Duração do Acompanhamento

É reconhecido que o acompanhamento prolongado é necessário para avaliar o verdadeiro benefício de um procedimento para incontinência. **Deve-se considerar que o acompanhamento de curto prazo se iniciou em todos os estudos após os participantes terem atingido 1 ano de acompanhamento** (Abrams et al., 2005). No curto prazo (2 anos), a maioria dos procedimentos é bem-sucedida, e as taxas de sucesso entre os procedimentos são semelhantes (Leach et al., 1997). No entanto, com maior tempo de acompanhamento (> 5 anos), as falhas se manifestam e o verdadeiro benefício dos melhores procedimentos é observado. A maioria dos estudos relata resultados após curto prazo de acompanhamento, e, portanto, os resultados devem ser interpretados com cuidado.

A Questão da Deficiência Intrínseca do Esfíncter

Não há consistência nos dados da literatura existente que suporte a probabilidade de que a deficiência intrínseca do esfíncter influencie tanto os resultados quanto o tipo de tratamento cirúrgico. O principal problema é que não existe um consenso uniforme sobre o significado de *deficiência intrínseca do esfíncter* e como diagnosticá-la (Smith et al., 2005, 2009). No entanto, na nossa opinião (não fundada em qualquer evidência inequívoca), é provável que, apesar de graus leves de deficiência intrínseca do esfíncter coexistirem com hipermobilidade na maioria dos casos, em uma situação na qual a deficiência intrínseca do esfíncter é o problema predominante, um processo de reposicionamento, como uma colpossuspensão, é menos provável de ser bem-sucedido do que um *sling* fascial justo ou esfíncter artificial.

Definição de Cura

A definição de cura varia entre os estudos. Alguns autores relatam cura apenas da IUE, enquanto outros definem cura como continência completa no pós-operatório, o que implica a ausência de incontinência urinária de urgência também. A avaliação de cura pode variar. Alguns autores relatam cura subjetiva com base no histórico da paciente, questionários, diário de micção ou revisão de prontuários médicos; outros usam medidas mais objetivas, como testes do absorvente, testes de esforço e urodinâmica.

Finalmente, deve-se questionar se a meta da continência completa é razoável, uma vez que a condição da IUE é geralmente degenerativa e a cirurgia corretiva não substitui os componentes defeituosos. Além disso, **mesmo em mulheres saudáveis e normais, a continência urinária é um espectro de secura; cerca de 40% de mulheres nulíparas de 30 a 49 anos de idade têm algum grau de incontinência com o exercício** (Nygaard et al., 1990). Não parece razoável esperar que a cirurgia para uma condição degenerativa alcance melhores resultados do que o estado não degenerativo.

Perspectiva do Médico *versus* Perspectiva da Paciente

A satisfação de uma paciente com o tratamento é muitas vezes baseada na diferença entre suas expectativas e suas experiências (Sofaer e Firminger, 2005). Assim, o cumprimento de expectativas positivas é um elemento-chave da satisfação da paciente (Sitzia e Wood, 1997). Como as expectativas variam amplamente, a satisfação não é um conceito padrão. Consequentemente, os planos de tratamento devem ser adaptados para atender a um objetivo fora do padrão. Um passo essencial para atingir este objetivo é o desenvolvimento de uma parceria médico-paciente que promove a negociação de expectativas realistas.

Logicamente, o acordo entre o médico e a paciente com relação ao plano e metas de tratamento deve melhorar os resultados. Quando um diagnóstico é feito, perguntar à paciente o que ela já sabe sobre a condição pode dar pistas sobre as expectativas para o tratamento. O método "perguntar-informar-perguntar" pode ser usado para corrigir as lacunas entre as expectativas da paciente e do médico. O médico explica o plano de tratamento proposto e as expectativas para o resultado, em seguida, incentiva a paciente a fazer perguntas. O médico fornece as informações solicitadas e dá a oportunidade para novas perguntas, continuando o processo até que um entendimento mútuo sobre o tratamento e as expectativas seja atingido (Barreira et al., 2003). Essa abordagem pode evitar "surpresas", como dor inesperada com o tratamento, eventos adversos de medicamentos e tempo de recuperação prolongado. Elkadry et al.(2003) enfatizaram esse ponto, demonstrando uma associação significativa entre a sensação de estar despreparada para a cirurgia e a insatisfação da paciente após a reconstrução pélvica. Os mesmos pesquisadores também relataram que o alcance de metas estipuladas pela paciente foi mais preditivo da satisfação da paciente do que as medidas objetivas de sucesso cirúrgico.

Obviamente, um ou mais instrumentos validados de alta qualidade para os sintomas e a qualidade de vida devem ser escolhidos no início de um ensaio clínico, representando o ponto de vista da paciente, definindo com precisão os sintomas iniciais, bem como quaisquer outras áreas em que o tratamento pode ser benéfico, e avaliando a gravidade objetiva e o impacto subjetivo deles. **Embora nós e muitos outros pesquisadores acreditemos que os estudos urodinâmicos são úteis para definir o processo fisiopatológico subjacente em pacientes com incontinência, não se comprovou que eles tenham sensibilidade, especificidade ou valor preditivo adequados** (Chapple et al., 2005). A comissão científica da ICI concluiu que, embora os estudos urodinâmicos, tais como gráficos de frequência-volume e testes do absorvente, sejam úteis, não há evidências adequadas para justificar o estudo fluxo-pressão como teste de rotina, como critério inclusão ou medida de resultados em ensaios clínicos. Eles recomendam que a maioria dos ensaios clínicos de grande escala inscreva os sujeitos por critérios orientados por sintomas cuidadosamente definidos quando o tratamento for realizado em uma base empírica (Abrams et al., 2005).

INDICAÇÕES PARA O REPARO RETROPÚBICO

O tratamento da IUE em mulheres deve ser adaptado para cada paciente individualmente. Uma vez que a avaliação tem fatores contribuintes identificados, deve ser realizada uma tentativa de tratamento conservador, e a cirurgia deve ser considerada para as pacientes que não respondem a ele. A avaliação cuidadosa da paciente é essencial para fazer um diagnóstico preciso (Fig. 82-2).

A seleção da técnica é amplamente baseada na preferência e na experiência anterior do cirurgião; a base da bexiga e a hipermobilidade uretral podem ser corrigidas pela abordagem vaginal ou retropúbica. Embora tenha sido sugerido que uma colpossuspensão retropúbica deva ser considerada em pacientes que frequentemente geram alta pressão intra-abdominal (p. ex., aquelas com tosse crônica causada por doença pulmonar obstrutiva e mulheres que praticam atividades rigorosas) (Appell, 1993), também pode-se argumentar que essas pacientes podem ser melhor tratadas com *sling* pubovaginal também.

Indicações Específicas

A abordagem retropúbica para a correção de IUE anatômica é indicada (1) para uma paciente submetida a laparotomia para cirurgia abdominal concomitante que não pode ser realizada por via vaginal e (2) quando há acesso vaginal limitado.

Potenciais Contraindicações

Se há história de falha de procedimentos anteriores para incontinência, pode-se suspeitar da ocorrência de deficiência significativa do esfíncter, mesmo se houver hipermobilidade, e deve-se considerar a realização de *sling* pubovaginal, embora a colpossuspensão retropúbica também possa ser bem-sucedida nesse cenário (Cardoso et al., 1999; Maher et al., 1999; Nitahara et al., 1999).

Na minha opinião, **quando há IUE unicamente por causa da deficiência intrínseca do esfíncter** (isto é, uretra proximal não funcional, fixa, com disfunção intrínseca do esfíncter uretral), um procedimento de suspensão retropúbica é menos provável de ser bem-sucedido, porque não há hipermobilidade para corrigir e a paciente é melhor tratada com *sling* pubovaginal, injeções de colágeno ou esfíncter artificial (Bergman et al., 1989b). Isso representa uma visão pessoal que está em desacordo com a declaração da ICI sobre o papel das forças oclusivas uretrais, que afirma: "Parece que a baixa pressão de perda é menos preditiva dos resultados nesses dados, quando comparada com a presença ou ausência de hipermobilidade uretral" (Smith et al., 2009).

Nos casos com fraqueza de todo o assoalho pélvico, a colpossuspensão não deve ser realizada isoladamente, e sim fazer parte de uma abordagem abrangente para o assoalho pélvico e combinada adequadamente com outros procedimentos alternativos de reparo do assoalho pélvico. A colpossuspensão retropúbica nem sempre corrige adequadamente o prolapso vaginal que frequentemente coexiste com a hipermobilidade do colo vesical. Embora a cistocele e a enterocele de defeito lateral se prestem ao reparo retropúbico, a cistocele de defeito central, retocele, e deficiência do

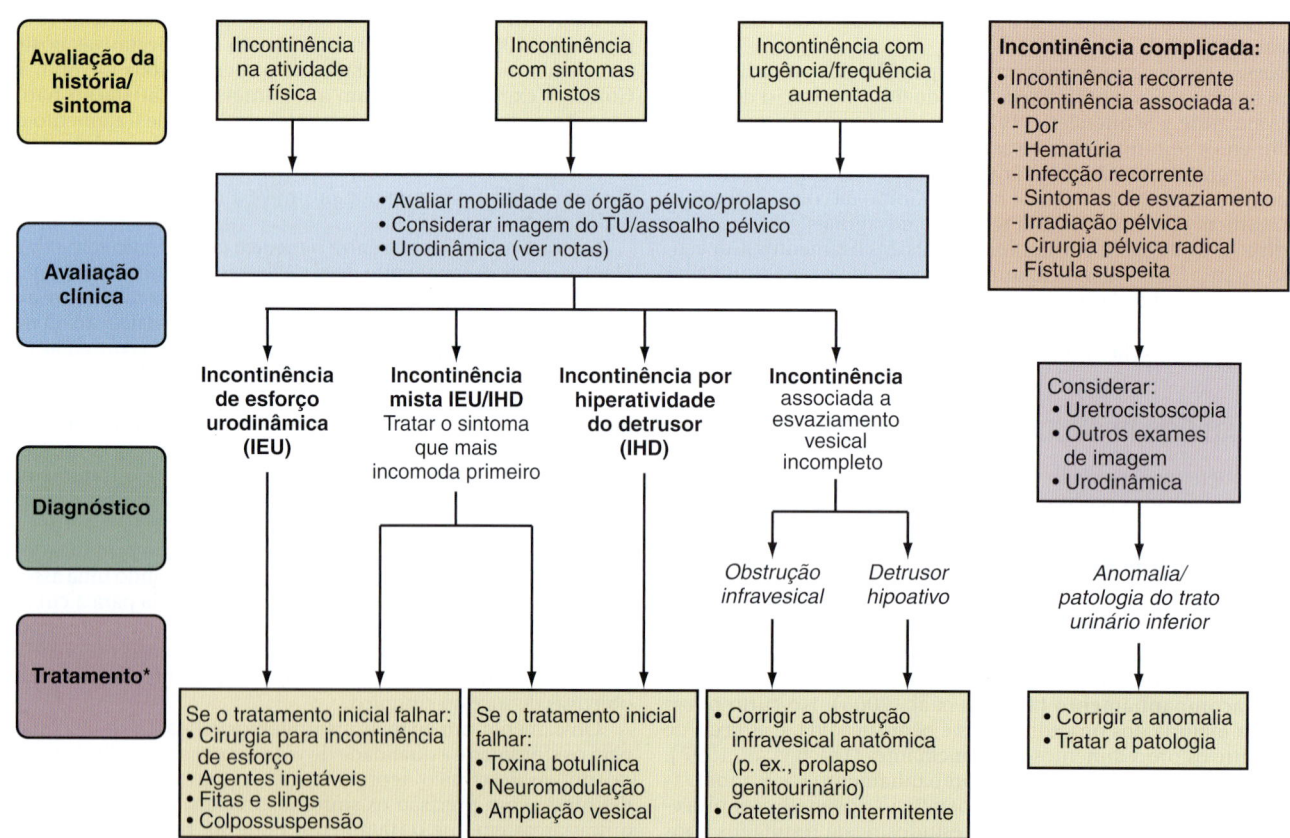

Figura 82-2. Algoritmo para o manejo especializado da incontinência urinária de esforço em mulheres (Third International Consultation on Incontinence, Monaco, 2004). TU, trato urinário.

introto não o fazem. A colpossuspensão retropúbica é contraindicada **quando há um comprimento vaginal inadequado ou imobilidade de tecidos vaginais**. Por exemplo, após cirurgia vaginal anterior, radioterapia, ou procedimento para incontinência vaginal anterior (Appel, 1993). A lise de aderências retropúbicas pode ser realizada adequadamente e com segurança por uma abordagem vaginal em conjunto com um procedimento de suspensão com agulha ou *sling* pubovaginal.

Cirurgia Vaginal *Versus* Retropúbica

Com base em uma revisão da literatura, há uma diferença clara na taxa de sucesso da cirurgia vaginal *versus* retropúbica isoladamente com respeito à correção da incontinência urinária de esforço. A **colporrafia anterior** pode certamente ser eficaz para a correção de prolapso, com taxas de eficácia relatadas em estudos controlados e randomizados de 42% e 57% no tratamento da cistocele (Areia et al., 2001; Weber et al., 2001). Para o tratamento de ambas, cistocele e incontinência de esforço, a colporrafia anterior deve ser combinada com um procedimento de *sling*. Goldberg et al.(2001), em uma série caso-controle, demonstraram que em mulheres com cistocele e IUE, a adição do *sling* pubovaginal à colporrafia anterior diminuiu significativamente a taxa de recorrência da cistocele de 42% no grupo controle para 19% no grupo que recebeu o sling associado à colporrafia anterior.

Glazener e Cooper (2001) analisaram a literatura sobre ensaios randomizados ou quase-randomizados que incluíram o reparo vaginal anterior para o tratamento de incontinência urinária. Foram identificados nove ensaios que incluíram 333 mulheres que se submeteram ao reparo vaginal anterior e 599 que receberam intervenções de comparação. Os pesquisadores concluíram que o reparo vaginal anterior foi menos eficaz do que a suspensão retropúbica abdominal aberta com base nas taxas de cura relatadas pelo paciente em oito ensaios, em médio prazo (taxa de falha em 1 a 5 anos após o reparo anterior, 97 de 259 [37%] *vs*. 57 de 327 [17%], risco relativo [RR] 2,29, intervalo de confiança [IC] de 95% [1,7 a 3,08]) e em longo prazo (após 5 anos, 49 de 128 [38%] *vs*. 31 de 145 [21%], RR 2,02, IC 95% [1,36-3,01]). Houve evidência de três ensaios de que isso refletiu na necessidade de mais cirurgias repetidas para a incontinência (25 de 107 [23%] *vs*. 4 de 164 [2%], RR 8,87, IC 95% [3,28-23,94]). Esses achados foram independentes da coexistência de prolapso (relaxamento pélvico), embora menos mulheres tivessem prolapso após o reparo anterior (RR 0,24, IC 95% [0,12-0,47]), e a cirurgia de prolapso posterior pareceu ser igualmente comum depois da cirurgia vaginal (3%) e abdominal (4%).

O acompanhamento em longo prazo, além do primeiro ano, está disponível em apenas três ensaios clínicos randomizados (Bergman et al., 1989a; Liapis et al., 1996; Colombo et al., 2000). Há uma baixa taxa de morbidade com o reparo vaginal anterior, mas as taxas de sucesso em longo prazo diminuem com o tempo ao ponto de a taxa de cura de 63% em 1 ano cair para 37% em 5 anos de acompanhamento (Bergman e Elia, 1995).

Com base nas evidências existentes, os procedimentos de *sling* transvaginal e os procedimentos de suspensão retropúbica aberta têm taxas de sucesso semelhantes no tratamento da incontinência urinária de esforço. No entanto, no seguimento de longo prazo, com exceção do *sling* pubovaginal e fitas médio-uretrais sem tensão (ver mais adiante neste capítulo), as pacientes que se submetem a procedimentos retropúbicos se saem melhor do que aquelas que passam por reparos vaginais.

> **PONTO-CHAVE: RECOMENDAÇÃO DO INTERNATIONAL CONSULTATION ON INCONTINENCE COMMITTEE (SMITH ET AL., 2009)**
>
> - A colporrafia anterior não deve ser empregada no manejo de IUE isoladamente (recomendação de grau A).

QUESTÕES TÉCNICAS GERAIS

Dissecção Retropúbica

Em procedimentos de suspensão retropúbica aberta, o bom acesso ao espaço retropúbico é crucial. Isso é melhor realizado com a paciente em decúbito dorsal com as pernas abduzidas, tanto na posição de litotomia baixa ou modificada dorsal com o uso de estribos, permitindo acesso à vagina durante o procedimento e uma progressão perineal-abdominal. Um cateter de Foley uretral é inserido; o cateter balão é usado para a identificação posterior da uretra e colo vesical e, na verdade, é indispensável para permitir a palpação das bordas da bexiga por manipulação apropriada. Faz-se uma incisão de Pfannenstiel ou incisão abdominal na linha média inferior, separando os músculos retos na linha média e afastando a prega peritoneal anterior da bexiga. Isso é essencial para otimizar o acesso ao espaço retropúbico, e se for feita uma incisão de Pfannenstiel na pele, é aconselhável aplicar a modificação em V suprapúbica descrita por Turner-Warwick et al. (1974). Do mesmo modo, qualquer que seja a incisão feita, obtém-se valioso acesso adicional ao espaço retropúbico estendendo-se a divisão dos músculos retos até o osso púbico e elevando a inserção aponeurótica do músculo reto afastada da borda superior do osso púbico.

O espaço retropúbico é então desenvolvido retirando-se a gordura retropúbica e as veias retropúbicas subjacentes da parte de trás do osso púbico. O colo da bexiga, a parede vaginal anterior e a uretra são então fáceis de identificar, o que é muitas vezes facilitado pela presença do balão de Foley. Em pacientes que tiveram cirurgia retropúbica anterior, a dissecção é realizada com instrumental (não romba), e é importante retirar todas as antigas aderências retropúbicas, principalmente em caso de falha de reparo anterior. Em caso de dificuldade na identificação do colo vesical, a bexiga pode ser parcialmente cheia ou mesmo aberta para identificar seus limites, e um exame digital da vagina é indispensável para auxiliar a dissecção (Symmonds, 1972; Gleason et al., 1976).

É importante identificar os limites laterais da bexiga, uma vez que ela se reflete para fora da parede vaginal; só assim se pode evitar sutura inadvertida da própria bexiga. A dissecção sobre o colo da bexiga e uretra na linha média deve ser evitada para não danificar a musculatura intrínseca. A parede lateral da bexiga pode ser deslocada medial e cranialmente a partir da parede vaginal com uma gaze montada aplicando-se contratração com um dedo na vagina. Com base na nossa experiência, é necessária incisão na fáscia endopélvica. A hemorragia venosa ocasional de grandes veias vaginais é controlada por sutura hemostática, embora muitas vezes se resolva com a finalização das suturas de elevação. Para auxiliar na identificação da margem lateral da bexiga, é útil deslocar o balão do cateter de Foley para o recesso lateral, onde ele pode ser facilmente palpado através da parede da bexiga.

Material de Sutura

As suturas absorvíveis foram usadas nas descrições iniciais dos procedimentos de MMK (*catgut* cromado), de Burch (*catgut* cromado) e de SVO (ácido poliglicólico ou polidioxanona), enquanto o reparo paravaginal original foi realizado com suturas não absorvíveis (Dacron® revestido com silicone). Fibrose durante a cicatrização pode ser o fator mais importante no fornecimento de fixação continuada da fáscia perivaginal aos locais de suspensão (Tanagho, 1996); no entanto, alguns cirurgiões acreditam que um material de sutura não absorvível é melhor por causa do risco de dissolução da sutura antes do desenvolvimento de fibrose adequada (Penson e Raz, 1996). Claramente, o tipo de material de sutura de suspensão é uma escolha pessoal, mas a erosão de suturas não absorventes para o lúmen da bexiga é uma complicação não incomum e uma fonte não incomum de processos judiciais médicos (Woo et al., 1995).

Drenagem da Bexiga

Algum grau de dificuldade miccional no pós-operatório imediato pode ser esperado após suspensões retropúbicas (Lose et al., 1987; Colombo et al, 1996a). Imediatamente após a cirurgia, a drenagem da bexiga pode ser feita com um cateter suprapúbico ou uretral, geralmente com base na preferência do cirurgião. Um exame miccional geralmente é realizado por volta do quinto dia de pós-operatório. No entanto, há alguma evidência de que um cateter suprapúbico pode ser vantajoso no que diz respeito a menor incidência de infecção, febril e assintomática, do trato urinário e retomada precoce da função normal da bexiga (Andersen et al., 1985; Bergman et al., 1987). Além disso, o uso de um tubo suprapúbico é geralmente mais confortável, permite que a paciente participe no manejo do cateter e evita a necessidade de autocateterismo intermitente limpo. A cateterização pode ser descontinuada quando é retomada a micção eficiente, que é geralmente indicada por um volume residual pós-esvaziamento inferior a 100 mL ou menos do que 30% do volume da bexiga funcional.

Drenos

Um dreno tubular pode ser colocado no espaço retropúbico quando há preocupação com sangramento contínuo das veias perivaginais que pode ser difícil de controlar com sutura e eletrocautério. Muitas vezes, amarrar as suturas de suspensão é suficiente para parar este sangramento, mas quando persiste, a drenagem do espaço retropúbico é indicada. O dreno é retirado geralmente do primeiro ao terceiro dia, quando se observa saída mínima.

PROCEDIMENTO DE MARSHALL-MARCHETTI-KRANTZ

Técnica

Marshall, Marchetti e Krantz descreveram, em 1949, uma abordagem retropúbica para a elevação e fixação da face anterolateral da uretra na face posterior da sínfise púbica e periósteo adjacente. Tecnicamente, a descrição original do procedimento MMK relatou ponto duplo no tecido parauretral incluindo a parede vaginal; esse procedimento pode ser genericamente entitulado como cistouretropexia. Em 1949, Marshall et al descreveram sua suspensão vesicouretral retropúbica em 50 pacientes; 38 das pacientes tinham sintomas de IUE, e em 25 delas cirurgias ginecológicas anteriores para a incontinência urinária haviam falhado. Foi descrito um procedimento suprapúbico simples no qual a saída vesical foi suspensa ao púbis (Marshall et al., 1949). Na descrição original, três pares de suturas (pontos duplos no tecido) foram colocados em cada lado da uretra, incorporando a espessura total da parede vaginal (excluindo a mucosa) e a parede uretral lateral (excluindo a mucosa) (Marshall et al., 1949). Marchetti (1949) mais tarde modificou o procedimento para excluir a parede uretral do ponto, por causa da preocupação com lesões uretrais. Apesar das modificações no número de suturas e materiais usados ao longo dos anos, o procedimento é o mesmo até hoje.

A cistouretropexia foi muitas vezes empregada como um procedimento secundário para a resolução de incontinência persistente após uma colporrafia anterior. **Um procedimento de cistouretropexia não suporta a parede posterior da uretra, a menos que as suturas incluam a parede vaginal parauretral, nem reduz um prolapso da parede vaginal anterior da mesma forma que os verdadeiros procedimentos de colpossuspensão retropúbica.** Após a cistouretropexia, se há um significativo volume residual urinário pós-colporrafia, associado à frouxidão da parede vaginal anterior, esta tende a se deslocar inferiormente e aplica tração à face posterior do colo vesical e tende a abri-lo mantendo-o aberto, porque a face anterior é presa, por meio de suturas, à parte de trás do púbis (Fig. 82-1E). As suturas são colocadas em ambos os lados da uretra (evitando a parede uretral), incluindo a fáscia parauretral e parede vaginal anterior (com exceção da mucosa). As suturas mais proximais são colocadas ao nível do colo vesical. Cada fio de sutura é passado em um local apropriado na porção cartilaginosa da sínfise (Fig. 82-3). No entanto, o principal problema técnico relacionado ao procedimento de MMK é a dificuldade de se obter uma ancoragem suficientemente forte da parede anterior da uretra e da fáscia parauretral à sínfise e ao periósteo pubiano, onde as suturas são relativamente inseguras. Como mostrado na Figura 82-3, essas suturas podem distorcer o colo vesical e prejudicar a função do esfíncter (Fig. 82-3A) ou obstruir o colo da bexiga (Fig. 82-3B). Todas as suturas são inseridas, e enquanto um assistente eleva a parede

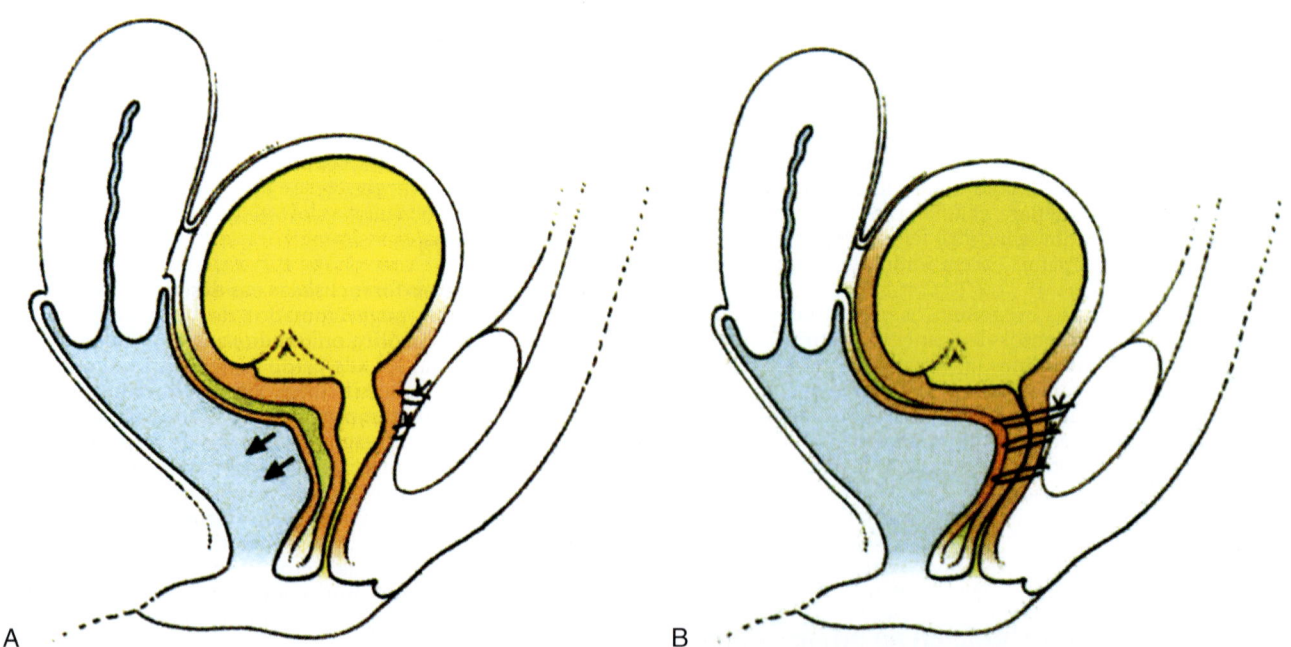

Figura 82-3. A, O risco potencial de prender a uretra com o procedimento de Marshall-Marchetti-Krantz (MMK), influenciando a função do mecanismo do esfíncter uretral. B, Risco potencial de obstrução da uretra com as suturas parauretrais do procedimento de MMK. (De TurnerWarwick R, Chapple CR. Functional reconstruction of the urinary tract and gynaeco-urology: an exposition of functional principles and surgical procedures. Oxford [UK]: Blackwell Science; 2002.)

vaginal anterior, cada fio de sutura é amarrado individualmente, começando com o par mais distal. A sutura proximal, ou do colo vesical, frequentemente precisa ser passada através da inserção do músculo reto abdominal. Suturas adicionais podem ou não ser colocadas entre a parede anterior da bexiga e os músculos retos para puxar a bexiga o mais longe anteriormente.

Resultados

Krantz descreveu uma série pessoal de 3.861 casos com um acompanhamento de até 31 anos e uma taxa de cura subjetiva de 96% (Smith et al., 2005). Os resultados de curto e médio prazos com o procedimento de MMK foram bons. Mainprize e Drutz (1988) revisaram 58 artigos (predominantemente retrospectivos) publicados em 1951-1988 para resultados do tratamento em 3.238 casos. A taxa de cura, principalmente com base em critérios subjetivos, foi de 88%, com uma taxa de melhora de 91%. A metanálise de Jarvis de estudos na literatura (1994b) observou continência subjetiva de 88,2% (variação de 72% a 100%) em 2.460 pacientes com acompanhamento de 1 a 72 meses e continência objetiva de 89,6% (variação de 71% a 100%) em 384 pacientes com 3 a 12 meses de acompanhamento. O resultado foi afetado pelo procedimento, se primário ou secundário, com a continência subjetiva em 92% se realizado primariamente *versus* 84,5% se realizado secundariamente. Dados de longo prazo são limitados em quantidade. McDuffi et al.(1981) relataram 75% de sucesso em 15 anos. Mais recentemente, Clemens et al.(1998) observaram cura subjetiva ou melhora (IUE e incontinência urinária de urgência) em apenas 41% das pacientes com um acompanhamento médio de 17 anos, e Czaplicki et al.(1998) observaram diminuição das taxas de continência de 77 % em 1 ano para 57% em 5 anos e 28% em 10 anos, com uma duração média de continência de 78,5 meses. Há significativas limitações para os dados porque a maioria das séries é retrospectiva, com a avaliação pré-operatória baseada principalmente na história e exame físico e poucos estudos utilizando dados objetivos como medidas de resultados.

As complicações ocorrem em até 21% dos casos (Mainprize e Drutz, 1988), e a colocação de suturas através da sínfise púbica incorre no risco de osteíte púbica, uma complicação potencialmente devastadora do procedimento de MMK que foi relatada em 0,9% a 3,2% das pacientes (Lee et al., 1979; Mainprize e Drutz, 1988; Zorzos e Paterson, 1996). Essas pacientes geralmente são observadas em 1 a 8 semanas de pós-operatório com dor pubiana aguda irradiando para o interior das coxas, agravada pelo movimento. O exame físico revela sensibilidade na sínfise púbica, e a radiografia demonstra borramento da sínfise púbica e alterações possivelmente líticas. O tratamento é feito com repouso, analgésicos e, possivelmente, corticosteroides (Lee et al., 1979). Outras complicações específicas do procedimento de MMK incluem erosão ocasional de suturas não absorvíveis da cistouretropexia para o lúmen da bexiga com formação de cálculo. Além disso, o posicionamento de suturas na fáscia endopélvica próximo do colo vesical pode resultar em obstrução significativa da saída.

Embora o procedimento de MMK tenha uma taxa de cura semelhante à da colpossuspensão, a complicação da osteíte púbica significa que há pouco para apoiar a sua aplicação como uma alternativa para outros procedimentos de colpossuspensão. Na verdade, a comissão da ICI (Smith et al., 2009) concluiu que, embora os resultados de curto prazo indiquem taxas de cura comparáveis às da colpossuspensão, há evidências limitadas de que o resultado em longo prazo é mais desfavorável depois de MMK (evidência de nível 1) e piora ainda mais ao longo do tempo (evidência de nível 3). Não há evidências para apoiar o uso continuado do MMK em detrimento da colpossuspensão.

> **PONTO-CHAVE: RECOMENDAÇÃO DO INTERNATIONAL CONSULTATION ON INCONTINENCE COMMITTEE (SMITH ET AL., 2009)**
>
> - O procedimento de MMK não é recomendado para o tratamento de IUE (recomendação de grau A).

COLPOSSUSPENSÃO DE BURCH

Técnica

A descrição original da colpossuspensão de Burch em 1961 seguiu seu procedimento original, que era essencialmente um reparo paravaginal levando a fáscia paravaginal à linha branca da pelve, o arco tendíneo. A colpossuspensão de Burch era uma nova abordagem para restaurar a junção uretrovesical a uma localização retropúbica por meio da aproximação da fáscia periuretral às faixas resistentes de tecido fibroso ao longo da face superior do osso púbico (ligamento de Cooper [iliopectíneo]) com três pares de suturas. A colpossuspensão retropúbica de Burch original é apropriada somente se a paciente tem mobilidade vaginal adequada e suficiente para permitir que os fórnices vaginais laterais sejam elevados e aproximados ao ligamento de Cooper em ambos os lados. Essa técnica foi modificada. A modificação de Tanagho (1978) aproximou a parede vaginal à parede pélvica lateral, com as suturas segurando a parede vaginal anterior ao ligamento de Cooper amarradas frouxamente de modo que dois dedos poderiam ser colocados entre a sínfise e uretra. Esse procedimento obteve amplo suporte à uretra e ao colo vesical e potencialmente minimizou o risco de disfunção miccional pós-operatória. Uma modificação mais recente (Shull e Baden, 1989; Turner-Warwick e Chapple, 2002) envolve uma abordagem híbrida em que os tecidos vaginais são aproximados à fáscia obturadora interna com uma parte de ancoragem ao ligamento iliopectíneo (ver reparo de SVO, adiante).

A colocação dos pontos é facilitada pela elevação da parede vaginal anterolateral dissecada no campo, para isso o cirurgião usa dois dedos da mão esquerda para o toque vaginal (Fig. 82-4). A bexiga é retraída para o lado oposto do lado preparado com uma gaze montada. Duas a quatro suturas são colocadas em cada lado, a sutura inclui a fáscia e parede vaginal, com cuidado para não passar através da mucosa vaginal. Alguns pesquisadores recomendam pontos duplos no tecido para diminuir o risco de rompimento (Jarvis, 1994a). O fio de sutura mais distal é colocado no nível do colo vesical e não menos do que 2 cm laterais a ele, apesar de alguns cirurgiões colocarem suturas mais distais, ao nível médio-uretral (Tanagho, 1978). Os pontos de suspensão da fáscia parauretral não devem ser posicionados muito próximo do colo vesical e da uretra como são nos procedimentos de cistouretropexia (MMK), porque o efeito indesejado de tração-tensão lateral criado pela sua fixação aos ligamentos iliopectíneos pode aumentar o efeito oclusivo do esfíncter sobre a uretra ou criar um grau de obstrução da micção. As suturas subsequentes são colocadas proximal no nível do colo vesical, em intervalos de cerca de 1 cm. As suturas são então colocadas em locais correspondentes no ligamento de Cooper, com ênfase na direção médio-lateral para as suturas. O mecanismo exato de continência do procedimento de Burch ainda é desconhecido. Burch (1968) acreditava que fosse secundária à elevação e à estabilização do colo da bexiga e da uretra. Em apoio à sugestão sobre a colocação da sutura, Digesu et al.(2004) revisaram achados de imagem de ressonância magnética antes e um ano após colpossuspensão aberta de Burch (CAB) em 28 mulheres para ver se isso explicaria o mecanismo. Em 86% das pacientes que foram curadas, a distância entre o músculo levantador do ânus e a bexiga foi significativamente menor do que naquelas nas quais o tratamento falhou. A sugestão de Digesu é que a inserção de suturas em uma direção médio-lateral, em vez de uma direção anteroposterior, pode melhor opor o músculo elevador do ânus e o colo vesical. A parede vaginal altamente vascularizada pode sangrar profusamente durante a colocação do fio de sutura, e as grandes veias vaginais muitas vezes precisam ser suturadas várias vezes, mas a maior parte do sangramento cessa uma vez que as suturas são atadas e a vagina é suspensa. Para facilitar a amarração das suturas, o assistente eleva a parede vaginal de acordo com a sutura a ser amarrada, começando com o par mais distante.

Não se deve tentar atar as suturas com força. Muitas vezes, a parede vaginal não se aproxima dos ligamentos de Cooper, e material de sutura livre é visto entre a vagina e os ligamentos. O princípio é aproximar a parede vaginal à parede pélvica lateral, onde irá cicatrizar e promover a formação de aderências (Tanagho, 1978; Shull e Baden, 1989; Turner-Warwick e Chapple, 2002), **criando assim um amplo suporte para a uretra e o colo vesical.**

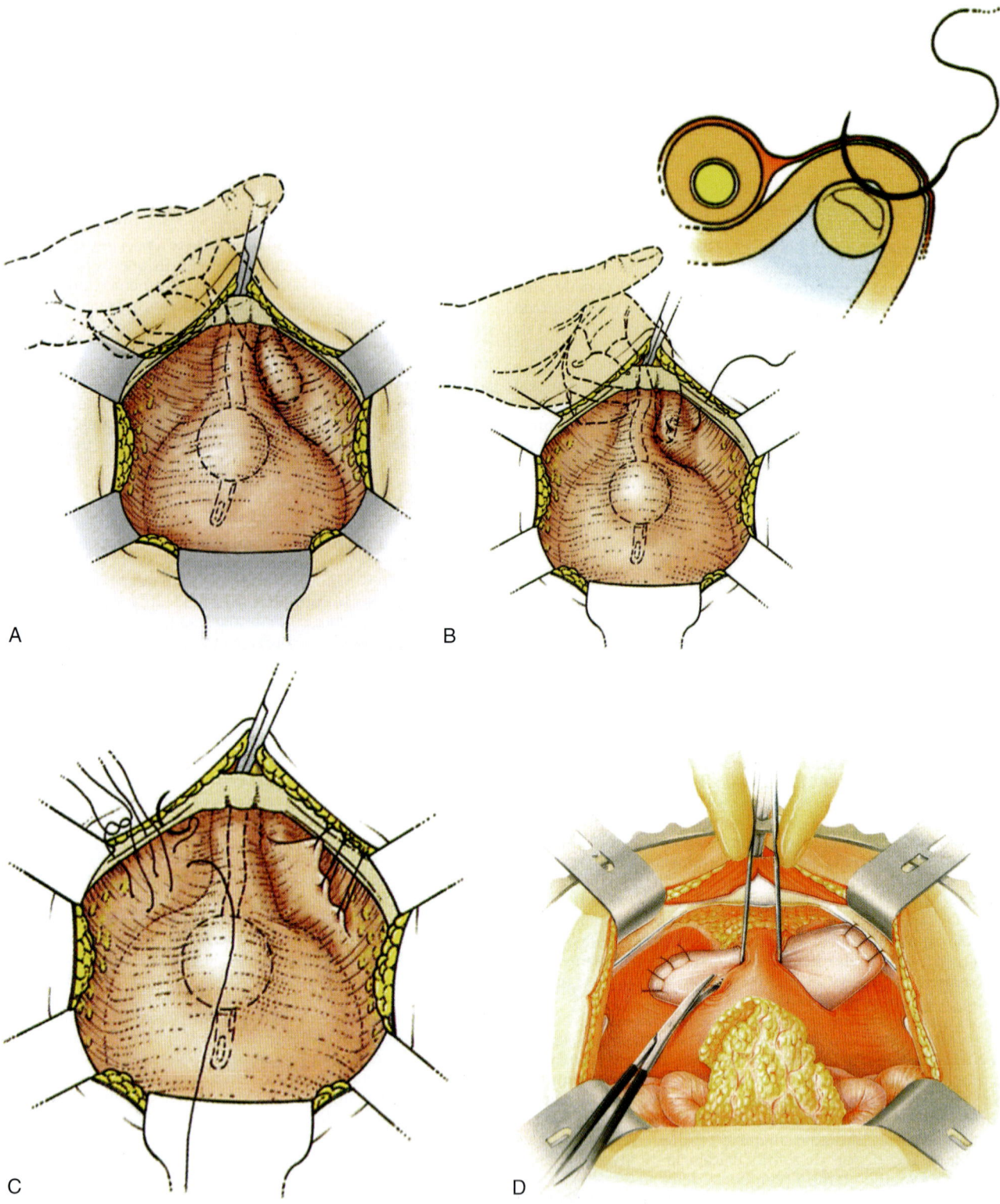

Figura 82-4. A, O uso de um dedo na vagina quando os tecidos pélvicos são dissecados supero-medialmente da vagina. B, A colocação de sutura medial; observe o papel do dedo na condução da sutura *(detalhe)*. C, Observe a orientação médio-lateral das suturas. D, Conclusão de uma colpossuspensão retropúbica com sutura vagino-obturatória à esquerda e procedimento de Burch à direita. (De Turner-Warwick R, Chapple CR. Functional reconstruction of the urinary tract and gynaeco-urology: an exposition of functional principles and surgical procedures. Oxford [UK]: Blackwell Science; 2002.)

Resultados

Como no procedimento de MMK, os resultados em curto e médio prazos com o procedimento de Burch são bons. Em uma metanálise de Jarvis (1994b), a continência subjetiva foi alcançada em 91% (entre 63% e 97%) de mais de 1.300 pacientes com 3 a 72 meses de acompanhamento, e continência objetiva, em 84% das mais de 1.700 pacientes com 1 a 60 meses de acompanhamento. Lapitan et al.(2003) revisaram 33 estudos envolvendo um total de 2.403 mulheres que se submeteram a colpossuspensão aberta e encontraram uma taxa de cura global de 68,9% a 88,0%, com taxa de cura de 1 ano de cerca de 85% a 90%. Esta diminuiu para 70% em 5 anos. Embora possa haver um declínio na taxa de cura de apenas 15% a 20% com mais de 5 anos, Alcalay et al.(1995) observaram uma taxa de cura subjetiva e objetiva da IUE de 69% com uma média de acompanhamento de 13,8 anos. Baessler e Stanton (2004) examinaram o impacto da cirurgia na incontinência coital. Das 30 mulheres disponíveis para a avaliação pós-operatória, 73% tinham incontinência no pré-operatório com a penetração, 10% apenas com o orgasmo, e 17% com ambos. No pós-operatório, 70% foram curadas da incontinência coital. Além disso, naquelas que foram subjetivamente curadas da incontinência de esforço, 87% também foram curados da incontinência coital.

Lapitan e Cody (2012) atualizaram a revisão da Cochrane Collaboration sobre a colpossuspensão retropúbica aberta para incontinência urinária em mulheres. Eles reviram 53 estudos, incluindo um total de 5.244 mulheres, e observaram que a taxa de cura global foi de 68,9% a 88,0% para a colpossuspensão retropúbica aberta. Dois pequenos estudos sugeriram taxas de continência mais baixas em comparação com o tratamento conservador; um estudo sugeriu taxas de continência inferiores após a colpossuspensão retropúbica aberta em comparação com o tratamento com anticolinérgicos. As evidências acumuladas a partir de 6 estudos mostraram taxa de incontinência menor após a colpossuspensão retropúbica aberta do que após colporrafia anterior, com esses benefícios mantidos ao longo do tempo. Evidências foram obtidas a partir de 20 estudos, em comparação com *slings* suburetrais, fita transvaginal ou fita transobturadora, e não foram encontradas diferenças significativas nas taxas de incontinência em todos os períodos avaliados. Em comparação com a suspensão com agulha, a taxa de incontinência foi menor após a colpossuspensão no primeiro ano após a cirurgia (RR 0,66, IC 95% 0,42 a1,03), após 1 ano (RR 0,48, IC 95% 0,33 a 0,71), e depois de 5 anos (RR 0,32, IC 95% 0,15 a 0,71). As taxas de continência relatadas pelas pacientes em curto, médio e longo prazos de acompanhamento não mostraram diferença significativa entre a colpossuspensão retropúbica aberta e laparoscópica, mas com amplos ICs. Em 2 estudos, a incontinência era menos comum após a colpossuspensão de Burch do que após o procedimento de MMK em 1 a 5 anos de acompanhamento. Havia poucos dados em qualquer outro período de acompanhamento. A conclusão geral foi que as evidências não mostraram taxa de morbidade ou complicações maiores com a colpossuspensão retropúbica aberta em comparação com as outras técnicas cirúrgicas abertas, apesar de prolapso de órgãos pélvicos (POP) ter sido muito mais comum do que após colporrafia anterior e procedimentos de *sling*. Os autores concluíram que a colpossuspensão retropúbica aberta é uma modalidade de tratamento eficaz para IUE em longo prazo. No primeiro ano de tratamento a taxa de continência global é de aproximadamente 85% a 90%. Depois de 5 anos, aproximadamente 70% das pacientes podem esperar estar secas. A colpossuspensão laparoscópica deve permitir a recuperação mais rápida, mas a sua segurança relativa e eficácia em longo prazo ainda estão sendo estabelecidas.

Ao contrário do procedimento de MMK, os bons resultados com o procedimento de Burch parecem ser duráveis com maior tempo de acompanhamento. Lapitan et al. (2003) chegaram à conclusão, depois de uma revisão de dois estudos que compararam a colpossuspensão de Burch e o procedimento de MMK, de que a técnica de Burch resulta em taxas de cura mais elevadas. Assim, deve ser considerada como o procedimento de colpossuspensão retropúbica aberta *padrão*.

A colpossuspensão aberta é tão eficaz quanto qualquer outro procedimento em cirurgia primária ou secundária na cura de IUE com sucesso em longo prazo comprovado (evidência de nível 1, recomendação de grau A) (Smith et al., 2005).

Colpossuspensão Profilática

Em 2006, o estudo Colpopexy and Urinary Reduction Efforts (CARE) demonstrou que o **risco pós-operatório da incontinência urinária de esforço em mulheres continentes que se submeteram a sacrocolpopexia abdominal aberta poderia ser substancialmente reduzido pela adição de uma colpossuspensão de Burch** (Brubaker et al., 2006). Os resultados iniciais 3 meses após o procedimento demonstraram redução da incontinência de esforço *de novo* de 44% no grupo não tratado para 24% no grupo de Burch, sem aumento das taxas de disfunção miccional ou sintomas de urgência. Os resultados subsequentes de 1 e 2 anos do estudo CARE mostraram benefício contínuo em pacientes que receberam o procedimento de Burch concomitante (Burgio et al., 2007; Brubaker et al., 2008).

Costantini et al.(2012) relataram sobre a reparo de POP com e sem colpossuspensão de Burch concomitante em mulheres incontinentes em um ECR com acompanhamento de pelo menos de 5 anos. Este estudo foi uma atualização de um estudo publicado anteriormente sobre o impacto da colpossuspensão de Burch como um procedimento anti-incontinência em pacientes com incontinência urinária e POP. Quarenta e sete mulheres foram aleatoriamente designadas para cirurgia POP abdominal e colpossuspensão de Burch concomitante (24 pacientes) ou cirurgia POP isolada, sem qualquer cirurgia anti-incontinência (23 pacientes). O acompanhamento médio foi de 82 meses (variação de 60-107). De 47 pacientes, 30 chegaram a seis anos de acompanhamento e duas pacientes perderam o acompanhamento. No primeiro grupo, submetidas tanto a correção do POP quanto a colpossuspensão de Burch, duas pacientes apresentaram retocele estágio 1. No segundo grupo, duas pacientes tinham retocele em estágio 1, e uma paciente tinha retocele em estágio 2. No primeiro grupo, 13 de 23 pacientes ainda estavam incontinentes após a cirurgia (56,5%) em comparação com 9 das 22 (40,9%) que foram submetidas apenas a cirurgia de prolapso. Não houve mudança significativa ao longo do tempo a partir da avaliação original desse grupo. Os autores concluíram que a colpossuspensão de Burch não melhorou os resultados significativamente em pacientes incontinentes quando foram submetidas ao reparo de POP.

Reoperação

Resultados mais desfavoráveis devem ocorrer quando o procedimento é realizado secundariamente. Cicatrizes e fibrose de uma cirurgia anterior podem impedir a suspensão adequada em alguns casos, e o rompimento do tecido pela sutura é mais provável. Além disso, após a cirurgia que falhou, as pacientes podem ter deficiência do esfíncter concomitante, o que as coloca em maior risco de recorrência após a colpossuspensão (Bowen et al., 1989; Koonings et al., 1990).

No entanto, Maher et al.(1999) e Cardozo et al.(1999) mostraram bons resultados objetivos (72% e 79%) e subjetivos (89% e 80%) com a colpossuspensão após falha de cirurgia prévia, em um acompanhamento médio de 9 meses. Nitahara et al.(1999) relataram 69% de taxa de sucesso subjetiva em um acompanhamento médio de 6,9 anos. Incontinência de urgência e fraqueza esfinctérica são as principais causas de falha e insatisfação. A incontinência de urgência representou 63% (12 de 19) das falhas; as 7 pacientes restantes com incontinência de esforço persistente na série de Nitahara demonstraram deficiência esfinctérica com pressões de perda à Valsalva médias de 65 cmH_2O. A baixa pressão da uretra tem sido muitas vezes citada como um fator de risco adverso para colpossuspensão (Haab et al., 1996; Bowen et al., 1989; Koonings et al., 1990), mas este tópico também permanece controverso. Vários autores estudaram as mudanças no perfil pressórico uretral após colpossuspensão e observaram, após a cirurgia, um aumento estatisticamente significativo na relação de transmissão de pressão, mas alterações mínimas na PMFU pós-operatória, comprimento uretral funcional e área de continência (Faysal et al., 1981; Weil et al., 1984; Feyersiel et al., 1994). Embora a baixa pressão da uretra (PMFU < 20 cmH_2O) seja considerada uma contraindicação para o procedimento de Burch, uma modificação da operação padrão de Burch tem tido algum sucesso no tratamento da IUE associada a baixa pressão de fechamento uretral. Bergman et al.(1989c) combinaram um procedimento padrão de Burch com o procedimento de Ball (Ball, 1963), em que antes da suspensão ao ligamento Cooper, dois ou três suturas são usadas para plicar a parede uretral anterior nos seus terços médio e proximal. Esses investigadores observaram retrospectivamente maior sucesso com esta técnica do que com o procedimento de Burch padrão, para a uretra de baixa pressão, e este era comparável ao sucesso obtido com o procedimento Burch padrão em pacientes com uretra de pressão normal (PMFU > 20 cmH$_2$O). Com maior acompanhamento, o procedimento de Ball-Burch continuou a produzir melhores resultados do que o procedimento de Burch padrão em pacientes com uretra de baixa pressão, com uma taxa de cura da IUE de 5 anos documentada de 84% (Bergman et al., 1991; Elia e Bergman, 1995). No entanto, não há estudos randomizados abordando o problema, e discute-se se esses resultados podem ser extrapolados para o uso desta técnica em pacientes com deficiência intrínseca do esfíncter.

Giarenis et al.(2012) questionaram quanto a conduta em caso de falha de *sling* médio-uretral, enfatizando o potencial papel da colpossuspensão aberta como um procedimento anti-incontinência de salvamento. Este foi um estudo retrospectivo de 13 mulheres que tinham se submetido a colpossuspensão aberta depois da falha de um *sling* médio-uretral. O tempo médio decorrido entre a colocação da fita médio-uretral e a colpossuspensão foi de 22,6 meses (variação de 8-72). O tempo cirúrgico médio foi de 77 (variação de 43-123) minutos, incluindo o tempo para cirurgia concomitante. A fita médio-uretral foi identificada e parcialmente excisada. Os autores relataram acompanhamento médio de 12 meses. As taxas de cura subjetiva e objetiva foram de 85% e 77%, respectivamente. Apenas uma mulher teve IUE grave no pós-operatório, que exigiu outra cirurgia. Três das oito mulheres com urgência urinária preexistente relataram melhora no pós-operatório. Duas pacientes relataram urgência urinária *de novo* e incontinência de urgência. Três de 10 mulheres desenvolveram hiperatividade do detrusor *de novo*, que respondeu a medicação anticolinérgica. A longo prazo foi observada dificuldade de micção em apenas uma paciente, que realizou cateterismo intermitente limpo por 3 meses. Nenhuma paciente desenvolveu incontinência urinária recorrente. Três mulheres (23%) desenvolveram prolapso sintomático no pós-operatório. Essas pacientes estavam no estágio II na escala do Pelvic Organ Prolapse Quantification System (POP-Q) envolvendo o compartimento vaginal posterior e foram submetidas a reparo posterior dentro de 22 meses da colpossuspensão. Embora se trate de uma série pequena, ela levanta a questão que, mesmo considerando a maior morbidade associada à colpossuspensão neste contexto, ela é ainda uma opção terapêutica potencial nessas pacientes.

Uma recente metanálise de Cochrane concentrou-se na evidência para o tratamento de IUE recorrente após falha de cirurgia minimamente invasiva com fita suburetral sintética em mulheres (Bakali et al., 2013). Doze estudos foram identificados, mas todos foram excluídos por não preencherem os critérios de elegibilidade. Seis eram ECR, mas não eram elegíveis porque a cirurgia para incontinência anterior não tinha sido com fita suburetral. Um subconjunto de ECR poderia ter sido elegível para inclusão porque uma das mulheres teve cirurgia repetida, mas os autores não foram capazes de obter os dados de acordo com a cirurgia primária para esta coorte a partir dos autores do estudo original. A questão de como melhor tratar a incontinência urinária de esforço recorrente após um procedimento de fita dependerá do fator principal, se é a deficiência intrínseca do esfíncter ou problemas com o reposicionamento da uretra, e o papel da colpossuspensão neste contexto ainda permanece em aberto com base nessa revisão da literatura, porque não há conclusão disponível baseada em evidências claras.

Por outro lado, Shao et al.(2011) relataram *sling* retropúbico, TVT, para IUE recorrente após falha da colpossuspensão Burch. Nesta pequena série de 24 mulheres submetidas ao TVT para incontinência urinária de esforço recorrente após falha de colpossuspensão de Burch, o acompanhamento médio foi de 57 meses (intervalo de 12 a 96 meses). A mobilidade uretral no pré e pós-operatório e o estudo urodinâmico foram avaliados. Observou-se que, no pré-operatório, todas as mulheres tinham deficiência intrínseca do esfíncter, e 14 tinham hipermobilidade uretral. No pós-operatório, 15 pacientes estavam completamente secas, e duas apresentaram perdas inferiores a 5 g/h. A taxa de sucesso global foi de 70,8%, e houve aumento pós-operatório significativo da PMFU e diminuição das taxas médias de fluxo e hipermobilidade. Os autores concluíram que a IUE recorrente após uma colpossuspensão de Burch pode ser tratada com sucesso com o TVT. Isso, no entanto, precisa ser considerado com cautela, porque no contexto da deficiência intrínseca do esfíncter, muitos autores na prática contemporânea expressariam preocupação sobre a colocação de tal *sling* em qualquer grau de tensão sobre a uretra para corrigir a deficiência intrínseca do esfíncter, por causa das potenciais complicações em longo prazo com exposição do *sling*. Nesse contexto, o uso potencial do *sling* autólogo deve ser cuidadosamente considerado.

Tal como acontece com qualquer grande procedimento cirúrgico abdominal ou pélvico, as complicações intraoperatórias e perioperatórias que podem ocorrer após a suspensão retropúbica incluem hemorragia, lesão de órgãos genitourinários (bexiga, uretra, ureter), atelectasia e infecção pulmonar, infecção ou deiscência de feridas, formação de abscessos e trombose venosa ou embolia. Outras complicações mais específicas para procedimentos de suspensão retropúbica incluem dificuldade miccional pós-operatória, hiperatividade do detrusor e prolapso vaginal. Essas e outras complicações relatadas são discutidas em mais detalhes em outra seção neste capítulo.

> **PONTOS-CHAVE: RECOMENDAÇÕES DO INTERNATIONAL CONSULTATION ON INCONTINENCE COMMITTEE (SMITH ET AL., 2009)**
>
> - A colpossuspensão retropúbica aberta pode ser recomendada como um tratamento eficaz para a IUE primária, que tem resultados de longa duração (recomendação de grau A).
> - Embora a colpossuspensão aberta tenha sido em grande medida substituída pelas fitas médio-uretrais menos invasivas, ela ainda pode ser considerada para as mulheres para as quais um procedimento abdominal aberto é exigido simultaneamente à cirurgia para IUE (recomendação de grau D).

REPARO PARAVAGINAL

Técnica

O reparo paravaginal tem suas origens com White (1912, 1997), que descreveu a importância da "linha branca" da pelve (arco tendíneo) como uma estrutura de suporte integral da uretra proximal e assoalho vesical à parede pélvica e o desenvolvimento de fissuras fasciais paravaginais predisponentes para a formação de cistocele. Ele procedeu o reparo paravaginal por via vaginal, mas imaginou que seria mais fácil se realizasse a abordagem abdominal (White, 1912, 1997). Mais tarde, em sua descrição original, Burch fixou a parede vaginal ao arco tendíneo em sete pacientes e percebeu que essa fixação podia não ser segura, levando-o a usar o ligamento de Cooper como um local de ligação (Burch, 1961). Na década de 1970, Richardson et al.(1976) reintroduziram o conceito de cistouretrocele de defeito lateral como um fator causal na gênese da IUE e popularizou o reparo paravaginal como uma técnica de tratamento.

A paciente é colocada em uma posição de litotomia baixa como para o procedimento de MMK e colpossuspensão de Burch. Se houver aderências retropúbicas resultantes de cirurgia anterior, elas são incisadas de forma cortante; a dissecção é facilitada quando o cirurgião coloca dois dedos da mão não operante na vagina. A bexiga e a uretra não são separadas da vagina. Richardson et al.(1981) descreveram uma extensa religação do sulco vaginal lateral com a sua fáscia sobrejacente ao arco tendíneo da fáscia pélvica, a partir da parte de trás da borda inferior da sínfise púbica até a espinha isquiática, usando seis a oito suturas colocadas em intervalos de 1 cm. A parede vaginal na região do colo vesical é identificada, e suturas interrompidas são colocadas em intervalos de aproximadamente 1 cm através da fáscia paravaginal e parede vaginal (excluindo a mucosa vaginal) começando na junção uretrovesical. As suturas são então passadas através da fáscia obturadora e músculo subjacente, no nível do arco tendíneo (Fig. 82-5). Se o arco não é visível, o forame obturador pode ser usado como um ponto de referência. Ele é situado a 1,5 a 2 cm acima da linha branca.

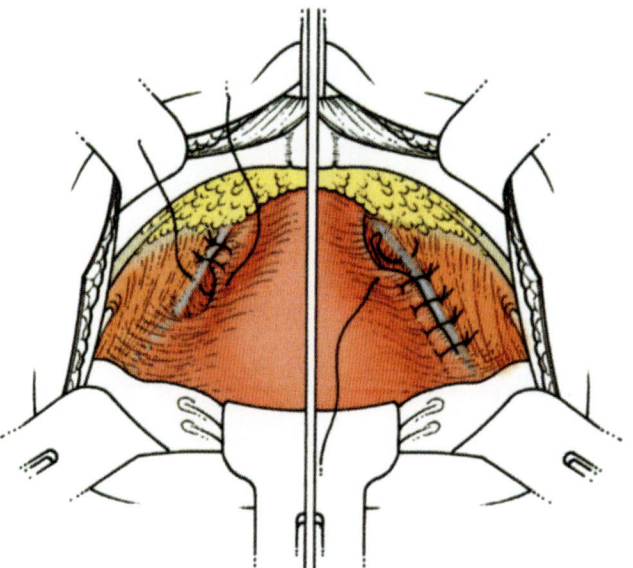

Figura 82-5. Procedimento de reparo paravaginal.

O objetivo a ser alcançado é o restabelecimento do eixo uretral em posição anatômica, facilmente permitindo a largura de três dedos entre a sínfise púbica e a uretra proximal, mas proporcionando uma fixação segura e evitando a descida rotacional. Consequentemente, tem sido relatado que as dificuldades miccionais pós-operatórias são incomuns (Richardson et al., 1981).

Resultados

Poucos relatos sobre a aplicação dessa técnica foram publicados. Com acompanhamento variável, taxas de cura superiores a 90% foram relatadas para o reparo paravaginal (Richardson et al., 1981; Shull e Baden, 1989). Há apenas uma única comparação randomizada entre colpossuspensão e reparo paravaginal, incluindo 36 pacientes que foram alocadas aleatoriamente para colpossuspensão ou reparo paravaginal com material de sutura não absorvível. Aos 6 meses de acompanhamento, houve taxa de cura objetiva de 100% para as submetidas à colpossuspensão e 72% para as submetidas ao reparo paravaginal (Colombo et al., 1996a).

Pequenas séries relataram a abordagem vaginal para reparos paravaginais (Scotti et al., 1998; Mallipeddi et al., 2001). Em particular, Mallipeddi et al. acompanharam 45 pacientes (21 com IUE) após essa abordagem por um período médio de 1,6 anos, e 57% tinham incontinência urinária de esforço persistente; a conclusão dos pesquisadores foi de que esta técnica teve aplicabilidade limitada para IUE. **Pode-se concluir que há evidências de nível 1 ou 2 de que o reparo paravaginal abdominal é menos eficaz do que a colpossuspensão. Há dados limitados (nível 3 ou 4) sobre reparos paravaginais laparoscópicos e vaginais, mas a interpretação desses dados é dificultada pelos pequenos números de pacientes, o curto acompanhamento e uma combinação deste procedimento com outros tipos de procedimentos para incontinência** (Smith et al., 2005).

Há evidências limitadas de que o reparo abdominal do defeito paravaginal é menos eficaz do que a colpossuspensão aberta (evidência de nível 2) (Smith et al., 2009).

SUSPENSÃO VAGINO-OBTURATÓRIA

Técnica

Turner-Warwick (1986; Turner-Warwick e Chapple, 2002) relatou a sua variante do reparo paravaginal, que chamou de *reparo de suspensão vagino-obturatória*. A sua premissa é de que não deve haver restrições à função intrínseca do esfíncter da uretra por fixação ou fibrose parauretral, e não deve haver compressão uretral (Turner-Warwick e Kirby, 1993).

Da mesma forma de outros procedimentos de suspensão retropúbica (Fig. 82-6), a parede anterior do segmento inferior da parede da bexiga é exposta e a posição do colo da bexiga é identificada por tração suave sobre um cateter balão na uretra. O cirurgião, com o dedo indicador na vagina, eleva a sua parede anterior e a fáscia endopélvica sobrejacente em ambos os lados da uretra. O deslocamento lateral do cateter balão com o dedo na vagina facilita a identificação da margem inferolateral da bexiga, lateral ao colo vesical, e a sua separação a partir da fáscia endopélvica parauretral é alcançada por dissecção romba simples com gaze montada ou retração com as pontas de uma tesoura. Isso, naturalmente, expõe a superfície do músculo obturador e, no sulco abaixo deste, a origem do arco tendíneo do músculo levantador profundamente, o local de colocação do ponto no reparo paravaginal (que está bem abaixo do ponto de ancoragem vaginal no procedimento de SVO). Os nervos obturadores localizam-se superolateralmente; seus canais correm no alto do sulco sob o ramo púbico superior de modo que, quando identificados, pode-se evitar a sua lesão. A espessura total da vagina e a sua camada sobrejacente de fáscia endopélvica são elevadas pelo cirurgião com o dedo colocado na vagina e são fixadas ao músculo obturador interno e ancoradas à maior parte dessas suturas absorvíveis número 0 ou 1 em agulhas semicirculares robustas de 35 a 40 mm. Uma leve flexão da ponta do dedo apresentando a parede vaginal facilita a inclusão da espessura total na sutura através dela, evitando a inclusão de luva cirúrgica. São inseridas três ou quatro suturas sucessivas. Para segurança da sutura, essas são melhor atadas de forma contínua, na direção distal para proximal, à medida que são inseridas, em vez de separá-las individualmente. Cada parte da sutura atada facilita a inserção da seguinte (ao contrário do procedimento de Burch, em que as suturas não são atadas até que tenham sido todas inseridas). Semelhante suspensão da vagina e sua fáscia endopélvica sobrejacente é realizada no lado oposto. Pode-se empregar alguma elevação adicional da ancoragem lateral do SVO pela inclusão do ligamento iliopectíneo em parte da sutura, aproximando a vagina ao músculo obturador (como no procedimento de Burch), para reforçar o reparo (Shull e Baden, 1989). Esta modificação é um procedimento que apoiamos e representa um híbrido com o procedimento de Burch, facilitando a reaproximação da fáscia pubocervical ao arco tendíneo da fáscia pélvica, a aposição de tecido à parede pélvica lateral e a elevação não obstrutiva da junção da uretra e junção uretrovesical. Além disso, a obliteração da escavação retouterina (culdoplastia) pode ser necessária para evitar enterocele (Shull e Baden, 1989; Turner-Warwick e Kirby, 1993).

Resultados

Existem poucos dados disponíveis para o reparo SVO, com taxas de cura relatadas de 60% a 86%, dependendo se o procedimento foi realizado primária ou secundariamente (Turner-Warwick, 1986; German et al., 1994). German et al. (1994) relataram que o procedimento SVO é menos provável de ser bem-sucedido em pacientes que se submeteram a cirurgia anterior.

Em última análise, como com todas as cirurgias reconstrutivas, o cirurgião deve selecionar o procedimento correto para cada paciente individualmente. Embora o SVO, que é uma síntese dos princípios do reparo paravaginal e da colpossuspensão Burch, atraia interesse, outros resultados clínicos são necessários antes de se fazer conclusões definitivas.

> **PONTO-CHAVE: RECOMENDAÇÃO DO INTERNATIONAL CONSULTATION ON INCONTINENCE COMMITTEE (SMITH ET AL., 2009)**
>
> - O reparo de defeito paravaginal não é recomendado para o tratamento da IUE isoladamente (recomendação de grau A).

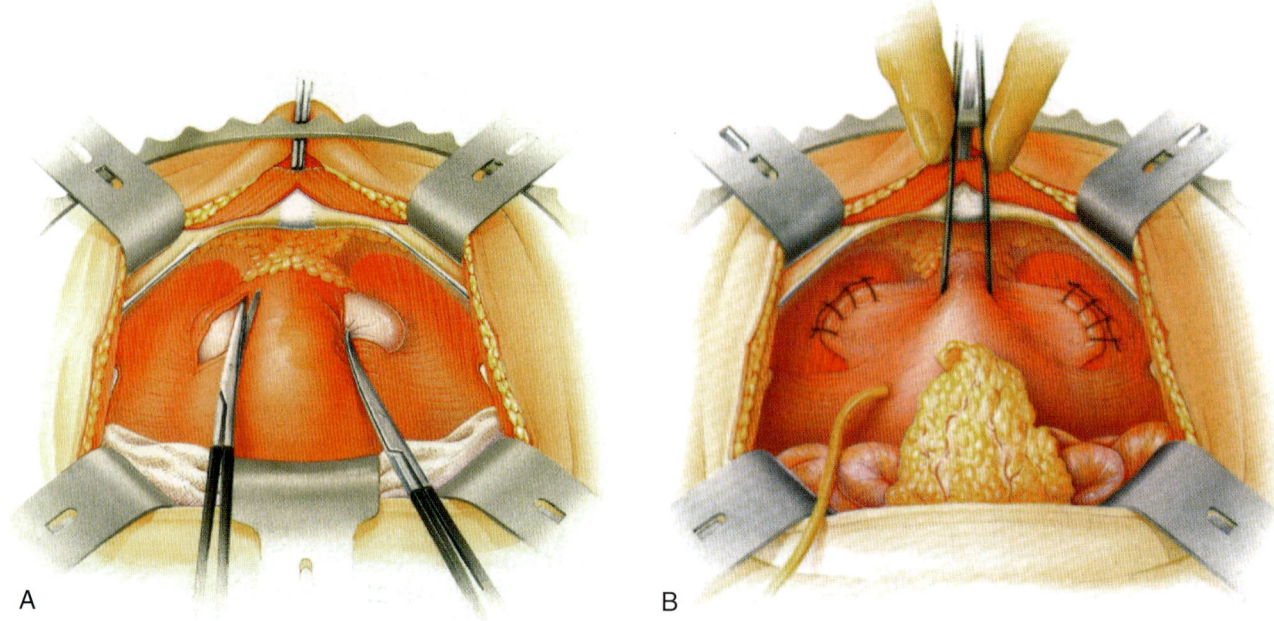

Figura 82-6. A, Mobilização dos tecidos. Os tecidos devem ser mobilizados por dissecção romba com gaze montada ou com a ponta da tesoura; apenas ocasionalmente a dissecção cortante é necessária, sendo que a dissecção deve começar bem lateralmente junto ao osso púbico. **B,** Conclusão do procedimento de suspensão vagino-obturatória. (De Turner-Warwick R, Chapple CR. Functional reconstruction of the urinary tract and gynaeco-urology: an exposition of functional principles and surgical procedures. Oxford [UK]: Blackwell Science; 2002.)

SUSPENSÃO RETROPÚBICA LAPAROSCÓPICA

Técnicas laparoscópicas para a suspensão retropúbica foram introduzidas por Vancaillie e Schuessler em 1991. Eles realizaram uretropexia de MMK por laparoscopia, e desde então as técnicas laparoscópicas têm sido aplicadas tanto para o procedimento de Burch quanto para o reparo paravaginal. Modificações subsequentes das técnicas de sutura de suspensão foram introduzidas, incluindo a utilização de tela (Ou et al., 1993), grampeadores (Lyons, 1994), e selante de fibrina (Kiilholma et al., 1995), mas todos aderem aos mesmos princípios de suas contrapartes abertas. As vantagens propostas da abordagem laparoscópica incluem a melhor visualização intraoperatória, menos dor pós-operatória, menor tempo de internação e de recuperação (Liu, 1993). As desvantagens incluem maior dificuldade técnica, com consequente maior tempo cirúrgico e custos operacionais mais elevados (Paraiso et al., 1999).

O procedimento pode ser realizado extraperitoneal ou transperitonealmente, e cada abordagem tem seus defensores. Embora a técnica extraperitoneal possa ser associada a tempos cirúrgicos mais curtos, dissecção mais fácil e menos lesões da bexiga (Frankel e Kantipong, 1993; Raboy et al., 1995), a abordagem transperitoneal proporciona um campo cirúrgico maior e a capacidade de realizar procedimentos intraperitoneais concomitantes e correção do prolapso apical (Paraiso et al., 1999). As especificidades dos diferentes procedimentos estão além do escopo deste capítulo.

Os resultados em curto e médio prazos com as suspensões retropúbicas laparoscópicas estão disponíveis. Em sua revisão de 13 estudos de suspensões retropúbicas laparoscópicas, Paraiso et al.(1999) encontraram taxas de cura na faixa de 69% a 100%, com acompanhamento de 1 a 36 meses. Isso é comparável aos resultados de procedimentos abertos, como já assinalado. Tanto as potenciais comparações retrospectivas (Polascik et al., 1995) quanto randomizadas (Summitt et al., 2000) entre as técnicas abertas e laparoscópicas têm demonstrado sucesso semelhante em curto prazo. No entanto, com acompanhamento mais longo, as suspensões retropúbicas laparoscópicas parecem falhar mais frequentemente. O grupo de McDougall (1999) observaram retrospectivamente somente 30% de cura da IUE e 50% de cura ou melhora após um procedimento laparoscópico de Burch em 45 meses de acompanhamento, e isso não foi diferente dos resultados do procedimento de Raz.

Cinco ensaios incluídos em uma revisão da Cochrane compararam colpossuspensão laparoscópica com a aberta (Burton, 1997; Su et al., 1997; Burton, 1999; Carey et al., 2000; Summitt et al., 2000; Fatthy et al., 2001; Moehrer et al., 2002). Todos tiveram diferentes duração de acompanhamento: 6 meses (Carey et al., 2000); 1 ano (Su et al., 1997; Summitt et al., 2000); 6 a 18 meses (Fatthy et al., 2001); e 6 meses, 1 ano, 3 anos e 5 anos (Burton, 1997, 1999). Os resultados de 6 meses a 18 meses, estavam, por conseguinte, disponíveis para todos os estudos. Dados de longo prazo estão disponíveis atualmente apenas para o estudo de Burton. A capacidade de sintetizar os dados também foi limitada pela variabilidade de testes e definições utilizadas para medir os resultados subjetivos e objetivos por meio ndos estudos (Moehrer et al., 2003). Moehrer et al., em sua metanálise, observaram que um total de 233 mulheres receberam laparoscopia e 254 mulheres, a colpossuspensão aberta, e os IC são geralmente amplos como consequência. Quatro estudos comparando laparoscopia com colpossuspensão aberta não foram de boa qualidade (Burton, 1997, 1999; Carey et al., 2000; Summitt et al., 2000; Fatthy et al., 2001). O estudo de Burton teve fatores potenciais de confusão no uso de suturas absorvíveis e o cirurgião ter realizado quantidade relativamente pequena de colpossuspensões laparoscópicas (< 20) antes de começar o estudo. Esses fatores podem ter influenciado os seus resultados, principalmente porque se acredita haver uma curva de aprendizado relativamente íngreme associada a colpossuspensões laparoscópicas. O quinto estudo teve problemas metodológicos com problemas na randomização e fatores de confusão como realização de cirurgia adicional em algumas pacientes, e o uso de um número diferente de pontos para colpossuspensão laparoscópica (uma sutura) e aberta (três suturas) (Su et al., 1997). O número de suturas utilizadas parece ter uma influência significativa na taxa de cura, com mais suturas resultando em uma taxa de sucesso significativamente maior. Persson e Wolner-Hanssen (2000) compararam números diferentes de suturas paravaginais e encontraram taxa de cura objetiva significativamente maior de 1 ano (seco no teste do absorvente ultracurto) para as mulheres randomizadas para duas suturas em comparação com uma sutura, com taxa de cura de 83% para duas suturas e 58%

para uma sutura. Apenas um estudo atualmente tem dados com mais de 18 meses de acompanhamento (Burton, 1997, 1999). Este sugeriu resultados em longo prazo mais desfavoráveis após a cirurgia laparoscópica. Estes achados devem ser interpretados com cautela, no entanto, já que há preocupações de que o desempenho laparoscópico do cirurgião pode ter sido aquém do ideal, porque ele tinha realizado poucas colpossuspensões laparoscópicas quando o estudo começou. Os dados de outros estudos maiores com vários cirurgiões são agora necessários para avaliar se este é um efeito real. Todos os outros estudos apresentaram dados até o máximo de 18 meses. Eles mostram algumas inconsistências. O resultado avaliado pelas mulheres participantes (sem dúvida, o resultado mais importante) pareceu igualmente bom nos dois grupos. Testes urodinâmicos foram utilizados para avaliar a cura objetiva em todos os cinco estudos. No geral, houve taxa de sucesso significativamente maior após colpossuspensão aberta (RR 0,89, IC 95% 0,82 a 0,98), equivalente a uma diferença absoluta de risco adicional de 9% de falha após cirurgia laparoscópica. Não foram observadas diferenças significativas entre os dois grupos quanto a urgência pós-operatória, disfunção miccional ou hiperatividade do detrusor de novo. Observou-se tendência a uma maior taxa de complicações, menos dor pós-operatória, menor tempo de internação e retorno mais rápido à função normal para a colpossuspensão laparoscópica. O tempo cirúrgico tende a ser mais longo, a perda de sangue intraoperatória, menor, e a duração da sondagem, mais curta para colpossuspensão laparoscópica em comparação com a aberta (Moehrer et al., 2003).

Em uma revisão de colpossuspensão laparoscópica, Paraiso et al. (1999) observaram complicações maiores intraoperatórias e de curto prazo em até 25% dos casos, com lesão da bexiga sendo a complicação mais comum e em declínio com a experiência; lesão ureteral também foi relatada (Aslam e Woo, 1997). O uso de tela, tachas ou grampos pode ser complicado pela erosão de corpo estranho (Arunkalaivanan e Smith, 2002; Kenton et al., 2002), e um estudo randomizado (Ankardal et al., 2004) mostrou que o uso de suturas foi superior ao de tela laparoscópica e ao uso de grampos.

Uma revisão da Cochrane anterior (Moehrer et al., 2002) foi baseada em pequenos estudos, somando 487 mulheres entre elas, praticamente apenas com dados de acompanhamento de médio prazo (18 meses) e evidência limitada de outros pequenos estudos, e concluiu que a colpossuspensão laparoscópica proporcionava uma recuperação mais rápida, porém podia ter maior taxa de complicação, ser mais cara, e, eventualmente, ser menos eficaz em longo prazo do que a colpossuspensão aberta. Esse estudo destacou a necessidade de mais ensaios clínicos bem desenhados.

Carey et al.(2006) relataram estudo randomizado que recrutou 200 mulheres durante 1997 e 1998, com 2 anos de acompanhamento disponível para 83% das participantes e dados subjetivos de longo prazo de uma proporção similar. A medida primária do resultado foi a cura objetiva (ausência de incontinência de esforço urodinâmica) em 6 meses, desenhada para detectar diferença de 20% entre os dois braços. As medidas secundárias incluíram a satisfação da paciente, qualidade de vida e bem-estar geral, e as complicações. No mesmo ano, Kitchener et al.(2006) relataram os resultados do estudo COLPO, que recrutou 291 mulheres em 1999 e 2001, com uma taxa de acompanhamento de 2 anos de mais de 80%. Os resultados primários foram cura objetiva (teste do absorvente seco) e subjetiva (sintoma relatado) em 24 meses. Os resultados secundários incluíram o tempo de recuperação, complicações, e uma análise formal de custo-benefício. O estudo foi desenhado para mostrar a não inferioridade da colpossuspensão laparoscópica em relação à colpossuspensão aberta, assumindo uma taxa de cura de 80% para o procedimento aberto. Ambos os estudos foram bem concebidos, bem conduzidos e claramente relatados.

Carey et al. não encontraram diferenças na taxa de cura urodinâmica, incidência de hiperatividade do detrusor ou satisfação da paciente aos 6 meses, com taxa de cura global objetiva de 75%. Hiperatividade do detrusor ocorreu em 12% das mulheres, e 66% das mulheres estavam urodinamicamente normais. Se os dados brutos forem convertidos em pontuações percentuais, houve 89% de satisfação com os resultados do tratamento e 88% de satisfação com o atendimento recebido. A satisfação geral foi de 87%. Aos 24 meses após a cirurgia, não houve diferenças significativas entre os dois grupos de tratamento com respeito ao relato de incontinência urinária, urgência, incontinência de urgência, ou pontuação de satisfação de 80 ou superior. Em ambos os grupos de tratamento, 24 meses após a cirurgia, 66% das mulheres não relataram incontinência urinária de esforço, 38% relataram nenhuma urgência, 47% não relataram incontinência de urgência e 64% relataram pontuação de satisfação de 80 ou superior. Embora as informações do seguimento estivessem disponíveis para apenas cerca de 80% de todos os sujeitos aos 24 meses, uma análise de sensibilidade foi realizada assumindo que todas as mulheres que não completaram 24 meses de acompanhamento tinham incontinência urinária de esforço, seja ocasional ou frequente. Com esses pressupostos, as taxas de cura diminuíram para 61% para colpossuspensão aberta e 50% para colpossuspensão laparoscópica. Não houve diferença significativa entre os dois grupos de tratamento, mesmo quando ajustado para a experiência do cirurgião ($P = 0,08$). A população do estudo foi contactada por telefone para a continuação do acompanhamento em média de 3,7 anos (variação de 3 a 5 anos) após a cirurgia. Este seguimento foi realizado em um único momento. Um total de 162 mulheres foram contactadas, 88 das quais tinham se submetido a colpossuspensão aberta e 76, a colpossuspensão laparoscópica. Não houve diferenças significativas entre os dois grupos de tratamento em 3 a 5 anos após a cirurgia, e os resultados foram semelhantes aos dados de 24 meses. O tempo cirúrgico médio foi de aproximadamente o dobro do tempo para colpossuspensão laparoscópica, mas as estimativas dos cirurgiões para hemorragia e as estimativas das pacientes para dor no pós-operatório imediato em repouso foram significativamente menores após o procedimento laparoscópico, com retorno às atividades normais, em média, 5 dias antes ($P = 0,01$).

Kitchener et al. também não encontraram diferença na taxa de cura objetiva (79% para laparoscópica vs. 70% para aberta) ou taxa de cura subjetiva (55% vs. 54%) entre os braços do estudo, mais uma vez mostrando a incompatibilidade agora bem reconhecida entre os resultados objetivos e subjetivos. A análise de intenção de tratamento não indicou diferença significativa nas taxas de cura entre cirurgia aberta e laparoscópica. O poder amostral foi aquém do ideal em virtude do seu tamanho, mas as análises demonstraram claramente que a colpossuspensão laparoscópica não é inferior à colpossuspensão aberta. A taxa de complicações foi baixa em ambos os braços, com mais lesões intestinais e da bexiga no braço laparoscópico e mais infecções de feridas no braço aberto. Os dois braços apresentaram melhoras comparáveis na pontuação genérica de qualidade de vida. Outros pontos notáveis incluíram a seleção cuidadosa de cirurgiões que tinham experiência tanto com cirurgia aberta quanto laparoscópica, e é interessante observar que os achados estavam em contraste com o estudo de Carey e contrários às crenças anteriores de que a cirurgia laparoscópica estaria associada a tempos cirúrgicos mais longos, menos dor pós-operatória e menor permanência hospitalar. Para a internação, houve apenas uma pequena vantagem para a cirurgia laparoscópica, com estadia média de 5 dias em comparação com 6 dias para a cirurgia aberta. Os tempos cirúrgicos foram bastante semelhantes para a conclusão da cirurgia – tempos médios de 65 e 51 minutos para a cirurgia laparoscópica e aberta, respectivamente. A dor pós-operatória foi significativamente menor no grupo de cirurgia laparoscópica. Não houve diferenças no tempo de retorno ao trabalho identificado neste estudo. As complicações da cirurgia foram, em geral, baixas, com taxa mais elevada de lesão da bexiga para o procedimento laparoscópico e taxa de infecção de ferida superior para a cirurgia aberta, como seria de esperar. O impacto dessas diferenças foi verificado em análise de custo-benefício que acompanha este estudo e que sugeriu melhor qualidade de vida, ajustada ao tempo de seguimento, no braço laparoscópico aos 6 e 24 meses, afirmando que a cirurgia laparoscópica pode conferir um benefício adicional de bem-estar (Manca et al., 2006). No entanto, os custos adicionais da cirurgia laparoscópica foram recuperados somente após 24 meses de acompanhamento, destacando, assim, a necessidade de abordar resultados em longo prazo em qualquer estudo cirúrgico.

A última publicação importante neste assunto foi uma metanálise de todos os estudos comparativos publicados de 1995-2006 sobre colpossuspensão laparoscópica versus aberta (Tan et al., 2007). Os parâmetros avaliados foram os resultados cirúrgicos e a cura subjetiva e objetiva. Um modelo de efeito aleatório foi utilizado e a análise de sensibilidade foi realizada para minimizar o viés na seleção das pacientes. Dezesseis estudos atenderam aos critérios de seleção, com dados sobre 1.807 pacientes, das quais 861 (47,6%) foram submetidas a laparoscopia e 946 (52,4%) submetidas a colpossuspensão aberta.

O tempo de permanência hospitalar e o retorno à vida normal foram significativamente reduzidos após a cirurgia laparoscópica. Esses achados permaneceram consistentes na análise de sensibilidade. Lesões da bexiga ocorreram com maior frequência no grupo laparoscópico, mas com significância estatística limítrofe. Taxas comparáveis de lesão na bexiga foram encontradas quando os estudos foram pareados por qualidade, ano e ensaios clínicos randomizados. As taxas de cura foram semelhantes entre os dois procedimentos aos 2 anos de acompanhamento.

A **evidência atual sugere que em mãos experientes não há diferença na segurança e eficácia geral entre colpossuspensão laparoscópica e aberta.** Outra preocupação é o quanto é possível generalizar os dados sobre colpossuspensão laparoscópica, porque a maioria dos estudos relatados é de laparoscopistas *experts* ou cirurgiões que trabalham em unidades especializadas. A base de evidência tanto para colpossuspensão laparoscópica quanto aberta é limitada pelo seguimento relativamente de curto prazo; são necessários dados consistentes com mais de 5 anos. A tendência a pequeno número amostral e metodologia frágil limita a interpretação da maioria dos estudos, com a exceção dos relatados por Carey et al.(2006) e Kitchener et al.(2006). A colpossuspensão laparoscópica apresenta resultado subjetivo comparável, mas pior resultado objetivo que a colpossuspensão aberta e o TVT, em curto e médio prazos, resultados em longo prazo são desconhecidos (evidência de nível 2). A colpossuspensão laparoscópica pode não oferecer bom valor econômico quando comparada com as colpossuspensões abertas no curto prazo (ou seja, primeiros 6 meses após a cirurgia), mas poderia ser uma alternativa de baixo custo ao longo de 24 meses (evidência de nível 1); outras comparações, no entanto, sugerem que os procedimentos de *sling* médio-uretral minimamente invasivos podem ser superiores em termos econômicos de saúde.

Em artigo de revisão sobre o tratamento cirúrgico de IUE feminina, questiona-se que o procedimento ideal é destinado (Cox et al., 2013). Os procedimentos padrão-ouro tradicionais de colpossuspensão retropúbica de Burch e *sling* pubovaginal são ambos considerados opções de tratamento aprovados para pacientes apropriados. Os ECR, como observado neste trabalho, demonstraram que *slings* médio-uretrais sintéticos são também altamente eficazes. Cox et al.(2013) concluíram que *slings* retropúbicos médio-uretrais estão associados a taxas de sucesso ligeiramente mais elevadas do que *slings* transobturadores, mas ao custo de mais complicações pós-operatórias. Certamente os *slings* pubovaginais são uma opção eficaz para mulheres com IUE nas quais outros procedimentos falharam e, em especial, se houver complicações da tela que requeiram cirurgia uretral concomitante. Os autores concluíram que tanto os *slings* retropúbicos quanto transobturadores médio-uretrais são eficazes para pacientes com incontinência urinária mista, mas a taxa de cura total é menor do que para pacientes com incontinência de esforço pura. Eles concluíram, pela sua revisão da literatura, que o novo padrão-ouro do tratamento cirúrgico de primeira linha para mulheres com IUE é um *sling* médio-uretral sintético inserido através de uma abordagem retropúbica ou transobturatória. Um outro estudo avaliou a comparação de custos com a colpossuspensão laparoscópica de Burch, *sling* laparoscópico com duas equipes em campo e o *sling* transobturatório para o tratamento de IUE (Lo et al., 2013). Esse estudo observacional retrospectivo de procedimentos cirúrgicos minimamente invasivos isolados chegou à conclusão que um procedimento de *sling* transobturatório tem menores despesas médicas diretas que a colpossuspensão laparoscópica de Burch ou cirurgia laparoscópica de *sling* de duas equipes. Isso não é surpreendente, tendo em conta as intervenções necessárias. Claramente, este foi um dos principais motivos que desestimulou o avanço da colpossuspensão laparoscópica na prática clínica, apesar da disponibilidade de melhores técnicas laparoscópicas.

Barr et al. (2009) observaram o resultado em longo prazo da colpossuspensão laparoscópica em relato de coorte de 10 anos. Uma série consecutiva de 139 pacientes que foram submetidas a colpossuspensão laparoscópica foi analisada e comparada com 52 mulheres que tinham se submetido a colpossuspensão aberta na mesma unidade. Os indivíduos foram contactados por telefone após, no mínimo, 10 anos da cirurgia. No total, 96 pacientes no grupo laparoscópico e 31 no grupo de colpossuspensão aberta estavam disponíveis para seguimento. Os autores chegaram à conclusão de que a colpossuspensão laparoscópica pareceu ser tão eficaz quanto a colpossuspensão aberta no acompanhamento de longo prazo quando empregada como tratamento para incontinência urinária de esforço e pode ser considerada como uma abordagem cirúrgica alternativa.

> **PONTOS-CHAVE: RECOMENDAÇÕES DO INTERNATIONAL CONSULTATION ON INCONTINENCE COMMITTEE (SMITH ET AL., 2009)**
>
> - A colpossuspensão laparoscópica não é recomendada para o tratamento cirúrgico rotineiro da IUE em mulheres (recomendação de grau A).
> - A colpossuspensão laparoscópica pode ser considerada para o tratamento da IUE em mulheres que também requerem cirurgia laparoscópica simultânea por outras razões (recomendação de grau D).
> - A colpossuspensão laparoscópica deve ser realizada apenas por cirurgiões com formação específica, experiência adequada em cirurgia laparoscópica e na avaliação e manejo da incontinência urinária em mulheres (recomendação de grau D).

COMPLICAÇÕES DE REPAROS RETROPÚBICOS

Tal como acontece com qualquer grande procedimento cirúrgico abdominal ou pélvico, complicações intra e perioperatórias que podem ocorrer após uma suspensão retropúbica incluem hemorragia, lesão de órgãos geniturinários (bexiga, uretra, ureter), atelectasia e infecção pulmonar, infecção ou deiscência da ferida operatória, formação de abscessos e trombose venosa ou embolia. Outras complicações comuns mais específicas para procedimentos de suspensão retropúbica incluem dificuldade miccional pós-operatória, hiperatividade do detrusor e prolapso vaginal. Potencialmente, a sobrecorreção do ângulo uretrovesical pode ser um importante fator para o desenvolvimento, em longo prazo, de urgência *de novo*, disfunção miccional e formação de enterocele.

No entanto, a incidência relatada desses problemas é relativamente baixa. Em sua metanálise, Leach et al.(1997) observaram taxa de transfusão de 3% a 8% para suspensões retropúbicas e nenhuma diferença significativa nas taxas de complicações médicas e cirúrgicas gerais entre suspensões retropúbicas, suspensões com agulha, colporrafia anterior e *slings* pubovaginais. Mainprize e Drutz (1988), em sua revisão da literatura sobre o procedimento de MMK (2.712 pacientes), observaram taxa de complicação global de 21%, sendo a maioria complicações da ferida e infecções urinárias (5,5% e 3,9%, respectivamente). Lesão cirúrgica direta ao trato urinário ocorreu em apenas 1,6%, e fístulas do trato geniturinário ocorreram em 0,3%. Obstrução ureteral foi raramente relatada após a colpossuspensão de Burch, e geralmente resulta de dobras ureterais após a elevação da vagina e base da bexiga, embora possa ocorrer ligadura direta do ureter (Applegate et al., 1987). Se for identificada no intraoperatório, é melhor tratada por remoção da ligadura prejudicial e a colocação temporária de um cateter ureteral. A chamada síndrome pós-colpossuspensão, que foi descrita como dor em uma ou ambas regiões crurais, no local da suspensão, foi observada em até 12% das pacientes após o procedimento de Burch (Galloway et al., 1987). Mais recentemente, Demirci et al.(2001) relataram a ocorrência de dor na região inguinal ou suprapúbica em 15 das 220 mulheres (6,8%), após colpossuspensão de Burch com acompanhamento de 4,5 anos.

Dificuldade Miccional Pós-operatória

A dificuldade miccional pós-operatória em qualquer tipo de suspensão retropúbica não é incomum, e, sem dúvida, a sua ocorrência é mais provável se houver disfunção do detrusor preexistente ou desnervação resultante de extensa dissecção perivesical. Na maioria dos casos, no entanto, é o resultado de correção excessiva do eixo uretral a partir de suturas colocadas de forma inadequada ou excessivamente apertadas. Se as suturas são colocadas muito medialmente, elas também podem transpassar a uretra ou distorcê-la. No pré-operatório, o risco para a paciente pode ser identificado pela sua história de disfunção miccional anterior ou episódios de retenção urinária. Essas mulheres devem ser cuidadosamente orientadas no pré-operatório sobre o potencial de dificuldade miccional pós-operatório e a eventual necessidade de autocateterismo intermitente. A incontinência deve ser de magnitude suficiente para que a sua correção compense o risco da necessidade de autocateterismo.

Mulheres com problemas miccionais pós cistouretropexia, que têm obstrução, geralmente não apresentam as características urodinâmicas clássicas de obstrução. No entanto, a história de sintomas miccionais pós-operatórios, início recente de sintomas de armazenamento e achados de uretra fixa e angulada retropubicamente normalmente indicam que há obstrução (Carr e Webster, 1997). Em tais casos, a revisão da suspensão retropúbica, liberando a uretra para uma posição mais anatômica, resolve os sintomas miccionais em até 90% das pacientes (Webster e Kreder, 1990; Nitti e Raz, 1994; Carr e Webster, 1997).

Na sua metanálise, Leach et al. (1997) observaram que o risco de retenção urinária temporária de duração superior a 4 semanas no pós-operatório é de 5% para todas as suspensões retropúbicas, e o risco para a retenção permanente é estimado como inferior a 5%. Esses riscos não são significativamente diferentes daqueles para suspensões com agulha ou *slings* pubovaginais. A revisão da literatura de Mainprize e Drutz (1988) mostrou incidência de 3,6% de problemas urinários no pós-operatório após o procedimento de MMK, enquanto a literatura sobre o procedimento de Burch relata incidência de distúrbios miccionais pós-operatórios que variam de 3% a 32% (Hilton e Stanton, 1983; Galloway et al., 1987; Eriksen et al., 1990; Alcalay et al., 1995; Colombo et al., 1996a). Na literatura mais recente, a disfunção miccional pode ser persistente, como foi observado em 3,5% da série de 310 mulheres com seguimento médio de 36 meses (Viereck et al., 2004). Disfunção miccional transitória foi observada em 12,5% (6% para 37,2%) após cirurgia primária (Smith et al., 2005). Após a colpossuspensão realizada como um procedimento secundário, Bidmead et al.(2001) relataram dificuldades miccionais que exigiram autocateterismo intermitente em 6% dos casos.

Como o reparo paravaginal visa restaurar a anatomia normal, teoricamente existe pouca chance de sobrecorreção do eixo uretral, o que deve se traduzir em menor risco de obstrução pós-operatória. Em um estudo de Richardson et al.(1981), 80% das pacientes foram capazes de urinar imediatamente após o reparo paravaginal, e "todas as pacientes tiveram a função satisfatória da bexiga no momento da alta". No entanto, dificuldade miccional temporária foi observada em até 17% das pacientes após o procedimento de SVO (German et al., 1994), e dificuldade miccional crônica (> 2 anos) foi observada em até 11% das pacientes após o reparo paravaginal (Colombo et al., 1996a).

Todas as pacientes devem ser esclarecidas antes da cirurgia sobre a potencial necessidade de autocateterismo intermitente.

Bexiga Hiperativa

A bexiga hiperativa frequentemente acompanha a IUE anatômica, e sua incidência no pré-operatório tem sido relatada como de até 30% em pacientes submetidas a cirurgias de correção primárias ou recorrentes (McGuire, 1981). **Considerando que é tida como um diagnóstico, que a avaliação urodinâmica é realizada para mostrar se há hiperatividade do detrusor, tenta-se um tratamento dos sintomas relacionados à bexiga hiperativa (com ou sem êxito), e a paciente é informada que a ocorrência de hiperatividade do detrusor irá aumentar o risco de sintomas de armazenamento continuarem no pós-operatório, a bexiga hiperativa no pré-operatório não contraindica um procedimento de suspensão retropúbica, desde que a IUE anatômica também tenha sido demonstrada.** Na maioria das pacientes, os sintomas de bexiga hiperativa resolvem-se depois do reparo cirúrgico (McGuire, 1988). Em sua metanálise, Leach et al.(1997) descobriram que o risco de urgência depois de uma suspensão retropúbica era de 66%, se havia urgência e hiperatividade do detrusor no pré-operatório, 36% se havia urgência, mas não hiperatividade documentada no pré-operatório, e apenas 11% se não havia urgência nem hiperatividade no pré-operatório. Não houve diferença significativa na incidência de urgência pós-operatória entre suspensões retropúbicas, suspensões com agulha e *sling* pubovaginal. Urgência pós-operatória foi observada em apenas 0,9% dos procedimentos de MMK na metanálise de Mainprize e Drutz de 15 séries (1988), embora Parnell et al. (1982) tenham relatado que 28,5% de seus pacientes desenvolveram sintomas de armazenamento pós-operatórios. Na metanálise de procedimentos de Burch, Jarvis (1994b) constatou que a incidência de bexiga hiperativa *de novo* era de 3,4% a 18%. Mais recentemente, Smith et al. (2005) sugeriram taxa de hiperatividade do detrusor, no pós-operatório, de 6,6% para colpossuspensão (variação de 1% a 16,6%), ao passo que a incidência de urgência pós-operatória ou incontinência de urgência após o reparo paravaginal ou SVO foi relatada como 0% a 6% (Shull e Baden, 1989; German et al., 1994; Colombo et al., 1996a).

Para as pacientes nas quais os sintomas de armazenamento pós-operatório persistem, comprovadamente associados à hiperatividade do detrusor, e não tratáveis com terapia anticolinérgica e modificação comportamental, técnicas cirúrgicas, incluindo tratamento com toxina botulínica intravesical, neuromodulação, ampliação vesical, ou miectomia detrusora podem ser indicados.

Os sintomas de armazenamento da bexiga, *de novo*, resultantes da suspensão retropúbica podem estar associados à obstrução infravesical. Essa premissa é suportada pela coexistência frequente desses sintomas com micção prejudicada após procedimentos de suspensão e confirmada pela constatação de que uretrólise, liberando a uretra de uma posição obstruída, muitas vezes resolve os sintomas tanto miccionais como de armazenamento (Raz, 1981; Webster e Kreder, 1990).

Prolapso Vaginal

As suspensões retropúbicas alteram a anatomia da vagina e da base da bexiga, portanto, o prolapso vaginal no pós-operatório é uma potencial complicação. O prolapso genitourinário foi classificado como uma consequência da colpossuspensão de Burch em 22,1% das mulheres (variação de 9,5% a 38,2 %) por Smith *et al.* (2005) em sua revisão da literatura. **O procedimento de Burch, por causa da elevação vaginal lateral, pode agravar a fragilidade da parede vaginal posterior, predispondo a enterocele.** A incidência varia de 3% a 17% (Burch, 1961, 1968; Galloway et al., 1987; Wiskind et al., 1992); **por isso, a obliteração profilática da escavação retouterina é às vezes considerada na realização de suspensões retropúbicas** (Shull e Baden, 1989; Turner-Warwick e Kirby, 1993). No entanto, a histerectomia simultânea não é recomendada profilaticamente porque não melhora o resultado de uma suspensão retropúbica e deve ser realizada apenas se houver doença uterina concomitante (Milani et al., 1985; Langer et al., 1988). Embora o procedimento de Burch e o reparo paravaginal ou SVO corrijam cistouretroceles de defeito lateral, cistouretroceles recorrentes foram observadas em 11% e 39% dos procedimentos de Burch e reparos paravaginais, respectivamente (Colombo et al., 1996a). Na avaliação de Mainprize e Drutz (1988), cistocele pós-operatória foi observada em apenas 0,4% das pacientes após um procedimento de MMK.

Wiskind et al.(1992) observaram que 27% das pacientes que tinham sido submetidas a colpossuspensão de Burch tiveram prolapso, precisando de cirurgia: 22% tiveram retocele; 11%, enterocele; 13%, prolapso uterino; e 2%, cistocele. Mais recentemente, foi sugerido que a maioria das mulheres é assintomática, e relatou-se que menos de 5% solicitam uma nova cirurgia (Smith et al., 2005). Ward e Hilton (2004) relataram que 4,8% das mulheres precisaram de um reparo posterior, enquanto Kwon et al.(2003) relataram que 4,7% precisaram de reconstrução pélvica posterior.

Auwad *et al.* (2006) relataram os resultados do primeiro estudo prospectivo para determinar a prevalência de POP após colpossuspensão e investigar possíveis fatores de risco pré-operatórios e operatórios. Setenta e sete mulheres que se submeteram a colpossuspensão entre 1996 e 1997 foram investigadas. O POP foi avaliado antes da colpossuspensão por meio do POP-Q. As mulheres foram reavaliadas em 1 e 7 a 8 anos (ou quando encaminhadas com POP sintomático). Por volta dos 7 a 8 anos, 29 (38%) das 77 mulheres tinham desenvolvido sintomas do prolapso, 29 (38%) tinham prolapso assintomático, 7 (9%) não apresentaram sintomas e nem prolapso, e 12 (16%) não puderam ser avaliadas. POP em 1 ano foi significativamente associado à ocorrência de descenso vaginal posterior antes da colpossuspensão (*odds ratio* 3,07, IC 95%1,10-8,60, $P = 0,03$). Nenhuma variável potencialmente predisponente atingiu significância estatística aos 8 anos pós-colpossuspensão. Os resultados adicionam suporte à visão de que existe uma associação entre a colpossuspensão e o desenvolvimento de POP sintomático (que precisa de cirurgia).

PONTO-CHAVE: COMPLICAÇÕES DE REPAROS RETROPÚBICOS

- Como as suspensões retropúbicas não podem corrigir cistoceles de defeito central, as pacientes devem ser cuidadosamente examinadas no pré-operatório para descartar a sua presença e devem ser alertadas, no caso de serem submetidas a colpossuspensão, sobre o alto risco de necessidade de mais cirurgias em longo prazo. Principalmente, aquelas nas quais é identificada fraqueza do compartimento posterior no pré-operatório e aquelas com história de histerectomia podem ter maior risco.

COMPARAÇÕES ENTRE OS PROCEDIMENTOS PARA INCONTINÊNCIA

Suspensão Retropúbica *versus* Suspensão com Agulha e Reparo Anterior

Três artigos de revisão da literatura sobre cirurgias para incontinência encontraram que as suspensões retropúbicas são mais eficazes que as suspensões com agulha ou colporrafias anteriores (Jarvis, 1994b; Black e Downs, 1996; Leach et al., 1997). As taxas de cura foram de aproximadamente 85% para as suspensões retropúbicas em comparação com 50% a 70% para as suspensões com agulha e colporrafias anteriores. Os resultados foram mais duráveis para as suspensões retropúbicas e melhores se o procedimento foi primário.

No geral, atualmente há evidência de alto nível indicando que os procedimentos de suspensão com agulha são tão eficazes quanto a colporrafia anterior, mas menos que a colpossuspensão, mesmo no curto prazo (evidência de nível 1). Estudos de longo prazo indicam que mesmo os resultados modestos iniciais não perduram e as complicações em longo prazo continuam sendo uma preocupação (evidência de nível 3) (Smith et al., 2009).

PONTO-CHAVE: RECOMENDAÇÕES DO INTERNATIONAL CONSULTATION ON INCONTINENCE COMMITTEE (SMITH ET AL., 2009)

- Os procedimentos endoscópicos e não endoscópicos de suspensão com agulha do colo vesical, com e sem fixação óssea, não são recomendados para o tratamento da IUE (recomendação de grau A).

Suspensão Retropúbica *versus Sling* Pubovaginal

A maioria dos estudos na literatura, historicamente, não demonstrou uma diferença significativa nas taxas de cura entre suspensões retropúbicas (geralmente o procedimento de Burch) e *slings* pubovaginais (Jarvis, 1994b; Black e Downs, 1996; Leach et al., 1997). No entanto, muitas vezes, existe um viés de seleção em que o *sling* pubovaginal é geralmente reservado para pacientes com múltiplas falhas de procedimentos anteriores para incontinência, com menos prolapso, e a ocorrência de suposta deficiência intrínseca do esfíncter (uretra fixa com fibrose periuretral), características estas frequentemente usadas na prática clínica como uma contraindicação a uma suspensão retropúbica. Em um interessante estudo randomizado em pacientes com falha de cirurgia prévia para incontinência (reparo anterior), mas sem baixa pressão de fechamento uretral (ou seja, PMFU <20 cmH$_2$O), o grupo de Enzelsberger (1996) não encontrou diferença significativa nas taxas de cura (subjetiva ou objetiva) em seguimento de 32 a 48 meses, entre os procedimentos de Burch e *sling* Lyodura®. No entanto, observou significativamente mais dificuldade miccional pós-operatória com o *sling* pubovaginal (13% *vs.* 3%) e mais prolapso vaginal (enterocele ou retocele) com o procedimento de Burch (13% *vs.* 3%).

Um ensaio clínico randomizado multicêntrico de alta qualidade em mulheres com incontinência urinária de esforço comparou a colpossuspensão de Burch com *sling* pubovaginal, usando fáscia do músculo reto autóloga (Aldo et al., 2007). As mulheres eram elegíveis para o estudo se tivessem sintomas predominantes associados à condição, teste de esforço positivo e hipermobilidade uretral. Os resultados primários foram o sucesso em termos de medidas globais de incontinência urinária, o que exigiu um resultado do teste do absorvente negativo, ausência de incontinência urinária (no diário miccional de 3 dias), resultado negativo no teste de esforço (tosse e Valsalva), ausência de sintomas, e nenhum novo tratamento para a doença. E sucesso em termos medidas específicas para incontinência urinária de esforço, bem como avaliação da incontinência de urgência pós-operatória, disfunção miccional, e eventos adversos. Um aspecto notável do estudo foi a atenção cuidadosa à normalização (usando as recomendações das comissões de normalização da International Continence Society) em relação aos termos clínicos, nomenclatura urodinâmica e métodos de avaliação de pacientes em todos os locais. Os elementos-chave dos dois procedimentos cirúrgicos foram padronizados entre todos os cirurgiões participantes e incluíram o uso de antibióticos pré-operatórios, comprimento da incisão da pele, número e tipo de suturas de Burch, comprimento e largura do *sling* fascial e avaliação cistoscópica da bexiga. Uma crítica que pode ser feita ao estudo é a escolha da técnica para a colpossuspensão de Burch com suturas uretrais muito mediais. As técnicas utilizadas são demonstradas na Figura 82-7.

Como esses procedimentos são frequentemente realizados em conjunto com a cirurgia para o prolapso pélvico, abordagens abdominal e vaginal, tanto para correção de prolapso pélvico quanto para histerectomia, foram permitidas; no entanto, os cirurgiões tinham de informar antes da randomização que procedimentos concomitantes seriam realizados.

Um total de 655 mulheres foram aleatoriamente designadas para os grupos de estudo: 326 se submeteram ao procedimento de *sling* e 329 ao procedimento de Burch; 520 mulheres (79%) completaram a avaliação do resultado. Aos 24 meses, as taxas de sucesso foram maiores para as mulheres que se submeteram ao procedimento de *sling*, tanto para a categoria global de sucesso (47% *vs.* 38%, $P = 0,01$) quanto para a categoria específica para incontinência de esforço (66% *vs.* 49%, $P < 0,001$). Não houve diferença significativa entre os grupos de *sling* e Burch na percentagem de pacientes que tiveram eventos adversos graves (13% e 10%, respectivamente; $P = 0,20$). No entanto, as mulheres que se submeteram ao procedimento de *sling* tiveram mais eventos adversos do que as do grupo Burch, com 415 eventos entre 206 mulheres no grupo de *sling* em comparação com 305 eventos entre 156 mulheres no grupo de Burch. Esta diferença foi, principalmente, resultado de infecções do trato urinário; 157 mulheres no grupo de *sling* (48%) tiveram 305 eventos e 105 mulheres no grupo de Burch (32%) apresentaram 203 eventos. Quando as infecções do trato urinário foram excluídas, embora as taxas de eventos adversos tivessem sido semelhantes nos dois grupos, houve maior dificuldade miccional.

O tempo para o retorno à micção normal diferiu significativamente entre os dois grupos ($P < 0,001$). A disfunção miccional foi mais comum no grupo do *sling* que no grupo de Burch (14% *vs.* 2%, $P < 0,001$). Consequentemente, os procedimentos cirúrgicos para reduzir os sintomas miccionais ou melhorar a retenção urinária foram realizados exclusivamente no grupo de *sling*, em que 19 pacientes foram submetidas a 20 desses procedimentos. As taxas de satisfação com o tratamento para as 480 pacientes que responderam à pergunta de satisfação em 24 meses foram significativamente maiores no grupo de *sling* comparado ao de Burch (86% *vs.* 78%, $P = 0,02$).

Uma outra análise desse estudo concentrou-se na atividade sexual avaliada pelo Pelvic Organ Prolapse/Urinary Incontinence Sexual Questionnaire (PISQ-12) entre as mulheres sexualmente ativas no início do estudo e 2 anos após a cirurgia (Brubaker et al., 2009). Esta análise demonstrou que a função sexual melhora após cirurgia bem-sucedida e não difere entre os procedimentos de Burch e *sling*.

Chai et al. (2009) avaliaram as complicações em mulheres submetidas a colpossuspensão de Burch *versus sling* de aponeurose do reto abdominal para IUE. Esses autores revisaram os eventos adversos graves no estudo SISTEr (Stress Incontinence Surgical Treatment Efficacy Trial). Concluíram que procedimentos concomitantes à

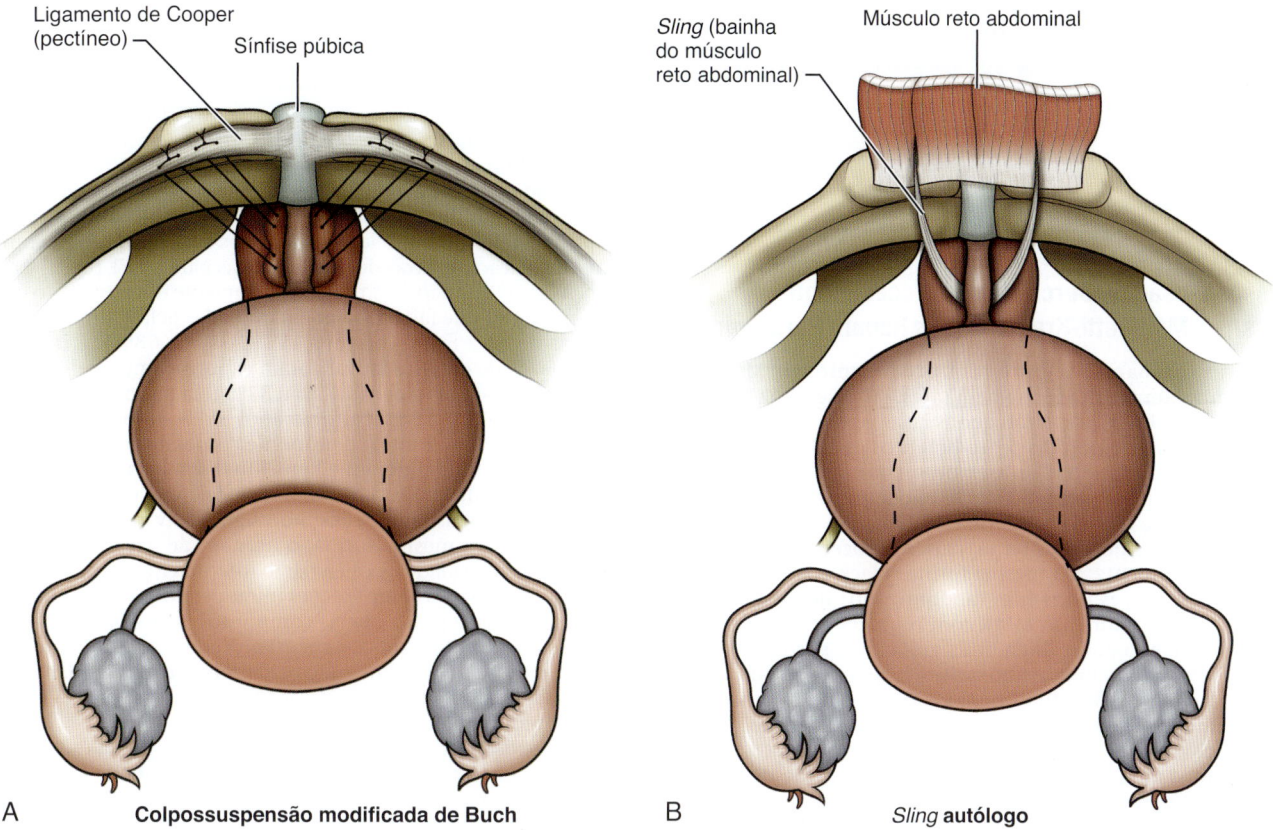

Figura 82-7. Na colpossuspensão de Burch (A), as suturas são colocadas na parede vaginal anterior no nível do colo vesical e uretra proximal e fixadas ao ligamento iliopectíneo. No *sling* autólogo (B), uma tira de fáscia do reto é coletada e suturas permanentes são colocadas em ambas as extremidades. O *sling* é posicionado por baixo da uretra através de uma incisão vaginal. As duas extremidades do *sling* são então fixadas à parede abdominal anterior, amarrando os fios das extremidades entre si ou na fáscia do reto de cada lado. (Modificado de Aldo ME, Richter HE, Brubaker L, et al. Burch colposuspension versus fascial sling to reduce urinary stress incontinence. N Engl J Med 2007;356: 2143–55.)

cirurgia para IUE aumentaram o risco de complicações. A cirurgia de *sling* foi associada a um maior risco de cistite nas primeiras 6 semanas de pós-operatório, e autocateterismo intermitente aumentou o risco de cistite neste grupo. As complicações foram associadas a fatores cirúrgicos e não a fatores relacionados aos pacientes. Os autores concluíram que o sangramento e tempo cirúrgico foram significativamente associados a eventos adversos. O autocateterismo intermitente aumentou a taxa de cistite em 17% e 23% nos grupos de Burch e *sling*, respectivamente.

Kraus et al. (2011) relataram alterações nos parâmetros urodinâmicos 2 anos após a colpossuspensão de Burch ou cirurgia de *sling* autólogo em um relato a partir desse grande estudo (SISTEr). Eles observaram que 655 mulheres foram submetidas ao exame urodinâmico padrão antes e 2 anos após cirurgia de Burch ou *sling*. A conclusão foi que os procedimentos de *sling* fascial autólogo e colpossuspensão de Burch foram associados a semelhantes diminuições nas taxas de fluxo livre e que os *sling*s foram associados a grande aumento na pressão do detrusor no fluxo máximo e no índice de obstrução infravesical. Eles concluíram que essas alterações sugeriam que ambos os procedimentos foram eficazes em parte devido ao aumento da resistência uretral, e que os procedimentos de *sling* podem ser mais obstrutivos com base nos parâmetros urodinâmicos medidos.

Richter et al. (2012) revisaram fatores relacionados às pacientes associados a continência urinária tardiamente após colpossuspensão de Burch e cirurgia de *sling* fascial pubovaginal em acompanhamento de longo prazo do SISTEr. O seguimento das pacientes neste estudo foi de até 7 anos após a cirurgia. Os autores concluíram que as taxas de continência urinária diminuíram durante o período de 2 a 7 anos de pós-operatório de 43% para 13% no grupo Burch e de 53% para 27% no grupo *sling*. Os fatores pré-operatórios incluídos no primeiro modelo multivariado foram: idade, cirurgia anterior de IUE, menopausa, índice de urgência, tipo de cirurgia, e local do recrutamento. Todos esses fatores foram independentemente associados ao aumento do risco de incontinência. No modelo multivariado final, com fatores pré e pós-operatórios, a cirurgia de Burch, cirurgia para incontinência urinária prévia, menopausa e índice de urgência pós-operatória foram fatores significativamente associados a risco maior de incontinência urinária recorrente. Os autores concluíram que os sintomas de incontinência de urgência pré e pós-operatórios, cirurgia de Burch, cirurgia para IUE prévia e estado menopáusico foram negativamente associados a taxas de continência em longo prazo. O tratamento mais eficaz para incontinência urinária de urgência em pacientes que se submetem à cirurgia de IUE pode melhorar a taxa de continência global de longo prazo. Eles concluíram que, no seguimento mínimo de 5 anos após colpossuspensão de Burch ou *sling* aponeurótico pubovaginal, os fatores de cirurgia prévia para IUE, estado menopáusico sem terapia de reposição hormonal, procedimento de Burch e sintomas de incontinência de urgência no pós-operatório foram significativamente associados à incontinência de longo prazo. A conclusão final foi que o conhecimento dos fatores de risco para falha cirúrgica pode ser usado para melhor informar as pacientes sobre a probabilidade de continência em longo prazo ou a baixa taxa de continência como resultado da cirurgia. A sugestão apresentada é que a continência pode ser melhorada por meio da avaliação pré e pós-operatória pró-ativa e tratamento eficaz da incontinência de urgência.

> **PONTO-CHAVE: REPARO RETROPÚBICO *VERSUS SLING* PUBOVAGINAL**
>
> - Pode-se confiavelmente concluir que, em centros especializados que trabalham de forma padronizada, o *sling* fascial autólogo resulta em maior taxa de sucesso no tratamento da incontinência de esforço, mas também em maior morbidade que a colpossuspensão de Burch.

Colpossuspensão de Burch *Versus* Procedimento de Marshall-Marchetti-Krantz *Versus* Reparo Paravaginal

Em geral, as comparações entre os procedimentos de MMK e de Burch produziram resultados semelhantes. Jarvis, em sua metanálise da literatura (1994b), observou que as taxas globais de continência foram 89,6% e 83,9% para os procedimentos de MMK e de Burch, respectivamente. Quando ele observou o efeito de cirurgia prévia para incontinência, as taxas de continência foram 92,1% e 94%, quando não houve cirurgia anterior, e 84,5% e 84% quando houve cirurgia para incontinência anterior, para os procedimentos MMK e Burch, respectivamente. Da mesma forma, Black e Downs (1996), em revisão de cinco estudos (um randomizado) que compararam diretamente o procedimento MMK com o procedimento de Burch, observaram que não havia diferença significativa nas taxas de cura entre os dois procedimentos, embora o procedimento de Burch tenha apresentado melhores resultados em geral. No entanto, indicaram que, globalmente, os estudos eram de má qualidade e com amostras pequenas.

Dois estudos randomizados que avaliaram a função do esfíncter uretral por perfil pressórico uretral tiveram resultados conflitantes. O grupo de Quadri (1999) comparou o procedimento de MMK com o procedimento de Burch em mulheres com hipermobilidade e baixa pressão máxima de fechamento uretral (PMFU < 20 cmH_2O), observou taxas de cura subjetiva e objetiva de 1 ano significativamente maiores com o procedimento de MMK. Eles utilizaram uretroscopia para facilitar a colocação de sutura de MMK. Por outro lado, o grupo de Colombo (1994) excluiu mulheres com baixa pressão de fechamento uretral (PMFU < 30 cmH_2O) e realizou cistotomia para facilitar a colocação de sutura de MMK. Com 2 a 7 anos de acompanhamento (média de 3 anos), observou maior taxas de cura subjetiva e objetiva com o procedimento Burch, embora não tenham sido estatisticamente significativas. Além disso, significativamente mais pacientes de MMK tiveram dificuldades miccionais pós-operatórias persistentes (28% *vs.* 8%). A literatura sobre o reparo paravaginal é escassa. O único ensaio randomizado que comparou o procedimento de Burch com o reparo paravaginal encontrou cura subjetiva e objetiva significativamente maior com o procedimento de Burch (Colombo et al., 1996a). Até que grandes ensaios randomizados com acompanhamento prolongado estejam disponíveis, a questão de qual é o melhor procedimento não será resolvida.

Fita Vaginal sem Tensão *versus* Colpossuspensão

Desde a sua introdução em 1996 por Ulmsten, o procedimento de TVT já ganhou ampla aceitação para o tratamento de IUE, dada a sua baixa morbidade, taxas de sucesso de curto prazo e possibilidade de ser realizado como um procedimento ambulatorial com o uso de um anestésico local ou regional (Ulmsten et al., 1996). A taxa de sucesso objetiva e subjetiva de 7 anos para TVT é de 81% (Nilsson et al., 2004). Em uma revisão mais recente desta série, 77% da coorte inicial de 90 mulheres e 89% daquelas vivas e capazes de cooperar foram avaliadas 11,5 anos após a procedimento de TVT. Noventa por cento das mulheres tinham resultados do teste de esforço e do absorvente negativos e foram consideradas objetivamente curadas. A cura subjetiva através da impressão geral da paciente foi observada em 77%, 20% de melhora, e apenas 3% consideraram a cirurgia um fracasso. Não foi encontrado efeito adverso da cirurgia de início tardio, e nenhum caso de erosão da fita foi observado (Nilsson et al., 2008). Existem algumas séries prospectivas, randomizadas, bem desenhadas, comparando a colpossuspensão de Burch (duas abertas e duas laparoscópicas) com TVT.

Liapis et al.(2002) relataram um estudo randomizado prospectivo comparativo de colpossuspensão de Burch (n = 35) e TVT (n = 36). Eles concluíram que, em 2 anos de acompanhamento, a TVT e o procedimento de Burch foram igualmente eficazes no teste do absorvente e taxa de cura de 84% e 86%, respectivamente. A TVT teve tempo cirúrgico mais curto e implicou em menos dor pós-operatória com regresso mais rápido à atividade normal. Ward e Hilton (2004) publicaram acompanhamento de 2 anos de seu estudo prospectivo, randomizado, comparando TVT e Burch aberto. Aos 2 anos, 74% das pacientes do grupo TVT e 69% das pacientes de colpossuspensão aberta completaram a avaliação. As taxas de cura objetivas para a TVT (81%) e colpossuspensão (80%) não foram significativamente diferentes. No entanto, se as pacientes que faltaram fossem avaliadas pela última observação, as taxas de cura favoreceriam a TVT (78% *vs.* 68%). É interessante que as taxas de cura subjetivas foram expressivamente diferentes das taxas objetivas, com apenas 43% e 37% relatando cura subjetiva de incontinência urinária de esforço após TVT e colpossuspensão, respectivamente. Aos 2 anos, o grupo de colpossuspensão ainda tinha pontuação de saúde mental e emocional significativamente menor. As incidências de enterocele e prolapso de cúpula foram maiores no grupo de colpossuspensão, exigindo significativamente mais cirurgia de prolapso. Da mesma forma, o número de pacientes que persistiram com necessidade de cateterismo intermitente foi maior no grupo colpossuspensão. As complicações intraoperatórias foram maiores no grupo de TVT, ao passo que as complicações pós-operatórias foram maiores no grupo de colpossuspensão. A conclusão dos autores aos 2 anos, por causa de pacientes que perderam o seguimento, manteve-se inalterada desde a sua conclusão aos 6 meses, ou seja, o TVT pode ser melhor, pior ou igual à colpossuspensão.

Uma revisão Cochrane de colpossuspensão aberta examinou sete estudos comparando TVT com colpossuspensão aberta (Lapitan et al., 2005), embora o estudo de Ward e Hilton citado anteriormente tenha dominado a análise. A revisão concluiu que TVT e colpossuspensão aberta foram igualmente eficazes, mas que o TVT teve maior risco de complicações, especialmente perfuração da bexiga. Uma outra análise do custo-benefício com base no estudo Ward e Hilton mostrou que o TVT foi uma alternativa de baixo custo à colpossuspensão, em grande parte pelo menor tempo de internação e rápido retorno ao trabalho (Manca et al., 2003).

Em outra publicação do estudo de Ward e Hilton, 98 daquelas que receberam o TVT e 79 daquelas submetidas a colpossuspensão voltaram para os 5 anos de acompanhamento; 72 no grupo TVT e 49 no grupo de colpossuspensão possuíam dados completos subjetivos e objetivos (Ward et al., 2008). O resultado primário nesta análise foi o teste do absorvente de 1 hora negativo, e isso não foi significativamente diferente entre os dois grupos: 58 de 72 (81%) mulheres no grupo de TVT e 44 de 49 (90%) no grupo de colpossuspensão ($P = 0,21$, teste exato de Fisher) em 5 anos. Significativamente, mais mulheres do grupo de colpossuspensão (11 [7,5%]) foram submetidas a cirurgia para prolapso durante o período de acompanhamento do que aquelas no grupo de TVT (3 [1,8%]). Complicações relacionadas com a fita foram observadas em 6 mulheres. No primeiro ano, um sling foi cortado por obstrução da micção, houve uma extrusão suprapúbica e uma erosão vaginal. Duas outras erosões vaginais foram detectadas em 5 anos de acompanhamento, além disso, uma erosão vesical foi encontrada na cistoscopia de uma mulher com queixas de bexiga hiperativa. Não houve complicações relacionadas aos fios de sutura no grupo de colpossuspensão.

Persson et al.(2002) foram um dos primeiros grupos a comparar TVT e colpossuspensão laparoscópica de Burch. Em 1 ano de acompanhamento, não houve diferença entre as taxas de cura objetiva e subjetiva. Valpas et al.(2004) conduziram um ensaio prospectivo randomizado comparando TVT e colpossuspensão com tela laparoscópica em 1 ano de acompanhamento. A taxa de cura objetiva (resultado do teste de esforço negativo, 86% *vs.* 57%), satisfação e qualidade de vida foram estatisticamente melhores para o grupo de TVT.

Paraiso et al.(2004) randomizaram prospectivamente 72 pacientes de colpossuspensão laparoscópica de Burch e TVT em um acompanhamento médio de 20 meses, mas apenas 17 e 16 pacientes estavam disponíveis nos grupos de laparoscopia e TVT, respectivamente. Embora as taxas de cura objetiva e subjetiva tenham sido significativamente maiores no grupo de TVT, a satisfação das pacientes foi igual em ambos os grupos, e nenhuma diferença foi relatada em relação a disfunção

PONTOS-CHAVE: EFICÁCIA EM LONGO PRAZO DA FITA VAGINAL SEM TENSÃO E COLPOSSUSPENSÃO

- O efeito de ambos os procedimentos na cura da incontinência e melhoria na qualidade de vida parece, a partir do seguimento de uma parte dos pacientes inicialmente tratados, ser mantido em longo prazo até 5 anos (Ward et al., 2008). Oitenta e um por cento das mulheres que se submeteram ao TVT e 90% que se submeteram a colpossuspensão consideravam-se satisfeitas ou muito satisfeitas com os resultados de sua cirurgia aos 5 anos.
- As mensagens principais em termos de eventos adversos são que prolapso da cúpula e da parede vaginal posterior é observado mais comumente após colpossuspensão e que a erosão tardia da fita pode ocorrer vários anos após a cirurgia.

miccional, urgência ou prolapso pélvico sintomático. Todos esses estudos laparoscópicos exigem maior tempo de acompanhamento, com maior poder para demonstrar uma diferença persistente entre TVT e colpossuspensão de Burch.

Novara et al. relataram uma metanálise da literatura em que eles combinaram os resultados de colpossuspensão aberta e laparoscópica (Novara et al., 2007). Até hoje, nove ECR compararam TVT com colpossuspensão de Burch como tratamento primário para IUE (Liapis et al., 2002; Persson et al., 2002; Ward e Hilton, 2002; Üstün et al., 2003; Paraiso et al., 2004; Valpas et al., 2004; Ward et al., 2004; Bai et al., 2005; El-Barky et al., 2005). Um outro estudo comparou Suprapubic Arc Sling® (SPARC; American Medical Systems, Minnetonka, MN) com colpossuspensão laparoscópica de Burch (Foote et al., 2006). O sling foi seguido por taxas de continência significativamente mais elevadas em comparação com a colpossuspensão de Burch, considerando as taxas de sucesso avaliadas de acordo com qualquer definição de continência (OR 0,58, IC 95% OR 0,42 a 0,79, P = 0,0007), resultado do teste de esforço negativo (OR 0,38, IC 95% OR 0,25 a 0,57, P <0,0001), e resultado do teste do absorvente negativo (OR 0,59, IC 95% OR 0,41 a 0,85, P = 0,005).

Um estudo comparou os custos dos cuidados à saúde diretos do tratamento para IUE na Suécia, entre quatro procedimentos diferentes: (1) Colpossuspensão aberta de Burch (CAB); (2) colpossuspensão laparoscópica com suturas (CLS); (3) colpossuspensão laparoscópica com tela e grampos (CLT), e (4) TVT (Ankardal et al., 2007). Um modelo foi construído representando um hospital com equipamentos cirúrgicos padronizados, o pessoal e os custos unitários médios em euros de 2003. Foi calculado o tempo necessário para anestesia e cirurgia. Os dados clínicos foram coletados a partir de três fontes diferentes: um estudo multicêntrico, randomizado, prospectivo comparando CAB com CLT com 1 ano de acompanhamento; um estudo prospectivo de três braços em que as mulheres foram randomizadas para CAB, CLT, ou CLS com 1 ano de acompanhamento; e um estudo descritivo com resultados de TVT com 5 anos de acompanhamento. Os dados coletados a partir dos estudos e dados do custo hospitalar foram colocados no modelo para criar os diferentes elementos de custo. O custo total por indivíduo mostrou um custo menor para a TVT em comparação com as outras alternativas. Os custos diretos para TVT foram apenas 56% dos custos para CAB (P <0,001) e 59% dos custos para a CLS (P< 0,001). Concluiu-se que com o uso de um modelo e na comparação de custos dos cuidados de saúde para o tratamento cirúrgico da IUE feminina na Suécia, o procedimento TVT gerou menor custo direto do que a colpossuspensão aberta e laparoscópica.

PONTOS-CHAVE: CIRURGIA DE SUSPENSÃO RETROPÚBICA PARA INCONTINÊNCIA

- A cirurgia anti-incontinência não necessariamente funciona restaurando o mesmo mecanismo de continência que existia antes do início da incontinência. Ela funciona como uma abordagem compensatória.
- A preferência do cirurgião, os problemas coexistentes e as características anatômicas da paciente e sua condição de saúde geral influenciam a escolha do procedimento.
- Falta um consenso claro sobre qual procedimento cirúrgico para a incontinência é mais eficaz, mas a prática contemporânea está tendendo ao *sling* uretral "frouxo", que é o mais amplamente utilizado e vem, em grande parte, substituindo a colpossuspensão.
- Algumas variáveis podem influenciar o resultado cirúrgico: idade, atividade pós-operatória, comorbidade médica, obesidade, duração dos sintomas, coexistência de hiperatividade do detrusor, cirurgia anterior e deficiência intrínseca do esfíncter.
- Não há consenso sobre a forma de diferenciar as contribuições relativas de hipermobilidade e fraqueza do esfíncter.
- Ainda não há consenso sobre como avaliar os resultados da cirurgia, mas requer avaliação cuidadosa com acompanhamento adequado e uso de medidas objetivas simples, bem como considerar especialmente os resultados percebidos pela paciente.
- Durante o acompanhamento em curto prazo, os procedimentos de suspensão retropúbica aberta e vaginal têm taxas de sucesso semelhantes. Com acompanhamento mais longo (com a exceção do *sling* pubovaginal), as pacientes que tiveram procedimentos retropúbicos têm melhores resultados.
- Com o procedimento de MMK, a colocação de suturas na sínfise púbica incorre no risco de osteíte púbica em 0,9% a 3,2% das pacientes.
- A colpossuspensão de Burch é tão eficaz quanto qualquer outro procedimento na cirurgia primária ou secundária para a cura da IUE, com comprovado sucesso em longo prazo. Assim, deve ser considerado como procedimento retropúbico aberto *padrão* para incontinência.
- O reparo abdominal paravaginal é menos eficaz do que outras formas de colpossuspensão.
- Como com qualquer grande procedimento cirúrgico abdominal ou pélvico, complicações intra e perioperatórias que podem ocorrer após uma suspensão retropúbica incluem sangramento, lesão de órgãos genitourinários (bexiga, uretra, ureter), atelectasia e infecção pulmonar, infecção ou deiscência da ferida, formação de abscesso e trombose venosa ou embolia. Outras complicações comuns mais específicas para os procedimentos de suspensão retropúbica incluem dificuldade miccional pós-operatória, hiperatividade do detrusor e prolapso vaginal.
- O risco de retenção urinária temporária, durante mais de 4 semanas de pós-operatório, é de 5% para todas as suspensões retropúbicas. O risco de retenção permanente é estimado em menos de 5%. Esses riscos não são significativamente diferentes das suspensões com agulha ou *slings* pubovaginais.
- Todas as pacientes devem ser aconselhadas antes da cirurgia sobre a potencial necessidade de autocateterismo intermitente.
- Como as suspensões retropúbicas não são capazes de corrigir cistoceles de defeito central, as pacientes devem ser cuidadosamente examinadas no pré-operatório para descartar a sua ocorrência. O procedimento de Burch, por causa da elevação vaginal lateral, pode agravar a fraqueza da parede vaginal posterior, predispondo a enterocele.
- As suspensões retropúbicas são mais eficazes que as suspensões com agulha ou colporrafias anteriores.
- A colpossuspensão laparoscópica não é recomendada como um procedimento cirúrgico de rotina e, quando necessária, deve ser realizada somente por um cirurgião especializado em cirurgia laparoscópica.
- A maioria dos estudos na literatura não demonstrou diferença significativa nas taxas de cura entre suspensões retropúbicas (geralmente um procedimento de Burch) e *slings* pubovaginais.
- As comparações entre o procedimento de MMK e o procedimento de Burch tiveram resultados semelhantes em geral.
- A literatura sobre o reparo paravaginal é escassa. O único estudo randomizado que comparou o procedimento de Burch com o reparo paravaginal constatou taxas de cura subjetiva e objetiva significativamente maiores com o procedimento de Burch.
- Atualmente, o procedimento de TVT parece ser pelo menos equivalente à colpossuspensão de Burch e, em geral, é provavelmente melhor.

A mudança no padrão de prática no tratamento da IUE, de colpossuspensão de Burch para *slings* de uretra média como técnica principal dificulta a condução de ECR cirúrgicos, especialmente por esta transição ter sido tão rápida. Um recente levantamento com fellows de uroginecologia mostrou que, em média, no terceiro ano, eles haviam realizado 257 *slings* de uretra média e apenas 13 procedimentos de Burch (LeBrun et al., 2008). Seria interessante determinar se a experiência do cirurgião com a colpossuspensão de Burch está correlacionada com os resultados. De fato, os resultados relatados na literatura existente podem ser muito diferentes daqueles observados nas práticas clínicas de muitos médicos, uma vez que se tornou uma cirurgia rara, em que muitos tiveram experiência limitada na realização do procedimento durante a sua formação ao longo da última década.

Um estudo com acompanhamento de 10 anos chegou à conclusão que o TVT é mais econômico que a colpossuspensão de Burch no tratamento da IUE feminina (Laudano et al., 2013). A conclusão foi que tanto o custo quanto a eficácia da TVT afetoaram a análise de custo-eficácia. A grande crítica a tal estudo é que ele não leva em conta as potenciais complicações, que nunca são adequadamente consideradas em qualquer desses estudos, tendo em mente o potencial de viés de publicação na literatura para melhores práticas de centros especializados e a preocupação de que as complicações observadas na prática da vida real podem não ser refletidas pela literatura publicada. No entanto, este é um estudo bem conduzido e fornece clara evidência de que o TVT é uma alternativa econômica.

Atualmente, o TVT parece ser um procedimento equivalente à colpossuspensão de Burch aberta ou laparoscópica. Apesar de uma metanálise (Novara et al., 2007) ter sugerido a superioridade do TVT, esta análise combinou procedimentos abertos e laparoscópicos e estudos de qualidade variável. É provável que estudos comparativos únicos de alta qualidade tenham maior confiabilidade (Ward e Hilton, 2004, 2008). Os procedimentos de TVT ou *sling* transobturatório (TOT) já ultrapassaram em grande parte a colpossuspensão na prática contemporânea. A colpossuspensão aberta ainda deve ser considerada como uma opção cirúrgica em pacientes submetidas a cirurgia aberta e ainda tem um papel quando há prolapso associado.

A colpossuspensão laparoscópica tem algumas vantagens, no curto prazo, sobre a colpossuspensão aberta em mãos experientes, mas tem sido amplamente substituída pelo TVT ou TOT na prática contemporânea. Com evidência para tal, há atualmente preocupação com o potencial risco de "exposição" de *slings* sintéticos, observado em até 5% no estudo Ward e Hilton (Jones et al., 2010). É essencial aconselhar as pacientes adequadamente, e pode haver uma mudança na prática para o *sling* autólogo e colpossuspensão no futuro.

Agradecimentos

Eu gostaria de agradecer a Richard Turner-Warwick por permitir, neste capítulo, o uso de figuras do nosso livro.

REFERÊNCIAS

Para consultar a lista completa de referências, acesse www.expertconsult.com.

LEITURA SUGERIDA

Abrams P, Cardozo L, Fall M, et al. The standardisation of terminology of lower urinary tract function: report from the Standardisation Sub-committee of the International Continence Society. Neurourol Urodyn 2002;21(2):167-78.

Abrams P, Cardozo L, Khoury S, editors. Incontinence. 4th International Consultation on Incontinence. Plymouth (UK): Health Publications; 2009.

DeLancey JO. Structural support of the urethra as it relates to stress urinary incontinence: the hammock hypothesis. Am J Obstet Gynecol 1994;170:1713-20.

DeLancey JO. The pathophysiology of stress urinary incontinence in women and its implications for surgical treatment. World J Urol 1997;15:268-74.

International Continence Society. Homepage, <www.ics.org>; 2015.[accessed 08.07.15].

Petros PP, Ulmsten U. An integral theory of female urinary incontinence. Experimental and clinical considerations. Acta Obstet Gynecol Scand Suppl 1990;153:7-31.

83. Vaginal and Abdominal Reconstructive Surgery for Pelvic Organ Prolapse

J. Christian Winters, MD, FACS, Ariana L. Smith, MD e Ryan M. Krlin, MD

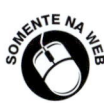

Surgical Anatomy of the Pelvic Floor

Site-Specific Defects by Compartment (Identification)

Preparing the Patient for Prolapse Surgery

Biologic and Synthetic Materials in Prolapse Surgery

Surgical Management of Pelvic Organ Prolapse

84 Slings: Autólogo, Biológico, Sintético e Médio-uretral

Roger R. Dmochowski, MD, MMHC, FACS, David James Osborn, MD e W. Stuart Reynolds, MD, MPH

A Evolução dos Slings

Avaliação Pré-operatória

Alternativas de Tratamento

Slings Pubovaginais

Slings Médio-uretrais

Questões Legais e Regulatórias Relacionadas com Complicações da Malha do Sling

---

A EVOLUÇÃO DOS SLINGS

O uso de *slings* (alças) uretrais é, atualmente, o procedimento preferencial para a correção cirúrgica de incontinência urinária de esforço (IUE). Vários materiais (autólogos, aloenxerto, xenoenxerto e sintéticos) e técnicas têm sido utilizados para a colocação do *sling*. O *sling* para a sustentação uretral foi introduzidos em 1907 por D. Von Giordano (1907) como um envolvimento do enxerto do músculo grácil ao redor da uretra (Aldridge, 1942). Mais tarde, cirurgiões alemães usaram *slings* produzidos a partir de músculo e fáscia em crianças com incontinência (Goebell, 1910). O músculo reto do abdome e da fáscia foi primeiramente usado para tratar a IUE por Frangenheim em 1914, sendo adaptado depois por Albert Aldridge em 1942 (Frangenheim, 1914; Aldridge, 1942). Aldridge foi pioneiro na teoria de que a resposta dos músculos abdominais ao aumento da pressão intra-abdominal pode ser utilizada anatomicamente para comprimir a uretra. Em sua operação, Aldridge usou uma tira de 1,5 × 6 cm de fáscia do músculo reto abdominal, deixada ligada à aponeurose deste músculo na linha média (apenas as duas extremidades foram mobilizadas) e depois passada por baixo da uretra, onde se suturaram conjuntamente as extremidades livre do *sling*. Aldridge deixou o *sling* ligado à fáscia retal na linha média, pois ele acreditava que isso possibilitaria o *sling* comprimir a uretra quando os músculos abdominais respondessem a aumentos da pressão intra-abdominal. Aldridge afirmou que esse "princípio fundamental" surgiu pela leitura de um relato de caso de uma cirurgia realizada por Phillip Price em 1933, que usou um *sling* da fáscia lata passado ao redor da uretra e anexado ao músculo reto para resolver a incontinência de uma mulher com ausência congênita do sacrocóccix (Price, 1933). Nesse artigo, Price afirmou que, anexando o *sling* ao músculo reto, ele foi capaz de tirar o máximo proveito das mudanças na postura e na posição da paciente para apertar ou relaxar o *sling* nos momentos em que a incontinência era mais provável de ocorrer. Embora a técnica descrita por Price fosse muito semelhante à cirurgia moderna de *sling* pubovaginal (SPV) autólogo, hoje sabemos que com a cura e a incorporação, o *sling* torna-se fixo e imóvel no espaço retropúbico. Além disso, a continência não está relacionada com o fato de ele ser fixado sobre a fáscia do músculo reto abdominal. *Grosso modo*, isso é comprovado pelo fato de o corte dessas suturas de fixação em uma paciente com um *sling* obstrutivo meses após a cirurgia não liberar a tensão.

Em 1956, Jeffcoate aplicou a técnica de Aldridge em 40 mulheres e relatou uma taxa de cura de 86%. No entanto, foram as adaptações de McGuire e a posterior utilização do SPV em pacientes nas quais as suspensões retropúbicas e as colporrafias anteriores haviam falhado, com uma taxa de cura de 91%, que reintroduziram e popularizaram o procedimento (McGuire e Lytton, 1978). Mais tarde, em 1988, Blaivas e Olsson (1988) utilizaram a técnica de McGuire, que descrevia os SPV modernos colocados no colo da bexiga, em um esforço para corrigir a hipermobilidade uretral e alterar a transferência da pressão invocada por alterações da pressão intra-abdominal.

As teorias posteriores sobre as causas da incontinência concentraram-se na hipermobilidade uretral como a causa primária da IUE. Neste modelo, a localização anormalmente baixa do colo da bexiga nas pacientes com IUE resultou na transferência desigual da pressão intra-abdominal para a bexiga e a uretra. Em 1994, DeLancey publicou um modelo revisto que fez uma contribuição significativa para a compreensão atual do mecanismo da continência. **A proposta de DeLancey foi que, em indivíduos saudáveis, a "rede suburetral" fixada lateralmente sustenta a uretra, mas que, em pacientes com IUE existe uma deficiência desta camada de suporte que é evidenciada pela hipermobilidade do colo da bexiga e da uretra** (DeLancey, 1994). Teorizou-se que a descendência dessas estruturas possibilitou a transferência de pressão desigual e subsequente IUE. **Por conseguinte, um SPV colocado no colo da bexiga é capaz de melhorar a IUE, fornecendo uma camada de tecido que comprime a uretra nos momentos de aumento da pressão intra-abdominal.** Esta e outras teorias semelhantes enfatizam que a sustentação uretral deriva de anexos ao arco tendíneo da fáscia pélvica (ATFP) e dos músculos elevadores do ânus.

De 1991 a 1998, o SPV tinha ultrapassado suspensões do tipo agulha e uretropexias anteriores para se tornar o método cirúrgico invasivo predominante para o tratamento de IUE nos Estados Unidos (Anger et al., 2009). Então, em 1998, a US Food and Drug Administration (FDA) aprovou o primeiro sling médio-uretral (SMU) para o uso em pacientes com IUE. Assim, a taxa de cirurgia de *sling* aumentou mais de três vezes (78,3-237,4 por 100.000 pessoas-ano) (Jonsson et al., 2012). Infelizmente, como a maioria das bases de dados americanas, as informações da Medicare estão limitadas pelos códigos Common Procedural Terminology (CPT) não revelarem o tipo exato de *sling* colocado. No entanto, muitos autores têm especulado e inferido que o aumento expressivo das cirurgias de *sling* é, mais provavelmente, um resultado do aumento da popularidade do SMU (Oliphant et al., 2009; Wu et al., 2011)

Ao contrário do SPV, o SMU deve ser colocado frouxamente na porção média da uretra. A colocação do SMU neste local tem base, em parte, nas teorias inicialmente defendidas por Ingelman-Sundberg (1953). Esses investigadores observaram que os músculos pubococcígeos se inserem no nível da uretra média do lado de fora da parede do epitélio vaginal e têm papel fundamental no mecanismo da continência médio-uretral. Eles ainda propuseram que esse achado anatômico é importante quando se consideram métodos para corrigir a incontinência urinária. Décadas mais tarde, Westby et al. (1982) e Asmussen e Ulmsten (1983) demonstraram que, **em mulheres com continência normal, as pressões máximas de fechamento uretral (PMFU) ocorrem na uretra média**. Esse fenômeno seria causado pela confluência das estruturas anatômicas nessa área.

Com base nessas teorias mencionadas e outras experiências publicadas, **em 1990, Petros e Ulmsten propuseram um conceito unificador chamado** *teoria integral*. Eles afirmaram que o fator mais importante para preservar a continência é a função adequada dos ligamentos pubouretrais, da rede vaginal suburetral e do músculo pubococcígeo. Eles postularam que a lesão a qualquer desses três componentes por cirurgia, parto, envelhecimento ou privação hormonal pode prejudicar a função médio-uretral e, subsequentemente, causar a incontinência urinária. Ulmsten et al. (1987) publicaram um dos diversos estudos que serviram de base para a teoria integral. Nesse trabalho, os pesquisadores realizaram biópsia da pele e dos ligamentos circundantes de oito mulheres continentes e sete mulheres incontinentes e descobriram que os tecidos de mulheres incontinentes continham 40% menos colágeno. A partir dessa informação, os autores concluíram que a fraqueza do tecido conectivo de sustentação da uretra secundária à perda de colágeno pode contribuir para a incontinência.

Ulmsten e Petros (1995) aplicaram também a teoria integral para o desenvolvimento do primeiro SMU sintético retropúbico, que eles chamaram de *slingplastia intravaginal*. Nesse trabalho inicial, Ulmsten e Petros relataram resolução completa da incontinência em 39 das 50 (78%) mulheres que se submeteram a slingplastia intravaginal, sem complicações. **Em 1998, Ulmsten et al. mudaram o nome do procedimento para** *fita vaginal livre de tensão* **(TVT,** *tension-free vaginal tape*) e relataram os resultados de um estudo prospectivo multicêntrico observando a eficácia e a segurança desta técnica cirúrgica. Nesse estudo, 119 de 131 (91%) pacientes foram curadas da incontinência. Em termos de complicações, duas pacientes desenvolveram retenção urinária transitória, duas pacientes desenvolveram hematomas, uma paciente desenvolveu retenção urinária persistente que precisou de "um pequeno ajuste" por meio de uma incisão vaginal, uma paciente apresentou perfuração de malha na bexiga, que foi reconhecida no momento da cirurgia (a malha foi substituída), e, embora não esteja claro se houve exposição da malha vaginal, uma paciente desenvolveu uma infecção de ferida que requereu um pequeno procedimento cirúrgico e estrogênio vaginal. É interessante observar que esse primeiro ensaio multicêntrico de cirurgia de SMU também pode ter sido o primeiro a relatar duas das complicações únicas e problemáticas já bem conhecidas da cirurgia de SMU: perfuração do trato urinário pela malha e desta.

Durante vários anos, a abordagem retropúbica foi o único método publicado de colocação de um SMU livre de tensão, mas, **em 2001, Delorme descreveu a primeira abordagem transobturadora**. Nesse estudo, 39 das 40 pacientes foram curadas de sua incontinência e apenas uma paciente apresentou complicação. Os autores comentaram que, ao contrário do SMU retropúbico, essa nova abordagem não atrapalhou esse plano cirúrgico que está em estreita proximidade com a bexiga. Portanto, isso diminuiu o risco de lesão da bexiga ou do intestino. Inicialmente, muitos defensores do *sling* transobturador acreditavam que não havia necessidade de ser realizada uma cistoscopia após a passagem do trocarte. No entanto, a diretriz da American Urological Association (AUA) afirma que uma cistoscopia deve ser realizada para minimizar o risco de perfuração da malha do trato urinário (Appel et al., 2009). Dez anos após a introdução do **SMU, Richter *et al*. (2010) publicaram um estudo demonstrando que o SMU retropúbico e o transobturador foram igualmente eficazes e, em geral, seguros.**

O passo mais recente na evolução do *sling* veio em 2006, com a aprovação da FDA do primeiro SMU de incisão única (TVT Secur®, Ethicon Endo-Surgery, Somerville, NJ) (Abdel-Fattah et al., 2011). Os dados são menos consistentes para os *slings* de incisão única (*mini-slings*) e isso será discutido mais adiante neste capítulo. Semelhante ao *sling* transobturador, o risco de lesão da bexiga ou intestino é baixo com *slings* de incisão única. No entanto, em geral, recomenda-se cistoscopia para descartar lesão da bexiga ou da uretra.

Ao longo dos últimos 10 anos, vários estudos continuaram a demonstrar a eficácia e a segurança de todos os diferentes tipos de procedimentos de *sling* para o tratamento da IUE. No entanto, recentemente, os organismos reguladores e profissionais têm levantado preocupações sobre a exposição da malha e as complicações de perfuração únicas dos materiais de malha sintética, dos enxertos biológicos e das ferramentas especializadas usadas para colocá-los (Novara et al., 2008). Isso levou aos avisos iniciais da FDA. A maioria dessas preocupações está relacionada com materiais de enxerto utilizados em cirurgia transvaginal de prolapso de órgão pélvico, embora *slings* suburetrais tenham sido envolvidos em técnicas semelhantes. Em 2010, a International Urogynecological Association (IUGA) e a International Continence Society (ICS) divulgaram um relatório esclarecendo e uniformizando a terminologia relacionada com complicações de inserção de materiais sintéticos e biológicos durante a cirurgia pélvica feminina (Haylen et al., 2011). De acordo com esse relatório, a malha sintética é chamada de *prótese* e o implante biológico, denominado *enxerto*. A malha localizada no trato urinário inferior é chamada de *perfuração* e a extrusão de malha através da pele ou da vagina é denominada *exposição*. Este tema é de grande importância para os cirurgiões pélvicos e seus pacientes e será discutido com mais pormenores mais adiante neste capítulo.

> ### PONTOS-CHAVE: EVOLUÇÃO DOS *SLINGS*
>
> - As primeiras teorias sobre a causa da incontinência concentraram-se na transferência desigual da pressão para a bexiga e a uretra, na hipermobilidade uretral e na localização inferior anormal da uretra.
> - As teorias posteriores enfatizaram a importância de três componentes separados que sustentam a uretra proximal e a uretra média (ligamentos pubouretrais, rede vaginal suburetral e músculo pubococcígeo).
> - Com base nessas teorias, os SPV são colocados sob leve tensão no colo da bexiga, para restabelecer a rede suburetral. Assim, os SMU são colocados frouxamente na uretra média, para impedir o movimento da parede uretral posterior.

AVALIAÇÃO PRÉ-OPERATÓRIA

A diretriz da AUA para o tratamento cirúrgico da IUE feminina determina que o objetivo da avaliação diagnóstica em uma mulher com incontinência é caracterizar o tipo de incontinência, avaliar as comorbidades subjacentes, elucidar os diagnósticos diferenciais e descobrir informações de prognóstico que ajudarão na seleção do procedimento (Appel et al., 2009). A avaliação da incontinência urinária começa com uma história completa concentrada no início, na frequência, nas características e na gravidade da incontinência e em outros sintomas urinários. Alguns médicos podem com um questionário validado e um melhor diário miccional realizar essa etapa. É também importante revelar fatores que agravam a incontinência da paciente, como a relação sexual. **Comvém também avaliar com precisão o grau de urgência de uma paciente, pois se mostrou que este sintoma se correlaciona com piores resultados após cirurgia de** *sling* (Richter et al., 2008). O restante da história deve ser dedicado à avaliação de outros fatores que podem afetar a função da bexiga e uretral, como doenças neurológicas, medicamentos e cirurgias anteriores. Além disso, é importante consultar a paciente sobre os problemas relacionados com a incontinência fecal ou a defecação. O conhecimento sobre radiação anterior também é útil, pois a radiação pode comprometer a qualidade de um enxerto fascial retal.

Um exame neurourológico focalizado e um exame pélvico devem ser realizados em qualquer paciente com queixa de incontinência urinária. A descoberta de achados físicos de um distúrbio neurológico ou musculoesquelético pode ajudar no tratamento dos sintomas de incontinência de uma paciente. O exame pélvico deve ser realizado para avaliar a presença de quaisquer anormalidades anatômicas corrigíveis que podem contribuir para a incontinência, como uma fístula vesicovaginal e quaisquer anomalias resultantes de incontinência urinária, como a irritação epitelial vaginal. Com o emprego de manobras tanto de estado de descanso quanto provocativas (p. ex., Valsalva e tosse), o exame deve avaliar a anatomia vaginal, incluindo o meato uretral e a sustentação vaginal (p. ex., prolapso de órgãos pélvicos); qualidade dos tecidos vaginais, inclusive atrofia do tecido e irritação; ocorrência de incontinência urinária, com o grau de hipermobilidade uretrovesical; e quaisquer outros achados associados, como a presença de fístulas, materiais estranhos ou outras anormalidades anatômicas. Durante o exame, a paciente também deve ser solicitada a realizar manobras de Valsalva para revelar prolapso do órgão pélvico, hipermobilidade uretral e incontinência de esforço. Embora a utilidade deste teste seja controversa, um teste do cotonete também pode ser realizado para avaliar a mobilidade anormal da uretra. Com esse teste, considera-se que uma paciente tem hipermobilidade uretral se um cotonete inserido na uretra se desloca mais de 30 graus durante a tensão abdominal (Bergman e Bhatia, 1987). Por fim, se um teste de esforço em decúbito dorsal com a bexiga cheia não demonstrar incontinência urinária, é fundamental um teste de esforço em pé.

Com base nas orientações da AUA, **um exame de urina e a medição do volume residual pós-micção (RPM) devem ser realizados em todas as pacientes, mas um exame de imagem mais extenso isso não faz parte da rotina de avaliação da incontinência urinária.** No entanto, em algumas pacientes, achados anormais na história, no exame físico ou no exame de urina podem justificar este tipo de avaliação mais aprofundada. Por exemplo, a apresentação inicial de condições neurológicas não diagnosticadas, como esclerose múltipla ou tumores do sistema nervoso central, pode manifestar-se com sintomas urológicos. Portanto, nessas pacientes, a ressonância magnética (RM) da cabeça, espinal e pélvica para lesões da medula espinal ou cérebro pode ser oportuna.

Embora a utilidade da urodinâmica na previsão de resultados após cirurgia de *sling* seja discutível (Nager et al., 2008, 2011), de acordo com a diretriz da AUA para a cirurgia de IUE, a **urodinâmica e a cistoscopia são indicadas em qualquer paciente em que um diagnóstico definitivo de incontinência urinária de esforço é claro ou quando há sintomas concomitantes de bexiga hiperativa (BH), história anterior de cirurgia do trato urinário inferior, possibilidade de bexiga neurogênica, resultado de teste de esforço negativo, anomalia inexplicada no exame de urina, volume RPM elevado, prolapso de grau 3 ou maior e evidência de disfunções miccionais** (Appell et al., 2009). Evidentemente, essa etapa da avaliação depende da vontade da paciente de se submeter aos exames e do impacto de que uma avaliação mais aprofundada terá sobre as opções de tratamento. Cabe observar que o **teste urodinâmico deve ser realizado com e sem um pessário se houver prolapso significativo.**

Na paciente com incontinência, o objetivo da urodinâmica é avaliar a função uretral e da bexiga. Em geral, em pacientes com IUE, a pressão de perda abdominal (PPA) e a PMFU são muitas vezes utilizadas como indicadores de disfunção uretral. Em 1981, McGuire observou as propriedades urodinâmicas de pacientes nas quais as cirurgias de IUE falharam e determinou que **PMFU abaixo de 20 cmH$_2$O era um indicativo de IUE do tipo III (agora conhecida como *deficiência intrínseca do esfíncter* (DIE)** (McGuire, 1981). Alguns anos depois, Sand et al. (1987) realizaram um estudo urodinâmico em 86 mulheres submetidas a colpossuspensões adaptadas de Burch e determinaram que as mulheres com PMFU de 20 cmH$_2$O ou menor tinham uma taxa de falha significativamente mais elevada (54% *vs.* 18%) que aquelas com PMFU acima de 20 cm H$_2$O. Outros autores também usaram PMFU de 20 cm H$_2$O ou menor para caracterizar uma paciente com disfunção uretral grave (Clemons e La Sala, e 2007; Fritel et al., 2008).

Além da PMFU, a PPA também pode dar ao clínico o nível da gravidade da IUE. A PPA é utilizada como indicador de disfunção uretral desde que esta relação foi pela primeira vez descrita por McGuire et al. (1993). Nesse estudo inicial, os autores realizaram um exame urodinâmico em 125 mulheres com IUE e determinaram que a **PPA abaixo de 60 cm H$_2$O significava DIE e a PPA acima de 90 cmH$_2$O, nenhuma ou muito pouca DIE.** A definição de DIE baseada em critérios urodinâmicos rigorosos evoluiu para de diagnóstico clínico. **No entendimento do tratamento cirúrgico, é essencial observar que todas as mulheres com incontinência urinária de esforço têm algum componente da DIE.**

Além da avaliação da uretra durante o estudo urodinâmico, **a avaliação da pressão da bexiga durante o enchimento e o esvaziamento fornece informações prognósticas valiosas sobre a função da bexiga. Além disso, o achado de hiperatividade do detrusor (HD) durante a avaliação de incontinência pode ter impacto sobre a decisão das opções de tratamento adequadas.** Embora tenha sido teorizado que tanto o vazamento por esforço de urina na uretra (Kuru, 1965) quanto a tração nos nervos pélvicos, que ocorre quando a pressão abdominal aumentada é aplicada ao tecido de suporte pélvico enfraquecido (Sereis et al., 2000), possam induzir HD, outras opções de tratamento devem ser consideradas antes de prosseguir com a cirurgia de *sling* em pacientes com HD. Isso porque a HD induzida por esforço pode ser difícil

de tratar apenas com um *sling*. A capacidade da bexiga anormalmente pequena e a complacência reduzida também podem afetar negativamente os resultados da cirurgia de *sling*, e esses fatores também devem ser considerados.

> **PONTOS-CHAVE: AVALIAÇÃO PRÉ-OPERATÓRIA**
>
> - As mulheres avaliadas quanto à incontinência urinária devem, no mínimo, submeter-se a uma história concentrada e um exame físico que caracterize os sintomas da paciente, o qual confirme a IUE e exclua fatores complicadores. Além disso, devem ser realizados testes clínicos básicos como urinálise e medida de volume de RPM.
> - Os estudos de urodinâmica não são necessários em todas as pacientes antes do tratamento de IUE; no entanto, esses estudos podem ser úteis se o diagnóstico de incontinência não for claro ou quando existem fatores complicadores, como armazenamento concomitante da bexiga e sintomas miccionais, cirurgia anterior do trato urinário inferior, possibilidade de bexiga neurogênica, resultado de teste de esforço, anomalia inexplicável na urinálise ou prolapso significativo de órgãos pélvicos.
> - Embora os *slings* sejam um tratamento eficaz tanto para casos de incontinência urinária genuína de esforço (IUE quanto de incontinência urinária mista (IUM), o conhecimento completo da sintomatologia pré-operatória ajudará a guiar o aconselhamento e as decisões de tratamento.

ALTERNATIVAS DE TRATAMENTO

Na maioria dos casos de incontinência, a cirurgia não deve ser considerada até que o tratamento conservador tenha falhado. O tratamento conservador inicial envolve a autoconscientização e a orientação dos pacientes, modificação da dieta, restrição de líquidos, perda de peso e treinamento muscular do assoalho pélvico (Dallosso et al., 2003). Há evidências significativas na literatura que sustentam esses métodos de tratamento (Osborn et al., 2013). Um estudo de 2009 de Subak et al. com 338 mulheres obesas randomizadas para um dos dois programas de perda de peso diferentes destacou a importância desta. Após 6 meses, os dois programas mostraram uma perda de peso média de 8 e 1,6 kg com um redução significativa correspondente de 58% e 33% na IUE. Outra opção de tratamento conservador é o treinamento muscular do assoalho pélvico (exercícios de Kegel). Acredita-se que estes ajudam na força muscular e na coordenação do assoalho pélvico. Uma revisão sistemática do banco de dados Cochrane feita por Dumoulin e Hay-Smith (2008) a partir de 13 ensaios randomizados e quase randomizados do treinamento muscular do assoalho pélvico em pacientes com IUE concluiu que o ele deve ser recomendado para a maioria dos indivíduos com IUE antes do tratamento cirúrgico. Além da mudança do estilo de vida e do treinamento muscular do assoalho pélvico, tem sido demonstrado que pessários e outros dispositivos ajudam naa IUE em indivíduos selecionados (Staskin et al., 1998; Robert e Mainprize, 2002).

A **injeção submucosa de agentes de volume** por meio de um cistoscópio periuretral na uretra é um tratamento minimamente invasivo, moderadamente bem-sucedido, para a IUE. A suspensão recente do colágeno reticulado de origem bovina pelo seu fabricante levou ao aumento do uso de vários agentes sintéticos mais recentes. No entanto, tanto a revisão Cochrane (Kirchin et al., 2012) quanto uma da Fourth International Consultation on Urinary Incontinence (Abrams et al., 2010) de agentes de volume periuretral, concluíram que havia evidência limitada do benefício desses agentes. No entanto, por causa do baixo risco de efeitos colaterais, os agentes de volume periuretral ainda são uma boa opção para muitos pacientes que não estão prontos para passar por um procedimento cirúrgico mais invasivo.

SLINGS PUBOVAGINAIS

Os SPV (*slings* colocados no colo da bexiga, distintos dos SMU) são altamente versáteis para o tratamento da incontinência urinária de esforço não complicada e complicada. Os SPV são **indicados para o** tratamento de incontinência associada a deficiência em uma porção do complexo médio-uretral, hipermobilidade, DIE, IUM, cistoceles concomitantes (Cross et al., 1997; Serels et al., 1999), **divertículos uretrais e condições neurológicas** (Austin et al., 2001). Mais especificamente, em pacientes com condições neuropáticas, como aqueles com mielodisplasia, os SPV são indicados para a IUE que pode ocorrer entre cateterismos intermitentes limpos (CIL) (após a conclusão da avaliação urodinâmica completa da complacência e da capacidade da bexiga). Os SPV também ajudam na reconstrução da uretra após a lesão secundária a traumatismo, perfuração da malha sintética (ou enxerto) e hipospadia iatrogênica. Eles ainda podem ser usados para interposição durante os reparos uretrais de fístulas uretrovaginais ou divertículos uretrais (Gormley et al., 1994; McGuire e O'Connell, 1995; Blaivas e Heritz, 1996; Leng e McGuire, 1998). Os SPV também são indicados para IUE recorrente após falha de suspensões retropúbicas ou colocação do SMU (Beck et al., 1988; Petrou e Frank, 2001). Embora muitos materiais de *sling* e técnicas diferentes tenham sido desenvolvidos, **o SPV usando fáscia autóloga é o padrão-ouro para o manejo de todas as formas de IUE**.

Anatomia e Mecânica do *Sling* Pubovaginal

A IUE feminina é causada por uma combinação de danos ao complexo médio-uretral e DIE. **A hipermobilidade uretral** consiste em uma indicação física de que o complexo médio-uretral não está funcionando corretamente. A uretra feminina encontra-se sob a sínfise púbica, e os ligamentos pubouretrais suspendem a parede uretral anterior ao arco púbico. Em casos de hipermobilidade uretral, a manobra de Valsalva ou outras manobras de esforço causam o deslizamento da parede posterior da uretra para longe da parede uretral anterior e, por sua vez, abre o colo da bexiga e a uretra proximal. A transferência de pressão desigual combinada com a abertura do colo da bexiga (afunilamento) causa perda de urina com o esforço. A **DIE** surge de defeitos no interior da uretra propriamente dita, de modo que o esfíncter uretral é incapaz de coaptar e gerar uma pressão de fechamento uretral de repouso suficiente para manter a continência.

A uretra feminina é composta por quatro camadas de tecido separadas que auxiliam na manutenção do fechamento. A compressão a partir da camada muscular média ajuda a manter o mecanismo de fechamento uretral em repouso, e a camada seromuscular externa aumenta esta pressão de fechamento. Em circunstâncias normais, a pressão de fechamento uretral de repouso do esfíncter interno excede a pressão de repouso ou de Valsalva exercida pela bexiga. Além disso, as fibras de rápida contração do esfíncter externo são responsáveis por uma súbita contração voluntária. Já as fibras de contração lenta proporcionam controle passivo contínuo pelo reflexo de guarda involuntário durante o enchimento da bexiga. Além dessas estruturas, a integridade do diafragma pélvico também depende do elevador do ânus para o controle da continência. Por último, o ligamento uretropélvico e a fáscia pubocervical dão suporte ao colo da bexiga e à superfície inferior da bexiga, respectivamente, para evitar a IUE (Vasavada e Rackley, 2009).

O SPV é posicionado no colo da bexiga a fim de proporcionar compressão da uretra sem obstrução durante os períodos de aumento da pressão intra-abdominal. O objetivo final é oferecer a coaptação uretral adequada e aumentar a resposta uretral à pressão abdominal. Esta deve ser pesada contra os riscos de isquemia, retenção e erosão por tensão desnecessária. Nas primeiras descrições anatômicas de Aldridge (1942), o *sling* era deixado ligado à fáscia retal na linha média. Isso limita a mobilidade do *sling* e não dá a chance de algum método ser utilizado para evitar excesso de tensão, o que muitas vezes resulta em obstrução de saída. Além disso, o *sling* costuma ser demasiado curto para passar completamente por baixo da uretra. McGuire e Lytton (1978) modificaram essa técnica com uma tira de fáscia retal mais longa de 12 cm, que permaneceu ligada ao resto da fáscia retal lateralmente em um lado. Mais uma vez, essa técnica foi limitada, pois com um lado fixo também não houve maneira de ajustar a tensão. **O conceito atual do SPV vem de Blaivas e Olsson (1988), que adaptaram a técnica de McGuire usando um enxerto livre mais curto de fáscia retal cuja tensão pode ser ajustada.** É a incorporação do *sling* na fáscia endopélvica (com subsequente fibrose), e não a entrada no espaço retropúbico, que impede a IUE. A incorporação do *sling* na fáscia endopélvica e a eventual fixação do *sling* no espaço retropúbico impedem que este responda às mudanças relacionadas com a musculatura abdominal, ao contrário da teoria anterior descrita por Aldridge e cirurgiões anteriores. A largura (2 a 3 cm) do SPV garante que há sustentação suficiente para proporcionar a compressão necessária da uretra e uma área de secção transversal adequada para evitar a formação de uma banda de constrição estreita. O material de SPV ideal requer longevidade e durabilidade a fim de possibilitar a forte estrutura do *sling*, e o material deve ser incorporado e permanecer intacto, com reação de tecido limitada.

Materiais do *Sling* Pubovaginal

Materiais autólogos, aloenxertos, xenoenxertos e sintéticos têm sido usados para a construção de um SPV. O material ideal proporciona suporte suburetral de longa duração com o mínimo de complicações. A rigor, os materiais implantados devem ser incorporados com reação tecidual mínima. Na realidade, a maioria dos materiais promove fibrose organizada e reforça o mecanismo do esfíncter por todo o suporte suburetral melhorado. Teoricamente, um maior grau de fibrose leva a melhores resultados clínicos (Bidmead e Cardozo, 2000; Woodruff et al., 2008). No entanto, a infiltração inflamatória pode levar a uma rápida degradação do material do *sling* e possível destruição tecidual com erosão (Bidmead e Cardoso, 2000). **Embora haja completa biocompatibilidade do *sling* autólogo e perfuração uretral negligenciável, o enxerto biológico e os materiais prostéticos sintéticos têm sido cada vez mais usados para diminuir o tempo cirúrgico, a morbidade, a dor e a permanência hospitalar** (Niknejad et al., 2002).

Materiais de Enxerto Autólogo do *Sling* Pubovaginal

Os materiais autólogos mais utilizados são **a fáscia do reto abdominal**, coletada a partir da parede abdominal, e a **fáscia lata**, coletada da coxa lateral. Fitzgerald et al. (2000) relataram que, após a colocação do *sling*, os enxertos de fáscia do músculo reto são submetidos a extensa remodelação e têm fibroblastos abundantes e tecido conectivo em amostras de biópsia. Outros autores publicaram achados semelhantes. Em 2008, Woodruff et al. realizaram uma comparação histológica de materiais de SPV (10 sintéticos, cinco autólogos, cinco aloenxertos e quatro xenoenxertos) e observaram que o maior grau de infiltração fibroblástica do receptor e neovascularização com reação inflamatória ou de corpo estranho mínima foi em materiais autólogos. A análise de amostras explantadas até 65 meses após a colocação revelou que os enxertos fasciais autólogos estavam consistentemente intactos e exibiam, *grosso modo*, apenas uma pequena quantidade de degradação. **Além da inflamação mínima do tecido, o tecido autólogo é também benéfico pelo insignificante risco de erosão uretral** (Webster e Gerridzen, 2003). **No entanto, as desvantagens são aumento do tempo cirúrgico, permanência hospitalar, dor pós-operatória, risco de seroma de ferida suprapúbica e risco de hérnia incisional** (Gomelsky e Dmochowski, 2003).

É importante observar que, mesmo que o local da coleta da fáscia retal esteja com cicatrizes e espesso por cirurgias anteriores, isso não compromete sua utilidade para a colocação do SPV. No entanto, há alguns casos, como no de reparo de hérnia ventral anterior, em que **fáscia lata** é o material preferido para SPV autólogo. Esta fáscia é coletada da coxa e tem propriedades semelhantes às da fáscia retal (Beck et al., 1988; Latini et al., 2004). Como a fáscia retal, a fáscia lata é completamente biocompatível e está associada à reação tecidual mínima. Ao contrário da fáscia retal, o **tempo de recuperação é menor e não há risco de futura formação de hérnia abdominal. No entanto, ela requer reposicionamento da paciente, maior tempo cirúrgico e cirurgia em uma área desconhecida para a maioria dos cirurgiões pélvicos** (Govier et al., 1997). Em 1997, Wheatcroft et al. relataram que 67% dos seus pacientes tiveram, por uma semana, dor ao andar após a cirurgia de coleta da fáscia lata (Wheatcroft et al., 1997). Latini et al. (2004) relataram que apenas 7% dos pacientes queixaram-se de dor no local da incisão 1 semana após a cirurgia em sua série usando uma descamador fascial Crawford. Também tem sido relatada herniação do músculo da coxa na literatura, mas isso parece apenas ocorrer quando grandes tiras de fáscia são removidas (Dubiel e Wigren, 1974; Wheatcroft et al., 1997). Nesses estudos, a taxa de hérnia da coxa foi de 51% (20 de 39) com um enxerto fascial de 10 × 20 cm e 0% (0 de 24) com um enxerto fascial de 1,5 × 12 a 15 cm.

O epitélio vaginal também tem sido usado como um tecido autólogo. Raz et al. (1989) descreveram o uso de uma parede vaginal *in situ* para o material de *sling* autólogo. No entanto, tal tecido pode não ter força de tração suficiente. Além disso, existe o risco de formação de cisto de inclusão epitelial e de encurtamento vaginal. Também uma falta de dissecção do espaço retropúbico pode se opor à eficácia geral desse procedimento (Raz et al., 1989; Ghoniem e Hassouna, 1998; Loughlin, 1998; Appell, 2000).

Materiais de Aloenxerto do Sling *Pubovaginal*

Materiais biológicos e de enxerto sintéticos têm sido cada vez mais utilizados para diminuir o tempo cirúrgico, a morbidade, a dor e a permanência hospitalar. Enxertos de cadáveres usados em muitas áreas cirúrgicas não urológicas (p. ex., ortopedia, neurocirurgia) acabaram sendo adotados para IUE. **Atualmente, os *slings* de aloenxertos são derivados de qualquer fáscia lata de cadáver ou derme humana acelular.** Após a coleta, os enxertos são processados por desidratação de solvente ou por liofilização (secagem por congelação) para remover o material genético e evitar a transmissão de agentes infecciosos. A esterilização secundária pode também ser conseguida por radiação gama (Gomelsky et al., 2003). Ao contrário do material autólogo, a análise histológica revela que a derme de cadáveres tem o mínimo de infiltração fibroblástica do hospedeiro e neovascularização, sobretudo em aspectos centrais do enxerto (Woodruff et al., 2008). Além disso, o exame macroscópico revelou rompimento da estrutura do *sling* e significativo afinamento e degradação do enxerto. Em geral, **os aloenxertos são maleáveis, fáceis de usar e estão disponíveis em vários tamanhos. Nenhum aloenxerto específico mostrou uma vantagem clínica no uso.** No entanto, a derme acelular hidrata em 0,9% de solução salina de modo mais rápido do que a fáscia lata de cadáver (5 minutos *versus* 15 a 30 minutos) (Gomelsky et al., 2003). Além disso, estudos biomecânicos mostraram que a fáscia lata cadavérica desidratada com solvente e derme acelular têm uma falha de carga máxima maior do que fáscia lata de cadáveres liofilizada (Hinton et al., 1992; Lemer et al., 1999). Mais especificamente, Lemer et al. (1999) analisaram prospectivamente a falha de carga máxima e a rigidez da fáscia do músculo reto autóloga, em contraponto à fáscia liofilizada *versus* fáscia desidratada com solvente e enxertos dérmicos cadavéricos. Os valores médios para a carga máxima para falha, a largura do enxerto de carga máxima e a rigidez estavam todos significativamente menores para o grupo de fáscia lata liofilizada comparada com os grupos da autóloga, desidratada de solvente e enxerto dérmico. Lemer et al. (1999) teorizaram que a formação de cristais de gelo produzidos por congelamento do tecido rompe as matrizes de colágeno e provoca diminuição da integridade e durabilidade do tecido. Os enxertos dérmicos diferem dos aloenxertos fasciais, pois eles são derivados de pele que é processada para eliminar a epiderme e todos os elementos celulares imunogênicos. Os enxertos dérmicos proporcionam uma matriz de proteína que serve como uma estrutura de colágeno para a própria matriz celular do hospedeiro.

Como são coletados de cadáveres, os aloenxertos aumentam preocupação quanto a doenças potencialmente transmissíveis, como o vírus da imunodeficiência humana (VIH), a hepatite e a doença do príon de Creutzfeldt-Jakob (DCJ). Desde o início da triagem em 1985, houve registro de um caso de transmissão do HIV a partir de um transplante de tecido. O risco estimado de adquirir tecido de um doador adequadamente rastreado infectado com HIV é 1 por 1.667.600 (Gallantine e Cespedes, 2002). Alguns casos de DCJ foram relatados após o transplante de dura-máter ou córneas de cadáveres. No entanto, a pele obtida a partir de animais infectados com esses príons não demonstrou partículas infecciosas detectáveis. Atualmente, o risco teórico de desenvolver DCJ de aloenxerto não neuronal é 1 em 3,5 milhões. Não houve casos de hepatite ou DCJ já atribuídos à utilização de fáscia ou derme (Amundsen et al., 2000b; Gallantine e Cespedes, 2002) cadavérica processada. Embora o risco teórico de desenvolver hepatite a partir de material de aloenxerto seja desconhecido, na literatura de transplante de tecido musculoesquelético, dois casos de transmissão de hepatite foram relatados. Um deles foi de um doador de tecidos (lascas reticuladas) que transmitiu HIV, vírus da hepatite B e vírus T-linfotrópico humano. Essas transmissões ocorreram antes da implementação da extensa triagem de doadores para vírus e bactérias e da disponibilidade de testes sorológicos (ou ambos) (Shutkin, 1954).

Em junho de 2002, os Centers for Disease Control and Prevention (CDC) relataram um caso de transmissão de vírus da hepatite C (HCV) de aloenxerto de tendão patelar criopreservado, minimamente processado. Nesse caso, a triagem do doador foi realizada durante o período da janela de teste para HCV. O reteste da amostra de doadores com testes de RNA de HCV confirmou o doador como fonte, uma vez que o receptor relatou infecção por HCV um ano após o transplante (CDC, 2003; Vangsness et al., 2006). Apesar do baixo risco de transmissão de doenças, o DNA humano tem sido detectado em vários materiais de aloenxerto (Choe e de Bell, 2001; Hathaway e Choe, 2002). A significância clínica é desconhecida.

Materiais de Xenoenxertos do Sling *Pubovaginal*

Os xenoenxertos têm sido utilizados desde a década de 1980 (Descurtins e Buchmann, 1982; Iosif, 1987) por causa de sua acessibilidade imediata e de sua mínima morbidade. Xenoenxertos suínos e bovinos foram utilizados como materiais de *sling*, mas sua popularidade diminuiu nos últimos anos. As formas de xenotransplante utilizadas são **derme suína, submucosa de intestino delgado (SID) suíno e pericárdio bovino.** Técnicas de processamento modernos, que utilizam di-isocianato para remover o material genético, tornaram os enxertos suínos mais seguros e flexíveis. Contudo, em um modelo de coelho de 12 semanas, houve perda significativa de resistência à tração após o implante (Dora et al., 2004). É interessante observar que a análise histopatológica revelou que a SID suína continha fatores de crescimento que podem reduzir a reação imunológica hospedeiro-enxerto e diminuía a cicatriz de tecido (Wiedemann e Otto, 2004). Embora a maioria dos dados sustente a SID como não imunogênica, estudos com animais por Thiel et al. (2005b) sugeriram que ocorre uma reação inflamatória intensa 30 a 90 dias após a implantação subcutânea. Em um relatório realizado por Kalota (2004), 6 de 18 (33%) pacientes apresentaram inflamação pós-operatória após um procedimento de SPV com SID. Konig et al. (2004) relataram um único caso de inflamação pós-operatória com formação de abscesso com o uso de SID. Ho et al. (2004) relataram uma reação semelhante em seis de 10 pacientes. Em uma série de John et al. (2008), todos os pacientes tiveram dor e eritema na incisão abdominal e duas desenvolveram abscessos. Convém observar que cinco dos seis pacientes com respostas inflamatórias tinham continência normal. Cinco pacientes foram tratadas de forma conservadora e uma precisou de drenagem do abscesso. A causa exata desses problemas é desconhecida, mas provavelmente está relacionada com uma reação de corpo estranho do material multicamadas (oito camadas) de SID, um ingrediente de fabricação reativa; ou a tendência da gordura suprapúbica de produzir uma reação inflamatória.

Em 2001, Kubricht et al. mostraram que a SID suína tem menos resistência à tração que a fáscia lata de cadáver. O pericárdio bovino está disponível em uma preparação reticulada com glutaraldeído ou como uma matriz acelular não reticulada (Gomelsky et al., 2003). Uma comparação histopatológica de materiais de *sling* por Woodruff et al. revelaram que o xenoenxerto (derme suína) não apresenta infiltração fibroblástica do hospedeiro, reação inflamatória nem reação de corpo estranho (Woodruff et al., 2008). Este estudo também demonstrou que o xenoenxerto tinha a maior propensão para encapsular. Os pesquisadores descobriram que uma cápsula se formou ao redor da mostra de derme suína, isolando o enxerto do tecido periuretral. Os enxertos foram descritos como semelhantes à sua aparência original no momento da implantação.

Materiais Protéticos Sintéticos do Sling *Pubovaginal*

Em 1959, Francis Usher introduziu o primeiro biomaterial sintético, a malha de polietileno para uso em cirurgia de hérnia. Nas décadas seguintes, outros materiais sintéticos foram introduzidos, e existe uma transição para o **polipropileno** (Amid, 1997). O primeiro *sling* sintético, feito de náilon, foi apresentado em 1953 (Kraatz, 1953). A adição de material sintético para uso em cirurgia de SPV trouxe as vantagens de uma fonte quase ilimitada de material de enxerto artificial em vários tamanhos e formas, consistência na qualidade, eliminação de complicações no local da coleta e diminuição do tempo cirúrgico. **Em comparação com os enxertos biológicos, os materiais sintéticos são mais uniformes, mais consistentes e mais duráveis.** Além disso, os materiais prostéticos sintéticos são estéreis, biocompatíveis e não carcinogênicos (Niknejad et al., 2002). **Em comparação histopatológica, os materiais sintéticos demonstram degradação mínima ou perturbação e maior crescimento fibroblástico para dentro e crescimento de tecido para a amostra** (Woodruff et al., 2008). Microscopicamente, os materiais sintéticos são associados a significativa infiltração fibroblástica e uma reação de corpo estranho caracterizada por células gigantes e microcalcificações ocasionais. Essa reação de corpo estranho não é visível macroscopicamente, e não ocorre interrupção do enxerto ou efeitos adversos para o hospedeiro.

Os materiais de enxerto artificiais têm possíveis desvantagens, como a infecção do enxerto, a perfuração do trato urinário e a exposição vaginal. As propriedades químicas e físicas de cada material artificial e as características da paciente determinam como o *sling* será incorporado no tecido circundante e a sua suscetibilidade à infecção ou à exposição. A suscetibilidade à infecção em fibras de multifilamento é proporcional à porosidade e ao tamanho dos poros dos materiais (Amid, 1997; Niknejad et al., 2002). A malha multifilamentar oferece um ambiente perfeito para pequenas bactérias, excluindo os macrófagos e leucócitos polimorfonucleares. A malha monofilamentar possibilita o crescimento interno de tecido e a neovascularização sem limitar o acesso celular. A ligação do tecido à malha reforça e apoia o reparo. Uma malha multifilamentar e poros de grande diâmetro tendem a apresentar maior rigidez ou diminuição da flexibilidade, que podem contribuir para a exposição. A classificação por Amid (1997) usada para materiais sintéticos em cirurgia de hérnia pode ser aplicada à urologia também (Tabela 84-1). Os materiais mais frequentemente utilizados são agrupados em quatro tipos. O tipo I são próteses totalmente macroporosas Trelex Natural® Mesh,(Boston Scientific, Natick, MA); Marlex® (C.R. Bard, Murray Hill, NJ); Prolene® (Ethicon) contendo poros maiores do que 75 mícrons, que é o tamanho dos poros para a admissão de macrófagos, fibroblastos, vasos sanguíneos e fibras colágenas (White et al., 1981; Bobyn et al., 1982; White, 1988). O tipo II inclui próteses totalmente microporosas: Gore-Tex®, Surgical Membrane, e Dualmesh, todas de politetrafluoroetileno (ePTFE) expandido e fabricadas pela WL Gore and Associates, (Newark, DE), contendo poros inferiores a 10 *micra* em, pelo menos, uma das suas dimensões. O tipo III inclui próteses macroporosas com multifilamentos ou componentes microporosos de politetrafluoroetileno (PTFE) – Teflon® (DuPont USA, Wilmington, DE); malha de Dacron trançado – Mersilene® (Ethicon); malha de polipropileno trançado – Surgipro® (US Surgical, Norwalk CT) e retalho MycroMesh® perfurado (WL Gore and Associates). Por fim, o tipo IV inclui biomateriais com tamanho de poro submicrônico: Silastic®, Celgard (folhas de polipropileno) (Amid et al., 1992) (Tabela 84-2). Amid (1997) propôs que o risco de infecção e formação de seroma diminuiu com a utilização da malha tipo I.

O material sintético mais comumente utilizado para o SPV é a malha de polipropileno. Ela é composta de cordões monofilamentares entrelaçados de polipropileno e tem um tamanho de poro maior que 80 μm, permitindo a passagem de macrófagos e excelente crescimento interno de tecido do hospedeiro (Kobashi et al., 2002). Ela representa o tipo I na classificação de Amid. Historicamente, as técnicas de *sling* mudaram para limitar as complicações mórbidas associadas. Por exemplo, o material sintético é raramente usado em SPV para puxar o colo da bexiga em uma posição retropúbica alta, por causa das taxas de perfuração elevadas (discutidas mais adiante neste capítulo). Em vez disso, novas abordagens posicionam o *sling* frouxamente na uretra média (discutido mais adiante neste capítulo) (Niknejad et al., 2002).

Procedimento Cirúrgico de *Sling* Pubovaginal

Aconselhamento da Paciente sobre o Sling *Pubovaginal*

Se um material de enxerto biológico ou protético sintético estiver sendo usado, além do aconselhamento pré-operatório normal, os cirurgiões devem aconselhar os seus pacientes sobre a natureza permanente desses produtos e sobre as complicações únicas e, às vezes, graves relacionadas com o seu uso. Em nossa opinião, esta etapa é de vital importância

TABELA 84-1 Classificação de Amid para Materiais Sintéticos

TIPO	DESCRIÇÃO	MARCAS
I	Poros > 75 μm; macroporoso	Trelex Natural Mesh®, Marlex®, Prolene®
II	Poros < 10 μm; microporoso	Gore-Tex®, Surgical® Membrane®, Dualmesh® (todos os três são ePTFE)
III	Macroporoso com componentes multifilamentosos ou microporosos	Teflon® (PTFE), Surgipro® (malha de polipropileno entrelaçada), Gore-Tex® MycroMesh® (retalho de ePTFE perfurado), Mersilene® (malha de Dacron®* entrelaçada)
IV	Tamanho de poro submicrômico	Silastic®,† Celgard®‡ (Silastic® de polipropileno cobertura laminada)

*Dacron é o tereftalato de polietileno (poliéster), fabricado pela DuPont EUA.
†Silastic é um polímero de silicone fabricado pela Dow Corning Corporation, em Midland, MI.
‡Celgard é fabricado pela Celgard LLC em Charlotte, NC.
ePTFE, politetrafluoroetileno expandido.
Adaptado de Amid PK. Classification of biomaterials and their related complications in abdominal wall hernia surgery. Hernia 1997;1:15–21.

TABELA 84-2 Material de *Sling* Pubovaginal Sintético

MARCA COMERCIAL	COMPOSIÇÃO	DETALHES
Mersilene®	Tereftalato de polietileno	Fibras de multifilamento, muito porosas, tornam-se firmemente incorporadas em tecidos nativos
Teflon®	Politetrafluoroetileno	Multifilamento
Gore-Tex®	Politetrafluoroetileno expandido	Muito flexíveis
Silastic®	Silicone com tereftalato de polietileno trançado	Reação mínima do tecido, o que facilita a remoção ou a revisão, se necessário
ProteGen®	Malha sintética impregnada com matriz de colágeno	Removido do mercado após alta taxa de extrusão vaginal
Marlex, Prolene®	Polipropileno	Monofilamento com padrão do entrelace aberto

Adaptado de Niknejad K, Plzak LS, Staskin DR, et al. Autologous and synthetic urethral slings for female incontinence. Urol Clin North Am 2002;29:597-611.

> **PONTOS-CHAVE: MATERIAIS DO *SLING* PUBOVAGINAL**
>
> - O material ideal para a construção de um SPV é o material estéril, biocompatível, não carcinogênico e consistente em qualidade.
> - O material implantado deve ser incorporado no hospedeiro com reação mínima dos tecidos e oferecer suporte suburetral duradouro com mínimas complicações.
> - Os materiais autólogos continuam sendo o padrão-ouro e estão associados a nenhuma reação tecidual e insignificante perfuração uretral. Para diminuir o tempo cirúrgico, a internação e a recuperação pós-operatória, são utilizados outros biomateriais.
> - Além disso, as técnicas de processamento de tecido para aloenxertos *in situ* podem afetar a microestrutura e afetar as suas propriedades de força.
> - Os xenoenxertos têm menos força de tração do que os aloenxertos *in situ* e maior propensão para encapsular.
> - Os materiais sintéticos são caracterizados por reações inflamatórias e de corpo estranho significativas e estão associados a maiores taxas de infecção e perfuração do enxerto.

após o aumento da consciência dos pacientes e suas famílias sobre os **perigos potenciais da malha sintética**. Os pacientes também devem ser orientados quanto ao risco de **disfunção miccional transitória e permanente após a cirurgia**. Isso deve incluir uma discussão sobre a dificuldade no pós-operatório de esvaziamento da bexiga, além da urgência e da frequência *de novo*. Deve-se observar que a orientação dos pacientes sobre como realizar o CIL no pré-operatório pode diminuir as idas à emergência e a necessidade de um cateter permanente.

Anestesia para Sling Pubovaginal, Posicionamento e Preparo da Paciente

O SPV pode ser realizado com anestesia espinal ou geral, mas a escolha da anestesia é normalmente feita com base na paciente, no cirurgião e na preferência do anestesista. A *AUA Best Practice Policy Statement* de 2008 recomenda a administração pré-operatória de uma dose única de uma cefalosporina de primeira ou segunda geração, aztreonam (em casos de insuficiência renal) ou um aminoglicosídeo mais metronidazol ou clindamicina (Wolf et al., 2008). Rotineiramente, colocamos dispositivos bilaterais de compressão pneumática intermitente (CPI) do membro inferior antes da administração da anestesia. A AUA Best Practice Policy Statement for the Prevention of Deep Venous Thrombosis in Patients Undergoing Urologic Surgery afirma que, para a cirurgia de incontinência, o uso de dispositivos de CPI, heparina não fracionada em baixa dose ou heparina de baixo peso molecular deve basear-se em cada paciente individual e em fatores de risco inerentes ao procedimento (Forrest et al., 2008). A paciente é colocada na posição de litotomia dorsal, e o abdome (do umbigo para baixo) e a vagina são preparados e envoltos de modo estéril. Nos Estados Unidos, a iodopovidona é o antisséptico mais comumente utilizado para a preparação vaginal. No entanto, em outros países, este não é o caso (American College of Obstetricians and Gynecologists [ACOG], 2013). Em setembro de 2013, o ACOG publicou um parecer do comitê de que as soluções de gluconato de clorexidina contendo 4% de álcool ou menos eram seguras e eficazes para a preparação vaginal (uso *off-label*).

A seguir, coloca-se um espéculo ponderado na vagina e insere-se um cateter de Foley de 18 Fr na uretra. A paciente deve ser colocada em posição de Trendelenburg moderada. Para melhor visualização durante a dissecção vaginal, o cirurgião pode usar uma lanterna de cabeça. Um afastador de anel vaginal é usado inicialmente para separar os grandes lábios e e depois a incisão, para melhorar ainda mais a visualização e facilitar a dissecção.

No caso de coleta de fáscia lata, o dispositivo de PIC é colocado abaixo da patela da paciente no lado da coleta. O joelho é elevado e sustentado com uma bolsa de 1 L de líquido endovenoso ou uma almofada adequada. A extremidade envolvida é rodada internamente no quadril e fixada à mesa com uma fita adesiva de 7,5 cm, abaixo do local da cirurgia. A coxa é preparada e coberta para expor sua face anterolateral a partir do trocânter maior até a patela distalmente. O trocânter maior e o côndilo femoral lateral do fêmur são identificados e marcados. Esas marcações marcos indicam os anexos proximal e distal da fáscia lata (Dwyer e Kreder, 2008).

Coleta do Enxerto para Sling Pubovaginal Autólogo

A incisão de Pfannenstiel de 6 a 7 cm é feita cerca de 2 cm acima da sínfise púbica e levada até a fáscia retal. Depois, um enxerto de 2 cm × 8 cm é marcado na fáscia retal em uma direção transversal ou longitudinal. Coleta-se o enxerto pré-marcado da fáscia retal usando um bisturi ou eletrocautério (Fig. 84-1A). Se for aplicada uma incisão fascial transversal, manter uma distância de 2 cm ou a maior a partir da sínfise púbica irá ajudar a assegurar um fechamento fascial livre de tensão. A liberação das bordas da fáscia afastando do músculo reto subjacente com um bisturi ou eletrocauterização também pode ajudar no fechamento livre de tensão, mas pode, teoricamente, enfraquecer a fáscia. A fáscia é fechada com uma sutura de polidioxanona (PDS) nº 1 contínua ou sutura similar. Se a fáscia não puder ser fechada de

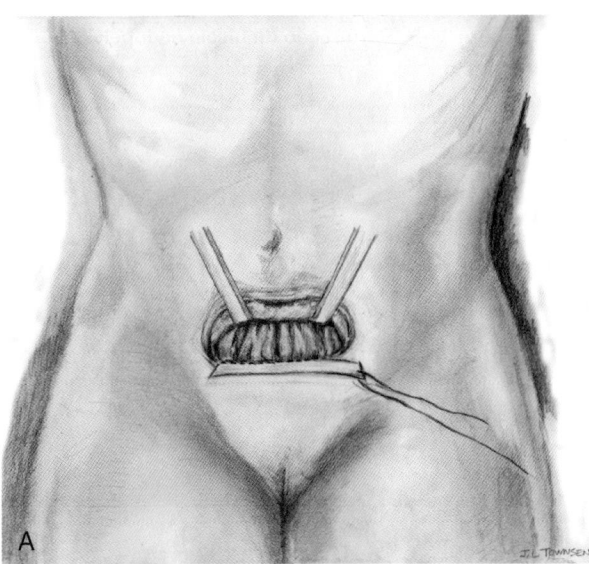
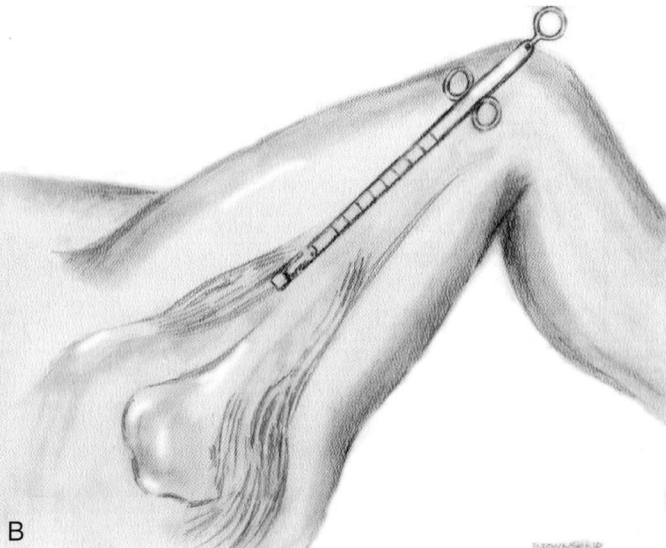

Figura 84-1. **A**, Retirada de enxerto fascial do músculo reto do abdome. **B**, Retirada de fáscia lata autóloga.

maneira adequada, talvez seja necessário colocar um segmento de interposição de malha sintética ou de enxerto biológico.

Após a coleta, o enxerto autólogo é colocado em uma solução salina normal a 0,9%. Sobre uma mesa lateral estéril, a gordura sobrejacente e o tecido perifascial são retirados do enxerto, e uma sutura separada de PDS n° 1 (ou sutura de polipropileno 1-0) é fixada a cada uma das extremidades do enxerto. Cada sutura deve ser colocada perpendicularmente às fibras do *sling* (coleta transversal apenas), contínua através de cada extremidade do enxerto, e amarrada. As suturas são deixadas longas, e o enxerto é novamente colocado em solução salina normal a 0,9%.

Para a coleta de fáscia lata, uma incisão longitudinal de 3 cm é marcada começando logo acima da patela sobre a banda iliotibial (Fig. 84-1B). A dissecção é realizada até o nível da fáscia lata, onde duas incisões paralelas, longitudinais, de 2 cm de distância, são feitas. O enxerto é separado do músculo subjacente de forma romba e fixado o mais distalmente possível com uma pinça de ângulo reto (3 a 4 cm) e seccionado, o que possibilita uma extremidade livre. A extremidade livre é fixada com uma sutura de PDS n° 1, e levanta-se a fáscia lata proximal do ventre muscular com um afastador fino, maleável. A fáscia lata é separada tanto dos tecidos adiposos quanto das fibras musculares passando-se o afastador superficial e profundamente à fáscia lata. Com a extremidade distal livre, sob tensão, um descamador fascial Crawford é usado para estender a incisão fascial proximalmente e dividi-la antes da remoção. Classicamente, a tira fascial tinha de 20 × 2 cm de dimensão. No entanto, atualmente, comprimentos mais curtos (8 cm) são utilizados (Karram e Bhatia, 1990). Outra sutura de PDS nº. 1 é presa à outra extremidade livre do enxerto, e coloca-se o *sling* é em solução salina normal a 0,9% até que seja necessário. Aplica-se compressão imediata na coxa para contrair os vasos perfurantes. A área deve ser cuidadosamente avaliada quanto a sangramentos arteriais antes do fechamento. A ferida é irrigada e fechada em três camadas sem aproximar a fáscia lata. Uma vez o fechamento da coxa sendo realizado, um envoltório de compressão é aplicado à coxa, e substitui-se o dispositivo de PCI. O curativo compressivo deve permanecer no local por 8 horas no pós-operatório, e a deambulação precoce deve ser incentivada (Dwyer e Kreder, 2008).

Abordagem Vaginal do Sling Pubovaginal

Inicialmente, a solução salina estéril a 0,9% é injetada no epitélio vaginal, envolvendo a uretra para proporcionar hidrodistensão e ajudar na dissecção dos tecidos. Preferimos uma incisão em forma de U invertido, pois proporciona uma excelente exposição da uretra ao nível do colo da bexiga e o acesso direto à fáscia endopélvica e, subsequentemente, ao espaço retropúbico (Fig. 84-2). A parte superior da incisão é feita cerca de 2 cm abaixo do meato uretral (uma pinça de Allis colocada logo abaixo do meato melhora a visualização), e os braços do "U" devem estender-se ao nível do colo da bexiga (determinado por palpação do balão de Foley). Um bisturi lâmina 15 é utilizado progredir essa incisão inferiormente através do epitélio vaginal, tomando-se cuidado para permanecer acima da fáscia periuretral e pubocervical (a fim de evitar sangramento e lesão da uretra e da bexiga). Com uma pinça de Allis e tesouras de Metzenbaum, são criados retalhos espessos do epitélio vaginal. Os retalhos são retraídos com a ajuda do afastador de anel vaginal.

Uma vezos retalhos laterais adequados sendo criados, os ramos isquiopúbicos devem ser facilmente palpáveis, pode-se perfurar adequadamente a fáscia endopélvica. Para evitar perfuração inadvertida da bexiga, é fundamental que a bexiga seja adequadamente drenada antes desta manobra e antes da passagem posterior de agulhas de Stamey ou pinças maiores. Com a tesoura de Metzenbaum angular em direção ao ombro ipsilateral e as pontas para cima, a fáscia endopélvica é perfurada permanecendo diretamente medial e imediatamente abaixo do ramo isquiopúbico na margem superior de dissecção (Fig. 84-3). A perfuração ocorre em direção superolateral, e a tesoura de Metzenbaum é amplamente aberta para auxiliar no passo seguinte de dissecção. Usando dissecção digital romba, o espaço retropúbico é dissecado bilateralmente (Fig. 84-4). Com essa dissecção, os planos de dissecção infrapúbico e retropúbico conectam-se. Durante essa etapa, é importante assegurar que o espaço retropúbico esteja totalmente aberto. A superfície posterior da sínfise púbica deve ser facilmente palpável, com muito pouco tecido interveniente. No intraoperatório, isso possibilita o movimento livre do *sling* e o fácil tensionamento.

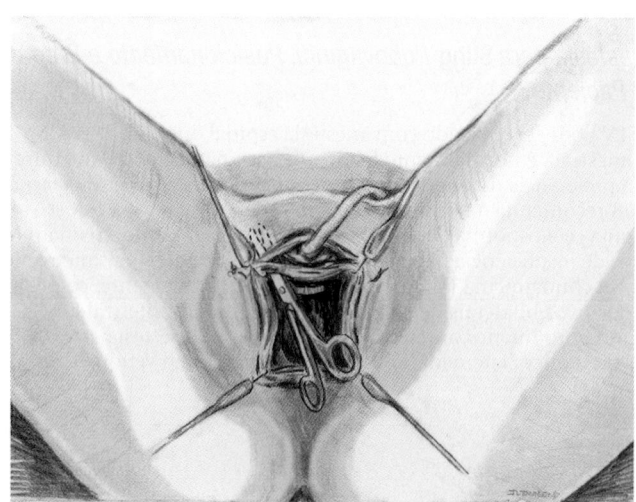

Figura 84-3. **Perfuração da fáscia endopélvica.**

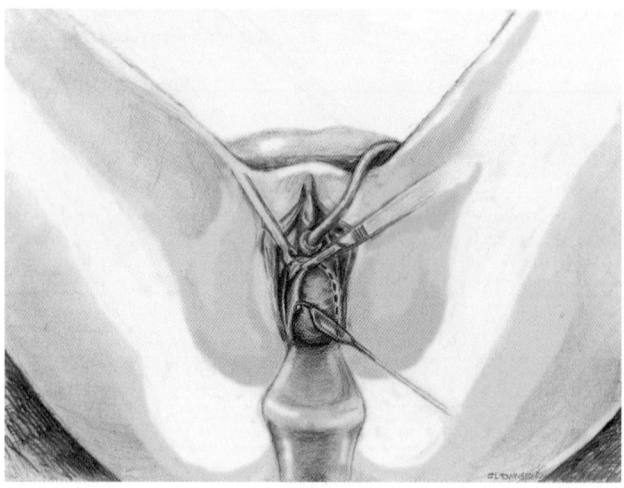

Figura 84-2. **Incisão de U invertido.**

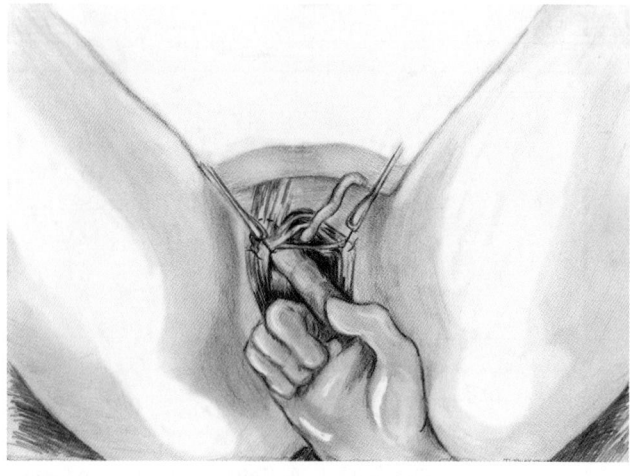

Figura 84-4. **Dissecção digital romba do espaço retropúbico.**

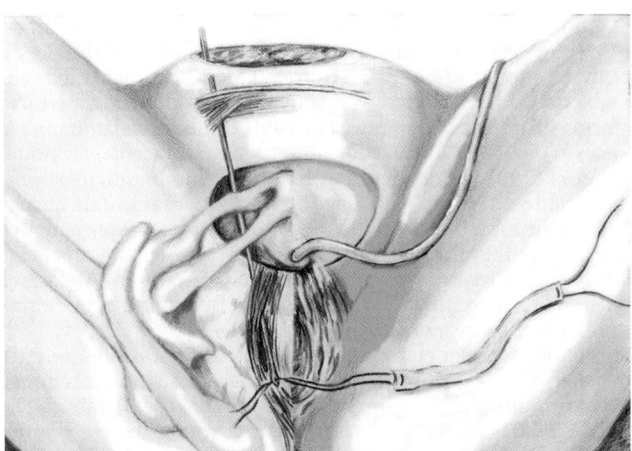

Figura 84-5. Passagem de agulhas de Stamey retropúbica.

Mesmo que a fáscia abdominal esteja fechada, a palpação digital simultânea através das incisões abdominais e vaginais deve ser acessível, enquanto suavemente se palpa a bexiga medialmente. Não se deve tentar a mobilização medial agressiva, pois isso pode resultar em lesões da bexiga. A hemostasia deve ser realizada com cautério bipolar. No caso de mulheres que se submeteram a suspensão uretral anterior ou procedimentos de *sling*, a dissecção de corte mais contundente pode ser necessário. Em casos difíceis, o plano de dissecção mais seguro para o espaço retropúbico deve ser imediatamente adjacente ao periósteo do púbis. Além disso, a dissecção deve ser a mais precisa possível, tanto quanto possível, para minimizar o risco de lesão das vísceras pélvicas.

Colocação e Fixação do Sling Pubovaginal

As agulhas de Stamey são passadas a partir de cima, através da incisão abdominal por orientação cuidadosa atrás do púbis. As agulhas ficam em contato com o púbis até que elas sejam exteriorrizadas lateralmente à bexiga na incisão vaginal (Fig. 84-5). Alternativamente, grandes instrumentos cirúrgicos, tais como pinças tonsilares também podem ser usados, em vez das agulhas de Stamey (McGuire e Lytton, 1978; Blaivas e Olsson, 1988). **Mais uma vez, é importante salientar que a bexiga deve ser completamente drenada antes da passagem das agulhas de Stamey para evitar lesões inadvertidas da bexiga.** Deve-se realizar cistoscopia com uma lente de 70 graus, depois da passagem das agulhas, para confirmar a integridade da bexiga, seguindo o curso destas (enquanto um assistente move as agulhas para baixo e medialmente em direção à bexiga). Exceto quando há hematúria visível ou outro motivo de suspeita, nenhum urologista realiza cistoscopia após a passagem da agulha (Niknejad et al., 2002; Seung-June et al., 2007). Estamos convencidos de que a cistoscopia é um passo essencial que elimina a complicação grave da perfuração do *sling* da bexiga. No caso de uma pequena lesão da bexiga ou de uma passagem inadvertida de agulhas de Stamey através da bexiga, as agulhas são removidas e passadas novamente, e o processo é concluído. Uma vez a passagem extravesical sendo confirmada, o cateter de Foley é substituído e utiliza-se uma ampola de índigo-carmim para confirmar o refluxo ureteral durante a cistoscopia final para o tensionamento do *sling*.

As extremidades da sutura do enxerto são passadas através do orifício da agulha de Stamey. Após a marcação do centro do enxerto com uma pinça, as agulhas de Stamey são removidas; e as extremidades do fio de sutura, trazidas para fora através da incisão abdominal e marcadas com pinças hemostáticas (Fig. 84-6). A face distal do enxerto é suturada ao tecido periuretral com duas suturas de poliglactina 910 4-0 simples. Após hemostasia adequada, a incisão vaginal é fechada com sutura contínua de poliglactina 910 2-0. **Antes do tensionamento final do *sling*, a vagina deve ser fechada e o espéculo, ponderado, removido para eliminar a distorção que pode afetar a tensão final. Além disso, quaisquer procedimentos adicionais, como correção transvaginal do prolapso pélvico, devem ser concluídos antes do tensionamento do *sling*.** As suturas de PDS são amarradas acima da fáscia retal (Fig. 84-7),

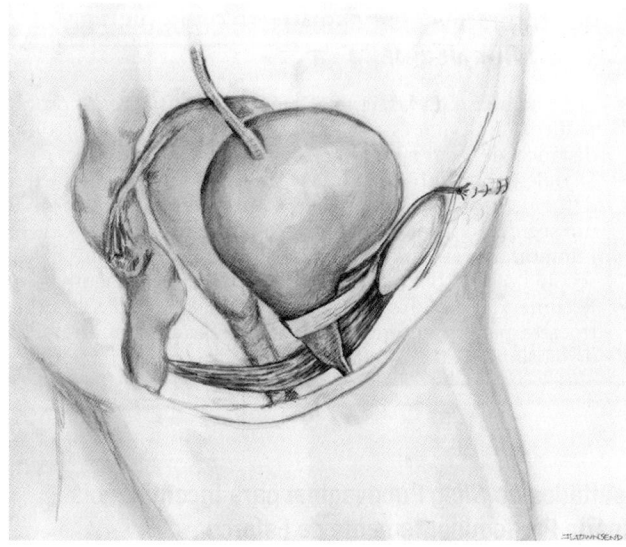

Figura 84-6V. ista sagital da posição do *sling* pubovaginal no colo vesical em posição retropúbica.

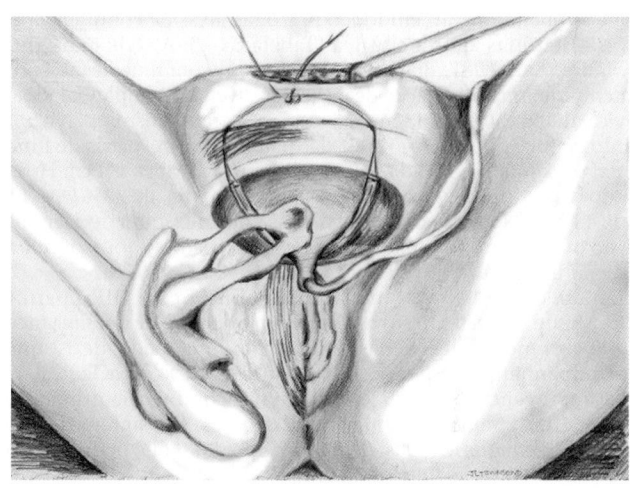

Figura 84-7. Passagem e fixação do *sling* através da incisão abdominal.

enquanto a cistoscopia com uma lente de 30 graus é realizada para visualizar a coaptação adequada da uretra proximal. Na maioria dos casos, o *sling* deve ser tensionado com uma distância de dois dedos de largura entre a fáscia do músculo reto e o nó de PDS. A quantidade de tensão pode variar devido à mobilidade da uretra ou ao desejo de criar a retenção permanente em um indivíduo que fará cateterismo permanente. A incisão abdominal é fechada com uma sutura de poliglactina 910 subcuticular 4-0. O cateter de Foley é deixado para drenagem, e coloca-se um tampão vaginal coberto de estrogênio conjugado.

Cuidados Pós-operatórios do Sling Pubovaginal

O tampão vaginal é removido no primeiro dia de pós-operatório e o cateter de Foley é removido assim que a paciente esteja fora do leito e deambulando (primeiro dia pós-operatório). Se a paciente urina de maneira adequada (conforme o volume RPM), ela recebe alta para casa. Se a paciente não consegue urinar ou tem um volume RPM elevado, ela recebe alta com um cateter de Foley. Ela deve voltar dentro de 5 dias para repetição do teste de micção. As pacientes são orientadas a evitar levantar objetos pesados (mais de 2,2 kg) e relações sexuais durante 6 semanas após a cirurgia. As relações sexuais devem ser retomadas somente após um exame físico e a confirmação pelo cirurgião, mas não antes de 6 semanas após a cirurgia.

> **PONTOS-CHAVE: PROCEDIMENTO CIRÚRGICO DO *SLING* PUBOVAGINAL**
>
> - O fechamento da fáscia retal sem tensão, às vezes, é problemático. Para evitar essa dificuldade, é importante manter uma distância de 2 cm ou mais da sínfise púbica.
> - Se o descolamento das bordas fasciais não mobilizar adequadamente a fáscia, pode ser necessário fazer a interposição de um segmento de malha sintética ou enxerto.
> - É importante assegurar que a bexiga esteja vazia antes da dissecção no espaço retropúbico ou da passagem de agulhas.
> - Recomenda-se realizar uma cistoscopia após a passagem do trocarte, para garantir a integridade da bexiga, e no momento de tensionamento do *sling*, para visualizar o colo da bexiga.

Resultados do *Sling* Pubovaginal para Incontinência Urinária Predominantemente de Esforço

Slings *Pubovaginais Autólogos*

Desde a reintrodução dos SPV autólogos de McGuire em 1978, com uma taxa de 80% de sucesso global (McGuire e Lytton, 1978), mesmo com acompanhamento em longo prazo, as taxas de continência têm sido satisfatórias após a cirurgia (Tabela 84-3). A série mais antiga (McGuire et al., 1987; Blaivas e Jacobs, 1991) com *sling* de fáscia retal contemplou uma população de pacientes diversa e complexa: radiação pélvica, diabetes, lesão da medula espinal e traumatismo pélvico. No estudo de McGuire, mesmo 34% das pacientes com "perda de função uretral proximal" registrada pela urodinâmica (PMFU < 4 cm H₂O de acordo com o artigo) tiveram uma alta taxa de cura, de 82% (McGuire et al., 1987). Além disso, a maioria das pacientes que precisaram de CIL no pós-operatório tinha uma bexiga neurogênica e foi aconselhada a esperar um quadro de retenção urinária.

Em um estudo retrospectivo de 63 mulheres com DIE a partir de 1996, Mason e Roach (1996) confirmaram o sucesso de um *sling* menor (4 × 2 cm) modificado de fáscia retal com uma média de 12 meses de acompanhamento. No pós-operatório, 12 (19%) pacientes apresentavam urgência e 10 (15,9%) tiveram incontinência urinária por urgência (IUU) franca. No entanto, por 6 meses esses sintomas haviam se resolvido em quase todas, menos em 3 (4,8%), que permaneceram em uso de medicação anticolinérgica.

Cruz et al. (1997) descobriram que, em pacientes com cistoceles de grau 3 ou 4 e IUE, uma colporrafia anterior em conjunto com um SPV produz excelentes resultados. Em seu estudo, 33 (92%) das cistoceles estavam curadas no exame físico, uma mediana de 20,4 meses após a cirurgia. Trinta e duas pacientes (89%) foram curadas da sua incontinência urinária com base nos resultados de um questionário do sistema urinário. No entanto, elas também relataram uma taxa de 19% urgência de novo e incontinência de urgência no pós-operatório. No entanto, apenas 3% tiveram incontinência de urgência persistente precisando de tratamento. Por fim, 2,8% ainda foram submetidas à uretrólise para resolver dificuldades de micção relacionadas com a obstrução.

Um ano mais tarde, os mesmos autores publicaram uma análise retrospectiva de 150 pacientes que se submeteram a SPV para a incontinência urinária (Cruz et al., 1998b). Nesse estudo, 98% das pacientes tinham predominantemente IUE e 93% de todas as pacientes foram curadas da sua incontinência com base nos resultados de questionários no consultório e entrevistas telefônicas. Também em 1998, Chaikin et al. apresentaram os resultados de uma análise retrospectiva de 251 mulheres que se submeteram a procedimentos de SPV autólogo. Os autores relataram uma taxa global de cura ou melhora de 92%. É interessante observar que, nesse estudo, os autores compararam também a correlação de diferentes métodos de avaliação de resultados após a cirurgia. Os autores constataram que houve uma excelente concordância entre questionário validado, teste do absorvente, diário miccional e avaliação subjetiva do médico (coeficiente de kappa maior que 0,9).

Hassouna e Ghoniem (1999) relataram resultados a longo prazo de um *sling* pubovaginal modificado (SPVM) de fáscia retal em 112 pacientes com uma taxa de 89% de sucesso, principalmente de sintomas de IUE. Ghoniem primeiro descreveu o Sling Pubovaginal Modificado (SPVM) em 1991 como uma modificação da técnica de faixa de fáscia retal livre popularizada por McGuire. O SPVM envolve a fixação de um enxerto de 7 × 2,5 cm aos ligamentos pubocervical e periuretral em forma de quatro quadrantes. Em 1991, Ghoniem relatou uma taxa de sucesso de 95%. No entanto, em estudo mais recente, Hassouna e Ghoniem (1999) avaliaram os resultados utilizando um questionário de qualidade de vida (QV) e encontraram uma taxa mais baixa, de 80,8%, de sucesso. Nesse estudo posterior, todas as 15 pacientes com insuficiência uretral registrada tinham incontinência de urgência ou sintomas irritativos graves. A avaliação adicional da QV destaca o impacto que a incontinência de urgência, a frequência, a noctúria e a dor podem ter sobre a satisfação da paciente.

Em 2000, Morgan et al. publicaram os resultados de um estudo retrospectivo de 247 mulheres que se submeteram a um procedimento de SPV com um longo acompanhamento médio de 51 meses. Nesse estudo, 56% das pacientes apresentaram sintomas de IUE genuínos, e os resultados com foco na qualidade de vida foram medidos utilizando o questionário Urogenital Distress Inventory (UDI). Os autores relataram uma taxa de cura de 85% em 5 anos. No entanto, para ser conseguido esse nível de cura, 14 pacientes (5,7%) tiveram procedimentos secundários. Isso incluiu seis injeções de colágeno periuretral e três SPV repetidos. Além disso, cinco pacientes tinham sintomas obstrutivos que exigiram uretrólise. Quatro dessas cinco mulheres tiveram retorno à micção normal. É importante observar que tal estudo mostra que, quando a incontinência de esforço se resolve por mais de 1 ano após um SPV autólogo, o risco a longo prazo de incontinência de esforço recorrente é baixo.

O estudo realizado por Groutz et al. (2001) com 67 pacientes é notável, houve resultados com base em se a indicação de SPV foi para a incontinência primária (57%) ou incontinência recorrente (43%). O último grupo tinha sofrido anteriormente um a três procedimentos anti-incontinência frustrados para a incontinência recorrente. Quanto aos procedimentos anteriores, as taxas de suspensão por agulha, suspensão retropúbica e SPV foram 31%, 28%, e 10%, respectivamente. A taxa de cura foi significativamente maior em pacientes com incontinência primária do que em pessoas com incontinência recorrente (74% *vs.* 59%, p = 0,06). Não houve falhas cirúrgicas em ambos os grupos. Todas as pacientes foram curadas ou tiveram melhoras com base em suas pontuações de resultados que incorporaram diário miccional de 24 horas, teste do absorvente de 24 horas e satisfação da paciente.

Em uma revisão retrospectiva e entrevista por telefone de 57 pacientes que haviam sido submetidas a um procedimento de SPV para incontinência, Richter et al. (2001) avaliaram a qualidade de vida a longo prazo. Como no estudo de Groutz et al. (2001), este estudo também incluiu um número significativo das pacientes que foram tratadas com um SPV para a incontinência recorrente após suspensão retropúbica anterior (46%) ou suspensão por agulha (24%). Além disso, com uma taxa de disfunção miccional pós-operatória comparável à de pacientes submetidas a sua primeira cirurgia anti-incontinência, esse estudo mostrou mais uma vez que **o SPV é o tratamento eficaz para a IUE recorrente.** No geral, as entrevistas por telefone que questionaram sobre a qualidade de vida revelaram que 88% das pacientes sentiram que o *sling* melhorou a qualidade de vida, e 82% afirmaram que fariam a cirurgia novamente. Notavelmente, em 87% das pacientes, o teste inicial de micção pós-operatória falhou, e 11,8% precisaram de CIL de longo prazo. As entrevistas por telefone revelaram que 5,8% das pacientes precisaram usar posições de adaptação para facilitar a micção, mas é interessante observar que todas essas mulheres estavam satisfeitas por causa da liberdade de incontinência urinária e não escolheram uretrólise. Essa satisfação pode estar relacionada com a ênfase durante o aconselhamento pré-operatório em transmitir a possibilidade de disfunção miccional de longo prazo após um procedimento de SPV.

Petrou e Frank (2001) também observaram a incontinência urinária recorrente, mas se concentraram na segurança e na eficácia de um procedimento de SPV repetido, após *slings* suburetrais falharem em 14 mulheres (cinco *slings* suburetrais ancorados em osso cadavérico, 3 SPV autólogos, três SPV ancorados em osso cadavérico e três *slings* de retalho vaginal). De modo geral, 86% das pacientes se consideraram curadas ou melhores após a cirurgia. Foram complicações pós-operatórias abscesso pélvico relacionado com um *sling* anterior de cadáver, osteomielite do púbis relacionada com *sling* ancorado ao osso anterior e caso de retenção urinária a longo prazo.

Vale a pena discutir um estudo de por Howden et al. (2006), por causa de seu longo acompanhamento médio de 7,1 anos e o tamanho

TABELA 84-3 Resultados dos *Slings* Pubovaginais Autólogos

ESTUDO	N	TIPO	IDADE (MÉDIA OU MÉDIA EM ANOS)	IEG	ACOMPANHAMENTO (MÉDIO OU MÉDIA EM MESES)	CURA, MELHORA OU FALHA	AVALIAÇÃO DO RESULTADO	URGÊNCIA *DE NOVO* OU IUU	RETENÇÃO URINÁRIA PERSISTENTE
McGuire et al., 1987	81*	R	14-83	NA	36	82% de cura 18% de falha	ND	ND	2,5%
Beck et al., 1988	170	FL	56,7	NA	1,5-12	92,4% de cura 7,6% de falha	Teste de esforço	1%	2,9%
Blaivas e Jacobs, 1991	67	R	54	50%	42	82% de cura 9% de melhora 9% de falha	RG	1%	9%[†]
Zaragoza, 1996	60	R	56,6	42%	25	95% de cura 5% de falha	RG	12%	0%
Mason e Roach, 1996	63	R	56	100%	11,7	85,7% de cura ou de melhora 14,3% de falha	QV	NR	3,2%
Govier et al., 1997	32	FL	61	66%	14	Subjetiva: 87,5% de cura 9,4% de melhora 3,1% de falha Objetiva: 70% de cura 20% de melhora 10% de falha	RG; entrevista por telefone; teste de esforço	9,4%	0%
Haab et al., 1997	40	R	65,7	33%	48,2	73% de cura 17% de melhora 10% de falha	QV	10,8%	7,5%
Cross et al., 1998b	150	R	57	68%	22	93% de cura	RG; entrevista por telefone	19%	2,8%
Chaikin et al., 1998	251	R	56	25%	36	Geral: 73% de cura 19% de melhora 8% de falha Paciente: 67% de cura 26% de melhora 7% falha Médico: 46% de cura 49% de melhora 5% de falha Teste do absorvente: 74% de cura 20% de melhora 6% de falha DM: 72% de cura 7% de melhora 21% de falha	QV; teste de esforço; DM; teste do absorvente	3%	1,6%
Wright et al., 1998	33	ND	56	55%	16	94% de cura ou De melhora	RG	10%	4%
Hassouna e Ghonheim, 1999	112	R	55,5	49%	42	80,8% de cura ou de melhora 19,2% de falha	QV; teste do absorvente	20,8%	0%

(Continua)

TABELA 84-3 Resultados dos *Slings* Pubovaginais Autólogos *(Cont.)*

ESTUDO	N	TIPO	IDADE (MÉDIA OU MÉDIA EM ANOS)	IEG	ACOMPANHAMENTO (MÉDIO OU MÉDIA EM MESES)	CURA, MELHORA OU FALHA	AVALIAÇÃO DO RESULTADO	URGÊNCIA *DE NOVO* OU IUU	RETENÇÃO URINÁRIA PERSISTENTE
Brown e Govier, 2000	46	FL	62	35%	44	73% de cura 27% de melhora 0% de falha	QV	NR	6,5%
Morgan et al., 2000	247	R	54,5	56%	51	85% de cura	RG	7%	2%
Groutz et al., 2001	67	R	56	100%	33,9	67% de cura 33% de melhora	RG, teste de esforço, DM, teste do absorvente	10%	0%
Richter et al., 2001	57	R ou FL	18-84	NR	42	97% de cura	Entrevista por telefone; EU	0%	7%
Flynn e Yap, 2002	71	R ou FL	53	36,6%	44	77% de cura 13% de melhora 10% de falha	RG	5%	1,4%
Chou e Flisser, 2003	131	R	66	48,5%	36	IUE: 97% de cura IUM: 93% de cura	DM; teste do absorvente; QV	NR	0,8%
Latini et al., 2004	100	FL	NR	NR	52,8	85% de cura ou de melhora	QV	NR	0%
Almeida et al., 2004	30	R	53,4	NR	33	70% de cura 20% de melhora 10% de falha	RG	NR	NR
Howden et al., 2006	153	R	62,7	NR	85,2	71,7% de cura 28,3% de falha	QV; teste de esforço	NR	NR
Albo et al., 2007	326	R	51,6	76%	24	66% de cura ou de melhora	Teste do absorvente; teste de esforço; DM	3%	6%
Mitsui et al., 2007	29	R	64	21%	25	80% de cura 10% de melhora 10% de falha	QV; EU	3,4%	28%
Onur et al., 2008	25	R	57	NR	18	84% de cura ou de melhora	QV	8%	0%
Athanasopoulos et al., 2011	264	R	53	80%	27,8	76% de cura 9% de melhora 15% de falha	Teste do absorvente	18,5%	1,9%
Welk e Herschorn, 2012	33	R	57	NR	16	62% de cura ou de melhora	QV	33%	3%
Lee et al., 2015	84	R ou FL	61	44%	89	63% de cura ou de melhora	QV	19%	3%

*Um dos 82 pacientes era do sexo masculino e foi excluído.
†Quatro de seis pacientes tinham bexiga neurogênica e planejavam CIL no pós-operatório.
CIL, cateterismo intermitente limpo; RG, revisão de gráfico; FL, fáscia lata; IEG, incontinência urinária genuína de esforço genuína; IUM, incontinência urinária mista; NR, não registado; R, fáscia retal; IUE, incontinência urinária de esfoço; EU, estudos urodinâmicos; IUU, incontinência urinária de urgência; DM, diário de micção; QV, questionário validado.

da amostra relativamente grande, de 153 pacientes. Os autores avaliaram retrospectivamente os resultados usando quatro questionários validados diferentes e descobriram que 71,7% das pacientes tinham a continência normal e apenas 3,3% precisaram de novo de cirurgia por IUE.

O Stress Incontinence Surgical Treatment Efficacy Trial (SISTEr) (Albo et al., 2007), um ensaio clínico randomizado multicêntrico, comparou o *sling* autólogo de fáscia retal (326 mulheres) com a colpossuspensão de Burch (329 mulheres). Os dois resultados iniciais foram medidas compostas de sucesso em termos de incontinência urinária total (sem sintomas autorrelatados de incontinência, aumento de < 15 g no peso do absorvente durante um teste do absorvente de 24 horas e nenhum tratamento médico ou cirúrgico para incontinência) e em termos de incontinência urinária de esforço (sem sintomas autorrelatados de incontinência de esforço e resultado negativo no teste de esforço). Os autores descobriram que, enquanto o SPV foi mais eficaz na cura da IUE (47% *vs.* 38%, $P < 0,001$), ele foi associado a uma taxa significativamente mais elevada de disfunção miccional pós-operatória e cistite. Deve-se observar que todos os procedimentos cirúrgicos para a obstrução da saída da bexiga (20) ocorreram no grupo de *sling*, e duas pacientes no grupo de colpossuspensão de Burch tiveram lesões ureterais.

O estudo de Athanasopoulos et al. (2011) foi um dos mais antigos e maiores para descrever os resultados das SPV em pacientes nos quais o tratamento com um SMU tinha falhado. Neste estudo de 264 pacientes, 29,9% tinham história anterior de SMU, e todas elas foram submetidas a remoção parcial de *sling* no momento da colocação do SPV. Os autores relataram uma taxa de sucesso global em termos de melhora marcante ou cura da incontinência de 84,7%, e uma história de cirurgia de incontinência anterior não afetou este resultado.

O estudo com um dos mais longos períodos de acompanhamento após a cirurgia de SPV na literatura foi um retrospectivo de 2013 realizado por Lee et al. (2015) com 84 pacientes, com uma média de acompanhamento de 89 meses. A taxa de melhora ou cura global medida pelo questionários validados foi de 63%. Os autores focaram a análise na comparação de pacientes com cirurgia de incontinência anterior *versus* aqueles submetidos ao que chamaram de cirurgia de SPV primário e, tal como nos estudos anteriores, não encontraram diferença nos resultados. Deve-se observar que, em sua primeira tabela, os autores relataram que incluíram as quatro pacientes com história anterior de SMU no grupo de SPV primário, mas isso parece equivocado.

A fáscia retal é o material autólogo mais comumente utilizado. No entanto, os resultados intermediários e a longo prazo de SPV de fáscia lata são comparáveis com os de fáscia retal (Beck et al., 1988; Govier et al., 1997). Em um estudo retrospectivo de 170 pacientes com incontinência urinária de esforço recorrente, Beck et al. (1988) observaram uma impressionante taxa de cura de 92,4%, medida pela ausência de vazamento em um teste de tosse pós-operatório (bexiga cheia, de pé e sentado). É interessante observar que os autores testaram a pressão uretral intraoperatória para garantir que os *slings* pudessem criar pressões de 80 a 90 cm de H_2O. Um estudo de 1997 por Govier et al. usando enxertos de fáscia lata é particularmente notável, pois os autores compararam os resultados de uma revisão de prontuários com respostas a um questionário e descobriram que este último rendeu resultados piores, mas provavelmente mais precisos (87,5% *vs.* 70%, respectivamente). Tal taxa de cura, derivada da satisfação das pacientes, foi semelhante aos resultados com base em questionários observados por Brown e Govier (2000). Além disso, no presente estudo, todas as pacientes tiveram dor na coxa em 1 a 2 semanas, e 11% descreveram dor persistente na coxa em 6 semanas. Latini et al. (2004) utilizaram o descamador fascial Crawford para obter fáscia lata. Também relataram que, em 1 semana de pós-operatório, 20% dos pacientes tiveram dormência localizada no local da coleta; 7%, dor no local da coleta; e 5%, tendinite na perna do local da coleta. Apesar disso, 83% das entrevistadas indicaram que o processo teve um efeito positivo na sua vida, 82% recomendam a cirurgia a uma amiga e 83% se submeteriam ao procedimento novamente.

Em resumo, ao longo dos últimos 15 anos, **a taxa de continência após SPV variou de 61% a 97%, embora a medição dos resultados seja variada.** Em geral, não existe uma correlação direta entre as medidas objetivas e subjetivas universalmente aceitas de melhora ou de cura para procedimentos anti-incontinência (Padmanabhan e Nitti, 2006). A razão mais citada para a falha relaciona-se com sintomas de urgência, e a incontinência de urgência no acompanhamento é um motivo comum para a insatisfação da paciente. **As taxas pós-operatórias de incontinência *de novo* ou de urgência variam de 2% a 20,8%** (Mason e Roach, 1996; Zaragoza, 1996; Haab et al., 1997; Chaikin et al., 1998; Cross et al., 1998b; Hassouna e Ghoniem, 1999; Morgan et al., 2000; Groutz et al., 2001; Flynn e Yap, 2002; Albo et al., 2007; Mitsui et al., 2007; Onur et al., 2008).

Slings *Pubovaginais de Aloenxerto*

O SPV de fáscia autóloga continua sendo o tratamento "padrão-ouro" para IUE com resultados eficazes e duradouros. No entanto, em um esforço para reduzir a morbidade global, o tempo cirúrgico e a dor relacionada com a obtenção de enxerto, os *slings* de aloenxerto de cadáveres foram introduzidos (Tabela 84-4). **Em geral, existem dados de resultados limitados, e a eficácia e a durabilidade desses *slings* são questionáveis.** Inicialmente, a literatura indicava a utilização de fáscia lata congelada de cadáveres ou liofilizada com vários métodos para proteger o *sling*, tal como fixação com sutura e âncoras ósseas (Handa et al., 1996; Wright et al., 1998; Fitzgerald et al., 1999; Amundsen et al., 2000b; Brown e Govier, 2000; Carbone et al., 2001; Flynn e Yap, 2002; O'Reilly e Govier, 2002; Walsh et al., 2002; Richter et al., 2003; Almeida et al., 2004; Howden et al., 2006). A experiência tem demonstrado que essas técnicas de processamento de tecido podem ter efeitos deletérios sobre os resultados do *sling* de cadáver (Nazemi et al., 2008). **As taxas de falhas para enxertos congelados ou liofilizados variam de 6% a 37,6%** (Handa et al., 1996; Wright et al., 1998; Fitzgerald et al., 1999; Brown e Govier, 2000; Carbone et al., 2001; Flynn e Yap, 2002; O'Reilly e Govier, 2002; Walsh et al., 2002; Amundsen et al., 2003; Richter et al., 2003; Almeida et al., 2004; Howden et al., 2006).

Handa et al. (1996) revelaram alguns dos primeiros resultados de curto prazo para fáscia lata fresca congelada de cadáveres e liofilizada, com taxas de cura promissoras. Duas de suas pacientes (12%) desenvolveram infecções de feridas abdominais, que se resolveram com cuidado local, como drenagem. Os autores relataram urgência *de novo* em 36% das pacientes. Duas das três pacientes que apresentaram incontinência de esforço recorrente voltaram à continência normal depois de um procedimento de SMU sintético.

Fitzgerald et al. (1999) relataram em 35 pacientes submetidas a colocação de *sling* de fáscia lata de cadáver irradiada com uma elevada taxa de falha, de 17%. O sintoma recorrente foi observado bem cedo (1 semana a 5 meses). As análises histopatológicas do material recuperado indicaram os seguintes processos em curso no enxerto que falhou: remodelação desorganizada, áreas de degeneração do enxerto e evidência de reação imune. Esses achados levaram os investigadores a concluírem que os enxertos de fáscia lata irradiada liofilizada não devem ser utilizados para procedimentos uroginecológicos, devido à elevada taxa de falha do material.

Dois estudos de pacientes com sintomas predominantemente de IUE (Walsh et al., 2002; Richter et al., 2003) revelaram bons resultados sem resultados adversos significativos usando fáscia lata liofilizada. Walsh et al. (2002) avaliaram prospectivamente 31 mulheres com promissor acompanhamento a curto prazo. Houve resolução completa da IUE em 94% aos 4 meses e em 1 ano. Houve também melhora na ocorrência e na gravidade da urgência e da incontinência de urgência após a cirurgia, o que se refletiu na diminuição da utilização de medicações anticolinérgicas da cirurgia, antes de 4 meses e em 1 ano de pós-operatório (55% a 32% a 26%). Richter et al. (2003) conduziram um estudo prospectivo de longo prazo por meio de questionários validados para um acompanhamento de 48 meses. A dificuldade de esvaziar a bexiga foi apontada por 58,2% das pacientes em 12 meses de acompanhamento, com 34,2% descrevendo-a como leve. Por 48 meses, 50% das pacientes continuaram tendo dificuldade de esvaziamento da bexiga. As pacientes relataram um índice de satisfação de 90,2% em 12 meses de acompanhamento e continuaram satisfeitas em 48 meses de acompanhamento (85,7%).

Dois grupos revelaram altas taxas de falha com enxerto liofilizado (Carbone et al., 2001; O'Reilly e Govier, 2002). Carbone et al. (2001) utilizaram fáscia cadavérica com âncoras ósseas de titânio para a colocação bilateralmente na sínfise púbica. Eles relataram taxa de falha de 38% e taxa de reoperação de 17%, no curto prazo de acompanhamento de 11 meses. O tempo médio de reoperação foi de 9 meses (de 3 a 15 meses). Os achados de intraoperatório na reoperação revelaram que as

TABELA 84-4 Resultados de *Slings* Pubovaginais de Aloenxerto

ESTUDO	N	TECIDO	IDADE (MÉDIA OU MÉDIA EM ANOS)	IUG	ACOMPANHAMENTO (MÉDIO OU MÉDIA EM MESES)	CURA, MELHORA OU FALHA	AVALIAÇÃO DO RESULTADO	URGÊNCIA DE NOVO OU IUU	RETENÇÃO URINÁRIA PERSISTENTE
Handa et al., 1996	59	FC ou LF	52-83	NR	6,2-11,8	Subjetiva: 86% de cura Objetiva: 79% de cura	RG; teste de esforço	36%	6,3
Wright et al., 1998	35	LF	60	52%	9,6	98% de cura	RG	10%	2,5%
Fitzgerald et al., 1999	104	LF	NR	NR	0,2-9	82% de cura	RG; teste de esforço	NR	NR
Amundsen et al., 2000b	121	LF	61,7	35%	19,4	54% de cura 21% de melhora 25% de falha	QV; teste do absorvente	15%	1%
Brown e Govier, 2000	18	DS	62	50%	12	74% de cura 19% de melhora 7% de falha	QV enviado por correio	NR	1,7%
Huang et al., 2001	154	LF	51,7	61%	9,2	72,2% de cura ou de melhora 27,8% de falha	QV enviado por correio	NR	NR
Carbone et al., 2001	63	LF	60	NR	10,6	62,4% de cura ou de melhora 37,6% de falha	QV; entrevista por telefone	3,2%	0%
Flynn e Yap, 2002	121	LF	54	4,8%	29	71% de cura 13% de melhora 16% de falha	RG	28%	0%
O'Reilly e Govier, 2002	31	120 FC e 1 DS	62	100%	6,5	86,4% de cura 13,6% de falha	VQ enviado por correio	NR	NR
Walsh et al., 2002	102	LF	63	26%	13,5	94% de cura 6% de falha	DM; QV	NR	3,2%
Richter et al., 2003	265	LF	63,1	NR	35	75% de cura ou melhora 25% de falha	QV	NR	NR
Carey e Leach, 2004	30	DS	<80 anos: 61,2 >80 anos: 82,8	<80 anos: 44% >80 anos: 32%	<80 anos: 24,3 >80 anos: 21,4	<80 anos: 61% de cura ou de melhora 24% de falha >80 anos: 55% de cura ou de melhora 32% de falha	QV	<80 anos: 13% >80 anos: 10%	0%
Almeida et al., 2004	25	LF	53,4	NR	36	40% de cura 28% de melhora 22% de falha	RG	NR	NR
Owens e Winters, 2004	253	ED	62	72%	14,8	32% de cura 36% de melhora 32% de falha	RG; entrevista por telefone	NR	12%*
Crivellaro et al., 2004	25	ED	58,3	38,3%	18	53% de cura 25% de melhora 22% de falha	QV; DM	5%	2%
Onur e Singla, 2005	59	DS	62	60%	12	80% de cura 20% de falha	QV	12%	0%

TABELA 84-4 Resultados de Slings Pubovaginais de Aloenxerto (Cont.)

ESTUDO	N	TECIDO	IDADE (MÉDIA OU MÉDIA EM ANOS)	IUG	ACOMPANHAMENTO (MÉDIO OU MÉDIA EM MESES)	CURA, MELHORA OU FALHA	AVALIAÇÃO DO RESULTADO	URGÊNCIA DE NOVO OU IUU	RETENÇÃO URINÁRIA PERSISTENTE
Frederick e Leach, 2005	251	DS	66	61%	24	76% de cura ou de melhora / 24% de falha	QV	8,5%	1,2%
Howden et al., 2006	150	LF	63	NR	43,2	60,4% de cura ou de melhora / 39,6% de falha	QV; teste de esforço	NR	NR
Pianezza et al., 2007	37	NR	60,2	54%	45,6	75,8 média Escore IDU	QV	NR	8,1%
Nazemi et al., 2008	358	DS	38-97	NR	24-60	34% de cura / 48% de melhora / 18% de falha	QV	2,8%	1%
Onur et al., 2008	25	DS	61	NR	13	79% de cura ou de melhora / 21% de falha	QV	12,4%	0%

*Define-se retenção como cateter por mais de 2 semanas.
RG, revisão de gráfico; ED, enxerto dérmico; LF, liofilizados; FC, fresco congelado; IUG, incontinência urinária de esforço genuína; NR, não registado; DS, desidratado com solvente; IDU, *urogenital distress inventory* (inventário de desconforto urogenital); IUU, incontinência urinária de urgência; DM, diário de micção; QV, questionário validado.

âncoras de titânio estavam na posição, com as suturas de polipropileno intactas e fibrose retropúbica e a cicatrização do ligamento uretropélvico sugerindo posicionamento adequado do *sling*. No entanto, todas as fáscias alogênicas pareceram estar fragmentadas, atenuadas ou simplesmente ausentes. Esses autores posteriormente abandonaram o uso de enxertos de fáscia de cadáver em todos os SPV em sua instituição. O'Reilly e Govier (2002) relataram altos índices de falha intermediária em 121 mulheres. Oito pacientes tiveram incontinência urinária de esforço recorrente em uma média de 6,5 meses (4 a 13 meses). Sete das oito mulheres tinham cirurgia de incontinência anterior e múltiplas comorbidades, como doenças neurológicas, diabetes, irradiação pélvica anterior e cirurgia pélvica anterior. Com base nesses resultados e achados por Lemer et al. (1999), esse grupo também interrompeu o uso de enxerto fresco congelado e mudou para enxertos dérmicos e de fáscia cadavérica desidratada por solvente.

A equipe de Huang et al. (2001) foi o grupo mais antigo a relatar experiências desfavoráveis usando enxertos desidratados com solvente em 18 mulheres com acompanhamento a curto prazo. Os pesquisadores relataram uma taxa de falha de 27,8% com total recorrência da incontinência e, posteriormente, deixaram de usar aloenxerto como um material de *sling*. Na reoperação com um SPV autólogo para IUE recorrente, o enxerto permaneceu apenas rudimentar e era bastante friável. O exame histológico do enxerto recuperado revelou fibras colágenas onduladas com fibroblastos vagamente embalados e áreas focais de degeneração.

Em 2005, Frederick e Leach relataram os potenciais resultados de prazo intermediário de uma cirurgia que usou um reparo de prolapso cadavérico desidratado com solvente e um *sling* (PcaS) ancorado à sínfise púbica para corrigir tanto prolapso do compartimento anterior quanto incontinência, com taxas de cura, melhora e falha de 56%, 26%, e 17,5%, respectivamente. Houve um caso de osteíte púbica relacionado com o uso de âncoras ósseas transvaginais que se resolveu com tratamento conservador. É interessante observar que 56% das falhas ocorreram depois de 12 meses de acompanhamento. No geral, 80% das mulheres estavam satisfeitas e 77% afirmaram que se submeteriam ao procedimento de PcaS novamente. Em outro estudo usando questionários validados (ou seja, UDI-6, Incontinence Impact Questionnaire [IIQ-7]) depois de cirurgias de SPV de fáscia lata de cadáver, Pianezza et al. (2007) relataram níveis semelhantes de satisfação da paciente a longo prazo. Eles descobriram que as pacientes com incontinência mista pré-operatória tinham maior risco para a insatisfação pós-operatória. Nazemi et al. (2008) descreveram melhoras constantes em episódios de incontinência, com a satisfação da paciente e pontos finais da QV validados em ambas as coortes de PcaS e de STCa (*sling* transvaginal cadavérico isoladamente). No entanto, houve uma redução nas taxas de cura com acompanhamento prolongado (24 meses, 48 meses e 60 meses), especialmente no grupo de STCa (23%, 18% e 9%, respectivamente). Por último, 4% das pacientes tiveram extrusão do *sling*, e 4% precisaram de incisão do *sling* e uretrólise.

Por causa da falha precoce e intermediária do enxerto com fáscia lata de cadáver, os cirurgiões foram impelidos a usar materiais alternativos, como enxertos dérmicos cadavéricos. Crivellaro et al. (2004) apresentaram sua série prospectiva das pacientes tratadas com SPV com enxerto dérmico humano cadavérico ancorado ao osso Repliform® (LifeCell, The Woodlands, TX). Houve uma taxa de falha de 22%, e a taxa média de melhora da incontinência aos 9 meses foi de 85%; e aos 18 meses, de 80%. As duas pacientes que precisaram de cateterismo intermitente de longo prazo tinham bexiga neurogênica. Owens e Winters (2004) avaliaram os resultados e a satisfação da paciente com enxerto Duraderm® (CR Bard). Os primeiros resultados foram promissores com uma taxa de cura de 68% e taxa de melhora de 24%. No acompanhamento intermediário, apenas 32% das pacientes estavam secas e 36% notaram melhora. Duas das oito pacientes que tiveram falha receberam injeções de agente de volume periuretral com melhora significativa, e uma ficou seca depois de uma cirurgia de *sling* autólogo. A reexploração cirúrgica revelou ausência quase completa de material de enxerto, sem evidência de infecção ou resposta inflamatória excessiva.

Seis estudos compararam os resultados de mulheres submetidas a procedimentos de SPV usando a fáscia de enxerto autólogo ou cadavérico (Wright et al., 1998; Brown e Govier, 2000; Flynn e Yap, 2002; Almeida et al., 2004; Howden et al., 2006; Onur et al., 2008). Quatro grupos encontraram os resultados comparáveis com as taxas igualmente elevadas de sucesso e nenhuma diferença significante em complicações. Eles concluíram que o aloenxerto de fáscia lata pode ser utilizado como uma alternativa à fáscia autóloga para SPV, para reduzir o tempo cirúrgico e a dor e a deficiência do pós-operatório (Wright et al., 1998; Brown e Govier, 2000; Flynn e Yap, 2002; Onur et al., 2008). Com acompanhamento de longo prazo, dois grupos observaram resultados de continência superiores no grupo autólogo (Almeida et al., 2004; Howden et al., 2006). Almeida et al. (2004) não relataram efeitos

TABELA 84-5 Resultados de *Slings* Pubovaginais de Xenoenxerto

ESTUDO	N	TIPO	IDADE	IUG	ACOMPANHAMENTO (MESES)	CURA, MELHORA OU FALHA	AVALIAÇÃO DO RESULTADO	URGÊNCIA *DE NOVO*	RETENÇÃO URINÁRIA PERSISTENTE
Rutner et al., 2003	152	SIU	NR	49%	27,6	93,4% de cura 2% de melhora 4,6% de falha	RG	NR	0%
Abdel-Fattah et al., 2004	74	Pelvicol®	53	NR	36	77,8% de cura 9,7% de melhora 12,5% de falha	QV enviado pelo correio	17,6%	0%
Giri et al., 2006	51	Pelvicol®	46	NR	36	31% de cura 23% de melhora 46% de falha	QV enviado pelo correio; entrevista por telefone	2%	2%
Wilson et al., 2008	37	Xenform Matrix®*	67,7	NR	19,5	83,8% de cura da IUE 54,1% de cura global	Teste de esforço; QV	NR	NR

*Xenform Matrix® é uma derme bovina acelular.
RG, Revisão de gráfico; IUG, incontinência urinária genuína; NR, não registrado; SIU, *sling* de incisão única; IUE, incontinência urinária de esforço; QV, questionário validado.

adversos em qualquer dos grupos. Howden et al. (2006) descobriram que os sintomas recorrentes ocorreram em uma proporção mais elevada no grupo de cadáver (39,6%) em comparação com o grupo autólogo (28,3%) (*p* = 0,04). A taxa de reoperação também foi maior para o grupo de aloenxerto (12,7% *vs.* 3,3%, *P* = 0,003).

Alguns estudos defendem a eficácia dos *slings* fasciais desidratados com solvente (Frederick e Leach, 2005; Onur e Singla, 2005; Pianezza et al., 2007; Nazemi et al., 2008). No entanto, as falhas relatadas anteriormente junto com o sucesso consistente e a rápida adoção de SMU sintético levaram ao abandono de todos os tipos de enxerto de cadáver na maioria dos serviços. Assim, há uma escassez de dados para avaliar os resultados a longo prazo e definir os resultados do *sling* depois das técnicas de desidratação com solvente (Nazemi et al., 2008).

Slings *Pubovaginais de Material Sintético*

Existem poucos estudos randomizados observando os resultados após a colocação de um SPV sintético. Um desses estudos é um estudo prospectivo randomizado comparando o procedimento SPV sintético com a colpossuspensão de Burch (Sand et al., 2000). Nesse estudo, 17 mulheres foram randomizadas para receber o *sling*. Os autores concluíram que o *sling* suburetral sintético, colocado no colo da bexiga sob tensão, teve resultados equivalentes aos do procedimento modificado de Burch após um acompanhamento curto de 3 meses. O material utilizado para o *sling* foi o ePTFE. É interessante observar que, embora os autores não tivessem relatado problemas com a exposição ou perfuração, afirmam em sua seção de discussão que eles pararam de usar este tipo de *sling* por causa de complicações relatadas por Weinberger e Ostergard (1995).

Nesse estudo de Weinberger e Ostergard (1995), 108 mulheres foram tratadas com um SPV de ePTFE para IUE: 40% desenvolveram complicação de ferida e 21% precisaram de remoção completa ou parcial do *sling* (10 com formação de fístula, quatro com granulação vaginal persistente, três com exposição protética e uma com dor na região inguinal). É evidente que, devido às propriedades do seu material (pequenos poros), o ePTFE não é um material ideal para *sling* sintético. Da mesma maneira, também houve problemas com outros materiais de *sling* sintético (polietileno e polipropileno) com propriedades físicas aquém do ideal, colocadas sob tensão no colo da bexiga (Drutz et al., 1990; Young et al., 2001; Wohlrab et al., 2009).

Slings *Pubovaginais de Xenoenxerto*

Em virtude da morbidade da coleta de fáscia autóloga, das elevadas taxas de falha de materiais de aloenxerto e da alta exposição e das taxas de perfuração com o SPV sintético, os xenoenxertos são uma opção atraente. **Em geral, eles estão associados a baixa taxa de infecção, exposição e perfuração em virtude da sua incorporação ao tecido do hospedeiro** (Rutner et al., 2003). A maioria dos estudos tem utilizado derme suína esterilizada com radiação gama (Pelvicol®, CR Bard), SID suína e derme bovina como xenoenxertos para uso em SPV (Arunkalaivanan e Barrington, 2003; Rutner et al., 2003; Abdel-Fattah et al., 2004; Wiedemann e Otto, 2004; Giri et al., 2006; Wilson et al., 2008) (Tabela 84-5).

Rutner et al. (2003) foram os primeiros a descrever a utilização da SID suína como SPV ancorado ao osso, em 152 pacientes com acompanhamento de longo prazo. Eles relataram taxas de cura comparáveis com as do *sling* autólogo. Entre as sete falhas (4,6%), cinco pacientes tiveram IUE recorrente dentro de 3 meses da cirurgia, e as outras duas tiveram recorrência aos 9 e 11 meses de pós-operatório. Duas das falhas estavam relacionadas com as âncoras ósseas. Uma paciente teve um SPV com SID suína repetido, com falha persistente para aliviar a incontinência, e uma paciente ficou ressecada após injeções de partículas de carbono periuretral. Uma paciente conseguiu a continência com uretrólise 2 anos após a cirurgia inicial. Na reoperação, não foi encontrada evidência macroscópica do material de SID implantado. No entanto, biópsias do tecido periuretral revelaram fibrose e tecido muscular com alguns restos de SID. Wiedemann e Otto (2004) realizaram o primeiro grande exame histopatológico de SID suína em uma série de 15 mulheres com SPV de SID. Três reoperações (20%) foram necessárias por causa da IUE recorrente em uma média de 12,7 meses. Todas as três pacientes foram submetidas a reoperação com implante de um *sling* de malha de polipropileno e alcançaram continência imediata. Amostras de biópsia da banda de SID sob a mucosa vaginal dessas três pacientes revelaram apenas resíduos focais de SID sem qualquer evidência de reação tecidual. Também não houve evidência de reação imunológica significativa ou reação inflamatória crônica. Esses autores concluíram que a incorporação avançada do implante se adequa à boa biocompatibilidade.

Arunkalaivanan e Barrington (2003) apresentaram o SPV Pelvicol® em um estudo randomizado em curto prazo comparando SPV Pelvicol® com TVT. As taxas de cura baseadas em questionário eram comparáveis: 85% no grupo TVT e 89% no grupo do implante Pelvicol®. Abdel-Fattah et al. (2004) apresentaram os dados de acompanhamento de 3 anos para esse estudo prospectivo. As taxas de cura mantiveram-se elevadas e comparáveis entre os dois grupos: 79,1% para o grupo TVT e 77,8% para o grupo Pelvicol®. Não houve diferença estatística quanto aos índices de complicações ou escores de absorvente pós-operatórios. Giri et al. (2006) compararam a eficácia de 3 anos do Pelvicol® com a fáscia retal autóloga em 101 pacientes consecutivas, não randomizadas.

Embora a derme suína tenha reduzido a morbidade cirúrgica associada, houve taxas de cura a longo prazo significativamente inferiores em comparação com os SPV autólogos. A falha do tratamento ocorreu aos 9 meses no grupo autólogo e aos 24 meses com o *sling* Pelvicol®. Exames urodinâmicos repetidos indicaram incontinência de esforço como a causa da falha do tratamento em 18 das 20 (90%) pacientes tratadas com derme suína, mas em apenas três das oito (37,5%), com *sling* de fáscia retal. Esses autores concluíram que o Pelvicol® não deve ser utilizado como um substituto à fáscia retal.

A derme bovina é o material utilizado mais recentemente relatado para SPV de xenotransplante (Wilson et al., 2008). As mulheres com alto risco de falha do *sling* (idade avançada, falha cirúrgica anterior e DIE) foram submetidas a procedimento de SPV de derme bovina ou de fáscia retal autóloga com acompanhamento a curto prazo. As taxas de cura globais e taxas de cura da IUE não foram estatisticamente diferentes entre os dois grupos. Quatro mulheres (8,3%) no grupo autólogo foram submetidas a reoperação com injeções de agente de volume periuretral, repetição de SPV autólogo e colporrafia anterior com enxerto de interposição. Duas mulheres (5,4%) no grupo de derme bovina foram submetidas a intervenções adicionais: injeções de agente de volume periuretral e repetição de SPV autólogo. As biópsias do material de *sling* de derme bovina durante a reoperação (para recorrência de IUE em 3 meses) revelaram que o *sling* havia sido substituído por fibrose, hemorragia e infiltrado inflamatório crônico leve, sem componente acelular. Houve ruptura do tecido, representada por áreas intermitentes de degeneração mixoide, o que pode ter indicado evidência de falha precoce do enxerto.

Resultados do *Sling* Pubovaginal Autólogo para Incontinência Urinária Mista

O tratamento de pacientes com urgência mista e IUE é complicado e, muitas vezes, envolve uma combinação de tratamento anticolinérgico e cirurgia. O tratamento médico para IUM está associado a resolução significativa do componente de urgência em apenas dois terços das pacientes (Nordling et al., 1979; Stephenson e Mundy, 1994). O tratamento anticolinérgico isoladamente não trata o colo da bexiga e não se espera alcançar a cura completa. **No entanto, a cirurgia anti-incontinência pode curar ou agravar os sintomas de urgência ou levar a urgência *de novo*.** Esse aspecto da cirurgia anti-incontinência é imprevisível e uma das principais causas de insatisfação da paciente.

Em 1999, a equipe de Fulford et al. foi o primeiro grupo a usar videourodinâmica na avaliação de como um SPV afeta a IUM. Nesse estudo, 69% (59 de 85) das mulheres tinham IUM. Apesar do fato de que 97% de todas as pacientes eram continentes, apenas 66 (78%) estavam satisfeitas com o resultado cirúrgico, devido à persistência de sintomas de urgência ou urgência *de novo* em 27 mulheres. Entre essas 27 mulheres, 41% tinham um colo vesical aberto em repouso em comparação com apenas 8% das mulheres sem IUU pós-operatória ($P < 0,01$). Os sintomas de armazenamento eventualmente se resolveram em 69% (32) das pacientes, quase todas com colo da bexiga fechado em repouso. Deve-se observar que **os sintomas de urgência pós-operatórios não foram significativamente associados a quaisquer variáveis clínicas ou urodinâmicas pré-operatórias.**

Schrepferman et al. (2000) tentaram prever a resolução da urgência urinária após um procedimento de SPV com videourodinâmica pré-operatória. Sessenta e nove mulheres com IUM foram divididas em dois grupos: um grupo com urgência sensorial (28 mulheres com um ou mais episódios de sintomas subjetivos de urgência sem hiperatividade detrusora (HD) e um grupo com urgência motora (41 pacientes com um ou mais episódios de sintomas subjetivos de urgência correlacionando-se com HD). Eles concluíram que houve resolução significativamente maior dos sintomas de urgência urinária em pacientes com HD de baixa pressão do que naquelas com HD de alta pressão ou nenhuma HD. De modo geral, a taxa de resolução da urgência em pacientes com incontinência mista foi de 51%. Sereis et al. (2000) também analisaram os prontuários de 36 pacientes com HD induzida pelo esforço. Nesse estudo, 75% das pacientes apresentaran resolução da incontinência de urgência e 92% obtiveram cura. No entanto, mais uma vez, a PPA medida durante o exame urodinâmico não se correlacionou com os resultados.

Osman (2003) avaliou os resultados de SPV e colpossuspensão de Burch em pacientes com IUM (sem HD) em comparação com um grupo controle de pacientes com IUE genuína. A PPA no exame urodinâmico pré-operatório foi utilizada para determinar se as pacientes seriam submetidas a um SPV ou colpossuspensão de Burch. O grupo de Burch consistiu em 24 pacientes (8 IUE genuína e 16 IUM) com PPA superior a 90 cm de H_2O, e o grupo de SPV consistiu em 26 pacientes (12 IUE genuína e 14 IUM) com PPA abaixo de 90 cm de H_2O. Nos grupos de SPV, a incidência de IUU persistente em pacientes com IUM foi de 12%; e a incidência de IUU *de novo* nas pacientes com IUE genuína, de 20%. A incidência de urgência residual não foi significativamente maior do que a de urgência *de novo* nas pacientes com IUE genuína.

Chou e Flisser (2003) usaram questionário validado, diário miccional e teste do absorvente para relatar os resultados de SPV para IUM e IUE genuína. Entre 98 pacientes, 46 (46,9%) com IUE genuína e 52 (53,1%) apresentaram IUM (26% com HD). As taxas de cura ou de melhora foram de 97% no grupo de IUE e 93% no grupo de IUM ($p = 0,33$). O aumento de episódios de urgência e incontinência de urgência no diário miccional pré-operatório correlacionou-se diretamente com falha cirúrgica, enquanto a frequência miccional foi associada a cura. Os autores postularam que essas pacientes possam ter adotado essa micção frequente no pré-operatório para evitar a incontinência.

Stoffel et al. (2008) não encontraram diferença na videourodinâmica pré-operatória entre as mulheres com IUM e HD e aquelas sem HD. No entanto, as pacientes IUM com HD tiveram menos índice de melhora nos pontos da UDI-6 do que as pacientes com IUM sem HD, apesar da redução semelhante no uso de absorvente. Os autores concluíram que a presença de HD pré-operatória nos achados urodinâmicos pode estar relacionada com a diminuição da qualidade de vida e a das taxas de resolução da urgência após um procedimento de SPV.

Ainda atualmente não há parâmetros de videourodinâmica consistentes em pacientes com IUM que se relacionem com os resultados obtidos com o SPV. **No entanto, a presença de urgência residual é semelhante à de urgência *de novo* com um SPV. Além disso, o aumento de episódios de urgência e incontinência de urgência pode correlacionar-se com a falha cirúrgica.** Em geral, o SPV continua sendo uma opção de tratamento eficaz para IUM com taxas de cura semelhantes às de IUE simples.

Resultados do *Sling* Pubovaginal Autólogo para Reconstrução Uretral

Os SPV autólogos têm papel importante na reconstrução da uretra após a lesão anatômica (perda de tecido) que varia desde a deformidade relativamente leve de fístulas uretrocutâneas e divertículos uretrais à ausência mais grave, traumática da uretra ou do colo da bexiga. As causas de danos também são partos obstétricos prolongados, cirurgias anti-incontinência, ressecções transuretrais agressivas do colo da bexiga, cateteres uretrais permanentes de longo prazo, traumatismo pélvico, tumores e radiação (Blaivas e Jacobs, 1991). Os objetivos do reparo cirúrgico são restaurar a função e anatomia e, ao mesmo tempo, moldar uma uretra continente desobstruída (Blaivas e Heritz, 1996).

Swierzewski e McGuire (1993) analisaram os registros de 14 mulheres que se submeteram a diverticulectomia uretral durante um período de 3 anos. Oito pacientes (57%) demonstraram sintomas de IUE no pré-operatório, e sete dessas mulheres tiveram IUE registrada em exames urodinâmicos pré-operatórios. Apenas sete dessas mulheres foram submetidas a diverticulectomia uretral combinada e procedimento de SPV autólogo. Todas as 14 mulheres foram curadas da IUE com um acompanhamento médio de 17 meses (de 3 a 21 meses). Os autores concluíram que a presença de um divertículo uretral não compromete a resolução bem-sucedida da IUE por um SPV.

Chancellor et al. (1994) realizaram procedimentos SPV em 14 mulheres com uretra destruída em virtude do manejo com cateter de Foley permanente de longa duração por disfunção neurogênica da bexiga. Nessas pacientes, foi aplicada tensão significativa à suspensão do *sling* para alcançar o fechamento uretral. Dez pacientes tinham ampliações ou derivações intestinais simultâneas e duas tinham cistostomias concomitantes. As outras duas tinham a capacidade pré-operatória da bexiga adequada e em conformidade. Todas as pacientes alcançaram continência após um acompanhamento médio de 24 meses. Os autores concluíram que o SPV é o método mais simples e evita o risco de formação de fístula associada ao fechamento do colo da bexiga, que tem sido historicamente utilizado na população mencionada.

Blaivas e Heritz (1996) realizaram um estudo retrospectivo de 49 mulheres submetidas a reconstrução uretral em umtempo para reparar danos à uretra ou do colo da bexiga (45% por diverticulectomia uretral anterior) com 4 anos de acompanhamento médio. Quarenta e uma dessas mulheres tinham um SPV concomitante colocado para o manejo da IUE pré-operatória. Após a colocação do SPV, nenhuma paciente teve IUE pós-operatória e apenas uma paciente apresentou obstrução e sintomas de urgência que requereram incisão e, posteriormente, conquistou continência normal no último acompanhamento. Por outro lado, três das cinco mulheres que tiveram reparos de Pereyra desenvolveram IUE no pós-operatório e precisaram de SPV secundário (todas as três estavam continentes no acompanhamento final). **Esse estudo ilustra o fato de que o SPV no cenário de reconstrução uretral tem excelentes resultados quando comparado com outras cirurgias para incontinência.**

Faerber (1998) relatou 16 mulheres que tiveram SPV simultâneo e reparos de divertículos após avaliação urodinâmica. Todas as mulheres apresentaram melhora significativa (12%) ou foram curadas (88%) da incontinência, e apenas duas pacientes desenvolveram urgência *de novo*. O tempo médio para o esvaziamento completo da bexiga foi de 5 semanas. Para as primeiras 2 semanas, um cateter de Foley foi deixado no local para a cicatrização uretral.

Rovner e Wein (2003) relataram sobre o reparo de divertículos uretrais circunferenciais em nove pacientes que receberam uretroplastias terminoterminais ou uretroplastias dorsais. Com base no estado da IUE no pré-operatório ou na evidência de colo vesical aberto na cistografia pré-operatória, 8 pacientes foram recomendadas a se submeter à colocação de SPV concomitante. Todas as pacientes receberam um SPV de fáscia retal, com exceção de uma que solicitou um SPV suíno e outra que se recusou a ter um SPV. Todas as pacientes eram continentes no pós-operatório, com exceção de uma que se recusou a cirurgia de SPV e desenvolveu IUE *de novo*.

Flisser e Blaivas (2003) avaliaram os resultados de 74 mulheres com patologia uretral que precisaram de reconstruções de retalhos vaginais. A maioria das mulheres necessitou de reconstrução de um divertículo ou uma fistula uretral secundários a causas iatrogênicas. Cinquenta e seis dessas mulheres foram submetidas a um procedimento de SPV concomitante. Os autores descobriram que 73% (54) das mulheres consideraram-se curadas no pós-operatório. Além disso, em três das quatro pacientes com IUE persistente, um procedimento de Pereyra modificado falhou, mas elas foram curadas na reoperação. Uma paciente estava continente depois da revisão cirúrgica do SPV para a obstrução e a incontinência de urgência significativa.

> **PONTOS-CHAVE: RESULTADOS DO *SLING* PUBOVAGINAL**
>
> - O PVS autólogo é associado a taxas de cura de 46% a 97%, com variáveis medições de resultado usadas. As taxas de urgência *de novo* e de incontinência de urgência também são variáveis.
> - Não existem fatores de risco que predizem consistentemente os resultados após um SPV.
> - A taxa de cura relatada da cirurgia SPV para IUE recorrente é excelente. Em ensaios clínicos randomizados, a derme suína foi associada a taxas de cura significativamente inferiores a longo prazo em comparação com o SPV autólogo.
> - O tratamento de pacientes com IUM é complicado e envolve uma combinação de tratamento anticolinérgico e cirurgia.
> - O SPV é uma opção de tratamento eficaz para HD induzida por esforço, com taxas de cura semelhantes às do SPV simples. A ocorrência de HD no pré-operatório pode estar relacionada com a diminuição da qualidade de vida e as taxas de resolução da urgência diminuídas após um procedimento PVS.
> - Os SPV autólogos podem ter um papel importante, oferecendo continência e forte cobertura de tecido na reconstrução uretral (fistula uretral, divertículo uretral, uretra rompida).

Disfunção Miccional Decorrente de Obstrução do Colo Vesical após Cirurgia de *Sling* Pubovaginal

A disfunção miccional que se desenvolve a partir da obstrução iatrogênica do colo vesical por um SPV é também, muitas vezes, relacionada com HD e contratilidade prejudicada do detrusor. A incidência de disfunção miccional após a cirurgia SPV varia amplamente na literatura, de 2,5% a 35% (Foster e McGuire, 1993; Carr e Webster, 1997; Cross et al., 1998b; Chaliha e Stanton, 1999). O SPV tradicional é conhecido por ter taxas mais altas de disfunção miccional que a colpossuspensão de Burch (Stanton et al., 1983). No ensaio SISTEr comparando os SPV autólogos de fáscia retal e a colpossuspenssão de Burch, as taxas de sucesso foram maiores para as mulheres que se submeteram ao procedimento de *sling*, mas essas pacientes experimentaram disfunção miccional significativamente maior (63% *vs.* 47%, $p < 0,001$), infecções do trato urinário (ITU), dificuldade de micção e incontinência de urgência no pós-operatório (Albo et al., 2007). Uma metanálise do AUA Stress Urinary Incontinence Clinical Guidelines Panel mostrou que a incidência de retenção urinária maior que 4 semanas após a colocação do SPV foi de 8% e o risco de retenção permanente "geralmente não excede 5%" (Leach et al., 1997). Em uma série de 252 mulheres em 4 anos de acompanhamento, Morgan et al. (2000) relataram uma taxa de retenção urinária prolongada de apenas 2,4%.

A apresentação de pacientes com obstrução é variável, e os sintomas vão de retenção urinária completa e incontinência de urgência a sintomas irritativos menos óbvios. A obstrução pode também causar infecções recorrentes do trato urinário, dor suprapúbica prolongada e micção dolorosa, mesmo que o esvaziamento seja concluído. Nitti et al. descobriram que 16% dos pacientes que precisaram de lise do SPV não têm sintomas obstrutivos ou de retenção (Nitti et al., 2002). Alguns estudos relatam incontinência de urgência pós-operatória persistente e urgência como sintomas de apresentação mais comuns após a cirurgia de SPV (8% a 25%) do que a retenção franca (Cross et al., 1998b). O risco de obstrução iatrogênica geralmente refere-se a fatores técnicos, ou seja, à colocação e tensão das suturas ou material de *sling*. Durante a cirurgia, se o *sling* estiver muito solto, o colo vesical (uretra proximal) estará inadequadamente sustentado e haverá possível continuação da IUE. No entanto, se o *sling* estiver posicionado com muita tensão, haverá elevação excessiva do colo vesical em direção ao osso púbico, causando hipersuspensão ou sobrecorreção do ângulo uretrovesical e possível obstrução.

Demonstrou-se que a disfunção miccional pré-operatória afeta a capacidade de esvaziamento da paciente após a cirurgia anti-incontinência. A contratilidade do detrusor prejudicada subclínica pré-operatória pode manifestar-se sintomaticamente com uma obstrução relativa quando a resistência uretral é aumentada pela cirurgia anti-incontinência. A micção disfuncional ou a falha de relaxamento do esfíncter uretral externo (estriado) também podem afetar o esvaziamento após a cirurgia (Fitzgerald e Brubaker, 2001). Além disso, uma paciente que habitualmente urina com esforço abdominal pode ter dificuldade de esvaziamento após a cirurgia de incontinência. Devido à variabilidade dos sintomas de apresentação após a cirurgia de SPV, é importante determinar com uma história completa o sintoma predominante.

Se uma paciente tem obstrução uretral no pós-operatório, o exame físico pode revelar angulação anormal da uretra, vagina reduzida não flexível ou uretra não móvel. No entanto, a hipersuspensão geralmente não é evidente no exame físico. O volume RPM é muito importante na avaliação de disfunção miccional, embora não haja valores de corte claros para a ocorrência de obstrução (Siddighi e Karram, 2007). A cistoscopia é útil para descartar patologia da bexiga, perfuração do *sling* e hipersuspensão da uretra. A videourodinâmica é útil em casos selecionados a critério do médico. **No entanto, o critério mais importante para uma incisão do *sling* ou uma uretrólise continua sendo a relação temporal entre os sintomas e o procedimento cirúrgico.**

Não há fatores de risco bem estabelecidos para as pacientes que são propensas a ter disfunção miccional após a cirurgia de SPV. No entanto, vários estudos têm investigado vários fatores que podem ser preditivos. Em 1996, Weinberger e Ostergard (1996) estudaram 108 mulheres que receberam SPVS sintético. Eles descobriram que contratilidade do detrusor prejudicada previa a retenção urinária pós-operatória. Da mesma maneira, em 2003, Miller et al. (2003) observaram que as mulheres que receberam um SPV de aloenxerto e urinavam sem ou com pressão do detrusor mínima (19%) tiveram risco significativamente maior de retenção de pós-operatório. Em contraste, nenhuma paciente com contração do detrusor normal teve retenção pós-operatória. No entanto, outros pesquisadores não confirmaram essa associação entre a contratilidade do detrusor prejudicada e a disfunção miccional posterior após a cirurgia de SPV (McLennan et al., 1998). **Embora os exames urodinâmicos sejam úteis para a compreensão da dinâmica miccional de mulheres incontinentes, a baixa pressão do detrusor e a micção com Valsalva no pré-operatório não devem excluir as pacientes de receber um procedimento anti-incontinência.**

Mitsui et al. (2007) analisaram ainda os fatores de risco para a disfunção miccional pós-operatória após a cirurgia SPV. Os autores descobriram que as pacientes com um RPM maior do que 100 mL ($p = 0,05$) ou Qmáx inferior ou igual a 20 mL/s ($p = 0,09$) durante os exames urodinâmicos pré-operatórios foram mais propensas a necessitar de autocateterismo intermitente prolongado. Nesse grupo, 28% precisaram de autocateterismo intermitente prolongado (intervalo de 4 a 40 meses). Lemack et al. (2008) examinaram dados urodinâmicos pré e pós-operatórios para as pacientes incluídas no ensaio SISTEr (ensaio clínico prospectivo randomizado comparando SPV com Burch) para prever a disfunção miccional após a cirurgia. Os achados urodinâmicos não previram disfunção miccional pós-operatória ou o risco de revisão cirúrgica no grupo pubovaginal. **Em geral, apesar de a urgência e a incontinência de urgência (disfunção miccional) pós-operatórias estarem fortemente relacionadas com falha, não há fatores de risco pré-operatórios que consistentemente preveem esses resultados após a cirurgia de SPV.**

Um fator-chave na avaliação da disfunção miccional é a presença de prolapso que não foi corrigido no momento da cirurgia ou ocorreu no pós-operatório. O prolapso de tamanho suficiente pode dobrar ou angular e comprimir a uretra externamente. Após a cirurgia, os prolapsos apical, anterior e posterior devem ser excluídos como causa da obstrução uretral. Em 2000, Kobashi et al. descreveram uma técnica de reparo de cistocele e SPV combinados usando apenas uma peça de fáscia de cadáver. Após uma média de 12,4 meses de acompanhamento, apenas uma paciente de 132 teve obstrução persistente que precisou de uretrólise (Kobashi et al., 2002). Em 2002, Barnes et al. relataram 38 mulheres com prolapso pélvico de grau 3 ou 4 e incontinência de esforço oculta que se submeteram a SPV concomitante com reparo de prolapso (Barnes et al., 2002). Nenhuma paciente desenvolveu retenção urinária permanente. Duas (5,3%) mulheres desenvolveram incontinência de urgência *de novo*. A incontinência de urgência existente foi resolvida em 45%. Eles concluíram que a cirurgia concomitante teve pouco efeito negativo sobre o esvaziamento da bexiga no pós-operatório. Em geral, há uma escassez na literatura sobre os efeitos de SPV e reparo de prolapso concomitantes no esvaziamento pós-operatório e sintomas urinários.

Tratamento Cirúrgico da Disfunção Miccional após Cirurgia de Sling *Pubovaginal*

Embora a retenção urinária transitória seja comum, a maioria das pacientes retorna à micção espontânea nos primeiros 10 dias (Zaragoza, 1996; Cross et al., 1998b). A obstrução após um procedimento de SPV autólogo geralmente melhora ou se resolve com o tempo. Esta é a razão pela qual a maioria dos médicos historicamente prefere esperar 3 meses antes de considerar a intervenção cirúrgica após a cirurgia de SPV. (pode não ser adequado esperar tanto tempo após procedimentos de SMU). **É conveniente e eficaz tratar inicialmente a disfunção miccional persistente de modo conservador.** Isso inclui drenagem com cateter temporário, CIL, micção cronometrada, micção dupla, *biofeedback*, treinamento do músculo do assoalho pélvico e tratamento anticolinérgico.

Nas primeiras 6 semanas após a cirurgia de SPV autólogo, temos tido sucesso com o afrouxamento do *sling* na sala de cirurgia com anestesia espinal ou geral. Isso é feito primeiramente pela inserção de um cistoscópio na bexiga e, em seguida, com a aplicação delicada de pressão caudal à uretra. **Este procedimento não é aconselhável com *slings* sintéticos.** Outras evidências anedóticas também mostram melhora na obstrução com dilatação uretral e tração inferior após a cirurgia de SPV autólogo. Esses resultados podem variar de alívio temporário a agravamento da rigidez uretral secundária à fibrose periuretral (Zimmern et al., 1987; Beck et al., 1988). É provável a falha da ressecção transuretral ou da incisão do colo da bexiga, pois o *sling* é extraluminal e a ressecção transuretral podem causar danos ao esfíncter, danos ao colo da bexiga ou fibrose periuretral, levando a piora da incontinência ou, até mesmo, contratura do colo da bexiga (Ghoniem e Elgamasy, 1995). Após 6 semanas, ou se as medidas conservadoras falharem, indicam-se uretrólise formal ou incisão do *sling*.

O tratamento cirúrgico da obstrução da saída da bexiga após um procedimento de SPV tradicionalmente envolve uretrólise completa por uma abordagem retropúbica, transvaginal ou suprameatal, com taxas de sucesso de 65% a 93% (Foster e McGuire, 1993; Carr e Webster, 1997; Cross et al., 1998a; Goldman et al., 1999; Petrou et al., 1999). A maioria dessas séries envolve pacientes com obstrução após diferentes procedimentos anti-incontinência. Apenas dois grupos estratificaram seus resultados especificamente para SPV (Foster e McGuire, 1993; Petrou et al., 1999). Foster e McGuire (1993) relataram que a uretrólise transvaginal foi bem-sucedida em 50% de obstruções de SPV, menos do que suspensões de agulha (75%) e uretropexia retropúbica (63%). A conclusão foi que a dissecção lateral transvaginal é insuficiente no alívio da força de compressão suburetral direta do *sling*. Petrou et al. (1999) relataram que a abordagem suprameatal é superior à abordagem transvaginal, pois a primeira possibilita o acesso e a divisão das abas laterais do *sling*. Em sua série, oito das 12 pacientes obtiveram resultados bem-sucedidos. Em outra série de 12 mulheres, Petrou e Young (2002) relataram resolução da obstrução em 10 pacientes após uretrólise retropúbica. Vale lembrar que duas das 10 mulheres com resolução de obstrução apresentaram IUE. Carr e Webster (1997) relataram resolução completa ou significativa dos sintomas em 86% das pacientes após uretrólise retropúbica. Relata-se 0% a 19% de incontinência de esforço recorrente global após uretrólise formal (Tabela 84-6).

A incisão do *sling* tem taxas comparáveis de sucesso (84% a 100%), menor tempo cirúrgico e menor morbidade do que a uretrólise formal (McLennan e Bent, 1997; Amundsen et al., 2000a; Shenassa et al., 2000; Kusuda, 2001; Nitti et al., 2002; Goldman, 2003; Thiel et al., 2005a). A maioria das séries relata os resultados de apenas uma única incisão do SPV. No entanto, tem sido proposto que a incisão do *sling* em conjunto com a interposição de material de enxerto autólogo entre as extremidades cortadas do *sling* evita a incontinência recorrente. Ghoniem e Elgamasy (1995) foram os primeiros a relatar a aplicação bem-sucedida da incisão do *sling* e a interposição de enxerto livre da parede vaginal para a obstrução. No entanto, outros descobriram que tal técnica não faz jus a essa expectativa. Shenassa et al. (2000) e McLennan e Bent (1997) usaram interposição da parede vaginal em 12 e quatro mulheres, respectivamente. As taxas de sucesso foram de 92% e 100%, porém a incontinência de esforço foi recorrente em 25% das pacientes em cada série.

Vários autores têm relatado a incisão bem-sucedida na linha média ou lateral do *sling* sem interposição de enxerto. Em 2000, DeFreitas e Herschorn (2000) mostraram uma taxa de sucesso de 94% em 16 mulheres após a incisão lateral do *sling*, com uma taxa de 34% de incontinência urinária de esforço recorrente. A incisão lateral é benéfica para evitar lesões da uretra nos casos em que o *sling* é identificado, mas o plano de dissecção entre a uretra e o *sling* é difícil. Amundsen et al. (2000a) utilizaram incisão na linha média de um SPV em 10 das 32 pacientes, nas quais o *sling* foi facilmente identificado. No restante, foi realizada uretrólise formal com a entrada no espaço retropúbico. A taxa de sucesso global foi de 84%. Contudo, os resultados não foram estratificados entre incisão do *sling* e uretrólise formal. Deve-se observar que, em nove de 12 obstruções de *slings* avaliados neste estudo, o material de *sling* não pôde ser identificado e foi substituído por uma fibrose densa. Kusuda (2001) relatou resultados bem-sucedidos para cinco pacientes que foram submetidas a incisão lateral do *sling*. Nitti et al. (2002) relataram 19 mulheres que foram submetidas a lise de SPV para a obstrução. A taxa de sucesso foi de 84% e a taxa de incontinência urinária de esforço recorrente, de 17%. Duas das três mulheres com falha foram submetidas a subsequente uretrólise retropúbica bem-sucedida. Isso possibilitou a liberação completa das cicatrizes de todo o espaço retropúbico que, provavelmente, contribuíam para a falha da liberação do *sling* suburetral. Goldman (2003) realizou incisão simples do *sling* em 14 mulheres com obstrução uretral iatrogênica. Isso incluiu três pacientes com um *sling* de malha de polipropileno médio-uretral. Neste estudo, 13 de 14 (93%) pacientes apresentaram melhora completa ou significativa da disfunção miccional e 1 (7%) precisou de uretrólise posteriormente. Além disso, 21% (3 pacientes) tiveram IUE recorrente. No entanto, apenas uma precisou de tratamento (repetição do *sling* médio-uretral

TABELA 84-6 Resultado do Tratamento para Obstrução da Bexiga após a Cirurgia de *Sling* Pubovaginal

ESTUDO	N	MANEJO	TEMPO MÉDIO PARA O TRATAMENTO (MESES)	TAXA DE SUCESSO	IUE RECORRENTE	TRATAMENTO SUBSEQUENTE
Foster e McGuire, 1993	10	Uretrólise transvaginal	25,9	50%	0%	NR
Carr e Webster, 1997	51	Uretrólise retropúbica, vaginal ou infrapúbica	15	Retropúbica, 86% Vaginal, 73% Infrapúbica, 25%	13,7%	NR
Cross et al., 1998a	15	Uretrólise transvaginal	16	72%	6.7%	SPV
Goldman et al., 1999	11	Uretrólise transvaginal	14	84%	19%	NR
Petrou et al., 1999	12	Uretrólise transvaginal suprameatal	18	66,7%	0%	NR
Defreitas e Herschorn, 2000	16	Lise lateral do *sling*	NR	94%	34%	NR
Amundsen et al., 2000a	32	Uretrólise transvaginal, 22 Lise do *sling*, 10	1,5-24	84%	12,5%	Contigen®, 1
Kusuda, 2001	5	Lise do *sling*	10,6	100%	12.5%	NR
Nitti et al., 2002	19	Lise do *sling*	8,6	84%	0%	Contigen, 2
Goldman, 2003	14	Lise do *sling*	2,2	93%	17%	SPV, 1
Thiel et al., 2005a	13	Lise do *sling*	1,5-24	45% de cura 45% de melhora	21%	SMU, 1

SMU, *sling* médio-uretral; NR, não registrado; SPV, *sling* pubovaginal; IUE, incontinência urinária de esforço.

de malha). Resultados a longo prazo, depois de uma simples incisão do *sling*, foram relatados por Thiel et al. (2005a) para 13 mulheres com retenção urinária dependente de cateter após a cirurgia de SPV. Aos 5 anos de acompanhamento, as pacientes relataram 45% de cura e 45% de melhora. Além disso, 7,7% das mulheres observaram incontinência urinária de esforço recorrente, mas optaram por não prosseguir com a terapia.

Não há parâmetros pré-operatórios ou urodinâmicos que predizem consistentemente sucesso ou falha da uretrólise. Foster e McGuire (1993) descobriram que as pacientes com instabilidade do detrusor tiveram maior taxa de falha, mas estudos posteriores contrariaram esse achado. Carr e Webster (1997) descobriram que o único parâmetro preditivo de sucesso foi nenhuma uretrólise anterior. Nitti e Raz (1994) constataram que, conforme aumentava o volume RPM, maior era a falha. No entanto, outros pesquisadores não confirmaram esse achado.

A falha da uretrólise pode ser causada por uma obstrução persistente ou recorrente, HD, contratilidade do detrusor diminuída ou disfunção miccional aprendida. A obstrução recorrente pode resultar de fibrose periuretral e cicatrizes ou danos intrínsecos à uretra que ocorreram da cirurgia de uretrólise anterior. A razão mais comum para a falha é a provável dissecção insuficiente e lise da uretra. Scarpero et al. (2003) relataram o valor da repetição da uretrólise após falha em 24 mulheres. Ambas as abordagens, transvaginal e retropúbica, foram escolhidas conforme a situação clínica. A obstrução foi resolvida em 92%, mas os sintomas de armazenamento, em apenas 12%. Mesmo que elas tenham melhorado, 69% continuaram precisando de tratamento anticolinérgico. A IUE foi recorrente em 18% das mulheres. Isso sustenta a repetição da uretrólise em face da falha inicial ou em casos em que a agressividade da dissecção inicial é desconhecida. Além disso, depois de uma uretrólise transvaginal agressiva, a uretrólise retropúbica também pode ser considerada.

Os sintomas de armazenamento refratários após a uretrólise podem ser um desafio para o tratamento. Os sintomas de BH são refratários em mais de 50% e isso afeta a satisfação e a qualidade de vida da paciente (Starkman et al., 2008a). Não há preditores desse resultado após uretrólise, mas a HD no pré-operatório pode sugerir maior probabilidade de bexiga hiperativa (BH) refratária. Além disso, não há diretrizes estabelecidas para o tratamento. Em 2007, Starkman et al. examinaram 25 mulheres com incontinência urinária de urgência após a cirurgia uroginecológica (19 de SPV, três de suspensão retropúbica e três de reparo de fístula vesicovaginal transperitoneal; quatro precisaram acrescentar uretrólise) que foram tratadas posteriormente com neuromodulação sacral (NMS). Os autores descobriram que a NMS foi eficaz (80% relataram >50% de melhora e seis eram continentes), e não houve diferenças significativas na resposta com base em idade, duração dos sintomas, tipo de cirurgia e parâmetros urodinâmicos. Um ano mais tarde, Starkman et al. (2008b) avaliaram o valor da NMS no tratamento de oito mulheres que haviam sofrido pelo menos uma uretrólise. Seis pacientes apresentaram uma resposta favorável durante o teste de estimulação e foram submetidas ao implante de um gerador de impulsos implantável (GPI). Todas os seis pacientes melhoraram significativamente. Em resumo, além dos anticolinérgicos, a NMS deve ser considerada como uma opção para urgência *de novo* ou refratária e incontinência de urgência após uretrólise.

Complicações do *Sling* Pubovaginal

Perfuração e Exposição do Sling *Pubovaginal*

A incidência de perfuração e de exposição do SPV depende, em parte, da composição do material do *sling*. **Os *slings* sintéticos costumam perfurar 15 vezes mais na uretra e estão expostos 14 vezes mais frequentemente na vagina do que *slings* autólogos, de aloenxerto e de xenoenxerto** (Blaivas e Sandhu, 2004). Isso se baseia em uma metanálise de literatura em 1997 (287 artigos) (Leach et al., 1997). Nesse estudo, a taxa de perfuração uretral foi de 0,02% e a de exposição vaginal, de 0,007%, em 1.515 pacientes que receberam *slings* sintéticos. Isso significa uma incidência de perfuração uretral de 0,003% e uma incidência de exposição vaginal de 0,0001% em 1.715 pacientes submetidas a procedimentos de *sling* autólogo e aloenxerto. Em estudos posteriores, a maioria das perfurações e exposições foi associada a *slings* sintéticos, sobretudo *slings* de poliéster trançado (Summit et al., 1992; Bent et al., 1993; Chin e Stanton, 1995; Weinberger e Ostergard,

TABELA 84-7 Exposição e Perfuração pelo Sling Pubovaginal

ESTUDO	NÚMERO E TIPO	LOCALIZAÇÃO	TEMPO MÉDIO PARA O TRATAMENTO (MESES)	MANEJO	IUE RECORRENTE	TRATAMENTO SUBSEQUENTE
Myers e LaSala, 1998	7 Mersilene®	7 Vagina *	4,1	7 Excisão parcial transvaginal	0%	NR
Kobashi et al., 1999	34 ProteGen®	17 Vagina 7 Uretra 4 Vagina + uretra 6 Fístula UV	7.9	34 Excisão transvaginal completa e remoção de âncora óssea	74%	6 SPV 2 Contigen®†
Ducket e Constantine, 2000	5 Silicone	5 Seio abdominal 1 Abdominal + seio vaginal	8,6	Excisão transvaginal completa	20%	NR
Clemens et al., 2000	10 ProteGen® 1 Gore-Tex® 2 Autólogo 1 Aloenxerto	6 Vagina 2 Bexiga 6 Vagina + uretra	11,2	12 Transvaginal 2 Excisão retropúbica completa	50%	1 SPV 2 SPV e Contigen®
Golomb et al., 2001	1 Autólogo	Uretra	48	Excisão transvaginal parcial	0%	NR
Amundsen et al., 2003	2 ProteGen® 1 Polipropileno 5 Aloenxerto 1 Autólogo	9 Uretra	9	Excisão transvaginal Completa	22%	1 SPV 1 Contigen®
Bradley et al., 2003	2 Aloenxerto	2 Vagina	2,5-5	1 Parcial 1 Excisão Transvaginal completa	50%	NR
Wohlrab et al., 2009§	62 Mersilene®	6 Bexiga 56 Vagina	24	NR	NR	NR

*Uma paciente foi observada novamente 3 meses após a excisão, com exposição vaginal posterior.
†Contigen® é um agente de volume periuretral de colágeno reticulado de origem bovina.
§Total de 762 pacientes (perfuração, 0,7%, exposição vaginal, 7,3%).
NR, não registrado; SPV, sling pubovaginal; IUE, incontinência urinária de esforço; UV, uretrovaginal.

PONTOS-CHAVE: DISFUNÇÃO MICCIONAL APÓS SLING PUBOVAGINAL

- Obstrução, HD e contratilidade do detrusor prejudicada são manifestações de disfunção miccional pela obstrução da saída iatrogênica por um SPV.
- A incidência de retenção permanente é, normalmente, 5% ou menos.
- Incontinência de urgência persistente e urgência (8% a 25%) são sintomas de apresentação mais comuns na obstrução do colo vesical, após um procedimento de SPV, do que retenção franca.
- Uma indicação para o diagnóstico é a relação temporal entre a cirurgia anti-incontinência e o aparecimento de sintomas de esvaziamento. Os estudos urodinâmicos são essenciais nesses casos para diagnosticar e fazer um plano de tratamento adequado.
- A retenção urinária transitória resolve-se geralmente dentro de 10 dias, e a obstrução de um SPV pode melhorar ou resolver-se com o tempo. Portanto, a maioria das intervenções cirúrgicas deve ser evitada até, pelo menos, 6 meses após a cirurgia.
- As taxas de sucesso relatadas do manejo cirúrgico da obstrução da bexiga após um procedimento de SPV são de 65% a 93%. Há uma taxa de IUE recorrente de 0% a 19% após uretrólise.
- Não há variáveis pré-operatórias que predizem o sucesso ou a falha da uretrólise. Os sintomas da BH são refratários em 50% das pacientes afetadas após uretrólise e contribuem para uma parcela significativa das falhas relatadas.

1995; Myers e LaSala, 1998; Kobashi et al., 1999; Clemens et al., 2000; Ducket e Constantine, 2000; Amundsen et al., 2003). Mais recentemente, ocorreram alguns relatos de perfuração e exposição de sling autólogo e de aloenxerto (Handa et al., 1999; Golomb et al., 2001; Amundsen et al., 2003; Bradley et al., 2003; Blaivas e Sandhu, 2004). Ver Tabela 84-7.

A maioria das perfurações uretrais é diagnosticada 1 a 18 meses após a cirurgia inicial, com um tempo de apresentação média de cerca de 9 meses (Blaivas e Sandhu, 2004). Muitas vezes, os sintomas de apresentação são retenção urinária, urgência e incontinência mista. Além disso, perfurações e exposições de slings sintéticos também estão associadas a corrimento vaginal, dor vaginal, dor suprapúbica e ITU recorrente. A etiologia desses sintomas costuma ser multifatorial. Uma parte das causas são os fatores locais do tecido, ou seja, cicatrizes pós-cirúrgicas, atrofia uretral, deficiência de estrogênio e isquemia induzida por radiação. A outra parte são as técnicas da cirurgia, ou seja, tensão excessiva, dissecção muito próximo da uretra ou perfuração da uretra ou da bexiga.

A perfuração do trato urinário por um SPV autólogo é rara. Existem apenas quatro casos de perfuração registrados na literatura. Handa et al. (1999) e Golomb et al. (2001) relataram, cada, um caso individual de erosão de sling autólogo através da uretra média. Golomb et al. (2001) relataram que o sling autólogo sofreu erosão na uretra média após o cateterismo uretral traumático para retenção urinária prolongada. Outros fatores causais possíveis são malposicionamento ou técnica incorreta na passagem ou posicionamento do sling, tensão excessiva ou instrumentação uretral traumática após a colocação de um SPV (p. ex., para a evacuação de coágulo de hematúria ou cistoscopia de vigilância). Em dois dos casos mencionados, a parte perfurada do sling foi excisada e a uretra, fechada. Clemens et al. (2000) descreveram dois casos de perfuração da cúpula da bexiga por um *sling* autólogo de fáscia retal. As pacientes tiveram ITU recorrente, disúria e incontinência de urgência. Uma dessas pacientes tinha um cálculo vesical sobre o material do *sling* visível na cistoscopia. A outra mulher teve edema e sutura na cúpula. Em ambos os casos, a cistoscopia adequada com lentes de 30 e 70 graus depois da passagem da agulha de Stamey poderia ter evitado essas complicações. Ambos os casos foram tratados com sucesso com a remoção endoscópica de pontos e o tratamento do cálculo. Não foram necessários outros tratamentos.

O tratamento da perfuração uretral de *sling* autólogo e de aloenxerto geralmente envolve incisão ou excisão da parte do *sling* que perfurou e o fechamento simples da uretra (Blaivas e Sandhu, 2004). Raramente são necessárias medidas de cobertura adicionais (p. ex., retalho de Martius). **Como a perfuração do trato urinário e a exposição vaginal de SPV sintéticos são mais comuns e associadas a morbidade significativa, o material sintético não é mais usado para *slings* do colo vesical.** Na verdade, o *sling* Protegen® (Boston Scientific) foi retirado do mercado em janeiro de 1999, possivelmente pelas altas taxas de perfuração do trato urinário (Clemens et al., 2000). Alguns autores acreditam que a perfuração de SPV sintético no trato urinário requer a remoção completa do *sling* e de todos os outros materiais estranhos (suturas, âncoras ósseas, parafusos) quando presentes (Blaivas e Sandhu, 2004). No entanto, acreditamos que, se o material sintético já não está sob tensão e foi excisado longe da bexiga, não é necessário remover todo o material estranho (exceto nos casos de infecção grave ou dor). A técnica para esta remoção é discutida na seção sobre SMU.

A incidência de IUE após remoção SPV sintético para perfuração uretral é de 44% a 100%, e o tratamento frequentemente envolve um SPV secundário (Kobashi et al., 1999; Clemens et al., 2000; Amundsen et al., 2003). Em 2003, Flisser e Blaivas relataram uma taxa de continência de 87% quando perfurações foram tratadas com a colocação simultânea de um novo SPV. Em 2004, Blaivas e Sandhu (2004) também observaram que os procedimentos secundários, como agentes de volume periuretral e SPV, são bem-sucedidos na maioria das pacientes. No entanto, se o colo vesical estava envolvido na perfuração, Blaivas e Sandhu observaram uma taxa de continência geral muito mais baixa, mesmo com a utilização de *slings* autólogos concomitantes no momento da reconstituição.

Complicações não Urológicas do Sling *Pubovaginal*

As complicações mais comuns de SPV estão relacionadas com o trato urinário. No entanto, existem significativas complicações não urológicas. Os autores da atualização de 2009 da diretriz AUA para a cirurgia de IUE realizaram uma extensa metanálise da literatura, que incluiu complicações não urológicas (Appell et al., 2009). Eles descobriram que as complicações não urológicas mais comuns foram pulmonares, cardiovasculares, neurológicas e gastrintestinais (lesão do intestino). Além disso, o painel estimou uma taxa de mortalidade de cerca de 3 por 10.000 procedimentos, combinando todos os procedimentos para IUE (suspensão retropúbica, suspensões transvaginais, reparações anteriores e SPV).

Em 2007, Anger et al. analisaram os dados de solicitações do Medicare para complicações de curto prazo após cirurgia de *sling* (principalmente SMU) entre beneficiários do sexo feminino com 65 anos ou mais (Anger et al., 2007a). De 1999 a 2001, foram realizados um total de 1.356 procedimentos de *sling*. Nos 3 meses após o procedimento, 12,5% das mulheres desenvolveram complicações cirúrgicas ou urológicas e 33,6% foram diagnosticadas com ITU. Em 1 ano após a cirurgia, foram relatadas as seguintes complicações não urológicas: lesão ou obstrução intestinal (6,6%), complicações cardíacas (9,1%), complicações tromboembólicas (2,6%), complicações pulmonares (15,3%) e outras (22,1%). A análise multivariada revelou que as pacientes não brancas eram mais propensas a ter complicações urológicas e não urológicas pós-operatórias. Além disso, as mulheres com idade entre 65 e 69 anos eram significativamente menos propensas a sofrer complicações não urológicas ou a ser submetidas a tratamento para a obstrução da saída ou retratamento para incontinência do que as mulheres com mais de 75 anos.

Informações mais específicas sobre o tipo de complicações podem ser adquiridas por meio da revisão da literatura. No ensaio controlado randomizado por Albo et al. (2007) mencionado anteriormente, 326 mulheres foram submetidas a procedimentos de SPV autólogo. Nessa população, as taxas de eventos adversos graves para os grupos de SPV autólogo e colpossuspensão de Burch foram de 13% e 10%, respectivamente. No grupo de *sling*, trombose venosa profunda (TVP) e hemorragias graves ambas tiveram uma incidência de 0,3%. Embora os autores não tenham descrito o tipo específico de complicação, houve também uma incidência de 3,4% de complicações graves de feridas. As complicações de ferida mais comuns após a cirurgia de SPV autólogo são infecção da ferida, seroma e hérnia incisional. Em sua experiência com mais de 500 pacientes, Blaivas e Chaikin (2011) relataram uma taxa de 1% de infecções de feridas e uma taxa de 1% de hérnia incisional. Em outro estudo retrospectivo de 247 mulheres a partir de 2000, a taxa de hérnia incisional foi semelhante: 0,8% (Morgan et al., 2000). Embora raras, as hérnias incisionais relacionadas com a coleta de fáscia retal são uma complicação séria e desastrosa do SPV autólogo que geralmente requer correção cirúrgica.

> **PONTOS-CHAVE: COMPLICAÇÕES DOS *SLINGS* PUBOVAGINAIS**
>
> - A incidência de perfuração depende do material de *sling*; os *slings* sintéticos perfuram a uretra 15 vezes mais frequentemente e expõem-se 14 vezes mais frequentemente na vagina do que outros materiais. Por essa razão, o SPV sintético não é mais usado na sustentação do colo vesical.
> - Normalmente, as exposições vaginais do *sling* sintético manifestam-se com corrimento vaginal, dor, dor suprapúbica e recorrentes infecções do trato urinário, que exigem a remoção quase completa do material.
> - A incidência de IUE recorrente após a perfuração uretral do SPV sintético é de 44% a 100%, e o tratamento muitas vezes envolve um segundo SPV.
> - A perfuração ou a exposição com SPV autólogo são raras.

SLINGS MÉDIO-URETRAIS

Mecânica, Anatomia e Materiais de *Slings* Médio-uretrais

Mecânica do Sling *Médio-uretral*

De acordo com a teoria integral, o fator mais importante para preservar a continência é a função adequada dos ligamentos pubouretrais, da rede vaginal suburetral e do músculo pubococcígeo (Petros e Ulmsten de 1990). Uma lesão a qualquer um desses três componentes por cirurgia, parto, envelhecimento ou privação hormonal pode prejudicar a função médio-uretral e, subsequentemente, levar a incontinência urinária. A hipermobilidade uretral é um sintoma de dano a essas estruturas de sustentação normais da uretra, e não uma causa de IUE.

A ultrassonografia e a RM pré-operatórias demonstraram que a uretra proximal em pacientes com IUE costuma ser aberta em repouso e que, independentemente da mobilidade uretral, o movimento das paredes anterior e posterior da uretra durante o esforço provavelmente contribui para um efeito de corte que abre a uretra e resulta em incontinência (Sanders et al., 1994; Huang e Yang, 2003; Dietz e Wilson, 2004; Masata et al., 2006; Kociszewski et al., 2008). Com base nestas observações, **parece que o SMU funciona impedindo o movimento da parede uretral posterior acima do *sling*, conduzindo seu movimento em uma direção anteroinferior ou anterior. Além disso, o movimento para dentro da parede uretral posterior após a colocação de um SMU resulta no estreitamento (compressão) do lúmen da uretra.** Essa segurança da parede uretral posterior (com ou sem compressão durante as manobras de esforço) é uma teoria de como o SMU alcança a continência.

Além desse suporte da uretra, alguns autores têm proposto que o SMU trabalha por meio de um mecanismo de dobramento uretral dinâmico durante os eventos de esforço. Lo et al. (2001) usaram imagens ultrassonográficas para registrar a evidência de dobras uretrais durante as manobras de esforço.

A rigor, um SMU retropúbico ou transobturador deve ser colocado frouxamente na uretra média. Sua função não requer que ele seja apertado. O *sling* é ancorado na fáscia endopélvica, para *slings* retropúbicos, e, no músculo e na fáscia, obturadores internos e externos, para *slings* transobturadores. Ao longo do tempo, o *sling* de malha sintética torna-se fixo em qualquer um desses dois locais e oferece apoio ao longo de todo o seu curso inferior à sínfise púbica e ramos isquiopúbicos e não apenas na região da linha média posterior à uretra. Esse amplo suporte pode ser a razão pela qual, em estudos com mais de 30 pacientes por Laurikainen e Killholma (2006), Gamé et al. (2006), Clifton et al. (2014) e Klutke et al. (2001), (50)%, 70%, 79% e 93% das mulheres, respectivamente, permaneceram continentes após incisão de SMU para a obstrução.

Vários autores descobriram que, para SMU retropúbico e transobturador, a falta de mobilidade uretral é um fator de mau prognóstico para um resultado em termos de cura da incontinência e que a diminuição da mobilidade uretral no pós-operatório está associada à incontinência persistente (Minaglia et al., 2005, 2009; Haliloglu et al., 2010). Além disso, a persistência de hipermobilidade uretral no pós-operatório não está associada a um pior resultado. Parece que a **falta de mobilidade uretral é uma indicação de que a paciente tem uretra fixa e DIE. Em geral, as pacientes sem hipermobilidade uretral não respondem bem à cirurgia de SMU. O SMU colocado frouxamente, combinado com a uretra móvel, possibilita que o *sling* comprima a uretra durante tempos de Valsalva e esforço, permanecendo não obstrutivo quando a uretra está em repouso.**

Apesar de os SMU transobturadores e retropúbicos serem colocados sem tensão, há controvérsia sobre se a tensão ou resistência é dirigida ao colo vesical. Em um estudo de 404 procedimentos de SMU retropúbicos, um exame urodinâmico antes e após a cirurgia demostrou um aumento no tempo de micção, mas não houve diferença no fluxo, na pressão de fechamento uretral ou no comprimento funcional uretral após a cirurgia de SMU (Meschia et al., 2001). Um estudo realizado por Lo et al. (2001) também não mostrou diferença estatística em vários parâmetros urodinâmicos (fluxo médio, $Q_{máx}$, RPM, PMFU e comprimento uretral funcional) em 82 pacientes antes e após a cirurgia de SMU retropúbico.

Em contraste, Gateau et al. (2003) analisaram a urodinâmica pré e pós-SMU retropúbico em 112 pacientes e mostraram consistentes decréscimos em Qmáx, aumento da $PdetQ_{máx}$ média, aumento da resistência uretral média e elevação do RPM. Eles concluíram, a partir desses dados, que o SMU retropúbico leva a alterações obstrutivas no colo vesical. Sander et al. (2002) avaliaram a fase de micção antes e 1 ano após o procedimento de SMU retropúbico. Eles descobriram mudanças subjetivas e objetivas na fase de micção, em 78% das pacientes com micção mais difícil e diminuição significativa de Qmáx, Qmáx corrigido e fluxo médio. O RPM também estava significativamente aumentado, embora não maior do que 25% da capacidade.

Ao contrário do SMU retropúbico e transobturador, para o SMU de incisão única, parece que a restrição da mobilidade uretral após a cirurgia está associada a melhor resultado (Martan et al., 2009). Martan et al. (2009) analisaram 85 pacientes após uma cirurgia de *sling* de incisão única com ultrassonografia perineal. A eficácia foi avaliada com um teste de tosse e questionários validados. Objetivamente, 62% tinham teste de tosse negativo. Observou-se que o *sling* restringia a mobilidade uretral, e um maior grau de restrição estava associado a uma maior probabilidade de cura. Observou-se que esse efeito restritivo enfraquecia nos primeiros 3 meses após a cirurgia. Um estudo de 57 pacientes submetidas à cirurgia de SMU de incisão única a partir de 2013 também mostrou que os resultados foram piores nas pacientes que tiveram hipermobilidade uretral persistente após a cirurgia (Spelzini et al., 2013). É possível que a eficácia de *slings* de incisão única esteja relacionada com sua restrição da mobilidade uretral e que essa restrição seja necessária para sustentar a parede da uretra posterior, seja necessária para o dobramento uretral adequado ou resulte em compressão do lúmen da uretra. É interessante que os autores descobriram que *slings* de incisão única precisam ser colocados mais apertados do que outros SMU para alcançar o efeito desejado.

Anatomia do Sling *Médio-uretral Retropúbico*

Para um SMU retropúbico, os trocartes devem passar através do espaço retropúbico, que também é conhecido como *espaço de Retzius* ou *espaço pré-vesical*. Este espaço é limitado anteriormente pelo músculo reto abdominal e pela pelve óssea (sínfise púbica e ramos isquiopúbicos). As bordas laterais do espaço são a pelve óssea e o músculo obturador interno. A bexiga e a porção proximal da uretra encontram-se posteriores a tal espaço. A fáscia endopélvica (tecido conectivo paravaginal ou fáscia pubocervical) constitui o limite inferior-lateral do espaço pré-vesical e está ligada medialmente aos músculos elevadores do ânus no colo vesical e à porção inferior da sínfise púbica. A fáscia endopélvica está fixa lateralmente ao arco tendíneo da fáscia pélvica (ATFP) e aos ramos isquiopúbicos. A fáscia endopélvica separa o espaço pré-vesical do espaço vesicovaginal. O espaço pré-vesical contém, principalmente, tecido conectivo frouxo e tecido adiposo. Os pacientes obesos podem ter mais tecido adiposo neste espaço, e isso pode contribuir para a menor taxa de lesões na bexiga relacionadas com trocarte observada nesta população de pacientes (Stav et al., 2010b).

Os nervos dorsais esquerdo e direito do clitóris (NDC) correm ao longo da superfície inferior dos ramos isquiopúbicos e cruzam-se sob o osso púbico aproximadamente 1,4 cm da linha média (Achtari et al., 2006). Depois de colocarem SMU retropúbico em 10 cadáveres, Achtari et al. descobriram que o *sling* estava, em média, 1,1 cm do NDC no seu ponto mais próximo. O fato de as incisões superiores para um SMU retropúbico serem normalmente feitas, pelo menos, 2 cm da linha média deve ajudar a garantir que um NDC não seja ferido por um trocarte ou *sling*. A uma distância de 3,2 cm (lateralmente), os vasos obturadores são as principais estruturas vasculares mais próximas do SMU retropúbico (Muir et al., 2003).

O espaço vesicovaginal é o plano inicial de dissecção para um SMU retropúbico. Esse espaço é delimitado pela parede posterior da bexiga e pela parede anterior da vagina (Corton, 2013). O espaço estende-se para a uretra proximal e média. Abaixo dessa localização, a parede posterior da uretra e a parede vaginal anterior são bastante fundidas. Uma fáscia periuretral relativamente espessa cobre a uretra posterior. A uretra feminina tem, aproximadamente, 3 cm de comprimento (portanto, uma incisão de 1,5 cm a partir do meato é a uretra média).

Anatomia do Sling *Médio-uretral Transobturador*

Como no SMU retropúbico, a cirurgia de SMU transobturador começa com a dissecção do espaço vesicovaginal. Essa dissecção é realizada lateralmente à uretra até a borda inferior dos ramos isquiopúbicos. Além disso, a sínfise púbica pode ser facilmente palpável. Um trocarte deve atravessar o músculo obturador interno, a membrana do obturador e o músculo obturador externo conforme ele segue através do forame obturador. Lateralmente ao forame obturador, estão os músculos adutores (músculos grácil e adutor curto) da coxa (Corton, 2013). O nervo e os vasos obturadores estão localizados no canal obturador na face superior do forame obturador.

Vários autores têm realizado dissecações de cadáveres para entender melhor as relações anatômicas do SMU transobturador. Delmas et al. (2003) utilizaram a abordagem de fora para dentro em 10 cadáveres do sexo feminino para detalhar a anatomia pélvica relevante com relação à trajetória de inserção do *sling*. Nesse estudo, a dissecção demonstrou que o *sling* passou consistentemente 4 cm anterior e caudal ao canal obturador, confirmando a segurança relativa das estruturas neurovasculares. Eles também demonstraram que o *sling* atravessa um plano entre a musculatura perineal e do elevador do ânus acima do pedículo neurovascular pudendo.

Em 2005, Bonnet et al. realizaram a técnica transobturadora de fora para dentro como descrito por De Leval (2003) em 13 cadáveres para determinar o caminho do *sling* e a proximidade com estruturas adjacentes. Os autores observaram que o *sling* não penetrou o músculo adutor longo e estava em uma distância segura de estruturas neurovasculares. No entanto, em aproximadamente 70% dos casos estudados, o material implantado atravessou os músculos adutor magno, adutor curto e grácil durante seu caminho até a pelve. Ao nível do forame obturador, o *sling* atravessa os músculos obturadores externo e interno, bem como a membrana do obturador. A distância entre um *sling* inserido e o nervo e vasos obturadores no nível do forame obturador variou de 2,2 a 3 cm (média de 2,62 ± 0,2 cm). Os autores afirmaram que a hiperflexão do quadril e a trajetória rotacional do passador helicoidal ajudam a garantir essa separação. Além disso, os ramos anteriores da artéria e da veia obturadoras são protegidos da lesão pela arquitetura óssea dos ramos púbicos inferiores. Medialmente, o *sling* transobturador entra no compartimento anterior da fáscia isquiorretal, na área da membrana do elevador do ânus e do músculo obturador interno. Um *sling* bem colocado permanece fora do espaço pélvico e não penetra o grupo muscular do elevador do ânus. Por fim, os *slings* permanecem acima da membrana perineal em todos os momentos, e o NDC é encontrado caudal à membrana perineal e, assim, protegido de lesões durante a passagem do trocarte.

Um estudo realizado por Whiteside e Walters (2004) avaliou ainda a anatomia obturadora com relação à inserção do *sling* em seis cadáveres do sexo feminino. Esses autores verificaram que a malha, em média, passou 2,4 cm inferior e medial ao canal obturador, e que ambas as divisões do nervo obturador (anterior e posterior) foram de 3,4 cm e 2,8 cm, respectivamente, separadas do caminho do trocarte. No entanto, eles também observaram que o trocarte passou, em média, 1,1 cm proximidade com os ramos mais mediais e anteriores dos vasos obturadores (os vasos descritos por Bonnet et al. atrás dos ramos púbicos inferiores). Esses autores concluíram que o risco de lesão existe, e deve-se ter cuidado apropriado.

A variação anatômica entre as abordagens de dentro para fora e de fora para dentro de SMU transobturador tem sido comparada, especialmente no que diz respeito à sua associação a resultados adversos. Em dissecções de cadáver após a colocação de um SMU transobturador de dentro para fora, observou-se que a distância média da incisão vaginal até a membrana do obturador era de 4 cm e da incisão vaginal até o feixe neurovascular do obturador, 6,75 cm (Rogers et al., 2005). Na membrana do obturador, o ponto mais próximo do trocarte está a apenas uma distância média de 2 cm do feixe neurovascular do obturador. Esta é a razão pela qual o trocarte curvo é conduzido longe e profundo a essas estruturas. Além disso, um ramo anterior da artéria obturadora corria medialmente ao longo da borda exterior do forame obturador em 60% dos cadáveres. No entanto, como Bonnet et al. (2005), Rogers et al. perceberam que a borda óssea exterior do forame obturador protegia esta artéria durante uma condução de dentro para fora. No entanto, eles também postularam que tal vaso poderia ser lesado em uma abordagem de fora para dentro.

Anatomia do Sling *Médio-uretral de Incisão Única*

Para *slings* de incisão única, o plano de dissecção é apenas o espaço vesicovaginal. Embora os trocartes sejam bem mais curtos, eles são orientados para o espaço retropúbico ou através do forame obturador. Tal como acontece com os outros SMU, a dissecção de cadáveres ajuda na localização anatômica do *sling* de incisão única. Usando 14 corpos femininos embalsamados e cinco frescos congelados, Hubka et al. (2009) colocaram trocartes de SMU de incisão única bilateralmente. Após a dissecção, eles mediram as distâncias do feixe (nervo e vasos obturadores) e descobriram que as distâncias médias do *sling* a partir do nervo e dos vasos obturadores eram de 3,05 cm e 3,07 cm, respectivamente. A perfuração da fáscia do músculo obturador interno ocorreu em 4,4%, e em virtude disso, a lesão a vasos variáveis poderia teoricamente ocorrer. Não se constatou que a posição do SMU de incisão única mude com o reposicionamento das pernas.

Materiais do Sling *Médio-uretral*

Em sua descrição inicial do SMU de 1995, Ulmsten e Petros usaram Mersilene®, Gore-Tex®, Teflon® e Lyodura® (enxerto de dura-máter de cadáveres, ligado à transmissão da doença de Creutzfeldt-Jakob [DCJ]). No entanto, por causa de complicações relacionadas com outros materiais sintéticos apontados na literatura geral de cirurgia de hérnia, Ulmsten et al. (1998) finalmente estabeleceram uma malha multifilamentosa de polipropileno que eles chamaram de *slingplastia intravaginal* (SIV, Tyco Healthcare, Mansfield, MA) (1996). **Atualmente, uma macia malha de monofilamento de polipropileno, frouxamente entrelaçada, com tamanho de poro superior a 75 μm é o material mais comumente usado.** Conforme discutido anteriormente, este material possibilita a migração ideal de componentes inflamatórios do hospedeiro (leucócitos e macrófagos) para a malha para efeitos de vigilância infecciosa e cicatrização de feridas do hospedeiro (inibição e inosculação). Verificou-se que esse material também é ideal para induzir o crescimento interno de tecido fibroso. Esse tipo de malha é conhecido como uma malha de tipo I (classificação de Amid) e foi anteriormente descrito na literatura cirúrgica geral como sendo favorável do ponto de vista das suas propriedades mecânicas (alongamento e elasticidade) (Dietz et al., 2001, 2003).

O UraTape® (Mentor-Porgés, Le Plessis-Robinson, França) foi o primeiro SMU transobturador. Os resultados relacionados com o seu uso foram primeiramenet relatados por Delorme et al. em 2003. O UraTape® é um *sling* de polipropileno microporoso com um núcleo de silicone central. Ele acabou sendo substituído pelo ObTape® (Mentor-Porgés), por causa da alta taxa de exposição vaginal, provavelmente relacionada com o núcleo de silicone. No entanto, possivelmente devido às suas propriedades semimicroporosas (<50 μm), problemas de exposição vaginais têm também sido relatados com o ObTape® (Siegel, 2005; Yamada et al., 2006). Um *sling* transobturador de segunda geração desenvolvido pela Mentor-Porgés é conhecido como a fita transobturadora Aris. Ele tem um tamanho de poro maior, 200 μm, que possibilita o melhor crescimento de tecido interno com menos encapsulamento. Uma malha transobturadora exclusiva é a BioArc®, que tem um material de enxerto biológico (derme suína, InteXen®), suturado em cada extremidade à rede de polipropileno. O material biológico, na verdade, ocupa uma posição suburetral (de Leval, 2003; Delorme et al., 2003). A Tabela 84-8 mostra os materiais de SMU mais comumente disponíveis.

> **PONTOS-CHAVE: MECÂNICA, ANATOMIA E MATERIAIS DOS *SLINGS* MÉDIO-URETRAIS**
>
> - A teoria integral afirma que o fator mais importante para preservar a continência é a função adequada dos ligamentos pubouretrais, da rede vaginal suburetral e do músculo pubococcígeo. A lesão de qualquer um desses três componentes, por cirurgia, parto, envelhecimento ou privação hormonal, pode prejudicar a função médio-uretral e causar incontinência urinária posteriormente.
> - A hipermobilidade uretral é um sintoma de dano às estruturas de sustentação normais da uretra, e não uma causa da IUE.
> - Inicialmente, os SMU eram feitos de materiais com poros menores. Atualmente, a maioria dos SMU é feita de polipropileno frouxamente entrelaçado.

Procedimentos Cirúrgicos do *Sling* Médio-uretral

Aconselhamento da Paciente sobre o Sling *Médio-uretral*

Como a cirurgia de SMU envolve a implantação de um material protético sintético, os cirurgiões devem aconselhar seus pacientes sobre a natureza permanente desses produtos e sobre as únicas e, às vezes, graves complicações relacionadas com sua utilização. Além disso, tal como o SPV, as pacientes também devem ser orientadas quanto ao risco de disfunção miccional transitória e permanente após a cirurgia. Isso deve envolver uma discussão sobre a dificuldade no pós-operatório de esvaziamento da bexiga, urgência e frequência *de novo*.

Anestesia para Sling *Médio-uretral, Posicionamento e Preparo da Paciente*

A cirurgia de SMU pode ser realizada com anestesia local (com ou sem sedação), espinal ou geral, mas a escolha final da anestesia

TABELA 84-8 Características dos Materiais de Sling Médio-uretral

FABRICANTE	NOME COMERCIAL	COMPOSIÇÃO	ESTRUTURA	TIPO AMID	TAMANHO DO PORO (μm)	MÉTODO DE INSERÇÃO
AMS[a]	SPARC®	Polipropileno	Monofilamento	Tipo I	> 100	Retropúbica
	Monarc®	Polipropileno	Monofilamento de malha	Tipo I	> 100	Transobturadora
	BioArc SP ou TO®	Polipropileno e enxerto biológico	Monofilamento	Tipo I	> 100	Retropúbica ou transobturadora
	MiniArc Precise®	Polipropileno	Monofilamento	Tipo I	> 100	Incisão única
Boston Scientific	Obtryx®	Polipropileno[b]	Monofilamento	Tipo I	> 100	Transobturadora
	Advantage Fit®	Polipropileno[b]	Monofilamento	Tipo I	> 100	Retropúbica
	Lynx®	Polipropileno[b]	Monofilamento	Tipo I	> 100	Retropúbica
	Prefyx PPS®	Polipropileno[b]	Monofilamento	Tipo I	> 100	Retropúbica, transobturadora ou pré-púbica
	Solyx®	Polipropileno[b]	Monofilamento	Tipo I	> 100	Incisão única
C.R. Bard	Uretex SUP®	Polipropileno	Monofilamento	Tipo I	> 100	Retropúbica
	Align US or TO®	Polipropileno	Monofilamento	Tipo I	> 100	Retropúbica ou transobturadora
	Ajust Helical®	Polipropileno	Monofilamento	Tipo I	> 100	Incisão única
Gynecare (Ethicon)	Gynecare TVT®	Polipropileno	Monofilamento	Tipo I	> 100	Retropúbica
	Gynecare TVT-O®	Polipropileno	Monofilamento	Tipo I	> 100	Transobturadora
	TVT Secur (TVT-S)®	Polipropileno	Monofilamento	Tipo I	> 100	Incisão única
Tyco Healthcare	IVS®	Polipropileno	Multifilamento	Tipo I	< 75	Retropúbica
	IVS-02®	Polipropileno	Multifilamento	Tipo III	< 75	Retropúbica
	IVS-04®	Polipropileno	Multifilamento	Tipo III	< 75	Transobturadora
Mentor-Porgés	Aris®	Polipropileno	Monofilamento	Tipo III	>100	Retropúbica ou transobturadora
	ObTape®	Polipropileno	Termoanelado	Tipo I	50	Transobturadora
C.L. Medical[c]	I-Stop®	Polipropileno	Monofilamento	Tipo III	>100	Incisão única, retropúbica ou transobturadora
TFS Surgical[d]	TFS® (sling de fixação do tecido)	Polipropileno	Monofilamento	Tipo I	> 100	Incisão única
Promedon SA[e]	Safyre VS ou T®	Polipropileno, silicone[f]	Multifilamento	Tipo I	< 75	Retropúbica ou transobturadora

[a]AMS, American Medical Systems, Minnetonka, MN (a matriz é a Endo internacional).
[b]Componente suburetral não entrelaçado.
[c]C.L. Medical está localizada em Sainte Foy-Lès-Lyon, França.
[d]TFS Surgical está localizada em Adelaide, Austrália Meridional, Austrália.
[e]Promedon SA situa-se em Córdoba, Argentina.
[f]O componente suburetral é a malha de polipropileno, e os braços (colunas) do sling são feitos de polímero de polidimetilsiloxano.

costuma e basear-se na paciente, no cirurgião e na preferência do anestesista. Na descrição original do SMU, a anestesia local foi usada para que a paciente fosse capaz de realizar uma tosse intraoperatória como método de ajustar a tensão do sling. Acredita-se que isso minimizaria o risco de obstrução. No entanto, vários estudos não conseguiram demonstrar a diferença na eficácia ou na segurança do SMU realizado com anestesia local versus espinal (Wang e Chen, 2001; Adamiak et al., 2002). Em um desses estudos, com 103 mulheres que se submeteram a procedimentos de SMU, fez-se uma comparação entre anestesia local e espinal; 67 mulheres foram submetidas ao procedimento com anestesia local e 36 com anestesia espinal (Adamiak et al., 2002). Na avaliação pós-operatória, não houve diferença na taxa de sucesso da cirurgia de SMU realizada. Também não houve diferença na incidência de complicações entre os grupos. No entanto, houve uma diferença na capacidade de a paciente realizar um teste de tosse eficaz durante o procedimento no grupo de anestesia espinal, mas isso não resultou em um aumento da taxa de obstrução no pós-operatório. Aparentemente, a tensão do sling pelo teste de esforço de tosse não é necessária.

Como para o SPV, as diretrizes AUA e Best Practice Policy Statements referentes à profilaxia antibiótica e TVP devem ser seguidas. Além disso, as soluções de iodopovidona ou gliconato de clorexidina contendo 4% ou menos de álcool (off-label) são seguras e eficazes para o preparo vaginal. O procedimento de SMU é tipicamente realizado com a paciente posicionada na posição de litotomia dorsal com um grau significativo de flexão (70 graus ou mais) das coxas.

Abordagem Cirúrgica para Slings Médio-uretrais Retropúbicos

O dispositivo consiste em dois trocartes de inserção especialmente curvos de 5 mm de diâmetro (o tamanho varia conforme o o fabricante) que estão ligados a um segmento de 40 cm da malha de polipropileno, com 1,1 cm de largura (o tamanho varia conforme o fabricante). O *sling* é tipicamente coberto com uma bainha de plástico transparente, a qual protege a malha de contaminação e possibilita a fácil passagem através de tecidos do hospedeiro. Para a técnica de baixo para cima, um guia de cateter rígido é normalmente colocado na uretra com um cateter de Foley de 18 Fr para ajudar a desviar a bexiga para longe do caminho da inserção do trocarte. Uma alça ergonômica é anexada ao trocarte para ajudar na sua manipulação. A Figura 84-8 mostra alguns dos vários tipos de *slings* e trocartes.

Para inserção do SMU retropúbico sob anestesia local, com ou sem sedação, aproximadamente 5 mL de anestésico local é injetado na área vaginal, bem como nos locais previstos da pele de inserção suprapúbica. Além disso, mais 20 mL de agente anestésico local são injetados na área ao longo da face posterior do osso púbico no nível do diafragma urogenital para anestesiar o espaço retropúbico. A infiltração vaginal adicional inclui 10 mL injetados em ambos os lados da uretra no nível do diafragma urogenital.

Após anestesia adequada, duas pequenas incisões suprapúbicas são criadas pouco acima do nível da sínfise púbica, aproximadamente 2 cm lateral à linha média. Cria-se uma terceira incisão vaginal na linha média de, aproximadamente, 1,5 cm de comprimento, 1,5 cm a partir do meato externo da uretra. Após a criação da incisão vaginal, realiza-se dissecção mínima com uma tesoura de Metzenbaum sob os retalhos vaginais em ambos os lados para elevar o epitélio vaginal a partir do tecido periuretral subjacente ao nível da fáscia pubocervical (endopélvica), que não é perfurada. Para a técnica de baixo para cima, o trocarte é então colocado no túnel de dissecção imediatamente abaixo do epitélio vaginal de um lado da uretra, com a ponta do trocarte situada perto do bordo inferior do ramo do púbis. Com pressão controlada, o trocarte é elevado através da fáscia endopélvica, para dentro do espaço de Retzius, por meio dos músculos retos e da da incisão de pele suprapúbica criada anteriormente. Durante tal manobra, o trocarte é mantido em estreito contato com a superfície inferior do osso púbico para evitar perfuração do trato urinário inferior e entrada intraperitoneal. O contato tátil com o osso e a diminuição gradual da pressão durante o avanço do trocarte garantem a aposição direta do metal ao osso e a prevenção de lesões na bexiga. A técnica para a passagem do trocar de cima para baixo é muito semelhante. No entanto, um guia de cateter (Foley na uretra) não costuma ser usado. Assim, a ponta do trocarte é guiada pelo dedo indicador da mão oposta e longe da incisão vaginal lateral à uretra.

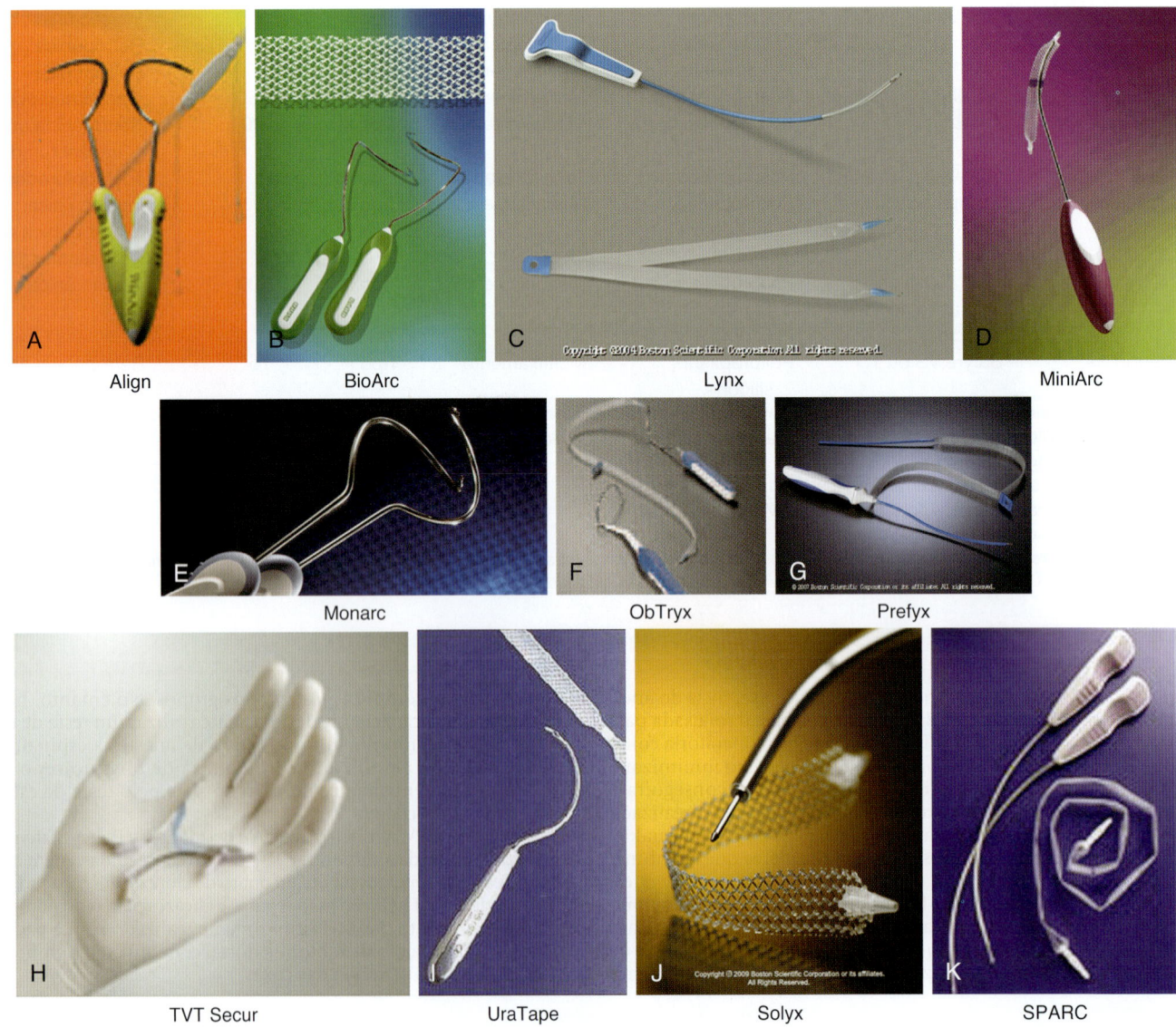

Figura 84-8. A-K, Trocartes e próteses de *sling* médio-uretral.

O desvio simultâneo do trato urinário inferior é realizado durante a inserção por meio do cateter-guia e do cateter com as vísceras pélvicas desviadas do local de inserção da agulha. A mesma manobra é realizada contralateralmente de modo que cada um dos trocartes sai através da incisão da pele apropriada. **A cistoscopia é realizada para excluir a penetração do trocarte do trato urinário inferior.** O uso de uma lente de 70 graus é essencial, assim como a distensão completa da bexiga com irrigante para excluir lesão tangencial sutil. **Ao se observar perfuração, o trocarte é retirado e passado mais uma vez com um esforço para evitar mais perfuração.** Como a cistoscopia não tem demonstrado evidência de lesão vesical, a malha é trazida através das incisões. Desse modo, realiza-se o ajuste da tensão do *sling*. O ajuste da tensão é normalmente realizado inserindo-se um instrumento cirúrgico (pinça) ou sonda metálica entre o *sling* e a uretra, enquanto a bainha de cobertura de plástico é removida do campo. **Em geral, um SMU deve ser colocado frouxamente na uretra média, pois sua função não é relacionada principalmente com a compressão.** A malha excedente é, então, removida ao nível das incisões de pele suprapúbica, e todas as incisões são fechadas (Fig. 84-9).

Procedimento Cirúrgico para Slings Transobturadores de Fora para Dentro

A paciente é colocada na posição de litotomia dorsal com as pernas em hiperflexão (120 graus). Uma pequena incisão vaginal de 1,5 cm da linha média é feita 1,5 cm a partir do meato como no SMU retropúbico, e realiza-se a dissecção lateralmente ao ramo isquiopúbico. Uma incisão por punção na coxa é feita no forame obturador no nível do clitóris usando o trocarte. A membrana do obturador é perfurada; e o ponto de resistência, percebido pelo cirurgião. Com o dedo indicador não dominante, e identificando os marcos do ramo e o músculo obturador interno, o trocarte é virado em uma orientação medial, avançado na ponta do dedo indicador e trazido para fora através da incisão vaginal. Realiza-se inspeção neste momento para descartar penetração inadvertida do fórnice da vagina ou das estruturas urinárias associadas. Depois, o material sintético é anexado ao trocarte e tirado através da ferida de incisão da face interior da coxa. Assim, repete-se o procedimento no lado contralateral. Recomenda-se cistoscopia para descartar lesão uretral e da bexiga após a passagem do trocarte. **É importante não negligenciar um exame cuidadoso da uretra.** A tensão no *sling* é definida passando uma pinça cirúrgica entre o *sling* e a uretra, de tal modo que ela possa ser passada facilmente entre essas duas estruturas. O excesso de material é, então, cortado no local de punção da pele, e as incisões são fechadas de acordo com as preferências do cirurgião.

Procedimento Cirúrgico para Slings Transobturadores de Dentro para Fora

O componente vaginal do procedimento é o mesmo que na técnica de fora para dentro. As incisões são criadas cerca de 2 cm superiormente no nível de linha horizontal com a uretra e 2 cm lateralmente às pregas labiais, que serão o ponto de saída para o passador helicoidal. Uma vez o dispositivo sendo inserido através da uretra e a parte superior do ramo isquiopúbico alcançada com o dispositivo, a membrana do obturador é perfurada cortando-se com uma tesoura. O introdutor é então passado a um ângulo de 45 graus com relação ao plano sagital na linha média até atingir e perfurar a membrana do obturador. O lado aberto do introdutor é passado para fora virado para o cirurgião. A extremidade mais afastada do tubo é, em seguida, montada sobre o segmento espiral do passador helicoidal e deslizado ao longo do canal aberto do introdutor. O passador é alinhado paralelamente ao eixo sagital e rodado de modo que a ponta do tubo saia da incisão da face interna da coxa. O tubo é, em seguida, removido a partir do passador até os primeiros poucos centímetros da malha se tornarem exteriorizados, e o procedimento é repetido no lado contralateral. Em seguida, realiza-se cistoscopia para garantir que não há lesão da bexiga ou uretra. Todas as bainhas de cobertura de plástico são, então, removidas simultaneamente do *sling*, mantendo nenhuma tensão sobre o próprio *sling*, utilizando a técnica anteriormente descrita. A técnica cirúrgica varia de acordo com o método de inserção. Vários procedimentos que utilizam métodos de inserção semelhantes representam técnicas relativamente semelhantes (Fig. 84-10).

Abordagem Cirúrgica para Slings de Incisão Única

Cada *sling* de incisão única tem um método próprio de colocação que varia de acordo com o fabricante. Em geral, os dispositivos de *sling* consistem em um curto segmento de malha de polipropileno

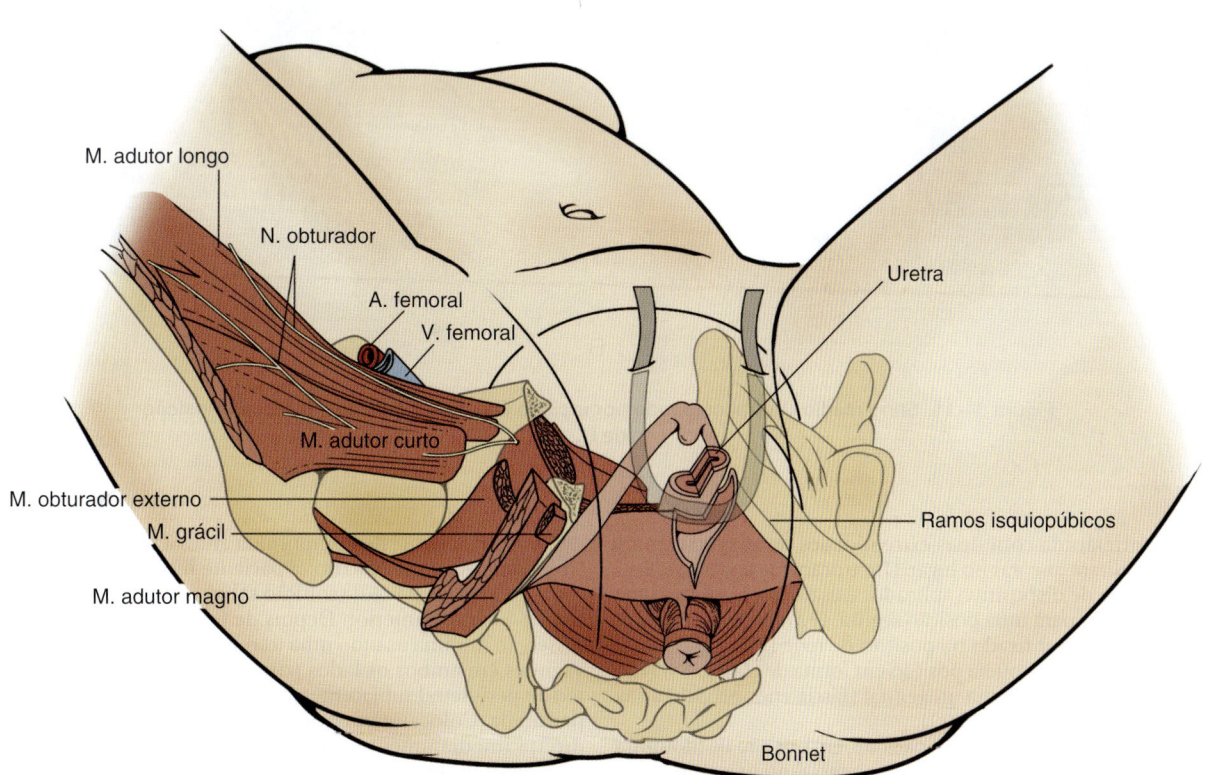

Figura 84-9. *Sling* médio-uretral colocado por via retropúbica.

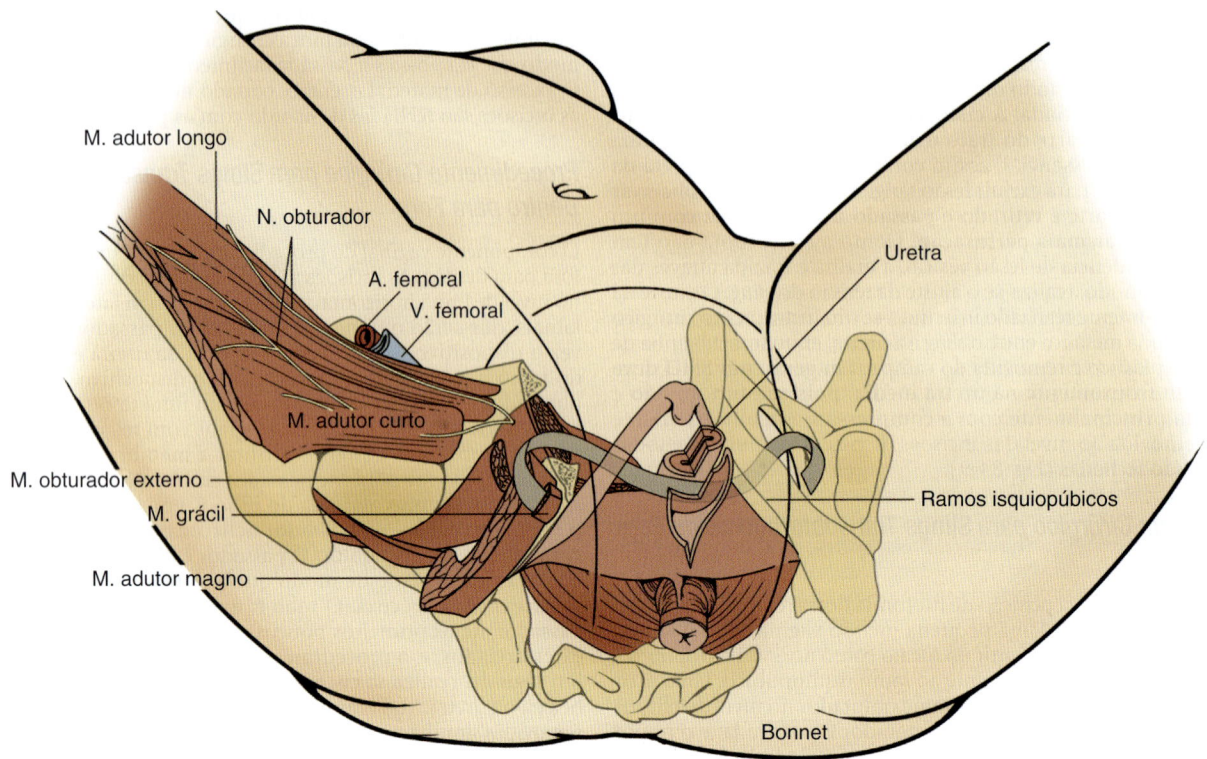

Figura 84-10. *Sling* médio-uretral colocado por via transobturadora.

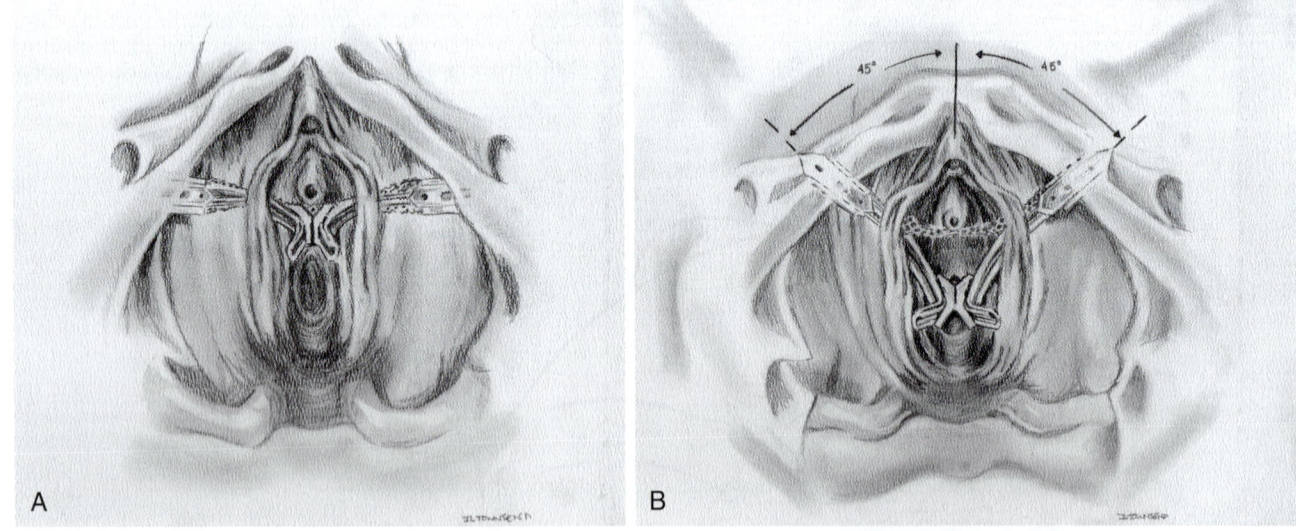

Figura 84-11. *Sling* médio-uretral colocado por incisão única. **A**, Estilo em "rede". **B**, Posição de U.

frouxamente entrelaçada com duas extremidades pontiagudas mais duras que possibilitam ancorar no lugar. Um trocarte de aço inoxidável curvo ou outro tipo de dispositivo aplicador é usado para empurrar as extremidades do *sling* para uma posição segura. O *sling* é colocado sob a uretra média e pode ser fixado na posição de rede (Fig. 84-11A) no músculo obturador interno ou na posição em forma de U (Fig. 84-11B) no tecido conectivo do diafragma urogenital (fáscia endopélvica) atrás do osso púbico (Meschia et al., 2009).

O procedimento é realizado com a paciente em posição de litotomia dorsal (com dispositivos de compressão sequencial no lugar) com um grau de flexão significativa (70 graus ou mais) das coxas. Um cateter de Foley é colocado antes do procedimento para assegurar que a bexiga está completamente descomprimida antes da passagem do dispositivo. Conforme até aqui descrito, a paciente recebeu sedação parenteral, e cerca de 5 mL de 0,9% de solução salina normal é usada para hidrodistender a vagina anterior. Depois de feita a incisão vaginal, realiza-se dissecção mínima usando uma tesoura de Metzenbaum sob os retalhos vaginais em ambos os lados para elevar o epitélio vaginal a partir do tecido periuretral subjacente no nível da fáscia pubocervical, que não é perfurada. Coloca-se um trocarte do dispositivo no túnel de dissecção direita imediatamente abaixo do epitélio vaginal e avança-se até o osso isquiopúbico e o músculo obturador interno, em que o suporte do trocarte ancora as bordas do *sling*. O lado esquerdo é introduzido da mesma maneira, criando um *sling* em forma de rede. Alcança-se a tensão definitiva do *sling* quando a ponta de uma pinça hemostática é facilmente passada entre a uretra e o *sling*. A cistoscopia com um cistoscópio rígido de 30 graus deve ser realizada antes da conclusão do procedimento. Tal passo é essencial para evitar a futura morbidade de repetir uma cirurgia por uma malha intravesical ou uretral. O efluxo de ambos os orifícios ureterais é confirmado. **Nossa experiência sugere que a tensão do SMU de incisão única deve ser mais justa do que nas cirurgias clássicas de SMU retropúbico ou transobturador para alcançar o mesmo resultado.**

Resultados do *Sling* Médio-uretral para Incontinência Urinária Predominantemente de Esforço

Ao analisar os resultados extensos para o SMU, várias advertências devem ser consideradas. Os resultados são relatados de diferentes maneiras conforme o uso de diversas ferramentas, tempo de acompanhamento e definições gerais de sucesso e falha. Tais fatores devem ser mantidos em mente quando se tenta comparar diferentes grupos e nuances processuais.

Resultados do Sling *Médio-uretral Retropúbico em Pacientes com Incontinência Urinária Predominantemente de Esforço*

O estudo inicial da técnica de SMU retropúbico relatou uma taxa de sucesso de 80% (definida pelo autor) (Ulmsten et al., 1996). Um estudo prospectivo multicêntrico subsequente, que incluiu 130 mulheres com incontinência urinária de esforço genuína observadas por 1 ano revelou taxas de sucesso, melhora e falha de 91%, 7% e 2%, respectivamente (Ulmsten et al., 1998). Nesse primeiro ensaio multicêntrico, as taxas de complicações foram baixas, mas envolveram uma perfuração da bexiga pela malha e uma infecção de ferida (possivelmente exposição da malha). A taxa de disfunção miccional também foi relativamente baixa, com apenas uma paciente com retenção por 12 dias, que se resolveu espontaneamente, e três pacientes com menos de 3 dias de disfunção miccional que precisaram de cateterismo de curto prazo.

Em 2001, Nilsson e Kuuva (2001) avaliaram 161 cirurgias de SMU retropúbicas consecutivas (28% das pacientes apresentaram falha da cirurgia anterior para incontinência; 11% DIE; e 37%, incontinência mista). No acompanhamento médio, a taxa de cura objetiva global de 16 meses foi de 87%, com 7% das pacientes significativamente melhores e outros 5% com procedimentos considerados falhos. A taxa de lesões da bexiga por trocarte no momento da inserção foi de 3,7%, e 4,3% das mulheres experimentaram disfunção miccional *de novo* a curto prazo. Ocorreram sintomas de urgência decorrentes após a cirurgia em 3% das mulheres. No entanto, 80% das que tiveram sintomas de urgência pré-operatórios obtiveram alívio dos sintomas em 16 meses de acompanhamento. Não foram observadas complicações graves.

Resultados a longo prazo espelham a experiência de curto prazo com este procedimento. Taxas de sucesso em mais de 3 anos variando de 81% a 90% têm sido relatadas. Ulmsten et al. (1999) relataram uma taxa de sucesso de 86% em 50 mulheres em 3 anos. Olsson e Kroon (1999) relataram 90% de sucesso em 51 mulheres em 3 anos. Doo et al. (2006) avaliaram a eficácia e a segurança a longo prazo deste procedimento entre 134 mulheres coreanas. A taxa de sucesso global em 5 anos foi de 94,9%, com uma taxa de satisfação da paciente de 86,6%. Embora as taxas de sucesso entre 1 e 5 anos tenham sido semelhantes (97,7% e 94,9%), a taxa de cura diminuiu de 90,1% para 76,9%. Nilsson et al. (2001) relataram taxas de sucesso de 84,7% em 5 anos e 81,3% em 7 anos (Nilsson et al., 2004) em uma coorte de 90 mulheres. Liapis et al. (2008) avaliaram prospectivamente a eficácia do SMU em 65 mulheres. Aos 5 anos de acompanhamento, a taxa de cura objetiva foi de 53% e a de falha, 9,4%. Enquanto isso, em 7 anos de acompanhamento a taxa de cura objetiva foi de 80% e a de falha, de 13,5% (Liapis et al., 2008). Song et al. (2009) relataram o segundo mais longo acompanhamento (> 7 anos) em 306 mulheres, com uma taxa de cura de 84,6%. Eles relataram 6 pacientes com exposição da malha.

Como uma continuação do seu trabalho anterior, Nilsson et al. (2008) forneceram o mais longo (11 anos) estudo de coorte observacional prospectivo de 90 mulheres com incontinência urinária de esforço primária. Noventa por cento dessas mulheres foram objetivamente curadas e 77% das pacientes relataram cura subjetiva. Não se observaram efeitos adversos de início tardio ou casos de erosão da malha. O Austrian Urogynecology Working Group (Tamussino et al., 2001) publicaram seus dados compilados no registro central austríaco, a partir de 1998. Não houve complicações graves nem mortalidade dentro do registro. É interessante observar que 363 (45%) pacientes no registro tinham um SMU em combinação com outros procedimentos (reparo de prolapso). Todos esses estudos de longo prazo tentaram avaliar os fatores de risco para o declínio da eficácia e, em geral, parece haver uma tendência para taxas de falha mais elevadas em pacientes mais idosas e naquelas com a função uretral diminuída (DIE).

Mais de uma dúzia de ensaios clínicos randomizados compararam o SMU retropúbico com os procedimentos de incontinência tradicionais em artigos publicados em revistas e jornais. Isso inclui cinco comparando SMU com colpossuspensão aberta (Ward e Hilton 2002, 2004; Bai et al., 2005; El-Barky et al., 2005; Ward e Hilton, 2008), quatro comparando SMU retropúbico com colpossuspensão laparoscópica (Persson et al., 2002; Ustun et al., 2003; Paraiso et al., 2004; Valpas et al., 2004), dois comparando SMU retropúbico com *sling* fascial (Bai et al., 2005; Wadie et al., 2005) e um comparando SMU retropúbico com nenhum tratamento (Campeau et al., 2007). A Tabela 84-9 mostra os resultados das cirurgias de SMU retropúbico de ensaios clínicos randomizados.

Entre as comparações de SMU retropúbico *versus* Burch, os ensaios por Ward e Hilton (2002) e Valpas et al. (2004) envolveram o maior número de pacientes. O ensaio de Ward e Hilton que comparou SMU retropúbico com colpossuspensão aberta publicou dados de acompanhamento de curto prazo (Ward e Hilton, 2002), prazo intermediário (Ward e Hilton, 2004) e longo prazo (Ward e Hilton, 2008). No acompanhamento de 6 meses, as 344 mulheres randomizadas para SMU retropúbico (175 pacientes) e os grupos de Burch (169 pacientes) não demonstraram qualquer diferença significativa nas taxas de cura. O SMU foi associado a mais complicações cirúrgicas (ou seja, lesões da bexiga por trocarte). Além disso, a colpossuspensão foi associada a mais complicações pós-operatórias e maior tempo de recuperação. Aos 2 anos de acompanhamento, as taxas globais de cura eram relativamente baixas, com 63% das pacientes de cirurgia de SMU e 51% das de colpossuspensão (Ward e Hilton, 2004). Também houve significativamente mais pacientes no grupo de colpossuspensão precisando de autocateterismo intermitente (< 0,0045) e cirurgia para o prolapso de órgão pélvico (< 0,0042) do que no grupo de SMU. No acompanhamento a longo prazo (5 anos), não houve diferença nas taxas de cura. Conforme cestudos anteriores, observou-se prolapso mais comumente no grupo Burch. Duas exposições de malha foram encontradas no grupo de SMU retropúbico. Ao contrário de relatos anteriores na literatura de taxas elevadas (27%) de urgência *de novo* e incontinência de urgência (Jarvis, 1994) após colpossuspensão, Ward e Hilton relataram que menos de 2% das pacientes após SMU e menos do que 5% das pacientes após colpossuspensão tiveram esse problema (Ward e Hilton, 2008). Ward e Hilton (2002) e El-Barky et al. (2005) (outro estudo de SMU retropúbico *vs.* colpossuspensão de Burch) encontraram tempo de funcionamento, permanência hospitalar e tempo até o retorno à atividade normal significativamente menores nos grupos de SMU. El-Barky et al. (2005) relataram duas lesões da bexiga por trocarte no grupo de SMU, enquanto as infecções de feridas foram significativamente mais comuns entre os pacientes de Burch.

Bai et al. (2005) compararam a cirurgia de SMU com colpossuspensão aberta e SPV autólogo. Em 3 e 6 meses de acompanhamento, não houve diferenças nas taxas de cura entre as cirurgias, mas, em 12 meses, o SPV teve significativamente maiores taxas de cura (92,8%) do que a colpossuspensão (87,8%) ou SMU (87,0%). Em uma comparação de SMU e SPV em 2005, Wadie et al. (2005) constataram que o SPV e SMU eram igualmente eficazes. Por último, o SMU pode ser mais rentável e superior em termos de impacto sobre os gastos com cuidados de saúde em comparação com a colpossuspensão aberta (Manca et al., 2003).

Quatro ensaios (Persson et al., 2002; Ustun et al., 2003; Paraiso et al., 2004; Valpas et al., 2004) foram realizados comparando a cirurgia de SMU retropúbico com colpossuspensão laparoscópica. Valpas et al. (2004) e Persson et al. (2002) relataram resultados após 12 meses de acompanhamento, e Paraiso et al. (2004) relataram resultados em 18 meses. Os resultados desses ensaios revelaram taxas de cura com SMU que variam de 86% a 97%, e as taxas de cura com colpossuspensão variaram de 57% a 100% (métodos variáveis de relatos). Não houve diferença aparente entre os dois procedimentos no ensaio de Persson

TABELA 84-9 Resultados com Slings Médio-uretrais Retropúbicos (Ensaios Controlados Randomizados)

ESTUDO	N	TIPO	ACOMPANHAMENTO (MESES)	CURA	AVALIAÇÃO DO RESULTADO	URGÊNCIA DE NOVO	QUALQUER RETENÇÃO URINÁRIA
Liapis et al., 2002	36	Gynecare TVT®	24	84%	Teste do absorvente	22%	0%
Persson et al., 2002	38	Gynecare TVT®	12	89%	EU	3%	0%
Ward e Hilton, 2002	175	Gynecare TVT®	6	66%	Teste do absorvente	NR	0%
Ustun et al., 2003	23	Gynecare TVT®	24	82.6%	EU	NR	0%
Rechberger et al., 2003	50	Gynecare TVT®	(13,5)	88%	Teste de esforço	16%	20%
	50	SIV		80%		8%	4%
Abdel-Fattah et al., 2004	60	Gynecare TVT®	36	85%	QV	15%	3,3%
Paraiso et al., 2004	36	Gynecare TVT®	18	96.8%	EU	NR	NR
Valpas et al., 2004	70	Gynecare TVT®	18	85.7%	Teste de esforço	NR	NR
Bai et al., 2005	31	Gynecare TVT®	12	87%	QV	0%	12.9%
El-Barky et al., 2005	25	Gynecare TVT®	6	72%	QV	8%	20%
Lim et al., 2005	61	Gynecare TVT®	3	78.7%	EU	6,6%	NR
	61	SPARC®		75%		10%	
	60	SIV		78,3%		1,7%	
Andonian et al., 2005	43	Gynecare TVT®	12	95%	Teste do absorvente	NR	5%
	41	SPARC®		83%			5%
Wadie et al., 2005	28	Gynecare TVT®	6	92%	EU	0%	10,7%
Tseng et al., 2005	31	Gynecare TVT®	24	87,1%	EU	NR	NR
	31	SPARC®		80,7%			
Foote et al., 2006	31	SPARC®	24	77,4%	QV	15,9%	NR
Meschia et al., 2006	92	Gynecare TVT®	24	85%	Teste do absorvente	9%	2,2%
	87	SIV		72%		11%	1,1%
Lord et al., 2006	147	Gynecare TVT®	1,5	97,3%	Teste de esforço	40,5%	4,1%
	154	SPARC®		97,4%		42,4%	7,8%
Wang et al., 2006	29	SPARC®	6	NR	Teste do absorvente	10,3%	NR
Zullo et al., 2007	35	Gynecare TVT®	12	91%	EU	9%	2,9%
Porena et al., 2007	70	Gynecare TVT®	(32)	71,4%	QV	14%	NR
Lee et al., 2007b	60	Gynecare TVT®	12	86,8%	QV	6,6%	0%
Schierlitz et al., 2008	67	Gynecare TVT®	6	79%	EU	21%	11%
Rinne et al., 2008	134	Gynecare TVT®	12	95,5%	Teste de esforço e teste do absorvente	1,5%	0,7%
Jelovsek et al., 2008	36	Gynecare TVT®	(65)	52%	QV	NR	NR
Rechberger et al., 2009	201	IVS-02®	18	59,7%	EU	8,6%	3,5%
Basu e Duckett, 2010	33	Gynecare TVT®	6	93,3%	EU	6,1%	6,1%
Richter et al., 2010	291	Gynecare TVT®	12	80,8%	Teste de esforço e teste do absorvente	NR	3,7%
Tincello et al., 2011	437	Gynecare TVT®	12	87,2%	Teste de esforço	3%	2,1%
Teo et al., 2011	41	Gynecare TVT®	12	50%	Teste do absorvente	5,1%	4,5%
Basu e Duckett, 2013	33	Advantage Fit®	36	81%	QV	NR	NR

Os parênteses denotam a média ou os valores medianos.
NR, não registrado; UDS, estudos urodinâmicos; QV, questionário validado.

et al., mas Paraiso et al. e Valpas et al. observaram que a cirurgia SMU resultou em significativamente maiores taxas de sucesso em termos de incontinência urinária. Esses ensaios não observaram outras diferenças aparentes entre as técnicas, exceto que o grupo SMU se recuperou mais rapidamente e teve menor necessidade de procedimentos de prolapso urogenital subsequentes do que o grupo colpossuspensão. No entanto, Dean et al. (2006) revisaram sete estudos randomizados que comparam SMU e colpossuspensão laparoscópica e não encontraram diferença estatisticamente significativa nas taxas de cura subjetiva relatadas em 18 meses. No entanto, a taxa global de cura objetiva foi significativamente maior para o SMU retropúbico.

Novara et al. (2008) realizaram uma metanálise de 33 ensaios clínicos randomizados comparando SMU retropúbico com outros procedimentos anti-incontinência. As complicações foram semelhantes entre SMU e colpossuspensão de Burch, com exceção de lesão da bexiga por trocarte (maior no grupo SMU) e da taxa de reoperação (superior no grupo de Burch). Constatou-se que o SMU retropúbico e o SPV eram igualmente eficazes, com melhores taxas de cura do que a colpossuspensão de Burch (Novara et al., 2008).

Há uma série de ensaios randomizados comparando diferentes tipos de SMU retropúbico. Três ensaios compararam o Gynecare TVT® com o Suprapubic Arc Sling® (SPARC®), um material de malha de polipropileno que aproxima a uretra média da incisão abdominal (Andonian et al., 2005; Tseng et al., 2005; Lord et al., 2006). Tseng et al. (2005) constataram que o Gynecare TVT® e o SPARC® eram igualmente eficazes. O grupo SPARC® teve um maior número (12,9%) de lesões da bexiga por trocarte do que o grupo de Gynecare TVT® (0%). Embora isso não tenha sido estatisticamente significativo, os autores acharam que era clinicamente significativo. Em 2005, Andonian et al. (2005) randomizaram 84 pacientes para cada braço e não encontraram diferença estatisticamente significativa entre SPARC® e Gynecare TVT® em termos de taxas de cura objetivas no acompanhamento de 12 meses. Exposição da malha, hematoma pélvico infectado e ITU foram observados no pós-operatório apenas do grupo SPARC®, mas não houve diferenças em outras complicações perioperatórias (lesão de bexiga por trocarte, perda de sangue, internação, retenção urinária, analgesia pós-operatória). Lord et al. (2006) observaram que o grupo Gynecare TVT® teve menor taxa de exposição vaginal (4,8% vs. 10,5%) e uma taxa de cura subjetiva significativamente maior (87,1% vs. 76,5%) do que o grupo SPARC®. Além disso, os autores constataram que o SPARC® era mais difícil de ajustar corretamente, e um número significativo de pacientes precisou do afrouxamento do sling (p = 0,002).

Arunkalaivanan e Barrington (2003) compararam o Gynecare TVT® com colágeno suíno acelular alogênico, Pelvicol® (CR Bard), em um estudo com base em questionários. Eles relataram resultados em 12 meses e 36 meses e não encontraram diferença nas taxas de cura subjetivas. O Gynecare TVT® foi comparado em três estudos com SIV, um material de malha de polipropileno microporoso multifilamento passado de forma semelhante a um SPARC®. Rechberger et al. (2003) relataram nenhuma diferença em taxas de cura no acompanhamento de 13 meses com 50 pacientes em cada grupo. As complicações foram semelhantes com exceção de retenção urinária aguda pós-operatória ocorrendo mais comumente entre os pacientes de Gynecare TVT®,. Meschia et al. (2006) compararam TVT e SIV com acompanhamento intermediário e relataram taxas de cura subjetivas de 80% (Gynecare TVT®) e 78% (SIV) e taxas de cura objetiva de 85% (Gynecare TVT®) e 72% (SIV). Oito (9%) pacientes com SIV experimentaram erosão vaginal, e nenhuma foi observada no grupo Gynecare TVT®. O TVT foi comparado com SIV e SPARC® por Lim et al. (2005) no ensaio SUSPEND. Não houve diferença significativa entre as taxas de cura: 87,9% (Gynecare TVT®) versus 81,5% (SIV) e 71,4% (SPARC®). Houve uma taxa de exposição da malha significativamente maior no grupo SPARC®. Balakrishnan et al. (2007) acompanharam um subgrupo de pacientes de SIV do grupo de Lim (2005) por, no máximo, 30 meses e encontraram 13% com erosões do sling, exigindo a remoção. Das 29 pacientes (47%) desse grupo SIV inicial, observadas por 12 a 34 meses, 24% tiveram erosão do sling, com formação sinusal associada, o que exigiu a remoção do sling. Na metanálise de Novara et al. (2007), constatou-se que o Gynecare TVT® foi mais efetivo que o SIV e o SPARC®.

Resultados do Sling Médio-uretral Transobturador em Pacientes com Incontinência Urinária Predominantemente de Esforço

Após o desenvolvimento do SMU retropúbico, foi reconhecido que a abordagem de SMU transobturador também é um método viável para a correção da IUE. Desde a descrição inicial do SMU transobturador por Delorme, em 2001, as taxas de continência têm sido reprodutivelmente satisfatórias (Tabela 84-10). As taxas de continência relatadas variam de 40% a 97%, com base em várias medidas subjetivas (questionário e avaliação da QV de item único) e objetivas (teste de esforço de tosse, urofluxometria, exame físico). **De modo geral, os resultados de procedimentos de SMU transobturador em pacientes com predominância de IUE são semelhantes aos do SMU retropúbico.**

Muitos estudos prospectivos randomizados têm comparado procedimentos de SMU transobturador e retropúbico, variando no acompanhamento de 6 a 31 meses (Lee et al., 2007b; Porena et al., 2007; Zullo et al., 2007; Rinne et al., 2008; Schierlitz et al., 2008; Rechberger et al., 2009; Richter et al., 2010). Entre os dois grupos, houve um número significativamente maior de lesões da bexiga por trocarte em pacientes de retropúbico versus transobturador: 6,5% versus 0% (Rechberger et al., 2009) e 7,3% versus 0% (Schierlitz et al., 2008). Ambos os grupos também constataram que o SMU retropúbico foi mais eficaz do que o SMU transobturador em pacientes com DIE. Schierlitz et al. observaram que, em 6 meses de acompanhamento, 13% das pacientes de SMU transobturador com DIE precisaram de reoperação, enquanto 0% daquelas de SMU retropúbico com DIE foram reoperadas para IUE (Schierlitz et al., 2008). Porena et al. observaram que a incontinência foi significativamente melhorada no grupo de SMU transobturador (ainda presente em 24%), mas persistiu em 44% do grupo de SMU retropúbico (Porena et al., 2007). Alguns pontos importantes são condizentes entre esses estudos: essas técnicas eram seguras, não houve complicações a longo

TABELA 84-10 Resultados com Slings Médio-uretrais Transobturadores (Ensaios Controlados Randomizados)

ESTUDO	N	TIPO	ACOMPANHAMENTO (MESES)	CURA	AVALIAÇÃO DO RESULTADO	URGÊNCIA DE NOVO	QUALQUER RETENÇÃO URINÁRIA
Wang et al., 2006	31	Monarc®	6	NR	Teste do absorvente	9,7%	NR
Zullo et al., 2007	37	Gynecare TVT-O®	12	89%	EU	0%	0%
Porena et al., 2007	75	ObTape®	(31)	77,3%	QV	11%	NR
Lee et al., 2007b	60	Gynecare TVT-O®	12	86,8%	QV	0%	0%
Schierlitz et al., 2008	71	Gynecare TVT-O®	6	55%	EU	10%	4,9%
Rinne et al., 2008	131	Gynecare TVT-O®	12	93,1%	Teste de esforço e teste do absorvente	2,3%	1.5%
Rechberger et al., 2009	197	IVS-04®	18	61,4%	EU	5,0%	5,0%
Richter et al., 2010	137	Gynecare TVT-O®	12	77,6%	Teste de esforço e teste do absorvente	NR	0,7%
	161	Monarc®	12	77,4%	Teste de esforço	NR	4%
Hinoul et al., 2011	85	Gynecare TVT-O®	12	97,6%	Teste do absorvente	11,3%	1,6%
Teo et al., 2011	29	Gynecare TVT-O®	12	41%	Teste de esforço	0%	0,8%
Tincello et al., 2011	238	Gynecare TVT-O®	(64)	96,4%	Teste de esforço	NR	5,5%
Sivaslioglu et al., 2012	36	I-Stop TOS®	12	75%	Teste de esforço, teste do absorvente e EU	3,5%	3,5%
Bianchi-Ferraro et al., 2013	54	Gynecare TVT-O®	12	87%	Teste de esforço	6,5%	11,8%
Mostafa et al., 2013	68	Gynecare TVT-O®	36	82,3%	QV	NR	NR
Abdel-Fattah et al., 2014*	35	Aris®	36	67,6%	QV	NR	NR
Abdel-Fattah et al., 2014*	31	Gynecare TVT-O®	6	50%	Teste do absorvente	9,7%	NR

*Todas as pacientes com incontinência urinária mista.
Os parênteses denotam a média ou valores medianos.
NR, não registrado; EU, estudos urodinâmicos; QV, questionário validado.

prazo em ambos os grupos, as taxas de cura foram iguais (com exceção do grupo DIE) e as pacientes estavam igualmente satisfeitas.

Em 2010, Richter et al., publicaram resultados do ensaio prospectivo randomizado comparando o SMU retropúbico com o SMU transobturador com 12 meses de acompanhamento. Nesse estudo, 298 mulheres foram submetidas a um procedimento de *sling* retropúbico e 299 a um procedimento de *sling* transobturador. As taxas de cura objetiva em termos de teste de esforço negativo, teste do absorvente e não retratamento para os grupos retropúbico e transobturador foram 80,8% e 77,7%, respectivamente (não houve diferença estatisticamente significativa). A taxa de disfunção da micção exigindo cirurgia foi significativamente maior no grupo retropúbico (2,7% *vs.* 0%).

Resultados do Sling *Médio-uretral de Incisão Única em Pacientes com Incontinência Urinária Predominantemente de Esforço*

O tratamento cirúrgico da IUE expandiu-se para incluir *slings* de incisão única. Essa tecnologia foi primeiramente aprovada (Gynecare®, TVT Secur) pela FDA em 2006. Há poucos dados disponíveis sobre a segurança e a eficácia dessa nova geração de *slings* em comparação com os SMU retropúbico e transobturador.

Neuman (2008) realizou um ensaio observacional prospectivo de 100 mulheres consecutivas com um *sling* de incisão única em estilo de rede. Os dados pós-operatórios em 12 meses foram comparados entre as primeiras 50 pacientes e as últimas 50. A taxa de falhas objetivas diminuiu de 20% para 8% entre os dois grupos, com o *sling* colocado mais próximo da uretra. Quatro (8%) pacientes no primeiro grupo apresentaram perfuração vaginal com o dispositivo de inserção. Isso foi evitado no segundo grupo por meio do alargamento do túnel submucoso. A taxa de exposição da malha diminuiu de 12% para 8% pela criação de túneis submucosos mais profundos. Houve o caso de um hematoma paravesical autorremitente. Do contrário, os autores não relataram casos de perfuração da bexiga ou da uretra, ITU, infecção da ferida ou sangramento intraoperatório. Aos 12 meses de acompanhamento, as taxas de cura objetivas entre os dois grupos foram 88,6% e 93,5%.

Em 2009, Dmochowski et al. relataram resultados preliminares sobre um dos maiores ensaios de SMU de incisão única, em 29 locais em 8 países. A eficácia foi avaliada por um teste de esforço de tosse em pé e pelo instrumento *Incontinence Quality-of-Life* (I-QV). Neste estudo, 642 mulheres foram estudadas. Em 64,5%, o *sling* foi colocado em rede (fixado no músculo obturador interno) e 35,5% *sling*, em U (fixado na fáscia endopélvica, em direção ao espaço retropúbico). Além disso, 65,3% tinham IUE genuína e 34,7%, IUM com predominância de sintomas de esforço. As complicações observadas foram perfuração da bexiga (0,2%) e três casos de hemorragia superior a 200 mL (0,5%). No pós-operatório, houve um caso relatado de retenção (0,2%), 10 ITU (1,6%), seis casos de disfunção miccional (0,9%), e 15 casos de urgência *de novo* (2,3%). Houve cinco casos de erosão da malha (0,8%). Houve melhoras constantes na qualidade de vida aos 3 meses em 12 meses. A taxa de incontinência objetiva com o teste de tosse foi de 11% aos 6 meses e 12,5% aos 12 meses, com uma taxa de cura objetiva de 87,5%.

Também em 2009, Pickens et al. apresentaram sua experiência inicial com 120 casos de MiniArc® em 13 meses de acompanhamento. O sucesso foi definido pela não necessidade de uso de absorventes, com resultados subjetivos avaliados com os questionários IIQ-7 e UDI-6. Trinta e cinco por cento tinham IUU simultânea. Em 13 meses, 94% tiveram resolução completa da IUE e seis relataram melhora significativa. Uma paciente teve falha no tratamento. Vinte e quatro por cento relataram resolução da IUU. Foram relatados 3 (0,4%) perfurações na bexiga no intraoperatório. Duas pacientes apresentaram retenção no pós-operatório; em uma a condição foi resolvida, e a outra paciente foi submetida a uretrólise por causa da retenção persistente.

Krofta et al. (2009) analisaram a eficácia e a segurança do *sling* TVT Secur® em 82 mulheres por meio de um teste de esforço de tosse e questionários validados. Não houve grandes complicações perioperatórias ou casos de retenção urinária relatados. Duas pacientes apresentaram infecção do trato urinário (2,9%) e quatro infecções da ferida (5,8%), na primeira semana após a cirurgia. Ocorreu erosão da malha em quatro pacientes (6%). Os resultados subjetivos foram cura, 58,2%; melhora, 23,9%, e falha, 17,9%. A taxa de cura objetiva foi de 51,5%. Um segundo procedimento anti-incontinência foi realizado em oito pacientes (em seis, SMU retropúbico e, em duas, colpossuspensão de Burch). Esses autores perceberam que o SMU de incisão única foi inferior a outros procedimentos de SMU.

Em um ensaio prospectivo multicêntrico envolvendo 154 mulheres com *slings* de incisão única, Debodinance et al. (2009) relataram taxas de cura de 70,3%, melhora em 11% e falha em 18,7% em 1 ano de acompanhamento; 31,8% tinham IUM. As complicações perioperatórias foram cinco hemorragias, uma lesão da bexiga, uma incisão vaginal, 21 casos de volume RPM elevado e um caso de dor persistente na região inguinal. Duas pacientes retornaram com a exposição vaginal da malha e uma com um granuloma; 61,1% relataram cura da urgência, e 12,3% relataram urgência *de novo*. A taxa de cura total não se alterou entre 2 meses e 1 ano.

Meschia et al. (2009) usou vários questionários validados e teste de tosse para avaliar 91 mulheres com 1 ano de acompanhamento após a colocação de um *sling* de incisão única. Cinquenta e cinco pacientes tiveram um *sling* colocado na posição de rede e 40 pacientes na posição de U. Os investigadores relataram taxas subjetivas e objetivas de cura de 78% e 81%, respectivamente. Nenhuma perfuração da bexiga foi observada. Duas pacientes apresentaram hemorragia intraoperatória superior a 500 mL. As complicações pós-operatórias foram sete casos de dificuldade de micção (8%), nove de ITU recorrente (10%), nove de urgência *de novo* (10%) e duas exposições vaginais. Entre as 20 falhas, oito pacientes passaram por um segundo procedimento anti-incontinência (cinco, SMU retropúbico; duas, SMU transobturador; uma, implante de Reemex®).

Vários estudos compararam *slings* de incisão única com SMU padrão (retropúbico ou transobturador). O maior deles foi um estudo de 2011 por Tincello et al. usando o TVT Worldwide Observacional Registry. Nesse estudo, compararam os resultados de 12 meses dos diferentes tipos de *sling* (TVT Secur®, Gynecare TVT® e TVT Obturator System®) em 1.334 mulheres. As medidas de resultados primários foram o teste de esforço de tosse em pé e os questionários I-QOL e EQ-5D. As características basais incluindo proporções de IUM foram semelhantes. As pacientes com *sling* de incisão única retornaram às atividades normais mais rapidamente do que aquelas que receberam o SMU retropúbico ou transobturador. Os índices de satisfação foram semelhantes entre os três grupos. As taxas de cura objetivas foram as seguintes: 84,2% para o *sling* de incisão única, 87,2% para o SMU retropúbico e 96,4% para SMU transobturador. No que diz respeito às complicações, todas as três técnicas foram semelhantes.

Basu e Duckett (2010) realizaram um estudo prospectivo, randomizado e controlado do SMU retropúbico *versus sling* de incisão única MiniArc® em 70 mulheres com acompanhamento de 6 meses. O grupo MiniArc® tinha estatisticamente menores taxas de cura subjetivas e taxas de cura de incontinência de esforço urodinâmica do que o grupo de SMU retropúbico (63,3% *vs.* 100% e 45% *vs.* 93%). Aos 6 meses de acompanhamento, 50% das pacientes de MiniArc® tiveram IUE urodinâmica *versus* 7% no grupo retropúbico.

Hinoul et al. (2011) realizaram um dos primeiros ensaios clínicos randomizados que comparam o SMU transobturador com o *sling* de incisão única. Nesse estudo de 12 meses, os dados estavam disponíveis para 160 mulheres randomizadas (85 TVT-O® e 75 TVT Secur®); a qualidade de vida e os resultados subjetivos foram relatados usando questionários validados. Uma perfuração da bexiga ocorreu no grupo de SMU transobturador. As taxas de cura objetivas para o SMU transobturador foram significativamente maiores do que para o TVT Secur® (97,6% *vs.* 83,6%, $P < 0,05$). No entanto, a cirurgia do TVT Secur® foi associada a menos dor na primeira semana de pós-operatório. Essa diferença de dor desapareceu dentro de 2 semanas.

Já Abdel-Fattah et al. (2011) realizaram uma metanálise para avaliar a eficácia e a segurança do SMU de incisão única e outras cirurgias. Os autores encontraram nove ensaios clínicos randomizados que compararam essas duas operações, que incluíram um total de 758 mulheres com um acompanhamento médio de 9,5 meses. Os autores descobriram que os *slings* de incisão única foram associados a taxas de cura subjetivas e objetivas significativamente mais baixas do que outras cirurgias de SMU. Eles concluíram que tal forma de tratamento era inferior ao SMU padrão.

Há evidências na literatura de que os *slings* de incisão única diminuíram a eficácia com o maior tempo de acompanhamento. Em um estudo de 2012 por Han et al. de 96 mulheres acompanhadas

TABELA 84-11 Resultados com *Slings* Médio-uretrais de Incisão Única (Ensaios Controlados Randomizados)

ESTUDO	N	TIPO	ACOMPANHAMENTO (MESES)	CURA	AVALIAÇÃO DO RESULTADO	URGÊNCIA *DE NOVO*	QUALQUER RETENÇÃO URINÁRIA
Basu e Duckett, 2010	37	MiniArc®	6	64,9%	EU	5,4%	5,4%
Tincello et al., 2011	659	TVT Secur®	12	84,2%	Teste de esforço	2,2%	0,3%
Hinoul et al., 2011	75	TVT Secur®	12	83,6%	Teste de esforço	NR	3%
Sivaslioglu et al., 2012	36	TFS *Sling*®	(64)	83%	Teste de esforço	NR	0%
Basu e Duckett, 2013	38	MiniArc®	36	47,4%	QV	NR	NR
Mostafa et al., 2013	69	Ajust Helical®	12	81,2%	Teste de esforço	8,7%	4,3%
Bianchi-Ferraro et al., 2013	63	TVT Secur®	12	84,1%	Teste de esforço, teste do absorvente e EU	1,5%	3,0%

Os parênteses denotam a média ou os valores medianos.
NR, não registrado; EU, estudos urodinâmicos; QV, questionário validado.

prospectivamente após cirurgia de TVT Secur®, uma redução significativa na taxa de cura subjetiva foi observada entre o 1° e o 3° anos (85,4% a 72,9%). Em outro estudo, de Masata et al. (2012), com 2 anos de acompanhamento, 197 mulheres foram randomizadas para receber *sling* de incisão única ou SMU transobturador. Os autores descobriram que o *sling* de incisão única teve taxas de cura objetiva e subjetiva significativamente mais baixas (objetiva 69,0% *vs.* 92,6%; subjetiva 75,2% *vs.* 89,7%). A Tabela 84-11 mostra os resultados de cirurgias de *sling* de incisão única de ensaios clínicos randomizados.

Resultados do *Sling* Médio-uretral para Incontinência Urinária Mista

As evidências sugerem que os SMU são bem-sucedidos também para as mulheres com sintomas urinários mistos. No entanto, a interpretação desses estudos deve ser criteriosa, pois muitos resultados são relatados com base apenas nos sintomas, sem comprovação urodinâmica. Em uma análise retrospectiva de 112 mulheres consecutivas com IUE e incontinência mista por Jeffry et al. a partir de 2002, a taxa de cura objetiva medida pelo exame clínico e urodinâmica foi de 89,3% em um acompanhamento médio de 25 meses. Definiu-se cura objetiva como nenhuma evidência de incontinência urinária de esforço, resultado de teste de esforço negativo e nenhuma retenção ou RPM superior a 150 mL. Não houve diferença na taxa de cura objetiva entre pacientes com IUE e aquelas com incontinência mista. A taxa de cura subjetiva global determinada pelo questionário Contilife foi de 66%. A cura subjetiva foi menor do que a cura objetiva tanto nas pacientes com IUE quanto nas pacientes com incontinência mista – 69,3% e 54,2%, respectivamente. O tipo de incontinência não alterou a incidência de dificuldade de micção pós-operatória. Dez das 24 pacientes com incontinência mista tiveram persistência do componente urgência.

Holmgren et al. (2005) avaliaram o resultado do SMU retropúbico em mulheres com incontinência de esforço e mista com questionários enviados 2 a 8 anos de pós-operatório. Esse foi um grande coorte de 970 mulheres, e a taxa de resposta de 78% foi notável; 580 mulheres com incontinência urinária de esforço e 112 mulheres com incontinência mista foram elegíveis para análise. No entanto, o estudo urodinâmico não foi realizado nessas mulheres e, portanto, a categorização de sua incontinência baseou-se apenas em um resultado de teste de esforço positivo e um histórico de perda imediatamente precedida de urgência. Perguntas específicas sobre esforço e incontinência de urgência foram feitas, e as respondentes selecionaram a melhor opção (piorou, inalterada, melhorou, quase curada e curada). Para a análise, as mulheres foram agrupadas em grupos de acordo com o número de anos desde que tinham sido submetidas à cirurgia de SMU retropúbico. A média de idade das mulheres com incontinência mista foi significativamente maior do que a das mulheres com incontinência urinária de esforço (67 anos *versus* 61,2 anos). O ajuste para idade foi feito na análise. Além disso, as mulheres com incontinência mista tinham índice de massa corporal (IMC), taxa de cesariana, história de radiação e prevalência da frequência urinária significativamente maiores do que aquelas com incontinência urinária de esforço. As 580 mulheres com IUE genuína tiveram 85% de taxa de cura subjetiva durável após 3 e 8 anos de acompanhamento. No entanto, apenas 60% das 112 mulheres com incontinência mista foram curadas 3 anos após a cirurgia, e os resultados diminuíram regularmente depois disso. Por 6 a 8 anos de pós-operatório, a taxa de cura em mulheres com incontinência mista foi de apenas 30%. Além disso, os episódios de urgência e incontinência de urgência aumentaram com o tempo após o SMU. Na análise final, a taxa de cura menor nas pacientes com incontinência mista pode ser resultado das outras variáveis nesta população, como idade, cesariana, radiação e maior IMC. Essas diferenças nas populações confundem a capacidade de avaliar o resultado e destacar as limitações do desenho do estudo. De modo geral, apesar das variáveis populacionais, os resultados iniciais do SMU são bons e iguais em mulheres com incontinência urinária de esforço e naquelas com incontinência de urgência. A diminuição dos resultados ao longo do tempo deve ser confirmada por um estudo prospectivo (Holmgren et al., 2005).

Em um estudo finlandês semelhante, 191 mulheres, que receberam SMU, foram avaliadas por meio de exame ou entrevista por telefone, quanto ao resultado em um acompanhamento médio de 17 meses (Laurikainen e Killholma, 2003). Sessenta e quatro (34%) dessas mulheres tinham IUM pré-operatória. Nenhuma das mulheres teve avaliação urodinâmica pré-operatória. Em vez disso, o diagnóstico pré-operatório baseou-se nos sintomas. A cura após SMU foi considerada como o autorrelato de estar completamente seca em qualquer situação de esforço. No último acompanhamento, 164 das 191 pacientes estavam completamente curadas – uma taxa de cura de 87,7%. A taxa de cura em mulheres com incontinência mista foi de 69% em comparação com uma taxa de cura de 97% nas mulheres com incontinência urinária genuína de esforço. Essa diferença no resultado foi estatisticamente significativa. Não foi encontrada diferença na taxa de cura entre as mulheres que tinham sido submetidas a cirurgia concomitante ou SMU isolado. Sessenta por cento das mulheres com incontinência mista consideravam-se melhores a partir, também, de uma perspectiva de incontinência de urgência. A taxa de cura menor nas pacientes com incontinência mista não é totalmente entendida. Não é dada uma descrição do exame físico pré-operatório, e não se sabe quantas delas estavam entre as 149 (78%) que tinham hipermobilidade uretral. Os autores sugeriram que, com base nesses resultados, os estudos urodinâmicos pré-operatórios devem ser realizados em mulheres com incontinência mista antes da cirurgia anti-incontinência.

Segal et al. (2004) avaliaram 98 mulheres após SMU explicitamente para responder à pergunta sobre o que acontece com a incontinência urinária de urgência. O resultado de procedimentos de SMU em mulheres com incontinência mista ou incontinência de esforço significativa com frequência e urgência associadas foi avaliado retrospectivamente por vários métodos: subjetivamente pelos sintomas das pacientes, pela taxa de uso de anticolinérgico antes e depois do SMU, e por questionários de qualidade de vida realizados antes e depois. Uma reforço a esse estudo é que as pacientes com cirurgia concomitante foram excluídas para minimizar o efeito de confusão de outras causas de incontinência de urgência urinária ou frequência e urgência. Sessenta e cinco mulheres foram identificadas como tendo incontinência de urgência, e o acompanhamento ocorreu em três meses e 1 ano. Vários fatores pré-operatórios foram observados para o risco de frequência, urgência ou incontinência de urgência pós-operatórias requerendo anticolinérgicos. Com base nos sintomas subjetivos pré-operatórios, constatou-se que o componente de urgência foi resolvido em 63,1% após SMU. Duas pacientes com queixas apenas de incontinência de urgência, mas com incontinência de esforço identificada no estudo urodinâmico, tinham incontinência urinária de urgência persistente necessitando de tratamento com medicamento anticolinérgico. Setenta e cinco pacientes tinham frequência e urgência urinárias pré-operatórias, que se resolveram em 57,3% após SMU. É interessante observar que, para 30 (57,7%) das 52 pacientes que precisavam de medicações anticolinérgicas no pré-operatório, não foi mais necessária a medicação após a cirurgia. Apenas 4 (4,1%) pacientes precisaram de anticolinérgicos pela primeira vez após SMU. De todas as variáveis avaliadas como possíveis fatores de risco no pós-operatório para a BH que exigem anticolinérgico, apenas uma história de cirurgia anti-incontinência anterior foi estatisticamente significativa. As pacientes com cirurgia anterior eram oito vezes mais propensas a ter BH pós-operatória requrendo o uso de anticolinérgicos. De modo geral, a resolução da incontinência de urgência pré-operatória foi de 63% e a resolução de frequência e urgência urinárias pré-operatórias, de 57,3%. A resolução com base na não necessidade de mais medicação anticolinérgica no pós-operatório foi de 57,7%. A cirurgia de SMU resultou em melhora estatisticamente significativa no pós-operatório e nos escores de qualidade de vida, em mulheres com incontinência mista predominantemente de esforço e incontinência de esforço com frequência e urgência urinárias (Segal et al., 2004).

Rezapour e Ulmsten (2001) relataram dados coletados em 5 anos sobre a eficácia e a segurança do SMU em mulheres com incontinência mista. Em todas essas mulheres, o componente de urgência foi sensorial, e nenhuma mulher tinha provas urodinâmicas de HD. Oitenta mulheres foram avaliadas e relatadas de modo retrospectivo. Todas foram submetidas a avaliação urodinâmica pré-operatória, e constatou-se que todas tinham incontinência urinária de esforço, bem como contrações motoras do detrusor durante o enchimento. No acompanhamento, relatou-se que 85% estavam curadas e outras 4% tinham melhorado os sintomas, com base em testes do absorvente e questionário de sintomas. Os pesquisadores concluíram que os estudos urodinâmicos foram essenciais antes da cirurgia para analisar sintomas de apresentação. Apenas uma paciente teve retenção prolongada (6 semanas), mas observou-se que 8% tinham pequenos hematomas e uma paciente precisou de exames quanto ao sangramento.

Em 2008, Paick et al. relataram resultados de curto prazo de cirurgias de SMU retropúbico e transobturador em mulheres com IUM. Não houve diferença significativa nas taxas de cura para IUE. A HD pré-operatória foi um fator de risco independente para a falha do tratamento do componente incontinência de urgência. Athanasiou et al. (2009) compararam a eficácia do SMU retropúbico e transobturador para o tratamento da incontinência urinária em mulheres com IUM e HD idiopática. Não houve diferenças subjetivas nos resultados. No entanto, as mulheres submetidas a SMU retropúbico eram menos propensas a ter HD persistente no pós-operatório.

Kulseng-Hanssen et al. (2008) avaliaram os resultados de procedimentos de SMU retropúbico em 1113 mulheres com IUM com base nas preocupações de incômodo predominantes da paciente, ou seja, incontinência de esforço, incontinência de urgência ou incontinência igualmente de esforço e de urgência. Não houve diferenças nas taxas de cura entre os três grupos. A incontinência de esforço predominante teve significativamente melhores resultados aos 7 e 38 meses do que os outros dois grupos, especialmente nas pacientes que relataram principalmente IUU. Onze por cento das mulheres tiveram aumento da incontinência de urgência 38 meses após o procedimento de *sling*. Os autores concluíram que as pacientes com incontinência predominantemente de urgência têm piores resultados do que aquelas com incontinência urinária predominantemente de esforço. Em uma avaliação retrospectiva dos efeitos a longo prazo do SMU retropúbico na BH e IUE urodinâmica, Leron et al. (2009) observaram 88,7% de cura e 9% de melhora com 62,2% de melhora dos sintomas de BH. Não houve alteração na gravidade dos sintomas em um terço das pacientes. Os sintomas de BH *de novo* desenvolveram-se em 6,2%.

Usando o Índice de Sintomas da AUA para a medição de resultados, Ballert et al. (2008) não encontraram diferenças no armazenamento, micção ou escore total entre pacientes com IUE e aquelas com MUI ou aquelas submetidas a SMU retropúbico *versus* SMU transobturador. Sinha et al. (2008) utilizaram um questionário Medical, Epidemiologic, and Social Aspects of Ageing (MESA) e outras medidas utilizadas pelo bando de dados da British Society of Urogynaecology (BSUG) para a avaliação a curto prazo do SMU retropúbico em mulheres com IUM. A incontinência de esforço e a incontinência de urgência foram curadas ou melhoradas em 78% e 75% das mulheres, respectivamente. Pela impressão global dos resultados pós-operatórios, observaram-se grande ou moderada melhora em 75% dos pacientes e redução nos escores médios MESA de 69% ($p < 0,001$).

Duckett et al. (2008) utilizaram a ultrassonografia perineal em 77 mulheres com HD e incontinência de esforço urodinâmica para determinar se a posição de um SMU retropúbico tem algum efeito sobre a resolução dos sintomas irritativos. Eles descobriram que a colocação do *sling* em qualquer parte da uretra não tende a resolver mais os sintomas irritativos da bexiga.

Três estudos tentaram correlacionar variáveis pré-operatórias com resultados de procedimentos de SMU retropúbico em mulheres com IUM (Duckett e Basu, 2007; Gamble et al., 2008; Panayi et al., 2009). Duckett e Basu (2007) relataram correlação entre estudos pré-operatórios de pressão-fluxo e resolução de sintomas de HD e BH após a colocação de um *sling*. Estudos de pressão-fluxo foram comparados antes e depois da colocação do *sling*. Mulheres com Qmáx significativamente diminuído após a cirurgia de *sling* eram mais propensas a ter sintomas de BH persistentes. A taxa de fluxo foi significativamente maior em mulheres antes da colocação do *sling* com cura objetiva de HD após a cirurgia do que naquelas com HD persistente. Os pesquisadores notaram que isso sustentou uma causa obstrutiva em mulheres com HD persistente.

Gamble et al. (2008) descobriram que a idade, a noctúria, a capacidade máxima e a escolha do procedimento de *sling* (menor taxa de HD com SMU transobturador, seguido por SMU retropúbico e depois SPV) afetaram a persistência de HD e IUU. Panayi et al. (2009) encontraram maior pressão média de abertura do detrusor pré-operatória em mulheres com HD pós-operatório (33 cmH_2O vs 26 cmH_2O, $p < 0,05$) após a cirurgia de SMU.

Quatro grupos discutiram o tratamento de IUM com um *sling* transobturador (Botros et al., 2007; Paick et al., 2008; Tahseen e Reid, 2009; Abdel-Fattah et al., 2014). Botros et al. (2007) compararam a resolução de HD, IUU e urgência *de novo* entre os procedimentos de Monarc® (125), Gynecare TVT® (99) e (52) SPARC®. A urgência *de novo* foi significativamente menor no grupo Monarc® (8% *vs.* 33% com Gynecare TVT® e 17% com SPARC®, $P = 0,04$), mas as taxas de resolução de HD, IUU e HD *de novo* não diferiram entre os três grupos. Paick et al. (2008) colocaram 72 TVT, 22 SPARC® e 50 *slings* transobturadores em mulheres com IUM. Não houve diferenças significativas nas taxas de cura de IUE ou taxas de cura gerais da incontinência urinária entre os três *slings*. A presença de HD durante o estudo urodinâmico pré-operatório foi associada a uma grande falha de tratamento da IUU em todos os três grupos. Tahseen e Reid (2009) realizaram um procedimento de SMU transobturador em 58 mulheres e encontram uma taxa de cura de 77% e taxa de melhora de 19% para IUE. Além disso, a IUU foi curada em 43% e melhorou em 36% das mulheres com IUM. Vinte e um por cento tinham IUU persistente.

De modo geral, embora a maioria dos estudos relate que as pacientes com IUE genuína tem uma taxa de cura maior do que aquelas com IUM, o SMU parece ser um tratamento eficaz para a incontinência. Além disso, vários estudos têm demonstrado melhora nos sintomas de BH e menos necessidade de medicamentos anticolinérgicos em pacientes com IUM após a cirurgia de SMU.

Resultados do *Sling* Médio-uretral para Deficiência Intrínseca do Esfíncter

Um mecanismo esfincteriano deficiente é um importante fator de risco para a falha de convencionais procedimentos anti-incontinência. É difícil avaliar a eficácia do tratamento cirúrgico para DIE, pois não existe uma definição universalmente aceita hoje em dia. No entanto, conforme afirmado anteriormente na seção de SPV, a DIE é muitas vezes definida urodinamicamente como uma pressão de vazamento inferior a 60 cm H_2O ou PMFU menor que 20 cm H_2O. **O que está claro a partir da literatura atual é que o sucesso do SMU demonstra ser menor nas pacientes com uretra fixa (sem mobilidade uretral) e pressões de perda baixas. A uretra fixa no pré-operatório também parece ser mais preditiva de um resultado pior (sem cura) do que uma pressão de perda baixa.** Pacientes com uretra fixa têm resultados desfavoráveis após a cirurgia de SMU, independentemente da pressão de perda.

Em 2001, Rezapour et al. publicaram um ensaio prospectivo de 4 anos acompanhando 49 mulheres com DIE submetidas a procedimentos de SMU retropúbico. Quarenta e uma mulheres tinham hipermobilidade da uretra; as outras oito tinham uretra imóvel. No pós-operatório, 36 (74%) das pacientes estavam curadas e 12% estavam melhores; em sete pacientes (14%) o procedimento falhou. É importante observar que nenhuma das mulheres com uretra fixa foi curada; apenas três melhoraram e em cinco o procedimento falhou. Outros estudos apoiam taxas de cura mais baixas do SMU retropúbico em mulheres com baixas pressões de perda, quando as taxas de hipermobilidade uretral (uretra fixa vs. uretra não fixa) não são estatisticamente diferentes (Paick et al., 2004). Tem sido mostrado que mobilidade uretral antes de procedimentos de SMU é preditiva de sucesso. Quanto mais a uretra proximal se move durante manobras de Valsalva, melhor é a taxa de cura para incontinência (Fritel et al., 2002). As pressões de perda por si só não mostraram prever o resultado após um procedimento de SMU (Gutierrez Banos et al., 2004; Rodriguez et al., 2004). Portanto, **as baixas pressões de perda não são necessariamente uma contraindicação para a cirurgia de SMU retropúbica.** As pressões de perda na era do SMU devem ser correlacionadas com o exame físico da paciente e utilizadas para aconselhar as pacientes sobre o risco de menor chance de sucesso.

Alguns estudos mais recentes também têm sido realizados para avaliar a eficácia clínica do procedimento de SMU retropúbico em mulheres com DIE (Ghezzi et al., 2006; O'Connor et al., 2006; Bai et al., 2007; Rechberger et al., 2009). Em todos esses estudos, as pacientes foram incluídas com incontinência de esforço urodinâmico a partir da DIE, com base em uma pressão de ponto de perda sob Valsalva (PPV) abaixo de 60 cm H_2O. Ghezzi et al. (2006) estudaram prospectivamente 35 pacientes e observaram uma taxa de cura de 93,7% no acompanhamento de 12,5 meses. Observou-se que 2 das 3 pacientes em quem o procedimento falhou tinham uretra fixa no pré-operatório. Em um estudo retrospectivo, Bai comparou os resultados do SMU retropúbico em pacientes de IUE com DIE (31 pacientes) e sem DIE (80 pacientes) após 1 ano de acompanhamento. Considerando que em um 1 mês de acompanhamento constatou-se diferença significativa nas taxas de cura entre as pacientes com DIE (87%) e sem DIE (100%), até 1 ano após a cirurgia não houve diferença significativa (Bai et al., 2007). Rechberger et al. (2009) conduziram um estudo prospectivo randomizado com um acompanhamento de 18 meses comparando a eficácia clínica de SMU retropúbico e transobturador. Embora a eficácia de ambas as técnicas tenha sido comparável, a via retropúbica foi mais eficaz no grupo DIE (Rechberger et al., 2009).

Para o SMU transobturador, Delorme (2001) observou que 15,6% de suas pacientes tinham DIE. Já Mellier et al. (2004) diagnosticou 28% de suas pacientes com DIE. Apesar dessas diversas populações de pacientes, foram obtidos resultados relativamente semelhantes. O'Connor et al. foram o primeiro grupo a examinar os primeiros resultados da abordagem transobturadora para IUE em mulheres com PPV variável. As pacientes foram divididas em alta (> 60 cm H_2O) e baixa (< 60 cm H_2O) categorias com base na PPV. As probabilidades de continuação de IUE após a cirurgia de SMU transobturador foram 12 vezes maiores para as mulheres com PPV abaixo de 60 cm H_2O em comparação com aquelas com PPV acima de 60 cm H_2O (O'Connor et al., 2006). Em geral, nenhum preditor pré-operatório de resultados usando parâmetros clínicos ou urodinâmicos foi estabelecido para determinar os resultados globais de procedimentos de SMU.

Mesmo que o estudo de 2010 Richter et al. comparando *slings* retropúbicos e transobturadores não tenha sido planejado para observar DIE, todas as pacientes foram submetidas a estudo urodinâmico pré-operatório. Os autores descobriram que a PPV e a PMFU não apresentaram efeito sobre os resultados das cirurgias de *sling*. No entanto, os autores não observaram o efeito de hipermobilidade uretral nos resultados.

Em geral, **a experiência clínica com o funcionamento de SMU sugere que ele é benéfico no tratamento de incontinência de esforço em pacientes com DIE enquanto há mobilidade uretral no pré-operatório.** Além disso, as taxas absolutas relatadas e a melhora para pacientes com DIE estão dentro da variação de resultados relatados em outros tipos de procedimentos.

Resultados do *Sling* Médio-uretral para Incontinência Urinária de Esforço Recorrente

Poucos dados abordam especificamente a eficácia de procedimentos de SMU como cirurgia secundária em mulheres com incontinência recorrente. Podem ser encontrados vários pequenos estudos com relativamente curto acompanhamento para abordar a questão (Azam et al., 2001; Rezapour e Ulmsten, 2001; Kuuva e Nilsson, 2002; Lo et al., 2002; Rardin et al., 2002a; Kuuva e Nilsson, 2003). A comparação desses estudos é dificultada por diferenças nas definições utilizadas para a cura, a melhora e a falha e nos métodos de avaliação dos resultados (objetivos, subjetivos ou ambos). Além disso, a população de pacientes, na maioria dos estudos de IUE recorrente, pode ser tendenciosa com a inclusão de mulheres nas quais agentes de volume uretral tenham falhado. Apesar dessas limitações, as taxas de cura da cirurgia de SMU após falha da cirurgia anti-incontinência anterior variam de 81% a 89,6%. Com uma análise mais aprofundada desses estudos, surgem várias tendências. O procedimento pode ser realizado da mesma maneira como é realizado para IUE primária. A taxa de complicação é semelhante à de SMU retropúbico feito para IUE primária, mas o risco de perfuração da bexiga parece ser maior em mulheres que tiveram uma ou mais suspensões retropúbicas anteriores. Além disso, como no caso da cirurgia primária, a taxa de falha é mais elevada em mulheres com uretra imóvel.

Um dos mais longos acompanhamentos de mulheres que se submeteram a procedimentos de SMU retropúbico para a incontinência recorrente é de 4 anos em um estudo realizado por Rezapour e Ulmsten (2001). As 34 mulheres estudadas tinham sofrido 64 cirurgias anti-incontinência diferentes. Qualquer paciente com prolapso significativo, HD ou DIE definida como PMFU de menos de 20 cm H_2O foi excluída. Ao exame físico, 24 mulheres tinham hipermobilidade da uretra. Dez tinham uretra menos móvel, mas nenhuma tinha uretra fixa. O procedimento foi realizado usando a técnica de SMU padrão. Apenas uma perfuração da bexiga ocorreu em uma paciente com uretroplastia de Marshall-Marchetti-Krantz (MMK) anterior. Nenhuma complicação significativa foi encontrada. Vinte e oito (82%) foram curadas por parâmetros objetivos e subjetivos; três (9%) melhoraram com base na incapacidade de alcançar mais de 90% de melhora na qualidade de vida; e três dos procedimentos falharam. A disfunção miccional pós-operatória foi insignificante, sem qualquer alteração na urina RPM após 8 semanas. Nenhuma paciente necessitou de cateterização em longo prazo. Esses resultados duraram até 5 anos.

Apenas algumas pequenas séries apresentaram os resultados das pacientes tratadas com repetição do SMU para IUE recorrente (Riachi et al., 2002; Villet et al., 2002; Lee et al., 2007a; Tsivian et al., 2007; Biggs et al., 2009). Nesses estudos, as taxas de cura para pacientes com IUE recorrente são maiores para *slings* retropúbicos do que para os *slings* transobturadores. Tsivian constatou que, em 12 pacientes com cirurgias repetidas de SMU, o único procedimento que falhou foi a colocação de SMU transobturador (Tsivian et al., 2007). Da mesma maneira, Lee descobriu que a taxa de cura para a abordagem de repetição transobturadora foi de 62,5%, em comparação com 92,3% para o procedimento repetido de *sling* retropúbico (Lee et al., 2007a). Uma possível explicação para essa diferença é o ângulo do *sling*; especificamente, o *sling* retropúbico tem uma forma de U, que pode ser mais favorável e obstrutiva do que a do SMU transobturador. Além disso, a abordagem de fora para dentro para o procedimento transobturador pode precisar de dissecção mais ampla da área periuretral, levando a futura migração do *sling*. Procedimentos de resgate são realizados em algumas mulheres em quem o SMU inicial falhou por causa da DIE subjacente ou que agora têm uretra fixa após cirurgia inicial. Isso condiz com a evidência de grande sucesso com *slings* retropúbicos para pacientes com um componente de DIE.

Em 2010, Stav et al. relataram uma análise retrospectiva dos resultados de 1.035 mulheres após a cirurgia de SMU primária e 75 mulheres após a cirurgia de repetição de SMU (Stav et al., 2010a). Os autores descobriram que a cirurgia de repetição de SMU foi significativamente menos eficaz em curar a incontinência do que um *sling* primário (62% vs. 86%, p< 0,001). As taxas de complicações foram semelhantes entre os dois grupos. No entanto, o grupo de repetição teve uma taxa significativamente mais elevada de urgência *de novo* e incontinência de urgência *de novo*. Todas as pacientes foram submetidas a estudo urodinâmico pré-operatório, e a taxa de IUM pré-operatória foi semelhante entre os dois grupos. É interessante observar que a taxa de DIE foi significativamente mais elevada no grupo de repetição pré-operatória (31% vs. 13%, p< 0,001).

Em 2013, Agur et al. realizaram uma metanálise de 10 estudos randomizados e controlados de SMU que contemplaram IUE recorrente. A revisão incluiu 350 mulheres com um acompanhamento médio de 18,1 meses. Os autores não encontraram diferença significativa nas taxas de cura subjetivas em pacientes após cirurgia de SMU retropúbico *versus* SMU transobturador.

> **PONTOS-CHAVE: *SLINGS* MÉDIO-URETRAIS PARA INCONTINÊNCIA URINÁRIA RECORRENTE**
>
> - Um procedimento de repetição de *sling* médio-uretral sintético para IUE persistente ou recorrente é uma opção viável para pacientes selecionadas nas quais o procedimento inicial tenha falhado.
> - Alguns estudos mostram taxas de cura maiores para *slings* retropúbicos do que para *slings* transobturadores. Isso pode ser o resultado de taxas desiguais de DIE em populações de estudo diferentes.

Resultados do *Sling* Médio-uretral em Pacientes com Prolapso de Órgão Pélvico

Uma grande proporção de mulheres com incontinência urinária de esforço tem prolapso genital associado. Muitos estudos têm explorado os resultados da cirurgia de SMU com a cirurgia de prolapso genital concomitante. A vantagem de usar um *sling* sintético concomitantemente com o reparo de prolapso de órgão pélvico é que há menor tempo cirúrgico reduzida perda de sangue a partir da porção do SMU em comparação com a colocação de *slings* autólogos ou suspensões retropúbicas. **Alguns dos possíveis riscos do SMU com cirurgia transvaginal concomitante são que o aumento da dissecção irá aumentar a exposição do enxerto, o que leva a maiores taxas de infecção, perfuração ou exposição vaginal, ou que o aumento da perda de sangue ou distorção anatômica dos procedimentos concomitantes pode elevar a taxa de migração do *sling* e disfunção ou obstrução miccional pós-operatório.**

Embora a maioria dos estudos tenda a ser pequena e tenha curto período de acompanhamento, **os resultados sugerem que o SMU pode ser adicionado à cirurgia de prolapso com mínima morbidade.** As taxas de sucesso de SMU combinado com correção do prolapso variam de 72,7% a 93% (Jomaa, 2001; Huang et al., 2003; Meltomaa et al., 2004; Wei et al., 2012). Mesmo nas avaliações com base em questionário, 3 anos após a cirurgia, os dados não mostram uma diferença estatística na taxa de cura de IUE e na incidência de sintomas de urgência após a cirurgia de SMU isolada ou em combinação com outra cirurgia vaginal (Meltomaa et al., 2004). No entanto, ocorreu mais frequentemente retenção urinária transitória em pacientes submetidas a cirurgia vaginal concomitante, mas as taxas de uretrólise eram baixas e não foram estatisticamente diferentes entre os grupos. As interpretações das taxas de retenção urinária pós-operatória são limitadas pela variação na definição de retenção e, portanto, é preciso ter cautela ao analisar os resultados.

Gordon et al. (2005) examinaram a cirurgia de SMU retropúbico como um procedimento profilático para incontinência urinária de esforço em reparos de prolapso. Nenhuma paciente foi submetida a cirurgia de incontinência anteriormente. Com um acompanhamento médio de 14 meses, nenhuma paciente desenvolveu incontinência de esforço sintomática, mas três tiveram resultado positivo do teste de esforço urodinâmico. Seis das nove pacientes com urgência pré-operatória tiveram sintomas persistentes, e quatro (13,3%) desenvolveram urgência *de novo* sem evidência de obstrução. Nenhuma mulher teve retenção urinária que durou mais de 2 semanas.

Dados de 5 anos, a partir de uma análise prospectiva de um grande grupo de mulheres submetidas à cirurgia de SMU para a incontinência de esforço oculta combinada com reparo de prolapso transvaginal de segundo ou terceiro grau, mostraram baixa incidência de complicações (Groutz et al., 2004). Os autores relataram que um caso de perfuração da bexiga foi tratado de forma conservadora, sem consequência. Duas pacientes tiveram dificuldade de micção persistente requerendo cateterismo por mais de 7 dias, mas em nenhum caso foi necessária a uretrólise. Três casos de erosão vaginal foram documentados. Duas pacientes desenvolveram incontinência de esforço sintomática recorrente, e outras 15 pacientes tinham incontinência de esforço assintomática, confirmada por teste urodinâmico. Oito pacientes desenvolveram incontinência de urgência *de novo*, e 72% das 18 pacientes com incontinência de urgência pré-operatória tiveram incontinência persistente no pós-operatório. O Cochrane Incontinence Group analisou 22 estudos randomizados de correção cirúrgica de prolapso, incluindo 2.368 mulheres. Eles concluíram que acrescentar o SMU retropúbico à plicatura da fáscia endopélvica, à colpossuspensão de Burch e à sacrocolpopexia abdominal pode reduzir a incidência de IUE pós-operatória, mas as questões de custo e efeitos adversos associados não foram claras (Maher et al., 2008).

Embora a cirurgia concomitante não pareça alterar o sucesso do SMU, foi examinado separadamente se a cirurgia simultânea altera o tempo de esvaziamento eficiente ou a incidência de retenção urinária, em um estudo retrospectivo de 267 mulheres (66% com correção do prolapso concomitante) por Sokol et al. (2005). Os autores observaram que não houve diferença significativa na média de dias para urinar e na taxa de retenção urinária com base no estado do reparo do prolapso. No entanto, idade mais avançada, menor IMC e ITU pós-operatória foram preditores independentes de tempo para esvaziamento adequado. Apenas uma história anterior de cirurgia para incontinência foi um preditor independente de retenção urinária. Não foi encontrada diferença estatisticamente significativa na taxa de uretrólise entre SMU isolada e SMU com reparo de prolapso.

Diferentemente da maioria dos outros autores, Partoll (2002) afirmou que a retenção urinária é bem mais comum após os procedimentos combinados do que após a colocação de SMU isolada. Os resultados mostraram uma taxa de cura de 94% em 11 meses e uma taxa alarmante de 43% de retenção urinária após o reparo anterior ou posterior concomitante. No entanto, em seu estudo, definiu-se retenção urinária como não satisfação dos critérios de retirada do cateter no segundo dia de pós-operatório. A expectativa de micção eficiente dentro de 48 horas de cirurgia, mais do que as expectativas mais favoráveis em outros estudos, provavelmente contribui para a maior taxa de retenção encontrada em seu estudo. Usando dados de solicitações do Medicare em uma amostra aleatória americana de 5% dos beneficiários do sexo feminino, submetidos a procedimentos de *sling*, Ranger et al. (2008) analisaram 1.356 casos de *sling*. Destes, 467 (34,4%) incluíram reparos de prolapso concomitantes. As mulheres que se submeteram à correção do prolapso no momento da cirurgia de *sling* tinham significativamente maior probabilidade de serem diagnosticadas com obstrução da saída no pós-operatório (9,4% vs. 5,5%, p< 0,007), porém menos propensas a passar por um procedimento de repetição para a incontinência de esforço ou reoperação para o prolapso dentro de 1 ano após a cirurgia de *sling*.

Quando SMU são colocados para IUE urodinâmica ou oculta no momento da correção do prolapso, o risco de intervenção por causa da obstrução é equivalente ao risco de intervenção para IUE se nenhum SMU foi colocado (8,5% e 8,3%, respectivamente) (Ballert et al., 2009). Além disso, o risco de intervenção para a incontinência urinária de esforço em pacientes com incontinência urinária de esforço clínica, mas não IUE urodinâmica ou oculta e sem SMU, foi de 30%.

A colocação de SMU com histerectomia vaginal laparoscópica ou transvaginal e colporrafia anterior ou posterior tem demonstrado taxas de sucesso semelhantes às das séries publicadas de cirurgia de SMU isolada (Huang et al., 2005). As taxas de complicação também estão em conformidade com outras séries de SMU, com 2% de lesão da bexiga por trocarte, 11% de urgência pós-operatória e 11% dificuldade de micção no pós-operatório. O estudo observando especificamente as complicações e as taxas de cura de SMU realizado com ou sem histerectomia vaginal constatou que não houve diferença em geral (Darai et al., 2002). O grupo SMU-histerectomia tinha maior tendência de perfuração da bexiga e menores taxas de fluxo urinário no pós-operatório, mas isso não foi estatisticamente significativo. As taxas de cura objetiva e subjetiva para esse grupo foram de 92,5% e 75%, respectivamente, o que não foi significativamente diferente do grupo de SMU isolado.

Em 2007, Ranger et al. avaliaram a relação entre a especialidade e os resultados da cirurgia de *sling*, especificamente relacionados com o manejo do prolapso concomitante (Anger et al., 2007b). Usando dados do Medicare de 1999 a 2000, os pesquisadores descobriram que 1.063 procedimentos de *sling* foram realizados por urologistas, e ginecologistas realizaram 246. Urologistas realizaram reparos de prolapso concomitante em 29,1% dos casos *versus* 55,7% entre os ginecologistas ($p < 0,0001$). No pós-operatório, os urologistas eram mais propensos a realizar um procedimento de repetição para incontinência (9,3% *vs.* 4,9%, $P = 0,024$) e reparo de prolapso (26,0% *vs.* 12,2%, $p < 0,0001$). Esses achados sugerem que os urologistas devem identificar e tratar o prolapso no momento da avaliação da incontinência urinária para evitar a morbidade e o custo da cirurgia de repetição.

Em 2012, Wei et al. apresentaram os resultados do ensaio Outcomes Following Vaginal Prolapse Repair and Midurethral Sling (OPUS). Esse ensaio tentou determinar se um procedimento anti-incontinência profilático concomitante (SMU retropúbico) impede o desenvolvimento da IUE em mulheres submetidas a cirurgia de prolapso e avaliar a relação custo-eficácia de tal abordagem profilática. Uma incisão simulada foi usada no grupo controle. Um total de 327 mulheres (sem incontinência pré-operatória) completou o acompanhamento em um ano. A taxa de pacientes com incontinência urinária objetiva ou subjetiva foi significativamente maior no grupo simulado *versus* o grupo SMU (43,0% *vs.* 27,3%). As taxas de lesões da bexiga por trocarte, ITU e hemorragia, apesar de baixas, foram todos significativamente maiores no grupo de SMU. Segundo nossa experiência, a colocação de um SMU profilático no momento da cirurgia de prolapso deve ser realizada somente após minucioso aconselhamento pré-operatório com relação às expectativas e aos objetivos da paciente.

Resultados do *Sling* Médio-uretral em Pacientes Idosas

Embora haja um grande corpo de literatura que demonstra a eficácia e a baixa morbidade do SMU, há uma escassez de dados que avaliem o efeito da idade avançada nos resultados. O envelhecimento afeta o trato urinário inferior, tanto anatomicamente quanto funcionalmente. **O trato urinário inferior em pessoas mais velhas tem uma taxa mais elevada de HD, incontinência de urgência e DIE. Anormalidades de esvaziamento relacionadas com contratilidade prejudicada também são mais comuns em pessoas idosas.** As mulheres mais velhas têm maior probabilidade de ter procedimentos anteriores para a incontinência e, portanto, podem ter maiores taxas de fixação uretral. A atrofia vaginal mais grave relacionada com a falta prolongada do suporte saudável de estrogênio nos tecidos vaginais das mulheres mais velhas pode significar um maior risco de má cicatrização e exposição após a cirurgia incontinência vaginal. Além disso, as pacientes mais velhas são geralmente consideradas piores candidatas à cirurgia devido a comorbidades médicas que podem complicar a cirurgia, o resultado cirúrgico ou o curso do pós-operatório.

Alguns estudos com um número relativamente pequeno de pacientes examinaram a segurança e a eficácia do SMU em mulheres mais velhas. Em todos esses estudos, ser "idosa" foi definido como ter 70 anos ou mais de idade. O mais robusto estudo foi uma comparação prospectiva de 460 mulheres consecutivas que se submeteram a cirurgia de SMU com um acompanhamento médio de 26 meses por Gordon et al. (2005). Nesse estudo, 157 (34%) eram idosas, e todas as mulheres foram submetidas à avaliação urodinâmica pré-operatória e após 3 meses de pós-operatório. No pré-operatório, uma prevalência estatisticamente significativa maior de incontinência mista foi observada nas pacientes mais velhas (31%) *versus* (23%) pacientes mais jovens. As complicações intraoperatórias foram pouco frequentes, embora houvesse significativamente menos lesões da bexiga por trocarte na população idosa. A incidência de febre pós-operatória, infecção do trato urinário, infecção da ferida e formação de hematoma foi semelhante nos dois grupos. As pacientes mais velhas tiveram algumas morbidades relacionadas com idade, como embolia pulmonar (2), arritmia cardíaca (2), TVP (1) e pneumonia (1). Enquanto isso, entre as pacientes mais jovens, houve apenas um caso de arritmia cardíaca. As mulheres mais velhas não apresentaram aumento do risco de exposição vaginal. As taxas de disfunção miccional pós-operatória, precisando de cateterismo por mais de 1 semana, foram baixas e semelhantes entre os grupos. As taxas de cura foram semelhantes entre as pacientes idosas e jovens (93% e 94%, respectivamente). As taxas de incontinência de urgência foram semelhantes entre os grupos, mas a taxa de incontinência urgência *de novo* foi significativamente maior nas pacientes mais velhas (18% *versus* 4%).

Uma taxa semelhante de incontinência de urgência *de novo* (18,4%) em mulheres idosas submetidas a cirurgia de SMU foi registrada em um estudo menor de 76 mulheres (Sevestre et al., 2003). Um ponto forte desse estudo é que a descrição do grau de hipermobilidade uretral foi determinada. Dessas mulheres, 53% tinham hipermobilidade uretral definida por teste Q-tip superior a 30 graus, 28,9% foram submetidas a procedimentos de incontinência anteriores, quatro (5,3%) demonstraram evidências urodinâmicas de HD. Em um acompanhamento médio de 24,6 meses, 67% pacientes foram curadas, conforme determinado por um questionário e um exame. Dez procedimentos (13,2%) falharam, e todas essas pacientes tiveram testes Q-tip negativos no pré-operatório. A satisfação com o procedimento foi de 82%, e as taxas de insatisfação foram maiores naquelas com incontinência de urgência *de novo*. Para as mulheres mais velhas com um teste Q-tip negativo, a taxa de cura foi de 71%, em comparação com 100% nas mulheres com um teste Q-tip positivo. A taxa de retenção urinária imediata foi de 26,3%, mas apenas uma paciente apresentou retenção urinária por mais de 1 semana.

Liapis et al. (2006) também correlacionaram o grau de hipermobilidade uretral com resultados da cirurgia de SMU em mulheres com idades entre 65 e 85 anos. Uma taxa de cura total de 76% foi relatada, com correlação positiva com a mobilidade do vesical. Nas pacientes em que o ângulo de deslocamento no teste Q-tip foi menor que 30 graus, 42% se tornaram continentes, enquanto que 90% tinham continência normal entre aquelas com um ângulo superior a 30 graus. Entre aquelas nos quais o ângulo era inferior a 10 graus, 80% permaneceram com incontinência.

As taxas de sucesso e complicações após colpossuspensão de Burch e SMU foram comparadas em mulheres com mais de 70 anos e mulheres mais jovens (Pugsley et al., 2005). As taxas de cura foram semelhantes entre os grupos etários. Houve um aumento na incidência de ITU em pacientes idosas com colpossuspensão de Burch e SMU. As mulheres com mais de 70 anos precisaram mais de autocateterismo a longo prazo no grupo de colpossuspensão de Burch.

As taxas de cura em mulheres mais velhas com hipermobilidade uretral são comparáveis com aquelas em mulheres mais jovens. Os índices de complicações variam, com alguns estudos citando uma taxa mais elevada de morbidades relacionadas com a idade, mas sem aparente aumento de complicações intraoperatórias. Jha et al. (2009) avaliaram fatores que influenciam o resultado com SMU retropúbico e descobriram que a idade não afeta significativamente os resultados para redução ou melhora da incontinência de esforço na qualidade de vida. **A disfunção miccional pós-operatória ou o aumento da urgência *de novo* não parecem ser complicações de maior incidência e impacto significativo em mulheres mais velhas.** Têm sido relatados sintomas de urgência no pós-operatório em até 60% das mulheres com idade superior a 70 anos (Allahdin et al., 2004), e 44% desenvolveram o sintoma *de novo*. Bafghi et al. (2005) observaram taxas de cura entre as pacientes com menos de 70 anos de 97,5% *versus* 78,5% entre as pacientes com mais de 70 anos ($p = 0,001$). A satisfação entre o grupo mais jovem também foi maior do que no grupo mais velho: 92,6% e 66,7%, respectivamente. Essa diferença foi atribuída a taxas mais elevadas de incontinência de urgência *de novo* e persistente na faixa etária de mais de 75 anos.

Outra medida importante do sucesso do SMU em pacientes idosas é a avaliação da qualidade de vida. O resultado da cirurgia de SMU foi avaliado prospectivamente em mulheres mais velhas em um acompanhamento médio de 22 meses por um instrumento validado de qualidade de vida relacionada com a saúde, o King's Health Questionnaire (Walsh et al., 2004). A melhora na incontinência de esforço foi maior no grupo etário mais jovem do que 70, o que não é claramente atribuído a um fator pré-operatório. As taxas de HD pré-operatória foram de 24% *versus* 9% em mulheres mais velhas e mais jovens, respectivamente. As mulheres mais velhas tinham história de cirurgia anterior mais frequentemente do que as mulheres mais jovens (67% *vs.* 28%) e menores pressões de perda, mas não foram feitos comentários específicos nos achados do exame físico e grau de hipermobilidade uretral. Embora o resultado de cirurgia de SMU tenha sido bem-sucedido, a permanência no hospital pode ser mais longa, conforme constatado por Walsh et al. (2004). O tempo médio de internação em sua série foi de 6 dias. Isso indica que a morbidade pós-operatória neste grupo etário foi significativa. As razões para as estadias mais prolongadas no hospital não foram dadas neste estudo. Campeau et al. (2007) compararam mulheres idosas que foram submetidas a um procedimento TVT ou tiveram que esperar 6 meses para a cirurgia, por meio de questionários de qualidade de vida. As mulheres que se submeteram a cirurgia tinham QV significativamente maior ($p < 0,0001$), mas 22,6% tiveram perfuração da bexiga e 12,9%, retenção urinária.

Hellberg et al. (2007) utilizaram um questionário enviado pelo correio para 970 procedimentos de SMU consecutivos realizados de 1995 a 2001, comparando os resultados entre mulheres com mais de 75 anos e as mulheres mais jovens em um acompanhamento médio de 5,7 anos. As mulheres mais velhas eram significativamente mais frequentes na terapia de reposição hormonal, apresentavam escolaridade mais baixa e tinham um histórico de infecções urinárias recorrentes, reparo vaginal anterior e cirurgia de incontinência anterior. As pacientes idosas tinham mais comumente incontinência mista e precisavam de maior tempo de internação pós-operatório. A taxa de cura desfavorável entre as mulheres mais velhas (55,7% vs. 79,7%, $p = 0,0001$) foi resultado de uma maior taxa de falha para a incontinência de esforço, em vez de sintomas de urgência.

Um ensaio clínico multicêntrico prospectivo e randomizado foi realizado para comparar a cirurgia SMU versus nenhum tratamento em mulheres idosas com IUE (Campeau et al., 2007). Campeau et al. estudaram 69 mulheres com idade superior a 70 anos, que aceitaram ser randomizadas para se submeter à cirurgia de SMU imediata ou aguardar 6 meses antes de serem encaminhadas para a mesma cirurgia (grupo controle). Os principais resultados medidos incluíram os questionários I-QOL, o Patient Satisfaction Questionnaire e o Urinary Problems Self-Assessment Questionnaire. Aos 6 meses após a randomização, o grupo de mulheres idosas que se submeteram a cirurgia de SMU imediata teve significativa melhora da escala de qualidade de vida e satisfação e menos preocupações urinárias em comparação com o grupo de mulheres que esperam a mesma cirurgia. É importante observar que nenhuma morbidade relacionada com a idade foi observada no grupo de cirurgia imediata.

Possivelmente por causa de fatores pré-operatórios, como IUM ou mesmo hipermobilidade uretral diminuída, a taxa de IUE persistente após procedimentos de SMU retropúbico ou transobturador parece maior na população idosa. Além disso, a população idosa tem maior incidência de urgência de novo e incontinência de urgência após a cirurgia de SMU. Além disso, embora possa haver algum aumento inicial na morbidade perioperatória na população idosa, a cirurgia de SMU parece ser segura. Por fim, embora a literatura seja insuficiente para apoiar um procedimento cirúrgico anti-incontinência em detrimento de outro para a mulher idosa, pode-se concluir que **as mulheres idosas não devem ser excluídas da cirurgia potencialmente curativa de SMU com base apenas em sua idade.**

Resultados do *Sling* Médio-uretral em Pacientes Obesas

Discute-se se a obesidade afeta o resultado cirúrgico com SMU. Vários estudos examinaram a segurança e a eficácia da cirurgia de SMU nesta população. Em um estudo prospectivo de 242 mulheres com IUE, as mulheres foram estratificadas em três grupos com base no IMC (Mukherjee e Constantine, 2001). A taxa de cura em mulheres obesas foi de 90% versus 95% em mulheres com um IMC de 25 a 29 e 85% naquelas com IMC inferior a 25. Nenhuma mulher teve infecção da ferida, e não houve maior taxa de hematoma retropúbico em mulheres obesas. Além disso, as pacientes obesas submetidas a cirurgia de SMU não demonstraram diferença significativa na incidência de disfunção miccional (sintomas de urgência de novo, incontinência de urgência ou distúrbios da micção).

Embora em número reduzido, um ensaio com 6 a 12 meses de acompanhamento sustenta igual eficácia e nenhuma diferença nas taxas de complicações pós-operatórias. Skriapas et al. (2006) compararam 31 mulheres com IMC acima de 40 com 52 mulheres com IMC abaixo de 30 e relataram os seus 18,5 meses de acompanhamento após a cirurgia de SMU. As taxas de continência entre o grupo de obesidade mórbida não foram significativamente diferentes do grupo controle, 87% e 92% ($p = 0,0103$), respectivamente. As complicações pós-operatórias iniciais foram significativamente maiores entre as pacientes com obesidade mórbida. Killingsworth et al. (2009) relataram 127 mulheres acima do peso a obesas e concluíram que as taxas de sucesso, satisfação da paciente e complicações não foram significativamente diferentes com o aumento do IMC. Meschia et al. (2007) tiveram achados semelhantes aos de Mukherjee e Constantine (2001) e Killingsworth et al. (2009), sem diferenças no IMC de sucessos e falhas. Isso sugere que a cirurgia de SMU pode ser confiantemente empregada em mulheres com excesso de peso. Müller et al. (2007) revisaram ensaios clínicos randomizados e retrospectivos na literatura inglesa de cirurgia de SMU de 1998 a 2006. Nem a idade acima de 70 anos nem a obesidade mórbida foram fatores de risco para a falha do SMU. Contudo, houve um aumento na urgência *de novo* entre as mulheres idosas e as pessoas com um IMC acima de 35.

Hellberg et al. (2007) realizaram um estudo com base em questionário, incluindo 970 procedimentos de SMU consecutivos realizados em 1995-2001, para comparar os resultados entre as mulheres com IMC acima de 35 (n = 61) e aquelas que tinham peso normal em um tempo médio de acompanhamento de 5,7 anos. Houve um declínio acentuado nas taxas de cura a longo prazo entre as mulheres com IMC abaixo de 25 e acima de 35: 81,2% e 52,1%, $p < 0,001$. As mulheres obesas eram significativamente mais velhas, com maior paridade, menor nível de escolaridade e mais frequentemente tinham diabetes e bronquite crônica. As mulheres com peso normal tinham maior RPM médio no pós-operatório e precisaram de mais ajustes de *sling*. O aumento da taxa de falha entre a população obesa foi resultado de baixas taxas de cura de ambos os componentes de tensão e de urgência.

Ao contrário dos achados de estudos anteriores por Lovatsis et al. (2003) e Rafi et al. (2003), Stav et al. (2010b) e Greer et al. (2008) encontraram uma taxa mais elevada de lesões da bexiga por trocarte em pacientes não obesas durante cirurgia de SMU. **Em geral, a taxa de complicações parece ser semelhante em pacientes obesas versus não obesas submetidas a cirurgia de SMU.** Em uma revisão da literatura, apenas um estudo retrospectivo de 742 mulheres (247 obesas) submetidas a cirurgia vaginal (55% cirurgia de SMU) por Chen et al. (2007) mostrou uma taxa de complicações significativamente maior em pacientes obesas (infecção da ferida do local da cirurgia: 7% vs. 2%, $p = 0,01$).

Em mais avaliações da literatura, a maioria dos estudos tem mostrado de forma consistente uma taxa de cura menor em pacientes obesas após a cirurgia de SMU, mas apenas três de 16 estudos mostraram uma escala de significativo pior resultado em pacientes obesas. Todos esses três estudos definiram resultados subjetivamente apenas. A maior dessas séries foi um estudo retrospectivo por Stav et al. (2010b) de 741 mulheres obesas (IMC acima de 25) e 371 mulheres não obesas. A taxa de cura medida por questionários validados foi significativamente mais baixa na população de obesas (80% vs. 90%) em um acompanhamento médio de 50 meses. De modo geral, embora não haja um ensaio prospectivo randomizado definitivo, parece que há uma taxa de cura consistentemente mais baixa em mulheres obesas. No entanto, o SMU ainda é um tratamento eficaz nesta população de pacientes, com relativamente baixa morbidade. A Tabela 84-12 contém uma revisão da literatura atual.

PONTOS-CHAVE: RESULTADOS DA CIRURGIA DE *SLING* MÉDIO-URETRAL EM PACIENTES COM REPARO DE PROLAPSO CONCOMITANTE E EM PACIENTES IDOSAS E OBESAS

- A literatura apoia o uso de SMU em várias populações específicas de pacientes. A eficácia e a segurança do SMU não estão comprometidas em idosas, obesas ou naquelas submetidas a cirurgia vaginal concomitante.
- Alguns pequenos estudos sugerem que a cirurgia vaginal concomitante expõe a paciente em maior risco de atraso ao retorno miccional normal e retenção urinária. No entanto, limitações nos estudos impedem a comparação dos dados.
- É difícil analisar os dados atuais do *sling*, em virtude da falta de definições padrão de cura e melhora e da falta de medidas padrão de resultado.
- Nça devem ser tomadas conclusões absolutas sobre o uso do SMU em populações especiais até que sejam realizados mais estudos multicêntricos prospectivos.

TABELA 84-12 Resultados após Cirurgia de Sling Médio-uretral na População Obesa

AUTOR	ACOMPANHAMENTO (MESES)	PROCEDIMENTO	ICM	N	TAXA DE CURA SUBJETIVA	TAXA DE CURA OBJETIVA
Mukherjee Constantine, 2001	6	SRP	< 25	58	85%	
			25-29	98	95%	
			> 30	87	89%	
Chung e Chung, 2002	12	SRP	< 30	31	100%	
			> 30	60	100%	
Rafi et al., 2003	(27)	SRP	20-25	86	74%	93%
			26-30	62	72%	89%
			> 30	39	72%	82%
Lovatsis et al., 2003	6	SRP	> 35	35	89%	
			< 30	35	91%	
Skriapas et al., 2006	(18)	SRP	< 30	52	92%	90%
			> 40	31	87%	90%
Ku et al., 2006	(10)	SRP	18.5-23	81	93%	
			23-27,5	159	91%	
			> 27,5	45	84%	
Hellberg et al., 2007	(68)	SRP	19-24	291	81%	
			>35	61	52% (s)	
Killingsworth et al., 2009	12	SRP	< 25	68	81%	
			25-29,9	65	86%	
			≥ 30	62	82%	
Rechberger et al., 2009	18	SRP	< 25	41	81%	
			25-29,9	80	80%	
			> 30	80	68%	
		STO	< 25	43	86%	
			25-29,9	81	72%	
			> 30	73	70%	
Stav et al., 2010b	(50)	SRP e STO	< 25	371	94%	
			>25	741	80% (s)	
Esin et al., 2011	12	STO	< 25	42	96%	92%
			> 30	46	91%	91%
Haverkorn et al., 2011	(23)	STO	< 30	161	92%	
			>30	117	81% (s)	
Mohamad Al-Ali et al., 2013	12	SRP	< 25	25	60%	76%
			25-30	33	61%	76%
			> 30	35	49%	40%
Hwang et al., 2012	12	SRP	< 22,9	90	94%	94%
			23-27,5	153	96%	97%
			> 27,6	31	97%	97%
		STO	< 22,9	13	92%	100%
			23-27,5	33	94%	91%
			> 27,6	3	67%	67%
Heinonen et al., 2013	(66)	STO	< 30	100	85%	
			> 30	34	84%	
Moore et al., 2013	24	SU	< 30	126		86%
			> 30	62		81%

Os parênteses denotam a média ou os valores medianos.
IMC, índice de massa corporal; SRP, sling médio-uretral retropúbico; (s), relação com $P < 0,05$ estatisticamente significativa; SU, sling médio-uretral de incisão única; STO, sling transobturador.

Complicações dos *Slings* Médio-uretral Retropúbico, Transobturador e de Incisão Única

Nos últimos 10 anos, houve um aumento de 27% na taxa de cirurgia para IUE, e grande parte desse aumento é resultado da crescente popularidade do SMU (Jonsson et al., 2012). No entanto, em 2010, a FDA emitiu uma declaração revisada para alertar o público quanto às preocupações de segurança sobre o uso de malha sintética para prolapso genital e cirurgia de IUE (US Food and Drug Administration, 2010). A FDA tomou conhecimento de problemas relacionados com a malha sintética por causa de informações contidas no banco de dados da Manufacturer and User Facility Device Experience (MAUDE). De acordo com dados MAUDE, de 2008 a 2010 havia 1.371 relatórios voluntários e involuntários autorrelatados de dispositivos médicos de complicações relacionadas com o SMU, e uma parte significativa delas era de perfuração e exposição da malha (US Food and Drug Administration, 2011).

Em geral, as complicações associadas ao SMU retropúbico, transobturador e de incisão única parecem estar dentro do aceitável para procedimentos de incontinência. No entanto, convém lembrar que a qualidade de vida é afetada não só pelo resultado da cirurgia de incontinência do ponto de vista de cura ou melhora, mas também pelo aparecimento de dificuldades de micção, ITU e outras consequências adversas do próprio procedimento cirúrgico. O registro finlandês de SMU demonstrou uma curva de aprendizagem pronunciada para os cirurgiões que adotam a nova tecnologia de SMU (Kuuva e Nilsson, 2003). Esse registro é único pelo fato de que todos os procedimentos de SMU da nação estão registrados neste banco de dados e, portanto, os resultados são um reflexo de toda a experiência nacional com este novo procedimento. Outro registro também é mantido na Áustria e inclui mais de 5.000 casos, mas não envolve todos os cirurgiões no país (Tamussino et al., 2001). **Em geral, a taxa de complicações associadas ao procedimento de SMU é relativamente baixa. As taxas de lesão da bexiga por trocarte nos dois registos nacionais referidos foram de 2,7% e 3,8%. As taxas de disfunção miccional e problemas de cura da ferida foram de 7,6% e 1%, respectivamente.** Um olhar mais abrangente sobre complicações em experimentos prospectivos randomizados e grandes estudos retrospectivos é apresentado na Tabela 84-13, *disponível exclusivamente on-line em inglês no site www.expertconsult.com*.

Conforme mencionado, o termo *perfuração* significa que a malha de polipropileno foi inserida no trato urinário (uretra, bexiga ou ureteres) ou penetrou no intestino. O termo *exposição* da malha refere-se à ocorrência da malha visível ou palpável na vagina ou na pele que não é coberta por tecido sobrejacente. Para os fins desta discussão, *lesão por trocarte* refere-se à passagem do trocarte no interior da uretra ou da bexiga no momento da colocação do *sling*.

A causa exata dessas complicações é discutível, mas provavelmente ocorre uma combinação de fatores técnicos e da paciente. Esses fatores envolvem *habitus* corporal da paciente, infecção subclínica, pobre crescimento interno de tecido para o *sling*, cicatrização anormal da ferida, rolamento ou torção do *sling*, atrito excessivo entre o tecido hospedeiro e o *sling*, propriedades do material do *sling*, lesão iatrogênica e erro técnico do cirurgião (Kobashi e Govier, 2003; Domingo et al., 2005; Stav et al., 2010b). **Também tem sido mostrado que as propriedades biomecânicas do material do *sling* têm papel importante na incidência de complicações relacionadas com a exposição da malha.** Embora vários materiais tenham sido utilizados historicamente para implantes de *sling*, tem havido uma tendência na literatura contemporânea no sentido da utilização de *slings* de polipropileno macroporosos. O maior tamanho dos poros desses materiais possibilita um excelente crescimento interno de tecido, promove a integração com os tecidos hospedeiros circundantes e diminui o encapsulamento e a infecção (Dietz et al., 2001, 2003; Slack et al., 2005). A adesão à técnica cirúrgica meticulosa e o uso de malha de polipropileno com propriedades biomecânicas favoráveis devem ajudar o cirurgião a minimizar as complicações.

Exposição da Malha do Sling *Médio-uretral*

A exposição vaginal da malha é uma complicação rara após o procedimento de SMU (Fig. 84-12). Em uma revisão de resultados de estudos prospectivos e grandes estudos retrospectivos de SMU, **a taxa de exposição vaginal da malha foi de 0,5% a 8,1%** (Tabela 84-13

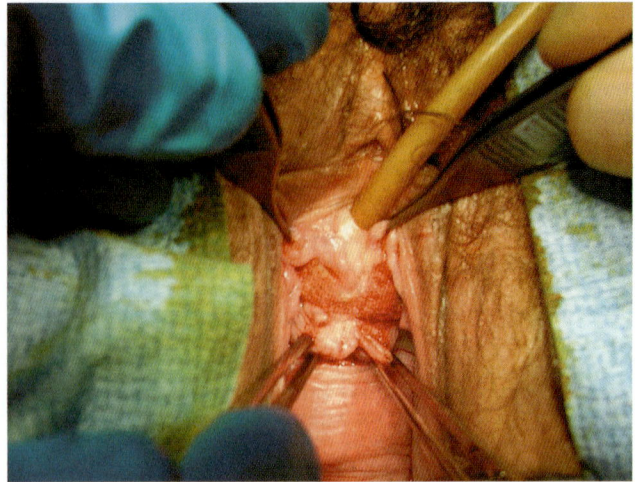

Figura 84-12. Exposição vaginal da malha.

disponível exclusivamente on-line em inglês no site www.expertconsult.com). A maioria dos casos de exposição vaginal da malha manifesta-se dentro de algumas semanas a alguns meses após o procedimento de SMU. Os sintomas da exposição vaginal são corrimento vaginal (com componentes variáveis e diferentes quantidades de componentes inflamatórios e sanguíneos), superfície áspera palpável na vagina, desconforto sexual (também relacionado com o parceiro), dor pélvica, dor inguinal e sintomas do trato urinário inferior (urgência, frequência, incontinência persistente, hematúria). Muitas vezes, os sintomas são não específicos, e, portanto, é necessário um alto índice de suspeita. Em casos de exposição vaginal da malha, o exame vaginal cuidadoso normalmente identifica uma área na parede vaginal anterior com bordas epiteliais separadas e malha visível. **O tratamento desta complicação não é padronizado**, e existem vários relatos que apoiam resultados bem-sucedidos com observação, excisão parcial do *sling*, excisão completa do *sling* e reaproximação da mucosa vaginal através da malha exposta (Tabela 84-14).

A composição do material da malha parece, sobretudo, importante no caso de exposição da malha. Domingo et al. (2005) relataram uma incidência relativamente elevada de exposição vaginal nas suas séries usando o ObTape® ou o UraTape®. Eles atribuem sua taxa de exposição em particular às características da malha que utilizaram, com o tamanho de poro reduzido e outras propriedades mecânicas do material específico. Eles observaram um ligeiro aumento do risco de exposição com o ObTape®, 19% *versus* 12% em comparação com o UraTape®, e notaram que isso era provavelmente devido à redução no tamanho dos poros e a um maior grau de encapsulamento. Eles também concluíram que a malha sintética com tamanhos maiores de poros facilita o crescimento interno vascular e de tecido, otimizando a incorporação da malha. Nesta série, a exposição do *sling* foi geralmente controlada pela remoção por meio da abordagem transvaginal isolada ou combinada com a abordagem transobturadora. Eles observaram taxas de continência de 78% (apesar da remoção de malha em sua série). Outros autores relataram também uma elevada taxa de exposição vaginal de até 15% após a cirurgia de SMU com ObTape® ou UraTape® (Babalola et al., 2005; Domingo et al., 2005; Deval et al., 2006; Al-Singary et al., 2007; Dobson et al., 2007; Giberti et al., 2007; Juma e Brito, 2007; Karsenty et al., 2007).

Os dados da Australásia sobre as exposições apresentadas por Hammad et al. (2005) incluíram 17 exposições vaginais. Trinta e cinco por cento das exposições eram assintomáticas e identificadas por exame vaginal. As pacientes sintomáticas relataram malha palpável, corrimento vaginal, dor local, ITU e dispareunia.

Os *slings* de polipropileno macroporosos mais recentes têm uma incidência bem menor de exposição e de complicações infecciosas (Neuman, 2007; Waltregny et al., 2008; Lee et al., 2009; Rechberger et al., 2009). Das 197 mulheres que se submeteram a colocação de *slings* transobturador multifilamento por Rechberger et al. (2009), 2,5% tiveram exposições vaginais. Dois grupos apresentaram nenhuma evidência de exposição da malha em 1 ano (Lee et al., 2009) e 3 anos (Waltregny et al., 2008) de acompanhamento. Waltregny et al. (2008)

TABELA 84-14 Manejo da Exposição Vaginal da Malha

	TOTAL DE PACIENTES	MANEJO CONSERVADOR	MANEJO FINAL	RESOLUÇÃO DO SINTOMA*	CONTINÊNCIA
Meschia et al., 2001	2	0%	2 – ressutura de vagina	100%	100%
Kuuva e Nilsson, 2002	10	30%	4 – ressutura da vagina 3 – observação 2 – excisão parcial da malha 1 – desconhecido	NR	NR
Volkmer et al., 2003	1	0%	1 – excisão parcial da malha	100%	0%
Karram et al., 2003	3	33%	1 – excisão parcial da malha 1 – retalho de avanço vaginal 1 – antibióticos	100%	67%
Kobashi e Govier, 2003	4	100%	4 – observação	NR	100%
Tsivian et al., 2004	5	20%	4 – excisão parcial da malha 1 – observação	100%	80%
Levin et al., 2004	4	0%	4 – excisão parcial da malha	NR	NR
Sharma e Oligobo, 2004	3	0%	3 – excisão parcial da malha	100%	NR
Huang et al., 2005	6	0%	6 – excisão parcial da malha	100%	100%
Hammad et al., 2005	17	0%	17 – excisão parcial da malha	65%	NR
Starkman et al., 2006	11	0%	11 – excisão parcial da malha	100%	NR
Giri et al., 2007	5	0%	5 – ressutura da vagina	100%	NR
Ordorica et al., 2008	11	0%	11 – excisão completa da malha	100%	82%
Lapouge et al., 2009	12	0%	12 – excisão parcial da malha	83%	33%
Al-Wadi e Al-Badr, 2009	1	0%	1 – excisão parcial da malha e retalho de Martius	100%	100%
Hinoul et al., 2011	7	0%	7 – ressutura da vagina	100%	NR
Teo et al., 2011	3	0%	2 – ressutura da vagina 1 – excisão parcial da malha (duas vezes falha da ressutura)	100%	NR
Bianchi-Ferraro et al., 2013	3	33%	1 – ressutura da vagina 1 – excisão parcial da malha 1 – estrógeno conjugado tópico	100%	NR

*Os sintomas de apresentação mais comuns foram dor vaginal, dispareunia, malha palpável, infecção urinária e corrimento vaginal.
NR, não registrado.

relataram uma laceração intraoperatória do sulco vaginal, que foi fechada sem intercorrências. Lee et al. (2009) propuseram que um *sling* transobturador de canal modificado (criando um túnel suburetral entre duas incisões laterais oblíquas na parede vaginal anterior) diminui a incidência de exposição vaginal em comparação com a clássica incisão única na linha média. O valor dessa técnica precisa ser confirmado por um ensaio clínico aleatório.

Chen et al. (2008) analisaram os fatores de risco associados à exposição vaginal (seis de 239 pacientes, 2,5%) após a colocação do *sling*. As mulheres com diabetes tinham 8,3 vezes mais risco de ter exposição vaginal após a colocação do *sling* sintético. A taxa livre de exposição vaginal durante 24 meses de acompanhamento aumentou significativamente em *slings* de polipropileno multifilamentoso tipo III (*sling*plastia intravaginal). Esses autores incentivam o aconselhamento de mulheres com diabetes sobre o risco de exposição.

Manejo da Exposição da Malha do *Sling* Médio-uretral. O manejo da exposição malha está dentro do âmbito da prática da maioria dos cirurgiões pélvicos. No entanto, a perfuração da bexiga ou da uretra pela malha pode exigir uma referência terciária. Alguns autores propõem observar qualquer exposição de malha que tenha menos de um cm, pois a área pode curar espontaneamente com resultados mistos (Kobashi e Govier, 2003; Tijdink et al., 2011). No estudo de Kobashi e Govier, uma paciente de Gynecare TVT® e três pacientes de SPARC® com exposição vaginal foram tratadas de forma conservadora. Todas as pacientes foram observadas com série de exames físicos e todas as pacientes tiveram reepitelização espontânea da malha em 3 meses.

Os autores atribuíram seu sucesso às características macroporosas da malha de polipropileno, o que proporcionou um excelente crescimento interno de tecido. O tratamento conservador é menos provável de ser bem-sucedido com materiais de *sling* mais antigos, menos usados, como Gore-Tex®, tereftalato de polietileno e silicone (Kobashi et al., 1999). **Em geral, as pequenas áreas de exposição da malha devem ser tratadas com invasão sequencialmente crescente. O tratamento inicial deve envolver observação e, em seguida, a adição de estrogênio conjugado e, possivelmente, cremes antibióticos. O próximo passo deve ser a excisão limitada e o aparo com fechamento vaginal. Se essas opções falharem, a excisão da maior parte da malha a partir de uma abordagem transvaginal deve ser realizada na maioria dos casos.** A Tabela 84-14 analisa o manejo da exposição da malha na literatura.

Em uma revisão por Huang et al. (2005), seis exposições vaginais e uma perfuração da bexiga após a colocação de *sling* sintético de polipropileno foram inicialmente tratadas de forma expectante. Em quatro pacientes com exposição vaginal da malha de menos de 1 cm, o tratamento conservador foi iniciado por um período de 3 meses. Uma dessas pacientes foi observada durante 24 meses sem sequelas adversas. Em contraste com os resultados observados por Kobashi e Govier (2003), nenhuma paciente nessa avaliação teve epitelização vaginal através da área de exposição. Portanto, todas as seis pacientes foram submetidas a excisão transvaginal da malha, em conjunto com uma excisão de todo o tecido vaginal fibrótico. Os sintomas foram resolvidos em todas as pacientes, e todas elas tinham continência normal em seu último acompanhamento. Embora todas as pacientes, em última análise, tenham precisado de intervenção cirúrgica, os autores consideraram que uma tentativa de tratamento conservador em mulheres adequadamente selecionadas (ou seja, exposição de menos de 1 cm) seja razoável, e que, se a epitelialização não ocorre aos 3 meses de acompanhamento, a malha deve ser removida cirurgicamente.

Conforme a preferência do cirurgião e do tamanho da exposição, se as medidas conservadoras falham, o próximo passo para a intervenção deve ser o manejo cirúrgico. Na série relatada por Tijdink et al. (2011), de 48 pacientes com exposição de malha, apenas seis tinham a exposição persistente após a excisão parcial da malha. **O manejo cirúrgico geralmente envolve a excisão da malha exposta, irrigação abundante com solução de antibiótico e fechamento dos retalhos vaginais.** A adição de antibióticos tópicos e creme de estrogênio conjugado pode, teoricamente, melhorar a qualidade do tecido antes da intervenção cirúrgica.

Em uma revisão de complicações relacionadas com a malha em uma série de 200 pacientes, Tsivian et al. (2004) observaram cinco exposições vaginais da malha. Quatro pacientes precisaram de excisão cirúrgica da malha exposta, e uma paciente assintomática estava sendo observada de forma conservadora, sem resultados adversos. A exposição foi resolvida em todas as pacientes após excisão parcial de malha e desbridamento vaginal criterioso.

Na avaliação nacional finlandesa de 1.455 procedimentos de SMU, 10 pacientes foram identificadas com a exposição vaginal de *sling* de polipropileno. Três dessas pacientes foram tratadas sem intervenção cirúrgica com bons resultados e manutenção da continência (Kuuva e Nilsson, 2002). Quatro pacientes tiveram a mucosa vaginal ressuturada em cima da malha exposta, e duas pacientes precisaram de excisão parcial da malha. Uma paciente deixou de ser acompanhada, e o manejo era desconhecido no momento do seu relato. De acordo com este registro nacional, a continência foi mantida em todas as pacientes, independentemente do manejo.

Entre 166 cirurgias de SMU realizadas por Giri et al. (2007), cinco pacientes (3%) tiveram exposição vaginal em 4 a 40 meses de pós-operatório. As pacientes relataram corrimento vaginal, dor, sangramento e dispareunia. Na sala de cirurgia, a margem corroída da mucosa vaginal foi aparada e fechada sobre a malha. Todas as pacientes estavam posteriormente livres de sintomas em 12 meses de acompanhamento.

Ordorica et al. (2008) relataram 11 exposições vaginais após a colocação de *sling* não autólogo (33 retropúbicos, duas âncoras ósseas, três de fita transobturadora). Em todos os casos, o *sling* envolvido e a sutura foram excisados. As âncoras ósseas não puderam ser removidas. Um *sling* autólogo era colocado na mesma configuração se a paciente se queixava de IUE na apresentação. Duas pacientes tiveram IUE recorrente ou persistente, duas tiveram urgência ou frequência *de novo* e uma desenvolveu osteíte púbica.

A função sexual de mulheres após a correção da exposição de um SMU foi determinada utilizando um questionário validado (Female Sexual Function Index [FSFI]) por Kuhn et al. (2009b). Entre 21 exposições, três foram curadas com estrogênio tópico e 18 pacientes com defeitos maiores precisaram de intervenção cirúrgica. Inicialmente, tentou-se o fechamento vaginal, mas duas pacientes tiveram exposição recorrente. Uma paciente teve o fechamento vaginal repetido, e a outra teve excisão parcial do *sling* e fechamento vaginal. Os domínios de desejo, excitação, lubrificação, satisfação e dor melhoraram significativamente. O orgasmo permaneceu inalterado.

Lesão do Trato Urinário por Trocarte do Sling Médio-uretral

Na maioria dos estudos na literatura, os resultados listados para perfuração (ou lesões) da bexiga ou da uretra referem-se à passagem do trocarte para o trato urinário, no momento da cirurgia. Nesses estudos, a lesão por trocarte é reconhecida no momento da cirurgia, e o trocarte é passado novamente, e o procedimento cirúrgico continua. **A lesão por trocarte é geralmente considerada uma condição benigna, e nenhum estudo demonstrou uma ligação entre a lesão por trocarte e hemorragia perioperatória, hematomas, ou subsequente perfuração da malha na bexiga ou uretra.** Pela natureza da passagem do trocarte, **a taxa de lesão por trocarte é geralmente inferior com o SMU transobturador *versus* SMU retropúbico. A taxa de lesão da bexiga ou da uretra por trocarte no momento da cirurgia de SMU retropúbico em ensaios randomizados está entre 2,7% e 23,8%** (Andonian et al., 2005; Porena et al., 2007).

> **PONTOS-CHAVE: EXPOSIÇÃO DA MALHA DO *SLING* MÉDIO-URETRAL**
>
> - O tratamento conservador parece ser uma opção plausível em pacientes bem selecionadas, que são relativamente assintomáticas e têm exposições de pequeno calibre (< 1 cm). Bons resultados também foram observados em pacientes selecionadas com retalhos de avanço vaginal e aproximação da sutura da mucosa vaginal debridada sobre a malha exposta.
> - Mesmo com a excisão parcial da malha, a continência é mantida na maioria das pacientes.
> - A observação nunca deve ser considerada quando houver perfuração uretral ou intravesical. São necessários mais dados que sustentem estratégias específicas de manejo, antes de uma determinada abordagem ser preconizada para pacientes com esta complicação.
> - Recomendamos a observação criteriosa inicial para pequenas exposições vaginais (com uso de creme de estrogênio conjugado tópico quando apropriado). A excisão deve ser reservada em caso de falha do tratamento conservador ou quando os sintomas locais reduzam o impacto do manejo observacional (p. ex., dispareunia incômoda).

Embora os relatos iniciais tenham descrito o risco com a abordagem de SMU transobturador como sendo insignificante, a taxa de lesão de bexiga ou da uretra por trocarte no momento da cirurgia de SMU transobturador em ensaios randomizados está entre 0% e 1,3% (Porena et al., 2007; Richter et al., 2010) (Tabela 84-13 *disponível exclusivamente on-line em inglês no site www.expertconsult.com*). Em 2004, Minaglia et al. (2004) relataram 3 casos de lesão intraoperatória da bexiga durante a realização do método de inserção transobturadora. Eles identificaram todas as lesões intraoperatórias graças à utilização de cistoscopia como um adjuvante para todos os procedimentos de inserção. Todas as lesões foram tratadas com a colocação de cateter por 1 semana de pós-operatório, e esses autores observaram nenhuma complicação após a remoção e a reinserção do *sling* no mesmo cenário. É possível que as lesões da bexiga por trocarte sejam mais prováveis de ocorrer com *slings* transobturadores de fora para dentro. Com 10 de 11 lesões na bexiga que ocorreram com a técnica de fora para dentro em seu estudo, Tamussino et al. (2007) concluíram que a lesão por trocarte era mais provável com este método.

Perfuração da Uretra pela Malha do Sling Médio-uretral

A perfuração uretral pela malha é definida como presença de material do *sling* dentro do lúmen uretral (Fig. 84-13). **A incidência de perfuração uretral após a cirurgia de SMU (transobturador e retropúbico) foi de 0% a 0,6% em uma revisão de grandes ensaios retrospectivos**

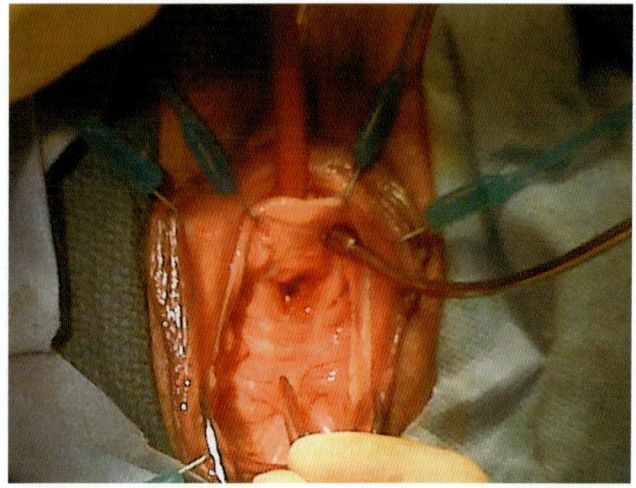

Figura 84-13. Perfuração uretral pela malha e pela fístula uretrovaginal.

e futuros randomizados (Tabela 84-13 *disponível exclusivamente on-line em inglês no site www.expertconsult.com*). **São fatores que supostamente contribuem para a perfuração uretral: o suprimento sanguíneo uretral comprometido (p. ex., por radioterapia ou deficiência de estrogênio), a tensão excessiva do *sling*, a dissecção extensa muito próxima da uretra com a subsequente desvascularização uretral, a lesão uretral iatrogênica (no momento da inserção do dispositivo) e a dilatação uretral traumática. Além disso, a torção ou o rolamento do *sling* podem criar um rebordo que leva à necrose de pressão e à perfuração da uretra** (Dell e O'Kelley, 2005). **O manejo dessa complicação é extremamente difícil**, com possibilidade de morbidade significativa, pois o acesso ao *sling* é tradicionalmente adquirido por uma incisão na uretra, embora tenha sido tentada a administração endoscópica.

Os sintomas de apresentação são variáveis. Em quase todos os casos publicados, a disfunção miccional é predominante, com sintomas típicos, como urgência, incontinência de urgência, micção obstrutiva, retenção urinária, história de autocateterismo, dilatações uretrais, ITU de repetição e incontinência urinária persistente (Haferkamp et al., 2002; Madjar et al., 2002; Pit, 2002; Sweat et al., 2002; Lieb e Das, 2003; Vassallo et al., 2003; Glavind e Sander, 2004; McLennan, 2004; Tsivian et al., 2004; Wai et al., 2004). Muitas vezes, o diagnóstico é adiado nessas pacientes durante um período de tempo prolongado. Em uma revisão por Amundsen et al. (2003), o tempo médio de colocação dos SPV iniciais para diagnóstico de perfuração uretral foi de 9 meses.

Com a confirmação da presença da malha no interior do lúmen da uretra durante a cistoscopia, faz-se o diagnóstico. A uretrocistografia miccional também tem sido um adjuvante útil, com dilação da uretra proximal relacionada com a obstrução de alto grau causada pelo *sling* erodido (Lieb e Das, 2003). Uma revisão do manejo de perfuração uretral é apresentada na Tabela 84-15.

Nove perfurações uretrais (0,6%) foram relatadas nos dados da Australásia apresentados por Hammad et al. (2005). Trinta por cento dessas perfurações manifestaram-se mais de 1 ano após a cirurgia, e 89% eram sintomáticas. Os sintomas de apresentação foram retenção urinária, sangramento e dor local. Um caso foi descoberto por acaso na cistoscopia. Ao contrário das exposições vaginais relatadas, 33% das perfurações uretrais ocorreram quando o procedimento de *sling* de polipropileno seguiu outro procedimento anti-incontinência. Quatro (44%) foram manejados de modo conservador (duas pacientes estavam demasiado frágeis para passar por uma intervenção cirúrgica). Cinco pacientes (56%) tiveram excisão transvaginal. Todos as cinco que foram submetidas a excisão estavam curadas e secas.

Manejo da Perfuração Uretral pela Malha do *Sling* Médio-uretral. Vários estudos têm relatado o sucesso do tratamento da perfuração uretral pela malha por via endoscópica (Tabela 84-15). **Apesar de preferirmos a excisão cirúrgica transvaginal como um tratamento de primeira linha, o manejo endoscópico de pequenas áreas de perfuração de malha parece ser uma opção inicial razoável com base em uma revisão da literatura. Se o tratamento endoscópico falhar, o próximo passo no manejo da perfuração uretral pela malha tipicamente envolve uretrotomia transvaginal e excisão da malha perfurada. Um *sling* fascial autólogo ou um enxerto de coxim adiposo labial de Martius pode ser usado a critério do cirurgião.**

Para o manejo endoscópico, McLennan tratou com sucesso uma perfuração uretral por SMU por via endoscópica (2004). Tesouras histeroscópicas foram usadas para cortar transversalmente o nivelamento da malha com a mucosa uretral. A drenagem por cateter foi continuada no pós-operatório, durante 72 horas. A paciente permaneceu livre de sintomas e com continência normal aos 10 meses de acompanhamento. Wijffels et al. (2009) utilizaram uma abordagem transuretral endoscópica com sucesso em três casos de perfuração da uretra. A malha visível foi apreendida com uma pinça e cortada, e depois tração com uma tesoura. Isso foi realizado em ambos os lados da uretra. Uma paciente teve IUE recorrente e teve outro SMU colocado. Baracat et al. (2005) utilizaram com sucesso uma abordagem semelhante para cinco perfurações uretrais.

Em nossa opinião, embora seja fácil fazer a ablação ou remover uma pequena porção de malha perfurada por via endoscópica com o auxílio de um *laser* de hólmio ou tesouras endoscópicas, essas pacientes são propensas a ter recorrência e precisam de outras cirurgias. A excisão endoscópica não libera a tensão na malha que pode estar contribuindo para a perfuração e não fornece qualquer interposição de tecido. **Para a excisão cirúrgica, geralmente removemos a malha de modo que ela não fique mais em estreita proximidade com a bexiga e não mais sob tensão.** A abordagem e o tipo de incisão dependem do local da perfuração.

Outros autores descreveram a excisão transvaginal da malha que perfurou a uretra. Em 2002, Pit descreveu o manejo de dois casos de perfuração da uretra. Em ambos os casos, a uretra foi incisada, e a malha, cortada ao nível da mucosa. A malha foi, em seguida, dissecada no seu bordo medial até o ramo isquiopúbico inferior e cortada bilateralmente, o que possibilitou que a malha fosse removida da fáscia periuretral. Um enxerto de Martius foi colocado sobre a uretra em um procedimento e um enxerto de fáscia lata de cadáver, utilizado no segundo caso. Depois, colocou-se um segundo SMU sobre os reforços de tecido, sem complicação.

Glavind e Sander (2004) relataram uma fístula uretrovaginal causada pela perfuração uretral pela malha de polipropileno. A excisão transvaginal da malha não conseguiu resolver a fístula, e a paciente precisou de dois reparos transabdominais da fístula até obter-se o fechamento e a resolução dos sintomas. A incontinência de esforço persistente foi tratada por meios conservadores com resultados satisfatórios. Sokol e Urban (2008) relataram o uso do esfíncter urinário interno para cobrir o defeito após a ressecção do *sling*. Eles sugeriram que isso pode reduzir o risco de formação de fístula e ser uma opção menos mórbida do que um retalho de Martius. Quatro outros relatos de casos adicionais apresentaram excelentes resultados com uma abordagem transvaginal na linha média com a excisão parcial da malha e fechamento da uretra (Haferkamp et al., 2002; Madjar et al., 2002; Lieb e Das, 2003; Wai et al., 2004). Os resultados pós-operatórios relatados por cada um desses investigadores foram excelentes, com a resolução dos sintomas em todas as pacientes após a intervenção cirúrgica. Em duas pacientes, a incontinência de esforço recorrente leve foi tratada com sucesso com *biofeedback* (Glavind e Sander, 2004; Wai et al., 2004). Em duas pacientes, a continência foi conseguida com um *sling* fascial intraoperatório, e, em um caso, um *sling* fascial pós-operatório resultou em continência satisfatória (Vassallo et al., 2003; Wai et al., 2004).

Para *slings* que perfuram a uretra, preferimos uma incisão em U invertido, pois isso possibilita a exposição da uretra proximal, do colo vesical e da fáscia endopélvica, bem como proporciona um retalho epitelial vaginal que evita linhas de sutura que se sobrepõem, teoricamente, para diminuir o risco de uma fístula. A porção distal do U invertido deve ser distal ao local da perfuração da uretra, e as porções proximais da incisão do U devem estender-se no nível do colo vesical, na maioria dos casos. **Em geral, utilizamos um retalho de coxim adiposo labial de Martius para evitar mais formação de fístula. O SPV é rotineiramente colocado se a dissecção do *sling* para fora da uretra criar um grande defeito ou uma uretra sem função.** A excisão da malha é tipicamente realizada ao nível do osso púbico ou ramos isquiopúbicos. Esse tipo de excisão deixa para trás os ramos da malha que criam um túnel para dentro do espaço retropúbico ou fossa obturadora. Normalmente, não é necessária a dissecção desses espaços, pois a malha nestes locais já não está sob tensão e está afastada da uretra. Normalmente deixamos um cateter de Foley por 3 semanas após o reparo da uretra.

Perfuração da Bexiga pela Malha do Sling *Médio-uretral*

O achado de malha sintética dentro do lúmen da bexiga urinária é outra complicação particularmente preocupante (Fig. 84-14). Essa complicação é rara após o procedimento SMU e, com base em uma revisão da literatura (Tabela 84-13, *disponível exclusivamente on-line em inglês no site www.expertconsult.com*) quando esta complicação é relatada, **a incidência situa-se entre 0,5% e 0,6%** (Kuuva e Nilsson, 2002; Ward e Hilton, 2002). **A maioria das perfurações intravesicais pela malha é provavelmente o resultado de uma cistotomia não reconhecida ou colocação da malha no interior da bexiga no momento da cirurgia.** A verdadeira migração da malha através da parede seromuscular da bexiga para o lúmen é bem menos provável. Assim, **a realização de um exame cistoscópico completo e exaustivo da bexiga com hidrodistensão adequada é essencial para minimizar essa complicação.** Verificou-se que o trocarte pode, por vezes, telescopar a parede da bexiga durante a inserção e obscurecer uma perfuração visível da bexigal. Uma revisão do manejo da perfuração uretral é apresentada na Tabela 84-16.

TABELA 84-15 Manejo da Perfuração Uretral pela Malha

	TOTAL DE PACIENTES	MANEJO CONSERVADOR	MANEJO FINAL	RESOLUÇÃO DO SINTOMA*	CONTINÊNCIA
Pit, 2002	2	0%	2 – excisão parcial transvaginal da malha, reconstrução, retalho de Martius e SMU	100%	100%
Haferkamp et al., 2002	1	0%	1 – excisão parcial transvaginal da malha e reconstrução	100%	100%
Sweat et al., 2002	2	0%	1 – excisão transvaginal quase completa da malha e reconstrução e retalho de Martius 1 – excisão transvaginal retropúbica quase completa da malha e reconstrução	NR	100%
Madjar et al., 2002	1	0%	1 – excisão parcial transvaginal da malha e reconstrução	100%	100%
Lieb e Das, 2003	1	0%	1 – excisão parcial transvaginal da malha	NR	0%
Vassallo et al., 2003	1	0%	1 – excisão parcial transvaginal da malha	100%	100%
Wai et al., 2004	1	0%	1 – excisão parcial transvaginal e endoscópica da malha e reconstrução	100%	0%
Glavind e Sander, 2004	1	0%	1 – excisão parcial transvaginal da malha	0%	0%
Baracat et al., 2005	5	0%	5 – excisão parcial endoscópica da malha	100%	100%
Hammad et al., 2005	9	44%	5 – excisão parcial transvaginal da malha e reconstrução 4 – observação	NR	NR
Starkman et al., 2006	5	0%	3 – excisão parcial transvaginal da malha, reconstrução e SPV 2 – excisão parcial transvaginal da malha e reconstrução	100%	100%
Powers et al., 2006	2	0%	2 – excisão parcial transvaginal da malha e reconstrução	50%	100%
Mesens et al., 2007	1	0%	1 – excisão parcial transvaginal da malha e reconstrução	100%	100%
Sokol e Urban, 2008	1	0%	1 – excisão parcial transvaginal da malha e reconstrução	100%	100%
Velemir et al., 2008	8	12%	2 – excisão parcial transvaginal da malha e reconstrução 4 – excisão parcial endoscópica da malha 1 – excisão parcial transvaginal e endoscópica da malha e reconstrução 1 – observação	88%	50%
Wijffels et al., 2009	3	0%	3 – excisão parcial endoscópica da malha	100%	67%
Jo et al., 2011	3	0%	2 – excisão parcial endoscópica da malha 1 – excisão parcial transvaginal e endoscópica da malha e reconstrução	100%	67%
Shah et al., 2013	14	33%	8 – excisão completa transvaginal e retropúbica da malha e reconstrução 6 – excisão parcial transvaginal da malha e reconstrução	100%	72%

*Os sintomas de apresentação mais comum foram infecção do trato urinário, obstrução uretral, incontinência urinária de urgência, dor, incontinência, urgência, disúria e hematúria.
SMU, *sling* médio-uretral; NR, não registrado; SPV, *sling* pubovaginal.

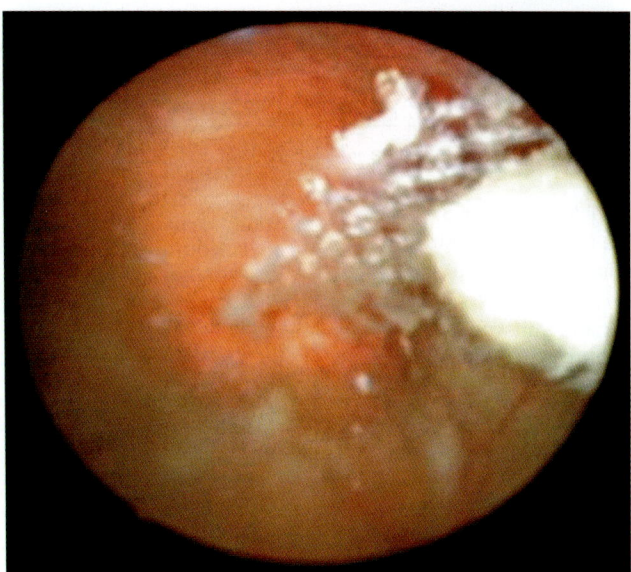

Figura 84-14. Vista cistoscópica da perfuração intravesical do *sling* retropúbico.

As pacientes geralmente relatam vários **sintomas** após seu procedimento de SMU. Uma revisão de sete casos relatados na literatura por Negoro et al. (2005) descobriu que os sintomas típicos são dor abdominal inferior, hematúria macroscópica intermitente, ITU recorrente, urgência, frequência, disúria e incontinência urinária. O diagnóstico é feito por meio de exame cistoscópico da bexiga. Os exames de imagem, como tomografia computadorizada e cistografia, podem ajudar em casos de dificuldades, mas não substituem a cistoscopia.

Teoricamente, os *slings* transobturadores devem ter uma menor taxa de perfuração da bexiga do que os *slings* retropúbicos. No entanto, Parekh et al. (2006) relataram um caso de perfuração intravesical pela malha após a colocação de *sling* transobturador e cistocele. A paciente não foi submetida a cistoscopia intraoperatória. Ela inicialmente tinha a malha no lado esquerdo da bexiga; 6 meses depois, havia material do *sling* no lado direito da bexiga. Ela passou por ressecção suprapúbica, transvaginal e transuretral bem-sucedida da malha.

Manejo da Perfuração da Bexiga pela Malha do *Sling* Médio-uretral. **O tratamento de observação não é recomendado para a perfuração da bexiga pela malha**, pois a malha torna-se frequentemente incrustada, levando à formação de cálculos, armazenamento do trato urinário inferior persistente e sintomas urinários, ITU recorrente e hematúria macroscópica intermitente. Diferentes técnicas e abordagens cirúrgicas têm sido defendidas com diferentes níveis de capacidade de invasão, complexidade e sucesso. **Para pequenas áreas de perfuração pela malha, a literatura recomenda a excisão endoscópica com uma tesoura ou com ablação com *laser* de hólmio como um passo inicial apropriado.** Oh e Ryu (2009) avaliaram a eficácia da ressecção transuretral em 14 pacientes com malha intravesical. A malha intravesical foi ressecada profundamente na gordura perivesical. As pacientes tiveram disúria, hematúria, dor pélvica e urgência. Seis pacientes tiveram cálculos que bloquearam a malha no momento da ressecção transuretral. Com um acompanhamento médio de 18 meses, 13 (92,9%) pacientes tiveram sua malha completamente removida por via endoscópica, sem recorrência. Uma paciente teve cálculos recorrentes na bexiga. Uma paciente teve IUE e IUU leves, que foram controladas com anticolinérgicos. Nenhum outro tratamento da IUE foi realizado.

Em um relato de caso, Jorion (2002) excisou a malha endoscopicamente usando um nefroscópio transuretralmente e um trocarte laparoscópico de 5 mm colocado em posição suprapúbica. Ele usou pinças de preensão laparoscópicas para agarrar a malha, e, com tesouras endoscópicas, excisou o nivelamento da malha com a mucosa da bexiga. Isso possibilitou que a malha fosse facilmente removida. A cistoscopia revelou, em 1 mês, a cura da mucosa, e a paciente conseguiu continência normal, estando livre de sintomas. Em um outro relatório por Tsivian et al. (2004), a malha foi inicialmente cortada endoscopicamente, mas, por causa de um cálculo aderente, ela não poderia ser extraída por via endoscópica. Portanto, uma abordagem suprapúbica foi necessária para remover o cálculo e a malha intravesical.

A excisão (ou vaporização) por *laser* de hólmio:ítrio-alumínio-granada (Ho:YAG) de SMU intravesical incrustado tem sido bem-sucedida em muitos casos (Hodroff et al., 2004; Baracat et al., 2005; Giri et al., 2005; Lane, et al., 2005; Huwyler et al., 2008; Shrotri et al., 2010). Muitas vezes, as pacientes têm cálculos na bexiga que se formaram nas porções intravesicais do *sling*. Para esse problema, Irer et al. (2005) e Mahmoud e Wadie (2007) descreveram litotripsia endoscópica a *laser* bem-sucedida do cálculo e ressecção transuretral do material de apoio. **Reservamos o manejo endoscópico (*laser* de Holmium) da perfuração intravesical pela malha para áreas muito pequenas de perfuração em algumas pacientes.**

Quando a excisão endoscópica falha, ou como um tratamento inicial, a malha que perfurou a bexiga pode ser removida por uma abordagem transvaginal ou retropúbica. Para *slings* que perfuram a bexiga, no trígono ou inferior a ele, preferimos uma incisão de U invertido semelhante à do manejo mencionado da perfuração uretral, pois isso possibilita a exposição da uretra proximal, do colo da bexiga e da fáscia endopélvica, bem como proporciona um retalho epitelial vaginal que evita linhas de sutura que se sobrepõem, teoricamente, para diminuir o risco de uma fístula. De modo semelhante ao manejo de perfurações uretrais, não excisamos todo o *sling*, pois ele já não está sob tensão e está afastado da bexiga.

Para *slings* que perfuram a cúpula da bexiga ou outras áreas da bexiga não acessíveis a partir de uma abordagem transvaginal, removemos a malha transabdominalmente. Em geral, o *sling* pode ser facilmente visto entrando na bexiga no espaço retropúbico. Embora nem sempre isso seja necessário, a abertura da bexiga na linha média normalmente ajuda no fechamento e na identificação da área exata de perfuração da bexiga. **Em geral, a reconstrução deve envolver linhas de sutura que não se sobrepõem e interposição de tecido, como um coxim de gordura labial, um omento maior ou um *sling* fascial autólogo.**

Em um relatório de Negoro et al. (2005), uma abordagem retropúbica foi usada para ressecar a porção intravesical da malha. A bexiga foi fechada com sutura absorvível, e manteve-se a drenagem por cateter no pós-operatório. A paciente estava livre de sintomas e com continência normal em 10 meses de acompanhamento. Volkmer et al. (2003), Sweat et al. (2002), e Huang et al. (2005) utilizaram uma abordagem transvaginal e abdominal combinada para remover o *sling* completamente. Uma paciente teve a urgência e a frequência residuais tratadas com anticolinérgicos. As outras pacientes tiveram resolução dos sintomas, mas a incontinência de esforço recorrente foi tratada com colágeno em uma e com treinamento do músculo do assoalho pélvico e estrogênio nas duas restantes.

Há vários casos de remoção laparoscópica bem-sucedida de malha intravesical após a colocação de *sling* retropúbico. Um desses casos empregou uma abordagem com três portas intraperitoneais (Siow et al., 2005), e os outros dois utilizaram uma de três portas de abordagem retroperitoneal (Rehman, et al., 2008). Todas as pacientes estavam livres de sintomas e secas após a remoção da malha.

Infecção e Dor após Cirurgia de Sling *Médio-uretral*

A dor na região inguinal e a dor suprapúbica são potenciais problemas após a colocação do SMU. A dor na coxa e na região inguinal parece estar mais comumente associada à abordagem transobturadora. Um ensaio randomizado controlado da Finlândia (Laurikainen et al., 2007) revelou que 16% das mulheres no grupo transobturador (de dentro para fora) tiveram dor na região inguinal em comparação com apenas 1,5% das pessoas no braço de SMU retropúbico. Além disso, parece que a dor na região inguinal persiste por mais tempo após o SMU transobturador (Daneshgari et al., 2008). Longas et al. (2009) e Wang et al. (2009) também constataram que o grupo transobturador tem significativamente mais dor na região inguinal e na coxa no pós-

TABELA 84-16 Manejo da Perfuração Vesical pela Malha

	TOTAL DE PACIENTES	MANEJO CONSERVADOR	MANEJO FINAL	RESOLUÇÃO DO SINTOMA*	CONTINÊNCIA
Wyczolkowski et al., 2001	1	0%	1 – excisão parcial retropúbica da malha	100%	100%
Sweat et al., 2002	1	0%	1 – excisão parcial transvaginal e retropúbica da malha e reconstrução	100%	0%
Jorion, 2002	1	0%	1 – excisão parcial endoscópica da malha	100%	100%
Volkmer et al., 2003	2	0%	2 – excisão completa transvaginal da malha e reconstrução	100%	0%
Levin et al., 2004	2	0%	2 – excisão parcial endoscópica da malha	NR	NR
Tsivian et al., 2004	1	0%	1 – excisão parcial endoscópica e retropúbica da malha e reconstrução	100%	100%
Huang et al., 2005	1	0%	1 – excisão completa transvaginal e retropúbica da malha e reconstrução	100%	0%
Negoro et al., 2005	1	0%	1 – excisão parcial retropúbica da malha e reconstrução	0%	0%
Irer et al., 2005	1	0%	1 – excisão parcial endoscópica da malha	100%	100%
Giri et al., 2005	3	0%	3 – excisão parcial endoscópica da malha	100%	100%
Baracat et al., 2005	6	0%	6 – excisão parcial endoscópica da malha	100%	100%
Siow et al., 2005	1	0%	1 – excisão parcial laparoscópica transabdominal da malha e reconstrução	50%	100%
Starkman et al., 2006	7	0%	7 – excisão parcial retropúbica e transvaginal da malha e reconstrução	NR	NR
Mustafa e Wadie, 2007	1	0%	1 – excisão parcial endoscópica da malha	100%	100%
Ordorica et al., 2008	2	0%	1 – excisão parcial retropúbica da malha e reconstrução (extravesical) 1 – excisão parcial retropúbica da malha e reconstrução	100%	NR
Huwyler et al., 2008	5	0%	5 – excisão parcial endoscópica da malha	100%	100%
Rehman et al., 2008	2	0%	2 – excisão parcial laparoscópica extraperitoneal da malha e reconstrução	100%	100%
Shrotri et al., 2010	1	0%	1 – excisão parcial endoscópica da malha	100%	100%
Oh e Ryu, 2009	14	0%	14 – excisão parcial endoscópica da malha	100%	93%
Foley et al., 2010[†]	9	0%	7 – excisão parcial endoscópica da malha 2 – excisão parcial endoscópica e retropúbica da malha	100%	33%
Zivanovic et al., 2013[‡]	3	0%	2 – excisão parcial endoscópica e transvaginal da malha 1 – excisão parcial endoscópica da malha	100%	100%
Shah et al., 2013	7	0%	7 – excisão completa retropúbica e transvaginal da malha e reconstrução	100%	100%

*Os sintomas de apresentação mais comuns foram infecção do trato urinário, incontinência urinária de urgência, dor, incontinência, urgência, hematúria, cálculo vesical e disúria.
†Inclui uma paciente que tinha um *sling* médio-uretral transobturador I-Stop® de fora para dentro.
‡Todos foram *sling* TVT Secur®.
NR, não registrado.

> **PONTOS-CHAVE: PERFURAÇÃO DA URETRA E DA BEXIGA PELA MALHA DO *SLING* MÉDIO-URETRAL**
>
> - Em geral, a incidência de perfuração da uretra e da bexiga pela malha do *sling* é extremamente baixa na literatura relatada de SMU.
> - Como o número de cirurgias de SMU sintético continua a aumentar, os médicos precisam estar conscientes das potenciais complicações, ter um alto índice de suspeita e estar cientes das opções de tratamento disponíveis para a paciente.
> - O tratamento conservador observacional não é uma opção para perfuração uretral e da bexiga pela malha.
> - Atualmente, para perfurações da uretra e da bexiga, a excisão transvaginal (ou transabdominal) da malha com fechamento da uretrotomia ou da bexiga é nosso método de tratamento de primeira linha preferido na maioria dos casos.
> - Se o reparo for tênue, um enxerto de coxim adiposo labial de Martius pode reforçar o reparo. Além disso, um *sling* fascial autólogo pode ser colocado no momento da cirurgia para melhorar o reparo ou de forma tardia para tratar a IUE recorrente.

-operatório. Doo et al. (2006) observaram dor suprapúbica persistente em 3 (2,2%) mulheres em 5 anos de acompanhamento após um SMU retropúbico.

De Leval (2003) relatou que 15,9% das pacientes após a cirurgia de SMU transobturador tiveram dor temporária na região inguinal que se resolveu após o segundo dia de pós-operatório. Da mesma maneira, Krauth et al. (2005) relataram 14 casos (2,3%) de pacientes com dor na região inguinal perineal no pós-operatório após a cirurgia de SMU transobturador. Eles também observaram que ela era transitória e respondia a anti-inflamatórios não esteroides em quase todos os casos, menos em um. Eles levantaram a hipótese de que a causa da dor era ou hematoma subclínico ou um fenômeno neuropático transitório. Em 2011, um ensaio randomizado controlado por Teo et al. comparando SMU retropúbico e transobturador foi anulado, devido a uma incidência de 26,4% de dor na perna no grupo de *sling* transobturador (1,7% no grupo de SMU retropúbico).

Felizmente, a dor crônica na região inguinal e nas pernas é uma complicação rara após a cirurgia de SMU. Roth (2007) constatou que em cada três mulheres com dor na região inguinal persistente em 3 meses de pós-operatório, anestésico local e esteroides foram eficazes no alívio da dor e não tiveram efeitos colaterais. Wolter et al. publicaram um relato de caso de dor na coxa medial recalcitrante após a colocação de SMU transobturador, que por fim precisou de exploração da coxa medial e do transobturador por cirurgia ortopédica e excisão do *sling* (Wolter et al., 2008).

São complicações relacionadas com a ferida as **infecções cutâneas superficiais menores e os abscessos pélvicos.** Em seu ensaio randomizado controlado a partir de 2002, Ward e Hilton encontraram uma taxa de 2% de infecção de ferida vaginal após a cirurgia de SMU retropúbico. Em 2010, Richter et al. descobriram uma taxa de 0,7% de infecção de ferida vaginal em ambos os grupos de SMU retropúbico e transobturador. Em 2004, um caso de fascite necrotizante foi relatado em uma paciente obesa e diabética (Connolly, 2004). Esse caso foi resolvido após reanimação intensiva. É interessante observar que uma análise de fascite necrotizante em cirurgia ginecológica encontrou que obesidade (88%), hipertensão (65%) e diabetes (47%) eram todos fatores associados ao desenvolvimento de fascite após a cirurgia (Gallup et al., 2002) **Felizmente, a infecção grave é uma complicação rara após a cirurgia de SMU, e o diagnóstico desta complicação é variável e pode demorar até alguns anos** (Choi et al., 2011; Yenilmez et al., 2013). Em 2006, Mahajan et al. relataram um caso de falha de *sling* e exposição vaginal que foi associado a dor intensa na região inguinal, febre e calafrios em 10 dias de pós-operatório. O *sling* foi facilmente removido por meio de uma incisão vaginal, e as culturas da malha foram positivas para *Bacteroides fragilis*. A resolução completa dos sintomas ocorreu dentro de 1 semana de remoção da malha. Abscessos e miosite do adutor também foram relatados, manifestando-se como dor nas pernas, dificuldade de deambulação e celulite (Goldman, 2006; DeSouza et al., 2007; Karsenty et al., 2007; Leanza et al., 2008; Zumbé et al., 2008). Em 2004, Gamé et al. (2004) relataram um hematoma infectado do obturador após a colocação de um *sling* ObTape® que requereu exploração e drenagem. ObTape® já não está disponível para implante. Em geral, as complicações infecciosas graves parecem ser mais comuns com o *sling* mais antigos, não frouxamente entrelaçados, de polipropileno (Babalola et al., 2005).

Manejo de Infecção Grave ou Dor por *Sling* Médio-uretral. Na maioria dos casos, a dor na região inguinal ou a dor na perna após a cirurgia de SMU podem ser controladas com medicamentos anti-inflamatórios não esteroides, descanso e, até mesmo, fisioterapia. Duckett e Jain (2005) analisaram diferentes estratégias para o manejo da dor na região inguinal após uma colocação de SMU retropúbico ou procedimentos similares de *sling* médio-uretral em cinco (1%) mulheres. O tratamento conservador inicial foi bem-sucedido na maioria das pacientes. Quatro pacientes com dor persistente ou grave receberam uma combinação de injeções de anestésicos esteroides e locais. Duas mulheres desenvolveram dor recorrente e tiveram o *sling* excisado, com alívio significativo da dor. A dor na coxa medial é um problema comum após a cirurgia de SMU transobturador e, assim como o SMU retropúbico, geralmente pode ser tratada de forma conservadora. Um ensaio prospectivo de 100 mulheres que se submeteram à cirurgia de SMU transobturador mostrou uma alta incidência de 24,4% de dor na região inguinal (Lim et al., 2006). Um fato importante foi que, com um tratamento conservador, a incidência de dor na região inguinal persistente 12 meses após a cirurgia foi de apenas 3,7%.

Nos casos de dor crônica e infecção grave da malha em que a terapia não cirúrgica falhou, pode ser necessário tentar uma excisão completa da malha de ambos os lados do osso. No caso de malha retropúbica, isso envolve uma incisão abdominal e vaginal, e no caso de malha transobturadora envolve uma incisão vaginal e da coxa medial. **Para a excisão completa da malha transobturadora, geralmente consultamos um cirurgião ortopédico para auxiliar com dissecções laterais do *sling*.** Em 2012, Reynolds et al. publicaram seus resultados de uma série de oito pacientes com dor crônica na região inguinal após SMU transobturador que precisou de excisão da malha do forame obturador. Cinco das oito pacientes foram curadas da dor após uma média de 8 meses de acompanhamento.

Disfunção Miccional após Cirurgia de Sling *Médio-uretral*

A disfunção miccional é um problema comum após a cirurgia de SMU. **Esses sintomas urinários são tipicamente o resultado da obstrução do *sling* como consequência da colocação do *sling* com muita tensão ou no local errado (muito proximal) ou associados a prolapso de órgãos pélvicos (não reconhecido no pré-operatório ou *de novo*). No entanto, algumas pacientes podem ter disfunção miccional sem evidência de obstrução.** Com base na experiência anedótica da remoção de centenas de *slings* cronicamente obstrutivos, descobrimos que os *slings* obstrutivos são mais suscetíveis de serem encontrados perto do colo vesical. Além disso, verificamos que a progressão de prolapso anterior e apical pode fazer que o *sling* não obstrutivo se torne obstrutivo 10 anos ou mais após a colocação do *sling*. Se o diagnóstico de obstrução do *sling* estiver gerando dúvidas, pode-se realizar a urodinâmica para confirmar (Volkmer et al., 2003; Levin et al., 2004). Mais uma vez, enquanto a maior parte da disfunção miccional após a cirurgia de SMU é o resultado de obstrução do *sling*, nem todas as pacientes terão obstrução na avaliação urodinâmica. A Tabela 84-17 apresenta uma revisão da literatura sobre o manejo de disfunção miccional após a cirurgia de SMU.

As Tabelas 84-9, 84-10 e 84-11 contêm informações sobre as taxas de disfunção miccional com SMU. **Em geral, as taxas de urgência *de novo* e retenção urinária perioperatória são semelhantes entre os diferentes tipos de SMU. Os sintomas mais comuns de obstrução são** incapacidade de urinar (retenção urinária), esvaziamento incompleto e urgência e frequência *de novo*. Ao longo de várias semanas a um mês, os sintomas irritativos (urgência, frequência e dor) tornam-se mais prevalentes conforme a bexiga tenta se ajustar à obstrução.

A avaliação ideal para pacientes com disfunção miccional pós--operatória é mal definida na literatura. A decisão de realizar

TABELA 84-17 Manejo da Disfunção Miccional por Obstrução após Cirurgia de *Sling* Médio-uretral

	TOTAL DE PACIENTES EM SÉRIES	PACIENTES COM RETENÇÃO OU SINTOMAS DE OBSTRUÇÃO	MANEJO FINAL	TEMPO ATÉ A CIRURGIA (MÉDIO OU MEDIANA)	RESOLUÇÃO DA RETENÇÃO APÓS O MANEJO CIRÚRGICO	CONTINÊNCIA APÓS O MANEJO CIRÚRGICO
Klutke et al., 2001	600	17 (2,8%)	17 – afrouxamento transvaginal ou transecção do *sling* na linha média	64 dias	100%	94%
Meschia et al., 2001	404	17 (4,0%)	15 – observação ou CIL 2 – transecção do *sling* na linha média	NR	100%	NR
Rardin et al., 2002b	1.175	23 (2,0%)	17 – transecção do *sling* na linha média 2 – uretrólise 4 – ressecção segmentar	121 dias	100%	82%
Kuuva e Nilsson, 2002	1.455	34 (2,3%)	33 – observação ou CIL 1 – transecção do *sling* na linha média	90 dias	100%	100%
Hong et al., 2003	375	32 (8,5%)	28 – observação ou CIL 4 – transecção do *sling* na linha média	90 dias	100%	100%
Karram et al., 2003	350	17 (4,9%)	11 – CIL 6 – transecção do *sling* na linha média	42 dias	100%	67%
Volkmer et al., 2003	—	3	2 – transecção do *sling* na linha média 1 – ressecção segmentar	214 dias	86%	67%
Long et al., 2004	71	7 (9,9%)	7 – transecção do lado direito (*J-sling*)	28 dias	100%	71%
Levin et al., 2004	313	8 (2,6%)	7 – cateter 1 – ressecção segmentar e uretrólise	60 dias	100%	100%
Tsivian et al., 2004	—	8	5 – transecção do *sling* na linha média 3 – ressecção segmentar	420 dias	100%	75%
Zubke et al., 2004	—	3	3 – transecção do *sling* na linha média e alongamento da malha	NR	100%	100%
Abouassaly et al., 2004	241	47 (19,5%)	37 – CIL 7 – transecção do *sling* na linha média 3 – ressecção segmentar	NR	NR	60%
Hammad et al., 2005	1.459	95 (6,5%)	62 – CIL ou cateter 19 – transecção do *sling* na linha média 7 – uretrólise 7 – afrouxamento transvaginal	NR	NR	NR
Sokol et al., 2005	267	29 (10,9%)	13 – uretrólise 11 – CIL ou cateter 5 – dilatação uretral	42 dias	100%	NR
Nguyen, 2005	163	10 (6%)	10 – afrouxamento transvaginal	5 dias	100%	100%

TABELA 84-17 Manejo da Disfunção Miccional por Obstrução após Cirurgia de Sling Médio-uretral (Cont.)

	TOTAL DE PACIENTES EM SÉRIES	PACIENTES COM RETENÇÃO OU SINTOMAS DE OBSTRUÇÃO	MANEJO FINAL	TEMPO ATÉ A CIRURGIA (MÉDIO OU MEDIANA)	RESOLUÇÃO DA RETENÇÃO APÓS O MANEJO CIRÚRGICO	CONTINÊNCIA APÓS O MANEJO CIRÚRGICO
Laurikainen e Killholma, 2006	9.040	50 (0,6%)	50 – transecção do sling na linha média ou transecção bilateral	197 dias	88%	49%
Gamé et al., 2006	—	30	30 – transecção lateral do sling	381 dias	70%	91%
Glavind e Glavind, 2007	143	10 (7%)	5 – afrouxamento transvaginal 3 – CIL 2 – transecção do sling na linha média	92 dias	100%	71%
Hinoul et al., 2011	98	2 (2%)	2 – transecção do sling na linha média	NR	100%	NR
Bianchi-Ferraro et al., 2013	117	4 (3,4%)	4 – CIL	NR	100%	NR

CIL, cateterismo intermitente limpo; NR, não registrado.

uretrólise costuma se basear em uma clara relação temporal entre o início dos sintomas e o procedimento cirúrgico. O estudo urodinâmico pode ser útil em casos selecionados a critério do médico. No entanto, parece que a relação temporal correlacionando sintomas com um procedimento cirúrgico antecedente deve ser o principal critério na seleção de pacientes para os procedimentos de uretrólise e liberação do *sling*. **A cistoscopia é útil para descartar patologia da bexiga, perfuração uretral pela malha e colo vesical hipersuspenso.**

Em outros ensaios não randomizados mais antigos, não pareceu haver uma diferença significativa na disfunção miccional pós-operatória entre cirurgias de SMU retropúbico e transobturador (Mansoor et al., 2003; de Tayrac et al., 2004). **No entanto, em um ensaio controlado randomizado mais recente por Richter et al. (2010), houve uma taxa de disfunção miccional significativamente maior exigindo intervenção cirúrgica (ou cateter permanente) depois de SMU retropúbico em comparação com um procedimento de *sling* transobturador (2,7% vs. 0%).** Além disso, a taxa de retenção urinária (cateter durante mais de 6 semanas) foi também mais elevada no grupo de SMU retropúbico (3,7% vs. 0,7%).

Ao selecionar pacientes para o procedimento de SMU retropúbico, pode ser útil identificar fatores pré-operatórios preditivos de disfunção miccional e retenção urinária após a cirurgia. Em um ensaio realizado por Hong et al. (2003), foram analisadas 375 pacientes para observar fatores que previam retenção urinária após o procedimento de SMU retropúbico. A retenção urinária, definida como a necessidade de cateterização durante 72 horas ou mais após a cirurgia, foi identificada em 32 pacientes. Vinte e oito pacientes retomaram a micção normal em 3 meses, e quatro pacientes precisaram de um procedimento de liberação transvaginal do *sling*. Na análise multivariada, apenas o fluxo máximo previu retenção urinária. Em 2004, um pequeno estudo com 14 pacientes mostrou que a baixa PdetQmáx em um estudo pré-operatório de pressão *versus* fluxo correlacionou-se com elevado RPM em três pacientes que tinham sido submetidas a cirurgia de SMU retropúbico (Kawashima et al., 2004).

Tsivian et al. (2009) avaliaram o efeito da cirurgia vaginal concomitante sobre os resultados da colocação de *sling* transobturador. O grupo sem cirurgia vaginal concorrente não teve disfunção miccional pós-operatória, enquanto sete (11%) no grupo de pacientes submetidas a cirurgia pélvica adicional tiveram disfunção miccional. No entanto, Sokol et al. (2005), que observaram fatores relacionados com a micção normal atrasada em pacientes com e sem correção de prolapso concomitante no momento da sua cirurgia de SMU retropúbica, não encontraram essa mesma tendência. A média dos dias para urinar (8 dias vs. 5 dias) e a taxa de retenção urinária foram semelhantes entre pacientes com e sem correção do prolapso. No entanto, a idade mais avançada, o menor IMC e a ITU pós-operatória foram preditores independentes de aumento do tempo de esvaziamento adequado. A história anterior de cirurgia de incontinência foi a única variável independente preditiva de retenção urinária. Em resumo, **não parece haver um consenso na literatura sobre fatores pré-operatórios que contribuem para a disfunção miccional após a cirurgia de SMU.**

Manejo da Disfunção Miccional após Cirurgia de *Sling* Médio-uretral. **A obstrução urinária após a cirurgia de SMU é geralmente transitória e pode ser controlada com cateterismo intermitente de curto prazo, embora às vezes os sintomas requeiram liberação do *sling*.** A retenção a longo prazo após a cirurgia de SMU retropúbico é uma complicação rara. Nesses casos, a remoção ou a incisão do *sling* geralmente melhoram os sintomas da paciente.

Na maioria dos casos, a disfunção miccional pós-operatória pode ser tratada com sucesso de forma conservadora. Na literatura, drenagem por cateter temporário, CIL, micção cronometrada, *biofeedback*, treinamento do músculo do assoalho pélvico e terapia médica seletiva têm sido bem-sucedidos de certo modo no manejo da disfunção miccional pós-operatória. Na análise de Kuuva e Nilsson da base de dados finlandesa (2002), 20 de 34 pacientes com retenção urinária retomaram um padrão de esvaziamento normal após apenas 1 dia a 2 semanas de tratamento conservador. No entanto, 2 pacientes levaram 5 e 6 semanas para terem a micção de volta ao normal. Apenas uma das 34 pacientes precisou de lise do *sling* na linha média, e a micção normal foi retomada. Além disso, nesse estudo, havia 111 pacientes com disfunção miccional, mas sem retenção. Treze dessas pacientes apresentavam disfunção miccional que durou até 4 meses, e duas pacientes precisaram de transecção cirúrgica do *sling* para alcançar um padrão de esvaziamento normal (Kuuva e Nilsson, 2002, 2003).

Vários estudos têm mostrado algum benefício da dilatação uretral ou afrouxamento do *sling* sob anestesia (Hong et al., 2003; Ozel et al., 2004; Mishra et al., 2005). Mishra et al. (2005) realizaram dilatação uretral em três de 52 mulheres que tiveram retenção de 3 meses após a cirurgia de SMU. Duas das três pacientes tinham micção eficaz após a dilatação da uretra. Nessa série, a taxa de retenção pós-operatória foi significativamente maior (23%) do que em outros dados publicados. **Segundo nossa experiência, a dilatação uretral é de utilidade limitada e, se utilizada de maneira muito agressiva, pode ser prejudicial.** Há preocupações sobre a potencial natureza traumática da dilatação, o que pode induzir a cicatrização da uretra ou levar a perfuração pela malha.

O corte do SMU na linha média através de uma única incisão vaginal vertical é o método preferido para tratar a disfunção miccional persistente que resulta de um *sling* obstrutivo nos primeiros 3 meses após a cirurgia. Em nossa opinião, depois de 3 meses, o *sling* é fixado ao longo de todo o seu curso, e a incisão do *sling* na linha média pode não conseguir o relaxamento do *sling* suficiente para resolver a disfunção miccional. Nesses casos, realizamos uma excisão mais formal do *sling* e uretrólise semelhante ao descrito anteriormente para excisão do *sling* após perfuração.

Estudos de Laurikainen e Killholma (2006), Gamé et al. (2006), Clifton et al. (2014) e Klutke et al. (2001) descobriram que 50%, 70%, 79% e 94% das pacientes, respectivamente, permaneceram com continência normal após lise do *sling*. Na grande revisão realizada por Klutke et al. (2001), (17) das 600 pacientes (2,8%) precisaram de reoperação secundária a retenção urinária e sintomas obstrutivos persistentes após a cirurgia de SMU retropúbico. Na sua série, a liberação do *sling* foi realizada em média de 64 dias após a cirurgia de SMU. O *sling* foi identificado e liberado com tração inferior de 1 cm ou cortado na linha média. Houve uma lesão uretral, que foi reparada sem sequelas. Os sintomas foram resolvidos em todas as pacientes após liberação do *sling*. Todas as pacientes apresentaram micção até sua conclusão, e 16 permaneceram com a continência normal. Em 2006, Laurikainen e Killholma realizaram uma revisão retrospectiva nacional de 9.040 pacientes que tinham se submetido a cirurgia de SMU. Nesse estudo, aproximadamente 50% das 48 pacientes que precisaram de lise do *sling* foram curadas da disfunção miccional e permaneceram com continência normal. No entanto, quatro (8,3%) continuaram a ter retenção após a lise. Não houve diferença na taxa de continência entre as pacientes com base no intervalo entre a colocação do SMU e lise do *sling*. A repetição da lise do *sling* ou uretrólise foi usada para tratar a retenção refratária. Por último, Gamé et al. (2006) apresentaram resultados de 30 mulheres que precisaram de lise do *sling* com uma incisão lateral do *sling*, ao longo de um período de 4 anos. É importante observar que 70% tinham a continência normal após a intervenção.

Zubke et al. (2004) trataram três pacientes com obstrução da uretra após a cirurgia de SMU empregando uma técnica cirúrgica nova. Cortaram o *sling* na linha média com uma abordagem transvaginal e suturaram as extremidades do *sling* à malha de polipropileno, alongando o *sling*. Todas as três pacientes tinham continência normal e retomaram micção normal após a intervenção.

O momento exato da incisão do *sling* na literatura é variável. No entanto, a maioria dos autores recomenda esperar, pelo menos, 2 semanas (Long et al., 2004; Glavind e Glavind de 2007) antes da incisão do *sling* em casos de obstrução do *sling*. Mesmo que Kuuva e Nilsson (2002) tenham relatado retorno ao normal da micção após 6 semanas de tratamento conservador, a maioria dos estudos não apoia a espera de mais de 4 semanas. **Em nossa opinião, nos casos de obstrução significativa ou retenção, o *sling* deve ser incisado no prazo de 4 semanas após a cirurgia.** Além disso, em nossa experiência, mesmo que algumas pacientes possam retornar ao "esvaziamento normal" com tratamento conservador, muitas vezes elas têm urgência e frequência persistente.

Disfunção Sexual após Cirurgia de Sling Médio-uretral

Vários graus de disfunção sexual foram relatados após a cirurgia de SMU. A taxa de disfunção sexual após cirurgia de SMU chega até 20% (Mazouni et al., 2004). No estudo de Mazouni et al. (2004), 71 mulheres foram acompanhadas prospectivamente após serem submetidas a cirurgia de SMU retropúbico. Nesse estudo, 55 mulheres não tinham comprometimento sexual antes da cirurgia, e 14,5% das mulheres desenvolveram dispareunia e 5,4% experimentaram uma diminuição da libido após a cirurgia. No entanto, em um estudo mais recente de 1.112 mulheres por Stav et al. (2010b) não concebido para observar especificamente a disfunção sexual, a taxa de dispareunia *de novo* após a cirurgia de SMU foi de apenas 3%.

Marszalek et al. (2007) realizaram uma análise transversal e observaram que uma deterioração de 14,3% na função sexual foi significativamente associada a urgência *de novo*, dispareunia e a sensação de esvaziamento incompleto. Em 2008, Demirkesen et al. compararam a

> **PONTOS-CHAVE: DISFUNÇÃO MICCIONAL POR *SLING* MÉDIO-URETRAL**
>
> - Com base nos dados disponíveis, parece que a retenção urinária e a disfunção miccional obstrutiva de longo prazo são raras após o procedimento de SMU.
> - Embora as definições de retenção urinária e as indicações de manejo variem na literatura relatada, a maioria das pacientes é inicialmente tratada conservadoramente.
> - Casos anedóticos mostraram benefício modesto da dilatação uretral.
> - Para pacientes com urina residual persistentemente elevada e sintomas incômodos refratários ao tratamento conservador, os procedimentos de liberação transvaginal do *sling* fornecem consistentemente a resolução dos sintomas, com manutenção da continência na maioria das pacientes. Recomenda-se um período de espera de, pelo menos, 2 a 4 semanas antes da liberação do *sling*.
> - A liberação do *sling* deve ser tentada através de uma pequena incisão vaginal na linha mediana usando dissecção mínima.

satisfação sexual após a cirurgia de SMU e colpossuspensão de Burch. Nesse estudo, 54% expressaram uma alteração negativa, com a maioria relatando dispareunia. O SMU pareceu afetar mais negativamente a satisfação sexual, mas a diferença não foi significativa. Kuhn et al. (2009a) analisaram o impacto da remoção do *sling* no pós-operatório da dispareunia feminina *de novo* e constataram que a dor melhorou significativamente.

Há também evidências de que o tratamento da incontinência urinária pode melhorar a função sexual após a cirurgia. No ensaio randomizado controlado por Ward e Hilton (2008), a taxa de dispareunia, na verdade, diminuiu de 34% no pré-operatório para 13% 5 anos após cirurgia de *sling*. Em 2009, Bekker et al. publicaram os resultados de uma avaliação retrospectiva da função sexual em 136 mulheres após a cirurgia de SMU. Os autores descobriram que 21,3% das mulheres relataram melhora na relação sexual após a cirurgia e 5,9%, piora da relação sexual. Os autores atribuíram, principalmente, a função sexual melhorada a uma redução significativa na incontinência coital.

Outras Complicações após Cirurgia de Sling Médio-uretral

Um grupo diverso de complicações tem sido relatado com o SMU, além dos mencionados anteriormente. Elas consistem em infecção, hemorragia, lesão vascular, perfuração intestinal e morte. Provavelmente, a ITU é a complicação mais comum e facilmente tratável da cirurgia de SMU. As taxas de ITU após cirurgia de SMU variam de 22% para 31% em grandes ensaios clínicos randomizados (Ward e Hilton, de 2002; Richter et al., 2010).

Outra complicação menos comum é o **sangramento** intraoperatório e pós-operatório. Essa complicação é geralmente variável e subjetivamente relatada na literatura. Uma revisão da literatura revela que **sangramento grave ou hematoma ocorrem em aproximadamente 2% a 3% das pacientes e, geralmente, podem ser controlados com observação ou compressão local** (Tabela 84-13, *disponível exclusivamente on-line em inglês no site www.expertconsult.com*). A Tabela 84-13 mostra também que, em oito de 10 estudos revisados comparando diferentes cirurgias de SMU, as complicações hemorrágicas ocorreram mais comumente após a cirurgia de SMU retropúbico. Em seu estudo, Wei et al. (2012) observaram que a perda média de sangue estimada após a cirurgia de SMU era de 156 mL. Em 2004, Flock et al. (2004) relataram que 4,1% de 249 pacientes experimentaram hemorragia de 300 mL ou mais, e foi necessária intervenção cirúrgica após a cirurgia de SMU retropúbica. Tseng et al. (2005) realizaram ultrassonografia em todas as 62 mulheres após a cirurgia de SMU e descobriram que 8 (12,9%) pacientes apresentavam hematomas retropúbicos significativos superiores a 5 cm no dia após a cirurgia. Apenas uma paciente precisou de evacuação do hematoma, e, no restante, a repetição dos exames ultrassonográficos 1 mês após a cirurgia revelou que o hematoma tinha se resolvido. **Esse estudo revelou que um hematoma pós-operatório pode ser um evento assintomático relativamente comum após a passagem do trocarte.**

As complicações sérias como perfuração vascular, perfuração intestinal, ou até mesmo morte, continuam sendo extremamente raras. A taxa de complicações vasculares graves no registro finlandês foi de 0,07% (Kuuva e Nilsson, 2002). Comparativamente, o registro austríaco relatou uma taxa de perfuração intestinal de 0,04% (Tamussino et al., 2001). Em 2007, Deng et al. (2007) avaliaram as complicações relatadas ao banco de dados FDA MAUDE. Os autores descobriram que, de 928 complicações relatadas, 161 foram consideradas principais. As complicações principais foram 39 lesões vasculares, 38 lesões intestinais e 10 mortes.

QUESTÕES LEGAIS E REGULATÓRIAS RELACIONADAS COM COMPLICAÇÕES DA MALHA DO *SLING*

A FDA aprovou o primeiro SMU para uso pelo meio do processo de aprovação 510 (k) em 1998. É interessante notar que todos os SMU subsequentes também foram aprovados para uso por este processo (Secunda, 2011). O processo de aprovação 510 (k) para produtos de classe II (produtos de malha enquadram-se nesta classe) possibilita que os fabricantes de dispositivos médicos ignorem o procedimento normal de aprovação pré-comercialização desde que o novo dispositivo seja substancialmente equivalente a um produto existente (US Food and Drug Administration, 2013a, 2013b). Como a FDA determina que um produto é substancialmente equivalente a um produto existente, a empresa recebe uma carta de aprovação para comercializar o novo dispositivo.

O sucesso do SMU para a incontinência levou ao desenvolvimento de produtos de malha para reparo de prolapso de órgãos pélvicos. Posteriormente, a FDA determinou que esses produtos de malha eram substancialmente equivalentes aos existentes produtos de malha já aprovados, e, por sua vez, o processo de aprovação 510 (k) da FDA levou à rápida aprovação desses produtos também. A FDA e muitos médicos acreditam que o processo de aprovação 510 (k) é uma prática necessária e importante. Esta possibilita o avanço do dispositivo médico ocorrer mais rapidamente. Deve-se observar que, por meio do Freedom of Information Act (5 U.S.C § 552(a) (2) (Título 5 do United States Code, seção 552, subseção a2), todas as comunicações escritas da FDA a fabricantes estão disponíveis online.

No entanto, embora o uso de malha durante reparo de prolapso de órgãos pélvicos tenha aumentado, também existem complicações relacionadas com o seu uso. Em outubro de 2008, a FDA lançou uma notificação de saúde pública (NSP) para alertar o público sobre as complicações "raras" e problemas relacionados a produtos de malha transvaginal utilizados para prolapso de órgãos pélvicos. **Em 2011, a FDA modificou esse alerta, removendo o termo "raro" e afirmando que a malha cirúrgica para reparo de prolapso de órgãos pélvicos não melhora conclusivamente os resultados em comparação com os reparos tradicionais não malha ou de tecidos nativos e está associada a resultados adversos únicos potencialmente graves** (US Food and Drug Administration, 2011).

Caso observe que um produto aprovado pela FDA através do processo 510 (k) tem potenciais graves consequências adversas à saúde, a FDA pode exigir que o fabricante realize dispendiosos 522 estudos de vigilância pós-comercialização. No caso de malha para a cirurgia pélvica, a FDA foi alertada para possíveis eventos adversos graves por meio do banco de dados MAUDE e relatos na literatura urológica e ginecológica. Em janeiro de 2012, a FDA determinou que todos os fabricantes de malha de prótese sintética e materiais de enxerto biológicos comercializados para reparo de prolapso de órgãos pélvicos e produtos de *sling* de incisão única realizassem 522 estudos de vigilância pós-comercialização. Os produtos de SMU (exceto *slings* de incisão única) foram excluídos dessa determinação, pois em setembro de 2011 um painel consultor da FDA considerou os produtos de SMU existentes "seguros e eficazes" e recomendou que esses produtos não fossem submetidos a 522 estudos de vigilância pós-comercialização. Para os produtos de SMU futuros, a FDA determinou que o processo de aprovação 510 (k) é ainda aplicável desde que estudos de banco ou em animais bem desenhados sejam incluídos com a inscrição da 510 (k). No entanto, antes da comercialização, estudos clínicos para novos produtos de IUE podem ser necessários se a FDA determinar que há uma necessidade de informação clínica para demonstrar a equivalência substancial de um produto existente (Baxley, 2011).

Mesmo que a FDA tenha determinado que os produtos de SMU existentes são seguros e eficazes, isso infelizmente não impede que o SMU esteja envolvido no fanatismo de litígios relacionados com produtos utilizados para correção de prolapso de órgãos pélvicos. Em junho de 2010, um acordo foi feito para travar a ação judicial de primeira instância contra o fabricante do ObTape® (Mentor-Porgés) (Chapple et al., 2013). Até o momento, a AMS (matriz Endo Pharmaceuticals), a Ethicon (Gynecare, matriz Johnson & Johnson), a Boston Scientific e a C.R Bard têm sido alvo de processos judiciais federais multidistritais por complicações relacionadas com seus produtos de SMU. A C.R Bard e a Ethicon já interromperam a fabricação de seus produtos de malha e, conforme os litígios aumentam, outros fabricantes podem decidir seguir o exemplo. Atualmente, a maior parte dos litígios é dirigida a fabricantes de dispositivos; contudo, isso pode mudar. É importante que os cirurgiões pélvicos continuem a aconselhar bem suas pacientes sobre a natureza permanente de produtos de malha e as complicações potencialmente graves associadas à sua utilização.

Acesse www.expertconsult.com para assistir aos vídeos deste capítulo.

REFERÊNCIAS

Para consultar a lista completa de referências, acesse www.expertconsult.com.

LEITURA SUGERIDA

Abouassaly R, Steinberg J, Lemieux M, et al. Complications of tension-free vaginal tape surgery: a multi-institutional review. BJU Int 2004;94:110-3.

Albo ME, Richter HE, Brubaker L, et al. Burch colposuspension versus fascial sling to reduce urinary stress incontinence. N Engl J Med 2007;356:2143-55.

Anger JT, Weinberg AE, Albo ME, et al. Trends in surgical management of stress urinary incontinence among female Medicare beneficiaries. Urology 2009;74:283-7.

Blaivas JG, Sandhu J. Urethral reconstruction after erosion of slings in women. Curr Opin Urol 2004;14:335-8.

Campeau L, Tu LM, Lemieux MC, et al. A multicenter, prospective, randomized clinical trial comparing tension-free vaginal tape surgery and no treatment for the management of stress urinary incontinence in elderly women. Neurourol Urodyn 2007;26:990-4.

Chaikin DC, Rosenthal J, Blaivas JG. Pubovaginal fascial sling for all types of stress urinary incontinence: long-term analysis. J Urol 1998;1312-6.

Chou EC, Flisser AJ, Panagopoulos G, et al. Effective treatment for mixed urinary incontinence with a pubovaginal sling. J Urol 2003;170:494-7.

de Tayrac R, Deffieux X, Droupy S, et al. A prospective randomized trial comparing tension-free vaginal tape and transobturator suburethral tape for surgical treatment of stress urinary incontinence. Am J Obstet Gynecol 2004;190:602-8.

Doo CK, Hong B, Chung BJ, et al. Five-year outcomes of the tension-free vaginal tape procedure for treatment of female stress urinary incontinence. Eur Urol 2006;50:333-8.

Klutke C, Siegel S, Carlin B, et al. Urinary retention after tension-free vaginal tape procedure: Incidence and treatment. Urology 2001;58:697-701.

Kulseng-Hanssen S, Husby H, Schiotz HA. Follow-up of TVT operations in 1,113 women with mixed urinary incontinence at 7 and 38 months. Int Urogynecol J Pelvic Floor Dysfunct 2008;19:391-6.

Kuuva N, Nilsson C. A nationwide analysis of complications associated with the tension-free vaginal tape (TVT) procedure. Acta Obstet Gynecol Scand 2002;81:72-7.

Kuuva N, Nilsson C. Tension-free vaginal tape procedure: an effective minimally invasive operation for the treatment of recurrent stress urinary incontinence? Gynecol Obstet Invest 2003;56:93-8.

Laurikainen E, Killholma P. A nationwide analysis of transvaginal tape release for urinary retention after tension-free vaginal tape procedure. Int Urogynecol J Pelvic Floor Dysfunct 2006;17:111-9.

Leach G, Dmochowski R, Appell R, et al. Female Stress Urinary Incontinence Clinical Guidelines Panel summary report on surgical management of female stress urinary incontinence. The American Urological Association. J Urol 1997;158:875-80.

Lee KS, Han DH, Choi YS, et al. A prospective trial comparing tension-free vaginal tape and transobturator vaginal tape inside-out for the surgical treatment of female stress urinary incontinence: 1-year follow-up. J Urol 2007;177:214-8.

Lemack GE, Krauss S, Litman H, et al. Normal postoperative urodynamic testing does not predict voiding dysfunction after Burch colposuspension versus pubovaginal sling. J Urol 2008;180:2076-80.

Mansoor A, Vedrine N, Darcq C. Surgery of female urinary incontinence using trans-obturator tape (TOT): A prospective randomized comparative study with TVT. Neurourol Urodyn 2003;22:488-9.

Meltomaa S, Backman T, Haarala M. Concomitant vaginal surgery did not affect outcome of the tension-free vaginal tape operation during a prospective 3-year follow-up study. J Urol 2004;172:222-6.

Neuman M. TVT-Obturator: short-term data on the operative procedure for the cure of female stress urinary incontinence performed on 300 patients. Eur Urol 2007;51:1083-8.

Nilsson C, Falconer C, Rezapour M. Seven-year follow-up of the tension-free vaginal tape procedure for treatment of urinary incontinence. Obstet Gynecol 2004;104:1259-62.

Petros P, Ulmsten U. An integral theory and its method for the diagnosis and management of female urinary incontinence. Scand J Urol Nephrol Suppl 1993;153:1-93.

Porena M, Constantini E, Frea B, et al. Tension-free vaginal tape versus transobturator tape as surgery for stress urinary incontinence: results of a multicentre randomised trial. Eurn Urol 2007;52:1481-91.

Sokol A, Jelovsek J, Walters M, et al. Incidence and predictors of prolonged urinary retention after TVT with and without concurrent prolapse surgery. Am J Obstet Gynecol 2005;192:1537-43.

Tamussino K, Hanzal E, Kölle D, et al. Tension-free vaginal tape operation: results of the Austrian registry. Obstet Gynecol 2001;98:732-6.

Waltregny D, Gaspar Y, Reul O, et al. TVT-O for the treatment of female stress urinary incontinence: results of prospective study after a 3-year minimum follow-up. Eur Urol 2008;53:401-10.

Ward K, Hilton P. Tension-free vaginal tape versus colposuspension for primary urodynamic stress incontinence: 5-year follow-up. BJOG 2008;115:226-33.

Woodruff AJ, Cole EE, Dmochowski RR, et al. Histologic comparison of pubovaginal sling graft materials: a comparative study. Urology 2008;72(1):85-9.

85 Complications Related to the Use of Mesh and Their Repair

Shlomo Raz, MD e Lisa Rogo-Gupta, MD

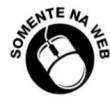

Pelvic Reconstructive Surgery

Complications of Mesh in Pelvic Reconstructive Surgery

Evaluation of Mesh Complications

Treatment of Mesh Complications

Conclusion

86 Injection Therapy for Urinary Incontinence

Sender Herschorn, MD, FRCSC

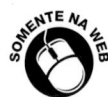

Use of Injectable Agents in Female Stress Urinary Incontinence

Pathophysiology of Postprostatectomy Incontinence and the Use of

Injectable Agents for Male Stress Urinary Incontinence

Use of Injectables for Incontinence after Urinary Diversion

87 Additional Therapies for Storage and Emptying Failure

Timothy B. Boone, MD, PhD e Julie N. Stewart, MD

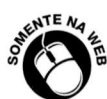

Additional Therapies for Storage Failure at the Bladder Level

Additional Therapies for Storage Failure at the Bladder Outlet

Additional Therapies for Emptying

Catheterization

Increasing Intravesical Pressure or Facilitating Bladder Contractility

Additional Therapies for Storage and Emptying Failure: Circumventing the Problem

Summary

88 Aging and Geriatric Urology

Tomas L. Griebling, MD, MPH

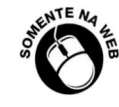

Biology and Principles of Aging

Demographics of Aging

Clinical Evaluation of the Geriatric Urology Patient

Major Geriatric Syndromes and Urology

End-of-Life Care and Urology

Summary

89 Urinary Tract Fistulae

Gopal H. Badlani, MD, FACS, Dirk J.M.K. De Ridder, MD, PhD, Jayadev Reddy Mettu, MD, MBBS e Eric S. Rovner, MD

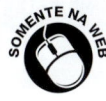

General Considerations

Urogynecologic Fistulae

Uroenteric Fistulae

Urovascular Fistulae

Other Urinary Fistulae

90 Bladder and Female Urethral Diverticula

Eric S. Rovner, MD

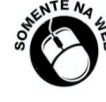

Bladder Diverticula

Female Urethral Diverticula

91 Surgical Procedures for Sphincteric Incontinence in the Male : The Artifi cial Urinary Sphincter and Perineal Sling Procedures

Hunter Wessells, MD, FACS e Andrew Peterson, MD, FACS

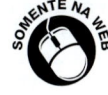

Classifi cation, Pathophysiology, and Cause

History and Development of Devices

Mechanisms of Device Action

Evaluation and Diagnosis

Indications for Surgery

Technique of Implantation

Artifi cial Urinary Sphincter Complications

Sling Complications

Long-Term Results of Artifi cial Urinary Sphincter and Slings

Summary

PARTE XIII
Distúrbios Benignos e Malignos da Bexiga

92 Tumores da Bexiga
David P. Wood, MD, Jr

Os Tumores Benignos da Bexiga

Câncer Urotelial

Neoplasias não Uroteliais

O urotélio da bexiga é tradicionalmente considerado como sendo revestido de células de transição, que, tal como sugerido pelo nome, podem transformar-se em uma variedade de tumores benignos e malignos. Neste capítulo vamos discutir epidemiologia, etiologia, patologia, estadiamento, origem, recorrência, disseminação, biologia molecular, detecção e prevenção dos tumores benignos e malignos mais comuns da bexiga, com ênfase na neoplasia urotelial

OS TUMORES BENIGNOS DA BEXIGA

Existem inúmeros tumores benignos da bexiga, porém, os mais comuns incluem metaplasia epitelial, leucoplasia, papiloma invertido, adenoma nefrogênico, leiomioma, cistite cística e cistite glandular.

Metaplasia Epitelial

A metaplasia epitelial consiste de área focal do urotélio alterado, com nuclearidade e arquitetura celular usuais, cercado por urotélio normal, geralmente localizado no trígono e composto de células escamosas (metaplasia escamosa) ou glandulares (metaplasia glandular). A metaplasia escamosa muitas vezes tem uma aparência nodular e tem uma cobertura de um material branco, escamoso, facilmente removível, sobre o trígono. A metaplasia glandular aparece como área de erupção de cor vermelha com aparência inflamatória, que é muitas vezes confundida com câncer. **Aproximadamente 40% das mulheres e 5% dos homens apresentam metaplasia escamosa da bexiga, que é geralmente relacionada com infecção, trauma ou cirurgia** (Ozbey et al., 1999). Lesões da medula espinhal estão associadas com a metaplasia escamosa, provavelmente a partir de trauma causado por cateteres e infecções do trato urinário (Vaidyanathan et al., 2003). A metaplasia glandular pode envolver extensivamente a bexiga, especialmente o trígono, mas a biópsia não é requerida. O tratamento é desnecessário, e agentes de prevenção ainda não foram identificados.

Leucoplasia

A leucoplasia da bexiga é semelhante à metaplasia escamosa, com a adição de deposição de queratina que aparece como uma substância branca, escamosa e flutuante na bexiga (Staack et al., 2006). A leucoplasia ocorre em outros órgãos que estão cobertos por epitélio escamoso e é muitas vezes pré-maligna (Zhang et al., 2009). No entanto, estudos citogenéticos da leucoplasia na bexiga são consistentes com uma lesão benigna e não é necessário tratamento (Staack et al., 2006).

Papiloma Invertido

O papiloma invertido é uma lesão proliferativa benigna, que está associada com inflamação crónica ou obstrução do colo vesical e pode ser localizado em toda bexiga, mas frequentemente no trígono, compreendendo menos de 1% de todos os tumores vesicais (Jones et al., 2007; Kilciler et al., 2008; Picozzi et al., 2012). O papiloma invertido pode demonstrar um padrão de crescimento invertido, composto de ilhas anastomosadas de células uroteliais histologicamente e citologicamente normais invaginando da superfície do urotélio para a lâmina própria, mas não para a muscular própria (Fig. 92-1) (Picozzi et al., 2012). **Quando diagnosticada, de acordo com critérios bem definidos (e.g., falta de atipia citológica), o papiloma invertido se comporta de forma benigna, com apenas 1% de recorrência do tumor** (Kilciler et al., 2008; Picozzi et al., 2012). O uso de hibridização fluorescente *in situ* (FISH) para avaliar as alterações cromossômicas pode distinguir o papiloma invertido do câncer urotelial com um padrão de crescimento invertido (Jones et al., 2007). A ressecção transuretral é o tratamento preferencial.

Papiloma

O papiloma urotelial é um crescimento proliferativo benigno na bexiga que é composto por hastes delicadas alinhadas por urotélio de aparência normal (Fig. 92-1) (Montironi e Lopez-Beltran, 2005). **Os papilomas foram previamente classificados como tumores Ta grau 1 da bexiga até que em 1998 a Organização Mundial de Saúde (OMS) mudou a classificação para câncer não invasivo da bexiga** (Epstein et al., 1998). Os papilomas raramente têm figuras de mitose e faltam marcadores de crescimento agressivo tais como *TP53* ou mutações do tipo *RB*, mas 75% desses tumores têm mutações no receptor-3 para o fator de crescimento de fibroblastos *(FGFR-3)* (van Rhijn et al., 2004). Os papilomas podem reaparecer, mas eles não progridem ou são invasivos.

Adenoma Nefrogênico

O adenoma nefrogênico é um tumor raro causado pela irritação crônica do urotélio que surge a partir de uma variedade de causas, incluindo traumas, cirurgias anteriores, transplantes renais, quimioterapia intravesical, cálculos, cateteres e infecções (Wood et al., 1988; Pavlidakey et al., 2010). O adenoma nefrogênico é composto de túbulos de aparência glandulares semelhantes a túbulos renais que envolvem a mucosa e submucosa da bexiga. A lesão pode ser vascular, o que explica a presença de hematúria macroscópica na maioria casos (Franke et al., 2011). Não há associação racial ou de gênero com a entidade. **A recorrência**

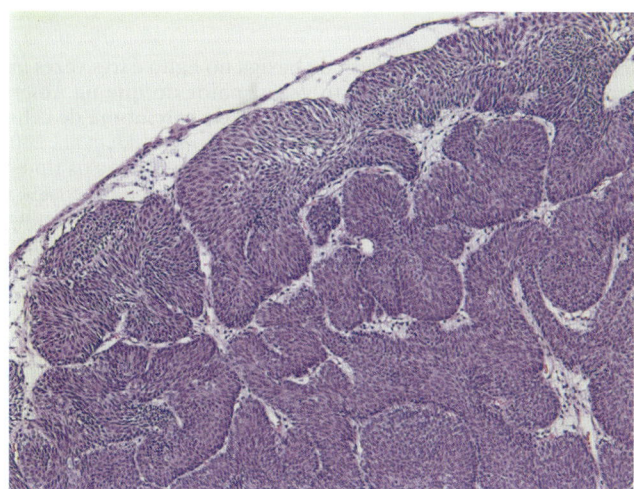

Figura 92-1. Papiloma.

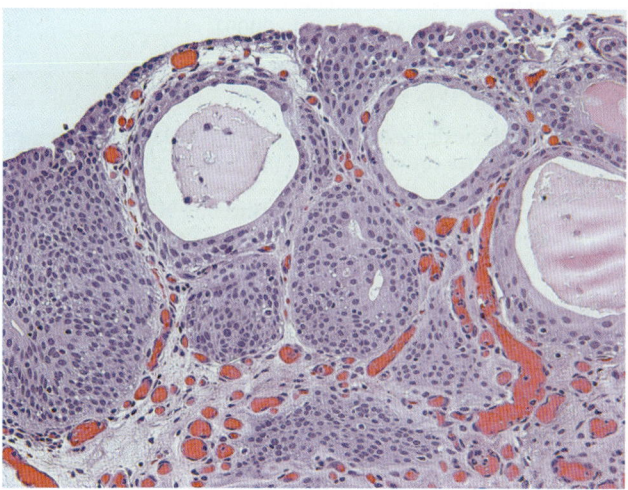

Figura 92-2. Cistite Glandular.

constante da inflamação crônica sugere que as mudanças metaplásicas no urotélio tendem a evoluir para o adenoma nefrogênico, embora alguns autores já tenham proposto uma teoria que o adenoma nefrogênico surge através de ninhos de tecido mesonéfricos no urotélio que são ativados com uma lesão na mucosa (Franke et al., 2011). O sinal mais frequente que se apresenta neste caso é hematúria macroscópica, muitas vezes conjuntamente com uma infecção urinária. O tratamento consiste na ressecção transuretral e eliminação da irritação crônica.

Cistite Cística e Glandular

A cistite cística e/ou glandular é um achado comum em bexigas normais, geralmente associada a inflamação ou obstrução crônica (Semins e Schoenberg, 2007). Esses tumores benignos representam ninhos císticos que são revestidos por células colunares ou cúbicas e são tipicamente associados com a proliferação de ninhos de von Brunn (Fig. 92-2). A cistite glandular pode ser associada com a lipomatose pélvica e pode ocupar a maior parte da bexiga (Buckley, et al., 2007). Há relatos de alguns casos de cistite cística ou glandular que se transformaram em adenocarcinoma, portanto, avaliações endoscópicas regulares são recomendadas (Smith et al., 2008). A apresentação mais comum da cistite cística ou glandular é através de sintomas urinários irritativos e hematúria. O tratamento é a ressecção transuretral e alívio da obstrução ou condição inflamatória.

Leiomioma

Os leiomiomas são a forma mais comum de tumores benignos não epiteliais da bexiga, sendo compostos de músculo liso benigno. Centenas de casos foram relatados, mas isso pode sub-representar a verdadeira prevalência. Esses tumores ocorrem mais comumente em mulheres em idade fértil e são histologicamente semelhantes ao leiomioma uterino (Goel e Thupili, 2013). O leiomioma aparece como indentações suaves na bexiga e pode ser confundido com um tumor na bexiga, exceto pelo urotélio normal que se sobrepõe ao tumor (Fasih et al., 2008). Exames de imagens, especialmente a ressonância magnética (IRM), podem confirmar o diagnóstico e poupar procedimentos invasivos (Fasih et al., 2008). A ressecção cirúrgica é necessária se o mioma é grande ou doloroso.

CÂNCER UROTELIAL

Epidemiologia

A taxa de incidência de uma neoplasia é definida através do número de novos casos diagnosticados por 100.000 pessoas no período de um ano. A taxa de prevalência é o número total de casos de câncer por 100.000 pessoas no período de um ano, e não apenas novos casos. **Como o câncer urotelial é uma neoplasia ligada ao ambiente e ao tempo de vida, as taxas de incidência e prevalência aumentam com a idade, com pico na oitava década de vida, existindo forte associação entre agentes ambientais e sua formação** (Parkin, 2008; Siegel et al., 2013). A taxa de incidência do câncer urotelial vem aumentando ao longo dos últimos 60 a 70 anos, mas recentemente o índice diminuiu significativamente e em algumas áreas geográficas se estabilizou (Parkin, 2008). Infelizmente, a taxa de incidência aumenta com maior rapidez em países subdesenvolvidos, onde a industrialização levou a maior exposição à carcinógenos. **De acordo com estatísticas da American Cancer Society, houve um total de 72.570 casos diagnosticados nos Estados Unidos em 2013, envolvendo 54.610 homens e 17.960 mulheres, totalizando um percentual de 7% de todos os casos de câncer** (Siegel et al., 2013). O câncer da bexiga é uma doença letal, com 15.210 mortes registradas em 2013, incluindo 10.820 homens e 4.390 mulheres, e representa 3% de todas as mortes por câncer (Siegel et al., 2013). O câncer de bexiga contribuiu para a diminuição absoluta de 0,7% na taxa de mortalidade por câncer verificada durante este tempo, quando todos os tipos de neoplasia são considerados (Siegel et al., 2013). Globalmente, a taxa de incidência de câncer de bexiga vem aumentando, mas devido principalmente aos programas contra o tabagismo, este aumento seguiu um ritmo mais lento durante a última década (Parkin, 2008). A taxa de mortalidade pelo câncer de bexiga diminuiu significativamente entre 1990 a 2004, com a mortalidade de ambos homens e mulheres atingindo uma queda de 18,4% (Fig. 92-3). A diminuição da taxa de mortalidade é mais evidente em homens do que em mulheres por causa de um pico anterior, quando os homens começaram a fumar, fato que ocorreu aproximadamente 20 anos antes das mulheres. Devido ao período de latência dos agentes causadores de câncer uroteliais pelo tabaco, devemos observar uma diminuição na taxa de mortalidade em mulheres em 15 a 20 anos, já que os programas de prevenção ao tabagismo tornaram-se mais generalizados.

Diferenças de Gênero, Raça e Idade

Os homens são três a quatro vezes mais propensos a desenvolver câncer de bexiga do que as mulheres, presumivelmente por causa do aumento da prevalência do tabagismo e da exposição a toxinas ambientais (Parkin, 2008; Siegel et al., 2013). Homens negros têm taxa de incidência 19% maior do que os homens brancos para todos os cânceres e taxa de mortalidade 37% maior. No entanto, os homens brancos apresentam taxas de incidência e mortalidade para o câncer urotelial maiores do que os negros (Parkin, 2008; Siegel et al., 2013). As mulheres negras têm uma incidência 6% menor, mas uma taxa de mortalidade 17% maior do que as mulheres brancas para todos os tipos de câncer (Siegel et al., 2013). No entanto, o câncer de bexiga é aproximadamente 1,5 vez mais comum em mulheres brancas do que em mulheres negras. **Um homem branco tem uma probabilidade de 3,7% de desenvolver câncer urotelial em sua vida, o que é cerca de três vezes maior do que**

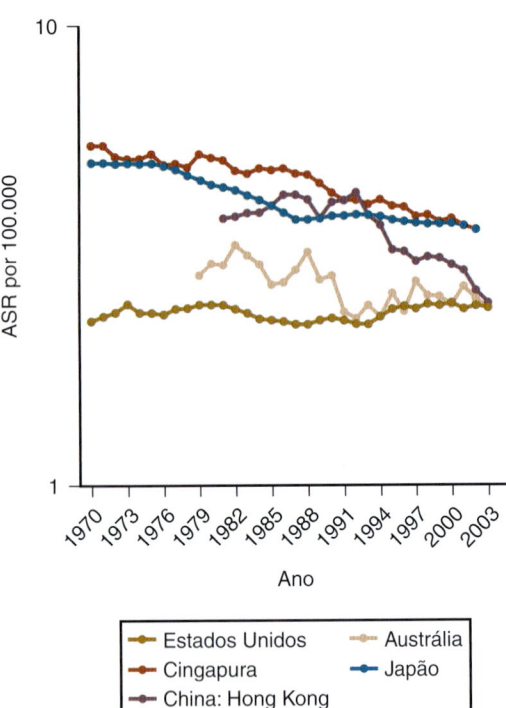

Figura 92-3. Taxa padronizada por idade (ASR) da mortalidade global pelo câncer de bexiga. (De Parkin DM. The global burden of urinary bladder cancer. Scand J Urol Nephrol Suppl 2008; 218:12–20.)

a probabilidade de mulheres brancas ou homens negros e mais de 4,5 vezes a probabilidade para as mulheres negras (Hayat et al., 2007; Siegel et al., 2013). O risco de desenvolver um câncer invasivo de bexiga é relacionado à idade (Siegel et al., 2013). Para os homens desde o nascimento até 39 anos, o índice de incidência de câncer invasivo de bexiga é de 0,02%; idade entre 40 a 59 anos, 0,41%; idades de 60 a 69 anos, 0,96%; idades 70 anos e mais velhos, 3,5%; e desde o nascimento até a morte, de 3,7%. A incidência de câncer de bexiga para as mulheres desde o nascimento até a idade de 39 anos é de 0,1%; com idades entre 40 aos 59 anos, 0,13%; idades de 60 a 69 anos, 0,26%; idades de 70 anos e mais velhos, 0,99%; e do nascimento à morte, 1,17%. **Em geral, os adolescentes e adultos jovens (com menos de 40 anos) tendem a desenvolver um câncer de bexiga mais diferenciado e bem menos invasivo** (Linn et al., 1998). Ao contrário de muitos outros cânceres em que pacientes mais jovens tendem a desenvolver doença de forma mais agressiva, o oposto parece ser verdadeiro no câncer de bexiga, pois esses pacientes mais frequentemente têm tumores não invasivos de baixo grau na apresentação (Wang et al., 2012b).

Incidência Global do Câncer de Bexiga

Há uma diferença geográfica nas taxas de incidência do câncer de bexiga em todo o mundo, sendo que a mais alta ocorre no sul do Europeu, partes da África, Oriente Médio e América do Norte, e as menores ocorrem na Ásia e áreas subdesenvolvidas na África (Jemal et al., 2010). **O câncer de bexiga é o nono câncer mais comum no mundo, com 357.000 casos registrados em 2002** (Parkin, 2008). O câncer de bexiga é a 13ª causa mais comum de morte, sendo responsável por 145.000 mortes globalmente (Parkin, 2008; Jemal et al., 2010). A taxa de incidência do câncer de bexiga vem aumentando na Ásia e na Rússia por causa do crescimento do tabagismo. Sessenta e três por cento de todos os casos de câncer de bexiga ocorrem em países desenvolvidos, com 55% na América do Norte e Europa. Nos Estados Unidos, a maior taxa de incidência de câncer de bexiga é em Rhode Island e a menor é no distrito de Columbia (Siegel et al., 2013). O tipo histológico celular do câncer de bexiga está muito relacionado a geografia, porém o câncer urotelial é o mais comum. **Na América do Norte e na Europa, 95% a 97% dos casos são carcinomas uroteliais; na África 60% a 90% são uroteliais e 10% a 40% são de células escamosas; o Egito tem a maior taxa de carcinomas de células escamosas devido às infecções endêmicas como a esquistossomose** (Parkin, 2008).

Mortalidade

A taxa de mortalidade por câncer de bexiga no Egito é três vezes mais elevada do que na Europa e oito vezes maior do que na América do Norte, por causa da natureza agressiva do carcinoma de células escamosas que é altamente ocorrente no Egito (Parekh et al., 2002). Nos Estados Unidos, as taxas de mortalidade para todos os tipos de câncer combinados diminuíram 2,6% por ano em homens e 1,8% em mulheres de 2002 a 2004, em comparação com 1,5% e 0,8% ao ano em homens e mulheres, respectivamente, de 1992 a 2002 (Siegel et al., 2013). **A taxa de mortalidade para o câncer de bexiga diminuiu 5% durante este período, principalmente por causa de programas contra o tabagismo, mudanças nos carcinógenos ambientais e adoção de estilos de vida mais saudáveis.** Uma eficácia da quimioterapia favoreceu a taxa de sobrevivência em pacientes com câncer metastático de bexiga, e as mudanças nas práticas médicas relacionadas com os cuidados preventivos e tratamentos mais agressivos em pacientes saudáveis podem também ter acarretado na melhora na taxa de sobrevida global. Lee et al. (2006) relataram que um atraso de mais de 12 semanas no tratamento com cistectomia, a partir do diagnóstico de câncer de bexiga foi associado com diminuição na sobrevida global em casos específicos de câncer. No entanto, tratamentos mais intensivos (quimioterapia intravesical e cistoscopia) em pacientes com câncer não invasivo de bexiga não se correlacionaram com melhor taxa de sobrevida ou redução da necessidade de um tratamento mais invasivo (Hollenbeck et al., 2009; Morris et al., 2009).

PONTOS-CHAVE: EPIDEMIOLOGIA

- O câncer de bexiga está relacionado com a idade e com a exposição a agentes carcinogênicos ambientais, principalmente o tabagismo.
- A idade média ao diagnóstico de câncer de bexiga é de 70 anos para homens e mulheres, e a incidência e mortalidade da doença aumenta com a idade.
- O câncer de bexiga é menos comum em negros do que em brancos; no entanto, a taxa de mortalidade por câncer de bexiga é maior na raça negra.
- A taxa de incidência do câncer de bexiga tende a diminuir mais rapidamente em homens do que nas mulheres por causa do número recente de diminuição de homens fumantes quando comparado com as mulheres.

Etiologia

O câncer de bexiga é causado por anormalidades genéticas e fatores de risco externo, incluindo a exposição a carcinogênicos, fatores nutricionais, ingestão de fluidos, álcool, inflamações, infecções, quimioterapia, radiação e, possivelmente, adoçantes artificiais.

Fatores Genéticos

A maior incidência de câncer de bexiga em homens brancos quando comparada com homens negros provavelmente não é genética, mas de âmbito ambiental, podendo estar relacionada com a susceptibilidade a diferentes agentes carcinogênicos (Bouchardy et al., 1995; Wanner et al., 1995; Bouchardy et al., 1996). Existem polimorfismos que parecem estar relacionados com a formação do câncer de bexiga, em particular, a susceptibilidade a agentes carcinogênicos ambientais. A *n-acetiltransferase (NAT)* detoxifica as nitrosaminas, um conhecido carcinogênico na bexiga. A NAT-2 especificamente regula a taxa de acetilação de compostos, tais como a cafeína, que são relacionados à formação do câncer de bexiga. O polimorfismo lento da NAT-2 está relacionado ao câncer de bexiga com uma taxa de probabilidade de 1,4 em comparação ao polimorfismo rápido (Garcia-Closas et al., 2005). A *glutationa S-transferase* (GSTM1) conjuga várias substâncias químicas reativas, incluindo arilaminas e nitrosaminas. O polimorfismo nulo da GSTM1 está associado a aumento de 1,5 no risco do desenvolvimento da neoplasia (Garcia-Closas et al., 2005). **O polimorfismo nulo da GSTM1 e o lento da NAT-2 levam a níveis elevados de 3-*aminobifenilo* e um maior risco de câncer de bexiga.** Estes polimorfismos estão presentes em 27% em homens brancos, 15% em negros e 3% em asiáticos. Desta forma, podemos explicar parcialmente as diferentes taxas de incidência de câncer de bexiga entre os grupos étnicos.

Hereditariedade. Parentes de primeiro grau de pacientes com câncer de bexiga têm um risco duas vezes maior de desenvolver câncer urotelial, mas famílias com alto risco de sofrer câncer urotelial são relativamente raras (Aben et al., 2002; Murta-Nascimento et al., 2007; Kiemeney, 2008). O risco hereditário parece ser maior para as mulheres e pessoas não fumantes, mas não está relacionado à exposição ao fumo passivo dentro das famílias. O risco hereditário de formação de câncer de bexiga parece afetar todas as fases do carcinoma urotelial e não está associado com a formação da neoplasia em idade precoce. Infelizmente, não há padrões claros de hereditariedade mendeliana, tornando impossível o uso de estudos clássicos de ligação. Muito provavelmente, existe uma variedade de genes hereditários com baixa penetração, podendo tornar uma pessoa mais susceptível à exposição carcinogênica, aumentando assim o risco de formação do câncer de bexiga.

Fatores de Risco Externos

Além da pele e dos pulmões, a bexiga é o principal órgão afetado por carcinogêneos ocupacionais. **Os principais agentes envolvidos são as aminas aromáticas que se ligam ao DNA** (Delclos e Lerner, 2008; Reulen et al., 2008). De 20% a 27% de todos os cânceres de bexiga estão associados a exposição industrial de algum tipo, principalmente em áreas com grande concentração de indústrias químicas (Processo e Hosker de 1954; Blot e Fraumeni 1978; Reulen et al., 2008). Os primeiros agentes químicos implicados na formação de câncer de bexiga em trabalhadores na indústria de tinta e da borracha foram a benzidina e a β-naftilamina (Case e Hosker, 1954). Outros agentes industriais implicados na formação do câncer de bexiga incluem hidrocarbonetos aromáticos policíclicos (HPAs), exaustão dos motores a diesel e substâncias encontradas em tintas (Zeegers et al., 2001).

Os carcinógenos ambientais podem entrar no sistema e causar o câncer de bexiga através da inalação ou absorção pela pele. Em geral, há um longo período de latência de 10 a 20 anos entre a exposição industrial e a formação da neoplasia, de modo a provar que essas relações causais são difíceis nesse caso (Dryson et al., 2008). No entanto, há uma variedade de ocupações estatisticamente associadas à formação do câncer de bexiga, e não todas de natureza industrial. O aumento do risco de formação do câncer de bexiga em trabalhadores na indústria é de 30%, sendo os trabalhadores da agricultura os de menor risco e os trabalhadores da indústria da borracha com o maior risco de formação de câncer de bexiga.

Tabagismo. O tabaco é a principal causa conhecida na formação do carcinoma urotelial, em particular o consumo de cigarros, e correspondem por 60% e 30% de todos os cânceres uroteliais em homens e mulheres, respectivamente (Brennan et al., 2001; Boffetta, 2008; Gandini et al., 2008; Freedman et al., 2011). O risco relativo de desenvolver câncer urotelial através do tabagismo é de 2,8 e 2,73 em homens e mulheres, respectivamente (Gandini et al., 2008). **Em geral, há uma chance duas a seis vezes maior no desenvolvimento do câncer urotelial através do tabagismo, e a intensidade e a duração do tempo do uso do cigarro estão relacionadas linearmente com o aumento do risco, sem um parâmetro claro definido** (IARC Grupo de Trabalho, de 2004; Boffetta, 2008; Freedman et al., 2011). Se uma pessoa fuma de 1 a 9 cigarros contra mais de 21 cigarros por dia, o risco relativo de um câncer de bexiga é de 1,5 contra 5,4, respectivamente (Weir e Dunn, 1970). Se uma pessoa fuma durante um período de 1 a 10 anos contra mais de 40 anos, o risco relativo de câncer de bexiga é de 1,2 contra 3,0, respectivamente (Burns e Swanson, 1991). Se uma pessoa fuma por mais de 60 anos, tem um risco seis vezes maior de desenvolver câncer urotelial em comparação com uma pessoa não fumante (Burch et al., 1989). Charutos e cachimbos estão, provavelmente, associados à formação de câncer de bexiga, mas há poucos estudos avaliando apenas charutos e cachimbos, por conta da alta probabilidade de que esses indivíduos também fumem cigarros. **O risco de fumo passivo na formação do câncer de bexiga é baixo, não sendo estatisticamente diferente daquele para os não fumantes** (Zeegers et al., 2002). É importante notar que o fato da pessoa parar de fumar pode fazer diferença na formação do câncer urotelial. Os fumantes que pararam de fumar de 1 a 3 anos têm um risco relativo de 2,6, e aqueles que pararam por mais de 15 anos têm um risco relativo de 1,1 na formação da neoplasia (Wynder e Goldsmith 1977; IARC Grupo de Trabalho, 2004). O tabagismo é responsável por 30% de todas as mortes por câncer de bexiga em homens, por 46% das mortes pela neoplasia em países de alta renda e 28% em países de baixa renda para média (Brennan et al., 2000; Parkin, 2008).

Fatores Nutricionais. A maioria dos nutrientes ou metabólitos é excretada na urina, tendo contato prolongado com o urotélio, particularmente na bexiga; por conseguinte, a nutrição desempenha um papel na formação do câncer urotelial (Steinmaus et al., 2000; Brinkman e Zeegers, 2008). No entanto, há relatos inconsistentes sobre quais exatamente são as frutas e legumes que são benéficas para a prevenção do câncer urotelial, sugerindo que fatores epidemiológicos estão envolvidos. **Em geral, uma dieta mediterrânea leva a um menor risco de câncer urotelial.** Em um estudo de caso-controle, ocorreram menos casos de câncer urotelial no grupo que recebeu a dieta mediterrânea contra uma dieta ocidental padrão, provavelmente por causa do aumento da ingestão de frutas e legumes (de Lorgeril et al., 1998). **Ambas as frutas e vegetais – especificamente frutas cítricas, maçãs, frutas vermelhas, tomates, cenouras e vegetais da família das crucíferas – contêm vários compostos ativos que são importantes na desintoxicação.** Os micronutrientes que podem estar associados a um efeito preventivo na formação do câncer urotel são principalmente os antioxidantes, incluindo as vitaminas A, C e E, o selênio e o zinco (Michaud et al., 2000, Zeegers et al., 2002, Schabath et al., 2005, Brinkman e Zeegers, 2008). Na formação do câncer urotelial; peixes, arroz e cereais não parecem ter um efeito protetivo ou desfavorável (Radosavljevic et al., 2005). Fatores nutricionais que têm sido associados à causa ou à promoção da formação do câncer urotelial incluem carnes salgadas e grelhadas, carne de porco, gordura, legumes em conserva, soja e especiarias (Balbi et al., 2001).

A ocorrência do câncer urotelial é moderadamente maior em pessoas que bebem café e chá, mas isso pode ser agravado pelo tabagismo ou outros fatores dietéticos associados (Pelucchi et al., 2008). Não há associação aparente na intensidade ou duração da ingestão de café e chá, sugerindo um efeito causal indireto, ao contrário do tabagismo. Em conclusão, existem incoerências quanto aos fatores nutricionais relacionados à formação do câncer urotelial, em parte por causa dos fatores de confusão e associações, incluindo a ingestão de café e tabagismo, ingestão de frutas e vegetais, sem envolvimento do tabagismo, e fatores epidemiológicos. **No entanto, mesmo que não haja uma relação direta, há uma clara associação entre uma dieta saudável e a diminuição do risco de formação do câncer urotelial.**

Adoçantes Artificiais. Alguns estudos em animais mostraram que grandes doses de sacarina ou ciclamatos podem influenciar o desenvolvimento do câncer de bexiga (Allen et al., 1957; Sontag, 1980). Esses estudos são controversos por causa das altas doses fornecidas aos animais e da composição alterada desses compostos, que podem ter influenciado na atividade carcinogênica encontrada(Cohen et al., 1995). **Estudos epidemiológicos em humanos não demonstraram qualquer evidência de risco aumentado do câncer de bexiga em consumidores de adoçantes artificiais** (Armstrong e Doll 1975; Morrison et al., 1982).

Abuso de Analgésicos. O acetaminofeno é o metabólito ativo da fenacetina, uma substância comumente usada em antipiréticos e analgésicos. O consumo de grandes quantidades de acetaminofeno ou fenacetina (5 a 15 kg durante um período de 10 anos) foi associado a risco aumentado do câncer renal e, talvez, câncer de bexiga (Piper et al., 1985). No entanto, esses estudos foram baseados em entrevistas e questionários para determinar a exposição ao fármaco, em vez de determinar se houve o uso de fato do analgésico. Kaye et al.(2001), realizaram um estudo em que não encontraram associação entre o acetaminofeno ou a ingestão outras medicações anti-inflamatórias não esteroides e o câncer de bexiga.

Inflamação e Infecção. A infecção é claramente um fator contribuinte para a formação de carcinoma de células escamosas em pacientes cronicamente infectados com *Schistosoma haematobium*, o que será abordado posteriormente em outra seção. (Abol-Enein, 2008). Há uma possível ligação entre o papilomavírus humano (HPV) e a formação de câncer urotelial. O HPV codifica duas oncoproteínas, E6 e E7. A proteína E6 interage com TP53, que tem um papel na progressão e formação do câncer de bexiga (Westenend et al., 2001). Uma meta-análise demonstrou uma possível associação entre a infecção pelo HPV e o câncer de bexiga, relatando um risco relativo de 2,3 com intervalo de confiança (CIS) de 1,3-4,1 (Gutierrez et al., 2006). No entanto, a associação entre o HPV e o câncer de bexiga depende significativamente do método de análise, da avaliação estatística dos dados, do estado de infecção comprovada, e do viés de memória por parte do indivíduo. O vírus BK é oncogênico em hamsters recém-nascidos e pode imortalizar células de mamíferos *in vitro* (Newton et al., 2005). O vírus BK pode causar grave cistite hemorrágica em receptores de transplante de medula óssea; no entanto, não existe uma relação consistente entre a infecção por esse vírus e o carcinoma urotelial.

Infecção Bacteriana. Vários pesquisadores têm sugerido que as infecções bacterianas crônicas podem desempenhar algum papel na formação do câncer de bexiga (Davis et al., 1991). Clinicamente, o uso crônico de cateteres, litíases e infecções estão associados ao carcinoma da bexiga, mas o mecanismo de formação neoplásica ainda não é bem compreendido (Abol-Enein, 2008). O mecanismo de ação pode estar relacionado com a produção de carcinógenos, como nitrosaminas, que podem ser produzidos a partir de infecções crônicas do trato urinário (Radomski et al. 1978). Em um modelo animal, verificou-se que, em ratos com infecção do trato urinário, produzem aumento nos níveis urinários de N1 N-*dimetilnitrosamina* durante um período de 24 semanas, estando associados à hiperplasia urotelial e às alterações precoces neoplásicas do urotélio. Os potenciais agentes cancerígenos foram produzidos por infecções causadas por *Escherichia coli* e *Pseudomonas*. **Uma revisão retrospectiva da literatura publicada sugere que as infecções crônicas do trato urinário estão associadas com câncer de bexiga, com risco relativo de 1,4 a 1,6 para o desenvolvimento de câncer de bexiga, para qualquer histórico de infecção do trato urinário contra nenhum** (Abol-Enein, 2008). Todavia, não houve estudo prospectivo que tenha examinado a associação entre infecções do trato urinário e o risco de câncer de bexiga. Ainda é possível que a associação positiva entre a infecção e o câncer urotelial seja devida a vieses metodológicos e de seleção. Finalmente, um grande estudo de caso-controle feito nos Estados Unidos com base em dados do National Bladder Cancer Study Group demonstrou risco relativo de formação do câncer de bexiga de 4,8 (IC 95% 1,9-11,5) para indivíduos com três ou mais infecções do trato urinário em relação a indivíduos sem a mesma condição (Kantor et al., 1984).

Radiação. A potencial associação entre a exposição à radiação e a formação do câncer de bexiga é baseada principalmente nos sobreviventes da bomba atômica durante a Segunda Guerra Mundial (Ron et al. 1994; Thompson et al., 1994; Pierce et al., 1996; Hall, 2008). Desde 1950, 86.572 pessoas que foram expostas à radiação da bomba atômica foram acompanhadas. Setenta e três por cento tinham uma baixa dose de exposição (inferior a 50 mSv), e 6% tiveram exposição a doses muito elevadas de radiação (mais de 500 mSv). Há um risco significativamente grande de morte por câncer em uma pessoa que é exposta a mais de 50 mSv. O risco relativo para a formação do câncer urotelial é de 1,63 em homens e 1,74 em mulheres. É interessante notar que a formação do câncer urotelial após a radiação não está relacionado com a idade, mas o período de latência é de 15 a 30 anos. Outros dados que suportam que a radiação pode causar o câncer de bexiga são vistos em estudos demonstrando risco aumentado de câncer urotelial em pacientes com câncer de próstata ou câncer do colo do útero que foram tratados com radioterapia. (Boice et al., 1988; Neugut et al., 1997; Brenner et al., 2000).

Quimioterapia. A quimioterapia age nas células malignas através de danos significativos ao DNA das células, mas também pode ter um profundo efeito sobre a divisão rápida de um epitélio normal, tal como a bexiga. **O único agente quimioterápico que foi comprovado como causa de câncer de bexiga foi a ciclofosfamida** (Travis et al., 1995; Nilsson e Ullen, 2008). O risco de formação do câncer de bexiga é linearmente relacionado com a duração e intensidade do tratamento com a ciclofosfamida. A mostarda de fosforamida é o metabólito mutagênico primário que causa o câncer de bexiga em doentes que são expostos à ciclofosfamida.

PONTOS-CHAVE: FATORES DE RISCO EXTERNOS

- O câncer de bexiga é causado por anormalidades genéticas e fatores externos de risco.
- Tabagismo é a causa mais comum do câncer urotelial.
- Dieta rica em frutas e vegetais é protetora contra formação de câncer de bexiga.

Patologia

Histologicamente, 90% dos cânceres de bexiga são de origem urotelial, 5% são carcinomas de células escamosas e menos de 2% são adenocarcinomas ou outras variantes (Lopez-Beltran, 2008). O **carcinoma urotelial é a neoplasia mais comum do trato urinário e é a segunda causa mais comum de morte entre tumores geniturinários**. Na apresentação inicial, 80% dos tumores uroteliais não invadem a camada muscular própria da bexiga. Existem vários padrões de crescimento do câncer urotelial, incluindo o carcinoma plano *in situ* (CIS), tumores papilares que podem ser de baixo ou alto grau e os tumores sésseis com um padrão de crescimento sólido. Os cânceres não invasivos da camada muscular podem ser muito grandes por causa da ausência de alterações genéticas necessárias para a invasibilidade. Da mesma forma, tumores invasivos podem ser bastante pequenos, se as alterações genéticas precoces ocorrerem dentro das células tumorais, permitindo um fenótipo agressivo.

Em 2004, a OMS adotou o sistema de estadiamento recomendado pela International Society of Urological Pathology (IUSP), que é nomenclatura histológica padrão para o carcinoma urotelial (Sauter et al., 2004). O padrão de apresentação clínica está relacionado à citologia e às alterações de arquitetura que ocorrem dentro do tumor. A Tabela 92-1 lista as alterações histológicas que ocorrem a partir de um epitélio normal até uma lesão de alto grau invasora da muscular. O Quadro 92-1 lista as neoplasias que podem ocorrer na bexiga.

Lesões Precursoras do Câncer Urotelial

Um urotélio normal da bexiga possui várias camadas, com menos de sete células de espessura (Epstein et al., 1998; Montironi e Lopez-Beltran, 2005). As células maduras ficam em forma ordenada a partir da membrana basal até as células da superfície. A superfície tem grandes células em forma de guarda-chuva que podem ter núcleo atípico e formam unidades assimétricas. A sua membrana é composta de proteínas uroplaquinas e é rígida. Essas células em forma de guarda chuva são parte da barreira urinária da bexiga que impede as toxinas presentes na urina de alterarem as células uroteliais.

As lesões precursoras são um contínuo desde a hiperplasia para a atipia, depois para a displasia e finalmente câncer. A hiperplasia é caracterizada por uma mucosa marcadamente mais espessa com ou sem atipia. O urotélio é composto de mais de sete células de espessura, e existe alguma desorganização na arquitetura celular. A hiperplasia é muitas vezes adjacente aos tumores de baixo grau e acredita-se ser uma lesão precursora (Epstein et al., 1998). **Perda de partes do cromossomo 9 podem ocorrer na hiperplasia, especialmente se ela for adjacente aos tumores de baixo grau** (Hartmann et al., 1999).

A displasia urotelial tem citologia anormal e alterações nucleares que são pré-neoplásicas, mas não são suficientes para serem caracterizadas como CIS (Sauter et al., 2004). A displasia é caracterizada por células coesivas com alterações nucleares levemente anormais. Há aglomeração nuclear com nucléolo proeminente, e figuras mitóticas anormais podem estar presentes. São encontradas na displasia urotelial a perda alélica do cromossomo 9 e anormalidades ocasionais do tipo *TP53* (Hartmann et al., 1999; Li et al., 2010). **No entanto, a displasia é um bom indicador de instabilidade urotelial e um marco na recorrência e progressão naqueles que possuem reconhecidamente o câncer urotelial.** A displasia isolada e progressiva para um CIS ocorre em aproximadamente 19% dos casos, mas a displasia em face da história prévia de câncer urotelial que formará posteriormente o CIS ocorre em aproximadamente 60% dos casos (Cheng et al., 1999).

Histologia do Câncer Urotelial

O câncer de bexiga não-músculo invasivo (NMIBC) inclui CIS, neoplasia papilar urotelial de baixo potencial maligno (PUNLMP) e o carcinoma urotelial, de baixo e alto grau, que anteriormente chamava-se *câncer superficial da bexiga*, hoje um termo impróprio. O significado clínico da classificação da OMS é apresentado na Tabela 92-2. A distribuição do NMIBC é de 25% PUNLMP, 50% de baixo grau e 25% de alto grau (incluindo CIS) (Holmang et al., 2001; Samaratunga et al., 2002). O CIS é caracterizado como tumores não papilares, planos e de alto grau em que o epitélio de superfície contém células neoplásicas (Sauter et al., 2004). As células são grandes, pleomórficas e aglomeradas

TABELA 92-1 Características Histológicas dos Tumores Uroteliais Papilares não Invasivos da Bexiga de acordo com a Classificação de 2004 da Organização Mundial da Saúde

	PAPILOMA	NEOPLASIA PAPILAR DE BAIXO POTENCIAL MALIGNO	CARCINOMA PAPILAR DE BAIXO POTENCIAL MALIGNO	CARCINOMA PAPILAR DE ALTO GRAU
CARACTERÍSTICAS ESTRUTURAIS				
Papilas	Delicado	Delicado, ocasionalmente fundido, sem ramificação	Fundido, com ramificação	Fundido, com ramificação
Organização das células	Idêntico ao urotélio normal	Ordenado. Polaridade idêntica ao urotélio normal, qualquer espessura, coeso	Predominantemente ordenado, mínima aglomeração e perda mínima da polaridade; qualquer espessura, coesa	Predominantemente desordenado com a perda frequente da polaridade, variável espessura, não coeso
CARACTERÍSTICAS CITOLÓGICAS				
Tamanho nuclear	Idêntico ao urotélio normal	Pode ser alargada, mas uniforme	Ampliada com variação no tamanho	Ampliada com variação no tamanho facilmente visível
Forma nuclear	Idêntico ao urotélio normal	Alongado, redondo ou oval, uniforme	Alongado, redondo ou oval, uniforme	Pleomorfismo moderado a importante
Cromatina nuclear	Bem	Bem	Variação ligeira	Variação moderada a importante, hipercromasia
Nucléolo	Ausente	Ausente a discreto	Geralment discreto	Nucléolos múltiplos proeminentes podem estar presentes
Mitose	Ausente	Raro, basal	Ocasional, a qualquer nível	Normalmente frequente, em qualquer nível
Células de guarda-chuva	Uniformemente presente	Presente	Usualmente presente	Usualmente ausente

De Montironi R, Lopez-Beltran A. The 2004 WHO classification of bladder tumors: a sumary and commentary. Int J Surg Pathol 2005; 13 (2):143-53

QUADRO 92-1 Tipo Histológico dos Tumores da Bexiga Urinária de acordo com a Classificação de 2004 da Organização Mundial da Saúde

Neoplasia urotelial
Benigna
    Papiloma urotelial
    Papiloma invertido
Neoplasia urotelial papilar de baixo potencial maligna
Papilar maligna
    Carcinoma papilar, de baixo grau
    Carcinoma papilar, de alto grau
    Carcinoma papilar com diferenciação escamosa ou glandular
Não papilar maligno
    Carcinoma in situ plano
    Carcinoma invasivo
    Variantes do carcinoma invasivo
        Padrão formador de ninhos
        Padrão tubular pequeno
        Padrão microcístico
        Padrão invertido
        Diferenciação escamosa
        Diferenciação glandular
        Micropapilares
        Carcinoma sarcomatoide
        Carcinoma urotelial de células claras
        Plasmacitoides
        Com sinciciotrofoblastos
        Com reações incomuns do estroma
        Estroma pseudosarcomatoso
        Metaplasia estromal óssea e cartilaginosa
        Células gigantes do tipo osteoclastos
        Com infiltrado linfoide proeminente
Carcinoma de células escamosas
    Tipo usual
    Varlante
    Verrucoso
    Basaloide
    Com recursos sarcomatoides
Adenocarcinoma (da mucosa da bexiga, uracal, com extrofia)
    Tipo intestinal habitual
    Mucinoso (incluindo coloide)
    Células em anel de sinete
    Células claras
Hepatoides
Mistura dos padrões acima mencionados
Adenocarcinoma SOE
Tumores do tipo células mistas
Carcinomas indiferenciados*
    Carcinoma de pequenas células
    Carcinoma neuroendócrino de células grandes
    Linfoepitelioma tipo carcinoma
Carcinoma de células gigantes
Carcinoma indiferenciado SOE
Carcinoma metástico

*Refere-se aos tumores que não são diferenciados por microscopia de luz.
SOE, sem outra especificação.
Modificado de Lopez-Beltran A. Bladder câncer: clinical and pathologial profile. Scand J Urol Nephrol Suppl 2008; 218:95-109.

TABELA 92-2 Significância Clínica das Diferentes Categorias de Câncer Urotelial não Muscular e Invasivo segundo o Sistema de Graduação 2004 da Organização Mundial da Saúde

	PAPILOMA	NEOPLASIA PAPILAR DE BAIXO POTENCIAL MALIGNO	CARCINOMA PAPILAR DE BAIXO GRAU	CARCINOMA DE ALTO GRAU (PAPILAR E CIS)
Recorrência (%)	0-8	27-47	48-71	55-58
Progressão de grau (%)	2	11	7	N/A
Progressão de estágio (%)	0	0-4	2-12	27-61
Sobrevida (%)	100	93-100	82-96	74-90

CIS, carcinoma *in situ*; N/A, não aplicável.
De Montironi R, Lopez-Beltran A. The 2004 WHO classification of bladder tumors: a summary and commentary Int J Surg Pat 2005; 13 (2): 143-53.

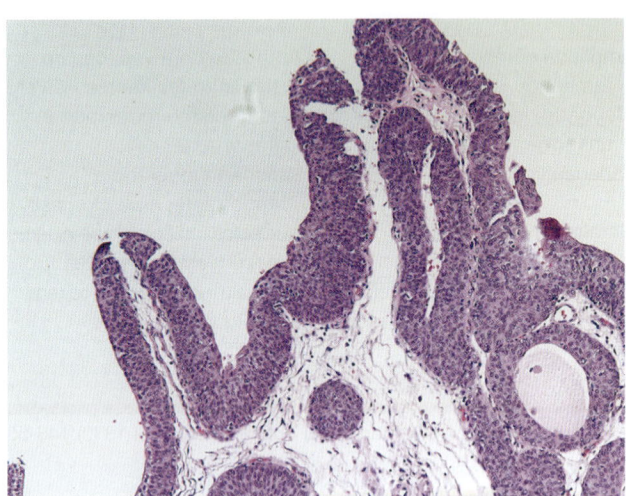

Figura 92-4. Neoplasia urotelial papilar de baixo potencial maligno.

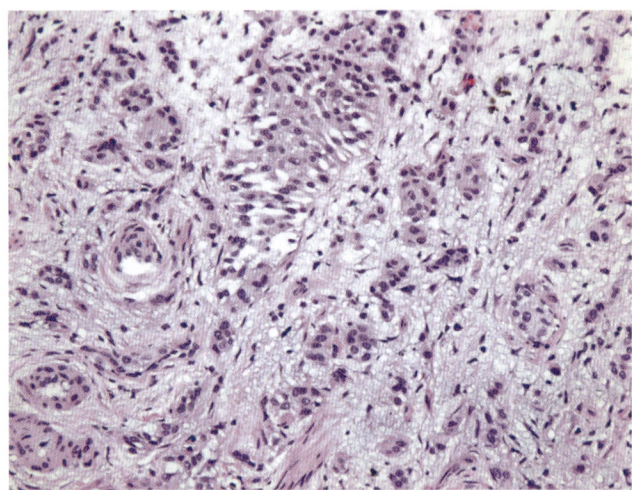

Figura 92-5. Câncer urotelial de alto grau invadindo a lâmina própria.

de cromatina; figuras mitóticas anormais são comuns. A perda de células em forma de guarda-chuva é uma das características, separando o CIS da displasia. Todos os CIS são de alto grau por definição. **As anormalidades genéticas associadas com CIS incluem alterações na RB, TP53 e genes PTEN** (Cordon-Cardo et al., 2000; Cordon-Cardo, 2008; Lopez-Beltran, 2008). O CIS reativo para citoqueratina 20, e o NMP22 está presente nas células. O CIS é uma lesão precursora do câncer invasivo e pode progredir para o terço distal dos ureteres e uretra prostrática na superfície ou de forma pagetoide, atingindo o urotélio normal adjacente (Lopez-Beltran et al., 2002). Por avaliação endoscópica, verifica-se que o CIS é avermelhado com mucosa amontoada e pode ser confundido com alterações inflamatórias ou cistite por radiação. O CIS em associação com tumores invasivos tem um prognóstico pior, com taxa de mortalidade de 45% a 65% em cinco anos (Lopez-Beltran et al., 2002).

O PUNLMP representa crescimento papilar com a mínima atipia citológica, que significa mais do que sete células de espessura, sendo geralmente solitário e localizado no trígono (Fig. 92-4) (Holmang et al., 2001; Sauter et al., 2004). O PUNLMP é composto por hastes papilares finas, nas quais a polaridade das células é mantida e os núcleos são minimamente alargados. Ele tem taxa de proliferação baixa e não está associado com invasividade ou metástases; quase 80% dos casos envolvem a perda do cromossomo 9 (Cheng et al., 2004). O PUNLMP é diferente de um papiloma por apresentar uma camada mais grossa de células e núcleos grandes com figuras de mitose ocasionalmente. Eledente apresenta recorrência na bexiga em 35% dos pacientes, mas a progressão é rara, ocorrendo em menos de 4% (Oosterhuis et al., 2002).

Um carcinoma urotelial de baixo grau é tipicamente de natureza papilar com uma haste fibrovascular, possuindo frequentemente fragmentações papilares com aumento do tamanho celular; alguns possuem atipia nuclear (mais do que no PUNLMP) e ocasionais figuras mitóticas (Epstein et al., 1998). As anormalidades genéticas associadas à neoplasia de baixo grau incluem a deleção em 9q e alterações em *FGFR-3*, *HRAS* e PI3K (Holmang et al., 2001; Cordon-Cardo, 2008). As mudanças de arquitetura e histológicas que diferenciam o carcinoma urotelial de baixo grau e o PUNLMP incluem múltiplas hastes, atipia citológica mais pronunciada e natureza multifocal dos carcinomas de baixo grau, em comparação com o PUNLMP solitário.

A neoplasia urotelial papilar de alto grau é composta por hastes papilares fundidas, com câncer de alto grau na camada urotelial. Estão presentes um padrão desordenado de crescimento, numerosas figuras mitóticas e células pleomórficas com núcleos exagerados. O tecido conjuntivo subepitelial será invadido em mais de 80% dos tumores de alto grau, se deixado sem tratamento. As anormalidades genéticas presentes incluem deleções em 2q, 5q, 10q e 18q e ganhos de 5q e 20q (Knowles, 2008a). São relatadas alterações de *TP21*, *TP27* e *TP53*.

Existem alterações genéticas e fenotípicas chaves que ocorrem nas células cancerosas, proporcionando assim a capacidade de invasão do estroma. O carcinoma urotelial invasivo pode ser dividido em dois grupos: invasores da lâmina própria ou da camada muscular profunda. Os tumores invasivos da lâmina própria são neoplasias de alto grau que podem ser agrupados ou células únicas, com o pior prognóstico confirmado na invasão de uma única célula (Fig. 92-5). Raramente, os tumores de baixo grau invadem a lâmina própria. A invasão vascular pode ocorrer dentro da lâmina própria, devido à grande rede vascular presente nesta camada de tecido. No entanto, é frequentemente reportado excessivamente devidoa artefatos de retração tecidual em torno dos ninhos tumorais. Há uma subdivisão baseada na profundidade: invasão da lâmina própria em T1a (acima da muscular da mucosa) e em T1b (atinge a muscular da mucosa).

Estadiamento

O American Joint Commitee on Cancer (AJCC), e a Union for International Cancer Control regularmente se reúnem para reavaliar o estadiamento e as classificações de neoplasia, de acordo com características da lesão primária e acometimento de gânglios e metástases (TNM). O TNM 2009 é mostrado na Tabela 92-3, *disponível exclusivamente on-line em inglês no site www.expertconsult.com* (Edge e Compton, 2010). Os estágios Ta e CIS não apresentam invasão da membrana basal, mas o crescimento endófito de tumores de baixo grau na lâmina própria é possível, e o câncer pode ocorrer em ninhos de Von Brunn (Jones et al., 2007; Picozzi et al., 2012). O estágio T1, como mencionado anteriormente, pode ser dividido em doença T1a e T1b (Smits et al., 1998). A subdivisão é baseada na muscular da mucosa, que compreende finas e onduladas vesículas de músculos dentro da lâmina própria que estão associadas com vasos grandes e linfáticos. **A significância prognóstica da doença T1a e T1b é inconsistente devido à falta de muscular da mucosa em muitas amostras de biópsia da bexiga. Essencialmente, as estratificações de T1a e T1b sugerem que quanto mais profundo o tumor invade a lâmina própria, pior é a taxa de sobrevivência.**

A doença músculo-invasiva é subdividida em T2a e T2b. T2a inclui invasão na metade interna da muscular própria, enquanto em T2b o acometimento é mais profundo. A análise dos dados da AJCC sugere que há uma diferença na taxa de sobrevida livre de doença entre os estágios T2a e T2b (Edge e Compton, 2010). O estágio T3 constitui de uma invasão para fora da bexiga, propriamente para o tecido periadiposo. A doença T3a envolve uma extensão microscópica, enquanto a T3b representa uma extensão macroscópica. Clinicamente, a doença T3a é identificada por uma massa palpável no exame sob anestesia, durante a ressecção transuretral inicial e, subsequentemente, se torna não palpável após a retirada do tumor. A doença T3b apresenta massa palpável persistente após a ressecção transuretral do tumor. A doença T3a, patologicamente, é a extensão microscópica dentro do tecido periadiposo, enquanto a doença T3b é extensão macroscópica. A doença T4a é invasão do estroma prostático, útero ou da vagina; e a doença T4b é a invasão da parede pélvica ou parede abdominal. **A extensão do tumor para dentro da uretra prostática sem invasão do estroma não indica um prognóstico adverso para pacientes reconhecidamente com câncer na bexiga** (Pagano et al., 1996; Edge e Compton, 2010). A invasão do estroma prostático, no entanto, particularmente quando de prolongamento direto a partir da bexiga através do músculo da próstata, é um importante fator de prognóstico ruim, com sobrevida global de 5 anos menor que 25% (Esrig et al., 1996; Pagano et al., 1996).

Um dos principais problemas no câncer de bexiga é o subestadiamento, que ocorre em 34% a 64% dos pacientes. Chang et al. (2001) relataram que 27% dos tumores T1 apresentavam em estágio mais avançado após cistectomia radical, e 49% dos tumores T2 foram reclassificados para T3. **Devido a esse subestadiamento, as diretrizes da American Urological Association (AUA) exigem uma nova ressecção transuretral em pacientes com tumores T1 para avaliar a presença de doença invasora da muscular, mesmo se o músculo estiver presente na espécime inicial** (Hall et al., 2007).

PONTOS-CHAVE: HISTÓRIA E ESTADIAMENTO

- O sistema de classificação da OMS de 2004 deve ser utilizado rotineiramente.
- O termo PUNLMP descreve as lesões da bexiga que podem recorrer, mas raramente apresentam invasão.
- Tumores de baixo grau têm probabilidade de recorrer em até 60% dos pacientes, mas apresentam invasão em menos de 10% dos casos. As lesões de alto grau também podem recorrer; no entanto, invasão muscular e progressão subsequente podem ocorrer em 50% dos tumores.
- *Câncer superficial da bexiga* é um termo impróprio e deve ser substituído por NMIBC, que inclui PUNLMP, CIS, Ta e tumores T1.
- Câncer de bexiga músculo-invasivo apresenta alta taxa de mortalidade, apesar do tratamento agressivo.

Origem, Recorrência e Disseminação do Câncer Urotelial

Tumor Primário

A formação do carcinoma urotelial primário deriva de uma combinação de causas ambientais, genéticas e epigenéticas. O principal fator ambiental associado ao câncer urotelial é o tabagismo, que está presente em um terço a metade de todos os casos de cânceres da bexiga em homens e em 30% nas mulheres (Brennan et al., 2001; Boffetta, 2008). Os fumantes apresentam risco de desenvolver a neoplasia 2,77 maior em relação aos não fumantes (Gandini et al., 2008). Outros fatores de risco externos estão listados acima na seção da etiologia. Os fatores ambientais externos podem causar instabilidade genética e epigenética que resultam na formação do carcinoma urotelial. **A deleção de parte ou da totalidade do cromossomo 9 é provavelmente a mais antiga mutação demonstrada nos NMIBC com baixo potencial de invasão.** (Obermann et al., 2003). **Há um gene supressor tumoral conhecido no 9p21 que é um regulador negativo da RB** (Berggren et al., 2003). **Outra anormalidade genética presente em 75% do NMIBC com baixo potencial maligno é o *FGFR-3*** (Billerey et al., 2001; Gomez-Roman et al., 2005). O alto potencial de malignidade do NMIBC é mais provável quando associado com deleções de genes supressores tumorais, tais como *TP53* e RB (Chatterjee, 2004a; George et al., 2007; Sanchez-Carbayo et al., 2007). Existe um grande número de genes associados com os estágios de progressão devido à instabilidade genética geral vista nos tumores de alto grau. É o acúmulo dessas múltiplas alterações genéticas, mais frequentemente causadas por fatores de risco externos, que leva à formação do câncer urotelial.

Tumores Recorrentes

Uma característica marcante do carcinoma urotelial é a alta taxa de recorrência, que se aproxima a 80% nos NMIBC com alto potencial maligno. A duas teorias principais para a formação de tumores recorrentes se relacionam aos efeitos de alteração de campo e à implantação de tumores. Com o uso da transcrição do cDNA, as anormalidades genéticas vistas no CIS podem ser encontradas em um uretélio de aparência normal através de endoscopia e longe do tumor primário (Dyrskjot et al., 2012a). Similarmente, alterações em certos marcadores urinários que estão associados com o câncer de bexiga podem ser encontradas em biópsias negativas de bexigas a partir de pacientes com uma história de carcinoma urotelial, sugerindo que aparentemente um uretélio de aparência normal tem a capacidade para produzir esses vários marcadores tumorais (Keesee et al., 1996; Black et al., 2006). **Tumores multifocais e de rápida recorrência são fortes fatores prognósticos associados à presença de urotélio histologicamente anormal em tecidos, aparentemente normais, através de endoscopia.** Além disso, a eficácia da manutenção terápica intravesical com o bacilo Calmette-Guérin (BCG) na prevenção da recorrência do tumor quando comparada com um curso de indução é apenas para apoiar os efeitos de mudança de campo em um urotélio de aparência normal (Lamm et al., 2000). Isso sugere que os tratamentos de tumores "não visíveis" podem impedir ou atrasar a formação de lesões visíveis.

A implantação do tumor durante a ressecção transuretral do tumor da bexiga tem sido sugerida como uma possível causa da formação recorrente dos tumores (Soloway e Mestres 1980; Pode et al., 1986). A introdução imediata da terapia intravesical, após a inoculação do tumor e cauterização, reduz significativamente a taxa de implantação em pacientes com câncer urotelial de baixo grau, apoiando assim o conceito de implantação do tumor como uma causa de episódios de tumores recorrentes (Kurth et al., 2000; Silvestre et al., 2004).

Invasão Angiolinfática

A mudança fenotípica que ocorre no câncer urotelial, que com potencial metastático é a capacidade de invadir o sistema angiolinfático, é observada em cerca de 25% do carcinoma urotelial invasivo (Kunju et al., 2008). **A invasão angiolinfática é um sinal prognóstico ruim, com um risco de 40% de acometimento linfonodal, sendo um indicador independente de sobrevida global ou câncer específica** (Abdel-Latif et al., 2004; Lotan et al., 2005). A ressecção transuretral do tumor pode detectar invasão angiolifática, que é subsequentemente encontrada na cistectomia radical em 65% dos casos. É fundamental utilizar imuno-histoquímica com anticorpos monoclonais CD-31 e CD-34 para identificar com precisão os vasos sanguíneos em contraste com os artefatos de retração do tumor (Lotan et al., 2005; Kunju et al., 2008).

Disseminação Pagetoide

A disseminação pagetoide ocorre quando as células cancerosas crescem debaixo de uma camada aparentemente normal da superfície do urotélio (Lopez-Beltran et al., 2002) (Fig. 92-6). Ela é vista principalmente nos CIS uroteliais e foi primeiramente descrita por Melicow e Hollowell em 1952. A detecção da disseminação pagetoide é difícil porque ocorre em aproximadamente apenas 15% de bexigas que contêm CIS e 11% em pacientes com NMIBC com alto potencial de malignidade (Orozco et al. high-maligna, 1993; McKenney et al., 2001). A disseminação pagetoide do câncer urotelial pode ocorrer no interior da uretra prostática e ureteres distais. Isso é mais comum depois de repetidos tratamentos intravesicais, portanto, são necessárias biópsias no uretélio prostático de aparência normal na avaliação dos pacientes com citologia da urina positiva e ainda via endoscopia em bexigas normais (Wood et al., 1989a, 1989b).

Extensão Direta

A extensão direta dos tumores dentro das laminas basais, tecidos conjuntivos, e, finalmente, no sistema angiolifático é causada por mudanças genéticas e epigenéticas que produzem substâncias capazes de invadir esses tecidos. Essas substâncias incluem colagenases, fatores de mobilidade e crescimento, e moléculas de adesão celular.

Existem inúmeros fatores de mobilidade e crescimento presentes na matriz extracelular que aumentam o crescimento do tumor. A proepitelina pode desempenhar um papel crítico como um fator de crescimento autócrino no estabelecimento e progressão do câncer de bexiga, e estudos sugerem que ela pode ser um novo biomarcador para o diagnóstico e prognóstico das neoplasias da bexiga (Lovat et al., 2009). A capacidade de as células cancerígenas migrarem e invadirem através da matriz extracelular é um passo crítico para o desenvolvimento de metástases. Outros fatores de crescimento associados com a invasão do câncer de bexiga incluem os fatores de crescimento epidérmico (EGFs), fator-α de crescimento e transformação, fator de crescimento de ligado à heparina, e fatores de crescimento *insulin-like* (IGF) (Theodorescu et al., 1998). As moléculas de adesão celular são essenciais para a integridade das junções celulares e da inibição do crescimento celular. As moléculas de adesão celular associadas com o carcinoma urotelial invasivo incluem E-caderina, integrinas, CD-44 e NCD-44 (Kashibuchi et al., 2007).

Fatores Prognósticos

Existem alterações genéticas, patológicas e fenotípicas nos tumores de bexiga que são associadas à baixa sobrevida câncer específica. **Em geral, a instabilidade genética é a marca do câncer urotelial invasivo, mas alterações especificamente de TP53, RB e PTEN podem levar a um pior prognóstico** (Chatterjee et al., 2004b). Wang et al. (2009) desenvolveram um painel genômico que poderia com precisão diferenciar tumores de bexiga indolentes e de bom risco não invasivos dos cânceres de bexiga invasivos. Ele foi capaz de fazer a diferenciação mesmo dentro de tumores em estágios patológicos similares. Todavia, apesar dos grandes avanços na compreensão da genética do carcinoma urotelial, o estágio e o grau do tumor primário ainda são o mais forte indicador de sobrevida. O grau é indicativo do potencial de crescimento da célula, e o estágio descreve a extensão do câncer e sua capacidade de invadir. A capacidade dos tumores de alto grau para invadir é, portanto, o resultado da doença micrometastática advinda da invasão angiolinfática. Marcadores de proliferação, tais como MIB-1 e PCNA, são encontrados em tumores de alto grau e estão associados a um pior prognóstico (Lopez-Beltran e Cheng, 2003). Alteração nos reguladores do ciclo celular, tais como ciclinas, TP53, TP27 e a condução a um aumento da proliferação como pode ser visto por coloração MIB-1. Em última análise, a integração do estágio, grau e marcadores moleculares irão melhorar significativamente a determinação do prognóstico dos carcinomas uroteliais e, espera-se, fornecer novos alvos terapêuticos.

> **PONTOS-CHAVE: ORIGEM, RECORRÊNCIA E INVASÃO**
>
> - Carcinoma urotelial é primariamente causado por fatores ambientais que recorrem devido a mudanças genéticas persistentes dentro de um urotélio com aparência normal.
> - Tumores uroteliais recorrentes ocorrem através da ativação de células normais que têm alguma instabilidade genética por fatores ambientais e implante de tumores durante a ressecção transuretral.
> - O acúmulo de alterações genéticas leva à proliferação celular, perda de adesão célula-célula e invasão.
> - A profundidade da invasão e do grau do tumor são os melhores determinantes de prognóstico do câncer urotelial, mas ensaios moleculares podem ser incorporados no estadiamento no futuro.

Biologia Molecular

Mutações somáticas são mais comuns do que as germinativas, que quando ocorrerem estão associadas com um tipo específico de câncer, como a doença de von Hippel-Lindau. Alterações genéticas somáticas e da linhagem germinativa resultam num fenótipo alterado que pode ser melhorado ou, por vezes, causado por alterações epigenética, tais como a degradação proteica, que suprime a função do gene envolvido na formação do câncer de bexiga (Wolff et al., 2005).

Mudanças genéticas específicas ocorrem entre cada fase do desenvolvimento do tumor urotelial (Cordon-Cardo et al., 2000; Simon, 2004; Cordon-Cardo, 2008). **Tradicionalmente, existem duas vias de formação do carcinoma urotelial: urotélio normal para doença não invasiva de baixo grau, e urotélio normal ao CIS e subsequente doença músculo-invasiva.** Uma terceira via proposta envolve o urotélio normal para a hiperplasia ou displasia de um carcinoma papilar de alto grau e doença músculo-invasiva subsequente (Fig. 92-7). O carcinoma de baixo grau com alterações

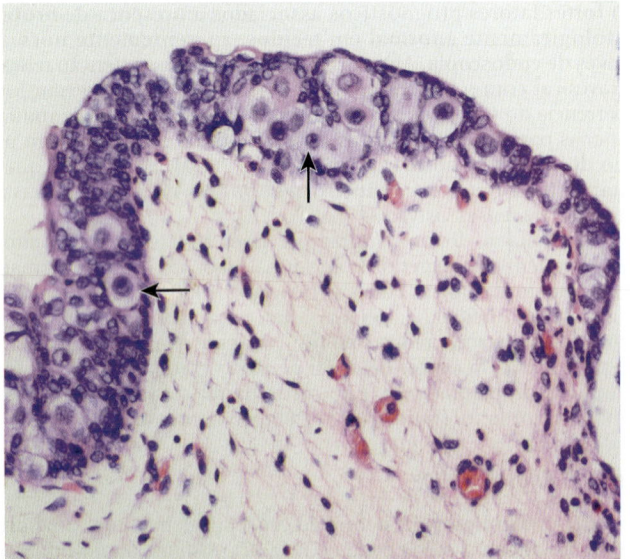

Figura 92-6. Propagação pagetoide do carcinoma *in situ* (CIS). Células malignas uroteliais grandes do CIS (*setas*) estão se espalhando como células individuais dentro ou sob o urotélio normal.

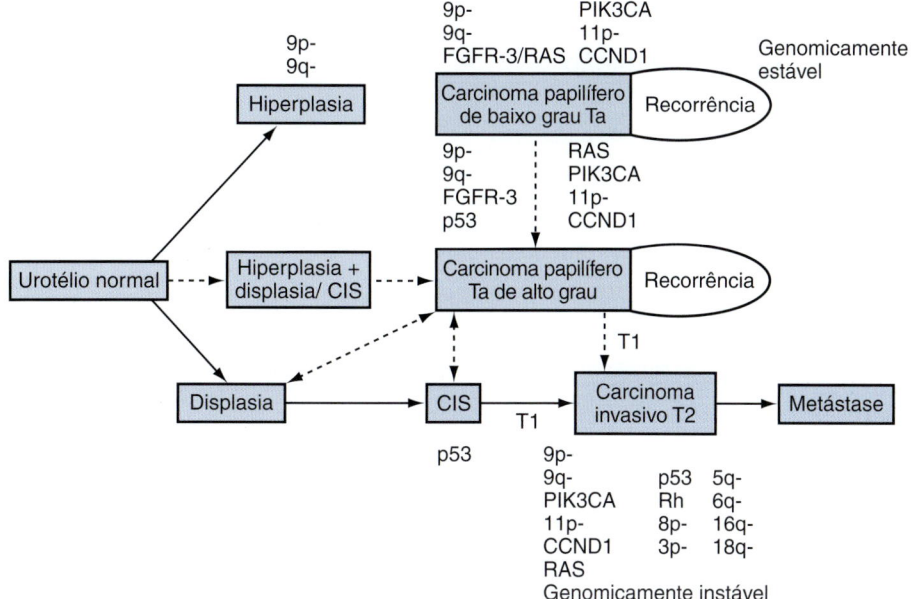

Figura 92-7. Patogênese da formação do câncer urotelial. CIS, carcinoma *in situ*. (De Knowles MA. Bladder Cancer Subtypes defined by genomic alterations. Scand J Urol Nephrol Supl 2008; 218: 116-30.)

genéticas adicionais pode evoluir para doença de alto grau e subsequentemente para doença músculo-invasiva, mas é raro os tumores de alto grau se transformarem em cânceres de baixo grau. Em geral tumores papilares de baixo grau têm estabilidade genômica que permite a recorrência do tumor, mas raramente a progressão. O câncer de alto grau e CIS têm genomas instáveis que mais prontamente permitem alterações genéticas adicionais necessárias para a doença músculo-invasiva ou metastática (Spruck et al., 1994; Knowles, 2006; Lindgren et al., 2006).

As alterações genéticas que são característica da doença não-invasora da camada muscular de baixo grau são alterações na *FGFR-3* e deleções em 9p e 9q. A doença de alto grau invasiva tem infrequentes mutações *FGFR-3*, mas uma alta taxa de mutações *TP53* que se aproximam de 60%. Os tumores não invasivos que têm tanto as mutações *FGFR-3* como *TP53* são raros e constituem o terceiro caminho para a formação da doença invasiva através de lesões papilares ao invés do câncer T1 séssil que é derivado a partir de CIS (Knowles, 2006; van der Kwast, 2008). As alterações genéticas que ocorrem em tumores não invasivos e invasivos da bexiga estão listadas nas Tabelas 92-4 e 92-5, respectivamente.

O urotélio normal se transforma em neoplasia papilar de baixo grau através da ativação dos proto-oncogenes, resultando em alterações fenotípicas que são histologicamente nomeadas *papiloma, PUNLMP, hiperplasia e carcinoma urotelial de baixo grau.* Os papilomas não possuem alterações genéticas e não têm mutações *FGFR-3*, distinguindo assim o seu padrão de crescimento de um carcinoma urotelial de baixo grau e, por conseguinte, não são provavelmente lesões precursoras do câncer (Knowles, 2006). Por outro lado, o PUNLMP contém as mesmas anomalias genéticas vistas no carcinoma urotelial de baixo grau, com taxa de proliferação semelhante, e é provável que ele seja um precursor para o câncer de bexiga de baixo grau. Dessa forma, não há marcadores de DNA que possam distinguir o PUNLMP do câncer de baixo grau (Dyrskjot et al., 2012a). A hiperplasia urotelial é considerada um precursor do carcinoma de baixo grau, e a deleção genética mais frequente é a do cromossomo 9 – provavelmente a mais antiga mutação vista na formação de câncer urotelial de baixo grau (Obermann et al., 2003). Uma variedade de genes supressores de tumores está presente em 9p e 9q. No 9p21, *CDKN2A* codifica para *TP16 (INK4A)*, que é um regulador negativo de *RB*, e *TP14ARF*, que é um regulador negativo de *TP53* (Berggren et al., 2003). Além disso, estão localizado na *CDKN2B* e

9p21 códigos para *TP15*. É menos claro quais genes localizados no 9q foram deletados. *PTCH* está localizado em 9q22, e *DBC1* e *TSC1* estão localizados em 9q33-34 (Aboulkassim et al., 2003; Adachi et al., 2003). As múltiplas perdas dos genes no cromossomo 9 podem cumulativamente levar à formação da neoplasia urotelial de baixo grau. É rara a ocorrência de tumores papilares de baixo grau com marcadores de agressividade, como a perda do cromossomo 17p, 2T, 4 ou 11p (Cordon-Cardo, 2008).

O FGFR-3 está relacionado ao receptor do fator de crescimento epidérmico (EGFR), que não está mutado nos cânceres de grau baixo, mas pode ser superexpresso no câncer urotelial de baixo ou de alto grau. FGFR-3 é uma tirosina-quinase que provoca aumento no crescimento das células da bexiga e está alterada em mais de 75% dos tumores de baixo grau não invasivos (Gomez-Roman et al., 2005). FGFR-3 alterada pode ser encontrada no CIS e na doença músculo-invasiva, embora em muito menor escala, apoiando a sobreposição na formação natural de tumores com múltiplas alterações genéticas destinadas a promover a doença, quer seja não invasiva ou invasiva. É interessante notar que as mutações FGFR-3 também são encontradas na queratose seborreica, que é uma verruga papilar benigna na pele que pode ser múltipla, pode recorrer, mas não é invasiva (Logie et al., 2005). FGFR-3 mARN é superexpressado em mais de oito vezes na doença não invasiva e em até quatro vezes na doença músculo-invasiva. O urotélio normal não produz a proteína FGFR-3, mas mais de 71% dos cânceres não-invasivos da bexiga serão imunopositivos para o receptor FGFR-3 (Billerey et al., 2001). Devido a expressão diferencial do FGFR-3 entre o tecido normal e o canceroso, este poderia ser um alvo terapêutico (Knowles, 2008b). As mutações *FGRF-3* e *HRAs* são mutuamente exclusivas porque estão na mesma via de *Ras-MEK-ERK*. As mutações de *FGFR-3* causam a ativação constitutiva do receptor *FGFR-3* e esta sinaliza, assim, através da via *MAPK* (Cordon-Cardo, 2008; Knowles, 2008b). As mutações *FGFR-3* e *TP53* são virtualmente e mutuamente exclusivas, mas não por causa de uma via de sinalização comum. Não está claro por que essas duas mutações são mutuamente exclusivas, mas destaca as vias diferentes na formação do carcinoma urotelial (Bakkar et al., 2003).

Os genes *RAS* são de uma família de oncogenes transformadores que foram originalmente identificados em linhagens celulares T24 do câncer de bexiga (McBride et al., 1982). O local mais frequente de ativações *HRAs* são mutações nos códons 12, 13, 59 e 61 que resultam no aumento da atividade enzimática. **As mutações *HRAS* ocorrem**

TABELA 92-4 As Alterações Genéticas Identificadas nos Tumores da Bexiga

GENE (LOCALIZAÇÃO CITOGENÉTICA)	ALTERAÇÃO	FREQUÊNCIA
ONCOGENES		
HRAS (11p15)/ NRAS (1p13)/KRAS2 (12p12)	Mutações ativadoras	15%
FGFR-3 (4p16)	Mutações ativadoras	60% - 80%
CCND1 (11q13)	Amplificação, superexpressão	10% - 20%
PIK3CA (3q26)	Mutações ativadoras	25% PUNLMP; 16% Ta
MDM2 (12q13)	Superexpressão	Aproximadamente 30% - Superexpressão
GENES SUPRESSORES DO TUMOR		
CDKN2A (9P21)	Exclusão homozigótica, metilação, mutação	HD 20%-30%; LOH aproximadamente 60%
PTCH (9q22)	Exclusão, mutação	LOH cerca de 60%; frequência de mutação baixa
DBCI (9q32-33)	Exclusão, metilação	LOH aproximadamente 60%
TSCI (9q34)	Deleção, mutação	LOH cerca de 60%; mutação de aproximadamente 12%
MUDANÇA NO NÚMERO DE CÓPIAS DE DNA; GENE ALVO (S) DESCONHECIDO*		
2q	Deleção	10%
8p	Deleção	16%
9p	Deleção	36% - 47%
9q	Deleção	44%-66%
10p	Deleção	20%
10q	Deleção	20%
11p	Deleção, LOH	10% - 24%
13q	Deleção	17%
17q	Deleção	15%
18q	Deleção	13%
Y	Deleção	24% - 28%
1q	Ganho	11% - 14%
17q	Ganho	14%
20q	Ganho	13% - 17%
8p12	Amplificação	Ocasional
11q13 (incluindo CCND1)	Amplificação	Ocasional

*Análise comparativa da hibridização genômica.
HD, homozigoticamente suprimido; LOH, perda da heterozigosidade; PUNLMP, neoplasia urotelial papilar de baixo potencial maligno.
De Knowles MA. Bladder Cancer subtypes defined by genomic alterations. Scand J Urol Nephro. Scand J Urol Nephrol Suppl 2008; 218: 116-30.

---

em 40% dos carcinomas uroteliais, e mutações no códon 12 são as mais comuns (Czerniak et al., 1992). As mutações pontuais em PIK3CA são encontradas em 10% dos cânceres de bexiga não invasivos e são fundamentais na via PTEN (Cairns et al., 1998). FGFR-3 e PIK3CA funcionam em conjunto numa via semelhante, e assim, ambas as mutações são muitas vezes vistas no mesmo tumor. Deleções em 9q ativam os genes supressores de tumor TSCI, PTCH e DBC1 (Hornigold et al., 1999; Louhelainen et al., 2006).

A transformação do urotélio normal em neoplasia de alto grau invasivo é uma continuidade da displasia para a CIS e, em seguida, para a doença invasiva. A conversão do urotélio normal em displásico está associada a deleções do cromossomo 9 em 75% de casos, a acumulação anormal de TP53 em 50% e aumento do crescimento celular em todos os casos (Mallofre et al., 2003). As mudanças genéticas subsequentes para CIS são provavelmente deleções dos tumores de genes supressores, em vez de ativação de oncogenes e de alterações TP53 que são a principal marca das doenças de alto grau (George et al., 2007; Sanchez-Carbayo et al., 2007). TP53 está localizado no cromossomo 17p e controla a expressão de múltiplos genes relacionados com a apoptose. A presença da superexpressão da proteína nuclear TP53 e mutações do gene TP53 ocorrem em aproximadamente 80% dos tumores de alto grau, incluindo CIS. O **CIS primário, que é definido como CIS não associado com uma lesão papilar ou invasiva, apresenta superexpressão do TP53 mas carece de deleção do** cromossomo 9. Isto é, em contraste a CIS secundários, que estão associados a lesões papilares, que podem exibir alterações no cromossomo 9, e têm perfis de expressão molecular semelhantes ao tumor papilar adjacente, assim, destacam-se as vias sobrepostas da doença invasiva a partir do CIS ou a hiperplasia até a doença papilar de alto grau, e em seguida a doença músculo-invasivo subsequente (Hopman et al., 2002). Verifica-se também que a mesma assinatura que existe para CIS secundário pode ser encontrada em amostras de biópsia de um urotélio morfologicamente normal na mesma bexiga (Dyrskjot et al., 2004). O gene do retinoblastoma (RB) codifica uma fosfoproteína nuclear de 110 kDa que funciona como um regulador do ciclo celular negativo (Chatterjee et al., 2004a, 2004b). Os níveis não detectáveis de proteína RB estão associados com prognóstico ruim e aumento do crescimento de tumores, presumivelmente afetando a via de genes E2F. A redução da expressão da PTEN é verificada em cânceres uroteliais avançados e CIS. As alterações genéticas de PTEN são indicadores de sobrevida nos casos avançados, e as mutações PTEN e TP53 estão associadas com o crescimento agressivo do tumor (Puzio-Kuter et al., 2009).

As mutações genéticas que ocorrem entre as lesões de alto grau não invasivas e invasivas ocorrem essencialmente em genes mais necessários para invadir do que para crescer. As primeiras mudanças observadas na doença T1 são deleção de 3p, 5q, 6q, 11p, 16q e 18q (Cordon-Cardo, 2008). Alterações no TP53 via RB e PTEN são

TABELA 92-5 Alterações Genéticas Encontradas nos Tumores de Bexiga Invasivos (T2 ou superior)

GENE (LOCALIZAÇÃO CITOGENÉTICA)	ALTERAÇÃO	FREQUÊNCIA
ONCOGENES		
HRAS (11p15)/ NRAS (1p13)/ KRAS2 (12p12)	Mutações ativadoras	10% - 15%
FGFR-3 (4p16)	Mutações ativadoras	0% - 34%
ERBB2 (17q)	Amplificação, Superexpressão	10% - 14% amplificação
CCND1 (11q13)	Amplificação, Superexpressão	10% a 20%
MDM2 (12q13)	Amplificação, Superexpressão	4% amplificação
E2F3 (6p22)	Amplificação, Superexpressão	9%-11% amplificação em ≥ T1
GENES SUPRESSORES DE TUMOR		
CDKN2A (9P21)	Deleção homozigótica, metilação, mutação	HD 20% -30%; LOH aproximadamente 60%
PTCH (9q22)	Deleção, mutação	LOH cerca de 60%; frequência de mutação baixa
DBCI (9q32-33)	Exclusão, metilação	LOH aproximadamente 60%
TSCI (9q34)	Deleção, mutação	LOH cerca de 60%; mutação de aproximadamente 12%
PTEN (10q23)	Deleção homozigota, mutação	LOH de 30% -35%; 17% mutação
RB1 (13q14)	Deleção	37%
TP53 (17p13)	Deleção, mutação	70%
ALTERAÇÕES NO NÚMERO DO DNA COPIADO; GENE(S) ALVO(S) DESCONHECIDO*		
2q	Deleção	12%
5q	Deleção	15% - 24%
6q	Deleção	15% - 28%
8p	Deleção	29% - 34%
9p	Deleção	21% - 30%
9q	Deleção	17%
10q	Deleção	16%-21%
11p	Deleção	18% - 24%
11q	Deleção	22%
13q	Deleção	19%
15q	Deleção	13%
16q	Deleção	15%
17q	Deleção	17% - 24%
18q	Deleção	16% - 17%
Y	Deleção	21%
1q	Ganho	17% - 33%
3q	Ganho	18%
5p	Ganho	24% - 37%
7p	Ganho	20%
8q	Ganho	23% - 34%
10p	Ganho	12%
17q	Ganho	30%
20p	Ganho	21%
20q	Ganho	26% - 28%
1q22	Amplificação	<5%
3p24	Amplificação	<5%
6p22	Amplificação	5% - 10%
8p12	Amplificação	<5%
8q21-22 e q24	Amplificação	<5%
10p13-14	Amplificação	<5%
12q15	Amplificação	<5%
17q21	Amplificação	<5%
20q13	Amplificação	<5%

*Análise de hibridização genômica comparativa.
HD, homozigoticamente suprimido; LOH, perda de heterozigosidade.
De Knowles MA. Bladder Cancer subtypes defined by genomic alterations. Scand J Urol Nephrol Suppl 2008; 218: 116-30.

características de doença invasora, e as alterações combinadas de todas essas três vias caracterizam um prognóstico muito ruim (Chatterjee et al., 2004a, 2004b). Finalmente, a instabilidade genética geral verificada na doença invasiva muscular para a doença metastática faz a identificação genes específicos associados com esta progressão difícil de ser delineada (Knowles, 2008a).

Muitos pesquisadores estão utilizando as mutações genéticas identificadas no câncer urotelial para determinar o potencial maligno de pequenos tumores não invasivos, através do estadiamento molecular (van der Kwast, 2008). Através da formação de bibliotecas de expressão de cDNA, 80% dos cânceres uroteliais Ta estavam corretamente estadiados pelo seu perfil genético. Dos 20% dos tumores Ta que foram erroneamente classificados como T1 ou T2 por estadiamento genético, a maioria teve um prognóstico significativamente pior do que os tumores Ta estadiados corretamente (Dyrskjot et al., 2003; Blaveri et al., 2005; Dyrskjot et al., 2012b). **Um chip de expressão de 16 genes do CIS foi desenvolvido para discriminar o CIS do urotélio normal da bexiga, com sensibilidade de 80% e especificidade de 68%.** Infelizmente, as anormalidades genéticas para CIS podem ser encontradas em condições normais do urotílio, confirmando o efeito causal visto no câncer de bexiga (Dyrskjot et al., 2012b). **As principais alterações genéticas que distinguem as doenças não invasivas das invasivas, como mencionado anteriormente, incluem altas taxas FGFR-3 e baixas TP53 de mutação e genética geral estável.** A doença T1 tem altas taxas de mutação em FGFR-3 e baixas taxas em TP53 e perda de 17p, 13q e 8p (Knowles, 2008a). Muitas dessas alterações genéticas não estão necessariamente relacionadas com o potencial invasivo, mas em vez disso, refletem o diferente grau de tumor observado na doença Ta e T1. A separação da doença T1 e T2 através da análise genética é mais difícil por causa da instabilidade e agravamento da genética global e porque ambos são tumores de alto grau. No entanto, os tumores T2 têm desequilíbrios mais frequentes de alelos de cromossomos 6, 10p, e 22 (Koed et al., 2005). Finalmente, as respostas à quimioterapia em tumores T2 podem ser previstas pelo perfil do cDNA do indutor extracelular da metaloproteinase da matriz *(EMMPRIN)* e genes de survivina, embora mais estudos prospectivos sejam necessários (Als et al., 2007). O acúmulo de alterações genéticas na regulação do ciclo celular *(TP53)*, angiogênese *(NRP2)* e supressores de metástase *(RhoGDI2)*, eventualmente conduzem ao fenótipo maligno de alto grau no câncer urotelial (Aaboe et al., 2006). No horizonte, essas assinaturas genéticas da doença agressiva serão usadas para prognóstico e recuperação terapêutica. **Wang et al. (2009) desenvolveram uma reação em cadeia da polimerase quantitativa (PCR) que diferenciou com precisão o câncer de bexiga Ta, T1 e T2 em grupos de alto e baixo risco. Usando o perfil de expressão do gene 57 mRNA, por 2 anos, os grupos de alto risco tinham maior progressão em cada fase patológica.** Um estudo multi-institucional é necessário para confirmar esses resultados, podendo determinar um novo método de estadiamento.

Detecção do Carcinoma Urotelial

A hematúria macroscópica indolor é o principal sintoma em 85% dos pacientes com um tumor da bexiga recentemente diagnosticado, sendo que a hematúria microscópica ocorre em praticamente todos os pacientes (Khadra et al., 2000; Alishahi et al., 2002; Wallard et al., 2006). A hematúria é geralmente intermitente e pode estar relacionada com manobras de Valsalva; desta forma, qualquer episódio de hematúria macroscópica deve ser avaliado, mesmo que o exame de urina posterior seja negativo. **Cinquenta por cento dos pacientes com hematúria macroscópica terão uma causa demonstrável, 20% terão uma malignidade urológica e 12% terão um tumor da bexiga** (Khadra et al., 2000). O risco de malignidade em pacientes que tiveram hematúria macroscópica ou microscópica recorrente que foram submetidos a uma avaliação completa é quase nulo nos primeiros 6 anos (Khadra et al., 2000). Isso deve ser considerado quando recomendar avaliações repetidas para pacientes com hematúria recorrente.

Uma avaliação completa da hematúria para o câncer de bexiga inclui a cistoscopia, citologia de urina, imagens do trato superior (principalmente tomografia computadorizada [CT] com varredura do abdômen e da pelve), e um teste do antígeno específico para próstata no sangue (PSA). Um teste de PSA sanguíneo é recomendado porque 10% dos pacientes com hematúria grave recorrente vão ter câncer de próstata (Mishriki et al., 2008). A hematúria microscópica é geralmente assintomática e apresenta risco de 5,4% de malignidade urológica e um risco 4,1% de câncer de bexiga (Mishriki et al., 2008). Para pacientes com uma avaliação negativa na hematúria microscópica, 84,5% nunca tiveram recorrência, e daqueles com hematúria microscópica repetitiva, nenhum tinha um tumor urológico maligno com um acompanhamento de 13 anos (Mishriki et al., 2008). **As diretrizes AUA para avaliação incluem cistoscopia, imagens do trato urinário superior e citologia urinária** (Grossfeld et al., 2001). Essas diretrizes recomendam reavaliação da necessidade de novos exames em pacientes com hematúria microscópica de baixo risco, enquanto exame de urina, citologia e a pressão arterial (para detectar doença renal) são recomendados a cada 6 meses para pacientes de alto risco.

Os principais métodos diagnósticos para o câncer de bexiga são a cistoscopia e a biópsia. A cistoscopia de luz clara (WLC) é o padrão-ouro; a cistoscopia flexível feita em consultórios é tão confiável quanto a endoscopia rígida (Grossfeld et al., 2001) e tem uma excelente sensibilidade e especificidade para tumores papilares, mas é relativamente pobre para CIS. A cistoscopia com pigmentação de porfirina (comumente referida como *cistoscopia da luz azul*) pode ser mais sensível na detecção de CIS (Fradet et al., 2007; Grossman et al., 2007). A **cistoscopia por fluorescência induzida porfirina usa fotoativos, tais como hexaminolevulinato, que se acumulam preferencialmente nos tecidos neoplásicos e emitem fluorescência vermelha sob a luz de comprimento de onda azul. Isso pode melhorar a detecção de pequenas lesões papilares e CIS.** Um ensaio clínico fase 3 avaliando WLC e cistoscopia da luz azul em pacientes com suspeita ou diagnóstico de tumores foi realizado (Grossman et al., 2007). A cistoscopia da luz azul detectou 58% de CIS em comparação com 15% para WLC. Contudo, ao nível do paciente, a sensibilidade da luz azul foi de 87% e foi 83% para a luz branca. A cistoscopia de luz azul tem uma taxa de falso-positivo de 39% (Fradet et al., 2007). O verdadeiro impacto da cistoscopia da luz azul na detecção do câncer de bexiga não é claro, e mais estudos são necessários para determinar o seu papel clínico exato.

As imagens de banda estreitas (NBI) são técnicas de realce de imagens ópticas e endoscópicas que melhoram o contraste entre a superfície mucosa e estruturas microvasculares, sem a utilização de corantes. A profundidade de penetração da luz na parede da bexiga aumenta com o aumento do comprimento de onda. A NBI ilumina a superfície da mucosa com a luz de uma largura de banda estreita, o espectro de luz no azul (415 nm) e no verde (540 nm), que é fortemente absorvido pela hemoglobina. Consequentemente, as estruturas vasculares aparecem nas cores marrom escuro ou verde em contraste com o fundo rosa ou branco da mucosa. Sistemas disponíveis comercialmente têm integrado a NBI e WLC, permitindo a ativação dos comprimentos de onda NBI com a pressão de um botão. Herr e Donat (2008) realizaram cistoscopia de luz branca e NBI em 427 pacientes consecutivos com histórico de NMIBC. **Dos 103 pacientes com recorrência do tumor, 56% tinham tumores adicionais identificados com NBI em comparação com o uso da PPC e, em 12% dos pacientes, a recorrência tumoral foi encontrada apenas com NBI. Para a cistoscopia de WLC e NBI, os resultados para o primeiro foram 87% e 100% e o segundo foram de 85% e 82%, respectivamente.** Um recente estudo sugere que a NBI detecta com mais precisão a recorrência do tumor após o tratamento com BCG do que a citologia da urina ou WLC, e a NBI pode evitar a necessidade de biópsias aleatórias da bexiga pós-BCG (Herr e Donat, 2008). Com NBI, foi detectada a recorrência do tumor em 21 dos 22 pacientes após BCG, mas outros 10 pacientes tiveram um NBI falso-positivo, resultando em biópsias desnecessárias. Pelo fato de NBI e WLC serem realizados pelo mesmo urologista, o viés de observação pode distorcer esses resultados.

As biópsias aleatórias da bexiga são recomendadas para detectar suspeita de CIS ou pequenos tumores papilares nas endoscopias de urotélios normais. Em geral, existe uma taxa de detecção de 2,5% da CEI ou pequenos tumores papilares em amostras de biópsias aleatórias de pacientes com tumores de bexiga conhecidos ou suspeitos (Fradet et al., 2007). Para pacientes com tumores de bexiga simultâneos, a

TABELA 92-6 Sensibilidade e Especificidade dos Marcadores Urinários na Detecção do Câncer Urotelial

MARCADOR	SENSIBILIDADE MÉDIA (%)	VARIAÇÃO (MÍNIMA %-MÁXIMA %)	ESPECIFICIDADE MÉDIA (%)	VARIAÇÃO (MÍNIMA %- MÁXIMA %)
BTA stat	70	24-89	75	52-93
BTA TRAK	69	57-79	65	48-95
NMP22	73	47-100	80	56-95
FDP	61	52-81	79	75-96
ImmunoCyt	83	50-100	80	69-90
Citometria	60	45-83	80	36-87
Quanticyt	59	45-69	79	70-93
Hb-dipstick	52	41-95	82	68-93
Lewis X	83	80-89	85	80-86
FISH	84	73-92	95	92-100
Telomerase	75	7-100	86	24-93
Microssatélite	91	83-95	94	89-100
CYFRA 21,1	94	74-99	86	67-100
UBC	78	66-87	91	80-97
Citoqueratina 20	91	82-96	84	67-97
BTA	50	28-80	86	66-95
TPS	72	64-88	78	55-95
Citologia	48	31-100	94	62-100

De van Rhijn BW, van der Poel HG, van der Kwast TH. Urine markers for bladder cancer surveillance: a systematic review. Eur Urol 2005;47(6): 736–48.

biópsia aleatória pode detectar displasia ou CIS em até 23% dos casos (Mufti e Singh, 1992). **É aconselhável realizar biópsias aleatórias em indivíduos de alto risco, tais como no tratamento pós-intravesical ou com citologia positiva e bexiga normal na endoscopia**. A citologia urinária, primeiramente introduzida por Papanicolaou em 1945, avalia as alterações morfológicas associadas com o câncer de bexiga e é o marcador urinário contra o qual outros marcadores são comparados (Papanicolaou e Marshall, 1945). Em geral, a sensibilidade e a especificidade da citologia na detecção do câncer de bexiga são 40% a 62% e 94% a 100%, respectivamente (van Rhijn et al., 2005; Volpe et al., 2008). A citologia positiva da urina é praticamente um diagnóstico de tumor da bexiga, embora haja casos em que o tumor não é endoscopicamente visível. A sensibilidade e a especificidade da citologia urinária são dependentes do citopatologista, número de amostras avaliadas, estágio e grau do tumor (Volpe et al., 2008). A urina instrumentada durante a cistoscopia teve uma melhora na sensibilidade e especificidade, mas um procedimento invasivo é necessário (Badalament et al., 1987). Quinze por cento dos pacientes com citologia atípica sem neoplasia urotelial têm uma doença subjacente (Novicki et al., 1998). Assim, os pacientes com citologia atípica precisam mais frequentemente de avaliações ou biópsias da bexiga repetidamente.

Os Marcadores de Urina para Câncer Urotelial

Van Rhijn et al. (2005) realizaram uma revisão sistemática para rever e avaliar os marcadores urinários para a vigilância e incluíram marcadores que haviam sido avaliados em pelo menos dois estudos publicados a partir de duas instituições distintas (Tabela 92-6). Este texto vai discutir os marcadores que tinham pelo menos 70% de sensibilidade e especificidade além de novos marcadores que podem ser importantes no futuro. A sensibilidade e especificidade desses testes são mais baixas em pacientes submetidos a avaliações de vigilância sem tumor ativo ou aqueles com cânceres de baixo grau (van Rhijn et al., 2005; Zwarthoff, 2008).

A NMP22 é uma proteína de matriz nuclear que é utilizada para formação celular. Ela é eliminada na urina e tem uma concentração 20 vezes maior na urina de pacientes com câncer de bexiga do que em controles sem o câncer (Keesee et al., 1996). Há uma variedade de níveis de corte da NMP22 para detecção do câncer de bexiga, mas normalmente um nível de 10 unidades/mL é utilizado para identificar pacientes com ou sem câncer (Soloway, 1996; Grossman et al., 2006). Um nível de corte mais baixo de 5 unidades/mL melhora a sensibilidade, mas significativamente piora a especificidade. O nível de corte não parece estar relacionado com o estágio ou grau da doença. Os falso-positivos com NMP22 podem ocorrer a partir de pacientes com uma infecção do trato urinário ativa ou hematúria significativa (Atsu et al., 2002). Grossman et al. (2006) realizaram um grande estudo multi-institucional para avaliar a eficácia do uso da NMP22 como marcador. **Com o uso de um nível de corte de 10 unidades/mL, a sensibilidade global e especificidade para detectar o câncer urotelial foram de 49% e 87%, respectivamente**. A sensibilidade para Ta, T1 e tumores T2 foi de 36%, 65% e 88%, respectivamente. Uma combinação de cistoscopia e NMP22 detectou 102 dos 103 tumores observados nesse estudo. A NMP22 identificou oito dos nove tumores que foram perdidos pelo WLC. A NMP22 parece ser um adjunto para WLC em aproximadamente 10% dos pacientes.

O antígeno X do sistema de grupo sanguíneo Lewis está geralmente ausente nas células uroteliais em adultos, exceto para as células em forma de guarda-chuva ocasionais (Sheinfeld et al., 1990). Há um aumento na expressão X de Lewis nos cânceres de bexiga e é independente do estado secretor, graduação e estágio. A sensibilidade e a especificidade para a detecção do câncer de bexiga são 75% e 85%, respectivamente. Não há um teste disponível comercialmente até a presente data. A CK 20 e CYFRA 21,1 são fragmentos de proteínas do citoesqueleto que podem ser detectados na urina de pacientes com câncer de bexiga tanto pela proteína como pela detecção do RNAm (Ramos et al., 2003). A CK 20 possui sensibilidade e especificidade de 85% e 76%, respectivamente. Um recente estudo multicêntrico de 446 pacientes que avaliou o papel da CYFRA 21,1, com um valor de corte de 4 ng/mL, encontrou sensibilidade e especificidade de 43% e 68%, respectivamente (Fernandez-Gonzalez et al., 2008). Infelizmente, nenhum dos tumores Ta foi identificado com o valor de corte de 4, ng/mL. Diminuindo o corte da CYFRA 21,1 para 1,5 ng/mL, aumentou-se a detecção de Ta para 33%, mas a especificidade caiu para inaceitáveis 43%. Por isso, não há sentido em ser um marcador útil no atual formato, ou pelo menos para a doença de baixo grau.

FISH identifica probes de DNA marcados com fluorescência que se ligam a cromossomos intranucleares. **Esses probes estão atualmente disponíveis comercialmente para avaliar a aneuploidia dos** cromossomos 3, 7 e 17 e perda dos homozigotos de 9p 21 (Zwarthoff, 2008). A sensibilidade mediana e especificidade de análise de FISH são 79% e 70%, respectivamente (Van Rhijn et al., 2005). Um recente estudo prospectivo com 250 pacientes avaliou o papel da análise de FISH para identificar o câncer urotelial recorrente (Yoder et al., 2007). FISH detectou 25 dos 39 tumores concorrentes, e 35 tumores ocorreram mais tarde, em 56 pacientes que inicialmente tiveram um resultado do teste de FISH positivo. Os autores sugeriram que este era um achado antecipado. Outro estudo, realizado por Moonen et al. (2007), avaliou 105 pacientes com câncer urotelial. A sensibilidade para tumores Ta, T1, e T2 foi de 26,7%, 60% e 50%, respectivamente. Estes achados de menor sensibilidade foram confirmados (Gudjonsson et al., 2008). **Parece que o teste de FISH é moderadamente útil para a doença de alto grau e pode ser antecipatório da formação de um novo tumor; no entanto, devido à natureza não invasiva do câncer de bexiga recorrente, é difícil dizer se o teste de FISH conseguiu identificar anormalidades cromossômicas presentes em um urotélio de aparência normal ou se foram obtidos resultados falso-positivos.** Múltiplos marcadores estão disponíveis para identificar repetições curtas de DNA presentes ao longo dos cromossomos que são perdidos em algumas das células tumorais. **A análise de microssatélites amplia essas repetições no genoma que são altamente polimórficas, e a amplificação por PCR pode detectar um tumor associado a perda de heterozigocidade por comparação da relação do pico entre os dois alelos no DNA do tumor na amostra de urina com a presença dos alelos em uma amostra de sangue a partir do mesmo indivíduo** (Wang et al., 1997). A sensibilidade e especificidade da análise de microssatélites para a detecção de carcinoma urotelial varia de 72% a 97% e de 80% a 100%, respectivamente (Wang et al., 1997). Um estudo europeu avaliou a análise de microssatélites em amostras de urina para a detecção de baixo potencial maligno em carcinomas uroteliais musculares não invasivos (van der Aa et al., 2009). Eles relataram sensibilidade e especificidade de 58% e 72%, respectivamente. A análise microssatélite não detectou apenas um câncer urotelial T1 de alto grau. **É interessante notar que, se a análise de microssatélites foi persistentemente positiva, houve uma taxa de recorrência em 2 anos de 83%, mas se a análise foi persistentemente negativa, apenas 22% dos pacientes apresentaram tumores recorrentes.** Espera-se que a padronização do teste possa permitir uma análise sem uma amostra de sangue, e isso vai significativamente melhorar a aceitação do paciente.

Ilhas de dinocleotídeo CpG se agrupam em torno de promotores não metilados para permitir a expressão do gene (Knowles, 2007). **A metilação das ilhas CpG desabilita o promotor e, se este promotor em questão é parte de um gene supressor tumoral, em seguida, a neoplasia pode se formar.** Exemplos de metilação do promotor das ilhas CpG levando a mudanças epigenéticas no câncer urotelial incluiem o gene P16,/*CDKN2A* (Gonzalez-Zulueta et al., 1995). A sensibilidade da metilação do gene para a detecção do câncer de bexiga é de 75%; todavia, as ilhas CpG metiladas podem ser encontradas nas células uroteliais normais em pacientes mais velhos (Yates et al., 2006). Mutações FGFR-3 pontuais são encontradas em 75% dos NMIBC, especialmente em tumores Ta (van Rhijn et al., 2004; Wolff et al., 2005). Infelizmente existem mais de 11 pontos de mutação diferentes dentro deste gene, e, portanto, a identificação de todas as mutações possíveis é difícil em uma única amostra de urina. Polimorfismo conformacional de cadeia simples pode detectar essas mutações pontuais, e um ensaio instantâneo foi produzido mantendo a possibilidade de rápida identificação das mutações *FGFR-3* (van Oers et al., 2005). A espectroscopia de massa por dessorção/ionização por laser de superfície (SELDI) das amostras de urina tem sensibilidade e especificidade para detectar o câncer de bexiga de 50% a 90% e 60% a 90%, respectivamente (Vlahou et al., 2001). São fatores de confusão de análise pela SELDI, a graduação do tumor, a idade do paciente e tipo de análise, e um estudo multi-institucional ainda é necessário para determinar a sua eficácia na identificação do carcinoma urotelial. A survivina é uma proteína anti-apoptótica que tem uma alta expressão no câncer urotelial (Smith et al., 2001). Ela é encontrada em 10% a 30% dos cânceres de bexiga e é facilmente excretada na urina. A sensibilidade e especificidade da survivina na detecção dos tumores uroteliais são de 64% a 100% e 87% a 93%, respectivamente (Smith et al., 2001; Shariat et al., 2004). Este teste pode ser útil para predizer quais pacientes respondem ao tratamento intravesical (Hausladen et al., 2003). A survivina apresentou baixa eficácia na detecção da doença em estágio avançado ou de tumores de alto grau, com uma sensibilidade de 71% para os tumores fase T2 e 80% de cânceres de alto grau (Shariat et al., 2004). O ácido hialurônico controla as comunicações intercelulares e replicação celular. O câncer urotelial induz a produção de ácido hialurônico de fibroblastos, e a quantidade correlaciona-se com a fase da doença. A sensibilidade e a especificidade do ácido hialurônico para a detecção do câncer de bexiga são 91% a 100% e 84% a 90%, respectivamente (Pham et al., 1997; Lokeshwar et al., 2002). A sensibilidade e especificidade para discriminar entre lesões de baixo e de alto grau não são claras. A telomerase reside nas extremidades terminais dos cromossomos e a duplicação aleatória do DNA se repete para prevenir a morte celular (Rhyu, 1995). A atividade da telomerase é medida através da repetição telomérica com protocolo de amplificação (TRAP) e é detectada em 80% na urina a partir de pacientes com câncer de bexiga com nenhum grau de diferenciação. A sensibilidade e especificidade são 90% e 88%, respectivamente (Sanchini et al., 2005). ImmunoCyt (DiagnoCure, Quebec, Canadá) é um teste que detecta antígenos baseados na mucina que estão presentes na maioria das células cancerosas da bexiga. A sensibilidade e a especificidade são 61% a 92% e 71% a 90%, respectivamente (Halling et al., 2000; Pfister et al., 2003).

Praticamente todos os pacientes relatam dor e desconforto na cistoscopia no consultório. Estudos de marcadores urinários poderiam evitar esses problemas em algumas situações tal como descritos anteriormente. No entanto, os estudos dos marcadores urinários precisariam de uma sensibilidade de 90% para substituir a cistoscopia (Vriesema et al., 2000). A principal preocupação está na falta de células tumorais não apontadas no marcador urinário. Nenhum dos marcadores urinários atualmente disponíveis atende a essa sensibilidade de 90% em uma base de confiança, portanto, uma combinação da cistoscopia com marcadores urinários, em algumas situações, é apropriada para o acompanhamento de pacientes com NMIBC.

PONTOS-CHAVE: DETECÇÃO DO CÂNCER UROTELIAL

- A hematúria macroscópica indolor ocorre em 85% dos pacientes com câncer de bexiga e requer uma avaliação completa que inclui a cistoscopia, citologia urinária, tomografia computadorizada e um teste de PSA sanguíneo.
- Pacientes com hematúria microscópica exigem uma avaliação completa, mas os pacientes de baixo risco não exigem avaliações repetidas. Indivíduos de alto risco são principalmente aqueles com histórico de tabagismo e devem ser avaliados a cada 6 meses.
- WLC com biópsias aleatórias da bexiga é o padrão ouro para a detecção do tumor, mas a cistoscopia da luz azul pode ser um complemento.
- Existem vários marcadores urinários que podem ser utilizados para avaliar a secreção de proteínas ou ajuntamento das células para detecção do câncer de bexiga não invasivo. Até a presente data, nenhum desses marcadores possui uma sensibilidade suficientemente elevada ou especificidade para substituir a cistoscopia.

Prevenção e Tratamentos Complementares no Câncer Urotelial

O câncer de bexiga é causado primariamente pela exposição a agentes ambientais cancerígenos. O longo intervalo de tempo entre a exposição à cancerígenos e a subsequente formação da neoplasia traz dificuldades no teste de medidas preventivas. A prevenção do câncer urotelial é uma alta prioridade, porque é o câncer mais caro de se tratar por várias razões, incluindo que a maioria dos pacientes de câncer urotelial não morre devido à doença, há uma taxa de recorrência elevada, e o principal modo de controle do câncer é a repetição de procedimentos cirúrgicos (Botteman et al., 2003; Siegel et al., 2013).

Há três meios para a prevenção do carcinoma urotelial: prevenção primária, prevenção da transformação maligna das lesões pré-malignas e a prevenção de recorrência do tumor. Devido à ausência de lesões pré-malignas bem definidas na formação do câncer de bexiga, a maioria das investigações é centrada na prevenção do tumor primário e da recorrência.

A cessação do tabagismo é o principal modo de prevenir o carcinoma urotelial. **O fumo é responsável por 30% a 50% de todos os cânceres de bexiga em homens, e fumantes têm de duas a seis vezes mais chances de desenvolver o câncer de bexiga do que os não fumantes** (Boffetta, 2008; Freedman et al., 2011). A cessação do tabagismo irá diminuir o risco de eventual formação do câncer urotelial de uma forma linear. Depois de 15 anos sem fumar, o risco de formação de câncer é o mesmo como para alguém que nunca fumou (IARC Working Group, 2004). A forte influência do tabagismo impede a determinação exata de outros meios de prevenção considerados menos significativos: dietético, micronutrientes, ou mudanças no estilo de vida, que podem alterar a formação do câncer de bexiga. Houve vários estudos com animais que mostram que a restrição calórica prolonga a vida e previne o câncer (Kuska, 2000). O mecanismo não é claro, mas pode ser mediado através do IGF-1, porque ratos com restrição calórica que receberam IGF-1 demonstraram formação do câncer semelhante aos ratos que consumiam calorias normais, mais do que em ratos com restrição de calorias sem suplementação de IGF-1 (Dunn et al., 1997). No entanto, é difícil a tradução desses estudos de restrição de calorias em animais para a configuração humana, porque o nível de exercício não pode ser controlado. A chave parece ser a menor ingestão calórica e não o peso total do corpo, embora os dois estejam indiretamente relacionados. **Um estudo em câncer de mama avaliou as dietas com baixa gordura em relação às normais em mulheres com câncer de mama recentemente ressecados. Mulheres com dieta de baixa gordura com câncer de mama agressivo tiveram um menor risco de recorrência.** Isso pode ser o resultado de uma variedade de fatores, incluindo perda de peso, menor ingestão calórica e níveis mais baixos de insulina (Chlebowski et al., 2006). Ingestão de frutas e de vegetais tem sido postulada como fator de prevenção em uma variedade de cânceres, incluindo o câncer urotelial. Há muitos estudos prospectivos e de caso-controle avaliando essa relação. A maioria tem resultados ambíguos, embora tenha demonstrado uma diferença estatisticamente significante nas taxas de câncer de bexiga apenas em indivíduos do sexo masculino (Michaud et al., 2000). **Frutas cítricas, maçãs, frutas vermelhas e tomates foram avaliados em alguns estudos, mas nem todos mostram resultados de um menor risco de câncer urotelial** (Brinkman e Zeegers, 2008). **Cenouras e vegetais crucíferos, principalmente repolho, couve-flor e couve, também têm sido implicados como tendo uma relação inversa com a formação de câncer de bexiga.** Nenhum desses estudos foi randomizado; portanto, se a ingestão de frutas e legumes leva a um estilo de vida saudável que é associado à menor formação de câncer urotelial ou se estes agentes particulares têm um efeito direto sobre a formação do câncer urotelial, o resultado ainda não é claro.

Vários estudos avaliaram o papel da ingestão de vitaminas na formação do câncer de bexiga. Nenhum deles demonstrou diminuição do risco em relação a prevenção do câncer urotelial primário (Grossman et al., 2008). Um estudo randomizado em pacientes com câncer urotelial mostrou que doses mais altas de vitamina associadas a terapia intravesical com BCG prolongaram significativamente o tempo de recorrência (Lamm et al., 1994). **Neste estudo, todos que receberam BCG intravesical mais os que seguiram a dieta recomendada foram autorizados a doses de vitamina A; metade do grupo foi aleatoriamente designada para altas doses de vitaminas, que incluíam 4.000 unidades de vitamina A, 100 mg de vitamina B 6, 2.000 mg de vitamina C, 400 unidades internacionais de vitamina E e 90 mg de zinco por dia. O grupo de dose elevada de vitamina apresentou tempo mais prolongado para a recorrência do tumor, com uma taxa de sobrevida livre de doença em 5 anos de 91% em comparação com 41% no grupo da vitamina-dose padrão (P = 0,0014).** Até o momento, não foram realizados estudos com seguimento a longo prazo para corroborar com esses resultados. Tem sido sugerido que a ingestão de micronutrientes pode diminuir o risco de câncer de bexiga.

A teoria da urogênese sugere que o consumo elevado de líquidos leva a mais micção e menores concentrações de potenciais agentes cancerígenos na urina e, desta forma, a um risco menor de câncer urotelial (Braver et al., 1987). Existem resultados conflitantes demostrando uma relação inversa entre a ingestão de líquidos e a formação de câncer urotelial, sendo mais evidente nas mulheres (Michaud et al., 2007). Um estudo de profissionais de saúde acompanhou 48.000 participantes e demonstrou que a ingestão total de líquidos foi inversamente relacionada com a formação do câncer urotelial, mas apenas em comparação aos percentis mais alto (> 2.500 mL) e baixo (<1.300 mL) (Michaud et al., 2007). **O chá verde contém compostos polifenólicos que são potentes antioxidantes, especificamente, epigalocatequina galato-3, que inibe o crescimento de células uroteliais *in vitro*** (Qin et al., 2007). Um grande estudo japonês com 49.566 homens e 54.874 mulheres avaliou o efeito do tabagismo, cafeína e chá verde na formação do câncer urotelial durante um período de 15 anos (Kurahashi et al., 2009). Como esperado, o tabagismo foi fortemente associado com a formação do câncer urotelial. A cafeína, na forma de café ou chá verde, pode ser associada a formação do câncer urotelial, e este efeito foi mais forte nas mulheres. A cafeína é um conhecido fator de risco para a formação do câncer urotelial, e o seu efeito cancerígeno sobre as células cancerosas uroteliais pode ser mais forte do que o efeito antioxidante encontrado no chá verde (Pelucchi et al., 2008).

> **PONTOS-CHAVE: PREVENÇÃO**
>
> - Parar ou nunca fumar é a melhor prevenção para câncer de bexiga.
> - Não esquema dietético ou de micronutrientes claro para prevenir o câncer de bexiga primário.
> - Altas doses de vitaminas associadas à terapia intravesical com BCG podem impedir recorrência do câncer de bexiga.

Variantes Histológicos do Câncer Urotelial

O carcinoma urotelial da bexiga era anteriormente denominado carcinoma de células de transição da bexiga devido à sua conhecida propensão para a diferenciação celular em outros tipos de tumores, tais como carcinoma de células escamosas, adenocarcinoma e carcinoma de células claras. Recentemente, um espectro mais amplo de variação histológica do câncer urotelial foi identificado incluindo padrões de crescimento distintos do carcinoma urotelial, diferenciação celular alterada, padrões de crescimento celulares mistos e estromais e reações incomuns combinadas com o crescimento do câncer urotelial (Lopez-Beltran, 2008). Serão discutidas as variantes histológicas mais comuns. É suspeitado que variantes do câncer urotelial podem não responder à quimioterapia sistêmica de modo semelhante ao câncer urotelial tradicional. Embora os esquemas possam ser diferentes, especialmente para a neoplasia de pequenas células, a taxa de resposta das variantes do câncer urotelial é semelhante às do câncer urotelial tradicional (Xylinas et al., 2012).

Carcinoma Urotelial Micropapilar

O carcinoma urotelial micropapilar foi primeiramente descrito no início de 1990 como um padrão de crescimento tumoral que ocorre em vários órgãos, incluindo bexiga, mama, pulmão e ovário, geralmente manifestando uma fase avançada (Amin et al., 1994; Khoo Samaratunga e, 2004). A incidência do carcinoma urotelial micropapilar é de 0,7% a 2,2% de todos os tumores uroteliais, com uma relação homem-mulher de 10:1 e uma média de idade no momento do diagnóstico de 65 anos (Amin et al., 1994). Por causa do estágio avançado no momento do diagnóstico, a taxa de sobrevida em 5 a 10 anos é atribuída aos pacientes com carcinoma urotelial micropapilar de 51% e 24%, respectivamente (Kamat et al., 2007). As taxas de sobrevida câncer específica e sobrevida global são semelhantes, sugerindo que a maioria dos pacientes morreu da neoplasia (Kamat et al., 2007). As características histológicas do carcinoma micropapilar urotelial são semelhantes ao carcinoma seroso papilífero do ovário,

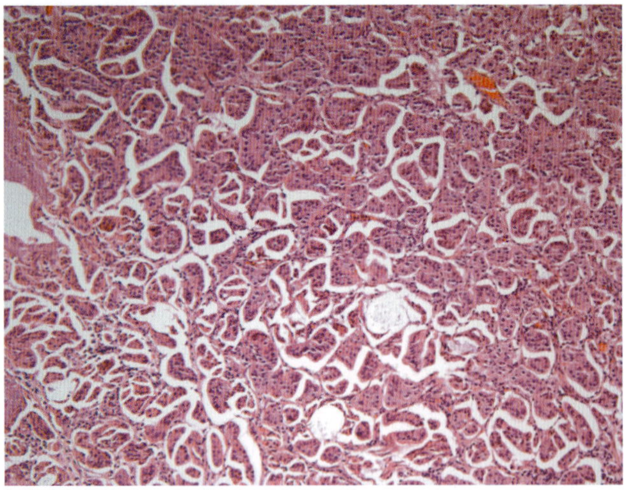

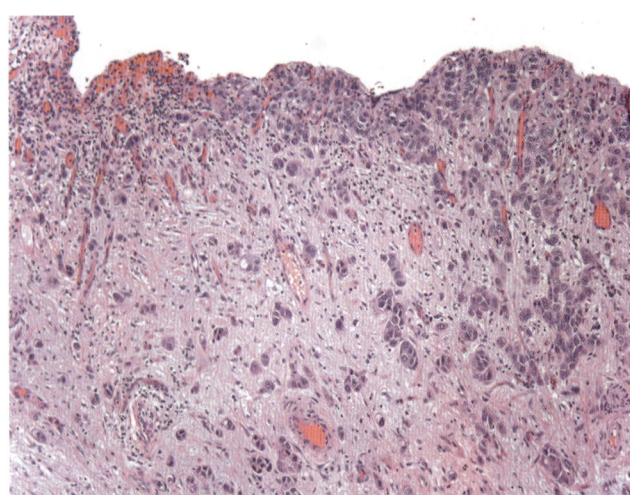

Figura 92-8. Câncer urotelial micropapilar.

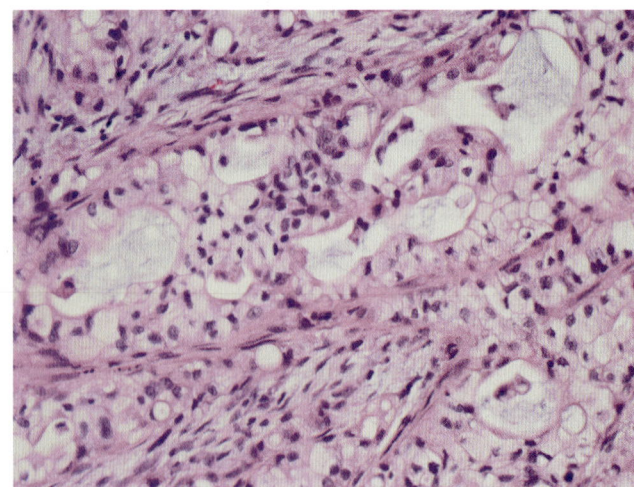

Figura 92-9. Variante do câncer urotelial formador de ninhos

que desenvolve delicados processos filiformes com aglomerados infiltrativos do tumor micropapilar sem hastes vasculares (Fig. 92-8). O carcinoma micropapilar urotelial está associado ao carcinoma urotelial convencional em 80% dos casos (Lopez-Beltran e Cheng, 2006). A **invasão angiolinfática é comum mesmo em doenças invasivas não musculares de alto grau, acentuando a natureza agressiva deste câncer. Existe uma elevada taxa de progressão do NMIBC para câncer de bexiga músculo-invasivo aproximando-se de 70%, com uma elevada taxa metastática subsequente, apesar do tratamento** (Johansson et al., 1999; Kamat et al., 2007). O tratamento de maior eficácia para todos os estágios do carcinoma micropapilar urotelial é a ressecção cirúrgica. O tratamento com ressecção transuretral e BCG é ineficaz, a menos que o tumor seja completamente ressecado (Kamat et al., 2007). **Tal como acontece com o câncer do ovário, a quimioterapia neoadjuvante não parece ser eficaz no carcinoma urotelial micropapilar** (Bristow et al., 2002; Kamat et al., 2007). A quimioterapia neoadjuvante pode piorar a sobrevida, atrasando o tratamento, quando comparado com a cistectomia imediata. Mesmo na melhor das situações, cistectomia imediata para o câncer de bexiga micropapilar invasivo não muscular tem uma taxa de sobrevida câncer-específica de 72% em comparação a 60% daqueles tratados com ressecção transuretral e BCG, seguido por cistectomia após progressão (Kamat et al., 2007). Os melhores resultados ocorreram naqueles pacientes que não tinham tumor micropapilar residual na peça da cistectomia, sugerindo que a ressecção do tumor completa é o processo chave. Os pacientes com doença localmente avançada têm um prognóstico ruim, apesar da quimioterapia agressiva e da ressecção cirúrgica, com uma taxa de sobrevida inferior a 22% em 4 anos. Não há marcadores moleculares específicos associados ao carcinoma urotelial micropapilar; No entanto, esses tumores são imunorreativos para antígeno de membrana epitelial e citoqueratinas 7, 20 e 34 (Samaratunga e Khoo, 2004). O carcinoma micropapilar urotelial se manifesta em um estágio avançado, com menos de 9% dos pacientes apresentando a doença não invasiva e mais de 50% sendo invasivo muscular, doença nodal ou metastático (Kamat et al., 2007).

Carcinoma Urotelial Formador de Ninhos

A variante em ninho do carcinoma urotelial é uma rara, mas agressiva forma de câncer que tem uma relação homem-mulher de 6:1 e pode ser confundida com lesões benignas, tais como ninhos de von Brunn que se apresentam na lâmina própria, cistite cística e papilomas invertidos (Holmang et al., 2001). Há pouca atipia nuclear na variante em ninho do carcinoma urotelial, mas as células tumorais conterão frequentemente áreas com grandes núcleos e figuras mitóticas (Fig. 92-9). Apesar do tratamento agressivo, a taxa de mortalidade do carcinoma variante formador de ninhos urotelial é significativa, com 70% dos pacientes morrendo desta doença no prazo de 3 anos (Terada, 2012).

Carcinoma Urotelial de Células Claras

Setenta por cento do câncer urotelial terá focos de células claras dentro do tumor (Lopez-Beltran e Cheng, 2006). Essas células claras contêm vacúolos ricos em glicogênio que podem ser confundidos com carcinoma de células claras metastático do rim; porém, a variante de células clara não prediz um prognóstico significativamente pior para cânceres uroteliais (Fig. 92-10).

Diferenciação Glandular ou Adenocarcinoma

Diferenciações tumorais mistas são mais comuns com o câncer de células escamosas, mas a diferenciação glandular ocorre em apenas 6% dos casos de câncer urotelial (Lopez-Beltran e Cheng, 2006). A diferenciação glandular é definida como a presença de dois espaços glandulares no interior do tumor (Fig. 92-11). É importante que esses

Figura 92-10. Adenocarcinoma de células claras da bexiga. Adenocarcinoma infiltrante, mostrando ácinos, ninhos e células infiltradas individuais compostas predominantemente de células com citoplasma claro.

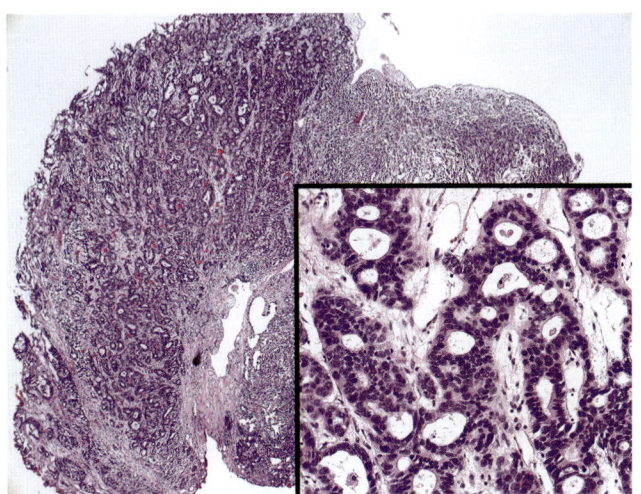

Figura 92-11. Adenocarcinoma da bexiga. Ressecção transuretral do fragmento da próstata mostrando extensivo envolvimento do adenocarcinoma primário da bexiga. Note a presença de tumores de arquitetura glandulares e cribriforme (*inserção*).

espaços glandulares não sejam confundidos com uma invasão linfática ou com artefatos de processamento. A produção de mucina pode ocorrer, e as células tumorais parecem estar flutuando na mucina. Cistectomia radical associada à quimioterapia adjuvante é o melhor método de tratamento para o câncer glandular urotelial diferenciado. Estudos sugerem que a quimioterapia neoadjuvante foi relativamente ineficaz contra a diferenciação glandular e escamosa para a doença invasiva muscular. **Uma recente análise secundária do estudo Southwest Oncology Group (SWOG) 8710 com quimioterapia neoadjuvante com metotrexato, vinblastina, doxorrubicina, cisplatina e (MVAC) seguido por cistectomia versus cistectomia apenas para o câncer de bexiga músculo-invasivo avaliou o efeito do tratamento neoadjuvante na diferenciação celular mista do câncer urotelial. Entre os pacientes com tumores mistos, os benefícios na sobrevida devido à quimioterapia pareceram ser maiores em magnitude (Razão de risco [HR] 0,46, P = 0,02) do que entre os pacientes com carcinoma urotelial apenas (HR 0,9, P = 0,48) em comparação com a cistectomia imediata** (Scosyrev et al., 2010). Isso sugere que a quimioterapia neoadjuvante é um tratamento adequado antes da cistectomia radical para pacientes com câncer invasivo urotelial com diferenciação mista.

Tumor Plasmocitoide

Um tumor plasmocitoide é uma variante do carcinoma urotelial que foi reconhecido pelo sistema de classificação da OMS desde aproximadamente 2011. Esta variante caracteriza-se, no momento do diagnóstico, pelas células plasmocitoides e os núcleos centrados que muitas vezes invadem através da parede da bexiga e do tecido adiposo perivesical (Keck et al., 2013). Esses tumores são geralmente diagnosticados em uma fase avançada, em parte porque o aparecimento da hematúria é tardia, devido ao padrão de crescimento tumoral séssil e não papilar (Wang et al., 2012a). Esses tumores responderam muito mal à quimioterapia sistêmica, com uma taxa de sobrevida menor do que 27 meses, em média, desde o diagnóstico (Keck et al., 2013).

NEOPLASIAS NÃO UROTELIAIS

Sarcomas

Os sarcomas são os tumores mesenquimais mais comuns na bexiga, mas constituem menos de 1% de todas as neoplasias vesicais (Berkmen e Celebioglu, 1997; Parekh et al., 2002; Dotan et al., 2006). A subclassificação do sarcoma baseia-se nas variações histológicas, dependendo da especificação do tipo de célula maligna (Parekh et al., 2002; Spiess et al., 2007). **O leiomiosarcoma é o subtipo histológico mais comum, seguido de rabdomiosarcoma e em seguida, raramente, angiossarcoma, osteossarcoma e carcinossarcoma**. A relação homem-mulher é 2:1, e a idade média na apresentação é na sexta década de vida. Não há agentes claros que causam sarcomas da bexiga, embora haja uma associação com radiação pélvica e quimioterapia sistêmica para outras doenças malignas (Spiess et al., 2007). É importante notar que os sarcomas de bexiga não estão relacionados ao tabagismo. As anormalidades genéticas do leiomiosarcoma são inconsistentes e não são usadas em testes ou identificações. A maioria dos sarcomas é de grau alto, e mais do que 75% estão confinados no músculo da bexiga (Rosser et al., 2003; Dotan et al., 2006). O sintoma mais comum é a hematúria indolor e grave em 79% dos casos, seguido por sintomas de irritação local em 16%. A ressecção transuretral do tumor, o que pode parecer um urotélio sobrejacente normal, é necessária para o diagnóstico juntamente com imagens abdominais e do tórax. O grau do sarcoma é o fator de prognóstico primário e é incorporado ao sistema de estadiamento (Dotan et al., 2006). Tratamento para a doença localizada inclui cistectomia radical, com prioridade na obtenção de margens cirúrgicas negativas porque a taxa de recorrência local é 2,4 vezes maior em pacientes com uma margem cirúrgica positiva (Dotan et al., 2006). A taxa de sobrevida de 5 anos para o leiomiosarcoma de bexiga é de 52% a 62% (Rosser et al., 2003). Outros fatores associados a um mau prognóstico com sarcomas incluem a invasão angiolinfática e a doença metastática no momento da apresentação. **Quimioterápicos são pouco ativos para sarcomas vesicais, mas os agentes mais eficazes são doxorrubicina, ifosfamida, cisplatina** (Dotan et al., 2006; Spiess et al., 2007). O local mais comum para a doença metastática é o pulmão, seguido por ossos, fígado, e raramente, órgãos tecidos moles. O radbdomiossarcoma pode ocorrer em qualquer idade, mas em crianças pequenas eles produzem lesões poliploides na base da bexiga, descritas como *tumores botrioides*. O tratamento multimodal combinado com a quimioterapia, com cirúrgica de ressecção e a radiação é usado no tratamento dos rabdomiossarcomas pediátricos (Zanetta et al., 1999).

Carcinoma de Células em Anel de Sinete

O carcinoma de células em anel de sinete primário da bexiga é extremamente raro, e constitui menos de 1% de todas as neoplasias epiteliais da bexiga (Morelli et al., 2006) (Fig. 92-12). O carcinoma de células de anel de sinete pode ter origem no úraco e estender-se diretamente para dentro da bexiga. **Em geral, esses tumores são de alto grau, de estágio avançado na apresentação e têm uniformemente um mau prognóstico**. O tratamento primário é a cistectomia radical; no entanto, na maioria dos pacientes há metástases regionais ou distantes no momento da apresentação, e o tempo médio de sobrevida é inferior a 20 meses (Torenbeek et al., 1996). Há relatos de antígeno carcinoembrionário (CEA) elevado em pacientes com carcinoma de células em anel de sinete. A significância prognóstica deste marcador sérico elevado não está clara (Morelli et al., 2006). O subestadiamento é muito comum no carcinoma de células em anel de sinete, com carcinomatose peritoneal comum no momento da exploração cirúrgica.

Carcinoma de Pequenas Células

O carcinoma de pequenas células surge principalmente no pulmão, mas pode ocorrer em locais extrapulmonares, incluindo a bexiga, a próstata e o cólon (Thota et al., 2013) (Fig. 92-13). O **carcinoma de pequenas células da bexiga deve ser considerado e tratado como uma doença metastática, mesmo que não ocorra evidência radiológica da doença fora da bexiga**. O carcinoma de células pequenas da bexiga é responsável por menos de 1% de todos os tumores primários vesicais. Em geral, é muito quimiossensível, e a primeira etapa do tratamento é a quimioradioterapia. O tumor afeta homens com mais

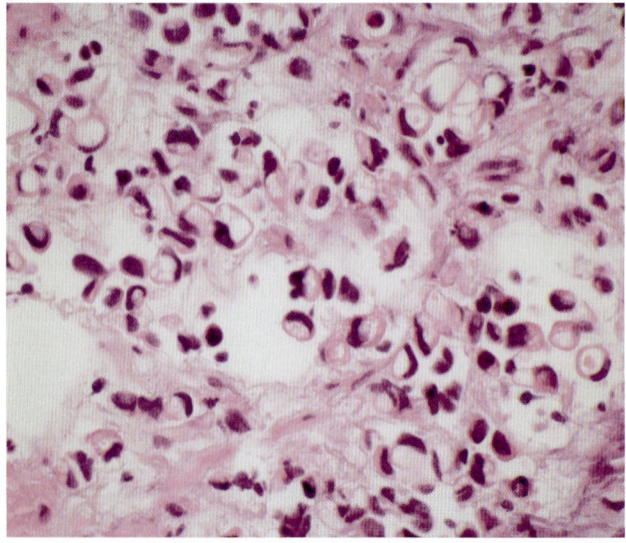

Figura 92-12. Câncer de bexiga com células em anéis de sinete. Células tumoriais com infiltração única possuem grandes quantidades de citoplasma pálido e limpo, com o núcleo sendo esticado e empurrado para a periferia (aparência de anel de sinete).

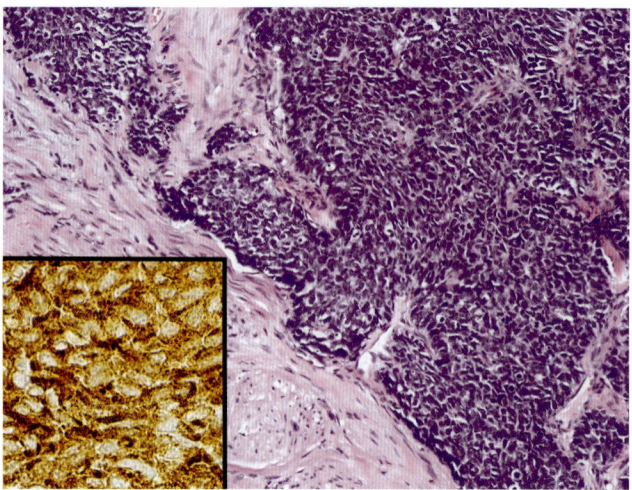

Figura 92-13. Carcinoma de pequenas células da bexiga. Tumor composto de camadas e ninhos de células tumorais que aparecem basófilos com alta taxa núcleo-citoplasmática. Características histológicas assemelham-se ao carcinoma de pequenas células visto no pulmão. As células tumorais coram difusamente e mostram forte imunorreatividade com os marcadores neuroendócrinos cromogranina (*inserção*) e sinaptofisina.

de 70 anos, e há uma prevalência ligeiramente superior em fumantes (Choong et al., 2005). A origem extrapulmonar do carcinoma de pequenas células não é clara, mas pode estar relacionada com células multipotenciais que podem se desenvolver em carcinoma de pequenas células-tronco dentro dos órgãos extrapulmonares (Thota et al., 2013). O sintoma mais comum de apresentação é a hematúria macroscópica indolor; porém, os sintomas locais de irritação e dor são relativamente frequentes. Na ressecção transuretral a massa de carcinoma urotelial é indistinguível, e a ressecção é necessária para fazer o diagnóstico histológico. Histologicamente, o padrão celular comum são camadas difusas de células azuis escuras com necrose e mitoses. A coloração por Cromogranina A é o principal método para distinguir o carcinoma urotelial de alto grau do câncer de pequenas células da bexiga (Iczkowski et al., 1999). Uma variedade de regimes quimioterapêuticos vem sendo utilizada, mas o tratamento com carboplatina ou cisplatina e etoposide é o tratamento mais adequado (Choong et al., 2005). É comum ter uma resposta completa na quimioterapia inicial; todavia, a recorrência clínica ocorre em mais de 80% dos pacientes. Não é incomum ver o carcinoma de pequenas células misturado com outros tipos de cânceres histológicos de bexiga, incluindo o urotelial, adenocarcinoma e câncer de células escamosas (Choong et al., 2005). Isto apoia a teoria da histogênese a partir das células-tronco, com células-tronco indiferenciadas multipotenciais e produção de carcinoma de pequenas células e de outros tipos histológicos de câncer de bexiga. Padrões idênticos de perda de alelos no carcinoma de pequenas células e coexistindo com o câncer urotelial sugerem uma origem clonal comum. O carcinoma de células pequenas da bexiga exibe tanto uma diferenciação epitelial como uma neuroendócrina. A enolase neuroespecífica, cromogranina A e marcadores como a sinaptofisina ajudam a diferenciar o câncer de pequenas células do carcinoma urotelial (Mukesh et al., 2009). Apesar da quimiorradioterapia ser o principal tratamento para o carcinoma de pequenas células da bexiga, a experiência que combina a quimioterapia com a cistectomia radical para cânceres de pequenas células primárias da bexiga mostrou igual, ou talvez melhor, controle local e livre de doença com maior sobrevivência do que a realizada com quimioradiação (Quek et al., 2005). No entanto, taxas de sobrevida livre da doença em 5 anos são de 16% e 18% com quimioradiação ou quimioterapia e cistectomia radical, respectivamente, e o método primário para melhorar a sobrevida será o tratamento sistêmico mais eficaz.

Carcinoma de Células Escamosas

A infecção crônica com S. *haematobium* ou, em menor grau, outro micro-organismo leva à formação de células escamosas na bexiga (Abol-Enein, 2008). Os ovos de *Schistosoma* são depositados na parede da bexiga e produzem inflamação crônica que se converte dentro do urotélio em um epitélio celular escamoso. O epitélio celular escamoso tem uma taxa muito maior de proliferação, e com a presença de inflamação crônica, ao longo do tempo a taxa maior de proliferação leva à formação do câncer. O mecanismo exato pelo qual os ovos de *Schistosoma* podem causar o carcinoma de células escamosas não é claro, mas dois fatores são suspeitos. Um deles é o aumento da taxa de proliferação, e o segundo é a inflamação crônica e a exposição ao ambiente. O aumento da proliferação do epitélio escamoso leva a um maior risco de alterações genéticas espontâneas que podem causar o câncer (Cohen e Ellwein, 1990). O processo de inflamação crônica e a exposição a agentes ambientais podem se combinar para gerar substâncias genotóxicas na urina, tais como N-butil-N-(4-hidroxibutil) nitrosamina. Essa substância é gerada em níveis muito altos na urina dos pacientes cronicamente infectados com o organismo *Schistosoma*, que é reconhecidamente um carcinogêneo na bexiga em modelos de câncer (Abol-Enein, 2008). Além disso, a infecção crônica com S. *haematobium* converte nitratos em nitritos e, posteriormente, nitrosaminas, que são conhecidos carcinogêneos da bexiga. A esquistossomose crônica leva predominantemente ao carcinoma de células escamosas em vez de ao carcinoma urotelial, com 70% dos pacientes infectados que desenvolvem câncer de bexiga com carcinoma de células escamosas, embora muitos terão tanto o câncer urotelial como o câncer de células escamosas (Cohen e Johansson, 1992) (Fig. 92-14). Os pacientes com lesão na medula também possuem risco de desenvolvimento de carcinoma de células escamosas, muito provavelmente devido à irritação crônica por cateter e infecção. **Estudos pregressos sugeriram uma incidência de 2,5% a 10% do carcinoma de células escamosas na população com lesão medular, com um tempo médio de 17 anos após a lesão da medula espinhal** (Kaufman et al., 1977). **Uma análise mais recente da associação da lesão medular e a formação de câncer de bexiga tem mostrado um risco extremamente baixo de formação de câncer de bexiga de 0,38%, muito provavelmente devido à melhores cuidados com cateteres** (Bickel et al., 1991). Isso apoia o conceito de que a infecção

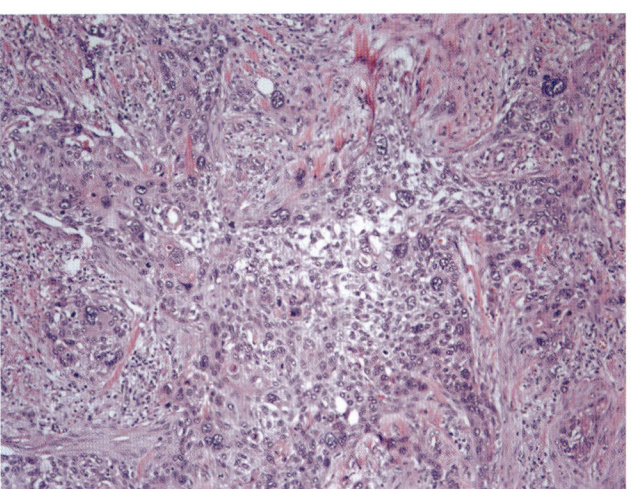

Figura 92-14. Câncer de células escamosas em associação ao câncer urotelial.

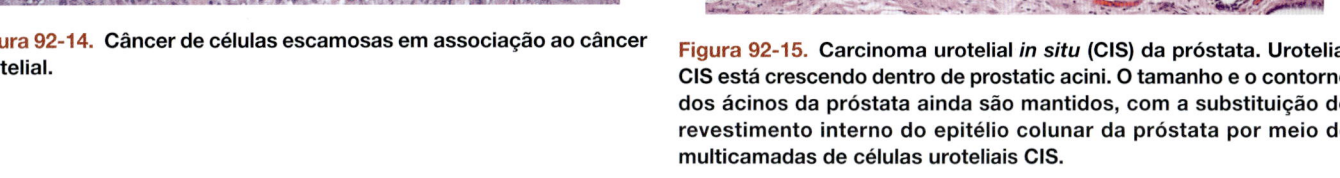

Figura 92-15. Carcinoma urotelial *in situ* (CIS) da próstata. Urotelial CIS está crescendo dentro de prostatic acini. O tamanho e o contorno dos ácinos da próstata ainda são mantidos, com a substituição do revestimento interno do epitélio colunar da próstata por meio de multicamadas de células uroteliais CIS.

crônica e corpos estranhos podem levar à formação de câncer de bexiga.

Carcioma Uretral Prostático

Ortega foi o primeiro a descrever o carcinoma urotelial envolvendo a uretra prostática (Ortega et al., 1953) (Fig. 92-15). O câncer uretral prostático está associado com o câncer urotelial em 90% dos pacientes, principalmente CIS, e a maioria também apresenta tumores de bexiga multifocais. Contudo, a incidência da doença na uretra prostática em pacientes com câncer primariamente urotelial é de apenas 3% (Rikken et al., 1987). **O envolvimento uretral prostático secundário em pacientes com histórico de câncer urotelial é cerca de 15% em 5 anos e 30% em 15 anos, quase uniformemente associado com um tratamento intravesical** (Herr e Donat, 1999). Para pacientes submetidos à cistectomia radical para o câncer urotelial, o risco de identificar a doença da uretra prostática é de 40%. Os fatores de risco para o envolvimento uretral prostático são o CIS do colo da bexiga e uma história de quimioterapia intravesical (Wood et al., 1989a). A maioria dos pacientes com doença prostática uretral tem extensão direta do câncer de bexiga para a próstata uretral; porém, alguns pacientes tem uma propagação pagetoide sob o urotélio normal no colo vesical.

A ressecção transuretral da uretra prostática é o principal método para a detecção do carcinoma de uretra prostática, com sensibilidades e especificidade superiores a 90% (Wood et al., 1989a; Donato et al., 2001a, 2001b). Ela deve ser realizada em todos os pacientes com citologia urinária positiva e biópsia da bexiga negativa, ou nos indivíduos com recorrência do câncer de bexiga após várias sessões de quimioterapia intravesical. **O tratamento mais indicado para os pacientes com câncer uretral prostático invasivo é a ressecção transuretral da próstata seguido de BCG** (Palou et al., 2007). **Para pacientes com doença prostática ductal, é primordial a completa ressecção da próstata, além do tratamento com BCG.** O atual sistema de estadiamento (2009) do câncer de bexiga agora exclui a doença prostática uretral não invasiva da categoria T4. Esses tumores têm um prognóstico relativamente bom e não são consistentes com o restante das lesões deste grupo. O câncer de uretra prostática agora é estagiado na categoria de uretra prostática no manual de estagiamento AJCC (Edge e Compton, 2010). Apenas os pacientes com invasão estromal da próstata, direta ou indireta, são considerados como tendo a doença no estágio T4a. A invasão prostática estromal ocorre em 7,6% a 25% dos pacientes com câncer da uretra prostática (Wood et al., 1989b; Herr e Donat, 1999). Noventa por cento desses casos estão associados a tumores vesicais prévios, e quase todos os pacientes receberam tratamento com BCG anteriormente. A biópsia transuretral da próstata é recomendada; todavia, se os doentes têm extensão direta do tumor através da parede da bexiga na próstata, uma biópsia com agulha da próstata pode ser justificada (Donat et al., 2001b). Os pacientes com doença estromal da próstata são estagiados em T4a e um melhor prognóstico está associado com aqueles que têm invasão estromal através da uretra prostática em comparação com a invasão diretamente através da parede da bexiga para a próstata (Esrig et al., 1996). O tratamento mais apropriado é a terapia multimodal combinada com a quimioterapia com cistectomia radical (Palou et al., 2007).

PONTOS-CHAVE: VARIAÇÕES HISTOLÓGICAS

- Oitenta por cento dos carcinomas uroteliais contêm alguma diferenciação mista, mais comumente a de células escamosas.
- Os padrões de crescimento alterados, principalmente micropapilar e variantes com ninhos, apresentam prognóstico ruim, mesmo para aqueles com doença não invasiva muscular.
- A quimioterapia neoadjuvante parece ser ativa nos tumores mistos que contém adenocarcinoma ou carcinoma de células escamosas, mas não em padrões de crescimento alterados, como no micropapilar e câncer urotelial com formação de ninhos.
- O carcinoma de pequenas células da bexiga deve ser tratado como doença metastática com quimioterapia seguida por cirurgia ou tratamento com radiação para a eliminação da doença local.
- O carcinoma com células em anel de sinete é frequentemente subestagiado e invariavelmente está em fase local, regional ou metastática na sua apresentação.

REFERÊNCIAS

Para consultar a lista completa de referências, acesse www.expertconsult.com.

LEITURA SUGERIDA

Dyrskjot L, Zieger K, Real FX, et al. Gene expression signatures predict outcome in non–muscle-invasive bladder carcinoma: a multicenter validation study. Clin Cancer Res 2007;13(12):3545-51.

Kamat AM, Dinney CP, Gee JR, et al. Micropapillary bladder cancer: a review of the University of Texas M.D. Anderson Cancer Center experience with 100 consecutive patients. Cancer 2007;110(1):62-7.

Knowles MA. Bladder cancer subtypes defined by genomic alterations. Scand J Urol Nephrol Suppl 2008;218:116-30.

Lopez-Beltran A. Bladder cancer: clinical and pathological profile. Scand J Urol Nephrol Suppl 2008;218:95-109.

Neuzillet Y, Paoletti X, Ouerhani S, et al. A meta-analysis of the relationship between FGFR3 and TP53 mutations in bladder cancer. PLoS One 2012;7(12):e48993.

Reulen RC, Kellen E, Buntinx F, et al. A meta-analysis on the association between bladder cancer and occupation. Scand J Urol Nephrol Suppl 2008;218:64-78.

Silberstein JL, Power NE, Savage C, et al. Renal function and oncologic outcomes of parenchymal sparing ureteral resection versus radical nephroureterectomy for upper tract urothelial carcinoma. J Urol 2012;187(2):429-34.

van Rhijn BW, van der Poel HG, van der Kwast TH. Urine markers for bladder cancer surveillance: a systematic review. Eur Urol 2005;47(6):736-48.

Wang R, Morris DS, Tomlins SA, et al. Development of a multiplex quantitative PCR signature to predict progression in non–muscle-invasive bladder cancer. Cancer Res 2009;69(9):3810-8.

93 Câncer de Bexiga não Musculoinvasivo (Ta, T1 e CIS)

J. Stephen Jones, MD, MBA, FACS

Patologia: Graduação e Estadiamento

Tratamento Cirúrgico Endoscópico

Terapia Intravesical Perioperatória para Prevenção a Implantação Tumoral

Imunoterapia

Quimioterapia Intravesical

Doença Refratária de Alto Grau

Papel da Cistectomia "Precoce"

Vigilância e Prevenção

Estratégias Preventivas Secundárias

Tradicionalmente conhecido como *câncer superficial de bexiga*, **os tumores uroteliais malignos que não invadem o músculo detrusor são mais adequadamente chamados de *câncer não musculoinvasivos*** (Epstein et al., 1998; Smith et al., 1999). O primeiro termo sugeria que todos esses tumores compartilhavam o curso relativamente benigno dos tumores papilares de baixo grau, o que, erroneamente, tranquilizava os pacientes portadores de subcategorias altamente malignas do carcinoma *in situ* (CIS) e lesões de alto grau Ta e T1. **Aproximadamente 70% dessas neoplasias não são musculoinvasivas à apresentação. Destas, 70% apresentam-se como estágio Ta, 20% como T1 e 10% como CIS** (Fig. 93-1) (Ro et al., 1992).

A presença de câncer de bexiga costuma ser suspeita quando há hematúria. Nos pacientes com hematúria macroscópica, as taxas de câncer de bexiga são de 13% a 34,5% (Lee e Davis, 1953; Varkarakis et al., 1974). **A hematúria microscópica é associada a uma taxa de câncer de bexiga de 0,5% a 10,5%** (Golin e Howard, 1980; Mohr et al., 1986; Sultana et al., 1996; Khadra et al., 2000). **A presença de sintomas miccionais irritativos pode dobrar tal risco, principalmente de CIS** (5% vs. 10,5%) (Mohr et al., 1986). A Mayo Clinic, por exemplo, relatou que 80% dos pacientes com CIS tinham sintomas irritativos na apresentação (Zincke et al., 1985). Em uma revisão de 600 pacientes diagnosticados com cistite intersticial, o diagnóstico de carcinoma urotelial havia sido perdido em 1% dos indivíduos. É importante notar que dois terços destes pacientes não apresentavam hematúria (Tissot et al., 2004). Assim, **a cistoscopia e as técnicas de diagnóstico por imagem do trato urinário superior são indicadas em pacientes com hematúria e/ou sintomas irritativos não explicados** (Grossfeld et al., 2001; Davis et al., 2012).

A recidiva é comum em todos os pacientes com câncer urotelial (UC) não musculoinvasivo, mas geralmente pode ser controlada com sucesso com cirurgia transuretral e/ou a terapia intravesical. Diferentemente da recidiva, quanto à progressão **os pacientes podem ser divididos em baixo ou alto risco, que é a verdadeira preocupação. As lesões Ta de baixo grau são de baixo risco, enquanto todas as lesões de alto grau (incluindo CIS) têm alto risco de progressão.** A frequência de progressão e morte é mostrada na Tabela 93-1.

PATOLOGIA: GRADUAÇÃO E ESTADIAMENTO

Graduação Patológica

Embora a Organização Mundial da Saúde (OMS) tenha determinado que o termo *câncer urotelial* é preferível a *câncer de células transicionais* (TCC), o uso desta última denominação ainda é disseminado. No entanto, a recomendação de abandonar o sistema tradicional de graduação (1 a 3, indo de baixo a alto grau) pela OMS é agora aceita pela maioria dos urologistas e patologistas. A OMS recomenda que os **tumores malignos sejam classificados como de baixo ou alto grau, independentemente da presença de invasão.**

Por outro lado, os tumores papilares essencialmente benignos, com disposição celular ordenada, anomalias arquitetônicas mínimas e atipia nuclear mínima, são diferentes daqueles dois graus e designados neoplasias uroteliais papilares de baixo potencial maligno (PUNLMP). Tais tumores seriam chamados papilomas ou TCC de grau 1 nos sistemas mais antigos, mas, agora, sua progressão é considerada tão improvável que são denominados benignos. No entanto, com base nesse baixo risco, a OMS recomenda que tais laudos de patologia tragam a seguinte declaração: "Os pacientes com estes tumores são suscetíveis ao desenvolvimento de novos tumores vesicais ('recidiva'), geralmente de histologia similar. No entanto, às vezes, tais lesões subsequentes manifestam-se como UC, de modo que o acompanhamento do paciente é justificado" (Epstein et al., 1998). Os papilomas são realmente benignos e não são associados ao risco de progressão (Figs. 93-2 a 93-5; Fig. 93-1).

Estadiamento Patológico

A bexiga tem três camadas histológicas principais: (1) o urotélio, (2) o tecido conjuntivo frouxo suburotelial chamado *lâmina própria* e (3) o músculo detrusor ou muscular próprio (que não se encontra abaixo do urotélio de divertículo). O estádio Ta indica o tumor papilar confinado ao urotélio, independentemente do grau. O CIS (também chamado *Tis*) é uma lesão chata, de alto grau e confinada à mesma camada, e T1 é um tumor que invade a lâmina própria. O sistema de graduação TNM é ilustrado na Figura 93-1.

A demarcação entre "superficial" e "invasivo" é, às vezes, erroneamente, considerada entre T1 e T2. No entanto, **os tumores T1 invadem a lâmina própria por definição, de modo que não podem ser precisamente caracterizados como não invasivos.** Diferentemente do urotélio, que não tem vasos sanguíneos ou linfáticos, a lâmina própria é rica em ambos, possibilitando o desenvolvimento de metástases. Esses tumores às vezes invadem a delgada e descontínua muscular da mucosa (*muscularis mucosae*) da lâmina própria, que pode ser confundida com a muscular própria da bexiga (detrusor) durante a interpretação patológica. **O palavreado impreciso do laudo de patologia pode fazer que o urologista erroneamente interprete a invasão da muscular da mucosa como uma invasão muscular,** com risco de superestadiamento. Nestes casos, a comunicação direta entre urologista e patologista é essencial.

TABELA 93-1 Estimativas da Progressão da Doença no Câncer de Bexiga não Musculoinvasivo: Classificação Consensual da Organização Mundial da Saúde/International Society of Urologic Pathology

TIPO DE TUMOR	FREQUÊNCIA RELATIVA (%)	PROGRESSÃO (%)	MORTES (%)
NÃO INVASIVO			
Papiloma	10	0-1	0
Neoplasia urotelial papilar de baixo potencial maligno	20	3	0-1
Câncer papilar, baixo grau (TaG1)	20	5-10	1-5
Câncer papilar, alto grau (TaG3)	30	15-40	10-25
INVASIVO			
Câncer papilar (T1G3)	20	30-50	33
CARCINOMA *IN SITU*			
Primário	10	> 50	—
Secundário	90	—	—

De Donat SM. Evaluation and follow-up strategies for superficial bladder cancer. Urol Clin North Am 2003;30:765-6.

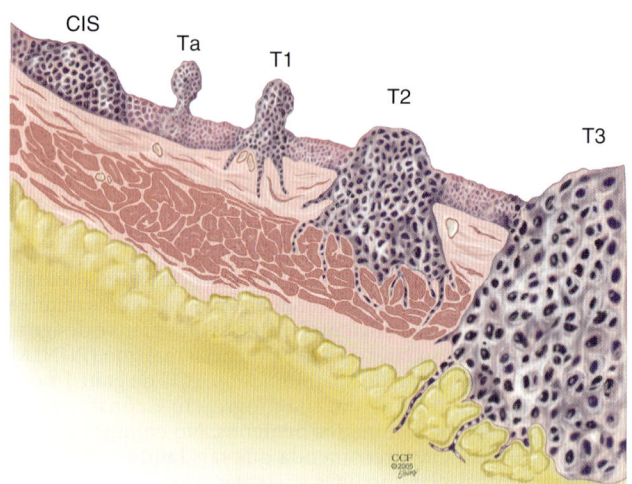

Figura 93-1. O carcinoma *in situ* é um tumor maligno plano, de alto grau e confinado ao urotélio. Os tumores papilares confinados ao urotélio são Ta, enquanto os tumores papilares que invadem a lâmina própria são T1. O tumor T1 aqui se entrelaça aos feixes de fibras da camada muscular própria, mas, por definição, não invade as fibras musculares lisas do músculo detrusor. Os tumores T2 invadem o músculo detrusor e os tumores T3 atingem a gordura extravesical, conforme mostrado na ilustração.

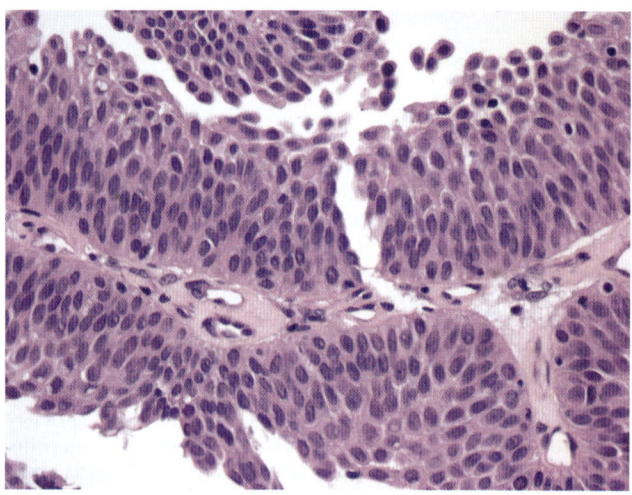

Figura 93-2. O urotélio está espessado, mas as células e os núcleos são normais na neoplasia urotelial papilar de baixo potencial maligno (x 40).

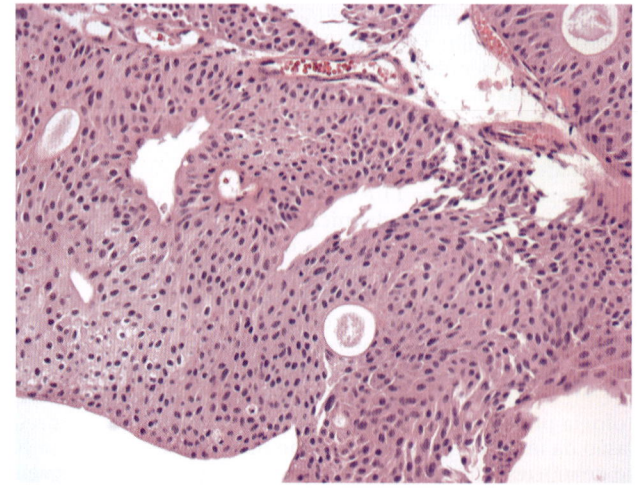

Figura 93-3. Tumor Ta de baixo grau (x 40). As células são relativamente normais, mas apresentam irregularidades e certa diferenciação nuclear.

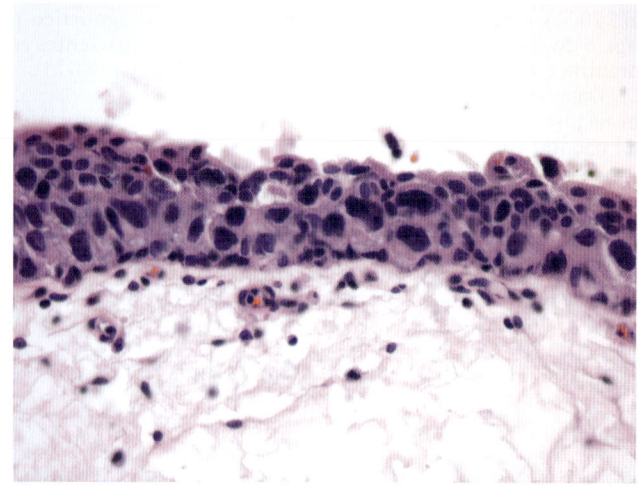

Figura 93-4. O carcinoma *in situ* (x 40) apresenta grave irregularidade da estrutura celular e pleomorfismo nuclear, porém não há invasão da lâmina própria.

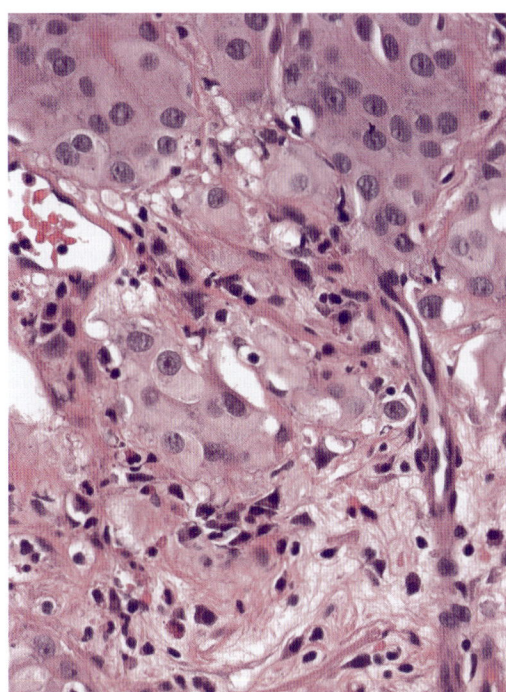

Figura 93-5. O tumor T1 (x 40) de alto grau apresenta nichos de células anormais e figuras mitóticas. É possível observar que as células tumorais invadem a lâmina própria no terço inferior da fotomicrografia.

A invasão da lâmina própria profunda é associada ao prognóstico substancialmente mais grave em alguns relatos, e há autores que propõem sua subcategorização como T1b (Younes et al., 1990). No entanto, o valor do subestadiamento não foi validado em outros estudos (Platz et al., 1996), de modo que o Bladder Cancer Consensus Conference Committee de 1998 rejeitou o conceito (Epstein et al., 1998).

Biologia do Tumor

Os tumores de baixo grau raramente invadem a lâmina própria ou o detrusor. Assim, as neoplasias invasivas podem ser quase equiparadas à histologia de alto grau. No entanto, tumores de todos graus e tipos de agressividade podem ser identificados antes da invasão, de modo que a suposição de tal graduação pode ser feita nestas lesões.

As lesões Ta de baixo grau recidivam em 50% a 70% e progridem em aproximadamente 5% dos casos. Por outro lado, as lesões T1 de alto grau recidivam em mais de 80% dos casos e progridem em 50% dos pacientes em 3 anos. Este comportamento depende, principalmente, mais do grau do que do estádio, já que os tumores de alto grau progridem com frequência similar independentemente de serem invasivos (T1) ou não invasivos (Ta) (Herr, 2000b). **O prognóstico também é correlacionado com o tamanho do tumor, sua multiplicidade, a configuração papilar ou séssil, a presença ou a ausência de invasão linfovascular e a condição do urotélio remanescente** (Althausen et al., 1976; Lutzeyer et al., 1982; Heney et al., 1983a, 1983b; Kunju et al., 2008).

A variação do comportamento biológico de lesões de baixo e alto grau é correlacionada com as linhagens moleculares duplas conhecidas de desenvolvimento genético destas duas vias e apoia o conceito de que **os cânceres de alto grau e baixo grau podem ser considerados doenças essencialmente diferentes** (Hasui et al., 1994; Droller, 2005). **As alterações cromossômicas causadas pelo dano oxidativo ao DNA criam duas vias genéticas separadas para o desenvolvimento de UC** (Spruck et al., 1994; Richter et al., 1997; Cote e Chatterjee, 1999). A primeira e mais comum (baixo grau) gera os tumores papilares não invasivos. Estas neoplasias geralmente progridem de forma indolente, a não ser que se convertam ou estejam associadas a tumores da segunda via (Kiemeney et al., 1993).

A segunda via leva ao desenvolvimento do câncer de alto grau incluindo CIS, T1, e, por fim, do carcinoma musculoinvasivo. Tais alterações genéticas podem ser avaliadas por meio de cariotipagem, análise de microssatélites para detecção de desequilíbrio alélico (Mao et al., 1996), hibridização genômica comparativa (Kallioniemi et al., 1995), análise de DNA-ploidia por citometria de fluxo (Bittard et al., 1996) e hibridização *in situ* com fluorescência (FISH) (Degtyar et al., 2004). Estas avaliações podem mostrar que os tumores papilares de baixo grau tendem a apresentar relativamente poucas anomalias cromossômicas, em especial envolvendo a perda de todo o cromossomo 9 ou partes de sua estrutura (principalmente o braço q, que tem os *loci* de supressão tumoral). Por outro lado, os tumores de alto grau tendem a apresentar ganhos e perdas cromossômicas numerosas e bastante variáveis. Além de sua aneuploidia relativamente previsível, os tumores de alto grau podem também perder todo ou parte do cromossomo 9 (Richter et al., 1997). Embora quase qualquer cromossomo possa ser afetado, a aneuploidia dos cromossomos 7, 9 e 17 é associada principalmente a tumores agressivos (Olumi et al., 1990; Waldman et al., 1991; Degtyar et al., 2004).

Devido a estes diferentes *imprints* genéticos, sugeriu-se que os tumores papilares pTa quase podem ser considerados benignos e representar uma doença completamente distinta aos tumores de alto grau (Sauter e Mihatsch, 1998; Harnden, 2007). Ainda assim, sabe-se da coexistência de lesões de alto e baixo grau. O UC é tradicionalmente considerado uma doença com alteração de área, em que os tumores surgem em diferentes momentos e locais. Em raros casos, os pacientes que, a princípio, apresentam tumores de baixo grau subsequentemente desenvolvem neoplasias de alto grau, em geral anos após os primeiros tumores, de modo que a vigilância prolongada é apropriada (Holmäng e Ströck, 2012).

Características Patológicas por Estádio e Implicações para o Tratamento Clínico

Os tumores em estádio Ta geralmente são de baixo grau. Embora a recidiva seja comum, sobretudo na presença de multiplicidade, a progressão é rara. No entanto, **2,9% a 18% dos tumores Ta são de alto grau, com média de 6,9%** (Sylvester et al., 2005). **O mais importante fator de risco para a progressão é o grau, não o estádio** (Millán-Rodríguez et al., 2000; Sylvester et al., 2005).

O CIS é, às vezes, erroneamente caracterizado como "pré-maligno" (Sylvester et al., 2005), **mas, na verdade, é um UC plano, não invasivo, de alto grau por definição e considerado precursor do câncer invasivo de alto grau.**

As lesões do CIS são compostas por displasia urotelial grave. À microscopia, mostra histologia desordenada, com atipia nuclear característica de tumor maligno de alto grau. O desnudamento de parte ou de toda a mucosa decorrente da perda da coesão celular às vezes complica a interpretação. O laudo da patologia como displasia ou atipia pode criar confusão. A maioria dos patologistas acredita que exemplos brandos dessas doenças são benignos. No entanto, **as lesões interpretadas como displasia grave ou atipia grave são consideradas a mesma doença que o CIS** (Epstein et al., 1998). Mais uma vez, a comunicação direta entre o patologista e o urologista pode minimizar o risco de erros à interpretação.

Entre 40% e 83% dos pacientes com CIS desenvolvem invasão muscular caso não tratados, principalmente na presença de tumores papilares associados (Althausen et al., 1976). Entre os pacientes que, a princípio, apresentavam apenas CIS, até 20% daqueles submetidos à cistectomia têm, na verdade, invasão à patologia final (Farrow et al., 1976). A presença de CIS em amostras de cistectomia realizada para tratamento de supostos tumores T1 foi associada ao estadiamento maior do que o real (superestadiamento) em 55% dos pacientes de um estudo, em comparação com 6% de superestadiamento em pacientes sem CIS (Masood et al., 2004). Em uma série com 1.500 pacientes, o CIS foi o segundo fator prognóstico mais importante após o grau (Millán-Rodríguez et al., 2000). A multicentricidade é outra característica ameaçadora do CIS (Koch e Smith, 1996). A presença de sintomas miccionais irritativos foi associada à doença difusa, à invasão e ao prognóstico reservado, mas não há consenso acerca desse achado na literatura (Smith et al., 1999; Sylvester et al., 2005).

Os tumores T1 geralmente são papilares e apresentam uma base estreita; **a aparência nodular ou séssil sugere invasão mais profunda. A penetração profunda na lâmina própria, principalmente em caso de acometimento da muscular da mucosa, aumenta o risco de recidiva e progressão em alguns relatos. A invasão linfovascular** (Lotan et al., 2005), **a piúria** (Azuma et al., 2013) **e o acometimento do colo da bexiga** (Kobayashi et al., 2014) **também aumentam tal risco. A hidronefrose geralmente indica invasão muscular.**

TABELA 93-2 Risco de Subestadiamento em Caso de Realização de Cistectomia na Suspeita de Doença não Músculo Invasiva

ESTUDO	INSTITUIÇÃO	RISCO (%) DE SUBESTADIAMENTO
Stein et al., 2001	Southern California, Estados Unidos	39
Dutta et al., 2001	Vanderbilt University, Estados Unidos	40
Bianco et al., 2004	Wayne State University, Estados Unidos	27
Bayraktar et al., 2004	Vakif Gureba Hospital, Aksaray-Istambul, Turquia	50
Huguet et al., 2005	Servicio de Urologia, Fundació Puigvert, Barcelona, Espanha	27
Ficarra et al., 2005	Universidade de Verona, Itália	43

Há uma possibilidade significativa de subestadiamento em pacientes com tumores de alto grau e aparentemente não musculoinvasivos, principalmente aqueles que parecem ser estágio T1. Muitos tumores são mais extensos do que indicado pela amostra da ressecção transuretral (TUR) quando os pacientes são submetidos à cistectomia. **Stein relatou que um terço dos pacientes com diagnóstico de doença não musculoinvasiva no momento da cistectomia apresentava, na verdade, invasão muscular; apenas metade destes casos era confinada ao órgão.** Já havia metástases em 8% destes pacientes (Freeman et al., 1995). Em sua revisão subsequente, tais autores observaram que erros de subestadiamento de 34% a 62% foram relatados (Stein et al., 2001) e que um estudo da Mayo Clinic, realizado antes do uso disseminado da terapia intravesical, mostrou que 78% dos pacientes com doença clínica T1 e submetidos à cistectomia apresentavam invasão muscular e que 62% tinham doença extravesical. Os estudos acerca do risco de subestadiamento dos tumores T1 são mostrados na Tabela 93-2.

Embora seja provável que os pacientes submetidos à cistectomia apresentassem fatores de risco mais graves do que aqueles que não realizam o procedimento, os dados trazem fortes evidências de que o termo *superficial* para descrição de todas essas lesões é equivocado e o ideal seria eliminá-lo da prática e da literatura urológica.

PONTOS-CHAVE: PATOLOGIA

- Os tumores malignos são agora classificados como de baixo ou alto grau, independentemente da presença de invasão.
- Os cânceres de alto e baixo grau podem ser considerados doenças essencialmente separadas dos pontos de vista do desenvolvimento genético, do comportamento biológico e do tratamento.
- O fator de risco mais importante para a progressão é o grau, não o estádio.
- O CIS é um precursor, bem como um fator de risco, de progressão, invasão e metástase.
- Os tumores papilares com disposição celular ordenada, anomalias arquitetônicas mínimas e atipia nuclear mínima são chamados neoplasias uroteliais papilares de baixo potencial maligno (PUNLMP).

TRATAMENTO CIRÚRGICO ENDOSCÓPICO

Procedimentos

Quando o câncer de bexiga é identificado durante uma cistoscopia ambulatorial, a localização, o número e a morfologia dos tumores são registrados, bem como o acometimento de áreas que provavelmente refletem a extensão extravesical, como os orifícios ureterais e o colo da bexiga ou a uretra prostática. Realiza-se a citologia urinária para a obtenção dos valores basais e o estabelecimento da probabilidade da presença de doença de alto grau. A positividade incentiva a realização de biópsias aleatórias de bexiga no momento da TUR, como discutido mais tarde.

As técnicas de diagnóstico por imagem do trato superior geralmente são realizadas antes da TUR para identificação de outras fontes de hematúria e avaliação do urotélio extravesical, devido à natureza de "multicêntrica" (*field change*) do UC, que pode afetar tal tecido em todo o trato urinário. A pielografia retrógrada, ou ureteroscopia, pode ser planejada em caso de identificação de quaisquer anomalias no trato superior. Os especialistas concordam que os pacientes com lesões Ta solitárias ou limitadas de baixo grau não precisam ser submetidos a exames de imagem a não ser que apresentem hematúria concomitante, já que o risco de doença extravesical é muito baixo (Goessl et al., 1997; Davis et al., 2012).

A ressecção transuretral do tumor vesical (TURBT) sob anestesia regional ou geral é o tratamento inicial das lesões visíveis. Ela é realizada para (1) remover todos os tumores visíveis e (2) obter amostras para exames patológicos que determinarão o estádio e o grau histológico de forma precisa. O exame bimanual da bexiga costuma ser realizado com o paciente anestesiado antes do preparo e da colocação dos campos cirúrgicos, a não ser que o tumor seja claramente pequeno e não invasivo, e é repetido após a ressecção. A fixação, ou persistência, de uma massa palpável após a ressecção sugere a presença de doença localmente avançada, embora o valor desse procedimento na era dos exames de imagens modernos pareça ser limitado e até mesmo equivocado (Ploeg et al., 2012). O aumento do volume abdominal, ou plenitude abdominal, após a ressecção sugere a ocorrência de perfuração intraperitoneal.

A visualização completa para planejamento da ressecção é facilitada pelo uso de um cistoscópio flexível ou, de preferência, rígido com óptica de 70 graus, o que possibilita a manutenção das relações anatômicas. A ressecção é realizada com lentes de 12 ou 30 graus colocadas na bainha de um ressectoscópio, já que esta deflexão possibilita a visualização da alça colocada neste local. **A irrigação contínua, com enchimento da bexiga apenas o suficiente para a visualização de seu conteúdo, minimiza a movimentação da parede do órgão e diminui o adelgaçamento do detrusor pela distensão excessiva, o que deve reduzir o risco de perfuração** (Koch e Smith, 1996). A vídeo-TUR possibilita a observação em maior aumento, facilita o aprendizado de residentes, permite o registro dos achados e reduz o risco de exposição do cirurgião a fluidos corporais (Manoharan e Soloway, 2005; Nieder et al., 2005). A ressecção é realizada em partes, retardando a transecção de qualquer haste tumoral até a remoção da maior parte do tumor, para manter a tração em sentido contrário. **Os tumores friáveis de baixo grau geralmente podem ser removidos sem o uso de energia elétrica,** já que a alça de corte não energizada fragmenta a maioria destas neoplasias. Isso minimiza a chance de perfuração da bexiga, dano desnecessário pela cauterização e perda de amostras. Os tumores de grau maior e mais sólidos, assim como a base de todas as neoplasias, requerem o uso de corrente de corte. A cauterização proporciona a hemostasia após a ressecção de toda a lesão. Levantar **a borda do tumor longe do músculo detrusor reduz a chance de perfuração** (Holzbeierlein e Smith, 2000). A fulguração lenta e repetida pode prejudicar a capacidade de determinação do grau ou da invasão pelo patologista. Parece haver variabilidade na capacidade de ressecção entre os cirurgiões. Em pacientes com múltiplos tumores que foram submetidos ao tratamento adjuvante, as taxas de recidiva variaram de 7,4% a 45,8%, dependendo do cirurgião (Brausi et al., 2002).

Após a ressecção de todo o tumor visível, outra passagem da alça de corte, ou a biópsia a frio, deve ser realizada para envio de uma amostra separada ao laboratório de patologia para determinar a presença de invasão muscular na base da lesão. Um evacuador de fragmentos é usado na coleta da amostra. A confirmação final da hemostasia na presença de irrigação mínima deve ser realizada após a remoção de todos os fragmentos por vigorosa irrigação.

Tradicionalmente, a TUR é realizada com água estéril, já que as soluções de soro fisiológico conduzem eletricidade e dispersam a energia do cauterizador monopolar. A glicina é mais cara, e não há evidências de seu benefício em comparação com a água (Holzbeierlein e Smith, 2000). A introdução da **eletrorressecção bipolar possibilitou** a realização da TUR com soro fisiológico, minimizando o risco de reflexo do obturador, que pode predispor a perfuração vesical (Shiozawa et al., 2002; Miki et al., 2003). O uso de anestesia geral com agentes paralisantes musculares também impede o reflexo do obturador, embora, na opinião do autor, isso raramente seja necessário. Isso também pode ser conseguido por meio da injeção direta de 20 a 30 mL de anestésico local (lidocaína) no nervo obturador e seu canal, mas poucos centros têm experiência com essa abordagem (Khorrami et al., 2010).

A ressecção de tumores localizados em divertículos é associada a um significativo risco de perfuração da parede da bexiga. Além disso, o estadiamento preciso é difícil nesses casos, já que não há músculo detrusor subjacente. A invasão, além da lâmina própria diverticular envolve, imediatamente, a gordura perivesical (estágio T3a, por definição). A ressecção no divertículo quase sempre leva à perfuração. O melhor tratamento para os tumores em divertículos de baixo grau é a combinação de ressecção e fulguração da base. A ressecção conservadora pode ser seguida de ressecção repetida subsequente caso a interpretação patológica final indique a presença de tumor de alto grau. Nos tumores de alto grau, é necessário obter amostras adequadas da base da lesão, geralmente incluindo a gordura perivesical, apesar da quase certeza de perfuração da bexiga. A colocação de um cateter permanente geralmente possibilita a cicatrização em alguns dias. A cistectomia parcial ou radical deve ser fortemente considerada desse houver lesões diverticulares de alto grau.

Os tumores na parede anterior e no domo em pacientes com bexigas volumosas podem ser difíceis de atingir. O enchimento vesical mínimo combinado com a compressão manual da parede abdominal inferior, aproximando o tumor do ressectoscópio, facilita a remoção. Os ressectoscópios modernos são longos o suficiente para alcançar toda a extensão da maioria das bexigas. A criação de uma uretrostomia perineal temporária possibilita o acesso em maior profundidade, mas raramente é necessária, exceto em pacientes obesos com tumores inacessíveis. A manipulação digital pelo reto ou pela vagina pode, às vezes, facilitar a ressecção.

Deve-se ter cuidado durante a ressecção próxima ao orifício ureteral para que não ocorra obstrução pela cicatrização após a fulguração. A corrente de corte puro provoca formação mínima de tecido cicatricial e pode ser utilizada com segurança, inclusive na ressecção do orifício, se necessário. A ressecção do ureter intramural pode, às vezes, levar à erradicação completa do tumor, mas há risco de refluxo de células malignas. As implicações clínicas desse risco não foram esclarecidas (Palou et al., 1992).

Alternativamente, tumores pequenos podem ser ressecados usando-se apenas pinça de biópsia a frio. Essa técnica é muito boa em mulheres idosas, que são predispostas à perfuração por apresentarem bexigas de paredes delgadas. Em caso de perfuração, a pinça cria um orifício menor do que o cauterizador. O eletrodo Bugbee® facilita a hemostasia (monopolar de ponta romba). Um método eficaz de cauterização emprega o eletrodo Bugbee® dentro do sítio de biópsia com distensão vesical mínima. Quando o eletrodo toca a superfície de corte da depressão da biópsia, a energia elétrica faz que a mucosa ao redor do eletrodo se contraia, a não ser que a bexiga esteja cheia. A irrigação branda retira o sangue e as bolhas de vaporização criadas durante a fulguração da área. A visualização de um pequeno anel (1 a 2 mm) de coagulação branca confirma a hemostasia e provoca menos danos à bexiga do que quando a área de biópsia é "pintada" com o cauterizador. A remoção do eletrodo do local antes do desligamento da corrente de energia reduz a chance de retirada do coágulo fresco à separação do eletrodo Bugbee® do urotélio.

Caso o tumor pareça ser musculoinvasivo, as biópsias das bordas e da base para estabelecimento da presença de invasão podem ser realizadas em vez de ressecção completa, já que a cistectomia provavelmente será feita após as biópsias de confirmação. Caso a invasão não seja demonstrada, é preciso repetir a ressecção, a não ser que se decida realizar a cistectomia com base em fatores que não a invasão muscular.

A necessidade de obter o músculo detrusor na amostra cirúrgica é amplamente conhecida, mas seu benefício não foi estabelecido. Por exemplo, o potencial de invasão muscular da doença de baixo grau é praticamente inexistente. Desse modo, a biópsia transmural oferece pouco benefício em comparação com o risco de ocorrência de perfuração da bexiga. Em caso de cálculo errôneo da graduação, a repetição da TUR com busca intencional do detrusor subjacente é a prática de rotina, como descrita mais tarde, e incluída nas orientações da American Urological Association (AUA) (Hall et al., 2007).

Complicações da Ressecção Transuretral do Tumor Vesical e da Biópsia de Bexiga

Pequeno sangramento e sintomas irritativos são efeitos colaterais comuns no período pós-operatório imediato. Complicações maiores como hematúria não controlada e perfuração da bexiga com clínica ocorrem em menos de 5% dos casos, embora a maioria dos pacientes apresente extravasamento de contraste, o que indica a ocorrência de perfuração menor após a realização de cistografia. A incidência de perfuração pode ser reduzida pela atenção a detalhes técnicos, não distensão excessiva da bexiga e uso de paralisia anestésica durante a ressecção de lesões significativas na parede lateral para diminuir a resposta reflexa do obturador. Além disso, tumores extensos e volumosos, bem como aqueles que parecem ser musculoinvasivos, geralmente são mais bem ressecados por etapas, já que se acredita que a ressecção repetida pode ser mais segura na remoção, se indicada, de tumores residuais.

A maioria das perfurações é extraperitoneal, mas pode haver ruptura intraperitoneal em caso de ressecção de tumores no domo (Collado et al., 2000). O risco de disseminação do tumor a partir da perfuração parece ser baixo (Balbay et al., 2005). Relatos não confiáveis identificaram recidivas extravesicais após a perfuração, teoricamente causadas pela disseminação (Mydlo et al., 1999). Sugeriu-se que o risco de disseminação tumoral é maior em pacientes submetidos ao reparo cirúrgico da perfuração, mas isso pode se dever à seleção dos pacientes, já que apenas perfurações intraperitoneais graves tendem a ser resolvidas dessa maneira (Mydlo et al., 1999; Skolarikos et al., 2005).

O tratamento da perfuração extraperitoneal com drenagem prolongada por cateter uretral costuma ser possível. A perfuração intraperitoneal apresenta menor tendência ao fechamento espontâneo e, de modo geral, requer reparo cirúrgico aberto ou laparoscópico. As decisões relativas à correção cirúrgica devem ser fundamentadas na extensão da perfuração e na condição clínica do paciente.

A síndrome TUR por absorção de fluido é incomum e tratada do mesmo modo como ocorre durante a ressecção transuretral da próstata (TURP).

Desde que a ressecção do orifício ureteral seja realizada com corrente de corte puro, a formação de tecido cicatricial é mínima. A ocorrência de obstrução é improvável. A cistoscopia para visualização do efluxo, às vezes auxiliada pela administração intravenosa de índigo-carmim ou azul de metileno ou ainda pela ureteropielografia retrógrada, pode determinar a presença ou a ausência de obstrução. Em caso de uso, conforme descrito mais adiante, de cistoscopia com fluorescência, o jato de urina também será bem brilhante. Se o orifício for ressecado ou o cauterizador for utilizado na região adjacente, a ultrassonografia renal no período pós-operatório pode identificar a obstrução assintomática. A dilatação com balão do orifício ou a incisão endoscópica pode resolver a obstrução, mas a ausência de resposta raramente requer reimplante (Chang et al., 1989).

Repetição da Ressecção Transuretral do Tumor Vesical

A remoção completa do tumor nem sempre é possível, tanto por causa do volume excessivo da neoplasia, inacessibilidade anatômica e instabilidade clínica com necessidade de interrupção prematura tanto por risco de perfuração. No entanto, mesmo na ausência dessas circunstâncias, a repetição da TUR costuma ser indicada em caso de identificação de um tumor de alto grau. Quando se repete a TUR dias a semanas após a primeira ressecção, o tumor residual é identificado no local do procedimento original em, pelo menos, 40% das vezes (Klan et al., 1991; Mersdorf et al., 1998; Vogeli et al., 1998). Em uma revisão, Miladi et al. (2003) observaram que a segunda TURBT detectou um tumor residual em 26% a 83% dos pacientes e corrigiram os erros de estadiamento clínico em metade destes indivíduos. A possibilidade de subestadiamento da doença de alto risco variou entre 18% e 37% (Amling et al., 1994).

De modo geral, a repetição da TURBT é adequada à avaliação de tumores T1, já que a repetição da TUR pode revelar achados de prognóstico pior em até 25% das amostras (Schwaibold et al.,

2000). Isso é ainda mais provável em caso de não identificação de músculo na primeira análise patológica, o que pode ocorrer em quase metade dos casos. O grupo da Vanderbilt University relatou um risco de subestadiamento de lesões T1 de 64% na ausência de músculo, em comparação com 30% na presença de músculo na amostra (Dutta et al., 2001). Herr (1999) relatou que a segunda ressecção alterou o tratamento em um terço dos pacientes. É importante notar que a sobrevida foi de 63% nos pacientes submetidos a uma segunda TURBT, em comparação com 40% daqueles que não o foram em um estudo observacional alemão (Grimm et al., 2003). Além disso, a taxa de recidivas pareceu ser menor após a repetição da TUR (Sfakianos et al., 2014). A eficácia do bacilo de Calmette-Guérin (BCG) na prevenção da progressão parece ser maior em pacientes com tumores papilares de alto grau e CIS quando a TURBT para redefinição do estadiamento era realizada antes da instilação de BCG (Herr, 2005).

A repetição da ressecção auxilia a obtenção de uma segunda opinião, a não ser que evidências claras de invasão muscular sejam identificadas durante o primeiro procedimento, principalmente em caso de impossibilidade de revisão das lâminas de patologia processadas por um laboratório externo. Alternativamente, a reinterpretação patológica subespecializada no momento da segunda opinião pode fornecer informações que podem mudar o tratamento em quase um terço dos pacientes (Lee et al., 2010).

O consenso é que a repetição da ressecção deve ser realizada em pacientes com tumores pT1 e muitos tumores Ta de alto grau. Não há concordância acerca do momento de sua realização, mas a maioria dos autores recomenda o período de uma a seis semanas após a primeira ressecção (Nieder et al., 2005).

Papel das Biópsias Aleatórias ou Adicionais

As biópsias de quaisquer áreas suspeitas são uma parte importante de uma avaliação completa. As biópsias a frio podem não trazer muitas informações acerca da invasão muscular, mas dão amostras de tecido sem artefatos de cauterização que podem interferir na interpretação patológica (Soloway et al., 1978; Smith, 1986).

O uso de biópsias aleatórias para identificação de CIS na mucosa de aparência normal continua controverso. May et al. (2003) realizaram biópsias aleatórias em pacientes de alto risco e descobriram que os resultados eram positivos em 12,4% e alteraram o tratamento em apenas 7%, incluindo 14 de 1.033 indivíduos em que o único tecido positivo estava na amostra de biópsia aleatória, não no tumor primário ressecado. No entanto, mesmo quando áreas vermelhas aveludadas foram biopsiadas, apenas 11,9% dos espécimes da biópsia apresentaram-se positivos (Swinn et al., 2004). Uma revisão retrospectiva da European Organisation for Research and Treatment of Cancer (EORTC) descobriu que 10% das amostras de biópsias aleatórias eram positivas (3,5% de CIS) e concluiu que elas não eram justificáveis (van der Meijden et al., 1999). Fujimoto et al. (2003) avaliaram prospectivamente o papel das biópsias aleatórias em um urotélio de aparência normal e observaram câncer em apenas oito de 100 amostras, das quais cinco eram CIS. Esses autores concluíram que as biópsias aleatórias são indicadas apenas nos casos de múltiplos tumores ou citologia positiva. O consenso atual é de que as biópsias aleatórias não são indicadas em pacientes de baixo risco (ou seja, naqueles com tumores papilares de baixo grau e citologia negativa), mas ainda não há consenso acerca dos indivíduos com doença de alto grau, e a maioria dos urologistas realiza biópsias aleatórias nesses casos.

A biópsia da uretra prostática com a alça de ressecção pode ser realizada, principalmente nos casos de doença de alto risco em que uma nova bexiga deve ser criada, mas o sangramento tende a ser mais frequente (Holzbeierlein e Smith, 2000). O valor adicional das informações obtidas com as biópsias a frio e uretrais deve ser ponderado em relação ao risco teórico de que o procedimento forme um leito exposto para implante tumoral (Kiemeney et al., 1994; Yamada et al., 1996). Tradicionalmente, considera-se que a TURP e a TURBT de um tumor de bexiga de baixo grau podem ser realizadas ao mesmo tempo. No entanto, a ressecção de uma neoplasia vesical de alto grau não deve ser concomitante à TURP para evitar a disseminação do tumor e o possível intravazamento de células tumorais com tendência à metástase. Apesar de relatos sem confirmação de implante de tumores de baixo grau na uretra prostática após a ressecção simultânea, tal risco parece ser pequeno (Tsivian et al., 2003).

Terapia a *Laser*

A coagulação a *laser* possibilita a ablação minimamente invasiva de tumores com até 2,5 cm de tamanho. O *laser* de neodímio:ítrio-alumínio-*garnet* (Nd:YAG) tem as melhores propriedades para uso no câncer de bexiga. As lesões podem ser coaguladas até a perda da viabilidade por desnaturação proteica, com "feixe livre" reto ou de 90 graus sem contato, com potência de até 60 W. A complicação mais significativa da terapia a *laser* é a disseminação frontal de energia às estruturas adjacentes, que provoca a perfuração de órgãos ocos e viscosos, como o intestino imediatamente abaixo. Esta é uma complicação rara, porém mais comum com o *laser* Nd:YAG, que tem maior profundidade de penetração tissular do que os *lasers* de hólmio (Ho):YAG e potássio-titânio-fosfato (KTP) (Smith, 1986). A não ser que haja necessidade de maior energia, devido ao grande tamanho do tumor, a limitação da potência a 35 W impede que a temperatura na parede externa da bexiga alcance 60 °C, minimizando o risco de perfuração (Hofstetter et al., 1994). A forma de liberação mais eficiente parece ser a fibra sem contato do tipo *end-fire* com 5 a 15 graus de ângulo de divergência, o que possibilita a profundidade de penetração variável de até 5 mm (Smith e Landau, 1989; Holzbeierlein e Smith, 2000). A aplicação deve ser sob visualização direta e interrompida assim que a desnaturação proteica seja evidente pela aparência branca do tecido tratado. A persistência além deste ponto aumenta o risco de ocorrência de lesão extravesical.

A terapia a *laser* pode ser mais cara do que a ressecção, devido ao custo das fibras do equipamento, mas o sangramento é desprezível, e não há risco de reflexo do obturador. Lesões pequenas podem ser facilmente tratadas com anestesia intravesical. Como não há tecido para inspeção patológica, o candidato ideal à terapia com *laser* é o paciente com lesões recorrentes, de baixo grau e biologia já conhecida. Outras informações acerca do grau do tumor podem ser obtidas, se necessário, com a biópsia a frio. Alguns relatos sugerem taxas menores de recidiva com o *laser* em comparação com a TURBT, mas tal achado ainda é inconclusivo (Smith et al., 1983; Malloy et al., 1984; Beisland e Seland, 1986; Smith, 1986; Beer et al., 1989).

Tratamento Endoscópico Ambulatorial

A maioria dos pacientes com recidivas pequenas (de modo geral, com menos de 0,5 mL, mas até 1 cm de diâmetro em mãos experientes) e de baixo grau pode ser tratada com segurança em ambulatório, com o uso de diatermia ou ablação a *laser* (Donat et al., 2004). A instilação de lidocaína viscosa ou injetável 1% a 2% pelo cateter, com tempo de permanência de 15 a 30 minutos, leva à analgesia mucosa satisfatória, embora a dor causada pela fulguração de tumores de 1 a 5 mm geralmente seja aceitável sem analgesia. O diagnóstico tissular anterior e a citologia negativa do primeiro tumor são obrigatórios para determinar se o tumor é de alto ou baixo graus.

Além disso, muitos tumores pequenos e de baixo grau podem ser observados com segurança até que apresentem crescimento significativo, já que o risco de progressão é mínimo (Soloway et al., 2003; Pruthi et al., 2008).

Cistoscopia por Fluorescência e Imagem em Banda Estreita

Endoscopicamente, os urologistas podem suspeitar de um tumor maligno com base apenas na presença de alterações visíveis, como neoplasias ou "pontos vermelhos". Conforme já discutido, a biópsia aleatória de áreas de aparência normal às vezes detecta o tumor maligno não suspeito, geralmente CIS. Por outro lado, um estudo multicêntrico descobriu que 37% das biópsias realizadas com base em achados endoscópicos suspeitos foram falso-negativas. Isso enfatiza a subjetividade e as concomitantes taxas falso-positivas e falso-negativas da cistoscopia (Riedl et al., 2001). A sensibilidade imperfeita da cistoscopia pode explicar a alta taxa de recidiva de câncer logo após a remoção completa de todos os tumores visíveis (também há participação do implante de células tumorais, conforme anteriormente descrito). É provável que o câncer já estivesse presente, mas não fosse visível no momento da ressecção e simplesmente passe a ser visto com o seguimento, quando passa a apresentar morfologia anormal o suficiente para ser diferenciado do urotélio normal adjacente.

As porfirinas fotoativas acumulam-se, preferencialmente, no tecido neoplásico. Sob luz azul, essas porfirinas emitem fluorescência vermelha, o que pode auxiliar no diagnóstico de lesões malignas não distinguíveis. A aplicação intravesical de ácido 5-aminolevulínico (5-ALA), um precursor da porfirina fotoativa, evita a fotossensibilização sistêmica residual (Lange et al., 1999).

Quando esta tecnologia é empregada, os tumores papilares pequenos e quase um terço a mais de casos de CIS não diagnosticados à cistoscopia são identificados (Jichlinski et al., 2003; Schmidbauer et al., 2004; Fradet et al., 2007). De todos os tumores, 96% foram detectados com imagem usando hexaminolevulinato (HAL) em comparação com 77% com a cistoscopia padrão. Houve melhora na detecção de CIS (95% vs. 68%) e tumores papilares (96% vs. 85%) (Jocham et al., 2005). O impacto clínico da melhor detecção tumoral parece intuitivo, e evidências prospectivas têm mostrado que reduz as taxas de recidiva em pacientes submetidos à cistoscopia por fluorescência com HAL em comparação com os controles (Filbeck et al., 2003; Denzinger et al., 2007; Grossman, 2007; Rink et al., 2013). Esse impacto parece persistir por, pelo menos, 4 anos. Pode haver um impacto sobre a progressão, embora o estudo não tenha sido suficiente para comprovar tal tendência (Stenzl et al., 2010) (Fig. 93-6 e 93-7).

A imagem em banda estreita (NBI) é uma tecnologia de aperfeiçoamento da imagem óptica destinada a melhorar a visibilidade de vasos sanguíneos inerentes aos processos neoplásicos. A luz da NBI é composta por dois comprimentos de onda específicos que são absorvidos pela hemoglobina. A luz de 415 nm penetra apenas nas camadas superficiais da mucosa, enquanto a luz de 540 nm penetra em áreas mais profundas. Essa combinação melhora a visualização dos tumores. O impacto clínico dessa tecnologia ainda está sendo investigado e, até agora, nenhum estudo relativo à recidiva ou à progressão foi realizado (Liu et al., 2012).

> **PONTOS-CHAVE: TRATAMENTO CIRÚRGICO ENDOSCÓPICO**
>
> - A TURBT é realizada para a remoção de todos os tumores visíveis e a obtenção de amostras para exame patológico, além da determinação do estádio e do grau.
> - A repetição da ressecção em 1 a 6 semanas costuma ser indicada em pacientes com doença de alto grau, principalmente na ausência de músculo na primeira TURBT.
> - Devem ser obtidas amostras de todas as lesões suspeitas, mas as biópsias aleatórias não são necessárias em pacientes de baixo risco.
> - A fulguração ambulatorial e a observação podem ser aplicadas a determinados pacientes de baixo risco.
> - A cistoscopia por fluorescência com derivados de 5-ALA melhora a capacidade de visualização de tumores imperceptíveis e reduz as taxas de recidiva após a TUR.

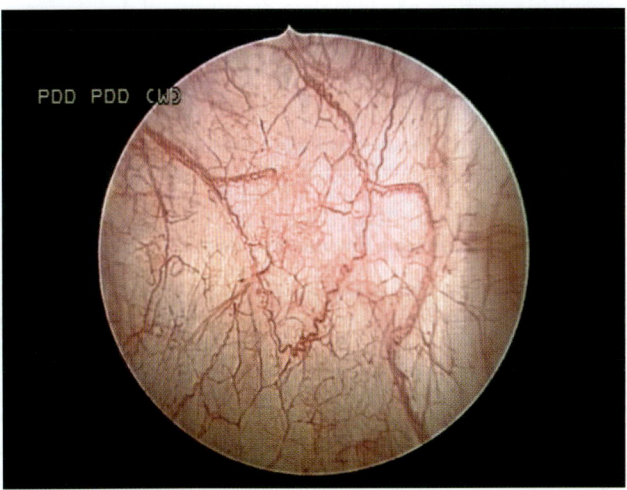

Figura 93-6. A microscopia com luz branca revela uma mucosa de aparência normal. (Cortesia de H. Barton Grossman, MD.)

TERAPIA INTRAVESICAL PERIOPERATÓRIA PARA PREVENÇÃO DA IMPLANTAÇÃO TUMORAL

Acredita-se que o implante de células tumorais imediatamente após a ressecção seja responsável por muitas das recidivas precoces. Tal conceito foi usado para explicar a observação de que as primeiras neoplasias são mais comumente encontradas no assoalho e nas paredes laterais inferiores da bexiga. Enquanto isso, as recidivas tendem a estar localizadas próximas ao domo, devido à "flutuação" (Heney et al., 1981). Assim, a quimioterapia intravesical para matar tais células antes do implante tem sido usada há décadas (Zincke et al., 1983; Klan et al., 1991).

A mitomicina C (MMC) parece ser o agente quimioterápico intravesical adjuvante mais eficaz no período perioperatório, embora a epirrubicina seja usada na Europa e não existam estudos comparativos diretos (Witjes e Hendricksen, 2008). **Consistente com seu mecanismo de ação proposto para evitar o implante de células tumorais, uma dose única, administrada nas primeiras 6 horas, reduz as taxas de recidiva, mas não a dose dada 24 horas depois** (Isaka et al., 1992; Oosterlinck et al., 1993; Sekine et al., 1994; Solsona et al., 1999; Duque e Loughlin, 2000). Além disso, a terapia de manutenção não reduz mais o risco (Bouffioux et al., 1995; Tolley et al., 1996). **Ainda assim, dados de nível 1 mostram claramente que a dose única de MMC ou epirrubicina imediatamente após a ressecção reduz a recidiva tumoral, principalmente nos casos em que havia um tumor papilar solitário de baixo grau na apresentação inicial** (Quadro 93-1).

Uma metanálise observou que no seguimento mediano de 3,4 anos os pacientes de baixo risco apresentaram queda nas probabilidades de recidiva de 48,4% para 36,7%. Os pacientes com múltiplos tumores apresentaram redução de 56% nas probabilidades de recidiva. A MMC, a epirrubicina e a pirarrubicina diminuíram, de forma significativa, a recidiva de tumores solitários e múltiplos. A tiotepa não teve o mesmo benefício, mas os dados foram limitados e alguns estudos usaram doses diluídas (Sylvester et al., 2004). O número necessário tratar (NNT) para prevenir a recidiva uma recidiva em uma metanálise foi de 8,5. Desse modo, alguns autores sugeriram que a quimioterapia intravesical reduz o custo total do tratamento ao diminuir a necessidade de ressecções secundárias. No entanto, estudos subsequentes mostraram que os tumores prevenidos são, em grande parte, neoplasias menores, geralmente tratados em consultório ou ambulatório (Berrum-Svennung et al., 2008). Além disso, o benefício parece limitado aos pacientes com baixo risco de recidiva (Gudjónsson et al., 2009), de modo que o impacto econômico relativo às recidivas continua controverso caso sejam tratadas de qualquer forma que não a hospitalização (Rao e Jones, 2009; Lee et al., 2012).

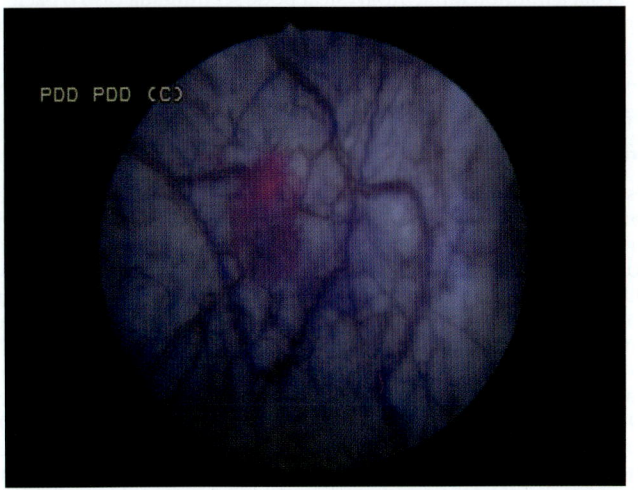

Figura 93-7. A microscopia com luz azul revela acúmulo de hexaminolevulinato na mesma área em que, subsequentemente, foi comprovada a presença de um pequeno foco de carcinoma *in situ*. (Cortesia de H. Barton Grossman, MD.)

> **QUADRO 93-1** Administração Perioperatória Eficaz da Quimioterapia Intravesical
>
> 1. Incluir a intenção de administração da quimioterapia perioperatória (e do agente) no cronograma cirúrgico final.
> 2. Entrar em contato com a farmácia antes da cirurgia para que o medicamento fique à disposição. Uma prescrição por escrito pode ser necessária.
> 3. Após a ressecção, confirmar a ausência de perfuração clínica. Colocar um cateter de três vias na bexiga enquanto o paciente ainda está no centro cirúrgico. Fechar a entrada de infusão de soro fisiológico e pinçando-a.
> 4. Administrar o agente quimioterápico pelo acesso de saída do cateter na sala de recuperação, nas 6 primeiras horas após a cirurgia, e pinçar a saída com pinça hemostática, possibilitando a retenção.
> 5. Solicitar a abertura do acesso de saída 1 hora após a administração e, para irrigação, a abertura do soro por gravidade pelos próximos 30 a 60 minutos.
> 6. Remover o cateter de Foley e descarta-lo em recipiente para materiais biológicos.
> 7. Usar luvas.

Adaptado de O'Donnell MA. Practical applications of intravesical chemotherapy and immunotherapy in high-risk patients with superficial bladder cancer. Urol Clin North Am 2005;32:121-31.

O uso da terapia intravesical perioperatória é disseminado na Europa, mas sua adoção nos Estados Unidos foi limitada (Madeb et al., 2009), talvez devido aos custos, à complexidade e aos possíveis efeitos colaterais, bem como pela ausência de impacto adequado em tumores recorrentes, múltiplos ou de alto grau (Sylvester et al., 2004).

Embora os sintomas irritativos locais sejam as complicações mais comuns da instilação pós-operatória, ocorreram sequelas graves e raras mortes, sobretudo em pacientes com perfuração durante a ressecção (Oddens et al., 2004). Outras complicações relatadas associadas à quimioterapia intravesical (com esquemas perioperatórios ou de múltiplas doses) são cistite química, descamação cutânea, redução da capacidade vesical devido a contrações, escaras calcificadas e maior dificuldade ou complicações em uma cistectomia subsequente (Doherty et al., 1999; Cliff et al., 2000; Nieuwenhuijzen et al., 2003; Oddens et al., 2004; Shapiro et al., 2006). **A quimioterapia não deve ser realizada em pacientes submetidos à ressecção extensa ou quando há possibilidade de perfuração.**

O BCG nunca pode ser administrado com segurança imediatamente após a TUR, devido ao alto risco de sepse bacteriana e morte.

> **PONTOS-CHAVE: TERAPIA INTRAVESICAL PERIOPERATÓRIA PARA PREVENÇÃO DA IMPLANTAÇÃO TUMORAL**
>
> - A quimioterapia intravesical em dose única administrada nas primeiras 6 horas após a ressecção reduz a recidiva de tumores de baixo risco, com impacto significativo no caso de tumores papilares solitários de baixo grau na apresentação inicial.
> - O benefício em pacientes com tumores recorrentes ou múltiplos é limitado.
> - Não houve benefício em pacientes com doença em alto grau.

IMUNOTERAPIA

Bacilo de Calmette-Guérin

O bacilo de Calmette-Guérin (BCG) é uma micobactéria atenuada desenvolvida como vacina para a tuberculose que apresentou atividade antitumoral em diversos cânceres, inclusive UC (Morales et al., 1976). O esquema original descrito por Morales incluía uma dose percutânea, que deixou de ser administrada após o sucesso do esquema intravesical similar de Brosman (1982).

A vacina BCG liofilizada é reconstituída com 50 mL de soro fisiológico e deve ser administrada por um cateter uretral sob gravidade. **Os tratamentos geralmente começam 2 a 4 semanas após a ressecção do tumor, dando tempo para a reepitelialização, que minimiza a possibilidade de absorção de bactérias vivas** (Lamm et al., 1992). Pelo mesmo motivo, a **urinálise é geralmente realizada logo antes da instilação para melhor confirmação da ausência de infecção ou hemorragia significativa para reduzir a probabilidade de incorporação sistêmica de BCG. No caso de cateterismo traumático, o tratamento deve ser retardado por alguns dias a 1 semana,** dependendo da extensão da lesão. A infecção ativa do trato urinário costuma ser considerada uma indicação para o adiamento do tratamento até sua resolução, mas publicações recentes questionam a necessidade de evitar a administração de BCG na presença de bacteriúria assintomática (Herr, 2012). **Após a instilação, o paciente deve reter a solução por, pelo menos, 2 horas.** Alguns clínicos recomendam que o paciente role de um lado para o outro para banhar todo o urotélio, mas essa prática não tem sustentação científica. A restrição de fluidos, diuréticos e cafeína antes da instilação limita a diluição do agente pela urina e facilita sua retenção adequada por 2 horas (Lamm et al., 2000b). Os pacientes geralmente são instruídos a limpar o banheiro com água sanitária, embora não haja risco demonstrável de infecção pelo contato próximo.

Mecanismo de Ação

A imunoterapia intravesical resulta em uma grande resposta imune local caracterizada pela expressão induzida de citocinas na urina e na parede da bexiga e por um influxo de granulócitos e células mononucleares e dendríticas (Shen et al., 2008). **A primeira fase parece ser a ligação direta à fibronectina da parede da bexiga,** o que, subsequentemente, leva à estimulação direta da resposta imunológica celular e a um estado antiangiogênico. Diversas citocinas envolvidas no início ou na manutenção de processos inflamatórios, como fator de necrose tumoral α (TNF-α), fator estimulador de colônias de granulócitos e macrófagos (GM-CSF), interferon γ (IFN-γ) e interleucina 1 (IL-1), IL-2, IL-5, IL-6, IL-8, IL-10, IL-12 e IL-18, foram detectadas na urina de pacientes tratados com BCG intravesical e outros agentes imunoestimuladores. **O padrão observado de indução de citocinas, com regulação positiva preferencial de IFN-γ, IL-2 e IL-12, reflete a indução de respostas do tipo T auxiliar (*helper*) 1 (Th1).** Assim, a resposta imunológica ativa mecanismos citotóxicos mediados por células que são consideradas responsáveis pela eficácia do BCG e de outros agentes na prevenção da recidiva e da progressão (Bohle e Brandau, 2003). O BCG pode, de forma concomitante, estimular IL-10, resultando em uma resposta supressora Th2. De modo geral, a resposta à imunoterapia intravesical pode ser limitada caso o paciente apresente uma doença imunossupressora ou idade avançada (Joudi et al., 2006a, 2006b).

Tratamento do Carcinoma In Situ com o Bacilo de Calmette-Guérin

Os urologistas norte-americanos usam o BCG numa relação de 2:1 em comparação com a quimioterapia intravesical adjuvante ou de manutenção (p. ex., cloridrato de doxorrubicina [Adriamicina®], gencitabina, tiotepa), enquanto os urologistas europeus preferem a quimioterapia. O BCG é aprovado para esta indicação pela Food and Drug Administration (FDA) dos Estados Unidos. Antes da adoção da terapia intravesical com BCG, a progressão do CIS era relatada em uma taxa média de 7% ao ano (Zinke et al., 1985). **A taxa inicial de resposta livre de tumor é alta, de 84%** (Brosman, 1982; De Jager et al., 1991; Hudson e Herr, 1995; Lamm et al., 2000a, 2000b, 2000c). **Aproximadamente 50% dos pacientes apresentam resposta durável por um período de 4 anos, em média. Em 10 anos, aproximadamente 30% dos pacientes não apresentam progressão ou recidiva do tumor, de modo que o acompanhamento cuidadoso é obrigatório.** A maioria das progressões e recidivas ocorre nos primeiros cinco anos (Herr et al., 1992). Herr et al. (1989) **relataram a progressão em 19% dos que responderam inicialmente em 5 anos, mas encontraram uma taxa de 95% em não** respondedores — tais achados foram confirmados por outros pesquisadores (Coplen et al., 1990; Harland et al., 1992). **As orientações do painel da AUA apoiaram o BCG como opção terapêutica inicial preferida para o CIS** (Hall et al., 2007).

O BCG passou a ter um papel de destaque na América do Norte com base nos relatos de maior eficácia em comparação com a quimioterapia intravesical, apesar da morbidade maior do que a quimioterapia (O'Donnell, 2007). Em mais de 600 pacientes, houve uma taxa de resposta completa ao BCG de 68% e uma taxa de resposta completa à quimioterapia de 49%. Entre os respondedores, 68% dos pacientes tratados com BCG continuaram livre de doença, em comparação com 47% dos submetidos à quimioterapia, com base em um acompanhamento de 3,75 anos, em média. As taxas gerais de ausência de doença foram de 51% e 27%, respectivamente (Sylvester et al., 2005).

Tratamento de Tumor Residual com o Bacilo de Calmette-Guérin

A administração intravesical de BCG pode ser eficaz no tratamento de lesões papilares residuais, mas não deve substituir a ressecção cirúrgica. Os pesquisadores demonstraram uma resposta de quase 60% no tumor residual apenas com a administração intravesical de BCG (Brosman, 1982; Schellhammer et al., 1986; Coplen et al., 1990).

O carcinoma de mucosa ou dos dutos superficiais da próstata pode ser adequadamente tratado com BCG, com taxa de ausência de tumor de 50%. A TURP limitada ou fulguração pode ser eficaz na redução da carga tumoral e na facilitação da exposição da superfície prostática à administração de BCG (Bretton et al., 1990; Schellhammer et al., 1995).

Profilaxia com Bacilo de Calmette-Guérin para Prevenção de Recidiva

Os primeiros estudos de um único centro mostraram uma vantagem na redução da recidiva tumoral de, aproximadamente, 30% quando o BCG foi administrado por 6 semanas após a recuperação da TURBT (Brosman, 1982; Morales et al., 1992). Em diversas pesquisas de maior porte, a recidiva tumoral após a TURBT foi reduzida em 20% a 65%, com média de, aproximadamente, 40% (Pagano et al., 1991a, 1991b; Herr et al., 1992; Melekos et al., 1993; Krege et al., 1996). Em uma metanálise de 2.000 pacientes com doença Ta, T1 e/ou CIS, os pacientes submetidos ao tratamento de manutenção com BCG apresentaram redução significativa da taxa de recidiva em comparação com aqueles que receberam apenas a terapia de indução (Han e Pan, 2006). A subsequente reavaliação dos dados publicados concluiu que 3 anos de terapia de manutenção são apoiados pela literatura, mas os pacientes com doença de risco intermediário podem ser igualmente submetidos a 1 ano de manutenção (Ehdaie et al., 2013).

A eficácia do BCG após a TURBT na doença papilar de alto risco foi demonstrada em diversos estudos com lesões T1, com taxas de recidiva entre 16% e 40% e taxas de progressão de 4,4% a 40%, uma melhora substancial em comparação com a TUR isolada (Cookson e Sarosdy, 1992; Pansadoro et al., 1995; Herr, 1997; Jimenez-Cruz et al., 1997; Gohji et al., 1999; Hurle et al., 1999a, 1999b). A multiplicidade do tumor e a associação ao CIS foram relacionadas com o maior risco de progressão. As lesões subestadiadas com base na presença ou na ausência de invasão da muscular da mucosa em um estudo com 49 pacientes não melhoraram a previsão de recidiva (69% vs. 65%) ou a progressão (22% vs. 29%) após a terapia com BCG (Kondylis et al., 2000).

Impacto de Bacilo de Calmette-Guérin sobre a Progressão

Embora os relatos do impacto do BCG sobre a recidiva tumoral sejam animadores, a maior necessidade é a possibilidade de influenciar na progressão. Em 403 pacientes com CIS, o BCG reduziu o risco de progressão em 35% em comparação com a quimioterapia intravesical (Sylvester et al., 2002).

Em um estudo randomizado com 86 pacientes com doença não musculoinvasiva de alto risco, Herr et al. (1988) demonstraram o aumento do intervalo de progressão nos pacientes tratados com BCG em comparação com os controles submetidos à TUR. Além disso, a taxa de cistectomia caiu de forma significativa nos pacientes com CIS tratados com BCG (11% vs. 55% nos controles), assim como o tempo até o procedimento. No entanto, apenas 27% dos pacientes estavam vivos e apresentavam função vesical intacta após o acompanhamento por 10 a 15 anos. Desse modo, tal aparente vantagem é, em muitos casos, temporária (Cookson et al., 1997). Os dados existentes sugerem que o BCG pode retardar a progressão do câncer de bexiga de alto risco, embora a vantagem de sobrevida a longo prazo não esteja completamente definida.

Ainda assim, duas metanálises concluíram que o BCG reduz o risco de progressão. A progressão no período mediano de seguimento de 2,5 anos caiu em 27% (9,8% no grupo BCG vs. 13,8% no grupo sem BCG) em uma análise (Sylvester et al., 2002) e em 23% (7,7% no grupo BCG vs. 9,4% no grupo MMC) em outro estudo, com seguimento mediano de 26 meses (Bohle e Bock, 2004). Nos dois casos, **os resultados superiores com BCG foram observados apenas nos estudos que o empregavam como terapia de manutenção. Por outro lado, em nenhum estudo houve redução significativa da progressão com quimioterapia** (Grossman et al., 2008). **O painel de diretrizes da AUA concluiu que o BCG parece reduzir a progressão** (Hall et al., 2007).

Determinação do Cronograma Ideal de Tratamento com o Bacilo de Calmette-Guérin

O cronograma e a dose ideal para o tratamento com BCG não foram estabelecidos (Herr et al., 2011). Ao responder um comentário editorial ao seu importante artigo, Morales escreveu que "Este esquema é arbitrário e pode ser modificado no futuro com o surgimento de novos dados" (Morales et al., 1976). Na verdade, **diversos estudos sugerem que apenas a indução por 6 semanas é insuficiente para obter a resposta ideal em muitos pacientes. Assim, é necessária a terapia de manutenção** (Lamm et al., 2000a, 2000b, 2000c; Palou et al., 2001).

Um dos principais mitos em urologia é a história sobre o primeiro trabalho do Dr. Álvaro Morales com o BCG. Embora se diga que a escolha do esquema terapêutico baseou-se no fato de que o fármaco é comercializado em pacotes com seis unidades, o Dr. Morales conta mais para a história: "Um resumo contemporâneo indica que o BCG era ineficaz no câncer de bexiga. No entanto, em nossa experiência e de outros autores, sabíamos que pelo menos 3 semanas de imunizações eram necessárias para o estabelecimento da reação de hipersensibilidade do tipo tardio. A administração intradérmica não apenas certamente levaria ao maior reconhecimento sistêmico, mas também era um marcador barato e fácil da competência imunológica. Até hoje, estou convencido de que a eliminação da administração transdérmica simultânea é muito conveniente para pacientes e médicos, mas não é tão eficaz. Tínhamos a impressão de que as reações cutâneas alcançadas nas semanas 4 a 5 não aumentavam mais com mais uso da BCG. O laboratório Frappier nos deu caixas com seis ampolas. Assim, em todo caso, decidimos interromper o tratamento em 6 semanas, presumindo que o que observávamos na pele ocorria na mucosa da bexiga. Felizmente, era exatamente isso. Bohle et al. relataram, anos depois, que o período de 6 semanas era ideal para a obtenção da resposta máxima ao BCG, embora agora se saiba que as doses de manutenção aumentam ainda mais a resposta".

A resposta adicional média à segunda fase de indução é de 25% nos pacientes submetidos para profilaxia e 30% naqueles com CIS (Haaff et al., 1986; Kavoussi et al., 1988; Bretton et al., 1990; Coplen et al., 1990; Sylvester et al., 2002; Bohle e Bock, 2004). No entanto, **as administrações subsequentes de BCG para tratamento dos pacientes refratários após a segunda terapia por 6 semanas são acompanhadas por um risco significativo de progressão tumoral em 20% a 50% dos pacientes** (Nadler et al., 1994). Catalona et al. (1987) relataram um risco atuarial de, aproximadamente, 7% de progressão a cada tratamento adicional com BCG. **A resposta ao BCG em 6 meses pode ser usada como fator preditivo do prognóstico, e o número de pacientes que desenvolve doença progressiva é significativamente maior entre os não respondedores** (Orsola et al., 1998).

O **Southwest Oncology Group (SWOG)** relatou um impacto mais significativo da terapia de manutenção. Os pacientes receberam o **tratamento de indução por 6 semanas e, a seguir, três instilações semanais aos 3 e 6 meses e, então, a cada 6 meses por 3 anos. A sobrevida mediana livre de recidiva estimada foi de 76,8 meses no grupo de manutenção e de 35,7 meses no grupo controle ($P = 0,0001$)**. A sobrevida média livre de recidiva foi de 111,5 meses no grupo controle e não pode ser estimada no grupo de manutenção ($P = 0,04$). A sobrevida geral em 5 anos foi de 78% no grupo controle e de 83% no grupo de manutenção. Toxicidades acima do grau 3 não foram observadas. Ainda assim, **apenas 16% dos pacientes toleraram** o esquema completo de dose e cronograma. Dois terços dos pacientes que interromperam o tratamento com BCG devido a efeitos colaterais o fizeram nos primeiros 6 meses. Isso sugere que tais efeitos não aumentam de modo considerável com o maior tempo de terapia. A interpretação de que o período completo de terapia de manutenção não pode ser realizado na maioria dos pacientes devido aos efeitos colaterais é equivocada. **Pelo fato de que o grupo tratado se saiu melhor apesar de mais pacientes não conseguirem realizá-lo completamente, o benefício máximo pode ter sido alcançado antes. Menores cronogramas e doses de manutenção podem conseguir os mesmos resultados com menor toxicidade** (Lamm et al., 2000a).

Nas lesões T1 de alto grau ou CIS, a terapia de manutenção foi superior em múltiplos estudos (Palou et al., 2001). **Não se sabe se o cronograma ideal de tratamento é mensal, como no estudo SWOG, nem a duração ideal de um cronograma mensal de manutenção, caso escolhido** (Lamm et al., 2000a, 2000b, 2000c; O'Donnell, 2005).

Diversos pesquisadores avaliaram a possibilidade de redução da dose de BCG (Morales et al., 1992; Melekos et al., 1993; Martinez-Pineiro et al., 1995; Pagano et al., 1995). De modo geral, uma diminuição da toxicidade, sem diferença estatística na eficácia, foi observada em estudos de pequeno porte (Pagano et al., 1991b; Mack e Frick, 1995; Hurle et al., 1996), embora tumores multifocais e de alto grau possam responder melhor à dose inteira (Martinez-Pineiro et al., 2002). Alguns estudos demonstraram a regulação positiva da resposta Th1 com uma dose menor de BCG. O aumento do intervalo de instilação pode reduzir os efeitos colaterais sem perda de eficácia (Bassi et al., 2000). Estudos realizados na Europa, onde a inoculação de BCG na tuberculose é mais comum do que na América do Norte, sugerem que a dose pode ser reduzida à metade com segurança (Martinez-Pineiro et al., 2002). A diferença de resposta observada em norte-americanos ainda não submetidos ao desafio imunológico é desconhecida, mas Morales et al. (1992) observaram uma redução significativa nas taxas de resposta (67% *vs*. 37%), principalmente em pacientes com CIS combinados a tumores papilares e tratados com a dose menor.

A antibioticoterapia pode ter um efeito benéfico no tratamento ou na prevenção dos efeitos colaterais sistêmicos da administração de BCG, embora também talvez iniba sua eficácia caso seja usada de modo rotineiro para a profilaxia do trato urinário durante a terapia com a vacina (Durek et al., 1999a, 1999b). **As quinolonas, em especial, podem afetar a viabilidade do BCG, e sua administração deve ser evitada, se possível, durante o tratamento com a vacina** (Durek et al., 1999b) (Quadros 93-2 e 93-3).

Interferon

Os IFNs são glicoproteínas produzidas em resposta ao estímulo antigênico. Tais agentes apresentam várias atividades antitumorais, como a inibição da síntese de nucleotídeos; a suprarregulação de antígenos tumorais e propriedades antiangiogênicas; e a estimulação da liberação de citocinas, com maior ativação de linfócitos T e B, bem como maior atividade de células *natural killer* (Naitoh et al., 1999). Entre os diversos subtipos, o IFN-α foi o mais extensamente estudado. É mais ativo em doses de, pelo menos, 100 milhões de unidades, embora o cronograma ideal de dose e administração ainda não tenha sido determinado (Torti et al., 1988; Belldegrun et al., 1998).

O IFN como agente solitário é mais caro e menos eficaz do que o BCG ou a quimioterapia intravesical na erradicação de doença residual, prevenção da recidiva da doença papilar e tratamento do CIS (20% a 43% de resposta completa). No CIS, sua eficácia a longo prazo é inferior a 15% (Belldegrun et al., 1998). Em um ensaio randomizado, as respostas do CIS foram de 5% em doses baixas (10 milhões de unidades) até 43% em doses altas (100 milhões de unidades) (Torti et al., 1988). Como agente profilático, o IFN sozinho gerou taxas de recidiva menores do que as obtidas apenas com BCG (de 60% para 16%) (Glashan, 1990; Kalble et al., 1994). O IFN teve atividade limitada contra tumores T1 (Malmstrom, 2001). No entanto, pode, às vezes, ser eficaz em pacientes que não responderam ao BCG (15% a 20% de resposta completa; veja mais adiante).

O IFN-α também foi estudado em um esquema terapêutico combinado com quimioterapia ou BCG (Bercovich et al., 1995; Stricker et al., 1996). Aparentemente, há efeitos aditivos com a epirrubicina ou a MMC. **Diversos estudos investigaram a combinação de BCG e IFN e sugeriram a plausível superioridade da combinação ou a** possibilidade de redução da dose de BCG, que talvez diminuam os efeitos colaterais. O trabalho pioneiro de O'Donnell *et al.* (1999) relatou uma taxa livre de doença de 63% em 12 meses e de 53% em 24 meses com o uso da terapia combinada. Em um estudo maior, com 1.000 pacientes, 231 deles com CIS foram avaliados. Nos pacientes com CIS que não responderam ao tratamento de indução com BCG, a combinação de BCG em baixa dose e IFN produziu 45% de resposta durável em 2 anos. No entanto, nos pacientes com CIS nunca tratados com BCG, o tratamento combinado de BCG e IFN resultou em ausência de doença em 59% aos 24 meses (Joudi et al., 2006a). De modo geral, os pacientes com insucesso do BCG sozinho aos 12 meses apresentaram fracas respostas à terapia combinada. Entre os não respondedores à combinação de BCG e IFN, a maioria dos pacientes com insucesso terapêutico e recidiva ocorreu nos primeiros 4 meses de tratamento (Grossman et al., 2008).

Agentes Imunoterápicos Experimentais

Diversos novos agentes mostraram-se promissores, mas nenhum chegou à prática clínica. A hemocianina de lapa californiana (KLH, do inglês *keyhole limpet hemocyanin*) da hemolinfa do molusco *Megathura crenulata* é um imunoestimulante não específico cuja possível eficácia na UC foi identificada por um feliz acidente (Olsson et al., 1974; Jurincic et al., 1989). Um trabalho recente sugere que esse agente continua a ser promissor, mas não é claramente superior aos fármacos existentes (Lammers, 2012). O extrato de DNA da parede celular de micobactérias contém uma mistura de DNA imunoestimulante ligado à parede celular antigênica. Os resultados do estudo fase II indicam taxas de sucesso inferiores às obtidas com o BCG, mas com boa tolerabilidade. No entanto, não há agentes sendo comercializados (Morales et al., 2001, 2009).

QUADRO 93-2 Contraindicações à Terapia com o Bacilo de Calmette-Guérin (BCG)

CONTRAINDICAÇÕES ABSOLUTAS
Pacientes imunossuprimidos e imunocomprometidos*
Imediatamente após a ressecção transuretral com base no risco de absorção e morte séptica
Histórico pessoal de sepse por BCG
Hematúria macroscópica (risco de absorção)
Cateterismo traumático (risco de absorção)
Incontinência total (o paciente não reterá o agente)

CONTRAINDICAÇÕES RELATIVAS
Infecção do trato urinário (risco de absorção)
Doença hepática (impede o tratamento com isoniazida em caso de sepse)
Histórico pessoal de tuberculose (risco teórico, mas desconhecido)
Mau estado geral
Idade avançada

AUSÊNCIA OU INSUFICIÊNCIA DE DADOS SOBRE POSSÍVEIS CONTRAINDICAÇÕES
A literatura limitada não mostra se pacientes com materiais protéticos apresentam maior risco de complicações infecciosas ou de outra natureza (Rosevear et al., 2010)
Refluxo ureteral
Medicamentos antifator de necrose tumoral (predisposição teórica ao desenvolvimento de sepse por BCG)

*Recentes estudos de pequeno porte sugerem que esta pode não ser uma contraindicação absoluta (Herr, 2012).
De Ehlers S. Why does tumor necrosis factor targeted therapy reactivate tuberculosis? J Rheumatol (Suppl) 2005;74:35–9.

QUADRO 93-3 Abordagem da Cleveland Clinic ao Tratamento da Toxicidade Associada ao Bacilo Calmette-Guérin (BCG)

GRAU 1: SINTOMAS MODERADOS < 48 HORAS
Sintomas miccionais irritativos brandos ou moderados, hematúria branda, febre < 38,5 °C.

Avaliação
Possível cultura de urina para descartar a presença de infecção bacteriana do trato urinário.

Tratamento Sintomático
Anticolinérgicos, antiespasmódicos tópicos (fenazopiridina), analgésicos, anti-inflamatórios não esteroidais.
(Os granulomas prostáticos assintomáticos que ocorrem após a terapia com BCG podem, às vezes, mimetizar o câncer de próstata clínica e/ou radiograficamente. Não há evidências para apoiar o tratamento nestes casos [Suzuki et al., 2013].)

GRAU 2: SINTOMAS GRAVES E/OU > 48 HORAS
Sintomas miccionais irritativos graves, hematúria ou sintomas com duração > 48 horas.
Todas as manobras de grau 1, mais o seguinte:

Avaliação
Cultura de urina, radiografia de tórax, exames de função hepática.

Tratamento
Consultar imediatamente um médico com experiência no tratamento de infecções micobacterianas e complicações.
Considerar a redução da dose de metade a um terço ao recomeçar as instilações.
Tratar os resultados da cultura da maneira apropriada.

Agentes Antimicrobianos
Administrar isoniazida e rifampina, 300 mg/dia e 600 mg/dia, por via oral até a resolução dos sintomas.
Não adotar monoterapia.
Observar as interações medicamentosas da rifampina (p. ex., varfarina).

GRAU 3: COMPLICAÇÕES GRAVES (ALTERAÇÕES HEMODINÂMICAS, FEBRE ALTA PERSISTENTE)
Reações Alérgicas (Dor Articular, Erupção Cutânea)
Realizar todas as manobras descritas para os graus 1 e 2, mais o seguinte:
  isoniazida, 300 mg/dia e rifampina, 600 mg/dia, por 3-6 meses, dependendo da resposta.

Acometimento de Órgãos Sólidos (Epidídimo, Fígado, Pulmão, Rim, Osso, Articulação, Próstata)
Isoniazida, 300 mg/dia; rifampina, 600 mg/dia; etambutol, 15 mg/kg/dia em dose única diária por 3-6 meses.
A ciclosserina geralmente provoca graves sintomas psiquiátricos e seu uso é fortemente não recomendado.
O BCG é quase uniformemente resistente à pirazinamida, de modo que este fármaco não tem utilidade.
Considerar a administração de prednisona, 40 mg/dia, em caso de resposta inadequada ou choque séptico (nunca sem a instituição de terapia antibacteriana eficaz).

De Walton Tomford, MD, Cleveland Clinic.

A IL-2 é altamente expressa após a estimulação com BCG, além de ser um componente essencial da resposta imune Th1. Os dados pré-clínicos sugerem um possível benefício e baixa toxicidade (Horinaga et al., 2005). Vários estudos registraram o possível uso de IL-2 intravesical isolada, com BCG ou com BCG e IFN (Shapiro et al., 2007). Os dados pré-clínicos que identificaram a eficácia da IL-2 intravesical mediada por lipossomos com modificadores da resposta biológica elucidaram a memória de longo prazo dos linfócitos T contra o câncer de bexiga muscular invasivo e o câncer de bexiga não musculoinvasivo (NMIBC) (Horiguchi et al., 2000; Larchian et al., 2000).

PONTOS-CHAVE: IMUNOTERAPIA
- A administração intravesical de BCG é associada à maior eficácia e a mais efeitos colaterais em comparação com a quimioterapia intravesical.
- BCG deve ser usado com cuidado em pacientes com doença de baixo risco, devido aos efeitos colaterais.
- tratamento das complicações infecciosas da administração de BCG é mostrado no Quadro 93-3.
- BCG é o único agente que comprovadamente retarda ou reduz a progressão de tumores de alto grau.
- A dose e o cronograma terapêutico ideal do BCG não foram determinados, mas os resultados são melhores com a terapia de manutenção, caso tolerada.
- A administração de BCG é contraindicada nos casos de alteração do urotélio, devido ao risco de absorção e morte séptica.
- Benefício do IFN-α em comparação com o BCG no tratamento primário não foi comprovado, mas o agente parece funcionar bem quando combinado com baixas doses de BCG, principalmente na terapia de resgate.

QUIMIOTERAPIA INTRAVESICAL

A terapia de indução com instilação de agentes quimioterápicos nas 6 primeiras horas após a TURBT teve impacto claro sobre as taxas de recidiva, conforme anteriormente descrito. No entanto, o papel da quimioterapia como adjuvante é menos claro em comparação com a eficácia do BCG. **A comparação do SWOG entre doxorrubicina e BCG mostrou uma taxa de progressão de 15% em pacientes tratados com BCG e de 37% nos indivíduos submetidos à quimioterapia** (Lamm et al., 1991). Ainda assim, não há risco das complicações infecciosas do BCG com a quimioterapia. Isso faz que muitos profissionais da comunidade europeia prefiram tal abordagem.

Os agentes são resumidos na Tabela 93-3.

Mitomicina C

A MMC é um agente alquilante que inibe a síntese de DNA. O fármaco é geralmente instilado semanalmente, por 6 a 8 semanas, em doses de 20 a 60 mg. Uma metanálise de nove estudos clínicos comparou sua eficácia com relação à progressão com a do BCG. Em um período mediano de seguimento de 26 meses, **7,67% dos pacientes no grupo BCG e 9,44% dos pacientes no grupo MMC apresentaram progressão do tumor** (Bohle e Bock, 2004). Outra revisão observou uma redução de 38% na recidiva tumoral com MMC. Tal diminuição não foi tão eficaz quanto a conseguida com o BCG, mas fez que a MMC fosse considerada, na maioria dos estudos, **uma opção viável para a redução da recidiva (mas não da progressão) à luz de seus menores efeitos colaterais, em especial o risco baixo, embora real, de sepse por BCG** (Huncharek et al., 2001).

A otimização da liberação de MMC pode reduzir a taxa de recidiva à metade em alguns estudos. Essa otimização pode ser conseguida por eliminação do volume residual de urina, jejum noturno, uso de bicarbonato de sódio para redução da degradação do fármaco e aumento da concentração para 40 mg em 20 mL (Au et al., 2001). O uso de terapia local com micro-ondas em associação à MMC em dose de 20 mg/50 mL reduziu as taxas de recidiva de 57,5% para 17,1% em um estudo multicêntrico. Um estudo com terapia de micro-ondas e doses maiores, de 40 a 80 mg, por 6 a 8 semanas, no câncer de bexiga

TABELA 93-3 Comparações entre Agentes Intravesicais

AGENTE	USO PERIOPERATÓRIO	GRUPO DE RISCO	CISTITE (%)	OUTRA TOXICIDADE	ABANDONO (%)	CONCENTRAÇÃO E DOSE
Doxorrubicina (Adriamycin®)	Sim	Baixo a intermediário	20-40	Febre, alergia, bexiga contraída, 5%	2-16	50 mg/50 mL
Epirrubicina	Sim	Baixo a intermediário	10-30	Bexiga contraída rara	3-6	50 mg/50 mL
Tiotepa	Sim	Baixo a intermediário	10-30	Mielossupressão, 8%-19%	2-11	30 mg/30 mL
Mitomicina	Sim	Baixo a intermediário	30-40	Erupção cutânea 8%-19%, bexiga contraída 5%	2-14	40 mg/20-40 mL
BCG	Não	Intermediário a alto	60-80	Infecção grave, 5%	5-10	1 ampola/50 mL
Interferon	Não	Resgate	< 5	Sintomas similares aos da gripe, 20%	Rara	50-100 MU/50 mL
Gencitabina	Sim	Resgate	Branda	Náusea ocasional	< 10	1-2 g/50-100 mL

BCG, bacilo de Calmette-Guérin.
Adaptado de O'Donnell MA. Practical applications of intravesical chemotherapy and immunotherapy in high-risk patients with superficial bladder cancer. Urol Clin North Am 2005;32:121–31.

de alto grau observou taxa de ausência de recidiva de 75% em 2 anos (Gofrit et al., 2004; van der Heijden et al., 2004).

A MMC intravesical eletromotiva parece melhorar a liberação do fármaco no tecido da bexiga (Di Stasi e Riedl, 2009). Esse tratamento reduziu as taxas de recidiva de 58% para 31%, enquanto os pacientes no grupo controle tratado com BCG apresentaram taxa de recidiva de 64% (Di Stasi et al., 2003). O pico da concentração plasmática de MMC foi significativamente maior no grupo eletromotivo, o que sustenta seu suposto mecanismo de ação. A MMC intravesical eletromotiva ainda não é comercializada nos Estados Unidos.

Doxorrubicina e seus Derivados

A doxorrubicina (Adriamicina®) é um antibiótico da classe das antraciclinas que se liga aos pares de base do DNA, inibindo a topoisomerase II e, assim, a síntese proteica. Em uma revisão, **a doxorrubicina causou 13% a 17% de melhora com relação à TUR na prevenção da recidiva, mas sem vantagem na prevenção da progressão tumoral (15,2% vs. 12,6%)** (Kurth et al., 1997). O principal efeito colateral da administração intravesical de doxorrubicina é a cistite química, que pode ocorrer em até metade de pacientes. A menor capacidade vesical foi relatada em diversos estudos (Thrasher e Crawford, 1992).

O derivado da doxorrubicina, a epirrubicina, reduz a recidiva em comparação com a TUR isolada em 12% a 15% (Oosterlinck et al., 1993). Tal efeito foi demonstrado com dose única, imediata e perioperatória, bem como com o tratamento intravesical por 8 semanas. A epirrubicina está disponível para o tratamento do UC na Europa e é aprovada pela FDA, mas não está disponível para o tratamento de UC nos Estados Unidos.

A **valrubicina** é um análogo semissintético da doxorrubicina aprovado pela FDA para o tratamento do CIS refratário ao BCG em pacientes que não toleram a cistectomia. O fármaco passou a ser comercializado nos Estados Unidos em 2009 (Sweatman et al., 1991; Greenberg et al., 1997; Grossman et al., 2008). Em um grupo de 90 pacientes com CIS refratário ao BCG, somente 21% apresentaram resposta completa (Steinberg et al., 2000). Desse modo, seu uso não é disseminado.

Tiotepa

A tiotepa (trietilenotiofosforamida) é o único agente quimioterápico aprovado pela FDA especificamente para o tratamento intravesical do câncer papilar de bexiga. É um agente alquilante e não específico do ciclo celular. Em estudos clínicos controlados (N = 950 pacientes), provocou uma redução significativa na recidiva tumoral em 6 de 11 estudos de até 41% (diminuição média de 16%). Efeitos colaterais sistêmicos podem ser observados devido a seu baixo peso molecular. Isso faz que até metade das doses administradas seja absorvida, com risco de desenvolvimento de toxicidade hematopoiética (Thrasher e Crawford, 1992). Ainda assim, a maioria dos centros substituiu seu uso pelo BCG ou pelos agentes quimioterápicos anteriormente mencionados.

Novos Agentes

A **gencitabina** e os taxanos **paclitaxel** e **docetaxel** têm atividade contra o câncer de bexiga metastático (Calabro e Sternberg, 2002). A administração intravesical de gencitabina pode ser feita com segurança uma ou duas vezes por semana por seis a oito tratamentos. A absorção sistêmica pela bexiga é mínima. Diversos estudos de pequeno porte fase I e II demonstraram a redução da recidiva de 39% a 70%, incluindo uma modesta eficácia em pacientes submetidos a tratamentos intensos e refratários ao BCG (Maymi et al., 2004; O'Donnell, 2005). Os taxanos foram formulados para o tratamento intravesical ativo, mas os dados publicados são limitados a estudos pré-clínicos (Lu et al., 2004).

Terapia Combinada

A combinação de mecanismos de diferentes agentes é uma abordagem lógica e geralmente eficaz para melhora das taxas de resposta da terapia sistêmica. No entanto, os estudos não identificaram um benefício claro dessa abordagem na terapia intravesical. No estudo de Fukui et al. (1992), por exemplo, a MMC (20 mg) foi administrada no primeiro dia e a doxorrubicina (40 mg), no segundo, uma vez por semana, por 5 semanas, em 101 pacientes. Cinquenta e um pacientes apresentaram resposta completa e foram randomizados em tratamento de manutenção ou não. Os efeitos colaterais locais foram significativos em 50% dos pacientes. Os indivíduos com CIS apresentaram menos recidiva com a terapia de manutenção. Outros estudos revelaram resultados similares com uma descrição geral de efeitos colaterais locais aumentados com melhora modesta (Isaka et al., 1992; Sekine et al., 1994).

A combinação de quimioterapia com BCG foi avaliada em estudos prospectivos por diversos pesquisadores. A EORTC relatou uma taxa de resposta completa de 46% quando um tumor solitário marcador era intencionalmente não ressecado. A seguir, os pacientes recebiam MMC e BCG de forma sequencial (van der Meijden et al., 1996). Em um estudo de 188 pacientes com lesões Ta e T1, nenhuma diferença foi observada com relação à recidiva, à progressão ou aos efeitos colaterais nos pacientes tratados com BCG e MMC em comparação com aqueles que receberam apenas MMC. Na verdade, houve um aumento significativo no intervalo livre da doença no grupo da monoterapia com BCG (55%) em comparação com o mesmo grupo combinado (45%) em outro estudo com 314 pacientes (Malmstrom et al., 1999; Solsona et al., 2002). Assim, não há obtenção de uma vantagem clara da terapia sequencial, da quimioterapia combinada ou dos esquemas com quimioterapia e BCG usando quaisquer das combinações já pesquisadas (Rintala et al., 1995, 1996; Witjes et al., 1998; Nieder et al., 2005).

> **PONTOS-CHAVE: QUIMIOTERAPIA INTRAVESICAL**
>
> - A quimioterapia intravesical tem impacto claro sobre a recidiva tumoral quando imediatamente instilada após a TURBT e como adjuvante. Não há evidências claras de seu impacto sobre a progressão.
> - Combinações de diversos agentes quimioterápicos e a associação da quimioterapia ao BCG não tiveram benefício maior quando combinadas com o tratamento com um único agente, à exceção do IFN.
> - De modo geral, os efeitos colaterais da quimioterapia tendem a ser menos comuns e menos graves do que aqueles do BCG, mas o BCG é mais eficaz.

DOENÇA REFRATÁRIA DE ALTO GRAU

A doença recorrente ou persistente após um tratamento inicial de 6 semanas com BCG é tradicionalmente chamada *falência da BCG*, embora este termo tenha sido mal definido. O consenso atual é que a **doença persistente após o tratamento com BCG pode ser categorizada como refratária ao BCG (sem melhora ou com piora apesar da administração da vacina), resistente ao BCG (recidiva ou persistência em menor grau ou estádio após o tratamento inicial que depois se resolve com outra administração da vacina) ou recidiva com BCG (recidiva após a resolução inicial com BCG). Os pacientes refratários ao BCG pertencem, principalmente, ao grupo de alto risco, e a realização imediata de cistectomia deve ser fortemente considerada caso sejam jovens e em bom estado geral** (Herr e Dalbagni, 2003). O tratamento intravesical deve ser reservado aos pacientes que recusam a realização da cistectomia, estão muito doentes para serem submetidos ao procedimento ou participam de protocolos experimentais definidos.

A necessidade de realização de biópsia para determinação da resposta ao BCG não foi esclarecida, embora esse procedimento deva ser fortemente considerado em pacientes de alto risco para estabelecer a condição da doença nesse importante momento. Nesses casos, a citologia urinária pode ser útil. Dalbagni et al. (1999) relataram a utilidade mínima da biópsia de rotina após o tratamento com BCG se os resultados da cistoscopia e citologia urinária forem negativos. Enquanto cinco de 11 pacientes com mucosa vesical eritematosa e citologia positiva apresentavam biópsias positivas de bexiga, nenhum dos 37 com lesões eritematosas e citologia negativa era positivo, e em somente um de 13 pacientes com mucosa normal a biópsia foi positiva (Dalbagni et al., 1999). Outros estudos sugeriram que o valor da biópsia de rotina após o tratamento com BCG é limitado (Dalbagni et al., 1999). A conversão do resultado do exame UroVysion® FISH (Abbott Molecular, Chicago, IL, Estados Unidos) de positivo para negativo correlaciona-se com a resposta ao BCG em estudos de alguns centros (Kipp et al., 2005; Whitson et al., 2009).

A determinação da falha do tratamento pode levar até 6 meses, já que **a taxa de resposta dos pacientes com câncer de bexiga de alto grau tratados com BCG aumentou de 57% para 80% 3 a 6 meses após a administração.** A atividade tumoricida claramente continuou por algum tempo após a interrupção da terapia. Isso tem implicações evidentes não apenas na determinação da falha terapêutica do BCG e na necessidade de instituição de tratamentos subsequentes, mas também na interpretação das taxas de sucesso dos protocolos de resgate no caso de sua administração logo após a terapia (Herr e Dalbagni, 2003).

Tratamento da Doença Refratária de Alto Grau

Embora a maioria dos urologistas administre a terapia intravesical inicial de 6 semanas em pacientes de alto risco (mais provavelmente com BCG na América do Norte e quimioterapia na Europa), **o tratamento de pacientes com doença persistente após a primeira tentativa é mais complexo. Tais pacientes apresentam maior risco de progressão, o que é bastante provável em caso de recidiva precoce, progressão durante o tratamento ou múltiplas recidivas.**

Caso o tratamento inicial tenha sido a quimioterapia, a administração de BCG deve ser considerada. Nesse caso, o BCG foi superior à repetição da quimioterapia, já que esta última leva apenas a uma sobrevida livre de doença de, aproximadamente, 20% (Malmstrom et al., 1999; Steinberg et al., 2000). **Nos pacientes em que o BCG não foi eficaz, um segundo tratamento ainda oferece 30% a 50% de resposta** (Pansadoro e De Paula, 1987; Brake et al., 2000). Os pacientes que não toleram o BCG por qualquer motivo podem ser candidatos à quimioterapia de resgate, mas o risco de insucesso e progressão é alto.

Tratamentos adicionais com BCG ou quimioterapia além de duas tentativas não são recomendados, já que serão ineficazes em 80% das vezes, embora estudos recentes sugiram que os agentes mais novos têm algum potencial (Skinner et al., 2013). **A rápida progressão da doença é comum em tais pacientes,** de modo que a quimioterapia de resgate, os protocolos experimentais e a administração de IFN isolada ou combinada a doses menores de BCG podem ser apropriados somente a pacientes que não desejam ou não podem ser submetidos à cirurgia, mesmo após terem sido informados de seus riscos (Catalona et al., 1987).

A combinação de IFN-α e BCG é cara e não foi superior ao BCG sozinho na terapia primária. Desse modo, é usada principalmente nos casos de insucesso da vacina. Pequenos estudos em uma única instituição com baixas doses de BCG (geralmente um terço da dose) mais 50 a 100 milhões de unidades de IFN-α demonstraram taxas de sucesso em 1 a 2 anos de 50% a 60%, com os melhores resultados com uma segunda opção de reindução e três conjuntos de miniséries de 3 semanas de tratamento de manutenção depois de 3, 9 e 15 meses (O'Donnell et al., 2001; Lam et al., 2003; Punnen et al., 2003). Um grande estudo multicêntrico nacional de fase II com a combinação de BCG e IFN-α em pacientes nunca tratados com a vacina e com insucesso do tratamento com BCG revelou achados similares (O'Donnell et al., 2004). As estimativas de ausência da doença em 2 anos foram de 57% em pacientes nunca tratados com BCG e de 42% naqueles com insucesso do tratamento com a vacina. A progressão foi observada em apenas 8% dos pacientes em cada grupo. Isso sugere que essa combinação tem potencial independentemente da resposta prévia ao BCG.

Papel das Opções Alternativas para a Doença Refratária

A **terapia fotodinâmica (PDT)** é realizada por meio da administração de um agente fotossensibilizante, como porfimer sódico (Photofrin®) sistemicamente ou HAL intravesical. Dois a 3 dias após a eliminação da substância do tecido normal (no caso do Photofrin®), o paciente é submetido ao tratamento intravesical com *laser* vermelho (630 nm) por 12 a 20 minutos. Os intralipídeos intravesicais possibilitam a distribuição mais uniforme do *laser* (Manyak et al., 1990). Após a excitação pela luz, o fotossensibilizante reage com o oxigênio molecular, formando radicais livres e oxigênio atômico reativo, que são citotóxicos.

A taxa de resposta em pacientes com CIS em estudos combinados é de 66%, com duração de 37 a 84 meses (Jocham et al., 1989; Nseyo et al., 1997, 1998; Walther, 2000). Nos pacientes com doença papilar, obteve-se uma taxa geral de resposta de 51%, com tempo mediano até a recidiva de 24 a 48 meses (Naito et al., 1991; Nseyo et al., 1997, 1998; Walther, 2000). A PDT foi limitada por efeitos colaterais significativos, como contratura ou irritabilidade da bexiga (50%) e sensibilidade dérmica (19%) (Naito et al., 1991; Uchibayashi et al., 1995; Nseyo et al., 1997, 1998).

Os esforços de pesquisa foram direcionados ao desenvolvimento de fotossensibilizantes melhores e modificações na dosimetria do *laser* (Kriegmair et al., 1996a; Nseyo et al., 1997, 1998). O HAL, o éster mais lipofílico de 5-ALA, gera um sensibilizante chamado *protoporfirina IX* que parece ser mais tumor-específico, embora os dados clínicos sejam limitados (Datta et al., 1998). Os estudos pré-clínicos com hipericina foram promissores (Kamuhabwa et al., 2004). A radaclorina é composta por três clorinas e parece promissora, pelo menos na doença de alto grau refratária ao BCG (Lee et al., 2013).

A radioterapia no tratamento do NMIBC costuma ser restrita aos indivíduos que recusam a cistectomia após o insucesso da terapia intravesical ou que não são candidatos à cirurgia de grande porte (Kim et al., 2000). A resposta completa à radioterapia e à TUR é obtida em 50% a 75% dos pacientes, mas o benefício adicional da radioterapia à TUR ainda não foi esclarecido (De Neve et al., 1992; Rozan et al.,

1992; Jansson et al., 1998). As taxas de resposta em 5 anos são de 44% a 60%. Não há efeito significativo no CIS. Devido aos relatos de que até 50% dos pacientes apresentam progressão e alta probabilidade de morte (Rödel, 2001), a radioterapia tem papel limitado, a não ser para fins paliativos, nessa população. As combinações de radioterapia e quimioterapia foram promissoras, mas não conquistaram o uso disseminado (Gray et al., 2013).

> **PONTOS-CHAVE: TRATAMENTO DA DOENÇA REFRATÁRIA**
>
> - Os pacientes que não respondem à primeira tentativa de terapia intravesical após a TURBT estão em alto risco de recidiva ou progressão.
> - O insucesso da primeira quimioterapia ou tratamento com BCG é mais adequadamente tratado com uma nova administração da vacina, já que sua eficácia nestes casos é significativamente maior do que a da quimioterapia.

PAPEL DA CISTECTOMIA "PRECOCE"

Apesar da terapia local, muitos casos de NMIBC de alto grau progridem para invasão e risco de morte por câncer. Embora a taxa inicial de resposta ao tratamento com BCG em pacientes com CIS possa ser superior a 80%, os pacientes com falha terapêutica apresentam 50% de chance de progressão da doença e possibilidade de mortalidade específica pela doença (Catalona et al., 1987; Nadler et al., 1994). A falha precoce (3 meses) do BCG em tumores T1 está associada a uma taxa de progressão de 82%, em comparação com a taxa de 25% em pacientes em que o tratamento é considerado eficaz aos 3 meses (Herr et al., 1997; Herr, 2000a). Até 20% dos pacientes com CIS irão a óbito pelo UC em 10 anos (Herr et al., 1989). Cada ocorrência de tumores T1 é associada a 5% a 10% de chance de metástase (Herr e Sogani, 2001). Já o tumor residual encontrado na repetição da ressecção nestes pacientes é associado a uma chance de desenvolvimento de invasão muscular de 82% (Herr et al., 1997). Tais dados oferecem evidências importantes acerca da possibilidade de subestimar a condição da doença em pacientes de alto risco.

Cookson et al. (1997) relataram que 27% dos pacientes de alto risco inicialmente tratados com a terapia intravesical agressiva melhoraram e faleceram por outras causas, e o mesmo baixo número sobreviveu com a bexiga intacta e funcionando 15 anos após o diagnóstico. No entanto, aproximadamente metade dos pacientes apresentou progressão, e um terço faleceu devido à doença. Por outro lado, **os pacientes submetidos à cistectomia imediata por apresentarem tumores clínicos T1 foram beneficiados pelo estadiamento patológico mais preciso, com sobrevida livre da doença em 10 anos de 92%, em comparação com 64% naqueles com tumores clínicos T1 que, na verdade, tinham invasão muscular no momento da cistectomia** (Bianco et al., 2004).

Apesar da conotação benigna do termo *superficial* antes empregado, até 50% dos pacientes com doença de alto grau supostamente não musculoinvasiva submetidos à cistectomia apresentam, na verdade, doença invadindo a muscular. Tais procedimentos são comumente denominados *cistectomias precoces*, por serem realizados antes da indicação cirúrgica tradicional da invasão muscular documentada. Considerando que até 15% já apresentam micrometástases (Chang e Cookson, 2005) e que o retardo da cistectomia de até mesmo 12 semanas está associado à menor sobrevida, alguns desses procedimentos não parecem precoces o suficiente (Sanchez-Ortiz et al., 2003; Chamie, 2013).

O risco de progressão deve ser ponderado com relação ao risco, à morbidade e ao impacto na qualidade de vida em caso de realização de cistectomia. Assim, **um objetivo razoável pode ser o que Chang e Cookson (2005) chamaram de cistectomia "oportuna" dos pacientes suscetíveis.**

A sobrevida em 10 anos após a cistectomia em pacientes com câncer não musculoinvasivo pode variar entre 67% e 92% (Amling et al., 1994; Freeman et al., 1995). **No entanto, apesar do viés de que uma progressão substancial pode ser evitada com o diagnóstico precoce e a vigilância cuidadosa em pacientes cujos tumores são identificados antes da invasão muscular, parece que esses indivíduos, quando progridem para a invasão muscular, podem ter um prognóstico pior do que aqueles com a doença musculoinvasiva já na apresentação inicial** (Schrier, 2004; Lee et al., 2007). Assim, a confiança excessiva no controle da doença em pacientes de alto risco sob vigilância cria uma falsa sensação de segurança.

As diretrizes do painel da AUA listaram a cistectomia como primeira opção em pacientes com doença refratária de alto grau após a primeira terapia intravesical (veja mais à frente). Ainda assim, **menos de um em cada cinco urologistas norte-americanos declarou que recomendaria a cistectomia a seus pacientes com CIS refratário a dois ciclos intravesicais com BCG, um grupo com 80% de risco de falha ou progressão** (Joudi et al., 2006a). **A cistectomia nestes casos, ou na doença papilar de alto grau persistentes após dois ciclos intravesicais, é o padrão terapêutico e não deve ser considerada "precoce".**

Algumas séries sugerem que os marcadores tumorais, como p53 e RB, podem ser úteis na estratificação de pacientes de alto risco para tais decisões futuras. As lesões p53 de alto risco têm taxa de progressão de 75%, em comparação com 25% nas lesões p53-negativas. A sobrevida é de 60% em 10 anos em pacientes com lesões p53-positivas, e de 88% naqueles com lesões p53-negativas (Sarkis et al., 1993). Grossman et al. (1998) descobriram que, nas lesões T1 submetidas à avaliação de p53 e RB, a progressão em 5 anos foi de 30% se um dos marcadores era positivo e de 47% caso ambos os marcadores fossem positivos. As lesões que eram do tipo selvagem (*wild type*) para ambos os marcadores não progrediram (Grossman et al., 1998). Embora a positividade do p53 não preveja a resposta de pacientes tratados com BCG em outro estudo, a expressão p53-positiva após o tratamento com a vacina foi um marcador de progressão tumoral (p53 positivo, 82% de progressão e 41% de mortalidade; p53 negativo, 13% de progressão e 7% de mortalidade) (Lacome et al., 1996). Outros estudos refutaram tais achados, de modo que o **papel do p53 na previsão do comportamento do tumor e da resposta à terapia ainda é debatido** (Peyromaure et al., 2002).

O papel das abordagens cirúrgicas com possíveis concessões oncológicas, como a cistectomia com preservação seminal e nervosa, nesses pacientes em risco teoricamente menor de recidiva em comparação com os indivíduos com invasão muscular, ainda não foi esclarecido (Hautmann e Stein, 2005). A disponibilidade da neobexiga para derivação urinária menos desfigurante diminuiu o retardo do tratamento em tais pacientes, o que pode aumentar a sobrevida livre de doença de maneira significativa (Hautmann, 1998). O impacto sobre os desfechos da doença não foi comprovado.

A avaliação crítica da cistectomia parcial no NMIBC é limitada, embora a prática seja comum (até 20% de pacientes são submetidos à terapia de extirpação nos Estados Unidos), mesmo em indivíduos com invasão muscular (Hollenbeck et al., 2005). Holzbeierlein et al. (2004) relataram que 6,9% dos pacientes internados no Memorial Sloan-Kettering Cancer Center para tratamento cirúrgico do câncer de bexiga foram submetidos à cistectomia parcial (29% deles por apresentarem doença clínica não musculoinvasiva). A sobrevida em cinco anos foi de 69% e dois terços dos pacientes estavam vivos, com bexiga intacta e funcionante. O CIS foi o fator preditivo mais significativo de progressão.

A cistectomia parcial possibilita o estadiamento patológico mais preciso do que a TURBT e a realização de linfadenectomia. Os candidatos adequados com tumores não musculoinvasivos seriam, logicamente, os mesmos com câncer invasivo — indivíduos com tumores solitários no domo ou bem distantes do trígono e sem CIS.

A cistectomia deve também ser considerada em pacientes cujo câncer não pode ser razoavelmente controlado por meio da ressecção: tumores extensos, inacessíveis devido ao grande tamanho da bexiga ou estenose uretral ou com alguma alteração que impeça a remoção endoscópica segura.

Em resumo, a cistectomia radical oferece a opção mais precisa para o estadiamento patológico e deve ser fortemente considerada em pacientes com NMIBCs de alto grau e com invasão profunda da lâmina própria, invasão linfovascular, associação ao CIS difuso, localizados em divertículo, com acometimento substancial dos ureteres distais ou da uretra prostática, refratários à terapia inicial ou ainda muito extensos ou anatomicamente inacessíveis para a remoção completa via endoscópica. A cistectomia radical também pode ser realizada em pacientes que entendem os riscos e benefícios da preservação da bexiga com relação à cistectomia e solicitam a terapia definitiva (Stein, 2003). Há poucos dados acerca da cistectomia parcial, mas esta pode ser uma opção promissora para a preservação da bexiga, situada entre os extremos da TURBT combinada com terapia intravesical e a cistectomia radical.

> **PONTOS-CHAVE: CISTECTOMIA PRECOCE**
>
> - A cistectomia deve ser considerada em pacientes com alto risco de progressão.
> - A falha da primeira terapia intravesical é uma ocasião para se reconsiderar a realização da cistectomia.
> - A falha do segundo tratamento é uma indicação para a cistectomia imediata, a não ser que contraindicada ou que o paciente escolha participar de estudos clínicos ou novas opções intravesicais caso haja evidências para seu uso.

VIGILÂNCIA E PREVENÇÃO

Embora o câncer de bexiga seja menos comum do que o câncer de próstata, as despesas associadas aos tumores vesicais são quase duas vezes maiores, devido à sua natureza crônica e à necessidade de vigilância a longo prazo. De acordo com a Agency for Healthcare Research and Quality, as despesas anuais foram de US$2,2 bilhões em 2003 para o câncer de bexiga e de US$1,4 bilhão para o câncer de próstata (Donat, 2003). Uma parte significativa desse custo é associada à vigilância (Hedelin et al., 2002).

As estratégias de vigilância para a detecção da recidiva do UC eram historicamente baseadas na combinação diagnóstica de cistoscopia e citologia urinária. Na prática clínica, apenas 40% dos pacientes realmente obedecem ao protocolo padrão de vigilância (Schrag et al., 2003). A maioria dos protocolos inclui esta combinação a cada 3 meses por 18 a 24 meses após o diagnóstico inicial, então a cada 6 meses pelos 2 anos seguintes e, após, anualmente, reiniciando a contagem de tempo a cada novo tumor identificado (Fitzpatrick, 1993). Embora a precisão dos dois exames seja fundamentada na interpretação subjetiva e em achados visíveis conforme o cirurgião, sua suposta condição tradicional como padrão-ouro é amplamente aceita (Brown, 2000).

Vigilância Cistoscópica

A cistoscopia ambulatorial oferece um acesso visual rápido e relativamente indolor ao urotélio. Os tumores papilares na superfície lisa da bexiga são facilmente identificados. O CIS é classicamente descrito como uma placa mucosa avermelhada e aveludada, embora a confiabilidade de tais achados tenha sido questionada.

O papel da cistoscopia como padrão-ouro na detecção do câncer passou a ser melhor investigado com o aparecimento dos marcadores tumorais e o desenvolvimento da nova tecnologia endoscópica, como a cistoscopia com fluorescência anteriormente descrita (Kriegmair et al., 1996a, 1996b; Filbeck et al., 1999; Kriegmair et al., 1999). Ainda assim, no diagnóstico ambulatorial, possibilita a identificação do local e das características da maioria dos tumores. **A cistoscopia tem alto valor preditivo positivo, já que o diagnóstico da maioria das lesões consideradas malignas é comprovado na patologia. A aparência endoscópica não pode prever, de forma confiável, o estádio ou o grau do tumor, embora a morfologia séssil e/ou a presença de necrose sugiram doença de alto grau suscetível de ser invasiva.**

A cistoscopia costuma ser realizada de ambulatório. Os sistemas de lentes rígidas tipo haste possibilitam a visualização precisa da bexiga. Os cistoscópios de fibra óptica flexíveis são quase tão sensíveis e bastante mais confortáveis para homens, embora não haja uma vantagem clara de seu uso em mulheres, devido à uretra feminina ser curta e reta. Os novos cistoscópios digitais são tolerados de forma similar pelo paciente, mas com visualização marcadamente melhor, devido à clareza e à ampliação nos monitores de vídeo. A visualização completa da mucosa vesical é possível em segundos na maioria dos pacientes. Sua imagem em alta resolução afasta a única possível vantagem da cistoscopia rígida (óptica ligeiramente melhor do que a dos dispositivos de fibra óptica flexível). Assim, **a cistoscopia flexível substituiu, em grande parte, a cistoscopia rígida para vigilância em homens na América do Norte e pode vir a fazê-lo em mulheres.**

Usando a mesma tecnologia da cistoscopia flexível anteriormente descrita para a cistoscopia rígida de fluorescência com HAL, estudos de fase II tiveram resultados mistos, mas sugerem que a cistoscopia ambulatorial com fluorescência pode melhorar a detecção do CIS e dos tumores papilares (Loidl et al., 2005; Witjes et al., 2005).

A maior parte dos homens e mulheres tolera a cistoscopia ambulatorial com desconforto mínimo. **A injeção intrauretral de anestésicos locais é quase universal entre os urologistas apesar da escassez de dados que sustentem a prática. A maioria dos estudos de metanálise** (Patel et al., 2008b) **não conseguiu identificar o benefício** (Palit et al., 2003; Rodriguez-Rubio et al., 2004), e dois estudos recentes descobriram que, na verdade, a dor era maior com o uso de anestésicos locais do que em pacientes submetidos à cistoscopia apenas com lubrificantes aquosos (Ho et al., 2003; Chen et al., 2005). **Considerando que os anestésicos podem obscurecer parcialmente a visualização, tal prática difundida deve ser reconsiderada.** O uso de um monitor de vídeo possibilita que os pacientes vejam e entendam os achados, teoricamente distraindo-os de qualquer desconforto. Os homens são capazes de tolerar o procedimento com, aproximadamente, 50% menos dor (escala de analogia visual de 2,21 vs. 1,31, $P < 0,01$) do que aqueles que não puderam ver seus achados no monitor (Patel et al., 2007). Tal prática não teve benefício significativo em mulheres, provavelmente devido à sua uretra mais reta (Patel et al., 2008a).

A bexiga deve ser esvaziada antes da cistoscopia. Isso remove os detritos amorfos concentrados e o contraste radiográfico em caso de realização anterior de estudos no mesmo dia. A aspiração com uso de uma seringa de 60 mL conectada na entrada da irrigação é, às vezes, necessária durante o procedimento. Isso também pode reduzir a turvação. Uma abordagem sistemática é obrigatória para assegurar a visualização de todo o urotélio.

Tentou-se a modificação do cronograma de vigilância anteriormente descrito com o uso de ferramentas de análise de decisão (Kent et al., 1989; Abel, 1993). Diversos autores recomendaram a interrupção da vigilância após 5 anos nos pacientes de baixo risco (Haukaas et al., 1999). No entanto, o custo real da cistoscopia de vigilância foi responsável por apenas 13% das despesas com o tratamento do câncer de bexiga em um estudo, de modo que a parte financeira tem uma parcela limitada em tais esforços (Schoenberg et al., 2000; Hedelin et al., 2002). Além disso, há risco de recidiva e possibilidade de progressão além desse período. Os relatos de recidivas tardias do câncer de alto grau anos após o tumor original moderaram o entusiasmo de alguns autores sobre a interrupção da vigilância em qualquer ponto (Thompson et al., 1993; Morris et al., 1995; Leblanc et al., 1999; Zieger et al., 2000). Assim, não há consenso sobre tais programas.

Outros pesquisadores examinaram o impacto preditivo das recidivas precoces ou múltiplas e como isso pode afetar a vigilância (Parmar et al., 1989; Holmäng et al., 1995; Reading et al., 1995). **A recidiva tumoral na primeira cistoscopia com 3 meses e o número de tumores na primeira ressecção (solitários ou múltiplos) dão a informação mais preditiva com relação à recorrência em diversos estudos. A ausência de recidiva na cistoscopia de vigilância com 3 meses em pacientes com tumores Ta de baixo grau é associada a taxas de recidiva tão baixas que a cistoscopia anual parece ser segura mesmo nesse momento (começando 12 meses após a primeira ressecção)** (Fitzpatrick et al., 1986; Olsen e Genster, 1995; Frydenberg et al., 2005). Por fim, os pacientes com cistoscopia negativa e resultados negativos no UroVysion® (veja mais adiante) apresentam baixo risco de recidiva nos 6 a 12 meses seguintes, o que possibilitou a individualização do cronograma de vigilância (Sarosdy et al., 2002).

Citologia de Urina

A citologia compreende a avaliação microscópica de esfregaços celulares corados da urina. Diferentemente dos marcadores tumorais, a citologia urinária não é um exame laboratorial — é a interpretação do patologista sobre as características morfológicas das células uroteliais eliminadas. A baixa coesão celular nos tumores de alto grau, principalmente no CIS, aumenta o rendimento.

Sua alta especificidade é a característica mais importante da citologia, já que a **leitura positiva, independentemente dos achados cistoscópicos ou radiográficos, sugere a existência de tumor maligno na maioria dos pacientes.** Mesmo na presença de UC, entre os pacientes com exames negativos (à cistoscopia e com técnicas de diagnóstico por imagem do trato superior) e com citologia persistentemente positiva,

40% terão diagnóstico de câncer genitourinário dentro de 24 meses (Nabi et al., 2004).

A irrigação vesical ou barbotagem (lavagem com aspiração com evacuador de Ellik) aumenta a celularidade disponível para a avaliação em comparação apenas com a urina eliminada. Ainda assim, Murphy et al. (1981) mostraram que a urina coletada na cistoscopia antes do lavado vesical trazia informações diagnósticas adicionais. Os lavados vesicais têm resultado alto, porém 13,1% dos cânceres não são diagnosticados apenas com essa técnica. Além disso, o traumatismo mecânico pode criar alterações celulares que interferem na interpretação. O contraste radiográfico também foi implicado na criação de encolhimento celular, picnose nuclear e fragmentação e vacuolização citoplasmática, que podem gerar resultados falso-positivos, principalmente quando injetados durante a ureteropielografia retrógrada (McClennan et al., 1978). Isso pode não ser um problema quando contrastes de baixa osmolaridade, iônicos ou não, são usados (Andriole et al., 1989).

Embora a citologia seja tradicionalmente considerada uma técnica de alta sensibilidade para o câncer de alto grau, estudos recentes não sustentam essa crença. Pesquisadores da Mayo Clinic observaram que apenas 58% dos tumores de bexiga foram identificados pela citologia. Sua sensibilidade não foi limitada a tumores de baixo grau, já que se identificaram somente 71% dos cânceres de alto grau. Devido aos resultados inferiores aos esperados, esses pesquisadores revisaram a literatura e descobriram que **dados cumulativos de estudos publicados após 1990 relataram que a citologia, de fato, identificou (pelo antigo sistema de graduação) 11% dos tumores de grau 1, 31% dos tumores de grau 2 e somente 60% dos tumores de grau 3** (Halling et al., 2000). Por outro lado, os autores observaram que tais achados recentes eram bem abaixo daqueles relatados antes de 1990, quando a sensibilidade da citologia foi de 94% em tumores de grau 3, mas não conseguiram encontrar explicação para tal deterioração. Esses achados são sustentados por diversos outros estudos e enfatizados por um recente estudo multicêntrico, com diversas instituições conhecidas por sua experiência no câncer de bexiga. Ele observou que a sensibilidade geral da citologia foi de 15,8% a 37,5% em pacientes com tumores de alto grau (Grossman et al., 2005).

Assim, a citologia tem alta especificidade, mas baixa sensibilidade para tumores de alto e baixo grau, como CIS, em relatos recentemente publicados.

Marcadores Tumorais

Houve muitas tentativas de desenvolvimento de um teste biomarcador de UC para complementar ou substituir a citologia urinária. A maioria dos exames apresentou sensibilidade adequada, mas baixa especificidade, o que resultou em um número substancial de leituras falso-positivas e criou a necessidade de realização de outros testes diagnósticos. Os atuais marcadores urinários foram desenvolvidos para a detecção de antígenos associados a tumores, antígenos de grupos sanguíneos, fatores de crescimento, ciclo celular e apoptose e proteínas da matriz extracelular. A questão mais significativa que limita a adoção disseminada de marcadores tumorais é a ausência de dados prospectivos para sustentar seu impacto sobre o prognóstico ou o tratamento da doença (Lokeshwar et al., 2005).

O exame qualitativo de realização remota **BTA stat®** (Polymedco, Cortlandt Manor, NY, Estados Unidos) e o exame quantitativo **BTA TRAK®** (Polymedco) detectam a proteína relacionada com o fator H do sistema de complemento humano. A sensibilidade geral desses exames varia entre 50% e 80%. Enquanto isso, a especificidade é de 50% a 75%. Tais exames são mais sensíveis do que a citologia, mas seus resultados podem ser falsamente positivos em pacientes com inflamação, infecção ou hematúria (Liou, 2006).

O **ImmunoCyt®** (DiagnoCure, Saint Foy, Canadá) é um ensaio híbrido de citologia e imunofluorescência. Três anticorpos monoclonais marcados por fluorescência são direcionados para um antígeno carcinoembrionário de variante UC e duas mucinas vesicais. A sensibilidade e a especificidade são de 86% e 79%, respectivamente. O ensaio não foi afetado por doenças benignas, mas a interpretação é complexa e depende do operador (Toma, 2004; Têtu, 2005).

O exame **NMP22 BladderChek®** (Matritech, Newton, MA, Estados Unidos) baseia-se na detecção da proteína de matriz nuclear 22, parte do aparato mitótico liberado pelos núcleos das células uroteliais durante a apoptose. Os níveis da proteína são elevados no UC, mas a molécula também é liberada por células uroteliais mortas ou à morte. Condições benignas do trato urinário, como cálculos, infecção, inflamação e hematúria, além da própria cistoscopia, podem causar leituras falso-positivas. Há um teste laboratorial, um imunoensaio quantitativo e um exame remoto qualitativo. A sensibilidade varia de 68,5% a 88,5% e a especificidade, entre 65,2% e 91,3% (Liou, 2006). Um estudo multi-institucional com 1.331 pacientes mostrou que, de modo geral, o NMP22 foi mais sensível do que a citologia, mas menos específico. As sensibilidades foram de 50% e 90% para o câncer não invasivo e invasivo, respectivamente, com sensibilidade geral de 55,7%. A especificidade geral da citologia, de 99,2%, foi maior do que a do NMP22, de 85,7%. A sensibilidade da cistoscopia neste estudo foi de 88,6%, mas, quando combinada com o NMP22, subiu para 93,7% (Grossman et al., 2005).

O **UroVysion®** (Abbott Molecular, Chicago, IL, Estados Unidos) é um exame fundamentado na citologia que usa a FISH de sondas de DNA ou marcadores especificamente escolhidos para a identificação de certos focos cromossômicos. As sondas que identificam a aneuploidia dos cromossomos 3, 7 e 17 são combinadas com a sonda do *locus* 9p21. Podem ser desenvolvidas sondas para a identificação de praticamente qualquer *locus*, mas essa combinação tem sensibilidade e especificidade melhores (Halling et al., 2000). Dados cumulativos de estudos comparativos mostram que a sensibilidade da citologia em comparação com a FISH é de 19% contra 58% no grau 1; 50% contra 77% no grau 2; e 71% contra 96% no grau 3. Achados similares ocorreram por estágio, em que a sensibilidade da citologia em comparação com a FISH foi de 35% contra 64% para Ta; 66% contra 83% para T1; e 76% contra 94% para o carcinoma muscular invasivo (Jones et al., 2006).

É importante notar que a citologia detectou apenas 67% dos pacientes com CIS, contra 100% de detecção por FISH em estudos comparativos. **O UroVysion® tem a maior especificidade entre os marcadores tumorais existentes.** O exame, no entanto, detectará alterações cromossômicas antes do desenvolvimento da expressão fenotípica de tumor maligno, o que gera uma leitura "positiva antecipada" em alguns pacientes. Tais leituras geralmente não são falso-positivas e, na maioria dos casos, levam à identificação de tumores clínicos em 3 a 15 meses (Sarosdy et al., 2002). Além disso, os pacientes com resultados negativos tendem a não apresentar recidiva do tumor dentro de 1 ano (Yoder et al., 2007). Isso possibilita a identificação de pacientes com risco de recidiva e aqueles com pouca probabilidade de apresentar recidivas e, assim, a individualização dos protocolos de vigilância.

O UroVysion® também tem esclarecido achados dúbios em pacientes com citologia atípica ou negativa (Skacel et al., 2003). O resultado não é afetado por hematúria, inflamação ou outros fatores que podem gerar leituras falso-positivas com alguns marcadores tumorais. Desse modo, parece ser útil como marcador da resposta ao BCG (Kipp et al., 2005; Whitson et al., 2009). Relatos de UroVysion® "não diagnóstico", com identificação de celularidade limitada ou células positivas em números abaixo dos padrões definidos, podem ser considerados negativos e não são associados ao maior risco de recidiva do câncer de bexiga no futuro em comparação com as expectativas com leituras "normais" (Nguyen et al., 2009).

Um estudo retrospectivo sugere que a combinação múltipla de oito biomarcadores pode melhorar o desempenho em comparação com os marcadores hoje existentes, caso validado por outros estudos (Rosser et al., 2013).

No momento, não se sabe a utilidade dos marcadores tumorais e como escolher qual usar. Por exemplo, caso a indicação de realização de biópsia no centro cirúrgico seja o desfecho, deseja-se a alta especificidade para limitar o número de biópsias negativas. Por outro lado, caso o aumento do intervalo de vigilância cistoscópica seja o desfecho, a alta sensibilidade, em especial para tumores de alto grau, é necessária. A definição de que o paciente apresenta baixa probabilidade de recidiva no ano seguinte possibilita a individualização dos protocolos de vigilância (Fig. 93-8) (Grossman et al., 2006).

Vigilância Extravesical

A proporção de pacientes que desenvolvem **UC do trato superior** após o tratamento da doença não musculoinvasiva foi relatada em 0,002% a 2,4% em intervalos de 5 a 13 anos (Shinka et al., 1988; Oldbring et al., 1989; Holmäng et al., 1995; Sadek et al., 1999), embora o risco aumente de modo substancial com o passar do tempo, chegando a 18% em populações de risco muito alto (Herr et al., 1997). Tumores sincrônicos não foram detectados em paciente (0%) com tumores de grau 1 (usando o sistema anterior de graduação), 1,1% dos pacientes com tumores de grau 2 e 1,3% de grau 3, bem como em 0% dos Ta

TABELA 93-4 Estratégias Sugeridas de Vigilância

RISCO	CONDIÇÃO DO TUMOR	CRONOGRAMA DO CISTOSCOPIA	IMAGEM DO TRATO SUPERIOR
Baixo	Ta solitário de baixo grau	3 meses após a primeira ressecção Anualmente, começando 9 meses após o início da vigilância na ausência de recidiva Considerar a interrupção em 5 anos ou mais Considerar realização de citologia ou marcadores tumorais	Não necessárias a não ser na presença de hematúria
Intermediário	Ta múltiplo de baixo grau Tumor extenso Recidiva em 3 meses	A cada 3 meses por 1-2 anos semestral ou anualmente após 2 anos Considerar realização de citologia ou marcadores tumorais Reiniciar a contagem de tempo a cada recidiva	Considerar realização de imagem, principalmente em caso de recidiva Imagem se hematúria
Alto	Qualquer alto grau (inclusive CIS)	A cada 3 meses por 2 anos Duas vezes ao ano por 2 anos Anualmente por toda a vida Citologia no mesmo cronograma Considerar realização de marcadores tumorais Reiniciar a contagem de tempo a cada recidiva	Imagem anualmente por 2 anos, e, então, considerar aumentar o intervalo

CIS, carcinoma *in situ*.

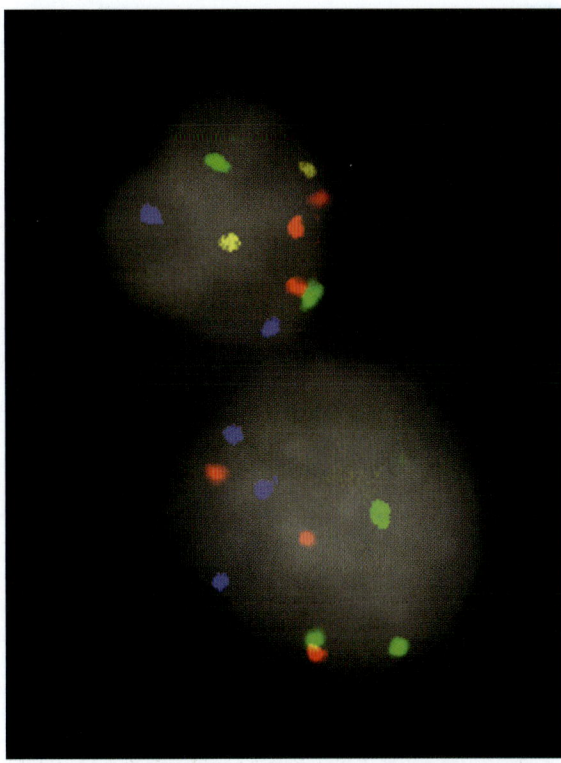

Figura 93-8. Uma célula anormal com aumento de volume *(canto direito inferior)* apresenta três cópias do cromossomo 3 *(vermelho)*, do cromossomo 7 *(verde)* e do cromossomo 17 *(azul)* na hibridização *in situ* com fluorescência. Há também uma deleção homozigota do *locus* da banda 9p21 *(amarelo)*. (Cortesia de Raymond Tubbs, MD, Department of Laboratory Pathology, Cleveland Clinic Foundation.)

de baixo grau e 7% dos T1 (Herranz-Amo et al., 1999). O banco de dados Surveillance, Epidemiology, and End Results (SEER) mostrou que apenas 0,8% dos pacientes com câncer de bexiga desenvolvem tumores subsequentes no trato superior. Desse modo, a vigilância tem valor limitado, a não ser que o paciente apresente hematúria ou um tumor de alto grau, principalmente nas adjacências do orifício ureteral (Wright et al., 2009). Em uma revisão de 591 pacientes com seguimento mediano de 86 meses, a recidiva no trato superior ocorreu em 0,9% dos indivíduos com tumores de baixo risco (Ta/T1 solitários, de baixo grau e baixo estádio), 2,2% dos pacientes com risco intermediário (doença recorrente ou multifocal) e 9,8% dos indivíduos em alto risco, incluindo aqueles com falha da quimioterapia intravesical (Hurle et al., 1998). A maioria das revisões concluiu que os pacientes com tumores de alto grau ou múltiplos devem ser submetidos a técnicas de diagnóstico por imagem do trato superior com base no risco de doença no trato superior. No entanto, aqueles com tumores de baixo grau provavelmente não se beneficiam pela realização destes exames, a não ser que apresentem hematúria.

O exame apropriado para a avaliação do trato superior ainda é discutido. A urografia excretora é a escolha tradicional, mas oferece informações limitadas sobre o parênquima renal e pode não detectar tumores pequenos. A ureteropielografia retrógrada requer instrumentação, porém isso não costuma ser um problema, já que os pacientes precisam ser submetidos à remoção do tumor vesical primário. Assim, os procedimentos podem ser combinados. A urografia por tomografia computadorizada (TC) multifásica passou a ser a tecnologia preferida para a avaliação da hematúria, mas seu papel em pacientes com NMIBC não foi extensamente relatado (Herts, 2003; Davis et al., 2012).

Embora não frequente, o aparecimento da doença no trato superior é associado a taxas de mortalidade de 40% a 70%. Os pacientes com doença de alto risco tratados com BCG apresentam risco de recidiva no trato superior de 13% a 18% (Miller et al., 1993; Herr et al., 1997). O risco de recidiva nessa população parece maior após os 5 primeiros anos após o tratamento (tempo mediano até a detecção de 56 meses), mas persiste por, pelo menos, 15 anos.

A citologia seletiva do trato superior pode aumentar a detecção de lesões do trato superior, mas, na presença de um tumor vesical, essa técnica pode gerar resultados falso-positivos e não é recomendada para a maioria dos pacientes (Zincke et al., 1983; Sadek et al., 1999).

O acometimento tumoral secundário da uretra e dos ductos prostáticos pelo UC pode ser detectado em 10% a 15% dos pacientes com doença não musculoinvasiva de alto risco em 5 anos e em 20% a 40% em 10 anos (Donat, 2003). Os pacientes com doença refratária são suscetíveis ao desenvolvimento de recidiva extravesical na fossa prostática em, aproximadamente, um terço dos casos, dos quais 44% são fatais (Herr et al., 1988). O acometimento dos ductos prostáticos pelo UC de baixo grau geralmente deve ser tratado com uma TURP completa para a erradicação da doença e a facilitação do contato da terapia intravesical com a uretra prostática. O acometimento dos ductos pela doença de alto grau é mais bem resolvido pela cistoprostatectomia radical. Assim, deve-se considerar a realização de uretrectomia, principalmente se o tumor estiver presente na margem cirúrgica ou próximo (Liedberg et al., 2007).

Em resumo, as estratégias de vigilância devem ser individualizadas com base no risco de recidiva na bexiga e em sítios extravesicais (Tabela 93-4).

ESTRATÉGIAS PREVENTIVAS SECUNDÁRIAS

As alterações no estilo de vida e a quimioprevenção podem reduzir o risco de recidiva e têm sido consideradas no tratamento de pacientes com a doença não musculoinvasiva.

QUADRO 93-4 Diretrizes da American Urological Association de 2007 para o Câncer de Bexiga não Músculo Invasivo

PACIENTE ÍNDICE NÚMERO 1: CRESCIMENTO UROTELIAL ANORMAL, MAS NÃO CÂNCER COMPROVADO
Padrão: Realização de biópsia para confirmação do grau em todos os pacientes deste índice.
Se possível, erradicar todos os tumores visíveis.
Se houver câncer, realizar periodicamente cistoscopia.
Opção: Dose única de quimioterapia intravesical pós-operatória.

PACIENTE ÍNDICE NÚMERO 2: TA DE PEQUENO VOLUME E BAIXO GRAU
Recomendação: Dose única de quimioterapia intravesical pós-operatória.

PACIENTE ÍNDICE NÚMERO 3: TA MULTIFOCAL OU EXTENSO DE BAIXO GRAU OU TA RECORRENTE DE BAIXO GRAU
Recomendação: BCG ou MMC intravesical – o objetivo é evitar/retardar a recidiva.
Opção: BCG ou MMC de manutenção.

PACIENTE ÍNDICE NÚMERO 4: TA, T1 OU CIS DE ALTO GRAU
Padrão: Em caso de doença T1, mas sem tecido muscular na amostra, repetir a ressecção.
Recomendação: BCG intravesical com terapia de manutenção.
Opção: Considerar a realização de cistectomia em pacientes selecionados.

PACIENTE ÍNDICE NÚMERO 5: TA, T1 E/OU CIS DE ALTO GRAU APÓS TERAPIA INTRAVESICAL
Padrão: Em caso de doença T1, mas sem tecido muscular na amostra, repetir a ressecção.
Recomendação: Considerar a cistectomia como alternativa terapêutica.
Opção: Outra terapia intravesical pode ser considerada.

BCG, bacilo de Calmette-Guérin; CIS, carcinoma *in situ*; MMC, mitomicina C.
De Hall MC, Chang SS, Dalbagni G, et al.. Guideline for the management of non-muscle invasive bladder cancer (stages Ta, T1, and Tis): 2007 update. J Urol 2007;178(6):2314–30.

As alterações do estilo de vida são muito importantes, já que o UC é diretamente associado a fatores ambientais na maioria dos casos. **A interrupção do tabagismo, a maior ingestão de líquidos e a dieta pobre em gorduras podem reduzir o risco de recidiva**, sendo o primeiro de importância primordial. **A maior hidratação diminui a concentração e o tempo de permanência de carcinógenos** e, assim, reduz o risco de transformação maligna do urotélio (Jiang, 2008). O Physician Health Study mostrou uma correlação inversa entre a ingestão de fluido e a incidência de UC no acompanhamento longitudinal, mas tal medida simples também pode ser benéfica na prevenção secundária em pacientes que já têm histórico de UC (Michaud et al., 1999). **A alta ingestão de gordura e colesterol é agora bem estabelecida como fator de risco** para muitos cânceres, embora os mecanismos não sejam tão bem definidos quanto em outros tumores malignos (Steineck et al., 1990).

Diversos agentes foram investigados em estratégias de quimioprevenção em pacientes com UC, como os retinoides (p. ex., vitamina A e seus análogos) (Sporn et al., 1977; Becci et al., 1978; Eichholzer et al., 1996; Steinmaus et al., 2000), piridoxina (vitamina B_6) (Byar e Blackard, 1977; Newling et al., 1995), alfa-tocoferol (Virtamo, 2000; Lotan et al., 2012) e difluorometilornithina (DFMO) (Messing et al., 2005). No entanto, nenhum desses agentes comprovou sua utilidade em ensaios rigorosos. As isoflavonas foram estudadas com o mesmo propósito, mas as pesquisas foram abandonadas, devido ao maior risco de câncer de bexiga em pacientes que consomem grandes quantidades de produtos à base de soja (Sun, 2004).

Os dados mais promissores para a quimioprevenção secundária do UC são relacionados com o uso de altas doses de multivitamínicos. Um pequeno estudo randomizou 65 pacientes com UC não invasivo entre receber a dose diária recomendada aprovada (RDA) de multivitaminas ou megadoses de vitaminas, com níveis maiores de vitaminas A, B_6, C e E (Lamm et al., 1994). A comparação entre os dois esquemas não revelou diferenças nas taxas de recidiva no primeiro ano. No entanto, houve uma vantagem estatisticamente significativa no grupo que recebeu megadoses quando as taxas de recidiva em 5 anos foram calculadas. Naquele ponto, 80% dos pacientes do grupo RDA apresentaram recidiva em comparação com apenas 40% do grupo da megadose. Tais achados sugerem que o efeito benéfico das megadoses de vitaminas é relacionado com seu efeito supressor sobre células parcialmente transformadas no urotélio, e não a inibição de recidivas precoces, que são geralmente causadas pelo implante de células tumorais ou pela ressecção incompleta. A confirmação desses achados em estudos prospectivos de porte maior ainda é necessária.

PONTOS-CHAVE: VIGILÂNCIA E PREVENÇÃO

- A cistoscopia é o principal exame da vigilância. O cronograma ideal não foi definido, mas pode ser individualizado com base no risco.
- A Tabela 93-4 mostra protocolos razoáveis de vigilância com base nos quadros clínicos. As orientações para o tratamento são mostradas no Quadro 93-4.
- Diversos marcadores tumorais podem melhorar a sensibilidade da citologia, mas a especificidade da maioria é baixa.
- A maior ingestão de líquidos, a interrupção do tabagismo e a dieta pobre em gorduras são recomendadas.

REFERÊNCIAS

Para consultar a lista completa de referências, acesse www.expertconsult.com.

LEITURA SUGERIDA

Chamie K, Litwin MS, Bassett JC, et al. Urologic Diseases in America Project. Recurrence of high-risk bladder cancer: a population-based analysis. Cancer 2013;119(17):3219-27.

Chang SS, Cookson MS. Radical cystectomy for bladder cancer: the case for early intervention. Urol Clin North Am 2005;32:147-55.

Epstein JI, Amin MB, Reuter VR, et al. The World Health Organization/International Society of Urological Pathology consensus classification of urothelial (transitional cell) neoplasms of the urinary bladder. Bladder Consensus Conference Committee. Am J Surg Pathol 1998;22:1435-48.

Hall MC, Chang SS, Dalbagni G, et al. Guideline for the management of non-muscle invasive bladder cancer (stages Ta, T1, and Tis): 2007 update. J Urol 2007;178(6):2314-30.

Lamm DL, Blumenstein BA, Crissman JD, et al. Maintenance bacillus Calmette-Guérin immunotherapy for recurrent Ta,T1 and carcinoma in situ TCC of the bladder: a randomized SWOG study. J Urol 2000;163:1124-9.

O'Donnell MA. Practical applications of intravesical chemotherapy and immunotherapy in high-risk patients with superficial bladder cancer. Urol Clin North Am 2005;32:121-31.

Soloway MS. Introduction (and entire supplement). Urology 2005;66:6S1.

Sylvester RJ, Oosterlinck W, van der Meijden AP. A single immediate postoperative instillation of chemotherapy decreases the risk of recurrence in patients with stage Ta, T1 bladder cancer: a meta-analysis of published results of randomized clinical trials. J Urol 2004;171:2186-90.

94 Management of Metastatic and Invasive Bladder Cancer

Thomas J. Guzzo, MD, MPH e David J. Vaughn, MD

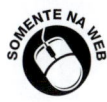

Clinical Presentation, Diagnosis, and Evaluation

Radical Cystectomy and Pelvic Lymph Node Dissection for Muscle-Invasive Bladder Cancer

Neoadjuvant Chemotherapy for Muscle-Invasive Bladder Cancer

Adjuvant Chemotherapy for Muscle-Invasive Bladder Cancer

Bladder Preservation

Prognostic Nomograms for Muscle-Invasive Bladder Cancer

Conclusions

95 Cirurgia Aberta e Transuretral para o Câncer de Bexiga

Neema Navai, MD e Colin P.N. Dinney, MD

Ressecção Transuretral de Tumores da Bexiga

Preparo do Paciente

Técnica Cirúrgica

Linfadenectomia Pélvica

Cistectomia Radical: Masculina

Cistectomia Radical: Feminina

Cistectomia Parcial

Cuidado Pós-operatório

De acordo com os dados disponíveis da American Cancer Society, era esperada em 2015 uma estimativa de 74.000 novos casos e 16.000 mortes por câncer de bexiga nos Estados Unidos (Siegel et al., 2013). Isso classifica o câncer de bexiga como uma das neoplasias malignas não cutâneas mais comuns e corresponde a 6% dos cânceres entre os homens. Quando indevidamente tratada a doença pode ser fatal e com custos significativos ao sistema de saúde. A terapia cirúrgica, seja para doença sem invasão muscular, seja com invasão muscular, exige uma atenção cuidadosa para a técnica, para os princípios oncológicos e um sólido entendimento da patogênese da doença.

Durante a avaliação inicial, **a ressecção transuretral (RTU) presta-se não só para estabelecer o diagnóstico patológico e a extensão local da doença, mas como um procedimento oncológico completo, especialmente nos de tumores de baixo estadiamento, superficiais e que não acometem a camada muscular.** Por sua vez, no caso de um tumor invasivo, a cistectomia radical com dissecção de linfonodos regionais é necessária para o controle local e para maximizar a chance de cura.

A história da RTU e da remoção cirúrgica da bexiga data do século XIX. É atribuído a Bardenheuer, na Alemanha, a realização da primeira cistectomia em 1887 em um paciente com um tumor avançado de bexiga (Stenzl et al., 2005). Na mesma época o primeiro endoscópio moderno foi inventado a partir da colaboração entre Maximilian Carl-Friedrich Nitze e Joseph Leiter. Nitze, um urologista alemão, e Leiter, um fabricante de instrumentos, criaram uma ferramenta que, ao longo das décadas seguintes, iria evoluir para a instrumentação moderna usada hoje.

Os detalhes técnicos para a cistectomia radical atual foram descritos por Paquin e Marshall em 1956. Nesta descrição, a cistectomia em homens começava com a exploração perineal e a dissecção do reto a partir da bexiga e próstata sob visualização direta. Propunham ainda a realização de ureterostomias cutâneas para derivação urinária (Paquin e Marshall, 1956). O relato inicial feito por Whitmore e Marshall (1956) de desfechos cirúrgicos em 100 pacientes no mesmo ano demonstrou morbidade significativa, e mortalidade pós-operatória de 17%. A evolução tecnológica nos anos subsequentes resultou em melhoria substancial tanto nos desfechos oncológicos quanto na morbidade cirúrgica. Numa série mais contemporânea de 1.142 pacientes operados, observou-se uma taxa de mortalidade de 0,9% em pacientes internados e uma taxa de mortalidade de 2,7% em 90 dias após a cistectomia radical (Shabsigh et al., 2009).

Do mesmo modo os desfechos oncológicos têm similarmente melhorado. A taxa de sobrevida em 5 anos de 21% a 49% relatada por Whitmore et al. em 1962 (Whitmore e Marshall, 1962) aumentou para 59% em um estudo com 507 pacientes (Madersbacher et al., 2003) e para 66% com 1.054 pacientes tratados na University of Southern California. **A administração de quimioterapia neoadjuvante tem demonstrado melhorar a sobrevida de uma mediana de 46 meses para 77 meses (Grossman et al., 2003) e deve ser considerada em todos os pacientes com tumores com invasão muscular que são encaminhados para cistectomia radical.**

RESSECÇÃO TRANSURETRAL DE TUMORES DA BEXIGA

Os avanços na instrumentação operatória têm aumentado grandemente a capacidade dos urologistas identificarem, tratarem e acompanharem pacientes com tumores de bexiga. A abordagem inicial de um paciente com tumor vesical em nada difere a de um paciente comum. Uma história e um exame físico detalhados devem ser realizados com atenção particular àqueles fatores de risco conhecidos, particularmente a exposição ao tabaco, quimioterapia prévia com ciclofosfamida, aminas aromáticas e uso de fenacetina. A informação sobre implantes cirúrgicos e doença cardíaca valvar deve ser obtida, visto que eles podem influenciar a profilaxia com antibióticos de acordo com as diretrizes atuais. Além disso, todos os pacientes devem ser interrogados sobre a história pessoal e familiar de sangramento em procedimentos e o uso de anticoagulantes, uma vez que essas perguntas são relevantes no preparo para a cirurgia. Na literatura não há descrição de sangramento significativo em pacientes que usam aspirina, e não é nossa rotina parar a terapia com aspirina. De outro modo, nós aconselhamos cuidados diferenciados em pacientes que tomam outros anticoagulantes (p. ex., varfarina, heparina, clopidogrel), uma vez que esses representam um maior risco de sangramento.

O exame físico deve ser completo e deve incluir a palpação do abdome e região suprapúbica observando qualquer massa palpável. O exame retal digital (ERD) em homens pode ser informativo e pode levantar suspeita de envolvimento prostático. Do mesmo modo o exame bimanual em mulheres pode elucidar o envolvimento anterior vaginal. Estudos laboratoriais de rotina devem ser obtidos e devem incluir um hemograma completo, um painel metabólico, um painel de coagulação e um exame de urina com cultura. No caso de uma infecção ativa, a ressecção deve ser adiada até o desaparecimento das bactérias com terapia apropriada.

Imagens do trato superior devem ser obtidas para completar a avaliação e essas devem incluir a ultrassonografia renal em conjunto com a pielografia retrógrada, urografia por tomografia computadorizada de abdome (Uro-TC), **ressonância magnética (RM) e nos dias atuais mais raramente a urografia excretora.** Devem ser tomadas precauções para garantir a função renal adequada (taxa de filtração glomerular (TFG) > 60 mL/min) quando o uso contraste iodado intravenoso é considerado. Como alternativa, os agentes de contraste para RM podem ser administrados para TFG maior do que 30 mL/min, mas são contraindicados para aquelas menores do que 30 mL/min. No caso de tumores que invadem a camada muscular, a avaliação formal do estadiamento deve ser obtida inclusive do tórax, abdome e pelve.

Rotineiramente os pacientes têm primeiro sido submetidos à cistoscopia com um cistoscópio flexível no ambulatório, permitindo a confirmação visual de um tumor na mucosa e auxiliando no planejamento cirúrgico. No momento da cistoscopia diagnóstica, deve ser tomado cuidado de observar a localização e a extensão da massa tumoral.

Embora os clínicos experientes possam predizer com relativa precisão o estágio e o grau dos tumores na cistoscopia inicial (Herr et al., 2002), uma amostra de tumor deve ser obtida mesmo quando se suspeita de um tumor de baixo grau. No caso de tumores que recubram o meato orifício ureteral, devemos estar preparados para realizar intervenções adicionais, incluindo ureteroscopia, que pode exigir o uso de fluoroscopia no momento da RTU.

A RTU de tumores da bexiga é realizada com o auxílio de um cistoscópio rígido. Para garantir o manejo, o paciente deve ser posicionado em litotomia dorsal. Com base em grande parte em uma extrapolação de um estudo randomizado que examinou a profilaxia antibiótica para RTU de próstata em 400 pacientes, que demonstraram uma redução da bacteriúria pós-operatória (Wagenlehner et al., 2005), **a American Urologic Association (AUA) recomenda o uso de rotina da profilaxia antibiótica para pacientes submetidos RTU de tumores de bexiga.** Uma inspeção visual completa é então realizada com o uso de lentes 30 graus para examinar a uretra em sua totalidade e então realizar uma avaliação preliminar da mucosa da bexiga e os orifícios ureterais. Um obturador visual deve ser utilizado para minimizar o trauma à uretra durante essa fase. Após a inspeção inicial, lentes 70 graus devem ser utilizadas para avaliar completamente a bexiga com atenção especial ao colo da bexiga, à cúpula e à parede anterior. Se necessário, lentes de 120 graus podem ser usadas se a visualização completa não é possível de outra maneira. A localização e a extensão dos tumores devem ser observadas.

A ressecção pode então ser realizada com uma alça monopolar ou bipolar. O fluido de irrigação pode ser água estéril ou glicina 1,5% no caso do cauterizador monopolar ou cloreto de sódio 0,9% se a corrente bipolar é utilizada. Equipamentos bipolares têm o benefício adicional de diminuir o risco de alterações eletrolíticas pós-operatórias bem como atenuar o reflexo obturador, comum quando o tumor acomete as paredes laterais da bexiga.

O objetivo de qualquer ressecção deve ser a erradicação visual de qualquer massa tumoral e a garantia de uma profundidade adequada da ressecção. Com o uso de uma corrente de corte, um eletrodo tipo *loop* é utilizado para ressecar o tumor, inclusive a muscular própria (Fig. 95-1). Histologicamente, os tumores de bexiga frequentemente exibem crescimento para além da margem visível e, como tal, a ressecção deve incluir uma margem de aproximadamente 2 mm do tecido aparentemente normal. A ampla ressecção de tumores garantirá a integralidade se o tumor possuir uma base ampla ou um padrão de crescimento tentacular (Fig. 95-2). Após a ressecção, a bexiga deve ser esvaziada e um exame bimanual sob anestesia deve ser realizado objetivando o estadiamento clínico.

Alguns tumores apresentam desafios específicos, e uma compreensão adequada de alguns aspectos técnicos atenuará o risco de complicações. Quando os tumores são encontrados na parede lateral, existe o risco do reflexo obturador em que a corrente do cauterizador

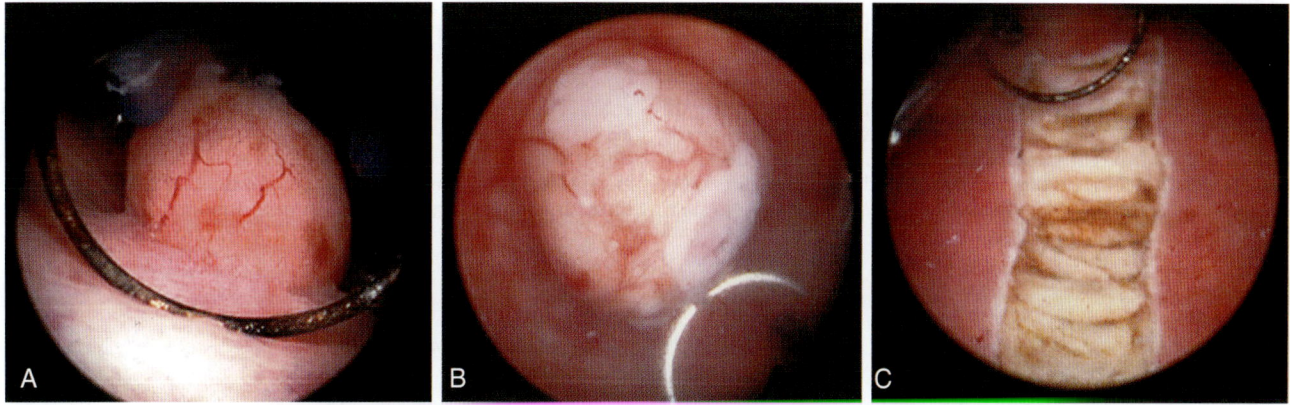

Figura 95-1. **A,** Lesão papilar de base ampla. **B,** Ressecção da lesão com eletrodo em *loop*. **C,** Profundidade de ressecção até o músculo detrusor.

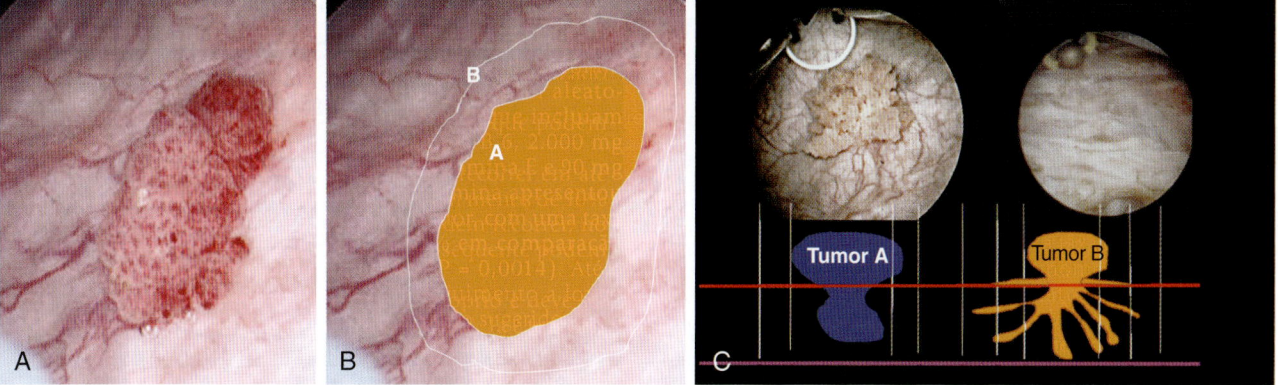

Figura 95-2. **A,** Lesão papilar de bexiga. **B,** Limite visual do tumor *(A)* e margem da ressecção para aperfeiçoar a destruição do tumor *(B)*. **C,** Invasão profunda do tumor no padrão de base ampla e tentacular.

estimula o nervo obturador, causando a adução da perna ipsilateral. Isso pode levar à deflexão inadvertida do instrumento lateralmente e perfuração vesical. Para diminuir o risco, nós recomendamos os seguintes cuidados: Primeiro, distender a bexiga ao mínimo necessário para realizar a ressecção. Segundo, verificar se o cauterizador disponível pode atenuar ou eliminar o reflexo. Por último, caso o paciente esteja sob anestesia geral, a administração concomitante de um relaxante muscular diminuirá o movimento resultante da estimulação do nervo obturador. Os tumores que recobrem o orifício ureteral podem ser desafiadores. Neste cenário, somente corrente de corte deve ser utilizada, e os traços de ressecção devem ser os mais rápidos possíveis para minimizar a possibilidade de lesão. **Os dados sugerem que a colocação de *stents* de rotina não é necessária após a ressecção sobre o orifício ureteral.** Mano et al. encontraram, de 79 pacientes nos quais o orifício ureteral foi ressecado, somente três (4%) que desenvolveram hidronefrose. Embora esse estudo retrospectivo sugira que o uso de *stent* não seja necessário no caso de grandes ressecções e cauterização extensiva, nós recomendamos que a colocação de stent pode ser útil em curto prazo, embora isso possa não afetar as taxas de estenose definitivas. Finalmente, tumores localizados na cúpula da bexiga podem ser difíceis de ressecar devido à angulação, à distância e à preocupação de perfuração intraperitoneal. Os desafios são multifatoriais e, em alguns casos, de difícil solução. Minimizar a distensão da bexiga aliada a pressão suprapúbica, quer com a mão não dominante ou com a de um assistente, poderá reposicionar a lesão em um local mais favorável, passível de ressecção mais segura. Cuidados devem ser tomados para evitar a cauterização prolongada, já que a transmissão de calor/energia pode potencialmente ocorrer para o intestino adjacente, mesmo na ausência de perfuração da bexiga.

A perfuração da bexiga pode ser o resultado natural de uma ressecção adequada, especialmente no caso de tumores avançados (Fig. 95-3). Enquanto tumores posteriores e aqueles da cúpula podem resultar em uma perfuração intraperitoneal (Fig. 95-3B), as ressecções em outros lugares na bexiga têm maior probabilidade de resultarem em perfuração extraperitoneal (Fig. 95-3A). Em caso de uma perfuração extraperitoneal, o tratamento consiste em drenagem por cateter de Foley e observação. Entretanto, **grandes perfurações intraperitoneais, embora raras, com uma incidência de 0,36% em um estudo de 4.144 RTUs (Golan et al., 2010), podem levar a morbidade significativa.** Os achados durante a ressecção sugestivos de uma ruptura intraperitoneal incluem a perda da distensão da bexiga, a visualização de um defeito posteriormente ou na cúpula e uma distensão palpável no abdome. Quando suspeita, a confirmação pode ser obtida com uma cistografia. Na presença de uma ruptura intraperitoneal, o tratamento consiste de exploração abdominal, inspeção meticulosa do intestino e reparo do dano seguida de cateter Foley e drenagem abdominal.

Embora as evidências sugiram pouco ou nenhum efeito nas taxas de progressão, a quimioterapia adjuvante intravesical tem demonstrado eficácia em reduzir recorrências (Kurth et al., 1997). **Uma metanálise de 18 ensaios clínicos randomizados para uma coorte combinada de 3.103 pacientes mostrou que uma única dose de quimioterapia intravesical (p. ex., mitomicina-C, epirrubicina) em até 24 horas após RTU de tumor de bexiga sem invasão muscular resultou em uma redução absoluta de 13% na recorrência de tumor de 50% a 37% gerando um número necessário para tratamento de 7,2** (Abern et al., 2013). Entretanto, precauções devem ser aplicadas, uma terapia adjuvante deve ser administrada somente na ausência de perfuração. No caso de doença de alto grau sem invasão muscular, a terapia com *Bacilo de Calmette-Guérin (BCG)* permanece o agente mais ativo, mas não deve ser administrado no pós-operatório imediato. Preferencialmente, um período de espera de 2 a 4 semanas deve ser aguardado, e a ausência de hematúria macroscópica deve ser confirmada antes da administração.

PREPARO DO PACIENTE

Antes da terapia cirúrgica para câncer de bexiga, o estadiamento pré-operatório apropriado e uma avaliação clínica detalhada devem ser realizados. **Os pacientes com função renal adequada e ausência de alergia ao contraste com iodo devem ser estadiados com TC do tórax, abdome e pelve. Nos casos em que a função renal está prejudicada, a RM deve ser indicada.** Isso permite a avaliação da propagação a distância e regional da doença e pode orientar o uso de quimioterapia neoadjuvante. Embora os estudos sejam conduzidos investigando novos agentes para a detecção de metástase em linfonodos (Birkhäuser et al., 2013) e comparando a precisão da RM e da TC (Vargas et al., 2012), a TC atualmente permanece o exame de imagem mais comum para o estadiamento. Uma análise retrospectiva de 100 pacientes por Baltaci et al. (2013) demonstrou uma precisão de 72% e 86% para detecção de invasão perivesical e metástase em linfonodos, respectivamente. Em

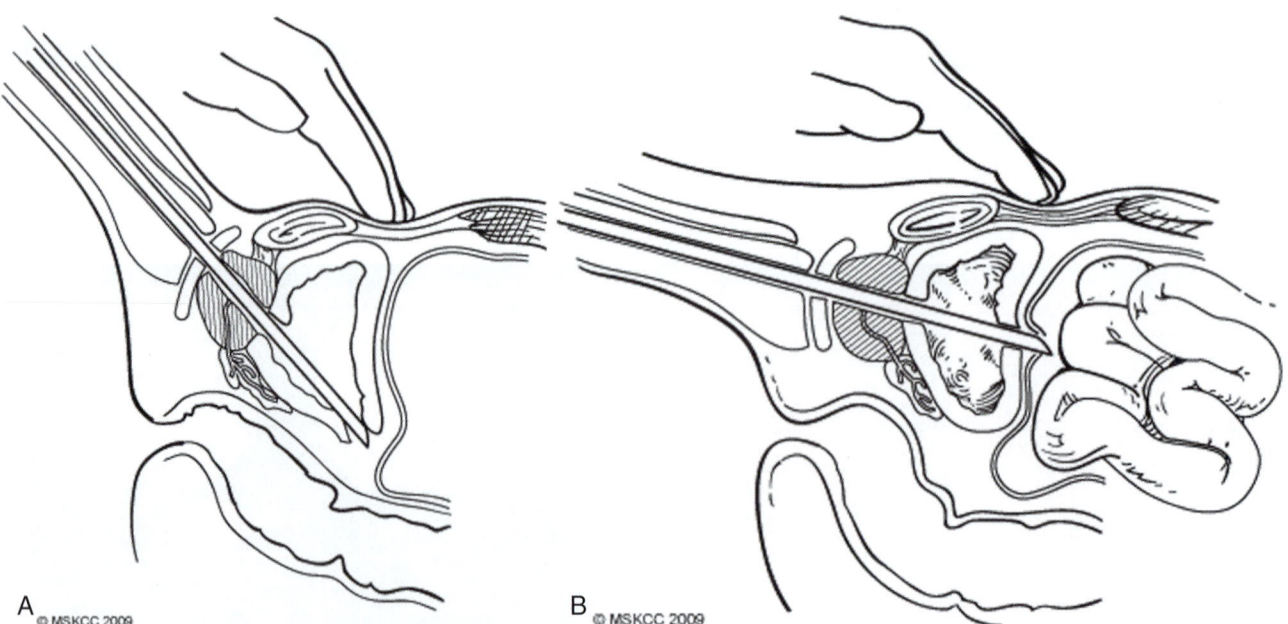

Figura 95-3. A, Ruptura extraperitoneal da bexiga durante a ressecção transuretral (RTU) de um tumor de bexiga. B, Ruptura intraperitoneal da bexiga durante RTU de um tumor de bexiga com subsequente vazamento intraperitoneal de agente irrigante e urina. (A e B, © 2009 Memorial Sloan Kettering Cancer Center.)

um estudo menor, de 16 pacientes comparando a precisão de imagem entre RM e TC na determinação do estágio T final, a TC estava correta em 63%, exagerada em 31% e minimizada em 6% (Vargas et al., 2012).

Após confirmação antes da cirurgia de doença localizada, os pacientes devem ser submetidos a avaliação médica de rotina para maximizar condições de saúde. Comorbidades tais como doença arterial coronariana, doença pulmonar relacionada ao tabagismo e doença vascular periférica são comumente encontradas. Após otimização médica, independentemente da derivação urinária de preferência, a terapia enterostomal deve ser utilizada para marcação de estoma. Apesar de rara, os pacientes devem ser informados sobre a possibilidade de uma derivação urinária com conduto ileal, mesmo no caso de uma derivação continente planejada. **A marcação cuidadosa do local do estoma para evitar interferência, tanto de pé quanto na posição sentada, é efetuada para maximizar o ajuste do aparelho e para minimizar a irritação estomal.** Caso não haja disponibilidade de terapeutas estomais, o cirurgião deve estar familiarizado com as estratégias de marcação e deverá executá-las enquanto o paciente estiver acordado e vestindo roupas usuais.

O preparo intestinal mecânico foi historicamente usado na esperança de minimizar as fístulas anastomóticas, abdominais e as taxas de infecção de feridas em pacientes submetidos à cirurgia do intestino. Recentemente os resultados de dois grandes ensaios clínicos randomizados de cirurgia colorretal colocaram em dúvida essa premissa. **Ren et al. observaram uma evolução mais satisfatória naqueles que não foram submetidos ao preparo intestinal, sem maior probabilidade de complicações (9,4% vs. 9,7%) com taxas semelhantes de fístula anastomótica** (Ren et al., 2011). Outro grande estudo com 380 pacientes que sofreram cirurgia colorretal com ou sem preparo intestinal mecânico mostrou que as taxas de infecção de feridas (prep. vs. sem prep. 6,4% vs. 5,7%), de fístula anastomótica (prep. vs. sem prep. 3,7% vs. 2,1%) e de abscesso (prep. vs. sem prep. 1,1% vs. 1%) foram similares (Zmora et al., 2003).

Estudo posterior em pacientes submetidos à cistectomia radical e à derivação urinária com conduto demonstrou achados similares (Xu et al., 2010). Além disso, um estudo em que 40 pacientes foram submetidos à cistectomia radical com derivação urinária ileal, randomizados para preparo intestinal de 3 dias ou noites de jejum apresentou uma menor incidência de íleo prolongado (10% vs. 5%) se o preparo intestinal não fosse utilizado (Hashad et al., 2012). Por essa razão recomendamos **o não emprego do preparo intestinal de rotina para pacientes submetidos à cistectomia radical com derivação urinária, especialmente quando segmentos ileais isolados serão utilizados.**

Para melhorar ainda mais o retorno da função intestinal, alvimopan (agonista opioide) deve ser administrado de 30 a 90 minutos antes da cirurgia, tal como tem sido estudado; ele demonstra um benefício na recuperação funcional do intestino e no tempo de hospitalização. Os resultados de um estudo multicêntrico de fase III sobre o alvimopan administrado de 30 a 90 minutos antes da ressecção intestinal e duas vezes ao dia subsequentemente indicaram que aqueles que receberam esse medicamento exibiram menores taxas de íleo prolongado (7,3% vs. 15, 7%) e uma diminuição de 6,2 para 5,2 dias para a alta (Ludwig et al., 2008). Um estudo de fase IV examinando esse mesmo fármaco em pacientes de cistectomia radical demonstrou uma redução de 2,63 dias na permanência hospitalar, menores taxas de nutrição parenteral total para íleo prolongado (10% vs. 25%) e uma economia de custos de $2.340 a $2.640 por paciente (Kauf et al., 2014).

Não aconselhamos o uso rotineiro da profilaxia com antibióticos orais como um complemento para eventual preparo intestinal mecânico, todavia **antibióticos intravenosos devem ser administrados em todos os casos, preferencialmente na indução anestésica e até 1 hora após a incisão cirúrgica.** A escolha do antibiótico deve ser personalizada para os padrões de susceptibilidade bacteriana local e deve incluir tanto a cobertura de gram-positivos (flora da pele) quanto os gram-negativos aeróbicos e anaeróbicos (flora do intestino delgado distal e do intestino grosso). Geralmente uma cefalosporina de amplo espectro, tal como a cefoxitina, irá fornecer cobertura adequada.

Por último, na ausência de sangramento relevante, os pacientes de **alto risco devem ser submetidos à profilaxia tromboembólica (meias e compressão pneumática) e à profilaxia farmacológica antes da indução da anestesia geral ou espinhal.** A profilaxia prolongada no período pós-operatório também tem demonstrado diminuir os eventos tromboembólicos. Um estudo prospectivo de 703 pacientes randomizados com profilaxia farmacológica de 8 a 28 dias após a cirurgia abdominal ou pélvica mostrou que aqueles tratados por 4 semanas tinham uma redução de 82,4% na incidência de tromboembolismo venoso importante (0,8% vs. 4,6%) sem um aumento nas complicações hemorrágicas (Kakkar et al., 2010).

O posicionamento do paciente é vital para fornecer uma exposição adequada e minimizar o risco de possíveis complicações. Os pacientes masculinos devem ser colocados em supino com o ponto de flexão da mesa ao nível da espinha ilíaca ântero-superior (Fig. 95-4A). A flexão a 15 graus é geralmente adequada e pode ser diminuída caso seja necessário, se houver uma história de fusão espinhal ou injúria lombar. Em mulheres, uma posição de litotomia baixa com a ajuda de estribo ou o uso de barras espaçadoras permite o acesso à vagina. Em pacientes femininos, a flexão da mesa geralmente não é possível. O campo operatório deve ser abrangente ao abdome desde o nível do xifoide à porção superior das coxas. Os órgãos genitais, incluindo a vagina nas mulheres, e o períneo também devem estar preparados. Uma solução contendo iodopovidona 10% é recomendada, pois preparações que contenham gluconato de clorexidina devem ser evitadas quando usadas na pele genital.

TÉCNICA CIRÚRGICA

Uma incisão na linha média inferior é feita acentuadamente estendendo-se distalmente a partir do nível da sínfise púbica até superiormente ao umbigo. Frequentemente uma incisão infra-umbilical fornece a exposição adequada, mas deve ser estendida cefalicamente se necessário (Fig. 95-4B). Assegurar a incisão da fáscia abdominal na linha média auxilia tanto no fechamento fascial quanto ajuda a prevenir a liberação inadvertida do músculo reto abdominal de sua inserção tendinosa no nível do púbis. A retração ascendente do umbigo (para o teto) auxilia na identificação da linha alba. Depois que a linha média é identificada, a fáscia é separada e o espaço de Retzius é acessado. É realizada a dissecção romba para liberar a bexiga bilateralmente dos anexos da parede

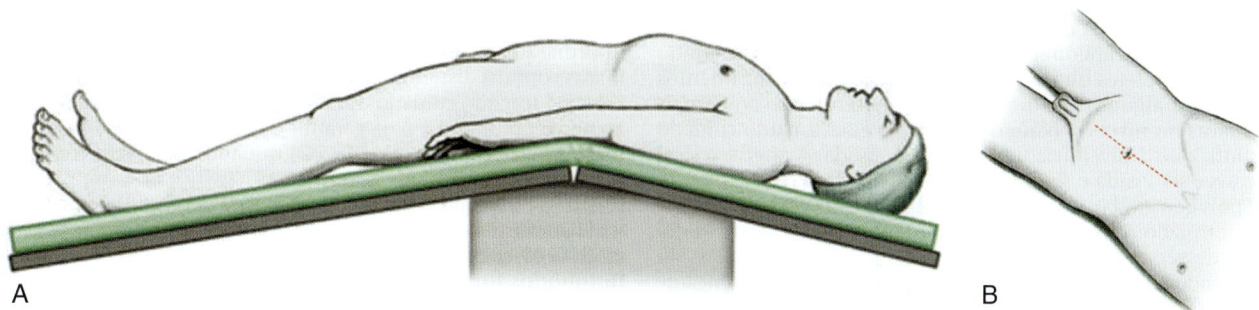

Figura 95-4. Posicionamento do paciente na posição supino com a cama flexionada em 15 graus (A). Uma incisão é feita na linha media a partir de 2 cm acima do umbigo até pouco acima da púbis (B).

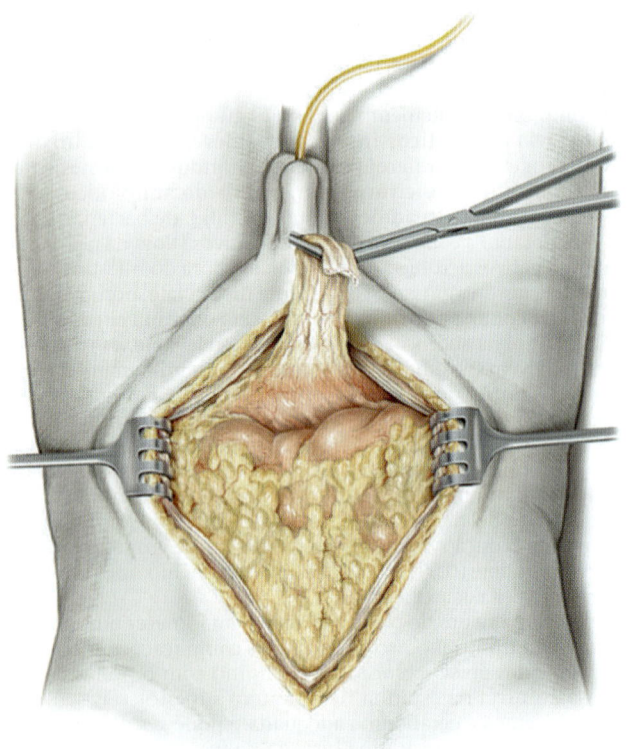

Figura 95-5. Mobilização e divisão do umbigo.

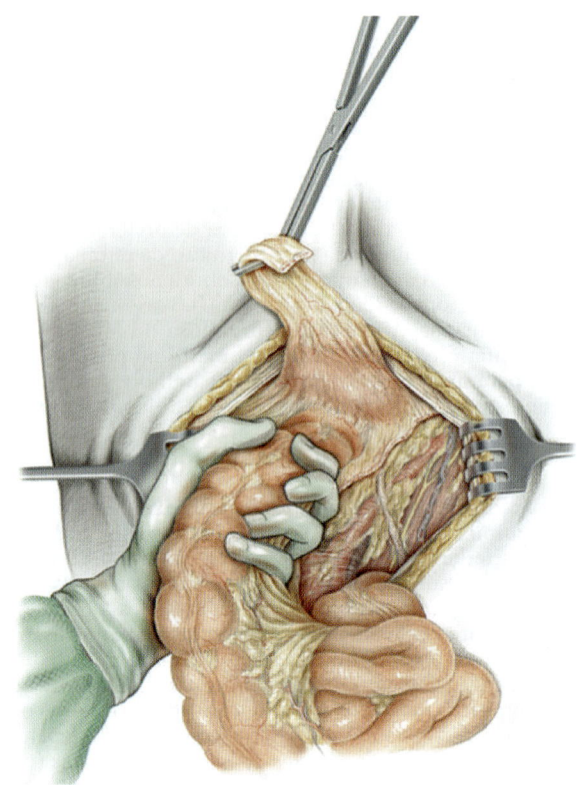

Figura 95-6. Mobilização da raiz do mesentério do intestino delgado e do cólon esquerdo.

lateral pélvica. Isso é realizado na direção cefálica no nível do ducto deferente nos homens e do ligamento redondo em mulheres. Nesse ponto é realizada uma *peritoneostomia* lateral ao ligamento mediano umbilical e o úraco é controlado e separado (Fig. 95-5). O peritônio é incisado lateralmente aos ligamentos umbilicais medianos bilateralmente no nível dos anéis inguinais internos, ponto no qual o canal deferente em homens e os ligamentos redondos nas mulheres serão identificados e separados.

A atenção em seguida se volta para a mobilização do intestino para atingir uma exposição adequada dos grandes vasos e dos ureteres. É feita uma incisão do lado direito da linha branca de Toldt e realizada em torno do ceco, onde, então, o peritônio posterior é incisado para permitir a mobilização da raiz do mesentério do intestino delgado. Do mesmo modo, é feita uma incisão do lado esquerdo a linha branca de Toldt e é criada uma janela abaixo do mesentério do colo sigmoide para comunicar com a *peritoneostomia* posterior do lado direito. Este espaço será posteriormente utilizado para transpor o ureter esquerdo para o quadrante inferior direito para a derivação urinária (Fig. 95-6).

Com o auxílio de um retrator de autoestático, tal como o de Bookwalter, a exposição é maximizada e o intestino retraído cefalicamente. A comunicação com o anestesista nesse ponto é vital para garantir que não houve a compressão inadvertida da veia cava. Uma ou mais compressas úmidas devem ser colocadas atrás das lâminas do retrator para proteger os conteúdos abdominais. Após a exposição adequada ter sido conseguida, os ureteres bilaterais são dissecados de seus ligamentos começando em alguns centímetros acima de onde eles cruzam as artérias ilíacas no nível do hiato detrusor. Deve ser tomado cuidado para garantir que a adventícia ureteral seja mantida. A artéria vesical superior deve ser ligada e seccionada antes de completar a dissecção ureteral, pois isso ajuda a maximizar o comprimento ureteral. O ureter é então controlado com sutura em laço ou com ligadura e é dividido.

Apesar de ser controverso, a margem distal do ureter deve ser enviada para análise de secção congelada para avaliar a presença de carcinoma urotelial. Embora **os estudos tenham demonstrado uma correlação entre os achados de carcinoma na margem ureteral e subsequente recorrência no trato superior** (Schumacher et al., 2006), um impacto na sobrevida não foi bem estabelecido (Raj et al., 2006). Além disso, o estudo de Raj et al. indicou que, apesar da ressecção sequencial para alcançar uma margem negativa em 48 casos de uma margem ureteral positiva inicial, a recorrência do trato superior não foi eliminada (Raj et al., 2006). De acordo com a preferência do cirurgião, cateteres ureterais temporários direcionados para fora do campo cirúrgico podem ser utilizados para manter o fluxo urinário durante o resto do procedimento, ou os ureteres podem ser temporariamente ligados para evitar o derramamento de urina no campo operatório.

LINFADENECTOMIA PÉLVICA

A *linfadenectomia pélvica* pode ser realizada nesse ponto ou após a remoção da amostra da bexiga de acordo com a preferência do cirurgião. **Os limites anatômicos de uma dissecção padrão consistem de nervos genitofemorais lateralmente, da artéria ilíaca interna medialmente, do ligamento de Cooper inferiormente e o ponto no qual o ureter cruza a artéria ilíaca comum superiormente** (Fig. 95-7A). Nos casos de doença avançada, uma dissecção estendida incluindo a totalidade dos linfonodos ilíacos comuns e a totalidade dos linfonodos pré-sacrais deve ser obtida (Fig. 95-7B). Apesar de uma extensão adicional cefálica, que inclui o pacote para-aórtico no nível da artéria mesentérica inferior, ter sido estudada no câncer de bexiga, ninguém demonstrou qualquer informação adicional de estadiamento além da dissecção das artérias ilíacas comuns distalmente (Bochner et al., 2004, Bruins et al., 2014). Deve ser tomado cuidado durante a *linfadenectomia* para evitar o dano ao nervo obturador e para garantir o controle dos linfáticos nos extremos caudal e cefálico (Fig. 95-7C) e quando completo confirmar que nenhum tecido linfoide residual permanece no campo operatório (Fig. 95-7D). A qualidade cirúrgica medida pelo rendimento linfonodal tem demonstrado um benefício de sobrevida em câncer de bexiga. **Herr et al. (2004) encontraram em pacientes nos quais pelo menos 10 linfonodos foram removidos, e a sobrevida em 5 anos melhorou de 44% a 61%.** Mais tarde, um exame de 1.260 pacientes do conjunto de dados do Surveillance, Epidemiology, and End Results com câncer de bexiga com metástase em linfonodos demonstrou que para aqueles que tinham mais de 10 linfonodos removidos, a sobrevida global também melhorou de uma mediana de 13 meses se 1 a 5 linfonodos

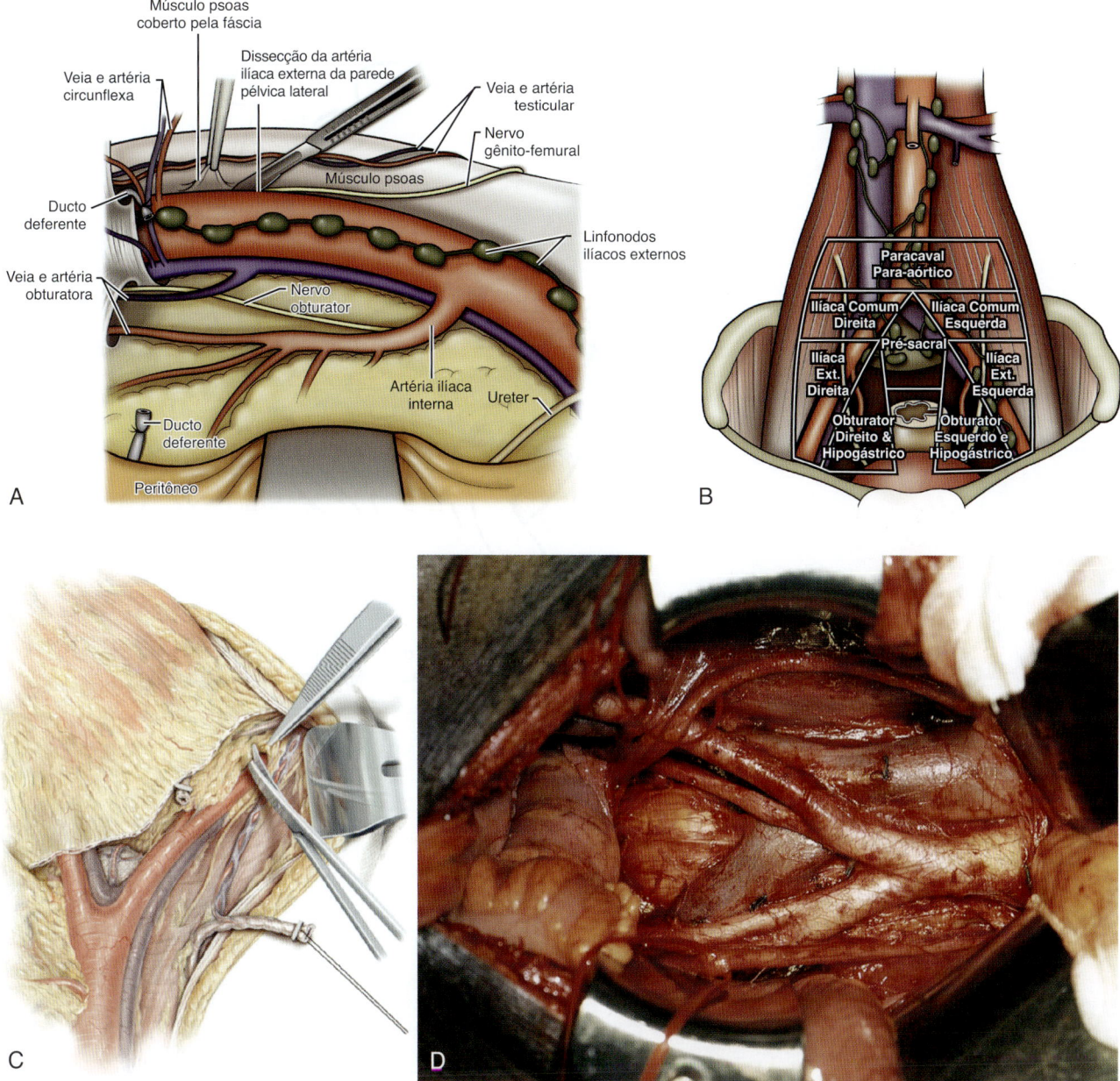

Figura 95-7. A, Dissecção padrão de linfonodo pélvico. B, Distribuições dos oito grupos de linfonodos a partir de uma dissecção extensa de linfonodos pélvicos e retroperitoneais. C, Dissecção de linfonodos pélvicos meticulosa. D, Dissecção extensa de linfonodos pélvicos concluída.

fossem removidos para 23 meses se 10 ou mais fossem removidos (Wright et al., 2008).

A conclusão da linfadenectomia pélvica ajuda na exposição e identificação dos pedículos vasculares para a bexiga (Fig. 95-8). O controle dos ramos principais para a bexiga, incluindo as artérias vesicais superior, mediana e inferior, pode ser alcançado com a ajuda de um grampeador vascular (Fig. 95-8B), clipes cirúrgicos (Fig. 95-8A) ou instrumentos de selagem vascular.

CISTECTOMIA RADICAL: MASCULINA

Após a ligação completa dos pedículos vasculares laterais, a atenção é voltada para a dissecção posterior. O fundo de saco retal é identificado e o peritônio sofre uma incisão onde se sobrepõe às vesículas seminais (Fig. 95-9A e B). Se existe um tumor grande na base da bexiga, deve ser tomado cuidado para garantir uma margem de ressecção adequada nesse ponto. O reto é dissecado com dissecção romba ou cortante na linha média e é levado até o nível da próstata, ao ponto no qual a fáscia de Denonvilliers é encontrada e incisada. Nos casos de doença avançada, radiação pélvica prévia ou fibrose reativa decorrentes de ressecção prévia ou quimioterapia intravesical, pode ser encontrada dificuldade no desenvolvimento desse plano. Em tais casos a dissecção cega não pode ser realizada, porque isso pode causar dano inadvertido ao reto. Em vez disso, sob visualização direta, a dissecção cortante deve ser realizada com cuidado para manter a integridade retal. Se um dano retal for encontrado, o reparo primário com ou sem a cobertura com retalho e/ou derivação intestinal deve ser realizado (Kozminski et al., 1989). Após a liberação do reto na linha média, a dissecção é realizada lateralmente e os pedículos vesicais posteriores são identificados (Fig. 95-10A). Assim como os pedículos laterais, eles podem ser controlados com clipes cirúrgicos, laços, grampos vasculares ou instrumentos de selagem (Fig. 95-10B). **Deve ser tomado cuidado, entretanto, se os instrumentos de hemostasia são utilizados, porque**

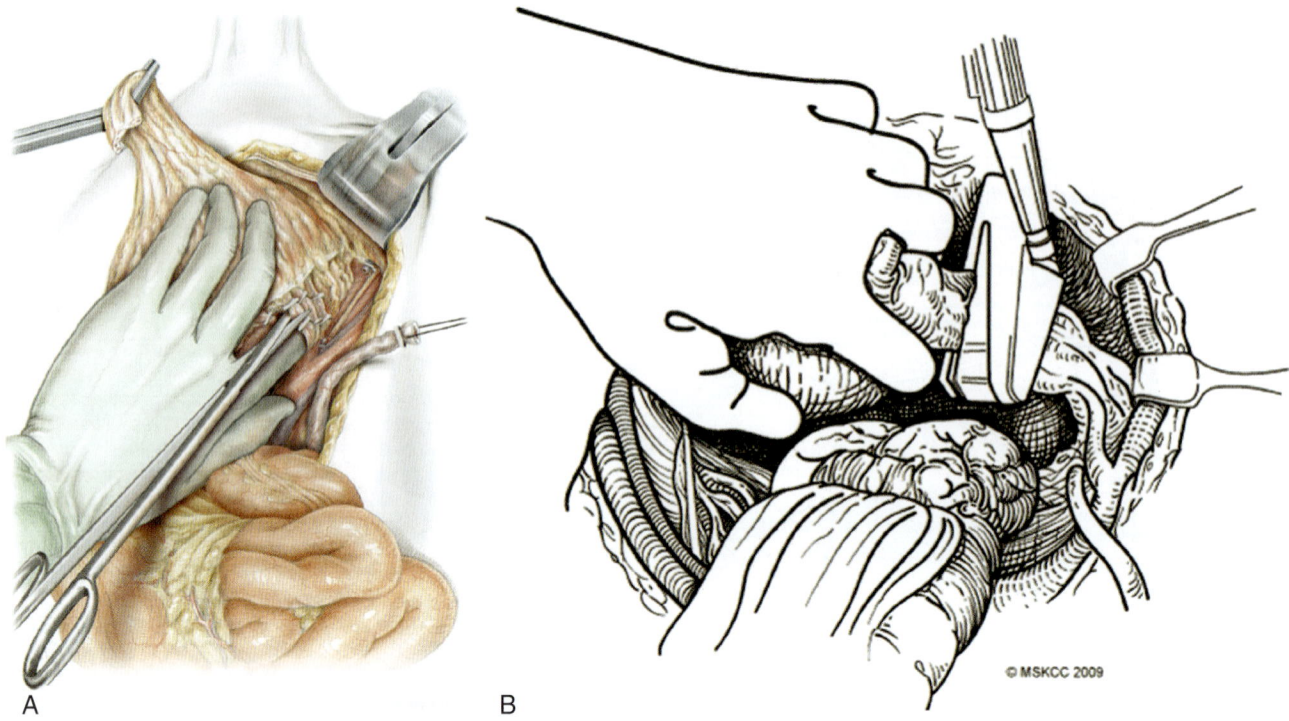

Figura 95-8. A, Aplicação de clipes no pedículo vascular lateral da bexiga. B, Aplicação de um grampo endovascular ao pedículo vascular lateral da bexiga. (B, © 2009 Memorial Sloan Kettering Cancer Center.)

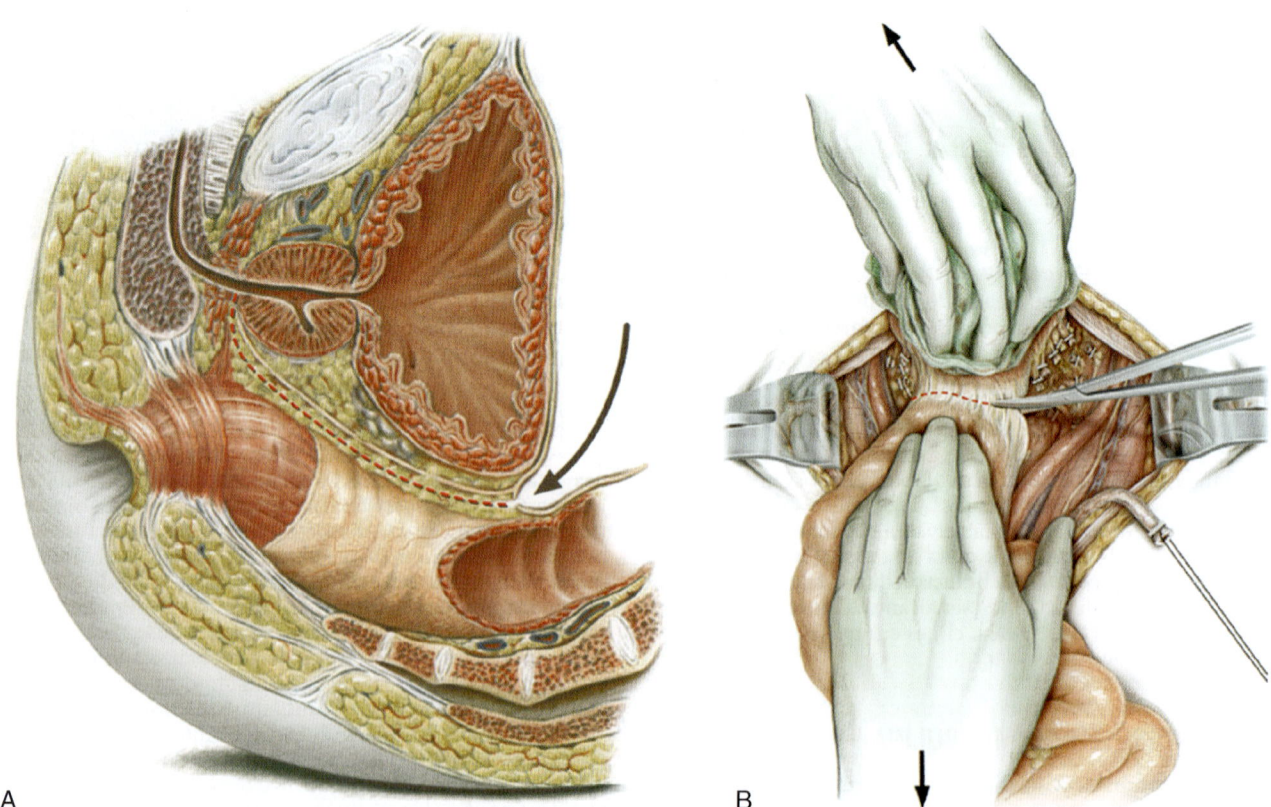

Figura 95-9. A, O plano posterior além do fundo de saco, o qual separa a bexiga da próstata a partir do reto. B, Divisão do peritôneo recobrindo o reto no fundo de saco.

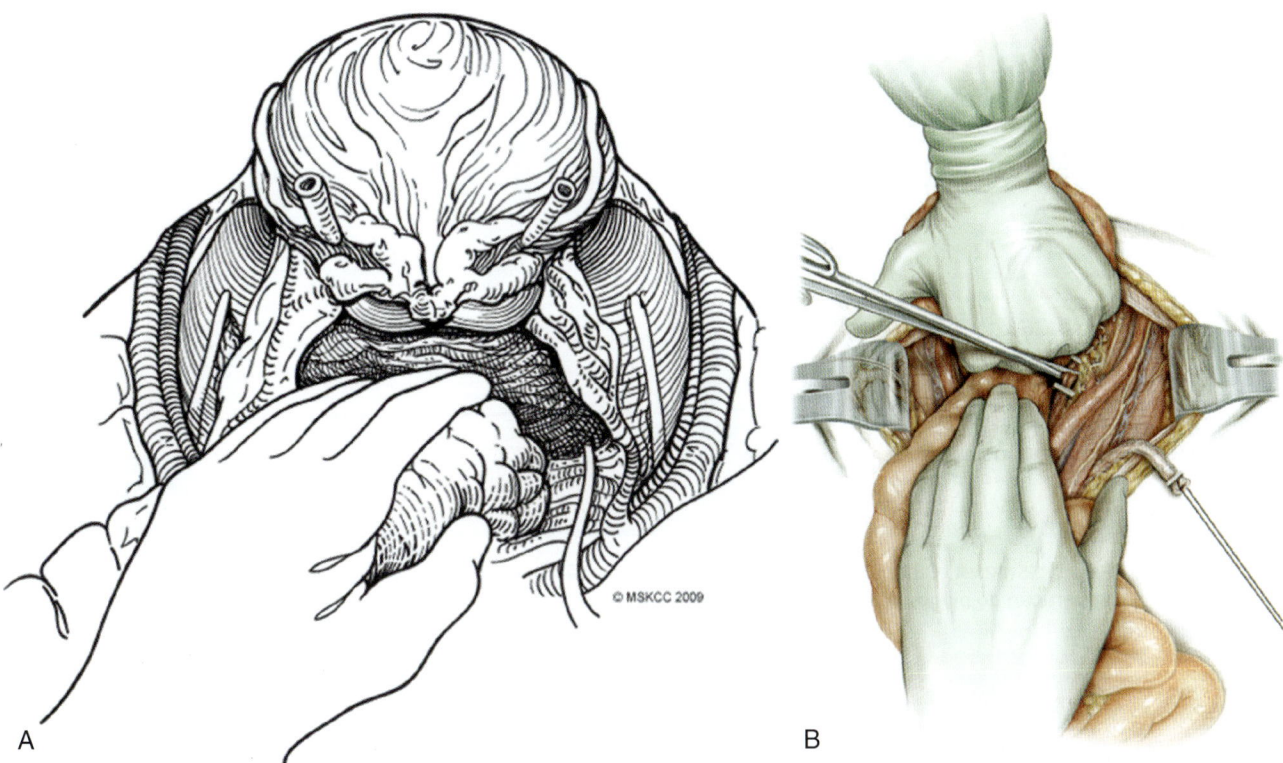

Figura 95-10. A, Exposição do pedículo vascular posterior da bexiga para ligação. B, Ligação e divisão do pedículo posterior. (A, © 2009 Memorial Sloan Kettering Cancer Center.)

o calor que eles geram pode ser transmitido e pode causar dano ao reto se muito próximos. Com um dedo enluvado o cirurgião deve proteger o reto das pontas desses instrumentos enquanto em uso.

Depois de se completar a dissecção posterior, a uretra deve ser palpável e nesse ponto a atenção deve ser voltada para a dissecção anterior de modo similar à prostatectomia radical. A fáscia endopélvica que recobre os músculos elevadores é incisada agudamente, permitindo a identificação da confluência entre a uretra e o complexo venoso dorsal. A ligação e a divisão do complexo venoso dorsal (Fig. 95-11) permite a visualização da face anterior da uretra, a qual sofre então a incisão.

Quando se planeja a derivação urinária com neobexiga ileal continente, o comprimento uretral adequado deve ser mantido e uma análise da secção congelada da margem uretral deve ser realizada. Em um estudo de 436 pacientes que foram submetidos à derivação cutânea ou ortotópica, a recorrência uretral ocorreu em 7,9% dos pacientes em 5 anos e em uma mediana de 1,6 anos após a cistectomia radical (Freeman et al., 1996). Além disso, o estudo demonstrou que pacientes sem uma derivação ortotópica estavam em risco mais baixo de recorrência uretral (4% vs. 10%), embora a razão não esteja clara. Em outro estudo de 118 pacientes masculinos após cistectomia radical, nenhum paciente com uma secção congelada uretral intra-operatória negativa teve uma recorrência uretral em 10 anos de seguimento (Lebret et al., 1998). Um grande estudo que examinou a utilidade da biópsia uretral prostática pré-operatória em predizer o estado da margem uretral final demonstrou correlação fraca (68%) e um alto valor preditivo negativo (100%) se a secção congelada intra-operatória fosse negativa (Kassouf et al., 2008). Portanto, nós recomendamos que, na presença de uma margem uretral positiva, a neobexiga ortotópica não deve ser realizada e o paciente deve estar ciente dessa possibilidade durante o aconselhamento pré-operatório.

O papel da preservação dos feixes neurovasculares, ao contrário da prostatectomia radical, permanece controverso na cistectomia radical. Uma técnica análoga à prostatectomia radical (Fig. 95-12A e B) pode ser aplicada; entretanto, os desfechos funcionais permanecem significativamente piores. Em um relatório sobre a disfunção erétil em homens sexualmente ativos tratados com cistectomia radical, Zippe et al. (2004) encontraram, em sua série de 49 homens, somente 6 de 16 (38%) que foram submetidos à cirurgia conservadora dos nervos eram naturalmente potentes após a cirurgia, e somente 7 de 49 (14%) eram

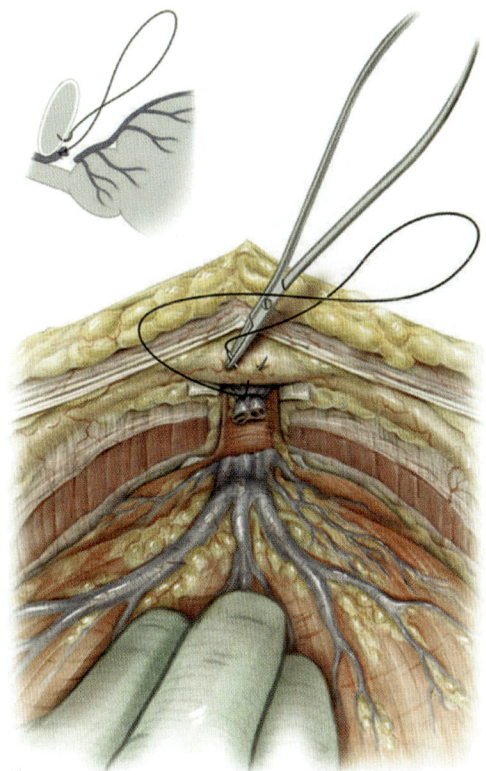

Figura 95-11. Divisão do complexo venoso dorsal.

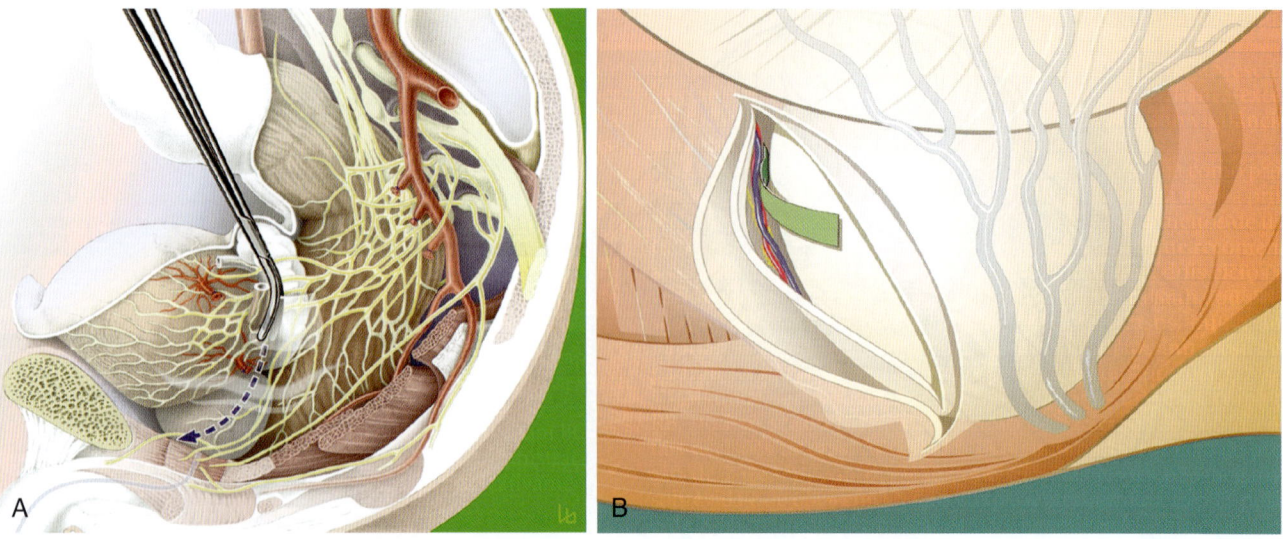

Figura 95-12. A, Cistectomia radical com preservação nervosa em paciente masculino. B, Separação do plano entre a cápsula prostática e o feixe neurovascular.

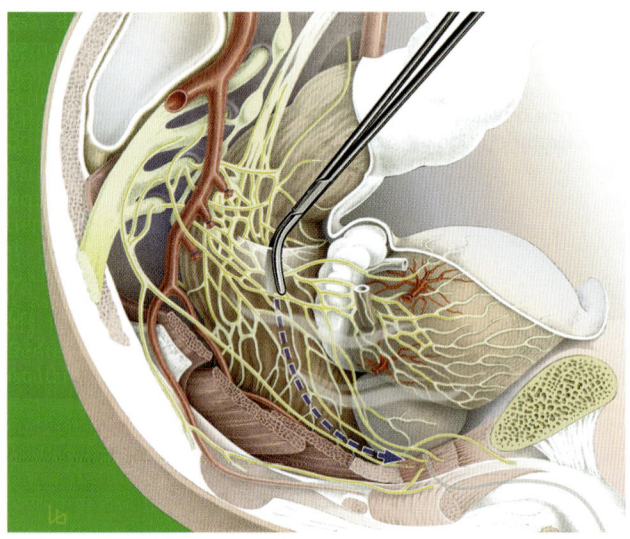

Figura 95-13. Cistectomia radical sem conservação nervosa em paciente masculino.

potentes quando incluídos todos os pacientes (que tiveram ou não os nervos poupados). Esses resultados não diferem significativamente dos relatos de homens que foram submetidos à cistectomia que não poupou os nervos, como relatado por Asgari et al. (2013). Naquele estudo de 81 homens sexualmente ativos, eles relataram que, em um ano, somente 9,8% (conduto ileal) a 35% (neobexiga) recuperaram a função suficiente para a penetração vaginal e manutenção da ereção até a conclusão do ato sexual (Asgari et al., 2013). Entre os homens que foram submetidos à conservação dos nervos, a idade, assim como na prostatectomia radical, é um forte preditor da recuperação funcional com uma queda de potência de 62% para homens de 40 a 49 anos de idade até 20% para aqueles com 70 a 79 anos (Schoenberg et al., 1996). Além disso, no seu relatório com 101 pacientes, apenas cinco (5%) sofreram uma recorrência local; entretanto, deve se ter cautela porque um paciente possuía doença em pT2. Os riscos e benefícios de conservação nervosa devem ser julgados de acordo com a função sexual pré-operatória e a carga da doença. **A não conservação nervosa (Fig. 95-13) é a escolha preferida na doença avançada e em pacientes com disfunção erétil preexistente.**

Esforços adicionais têm sido utilizados para melhorar os desfechos sexuais funcionais, incluindo a ressecção subtotal da próstata. As técnicas descritas incluem deixar a próstata na sua totalidade ou poupar a cápsula prostática e/ou as vesículas seminais. Essas abordagens têm sido amplamente estudadas no contexto da derivação urinária com neobexiga ortotópica. No cenário de cânceres não uroteliais, Spitz et al. demonstraram que tanto a função erétil quanto a ejaculatória pode ser mantida em três de quatro pacientes (Spitz et al., 1999). Em outro relato, Colombo et al. mostraram desfechos de função erétil excelentes em todos os 27 pacientes e nenhum caso de recorrência local; entretanto, o seguimento foi limitado a apenas 32 meses (Colombo et al., 2004). Há, no entanto, a preocupação devido à alta taxa de cânceres de próstata ocultos em amostras de cistectomias radicais. Isso foi demonstrado em até 41% dos casos (Revelo et al., 2004). Apesar disso, em pacientes altamente selecionados o controle local excelente pode ser mantido. Em um estudo com 100 pacientes sem evidência de câncer de próstata antes da cirurgia e secção congelada negativa na cirurgia, somente 5 (5%) desenvolveram recorrência local, embora a metástase distante tenha sido observada em 31 pacientes (Vallancien et al., 2002). Para atingir tais desfechos, a seleção apropriada do paciente é fundamental. A avaliação pré-operatória seve incluir exame digital retal (EDR), exame de antígeno prostático específico (PSA), eventualmente ressecção prostática transuretral e biópsia de congelação intraoperatória. No caso de anormalidade no PSA ou no EDR, a biópsia da próstata deve ser realizada antes da cirurgia.

CISTECTOMIA RADICAL: FEMININA

A cistectomia radical feminina incluía historicamente a exenteração pélvica anterior total inclusive da bexiga, uretra, vagina anterior, útero e colo do útero. Isso permite a ressecção adequada e é vital na presença de um exame bimanual sob anestesia positivo ou se existe uma preocupação de invasão celular na parede vaginal anterior (cT4a). Também deve ser notado que, comparadas com os homens, as mulheres apresentam doença mais avançada (Kluth et al., 2013; Mitra et al., 2014). Além disso, no estudo de Kluth et al. de mais de 8.000 pacientes, na análise multivariada o gênero feminino foi um fator de risco independente para morte pela doença (risco relativo = 1,17 [variação de 1,05 a 1,31], $p = 0,005$) (Kluth et al., 2013). Por essa razão, a exenteração pélvica anterior permanece o padrão-ouro de tratamento. Como discutido a seguir, em pacientes com doença de baixo grau (T1c e T2c), em que a neobexiga ortotópica é considerada, a conservação vaginal e uretral faz-se necessária.

Como descrito anteriormente, as etapas iniciais para a mobilização intestinal e a dissecção ureteral são as mesmas em homens e mulheres com exceção dos vasos gonadais. Em pacientes do sexo feminino os vasos ovarianos devem ser identificados durante a mobilização intestinal e ligados distalmente com uma sutura de seda 2-0 e proximalmente com uma ligadura com sutura de seda

2-0 e um laço e então seccionados. A exenteração pélvica anterior começa com a identificação do fundo de saco cervical (Fig. 95-14A) e a incisão da cúpula vaginal nessa posição (Fig. 95-14B). Após ganharem entrada no canal vaginal, os pedículos vasculares laterais e posteriores para a bexiga podem ser controlados facilmente. De acordo com a preferência do cirurgião, grampos vasculares, instrumentos de selagem ou clipes são aplicados e o espécime pode ser dissecado livre inclusive do útero, colo do útero, bainha vaginal anterior e bexiga. O meato uretral sofre então incisão, quer anterógrada da pélvis ou externamente a partir do canal vaginal, e o espécime é removido (Fig. 95-15A e B). Deve ser tomado cuidado para garantir que mucosa vaginal suficiente seja mantida acima do meato urinário para permitir o fechamento do defeito vaginal em etapas subsequentes. Devido à natureza vascular da pélvis feminina e à natureza sinusoidal dos pedículos vasculares à medida que passam sobre a parede vaginal lateral, é necessário cuidado para garantir a hemostasia. Para completar o fechamento vaginal com uma sutura de poliglactina 2-0, a parede vaginal posterior deve ser liberada do reto (Fig. 95-15C). O retalho vaginal posterior é então fechado para a mucosa correspondente do introito em forma de concha para manter o perímetro vaginal com o custo de algum comprimento vaginal. **Um fechamento descontínuo é preferível e possibilitará eventual drenagem de fluidos.** Um tampão vaginal é então colocado com o duplo propósito de distender a vagina e tamponar qualquer hemorragia residual da parede vaginal (especialmente útil se a conservação da vagina é realizada, discutido posteriormente) e auxilia na identificação de um defeito despercebido no fechamento. Essa vedação deve ser removida dentro de dois dias do pós-operatório.

Na ausência de envolvimento do colo da bexiga e na presença de doença de baixo estadiamento (≤ cT2), a neobexiga ortotópica pode ser considerada. Para tanto necessita-se de preservação do maior comprimento uretral possível e da conservação da parede vaginal anterior

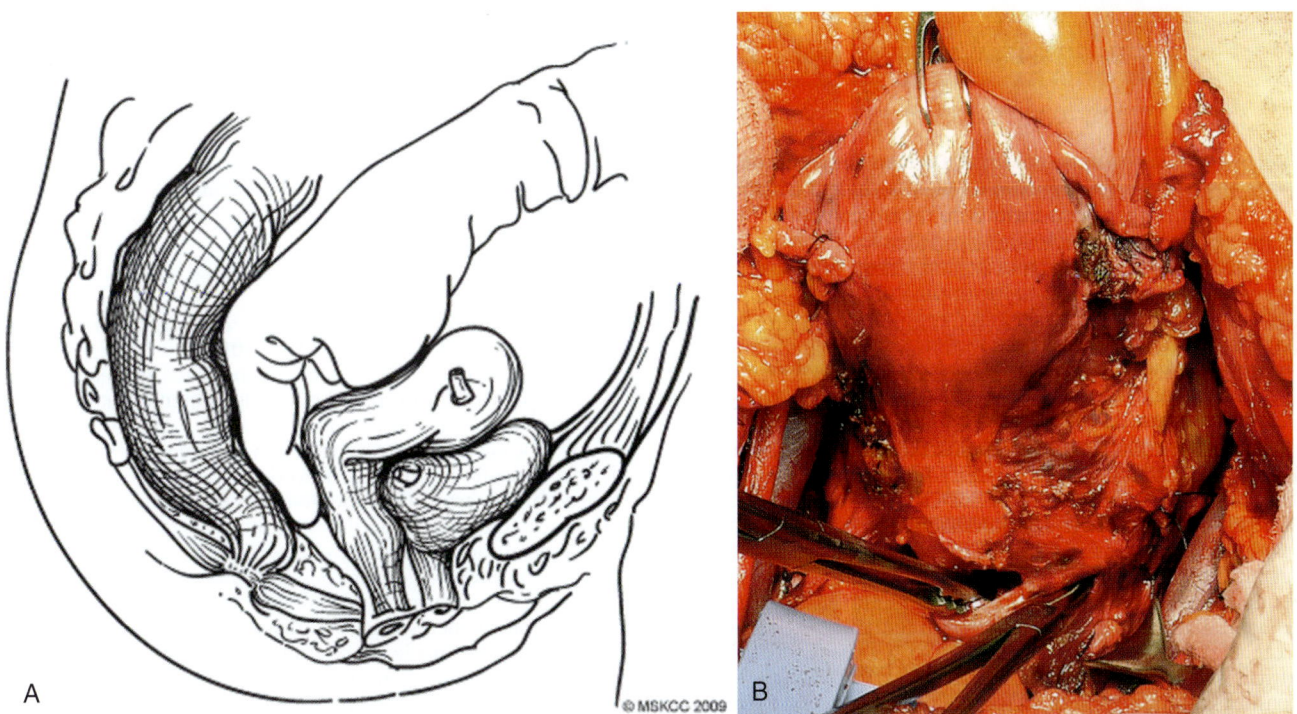

Figura 95-14. A, Identificação da bainha vaginal posterior ao colo do útero. B, Incisão da bainha vaginal posterior. (A, © 2009 Memorial Sloan Kettering Cancer Center.)

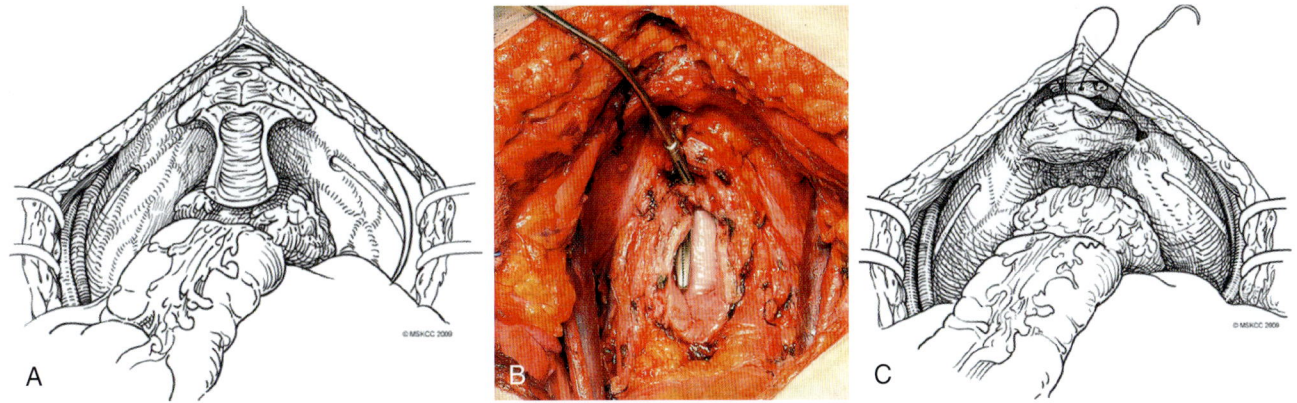

Figura 95-15. A, Parede vaginal posterior e defeito no nível do introito após a remoção em bloco da bexiga na exenteração pélvica anterior em paciente feminina. B, Fotografia intraoperatória do defeito introital. C, Cobertura do defeito introital com uma aba feita a partir da parede vaginal posterior.

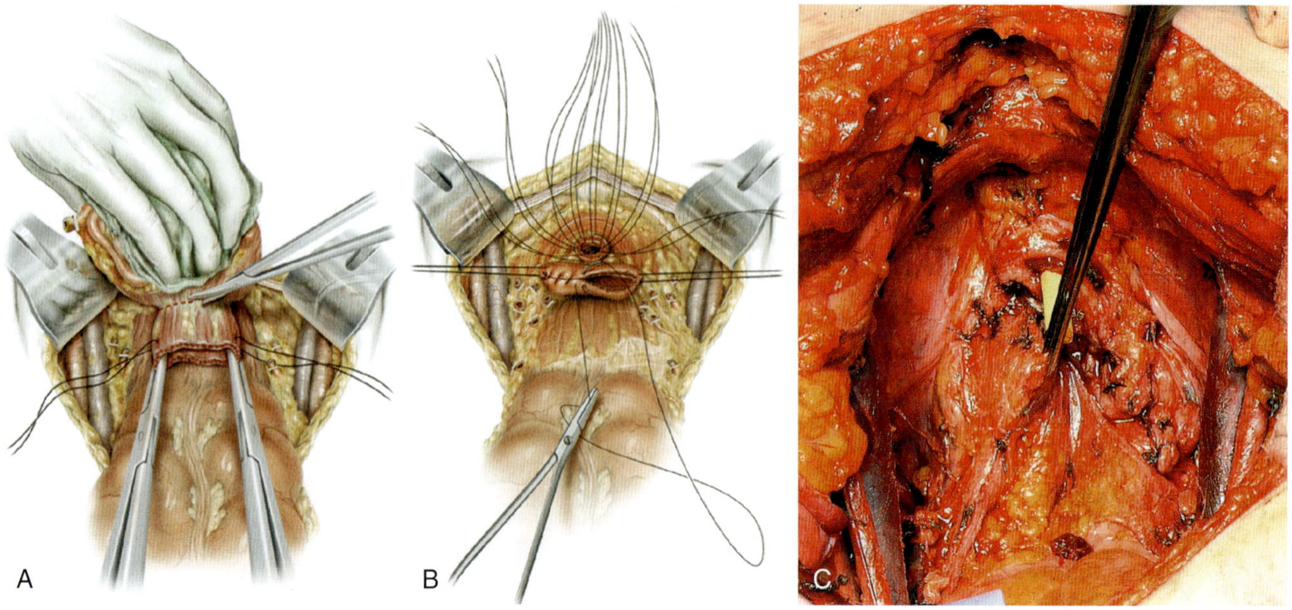

Figura 95-16. A, Divisão circunferencial da bainha do útero dos anexos do colo do útero. B, Fechamento da bainha vaginal e colocação de suturas anastomóticas uretrais. C, Fotografia intraoperatória do reparo completo.

para garantir o apoio para a neobexiga. Como descrito previamente, os pedículos vasculares laterais são íntimos com a parede lateral da vagina e para controlar esses vasos apropriadamente eles precisam ser separados da vagina antes da sua ligadura. Isso pode ser conseguido após a remoção do colo do útero ou do útero no nível do fundo de saco cervical (Fig. 95-16A) ou enquanto eles ainda estão no lugar. Uma vedação vaginal durante essa etapa pode auxiliar na definição do plano de separação entre a bexiga e a parede vaginal anterior na linha média. Após o desenvolvimento esse espaço é estendido lateralmente, separando os pedículos vasculares laterais da parede vaginal lateral. Para garantir que uma margem adequada da bexiga está mantida, os vasos não devem ser seccionados até que o ponto médio da parede vaginal lateral, no plano posterior anterior, tenha sido atingido. Essa dissecção é feita no nível do colo da bexiga, o qual pode ser facilmente identificado através do uso de um cateter balão Foley como guia. Mantendo a integridade do esfíncter estriado, o espécime é removido nesse nível (Fig. 95-16B) e uma secção congelada da margem uretral é enviada e conduzida da mesma forma que nos candidatos masculinos à neobexiga. Novamente, se a análise da margem uretral demonstrar malignidade, a derivação ortotópica é contraindicada. O ápice vaginal é fechado com sutura de poligalactina 2-0 e são realizadas as anastomoses ureterais (Fig. 95-16B e C).

CISTECTOMIA PARCIAL

A consideração de uma cirurgia com conservação da bexiga no cenário de carcinoma urotelial com invasão muscular requer a seleção ainda mais adequada do paciente. **Para aqueles com lesões solitárias de pequeno tamanho e que não possuem carcinoma *in situ* (CIS) concomitante, os resultados da cistectomia parcial são semelhantes àqueles da cistectomia radical.** Em uma análise de 37 pacientes tratados no MD Anderson Cancer Center, nove (24%) desenvolveram recorrência com invasão muscular e/ou metastática; com taxas de sobrevida global em 5 anos e doença específica foram 67% e 87%, respectivamente (Kassouf et al., 2006). Em um estudo de coorte pareado no qual se comparou a cistectomia parcial *versus* a radical, os pacientes foram pareados pela qualidade cirúrgica (número de linfonodos removidos) e características clínico-patológicas, a cistectomia parcial foi equivalente em termos de sobrevida global e câncer específica (Capitanio et al., 2009). Os pacientes inicialmente tratados com cistectomia parcial podem ser submetidos posteriormente à cistectomia radical; entretanto, a sobrevida é significativamente pior para doença localmente avançada no momento da cirurgia de resgate. Em pacientes com doença confinada ao órgão, a sobrevida em 5 anos é 60%, enquanto é de somente 7% para doença extravesical (Bruins et al., 2012).

Em pacientes selecionados que são candidatos à cistectomia parcial, o prepare pré-operatório inclui o aconselhamento quanto à possibilidade de cistectomia radical e a discussão de derivação urinária, uma vez que é possível que uma margem adequada não seja possível ou que seja encontrada doença extravesical. A remoção cirúrgica parcial inclui a linfadenectomia, como descrito anteriormente, assim como a mobilização da bexiga anterior. A cistotomia é realizada em uma área distante do tumor. O tumor é então excisado incluindo a parede da bexiga subjacente e a gordura perivesical com uma margem mucosa de 1 a 2 cm e a confirmação da adequação da ressecção com biópsias de congelação. Se necessário, o orifício ureteral ou o ureter intramural pode ser excisado e realizado o reimplante. Após a excisão do tumor, a cistostomia é fechada com sutura de poliglactina em 2 ou 3 camadas. Prossegue-se com irrigação abundante do campo cirúrgico com água morna para minimizar a possibilidade de espalhamento pélvico. Um dreno de sucção fechado deve ser colocado e o fechamento da cistostomia avaliado com cistografia no sétimo dia do pós-operatório antes da remoção do cateter de Foley.

Embora raro, o adenocarcinoma primário decorrente do úraco necessita de ressecção adicional. Esses tumores estão mais comumente confinados à cúpula da bexiga, embora possam crescer por extensão direta para envolver outras áreas. Uma incisão circunferencial em torno do umbigo é feita e estendida até o pubis. A excisão completa inclui o umbigo, o úraco e a cúpula da bexiga com uma margem visual livre do tumor (Fig. 95-17). Margens livres da doença são confirmadas pela biópsia de congelação, e a ressecção adicional pode ser necessária. A ampliação vesical com segmento intestinal pode ser realizada quando a capacidade da bexiga for reduzida significativamente.

CUIDADO PÓS-OPERATÓRIO

A cistectomia radical é um procedimento cirúrgico complexo envolvendo não somente o trato geniturinário, mas também o trato gastrintestinal. Em adição à essa complexidade, os pacientes são frequentemente idosos e apresentam comorbidades significantes. Embora complicações importantes não sejam infrequentes (13%), alguma complicação é comum (64%), sendo as mais frequentes no trato gastrointestinal (29%) ou infecciosas (25%) (Shabsigh et al., 2009). Os esforços pós-operatórios são necessariamente direcionados para minimizar a possibilidade de complicações e maximizar o retorno da fisiologia normal. Imediatamente após a cirurgia, resultados laboratoriais incluindo

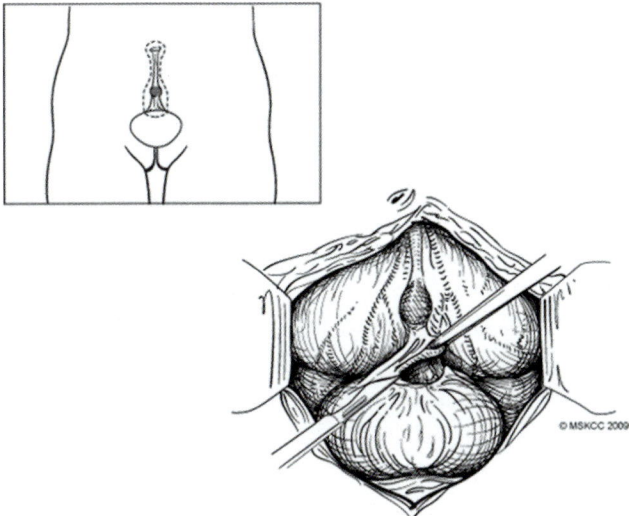

Figura 95-17. Ressecção de um adenocarcinoma de úraco. (© 2009 Memorial Sloan Kettering Cancer Center.)

contagem celular, eletrólitos e função renal são avaliados e a dinâmica de fluidos é monitorada. Frequentemente os pacientes necessitarão de observação inicial em cuidado intensivo ou unidades semi-intensivas. A sucção nasogástrica de rotina não é necessária; entretanto, é considerada na atividade mental comprometida ou com problemas conhecidos na proteção das vias aéreas. Como discutido anteriormente, a profilaxia tromboembólica deve ser continuada no período pós-operatório na ausência de hemorragia. Além das medidas farmacológicas, a deambulação precoce deve ser usada e a fisioterapia pulmonar (espirometria de incentivo) com respiração profunda e tosse deve ser encorajada.

O retorno tardio da função intestinal frequentemente prolonga a hospitalização após a cistectomia radical. Fármacos como o alvimopan podem ser utilizados para melhorar o retorno da função intestinal e encurtar a estadia hospitalar. Medidas adicionais para aumentar a recuperação incluem a neostigmina (com monitoramento por telemetria) para incentivar ainda mais o retorno da função intestinal, supositórios pró-mobilidade, profilaxia para úlcera de estresse, antieméticos, alimentação enteral precoce na ausência de náusea e/ou vômito e retirada de medicação opioide para dor (devem ser substituídos por cetorolaco e acetaminofeno a menos que contraindicado) (Djaladat e Daneshmand, 2013).

AGRADECIMENTOS

Os autores agradecem aos Drs. John Stein, Kent Berglund e Harry W. Herr, cujo trabalho na versão prévia desse capítulo foi inestimável na preparação do texto atual. Em particular, as figuras e as legendas das figuras da versão anterior foram reutilizadas com permissão.

PONTOS-CHAVE

- A neoplasia de bexiga é uma doença comum associada com alto custo e fatalidade frequente.
- A cistectomia radical oferece sobrevida excelente para doença confinada ao órgão.
- RTU é diagnóstica e terapêutica, especialmente para tumores de baixo grau.
- A quimioterapia intravesical peri-operatória diminui as taxas de recorrência em 13%.
- A linfadenectomia pélvica padrão inclui como limites anatômicos os nervos genitofemorais lateralmente, a artéria ilíaca interna medialmente, o ligamento de Cooper inferiormente e o ponto no qual o ureter cruza a artéria ilíaca comum superiormente.
- As biópsias de congelação da margem ureteral auxiliam na previsão de recorrência no trato superior, mas a ressecção sequencial até uma margem negativa pode não ter impacto.
- A cistectomia com preservação neurovascular auxilia na manutenção da função sexual e é realizada de forma análoga à prostatectomia radical.
- A ressecção prostática subtotal pode aumentar ainda mais o retorno da função sexual, mas só pode ser oferecida em pacientes selecionados nos quais o risco de câncer oculto de próstata é baixo.
- A conservação vaginal é adequada na ausência de tumores localmente avançados e permite a derivação urinária ortotópica.
- A cistectomia parcial pode ser considerada em tumores uroteliais raros e solitários sem CIS simultâneo.
- Adenocarcinomas de úraco são tratados com a ressecção em bloco do umbigo e cúpula da bexiga.
- Protocolos de recuperação melhorada podem ajudar na recuperação da fisiologia normal após a cistectomia radical e podem encurtar as estadias hospitalares.

Acesse www.expertconsult.com para assistir aos vídeos deste capítulo.

REFERÊNCIAS

Para consultar a lista completa de referências, acesse www.expertconsult.com.

LEITURA SUGERIDA

Grossman HB, Natale RB, Tangen CM, et al. Neoadjuvant chemotherapy plus cystectomy compared with cystectomy alone for locally advanced bladder cancer. N Engl J Med 2003;349:859-66.

Herr HW. Surgical factors influence bladder cancer outcomes: a cooperative group report. J Clin Oncol 2004;22:2781-9.

Whitmore WF, Marshall VF. Radical surgery for carcinoma of the urinary bladder: one hundred consecutive cases four years later. Cancer 1956;9:596-608.

96 Robotic and Laparoscopic Bladder Surgery

Lee Richstone, MD e Douglas S. Scherr, MD

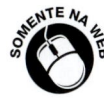

- Bladder Diverticulectomy
- Ureteral Reimplantation
- Psoas Hitch and Bladder Advancement Flaps
- Enterocystoplasty
- Vesicovaginal and Ureterovaginal Fistula
- Urachal Surgery and Partial Cystectomy
- Robotic Radical Cystectomy
- Female Robotic Cystectomy
- Simple/Supratrigonal Cystectomy
- Transvesical Foreign Body and Stone Extraction

97 Use of Intestinal Segments in Urinary Diversion

Douglas M. Dahl, MD, FACS

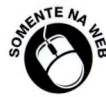

- Surgical Anatomy
- Selecting the Segment of Intestine
- Bowel Preparation
- Intestinal Anastomoses
- Ureterointestinal Anastomoses
- Renal Deterioration
- Urinary Diversion
- Metabolic and Neuromechanical Problems of Urinary Intestinal Diversion
- Summary

98 Cutaneous Continent Urinary Diversion

G. Joel DeCastro, MD, MPH, James M. McKiernan, MD e Mitchell C. Benson, MD

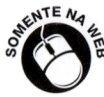

General Considerations

Continent Urinary Diversion

Quality-of-Life Assessments

Variations in Operative Technique

Summary

99 Orthotopic Urinary Diversion

Eila C. Skinner, MD e Siamak Daneshmand, MD

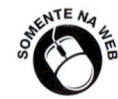

History of Orthotopic Urinary Diversion

Basic Principles of Continent Orthotopic Urinary Diversion

Patient Selection

Continence Mechanism in Patients Undergoing Orthotopic Diversion

Surgical Techniques for Continence Preservation during Radical Cystectomy

Techniques for Orthotopic Bladder Substitution

Results and Complications of Orthotopic Urinary Diversion

100 Derivação Urinária Minimamente Invasiva

Khurshid A. Guru, MD

Seleção dos Pacientes

Cuidados Pré-operatórios

Posicionamento do Paciente e Criação do Portal

Criação do Conduto Ileal

Criação da Neobexiga Modificada Studer

Cuidados Pós-operatórios

Resultados

Técnica Cirúrgica

Curva de Aprendizado

Intervenção Hospitalar

Complicações

Resultados Funcionais

Derivação Intracorpórea *versus* Derivação Extracorpórea

Direções Futuras

A abordagem laparoscópica convencional para derivação urinária intracorpórea evoluiu desde 1992 e sua evolução foi prejudicada por longos tempos operatórios, limitações da capacidade de manobra dos instrumentos, e uma curva de aprendizagem longa (KO, 1992; Sanchez de Badajoz et al., 1992; Potter et al., 2000). O resultante dessas dificuldades levou a procedimentos híbridos nos quais a extirpação e dissecção dos linfonodos eram realizadas por via laparoscópica convencional e a derivação era concluída através de uma abordagem aberta modificada (Haber et al., 2007).

A abordagem cirúrgica assistida por robô para a oncologia urológica pélvica existe desde meados dos anos 2000 (Menon et al., 2003; Guru et al., 2008), e a técnica para cistectomia radical robô-assistida (CRRA) com dissecção de linfonodos foi estabelecida (Poch et al., 2013). Os resultados oncológicos iniciais após uma CRRA e dissecção de linfonodos são seguros e eficazes (Hellenthal et al., 2010, 2011). Várias **vantagens percebidas de abordagens assistidas por robô para o tratamento do câncer de bexiga incluem menor dor, mínima perda sanguínea e retorno mais rápido da função intestinal**, o que ajuda em um retorno mais rápido à qualidade de vida anterior (Chalacombe et al., 2011). A despeito das incisões menores e dos avanços na extirpação, a recuperação se baseava principalmente de retorno da função intestinal (Johar et al., 2013). Mais de 1.700 casos de CRRA foram registrados no banco de dados do Internacional Robotic Cystectomy Consortium (IRCC) – um conglomerado formado por 58 cirurgiões que atuam em 33 instituições de 11 países. Com base em dados publicados em 2013 pelo IRCC, cerca de **18% dos procedimentos foram realizados com a abordagem intracorpórea completa** (Ahmed et al., 2014). Dois procedimentos habitualmente realizados com a abordagem intracorpórea completa incluem o **conduto ileal** e a neobexiga modificada de Studer.

SELEÇÃO DOS PACIENTES

Uma das contraindicações para a abordagem minimamente invasiva é a baixa complacência pulmonar que resulte na incapacidade de tolerar a posição de Trendelenburg muito íngreme, especialmente com tempo operatório prolongado durante a derivação intracorpórea. Uso de íleo está contraindicado em pacientes com doença do intestino curto, doença inflamatória intestinal grave e mudanças relacionadas à radiação extensa. As contraindicações absolutas e relativas para uma neobexiga são semelhantes às da cirurgia aberta. **As contraindicações absolutas incluem o envolvimento da uretra distal para a próstata, função renal inadequada (creatinina sérica > 2 mg / dL), e disfunção hepática** (Parekh e Donat, 2007).

> **PONTOS-CHAVE: INTRODUÇÃO**
> - Uma curva de aprendizado longa, tempos operatórios prolongados e limitações na capacidade de manobra dos instrumentos prejudicaram o progresso da derivação urinária minimamente invasiva com laparoscopia convencional.
> - As vantagens das abordagens assistidas por robô para o câncer de bexiga possivelmente incluem menor dor, mínima perda sanguínea e retorno precoce da função intestinal.
> - Aproximadamente 18% das CRAR foram realizados com a abordagem intracorpória completa.

CUIDADOS PRÉ-OPERATÓRIOS

Uma dieta sem líquidos 12 horas antes da cirurgia é tida como padrão; entretanto, a ingestão de dieta sólida é permitida até 6 horas antes da cirurgia (Smith et al., 2011). O preparo intestinal mecânico com antibióticos por via oral no pré-operatório deve ser evitado. O preparo intestinal pode levar a um desequilíbrio eletrolítico, especialmente em pacientes idosos e, em alguns casos, a abertura intracorpórea do intestino pode levar a vazamento do conteúdo entérico, podendo causar irritação e também se tornando uma fonte de infecção. Vários estudos não mostram vantagens no preparo mecânico intestinal por via oral antes da cirurgia (Cerantola et al., 2013).

A compressão pneumática intermitente e o uso de meias de compressão são recomendados. Para evitar complicações cardiovasculares significativas (≤ 5%), o tratamento com anticoagulantes é recomendado com heparina de baixo peso molecular com base no peso corporal antes e até 4 semanas após a cirurgia (Johar et al., 2013). Antibióticos intravenosos de amplo espectro são administrados de preferência até 1 hora antes do início do procedimento.

> **PONTOS-CHAVE: SELEÇÃO DO PACIENTE E CUIDADOS PRÉ-OPERATÓRIOS**
>
> - Uma diminuição da complacência pulmonar é uma contraindicação para a abordagem minimamente invasiva.
> - Contraindicações absolutas para a neobexiga são as mesmas da cirurgia aberta.
> - A preparação mecânica das alças intestinais deve ser evitada.
> - O tratamento anticoagulante pode ajudar a evitar complicações cardiovasculares significantes (≤ 5%).
> - Antibióticos intravenosos de amplo espectro pré-operatórios são preferivelmente administrados até 1 hora antes do início do procedimento.

POSICIONAMENTO DO PACIENTE E CRIAÇÃO DO PORTAL

Após a indução da anestesia geral endotraqueal, são inseridos uma sonda nasogástrica e um cateter urinário Foley. O paciente é colocado em posição de litotomia com os braços aduzidos e protegidos. As pernas também são abduzidas e levemente abaixadas. O paciente é colocado em uma posição de Trendelenburg íngreme e o abdômen é insuflado com uma agulha de Veress ou pela técnica Hasson. **Uma abordagem transperitoneal de seis portais é utilizada e todos os portais, após a criação do portal da câmera, são criados sob visualização direta e em posição mais cefálica. Este posicionamento dos portais ajuda na manipulação do intestino delgado durante a derivação urinária e dissecção estendida dos linfonodos** ao longo da bifurcação aórtica. Na configuração de seis portais, o portal da câmera é criado acima da cicatriz umbilical (linha média ou no lado esquerdo). Dois portais robóticos são criados simetricamente no nível ou logo abaixo da cicatriz umbilical nos lados esquerdo e direito, lateralmente à bainha do reto. Durante a realização do procedimento da neobexiga, o terceiro (direito-auxiliar) e o quarto portais (lado esquerdo) (12 a 15 mm) são criados logo acima e medial às espinhas ilíacas anteriores superiores. O braço robótico pode ser utilizado alternativamente com um instrumento do assistente ou através da inserção de um braço robótico adicional no interior do portal laparoscópico de 15 mm para grampeamento durante a criação da neobexiga. Um portal de 5 mm (12 mm para a neobexiga) é criado entre a câmara e o portal do braço robótico direito. Um portal curto extra de 12 mm é inserido na área suprapúbica para reanastomose do intestino durante a realização do conduto para a marionete ileal. Este portal ajuda no alinhamento do intestino durante reanastomose e pode ser estendido e convertido em uma incisão Pfannenstiel para a remoção do espécime nos pacientes do sexo masculino.

Uma lente de 0 grau é utilizada durante este procedimento. Ocasionalmente, é vantajoso usar uma lente de 30 graus voltada para baixo nos casos de uma pelve feminina profunda durante uma dissecção estendida dos linfonodos e do pedículo vascular. O uso da "**técnica de espaços**" é importante para a realização extirpação da bexiga e dos órgãos adjacentes; a divisão do processo em etapas bem definidas facilita o ensino e mantém o procedimento focado. Os quatro espaços de dissecção são **periureteral, pélvico lateral, anterior do reto, e espaço retropúbico** (Poch et al., 2013). A dissecção estendida dos linfonodos é realizada até a bifurcação da aorta, o que ajuda no cruzamento do ureter esquerdo para o lado direito para derivação urinária. Depois que a bexiga e os órgãos adjacentes e linfonodos são colocados em sacos de espécimes e transferidos para a pelve, a atenção é voltada para a derivação ileal urinária intracorpórea. **Antes de iniciar uma neobexiga intracorpórea, os braços robóticos são soltos a partir dos portais e a posição Trendelenburg mais íngreme é reduzida de 10 para 15 graus de modo a facilitar a anastomose uretra-neobexiga.**

As Tabelas 100-1 e 100-2 resumem as etapas e os instrumentos utilizados para a criação de conduto ileal intracorpóreo e neobexiga assistidos por robô, respectivamente.

CRIAÇÃO DO CONDUTO ILEAL

Transferência do Ureter Esquerdo e Seleção da Alça Intestinal

O ureter esquerdo é cruzado por baixo do colo sigmoide e sobre os grandes vasos para o lado direito. É importante identificar pacientes com duplicação de ureteres, de modo que eles possam ser implantados separadamente ou em conjunto, dependendo do calibre do ureter. **Se o comprimento do ureter esquerdo é curto, o sigmoide é retraído com o quarto braço; ocasionalmente, uma ótica de 30 graus lente para baixo ajuda a identificar e liberar o ureter esquerdo proximal.** Um

TABELA 100-1 Etapas e Instrumentos Necessários para o Conduto Ileal Intracorpóreo

ETAPA CIRÚRGICA	CÂMERA	BRAÇO ROBÓTICO DIREITO	ASSISTENTE DA DIREITA	BRAÇO ROBÓTICO ESQUERDO	QUARTO BRAÇO ROBÓTICO	FIO DE SUTURA	COMENTÁRIOS
Seleção do segmento intestinal e colocação do ponto marionete	0 ou 30°↓	Pinça Cadiere atraumática	Introduz a agulha de Keith com o ponto marionete	Pinça Cardiere atraumática	Pinça cobra	Fio de seda 1-0 de 150 cm com agulha de Keith (SA7)	Pinça externa prendendo o ponto marionete.
Isolamento da alça intestinal e criação do conduto	0°	Pinça Cadiere atraumática	Grampeador laparoscópico via portal assistente direito	Pinça Cadiere atraumática	Pinça cobra		Grampeador Endo GIA de 60 mm (roxo)
Anastomose ureteroileal	0°	Tesoura, porta-agulhas		Porta-agulhas	Pinça cobra gancho	Vicryl 4-0 de 13 cm RB-1 (J304)	Fio de cromo 3-0 de 13 cm para fixar o *stent*
Restauração da alça intestinal	0° ou 30°↓	Pinça, porta-agulhas	Grampeador via novo portal suprapúbico (Xcel 12 mm; 75 mm comprimento B12SRT) tesoura laparoscópica	Pinça cobra	Pinça cobra	Fio de seda (tensão redução)	Portal suprapúbico curto para grampeador Endo GIA de 60-mm

TABELA 100-2 Etapas e Instrumentos Necessários para Neobexiga Intracorpórea

ETAPA CIRÚRGICA	CÂMERA	BRAÇO ROBÓTICO DIREITO	ASSISTENTE DA DIREITA	BRAÇO ROBÓTICO ESQUERDO	QUARTO BRAÇO ROBÓTICO	FIO DE SUTURA	COMENTÁRIOS
Neobexiga – anastomose uretral	0°	Tesoura, porta-agulhas	Manipular Foley, +/- pressão perineal	Porta-agulhas	Pinça ProGrasp	4-0 (Quill) 3-0 Monocryl RB1 (Ethicon)	2 faixas Ligaloop, calibre fino, dreno de Penrose
Isolamento da alça intestinal	0°	Pinça Cadiere atraumática	Grampeador laparoscópico	Pinça Cadiere atraumática	Pinça ProGrasp		Grampeador laparoscópico de 60 mm (Echelon); Endo GIA (Ethicon)
Detubularização da alça intestinal Configuração da neobexiga	0°	Tesoura	Laparoscópico: Tesoura e porta-agulhas	Pinça Cadiere atraumática	Pinça ProGrasp	2-0 V-Loc, 3-0 V-Loc (Covidien)	Dreno torácico (24 Fr) (Ajuda a expor o bordo antimesentérico)
Anastomose uretero-neobexiga	0° ou 30°↓	Tesoura, porta-agulhas	Laparoscópico: Tesoura e porta-agulhas	Porta-agulhas	Pinça ProGrasp	4-0 Vicryl 4-0 V-Loc 4-0 Quill 3-0 Biosyn	2 Stents ureterais J 40 cm
Fechamento da neobexiga	0°	Porta-agulhas	Laparoscópico: Tesoura e porta-agulhas	Porta-agulhas	Pinça ProGrasp	3-0 V-Loc	Cateter de Foley; Dreno de Jackson-Pratt

PONTOS-CHAVE: POSIÇÃO DO PACIENTE E CRIAÇÃO DO PORTAL

- A derivação intracorpórea é realizada através de uma abordagem transperitoneal de seis portais.
- Todos os portais são criados mais cefalicamente para ajudar na manobra da alça intestinal.
- Para a neobexiga, um portal laparoscópico de 15 mm pode ser utilizado alternativamente com um instrumento para o auxiliar ou pela inserção de um braço robótico adicional.
- Uma lente de 0 grau é utilizada durante a derivação urinária intracorpórea.
- A "técnica dos espaços" é utilizada para a extirpação da bexiga, que divide todo o procedimento em etapas bem definidas para facilitar o ensino e para manter o procedimento focado.
- Antes da criação da neobexiga intracorpórea, o robô deve ser desacoplado e a posição de Tredelenburg inclinada deve ser reduzida para facilitar a anastomose uretra-neobexiga.

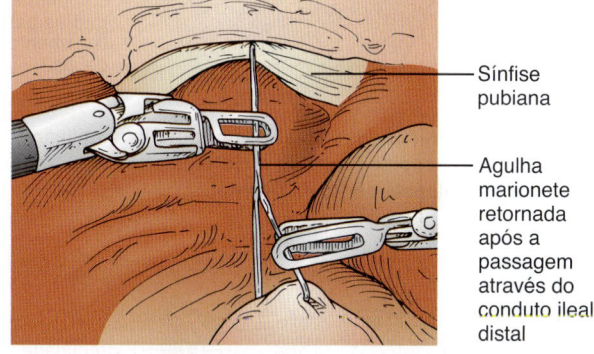

Figura 100-1. Agulha Keith utilizada para transferir o ponto marionete (passado para a extremidade estromal [distal] do conduto ileal) para o exterior para pinçamento.

segmento longo de 12 cm de íleo é identificado (15 a 20 cm proximais à válvula ileocecal). **Um comprimento intestinal adequado na extremidade ileocecal do intestino deve ser mantido para evitar torções depois que o conduto é exteriorizado e reposicionado.**

O Ponto Marionete

Um fio de sutura de seda 1-0 de 150 cm com uma agulha de Keith é introduzido através do hipogástrio da parede abdominal anterior e passado através da extremidade distal do segmento do intestino (futuro estoma), a seguir, é trazido de volta através do mesmo local na parede abdominal anterior (Fig. 100-1). **O ponto marionete é criado em conjunto utilizando um instrumento cirúrgico; a não amarração do ponto marionete permite a livre movimentação do segmento intestinal durante a criação do conduto.** O ponto marionete manipula o segmento do intestino para ajustar a limitação dos portais fixos e permite a mobilização de diferentes áreas do conduto para dentro do campo cirúrgico. O ponto marionete é especialmente útil em pacientes com uma distância limitada entre os limites físicos do abdome/pelve e o verdadeiro espaço operatório. O ponto marionetes pode ser criado mais abaixo na pelve para manter o campo operatório dentro da amplitude ideal de movimentos articulares mecânicos dos instrumentos robóticos.

Isolamento do Segmento Intestinal e Criação do Conduto Ileal

O quarto braço é utilizado para manter o segmento proximal do intestino estirado de encontro à extremidade do estoma (sustentada pelo ponto marionete); enquanto o gancho de eletrocauterização é utilizado para incisionar o peritônio do mesentério intestinal. É importante manter a orientação apropriada do intestino e evitar o estreitamento mesentérico da base do conduto (o que limita o suprimento sanguíneo mesentérico). Outra alternativa é utilizar um grampeador vascular através do mesentério, o que acelera este processo. Após a criação de duas janelas mesentéricas (Fig. 100-2), um grampeador Endo GIA de 45-mm é utilizado para dividir o intestino proximal e distal (Fig. 100-3). As extremidades incisionadas são mantidas unidas com o uso de um fio de sutura de seda 0 para evitar uma rotação inadequada durante a anastomose. A reanastomose do intestino não é feita neste ponto.

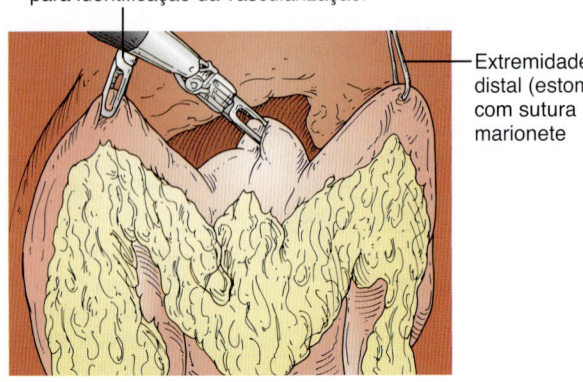

Figura 100-2. Segmento intestinal com janelas mesentéricas e o ponto marionete.

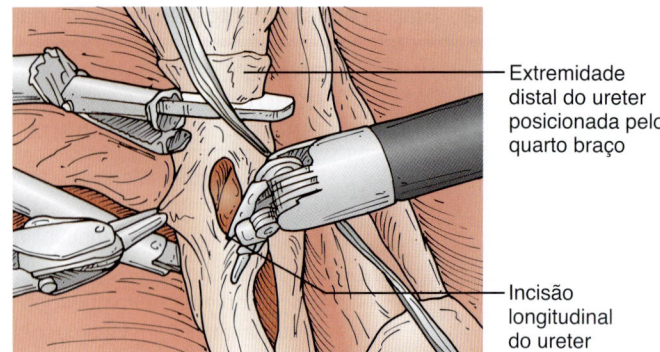

Figura 100-5. Extremidade distal esquerda (extremidade cortada) do ureter sustentada pelo quarto braço robótico e espatulação realizada pela tesoura robótica direita. (Observe que o abaixamento da marionete permite que o conduto permaneça afastado do campo cirúrgico.)

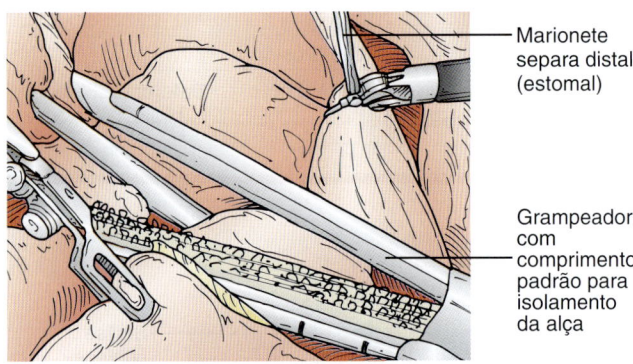

Figura 100-3. Extremidade proximal do conduto ileal utilizando um grampeador laparoscópico (observe a extremidade distal [estomal] pode ser manipulada pelo ponto marionete).

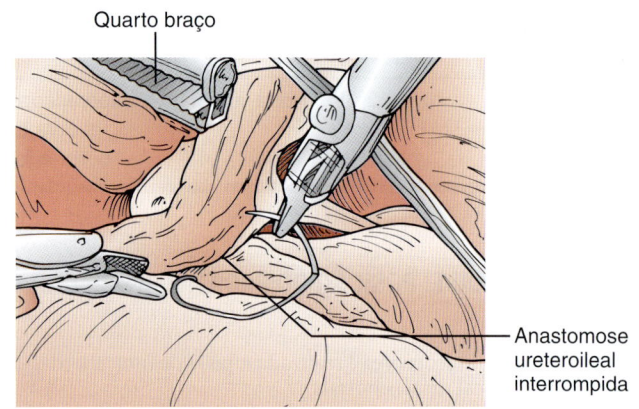

Figura 100-6. Anastomose ureteroileal realizada com suturas contínuas.

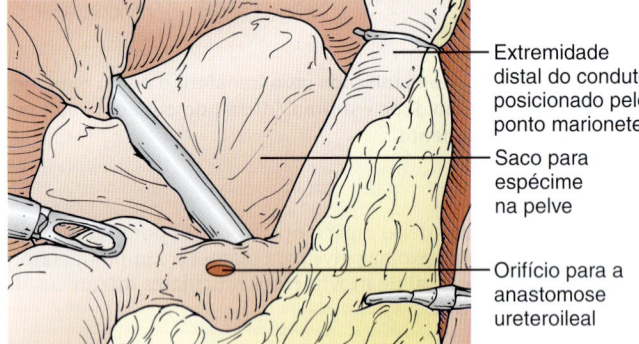

Figura 100-4. Abertura proximal para a anastomose do ureter esquerdo após o isolamento do segmento intestinal para o conduto ileal.

Na nossa experiência, a lavagem do conduto ileal foi abandonada, pois não tem impacto sobre a infecção e evita derrames durante manipulação do *stent* e da anastomose ureteroileal.

Anastomose Ureteroileal

Duas aberturas são criadas em cada lado da extremidade proximal do conduto utilizando tesouras ou um gancho de eletrocauterização (Fig. 100-4). Após o abaixamento da marionete, o ureter é implantado sob tração mínima se estendendo a partir da extremidade proximal do conduto ileal. Após a visualização de um efluxo de urina clara, a espatulação é feita para a realização de uma ampla anastomose com maior facilidade. O quarto braço é utilizado para retrair a extremidade cortada do ureter distal e a espatulação do ureter proximal é executada (Fig. 100-5). **Para facilitar a anastomose nós preferimos implantar primeiro o ureter esquerdo.**

As duas técnicas de anastomose comumente utilizadas incluem **Bricker e Wallace**. Uma anastomose de Bricker é uma anastomose refluxiva término-terminal fácil de executar, mantendo as duas unidades renais separadas. Enquanto isso, a técnica de Wallace une as extremidades dos dois ureteres em formato de Y, anastomosando uma única boca à porção proximal do conduto ileal (Rehman et al., 2011).

Alguns pontos-chave devem ser lembrados durante a realização desta anastomose. A posição na qual a anastomose é realizada não é a posição final na qual a extremidade proximal do conduto ficará posicionada. O truque é fazer uma sutura inicial na abertura do conduto primeiro (de fora para dentro) e depois na direção do ângulo da incisão no ureter (de dentro para fora). O fio de sutura no lado do conduto deve ser posicionado perpendicularmente à linha de grampos proximal do conduto. Isso ajuda a alinhar o ureter e evita um emparedamento reverso do ureter. A sutura inicial prepara o terreno para um alinhamento apropriado e colocação das suturas subsequentes. Suturas interrompidas também podem ser executadas ao longo de ambos os lados a meio caminho para o meio da anastomose, após a colocação de um cateter ureteral (*stent*). Suturas tipo Van Velthoven de braço duplo com fio Vicryl 4-0 de aproximadamente 5 cm de comprimento podem também ser utilizadas para suturar o ângulo da espatulação e podem continuar ao longo de ambos os lados (Fig. 100-6). Após a conclusão da anastomose da parede posterior, o cateter ureteral é introduzido. Uma sonda metálica de aspiração

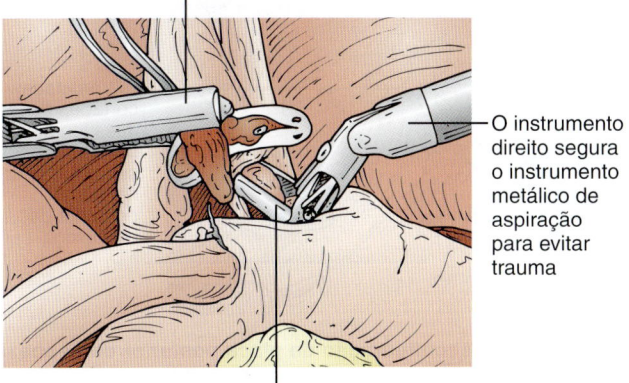

Figura 100-7. Ponta metálica da sonda de aspiração posicionada com o braço robótico para inserir um cateter J através da anastomose.

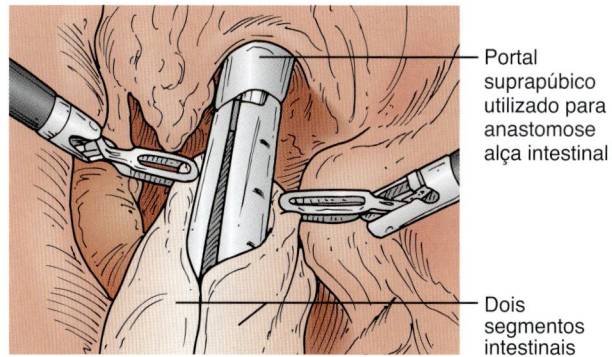

Figura 100-8. Portal suprapúbico curto extra (12 mm) inserido para a anastomose laterolateral da alça intestinal mantida posicionada com pinças.

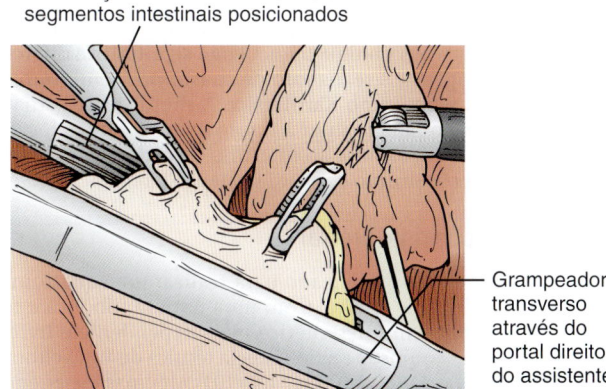

Figura 100-9. Alinhamento para fechamento transverso da anastomose intestinal realizada através do portal direito do assistente.

laparoscópica é passada por dentro do conduto distal através do portal auxiliar direito de 15 mm. A sonda metálica de aspiração laparoscópica é empurrada suavemente através do conduto e posicionada na junção entre o conduto e a anastomose ureteral. **A ponta da sonda metálica de aspiração é mantida no lugar com uso da porta-agulhas robótica de modo a permitir a passagem de um *stent* através dela sem danificar a anastomose** (Fig. 100-7). Essa manobra facilita a introdução do *stent* mono J de 90 cm e 8,5 Fr com um fio-guia até a pelve renal. O fio-guia é mantido no *stent* até que ele seja fixado ao conduto utilizando pontos cromados 3-0 para impedir a movimentação acidental do *stent*. O fio-guia só é removido após a realização da sutura, já que é difícil identificar o *stent* devido à ausência de um *feedback* tátil. A extremidade distal do ureter é completamente excisada e enviada para histopatologia final. A anastomose ureteroileal é completada. As extremidades distais das porções (externa) de ambos os *stents* uretéricos são deixadas drenando através do portal lateral de 15 mm. As porções exteriores das próteses endovasculares não devem ser fixadas ao campo, o que evita a movimentação acidental durante a manipulação *in vivo* do conduto ileal.

Após a anastomose do lado esquerdo, a marionete é manipulada para ligar o conduto no outro lado e a anastomose do ureter direito é feita de forma semelhante.

Restauração da Alça Intestinal

As duas extremidades do corte no intestino delgado são mantidas no lugar com o uso de uma sutura de sustentação com fio de seda. Nós preferimos reanastomosar o intestino após a anastomose dos dois ureteres. Isso facilita a manipulação do conduto e ajuda na confecção da anastomose do intestino para evitar dobras ou tensão. Um novo portal suprapúbico é criado para facilitar o alinhamento da anastomose do intestino. **Um grampeador Endo GIA de 60-mm é inserido através do portal suprapúbico curto de 12 mm. Uma anastomose término-terminal é realizada após o alinhamento de ambas as extremidades do intestino ao longo de suas bordas antimesentéricas** (Fig. 100-8). As extremidades abertas dos dois segmentos intestinais são grampeadas com um disparo do grampeador Endo GIA horizontalmente através do portal assistente direito (Fig. 100-9). Uma sutura de sustentação é colocada para reduzir a tensão e apoiar a ponta da borda antimesentérica. A janela mesentérica é fechada utilizando um fio de sutura de seda 3-0.

Preparação do Estoma

O robô é mantido acoplado e os instrumentos são retirados. Os cirurgiões criam a abertura do estoma, fazendo uma incisão cruzada na fáscia anterior e inserem as quatro suturas de ancoragem do conduto após sua externalização. Após a conclusão das quatro suturas fasciais, os braços robóticos são reinseridos. A pelve é examinada a procura de qualquer sangramento e as cordas de todos os sacos de amostras são removidas através do portal suprapúbico. Um *clamp* vascular é introduzido através da abertura de estoma sob visualização direta da cavidade abdominal para remover o fio de sutura marionete e as extremidades livres dos *stents* uretéricos. Um dreno de Jackson-Pratt é introduzido através do portal assistente direito e o robô é desencaixado após a remoção de todos os instrumentos robóticos. **Finalmente, a extremidade distal do conduto é exteriorizada suavemente através do sítio do estoma, assegurando orientação correta após a diminuição do pneumoperitôneo.**

PONTOS-CHAVE: CRIAÇÃO DO CONDUTO ILEAL

- Para evitar uma dobradura do conduto quando for exteriorizado e reposicionado, um comprimento adequado da alça intestinal na junção ileocecal deve ser mantido.
- O ponto marionete não é amarrado para permitir o livre movimento do segmento intestinal durante a criação do conduto.
- Como a lavagem do segmento do conduto ileal não impacta na prevenção de infecções e causa mais vazamentos, ela foi abandonada.
- O fio guia do *stent* ureteral somente é removido após a colocação de uma sutura de marcação, já que a ausência de *feedback* tátil dificulta a entrada do *stent*.
- As porções exteriores dos *stents* ureterais não devem ser pinçadas para evitar um desacoplamento acidental.

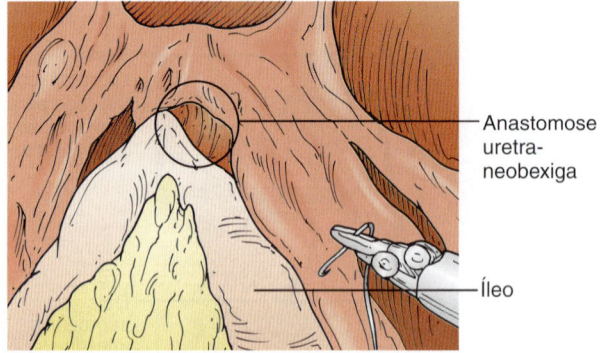

Figura 100-10. Anastomose íleo-uretra livre de tensão é a primeira etapa da criação da neobexiga intracorpória. (Cortesia do Professor Peter Wiklund, MD, PhD.)

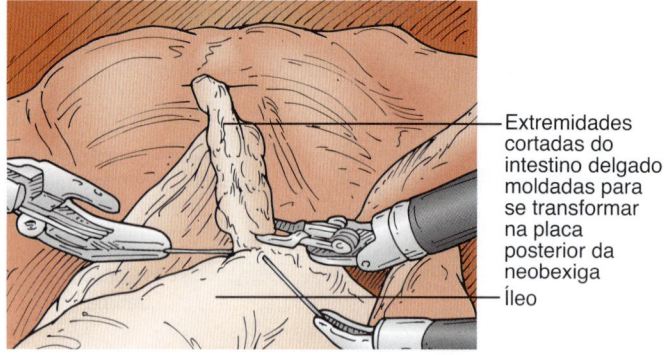

Figura 100-11. Reconfiguração da placa posterior da neobexiga. (Cortesia do Professor Peter Wiklund, MD, PhD.)

CRIAÇÃO DA NEOBEXIGA MODIFICADA DE STUDER

O intestino delgado é avaliado quanto a sua mobilidade a fim de chegar ao coto uretral com mínima tração. **Uma significativa diferença entre várias abordagens é a realização de anastomose enterouretral precoce defendida pelo grupo Karolinska.** A abordagem alternativa utiliza o quarto braço para manter a tração sobre o futuro local da anastomose uretral anastomose ao intestino delgado e para realizar anastomose após a construção da placa posterior da neobexiga.

Anastomose Neobexiga-Uretral

O íleo é suficientemente mobilizado para realizar uma anastomose neobexiga-uretral livre de tensão. Com uma tesoura robótica é feita uma abertura na parte antimesentérica mais dependente e livre de tensão do íleo. A anastomose é realizada pela técnica de Van Velthoven com um fio de sutura Quill 4-0 (Fig. 100-10). Algumas experiências sugerem que o fio de sutura V-Loc (Covidien, Minneapolis, MN) não deve ser utilizado por causa das farpas mais cortantes e maiores, que podem traumatizar a neobexiga. **Nas situações em que é difícil aproximar facilmente o intestino da uretra, a neobexiga é mantida na posição com dois drenos de Penrose customizados passados ao redor do intestino (extremidade uretral da futura neobexiga).** Um cateter de silicone é utilizado para identificar facilmente o coto uretral, semelhante à anastomose uretrovesical durante prostatectomia radical assistida por robô.

Várias manobras são defendidas quando é difícil fazer que o íleo alcance a uretra: reduzir o posicionamento Trendelenburg, utilizar o dreno de Penrose para alongamento suave e tração, liberar e incisionar o peritônio sobre o mesentério, grampear a porção medial/proximal do mesentério (cuidado é necessário para evitar o risco de isquemia do segmento intestinal isolado) e, finalmente, dissecação do íleo em torno da região ileocecal.

Isolamento da Alça Intestinal

A neobexiga ortotópica é adaptada com base nos princípios Studer utilizando um segmento de 40 cm do íleo terminal para o corpo da neobexiga e aproximadamente 10 a 15 cm para a alça aferente. O intestino é isolado utilizando um grampeador intestinal laparoscópico de 60-mm. **O assistente pode utilizar o portal híbrido de 15 mm para inserir o grampeador de modo a facilitar o alinhamento com o intestino.** O íleo é grampeado 40 cm proximal à anastomose ureteroileal. A integridade do intestino delgado é geralmente restaurada com o uso de grampeadores; entretanto, anastomose suturada à mão também foi considerada segura. A anastomose feita com grampeador é feita de forma laterolateral.

Destubularização Intestinal

Os 40 cm distais do segmento ileal isolado são destubularizados ao longo da borda antimesentérica com tesouras frias ou através da

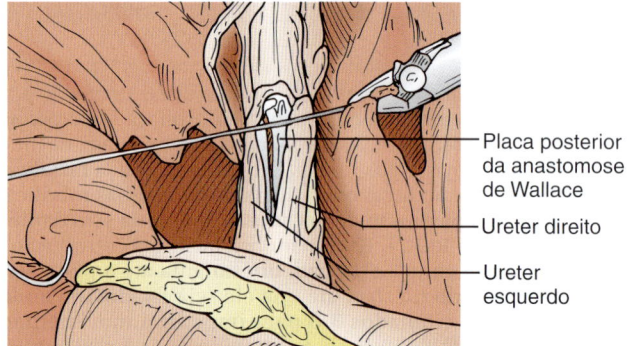

Figura 100-12. Dois lados dos ureteres são configurados utilizando uma sutura contínua após o alinhamento dos bordos. (Cortesia do Professor Peter Wiklund, MD, PhD.)

inserção de um dreno torácico 24 Fr para facilitar a identificação da porção mais antimesentérica. Um segmento aferente isoperistáltico proximal de 10 cm é mantido intacto para anastomosar os ureteres.

Neobexiga Studer Modificado

A parte posterior da neobexiga Studer é fechada com fios de sutura absorvíveis (V-Loc 2-0 ou 3-0). Uma ótica de 0 grau ou 30 graus para baixo pode ser utilizada para esta parte do procedimento (Fig. 100-11). Depois que a parte posterior é suturada, a metade distal da parte anterior do reservatório também é suturada de maneira semelhante. **A parte anterior do reservatório não é completamente suturada e é fechada ao final do procedimento.** O grupo USC defende rotação de 90 graus anti-horária da bolsa nesta etapa.

Anastomose Uretero-Neobexiga

A anastomose Bricker é realizada entre os ureteres e o segmento aferente. Um fio Vicryl 4-0 ou Biosyn 3-0 é utilizado para a anastomose. O ureter esquerdo é transposto para o lado direito, criando um túnel sob o mesentério do sigmiide. Durante a anastomose de Wallace, os ureteres são espatulados e unidos às paredes posteriores dos ureteres. A placa de Wallace é suturada ao membro aferente do reservatório Studer, usando um fio Vicryl ou Quill 4-0 (Fig. 100-12). Dois *stents* ureterais mono J de 40 cm são introduzidos antes do fechamento dos ureteres (Fig. 100-13). Os *stents* são passados através do segmento aferente e mobilizados até os ureteres. Os *stents* podem ser exteriorizados através da linha média um pouco acima da sínfise púbica ou internalizados usando *stents* Duplo J.

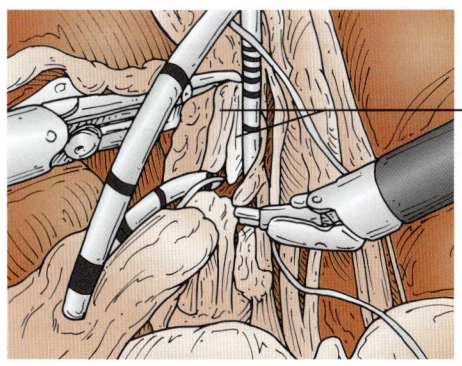

Os dois ureteres são dispostos no modo Wallace para a anastomose da extremidade proximal da neobexiga Struder

Figura 100-13. A anastomose é realizada e ajuda a alinhar os ureteres direito e esquerdo para criar a placa de Wallace. (Cortesia do Professor Peter Wiklund, MD, PhD.)

Fechamento da Neobexiga

A parte restante do reservatório é fechada para a criação da neobexiga. O balão do cateter de demora é preenchido com 10 cc de água. O neobexiga é checada para qualquer vazamento da anastomose. Um dreno de Jackson-Pratt é colocado na pelve afastado da anastomose uretra-neobexiga.

PONTOS-CHAVE: CRIAÇÃO DA NEOBEXIGA MODIFICADA DE STUDER

- A diferença significante entre várias abordagens na formação da neobexiga é na realização inicial da anastomose enterouretral.
- A alça intestinal pode ser mobilizada até a uretra mantendo a neobexiga posicionada entre dois drenos customizados de Penrose passados ao redor do intestino.
- Manobras para ajudar o íleo a chegar até a uretra incluem:
  - redução da posição de Tredelenburg.
  - uso do dreno de Penrose para posicionar o íleo.
  - incisão e liberação do peritônio sobre o mesentério.
  - grampeamento da porção medial/proximal do mesentério.
  - dissecação do íleo ao redor da região ileocecal.
- O uso do portal híbrido de 15 mm pelo assistente pode ajudar a facilitar o alinhamento do grampeador com a alça intestinal.
- A parte anterior do reservatório é fechada na direção do término do procedimento.

CUIDADOS PÓS-OPERATÓRIOS

A otimização da reposição de fluidos, evitando uma hiper-hidratação, ajuda no controle da má distribuição hídrica nessa população de pacientes com idade avançada. **Uma metanálise da Cochrane não demostrou vantagem em deixar a sonda nasogástrica após a cirurgia** (Nelson et al., 2007). A drenagem pélvica é preferida; utilizamos um cateter de Foley através da uretra como um dreno (removido no primeiro dia após a cirurgia nos condutos ileais). A drenagem pélvica adequada e a cateterização dos ureteres, especialmente no local da anastomose, já se mostraram úteis na cicatrização e redução da acidose metabólica, possivelmente devido à redução na reabsorção. Os drenos geralmente podem ser removidos no momento da alta. Os *stents* ureterais quando exteriorizados na pele são removidos uma semana após a cirurgia. Se os *stents* estão internalizados, a remoção dos *stents* duplos J é recomendada através de cistoscopia quando após 3 a 4 semanas. **O cateter uretral pode ser removido cerca de 3 a 4 semanas após a cirurgia na ausência de qualquer vazamento. A irrigação da neobexiga é recomendada a cada 8 horas para evitar o entupimento por muco e obstrução do cateter.**

Recuperação Aprimorada após a Cirurgia

A via perioperatória multimodal, especialmente a recuperação reforçada após a cirurgia (RRAC), evoluiu recentemente com mais de 20 componentes-chave e foi concebida por vários especialistas em cistectomia (Karl et al., 2014; Patel et al., 2014; Xu et al., 2015). Modificações recentes incluem o uso precoce de alvimopan, otimização intraoperatória de líquidos, início imediato da dieta oral e uso reduzido de narcóticos. Xu et al., (2015) compararam a via tradicional com o protocolo de recuperação melhorada e observaram redução no uso diário de opiáceos, incidência de íleo e duração da estadia hospitalar; entretanto, eles observaram um maior grau de dor. O uso de opiáceos para a redução da dor sofreu uma mudança radical, da ACP (analgesia controlada pelo paciente) e bloqueios epidurais para altas doses de acetaminofen e/ou quetarolaco.

PONTOS-CHAVE: CUIDADOS PÓS-OPERATÓRIOS

- Nos pacientes com idade avançada, a otimização do equilíbrio hídrico e prevenção da hiperidratação ajudam a lidar com os desvios de líquidos e controlar complicações.
- A drenagem pélvica e a colocação de *stents* nos ureteres ajudam na recuperação intestinal e reduzem a acidose metabólica.
- A irrigação médio da neobexiga é recomendada a cada 8 horas para evitar a impactação por plugues de muco e obstrução do cateter.

RESULTADOS

A derivação urinária intracorpórea tenta minimizar a manipulação intestinal e reduzir a dor pós-operatória com mínima retração da ferida operatória e incisões menores. O primeiro relatório publicado sobre neobexiga intracorpórea assistida por robô surgiu em 2003 (Beecken et al., 2003). **Vários fatores facilitaram a realização do procedimento com uma técnica intracorpórea. Em primeiro lugar, a RRAC e a técnica de dissecção estendida dos linfonodos pélvicos foram padronizados com resultados oncológicos equivalentes aos das técnicas abertas padrão** (Raza et al., 2015). Em segundo lugar, o entendimento da plataforma cirúrgica assistida por robô juntamente com a melhoria das habilidades cirúrgicas no robô permitiram que os cirurgiões robóticos aprimorassem o uso dessa tecnologia. A tecnologia EndoWrist na cirurgia robótica permite que cirurgiões utilizem o punho mecânico para sutura e propósitos reconstrutivos com um mínimo de esforço, em comparação com a laparoscopia convencional. Esta seção aborda vários fatores-chave que definem a aceitação da derivação urinária intracorpórea baseada na técnica cirúrgica, na curva de aprendizado, no tempo de internação, complicações, resultados funcionais e na comparação entre os resultados intra e extracorpóreos.

TÉCNICA CIRÚRGICA

Uma das principais limitações da incorporação da derivação intracorpórea foi o prolongado tempo operatório (Balaji et al., 2004; Hubert et al., 2006). Relatos iniciais de tempos operatórios até 450 minutos tornaram essa abordagem inaceitável, já que essa população de paciente está em risco devido à idade e comorbidades. A literatura mais recente demonstra que os tempos operatórios gerais foram reduzidos (quase equivalentes aos da abordagem aberta) e a técnica padronizada. **A conversão para uma cirurgia aberta é rara, com apenas dois artigos publicados que foram relacionados à técnica** (Tabela 100-3).

Em uma das **maiores séries publicadas com 100 condutos ileais intracorpóreos assistidos por robô consecutivos, o tempo operatório médio global foi de 352 minutos, com uma perda de sangue estimada de 300 mL e nenhuma conversão** (Azzouni et al., 2013). Em uma série separada que combinou 36 neobexigas intracorpóreas e 9 condutos ileais, Jonsson et al., (2011) relataram

TABELA 100-3 Comparação dos Parâmetros Operatórios para a Derivação Urinária Intracorpórea Assistida por Robô

SÉRIE (ANOS)	PACIENTES	DERIVAÇÃO	TEMPO CIRÚRGICO TOTAL (MIN)	TEMPO DE DERIVAÇÃO	CONVERSÃO PARA ABERTA	DIFICULDADE/ COMPLICAÇÕES INTRAOPERATÓRIAS
Goh et al., (2012)	15	Conduto ileal 7 Neobexiga 8	450	NR	0	0
Azzouni et al., (2013)	100	Conduto ileal	352	123	0	0
Canda et al., (2012)	25	Conduto ileal 2 Neobexiga 23	624	NR	1	Incapacidade de anastomosar
Pruthi et al., (2010)	12	Conduto ileal 9 Neobexiga 3	318	180	0	0
Tyritzis et al., (2013)	70	Neobexiga	420	NR	4	2 compromissos cardiopulmonares 2 dificuldades técnicas: tempo operatório prolongado, incapacidade de anastomosar
Ahmed et al., (2014)	167	Conduto ileal 106 Neobexiga 61	414	NR	NR	NR

NR, não relatado.

um tempo médio operatório aceitável (460 minutos para condutos ileais e 480 minutos para neobexigas) sem qualquer conversão. Pruthi et al., (2010) em suas primeiras séries (3 neobexigas e 9 condutos ileais) apresentaram um excelente tempo operatório médio de 318 minutos. Os tempos operatórios mais rápidos relatados por esse grupo possivelmente são atribuídos à configuração em U e ao uso de grampeadores absorvíveis para a configuração da neobexiga. Rehman et al., (2011), em uma série de 9 condutos ileais, relataram um tempo cirúrgico médio de 346 minutos e descreveram **um paciente com necrose iatrogênica do conduto ileal, que foi revisado e possivelmente relacionado com uma experiência inicial com a abordagem intracorpórea. O aspecto chave durante a experiência inicial é a manutenção da orientação durante e ao término, não existindo oportunidade de corrigir a orientação após a remoção dos portais e recuperação do estoma.** Goh et al., (2012) em sua experiência inicial com sete condutos ileais relataram um tempo operatório médio de 450 minutos, que era consistente com a adaptação inicial da abordagem intracorpórea.

CURVA DE APRENDIZADO

Collins et al., (2014) avaliaram a curva de aprendizado das neobexigas intracorpóreas e concluíram que os tempos operatórios gerais e o risco de conversão reduziram de 30 para 10% após 10 procedimentos consecutivos. Uma redução nas complicações foi observada nas categorias precoce (70% a 30%) ($P < 0,05$) e tardia (50% a 0%) ($P = 0,011$) conforme os cirurgiões adquiriram experiência com a neobexiga intracorpórea. O efeito do mentor foi útil na redução do tempo cirúrgico geral e ajudou a evitar a conversão aberta durante a experiência inicial. A conversão da neobexiga intracorpórea para aberta foi associada com um aumento do tempo de internação.

INTERNAÇÃO HOSPITALAR

A literatura não demonstra evidência de redução significativa no tempo de internação hospitalar, exceto para a série da University of North Carolina que demonstrou uma menor estadia com média de 4,5 dias (Ptuthi et al., 2010.). No estudo comparativo da IRCC (Ahmed et al., 2014), o tempo médio de internação hospitalar foi marginalmente maior com a derivação urinária intracorpórea (9 dias *versus* 8 dias, $P = 0,86$).

COMPLICAÇÕES

É difícil atribuir todas as complicações publicadas à derivação urinária, já que os pacientes também se submeteram a cistectomia radical e dissecação de linfonodos, que apresenta morbidade associada e são responsáveis por uma boa parte das complicações verificadas. **As possíveis vantagens atribuídas em termos de redução da manipulação intestinal, menores perdas insensíveis e mínima necessidade para analgesia possivelmente podem ajudar a reduzir a significante morbidade desse procedimento.**

Com base na literatura (somente descrevendo séries de casos > 10), as complicações iniciais (30 dias) e tardias (90 dias) foram de 73% e 81%, respectivamente (Tabela 100-4). Complicações de alto grau foram observadas em até 37% e **sepse foi a causa mais comum dessas complicações.** O índice de reoperações após 30 dias chegou aos 17%; enquanto o índice de reinternações variou entre 22% e 60%.

RESULTADOS FUNCIONAIS

Os resultados funcionais mais significativos relacionados à neobexiga são o retorno da continência e da função sexual. Canda et al., (2012) avaliaram 23 pacientes submetidos a uma **neobexiga intracorpórea de Studer e concluíram que 61% eram totalmente continentes e 22% experimentavam uma leve incontinência diurna.** A função erétil, avaliada com base nos escores da International Index of Erectile Function, teve resultados ruins atribuídos ao acompanhamento limitado e libido reduzida. Goh et al., (2012), **após um acompanhamento de 3 meses, apresentaram um completo retorno da continência diurna em seis pacientes e somente um paciente necessitou da conversão para uma bolsa cutânea continente.** Tyritzis et al., (2013) demonstraram que 74% dos homens e 67% das mulheres estavam continentes (com uso de nenhum ou somente um forro por dia). Um total de 81% dos pacientes que foram submetidos a um procedimento de preservação nervosa eram potentes com ou sem medicamentos orais após 12 meses. Um total de 67% das mulheres permaneceu sexualmente ativa após a cirurgia.

DERIVAÇÃO INTRACORPÓREA *VERSUS* DERIVAÇÃO EXTRACORPÓREA

O IRCC comparou os resultados (935 pacientes) entre a derivação urinária intracorpórea (167 pacientes, incluindo 106 condutos ileais e 61 neobexigas) (18%) e a derivação urinária extracorpórea (Ahmed

TABELA 100-4 Comparações dos Resultados Clínicos após uma Derivação Urinária Intracorpórea Assistida por Robô

AUTOR (ANO)	TIPO/NÚMERO		COMPLICAÇÕES (%) (30 DIAS, 90 DIAS)	COMPLICAÇÃO MAIS COMUM	COMPLICAÇÃO DE ALTO GRAU (%)	REOPERAÇÕES (%) (30 DIAS)	REINTERNAÇÕES (%) (30 DIAS)	MORTALIDADE (%) (90 DIAS)
Azzouni et al., (2013)	Conduto ileal	100	NR, 81	Infecção	19	0	16	1
Goh et al., (2012)	Conduto ileal (7)/ Neobexiga (8)	15	73, 13	Infecção	13	0	60	0
Pruthi et al., (2010)	Conduto ileal (9)/ Neobexiga (3)	12	42, 17	-	8	17	17	0
Canda et al., (2012)	Conduto ileal (2)/ Neobexiga (25)	25	52, 28	Infecção	28	0	24	8
Tyritzis et al., (2013)	Neobexiga	70	48, 51	Infecção	37	4,5	NR	1,4
Ahmed et al., (2014)	Conduto ileal (106)/ Neobexiga (61)	167	35, 41	Infecção	18	8	12	1,6

et al., 2014). Apenas oito de 18 instituições haviam realizado a derivação urinária intracorpórea e em 55% desses oito centros a abordagem intracorpórea foi realizada em um volume inferior a 100 cistectomias radicais assistidas por robô a cada ano. Os tempos operatórios eram comparáveis, sugerindo que cirurgiões robóticos experientes estavam envolvidos em cirurgia robótica de reconstrução avançada. Um total de 35% das diversões intracorpóreas e 43% das diversões urinárias extracorpóreas apresentaram uma complicação durante os 30 dias após a cirurgia. **As taxas de reinternação, aos 30 dias (5% *vs.* 15%, P ≤ 0,0001) e aos 90 dias (12% *vs.* 19%, p = 0,011) foram menores no grupo intracorpóreo. As transfusões de sangue foram significativamente menores no grupo intracorpóreo (7% *vs.* 16%, P = 0,022). As complicações gastrointestinais relacionadas foram significativamente menores no grupo intracorpóreo** (10% *versus* 23%, P ≤ 0,001), suportando a ideia de que a mínima manipulação intestinal e a redução da exposição das alças intestinais, em comparação com a cirurgia aberta, podem ajudar na redução de complicações e, eventualmente, ajudar na recuperação precoce. No grupo intracorpóreo, a mortalidade para 90 dias foi inferior (1,6% *versus* 4,9%; P = 0,043), o que pode ser explicado com base na seleção do paciente e experiência do cirurgião robótico até que estudos randomizados demonstrem claramente uma diferença. **O número de pacientes que retorna à sala de cirurgia foi mais elevado no grupo intracorpóreo (8% *vs.* 6%, P = 0,421).**

> **PONTOS-CHAVE: RESULTADOS**
> - O tempo cirúrgico prolongado limitou a incorporação das diversões intracorpóreas.
> - É importante manter a orientação adequada da alça intestinal e do conduto durante e ao término do procedimento, já que não existe oportunidade para corrigir a orientação após a remoção dos portais e recuperação do estoma.
> - Mentoring é útil na redução do tempo operatório geral e conversões abertas durante a experiência inicial.
> - A sepse é a causa mais comum de complicações após uma derivação urinária intracorpórea.
> - O retorno da continência e o retorno da função sexual são os resultados funcionais mais significantes relacionados com a neobexiga intracorpórea.
> - Os índices de reinternação, transfusões sanguíneas e complicações gastrointestinais são significantemente menores no grupo intracorpóreo.
> - Os índices de reoperação são mais elevados no grupo intracorpóreo.

DIREÇÕES FUTURAS

Após a inclusão segura da CRRA e dissecação de linfonodos no nosso arsenal, a derivação urinária está sendo realizada em todo o mundo. Os maiores desafios técnicos da reconstrução pélvica com uso da laparoscopia convencional foram a sutura e a capacidade de manobrar em espaços estreitos. A profundidade de imagem com ampliação tridimensional e a capacidade do EndoWrist em ajudar na sutura intracorpórea com uso do robô cirúrgico tornaram possível a derivação intracorpórea de uma forma segura e sensível em relação ao tempo.

Pesquisas clínicas randomizadas são ideais para a segurança e para os resultados funcionais; entretanto, por enquanto elas são complementadas pelos resultados baseados em série de casos. Um lugar permanente para derivação urinária intracorpórea na cirurgia urológica dependerá não apenas de tempos operatórios ideais, mas também da redução da morbidade e de um retorno mais rápido da qualidade de vida. Esses parâmetros precisam ser devidamente mensurados e devem demonstrar aprimoramento em comparação com os padrões estabelecidos para a derivação urinária aberta.

REFERÊNCIAS

Para consultar a lista completa de referências, acesse www.expertconsult.com.

LEITURA SUGERIDA

Ahmed K, Khan SA, Hayn MH, et al. Analysis of intracorporeal compared with extracorporeal urinary diversion after robot-assisted radical cystectomy: results from the International Robotic Cystectomy Consortium. Eur Urol 2014;65:340-7.

Azzouni FS, Din R, Rehman S, et al. The first 100 consecutive, robot-assisted, intracorporeal ileal conduits: evolution of technique and 90-day outcomes. Eur Urol 2013;63:637-43.

Johar RS, Hayn MH, Stegemann AP, et al. Complications after robot-assisted radical cystectomy: results from the International Robotic Cystectomy Consortium. Eur Urol 2013;64:52-7.

Tyritzis SI, Hosseini A, Collins J, et al. Oncologic, functional, and complications outcomes of robot-assisted radical cystectomy with totally intracorporeal neobladder diversion. Eur Urol 2013;64:734-41.

101 Trauma do Trato Genital e Urinário Inferior

Allen F. Morey, MD, FACS e Lee C. Zhao, MD, MS

Lesões da Genitália Externa

Lesões na Bexiga

Lesões Uretrais

O trato urinário inferior pode sofrer lesões por meio de uma ampla variedade de mecanismos. Embora raramente fatal, o tratamento incorreto dessas lesões pode levar à considerável morbidade em longo prazo. Podemos alcançar melhores resultados pelo emprego de imagem apropriada, identificação do melhor momento e abordagem ideal para a intervenção.

Em uma situação grave, é importante diferenciarmos entre as hipóteses de quando a reconstrução imediata é apropriada, como na ruptura testicular e quando é melhor adiarmos a reconstrução, como na lesão uretral associada à fratura pélvica. A abordagem apropriada no momento da lesão também facilita a reconstrução tardia – colocação de um cateter suprapúbico de grande diâmetro na linha média para a lesão uretral tornar mais fácil a realização da uretroplastia posterior tardia.

O aperfeiçoamento e a disponibilidade maior de tecnologia têm feito a imagem mais útil no trauma do trato urinário inferior, permitindo um diagnóstico imediato e preciso da lesão. A compreensão da localização da lesão também permite que o cirurgião selecione as abordagens mais diretas ou minimamente invasivas para o reparo. A ultrassonografia é realizada rotineiramente para o trauma escrotal e está sendo utilizada mais amplamente para o diagnóstico de fratura peniana. Este tipo de fratura, localizada na superfície ventral dos corpos cavernoso e esponjoso, pode ser reparada por meio de incisão penoscrotal com excelente exposição. A cistografia por tomografia computadorizada (TC) de alta resolução pode localizar a ruptura da bexiga, tornando o reparo laparoscópico uma excelente opção. A uretrografia retrógrada pode diagnosticar a lesão da uretra por fratura pélvica e diferenciar entre as lesões cujo realinhamento primário é viável e aquelas em que a colocação de um cateter suprapúbico é a melhor alternativa.

LESÕES DA GENITÁLIA EXTERNA

Pênis

As lesões traumáticas da genitália não são comuns, em parte por causa da mobilidade do pênis e do escroto. A lesão traumática fálica contusa geralmente é uma preocupação somente com um pênis ereto, quando pode resultar na fratura da túnica albugínea. Em geral, a reconstrução cirúrgica imediata da maioria das lesões penianas leva a resultados cosméticos e funcionais adequados e aceitáveis.

Fratura

Etiologia. A fratura peniana é o rompimento da túnica albugínea com ruptura dos corpos cavernosos. Ocorre normalmente durante vigoroso intercurso sexual, quando o pênis rígido escorrega para fora da vagina e bate no períneo ou no osso púbico, produzindo uma lesão em curvatura.

A túnica albugínea é uma estrutura bilaminar (circular interna, longitudinal externa) composta de colágeno e elastina. A camada externa determina a resistência e a espessura da túnica, que varia em diferentes localizações ao longo do eixo do corpo peniano e é mais estreita ventrolateralmente (Hsu et al., 1994; Brock et al., 1997). A força de tensão da túnica albugínea é extraordinária, resistindo à ruptura até que a pressão intracavernosa ultrapasse 1.500 mmHg (Bitsch et al., 1990). Quando o pênis ereto se curva anormalmente, o aumento abrupto da pressão intracavernosa excede a força de tensão da túnica albugínea, o que geralmente resulta na ruptura transversa do eixo proximal.

Embora a fratura peniana seja relatada mais comumente no intercurso sexual, ela também é descrita na masturbação, quando o homem vira, quando dorme, sobre o pênis ereto (ereção noturna) ou cai sobre o pênis ereto e outros cenários (Al Ansari et al., 2013). A fratura peniana pode ocorrer com maior frequência em "situações estressantes" como o sexo extramarital (Kramer, 2011). No Oriente Médio, predominam as fraturas autoinfligidas, devido à prática do *taqaandan*, em que o pênis ereto é forçadamente curvado durante a masturbação ou como meio de detumescê-lo rapidamente (Zargooshi, 2009).

Mydlo (2001) relatou que 94% das fraturas na Filadélfia, Pensilvânia, foram resultado de intercurso sexual; Zargooshi (2009) descreveu que 76% das fraturas em Kermanshah, Irã como devidas à automanipulação. A ruptura da túnica albugínea geralmente é transversa e com 1 a 2 cm de comprimento (Asgari et al., 1996; Mydlo, 2001). A lesão geralmente é unilateral (corpo cavernoso), embora a ruptura tanto dos corpos cavernosos quanto do corpo esponjoso ocorra em 10% das lesões (Mydlo, 2001; El-Taher et al., 2004). As lesões dos corpos cavernosos e do corpo esponjoso estão mais comumente associadas à lesão uretral (Koifman et al., 2010). **Embora a ruptura possa ocorrer em qualquer lugar ao longo do eixo do corpo do pênis, a maioria das fraturas é distal ao ligamento suspensor. As lesões associadas ao coito geralmente são ventrais ou laterais** (Mydlo, 2001; Lee et al., 2007), no local em que **a túnica albugínea é mais fina** (Hsu et al., 1994).

Diagnóstico e Imagem. O diagnóstico da fratura peniana frequentemente é direto e pode ser feito seguramente pelo histórico e exame físico. Os pacientes geralmente descrevem um som de rachadura ou estalo conforme a túnica se rompe, seguido por dor, rápida detumescência e alteração da cor e edema do eixo do corpo peniano. Se a fáscia de Buck permanece intacta, o hematoma peniano fica contido entre a pele e a túnica, resultando na típica "deformidade em forma de berinjela". Se a fáscia de Buck é rompida, o hematoma pode se estender para o escroto, períneo e regiões suprapúbicas (Fig. 101-1, *disponível exclusivamente on-line em inglês no site www.expertconsult.com*). O falo, edemaciado e equimótico, geralmente desvia-se para o lado oposto da ruptura da túnica por causa do hematoma e do efeito em massa. A linha de fratura na túnica albugínea pode ser palpável. Por causa de receio e embaraço a apresentação do paciente ao serviço de emergência ou no consultório é, às vezes, significativamente adiada.

A incidência de lesão uretral é significativamente mais alta nos Estados Unidos e Europa (20%) do que na Ásia, Oriente Médio e região mediterrânea (3%), provavelmente devido à etiologia diferente – trauma intercurso *versus* lesão autoinfligida (Eke, 2002; Zargooshi, 2009; Jack et al., 2004; Derouiche et al., 2008). A maioria das lesões uretrais está associada a hematúria grave, sangue no meato uretral (Fig. 101-2, *disponível exclusivamente on-line em inglês no site www.expertconsult.com*) ou incapacidade miccional, embora

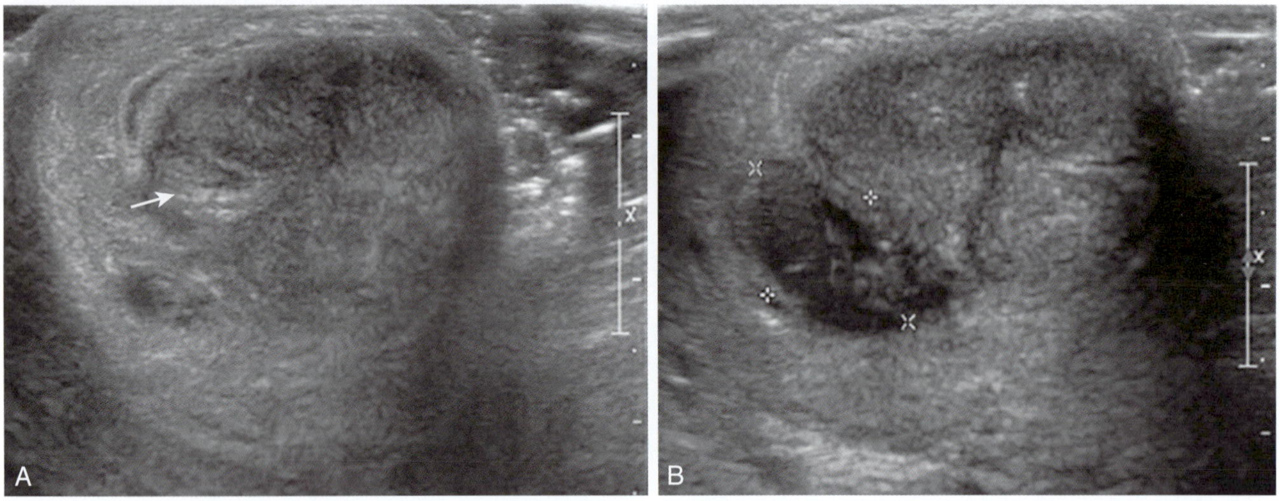

Figura 101-3. A, O exame de ultrassom mostra a túnica albugínea rompida (*seta*) em um paciente com suspeita de fratura peniana. B, Hematoma adjacente à ruptura da túnica.

a ausência desses achados não exclua definitivamente a lesão uretral (Tsang e Demby, 1992; Mydlo, 2001; Jack et al., 2004, Koifman et al., 2010). Dado que frequentemente ocorre a lesão uretral, a uretrografia pré-operatória deve ser considerada quando houver suspeita desta lesão. Entretanto, como a uretrografia pode ser demorada e inexata (Kamdar et al., 2008), geralmente realizamos rotineiramente a ureteroscopia flexiva intraoperatória, pouco antes da colocação do cateter no momento da exploração peniana quando há suspeita de lesão uretral.

O histórico típico e a apresentação clínica da fratura peniana geralmente tornam as imagens adjuntas desnecessárias. Entretanto, quando o histórico e o exame físico são ambíguos para a fratura peniana, a ultrassonografia pode estabelecer o diagnóstico (Koifman et al., 2010). A ultrassonografia (Fig. 101-3) tem se tornado o estudo por imagem preferido para avaliar a fratura peniana porque ela é rápida, facilmente disponível, não invasiva, barata e precisa. O ultrassom peniano é mais útil para a fratura quando o paciente, com ereção noturna, deita sobre o pênis ereto nos pacientes com baixa suspeita clínica ou para identificar a localização da ruptura, guiando a escolha da incisão (El-Assmy et al., 2011).

Foi relatado que o exame de ressonância magnética (RM) é um meio alternativo não invasivo e preciso para mostrar o rompimento da túnica albugínea (Fedel et al., 1996; Uder et al., 2002). Entretanto, por causa do alto custo, da disponibilidade limitada e do tempo necessário envolvidos, a RM não tem sido empregada amplamente na avaliação dos pacientes com sintomas e achados físicos sugestivos de fratura peniana. A cavernosografia é desencorajada na avaliação de suspeita de fratura peniana por ela ser demorada e desconhecida para a maioria dos neurologistas e radiologistas (Beysel et al., 2002; Morey et al., 2004).

A falsa fratura foi relatada em pacientes que se apresentaram com edema e equimose peniana e alguns até descrevem a clássica *snap-pop* ou rápida detumescência, normalmente associada à fratura (Feki et al., 2007). O exame físico pode não ser adequado para o diagnóstico definitivo de ruptura do corpo cavernoso nessas circunstâncias (Shah et al., 2003). A exploração cirúrgica (Fig. 101-4, *disponível exclusivamente on-line em inglês no site www.expertconsult.com*) ou a avaliação com RM deve der considerada (El--Assmy et al., 2010). Outra condição que pode parecer fratura peniana é a ruptura da artéria ou da veia dorsal do pênis durante o intercurso sexual (Armenakas et al., 2001; Bar-Yosef et al., 2007).

Tratamento. Múltiplas publicações contemporâneas recomendam que as suspeitas de fraturas penianas sejam imediatamente exploradas e reparadas cirurgicamente.

Por a maioria das fraturas penianas ocorrer ventral ou lateralmente, uma incisão penoscrotal vertical ventral geralmente é a preferida para a exposição direta da fratura (Fig. 101-5) (Mazaris et al., 2009). Alternativamente, as pequenas incisões laterais podem ser usadas para os hematomas localizados ou os defeitos palpáveis da túnica (El-Bahnasawy e Gomha, 2000; Nasser e Mostafa, 2008). A inci-

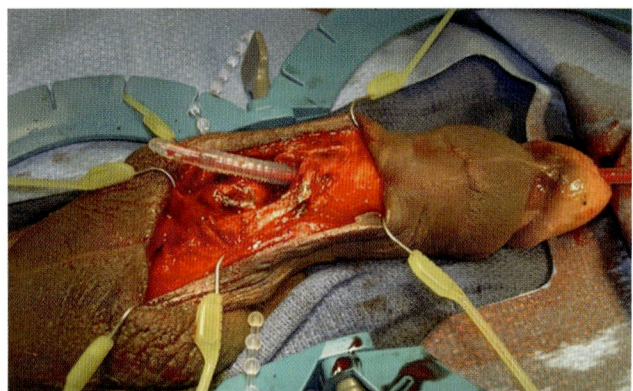

Figura 101-5. Exploração cirúrgica por meio de incisão ventral vertical mostrando excelente exposição do local da lesão da túnica e lesão uretral associada.

são de circuncisão distal pode ser apropriada quando a localização da fratura é incerta porque ela fornece exposição de todos os três compartimentos penianos. É recomendado o fechamento do defeito da túnica com suturas absorvíveis 2-0 ou 3-0 interrompidas; deve ser evitada a ligação vascular profunda dos corpos e o debridamento excessivo do tecido delicado erétil subjacente.

A indução de uma ereção artificial com soro fisiológico ou contraste colorido pode ajudar na localização da ruptura do corpo cavernoso e esponjoso (Shaeer, 2006). As lesões parciais da uretra devem ser suturadas com fios absorvíveis finos sobre um cateter uretral. As lesões uretrais completas devem ser debridadas, mobilizadas e reparadas de modo livre de tensão, sobre um cateter (Fig. 101-6). É recomendada a terapia com antibióticos de amplo espectro e 1 mês de abstinência sexual. Nos pacientes incircuncisos, a incisão de circuncisão distal pode colocar o prepúcio distal em risco de isquemia. Embora uma incisão ventral vertical seja preferida, se uma incisão de circuncisão distal for necessária, devemos considerar a realização de circuncisão limitada na conclusão do reparo.

Resultado e Complicações. A reconstrução cirúrgica resulta em recuperação mais rápida, morbidade diminuída, baixos índices de complicação e baixa incidência de curvatura peniana em longo prazo (Nicolaisen et al., 1983; Orvis e McAninch, 1989; Hinev, 2002; El--Taher et al., 2004; Muentener et al., 2004). Embora o reparo resulte em curvatura peniana em menos de 5% dos pacientes (El Atat et al., 2008), o tratamento conservador da fratura peniana foi associado à curvatura peniana em mais de 10% dos pacientes, a abscesso ou a

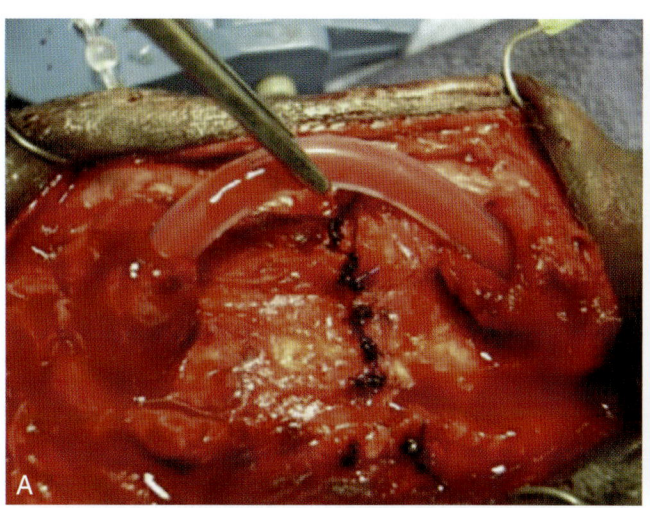
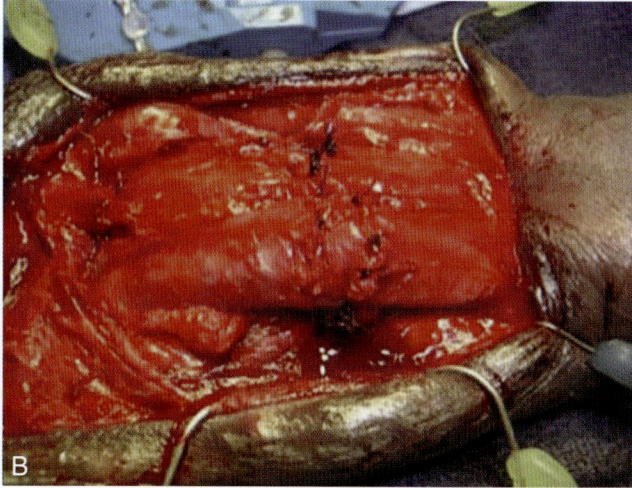

Figura 101-6. A, Uretra completamente seccionada, secundária à fratura peniana. O reparo da ruptura bilateral da túnica foi realizado previamente. **B,** Reparo anastomótico da uretra.

placas debilitantes em 25% a 30% e ao tempo de hospitalização e de recuperação significativamente mais longos (Meares, 1971; Nicolaisen et al., 1983; Kalash e Young, 1984; Orvis e McAninch, 1989). Zargooshi (2009) relatou, em uma série cirúrgica de 352 pacientes, que o tratamento cirúrgico das fraturas penianas resultou em função erétil em quase todos os pacientes. **Embora a cirurgia seja melhor do que os tratamentos conservadores, o adiamento da cirurgia em até 7 dias depois do momento da lesão não afeta negativamente os resultados do reparo** (El-Assmy et al., 2011; Kozacioglu et al., 2011).

Lesões por Arma de Fogo e as Lesões Penetrantes

Ferimentos por Arma de Fogo. A maioria das feridas penetrantes na genitália é devida a arma de fogo (Mohr et al., 2003; Phonsombat et al., 2008; Bjurlin et al., 2013) e a maior parte dessas lesões requer exploração cirúrgica. **Os princípios do tratamento incluem a exploração imediata, irrigação abundante, excisão do material estranho, profilaxia antibiótica e o fechamento da cirurgia.** As lesões por arma de fogo no falo raramente são ferimentos isolados – quase todas as vítimas têm lesões significativas associadas, incluindo lesões abdominais, pélvicas, das extremidades inferiores, vasculares ou geniturinárias adicionais (Bandi e Santucci, 2004; Kunkle et al., 2008; Najibi et al., 2010). Podemos esperar resultados estéticos e funcionais excelentes com a reconstrução imediata (Gomez et al., 1993; Cavalcanti et al., 2006). Podemos usar uma ereção artificial para garantirmos a linearidade peniana e as técnicas de plicatura para corrigir qualquer curvatura resultante do fechamento de uma grande lesão do corpo cavernoso e esponjoso (Kunkle et al., 2008).

As lesões uretrais foram relatadas em 15% a 50% dos ferimentos penianos por arma de fogo (Miles et al., 1990; Goldman et al., 1996; Mohr et al., 2003; Cinman et al., 2013). **Devemos considerar fortemente a uretrografia retrógrada em qualquer paciente com lesão penetrante no pênis, principalmente com lesões de projétil de alta velocidade, sangue no meato uretral ou dificuldade de micção e quando a trajetória da bala foi perto da uretra** (Goldman et al., 1996; Mohr et al., 2003; Bandi e Santucci, 2004; Phonsombat et al., 2008; Cerwinka e Block, 2009). Alternativamente, podemos identificar o local da lesão e a adequação do fechamento com uma injeção uretral retrógrada intraopertória de azul de metileno ou de índigo-carmim. Se um cateter já foi colocado, a injeção pericateter pode ajudar a verificar a integridade uretral.

As lesões uretrais resultantes de trauma penetrante devem ser fechadas primariamente pelo uso dos princípios padrões de uretroplastia sempre que possível – foram relatados resultados excelentes (Miles et al., 1990; Bandi e Santucci, 2004). Os pacientes com lesão uretral e dano tecidual extenso por armas de alta velocidade ou detonação de espingarda muito perto podem necessitar reparo em etapas e desvio urinário suprapúbico (Bandi e Santucci, 2004), especialmente as lesões localizadas na uretra peniana (Cavalcanti et al., 2006).

Mordida de Animal e Humana. A morbidade das mordidas de animais está diretamente relacionada à severidade do ferimento inicial. A maioria das vítimas é menino e as mordidas de cachorro são a lesão mais comum (Gomes et al., 2001; Van der Horst et al., 2004). As complicações infecciosas não são comuns por causa de o tratamento ser procurado logo. **O tratamento inicial das mordidas de cachorro inclui a irrigação abundante, o debridamento e o fechamento primário imediato, juntamente com uso profilático de antibiótico de amplo espectro** (Wolf et al., 1993; Cummings e Boullier, 2000; Bertozzi et al., 2009). A imunização contra tétano e a antirrábica deve ser usada, se apropriado. Por causa do risco de infecção polimicrobiana e da suscetibilidade antimicrobiana dos organismos típicos, as escolhas empíricas da terapia antimicrobiana recomendadas incluem um antibiótico β-lactâmico com inibidor de β-lactamase (p. ex.., amoxicilina + ácido clavulânico), cefalosporina de segunda geração com eficácia anaeróbica (p. ex., cefoxitina, cefotetano) ou clindamicina com fluoroquinolona (Talan et al., 1999).

As mordidas de humanos produzem feridas contaminadas que geralmente não devem ser fechadas primariamente. A maioria dos indivíduos com lesões por mordida humana procura o atendimento médico depois de adiamento substancial e são mais prováveis de se apresentarem com infecção grave. A administração antibiótica empírica é garantida com amoxicilina/ácido clavulânico ou moxifloxacino (Talan et al., 2003).

Amputação

A amputação traumática do pênis, embora rara, geralmente é o resultado de automutilação genital. A psicose está presente em 65% a 87% dos pacientes que realizam a automutilação genital (Greilsheimer e Groves, 1979; Aboseif et al., 1993; Romilly e Isaac, 1996). Devemos solicitar uma consulta psiquiátrica em todos os casos.

A reconstrução da uretra e a reanastomose dos corpos cavernosos e do corpo esponjoso, com o reparo microcirúrgico dos vasos e nervos dorsais penianos alcançam bons resultados. Devemos transferir os pacientes para instalações com capacidade microcirúrgica; entretanto, se tal instalação está indisponível, podemos realizar a anastomose macroscópica da uretra e dos corpos cavernosos e do esponjoso com bons resultados de ereção, porém com potencial de comprometimento da sensação e perda de pele. (Bhanganada et al., 1983; Razzaghi et al., 2009). Devemos usar todas as tentativas para localizar, limpar e preservar a porção cortada com a técnica de "bolsa dupla". A parte decepada do pênis deve ser lavada com soro fisiológico, envolvida em gaze embebida em soro fisiológico e fechada em bolsa plástica esterilizada e esta deve ser colocada dentro de outra bolsa com gelo ou raspa de gelo (Jezior et al., 2001). **A lesão hipotérmica do segmento amputado pode ocorrer se ele estiver em contato direto com o gelo por um período prolongado.** É possível a reimplantação com sucesso depois de 16 horas de isquemia fria ou 6 horas de isquemia aquecida (Lowe et al., 1991). Se a parte cortada estiver indisponível, devemos fazer o fechamento do corpo cavernoso e esponjoso restantes no coto peniano e a espatulação de novo meato uretral, similar ao procedimento de penectomia parcial por doença maligna.

A reconstrução microvascular das artérias, veias e nervos dorsais é o método preferido de reparo para um pênis amputado. A função erétil adequada é possível com reanastomose microvascular e reimplantação macroscópica, com mais de 50% dos homens capazes de alcançar ereção com ambas as técnicas (Bhanganada et al., 1983; Lowe et al., 1991; Aboseif et al., 1993). Entretanto, as complicações, como a estenose uretral, perda de pele e anormalidade sensorial são menos comuns com o reparo microvascular (Jezior et al., 2001).

A sensação peniana normal retorna em até 10% dos pacientes depois da implantação microscópica (Bhanganada et al., 1983; Lowe et al., 1991), enquanto a sensação está presente em mais de 80% dos pacientes (Jordan e Gilbert, 1989; Lowe et al., 1991; Jezior et al., 2001). A necrose da pele peniana, às vezes completa, geralmente é um problema difícil, embora seja menos comum com o reparo microcirúrgico. Isto acontece porque o suprimento sanguíneo da pele é independente dos corpos cavernosos e do esponjoso e porque sem o reparo das estruturas vasculares superficiais a pele peniana é essencialmente um enxerto livre (Jezior et al., 2001). Os enxertos de pele de espessura dividida são aplicados quando a pele nativa se torna necrótica (Ozturk et al., 2009). Uma estratégia alternativa é desnudar o falo de toda a pele e sepultá-la no escroto, deixando a glande exposta, seguida pela separação das estruturas depois de 2 meses (Bhanganada et al., 1983; Jordan e Gilbert, 1989). Técnicas adjuntas depois da implantação peniana incluem o uso de oxigênio hiperbárico para promover a cicatrização (Landström et al., 2004; Zhong et al., 2007) ou sanguessugas médicas sobre o pênis depois da macroreimplantação, para aumentar o fluxo venoso e diminuir o edema (Mineo et al., 2004).

> **PONTOS-CHAVE: PASSO A PASSO DA ABORDAGEM DE REINSERÇÃO PENIANA**
>
> - Cistotomia suprapúbica
> - Fechamento da túnica albugínea com fio de sutura 3-0 absorvível
> - Fechamento das duas camadas da uretra sobre um cateter com fio de sutura absorvível fino
> - Dissecção mínima ao longo do feixe neurovascular para identificar vasos e nervos cortados
> - Anastomose microscópica da artéria dorsal com fio de náilon 11-0
> - Reparo microscópico da veia dorsal com fio de náilon 9-0
> - Reparo epineural microscópico do nervo dorsal com fio de náilon 10-0
> - Cobertura com pele

Lesões por Zíper

As lesões por causa de zíper no pênis ocorrem mais frequentemente nos meninos impacientes ou homens embriagados. Múltiplas manobras estão disponíveis para libertar a pele presa e remover o zíper. Depois de bloqueio peniano, o cursor do zíper e a pele adjacente podem ser lubrificados com óleo mineral, seguido por uma tentativa de abrir o zíper e soltar a pele (Kanegaye e Schonfeld, 1993; Mydlo, 2000). O tecido da roupa conectada ao zíper pode ser incisado com cortes perpendiculares entre cada dente do zíper para liberar o cadarço lateral do zíper, permitindo que o dispositivo desintegre-se e libere a pele presa (Oosterlinck, 1981). Um cortador de osso ou ferramenta similar pode ser usado para cortar a barra mediana (conexão em forma de diamante) do cursor. Esta manobra permite a separação do terminal superior e inferior do cursor e o zíper inteiro se desintegra (Flowerdew et al., 1977; Saraf e Rabinowitz, 1982). Uma chave de fenda também pode ser colocada entre o terminal superior e inferior do cursor e uma ação de torção separá-los da barra mediana e abrir o zíper (Raveenthiran, 2007).

Outra técnica envolve cortar o terminal anterior com um cortador de arame (Maurice e Cherullo, 2013). Algumas crianças podem necessitar mais do que anestesia local ou sedação; a circuncisão ou uma excisão elíptica da pele pode ser realizada no centro cirúrgico sob anestesia (Yip et al., 1989; Mydlo, 2000).

Lesões por Estrangulamento

Lesões acidentais com fio, cabelo ou elástico ocorrem em crianças, mas precisamos considerar o abuso infantil em tais casos. Qualquer criança com edema, eritema peniano ou dificuldade para urinar, sem explicação plausível deve ser examinada cuidadosamente para um estrangulamento ocultado, com cabelo ou barbante. Os adultos podem colocar objetos ao redor do corpo peniano como meio de prazer sexual ou para prolongar a ereção. O dispositivo de constrição pode reduzir o fluxo sanguíneo, causar edema e induzir à isquemia; a gangrena e a lesão uretral podem se desenvolver em uma fase tardia. O tratamento de emergência requer a descompressão do pênis constrito, para permitir o fluxo sanguíneo e a micção. Dependendo do dispositivo constritor, significativa desenvoltura pode ser requerida do médico.

O barbante, o cabelo e os elásticos podem ser cortados. As tentativas iniciais de remover um dispositivo constritor sólido, causando estrangulamento peniano, envolvem a lubrificação do corpo peniano e do corpo estranho e a tentativa direta de remoção. O edema distal ao estrangulamento frequentemente torna a remoção difícil. Um torniquete de barbante ou de elástico pode ser envolvido ao redor do eixo distal para diminuir o edema e melhorar a probabilidade de remoção do dispositivo com lubrificação. Se o objeto constritor não puder ser cortado ou removido, devemos considerar a técnica do barbante (Browning e Reed, 1969; Vahasarja et al., 1993; Noh et al., 2004). Uma sutura de seda, grossa ou fita umbilical é passada proximalmente sob o objeto de estrangulação e enrolada firmemente ao redor do pênis distalmente na direção da glande. A marca da sutura ou fita proximal ao anel é aproveitada; desenrolando a sutura a partir do final proximal empurrando o objeto distalmente. A perfuração da glande com uma agulha ou lâmina permite o escape do sangue escuro retido e melhora a chance de remover o objeto com o método do barbante (Browning e Reed, 1969; Noh et al., 2004).

Os dispositivos constritores plásticos podem ser cortados com um bisturi ou uma serra oscilatória (Pannek e Martin, 2003), mas os objetos metálicos apresentam desafio de maior dificuldade. O equipamento hospitalar disponível imediatamente (cortador de anel, alicate, brocas dentárias, ferramentas rotatórias disponíveis comercialmente, brocas operatórias ortopédicas e neurocirúrgicas) pode ser inadequado para cortar itens de ferro ou aço. Foi relatado o uso de brocas industriais, serras de aço, arco de serra, serrote e brocas elétricas de alta velocidade (Perabo et al., 2002; Santucci et al., 2004). Ocasionalmente, o equipamento do serviço médico de emergência e do corpo de bombeiros pode ser necessário para cortar os anéis de ferro e aço. O falo deve ser protegido contra a lesão térmica, faíscas e da lâmina de corte pelo uso dos abaixadores de língua, esponjas ou retratores maleáveis; podemos usar a irrigação contínua com soro fisiológico para refrigeração. Tais empreendimentos elaborados são feitos melhor na sala cirúrgica, sob anestesia. Se a descompressão é tardia e o paciente está distendido e incapaz de urinar, deve ser colocado um cateter suprapúbico. Os resultados geralmente são bons apenas com a remoção do dispositivo, embora o cirurgião deva estar preparado para considerar técnicas reconstrutivas como o enxerto de pele, se o estrangulamento causar necrose na pele (Ivanovski et al., 2007).

Testículo

Etiologia. Embora o testículo seja relativamente protegido pela mobilidade do escroto, a contração reflexiva do músculo cremastérico e a resistente túnica albugínea fibrosa, a lesão contusa (geralmente o resultado de agressão, eventos esportivos e acidentes de veículo motorizado) podem resultar na ruptura da túnica albugínea, contusão, hematoma, deslocamento ou torção dos testículos. A lesão testicular resulta de trauma contuso em aproximadamente 75% dos casos (McAninch et al., 1984; Cass e Luxenberg, 1991), enquanto as lesões penetrantes secundárias à arma de fogo, explosão ou empalamento respondem pelo restante dos casos.

Embora somente 1,5% das lesões contusas do testículo envolvam ambas as gônadas, cerca de 30% dos traumas penetrantes escrotais resultam em lesão bilateral (Cass e Luxenberg, 1988, 1991). Similar às lesões penetrantes uretrais, o trauma penetrante escrotal (aproximadamente 80%) geralmente envolve as estruturas vizinhas, incluindo a coxa, o pênis, o períneo, a bexiga, ou os vasos femurais (Gomez et al., 1993; Cline et al., 1998; Simhan et al., 2012). Nos conflitos militares contemporâneos, os ferimentos genitais respondem por uma porcentagem maior das lesões urológicas por causa das armas explosivas poderosas envolvidas e da ausência de equipamento de proteção sobre a genitália (Thompson et al., 1998; Waxman et al., 2009). As lesões por explosão estão normalmente associadas à extensa perda da pele escrotal, lesões de múltiplos projéteis em ambos os testículos e concomitante destruição extensa das extremidades inferiores e abdome.

Diagnóstico. A ruptura do testículo precisa ser considerada em todos os casos de trauma escrotal por explosão. A maioria dos pacientes queixa-se de dor escrotal intensa e náusea. **Edema e equimose são variáveis e o grau do hematoma pode não se correlacionar com a severidade da lesão testicular; a ausência não exclui inteiramente a ruptura testicular e a contusão sem fratura pode se manifestar como sangramento significativo.** A hemorragia escrotal e a hematocele juntamente com sensibilidade à palpação geralmente limitam um exame físico completo. A lesão uretral concomitante deve ser suspeita e avaliada quando o exame revela sangue no meato uretral ou se o mecanismo da lesão ou hematuria sugere essa possibilidade. As lesões penetrantes recomendam exame cuidadoso das estruturas adjacentes, especialmente os vasos femurais.

A ultrassonografia pode ser útil na avaliação da integridade e da vascularização do testículo em casos ambíguos. Ela é rápida, facilmente disponível e não invasiva. Por ela poder ser dependente de um operador, estudos falso-positivos e falso-negativos variam de 56% a 94% (Fournier et al., 1989; Corrales et al., 1993; Herbener, 1996; Dreitlein et al., 2001). **Os achados no ultrassom sugestivos de fratura testicular incluem padrão heterogêneo do parênquema testicular e ruptura da túnica albugínea (Fig. 101-7)** (Micallef et al., 2001; Buckley e McAninch, 2006). **Embora a ultrassonografia possa auxiliar na detecção da fratura ou de hematoma testicular** (Guichard et al., 2008), **um ultrassom normal ou ambíguo não deve atrasar a exploração cirúrgica quando o exame físico sugere dano testicular; o diagnóstico definitivo geralmente é feito na sala de cirurgia.** Embora a RM possa demonstrar efetivamente a integridade testicular, seu uso generalizado não é a norma por ser cara, de disponibilidade limitada e potencial atraso no cuidado cirúrgico definitivo do paciente (Serra et al., 1998; Muglia et al., 2002; Kim et al., 2009).

O diagnóstico diferencial da fratura testicular inclui a hematocele sem ruptura, a torção do testículo ou um apêndice, hidrocele reativa, hematoma do epidídimo ou do cordão espermático e hematoma intratesticular. Um testículo não palpável em um paciente com traumatismo deve levantar a possibilidade de deslocamento externo do escroto. Isto geralmente ocorre depois de acidente com motocicleta, quando forças extremas sobre o escroto expelem o testículo para dentro dos tecidos adjacentes, como a região inguinal superficial (50%) ou para o púbis, pelve, abdome ou períneo (Schwartz e Faerber, 1994; Bromberg et al., 2003). Foi relatado o deslocamento bilateral depois de trauma (Bromberg et al., 2003; O'Brien et al., 2004). Indicamos a redução manual ou cirúrgica do testículo deslocado. Por fim acredita-se que, aproximadamente 5% das torções do cordão espermático são precipitados por traumatismo; a torsão deve ser considerada em todos os casos de dor escrotal significatica, sem sinais ou sintomas de trauma escrotal maior (Elsaharty et al., 1984; Manson, 1989; Lrhorfi et al., 2002).

Tratamento. **A exploração e o reparo precoces da lesão testicular estão associados ao aumento da recuperação testicular, à redução do tempo de convalescência e de incapacidade, ao retorno mais rápido às atividades normais e à preservação da fertilidade e da função hormonal** (Kukadia et al., 1996). As lesões escrotais menores, sem dano testicular, podem ser controladas com gelo, elevação, analgésicos, irrigação e o fechamento em algumas circunstâncias.

Os objetivos da exploração cirúrgica e do reparo são a recuperação testicular, prevenção de infecção, controle do sangramento e a redução do tempo de convalescência. Preferimos a incisão escrotal transversa na maioria dos casos. **A túnica albugínea deve ser fechada com pequenas suturas absorvíveis depois da remoção dos túbulos seminíferos necróticos e extrudidos.** Mesmo os pequenos defeitos na túnica albugínea devem ser fechados, porque a progressão do edema e a pressão intratesticular podem continuar a extruir os túbulos seminíferos. Devemos realizar toda tentativa para a recuperação do testículo; a perda do tecido da cápsula pode requerer remoção do parênquima adicional para permitir o fechamento da túnica albugínea remanescente. Podemos usar um retalho ou enxerto da túnica vaginal para cobrir um grande defeito na túnica albugínea (Fig. 101-8); os enxertos sintéticos não são recomendados para esse propósito (Ferguson e Brandes, 2007). Devemos explorar e drenar os hematomas intratesticulares significativos, mesmo na ausência de ruptura testicular, para prevenirmos pressão progressiva, necrose, atrofia, exploração tardia (40%) e orquiectomia (15%) (Cass e Luxenberg, 1988). As hematoceles significativas também devem ser exploradas, independentemente do estudo de imagem, porque até 80% são causadas por ruptura testicular (Vaccaro et al., 1986; Buckley e McAninch, 2006).

Devemos explorar cirurgicamente as lesões escrotais penetrantes para verificar se há lesão vascular e de vaso deferencial; os mesmos princípios de recuperação, hemostasia e reconstrução se aplicam como em um trauma contuso. O canal deferente é lesionado em 7% a 9% dos ferimentos escrotais por arma de fogo (Gomez et al., 1993; Brandes et al., 1995). Devemos ligar o ducto deferente lesionado com sutura não absorvível e realizar a reconstrução tardia, se necessária. Aproximadamente 30% dos ferimentos por arma de fogo lesionam ambos os testículos e devemos considerar a exploração do testículo contralateral, dependendo dos achados do exame físico e do trajeto do projétil.

Resultado e Complicações. O manejo não operatório da ruptura testicular frequentemente é complicado por infecção, atrofia, necrose, dor crônica intratável e orquiectomia tardia. **Os índices de recuperação testicular excedem 90% com exploração e reparo em até 3 dias da lesão** (Del Villar et al., 1973; Schuster, 1982; Fournier et al., 1989; Cass e Luxenberg, 1991) *versus* **os índices de orquiectomia três a oito vezes maiores com tratamento conservador e cirurgia tardia** (Cass e Luxenberg, 1991). Os índices de recuperação testicular com o tratamento conservador são de 33%, com os índices de orquiectomia tardia entre 21% e 55% (Schuster, 1982; Cass e Luxenberg, 1991; McAleer e Kaplan, 1995). Aproximadamente 45% dos pacientes inicialmente tratados conservadoramente, por fim são submetidos à exploração cirúrgica por causa de dor, infecção e hematoma persistente (Del Villar et al., 1973; Cass e Luxenberg, 1991). A convalescência e o tempo de retorno às atividades normais são significativamente reduzidos depois do reparo cirúrgico precoce.

Em contraste com a ruptura contusa do testículo, para a qual os índices de recuperação são muito altos, o trauma testicular penetrante tem sido historicamente associado à recuperação da gônada somente em 32% a 65% dos casos (Bickel et al., 1990; Gomez et al., 1993; Brandes et al., 1995; Cline et al., 1998). Índices de recuperação melhores do que 75% foram relatados em combates civis (Phonsombat et al.,

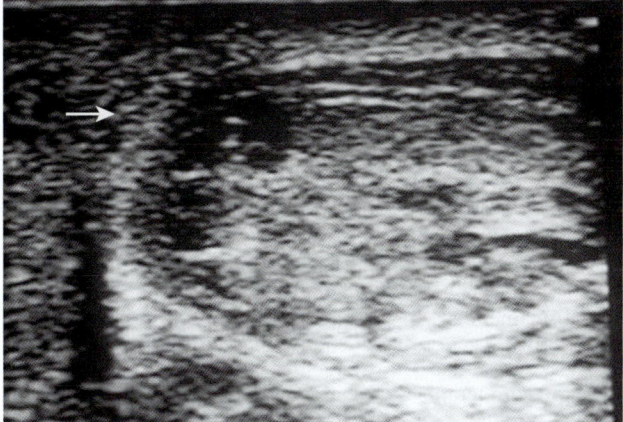

Figura 101-7. Exame de ultrassom mostra área intratesticular hipoecóica (*seta*) consistente com a ruptura do testículo por trauma contuso. A exploração do escroto revelou grande hematocele e túbulos seminíferos expostos.

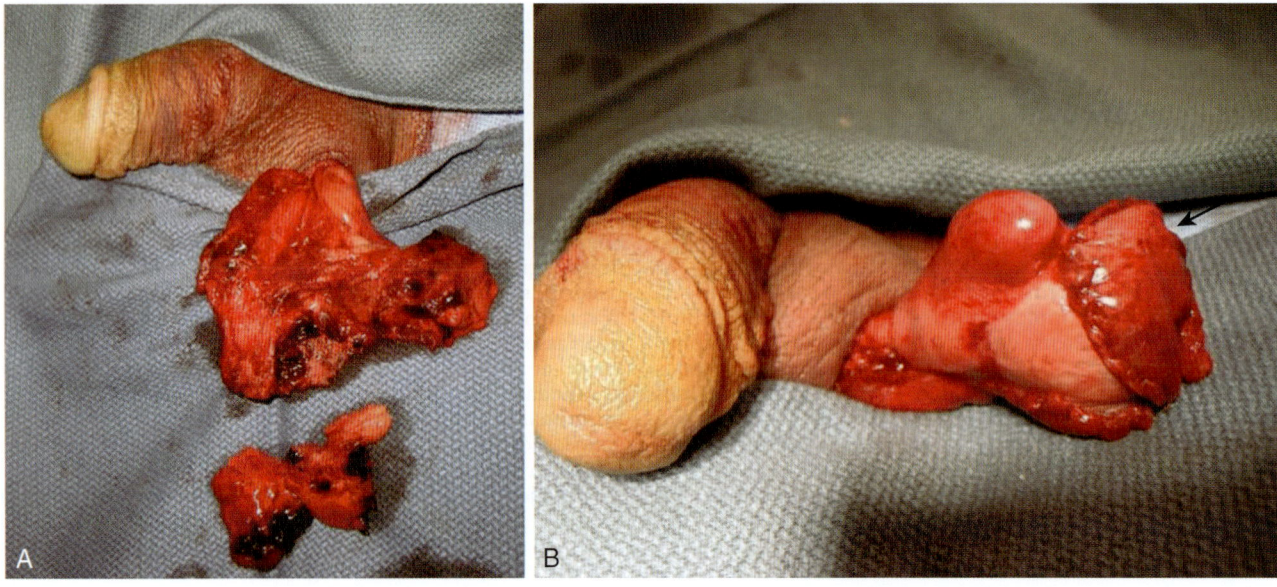

Figura 101-8. A, Ruptura do testículo depois de trauma contuso. B, Testículo reconstruído depois do debridamento e fechamento. A *seta* indica a colocação de enxerto vaginal na túnica.

2008; Simhan et al., 2012; Bjurlin, 2013) e séries de combates mais recentes (Waxman et al., 2009). A maioria dos pacientes cirúrgicos tem adequada preservação da função hormonal e fertilidade (Kukadia et al., 1996). A produção de esperma foi documentada nos homens com ruptura de testículo e lesões penetrantes bilaterais reparadas adequadamente (Pohl et al., 1968; Brandes et al., 1995).

Os urologistas podem ser consultados para opinião e diretriz em relação aos meninos com um testículo que jogam esporte de contato. As lesões testiculares são extremamente raras em meninos envolvidos em esporte de contato e atividades de recreação individual ou em grupo (McAleer et al., 2002; Wan et al., 2003a, 2003b). Os pais devem ser aconselhados apropriadamente e devemos recomendar um dispositivo protetor. A American Academy of Pediatrics Committee on Sports Medicine and Fitness recomenda que consideremos muitos fatores em relação à permissão de uma criança com apenas um testículo praticar esportes, a recomendação deles foi um olhar desqualificado nessa circunstância (Committee on Sports Medicine and Fitness, 2001).

Perda da Pele Genital

Etiologia. A grangrena necrozante secundária à infecção polimicrobiana na área genital ou gangrena de Fournier é a causa mais comum de extensa perda de pele genital (McAninch et al., 1984). A perda da pele é iatrogênica, causada pela necessidade de debridamento excessivo da pele genital necrótica quando o paciente é visto inicialmente.

A perda da pele peniana pode resultar da tração por dispositivo mecânico, como maquinário de fazenda ou industrial ou por aparelhos de sucção, como aspiradores de pó. Por o tecido peniano superficial ser um tecido areolar frouxo, ele sempre é arrancado, sem dano às estruturas subjacentes. A significativa perda da pele escrotal resultante de trauma penetrante é rara, mas tem sido vista recentemente em lesões por explosão em campo de batalha (Fig. 101-9).

A queimadura peniana, embora rara, geralmente é uma queimadura de espessura total porque a pele peniana é muito fina (Horton e Dean, 1990). Faixas constrictoras colocadas sobre o pênis podem resultar em significativa perda da pele, embora a lesão mais comum envolva a necrose por pressão direta sob a faixa, que geralmente cicatriza bem apenas com a remoção do dispositivo.

Diagnóstico e Tratamento Inicial. Embora tanto a celulite quanto a gangrena de Fournier estejam comumente associadas a edema e eritema genital significativos, a isquemia da pele é a característica desse tipo de gangrena. O achado de perda da rugosidade escrotal é altamente sugestivo de necrose tecidual. A ultrassonografia escrotal (Kane et al., 1996; Morrison et al., 2005) e a TC podem revelar ar subcutâneo, um indicador útil da infecção necrozante (Fig. 101-10).

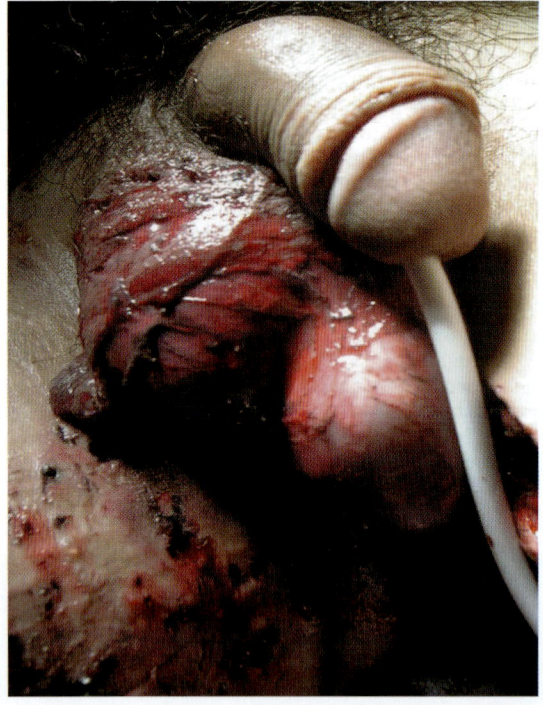

Figura 101-9. Perda extensa de pele do escroto por lesão por explosão. Note as inúmeras lesões concomitantes por estilhaços na coxa.

Na maioria dos casos de gangrena de Fournier, são necessários múltiplos debridamentos da pele isquêmica ou claramente necrótica durante um período de vários dias até que a infecção ativa esteja controlada. As feridas são tratadas com frequentes mudanças do curativo úmido por seco ou com terapia de fechamento auxiliada a vácuo (Czymek et al., 2009) até que a cobertura primária seja planejada. É obrigatória inspeção, ao menos diária, pela equipe cirúrgica. **Devemos fortemente considerar o desvio urinário suprapúbico para as lesões extensas, para simplificar o cuidado com a ferida e prevenir complicações uretrais relacionadas à cateterização prolongada.** O tratamento com oxigênio hiperbárico tem sido defendido como medida adjunta para promover a cicatrização da ferida, embora não recomendemos isto

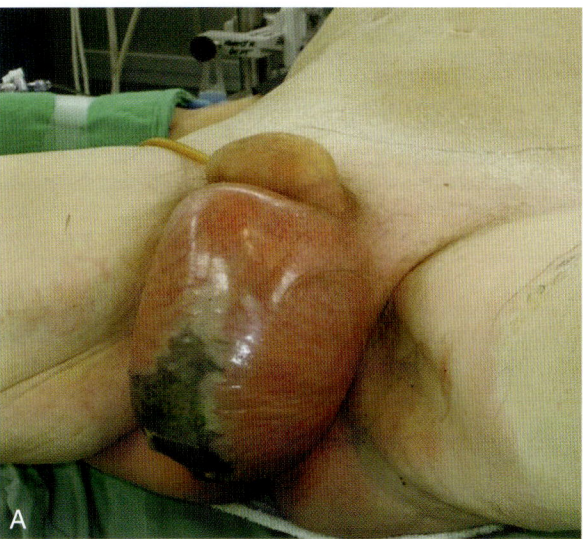
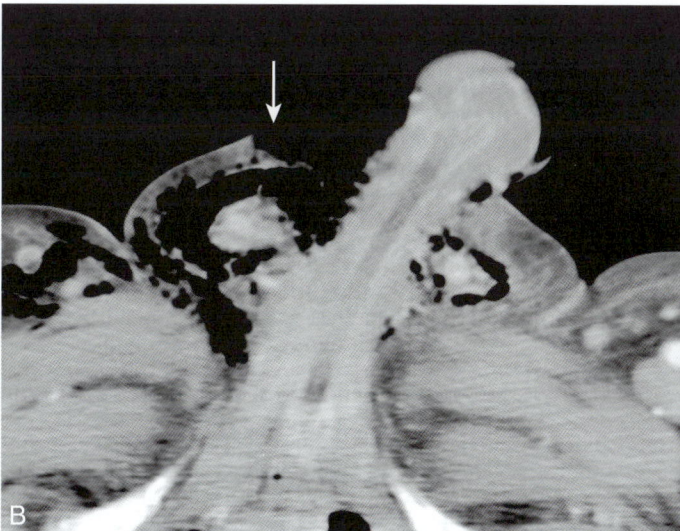

Figura 101-10. A, Grande escroto eritematoso com necrose central sugestiva de infecção necrozante. B, O exame de tomografia computadorizada revela ar subcutâneo no escroto (seta), secundário à grangrena de Fournier.

devido ao considerável aumento financeiro e à complexidade logística sem benefício comprovado (Mindrup et al., 2005).

As queimaduras genitais são, na maioria das vezes, tratadas de forma similar às outras queimaduras, com ressecção precoce das escaras queimadas e cobertura com enxerto de pele com espessura dividida, quando possível. Podemos tratar a perda da espessura parcial da pele ou queimadura genital com creme de sulfadiazina de prata. Para as queimaduras penianas elétricas profundas, uma abordagem conservadora é garantida porque o resultado final geralmente é autopenectomia e/ou a morte, como resultado de lesões concorrentes extensas (Medendorp et al., 2007).

Reconstrução Peniana

Em determinados pacientes incircuncisos, a mobilização de prepúcio redundante pode permitir o fechamento primário da perda da pele peniana do meio para distal (Horton e Dean, 1990). Podemos usar a rotação dos retalhos escrotais para os defeitos mais proximais, se a perda da pele for limitada; mas a natureza de pele escrotal com pelo arrisca resultado estético inaceitável (Zhao et al., 2009). Os retalhos locais, como do abdome e coxa, também podem ser usados, mas são esteticamente inferiores aos enxertos de pele de espessura dividida. Devemos evitar a cobertura com a pele avulsionada, porque geralmente ela se torna necrótica.

Os enxertos de pele de espessura parcial, espessos (0,30mm a 0,38mm), laminados (McAninch et al., 1984) **são preferidos para a reconstrução peniana.** Os enxertos em malha podem ser usados, mas têm a tendência de contrair e são esteticamente inferiores aos enxertos laminados. Os enxertos geralmente são coletados a partir da parte anterior da coxa com um dermátomo pneumático. **Se os enxertos forem usados, é preciso tomar cuidado para remover qualquer pele subcoronal remanescente depois do debridamento. A obstrução linfática desse prepúcio distal, se ele não está excisado, resulta em linfedema circunferencial** (McDougal, 2003). Podemor alcançar a estabilização do enxerto no período pós-operatório imediato com técnica de prender um curativo sobre o enxerto (*tie-over-bolster*) ou com curativo circunferencial a vácuo (Weinfeld et al., 2005; Senchenkov et al., 2006). Os enxertos de pele colocados sobre o corpo peniano nunca ganham sensação normal novamente (Horton e Dean, 1990), embora a função sexual frequentemente seja preservada por causa da sensação intacta na glande.

Reconstrução Escrotal

Até 50% dos defeitos de perda da pele escrotal frequentemente podem ser fechados diretamente. Para as lesões extensas, o testículo pode ser colocado em bolsas na coxa, tratados com curatidos úmidos, ou colocados sob curativos de pressão a vácuo até a reconstrução (Cummings e Boullier, 2000; Gomes et al., 2001; Cuccia et al., 2009). **As bolsas na coxa não são recomendadas inicialmente, até que a infecção esteja estabilizada, porque pode ocorrer a transmissão de processo infeccioso nos tecidos não envolvidos.** Durante a reconstrução escrotal, os retalhos locais de pele devem ser mobilizados inicialmente para cobrirem o máximo possível do defeito tecidual (Fig. 101-11, *disponível exclusivamente on-line em inglês no site www.expertconsult.com*). Podemos empregar os enxertos de pele entrelaçados, de espessura parcial para a reconstrução remanescente. Além de fornecer um resultado estético excelente, o enxerto em malha permite que o exsudato escape dos interstícios, melhorando o resultado. O cordão espermático e os testículos são suturados juntos em múltiplas áreas do enxerto para prevenir um neoescroto bífido (Tan et al., 2011). O neoescroto pode parecer rígido de uma maneira não natural inicialmente, mas depois de 6 a 12 meses o testículo eventualmente ocupa uma posição pendente mais natural. Podemos usar os retalhos da coxa para reconstruir o escroto quando os testículos foram sepultados nas coxas depois de remoção traumática ou cirúrgica escrotal (Morey e McAninch, 1999). O selante de fibrina tem provado utilidade como cola tecidual para promever a cicatrização e reduzir a drenagem durante os casos de reconstrução genital complexa (Morris et al., 2006).

PONTOS-CHAVE: TRAUMA GENITAL

- Embora a fratura peniana geralmente possa ser diagnosticada com base no histórico e exame físico, a ultrassonografia peniana é uma modalidade de imagem facilmente disponível, barata, rápida e precisa que pode ser útil para orientar o manejo clínico.
- Os ferimentos por arma de fogo no pênis devem ser reparados primariamente para prevenir deformidade e disfunção erétil.
- Devemos irrigar, debridar e fechar primariamente as mordidas de animal, enquanto a maioria das mordidas de humamns deve ser deixada aberta.
- Podemos avaliar a lesão escrotal contusa por ultrassonografia para a ruptura testicular. As lesões escrotais penetrantes devem ser submetidas à exploração cirúrgica para avaliação e reparo dos tecidos profundos e remoção da contaminação.

LESÕES NA BEXIGA

Etiologia. A Bexiga urinária geralmente está protegida de traumatismo externo por causa da sua localização profunda no osso da pélvis. A maioria das lesões contusas da bexiga é o resultado da rápida desaceleração em colisões de veículo a motor, mas muitas também ocorrem com caídas, lesões por esmagamento, agressão e golpes na região inferior do abdome. O rompimento do osso pélvico tende a rasgar a bexiga nas inserções fasciais, mas os fragmentos ósseos também podem lacerar diretamente o órgão. Outras causas importantes da ruptura da bexiga incluem o trauma penetrante, complicações cirúrgicas iatrogênicas e a ruptura espontânea em pacientes com histórico de doença neuropática, doença preexistente na bexiga ou cirurgia urológica anterior.

As lesões na bexiga que ocorrem por trauma contuso externo são raramente lesões isoladas – 80% a 94% dos pacientes têm lesões não urológicas significativas associadas (Cass, 1984; Volpe et al., 1999; Hsieh et al., 2002; Parry et al., 2003; Bjurlin et al., 2009). A mortalidade nesses pacientes com múltiplas lesões geralmente está relacionada às lesões não urológicas e varia de 8% a 44% (Carroll e McAninch, 1984; Cass e Luxenberg, 1987; Corriere e Sandler, 1989; Volpe et al., 1999; Alli et al., 2003; Parry et al., 2003). **A lesão mais comum associada é a fratura pélvica, que está associada a 83% a 95% das lesões de bexiga** (Cass, 1989; Corriere e Sandler, 1989; Morey et al., 2001; Parry et al., 2003). De modo contrário, a lesão de bexiga foi relatada ocorrer em somente 5% a 10% das fraturas pélvicas (Cass, 1989; Peters, 1989; Aihara et al., 2002). A força repentina aplicada na bexiga cheia pode resultar em um aumento rápido da pressão intravesical e levar à ruptura sem fratura pélvica.

O trauma penetrante na bexiga também está associado a lesões não urológicas significativas e índice de mortalidade. Aproximadamente metade de todas as lesões de bexiga é iatrogênica (Dobrowolski et al., 2002); **as complicações obstétricas e ginecológicas são as causas mais comuns de lesões na bexiga durante cirurgia aberta** (Dobrowolski et al., 2002; Gomez et al., 2004).

Diagnóstico. A lesão de bexiga extraperitoneal geralmente está associada à fratura pélvica. As lesões intraperitoniais podem estar associadas à fratura pélvica, mas são mais comumente devido a lesões penetrantes ou lesões por ruptura do ápice, por golpe direto em uma bexiga cheia. A imagem diagnóstica apropriada é importante por causa da influência acentuada sobre o tratamento.

Sinais e Sintomas Clínicos. A ruptura da bexiga não ocorre como um evento isolado, assintomático em indivíduos normais. Os pacientes conscientes se apresentam com sintomas não específicos acentuados, como dor suprapúbica combinada com impossibilidade de urinar. Os sinais físicos incluem sensibilidade suprapúbica, contusão no baixo ventre, espasmo e rigidez muscular e diminuição dos ruídos hidroaéreos. As lesões abdominais e pélvicas associadas podem mascarar os sintomas da bexiga. Alta suspeição de lesão na bexiga é igualmente justificada nos pacientes sem reação por causa de embriaguez ou função sensorial alterada.

Devemos realizar a cateterização imediata quando há suspeita de ruptura contusa da bexiga, porque o indicador mais confiável é uma grave hematúria, que está presente em quase todos os casos (Iverson e Morey, 2001; Hsieh et al., 2002; Parry et al., 2003; Gomez et al., 2004). Se for notada presença de sangue no meato uretral ou o cateter não passar facilmente, devemos realizar uma uretrografia retrógrada porque as lesões uretrais ocorrem simultaneamente em 10% a 29% dos pacientes com ruptura de bexiga (Cass, 1989; Dobrowolski et al., 2002).

Imagem Radiográfica. A imagem da bexiga é realizada com base na suspeita clínica. Depois de um trauma contuso externo, a indicação absoluta de cistografia imediata é a grave hematúria associada à fratura pélvica – aproximadamente 29% dos pacientes que apresentam esta combinação de achados têm ruptura da bexiga (Morey et al., 2001). As indicações relativas para a cistografia depois de trauma contuso incluem hematúria grave sem fratura pélvica e a micro-hematúria com fratura pélvica. O diagnóstico de ruptura da bexiga é extremamente baixo nesses grupos atípicos (p. ex., 0,6% nos pacientes com fratura pélvica e micro-hematúria), mas o índice de suspeita deve ser elevado pelos indicadores clínicos associados à lesão da bexiga. De modo contrário, as lesões penetrantes da nádega, pélvis ou baixo abdome com *qualquer* grau de hematúria justifica a cistografia.

A cistografia retrógrada ou de estresse é aproximadamente 100% precisa para a lesão de bexiga, se realizada apropriadamente. A bexiga deve estar cheia, com o paciente cooperando e consciente para sentir o desconforto e atingir 350 mL.

> **PONTOS-CHAVE: INDICADORES CLÍNICOS DE LESÃO NA BEXIGA**
>
> - Dor ou sensibilidade suprapúbica
> - Líquido livre intraperitoneal no exame de TC ou ultrassom
> - Impossibilidade para urinar ou baixa produção de urina
> - Coágulos na urina ou coágulos notados na bexiga pela TC
> - Escroto aumentado com equimose
> - Distensão abdominal ou do íleo

Para uma técnica de radiografia simples, são obtidas três imagens: uma antes da administração de um agente de contraste, um filme anteroposterior da bexiga cheia e um filme da drenagem. Extravasamento posterior do meio de contraste pode passar despercebido sem um filme de drenagem. Distensão significativa da bexiga é requerida, para visualização de vazamentos pequenos. Estudos falso-negativos foram relatados com a instilação retrógrada de somente 250 mL (Peters, 1989; Morey e Carroll, 1997). Embora a hematuria e o mecanismo da lesão sejam mandatórios para estudos de imagem do trato superior, as lesões do trato urinário superior e inferior quase nunca são coincidentes (0.4%) (Cass e Luxenberg, 1990).

Uma coleção densa, em forma de chama do material de contraste na pélvis é característica de extravasão extraperitoneal (Fig. 101-12). Dependendo da integridade da fáscia, o material de contraste pode se estender além dos limites da pélvis e ser visualizado no retroperitônio, escroto, falo, coxa e parede abdominal. A quantidade de extravasamento não é sempre proporcional à extensão da lesão da bexiga. **O extravasamento intraperitoneal é identificado quando o material de contraste delineia as alças do intestino e/ou a porção lateral inferior da cavidade peritoneal.**

Por causa de atualmente usarmos a TC rotineiramente para a avaliação dos pacientes traumatizados, frequentemente selecionamos concomitantemente uma cistografia por TC como o meio mais eficiente de avaliação da bexiga. A cistografia por TC é tão precisa e confiável quanto a cistografia radiográfica na avaliação de suspeita de lesão na bexiga (Fig. 101-13), assim que a bexiga é preenchida de modo retrógrado com material de contraste diluído para 2% a 4% (6:1 com soro fisiológico) para um volume de 350 mL (Peng et al., 1999; Hsieh et al., 2002). As radiografias de drenagem não são necessárias

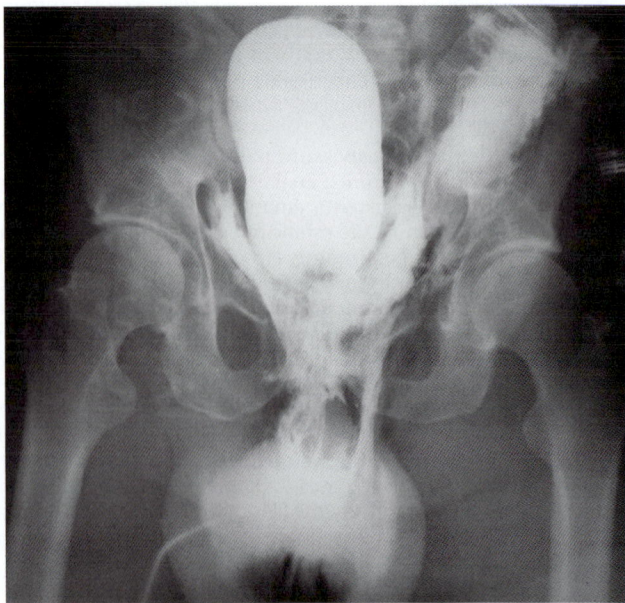

Figura 101-12. A cistografia revela ruptura extraperitoneal da bexiga com extravasamento para dentro do escroto. A exploração cirúrgica revelou laceração do colo vesical anterior e da uretra prostática.

depois da cistografia por TC porque o espaço retrovesical pode ser bem visualizado com imagens axiais (Morey e Carroll, 1997). A diluição do material de contraste é obrigatória porque o material não diluído é tão denso que a qualidade da TC fica comprometida pela dispersão do artefato. **Pinçar o cateter uretral em uma tentativa de permitir distenção anterógrada da bexiga por contraste intravenoso médio é inadequado para o diagnóstico de ruptura da bexiga – é necessário o preenchimento retrógrado.** A TC convencional abdominal de um paciente com trauma pode mostrar achados sugestivos de lesão na bexiga, mas não é considerada adequada para a avaliação da bexiga sem distenção por contraste retrógrado (Mee et al., 1987; Udekwu et al., 1996; Hsieh et al., 2002).

Tratamento. O tratamento usual das rupturas de bexiga extraperitoneais sem complicação, quando as condições são ideais, é o tratamento conservador com apenas drenagem com cateter uretral (Fig. 101-14). Devemos usar um cateter de Foley de diâmetro grande (7,3 mm) para promover a drenagem adequada; se a drenagem não for adequada devemos considerar a cistografia fluoroscópica para garantir o posicionamento apropriado do cateter. A cistografia é necessária para confirmar a completa cicatrização, antes da remoção do cateter 14 dias após a lesão; ocasionalmente o extravasamento pode persistir por várias semanas, mas ela resolve com a manutenção da drenagem por cateter uretral, por isso a confirmação radiográfica da cicatrização é essencial. As espículas ósseas dentro da parede da bexiga (Fig. 101-15, *disponível exclusivamente on-line em inglês no site www.expertconsult.com*) podem comprometer a cicatrização. Os agentes antimicrobianos são instituídos no dia da lesão e continuados por, pelo menos, 1 semana para prevenir infecção do hematoma pélvico.

Vários autores (Cass, 1989; Kotkin e Koch, 1995) relataram menos complicações, como fístula, falha na cicatrização, retenção de coágulo e sepse, com o reparo aberto (5% do geral) *versus* o tratamento conservador (12% do geral). **Por essa razão, as lesões extraperitoneais contusas justificam reparo aberto imediato para prevenirmos complicações, como fístula, abscesso e vazamento prolongado na presença de qualquer característica complicadora. Se um paciente, cuja condição é estável, é submetido à laparotomia exploratória para outras lesões associadas ou à fixação interna da fratura pélvica, é prudente realizarmos o reparo cirúrgico da ruptura extraperitoneal no mesmo procedimento.** A bexiga é adentrada através da sua parede anterior e a laceração é fechada intravesicalmente com sutura absorvível. O hematoma pélvico perivesical não deve ser perturbado. Quando realizarmos a fixação interna das fraturas pélvicas, recomendamos o reparo concomitante da bexiga para a prevenção de vazamento da urina, a partir da bexiga lesionada para o equipamento ortopédico fixador, reduzindo o risco de infecção. Podemos fazer a drenagem da bexiga reparada seguramente apenas com um cateter de Foley de grande diâmetro e realizar a cistografia 1 semana depois do reparo para verificação da cicatrização da bexiga.

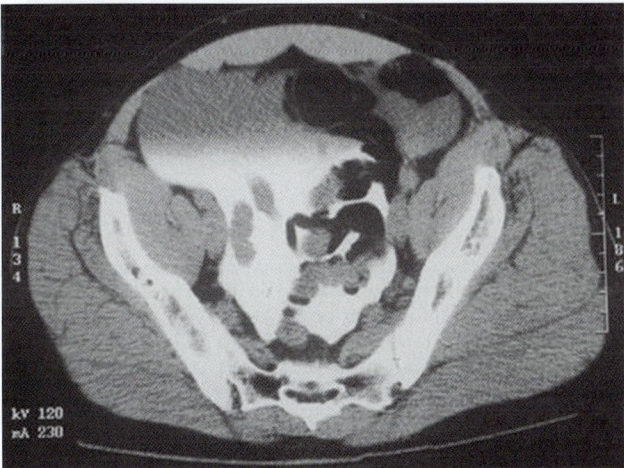

Figura 101-13. Cistografia por tomografia computadorizada mostra material de contraste nas alças do intestino consistente com ruptura intraperitoneal da bexiga.

PONTOS-CHAVE: INDICAÇÕES PARA REPARO IMEDIATO DA LESÃO NA BEXIGA

- Lesão intraperitoneal por trauma externo
- Lesão não urológica penetrante ou iatrogênica
- Drenagem inadequada da bexiga ou coágulos na urina
- Lesão no colo vesical
- Lesão retal ou vaginal
- Fratura pélvica aberta
- Fratura pélvica requerendo redução aberta e fixação interna
- Pacientes estáveis submetidos à laparotomia por outras razões
- Fragmentos ósseos projetados para dentro da bexiga

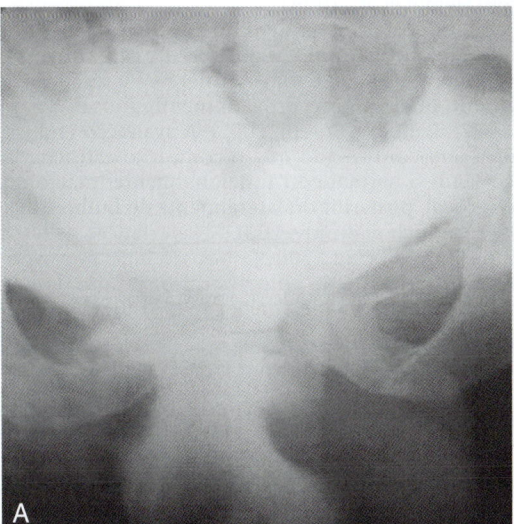 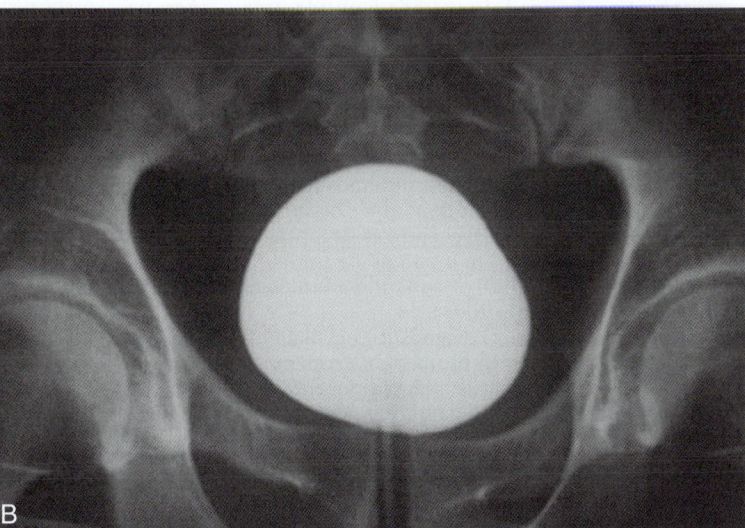

Figura 101-14. **A,** Padrão da extravasão do contraste denso em forma de chama na pélvis, secundária à ruptura extraperitoneal da bexiga. **B,** Cistografia repetida no mesmo paciente depois de 2 semanas de drenagem por cateter mostra uma bexiga completamente cicatrizada.

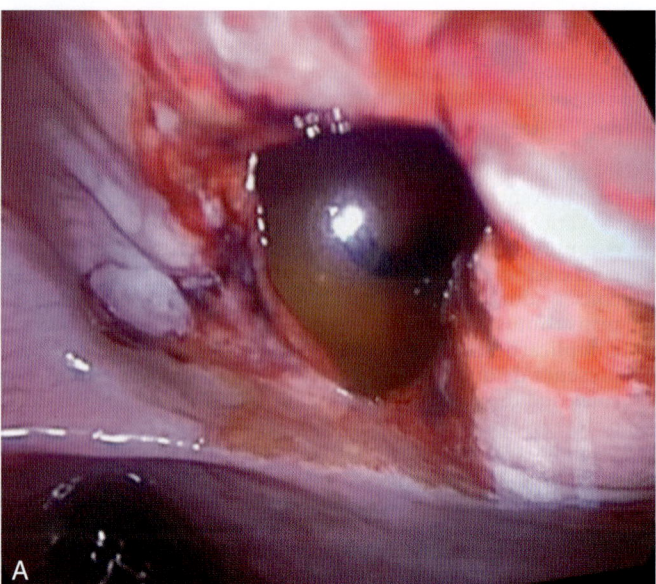
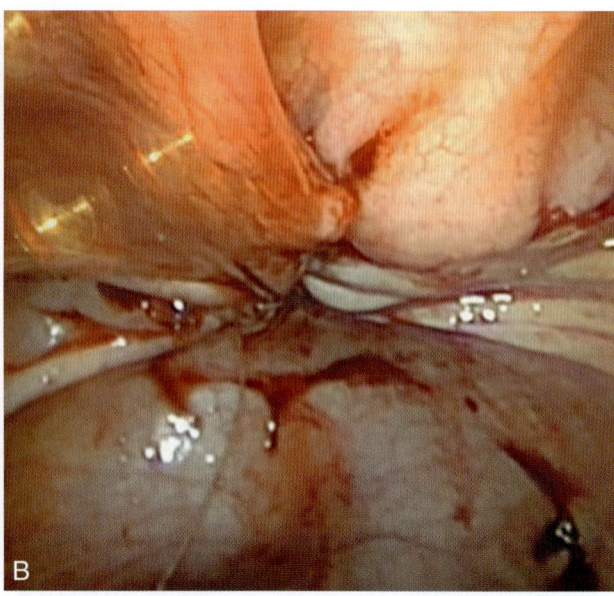

Figura 101-16. A, Imagem intraoperatória do reparo laparoscópico da bexiga, com cistoscopia flexível dentro da bexiga. B, Aparência da bexiga depois do fechamento das duas camadas.

Devemos tratar todas as lesões penetrantes ou intraperitoneais resultantes de trauma externo por reparo operatório imediato. Em um estudo com pacientes com trauma na bexiga, o reparo operatório foi associado à redução de 59% na mortalidade (Deibert e Spencer, 2011). Essas lesões geralmente são maiores do que sugerido na cistografia e são improváveis de cicatrizar espontaneamente e o vazamento contínuo de urina causa peritonite química. Embora a maioria das lesões seja reparada com cirurgia aberta, determinados pacientes podem ser submetidos a reparo laparoscópico (Fig. 101-16) (Kim et al., 2008). Quando exploramos as lesões da bexiga depois de trauma penetrante sem imagem preliminar, devemos inspecionar os orifícios dos ureteres para efluxo claro; a integridade dos ureteres também pode ser assegurada pela administração intravenosa de índigo-carmine ou azul de metileno ou a passagem retrógrada de um cateter ureteral. Qualquer lesão penetrante envolvendo o orifício ureteral ou o ureter intramural justifica o fechamento primário com implantação de endoprótese no ureter. Devemos empregar um dreno perivesical. Nos pacientes com ruptura intraperitoneal os agentes antimicrobianos são administrados por 3 dias somente no período perioperatório. Se a bexiga foi reparada é obtida uma cistografia 7 a 10 dias depois da cirurgia (Corriere e Sandler, 1989). **Vários estudos mais recentes mostraram que a drenagem pelo cateter suprapúbico não fornece benefício sobre a drenagem pelo cateter uretral** (Volpe et al., 1999; Alli et al., 2003; Parry et al., 2003), embora a drenagem urinária máxima com o uso de ambos os procedimentos seja recomendada quando encontramos lesões complexas. Quando existe lesão retal e vaginal simultânea, devemos reparar a parede do órgão, evitando coincidir as linhas de sutura e devemos realizar toda tentativa para interpor tecido viável entre as estruturas reparadas. O selante de fibrina injetado sobre o parede da bexiga para oclusão pode ajudar a reduzir complicações quando a intervenção tecidual está indisponível (Evans et al., 2003).

Resultados e Complicações. O diagnóstico imediato e o tratamento apropriado das lesões de bexiga promovem excelentes resultados e mínima morbidade. As complicações sérias geralmente estão associadas ao diagnóstico ou tratamento tardio por causa de erro de diagnóstico, apresentação tardia ou lesões complexas resultantes de trauma pélvico devastador. As lesões na bexiga não reconhecidas podem se manifestar como acidose, azotemia, febre e sepse, baixa produção de urina, peritonite, ílio, ascite urinária ou dificuldades respiratórias. A lesão do colo vesical, vaginal e retal não reconhecida associada à ruptura da bexiga pode resultar em incontinência, fístula, estreitamento e dificuldade na reconstrução maior tardia. As fraturas pélvicas graves podem causar lesão neurológica transitória ou permanente e resultar em dificuldade de urinar, apesar do adequado reparo da bexiga.

LESÕES URETRAIS

Lesões Uretrais Posteriores

Etiologia. As lesões com rompimento da uretra ocorrem em conjunto com trauma em multissistemas por acidente veicular, quedas ou acidentes de trabalho. A fratura do anel pélvico anterior ou a diástase da sínfise púbica estão quase sempre presentes quando a ruptura uretral é encontrada e um grau maior de deslocamento foi correlacionado a risco mais alto de lesão uretral (Basta et al., 2007). **As fraturas por "queda a cavaleiro" (**Fig. 101-17, *disponível exclusivamente on-line em inglês no site www.expertconsult.com*) **envolvedo todos os quatro ramos púbicos e fraturas resultando em instabilidade pélvica vertical e rotacional estão associadas a risco mais alto de lesão urológica** (Mundy, 1996; Koraitim, 1999; Brandes e Borelli, 2001). A lesão uretral foi relatada em aproximadamente 10% dos homens e até 6% das mulheres com fraturas pélvicas (Koraitim, 1999; Black et al., 2006). As meninas com menos de 17 anos de idade têm risco mais elevado de lesão uretral comparadas às mulheres, talvez devido à compressibilidade maior dos ossos pélvicos (Hemal et al., 1999).

Devido a uretra posterior ser densamente aderida ao púbis por meio do diafragma urogenital e os ligamentos puboprostáticos, a junção bulbomembranosa é mais vulnerável à lesão durante a fratura pélvica do que a junção prostatomembranosa (Colapinto e McCallum, 1977; Brandes e Borelli, 2001). **A avaliação endoscópica e urodinâmica tem confirmado que o complexo esfíncter uretral membranoso tende a permanecer funcionalmente intacto quando avulsionado vertical, posterior ou lateralmente do bulbo subjacente** (Mundy, 1997; Andrich e Mundy, 2001). Nas crianças, as lesões são menos comuns (Tarman et al., 2002), mas são mais prováveis de se estenderem proximalmente do colo vesical por causa da natureza rudimentar da próstata (Devine et al., 1989; Al-Rifaei et al., 1991; Boone et al., 1992).

Diagnóstico

Exame. O rompimento uretral é marcado pela tríade de sangue no meato uretral, impossibilidade de urinar e bexiga cheia palpável. Por causa desses e de outros achados clássicos, como próstata não palpável ou um hematoma perineal "em asa de borboleta", poderem frequentemente estar ausentes (Sandler e Corriere, 1989; Esposito et al., 2005), o rompimento uretral geralmente é detectado primeiro quando um cateter uretral não pode ser colocado pela equipe de traumatismo do departamento emergencial ou quando é colocada errado em um hematoma pélvico. Este frequentemente obscurece o contorno prostático, resultando em um diagnóstico errado de próstata não palpável (Koraitim et al., 1996). Embora muito mais raramente do que em

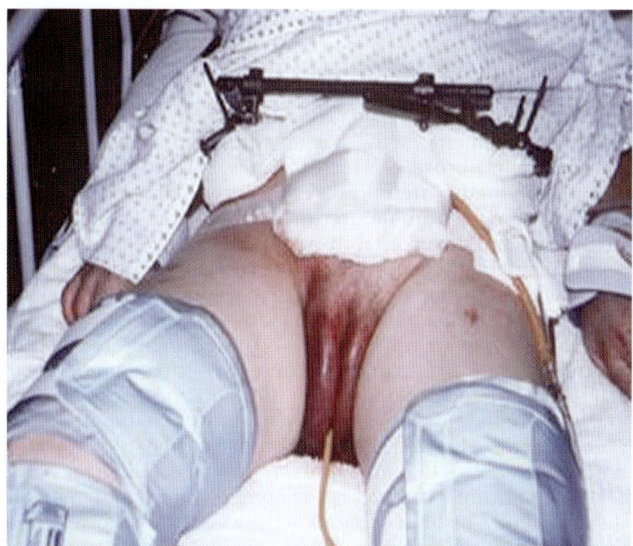

Figura 101-18. Lesão com rompimento da uretra por fratura pélvica e acentuado edema e equimose da vulva em uma paciente.

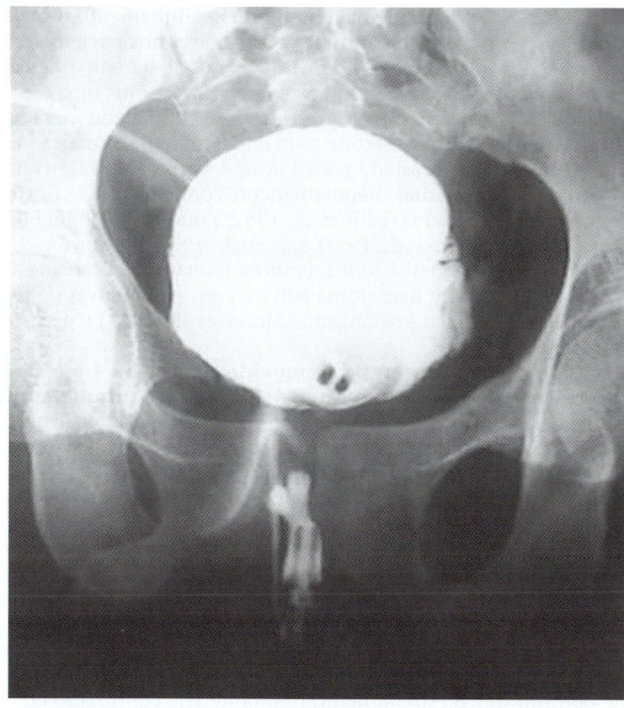

Figura 101-20. Tratamento inicial da lesão com rompimento da uretra em uma paciente com apenas drenagem por cateter suprapúbico leva à obliteração completa da uretra. Essa lesão foi reconstruída com sucesso por meio de abordagem retropúbica tardia.

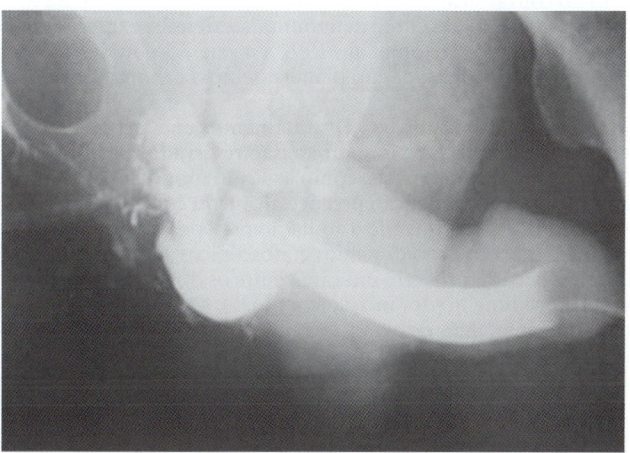

Figura 101-19. A uretrografia retrógrada de um paciente com fratura pélvica mostra rompimento completo da uretra posterior.

pacientes masculinos, as mulheres também podem desenvolver lesões uretrais proximais por avulsão. Elas se apresentam com edema vulvar (Fig. 101-18) e sangue no introito vaginal, indicando a necessidade de exame vaginal cuidadoso em todas as mulheres com fratura pélvica (Perry e Husmann, 1992).

Uretrografia. **Quando descobrimos sangue no meato uretral, devemos realizar uma uretrografia retrógrada imediata para descartarmos lesão uretral** (Fig. 101-19). Colocamos um cateter uretral de pequeno diâmetro (5,3 mm) sem lubrificante, 1 cm dentro da fossa navicular e o balão é insuflado com 1 cm de água para alcançar uma boa adaptação (Sandler e Corriere, 1989). Alternativamente, podemos usar uma pinça de Brodney ou uma bandagem de gaze enrolada para fornecer tração peniana. Os pacientes devem ser colocados em posição de decúbito oblíquo ou lateral e é preferível realizarmos o estudo sob fluorografia quando disponível; injetamos 25 mL de contraste médio delicadamente por uma seringa 60 mL com bico para cateter e tiramos a radiografia durante a injeção. Sugerimos a **inspeção direta por uretroscopia no lugar da uretrografia nas mulheres com suspeita de lesão uretral** (Perry e Husmann, 1992; Koraitim, 1999).

Tratamento Inicial
Reconstrução Aberta Imediata. A reconstrução imediata anastomótica das lesões por rompimento uretral posterior nos homens foi abandonada por causa da sua associação a resultados insatisfatórios, como impotência e incontinência, formação de estreitamento e perda sanguínea operatória (Webster et al., 1983; Koraitim et al., 1996).

Nos casos de rompimento uretral feminino relacionado à fratura pélvica, a maioria dos especialistas sugere reparo imediato primário ou, ao menos, o realinhamento uretral sobre um cateter, para evitar subsequente fístula uretrovaginal ou obliteração uretral (Fig. 101-20) (Koraitim et al., 1996; Dorairajan et al., 2004; Black et al., 2006). Precisamos também fechar perfeitamente as lacerações vaginais concomitantes para prevenirmos estenose vaginal. A reconstrução tardia é problemática porque a uretra feminina é muito curta (cerca de 4 cm) para ser passível de mobilização durante um reparo anastomótico, quando ela se torna envolta em tecido cicatricial (Podesta e Jordan, 2001); entretanto, temos encontrado que uma abordagem suprapúbica com pubectomia parcial fornece excelente exposição, possibilitando a reconstrução do colo vesical feminino.

Cistostomia Suprapúbica. A colocação imediata do cateter suprapúbico permanece o padrão de cuidado nos homens com lesões uretrais posteriores. Ela pode ser feita por meio de uma pequena incisão infraumbilical, que permite inspeção e reparo da bexiga e a colocação adequada de um cateter de grande diâmetro no ápice da bexiga.

A colocação de cateter suprapúbico através do trocar é segura e rápida quando a bexiga está nitidamente distendida e não existe outra indicação para cirurgia; entretanto, durante longo prazo, os cateteres menores suprapúbicos por "punção" são menos robustos, tendem a fraturar ou tornarem-se obstruídos com fragmentos e frequentemente requerem substituição urgente.

Cada vez mais os pacientes com fratura do anel pélvico são submetidos à fixação cirúrgica precoce por ortopedista, para diminuir o sangramento, melhorar a cicatrização e apressar a deambulação (Connor et al., 2003). **Embora os ortopedistas frequentemente sugiram que o cateter suprapúbico não seja colocado se o equipamento púbico anterior for usado no reparo da fratura pélvica por causa da preocupação de que o cateter suprapúbico levará à infecção do mesmo** (Patterson, 1995), nós e outros (Borrelli e Brandes, 2004; Bepple et al., 2007) temos encontrado repetidamente que a cistostomia suprapúbica pode ser usada seguramente sem complicações durante todo o tratamento (*Fig. 101-21, disponível exclusivamente on-line em inglês no site www.expertconsult.com*). Usamos um cateter de Foley de grande diâmetro (8 mm) colocado alto na bexiga e tunelizado através da pele o mais alto possível sobre a linha média inferior do abdome para manter o cateter longe da sínfise.

Realinhamento Primário. Uma tentativa de realinhamento primário da disruptura, com um cateter uretral é aceitável nos pacientes cuja condição é estável (Elliott e Barrett, 1997) e pode ser feita imediatamente ou dentro de vários dias após a lesão. Preferimos uma técnica simples que consiste em passar um cateter de Coudé anterógrado, a partir de uma cistotomia anterior, para o meato uretral, amarrando-o a outro cateter que é arrastado para a bexiga. Várias abordagens mais elaboradas foram descritas, frequentemente com citoscópios flexíveis retrógrado e anterógrado (Follis et al., 1992; Routt et al., 1996; Elliott e Barrett, 1997; Porter et al., 1997; Asci et al., 1999; Mouraviev et al., 2005; Hadjizacharia et al., 2008), embora tenhamos observado que há risco de infecção do hematoma pélvico com as tentativas de realinhamento endoscópico prolongado (Morey et al., 1999) e não pode ser recomendado.

Quando o cateter uretral é removido depois de 4 a 6 semanas, é essencial retermos um cateter suprapúbico porque muitos pacientes, apesar do realinhamento, desenvolverão estenose uretral posterior. Se o paciente urina satisfatoriamente através da uretra, o cateter suprapúbico pode ser removido de 7 a 14 dias depois. O realinhamento primário, às vezes, pode permitir cicatrização sem estreitamento (Elliott e Barrett, 1997; Leddy et al., 2012), mas uma leve estenose de 1 a 2 cm de comprimento se desenvolve em muitos pacientes (Kotkin e Koch, 1996; Routt et al., 1996; Asci et al., 1999). Os pacientes controlados apenas com cateteres suprapúbicos virtualmente sempre desenvolvem estenose completa, requendo uretroplastia posterior (Kotkin e Koch, 1996; Mouraviev et al., 2005). Embora o realinhamento não possa sempre prevenir estenose sintomática, ele pode permitir que o estreitamento resultante seja controlado endoscopicamente ou facilitar a uretroplastia posterior aberta trazendo a próstata e a uretra em alinhamento e encurtando o comprimento do estreitamento (Mouraviev et al., 2005; Hadjizacharia et al., 2008; Koraitim, 2012).

As lesões uretrais incompletas são melhor tratadas por colocação de um cateter uretral. Nós e outros (Al-Ali e Husain, 1983; Mundy, 1991; Kotkin e Koch, 1996) não temos visto qualquer evidência de que uma tentativa delicada de colocar um cateter uretral possa converter uma transecção incompleta em completa. A cautela é justificada porque o extravio para o exterior da bexiga é possível; a confirmação radiográfica do posicionamento adequado é obrigatória. Em nenhum caso usamos a tração depois da colocação do cateter uretral; não é preciso e pode causar incontinência (Asci et al., 1999).

Lesões Complexas

Alguns autores defendem a exploração aberta com realinhamento nos casos de bexiga não palpável ou flutuante no alto da pelve ao exame contrastado ou lesão no colo vesical associado, nos pacientes do sexo masculino (Webster et al., 1983). As lesões retais associadas requerem exploração aberta, reparo, irrigação e a colocação de drenos.

Reconstrução Tardia

No rompimento uretral posterior, o intervalo causado pela ruptura entre as duas extremidades é preenchido por tecido cicatricial, resultando em uma falta completa da continuidade uretral. Essa separação não é um estreitamento; é um defeito verdadeiro de ruptura uretral preenchido com fibrose. **No terceiro mês, o tecido cicatricial no local do rompimento uretral está estável o suficiente para permitir seguramente a realização da uretrosplastia posterior, desde que as lesões associadas estejam estabilizadas e o paciente em ambulatório.** Devemos manter a drenagem por cistotomia suprapúbica até que as lesões associadas estejam cicatrizadas e o paciente possa ser posicionado apropriadamente para o procedimento reconstrutivo.

Avaliação Pré-operatória. Antes de o procedimento reconstrutivo ser planejado, estudos de imagem são necessários para delinear as características do defeito da ruptura uretral. Uma cistografia e uretrografia retrógrada devem ser obtidas simultaneamente (*up-and-down-o-gram*, Fig. 101-22). Pedimos ao paciente para tentar urinar com a bexiga cheia. De maneira ideal, devemos visualizar a uretra prostática conforme o colo vesical se abre, possibilitando a medição da distância entre os finais uretrais separados. Se o colo vesical não se abrir, devemos utilizar uma endoscopia flexível para suplementar a imagem radiográfica (Mundy, 1997). Não é certo se a aparência do colo vesical sobre a imagem pré-operatória se correlaciona com o comportamento do colo vesical pós-operatoriamente (Mundy, 1997; Koraitim, 2010), tornando difícil predizer a incompetência ou obstrução do colo vesical. A RM tem sido usada com sucesso para definir o comprimento do defeito e determinar a extensão e direção do deslocamento uretral (Dixon et al., 1992), a extensão do deslocamento prostático e ela pode ajudar no planejamento da abordagem cirúrgica (Koraitim e Reda, 2007).

Tratamentos Endoscópicos. **Os tratamentos endoscópicos, como a uretrotomia interna sob visão direta, são reservados para determinadas estenoses uretrais curtas, como as lesões por disruptura parcial, para as quais a cateterização precoce alcançou continuidade uretral.** Na maioria dos casos, quando a avaliação pré-operatória indica defeitos de 1 cm ou mais, os procedimentos endoscópicos, como o corte através da cicatriz pélvica fornecem um canal entre os dois finais separados da uretra (procedimento de "incisão com luz"), são ineficazes e não têm outra vantagem além do tempo operatório reduzido (Levine e Wessels, 2001); os tratamentos endoscópicos agressivos estão associados a complicações, como sondagem num falso trajeto que inadvertidamente desviou do colo vesical (Turner-Warwick, 1989). Os procedimentos de incisão com luz, ou outros similares através do canal da uretra, normalmente requerem múltiplas uretrotomias ou dilatação em longo prazo, pelo paciente ou pelo urologista, para manter o canal aberto. Inevitavelmente, a fibrose contrai, levando à difícil autocateterização, à sondagem por falso trajeto ou à retenção urinária aguda. Em tais casos, aconselhamos um período de "descanço uretral" de 3 meses

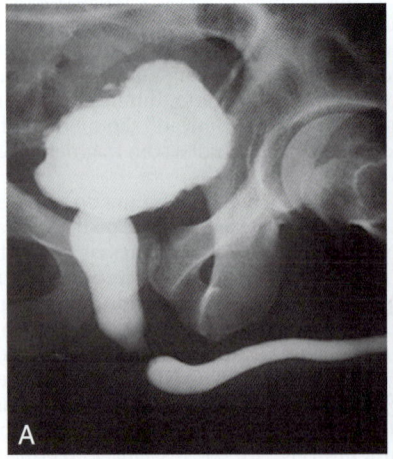
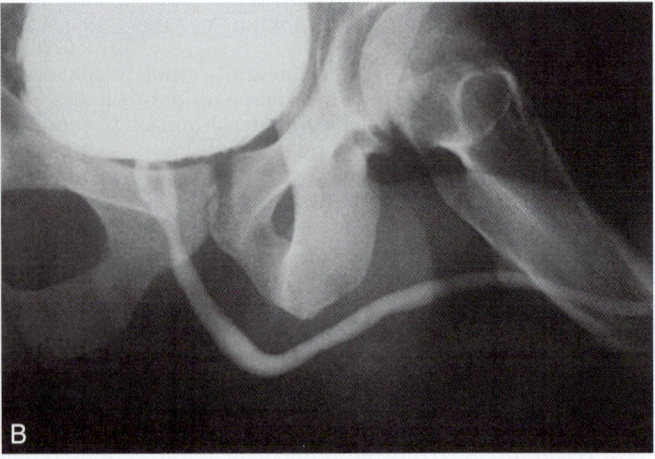

Figura 101-22. **A,** Cistografia e uretrografia combinadas 4 meses depois da fratura pélvica mostra lesão com rompimento completo da uretra posterior. **B,** A aparência pós-operatória revela calibre normal da uretra.

por meio de desvio urinário suprapúbico, antes da reconstrução aberta (Terlecki et al., 2011).

Reconstrução Cirúrgica. A uretroplastia posterior aberta por meio de abordagem perineal anastomótica é o tratamento de escolha para a maioria das lesões por disrupção uretral, porque ela definitivamente cura o paciente, sem necessidade de múltiplos procedimentos. Quando os estudos pré-operatórios determinam que podemos alcançar o ápice da próstata uretral por abordagem perineal, o paciente é colocado em posição de litotomia e é feita uma incisão na linha média ou em forma de lâmbda. A uretra bulbar é liberada e mobilizada a partir do local da ruptura uretral para o meio do escroto. O tecido cicatricial do defeito da ruptura da uretra é excisado e a uretra prostática identificada no ápice da próstata. Precisamos tomar cuidado para excisarmos cuidadosa e meticulosamente todo o tecido fibrótico da margem proximal da uretra até que uma sonda *bougie* de, pelo menos, 9,3 mm passe sem resistência (*Fig. 101-23, disponível exclusivamente on-line em inglês no site www.expertconsult.com*) (Turner-Warwick, 1989; Morey e McAninch, 1997). A uretra bulbar é então anastomosada à uretra prostática, de maneira livre de tensão.

Em 95% dos pacientes, a anastomose uretral posterior é alcançada com sucesso por meio de apenas uma abordagem perineal (Carr e Webster, 1997). As manobras adjuntas; como a separação do corpo cavernoso e esponjoso, pubectomia inferior e o desvio do corpo cavernoso; são rotineiramente realizadas, se for comprovada dificuldade na anastomose direta (Mundy, 1997; Flynn et al., 2003). Outros têm usado essas manobras, especialmente se o desvio supracrural for desnecessário e/ou inútil (Morey e McAninch, 1997; Rosenstein e Jordan, 2003; Cooperberg et al.; Kizer et al., 2007).

A remoção total da sínfise pubiana relatada pela primeira vez por Pierce em 1962 (Pierce, 1962), tem sido recomendada quando as lesões severas resultam em características complicadas como, fístula ou deslocamento acentuado ou fixação retropubicada da próstata (Netto, 1985; McAninch, 1989; Asci et al., 1999). **Alternativamente, uma abordagem abdominoperineal combinada (com ou sem pubectomia parcial) tem comprovado ser útil nos casos de fibrose severa, fístula, falha em uretroplastia anastomótica prévia e lesão associada no colo vesical e nos casos pediátricos** (Waterhouse, 1976; Al-Rifaei et al., 1991; Koraitim, 2003, 2005; Pratap et al., 2006). É importante limitar o tempo da litotomia em 5h ou menos, para prevenir complicações na extremidade inferior (Anema et al., 2000) quando for submetido a qualquer reconstrução uretral complexa.

Complicações

Disfunção Erétil. Algum grau de impotência é notado em 82% dos pacientes com fratura pélvica e lesão por distração uretral (Flynn et al., 2003), **embora o índice médio relatado seja de aproximadamente 50%** (Corriere et al., 1994; Routt et al., 1996; Elliott e Barrett, 1997; Asci et al., 1999; Koraitim, 2005). **A etiologia é multifatorial e variavelmente atribuída à lesão do nervo cavernoso, insuficiência arterial, vazamento venoso e lesão direta no corpo cavernoso e esponjoso** (Narumi et al., 1993; Munarriz et al., 1995; Shenfeld et al., 2003). Os fatores que correspondem à severidade da lesão, como a diástase da sínfise pubiana, o deslocamento lateral da uretra e a falha uretral longa, têm sido considerados estar correlacionados à disfunção erétil (Koraitim, 2013).

Algumas séries cirúrgicas mostraram pequena quantidade de pacientes com novo aparecimento ou disfunção erétil pior depois da reconstrução (Tunc et al., 2000), entretanto, as complicações da lesão pélvica original são difíceis de diferenciar das complicações de tentativas de reparar lesão uretral e de bexiga. Foram publicados relatórios de risco maior de disfunção erétil e incontinência com realinhamento primário antes do aparecimento dos endoscópios flexíveis (Koraitim et al., 1996). Vários estudos mostraram que os pacientes tratados com técnicas modernas de realinhamento primário endoscópico têm índices de impotência e incontinência similares àqueles pacientes que não tiveram tratamento ou tiveram reconstrução aberta tardia (Kotkin e Koch, 1996; Asci et al., 1999; Koraitim, 2005; Mouraviev et al., 2005). **Esses estudos respaldam a conclusão de que essas complicações geralmente são o resultado da própria lesão e não do tratamento** (Follis et al., 1992; Elliott e Barrett, 1997; Porter et al., 1997; Corriere, 2001). Alguns pacientes que se tornaram impotentes depois da lesão recuperaram a função erétil expontaneamente 1 ou 2 anos mais tarde (Turner-Warwick, 1989; Morey e McAninch, 1997; Koraitim, 2005).

Muitos pacientes que se tornaram impotentes como resultado de fratura pélvica têm algum grau de insuficiência arterial (Armenakas et al., 1993; Matthews et al., 1995). **Pelo fato de os pacientes com impotência poderem ser mais vulneráveis à recidiva da estenose depois de uretroplastia posterior, como resultado de isquemia da uretra bulbar, alguns especialistas têm sugerido que pacientes "em risco" se submetam a estudos de Doppler duplo arterial peniano pré-operatório para identificar os candidatos indicados para a revascularização peniana inicial** (Matthews et al., 1995; Rosenstein e Jordan, 2003). Entretanto, as indicações para a revascularização peniana como tratamento para a disfunção erétil pós-traumática são extremamente limitadas (Kawanishi et al., 2004). Os índices gerais de incontinência, anejaculação e arreflexia de bexiga são baixos (2% to 4%) (Corriere et al., 1994; Elliott e Barrett, 1997; Asci et al., 1999; Anger et al., 2008) e essas condições tendem a ser secundárias à lesão original.

Estenose Recorrente. Depois de uretroplastia posterior, **5% a 15% dos pacientes têm estenose recorrente na anastomose** (Mundy, 1996; Flynn et al., 2003; Koraitim 2005; Cooperberg et al., 2007). O tratamento endoscópico (p. ex., com uretrotomia interna por visão direta) geralmente é eficiente nesse cenário porque a maioria do tecido fibrótico foi eliminada (Netto et al., 1989; Koraitim 2003).

Incontinência. A continência urinária depois de disrupção da uretra posterior é mais a regra do que a exceção, apesar da destruição do esfíncter externo tanto pela própria lesão quanto pelo reparo subsequente. Os índices de incontinência depois da reconstrução são baixos— menos de 4% (Koraitim, 2005). O mecanismo da continência é considerado, na maioria das vezes, atribuídos à função do colo vesical. (Iselin e Webster, 1999). Dados urodinâmicos mostram que uma proporção significativa dos pacientes também tem função da distal do rabdoesfíncter distal identificável (Whitson et al., 2008).

Lesões da Uretra Anterior

Em contraste à disrupção da uretra posterior, as lesões anteriores são geralmente isoladas (Kiracofe et al., 1975). A maioria ocorre depois de lesão por queda a cavaleiro e envolve a uretra bulbar, que é suscetível à lesão compressiva porque está fixa em local abaixo do púbis. Uma porcentagem menor das lesões na uretra anterior é o resultado de lesão penetrante direta no pênis.

Como com a lesão da uretra posterior, precisamos manter um alto índice de suspeita em todos os pacientes com traumatismo contuso ou penetrante na região urogenital, e devemos realizar uma uretrografia em qualquer caso de suspeita de lesão uretral (Husmann et al., 1993). Os sinais clínicos de lesões da uretra anterior incluem sangue no meato uretral, hematoma perineal, hematúria grave e retenção urinária. Nos traumas severos, a fáscia de Buck pode estar rompida, resultando em sangramento e extravasamento urinário dentro do escroto (*Fig. 101-24, disponível exclusivamente on-line em inglês no site www.expertconsult.com*). **A principal morbidade da lesão por queda a cavaleiro é o estreitamento uretral, que pode se tornar sintomático, anos mais tarde** (Park e McAninch, 2004).

Tratamento Inicial

Armenakas e McAninch (1996) propuseram um esquema de classificação simples e prático dividindo as lesões da uretra anterior com base nos achados radiográficos em contusão, rompimento incompleto e rompimento completo. As contusões e as lesões incompletas podem ser tratadas apenas por desvio com cateter uretral. **A cictostomia suprapúbica inicial é o padrão de cuidado para a maioria das lesões por queda a cavaleiro envolvendo a uretra** (Park e McAninch, 2004); entretanto, o realinhamento primário da uretra anterior tem mostrado resultados promissores com relação ao índice de estreitamento e de disfunção erétil nos pacientes com lesões por queda a cavaleiro de menor magnitude (Ying-Hao et al., 2000; Yu et al., 2007).

Recomendamos o reparo cirúrgico primário para as lesões uretrais por arma de fogo de baixa velocidade (Kunkle et al., 2008); apenas o alinhamento por cateter está associado a índice de estreitamento muito pior (Husmann et al., 1993). O debridamento do corpo esponjoso depois de trauma deve ser limitado porque seu suprimento sanguíneo geralmente é vigoroso, possibilitando a cicatrização espontanea da maioria das áreas lesionadas (Kiracofe et al., 1975; Husmann et al., 1993). Orientamos a realização do desvio urinário suprapúbico inicial, depois de ferimento por arma de fogo de alta velocidade na uretra, seguido por reconstrução tardia.

Reconstrução Tardia

Antes de qualquer procedimento planejado, uma uretrografia retrógrada e uma cistouretrografia miccional devem ser obtidas para definir nitidamente o local e o comprimento da uretra obliterada. O exame de ultrassom uretral pode ajudar a delinear o comprimento e a severidade do estreitamento. A injeção retrógrada de soro fisiológico combinada com o preenchimento anterógrado da bexiga enche a uretra proximal e distalmente e, um sonograma de 10-MHz define claramente o segmento não distensível a ser excisado. O tecido fibroso denso do traumatismo geralmente demostra uma aparência fixa, não distensível sonograficamente com sombreamento significativo (Morey e McAninch, 2000). A imagem de ultrassom dos estreitamentos uretrais pode ser mais precisa do que a uretrografia retrógrada (Mitterberger et al., 2007), embora seja altamente dependente de operador e atualmente não usada amplamente.

A uretosplastia anastomótica é o procedimento de escolha na uretra bulbar totalmente obliterada depois de lesão por queda a cavaleiro. A cicatriz normal é de 1,5 a 2 cm de comprimento e pode facilmente ser excisada completamente. Podemos mobilizar a uretra proximal e a distal para uma anastomose livre de tensão de ponta a ponta. Isto é um procedimento altamente eficaz em mais de 95% dos casos (Santucci et al., 2002; Jordan et al., 2010).

A incisão endoscópica através do tecido cicatricial de uma uretra obliterada é um procedimento perdido, destinado ao fracasso. Podemos tratar inicialmente o estreitamento parcial da uretra por incisão endoscópica ou dilatação, com sucesso maior. A manipulação endoscópica repetida não é clinicamente efetiva nem custo efetiva para o tratamento dos estreitamentos uretrais (Greenwell et al., 2004). Os pacientes submetidos a procedimentos endoscópicos repetidos também são mais prováveis de necessitar de procedimentos reconstrutivos complexos, como enxertos (Park e McAninch, 2004; Hudak et al., 2012). O reparo aberto deve ser adiado por várias semanas depois da instrumentação para permitir a estabilização da uretra e um período de 2 meses de desvio urinário suprapúbico pode ser prudente pré-operatoriamente para melhorar as condições para o reparo dos estreitamentos complexos ou recorrentes que estão dependentes de cateter (Terlecki et al., 2011). Contraindicamos as endopróteses UroLume em situação de estreitamento uretral traumático (Wilson et al., 2002).

> **PONTOS-CHAVE: LESÕES DO TRATO GENITOURINÁRIO INFERIOR**
>
> - Embora a maioria das lesões de bexiga esteja associada às fraturas pélvicas, somente 10% dos pacientes com fratura pélvica têm lesões de bexiga.
> - A lesão intraperitoneal de bexiga por trauma externo requer reparo operatório urgente.
> - Recomendamos a drenagem imediata por cateter suprapúbico como tratamento inicial da lesão por rompimento da uretra por fratura pélvica, embora o realinhamento primário possa ser realizado nos pacientes estáveis, o acompanhamento cuidadoso é essencial por causa do alto índice de formação de estreitamento.
> - A uretroplastia posterior por excisão e anastomose primária é o tratamento de escolha das lesões por disruptura uretral, embora uma tentativa de tratamento endoscópico possa ser razoável para a estenose curta.

REFERÊNCIAS

Para consultar a lista completa de referências, acesse www.expertconsult.com.

LEITURA SUGERIDA

Andrich DE, Mundy AR. The nature of urethral injury in cases of pelvic fracture urethral trauma. J Urol 2001;165:1492-5.

Black PC, Miller EA, Porter JR, et al. Urethral and bladder neck injury associated with pelvic fracture in 25 female patients. J Urol 2006;175:2140-5.

Buckley JC, McAninch JW. Use of ultrasonography for the diagnosis of testicular injuries in blunt scrotal trauma. J Urol 2006;175:175-8.

Cooperberg MR, McAninch JW, Alsikafi NF, et al. Urethral reconstruction for traumatic posterior urethral disruption: outcomes of a 25-year experience. J Urol 2007;178:2006-10.

Morey AF, Brandes SB, Dugi DD, et al. Urotrauma: AUA Guideline. J Urol 2014;192:327-35.

Morey AF, Iverson AJ, Swan A, et al. Bladder rupture after blunt trauma: guidelines for diagnostic imaging. J Trauma 2001;51:683-6.

Morey AF, Metro MJ, Carney KJ, et al. Consensus on genitourinary trauma. BJU Int 2004;94:507-15.

Tausch TJ, Morey AF, Scott JF, et al. Unintended negative consequences of primary endoscopic realignment for men with pelvic fracture urethral injuries. J Urol 2014;192:1720-4.

PARTE XIV: A Próstata

102 Development, Molecular Biology, and Physiology of the Prostate

Ashley Evan Ross, MD, PhD e Ronald Rodriguez, MD, PhD

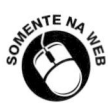

- Developmental and Cell Biology
- Endocrine Control of Prostate Growth
- Regulation of Prostate Growth by Steroids and Protein Growth Factors
- Regulation of Prostate Growth at the Molecular Level: Steroid Receptors
- Prostatic Secretions and Proteins
- Coagulation and Liquefaction of Semen
- Prostate Secretions and Drug Transport

103 Hiperplasia Prostática Benigna: Etiologia, Fisiopatologia, Epidemiologia e História Natural

Claus G. Roehrborn, MD

Etiologia

Fisiopatologia

Epidemiologia

História Natural da Hiperplasia Prostática Benigna não Tratada

Cirurgia para Hiperplasia Prostática Benigna

A hiperplasia prostática benigna (HPB) é um processo patológico, que constitui uma das causas de sintomas das vias urinárias inferiores (LUTS, do inglês *lower urinary tract symptoms*) em homens idosos, porém certamente não a única, que também foi descrita como "LUTS masculino". Apesar dos intensos esforços de pesquisa nessas últimas cinco décadas para elucidar a etiologia subjacente do aumento da próstata em homens idosos, ainda não foi estabelecida uma relação de causa-efeito. Por exemplo, os androgênios constituem um requisito, porém não são o único aspecto causal da HPB. **Os conceitos previamente defendidos de que os sintomas clínicos de LUTS em homens – erroneamente designados no passado como "prostatismo" – resultam simplesmente de um aumento relacionado com a massa na resistência uretral são demasiado simplistas.** Atualmente, ficou evidente que **uma porção significativa dos casos de LUTS em homens se deve a uma disfunção do músculo detrusor relacionada com a idade e a outras condições, como poliúria, transtornos do sono e uma variedade de afecções clínicas sistêmicas não relacionadas com a unidade próstata-bexiga.**

Historicamente, a ocorrência de sintomas miccionais tem sido relacionada com a obstrução da saída da bexiga (Chapple et al., 2008). A associação tradicional nos homens é com a próstata, constituindo os denominados sintomas de "prostatismo". Entretanto, já está bem estabelecido que os sintomas miccionais têm pouca correlação com a fisiopatologia subjacente (de la Rosette et al., 1998). Sintomas semelhantes podem ser produzidos por qualquer outra forma de obstrução, como estenose uretral ou, por outro lado, por uma função deficiente das vias urinárias inferiores em circunstâncias nas quais há comprometimento da contratilidade do músculo detrusor. Isso levou ao reconhecimento de que, embora os LUTS possam frequentemente estar relacionados com a obstrução da saída da bexiga (BOO, do inglês *bladder outlet obstruction*) em consequência de obstrução prostática benigna, que frequentemente está associada a um aumento benigno da próstata em consequência do estado histológico da HPB, isso nem sempre é o caso. Por exemplo, as mulheres também apresentam, com frequência, sintomas miccionais (Irwin et al., 2006). Lepor e Machi (1993) demonstraram que homens e mulheres que habitam em comunidades, de idade equivalente, apresentam níveis semelhantes de frequência e gravidade dos sintomas. A impossibilidade de urinar pode estar relacionada a uma obstrução da saída da bexiga ou com uma atividade deficiente do músculo detrusor da bexiga ou com uma associação de ambas. Os sintomas pós-miccionais, como gotejamento pós-miccional, ocorrem em ambos os sexos, porém com mais frequência em homens, nos quais esses sintomas são extremamente comuns e muito incômodos e interferem de modo significativo na qualidade de vida (Reynard et al., 1996). Os sintomas de armazenamento são atualmente descritos, em grande parte, pelo termo *síndrome da bexiga hiperativa*, que se caracteriza por urgência, polaciúria, nictúria e incontinência de urgência e que se acredita esteja correlacionada com uma hiperatividade subjacente do detrusor (Abrams et al., 2003). Esses sintomas tendem a ser mais problemáticos do que os sintomas miccionais, particularmente se estiverem associados a incontinência. Os sintomas de armazenamento em ambos os sexos estão associados, com frequência, a infecções urinárias ou, mais raramente, a outras condições, como cálculos vesicais, carcinoma ou carcinoma *in situ* de bexiga.

Esse conceito pode ser ilustrado como populações que apresentam sobreposições parciais (Fig. 103-1). Enquanto muitos homens com mais de 40 anos de idade desenvolvem hiperplasia histológica (p. ex., HPB), nem todos apresentam LUTS incômodos. Entre aqueles que exibem esses sintomas, alguns irão desenvolver aumento mensurável da próstata, que pode ser designado como aumento benigno da próstata (BPE, do inglês *benign prostatic enlargement*), o que não ocorrerá com outros. É comum que certos homens tenham BPE, sem LUTS e vice-versa. A BOO também pode estar presente, com ou sem LUTS e com ou sem BPE, e, em alguns casos, ocorre BOO (p. ex., estenose etc.) em homens com HPB (Roehrborn, 2008).

Sem dúvida alguma, a constelação de patologias celulares que levam aos sintomas de LUTS é muito mais complexa do que se considera atualmente. Entretanto, somente quando essas complexidades forem desvendadas é que seremos capazes de planejar estratégias alternativas para o tratamento bem-sucedido da HPB e, possivelmente, a prevenção de seu impacto adverso sobre a função das vias urinárias inferiores.

ETIOLOGIA

Do ponto de vista histopatológico, a HPB caracteriza-se por um aumento no número de células epiteliais e estromais na área periuretral da próstata, razão pela qual é corretamente designada como *hiperplasia*, e não como *hipertrofia*, conforme encontrado com frequência na literatura mais antiga. A formação de novas glândulas epiteliais normalmente só é observada durante o desenvolvimento fetal, e a sua observação leva ao conceito de retorno embrionário do potencial indutor da célula estromal (Cunha et al., 1983; Isaacs, 2008). A etiologia molecular precisa desse processo hiperplásico é incerta. **O aumento observado no número de células pode ser devido à proliferação epitelial e estromal ou a um comprometimento da morte celular programada, resultando em acúmulo celular.** Os androgênios, os estrogênios, a interação estromal-epitelial, os fatores de crescimento e os neurotransmissores podem desempenhar um papel, isoladamente ou em combinação, na etiologia do processo hiperplásico.

Hiperplasia

Em determinado órgão, o número de células e, portanto, o volume do órgão, dependem do equilíbrio entre a proliferação e a morte de células (Isaacs e Coffey, 1989). Um órgão pode aumentar não apenas como resultado de um aumento na proliferação celular, mas também em consequência de uma diminuição da morte das células. **Embora os androgênios e os fatores de crescimento estimulem a proliferação celular em modelos experimentais, o papel relativo da proliferação celular na HPB humana é questionado, visto que não há evidências bem definidas de um processo proliferativo ativo.** Embora seja pos-

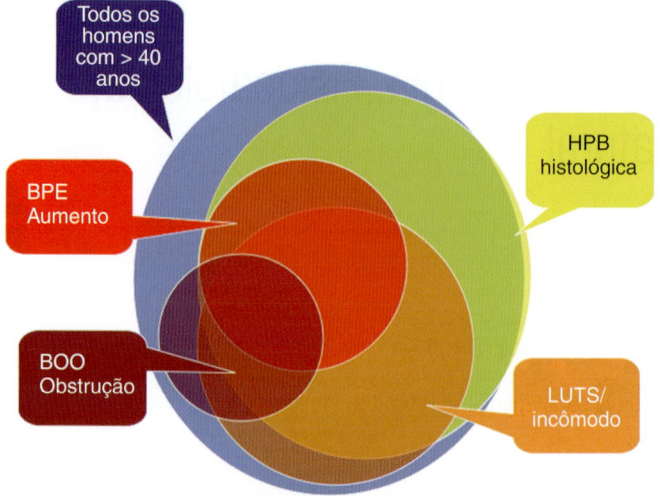

Figura 103-1. Diagrama mostrando a relação entre a hiperplasia histológica da próstata (HPB), os sintomas das vias urinárias inferiores (LUTS), o aumento benigno da próstata (BPE) e a obstrução da saída da bexiga (BOO). O tamanho dos círculos não representa as verdadeiras proporções, porém ilustra a sobreposição parcial entre as diferentes definições das doenças. (De Roehrborn CG. Pathology of benign prostatic hyperplasia. Int J Impot Res 2008;20[Suppl. 3]:S11–8.)

sível que as fases iniciais da HPB estejam associadas a uma rápida proliferação de células, a doença estabelecida parece ser mantida na presença de uma taxa igual ou reduzida de replicação celular. A expressão aumentada dos genes da via antiapoptótica (p. ex., *BCL2*) sustenta essa hipótese (Kyprianou et al., 1996; Colombel et al., 1998). **Os androgênios não apenas são necessários para a proliferação e a diferenciação normais das células na próstata, mas também para inibir ativamente a morte celular** (Isaacs, 1984). Em cães, a HPB experimental pode ser produzida por androgênios associados a estradiol (Walsh e Wilson, 1976; DeKlerk et al., 1979; Berry et al., 1986b; Juniewicz et al., 1994). Apesar de um aumento significativo no tamanho da glândula, ocorre, na verdade, uma redução na taxa de síntese de DNA, em comparação com controles não tratados (Barrack e Berry, 1987), indicando que tanto os androgênios quanto os estrogênios inibem a taxa de morte celular. As vias de sinalização neurais, particularmente as vias α-adrenérgicas, também podem desempenhar um papel no equilíbrio entre morte e proliferação celulares (Anglin et al., 2002).

A hiperplasia resulta em um remodelamento da arquitetura normal da próstata (Untergasser et al., 2005). Os estágios iniciais do processo se caracterizam por brotamento epitelial a partir dos ductos preexistentes e aparecimento de nódulos mesenquimatosos, porém o fenótipo tecidual dos pacientes com doença estabelecida é altamente variável.

A HPB pode ser considerada como uma doença de células-tronco (Barrack e Berry, 1987). Presumivelmente, as células-tronco dormentes na próstata normal raramente sofrem divisão; entretanto, quando o fazem, elas dão origem a um segundo tipo de célula de proliferação transitória, com capacidade de síntese de DNA e proliferação, mantendo, assim, o número de células na próstata. Quando as células em proliferação amadurecem por meio de um processo de diferenciação terminal, elas possuem um tempo de vida limitado antes de sofrer morte celular programada. Nesse paradigma, **o processo de envelhecimento induz um bloqueio nesse processo de maturação, de modo que a progressão para a célula terminalmente diferenciada é reduzida, diminuindo, assim, a taxa global de morte celular.** Evidências indiretas para essa hipótese provêm da observação de que a secreção, um dos parâmetros de diferenciação das células epiteliais, diminui com a idade, sugerindo que o número de células diferenciadas capazes de exibir atividade secretora pode estar diminuindo (Isaacs e Coffey, 1989). Uma pesquisa de amostras de HPB humana à procura de um marcador de senescência celular (β-galactosidase associada à senescência) demonstrou a presença de uma maior proporção de células epiteliais senescentes em homens com próstatas grandes, sugerindo que o acúmulo dessas células pode desempenhar um papel no desenvolvimento do aumento da próstata (Choi et al., 2000). Estudos mais recentes sustentam a hipótese de que o comprometimento da senes-

cência celular pode desempenhar um papel significativo na etiologia da HPB (Castro et al., 2003).

Os hormônios podem exercer a sua influência sobre a população de células-tronco, não apenas com o avanço da idade, mas também durante o desenvolvimento embrionário e neonatal (Naslund e Coffey, 1986). O tamanho da próstata pode ser definido pelo número absoluto de células-tronco potenciais presentes na glândula, o que, por sua vez, pode ser determinado por ocasião do desenvolvimento embrionário. Estudos realizados em modelos animais sugeriram que a **impressão (*imprinting*) precoce do tecido prostático pelos surtos de androgênio pós-natais é de importância crítica para o crescimento subsequente da próstata hormônio-induzido.** À semelhança da regulação hormonal dos tecidos prostáticos do adulto, os hormônios esteroides sexuais podem exercer seu efeito de impressão direta ou indiretamente por meio de uma complexa série de vias de sinalização (Lee e Peehl, 2004).

Papel dos Androgênios

Embora os androgênios não causem HPB, o desenvolvimento de HPB exige a presença de androgênios testiculares durante o desenvolvimento da próstata, a puberdade e o envelhecimento (McConnell, 1995; Marcelli e Cunningham, 1999). Pacientes castrados antes da puberdade ou que são afetados por uma variedade de doenças genéticas que comprometem a ação ou a produção de androgênios não desenvolvem HPB. Sabe-se também que os níveis prostáticos de di-hidrotestosterona (DHT), bem como do receptor de androgênios (AR) permanecem elevados com o envelhecimento, apesar do fato de que os níveis periféricos de testosterona estão diminuindo. Além disso, a retirada dos androgênios leva à involução parcial da HPB estabelecida (Peters e Walsh, 1987; Isaacs, 2008).

Dentro da faixa normal, não existe uma relação bem estabelecida entre a concentração de androgênios circulantes e o tamanho da próstata em homens idosos. No Olmsted County Study of Urinary Symptoms and Health Status numa coorte de homens (com idade mediana de 60,9 anos), foi constatado um declínio dos níveis séricos de testosterona biodisponível com o aumento da idade, enquanto a relação entre estradiol e testosterona biodisponível aumentou (Roberts et al., 2004). A testosterona biodisponível exibiu uma correlação negativa e a relação entre estradiol e testosterona biodisponível teve uma correlação positiva com o volume da próstata, porém essa associação foi muito menos evidente após ajuste para a idade. Os dados basais de um grande estudo sobre o tratamento clínico da HPB confirmaram ausência de uma relação entre a testosterona sérica, antígeno prostático específico (PSA, do inglês *prostatic specific antigen*) sérico e o volume da próstata (Marberger et al., 2006) (Tabela 103-1). Por outro lado, em um estudo de acompanhamento de 20 anos, Parsons et al. (2010) mostraram que os níveis séricos de DHT basais mais elevados estiveram associados a um risco aumentado de HPB. As razões de chances (OR) para o segundo, terceiro e quarto quartis da DHT foram, respectivamente, de 1,83 (intervalo de confiança [IC] de 95% de 0,96 a 3,47), 1,50 a (0,79 a 2,85) e 2,75 (1,46 a 5,19) (tendência de *P* = 0,02). Entretanto, uma relação mais alta entre testosterona e DHT foi associada a uma redução do risco de HPB de 42% (Parsons et al., 2010; Trifiro et al., 2010).

No cérebro, no músculo esquelético e no epitélio seminífero, a testosterona estimula diretamente os processos dependentes de androgênio. **Entretanto, na próstata, a enzima ligada à membrana nuclear, 5α-redutase, converte o hormônio testosterona em DHT, o principal androgênio nesse tecido** (Fig. 103-1) (McConnell, 1995). Noventa por cento do androgênio prostático total encontram-se na forma de DHT, principalmente derivada dos androgênios testiculares. Os androgênios adrenais podem constituir 10% dos androgênios prostáticos totais, embora a importância dessa fonte de hormônio na etiologia da HPB seja insignificante. No interior da célula, tanto a testosterona quanto a DHT ligam-se à mesma proteína do AR de alta afinidade (Chatterjee, 2003). A DHT é um androgênio mais potente do que a testosterona, em virtude de sua maior afinidade pelo AR. Além disso, o complexo DHT-receptor pode ser mais estável do que o complexo testosterona-receptor. O receptor hormonal liga-se então a sítios específicos de ligação do DNA no núcleo, resultando em aumento na transcrição de genes dependentes de androgênio e, por fim, na estimulação da síntese de proteína (Andriole et al., 2004). Por outro lado, a retirada de androgênio do tecido sensível ao hormônio resulta em diminuição da síntese de proteína e involução tecidual. **Além da inativação de genes essenciais dependentes de androgênio (p. ex.,**

TABELA 103-1 Ausência de Relação Significativa entre a Testosterona Sérica e o PSA Sérico e Volume da Próstata

TESTOSTERONA BASAL, CATEGORIA (ng/mL)*	Nº DE INDIVÍDUOS (N = 4.254)	IDADE (ANOS)	PSA (ng/mL)	VOLUME DA PRÓSTATA (mL)	IMC (kg/m^2)	ESCORE BASAL DO SFI
≥300	3.092	66,5	4	54	27	6,8
275-300	291	65,3	3,8	56	28,2	6,6
250-275	269	66,2	3,9	55	28,1	6,4
225-250	225	65,3	4	57	29	7,2
200-225	143	64,8	3,9	56	30,1	5,9
175-200	115	66,5	4	56	29,5	6,8
150-175	67	66,2	3,6	56	29,5	5,8
<150	52	68,7	4	61	31	5,6

IMC, índice de massa corporal; PSA, antígeno prostático específico; SFI, inventário de função sexual.
*Para nanomoles por litro, dividir por 28,8.
Modificada de Marberger M, Roehrborn CG, Marks LS et al. Relationship among serum testosterone, sexual function, and response to treatment in men receiving dutasteride for benign prostatic hyperplasia. J Clin Endocrinol Metab 2006;91:1323–8.

gene do PSA), a retirada de androgênio leva à ativação de genes específicos envolvidos na morte celular programada (Kyprianou e Isaacs, 1989; Martikainen et al., 1990). Apesar da importância dos androgênios no desenvolvimento normal da próstata e na fisiologia secretora, não há evidências de que a testosterona ou a DHT possam atuar como mitógeno direto para o crescimento da próstata em homens idosos. Com efeito, os dois hormônios não são mitogênicos em cultura de células epiteliais da próstata (McKeehan et al., 1984). Na próstata ventral do rato, experimentos de expressão gênica diferencial não conseguiram demonstrar uma ativação direta das vias mitogênicas (Wang et al., 1997). Entretanto, muitos fatores de crescimento e seus receptores são regulados por androgênios (ver adiante). Por conseguinte, a ação da testosterona e da DHT na próstata é mediada indiretamente por vias autócrinas e parácrinas.

Receptores de Androgênios

Diferentemente de outros órgãos dependentes de androgênio, a próstata mantém a sua capacidade de responder aos androgênios durante toda a vida. No pênis, a expressão do AR diminui até alcançar taxas insignificantes no final da puberdade (Roehrborn et al., 1987; Takane et al., 1991a, 1991b). Por conseguinte, apesar de níveis circulantes elevados de androgênio, o pênis do adulto perde a sua capacidade de crescimento dependente de androgênio. Se o pênis mantivesse altos níveis de AR durante toda a vida, presumivelmente o órgão iria crescer até o momento da morte. Por outro lado, os níveis de AR na próstata permanecem elevados durante todo o processo de envelhecimento (Barrack et al., 1983; Rennie et al., 1988). De fato, esses dados sugerem que os níveis nucleares de AR podem ser mais altos no tecido hiperplásico do que em tecidos de controle normais. Os aumentos no estrogênio relacionados com a idade, bem como outros fatores, podem aumentar a expressão do AR na próstata em processo de envelhecimento, levando a um maior crescimento (ou a uma diminuição da morte celular), apesar de níveis decrescentes de androgênio na circulação periférica e níveis "normais" de DHT na próstata.

O papel potencial das mutações, polimorfismos ou outras alterações do AR na patogenia da HPB não está bem esclarecido (Chatterjee, 2003). Um polimorfismo no número de repetições CAG (curtas *versus* de controle) no gene *AR* foi associado a um maior tamanho da próstata e a um risco aumentado de cirurgia (Giovannucci et al., 1999a, 1999b). Entretanto, outro estudo conduzido nos países baixos não mostrou relação entre o número de repetições CAG e a HPB (Bousema et al., 2000). Um estudo de homens finlandeses verificou que as repetições CAG curtas eram significativamente menos comuns em homens com HPB, em comparação com indivíduos de controle (Mononen et al., 2002). Em razão da variação significativa observada nos achados relatados, se as repetições CAG curtas desempenham de fato um papel na patogenia da HPB, ele provavelmente é menor (Hoke e McWilliams, 2008).

Di-Hidrotestosterona e Esteroide 5α-Redutase

As concentrações intraprostáticas de DHT são mantidas, porém não estão elevadas na HPB. Estudos iniciais de tecido prostático ressecado sugeriram que os níveis prostáticos de DHT eram mais altos na glândula hiperplásica do que em tecidos de controle normais. Entretanto, os controles usados nesses estudos iniciais foram, em grande parte, vítimas de acidentes. O metabolismo contínuo da DHT após a morte diminui o nível desse androgênio nos tecidos cadavéricos. Isso foi claramente demonstrado em um estudo realizado por Walsh et al. (1983), em que espécimes cirúrgicos de próstata de homens sem HPB foram usados como controle. Esses pesquisadores demonstraram que os níveis de DHT são os mesmos em glândulas tanto hiperplásicas quanto normais. Entretanto, a próstata no idoso mantém um nível elevado de DHT, bem como um alto nível de AR; por conseguinte, o mecanismo de crescimento celular dependente de androgênio é mantido. Há pouca dúvida de que os androgênios desempenham pelo menos um papel permissivo no desenvolvimento da doença.

Foram descobertas duas enzimas esteroide 5α-redutase, cada uma delas codificada por um gene separado (Russell e Wilson, 1994). A 5α-redutase tipo 1, a enzima predominante nos tecidos extraprostáticos, como a pele e o fígado, é normalmente expressa na síndrome da deficiência de 5α-redutase e é inibida pela dutasterida, mas não substancialmente pela finasterida. A 5α-redutase tipo 2 é a 5α-redutase prostática predominante, embora também seja expressa nos tecidos extraprostáticos. As mutações na enzima de tipo 2 são responsáveis pelo fenótipo clínico observado na síndrome da deficiência de 5α-redutase. É particularmente sensível à inibição da finasterida e dutasterida (Carson e Rittmaster, 2003). Evidentemente, **a enzima de tipo 2 é de importância crítica para o desenvolvimento normal da próstata e o crescimento hiperplásico posteriormente durante a vida.** O papel da 5α-redutase de tipo 1 no crescimento normal e anormal da próstata ainda não foi definido. Há evidências cada vez maiores sugerindo que a isoenzima de tipo 1 pode desempenhar um papel mais importante no câncer de próstata, em comparação com a HPB, visto que foram demonstrados níveis elevados de expressão do mRNA, proteína e enzimas funcionais no câncer de próstata (Thomas et al., 2008). Tendo em vista que a finasterida produz uma redução de tamanho da próstata idêntica a dos inibidores duplos de tipo 1/tipo 2 e aproximadamente equivalente àquela associada à castração, é pouco provável que a DHT derivada do tipo 1 seja essencial para o crescimento hiperplásico.

Em estudos imuno-histoquímicos com anticorpos específicos contra 5α-redutase de tipo 2, foi constatado que essa enzima se localiza principalmente nas células do estroma (Thigpen et al., 1993; Silver et al., 1994). As células epiteliais carecem uniformemente da enzima de tipo 2, enquanto algumas células epiteliais basais exibem coloração positiva para essa enzima. Não foi possível detectar a proteína 5α-redutase de tipo 1 na HPB ou no câncer de próstata utilizando os anticorpos inicialmente disponíveis, embora tenham sido detectados níveis mínimos de mRNA de tipo 1 em próstatas normais, na HPB e no câncer (Shirakawa et al., 2004). Em um estudo com anticorpo seletivo contra o tipo 1, foi demonstrada uma coloração positiva em apenas 7% dos casos de HPB (Thomas et al., 2003). No mesmo estudo, foi detectada a atividade da enzima de tipo 1 em apenas duas de 29 amostras de HPB. Esses dados demonstram que **a célula do estroma desempenha um papel central no crescimento da próstata dependente de androgênios, e que a enzima 5α-redutase de tipo 2 dentro das células**

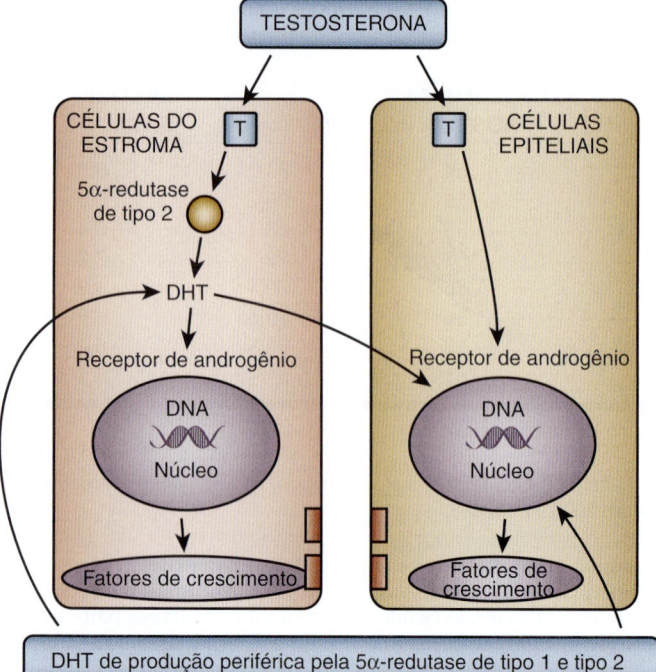

Figura 103-2. A testosterona (T) difunde-se nas células epiteliais e do estroma da próstata. A T pode interagir diretamente com os receptores de androgênios (esteroides) ligados à região promotora dos genes regulados por androgênios. Na célula do estroma, a maior parte da T é convertida em di-hidrotestosterona (DHT) – um androgênio muito mais potente –, que pode atuar de modo autócrino nas células do estroma ou de modo parácrino por difusão nas células epiteliais em estreita proximidade. A DHT produzida na periferia, principalmente na pele e no fígado, pode sofrer difusão para dentro da próstata a partir da circulação e atuar por um verdadeiro mecanismo endócrino. Em alguns casos, as células basais na próstata podem atuar como local de produção de DHT, à semelhança da célula do estroma. Fatores de crescimento autócrinos e parácrinos também podem estar envolvidos nos processos dependentes de androgênio na próstata. (De Roehrborn CG. Pathology of benign prostatic hyperplasia. Int J Impot Res 2008;20[Suppl. 3]:S11–8.)

do estroma constitui a etapa-chave de amplificação androgênica. Por conseguinte, é evidente a existência de um modelo parácrino na ação dos androgênios na glândula (Fig. 103-2). Além disso, é possível que a DHT circulante produzida na pele e no fígado possa atuar sobre as células epiteliais da próstata por meio de um verdadeiro mecanismo endócrino (McConnell, 1995). Se a inibição dupla da 5α-redutase de tipo 1/tipo 2 possui alguma utilidade clínica sobre os inibidores seletivos de tipo 2, é provavelmente devido à inibição da DHT produzida na periferia.

Estudos de imuno-histoquímica em amostras de HPB enucleadas abertas mostraram um nível considerável de 5α-redutase intra e interprostática, dificultando acentuadamente os estudos de sua distribuição, com base em material de biópsia obtido de modo isolado ou em determinado momento (Sherwood et al., 2003).

Foram relatados polimorfismos da enzima esteroide 5α-redutase de tipo 2 (SRD5A2), porém a sua ligação com a HPB é incerta. O gene SRD5A2 no cromossomo 2p23 frequentemente abrange substituições A49T e V89L e um polimorfismo de repetição de dinucleotídio TA. O alelo 89L foi associado a uma diminuição da atividade enzimática, enquanto o alelo 49T foi associado a uma maior atividade. Repetições mais longas de TA estão associadas a uma instabilidade do mRNA e, portanto, a uma atividade diminuída da enzima. O número de alelos L, mas não os alelos da testosterona ou as repetições TA, em um estudo exibiu uma correlação significativa com a presença de HPB (Salam et al., 2005). Na população do Olmsted County Study, não foram demonstradas associações consistentes entre os genótipos SRD5A2 e a HPB, embora se tenha observado uma correlação fraca entre polimorfismos V89L e o volume da próstata (Roberts et al., 2005).

TABELA 103-2 Comparação da Expressão e Atividades do ER-α e do ER-β na Próstata

	ER-α	ER-β
Localização	Estroma	Epitelial
Proliferação	Metaplasia escamosa epitelial Proliferação do estroma	Antiproliferativo
Diferenciação	Displasia epitelial	Pró-diferenciação
Resposta imune		Anti-inflamatório Antioxidante
Expressão	Desregulado no câncer de próstata Silenciado nos estágios iniciais do câncer Re-emergência com a progressão	Desregulado no câncer de próstata ↓ Doença limitada ao órgão ↑ No câncer de próstata metastático

ER, receptor de estrogênio.
De Prins GS, Korach KS. The role of estrogens and estrogen receptors in normal prostate growth and disease. Steroids 2008;73:233–44.

A retirada dos androgênios pode exercer parcialmente seu efeito sobre a próstata por meio de efeitos vasculares (Buttyan et al., 2000). A castração induz uma vasoconstrição aguda e pronunciada dos vasos sanguíneos na próstata de rato (Hayek et al., 1999). Esse efeito não parece ser mediado pelo fator de crescimento do endotélio vascular (VEGF) (Burchardt et al., 2000). Há evidências indiretas sugerindo que as anormalidades no sistema vascular da próstata produzidas por outras doenças (p. ex., diabetes) podem constituir um fator de risco de HPB (Parsons et al., 2006; Parsons, 2007).

Papel dos Estrogênios

Com base em modelos animais, há evidências sugerindo que os estrogênios desempenham um papel na patogenia da HPB; entretanto, o papel dos estrogênios no desenvolvimento da HPB humana não está esclarecido. No cão, em que os estrogênios atuam de modo sinérgico com os androgênios para produzir HPB experimental, o estrogênio parece estar envolvido na indução do AR (Moore et al., 1979). O estrogênio pode, de fato, "sensibilizar" a próstata canina de animais idosos aos efeitos dos androgênios (Barrack e Berry, 1987). A próstata canina contém uma quantidade abundante de receptores de estrogênio (ER) de alta afinidade. No cão, o tratamento com estrogênio estimula o estroma, causando um aumento na quantidade total de colágeno (Berry et al., 1986a, 1986b). Existem pelo menos duas formas de ER: o receptor de estrogênio α (ER-α), que é expresso nas células do estroma da próstata, e o receptor de estrogênio β (ER-β) que é expresso pelas células epiteliais da próstata (Prins et al., 1998). A resposta da próstata aos estrogênios é determinada pelo tipo de ER presente nas células prostáticas. Experimentos realizados em camundongos nocautes sugerem uma "influência restritiva" dos estrogênios sobre a próstata (Krege et al., 1998). Estudos in vitro sugerem que a suprarregulação do ER-α em culturas de células do estroma da próstata também está associada a uma suprarregulação do fator de crescimento dos fibroblastos (FGF)-2, FGF-7 e outros fatores de crescimento; a adição de androgênios causou uma infrarregulação do ER e de vários fatores de crescimento derivados do estroma (Smith et al., 2000, 2002).

Diferentes ações podem ser mediadas pelo ER-α estromal e pelo ER-β epitelial (Prins e Korach, 2008). Evidências também indicam que a ação estrogênica mediada pelos receptores separados pode contribuir para a etiologia e a progressão de múltiplas doenças da próstata (Tabela 103-2). Esses achados fornecem novas vias e abordagens alternativas para o tratamento das doenças de próstata, incluindo o câncer de próstata, com novas terapias direcionadas para os ER ou o metabolismo dos estrogênios. Como os dois tipos de ER podem desempenhar papéis distintos e, talvez, opostos em muitas doenças da próstata, incluindo progressão do câncer, é possível que agonistas e antagonistas específicos desses receptores possam ser benéficos em estratégias terapêuticas pesquisadas em ensaios clínicos futuros. Entretanto, um estudo randomizado e controlado por placebo recente, que utilizou um agonista do ER-β em homens com LUTS, não conseguiu demonstrar qualquer efeito sobre os sintomas, o nível sérico de PSA, o tamanho da próstata ou os parâmetros urodinâmicos (manuscrito no prelo).

Os níveis séricos de estrogênios aumentam nos homens com o avanço da idade, de maneira absoluta ou em relação aos níveis de testosterona. Há também evidências que sugerem um aumento dos níveis intraprostáticos de estrogênios em homens com HPB. Os pacientes com HPB de maior volume tendem a apresentar níveis mais elevados de estradiol na circulação periférica (Partin et al., 1991). Na coorte do Olmsted County Study, em homens com níveis de testosterona biodisponível acima do valor mediano, o nível sérico de estradiol exibiu uma correlação positiva com o volume da próstata, mesmo após ajuste para a idade (Roberts et al., 2004). Os dados sobre a obesidade, a testosterona sérica, o estradiol e o volume da próstata são controversos (Zucchetto et al., 2005). Embora sejam observadas concentrações relativamente baixas de ER de alta afinidade clássicos na HPB humana (Farnsworth, 1996; Sciarra e Toscano, 2000), pode haver uma quantidade suficiente para atividade biológica.

Com base em estudos experimentais com inibidores da aromatase, parece que a diminuição do estrogênio intraprostático em modelos animais pode levar a uma redução da hiperplasia do estroma induzida por fármacos (Farnsworth, 1996, 1999). Todavia, no momento atual, o papel dos estrogênios na HPB humana não está estabelecido com tanta segurança quanto o papel dos estrogênios. A variação entre as espécies e as relações de causa-efeito são problemáticas.

Os níveis de receptores de progesterona estão elevados na próstata tanto normal quanto hiperplásica. Entretanto, o papel do receptor de progesterona na fisiologia normal da próstata, bem como na HPB, ainda não foi definido.

Regulação da Morte Celular Programada

A morte celular programada (apoptose) é um mecanismo fisiológico essencial para a manutenção da homeostasia glandular normal (Kerr e Searle, 1973). A condensação e a fragmentação celulares precedem a fagocitose e a degradação, durante as quais a célula apoptótica é fagocitada por células vizinhas e degradada por enzimas lisossômicas. A apoptose ocorre sem ativação do sistema imune, porém necessita da síntese tanto de RNA quanto de proteína (Lee, 1981). Na próstata de rato, a morte celular ativa ocorre de modo natural no segmento proximal do sistema ductal prostático, na presença de concentrações plasmáticas normais de colesterol (Lee et al., 1990). Os androgênios (presumivelmente a testosterona e a DHT) parecem suprimir a morte celular programada nas outras partes da glândula. Após a castração, o processo de morte celular ativa aumenta na população de células epiteliais luminais, bem como na região distal de cada ducto. Tenniswood (1986) sugeriu a presença de um controle regional sobre a ação androgênica e a resposta epitelial, em que os androgênios proporcionam uma influência moduladora sobre a produção local de fatores reguladores do crescimento, que varia em diferentes partes da glândula. Membros da família do fator de crescimento transformador β (TGF-β) são possíveis candidatos nessa etapa reguladora (Martikainen et al., 1990).

Na próstata do rato, pelo menos 25 genes diferentes são induzidos após a castração (Montpetit et al., 1986). A homeostasia glandular normal requer um equilíbrio entre os inibidores do crescimento e os mitógenos, que restringem ou induzem, respectivamente, a proliferação celular, mas que também impedem ou modulam a morte celular. Padrões de crescimento hiperplásico anormais, como a HPB, poderiam ser induzidos por anormalidades locais de fatores de crescimento ou receptores de fatores de crescimento, levando a um aumento da proliferação ou a níveis diminuídos de morte celular programada.

Interação entre Estroma e Epitélio

Há numerosas evidências experimentais demonstrando que as **células estromais e epiteliais da próstata mantêm um tipo sofisticado de comunicação parácrina**. O crescimento do epitélio da próstata canina pode ser regulado por interação celular com a membrana basal e células do estroma. Isaacs e Coffey (1989), utilizando um marcador da função da célula epitelial prostática canina, demonstraram que as células epiteliais que crescem sobre plástico modificam rapidamente o seu comportamento. As células começam a crescer rapidamente e a modificar o seu padrão de coloração do citoesqueleto. Por outro lado, se as células crescerem em colágeno prostático, elas mantêm a sua capacidade secretora e padrão de coloração do citoesqueleto normais e não crescem rapidamente. Isso indica uma forte evidência de que **uma classe de proteína excretora das células do estroma (p. ex., matriz extracelular [MEC]) regula parcialmente a diferenciação das células epiteliais. Por conseguinte, a HPB pode ser causada por um defeito no componente estromal que normalmente inibe a proliferação celular, resultando em perda de um mecanismo de "refreamento" normal para a proliferação.** Essa anormalidade pode atuar de modo autócrino, levando também à proliferação das células do estroma.

Mais provas sobre a importância das interações entre estroma e epitélio na próstata foram obtidas dos elegantes estudos de desenvolvimento de Cunha et al., que demonstraram a importância do mesênquima prostático embrionário na determinação da diferenciação do epitélio do seio urogenital (Cunha et al., 1980, 1983, 2003; Cunha e Donjacour, 1987; Cunha, 1994, 1996). **O processo de nova formação glandular na próstata hiperplásica sugere uma "reativação" dos processos embrionários, em que o estroma prostático subjacente induz o desenvolvimento de células epiteliais** (McNeal, 1990). Muitas das interações estroma-epiteliais prostáticas observadas durante o desenvolvimento normal e na HPB podem ser mediadas por fatores de crescimento solúveis ou pela MEC, que possui, ela própria, propriedades semelhantes aos fatores de crescimento. Esse modelo é ainda mais complexo, tendo em vista a localização celular da 5α- redutase (e, portanto, da produção de DHT) na célula do estroma prostático (Silver et al., 1994).

Estudos da proteína de sinalização CYR61 da MEC revelaram a complexidade da relação estroma-MEC-epitélio. A CYR61 é uma proteína associada à MEC, que promove a adesão, a migração e a proliferação das células epiteliais e estromais. Diversos fatores de crescimento aumentam a expressão da CYR61 (um gene de resposta imediata precoce) em ambos os tipos de células, e a supressão da expressão da CYR61 por um oligonucleotídeo antissentido afeta significativamente a morfologia celular normal (Sakamoto et al., 2003, 2004a, 2004b). A expressão da CYR61 está significativamente aumentada nos tecidos da HPB humana e é induzida pelo ácido lisofosfatídico (um fator de crescimento de lipídeo endógeno).

Conforme aumenta a nossa compreensão sobre as relações das células estromais e epiteliais na próstata, é possível que sejam desenvolvidas terapias para induzir a regressão da HPB estabelecida ao modular esses mecanismos autócrinos/parácrinos.

Fatores de Crescimento

Os fatores de crescimento são pequenas moléculas peptídicas que estimulam ou, em alguns casos, inibem os processos de divisão e diferenciação celulares (Steiner, 1995; Lee e Peehl, 2004). As células que respondem a fatores de crescimento possuem, em sua superfície, receptores específicos para os fatores de crescimento, que, por sua vez, estão ligados a uma variedade de mecanismos de sinalização transmembrana e intracelulares. **As interações entre fatores de crescimento e hormônios esteroides podem alterar o equilíbrio entre proliferação e morte celulares, levando à produção de HPB** (Fig. 103-3). O grupo de Lawson foi o primeiro a demonstrar que extratos de HPB estimulam o crescimento celular. Subsequentemente, foi descoberto, na análise de sequência, que esse suposto fator de crescimento prostático é o fator de crescimento fibroblástico básico (bFGF) (Story et al., 1989). Subsequentemente, diversos fatores de crescimento foram caracterizados no tecido prostático normal, hiperplásico e neoplásico. Além do bFGF (FGF-2), o FGF ácido (FGF-1), o Int-2 (FGF-3), o fator de crescimento do queratinócito (KGF (FGF-7]), o TGF-β e o fator de crescimento epidérmico (EGF) foram implicados no crescimento da próstata. O TGF-β é um potente inibidor da proliferação nas células epiteliais normais de uma variedade de tecidos. Em modelos de câncer de próstata, há evidências de que as células malignas escaparam do efeito inibitório do TGF-β sobre o crescimento (McKeehan e Adams, 1988). Mecanismos semelhantes podem atuar na HPB (Salm et al., 2000), levando ao acúmulo de células epiteliais (Kundu et al., 2000). Os fatores de crescimento também podem ser importantes na modulação do fenótipo das células musculares lisas da próstata (Peehl e Sellers, 1998).

Há evidências crescentes de uma interdependência entre os fatores de crescimento, os receptores dos fatores de crescimento e o ambiente hormonal esteroide da próstata (Rennie et al., 1988; Lee e Peehl, 2004). Embora os dados sobre o nível absoluto de fator de crescimento e de receptores de fatores de crescimento no tecido hiperplásico, em oposição ao tecido normal, sejam controversos, é provável que os

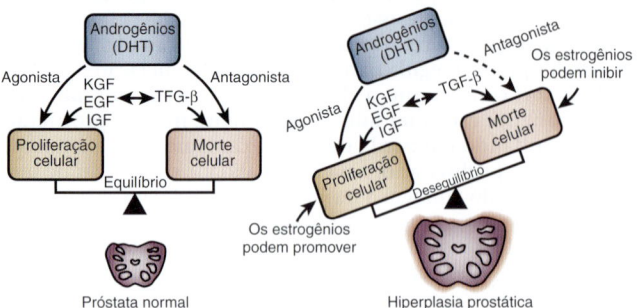

Figura 103-3. A hiperplasia da próstata deve-se, provavelmente, a um desequilíbrio entre a proliferação e a morte celulares. Os androgênios desempenham um papel necessário, porém provavelmente permissivo. Os fatores de crescimento constituem mais provavelmente os locais de defeitos primários. DHT, di-hidrotestosterona; EGF, fator de crescimento epidérmico; IGF, fatores de crescimento semelhantes à insulina; KGF, fator de crescimento do queratinócito; TGF-β, fator de crescimento transformador β.

fatores de crescimento possam desempenhar algum papel na patogenia da HPB. Entretanto, são necessárias mais pesquisas para estabelecer o papel dos fatores de crescimento em uma doença na qual a proliferação celular não é óbvia.

Se a proliferação celular for um componente no processo da HPB, parece que os fatores de crescimento estimuladores, como as famílias de FGF-1, -2, -7 e -17, o VEGF e o fator de crescimento semelhante à insulina (IGF) podem desempenhar um papel, com aumento ou modulação dos efeitos dos fatores de crescimento pela DHT. Por outro lado, o TGF-β, que inibe a proliferação das células epiteliais, pode exercer normalmente uma influência restritiva sobre a proliferação epitelial, que é perdida ou que está infrarregulada na HPB (Wilding et al., 1989; Sporn e Roberts, 1990, 1991; Peehl et al., 1995; Cohen et al., 2000; Lee e Peehl, 2004). O TGF-β1 é um potente mitógeno para os fibroblastos e outras células mesenquimatosas, porém também atua como inibidor importante da proliferação das células epiteliais (Roberts e Sporn, 1993). O TGF-β1 também regula a síntese e a degradação da MEC e pode induzir as células a sofrer apoptose. Além disso, o TGF-β suprarregula a produção de bFGF, que atua reconhecidamente como um fator de crescimento autócrino para as células do estroma prostático (Story et al., 1993), e, pelo menos, em uma linhagem de células musculares lisas da próstata (PSMC1), o TGF funciona como mitógeno autócrino (Salm et al., 2000). Por conseguinte, a suprarregulação do TGF-β1 (que é expresso nas células do estroma prostático) durante a HPB poderia favorecer a expansão do compartimento estromal.

Algumas evidências que sustentam esse ponto de vista de modo indireto provêm de estudos de próstatas de camundongo reconstituídas (Yang et al., 1997). De modo interessante, a observação de que o TGF-β1 pode regular a expressão da proteína contrátil do músculo liso sugere que as isoformas do TGF-β podem constituir reguladores fisiológicos da função do músculo liso prostático (Orlandi et al., 1994). Cohen et al. (2000) observaram que as células do estroma isoladas de espécimes cirúrgicos de HPB apresentaram uma inibição atenuada do crescimento pelo TGF-β em relação às células normais do estroma, e que a resposta atenuada aparentemente foi devida a uma redução do aumento mediado pelo TGF na expressão da proteína de ligação 3 do IGF (IGFBP-3). O TGF-β pode estimular a hiperexpressão do versicano (sulfato de condroitina proteoglicano 2) na MEC por meio de inibição das metaloproteases-chave (linhagem ADAMTS) que normalmente degradam o versicano, levando ao acúmulo na MEC (Cross et al., 2006). Foi descrito um risco aumentado de HPB em pacientes com polimorfismo do códon 10 no TGF-β (Li et al., 2004).

A primeira evidência de aumento dos níveis de FGF-2 na HPB provém de estudos conduzidos por Begun et al. (1995), que demonstraram uma elevação de duas a três vezes nos níveis de FGF-2 na HPB, em comparação com glândulas normais do ponto de vista histológico. Em outros estudos, foi demonstrado que tanto o FGF-2 quanto o FGF-7 estão hiperexpressos nos tecidos da HPB (Ropiquet et al., 1999). Acredita-se que o principal alvo do FGF-2 seja o próprio estroma (autócrino), embora camundongos transgênicos com hiperexpressão do FGF-2 desenvolvam hiperplasia glandular epitelial (Konno-Takahashi et al., 2004). O KGF, um membro da família do FGF (FGF-7) é produzido nas células do estroma prostático (Yan et al., 1992). Todavia, os receptores de superfície celular para o KGF derivado do estroma estão expressos exclusivamente nas células epiteliais. Em consequência, o **FGF-7 (ou um homólogo) constitui o principal candidato ao fator mediador da regulação hormonal derivada das células do estroma no epitélio prostático.** Há evidências diretas de que o FGF-7 desempenha esse papel nas interações entre o mesênquima e o epitélio dependentes de androgênios, que estão envolvidas no desenvolvimento da glândula seminal (Alarid et al., 1994). É possível que anormalidades na produção estromal do FGF-7 ou no receptor de FGF-7 epitelial possam promover a proliferação das células epiteliais. Essa hipótese é sustentada por evidências indiretas que provêm de um estudo em camundongos transgênicos com hiperexpressão do FGF-7, que desenvolvem hiperplasia prostática atípica (Kitsberg e Leder, 1996). No laboratório de McKeehan, foi demonstrado que o FGF-10, um homólogo do FGF-7, é expresso em níveis elevados na próstata do rato, especificamente nas células do estroma de origem no músculo liso (Lu et al., 1999; Nakano et al., 1999). A expressão do FGF-10 é aumentada pelos androgênios e pode exercer um efeito mitogênico sobre o epitélio prostático. Outros estudos sugerem que as células que expressam FGF-7 estão localizadas no estroma imediatamente adjacente ao epitélio, sugerindo que as células epiteliais podem induzir a expressão de FGF-7. O fator parácrino mais provavelmente responsável por esse efeito é a citocina interleucina (IL)-1α (Giri e Ittmann, 2000; Lee e Peehl, 2004).

Alguns pesquisadores especularam que a hipoxia local na próstata (talvez em consequência de aterosclerose ou de outros transtornos vasculares) constitui o evento inicial que induz a produção de FGF (Lee e Peehl, 2004). O crescimento adicional de nódulos na HPB pode impedir o fluxo sanguíneo, levando a uma maior hipoxia (Parsons e Kashefi, 2008; Parsons et al., 2008). A hipoxia leva à suprarregulação do fator induzível pela hipoxia 1, o qual, por sua vez, aumenta a secreção de FGF-2 e FGF7 pelas células do estroma.

Outros fatores de crescimento implicados na HPB incluem o FGF-17 (Polnaszek et al., 2004), o FGF-10 e o VEGF (Walsh et al., 2002). Continua sendo difícil estabelecer quais os fatores de crescimento e os receptores de fatores de crescimento que constituem os mediadores essenciais do processo patológico da HPB e quais são os "expectadores".

Um modelo animal singular forneceu evidências adicionais de que os fatores semelhantes ao FGF podem estar envolvidos na etiologia da HPB. **Uma linhagem de camundongo transgênico que expressa o fator de crescimento Int-2/FGF-3 demonstrou hiperplasia epitelial sensível aos androgênios na próstata do camundongo macho, que foi histologicamente semelhante à HPB humana e canina** (Tutrone et al., 1993).

Os IGF, as proteínas de ligação e os receptores também parecem constituir moduladores importantes do crescimento prostático, pelo menos no que diz respeito ao crescimento celular em cultura (Peehl et al., 1995; Lee e Peehl, 2004). Em um modelo de camundongo transgênico com hiperexpressão de IGF-1, foi demonstrado um aumento da próstata (Konno-Takahashi et al., 2003). Os estudos de tecido da HPB demonstram uma maior concentração de IGF-2 na área periuretral em comparação com a zona periférica (Monti et al., 2001). Em um estudo realizado em homens chineses, foi demonstrada uma correlação significativa entre os níveis circulantes de IGF-1 e IGFBP-3 e a HPB (Dahle et al., 2002); todavia, um estudo dos dados da coorte do Olmsted County Study não conseguiu demonstrar uma relação entre o nível sérico de IGF-1 e o volume da próstata (Roberts et al., 2003).

Outras Vias de Sinalização

As vias de sinalização simpáticas são importantes na fisiopatologia dos LUTS, conforme evidenciado pelo uso de fármacos que interferem no sistema nervoso adrenérgico, como bloqueadores dos receptores α-adrenérgicos, que são altamente efetivos no tratamento dos LUTS (American Urological Association Practice Guidelines Committee, 2003). Além disso, há evidências crescentes de que as vias simpáticas podem ser importantes na patogenia do processo de crescimento hiperplásico (McVary et al., 1994, 2005). Em alguns sistemas de modelos, o bloqueio α pode induzir apoptose (Anglin et al., 2002). As vias α-adrenérgicas também podem modular o fenótipo das células musculares na próstata (Lin et al., 2000). Todos os componentes do sistema renina-angiotensina (SRA) estão presentes no tecido prostático e podem ser ativados na HPB (Dinh et al., 2001, 2002; Fabiani et al.,

2001). Com ou sem modulação simpática, as vias locais do SRA podem contribuir para a proliferação celular e a contração do músculo liso.

Foi constatado que a via de regulação da transcrição do gene de resposta do crescimento precoce 1 (*EGR1*) está ativa em uma linhagem celular da HPB (Mora et al., 2005). É também interessante o achado de que a α_2-macroglobulina, uma grande proteína que se liga ao PSA e a muitos fatores do crescimento, exibe uma expressão muito alta na próstata humana e está suprarregulada na HPB (Lin et al., 2005). O aprisionamento e a inativação de moléculas inibitórias poderiam promover as vias de crescimento.

Possível Papel das Vias Inflamatórias e das Citocinas na Hiperplasia Prostática Benigna

Os infiltrados de células inflamatórias observados em muitos homens com HPB podem constituir uma fonte adicional de fatores de crescimento na HPB humana. Na década de 1990, estudos descritivos sugeriram a existência de uma ligação entre a inflamação e o crescimento relacionado na HPB. Treyer et al. (1992) relataram a ocorrência de infiltração extensa dos tecidos da HPB humana por células T ativadas. Sabe-se que as células T do sangue periférico e infiltrativas tumorais expressam o VEGF, que é um potente mitógeno epitelial (Blotnik et al., 1994; Freeman et al., 1995). Além disso, sabe-se que as células T produzem e secretam uma variedade de outros fatores do crescimento, incluindo o fator de crescimento semelhante ao EGF de ligação da heparina e o bFGF/FGF-2. Por conseguinte, acreditou-se que as células T presentes no ambiente prostático local eram capazes de secretar poderosos mitógenos epiteliais e do estroma, capazes de promover hiperplasia estromal e glandular.

Nos últimos 5 anos, foram estudadas detalhadamente vias mediadoras inflamatórias para elucidar o provável papel dessas vias na patogenia da HPB (Fig. 103-4). Numerosas citocinas e seus receptores são observados no tecido da HPB (Konig et al., 2004). Especificamente, são encontrados níveis significativos das interleucinas IL-2, IL-4, IL-7 e IL-17, interferon-γ (IFN-γ) e seus receptores relevantes no tecido da HPB (Kramer et al., 2002; Steiner et al., 2003a, 2003b). A IL-2, a IL-7 e a IFN-γ estimulam a proliferação das células do estroma prostático *in vitro*. A senescência das células epiteliais da próstata resulta em aumento da expressão da IL-8, que pode promover a proliferação das células epiteliais e células estromais não senescentes (Castro et al., 2004). A citocina 1 inibidora de macrófagos é expressa no tecido prostático normal, porém está significativamente infrarregulada na HPB (Kakehi et al., 2004; Taoka et al., 2004). A inflamação crônica na HPB também está associada à suprarregulação focal da ciclo-oxigenase 2 no epitélio glandular (Wang et al., 2004). Todavia, até o momento, não foi estabelecida uma relação de causa-efeito firme entre a inflamação prostática e as vias das citocinas relacionadas e a hiperplasia estromal-epitelial.

Pesquisas recentes de um laboratório italiano sugerem que a síndrome metabólica pode constituir um determinante clínico de maior risco de inflamação prostática e, portanto, de LUTS e HPB nos homens, e que a ativação dos AR pela testosterona (em um modelo de coelho) e DHT pode ter um efeito protetor sobre a inflamação prostática

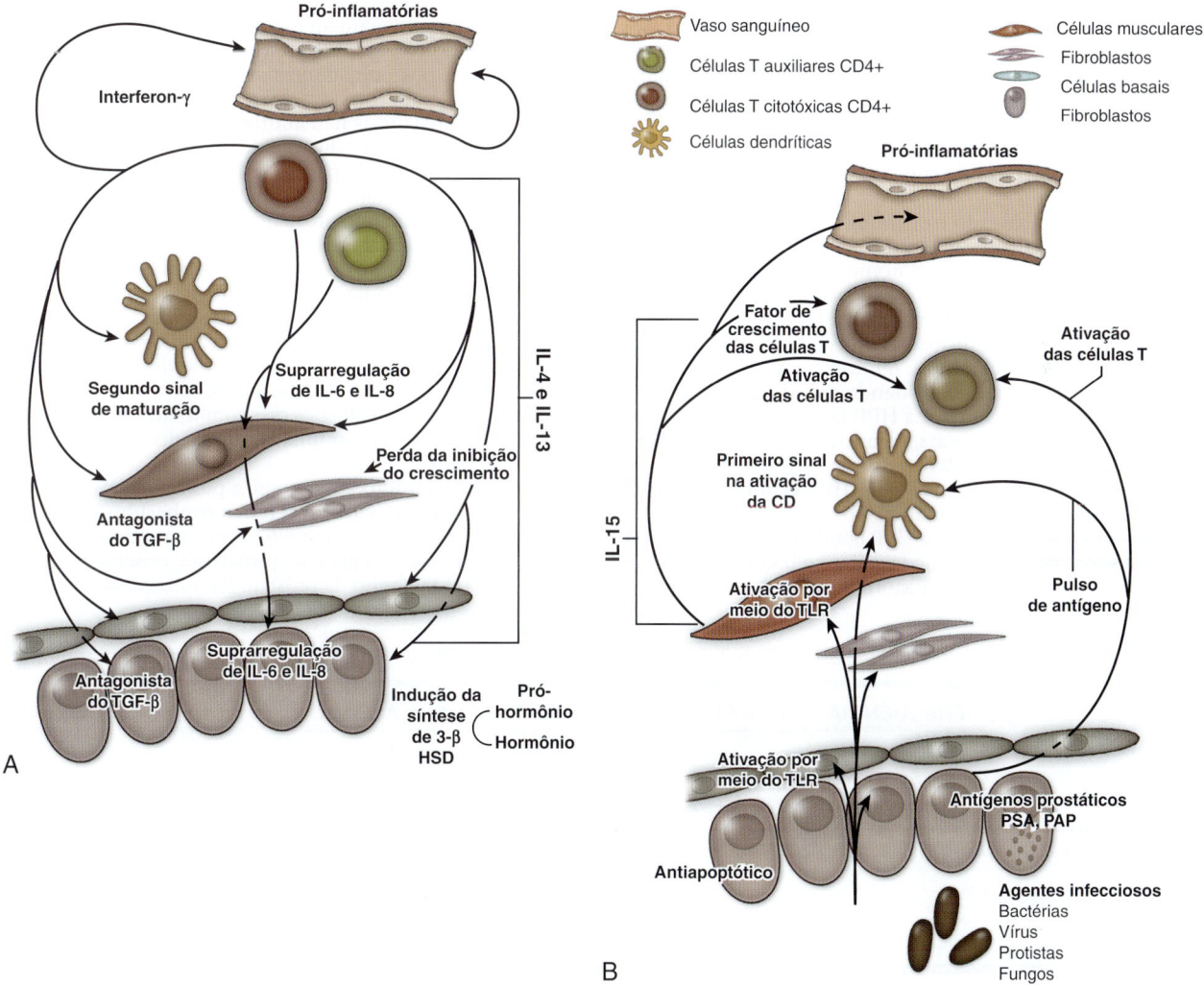

Figura 103-4. A, Efeito tecidual das citocinas pró-inflamatórias derivadas das células T sobre a patogenia e a progressão da inflamação imune e crescimento do estroma na próstata em processo de envelhecimento (células T indicadas em *vermelho*). B, Papel das células musculares lisas (indicadas em *vermelho*) na manutenção e propagação da infiltração imune na próstata em processo de envelhecimento. CD, célula dendrítica; HSD, hidroxiesteroide desidrogenase; IL, interleucina; PSA, antígeno prostático específico; PAP, fosfatase ácida prostática; TGF-β, fator de crescimento transformador β; TLR, receptor semelhante a toll. (De Kramer G, Mitteregger D, Marberger M. Is benign prostatic hyperplasia [BPH] an immune inflammatory disease? Eur Urol 2007;51:1202-16.)

(Vignozzi et al., 2012a, 2012b; Gacci et al., 2013). Esse trabalho, se for confirmado, irá estabelecer efetivamente uma ligação entre o papel dos esteroides androgênicos e a inflamação prostática na fisiopatologia dos LUTS em homens e HPB.

Uma revisão da HPB como doença potencialmente autoimune foi publicada por Kramer et al. (2007). A Figura 103-4 ilustra as características imunológicas essenciais da inflamação crônica na HPB e a interpretação atual dessas alterações no desenvolvimento e na progressão da HPB. Recentemente, foi publicado um resumo das observações clínicas sobre o papel da inflamação na HPB clínica, sugerindo-a como alvo terapêutico (Gandaglia et al., 2013).

Fatores Genéticos e Familiares

Há evidências substanciais de que **a HPB possui um componente genético hereditário.** Sanda et al. conduziram uma análise retrospectiva de casos-controles de pacientes com HPB cirurgicamente tratados e indivíduos de controle no Johns Hopkins (Partin et al., 1994; Sanda et al., 1994). Os pacientes com HPB eram homens nos quais o peso da próstata ressecada encontrava-se no quartil mais alto (>37 g), e cuja idade por ocasião da prostatectomia estava no quartil mais baixo. A **relação risco/função entre parentes de primeiro grau dos pacientes com HPB cirurgicamente tratados em comparação com os parentes de primeiro grau dos controles foi de 4,2 (IC de 95%, 1,7 a 10,2), demonstrando uma relação muito forte** (Tabela 103-3). O resultado não pareceu ser devido a diferenças no comportamento de busca da saúde entre os dois grupos. Uma análise de segregação mostrou que os resultados eram mais compatíveis com um **padrão de herança autossômico dominante.** Utilizando esse modelo, **cerca de 50% dos casos dos homens submetidos a prostatectomia para HPB com menos de 60 anos de idade puderam ser atribuídos a uma forma hereditária da doença.** Por outro lado, **um risco familiar seria previsto em apenas cerca de 9% dos homens submetidos a prostatectomia para HPB com mais de 60 anos de idade.** Além disso, os gêmeos monozigóticos demonstram uma maior taxa de concordância de HPB do que os gêmeos dizigóticos (Partin et al., 1994).

Em estudo de coorte baseado na comunidade, de mais de 2.000 homens, Roberts et al. encontraram um risco elevado de sintomas urológicos de moderados a graves em homens com história familiar de aumento de tamanho da próstata e história familiar de HPB, em comparação com aqueles sem história familiar (Roberts et al., 1995). A análise dos indivíduos que participaram no estudo clínico com finasterida nos Estados Unidos identificou 69 homens com três ou mais familiares com HPB, incluindo o probando (Sanda et al., 1997). A análise de regressão demonstrou que **a HPB familiar se caracterizou por um grande tamanho da próstata, com volume prostático médio de 82,7 mL nos homens com HPB hereditária, em comparação com um volume de 55,5 mL nos homens com HPB esporádica** (Sanda et al., 1995). Os níveis séricos de androgênios e a resposta à inibição da 5α-redutase foram semelhantes na HPB familiar e HPB esporádica. Um estudo mais recente de agregação familiar no banco de dados da finasterida confirmou que uma forte história familiar de início precoce e grande volume prostático tem mais tendência de estar associada a uma herança de risco do que a gravidade dos sintomas ou outros fatores (Pearson et al., 2003).

Esses estudos demonstram claramente a presença de uma forma familiar de HPB e sugerem a existência de um gene que contribui para a patogenia da doença. Os estudos de Meikle et al. (1997, 1999) também sustentam uma base genética para a HPB. Os estudos preliminares demonstram evidências de mutações do DNA (White et al., 1990), hipometilação do DNA (Bedford e van Helden, 1987), anormalidades na expressão da proteína de matriz nuclear (Partin et al., 1993), polimorfismos genéticos diversos (Werely et al., 1996; Konishi et al., 1997; Habuchi et al., 2000) e expressão anormal do gene do tumor de Wilms (*WT1*) (Dong et al., 1997) na HPB humana. Em uma análise de 14 polimorfismos de nucleotídeos únicos associados ao câncer de próstata, foi constatada a associação de variantes genéticas em 2q31 e em 5p15 com a HPB agressiva em uma população chinesa (Qi et al., 2013). Todavia, ainda não foram elucidados o gene ou genes específicos envolvidos na HPB familiar ou que contribuem para o risco de aumento significativo da próstata na doença esporádica.

Outros Fatores Etiológicos

É evidente que os androgênios e os fatores de crescimento solúveis não constituem os únicos fatores importantes no desenvolvimento da HPB. Todas as próstatas de mamíferos estudadas possuem testosterona, DHT e AR, bem como a maioria das vias de sinalização dos fatores de crescimento conhecidas; entretanto, a HPB só se desenvolve em cães e no homem. É interessante assinalar que a glândula seminal, outro órgão glandular que mantém a capacidade de resposta aos androgênios durante toda a vida, não desenvolve hiperplasia. Naturalmente, outros mecanismos ou cofatores devem estar presentes nessas duas únicas espécies para torná-las suscetíveis à doença. Por exemplo, é possível que substâncias não androgênicas derivadas dos testículos, talvez transportadas pelo ducto deferente ou vasos sanguíneos, possam desempenhar algum papel (Dalton et al., 1990). Os ratos com testículos intactos, tratados com androgênios exógenos, demonstram maior grau de crescimento prostático do que os ratos castrados e tratados com androgênios. Sutkowski et al. (1993) demonstraram que o líquido obtido de espermatocele do ser humano é mitogênico para as células epiteliais e do estroma da próstata humana em cultura. Foram observados resultados semelhantes em cães castrados em comparação com cães com testículos intactos tratados com androgênios exógenos e uma associação de testosterona e estradiol (Juniewicz et al., 1994). Além de um aumento no peso da próstata, a incidência de HPB histológica foi significativamente mais alta nos cães com testículos intactos. Grayhack et al. (1998) identificaram uma suposta substância que poderia ser esse tipo de fator.

Acredita-se há muito tempo, que a prolactina possa desempenhar um papel na HPB, devido aos efeitos conhecidos desse hormônio sobre as células prostáticas *in vitro*. Em camundongos transgênicos com hiperexpressão do gene da prolactina, observa-se um aumento significativo no tamanho da próstata (Wennbo et al., 1997). Todavia,

TABELA 103-3 A História Familiar de HPB de Início Precoce Aumenta o Risco de HPB Clinicamente Significativa

HPB (%)* PARENTES	FREQUÊNCIA DE HPB CLÍNICA		AJUSTADA PARA A IDADE		IMPORTÂNCIA‡	
	CASOS EM PARENTES	PARENTES DE CONTROLE	RAZÃO DE CHANCES (NÃO AJUSTADA)†	RISCO RELATIVO DE HPB CLÍNICA‡	QUI-QUADRADO	VALOR DE *P*
Todos os parentes homens de primeiro grau	28,3	8,6	4,2 (1,7-10,2)	4,4 (1,9-9,9)	13,36	0,0003
Pais do probando	33,3	13,2	3,3 (1,1-10,2)	3,5 (1,3-9,5)	5,94	0,0148
Irmãos do probando	24,2	3,9	8,0 (1,6-40,5)	6,1 (1,3-29,7)	6,85	0,0089

*Porcentagem de parentes do sexo masculino com história de prostatectomia (aberta ou transuretral) para HPB (60 casos de parentes e 105 casos de controle).
†Análise de proporções com qui-quadrado; intervalos de confiança de 95% de Taylor entre parênteses.
‡Modelo de riscos proporcionais de Cox para sobrevida. Resultado censurado — prostatectomia. Variável tempo — idade por ocasião da morte ou idade atual. Os valores entre parênteses indicam intervalos de confiança de 95%.
HPB, hiperplasia prostática benigna.
De Sanda MG, Beaty TH, Stutzman RE et al. Genetic susceptibility of benign prostatic hyperplasia. J Urol 1994;152:115–9.

apesar da presença documentada de receptores de prolactina na próstata humana e dos baixos níveis circulantes do hormônio, o papel da prolactina na doença prostática humana ainda não foi elucidado. Em um modelo de camundongos nocautes, o crescimento hiperplásico da próstata mediado pela prolactina envolveu interações epitélio-estromais por meio de sinais epiteliais da prolactina/receptor de prolactina. É possível que o AR fibromuscular do estroma possa modular esses sinais de interação epitelial-estromal, de modo que, com o uso de um amplificador de degradação direcionado para o AR do estroma, foi observada uma redução no tamanho da próstata, um achado que poderia ser usado na terapia futura (Lai et al., 2003).

O perfil molecular, o *fingerprinting*, os microarranjos e os instrumentos de triagem de alto rendimento identificaram novos genes, bem como genes conhecidos, porém previamente não associados à HPB. Os achados preliminares do laboratório de Getzenberg (Prakash et al., 2002; Sakamoto et al., 2004b; Shah et al., 2004; Minnery e Getzenberg, 2005) e de outros grupos (Fromont et al., 2004; Dhanasekaran et al., 2005) sugerem que surgirão novos marcadores da HPB e novos alvos terapêuticos nos próximos anos.

FISIOPATOLOGIA

A fisiopatologia da HPB é complexa (Fig. 103-5). **A hiperplasia prostática aumenta a resistência uretral, resultando em alterações compensatórias da função vesical.** Entretanto, o aumento da pressão do detrusor necessário para manter o fluxo de urina na presença de resistência aumentada ao fluxo de saída ocorre à custa da função de armazenamento normal da bexiga. **As alterações da função do detrusor induzidas pela obstrução, complicadas pelas alterações da função tanto da bexiga quanto do sistema nervoso relacionadas com a idade, levam ao desenvolvimento de polaciúria, urgência e nictúria, que constituem os sintomas mais incômodos relacionados com a HPB.** Por conseguinte, a compreensão da fisiopatologia da HPB exige um conhecimento detalhado da disfunção vesical induzida pela obstrução.

Patologia

Características Anatômicas

McNeal (1978) demonstrou que **a HPB se desenvolve inicialmente na *zona de transição* periuretral da próstata** (Fig. 103-6). A zona de transição consiste em duas glândulas separadas, de localização imediatamente externa ao esfíncter pré-prostático. Os principais ductos da zona de transição surgem nas faces laterais da parede da uretra, no ponto de angulação uretral, próximo ao veromontano. Proximal à origem dos ductos da zona de transição, encontram-se as glândulas da *zona periuretral*, que estão confinados dentro do esfíncter prostático e seguem seu trajeto paralelamente ao eixo da uretra. Todos os nódulos da HPB desenvolvem-se na zona de transição ou na zona periuretral (McNeal, 1978, 1990). Embora os nódulos iniciais da zona de transição pareçam ocorrer dentro do esfíncter pré-prostático ou imediatamente adjacente a ele, à medida que a doença progride e o número de pequenos nódulos aumenta, eles podem ser encontrados em quase qualquer parte da zona de transição ou periuretral. Entretanto, **a zona de transição também aumenta com a idade, porém sem relação com o desenvolvimento de nódulos.**

Uma das características singulares da próstata humana é **a presença da cápsula prostática, que desempenha um importante papel no desenvolvimento dos LUTS** (Caine e Schuger, 1987). No cão, a única espécie conhecida que desenvolve HPB de ocorrência natural, raramente aparecem sintomas de BOO e sintomas urinários, visto que a próstata canina carece de cápsula. Presumivelmente, a cápsula transmite a "pressão" da expansão tecidual para a uretra e leva a um aumento na resistência uretral. Por conseguinte, os sintomas clínicos de HPB no homem podem resultar não apenas de um aumento no tamanho da próstata relacionado com a idade, mas também da estrutura anatômica

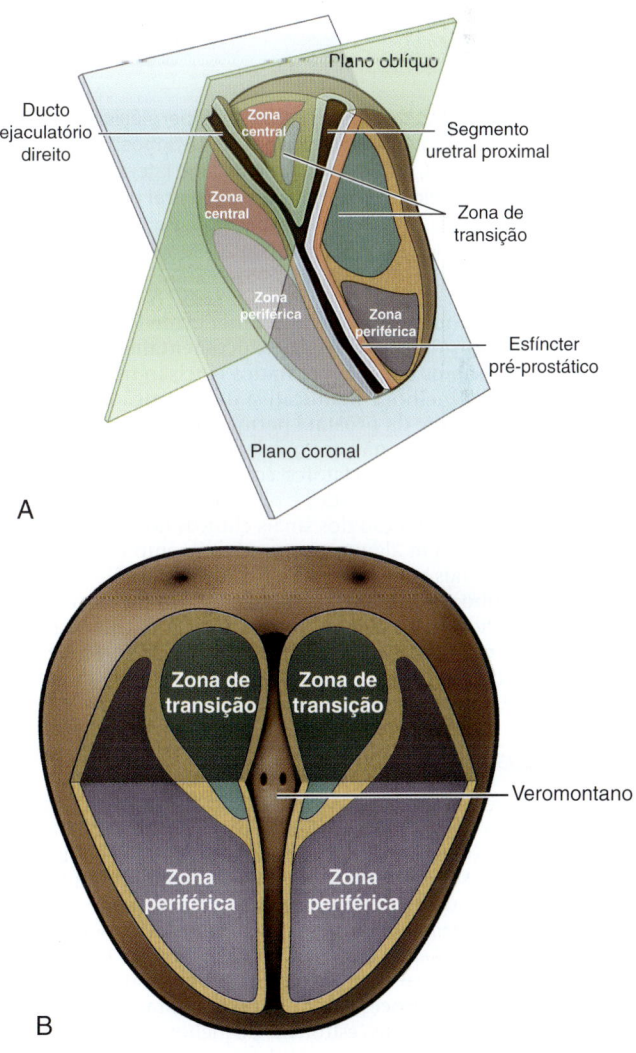

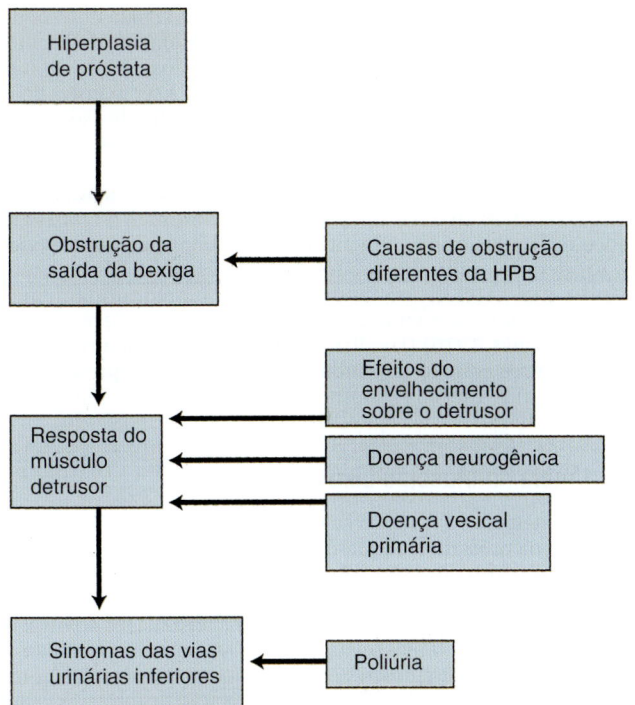

Figura 103-5. A fisiopatologia da hiperplasia prostática benigna (HPB) envolve interações complexas entre a obstrução uretral, a função e a disfunção do músculo detrusor e a produção de urina.

Figura 103-6. Anatomia zonal da próstata, conforme descrito pela primeira vez por McNeal (1978). Cortes sagital (A) e coronal (B) da próstata, mostrando a zona periférica, a zona de transição, a zona central, o veromontano e o segmento uretral proximal, bem como o esfíncter pré-prostático e o ducto ejaculatório. (De Roehrborn CG. Pathology of benign prostatic hyperplasia. Int J Impot Res 2008;20[Suppl. 3]: S11–8.)

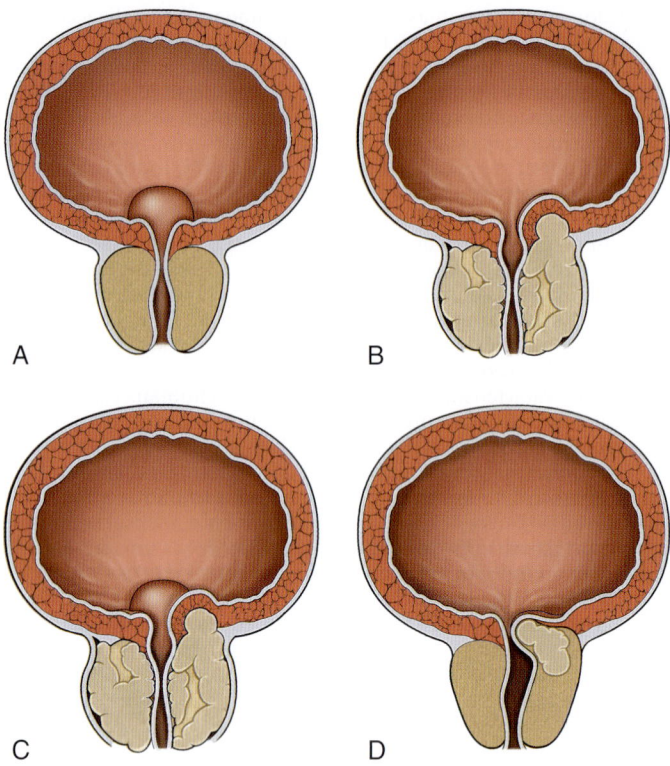

Figura 103-7. Diagramas de tecido prostático hiperplásico causando obstrução da uretra prostática, com formação de "lobos". **A**, Aumento isolado do lobo médio. **B**, Aumento isolado do lobo lateral. **C**, Aumento dos lobos lateral e médio. **D**, Hiperplasia comissural posterior (barra mediana). (De Randall [1931], from Roehrborn CG. Pathology of benign prostatic hyperplasia. Int J Impot Res 2008;20[Suppl. 3]: S11–8.)

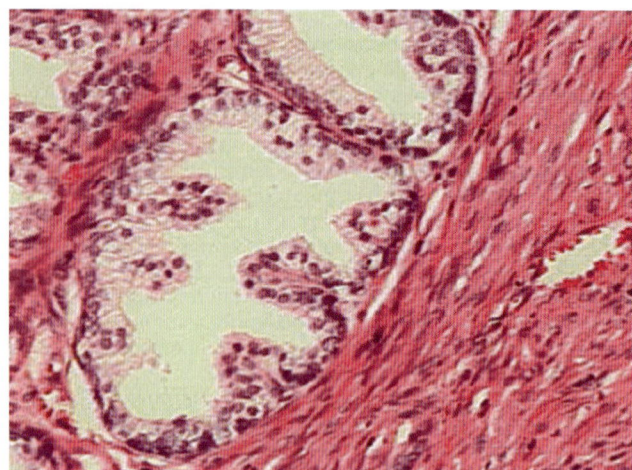

Figura 103-8. Hiperplasia estromoglandular da próstata, mostrando o tecido glandular (*parte superior à esquerda*) e do estroma (*parte inferior a direita*) (coloração pela hematoxilina e eosina). (De Roehrborn CG. Pathology of benign prostatic hyperplasia. Int J Impot Res 2008;20[Suppl. 3]:S11–8.)

peculiar da glândula humana. **Podem-se obter evidências clínicas da importância da cápsula em séries que documentam claramente o fato de que a incisão da cápsula prostática (incisão transuretral da cápsula) resulta em melhora significativa da obstrução do fluxo de saída, embora o volume da próstata permaneça o mesmo.**

O tamanho da próstata não se correlaciona com o grau de obstrução. Por conseguinte, outros fatores, como resistência uretral dinâmica, presença de cápsula prostática e pleomorfismo anatômico, são mais importantes na produção dos sinais clínicos do que o tamanho absoluto da glândula. Em alguns casos, o crescimento predominante de nódulos periuretrais no colo da bexiga dá origem ao "lobo médio" (Fig. 103-7). O lobo médio deve ser de origem periuretral, visto que não existe um tecido da zona de transição nessa área. Ainda não foi esclarecido se o crescimento do lobo médio ocorre de modo aleatório em homens com HPB, ou se existe alguma suscetibilidade genética subjacente a esse padrão de aumento.

Características Histológicas

A HPB é um processo hiperplásico, mas não hipertrófico, isto é, ocorre um aumento efetivo no número de células, e não no tamanho das células. Os estudos histológicos realizados documentaram um aumento no número de células (McNeal, 1990). Além disso, estudos de captação de timidina realizados no cão indicam claramente um aumento da síntese de DNA na HPB induzida experimentalmente (Barrack e Berry, 1987). O termo *hipertrofia prostática benigna* é patologicamente incorreto.

Os estudos de McNeal demonstraram que, em sua maioria, **os nódulos periuretrais precoces são de natureza puramente estromal** (McNeal, 1990). Esses nódulos estromais pequenos assemelham-se ao mesênquima embrionário, com quantidade abundante de substância fundamental pálida e quantidade mínima de colágeno. Não se sabe ao certo se esses nódulos estromais precoces contêm principalmente células semelhantes a fibroblastos, ou se ocorre diferenciação para um tipo de célula muscular lisa. Por outro lado, **os nódulos mais precoces da zona de transição representam uma proliferação do tecido glandular,** que pode estar associada a uma redução efetiva na quantidade relativa de estroma. A quantidade mínima de estroma observada na fase inicial consiste principalmente em músculo liso maduro, que não difere daquele do tecido na zona de transição não afetada. Esses **nódulos glandulares aparentemente derivam de pequenos ramos recém-formados,** que brotam a partir dos ductos existentes, levando à formação de um sistema ductal totalmente novo dentro do nódulo. Esse tipo de **formação de nova glândula é muito raro** fora do período de desenvolvimento embrionário. Esse processo proliferativo leva a uma aglomeração de glândulas dentro de determinada área, bem como a um aumento na altura do epitélio de revestimento. Parece haver também hipertrofia das células epiteliais individuais. Nesse caso também, o aumento observado no volume da zona de transição (VZT) com a idade parece estar relacionado não apenas com um número aumentado de nódulos, mas também com um aumento no tamanho global da zona.

Durante os primeiros 20 anos de desenvolvimento de HPB, a doença pode se caracterizar predominantemente por um aumento do número de nódulos, e o crescimento subsequente de cada novo nódulo é geralmente lento. Em seguida, surge uma segunda fase de evolução, na qual se observa um crescimento significativo dos nódulos grandes. Na primeira fase, os nódulos glandulares tendem a ser maiores do que os do estroma. Na segunda fase, quando o tamanho de cada nódulo está aumentando, o tamanho dos nódulos glandulares claramente predomina.

Em espécimes teciduais ressecados, observa-se a presença de pleomorfismo significativo nas relações entre o estroma e o epitélio. Em estudos realizados principalmente com **próstatas pequenas ressecadas, foi demonstrado um predomínio do estroma fibromuscular** (Shapiro et al., 1992). As glândulas maiores, predominantemente aquelas removidas por enucleação, exibem principalmente nódulos epiteliais (Franks, 1976) (Fig. 103-8). Todavia, um aumento na relação entre estroma e epitélio não indica necessariamente que se trata de uma "doença do estroma"; a proliferação do estroma também pode ser devido a uma "doença epitelial".

Importância do Músculo Liso Prostático

Independentemente da proporção exata entre células epiteliais e células do estroma na próstata hiperplásica, não há dúvida de que o **músculo liso prostático constitui um volume significativo da glândula** (Shapiro et al., 1992) (Fig. 103-9). Embora as células musculares lisas da próstata não tenham sido extensamente caracterizadas, é possível que suas propriedades contráteis sejam semelhantes àquelas observadas em outros órgãos com músculo liso. A disposição espacial das células musculares lisas na próstata não é ótima para a geração de força; entretanto, não há dúvida de que **as forças tanto passivas quanto ativas no tecido prostático desempenham um importante papel na fisiopatologia da HPB.** Os fatores que determinam o tônus passivo da próstata ainda não foram elucidados. A série de elementos elásticos nas células epiteliais

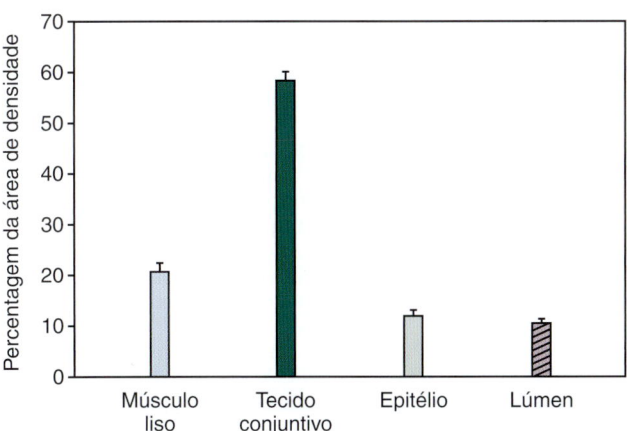

Figura 103-9. Cortes de próstata obtidos de homem com hiperplasia prostática benigna sintomática foram analisados por meio de dupla coloração imunoenzimática e análise quantitativa das imagens. A porcentagem de área de densidade do músculo liso e do tecido conjuntivo é significativamente maior do que a área de densidade do epitélio e lúmen glandulares (média ± EPM). (De Shapiro E, Becich MJ, Hartanto V et al. The relative proportion of stromal and epithelial hyperplasia is related to the development of symptomatic benign prostate hyperplasia. J Urol 1992;147:1293–7.)

e do estroma e (ainda mais importante) a MEC contribuem para a geração de força tecidual passiva, independentemente da contração ativa do músculo liso. Entretanto, **a estimulação do sistema nervoso adrenérgico claramente resulta em aumento dinâmico da resistência da parte prostática da uretra. O bloqueio dessa estimulação por bloqueadores dos receptores α adrenérgicos claramente diminui essa resposta.** Entretanto, o bloqueio α não diminui a tensão passiva da próstata, o que pode constituir um determinante igual da resistência uretral.

Várias outras observações sobre as células do estroma/músculo liso da próstata são importantes. Em geral, presume-se que as células do estroma sejam resistentes aos efeitos da supressão dos androgênios. Em estudos a curto prazo, a ablação dos androgênios parece afetar principalmente a população de células epiteliais. Todavia, em geral, as células do estroma apresentam taxas de renovação muito mais lentas do que as células epiteliais. Se o efeito da ablação de androgênios consistir principalmente em aumento das taxas de morte celular, uma redução no número de células do estroma pode não ser percebida até que tenha transcorrido um período de um ano ou mais de tratamento. Por conseguinte, é necessário realizar que estudos para determinar se as células do estroma são realmente resistentes à supressão dos androgênios. De modo semelhante, não se pode supor que a terapia hormonal não tenha um efeito sobre o estroma, mesmo quando o volume das células do estroma não está diminuído. Em uma variedade de sistemas de células musculares lisas (p. ex., sistema vascular e miométrio), as proteínas contráteis, os neurorreceptores e as proteínas da MEC são regulados por uma variedade de hormônios e fatores de crescimento. *In vitro*, foi constatado que os androgênios modulam os efeitos dos agonistas α sobre as células musculares lisas da próstata (Smith et al., 2000). Por conseguinte, é possível que determinado tratamento afete a função das células do estroma, sem diminuir o número absoluto ou o volume das células.

Os estudos realizados em amostras de tecido humano por Lin et al. (2000) mostraram claramente que as células musculares lisas obtidas de homens com HPB exibem uma infrarregulação significativa da cadeia pesada da miosina do músculo liso e uma suprarregulação significativa da cadeira pesada de miosina não muscular. Esse padrão de expressão da miosina é típico do músculo liso desdiferenciado e indica uma proliferação ou perda das vias normais de modulação.

O tônus ativo do músculo liso na próstata humana é regulado pelo sistema nervoso adrenérgico (Roehrborn e Schwinn, 2004). A nomenclatura dos receptores $α_1$-adrenérgicos foi padronizada (Hieble et al., 1995) para conciliar as diferenças na nomenclatura baseada em estudos farmacológicos e moleculares. **Os estudos de ligação dos receptores demonstraram claramente que o subtipo $α_{1A}$ é o subtipo de receptor adrenérgico mais abundante na próstata humana** (Lepor et al., 1993a, 1993b; Price et al., 1993). **Além disso, o receptor $α_{1A}$ medeia claramente a tensão ativa no músculo liso da próstata humana.** Ainda não está bem esclarecido se outros fatores podem regular a contração do músculo liso. Na próstata humana, foi descrita a presença de endotelina e receptores de endotelina (Kobayashi et al., 1994a, 1994b; Imajo et al., 1997; Walden et al., 1998). Todavia, o papel fisiológico desse potente agente contrátil na função do músculo liso da próstata humana ainda não foi definido. Vários componentes do sistema calicreína-cinina (p. ex., bradicinina) podem desempenhar um papel na regulação da proliferação e contração do músculo liso na próstata (Walden et al., 1999; Srinivasan et al., 2004).

A presença de isoenzimas da fosfodiesterase de tipo 4 e de tipo 5 na próstata e no músculo detrusor da bexiga implica que os inibidores da fosfodiesterase podem ser candidatos apropriados para o tratamento de LUTS relacionados com a HPB (Uckert et al., 2001; 2008, 2009). De fato, em ensaios clínicos controlados com placebo, foi constatado um efeito benéfico de fármacos disponíveis no comércio para o tratamento da disfunção erétil (DE) em homens com LUTS e HPB (McVary et al., 2007; Roehrborn et al., 2008; Stief et al., 2008).

É possível que a estimulação adrenérgica da próstata desempenhe uma função além da simples contração do músculo liso. Sabe-se que os neurotransmissores adrenérgicos regulam a expressão dos genes das proteínas contráteis nos miócitos cardíacos (Kariya et al., 1993) e que eles estão envolvidos no desenvolvimento da hipertrofia cardíaca (Matsui et al., 1994). É interessante assinalar que as evidências sugerem que a testosterona pode regular a expressão dos receptores adrenérgicos, pelo menos no rim. É possível que os neurotransmissores adrenérgicos possam desempenhar um papel na *regulação* das células musculares lisas da próstata, bem como na sua contração (Smith et al., 2000). O bloqueio α-adrenérgico em pacientes com HPB documentada leva a uma infrarregulação significativa da expressão do gene da proteína contrátil normal, especificamente da cadeia pesada da miosina do músculo liso.

A hiperatividade do sistema nervoso autônomo pode contribuir para os LUTS em homens com HPB. McVary et al. (2005) demonstraram que a atividade do sistema nervoso autônomo, quando medida por um conjunto padrão de provas fisiológicas, níveis plasmáticos e urinários de catecolaminas, exibe uma correlação positiva com o escore de sintomas e outras medidas da HPB. O aumento do nível sérico de norepinefrina após o declínio foi um fator preditivo do tamanho da próstata (zona de transição).

Resposta da Bexiga à Obstrução

As evidências atuais sugerem que a resposta da bexiga à obstrução é, em grande parte, adaptativa. Entretanto, é também evidente que muitos dos sintomas das vias inferiores em homens com HPB ou aumento da próstata estão relacionados com alterações da função vesical induzidas pela obstrução, e não diretamente pela obstrução do fluxo urinário. Cerca de um terço dos homens continua apresentando disfunção miccional significativa e principalmente sintomas de armazenamento após remoção cirúrgica da obstrução (Abrams et al., 1979). As alterações na bexiga induzidas pela obstrução são de dois tipos básicos. Em primeiro lugar, as **alterações que levam à *instabilidade do detrusor* ou a uma diminuição da *complacência* estão clinicamente associadas a sintomas de polaciúria e urgência.** Em segundo lugar, as **alterações associadas a uma redução da *contratilidade do detrusor* estão associadas a uma maior deterioração na força do jato urinário, hesitação, jato intermitente, aumento da urina residual** e (em uma minoria de casos) falha do detrusor. A retenção urinária aguda (RUA) não deve ser considerada como uma consequência inevitável desse processo. Muitos pacientes que apresentam RUA têm uma função do detrusor mais do que adequada, com evidência de um fator desencadeante que levou à obstrução.

Grande parte de nosso conhecimento sobre a resposta do detrusor à obstrução provém de estudos em animais de laboratório. Dispõe-se de uma informação limitada sobre a história natural da resposta da bexiga humana à obstrução. Gosling et al. demonstraram que a **principal alteração endoscópica do detrusor, a trabeculação, deve-se a um aumento na quantidade de colágeno do músculo detrusor** (Gosling e Dixon, 1980; Gosling et al., 1986). A trabeculação está associada a uma quantidade significativa de urina residual (Barry et al., 1993), sugerindo que o esvaziamento incompleto pode ser devido ao aumento do colágeno, e não ao comprometimento da função muscular. Entretanto, a trabeculação intensa é observada em uma fase bastante avançada da doença. Em modelos de animais de laboratório, **a resposta inicial do** detrusor à obstrução consiste no desenvolvimento de hipertrofia do músculo liso (Levin et al., 1995, 2000). É provável que esse **aumento da massa muscular, embora represente uma resposta adaptativa à elevação da pressão intravesical e preservação do fluxo, esteja associado a alterações intracelulares e extracelulares significativas das células musculares lisas, que levam a uma instabilidade do detrusor e, em alguns casos, ao comprometimento da contratilidade.** A obstrução também induz alterações na expressão da proteína contrátil das células musculares lisas, produção diminuída de energia (disfunção mitocondrial), anormalidades na sinalização do cálcio e comprometimento da comunicação intercelular (Levin et al., 1995, 2000).

Existem evidências consideráveis de que a resposta das células musculares lisas do detrusor ao estresse (aumento da carga relacionado com a obstrução da saída) não seja tão adaptativa quanto a resposta do músculo esquelético ao estresse. Neste último caso, há suprarregulação de um repertório relativamente normal de genes de proteínas contráteis, e ocorre montagem de um número aumentado de unidades contráteis normalmente organizadas na célula muscular. Na célula muscular lisa do detrusor, a hipertrofia induzida pela carga leva a uma alteração na expressão da isoforma da cadeia pesada de miosina (Lin e McConnell, 1994; Cher et al., 1996) e a uma alteração significativa na expressão de uma variedade de proteínas associadas ao filamento fino (Mannikarottu et al., 2005a, 2005b, 2006). Em seu conjunto, essas observações sugerem fortemente que as células musculares lisas revertem para um fenótipo secretor em resposta à hipertrofia induzida pela obstrução. Uma das consequências dessa mudança de fenótipo é o aumento da produção de MEC. A célula muscular lisa do detrusor constitui um elemento-chave que contribui para o complexo sintomático associado à obstrução prostática. É necessária a realização de mais pesquisas nessa área (Christ e Liebert, 2005).

Em modelos de animais de laboratório, a obstrução que não é aliviada está associada ao desenvolvimento de um aumento significativo da MEC (colágeno) do detrusor (Levin et al., 1995, 2000). Essa observação também parece se aplicar ao ser humano, embora não se tenha estabelecido uma relação de causa-efeito (Gosling et al., 1986). Além das alterações induzidas pela obstrução nas células musculares lisas e na MEC da bexiga, há evidências crescentes de que **a obstrução também pode modular as respostas neurais e do detrusor** (Steers et al., 1990, 1999; Clemow et al., 1998, 2000). Em ratos idosos, foi observada uma alteração do controle neural da micção, incluindo redução da contratilidade vesical, comprometimento do processamento central e alteração da sensibilidade (Chai et al., 2000).

Independentemente da obstrução, o envelhecimento produz algumas das mesmas alterações na função, histologia e função celular da bexiga (Nordling, 2002). Há evidências sugestivas, obtidas de modelos animais, de que a aterosclerose e isquemia vesical crônica resultante ou hipoxia induzida por outros mecanismos (p. ex., aumento da tensão da parede vesical) podem contribuir para a patologia da bexiga (Tarcan et al., 1998; Azadzoi et al., 1999, 2003, 2008; Azadzoi, 2003).

EPIDEMIOLOGIA

Definições

O estudo da epidemiologia determina a distribuição e os determinantes das doenças nos seres humanos. A partir dela, surgem os componentes da epidemiologia descritiva, que é a descrição da incidência, mortalidade e prevalência da doença de acordo com o indivíduo, o lugar e o tempo, bem como a epidemiologia analítica, que é a investigação dos determinantes do risco de doença que podem atuar para melhorar as perspectivas de prevenção (Oishi et al., 1998). Os epidemiologistas avaliam e comparam as taxas de doença dentro de uma população estratificada por gênero, idade e outros parâmetros demográficos e socioeconômicos e entre populações de diferentes culturas, etnicidade, estilos de vida e dieta.

É importante compreender as seguintes definições de taxas:
- *Incidência*: número de pessoas doentes por 100.000 habitantes por ano
- *Prevalência*: número de casos existentes por 100.000 habitantes em uma determinada data
- *Mortalidade*: número de mortes por 100.000 habitantes por ano
- *Fatalidade*: número de mortes por número de pacientes doentes

Embora para as afecções altamente fatais (p. ex., aquelas com elevada taxa de fatalidade e mortalidade), a incidência (p. ex., o número de pessoas que desenvolvem a doença dentro de um ano) seja de maior interesse, para afecções como a HPB, cuja evolução é bastante benigna, a prevalência (p. ex., o número de homens que apresentam a doença em determinado momento) é de maior interesse.

Não existe uma definição epidemiológica universalmente aceita da HPB; por conseguinte, as taxas de prevalência e de incidência devem ser consideradas no contexto das definições escolhidas pelo investigador que relata os dados (Barry, 1990a, 1990b). Assim, a prevalência da HPB pode ser calculada com base em critérios histológicos (prevalência na necrópsia) ou em critérios clínicos (prevalência clínica). Como as definições clínicas variam amplamente, é mais fácil comparar a prevalência da HPB na necrópsia ou histológica. Apesar das baixas taxas de mortalidade e fatalidade da HPB em séries contemporâneas, a revisão desses dados é interessante e reveladora do ponto de vista histórico.

Por fim, os estudos epidemiológicos descritivos podem ser divididos em transversais (uma população estratificada por parâmetros basais é avaliada uma única vez para determinar se e como ocorrem alterações de certas medidas, dependendo do parâmetro de interesse) e longitudinais (uma determinada população é avaliada em condições basais e a intervalos regulares para estudar as alterações dos parâmetros de interesse, com estratificação por idade ou outros critérios demográficos). Tendo em vista o custo e as dificuldades logísticas envolvidas no acompanhamento longitudinal de uma coorte com o passar do tempo, é obviamente mais fácil realizar estudos transversais. Os estudos que tratam da avaliação dos LUTS e da HPB clínica são, em sua maior parte, de natureza transversal e são discutidos adiante. Além disso, não há, por definição, estudos longitudinais de necrópsia de qualquer afecção, e os estudos longitudinais com base na histologia são de execução extremamente difícil, devido à necessidade de obter amostras teciduais repetidas.

PONTOS-CHAVE: ETIOLOGIA E FISIOPATOLOGIA

- O desenvolvimento da HPB exige uma via de sinalização de androgênios intacta, embora os androgênios não provoquem a doença.
- Na ausência de proliferação celular evidente, o processo hiperplásico deve ser causado por um desequilíbrio entre morte e proliferação celulares, levando ao acúmulo de células nos compartimentos tanto epitelial quanto do estroma.
- A HPB é considerada uma "doença do estroma", porém ainda não foi claramente estabelecido se os eventos iniciais ocorrem no compartimento do estroma, no compartimento epitelial ou em ambos.
- O estroma na HPB consiste em uma complexa mistura de células musculares lisas e MEC. Grande parte da resistência uretral de determinado paciente deve-se às propriedades elásticas passivas do tecido prostático, que não pode se "relaxar" com o bloqueio α-adrenérgico.
- Os fatores de crescimento parácrinos e autócrinos parecem constituir os principais fatores que estimulam ou inibem o crescimento do estroma e do epitélio.
- A inflamação, observada com frequência em amostras de HPB, pode desempenhar um papel na patogenia da doença por meio das citocinas que promovem o crescimento celular ou levam à contração do músculo liso.
- A HPB pode ter uma herança familiar, particularmente se, no heredograma, forem observados casos de grande volume da próstata e necessidade de intervenção cirúrgica em uma idade jovem.
- A resposta da bexiga à obstrução é apenas parcialmente adaptativa. As células musculares lisas submetidas a uma carga aumentada sofrem hipertrofia, porém o fenótipo da célula se modifica, ocorre aumento na produção de MEC, a expressão de proteínas contráteis está alterada, e há comprometimento da sinalização intercelular.
- O envelhecimento, talvez por meio de mecanismos vasculares, leva a uma alteração adicional na biologia da bexiga, o que provavelmente amplifica os efeitos da obstrução. O crescimento da próstata é o único componente dos LUTS em homens idosos. Os médicos tendem a subestimar a importante contribuição do processo de envelhecimento, a disfunção vesical, as mudanças do sistema nervoso e a doença sistêmica que, em muitos casos, tem mais impacto sobre os sintomas do que o tamanho da próstata.

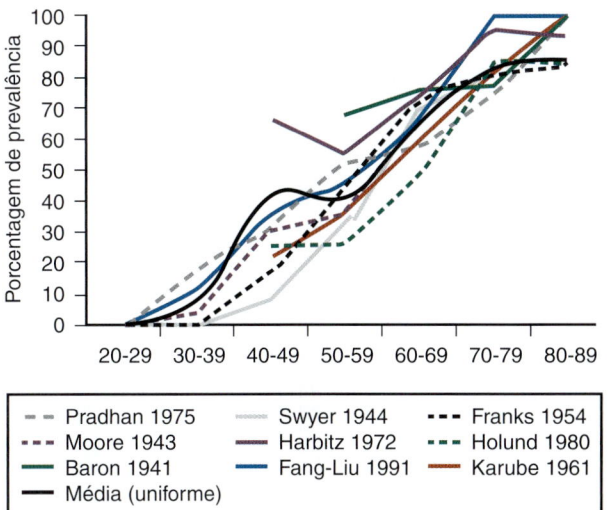

Figura 103-10. Prevalência da hiperplasia prostática benigna histológica em necrópsia, estratificada por idade, de diferentes séries e média (uniforme). (De Berry SJ, Coffey DS, Walsh PC et al. The development of human benign prostatic hyperplasia with age. J Urol 1984;132: 474–9.)

Estudos Epidemiológicos Descritivos

Prevalência Histológica ou em Necrópsia

A HPB é definida pela presença de hiperplasia estromal e glandular em um espécime cirúrgico ou, no caso de séries de necrópsias, em próstatas inteiras removidas de homens que morreram por outras causas, e não por doença prostática. O estudo de referência de 1984 realizado por Berry et al. resumiu os dados de cinco estudos demonstrando que nenhum homem com menos de 30 anos de idade apresentava indícios de HPB, e que a prevalência da doença aumentava com cada faixa etária, até alcançar um valor máximo de 88% em homens entre 80 e 90 anos. A Figura 103-10 demonstra a prevalência estratificada por idade com base em vários estudos de necrópsia rigorosamente realizados nos Estados Unidos, na Inglaterra, na Áustria, na Noruega, na Dinamarca, na China, no Japão e na Índia. A prevalência da HPB aumenta rapidamente na quarta década de vida, alcançando quase 100% na nona década. É notável o fato de que a prevalência de HPB na necrópsia específica para a idade é notavelmente semelhante em todas as populações estudadas, independentemente de sua origem étnica e geográfica (Moore, 1943; Swyer, 1944; Franks, 1954; Karube, 1961; Harbitz e Haugen, 1972; Haugen e Harbitz, 1972; Pradhan e Chandra, 1975; Holund, 1980; Berry et al., 1984; Carter e Coffey, 1990).

Estudos Transversais de Prevalência Clínica

A epidemiologia descritiva baseia-se na presença de uma única definição de *doença* universalmente aceita. Entretanto, as definições de *HPB*, sofreram várias modificações na última década, e, hoje em dia, não se pode aplicar um critério único. No passado, utilizava-se o termo *prostatismo* de modo incorreto para referir-se à próstata como única causa de LUTS típicos encontrados em homens de idade avançada. Hald assinalou que existem pelo menos três fenômenos inter-relacionados que podem ser avaliados de modo independente: os sintomas (anteriormente denominados "prostatismo"), o aumento de tamanho da próstata e a presença de obstrução (Nielsen et al., 1994). Um determinado paciente pode apresentar todas as três, duas das três ou apenas uma dessas três entidades. Paul Abrams criou a expressão *sintomas das vias urinárias inferiores* para substituir o termo antigo e inapropriado de *prostatismo* (Chapple et al., 2008). Durante a avaliação de homens idosos, é possível estratificá-los de acordo com o nível sintomático de LUTS em leve, moderado e severo, com base em um questionário padronizado de gravidade e frequência dos sintomas (Barry et al., 1992a). Em seguida, esses mesmos pacientes podem ser ainda classificados de acordo com o grau de aumento de volume da próstata, conforme determinado pelo exame digital retal (EDR), ultrassonografia transretal (USTR) ou ressonância magnética (RM) e, por fim, pela presença e grau de BOO, conforme medido por registros de fluxo ou exames invasivos de fluxo-pressão. O diagrama na Figura 103-1 procura ilustrar as dificuldades quando se utilizam diferentes definições de doença. De todos os homens com mais de 40 anos de idade, uma certa proporção irá desenvolver hiperplasia histológica da próstata (p. ex., "HPB"). Dentro desse grupo, alguns, mas nem todos, irão desenvolver LUTS, enquanto outros podem apresentar LUTS em consequência de outras causas diferentes da HPB (p. ex., bexiga hiperativa ou outras condições relacionadas com a bexiga e o músculo detrusor, estenose uretral, cálculos, inflamação). Ocorre aumento de tamanho da próstata em alguns homens, porém mais uma vez não em todos com HPB histológica e LUTS, e alguns pacientes com aumento da glândula podem não apresentar sintomas. Por fim, a obstrução comprovada em exames urodinâmicos pode estar presente em homens com uma, várias ou todas as características histológicas de HPB, LUTS e glândula aumentada, enquanto outros podem ter obstrução sem qualquer evidência de HPB (p. ex., estenose uretral, câncer de próstata, esclerose primária do colo da bexiga). Além da simples enumeração dos sintomas de acordo com a sua frequência de ocorrência, existem outras características importantes, como o incômodo associado aos sintomas, a interferência nas atividades da vida diária e o impacto dos sintomas sobre a qualidade de vida do indivíduo.

Por conseguinte, quando se avalia a prevalência da *HPB clínica* – declaradamente um termo impreciso para a constelação de LUTS descrita anteriormente, incômodo, interferência e impacto na qualidade de vida, com ou sem aumento de tamanho da próstata, obstrução etc. –, podem-se utilizar definições da doença que levem em consideração um ou vários desses itens. Para a discussão que se segue, é importante reconhecer que um número muito pequeno de pontos de corte evidentes, se houver algum, foi estabelecido para possibilitar a distinção entre ausência e presença de doença (p. ex., pode-se argumentar que um volume prostático de mais de 30 mL constitui uma "HPB clínica", enquanto outros podem defender um ponto de corte mais alto ou mais baixo; observações semelhantes podem ser feitas para os sintomas, o grau de obstrução etc.). Por conseguinte, em lugar de descrever a prevalência verdadeira de uma "doença" em populações, pode-se descrever a distribuição de determinados atributos dessa doença em diferentes populações estratificadas por idade. A Figura 103-11 ilustra as diferentes estimativas de prevalência de "doença" quando são aplicadas diferentes definições, incluindo desde a prevalência na necrópsia até uma combinação de parâmetros limiares clínicos e dados obtidos de companhias de seguro (Berry et al., 1984; Garraway et al., 1991; Chute et al., 1993; Gu et al., 1994; Jolleys et al., 1994; Bosch et al., 1995a; Guess, 1995; Moon et al., 1995; Overland et al., 2001).

Gravidade e Frequência dos Sintomas

De um ponto de vista pragmático, os estudos sobre a gravidade e a frequência dos sintomas são de suma importância no caso de uma doença que raramente é fatal e que se caracteriza pelo seu efeito sobre a qualidade de vida. O desenvolvimento, a validação e a tradução com uma validação cultural e linguística do American Urological Association Symptom Index (AUASI, também conhecido como International Prostate Symptom Score [IPSS]) de sete itens padronizado e autoadministrado foram fundamentais na pesquisa clínica dos LUTS e da HPB (Barry et al., 1992a, 1992b; O'Leary et al., 1992). Com uma escala total de pontos que se estende de 0 a 35, os pacientes com 0 a 7 pontos são classificados como levemente sintomáticos, aqueles cujo escore é de 8 a 19 pontos são considerados moderadamente sintomáticos, e os que apresentam 20 a 35 pontos são classificados como severamente sintomáticos. Esse instrumento constitui parte integral de praticamente todos os estudos epidemiológicos e terapêuticos no campo, e a disponibilidade de traduções validadas em muitas línguas possibilita a realização de comparações transculturais de alcance sem precedentes. Os fatores socioeconômicos não parecem influenciar as respostas ao questionário (Moon et al., 1994), e são obtidas respostas fundamentalmente semelhantes quando o questionário é realizado pelo próprio paciente, aplicado por outra pessoa, enviado por correio ou aplicado de alguma outra maneira (Barry et al., 1995a), ou readministrado em um formato modificado (Barnboym et al., 1999). Entretanto, não há dúvida de que diferenças sutis na compreensão do questionário traduzido, bem como na percepção diferente dos sintomas, capacidade de admitir os próprios sintomas, aceitação dos sintomas como sinal natural de envelhecimento e outros fatores constituem, pelo menos

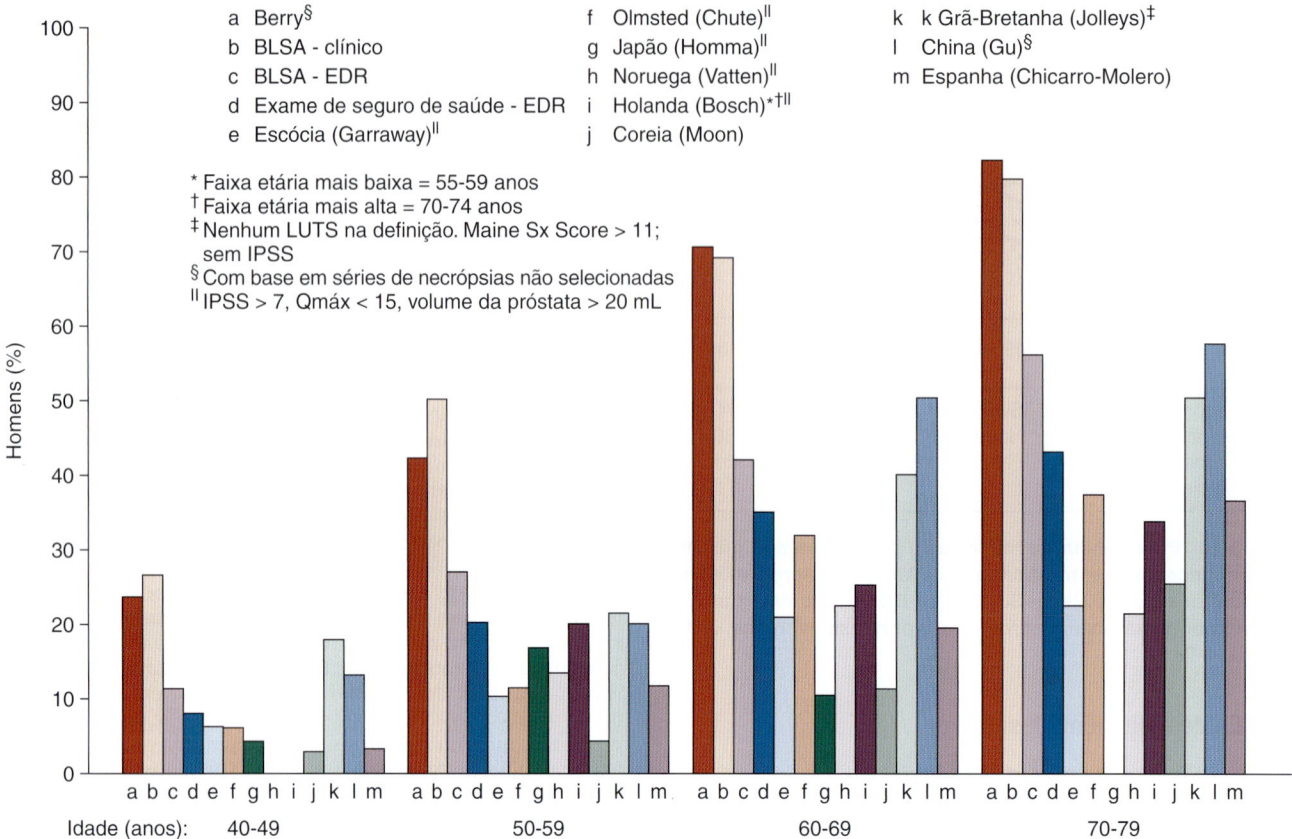

Figura 103-11. Prevalência da doença utilizando séries de necrópsia, diagnóstico clínico, fluxo máximo baixo, aumento palpável da próstata por exame digital retal (EDR) e estudos baseados na comunidade. BLSA, Baltimore Longitudinal Study of Aging; IPSS, International Prostate Symptom Score; $Q_{máx}$, fluxo máximo; Sx, sintomas; USTR, ultrassonografia transretal. (Dados de Berry et al., 1984; Garraway et al., 1991; Chute et al., 1993; Gu et al., 1994; Jolleys et al., 1994; Bosch et al., 1995a; Moon et al., 1995; Homma et al., 1997; Chicharro-Molero et al., 1998; Overland et al., 2001.)

parcialmente, a causa das diferenças transculturais na gravidade dos sintomas relatados na literatura.

A Figura 103-12 mostra a prevalência dos sintomas ao menos moderados a graves estratificados por década de vida, conforme relatado em 11 estudos de população transversais realizados em várias partes do mundo (Garraway et al., 1991; Chute et al., 1993; Hunter et al., 1994; Norman et al., 1994; Bosch et al., 1995a; Moon et al., 1995; Tsukamoto et al., 1995; Hunter et al., 1996; Sagnier et al., 1996; Homma et al., 1997; Overland et al., 2001). Uma investigação internacional de grande porte para avaliar os LUTS em homens asiáticos foi realizada por Homma et al. (1997), que incluiu 7.588 homens do Japão, China, Taiwan, Coreia, Filipinas, Tailândia, Singapura, Paquistão, Índia e Austrália. Os achados de 18%, 29%, 40% e 56% dos homens na quarta, quinta, sexta e sétima décadas de vida, respectivamente, com sintomas de moderados a graves é compatível com os resultados de outros estudos conduzidos na Ásia, na Europa e na América do Norte. Além dos principais estudos baseados em comunidades mencionados, foram publicados outros estudos com resultados semelhantes, porém frequentemente realizados em condições menos rigorosas (Nacey et al., 1995; Tay et al., 1996). Apesar das diferenças significativas na proporção de homens que admitem ter sintomas de moderados a graves, pode-se perceber, em todos os estudos relatados, uma tendência clara a um aumento dos escores dos sintomas com o avanço da idade.

Incômodo, Interferência e Qualidade de Vida Relacionada com a Saúde

O incômodo e a interferência nas atividades da vida diária em decorrência dos LUTS são tanto ou mais importantes do que a enumeração da frequência e gravidade dos sintomas isoladamente (Garraway et al., 1993b; Roberts et al., 1994b). Foi constatado que o embaraço em consequência dos sintomas constitui um importante determinante na procura de assistência médica (Roberts et al., 1994b). Os LUTS e a HPB clínica afetam apenas de modo marginal a qualidade global de vida, conforme medida, por exemplo, com o questionário de formato reduzido de 36 itens do Medical Outcomes (Hunter et al., 1995). Por conseguinte, vários instrumentos foram desenvolvidos e validados para avaliar o incômodo, a interferência e a qualidade de vida e função sexual relacionados de modo específico com a doença (Epstein et al., 1992; Barry et al., 1995b; Hansen et al., 1995; Lukacs et al., 1995; O'Leary et al., 1995; Donovan et al., 1996).

Esses instrumentos não têm sido tão amplamente aplicados a estudos epidemiológicos descritivos transversais em comparação com o escore IPSS. Entretanto, conforme observado para a gravidade e a frequência dos sintomas, os escores tanto para incômodo quanto para interferência aumentam com o avanço da idade, e as medidas de qualidade de vida relacionada com a saúde (QVRS) específica da doença são significativamente piores em homens com pontuações mais altas de frequência e gravidade dos sintomas nos estudos de base populacional conduzidos no condado de Olmsted nos Estados Unidos, em Forth Valley na Escócia, na França e em uma pequena aldeia de pescadores no Japão (Shimamaki-mura) (Girman et al., 1998).

Tamanho da Próstata

O tamanho da próstata pode ser estimado por meio de EDR, embora a confiabilidade entre observadores seja, em geral, considerada baixa (Roehrborn et al., 1997). Em uma análise do Prostate, Lung, Colorectal and Ovarian Cancer Screening Trial, foram constatados erros significativos associados ao tamanho da próstata estimado pelo EDR (Pinsky et al., 2006). Além disso, o EDR tende a subestimar o verdadeiro tamanho prostático, conforme determinado pelos USTR ou outras modalidades de imagem. A magnitude da subestimativa aumenta com o tamanho crescente da próstata, de 25% até 50% ou mais (Roehrborn

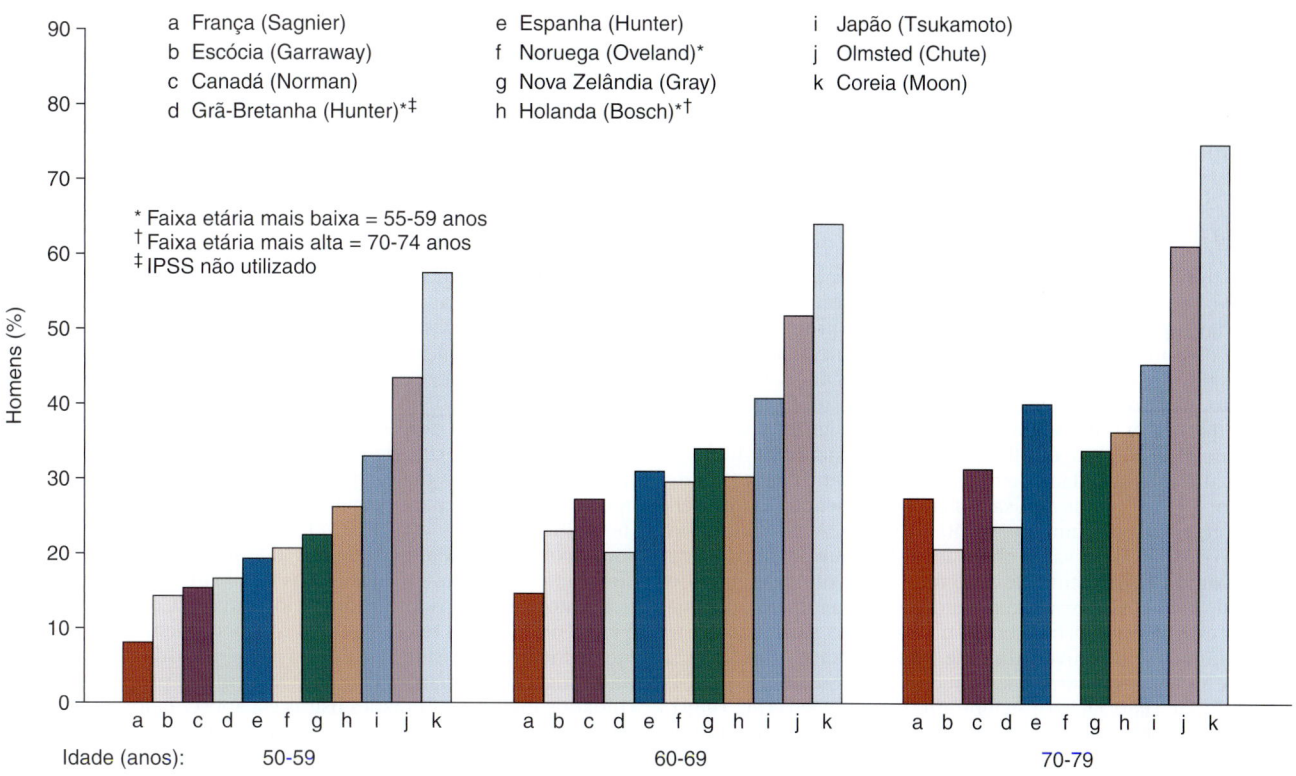

Figura 103-12. Prevalência de sintomas de moderados a graves, estratificados por décadas de vida, conforme relatado em estudos transversais de base populacional em todo o mundo. IPSS, International Prostate Symptom Score. (Dados de Garraway et al., 1991; Chute et al., 1993; Hunter et al., 1994, 1996; Norman et al., 1994; Bosch et al., 1995a; Moon et al., 1995; Tsukamoto et al., 1995; Sagnier et al., 1996; Homma et al., 1997; Overland et al., 2001; Gray et al., 2004.)

et al., 1997). Para o propósito dos estudos epidemiológicos, a USTR e a RM são preferidas, embora as medidas realizadas com RM sejam ligeiramente dispendiosas quando se realizam exames transversais de populações. As medições do volume por USTR utilizando a fórmula do volume elipsoide alongado constituem a medida mais amplamente aceita de volume da próstata, com características de desempenho estatísticas razoáveis, particularmente quando realizadas por um único ou por vários examinadores bem treinados (Sech et al., 2001). A USTR tridimensional parece fornecer medidas ainda mais acuradas, embora essa tecnologia não esteja disponível na maioria dos consultórios dos urologistas (Giubilei et al., 2005).

Em geral, em todos os estudos transversais, foi constatado que o volume da próstata, quando avaliado por USTR, aumenta lentamente, porém de modo constante com o avanço da idade. As ligeiras diferenças nas medidas do volume absoluto e as diferentes inclinações do aumento com o avanço da idade podem ser causadas por diferenças na população examinada, conforme indicado adiante (Fig. 103-13).

Em um grupo de 344 homens entre 40 e 60 anos de idade sem evidências de HPB, que foram inscritos em um estudo de alopecia, foram obtidas medidas com RM com bobina endorretal (Roehrborn et al., 2000a). O volume total da próstata (VTP) médio aumentou de 31,3 para 33,7, 36,1 e 43,1 mL em incrementos de 5 anos. A RM tende a fornecer medidas do volume prostático cerca de 10% maiores em comparação com a USTR. Em uma série de 100 homens de 40 a 80 anos, sem HPB ou LUTS, foram realizadas medidas do VTP e do VZT por USTR. O VTP aumentou de 22,1 para 29,1 e de 41,5 para 43,2 mL, e o VZT, de 7,2 para 9,9, 19 e 19,6 mL por década (Benaim et al., 1998). Em um estudo transversal de 611 homens noruegueses de 55 a 70 anos, foram constatados aumentos do VTP de 26,5 para 31 para 32 mL em incrementos de 5 anos (Overland et al., 2001), e Jakobsen examinou pacientes entre 30 e 50 anos por meio de USTR, com VTP médio de 23,9 e 25,7 mL por década de vida (Jakobsen et al., 1988). O VTP e o VZT foram avaliados em 1.104 homens com mais de 40 anos de idade em um estudo transversal na Espanha, revelando aumentos de 23,4 para 41,9 mL para o VTP e de 7,9 para 21,9 mL para o VZT (Chicarro-Molero et al., 1998). Por fim, os dados basais do Olmsted County Study forneceram dados em homens de 40 a 79 anos de idade (Oesterling et al., 1993).

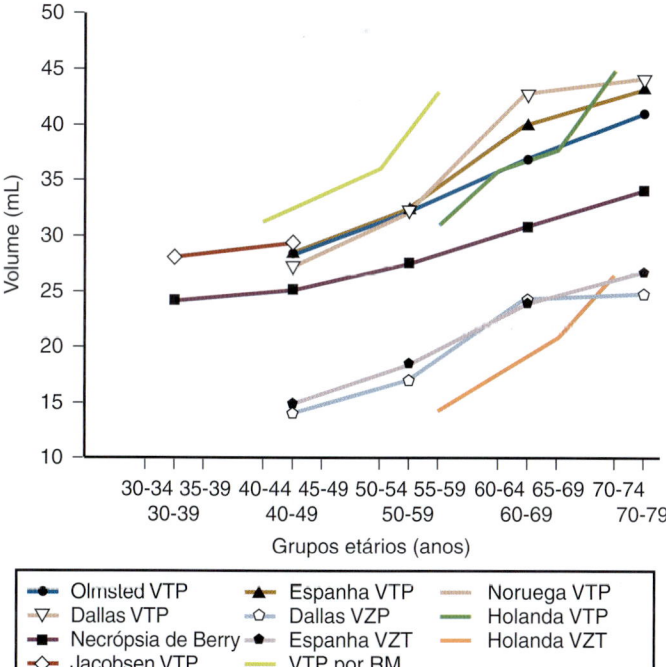

Figura 103-13. Estimativas médias do volume total da próstata (VTP) e volume da zona de transição (VZT) baseadas em uma série de necrópsias (Berry et al., 1984), uma série de medições basais por RM em homens com alopecia (Roehrborn et al., 2000b) e estudos de base populacional transversais (Torp-Pedersen et al., 1988; Oesterling et al., 1993; Bosch et al., 1994; Benaim et al., 1998; Chicharro-Molero et al., 1998; Overland et al., 2001).

De modo global, o VTP aumentou nesses estudos transversais de aproximadamente 25 mL para homens entre 30 e 40 anos de idade para 35 a 45 mL para homens na sétima década, enquanto o VZT aumentou de 15 para 25 mL em homens de idade semelhante. As semelhanças entre as medidas de VTP e VZT realizadas nos diferentes estudos são notáveis, particularmente quando se consideram os diferentes métodos de medida usados (Fig. 103-13).

Medidas de Obstrução

A obstrução infravesical só pode ser medida por exames de fluxo-pressão invasivos, enquanto as taxas de fluxo livre sem sondagem fornece, na melhor das hipóteses, uma medida indireta da probabilidade de presença de obstrução (Abrams, 1995). Infelizmente, nenhum estudo transversal foi realizado em larga escala empregando estudos de fluxo-pressão, devido à natureza invasiva e alto custo do exame, e é improvável que sejam obtidos conjuntos de dados significativos.

É comumente aceito que um fluxo máximo de menos de 10 mL/s indica uma alta probabilidade de obstrução, enquanto uma taxa de fluxo superior a 15 mL/s indica baixa probabilidade, sendo a faixa intermediária representada por um fluxo de 10 a 15 mL/s. A utilidade dessa categorização é reduzida por várias observações. Em primeiro lugar, a taxa de fluxo máximo é dependente, de certo modo, do volume eliminado (Girman et al., 1993). Isso levou alguns autores a propor um nomograma para corrigir esse fenômeno; entretanto, no momento atual, não existe um nomograma aceito universalmente (von Garrelts, 1956, 1957, 1958; Scott e McIlhaney, 1961; Beck e Gaudin, 1968; Susset et al., 1973; Siroky et al., 1979, 1980; Drach e Steinbronn, 1986; Haylen et al., 1989). A futilidade do registro do fluxo na definição da doença é ainda mais reduzida por um alto grau de variabilidade diurna (Golomb et al., 1992) e variabilidade do indivíduo de um dia para outro (Barry et al., 1995c).

Os homens e as mulheres idosos apresentam uma redução na taxa de fluxo urinário máximo, que é de natureza quase linear. No Olmsted County Study, o fluxo mediano diminuiu de 20,3 mL/s para homens de 40 a 44 anos para 11,3 mL/s para homens de 75 a 79 anos (Girman et al., 1993), e foram relatados declínios semelhantes de outros estudos transversais. Quando são aplicados limiares combinados, como sintomas pelo menos moderados (>7 pontos) no escore IPSS e um fluxo máximo de menos de 15 mL/s, no Olmsted County Study, 17% dos homens na década de 50 anos, 27% dos homens na década de 60 anos e 35% dos homens na década de 70 anos estariam classificados dentro dessa categoria (Jacobsen et al., 1995b), versus 14,4%, 28,6% e 38,7% dos homens nas faixas etárias respectivas em um estudo de base populacional na Espanha (Chicarro-Molero et al., 1998).

Estudos Epidemiológicos Analíticos

Os estudos epidemiológicos analíticos abordam a pesquisa dos determinantes de uma doença. Na medida em que não existe uma definição clara de doença, essa pesquisa poderia tentar identificar determinantes para os LUTS, o crescimento da próstata e/ou a BOO, compatíveis com os conceitos previamente delineados. A presença de testículos funcionais por ocasião da puberdade (fator hormonal) como elemento permissivo necessário foi há muito tempo estabelecida e aceita (McConnell, 1991), e foi constatado que a idade constitui o determinante essencial de todos os aspectos dessa entidade complexa. Numerosos outros fatores demográficos e ambientais foram sugeridos como fatores de risco ou fatores contribuintes para a doença. Quando se avaliam as associações identificadas, é preciso perguntar criticamente se outros fatores poderiam ou não contribuir para a associação sem haver uma relação de causa-efeito. Por exemplo, parece ser natural que os esposos e familiares de enfermeiras/médicas tenham mais tendência a procurar assistência médica e praticar a medicina preventiva. Por conseguinte, as taxas de detecção de câncer de próstata em uma coorte de cônjuges de enfermeiras/médicas poderia ser mais alta, não em virtude de uma taxa de incidência verdadeiramente mais alta de câncer, mas devido a uma taxa aumentada de procura de assistência médica e aumento no número de casos *diagnosticados* de câncer. Essas armadilhas são abundantes nos estudos epidemiológicos e precisam ser consideradas e cuidadosamente excluídas.

Religião

O estudo de caso-controle por Morrison (1978), o estudo de coorte por Lytton et al. (1968) e o Normative Aging Study (Glynn et al., 1985) revelaram que a religião judaica está associada a uma taxa mais elevada de prostatectomia (aumento de 2,2 a 2,6 vezes). Entretanto, o fato de que a religião judaica não esteja associada a um aumento no *diagnóstico* de HPB leva à especulação de que os pacientes judeus têm mais tendência a procurar um médico ou a receber tratamento cirúrgico.

Fatores Socioeconômicos

Araki et al. (1983) encontraram taxas mais elevadas de HPB em grupos de maior renda, enquanto Glynn et al. (1985) relataram, por outro lado, taxas mais altas de cirurgia em grupos de renda mais baixa. Pode-se argumentar que os grupos de maior renda podem ter um melhor acesso à assistência de saúde, enquanto os grupos de menor renda podem aceitar mais facilmente a sugestão de um procedimento cirúrgico. A educação e o nível socioeconômico não influenciam as respostas ao IPSS (Moon et al., 1994; Badia et al., 2001), porém parecem influenciar tanto a expectativa sobre o tratamento da HPB quanto a percepção de melhora; de fato, pacientes de classes de maior renda necessitam de uma maior queda nas pontuações de seus sintomas após o tratamento para perceber níveis subjetivamente semelhantes de melhora (Padley et al., 1997). Esse achado sugere que os fatores socioeconômicos têm pelo menos algum impacto, não sobre o crescimento da próstata ou as medidas de obstrução, mas na percepção dos sintomas. Dados fornecidos pelo Olmsted County Study sugerem a existência de uma relação entre o comportamento de busca de assistência médica e consulta médica e a aposentadoria. Uma análise bivariada sugeriu associações significativas entre a propensão a procurar cuidados médicos por razões físicas e a aposentadoria (OR de 2,0, IC de 95% de 1,1 a 2,6), idade de 65 anos ou mais (OR de 1,9, IC de 95% de 1,5 a 2,4), ensino médio incompleto (OR de 1,6, IC de 95% de 1,1 a 2,2) e renda anual inferior a 25.000 dólares (OR de 1,4, IC de 95% de 1,1 a 1,9). Uma análise de regressão logística multivariada demonstrou que os homens aposentados tinham maior tendência e uma alta propensão a procurar cuidados de saúde (OR de 1,7, IC de 95% de 1,2 a 2,4), enquanto as outras variáveis não demonstraram ser mais significativas (Roberts et al., 1997a).

Nossa compreensão do impacto de alguns fatores socioeconômicos sobre os LUTS e a HPB melhorou com a ajuda de dois estudos: o estudo European Prospective Investigation into Cancer and Nutrition and the Epidemiology of LUTS (EpiLUTS) e a pesquisa de Boston Area Community Health (BACH) (Rosen et al., 2008; Kaplan et al., 2009) (Tabela 103-4). É provável que a pesquisa BACH, planejada longitudinalmente, com um recrutamento equilibrado de homens e mulheres estratificados por idade e raça/etnicidade, irá, no futuro, contribuir significativamente para nossa compreensão do LUTS tanto em homens quanto em mulheres. Foi realizada uma análise de agrupamento baseada nos sintomas em ambas as coortes, e foram identificados grupos de sintomas notavelmente semelhantes, possibilitando uma análise aprofundada de sua associação a comorbidades e outros fatores (Rosen et al., 2008). Na pesquisa BACH, uma menor renda familiar e dificuldades crescentes em pagar cuidados médicos foram associadas a grupos de sintomas cada vez mais graves (Hall et al., 2009).

Atividade Sexual e Vasectomia

Ekman (1989) sugeriu que o aumento do estroma fibromuscular é um resultado da atividade sexual, e, desde então, muitos autores tentaram encontrar associações relevantes. Morrison (1992) relatou uma redução de 49% no risco de prostatectomia em homens viúvos *versus* solteiros; outros autores não conseguiram verificar uma associação semelhante. Dados transversais do Olmsted County Study sugerem que a frequência de ejaculação não tem efeito sobre os LUTS, as taxas de fluxo urinário máximo ou o volume da próstata; a associação protetora aparente parece ser um artefato causado pelos efeitos da idade (Jacobsen et al., 2003). A diminuição da capacidade sexual e da frequência de atividade sexual com o avanço da idade, exatamente quando aumenta a prevalência da HPB, de fato pode sugerir uma relação inversa, isto é, um efeito causador da HPB sobre a função sexual (Altwein e Keuler, 1992).

Há evidências recentes que sugerem a existência de uma forte correlação entre a gravidade dos LUTS e o comprometimento da função sexual, isto é, disfunção erétil (DE) e distúrbios da ejaculação (Boyle et al., 2003; Chung et al., 2003; Rosen et al., 2003). Dados transversais obtidos de questionários, provenientes de vários países, sugerem que a DE e os distúrbios ejaculatórios aumentam com o avanço da idade, mas também dentro de cada década de vida com o aumento na gravidade

TABELA 103-4 Visão Geral do Estudo EpiLUTS e da Pesquisa BACH

EPILUTS	BACH
DESCRIÇÃO Pesquisa transversal, representativa de população e baseada na Internet conduzida nos Estados Unidos, no Reino Unido e na Suécia em 30.000 (Estados Unidos, 20.000; Reino Unido, 7.500; Suécia, 2.500) homens e mulheres de 40-99 anos de idade (idade média, 56,6 anos)	Pesquisa epidemiológica baseada em população entre 5.503 adultos selecionados de modo aleatório, com residência em Boston, de 30-39 anos de idade, em três grupos de raça/étnicos (2.301 homens, 3.202 mulheres; 1.767 indivíduos negros, 1.877 hispânicos, 1.859 brancos)
PREVALÊNCIA DOS LUTS Um LUTS pelo menos em algumas ocasiões: 72,3% (homens), 76,3 (mulheres) Um LUTS pelo menos frequentemente: 79,99% (homens), 52,5% (mulheres)	LUTS (AUASI ≥8): 18,7% (homens), 18,6% (mulheres); aumento com a idade (10,5% com 30-39 anos a 25,5% com 70-79 anos), nenhuma diferença com base na raça/etnicidade (16,2%-19,3%)
INCÔMODO As taxas de incômodo foram menores para os LUTS classificados como pelo menos "em certas ocasiões" do que para aqueles classificados como pelo menos "frequentemente"; todavia, o vazamento de urina durante a atividade sexual, que relatado com pouca frequência, foi extremamente incômodo (82,1% dos homens; 87,2% das mulheres), enquanto o gotejamento terminal, que foi relatado com frequência, foi menos incômodo (40,6% dos homens; 40,2% das mulheres)	Os escores médios para incômodo foram mais altos nos indivíduos com LUTS (em comparação com aqueles sem LUTS) e nas mulheres em comparação com os homens
PROCURA DE TRATAMENTO A procura de tratamento foi baixa, porém mais comum em indivíduos no subgrupo de micção + armazenamento + pós-micção: 29,1% de homens; 27,5% de mulheres; o uso de medicamentos prescritos também foi maior nesse subgrupo (17,6% e 10,4%, respectivamente)	O uso de medicamentos prescritos para sintomas urinários foi baixo entre indivíduos com ≥8, com 9,8% (homens) e 2,1% (mulheres)
COMORBIDADES As condições comórbidas foram mais comuns no subgrupo de micção + armazenamento + pós-micção, com associações significativas dos LUTS com artrite, asma, ansiedade crônica, depressão, diabetes (somente em homens), doença cardíaca, síndrome do intestino irritável, distúrbios neurológicos, IVU recorrente e transtornos do sono; a enurese noturna infantil foi significativamente associada à maioria dos subgrupos com LUTS	Os LUTS (AUASI ≥8) foram associados a doença cardíaca, diabetes (somente em homens) e depressão

AUASI, American Urological Association Symptom Index; LUTS, sintomas das vias urinárias inferiores; IVU, infecção das vias urinárias.
De Kaplan SA, Roehrborn CG, Chapple CR et al. Implications of recent epidemiology studies for the clinical management of lower urinary tract symptoms. BJU Int 2009;103(Suppl. 3):48–57.

dos LUTS (Fig. 103-14). Embora essas correlações não impliquem necessariamente um mecanismo causal, é possível que existam eventos fisiopatológicos semelhantes subjacentes ao desenvolvimento de ambos os problemas no homem idoso, dos quais o mais óbvio é a isquemia dos órgãos tanto genitais quanto das vias urinárias inferiores (McVary, 2005). Uma análise de regressão logística dos dados do EpiLUTS também documentou a existência de uma forte relação entre vários domínios de disfunção sexual e ejaculatória e LUTS (Wein et al., 2009) (Tabela 103-5).

Sidney (1987) analisou o banco de dados Kaiser Permanente e inicialmente identificou uma relação de risco (RR) de 1,2 para o diagnóstico de HPB entre homens que se submeteram a vasectomia. Entretanto, depois de um seguimento de 5 anos, o RR diminuiu para 0,97 e não foi significativo. Não parece existir uma relação entre a vasectomia e o desenvolvimento de HPB ou o tamanho da próstata (Jakobsen et al., 1988), e, no Massachusetts Male Aging Study, Meigs et al. (2001) não constataram que a vasectomia aumentou o risco de diagnóstico de HPB.

Álcool e Cirrose Hepática

O álcool pode diminuir a produção e os níveis plasmáticos de testosterona e aumentar a sua depuração (Chopra et al., 1973). Apesar dessa razão hipotética para uma menor incidência de HPB em homens que consomem álcool, foram descritas relações inversas. Tanto Morrison (1992) quanto Sidney et al. (1991a) relataram, a partir de uma análise multivariada, um RR ajustado de 0,49 e um RR ajustado para a idade de 0,75, respectivamente, para o risco de intervenção cirúrgica para HPB quando são ingeridos mais de três copos de álcool por dia. Entretanto, pode-se argumentar que o estado de saúde mais precário observado em bebedores inveterados poderia influenciar o médico contra a realização de cirurgia. Glynn et al. (1985) de fato não constataram um risco aumentado para o diagnóstico clínico ou as taxas cirúrgicas. Uma recente análise do Prostate Cancer Prevention Trial também mostrou uma relação inversa entre o diagnóstico de HPB e o consumo de álcool, isto é, um efeito ligeiramente protetor (Kristal et al., 2008). Uma metanálise sobre consumo de álcool, HPB e LUTS demonstrou que o consumo de álcool diminui a probabilidade de HPB, mas não de LUTS, em todos os seis níveis. Em comparação com a abstinência de álcool, um consumo de álcool de 36 g/dia ou mais foi associado a uma diminuição de 35% na probabilidade de HPB (OR de 0,65) (Rees, 2009).

De cinco estudos que examinaram a relação entre a cirrose hepática e a HPB, com base em material de necrópsia, quatro verificaram uma menor prevalência de HPB em homens com cirrose (Bennett et al., 1950; Stumpf e Wilens, 1953; Robson, 1966; Frea et al., 1987), ao passo que um estudo – admitidamente com alguns erros de planejamento – constatou uma maior prevalência (Wu, 1942). Como os casos de cirrose são, em sua maioria, induzidos pelo consumo de álcool, a distinção entre os efeitos do álcool e os da cirrose é praticamente impossível.

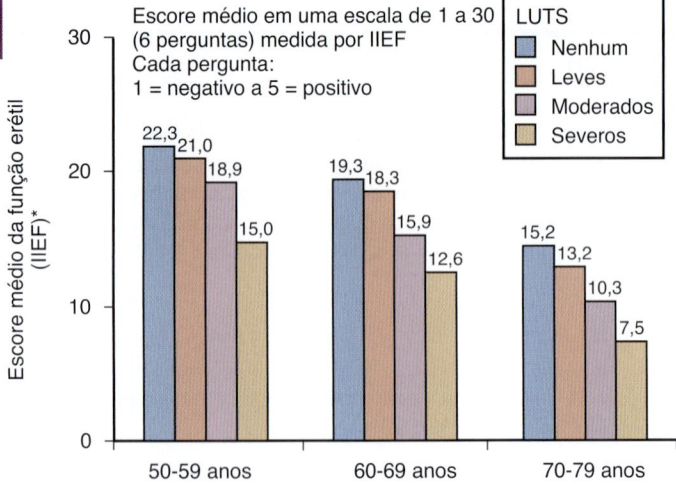

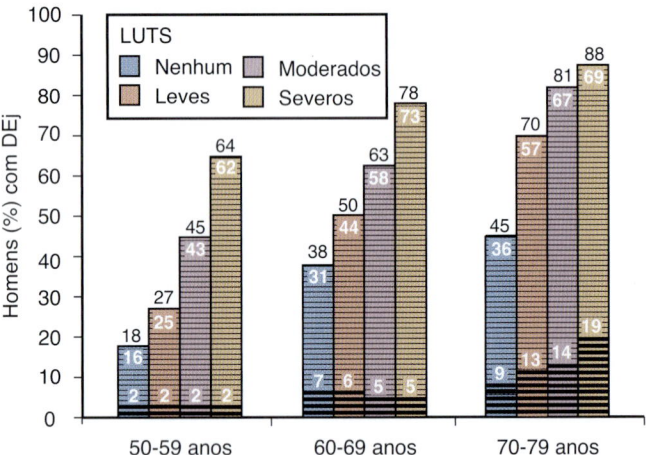

Figura 103-14. A função erétil (A) diminui e os distúrbios da ejaculação (DEJ; B) aumentam com o avanço da idade; todavia, dentro de cada década de vida, eles também diminuem e aumentam, respectivamente, com a gravidade crescente dos sintomas das vias urinárias inferiores (LUTS). DAN-PSS-Sex, Danish Prostatic Symptom Score; IIEF, International Index of Erectile Function. (De Rosen R, Altwein J, Boyle P et al. Lower urinary tract symptoms and male sexual dysfunction: the multinational survey of the aging male [MSAM-7]. Eur Urol 2003;44:637–49.)

Por outro lado, a esteatose hepática não alcoólica, que constitui parte da síndrome metabólica está associada ao desenvolvimento de HPB em homens e à bexiga hiperativa em mulheres (Uzun et al., 2013).

Hipertensão

O sistema nervoso simpático, por meio das fibras e receptores α-adrenérgicos, desempenha um importante papel tanto na hipertensão quanto nos sintomas da HPB. Entretanto, tendo em vista que tanto a hipertensão quanto os LUTS e a HPB aumentam com o avanço da idade, é difícil comprovar uma relação causal entre esses dois distúrbios (Boyle e Napalkov, 1995). Nos estudos anteriormente citados de Glynn e Sidney et al. (Glynn et al., 1985; Sidney et al., 1991a), não foi constatada associação. Em um estudo com um pequeno grupo, com erros metodológicos, Pressler et al. (1997) relataram um aumento na incidência de hipertensão de 15%, 18% e 31% em homens com sintomas leves, moderados e graves. A hiperatividade autônoma foi implicada no desenvolvimento tanto de LUTS quanto de DE nos homens idosos, porém não se dispõe de dados clínicos conclusivos (McVary et al., 2005). No estudo EpiLUTS, tanto a doença cardíaca quanto a hipertensão foram associadas a uma constelação de LUTS mais graves (Coyne et al., 2009). São necessários estudos adicionais para compreender melhor os mecanismos fisiopatológicos subjacentes comuns e a possibilidade de uma relação de causa-efeito.

Tabagismo

O hábito de fumar cigarro parece aumentar os níveis tanto de testosterona quanto de estrogênios, devido ao nível de nicotina, e, portanto, deve ter um efeito positivo e induzível sobre o desenvolvimento de HPB. Entretanto, como o tabagismo intenso provoca outros problemas de saúde, é provável que a taxa de intervenção cirúrgica seja um indicador inadequado para estabelecer uma possível correlação, visto que os médicos são influenciados negativamente para a realização de cirurgia em tabagistas inveterados. Seitter e Barrett-Connor (1992) não observaram correlação entre o tabagismo e as taxas de prostatectomia, e Glynn et al. (1985) não conseguiram identificar qualquer relação entre o tabagismo e o diagnóstico clínico de HPB. Sidney et al. (1991a) acompanharam 16.000 homens durante 15 anos e verificaram uma correlação negativa entre o tabagismo em condições basais e o risco subsequente de prostatectomia. Daniell (1993a) examinou os registros de 345 pacientes que foram submetidos a prostatectomia e encontrou um volume menor da próstata em tabagistas e uma menor prevalência ajustada para a idade em fumantes, em comparação com um grupo de controle. Roberts et al. examinaram essa questão no Olmsted County Study (Roberts et al., 1994a) e, posteriormente, em uma população de japoneses (Roberts et al., 1997b). Com o estudo Olmsted County Study, apenas 16% de mais de 2.000 homens no estudo eram fumantes no momento do estudo, o que parece ser uma porcentagem baixa, porém compreensível, quando se considera a população mista de Rochester, Minnesota. Foi constatada uma associação bifásica, em que os fumantes de leves a moderados têm menos probabilidade de apresentar LUTS de moderados a graves, enquanto os fumantes inveterados apresentam pelo menos o mesmo risco do que os indivíduos que nunca fumaram.

Uma atualização do Olmsted County Study sugere que o tabagismo está associado a taxas diminuídas de fluxos urinários e a sintomas de moderados a graves, mas não a um volume aumentado da próstata, nem a níveis séricos elevados de PSA (Rule et al., 2005). Esses achados contrastam com aqueles obtidos de estudos anteriores, nos quais foi sugerida uma relação entre o tabagismo e o tamanho da próstata (Kupeli et al., 1997). No estudo EpiLUTS, os ex-fumantes tiveram um risco aumentado de apresentar mais constelação de sintomas graves e os que nunca fumaram tiveram um risco diminuído, enquanto o risco para fumantes atuais não representou um fator (Coyne et al., 2009).

Evidências recentes obtidas do Olmsted County Study mostraram a ausência de uma associação clínica significativa entre o tabagismo atual e a retenção urinária (Sarma et al., 2009), e, na pesquisa BACH, não foi observada correlação entre o tabagismo e os LUTS (Maserejian et al., 2012).

Qualquer relação entre o tabagismo atual ou passado e os LUTS/HPB provavelmente é fraca e de importância clínica limitada.

Atividade Física, Dieta, Obesidade, Índice de Massa Corporal e Síndrome Metabólica

Chyou et al. (1993) examinaram 33 tipos de alimentos em relação às taxas de prostatectomia e verificaram apenas uma associação significativa com o consumo de carne de vaca. Akari et al. (1983) relataram um aumento na taxa de diagnóstico clínico de HPB em homens com maior consumo de leite e menor consumo de vegetais verdes e amarelos. **De modo global, não há evidências convincentes indicando que qualquer fator dietético individual possa desempenhar um importante papel no desenvolvimento de LUTS/HPB.**

As relações entre LUTS/HPB e obesidade, índice de massa corporal (ICM) e síndrome metabólica recentemente despertaram grande interesse (Hammarsten et al., 1998; Hammarsten e Hogstedt, 1999, 2001; Rohrmann et al., 2005; Gupta et al., 2006; Kasturi et al., 2006). A síndrome metabólica é uma constelação clínica de anormalidades metabólicas, incluindo obesidade, intolerância à glicose, dislipidemia e hipertensão, que aumenta o risco de doença cardiovascular e que resulta principalmente de fatores de risco modificáveis, particularmente

TABELA 103-5 Regressão Logística de Diminuição do Prazer e da Atividade Sexuais, Bem como Preditores de Disfunção Erétil (DE), Disfunção Ejaculatória (DEj) e Ejaculação Prematura (EP)

COVARIÁVEIS	DIMINUIÇÃO DO DESEJO SEXUAL	ATIVIDADE SEXUAL	DE (IIEF: EF <21)	DEJ	EP
DEMOGRÁFICAS					
Idade			+[†]	+[†]	−[†]
IMC					
Hispânicos vs. brancos					
Negros vs. brancos					
Asiáticos vs. brancos					
Outros vs. brancos		+*			
Suécia vs. Estados Unidos			−[†]		
Reino Unido vs. Estados Unidos					
LUTS					
Jato fraco	+[†]	+[†]	+[†]		
Jato dividido	+*		+[†]		
Jato intermitente					+*
Hesitação					
Esforço					
Gotejamento terminal					+*
Frequência percebida	+*	+*			
Nictúria					
Urgência					
Urgência com medo de vazamento	+*		+*	+*	
Incontinência de urgência					
IUE (riso/tosse)	−*				
IUE (atividade física)					
Vazamento sem alguma razão		+*			
Outro tipo de vazamento					
Enurese noturna					
Vazamento durante a relação sexual	+[†]	+[†]	+*	+*	
Esvaziamento incompleto	+[†]	+*			
Incontinência pós-miccional					
Disúria	+*	+[†]	+*		
Dor na área da bexiga	+[†]				+*
Dor durante a relação sexual	+[†]	+[†]			
CONDIÇÕES COMÓRBIDAS					
Doença cardíaca		+[†]			
Hipertensão			+[†]		
Diabetes			+[†]		
Câncer de próstata	+[†]	+[†]		+[†]	
Câncer de bexiga	+[†]	+[†]			
Prostatite	+[†]	+*			−[†‡]
Depressão			+[†]	+[†]	
Distúrbios neurológicos					
ÍNDICE DE CONCORDÂNCIA	0,86	0,86	0,77	0,73	0,62

−, valores negativos para estimativas pontuais; +, valores positivos para estimativas pontuais. IMC, índice de massa corporal; IIEF-EF, International Index of Erectile Function; LUTS, sintomas das vias urinárias inferiores; IUE, incontinência urinária por estresse.
*$P <0,01$
[†]$P <0,001$
[‡]A ausência de história de prostatite está associada a ejaculação prematura.
De Wein AJ, Coyne KS, Tubaro A et al. The impact of lower urinary tract symptoms on male sexual health: EpiLUTS. BJU Int 2009;103(Suppl. 3): 33–41.

falta de atividade física e práticas dietéticas endêmicas nas sociedades ocidentalizadas (Haffner e Taegtmeyer, 2003). **Existem fundamentos biológicos plausíveis: o tecido adiposo constitui a principal fonte de aromatização da testosterona em estrogênio, e os homens com IMC mais baixo apresentam níveis séricos mais elevados de testosterona** (Eldrup et al., 1987).

O IMC apresentou uma associação negativa com o tratamento cirúrgico da HPB no estudo de coorte de Kaiser Permanente (Sidney et al., 1991a) e com o diagnóstico clínico de HPB no Normative Aging Study (Glynn et al., 1985). Por outro lado, em um estudo de 68 homens realizado por Soygur et al. (1996), o peso médio da próstata aumentou tanto com a idade quanto com a obesidade crescente, juntamente com uma elevação nos níveis séricos de estradiol. Daniell (1993b) também verificou a presença de adenomas de maior tamanho em homens mais obesos submetidos a prostatectomia. Ambos os estudos relataram uma correlação positiva entre a obesidade e o tamanho da próstata, porém nenhuma correlação entre a obesidade e a gravidade dos sintomas. É preciso mencionar algumas ressalvas: O RDR tem menor probabilidade de estabelecer um diagnóstico de HPB e de aumento de volume da próstata em pacientes muito obesos, devido ao obstáculo anatômico, e pode haver um viés contra intervenções cirúrgicas em pacientes com IMC elevado.

Em homens de 40 a 75 anos que participaram no Health Professionals Followup Study, e que não apresentavam história pregressa de diagnóstico de câncer ou prostatectomia, foram obtidos dados sobre o peso corporal, a estatura e a circunferência da cintura e do quadril. Após ajuste para a idade, tabagismo e para o IMC, a obesidade abdominal foi relacionada com a prostatectomia (OR de 2,38) e com sintomas urinários frequentes em pacientes não submetidos a prostatectomia (OR de 2). O IMC, a circunferência do quadril e a relação entre cintura e quadril não foram associados à HPB independentemente da circunferência abdominal. **Esses resultados sugerem que a obesidade abdominal em homens pode aumentar a frequência e a gravidade dos sintomas de obstrução urinária e a probabilidade de que esses homens obesos sejam futuramente submetidos a prostatectomia** (Giovanucci et al., 1994).

Hammarsten e Hogstedt (1999) examinaram 250 pacientes com LUTS e constataram que o diabetes melito não insulinodependente, a hipertensão, a altura, a obesidade, os níveis elevados de insulina e a presença de baixos níveis de colesterol das lipoproteínas de alta densidade constituem fatores de risco para o desenvolvimento de HPB. Sugeriram a existência de uma relação causal entre os níveis elevados de insulina e o desenvolvimento de HPB e formularam a hipótese de aumento da atividade do sistema nervoso simpático em homens com HPB. Em um estudo hospitalar de caso-controle, foi constatado que o sobrepeso apresentou uma relação inversa modesta com a HPB. A hipótese de diminuição dos níveis de testosterona nos indivíduos obesos pode explicar o risco diferente de HPB e a necessidade de exame (Zucchetto et al., 2005). Parsons (2007) realizou uma revisão abrangente da literatura e verificou que os fatores que aumentam potencialmente o risco de HPB e LUTS incluem obesidade e diabetes, enquanto os fatores que diminuem potencialmente o risco consistem em aumento da atividade física e consumo moderado de álcool (Tabela 103-6). Parsons e Kashefi (2008) também procederam a uma revisão abrangente da literatura e encontraram oito estudos (N = 35.675) que foram elegíveis para uma análise combinada do efeito dos níveis de atividade física estratificados em categorias leve, moderada e vigorosa, tendo como referência a categoria sedentária. Em comparação com o grupo sedentário, os valores de OR combinados para HPB ou LUTS foram de 0,70, 0,74 e 0,74 para homens com atividade física leve, moderada e pesada, respectivamente. Por conseguinte, a atividade física parece reduzir os riscos de HPB e de LUTS. No estudo EpiLUTS, foram também relatados achados semelhantes de maior probabilidade de LUTS com valores crescentes de IMC e probabilidade diminuída com uma maior atividade física (Coyne et al., 2009).

As evidências disponíveis no momento sugerem a existência de uma relação positiva entre a falta de atividade física, a obesidade, o IMC e outras medidas da síndrome metabólica e os LUTS e HPB (incluindo volume da próstata), enquanto o aumento da atividade física parece ter um efeito protetor.

Fármacos

Dispõe-se de informações muito limitadas. **Os medicamentos usados para resfriado, que contêm agentes α-simpaticomiméticos, exacerbam os LUTS pelo seu efeito esperado sobre o músculo liso do trato de saída da bexiga. Uma análise cuidadosa dos dados obtidos do Olmsted County Study demonstrou que o uso diário de agentes antidepressivos, anti-histamínicos ou broncodilatadores está associado a um aumento de 2 a 3 pontos no IPSS, em comparação com indivíduos da mesma idade que não usam esses fármacos, e que o uso diário de antidepressivos está associado a uma diminuição na taxa de fluxo urinário ajustada para a idade** (Su et al., 1996).

Correlações entre Parâmetros

Conforme assinalado, todos os parâmetros relevantes, como gravidade e frequência dos sintomas, incômodo, interferência, QVRS específica da doença, taxa de fluxo máximo e volume da próstata, tendem a se agravar com o avanço da idade. Entretanto, as correlações relatadas entre esses parâmetros, bem como os estudos urodinâmicos de fluxo-pressão, são em geral fracas, com algumas exceções. Existem correlações mais fortes, como se poderia esperar, entre medidas subjetivas, como gravidade dos sintomas e frequência (escore IPSS), grau de incômodo, QVRS específica para a doença e escores de interferência (Barry et al., 1995b; Girman et al., 1999) (Fig. 103-15).

Podem surgir correlações numéricas fracas de modo artificial, independentemente da existência ou não de relações fisiológicas verdadeiras (Girman, 1998). As correlações são ainda afetadas pela variabilidade intrapessoal dos parâmetros medidos, pela variabilidade diária, por erros de medição relacionados com a técnica ou com o equipamento ou ainda pela história natural do próprio distúrbio (Bruskewitz et al., 1982; Diokno et al., 1992; Barry et al., 1995c; Sagnier et al., 1996).

Além disso, é fundamental considerar a população utilizada para avaliar as correlações. É mais fácil identificar uma correlação se forem incluídos os pacientes que exibem todo o espectro dos parâmetros. Entretanto, na maioria dos estudos de LUTS/HPB, os pacientes são excluídos com base em limiares impostos, tornando mais difícil o aparecimento de uma correlação significativa. Em medicina clínica, existem muitos exemplos de correlações numéricas fracas, porém nos quais relações clínicas firmes são bem aceitas (Wilson e Cleary, 1995).

A Tabela 103-7 mostra a ausência de correlações basais significativas para os sintomas, a taxa de fluxo e o volume da próstata em uma população rigorosamente controlada de homens com LUTS e HPB inscritos em um estudo de tratamento da HPB.

A Figura 103-16 fornece um exemplo de como a restrição do espectro total de parâmetros afeta as correlações. Voluntários sem doença prostática conhecida foram solicitados a preencher o questionário do AUASI e a realizar um registro da taxa de fluxo. Quando todos os dados foram considerados, foi constatada a existência de uma relação bem definida, entre a diminuição da taxa de fluxo máximo com o aumento na intensidade dos sintomas ($r = 0,4$; $P < 0,05$). Entretanto, quando se consideram apenas os pacientes tipicamente incluídos em um estudo de HPB, isto é, aqueles com um escore acima de 10 pontos e uma taxa de fluxo máximo entre 5 e 15 mL/s, a correlação observada dentro da coorte exibindo uma margem limitada de observação em ambas as escalas é muito fraca ($r = 0,08$; não significativa), e a linha de regressão torna-se plana (Fig. 103-16).

Por conseguinte, as correlações observadas entre os sintomas, a taxa de fluxo e o volume da próstata em estudos populacionais baseados na comunidade, sem critérios de inclusão impostos de modo artificial, são ligeiramente mais altas do que aquelas observadas em populações clínicas ou de ensaio com HPB. No Olmsted County Study, após ajuste para a idade, a probabilidade de sintomas moderados a graves foi 3,5 vezes maior em homens com aumento de tamanho da próstata (> 50 mL) do que naqueles com próstata menor, enquanto houve aumento semelhante da probabilidade (2,4 vezes) em homens nos quais a taxa de fluxo urinário máximo não alcançou 10 mL/s (Girman et al., 1995). Os homens com aumento do volume prostático tiveram uma probabilidade cerca de duas vezes maior de apresentar incômodo em consequência dos sintomas (OR de 2,4) ou interferência nas atividades (OR de 1,8), em comparação com homens com próstatas menores (Girman et al., 1999). Em um estudo semelhante conduzido na Holanda, Bosch et al. (1995b) relataram correlações numericamente fracas, porém estatisticamente significativas entre o IPSS e o VTP ($r = 0,19$, $P < 0,001$), a taxa de fluxo máximo ($r = -0,18$, $P < 0,001$) e o volume de urina residual pós-miccional ($r = 0,25$, $P < 0,001$).

Embora correlações fracas entre o volume da próstata e os sintomas, bem como a taxa de fluxo, tenham sido aceitas, a atenção também foi

TABELA 103-6 Estudos de Coorte de Fatores de Risco Modificáveis Associados a Diminuição ou Aumento do Risco de LUTS e/ou HPB

ESTUDO	RESULTADO DAS MEDIDAS (FATOR DE RISCO)	CATEGORIA DE REFERÊNCIA	OR (IC 95%)
DIMINUIÇÃO DO RISCO DE HPB E LUTS			
Health Professionals Follow-up Study	HPB Clínica:		
	Consumo de álcool de 30,1-50 g/dia	Consumo de álcool 0 g/dia	0,59 (0,51-0,7)
	Caminhada ≥2 h/semana	Caminhada 0 h/semana	0,73 (0,63-0,84)
Massachusetts Male Aging Study	HPB clínica (atividade física de 862 kcal/dia ou mais)	Atividade física de ≤140 kcal/dia	0,5 (0,3-0,9)
Prostate, Lung, Colorectal and Ovarian Cancer Screening Trial	HPB clínica (consumo de álcool ≥60 g/dia)	Consumo de álcool < 5 g/dia	0,6 (0,5-0,7)
	Probabilidade de RTUP (consumo de álcool ≥60 g/dia)	Consumo de álcool < 5 g/dia	0,4 (0,3-0,7)
	Nictúria (consumo de álcool de ≥60 g/dia)	Consumo de álcool < 5 g/dia	0,8 (0,7-1)
Third National Health and Nutrition Examination Survey (NHANES III)	LUTS:		
	Consumo de álcool ≥1 dose/dia	Nunca	0,59 (0,36-0,97)
	Atividade física >6 vezes/semana	Atividade física 0 vez/semana	0,49 (0,29-0,84)
AUMENTO NO RISCO DE HPB E LUTS			
Baltimore Longitudinal Study of Aging	LUTS:		
	Diabetes	Ausência de diabetes	2,8 (1,1-7,1)
	Glicose em jejum >110 ng/dL	Glicose em jejum ≤110 ng/dL	2,6 (1,01-6,7)
	Próstata ≥40 mL:		
	IMC >35 kg/m^2	IMC <25 kg/m^2	3,52 (1,45-8,56)
	Diabetes	Ausência de diabetes	2,25 (1,25-4,11)
	Glicose em jejum >110 ng/dL	Glicose em jejum ≤110 ng/dL	2,98 (1,7-5,23)
Flint Men's Health Study	LUTS:		
	Diabetes	Ausência de diabetes	1,95 (1,49-2,57)
	Hipertensão	Ausência de hipertensão	1,29 (1,04-1,61)
Health Professionals Follow-up Study	Cirurgia para HPB (circunferência abdominal >109 cm)	Circunferência abdominal <89 cm	2,38 (1,42-3,99)
	LUTS (circunferência abdominal >109 cm)	Circunferência abdominal <89 cm	2 (1,47-2,72)
Second Nord-Trøndelag Health Study (HUNT-2)	LUTS:		
	IMC ≤40 kg/m^2	IMC <25 kg/m^2	1,79 (0,9-3,56)
	Diabetes	Ausência de diabetes	1,25 (1,04-1,49)
	Relação cintura/quadril ≤0,94	Relação cintura/quadril ≤0,85	1,32 (1,15-1,5)
NHANES III	LUTS:		
	Diabetes	Ausência de diabetes	1,67 (0,72-3,86)
	Hipertensão	Ausência de hipertensão	1,76 (1,2-2,59)
	Aumento do IMC entre 25 anos + maior IMC	Nenhum aumento	1,9 (0,89-4,05)
	Circunferência abdominal >102 cm	Circunferência abdominal <94 cm	1,48 (0,87-2,54)

IMC, índice de massa corporal; HPB, hiperplasia prostática benigna; IC, intervalo de confiança; LUTS, sintomas das vias urinárias inferiores; OR, razão de chances; RTUP, resecção transuretral da próstata.
De Parsons JK. Modifiable risk factors for benign prostatic hyperplasia and lower urinary tract symptoms: new approaches to old problems. J Urol 2007;178:395–401.

dirigida para as correlações entre a zona de transição da próstata e as medidas fisiológicas. Kaplan et al. (1995) foram os primeiros a relatar uma correlação mais forte entre a zona de transição e os sintomas ($r = 0,48$, $P = 0,03$) e o fluxo máximo de urina ($r = -0,34$, $P = 0,05$); além disso, mostraram a existência de uma correlação significativa entre o índice da zona de transição (VZT/VTP) e os sintomas ($r = 0,75$), o fluxo urinário máximo ($r = -0,71$) e – um tanto de modo inesperado – a pressão do detrusor na presença de fluxo urinário máximo ($r = 0,43$). Esses dados foram obtidos de uma coorte relativamente pequena de 61 homens com HPB. Não são realizadas avaliações invasivas de fluxo-pressão em estudos baseados na comunidade, e, portanto, não é possível analisar os dados comparativos a partir de estudos baseados em população. Entretanto, o achado de uma relação entre as medidas de obstrução e o volume da próstata é raro, e a maioria dos autores nega esse tipo de relação em séries de pacientes clínicos ou de ensaios com HPB (Bosch et al., 1995c; Yalla et al., 1995; Ezz el Din et al., 1996; Witjes et al., 1997; d'Ancona et al., 1998; Homma et al., 1998; Kuo, 1999; Steele et al., 2000). Dados obtidos do Olmsted County Study sugerem não haver uma correlação mais forte entre os sintomas e a taxa de fluxo máximo e o VZT ($r = 0,17$, $P = 0,001$ e $r = -0,20$, $P < 0,001$, respectivamente) do que entre os sintomas e a taxa de fluxo máximo e o VTP ($r = 0,16$, $P < 0,001$ e $r = -0,16$, $P < 0,001$, respectivamente). O VZT/VTP exibiu uma correlação fraca com o AUASI ($r = 0,08$, $P = 0,103$) e a taxa de fluxo urinário máxima ($r = -0,08$, $P = 0,0823$) (Corica et al., 1999). Em um ensaio clínico de tratamento da HPB de grande porte, o VZT também não exibiu uma correlação mais forte com outras medidas, em comparação com o VTP.

A correlação entre o nível sérico de PSA e o volume da próstata, tanto o volume total quanto a zona de transição, foi recentemente descrita de modo mais detalhado (Roehrborn et al., 1999b). Embora a variabilidade individual seja significativa, impedindo uma previsão acurada do volume prostático com base nos níveis séricos de PSA em cada paciente, existe uma forte relação log-linear entre esses parâmetros que pode ser identificada em estudos tanto populacionais quanto de

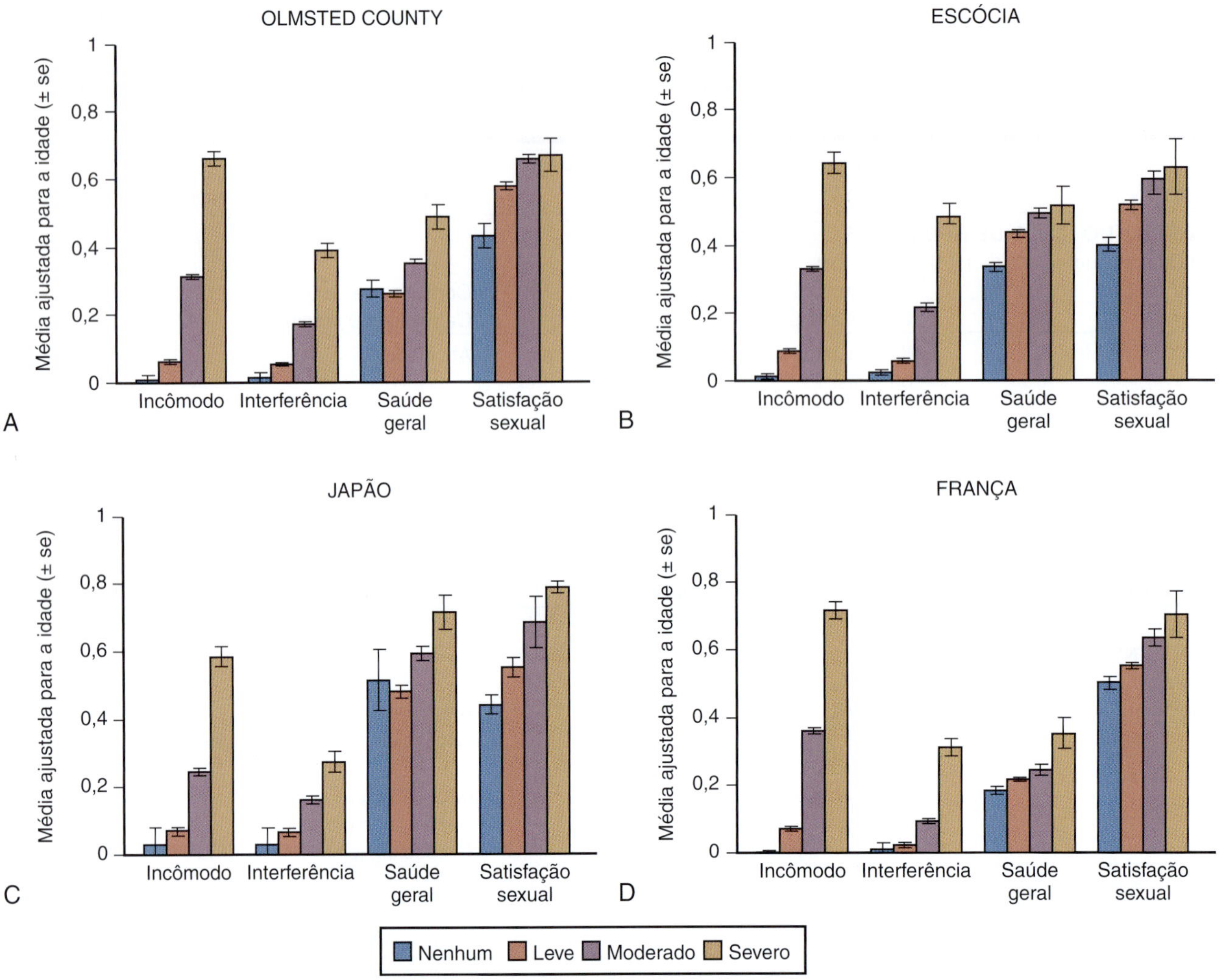

Figura 103-15. A-D, Médias ajustadas para a idade de medidas de qualidade de vida relacionada com a saúde específica da doença após transformação para uma escala de 0 a 1 estratificada por níveis de gravidade e frequência dos sintomas (International Prostate Symptom Score). (De Girman CJ, Jacobsen SJ, Tsukamoto T et al. Health-related quality of life associated with lower urinary tract symptoms in four countries. Urology 1998;51:428–36.)

TABELA 103-7 Tabela de Correlação entre os Parâmetros Basais em um Estudo de Tratamento da HPB*

	PSA	$Q_{MÁX}$	IPSS	VTP	VZT
Idade	0,092 <0,0001	–0,078 <0,0001	–0,069 <0,0001	0,152 <0,0001	0,154 <0,0001
PSA		–0,031 0,111	–0,016 0,423	0,384 <0,0001	0,352 <0,0001
$Q_{máx}$			–0,117 <0,0001	–0,059 <0,001	–0,047 <0,05
IPSS				0,020 0,293	0,005 0,761
VTP					0,775 <0,0001

HPB, hiperplasia prostática benigna; IPSS, International Prostate Symptom Score; PSA, antígeno prostático específico; $Q_{máx}$, taxa de fluxo máximo; VTP, volume total da próstata; VZT, volume da zona de transição.
*Esse estudo incluiu 2.800 homens com mais de 50 anos de idade, com escore de IPSS de >12, $Q_{máx}$ <15 mL/s, PSA sérico entre 1,5 e 10 ng/mL e VTP de >30 mL (o valor do VZT não foi especificado). Observe a ausência de correlações fortes, exceto para a idade e o nível sérico de PSA versus o volume entre os parâmetros.

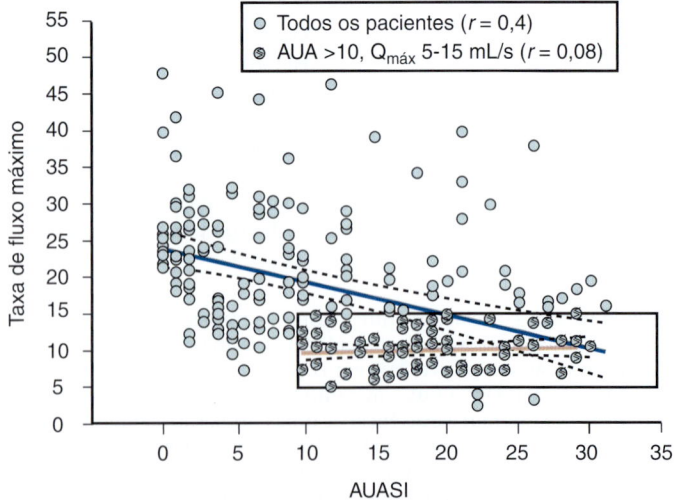

Figura 103-16. Correlação e regressão (intervalo de confiança de 95%) entre o escore dos sintomas e a taxa de fluxo máximo ($Q_{máx}$) em voluntários ($r = 0,4$; $P < 0,05$). Quando se consideram apenas os voluntários com um escore de sintomas acima de 10 pontos e uma taxa de fluxo entre 5 e 15 mL/s (INSERIR SÍMBOLO), praticamente não há correlação ($r = 0,08$; não significativa), conforme indicado por uma linha de regressão plana (negra) AUASI, American Urological Association Symptom Index.

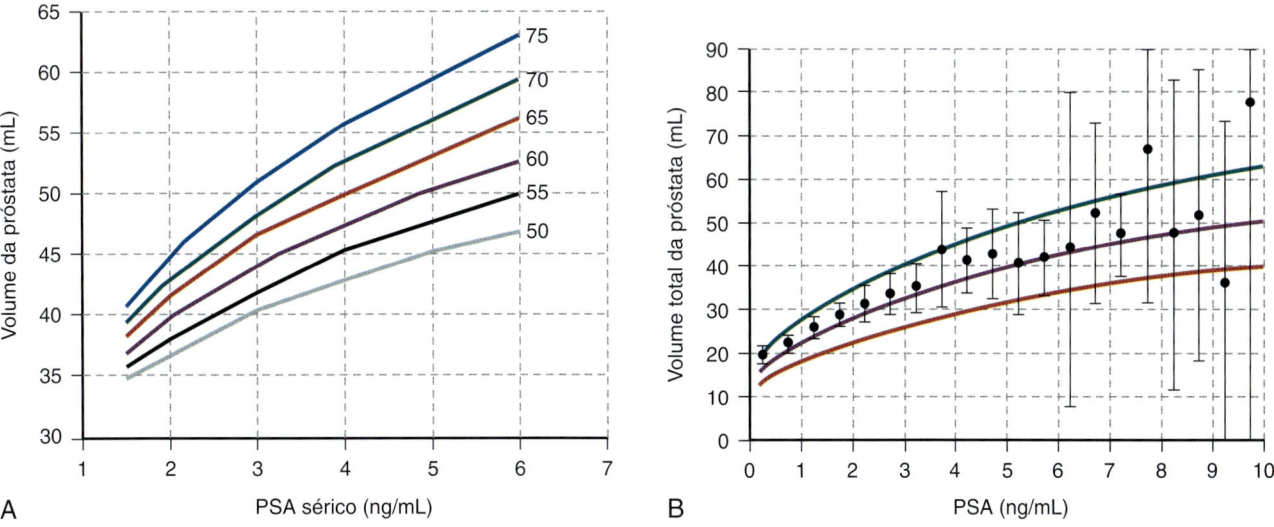

Figura 103-17. Previsão do volume da próstata com base nos níveis séricos de antígeno prostático específico (PSA) estratificados por idade em homens brancos (A) e em homens japoneses (B). (A, De Roehrborn CG, Boyle P, Gould AL et al. Serum prostate-specific antigen as a predictor of prostate volume in men with benign prostatic hyperplasia. Urology 1999;53:581–9; B, de Gupta A, Aragaki C, Gotoh M et al. Relationship between prostate specific antigen and indexes of prostate volume in Japanese men. J Urol 2005;173:503–6.)

ensaios clínicos (Hochberg et al., 2000; Morote et al., 2000; Hedelin et al., 2005). A relação é ainda mais influenciada pela idade do paciente, em que os pacientes de idade mais avançada apresentam maior aumento do volume prostático por unidade de PSA no soro (Fig. 103-17). Em homens asiáticos, são observadas relações semelhantes; entretanto, de modo geral, tanto o volume da próstata quanto os níveis séricos de PSA tendem a ser menores (Fig. 103-17B) (Gupta et al., 2005). Recentemente, foram examinadas as relações entre outros parâmetros derivados do PSA, e foi constatado que determinado subtipo de PSA (BPSA) está mais fortemente relacionado com a HPB, em comparação com os níveis séricos totais de PSA (Canto et al., 2004).

Com exceção da idade, as correlações entre diversas medidas dos LUTS e da HPB são modestas em estudos de população baseados na comunidade, enquanto são fracas em populações clínicas e de ensaio clínico com HPB. A relação entre os níveis séricos de PSA e o volume da próstata é moderada e influenciada pela idade e pela raça além da origem étnica. Nem os sintomas nem as medidas da taxa de fluxo e do volume da próstata podem prever de modo confiável a presença e o grau de obstrução.

HISTÓRIA NATURAL DA HIPERPLASIA PROSTÁTICA BENIGNA NÃO TRATADA

A história natural de um processo patológico refere-se ao prognóstico da doença no decorrer do tempo. Em outras palavras, a determinação das alterações dos parâmetros de interesse e as taxas de incidência de aspectos significativos da evolução constituem o que se designa comumente como história natural da doença. É importante que o médico adquira o melhor conhecimento possível acerca da história natural de qualquer doença, visto que os benefícios e os riscos de qualquer intervenção terapêutica devem ser sempre ponderados com os riscos associados à simples observação vigilante da doença (p. ex., a sua história natural). De fato, o grau de profundidade com que se deve estudar a história natural depende da gravidade da doença, bem como dos riscos relacionados com a intervenção terapêutica. Por exemplo, é de suma importância compreender a história natural dos aneurismas da aorta abdominal e de que modo o seu prognóstico é determinado pelo seu tamanho, a fim de aconselhar adequadamente os pacientes acerca das intervenções cirúrgicas, que apresentam riscos consideráveis.

Parâmetros e Resultados Clínicos de Interesse

A Tabela 103-8 fornece uma lista das alterações benéficas e adversas nos parâmetros e resultados mensuráveis, que são de interesse tanto na história natural quanto no tratamento dos LUTS e da HPB. Podem ser ainda divididos em parâmetros diretos ou biológicos e indiretos

TABELA 103-8 Alterações Benéficas e Adversas nos Parâmetros e nos Resultados

ALTERAÇÕES BENÉFICAS			ALTERAÇÕES ADVERSAS
Probabilidade de melhora dos sintomas	D	D	Probabilidade de agravamento dos sintomas
Magnitude da melhora dos sintomas	D	Co	Magnitude de agravamento dos sintomas
Magnitude da melhora do incômodo	D	Co	Magnitude de agravamento do incômodo
Magnitude da melhora de qualidade de vida	D	Co	Magnitude de agravamento da qualidade de vida
Melhora na taxa de fluxo	I	Co	Agravamento da taxa de fluxo
Redução do volume de urina residual	I	Co	Aumento do volume de urina residual
Redução do tamanho da próstata	I	Co	Aumento do tamanho da próstata
Melhora nos parâmetros de pressão de fluxo	I	Co	Agravamento dos parâmetros de pressão de fluxo
	D	D ou Ca	Incontinência urinária
	D	D ou Ca	Disfunção erétil
	D	D	Retenção urinária aguda
	D	D	Necessidade de tratamento/cirurgia
	D	D ou Ca	Hematúria
	D	D	Infecção das vias urinárias
	D	D	Cálculos vesicais
	D	D	Divertículos vesicais
	D	D ou Ca	Insuficiência do detrusor
	D	D ou Ca	Obstrução/deterioração das vias urinárias superiores
	D	Co	Azotemia/insuficiência renal
	D	D	Morte

Coluna do centro à esquerda: D, direto/biológico; I, resultado indireto.
Coluna do centro à direita: D, dicotômico; Ca, categórico; Co, evolução contínua.

ou substitutos (Eddy, 1990, 1992). Os resultados biológicos ou diretos são aqueles imediatamente detectáveis pelo próprio paciente (p. ex., alterações dos sintomas, infecções, morte), enquanto os resultados indiretos ou substitutos não são diretamente detectáveis, mas podem prever alterações futuras em resultados diretos (p. ex., as alterações nos parâmetros de fluxo-pressão podem indicar um futuro episódio de retenção). Os parâmetros e resultados são dicotômicos (p. ex., sim ou não; p. ex., retenção ou ausência de retenção), categóricos (graus de gravidade, p. ex., grau de obstrução determinado por estudos de fluxo-pressão) ou contínuos (escalas de gravidade; p. ex., escore dos sintomas, taxa de fluxo máximo). Por conseguinte, as maneiras mais frequentes de medir esses resultados consistem em probabilidades ou taxas de ocorrência para os resultados dicotômicos ou categóricos, e medição da tendência central (média ou mediana) e variabilidade (desvio-padrão ou erro padrão ou IC) para os resultados medidos por escalas contínuas.

Métodos para o Estudo da História Natural da Hiperplasia Prostática Benigna

A história natural da HPB pode ser teoricamente avaliada por estudos com uma variedade de planejamentos:
- Estudos longitudinais de coortes de homens não tratados com diagnóstico de LUTS e HPB clínica de acordo com qualquer definição (*coortes de espera vigilante*)
- Estudos do comportamento de homens com diagnóstico de LUTS e HPB e recrutados em estudos controlados de LUTS e HPB (*grupos de controle*), distribuídos em:
  - *sem tratamento* (em comparação com uma intervenção ativa),
  - tratamento com *placebo* (em comparação com o tratamento clínico) ou
  - tratamento *simulado* (em comparação com uso de dispositivo ou tratamento cirúrgico)
- Estudos longitudinais de homens não selecionados (p. ex., sem diagnóstico) que residem na comunidade, que têm menor tendência a progredir e solicitar ou exigir tratamento (*estudos longitudinais baseados na população*)

Cada uma dessas abordagens está associada a problemas. No que concerne às *coortes com espera vigilante*, a primeira questão a resolver é estabelecer se é ético (ou viável) recrutar homens sintomáticos nesse tipo de estudo, mesmo quando a doença estudada não é fatal. Em segundo lugar, o fato de que os pacientes que tiveram um contato inicial e, presumivelmente, contatos subsequentes com profissionais de saúde no transcorrer do estudo irá determinar um possível viés, levando a mudanças nos parâmetros de interesse, que podem ser diferentes daqueles observados em uma coorte de homens da mesma idade com todos os parâmetros basais semelhantes, mas que não escolheram participar no estudo (uma coorte que, em analogia à linguagem genética, poderia ser designada como de "tipo silvestre"). Além disso, no decorrer de um estudo de história natural da doença, muitos homens diagnosticados podem se tornar cada vez mais sintomáticos e, portanto, desejar um tratamento e recebê-lo, tornando-os não elegíveis para continuar no estudo, reduzindo, assim, o número de pacientes disponíveis para as análises. Por fim, um viés muito importante é introduzido pelo fato de que os pacientes nessas coortes são selecionados com base em limiares impostos por critérios de inclusão e de exclusão. Em geral, são selecionados os pacientes mais sintomáticos, isto é, os que apresentam escores mais altos de sintomas e taxas de fluxo máximo mais baixas. Pelo princípio de condução de um ensaio clínico, os pacientes devem repetir a avaliação dos sintomas e da taxa de fluxo durante o seguimento (ou depois do tratamento). Entretanto, não são aplicados os mesmos critérios de inclusão/exclusão às medidas de seguimento, o que leva a uma regressão unilateral para a média, sugerindo (falsamente) uma melhora no parâmetro de interesse.

Para determinar o efeito que o rigor da triagem para o ensaio clínico exerce sobre o resultado do tratamento com placebo, foi solicitada uma coorte de 145 voluntários que preencheram o questionário do escore IPSS e efetuaram um registro da taxa de fluxo urinário duas vezes dentro de um mês sem receber qualquer tratamento nem instrução (Sech et al., 1998). Embora muitos pacientes tenham apresentado um aumento ou declínio em ambos os parâmetros, não houve mudança significativa nos valores médios (IPSS de 12,1 *versus* 11,7 pontos; taxa de fluxo máximo de 17,7 *versus* 17,4 mL/s; não significativa). Entretanto, quando foram aplicadas as condições típicas do ensaio clínico da HPB, e apenas os pacientes que tiveram um escore IPSS acima (>7, >10, >15) e uma taxa de fluxo abaixo (<15, <12, <10 mL/s) de determinado limiar foram considerados para análise, houve uma regressão unilateral para a média, por meio da qual os voluntários "mais" sintomáticos (p. ex. os pacientes) ainda exibiram uma considerável variabilidade natural por ocasião da segunda avaliação, porém o efeito efetivo foi para uma "melhora", isto é, para escores mais baixos e taxas de fluxo mais altas. Por exemplo, quando se consideram apenas os pacientes com escores IPSS acima de 10 pontos, a diferença média entre a primeira e a segunda avaliação foi de 19,9 *versus* 18,8 pontos ou −1,1 ($P < 0,05$). De modo semelhante, quando foram considerados apenas pacientes com taxa de fluxo máximo inferior a 12 mL/s, a diferença média entre a primeira e a segunda avaliação foi de 9,3 *versus* 10,9 mL/s ou +1,6 mL/s ($P < 0,01$) (Tabela 103-9).

Esse experimento claramente ilustra que uma regressão unilateral para a média induzida e controlada pelo rigor dos critérios de inclusão pode resultar em uma "melhora" significativa de qualquer parâmetro para o qual se tenha estabelecido um limiar na triagem basal. Esse efeito puramente matemático tende a ser atuante em muitos dos estudos, senão todos, nos quais os parâmetros dos resultados são medidos utilizando algum tipo de escala numérica, e nos quais são aplicados critérios de triagem basais.

Os *grupos de controle* de homens randomizados para um grupo sem tratamento, um grupo de tratamento com placebo ou um grupo com

TABELA 103-9 Efeito do Rigor da Triagem Pré-ensaio Clínico sobre o Resultado do Tratamento com Placebo*

SELEÇÃO		MÉDIA ± DP	FAIXA	DIFERENÇA DA MÉDIA (IC DE 95%)	TESTE *T*	N
Todos os indivíduos	Nº 1	12,1 ± 8,8	0-32	−0,39	0,133	145
	Nº 2	11,7 ± 9,0	0-32	−1,1 a 0,29		
>7 no Nº 1	Nº 1	17,8 ± 6,5	9-32	−0,97	0,035†	88
	Nº 2	16,8 ± 7,7	0-32	−2,0 a 0,08		
>10 no Nº 1	Nº 1	19,9 ± 5,6	11-32	−1,1	0,036†	70
	Nº 2	18,9 ± 6,9	0-32	−2,2 a 0,1		
>15 no Nº 1	Nº 1	22,0 ± 4,6	16-32	−1,4	0,026†	54
	Nº 2	20,6 ± 6,6	0-32	−2,8 a 0,01		

*Média ± desvio padrão (DP) e faixa do American Urological Association Symptom Index para o teste nº 1 e o teste nº 2, diferença média entre os dois testes e intervalo de confiança (IC) de 95% para a diferença, para todos os indivíduos e para os indivíduos censurados, com base no escore do teste nº 1 de mais de 7 pontos, mais de 10 pontos e mais de 15 pontos. Observe a redução no número de pacientes disponíveis para acompanhamento, devido a censura, que afeta o poder do teste estatístico.
†Comparação estatística entre o teste nº 1 e o teste nº 2 pelo teste *t*.
De Sech SM, Montoya JD, Bernier PA et al. The so-called "placebo effect" in benign prostatic hyperplasia treatment trials represents partially a conditional regression to the mean induced by censoring. Urology 1998;51:242-50.

tratamento simulado, comparados com um grupo similar de homens que recebem intervenções terapêuticas ativas, também estão sujeitos a uma variedade de vieses. À semelhança das *coortes com espera vigilante*, esses grupos têm contato inicial e constante com profissionais de saúde e sabem, a partir do planejamento do estudo, que foram randomizados para o braço menos efetivo percebido ou não efetivo, e, por conseguinte, podem ter um limiar mais baixo do que homens residentes na comunidade para passar para o tratamento ativo. Por outro lado, como resultado de um sentido de obrigação, podem decidir manter o acompanhamento até o término do ensaio clínico e, em seguida, escolher um tratamento ativo. Esses homens também estão sujeitos ao viés de regressão para a média discutido anteriormente, visto que foram submetidos a critérios de inclusão/exclusão.

Embora sejam difíceis de conduzir e onerosos, os *estudos longitudinais baseados na população* provavelmente constituem o melhor método para compreender a história natural da doença. Não há viés da regressão para a média, visto que os participantes não são selecionados com base em critérios de inclusão e exclusão. Como não se estabelece um diagnóstico formal, a história natural pode ocorrer sem interferência por noções pré-concebidas sobre sintomas, parâmetros finais do ensaio clínico e qualquer outro fator que leve a um viés em uma coorte de espera vigilante de homens diagnosticados e, portanto, rotulados ou em um grupo de controle de homens diagnosticados. Entretanto, é importante ter em mente que a simples necessidade de monitorar a história natural — isto é, a necessidade de formular perguntas e realizar exames e intervenções — entra em conflito com o conceito de "história natural", de modo que alguns vieses tendem a ser inevitáveis, mesmo no contexto mais ideal.

Estudos com Espera Vigilante

No passado, alguns pesquisadores procuraram acompanhar coortes de homens com diagnóstico de LUTS e/ou HPB de modo conservador (*coortes com espera vigilante*), porém os poucos relatos publicados possuem rigor científico e valor informativo limitados e têm falhas significativas. Os critérios de inclusão e exclusão são pouco definidos, o acompanhamento e a adesão dos pacientes são deficientes, os instrumentos de avaliação são insuficientes ou não são definidos, e a contabilização dos pacientes é incompleta. Esses estudos não fornecem respostas sobre a probabilidade de mudanças dos sintomas e alterações na magnitude da taxa de fluxo.

Foram relatados cinco desses estudos entre 1919 e 1988, com recrutamento de um número total de 456 pacientes e período de seguimento que variou de 3 a 6 anos (Clarke, 1937; Craigen et al., 1969; Birkhoff et al., 1976; Ball et al., 1981; Kadow et al., 1988). Foi relatada uma mudança no estado dos sintomas em todos os 450 pacientes, porém nenhum desses estudos utilizou uma escala quantitativa para avaliar a gravidade dos sintomas. Foram obtidos dados acerca da taxa de fluxo urinário e volume de urina residual em 223 e 197 pacientes, respectivamente. A taxa de fluxo urinário máximo declinou em 66% e melhorou em 20%. O volume de urina residual aumentou (35%), diminuiu (37%) e permaneceu inalterado (28%) em aproximadamente o mesmo número de pacientes. A mudança média na taxa de fluxo máximo (nos pacientes com dados disponíveis) foi de +2,2 (de uma média de 9,0 para 11,2) mL/s ou 24%, enquanto a mudança média no volume de urina residual foi de +37 (de uma média de 115 para 152) mL ou 32%. Os dados acerca da melhora dos sintomas foram relatados na forma de resultado dicotômico (melhora *versus* ausência de melhora). **Nesses estudos, a probabilidade média de qualquer melhora na gravidade dos sintomas é de 42,5% (IC de 90% de 30,8 a 54,8), calculado por métodos metanalíticos** (Eddy e Hasselblad, 1992).

Wasson et al. (1995) escolheram uma abordagem superior, que consiste no seguimento de um *grupo de controle sem tratamento* de homens com diagnóstico de LUTS e HPB. Ao todo, 556 homens com sintomas moderados e escore de sintomas de Madsen-Iversen entre 10 a 20 pontos (escala de 0 a 27 pontos) foram randomizados para o grupo de ressecção transuretral da próstata (RTUP) ou o grupo de observação conservadora. Houve 47 falhas de tratamento (definidos como ocorrência de morte, infecção recorrente, volume de urina residual de mais de 350 mL, desenvolvimento de cálculos vesicais, incontinência, escore de sintomas de 24 ou mais ou aumento de duas vezes nos níveis séricos de creatinina em relação aos valores basais) no braço de espera vigilante ($N = 276$) *versus* 23 no braço da cirurgia ($N = 280$) durante um período de 3 anos de seguimento (RR de 0,48, IC de 95% de 0,3 a 0,77). Sessenta e cinco (24%) dos homens distribuídos no braço de espera vigilante foram submetidos à cirurgia durante o acompanhamento, 20 deles por falha do tratamento. Esses homens foram classificados, em sua maioria, como apresentando mais incômodo em condições basais, e cerca de 40% dos pacientes nessa categoria tiveram uma melhora no grau de incômodo em consequência de dificuldades urinárias, isto é, uma proporção notavelmente semelhante à estimativa global de 42,5% a partir dos estudos de história natural. Com 3 anos de seguimento, os pacientes randomizados para o braço de espera vigilante, que não apresentaram falha nem passaram para a cirurgia, tiveram uma melhora pequena, porém detectável, em quase todos os resultados medidos, incluindo um aumento de +0,4 mL/s na taxa de fluxo máximo.

Mais recentemente, foi relatada uma atualização de 60 meses, fornecendo dados sobre 966 pacientes/ano de seguimento nos pacientes submetidos a RTUP e 990 pacientes/ano nos pacientes de espera vigilante (Flanigan et al., 1988). A taxa de falha do tratamento foi de 21% no grupo de espera vigilante e de 10% no grupo de RTUP, e todos os resultados foram superiores nos pacientes tratados com RTUP (Tabela 103-10). Durante o seguimento, 76 (27%) dos pacientes no grupo de espera vigilante passaram para o grupo de RTUP; a estimativa

TABELA 103-10 Resultados Esperados do Acompanhamento do Tratamento por Intenção de Tratar no Veterans Affairs Cooperative Study, Comparando a Espera Vigilante com a RTUP

RESULTADO	RTUP (N = 280)	ESPERA VIGILANTE (N = 276)	RISCO RELATIVO[‡]	VALOR *P*
Fracasso do tratamento	28	58	0,476	0,0004
Morte	16	12	1,311	0,562
Retenção urinária	1	9	0,110	0,011
Volume urinário residual alto	5	19	0,259	0,003
Azotemia*	3	2	1,479	1,000
Cálculos vesicais	0	1		0,496
Incontinência	4	8	0,493	0,259
Escore elevado de sintomas[†]	1	13	0,076	0,0008
Perda do acompanhamento	16	18	0,876	0,726
Rescisão do consentimento	57	36	1,561	0,023
Câncer de próstata	24	11	2,151	0,035

RTUP, ressecção transuretral da próstata.
*A azotemia é definida como um aumento de duas vezes no valor basal de creatinina ou mais de 3 mg/dL.
[†]Um escore elevado de sintomas é definido como uma pontuação de 21 ou mais em duas medições consecutivas ou 24 ou mais em uma medição.
[‡]Risco relativo da RTUP em comparação com a espera vigilante.
De Flanigan RC, Reda DJ, Wasson JH et al. 5-Year outcome of surgical resection and watchful waiting for men with moderately symptomatic benign prostatic hyperplasia: a Department of Veterans Affairs cooperative study. J Urol 1998;160:12–6; discussion 16–7.

de Kaplan-Meier de 5 anos da taxa de cruzamento (*crossover*) foi de 33%, e duas vezes mais pacientes passaram para o tratamento eletivo, em comparação com o cruzamento determinado pelo protocolo após fracasso do tratamento. **O fator preditivo mais significativo de cruzamento eletivo foi um escore basal alto de incômodo devido a sintomas urinários** (Fig. 103-18). Quando analisados separadamente, os pacientes que cruzaram do grupo de espera vigilante para o grupo de RTUP tiveram menos melhora nos parâmetros em comparação com aqueles inicialmente randomizados para RUTP (Tabela 103-11). Em muitos casos, as diferenças entre os grupos foram estatística e clinicamente significativas. Os resultados esperados consistem em uma redução no escore de sintomas de −11 pontos (grupo com alta pontuação basal de sintomas) e melhora na taxa de fluxo máximo de 8,7 mL/s (grupo com baixa taxa de fluxo basal) após a RTUP; entretanto, nos homens submetidos a RTUP após uma tentativa malsucedida de espera vigilante, a melhora foi de apenas −8 pontos e +4,7 mL/s. **Isso leva à especulação de que, durante o período de espera vigilante antes do cruzamento, algum dano irreversível pode ter ocorrido, impedindo uma melhora dos sintomas e da taxa de fluxo da mesma magnitude observada nos homens inicialmente tratados com RTUP.**

Djavan et al. (2004) acompanharam um grupo de 397 homens em uma clínica de urologia com LUTS leves, definidos por um escore de menos de 8 pontos no IPSS. Esses homens foram acompanhados por um período de 4 anos, começando com um protocolo de espera vigilante e foram reavaliados a cada 3 meses, durante um período total de 48 meses. Foi calculada a incidência cumulativa de progressão clínica, definida como agravamento do IPSS, com migração dos sintomas de leves a moderados (IPSS de 8 a 18 pontos) para sintomas graves (IPSS de 19 a 35 pontos). A probabilidade de migração ou de mudança de um estado de saúde para outro foi de 6%, 13%, 15%, 24%, 28% e 31% aos 6, 12, 18, 24, 36 e 48 meses.

Grupos de Controle com Placebo e Tratamento Simulado em Ensaios Clínicos Randomizados

Dispõe-se de dados de *grupos de controle tratados com placebo ou de tratamento simulado* e comparados com grupos equivalentes de pacientes tratados com medicamentos ou dispositivos para abordar muitos dos parâmetros e desfechos de interesse.

Grupos de Controle Tratados com Placebo. Na publicação Clinical Practice Guideline para o diagnóstico e o tratamento da HPB da Agency for Health Care Policy and Research (AHCPR), em 1994, foram analisados os dados de 1.417 pacientes tratados em 45 braços de placebo de ensaios clínicos controlados por placebo (McConnell et al., 1994). A Tabela 103-12 mostra uma comparação direta entre os estudos de espera vigilante discutidos anteriormente e esses grupos tratados com placebo, ambos resumidos por técnicas metanalíticas. Não foi possível identificar uma diferença significativa nos parâmetros examinados entre as duas modalidades de tratamento. Entretanto, vários aspectos merecem uma discussão. Diferentemente do acompanhamento mais prolongado nos estudos de espera vigilante, os estudos com placebo constituem parte de ensaios clínicos de tratamento médico a curto e médio prazo, de 3 dias a 52 semanas de duração (média de 13 semanas). Em todos esses estudos, os pacientes são cegos quanto ao braço de tratamento e, portanto, na maioria dos casos, têm pelo menos uma probabilidade de 50:50 (ou melhor nos casos de randomização 2:1 ou 3:1) de receber o fármaco ativo. O abandono desses estudos devido a um fracasso não tem a mesma ramificação do que nos estudos de espera vigilante, em que os pacientes assumiram voluntariamente um tratamento conservador, sabendo que ele poderia falhar (p. ex., poderiam ter um fracasso e migrar para tratamentos ativos). Em contraposição, em alguns estudos controlados por placebo, há uma promessa – tácita ou aberta – declarando que, após a conclusão do ensaio clínico, o paciente seria elegível para um tratamento ativo "livre" ou "passaria" para a lista de espera para cirurgia (esse fenômeno é exclusivo dos estudos conduzidos no Reino Unido). A preparação inativa administrada teoricamente deve contribuir para o efeito placebo e, portanto, melhorar o desfecho acima daqueles observados para os estudos de espera vigilante. Entretanto, a probabilidade de um paciente de obter uma melhora é estimada em cerca de 40% nos estudos de espera vigilante não controlados, no estudo randomizado de espera vigilante *versus* RTUP e nos braços de placebo combinados. As mudanças observadas na taxa de fluxo máximo e volume de urina residual são semelhantes e igualmente pequenas para esses três grupos. **Torna-se evidente que 40% dos pacientes relatam alguma melhora, e as flutuações mínimas na taxa de fluxo máximo e volume de urina residual representam a base do "efeito placebo" contra a qual se devem examinar as alterações mais substanciais desses parâmetros obtidas com as modalidades de tratamento ativo.**

Braços de Controle com Tratamento Simulado em Ensaios Clínicos de Tratamento com Dispositivos para Hiperplasia Prostática Benigna. Nesses últimos anos, foram desenvolvidos numerosos tratamentos de dispositivos minimamente invasivos para a HPB, que foram testados em ensaios clínicos randomizados, controlados por tratamento simulado, abertos, simples cego ou até mesmo duplo-cego. Enquanto a maioria desses ensaios clínicos compara vários tipos de tratamento por calor (hipertermia ou termoterapia transretal ou transuretral) com um tratamento simulado, um investigador comparou a dilatação com balão com a cistoscopia "simulada" isoladamente em

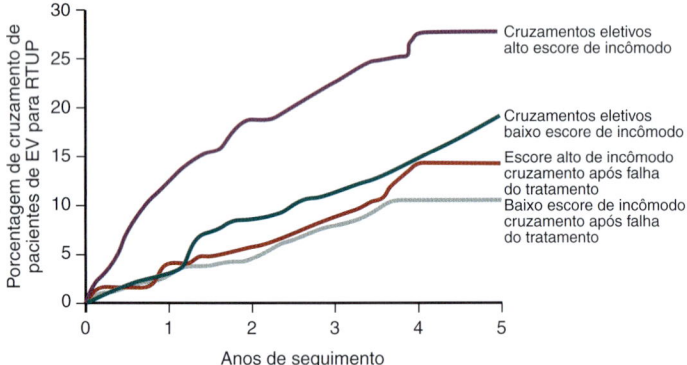

Figura 103-18. Porcentagem de cruzamento de pacientes do grupo de espera vigilante (EV) para ressecção transuretral da próstata (RTUP) pelos escores basais de incômodo e determinação do protocolo eletivo *versus* após falha do tratamento. (De Flanigan RC, Reda DJ, Wasson JH et al. 5-Year outcome of surgical resection and watchful waiting for men with moderately symptomatic benign prostatic hyperplasia: a Department of Veterans Affairs cooperative study. J Urol 1998;160:12–6; discussion 16–7.)

TABELA 103-11 Alterações dos Valores Basais em 60 Meses de Acompanhamento de Pacientes Inicialmente Randomizados para RTUP (1), Randomizados e Permanecendo na Espera Vigilante (2) e Randomizados para Espera Vigilante, mas que Cruzaram para RTUP em Algum Ponto durante o Acompanhamento

	GRUPO	VALOR BASAL ELEVADO	VALOR BASAL BAIXO
Escore de sintoma	1	−11,0*†	−7,7*†
	3	−8,0‡	−6,2‡
	2	−5,8	−2,2
Taxa de fluxo máximo	1	4,6†	8,7*†
	3	2,9‡	4,7‡
	2	−2,2	2,2
Volume de urina residual	1	−100*†	−19
	3	−81‡	−24
	2	−50	−7
Escore de incômodo	1	−34,9†	−14,7†
	3	−42,3‡	−7,2
	2	−10,7	1,6

*Valor P do grupo 1 *versus* grupo 3.
†Valor P do grupo 1 *versus* grupo 2.
‡Valor P do grupo 3 *versus* grupo 2.
De Flanigan RC, Reda DJ, Wasson JH et al. 5-Year outcome of surgical resection and watchful waiting for men with moderately symptomatic benign prostatic hyperplasia: a Department of Veterans Affairs cooperative study. J Urol 1998;160:12–6; discussion 16–7.

TABELA 103-12 Comparação dos Desfechos após Espera Vigilante e Tratamento com Placebo

DESFECHOS	ESPERA VIGILANTE	PLACEBO
Número total de pacientes	456	1.417
TAXA DE FLUXO		
Probabilidade de aumento da taxa de fluxo	19,7%	35,8%
Probabilidade de nenhuma alteração na taxa de fluxo	14,2%	41,1%
Probabilidade de diminuição da taxa de fluxo	66,1%	23,1%
Taxa de fluxo média antes e depois do tratamento (mL/s)	9,0-11,2	9,1-9,7
Diferença (mL/s) e alteração percentual	+2,2/+24,4%	+0,6/+6,6%
URINA RESIDUAL		
Probabilidade de diminuição da urina residual	35,0%	38,0%
Probabilidade de urina residual inalterada	28,0%	26,1%
Probabilidade de aumento da urina residual	37,0%	35,9%
Urina residual média antes e depois do tratamento (mL)	115-152	87-76
Diferença (mL) e alteração percentual	+37/+32,2%	−11/−12,6%
SINTOMAS		
Probabilidade de melhora dos sintomas	41,7%	41,7%
Probabilidade de permanência de sintomas inalterados	25,8%	53,5%
Probabilidade de agravamento dos sintomas	32,4%	4,7%
Probabilidade média de melhora dos sintomas*	41,7%	41,7%
IC de 90% para melhora dos sintomas*	30,8-54,8	26,3-65,1

IC, intervalo de confiança.
*Calculada pelo método de perfil de confiança utilizando o modelo hierárquico de Bayes (Eddy e Hasselblad, 1992).
Modificado de McConnell JD, Barry MJ, Bruskewitz RC et al. Benign prostatic hyperplasia: diagnosis and treatment. Clinical Practice Guideline No. 8. Rockville (MD): U.S. Department of Health and Human Services, Public Health Service, Agency for Health Care Policy and Research; 1994. p. 1–17.

um ensaio clínico duplo-cego randomizado envolvendo 33 homens com HPB (Lepor et al., 1992b).

Os resultados do ensaio clínico de dilatação com balão *versus* cistoscopia, de um ensaio clínico multicêntrico utilizando a hipertermia transretal e transuretral em comparação com controle simulado (Abbou et al., 1994) e cinco ensaios clínicos de termoterapia por micro-ondas transuretral e seus respectivos braços de controle com tratamento simulado podem ser usados para análise (Blute et al., 1993; Ogden et al., 1993a, 1993b; Bdesha et al., 1994; de la Rosette et al., 1994). Embora o escore médio de gravidade antes do tratamento tenha sido diferente entre os ensaios clínicos, a melhora média obtida na gravidade dos sintomas nos grupos de tratamento simulado variou de 5,2 a 15,6% (em uma escala de 100%), enquanto os pacientes tratados com termoterapia ativa tiveram uma melhora que variou de 27 a 37,8% ou, na maioria dos casos, duas vezes a melhora observada no grupo de tratamento simulado. O ensaio clínico multicêntrico de hipertermia representa uma exceção, visto que a coorte de tratamento ativo apresentou uma melhora semelhante àquela do grupo de controle com tratamento simulado, que está bem dentro da faixa dos outros ensaios clínicos com controle de tratamento simulado. As mudanças na taxa de fluxo urinário máximo seguiram um padrão semelhante. Com poucas exceções, as mudanças na taxa de fluxo máximo consistiram em melhora muito modesta ou deterioração (0,5, 0,6, -0,2 e -1 mL/s), ao passo que, nos braços de tratamento ativo, foram relatadas melhoras substanciais, com exceção do ensaio clínico de hipertermia.

Efeito Placebo/Tratamento Simulado e Gravidade dos Sintomas em Condições Basais. Uma área de considerável interesse é a questão de estabelecer em que grau o efeito placebo/tratamento simulado depende do estado basal dos pacientes. Isso pode referir-se à gravidade dos sintomas basais, grau de incômodo basal, qualidade de vida, taxa de fluxo basal e todos os outros parâmetros imagináveis. Embora poucos investigadores tenham até agora relatado dados estratificados por parâmetros basais, podem-se analisar os resultados de um ensaio clínico de bloqueador α (terazosina) multicêntrico, controlado por placebo, de 12 meses (Roehrborn et al., 1996). Enquanto a coorte tratada com fármaco ativo apresentou uma melhora de quase duas vezes dentro de cada estrato, os pacientes tratados com placebo tiveram melhoras que variaram de 1,4 ponto (4,6%) a 7,5 pontos (21,4%) por ordem de escore de gravidade basal crescente. A melhora para a coorte de placebo global foi de 3,3 pontos (10,6%).

Foi relatado um aumento semelhante do efeito placebo com aumento da gravidade basal dos sintomas em pacientes tratados com finasterida em ensaios clínicos de Fase III (Gormley et al., 1992). Pode-se especular que a gravidade basal dos sintomas também possa afetar o efeito do tratamento simulado observado nos ensaios clínicos de dispositivos. **Esse fenômeno poderia ser devido a uma maior expectativa nos pacientes com sintomas basais mais graves ou, simplesmente, devido a uma regressão para a média.**

História Natural e Progressão da Doença em Braços de Placebo a Longo Prazo. A distinção entre alterações nos parâmetros e taxas de resultados observados em *grupos de controle com placebo e tratamento simulado* versus *estudos longitudinais baseados na população* torna-se confusa quando o controle com placebo é realizado durante um período de tempo longo o suficiente para possibilitar a ocorrência de mudanças na história natural, confundindo a situação.

O Proscar Long-Term Efficacy and Safety Study (PLESS) acompanhou uma coorte de mais de 3.000 homens com sintomas moderados e aumento de tamanho da próstata randomizados para tratamento com finasterida, na dose de 5 mg ao dia, *versus* placebo durante 4 anos (McConnell et al., 1998). Na maioria dos braços de controle, tanto placebo quanto tratamento simulado, o efeito placebo combinado, que interfere na história natural da doença, é mantido durante todo o estudo. Entretanto, nesse ensaio clínico de 4 anos, tanto o escore médio dos sintomas quanto a taxa de média de fluxo máximo retornaram lentamente aos valores basais depois de uma resposta inicial típica ao placebo (McConnell et al., 1998). Por conseguinte, as alterações que ocorrem nos parâmetros mensuráveis após a ocorrência do efeito placebo inicial, podem ser consideradas como representativas da história natural da doença. As taxas de desfechos, como RUA ou cirurgia, bem como as alterações no volume da próstata, que são menos suscetíveis ou não suscetíveis ao efeito placebo, também constituem medidas válidas da história natural da doença.

Nesse ensaio clínico, os quase 1.500 homens no braço placebo permitiram uma análise detalhada da resposta ao placebo e história natural subsequente estratificada por parâmetros basais. Foi constatado que, em homens com HPB, existe uma correlação relativamente forte

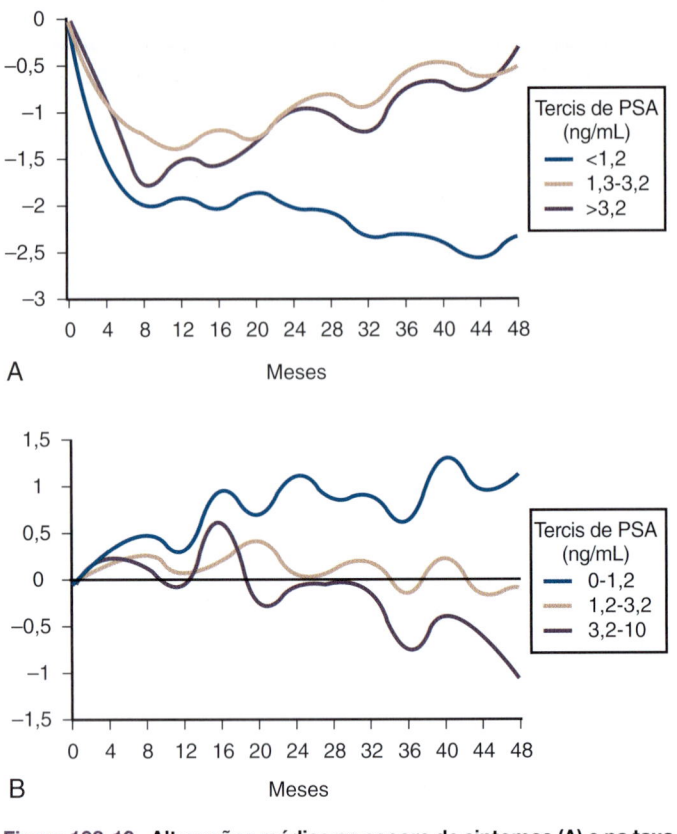

Figura 103-19. Alterações médias no escore de sintomas (A) e na taxa de fluxo máximo (B) em pacientes tratados com placebo no Proscar Long-Term Efficacy and Safety Study, estratificados pelos níveis séricos basais de antígeno prostático benigno (PSA). (De Roehrborn CG, Boyle P, Gould AL et al. Serum prostate-specific antigen [PSA] is a reliable surrogate for prostate volume. Urology 1999;53:581–9.)

entre o volume da próstata e o nível de PSA. No PLESS, apenas 10% dos pacientes foram submetidos a medições do volume da próstata basais e anualmente por RM com bobina endorretal. Com base na pressuposição de que o nível sérico de PSA seria um bom parâmetro substituto para o volume da próstata, a análise foi inicialmente realizada com o nível sérico de PSA e baseada em todos os 1.500 homens tratados com placebo.

Quando se estratifica a população pelos níveis séricos de PSA em tercis ou terços de pacientes com níveis de 0 a 1,3, 1,4 a 3,2 e 3,3 a 10 ng/mL, emergem três padrões distintamente diferentes quanto às mudanças nos escores de sintomas e taxa de fluxo máximo (Fig. 103-19) (Roehrborn et al., 1999a). Embora a resposta inicial ao placebo no tercil mais baixo de PSA para o escore de sintomas e a taxa de fluxo tenha sido mantida ao longo dos 4 anos de seguimento, o tercil médio apresentou uma deterioração lenta dos sintomas de volta aos valores basais, e, em essência, a história natural e a progressão da doença anulou qualquer ganho na taxa de fluxo. No tercil mais alto de PSA, o escore de sintomas aumentou constantemente ao longo do tempo após uma resposta inicial ao placebo de −1,5 pontos. No decorrer dos anos subsequentes, o escore aumentou em 0,5 ponto/ano, de modo que, no final do estudo, retornou ao nível basal original. A resposta inicial em termos de melhora da taxa de fluxo foi totalmente anulada pela progressão/história natural depois de 2 anos, e, no final do estudo, esse grupo de pacientes apresentou um agravamento efetivo da taxa de fluxo em uma média de -1 mL/s (Fig. 103-19B). Foram obtidos resultados semelhantes sobre as mudanças nos sintomas e na taxa de fluxo máximo com o passar do tempo quando os 150 pacientes nos quais foram efetuadas medições do volume da próstata foram divididos em tercis (14 a 41 mL, 42 a 57 mL, 58 a 150 mL). O estudo PLESS também avaliou periodicamente o incômodo dos pacientes devido aos sintomas urinários, a qualidade de vida específica da doença, aspectos da função sexual e sensação geral de bem-estar. De modo surpreendente, o nível sérico basal de PSA também foi preditor, após uma resposta inicial ao placebo, da taxa de deterioração do incômodo, qualidade de vida e certos aspectos da função sexual (Bruskewitz et al., 1999) (Fig. 103-20).

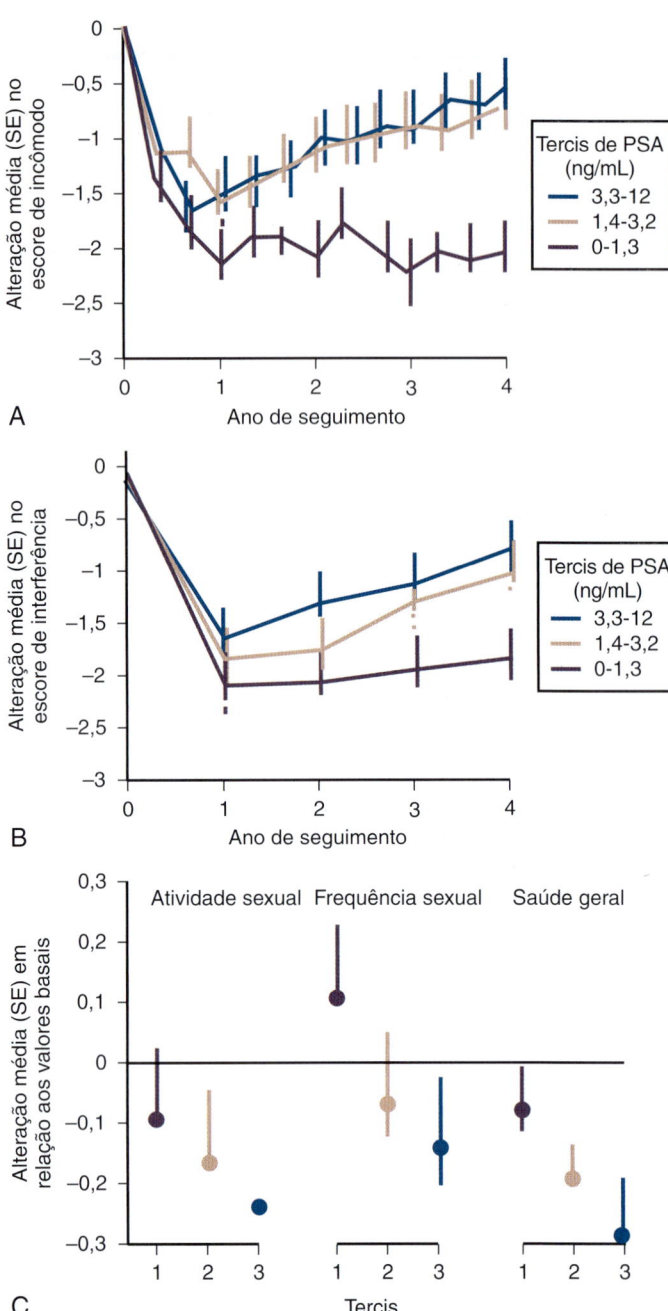

Figura 103-20. Alterações médias para escore de incômodo (A), interferência nas atividades da vida diária (B) e atividade e frequência sexuais e percepção de saúde geral (C) em pacientes tratados com placebo no Proscar Long-Term Efficacy and Safety Study estratificados pelo nível sérico basal de antígeno prostático específico (PSA) SE, erro padrão. (De Bruskewitz R, Girman CJ, Fowler J et al. Effect of finasteride on bother and other health-related quality of life aspects associated with benign prostatic hyperplasia. PLESS Study Group. Proscar Long-term Efficacy and Safety Study. Urology 1999; 54:670–8.)

O estudo Medical Therapy of Prostatic Symptoms (MTOPS) acompanhou 3.045 homens tratados com placebo, doxazosina, finasterida ou uma associação de doxazosina e finasterida por 4 a 5 anos e foi planejado como estudo de progressão (Bautista et al., 2003; McConnell et al., 2003). O parâmetro composto capturou um agravamento de 4 pontos ou mais no escore IPSS verificado duas vezes em 4 semanas, a RUA, a incontinência socialmente inaceitável, infecção recorrente das vias urinárias ou insuficiência renal devido à HPB (Tabela 103-13). O agravamento de 4 pontos ou mais foi escolhido para refletir um agravamento clinicamente significativo da sintomatologia dos LUTS. Apesar de uma melhora numérica global do IPSS em -4,9 pontos no grupo placebo (coorte de intenção de tratar), cerca de 14% dos

TABELA 103-13 Progressão Clínica da HPB em Pacientes Tratados com Placebo no MTOPS

EVENTO	TAXA DURANTE A DURAÇÃO DO ESTUDO	NÚMEROS CUMULATIVOS DE EVENTOS EM 4 ANOS	INCIDÊNCIA CUMULATIVA (IC DE 95%) EM 4 ANOS
Progressão clínica global	4,5	122	17 (14-20)
Aumento de ≥4 pontos do IPSS	3,6	97	14 (11-17)
Retenção urinária aguda	0,6	18	2 (1-4)
Incontinência socialmente inaceitável	0,3	6	<1 (0-1)
Infecções das vias urinárias	0,1	1	<1 (0-1)
Insuficiência renal devido à HPB	0	0	0
Terapia invasiva devido à HPB	1,3	37	5 (3-7)

HPB, hiperplasia prostática benigna; IC, intervalo de confiança; IPSS, International Prostate Symptom Score; MTOPS, Medical Therapy of Prostatic Symptoms.
De McConnell J, Roehrborn CG, Bautista O et al. The long-term effects of doxazosin, finasteride and the combination on the clinical progression of benign prostatic hyperplasia. N Engl J Med 2003;349:2385–96.

TABELA 103-14 Alterações no Estado de Gravidade dos Sintomas de um Estudo para Outro

GRAVIDAE	ANO	Nº DE PACIENTES	GRAVIDADE NO ANO SEGUINTE (%)			
			NENHUMA	LEVE	MODERADA	GRAVE
Nenhuma	Basal	293	83,6	12,3	2,7	1,4
	Ano 1	223	83,9	9,0	2,2	4,9
Leve	Basal	88	18,2	55,7	11,4	14,8
	Ano 1	84	33,3	52,4	8,3	6,0
Moderada	Basal	38	7,9	31,6	26,3	34,2
	Ano 1	27	3,7	33,3	22,2	40,7
Grave	Basal	35	22,9	17,1	11,4	48,6
	Ano 1	31	9,7	22,6	12,9	54,8

Pacientes que foram submetidos a prostatectomia no ano precedente foram excluídos do estudo seguinte.
Modificado de Diokno AC, Brown MB, Goldstein N et al. Epidemiology of bladder emptying symptoms in elderly men. J Urol 1992;148:1817–21.

pacientes tratados com placebo apresentaram um agravamento comprovado de 4 pontos ou mais durante o estudo, para uma incidência de 3,6 por 100 pacientes/ano (Tabela 103-13).

O PLESS e seu grupo de controle com placebo possibilitou o estudo da história natural e progressão da doença em uma coorte selecionada para sintomas moderados e outras evidências de doença (diferentemente de um estudo baseado na população) com base nas respostas iniciais combinadas ao placebo. No MTOPS, aproximadamente 14% dos pacientes tratados com placebo tiveram um agravamento de 4 pontos ou mais no IPSS durante um acompanhamento de 4 anos.

Relação entre Efeito Placebo/Tratamento Simulado e a Percepção de Melhora. Barry et al. (1995d) relataram uma observação importante ao avaliar a relação entre as alterações no AUASI e na classificação global de melhora dos pacientes em mais de 1.200 homens tratados em um ensaio clínico de tratamento médico para HPB. Eles observaram que uma diminuição média no AUASI de 3,1 pontos estava associada a uma ligeira melhora; entretanto, essa relação foi estritamente dependente do AUASI basal. Para pacientes perceberem uma melhora leve, moderada ou acentuada, foram necessárias reduções crescentes do AUASI, com aumento na gravidade basal dos sintomas. Para pacientes que iniciaram com um escore basal mais baixo versus mais alto, a queda teve de ser de -7,4 versus -15,3 pontos, respectivamente, para perceber uma melhora acentuada, de -4 versus -8,7 para uma melhora moderada, de -1,9 versus -6,1 para uma leve melhora, de -0,2 versus -2 para ausência de melhora e de +3,3 versus +1,2 para um agravamento percebido.

Estudos Longitudinais Baseados na População

Diokno et al. (1992) forneceram estimativas sobre a prevalência, a incidência e a remissão de LUTS em 803 homens residentes em comunidade, com 60 anos ou mais de idade. A incidência anual de cirurgia de próstata foi de 2,6% e 3,3% durante o primeiro e o segundo ano de acompanhamento. A incidência de pelo menos um sintoma foi de 35%, com taxas anuais de incidência durante o primeiro e o segundo ano de seguimento de 16,4% e 16,1%. Foi observada também uma remissão, em que 22,9% dos pacientes com sintomas graves em condições basais tornaram-se assintomáticos durante o seguimento. A Tabela 103-14 fornece detalhes das alterações na gravidade dos sintomas de um estudo para o seguinte. **A tendência à flutuação e remissão espontânea dos sintomas e a regressão para a média tornam-se evidentes a partir de uma análise desses dados.**

Garraway et al. conduziram um estudo de LUTS em quatro aldeias no Forth Valley, na Escócia, em homens de 40 a 79 anos de idade, definindo a HPB como um volume prostático de mais de 20 mL por USTR e uma taxa de fluxo máximo de menos de 15 mL/s, aplicando um limiar mais baixo para gravidade dos sintomas (Garraway et al., 1993a, 1993b; Guess et al., 1993; Tsang and Garraway, 1993). Com essa definição, a prevalência de HPB aumentou em condições basais de 14% em homens na quarta década de vida para 43% em homens na sexta década de vida, e cerca de 50% dos homens relataram uma interferência nas atividades da vida diária em consequência de LUTS e HPB. Foram relatados dados de um acompanhamento de 1 e 3 anos (Lee et al., 1996). **Partindo de condições basais até 3 anos, a proporção de homens com sintomas moderados aumentou de 34 para 45%, e foram observados aumentos significativos no nível de sintomas em 8 dos 12 sintomas indagados, bem como do AUASI (aumento de 6,37 para 7,88, do estado basal para o terceiro ano, P <0,0001)** (Lee et al., 1996). Paralelamente à frequência e à gravidade dos sintomas, o escore de incômodo ocasionado pelos sintomas aumentou com o passar do tempo (Fig. 103-20), e a proporção de homens que relataram uma interferência em duas ou mais atividades aumentou de 26 para 41%, em três ou mais atividades, de 18 para 27%, e em quatro ou mais atividades, de 15 para 18%. Esse estudo demonstrou claramente que os LUTS e a HPB constituem uma doença progressiva, embora com inclinação muito plana de **progressão** (Fig. 103-21).

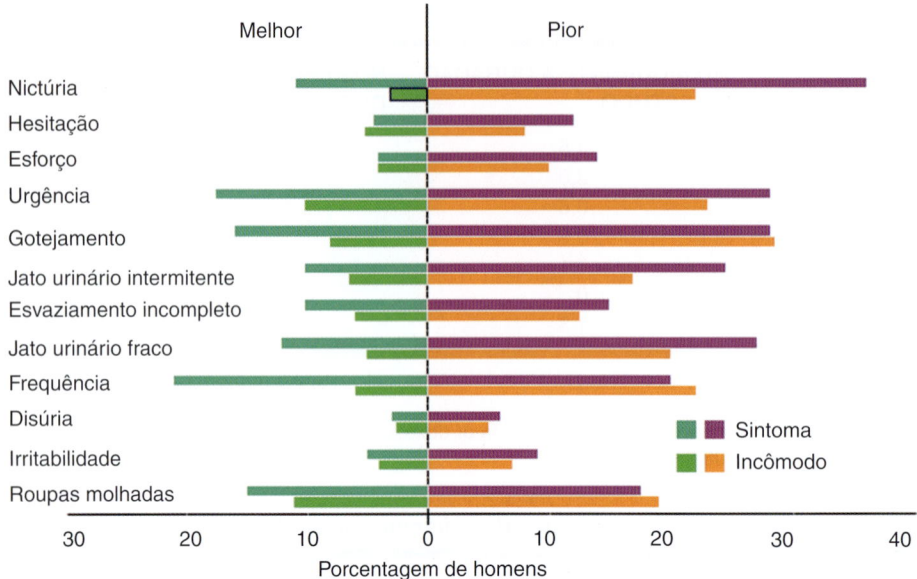

Figura 103-21. Alterações nos sintomas urinários e no estado de incômodo entre o estado basal e 3 anos em um estudo baseado na população escocesa. (De Lee AJ, Russell EB, Garraway WM et al. Three-year follow-up of a community-based cohort of men with untreated benign prostatic hyperplasia. Eur Urol 1996;30:11-7.)

TABELA 103-15 Alteração na Classificação de Gravidade dos LUTS: Porcentagem Ajustada para a Idade de Homens e Mulheres com Gravidade de LUTS no Acompanhamento por Gravidade de LUTS em Condições Basais

ESTADO BASAL (PREVALÊNCIA)	ACOMPANHAMENTO NOS HOEMENS				ESTADO BASAL (PREVALÊNCIA)	ACOMPANHAMENTO EM MULHERES			
	NENHUM	LEVES	MODERADOS	GRAVES		NENHUM	LEVES	MODERADOS	GRAVES
Nenhum (18,1)	26,8	69,9	2,8	0,5	Nenhum (13,7)	38,9	58,8	1,8	0,5
Leves (62,7)	12,2	77	10,3	0,5	Leves (67,4)	11,8	71,9	15,9	0,4
Moderados (18,4)	7,0	41,3	47,5	4,2	Moderados (17)	4,4	40,9	46,6	8,1
Graves (0,8)	0,8	1	36,7	61,5	Graves (1,9)	0	21,7	60	18,3

De Maserejian NN, Chen S, Chiu GR et al. Treatment status and progression or regression of lower urinary tract symptoms in a general adult population sample. J Urol 2014;191:107–13.

O estudo mais informativo até hoje sobre a história natural é o Olmsted County Study of Urinary Symptoms and Health Status among Men, que nos forneceu muitas informações acerca da prevalência e da gravidade dos sintomas urinárias, incômodo, preocupação e embaraço, qualidade de vida resultante dos sintomas e relação entre os sintomas e outros parâmetros, como taxa de fluxo, volume da próstata e PSA (Oesterling et al., 1993; Girman et al., 1994, 1995; Guess et al., 1995; Jacobsen et al., 2003; Sarma et al., 2003; Rule et al., 2005).

Com um acompanhamento contínuo desse grupo, emergiram dados sobre alterações longitudinais dos sintomas e da taxa de fluxo com o passar do tempo nesse estudo baseado em população. De 904 homens que relataram ausência de sintomas a sintomas leves (AUASI de 0 a 7 pontos) em condições basais, 118 relataram sintomas de moderados a graves (AUASI >7 pontos) depois de 18 meses, e 196 depois de 42 meses de acompanhamento (Jacobsen et al., 1995b). Entretanto, 47 homens que desenvolveram sintomas de moderados a graves em 18 meses não apresentaram sintomas ou tiveram sintomas com 42 meses. No acompanhamento de 42 meses, foi relatado um aumento médio no IPSS de 0,18 (IC de 95% de 0,13 a 0,24) ponto por ano de acompanhamento. A inclinação do escore anual médio de sintomas e a variabilidade na inclinação aumentaram com a idade do paciente em condições basais, de uma média de 0,05 ± 1,06 (desvio padrão) por ano entre homens de 40 a 50 anos para 0,44 ± 1,35 por ano em homens de 60 a 70 anos de idade, com diminuição de 0,14 ± 1,42 por ano em homens de 70 a 80 anos (Jacobsen et al., 1996). Mais recentemente, dados durante um período de 92 meses mostraram uma alteração anual de 0,34 ponto/ano, em que 31% de todos os homens relataram pelo menos um aumento de 3 pontos. O maior aumento anual foi observado em homens na sexta década de vida com 0,6 ponto/ano (Rhodes et al., 2000).

O estudo BACH recrutou 5.502 participantes de 30 a 79 anos de raça/etnicidade negra, hispânica ou branca (Piccolo et al., 2014). Em entrevistas de acompanhamento de 5 anos com 4.144 participantes, foi relatada uma progressão dos sintomas, definida por um aumento do AUASI de mais de 3 pontos, em 21 a 33% dos participantes, enquanto houve regressão (diminuição ≥3) em 30 a 44% dos participantes, mais comumente mulheres e indivíduos hispânicos. A idade e um IMC mais alto foram associados a uma progressão ($P < 0{,}01$), mas não a uma regressão (Maserejian et al., 2014) (Tabela 103-15).

No Olmsted County Study, as medições da taxa de fluxo máximo em um subgrupo de cerca de 500 homens mostraram uma diminuição mediana na inclinação da taxa de fluxo urinário máximo de -2,1% por ano (25º percentil -4,0, 75º percentil -0,6). A taxa de fluxo urinário máximo declinou mais rapidamente com a diminuição da taxa basal e aumento da idade basal, volume da próstata e gravidade dos sintomas (todos $P = 0{,}001$). Quando as variáveis foram simultaneamente ajustadas entre si, houve uma maior tendência a um declínio rápido (inclinação negativa de 4,5% ou mais por ano) em homens de 70 anos ou mais e naqueles com taxa de fluxo inferior a 10 mL/s em condições basais, em comparação com aqueles de 40 a 49 anos de idade e aqueles com taxa de fluxo de 15 mL/s ou mais, respectivamente. O volume da próstata e a gravidade dos sintomas não foram preditores estatisticamente significativos de um declínio rápido na taxa de fluxo urinário máximo quando as variáveis foram consideradas de modo simultâneo (Roberts et al., 2000).

Com base nos LUTS, o crescimento da próstata nesses homens de 40 a 79 anos foi estimado em cerca de 0,6 mL/ano ou 6 mL por década de vida. Entretanto, o crescimento da próstata seguiu um padrão de crescimento exponencial, com uma estimativa de inclinação de 0,4 mL/ano para homens de 40 a 59 anos em condições basais e de 1,2 mL/

ano naqueles de 60 a 79 anos em condições basais (Rhodes et al., 1995, 1999). Uma análise atualizada revelou uma taxa mediana de crescimento de cerca de 1,9%/ano, independentemente da idade e dos sintomas. Entretanto, um nível sérico basal mais elevado de PSA e um maior volume da próstata foram preditores de maior aumento do volume anualmente.

Complicações

Muitas das complicações da HPB progressiva são raras, e grande parte do conhecimento provém de estudos realizados em homens que apresentaram essas complicações do tratamento (p. ex. casos), mas do que da observação de grupos de homens quanto ao desenvolvimento de complicações.

Mortalidade

Entre 1950 e 1954, 17 de 24 países relataram taxas de mortalidade de mais de 10 por 100.000, ao passo que, entre 1985 e 1989, foram obtidos dados de 61 países, dos quais apenas 1 relatou uma taxa de mortalidade de mais de 10 por 100.000 (Boyle et al., 1996). **Se as taxas de mortalidade de 1950 fossem aplicadas a 1990, haveria 13.681 menos mortes do que o esperado só nos Estados Unidos, uma conquista importante, porém inaudita nos cuidados de saúde.**

Cálculos Vesicais

Em um grande estudo de necrópsia, a prevalência de cálculos vesicais foi oito vezes mais alta em homens com diagnóstico histológico de HPB (3,4%), em comparação com controles (0,4%), porém não foi constatado aumento na incidência de cálculos ureterais ou renais (Grosse, 1990). Em um estudo que comparou a espera vigilante com RTUP em homens com sintomas moderados, apenas 1 de 276 pacientes no grupo de espera vigilante desenvolveu cálculo vesical durante um acompanhamento de 3 anos (Wasson et al., 1995). A taxa de cálculo vesical relatada pelo próprio paciente em um estudo transversal em 2.002 homens na Espanha foi de 0,7% (Hunter et al., 1996).

Na prática clínica, o risco de desenvolvimento de cálculos vesicais é pequeno, e o rastreamento só está indicado se for justificado pelas circunstâncias clínicas (p. ex., hematúria, micção intermitente).

Descompensação Vesical

Na avaliação endoscópica da bexiga em homens com HPB, os urologistas investigam a progressão da mucosa de aspecto normal para uma trabeculação crescente e desenvolvimento de compartimentos e divertículos, tendo em mente a ocorrência final de insuficiência do músculo detrusor. Entretanto, não se sabe ao certo quando o processo começa, se ele realmente está relacionado com a HPB e a obstrução, e quando há necessidade de intervenção para prevenir a descompensação, com consequente incapacidade de urinar.

As amostras de biópsia obtidas de bexiga com trabeculação e obstrução revelam depósitos de tecido conjuntivo denso, um achado semelhante àquele observado em animais com obstrução experimental (Gosling e Dixon, 1980; Levin et al., 1990, 2000; Chapple et al., 1991). Entretanto, a fibrose vesical é observada em indivíduos de ambos os sexos com o avanço da idade e pode representar uma consequência normal do envelhecimento (Lepor et al., 1992a).

A questão central é estabelecer se a demora na intervenção pode ou não levar à perda progressiva e irreversível da função vesical e perder-se uma oportunidade de cura. Não há evidências diretas disso a partir de estudos longitudinais de população ou clínicos. Entretanto, em um estudo cooperativo do Department of Veterans Affairs (VA), no qual se comparou a espera vigilante com a RTUP, os pacientes que passaram do braço de tratamento conservador para a RTUP em uma fase mais tardia do ensaio clínico não tiveram uma melhora tão significativa dos sintomas e da taxa de fluxo em comparação com aqueles que foram submetidos a RTUP no início do ensaio clínico após a randomização (Flanigan et al., 1998).

Incontinência Urinária

A incontinência urinária constitui uma das complicações mais temidas da intervenção cirúrgica para HPB. Embora possa resultar de HPB secundária à distensão excessiva da bexiga (incontinência por transbordamento) ou à instabilidade do detrusor que afeta até metade ou mais de todos os pacientes com obstrução (incontinência de urgência) (McConnell et al., 1994), ela também está associada ao envelhecimento, e, em um estudo de comunidade, foi relatada uma incidência de incontinência de 24% nos homens e 49% nas mulheres com mais de 50 anos de idade (Roberts et al., 1998). No estudo cooperativo VA, foi relatada uma incidência de incontinência de 4% tanto no braço de tratamento cirúrgico quanto no braço de tratamento conservador (Wasson et al., 1995). A taxa de incontinência relatada pelo próprio paciente em um estudo transversal em 2.002 espanhóis foi de 6,1% (Hunter et al., 1996). No estudo MTOPS, a taxa de incontinência socialmente inaceitável foi de 0,3 por 100 pacientes/ano (McConnell et al., 2003).

Infecções das Vias Urinárias

Em séries cirúrgicas mais antigas, as infecções das vias urinárias (IVU) constituíram a principal indicação para intervenção cirúrgica em cerca de 12% dos pacientes (Holtgrewe et al., 1989; Mebust et al., 1989). **Embora se possa pressupor intuitivamente que quantidades aumentadas de urina residual possam predispor ao desenvolvimento de IVU, não há evidências claras disso.** Hunter et al. (1996) registraram uma taxa de episódios de IVU relatados pelo próprio paciente de 5,2% em uma pesquisa transversal realizada em 2.002 homens em Madri, na Espanha. Os dados mais confiáveis até o momento provêm do estudo MTOPS, em que a incidência de IVU nos pacientes tratados com placebo foi de apenas 0,1 por 100 pacientes/ano (McConnell et al., 2003).

Deterioração das Vias Urinárias Superiores e Azotemia

As diretrizes da AHCPR para HPB relataram uma média de 13,6% (faixa de 0,3 a 30%) de pacientes que se apresentam para tratamento por meio de RTUP com evidências de insuficiência renal, com base predominantemente em estudos mais antigos (McConnell et al., 1994). Os pacientes com insuficiência renal correm risco aumentado de complicações após a RTUP, em comparação com pacientes com função renal normal (25% *versus* 17%) (Holtgrewe et al., 1989; Mebust et al., 1989), enquanto a taxa de mortalidade aumenta até seis vezes (Holtgrewe e Valk, 1962; Melchior et al., 1974a, 1974b). No grande banco de dados de pacientes que realizaram exames de imagem das vias superiores antes da cirurgia, 7,6% de 6.102 pacientes incluídos em 25 séries tiveram evidências de hidronefrose, e um terço desses pacientes apresentou insuficiência renal (McConnell et al., 1994).

Os termos *obstrução silenciosa* ou *"prostatismo" silencioso* têm sido utilizados para descrever a constelação de pacientes assintomáticos que finalmente desenvolvem insuficiência renal em consequência de BOO, uma situação rara, porém importante (Mukamel et al., 1979). No estudo cooperativo VA, apenas três de 280 pacientes tratados com cirurgia e um de 276 pacientes no braço de espera vigilante desenvolveram azotemia renal, definida como uma duplicação dos níveis séricos de creatinina em relação aos valores basais (Wasson et al., 1995). Em nenhum dos estudos de coorte ou baseados em população foram relatados casos de insuficiência renal claramente atribuíveis à HPB. Entretanto, a taxa de relato de um episódio de insuficiência renal pelo próprio paciente em um estudo transversal de 2.002 homens espanhóis foi de 2,4% (Hunter et al., 1996).

No estudo MTOPS, não foi observado caso de insuficiência renal em consequência de HPB em mais de 3.000 homens acompanhados durante mais de 4 anos (McConnell et al., 2003). Entretanto, é preciso ter cautela para não interpretar incorretamente esses achados. Os indivíduos que participaram no estudo MTOPS foram submetidos a triagem no estado basal, e pode-se argumentar que foram excluídos alguns com maior risco de desenvolver insuficiência renal.

Hematúria

Sabe-se, há muito tempo, que os pacientes com HPB podem desenvolver hematúria macroscópica e formar coágulos sem outra causa identificável. Evidências recentes sugerem que, nos pacientes com predisposição à hematúria, a densidade da microcirculação é maior em comparação com controles. Parte do interesse renovado no problema da hematúria relacionada com HPB provém da observação de que a finasterida parece constituir uma terapia razoável de primeira linha, influenciando aparentemente a expressão do VEGF (DiPaola et al., 2001). A taxa de relato de hematúria pelo próprio paciente em um estudo transversal de 2.002 homens espanhóis foi de 2,5% (Hunter et al., 1996). Não se dispõe de estimativas precisas da população nem das taxas de incidência, e o tratamento clínico é determinado pelas circunstâncias.

TABELA 103-16 Estudos Descritivos sobre a Incidência de Retenção Urinária Aguda

AUTOR/ ANO	DESCRIÇÃO DA COORTE	CASOS	COORTE	ANOS DE ACOMPANHA- MENTO	PORCENTAGEM GLOBAL	PORCENTAGEM/ ANO	IR/1.000 PACIENTES/ ANO	IC DE 95%
Ball et al., 1981	Estudo de espera vigilante	2	107	5	1,9	0,37	3,7	
Craigen et al., 1969	Estudo de espera vigilante						15,0	
Birkhoff et al., 1976	Estudo de espera vigilante	10	26	3	39	13	130	
Wasson et al., 1995	Estudo cooperativo VA de RTUP versus espera vigilante	8	276	3	2,8	0,9	9,6	
Hunter et al., 1996	Eventos prévios relatados pelo próprio paciente em homens espanhóis	102	2.002	?	5,1		50,9	
Barry et al., 1997a	Candidatos a prostatectomia	40	500	4	8	2,5	25	
Meigs et al., 1999	Health Professionals Followup Study, autorrelato	82	6.100	3	1,3		4,5	3,1-6,2
Roberts et al., 1997a	Coorte de comunidade de 40-49 anos de idade	57	2.115	4			6,8	5,2-8,9
McConnell et al., 1998	Grupo placebo do PLESS	99	1.376	4	7,2	1,8	18	
Andersen et al., 1997	Grupos placebos de estudos de HPB de 2 anos	57	2.109	2	2,7	1,35	13,5	

HPB, hiperplasia prostática benigna; IC, intervalo de confiança; IR, taxa de incidência; PLESS, Proscar Long-Term Efficacy and Safety Study; RTUP, ressecção transuretral da próstata; VA, Veterans Administration.

Retenção Urinária Aguda

A retenção urinária aguda (RUA) constitui, por vários motivos, uma das complicações mais significativas ou desfechos a longo prazo mais significativos da HPB. No passado, a sua ocorrência representava uma indicação imediata para cirurgia. Em séries mais antigas, entre 25 a 30% dos homens submetidos a RTUP tinham RUA como principal indicação (Holtgrewe et al., 1989; Mebust et al., 1989), e, na atualidade, os pacientes que não conseguem urinar após uma tentativa de retirada do cateter ainda são submetidos, em sua maioria, a uma intervenção cirúrgica. Por esse motivo apenas, a RUA constitui um evento importante e temido do ponto de vista econômico bem como do ponto de vista do paciente. Para o paciente, manifesta-se pela incapacidade de urinar sem dor crescente, levando por fim o paciente ao serviço de emergência, cateterismo, visitas de acompanhamento no médico, tentativa de retirada do cateter e recuperação da micção espontânea ou intervenção cirúrgica, ambas as quais constituem um processo doloroso e que consome tempo. Na literatura mais antiga, o risco de RUA recorrente era citado em 56 a 64% dentro de 1 semana após o primeiro episódio e de 76 a 83% em homens com diagnóstico de HPB (Breum et al., 1982; Klarskov et al., 1987; Hastie et al., 1990).

A etiologia da RUA é pouco compreendida, e as causas obstrutivas, miogênicas e neurogênicas podem desempenhar um papel (Kaplan et al., 2008). **Foi mencionada a ocorrência de infecção da próstata, distensão excessiva da bexiga** (Powel et al., 1980), **aporte excessivo de líquido, consumo de álcool, atividade sexual, debilidade e repouso ao leito** (Stimson e Fihn, 1990). **Foi sugerido o infarto prostático como um evento subjacente que provoca RUA** (Graversen et al., 1989). Spiro et al. (1974) encontraram evidências de infarto em 85% dos casos de remoção da próstata para RUA versus 3% de próstatas em homens submetidos a cirurgia para sintomas apenas. Em contrapartida, em um estudo conduzido por Jacobsen et al. (1997), não houve evidência de infarto em seis peças de prostatectomia obtidas de homens submetidos a cirurgia para RUA. Anjum et al. (1998) encontraram taxas fundamentalmente semelhantes de infarto em 35 homens com RUA versus 35 homens sem RUA (1,9% versus 3%).

Do ponto de vista clínico e prognóstico, a RUA espontânea deve ser diferenciada da RUA precipitada, embora isso não seja consistentemente realizado na literatura. A RUA precipitada refere-se à incapacidade de urinar após um evento desencadeante, como cirurgia não relacionada com a próstata, cateterismo, anestesia, ingestão de medicamentos com efeitos simpaticomiméticos ou anticolinérgicos ou anti-histamínicos ou outros eventos. Todos os outros episódios de RUA são classificados como espontâneos (Roehrborn et al., 2000a). A importância de diferenciar os dois tipos de RUA torna-se evidente quando se avaliam os resultados finais dos pacientes. Após RUA espontânea, 15% dos pacientes apresentaram outro episódio de RUA espontânea, e 75% foram submetidos a cirurgia, ao passo que, após RUA precipitada, apenas 9% tiveram um episódio de RUA espontânea, enquanto 26% foram submetidos a cirurgia (Roehrborn et al., 2000a).

Epidemiologia Descritiva (Tabela 103-16). Estimativas mais antigas de ocorrência de RUA variam de 4 a 15 até 130 por 1.000 indivíduos/ano, de acordo com cálculos de Jacobsen et al. (1997) baseados em estudos publicados (Craigen et al., 1969; Birkhoff et al., 1976; Ball et al., 1981). Isso leva a taxas de incidência cumulativa de 10 anos que variam de 4% a 73%. A taxa de RUA relatada pelo próprio paciente em um estudo transversal de 2.002 homens espanhóis foi de 5,1% (Hunter et al., 1996).

Dados mais recentes obtidos de estudos cuidadosamente controlados em populações mais bem definidas fornecerem informações adicionais sobre as taxas de incidência em homens que residem em comunidades e populações de HPB clínica. No estudo cooperativo VA, durante um período de mais de 3 anos, ocorreu RUA em um homem após RTUP e em oito de 276 homens no braço de espera vigilante, com uma taxa de incidência de 9,6 por 1.000 indivíduos/ano (Wasson et al., 1995). Barry et al. (1997a) relataram os resultados em 500 homens, com diagnóstico de HPB estabelecido por urologistas, que eram candidatos à prostatectomia com base em critérios estabelecidos, mas que foram elegidos para tratamento conservador. Em 1.574 indivíduos/ano, ocorreram 40 episódios de RUA em uma taxa constante durante todo o período de acompanhamento de 4 anos com uma taxa de incidência de 25 por 1.000 indivíduos/ano.

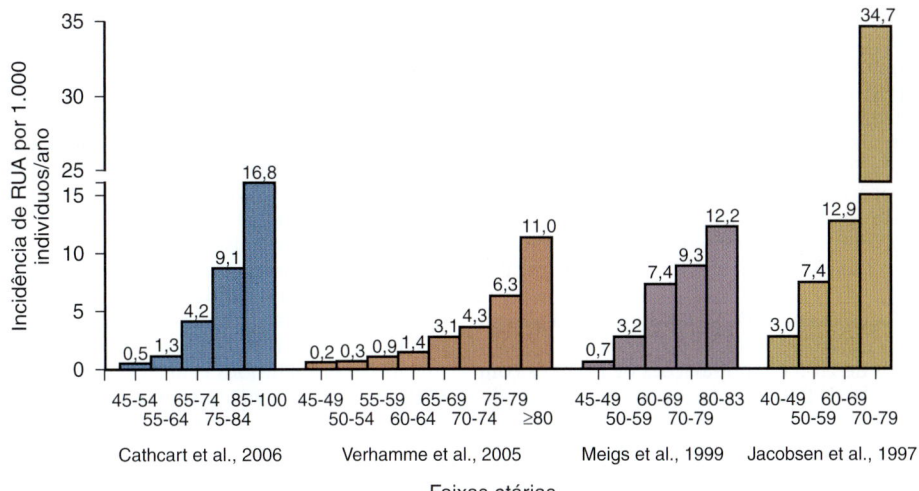

Figura 103-22. Aumento na incidência de retenção urinária aguda (RUA) com a idade em quatro estudos de grande porte. (De Kaplan SA, Wein AJ, Staskin DR et al. Urinary retention and post-void residual urine in men: separating truth from tradition. J Urol 2008;180:47–54.)

Durante um acompanhamento de 15.851 indivíduos/ano no Health Professionals Followup Study, foi relatado episódio de RUA em 82 homens, com taxa de incidência de 4,5 por 1.000 indivíduos/ano (IC de 95% de 3,1 a 6,2) (Meigs et al., 1999). Dos 2.115 homens de 40 a 79 anos no Olmsted County Study, 57 tiveram um primeiro episódio de RUA durante o acompanhamento de 8.344 indivíduo/ano (taxa de incidência de 6,8 por 1.000 indivíduos/ano, IC de 95% de 5,2 a 8,9) (Jacobsen et al., 1997).

Os primeiros dados excelentes de homens com diagnóstico de HPB provêm do PLESS (McConnell et al., 1998). No PLESS, 1.376 homens tratados com placebo com aumento de tamanho da próstata e sintomas moderados foram submetidos a acompanhamento completo durante 4 anos, e 99 tiveram um episódio de RUA, com taxa de incidência calculada de 1,8 por 100 indivíduos/ano. Os grupos de tratamento com placebo de três estudos de 2 anos de duração com uma população semelhante de pacientes foram submetidos a metanálise por Boyle (1988). De 2.109 pacientes, 57 apresentaram RUA durante o período de 2 anos, com um risco constante para uma taxa de incidência de 14 por 1.000 indivíduos/ano. No grupo de placebo do MTOPS, a taxa de incidência foi de 0,6 por 100 pacientes/ano, para uma incidência cumulativa de 2%.

Epidemiologia Analítica

Idade. Vários estudos bem controlados forneceram informações consideráveis sobre os fatores de risco para a RUA. Talvez o mais significativo desses fatores de risco seja a idade. Em estudos conduzidos em países da Europa e nos Estados Unidos, foi demonstrado um aumento quase linear na incidência específica para a idade de RUA em homens de 40 a acima de 80 anos (Jacobsen et al., 1997; Meigs et al., 1999; Verhamme et al., 2005; Cathcart et al., 2006) (Fig. 103-22).

Sintomas das Vias Urinárias Inferiores (LUTS). O aumento na gravidade dos sintomas está associado a um risco aumentado de RUA em vários estudos baseados na população ou de coorte de grande porte (Tabela 103-17). No Health Professionals Followup Study de homens com sintomas leves, a incidência de RUA aumentou de 0,4 por 1.000 indivíduos/ano em homens de 45 a 49 anos para 7,9 por 1.000 indivíduos/ano em homens de 70 a 83 anos. Nos homens com escores de sintomas de 8 a 35, houve aumento das taxas de 3,3 por 1.000 indivíduos/ano para pacientes de 45 a 49 anos para 11,3 por 1.000 indivíduos/ano para aqueles de 70 a 83 anos. Os homens com diagnóstico clínico de HPB e escore de sintomas de 8 ou mais foram os que apresentaram taxas mais altas (incidência ajustada para a idade, 13,7 por 1.000 indivíduos/ano). Todos os sete pontos de LUTS incluídos no AUASI foram preditores individuais de RUA. A sensação de esvaziamento completo da bexiga, com necessidade de urinar novamente depois de menos de 2 horas, e um jato urinário fraco foram os melhores sintomas preditores independentes. O uso de medicamentos com efeitos colaterais adrenérgicos ou anticolinérgicos também foi um fator preditor de RUA (Meigs et al., 1999).

As análises do Olmsted County Study concentraram-se na idade, na gravidade dos sintomas, na taxa de fluxo máximo e no volume da próstata (Jacobsen et al., 1997). **As taxas de incidência por 1.000 indivíduos/ano para homens entre a quarta e a sétima décadas de vida aumentaram de 2,6 para 9,3 nos casos em que tiveram sintomas leves, e de 3 a 34,7 nos casos em que apresentaram sintomas de maior gravidade** (Tabela 103-17).

Parâmetros Urodinâmicos. O RR para a RUA aumentou em homens de idade mais avançada, em homens com sintomas de moderados a

TABELA 103-17 Incidência de RUA por Faixa Etária dos Pacientes e Escore AUASI em Dois Estudos Baseados em População

FAIXA ETÁRIA	NÚMERO DE EPISÓDIOS DE RUA/1.000 HOMES/ANO (IC DE 95%)	
	HEALTH PROFESSIONALS FOLLOWUP STUDY*	OLMSTED COUNTY STUDY DOS SINTOMAS URINÁRIOS E ESTADO DE SAÚDE ENTRE HOMENS†
AUASI ≤7		
40-49		2,6 (0,8-6,0)
45-49	0,4 (0,02-1,8)	
50-59	1,2 (0,4-2,6)	1,7 (0,3-4,8)
60-69	3,6 (1,9-6,1)	5,4 (2,0-11,6)
70-79		9,3 (3,4-20,3)
70-83	7,9 (4,1-13,5)	
AUASI >7		
40-49		3,0 (0,4-10,8)
45-49	3,3 (0,2-14,4)	
50-59	10,0 (5,4-16,8)	7,4 (2,7-16,1)
60-69	14,1 (9,4-20,2)	12,9 (6,2-23,8)
70-79		34,7 (20,5-55,5)
70-83	11,3 (6,4-18,3)	

AUASI; American Urological Association Symptom Index; RUA, retenção urinária aguda; IC, intervalo de confiança.

*Total de 82 episódios de RUA em 6.100 homens com taxa bruta de incidência de 5,2/1.000 pacientes/ano (IC de 95% de 4,1 a 6,4) em acompanhamento de 15.851 pacientes/ano.

†Total de 57 episódios de RUA em 2.115 homens com incidência global de 6,8/1.000 pacientes/ano (IC de 95% de 5,2 a 8,9) em acompanhamento de 8.344 pacientes/ano.

De Kaplan SA, Wein AJ, Staskin DR et al. Urinary retention and postvoid residual urine in men: separating truth from tradition. J Urol 2008; 180:47–54.

graves (3,2 vezes), em pacientes com taxa de fluxo inferior a 12 mL/s (3,9 vezes) e naqueles com volume prostático de mais de 30 mL na USTR (3 vezes), em comparação com um risco basal de 1 para os grupos correspondentes (Fig. 103-23). O RR mais alto por modelos de risco proporcional é observado em homens de 60 a 69 anos de idade com sintomas mais do que leves e taxa de fluxo inferior a 12 mL/s (10,3 vezes) e em homens de 70 a 79 anos, exceto se tiverem sintomas leves e taxa de fluxo superior a 12 mL/s. Todas as outras estratificações de homens com mais de 70 anos de idade tiveram RR que variaram de 12,9 a 14,8 vezes (em comparação com homens de 40 a 49 anos de idade com sintomas leves e taxa de fluxo superior a 12 mL/s, para os quais o risco basal é de 1,0).

Volume da Próstata e Nível Sérico de PSA. Enquanto a idade em homens que residem na comunidade constitui um importante fator de risco, em ensaios clínicos de HPB em populações de homens com diagnóstico já estabelecido de HPB, outros fatores podem ser analisados. Nos grupos de placebo em três estudos de 2 anos de duração (Marberger et al., 2000) e em um estudo de 4 anos (PLESS) (McConnell et al., 1998; Kaplan et al., 2000; Roehrborn et al., 2000a) o volume da próstata, o nível sérico de PSA e a gravidade dos sintomas foram todos preditores de episódios de RUA.

Durante o período de 4 anos do PLESS, a incidência aumentou de 5,6 para 7,7% em homens com nível sérico de PSA inferior a 1,4 ng/mL de sintomas leves para graves, e de 7,8 para 10,2% para aqueles com nível sérico de PSA de mais de 1,4 ng/mL (Kaplan et al., 2000). Nos estudos de 2 anos de duração, a taxa de RUA foi oito vezes mais alta em homens com nível sérico de PSA de mais de 1,4 ng/mL (0,4% *versus* 3,9%) e três vezes mais alto quando o volume da próstata foi de mais de 40 mL (1,6% *versus* 4,2%) (Marberger et al., 2000; Roehrborn et al., 2001). Uma análise detalhada mostrou um aumento quase linear no risco de RUA com limiares crescentes de PSA sérico (Fig. 103-24) no PLESS, uma observação que se aplica à RUA tanto espontânea quanto precipitada (Roehrborn et al., 1999c). O risco de ambos os tipos de RUA aumenta com níveis séricos crescentes de PSA, bem como com o volume da próstata, estratificado por tercis (Fig. 103-25). Observações

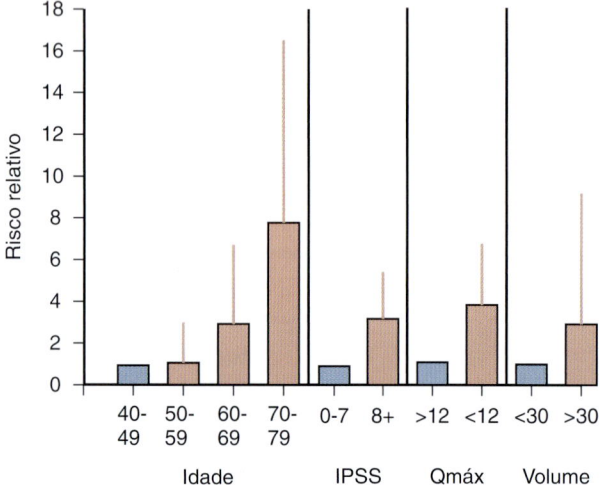

Figura 103-23. Risco relativo de retenção urinária aguda no Olmsted County Study de Sintomas Urinários e Estado de Saúde entre homens por idade, gravidade dos sintomas (IPSS), taxa de fluxo máximo (Qmáx) e volume prostático. A coluna sombreada representa o risco basal e um risco relativo de 1; a linha vertical representa o intervalo de confiança de 95%. IPSS, International Prostate Symptom Score. (Dados de Jacobsen SJ, Jacobson DJ, Girman CJ et al. Natural history of prostatism: risk factors for acute urinary retention. J Urol 1997;158:481-7.)

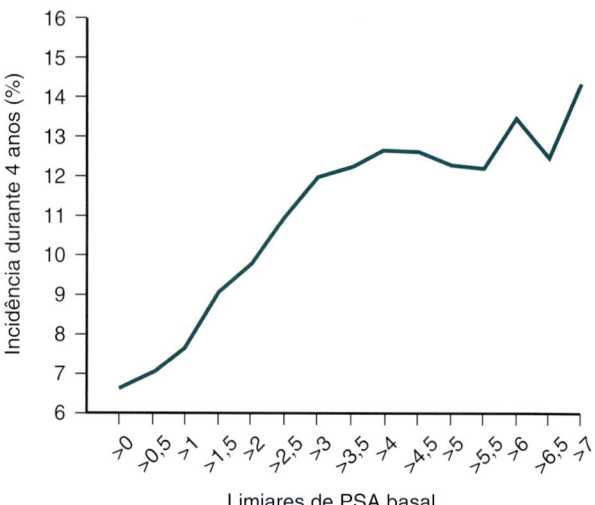

Figura 103-24. Incidência de retenção urinária aguda espontânea ou precipitada no Proscar Long-Term Efficacy and Safety Study durante 4 anos, estratificada por limiares crescentes dos níveis séricos de antígeno prostático específico (PSA) no estado basal. (De Roehrborn CG, McConnell JD, Lieber M et al. Serum prostate-specific antigen concentration is a powerful predictor of acute urinary retention and need for surgery in men with clinical benign prostatic hyperplasia. PLESS Study Group. Urology 1999;53:473-80.)

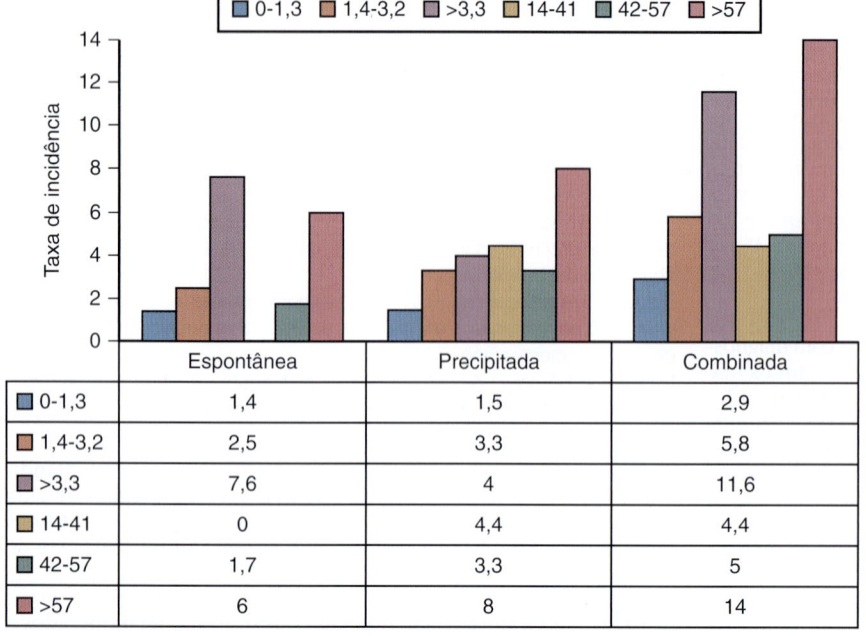

Figura 103-25. Incidência de retenção urinária aguda espontânea, precipitada ou combinada durante um período de 4 anos no Proscar Long-Term Efficacy and Safety Study, estratificada por tercis de antígeno prostático específico sérico ou volume da próstata no estado basal. (De Roehrborn CG, McConnell JD, Lieber M et al. Serum prostate-specific antigen concentration is a powerful predictor of acute urinary retention and need for surgery in men with clinical benign prostatic hyperplasia. PLESS Study Group. Urology 1999;53:473-80.)

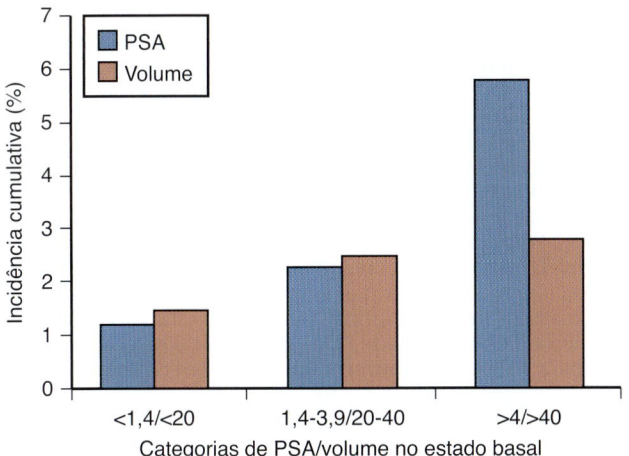

Figura 103-26. Incidência cumulativa de retenção urinária aguda em pacientes tratados com placebo no estudo Medical Therapy of Prostatic Symptoms estratificado por volume prostático e nível sérico de antígeno prostático específico (PSA) no estado basal. (De Roehrborn CG, McConnell JD, Lieber M et al. Serum prostate-specific antigen concentration is a powerful predictor of acute urinary retention and need for surgery in men with clinical benign prostatic hyperplasia. PLESS Study Group. Urology 1999;53:473–80.)

semelhantes foram feitas no MTOPS, em que o risco de RUA aumentou com um aumento do volume da próstata, bem como com níveis séricos basais crescentes de PSA (Fig. 103-26), **assim como nos estudos de Fase III de 2 anos, comparando a dutasterida com placebo** (Roehrborn et al., 2002). **Uma análise de mais de 100 resultados preditores possíveis, isoladamente ou em combinação, revelou que uma combinação do nível sérico de PSA, micção a intervalos de menos de 2 horas, índice de problema de sintomas, taxa de fluxo urinário máximo e hesitação é apenas ligeiramente superior ao PSA isoladamente com preditor de episódios de RUA** (Roehrborn et al., 2001).

CIRURGIA PARA A HIPERPLASIA PROSTÁTICA BENIGNA

Tanto a cirurgia quanto a RUA representam desfechos distintos na progressão da doença na HPB. Entretanto, existem diferenças claras. A RUA é um desfecho que exige tratamento, enquanto a cirurgia constitui uma das modalidades de tratamento usadas com frequência. A RUA constitui, provavelmente, uma das indicações mais claras para cirurgia, deixando o médico com pouca escolha em um paciente que não respondeu a uma tentativa de micção espontânea sem cateter. Entretanto, a maioria dos pacientes não se submete a cirurgia por RUA, mas sim pelos sintomas (Holtgrewe et al., 1989). Dependendo do padrão de prática local, a RUA representa 5% de mais de 30% das indicações para cirurgia. A RUA pode ser comparada com uma fratura óssea. É impossível que o médico em sua interação com o paciente possa aumentar ou diminuir a probabilidade de ocorrência desse desfecho. Além disso, uma vez ocorrido o problema, é impossível revertê-lo por meio de interação ou consulta. Por outro lado, é fácil perceber como a consulta médica pode exercer influência sobre a sua decisão quanto à realização de cirurgia. O estilo de interação, as probabilidades de resultados benéficos e prejudiciais e muitos outros fatores produzem uma considerável variabilidade nas taxas de incidência de cirurgia de próstata, uma observação que levou a AHCPR a desenvolver diretrizes para o tratamento da HPB (Wennberg et al., 1988). Essa situação assemelha-se àquela do infarto do miocárdio (IM) e da cirurgia de revascularização. A epidemiologia analítica do IM é bem conhecida, e os fatores de risco já estão caracterizados. Nem todos os IM levam à necessidade de cirurgia de revascularização, e, de fato, esse tipo de cirurgia é, com frequência, realizado para outras indicações, além de IM recente. Em consequência, dispõe-se de grande quantidade de material na literatura sobre as variações geográficas no uso da cirurgia de revascularização. Com base nessa breve discussão, torna-se evidente que a cirurgia para HPB constitui um parâmetro final menos firme do que a RUA do ponto de vista epidemiológico, e os dados relativos às taxas de prostatectomia precisam ser interpretados tendo em vista as variações no seu uso, de acordo com o profissional, a região geográfica, o plano de saúde e o passar do tempo.

PONTOS-CHAVE: EPIDEMIOLOGIA E HISTÓRIA NATURAL

- Não existe uma definição epidemiológica universalmente aceita de HPB, e, por conseguinte, as taxas de prevalência e de incidência devem ser consideradas no contexto das definições escolhidas pelo investigador que relata os dados.
- Apesar da proporção significativamente diferente de homens que admitem apresentar sintomas de moderados a graves, pode-se verificar uma tendência nítida a um aumento nos escores de sintomas com o avanço da idade em todos os estudos publicados.
- Em geral, em todos os estudos transversais, foi constatado que o volume da próstata, avaliado por meio de USTR, aumenta lentamente, porém de modo constante com o avanço da idade.
- Os dados epidemiológicos analíticos sugerem um papel limitado para os determinantes clássicos da doença, como religião, fatores socioeconômicos, atividade sexual, consumo de álcool, hipertensão, fatores dietéticos e outros fatores. Há evidências divergentes quanto ao tabagismo, e existem algumas evidências sugerindo que os fatores dietéticos, a obesidade e o aumento do IMC constituem determinantes da gravidade da doença.
- Todos os parâmetros relevantes, como gravidade e frequência dos sintomas, incômodo, interferência, QVRS específica da doença, taxa de fluxo máximo e volume da próstata, tendem a se agravar com o avanço da idade. Entretanto, as correlações relatadas entre esses parâmetros, bem como os estudos urodinâmicos de pressão-fluxo, são, em geral, fracas, com algumas exceções. Existem correlações fortes entre as medições da gravidade e frequência dos sintomas (IPSS), incômodo, QVRS específica da doença e escores de interferência.
- A história natural da doença tem sido estudada em numerosos estudos longitudinais com base na população, bem como em grupos de controle com placebo e tratamento simulado de ensaios clínicos de tratamento de homens com diagnóstico de HPB. Em geral, esses estudos sugerem um agravamento dos LUTS e da HPB com o passar do tempo. Existem vários parâmetros basais essenciais que possibilitam uma estratificação dos pacientes de acordo com o risco de progressão. A idade, a gravidade dos sintomas, a taxa de fluxo, o tamanho da próstata e os níveis séricos de PSA são fatores preditores úteis para o risco de progressão.
- As complicações dos LUTS e da HPB, como mortalidade, infecções das vias urinárias, descompensação da bexiga, cálculos vesicais, hematúria, incontinência urinária, deterioração das vias urinárias superiores com insuficiência renal e outras, são, em geral, raras em pacientes com supervisão adequada.
- Os dois eventos de progressão mais importantes são a RUA e a necessidade de cirurgia para a HPB. Embora não seja extremamente comum, existe uma taxa de incidência basal significativa, e o risco é cumulativo, isto é, com o aumento do tempo de observação, a taxa de incidência aumenta de modo linear.
- O risco de RUA e a necessidade de cirurgia são, em certo grau, previsíveis a partir dos parâmetros basais, e os fatores de risco mais significativos consistem em avanço da idade, o aumento de tamanho da próstata e níveis séricos mais elevados de PSA.

De todas as cirurgias de próstata, a RTUP e a ablação da próstata com *laser* ainda constituem claramente os procedimentos mais usados e mais bem estudados. Dispõe-se de dados descritivos transversais sobre as taxas de incidência a partir do banco de dados do Medicare. Enquanto a RTUP representou, em 1962, mais de 50% de todas as principais intervenções cirúrgicas realizadas por urologistas norte-americanos, esse número caiu para 38% em 1986 (Holtgrewe et al., 1989; Mebust et al., 1989). Embora o número de RTUP realizadas em pacientes do Medicare tenha declinado de um pico de 258.000 em 1987 para 168.000 em 1993 – uma redução de 34% –, continua ocupando o segundo lugar depois da cirurgia de catarata na lista de procedimentos cirúrgicos mais onerosos do Medicare. Uma amostra de 20% dos beneficiários do Medicare foi examinada para especificar as taxas de RTUP nos Estados Unidos. Em 1990, as taxas de RTUP (incluindo todas as indicações) foram de cerca de 25, 18 e 13 por 1.000 homens com mais de 75, 70 a 74 e 65 a 69 anos de idade, respectivamente. A taxa de mortalidade em 30 dias após RTUP para o tratamento da HPB diminuiu de 1,20% em 1984 para 0,77% em

1990 (Lu-Yao et al., 1994). Em comparação com o período de 1984 a 1990, as taxas ajustadas para a idade de RTUP para HPB durante o período de 1991 a 1997 declinaram ainda mais em cerca de 50% para homens brancos (14,6 para 6,72 por 1.000) e 40% para homens negros (11,8 para 6,58 por 1.000) (Wasson et al., 2000). O banco de dados do Medicare só é relevante para homens com mais de 65 anos inscritos no Medicare e, portanto, é menos interessante do ponto de vista epidemiológico longitudinal.

As séries mais antigas sobre a história natural da HPB, como aquela relatada por Craigen et al. (1969), projetaram estimativas um tanto irrealistas de incidência de prostatectomia de 35% em 1 ano e de 45% em 7 anos. Diokno et al. (1992) relataram uma taxa de incidência anual de 2,6 e 3,3% para o primeiro e o segundo anos em sua coorte de homens com acompanhamento longitudinal. A polaciúria, a hesitação, o esforço na micção e a interrupção do jato urinário foram todos associados a um maior risco.

O primeiro estudo de qualidade substancial sobre as taxas de incidência e fatores de risco da cirurgia de próstata foi o Baltimore Longitudinal Study of Aging (Arrighi et al., 1990, 1991; Guess et al., 1990). Foi realizado um acompanhamento de mais de 1.000 homens durante 30 anos, com avaliações dos sintomas, questionários e exames anualmente. **A idade, o esvaziamento incompleto e a mudança no calibre e na força do jato de urina foram todos associados independentemente ao risco de cirurgia de próstata, assim como um aumento da próstata identificado pelo EDR.** Dos 464 homens sem fatores de risco, apenas 3% precisaram se submeter a cirurgia durante o acompanhamento. Para homens com um fator de risco, a incidência cumulativa foi de 9%, para aqueles com dois fatores de risco, de 16%, e para aqueles com três fatores de risco, 37%. Em um estudo semelhante, o Normative Aging Study, foi constatado que a nictúria e a hesitação foram preditores independentes de cirurgia em 1.868 homens de 49 a 68 anos de idade, acompanhados durante um período de mais de 20 anos (Epstein et al., 1991). A idade e cinco LUTS (disúria, incontinência, dificuldade em iniciar a micção, nictúria e jato urinário lento) foram associados a um risco de cirurgia em 16.219 homens com mais de 40 anos de idade recrutados no Kaiser Permanente Health Plan, na Califórnia, dos quais 1.027 foram submetidos a prostatectomia durante o período de 12 anos de acompanhamento (Sidney et al., 1991a, 1991b).

No ensaio clínico cooperativo VA, em que a cirurgia foi comparada com a espera vigilante, 65 de 276 (24%) pacientes incluídos no grupo de espera vigilante passaram para o grupo da cirurgia dentro de 3 anos de acompanhamento; 20 desses pacientes preencheram os requisitos de desfechos pré-fixados (azotemia, volume elevado de urina residual, incontinência ou escores elevados de sintomas). Um alto escore basal de incômodo constituiu um forte preditor de necessidade de cirurgia (Wasson et al., 1995).

A probabilidade de intervenção cirúrgica no decorrer de 4 anos aumentou de 10% em homens com diagnóstico de HPB e sintomas leves para 24% naqueles com sintomas moderados e 39% nos pacientes com sintomas graves no estado basal, conforme relatado em um estudo de história natural e observação conduzido por Barry et al. (1997b).

O Olmsted County Study e o grupo de pacientes tratados com placebo do estudo PLESS forneceram informações adicionais acerca dos fatores de risco para cirurgia de próstata em homens residentes em comunidades ou homens recrutados em um ensaio clínico de tratamento da HPB.

No Olmsted County Study, durante o acompanhamento de mais de 10.000 indivíduos/ano, 167 homens foram tratados, proporcionando uma incidência global de 16 por 1.000 indivíduos/ano. Foi constatado um acentuado aumento relacionado com a idade no risco de qualquer tratamento de 3,3 por 1.000 indivíduos/ano para homens de 40 a 49 anos para mais de 30 por 1.000 indivíduos/ano para homens de 70 anos ou mais. Entre os homens com sintomas de moderados a graves, taxa de fluxo urinário máximo reduzida (<12 mL/s), aumento de tamanho da próstata (>30 mL) ou nível sérico elevado de PSA (≥1,4 ng/mL), o risco de tratamento para HPB foi cerca de quatro vezes maior em comparação com os indivíduos sem esses achados. Após um ajuste para todas as medições simultaneamente, o aumento de tamanho da próstata (relação de risco de 2,3, IC de 95% de 1,1 a 4,7), a diminuição da taxa de fluxo máximo (relação de risco de 2,7, IC de 95% de 1,4 a 5,3) e a presença de sintomas de moderados a graves (relação de risco de 5,3, IC de 95% de 2,5 a 11,1) em condições basais foram, cada um deles, fatores preditivos independentes de necessidade de tratamento subsequente. De modo global, quase 1 em cada 4 homens recebeu tratamento durante a oitava década de vida. **Esses dados sugerem que os homens com LUTS de moderado a grave, comprometimento da taxa de fluxo ou aumento de tamanho da próstata têm mais tendência a necessitar de tratamento, o que aumenta o risco de magnitude semelhante àqueles associados a desfechos adversos, como RUA** (Jacobsen et al., 1999) (Fig. 103-23).

No estudo PLESS, foi realizado um acompanhamento de mais de 1.500 pacientes com LUTS moderado e aumento de tamanho da próstata tratados com placebo durante 4 anos. Desses pacientes, 10% ou 2,5% por ano foram submetidos a cirurgia para HPB (McConnell et al., 1998). Embora o risco de se submeter a cirurgia fosse linear (p. ex., permaneceu constante durante todo o estudo), foi diferente quando os pacientes foram estratificados de acordo com o volume da próstata ou os níveis séricos de PSA em tercis no início do estudo (Fig. 103-27). À semelhança da incidência de RUA, as taxas de cirurgia aumentaram de 6,2 para 14,6% para pacientes no tercil de PSA mais baixo para

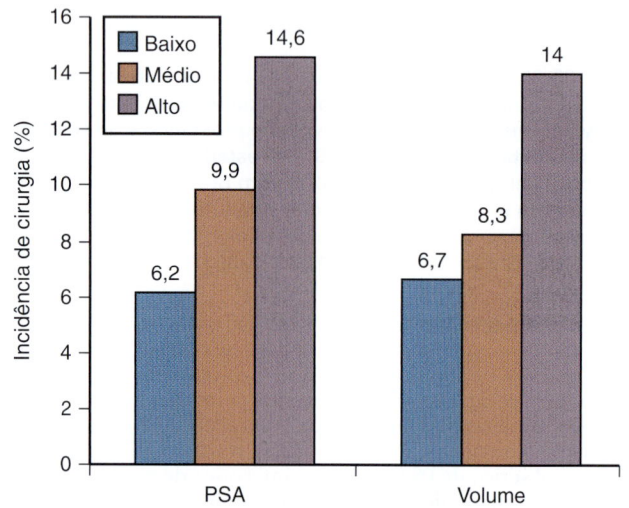

Figura 103-27. Incidência de cirurgia estratificada por tercis dos níveis séricos de antígeno prostático específico (PSA) e volume da próstata em pacientes tratados com placebo no Proscar Long-Term Efficacy and Safety Study. (De Roehrborn CG, McConnell JD, Lieber M et al. Serum prostatespecific antigen concentration is a powerful predictor of acute urinary retention and need for surgery in men with clinical benign prostatic hyperplasia. PLESS Study Group. Urology 1999;53:473–80.)

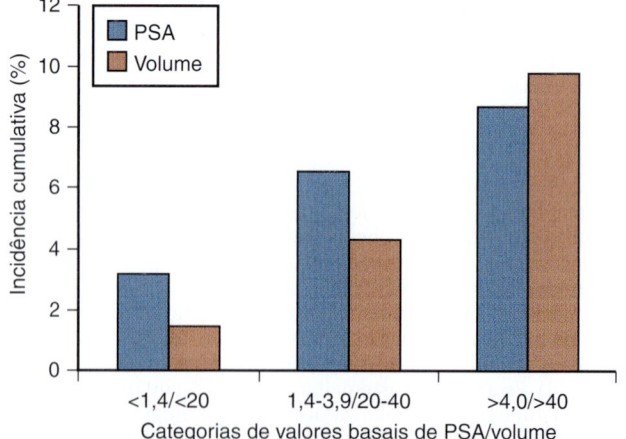

Figura 103-28. Incidência cumulativa de tratamento invasivo (cirurgia) para a hiperplasia prostática benigna em pacientes tratados com placebo no estudo Medical Therapy of Prostatic Symptoms estratificado de acordo com o volume prostático basal e o nível sérico basal de antígeno prostático específico (PSA). (De Roehrborn CG, McConnell JD, Lieber M et al. Serum prostatespecific antigen concentration is a powerful predictor of acute urinary retention and need for surgery in men with clinical benign prostatic hyperplasia. PLESS Study Group. Urology 1999;53:473–80.)

o tercil mais alto, e de 6,7 para 14,0% para pacientes no tercil mais baixo de volume prostático para o tercil mais alto.

No MTOPS, a incidência de tratamento invasivo para a HPB no grupo tratado com placebo aumentou de modo quase linear quando estratificado de acordo com o nível sérico de PSA ou o volume da próstata em condições basais (Fig. 103-28) (McConnell et al., 2003).

REFERÊNCIAS

Para consultar a lista completa de referências, acesse www.expertconsult.com.

LEITURA SUGERIDA

Abrams P. Objective evaluation of bladder outlet obstruction [review]. Br J Urol 1995;76(Suppl. 1):11-5.
Abrams P, Cardozo L, Fall M, et al. The standardisation of terminology in lower urinary tract function: report from the standardisation sub-committee of the International Continence Society. Urology 2003;61:37-49.
Abrams PH, Farrar DJ, Turner-Warwick RT, et al. The results of prostatectomy: a symptomatic and urodynamic analysis of 152 patients. J Urol 1979;121:640-2.
American Urological Association Practice Guidelines Committee. AUA guideline on management of benign prostatic hyperplasia. Chapter 1: Diagnosis and treatment recommendations. J Urol 2003;170(2 Pt. 1):530-47.
Andriole G, Bruchovsky N, Chung LW, et al. Dihydrotestosterone and the prostate: the scientific rationale for 5alpha-reductase inhibitors in the treatment of benign prostatic hyperplasia. J Urol 2004;172(4 Pt. 1):1399-403.
Arrighi HM, Guess HA, Metter EJ, et al. Symptoms and signs of prostatism as risk factors for prostatectomy. Prostate 1990;16:253-61.
Arrighi HM, Metter EJ, Guess HA, et al. Natural history of benign prostatic hyperplasia and risk of prostatectomy. Urology 1991;38:4-8.
Barry MJ, Cockett AT, Holtgrewe HL, et al. Relationship of symptoms of prostatism to commonly used physiological and anatomical measures of the severity of benign prostatic hyperplasia. J Urol 1993;150:351-8.
Barry MJ, Fowler FJ Jr, O'Leary MP, et al. The American Urological Association symptom index for benign prostatic hyperplasia. The Measurement Committee of the American Urological Association. J Urol 1992;148:1549-57. discussion 1564.
Barry MJ, Williford WO, Chang Y, et al. Benign prostatic hyperplasia specific health status measures in clinical research: how much change in the American Urological Association symptom index and the benign prostatic hyperplasia impact index is perceptible to patients? [see comments]. J Urol 1995;154:1770-4.
Berry SJ, Coffey DS, Ewing LL. Effects of aging on prostate growth in beagles. Am J Physiol 1986;250:R1039-46.
Berry SJ, Coffey DS, Strandberg JD, et al. Effect of age, castration, and testosterone replacement on the development and restoration of canine benign prostatic hyperplasia. Prostate 1986;9:295-302.
Berry SJ, Coffey DS, Walsh PC, et al. The development of human benign prostatic hyperplasia with age. J Urol 1984;132:474-9.
Boyle P, Maisonneuve P, Steg A. Decrease in mortality from benign prostatic hyperplasia: a major unheralded health triumph [see comments]. J Urol 1996;155:176-80.
Boyle P, Robertson C, Mazzetta C, et al. The association between lower urinary tract symptoms and erectile dysfunction in four centres: the UrEpik study. BJU Int 2003;92:719-25.
Bruskewitz RC, Iversen P, Madsen PO. Value of postvoid residual urine determination in evaluation of prostatism. Urology 1982;20:602-4.
Chapple CR, Wein AJ, Abrams P, et al. Lower urinary tract symptoms revisited: a broader clinical perspective. Eur Urol 2008;54:563-9.
Cunha GR. Role of mesenchymal-epithelial interactions in normal and abnormal development of the mammary gland and prostate [review]. Cancer 1994;74:1030-44.
Cunha GR, Chung LW, Shannon JM, et al. Hormone-induced morphogenesis and growth: role of mesenchymal-epithelial interactions. Recent Prog Horm Res 1983;39:559.
Flanigan RC, Reda DJ, Wasson JH, et al. 5-Year outcome of surgical resection and watchful waiting for men with moderately symptomatic benign prostatic hyperplasia: a Department of Veterans Affairs cooperative study. J Urol 1998;160:12-6. discussion 16-7.
Garraway WM, Armstrong C, Auld S, et al. Follow-up of a cohort of men with untreated benign prostatic hyperplasia. Eur Urol 1993;24:313-8.
Girman CJ. Natural history and epidemiology of benign prostatic hyperplasia: relationship among urologic measures. Urology 1998;51(Suppl. 4A):8-12.
Girman CJ, Epstein RS, Jacobsen SJ, et al. Natural history of prostatism: impact of urinary symptoms on quality of life in 2115 randomly selected community men. Urology 1994;44:825-31.
Girman CJ, Jacobsen SJ, Guess HA, et al. Natural history of prostatism: relationship among symptoms, prostate volume and peak urinary flow rate. J Urol 1995;153:1510-5.
Girman CJ, Jacobsen SJ, Tsukamoto T, et al. Health-related quality of life associated with lower urinary tract symptoms in four countries. Urology 1998;51:428-36.
Glynn RJ, Campion EW, Bouchard GR, et al. The development of benign prostatic hyperplasia among volunteers in the normative aging study. Am J Epidemiol 1985;121:78-90.
Gormley GJ, Stoner E, Bruskewitz RC, et al. The effect of finasteride in men with benign prostatic hyperplasia. The Finasteride Study Group [see comments]. N Engl J Med 1992;327:1185-91.
Gosling JA, Dixon JS. Structure of trabeculated detrusor smooth muscle in cases of prostatic hypertrophy. Urol Int 1980;35:351-5.
Gosling JA, Gilpin SA, Dixon JS, et al. Decrease in the autonomic innervation of human detrusor muscle in outflow obstruction. J Urol 1986;136:501.
Holtgrewe HL, Mebust WK, Dowd JB, et al. Transurethral prostatectomy: practice aspects of the dominant operation in American urology. J Urol 1989;141:248-53.
Irwin DE, Milsom I, Hunskaar S, et al. Population-based survey of urinary incontinence, overactive bladder, and other lower urinary tract symptoms in five countries: results of the EPIC study. Eur Urol 2006;50:1306-14. discussion 1314-15.
Isaacs JT. Prostate stem cells and benign prostatic hyperplasia. Prostate 2008;68:1025-34.
Jacobsen SJ, Jacobson DJ, Rohe DE, et al. Frequency of sexual activity and prostatic health: fact or fairy tale? Urology 2003;61:348-53.
Kaplan SA, Wein AJ, Staskin DR, et al. Urinary retention and post-void residual urine in men: separating truth from tradition. J Urol 2008;180:47-54.
Kramer G, Mitteregger D, Marberger M. Is benign prostatic hyperplasia (BPH) an immune inflammatory disease? Eur Urol 2007;51:1202-16.
Kyprianou N, Tu H, Jacobs SC. Apoptotic versus proliferative activities in human benign prostatic hyperplasia. Hum Pathol 1996;27:668-75.
Lepor H, Tang R, Meretyk S, et al. The alpha-adrenoceptor subtype mediating the tension of human prostatic smooth muscle. Prostate 1993;22:301-7.
Lu-Yao GL, Barry MJ, Chang CH, et al. Transurethral resection of the prostate among Medicare beneficiaries in the United States: time trends and outcomes. Prostate Patient Outcomes Research Team (PORT). Urology 1994;44:692-8. discussion 698-9.
Marberger M, Roehrborn CG, Marks LS, et al. Relationship among serum testosterone, sexual function, and response to treatment in men receiving dutasteride for benign prostatic hyperplasia. J Clin Endocrinol Metab 2006;91:1323-8.
McConnell JD, Barry MJ, Bruskewitz RC, et al. Benign prostatic hyperplasia: diagnosis and treatment. Clinical Practice Guideline No. 8. Rockville (MD): U.S. Department of Health and Human Services, Public Health Service, Agency for Health Care Policy and Research; 1994. 1-17.
McConnell JD, Bruskewitz R, Walsh P, et al. The effect of finasteride on the risk of acute urinary retention and the need for surgical treatment among men with benign prostatic hyperplasia. Finasteride Long-Term Efficacy and Safety Study Group. N Engl J Med 1998;338:557-63.
McConnell JD, Roehrborn C, Bautista O, et al. The long-term effects of doxazosin, finasteride and the combination on the clinical progression of benign prostatic hyperplasia. N Engl J Med 2003;349:2385-96.
McNeal J. Pathology of benign prostatic hyperplasia: insight into etiology [review]. Urol Clin North Am 1990;17:477-86.
McVary KT. Erectile dysfunction and lower urinary tract symptoms secondary to BPH. Eur Urol 2005;47:838-45.
Mebust WK, Holtgrewe HL, Cockett AT, et al. Transurethral prostatectomy: immediate and postoperative complications. A cooperative study of 13 participating institutions evaluating 3,885 patients. J Urol 1989;141:243-7.
Nordling J. The aging bladder—a significant but underestimated role in the development of lower urinary tract symptoms. Exp Gerontol 2002;37:991-9.
Oishi K, Boyle P, Barry M, et al. Epidemiology and natural history of benign prostatic hyperplasia. In: 4th International Consultation on Benign Prostatic Hyperplasia. Plymouth (UK): Plymbridge Distributors Ltd; 1989. 23-59.
Parsons JK. Modifiable risk factors for benign prostatic hyperplasia and lower urinary tract symptoms: new approaches to old problems. J Urol 2007;178:395-401.
Partin AW, Oesterling JE, Epstein JI, et al. Influence of age and endocrine factors on the volume of benign prostatic hyperplasia. J Urol 1991;145:405-9.
Partin AW, Page WF, Lee BR, et al. Concordance rates for benign prostatic disease among twins suggest hereditary influence. Urology 1994;44:646-50.
Roehrborn CG, Boyle P, Bergner D, et al. Serum prostate-specific antigen and prostate volume predict long-term changes in symptoms and flow rate: results of a four-year, randomized trial comparing finasteride versus placebo. PLESS Study Group. Urology 1999;54:662-9.

Roehrborn CG, Boyle P, Gould AL, et al. Serum prostate-specific antigen as a predictor of prostate volume in men with benign prostatic hyperplasia. Urology 1999;53:581-9.

Roehrborn CG, Bruskewitz R, Nickel GC, et al. Urinary retention in patients with BPH treated with finasteride or placebo over 4 years: characterization of patients and ultimate outcomes. The PLESS Study Group. Eur Urol 2000;37:528-36.

Roehrborn CG, Lange JL, George FW, et al. Changes in amount and intracellular distribution of androgen receptor in human foreskin as a function of age. J Clin Invest 1987;79:44-7.

Roehrborn CG, McConnell JD, Lieber M, et al. Serum prostate-specific antigen concentration is a powerful predictor of acute urinary retention and need for surgery in men with clinical benign prostatic hyperplasia. PLESS Study Group. Urology 1999;53:473-80.

Roehrborn CG, Schwinn DA. Alpha1-adrenergic receptors and their inhibitors in lower urinary tract symptoms and benign prostatic hyperplasia. J Urol 2004;171:1029-35.

Rosen R, Altwein J, Boyle P, et al. Lower urinary tract symptoms and male sexual dysfunction: the multinational survey of the aging male (MSAM-7). Eur Urol 2003;44:637-49.

Rosen RC, Coyne KS, Henry D, et al. Beyond the cluster: methodological and clinical implications in the Boston Area Community Health survey and EPIC studies. BJU Int 2008;101:1274-8.

Russell DW, Wilson JD. Steroid 5alpha-reductase: two genes/two enzymes. Annu Rev Biochem 1994;63:25.

Sagnier PP, Girman CJ, Garraway M, et al. International comparison of the community prevalence of symptoms of prostatism in four countries. Eur Urol 1996;29:15-20.

Sech SM, Montoya JD, Bernier PA, et al. The so-called "placebo effect" in benign prostatic hyperplasia treatment trials represents partially a conditional regression to the mean induced by censoring. Urology 1998;51:242-50.

Sherwood JB, McConnell JD, Vazquez DJ, et al. Heterogeneity of 5 alpha-reductase gene expression in benign prostatic hyperplasia. J Urol 2003;169:575-9.

Steers WD, Ciambotti J, Erdman S, et al. Morphological plasticity in efferent pathways to the urinary bladder of the rat following urethral obstruction. J Neurosci 1990;19:1943.

Walsh PC, Hutchins GM, Ewing LL. Tissue content of dihydrotestosterone in human prostatic hyperplasia is not supernormal. J Clin Invest 1983;72:1772-7.

Walsh PC, Wilson JD. The induction of prostatic hypertrophy in the dog with androstanediol. J Clin Invest 1976;57:1093.

Wang W, Bergh A, Damber JE. Chronic inflammation in benign prostate hyperplasia is associated with focal upregulation of cyclooxygenase-2, Bcl-2, and cell proliferation in the glandular epithelium. Prostate 2004;61:60-72.

Wang Z, Tufts R, Haleem R, et al. Genes regulated by androgen in the rat ventral prostate. Proc Natl Acad Sci U S A 1997;94:12999-3004.

Wasson JH, Bubolz TA, Lu-Yao GL, et al. Transurethral resection of the prostate among medicare beneficiaries: 1984 to 1997. For the Patient Outcomes Research Team for Prostatic Diseases. J Urol 2000;164:1212-5.

Wasson JH, Reda DJ, Bruskewitz RC, et al. A comparison of transurethral surgery with watchful waiting for moderate symptoms of benign prostatic hyperplasia. The Veterans Affairs Cooperative Study Group on Transurethral Resection of the Prostate. N Engl J Med 1995;332:75-9.

Wein AJ, Coyne KS, Tubaro A, et al. The impact of lower urinary tract symptoms on male sexual health: EpiLUTS. BJU Int 2009;103(Suppl. 3):33-41.

Wennberg JE, Mulley AG Jr, Hanley D, et al. An assessment of prostatectomy for benign urinary tract obstruction: geographic variations and the evaluation of medical care outcomes. JAMA 1988;259:3027-30.

Yang G, Timme TL, Park SH, et al. Transforming growth factor beta 1 transduced mouse prostate reconstitutions: II. Induction of apoptosis by doxazosin. Prostate 1997;33:157-63.

Zucchetto A, Tavani A, Dal Maso L, et al. History of weight and obesity through life and risk of benign prostatic hyperplasia. Int J Obes Relat Metab Disord 2005;29:798-803.

104 Evaluation and Nonsurgical Management of Benign Prostatic Hyperplasia

Thomas A. McNicholas, MB BS, FRCS, FEBU, Mark J. Speakman, MBBS, MS, FRCS e Roger S. Kirby, MD, FRCS

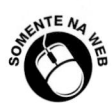

Diagnosis

Assessing the Effectiveness and Safety of Medical Therapy for Lower Urinary Tract Symptoms

Nonsurgical Therapy for Benign Prostatic Hyperplasia

Medical Therapy for Lower Urinary Tract Symptoms and Benign Prostatic Hyperplasia

Therapy with α-Adrenergic Blockers

Androgen Manipulation

Combination Therapy with α-Blocker and 5 α-Reductase Inhibitor

Anticholinergic (Antimuscarinic) Receptor Blockers

Phosphodiesterase Inhibitors

Phytotherapy

Acute Urinary Retention

Future Strategies for Nonsurgical Therapy for Male Lower Urinary Tract Symptoms

105 Tratamento Endoscópico e Minimamente Invasivo da Hiperplasia Benigna da Próstata

Charles Welliver, MD e Kevin T. McVary, MD, FACS

Epidemiologia e Fatia do Mercado

Investigação

Definição de Resultados

Fatores Pré-cirúrgicos

Tecnologias Específicas

Conclusão

A obstrução urinária em decorrência da doença benigna da próstata (HBP) é provavelmente reconhecida desde os primórdios da medicina. Uma das primeiras descrições da HBP foi proposta por Morgagni no século XVIII (Morgagni, 1760). Os primeiros tratamentos para HBP se restringiram a procedimentos abertos com acessos suprapúbicos e perineais. Essas cirurgias muitas vezes resultavam em grande perda sanguínea e levavam a mortalidade e morbidade inaceitáveis. A ressecção transuretral da próstata (RTUP) ofereceu uma opção entre a observação ativa e a prostatectomia aberta, mas com equipamento rudimentar e conhecimentos incompletos sobre a fisiologia pós-operatória, esse procedimento continuou a ter morbidade e até mesmo mortalidade elevada.

Com a introdução do tratamento clínico na década de 1990, começamos a observar uma diminuição da necessidade de cirurgia para tratar os sintomas do trato urinário inferior (STUI) relacionados com a HBP. O manejo clínico ofereceu uma opção de tratamento com menor risco em relação aos tratamentos cirúrgicos antes incontestáveis, ainda que apresentasse resultados inferiores e necessidade de terapia contínua. No entanto, apesar da evolução do tratamento clínico, muitos pacientes ainda solicitam ou necessitam de tratamento cirúrgico adicional.

As opções endoscópicas em expansão, incluindo inúmeras técnicas cirúrgicas minimamente invasivas (TCMIs), permitiram que o profissional acrescentasse outros tratamentos ao contexto, entre abordagens cirúrgicas e tratamento clínico. Consequentemente, o urologista testemunhou uma explosão do número de procedimentos disponíveis para o tratamento de STUI e HBP. Essas novas tecnologias costumam ser recebidas com animação; entretanto, muitas não sobrevivem às expectativas iniciais, pois muitas vezes se baseiam em pequenas séries de pacientes acompanhados por um curto período de tempo.

A crescente pressão para aceitação de uma nova tecnologia e sua competição por uma fatia do mercado fazem que o urologista precise ser cuidadoso ao indicá-las até que os resultados tenham sido minuciosamente examinados. Frequentemente, quando as novas tecnologias ou técnicas são comparadas à RTUP monopolar (RTUP-M) clássica, são citados dados ultrapassados que não refletem os resultados contemporâneos da RTUP. Além disso, existe considerável efeito placebo inerente a todos os tratamentos de STUI-HBP e, nos desenhos de estudo não rigorosos, tal como uma coorte não controlada em série isolada, qualquer efeito placebo ou fictício inerente será creditado à nova tecnologia.

Neste capítulo, discutiremos as muitas opções de tratamento disponíveis ao paciente e ao urologista para o tratamento de STUI e HBP. Será dada atenção especial às vantagens e desvantagens das diferentes técnicas e os desfechos para os pacientes. A RTUP manteve uma posição diferenciada como único tratamento endoscópico há muitas décadas, e a profundidade e a variedade de literatura em torno desse procedimento são impressionantes. Esse tratamento ainda é claramente considerado o padrão-ouro e qualquer nova tecnologia consequentemente acaba sendo comparada com a RTUP em ensaios clínicos randomizados e controlados (ECRC) ou em opinião de especialistas.

EPIDEMIOLOGIA E FATIA DO MERCADO

Fatia do Mercado

Com a crescente utilização dos α-bloqueadores para tratamento de STUI e HBP na década de 1980, houve uma diminuição contínua nas taxas de tratamento cirúrgico para HBP. A análise dos bancos de dados Medicare em múltiplos pontos demonstra essa diminuição (Lu-Yao et al., 1994; Wasson et al., 2000), sendo observada uma redução de 5% por ano entre 1999 e 2005. No entanto, nesse período de estudo entre 1999 e 2005, houve um aumento total de 44% do tratamento cirúrgico da HBP (todas as opções de tratamento), ocasionado principalmente por um **aumento de 529% de termoterapia ou tratamento com *laser*** (Yu et al., 2008).

O fascículo mais recente dessa série (Malaeb et al., 2012) mostrou um pico do tratamento cirúrgico para STUI e HBP em 2005, com subsequente redução de 19,8% até o final do estudo em 2008. Durante o período de estudo, o uso da RTUP continuou a diminuir, mesmo com a introdução do sistema de ressecção bipolar. A termoterapia e a terapia com *laser* também tiveram sua utilização reduzida entre 2005 e 2008; e a única opção de tratamento com aumento após 2005 foi a vaporização a *laser*.

Mais esclarecimentos podem ser obtidos examinando o registro de casos de urologistas que se submetem à certificação ou à recertificação. A avaliação de 3.995 registros de casos mostrou que 59% dos urologistas realizavam unicamente RTUP, enquanto 8% realizavam exclusivamente procedimentos a *laser*. O percentual de procedimentos a *laser* aumentou de 11% para 44% do total entre 2004 e 2010. Embora não houvesse diferença de idade entre os que realizavam exclusivamente RTUP ou qualquer procedimento a *laser*, é provável que os profissionais que realizavam procedimentos a *laser* tivessem volumes de casos maiores. Fato interessante é que, depois de 2008, a porcentagem diferencial ficou razoavelmente estável entre qualquer procedimento a *laser* (44%) e RTUP convencional (56%), possivelmente indicando certa saturação (Lawrance et al., 2013).

Acesse www.expertconsult.com para mais informações.

Epidemiologia do Tratamento Cirúrgico para Hiperplasia Benigna da Próstata

A prevalência de STUI atribuídos à HBP e HBP histológica aumenta com a idade. O **Baltimore Longitudinal Study** (Guess et al., 1990) **avaliou 1.057 homens e verificou que o "prostatismo" ou disfunção miccional por HBP aumentou progressivamente de 26% na quinta década de vida para 79% na oitava década de vida. A prevalência dos sintomas relacionados ao crescimento da próstata aumentou de 26%**

dos homens com 40 a 49 anos para 46% dos homens com mais de 70 anos no Olmsted County Study (Chute et al., 1993).

A prevalência das evidências histológicas de HBP segue uma correlação semelhante com a idade. Homens na oitava década (82%) tiveram maior probabilidade de apresentar evidências histológicas do que homens na quarta década (8%) no estudo de Barry et al. (1984). O estudo de autópsias de Robson (1964) encontrou prevalências de HBP histologicamente confirmada em próstatas com aumento de volume visível de 14%, 37% e 39%, respectivamente, em homens com 50 a 59, 60 a 69 e mais de 70 anos.

Idade Crescente

Notou-se, no Veterans Administration Normative Aging Study (Estudo Normativo do Envelhecimento da Administração dos Veteranos), realizado prospectivamente de 1961 a 1982 (Glynn et al., 1985), que o risco da cirurgia relacionada à HBP é consideravelmente maior para um homem com 80 anos do que para um homem com 40 anos de idade. O estudo retrospectivo de hospitais de New Haven (Lytton et al., 1968) também verificou um aumento da incidência de cirurgia para HBP na oitava década.

Efeitos dos Medicamentos para Hiperplasia Benigna da Próstata

O sucesso do tratamento medicamentoso para STUI e HBP levou à diminuição das taxas de tratamento cirúrgico já mencionadas. **Consequentemente, os pacientes agora são mais idosos à época da intervenção cirúrgica do que eram nos anos anteriores** (Vela-Navarrete et al., 2005) **e, com frequência, apresentam mais comorbidades médicas** (Choi et al., 2012).

Uma análise retrospectiva interessante de uma única instituição canadense destacou ainda mais as alterações nos pacientes submetidos à intervenção para STUI e HBP (Izard e Nickel, 2011). Os pacientes submetidos à RTUP nos anos de 1988, 1998 e 2008 foram comparados quanto ao uso pré-operatório de medicamentos para HBP, indicações para cirurgia, complicações pós-operatórias e eventos pré-operatórios relacionados à HBP. Enquanto a RTUP diminuiu 60% entre 1988 e 1998, observou-se aumento no percentual de pacientes clínicos submetidos à RTUP entre 1998 e 2008. A indicação para cirurgia na "falha do tratamento clínico" aumentou de praticamente zero, em 1988, para 36% em 1998, para e 87% em 2008. **Por outro lado, os eventos adversos pré-operatórios relacionados à HBP, como retenção urinária aguda (RUA) e hidronefrose, foram mais comuns em 2008 do que em 1988. Além disso, as complicações pós-operatórias e os pacientes que recebiam alta com sonda foram mais comuns em 2008 do que em 1988.** Isso destaca a mudança no perfil do paciente submetido à cirurgia e indica que a terapia clínica pode estar predispondo a descompensação da bexiga e do trato urinário. Isso é compatível com os achados de Flanigan et al. (1998), que verificaram que os pacientes submetidos à RTUP imediata tiveram melhora significativamente maior do fluxo máximo e dos escores de sintomas do que os homens que passaram por períodos prolongados de observação ativa. Parece existir consequência em postergar o tratamento efetivo para muitos homens. No entanto, as características dos pacientes que apresentam deterioração significativa da micção sem tratamento não foram definidas.

Tamanho da Próstata

Apesar de não existir correlação entre o tamanho da próstata e a obstrução infravesical (OIV), de fato parece existir associação entre o volume prostático e a decisão de intervenção cirúrgica. Embora os dados remetam-se a um período anterior ao tratamento clínico, Berry et al. (1984) realmente encontraram correlação entre o tamanho da próstata e a decisão de intervenção cirúrgica. Dados contemporâneos sobre essa correlação certamente têm o viés de múltiplos fatores. A utilização, agora comum, dos inibidores da 5α-redutase (i-5-ARs) diminui o tamanho da próstata e o risco da cirurgia (McConnell et al., 1998; Roehrborn et al., 2002), sugerindo que glândulas menores terão menor necessidade de tratamento.

No entanto, qualquer outra conclusão sobre aumento do tamanho da próstata que leve à cirurgia pode ter sido contaminada pelo uso de outra classe de tratamentos para HPB. Embora não alterem o tamanho da próstata, os α-bloqueadores permitem alívio dos sintomas enquanto não se verifica o crescimento global da próstata. Nos casos em que os medicamentos falharam adiante, os pacientes submetidos à cirurgia apresentavam glândulas maiores. Esse fato contamina o conceito de que glândulas maiores resultariam em maior número de intervenções cirúrgicas, pois o uso comum dessas medicações induz um viés de seleção.

> **PONTOS-CHAVE: EPIDEMIOLOGIA E FATIA DO MERCADO**
>
> - A incorporação do tratamento medicamentoso e de novas tecnologias tem mudado as opções de tratamento para STUI e HBP.
> - Os tratamentos à base de *laser* são cada vez mais utilizados, embora múltiplos fatores tenham afetado essa aceitação.
> - Múltiplos fatores, nas décadas passadas, mudaram o perfil do paciente que tipicamente progride para o tratamento cirúrgico da HBP. Cada vez mais existem mais cenários clínicos desafiadores.

INVESTIGAÇÃO

A investigação de STUI e HBP deve sempre incluir uma história médica detalhada, dando-se atenção à avaliação de STUI por meio de um questionário validado. O exame físico direcionado deve incluir uma breve triagem neurológica, exame abdominal e geniturinário, incluindo o exame digital da próstata (EDP). A análise da urina é mais um teste recomendado, e os homens com sintoma predominante de nictúria devem preencher uma ficha de frequência-volume (diário miccional). As Figuras 105-1 e 105-2 (McVary et al., 2011) trazem um algoritmo para a investigação básica e mais detalhada. Os objetivos específicos para o paciente devem ser claramente definidos dos pontos de vista do próprio paciente e do médico assistente.

A triagem para câncer de próstata se tornou um tópico de controvérsia nos últimos anos. As diretrizes de HBP da American Urological Association (AUA) (McVary et al., 2011) recomendam considerar a triagem apropriada de homens idosos com STUI que tenham uma expectativa de vida acima de 10 anos. **As recentes diretrizes para detecção de câncer de próstata reconhecem que a triagem por meio do antígeno específico da próstata (PSA) tem maior benefício para homens com 55 a 69 anos de idade** (Carter et al., 2013). Essa triagem deve incluir EDP e PSA se o paciente assim o escolher, após uma discussão informada. Embora o PSA seja utilizado principalmente como ferramenta de triagem para o câncer de próstata, pode também substituir a análise do volume prostático, o qual pode ser fator crítico na escolha da terapia para HBP. Por essa razão, indicamos seu uso.

Os objetivos para o tratamento devem ser usados para orientar a avaliação clínica. Durante tal avaliação, deve-se investigar o padrão miccional do paciente, juntamente com problemas clínicos gerais que possam ter efeito sobre o mesmo. O papel da HBP no padrão miccional deve ser avaliado, principalmente em relação aos possíveis benefícios de qualquer tratamento. A necessidade e a probabilidade de sucesso de qualquer tratamento devem ser ponderadas, levando-se em conta o risco do tratamento. Por fim, o resultado da avaliação médica e sua justificativa devem ser explicados ao paciente utilizando termos que ele consiga entender.

DEFINIÇÃO DE RESULTADOS

Taxas de Respostas

Subjetivas

O uso de dados de questionários validados se tornou costumeiro no relato de sintomas, mas outros dados podem ser mais abertos à interpretação. A intensidade com que um paciente define sua disúria ou hematúria depois de um procedimento pode afetar como são incluídos

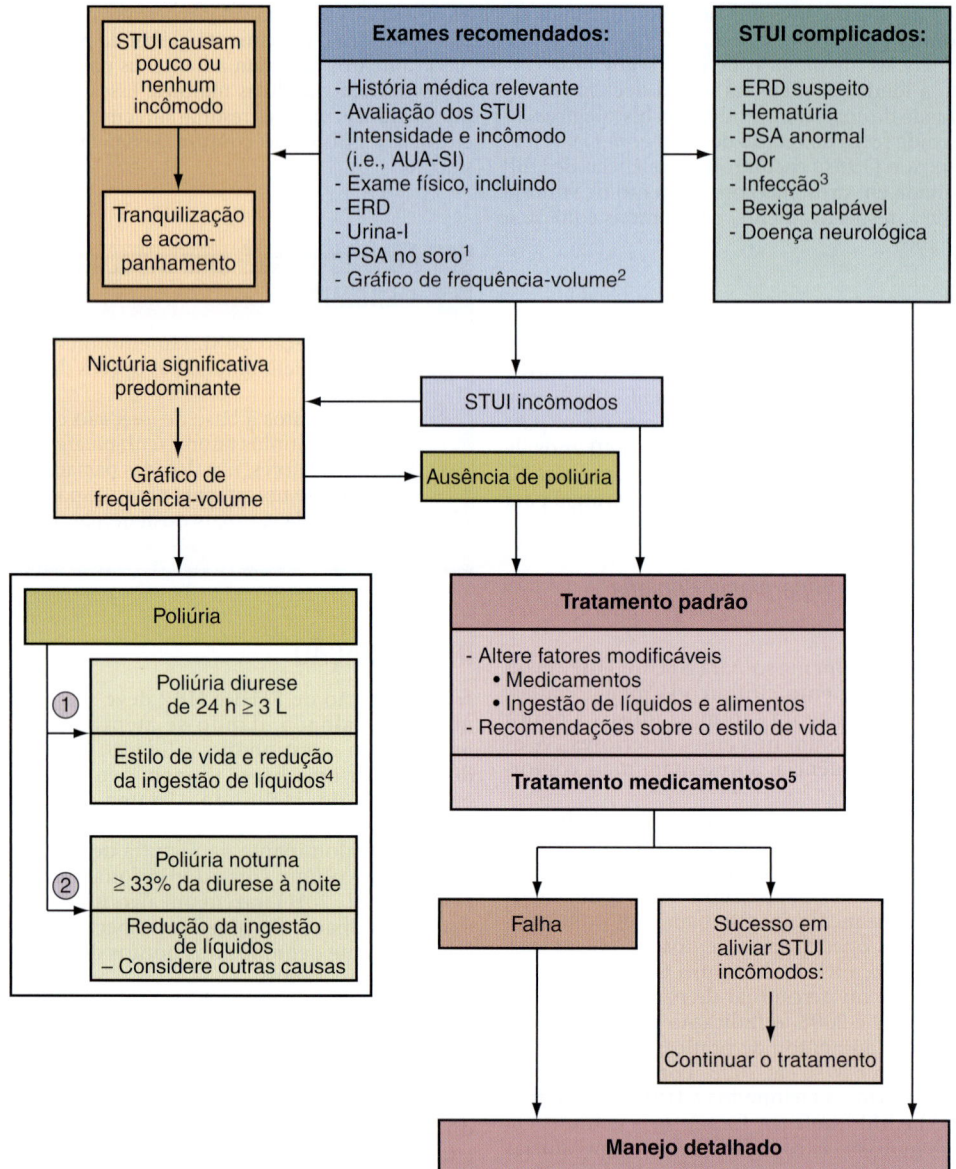

[1] Quando a expectativa de vida for > 10 anos e se o diagnóstico de câncer de próstata puder modificar o manejo. Acesse www.auanet.org para ver a *declaração de melhor prática para PSA da AUA: atualização de 2009*
[2] Quando nictúria significativa for um sintoma predominante
[3] Avalie e inicie o tratamento antes de encaminhamento.
[4] Na prática, recomende aos pacientes com sintomas a terem como alvo uma diurese de aproximadamente 1 L/24 h
[5] V. Figura 105-2

Figura 105-1. Manejo básico dos sintomas do trato urinário inferior (STUI) em homens. AUA-SI, escore do Índice de Sintomas da American Urological Association; ERD, exame retal digital; PSA, antígeno específico da próstata. (Modificada de McVary KT < Roehrborn CG, Avins AL et al. Update on AUA Guideline on the management of benign prostatic hyperplasia. J Urol 2011; 185:1793-803.)

no que muitas vezes é um sistema binário de escores que define a presença ou ausência absoluta de um sintoma.

Objetivas

Embora sejam os mais reprodutíveis dos resultados entre estudos, os dados objetivos também dependem de relatos minuciosos e, desse modo, podem ser afetados por variáveis contraditórias. Os fatores de divergência mais frequentemente observados são os relatos de alterações em pacientes com seguimento de longo prazo. Esses dados são propensos à contaminação de múltiplas fontes, incluindo pacientes que perderam o seguimento e pacientes que não são responsivos e receberam tratamento adicional. Raramente as análises por intenção de tratar são relatadas nas séries e, na realidade, os desfechos relatados tipicamente incluem aqueles pacientes responsivos ao tratamento que continuaram a retornar em consultas futuras.

Necessidade de Procedimentos Secundários

Os problemas em torno dos relatos de procedimentos secundários foram bem delineados em versões prévias das diretrizes para HBP. Em resumo, a métrica definida para uma outra intervenção é, em geral, executada pelo médico assistente. Isso é difícil de classificar porque o tratamento pode ser desencadeado por queixas subjetivas, achados

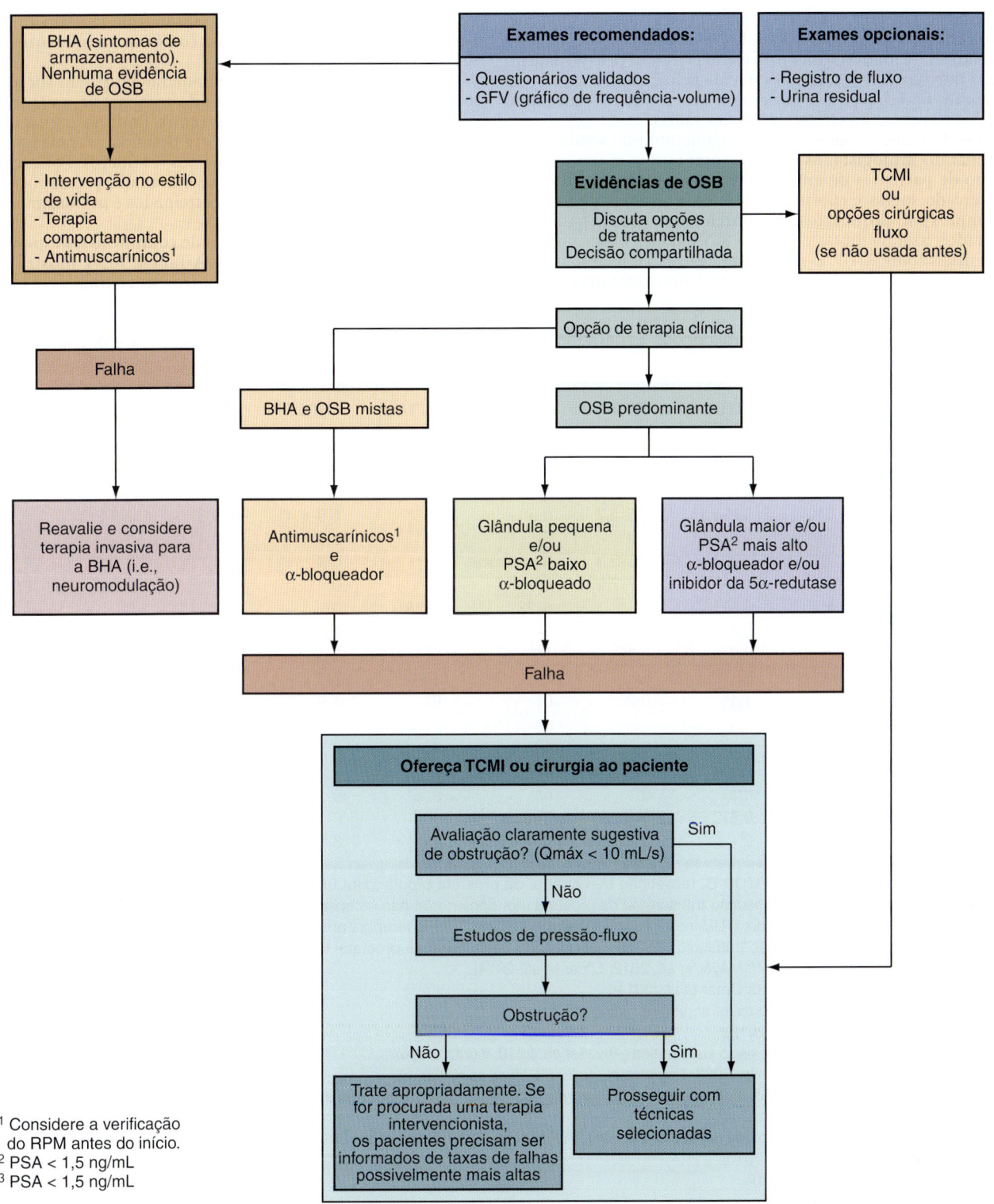

Figura 105-2. Manejo detalhado para sintomas do trato urinário inferior (STUI) incômodos depois do manejo básico. OSB, obstrução da saída da bexiga; TCMI, tratamento cirúrgico minimamente invasivo; BHA, bexiga hiperativa; PSA, antígeno específico da próstata; RPM, resíduo pós-miccional. (Modificada de McVary KT < Roehrborn CG, Avins AL et al. Update on AUA Guideline on the management of benign prostatic hyperplasia. J Urol 2011; 185:1793-803.)

objetivos ou uma combinação dos dois. Esses limiares podem variar com os pacientes ou os médicos assistentes e a reprodutibilidade e confiabilidade no mesmo estudo e entre estudos são desafiadoras. Além disso, pacientes envolvidos em ensaios clínicos podem ser seguidos mais de perto e examinados mais cuidadosamente, fazendo que paciente e médico mudem o limiar (em qualquer direção) para o início do tratamento. Embora as falhas de tratamento sejam um desfecho claramente importante, uma vez que podem levar ao aumento do custo total da atenção à saúde, a literatura atual pode tornar essas questões difíceis de serem interpretadas.

Comparações com Outros Tratamentos

Comparar procedimentos cirúrgicos entre si e com a conduta clínica de modo equitativo pode ser um desafio. Em particular, ao comparar estudos envolvendo uma intervenção (que, pela natureza da intervenção, geralmente não inclui um placebo) com aqueles que usam um placebo introdutório (comuns em estudos de medicação), o primeiro tratamento levará todo o crédito pelo efeito placebo e pelo verdadeiro efeito da intervenção e o segundo somente pelo efeito verdadeiro da intervenção. Embora, para o paciente, esses resultados pareçam o mesmo, as comparações são inerentemente falhas.

Em geral, quando algum novo procedimento está sendo aceito no arsenal do urologista, os estudos começam com um número pequeno de pacientes de uma coorte estreitamente definida. Se for observado sucesso, coortes maiores com critérios de inclusão mais amplos são propostas. Frequentemente, esses achados são comparados com melhoras clínicas e morbidades observadas nos dados iniciais sobre RTUP. Essas comparações são um tanto injustas pois comparam uma tecnologia atual com um conjunto de dados históricos, muitas vezes inferior. Estudos que revelam amplas conclusões baseadas em comparações com controles históricos devem ser vistos com ceticismo.

Se uma tecnologia parecer verdadeiramente bem-sucedida, passa-se para os ECRCs finais, a fim de comparar a nova tecnologia com outra abordagem de tratamento. Embora o ensaio clínico comparativo de efetividade seja um desafio a ultrapassar, ainda é necessária cautela ao interpretar esses resultados. Por exemplo, ao comparar a RTUP com a técnica a ser avaliada, pressupõe-se que os cirurgiões estejam suficientemente treinados e produzam resultados previsíveis.

A Tabela 105-1 mostra as taxas de complicações esperadas com base nas diferentes tecnologias. A Tabela 105-2 mostra os resultados esperados para os parâmetros miccionais e é elaborada

TABELA 105-1 Taxas de Complicações Esperadas depois de Procedimentos Endoscópicos para Hiperplasia Benigna da Próstata

	RTUP-M	RTUP-B	TUNA	TTUM	HOLEP	VFP	VTUP	ITUP
Retenção urinária transitória	4,3-6,8[a]	3,3-3,7[b]	23[c]	10-24[d]	2,7-5,9[e]	5,2-9,9[e]	2-9,8[f]	4,9-11,3[g]
ITU	4,1-6,2[a]	2,6-8,4[c]	4[c]	15-20[h]	0,9-2,7[e]	4,2-12[e]	0[f]	EI
Contratura do colo vesical	2-3,2[a]	0,5[b]	EI	0[d]	1,2-1,5[e]	1,1-5[e]	0,5-1[f]	EI
Estenose uretral	3,4-4,1[a]	0,5-4,7[i]	0,5[c]	0-2[h]	1,9-4,4[e]	1-6,3[e]	1,9-3,3[f]	2,9-8,8[g]
Incontinência	0,6-1,5[a]	0-1[i]	EI	EI	0,9-1,1[e]	0-0,4[e]	0-2[f]	0,3-1,8[g]
Transfusão de sangue	2-4,4[a]	1,5-2,3[i]	Muito rara	0[d]	0-1[e]	0[e]	0-0,5[f]	1,1[j]
Retenção de coágulos	4,9-7,2[a]	2,7-7,9[i]	EI	1[d]	0[k]	0[k]	0-0,5[f]	EI
Hematúria pós-operatória	3,5-15,7[a]	1[b]	6-28[c]	1-26[d]	0[k]	0,7[k]	0[f]	4,3[l]
Disúria	0,8[a]	0[b]	8-14[c]	14[d]	1,2[k]	8,5-13,9[e]	2,9[f]	EI
Urgência	2,2[a]	0,2[b]	10[c]	EI	5,6[k]	0[k]	0[f]	EI
Sintomas de armazenamento	EI	EI	EI	18-31[d]	EI	EI	21[f]	EI
Reoperação para causa diferente de ABP	1,1[a]	0,2[b]	0[c]	EI	1,9-2,8[e]	EI	5,4[f]	9,6-18,4[g]
Reoperação para ABP	0,5[a]	0,2[b]	19[c]	4[d]	0[k]	0,7-5,6[e]	2,4[f]	EI
Perfuração capsular	0,1[a]	0[b]	EI	EI	0,2[k]	0[k]	0[f]	EI
Conversão para RTUP	n/a	0[b]	n/a	n/a	0[k]	3,5[k]	0[f]	EI
Síndrome da RTU	0,8-2,5[a]	0[b]	0[c]	0[d]	0[k]	0[k]	0[f]	EI
Lesão da mucosa vesical	0[a]	0[b]	0[c]	EI	3,3[k]	0[k]	0[f]	EI

ABP, aumento benigno da próstata; RTUP-B, ressecção transuretral da próstata bipolar; HoLEP, enucleação da próstata com *laser* de hólmio; EI, evidências insuficientes; RTUP-M, ressecção transuretral da próstata monopolar; n/a: não se aplica; VFP, vaporização fotosseletiva da próstata; ERC, ensaio clínico randomizado e controlado; ITUP, incisão transuretral da próstata; TTUM, terapia transuretral por micro-ondas; TUNA, ablação da próstata por agulha transuretral; RTU, ressecção transuretral; VTUP, vaporização transuretral da próstata; ITU, infecção do trato urinário.
[a]Metanálise de ERCs (Ahyai et al., 2010; Mayer et al., 2012; Omar et al., 2014).
[b]Metanálise de ERCs (Ahyai et al., 2010; Omar et al., 2014)
[c]Metanálise de revisão sistemática (Bouza et al., 2006).
[d]Metanálise de ERCs (Hoffman et al., 2012).
[e]Metanálise de ERCs com dados de revisão sistemática (Ahyai et al., 2010; Kuntz, 2006).
[f]Metanálise de ERCs (Hammadeh e Philp, 2003; Poulakis et al., 2004; Ahyai et al., 2010).
[g]Metanálise de ERCs com alguns dados suplementados por grandes séries de casos (Lourenço et al., 2010; Orandi, 1985).
[h]Artigo de revisão (Floratos et al., 2001).
[i]Metanálise de ERCs com alguns dados de revisão sistemática (Ahyai et al., 2010; Omar et al., 2014; Issa, 2008).
[j]Metanálise de ERCs (Lourenço et al., 2010).
[k]Metanálise de ERCs (Ahyai et al., 2010).
[l]Grande série de casos (Orandi, 1985).
Os dados são cortesia do Dr. Jean-Nicholas Cornu.

TABELA 105-2 Alteração Esperada das Medidas Objetivas em 12 Meses (Alteração Média ± Desvio Padrão)

	RTUP-M	RTUP-B	HOLEP	VFP
Diminuição do escore de sintomas da AUA	71% ± 11	71% ± 10	79% ± 11	67% ± 9
Diminuição do volume da próstata	46% ± 19	46% ± 5	59% ± 14	44% ± 12
Diminuição do RPM	77% ± 19	83% ± 14	85% ± 13	84% ± 14
Aumento do $Q_{máx}$ (mL/s)	12,1 ± 6	13,3 ± 4	17,1 ± 4	12,5 ± 2

AUA, American Urological Association; RTUP-B, ressecção transuretral da próstata bipolar; HoLEP, enucleação da próstata com *laser* de hólmio; RTUP-M, ressecção transuretral da próstata monopolar, VFP, vaporização fotosseletiva da próstata; RPM, resíduo pós-miccional.
Os dados são cortesia do Dr. Jean-Nicholas Cornu.

somente a partir de ECRCs. Ao construir tabelas comparando resultados e complicações, as desigualdades de bons dados com altos níveis de evidências saltam à frente. Muitas tecnologias têm metanálises de grandes ECRCs, enquanto outras incluíram dados dependentes de grandes séries de casos. Este é apenas um sinal dos estudos disponíveis realizados. Embora qualquer comparação entre tecnologias e períodos de tempo seja considerada desigual, tentamos utilizar dados de ECRCs, preenchendo com dados de grandes séries somente quando necessário.

FATORES PRÉ-CIRÚRGICOS

Indicações para Tratamento

A indicação mais comum para RTUP mudou consideravelmente nas últimas décadas. **Embora anteriormente a presença de sintomas miccionais sem quantificação subjetiva ou objetiva formal fosse a principal indicação, atualmente reconhecemos que os sintomas miccionais moderados a intensos atribuídos à HBP e que sejam refratários à terapia clínica constituem a principal indicação de tratamento.** Quase sempre, tanto os questionários como os dados objetivos (p. ex., estudos do fluxo urinário, de urodinâmica e de pressão-fluxo) enriquecem a história e os achados de exame físico, antes de a decisão de tratamento cirúrgico dessa condição seja tomada.

A RUA pode muitas vezes ser indicativa de uma bexiga em estágio final. Embora a presença de retenção urinária dolorosa em baixo volume (< 500 mL) possa ser considerada sinal potencialmente positivo de uma bexiga hipotônica, a avaliação definitiva da função vesical só pode ser feita por estudos de pressão-fluxo. Em um trabalho de Taube e Gajraj (1989), 16 dos 34 homens com menos de 900 mL drenados por meio de sondagem vesical foram capazes de urinar sem intervenção cirúrgica. Em contraste, apenas 2 de 29 homens conseguiram retomar a micção normal quando mais de 900 mL de urina foram drenados. Em paciente com RUA desencadeada pela ingestão de medicação, como os α-agonistas ou anticolinérgicos, é sensato inicialmente passar uma sonda, permitindo que a medicação seja metabolizada, com subsequente retirada supervisionada da mesma. Nos pacientes com outros incidentes ocasionais que levaram à RUA (prostatite pós-operatória ou bacteriana aguda), pode-se usar um plano semelhante, deixando que o incidente causador da exacerbação seja tratado ou que siga sua evolução. No Olmsted County Study baseado na comunidade (Jacobsen *et al.*, 1997), 57 dos 2.115 homens estudados desenvolveram RUA. Metade desses episódios de RUA se relacionava com procedimentos cirúrgicos e, finalmente, 8 desses 57 pacientes precisaram de RTUP no prazo de 6 meses do incidente. O acréscimo de um α-bloqueador durante um episódio espontâneo de RUA que leve à cateterização tem demonstrado aumentar o percentual de pacientes que passam por tentativas de micção de 47,9% para 61,9% ($P = 0.12$), em comparação com o placebo (McNeill *et al.*, 2005).

Hematúria macroscópica recorrente é uma indicação legítima do tratamento da próstata, uma vez que tenham sido excluídas outras causas (p. ex., infecção, carcinoma, trauma). Pode ser realizado como procedimento eletivo, no caso de uma condição recorrente, ou no contexto agudo em um paciente com retenção de coágulo ou hemorragia contínua, apesar das opções de tratamento conservador (Borth e Nickel, 2006). O uso de inibidores da 5α-redutase também pode trazer benefício para o paciente com episódios repetidos de hematúria, desde que não sejam graves o suficiente para precisar de uma intervenção cirúrgica (Foley *et al.*, 2000).

Os achados de **cálculos vesicais, divertículos vesicais** e outros sinais de descompensação vesical em estágio final são possíveis indicações adicionais para intervenção cirúrgica, uma vez que tenha sido tentado o tratamento clínico previamente. **Infecções recorrentes do trato urinário** (ITUs) decorrentes do elevado nível residual de urina pós-miccional (RPM) também são indicações para considerar intervenção; entretanto, a prostatite bacteriana (aguda e crônica) deve ser excluída como possível causa dessas infecções. O divertículo vesical não é uma indicação absoluta de cirurgia; entretanto, se estiver associado a ITUs ou à deterioração progressiva da bexiga, pode-se justificar a intervenção cirúrgica. Embora a presença de cálculos vesicais seja indicação clássica para o tratamento cirúrgico da HBP, as mais recentes diretrizes clínicas da AUA afirmam que os cálculos vesicais, quando diagnosticados, devem ser tratados e pode-se considerar uma tentativa de tratamento clínico uma vez que os mesmos tenham sido removidos.

Hidronefrose bilateral com comprometimento da função renal exige alívio da obstrução com o objetivo fundamental de preservar os tratos superiores e a função renal. Com a cateterização e o alívio da obstrução, pode ocorrer diurese pós-operatória. Se a obstrução infravesical for confirmada, o médico assistente deverá prosseguir com o tratamento definitivo somente depois que a condição clínica do paciente estiver compensada e qualquer sequela da obstrução (p. ex., comprometimento da função renal, edema) estiver inteiramente avaliada ou regredida ao estado basal. No caso de hidronefrose bilateral (ou elevação da creatinina sérica) não aliviada pela colocação de uma sonda, devem-se considerar estudos adicionais. Nos pacientes com OIV que resulte em bexiga hipertônica e espessada, os ureteres podem estar obstruídos no nível da bexiga e pode ser necessária colocação de *stent* ureteral. Como a avaliação rotineira para dilatação do trato superior não é atualmente recomendada em pacientes com HBP, o urologista deve continuar a considerar sua presença nesses contextos. Sarmina e Resnick (1989) documentaram insuficiência renal não reconhecida anteriormente em 3,7% dos 909 homens tratados de HBP entre 1980 e 1986. Estimaram que mais de 5% dos homens com OIV não aliviada e relacionada com HBP teriam insuficiência renal crônica, e concluíram que o risco seria mais elevado naqueles com história de enurese, ITU, retenção urinária e história de sintomas por mais de 1 ano.

Um RPM elevado ou crescente tem sido postulado como possível indicação de intervenção cirúrgica. No entanto, o urologista deve se lembrar que pode haver variação significativa desse valor quando avaliado ao longo do tempo (Bruskewitz *et al.*, 1982). As indicações "clássicas" anteriormente mencionadas para o tratamento de HBP são ainda relevantes e, nessas circunstâncias, é razoável renunciar a um ensaio de terapia medicamentosa ou conservadora e proceder diretamente à intervenção cirúrgica. No entanto, em geral, os pacientes devem ser submetidos ao tratamento clínico antes de proceder à intervenção cirúrgica. Uma vez que o tratamento clínico tenha falhado, a terapia cirúrgica deve ser considerada para aliviar a obstrução, melhorar os STUI e proporcionar qualidade de vida global. Considera-se a cirurgia para os pacientes com sintomas moderados a intensos (escore de sintomas da AUA [AUASS] acima de 8) nos quais a conduta clínica tenha falhado (McVary *et al.*, 2011).

Embora o escore de sintomas da AUA seja um questionário validado importante para o urologista avaliar o paciente com STUI, o mesmo não substitui completamente a história cuidadosa por não fazer diagnóstico de STUI e HBP. As características dos sintomas relatados pelo paciente devem ser minunciosamente definidas através do uso da AUASS e de uma entrevista, e a cirurgia deve ser cuidadosamente indicada em pacientes com sintomas predominantes de armazenamento, a menos que se pense que tais sintomas sejam resultados de alterações do esvaziamento vesical.

A prostatectomia aberta foi a base do tratamento para STUI por HBP por décadas e ainda é uma opção excelente. Esse tratamento é descrito em detalhes em outro ponto do texto, sendo útil para homens com glândulas muito grandes, que ainda são um desafio para o tratamento endoscópico, e em homens que precisem de tratamento para cálculos ou divertículos múltiplos concomitantes da bexiga.

Cobertura com Antibióticos

A cobertura das cirurgias com antibióticos deve ser cuidadosamente considerada para cada paciente com referência à declaração de Melhor Prática da AUA (Wolf *et al.*, 2008). A cobertura mínima incluiria o uso de uma fluoroquinolona ou de sulfametoxazol-trimetoprima (SMX-TMP). No entanto, se o paciente estiver com sonda de demora (uretral ou suprapúbica), deve-se considerar a cobertura estendida.

Sepse ainda é uma ocorrência ocasional após RTUP, e os antibióticos devem ser cuidadosamente selecionados. Uma série europeia (Vivien *et al.*, 1998) com 857 pacientes obteve uma taxa de bacteremia ou choque séptico de 2,3%. Os fatores de risco para bacteremia ou sepse incluíram bacteriúria pré-operatória e cirurgia por período maior que 70 minutos. Observou-se também que o local onde a cirurgia foi realizada foi um fator de risco, implicando que fatores do cirurgião, como a escolha do antibiótico ou da técnica, possam ser considerados fatores de risco.

A prática de antimicrobianos prolongados é apoiada pela frequência com que os pacientes com sonda de demora têm urocultura positiva (muitas vezes polimicrobiana) (Warren et al., 1982). O espectro desses microrganismos é variável, com fatores como população local de pacientes, especificidades da instituição e tratamento antimicrobiano prévio, todos eles afetando os microrganismos latentes. Além disso, os pacientes com sondas por longo período costumam expor-se a antimicrobianos e podem ter aumento do risco de resistência (Bjork et al., 1984).

Espécime Histológico

Em uma era anterior a da triagem por PSA, o câncer de próstata era frequentemente diagnosticado por análise histológica de uma amostra obtida durante RTUP. Com o surgimento de muitas opções de tratamento incapazes de obter uma amostra, existe certa preocupação de que cânceres clinicamente significativos passem despercebidos. O advento da triagem comum com PSA mostrou reduzir o câncer encontrado incidentalmente de 12,9% para 8% em uma série (Mai et al., 2000). Uma série de Tombal et al. (1999), analisando um período de 13 anos, próximo da época da incorporação da triagem com PSA, encontrou uma diminuição em todos os cânceres T1 de 23% para 7% dos espécimes de tratamentos de HBP com maior efeito sobre a doença T1b (diminuição de 15% para 2%). Os pacientes com câncer de próstata encontrado incidentalmente durante RTUP tiveram maior probabilidade de apresentar doença confinada ao órgão e escores de Gleason mais baixos do que os homens nos quais o câncer foi detectado por biópsia da próstata (Helfand et al., 2009). O estudo recentemente publicado de Meeks et al. (2013) concluiu que, em homens com PSA abaixo de 4 ng/mL, o achado de um câncer clinicamente significativo ocorreria em apenas 1 de 382 RTUPs, sendo um total de 390 casos detectados nacionalmente em um período de 3 anos. Em um *pool* de 60.000 vaporizações a *laser*, 163 cânceres clinicamente significativos passariam despercebidos. **Tomados em conjunto, esses estudos indicam que, em homens submetidos a uma triagem adequada por PSA, relativamente poucos cânceres de próstata clinicamente significativos passariam despercebidos pelo uso de uma tecnologia que não obtenha uma amostra histológica.**

Combinando Tratamento e Paciente

Múltiplos fatores podem levar o urologista a recomendar uma opção de tratamento em particular para um paciente; cada tratamento tem seu próprio perfil inerente de risco, benefício e segurança. Alguns fatores do paciente a serem considerados são tamanho da próstata, intervenção cirúrgica prévia, história de retenção urinária, incapacidade de interromper anticoagulação contínua, experiência do cirurgião e, naturalmente, preferência do paciente. Fatores mais específicos do cirurgião incluem experiência do mesmo com diferentes tratamentos e sua disponibilidade naquela instituição. Historicamente, os urologistas usavam EDP ou cistoscopia para estimar o tamanho da próstata. Verifica-se que o EDP superestima glândulas pequenas e subestima as grandes mesmo quando realizado por alguém instruído e experiente em endoscopia. Durante a cistoscopia, cada centímetro acima do comprimento normal da próstata de 2,5 cm seria igual a um adicional de aproximadamente 10 g ao peso da próstata. Embora isso possa dar ao médico assistente uma ideia geral do tamanho da glândula, esses tipos de avaliações se mostram imprecisos. **Se o tamanho da glândula levar o urologista a escolher entre duas técnicas de tratamento diferentes, o paciente pode se beneficiar de uma ultrassonografia transretal (USTR) para avaliar precisamente o tamanho da próstata antes de decidir sobre a intervenção cirúrgica.** A maioria dos urologistas tem um algoritmo no qual usa o volume da próstata para ditar sua recomendação para intervenção cirúrgica, sendo que uma glândula muito grande leva o urologista à ressecção transuretral bipolar da próstata (RTUP-B) ou à prostatectomia aberta, e uma glândula menor leva ao *laser* ou vaporização fotosseletiva da próstata (VFP). No entanto, estão sendo gerados cada vez mais dados que mostram a maior eficácia dos métodos com *laser* nas glândulas maiores (discutido na seção de RTUP a *laser*). Preferimos o uso de RTUP a *laser* para glândulas com volume inferior a 100 mL, RTUP-B para glândulas com 100 a 150 mL e prostatectomia aberta para glândulas acima de 150 mL. Independente dos pontos de corte específicos utilizados para cada técnica, é recomendável ao urologista aderir à sugestão da diretriz da AUA de que a escolha da abordagem se baseie nas características individuais do paciente, incluindo a anatomia, experiência do cirurgião e discussão do potencial benefício e riscos de complicações (McVary et al., 2011).

Fatores adicionais que também podem levar ao uso de alça de ressecção convencional ao invés do tratamento com *laser* incluem a presença de um lobo mediano ou de um anel prostático intravesical. O uso de uma alça nessas situações pode ser preferível porque permite a um cirurgião menos experiente a opção de alcançar a próstata em protrusão e "puxá-la" da parede vesical durante a ressecção. Com o aumento da idade e das comorbidades, os pacientes podem frequentemente estar fazendo uso de anticoagulação quando o urologista recomendar uma terapia cirúrgica. A impossibilidade desses pacientes de interromper a anticoagulação pode levar o urologista a uma decisão difícil com referência às opções de tratamento. Os pacientes que não podem suspender a anticoagulação para a cirurgia podem ser informados de que um tratamento como a RTUP com *laser* pode limitar seu risco cirúrgico, uma vez que essa técnica parece apresentar vantagem sobre a RTUP em relação ao risco de sangramento.

PONTOS-CHAVE: FATORES PRÉ-CIRÚRGICOS

- Em geral, os pacientes devem passar por uma tentativa de tratamento clínico antes de prosseguir para a intervenção cirúrgica. Pode-se considerar a terapia cirúrgica para os pacientes que tiverem falha no tratamento clínico.
- A cobertura perioperatória com antibióticos não deve ser negligenciada porque ainda ocorrem desfechos graves.
- Devem-se considerar fatores do paciente e do médico ao selecionar o tratamento cirúrgico apropriado para os pacientes.

TECNOLOGIAS ESPECÍFICAS

Opções sem *Laser*

Ressecção Transuretral Monopolar da Próstata

A RTUP envolve uma abordagem endoscópica por meio da uretra do paciente para remover cirurgicamente a parte interna (primariamente a zona de transição) da próstata que circunda a uretra. Utiliza-se uma alça metálica eletrificada para remover a região da próstata entre o colo vesical e o colículo seminal até uma profundidade da cápsula cirúrgica. A corrente é levada da alça cortante pelo tecido (e o paciente) até o eletrodo de retorno na almofada de aterramento. Embora esse procedimento ainda seja considerado o padrão-ouro para tratamento da HBP, a morbidade associada a ele tem levado ao desenvolvimento de muitas alternativas endoscópicas à clássica RTUP-M.

A RTUP-M original exige o uso de um irrigante não iônico (água, glicina, sorbitol) para que se faça a eletrorressecção da próstata. O uso de solução iônica (p. ex., solução salina normal) leva à dissipação da corrente e à pouca eficácia no corte. No entanto, essas soluções não iônicas são hipo-osmolares e podem ser problemáticas quando absorvidas através dos seios da próstata aberta para a circulação sistêmica. Para evitar tal ocorrência, muitas das opções de tratamento mais recentes se adaptaram para permitir o uso de uma solução iso-osmolar, como o soro fisiológico.

A primeira ressecção transuretral foi desenvolvida nos Estados Unidos no início do século XX. O sistema óptico original era uma pequena série de lentes, atualizada até o sistema de Hopkins (1976) com lente de vidro sólida em forma de bastão com iluminação por fibra óptica. O acréscimo de um sistema de vídeo que não requer que o urologista aplique o olho à lente é mais uma adaptação significativa que melhorou a visualização e o treinamento.

Técnica (da Área Pré-operatória até a Sala de Recuperação)
Pré-operatória. Em geral, a RTUP é realizada utilizando-se de anestesia geral ou espinal. Tradicionalmente, era efetuada com o paciente sob anestesia espinal, de modo que o anestesiologista poderia monitorar os sinais da síndrome da ressecção transuretral (RTU) decorrente da hiponatremia. No entanto, essa prática se tornou menos comum para a indicação, embora o método continue útil.

Restall e Faust (1979) destacam muitas razões pelas quais a anestesia regional é uma escolha desejável em pacientes submetidos à cirurgia prostática transuretral. O excelente relaxamento da musculatura estriada esquelética e lisa permite um enchimento fácil da bexiga e reduz os espasmos vesicais. No entanto, déficits neurológicos, risco de sangramento, lombalgia crônica e metástases ósseas são problemas em potencial. Além disso, a falta de aceitação do paciente também pode limitar o uso da anestesia regional (Brunner e Echenhoff, 1977).

Uma vez iniciada a anestesia adequada, o paciente deve ser posicionado e seguro na posição de litotomia dorsal e protegido apropriadamente para prevenir lesão pelo posicionamento, dando-se atenção especial aos membros inferiores. **A região glútea do paciente deve ser colocada perto da borda da mesa para que esta não impeça o trajeto completo do endoscópio. Se não posicionadas longe o suficiente da mesa, as partes anteriores da próstata podem ser difíceis de alcançar**, particularmente nos pacientes com anatomia pélvica fixa por lesão pélvica prévia, antecedentes ortopédicos, radiação ou trauma. Deve-se dar uma cobertura adequada de antibióticos como já foi mencionado. Um exame abdominal rápido servirá como base para qualquer exame intraoperatório subsequente caso ocorra uma perfuração durante o procedimento e leve a acúmulo da solução irrigante pré-vesical. Não é necessária tricotomia da genitália nem do períneo e pode-se usar qualquer variedade de preparação tradicional da pele na parte baixa do abdome, genitália e períneo. Se necessário, deve-se colocar uma almofada de aterramento no membro inferior fora da área cirurgicamente preparada, sendo colocada no membro inferior contralateral a qualquer cirurgia de artroplastia prévia. O uso da proteção retal do tipo O'Conor proporciona acesso estéril rápido ao reto caso a próstata precise ser elevada anteriormente para ressecção. O líquido de irrigação deve ser mantido na temperatura corporal e colocado em uma altura relativamente mais baixa ao paciente para oferecer visualização adequada. **O nível do líquido pode ser elevado durante o procedimento se a visualização se tornar obscurecida por causa de sangramento.**

Intraoperatória. Antes de o ressectoscópio ser introduzido, ele deve ser montado de modo a ter certeza de que todos os elementos se encaixem apropriadamente e estejam em ordem funcional. O uso de uma câmera de vídeo montada na lente é geralmente o padrão neste ponto, pois poucos urologistas preferem colocar o olho diretamente na lente. Alguns urologistas preferem um instrumento que permita fluxo contínuo do líquido de irrigação. Isso pode ser efetuado por meio de um mecanismo passivo ao campo do cistoscópio ou com o auxílio de um aparelho que permita remoção ativa do líquido da bexiga.

O plano para ressecção pode ser variado de acordo com fatores relacionados ao paciente e, em geral, o melhor acesso é o mais praticado e conhecido pelo urologista. Apesar da multiplicidade de acessos, são propostas algumas generalizações aqui, considerando que o cirurgião deve sempre assumir um acesso organizado e sistemático.

Antes de a ressecção começar, a bexiga deve ser inspecionada para pesquisa de qualquer patologia vesical (p. ex., tumor, divertículos). A presença de um tumor vesical insuspeito pode levar a uma mudança de plano, sendo a ressecção do tumor vesical realizada imediatamente e a RTUP marcada para depois de se completar o estadiamento patológico. Deve-se observar o colo vesical, o trígono e a posição dos orifícios ureterais, do colículo seminal e do esfíncter externo, confirmando-se a sua relação com o adenoma prostático. Se o cirurgião tiver dificuldade em identificar os orifícios ureterais, o anestesiologista pode injetar índigo carmim por via intravenosa, sendo o efluxo observado saindo dos orifícios alguns minutos depois. O tipo de irrigante usado se baseia no tipo de ressecção planejada, mas, em geral, utiliza-se soro fisiológico para a ressecção bipolar e glicina ou água para a ressecção monopolar. Em situações nas quais o elemento cortante não pareça estar funcionando, existe um algoritmo geral a verificar: devem-se verificar a conexão com o endoscópio e o gerador, o líquido de irrigação deve ser inspecionado para se verificar se é proporcional à tecnologia do gerador usado e, se estiver sendo utilizada uma tecnologia monopolar, deve-se verificar se o paciente tem o devido aterramento. A abertura do procedimento deve iniciar-se com a ressecção de qualquer impedimento ao movimento do líquido de irrigação. A presença de um lobo médio deve levar o cirurgião a iniciar a ressecção ali. A escolha numérica da corrente também depende da preferência do cirurgião, mas correntes mistas tipicamente proporcionam grande hemostasia com menor capacidade de corte. Uma vez removido o lobo mediano, os lobos laterais da próstata podem então ser atacados pela ressecção.

Ao ressecar os lobos laterais, alguns cirurgiões preferem ressecar o assoalho da uretra prostática inicialmente (entre a posição 5 e 7 horas), enquanto outros utilizam uma modificação do acesso de "cerco" de Nesbit (1943) (Fig. 105-3 Fig. 105-3, *disponível exclusivamente online em inglês no site www.expertconsult.com*) . No acesso de Nesbit, a ressecção é iniciada na posição das 11 às 9 horas e da 1 às 3 horas. A ressecção expõe, mas não resseca, as fibras do colo vesical e se dirige proximalmente à base do colículo seminal, evitando qualquer lesão do esfíncter externo (Thompson, 1975; Greene, 1979).

Os cirurgiões que iniciam com o assoalho prostático geralmente o fazem ressecando um "canal" na posição 5 ou 7 horas e descem com a ressecção até a cápsula cirúrgica da próstata (Fig. 105-4). Ao encontrar a cápsula cirúrgica no início do procedimento, fica estabelecida a profundidade da ressecção. O canal é então alargado (geralmente em direção lateral) e depois sobe pelas paredes laterais em direção à face anterior da próstata, seguindo a cápsula cirúrgica como nível de profundidade da ressecção. O urologista pode observar que os lobos laterais começarão a "cair" na fossa à medida que são ressecados, facilitando a ressecção subsequente. Finalmente, a área entre as posições 5 e 7 horas é ressecada nos estágios finais do procedimento para suavizar o assoalho prostático e terminar o procedimento sem danificar o colo vesical durante o movimento múltiplo do endoscópio.

Em qualquer esquema de ressecção, os estágios iniciais da ressecção devem envolver cortes homogêneos de tecido longo. Os fragmentos de próstata produzidos devem ser longos e ter o aspecto de canoas, tendo um comprimento equivalente à alça de ressecção estendida. Um movimento em balanço sincronizado com o ressectoscópio permite que o profissional siga a forma da próstata e obtenha o tamanho de fragmento e a ressecção desejados. Devem-se evitar cortar fragmentos de comprimento ou espessura insuficiente porque isso é ineficiente e pode levar a um leito de ressecção irregular que oculte áreas de sangramento. À medida que avança a ressecção, o cirurgião pode precisar de pressão mais deliberada no ressectoscópio para chegar às partes mais laterais e anteriores da próstata. Para os cirurgiões que usam a proteção O'Conor, elevação digital da próstata pode auxiliar na ressecção. Em geral, a ressecção excessiva da parte anterior e ápice da próstata é adiada até o final do procedimento. A face anterior da fossa prostática tem a menor profundidade de adenoma e é facilmente perfurada. Além disso, **o esfíncter tem uma leve inclinação, sendo a parte anterior do esfíncter mais proximal na uretra.** Embora o esvaziamento da bexiga permita que a parte anterior se torne mais visível ao cirurgião e auxilie na ressecção, deve-se manter líquido adequado na bexiga para evitar a perfuração vesical inadvertida com a alça estendida.

A ressecção excessiva (incluindo perfuração capsular) em qualquer área antes da remoção da porção principal do adenoma pode expor grandes seios venosos. Expor tais seios vai predispor ao sangramento e ao extravasamento e absorção de líquido, comprometendo a ressecção e o resultado para o paciente. **O ápice da próstata é ressecado melhor ao final do procedimento em um campo sem sangue, onde a ressecção possa ser feita de modo preciso para evitar lesão do esfíncter externo.** Um dedo colocado no reto por meio da proteção de O'Conor também pode auxiliar na ressecção no ápice. Uma quantidade limitada de tecido residual pode ser deixada perto do colículo seminal porque certamente é preferível repetir o procedimento a tornar o paciente incontinente com uma ressecção exagerada perto do ápice.

A hemostasia deve ser mantida durante todo o procedimento. Sangramento arterial se caracteriza por sua coloração vermelho-viva e persistência, mesmo fazendo-se correr a irrigação na área de hemorragia. Além disso, esse tipo de sangramento persistirá durante o enchimento e a drenagem da bexiga. O sangramento arterial deve ser sempre controlado, sendo essencial a fulguração precisa. Se a visão estiver obscurecida, a alça cortante pode ser avançada e colocada em uma área de sangramento, usando-se então a corrente de fulguração para controlar a extremidade arterial. Também deve-se ter em mente o sangramento "de ricochete" ou "de quique" da parede oposta ou de um ponto de sangramento crítico que exija ressecção mais distante e mais profunda (Greene e Holcomb, 1979). Pode-se facilitar a identificação do sangramento no colo vesical

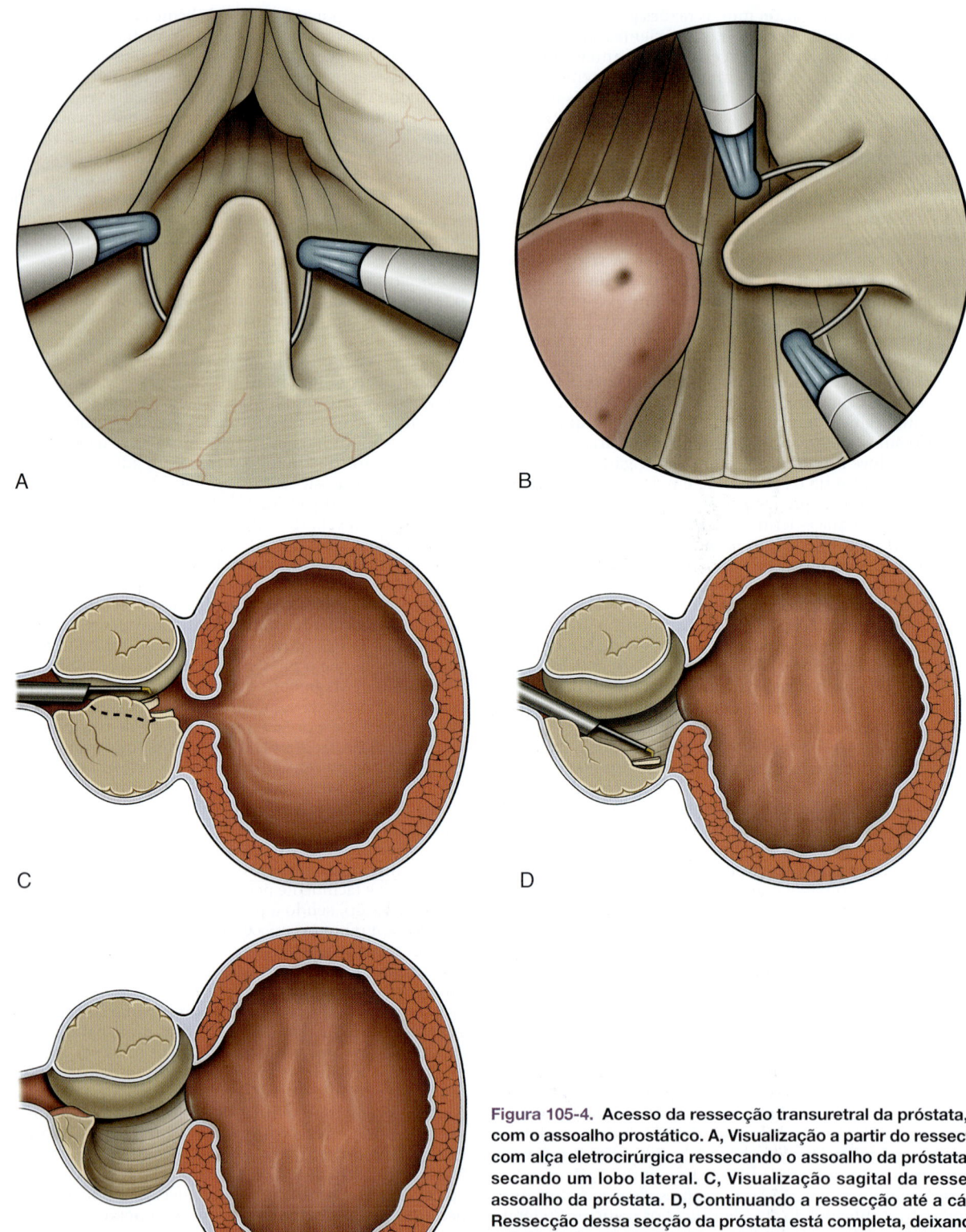

Figura 105-4. Acesso da ressecção transuretral da próstata, iniciado com o assoalho prostático. A, Visualização a partir do ressectoscópio com alça eletrocirúrgica ressecando o assoalho da próstata. B, Ressecando um lobo lateral. C, Visualização sagital da ressecção do assoalho da próstata. D, Continuando a ressecção até a cápsula. E, Ressecção dessa secção da próstata está completa, deixando algum tecido apical residual para evitar lesão do esfíncter externo. (Modificada de May F, Hartung R. Surgical atlas: transurethral resection of the prostate. BJU Int 2006;98:921-34.)

(particularmente na parte anterior) esvaziando-se quase totalmente a bexiga.

O sangramento venoso pode ser mais incômodo e tipicamente tem cor mais escura do que o sangramento arterial. O sangramento venoso muitas vezes desaparecerá com a bexiga cheia porque esta aplica pressão à fossa prostática. Pode ser difícil identificar seios venosos devido à falta de sangramento persistente com influxo de irrigação rápida, e controlar o sangramento com fulguração pode ser ainda mais desafiador. Mais uma vez, a alça de corte pode ser usada para tamponar temporariamente qualquer sangramento com fulguração precisa. Se não for possível controlar completamente o sangramento venoso (como ocorre frequentemente), pode-se introduzir um cateter, inflando-se o balão, que é puxado em tração para tamponar o sangramento venoso.

Antes de se terminar a cirurgia, todo o tecido precisa ser removido da bexiga, prestando-se muita atenção para ter certeza de que os fragmentos prostáticos não tenham caído em algum divertículo vesical que possa existir. Uma seringa Ellik ou Toomey pode ajudar a facilitar a remoção de qualquer tecido. A fossa prostática deve ser examinada novamente como um dos passos finais com controle de qualquer sangramento arterial. Deve-se colocar um cateter de grande calibre cuidadosamente na bexiga com o uso de um cateter com fio-guia se necessário. A quantidade de líquido colocada no balão deve ser correspondente ao volume de tecido ressecado para evitar que o balão do cateter caia na fossa prostática escavada. Em nossa experiência, a sonda Foley geralmente é colocada para tracionar por um período de tempo curto, sendo a tração liberada com base na hematúria residual. O uso de irrigação vesical contínua (IVC) não é obrigatório, mas ela pode ser utilizada se o líquido de irrigação não estiver claro ao final do procedimento.

A colocação de um cateter de três vias ao final do procedimento não compromete o paciente à IVC porque a porta de influxo sempre pode ser obstruída com um tampão de cateter. Se a IVC for a escolhida, é preferível ter enfermagem experiente; uma obstrução do trato de saída não reconhecida pode levar à distensão vesical e à piora do sangramento. Também se pode usar irrigação intermitente, mas ela exige atenção extra aos padrões de entrada e saída do fluxo.

Pós-operatória. A maioria dos pacientes submetidos à RTUP tem uma evolução pós-operatória sem intercorrências (Mebust, 1993). A dieta pode ser rapidamente avançada no período pós-operatório, e o paciente pode deambular no dia da cirurgia se houver um grau leve de hematúria. Ao pedir líquidos no pós-operatório, deve-se lembrar que até uma ressecção não complicada envolve absorção de 800 a 1.000 mL de líquido (Oester e Madsen, 1969). Os pacientes com queixas persistentes de espasmos vesicais ou desconforto retal devem levar o clínico a examinar o cateter para ter certeza de que não esteja obstruído.

Na ausência de perfuração capsular significativa ou sangramento persistente, o cateter pode ser removido em 24 a 48 horas. Se um pequeno sangramento persistir além desse prazo, o paciente pode receber alta para casa com o cateter colocado e um controle ambulatorial de perto. Conquanto exista ampla variedade de padrões de prática, os pacientes podem receber alta para casa com ou sem o cateter; tipicamente, damos alta aos pacientes no dia 1 do pós-operatório. O uso de narcóticos para controle da dor quase nunca é necessário, e eles devem ser evitados na alta.

O uso de emolientes das fezes no período pós-operatório (estendendo-se por um mês depois da cirurgia) provavelmente é benéfico porque a eliminação de fezes duras e impactadas pode precipitar o sangramento. **Os pacientes devem evitar atividades que coloquem pressão excessiva ou desigual sobre o períneo (p. ex., cavalgar, uso de um cortador de grama) por 4 a 6 semanas para não incitar sangramento pós-operatório enquanto o leito prostático recentemente ressecado está em reepitelização.** A epitelização do leito da próstata ocorre por migração e proliferação das células de transição para as margens ressecadas. Isso geralmente exige algumas semanas, e os pacientes frequentemente relatam disúria durante esse tempo. **O uso de fenazopiridina por longo prazo não é incentivado, mas pode ajudar os pacientes a superarem essa disúria no pós-operatório imediato.** Os pacientes devem ser advertidos de que essa medicação pode tornar a coloração dos fluidos corporais vermelho-alaranjada, podendo manchar lentes de contato. Os pacientes devem ser advertidos de que frequentemente eliminarão tecidos ou escara com pequeno sangramento tardio por 1 a 4 semanas desde o tempo do procedimento para amenizar a ansiedade quando isso ocorrer. É nossa prática pedir ao paciente para se abster de qualquer atividade sexual por causa da preocupação com sangramento precipitado, embora isso claramente seja questão de opinião do especialista.

Os pacientes com obstrução de longa duração (particularmente aqueles com urgência e frequência no pré-operatório) frequentemente apresentarão uma continuação ou exacerbação desses sintomas no período pós-operatório. Se for verificado o esvaziamento adequado da bexiga, um anticolinérgico durante esse tempo pode ajudar o paciente a se sentir mais confortável. É nossa rotina avisar aos homens com hiperatividade do detrusor documentada no pré-operatório que será necessária paciência nos meses subsequentes a cirurgia para avaliar a resolução do quadro. Tal cautela contribui para incentivar os pacientes a adotarem um forte mecanismo de colaboração em vez de fazerem uso de vários medicamentos.

Resultados. Embora os dados de morbidade para os homens depois da RTUP comumente sejam citados de maneira negativa, esses dados não devem depreciar o grande número de homens que se beneficiam do procedimento. O número de pacientes que julgam que estão "melhor" ou "muito melhor" do seus sintomas miccionais depende, em parte, da intensidade inicial dos sintomas e da duração do seguimento, mas, em geral, fica acima de 75% e pode chegar a 93% (Bruskewitz et al., 1986; Fowler et al., 1988; Lepor e Rigaud, 1990). A revisão da Agency for Health Care Policyand Research (Agência de Políticas de Saúde e Pesquisa) (McConnell et al., 1994) indicou melhora sintomática global de 88% para a RTUP. Essa revisão de dados indicou que, em geral, os procedimentos cirúrgicos (prostatectomia aberta, RTUP, incisão transuretral da próstata [ITUP]) produziram melhora de aproximadamente 80% dos escores de sintomas, em comparação com 30% a 40% para o placebo e terapias não cirúrgicas. O grande estudo multicêntrico da Administração dos Veteranos foi conduzido antes do uso comum do tratamento clínico para HBP e comparou RTUP e observação ativa (Wasson et al., 1995). A RTUP foi consideravelmente mais eficaz do que a observação ativa na melhoraria dos sintomas e em evitar falhas de tratamento. Um benefício mais substancial foi observado em homens com sintomas urinários graves; os homens que estavam substancialmente incomodados tiveram uma taxa de 91% de melhora, em comparação com 62% daqueles que tinham um incômodo menos significativo.

Alterações consideráveis e duradouras no escore de qualidade de vida (QV) da AUASS, fluxo máximo ($Q_{máx}$) e muitas outras métricas da micção e do estilo de vida têm sido observadas com a RTUP. A durabilidade sintomática do procedimento foi recentemente demonstrada por Masumori et al. (2010) em sua análise de pacientes avaliados 12 anos depois da RTUP. Embora os pacientes iniciassem com um AUASS total razoavelmente baixo (16,7), o mesmo melhorou 75% após 3 meses do procedimento. A diferença foi menos pronunciada (40% de diminuição, em comparação com a condição basal), mas ainda estatisticamente significativa depois de 12 anos. Os escores de QV seguiram um padrão semelhante, com uma diminuição de 67% em 3 meses, em comparação com a condição basal, diminuição ainda significativa, porém menos pronunciada (52%) em 12 anos. Os pacientes com OIV por estudo de pressão-fluxo tiveram melhor desempenho do que aqueles sem esse achado. Os pacientes com achados de estudo urodinâmico (EUD) de hiperatividade ou hipoatividade do detrusor não se diferenciaram em relação à alteração em AUASS, em comparação com o restante da coorte. Em uma análise 7 anos depois de RTUP-M, Nielsen et al. (1989) verificaram melhora no fluxo urinário máximo de 106% em 1 ano, e melhora de 28% em 7 anos. Dos 44 pacientes ainda avaliáveis após 7 anos, 16% precisaram de nova ressecção.

Em geral, dados recentes sobre RTUP-M precisam ser obtidos do procedimento como grupo controle em ensaios clínicos randomizados e controlados. Tipicamente, veem-se reduções acentuadas dos escores AUASS e de QV, com melhoras significativas dos parâmetros de $Q_{máx}$ e de EUD. Um aumento do $Q_{máx}$ de 125% para 175% e uma redução dos AUASS de 75% são frequentemente observados. Além disso, raramente uma tecnologia competidora tem um risco mais baixo de retratamento específico para HBP.

Em ensaios clínicos randomizados e controlados comparando RTUP com outros tratamentos para STUI e HBP, a RTUP geralmente é pelo menos equivalente, se não superior, em termos de resultados destacando melhoras na micção, tendo a maioria das outras opções de tratamento melhores perfis de segurança e de eventos adversos.

Ressecção Transuretral da Próstata no Paciente Anticoagulado. Um estudo controlado de Dotan et al. (2002) avaliou pacientes submetidos à mudança para heparina com baixo peso molecular e retomada precoce de varfarina após interrupção desta última por 5 dias no pré-operatório. A alteração média da hemoglobina não foi significativamente diferente e, embora o grupo do estudo precisasse mais frequentemente de transfusão, essa diferença foi não significativa (NS).

Chakravarti et al. (1998) utilizaram uma estratégia diferente; os pacientes foram submetidos somente a uma interrupção de 2 dias da varfarina antes da cirurgia, sendo usada heparina intravenosa como substituta no período. Foram estudados apenas 11 pacientes e eles tiveram redução modesta da hemoglobina (1,6 g/dL) com a cirurgia. No entanto, três pacientes foram reinternados em 30 dias por questões de sangramento. Em um estudo multicêntrico de 612 pacientes (55 com varfarina, 74 com clopidogrel e 62 com aspirina), todos os pacientes descontinuaram a varfarina e o clopidogrel para a cirurgia, sendo que a maioria deles fez uso de algum tipo de heparina até a cirurgia. Somente 3 pacientes continuaram com aspirina durante a cirurgia, sendo que a maior parte dos que pararam a aspirina também recebeu heparina. O seguimento durou 3 meses; os pacientes submetidos a algum tipo de anticoagulação tiveram taxas mais altas de transfusão (1,9 vs. 1, $P = 0,026$), coágulos vesicais (13 vs. 4,7, $P < 0,001$) e eventos tromboembólicos (2,4 vs. 0,7, P = 0,02). Os estudos de seguimento encontraram resultados diferentes (Raj et al., 2011; Taylor et al., 2011).

Num ensaio clínico randomizado, duplo-cego, controlado com placebo e escalonado com dose, uma medicação heparinoide mostrou um aumento dose-dependente de perda de sangue quando administrada durante a RTUP. O sangramento foi tão significativo na dose mais alta, que o estudo foi encerrado prematuramente (ten Cate et al., 1987). A aspirina também tem sido estudada no período perioperatório. Um estudo bem desenhado, prospectivo, randomizado, duplo-cego e controlado com placebo viu pacientes randomizados para 150 mg de aspirina ou placebo por 10 dias antes da RTUP. Não tendo sido encontrada diferença na perda de sangue intraoperatória, o grupo aspirina teve uma perda de sangue pós-operatória significativamente mais alta. Não houve diferença estatística nas exigências de transfusão, porém foram utilizadas mais unidades de sangue no grupo em uso de aspirina (Nielsen et al., 2000). Dois estudos controlados mais antigos concluíram não haver diferença na perda de sangue para pacientes que continuaram a aspirina durante o tempo de cirurgia (Thurston e Briant, 1993; Ala-Opas e Gronlund, 1996).

Em resumo, a RTUP nos pacientes anticoagulados traz risco significativo, e os autores postulam que as opções com *laser* podem ser preferíveis em pacientes com impossibilidade de interromper a anticoagulação para a cirurgia (Descazeaud et al., 2009).

Complicações. Apesar de décadas de uso, a RTUP-M ainda apresenta considerável taxa de complicações intraoperatórias. Embora a mesma tenha diminuído, **o risco de complicações intraoperatórias ainda é de aproximadamente 3%** (Ahyai et al., 2010), **principalmente a hemorragia com necessidade de transfusão**. No entanto, como outras técnicas cirúrgicas minimamente invasivas (TCMIs) requerem reoperação mais frequente, as taxas de complicações perioperatórias e tardias da RTUP-M continuam a torná-la uma opção viável no paciente corretamente selecionado. A morbidade global da RTUP aproxima-se de 20% quando os estudos consideram perda sanguínea com necessidade de transfusão, infecções, estenoses, disfunção sexual, incontinência urinária, retenção urinária e o desenvolvimento da síndrome da RTU (Mebust et al., 1989; Borboroglu et al., 1999).

Intraoperatórias e Perioperatórias. Existe sempre a possibilidade de absorção do líquido de irrigação para a circulação sistêmica do paciente durante a ressecção do tecido prostático, o que faz que **a síndrome da RTU ainda possa ser observada**. Grande parte de nossos conhecimentos atuais sobre a síndrome da RTU foi inicialmente observada por meio de trabalhos da década de 1950 (Hagstrom, 1955; Harrison et al., 1956). **O sistema venoso prostático tem uma pressão de aproximadamente 10 mm Hg, e um líquido que exceda esse nível levará à absorção pelos vasos quando expostos durante a ressecção.** A absorção do líquido de irrigação hipo-osmolar resulta em uma hiponatremia dilucional aguda, resultando em alterações neurológicas (confusão, náuseas, vômitos, alterações visuais, hipertensão, taquipneia e bradicardia). Atualmente, com a utilização de solução de irrigação isotônica e iso-osmolar e do sistema de eletrorressecção bipolar, o risco dessa complicação foi teoricamente eliminado. **A síndrome da RTU foi observada em 2% dos pacientes no estudo cooperativo da AUA** (Mebust et al., 1989). **Glândulas aumentadas de volume (> 45 g) e longos períodos de ressecção (> 90 minutos) foram os fatores de risco identificados.** Uma recente metanálise de ensaios clínicos randomizados e controlados encontrou uma menor incidência, de apenas 0,8% de pacientes que desenvolveram a síndrome da RTU (Ahyai et al., 2010). A maioria dos autores concorda que a síndrome da RTU seja causada pela hiponatremia dilucional, embora causas alternativas tenham sido propostas. Hoekstra et al. (1983) e Ryder et al. (1984) observaram níveis elevados de amônia no soro após ressecções que utilizaram glicina como irrigante. A absorção excessiva de glicina levou à liberação de amônia pelas vias metabólicas e a sintomas encefalopáticos imediatos ou tardios.

Várias providências podem ser tomadas para prevenir essa complicação. A utilização do método de ressecção bipolar deve ser certamente considerada. **A altura do líquido de irrigação acima do paciente deve ser escolhida cuidadosamente.** Madsen e Naber 1973) demonstraram que a altura ideal do líquido era de 60 cm acima do paciente. A partir desse trabalho, essa parece ser a altura mínima para se manter boa visão, como também para não levar à absorção sistêmica excessiva do líquido. Aumentar a altura em 10 cm acima do estabelecido ocasiona aumento da pressão na fossa prostática e a um aumento de mais de duas vezes da absorção sistêmica do líquido. O diagnóstico dessa síndrome é feito por meio da avaliação das condições neurológicas e da comparação de resultados de exames laboratoriais. É recomendado solicitar a dosagem do sódio sérico no pós-operatório, caso longos períodos de ressecção (ou no intraoperatório se houver necessidade). **Um nível de sódio abaixo de 120 mEq/L indica diluição significativa e pode levar ao coma ou a crises convulsivas.** Distúrbios visuais ou cegueira transitória indicam toxicidade do sistema nervoso central e obviamente são muito angustiantes para todas as partes envolvidas.

Se sintomas neurológicos forem observados, deve-se instituir a administração criteriosa de solução salina hipertônica. Existem fórmulas para orientar essa ressuscitação volêmica; a correção excessivamente rápida da hiponatremia pode causar uma lesão desmielinizante do cérebro (mielinólise pontina central).

Em qualquer abordagem de ressecção, pode ser necessário introduzir o endoscópio várias vezes através da junção prostatovesical, levando a escavação do trígono. Se, durante a ressecção inicial, a face posterior dessa junção for excessivamente ressecada, essas introduções podem se tornar mais desafiadoras, pois o endoscópio é forçado a se mover "na subida" e irá aumentar a desinserção entre o trígono e a base posterior da próstata.

A lesão ureteral é uma complicação incomum. A identificação dos orifícios ureterais deve ser realizada antes da ressecção. A lente de 70° e a injeção intravenosa de um agente que traga cor à urina (azul de metileno, índigo carmim) podem auxiliar na identificação dos orifícios ureterais. Se o cirurgião não conseguir identificá-los devido a presença de um colo vesical alto ou de um lobo mediano grande, a ressecção deverá começar na linha média, abaixando o lobo mediano como descrito antes. Assim, os orifícios ureterais podem se tornar mais aparentes sem o efeito de massa do lobo mediano, que dificulta a visualização.

Hemorragia na área ressecada é uma complicação comum durante e depois da RTUP. Todos os esforços devem ser feitos para se conseguir a hemostasia durante a cirurgia, a fim de prevenir a necessidade de revisão cirúrgica. O risco de transfusão em pacientes submetidos à RTUP é baixo, mas ainda ocorre, e os pacientes devem ser informados desse possível risco. **Em geral, o sangramento arterial deve ser fulgurado durante o procedimento, embora o cirurgião possa continuar a ressecar o leito arterial até que a cápsula seja exposta a fim de identificar e fulgurar o vaso com sangramento nesse nível. Essa prática deve ser abordada cuidadosamente, mas é razoável.** A fulguração do sangramento venoso é classicamente mais difícil de controlar. Deve-se tentar a fulguração de seios venosos abertos, mas isso pode não ter efeito, mesmo quando realizado por profissionais mais experientes. Nesses casos, o tamponamento com balão pode ser mais efetivo. Uma vez controlado o sangramento arterial, pode-se colocar um grande balão Foley (30 mL) com 50 a 60 mL de água. O cateter pode então ser posicionado em tração por um período de tempo para tentar reduzir o sangramento. Em certos casos, pode ser prudente manter a tração durante o período da noite. O estudo cooperativo da Administração dos Veteranos com 3.884 pacientes verificou uma **taxa de transfusões de 2,5%** (Mebust et al., 1989). Outros estudos antigos relataram taxas de transfusões altas, maiores de 20% (Doll et al., 1992). **Uma análise mais recente de ensaios clínicos randomizados e controlados verificou que 4,4% dos pacientes precisariam de transfusão** (Mayer et al., 2012).

Pode ocorrer perfuração em muitos locais durante a ressecção – junção prostatovesical, cápsula prostática e na própria bexiga. A própria eletrorressecção ou hiperdistensão de uma área fina da cápsula prostática pode levar à perfuração franca, sendo as evidências visuais muitas vezes sutis. A presença de gordura reluzente nos espaços periprostáticos ou perivesicais geralmente é um sinal que sugere perfuração. Em casos sem esclarecimento, a cistografia (com imagens de drenagem) pode ser usada para avaliar o grau de perfuração e o padrão de drenagem. **O extravasamento relacionado com a ressecção prostática é quase sempre extraperitoneal.** Se ocorrer perfuração da bexiga perto da cúpula, deve-se considerar a cistografia para descartar uma ruptura intraperitoneal, o que exigiria um fechamento aberto. A ruptura extraperitoneal causada pela ressecção com extravasamento limitado pode ser tratada com drenagem prolongada por cateter e observação cuidadosa, na maioria das vezes. Em casos de ruptura extraperitoneal com extravasamento extenso, pode ser necessária a drenagem percutânea ou aberta.

Uma ereção peniana persistente pode se desenvolver ao longo do procedimento e limitar drasticamente o movimento do endoscópico. Pode ocorrer detumescência espontaneamente. Quando isso não ocorrer, a detumescência pode ser obtida com agentes farmacológicos como a fenilefrina (Lue et al., 1986). O anestesiologista deve estar alerta à injeção dessa substância vasoativa, visto que seu uso excesso pode causar alterações cardiovasculares sistêmicas. A utilização de substâncias vasoativas deve ser considerada, mas em caso de falha, a uretrostomia perineal pode ser utilizada para ter acesso.

Pós-operatórias. As estimativas iniciais da incidência de **contratura do colo vesical** eram de 2% (Greene e Holcomb, 1979). Dados subsequentes mostraram que os 2% são bem consistentes, embora Ahya et al. (2010) tenham encontrado uma grande variação (2% a 21%). Acredita-se que essa complicação resulte da ressecção exagerada do tecido no colo vesical associada à fulguração não criteriosa dessa área. A escavação do trígono pode criar uma borda que cicatriza como membrana. Os pacientes com essa complicação costumeiramente relatam excelentes fluxos no período pós-operatório imediato, os quais diminuem lentamente nas semanas, meses ou anos seguintes. Essa evolução é desproporcional à progressão habitual dos sintomas característicos do HBP. O intervalo médio de desenvolvimento é de aproximadamente 6 meses desde a época da cirurgia, mas pode variar de 3 semanas a 10 anos (Greene e Holcomb, 1979). Caso os fluxos urinários sejam avaliados sequencialmente durante esse período, os resultados serão gradativamente piores à medida que essa contratura se desenvolve. **Deve-se realizar cistoscopia imediata no consultório para estabelecer o diagnóstico.** Pode-se tentar a dilatação delicada do colo vesical no consultório com cateter ou com balão de dilatação. Se a dilatação persistir, então poderá ser necessária uma avaliação na sala de cirurgia com incisão endoscópica. Caso a abertura da bexiga pareça completamente obliterada, a administração intravenosa de azul de metileno e a utilização da pressão suprapúbica podem ajudar a identificar um jato de urina azul que conduz o urologista à abertura (geralmente localizada anteriormente). Pode-se colocar um cateter ureteral de extremidade aberta na região estreitada e guiar a incisão do anel fibrótico. A incisão pode ser feita com um bisturi Collins ou um uretrótomo até que o anel permaneça aberto. Em geral, são realizadas incisões abrangentes no paciente com contratura do colo vesical após RTUP, pois o esfíncter ainda está anatomicamente distante; isso contrasta com as contraturas anastomóticas posterior a prostatectomia radical, que se situam muito próximas do esfíncter. Uma vez que o anel tenha sido aberto com largura suficiente para introduzir o cistoscópio, deve-se evitar ressecção adicional porque pode exacerbar a reação de cicatrização e causar reestenose. Contraturas do colo vesical intratáveis endoscopicamente podem precisar de uma plástica aberta Y-V para resolução do problema.

A incidência de **estenose uretral** após RTUP apresenta grande variação segundo dados da literatura. A média ponderada para Mayer et al. (2012) revelou que isso ocorre em 4,1% dos casos nos 34 ensaios clínicos randomizados e controlados analisados, embora a intensidade e os tratamentos necessários não tenham sido descritos. Acredita-se que as causas da estenose uretral sejam trauma desencadeado pelo ressectoscópio, uso do cateter ou infecção bacteriana no período pós-operatório. O cirurgião deve ter o cuidado de selecionar uma bainha de ressectoscópio de tamanho apropriado para prevenir qualquer trauma desnecessário. Dados interessantes de Emmett et al. (1957) mostraram que apenas 62% dos homens submetidos à calibração uretral tinham meato uretral e fossa navicular de 28 Fr ou mais. **A calibração e a dilatação delicada do meato, juntamente com a inspeção visual cuidadosa da uretra durante a inserção do cistoscópio podem ajudar a prevenir o trauma que pode levar à estenose.** O ressectoscópio deve ser sempre lubrificado. O papel do cateter uretral na formação de estenose é sustentado por uma comparação de pacientes com cateteres suprapúbicos versus uretrais, onde o primeiro teve uma incidência mais baixa da mesma (Hammarsten e Lindqvist, 1992).

O esfíncter interno é o principal mecanismo de continência nos homens. No transcorrer de uma ressecção normal, esse mecanismo esfincteriano é ressecado e se torna incompetente (Rolnick e Arnheim, 1949). Sem exceção, o cirurgião precisa **preservar o mecanismo do esfíncter externo** ou o paciente terá incontinência urinária total ou de esforço. Essa lesão pode ser causada por ressecção inadvertida ou por fulguração excessiva em torno das fibras musculares estriadas. O veromontano é um ponto de referência inestimável e deve ser preservado não somente como referencial durante a ressecção em andamento, mas também para qualquer identificação futura durante uretrocistoscopia. As ressecções que são finalizadas proximal ou adjacentes ao veromontano têm pouca probabilidade de resultar em lesão significativa do esfíncter externo. No entanto, nem sempre há demarcação clara da extensão do complexo de fibras musculares lisas e estriadas que compõem o esfíncter externo. A parte anterior dessas fibras é a menos substancial, e o esfíncter apresenta uma inclinação, estando a parte posterior mais proximal e, portanto, apresenta maior probabilidade de se estender à área de ressecção. Poucos conhecimentos a respeito da complexidade do esfíncter externo ficam mais evidentes quando se considera a extensão da incisão durante uma esfincterotomia externa. Esse ato voluntário exige considerável controle de profundidade e comprimento e evidencia nossa vulnerabilidade adiante da incontinência pós-RTUP. Não obstante, deve-se exercer cautela em não fazer ressecção excessiva das partes distais da próstata. Mesmo em estudos contemporâneos, esse é um problema contínuo. **O estudo de Ahyai et al. (2010) encontrou uma incidência de 0,6% de incontinência urinária de esforço, e alguns estudos relataram até 5%. No entanto, esse costuma ser um problema transitório e raramente precisa de uma intervenção adicional.**

Hemorragia significativa no pós-operatório imediato resulta, em maior frequência, do controle incompleto da hemostasia durante a cirurgia. Uma pequena hemorragia, que necessite de irrigação mínima, é razoavelmente comum, tendo ampla variabilidade de ocorrência entre os profissionais (Mayer et al., 2012). **Frequentemente se observa algum sangramento pós-operatório tardio em 1 a 4 semanas de pós-operatório, o qual costuma ser acompanhado por tecido que se desprende ou escara.** Fora desse período, a probabilidade de sangramento diminui à medida que se alonga o tempo após a cirurgia. Pode ocorrer sangramento limitado por muitas semanas após a ressecção inicial, mas geralmente tem natureza transitória e responde costumeiramente à redução da atividade física e aumento da ingesta de líquidos.

Retenção urinária pós-operatória após qualquer procedimento para OIV é um achado comum. A incidência difere com base na técnica cirúrgica e o tipo de procedimento. Em geral, utiliza-se a cateterização prolongada devido sangramento persistente ou por preferência do cirurgião. Em grande série de casos, a incidência varia de 6,5% a 7,1% dos casos e não parece mudar com o passar do tempo (Mayer et al., 2012).

A **necessidade de retratamento** pode surgir por muitas razões. **Ressecção incompleta (provavelmente no ápice ou anteriormente), seleção inadequada do paciente, erro diagnóstico e erros técnicos no intraoperatório são todas causas possíveis.** A necessidade de retratamento pode estar relacionada com estenose uretral, contratura do colo vesical, novo crescimento da HBP ou HBP residual da cirurgia prévia. Na metanálise de ensaios clínicos randomizados e controlados, Ahyai et al. (2010) encontraram uma taxa de 0,5% de reintervenção para sintomas do tipo HBP, com mais 0,1% precisando de tratamento secundário para outras causas (p. ex., contratura do colo vesical, estenose uretral). A necessidade de revisão cirúrgica parece aumentar com o aumento do tamanho da glândula, sendo a retenção urinária pré-operatória também um fator de risco (Reich et al., 2008).

Sintomas de armazenamento urinário são achados comuns após procedimento para OIV em que o epitélio uretral sofra ruptura. A fossa prostática cruenta leva tempo para reepitelizar, e o paciente provavelmente apresentará com frequência sintomas de **urgência** ou **disúria** durante esse tempo. Embora tenham sido relatadas amplas variações de incidência de urgência (0% a 38%) e disúria (0% a 22%), o médico pode esperar uma média de 2,2% e 0,8%, respectivamente (Ahyai et al., 2010).

Problemas ejaculatórios são uma preocupação significativa, pois o colo vesical é ressecado como parte do procedimento. No braço RTUP das séries randomizadas, comparado com a enucleação por hólmio, os grupos RTUP tiveram novas incidências de ejaculação retrógrada de 62% e 78% (Briganti et al., 2006; Wilson et al., 2006). Foram publicadas múltiplas grandes séries sobre os efeitos da RTUP com referência a uma **mudança na qualidade da ereção.** Em um ensaio clínico com 644 homens, 30% observaram alguma melhora das ereções depois do procedimento, enquanto somente 20% observaram piora da função. O percentual de homens envolvidos em atividade sexual antes e depois da cirurgia foi essencialmente idêntico (Muntener et al., 2007). Outra série mostrou que a perfuração capsular durante a cirurgia resultou em um risco relativo (RR) de 1,12 de disfunção erétil (DE) pós-operatória (Poulakis et al., 2006), enquanto outros estudos não encontraram aumento do risco (Jaidane et al., 2010). Em um estudo comparativo de pacientes submetidos à RTUP ou à ressecção transuretral de tumor vesical (RTUTV), a micção e a função erétil basais no grupo RTUTV foram estatisticamente muito superiores. No entanto, após a ressecção da próstata, o grupo RTUP exibiu melhora significativa em quase todos os subdomínios do Índice Internacional de Função

Erétil (IIEF-15), com resultado impressionante da função erétil (melhora de 7,18 para 20,74). Depois da RTUP, os grupos já não eram estatisticamente diferentes com referência à micção e à função sexual (Jaidane et al., 2010).

Conclusão. Embora a maioria dos homens melhorasse sua qualidade de vida global, a ocorrência de sintomas importantes e os resultados urodinâmicos com RTUP-M, a morbidade e os eventos adversos são tais que múltiplas opções de tratamento, em geral, menos invasivas foram desenvolvidas. Muitas dessas tecnologias não obtêm a mesma eficácia que a RTUP, mas se associam ao menor risco ou preenchem um nicho de tratamentoespecífico.

Ressecção Transuretral Bipolar da Próstata

Conceito. A ressecção bipolar usa uma alça de ressecção especializada que incorpora as partes ativa e de retorno do circuito no mesmo eletrodo. Consequentemente, a corrente não precisa percorrer o paciente até o eletrodo de retorno (sob a forma de uma almofada de aterramento), sendo mantida no local da ressecção. Essa inovação também permite que a ressecção ocorra em solução de irrigação iônica e elimina a maior parte do risco da síndrome da RTU.

Os sistemas bipolares atendem ao conjunto de critérios da International Electrosurgical Commission, que exige polo ativo e de retorno fixados em um único sistema. Frequentemente, utiliza-se um desenho de alça dupla, no qual ambas as alças estão em estreita proximidade entre si na extremidade do eletrodo cortante. Nesse desenho, a energia elétrica faz a conexão entre as alças e fornece ali a energia da ressecção. Outro tipo de tecnologia bipolar é o Gyrus Plasma Kinetic (PK) Tissue Management System (Olympus Surgical Technologies America, Maple Grove, MN), no qual a energia é inicialmente transmitida da alça para a solução salina ao redor. Essa é uma tecnologia comumente usada em RTUP-B nos Estados Unidos, e o mecanismo é descrito aqui em detalhes. A solução salina é vaporizada a gás em torno da alça, e então a energia adicional da alça converte o gás em plasma. Os íons sódio excitados do plasma conferem a essa tecnologia o brilho laranja característico. Uma vez criadas, as moléculas no plasma são excitadas para uso em ressecção. Isso se parece com um processo dinâmico e explosivo, mas realmente permite a ressecção do tecido em temperaturas e voltagens mais baixas. Na prática, isso permite um corte mais simultâneo do tecido, vedando os vasos, levando à melhora global da hemostasia, o que é reconhecido em estudos.

Embora a alça e o endoscópio PK pareçam quase idênticos aos sistemas monopolares convencionais, a alça é feita de platina-irídio em vez do tungstênio tradicional. Essa alça especializada consegue tolerar tensões elétricas e térmicas que são criadas com o uso do plasma (Issa, 2008). Quando se utiliza o ajuste de coagulação nesse sistema, ocorre um processo diferente. Não se cria plasma, e a energia de entrada do gerador é usada para aumentar a temperatura do tecido e veda os vasos na próstata. A profundidade de transmissão da energia não é tão importante quanto antes se via com o sistema monopolar. Além disso, a voltagem e a temperatura mais baixas utilizadas no sistema plasma minimizam a carbonização tecidual e reduzem a coagulação desnecessária de tecido com subsequente diminuição dos sintomas de armazenamento.

Técnica. A RTUP-B e a RTUP-M têm técnicas quase idênticas com relação ao acesso da ressecção. No entanto, o cirurgião pode observar que a tecnologia bipolar permite ressecções mais rápidas; reduz a probabilidade de visualizar vasos sangrando, pois os cortes e vedações simultâneos nos vasos diminuem o tempo gasto no controle de áreas de hemorragia. O gerador prévio com o sistema PK teria problema em superar a energia adicional necessária para a ignição do plasma. O gerador SuperPulse mais novo aumenta a capacidade e tem tornado isso menos problemático. No entanto, o cirurgião ainda pode observar um arrastar na alça durante o primeiro contato com o tecido.

Resultados

Estudos de Coorte. Com o advento da RTUP-B, rapidamente surgiram ensaios clínicos comparativos com seu antecessor monopolar. Em comparação com outros sistemas de tratamento, poucos estudos de coorte relacionados à RTUP-B estão disponíveis na literatura. Um dos grandes estudos mais antigos relatou excelentes resultados com o sistema PK (Falsaperla et al., 2007). Com um tempo de cateterização médio relativamente curto de 1,3 dia, os autores verificaram um aumento médio do $Q_{máx}$ de 190% em 12 meses após o procedimento. O AUASS reduziu em média 79%. As complicações foram de certa forma infrequentes, sendo registradas RUA, estenoses uretrais, contratura do colo vesical e incontinência urinária em apenas 1,57%, 2,57%, 1,28% e 0,77% dos pacientes, respectivamente. Um estudo menor publicado mais ou menos na mesma época apresentou resultados igualmente impressionantes e incluiu alta porcentagem (49%) de pacientes com retenção urinária (Ho et al., 2006). Os pacientes tiveram melhoras de $Q_{máx}$ médio (6,5 para 18,3 mL/s) e AUASS (22,6 para 6,5) em 1 ano. Observaram-se platôs nessas melhoras por volta dos 3 meses.

Estudos Comparativos. Na excelente revisão sobre a tecnologia bipolar realizada por Issa (2008), foi conduzida uma revisão de 10 anos no Medline sobre os resultados da RTUP-M e B entre os anos de 1997 a 2007. **Uma eficácia semelhante entre os métodos foi observada com relação à AUASS, Qol escore, fluxo urinário máximo e urina residual.** Múltiplas comparações entre as tecnologias bipolar e monopolar foram publicadas por um consórcio europeu (Mamoulakis et al., 2012). Utilizando o sistema Autocon II 400 SEU (Karl Storz, Tuttlingen, Alemanha) (Fig. 105-5 disponível exclusivamente on-line em inglês no site *www.expertconsult.com*), conseguiram conduzir um ensaio clínico randomizado e controlado comparando técnicas monopolar versus bipolar. Esse gerador tem um sistema *touchscreen* que permite a seleção de uma corrente monopolar ou bipolar. Embora o estudo afirme ser duplo-cego, os pesquisadores relataram que os cirurgiões não puderam ficar cegos para o procedimento e somente os avaliadores ficaram cegos para o tratamento selecionado. Além disso, a técnica de ressecção, os ajustes de potência, a solução de irrigação e o tipo de anestesia não foram padronizados entre os centros de tratamento. **As melhoras foram pronunciadas em ambos os grupos, sem diferença nos resultados miccionais em 6 semanas. A única diferença significativa durante o curto período de seguimento nesse estudo foi a diminuição do sódio sérico, embora não houvesse diferença estatística na ocorrência da síndrome RTU, principalmente por causa da baixa incidência do evento no total.** A aplicação generalizada desses achados pode ser difícil, pois essa é uma plataforma raramente usada, e esse é o único ensaio clínico randomizado e controlado usando essa tecnologia.

Com relação à tecnologia PK mais comumente estudada, Patankar et al. (2006) publicaram um seguimento de três semanas. Alterações significativas foram observadas no AUASS e $Q_{máx}$ em ambos os grupos sem diferença estatística. Diferenças quanto ao sangramento e tempo de manutenção do cateter vesical foram favoráveis ao grupo bipolar, sugerindo que as complicações pós-operatórias, como hematúria, retenção por coágulos e transfusão sanguínea fossem mais comuns nos pacientes com RTUP-M.

Uma metanálise de ensaios clínicos randomizados e controlados encontrou resultados semelhantes e sem diferença em relação à AUASS, Qol escore, $Q_{máx}$ ou alteração de RPM (Ahyai et al., 2010), **enquanto outra metanálise de ensaios clínicos randomizados e controlados que analisou taxas de fluxos urinários em 12 meses encontrou discreto aumento na média ponderada (0,72 mL/s) nos fluxos a favor da RTUP-B** (Mamoulakis et al., 2009). Esse achado não é clinicamente significativo e foi reforçado pela grande diferença em um estudo altamente ponderado.

Uma grande metanálise e revisão sistemática recente foi publicada por Omar et al. (2014). Eles examinaram 949 resumos e encontraram 24 ensaios clínicos aceitáveis para inclusão na revisão. **Não se encontraram diferenças estatisticamente significativas em relação a AUASS ou Qol escore entre os grupos. A análise do $Q_{máx}$ revelou melhoras mais significativas no grupo bipolar em 3, 6 e 12 meses, porém mais uma vez tiveram viés de alguns estudos amplamente ponderados.** A metanálise não pôde mostrar homogeneidade entre os estudos, e o resultado não foi clinicamente significativo. **Uma segunda metanálise avaliando os resultados somente aos 12 meses verificou que a RTUP-B não demonstrou diferença significativa de AUASS ou reduções do volume prostático, em comparação com a RTUP-M. No entanto, a RTUP-B parece estar associada a um fluxo máximo melhor e um RPM mais baixo** (Cornu et al., 2014).

Complicações. Issa (2008) também analisou as complicações entre os anos 1997 a 2007. **A taxa global de eventos adversos foi mais baixa com RTUP-B (15,5% vs. 28,6%, $P < 0,001$), em comparação com a RTUP-M.** Isso foi proporcionado principalmente por taxas mais baixas de sangramento, transfusões, tempo de manutenção do cateter, necessidade de IVC, hiponatremia e diferenças na síndrome da RTU. Embora a taxa global de complicações fosse estatisticamente significativa, esses subgrupos individuais favoreceram consistentemente a RTUP-B com apenas significância estatística ocasional.

Intraoperatórias e Perioperatórias. Embora a inovação mais animadora com a tecnologia bipolar seja a **capacidade de realizar a ressecção em solução iso-osmolar**, outras melhoras possíveis dos resultados podem estar relacionadas com esse avanço da tecnologia. Uma complicação bem conhecida da RTUP-M é o risco de sangramento, que pode resultar em irrigações e em cateterização prolongada. O perfil da energia do sistema bipolar tem um efeito "cortar e vedar" sobre os vasos que deve melhorar a hemostasia e levar à diminuição do sangramento e das taxas de transfusões (Issa, 2008).

Na metanálise de pacientes submetidos à RTUP-B, nenhum paciente desenvolveu a síndrome RTU. Mamoulakis *et al.* (2009) concluíram que, tratando 50 pacientes com RTUP-B, um caso de síndrome da RTU poderia ser prevenido. A hemostasia obtida durante a ressecção bipolar permitiu reduções do sangramento. Omar *et al.* (2014) demonstrou um RR de 0,53 para transfusão sanguínea e de 0,48 para retenção por coágulos quando utilizada a ressecção bipolar, em comparação com a ressecção monopolar, na qual 2,3% e 2,7% dos pacientes tiveram essas complicações, respectivamente, no grupo bipolar. A melhora da hemostasia e a ausência do risco da síndrome de RTU permite ao urologista um período de ressecção maior, possibilitando o tratamento de glândulas maiores. A melhora da visualização também pode levar a diminuição das perfurações capsulares e do tempo operatório (Erturhan *et al.*, 2007). Em outra metanálise, Cornu *et al.* (2014) também demonstrou uma diminuição da taxa de reoperação imediata (razão de chances [RC] de 0,43).

Pós-operatórias. Existem muitos tipos diferentes de sistemas bipolares, todos utilizando mecanismos diferentes. Os sistemas TURis (Olympus) foram originalmente erroneamente rotulados como sistemas bipolares (Issa, 2008). Na realidade, o eletrodo de retorno, nesses sistemas, era a bainha externa do ressectoscópio. Isso potencialmente exporia toda uretra e o pênis do paciente à energia de retorno. Ho *et al.* (2006) relataram uma taxa de **estenose uretral** de 6,3% durante os procedimentos em que se usou o sistema TURis. A revisão de Issa (2008) verificou um risco total de estenose uretral de 4,7%, maior do que no grupo RTUP (2,7%, P = NS). No entanto, outros autores não encontraram essa diferença (Michielsen e Coomans, 2010). A metanálise de Cornu *et al.* (2014) não encontrou diferença entre RTUP-M e RTUP-B em relação à incidência de estenose uretral ou à **incontinência urinária de esforço**.

Outras complicações tardias, como **contratura do colo vesical** e necessidade de **retratamento da HBP**, não parecem ser muito diferentes daquelas encontradas com a RTUP-M convencional (Ahyai *et al.*, 2010). As taxas globais de reoperação em 1 ano foram baixas nos grupos RTUP-M e RTUP-B e não foram estatisticamente diferentes (Cornu *et al.*, 2014). Mais uma vez, a melhoria das propriedades hemostáticas da tecnologia bipolar ficou evidente nos cuidados pós-operatórios; os pacientes apresentam maior probabilidade de redução dos **tempos de manutenção do cateter e de internação** (Singh *et al.*, 2005; de Sio *et al.*, 2006).

Conclusão. Os resultados para o sistema de ressecção bipolar são animadores, e essa tecnologia provavelmente substituirá a RTUP-M como padrão-ouro para o tratamento da HBP nos próximos anos. Embora os resultados clínicos sejam mais ou menos equivalentes, a melhora da hemostasia do procedimento e o uso de solução de irrigação isotônica permitem ressecções mais longas e mais seguras. Diferentes sistemas utilizam diferentes abordagens para atender aos padrões bipolares, mas encontrar diferenças entre os sistemas em relação aos resultados é um grande desafio.

Vaporização Transuretral da Próstata

Os detalhes podem ser encontrados acessando www.expertconsult.com.

Terapia Transuretral por Micro-ondas

Visão Geral e Conceito. O objetivo da terapia transuretral por micro-ondas (TTUM) é a termoablação local do tecido prostático enquanto se mantém temperaturas normais no tecido circundante não visado. É utilizado um cateter uretral especializado com uma antena que gera ondas eletromagnéticas (EM), emitidas radialmente. Essas ondas EM estão na frequência de 915 a 1.296 MHz e penetram no tecido a fim de induzir alterações que produzem calor localizado. Os tratamentos que alcançam temperaturas abaixo de 44°C são denominados "hipertermias", os que alcançam temperaturas acima de 44,5°C são "termoterapias" e aqueles que chegam a temperaturas acima de 65°C são "termoablativos" (Perlmutter *et al.*, 1993).

Uma vez alcançada a **dose térmica** crucial, ocorre destruição do parênquima da próstata. Isso ocorre como parte do produto multiplicativo da temperatura com a duração da exposição. Portanto, os valores críticos são a temperatura obtida na glândula (não necessariamente a mesma gerada pelo aparelho) e o período durante o qual ela consegue ser mantida. **A dose térmica deve ser confinada à próstata de maneira ideal, de forma que seja mínimo ou ausente o aquecimento dos tecidos adjacentes, como o esfíncter uretral externo, o colo vesical e o reto.** O dano desses tecidos induzirá a complicações e pode limitar o efeito do tratamento, induzindo paradas automáticas de funcionamento do aparelho. Além disso, esse calor mal direcionado pode causar desconforto significativo ao paciente e impossibilitar a tolerância ao procedimento em um ambiente de consultório.

As potenciais vantagens da tecnologia com micro-ondas incluem a conveniência de um procedimento de consultório com rápida convalescença do paciente e mínima necessidade de anestesia. Entre os tratamentos para HBP, este é o menos dependente do operador e tem uma curva de aprendizado fácil. A seleção dos pacientes é crucial para se obter bons resultados; existem fatores específicos que precisam ser examinados ao se considerar a TTUM. Fatores do paciente, como volume da próstata, forma da glândula e capacidade do paciente de submeter-se ao tratamento transuretral sob anestesia local, precisam ser todos cuidadosamente considerados. Próstatas com lobo médio acentuado podem distorcer o posicionamento do cateter, uma vez que o lobo médio ficará em grande parte sem tratamento, e irá projetar as micro-ondas em localizações não pretendidas e arriscadas. Os volumes prostáticos extremos (< 25 ou > 100 g) podem impedir o aquecimento uniforme e levar a resultados inferiores. Em próstatas menores, pode ocorrer aquecimento temerário de locais extraprostáticos, induzindo complicações como a lesão de esfíncter. É importante que os pacientes com marca-passo, desfibriladores e prótese pélvica ou peniana sejam excluídos do tratamento, pois esses dispositivos podem sofrer significativo dano elétrico ou mecânico pelos sistemas de TTUM. Os pacientes submetidos anteriormente à tratamentos invasivos para HBP podem ter transmissão inesperada das micro-ondas, com resultados terríveis.

Existem diferenças significativas entre os desenhos dos sistemas de tratamento por micro-ondas. Estas incluem o desenho das antenas, o padrão de aquecimento gerado e o protocolo de tratamento; tais diferenças devem ser cuidadosamente consideradas na escolha desse tratamento. O desenho original foi consideravelmente estudado, mas posteriormente avançou para uma plataforma de alta energia (TTUM-AE) com a esperança de intensificar o efeito do tratamento. Tudo indica que o desenho da antena determina o padrão de aquecimento, mais do que a frequência da energia das ondas utilizada (Bolmsjö *et al.*, 1996). Atualmente, os sistemas disponíveis mais utilizados são o CoreTherm (ProstaLund, Lund, Suécia), o Prolieve (Boston Scientific, MA), o Prostatron (Urologix, Mineápolis, MN), o ThorMatrx (American Medical Systems, Minnetonka, MN) e o CooledThermoTherapy (Urologix, Mineápolis, MN) (Fig. 105-10).

As várias plataformas TTUM geram temperaturas intraprostáticas de 45°C a 70°C. Os sistemas iniciais forneciam faixas de calor de 42°C a 44°C e tiveram resultados um tanto desapontadores. À medida que os dispositivos ficaram mais avançados, aumentaram as temperaturas de tratamento intraprostático. A nomenclatura TTUM-AE é aplicada aos dispositivos mais avançados com extremidade mais alta dessa faixa térmica. Grande parte do avanço do uso de temperaturas mais altas foi precipitada pela capacidade de resfriamento do cateter, a fim de reduzir as temperaturas uretrais e o desconforto do paciente no intraoperatório.

Nesses protocolos, a energia foi aumentada lentamente, permitindo que o paciente se adaptasse à elevação gradual da temperatura. Quando se aplica calor no parênquima prostático, existe uma reação fisiológica de vasodilatação local para dissipar o mesmo. Embora torne o procedimento mais tolerável, esse aumento gradual de energia aumenta os tempos do procedimento e diminui sua eficácia. A TTUM de onda de choque ou de alta intensidade tem sido usada para diminuir a vasodilatação compensatória. Nessa variação, o calor é transmitido rapidamente, de modo que os vasos da próstata sofram trombose, resultando em melhora da captura de calor na próstata e diminuição dos tempos de procedimento. Esse processo é sustentado pelo fato de que as próstatas com densidade de vasos mais significativa têm, em

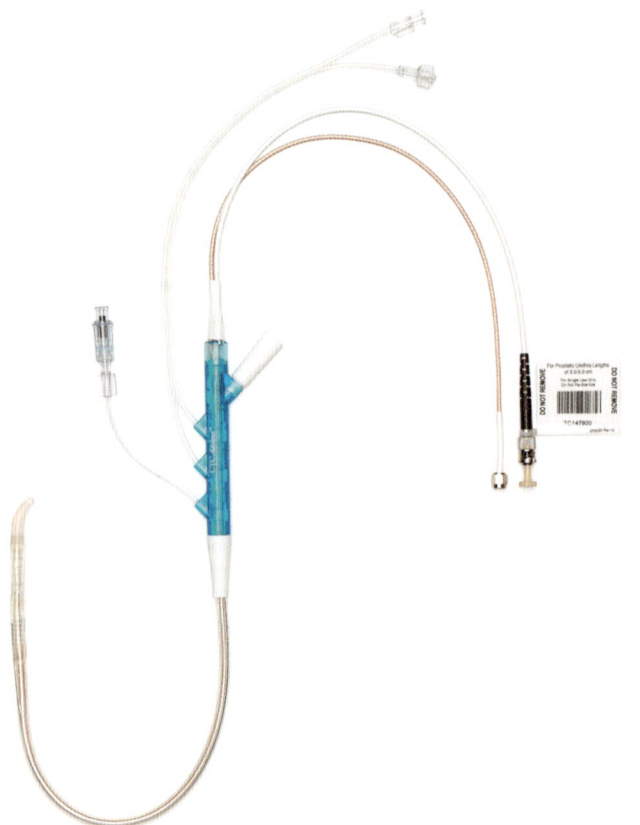

Figura 105-10. Cateter de terapia transuretral por micro-ondas ThermoTherapy resfriado. (Cortesia de Urologix, Inc.)

geral, menor probabilidade de reagir bem ao tratamento (d'Ancona et al., 1999a).

Mecanismo de Ação. O mecanismo pelo qual a TTUM causa redução dos STUI causados pela HBP **ainda não foi completamente entendido**. Existem múltiplas teorias e não são mutuamente exclusivas. Essas teorias se concentram na alteração da inervação ou da morfologia do tecido prostático.

Degeneração Nervosa e Alterações Sensoriais. A primeira dessas teorias se baseia no **conceito dinâmico de obstrução prostática**, no qual o tônus do músculo liso da próstata causa a obstrução. Isso foi estudado por investigadores que examinaram o tecido obtido por biópsia na TTUM. Dez pacientes foram submetidos à prostatectomia aberta depois da TTUM; as amostras histológicas foram avaliadas utilizando colorações imuno-histoquímicas. A uretra foi bem preservada; em comparação com os controles, verificou-se que as amostras tinham fibras nervosas "rompidas", sendo raramente encontrados axônios. Os autores sugeriram que o dano térmico às fibras adrenérgicas essencialmente induziu um "bloqueio α de longo prazo" (Perachino et al., 1993). Essa teoria tem poucos adeptos.

A denervação também pode ser alvo específico das fibras musculares lisas da próstata. Um estudo cuidadosamente controlado utilizou fragmentos da próstata removidos no início do procedimento, que foram corados por um produto gênico com proteína de neuromarcador inespecífico, tanto no grupo controle de 10 pacientes quanto em 10 pacientes submetidos à TTUM uma semana antes. As fibras coradas foram visualizadas em todas as camadas das amostras do grupo controle. Quase todas as amostras do grupo em estudo tinham fibras nervosas na lâmina própria e na camada epitelial. No entanto, todos os grupos em estudo, menos um, mostraram ausência quase completa de fibras nervosas na camada muscular lisa. O paciente tratado com TTUM que não apresentou alterações das fibras nervosas musculares lisas tinha próstata pequena (20 g). Os achados de destruição preferencial do músculo liso foram observados mesmo na ausência de alto grau de necrose na amostra (Brehmer et al., 2000). Embora o estudo mencionado tenha observado alterações apenas em algumas fibras nervosas, ainda existe a possibilidade de denervação de início tardio dos outros grupos de fibras. Estudos utilizando o tratamento por calor em nervos isquiáticos de cães encontraram quase nenhuma alteração histológica imediatamente depois do mesmo, semelhante à TTUM em duração e temperatura. No entanto, observaram desmielinização segmentar e perda de axônios 3 semanas depois, e persistência das alterações por até um ano (Vujaskovic et al., 1994).

Um olhar mais específico para o subgrupo de destruição de fibras nervosas na TTUM se completou com um ensaio de grupo de ligação específica para o receptor α_1. Foram incluídos 25 pacientes. Dez desses pacientes receberam TTUM antes de biópsia a frio com *punch* e RTUP subsequente. Cinco pacientes foram submetidos à TTUM e depois à prostatectomia retropúbica. O grupo controle foi submetido à RTUP (n = 10). **Verificou-se diferença estatisticamente significante na densidade média dos receptores α_1 adrenérgicos entre o grupo controle (96,4 fmol/mg) e o grupo tratado com TTUM (71,3 fmol/mg)**. Os receptores em todos os grupos continuaram a ter uma constante de dissociação semelhante (capacidade de ligação ao seu ligante) (Bdesha et al., 1996).

Em um estudo interessante utilizando estimulação elétrica para examinar a uretra prostática em 13 pacientes antes e depois de TTUM, a maioria dos pacientes teve melhoras dos sintomas, sendo que o efeito mais favorável observado foi nos sintomas de armazenamento (principalmente nictúria). A diminuição da urgência miccional efetivamente foi paralela ao aumento do limiar sensorial. Os autores postularam que a diminuição da sensibilidade uretral prostática pode levar à diminuição das aferências nos reflexos excitatórios na uretra-detrusor, com melhora global da percepção dos sintomas miccionais (Brehmer e Nilsson, 2000).

Alterações da Morfologia. Quando se aplica calor a uma área específica da próstata a uma temperatura e duração suficientes, **cria-se uma área de necrose**. Essa área finalmente se contrai, formando uma cicatriz, e reduzindo o volume prostático total. Em um estudo que examinou os gradientes de calor na próstata e os seus efeitos histológicos, os pacientes foram submetidos à TTUM, seguida de recuperação do tecido cirúrgico em diferentes tempos posteriores. Durante o procedimento com micro-ondas, realizou-se o mapeamento da temperatura em múltiplos locais prostáticos utilizando termossensores de fibra óptica. Os tratamentos com micro-ondas resultaram em temperatura máxima prostática de 80°C, penetrando o calor profundamente no parênquima da próstata. As temperaturas médias aumentaram rapidamente com a distância radial da uretra até um máximo de 54°C a uma distância de 0,5 cm da uretra. À medida que a temperatura aumentou além dessa distância, a temperatura diminuiu exponencialmente, mas permaneceu acima de 45°C em uma distância de 1,6 cm radialmente. Os achados patológicos foram semelhantes em todas as amostras, havendo necrose hemorrágica intraprostática nitidamente circunscrita em locais onde 60 minutos de um mínimo de 45°C foram desencadeados pelo tratamento. As bordas das áreas de necrose e o tecido viável foram nitidamente demarcados. A variação média dessa borda foi de 0,5 a 2,5 cm da uretra, tendo uma distância média de 1,6 cm. Os pesquisadores também notaram, mas não conseguiram explicar bem, uma área de tecido desvitalizado, mas não inflamatório, entre as áreas necrótica e normal (Larson et al., 1996).

Um estudo semelhante explicou essa área entre o tecido necrótico e o normal. Os pacientes expostos à TTUM tinham uma área de necrose no tecido prostático em área distinta a 20 a 25 mm de uretra. Na área em torno da necrose, observou-se apoptose generalizada (Brehmer, 1997). A causa básica da apoptose não pôde ser descoberta naquele estudo, mas outro trabalho mostrou que a morte celular resulta de apoptose e depois necrose com base em uma carga de calor crescente aplicada ao tecido (Harmon et al., 1990). Células do estroma prostático em cultura expostas à hipertermia moderada de apenas 47°C por uma hora confirmaram a possibilidade de apoptose induzida pelo calor; 76% das células eram apoptóticas. As células também sofreram necrose (14% da amostra), o que solidifica ainda mais que existe uma "carga térmica" na qual as células preferencialmente morrem de necrose ou apoptose (Brehmer e Svensson, 2000). **A redução no volume da próstata parece estar relacionada à plataforma de energia usada; o protocolo com baixa energia diminuiu o tamanho apenas 14%, enquanto os protocolos com alta energia diminuíram o tamanho em 25%** (Devonec et al., 1993).

Técnica

Pré-operatória. O benefício da seleção de TCMI é a possibilidade de **realizar o procedimento no consultório, tipicamente usando apenas anestesia local**. Como sempre, deve-se considerar a capacidade do paciente de tolerar o procedimento. Não é necessária a internação na noite anterior, e os pacientes geralmente são liberados para casa diretamente depois de se recuperarem do procedimento. É necessária cistoscopia antes da TTUM porque a **presença de um lobo mediano é critério de exclusão**. O lobo mediano não seria tratado durante o procedimento, e sua presença também pode direcionar o cateter para longe da linha média, alterando o tratamento. O comprimento prostático precisa ser medido durante a cistoscopia. Um comprimento prostático abaixo de 25 mm não é sugestivo de aumento de próstata e tornaria o procedimento tecnicamente problemático e talvez arriscado. O tamanho da próstata deve ser de 30 a 100 g para TTUM.

As **contraindicações** ao procedimento incluem marca-passos implantados, desfibriladores, prótese peniana inflável, esfíncteres urinários artificiais e implantes metálicos na pelve, como artroplastia total. Os pacientes com estenoses uretrais também devem ser excluídos do tratamento, pois pode ser difícil colocar e posicionar corretamente o cateter. Os pacientes submetidos a um tratamento invasivo prévio para a HBP também devem ser excluídos porque esse é um grupo não testado e pode haver projeção inesperada das micro-ondas a localizações anômalas. A presença de comorbidades, como doença arterial periférica com claudicação, câncer de próstata, câncer de bexiga e transtornos neurológicos subjacentes também devem levar o paciente e o cirurgião a escolherem um método de tratamento diferente.

Intraoperatória e Perioperatória. O cateter específico é inserido pela uretra e avança até a posição. A parede anterior do reto é monitorada através de uma sonda com termômetro retal. A programação preestabelecida pode então ser iniciada, com um programa automatizado funcionando durante todo o procedimento e monitorando as temperaturas uretral e retal. O balão do cateter permanece na bexiga, sendo mantido no local enquanto as ondas EM são emitidas à zona de transição da próstata (Fig. 105-11). Um papel que o cirurgião desempenha nesse procedimento é transmitir tranquilidade ao paciente acordado. A monitoração contínua do conforto do paciente é crítica. Um desconforto inesperado pode implicar na colocação errada do cateter. Lesões significativas ocorrem quando tal recomendação não é seguida.

Pós-operatória. Um benefício da TTUM é a evolução pós-operatória favorável. **As complicações perioperatórias são improváveis**, e os pacientes não precisam de internação. Os pacientes podem retornar para casa diretamente do procedimento, e a convalescença é rápida. **A cateterização pós-operatória por um período de dias é quase certa** com as primeiras gerações da TTUM, mas está se tornando cada vez menos comum. As plataformas com energia mais alta têm levado a uma taxa de retenção urinária pós-operatória mais baixa, mas os pacientes devem ser cuidadosamente informados sobre esse risco.

Resultados. A termoterapia ou terapia por micro-ondas continua a ser um tratamento para HBP devido à relativa facilidade de uso e possibilidade de ser feita como procedimento de consultório. Em razão das muitas diferentes plataformas de tecnologia, os ensaios clínicos são difíceis de serem agrupados em análises maiores. **Em geral, os estudos disponíveis são muito heterogêneos e frequentemente são ensaios clínicos com coorte única e não comparativos, tendo seguimento por curto prazo; eles devem ser julgados de maneira cuidadosa e individual.** Uma lição óbvia aprendida desses ensaios clínicos é que os sistemas com potência mais alta têm resultados superiores, em comparação aos seus antecessores com potência mais baixa.

Previsão de Resultados. O trabalho inicial publicado sobre previsão de resultados de TTUM focou-se na plataforma Prostatron 2.5. Esse trabalho definiu os pontos de corte iniciais para ajudar a orientar o urologista no atendimento a pacientes após a TTUM (d'Ancona et al., 1999a). **Os resultados foram avaliados em 6 meses, limitando o âmbito de longo prazo do estudo, mas a boa resposta foi preditora independentemente por variáveis pré-procedimento, como idade mais jovem, maior volume prostático e maior grau de OIV.** A energia usada na próstata durante o procedimento também foi preditiva de resposta, mas tem menos utilidade, visto que foi um achado posterior. Como o PSA é um substituto do volume prostático, também se verificou que o PSA pré-tratamento é útil para predizer os resultados em alguns estudos (Djavan et al., 2000), mas não em outros (Laguna et al., 2002).

A capacidade de predizer os resultados com base no AUASS inicial tem sido mais difícil. Em um estudo controlado, a proporção de pacientes que obtiveram um AUASS abaixo de 9 (sintomas leves) foi semelhante entre os pacientes nos grupos de sintomas moderados e intensos. Dos pacientes no grupo de sintomas moderados, 50% migraram para o grupo de sintomas leves, muitos pacientes permaneceram no grupo moderado (38%) e alguns pioraram e foram para o grupo de sintomas intensos (12%). Daqueles que já estavam no grupo de sintomas intensos de acordo com o AUASS pré-tratamento, 14% continuaram a ter sintoma intensos, enquanto muitos pacientes melhoraram e foram para os grupos de sintomas moderados (36%) e leves (49%) (Larson et al., 1998). Como muitos urologistas podem preferir esse tratamento nos pacientes com risco elevado de cirurgia, a utilidade neste grupo de pacientes também tem sido estudada. Em um estudo utilizando o dispositivo TTUM-AE, o tratamento foi igualmente eficaz e escores altos (3 ou 4) ou baixos (2) da American Society of Anesthesiologists (ASA) (d'Ancona et al., 1999b) não apresentaram diferença nem na cateterização pós-tratamento nem na capacidade de tolerar o procedimento.

Estudos de Coorte. Apesar da facilidade do uso e taxas de complicações relativamente baixas, as principais preocupações com a TTUM são a melhora global reduzida de STUI, em comparação com outras opções de tratamento, e a falta de durabilidade. Um estudo utilizando um aparelho de terapia transuretral mais antigo e de baixa energia (TTUM-BE) (Prostatron 2.0) demonstrou melhora significativa inicial do nível de satisfação dos pacientes com o tratamento (Hallin Berlin, 1998). **No entanto, ao longo de um período de 4 anos, houve diminuição progressiva e acentuada do número de pacientes satisfeitos de 62% em 1 ano para apenas 23% em 4 anos.** As melhoras de sintomas iniciais e o aumento dos fluxos foram seguidos por regresso desses achados no controle de 4 anos. Além disso, **dois terços dos pacientes no estudo receberam tratamento adicional para HBP no prazo dos 4 anos em que foram acompanhados.** Essas preocupações foram justificadas quando estudos mostraram um risco cumulativo de retratamento subsequente com RTUP de 40,5% em 5 anos de seguimento, e um risco cumulativo percentual de qualquer retratamento (inclusive com α-bloqueadores) de 57% (Keijzers et al., 1998). Outro protocolo de TTUM-BE confirmou as altas taxas de retratamento, sendo que 35% dos pacientes precisavam de tratamento adicional em 3 anos (Daehlin e Frugard, 1999). Estudos utilizando sistemas mais antigos com baixa energia que observaram alterações nas medidas subjetivas e objetivas de melhoria verificaram resultados variáveis. **Quase todos os estudos com baixa energia mostraram melhora nos escores subjetivos de sintomas, mas frequentemente sem alterações das medidas objetivas, como fluxo máximo, urina residual ou características de EUDs,**

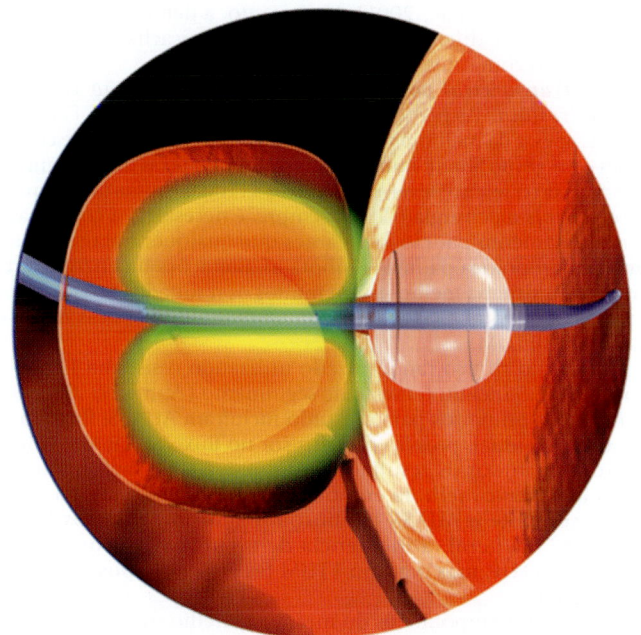

Figura 105-11. Cateter de terapia transuretral por micro-ondas tratando a zona de transição da próstata. (Cortesia de Kevin T. McVary.)

como as pressões máximas do detrusor. Com dispositivos atualizados para alta energia (AE), as alterações da métrica objetiva se tornaram mais comuns. Embora se utilize mais energia, os protocolos de alta energia ainda são bem tolerados sob anestesia local (Eliasson e Wagrell, 2000). Quando são usados protocolos de choque térmico, a duração mais curta do tratamento também resulta em um aumento do escore inicial de dor, mas a um escore semelhante de dor pós-tratamento (Francisca et al., 2000).

Usando um dispositivo para TTUM-AE (Targis), um grupo de investigadores demonstrou melhora significativa do AUASS, do QoL escore, do $Q_{máx}$ e de RPM durável em 24 meses (Thalmann et al., 1999). EUD foi realizado de rotina nos pacientes e também melhorou significativamente a pressão de abertura do detrusor e a pressão do detrusor no fluxo máximo 6 meses após o tratamento. Observou-se uma depressão na fossa prostática (semelhante ao que se vê em pacientes depois de RTUP) em 77% dos pacientes, e a USTR demonstrou uma diminuição do volume da próstata de 57,6 para 42,4 mL. Apesar desses resultados positivos, 13% dos pacientes precisaram de retratamento.

Em um estudo recente de TTUM, os achados de muitos estudos prévios foram reiterados (Mynderse et al., 2011). Usou-se o cateter Cooled Thermo Cath com um sistema Targis sob protocolo de choque térmico por 30 minutos. A porcentagem de pacientes que precisaram de algum tipo de cateterização pós-operatória (50%) foi menor do que em estudos prévios de TTUM, e apenas 3% dos pacientes precisaram de cateterização por mais de 7 dias. **Ao final do seguimento de 5 anos após o tratamento, observou-se melhora de 43% no AUASS e aumento de 39% do $Q_{máx}$.** Infelizmente, 29% dos pacientes precisaram de tratamento adicional relacionado com a HBP; 9% da coorte total precisaram de tratamento cirúrgico.

Resumindo a melhora sintomática com TTUM-AE, **os pacientes terão uma redução de 60% nos escores de sintomas observados no controle de 3 meses.** Isso tende a se tornar um pouco melhor nos 6 e 12 meses. Não há diferença significativa entre os dispositivos de TTUM-AE na redução dos sintomas. **Aos 3 anos, as melhorias dos sintomas pioram para apenas 45% de melhora, mas o retratamento é visto em cerca de 20% dos pacientes** (Floratos et al., 2001). **As variações agregadas de $Q_{máx}$ representam melhora de 50% observadas aos 3 meses e estabilidade aos 12 meses** (Gravas et al., 2003), **com estudos raramente relatando um $Q_{máx}$ pós-tratamento acima de 15 cm/s.**

Os pacientes com retenção urinária representam um grupo da HBP mais difícil de tratar. Em um dos primeiros estudos de TTUM-AE de homens com RUA, 94% deles conseguiam urinar espontaneamente 4 semanas depois do tratamento (Djavan et al., 1999c). Embora não fossem pedidos estudos de pressão-fluxo, esse grupo provavelmente representa uma coorte com músculo detrusor funcional. Contrariamente a isso, em um estudo que incluiu pacientes com retenção urinária crônica, a taxa de falhas em 1 ano foi de 25%, e o tempo médio de cateterização foi de 38 dias (Floratos et al., 2000). Em um estudo de pacientes com alto risco cirúrgico com RUA, 87% conseguiam urinar espontaneamente (3 meses pós-procedimento) e 7,3% apresentavam retenção urinária de repetição em 2 anos (Berger et al., 2003).

Estudos Comparativos

Terapia Transuretral por Microondas versus Terapia Sham (controle). Muitos estudos controlados (Sham) envolvendo TTUM foram realizados. Isso ocorre provavelmente por causa da baixa morbidade de produzir um braço controle equivalente, visto que é necessária anestesia mínima. Esses estudos Sham são interessantes, pois destacam o efeito placebo presente no tratamento da HBP. O efeito placebo de um estudo utilizando um grupo controle Sham foi mais notavelmente destacado por Nawrocki et al. (1997). Nesse estudo, os pacientes foram randomizados para um de três grupos – TTUM, TTUM simulada e observação – com seguimento por 6 meses. O grupo da TTUM simulada foi submetido a um processo idêntico ao da TTUM, exceto que o gerador executou um programa simulado que incluía ruído do aparelho, leituras na tela e emissão de calor por uma almofada colocada sob o cobertor. Não se observaram alterações estatísticas nas medidas objetivas, como resultados de pressão-fluxo ou variáveis urodinâmicas. **Surpreendentemente, houve uma diminuição estatisticamente significativa do AUASS para a TTUM (de 19 para 9,5) e para o grupo TTUM simulada (17,5 para 9,5).** O grupo sem tratamento não observou tal alteração (o AUASS mudou de 18 para 17). Esses resultados são interessantes, pois destacam os benefícios percebidos da TTUM (em termos de alterações relatadas do AUASS vistas no grupo TTUM e TTUM simulado), mas não mostraram alterações objetivas nos grupos. Simplesmente realizar um tratamento fictício reduziu o AUASS de maneira significativa.

Outros estudos prospectivos utilizando grupo sham (sem grupos não tratados) mostraram melhoras do fluxo máximo complementando a diminuição do AUASS. Estudos do sistema de termoablação Targis (Urologix) (Larson et al., 1998) e sistema DornierUrowave (DornierMedTech, Munique, Alemanha) (Roehrborn et al., 1998b) exibiram essa resposta com achados globais semelhantes. O sistema UrowaveDornier proporcionou diminuições de AUASS tanto para o grupo tratado quanto para o grupo Sham. O AUASS do grupo tratado diminuiu de 23,6 para 12,7 aos 6 meses, sendo encontrada uma diminuição de 23,8 para 18 no grupo Sham. Embora ambos os grupos em estudo tivessem uma diminuição significativa, a alteração no grupo tratado foi estatisticamente superior. Os picos de fluxo melhoraram nos grupos tratado (7,7 para 10,7 mL/s) e não tratado (8,1 para 9,8 mL/s), sendo a melhora no grupo tratado estatisticamente superior.

O estudo do sistema Targis teve um padrão de achados semelhante. Os grupos tratados e Sham tiveram melhoras estatisticamente significativas de AUASS – diminuição média de 20,8 para 10,5 no grupo tratado e uma diminuição menor, mas ainda significativa, no grupo Sham (21,3 para 14,3). Os fluxos melhoraram de 7,8 para 11,8 mL/s no grupo tratado, com um aumento menos impressionante ocorrendo no grupo Sham (7,8 para 9,8 mL/s) (Larson et al., 1998).

Terapia Transuretral por Microondas versus α-Bloqueador. Alguns autores têm afirmado que, no tratamento contínuo da HBP, a TTUM deve situar-se entre a conduta clínica e os tratamentos mais agressivos, como RTUP e prostatectomia aberta (Djavan et al., 1998a). O preceito subjacente para esse ponto de vista é que o procedimento único com baixo risco poderia remover a dificuldade e o custo de anos de tratamento clínico. Embora os pacientes submetidos à TTUM tenham necessidade frequente de retratamento adicional para HBP, os resultados não são muito diferentes daqueles em pacientes nos quais a conduta clínica falha. Em uma investigação de retratamento em pacientes que usavam α-bloqueadores, avaliaram-se os resultados aos 3 anos; observaram-se taxas de falhas de 27% (tansulosina), 37% (alfuzosina) e 49% (terazosina) (de laRosette et al., 2002). Um ensaio clínico randomizado e controlado comparou a TTUM à terapia com um α-bloqueador (terazosina). O AUASS e o $Q_{máx}$ médios melhoraram para ambos os grupos; a TTUM teve um efeito mais pronunciado aos 6 e 12 meses. Ela resultou em melhora de 35% do AUASS, em comparação com os α-bloqueadores e melhora de 22% do $Q_{máx}$. O grupo da terazosina teve uma taxa de falhas de tratamento sete vezes mais alta (Djavan et al., 2001). No entanto, a definição de falha foi qualitativamente diferente entre os grupos, e os achados devem ser interpretados com cautela.

Terapia Transuretral por Microondas versus Ressecção Transuretral da Próstata. As preocupações com a durabilidade da TTUM são comuns apesar da melhora vista em estudos não controlados e comparações com grupo Sham; muitos estudos tiveram taxas de retratamento mais altas do que o aceitável, sendo que a TTUM costuma falhar apenas meses depois da cirurgia. Como sempre, é necessária a comparação com o tratamento padrão-ouro antes que qualquer tratamento seja considerado prática padrão. Embora as alterações na energia transmitida pelo sistema melhorassem muitos os resultados nos pacientes, a comparação com a RTUP destacou ainda mais os pontos fracos da intervenção TTUM.

Um ensaio clínico randomizado utilizando o sistema TTUM-AE Prostatron 2.5 incluiu 6 meses de seguimento (Ahmed et al., 1997). Os *endpoints* primários para o estudo incluíram AUASS, fluxo máximo, urina residual, pressão do detrusor no fluxo máximo e volume da próstata. Todos os resultados no grupo TTUM melhoraram. **O grupo RTUP teve melhora em todos os resultados, mas, na coorte TTUM, somente o AUASS melhorou, e múltiplos outros fatores pioraram. Em geral, a incidência de eventos adversos foi mais alta com a RTUP, mas o grupo TTUM teve retenção pós-operatória prolongada.**

Estudos contemporâneos do mesmo aparelho tiveram resultados muito diferentes. Após 1 ano de seguimento, houve uma diminuição de 78% no índice de sintomas Madsen-Iversen no grupo RTUP; também se notou uma diminuição no grupo TTUM (68%). O fluxo máximo melhorou 100% (RTUP) e 69% (TTUM), e ambos os grupos tiveram alívio dos sintomas de OIV por parâmetros urodinâmicos. Embora os efeitos no grupo RTUP fossem pronunciados em todos os relatos, não foram estatisticamente diferentes do grupo TTUM. Os grupos foram equivalentes com referência à necessidade de retratamento, mas o grupo RTUP precisou de retornos mais frequentes à sala de cirurgia para coagulação (três *vs.* zero paciente). O grupo TTUM teve uma duração da cateterização mais prolongada, sendo que um paciente precisou de 35 dias. Correspondentemente, o grupo TTUM teve aumento do risco de ITU pós-operatória, tendo um paciente precisado de reinternação por infecção. Além disso, os sintomas irritativos pós-operatórios foram mais comuns no grupo TTUM (29% *vs.* 14%) (d'Ancona *et al.*, 1997).

Um estudo randomizado semelhante com seguimento mais longo (mediana de 33 meses) exibiu melhoras no grupo TTUM com relação ao fluxo urinário (melhora em 64%) e redução do AUASS (–60%), embora esses dados percam em comparação com os do grupo RTUP (+214% de $Q_{máx}$ e –85% no AUASS). Com um seguimento mais longo, as taxas de retratamento nesse estudo devem ser cuidadosamente examinadas. As taxas de retratamento de 19,8% no grupo TTUM e de 12,9% no grupo RTUP não foram estatisticamente diferentes (P = 0,28); entretanto, as razões para o retratamento pareceram ter causas diferentes. No grupo TTUM, 10 dos 14 pacientes foram submetidos ao tratamento adicional para HBP (RTUP, prostatectomia a *laser*, ablação da próstata por agulha transuretral [TUNA], α-bloqueadores), enquanto somente 1 dos 8 pacientes no grupo RTUP precisou desse tipo de retratamento (α-bloqueadores). Embora não houvesse diferença estatística no número de pacientes submetidos a retratamento, o grupo TTUM teve maior probabilidade de retratamento para HBP residual (Floratos *et al.*, 2001).

Mais recentemente, um ensaio clínico multicêntrico randomizado divulgou os resultados do seguimento de 5 anos para complementar os resultados previamente divulgados com 1 e 3 anos. No seguimento inicial por 12 meses, os pesquisadores concluíram que não houve diferença estatística entre os tratamentos com referência ao $Q_{máx}$, pressão do detrusor e volume da próstata; entretanto, a alteração em cada um desses foi mais pronunciada nos pacientes da RTUP. Um tempo de cateterização pós-procedimento mais longo (14 *vs.* 3 dias) no grupo TTUM foi observado. **Os eventos adversos foram graduados de acordo com a intensidade, apresentando o grupo TTUM mais eventos leves ou moderados (muitas vezes caracterizados como "esperados"), e o grupo RTUP mais eventos "sérios" (p. ex., retenção de coágulo exigindo reinternação)** (Wagrell *et al.*, 2002). Dados de 5 anos (66% dos pacientes originais à disposição) demonstraram que 16% dos pacientes de TTUM tinham apresentado falha de tratamento, mas somente 6% do grupo RTUP (Mattiasson *et al.*, 2007). **Nos estudos utilizando EUD para classificar a obstrução, a RTUP provou ser superior.** Uma comparação aos 30 meses de TTUM-AE versus RTUP verificou que um terço dos pacientes de TTUM permaneceu "obstruído" em EUD, enquanto somente 14% do grupo RTUP manteve essa classificação em EUD de "obstruído" (d'Ancona *et al.*, 1998).

Uma recente revisão Cochrane da TTUM analisou os seis ensaios clínicos comparando TTUM e RTUP. **O AUASS médio agrupado da RTUP diminuiu 77%; uma redução de 65% na TTUM foi demonstrada. O pico do fluxo urinário médio agrupado aumentou 119% com a RTUP e 77% com TTUM, tendo uma diferença média ponderada favorecendo a RTUP em 5,08 mL/s** (Hoffman *et al.*, 2012). Em um estudo comparando os resultados para qualidade de vida entre RTUP e TTUM, respondeu-se a uma avaliação com 41 perguntas antes e depois da cirurgia. Avaliou-se a métrica do bem-estar global, sintomas urinários, função sexual, atividades diárias, atividades sociais e bem-estar psicológico. Ambas as modalidades de tratamento tiveram efeito significativamente positivo sobre aspectos da vida, melhorando a percepção das atividades da vida diária, juntamente com a percepção das dificuldades urinárias. Embora ambos os tratamentos fossem eficazes para melhorar as medidas de qualidade, a RTUP teve um impacto maior do que a TTUM nos 147 pacientes examinados (Francisca *et al.*, 2000).

Complicações

Intraoperatórias e Perioperatórias. Grande parte da argumentação para o uso de TTUM, e não RTUP, no tratamento da HBP se baseia na **diminuição da taxa de complicações, particularmente no período perioperatório.** Veem-se taxas mais altas de retratamento para complicações do procedimento para a RTUP, em comparação com a TTUM. Infelizmente, a maioria dos ensaios clínicos com TTUM não tem uma análise abrangente dos eventos adversos. Isso leva a um viés em potencial porque os relatos podem ter taxas de complicações mais baixas do que a média. Em quase todos os casos, os pacientes **conseguem tolerar o procedimento** em um consultório. O paciente relata uma sensação de calor local no períneo ou uma urgência de urinar, o que é comum, mas não limitam a possibilidade de completar o tratamento. Embora alguns profissionais preconizem sedativos ou analgésicos para todos os pacientes, uma comparação randomizada provou que unicamente a anestesia tópica foi suficiente (Djavan *et al.*, 1998b). Com monitoração cuidadosa e colocação correta do cateter e da sonda de temperatura retal, não deve ocorrer **lesão de estruturas periprostáticas**. Relatos erráticos de complicações graves, como necrose peniana e fístulas uretrais, têm sido vistos no registro da U.S. Food and Drug Administration (FDA), mas provavelmente resultam de colocação inadequada do cateter ou monitoração insatisfatória do paciente durante o procedimento (Walmsley e Kaplan, 2004).

Pós-operatórias. Contrariamente ao perfil perioperatório descrito antes, em geral, as taxas de complicações no longo prazo favorecem a RTUP. As taxas de retratamento para HBP são significativamente mais altas para TTUM do que para RTUP. As taxas de retratamento foram discutidas detalhadamente e não serão ainda discutidas aqui. Complicações como **hematúria pós-procedimento, levando à transfusão**, são raras depois de TTUM. **Estenose uretral e estenose do colo vesical** são complicações ocasionais com um risco cumulativo de aproximadamente 2% (Floratos *et al.*, 2001). A **incontinência transitória** é observada em aproximadamente 2% dos pacientes, sendo extremamente rara a incontinência definitiva. A **convalescença pós-tratamento** é razoavelmente rápida, encontrando-se uma recuperação média em casa de 5 dias, e 55% dos pacientes passam menos de 3 dias em casa (Ramsey *et al.*, 1997). **A cateterização prolongada** e RUA com as gerações mais antigas de TTUM foram a regra, e não exceções. Quase todos os estudos demonstraram aumento do tempo com cateter, em comparação com a RTUP, e durações da cateterização de até 2 semanas não são incomuns (de laRosette *et al.*, 1997).

Em um esforço para reduzir os tempos de cateterização e os sintomas pós-procedimento, fizeram-se tentativas de usar *stents* uretrais biodegradáveis (Dahlstrand *et al.*, 1997), *stents* uretrais temporários e uso peri operatório de α bloqueadores (Djavan *et al.*, 1999d). O uso de alfabloqueadores reduziu a retenção pós-operatória de 12% na TTUM exclusivamente para 2% na TTUM com bloqueio α-periprocedimento. Em uma comparação prospectiva com uso de α-bloqueadores e *stents* uretrais, estes foram mais efetivos após 2 semanas, reduzindo os escores de sintomas e melhorando os fluxos. Nenhum paciente com um *stent* uretral teve retenção depois de 1 semana depois de TTUM (em comparação com 11% dos pacientes unicamente com TTUM), mas 11% dos pacientes com *stent* uretral precisaram de remoção precoce por causa da formação de coágulo ou migração do *stent* (Djavan *et al.*, 1999b).

Coincidindo com a cateterização prolongada, a ITU no paciente pós-TTUM é um achado comum. Relatos de incidência são esporádicos, mas taxas de até 13,5% foram publicadas (Dahlstrand *et al.*, 1995), sendo que os estudos maiores relatam uma incidência em porcentagens baixas a médias com um único dígito. Com protocolos com energia mais alta, são mais pronunciados os **efeitos sobre a função sexual**. Embora a disfunção sexual não tenha sido rigorosamente estudada com dados de questionários validados de períodos pré e pós-procedimentos, poucos relatos têm taxas altas desse achado. Um relato encontrou somente 5% de pacientes com DE nova (Kirby *et al.*, 1993), e 55% dos pacientes ainda classificavam o sexo como "muito satisfatório" (Francisca *et al.*, 1999). Na coorte RTUP desse estudo comparativo, somente 21% do grupo RTUP deu a resposta "muito satisfatório".

Relatos de **disfunção ejaculatória** depois de TTUM seguem um padrão, mas também não têm sido rigorosamente estudados. A maioria dos relatos mostra baixo número de eventos, sendo que muitos estudos não mencionam absolutamente alteração. Uma incidência razoavelmente alta de 44% foi reportada em um estudo, destacando-se contra outros relatos de maneira geral benignos (de laRosette *et al.*, 1996). Na revisão Cochrane de TTUM *versus* RTUP, a primeira se associou a uma diminuição do risco de ejaculação retrógrada, de tratamento de estenose, hematúria, transfusão sanguínea e síndrome da RTU. A TTUM teve de fato um aumento do risco de disúria, retenção urinária e retratamento dos sintomas de HBP (Hoffman *et al.*, 2012).

Conclusão. A TTUM é uma tecnologia usada para aplicar calor à próstata; o mecanismo de ação ainda é controverso mesmo 20 anos depois de sua introdução. Embora seja um procedimento tecnicamente mais fácil do que muitos de seus correlatos, ela apresenta uma **necessidade potencialmente proibitiva de retratamento** por causa de STUI e HBP persistentes. Tem uma taxa de geral complicações total favorável, em comparação com a RTUP, mas o risco de finalmente exigir retratamento precisa ser pesado cuidadosamente ao se considerar a TTUM para um paciente. Deve-se observar que qualquer avaliação da durabilidade no longo prazo e medida dos sintomas miccionais depois de TTUM sofrerão um viés de seleção porque incluirá apenas pacientes responsivos que não avançaram para outros tratamentos. **De um modo geral, a ocorrência do grande volume de literatura sobre TTUM cimenta o lugar da TTUM no contínuo do tratamento para HBP.** Em geral, o paciente apresentará melhora dos sintomas que não é tão pronunciada como com a RTUP, mas a TTUM tem um perfil de segurança global mais atrativo e evita os riscos inerentes da anestesia. É razoável o uso dessa tecnologia em substituição à terapia clínica.

Ablação da Próstata por Agulha Transuretral

Visão Geral e Conceito. O sistema da TUNA é composto por um gerador de radiofrequência (RF), um cateter endoscópico uretral descartável que se fixa a um cabo de cateter reutilizável e um sistema óptico. O conceito do tratamento e seu desenho foram originalmente aprovados pela FDA em 1996 e foram significativamente atualizados em 2003. O procedimento foi realizado pela primeira vez em 1993 (Schulman et al., 1993). O cateter endoscópico uretral especializado é usado para esse procedimento, sendo fixado a um cabo de controle reutilizável. Esse endoscópio rígido é colocado na uretra e avançado na próstata sob visualização direta. O dispositivo usa uma lente embutida que tem 0 ou 15 graus com base na preferência do cirurgião. Uma vez que o dispositivo esteja em posição, são montadas agulhas a partir da extremidade do cateter, entrando no parênquima prostático. As agulhas são montadas em um ângulo agudo entre si e em ângulo reto com o eixo longitudinal do cateter. As agulhas têm comprimento variável, que pode ser ajustado a diferentes larguras e tamanhos da próstata. A uretra é protegida da energia térmica por bainhas de politetrafluoroetileno (PTFE) e náilon que se estendem para cobrir as partes proximais das agulhas de tratamento. A uretra não é tratada nem exposta, de modo que o paciente, teoricamente, deve ter sintomas locais mínimos. As bainhas protetoras também têm um binário térmico que monitora a temperatura na borda da bainha. As agulhas e a proteção são ajustados por controles no cabo do cateter (Figs. 105-12 e 105-13).

Como com a ultrassonografia, quanto mais baixa a frequência gerada, maior a profundidade de penetração do tecido da energia de RF (ou ondas de som no caso do ultrassom). **RF monopolar com baixa energia tem excelente penetração tecidual.** A RF flui para o parênquima prostático e interage com as moléculas de água nas células. Essa interação cria calor localizado em torno das agulhas. A energia térmica tem dissipação razoavelmente baixa para o tecido não desejado porque a temperatura diminui à medida que aumenta distância das agulhas (a temperatura diminui por um fator de $1/raio^4$). **Quando uma quantidade adequada de calor é aplicada ao tecido, cria-se uma área esferoide de necrose coagulativa, que mais tarde sofre cavitação.** Essa cavitação deve levar a uma diminuição do tamanho global da próstata, embora alguns pensem que a área de tratamento realmente se torne mais tarde tecido cicatricial e não leve a uma diminuição significativa do tamanho da próstata. A ejaculação retrógrada deve ser minimizada porque o colo vesical não é afetado.

Os sistemas originais eram reativos a uma mudança na impedância do tecido. A reelaboração da plataforma chamada *Precision Plus*, agora comercializada pela Urologix, em 2003 introduziu um sistema que **mede a temperatura e a impedância**. No sistema mais antigo, inteiramente baseado na impedância, o gerador transmitia energia enquanto a impedância do tecido entre as agulhas era monitorada como se parte de um circuito completo. A impedância aumentava à medida que o tecido entre as agulhas se desidratava e era destruído. Uma vez que a impedância chegasse a um certo nível, o tratamento nessa área se completava; o tecido era desidratado e já não conseguia conduzir corrente. O nível de energia de saída transmitido era dependente do operador, e a taxa e a quantidade de energia transmitida eram vitais para criar uma lesão bem-sucedida. Se fosse transmitida pouca energia, a lesão seria pequena e incompleta. Se a energia fosse transmitida muito rapidamente, o tecido se desidrataria muito rapidamente com uma carga térmica total inadequada (produto da energia transmitida pelo tempo), e o tratamento seria menos efetivo. O tamanho das lesões criadas era proporcional à área de tecido em contato com a agulha e a quantidade de energia transmitida. Em um estudo por ressonância magnética (RM) avaliando alterações no volume da próstata, a área média de necrose era de 7,56 mL (constituindo 11,28% do volume total da próstata) (Huidobro et al., 2009).

O sistema moderno é mais direto. Nesse sistema, as agulhas têm eletrodos termoacoplados nas extremidades, os quais são capazes de monitorar a temperatura do tecido-alvo e também se monitora a impedância total do tecido. Atualmente, o único dispositivo disponível nos Estados Unidos é comercializado pela Urologix.

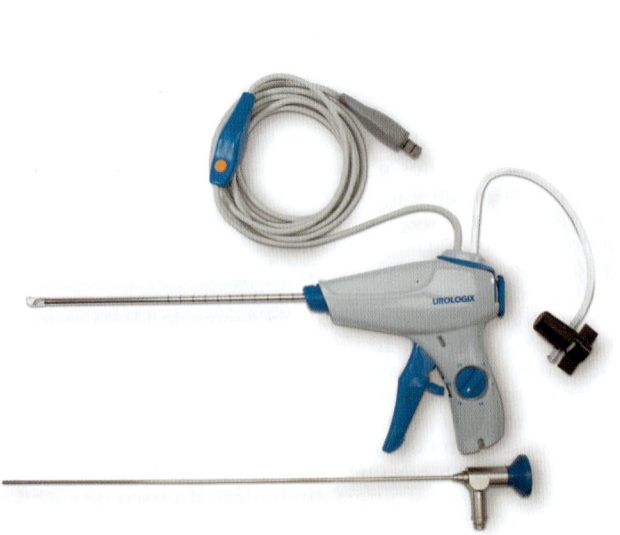

Figura 105-12. Peça manual para ablação transuretral por agulha. (Cortesia de Urologix, Inc.)

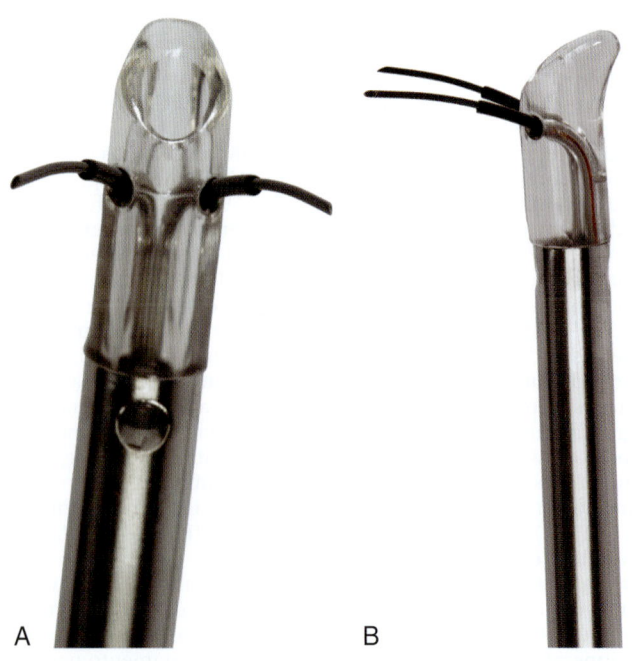

Figura 105-13. A e B, Agulhas montadas para ablação transuretral por agulhas. (Cortesia de Urologix, Inc.)

Técnica

Pré-operatória. A TUNA é indicada em homens com STUI incômodos refratários aos medicamentos e com tamanhos de próstata até 80 g. Deve ser confirmada uma urina estéril antes do procedimento. A TUNA não é recomendada para pacientes com próteses pélvicas metálicas. Além disso, um desfibrilador ou marca-passo pode receber interferência EM do procedimento, e esses dispositivos devem ser considerados contraindicações. **Um benefício da TUNA é que o procedimento pode ser feito com o paciente sob anestesia local.** A TUNA pode ser realizada seguramente no consultório sem internação no pós-operatório, embora não seja incomum uma internação por 23 horas depois do procedimento. Este deve ser feito com um mínimo de lidocaína viscosa uretral, mas a sedação oral ou intravenosa (p. ex., diazepam) também pode ser benéfica no paciente ansioso. Existe significativa variação no grau de anestesia dada pelos prestadores desse tipo de atendimento (Bouza et al., 2006).

Realiza-se **USTR pré-procedimento** para dimensionar o tamanho da próstata, a anatomia e a largura da próstata. Também se realiza cistoscopia de rotina para descartar qualquer patologia vesical e verificar a distância do colo vesical ao colículo seminal. **O comprimento e a largura da próstata são de particular importância** porque o comprimento determinará o número de níveis em que será necessária a montagem da agulha. A próstata com 3 cm ou menos será tratada em dois níveis de zonas diferentes. Um comprimento de 3 a 4 cm precisará de três níveis de tratamento. Próstatas com mais de 4 cm precisarão de quatro zonas de tratamento. O comprimento na próstata em que as agulhas são montadas se baseia na largura da próstata.

Intraoperatória. O paciente é posicionado na posição de litotomia dorsal em uma mesa. Aplica-se uma almofada de aterramento ao dorso do paciente na área lombar ou sobre o sacro. Administra-se então a anestesia escolhida. A lidocaína viscosa é dada através do meato, sendo deixada uma pinça peniana no local para manter a lidocaína na uretra por 10 minutos. Se for escolhido um bloqueio periprostático, então isso é feito de modo semelhante ao bloqueio para uma biópsia da próstata. O cistoscópio especializado é colocado pela uretra sob visualização direta. As agulhas são montadas usando controles na base do cabo do cateter e podem ser rodadas 180 graus para envolver todos os lobos da próstata. O comprimento da proteção de Teflon nas agulhas deve ser ajustado para que o urotélio prostático seja poupado de quaisquer efeitos do tratamento (geralmente 4 a 6 mm). O endoscópio frequentemente precisa ser pressionado no lobo para as agulhas "agarrarem" e impedirem o cateter de ser empurrado para longe do lobo à medida que as agulhas são avançadas. As agulhas são montadas diretamente em posição lateral nos lobos (nas posições 8 a 10 horas e 2 a 4 horas).

Uma vez montadas, as agulhas são colocadas através da mucosa uretral no parênquima prostático. Uma vez verificada a localização ideal das agulhas e tendo as bainhas de Teflon sido avançadas para proteger o urotélio, ativa-se o gerador. A energia aumenta lentamente até que a temperatura do tecido seja alcançada. As pontas das agulhas estão a mais de 6 mm da cápsula prostática para garantir que não se cause dano a estruturas fora da cápsula. As pontas das agulhas são então aquecidas até pelo menos 100°C. Leva somente 20 a 30 segundos para chegar à temperatura de tratamento e, uma vez obtida a área, é tratada por 2 a 3 minutos. A energia transmitida é ajustada por *software* para manter a temperatura.

As agulhas tratam uma área distinta em torno das pontas e entre elas, criando uma área de necrose coagulativa. Para o tratamento da glândula inteira, precisam ser tratados múltiplos planos em cada glândula. **O número de zonas e planos necessários para tratamento depende do tamanho e da forma da próstata** (Fig. 105-14). Em geral, as agulhas são primeiramente montadas em um plano 1 cm abaixo do colo vesical no parênquima, com subsequentes colocações em intervalos de 1 cm na próstata e com a última colocação 1 cm proximalmente ao colículo seminal. O comprimento em que a agulha é montada no parênquima prostático é calculado pelo *software* com base nas dimensões da próstata, incluindo a largura e outras medidas obtidas na USTR pré-procedimento. Durante o tratamento, as temperaturas perto das pontas das agulhas se elevarão a 115°C em 20 segundos depois da ativação do gerador. As temperaturas são então mantidas nesse nível por 2 a 3 minutos. Essa temperatura e a duração devem então causar a necrose tecidual local desejada. A temperatura do tecido deve ser monitorada durante todo o procedimento, juntamente com a temperatura uretral. **O aparelho é automaticamente equipado para desligar se a temperatura uretral aumentar a um nível potencialmente prejudicial.** O tratamento se completa uma vez que todas as áreas predeterminadas da próstata tenham sido tratadas.

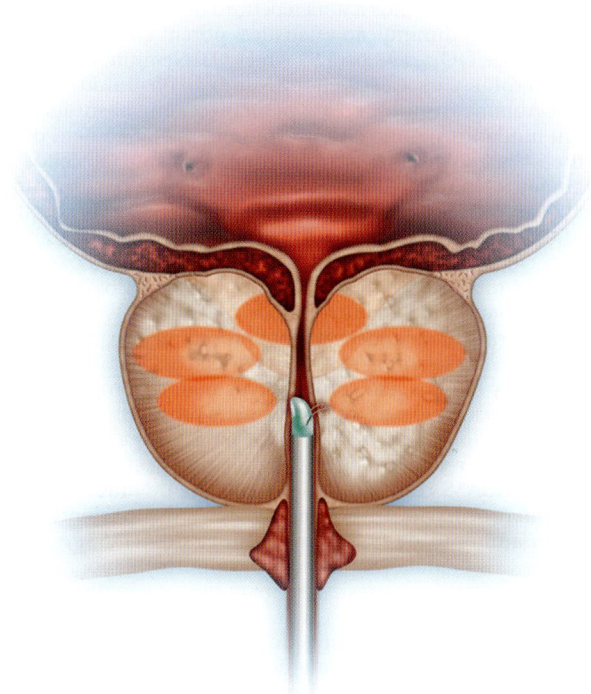

Figura 105-14. A próstata tratada na ablação transuretral por agulha. (Cortesia de Kevin T. McVary.)

Pós-operatória. Os pacientes podem retornar para casa depois do procedimento, e a convalescença é rápida. Alguns dias de sintomas irritativos são normais e provavelmente minimizados por causa do dano mínimo da mucosa uretral. Se for colocada uma sonda urinária, será mantida por 1 a 3 dias com base na preferência do cirurgião. Podem-se usar antibióticos por até 2 semanas, e os AINEs são continuados por 10 dias. O tratamento empírico usando antibióticos é para evitar proliferação bacteriana que forme um abscesso nas necroses cavitadas da próstata pós-TUNA (Barmoshe et al., 2006). A maioria dos pacientes é capaz de voltar a trabalhar em 2 a 3 dias.

Resultados. Conquanto a TUNA demonstra melhoras das medidas subjetivas e objetivas da micção, os resultados são menos impressionantes do que aqueles encontrados com a RTUP. **Pesquisas usando estudo urodinâmico frequentemente mostram que os pacientes não migram de uma classificação obstruída.** A necessidade proibitiva de retratamento também atenua o entusiasmo. Encontram-se na literatura comparações com a RTUP, mas não existem comparações entre TUNA e tratamento clínico. Embora possa ter uma taxa global de eficácia mais baixa, o tratamento é relativamente seguro, tendo poucos ou nenhum evento adverso importante.

Estudos com Coorte Única. Existe um consenso de que o tratamento com TUNA proporcione melhoras da medida subjetiva e objetiva da micção, pelo menos em estudos de curto prazo. No entanto, existe uma **surpreendente falta de dados de longo prazo** publicados, havendo apenas alguns trabalhos sobre pacientes além de 2 anos pós-procedimento. Rosario et al., em 1997, completaram um estudo abrangente primariamente usando uma geração anterior de equipamento para TUNA. No total, inscreveram-se 71 pacientes em quem se encontrou obstrução em estudos de pressão-fluxo. Os pacientes completaram um diário miccional de 5 dias ante do procedimento e depois de cada consulta. Análise completada aos 12 meses encontrou vários resultados positivos. **Viram-se melhoras significativas em múltiplas medidas subjetivas de resultados, incluindo AUASS (21,9 a 10,6), escore de QV (4,8 a 2,2), número de micções diurnas (8,7 a 5,6) e número de micções noturnas (2,7 a 1,7). Em 1 ano, 45 dos 71 pacientes originais foram submetidos a uma repetição do Estudo Urodinâmico. Observou-se uma diminuição estatística, porém clinicamente questionável, de PdetQQ$_{máx}$ (97 para 82 cm H$_2$O). Nenhum dos pacientes conseguiu evoluir para a a classificação de "não obstruído" do nomograma de Abrams-Griffiths, e 78% permaneceram "obstruídos". Não se notou mudança significativa do volume prostático nem do PSA. Somente 54% dos pacientes ficaram "completamente satisfeitos" com o tratamento. No total, 22 (30,1%) prosseguiram para tratamento adicional com RTUP. O estudo de Steele e Sleep (1997) relatou uma diminuição mais impressionante em 2 anos para o PdetQ$_{máx}$ (92,4 para 58,9 cm H$_2$O). O fluxo máximo aumentou de 6,6 para 11,2, e o AUASS diminuiu de 22,4 para 9,5. Um total de 6 dos 47 pacientes iniciais requereu RTUP durante o período do estudo. Os pesquisadores tentaram determinar qualquer valor pré-procedimento que predissesse falha, mas não conseguiram encontrar correlações significativas.

Em um dos estudos não comparativos maiores, Roehrborn et al. (1998a) estudaram 130 pacientes de maneira prospectiva. Novamente, observou-se melhoras no AUASS (23,7 para 11,9) e Q$_{máx}$ (8,7 para 14,6 mL/s). **Surpreendentemente, 13,1% dos pacientes relataram melhora do AUASS com diminuição ou falta de mudança em seu pico do fluxo urinário. Inversamente, 4,8% dos pacientes observaram um aumento de Q$_{máx}$ sem melhora de AUASS.** A duração do tratamento foi rápida (média de 37,4 minutos). Embora nenhum paciente precisasse de anestesia geral para que se completasse o procedimento, 22% relataram certo grau de dor. A maioria dos pacientes (59,2%) conseguiu urinar depois do procedimento. Daqueles que precisaram de cateterização, a duração média foi de 3,1 dias, embora um paciente precisasse de cateter por 35 dias.

Em um dos poucos estudos com dados além de 2 anos, Zlotta et al. (2003) recrutaram 188 pacientes a um estudo multicêntrico. Cinco anos depois do procedimento, 121 pacientes ainda estavam disponíveis para análise, tendo mais 10 pacientes chegado a 4 anos. **Observaram-se melhoras significativas de Q$_{máx}$ (40,7%), AUASS (−58,4%), escore de QV (−55,1%) e RPM (−31,8%). Os pacientes apresentavam próstatas razoavelmente grande nas condições basais—tamanho médio de 53,9 mL −, e, mais uma vez, não se notou mudança apreciável do volume com o procedimento.** Além disso, o PSA não teve mudança significativa com o tratamento. Dos 176 pacientes (2 óbitos, 10 perdas de contato) que permaneciam na análise final, 23,3% precisaram de algum tipo de retratamento. Da coorte total, 6,4% receberam tratamento clínico adicional, 3,7% foram submetidos a um segundo procedimento de TUNA e 11,1% foram submetidos a uma cirurgia não especificada.

Em um dos poucos estudos que examinaram a TUNA em paciente com RUA, foram incluídos 20 pacientes. Dos critérios de inclusão, constavam boa função do detrusor em Estudo Urodinâmico. Em todos os pacientes, uma tentativa de micção depois da cateterização inicial também tinha falhado. Embora todos os pacientes permanecessem obstruídos pelo coeficiente de *Schaefer* depois do procedimento, 17 dos 20 conseguiram urinar espontaneamente. Cinco pacientes mais tarde evoluíram e prosseguiram para receber RTUP por causa dos sintomas (Millard et al., 1996). Em sua revisão, Bouza et al. (2006) analisaram os dados disponíveis e verificaram que a **TUNA poderia reduzir confiavelmente os escores de sintomas e os valores de QV em 50% a 60%, em comparação com os valores pré-procedimento.** Eles concluíram que essa melhora se manteve ao longo do tempo, sendo observada uma tendência de declínio em 3 anos. **De acordo com parâmetros objetivos, as melhoras foram mais modestas, mas ainda estatisticamente significativas. Observou-se melhora de 30% a 35% com relação aos valores basais nas medidas objetivas, como Q$_{máx}$, sendo os resultados ainda mais insatisfatórios em medidas obtidas em Estudo Urodinâmico.** Dos estudos que avaliaram pacientes com RUA aguda ou crônica, 70% dos pacientes conseguiram urinar espontaneamente nas primeiras semanas depois do procedimento.

Estudos Comparativos. Existem pouquíssimos estudos comparando TUNA com outros tratamentos e, desses estudos comparativos, usou-se um desenho randomizado somente em uma minoria. Embora a maioria dos estudos relate a medida subjetiva e objetiva padrão da micção, as complicações são relatadas de uma forma irregular. É raro o seguimento além de 3 anos em qualquer tipo de estudo e devem ser tiradas conclusões com cautela sobre a durabilidade de longo prazo desse procedimento.

Ablação Transuretral por Agulha versus Outras Técnicas Cirúrgicas Minimamente Invasivas. Em um protocolo de tratamento não randomizado comparando pacientes selecionados para TUNA, TTUM ou ultrassom focalizado de alta intensidade (HIFU) para tratamento de HBP, encontraram-se resultados desanimadores com referência aos tratamentos com TCMI (Ohigashi et al., 2007). Embora se vissem diminuições estatísticas em todos os três tratamentos por TCMI com referência ao AUASS após 6 meses do tratamento, HIFU tendo melhor desempenho (52%) do que TUNA (45%) ou TTUM (38%), todos os três tratamentos já não tinham melhoras estatisticamente significativas após 24 meses. Embora houvesse perda de contato com um grande número de pacientes, as taxas de retratamento foram surpreendentemente altas, com 34% dos pacientes submetidos a TTUM, 36% a TUNA e 58% dos pacientes submetidos a HIFU precisando de retratamento após 3 anos. Em 5 anos, as taxas de retratamento variaram de 54% a 68% para os grupos. Em uma análise interessante, os pesquisadores verificaram que um Q$_{máx}$ inicial abaixo de 10 mL/s e um AUASS acima de 19 eram fatores de risco para retratamento. Isso é sugestivo de que os pacientes com métrica mais grave de OSB podem ser mais adequados para um tipo diferente de tratamento. Embora acumulassem dados apenas para 3 meses após o tratamento em seu ensaio clínico randomizado, Arai et al. (2000) verificaram que os pacientes submetidos à TUNA classificaram sua satisfação com o procedimento em posição mais alta, em comparação com a TUNA para a VTUP (Schatzl et al., 1997, 2000; Minardi et al., 2004). A análise desses resultados mostra que a VTUP tem risco mais alto de eventos adversos e melhoras mais significativas em resultados miccionais subjetivos e objetivos (Bouza et al., 2006).

Ablação Transuretral por Agulha versus Ressecção Transuretral da Próstata. A TUNA foi rigorosamente comparada com a RTUP em um ensaio clínico randomizado e controlado que teve dados relatados em múltiplos tempos. O primeiro estudo ocorreu 1 ano após a randomização e mostrou que **ambos os procedimentos eram eficazes, mas com superioridade da coorte RTUP** (Bruskewitz et al., 1998). Viu-se uma diminuição significativa do AUASS em ambos os braços após 1 ano, tendo a RTUP (64% de diminuição) uma vantagem estatística, em comparação com a TUNA (55% de diminuição). O volume da próstata medido realmente aumentou no grupo TUNA (+2,4%), enquanto o grupo RTUP teve uma redução de 17% ($P = 0,014$). O pico do fluxo urinário apresentou melhora significativa no grupo RTUP (147,6%), em comparação com a TUNA (72,4%), embora ambos os grupos melhorassem em comparação com suas respectivas condições basais. Observou-se um tempo de hospitalização mais longo no grupo RTUP uma vez que todos os pacientes no grupo TUNA foram para casa no dia do procedimento. O objetivo secundário enfocou mais primariamente alterações de EUD (Estudo Urodinâmico) observadas entre os braços de tratamento (Roehrborn et al., 1999). **As alterações no número de Abrams-Griffith e na pressão do detrusor no pico do fluxo foram superiores no grupo RTUP.** Ao comparar as alterações no EUD com as melhoras de sintomas, os pesquisadores não conseguiram predizer quais achados do EUD pré-procedimento poderiam predizer o sucesso subjetivo pós-procedimento. A publicação final dessa série ocorreu depois de 5 anos pós-tratamento (Hill et al., 2004). Devem-se tirar conclusões cautelosas desses resultados porque pelo menos metade da coorte inicial não forneceu dados na marca de 5 anos e, em algumas categorias, apenas 20% da coorte inicial foram analisados. Verificou-se que ambos os tratamentos são efetivos para HBP, mas a RTUP foi superior em quase toda a métrica. As melhoras de AUASS foram mais profundas dos anos 1 a 4 para a RTUP. O pico de fluxo foi melhor em todos os tempos analisados no grupo RTUP, em comparação com o grupo TUNA. A TUNA teve de fato taxa mais baixa de eventos adversos, mas uma necessidade mais alta de retratamento (13,8%), em comparação com 1,8% no grupo RTUP. Outro ensaio clínico randomizado e controlado de Cimentepe et al. (2003) teve resultados totais mais favoráveis para a TUNA, mas ainda não excedendo a RTUP. Não relataram complicações pós-operatórias no grupo TUNA, a não ser o risco de 7% de retratamento ao longo de 18 meses.

Metanálise de ensaios clínicos randomizados e controlados (Bouza et al., 2006) **concluiu que TUNA e RTUP eram razoavelmente equivalentes em resultados após 3 meses, fornecendo a RTUP resultados superiores depois daquele ponto.** Os resultados para os escores de sintomas melhoraram em um fator de 1,3 depois de 1 ano e de 1,49 em 3 anos. O escore de QV teve menos disparidade, com uma diferença de fatores nos resultados de 1,4 em 1 ano e 1,34 em 3 anos. **O fluxo máximo do grupo RTUP foi pelo menos o dobro da melhora vista com TUNA durante a análise inteira.**

Complicações. A excelente revisão sistemática e a metanálise de Bouza *et al.* (2006) analisaram as taxas totais de complicações de ensaios clínicos abertos e comparativos. Os pesquisadores verificaram que a TUNA teve uma taxa muito mais alta de procedimentos secundários (OR de 7,4), em comparação com a RTUP, porém era mais segura e apresentava taxa de complicações mais baixa (OR de 0,14). Observaram que as diferenças eram particularmente notáveis no risco de alterações sexuais e sangramento pós-operatório.

Intraoperatórias e Perioperatórias. No estudo de Steele e Sleep (1997), viu-se leve **hematúria** pós-procedimento em todos os 47 pacientes. Um mês após o procedimento, 8% continuavam a ter algum grau de sintomas miccionais irritativos. **Dor durante o procedimento** é achado razoavelmente comum, relatado por 22% dos pacientes em uma série (Roehrborn *et al.*, 1998a).

Pós-operatórias. No estudo abrangente previamente discutido por Rosario *et al.* (1997), os pacientes eram enviados para casa de rotina com cateteres depois de problemas iniciais com retenção pós-procedimento. Provavelmente, como resultado disso, tiveram uma taxa alta de ITU (14%). Somente 5,8% dos pacientes relataram alguma **disfunção sexual**, embora seja suspeito o rigor com que isso tenha sido investigado em ensaios clínicos individuais. Observou-se **disúria** em 7% dos pacientes na revisão, enquanto outros estudos relataram uma incidência de até 25% (Ramon *et al.*, 1997). **Dor perineal** durante e depois do procedimento é achado comum; 50% dos pacientes em um estudo tiveram dor que durou 1 a 2 semanas, e 23% usaram medicação para controlá-la (Daehlin *et al.*, 2002). A partir dos ensaios clínicos comparativos, Bruskewitz *et al.* (1998) observaram uma incidência de 12,7% de DE no grupo RTUP. Nenhum paciente do grupo TUNA relatou DE. Observou-se uma **diminuição da ejaculação** no grupo RTUP 54% do tempo, e somente 13% dos pacientes do grupo TUNA observaram a mesma queixa. Na análise final dessa coorte (Hill *et al.*, 2004), 41% do grupo RTUP relataram **ejaculação retrógrada**, mas nenhum paciente do grupo TUNA relatou isso. A **cateterização prolongada não é comum** uma vez que 90% a 95% dos pacientes demonstram estar livres do cateter em 1 semana de tratamento (Chapple *et al.*, 1999).

Conclusão. O papel da TUNA no cenário dos tratamentos para HBP é difícil de averiguar devido à insuficiência de evidências e à falta de estudos de alta qualidade com dados de longo prazo significativos. Embora a TUNA melhore estatisticamente os sintomas, os resultados com referência ao escore para QV e os fluxos urinários não são tão impressionantes quanto com a RTUP. A redução do volume prostático é desprezível porque as áreas cavitadas supostamente são substituídas por cicatriz, levando a uma alteração significativa mínima do volume total da próstata. Gerou-se grande volume de pesquisa inicial, mas pouco foi publicado nos últimos anos. Provavelmente, essa tecnologia se dirija a um papel mínimo no tratamento, pois outras opções apresentam resultados mais consistentes. Embora, de um modo geral, o procedimento seja muito seguro, é opção menos atrativa do que outras TCMIs.

Incisão Transuretral da Próstata

Visão Geral e Conceito. Foi proposto um papel dinâmico da condensação periférica do estroma prostático atuando como cápsula que leva aos STUI associados à HBP (Hutch e Rambo, 1970; Ohnishi, 1986). A amenização dos sintomas observada em pacientes com HBP tratados com α-bloqueadores também corrobora essa contração capsular ou hipertonicidade prostática que leva aos sintomas. É claro que a constrição capsular poderia exacerbar ainda mais os sintomas derivados de uma próstata já hiperplásica. A prática da incisão na próstata ou no colo vesical para redução dos sintomas miccionais tem sido verificada em relatos que datam da década de 1800. Em sua revisão, Hedlund e Ek (1985) dão o crédito a Guthrie que, em 1834, fez a primeira ruptura do colo vesical como tratamento.

A ITUP é uma abordagem operatória que rompe a cápsula prostática para amenizar os sintomas miccionais. Esse procedimento pode ser considerado em muitos com próstatas pequenas (< 30 g), embora os cirurgiões tenham tentado isso em glândulas maiores. Em geral, faz-se uma incisão unilateral ou bilateral através do colo vesical, a qual pode estender-se distalmente até o veromontano. Essa incisão geralmente é feita posterolateralmente (na região das posições de 5 e 7 horas). O paciente ideal para tal procedimento é um homem jovem com próstata pequena que está preocupado com a perda da ejaculação ou com futura fertilidade. Esse procedimento tem risco mais baixo de ejaculação retrógrada [particularmente se feito unilateralmente] do que outras opções de tratamento para HBP. No entanto, se verdadeiramente está sendo evitada a ejaculação retrógrada, autores têm evitado o colo vesical e a incisão capsular completa (Orandi, 1987).

Técnica. A parte mais crítica do pré-operatório antes de ITUP é a **seleção correta do paciente**. Pacientes com glândulas grandes ou sintomas significativos têm pouca probabilidade de obter benefício significativo e precisarão de tratamento adicional. Muitos estudos excluem os pacientes com um lobo mediano do procedimento, e isso deve ser considerado como contraindicação em potencial. No entanto, outros autores têm verificado que a presença de um lobo mediano não é contraindicação e opinam que, com a incisão da próstata, o lobo mediano muitas vezes vai se tornar atrófico (Orandi, 1985).

A técnica em si é razoavelmente simples e tecnicamente clara. Pode-se usar um bisturi frio, bisturi elétrico, ressectoscópio com uma alça fina ou até *laser* de hólmio com disparo terminal para completar o procedimento. A incisão deve ser iniciada distalmente ao orifício ureteral. Ela é levada através do colo vesical até a próstata, terminando antes do **veromontano**. A profundidade da incisão deve visualizar a cápsula cirúrgica no mínimo, embora cirurgiões mais agressivos prefiram ver a gordura periprostática quando fazem a incisão na cápsula. Deve-se conseguir boa hemostasia, mas não deve ser encontrado sangramento significativo (Fig. 105-15). O cateter pode ser removido do paciente, que pode receber alta para casa rapidamente depois da cirurgia (dia da cirurgia ou dia seguinte). A convalescença deve ser rápida com poucos ou nenhum sintoma irritativo no pós-operatório.

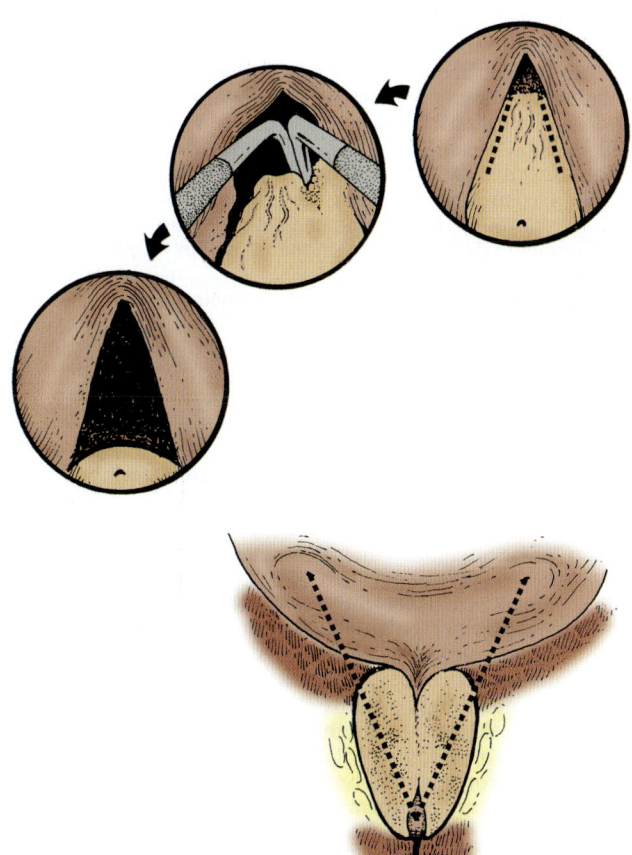

Figura 105-15. Incisão transuretral da próstata. A incisão é iniciada no orifício ureteral e realizada por meio do colo da bexiga até o veromontano. Este procedimento é realizado bilateralmente. (De Mebust WK. A review of TURP complications and the National Cooperative Study, lesson 24, volume VIII. AUA Update Series 1989: 189–90.)

Resultados

Estudos em Coortes Únicas. Em comparação com outros tratamentos para HBP, a ITUP tem gerado menos pesquisa significativa e rigorosa. Existem apenas algumas séries grandes e se concentram primariamente em alguns autores. Em um estudo bem elaborado de Sirls et al. (1993), um pequeno grupo de pacientes foi rigorosamente avaliado com medidas subjetivas e objetivas para caracterizar o procedimento. Realizou-se EUD de rotina juntamente com entrevistas e questionários em 41 pacientes. Relataram-se os dados apenas se os pacientes fossem seguidos por um mínimo de 12 meses. Observaram-se alterações significativas no pico do fluxo urinário médio (aumento de 10 a 15 mL/s) e nos escores de sintomas pelo método Madsen-Iversen (diminuição de 12,5 para 6,9). A pressão média do detrusor no fluxo máximo diminuiu de 85 para 44 cm H_2O, estatisticamente significativo. Porém muitos pacientes restantes ainda se apresentavam na classificação obstruída (29%) ou equívoca (43%) pelo nomograma de Abrams-Griffiths. A entrevista forneceu informações subjetivas adicionais. Embora não se tenha usado questionário objetivo validado para avaliar a função sexual, somente 11% dos pacientes relataram nova ejaculação retrógrada. Além disso, somente 67% dos pacientes relataram estar satisfeitos, de maneira geral, com o procedimento. Na grande série publicada por Orandi (1985), avaliaram-se 646 pacientes ao longo de um período de 15 anos. Embora não randomizados, muitos pacientes foram submetidos a uma RTUP durante aquele tempo; e tentou-se certa correspondência de resultados.

Estudos Comparativos

Incisão Transuretral da Próstata versus Ressecção Transuretral da Próstata. Os ensaios clínicos comparando ITUP e RTUP são, em geral, de qualidade metodológica insatisfatória, sendo que a falta de uniformidade proíbe qualquer grande metanálise. As especificidades sobre a randomização são as que mais notavelmente faltam. Além disso, esses ensaios clínicos são amostra de um grupo razoavelmente homogêneo de pacientes com próstatas pequenas. Em um estudo randomizado, Jahnson et al. (1998) avaliaram o volume prostático dos pacientes primariamente com toque retal (USTR em algumas circunstâncias). Naqueles avaliados por USTR, o volume médio da próstata foi inferior a 27 g em ambos os grupos. Os achados são notáveis, pois a RTUP levou mais tempo do que a ITUP e teve uma perda de sangue estimada maior, mas proporcionou melhora mais intensa do $Q_{máx}$ pós-operatório. Dez pacientes no grupo ITUP precisaram de uma outra operação, em comparação com apenas 3 no grupo RTUP ($P = 0,039$).

Outro estudo randomizado de Tkocz e Prajsner (2002) incluiu somente pacientes com um volume prostático abaixo de 30 g por USTR. A variação de idades dos pacientes incluídos foi de 51 a 78 anos e segmento de 24 meses. Conquanto ambos os grupos tivessem melhoras estatísticas de AUASS, $PdetQ_{máx}$ e $Q_{máx}$, não houve diferença significativa entre os grupos para esse parâmetro. Observou-se ejaculação retrógrada em apenas 12% do grupo ITUP, em comparação com 32% do grupo RTUP, embora não ficasse claro se essa foi uma diferença estatisticamente significativa.

A maior série randomizada foi publicada por Soonawall e Pardanani (1992). Essa série excluiu pacientes com glândulas maiores do que 30 g. Os pacientes foram randomizados para RTUP (n = 110) ou ITUP (n = 110); o grupo ITUP submeteu-se à ressecção de pequeno volume da próstata para exame histopatológico. Um número surpreendente de pacientes (38 de 110) submetidos à RTUP recebeu transfusão de sangue. Os picos de fluxo aumentaram nos grupos RTUP (157%) e ITUP (145%).

Uma análise razoavelmente recente de ensaios clínicos randomizados envolvendo ITUP foi publicada por Lourenço et al. (2010). Eles concluíram que os ensaios clínicos randomizados disponíveis tinham "qualidade ruim a moderada" e que, em muitas comparações, somente alguns ensaios clínicos poderiam ser incluídos porque muitos não relataram métodos ou resultados de maneira suficientemente abrangente. A RTUP teve melhora mais significativa dos fluxos, mas conclusões sobre alterações nos escores de sintomas a partir dos dados não puderam ser obtidas.

Complicações

Intraoperatórias e Perioperatórias. Hemorragia deve ser controlada rapidamente, embora seja raro o sangramento significativo e a transfusão. Se ocorrer **perfuração capsular** (intencionalmente como parte do procedimento ou em razão de uma incisão exagerada), em geral, pode ser tratada com cateterização pós-operatória prolongada. Na série de Orandi (1985), 11% dos pacientes tiveram **retenção urinária** depois de ITUP. Foi rara a hemorragia significativa, sendo que apenas 0,9% dos pacientes precisou de **transfusão**. A análise de ensaios clínicos randomizados e controlados (Lourenço et al., 2010) relatou com mais confiança dados de morbidade. Encontrou-se uma taxa de **transfusão sanguínea** mais alta na RTUP, mas isso foi abastecido por dois estudos com taxas anormalmente altas de 35% (Soonawalla e Pardani, 1992) e 80% (Nielsen, 1988).

Pós-operatórias. Ejaculação retrógrada é preocupação menor com a ITUP do que com outros tipos de tratamentos para HBP. As taxas relatadas de ejaculação retrógrada variam de 0% a 37%, mas é provável que estejam na extremidade inferior dessa faixa. A incidência dessa complicação é menos provável com uma incisão (Turner-Warwick, 1979), mas outros trabalhos chegaram à conclusão de que duas incisões não aumentaram o risco (Hedlund e Ek, 1985). Quando comparada com a RTUP, a ITUP teve um risco mais baixo de ejaculação retrógrada (RR de 0,54; $P < 0,001$), porém um risco mais alto de reoperação (RR de 2,40; $P < 0,01$). Não foi diferente o risco de **DE** com qualquer dos dois tratamentos. Além disso, os pesquisadores não encontraram diferença entre os tratamentos com respeito à retenção urinária, infecção urinária, estenose ou incontinência (Lourenço et al., 2010). Na série de Orandi (1987), 2,9% dos pacientes desenvolveram estenose uretral, e um total de 9,6% precisou de uma cirurgia prostática repetida. Em menos de 1% dos pacientes, encontraram-se complicações de incontinência ou contratura do colo vesical.

Resumo. A ITUP oferece resultados razoáveis em pacientes corretamente selecionados. Parece ter um risco mais baixo de ejaculação retrógrada, em comparação com outras opções de tratamento, particularmente RTUP. A operação tem curta duração e uma permanência hospitalar mínima. Esse tratamento deve ser desestimulado em um paciente com próstata grande, mas pode trazer benefício a pacientes particularmente preocupados com ejaculação retrógrada.

PONTOS-CHAVE: OPÇÕES NÃO *LASER*

- A RTUP-M ainda é um tratamento importante para STUI e HBP, mas continuará a progredir para RTUP-B devido às múltiplas melhorias do perfil de segurança.
- Tratamentos com TCMIs como TUNA e TTUM têm sido afligidos por alta necessidade de retratamento e provavelmente ocupam um papel entre a conduta clínica e tratamentos mais invasivos e efetivos para STUI e HBP.
- A ITUP é uma opção de tratamento razoável no paciente cuidadosamente selecionado.

Tratamentos por *Laser*

O tratamento com *laser* para HBP tem sido uma escolha cada vez mais comum para o urologista e os pacientes. Ao longo da última década, a tecnologia com *laser* se tornou mais refinada, levando à melhoria dos tratamentos e dos resultados. O termo *laser* foi derivado da sigla em inglês, que significa "amplificação luminosa por emissão estimulada de radiação". **Os tratamentos da próstata com *laser* dependem da interação da próstata com a energia luminosa e em sua conversão em energia térmica local.** O volume de tecido aquecido pelo *laser* depende de múltiplas variáveis, incluindo dispersão da luz, reflexão e, o mais importante, absorção da luz. As tecnologias mais antigas com *laser* dependiam da coagulação de tecidos e finalmente foram abandonadas em favor dos *lasers* com preferência por vaporização. **A temperatura em que o tecido é aquecido determina se o tecido é vaporizado ou coagulado.** Abaixo da temperatura de vaporização, as proteínas teciduais são desnaturadas, levando à **necrose coagulativa** com morte do tecido e desprendimento depois de algum tempo. A **vaporização** ocorre quando o tecido é aquecido acima da temperatura de vaporização (fervura), o que leva à vaporização da água intracelular e destruição rápida do tecido.

A quantidade de tecido aquecida além de uma temperatura-alvo durante o tratamento com *laser* da próstata se baseia em características do *laser* e do tecido. As características do *laser* incluem tempo de irradiação e potência, juntamente com características de transmissão, como intensidade da energia, ângulo do feixe e propagação. Variáveis do tecido, como carbonização e dispersão da luz, afetam o aquecimento do tecido também e a resposta à energia aplicada. Um atrativo das tecnologias com *laser* é a possibilidade de cirurgia ambulatorial ou simular uma opção de tratamento mais invasiva com abordagem minimamente invasiva (p. ex., enucleação por hólmio substituindo a prostatectomia aberta).

Várias características dos *lasers* são discutidas brevemente aqui. O comprimento de onda do *laser* é a distância entre as ondas sinusoidais da energia do *laser*, sendo medido em nanômetros. A energia de um *laser* é medida em joules, sendo a quantidade de trabalho ou calor que o *laser* produz. A potência do *laser* é medida em watts, sendo a quantidade de energia que o *laser* produz em determinada duração de tempo.

Segurança do Laser

A incorporação da energia do *laser* à sala de cirurgia tem permitido o uso de muitas técnicas novas para o tratamento de HBP. A capacidade de destruir tecido é importante para o tratamento da próstata, mas, quando usada de maneira errante, pode levar a consequências não pretendidas, como lesão do paciente ou do pessoal da sala de cirurgia. Em particular, o olho humano corre o risco mais alto pela exposição acidental devido à falta de camada protetora (como a epiderme para a maior parte do corpo).

A parte do olho que pode ser lesada depende do comprimento de onda usado. Para os *lasers* com um comprimento de onda maior, como os *lasers* de hólmio ou túlio, a córnea tem o maior risco. Os *lasers* de potássio-titanil-fosfato (KTP), lítio-triborato (LBO) e neodímio:ítrio-alumínio-granada (Nd:YAG) são particularmente perigosos porque esse comprimento de onda focaliza a retina. A lente do olho focaliza essa energia na retina, causando um aumento da intensidade até um fator de 100.000 (Donnell, 2014).

A regulação do ambiente operatório é padronizada pela Occupational Safety and Health Administration (OSHA). **Os *lasers* são classificados por seu comprimento de onda inerente, potência máxima de saída e risco de danificar o olho ou a pele.** Todos os *lasers* usados pelos urologistas são da classe 4 (a classificação mais alta) e podem causar dano permanente ao olho por uma variedade de exposições, inclusive contato indireto com o feixe.

O uso seguro dos *lasers* na cirurgia deve ser feito como parte de uma **cultura de segurança**. A sinalização apropriada aprovada pela OSHA deve ser exibida fora da sala para que o pessoal que entrar esteja ciente do uso dos *lasers*. Todas as pessoas na sala de cirurgia (inclusive o paciente) devem usar proteção ocular apropriada de acordo com a classificação do *laser*. Qualquer janela ou outros portais para a luz do *laser* sair da sala de cirurgia devem ser apropriadamente bloqueados para impedir o escape da luz do *laser*.

O técnico em *laser* ou o cirurgião deve fazer a revisão do *laser* antes de cada caso, inspecionando se há algum sinal visível de avaria, e todos os operadores de *lasers* devem receber treinamento apropriado. Sua instituição provavelmente tem um funcionário de segurança de *lasers* a quem devem ser dirigidas as dúvidas referentes ao uso ou à segurança dos *lasers*.

Hólmio e Enucleação da Próstata

Visão Geral e Conceito. O *laser* de hólmio:ítrio-alumínio-granada (Ho:YAG) emite luz a 2.140 nm, mas tem uma emissão de energia pulsada, e não contínua. Esse comprimento de onda é fortemente absorvido pela água (e tecidos ricos em água) e tem um comprimento de absorção de 0,4 mm com excelentes propriedades hemostáticas (Kuntz, 2006). A luz é facilmente transmitida ao longo de fibras de quartzo flexíveis e cria uma densidade de alta energia que leva à vaporização com uma zona de coagulação superficial. O calor da interação tecido-fibra é dissipado ao longo de uma curta distância (2 a 3 mm) e causa coagulação de vasos pequenos a médios.

Embora esse *laser* tenha muitos usos em urologia, em geral, agora é usado para incisão precisa de tecido no tratamento de HBP. Historicamente, o *laser* de hólmio também era usado para ablação da próstata com *laser* de hólmio (HoLAP), mas se verificou que suas propriedades hemostáticas deixavam a desejar, em comparação com outras tecnologias contemporâneas com *laser*. **Primariamente, agora é usado para enuclear a próstata em um procedimento chamado *enucleação da próstata com laser de hólmio*** (HoLEP). Esse procedimento permite que o cirurgião siga os planos anatômicos para enuclear lobos inteiros da próstata. Em geral, esses lobos são então empurrados para o interior da próstata com subsequente morcelação.

A ressecção da próstata com *laser* de hólmio (HoLRP) foi o procedimento precursor da HoLEP. Na HoLRP, retiram-se grandes cortes da próstata, os quais são empurrados para o interior da bexiga para recuperação mais tarde. **No entanto, com a incorporação da morcelação, os pedaços ressecados podem ser maiores (agora lobos inteiros), e a HoLRP perdeu o lugar para a HoLEP mais eficiente.** A enucleação com *laser* representa a resposta endoscópica à prostatectomia simples aberta e é mais tecnicamente avançada para cirurgia da próstata com *laser*. Muitas revisões e metanálises da HoLEP tornam esta a técnica com *laser* mais rigorosamente analisada (Gravas et al., 2011).

Embora seja um tratamento com excelentes resultados, vê-se consistentemente uma curva de aprendizagem difícil e exagerada nos adeptos da técnica. A enucleação dos lobos não é isenta de possível complicação, mas a necessidade de um morcelador pode levar à lesão significativa da bexiga com complicações catastróficas (fibrose vesical, cistectomia e necessidade de derivação urinária).

Técnica

Pré-operatória. **Esta técnica provavelmente não é necessária para glândulas pequenas (com muitas alternativas disponíveis) e pode ser mais adequada para pacientes com uma glândula maior que antes teriam sido submetidos à prostatectomia aberta.** Pode não ser necessário fazer as provas cruzadas no sangue como precaução de rotina para este procedimento, mas o urologista pode ser aconselhado a considerar uma tipagem pré-operatória para os hemoderivados. Devem-se administrar antibióticos como já foi descrito para RTUP. Em geral, a HoLEP é feita em um hospital (ou em centro cirúrgico ambulatorial) usando anestesia regional ou geral. Os pacientes devem ser informados de que se espera que permaneçam internados durante a noite, sendo removido o cateter no dia seguinte.

Intraoperatória. A tecnologia para HoLRP e a atual HoLEP usam o gerador de *laser* Ho:YAG. Uma fibra com 550 micra com disparo de *laser* na ponta é conduzida por um ressectoscópio de *laser* com fluxo contínuo (geralmente tamanho 26 Fr). O ressectoscópio para *laser* tem uma modificação na qual a bainha interna contém um guia da fibra para estabilizar e prevenir movimento da fibra enquanto em uso. Também pode-se usar um cateter com a extremidade aberta tamanho 6 Fr como guia da fibra colocado através da bainha. Usa-se uma lente de *offset* de 30 graus juntamente com irrigação com soro fisiológico normal.

A técnica HoLEP foi inicialmente descrita pelo grupo da Nova Zelândia liderado por Gilling (Fraundorfer e Gilling, 1998). O uso do morcelador modificou a técnica da HoLRP para HoLEP. Inicialmente, o tamanho dos pedaços que poderiam ser removidos da próstata era limitado a um tamanho pequeno o suficiente para ser recuperado por meio de um ressectoscópio modificado. Com o acréscimo da morcelação, pedaços maiores passaram a ser fragmentados e removidos, tornando possível a enucleação. Lobos prostáticos como um todo eram levados à bexiga depois da enucleação, começando então a morcelação depois de se completar a enucleação inteira.

Usa-se um gerador de 80 ou 100 W. Em geral os ajustes de potências são de 2 J a 50 Hz, dando ao cirurgião um total de 100 W. **O procedimento começa com uma incisão no colo vesical nas posições de 5 e 7 horas.** Essas incisões são levadas até a cápsula cirúrgica, que é identificada por suas fibras refletivas com percurso longitudinal. Essa é uma distinção importante porque o ponto de referência marcará a profundidade para o restante do procedimento. **As incisões são alongadas distalmente até estarem imediatamente proximais ao veromontano.** As incisões são alargadas lateralmente seguindo-se a cápsula cirúrgica para escavar os lobos laterais. Isso permite melhora da visualização com um canal de influxo de irrigação maior para a bexiga e estabelece etapas posteriores no caso.

Faz-se uma incisão com orientação transversal entre os aspectos distais das incisões previamente prolongadas desde o colo vesical. Isso começa a escavação do lobo mediano de maneira retrógrada. **A cápsula cirúrgica é seguida à medida que o lobo mediano é levantado da cápsula.** O bico do endoscópio pode ser usado para afastar o lobo mediano e melhorar a visualização. Esse passo está completo uma vez que o lobo mediano tenha sido enucleado e avançado até a bexiga. É preciso cuidar para não escavar a bexiga durante a última parte desse passo. **As incisões feitas nos aspectos distais dos lobos laterais são agora desenvolvidas lateralmente até as paredes, mais uma vez seguindo a cápsula cirúrgica.** Inicialmente, isso é feito circunferencialmente no ápice da próstata, sendo depois levadas proximalmente em direção ao colo vesical, separando o adenoma da cápsula. Faz-se então uma incisão na posição 12 horas até a cápsula. A cápsula cirúrgica é então seguida desde a posição inferior e a 12 horas até o lobo inteiro estar liberado e poder ser movido para a bexiga. O procedimento é repetido no outro lado e se obtém hemostasia usando um feixe de *laser* desfocado para coagular qualquer sangramento.

Usa-se então morcelação para remover os grandes pedaços de adenoma da bexiga; o morcelador digere esses grandes pedaços, fazendo-os diminuir e se tornarem tiras de tecido manejáveis. Usa-se um endoscópio dedicado ou nefroscópio com canal de trabalho de 5 mm. O próprio morcelador tem duas lâminas em uma luz interna oca longa. A bexiga é distendida para manter sua parede distante das peças móveis do morcelador. Aplica-se ao morcelador aspiração variável operada com o pé para atrair os pedaços de adenoma em direção ao morcelador. Uma vez que as peças estejam engatadas, a ação de guilhotina do morcelador fatia fragmentos de tecido. Esses fragmentos menores podem ser aspirados através da luz do morcelador. Uma complicação específica do morcelador é a lesão pela lâmina, e o operador deve ter cuidado ao parar a aspiração se a lâmina envolver a mucosa da bexiga. Pequenos fragmentos residuais podem ser removidos com o fluxo de irrigação por meio de uma bainha do ressectoscópio ou com uma seringa de orifício grande.

Uma técnica alternativa de fragmentação dos lobos ou técnica "cogumelo" envolve deixar os lobos presos a uma haste e depois ressecar os lobos em pedaços adequados para atravessarem o ressectoscópio (Hochreiter *et al.*, 2002). Coloca-se então cuidadosamente um cateter uretral depois que todos os fragmentos tiverem sido removidos. É claro que essa técnica permite a preservação do tecido para exame histológico, e os pedaços morcelados devem ser enviados ao patologista para exame. Estão descritas técnicas de ressecção adicional híbrida com hólmio e enucleação. Elas melhoram a curva de aprendizagem e têm diminuído as taxas de complicações, em comparações com a HoLEP tradicional (Helfand *et al.*, 2010).

Pós-operatória. Geralmente se aceita um mínimo de permanência por uma noite no hospital, e os pacientes podem esperar receber alta no primeiro dia pós-operatório. Na ausência de uma perfuração capsular definitiva, o cateter pode ser removido bem cedo. Se tiver ocorrido uma grande perfuração, o cateter deve ser deixado por alguns dias e depois removido na clínica sem mais repercussões. Conquanto a maioria das lesões vesicais durante a morcelação seja superficial e não precise de tratamento adicional, lesões vesicais extraperitoneais ou intraperitoneais podem precisar de exploração e fechamento. A menos que haja um grau de extravasamento grande da solução de irrigação a partir de uma lesão extraperitoneal, elas podem geralmente ser manejadas de maneira conservadora com cateterização prolongada.

Resultados

Séries com Coorte Única. Grandes séries de pacientes apareceram rapidamente. Um dos adeptos iniciais fez relato sobre 552 pacientes retrospectivamente em 2005. **Elzayat *et al.* (2005b) encontraram um aumento de 200% do $Q_{máx}$ complementando uma melhora do *AUASS* após 1 ano.** Também se observou uma cateterização média curta (1,4 dia), bem como breve tempo de hospitalização (1,5 dia). **Os autores rapidamente fizeram relatos sobre o tratamento bem-sucedido de glândulas grandes, costumeiramente removendo mais de 100 g na cirurgia** (Moody e Lingeman, 2001). **A capacidade de manipular glândulas tão grandes rapidamente tornou este um tratamento endoscópico diferenciado porque a maioria das outras tecnologias não incluía tamanhos de glândulas acima de 70 ou 80 mL nos estudos.** Estudos que viram pacientes com RUA exibiram a efetividade do tratamento. Em um estudo de pacientes com um volume médio de 670 mL de urina drenada na colocação inicial da sonda, somente 1,75% dos pacientes não conseguiu urinar depois da cirurgia (Elzayat *et al.*, 2005a). Em outro estudo de pacientes com retenção urinária, todos eles conseguiram urinar depois da cirurgia (Peterson *et al.*, 2005).

Dados de um prazo mais longo continuaram a ser animadores. Em uma revisão de 118 casos de Elzayat e Elhilali (2007), estavam disponíveis dados objetivos sobre apenas 26 pacientes depois de 6 anos, mas o fluxo médio aumentou de 6,3 para 16,2 mL/s, e o *AUASS* médio diminuiu de 17,3 para 5,6 ($P < 0,0001$ para ambos). Os pesquisadores observaram que 8% de seus primeiros 50 pacientes precisaram de retratamento, mas apenas 1,5% dos últimos 68 pacientes precisaram de retratamento, sugerindo que se pode esperar uma curva de aprendizagem significativa. O peso do tecido enucleado e a energia total usada aumentaram no segundo grupo, possivelmente explicando as necessidades mais baixas de retratamento. Krambeck *et al.* (2010a) fizeram relatos sobre seus dados de 1.065 pacientes de HoLEP. Embora os pesquisadores tivessem um seguimento médio de menos de um ano, com 287 dias (variação de 6 a 3.571 dias), eles observaram um aumento do fluxo máximo e uma diminuição do AUASS ao estratificar os pacientes por tempo desde o procedimento. Isso solidifica ainda mais a eficácia de longo prazo do procedimento.

A popularidade da HoLEP tem sido dificultada por preocupações com uma curva de aprendizagem aguda. Isso ficou evidente na análise dos primeiros 125 pacientes submetidos ao procedimento realizado por um cirurgião autodidata (Placer *et al.*, 2009). **Em mãos hábeis, a HoLEP pode tratar glândulas com mais de 175 g, tendo um resultado relatado equivalente ao da prostatectomia aberta e morbidade baixa** (Krambeck *et al.*, 2010b), **mas estima-se que um aprendiz autodidata precise realizar pelo menos 20 procedimentos com glândulas de tamanho moderado antes de ser capaz de reproduzir confiavelmente resultados de alta qualidade** (El-Hakim e Elhilali, 2002).

Uma vantagem da técnica da HoLEP é que parece que o tamanho da próstata não influencia a eficácia em um cirurgião com experiência na técnica. Quando os pesquisadores subdividiram o tamanho da próstata em três grupos com tamanho crescente, verificaram que, conquanto o peso médio do tecido ressecado aumentasse entre os grupos, todos os grupos tiveram alterações imediatas e profundas do AUASS, do fluxo e do volume residual. As taxas de complicações foram aproximadamente equivalentes, apenas sendo observado discreto aumento do sangramento com o aumento do tamanho da próstata (Kuntz *et al.*, 2004b).

Séries Comparativas
Enucleação da Próstata com Laser de Hólmio versus Ressecção Transuretral da Próstata. Um grande ERC que avaliou HoLEP *vs.* RTUP-M foi inicialmente composto por 200 pacientes urodinamicamente obstruídos que foram randomizados para HoLEP ou RTUP-M. Os resultados foram divulgados em dois trabalhos. Os volumes prostáticos foram medidos por USTR e eram de aproximadamente 50 g em ambos os grupos; os pacientes tinham RPM alto (> 200 mL em ambos os grupos). O seguimento ficou disponível para 36 meses; o resultado de 12 meses foi publicado no trabalho inicial. Os pesquisadores relataram uma diminuição significativa da hemoglobina (1,3 *vs.* 1,8 g/dL), do tempo de cateterização (27,5 *vs.* 43,4 horas) e de hospitalização (53,3 *vs.* 85,8 horas) em um trabalho inicial (Kuntz *et al.*, 2004a). O tempo operatório foi mais longo no grupo HoLEP (94,6 *vs.* 73,8 minutos). O pico de fluxo melhorou de 4,9 para 23,1 no grupo HoLEP e, no grupo RTUP, melhorou de 5,9 para 25,5 em 12 meses, não sendo vistas diferenças entre os grupos. O volume residual no grupo HoLEP foi superior, em comparação com o grupo RTUP (4,8 *vs.* 16,7 mL em 6 meses e 5,3 *vs.* 26,6 mL em 12 meses); embora com volumes tão baixos, provavelmente não haveria significância clínica. Os *AUASSs* estavam na faixa de 20 em ambos os grupos no pré-operatório e 4,3 (HoLEP) e 5,5 (RTUP) em 1 mês. Na avaliação de 36 meses, o RPM continuou a ser significativamente mais baixo no grupo HoLEP (202 mL *vs.* 8,4 mL). A diferença estatística entre os AUASSs já não estava presente, mas ambos os grupos tinham um escore muito baixo (2,7 para HoLEP e 3,3 para RTUP). Os fluxos não foram diferentes entre os grupos e ficaram acima de 27 mL/s em ambos os grupos (Ahyai *et al.*, 2007). Outros ERCs verificaram aumento do tempo operatório e diminuição do tempo de cateterização e de hospitalização (Tan *et al.*, 2003; Montorsi *et al.*, 2004).

O controle de 7 anos dos dados de Gilling foi recentemente publicado (Gilling *et al.*, 2012). Foram incluídos 31 dos 61 pacientes iniciais. Os dados da cirurgia inicial foram analisados e concordam com o aumento do tempo na sala de cirurgia e do peso do tecido prostático removido. O tempo de cateterização (17,7 *vs.* 44,9 horas) e de hospitalização (27,6 *vs.* 49,9 horas) foi novamente mais baixo para HoLEP *vs.* RTUP. Os pesquisadores concluíram que a HoLEP é pelo menos equivalente à RTUP com referência à durabilidade. Em seus dados, 3 dos pacientes de RTUP precisaram de intervenção adicional para HBP (em comparação com nenhum no grupo HoLEP).

Foram realizadas múltiplas metanálises analisando ERCs de HoLEP e RTUP. Lourenço *et al.* (2008) verificaram aumento das taxas de $Q_{máx}$ para HoLEP, em comparação com a RTUP (diferença média ponderada de 1,48 mL/s). Os escores de sintomas tenderam positivamente para HoLEP, mas não apresentaram significância estatística. Lourenço *et al.* e os pesquisadores que realizaram outra metanálise (Tan *et al.*, 2007) verificaram tempos mais curtos de cateterização e de hospitalização. Incluindo-se diferentes ERCs, a análise dos fluxos não cumpriu a significância estatística na segunda revisão.

Os dados mais convincentes da utilidade da HoLEP foram publicados na metanálise de ERCs de Ahyai et al. (2010). **Eles concluíram que o tempo na sala de cirurgia foi, na verdade, mais longo, porém, devido ao grande peso dos adenomas removidos nos estudos, HoLEP e RTUP têm eficiência de tempo semelhante (peso do adenoma removido *versus* tempo na sala de cirurgia).** Também se verificou que o tempo com sonda foi mais curto no grupo HoLEP. **É mais interessante observar que se viu superioridade estatística em apoio à HoLEP com referência à mudança de AUASS e $Q_{máx}$. Os autores concluíram que a HoLEP foi o único procedimento endoscópico que mostrou superioridade à RTUP.** Para dados em um prazo mais longo, Cornu et al. (2014) analisaram resultados depois de 3 a 8 anos pós-procedimento. Embora pudessem ser retirados dados confiáveis apenas de dois estudos na análise, os resultados ainda parecem favorecer a HoLEP.

Enucleação da Próstata com **Laser** *de Hólmio versus Prostatectomia Aberta.* A HoLEP é tão efetiva em tratar HBP, que até é comparada favoravelmente à prostatectomia aberta. Dois ensaios clínicos randomizados compararam o uso da HoLEP versus prostatectomia aberta em glândulas grandes. Um estudo no qual todas as glândulas tinham mais do que 70 g (tamanho médio de 113 g no grupo HoLEP e 124 g no grupo prostatectomia aberta) teve randomização padrão (Naspro et al., 2006). Os autores encontraram diminuições do tempo até a remoção da sonda (4,1 vs. 1,5 dia), no tempo de hospitalização do paciente (5,4 vs. 2,7 dias) e no risco de transfusão de sangue (sete vs. dois pacientes) para a HoLEP. O tempo operatório foi mais curto no grupo prostatectomia aberta (72 vs. 58 minutos), e esse grupo teve um peso de adenoma removido mais alto (87,9 vs. 59,3 g). Os pacientes foram submetidos à avaliação urodinâmica repetida aos 12 meses, e os dados de urofluxo e AUASS estavam disponíveis até 24 meses. Viram-se melhoras urodinâmicas comparáveis nos grupos prostatectomia aberta e HoLEP. O $Q_{máx}$ melhorou de 7,8 mL/s, no grupo HoLEP, para 26,6 mL/s inicialmente e 19,2 mL/s após 2 anos. O grupo prostatectomia aberta inicialmente urinava 8,3 mL/s, o que melhorou para 24,3 mL/s em 1 mês e 20,1 mL/s após 2 anos. **Entre os grupos, não houve diferença estatística nas taxas miccionais em nenhum tempo.** O *AUASS* também foi avaliado para pacientes em ambos os grupos. Os escores iniciais foram altos em ambos os grupos (20,11 na HoLEP e 21,6 no grupo da prostatectomia aberta), tendo diminuído para 6,9 e 4,7 em 1 mês e eram de 7 e 8,1 em 2 anos nos grupos HoLEP e prostatectomia aberta respectivamente. **Não houve diferença estatística no AUASS em nenhum tempo entre os grupos.** O controle de cinco anos ficou disponível em outro estudo que viu pacientes com glândulas acima de 100 g (Kuntz et al., 2008). Mais uma vez, identificou-se grandes mudanças do *AUASS* com o tratamento. **O *AUASS* no grupo HoLEP diminuiu de 22,1 no pré-operatório para 2,3 em 1 ano, tendo o grupo prostatectomia aberta uma queda de 21 para 2,3; a diferença entre grupos não foi estatisticamente significativa.** O tempo operatório foi mais longo, mas nenhum paciente recebeu transfusão no grupo HoLEP (em comparação com 13% no grupo prostatectomia aberta), e os pacientes da HoLEP tiveram tempos de hospitalização e de cateterização mais curtos. **Após 5 anos, o *AUASS* era de 3 em ambos os grupos, demonstrando excelente durabilidade para ambas as opções de tratamento.** O RPM e o $Q_{máx}$ não foram diferentes entre os grupos de tratamento. Observaram-se contraturas do colo vesical e estenoses uretrais em ambos os grupos, mas não houve diferença estatística na probabilidade dessas complicações tardias nem diferença na necessidade de intervenção para as complicações.

Enucleação da Próstata com Laser de Hólmio no Paciente Anticoagulado. Tyson e Lerner (2009) viram 13 pacientes que continuaram a varfarina e 25 pacientes que continuaram a aspirina durante a HoLEP, em comparação com 39 controles. Os grupos foram equivalentes; não houve diferenças estatisticamente significativas de resultados entre os grupos, e nenhum paciente recebeu transfusão. No entanto, o RNI médio foi de 1,5 no grupo com varfarina, sendo que somente dois pacientes tiveram uma razão normalizada internacional (RNI) acima de 2 na série. Outro estudo (Hochreiter et al., 2002), que avaliou somente pacientes com varfarina, verificou uma RNI média na faixa terapêutica de 2,7 (variação de 2,1 a 3,9). Esses pesquisadores examinaram 19 pacientes e compararam com 137 controles usando sua "técnica do cogumelo". Nenhum paciente necessitou de transfusão de sangue, mas dois pacientes no grupo varfarina evoluíram com retenção de coágulos, esta manejada de maneira conservadora com irrigação. Dos pacientes na faixa terapêutica da varfarina, somente dois pacientes apresentaram hematúria no pós-operatório.

Complicações

Intraoperatórias e Perioperatórias. Embora o uso do morcelador tenha levado à diminuição dos tempos operatórios, em comparação com a HoLRP (Gilling et al., 1998), isto possibilita a ocorrência de uma complicação peculiar: a **lesão vesical mediada pelo morcelador**. Essas lesões geralmente são superficiais, porém lesão mais profunda e mais significativa certamente é possível porque o morcelador envolve tecido indiscriminadamente. Manter um volume razoável de solução de irrigação na bexiga e um campo sem sangue pode ajudar a visualização e reduzir esse risco. As variações relatadas para essas lesões variam amplamente, sendo que um estudo relatou uma ocorrência de 18,2% (Montorsi et al., 2004).

Outra complicação peculiar é a possibilidade de **evacuação incompleta do adenoma**, levando ao adiamento da morcelação. Isso geralmente é causado por um mau funcionamento do dispositivo morcelador ou hemostasia insatisfatória que leve ao obscurecimento da visão. Durante a enucleação ou a morcelação, existe a possibilidade de **lesão do orifício ureteral**. Esse desfecho foi examinado em apenas algumas séries. O trabalho de Shah et al. (2007) verificou uma chance de ocorrência de 2,1%, enquanto outra série (Kuntz et al., 2004b) verificou que, das quatro de tais lesões ocorridas, três estavam no grupo com as maiores próstatas (> 80 g).

Perfuração capsular tipicamente ocorre porque a ressecção é realizada ao longo do plano entre o adenoma da próstata e a cápsula cirúrgica. Embora entrar no adenoma nessa área cause sangramento, um erro para o outro lado levará à perfuração capsular. Muitos autores classificam essas perfurações em categorias que incluem "ameaçadora", "coberta" ou "livre" e usam o grau de perfuração para guiar a conduta. Em geral, os autores têm manejado a perfuração capsular completa ou "livre" com cateterização prolongada (alguns dias) sem mudar a conduta para outros tipos de perfuração. Relata-se que a incidência dessa complicação chegue a 9,6% (Shah et al., 2007); outra grande revisão colocou a incidência em um nível mais baixo, de 1,5% (Kuo et al., 2003).

O risco global de **hemorragia** durante HoLEP é razoavelmente mínimo. Pode-se usar um feixe de *laser* de hólmio desfocado para controlar a maior parte dos sangramentos, e a conversão para outro tipo de intervenção transuretral é evento raro. Parece realmente que o risco de sangramento aumenta com o aumento do tamanho da glândula, embora a correlação seja razoavelmente fraca (Kuntz et al., 2004b). O sangramento também é bem controlado pelas propriedades hemostáticas do *laser* de hólmio. Algumas séries relatam uma **taxa de transfusão** que chega a 1,7% depois da HoLEP (Shah et al., 2007), mas os dados incorporados à metanálise de Lourenço et al. (2008) verificaram que a HoLEP teve uma diminuição do RR de transfusão, em comparação com a RTUP (RR de 0,27).

Pós-operatórias. **Urgência urinária e outros sintomas de armazenamento** são achado comum depois de HoLEP e se pensa serem causados pela alta quantidade de energia *laser* aplicada à cápsula durante a enucleação (Shah et al., 2007). Em tentativas de graduar a intensidade desses sintomas, Larner et al. (2003) verificaram que a maioria dos pacientes caracterizava os sintomas como leves (definidos como causando incômodo mínimo). Ocorre **incontinência urinária transitória** com alguma frequência, mas geralmente se resolve com o tempo. No estudo de Shah et al. (2007), 10,7% dos pacientes relataram incontinência inicial; somente 0,7% da coorte manteve essa queixa permanentemente. Observou-se um padrão semelhante em outro grande estudo, no qual 4,2% inicialmente relatavam incontinência do tipo esforço, mas apenas 0,5% tinha essa queixa no último retorno antes da publicação (Elzayat et al., 2005b). Essa condição pode ser evitada pela incisão cuidadosa na posição 12 horas com cuidado para não incidir distalmente ao veromontano. Pode haver erro na profundidade e no comprimento da incisão muitas vezes relacionado à inexperiência do cirurgião (Shah et al., 2007).

A incidência de **contratura do colo vesical** é de 0% a 3,2% (Shah et al., 2007); parece mais provável sua ocorrência em próstatas menores (Kuo et al., 2003). O cirurgião pode considerar uma incisão profilática no colo vesical em pacientes que julguem ter risco mais alto dessa complicação. **Estenose uretral** é um achado comum, relatando os estudos uma incidência que chega a 7% (Seki et al., 2003) e uma metanálise mais recente encontrando uma taxa de

4,4% (Ahyai et al., 2010). Instrumentos de grande diâmetro usados durante o procedimento podem predispor essa ocorrência. Embora a localização da estenose não fosse frequentemente relatada, um grupo verificou que ocorria mais frequentemente no meato (Seki et al., 2003).

Ejaculação retrógrada é achado comum depois de HoLEP. Dois ensaios clínicos randomizados encontraram taxas de incidência de 75% e 78% (Briganti et al., 2006; Wilson et al., 2006). No entanto, um desses ensaios clínicos encontrou que as alterações nos domínios IIEF eram mínimas (Briganti et al., 2006).

Conclusão. A HoLEP é uma opção de tratamento interessante de modo geral. Embora existam preocupações com uma curva de aprendizagem exagerada, os resultados são comparáveis, se não superiores, aos da RTUP. Os pacientes têm uma diminuição significativa do tempo de cateterização e de hospitalização. Conquanto o tempo na sala de cirurgia aumente, em comparação com a RTUP, muitos estudos mostram eficiências equivalentes na remoção de tecido, compensando o aumento do tempo cirúrgico. Além disso, parece que as taxas de reintervenção para HBP podem ser mais baixas. Os perfis de complicações mostram que a HoLEP tem uma taxa mais baixa de transfusão e taxas semelhantes de contratura no colo vesical e de estenose uretral, em comparação com a RTUP.

Ablação da Próstata e Vaporização

Visão Geral e Conceito. Os *lasers* marcados com KTP e LBO são derivados do *laser* Nd:YAG. O feixe do *laser* de Nd:YAG com um comprimento de onda de 1.064 nm atravessa um cristal de KTP uo LBO que duplica a frequência da luz e diminui o comprimento de onda para os desejados 532 nm. **Esse comprimento de onda é seletivamente absorvido pela hemoglobina, que atua como alvo intravascular para a energia luminosa.** A melhora da densidade de energia, em comparação com o *laser* de Nd:YAG, leva à vaporização preferencial, com a absorção da hemoglobina melhorando hemostasia porque uma camada de coagulação fina (0,2 mm) seria criada fora da área de vaporização. A energia do *laser* se move livremente pelo líquido de irrigação sem perda de potência.

O *laser* de KTP original (GreenLight PVP [American Medical Systems]) usava um comprimento de onda de 532 nm e estava disponível em configurações de 80 e 100 W. O *laser* de LBO (GreenLight HPS e XPS [American Medical Systems]) também usa um comprimento de onda de 532 nm como o KTP. Esse *laser* ofereceu configurações de 120 W (HPS e 180 W (XPS) com energia mais alta. Essa configuração de 180 W permite ainda mais eficácia na vaporização e coagulação (Malek et al., 2011). A fibra de 180 W (MoXyFiber [American Medical System]) também tem melhoras, incluindo um sistema de resfriamento de água embutido com sistema de segurança automático que protege a fibra de superaquecimento.

Embora se pensasse originalmente que o Nd:YAG fosse a fibra *laser* ideal para tratamento de HBP (Anson et al., 1993), **a grande quantidade de desprendimento de tecido prostático que ocorreu depois de ablação visual da próstata com *laser* (AVPL), por causa da extrema profundidade de penetração do *laser*, mais tarde se revelou indesejável.** O desprendimento de tecido prostático tardio muitas vezes levaria os pacientes a desenvolverem micção intermitente e retenção urinária no pós-operatório. A falha em vaporizar suficientemente o tecido foi evidente em um estudo canino *in vivo* (Kabalin et al., 1995).

Em geral, a AVPL usava um *laser* com um comprimento de onda maior do que atualmente se usa com KTP ou LBO, mas a técnica era semelhante à técnica atual. Com a melhora da potência do *laser*, o termo *ablação* gradualmente migrou para *vaporização* por causa da remoção imediata do tecido visualizado durante a cirurgia, opostamente ao desprendimento tardio de tecido visto com a ablação. Um estudo canino inicial comparando Nd:YAG com o *laser* KTP exibiu as vantagens de um sistema de *laser* que favorecia a vaporização à ablação e à coagulação. Nesse pequeno estudo, **KTP resultou em aumentos significativos do tamanho do defeito nas próstatas, deixando uma camada fina, mas efetiva, de tecido coagulado** (Kuntzman et al., 1996). **Não é de surpreender que, à medida que a potência do *laser* venha aumentando, haja melhoras correspondentes na vaporização de tecidos** (Kang et al., 2008; Malek et al., 2011; Rieken et al., 2013).

A vantagem da tecnologia VFP é a vaporização e coagulação combinadas. Conquanto o volume de tecido diminuísse com a vaporização, a coagulação leva à hemostasia quase instantânea com fechamento dos seios venosos, reduzindo a absorção de líquido de irrigação.

Técnica

Pré-operatória. Uma investigação pré-operatória tradicional deve estar completa para a VFP. Não é necessária cistoscopia de rotina, a menos que exista alguma preocupação em particular. Infecção concomitante deve ser descartada e tratada antes da cirurgia. Muitos médicos preconizam o uso de USTR para determinar o tamanho da próstata porque têm um volume prostático máximo em que escolherão outra opção de tratamento em lugar da VFP. O conhecimento do tamanho da glândula também permite ao médico saber a estimativa aproximada do tempo operatório para permitir um agendamento apropriado da sala de cirurgia. **Pacientes que façam uso de anticoagulação podem ser tratados de muitos modos diferentes antes desse procedimento.** A nossa preferência é por deixar que os pacientes que já façam uso de medicamentos antiplaquetários continuem durante todo o período operatório. No entanto, preferimos que os pacientes que necessitem de varfarina contínua façam a ponte para heparina, que é suspensa para o procedimento.

Intraoperatórias. A fibra de *laser* é uma sonda que dispara lateralmente 600 micra, sendo a energia produzida pela fibra em um ângulo de 70 graus com o eixo longitudinal da fibra. **A vaporização ocorre varrendo a fibra ao longo do parênquima prostático, vaporizando sequencialmente camadas de próstata de dentro para fora. A vaporização da próstata é completa quando as fibras da cápsula ficam visíveis. A distância entre a fibra de *laser* e o tecido prostático (distância de trabalho) é importante por muitas razões e costuma ser difícil o controle para o novato em vaporização.** Uma distância pequena demais levará à possível "vaporização de contato" e resultante dano da fibra de *laser*. Uma distância muito grande levará ao uso ineficiente de energia com mais coagulação de tecido (e subsequente aumento dos sintomas de armazenamento pós-operatórios). Se em acomodação apertada, como no começo do caso, quando os lobos laterais ainda podem estar em contato, deve-se usar potência mais baixa. Deve-se evitar o acúmulo de tecido na fibra porque isso leva à degradação da fibra e possivelmente a uma vida mais curta da fibra e posteriores ineficiências.

O manejo do colo vesical é parte importante do procedimento e geralmente é o primeiro passo. Em geral, preferimos usar uma configuração de potência mais baixa (80 W) nessa área. **Os orifícios ureterais devem ser claramente identificados antes do começo do tratamento do colo vesical. Uma única incisão na linha média da próstata ou duas incisões nas posições 5 e 7 horas permite que o colo vesical se abra e nivele a fossa prostática com o trígono vesical.** Depois que isso se completa, a fibra do *laser* deve ser apontada em direção medial ou lateral para permitir visualização da vaporização, o que frequentemente se perde com a vaporização reta posteriormente. Além disso, qualquer lesão em potencial dos orifícios ureterais deve ser minimizada por orientação do feixe de *laser* lateralmente. Deve-se evitar a coagulação agressiva no colo vesical. Costumeiramente, não vaporizamos a parte anterior da próstata nessa área, mas deixamos uma orla de urotélio intacto para impedir a vaporização circunferencial e possível contratura do colo vesical. Nos pacientes preocupados com ejaculação retrógrada, deve-se evitar a incisão do colo vesical.

O movimento da fibra para a posição para vaporização deve ser feito preferencialmente com minimização do movimento cistoscópico. Um movimento contínuo e homogêneo da ação de varredura da fibra é vital para minimizar a formação de cratera grande e irregular na próstata. O sangramento em uma parte da próstata em recesso tem o potencial de um problema significativo uma vez que os vasos podem não ser visualizados. O ângulo e o tempo das varreduras das fibras do *laser* são fatores importantes. Se o ângulo for mudado de maneira rápida demais, será transferida energia insuficiente, levando a pouca vaporização. No entanto, se o feixe do *laser* for deixado no tecido por tempo longo demais (varredura lenta), será formada uma cratera à medida que a energia se acumula em uma área. O ângulo de varredura em que a fibra é virada também é fator importante. Pode ajudar o novato a imaginar que a energia do *laser* seja como água quente na neve. Pesquisa de um estudo *in vitro* verificou que a vaporização mais eficiente ocorria quando o ângulo estava entre 15 e 30 graus. A profundidade da coagulação foi minimizada em 30 graus de varredura (Ko et al., 2012).

O sangramento é mais frequentemente visto no ápice da próstata, no lobo mediano e no colo vesical (particularmente nas faces

posterolaterais, onde entra a irrigação da próstata). Se o sangramento não for grave, a varredura com *laser* pode prosseguir com cautela, focalizando as áreas diretamente adjacentes ao vaso que sangra, porque isso pode permitir controle hemostático das áreas que dão o suprimento. Ao se reconhecer sangramento arterial pulsante, pode-se usar o modo coagulação do *laser*. Isso deve ser usado novamente na área em torno do sangramento juntamente com a própria área de sangramento.

Se o sangramento não puder ser controlado, pode-se colocar um eletrodo *Bugbee* através da ponte de trabalho. Isso permite a colocação de pressão no vaso para fazer cessar o sangramento contínuo (melhorando a visualização) e depois coagulação controlada. O cirurgião deve ter em mente que o líquido de irrigação terá de ser mudado para um não iônico. Se tudo mais falhar, deve-se introduzir uma bainha maior e possivelmente uma alça de ressecção para ajudar a controlar o sangramento. Tal necessidade é acentuadamente infrequente em mãos experientes. Quando a vaporização está completa e se verifica hemostasia, a bexiga deve ser examinada mais uma vez para se ter certeza de que não exista dano por aplicação errônea do *laser*. Deve-se então colocar um cateter, e a irrigação da bexiga deve estar drenando líquido claro.

Durante todo o procedimento, o cirurgião deve estar atento à vaporização ineficiente. Grandes bolhas devem ficar visíveis saindo do tecido durante toda a vaporização em indicação de uso eficiente da energia. Quando isso não ocorre, a energia do *laser* está sendo usada ineficientemente e, mais provavelmente, está causando necrose coagulativa ou carbonização do tecido. Quando o tecido fica carbonizado, a vaporização subsequente será mais problemática, levando ao uso excessivo de energia. Deve-se evitar a necrose coagulativa desnecessária porque levaria à disúria pós-operatória mais pronunciada e possível eliminação de tecido pela uretra.

Pós-operatórias. Em quase todos os casos, o cateter pode ser removido no dia da cirurgia ou um dia depois. O sangramento deve ser mínimo no período pós-operatório, embora os pacientes costumeiramente eliminem algum tecido com sangramento mínimo durante 7 a 10 dias desde a data da cirurgia. Nos casos de sangramento pequeno, mas contínuo, os pacientes podem ser incentivados a aumentar a ingestão de líquido com cuidadoso seguimento ambulatorial. É nosso costume dar alta aos pacientes para casa no dia da cirurgia, orientando-os para retirarem a sonda no dia seguinte em casa.

Disúria no período pós-operatório é causada por ineficiência técnica durante o procedimento, pois o tecido está sendo coagulado mais do que vaporizado. O grau de disúria se correlaciona com o volume de tecido coagulado (Choi et al., 2008). As características do paciente que podem levar a um risco de disúria incluem grande lobo mediano, prostatite prévia, tecido prostático denso ou fibroso ou tratamentos prévios que mudem as características do tecido prostático (TUNA, TTUM). Em geral, deve-se observar piúria estéril, que pode ser tratada com anti-inflamatórios não esteroidais (AINEs) se intensa. Embora a disúria seja achado comum nesses pacientes, o cirurgião sempre deve considerar uma reavaliação em busca de uma complicação inesperada, como retalho de tecido ou fragmento de fibra retida. Mesmo nas melhores vaporizações, uma camada de tecido coagulado permanecerá e tem o potencial de levar a uma prostatite subaguda e aumento do risco de ITU. Se houver suspeita de uma infecção verdadeira por causa de disúria prolongada ou urina-I ou cultura positivos, deve-se iniciar antibioticoterapia guiada pela cultura, a qual deve ser repetida depois de terminada a terapia.

Resultados. A rápida aceitação proporcionou um número considerável de estudos iniciais sobre os resultados das fibras de *laser* com energia mais baixa. Como o fabricante continua a atualizar a potência do *laser* com o passar do tempo, os resultados de longo prazo têm se tornado mais difíceis de incorporar à prática; frequentemente, torna-se disponível um novo nível de potência à medida que vão sendo divulgadas as pesquisas da geração anterior. **De um modo geral, é visto que a tecnologia de VFP tem uma curva de aprendizagem indulgente com um perfil de segurança favorável.**

Estudos de Coortes Únicas. O primeiro estudo piloto que viu o uso do *laser* KTP de 80 W foi publicado por Hai e Malek (2003). Dez pacientes foram tratados e depois acompanhados por um ano. Notaram-se significativas melhoras do *AUASS*, escore de QV, $Q_{máx}$ e RPM inicialmente com durabilidade de um ano. Isso foi rapidamente seguido por um estudo multicêntrico de 145 pacientes (Te et al., 2004). Mais uma vez, observaram-se melhoras em 12 meses para *AUASS* (–82%), escore de QV (–77%), $Q_{máx}$ (190% e RPM (–78%).

A mudança dos parâmetros urodinâmicos mesmo com o *laser* de 80 W foi animadora. Nos pacientes urodinamicamente obstruídos submetidos a VFP, observou-se uma diminuição no grau de obstrução de Schafer de 3,6 para 1,1 em 12 meses ($P < 0,0001$) com diminuição de $PdetQ_{máx}$ de 75 para 36,6 cm (Hamann et al., 2008). Os autores também verificaram que o número médio de micções noturnas (3,5 para 1,2) e diurnas (7,2 para 5,7) diminuiu com o tratamento.

Foram disponibilizados dados de 500 pacientes tratados com a fibra de 80 W em 2008 (Ruszat et al., 2008). **Com um seguimento médio de 30,6 meses, os resultados dos pacientes com 3 anos de seguimento mostraram uma AUASS médio de 8, escore de QV de 1,3 e $Q_{máx}$ de 18,4 mL/s, proporcionando durabilidade do tratamento.** Nos pacientes com 5 anos de dados (somente 5,4% da coorte), não houve diferença apreciável nesses números, em comparação com os dados em 3 anos. A taxa de retratamento da coorte foi de 6,8%, com uma taxa de estenoses uretrais de 3,6% e 4,4% para contratura do colo vesical. Disúria e contraturas do colo vesical foram mais comuns em glândulas menores, porém glândulas maiores não levaram a um risco mais alto de retratamento. Em outro estudo avaliando o uso do *laser* de 80 W em próstatas grandes, a reintervenção por causa de adenoma residual foi de 23% no grupo com glândula maior (>80 mL), em comparação com apenas 10,4% ($P = 0,09$) no grupo com glândulas menores do que 80 mL (Pfitzenmaier et al., 2008).

À medida que se reconheceram as qualidades hemostáticas melhores do *laser*, testaram-se populações de pacientes desafiadoras. Os pacientes em uso de anticoagulação conseguiram ser tratados com segurança (Sandhu et al., 2005). Embora muitos dos outros tratamentos endoscópicos não tivessem sido rigorosamente testados em glândulas grandes, a melhora da visualização durante a vaporização permitiu que muitos adeptos iniciais tentassem o tratamento de glândulas grandes (> 80 g). O International Green Ligh Users (IGLU) Group compilou alguns dos dados iniciais sobre tratamento com *laser* de 120 W em pacientes com glândulas grandes e submetidos à anticoagulação (Woo et al., 2008). Para todos os pacientes estudados, houve melhoras de $Q_{máx}$, RPM, AUASS e volume da próstata, em comparação com as condições basais. **O uso de anticoagulantes não aumentou significativamente as complicações. Glândulas grandes não alteraram os resultados além da alteração maior esperada do volume prostático.** Viu-se uma redução de 52,5% nas glândulas maiores, em comparação com 42,3% nas glândulas menores do que 80 mL ($P < 0,001$).

Os resultados de 3 anos analisados retrospectivamente para o HPS de 120 W demonstrou durabilidade e indicadores de resposta (Cho et al., 2012). O *AUASS* pré-operatório era de 21,7 e chegou a um nível mínimo de 11,5 depois de 6 meses, mas não foi estatisticamente mais alto após 3 anos (13,4). O fluxo máximo seguiu um padrão semelhante, melhorando a 15,7 mL/s, tendo partido de 8,7 mL/s, aos 5 meses, apresentando um valor de 13,9 mL/s em 3 anos. Os preditores de resposta relatados foram AUASS acima de 19, tendo os escores mais altos ainda maior probabilidade de responder. Todos os parâmetros do diário miccional foram preditores sob análise univariada, mas somente nictúria permaneceu preditor significativo quando foram realizadas análises multivariadas. Os pacientes costumeiramente foram submetidos a EUD, e o índice de OSB (IOSB) e o índice de contratilidade da bexiga foram preditores de um bom resultado. O tempo operatório e a energia usada durante o procedimento não foram preditivos. Publicou-se mais uma série de casos sobre o HPS 120-W quase concomitantemente. Os autores apresentaram 75 pacientes após 36 meses e encontraram melhoras de 60,2% no AUASS, de 80,9% na QV, de 138,7% no $Q_{máx}$ e de 82,6% no RPM, em comparação com a condição basal. A mediana do volume prostático se reduziu 50,4% (Zang et al., 2012).

Em um dos poucos grandes estudos que examinaram o XPS de 180 W, foram coletados dados prospectivamente de sete centros europeus, acumulando um total de 201 pacientes (Bachman et al., 2012). O seguimento médio foi de 5,8 meses. Viram-se melhoras de AUASS (19,6 para 9,4), do escore de QV (3,9 para 1,4), de $Q_{máx}$ (8,4 para 21,90 mL/s) e do PSA (5,5 para 2 ng/dL) após 6 meses. Esses achados foram considerados análogos aos dados de 120 W previamente publicados pelos autores. O comprometimento da visibilidade por causa de sangramento não foi influenciado pela anticoagulação ativa, mas perfuração capsular, glândula menor e cateterização pré-operatória foram fatores de risco.

Estudos Comparativos. Em um dos primeiros ERCs comparando a VFP 80 W com a RTUP, Bouchier-Hayes *et al.* (2006) compararam os resultados de profissionais em treinamento que tinham realizado entre 35 e 325 RTUPs, mas tinham feito no máximo 5 prostatectomias com *laser*. Eles mostraram melhoras comparáveis de $Q_{máx}$ (149% para a RTUP, 167% para a VFP) e *AUASS* (diminuições de aproximadamente 50% em ambos os grupos). **Esse estudo exibiu a relativa facilidade de realizar o procedimento e prosseguiu concluindo que a VFP foi 22% mais barata do que a RTUP primariamente por causa da hospitalização mais curta.** Outro ERC comparando a VFP 80 W e a RTUP concentrou-se em pacientes com glândulas acima de 70 g (Horasanli *et al.*, 2008). O tempo operatório favoreceu a RTUP, enquanto o tempo de hospitalização e o tempo com sonda favoreceram a VFP. Diferenças de AUASS, $Q_{máx}$ e RPM favoreceram a RTUP no período de seguimento. Transfusão de sangue foi mais comum no grupo RTUP, enquanto o grupo VFP teve aumento do risco de retenção pós-operatória e necessidade de reintervenção (17,9% no primeiro ano). O resumo desses resultados mostra o excelente perfil de segurança, mas diminuição da eficácia da VFP com energia mais baixa (especialmente em glândulas maiores).

Em um ERC comparando a HPS 120 W com a RTUP, Al-Ansari *et al.* (2010) verificou dramáticas melhoras de $Q_{máx}$, AUASS e VFP em ambos os grupos após 36 meses. **A RTUP teve melhor desempenho em muitas métricas ($Q_{máx}$, AUASS, RPM, PSA médio, volume prostático médio), embora as diferenças não fossem estatisticamente significativas.** Embora as complicações intraoperatórias fossem em número muito menor na VFP, alarmantes 93% entre os paciente apresentaram disúria e urgência e 11% precisaram de retratamento para adenoma residual (em comparação com apenas 1,8% do grupo RTUP, $P = 0,001$). A cateterização média e o tempo médio de hospitalização favoreceram a VFP. Outro ERC que viu HPS versus RTUP se completou no ano seguinte (Capitán *et al.*, 2011). Mais uma vez, viram-se melhoras semelhantes de $Q_{máx}$, AUASS e QV; entretanto, essas melhoras pareceram ser mais rápidas no grupo VFP. É interessante notar que os pesquisadores ainda estratificaram o questionário de AUASS e não encontraram um aumento dos sintomas de armazenamento para o grupo VFP. As complicações intraoperatórias iniciais e tardias não diferiram entre os grupos.

Em sua revisão de VFPs de 80 e 120 W em ERCs, Thangasamy *et al.* (2012) verificaram consistentemente que a cateterização e o tempo de hospitalização foram mais curtos nos pacientes submetidos à VFP – 1,91 e 2,13 dias respectivamente. Os tempos operatórios foram quase 20 minutos mais curtos na coorte RTUP, tendo a VFP uma razão de risco de 0,16 para transfusão de sangue, em comparação com a RTUP. Outras complicações não foram estatisticamente diferentes. Nesse grupo de potências mistas do *laser*, seis dos nove estudos não encontraram diferenças de resultados funcionais. O único estudo que favoreceu a VFP foi um de 80 W que jamais pareceu chegar à publicação final. Os dois estudos que favoreceram a RTUP se concentraram especificamente em pacientes com próstata grande (> 70 g) e tiveram uma potência de *laser* de 80 W. Em sua análise de VFP 120 W, Cornu *et al.* (2014) verificaram uma diminuição do tempo de cateterização (média de 23 horas) e de hospitalização (média de 1,84 dia).

Poucos estudos compararam confiavelmente o novo XPS e os sistemas HPS mais antigos. Em uma série não randomizada de pacientes consecutivos, Ben-Zvi *et al.* (2013) verificaram que o tempo operatório médio e o tempo médio de aplicação do *laser* diminuíram no grupo XPS com transmissão de energia comparável. **As reduções significativamente diferentes do PSA (54% no HPS *vs.* 79% no SPX, $P < 0,01$) mostram que o XPS certamente tem uma eficiência mais alta de vaporização tecidual, embora notáveis parâmetros clínicos (AUASS, QV, $Q_{máx}$, RPM) não fossem diferentes entre os grupos.** A retenção pós-operatória foi mais alta no grupo HPS (16% *vs.* 6%).

Uso de Vaporização Fotosseletiva da Próstata em Pacientes Anticoagulados. No total, foram incluídos 116 homens (36 em uso de varfarina, 9 de clopidogrel e 71 de aspirina), e todos continuaram com sua medicação durante todo o período perioperatório enquanto foram submetidos a VFP 80 W (Fuszat *et al.*, 2007). Esses grupos foram comparados a 92 pacientes controles que não usavam anticoagulantes nem antiplaquetários. O grupo controle foi mais jovem e teve uma classe ASA mais baixa. A RNI média foi de 2 (variação de 1,3 a 2,9), sendo que 14 dos 36 pacientes com varfarina tinham uma RNI de 2 ou menos. Nenhum paciente precisou de transfusão, mas pacientes do grupo do estudo não tiveram aumento do tempo de hospitalização (3,8 dias *vs.* 2,8) e tiveram maior probabilidade de receber IVC por 24 horas (17% *vs.* 5%). Em particular, pacientes com RNI acima de 2 precisaram de IVC no pós-operatório. Outros estudos mostraram o mesmo risco de transfusão em um grupo de pacientes sob tipos mistos de anticoagulantes ou antiplaquetários (Sandhu *et al.*, 2005). Um estudo não controlado com 43 pacientes que continuaram a varfarina durante a cirurgia não mostrou pacientes que precisassem de transfusão. Dois pacientes precisaram de cateterização prolongada subsequente a sangramento, mas 70% dos paciente receberam alta para casa em 24 horas depois da cirurgia (Woo e Hossack, 2011). Uma revisão Cochrane que comparou métodos de tratamento com *laser* e RTUP encontrou uma redução global do risco de transfusão com a prostatectomia por *laser* (Hoffman *et al.*, 2004). Com base nas evidências já mencionadas e em nossa própria experiência clínica, realizamos de rotina a VFP em pacientes que fazem uso de medicamentos antiplaquetários, mas preferimos que os homens que usam varfarina façam a ponte para heparina, não recebendo anticoagulação em torno do tempo da cirurgia.

Complicação

Intraoperatórias e Perioperatórias. De um modo geral, o perfil de segurança da tecnologia da VFP é excelente. Nenhuma **síndrome da RTU** é relatada nas séries porque se usa soro fisiológico normal como irrigação. A **transfusão sanguínea** é extremamente rara, e os pacientes anticoagulados não parecem ter aumento significativo do risco. A VFP teve um risco mais baixo (RC de 0,10) para transfusão de sangue perioperatória, em comparação com a RTUP-M (Cornu *et al.*, 2014). Relata-se **perfuração capsular** com a VFP, variando de 0,2% a 1% dos casos (Rieken *et al.*, 2010). Alguns cirurgiões podem achar mais difícil a visualização da cápsula com a VFP, particularmente no início de sua curva de aprendizagem. Manter um movimento de varredura apropriado e remover tecido sequencialmente de maneira circunferencial evitará irregularidades na profundidade da vaporização e perfuração. Se ocorrer perfuração capsular, geralmente se nota aumento do sangramento e é mais comum a conversão para RTUP (Bachmann *et al.*, 2012). Embora as taxas sejam amplamente publicadas, pode ocorrer **lesão do orifício ureteral** por energia errante do *laser*. Os orifícios ureterais devem ser identificados antes do começo da vaporização; ter cuidado para não estender a fibra à bexiga ao vaporizar o colo vesical deve minimizar a possibilidade dessa ocorrência.

Pós-operatórias. **Disúria e sintomas de armazenamento pós-operatórios** são razoavelmente comuns depois de VFP. Em grandes séries que examinam esses resultados, os eventos adversos geralmente foram autolimitados, resolvendo-se espontaneamente em 3 meses ou com a ajuda de anti-inflamatórios ou antibióticos. A incidência publicada desses sintomas varia de 0% a 25,7% e, em geral, é mais alta do que os dados relatados de estudos da RTUP (Naspro *et al.*, 2009). Como afirmado anteriormente, o uso ineficiente da energia do *laser* deve ser minimizado em um esforço para diminuir esse risco para os pacientes. Em uma pequena série de paciente, Matoka e Averch (2007) verificaram que o uso pré-operatório da finasterida e o AUASS pré-operatório mais baixo foram preditores de sintomas irritativos pós-operatórios.

Complicações infecciosas podem ser mais comuns depois de VFP devido ao tecido necrótico que ocorre com a coagulação. Relata-se **epididimite** em 5% a 7% dos pacientes e **ITU** em 1% a 20% (Chughtai e Te, 2011). O tratamento dessas condições infecciosas pode ser dificultado pela presença do tecido necrótico e sua capacidade de abrigar e favorecer a proliferação das bactérias, dessa forma, deve-se considerar antibioticoterapia mais longa nesses pacientes.

Como a bainha usada para a VFP é tipicamente menor do que as costumeiramente usadas para RTUP, o risco de **estenose uretral** deve ser mais baixo. Deve-se minimizar os movimentos da bainha, dando preferência ao movimento da fibra do *laser* para minimizar ainda mais esse risco. Somente 2,8% dos pacientes apresentaram estenose uretral e se calculou um RR de 0,65, em comparação com a RTUP (Thangasamy *et al.*, 2012). Uma metanálise mais recente não verificou esse achado; taxas comparáveis de estenose (e **contratura do colo vesical**) foram encontradas entre VFP 120 W e RTUP-M (Cornu *et al.*, 2014).

As **taxas de reoperação** especificamente para adenoma residual variam significativamente com o tipo de estudo e a potência do *laser*. Em seu resumo de tecnologia de VFP, Gravas *et al.* (2011) compararam as taxas de reoperação de KTP 80 W com RTUP em diferentes prazos. Depois de 6 meses, as taxas foram de 18% *versus* 0%; 10% *versus* 3,4% depois de 12 meses; e 6,7% *versus* 3,9% depois de 24 meses para

VFP e RTUP respectivamente. Outros autores encontraram taxas de 7,7% (Hai, 2009) e 6,8% (Ruszat et al., 2008) após 5 anos, embora ambos os estudos tivessem altas taxas de atrito. Em uma análise apenas de estudos 120 W, encontrou-se discreto aumento da necessidade de reoperação para HBP residual, mas os autores criticaram o pequeno tamanho da amostra de uma maneira geral (Cornu et al., 2014).

Na grande série sobre SPS de Bachmann et al. (2012), 10% dos pacientes desenvolveram **disúria** apesar das altas energias de *laser* usadas. Embora fosse um estudo de curto prazo, a incidência de **retratamento para adenoma residual** foi de apenas 0,5% e de retenção pós-operatória de apenas 2,8%. Observou-se **incontinência temporária**, mas foi bem rara (5,8%). A conversão para RTUP foi influenciada pelo tamanho da próstata; 2%, 6,5% e 16% das ressecções precisaram disso em volumes prostáticos abaixo de 40 mL, de 40 a 80 mL e acima de 80 mL respectivamente.

Alterações da **função erétil** em pacientes submetidos a VFP ainda estão sendo elucidadas; entretanto, os resultados preliminares são animadores. Em 104 homens submetidos à VFP e que responderam ao Sexual Health Inventory for Men (SHIM) no pré-operatório e 12 meses depois da cirurgia, não houve claramente piora da função erétil. Naqueles homens que não usavam sonda antes da cirurgia, viram-se melhoras estatisticamente significativas da função erétil (Kavoussi e Hermans, 2008). Observaram-se melhoras leves, mas estatisticamente significativas em todos os subdomínios do IIEF-15 em um ensaio clínico de estrutura semelhante com 45 homens (Paick et al., 2007).

Conclusão. As técnicas mais antigas com *laser* se concentravam em coagulação. Técnicas mais contemporâneas usam potência de *laser* para vaporizar grandes porções da próstata em um campo essencialmente sem sangue. Conquanto a coagulação ainda seja parte do vernáculo do *laser*, a retirada da ênfase sobre coagulação ampla resulta em redução dos sintomas irritativos pós-operatórios com uma preferência por tecnologia de *laser* que leve principalmente à vaporização da próstata.

A tecnologia mais antiga e com potência mais baixa para VFP parece ter sido menos eficiente contra próstatas maiores, sendo longos os tempos operatórios e altas as taxas de retratamento. No entanto, hemostasia e vaporização excelentes têm permitido o tratamento de muitos pacientes difíceis, como aqueles em uso de anticoagulação, coisa que não havia sido tentada com muitas outras modalidades endoscópicas para tratamento da HBP.

Túlio

Visão Geral e Conceito. O *laser* de túlio:ítrio-alumínio-granada (Tm:YAG) é uma onda contínua de 2.013 nm de energia e recentemente foi introduzido no tratamento da HBP. Com um comprimento de onda semelhante ao do *laser* de hólmio, essa energia sofre absorção no líquido de irrigação, mas sem a natureza intermitente do hólmio. Sugeriu-se que a emissão contínua de energia leve a uma incisão mais limpa e com um comprimento de onda discretamente mais curto do que o do hólmio (Chung e T, 2009). No entanto, tais alegações são apenas supostas até que se ofereça prova científica. À medida que o comprimento de onda emitido chega mais próximo do ideal em partes moles, teoricamente haverá uma diminuição do dano térmico disperso (Schomacker et al., 1991), o que pode levar à diminuição da formação de cicatriz e de estenose. No entanto, em um modelo animal, houve uma zona de dano térmico mais ampla do que o predito, semelhantemente ao que se vê com o hólmio (Fried e Murray, 2005).

Técnica. Como com outras tecnologias para *laser*, o túlio pode ser usado para vaporização ou incisão de tecido, embora o primeiro uso clínico tenha sido para incisão de tecido para enuclear a zona de transição da próstata. Essa tecnologia introduziu uma nova técnica, na qual os lobos prostáticos são "descascados" da cápsula prostática como uma tangerina (Xia, 2009). A anatomia seguida durante a enucleação da próstata com túlio é semelhante à que se segue durante HoLEP. O procedimento é essencialmente análogo à HoLEP, inclusive no uso do morcelador quando o cirurgião escolhe essa opção.

Alguns autores têm usado uma técnica do tipo ressecção, na qual são feitas múltiplas incisões no parênquima prostático, indo até a cápsula. Seções menores da próstata são liberadas da cápsula, levando a fragmentos de próstata pequenos que podem ser irrigados e evacuados por meio da bainha do ressectoscópio. Isso elimina a necessidade de usar o muitas vezes problemático morcelador. Mantém-se a drenagem por sonda pelo menos durante a noite e costumeiramente é removida uma vez que se resolva a hematúria (geralmente em 1 a 3 dias). Os pacientes geralmente podem receber alta para casa no mesmo dia da remoção da sonda.

Resultados

Estudos de Coorte Única. Em uma revisão inicial retrospectiva da tecnologia, foram analisados 56 pacientes (Szlauer et al., 2009). O fluxo máximo, no dia da alta, melhorou de 8,1 mL/s para 19,3 mL/s, tendo uma diminuição da urina residual média para 57 mL, vindo de 151 mL. Na mediana de seguimento de 9 meses, o PSA se reduziu 56%, e o AUASS diminuiu de 19,8 para 8,6. Os autores destacaram custo de aquisição discretamente mais baixo para o túlio, em comparação com o hólmio. Eles estimaram que 56% a 70% do tecido fosse removido por sua abordagem de "vaporsecção", em comparação com os 30% a 85% para a HoLEP.

Bach et al. (2010) analisaram pacientes submetidos à enucleação e morcelação ("vaporenucleação") com pelo menos 12 meses de seguimento. Após esses 12 meses, o fluxo urinário máximo melhorou de 3,5 para 23,3 mL/s (variação de 6,6 a 47,9 mL/s). O AUASS diminuiu de 18,4 para 6,8, e o escore de QV melhorou de 4,6 para 1,5. Os pacientes que apresentavam um volume pré-operatório através do USTR acima de 60 mL não demonstraram maior probabilidade de melhoras dos parâmetros miccionais.

Em um estudo voltado exclusivamente para pacientes com volumes prostáticos acima de 75 mL, sendo que 70% apresentavam um volume superior a 100 mL, o AUASS diminuiu de 21,1 para 3,9, com um aumento de 248% do fluxo máximo. O volume prostático médio avaliado por USTR diminuiu de 108 para 13,8 mL. O PSA apresentou uma diminuição semelhantemente significativa de 9,53 para 0,93 ng/dL, e o escore IIEF melhorou 1 ponto com o tratamento (Iacono et al., 2012). Avaliadas globalmente, as melhoras vistas com essas remoções à base de túlio da zona de transição são amplamente equivalentes ao que se vê com a HoLEP.

Séries Comparativas

Ressecção com Túlio versus Ressecção Transuretral da Próstata. Em um ensaio clínico comparando a RTUP-M padrão com a ressecção por túlio, foram randomizados 100 pacientes (Xia et al., 2009). O tratamento com túlio foi superior com referência ao tempo de cateterização, tempo de hospitalização e alteração da hemoglobina com a cirurgia. Os tempos de tratamento foram semelhantes. As alterações dos escores de sintomas e os achados urodinâmicos foram comparáveis; as taxas de complicações tardias também foram semelhantes. No total, 158 pacientes foram igualmente randomizados para receber RTUP-B ou enucleação com túlio no trabalho publicado por Yang et al. (2013). O tempo operatório foi 18 minutos mais longo no grupo túlio, mas observaram-se diminuições significativas dos dias de cateterização e de hospitalização na ressecção com túlio. AUASS, escore de QV, $Q_{máx}$ e RPM apresentaram resultados semelhantes entre os grupos até mesmo depois de 18 meses.

Tang et al. (2014) realizaram uma revisão sistemática da literatura e metanálises de estudos comparando a RTUP e a ressecção com túlio. Foram incluídos estudos randomizados e não randomizados, juntamente com RTUP-M e RTUP-B. Esses pesquisadores encontraram um tempo operatório mais longo estatisticamente significativo no grupo túlio, embora a significância clínica da diferença média ponderada de 9 minutos provavelmente não traga consequências. Nenhuma das técnicas exibiu superioridade consistente com referência a AUASS, escore de QV, RPM ou $Q_{máx}$. Os autores também conseguiram analisar as taxas de complicações e encontraram diminuição das chances de receber transfusão depois da ressecção com túlio (RC de 0,28, $P = 0,04$). As complicações que julgaram "locais", incluindo necessidade de retomar a cateterização, incontinência (de esforço ou de urgência), ITU e ejaculação retrógrada não apresentaram diferenças significativas entre as opções de tratamento. O túlio pareceu exibir chances mais baixas para o desenvolvimento de estenose uretral (RC de 0,29, $P = 0,007$).

Enucleação com Túlio versus Enucleação da Próstata com Laser de Hólmio. Uma comparação randomizada da enucleação com túlio e com hólmio foi publicada por Zhang et al. (2012). No total, 133 pacientes consecutivos foram randomizados para uma técnica de enucleação semelhante com as diferentes fibras em um único centro. **O túlio precisou de um tempo de cirurgia mais longo aproximadamente 10 minutos e teve resultados semelhantes com referência a AUASS, $Q_{máx}$ e RPM no pós-operatório.** As reduções do PSA foram mais modestas do que na maioria dos outros estudos de enucleação

(30% no grupo HoLEP e 43% no grupo túlio), mas não foram estatisticamente diferentes quando comparadas.

Complicações

Intraoperatórias e Perioperatórias. A curva de aprendizagem associada à ressecção da próstata com túlio não foi ainda adequadamente estudada, mas é seguro pressupor que será semelhante à da HoLEP. A maioria dos estudos não relatou ou não apresentou complicações intraoperatórias. Em um estudo usando o morcelador para evacuação dos lobos da próstata depois de enucleação, nenhum paciente apresentou morcelação incompleta nem lesões dos orifícios ureterais, mas 1,3% teve lesões da parede vesical causadas pelo morcelador (Iacono et al., 2012).

Pós-operatórias. As complicações precoces foram analisadas por Bach et al. (2010), que definiram taxas de ITU sintomática (6,8%), de sangramento (5,6%) e de retratamento imediato para HBP residual (2,2%). Foi necessária transfusão de sangue em 2,2% dos pacientes. Observaram-se frequentes sintomas leves de armazenamento (27%), porém a maioria se resolveu em 1 mês após a cirurgia. Eles verificaram que, com um ponto de corte de tamanho da próstata de 60 mg, não houve diferença nas taxas de complicações com base neste parâmetro.

Em um dos primeiros estudos sobre enucleação com túlio publicados, viu-se uma taxa de reoperação proibitivamente alta de 10,7% no período de seguimento relativamente curto (Szlauer et al., 2009). O mais comum foi a necessidade de reoperação para hiperplasia de próstata residual e foi atribuído primariamente à curva de aprendizagem associada ao procedimento, visto que todas ocorreram entre os primeiros 20 casos. Os autores usaram uma técnica em que a próstata é ressecada da cápsula em pequenos pedaços (vaporressecção, não enucleação verdadeira) e comentaram que sentiram que a curva de aprendizagem para essa técnica seria mais curta do que para a HoLEP.

Em sua série de próstatas grandes (todas acima de 75 mL) submetidas a ressecção por túlio, 2,7% dos pacientes precisaram de recateterização precoce depois da cirurgia. Hematúria pós-operatória contínua foi verificada e resultou em cerca de 2,7% dos pacientes que precisaram de transfusão de sangue. Observou-se incontinência de urgência transitória em 6,7% dos pacientes, mas todos os casos estavam resolvidos no controle de 1 ano. Relatou-se ITU em 12,8% (Iacono et al., 2012).

Conclusões. Os resultados iniciais desta nova tecnologia com *laser* são animadores. Parece que existe potencialmente uma melhora na taxa de remoção do tecido, em comparação com outras tecnologias, devido à vaporização e à incisão combinadas inerentes a essa tecnologia. Teoricamente, pode ter vantagens, em comparação com a enucleação por hólmio, com referência à interação com o tecido, mas certamente são necessários estudos com população maior e mais longos para avaliar a tecnologia recém-chegada.

PONTOS-CHAVE: TRATAMENTOS COM *LASER*

- Os tratamentos com *laser* são a opção com crescimento mais rápido no tratamento de STUI e HBP, mas devem ser usados como parte da cultura de segurança na sala de cirurgia.
- HoLEP é uma opção de tratamento muito efetiva com excelentes resultados, muitas vezes comparáveis com o que se vê historicamente com a prostatectomia aberta. Existe uma curva de aprendizagem significativa associada ao procedimento, e foram observadas complicações catastróficas (principalmente causadas pelo morcelador).
- A VFP é uma opção de tratamento crescente e muito segura para HBP e STUI. Os resultados têm sido animadores em pacientes anticoagulados.
- O túlio é o mais novo acréscimo à família dos *lasers* e tem algumas vantagens teóricas, embora faltem dados científicos.

Instruções Falhas, Deficientes e Futuras

Acesse www.expertconsult.com para mais informações.

CONCLUSÃO

Embora a prostatectomia aberta e a RTUP-M tivessem altas taxas de complicações, proporcionaram excelente tratamento para os problemas relacionado à idade avançada, como STUI e HBP. Muitos novos pretendentes foram introduzidos no mercado, no esforço de obter resultados máximos com um perfil de segurança mais aceitável, mas cada nova tecnologia tem levado a complicações antes não consideradas e a novos paradigmas. O profissional em treinamento e até o urologista veterano devem ser conscienciosos ao examinarem cuidadosamente os resultados de cada novo tratamento porque novos estudos frequentemente tentam induzir ao erro ou exagerar no relato de seus resultados, muitas vezes não incluindo um desenho rigoroso ou não controlando adequadamente um efeito placebo.

Na realidade, a cirurgia padrão-ouro para qualquer paciente é aquela que atende às suas necessidades e expectativas, ao mesmo tempo que é segura. Essa decisão deve incluir uma consideração cuidadosa dos fatores do paciente, mas a familiaridade do cirurgião com o procedimento selecionado e sua capacidade de realizá-lo com segurança também devem ser fatores valorizados.

Acesse www.expertconsult.com para assistir aos vídeos deste capítulo.

REFERÊNCIAS

Para consultar a lista completa de referências, acesse www.expertconsult.com.

LEITURA SUGERIDA

Ahyai SA, Gilling P, Kaplan SA, et al. Meta-analysis of functional outcomes and complications following transurethral procedures for lower urinary tract symptoms resulting from benign prostatic enlargement. Eur Urol 2010;58:384-97.

Bouza C, Lopez T, Magro A, et al. Systematic review and meta-analysis of transurethral needle ablation in symptomatic benign prostatic hyperplasia. BMC Urol 2006;6:14.

Hoffman RM, Monga M, Elliott SP, et al. Microwave thermotherapy for benign prostatic hyperplasia. Cochrane Database Syst Rev 2012;(9). CD004135.

Issa MM. Technological advances in transurethral resection of the prostate: bipolar versus monopolar TURP. J Endourol 2008;22:1587-95.

McVary KT, Roehrborn CG, Avins AL, et al. Update on AUA guideline on the management of benign prostatic hyperplasia. J Urol 2011;185:1793-803.

Mebust WK, Holtgrewe HL, Cockett AT, et al. Transurethral prostatectomy: immediate and postoperative complications. A cooperative study of 13 participating institutions evaluating 3,885 patients. J Urol 1989;141:243-7.

106 Simple Prostatectomy: Open and Robot-Assisted Laparoscopic Approaches

Misop Han, MD, MS e Alan W. Partin, MD, PhD

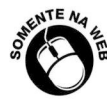

Indications for Simple Prostatectomy

Preoperative Evaluation

Operating Day Preparation

Surgical Technique

Postoperative Management

Complications

Summary

107 Epidemiologia, Etiologia e Prevenção do Câncer de Próstata

Andrew J. Stephenson, MD, MBA, FACS, FRCS(C) e Eric A. Klein, MD

Epidemiologia

Fatores de Risco

Etiologia e Genética Molecular

Quimioprevenção

Conclusão

EPIDEMIOLOGIA

Tendências da Incidência e da Mortalidade

Incidência

O câncer de próstata tem sido a neoplasia maligna não cutânea mais comum nos homens norte-americanos desde 1984 e, atualmente, corresponde a 27% das neoplasias (Siegel et al., 2014) (Fig. 107-1). Entre os homens vivos, estima-se que 1 em 7 (15,3%) será diagnosticado com câncer de próstata e 1 em 38 (2,6%) morrerá em decorrência dessa doença (Brawley et al., 2012a). A incidência de câncer de próstata varia por raça/etnia, sendo que os afro-americanos apresentam taxas de incidência 59% mais elevadas do que os brancos (Tabela 107-1) (Siegel et al., 2014). A incidência aumentou cerca de 2% ao ano de 1975 até o fim de 1980. Tal aumento deve-se, em parte, à detecção incidental do câncer da próstata associada à utilização de ressecção transuretral da próstata para a remoção de hiperplasia prostática benigna (Potosky et al., 1990). A incidência de câncer de próstata aumentou consideravelmente de 1989 a 1992 após a introdução da dosagem do antígeno prostático específico (PSA, do inglês *prostate-specific antigen*) como teste de rastreamento do câncer de próstata (aprovado para diagnóstico precoce em 1992 pela Food and Drug Adminisration [FDA], agência reguladora de alimentos e medicamentos dos Estados Unidos). Essa incidência caiu vertiginosamente de 1992 até 1995, aumentou lentamente até 2001 e, a partir daí, apresenta uma flutuação anual (Fig. 107-1) refletindo mudanças nas práticas de rastreamento do câncer de próstata (Siegel et al., 2014). Atribui-se a queda abrupta da incidência entre 1992 e 1995 a um fenômeno próprio relacionado com a introdução de um método mais efetivo para a detecção de uma determinada doença, o chamado *culling effect*: em um primeiro momento, o número de casos novos diagnosticados eleva-se rapidamente. No entanto, com a remoção dos indivíduos afetados, há menos casos a serem identificados, e isso resulta em diminuição na incidência, e depois, por um retorno às taxas basais (Stephenson et al., 1996). Estima-se que, em 2015, 220.800 novos casos de câncer da próstata foram diagnosticados nos Estados Unidos. Já a taxa de incidência ajustada por idade foi de 152,0 por 100.000 homens por ano (Siegel et al., 2014).

Mortalidade

As taxas de mortalidade por câncer de próstata nos Estados Unidos elevaram-se lentamente entre 1973 e 1990 (Fig. 107-2). Isso pode ter sido o resultado do aumento gradual no número de cânceres biologicamente letais ou a diminuição da aplicação ou eficácia dos tratamentos disponíveis nesse intervalo de tempo. No início dos anos 1990, ocorreu uma elevação abrupta da mortalidade que parece ter sido causada pela atribuição errônea de câncer de próstata como causa de morte a mortes causadas por outros fatores. Isso ocorreu quando o National Center for Health Statistics, centro nacional responsável pelas estatísticas da saúde dos Estados Unidos, fez uma mudança de métodos manuais para métodos automatizados para a atribuição de causa de morte (Feuer et al., 1999). Após 1991, o ano do pico de mortalidade, ocorreram declínios contínuos na mortalidade por câncer de próstata tanto em indivíduos caucasianos quanto afro-americanos com uma taxa média de 4,1% por ano. A magnitude desse declínio é quase 2,5 vezes maior do que o aumento da mortalidade vista como resultado da atribuição errada de causa de morte observada em 1991. Portanto, provavelmente os declínios observados desde 1991 são reais e clinicamente significativos (Stephenson, 2005). O câncer de próstata é a segunda principal causa de morte por câncer nos Estados Unidos. Assim, responde por 10% das mortes. Em 2015, estima-se que cerca de 27.540 homens morreram de câncer de próstata nos Estados Unidos, a uma taxa anual aproximada de 23,0 por 100.000 habitantes, o que representa uma diminuição de 45% do pico de 1991 (Siegel et al., 2014). Além disso, a taxa de mortalidade por câncer de próstata em caucasianos nos Estados Unidos recuou a um nível inferior ao observado antes da introdução da prática de rastreamento do câncer de próstata com base em PSA em 1987 (Tarone et al., 2000). Como a história natural do câncer de próstata é prolongada quanto a outros tumores sólidos comuns, espera-se que os pacientes tenham menos anos de vida perdidos, estimados em 5,9 e 1,8 anos para os cânceres detectados por exame clínico e por rastreamento usando PSA, respectivamente (Friman et al., 1989; Liu et al., 2013). O câncer de próstata foi a principal causa de morte (35%) entre aqueles diagnosticados com essa doença entre 1973 e 2008 no programa de vigilância epidemiológica norte-americano chamado *U.S. Surveillance, Epidemiology, and End Results* (SEER). Tais homens, porém, ainda estavam mais propensos a morrer por outras causas (Epstein et al., 2012).

A redução observada na mortalidade desde 1991 pode ser devida: (1) à detecção precoce e à migração do estadiamento no momento do diagnóstico por causa do rastreamento usando dosagem de PSA, (2) ao aumento da utilização e da eficácia dos tratamentos curativos, (3) às mudanças na atribuição de causas de morte, (4) às terapias mais eficazes para o tratamento da doença avançada ou (5) ao aumento do risco de morte por causas secundárias entre os homens que estão sendo tratados (Brawley et al., 2012b). O declínio inicial na mortalidade ocorreu muito rapidamente após a introdução do teste de PSA para ser atribuído ao rastreamento (Etzioni et al., 1999). Uma hipótese é a de esse declínio ser o resultado do tratamento mais agressivo de câncer de próstata que começou a ser aplicado na década de 1980 (Walsh, 2000). De fato, a maioria dos homens diagnosticados com câncer da próstata desde 1986 receberam tratamento com intenção curativa a uma taxa duas vezes maior do que a observada antes de 1986 (Etzioni et al., 2008; Welch e Albertsen, 2009). Estimativas de modelagem com base em dados provenientes de diversas fontes sugerem que o rastreamento e o tratamento explicam, respectivamente, 45% a 70% e 22% a 33% do declínio na mortalidade por câncer de próstata desde 1991 (Etzioni et al., 2008, 2012, 2013).

Diferenças Raciais

Ao interpretar as diferenças raciais com relação à incidência e à mortalidade nos Estados Unidos mostradas a seguir, deve-se enfatizar que essas categorias étnico-raciais, aqui definidas pelo *U.S. Office of Management and Budget*, órgão governamental norte-americano responsável pela administração e orçamento públicos, não se baseiam na biologia, mas, sim, em aspectos sociais, políticos e culturais. As diferenças relacionadas com a doença observadas entre os grupos definidos dessa maneira podem, portanto, não refletir diferenças biológicas subjacentes. Reconhecendo essas ressalvas, é importante salientar que os afro-americanos e os jamaicanos de ascendência africana têm a maior incidência de câncer da próstata no mundo (Siegel et al., 2014). Embora os afro-americanos venham experimentando maior declínio da mortalidade do que os caucasianos desde o início da década de 1990, suas taxas de mortalidade ainda são 2,4 vezes superiores.

As diferenças nos padrões de tratamento por raça mostram que os afro-americanos em todos os estágios recebem menos tratamento agressivo do que os caucasianos independentemente de idade, estado civil, risco de câncer e presença de comorbidades, mesmo em sistemas de saúde nos quais todos os beneficiários têm igual acesso a todos os tratamentos (Klabunde et al., 1998; Hoffman et al., 2003; Shavers et al., 2004; Gross et al., 2008; Nambudiri et al., 2012; Presley et al., 2013). Mesmo entre os indivíduos sob acompanhamento vigilante (*watchful waiting*), os afro-americanos recebem menos acompanhamento intensivo (Shavers et al., 2004). Entre homens com 67 e 84 anos de idade no conjunto de dados do SEER-Medicare, a disparidade racial entre os afro-americanos e caucasianos foi mais elevada (razão de chances [OR, *odds-ratio*]: 0,57, intervalo de confiança [IC] de 95%: 0,48 a 0,68) entre aqueles com maior probabilidade de se beneficiarem do tratamento (expectativa de vida > 10 anos, escore de Gleason 7-10 ou estadiamento clínico T2b-T2c de acordo com o *American Joint Committee on Cancer* [AJCC]) (Presley et al., 2013). No entanto, a mortalidade por câncer de próstata entre os afro-americanos e caucasianos é semelhante em sistemas de saúde nos quais todos os seus beneficiários têm igual acesso (Graham-Steed et al., 2013). Há muitas hipóteses biológicas, ambientais e sociais para tentar explicar essas diferenças. As hipóteses biológicas e ambientais envolvem diferenças postuladas em predisposição genética, diferenças nos mecanismos de iniciação, promoção e progressão tumoral, dietas com elevado teor de gordura, concentrações mais elevadas de testosterona no soro e maior índice de massa corporal. As hipóteses sociais envolvem barreiras estruturais, financeiras, educacionais e culturais ao rastreamento, à detecção precoce e à terapia agressiva e fatores relacionadas com o médico em si. Atualmente, não há dados indicando claramente se qualquer uma dessas hipóteses explica as diferenças observadas na incidência ou na mortalidade. Provavelmente, a fonte dessa disparidade é multifatorial.

A incidência de câncer de próstata em outros grupos étnicos é menor do que em caucasianos e afro-americanos (Tabela 107-1). Curiosamente, os homens de ascendência asiática que moram nos Estados Unidos têm uma incidência menor em comparação com os americanos brancos, mas o risco é maior do que em asiáticos que vivem na Ásia (Haenszel e Kurihara, 1968; Yu et al., 1991). Da mesma maneira, os imigrantes japoneses têm uma incidência mais semelhante à incidência dos homens de ascendência japonesa nascidos nos Estados Unidos do que a incidência daqueles que moram no Japão (Shimizu et al., 1991). Esses dados sugerem que fatores externos (dieta, estilo de vida, meio ambiente) influenciam o desenvolvimento do câncer de próstata.

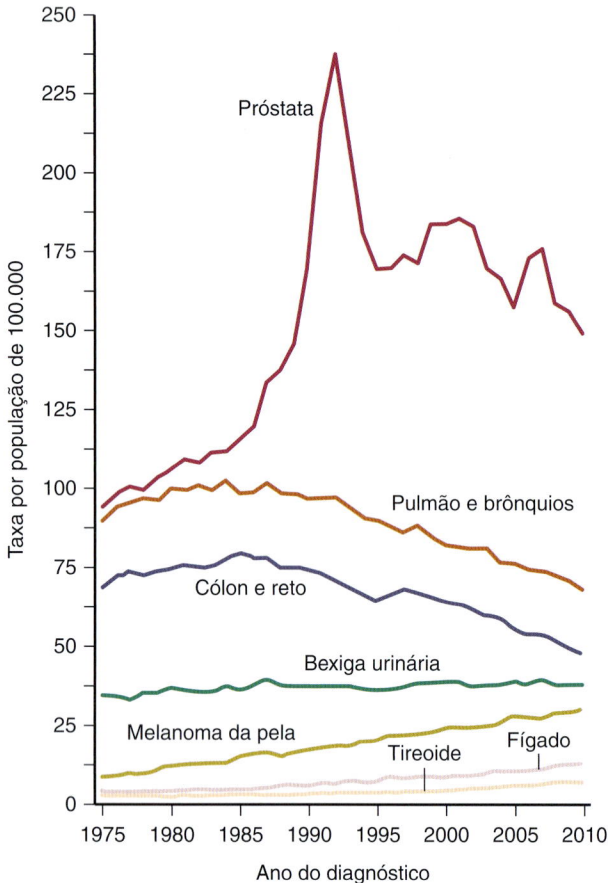

Figura 107-1. Taxas de incidência de câncer ajustadas por idade para homens, Estados Unidos, 1975-2010, *Inclui ducto biliar intra-hepático. (Adaptado de Siegel R, Ma J, Zou Z, et al. Cancer statistics, 2014. CA Cancer J Clin 2014; 64:9-29.)

TABELA 107-1 Incidência e Mortalidade do Câncer de Próstata por Raça/Etnia, Estados Unidos, 2006-2010

	INCIDÊNCIA*	MORTALIDADE*
Brancos	138,6	21,3
Afro-americanos	220	50,9
Hispânicos/Latinos	124,2	19,2
Asiático-Americanos e Ilhéus do Pacífico	75	10,1
Índios Americanos e Nativos do Alasca	104,1	20,7

*Por 100.000, ajustada por idade de acordo com um censo populacional norte-americano realizado em 2000, o *2000 U.S. standard population*. Dados de Siegel R, Ma J, Zou Z, et al. Cancer statistics, 2014. CA Cancer J Clin 2014; 64:9-29.

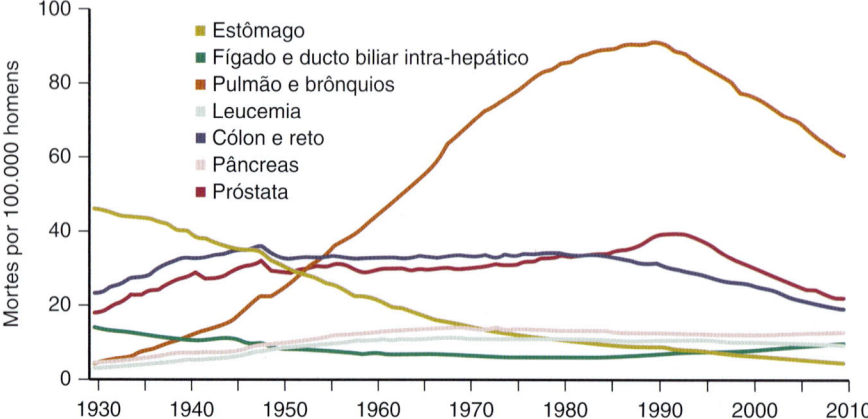

Figura 107-2. Taxas de morte por câncer ajustadas por idade para homens, Estados Unidos, 1975-2005. (Adaptado de Siegel R, Ma J, Zou Z, et al. Cancer statistics, 2014. CA Cancer J Clin 2014; 64:9–29.)

Incidência e Mortalidade Globais

O câncer de próstata é o segundo câncer mais comum e a sexta maior causa de mortes por câncer em todo o mundo, com uma estimativa de 899.000 casos e 258.000 mortes por ano (Center et al., 2012). Em 2030, estima-se que esses números aumentem para 1.700.000 e 499.000 como resultado do crescimento da população mundial e do aumento da expectativa de vida. As taxas de incidência de câncer de próstata variam em até 24 vezes ao redor do mundo, principalmente por causa das diferenças nas práticas de detecção do câncer de próstata, embora a ocidentalização do estilo de vida também possa ser considerada uma explicação (Hsing et al., 2000). As taxas de incidência ajustadas por idade para 100.000 homens são maiores nas regiões com as maiores rendas do mundo, como América do Norte (85,6), Caribe (71,1), Austrália e Nova Zelândia (104,2), Europa Ocidental (93,1) e Escandinávia (73,1), e menores na Ásia (7,2) e no norte da África (8,1). Em 32 dos 40 países analisados, a incidência vem crescendo ao longo das últimas duas décadas. Em outros oito países, como Estados Unidos, Canadá e Austrália, essas taxas ficaram estáveis, exatamente onde houve rastreamento pelo PSA precocemente.

As taxas de mortalidade de câncer da próstata variam em até 10 vezes ao redor do mundo, sendo as maiores taxas ajustadas por idade por 100.000 homens no Caribe (26,3), na África Subsaariana (18,3-19,3) e na América do Sul (16,2), e as menores taxas na Ásia (3,1). Durante as duas últimas décadas, as taxas de mortalidade diminuíram em 27 dos 53 países avaliados e aumentaram em 10 países. A diminuição ocorreu, principalmente, em países de alta renda e houve aumento em países de baixa renda com altas taxas subjacentes, como nos da Europa Central e Oriental, da Ásia e da África (Center et al., 2012). Portanto, as tendências decrescentes de mortalidade por câncer de próstata ocorrem, sobretudo, em locais onde o tratamento e a detecção precoce do câncer de próstata por meio do PSA vêm sendo aprimorados (Collin et al., 2008), como Estados Unidos (-4,3%), Canadá (-3,1%), Europa Ocidental (- 2,3 a - 4%), Austrália (- 2,3%) e Nova Zelândia (-2,8%). O câncer de próstata é o câncer mais comum entre os africanos subsaarianos, com uma taxa de mortalidade mais de 5 vezes maior do que a dos afro-americanos (Gronberg, 2003; Rebbeck et al., 2013). Curiosamente, tanto a incidência (~ 12%) quanto a mortalidade (1,8% a 7,8%) têm aumentado na China e na Coreia do Sul ao longo do mesmo período (Sim e Cheng, 2005; Center et al., 2012). Usando dados de registros de câncer de base populacional, o estudo CONCORD descobriu que as taxas de sobrevida em 5 anos ajustadas por idade variam muito: enquanto nos Estados Unidos, na Austrália e no Canadá elas são de 80%, na Dinamarca, na Polônia e na Argélia elas são de 40%. Isso sugere, portanto, a existência de influências locais na detecção e na terapia (Coleman et al., 2008).

Idade no Diagnóstico

O câncer da próstata é raramente diagnosticado em homens com menos de 50 anos de idade, representando apenas 2% de todos os casos (Jani et al., 2008). Antes da era do PSA, a idade mediana no momento do diagnóstico era de 70 anos, caindo para 67 anos na última década com 63% dos cânceres diagnosticados após os 65 anos (Ries et al., 2008). A taxa de incidência em 2005 com relação a 1986 (um ano antes de a dosagem de PSA ser disponibilizada comercialmente) era de 0,56 em homens com 80 anos ou mais; 1,09 naqueles com 70 a 79 anos; 1,91 naqueles com 60 a 69 anos; 3,64 naqueles com 50 a 59 anos; e 7,23 em homens com menos de 50 anos (Welch e Albertsen, 2009). Isso reflete uma mudança de diagnóstico para uma população cada vez mais jovem depois da introdução do exame de PSA, com implicações importantes na decisão sobre a necessidade e o tipo de terapia. As proporções de homens que recebem a terapia com intenção curativa têm sido relativamente constantes desde 1985 de cerca de 75% para os homens com menos de 70 anos; 50% a 60% para os homens com 70 a 79 anos; e 20% para homens com 80 anos ou mais (Welch e Albertsen, 2009). Atualmente, a proporção de homens diagnosticados com câncer de próstata por idade é de 10,1%, 30,7%, 35,3%, 19,9% e 4,4% para os homens com menos de 55 anos e com idades entre 55 a 64 anos, 65 a 74 anos, 75 a 84 anos e superiores a 84 anos, respectivamente (Brawley et al., 2012a). Enquanto as taxas de incidência idade-específicas diminuem depois de 70 anos, o risco de morte por câncer da próstata aumenta ao longo da vida. A idade média de morte por câncer de próstata é de 77 anos e vem se mantendo estável ao longo das últimas três décadas (Epstein et al., 2012).

Estádio no Diagnóstico

Além das mudanças na incidência e na mortalidade durante as últimas décadas, outra mudança substancial também pode ser observada: a detecção de estádios clínicos mais favoráveis no momento do diagnóstico da doença. Essa migração de estádio clínico deve-se, em grande parte, se não exclusivamente, à introdução da dosagem de PSA nas rotinas de rastreamento (Catalona et al., 1993, Mettlin et al., 1993). Desde a introdução do exame de PSA, 81% dos homens recém-diagnosticados têm doença localizada, enquanto a incidência de doença metastática diminuiu em 75% (Newcomer et al., 1997). Os cânceres não palpáveis (estádio clínico T1c) agora respondem por 60% a 75% das doenças recentemente diagnosticadas (Gallina et al., 2008). A migração do estádio clínico também pode ser associada a uma melhor sobrevida em 5 anos, que é de 99,2% em geral e 28% para os homens com doença avançada (Siegel et al., 2014).

A utilização da dosagem de PSA nas rotinas de rastreamento também resultou no aumento de detecção de estádios patológicos menos avançados, conforme evidenciado pelo aumento na proporção de pacientes com doença confinada ao órgão (Catalona et al., 1993; Jhaveri et al., 1999) e uma diminuição na proporção de pacientes com envolvimento das vesículas seminais (Gallina et al., 2008). Essas observações são consistentes nos Estados Unidos e em toda a Europa (Gallina et al., 2008). Desde 1995, no entanto, essa tendência vem desacelerando. Isso sugere que a influência da utilização do PSA nas rotinas de rastreamento sobre o aumento da detecção de doença em estádios patológicos menos avançados está sofrendo uma diminuição (Dong et al., 2007). A melhora no estádio patológico ocorre em estádios clínicos T1 a T3 e em todos os graus histológicos, o que resulta em uma melhor sobrevida específica ao câncer após terapia em pacientes tratados tardiamente na era de PSA (Jhaveri et al., 1999).

Efeito do Rastreamento sobre a Incidência e a Mortalidade

O uso do PSA no rastreamento do câncer de próstata teve o maior impacto sobre a incidência e, potencialmente, sobre a mortalidade dessa doença no mundo todo. Desde a introdução do rastreamento pelo PSA, o risco de desenvolvimento de câncer de próstata ao longo da vida nos Estados Unidos duplicou, passando de 7,8% para 15,3%. Enquanto isso, o risco de morrer de câncer de próstata diminuiu de 3% para 2,6% (Siegel et al., 2014). No estudo clínico Prostate Cancer Prevention Trial (PCPT), 14% dos homens no grupo placebo foram diagnosticados pelo rastreamento anual por meio da dosagem de PSA em até 7 anos após o início do estudo (Thompson et al., 2003). Isso sugere que o risco de câncer ao longo da vida com o rastreamento regular pode chegar a 20% (Boyle e Brawley, 2009).

Recentemente, dois importantes estudos clínicos que analisaram o efeito do rastreamento na taxa de mortalidade, o U.S. Prostate, Lung, Colorectal, and Ovarian Cancer Screening Trial (PLCO) e o European Randomized Study of Screening for Prostate Cancer (ERSPC), foram publicados. O PLCO avaliou 76.685 homens norte-americanos com idades entre 55 e 74 anos randomizados em dois grupos, um com rastreamento anual e outro com cuidados habituais (grupo controle) (Andriole et al., 2012). Com 13 anos de acompanhamento, a incidência de câncer de próstata no grupo de rastreamento foi 12% maior do que a incidência no grupo controle (108 vs. 97 por 10.000 pessoas-ano, respectivamente). Contudo, não houve diferença na mortalidade por câncer da próstata entre os grupos (3,7 vs. 3,4 mortes por 10.000 pessoas-ano nos grupos de rastreamento e controle, respectivamente; razão de risco [HR, do inglês hazard ratio] 1,09, IC de 95%: 1,87-1,4). Esse estudo clínico foi criticado por causa de suas altas taxas de pré-rastreamento (44% dos participantes revelaram que já haviam sido submetidos ao exame de PSA antes da entrada no estudo), baixa taxa de biópsias de próstata e 52% de contaminação pelo rastreamento ad hoc no grupo controle. Houve também índices de não observância idênticos (15%) na realização de PSA nos grupos controle e de rastreamento (Pinsky et al., 2010). Portanto, esse estudo não compara de forma justa o efeito do rastreamento sobre a taxa de mortalidade e, talvez, em decorrência dessa comparação injusta, os autores do estudo não conseguiram detectar diferenças significativas entre as taxas de mortalidade por câncer de próstata entre os grupos. No estudo ERSPC, 162.243 homens com idades entre 55 e 69 anos foram randomizados entre rastreamento a cada 4 anos e não rastreamento (grupo controle) (Schroeder et al., 2012). Após um seguimento mediano de 11 anos, os homens rastreados tiveram uma incidência de 63% (IC de 95%: 57% a 69%) maior do que os homens do grupo controle (97 vs. 56 cânceres por 10.000 pessoas-ano) e uma redução relativa de 21% (IC de 95%:

9%-32%) nas mortes por câncer de próstata (3,9 *vs.* 5 mortes por câncer por 10.000 pessoas-ano). A extrapolação dos resultados do ERSPC para o cenário norte-americano sugere uma redução absoluta da mortalidade até cinco vezes maior do que a observada no ESRPC (Gulati *et al.*, 2011).

Logo após a publicação dos resultados dos estudos PLCO (Andriole *et al.*, 2009) e ERSPC (Schröder *et al.*, 2009), a U.S. Preventive Services Task Force (USPSTF), em 2012, fez recomendação contrária à utilização rotineira do PSA no rastreamento do câncer de próstata em homens saudáveis, independentemente de idade, raça ou história familiar. O rastreamento pelo PSA recebeu grau de recomendação "D". Isso significa que houve uma certeza moderada a alta de que o rastreamento por dosagem de PSA não tem benefício líquido ou que os danos superam os benefícios (Moyer e U.S. Preventive Services Task Force, 2012). O impacto futuro dessas recomendações sobre as práticas de rastreamento pelo PSA e as taxas de incidência é incerto. O impacto da publicação dos achados dos estudos clínicos PLCO e ERSPC de 2009 e as recomendações anteriores do USPSTF (2008) para interromper o rastreamento em homens de 75 anos de idade ou mais velhos gerou resultados conflitantes (Moyer e U.S. Preventive Services Task Force, 2012). Não houve diferença na realização do exame de PSA autorrelatados por homens com 75 anos ou mais velhos ao National Health Interview Survey entre 2005 e 2010 (Prasad et al., 2012), enquanto a utilização do PSA nas populações do SEER-Medicare e da Veterans Health Administration (VHA) Pacific Northwest Network antes e depois das recomendações da USPSTF em 2008 reduziu pouco, mas de forma estatisticamente significativa (29,4% *vs.* 27,8% e 25,4% *vs.* 24,3%, respectivamente) (Zeliadt *et al.*, 2011; Ross *et al.*, 2012). Isso pode explicar parte da redução de 25% na incidência de câncer de próstata relatada no SEER Registry entre homens com 75 anos ou mais entre 2007e 2009 (Howard, 2012). Entre homens com menos de 75 anos, os resultados dos estudos clínicos PLCO e ERSPC parecem ter tido baixo impacto sobre as taxas de realização dos exames de PSA de acordo com a análise de um banco de dados de saúde privada dos Estados Unidos (- 0,7% a - 1,5% de alteração depois de 2009) e a análise dos dados do VHA (- 3% de alteração após 2009) (Zeliadt *et al.*, 2011; Goodwin *et al.*, 2013). Ao ser questionada sobre as recomendações feitas pela USPSTF em 2012, metade dos clínicos gerais afiliados a uma universidade concordou com as recomendações, porém mais de 75% relataram que seriam um pouco menos propensos a mudar sua rotina de rastreamento com PSA ou que absolutamente não mudariam sua rotina (Pollack *et al.*, 2012). Mesmo entre os médicos que concordaram veementemente com as recomendações, apenas 42% afirmaram que não solicitariam mais um exame de PSA ou seriam muito menos propensos a fazê-lo.

PONTOS-CHAVE: EPIDEMIOLOGIA

- Nos Estados Unidos, o câncer de próstata:
  - é a neoplasia maligna visceral mais comum em homens.
  - é a segunda principal causa de mortes relacionadas com o câncer.
  - a incidência teve um pico máximo em 1992, cerca de 5 anos após a introdução do PSA nas rotinas de rastreamento, diminuiu até 1995 e, então, aumentou novamente até a uma taxa semelhante à observada na era pré-PSA. Desde 2001, essa incidência tem flutuado anualmente.
  - a mortalidade tem diminuído desde 1991 e, atualmente, para caucasianos, é menor do que antes da introdução do PSA no rastreamento.
- Em todo o mundo, as taxas de incidência e de mortalidade do câncer da próstata:
  - variam significativamente entre países e regiões.
  - são mais elevadas em homens afro-americanos e jamaicanos.
- O rastreamento com PSA tem induzido uma significativa migração descendente na idade e no estádio (clínico e patológico) no diagnóstico.
- O rastreamento com PSA pode ter um efeito benéfico sobre a mortalidade do câncer de próstata. No entanto, o efeito absoluto é pequeno com relação ao número necessário de indivíduos que precisam ser rastreados e tratados para curar um único indivíduo.

FATORES DE RISCO

Muitas evidências sugerem que **fatores tanto genéticos quanto ambientais atuam na origem e na evolução do câncer de próstata**. As epidemiologias tradicional e molecular e as técnicas genômicas mais recentes sugerem a existência de múltiplos fatores de risco potenciais associados ao desenvolvimento do câncer da próstata.

Influências Genéticas Familiais e de Células Germinativas

Evidências epidemiológicas e moleculares sugerem que o câncer de próstata tem um forte componente familial demonstrado por estudos epidemiológicos e análise genética de células germinativas. Os primeiros relatos de grupos familiares foram publicados na metade do século 20 e sugeriram que o risco de desenvolver câncer de próstata era maior naqueles com um parente de primeiro grau afetado (Woolf, 1960). Estudos subsequentes de caso-controle e de coorte confirmaram essa observação (Eeles *et al.*, 1997), e estudos com gêmeos demonstram que o componente hereditário do risco de câncer de próstata é acima de 40%, substancialmente maior do que para outros tipos de câncer comuns (Lichtenstein *et al.*, 2000). **O risco relativo (RR) aumenta em função do número de membros da família afetados, seus graus de parentesco e a idade em que eles são afetados** (Tabela 107-2) (Zeegers *et al.*, 2003). Estima-se que cerca de 15% de todos os casos de câncer da próstata sejam causados por mutações que ocorrem em células germinativas (Carter *et al.*, 1992).

As primeiras estudos de ligação e segregação identificaram vários genes (*HPC1/RNASEL,HPC2/ELAC* e *MSR1*) e loci (*PCAP*/1q42.2-q43, *CAPB*/1p36 e Xq27-q28) que poderiam conferir suscetibilidade ao câncer de próstata. A maioria dos estudos subsequentes não repetiu os achados iniciais, e os papéis desses genes/regiões ainda não foram totalmente estabelecidos (Eeles *et al.*, 2014), embora um estudo recente de base populacional tenha identificado alelos variantes do gene *RNASEL* como um dos cinco alelos preditivos de mortalidade específica por câncer de próstata (Lin *et al.*, 2011). Mais recentemente, estudos de associação ampla do genoma (GWAS, Genome-Wide Association Study) surgiram como uma nova abordagem para identificar os alelos associados ao risco de câncer de próstata de uma forma imparcial (ou seja, sem o conhecimento prévio de sua posição ou função). **Usando essa técnica, mais de 70 alelos associados à suscetibilidade ao câncer da próstata, muitos confirmados em vários outros estudos, foram identificados nos cromossomos 2, 3, 4, 5, 6, 7, 8, 10, 11, 12,13, 17, 19, 22 e X** (revisado em Choudhury *et al.*, 2012, e Eeles *et al.*, 2014) **e respondem por 25% a 30% do risco determinado por alterações nas células germinativas.** Estudos em populações afro-americanas e japonesas identificaram alelos de risco adicionais específicos a essas populações (Takata *et al.*, 2010; Haiman *et al.*, 2011). Os GWASs do câncer de próstata geralmente são apenas variantes hereditárias *comuns* (ou seja, com frequência alélica menor de ~ 5%) e, portanto, capturam apenas uma pequena fração do componente associado às alterações em células germinativas no risco. **Como consequência, o valor preditivo da maioria dos alelos individuais (raramente > 1,5 vezes o risco basal) é demasiadamente baixo para ser utilizado na prática clínica como uma forma de identificar homens individualmente em risco de desenvolver câncer de próstata.** Uma abordagem para suplantar esse desafio é combinar múltiplos alelos de risco em um único modelo preditivo. Isso porque o risco aumenta com o número de alelos específicos presentes. Um desses estudos de caso-con-

TABELA 107-2 História Familiar e Risco de Câncer de Próstata

HISTÓRIA FAMILIAR	RISCO RELATIVO	INTERVALO DE CONFIANÇA DE 95%
Não	1	
Pai afetado	2,17	1,90 – 2,49
Irmão afetado	3,37	2,97 – 3,83
Membro familiar de primeiro grau afetado, idade < 65 anos no momento do diagnóstico	3,34	2,64 – 4,23
> 2 parentes de primeiro grau afetados	5,08	3,31 – 7,79
Parente de segundo grau afetado	1,68	1,07 – 2,64

Dados derivados de uma metanálise que avaliou o risco de câncer de próstata para parentes de pacientes com carcinoma de próstata (Zeegers *et al.*, 2003)

trole avaliou a capacidade de cinco *loci* (três em 8q24 e dois em 17q) para prever a probabilidade de câncer da próstata em uma população de 3.161 homens. O OR para câncer de próstata em homens com quatro ou cinco alelos foi 4,47 e aumentou para 9,46 para aqueles que possuíam todos os cinco alelos e tinham uma história familiar positiva (Zheng *et al.*, 2008). Embora esse estudo demonstre o poder da informação do risco contido nas células germinativas, sua utilidade clínica é limitada pelo fato de que apenas uma minoria da população (1,4%) tem todos os cinco alelos de risco e que o modelo foi incapaz de distinguir entre os riscos de doenças com baixo e alto graus histológicos. Em um estudo de seguimento, o acréscimo de alelos adicionais melhorou apenas marginalmente o valor preditivo do modelo (Sun *et al.*, 2011).

O desempenho dos modelos preditivos com base em alelos das células germinativas e, portanto, sua utilidade clínica podem melhorar com a incorporação de variantes mais raras que conferem maior risco. Diversas dessas variantes com frequências alélicas menores do que 1% estão sendo descritas recentemente para o câncer da próstata. Uma mutação recorrente na região de codificação do gene *HOXB13*, gene que fica localizado na região de interesse 17q21-q22 identificada por GWAS, por exemplo, está presente em 1,4% dos casos em comparação com apenas 0,1% dos controles e é significativamente mais comum em homens com câncer de próstata familial com surgimento precoce do câncer (3,1%) do que naqueles com doença esporádica e surgimento tardio da doença (0,6%) (Ewing *et al.*, 2012). Essa mutação aumenta o risco global da doença em quase cinco vezes, e mais de oito vezes em homens com idades inferiores a 55 anos ou com uma história familiar (Witte *et al.*, 2013). Vários estudos sugerem que o câncer de próstata mostra coagregação familiar com o câncer de mama (Thiessen,1974; Tulinius *et al.*, 1992; Goldgar *et al.*, 1994), e há claras evidências de que os indivíduos com mutações nos genes *BRCA1* e *BRCA2* têm maior risco de câncer da próstata, especialmente risco de doença que surge precocemente. Estima-se que as mutações no *BRCA1* aumentem o risco em 1,8 a 3,5 vezes e o *BRCA2*, em 4,6 a 8,6 vezes em homens com menos de 65 anos de idade (revisado em Castro e Eeles, 2012). **Os cânceres de indivíduos com mutações nos genes *BRCA*, especialmente no *BRCA2*, têm maiores chances de serem doenças com alto grau histológico, localmente avançadas e metastáticas e de terem uma sobrevida câncer-específica sem metástase pior pós-prostatectomia** (Castro *et al.*, 2013).

A contribuição relativa dos alelos comuns e raros às alterações das células germinativas associadas ao risco global do câncer de próstata é ilustrada na Figura 107-3. Uma observação interessante do GWAS é que a maior parte dos alelos variantes que conferem aumento de risco encontra-se em regiões não codificadoras do genoma (Choudhury *et al.*, 2012; Eeles *et al.*, 2014). Desse modo, seu mecanismo subjacente de ação não é facilmente compreendido. As variações no número de cópias de longos segmentos do genoma, outra variação comum de células germinativas, começaram a ser estudadas recentemente no câncer de próstata, e suas relevâncias biológica e clínica são ainda indeterminadas (revisado em Barbieri *et al.*, 2012).

As informações sobre mutações de células germinativas ainda não são utilizadas para prever o risco de desenvolvimento de câncer da próstata em indivíduos ou na população, devido à baixa penetração de alelos relevantes na população em geral, ao custo, à falta de capacidade da maior parte dos alelos (sendo os alelos dos genes *BRCA* uma notável exceção) para prever doença biologicamente significativa e à falta de evidências apontando que as estratégias de prevenção ou intervenção precoce terão impacto significativo sobre o resultado. Esse conhecimento, no entanto, serve para melhorar as estratégias de rastreamento, prevenção e intervenção conforme a função biológica de cada alelo de risco é entendida.

PONTOS-CHAVE: INFLUÊNCIAS GENÉTICAS FAMILIAIS E DE CÉLULAS GERMINATIVAS

- Tanto fatores genéticos quanto ambientais são importantes na origem e na evolução do câncer de próstata.
- Os GWASs identificaram múltiplos *loci* cromossômicos e alelos específicos variantes no DNA de células germinativas que conferem risco de desenvolvimento de câncer de próstata.
- Para variantes herdadas comumente, o valor preditivo é raramente maior do que 1,5 vez o risco basal. Isso é demasiadamente baixo para ser considerado de utilidade clínica como forma de identificação de indivíduos em risco de desenvolver câncer de próstata. Modelos com vários *loci* de risco ou alelos menos comuns que conferem maior risco serão necessários para calcular a predição de risco individual.
- As mutações nos genes *HOXB13*, *BRCA1* e *BRCA2* aumentam substancialmente o risco individual. Os cânceres com mutações nos genes *BRCA* apresentam características clínicas mais agressivas.

Inflamação e Infecção

As infecções causam cerca de 16% de todos os casos de câncer mundialmente (de Martel *et al.*, 2012). **As inflamações crônicas que provocam hiperproliferação celular para a substituição do tecido lesado contribuem para o desenvolvimento de cânceres associados à infecção no cólon, no esôfago, no estômago, na bexiga e no fígado** (Coussens e Werb, 2002; De Marzo *et al.*, 2007). Evidências acumuladas sugerem que um processo semelhante pode ser a base do desenvolvimento de câncer da próstata e, embora nenhum agente infeccioso específico tenha sido identificado, inflamações causadas por infecções, dieta alimentar ou outras causas provavelmente contribuem para o desenvolvimento e a progressão da doença em estágio inicial.

Os infiltrados inflamatórios e a lesão histológica chamada atrofia inflamatória proliferativa (AIP) são frequentes nas amostras clínicas da próstata (De Marzo *et al.*, 1999). A AIP é um espectro de lesões caracterizadas por atrofia epitelial, baixo índice apoptótico e um índice elevado de proliferação geralmente associados aos infiltrados inflamatórios (Putzi e de Marzo, 2000). A AIP parece ser uma lesão regenerativa que aparece em consequência de infecção ou traumatismo celular resultante de dano oxidativo, hipóxia, infecção ou autoimunidade, e seu estado hiperproliferativo pode levar ao desenvolvimento de câncer. A AIP costuma ser encontrada de forma adjacente a uma neoplasia intraepitelial prostática de alto grau histológico (HGPIN, do inglês *high-grade prostatic intraepithelial neoplasia*) ou a um câncer em estágio inicial de desenvolvimento (Putzi e De Marzo, 2000), e há uma via genética identificável entre

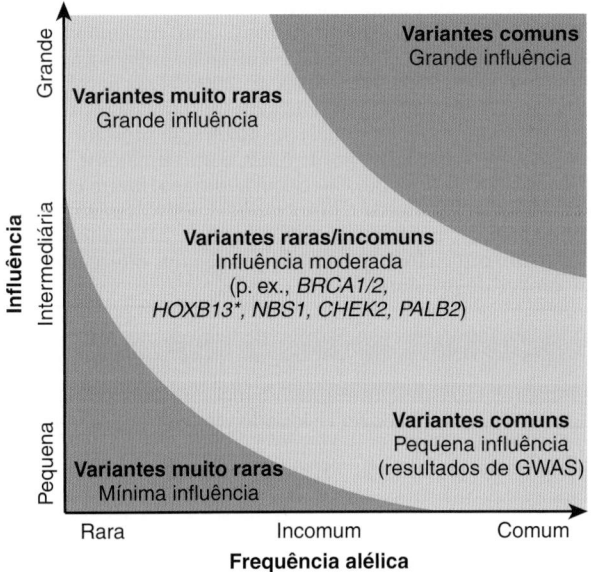

Figura 107-3. Influência das mutações em células germinativas na suscetibilidade ao câncer de próstata. A arquitetura genética do câncer de próstata mostra que a suscetibilidade é provavelmente alta por causa de um modelo misto de variantes genéticas comuns e raras. *Mais comum na população escandinava – frequência de portadores entre 3,5% e 4,6% (Laitinen *et al.*, 2013; Karlsson *et al.*, 2014). GWAS, estudo de associação ampla do genoma (*Genome-Wide Association Study*). (De Eeles R, Goh C, Castro E, *et al*. The genetic epidemiology of prostate cancer and its clinical implications. Nat Rev Urol 2014; 11:18–31.)

AIP, NIPAG e câncer (Shah et al., 2001; Nakayama et al., 2003; Nelson et al., 2003).

As alterações genéticas em genes que regulam a resposta inflamatória e o processo de reparo do DNA e observações histológicas no câncer de próstata sugerem fortemente que as defesas celulares incapazes de neutralizar oxidantes inflamatórios podem iniciar e/ou perpetuar a carcinogênese prostática (Klein e Silverman, 2008). O estresse oxidativo é mediada por espécies reativas de oxigênio e nitrogênio que se ligam ao DNA e causam mutações. Além disso, os estresses oxidativos de fontes exógena e endógena estão implicados no acúmulo de lesões no DNA que ocorre com o envelhecimento e, subsequentemente, levam à transformação maligna (Coussens e Werb, 2002).

Os potenciais deflagradores de inflamação envolvem agentes cancerígenos na alimentação (especialmente em carnes cozidas), estrógenos e agentes infecciosos. Isoladamente ou em conjunto, esses agentes causam lesões epiteliais que resultam em respostas inflamatórias agudas, crônicas e/ou recidivantes que causam hiperproliferação das células epiteliais, danos no DNA, acúmulo de defeitos genéticos e, em última instância, lesões pré-cancerosas como a AIP e a neoplasia intraepitelial prostática (PIN, *prostatic intraepithelial neoplasia*) (Nelson et al., 2003) (Fig. 107-4).

Há muito interesse e esforço na tentativa de isolar e identificar um ou mais agentes infecciosos que causam câncer de próstata. Algumas, mas não todas, evidências epidemiológicas sugerem que o câncer de próstata pode ter uma etiologia infecciosa. Por exemplo, duas metanálises que examinaram 34 estudos de caso-controle relataram associações estatisticamente significativas do câncer de próstata com uma história de doença sexualmente transmissível (DST) (RR 1,4) ou prostatite (OR 1,57) (Dennis e Dawson, 2002; Dennis et al., 2002). **No entanto, estudos recentes que avaliaram a associação entre infecção e câncer de próstata apresentaram resultados mistos.** O *Health Professionals Follow-up* (Sutcliffe et al., 2006), um estudo prospectivo de 51.529 homens americanos profissionais de saúde com idades entre 40 e 75 anos, mostrou que não há associação entre uma história autorrelatada de gonorreia ou sífilis e câncer da próstata, embora a incidência de DST fosse muito baixa na população estudada. Além disso, tal estudo mostrou que não há correlação entre câncer de próstata e prostatite clínica. De modo semelhante nesse grupo, outro estudo mostrou que não há associação entre *Chlamydia trachomatis*, vírus do papiloma humano (HPV)-16 e soropositividade para anticorpos contra HPV-18 e HPV-33 e câncer da próstata (Sutcliffe et al., 2007a). Por outro lado, em um estudo de caso-controle pequeno em homens afro-americanos (Sarma et al., 2006), uma história de gonorreia ou prostatite aumentou as chances de câncer de próstata em 1,78 vezes (IC de 95%: 1,13-2,79) e 4,93 vezes (IC de 95%: 2,79-8,74), respectivamente, mesmo após o ajuste para possíveis fatores de confusão. Além disso, os homens que revelaram ter 25 ou mais parceiros sexuais tinham 2,8 vezes mais chances de serem diagnosticados com câncer (IC de 95%: 1,29-6,09) em comparação com aqueles com cinco ou menos parceiros (dados adicionais sobre esse assunto podem ser encontrados na seção "Atividade Sexual/Infecções Sexualmente Transmissíveis").

Vários estudos mostram evidências de patógenos virais no tecido prostático humano, como HPV, herpes-vírus humano tipo 2, citomegalovírus, herpes-vírus humano do tipo 8 e vírus BK (Strickler e Goedert, 2001; Zambrano et al., 2002; Samanta et al., 2003; Das et al., 2008). De modo em geral, esses achados não foram confirmados, e um estudo recente que analisou transcrições geradas por RNA-seq presentes no banco de dados do *Human Cancer Atlas* não encontrou evidência de cópias de adenovírus em câncer de próstata nem na maioria dos outros tipos mais comuns de câncer, exceto naqueles conhecidamente associados à infecção viral (Khoury et al., 2013). Estudos iniciais da associação de retrovírus XMRV ao câncer de próstata humano revelaram-se infundados (Lee et al., 2012).

Em um estudo que examinou a microbiota bacteriana do câncer de próstata, Sfanos e Isaacs (2008) demonstraram a presença de 83 microrganismos distintos por meio do sequenciamento do DNA ribossomal 16S bacteriano em 30 amostras de câncer da próstata, a maioria dos quais não encontrada por métodos rotineiros de cultura. A bactéria *Propionibacterium acnes* foi a espécie predominante em ambas as doenças benigna e maligna da próstata e está associada à inflamação intraprostática (Cohen et al., 2005; Alexeyev et al., 2006). Essa bactéria também induz resposta inflamatória em linhagens celulares da próstata (Mak et al., 2012). Vários modelos animais de inflamação prostática crônica de origem bacteriana induzida por *P. acnes*, como uma espécie isolada a partir de uma amostra de prostatectomia humana, foram estabelecidos e devem ser úteis para testar a hipótese de desenvolvimento de câncer a partir de infecção e inflamação (Olsson et al., 2012; Shinohara et al., 2013). Atualmente, não há provas de que agentes infecciosos possam causar câncer de próstata.

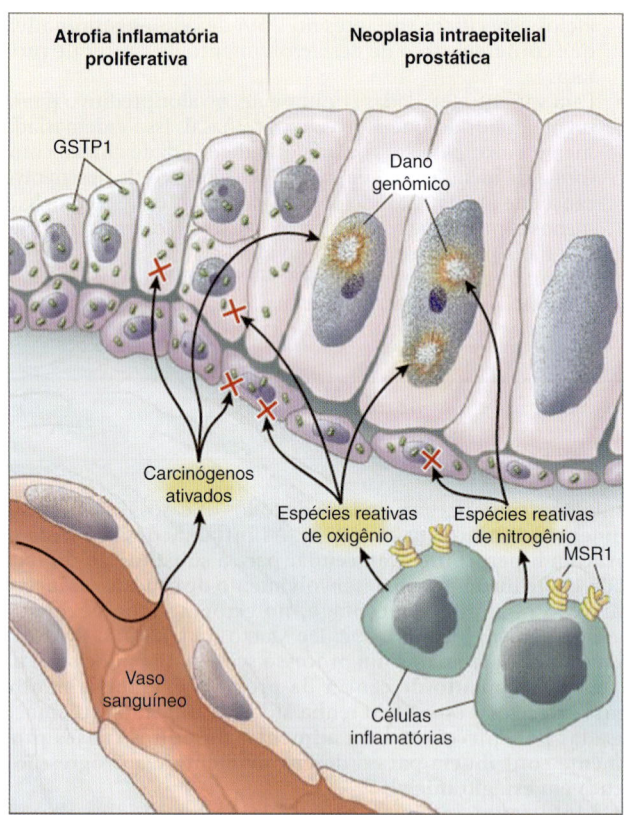

Figura 107-4. Efeitos da inflamação sobre os eventos iniciais do câncer de próstata. Carcinógenos derivados da alimentação, ativados pelas enzimas da família citocromo P-450 no fígado e carcinógenos oxidantes, elaborados pelas células inflamatórias (expressam o receptor de membrana MSR1), podem ser desintoxicados em células epiteliais basais e em células da atrofia inflamatória proliferativa pela glutationa S-transferase de classe p (mostrado como um dímero). As células da neoplasia intraepitelial prostática, que não expressam GSTP1, sofrem danos genômicos mediados por esses carcinógenos. Um X vermelho indica interceptação e desintoxicação de carcinógenos. (De Nelson WG, De Marzo AM, Isaacs WB. Prostate cancer. N Engl J Med 2003; 349:366–81.)

> **PONTOS-CHAVE: INFLAMAÇÃO E INFECÇÃO**
>
> - A inflamação crônica que provoca hiperproliferação celular para a substituição do tecido lesionado contribui para o desenvolvimento de câncer de próstata.
> - Observações genéticas e histológicas sugerem que as células incapazes de neutralizar oxidantes inflamatórios são importantes na iniciação e na promoção do câncer da próstata.
> - A inflamação pode ser desencadeada por alimentação, infecção, estrógenos ou outros agentes ambientais.
> - Alguns dados epidemiológicos sugerem que uma história de infecção sexualmente transmissível ou prostatite está associada a um maior risco de câncer de próstata. Atualmente, não há provas de que agentes infecciosos possam causar câncer de próstata.
> - Evidências histológicas da inflamação, como a atrofia inflamatória proliferativa, são comuns em câncer de próstata e podem ser importantes no processo biopatológico do seu desenvolvimento.

Epidemiologia Molecular

Abordagens epidemiológicas moleculares identificaram vários biomarcadores de exposição medidos no sangue ou em tecido e os avaliaram com relação à incidência ou à mortalidade. Esses biomarcadores capturam aspectos da dieta, exposições ambientais e hormonais e outros fatores para os quais as concentrações são parcialmente determinadas pela genética. A seguir, os principais estudos epidemiológicos moleculares relacionados com o câncer de próstata são apresentados.

Andrógenos

Os andrógenos influenciam o desenvolvimento, a maturação e a manutenção da próstata e afetam tanto a proliferação quanto a diferenciação do epitélio luminal. A exposição da próstata aos andrógenos em momentos fundamentais do desenvolvimento tem atuação importante na carcinogênese prostática. Os andrógenos também são importantes na manutenção dos cânceres estabelecidos, conforme atestado pela experiência clínica, em que a maioria dos cânceres de próstata responde inicialmente à privação androgênica, pelo papel central do receptor de andrógeno (AR) na biologia da doença resistente à castração e pelos resultados dos estudos PCTP e *Reduction by Dutasteride of Prostate Cancer* (REDUCE). Estes demonstraram que a inibição da conversão da testosterona (T) para a mais potente di-hidrotestosterona (DHT) por um inibidor da 5α-redutase (5ARI) reduz a incidência do câncer de próstata em 25% a 30% (Thompson *et al.*, 2003, 2013; Andriole *et al.*, 2010). A determinação do efeito preciso dos andrógenos no risco é complicada por causa da complexa biologia dos andrógenos: (1) as concentrações de andrógenos são afetadas tanto por processos sintéticos quanto metabólicos que são controlados por múltiplos genes; (2) os efeitos biológicos de um andrógeno são exercidos em nível celular pela sua interação com o AR; e (3) as concentrações intraprostática e sérica de andrógenos específicos podem ser diferentes. **Polimorfismos em genes envolvidos tanto nas vias sintéticas quanto nas metabólicas, como o *AR*** (Balic *et al.*, 2002), **a isoenzima 5α-redutase tipo 2** (Makridakis e Reichardt, 2004; Li *et al.*, 2013) **e genes envolvidos na biossíntese de T** (Chang *et al.*, 2002), **podem afetar o risco. Uma metanálise de 47 estudos publicados com 13.346 casos e 15.172 controles concluiu que homens com repetições CAG mais curtas no *AR* estavam em maior risco de câncer de próstata com um OR de 1,21 (IC de 95%: 1,10-1,34), sendo o efeito mais evidente em caucasianos e asiáticos** (Sun e Lee, 2013). Polimorfismos em ambos os genes que codificam as 5α-redutases tipos 1 e 2 podem afetar as concentrações de andrógenos circulantes e intraprostáticos (Lévesque *et al.*, 2014).

Há muito tempo concentrações séricas elevadas de andrógenos são consideradas fatores de risco de câncer de próstata. No entanto, estudos examinando essa associação são inconsistentes, sendo que apenas alguns estudos encontraram uma associação entre hormônios específicos e risco de câncer de próstata. **A análise combinada de 18 estudos prospectivos avaliando essa associação utilizando dados de 3.886 homens com câncer de próstata e 6.438 indivíduos controle** (Endogenous Hormones and Prostate Cancer Collaborative Group, 2008) **não conseguiu detectar associação entre o risco de câncer da próstata e as concentrações séricas de T, T livre calculada, DHT, de-hidroepiandrosterona, androstenediona, androstanediol glicuronídeo, estradiol ou estradiol livre calculado**. O único achado positivo foi a associação inversa e modesta entre risco e concentração sérica de globulina de ligação aos hormônios sexuais. **Os resultados sugerem que as medições únicas de hormônios sexuais no soro na fase adulta não são boas medidas de risco de câncer de próstata**. Até o momento, nenhum estudo mostrou se as concentrações intraprostáticas de andrógenos podem ser úteis na medida de risco em homens não afetados.

Estrógenos

Os estrógenos têm efeitos diretos e indiretos sobre o crescimento e o desenvolvimento prostático e, provavelmente, atuam no surgimento e na progressão do câncer de próstata. Tradicionalmente, os estrógenos são considerados protetores contra o câncer de próstata e utilizados como tratamento de doença avançada. O efeito desse tratamento ocorre, principalmente, por meio de um *feedback* negativo no eixo hipotalâmico-hipofisário-gonadal e também por meio de um efeito inibidor direto dos estrógenos sobre o crescimento de células epiteliais da próstata. **No entanto, há cada vez mais evidências diretas de que os estrógenos podem atuar como pró-carcinógenos na próstata**. Em um dos estudos relacionados, células progenitoras prostáticas foram isoladas de próstata humana normal e cultivadas em cultura tridimensional para formar esferas prostáticas. Essas células expressaram os receptores de estrógenos ER-α e ER-β, e o receptor acoplado à proteína G responsivo a estrógenos 30 tanto em nível transcricional quanto proteico, e cresceram em resposta ao estradiol exógeno (Hu *et al.*, 2011). Quando cocultivadas com mesênquima do seio urogenital de rato e cultivadas em um modelo subcapsular renal, a exposição subsequente à T e ao estradiol resultaram em uma indução sequencial de hiperplasia epitelial, PIN e câncer da próstata localmente invasivo nas células progenitoras humanas. Isso ofereceu evidência direta de que essas células são sensíveis a estrógenos e que o estradiol é um carcinógeno para o epitélio da próstata humana. **Os mecanismos subjacentes propostos para esse efeito envolvem alterações epigenéticas (especialmente *in utero*), genotoxicidade, indução de hiperprolactinemia, alterações pró-inflamatórias e alterações prostáticas mediadas por ER** (revisado em Nelles *et al.*, 2011). A maior parte das evidências relatadas refere-se a efeitos mediados por ER (Prinse Korach, 2008). A expressão de ER-α, presente no estroma e nas células basais, é silenciada em cânceres de próstata precoces, mas reativada durante a progressão da doença. O ER-β do epitélio prostático pode ter atuação importante no surgimento do câncer. Além disso, sua perda contribui potencialmente para que o câncer fique confinado ao órgão (Prins e Korach, 2008). A reativação da expressão do ER-β em câncer da próstata metastático sugere um potencial papel na progressão para uma doença resistente à castração.

Em um nível mais macroscópico, as doenças prostáticas relacionadas com a idade estão associadas a um aumento nas concentrações séricas de estrógenos, e existe uma baixa incidência de câncer de próstata em culturas com dietas ricas em fitoestrógenos (Denis *et al.*, 1999). Assim como para os andrógenos, as concentrações séricas de estrógenos não se correlacionam com o risco de câncer de próstata (revisado em Nelles *et al.*, 2011), embora seja evidente que o estradiol que pode ser produzido a partir de T pela aromatase intraprostática (Ellem *et al.*, 2004) e os seus potenciais efeitos biológicos talvez não sejam evidentes a partir das concentrações séricas. **Curiosamente, um modelo em camundongo que não expressa aromatase demonstrou um menor risco de câncer da próstata em comparação com os camundongos normais após exposição à T e aos estrógenos. Os resultados sugerem que a produção intraprostática de estrógenos é importante no desenvolvimento do câncer da próstata** (Ricke *et al.*, 2008). Tal como os efeitos observados para os genes do metabolismo dos andrógenos, polimorfismos em dois genes envolvidos no metabolismo dos estrógenos, *CYP1B1* e *CYP19*, parecem aumentar o risco de câncer da próstata de acordo com um estudo em um grupo de homens franceses (Cussenot *et al.*, 2007) e polimorfismos nos genes *CYP19A1* e *UGT1A1* parecem estar associados ao aumento do risco de acordo com o estudo PCPT (Tang *et al.*, 2011).

Eixo do Fator de Crescimento Semelhante à Insulina

Os fatores de crescimento semelhante à insulina (IGFs) são hormônios peptídicos que têm atuação essencial no crescimento e no metabolismo corporal e exercem influência em processos celulares fundamentais, como proliferação, migração e diferenciação. O eixo dos IGFs consiste em dois ligantes (IGF-I e IGF-II), dois receptores (tipo I [IGF-IR] e tipo II/receptor de manose 6-fosfato [IGF-IIR/M6P R]) e seis proteínas de ligação (numeradas de IGFBP-1 a -6), sendo essa última a que modula a biodisponibilidade dos IGFs (Biernacka *et al.*, 2012). Os IGFs podem também se ligar ao receptor de insulina que, por sua vez, compartilha muitos alvos a jusante com os receptores de IGFs, formando uma rede complexa de interações entre essas moléculas.

Os IGFs promovem a proliferação e inibem a apoptose em células prostáticas normais e cancerosas *in vitro* (Uzoh *et al.*, 2011). **As IGFBPs podem influenciar o crescimento da próstata independentemente de IGF.** Em particular, a IGFBP-2 estimula a proliferação e a IGFBP-3 promove a apoptose, e dois podem mediar a inibição do crescimento por meio da 1,25-di-hidroxivitamina D (Chatterjee *et al.*,

2004; Ingermann et al., 2010). A IGFBP-3 pode ser clivada pelo PSA, reduzindo sua atividade pró-apoptótica (Koistinen et al., 2002). Em linhagens celulares, o IGF-1 pode se ligar e ativar o AR na ausência de andrógenos e promover o crescimento independente de andrógenos (Krueckl et al., 2004).

Os resultados de estudos epidemiológicos que ligam o eixo dos IGFs ao risco mostram geralmente achados nulos, embora os dados sugiram um potencial efeito sobre a progressão do câncer em vez de sua iniciação (revisado em Uzoh et al., 2011). Por exemplo, no estudo PLCO não houve associação do eixo dos IGFs ao risco de desenvolver câncer de próstata, mas se sugeriu que a proporção entre IGF-1 e IGFBP-3 em homens obesos era preditiva da agressividade da doença (Weiss et al., 2007).

Leptina

A leptina, um hormônio peptídico produzido por adipócitos, contribui para o controle do peso corporal por supressão do apetite e modulando a utilização de energia (Friedman, 2002). Homens obesos tornam-se resistentes à leptina e exibem concentrações plasmáticas elevadas desse hormônio (Chu et al., 2001). **Estudos epidemiológicos que avaliam a associação entre a concentração de leptina circulante e câncer de próstata mostram resultados diferentes** (Chung e Leibel, 2006). Uma metanálise concluiu que um alelo variante de células germinativas do gene *LEP* está associado a um risco de 1,2 a 1,3 vezes maior (He e Xu, 2013). **Há evidências de que a leptina tem atuação no desenvolvimento da doença avançada** (Ribeiro et al., 2006) por estimulação do crescimento das linhagens celulares de câncer de próstata independentes de andrógenos DU145 e PC-3 (Somasundar et al., 2004; Deo et al., 2008), induzindo a expressão dos fatores de crescimento endotelial e de fator de crescimento fibroblástico básico e a estimulação da migração celular (Frankenberry et al., 2004). Um alelo variante no gene do receptor de leptina, *LEPR*, parece ser o mais forte preditor de câncer de próstata fatal entre os cinco genes candidatos em um estudo de base populacional sueco (Lin et al., 2011).

Vitamina D, Receptor de Vitamina D e Cálcio

A vitamina D (1,25-di-hidroxivitamina D_3) é uma vitamina essencial que faz parte da superfamília dos hormônios esteroides. As fontes humanas são tanto a ingestão alimentar quanto a exposição à luz solar que converte a vitamina D inativa para sua forma ativa na pele. O interesse na vitamina D como um determinante do risco de câncer de próstata baseia-se em observações epidemiológicas (Schwartz, 2013):

1. Os homens que vivem em latitudes setentrionais com menos exposição aos raios ultravioleta derivados da luz solar têm maior taxa de mortalidade por câncer de próstata.
2. O câncer de próstata ocorre mais frequentemente em homens mais velhos, nos quais a deficiência de vitamina D é mais comum por causa da menor exposição aos raios ultravioleta e dos declínios nas hidroxilases responsáveis pela síntese de vitamina D ativa relacionadas com a idade.
3. Os afro-americanos, cuja melanina da pele bloqueia a radiação ultravioleta e inibe a ativação de vitamina D, têm as maiores taxas de incidência e mortalidade em todo o mundo.
4. A ingestão diária de produtos lácteos ricos em cálcio, que diminuem as concentrações séricas de vitamina D, está associada ao maior risco de câncer de próstata.
5. Os japoneses nativos, cuja dieta é rica em vitamina D derivada de peixes, tem uma baixa incidência de câncer de próstata. Além disso, as células do câncer de próstata expressam o receptor de vitamina D, e muitos estudos demonstraram efeitos biológicos significativos da vitamina D, incluindo a parada do ciclo celular e inibição da invasão, migração celular, metástase e angiogênese.

Assim como outros esteroides reguladores do crescimento da próstata (ou seja, andrógenos e estrógenos), as células epiteliais de próstata normais podem sintetizar vitamina D que, por sua vez, pode inibir seu crescimento (Barreto et al., 2000). A atividade da enzima que converte o pró-hormônio 25-hidroxivitamina D à forma mais ativa, a 1,25-di-hidroxivitamina D, é menor no câncer da próstata, o que leva a uma perda potencial da inibição autócrina do crescimento (Whitlatch et al., 2002). O receptor de vitamina D (VDR), que se liga à 1,25-di-hidroxivitamina D derivada do soro (alimentação, luz solar e fontes parácrinas) e de fontes autócrinas, é amplamente expresso pelo epitélio normal da próstata (Krill et al., 2001). Polimorfismos que resultam em um VDR com menor atividade podem estar associados ao maior risco de câncer de próstata (John et al., 2005). Estudos que tentam associar as concentrações plasmáticas de vitamina D ao risco de câncer de próstata mostram resultados mistos. Vale lembrar que a maioria dos resultados indica nenhuma ou uma fraca associação (revisado em Schwartz, 2013). No entanto, há uma clara associação entre as concentrações de vitamina D e o risco de câncer de próstata letal conforme ilustrado por achados do estudo clínico *Health Professionals Follow-up Study*, em que os indivíduos com as maiores concentrações plasmáticas basais de vitamina D tiveram risco substancialmente menor de câncer de próstata letal. Alguns alelos variantes de genes do metabolismo da vitamina D e do gene *VDR* também modificaram o risco (Shui et al., 2012).

Uma metanálise de 45 estudos observacionais encontrou resultados nulos para laticínios, leite, cálcio ou ingestão de vitamina e risco de câncer de próstata (Huncharek et al., 2008). O *Cancer Prevention Study II Nutrition Cohort*, um estudo prospectivo de 65.321 homens, demonstrou um RR ligeiramente elevado de 1,2 para ingestão total de cálcio (via alimentação e suplementos) e 1,6 para ingestão alimentar elevada de cálcio ($\geq$ 2000 vs. <700 mg/dia), mas não para o consumo de produtos lácteos (Rodriguez et al., 2003). Os resultados sugerem que a ingestão muito elevada de cálcio acima da recomendação diária pode aumentar modestamente o risco. Tal achado é corroborado pelos resultados do estudo *Selenium and Vitamin E Cancer Prevention Trial* (SELECT), o qualmostra que altas doses de vitamina E aumentam o risco de diagnóstico (veja a seção "Vitaminas e Micronutrientes").

> **PONTOS-CHAVE: EPIDEMIOLOGIA MOLECULAR**
>
> - A exposição da próstata aos andrógenos tem importante atuação, mas ainda não completamente definida, na carcinogênese da próstata.
> - A ausência prolongada de exposição da próstata aos andrógenos parece conferir proteção contra o desenvolvimento de câncer, mas ainda não há uma relação de dose-resposta estabelecida entre as concentrações de andrógenos e o risco de câncer.
> - Polimorfismos em genes que codificam o receptor de andrógenos e várias enzimas relacionadas com o metabolismo de androgénio podem ser determinantes importantes do risco de câncer de próstata.
> - Os estrógenos também são importantes no desenvolvimento do câncer de próstata e podem ter efeitos variados, dependendo da atividade tecidual local do ER-α e do ER-β. A produção intraprostática de estrógenos também pode ser importante no desenvolvimento do câncer da próstata.
> - O eixo dos IGFs é importante no risco e na progressão do câncer da próstata.
> - A vitamina D e sua interação com o seu receptor modulam o risco e a agressividade da doença.

Outras Influências

Atividade Sexual/Infecções Sexualmente Transmissíveis

Acredita-se que a atividade sexual expõe a próstata a agentes infecciosos que podem aumentar o risco de câncer por infecção direta com um organismo carcinogênico (semelhante ao HPV e o câncer cervical) ou por causa do início de uma resposta inflamatória que tem efeitos carcinogênicos conhecidos. Uma etiologia sexualmente transmissível do câncer de próstata foi primeiramente proposta na década de 1950 com base em um aumento da prevalência observada em homens não circuncidados (Ravich e Ravich, 1951). Uma metanálise inovadora realizada por Dennis e Dawson (2002) sugeriu um elevado risco de câncer de próstata entre homens com história de DST (especialmente sífilis), com aumento da frequência da atividade sexual e com maior número de parceiros sexuais. No entanto, estudos subsequentes de caso-controle e de coorte subsequentes nem sempre confirmaram essas observações (revisado em Sutcliffe, 2010). **Estudos prospectivos incluindo medição de marcadores sorológicos de DST geralmente relatam resultados nulos.** Por exemplo, o estudo clínico PLCO mostrou um aumento marginal do risco de câncer de próstata para uma história de qualquer tipo de DST, mas revelou resultados nulos para concentrações séricas de anticorpos para C. trachomatis, HPV-16 e -18, herpes-vírus humano tipo 2, citomegalovírus e herpes-vírus humano tipo 8 (Huang et al., 2008). Um estudo prospectivo de mais de 68.000 homens na Califórnia relatou que os indivíduos com história de prostatite ou maior duração dos sintomas de prostatite tiveram um aumento do risco de câncer de próstata em comparação com aqueles sem história (RR 1,30) ou menor duração dos sintomas (Cheng et al., 2010). Contudo, esse risco desapareceu naqueles rastreados para o câncer, e uma história de DSTs não foi associada ao risco. Outro estudo mais recente mostrou que dois agentes infecciosos não tradicionais, o protozoário *Trichomonas vaginalis* e a bactéria *P. acnes* da pele, potenciais causadores de infecção e inflamação da próstata, estão associados ao risco aumentado de câncer de próstata (Sutcliffe, 2010; Shinohara et al., 2013).

Estudos também sugerem uma associação protetora entre câncer de próstata e a frequência de ejaculação, com RR variando de 0,66 a 0,89 (Giles et al., 2003; Leitzmann et al., 2004). Giles et al. (2003) observaram um efeito de proteção em homens que relataram mais de cinco ejaculações por semana quando tinham por volta de 20 anos. O grande estudo prospectivo realizado por Leitzmann et al. (2004) demonstrou um efeito protetor para os homens que relataram 21 ou mais ejaculações por mês quando tinham por volta de 20 e 40 anos, no ano anterior e durante a vida. A base biológica para esse efeito não é conhecida.

Vasectomia

A relação entre vasectomia e risco de câncer de próstata foi inicialmente sugerida em um estudo de caso-controle por Honda et al. (1988) e, aparentemente, foi confirmada alguns anos mais tarde com o relato de um RR de 1,6 com base em dois grandes estudos de coorte (Giovannucci et al., 1993a, 1993b). Nem todos os estudos subsequentes foram confirmatórios (revisado em Köhler et al., 2009). Além disso, os estudos positivos são limitados por potenciais fatores de confusão, comodiferenças nas taxas de vasectomia entre os grupos (casos e controles) e viés de detecção, pela maior probabilidade de que alguém que sofrerá vasectomia consulte seu urologista para rastreamento do câncer. **Dois estudos de caso-controle, notáveis por sua cuidadosa combinação de taxas de vasectomia e rastreamento** (Cox et al., 2002; Holt et al., 2008), **não mostraram risco aumentado para câncer de próstata após vasectomia, mesmo após correção dos cálculos de risco para eliminar possíveis influências da idade no momento do diagnóstico, idade, do momento da vasectomia, do tempo desde a vasectomia, da história familiar de câncer de próstata, do estadiamento tumoral e da raça/etnia. Atualmente, o peso da evidência não sustenta um risco aumentado de câncer de próstata em homens que se submeteram à vasectomia.**

Tabagismo

A fumaça do cigarro pode ser um fator de risco para o câncer de próstata, pois ela é uma fonte de exposição ao cádmio, aumenta a concentração dos andrógenos circulantes e causa estresse oxidativo celular significativo. Estudos individuais de caso-controle e de coorte têm produzido resultados conflitantes sobre a associação do tabagismo ao risco de câncer de próstata, mas uma metanálise de 24 estudos de coorte que incluiu mais de 26.000 pacientes mostrou um aumento de 9% a 30% de casos incidentes e fatais de câncer de próstata associados ao tabagismo, o que foi atenuado em ex-fumantes em comparação com os fumantes atuais (Huncharek et al., 2010). **Alguns estudos sugerem uma associação ao estadiamento mais avançado no momento do diagnóstico, talvez relacionada com o rastreamento menos intensivo** (Byrne et al., 2010), **e não há evidências claras de que os fumantes estejam em maior risco de recorrência bioquímica, metástase e de mortalidade específica pelo câncer de próstata do que os não fumantes em todas as modalidades de tratamento, mesmo levando-se em conta a intensidade do rastreamento** (Kenfield et al., 2011; Moreira et al., 2014).

Dieta

Estudos epidemiológicos descritivos de migrantes, variações geográficas e estudos temporais sugerem que fatores dietéticos podem contribuir para o desenvolvimento do câncer da próstata (Bostwick et al., 2004). A incidência de casos latentes de câncer de próstata é semelhante em todo o mundo, mas a incidência de casos clinicamente manifestos difere, sendo os asiáticos com as menores taxas de doença clínica (Center et al., 2012). **Assim, a evidência mais convincente do papel da dieta e de outros fatores ambientais na modulação do risco de câncer de próstata vem de estudos de migração que mostram um aumento da incidência dessa doença em imigrantes de primeira geração nos Estados Unidos que vieram do Japão e da China** (Muir et al., 1991; Shimizu et al., 1991). Essas observações sugerem que a dieta pode ter atuação na progressão tumoral. Isso possibilita que os cânceres clinicamente latentes se tornem clinicamente evidentes. Há uma forte correlação positiva entre a incidência de câncer de próstata e as taxas correspondentes de vários outros cânceres relacionados com dieta, como câncer da mama e do cólon (Bostwick et al., 2004). **No entanto, vários estudos prospectivos falharam em demonstrar uma associação de padrões alimentares autorrelatados ou intervenção com alimentos "saudáveis" e risco de câncer de próstata.** No *Health Professionals Follow-up Study*, o consumo de uma dieta rica em frutas, legumes, cereais integrais, peixes e aves revelou um risco de câncer de próstata semelhante ao de uma dieta mais tradicional de carne, gordura e grãos processados (Wu et al., 2006). Da mesma maneira, no estudo de coorte European Investigation into Cancer and Nutrition, o consumo total de frutos e vegetais não mostrou estar correlacionada com o risco geral de câncer de próstata. Além disso, em um estudo clínico de intervenção randomizado de prevenção de pólipos do cólon, o consumo de uma dieta com baixo teor de gorduras e de alto teor de frutas, vegetais e fibras ao longo de 4 anos não teve efeito sobre o PSA sérico (Shike et al., 2002; Key et al., 2004).

Estudos epidemiológicos também sugerem uma associação moderada a forte entre gorduras totais e específicas e o risco de desenvolvimento de câncer de próstata (Chan et al., 2005). **No entanto, resultados de grandes estudos prospectivos não mostraram associação entre ingestão alimentar de gorduras e risco de câncer de próstata** (Park et al., 2007; Wallstrom et al., 2007; Crowe et al., 2008). Uma metanálise de estudos observacionais demonstrou apenas uma fraca associação entre maior consumo de gorduras totais e risco de câncer de próstata (RR 1,2) (Dennis et al., 2004). Observações sobre a associação de gordura na dieta e risco podem ter outras explicações. As dietas ricas em carne fontes de gordura também costumam ter baixo consumo de vegetais com nutrientes que podem proteger contra o câncer de próstata. Além disso, carnes e laticínios contêm outros constituintes, como zinco e cálcio, que podem afetar o risco de câncer de próstata.

A complexidade nutricional da dieta típica ocidental, a associação de hábitos alimentares saudáveis com escolhas de estilo de vida mais saudável (realização de atividades físicas e evitar tabagismo) e interações potenciais de nutrientes específicos com a variabilidade genética entre os indivíduos são limitações significativas para a compreensão de como a dieta influencia no risco. Masko et al. (2013) mostraram, em uma revisão da literatura sobre evidências pré-clínicas e clínicas da associação de nutrientes com o risco e progressão do câncer de próstata, que nutrientes específicos podem exercer alguma influência. Revelações sobre o papel dos andrógenos intratumorais na condução do câncer de próstata resistente à castração aumentaram o foco no colesterol como fator de risco (Sharifi, 2013). O colesterol intracelular pode ser cancerígeno por ser um precursor esteroidal de T e DHT e por aumentar a sinalização da proteína Akt (Lee *et al.*, 2013). Um trabalho molecular recente demonstrou que a expressão do gene codificador da proteína ABCA1 (do inglês *ATP-binding cassette, subfamily A, member 1*), o maior transportador de colesterol celular, é preferencialmente silenciada por hipermetilação do seu promotor em cânceres da próstata de graus intermediário a alto. Seus níveis de expressão são também inversamente correlacionados com o escore de Gleason (Lee *et al.*, 2013). Juntamente com as evidências epidemiológicas de que concentrações séricas menores de colesterol e utilização de agentes que diminuem a concentração de colesterol (estatinas) reduzem o risco de doença em fase avançada, a perda da homeostase do colesterol pode contribuir para o risco e a progressão do câncer de próstata (Platz *et al.*, 2006, 2009).

Obesidade

A obesidade, medida pelo índice de massa corporal (IMC), parece ser um fator de risco para o câncer de próstata por causa de sua ocorrência comum em homens de meia-idade e ligações claras com risco de câncer de cólon e de mama (Giovannucci, 1995; Madigan *et al.*, 1998). A gordura branca em mamíferos serve não só como um importante reservatório de energia, mas também como um órgão endócrino, com secreção de citocinas e agentes com atividades semelhantes às citocinas (fator de necrose tumoral-α; interleucina-1β, -6, -8 e -10; e fator de crescimento transformante-β), bem como a seus receptores solúveis (Trayhurn e Wood, 2004). O tratamento da obesidade por meio da redução da ingestão de gorduras e do aumento da frequência de exercícios físicos reduz o estresse oxidativo. Isso sugere que as modificações no estilo de vida podem ser importantes na redução do risco de câncer de próstata (Roberts *et al.*, 2002).

Três metanálises de estudos observacionais relataram aumentos modestos da incidência de câncer de próstata em homens obesos, com um RR variando de 1,01 por aumento de 1 kg/m² do IMC para 1,03 a 1,05 por aumento de 5 kg/m² (Bergstrom *et al.*, 2001; MacInnis e English, 2006; Renehan *et al.*, 2008). Três grandes estudos prospectivos examinando a associação entre obesidade e risco de câncer de próstata por estágio e/ou grau histológico no momento do diagnóstico sugeriram associação da obesidade a um menor risco de doença de baixo grau histológico, mas um maior risco de doença de alto grau histológico (Gong *et al.*, 2006; Rodriguez *et al.*, 2007; Wright *et al.*, 2007). As explicações potenciais para a última observação são a associação da obesidade com concentrações séricas elevadas de estradiol, insulina, IGF-1 livre e leptina e concentrações séricas baixas de T livre e adiponectina, que também parecem estar associados ao câncer de próstata mais agressivo (Buschemeyer e Freedland, 2007). Outra explicação possível é um viés de detecção. Valores altos de IMC parecem estar associados a baixas concentrações séricas de PSA (Baillargeon *et al.*, 2005) e próstatas maiores (Freedland *et al.*, 2006). Isso, em homens obesos, poderia levar à realização de menos biópsias da próstata e maiores erros de amostragem. No entanto, dado que a associação entre a obesidade e a doença de alto grau também foi observada no estudo PCPT, no qual todos os homens foram submetidos a biópsia, é improvável que o viés de detecção seja o único responsável por esse achado (Gong *et al.*, 2006).

A obesidade está associada a maiores taxas de falha bioquímica após cirurgia ou radioterapia externa e um aumento de 15% a 20% na mortalidade câncer-específica por aumento de 5 kg/m² do IMC (Masko *et al.*, 2013). Tais observações provavelmente refletem doenças localmente avançadas com maiores graus histológicos no momento do diagnóstico, desafios técnicos relacionados com a cirurgia e a radioterapia em homens obesos e biologia mais agressiva induzida por fatores biológicos derivados dos adipócitos. Essa interação complexa e os mecanismos moleculares específicos que podem ser responsáveis pelos efeitos biológicos da obesidade estão ilustrados na Figura 107-5.

Consumo de Álcool

O estudo da relação entre consumo de álcool e risco de câncer de próstata é de interesse por causa da associação de álcool a outros cânceres, do seu efeito sobre os estrógenos e T e do alto teor de compostos polifenólicos com atividade antioxidante no vinho tinto (Sutcliffe *et al.*, 2007b). Estudos epidemiológicos de caso-controle e de coorte relataram resultados mistos, alguns sugerindo aumento do risco, outros nulos e outros ainda sugeriram um efeito protetor do uso de álcool (revisado em McGregor *et al.*, 2013). Um estudo de caso-controle contemporâneo encontrou

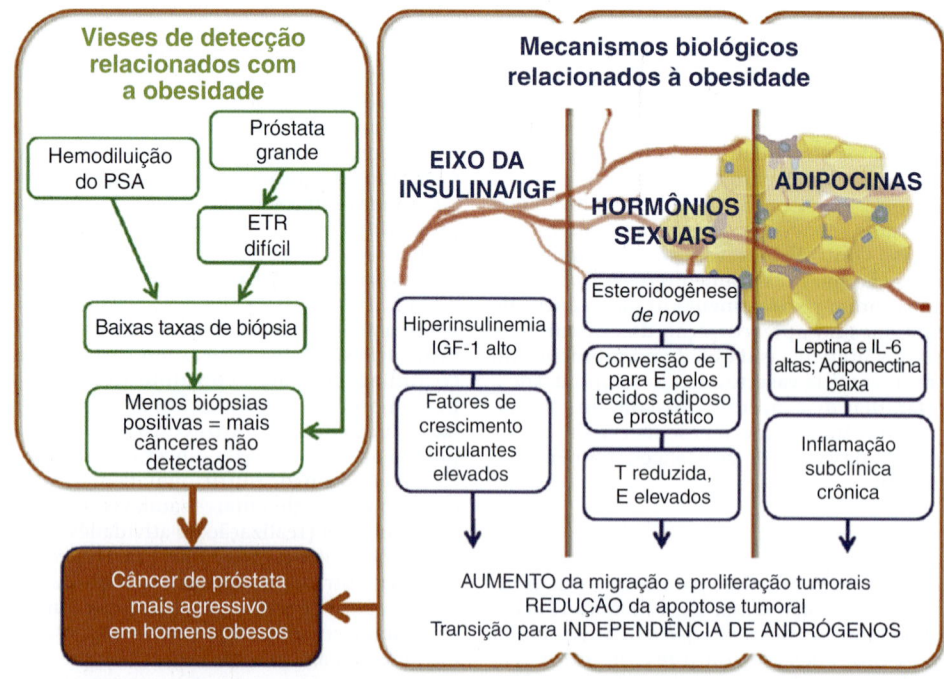

Figura 107-5. Interações complexas entre o viés de detecção e a biologia em homens obesos. ETR, exame de toque retal; E, estrógenos; IGF-1, fator de crescimento semelhante à insulina; IL-6, interleucina 6; PSA, antígeno prostático específico; T, testosterona. (De Allott EH, Masko EM, Freedland SJ. Obesity and prostate cancer: weighing the evidence. Eur Urol 2013; 63:800–9.)

concentrações menores de PSA e maior risco de doença de alto grau histológico no momento do diagnóstico em bebedores pesados (Zuccolo et al., 2013).

> **PONTOS-CHAVE: OUTRAS INFLUÊNCIAS**
>
> - Fumar aumenta o risco de recorrência da doença e de morte resultante de câncer de próstata.
> - A dieta, provavelmente, afeta o risco de contrair câncer de próstata e a progressão da doença, mas a complexidade nutricional da dieta ocidental típica, a associação de hábitos alimentares saudáveis com escolhas de estilo de vida mais saudável e a interação potencial de nutrientes específicos com a variabilidade genética entre os indivíduos são limitações significativas para a compreensão de como isso ocorre.
> - A obesidade está associada a concentrações séricas menores de PSA, aumenta o risco de contrair câncer de próstata de alto grau histológico e está associada a maiores taxas de insucesso de tratamento e de mortalidade específica à doença.

ETIOLOGIA E GENÉTICA MOLECULAR

O câncer de próstata é único entre os tumores sólidos, pois existe em duas formas: uma forma histológica ou clinicamente oculta que pode ser identificada em aproximadamente 30% dos homens com mais de 50 anos e em 60% a 70% daqueles com mais de 80 anos e uma forma clinicamente evidente que afeta cerca de 1 em cada 6 homens norte-americanos. Acredita-se que o câncer de próstata latente tenha uma prevalência semelhante em todo o mundo e entre todas as etnias. Enquanto isso, a incidência de câncer de próstata clínico varia bastante entre e dentro dos diferentes países.

Por essa razão, uma compreensão da etiologia do câncer de próstata deve englobar os passos que conduzem tanto à *iniciação* do câncer histológico quanto à *progressão* para doença clinicamente evidente. A relação molecular exata entre os cânceres latentes e clínicos não é conhecida. Assim, é provável que a progressão dos primeiros para os segundos seja contínua com sobreposição dos eventos moleculares associados. Mutações, regulação negativa da expressão gênica por metilação e por outros mecanismos e modificação de proteínas parecem estar envolvidas na progressão do câncer da próstata.

Influência dos Andrógenos

Conforme já discutido, os andrógenos têm atuação importante na carcinogênese da próstata. O andrógeno primário da próstata é a DHT, irreversivelmente catalisada a partir de T pela 5α-redutase. A DHT liga-se aos receptores androgênicos (AR) intracitoplasmáticos com maior afinidade do que a T, e a ligação de DHT ao AR aumenta a translocação do complexo esteroide-receptor para o núcleo e a ativação dos elementos de resposta aos andrógenos (Steers, 2001). A 5α-redutase do tipo 1 é expressa, principalmente, na pele e no fígado e, em menor grau, na próstata. Enquanto isso, a enzima do tipo 2 é expressa predominantemente no epitélio da próstata e em outros tecidos genitais (Andriole et al., 2004a, 2004b).

A 5α-redutase do tipo 2 funcional é um pré-requisito para o desenvolvimento normal da próstata e dos órgãos genitais externos nos homens, e a exposição insuficiente da próstata à DHT parece proteger contra o desenvolvimento de câncer de próstata. Homens com deficiência herdada de 5α-redutase têm tecido prostático minúsculo, e biópsias demonstram a presença de estroma, mas não de epitélio (Imperato-McGinley e Zhu, 2002). Além da falta de atividade enzimática, a ausência de T também pode proteger contra o desenvolvimento de câncer de próstata, conforme evidenciado pelas próstatas atróficas observadas em homens após a castração cirúrgica (Wilson e Roehrborn, 1999). **No entanto, há evidências de que mesmo adultos hipogonádicos podem desenvolver câncer de próstata** (Morgentaler e Rhoden, 2006). **Além disso, seus cânceres podem ser acionados por vias de crescimento que são independentes de andrógenos** (embora eles ainda possam atuar por meio do AR, que é conhecido por ser um receptor promíscuo, ou seja, liga-se a diferentes moléculas). Por exemplo, no grupo placebo do estudo REDUCE, não houve associação das concentrações séricas de T ou DHT ao risco de câncer de próstata ou ao escore de Gleason (Muller et al., 2012). A análise pelo método de regressão conhecido como LOWESS (*locally weighted scatterplot smoothing*), um método o qual possibilita a avaliação de associações não lineares, demonstrou que a detecção do câncer foi semelhante entre homens com baixas concentrações de T em comparação com os homens com concentrações normais basais de T. Além disso, demostrou concentrações basais mais elevadas de T estão associadas a uma maior detecção de câncer de próstata somente em homens com concentrações basais baixas de T (<10 nmol/L) (OR 1,23, IC de 95%: 1,06-1,43, P = 0,006). Para os homens com concentração basal normal de T (≥ 10 nmol/L), concentrações basais elevadas de T não estão relacionadas com o risco de câncer de próstata (Fig. 107-6A). **Tais resultados sugerem um ponto de saturação para a exposição à T como um fator de risco para o câncer de próstata e que novos aumentos na concentração de T não têm efeito sobre o risco. Tal hipótese é consistente com observações anteriores que níveis androgênicos séricos no adulto não predizem o risco de diagnóstico.** A hipótese do modelo de saturação indica que as alterações nas concentrações séricas de T abaixo do ponto de máxima ligação entre andrógenos e AR provocarão mudanças substanciais no epitélio prostático e no crescimento do câncer, mas, uma vez que a ligação máxima sendo alcançada, a presença de mais andrógenos produz pouco efeito adicional (Morgentaler e Traish, 2009) (Fig. 107-6B). Esse modelo é sustentado por estudos com animais que mostram que as concentrações intraprostáticas de andrógenos e a massa prostática em ratos castrados são extremamente sensíveis à T sérica em concentrações próximas à castração. No entanto, alcançam um platô acima desse nível (Wright et al., 1999) e achados similares em ratos intactos mostrando um platô de crescimento na próstata normal com doses crescentes de T exógena (Banerjee et al., 1994). Além desses estudos em animais, várias observações clínicas em seres humanos também sustentam esse modelo de saturação (revisado por Morgentaler e Traish, 2009).

Em resumo, a exposição da próstata aos andrógenos antes ou na puberdade parece ser um pré-requisito para o desenvolvimento posterior do câncer de próstata. Contudo, até certo nível de exposição na idade adulta, o risco não é linear, pelo menos quando medido pelas concentrações séricas de andrógenos.

Células-tronco

As células-tronco são necessárias para a manutenção de tecidos com alta taxa de renovação celular e, como a maioria dos órgãos epiteliais, a próstata contém células-tronco capazes de se diferenciar em muitos outros tipos de células. **Estudos que sugerem a existência de células-tronco prostáticas demonstram a capacidade de o epitélio prostático regredir e se regenerar em ciclos repetidos de castração e reposição androgênica** (Isaacs e Coffey, 1989; Bui e Reiter, 1998; Tsujimura et al., 2002). As evidências para a existência de células-tronco prostáticas envolvem observações de que (1) as células basais e luminais da próstata têm fenótipos distintos, (2) experimentos com cultura de células demonstram que algumas células cancerosas da próstata são autorreplicantes, enquanto outras não, e (3) populações enriquecidas em células-tronco podem produzir estruturas tridimensionais com células basais e luminais completamente diferenciadas em camundongos (Taylor e Risbridger, 2008). Em teoria, as células-tronco conseguem se autorrenovar e produzir descendência diferenciada que povoam células prostáticas funcionais nos compartimentos estromal e epitelial.

A camada de células epiteliais da próstata, de onde surgem os cânceres, contém quatro tipos distintos de células: basais, luminais secretoras, neuroendócrinas e células amplificadoras em trânsito com morfologia e fenótipos moleculares distintos (Prajapati et al., 2013) (Fig. 107-7). As células luminais, a espécie predominante, são aquelas que não se proliferam, dependem de andrógenos e são terminalmente

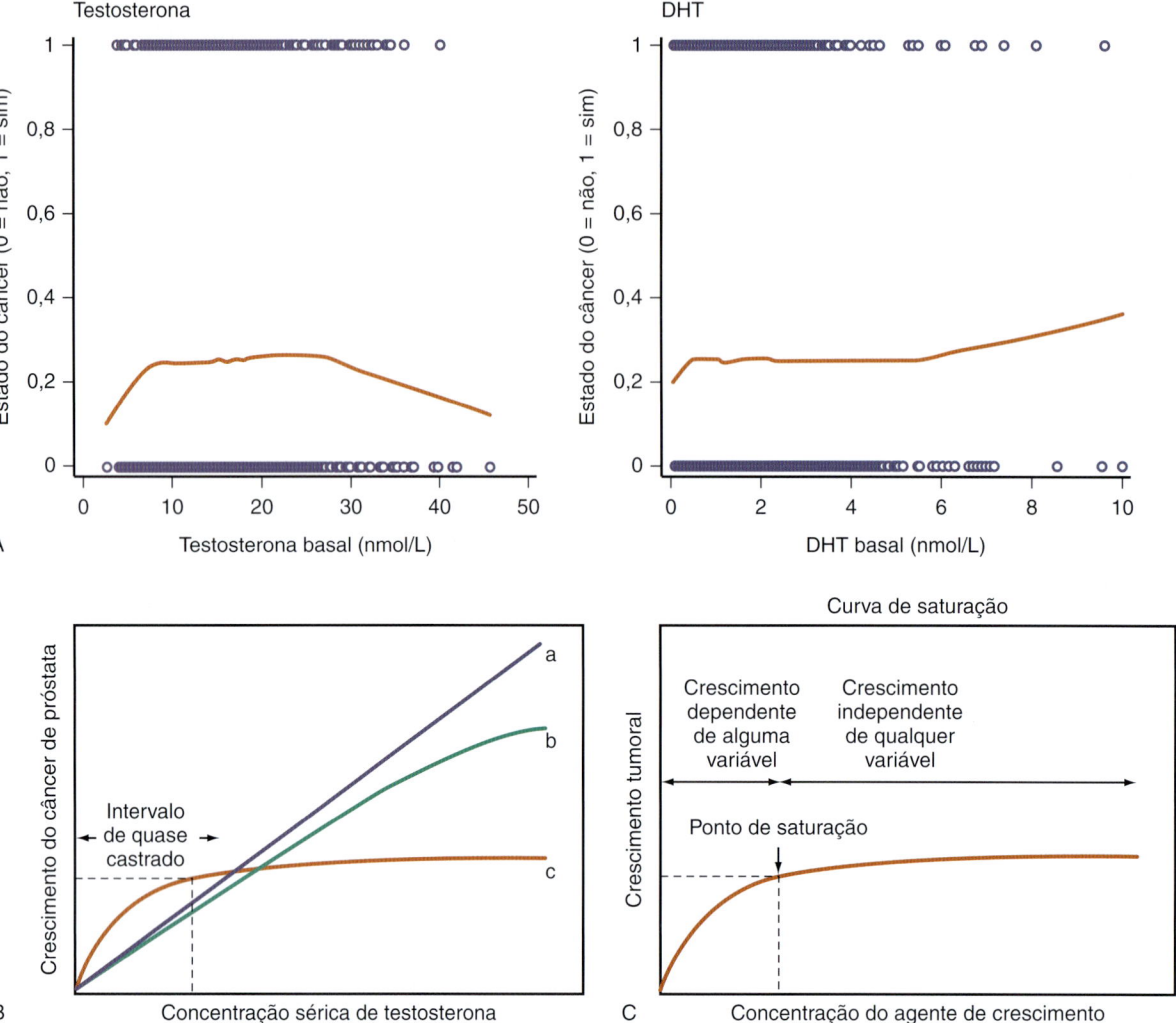

Figura 107-6. A, Gráfico de dispersão gerado pela análise de regressão não paramétrica localmente ponderada (LOWESS) das concentrações séricas basais de testosterona e di-hidrotestosterona (DHT) e o estado do câncer após considerar todas as biópsias durante os 4 anos do estudo REDUCE. Os círculos sobrepostos no topo e na base do gráfico representam cada caso individual. A porção do lado esquerdo da curva de testosterona é semelhante à proposta no modelo de saturação para o efeito dos andrógenos no risco de câncer de próstata (ver texto). **B,** O modelo tradicional do crescimento do câncer de próstata dependente de testosterona (T) sugere que maiores concentrações séricas de T levariam a certo grau de maior crescimento do câncer de próstata (curvas a e b). O modelo de saturação (curva c) descreve uma curva dependente de T que é íngreme em concentrações iguais ou abaixo das concentrações de quase castração, com um patamar o qual representa pouca ou nenhuma continuação do crescimento acima dessas concentrações. **C,** A relação entre câncer de próstata e T parece seguir uma curva de saturação presente em muitos sistemas biológicos nos quais o crescimento corresponde à concentração de um certo nutriente-chave até uma concentração alcançar um excesso do nutriente. Esse tipo de curva pode ser visto com hormônios agindo por meio de ligação específica a receptores que têm um número finito de sítios de ligação. Quando todos os sítios de ligação estiverem ocupados (saturação), aumentos adicionais na concentração do hormônio (ou outro nutriente) não produzem continuação do crescimento. (A, Adaptado de Muller RL, Gerber L, Moreira DM, *et al*. Serum testosterone and dihydrotestosterone and prostate cancer risk in the placebo arm of the Reduction by Dutasteride of Prostate Cancer Events trial. Eur Urol 2012; 62:757–64; B e C, adaptado de Morgentaler A, Traish AM. Shifting the paradigm of testosterone and prostate cancer: the saturation model and the limits of androgen-dependent growth. Eur Urol 2009; 55:310–32.)

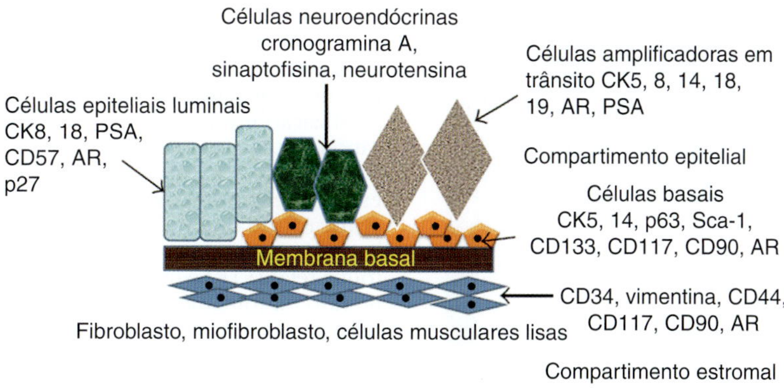

Figura 107-7. Compartimentos celulares epiteliais e estromais de uma glândula prostática típica. Cada tipo de célula estromal e epitelial tem localização, morfologia e fenótipo molecular distintos. (De Prajapati A, Gupta S, Mistry B, et al. Prostate stem cells in the development of benign prostate hyperplasia and prostate cancer: emerging role and concepts. Biomed Res Int 2013; (2013):107954.)

diferenciadas. Elas secretam tanto PSA quanto fosfatase ácida. As células basais não expressam AR e são, portanto, independentes de andrógenos. As células amplificadoras em trânsito expressam ambos os marcadores de células basais e luminais e, provavelmente, representam um tipo de célula intermediária entre estes dois. Estudos recentes sugerem que as células-tronco da próstata compreendem cerca de 1% da população de células basais com base na expressão de marcadores específicos e características de crescimento (Collins et al., 2001). Vários eventos genéticos nessas células podem resultar na formação de tumores a partir de qualquer um desses tipos de células (Maitland e Collins, 2008) (Fig. 107-8, *disponível exclusivamente on-line em inglês no site www.expertconsult.com*). Os processos biológicos que fazem as células-tronco se tornar cânceres podem ser diferentes daqueles para células luminais: enquanto as células-tronco devem permanecer em um nicho protetor que possibilita gerar células amplificadoras mesmo sem rápido crescimento celular, as luminais podem somente sofrer alterações que levem à perda de controle do crescimento. Curiosamente, há evidências de que as células-tronco contenham fusões entre os genes (*TMPRSS2:ERG*), as quais talvez sejam um dos primeiros eventos no início do câncer de próstata (Polson et al., 2013). Há evidências, em um modelo de prostatite bacteriana em ratos, de que a inflamação induzida por infecção acelera o surgimento da doença por meio do aumento da transição de células basais para luminais e aparição precoce de PIN (Kwon et al., 2014). A biologia das células-tronco faz que essas células sejam atraentes tanto para a prevenção quanto para a terapia.

Alterações Genéticas Somáticas Associadas à Tumorigênese e à Progressão Tumoral

Há evidências substanciais de que o câncer de próstata surge e avança por causa de alterações genéticas fundamentais que ativam oncogenes e inativam genes supressores tumorais. Geralmente, tais alterações são resultantes de alterações genômicas epigenéticas e estruturais, como amplificação, deleção, alterações somáticas no número de cópias e rearranjos cromossômicos que resultam em fusões gênicas com novas propriedades biológicas. Ao contrário do que ocorre em doenças metabólicas, mutações pontuais e sem sentido que resultam em proteínas alteradas são raras no câncer de próstata. Estima-se que esses tipos de mutações ocorram em apenas cerca de 1% dos tumores primários (Taylor et al., 2010). Conforme já observado, os GWASs mostram que muitas mutações em células germinativas ocorrem em regiões não codificadoras do genoma, com destaque para o papel potencial de moléculas reguladoras, como os microRNAs (miRNAs) e os RNA não codificadores longos (lncRNA). Isso sugere uma complexidade biológica ainda mais profunda. **Uma infinidade de estudos usando sequenciamento de nova geração, dados de microarranjo de DNA e estudos funcionais está contribuindo para a emergência de uma conhecimento mais abrangente dos eventos genômicos temporais que ocorrem no desenvolvimento do câncer de próstata e na sua progressão para o fenótipo letal da doença metastática resistente à castração e também para a emergência de um sistema de classificação molecular com base na presença ou ausência de fusões de genes da família ETS** (Barbieri et al., 2012; Barbieri e Tomlins, 2014) (Fig. 107-9). Esta seção destaca os eventos genômicos mais bem caracterizados no câncer de próstata em estágio inicial. Para uma visão mais abrangente, o leitor deve consultar as excelentes fontes primárias utilizadas nesta seção (Taylor et al., 2010; Jerónimo et al., 2011; Prensner e Chinnaiyan, 2011; Frank e Miranti, 2013; Barbieri e Tomlins, 2014).

Alterações Epigenéticas

Os eventos epigenéticos afetam a expressão do gene sem alterar a sequência real do DNA. Os mecanismos conhecidos envolvem hipo e hipermetilação do DNA, remodelação da cromatina e regulação por miRNA e lncRNA.

Geralmente, **a hipermetilação do DNA provoca o silenciamento da expressão gênica e é a alteração epigenética mais bem caracterizada do câncer de próstata**, afetando mais de 50 genes por meio de um número diverso de processos celulares básicos, como resposta hormonal (*ESR1, ESR2 e RARB*), transdução de sinal (*EDNRB e SFRP1*), controle do ciclo celular (*CCND2 e SFN*), reparo do DNA (*GSTP1, GPX3 e GSTM1*), genes da resposta inflamatória (*PTGS2*), genes supressores de tumor (*APC, RASSF1A, DKK3, CDKN2A, CDH1 e CDKN1A*), invasão tumoral (*CD44*) e apoptose (Li et al., 2005; Jerónimo et al., 2011). A hipometilação do DNA, que geralmente afeta áreas do genoma distintas das regiões hipermetiladas, provoca a ativação de oncogenes e a instabilidade genética. Além disso, parece afetar genes associados à progressão do câncer (*CAGE, HPSE e PLAU*) (Li et al., 2005). **A metilação de regiões promotoras de alguns genes é influenciada pela dieta e pela idade e costuma ser observada em PIN de alto grau e em tecido prostático morfologicamente normal. Isso sugere que esses eventos podem ser deflagradores iniciais do desenvolvimento do câncer de próstata** (Henrique et al., 2006). A hipometilação e a hipermetilação definem um efeito de cancerização de campo no tecido prostático normal conforme revelado pela análise de microarranjo de metilação de DNA de tecidos prostáticos normais associados e não associados a tumor (Yang et al., 2013a). Estudos clínicos demonstram que a análise quantitativa da metilação dos genes *GSTP1, APC, PTGS2, RASSF1A, MDR1, CDKN2A e MGMT* pode melhorar a sensibilidade e a especificidade do diagnóstico de câncer (Dobosy et al., 2007). **Tais observações têm utilidade**

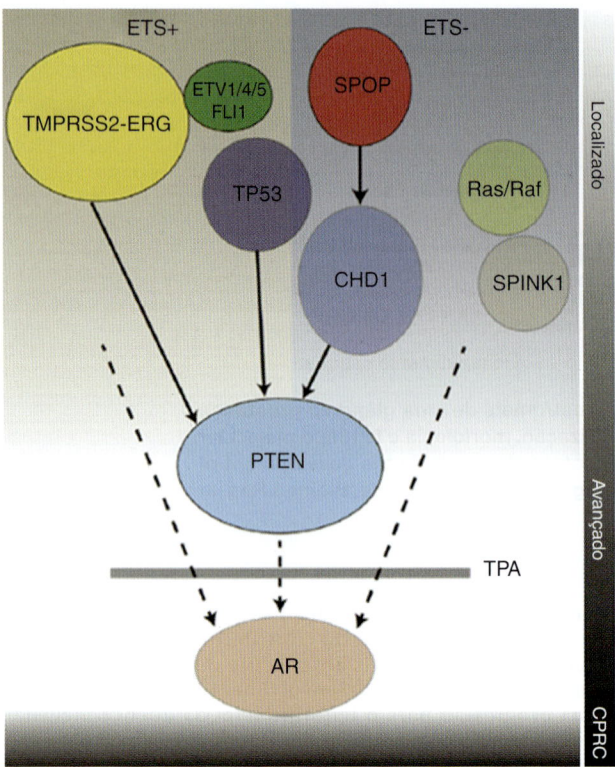

Figura 107-9. Classificação molecular do câncer de próstata, e os genes mais comuns que apresentam lesões genômicas (mutações, rearranjos ou alterações no número de cópias) durante a progressão do câncer de próstata. As *setas sólidas* representam a relação temporal entre os eventos. Os genes que apresentam lesões potencialmente relacionadas com o início do câncer estão no topo e os genes que apresentam lesões mais tardias estão na base. Os cânceres com fusões com genes da família ETS (ETS +) estão mostrados à esquerda; os cânceres sem essas fusões estão à direita. TPA, terapia de privação androgênica; CPRC, câncer de próstata resistente à castração. (De Barbieri CE, Tomlins SA. The prostate cancer genome: perspectives and potential. Urol Oncol 2014; 32:53.)

clínica conforme demonstrado por um estudo. Este revelou que a metilação dos genes *GSTP1*, *APC* e *RASSF1A* na biópsia de agulha da próstata pode ser utilizada para predizer a probabilidade de câncer em uma biópsia subsequente com um valor preditivo negativo de 90% (Stewart et al., 2013).

A remodelação da cromatina e as modificações pós-traducionais das histonas são também importantes mecanismos epigenéticos de desregulação da expressão gênica no câncer de próstata. Várias enzimas modificadoras de histonas parecem estar alteradas no câncer de próstata, sendo que a melhor caracterizada é a histona metiltransferase EZH2. A superexpressão da EZH2 correlaciona-se com a hipermetilação de promotores que provoca o silenciamento da expressão gênica e está associada a maiores taxas de proliferação e recorrência da doença (van Leenders et al., 2007). Outros modificadores de histonas, como enzimas que removem grupos acetil das histonas, são superexpressos em câncer de próstata e alvos tanto para prevenção quanto terapia, utilizando agentes que podem inibir ou reverter seus efeitos. A acetilação de histonas também parece ser importante na regulação da função do AR (Jerónimo et al., 2011).

Formas recém-descobertas de espécies de RNA não codificadores, incluindo miRNA e lncRNA, afetam a expressão gênica pós-transcricional. Os miRNAs têm tipicamente de 18 a 25 nucleotídeos de comprimento e atuam por meio da ligação, silenciando as moléculas de mRNA que possuem sequências complementares (Garzon et al., 2009). Os lncRNAs são espécies de mais de 200 nucleotídeos de tamanho que regulam a expressão gênica por meio de vários mecanismos. Enquanto diversos miRNAs afetam o ciclo celular, a sinalização intracelular, a reparo do DNA e a adesão/migração em câncer de próstata, seus principais efeitos parecem ser sobre a inibição da apoptose e a regulação do AR (Catto et al., 2011). **Os lncRNAs estão emergindo como moléculas com importância biológica e clínica fundamental no câncer de próstata**. O gene *PCA3* é um lncRNA que pode ser detectado na urina depois de um exame de toque retal (ETR) e tem utilidade clínica tanto na detecção de câncer quanto na tomada de decisão sobre a necessidade de biópsia posterior após uma biópsia inicial negativa (Marks et al., 2007). Os níveis de expressão do lncRNA *SCHLAP1* parecem estar associados à metástase e à mortalidade específica por câncer de próstata após a prostatectomia radical (Prensner et al., 2013). Finalmente, um lncRNA previamente desconhecido, o *PRNCR1*, foi isolado a partir do "deserto gênico" da região 8q24, um *locus* de suscetibilidade ao câncer de próstata de células germinativas que é o mais repetidamente identificado em GWAS, superexpresso em PIN e em câncer, além de provocar a ativação do AR independentemente de ligante (Chung et al., 2011; Yang et al., 2013b).

Há uma interação complexa entre os mecanismos epigenéticos descritos em câncer de próstata. Por exemplo, vários miRNAs são regulados por meio de metilação ou hipometilação dos seus promotores, e alguns miRNAs controlam a expressão de enzimas modificadoras de histonas. Em outro nível de complexidade, tanto os miRNAs quanto a proteína EZH2 interagem de modo independente com as vias de sinalização influenciadas pelas fusões gênicas contendo *ETS* (Jerónimo et al., 2011).

Receptor de Andrógeno

Conforme já discutido, os polimorfismos de células germinativas do gene que codifica o AR estão epidemiologicamente ligados ao risco de câncer da próstata. **O papel do AR está bem estabelecido na progressão do câncer de próstata resistente à castração, que se caracteriza por mutações pontuais e amplificação, mecanismos de *splicing* alternativo e capacidade de se ligar promiscuamente a vários ligantes. Isso torna o AR extremamente sensível a baixas concentrações de andrógenos intratumorais e/ou constitutivamente ativo** (Scher e Sawyers, 2005). Embora essas lesões estejam ausentes na fase inicial da doença, a desregulação da via de sinalização do AR pode ocorrer mais cedo na progressão da doença, envolvendo mutações ativadoras em *FOXA1* e amplificação de *NCOA2* que aumentam a proliferação que depende de andrógenos (Barbieri e Tomlins, 2014). A via de sinalização do PI3K/Akt tem interação recíproca com a via de sinalização do AR, de tal modo que a inibição de uma ativa a outra para manter a viabilidade do tumor. Isso sugere que o bloqueio simultâneo de ambas as vias pode ser necessário para a eficácia terapêutica (Carver et al., 2011). Finalmente, a análise completa do genoma mostra que os pontos de rearranjo gênico mais comuns são aqueles próximos aos sítios de ligação do AR. Isso sugere que a transcrição mediada por AR aproxima *loci* genômicos distantes e os predispõe a rearranjos genômicos (Berger et al., 2011). Por exemplo, a sinalização de andrógenos promove o recrutamento conjunto do AR e da topoisomerase II beta (TOP2B) para os sítios genômicos de rearranjo da fusão *TMPRSS2:ERG*, desencadeando quebras na cadeia dupla do DNA e resultando na produção de transcritos da fusão *TMPRSS2:ERG* (Haffner et al., 2010). **Essas observações sugerem que a atividade de transcrição mediada pelo AR atua como um deflagrador inicial de rearranjos genômicos no câncer de próstata e reforça o papel da transcrição mediada por AR como via de sinalização crítica nas doenças primária e avançada** (Barbieri e Tomlins, 2014).

Fusões Gênicas

As fusões gênicas resultantes de translocações cromossômicas são o tipo de alteração genética mais comum em cânceres humanos (Futreal et al., 2004). Acreditava-se antes que essas fusões eram um tipo de mecanismo oncogênico exclusivamente limitado a doenças malignas hematológicas e sarcomas, conforme exemplificada pela proteína híbrida BCR:ABL1 na leucemia mieloide crônica. **Em 2005, Tomlins et al. identificaram rearranjos genômicos recorrentes em câncer de próstata que resultavam na fusão da extremidade 5' não traduzida do gene *TMPRSS2* (um gene que codifica uma protease transmembrana responsiva a andrógenos específica da próstata) com membros da família ETS de fatores de transcrição oncogênicos** (Tomlins et al., 2005). **A partir daí, outras importantes fusões gênicas envolvendo genes que codificam proteínas da família da RAF quinase e o gene *SPINK1* foram descritas. Assim, destacou-se a importância fundamental desse mecanismo genético na gênese do câncer de próstata** (Rubin et al., 2011) (Fig. 107-10A e B, *disponíveis exclusivamente on-line em inglês no site www.expert-consult.com*). **Essas fusões e outros rearranjos cromossômicos aberrantes ocorrem por um processo denominado *cromoplexia* na qual translocações e deleções surgem de forma interdependente e corrompem de forma coordenada vários genes envolvidos com câncer** (Baca et al., 2013).

Fusões Gênicas da Família ETS. **A fusão mais comum identificada no câncer de próstata localizado envolve a região promotora do gene *TMPRSS2* ou de outros genes (*SLC45A3*, *HERPUD1* ou *NDRG*) fundidos ao gene *ERG* (gene relacionado com o ETS) em 50% a 60% dos pacientes** (Kumar-Sinha et al., 2008; Rubin et al., 2011). Fusões gênicas envolvendo genes que codificam outros membros da família proteica ETS, mais comumente o *ETV1* (5% a 10%), *ELK4* (5%), *ETV4* (2%) e *ETV5* (2%), também ocorrem. Ambos os genes *TMPRSS2* e *SLC45A3* são responsivos a andrógenos de tal forma que a fusão de qualquer um desses genes a um gene promotor de crescimento normalmente indiferente a andrógenos, como os genes codificadores de proteínas da família ETS, traz consigo um sinal poderoso para o crescimento celular sob o controle de andrógenos. **Essas fusões não são observadas no tecido prostático benigno ou AIP, mas elas estão presentes em células-tronco da próstata, PIN de alto grau e câncer de próstata em estágio inicial com baixo grau histológico. Isso sugere que esse é um evento precoce e importante na tumorigênese prostática, o qual pode impulsionar a transição de PIN para o câncer** (Rubin et al., 2011; Polson et al., 2013). Dados recentes de modelos animais sugerem que os defeitos na via de sinalização PTEN/PI3K/Akt na presença de fusões *TMPRSS2:ERG* conduzem a progressão inicial do câncer. Assim, a via de sinalização estimula a proliferação, e a fusão gênica estimula a migração celular e, conjuntamente, esses dois processos podem resultar em um fenótipo mais agressivo (Carver et al., 2009). **No entanto, há dados mistos sobre o efeito da presença de fusões *TMPRSS2:ERG* no prognóstico** (revisado em Rubin et al., 2011). **Assim, a agressividade do tumor pode não ser determinada apenas pela fusão, mas, sim, pela fusão e por outros defeitos genéticos específicos presentes em um tumor individual.**

A alta especificidade da fusão *TMPRSS2:ERG* para o câncer a torna um alvo atraente para uso clínico. Transcrições dessa fusão podem ser detectadas na urina, e evidências clínicas sugerem que a combinação dos exames de detecção urinária de *TMPRSS2:ERG* e *PCA3* melhora a utilidade da detecção de PSA sérico no diagnóstico de câncer de próstata (Tomlins et al., 2011). Alguns dados sugerem que a quantificação da fusão *TMPRSS2:ERG* na urina pode predizer tanto o volume do tumor quanto a agressividade tumoral. Isso talvez pode ser útil para a seleção de candidatos adequados para o acompanhamento vigilante do câncer de próstata (Lin et al., 2013). Nem todos os focos tumorais na próstata exibem fusões contendo genes que codificam proteínas da família ETS. Assim, um exame de urina positivo para a fusão *TMPRSS2:ERG* em face de uma biópsia negativa poderia sugerir que o câncer não foi detectado por causa de um erro de amostragem. Portanto, seria necessária uma avaliação adicional com ressonância magnética ou nova biópsia. A presença de fusões gênicas que ocorrem apenas no câncer também os torna alvos para novas terapias (Fig. 107-10A).

Outras fusões gênicas. **Conforme mencionado, os cânceres de próstata apresentam, ainda que raramente, fusões gênicas envolvendo os genes *SPINK1* e genes codificadores de proteínas RAF quinases.** As fusões gênicas com o *SPINK1* ocorrem em cerca de 10% a 15% dos cânceres, exclusivamente em tumores sem fusões contendo genes da família ETS, e em linhagens celulares que parecem deflagrar o processo de invasão tumoral (Tomlins et al., 2008). Fusões envolvendo RAF quinases são ainda mais raras e também definem outro fenótipo sem a presença de fusões contendo genes da família ETS associada a cânceres agressivos (Palanisamy et al., 2010). **Ambos os exemplos provavelmente representam vias de crescimento alternativos para os tumores que não exibem fusões com genes da família ETS e podem ser fenótipos distintos** (Fig. 107-9).

NKX3-1

O *NKX3-1* é um gene expresso especificamente na próstata regulado por andrógenos. Esse gene pertence à família de genes *homeobox* que protegem o DNA contra danos e promovem seu reparo. A diminuição da expressão desse gene por mutação, metilação do seu promotor ou por eventos pós-transcricionais promove a ocorrência de danos no DNA das células epiteliais e o aumento das taxas de proliferação. A perda da função do *NKX3-1* é observada nas áreas de prostatite bacteriana em um modelo de camundongo (Khalili et al., 2010) e em AIP, em PIN e na maioria dos cânceres de próstata em humanos. Além disso, é provável que seja um evento precoce na tumorigênese da próstata (Betel et al., 2006; Bowen et al., 2013).

Via da Fosfatidilinositol-3-Quinase (PI3K)

A via de sinalização da PI3K é uma das vias de sinalização mais frequentemente desreguladas no câncer humano e tem atuação importante no câncer de próstata tanto em estágios iniciais quanto finais, com alterações ocorrendo de 25% a 70% dos cânceres (Barbieri et al., 2013). A via pode ser ativada por vários mecanismos e resulta em alterações na proliferação, na sobrevivência celular e na invasão. As mutações de perda de função em *PTEN* e *PHLPP1* e as amplificações e mutações de ganho de função no *PIK3CA* são os mecanismos mais comuns de ativação da via da PI3K em câncer de próstata. As deleções do *PTEN* ocorrem em cerca de 40% dos tumores primários, são um mecanismo central da progressão tumoral e estão associadas ao risco de doença avançada e de mau prognóstico (Frank et al., 2013).

Mutações no SPOP

As mutações no gene *SPOP*, que codifica uma subunidade de uma ubiquitina ligase, são as mutações pontuais mais comuns no câncer de próstata primário, com uma frequência de 6% a 15% (Barbieri e Tomlins, 2014). Os cânceres com mutações no *SPOP* têm várias características moleculares únicas. Tais mutações não ocorrem em cânceres com fusões contendo genes da família ETS ou naqueles com anormalidades no p53, em geral não têm defeitos na via da PI3K e tipicamente contêm deleções no gene *CHD1* e em 6q21. O *CHD1* codifica uma proteína de ligação à DNA helicase que regula a transcrição epigeneticamente por remodelação da cromatina e, quando ausente, faz que os cânceres tenham maior frequência de rearranjos cromossômicos. **Assim como nos cânceres associados às fusões contendo o gene *SPINK1* e os que codificam RAF quinase, mutações nos genes *SPOP* e *CHD1* podem definir um subtipo molecular distinto de câncer de próstata** (Fig. 107-9).

TP53

O bem conhecido gene supressor tumoral *TP53* ativa a transcrição de genes envolvidos na parada do ciclo celular, no reparo do DNA e na apoptose, e sua desregulação resulta no aumento da capacidade de sobrevivência das células, em instabilidade genômica e em proliferação. Cerca de 25% a 30% dos cânceres clinicamente localizados carregam anormalidades no *TP53*. A análise completa do genoma sugere que, em alguns casos, perturbações do *TP53* ocorrem no início da tumorigênese, seguidas do surgimento de anormalidades nos genes *NKX3-1* ou *FOXP1* e fusão entre os genes *TMPRSS2* e *ERG* (Baca et al., 2013).

Modelo Integrado da Tumorigênese do Câncer de Próstata

Um modelo abrangente e integrado dos eventos genéticos e ambientais subjacentes à gênese e à progressão do câncer de próstata a partir da suscetibilidade das células germinativas à doença metastática resistente à castração está surgindo (Fig. 107-9). Os eventos iniciais em homens geneticamente suscetíveis envolvem agressões ambientais, como dieta e infecção, que resultam em respostas inflamatórias danosas para a integridade do DNA no epitélio prostático. Os eventos genéticos iniciais que fazem que as lesões precursoras progridam para o início dos cânceres são deleção do NKX3-1 e fusões com genes da família ETS ou, alternativamente, mutações nos genes SPOP e FOXA1 em cânceres sem fusões gênicas. Em seguida, surgem mutações em genes supressores tumorais clássicos, como o TP53, fazendo que a via PI3K/PTEN/Akt seja inativada com consequente progressão da doença e culminando na desregulação multifacetada da função e da sinalização do AR, as quais levam à doença letal. Embora haja ainda muitas lacunas na compreensão desse processo, estamos no limiar de ter um mapa molecular detalhado com evolução temporal que permitirá avanços nos desafios clínicos mais importantes: melhor identificação das pessoas em risco de desenvolvimento da doença que serão os melhores candidatos para quimioprevenção; melhor identificação daqueles com cânceres indolentes que podem evitar ou retardar a terapia inicial; medidas biológicas da progressão da doença que identifiquem aqueles que precisam de terapia; e terapia molecular dirigida para aqueles com doença progressiva.

PONTOS-CHAVE: ETIOLOGIA E GENÉTICA MOLECULAR

- O andrógeno primário da próstata é o DHT, formado pela ação da 5α-redutase sobre a testosterona. A 5α-redutase tipo 2 funcional é um pré-requisito para o desenvolvimento normal da próstata e dos órgãos genitais externos nos homens, e uma exposição insuficiente da próstata ao DHT parece proteger contra o desenvolvimento de câncer de próstata.
- As células-tronco prostáticas são precursoras potenciais de diferenciação multilinhagens que dão origem a todos os quatro tipos de células do epitélio prostático. As células-tronco podem repor as células epiteliais cancerosas danificadas e podem originar diretamente o câncer de próstata.
- O câncer de próstata surge e avança devido a alterações genéticas fundamentais que ativam oncogenes e inativam genes supressores tumorais. Tais alterações ocorrem mais comumente a partir de alterações epigenéticas e genômicas estruturais, como amplificação, deleção, alterações somáticas no número de cópias de trechos do DNA e rearranjos cromossômicos que resultam em fusões de genes com novas propriedades biológicas.
- A regulação epigenética da expressão gênica por metilação de promotores, hipometilação e remodelação da cromatina é importante no desenvolvimento e na progressão do câncer da próstata.
- As moléculas de miRNA e de lncRNA também são importantes mecanismos epigenéticos de modulação do crescimento e progressão tumoral.
- O AR tem atuação fundamental no desenvolvimento e na progressão do câncer de próstata.
- As fusões gênicas, especialmente aquelas que envolvem regiões promotoras sensíveis a andrógenos como a fusão entre o promotor do gene TMPRSS2 e a região codificadora de genes da família ETS, família de fatores de transcrição oncogênicos, são deflagradoras fundamentais da iniciação e da progressão do câncer de próstata.
- As mutações somáticas em vários genes com funções biológicas diversas parecem estar envolvidas no desenvolvimento e na progressão do câncer de próstata.
- As mutações, as amplificações e a promiscuidade de interação do AR com vários ligantes são importantes determinantes do câncer de próstata progressivo resistente à castração.

QUIMIOPREVENÇÃO

Fundamentação

A ubiquidade e a mortalidade do câncer da próstata fazem dele um atraente alvo para a quimioprevenção, definida como o uso de agentes naturais ou sintéticos que revertem, inibem ou evitam o processo carcinogênico. Assim, previne-se o desenvolvimento de câncer clinicamente evidente. **O objetivo da quimioprevenção é diminuir a incidência de um dado câncer, reduzindo, simultaneamente, tanto os efeitos colaterais do tratamento quanto a mortalidade.** A quimioprevenção primária tem como alvo a população geral de indivíduos saudáveis em risco para prevenir o desenvolvimento do câncer de próstata. As estratégias da prevenção secundária são direcionadas aos indivíduos com lesões pré-malignas (como a HGPIN) com o objetivo de evitar a progressão para o câncer propriamente dito. A prevenção terciária pretende evitar o desenvolvimento de um segundo câncer primário em um indivíduo afetado. Várias observações epidemiológicas sugerem associações entre fatores alimentares e estilo de vida ao risco de desenvolver câncer de próstata. A lógica clínica para a quimioprevenção baseia-se no fato de que os fatores de risco para o câncer de próstata (idade, etnia e história familiar) não são modificáveis (com exceção do rastreamento por dosagem de PSA). A lógica biológica é que as alterações pré-malignas aparecem 20 a 30 anos antes do aparecimento do câncer (Nelson et al., 2003; Umar et al., 2012). Isso proporciona uma oportunidade de intervenção antes do aparecimento do tumor maligno por meio de alterações no estilo de vida (alterações alimentares, cessação do tabagismo, prática de exercícios físicos) ou por quimioprevenção. O desafio de quimioprevenção é encontrar um modo de intervenção efetiva que tenha uma toxicidade aceitável, assim como identificar uma população de indivíduos em risco suficientemente maior de desenvolvimento de câncer de próstata – ou seja, indivíduos para os quais a quimioprevenção é apropriada e de baixo custo (Fig. 107-11).

As razões principais para a prevenção primária são as limitações do rastreamento do câncer de próstata destacadas pelos estudos PLCO e ERSPC (discutido anteriormente) que não mostram redução (PLCO) ou apresentam reduções modestas (ERSPC) na mortalidade relacionada com o câncer de próstata. No entanto, em compensação, mostram um risco substancial de sobrediagnóstico (definido como um câncer que nunca será detectado ao

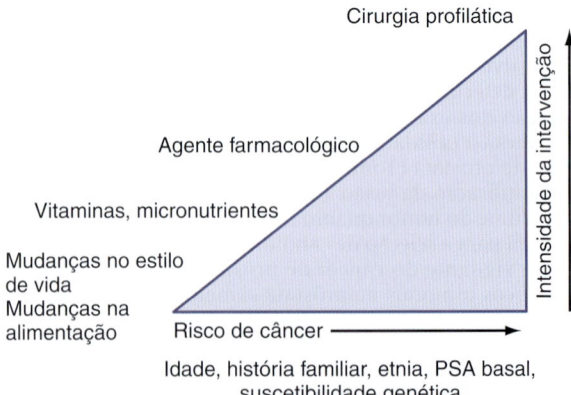

Figura 107-11. Estrutura da prevenção do câncer de próstata com base no risco de um homem desenvolver a doença e na intensidade da estratégia preventiva. PSA, antígeno prostático específico. (Adaptado de Stephenson AJ, Abouassaly R, Klein EA. Chemoprevention of prostate cancer. Urol Clin North Am 2010;37:11–21.)

longo da vida de um homem na ausência de um rastreamento). Embora a segurança e a viabilidade da conduta de acompanhamento expectante tenham sido bem demonstradas, nos Estados Unidos um diagnóstico de câncer de próstata em um indivíduo geralmente leva à terapia de intenção curativa (Welch e Albertsen, 2009), já que a vigilância ativa (*active surveillance*) não é amplamente adotada. Isso se deve à preocupação de que o estadiamento clínico e a determinação do grau histológico subestimariam a ameaça representada pelos cânceres (Carter et al., 2003; Harlan et al., 2003; Barocas et al., 2008). Um estudo recente de base populacional mostrou que mais de 70% dos homens com idades entre 65 a 80 anos com riscos baixo e intermediário de doença foram de alguma maneira tratados após o diagnóstico (Wong et al., 2006). Dada a história natural prolongada dos cânceres detectados por rastreamento, é improvável que muitos desses homens pudessem se beneficiar do tratamento em termos de prevenção de metástase ou morte, embora a terapêutica esteja associada a impactos significativos sobre a qualidade de vida e baixas, porém bem definidas, taxas de morte relacionadas com o tratamento. **Uma estratégia efetiva de prevenção primária pouparia muitos homens dos problemas associados ao diagnóstico e à cura e reduziria o excesso de sobrediagnósticos ligados ao rastreamento.** Quando combinada com a detecção e o tratamento precoces e agressivos, a quimioprevenção também tem o potencial de reduzir a mortalidade de câncer de próstata. Este continua a ser a segunda principal causa de mortes por câncer entre homens nos Estados Unidos. Uma série de estudos clínicos grandes, controlados e randomizados que testaram a capacidade de diversos agentes para prevenir o câncer de próstata foi relatada nos últimos anos e é revista aqui.

Agentes Farmacológicos

Inibidores de 5α-redutase

Prostate Cancer Prevention Trial (PCPT). O PCPT foi o primeiro grande estudo clínico de quimioprevenção primária em homens em risco de desenvolver câncer de próstata (Thompson et al., 2003). O estudo randomizou 18.882 homens com 55 anos ou mais com um ETR normal e uma concentração de PSA igual ou inferior a 3,0 ng/mL em dois grupos, um no qual os pacientes receberam finasterida 5 mg e outro em que os indivíduos receberam placebo diariamente durante 7 anos. **A justificativa da escolha da finasterida (uma 5ARI seletiva do tipo 2) como agente quimiopreventivo baseou-se na ausência de câncer de próstata em homens com deficiência congênita de 5α-redutase (a enzima que converte T em DHT) e no papel fundamental dos andrógenos no desenvolvimento do câncer de próstata.** Recomendou-se a realização de biópsia ao final do estudo para todos os participantes ou "por justa causa" nos homens que tinham uma concentração de PSA igual ou maior do que 4 ng/mL (ajustado para o efeito da finasterida) ou um ETR anormal. O desfecho primário foi a prevalência do câncer de próstata durante os 7 anos de estudo. Finalmente, 9.060 participantes (48%) foram avaliados para o cálculo da prevalência.

O principal achado do PCPT foi uma redução de 25% (IC de 95%: 19%-31%) na prevalência de câncer de próstata nesse período em homens que receberam finasterida (18,4%) em comparação com os homens que receberam placebo (24,4%). O benefício relativo da finasterida *versus* placebo na redução do risco de câncer de próstata foi aparente em todos os grupos definidos por idade, etnia, história familiar de câncer de próstata e concentração do PSA no início do estudo, com HRs entre 0,66 e 0,81. A redução do risco no grupo da finasterida foi vista em ambos os tumores clinicamente aparentes (aqueles diagnosticados "por justa causa" devido a um PSA elevado ou a um ETR anormal) e biópsias realizadas no fim do estudo (homens com PSA < 4 ng/mL e ETR normal no fim do estudo). A finasterida também reduziu o risco de HGPIN (sem câncer da próstata associado) em comparação com o grupo placebo (HR de 0,85, IC de 95%: 0,73 a 0,99, P = 0,04) (Thompson et al., 2007a). **No entanto, observou-se um aumento significativo na prevalência de cânceres cuja biópsia revelou escores de Gleason 7-10 em homens que receberam finasterida (280 [37%]) em comparação com o grupo placebo (237 [22%]), sobretudo para cânceres cuja biópsia revelou escores de Gleason 8-10 (90 [12%] no grupo da finasterida *vs.* 53 [5%] no grupo placebo).**

Várias observações relevantes podem ser feitas sobre os resultados do estudo clínico. O mais surpreendente foi a prevalência de 24,4% de câncer no grupo placebo, quatro vezes maior do que os 6% assumidos para o desenho do estudo. Tal discrepância pode ser explicada pelo fato de que a suposição de 6% se baseou em estimativas de incidência do estudo SEER derivadas a partir de casos clinicamente evidentes e não na prevalência em homens submetidos à biópsia com PSA igual ou menor do que 4 ng/mL e ETR normal. A incidência de cânceres clinicamente evidentes detectados "por justa causa" devido a elevações no PSA ou PSA anormal foi de 7,2% em 7 anos, semelhante à incidência do câncer nos grupos de rastreamento dos estudos ERSPC (8,2%) e PLCO (7,4%) (Andriole et al., 2009; Schröder et al., 2009). **Outra observação foi a de um efeito marcante da finasterida sobre a prevalência de biópsias com escore de Gleason 2-6, nenhum efeito sobre a prevalência de biópsias com escore de Gleason 7 e um aumento da prevalência de biópsias com escore de Gleason 8-10.** A maior incidência de biópsias com escore de Gleason 8-10 foi restrita aos homens submetidos às biópsias realizadas "por justa causa", embora isso seja explicado em parte pela baixa prevalência desses cânceres de alto grau histológico em homens com PSA inferior a 4 ng/mL e ETR normal (20 de 3.652 no grupo da finasterida *vs.* 8 de 3.820 no grupo placebo).

Análises secundárias do PCPT demonstraram uma melhora na sensibilidade global do ETR, bem como uma maior acurácia do PSA para o diagnóstico de câncer de próstata no grupo finasterida (Thompson et al., 2006, 2007b). **As glândulas tratadas com finasterida apresentaram-se 28% menores, em média, em comparação com as do grupo placebo, e os dados sugerem que ter uma próstata menor melhora a detecção de câncer e, proporcionalmente, há um aumento no diagnóstico de cânceres de alto grau histológico** (Kulkarni et al., 2006). Esses efeitos da finasterida na detecção do câncer de próstata podem polarizar (viés) o PCPT a favor do grupo placebo e levar a maior detecção do câncer de próstata de todos os graus com finasterida, confirmando ainda mais os resultados desse estudo.

Há duas áreas de debate contínuo sobre os resultados do PCPT. A primeira é que os críticos argumentam que a finasterida previne cânceres insignificantes e pouco faz para evitar cânceres "potencialmente letais". Essa crítica baseia-se no fato de que a incidência de câncer no grupo controle (24,4%) foi significativamente maior do que o risco de desenvolver câncer de próstata durante a vida toda (18%) e quatro vezes maior do que a incidência de câncer nos rastreamentos ao longo de um período de tempo semelhante. A finasterida também reduziu a prevalência de cânceres de baixo grau e não pareceu reduzir o risco de cânceres de alto grau. **No entanto, em uma análise secundária de 93,4% das amostras de biópsias que foram sujeitas à revisão patológica, a taxa de cânceres insignificantes de acordo com os critérios de Epstein** (Epstein et al., 1994) **entre biópsias de cânceres de escore Gleason 2-6 detectadas nos grupos da finasterida (38%) e placebo (36%) não foi consideravelmente diferente** (Lucia et al., 2008). Sob o ponto de vista de relevância clínica, definida pela prática urológica atual, esse resultado é clinicamente relevante. Isso porque a não realização de biópsias por causa do tratamento com finasterida evita a detecção de cânceres com escore de Gleason 2-6. Tal fato pode também contribuir para a diminuição da ansiedade, do custo e da morbidade inerentes ao tratamento do câncer. A partir de uma perspectiva de saúde pública, prevenir o "ônus da cura" em pacientes recém-diagnosticados deve ser considerado algo positivo por causa da redução de 25% no risco de diagnóstico e da redução significativa nos sintomas urinários associados ao uso da finasterida.

A segunda questão ainda em debate é se a finasterida induz o desenvolvimento de cânceres de alto grau ou agressivos. A terapia de privação de andrógenos altera a aparência do epitélio prostático e pode causar um viés de interpretação (Civantos et al., 1996). Assim, o aumento aparente na detecção de cânceres de alto grau em homens tratados com finasterida pode ser um artefato dessas alterações morfológicas. No entanto, quando isso foi examinado no PCPT,

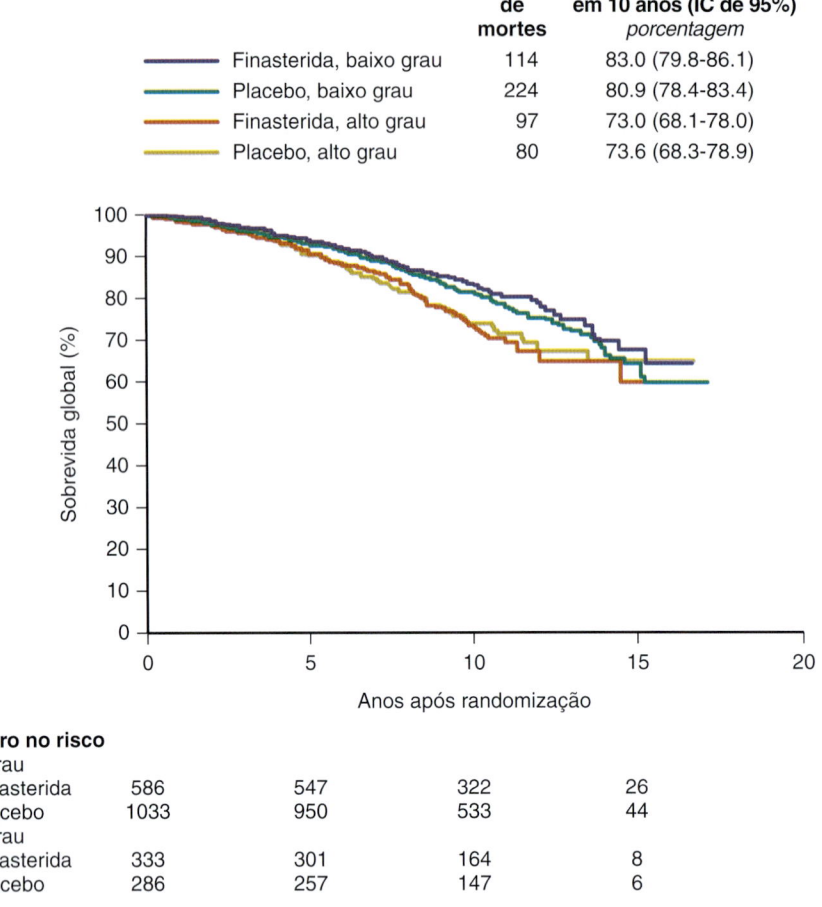

Figura 107-12. Sobrevida global de homens com câncer de próstata de acordo com o grau do câncer no estudo Prostate Cancer Prevention Trial. (Adaptado de Thompson IM Jr, Goodman PJ, Tangen CM, et al. Long-term survival of participants in the prostate cancer prevention trial. N Engl J Med 2013; 369:603-10.)

não parecia haver um efeito morfológico da finasterida sobre a classificação histológica do câncer de próstata quando as amostras foram reanalisadas por um painel de patologistas experientes que desconheciam as características dos grupos de tratamento (Lucia et al., 2008). Outra explicação possível para o aumento observado de cânceres de alto grau no grupo finasterida é o viés de verificação. Conforme já afirmado, a finasterida aumenta a sensibilidade de detecção do câncer de próstata pelo PSA e pelo ETR, bem como diminui o volume da próstata em 28%. Isso leva a um aumento da probabilidade de se encontrar componentes de alto grau câncer (entre homens com escore de Gleason 7-10) na biópsia. De fato, observou-se que o aumento dos valores dos escores de Gleason na comparação entre amostras de biópsias e amostras de prostatectomia radical (escores de Gleason de 2-6 para 7-0) foi maior no grupo placebo do que no da finasterida (Lucia et al., 2008).

Se a finasterida induz cânceres de alto grau, seria de esperar uma maior proporção de cânceres com características adversas pelos critérios da biópsia ou na prostatectomia radical no grupo da finasterida. Entre cânceres com escore de Gleason 7-10, o uso da finasterida foi associado a achados mais favoráveis de extensão tumoral nas amostras de biópsia em comparação com o placebo, inclusive a proporção de fragmentos positivos (34% vs. 38%, P =0,016), comprimento tumoral linear da biópsia (7,6 vs. 9,2 milímetros, P = 0,13), bilateralidade (23% vs. 31%, P = 0,046) e invasão perineural (14% vs. 20%, P = 0,07) (Lucia et al., 2007, 2008). Entre os 528 homens tratados por prostatectomia radical, não se observou diferença significativa na taxa de extensão extraprostática, invasão das vesículas seminais ou metástases ganglionares entre os dois grupos.

Além disso, havia menos cânceres com escore de Gleason 7-10 entre homens tratados com finasterida do que entre homens do grupo placebo (89 vs. 105).

Em uma análise secundária do PCPT ajustada para os efeitos da finasterida sobre a detecção do câncer de próstata, as taxas de câncer de próstata ajustadas foram estimadas em 21,1% para o grupo placebo e 14,7% no grupo da finasterida, uma redução de risco de 30% para todos os tipos de câncer (HR 0,70, IC de 95%: 0,64-0,76) e um aumento estatisticamente não significativo de 14% no câncer de alto grau (Redman et al., 2008). Considerando a probabilidade aumentada de alteração do Gleason de 2-6 em biópsia para um Gleason 7-10 em espécime de prostatectomia radical no grupo placebo, os pesquisadores estimaram que a taxa de câncer de alto grau verdadeiro foi de 6% no grupo da finasterida e 8,2% no grupo placebo. Isso representa uma redução do RR de 27% na taxa de cânceres de alto grau verdadeiro em homens tratados com finasterida (HR 0,73, IC de 95%: 0,56-0,96). Utilizando metodologia diferente em uma análise independente, Pinsky et al. (2008) concordaram que a taxa de doença de alto grau verdadeiro pode ter sido menor no grupo da finasterida em comparação com o grupo placebo.

Em um estudo de acompanhamento a longo prazo de todos os 18.880 homens inscritos no PCPT, alguns dos quais tinham informações de sobrevivência de 18 anos, não se observaram diferenças significativas entre os grupos de tratamento para a sobrevida global de 15 anos (78% vs. 78,2%; HR não ajustado 1,02, IC de 95%: 0,97-1,08, P = 0,5) ou entre 2.401 homens com câncer de próstata em 10 anos (79,3% vs. 79,5%; HR ajustado 1,01, IC de 95%: 0,85-1,2, P = 0,9) (Thompson et al., 2013) (Fig. 107-12).

Considerando-se todos os homens inscritos no PCPT e com acompanhamento adicional, o câncer de próstata foi detectado em 989 de 9.423 (10,5%) no grupo da finasterida em comparação com os 1.412 de 9.457 (14,9%) no grupo placebo. Isso se traduz em uma redução de 30% na detecção de câncer de próstata (HR 0,7; IC de 95%: 0,65-0,76, P <0,001) com um aumento não significativo de cânceres com escore de Gleason 7-10 (HR 1,17, IC de 95%: 1,00-1,37, P = 0,05). Limitou-se a análise da mortalidade específica ao câncer em razão do pequeno número de homens nos quais a causa de morte foi verificada. **A ausência de diferenças de sobrevida importantes entre os grupos de tratamento (e entre aqueles com câncer) sugere que a maior incidência aparente de cânceres de alto grau em homens tratados com finasterida não se traduz em diferenças importantes de sobrevida em 15 anos.** Enquanto a finasterida parece não ter reduzido a mortalidade global, ela foi associada a uma redução de 43% no risco de câncer de baixo grau. Usando dados de sobrevida do estudo PLCO para projetar mortalidade por câncer de próstata a partir de padrões de incidência, Pinsky et al. (2013) estimaram que o uso 5ARIs não teve impacto na mortalidade por câncer de próstata com base nos dados do PCPT usando análises não ajustadas (HR 1,02, IC de 95%: 0,9 a 1,2) e ajustadas (HR 0,9, IC de 95%: 0,8-1,1) dos efeitos dos inibidores de 5ARIs na detecção do câncer. **Em conjunto, esses estudos sugerem que o aumento aparente em cânceres de alto grau com a utilização de inibidores de 5ARIs não se traduz em impactos na sobrevida ou na mortalidade do câncer de próstata.**

Além da prevenção do câncer da próstata, as 5ARIs têm outros benefícios que precisam ser considerados. Conforme mencionado, a finasterida melhora a sensibilidade da detecção do câncer de próstata pelo PSA e pelo ETR (Thompson et al., 2006, 2007b). Além disso, a finasterida reduziu o risco de prostatite, retenção urinária aguda e necessidade de intervenção cirúrgica. Por outro lado, os efeitos adversos que ocorreram mais com a finasterida do que com o placebo são o comprometimento da função sexual ou a disfunção erétil, além dos efeitos endócrinos. Dados agrupados de estudos clínicos randomizados indicam diferenças absolutas de 2% (IC de 95%: 1% a 2%) para ginecomastia, 3% (IC de 95%: 1% a 6%) para diminuição da libido, 4% (IC de 95%: 1% a 8%) para disfunção erétil e 4% (IC de 95%: 8% a 17%) para a diminuição do volume do ejaculado (Wilt et al., 2008). A disfunção sexual foi também avaliada nos participantes do PCPT durante o período de 7 anos do estudo por meio da utilização de um questionário de avaliação de atividade sexual, o Sexual Activity Scale. Em comparação com os escores basais, ao longo de 7 anos, a finasterida foi associada a um ligeiro aumento na disfunção sexual com relação ao placebo, o equivalente a cerca da metade do efeito de ser 6,5 anos mais velhos na randomização (Moinpour et al., 2007).

Reduction by Dutasteride of Prostate Cancer Events (REDUCE) Trial. O REDUCE foi outro estudo clínico em larga escala randomizado e placebo-controlado realizado para avaliar a quimioprevenção primária, utilizando um 5ARI diferente chamado dutasterida, um inibidor de ambas as isoformas da 5α-redutase. A dutasterida reduziu o risco de câncer de próstata em homens tratados para os sintomas do trato urinário inferior (LUTS) relacionados com a hiperplasia benigna da próstata (LUTS/HBP) em comparação com o placebo (Andriole et al., 2004b). Para que os pacientes pudessem participar do REDUCE, eles precisavam apresentar uma biópsia da próstata prévia negativa (6 a 12 fragmentos) em até seis meses antes da inclusão no estudo e ter idades entre 50 a 75 anos, PSA basal de 2,5 a 10 ng/mL e volume da próstata igual ou menor a 80 mL. O desfecho primário do REDUCE foi a prevalência de câncer em biópsias de próstata obrigatoriamente com 10 fragmentos realizadas em 2 a 4 anos após a randomização.

O REDUCE recrutou 8.231 homens, dos quais 6.726 (82,6%) foram submetidos a, pelo menos, uma biópsia; e 1.516 (22,5%) foram diagnosticados com câncer de próstata. **A dutasterida diminuiu o risco de câncer de próstata ao longo de 4 anos em 23% (858 no grupo placebo vs. 659 no grupo da dutasterida, P <0,001) e apresentou reduções semelhantes nos anos 1 e 2 e nos anos 3 e 4** (Andriole et al., 2010). Não houve diferença significativa entre os grupos em termos de redução de câncer em biópsias independentes de protocolo ("por justa causa") (17% em ambos os grupos). Assim como para a finasterida no PCPT, o benefício da dutasterida versus placebo no risco de câncer de próstata foi aparente em todos os subgrupos, incluindo idade, história familiar e concentração de PSA no início do estudo (redução de RR de 22% a 32%). **Embora não houvesse diferença significativa na detecção de cânceres com escore de Gleason 7-10 ao longo do estudo (P = 0,8), incluindo cânceres com escore de Gleason 8-10 (29 no grupo da dutasterida vs. 19 no grupo placebo, P = 0,15), houve um aumento do risco de cânceres de escore Gleason 8-10 durante o terceiro e o quarto anos do estudo (1 em placebo vs. 12 em dutasterida, P = 0,003),** embora nenhum caso de câncer com escore Gleason 8-10 tenha sido observado em 2 anos fora do estudo entre 2.751 homens avaliados (Grubb et al., 2013). Não foram relatadas mortes por câncer de próstata durante o estudo e não houve diferenças significativas entre grupos de tratamento quanto a cânceres detectados em termos de porcentagem ou número de fragmentos positivos ou volume tumoral, mesmo entre cânceres com escore de Gleason 7-10. A taxa de HGPIN também foi significativamente menor entre homens que receberam a dutasterida (3,8% vs. 4,9%, P = 0,04). A dutasterida também demonstrou efeitos benéficos quanto à HBP (retenção urinária aguda e cirurgia relacionada com a HBP) e foi geralmente bem tolerada (15% de eventos adversos relacionados com o fármaco no grupo placebo vs. 22% no grupo da dutasterida). A dutasterida também pareceu ter efeitos benéficos no PSA como um marcador do câncer de próstata (Marberger et al., 2012).

Resumo. **Os estudos PCPT e REDUCE confirmam a consistência do efeito dos 5ARIs na redução do risco de câncer da próstata com maior diminuição de risco semelhante em todos os subgrupos.** O fato dos resultados do REDUCE serem coincidentes com os do PCPT com relação à magnitude da redução do risco, aos benefícios nos desfechos da HBP e à toxicidade mínima sugere que os 5ARIs representam uma estratégia de prevenção primária efetiva. Em 2010, o Oncology Drug Advisory Committee da FDA foi convocado para avaliar as evidências sustentando a utilização dos 5ARIs como agentes de quimioprevenção do câncer de próstata. Como parte de sua revisão, todas as amostras de biópsia do PCPT e do REDUCE que mostraram câncer de próstata foram sujeitas a uma revisão patológica e reclassificadas usando o escore de Gleason modificado. **A reavaliação da FDA mostrou um aumento significativo de cânceres com escore Gleason 8-10 em ambos os estudos clínicos (RR 1,7, IC de 95%: 1,2-2,3). Isso sugere que, para cada 150 a 200 homens tratados com um 5ARI, um homem adicional seria diagnosticado com câncer de próstata de alto grau histológico para evitar três a quatro cânceres de baixo grau histológico** (Theoret et al., 2011). O comitê acreditou que as análises exploratórias post-hoc do PCPT e do REDUCE não apresentaram evidências convincentes de que o aumento da incidência de câncer de alto grau observado em ambos os estudos poderia ser descartado. **A FDA concluiu que os 5ARIs não têm um perfil de risco-benefício favorável à quimioprevenção do câncer de próstata.** Apesar das múltiplas análises sugerindo que um viés de detecção foi responsável, ao menos parcialmente, pelo aumento observado na taxa de cânceres de alto grau com os 5ARIs, a preocupação quanto a esse viés quase eliminou a utilização dos 5ARIs para a prevenção do câncer de próstata na prática urológica comum. Várias análises econômicas sugerem, no entanto, que a quimioprevenção com um 5ARI pode ser vantajosa em termos de custo-benefício em populações em alto risco (Svatek, 2008; Kattan et al., 2011; Svatek e Lotan, 2011).

Citrato de Toremifeno

O citrato de toremifeno é um modulador do ER aprovado pela FDA para o tratamento de câncer de mama. Estudos in vitro sobre o câncer de próstata mostraram que uma dose baixa de toremifeno inibe seletivamente o ER-α, receptor que serve como um mediador da transdução de sinais estimuladores de crescimento e tem efeito antiproliferativo direto por meio do ER-β. **Um estudo clínico randomizado com 1.467 homens com HGPIN não conseguiu mostrar uma redução na incidência de câncer de próstata em 3 anos entre aqueles que receberam citrato de toremifeno 20 mg por dia versus placebo, mesmo entre grupos selecionados de alto risco** (Taneja et al., 2013).

Outros Agentes Farmacológicos

O interesse na metformina como agente quimiopreventivo baseia-se em evidências epidemiológicas que ligam obesidade, síndrome metabólica e altas concentrações circulantes de insulina ao desenvolvimento de vários cânceres. No entanto, nenhum estudo até o momento conseguiu mostrar uma relação entre o uso de metformina e o risco de câncer de próstata (Margel et al., 2013). Estudos epidemiológicos mostraram uma relação inversa entre a utilização de fármacos anti-inflamatórios não esteroidais (AINEs) e o risco de muitos cânceres, inclusive câncer de próstata. No entanto, um estudo de caso-controle não conseguiu mostrar uma relação entre dose-resposta ou duração-resposta entre cinco diferentes classes de AINEs (incluindo aspirina) e o risco de câncer de próstata (Mahmud et al., 2011).

As estatinas são medicamentos amplamente utilizados na redução do colesterol, e acredita-se que elas exerçam um papel preventivo do câncer por inibição de inflamação, angiogênese, alteração de biossíntese ou metabolismo do hormônio esteroidais, regulação do ciclo celular ou promoção da apoptose em células cancerosas (Murtola et al., 2008). Vários estudos observacionais mostraram uma associação inversa entre o uso de estatinas e o risco de câncer de próstata (inclusive um que mostrou uma redução na mortalidade por câncer da próstata) (Graaf et al., 2004; Shannon et al., 2005; Platz et al., 2006; Bansal et al., 2012; Marcella et al., 2012; Geybels et al., 2013). No entanto, outros não encontraram alguma associação (Flick et al., 2007; Agalliu et al., 2008), e dois estudos mostraram um aumento no risco geral de câncer de próstata (Kaye e Jick, 2004; Murtola et al., 2007). Estudos randomizados do uso de estatinas para evitar doenças cardiovasculares não relataram associação à incidência de câncer de próstata, embora tais estudos tenham sido limitados por curtos períodos de uso da estatina, breve período de acompanhamento e pacientes relativamente jovens que geralmente desenvolvem poucos cânceres (Baigent et al., 2005; Dale et al., 2006; Browning e Martin, 2007). **Uma metanálise de seis ensaios clínicos randomizados, seis estudos de coorte e sete estudos de caso-controle não encontrou associação entre o uso de estatinas e incidência global do câncer de próstata. Contudo, encontraram uma associação protetora com câncer de próstata avançado (HR 0,77, IC de 95%: 0,64-0,93)** (Bonovas et al., 2008). Tal achado sugere um efeito das estatinas em uma fase tardia na carcinogênese (p. ex., progressão tumoral).

Vitaminas e Micronutrientes

Selênio e Vitamina E

O *Selenium and Vitamin E Cancer Prevention Trial* (SELECT) foi um estudo clínico primário de base populacional, randomizado e placebo-controlado desenhado para avaliar a eficácia quimiopreventiva da utilização individual ou combinada do selênio e de vitamina E na prevenção do câncer de próstata (Lippman et al., 2005). A justificativa para a escolha do selênio baseou-se em uma análise secundária do estudo clínico Nutritional Prevention of Cancer Trial que avaliou o efeito da levedura selenizada oral sobre o câncer de pele não melanoma no qual os homens foram aleatoriamente separados em dois grupos. Um grupo recebeu selênio e outro, placebo. Assim, observou-se uma redução de 65% na incidência de câncer de próstata ao longo de um acompanhamento médio de 4,5 anos (Clark et al., 1996). A justificativa para a seleção da vitamina E baseou-se no estudo clínico Alpha-Tocopherol, Beta-Carotene (ATBC) Lung Cancer Prevention Study, desenhado para avaliar a influência do alfatocoferol e do betacaroteno na incidência e na mortalidade do câncer de pulmão. Nesse estudo, fumantes do sexo masculino foram randomizados em indivíduos receberam isoladamente ou conjuntamente alfa-tocoferol (50 mg por dia) e betacaroteno (20 mg por dia) ou placebo (The Effect of Vitamin E, 1994). Na análise secundária, o estudo ATBC encontrou uma redução estatisticamente significativa de 32% na incidência de câncer de próstata nos indivíduos que receberam alfatocoferol (Albanes et al., 1995).

O estudo SELECT randomizou 35.533 homens em quatro grupos de tratamento (selênio + placebo, vitamina E + placebo, selênio + vitamina E e placebo + placebo) (Lippman et al., 2009). Os critérios de inclusão no estudo foram idade igual ou superior a 50 anos para os afro-americanos e 55 anos para caucasianos, ETR sem suspeita de câncer, PSA sérico menor ou igual a 4 ng/mL e pressão sanguínea normal. O desfecho primário foi o câncer de próstata confirmado por biópsia, embora as indicações para biópsia não tenham sido nomeadas pelo protocolo. **Embora o estudo tenha sido planejado para ser realizado por um período de 12 anos, uma comissão independente responsável pelo monitoramento da segurança e dos dados recomendou a interrupção do estudo após a segunda análise interina no sétimo ano de estudo. Isso porque os dados não demonstraram de modo convincente algum efeito sobre o risco de câncer de próstata por qualquer dos agentes, seja individualmente ou em combinação, e nenhuma possibilidade de um efeito benéfico na magnitude esperada com sua suplementação contínua** (Lippman et al., 2009). As taxas de risco (HR) **para o câncer de próstata foram de 1,13 (IC de 99%: 0,95-1,13) para a vitamina E, 1,04 (IC de 99%: 0,87-1,24) para o selênio e 1,05 (IC de 99%: 0,88-1,25) para o selênio e vitamina E. Um estudo de acompanhamento que incluiu mais 54.464 pessoas/ano mostrou que a suplementação alimentar com a vitamina E, na verdade, aumentou o risco de câncer de próstata (HR 1,17, IC de 95%: 1,004-1,36, P = 0,008)** (Klein et al., 2011) (Fig. 107-13). As análises secundárias também não mostraram efeito desses nutrientes nos riscos de cânceres pulmonares e colorretais ou na incidência global de câncer, assim como nenhum efeito sobre eventos cardiovasculares e na sobrevida global.

A ausência de um efeito benéfico desses micronutrientes no risco de câncer de próstata também foi observada em outros estudos clínicos randomizados (Gaziano et al., 2009; Algotar et al., 2013). Dois estudos clínicos randomizados avaliaram o efeito do selênio, vitamina E e/ou soja no risco de câncer de próstata entre homens com evidência de HGPIN em biópsia prévia. O estudo clínico Southwest Oncology Group 9917 randomizou 423 homens com HGPIN em dois grupos, um no qual os indivíduos receberam selênio 200 μg/dia e outro em que as pessoas receberam placebo. Ele não encontrou diferenças no risco de câncer de próstata em 3 anos (36% vs. 37%, P = 0,7), embora os homens com menores concentrações plasmáticas basais de selênio tenham experimentado uma redução de risco não estatisticamente significativa (Marshall et al., 2011). Um estudo similar do National Cancer Institute of Canada randomizou 303 homens com HGPIN em quatro grupos. No primeiro grupo, os indivíduos receberam soja (40 g por dia); no segundo, vitamina E (800 unidades); no terceiro, selênio (200 μg) e, finalmente, no quarto grupo, placebo. Nenhuma diferença no risco de câncer de próstata em 3 anos foi detectada (HR 1,03, IC de 95%: 0,7-1,6, P = 0,9) (Fleshner et al., 2011).

Juntos, esses resultados sugerem que nem o selênio nem a vitamina E devem ser utilizados para prevenir câncer de próstata ou outros tipos de câncer. O aumento de 17% do risco de câncer de próstata associado à vitamina E no estudo SELECT demonstra o potencial de substâncias aparentemente inócuas ainda biologicamente ativas em causar danos. As razões pelas quais esses estudos clínicos fracassaram em confirmar a atividade presumidamente preventiva dos micronutrientes são incertas. Uma possível explicação é que os homens em estudos clínicos anteriores eram relativamente deficientes nestes micronutrientes em comparação com aqueles participantes dos estudos mais recentes. **Portanto, os micronutrientes podem ter atividade preventiva contra o câncer em indivíduos deficientes em micronutrientes, mas não apresentam benefícios (e potencialmente prejuízos) àqueles que não o são.**

Soja

Os produtos da soja são uma fonte concentrada de isoflavonas, como genisteína, daidzeína e seus metabólitos que inibem o crescimento de células epiteliais prostáticas benignas e malignas, regulam negativamente os genes cuja expressão é regulada por andrógenos e reduzem o crescimento tumoral em modelos animais. Os estudos que relacionam migração e menores taxas de câncer de próstata em homens asiáticos, para os quais a soja é um componente importante da dieta, sustentam seu papel como agente anticanceroso. No entanto, conforme mencionado, um estudo clínico randomizado que avaliou os efeitos do selênio, da vitamina E, da soja e de placebo sobre o risco de câncer de próstata em homens com HGPIN não conseguiu demonstrar uma redução estatisticamente significativa no risco (Fleshner et al., 2011).

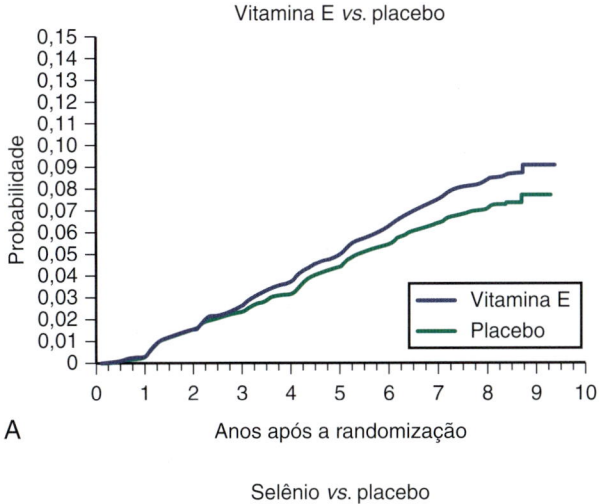
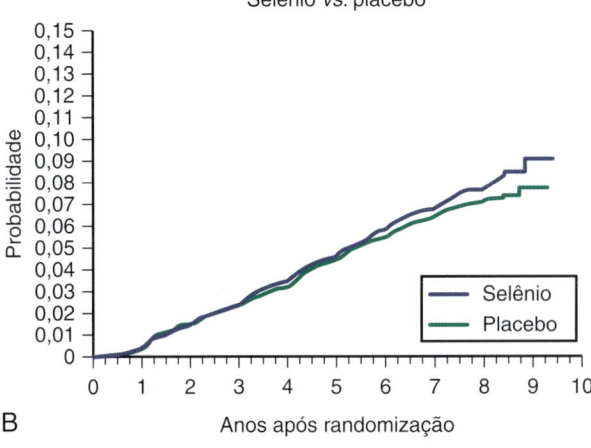
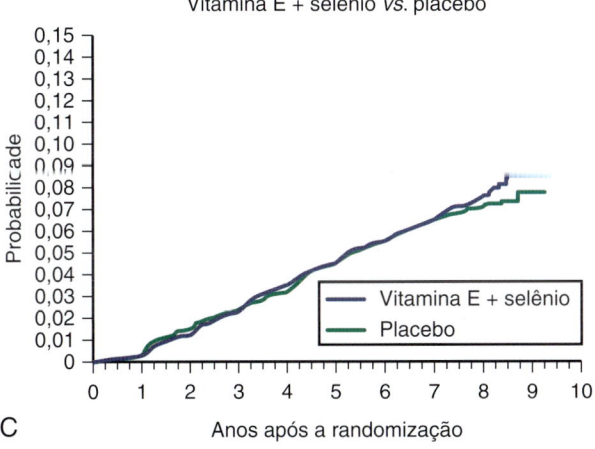

Figura 107-13. A-C, Incidência cumulativa de detecção de câncer de próstata ao longo do tempo por grupo de intervenção no Selenium and Vitamin E Cancer Prevention Trial (SELECT). Aqueles que tomaram a vitamina E sozinha (A) tiveram 17% de aumento no risco de câncer de próstata em comparação com o placebo (HR: 1,17, IC de 99%: 1,004-1,36, P = 0,008). As taxas de câncer de próstata no grupo do selênio sozinho (B) e no grupo de selênio e vitamina E (C) não foram diferentes das do grupo placebo (HR: 1,09, IC de 99%: 0,93-1,27, P = 0,18 e HR: 1,05, IC de 99%: 0,89-1,22, P = 0,46, respectivamente). (Adaptado de Klein EA, Thompson IM Jr, Tangen CM, et al. Vitamin E and the risk of prostate cancer: the Selenium and Vitamin E Cancer Prevention Trial (SELECT). JAMA 2011; 306:1549-56.)

Licopeno

O licopeno é um carotenoide vermelho-alaranjado encontrado, principalmente, em tomates e em produtos derivados de tomate e em frutas vermelhas e vegetais. O licopeno é um antioxidante potente, e há evidências epidemiológicas mistas de que o consumo de licopeno está associado a um menor risco de câncer da próstata (Giovannucci, 1999). Dois estudos prospectivos de caso-controle com pacientes dos estudos PLCO e PCPT examinaram a associação do licopeno (seja por concentrações séricas ou pelo relato da ingestão de alimentos contendo tomates) ao risco de câncer de próstata e não encontraram efeito protetor (Peters et al., 2007; Kristal et al., 2011). Uma metanálise de três pequenos estudos randomizados e placebo-controlados com 154 pacientes não mostrou efeito protetor do licopeno no risco de câncer de próstata (Ilic et al., 2011).

Catequinas do Chá-verde

O interesse no chá-verde como agente quimiopreventivo baseia-se em observações epidemiológicas de uma baixa incidência de câncer de próstata entre os asiáticos que ingerem quantidades diárias elevadas de chá-verde. As catequinas do chá-verde (que representam de 30% a 40% de sólidos, os quais podem ser extraídos das folhas secas do chá-verde) parecem induzir a apoptose e inibir o crescimento de células de câncer de próstata *in vitro*. Em um pequeno estudo randomizado e placebo-controlado com 60 homens com HGPIN, as catequinas de chá-verde foram associadas a um menor risco de câncer de próstata em comparação com o placebo (1 *vs.* 9) (Brausi et al., 2008). São necessários estudos clínicos confirmatórios para que o papel do consumo de chá-verde na prevenção do câncer de próstata possa ser melhor avaliado.

PONTOS-CHAVE: QUIMIOPREVENÇÃO

- O objetivo da quimioprevenção primária é diminuir a incidência de um dado câncer, reduzindo, simultaneamente, tanto os efeitos colaterais relacionados com o tratamento quanto a mortalidade.
- Uma quimioprevenção efetiva requer a utilização de agentes não tóxicos que inibam etapas moleculares específicas nas vias carcinogênicas.
- O câncer de próstata é um alvo atraente e adequado para a prevenção primária por causa de sua incidência, sua prevalência, sua morbidade relacionada com o tratamento e sua mortalidade ligada à doença.
- As populações-alvo para os estudos de prevenção primária podem ser subdivididas em grupos com diferentes níveis de risco (baixo, intermediário e alto) de desenvolvimento de câncer de próstata. Os mecanismos moleculares subjacentes à progressão da doença são provavelmente diferentes para cada população-alvo, e os resultados de um estudo clínico em particular não podem ser generalizados para outros cenários clínicos.
- O estudo PCPT demonstrou que a finasterida reduziu a prevalência periódica do câncer de próstata em 25%. O aumento aparente na doença de alto grau em homens que receberam finasterida pode ser devido ao verdadeiro efeito biológico ou a um viés de averiguação induzido pelos efeitos da finasterida no PSA, no ETR e no volume prostático. A utilização da finasterida como um agente quimiopreventivo não afeta a sobrevida a longo prazo entre aqueles com e sem câncer de próstata.
- O estudo SELECT demonstrou que tanto a vitamina E quanto o selênio não evitam o câncer da próstata e que a utilização de vitamina E está associada a maior risco de câncer da próstata.

CONCLUSÃO

O processo de carcinogênese da próstata é complexo. A partir das interações entre fatores constitucionais, comportamentais, moleculares e ambientais associadas aos vários processos que ocorrem durante o envelhecimento, surgem vários acontecimentos que, em última instância, são manifestados por meio do diagnóstico de câncer de próstata. Para complicar a compreensão desse processo, há vários problemas metodológicos associados ao diagnóstico da doença em estudos clínicos, na população em geral e em estudos epidemiológicos. Além disso, a atual incapacidade de distinção entre doenças biologicamente significativas e insignificantes complica a plena compreensão das interações entre esses fatores.

Apesar dos resultados promissores dos estudos clínicos quanto à quimioprevenção do câncer de próstata, a relativamente baixa utilização dos 5ARIs, a falta de entusiasmo em utilizá-la por especialistas em câncer de próstata e profissionais de atenção primária, mesmo com a aprovação por sociedades profissionais, e os subsequentes fracassos desses fármacos que impedem que eles sejam aprovados pelas agências governamentais, salientam os desafios do desenvolvimento de novos agentes e abordagens para quimioprevenção. A FDA representa um obstáculo substancial por causa do intenso escrutínio sobre a toxicidade, como foi visto com os 5ARIs. Conforme observado no estudo SELECT, a promessa de micronutrientes como agentes quimiopreventivos está muito aquém das expectativas e eles podem ser prejudiciais. As direções futuras irão requerer abordagens genéticas e moleculares para identificar os pacientes em risco e alvos apropriados para a quimioprevenção.

REFERÊNCIAS

Para consultar a lista completa de referências, acesse www.expertconsult.com.

LEITURA SUGERIDA

Andriole GL, Bostwick DG, Brawley OW, et al. Effect of dutasteride on the risk of prostate cancer. N Engl J Med 2010;362:1192-202.

Andriole GL, Crawford ED, Grubb RL 3rd, et al. Prostate cancer screening in the randomized Prostate, Lung, Colorectal, and Ovarian Cancer Screening Trial: mortality results after 13 years of follow-up. J Natl Cancer Inst 2012;104:125-32.

Barbieri CE, Tomlins SA. The prostate cancer genome: perspectives and potential. Urol Oncol 2014;32:53. e15–22.

Eeles R, Goh C, Castro E, et al. The genetic epidemiology of prostate cancer and its clinical implications. Nat Rev Urol 2014;11:18-31.

Etzioni R, Gulati R, Cooperberg MR, et al. Limitations of basing screening policies on screening trials: The US Preventive Services Task Force and Prostate Cancer Screening. Med Care 2013;51:295-300.

Klein EA, Thompson IM Jr, Tangen CM, et al. Vitamin E and the risk of prostate cancer: the Selenium and Vitamin E Cancer Prevention Trial (SELECT). JAMA 2011;306:1549-56.

Li LC, Carroll PR, Dahiya R. Epigenetic changes in prostate cancer: implication for diagnosis and treatment. J Natl Cancer Inst 2005;97:103-15.

Masko EM, Allott EH, Freedland SJ. The relationship between nutrition and prostate cancer: is more always better? Eur Urol 2013;63:810-20.

Nelson WG, De Marzo AM, Isaacs WB. Prostate cancer. N Engl J Med 2003;349:366-81.

Redman MW, Tangen CM, Goodman PJ, et al. Finasteride does not increase the risk of high-grade prostate cancer: a bias-adjusted modeling approach. Cancer Prev Res (Phila) 2008;1:174-81.

Schröder FH, Hugosson J, Roobol MJ, et al. Prostate-cancer mortality at 11 years of follow-up. N Engl J Med 2012;366:981-90.

Thompson IM, Goodman PJ, Tangen CM, et al. The influence of finasteride on the development of prostate cancer. N Engl J Med 2003;349:215-24.

Tomlins SA, Rhodes DR, Perner S, et al. Recurrent fusion of *TMPRSS2* and ETS transcription factor genes in prostate cancer. Science 2005;310:644-8.

Welch HG, Albertsen PC. Prostate cancer diagnosis and treatment after the introduction of prostate-specific antigen screening: 1986-2005. J Natl Cancer Inst 2009;101:1325-9.

108 Prostate Cancer Tumor Markers

Todd M. Morgan, MD, Ganesh S. Palapattu, MD, Alan W. Partin, MD, PhD e John T. Wei, MD, MS

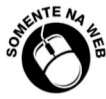

Biomarker Development

Blood-Based Biomarkers

Urine-Based Biomarkers

Tissue-Based Biomarkers

Summary

# 109 Biópsia da Próstata: Técnicas e Aquisição de Imagens

Leonard G. Gomella, MD, FACS, Ethan J. Halpern, MD, MSCE e Edouard J. Trabulsi, MD, FACS

Anatomia Ultrassonográfica da Próstata

Ultrassonografia Transretal em Escala Cinza

Biópsia da Próstata; Técnicas e Resultados

Técnicas Avançadas e Experimentais para Biópsia de Próstata

A ultrassonografia transretal de próstata (USTR) tornou-se uma ferramenta muito utilizada na prática urológica. Muitas intervenções em nossa especialidade são guiadas por imagens, tendo como base a USTR, incluindo a biópsia prostática, a braquiterapia em doses baixas e altas, a crioterapia e a terapia focal de alta intensidade. Marcadores fiduciais e de radiofrequência estão sendo colocados sob orientação da USTR para o rastreamento em tempo real de tumores da próstata durante a radioterapia (Linden *et al.*, 2009; Das *et al.*, 2014). A injeção de hidrogel de polietileno glicol no tecido adiposo perirretal anterior para diminuir a toxicidade retal durante a irradiação da próstata é outra aplicação bem recente e em evolução da USTR (Strom *et al.*, 2014). A USTR também tem um papel em condições benignas como a hiperplasia prostática benigna (HPB) e em alguns casos de infertilidade masculina. Este capítulo foca basicamente no uso mais comum da USTR, que é a biópsia prostática para o diagnóstico do câncer de próstata.

A detecção e o diagnóstico do câncer de próstata se beneficiaram dos esforços de avaliação de triagem utilizando o antígeno prostático específico (PSA), juntamente à introdução e ao refinamento das técnicas de biópsia de próstata guiada por USTR. Entretanto, esses esforços de avaliação de triagem não estão livres de controvérsias (Gomella *et al.*, 2011). Ao se tomar a decisão de realizar uma biópsia de próstata, a sua realização guiada por USTR, coletando 12 fragmentos, é considerada a técnica padrão atual (Bjurlin *et al.*, 2013).

A USTR da próstata foi descrita originalmente por Watanabe e *et al.* (1968). **O uso da biópsia de próstata dirigida digitalmente, comum até o final da década de 1980, evoluiu para o uso clínico expandido das biópsias de próstata dirigidas pela USTR.** Os aperfeiçoamentos na tecnologia de US continuaram com a importante introdução por Hodge *et al.* do protocolo de biópsia sextante (de seis pontos) sistemática guiada por USTR (1989). Concomitantemente ao aperfeiçoamento das técnicas de biópsia, incluindo o aumento para 12 no número de pontos de biópsia recomendados, o uso do PSA aumentou o número de homens se submetendo ao rastreamento precoce do câncer de próstata e à biópsia de próstata. As estimativas atuais são de que até 1,3 milhão de biópsias são realizadas anualmente apenas nos Estados Unidos (Aubry *et al.*, 2013). Devido à prevalência do câncer de próstata clinicamente significativo e não significativo e à frequência com que são realizadas biópsias de próstata guiadas pela USTR, tem-se concentrado significativos esforços na indicação mais apropriada de biópsia, na técnica ideal para a aquisição de imagens para realização da biópsia da próstata e na melhor maneira de se limitar as complicações.

ANATOMIA ULTRASSONOGRÁFICA DA PRÓSTATA

A próstata se situa entre o colo da bexiga e o diafragma urogenital, imediatamente anterior ao reto, uma posição ideal para a aquisição de imagens pela USTR. A glândula prostática é descrita tradicionalmente com base numa arquitetura zonal patológica. Ela é dividida em estroma fibromuscular anterior, que é desprovido de tecido glandular, zona de transição (ZT), zona central (ZC), zona periuretral e zona periférica (ZP). Infelizmente, essas regiões não são visíveis ultrassonograficamente como entidades distintas (Fig. 109-1).

Entretanto, a ZT pode ser com frequência discernível da ZP e da ZC, especialmente em glândulas com um grau significativo de HPB. Localizadas posteriormente, a ZC e a ZP normais, das quais se origina a maioria dos adenocarcinomas, têm uma aparência ecogênica homogênea, enquanto a ZT situada anteriormente é mais heterogênea. **Com frequência calcificações ao longo da cápsula cirúrgica, conhecida como corpúsculos amiláceos, destacam o plano entre a ZP e a ZT (múltiplas calcificações difusas constituem um achado ultrassonográfico comum, muitas vezes incidental, na próstata e são uma consequência da idade e não de uma condição patológica).** Cálculos prostáticos maiores associados a sintomas podem estar relacionados a uma infecção ou inflamação subjacente e requerem uma avaliação mais minuciosa (Geramoutsos *et al.*, 2004).

A uretra prostática atravessa toda a extensão da glândula na linha média e por isso sua imagem precisa ser obtida no plano sagital para que seja visualizada simultaneamente em todo o seu trajeto (Fig. 109-2A e B). A luz uretral distendida tem uma aparência hipoecoica, enquanto as calcificações periuretrais podem produzir um contorno ecogênico fino. O músculo liso do esfíncter interno se estende a partir do colo vesical, circundando a uretra até o nível do verumontano. Essas fibras musculares podem ser visualizadas ultrassonograficamente como um anel hipoecoico em torno da uretra prostática superior, conferindo a ela uma aparência de funil proximalmente a sua origem no colo vesical. Ao chegar no veromontano, a uretra descreve uma angulação anterior e segue pelo restante da glândula para sair no ápice da próstata. Esse ângulo dá à uretra prostática uma aparência anteriormente côncava quando visualizada ao longo de todo seu trajeto no plano sagital.

As vesículas seminais (VS) estão posicionadas posteriormente na base da próstata (Fig. 109-2C). **Elas têm uma aparência sacular uniforme e devem ser simétricas. A VS normal mede de 4,5 a 5,5 cm de comprimento e 2 cm de largura.** Lesões císticas na VS são provavelmente de natureza benigna, enquanto as lesões sólidas apresentam uma probabilidade, embora pequena, de serem malignas, especialmente se o paciente apresentar uma neoplasia primária em outro local. A esquistossomose deve ser considerada ao se fazer um diagnóstico diferencial nos pacientes que vivam em áreas em que a infestação é endêmica e apresentem massa sólida na VS (Al-Saeed *et al.*, 2003). A ausência de uma VS associa-se a agenesia renal ipsilateral em 79% dos casos. No plano transverso, os ductos deferentes passam imediatamente acima da VS ipsilateral antes de mergulhar caudalmente em direção à próstata nas proximidades da linha média. Nessa região eles se situam imediatamente mediais à VS ipsilateral, afilando-se gradativamente, antes que as duas estruturas se fundem para formar um ducto ejaculatório. Os ductos ejaculatórios (vistos ocasionalmente como uma estrutura hipoecoica) penetram na glândula posteriormente e desembocam na uretra no colículo seminal (Fig. 109-2C). Seu trajeto acompanha paralelamente a uretra prostática distalmente ao colículo seminal.

ULTRASSONOGRAFIA TRANSRETAL EM ESCALA CINZA

A USTR em escala cinza se tornou a modalidade mais comum de aquisição de imagens da próstata. Utilizada mais comumente para a detecção do câncer de próstata, a USTR pode ser igualmente

2579

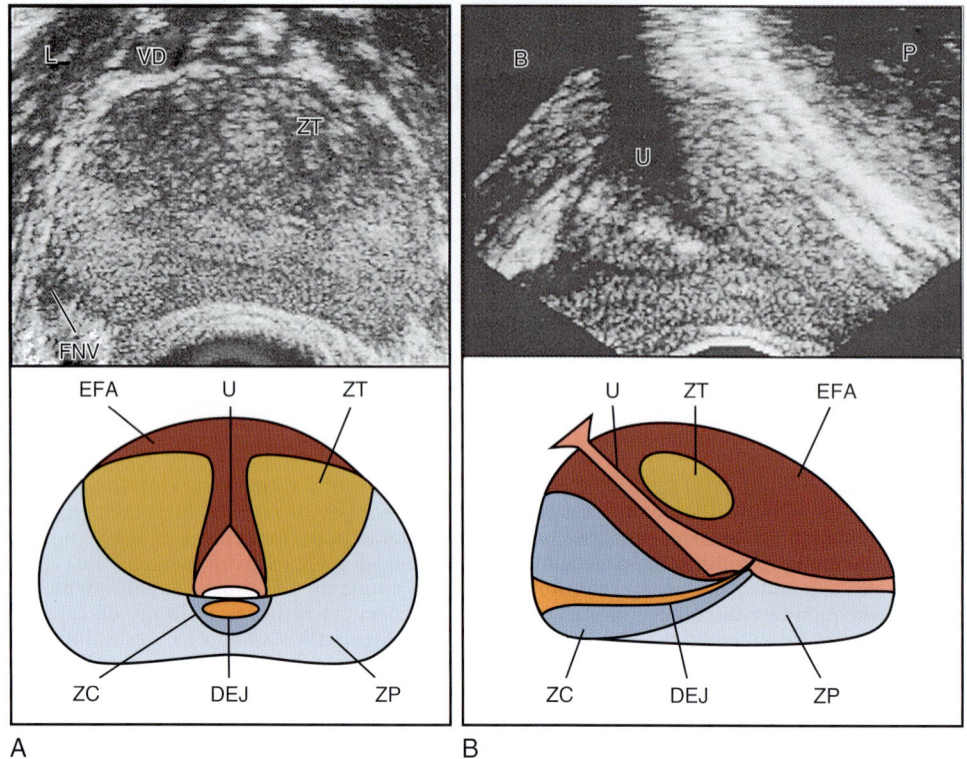

Figura 109-1. Imagens ultrassonográficas da próstata normal *(acima)* juntamente com diagramas *(abaixo)*, aproximadamente no nível do colículo seminal, demonstrando a anatomia zonal. **A,** Visão transversa. **B,** Visão sagital. **EFA,** estroma fibromuscular anterior; **B,** bexiga; **ZC,** zona central; **VD,** complexo venoso dorsal; **DEJ,** ductos ejaculatórios; **L,** músculos levantadores; **FNV,** feixe neurovascular; **ZP,** zona periférica; **ZT,** zona de transição; **U,** uretra.

empregada na avaliação de outras condições, como a infertilidade (Cap. 24) ou em medidas básicas do volume prostático para intervenções tais como a braquiterapia ou no manejo da HPB.

Os probes endorretais existentes no mercado estão disponíveis em modelos de transmissão tanto lateral como terminal e transmitem frequências de 6 a 10 MHz. A maioria das máquinas modernas de US otimizou a autoprogramação para a USTR e a biópsia. Alguns probes biplanos mais recentes fornecem modos de aquisição de imagens sagital e transversal simultaneamente. Os probes proporcionam um ângulo de escaneamento de aproximadamente 180° para possibilitar a visualização simultânea de toda a glândula em ambos os planos, o sagital e o transverso. Aumentar a frequência produz um aumento da resolução. Ao se aumentar a frequência do probe, a parte da imagem que está em foco (amplitude focal) fica mais próxima do transdutor (Kossoff, 2000). O transdutor de 7 MHz empregado comumente produz uma imagem de alta resolução com uma amplitude focal de 1 a 4 cm do transdutor (melhor para a ZP, de onde se origina a maioria dos cânceres). Os transdutores de frequência mais baixa (p. ex., transdutores mais antigos de 4 MHz) têm uma amplitude focal de 2 a 8 cm, porém a uma resolução menor. Os transdutores de frequência mais baixa melhoram o delineamento anterior de glândulas de grande tamanho, aumentando a precisão das medidas de volume, mas proporcionam uma visualização deficiente da arquitetura interna. As propriedades acústicas dos tecidos moles se assemelham àquelas da água, mas a energia US clinicamente útil não se propaga através do ar. Por esta razão, uma substância com densidade de água, designada como *meio de acoplamento*, é necessária. O meio de acoplamento, geralmente um gel ou lubrificante ultrassonográfico, é colocado entre o probe e a superfície retal. Caso o probe seja recoberto por um preservativo protetor, o meio de acoplamento é colocado entre o probe e o preservativo, bem como entre o preservativo e a superfície retal.

Diversos estudos compararam a frequência de detecção do câncer de próstata pela biópsia guiada por USTR empregando os probes de transmissão terminal e lateral. Estudos prospectivos confirmaram que não há uma diferença significativa na frequência de biópsias positivas no contexto de uma biópsia inicial ou de uma rebiópsia (Raber *et al.*, 2012). Nesse estudo, porém, o transdutor transretal de transmissão lateral foi associado a uma melhor tolerância por parte dos pacientes.

Ajustes da Máquina

A ampliação da imagem é ajustada de modo que a maior parte da próstata fique visível sem que a imagem esteja demasiado pequena para possibilitar a detecção de anormalidades. De modo geral, a ampliação é menor durante as medidas da próstata para que seja vista toda a glândula. A ampliação é máxima durante as biópsias para a visualização da passagem da agulha. O ultrassonografista pode alterar manualmente o brilho (ou ganho) num grau pequeno a cada novo paciente e ocasionalmente durante a aquisição de imagens de diferentes áreas na mesma próstata. **O ajuste ótimo do brilho resulta numa imagem em cinza médio da ZP normal. Esse tom de cinza serve como ponto de referência para se considerar as lesões como hipoecoicas (mais escuras que a ZP normal), isoecoicas (semelhantes à ZP normal), hiperecoicas (mais claras que a ZP normal) ou anecoicas (completamente escuras).**

Técnicas

A avaliação completa da próstata por USTR inclui o escaneamento tanto no plano sagital como no plano transverso para se obter um cálculo do volume. A ZC e a ZP são inspecionadas quanto a lesões hipoecoicas quanto a anormalidades do contorno e as VS e os ductos deferentes são integralmente visualizados.

Manipulação do Transdutor

Os pacientes são geralmente examinados na posição de decúbito lateral esquerdo (ver Posicionamento do Paciente, mais adiante) para

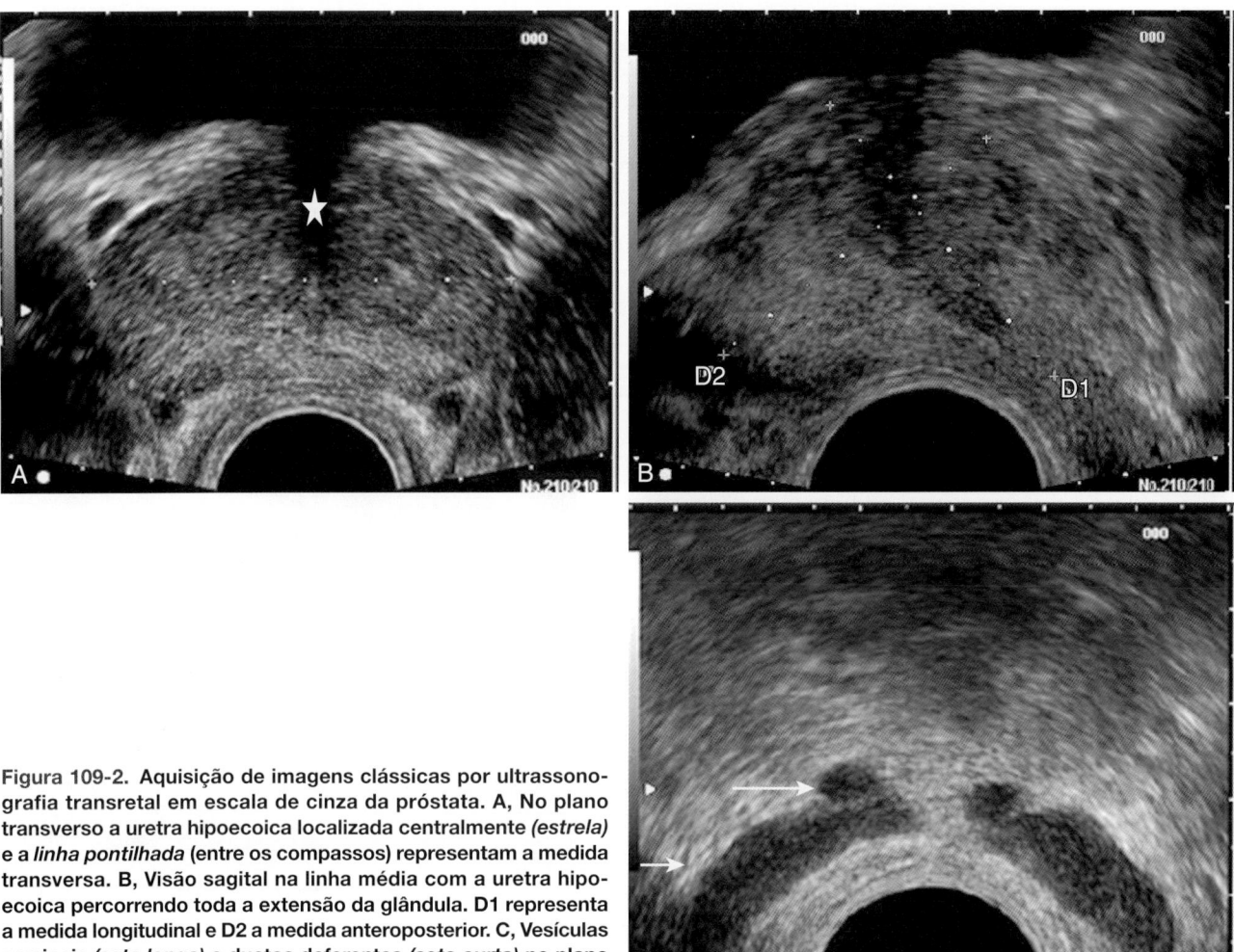

Figura 109-2. Aquisição de imagens clássicas por ultrassonografia transretal em escala de cinza da próstata. A, No plano transverso a uretra hipoecoica localizada centralmente *(estrela)* e a *linha pontilhada* (entre os compassos) representam a medida transversa. B, Visão sagital na linha média com a uretra hipoecoica percorrendo toda a extensão da glândula. D1 representa a medida longitudinal e D2 a medida anteroposterior. C, Vesículas seminais *(seta longa)* e ductos deferentes *(seta curta)* no plano transverso.

se escanear tanto no plano transverso como no plano sagital. Há duas abordagens à manipulação do probe para a aquisição de imagens transversas (Fig. 109-2A). Em transdutores radiais e em alguns transdutores biplano, o avanço do probe em sentido cefálico no interior do reto adquire imagens da base da próstata, das VS e do colo da bexiga. Puxando o probe caudalmente em direção ao esfíncter anal adquire-se imagens do ápice prostático e da uretra proximal. A aquisição de imagens transversas por probes de transmissão terminal, de transmissão lateral e por alguns transdutores biplano é efetuada angulando-se o cabo do probe para a direita ou para a esquerda, usando-se como fulcro o esfíncter anal (Fig. 109-2B). Angular o probe em direção ao escroto produz imagens mais cefálicas, e angular o probe em direção ao sacro produz imagens mais caudais.

Há também duas abordagens à manipulação do probe para a aquisição de imagens sagitais. Um dos métodos consiste na rotação do transdutor. A rotação em sentido horário produz imagens do lado esquerdo da próstata e a rotação em sentido anti-horário produz imagens do lado direito. A aquisição de imagens sagitais, alternativamente, pode ser efetuada angulando-se o probe para cima ou para baixo usando-se como fulcro o esfíncter anal. Na posição de decúbito lateral esquerdo, angulando o cabo do probe para baixo (em direção ao solo) adquire-se imagens do lado direito da próstata e angulando o cabo do probe para cima (em direção ao teto) adquire-se imagens do lado esquerdo. Os urologistas com frequência preferem angular o transdutor porque esse método se assemelha à manipulação de um cistoscópio e é menos desconfortável para o paciente.

Diretrizes conjuntas relativas ao reprocessamento do equipamento utilizado para a biópsia por USTR foram publicadas num artigo conjunto da American Urological Association (AUA)/Society of Urological Nurses and Associates (American Urological Association/Society for Urological Nurses and Associates, 2012).

Cálculos do Volume

Várias fórmulas são empregadas para o cálculo do volume prostático e necessitam da medida de até três dimensões da próstata. No plano axial se mede a dimensão transversa e a anteroposterior (AP) no ponto de maior diâmetro transverso (Fig. 109-2A e B). A dimensão longitudinal é medida no plano sagital imediatamente fora da linha média porque o colo vesical pode obscurecer a extensão cefálica da glândula (Fig. 109-2B). A maioria das fórmulas supõe que a glândula apresenta uma forma geométrica ideal: seja de uma **elipse** ($\pi/6$ x diâmetro transverso x diâmetro AP x diâmetro longitudinal), seja de **esfera** ($\pi/6$ x diâmetro transverso^3) ou de um **esferoide alongado no diâmetro polar (em forma de ovo)** ($\pi/6$ x diâmetro transverso^2 x diâmetro AP). Apesar das imprecisões intrínsecas decorrentes dessas suposições geométricas, todas as fórmulas estimam de maneira fidedigna o volume e o peso da glândula, com coeficientes de correlação acima de 0,90 com pesos de espécimes de prostatectomia, porque 1 cm^3 equivale a aproximadamente 1 g de tecido prostático (Terris e Stamey, 1991). **A próstata madura tem entre 20 e 25 g e permanece relativamente constante até aproximadamente 50 anos de idade, quando a glândula aumenta de tamanho em muitos homens; o volume prostático médio em indivíduos de 60 a 70 anos é de aproximadamente 48 g** (Griffiths, 1996).

Pode-se empregar a planimetria nos casos em que é necessária uma determinação mais precisa do volume da glândula, tal como para o planejamento de uma braquiterapia. Com o paciente na posição de litotomia, o probe é montado num dispositivo de escalonamento e são obtidas imagens transversas a intervalos preestabelecidos (p. ex., 3 a 5 mm) em toda a extensão da glândula. Determina-se a área de superfície de cada imagem seriada e a soma dessas medidas é então multiplicada pela extensão total da glândula para se obter o volume da próstata.

O volume da glândula prostática pode ser usado para se calcular derivadas tais como a densidade do PSA (DPSA = PSA sérico/volume da glândula). A DPSA é um método para se diferenciar doenças benignas das malignas na presença de um PSA elevado e um exame retal digital benigno. Valores mais elevados da densidade do PSA (> 0,15 ng/mL/cc) são mais sugestivos de um câncer de próstata; valores mais baixos sugerem uma HPB. Uma DPSA elevada tem sensibilidade e especificidade de 75% e 44%, respectivamente, na predição de câncer na rebiópsia (Djavan et al., 2000). Infelizmente, há uma elevada variabilidade interoperadores e intraoperadores nas determinações das DPSA, e informações preditivas semelhantes podem ser obtidas atualmente com o uso da razão entre o PSA sérico livre e o total (Djavan et al., 2003).

Lesões Císticas da Próstata

Estruturas císticas prostáticas são comuns à USTR. Os cistos simples têm a mesma aparência daqueles em qualquer outra parte do corpo: eles têm paredes finas, são anecoicos e apresentam reforço acústico posterior ao cisto. Os cistos prostáticos podem ser congênitos ou adquiridos, mas raramente são clinicamente significativos, independentemente da causa.

As lesões císticas prostáticas podem se originar de estruturas müllerianas (cistos do ducto mülleriano e utrículos prostáticos) ou wolffianas (cistos do ducto ejaculatório e das VS). Um utrículo prostático aumentado de tamanho é uma projeção diverticular da uretra posterior ao nível do veromontano (Cochlin, 2002) e aparece como uma estrutura anecoica na linha média. Essas condições se associam a anomalias genitais, incluindo hipospádias (mais comum), genitália ambígua, testículos não descidos e pólipos uretrais congênitos (Gregg e Sty, 1989). Os cistos do ducto mülleriano também aparecem como lesões anecoicas na linha média que decorrem da falha de fusão dos ductos müllerianos com a uretra. Eles são geralmente ovoides, com a forma de uma pera, com o colo do cisto orientado em direção ao veromontano. Os indivíduos masculinos devem ser avaliados quanto à agenesia renal unilateral na presença de cistos do ducto mülleriano (McDermott et al., 1993).

As estruturas císticas paraprostáticas laterais incluem os cistos de VS e dos ductos deferentes (de origem wolffiana). Os cistos do ducto ejaculatório são tipicamente pequenos, situam-se fora da linha média e podem se acompanhar de obstrução/obliteração do ducto ejaculatório, resultando em azoospermia (Fig. 109-3). Os cistos de VS podem ser causados pela obstrução congênita ou adquirida do ducto ejaculatório e se associam à doença renal cística; até dois terços dos homens com cistos de VS podem apresentar também agenesia renal (King et al., 1991). Os cistos adquiridos da ZT decorrem da degeneração hemorrágica de nódulos de HPB (Hamper et al., 1990), enquanto aqueles externos à glândula não têm uma causa definida.

Aquisição de Imagens do Câncer de Próstata com Ultrassonografia Transretal

Em estudos iniciais de USTR, as lesões hipoecoicas eram consideradas patognomônicas do câncer de próstata. Todas as lesões hipoecoicas na ZP devem ser anotadas e incluídas no material de biópsia (Fig. 109-4). A ausência de um foco hipoecoico nítido não impede que se proceda à biópsia, porque 39% de todos os cânceres são isoecoicos e até 1% dos tumores podem se mostrar hiperecoicos à USTR em escala cinza convencional (Shinohara et al., 1989). Um estudo de quase 4.000 indivíduos masculinos revelou que o câncer de próstata foi detectado em 25,5% daqueles com uma lesão hipoecoica e em 25,4% daqueles sem uma lesão dessas, com uma distribuição por ponto de biópsia de 9,3% para áreas hipoecoicas e de 10,4% para áreas isoecoicas em casos de câncer (Onur et al., 2004). Por outro lado, outro estudo observou que amostras de biópsia colhidas quando uma lesão de próstata é identificada pela USTR têm o dobro da probabilidade de mostrar um câncer do que quando nenhuma lesão é visível (Toi et al., 2007). Eles concluíram que pesquisar por lesões hipoecoicas na USTR ainda é importante para o diagnóstico do câncer de próstata. Outros processos mórbidos, tais como a prostatite granulomatosa (Terris et al., 1997), o infarto prostático (Purohit et al., 2003) e o linfoma (Varghese e Grossfeld, 2000), podem produzir lesões hipoecoicas. Há necessidade de se efetuar uma biópsia em lesões hipoecoicas, mas essas lesões não são patognomônicas do câncer como se pensava anteriormente.

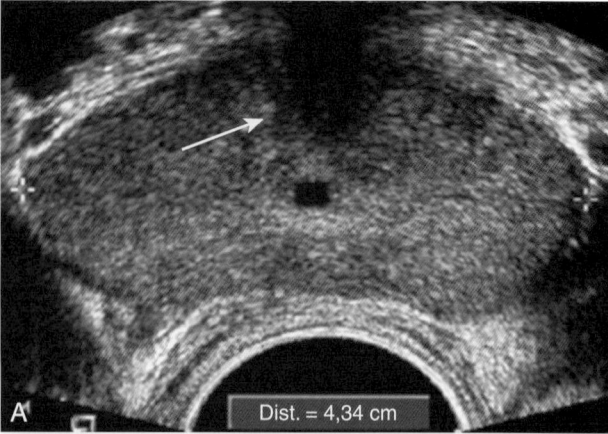
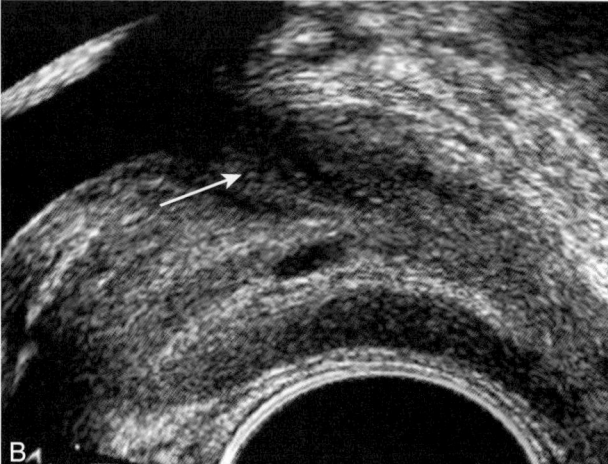

Figura 109-3. Uma estrutura cística hipoecoica na linha média *(seta)* originando-se do ducto ejaculatório é mostrada no plano transverso (A) e no plano sagital (B) e demonstra a transmissão transversa clássica de cistos simples.

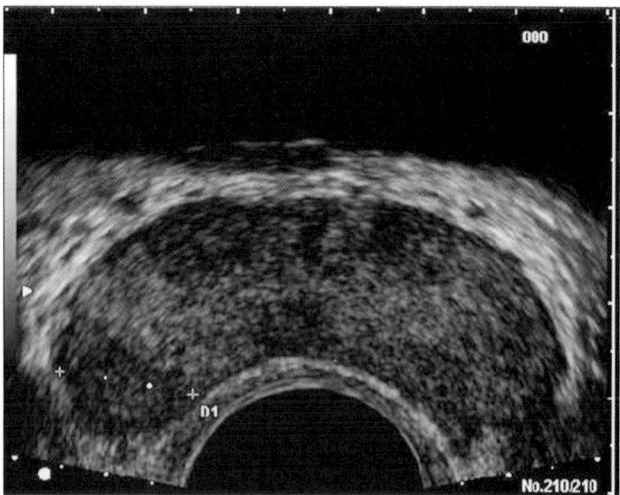

Figura 109-4. Lesão hipoecoica clássica na zona periférica *(linha pontilhada entre os compassos calibradores)* no lobo direito da glândula, que a biópsia guiada por ultrassonografia transretal mostrou ser um adenocarcinoma Gleason 3 + 3 = 6.

São notadas quaisquer anormalidades focais do contorno ao longo da borda externa da glândula e quaisquer assimetrias na ecotextura da ZP de um lobo em relação ao outro. **A extensão extracapsular do câncer de próstata, ainda que não seja bem visualizada quando presente como um microfoco, é sugerida por uma perda focal do branco brilhante característico do tecido adiposo periprostático.**

PONTOS-CHAVE: ULTRASSONOGRAFIA TRANSRETAL EM ESCALA CINZA

- A tecnologia da USTR se tornou um pilar de muitas intervenções prostáticas guiadas por imagens, incluindo a biópsia de próstata, a braquiterapia, a crioterapia e a US focalizada de alta intensidade.
- A anatomia zonal clássica da próstata não se evidencia à USTR, mas a ZP pode ser tipicamente distinguida da ZT, possibilitando que as biópsias sejam dirigidas de maneira fidedigna à ZP, local mais comumente acometido pelo câncer.
- As lesões císticas benignas da próstata demonstram tipicamente uma arquitetura de paredes finas, com transmissão sonográfica transversa, e podem se tornar sintomáticas quando infectadas.
- Existem várias fórmulas para se determinar o volume da próstata à USTR. A planimetria empregando um modelo é utilizada quando são necessárias determinações de volume de alta precisão, tal como para a braquiterapia.
- Os focos hipoecoicos vistos à USTR em escala cinza devem ser considerados como sugestivos de um adenocarcinoma de próstata e incluídos no espécime da biópsia. Todavia, até 39% dos cânceres não são visíveis à aquisição de imagens por US em escala cinza de rotina.

Aparência da Ultrassonografia Transretal após o Tratamento

A monoterapia por radiação com feixe externo geralmente acarreta a diminuição do volume em torno de 6 meses após o tratamento. As próstatas irradiadas se mostram difusamente hipoecoicas, com anatomia mal definida. Grandes tumores hipoecoicos, especialmente aqueles não respondedores à terapia, apresentam pouca alteração em sua ecogenicidade após a irradiação, porém focos menores bem respondedores à terapia tendem a se tornar isoecoicos (Egawa et al., 1991). Os achados da USTR em geral têm correlação fraca aos achados patológicos e aos resultados finais em próstatas irradiadas.

Um edema pós-implantação inicial, seguido de alterações de longo prazo, ocorre em associação à braquiterapia intersticial, assim como à radioterapia por feixe externo (Whittington et al., 1999). Num implante permanente ideal, as sementes devem se distribuir de maneira uniforme por toda a extensão da glândula, poupando a região periuretral. Essas sementes são hiperecoicas e evidenciam sombras posteriores. O volume da próstata diminui significativamente após o tratamento, com redução de 37% do tamanho 1 ano após o tratamento e mais de 50% de redução 8 anos após o implante (Stone e Stock, 2007). Esse declínio parece não ser afetado pelo uso da terapia hormonal neoadjuvante.

A ablação androgênica com análogos do hormônio liberador do hormônio luteinizante vai causar uma redução média de 30% no volume, com deprivação androgênica em próstatas com e sem câncer (Whittington et al., 1999). A redução varia de até 60% em glândulas de grande tamanho a apenas 10% em glândulas pequenas. O volume diminui aproximadamente 21% em 6 meses de uso de fármacos como finasterida (Marks et al., 1997).

A USTR pós-prostatectomia radical é considerada normal caso haja um afilamento gradativo uniforme do colo vesical até a uretra (Kapoor et al., 1993). Muitos pacientes evidenciam um nódulo tecidual anteriormente à anastomose, que constitui o complexo venoso dorsal ligado (Goldenberg et al., 1992). Quaisquer outras lesões hiperecoicas ou hipoecoicas ou interrupções do plano de tecido adiposo retroanastomótico são consideradas suspeitas (Kapoor et al., 1993). Lesões hipoecoicas foram relatadas em 75% a 95% dos pacientes com câncer recorrente localmente, e o Doppler a cores tem sido usado para melhorar a detecção de câncer na loja prostática (Tamsel et al., 2006). Pacientes com PSA detectável que são candidatos à radioterapia de resgate eram no passado considerados para uma biópsia de rotina na área anastomótica. A biópsia da região anastomótica na recorrência indicada pelo PSA na ausência de um nódulo palpável não é comumente elucidativa (Scattoni et al., 2004). No entanto, a biópsia de uma anormalidade vista à USTR, mesmo em casos com exame digital retal normal, pode ser diagnóstica de uma recorrência local (Naya et al., 2005).

Ultrassonografia Transretal e Outras Condições Malignas

O envolvimento da próstata por um carcinoma de células transicionais (CCT) da bexiga geralmente não é detectável à USTR, mas 71% das lesões do CCT que acometem o estroma prostático mostram-se hipoecoicas. O CCT prostático detectado pela USTR precisa ser confirmado por uma biópsia, porque granulomas decorrentes da instilação do bacilo Calmette-Guérin são comuns em pacientes com carcinomas uroteliais e também se mostram hipoecoicos (Terris et al., 1997).

A extensão de um carcinoma de células escamosas (CCE) da bexiga ou da uretra para a próstata é muito mais comum que o CCE prostático primário. O CCE prostático aparece como uma massa anterior irregular que apresenta uma hiperecogenicidade relativa (Terris, 1999).

O carcinoma cístico adenoide/de células basais da próstata é raro, porém potencialmente fatal. Histologicamente predominam os padrões cribriforme ou cístico adenoide. Numerosas glândulas císticas dão a esse tumor uma aparência incomum à USTR, caracterizada por múltiplos pequenos cistos anecoicos, uniformemente distribuídos (Iczkowski et al., 2003).

O sarcoma prostático à USTR se caracteriza como uma massa hipoecoica irregular, com uma área anecoica consistente com necrose (Terris, 1998). A ecogenicidade do rabdomiosarcoma é semelhante àquela do tecido normal da próstata. As condições malignas hematológicas e linfoides envolvendo a próstata geralmente não são visualizadas à USTR (Terris e Freiha, 1998). Os espécimes de biópsia podem demonstrar um infiltrado linfocitário, mas esse infiltrado é frequentemente atribuído a uma inflamação crônica se não houver suspeita de uma condição maligna não prostática.

BIÓPSIA DE PRÓSTATA: TÉCNICAS E RESULTADOS

Indicações da Biópsia da Próstata

Uma discussão detalhada da controvérsia relativa à avaliação de triagem de homens assintomáticos quanto ao câncer de próstata é apresentada em outro local (Cap. 111). Antes dos aperfeiçoamentos da USTR e dos testes de PSA se tornarem difundidos, os clínicos se baseavam principalmente no exame digital retal para estabelecer uma suspeita de câncer de próstata e efetuavam biópsias dirigidas pelo toque retal. Atualmente, a avaliação de homens assintomáticos baseada no PSA acarretou na adoção da biópsia guiada por USTR como a conduta padrão nos casos em que a biópsia de próstata é empregada para a identificação do câncer de próstata (Bjurlin et al., 2013). De maneira geral a USTR sem uma biópsia tem pouca utilidade na avaliação de um paciente quanto ao câncer de próstata. Ao todo se estima que uma biópsia de próstata inicial tem 30% de chance de detectar um câncer de próstata. A biópsia por aspiração com agulha fina não é mais considerada como a técnica padrão no diagnóstico do câncer de próstata (Heidenreich et al., 2014).

A detecção precoce do câncer de próstata melhorou acentuadamente com o uso dos programas de avaliação de triagem com base no PSA. Essas iniciativas aumentaram a frequência de detecção da doença confinada ao órgão e potencialmente curável (Catalona et al., 1993). As melhorias levaram à consequência não intencional do diagnóstico excessivo e do tratamento excessivo de cânceres clinicamente não significantes em muitos homens. Historicamente muitos médicos recomendavam a biópsia de próstata quando o nível sérico do PSA de um paciente se elevava acima de 4 ng/mL. Dados subsequentes do Prostate Cancer Prevention Trial demonstraram que não há um limiar seguro de PSA que possa afastar o câncer de próstata em qualquer faixa etária (Thompson et al., 2005). Ao se examinar homens cujo nível sérico de PSA era de 4 ng/mL ou menos, um número significativo deles foi diagnosticado como tendo câncer de próstata em todos os níveis de PSA, com uma taxa global de detecção de câncer de próstata de 15% para todos os homens com um nível de PSA inferior a 4 ng/mL e com quase 15% deles apresentando um escore de Gleason de 7 ou mais (Thompson et al., 2004).

Os ensaios clínicos que tentaram fornecer uma resposta aos benefícios da avaliação de triagem por PSA só aumentaram a controvérsia (Gomella et al., 2011). Os resultados do European Randomized Screening for Prostate Cancer (ERSPC) demonstraram um benefício efetivo, enquanto os resultados do US Prostate, Lung, Colorectal and Ovarian (PLCO) Cancer Screening Trial não demonstraram benefício de sobrevida câncer específica no câncer de próstata (Hayes e Barry, 2014). As recomendações de organizações variam muito quanto à avaliação de triagem de homens assintomáticos para o câncer de próstata, com algumas delas apoiando a avaliação com base na tomada de decisões compartilhadas com o paciente e outras rejeitando a realização da avaliação de triagem baseada no PSA em homens assintomáticos (Gomella et al., 2011; Hayes e Barry, 2014). Considerações relativas às condições gerais de saúde, à idade do paciente, sua história familiar, às opções terapêuticas, aos desejos do paciente e a outros fatores de risco devem ser todas levadas em consideração ao se recomendar a biópsia de próstata. Além disso, estão aumentando as preocupações em relação à morbidade e à mortalidade potenciais da biópsia de próstata (Zlotta e Nain, 2013). Há diversos nomogramas disponíveis online que podem auxiliar na tomada de decisões (Nguyen e Kattan, 2013).

Organizações como a AUA recomendam a decisão compartilhada entre o médico e o paciente em relação a triagem baseada no PSA em homens com idade de 55 a 69 anos, um grupo etário alvo no qual os **benefícios podem superar os prejuízos** (Carter et al., 2013). Fora dessa faixa etária a AUA expressou a opinião de que a avaliação de triagem baseada no PSA não podia ser recomendada como rotina com base nas evidências disponíveis. **Muitas organizações abandonaram os valores de corte absolutos do nível de PSA e estão se baseando cada vez mais em abordagens de estratificação de risco e em alterações do nível do PSA ao longo do tempo.** Os homens em risco elevado de ter câncer de próstata são aqueles com idade acima de 50 anos, ou aqueles que têm história familiar de câncer de próstata e têm mais de 45 anos, ou afro-americanos, ou homens com um nível de PSA superior a 1 ng/mL aos 40 anos e superior a 2 ng/mL aos 60 anos (Heidenreich et al., 2014).

Adjuvantes ao teste do PSA sérico têm sido recomendados para se melhorar as características de desempenho do PSA na detecção do câncer de próstata, incluindo a razão entre o PSA livre e o total, a velocidade do PSA e a DPSA, mas eles não se mostraram uniformemente fidedignos (Heidenreich et al., 2014). O National Comprehensive Cancer Network (NCCN) (2012) recomenda o uso de alguns desses derivados do PSA na decisão de se proceder à biópsia guiada por USTR. Em pacientes apropriados para a avaliação de triagem do câncer de próstata, eles recomendam a biópsia da próstata guiada pela USTR nas seguintes situações: exame digital retal positivo, independentemente do nível do PSA; PSA de 4 a 10 ng/mL com base na relação risco/benefício do paciente; PSA de 2,5 ng/mL ou menos e velocidade de crescimento do PSA de 0,35 ng/mL ou mais por ano; nível de PSA de 2,6 a 4,0 ng/mL; nível de PSA de 4 ng/mL ou mais, especialmente se a relação de PSA livre for de 10% ou menos. Conforme recomendado pelo NCCN, a presença de nódulos ao exame digital retal geralmente deve levar à biópsia guiada pela USTR, independentemente dos níveis de PSA. Num estudo recente, 14% dos cânceres foram diagnosticados com base somente no exame digital retal (Okotie et al., 2007). Todavia, as diretrizes da American Cancer Society sugerem atualmente que a avaliação de triagem do câncer de próstata pode ser realizada com ou sem um exame de toque retal (Smith et al., 2014). Além de uma biópsia de próstata inicial, há várias indicações para a repetição da biópsia de próstata, conforme notado no Quadro 109-1.

Está em evolução o uso de novas técnicas moleculares, como a determinação urinária do PCA3, para a identificação de homens em risco de um achado de biópsia positivo. Alguns estudos sugeriram que o PCA3 fornece informações suplementares na determinação da necessidade de repetição da biópsia da próstata (Gittelman et al., 2013). No maior estudo desse marcador urinário até aqui realizado, o valor médio do PCA3 foi de 27,2 e de 52,5 para pacientes sem e com câncer, respectivamente, sugerindo que este é um recurso útil para a identificação de pacientes em risco de câncer de próstata antes da biópsia inicial (Chevli et al., 2014).

Contraindicações à Biópsia da Próstata

Coagulopatia significativa, imunossupressão grave e prostatite aguda são contraindicações à biópsia de próstata. A biópsia de próstata sob anestesia geral ou regional deve ser considerada na presença de condições anorretais dolorosas ou de estenose anal.

Preparação dos Pacientes para a Biópsia

Os pacientes devem ser informados dos riscos e benefícios do procedimento, e o consentimento informado deve ser obtido. Os suplementos à base de ervas também devem ser suspensos, porque muitos deles incluem drogas não declaradas. A aspirina em doses baixas não precisa ser suspensa (Giannarini et al., 2007). A terapia anticoagulante (warfarina, clopidogrel, etc.) deve ser suspensa de 7 a 10 dias antes da biópsia de próstata. Os novos anticoagulantes orais apixabana, dabigatrana e rivaroxabana são suspensos de 2 a 5 dias antes (Culkin et al., 2014). Rivaroxabana pode aumentar o risco de acidente vascular encefálico quando suspenso; por esta razão, recomenda-se que seja feita a transição para algum outro anticoagulante, como a heparina. Naqueles pacientes com uma coagulopatia subjacente ou em uso

---

QUADRO 109-1 Indicações Comumente Citadas para a Ultrassonografia Transretal Isoladamente e a Ultrassonografia Transretal com Biópsia de Próstata Inicial e de Seguimento

ULTRASSONOGRAFIA TRANSRETAL SEM BIÓPSIA DE PRÓSTATA

- Medidas de volume para o planejamento de tratamento: Braquiterapia, crioterapia, terapia para hiperplasia prostática benigna (p. ex., termoterapia por micro-ondas transuretral, ablação por radiofrequência)
- Medida de volume durante a redução de tamanho com hormonioterapia pré radioterapia por feixe externo ou braquiterapia
- Colocação de marcadores fiduciais ou de radiofrequência para a radioterapia por feixe externo
- Avaliação da azoospermia: Cistos do ducto ejaculatório, cistos das vesículas seminais, etc.
- Aspiração terapêutica ou retirada da cobertura de cistos prostáticos: drenagem de abscesso prostático

BIÓPSIA DE PRÓSTATA INICIAL

- Diagnóstico inicial do câncer de próstata com base na tomada de decisão compartilhada num paciente assintomático (com base no PSA e em fatores de risco específicos do paciente; ver o texto)
- Achados suspeitos ao exame de toque retal/nódulo na próstata (risco de câncer de 5%-30%)
- Para diagnosticar um câncer de próstata na presença de sintomas sugestivos dessa condição
- Para diagnosticar um câncer de próstata na presença de sintomas sugestivos de doença metastática (lesões ósseas e/ou adenopatia)
- No contexto de um câncer de próstata detectado em uma ressecção transuretral da próstata de rotina efetuada devido a uma doença presumidamente benigna

BIÓPSIA DE PRÓSTATA DE REPETIÇÃO

- PSA em elevação e/ou persistentemente elevado
- Proliferação atípica de pequenos ácinos (risco de câncer de 40%)
- NIP extenso (múltiplos fragmentos de biópsia) (risco de câncer de 20%-30%) (NOTA: NIP de alto grau isolado não é mais considerado uma indicação de repetir a biópsia)
- Positividade do PCA3 urinário ou de outros testes genômicos mais recentes como a análise de metilação Confirm MDx*
- Lesões suspeitas na aquisição de imagens da próstata por ressonância magnética
- Diferenciação da recorrência local versus doença sistêmica na presença de recorrência do PSA após a terapia ablativa local

BIÓPSIA DE PRÓSTATA DE SEGUIMENTO

- Protocolo de vigilância ativa para seguimento

NIP, neoplasia intraepitelial prostática; PSA, antígeno prostático específico
*Confirm MDx, MDx Health, Irvine, CA, EUA.
Modificado de Heidenreich et al., 2014: Thomsen et al., 2014; e Gomella e Amirian, 2015.

---

de warfarina, a biópsia prostática não deve ser realizada antes que a internacional normalized ratio (INR) tenha sido corrigida até um nível abaixo de 1,5, caso o paciente tenha um baixo risco de evento tromboembólico. **Em casos com risco mais alto de eventos tromboembólicos (p. ex., valvas mecânicas) em associação a suspensão do uso de warfarina, sugere-se a transição da anticoagulação com heparina não fracionada ou com heparina de baixo peso molecular.**

Uma pequena quantidade de urina na bexiga é útil antes da biópsia. Isso facilita o exame pela demonstração da junção prostático-vesical.

Profilaxia Antibiótica

Uma frequência crescente de complicações foi notada recentemente, com muitas hospitalizações pós-biópsia decorrendo de causas infecciosas (Loeb et al., 2013). Isso colocou um novo foco sobre a profilaxia antibiótica e outras estratégias visando reduzir as complicações infecciosas pós-biópsia. Em contraste com outros procedimentos do trato urinário inferior, a profilaxia antimicrobiana é recomendada para todos os pacientes que irão se submeter à biópsia da próstata, independentemente dos fatores de risco. Os antibióticos recomendados para biópsia de próstata na última atualização da AUA (2014) incluem fluoroquinolonas; cefalosporinas de primeira, segunda e terceira geração; e aminoglicosídeos (nível de evidência 1b) (American Urological Association, 2014). A atualização de 2014 acrescentou o trimetoprima-sulfametoxazol oral como fármaco profilático e recomendou não ser mais necessário o uso de metronidazol ou clindamicina ao se empregar um aminoglicosídeo intramuscular ou intravenoso ou aztreonam como medicamento alternativo. A via intramuscular é aceitável para todos os fármacos recomendados, e a via oral é recomendada unicamente para as quinolonas (Tabela 109-1). No caso de pacientes em risco de desenvolver endocardite ou infecção de próteses articulares, marca-passos e desfibriladores cardíacos automatizados implantados, a profilaxia deve consistir de ampicilina intravenosa (vancomicina em caso de alergia a penicilina) e gentamicina no pré-operatório, seguida de 2 a 3 dias de uma fluoroquinolona oral. Uma revisão da Cochrane de 2011 sobre a profilaxia para a biópsia de próstata guiada por USTR demonstrou uma redução na bacteriuria, bacteremia, febre, infecção do trato urinário (ITU) e hospitalização com o uso de antibióticos em comparação ao placebo ou a nenhum tratamento (Zani et al., 2011). Não houve evidências definitivas demonstrando a superioridade de um tratamento prolongado ou de múltiplas doses em comparação a um período mais curto de tratamento ou a protocolos de dose única.

Em consequência dos padrões de aumento da resistência a fluoroquinolonas, houve recentemente um interesse pelo uso de dados de cultura para orientar a profilaxia antibiótica, utilizando a cultura de um esfregaço retal antes da biópsia (Taylor et al., 2012). A presença de organismos resistentes a fluoroquinolonas na cultura de um esfregaço retal nem sempre se traduz numa infecção clínica. Num estudo multi-institucional, as culturas do esfregaço retal imediatamente antes da biópsia em 136 homens que receberam ciprofloxacina e gentamicina para profilaxia apresentaram *Escherichia coli* resistente a fluoroquinolonas em 22% das culturas (Liss *et al*, 2011). Somente cinco (4%) pacientes tiveram febre pós-biópsia e apenas um deles teve uma avaliação retal positiva para *E. coli* resistente. Embora esse resultado pudesse ter sido evitado pela profilaxia dirigida, a baixa frequência global de complicações levanta questionamentos quanto ao custo-benefício dessa estratégia. Há necessidade de estudos adicionais para comparar a relação custo-eficácia da terapia dirigida pela cultura e da terapia empírica com base em padrões locais de suscetibilidade (Loeb, 2013).

Enema de Limpeza

Temos visto rotineiramente pacientes se autoadministrarem um enema de limpeza em seu domicílio antes da biópsia. **Essa prática diminui a quantidade de fezes no reto, produzindo assim uma janela acústica melhor para a aquisição de imagens prostáticas.** O efeito do enema sobre a redução de infecções é discutível. No entanto, muitos médicos podem optar por não usar o enema, porque isso pode permitir a realização mais espontânea de uma biópsia de próstata.

Analgesia

A anestesia por infiltração guiada pela USTR nas proximidades dos feixes nervosos utilizando anestésico local pode proporcionar um excelente controle da dor (Berger *et al.*, 2003; Trucchi et al., 2005). Um bloqueio prostático local é obtido usando-se lidocaína de 1% a 2%, uma agulha espinhal longa (17 cm, calibre 22G) e orientação pela USTR ao longo do canal de biópsia do transdutor. Há múltiplas variações para a infiltração de anestésico local para a biópsia transretal (Ismal e Gomella, 2013). Nós verificamos que um bloqueio excelente é produzido pela injeção de 5 mL de lidocaína ao nível das VS nas proximidades da base da bexiga, no coxim adiposo hiperecoico que demarca a junção das VS com a próstata bilateralmente. Outras abordagens incluem a infiltração de 10 mL começando na junção das VS e continuando ao longo da lateral da próstata, da base até o ápice. **A infiltração direta na próstata (injeção intraprostática) pode aumentar o benefício anestésico visto com a injeção periprostática** (Cam et al., 2008). Esquemas de biópsia de saturação podem requerer até 22 mL de lidocaína a 1%. Cautela é necessária, porém, para se evitar a injeção intravascular direta, devido ao risco de absorção sistêmica de lidocaína. A instilação intrarretal (tópica) de um anestésico local é inferior à injeção periprostática (Heidenreich *et al.*, 2014). **A anestesia local para biópsias transperineais também deve incluir a infiltração da pele e dos tecidos subcutâneos do períneo inicialmente.** A orientação US pode ser então empregada para auxiliar a infiltração de tecidos mais profundos ao longo dos trajetos previstos da agulha de biópsia.

Posicionamento do Paciente

Os pacientes são colocados habitualmente na posição de decúbito lateral esquerdo, com joelhos e quadris flexionados a 90°. Um suporte para o braço fixado paralelamente à mesa e um travesseiro entre os joelhos ajudam a manter essa posição. As nádegas devem estar alinhadas à extremidade da mesa para possibilitar a manipulação do transdutor e da pistola de biópsia sem obstrução. Se necessário, pode-se empregar a posição de decúbito lateral direito ou a posição de litotomia. **A posição de litotomia é utilizada por alguns médicos e é preferida**

TABELA 109-1 Antibióticos Recomendados pela American Urological Association em 2014 para a Biópsia de Próstata de Rotina*

FÁRMACO	DOSE
FLUOROQUINOLONAS†	
Levofloxacina	500 mg VO dose única
Ciprofloxacina	500 mg VO 12/12 h
Ofloxacina	400 mg VO 12/12 h
AMINOGLICOSÍDEOS‡	
Gentamicina	5 mg/kg IV dose única
Tobramicina	5 mg/kg IV dose única
Amicacina	15 mg/kg IV dose única
CEFALOSPORINAS DE PRIMEIRA GERAÇÃO	
Cefalexina	500 mg VO 6/6 h
Cefradina	500 mg VO 6/6 h
Cefadroxila	500 mg VO 12/12 h
Cefazolina	1 g IV 8/8 h
Cefaclor	500 mg VO 8/8 h
Cefprozila	500 mg VO 12/12 h
Cefuroxima	500 mg VO 12/12 h
Cefoxitina	1-2 g IV 6/6 h
CEFALOSPORINAS DE TERCEIRA GERAÇÃO	
Ceftizoxima	1 g IV 8/8 h
Ceftazidima	1 g IV 12/12 h
Ceftriaxona	1-2 g IV dose única
Cefotaxima	1 g IV 8/8 h
FÁRMACOS ALTERNATIVOS	
Aztreonam	1-2 g IV 8/8 h
Trimetoprima-sulfametoxazol	1 comprimido de potência dupla VO 12/12 h

*A duração recomendada para a profilaxia antimicrobiana é de 24 horas ou menos (nível de evidência: 1b).
†As fluoroquinilonas estão associadas a um risco aumentado de tendinite e de ruptura de tendões.
‡Aztreonam pode substituir os aminoglicosídeos em pacientes com insuficiência renal.
Modificado da American Urological Association. Best practice policy statement on urologic surgery antimicrobial prophylaxis, http://www.auanet.org/content/media/antimicroprop08.pdf; (revisada em agosto de 2011, atualizada em 1 de janeiro de 2014) [acessada em 05.04.14].

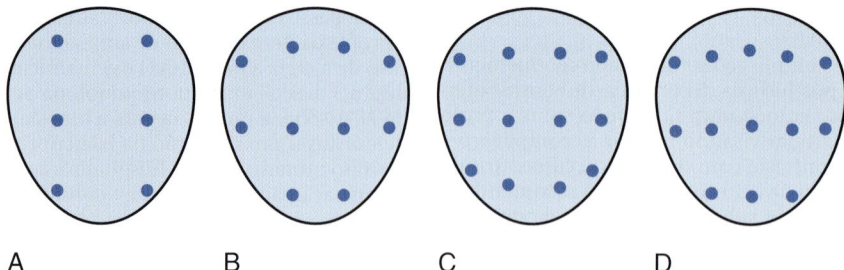

Figura 109-5. Vários esquemas relatados de biópsia sistemática. A base fica na parte superior da figura, o ápice está na parte inferior. A, Esquema de biópsia em sextante proposto originalmente por Hodge et al., (Hodege et al., 1989). B, A biópsia em 10 pontos (Presti et al., 2000). C, A biópsia em 12 pontos, ou em sextante duplo. Esta é a sequência recomendada atualmente que foi endossada pela American Urological Association (Bjurlin et al., 2013). D, A biópsia de 13 pontos em cinco regiões (Eskew et al., 1997).

para as biópsias transperineais, para o planejamento de tratamentos braquiterápicos ou para colocação de marcadores de ouro fiduciais para a radioterapia por feixe externo (Dehnad et al., 2003).

Técnicas de Biópsia Transretal da Próstata

Um exame de toque retal inicialmente deve ser realizado para se avaliar qualquer nodularidade da próstata ou processos patológicos anais. Determina-se o volume da próstata e dá-se início à aquisição de imagens da próstata, tanto no plano sagital como no transverso. O exame se inicia comumente na base da glândula e se estende até o ápice. As unidades mais modernas de US estão ajustadas automaticamente para uma visualização otimizada da próstata e o exame por USTR em escala cinza da próstata é realizado conforme descrito anteriormente, notando-se a localização e as características de quaisquer lesões (isto é, hipoecoicas, hiperecoicas, calcificações, anormalidades do contorno, estruturas císticas).

Usa-se mais comumente um dispositivo de biópsia com uma agulha de grosso calibre (18G) movido por mola ou uma pistola de biópsia que possa ser passado pelo guia de agulha fixado no probe do US. A maioria das unidades de US proporcionou a melhor visualização do trajeto da agulha de biópsia no plano sagital. As imagens se superpõem tipicamente a um trajeto de punção fixo que corresponde ao guia da agulha da unidade de USTR. O aparelho de biópsia faz a agulha avançar 0,5 cm e colhe amostras de 1,5 cm de tecido subsequente, com a ponta se estendendo 0,5 cm adiante da área amostrada (Kaye, 1989). Ao se colher amostras da ZP, portanto, a ponta da agulha pode ser colocada 0,5 cm posteriormente à cápsula da próstata antes de se disparar o aparelho; fazer a agulha avançar até a cápsula ou atravessá-la pode acarretar na coleta de amostras de um tecido mais anterior, não se atingindo a localização mais comum dos cânceres. O sangramento retal pode ser minimizado evitando-se a movimentação do transdutor enquanto a agulha de biópsia está em contato com a superfície retal e aplicando-se pressão com o transdutor, de modo a comprimir a mucosa retal antes da biópsia. Pressionar o probe contra o reto também minimiza o desconforto da agulha de biópsia atravessando a mucosa retal, de modo semelhante a se esticar a pele para se diminuir o desconforto da flebotomia.

A amostra de biópsia é tipicamente colocada em formalina a 10% ou de acordo com o protocolo local. Um artigo de orientação da AUA apresentou recentemente o processamento recomendado para amostras de biópsia de próstata, e a revisão não forneceu evidências sólidas de que a rotulagem específica de locais individuais de pontos de biópsia beneficiaria a tomada de decisões relativas ao manejo do câncer de próstata (Bjurlin et al., 2013). O artigo recomendou não se colocar mais de duas amostras de biópsia em cada frasco, para se evitar a redução na frequência de detecção de cânceres pela amostragem tecidual inadequada.

Biópsia em Sextante

O esquema original de biópsia em sextante (uma amostra da base, parte média e ápice bilateralmente) melhorou significativamente a detecção do câncer em relação à biópsia dirigida pelo toque retal de nódulos palpáveis e à biópsia guiada por US de lesões hipoecoicas específicas (Hodge et al., 1989). Colhidas no plano parassagital, essas amostras têm tecido de parte da ZP, mas também incluem uma quantidade significativa de tecido da ZT. Estudos subsequentes de espécimes de prostatectomia radical demonstraram que a maioria dos adenocarcinomas se origina da ZP posterolateral (McNeal et al., 1988), explicando assim alguns dos resultados falso-negativos da biópsia em sextante padrão (Eskew et al., 1997).

Técnicas de Biópsia com Amostras Estendidas

As modificações no esquema padrão de biópsia em sextante focalizaram inicialmente a importância de fragmentos dirigidos lateralmente (Teris et al., 1992). Vários estudos mostraram melhoras na frequência de detecção do câncer pela incorporação de amostras adicionais dirigidas lateralmente à técnica sistemática padrão de sextante. **Atualmente seis fragmentos de biópsia são considerados inadequados para a biópsia de próstata de rotina para a detecção do câncer.** A Figura 109-5 mostra a técnica de sextante proposta originalmente e várias estratégias de biópsia de amostras estendidas comuns.

Hoje em dia a biópsia sistemática estendida com 12 fragmentos de biópsia, incorporando amostras apicais e bem laterais, possibilita uma detecção máxima do câncer e evita uma repetição de biópsia, minimizando assim a detecção de cânceres de próstata não significativos. Essa abordagem foi endossada recentemente num artigo de orientação da AUA (Bjurlin et al., 2013, 2014). Embora aumentar os fragmentos de biópsia de seis para 12 acarrete um aumento significativo na frequência de detecção do câncer, aumentar o número de fragmentos para 18 ou 21 (nomeado frequentemente como *biópsia de saturação*) como estratégia inicial de biópsia não parece ocasionar um aumento semelhante. Todavia, homens de uma série da Cleveland Clinic cuja biópsia inicial foi por uma técnica de biópsia de saturação tiveram menor probabilidade de ter o câncer identificado durante a biópsia de repetição. Além disso, nos casos em que foi diagnosticado um câncer de próstata após uma biópsia de saturação inicial negativa, esse câncer tendeu muito mais a ser clinicamente não significativo (Li et al., 2014). Seus achados sugeriram que a biópsia de saturação pode ter menor probabilidade de deixar passar despercebidos cânceres clinicamente significativos durante a biópsia de próstata inicial. Atualmente, a biópsia de saturação tende mais a ser considerada no contexto de uma biópsia anterior negativa (ver discussão mais adiante).

A ZT e as VS não são amostradas rotineiramente porque essas regiões foram demonstradas como tendo produtividade consistentemente baixa para a detecção do câncer à biópsia inicial (Epstein et al., 1997), mas biópsias da ZT e dirigidas anteriormente podem ocasionalmente ser necessárias para se diagnosticar um câncer de próstata em pacientes com níveis de PSA persistentemente elevados e biópsias anteriores negativas (Mazal et al., 2001). **Entretanto, pode haver um papel limitado para biópsias da ZT em homens com glândulas de tamanho superior a 50 mL, com uma produtividade adicional de 15% na detecção de câncer nessas próstatas maiores** (Chang et al., 1998). Hoje em dia, a aquisição de imagens por ressonância magnética (RM) é utilizada com frequência para detectar tumores anteriores e guiar as biópsias desses tumores que podem escapar à biópsia de próstata padrão por USTR (Volkin et al., 2014). A biópsia da VS não é efetuada de rotina, a não ser que haja uma anormalidade palpável, com alguns autores recomendando a biópsia da VS nos casos em que o valor do PSA está acima de 30 ou se está considerando a braquiterapia (Gohji et al., 1995).

Biópsia de Próstata de Repetição e por Saturação

Constitui um quadro clínico comum o dilema de um paciente que teve uma ou mais biópsias de próstata negativas, porém continua a ter um valor de PSA elevado ou um exame de toque retal suscitando preocupação quanto ao câncer de próstata. Com frequência esses pacientes são submetidos a múltiplas biópsias, apesar do bem documentado declínio na detecção de câncer a cada biópsia sucessiva (Djavan et al., 2003). Keetch et al. (1994) relataram uma frequência de biópsia inicial positiva de 34% em 1.136 homens de seu programa de avaliação de triagem do câncer de próstata com base no PSA. A taxa de detecção de câncer baixou então para 19%, 8% e 7% à biópsia 2, 3 e 4, respectivamente. Esses achados foram confirmados por resultados de uma série inicial da ERSPC. **Nessa coorte de 1.051 homens com valores de PSA entre 4 e 10 ng/mL, a frequência inicial de detecção de câncer à biópsia sextante foi de 22%. Fragmentos positivos foram encontrados a seguir em apenas 10%, 5% e 4% dos pacientes às biópsias subsequentes 2, 3 e 4, respectivamente** (Djavan et al., 2001a). Num seguimento contemporâneo do mesmo estudo ERSPC, os valores preditivos positivos (VPP) para homens sem uma biópsia anterior permaneceram iguais em todas as três avaliações subsequentes (25,5%, 22,3% e 24,8%, respectivamente) (Bokhorst et al., 2012). Por outro lado, os VPP para homens com uma biópsia anterior negativa diminuíram significativamente (12,0% e 15,2% na segunda e terceira avaliação, respectivamente). Em homens com e sem uma biópsia anterior, a percentagem de cânceres de próstata agressivos (estágio clínico > T2b, escore de Gleason ≥ 7) diminuiu após a primeira rodada de avaliação de 44,4% para 23,8% na segunda rodada e para 18,6% na terceira. Biópsias de repetição constituíram 24,6% de todas as biópsias, porém revelaram apenas 8,6% de todos os cânceres agressivos.

O retorno decrescente, associado ao aumento da frequência de detecção de câncer à biópsia inicial com os protocolos de biópsia com número de fragmentos extendido, levou alguns pesquisadores a investigarem o uso de técnicas de biópsia de saturação (isto é, biópsia de > 12 fragmentos) nesse difícil subgrupo de pacientes com resultados negativos em biópsias anteriores. Num estudo com 57 homens com duas biópsias sextante anteriores negativas em média foi obtida uma taxa de detecção de câncer de 30%, com uma média de 22,5 fragmentos de biópsia por paciente (Borboroglu et al., 2000). Protocolos semelhantes da Mayo Clinic (Stewart et al., 2001) e de Toronto (Fleshner e Klotz, 2002) demonstraram melhoras nas taxas de detecção de câncer. **Uma desvantagem dessas técnicas é que as necessidades adicionais de anestésicos tornam frequentemente necessário que essas biópsias de saturação sejam realizadas num ambiente hospitalar.** Pesquisas mais recentes questionaram o benefício no seguimento de esquemas de biópsia de saturação, considerando o aumento do custo e a morbidade potencial que se associam a eles. Numa reavaliação de seu trabalho anterior sobre biópsias de saturação, os pesquisadores da Mayo Clinico realizaram um grande estudo prospectivo de técnicas de biópsia sistemática padrão e de saturação e não encontraram um aumento significativo na detecção do câncer de próstata (Ashley et al., 2008).

O uso de uma segunda biópsia de próstata em todos os casos em que a biópsia inicial é negativa parece justificado, caso haja preocupação em relação a um câncer não detectado. Uma terceira e uma quarta biópsias de repetição, no entanto, devem ser obtidas unicamente em pacientes selecionados com forte suspeita de câncer e/ou com fatores de mau prognóstico na primeira ou na segunda biópsia (Djavan et al., 2005). **Ao se realizar a biópsia de repetição, deve-se dar atenção ao ápice, pois podem não ter sido colhidas amostras adequadas pela abordagem de biópsia guiada por USTR.**

Continua a evoluir o papel de outras modalidades no contexto da biópsia de repetição. Técnicas tais como a USTR contrastada (USTR-C) e abordagens dirigidas por RM, discutidas mais adiante neste capítulo, vão ter um impacto sobre a abordagem a biópsias negativas no futuro (Halpern et al., 2005; Volkin et al., 2014). O uso de novas análises moleculares e genômicas também terá um impacto sobre a futura tomada de decisões no contexto de uma biópsia de próstata negativa (Gittelman et al., 2013; Partin et al., 2014; Gomella e Amirian, 2015).

Biópsia de Próstata Transperineal

A biópsia transperineal constitui uma abordagem à próstata naqueles pacientes sem reto (p. ex., extirpação cirúrgica, anomalias congênitas). O potencial de redução das taxas de infecção e de outras complicações e a melhor identificação dos tumores apicais são atualmente considerados benefícios da técnica de biópsia transperineal (Chang et al., 2013). A principal contrapartida parece ser a necessidade de uma anestesia mais extensa ao se usar o períneo na abordagem à próstata.

O paciente é colocado em litotomia dorsal, com o períneo raspado e preparado como para um procedimento cirúrgico estéril. Um US com transdutor de transmissão terminal é usado. Apesar das limitações significativas na visualização ao uso dessa técnica em comparação à USTR, as imagens da próstata podem e devem ser obtidas tanto no plano coronal como no sagital, com o cálculo do volume da glândula. As lesões hipoecoicas focais da ZP, assim como as VS, são de difícil visualização pela janela transperineal. A uretra vai aparecer como uma estrutura hipoecoica na linha média e pode ser prontamente identificada acompanhando-se o corpo esponjoso em sentido proximal a partir da base do pênis. Depois de se delinear claramente os limites da glândula no plano coronal, deve-se colher no mínimo seis fragmentos de biópsia, três de cada lado da linha média.

A produtividade diagnóstica da biópsia de próstata guiada por US transperineal foi comparada àquela de biópsias guiadas por USTR num contexto de biópsias de rotina (Vis et al., 2000). Utilizando-se espécimes de prostatectomia radical com câncer de próstata detectado por USTR, foram realizadas biópsias transperineais simuladas e foram repetidas as biópsias transretais. Significativamente, 82,5% dos tumores conhecidos foram detectados pela abordagem transperineal longitudinal versus 72,5% de detecção do câncer à biópsia transretal repetida. Os autores postularam que a orientação longitudinal de seus fragmentos de biópsia possibilita uma amostragem mais eficiente da ZP, melhorando assim a detecção do câncer.

Empregando essa abordagem no contexto de biópsias de repetição, Pinkstaff et al. (2005) obtiveram em média 21,2 fragmentos de biópsia (variando de 12 a 41) em 210 homens utilizando um modelo de biópsia perineal. A abordagem transperineal aumentou a identificação de cânceres da ZT não detectados pela biópsia de próstata transretal anterior em pacientes de alto risco. Todavia, num ensaio clínico randomizado japonês comparando as técnicas transretal e transperineal à biópsia de próstata inicial, a frequência de detecção de câncer foi semelhante nas duas, com uma frequência maior de complicações notada na abordagem transperineal (Hara et al., 2008). Em consequência disso, os autores concluíram que a biópsia de próstata transretal deveria ser a técnica preferida para a biópsia de próstata inicial. Uma frequência aumentada de retenção urinária é notada na abordagem transperineal, especialmente no contexto de biópsias de saturação (Moran et al., 2006). Mais recentemente foram citados numerosos benefícios: uma possível melhora nas taxas de detecção do câncer, melhoras na amostragem anterior e apical, redução nos resultados falso-negativos e redução do risco de subestimar o volume e a gradação da doença. **A incidência crescente de resistência antimicrobiana e de pacientes com diabetes melito, que têm um alto risco de sepse, também favorece a biópsia transperineal como uma alternativa estéril à biópsia padrão guiada por USTR** (Chang et al., 2013). A frequência de detecção do câncer de próstata da zona anterior em pacientes submetidos à biópsia de próstata transperineal inicial e de repetição aumentou em 10% em outra série (Pepe et al., 2014).

Foi relatada a técnica de biópsia de mapeamento transperineal tridimensional (3D) (Barquawi et al., 2011). Essa técnica utiliza um modelo de braquiterapia transperineal e pode incluir mais de 50 amostras de biópsia mapeadas com base no tamanho da glândula, bem mais do que o obtido com a biópsia de saturação. Ela pode fornecer informações adicionais e identificar uma doença de risco mais alto em homens considerados como tendo doença de baixo risco à biópsia guiada por USTR padrão com 10 a 12 fragmentos de biópsia. Investigações adicionais são necessárias para se estabelecer a utilidade dessa abordagem.

Biópsia de Próstata Transuretral

A biópsia por ressecção transuretral foi em certa época recomendada para o diagnóstico de cânceres da ZT ou após a coleta de amostras negativas à USTR. Em séries contemporâneas, cânceres da ZT sem tumores concomitantes da ZP são estimados em menos de 5% dos pacientes com câncer de próstata (Pelzer et al., 2005). **Com o aperfeiçoamento das técnicas de USTR, incluindo a anestesia local, a ZT pode ser adequadamente amostrada, e o valor da biópsia transuretral tem sido questionado na maioria dos pacientes** (Bratt, 2006). Além disso, a RM se mostrou útil na identificação de cânceres da ZT e da próstata anterior e é particularmente eficaz quando usada num sistema de biópsia por fusão entre USTR/RM, limitando ainda mais a utilidade da biópsia transuretral (Volkin et al., 2014).

Riscos e Complicações da Biópsia de Próstata

Embora seja considerada, geralmente, um procedimento seguro, a biópsia de próstata guiada por USTR pode se associar a complicações. A incidência de complicações graves requerendo hospitalização é relativamente baixa (< 1%). Num estudo canadense de mais de 41.000 homens com resultados de biópsia negativos, a frequência de admissões hospitalares 30 dias após a biópsia de próstata aumentou de 1,0% em 1996 para 4,1% em 2010 (Nam et al., 2013). A maioria das admissões hospitalares (72%) estava relacionada a infecções bacterianas. Uma panorâmica das complicações comuns inclui hematospermia, hematúria, sangramento retal, prostatite, febre acima de 38°C, epididimite, retenção urinária e outras complicações que necessitam de internação (Heidenreich et al., 2014). Grandes séries de avaliação de triagem, como PLCO e ERSPC, mostraram que a biópsia de próstata não se associa a uma mortalidade excessiva e que a frequência geral de complicações infecciosas é inferior a 1% (Pinsky et al., 2014). Esse baixo risco absoluto geral de complicações graves relacionadas à biópsia sugere que o temor de complicações por si só não deve impedir que homens sadios com uma longa expectativa de vida procedam à detecção precoce do câncer de próstata.

Infecções Pós-biópsia

A maioria das complicações infecciosas após a biópsia guiada por USTR se limita a ITU sintomáticas e a doenças febris de grau baixo, que podem ser facilmente tratadas por antibióticos orais ou intravenosos; todavia, estão aparecendo em frequência crescente relatos de hospitalização e de sepse fatal após biópsia de próstata (Wagenlehner et al., 2014). O risco de hospitalização por complicações infecciosas varia atualmente de 0,6% a 4,1%, com a incidência de ITU entre 2% e 6% (Nam et al., 2013; Bjurlin et al., 2014). **Embora as hospitalizações por sepse após uma biópsia de próstata estejam aumentando, os dados sugerem que a mortalidade nesse grupo não foi excessiva em comparação àquela de outras infecções sistêmicas semelhantes** (Loeb, 2013). A sepse é a síndrome clínica caracterizada por uma reação inflamatória sistêmica a um processo infeccioso; os sintomas são inespecíficos e podem incluir febre, hipotermia, taquipneia, taquicardia, alteração do estado mental e hipotensão (American Urological Association/Society for Urological Nurses and Associates, 2012). Todo paciente que apresente febre após uma biópsia de próstata deve ser avaliado quanto à presença de sepse. O choque séptico designa a insuficiência circulatória aguda (hipotensão) que persiste apesar de uma reposição adequada de fluidos.

O principal fator para infecções graves parece ser a presença de bactérias fecais resistentes a fluoroquinolonas, possivelmente devido ao uso em larga escala desses fármacos em contextos de cuidados de saúde, assim como devido a outras fontes como o suprimento alimentar (Heuer et al., 2009). O uso da profilaxia dirigida após esfregaços e culturas da flora retal foi demonstrado como tendo alguma utilidade em comparação à profilaxia antibiótica empírica em algumas séries. Estão em investigação diversas preparações intestinais, porém nenhuma delas tem demonstrado reduzir significativamente as taxas de infecção. Conforme discutido anteriormente, a biópsia de próstata por via transperineal está sendo avaliada atualmente quanto à redução das infecções, com dados limitados apoiando essa abordagem no momento atual (Grummer et al., 2014).

Os organismos relatados como responsáveis pela sepse são predominantemente a *E. coli*, com uma frequência elevada de resistência a fluoroquinolonas, a trimetoprima-sulfametoxazol e a ampicilina. No entanto, todos os isolados nessa série se mostraram suscetíveis a cefalosporinas de segunda e terceira gerações, a amicacina e a carbapenêmicos (p. ex., imipenem, meropenem) (Loeb, 2013). **Os fatores de risco para infecções relacionadas à biópsia de próstata incluem: raça não branca, número aumentado de comorbidades, diabetes melito, aumento de tamanho da próstata, viagens ao estrangeiro e uso recente de antibióticos.** Outro fator de risco foi o número de biópsias anteriores. O número de biópsias de próstata anteriores se associou significativamente a um risco aumentado de complicações infecciosas em homens num protocolo de vigilância ativa (Ehdale et al., 2014). **A familiaridade com os padrões locais de resistência a antibióticos pode ajudar no tratamento rápido de infecções sintomáticas após uma biópsia de próstata.**

Sangramentos

Sangramento é a complicação mais comumente vista após a biópsia de próstata, mesmo na presença de parâmetros de coagulação normais. A biópsia de próstata é considerada como sendo de risco intermediário para sangramento (Naspro et al., 2013). Conforme já referido, quaisquer medicações que possam alterar os parâmetros da coagulação, incluindo fitoterápicos, devem ser suspensas de 5 a 7 dias antes da biópsia, e aqueles indivíduos em uso de warfarina devem ser manejados conforme descrito anteriormente. Dois grandes programas europeus de avaliação de triagem observaram hematúria em 23% a 63% dos homens após uma biópsia sextante, com a retenção de coágulos em 0,7% deles (Djavan et al., 2001b; Raaijmakers et al., 2002). Sangramentos retais são comuns, sendo vistos em 2,1% a 21,7% dos pacientes (Enlund e Varenhorst, 1997; Djavan et al., 2001b). **Os sangramentos retais são tipicamente de menor gravidade e são prontamente controlados por uma pressão direta pelo probe de US ou digital; uma perda sanguínea ativa persistente pelo reto pode tornar necessária uma intervenção mais agressiva para seu controle.** Outras medidas incluem o tamponamento retal por um preservativo inflado, a anoscopia/colonoscopia com injeção de epinefrina e de polidocanol ou o uso de agentes escleroterápicos, a angiografia com embolização e a exploração transretal com sutura (American Urological Association/Society for Urological Nurses and Associates, 2012).

Vista comumente após a biópsia, a hematospermia tem importância clínica mínima, porém pode causar uma ansiedade significativa se não for discutida por ocasião da biópsia; 9,8% a 50,4% dos homens apresentam algum sangue em seu ejaculado (Djavan et al., 2001b; Raajmakers et al., 2002). Em um estudo a duração média da hematospermia foi de 4 (± 1,4) semanas, com o número de ejaculações antes da resolução de seis (± 5,6). Não houve um fator que predissesse a duração da hematospermia (Abdelkhalek et al., 2013).

Outras Complicações

A ansiedade excessiva e o desconforto pelo probe endorretal podem produzir uma resposta vasovagal moderada ou grave em 1,4% a 5,3% dos pacientes (Rodriguez e Terris, 1998; Djavan et al., 2001b) e podem tornar necessário a interrupção do procedimento. A colocação do paciente na posição de Trendelenburg e a administração de hidratação intravenosa geralmente resolvem esses sintomas, com uma intervenção adicional quando clinicamente indicado.

Uma retenção urinária aguda tornando necessária a cateterização temporária se evidencia em 0,2% a 0,4% dos pacientes após a biópsia guiada por USTR (Enlund e Varenhorst, 1997; Raajmakers et al., 2002). Homens com glândulas significativamente aumentadas de tamanho e aqueles com sintomas significativos do trato urinário inferior, como aqueles com um escore elevado na escala International Prostate Symptom Score (IPSS) têm maior propensão a desenvolver retenção (Rodriguez e Terris, 1998; Raajmakers et al., 2002). Qualquer biópsia de próstata pode aumentar o IPSS, mas esse aumento parece ser transitório.

Os efeitos da biópsia de próstata sobre a disfunção erétil não foram plenamente caracterizados. Estudos mais antigos sugeriram que a disfunção erétil após a biópsia guiada por USTR se devia a danos aos feixes neurovasculares (Zisman et al., 2001). Os estudos realizados desde essa época se mostraram conflitantes, com um estudo mais recente sugerindo que a disfunção erétil é mais pronunciada em homens que tiveram um diagnóstico de câncer de próstata que naqueles livres de câncer (Helfand et al., 2013).

TÉCNICAS AVANÇADAS E EXPERIMENTAIS PARA BIÓPSIA DE PRÓSTATA

Ultrassonografia Transretal Doppler a Cores e Power Doppler

A aquisição de imagens do Doppler a cores se baseia na alteração de frequência das ondas sonoras refletidas a partir da frequência de insonação, descrevendo assim a velocidade do fluxo sanguíneo direcionalmente dependente (Fig. 109-6A). **A atribuição da cor se baseia na direção do fluxo sanguíneo em relação à orientação do transdutor recebendo o sinal; o fluxo em direção ao transdutor é representado em tons de vermelho e o fluxo em direção oposta ao mesmo em tons de azul; a cor não é específica do fluxo arterial ou venoso.** A aquisição de imagens do Power Doppler (também conhecido como Doppler a cores contrastado, aquisição de imagens de amplitude de cores ou angiografia a cores) usa a alteração da amplitude para detectar o fluxo de maneira independente da velocidade e da direção (Bude e Rubin, 1996) (Fig. 109-6B). As vantagens da aquisição de imagens

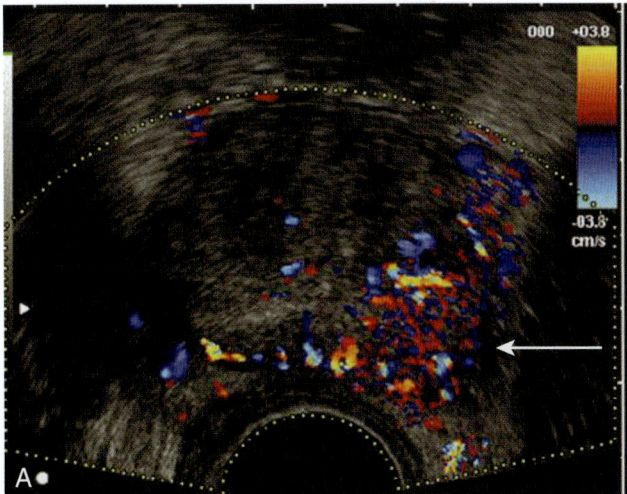
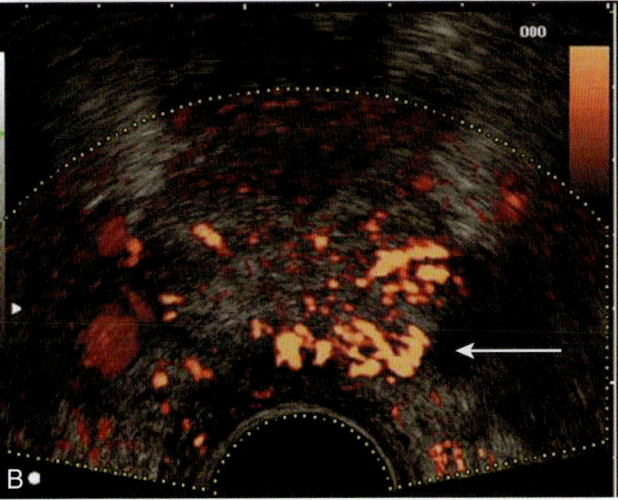

Figura 109-6. A ultrassonografia transretal (USTR) Doppler a cores (A) e a USTR Power Doppler (B) identificam um adenocarcinoma Gleason 4 + 4 = 8 *(setas)* no lobo esquerdo da glândula.

com Power Doppler são sua capacidade de detectar um fluxo mais lento e sua menor dependência do ângulo do Doppler, tornando-a mais adequada à detecção da neovascularização do câncer de próstata. Embora a aquisição de imagens com Power Doppler proporcione uma sensibilidade maior ao fluxo de pequeno volume, nenhuma dessas modalidades se mostrou superior à outra na detecção do câncer.

Uma série encontrou sensibilidade e especificidade do Doppler a cores de 14,6% e de 93,9%, respectivamente, na identificação do câncer (Halpern e Strup, 2000). Ainda que os modos Doppler demonstrassem melhoras no diagnóstico em relação à USTR em escala cinza, 45% dos cânceres ainda ficaram sem ser identificados por qualquer modalidade sonográfica. Outras séries mostraram uma frequência maior de detecção do câncer usando estratégias de biópsia dirigidas pelo Doppler, porém nenhuma delas se mostrou suficientemente precisa para substituir a biópsia sistemática (Halpern et al., 2002). Intensificações nos aspectos técnicos da USTR Doppler a cores, incluindo o uso de agentes de contraste (ver discussão mais adiante), podem proporcionar as melhorias necessárias para se identificar especificamente locais de câncer no futuro.

Múltiplos estudos mostraram que a angiogênese e o consequente aumento na densidade microvascular que ocorre em focos de adenocarcinoma de próstata se correlaciona à presença de metástases (Weidner et al., 1993), ao estágio da doença (Bostwick et al., 1996) e à sobrevida específica da doença (Lissbrant et al., 1997; Borre et al., 1998). O interesse no uso da USTR Doppler a cores e do Power Doppler para auxiliar na detecção do câncer de próstata decorre de estudos de espécimes de prostatectomia radical demonstrando que focos de adenocarcinoma apresentam uma densidade aumentada de microvasos em comparação ao parênquima normal circundante (Bigler et al., 1993).

Pacientes com fluxo detectável ao Doppler a cores em seu tumor dominante por ocasião da biópsia guiada por USTR têm um risco 10 vezes maior de recorrência do PSA após a prostatectomia radical retropúbica (Ismail et al., 1997). A presença de um fluxo aumentado também foi associada a um grau de Gleason mais elevado, a uma incidência aumentada de invasão da VS e a uma taxa mais baixa de sobrevida livre de recorrência bioquímica (SLRB) em relação a indivíduos sem fluxo aumentado à USTR pré-operatória (50% *versus* 108% de SLRB em 31 meses) (Ismail et al., 1997). Outros investigadores também demonstraram a associação de sinais de fluxo no Power Doppler como indicador de densidade microvascular e de um escore de Gleason mais elevado e sugeriram uma correlação com os resultados (Wilson et al., 2004).

As modalidades Doppler não contrastadas atualmente existentes não conseguem identificar os microvasos do câncer de próstata, que têm tipicamente de 10 a 15 µ de diâmetro. Os sinais de fluxo associados a focos malignos detectados pelas imagens de Doppler a cores e de Power Doppler não contrastadas se devem à detecção de vasos nutrizes de maior calibre (Ismail e Gomella, 2001). Contrastes US intravenosos em microbolhas, semelhantes àqueles aprovados e utilizados atualmente em ecocardiografia, têm sido infundidos sistemicamente durante a aquisição de imagens da USTR Doppler em escala cinza para amplificar os sinais de fluxo na microvasculatura de tumores da próstata, possibilitando a visualização seletiva de focos malignos em ensaios clínicos (Halpern et al., 2000; Ismail e Gomella, 2001). **Esses contrastes intravenosos em "bolhas" são produzidos com ar ou com agentes gasosos de peso molecular mais elevados encapsulados (revestimento duro de albumina ou polímero, cobertura de lípide ou de surfactante) para maior longevidade e têm geralmente de 1 a 10 µ.**

Utilizando a USTR-C na detecção prospectiva do câncer de próstata, Halpern et al. (2001) demonstraram um aumento na sensibilidade de 38% para 65% em relação à aquisição basal de imagens não contrastadas, sem alterar significativamente a especificidade. Estudos subsequentes do nosso grupo e de outros pesquisadores têm melhorado a detecção sonográfica de focos de malignidade utilizando a USTR-C e a biópsia dirigida das lesões intensificadas pelo contraste (Kundavaram et al., 2012). Num ensaio multi-institucional envolvendo vários centros europeus, a USTR-C tem sido recomendada para o cuidado de rotina na biópsia de próstata (Wink et al., 2008). A aquisição de imagens utilizando contrastes com microbolhas em combinação à reconstrução 3D de imagens do Power Doppler intensificadas pelo contraste também demonstrou aumento da acurácia diagnóstica (Unal et al., 2000) (Fig. 109-7). **A aquisição de imagens com reposição rápida, uma modificação do programa de computador, proporciona uma visualização melhor de pequenos neovasos, chegando até ao nível capilar, na detecção do câncer de próstata** (Linden et al., 2007). A aquisição de imagens por reposição rápida emprega uma combinação de pulsos rápidos de alta potência para destruir as microbolhas do contraste, seguida por pulsos de baixa potência para demonstrar a reposição do contraste. É construída uma imagem composta mostrando a arquitetura vascular pela captura de intensidade máxima de dados temporais em imagens consecutivas de potência baixa, a qual pode ser usada para a biópsia transretal dirigida, em tempo real, de áreas de vascularização aumentada ou anormal. Empregando essa técnica, nós demonstramos detalhes vasculares muito mais finos para o direcionamento da biópsia; e os fragmentos de biópsia dirigida tiveram probabilidade significativamente maior de ser cancerosos que aqueles de biópsia sistemática randômica (Linden et al., 2007). Avanços futuros nessa e noutras modalidades de aquisição de imagens que possam visualizar seletivamente cânceres de próstata com base na presença da angioneogênese podem acabar por permitir uma localização mais precisa dos pontos de câncer.

A técnica da elastografia pode se mostrar superior à aquisição de imagens pelo Doppler a cores na identificação de áreas malignas na próstata (Nelson et al., 2007; Sumura et al., 2007). Ela emprega a aquisição de imagens sonográficas em tempo real da próstata como linha de base, e sob diferentes graus de compressão ela adiciona informações a respeito da rigidez do tecido prostático (Fig. 109-8). Através de cálculos computadorizados, podem ser visualizadas diferenças no deslocamento entre as imagens ultrassonográficas a partir da linha de base e durante a compressão, e as regiões com elasticidade tecidual diminuída (rigidez tecidual) podem ser sugestivas de uma condição maligna. Num estudo preliminar de 404 casos com 151 casos positivos para câncer de próstata, a condição maligna foi encontrada em 127 pacientes (84,1%) ao uso da elastografia em tempo real para dirigir a biópsia (Konig et al., 2005). A biópsia dirigida pela elastografia em tempo real é um método em desenvolvimento para se aumentar a frequência de detecção do câncer de próstata. **Ainda assim, biópsias dirigidas pela elastografia em tempo real deixaram passar despercebidos casos**

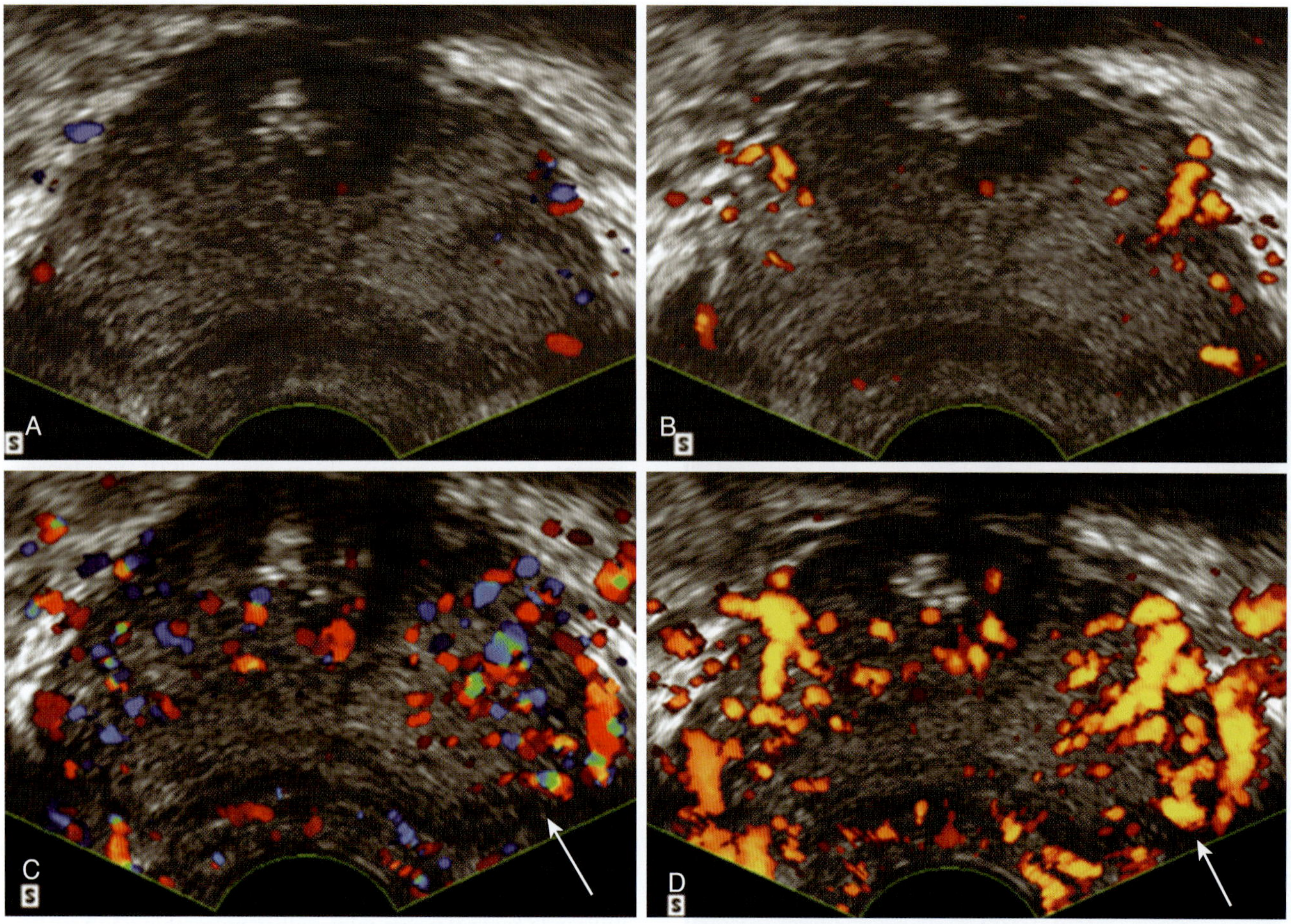

Figura 109-7. A ultrassonografia transretal (USTR) não contrastada a cores (A) e a USTR Power Doppler (B) não detectam evidências de uma condição maligna subjacente. Após a infusão de um contraste em microbolhas, a USTR a cores (C) e a USTR Power Doppler (D) demonstram uma área de fluxo aumentado no lobo esquerdo da glândula, que mostrou ser um adenocarcinoma Gleason 3 + 4 = 7 na biópsia dirigida *(setas)*.

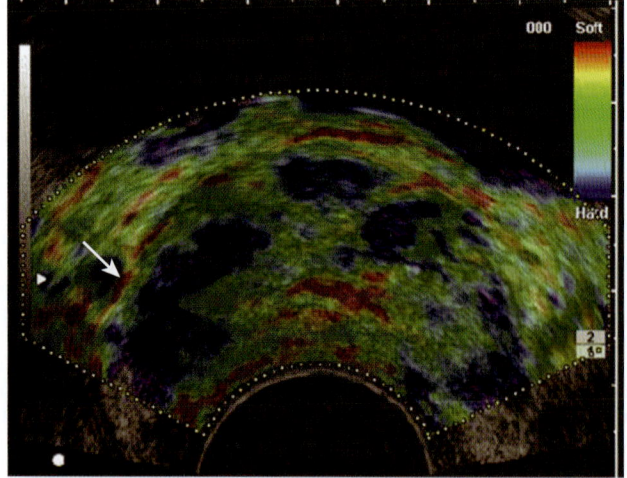

Figura 109-8. A elastografia demonstra uma área de complacência diminuída na base direita, consistente com uma condição maligna subjacente *(seta azul próxima)*. Observe a escala a cores no canto superior direito indicando a "firmeza" tecidual relativa. A biópsia dirigida dessa região revelou um adenocarcinoma Gleason 4 + 4 = 8.

de câncer numa elevada proporção dos pacientes numa série com mais de 1.000 homens e por esta razão devem ser consideradas no momento como uma tecnologia adicional para complementar as biópsias randomizadas, porém não para substituí-las (Salomon e Schiffmann, 2014; Salomon et al., 2014).

Outras Técnicas de Aquisição de Imagens e de Biópsia mais Recentes e Experimentais

A Prostate HistoScanning (Advanced Medical Diagnostics, Waterloo, Bélgica) é uma tecnologia patenteada de caracterização tecidual relatada para diferenciar, caracterizar e visualizar o tecido prostático com base na análise retroespelhada da US. Esta é uma tecnologia em desenvolvimento; e um estudo recente com 105 pacientes sugeriu que o sistema não conseguia identificar e caracterizar de maneira fidedigna o câncer de próstata num contexto clínico de rotina (Javed et al., 2014).

Foram desenvolvidos modelos de máquinas computadorizadas que convertem dados US bidimensionais num modelo 3D e possibilitam teoricamente a coleta de amostras espacialmente dirigidas (Bjurlin et al., 2014). Há dois sistemas sendo investigados atualmente nos Estados Unidos – o TargetScan (Best Nomos, Pittsburgh, PA, EUA) e o Artemis (Eigen, Grass Valley, CA, EUA). As publicações até o momento são limitadas, mas a capacidade desses sistemas em efetuar com precisão a biópsia em áreas conhecidas da próstata de forma reprodutível é um atrativo (Bjurlin et al., 2014).

Aperfeiçoamentos no *design* e na aplicação da RM multiparamétrica aumentaram a capacidade de identificação e localização do câncer de próstata. **Parâmetros funcionais da RM como a intensificação dinâmica por contraste e a aquisição de imagens ponderadas por difusão, isoladamente ou em combinação, melhoraram a detecção do câncer de próstata** (Turkbey e Choyke, 2012). Todavia, o diagnóstico e a gradação histopatológica do câncer de próstata ainda requerem uma amostra de tecido. Embora teoricamente atraente, há dificuldades técnicas significativas na realização de biópsias de próstata dirigidas pela RM em tempo real. No momento atual, há três técnicas em desenvolvimento que utilizam a orientação por RM para biópsias de próstata dirigidas: a biópsia de próstata guiada por RM em tempo real, nomeada de direct "in-bore" MRI, a fusão cognitiva e a fusão RM/US por corregistro de imagens com base num programa de computador (Logan et al., 2014).

A RM, com ou sem bobina endorretal, a RM multiparamétrica e a espectroscopia por RM como modalidades combinadas podem ser capazes de guiar e, em consequência disso, limitar o número de biópsias e de fragmentos de biópsia por pacientes (Amsellen-Ouazana et al., 2005). As biópsias de próstata direct "in-bore" MRI são realizadas com o paciente na unidade de RM. Elas requerem um equipamento altamente especializado e são limitadas por considerações técnicas tais como o espaço limitado na unidade de RM, considerações de custo e de tempo (Beyersdorff e Hamm, 2005). Num estudo recente, em 223 homens, comparou biópsia de próstata guiada por RM multiparamétrica e biópsia orientada por USTR, 142 (63,7%) desses homens apresentavam câncer de próstata (Pokorny et al., 2014). A biópsia de próstata orientada por USTR detectou 126 cânceres (56,5%), incluindo 47 (37,3%) classificados como de baixo risco. A biópsia dirigida por RM detectou 99 casos de câncer em 142 homens (69,7%) com RM duvidosas ou suspeitas, dos quais 6 (6,1%) eram de baixo risco. A RM reduziu em 51% a necessidade de biópsia, diminuiu em 89,4% o diagnóstico do câncer de próstata de baixo risco e aumentou em 17,7% a detecção do câncer de próstata de risco intermediário/alto. Os valores preditivos negativos (VPN) estimados para a biópsia orientada por USTR e a biópsia dirigida por RM na doença de risco intermediário/alto foram de 71,9% e 108,9%, respectivamente.

A fusão cognitiva não requer um equipamento adicional e se baseia em um operador experiente rever uma lesão suspeita à RM e orientar então a agulha de biópsia na direção das lesões suspeitas durante o procedimento padrão de biópsia dirigida por USTR. Uma desvantagem primária dessa técnica é a incapacidade de se registrar e confirmar a colocação da agulha de biópsia, bem como a variabilidade entre examinadores (Logan et al., 2014).

Uma das mais promissoras técnicas de biópsia é a fusão USTR/RM por uma plataforma de programa de computador. Ela combina a familiaridade da orientação por USTR em tempo real com as informações detalhadas de uma RM multiparamétrica diagnóstica e superpõe ambas as imagens pela reconstrução da imagem por um programa de computador. A reconstrução envolve o registro das imagens ou a correspondência das imagens. Uma RM pré-biópsia precisa identificar as lesões alvo suspeitas de câncer com base nas características das imagens. Baseados em uma plataforma específica, esses alvos são delineados antes ou depois dos dados da RM serem carregados na plataforma do programa de computador. Procede-se à USTR da próstata e as imagens de RM e de USTR em tempo real são superpostas, criando uma reconstrução em 3D da próstata e possibilitando a identificação dos alvos da RM para biópsia em poucos minutos. Estão disponíveis nos Estados Unidos dois sistemas de fusão RM/US aprovados pela Food and Drug Administration dos EUA: a plataforma UroNav (Phillips/Invivo, Gainesville, FL, EUA) e a plataforma Artemis com Profuse (Eigen). O sistema UroNav tem sido estudado no National Cancer Institute dos EUA desde 2004 e tem a maior coleção de dados publicados até o momento. Vários outros fabricantes estão desenvolvendo sistemas, tanto nos Estados Unidos como em outros países (Raskolnikov et al., 2014).

Uma diferença significativa entre a plataforma UroNav e a Artemis é que o sistema Artemis emprega um braço mecânico para direcionar a biópsia. O sistema UroNav emprega um probe manual padrão, com os dados de localização e de rastreamento registrados por um gerador de campo magnético externo, integrado à tecnologia do US.

Ao se efetuar uma biópsia de fusão USTR/RM, utiliza-se inicialmente um sistema específico, com programa de computador de RM, para identificar as lesões como de baixo, moderado ou alto risco para câncer de próstata (Invivo) ou uma escala de 1 a 5 (normal a altamente suspeita) (Eigen). A utilidade dos diferentes sistemas de atribuição de escores ainda está por ser investigada e integralmente definida por comparação direta de um com o outro. A fusão de imagens em tempo real possibilita que o médico direcione a biópsia utilizando a técnica de biópsia padrão guiada por USTR com agulha movida por mola (Fig. 109-9).

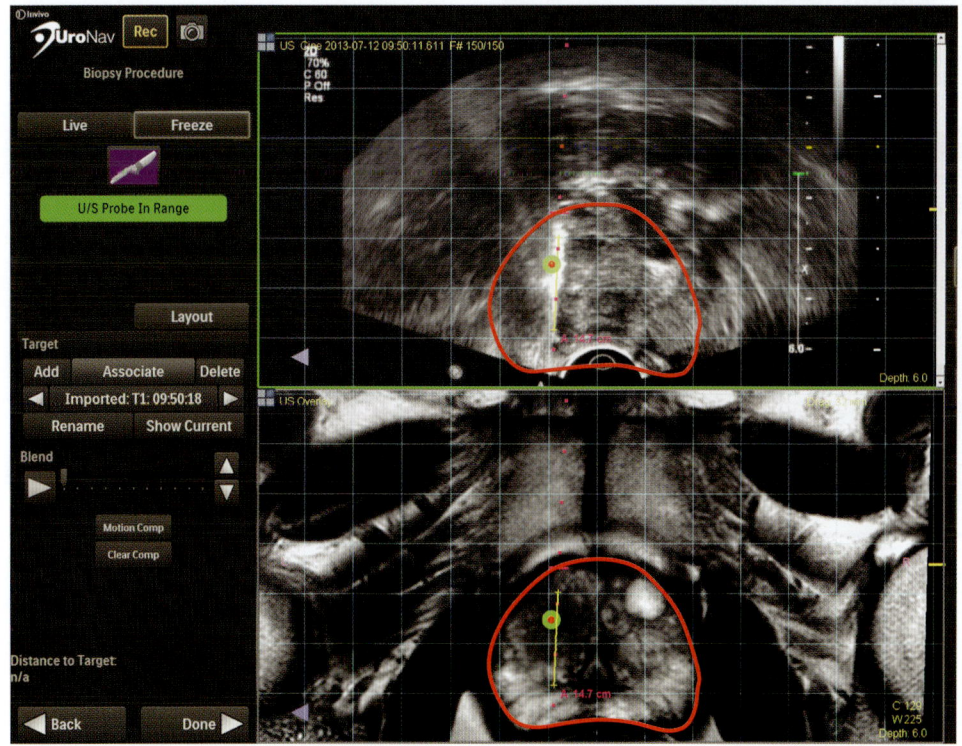

Figura 109-9. Exemplo de uma captura de tela ao se realizar uma ultrassonografia transretal (USTR) empregando o sistema de biópsia por fusão USTR/RM UroNav (Invivo). O painel superior é a ultrassonografia em tempo real; o painel inferior mostra a RM. A linha vermelha delineia a próstata e o círculo verde com o pontinho vermelho representa a lesão de interesse corregistrada. A linha amarela representa o trajeto da agulha. (Cortesia de Dr. Peter Pinto, Urologic Oncology Branch, National Cancer Institute, Bethesda, MD, EUA.)

Já foram relatados resultados preliminares para esses dois sistemas de fusão USTR/RM existentes nos EUA. Um estudo da University of California - Los Angeles envolvendo 171 homens demonstrou que 94% dos pacientes (16 de 17 deles) que apresentavam uma lesão grau 5 na RM (altamente suspeita) tinham uma biópsia positiva para câncer de próstata. Foi encontrada uma taxa de detecção de 38% para o câncer de próstata de risco intermediário e de risco alto identificados somente na biópsia dirigida, com os fragmentos de biópsia dirigida tendo probabilidade três vezes maior de detectar a doença de risco intermediário e alto em comparação com a biópsia sistemática (Sonn et al., 2013).

Uma série de atualização de 582 homens estudados no sistema UroNav demonstrou uma correlação progressivamente crescente entre a RM suspeita e a gradação Gleason para o câncer de próstata, com a detecção de Gleason de 8 ou mais demonstrando sensibilidade de 98% ao valor de corte baixo-intermediário e um VPN de 91% ao valor de corte moderado-alto (Rais-Bahrami et al., 2013). Um outro estudo de biópsia guiada por fusão USTR/RM com o sistema UroNav demonstrou o aumento da gradação e da detecção do câncer de próstata, com um escore Gleason mais elevado em 32% dos pacientes, em comparação à biópsia tradicional com somente 12 fragmentos (Siddiqui et al., 2013). A biópsia dirigida pela técnica de fusão USTR/RM detectou preferencialmente o câncer de próstata de gradação mais alta e deixou passar despercebido aquele de gradação mais baixa.

As tecnologias continuam a evoluir e a melhorar na identificação e no diagnóstico do câncer de próstata. Além de tecnologias de aquisição de imagens como a US e a RM, o uso de marcadores genômicos e de outros marcadores moleculares vai ter um papel cada vez maior na determinação da necessidade de uma biópsia e na identificação de pacientes que necessitam de uma biópsia de repetição (Partin et al., 2014). O Doppler a cores, o US com contraste, a elastografia, a RM multiparamétrica e a fusão USTR/RM estão sendo refinados como métodos de aquisição de imagens para guiar as biópsias de próstata e para aumentar sua precisão (Hong et al., 2014). Até que essas técnicas sejam comprovadas como sendo superiores na localização e no diagnóstico do câncer de próstata, a biópsia sistemática com agulha guiada pela USTR em escala de cinza com 12 fragmentos continua sendo considerada como o padrão ouro no diagnóstico do câncer de próstata.

PONTOS-CHAVE: BIÓPSIA DE PRÓSTATA

- A USTR e/ou a RM isoladamente não consegue diagnosticar o câncer de próstata sem uma biópsia tecidual.
- A anestesia local da próstata é comum e é mais útil quando se utiliza esquemas de biópsia estendida.
- Os pacientes que vão se submeter à biópsia de próstata orientada pela USTR necessitam de profilaxia antibiótica oral por até 24 horas no perioperatório.
- A biópsia sextante da próstata para a detecção do câncer de próstata é inadequada e os procedimentos de biópsia sistemática incluem no mínimo 12 fragmentos com base em recomendações da AUA.
- As técnicas avançadas de US (Doppler a cores e Power Doppler, elastografia) podem melhorar a detecção do câncer, mas não identificam de maneira fidedigna todos os focos malignos e, portanto, não podem eliminar a necessidade de biópsia sistemática no momento atual.
- A fusão USTR/RM é uma técnica promissora que tira proveito dos pontos fortes de cada modalidade ao se executar a biópsia de próstata.

Acesse www.expertconsult.com para assistir aos vídeos deste capítulo.

REFERÊNCIAS

Para consultar a lista completa de referências, acesse www.expertconsult.com.

LEITURA SUGERIDA

Bjurlin MA, Carter HB, Schellhammer P, et al. Optimization of initial prostate biopsy in clinical practice: sampling, labeling and specimen processing. J Urol 2013;189:2039-46.

Haffner J, Lemaitre L, Puech P, et al. Role of magnetic resonance imaging before initial biopsy: comparison of magnetic resonance imaging-targeted and systematic biopsy for significant prostate cancer detection. BJU Int 2011;108(8 Pt 2):E171-8.

Hodge KK, McNeal JE, Terris MK, et al. Random systematic versus directed ultrasound guided transrectal core biopsies of the prostate. J Urol 1989;142:71-5.

Ismail M, Gomella LG. Transrectal prostate biopsy. Urol Clin North Am 2013;40:457-72.

Kundavaram CR, Halpern EJ, Trabulsi EJ. Value of contrast-enhanced ultrasonography in prostate cancer. Curr Opin Urol 2012;22:303-9.

Li YH, Elshafei A, Li J, et al. Potential benefit of transrectal saturation prostate biopsy as an initial biopsy strategy: decreased likelihood of finding significant cancer on future biopsy. Urology 2014;83:714-8.

Loeb S, Vellekoop A, Ahmed HU, et al. Systematic review of complications of prostate biopsy. Eur Urol 2013;64:876-92.

Logan JK, Rais-Bahrami S, Turkbey B, et al. Current status of MRI and ultrasound fusion software platforms for guidance of prostate biopsies. BJU Int 2014;114:641-52.

Patel AR, Jones JS. Optimal biopsy strategies for the diagnosis and staging of prostate cancer. Curr Opin Urol 2009;19:232-7.

Shinohara K, Nguyen H, Masic S. Management of an increasing prostate-specific antigen level after negative prostate biopsy. Urol Clin North Am 2014;41:327-38. [review].

Trucchi A, De Nunzio C, Mariani S, et al. Local anesthesia reduces pain associated with transrectal prostatic biopsy: a prospective randomized study. Urol Int 2005;74:209-13.

Ukimura O, Coleman JA, de la Taille A, et al. Contemporary role of systematic prostate biopsies: indications, techniques, and implications for patient care. Eur Urol 2013;63:214-30.

110 Patologia das Neoplasias Prostáticas

Jonathan I. Epstein, MD

Neoplasia Intraepitelial Prostática

Adenocarcinoma

Subtipos de Adenocarcinoma da Próstata

Este capítulo engloba a patologia do adenocarcinoma da próstata desde suas lesões precursoras aos carcinomas invasivos, de biópsias com agulha a prostatectomias radicais. São também discutidos outros tumores da próstata. Mais especificamente, são enfatizados aspectos práticos da patologia, cujo conhecimento tem importância crítica para os urologistas no tratamento de seus pacientes.

NEOPLASIA INTRAEPITELIAL PROSTÁTICA

A neoplasia intraepitelial prostática (NIP) consiste de ácinos ou ductos prostáticos de arquitetura benigna revestidos de células citologicamente atípicas, sendo subclassificada em NIP de baixo grau (NIPBG) e NIP de alto grau (NIPAG) (McNeal e Bostwick, 1986; McNeal, 1989) (Fig. 110-1). **Os laudos diagnósticos não devem comentar sobre a NIPBG.** Em primeiro lugar, os patologistas não conseguem distinguir de forma reprodutível a NIPBG e o tecido prostático benigno (Epstein *et al.*, 1995). Segundo, esses pacientes não apresentam um risco maior de ter um carcinoma na biópsia de repetição que os homens com um achado de biópsia benigno (Epstein e Herawi, 2006), nos casos em que se diagnostica uma NIPBG na biópsia com agulha. As evidências de que a NIPAG é um precursor de alguns carcinomas prostáticos incluem as seguintes: há um aumento no tamanho e no número de focos de NIPAG em próstatas com câncer em comparação àquelas sem carcinoma; quando aumenta a quantidade de NIPAG, há um número maior de carcinomas multifocais; e os biomarcadores e as alterações moleculares da NIPAG e do carcinoma apresentam semelhanças (Bostwick *et al.*, 1996; Haggman *et al.*, 1997). Cerca de 20% das lesões de NIPAG são portadoras de um gene de fusão *TMPRSS2:ERG*, que é uma anormalidade molecular comum, detectável em aproximadamente 50% dos carcinomas de próstata (Cerveira *et al.*, 2006; Perner *et al.*, 2007). O achado de zonas de NIPAG onde parece haver o brotamento de glândulas de carcinoma é outra evidência histológica de que a NIPAG é um precursor de alguns carcinomas de próstata (McNeal *et al.*, 1991).

A incidência de NIPAG na biópsia está em média na faixa de 4% a 5% (Epstein e Herawi, 2006). Há uma variação enorme nas porcentagens relatadas, indo de 0% a 25% (Epstein e Herawi, 2006). A explicação mais provável dando conta dessa variação é o limiar entre observadores. A distinção entre a NIPGB e a NIPAG se baseia na proeminência dos nucléolos. Esta é um exercício subjetivo e os patologistas com um limiar relativamente mais baixo, para a definição de nucléolos proeminentes, vão ter uma incidência maior de NIPAG. **O risco médio de câncer é de 26,4% dentro de um ano nas biópsias subsequentes após o diagnóstico de NIPAG, o que não é significativamente mais alto que o risco de carcinoma após uma biópsia de repetição depois de um diagnóstico benigno** (Epstein e Herawi, 2006). Na maioria dos estudos, os níveis séricos do antígeno prostático específico (PSA), os resultados de um exame de toque retal e os achados da ultrassonografia transretal não melhoram a predição de quem tem maior probabilidade de apresentar carcinoma à biópsia de repetição. A NIP por si só não ocasiona a elevação dos valores séricos do PSA (Ronett *et al.*, 1993; Epstein e Herawi, 2006). **Em pacientes diagnosticados com NIPAG unifocal à amostragem nuclear inicial estendida, na ausência de outros indicadores clínicos do câncer, não é necessário proceder com uma biópsia de repetição no primeiro ano.** Devido à falta de grandes estudos sobre seu risco de câncer em longo prazo e das potenciais consequências médico-legais de não se efetuar o acompanhamento no caso de um diagnóstico de NIPAG, uma abordagem razoável consiste em proceder com uma biópsia de repetição três anos após um diagnóstico de NIPAG em um único núcleo (Godoy *et al.*, 2011). Uma NIPAG em dois ou mais núcleos se associa a um risco suficientemente alto de câncer subsequente para justificar uma biópsia de repetição dentro de um ano do diagnóstico inicial de NIP (Abdel-Khalek *et al.*, 2004; Merrimen *et al.*, 2009, 2010). **Caso venha efetuar-se, a biópsia de próstata de repetição deve colher amostras de toda a próstata, com um aumento relativo da amostragem sextante inicial do local em que foi encontrada a NIPAG** (Epstein e Herawi, 2006).

Há numerosos imitadores benignos e malignos da NIPAG. Pode ser difícil se distinguir entre evaginações ou cortes tangenciais de NIPAG com glândulas atípicas pequenas adjacentes (NIPATIP) em oposição a uma NIP com um carcinoma infiltrativo associado (Kronz *et al.*, 2001). Muitos desses casos vão tornar necessária a imuno-histoquímica para marcadores de células basais, em que se deve diagnosticar o câncer unicamente na presença de um grande aglomerado de glândulas inteiramente negativas. O risco de um carcinoma após um diagnóstico de NIPATIP é de 40%, justificando uma biópsia de repetição dentro de 6 meses.

A significância da NIPAG à ressecção transuretral (RTU) não foi esclarecida, com dados conflitantes quanto ao risco de descoberta subsequente de um câncer (Gaudin *et al.*, 1997; Pacelli e Bostwick, 1997). Num paciente idoso com NIPAG à RTU, com frequência nenhuma investigação adicional é instituída. Num homem mais jovem, uma investigação mais agressiva pode se justificar para afastar um tumor clinicamente significativo. **A NIPAG é uma lesão precursora de muitos adenocarcinomas periféricos da próstata de gradação intermediária a alta.** Contudo, a NIP não precisa estar presente para que surja um carcinoma. Os carcinomas debaixo grau, especialmente aqueles presentes na zona de transição, não estão estreitamente relacionados à NIPAG.

O carcinoma intraductal da próstata (CID-P) apresenta uma atipia arquitetônica ou citológica que supera claramente aquela vista na NIPAG. O CID-P foi descrito em espécimes de prostatectomia radical em diversos estudos (McNeal *et al.*, 1986; McNeal e Yemoto, 1996b; Rubin *et al.*, 1998; Wilcox *et al.*, 1998; Cohen *et al.*, 2007; Robinson *et al.*, 2012). O CID-P raramente pode ser identificado em material de biópsia na ausência de um carcinoma infiltrativo (Guo e Epstein, 2006). O CID-P em biópsias de próstata se associa frequentemente ao câncer de alto grau e a parâmetros de mau prognóstico à prostatectomia radical (Guo e Epstein, 2006). Esses achados apoiam a noção de que em muitos casos o CID-P representa a disseminação intraductal do carcinoma em ductos e ácinos preexistentes e que o CID-P na maioria dos casos não deve ser categorizado como uma condição neoplásica pré-invasiva. A cirurgia se justifica nos raros casos em que o CID-P é tratado por prostatectomia radical e não é encontrado um câncer invasivo, pois nesses casos o CID-P é uma lesão pré-invasiva de alto grau que inclui um elevado risco de desenvolvimento de um câncer de alto grau. Nós recomendamos que os pacientes apresentando um CID-P tão-somente à biópsia sejam tratados por terapia definitiva. A

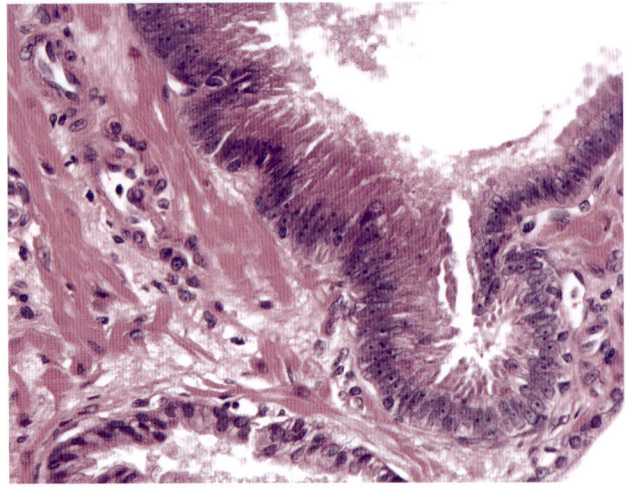

Figura 110-1. Neoplasia intraepitelial prostática de alta gradação. Veja as células citologicamente atípicas, com nucléolos proeminentes, numa glândula de arquitetura benigna *(acima)* em contraste com uma glândula benigna *(abaixo)*.

biópsia de repetição se justifica nos casos que são limítrofes entre o CID-P e a NIPAG.

ADENOCARCINOMA

Classificação por Determinação do Estágio

Os adenocarcinomas em estágio T1a (≤5% câncer) e T1b (> 5% câncer) da próstata são tumores não suspeitados clinicamente que são descobertos à RTU da próstata (RTUP) ou em espécimes de enucleação removidos devido a uma hiperplasia prostática benigna (Epstein et al., 2007). O estágio T1c da doença designa o câncer de próstata não palpável encontrado à biópsia com agulha, realizada habitualmente devido a um nível sérico anormal de PSA. Num paciente que seja submetido à prostatectomia radical, os estágios T1a a T1c são convertidos a pT2 ou pT3, caso o tumor esteja confinado ao órgão ou evidenciar a extensão extraprostática (EEP), respectivamente. O estágio patológico T2 foi definido como um tumor localizado na próstata, sendo atualmente subdividido de maneira adicional em T2a a T2c, dependendo da extensão do câncer. Entretanto, numerosos estudos demonstraram que a subdivisão da doença no estágio patológico T2 não tem significância prognóstica. A razão desse achado é que o câncer de próstata bilateral pode constituir: (1) um nódulo tumoral dominante com um tumor contralateral pequeno, de baixa gradação e não significativo clinicamente; (2) nódulos tumorais discretos significativos à direita e à esquerda; ou (3) uma massa tumoral única, grande e confluente, envolvendo ambos os lados. Por conseguinte, a designação de "estágio patológico T2c" (câncer bilateral) não faz sentido, e se espera que as futuras classificações TNM (tumor, linfonodos, metástases) venham a ser alteradas de modo a refletir esse achado. Esse autor denota simplesmente "estágio T2", sem subclassificação a "T2a", "T2b" ou "T2c" (Kheirandish e Chinegwundoh, 2011; van der Kvast et al., 2011). O termo "estágio T2 + " (estágio T2x) designa um tumor sem tumor identificável no tecido extraprostático, porém com margens positivas porque o cirurgião efetuou o corte para dentro da próstata (incisão intraprostática). Como a borda da próstata ficou no paciente, não é possível se avaliar o estágio patológico na área da incisão intraprostática. O estágio patológico T3 representa um tumor que se estendeu para fora da glândula próstata, sendo subdividido ainda a T3a e T3b, dependendo do tumor extraprostático apresentar ou não a invasão da vesícula seminal, respectivamente. A invasão microscópica do colo vesical é pT3a.

Localização

Em carcinomas no estágio clínico T2 e em 85% dos tumores não palpáveis diagnosticados à biópsia com agulha (estágio T1c), a massa tumoral principal está localizada na parte posterior da próstata, na zona periférica (McNeal, 1969; Byar e Mostofi, 1972; Epstein et al., 1994b). Aproximadamente 15% dos espécimes de prostatectomia radical demonstram tumores predominantemente anteriores, alguns na zona de transição e outros no corno anterior da zona periférica (Al-Ahmadie et al., 2008). O adenocarcinoma da próstata é multifocal em mais de 85% dos casos (Byar e Mostofi, 1972). Em muitos desses casos bilaterais ou multifocais, os outros tumores são pequenos, de grau baixo e não significativos clinicamente. Em casos com câncer bilateral na prostatectomia radical, o tumor contralateral ao lado da biópsia positiva à prostatectomia radical é tipicamente pequeno. Todavia, 20% deles apresentam alguma patologia contralateral adversa em termos de tamanho, EEP, grau ou margens (Yoon et al., 2008).

Disseminação do Tumor

Como a próstata carece de uma cápsula histologicamente distinta, o termo *extensão extraprostática (EEP)*, e não o de *penetração capsular*, é o preferível para se descrever um tumor que se estendeu para fora da próstata e até o tecido mole periprostático (Ayala et al., 1989). Alguns autores usam o termo *invasão capsular* quando eles acreditam que a "cápsula" foi infiltrada por um tumor, mas este não se estende para fora da próstata. Como não há a entidade cápsula prostática, o termo "invasão capsular" não faz sentido. Os adenocarcinomas da próstata de localização periférica tendem a se estender para fora da próstata por invasão do espaço perineural (Villers et al., 1989). A EEP preferencialmente ocorre posteriormente e posterolateralmente, paralela à localização de muitos adenocarcinomas.

A disseminação local subsequente do tumor pode levar à invasão das vesículas seminais, que é diagnosticada nos casos em que um tumor se estende à parede muscular da vesícula seminal. A via mais comum de invasão das vesículas seminais é por extensão do tumor para fora da próstata na base da glândula, com o crescimento e a extensão ao tecido mole perivesicular seminal e sequencialmente para dentro das vesículas seminais. Mais raramente pode haver extensão direta através dos ductos ejaculatórios para dentro da vesícula seminal ou a extensão direta da base da próstata até a parede das vesículas seminais. Não há quase nunca metástases descontínuas à vesícula seminal (Ohori et al., 1993). A disseminação local do câncer de próstata pode envolver também em raras ocasiões o reto, podendo ser difícil distingui-lo de um tumor retal primário (Fry et al., 1979; Lane et al., 2008).

Os locais mais frequentes do carcinoma de próstata metastático são linfonodos e ossos. O câncer de próstata pode se manifestar por metástases aos linfonodos supradiafragmáticos esquerdos, tipicamente os supraclaviculares (Cho e Epstein, 1987). Metástases pulmonares do carcinoma de próstata são extremamente comuns à autópsia e quase todos os casos envolvem também os ossos (Varkarakis et al., 1974). As lesões metastáticas assumem habitualmente a forma de múltiplos pequenos nódulos ou de uma disseminação linfática difusa e não de grandes depósitos metastáticos. Clinicamente o carcinoma de próstata metastático ao pulmão é geralmente assintomático. Além dos linfonodos, dos ossos e do pulmão, as regiões em sequência mais comuns para a disseminação do câncer de próstata à autópsia são a bexiga, o fígado e a glândula suprarrenal (Hess et al., 2006).

Volume do Tumor

De modo geral o tamanho de um câncer de próstata se correlaciona a seu estágio. A EEP é rara em tumores com menos de 0,5 cm^3, e tumores com menos de 4 cm^3 raramente apresentam metástases a linfonodos ou invasão de vesículas seminais (McNeal et al., 1990). O volume do tumor também é proporcional ao grau (veja a discussão a seguir). A localização e o grau do tumor também modulam o efeito do volume do tumor (Christensen et al., 1990; McNeal et al., 1990; Greene et al., 1991). Como exemplo, **os tumores da zona de transição se estendem para fora da próstata com volumes maiores do que aqueles da zona periférica, devido ao seu grau mais baixo e à sua maior distância da borda da glândula.** O relato do volume do tumor em diversos espécimes é discutido mais adiante.

Grau

O sistema Gleason se baseia no padrão glandular do tumor, conforme observado no aumento relativamente pequeno (Mellinger et al., 1967; Gleason e Mellinger, 1974) (Fig. 110-2). As características citológicas não contribuem para a gradação do tumor (Quadro 110-1). **Os padrões de arquitetura são identificados e se atribui a eles um grau**

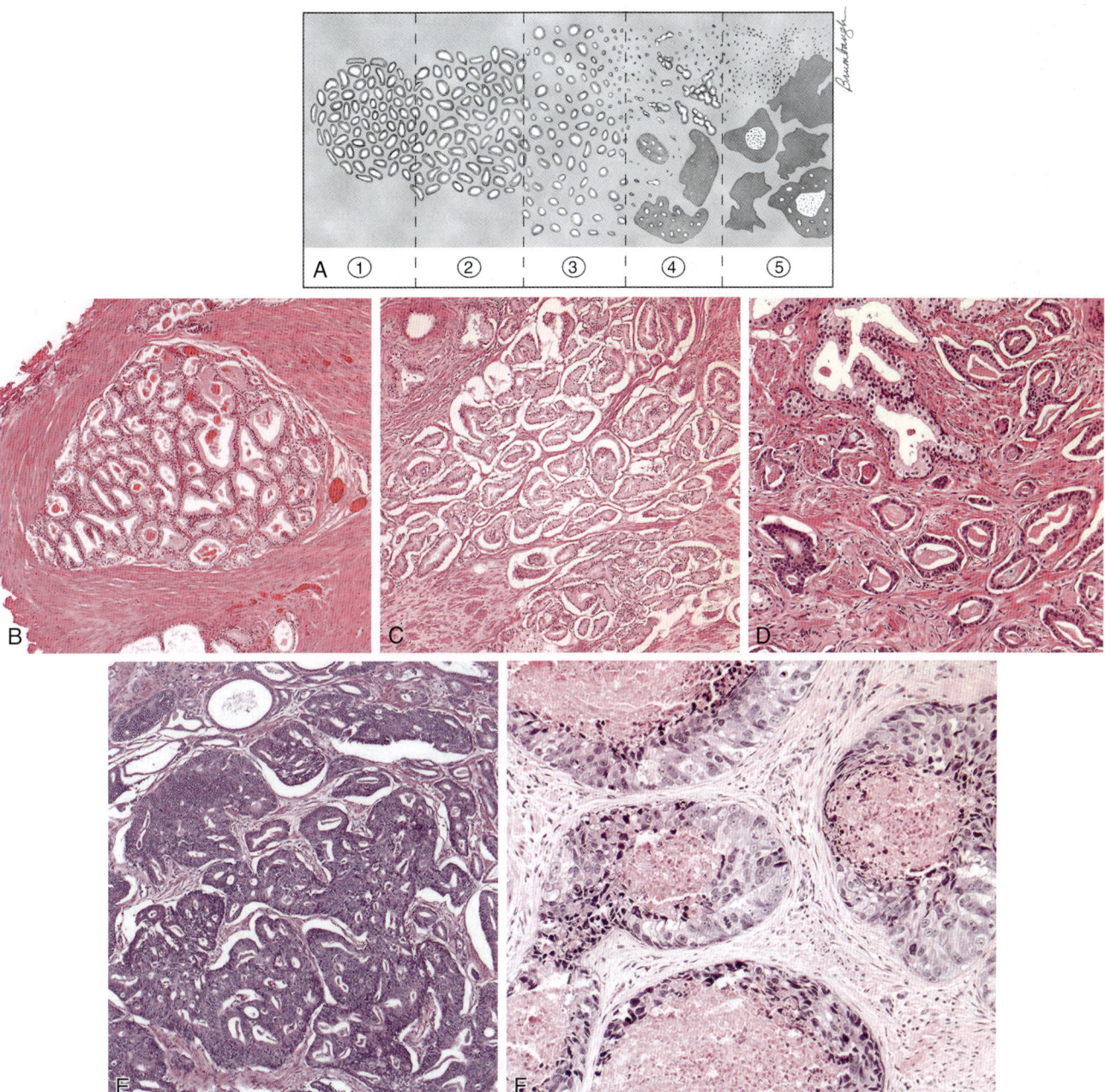

Figura 110-2. O sistema de gradação de Gleason. **A,** Diagrama esquemático do sistema de gradação de Gleason. **B,** Padrão Gleason 1: nódulo bem circunscrito de glândulas estreitamente aglomeradas. **C,** Padrão Gleason 2: nódulos com glândulas dispostas mais frouxamente. **D,** Padrão Gleason 3: glândulas pequenas com um padrão infiltrativo entre glândulas benignas. **E,** Padrão Gleason 4: glândulas cribriformes, grandes e irregulares. **F,** Padrão Gleason 5: ninhos sólidos de tumor com comedonecrose central.

de 1 a 5, sendo 1 o mais diferenciado e 5 o mais indiferenciado (Quadro 110-1). Embora no sistema Gleason original o grau mais comum e o segundo mais comum fossem combinados, em 2005 o sistema Gleason foi atualizado e modificado, sendo uma das alterações a de que o padrão *mais comum* e o de *grau mais alto*, num determinado núcleo de biópsia, foram combinados ao resultado no **escore de Gleason** (Epstein *et al.*, 2005). No caso de um tumor que tenha apenas um padrão histológico, então para maior uniformidade ambos os padrões recebem o mesmo grau. Teoricamente, porém, os escores Gleason variam de 2 (1 + 1 = 2), que representa os tumores uniformemente constituídos de um tumor do padrão Gleason 1, a 10 (5 + 5 = 10), que representa os tumores totalmente indiferenciados. Muitos casos com padrões divergentes, especialmente à biópsia com agulha, não diferem por mais de um padrão. É razoável se atribuir um escore Gleason completo até mesmo a pequenos focos de câncer na biópsia, porque já se demonstrou que o grau atribuído a esses cânceres mínimos tem precisão igual em comparação aos casos com câncer mais extenso à biópsia (Steinberg *et al.*, 1997).

Não se recomenda que o escore Gleason de 2 a 4 seja atribuído a um adenocarcinoma da próstata à biópsia com agulha, porque (1) muitos tumores graduados como de escore Gleason 2 a 4 à biópsia com agulha recebem uma gradação mais alta ao serem revistos por especialistas em uropatologia (Steinberg *et al.*, 1997); (2) é baixa a reprodutibilidade do diagnóstico no escore Gleason de 2 a 4, mesmo entre especialistas em uropatologia (Allsbrook *et al.*, 2001); e (3) o que é ainda mais importante, a atribuição de um escore Gleason de 2 a 4 para um adenocarcinoma à biópsia com agulha não se associa necessariamente a achados tão favoráveis na prostatectomia radical (Epstein, 2000). Enquanto 24% dos patologistas atribuíram um escore Gleason de 2 a 4 à biópsia em 1991, essa frequência se reduziu a 2,4%

QUADRO 110-1 Sistema de Gleason Modificado da International Society of Urological Pathology 2005

PADRÃO 1
Nódulo circunscrito de ácinos de tamanho médio, arredondados a ovais, estreitamente aglomerados, porém separados, uniformes (glândulas maiores que no padrão 3)

PADRÃO 2
Tal como no padrão 1, razoavelmente circunscritos, porém na borda do nódulo tumoral pode haver uma infiltração mínima.
As glândulas se mostram mais frouxamente dispostas e não tão uniformes quanto no padrão Gleason 1

PADRÃO 3
Unidades glandulares discretas
Tipicamente glândulas menores do que aquelas vistas no padrão Gleason 1 ou 2
Infiltra-se em ácinos prostáticos não neoplásicos e em torno deles
Variação acentuada no tamanho e na forma

PADRÃO 4
Glândulas microacinares em fusão
Glândulas mal definidas com luz glandular malformada
Glândulas cribriformes grandes
Glândulas cribriformes
Hipernefromatoide

PADRÃO 5
Basicamente nenhuma diferenciação glandular, constituído de folhetos sólidos, cordões ou células isoladas
Comedocarcinoma com necrose central circundada por massas papilares, cribriformes ou sólidas

---

em 2001 e é ainda mais baixa na prática dos dias atuais (Ghani et al., 2005). **Em consequência disso, um problema do sistema atual é que o escore Gleason 6 é tipicamente o grau mais baixo atribuído a um material de biópsia. No entanto, a escala Gleason varia de 2 a 10, de modo que os pacientes ficam preocupados quando são informados que têm um câncer de escore Gleason 6 à biópsia; eles supõem de maneira lógica, ainda que erroneamente, que seu tumor está na faixa média de agressividade.** Outra consequência do sistema de gradação de Gleason atualizado é que há uma definição expandida do padrão Gleason 4 visando incluir uma variedade maior de padrões histológicos e uma proporção maior dos casos. **São várias as consequências prognósticas da reclassificação de muitos dos tumores anteriormente de escore Gleason 6 ao escore Gleason 7 no sistema modificado. Os tumores do escore Gleason 6 são atualmente mais homogêneos e têm um prognóstico uniformemente melhor.** Como exemplo, praticamente nenhum tumor de escore Gleason 6 confinado ao órgão se associa à progressão após a prostatectomia radical, enquanto isso ocorria ocasionalmente ao uso do sistema Gleason original (Hernandez et al., 2008). **Além disso, os carcinomas de escore Gleason 6 no sistema Gleason atualizado não têm a capacidade de dar metástases para linfonodos** (Ross et al., 2012). Múltiplos núcleos de biópsia de escore Gleason 6 se correlacionam a achados favoráveis na prostatectomia radical (Ellis et al., 2013). **Em um estudo com 6.462 homens do Johns Hopkins empregando o sistema Gleason modificado, quase 95% e 97% dos pacientes com câncer de escore Gleason 6 à biópsia e à prostatectomia radical (ausência de padrão terciário 4 à prostatectomia radical), respectivamente, foram preditos como estando curados da doença aos 5 anos após a prostatectomia radical** (Pierorazio et al., 2013a). Utilizando o sistema Gleason modificado, esse estudo mostrou que tumores de escore Gleason 3 + 4 = 7 têm um prognóstico muito favorável, com sobrevivência bioquímica livre aos 5 anos estimada de 83% e 88% para a biópsia e a prostatectomia radical, respectivamente. Os tumores Gleason 9 a 10 apresentaram quase o dobro do risco de progressão em comparação àqueles de escore Gleason 8. A simplificação excessiva da classificação do grau de Gleason, tal como a combinação dos escores Gleason de 8 a 10 ou a classificação dos pacientes em categorias de risco baixo, intermediário e alto com base em escores Gleason abaixo de 7, 7 e acima de 7, acarreta a perda de informações prognósticas de importância crítica. Um agrupamento mais contemporâneo dos escores Gleason com base em prognósticos diferentes é o seguinte: escores Gleason ≤ 6; 3 + 4 = 7; 4 + 3 = 7; 8; 9 a 10, que refletem os Grupos de Gradação I a V (Pierorazio et al., 2013b). Ao final de todos os laudos de biópsia que mostram um carcinoma, nós acrescentamos o seguinte:

O escore Gleason global para esse caso se baseia no núcleo de biópsia com o mais alto escore de Gleason. Os escores de Gleason podem ser agrupados e variam do Grupo de Grau I (mais favorável) ao Grupo de Grau V (menos favorável).
Escore Gleason inferior ou igual a 6: Grupo de Grau 1
Escore Gleason 3 + 4 = 7: Grupo de Grau II
Escore Gleason 4 + 3 = 7: Grupo de Grau III
Escore Gleason 8: Grupo de Grau IV
Escore Gleason 9 a 10: Grupo de Grau V

O grau de Gleason no material de biópsia também foi demonstrado como se correlacionando bastante bem àquela do espécime de prostatectomia subsequente (Fine e Epstein, 2008). De modo geral, um escore de Gleason inferior ou igual a 6 à biópsia corresponde a um escore Gleason inferior ou igual a 6 à prostatectomia radical em aproximadamente 65% dos casos. Uma causa inevitável de grau discrepante entre a biópsia e o espécime de prostatectomia subsequente é aquela ocasionada por um erro de amostragem à biópsia com agulha. Os fatores a seguir se associam ao aumento do grau da biópsia com agulha à prostatectomia radical: extensão aumentada do câncer à biópsia; níveis séricos de PSA aumentados; próstatas menores; e menos núcleos na amostragem da próstata (Epstein et al., 2012).

Alguns homens com cânceres de grau baixo vêm a apresentar tumores de alto grau após alguns anos. Não ficou claro se o câncer residual de grau baixo evoluiu ou se houve o desenvolvimento subsequente de um tumor multifocal, mais agressivo. Embora, de modo geral, os tumores maiores sejam de alto grau e os tumores pequenos sejam de grau baixo, há exceções (Epstein et al., 1994a). Há uma tendência a se propor a hipótese de que os tumores começam como tumores de grau baixo e, ao atingir um determinado tamanho, se diferenciam a lesões de grau mais alto, explicando a relação entre tamanho e grau. Por outro lado, os tumores de alto grau podem ter gradação alta desde o início, mas são detectados a um tamanho avançado devido a seu crescimento rápido. Assim também, tumores de grau baixo podem evoluir tão lentamente que tendem a ser detectados a volumes mais baixos. Do ponto de vista prático, mais de 80% das gradações dos cânceres de próstata nos indivíduos permanecem estáveis por um período de 2 a 3 anos após a biópsia (Sheridan et al., 2008).

Avaliação dos Espécimes na Biópsia de Próstata

Processamento

Os espécimes de biópsia sextantes colhidos de diferentes áreas da próstata devem ser submetidos à patologia em recipientes separados (Quadro 110-2). Desde que os núcleos de biópsia sejam submetidos em recipientes separados ou os núcleos estejam no mesmo recipiente, porém sejam especificados pelo urologista quanto a sua localização (isto é, por tintas de cor diferente), os patologistas devem atribuir escores de Gleason individuais a núcleos separados (Epstein et al., 2005). Se os núcleos estiverem combinados num recipiente sem designação, alguns patologistas ainda tentam atribuir escores separados para cada núcleo de biópsia e outros apenas fornecem um escore de Gleason global, como se todos os núcleos fossem um núcleo longo.

Diagnóstico Diferencial

O diagnóstico insuficiente do adenocarcinoma limitado da próstata na biópsia com agulha é um dos problemas mais frequentes na patologia da próstata (Epstein, 2004). Há também numerosos imitadores benignos do adenocarcinoma de próstata (Stigley, 2004). Em alguns desses casos o uso de anticorpos à citoqueratina, de elevado peso molecular, e à p63 pode resolver o diagnóstico (Wojno e Epstein, 1995). As glândulas benignas apresentam um conteúdo de células basais e são marcadas por esses anticorpos, enquanto o câncer de

> **QUADRO 110-2** Razões para se Submeter Múltiplos Núcleos de Biópsia por Agulha em Recipientes Separados para cada Local Sextante
>
> - Em casos "atípicos" o local atípico pode ser um alvo preferencial da biópsia de repetição, além dos outros locais.
> - A localização mais específica do câncer ajuda os patologistas a direcionar a coleta de amostras adicionais de tecido ou de blocos em casos sem algum câncer na amostragem inicial da prostatectomia radical.
> - O conhecimento do local sextante ajuda os patologistas a reconhecer algumas armadilhas diagnósticas (isto é, tecido da vesícula seminal ou da zona central imitando uma neoplasia intraepitelial prostática de alto grau na base, e glândulas de Cowper imitando um câncer no ápice).
> - À braquiterapia, isso ajuda a se identificar áreas às quais é possível se distribuir sementes extras.
> - Ter um máximo de dois núcleos de biópsia por preparação em bloco ou em lâmina com a visualização integral dos núcleos ajuda a evitar que se deixe passar despercebidos pequenos focos de câncer, que podem ficar "enterrados" no bloco de parafina.
> - O máximo de dois núcleos de biópsia por bloco ou lâmina evita a fragmentação do núcleo, em que não se consegue determinar o número de núcleos envolvidos, seu envolvimento percentual e a gradação mais alta do câncer no caso.

próstata não evidencia coloração. A imuno-histoquímica com anticorpos à α-metilacil-CoA racemase, que marca de forma preferencial o carcinoma prostático e a NIPAG, pode ser igualmente utilizada como adjuvante no diagnóstico do câncer limitado, porém os patologistas devem tomar cuidado porque já foram relatados resultados falso-positivos e falso-negativos à coloração por α-metilacil-CoA racemase (Jiang et al., 2004, 2005). A imunorreatividade nuclear ao *ERG* pode ser utilizada como substituto da fusão de genes *TMPRSS2:ERG*, um evento molecular específico visto em aproximadamente 50% dos carcinomas de próstata. A principal limitação dessa técnica é que, em focos limitados de carcinoma à biópsia com agulha, a sensibilidade pode ser um pouco mais baixa, em torno de 30% a 40%, e a positividade não afasta a NIPAG (Tomlins et al., 2012; Shah et al., 2013).

Em alguns casos há achados sugestivos de carcinoma, porém não diagnósticos dessa condição. **A incidência de espécimes atípicos à biópsia com agulha é de aproximadamente 5%** (Epstein e Herawi, 2006). **Os patologistas devem assinalar descritivamente os casos atípicos como "um foco de glândulas atípicas" e não usar uma terminologia ambígua como "hiperplasia atípica" ou "proliferação atípica de pequenos ácinos".** Deve-se adicionar um comentário no relatório descrevendo porque o foco é sugestivo, mas não é diagnóstico de câncer, com uma recomendação de repetição de biópsia. Com isso não fica dúvida alguma na mente do urologista de que a lesão pode ser um câncer infiltrativo, mas o patologista não se sente seguro em estabelecer o diagnóstico. **A probabilidade de câncer após um diagnóstico atípico é de cerca de 40% a 50%** (Iczkowski et al., 1997; Chan e Epstein, 1999; Epstein e Herawi, 2006). **Surpreendentemente, em homens com biópsias prévias atípicas, o nível de elevação do PSA sérico ou os resultados do exame de toque retal não se correlacionam ao risco de um espécime de biópsia subsequente demonstrar um carcinoma. Qualquer que seja o nível sérico do PSA, todos os pacientes com um diagnóstico inicial atípico na biópsia com agulha devem ser submetidos a uma biópsia de repetição, tipicamente dentro de 6 meses. Os casos diagnosticados como atípicos têm a maior probabilidade de ter o diagnóstico modificado na revisão por especialistas, e os urologistas devem considerar enviar esses casos para uma interconsulta, na tentativa de resolver o diagnóstico como definitivamente benigno ou maligno, antes de submeter o paciente a uma biópsia de repetição** (Chan e Epostein, 2005).

Prognóstico

Achados adversos à biópsia com agulha, em termos de grau de Gleason e da extensão do tumor, em geral predizem corretamente achados adversos no espécime de prostatectomia radical. Entretanto, em decorrência de erros de amostragem, achados favoráveis à biópsia com agulha não predizem necessariamente achados favoráveis no espécime de prostatectomia radical. As maneiras pelas quais o câncer pode ser medido à biópsia com agulha incluem o número de núcleos positivos, os milímetros totais de câncer em todos os núcleos, a percentagem de câncer por núcleo e a percentagem total de câncer em todo o espécime. Um número equivalente de estudos afirma a superioridade de uma técnica em relação à outra, não havendo uma técnica adotada uniformemente (Epstein, 2011). Foi proposto que os patologistas relatem o número de núcleos positivos juntamente com alguma outra medida da extensão do tumor. A extensão do câncer na próstata pode ser predita com maior precisão combinando-se o grau à biópsia com agulha ao estágio clínico e aos valores séricos do PSA (Makarov et al., 2007).

Embora haja alguns dados conflitantes, a análise cumulativa mostra uma incidência mais alta de EEP em homens com invasão perineural à biópsia com agulha da próstata (Cozzi et al., 2013). A invasão perineural à biópsia tem valor prognóstico em homens submetendo-se à radioterapia externa, mas esse valor é menor em relação à braquiterapia (Harnden et al., 2007). A invasão perineural deve ser anotada no relatório patológico da biópsia. Há dados no sentido de que a atrofia e a inflamação associada estão ligadas à carcinogênese na próstata (DeMarzo et al., 2003). Todavia, a hipótese é de que esses fatores estão envolvidos no desencadeamento do câncer de próstata e não estão diretamente relacionados ao câncer no momento em que a atrofia é identificada na biópsia. A atrofia de todos os tipos morfológicos é muito comum à biópsia com agulha e não se associa a um risco aumentado de câncer ou de NIP em uma biópsia subsequente (Postma et al., 2005).

O mais forte fator prognóstico na biópsia é provavelmente o escore de Gleason, que pode ser utilizado para se predizer múltiplos resultados finais, incluindo (1) o estágio patológico; (2) a EEP num lado específico; (3) a EEP ao feixe neurovascular; (4) a progressão após a prostatectomia radical; (5) os candidatos à braquiterapia; (6) o prognóstico após a radioterapia; (7) os candidatos à vigilância ativa; (8) os critérios de intervenção após a vigilância ativa; (9) o prognóstico após a crioterapia; (10) o prognóstico após o ultrassom focalizado de alta intensidade [HIFUL]; e (11) os candidatos à terapia focal (Epstein, 2013).

Avaliação de Espécimes de Ressecção Transuretral (RTU)

Processamento

O sistema recomendado se baseia na percentagem do espécime envolvida pelo tumor, sendo 5% o valor de corte entre o estágio T1a e o T1b (Cantrell et al., 1981). Todos os tumores em estágio T1b são detectados pelo processamento de um número entre 6 e 8 cassetes de um espécime de RTU. Ao processamento de 8 a 10 cassetes são identificadas mais de 90% das lesões em estágio T1a (Newman et al., 1982; Murphy et al., 1986; Vollmer, 1986; Rohr, 1987). Dependendo da instituição, todos os tecidos de RTU podem ser examinados em homens com idade inferior a 65 anos, nos quais se pode proceder a uma terapia agressiva para a doença em estágio T1a.

Diagnóstico Diferencial

Uma das lesões que mais comumente é confundida com o adenocarcinoma de gradação baixa é a adenose (hiperplasia adenomatosa atípica) (Gaudin e Epstein, 1994, 1995). Aproximadamente 1,6% dos espécimes benignos de RTU e 0,8% de todos os espécimes de biópsia com agulha têm a adenose em seu conteúdo. Ela é encontrada caracteristicamente na zona de transição da próstata, é frequentemente multifocal e é mais comumente um achado acidental em RTU realizadas devido a uma obstrução urinária. **Embora a adenose imite um carcinoma, não há evidência sugestiva de que pacientes com adenose tenham um risco aumentado de portar ou de vir a desenvolver um adenocarcinoma da próstata.**

Avaliação de Espécimes de Prostatectomia Radical

Avaliação

Em instituições que não incluem totalmente os espécimes de prostatectomia radical, há técnicas de amostragem que proporcionam uma classificação precisa do estágio patológico (Hall et al., 1992; Sehdev et al., 2001). **A secção em montagem integral da próstata fornece cortes esteticamente mais aceitáveis para o ensino e a publicação, mas as informações obtidas por cortes de rotina são idênticas.**

Prognóstico

Escore Gleason. **Recomendou-se que os patologistas atribuam uma gradação separada a cada nódulo tumoral dominante.** Com grande frequência o nódulo dominante é o tumor maior, que é também o tumor associado ao estágio mais alto e à gradação mais elevada. Nas raras ocorrências de um nódulo não dominante (isto é, um nódulo menor), deve-se atribuir uma gradação também a esse nódulo. Se um dos nódulos menores for o foco de gradação mais alta na próstata, deve-se registrar igualmente a gradação desse nódulo menor. Em geral essa vai ser a exceção; em muitos casos vão ser atribuídas gradações separadas somente a um ou no máximo dois dos nódulos dominantes. **O escore de Gleason à prostatectomia radical se correlaciona bem ao prognóstico. O risco bioquímico pós-operatório livre de doença aos 5 anos é de 96,6%, 88,1%, 69,7%, 63,7% e 34,5% para escores de Gleason inferiores ou iguais a 6; 3 + 4 = 7; 4 + 3 = 7; 8; e 9 a 10, respectivamente** (Pierorazio et al., 2013b). **Recomendou-se que em espécimes de prostatectomia radical seja registrado o escore de Gleason rotineiramente, constituído do escore mais prevalente e do segundo mais prevalente, juntamente com uma nota afirmando que há um padrão terciário de alta gradação** (Pan et al., 2000; Trok et al., 2009). A presença de um componente terciário de gradação mais alta se associa a um risco aumentado de recorrência bioquímica, elevando tipicamente o risco de recorrência a um nível intermediário entre aqueles de cânceres sem o componente terciário na mesma categoria do escore de Gleason e os cânceres na categoria de escore de Gleason mais alto subsequente.

Metástases a Linfonodos. A incidência de metástases a linfonodos diminuiu acentuadamente em anos recentes, porque os tumores são detectados mais precocemente pelas técnicas de rastreamento. A incidência de metástases linfonodais está relacionada ao estágio clínico, ao nível pré-operatório do PSA e à gradação da biópsia, inclusive com alguns cirurgiões não removendo os linfonodos pélvicos em homens com um baixo risco de metástases. Como a presença de metástases linfonodais indica uma impossibilidade de cura, os cirurgiões podem proceder à linfadenectomia pélvica com biópsia de congelação para a classificação do estágio. Nos casos em que são identificadas metástases microscópicas por ocasião da biópsia de congelação, muitos urologistas abortam a prostatectomia radical porque o procedimento não vai ser curativo. Outros urologistas executam a prostatectomia radical diante de metástases microscópicas para o controle local caso o paciente tenha uma expectativa de vida relativamente longa. Quase todos os pacientes com linfonodos positivos que se submetem à prostatectomia radical acabam por demonstrar a progressão de sua doença, indicativa de metástases distantes ocultas. Os 15 anos de sobrevivência bioquímica livre de recorrência, sobrevida livre de metástases e sobrevida câncer específica, em homens se submetendo à prostatectomia radical com linfonodos positivos, é de 7,1%, 41,5% e 57,5%, respectivamente. Os fatores preditores da recorrência bioquímica, de metástases e de morte por câncer de próstata à análise multivariada incluem o escore de Gleason à prostatectomia, o número e a percentagem de linfonodos positivos, respectivamente (Pierorazio et al., 2013b). Em casos em que o escore de Gleason à biópsia pré-operatória é inferior a 8, o tempo até o aparecimento de metástases distantes é longo o suficiente para que nossos cirurgiões procedam à prostatectomia radical mesmo que os linfonodos estejam envolvidos (Sgrignoli et al., 1994). Por conseguinte, realizamos biópsia de congelação dos linfonodos pélvicos unicamente quando o escore da biópsia é de 8 a 10. Outra opção consiste em biópsia de congelação dos linfonodos pélvicos somente em casos em que o risco de metástases é suficientemente alto, com base nos parâmetros pré-operatórios.

Extensão Extraprostática e Invasão das Vesículas Seminais. A cápsula prostática não é bem definida do ponto de vista histológico, especialmente no ápice, na base e anteriormente (Ayala et al., 1989). **Como a próstata carece de uma cápsula distinta, recomenda-se o termo *extensão extraprostática (EEP)*, em vez de *invasão capsular* ou *penetração capsular*, para denotar a doença não confinada ao órgão.** O reconhecimento da EEP pode ser difícil, porque os limites do ponto em que a próstata termina podem ser vagos e também porque o tumor pode induzir uma densa resposta desmoplásica no tecido adiposo periprostático (Epstein, 2001). O grau de EEP varia de apenas algumas glândulas fora da próstata, que nós designamos como *extensão extraprostática focal*, a casos com disseminação extraprostática maior, que nós designamos como *extensão extraprostática não focal*. **O grau de EEP se correlaciona ao risco de progressão após a prostatectomia radical** (Epstein, 2001). Já foram propostas outras medidas mais objetivas da quantificação da extensão da EEP, mas elas se correlacionam bem à dicotomia subjetiva "focal" versus "não focal" e nenhuma delas foi demonstrada como sendo superior o suficiente para ser recomendada como o método preferencial (Magi-Galuzzi et al., 2011; van Veggel et al., 2011). **A invasão das vesículas seminais é um achado prognóstico muito mais sombrio, com uma frequência de 65% de progressão aos 5 anos após a cirurgia** (Epstein, 2001; Pierorazio et al., 2011).

Margens. Novara e Ficarra (2013) relataram a frequência média de margens positivas na série de prostatectomia radical com assistência robótica, publicada entre 2008 e 2011 (cada uma incluindo > 100 casos), como sendo de 15%, com limites de variação entre 6,5% e 32% (Novara e Ficarra, 2013). **Somente cerca de 50% dos homens com margens positivas apresentaram progressão após a prostatectomia radical** (Epstein et al., 1993). Uma fonte importante dessa discrepância é que mesmo em casos em que as margens parecem ser histologicamente positivas, o tecido adicional removido do local nem sempre mostra um tumor (Epstein, 1990). Alguns estudos documentaram a realização de cortes de congelação ao longo da próstata na região do feixe neurovascular com margens intraoperatórias positivas, acarretando a ressecção do feixe neurovascular ipsilateral (Schlomm et al., 2012; Von Bodman et al., 2013). Em um estudo se observou que foram necessários cinco micrótomos com dois patologistas e quatro técnicos para a realização de um caso em aproximadamente 35 minutos, o que não é prático na maioria dos laboratórios. A técnica inclui uma frequência baixa de falso-negativos e de falso-positivos em comparação aos cortes permanentes das mesmas lâminas. No entanto, em dois estudos em que a margem de um corte congelado foi positiva na região do feixe neurovascular e o feixe foi removido, somente 23% a 25% dos feixes evidenciaram um câncer residual. Os argumentos propostos em apoio a esse procedimento são (1) sem os cortes congelados muitos desses pacientes teriam os feixes ressecados devido a características de alto risco pré-operatório; e (2) a soma global dos feixes neurovasculares poupados foi acentuadamente maior do que as excisões amplas secundárias desnecessárias (Schlomm et al., 2012; Von Bodman et al., 2013). A preponderância dos estudos mostrou que a distância do tumor ao corante não afeta o risco de recorrência, porém houve um estudo conflitante (Epstein, 1990; Epstein e Sauvageot, 1997; Emerson et al., 2005; Bong et al., 2009; Lu et al., 2012). **Os fatores que podem auxiliar na decisão do clínico quanto a administrar ou não a radioterapia adjuvante são a extensão das margens positivas e o grau do tumor nas margens; e esses fatores foram demonstrados como tendo valor prognóstico** (Chuang e Epstein, 2008; Shikanov et al., 2009; Brimo et al., 2010; Cao et al., 2010; van Ooort et al., 2010; Huang et al., 2013).

Margens positivas também podem ocorrer em consequência da secção cirúrgica do tumor intraprostático (incisão intraprostática); embora essa condição seja também designada como "incisão capsular", esse termo não é recomendado por não haver uma cápsula prostática. A incidência relatada para a incisão intraprostática varia de 1,3% até níveis elevados, de 71%, (Epstein, 2001). Em minha opinião grande parte dessa variação está relacionada às dificuldades descritas no texto anterior no reconhecimento da EEP. Um tumor extraprostático, que se associe a uma resposta desmoplásica do estroma numa das margens e seja erroneamente diagnosticado como confinado ao órgão, vai ser incorretamente classificado como tendo margens positivas devido à incisão intraprostática. O outro local relativamente frequente de incisão intraprostática é nas regiões dos feixes neurovasculares, em que o urologista tenta preservar o feixe para fins de potência, porém corta para dentro da próstata. Somente quando é efetuada a transecção tanto do tumor como de glândulas benignas na mesma área e ambos estão presentes na margem corada, eu diagnostico uma margem positiva em consequência da incisão intraprostática. **A incisão intraprostática se associa a um risco aumentado de progressão pós-operatória, equivalente àquele associado a uma EEP focal e a uma margem positiva** (Chuang e Epstein, 2008).

Numa análise multivariada, o grau de Gleason, a EEP e as margens de ressecção são fortes fatores independentes de predição da progressão bioquímica.

Volume do Tumor. Há estudos conflitantes relativos a se o volume do tumor prediz independentemente ou não a progressão pós-prostatectomia radical, depois de se determinar o grau e o estágio patológico; com muitas séries maiores não demonstrando uma significância prognóstica (Epstein, 2001). Apesar desse fato, a International Society of Urological Pathology recomendou que seja relatado em espécimes de prostatectomia radical alguma medida objetiva do volume tumoral (van der Kwast et al., 2011). A justificativa da organização foi de que o volume do tumor é relatado em cânceres de outros órgãos e sistemas. Como o volume do tumor não é um fator de predição independente e em geral não vai afetar a terapia subsequente, minha recomendação é de que se o profissional relatar um tumor à prostatectomia radical, deve usar então o método mais simples e mais rápido, tal como uma estimativa aproximada da percentagem global da próstata envolvida pelo tumor.

Invasão Perineural e Vascular. O achado de invasão perineural num espécime de prostatectomia radical é muito comum, não tem valor prognóstico e não deve ser incluído no relatório de patologia. A invasão vascular é identificada em raras ocasiões em espécimes de prostatectomia radical, sendo vista em 7% dos tumores de tamanho inferior a 4 cc (muitos dos tumores vistos à prostatectomia radical têm menos de 2 cc) (McNeal e Yemoto, 1996a). A invasão vascular se correlaciona a outros achados adversos (isto é, EEP, grau, margens, volume do tumor), mas ainda fornece informações prognósticas independentes, além daquelas dos achados notados rotineiramente (Epstein, 2001; Baydar et al., 2008).

Adenocarcinoma com Efeito do Tratamento

Um dos problemas da avaliação dos carcinomas que foram tratados por terapia hormonal é que por artefatos a gradação frequentemente parece mais alta (Smith e Murphy, 1994). **Os patologistas não devem atribuir um escore de Gleason a carcinomas em áreas com efeito do tratamento.** Entretanto, outras áreas do tumor que não demonstrem um efeito hormonal pronunciado podem receber uma gradação de Gleason. Demonstrou-se que a finasterida não altera a histologia nem dos tecidos malignos nem dos benignos (Yang et al., 1999; Rubin et al., 2005).

O adenocarcinoma de próstata irradiado pode não evidenciar diferenças em relação ao câncer não irradiado ou pode também demonstrar os efeitos dos danos por radiação. **Ao se assinar laudos de biópsias de próstata, eles devem ser diagnosticados como: (1) tecido prostático benigno com efeito da radiação; (2) câncer sem efeito do tratamento (é atribuído um grau de Gleason); ou (3) câncer demonstrando efeito do tratamento (não é atribuída uma gradação de Gleason). Esse último diagnóstico se associa a um prognóstico equivalente a um diagnóstico não carcinomatoso** (Crook et al., 2009). A radiação altera as características histológicas do tecido prostático benigno, de tal modo que ele pode imitar um câncer de próstata (Bostwick et al., 1982). A atipia por radiação em glândulas próstata benignas pode persistir por um longo período (até 72 meses) após o tratamento inicial, ocasionando dificuldades significativas na avaliação de espécimes de biópsia de próstata (Magi-Galuzzi et al., 2003). Se os clínicos tiverem conhecimento desse tratamento, essa informação deve ser fornecida ao patologista.

SUBTIPOS DE ADENOCARCINOMA DA PRÓSTATA

Os adenocarcinomas mucinosos da glândula próstata se comportam como carcinomas de próstata comuns, incluindo uma propensão a apresentar metástases ósseas à doença avançada (Epstein e Lieberman, 1985; Ro et al., 1990). **O adenocarcinoma mucinoso de próstata tratado por prostatectomia radical não é mais agressivo que o câncer de próstata não mucinoso** (Osunkoya et al., 2008). Mesmo em adenocarcinomas da próstata comuns sem evidências à microscopia ótica de diferenciação neuroendócrina, praticamente metade deles apresenta diferenciação neuroendócrina à imuno-histoquímica para múltiplos marcadores neuroendócrinos (di Sant'Agnese, 1992). Muitos estudos não demonstram uma relação convincente entre a extensão da diferenciação neuroendócrina no câncer de próstata comum e o prognóstico. Os carcinomas de pequenas células da próstata são idênticos aos carcinomas de pequenas células do pulmão (Tetu et al., 1989). Em aproximadamente 50% dos casos os tumores são mistos de carcinomas de pequenas células e adenocarcinomas da próstata. **A sobrevida média de pacientes portadores de um carcinoma de pequenas células da próstata é de menos de um ano.** Não há diferença quanto ao prognóstico entre pacientes com um carcinoma de pequenas células puro e aqueles mistos com carcinomas glandulares e de pequenas células. Não é atribuída uma gradação de Gleason aos carcinomas de pequenas células.

Entre 0,4% e 0,8% dos adenocarcinomas prostáticos se originam de ductos prostáticos (Epstein e Woodruff, 1986; Christensen et al., 1991). Em aproximadamente 5% dos carcinomas prostáticos são encontrados tumores evidenciando diferenciação tanto ductal quanto acinar. Os adenocarcinomas de ductos prostáticos, que se originam dos grandes ductos prostáticos periuretrais primários, podem crescer como uma lesão exofítica para dentro da uretra, mais comumente no colículo seminal e em torno dele e isso ocasiona sintomas obstrutivos ou hematúria. Os tumores que se originam dos ductos prostáticos mais periféricos podem se manifestar inicialmente de maneira semelhante aos adenocarcinomas comuns (acinares) e podem ser diagnosticados à biópsia com agulha (Brinker et al., 1999). Os tumores são com frequência subestimados clinicamente, porque os achados do exame de toque retal e os níveis séricos de PSA podem estar normais. **Muitos adenocarcinomas de ductos prostáticos devem ser considerados como de padrão Gleason 4, devido a suas características morfológicas cribriformes compartilhadas com os adenocarcinomas acinares de escore Gleason 8 e a um prognóstico semelhante** (Brinker et al., 1999). As exceções são o adenocarcinoma ductal semelhante à NIP, ao qual é atribuído um padrão Gleason 3 (Tavora e Epstein, 2008), e o adenocarcinoma ductal com comedonecrose ao qual é atribuído um padrão Gleason 5. Há estudos conflitantes quanto a se um componente de um adenocarcinoma ductal ao qual é atribuído um padrão Gleason 4 (ou um padrão 5 quando acompanhado de comedonecrose) se associa ou não a um prognóstico pior do que o de um carcinoma acinar de grau comparável (Samaratunga et al., 2010; Seipel et al., 2013). **O carcinoma escamoso primário puro da próstata é raro e se associa a uma sobrevivência baixa** (Parwani et al., 2004). Esses tumores desenvolvem metástases osteolíticas e não respondem à terapia hormonal. A diferenciação escamosa ocorre mais comumente nos depósitos primários e metastáticos de adenocarcinomas que foram tratados por terapia estrogênica. Os carcinomas sarcomatoides (carcinosarcomas) também já foram relatados na próstata e têm um prognóstico sombrio (Hansel e Epstein, 2006).

Tumores Mesenquimais

Os sarcomas da próstata constituem de 0,1% a 0,2% de todos os tumores malignos da próstata (Hansel et al., 2007). Os rabdomiosarcomas são os tumores mesenquimais mais frequentes na próstata e são vistos quase que exclusivamente na infância. Os leiomiosarcomas são os sarcomas que mais comumente envolvem a próstata em adultos (Cheville et al., 1995). Uma lesão das células fusiformes que pode ocorrer em qualquer idade e pode se assemelhar muito a um leiomiosarcoma é um tumor miofibroblástico inflamatório, que pode ocorrer logo depois da RTU ou sem história desta (Montgomery et al., 2006). Há também tumores mesenquimais da próstata com origem no estroma especializado específico prostático. Essas lesões variam de tumores do estroma prostático de potencial maligno incerto (TEPPMI) a sarcomas do estroma prostático. Ao exame histológico essas lesões têm aparência variável; um dos subtipos se assemelha a um tumor observado na mama e é designado como *tumor filodes da próstata* (Herawi e Epstein, 2006). Embora muitos casos de TEPPMI não se comportem de maneira agressiva, já foram documentados casos ocasionais que apresentaram recorrência rapidamente após a ressecção; existem casos mistos com TEPPMI e sarcomas e alguns tumores do tipo TEPPMI evoluíram para um sarcoma do estroma. **Embora muitos desses tumores se comportem de forma indolente, sua imprevisibilidade numa proporção minoritária dos casos e a falta de correlação entre diferentes padrões histológicos de TEPPMI e a desdiferenciação sarcomatosa justificam um acompanhamento cuidadoso e a consideração de ressecção definitiva em indivíduos mais jovens.** Os sarcomas do estroma têm o potencial de comportamento metastático.

Carcinoma Urotelial

O carcinoma urotelial primário da próstata sem envolvimento vesical constitui de 1% a 4% de todos os carcinomas da próstata (Sawczuk et al., 1985). Os carcinomas uroteliais primários da próstata têm uma propensão a infiltrar o colo da bexiga e os tecidos moles circunvizinhos, de tal modo que mais de 50% dos pacientes manifestam inicialmente tumores em estágio T3 ou T4 (Greene et al., 1976). Cerca de 20% dos pacientes apresentam como manifestações iniciais metástases distantes, sendo os ossos (predominantemente osteolíticas), o pulmão e o fígado os locais mais comuns.

O carcinoma urotelial envolve mais comumente ductos e ácinos prostáticos em pacientes com uma história de carcinoma *in situ* (CIS) da bexiga que foram tratados por um período de meses a anos por quimioterapia tópica intravesical (Schellhammer *et al.*, 1977; Mahadevia *et al.*, 1986; Wood *et al.*, 1989; Niginou Ngninkeu *et al.*, 2003). Entre 35% e 45% das cistoprostatectomias realizadas devido a um carcinoma urotelial demonstram o envolvimento prostático. Todavia, esse número depende da quantidade de amostras histológicas do tecido prostático e pode ser muito maior em espécimes com mapeamento completo. Nos casos em que é realizada a cistoprostatectomia, e está presente unicamente um carcinoma urotelial, o envolvimento prostático não piora o prognóstico, que é determinado pelo estágio do tumor vesical (Esrig *et al.*, 1996). O carcinoma urotelial intraductal da próstata parece envolvê-la por extensão direta a partir da uretra sobrejacente, que se mostra comumente envolvida por um CIS. Um carcinoma urotelial intraductal e infiltrativo envolvendo a próstata tende a ser visto em tumores vesicais em estágio mais avançado, em que os pacientes têm um mau prognóstico atribuível ao acometimento vesical ou prostático avançado. Uma proporção minoritária desses casos vai apresentar um tumor vesical em estágio mais baixo e um prognóstico pior, demonstrando o efeito adverso da infiltração do estroma prostático (Esrig *et al.*, 1996). **O carcinoma urotelial envolvendo a próstata tem seu estágio subclassificado a pT1 nos casos em que o carcinoma invasivo envolve o tecido suburetral ou a pT2 naqueles casos em que há um CIS envolvendo ácinos prostáticos, com invasão do estroma prostático.** Não ficou claro como se deve relatar o estágio tanto do carcinoma urotelial da bexiga como do envolvimento prostático em espécimes de cistoprostatectomia. Eu relato os achados tanto na bexiga como na próstata atribuindo estágios separados para cada órgão. Uma alternativa consiste em relatar tão-somente o estágio vesical ou o prostático, dependendo de qual deles é o mais avançado, e descrever em seguida a extensão da doença no outro órgão. **A coleta extensa de amostras da área periuretral, em espécimes de cistoprostatectomia realizada devido a um carcinoma urotelial, se faz necessária para a identificação e para a avaliação da próstata quanto a um carcinoma urotelial.**

Finalmente, é possível encontrar a invasão direta de um carcinoma urotelial da bexiga no estroma da próstata. A distinção entre o carcinoma urotelial pouco diferenciado e o adenocarcinoma de próstata pouco diferenciado pode ser difícil. Aproximadamente 95% dos adenocarcinomas prostáticos pouco diferenciados apresentam coloração pelo PSA, ainda que esta possa ser focal (Chuang *et al.*, 2007). Em alguns casos de adenocarcinoma prostático pouco diferenciado pode haver uma coloração para PSA fraca ou negativa e nesses casos o tumor reage em grau maior com marcadores específicos da próstata mais recentemente introduzidos, incluindo p501S (proteína) e NKX 3.1 (Chuang *et al.*, 2007). Embora sejam vistos mais frequentemente em carcinomas uroteliais em comparação aos adenocarcinomas da próstata, CK7 e CK20 também podem se mostrar positivos nesses últimos. O marcador mais sensível e mais específico, que marca o carcinoma urotelial e não o carcinoma de próstata, é GATA3 (80%) (Higgins *et al.*, 2007; Chuang *et al.*, 2012). Marcadores menos sensíveis incluem uroplaquina e trombomodulina (sensibilidade de 49% a 69%) e a citoqueratina de elevado peso molecular (sensibilidade de 60% a 70%) (Chuang *et al.*, 2007).

Tumores Malignos Diversos

O linfoma prostático primário sem envolvimento linfonodal parece ser muito mais raro que a infiltração secundária da próstata (Bostwick e Mann, 1985). A mais comum das formas de envolvimento leucêmico da próstata é aquela da leucemia linfocítica crônica, embora já tenham sido igualmente encontradas na próstata leucemias monocíticas, granulocíticas e linfoblásticas (Dajani e Burke, 1976).

PONTOS-CHAVE

- A NIPBG não deve ser mencionada em relatórios diagnósticos porque o diagnóstico não é reprodutível entre os patologistas e não tem significância clínica.
- Em pacientes diagnosticados como apresentando a NIPAG em um núcleo de uma amostragem inicial, a biópsia de repetição extendida no primeiro ano é desnecessária na ausência de outros indicadores clínicos de câncer. Pode ser razoável se efetuar uma nova biópsia nesses homens 3 anos depois, devido à carência de dados substanciais quanto às implicações de longo prazo da NIPAG focal à biópsia. A repetição da biópsia dentro de um ano é recomendada após uma biópsia inicial mostrando que dois ou mais núcleos de biópsia estão envolvidos pela NIPAG.
- Independentemente do nível sérico de PSA, todos os pacientes com um diagnóstico inicial atípico à biópsia com agulha devem ser submetidos a uma biópsia de repetição; o risco de câncer é de aproximadamente 40% e os achados clínicos não são úteis para predizer quem tem maior probabilidade de câncer.
- Os casos diagnosticados como atípicos têm a maior probabilidade de ter esse diagnóstico modificado à revisão por especialistas. Os urologistas devem considerar enviar esses casos a uma interconsulta para tentar resolver o diagnóstico como definitivamente benigno ou maligno antes de submeter o paciente a uma biópsia de repetição.
- O volume do tumor medido nos espécimes de prostatectomia radical não prediz de forma independente a progressão pós-cirurgia depois de se considerar o grau, o estágio patológico e as margens; e não deve ser exigido para a análise patológica de rotina.
- O grau de Gleason, quer avaliado à biópsia com agulha, à RTU ou em espécimes de prostatectomia radical, permanece sendo um dos mais influentes fatores prognósticos.

REFERÊNCIAS

Para consultar a lista completa de referências, acesse www.expertconsult.com.

LEITURA SUGERIDA

Eble JN, Sauter G, Epstein JI, et al. Pathology and genetics: tumours of the urinary system and male genital organs. Lyon (France): IARC Press; 2004.

Epstein JI. The Gleason Grading System: a complete guide for pathologists and clinicians. Philadelphia: Lippincott Williams & Wilkins; 2013.

Epstein JI, Cubilla AL, Humphrey PA. AFIP atlas of tumor pathology, series 4: tumors of the prostate gland, seminal vesicles, penis, and scrotum. Washington (DC): ARP Press; 2011.

Epstein JI, Netto GJ. Prostate biopsy interpretation. Philadelphia: Lippincott Williams & Wilkins; 2008.

Humphrey PA. Prostate pathology. Chicago: ASCP Press; 2003.

111 Diagnosis and Staging of Prostate Cancer

Stacy Loeb, MD, MSc e James A. Eastham, MD

Diagnosis

Staging

112 Tratamento do Câncer de Próstata Localizado

William J. Catalona, MD e Misop Han, MD, MS

Introdução

Tratamentos Consagrados

Outros Tratamentos

Recomendações de Tratamento por Grupo de Risco de Pacientes

O propósito do presente capítulo é proporcionar uma visão abrangente do tratamento do câncer de próstata clinicamente localizado. Ao relatar as diferenças entre os tratamentos existentes, procurou-se dar um enfoque objetivo, mas também incluímos nossa perspectiva editorial. **Para maior equilíbrio incluímos em nossa lista de leituras sugeridas diversos artigos recentes focalizando as vantagens e desvantagens relativas das diferentes estratégias de tratamento.** Agrupamos os tratamentos em métodos consagrados, como a prostatectomia radical e a radioterapia, para os quais se dispõe de abundantes informações publicadas, e outras estratégias, incluindo a vigilância ativa, a terapia hormonal primária, a crioablação, a ablação por radiofrequência e a ultrassonografia focalizada de alta intensidade (HIFU), para os quais os dados científicos disponíveis são mais limitados quando se discute suas aplicações em doença localizada.

INTRODUÇÃO

O câncer de próstata é a neoplasia sólida mais comum e a segunda maior causa de morte por câncer em homens nos Estados Unidos. Estimou-se em 2014 que ocorreriam 223.000 casos novos e que esta seria a causa de morte em 29.480 homens (Siegel et al., 2014). Como o câncer de próstata é prevalente em muitos países e apresenta um amplo espectro de agressividade, diferentes métodos de tratamento foram desenvolvidos, persistindo até hoje controvérsias quanto aos métodos preferenciais de detecção e de tratamento da doença. A prevalência do câncer de próstata aumenta de maneira notável com a idade. Estudos de autópsia documentaram focos microscópicos dessa neoplasia em um terço a um quarto dos homens na quarta e quinta décadas de vida e em mais de três quartos deles na nona década (Sakr et al., 1993; Yin et al., 2008). Assim mesmo, um número desproporcionalmente menor, mas ainda considerável de homens (cerca de um em cada sete), é diagnosticado em vida com câncer de próstata (Siegel et al., 2014). Graças ao tratamento eficaz de alguns cânceres de próstata e à indolência biológica em relação à expectativa de vida de outros, apenas cerca de 16% dos homens diagnosticados com câncer de próstata morrem pela doença. O câncer de próstata é a causa de morte em cerca de 3% da população masculina dos Estados Unidos (Siegel et al., 2014). Uma proporção adicional de homens, não quantificada, apresenta morbidades relacionadas ao câncer de próstata, porém morre por outras causas.

A disparidade acentuada entre as taxas de prevalência e incidência do câncer de próstata, por um lado, e as taxas de morbidade e mortalidade, por outro lado, levou alguns investigadores a concluir que muitos cânceres de próstata são inofensivos e talvez fosse melhor que não fossem diagnosticados. Apesar disso, **se as tendências atuais de aumento da expectativa de vida se mantiverem, dada as taxas de incidência, morbidade e mortalidade idade-específicas atuais, essa doença se tornará um problema de saúde pública bem maior no futuro** (Li e Ekwueme, 2010). No banco de dados americano do Surveillance, Epidemiology and End Results (SEER), a incidência do câncer de próstata aumentou em homens mais jovens, enquanto que diminuiu naqueles mais idosos. Além disso, a incidência de tumores pouco diferenciados aumentou, enquanto a incidência de tumores bem diferenciados diminuiu significativamente (Li e Ekwueme, 2010).

Portanto, **o câncer de próstata está sendo diagnosticado em homens mais jovens, com o diagnóstico mais frequente naqueles passíveis de se beneficiar do tratamento,**

Desde a década de 1980 os métodos de diagnóstico do câncer de próstata clinicamente localizado vêm se modificando. A generalização do rastreamento pelo nível sérico do antígeno prostático específico (PSA) e o exame digital retal (EDR) tem possibilitado a detecção mais precoce (Catalona et al., 1991; Catalona, 1993). Além disso, **devido a uma notável migração do estádio, aproximadamente 81% dos casos estão sendo detectados num estádio clinicamente localizado; a presença de metástases por ocasião do diagnóstico é rara atualmente nos Estados Unidos (4%) e também na Europa** (Han et al., 2001a; Gallina. 2008; Siegel et al., 2014). A história natural do câncer de próstata varia de uma doença indolente que pode não causar sintomas durante a vida de um paciente até um câncer muito agressivo que provoca metástases rapidamente e causa um sofrimento terrível e a morte precoce. O desafio para os médicos que tratam de pacientes com câncer de próstata é recomendar um tratamento efetivo naqueles que precisam de tratamento. A seleção do tratamento apropriado requer a avaliação da agressividade potencial do tumor e das condições gerais de saúde, da expectativa de vida e das preferências do paciente no que concerne à qualidade de vida.

Pacientes cujo tumor tem baixo potencial de malignidade tendem a melhorar com a maioria dos tratamentos. Por esta razão, os resultados do tratamento em uma série qualquer de pacientes podem ser influenciados pelo potencial maligno dos tumores, assim como pelo tratamento realizado. Em vista disso, torna-se difícil comparar os resultados de diferentes tratamentos porque as populações de pacientes são habitualmente heterogêneas e não são estritamente comparáveis. Além disso, as medidas do resultado final não são necessariamente comparáveis entre as diferentes formas de terapia (p. ex., diferentes definições de progressão bioquímica para a cirurgia e a radioterapia), confundindo as comparações entre elas.

Rastreamento do Câncer de Próstata

Os resultados conflitantes de dois estudos clínicos prospectivos randomizados do rastreamento do câncer de próstata na Europa e nos Estados Unidos criaram uma controvérsia quanto aos riscos e benefícios da detecção precoce do câncer de próstata e do tratamento definitivo (Andriole et al., 2009; Schroder et al., 2009). O estudo europeu (European Randomized Study of Screening for Prostate Cancer [ERSPC]), que foi duas vezes maior e apresentou menor contaminação pelo rastreamento oportunista no braço controle (o PSA não era tão generalizado na Europa quanto nos Estados Unidos nessa época), utilizou um intervalo de avaliação de 4 anos, com um valor de corte do PSA de 3 ng/mL na maioria dos locais e incluiu um EDR durante a primeira ou a segunda rodada de avaliação do rastreamento. O estudo europeu mostrou que o rastreamento **diminuiu em 20% a taxa de mortalidade pelo câncer de próstata (27% nos homens que foram efetivamente avaliados)** (Schroder et al., 2009). As curvas de sobrevida começaram a divergir entre 6 e 7 anos e continuavam a divergir por ocasião do relatório. Houve um aumento de 71% no número de cânceres detectados no braço do rastreamento e uma redução de 41% de doença incurável ao diagnóstico. Nesse relatório inicial, **os autores estimaram que 1.400 homens teriam de ser submetidos ao rastreamento e 48 tratados para que uma vida fosse salva** (Schroder et al., 2009; Gulati et al., 2011). Na atualização dos **resultados com uma mediana de seguimento de 11 anos, houve redução de 21% na mortalidade câncer de próstata específica, e os mesmos autores estimaram que 1.055 homens teriam de ser submetidos ao rastreamento e 37 cânceres precisariam ser detectados para a prevenção de uma morte por câncer de próstata** (Schroder et al., 2012b). Estimou-se subsequentemente, com base nos mesmos dados do ERSPC, que o rastreamento anual de homens no ERSPC com idade entre 55 e 69 anos acarretaria uma redução de 28% nas mortes por câncer de próstata (37% naqueles efetivamente avaliados). Nesse momento, o número de homens rastreados para para prevenir uma morte por câncer de próstata foi de 98 e o número de cânceres detectados foi de cinco (Heijsndijk et al., 2012). Em uma nova **análise dos dados do ERSPC, Hanley ressaltou que ao estimar a redução na mortalidade média global, os autores incluíram os anos iniciais de efeito zero. Isso proporciona uma medida diluída do impacto do rastreamento. Supondo um rastreamento no estado de equilíbrio estável usando o protocolo do ERSPC, Hanley estimou que haveria uma redução de 67% na mortalidade específica do câncer de próstata com 12 anos de seguimento** (Hanley, 2011).

O estudo clínico randomizado e independente sobre o rastreamento, com base na população de Gotemburg, avaliou homens mais jovens (com idade de 50 a 64 anos) a cada 2 anos e utilizou valores de corte de PSA para indicar biópsia mais baixos (3,4 ng/mL progredindo para 2,5 ng/mL) e teve apenas 3% de do grupo controle com rastreamento prévio; 93% aderiram a uma recomendação de biópsia e 77% tiveram 14 anos de seguimento (Hugosson et al., 2010). No braço do rastreamento houve 41% menos casos avançados ao diagnóstico e uma taxa de mortalidade específica do câncer de próstata 44% mais baixa, que foi significativa em todas as faixas etárias e foi maior nos pacientes mais jovens. Nesse estudo clínico um terço dos pacientes foram tratados por vigilância ativa. Em dados empíricos atuais do estudo de Gotemburgo com 16 anos de seguimento, o número necessário de homens submetidos ao rastreamento para se evitar uma morte por câncer de próstata foi de 208 e o número necessário a ser tratado foi de 9 (Carlsson, comunicação pessoal, 2013).

O estudo norte-americano (Prostate, Lung, Colorectal and Ovarian [PLCO] Cancer Screening Trial) de rastreamento anual por 6 anos com PSA e EDR não demonstrou efeito no grupo aos 7 anos e nem um aumento substancial nos casos detectados ou uma redução nos casos incuráveis (Andriole et al., 2009). Os resultados foram liberados prematuramente, exatamente quando o ERSPC estava relatando que o rastreamento pelo PSA salva vidas, devido a preocupações do comitê de monitoramento do PLCO no sentido de que o rastreamento não demonstrou benefício, para contrabalançar os potenciais prejuízos associados ao tratamento. Uma atualização subsequente do PLCO continuou a não mostrar diferença na mortalidade por câncer de próstata em todo o grupo com 13 anos (Andriole et al., 2012). Todavia, o estudo PLCO teve diversas falhas que o limitaram:
1. Aproximadamente 40% dos participantes haviam sido submetidos ao rastreamento antes do início do estudo.
2. Foi utilizado um valor de corte do PSA mais elevado (4 ng/mL).
3. No braço controle, 85% dos participantes tiveram pelo menos uma medida do PSA e em 96% desses casos o teste havia ocorrido nos 2 a 3 anos anteriores. No braço rastreado do PLCO, 85% dos pacientes foram testados durante o estudo e como um grupo tiveram mais testes do PSA (Pinsky et al., 2010).
4. No braço do rastreamento muitos pacientes com resultados anormais na avaliação não foram imediatamente submetidos à biópsia.
5. O estudo teve potência insuficiente para demonstrar um benefício do rastreamento em termos da mortalidade.

Na análise de um subgrupo do estudo PLCO (Crawford et al., 2011), no entanto, foi observada uma redução de 44% no risco de morte específica pelo câncer de próstata no braço do rastreamento em homens com mínima ou sem comorbidade, e os números necessários a serem rastreados e tratados para a prevenção de morte foram de 723 e 5, respectivamente. Esse benefício não foi encontrado em homens com comorbidades mais significativas (Andriole et al., 2012).

Considerando as novas evidências sobre os benefícios e os prejuízos do rastreamento do câncer de próstata com base no PSA, a US. Preventive Services Task Force (USPSTF) fez em 2012 uma recomendação contra o rastreamento na população em geral dos EUA, independentemente da idade ou da raça (Moyer e USPSTF, 2012). Entretanto, a USPSTF superestimou os prejuízos e subestimou os benefícios do rastreamento pelo PSA, com um peso indevido atribuído ao PLCO e ao estudo Prostate Cancer Intervention versus Observation Trial (PIVOT). Essa recomendação ignorou igualmente os homens de alto risco com história familiar de câncer de próstata ou afrodescendentes. Além disso, a redução dos casos de doença metastática em decorrência do rastreamento pelo PSA não foi ponderada em relação aos efeitos colaterais do tratamento (Hartzband e Gropman, 2012; Scosyrev et al., 2012b). O rastreamento reduziu drasticamente a detecção de doença metastática ao diagnóstico nos estudos ERSPC e de Gotemburgo (Schroder et al., 2012a). A recomendação da USPSTF teve um efeito transformador porque mudou a opção padrão para o rastreamento do câncer de próstata. Pesquisas em ciência cognitiva mostraram que a opção de omissão do rastreamento transmite ao público uma mensagem potente quanto à maneira de se ponderar os riscos e os benefícios do rastreamento (Hartzband e Gropman, 2012). Mesmo assim, o rastreamento pelo PSA continua sendo recomendado pelos médicos, a despeito da recomendação da USPSTF contrariamente a essa avaliação (Colbert e Adler, 2012). Depois de rever as mesmas evidências que foram objeto da análise da USPSTF, praticamente todas as outras organizações profissionais, incluindo a American Cancer Society, o American College of Physicians, a American Society of Clinical Oncology, a American Urological Association (AUA), a European Association of Urology e o Prostate Cancer World Congress de 2013 recomendaram o teste do PSA para homens selecionados, em um processo de tomada compartilhada de decisões (Basch et al., 2012; Carter et al., 2013; Heidenreich et al., 2013; Qaseem et al., 2013; Murphy et al., 2014; Smith et al., 2014). Além disso, a National Comprehensive Cancer Network (NCCN) forneceu diretrizes para a detecção precoce do câncer de próstata em homens que optaram por se submeter à avaliação de rastreamento (NCCN, 2014).

Pound et al relataram que **a mediana de tempo da falha do PSA até o desenvolvimento de metástases após a prostatectomia radical é de 8 anos e que a mediana de tempo das metástases até a morte é de 5 anos** (Pound et al., 1999). **Portanto, a mediana de tempo do diagnóstico até a morte é de mais de 13 anos.** No estudo clínico europeu não houve melhoras na sobrevida até depois dos 7 anos, confirmando que há necessidade de um longo período de observação para se avaliar os resultados finais do tratamento no câncer de próstata.

O estudo dos Estados Unidos foi indicado como apoiador de uma mudança a ser proposta na mentalidade de médicos e pacientes no sentido de que o rastreamento e o tratamento do câncer de próstata fazem mais mal do que bem. Todavia, esse estudo teve falhas desde o início e nunca será informativo quanto ao impacto efetivo do rastreamento sobre a morte por câncer de próstata de homens sadios tratados por avaliação de rastreamento inteligente, biópsia imediata e tratamento eficaz.

Há outras evidências sólidas sugerindo que o diagnóstico precoce pelo teste do PSA e o tratamento imediato, efetivo e de alta qualidade salvam vidas. Essas evidências são provenientes predominantemente dos arquivos de registro de câncer dos bancos de dados dos EUA e da Organização Mundial de Saúde. A percentagem de **homens com câncer de próstata avançado por ocasião do diagnóstico diminuiu em 80% nos Estados Unidos durante a era do PSA e houve uma redução de 45% na frequência de mortes por câncer de próstata durante o período de rastreamento pelo PSA** (Boring et al., 1991; National Cancer Institute, 2014; Siegel et al., 2014). **Utilizando modelos estatísticos, Etzioni et al (2008, 2012) estimaram que as melhoras no tratamento explicavam 22% a 33% do declínio na mortalidade, enquanto o declínio restante decorria provavelmente de outras intervenções, como o rastreamento baseado no PSA.**

Outros estudos mostraram que em regiões dos Estados Unidos em que são realizados mais testes de PSA há uma frequência menor de câncer de próstata avançado e de morte por câncer de próstata (Colli e Amling, 2008). Em um estudo de base populacional o rastreamento pelo PSA reduziu em 62% a taxa de mortalidade câncer de próstata-específica (Agalliu et al., 2007; Kvale et al., 2007). **Em escala global a taxa de mortalidade diminuiu também em países em que o teste do PSA é praticado, mas continua a aumentar naqueles em que esse teste não é realizado** (Bouchardy et al., 2008).

A redução frequentemente citada na mortalidade por câncer de próstata no Reino Unido de 1992 a 2004 na ausência de rastreamento generalizado pelo PSA é decorrente principalmente do método de atribuição da causa de morte nos bancos de dados do Reino Unido durante esse período. Antes da era do PSA, quando um homem com câncer de próstata morria devido a pneumonia, a causa de morte era atribuída ao câncer de próstata, mas, durante os primeiros anos da era do PSA, a causa de morte passou a ser atribuída a pneumonia. Houve assim uma redução espúria na mortalidade por câncer de próstata na era do PSA na ausência de rastreamento generalizado por PSA (Hussain et al., 2008).

Caracterização do Tumor Primário

Os achados do EDR e da ultrassonografia de próstata geralmente fornecem informações úteis a respeito da extensão do tumor primário. Os dados do PSA sérico, incluindo o nível total de PSA, a taxa de alteração do PSA (velocidade e tempo de duplicação do PSA), a densidade do PSA (PSA sérico dividido pelo volume da próstata), a percentagem da isoforma livre e complexada do PSA e o Prostate Health Index associam-se de maneira significativa à agressividade do câncer de próstata (Benson et al., 1992; Carter, 1997; Catalona et al., 1998; D'Amico et al., 2004; Thompson et al., 2004; Kundu et al., 2007; Catalona et al., 2011). Os achados da biópsia (escore Gleason; o número de núcleos de biópsia contendo câncer; a presença de invasão do espaço perineural, invasão linfovascular, ductal, anel de sinete ou diferenciação neuroendócrina) também se correlacionam à agressividade do câncer e à probabilidade do câncer de se confinar à próstata (Loeb et al., 2010a). Tabelas de predição e algoritmos foram elaborados para auxiliar essa avaliação (Partin et al., 1997, 2001; Makarov et al., 2007; Eifler et al., 2013). No entanto, esses auxiliares estatísticos são mais úteis em *grupos* de pacientes do que em pacientes individuais, e os amplos intervalos de confiança relativos às estimativas dos resultados finais podem limitar a utilidade da avaliação do risco em um paciente individual. Em consequência disso, afirmou-se que a avaliação simultânea de múltiplas variáveis em nomogramas proporciona predições mais precisas do que as tabelas em pacientes individuais (Kattan, 2003).

Avaliação do Paciente

Há um consenso geral em relação a quão extensa deveria ser a investigação inicial para classificação do estádio. **Cintilografia óssea, tomografia computadorizada (TC) abdominopélvica e ressonância magnética (RM) não são indicados nos casos em que o tumor tem escore de Gleason inferior a 7 (ou 8, em algumas diretrizes)** (NCCN, 2014), **o nível sérico de PSA esteja abaixo de 10 ng/mL e os achados da biópsia não revelem um câncer extenso ou muito agressivo, porque a probabilidade de se encontrar metástases é bem baixa.** As diretrizes da AUA e da NCCN recomendam que se evite um exame cintilográfico ósseo de rotina em homens com câncer de próstata de baixo risco que tenham PSA abaixo de 20 ng/mL e escore Gleason de 6 ou menos, a não ser que se suspeite de envolvimento ósseo.

Em pacientes de risco mais elevado nos quais o tratamento cirúrgico é uma opção, deve-se considerar uma investigação mais completa, incluindo estudos da coagulação, quando apropriados, cintilografia óssea e TC ou RM do abdome e da pelve para avaliar o tumor primário e os linfonodos regionais e para afastar outras condições possivelmente importantes que poderiam precisar ser abordadas por ocasião da cirurgia. Todavia, **não são amplamente realizados testes de imagens seletivos para o tumor, como exames de anticorpos monoclonais, exames de tomografia por emissão de pósitrons, ressonância magnética com espectroscopia e RM linfotrópica, ainda que eles possam se mostrar mais úteis no futuro.** Assim, em virtude da crescente disponibilidade da tecnologia de RM com aquisição de imagens ponderadas por difusão (DWI) e intensificação dinâmica por contraste (DCE), e da técnica de biópsia pela fusão RM-ultrassonografia, a RM está sendo cada vez mais empregada para ajudar a aumentar a precisão da biópsia e avaliar a extensão local do tumor (Hambrock et al., 2008; Liauw et al., 2013; Mullins et al., 2013; Siddiqui et al., 2013).

TRATAMENTOS CONSAGRADOS

Tratamento Conservador

Vigilância Ativa ou Espera Vigilante

A *vigilância ativa* e a *espera vigilante* são quase que exclusivas do câncer de próstata. A *espera vigilante* designa o monitoramento do paciente até que ele venha a apresentar metástases que tornem necessário um tratamento paliativo. A *vigilância ativa* ou *controle expectante* **possibilita o tratamento primário tardio caso haja evidências bioquímicas ou histológicas de progressão do câncer** (Dall'Era et al., 2012). A vigilância ativa é uma estratégia menos estabelecida em pacientes com longa expectativa de vida, porque os critérios para a seleção de candidatos e os pontos desencadeantes para instituir um tratamento ainda estão por ser definidos e validados. Atualmente, o tratamento é iniciado geralmente por causa da ansiedade do paciente por viver com um câncer não tratado, em combinação com PSA em elevação ou achados de biópsia sugerindo um aumento no volume ou na gradação de Gleason do câncer.

Tradicionalmente o tratamento adiado tem sido reservado a homens com expectativa de vida inferior a 10 anos e com câncer de próstata de baixo grau. Contudo, a vigilância ativa está sendo avaliada atualmente como uma estratégia de tratamento em pacientes mais jovens com tumores de baixo volume, de grau baixo a intermediário (até o escore de Gleason 3 + 4 = 7) para evitar ou adiar um tratamento que pode não ser imediatamente necessário. Aproximadamente 16% dos pacientes com câncer de próstata recém-diagnosticado em um estudo satisfariam os critérios para vigilância ativa, cerca de 10% optaram pela vigilância ativa e outros 4% que não satisfizeram todos os critérios optaram pela vigilância (Barocas et al., 2008). De acordo com uma análise mais recente, houve uma elevação constante e significativa na vigilância ativa desde 2008; em 2011, 18,6% dos pacientes com câncer de próstata de baixo risco estavam se submetendo ao controle expectante (Charnow, 2014).

No seguimento por um período muito longo (> 30 anos) há um risco significativo de progressão do câncer e de morte específica pelo câncer em homens com câncer de próstata localizado não tratado (Popiolek et al., 2013). **Nesse estudo houve progressão local (41%) e metástases distantes (18%) em consequência do câncer de próstata localizado.**

Algumas populações devem ser abordadas com maior cautela ao se considerar a vigilância ativa. **Em homens afro-americanos o risco de progressão aumentou significativamente com a vigilância ativa** (Iremashvili et al., 2013). **Além disso, homens afro-americanos que foram candidatos a critérios de vigilância ativa apresentaram características clinicopatológicas piores à patologia cirúrgica final que os caucasianos** (Abern et al., 2013; Há et al., 2013; Iremashvili et al., 2013; Sundi et al., 2013). **E pacientes portadores de mutações *BRCA2* têm escores Gleason mais elevados, tumores de estádio mais avançado e sobrevida mediana mais baixa** (Castro et al., 2013; Bancroft et al., 2014). Por esta razão, eles não são candidatos adequados à vigilância ativa.

Foram gerados modelos estatísticos em uma tentativa de predizer quais os tumores que podem ser observados sem tratamento agressivo. Por exemplo, Epstein et al propuseram um modelo envolvendo características clínicas e patológicas pré-operatórias que prediriam "tumores não significativos" (volume tumoral abaixo de 0,2 mL, escore Gleason inferior a 7 e câncer confinado ao órgão) (Epstein et al., 1994, 1998). As características pré-operatórias utilizadas no modelo incluíram ausência de um padrão Gleason 4 ou 5 no espécime de biópsia, densidade do PSA de 0,1 ng/mL/g ou menos, menos de três núcleos de biópsia envolvidos (com um mínimo de seis núcleos totais obtidos), ausência de núcleos de biópsia com mais de 50% de envolvimento ou densidade de PSA de 0,1 a 0,15 ng/mL/g e câncer menor que 3 mm em apenas uma amostra de biópsia de próstata. Como é característico dos modelos estatísticos, **esse modelo foi relatado como tendo um valor preditivo de 95% para a identificação de câncer "significativo," porém um valor preditivo de apenas 66% na identificação de câncer "não significativo"** (Epstein et al., 1994). Aproximadamente 16% dos homens nessa série satisfizeram critérios para câncer não significativo (Epstein et al., 1994). Posteriormente Epstein et al atualizaram o modelo, incluindo uma relação PSA livre/total (0,15) e achados favoráveis na biópsia de próstata (menos de três núcleos de biópsia envolvidos, nenhum núcleo com mais de 50% de tumor e escore Gleason de 6 ou menos) (Epstein et al., 1998).

Kattan et al propuseram outro modelo estatístico para predizer o câncer pequeno, moderadamente diferenciado e confinado ao órgão com base no PSA, no estádio clínico, no escore Gleason à biópsia, no volume prostático determinado na ultrassonografia e em variáveis derivadas de biópsias sistemáticas (Kattan et al., 2003). **Eles definiram o câncer indolente como confinado ao órgão, com um volume tumoral inferior a 0,5 mL e não apresentando elementos pouco diferenciados.** Aproximadamente 20% de seus pacientes tratados por prostatectomia radical satisfizeram os critérios para tumores indolentes de acordo com seu modelo de predição.

Quando se avaliou a evolução final de homens que foram submetidos a prostatectomia radical, mas que seriam candidatos à vigilância ativa, 20% a 50% deles apresentaram um escore Gleason de 7 ou mais e/ou um acometimento extraprostático, mesmo com os critérios de seleção mais rígidos (Suardi et al., 2008; Thaxton et al., 2010; Vellekoop et al., 2014). Alguns autores afirmaram que até mesmo pacientes que não satisfazem os critérios podem ser candidatos legítimos à vigilância ativa (Epstein et al., 1998; Reese et al., 2013). Todavia, estudos de vigilância ativa em homens em diferentes estratos de câncer de risco baixo e intermediário sugeriram que há um grau proporcionalmente maior de aumento do grau e do estádio nos estratos de risco mais elevado (Cooperberg et al., 2011). **Uma consequência adversa potencial de se recomendar a vigilância ativa para todos os homens que não têm uma doença localizada claramente agressiva é que somente homens com doença claramente agressiva e, com frequência incurável, seriam tratados imediatamente, enquanto uma proporção considerável daqueles com doença curável destinada à progressão seriam tratados por vigilância, em muitos casos com múltiplos procedimentos de biópsia estendida que podem contribuir para infecções, causar disfunção erétil, complicar as tentativas subsequentes de cirurgia poupando nervos e retardar o tratamento até que a janela de oportunidade de cura venha a se fechar** (Fujita et al., 2009).

Todos os pacientes com câncer de próstata estão em risco de progressão. Em relatos de vigilância ativa os pacientes são comumente observados por determinações do PSA e EDR semestrais e por biópsias anuais (Zietman et al., 2001; Choo et al., 2002; Klotz, 2003; el-Geneidy et al., 2004; Patel et al., 2004; Carter et al., 2007; Dall'Era et al., 2012). **É recomendada a intervenção na presença de um padrão Gleason 4 ou 5, em casos em que estão envolvidos mais de dois núcleos de biópsia ou nos quais há o envolvimento de mais de 50% de um núcleo de biópsia. A progressão é mais provável em pacientes em que o câncer está presente em todos os procedimentos de biópsia, pois a ausência de câncer a uma das biópsia de repetição diminui significativamente a probabilidade de progressão** (Carter et al., 2007). Em consequência disso, os critérios de biópsia foram relatados como sendo mais precisos que os critérios de PSA para se predizer a progressão (Ross et al., 2010). A invasão perineural à biópsia durante a vigilância ativa não se associa a resultados patológicos finais adversos (Al-Hussain et al., 2011). Não houve um estudo mostrando o EDR ou estudos de aquisição de imagens predizendo de maneira independente a progressão. Estudos recentes sugeriram que a contagem de risco da velocidade do PSA e do [−2] proPSA se associam a um risco aumentado de reclassificação na vigilância ativa (Tosoian et al., 2012; Patel et al., 2014).

A percentagem de pacientes com câncer curável por ocasião da progressão foi relatada como variando de 33% a 92%. **Em muitos estudos de vigilância ativa entre 25% e 50% dos pacientes, dependendo de seus fatores de risco individuais, vêm a apresentar evidências objetivas de progressão do tumor dentro de 5 anos** (Neulander et al., 2000; Patel et al., 2004; Warlick et al., 2006; Duffield et al., 2009). Carter et al relataram que 59% dos pacientes permaneceram em vigilância, 25% passaram para o tratamento curativo e 16% abandonaram, foram perdidos no seguimento ou faleceram por outras causas (Carter et al., 2007). Com um seguimento mais longo do mesmo grupo de pacientes, Tosoian et al relataram que somente 41% permaneciam em vigilância ativa com 10 anos. Não houve mortes por câncer de próstata, embora o seguimento fosse demasiado curto para se avaliar a mortalidade nesse grupo com critérios estritos para vigilância ativa (Tosoian et al., 2011). Embora alguns estudos tenham sugerido que muitos dos pacientes com tumores de escore Gleason 6 ou menos não sofrem nem morrem de câncer de próstata quando em tratamento conservador, aqueles com tumores de escore de Gleason mais elevado têm risco substancial de morbidade e de mortalidade (Albertsen et al., 1995; Johansson et al., 2004). Klotz et al relataram que **entre os pacientes que foram submetidos à prostatectomia radical devido a evidências de progressão do câncer 58% apresentavam extensão do tumor além da próstata e 8% tinham metástases linfonodais** (Klotz, 2006, 2009). Nessa série de homens tratados por cirurgia ou por radioterapia devido à progressão na vigilância ativa, a taxa de sobrevida livre de progressão em 5 anos foi de apenas 47% (Klotz, 2009). Entre os cinco pacientes iniciais que faleceram dentro de 4 a 10 anos do diagnóstico, quatro tinham escore de Gleason 6 ao diagnóstico e dois satisfaziam os critérios de Epstein para câncer "pouco significativo" (Krakowsky et al., 2011).

Um estudo clínico prospectivo randomizado da Escandinávia relatou que com 18 anos de seguimento as taxas de mortalidade global e específica do câncer de próstata, assim como a frequência de metástases à distância e de progressão da doença, foram significativamente mais altas em pacientes tratados por espera vigilante que naqueles tratados imediatamente por prostatectomia radical (Bill-Axelson et al., 2014). **O número necessário a ser tratado para se salvar uma vida foi de oito no total e de quatro em homens com idade inferior a 65 anos.**

A detecção e o tratamento precoces da doença confinada ao órgão em homens mais jovens com um seguimento mais longo são fatores importantes para se reduzir ainda mais o número necessário a ser tratado. Além disso, um estudo observacional de pacientes do Medicare tratados por observação, radioterapia ou cirurgia demonstrou uma vantagem em termos da sobrevida para o tratamento ativo de homens com idade de 65 a 80 anos; no entanto, a diferença absoluta na mortalidade específica do câncer com 12 anos foi pequena (Wong et al., 2006). Também usando o banco de dados SEER ligado ao Medicare, Abdollah et al relataram que a prostatectomia radical reduz à metade o risco de mortalidade específica do câncer de próstata em comparação à observação em homens com idade acima de 65 anos (Abdollah et al., 2011).

No recente estudo do Veterans Affairs Cooperative Studies Program PIVOT, Wilt et al relataram que a prostatectomia radical não reduziu significativamente a mortalidade por todas as causas ou a mortalidade específica do câncer de próstata em comparação à observação (Wilt et al., 2012). Em homens com nível sérico de PSA pré-diagnóstico acima de 10 ng/mL, houve uma redução no risco absoluto de mortalidade específica do câncer de próstata e de mortalidade por todas as causas ao tratamento. Em contraste, não houve uma redução significativa na mortalidade em homens com PSA inferior a 10 ng/mL ou naqueles com tumores de baixo risco. Houve, porém, uma redução de 60% na frequência de metástases e uma redução de 37% na mortalidade específica do câncer de próstata no braço da prostatectomia radical. O estudo PIVOT não teve potência suficiente para detectar uma diferença na sobrevida e foi realizado em hospitais dos Veterans Affairs, em que muitos homens apresentavam condições de saúde relativamente ruins. É preciso salientar que as prostatectomias radicais foram realizadas com taxas de complicação mais elevadas e resultados finais piores em termos de controle do câncer em comparação às séries dos centros de excelência. Além disso, o acompanhamento por uma mediana de 10 anos é insuficiente para se avaliar a mortalidade causada pelo câncer de próstata. Portanto, usar o valor de corte de PSA de 10 ng/mL para o rastreamento do câncer de próstata, conforme sugerido pelos investigadores do estudo PIVOT, acarretaria muito provavelmente um câncer de próstata mais avançado no diagnóstico e levaria a um prognóstico pior. Em contraste com o estudo PIVOT, no Scandinavian Trial os pacientes de risco intermediário tiveram o maior benefício pela prostatectomia radical e não houve benefício para os pacientes de alto risco (Bill-Axelson et al., 2014).

Uma das justificativas para a vigilância ativa é a crença de que há um considerável excesso de diagnóstico de câncer de próstata em consequência do rastreamento generalizado pelo PSA em associação com regimes agressivos de biópsia. **O *excesso de diagnóstico (overdiagnosis)* designa com frequência um câncer detectado pelo rastreamento que não seria detectado durante a vida do paciente na ausência de rastreamento ou que não viria nunca a causar incapacidade ou morte** (Loeb et al., 2014). **É evidente que todo e qualquer esforço no sentido da detecção precoce do câncer envolverá a detecção de alguns cânceres que de outra forma não teriam sido detectados. Portanto, algum excesso de diagnóstico é necessário para se reduzir o sofrimento e a morte por câncer de próstata.**

Há dois métodos para se estimar a extensão do excesso de diagnóstico. O método epidemiológico se aplica tão somente a populações e não a indivíduos. Por meio desse método os estatísticos investigam tendências populacionais nos casos de câncer de próstata e usam modelos estatísticos para estimar se estão sendo diagnosticados mais casos do que deveriam ser, considerando-se as taxas anteriores de incidência e de mortalidade do câncer de próstata. Os estatísticos estimam o tempo de ciclo no câncer de próstata diagnosticado pelo rastreamento com PSA (de 3 a 12 anos) e usam esse tempo de ciclo para estimar o excesso de diagnóstico; todavia, **os modelos estatísticos não predisseram com precisão a incidência observada do câncer de próstata e nem explicaram integralmente a redução observada na doença avançada.**

O segundo método de estimativa do excesso de diagnóstico consiste no exame por um patologista de uma glândula prostática cancerosa removida cirurgicamente e sua determinação se ela contém apenas uma diminuta quantidade de câncer, que não apresenta glândulas com padrão Gleason elevado e que está totalmente encapsulado dentro da glândula prostática. Em caso afirmativo, este é designado um excesso de diagnóstico de câncer.

Alguns relatos estimaram que 50% ou mais dos casos de câncer de próstata são excesso de diagnóstico (Etzioni et al., 2002; Draisma et al., 2003). No entanto, estudos recentes sugeriram que as estimativas epidemiológicas de excesso de diagnóstico são exageradas. Estimativas epidemiológicas baseadas em modelos estatísticos dos Estados Unidos e utilizando dados americanos levaram a uma incidência de 23% a 28% de um possível excesso de diagnóstico (Draisma et al., 2009). As estimativas em pacientes tratados cirurgicamente com base em dados clinicopatológicos variam de 6% a 20% (Graif et al., 2007; Pelzer et al., 2007).

As estimativas do excesso de diagnóstico derivadas de homens de idade mais avançada não devem ser generalizadas para homens mais jovens. Os cânceres de próstata diagnosticados em homens mais jovens têm maior probabilidade de causar danos a longo prazo e não se tem certeza se todos os casos rotulados como excesso de diagnóstico são clinicamente não significativos. As evidências contrárias sugerem que o rastreamento com limiares baixos de PSA para indicar biópsia em pacientes jovens detecta tumores que satisfazem os critérios para câncer não significativo em apenas 12% dos pacientes (Krumholtz et al., 2012). Mesmo naqueles em que isso ocorre alguns tumores são multifocais ou não têm um número diploide de cromossomos. **Não há, atualmente, um marcador tumoral ou algoritmo que possa identificar com certeza tumores indolentes.**

Os médicos que discutem câncer de próstata recém-diagnosticado com seus pacientes devem decidir sobre o tratamento com base no nível do PSA, no volume estimado para o tumor e no escore Gleason (até metade dos pacientes têm seu grau histológico aumentado com base no espécime de prostatectomia radical) (Pinthus et al., 2006; Suardi et al., 2008; Thaxton et al., 2010; Vellekoop et al., 2014) para selecionar os pacientes para tratamento imediato ou vigilância ativa. As biópsias de repetição estão sempre sujeitas a erros de amostragem (Harnden et al., 2008) e podem induzir na glândula prostática e em torno dela uma fibrose que pode comprometer a cirurgia preservadora de nervos subsequente, tornando impossível sua realização em mais da metade dos pacientes (Barzell e Melamed, 2007), e pode desencadear uma inflamação levando a flutuações do PSA de difícil interpretação.

O tratamento tem maior probabilidade de êxito quando realizado mais precocemente, enquanto o tumor está menor e as perspectivas de uma cirurgia que preserva a potência são melhores. O tratamento postergado é mais apropriado em pacientes mais idosos com expectativa de vida limitada ou comorbidades. Há necessidade de pesquisas clínicas e laboratoriais adicionais para se definir os parâmetros para a aplicação segura da vigilância ativa em homens mais jovens, incluindo os critérios de seleção, os procedimentos de acompanhamento e os pontos desencadeantes de intervenção mais apropriados (Carter et al., 2003; Allaf e Carter, 2004; Wilt, 2008). Será igualmente necessário determinar a proporção de pacientes que ainda teriam uma doença curável ao serem tratados por ocasião da progressão objetiva da doença. Em muitos casos a vigilância ativa retarda o tratamento apenas em alguns anos; todavia, Freedland et al relataram que retardos de mais de 6 meses conferiam um risco de progressão 2,73 vezes maior em pacientes com câncer de próstata de baixo risco (Freedland et al., 2006). A vigilância ativa implica frequentemente no tratamento *adiado* e os pacientes selecionados para vigilância ativa têm cânceres que são em sua maior parte curáveis, com mínimos efeitos colaterais. Alguns pacientes com uma doença curável seriam submetidos à vigilância até se perder a oportunidade de cura e seria um erro tratar unicamente os pacientes com doença incurável. **No momento atual os pacientes que optam pela vigilância ativa devem ser avaliados por EDR e por testes de PSA trimestrais ou semestrais e devem considerar se submeter a procedimentos de biópsia de próstata de repetição anual ou bianualmente.** Em pacientes com velocidade de PSA consistentemente superior a 0,35 ng/mL/ano há um risco cinco vezes maior de morte por câncer de próstata nas duas a três décadas subsequentes (Carter et al., 2006).

Embora se suponha que a qualidade de vida deve ser em grande parte preservada com a vigilância ativa, os estudos demonstraram **reduções significativas na qualidade de vida com o tempo, incluindo função erétil em deterioração, diminuição da continência urinária e efeitos psicológicos adversos por viver com um câncer não tratado** (Hoffman et al., 2004). No estudo escandinavo, por exemplo, os homens randomizados para espera vigilante tiveram a qualidade de vida significativamente pior do que aqueles randomizados para prostatectomia radical (Johansson et al., 2009). Isso foi particularmente válido em homens que receberam a terapia de privação de androgênios (TPA) (Johansson et al., 2009). Um estudo recente relatou que pacientes se submetendo à vigilância ativa e à prostatectomia radical têm qualidade de vida semelhante em muitos domínios com 5 anos de seguimento; de 6 a 8 anos, porém, os grupos em vigilância ativa apresentam mais ansiedade e depressão (Bergman e Litwin, 2012).

Nos casos em que os espécimes de biópsia da vigilância apresentam evidências de envolvimento aumentado pelo câncer, o tratamento deve ser instituído se o paciente não tiver comorbidades e tiver expectativa de vida de 10 anos ou mais. Um nível de PSA em elevação por si só não constitui uma indicação absoluta de tratamento na população em vigilância ativa; conforme referido anteriormente, porém, a contagem do risco pela velocidade do PSA e do [−2] proPSA se associaram ao risco de reclassificação à vigilância ativa (Ross et al., 2010; Tosoian et al., 2012; Patel et al., 2014). Os pacientes podem mudar de opinião quanto a permanecer em um protocolo de vigilância ativa; por esta razão, o médico deve rever as opções de tratamento a cada consulta de seguimento.

Em pacientes com expectativa de vida longa há um certo risco associado à vigilância ativa. Ela pode claramente evitar ou retardar o tratamento em alguns pacientes, mas inevitavelmente haverá aqueles que perderão a oportunidade de cura e tragicamente sofrerão metástases e morte pelo câncer de próstata. Foram relatados resultados finais favoráveis em candidatos potenciais à vigilância ativa tratados de imediato pela prostatectomia radical preservadora de nervos (Loeb et al., 2008).

O estudo clínico europeu de avaliação do rastreamento do câncer de próstata forneceu uma resposta inequivocamente afirmativa à metade do frequentemente citado aforisma de Willett Whitmore Jr relativamente ao câncer de próstata, "É possível a cura quando ela é necessária?" O ensaio clínico Scandinavian Prostate Cancer Study Group-4 de prostatectomia radical *versus* espera vigilante deu uma resposta afirmativa à segunda parte, "A cura é necessária quando é possível?" O pêndulo pode oscilar demais no sentido da vigilância ativa e então retornar mais em direção ao tratamento ativo precoce.

PONTOS-CHAVE

- Os resultados finais do tratamento do câncer de próstata podem ser influenciados pelo potencial maligno dos tumores, assim como pelo tratamento empregado. Além disso, as medidas do resultado final não são diretamente comparáveis entre as diferentes formas de terapia, confundindo as comparações.
- Tradicionalmente o tratamento postergado tem sido reservado para homens com expectativa de vida inferior a 10 anos e câncer de próstata de baixo grau. Há necessidade de mais pesquisas para definir os parâmetros para o emprego seguro da vigilância ativa em homens mais jovens, incluindo os critérios de seleção, os procedimentos de acompanhamento e os pontos desencadeantes de intervenções apropriadas.
- Um estudo clínico prospectivo randomizado relatou que pacientes com câncer de próstata clinicamente localizado tratados por espera vigilante tiveram uma frequência significativamente maior de progressão local do câncer, de metástases e de morte por câncer de próstata do que aqueles tratados já de início por prostatectomia radical. Além disso, conforme discutido anteriormente, um estudo clínico prospectivo randomizado avaliando o rastreamento pelo PSA e EDR relatou uma redução na mortalidade específica do câncer de próstata em 20% a 27% no seguimento inicial e em até 44% com seguimento mais prolongado. Como muitos desses pacientes foram tratados por prostatectomia radical, pode-se inferir também que isso seja uma evidência da eficácia da prostatectomia radical no câncer de próstata localizado.

Prostatectomia Radical

A prostatectomia radical foi o primeiro tratamento empregado no câncer de próstata e tem sido realizada há praticamente 150 anos (Kuchler, 1866; Young, 1905). Trata-se de uma cirurgia tecnicamente desafiadora, com riscos consideráveis de efeitos colaterais, e, por isso, foram procurados tratamentos mais simples para o controle da doença em estádio inicial. Entretanto, nenhum tratamento suplantou a prostatectomia radical e ela ainda continua sendo o padrão ouro já que a terapia hormonal e a quimioterapia nunca são curativas e nem todas as células cancerosas podem ser erradicadas de maneira consistente pela radiação ou por outras formas físicas de energia, mesmo quando o tumor está contido no interior da cápsula prostática. Além disso, quando a glândula prostática permanece no local é possível que novos cânceres de próstata venham a se formar no epitélio prostático retido.

Algumas inovações levaram ao uso mais amplo da prostatectomia radical:
1. O desenvolvimento da prostatectomia radical retropúbica anatômica, que possibilita que a dissecção seja realizada com boa visualização e com a preservação dos nervos cavernosos responsáveis pela função erétil, e do músculo esfíncter externo, e produz taxas de continência urinária acima de 90% (Walsh e Donker, 1982).
2. O desenvolvimento de regimes de biópsia estendida guiada por ultrassonografia, realizada sob anestesia local como um procedimento ambulatorial (Arnold et al., 2001).
3. O uso generalizado dos testes do PSA, que fez que a maioria dos pacientes passasse a ser diagnosticada com uma doença clinicamente localizada.

Em anos recentes foram desenvolvidas abordagens laparoscópicas e robóticas para realizar a cirurgia.

A principal vantagem da prostatectomia radical é que ela proporciona a possibilidade de cura com um mínimo de danos colaterais aos tecidos circunvizinhos quando é executada de forma hábil (Han et al., 2001a; Hull et al., 2002). Além disso, ela proporciona uma classificação mais precisa do estádio do tumor pelo exame patológico do espécime cirúrgico. O insucesso do tratamento é mais prontamente identificado e uma radioterapia de salvamento potencialmente curativa pode ser aplicada, e a evolução pós-operatória é muito mais favorável do que em épocas anteriores. Poucos pacientes necessitam de transfusões de sangue não autólogo. O tempo de internação é habitualmente de 1 a 3 dias, e a mortalidade operatória na era moderna é rara. Além disso, a prostatectomia radical reduz de maneira significativa a progressão local do tumor e as metástases à distância e melhora as taxas de sobrevida câncer-específica e global em comparação à espera vigilante (Bill-Axelson et al., 2008, 1014). Alguns pacientes apresentando a recorrência do tumor após a prostatectomia radical podem ser tratados com sucesso por radioterapia pós-operatória potencialmente curativa (Stephenson et al., 2004b; Trock et al., 2008).

As desvantagens potenciais da prostatectomia radical são: a necessidade de hospitalização e de um período de recuperação; possibilidade de ressecção incompleta do tumor se a operação não for realizada corretamente ou se o tumor não estiver contido na glândula prostática; e o risco de disfunção erétil e de incontinência urinária. Todavia, a disfunção erétil e as complicações retais são menos frequentes com a cirurgia poupando nervos do que com a radioterapia e há boas opções terapêuticas disponíveis para se tratar tanto a incontinência urinária quanto a disfunção erétil. Os resultados relatados por grandes centros são mais favoráveis do que aqueles de levantamentos nacionais (Rabbani et al., 2000; Stanford et al., 2000; Kundu et al., 2004; Sanda et al., 2008; Pierorazio et al., 2013b).

Ao realizar uma prostatectomia radical, o cirurgião tem de dissecar no plano tecidual correto para remover a próstata do espaço entre os feixes neurovasculares sem danificar permanentemente os nervos nem cortar para a próstata ou, pior ainda, deixar parte da próstata. **Muitos pacientes com câncer de próstata têm prioridades semelhantes. Primeiro, eles desejam sobreviver. Segundo, eles desejam permanecer continentes. Terceiro, eles desejam preservar sua potência. Essas são as suas prioridades, mas os pacientes desejam todas as três. Essa constelação de resultados finais favoráveis é chamada de "trifecta"** (Eastham et al., 2008) e é compreensível que os pacientes desejem conseguir isso da maneira mais rápida e indolor possível. Muitas vezes os pacientes com câncer de próstata recém-diagnosticado gostariam de evitar qualquer tratamento, se possível, ou, depois de se dar conta de que o tratamento é necessário, buscam a opção menos problemática, isso leva com frequência à consideração de métodos como a vigilância ativa, a crioablação ou a ablação por ultrassonografia de alta frequência.

Abordagens Cirúrgicas à Prostatectomia Radical

Perineal. A prostatectomia perineal total é um tratamento cirúrgico aceitável quando realizado por um cirurgião familiarizado com essa abordagem (Scolieri e Resnick, 2001). **Está usualmente associada a menor perda sanguínea e tempo operatório mais curto que na abordagem retropúbica.** As desvantagens são que ela não proporciona acesso a dissecção dos linfonodos pélvicos, há uma frequência maior de lesões retais e ocorre, ocasionalmente, incontinência fecal pós-operatória que não é comum com as outras abordagens (Bishoff et al., 1998). Além disso, é mais difícil a preservação dos nervos cavernosos pela abordagem perineal.

Retropúbica. A abordagem retropúbica aberta tornou-se popular **devido à familiaridade dos cirurgiões com a anatomia cirúrgica; ao risco menor de lesões retais e de incontinência fecal pós-operatória; à exposição ampla e ao acesso fácil para a linfadenectomia pélvica; à excisão da próstata com preservação dos feixes neurovasculares; e ao menor risco de câncer nas margens cirúrgicas.**

Laparoscópica. A abordagem laparoscópica é o método mais difícil de realização da prostatectomia radical. Sugeriu-se que a prostatectomia laparoscópica **pode estar associada a menor sangramento, melhor visualização, menos dor pós-operatória e a convalescença mais curta que a abordagem aberta padrão. A prostatectomia laparoscópica pode ser realizada por via transperitoneal ou extraperitoneal, mas a abordagem extraperitoneal acarreta limitações logísticas, especialmente no uso da assistência robótica. A abordagem transperitoneal facilita a linfadenectomia, mas ocasiona risco mais alto de lesões intestinais e vasculares, de ascite urinária e íleo paralítico, e de obstrução intestinal no pós-operatório.**

Além disso, a prostatectomia laparoscópica associa-se a um risco mais alto de complicações graves. É difícil obter a hemostasia nos feixes neurovasculares sem produzir uma lesão térmica próxima a esses feixes, devido à relativa dificuldade na colocação rápida de suturas hemostáticas ou na aplicação laparoscópica de clipes hemostáticos. O calor de um bisturi harmônico ou de um eletrocautério pode danificar de forma irreversível os nervos cavernosos. A perda sanguínea intraoperatória é menor na cirurgia laparoscópica. As lesões retais, ureterais e vasculares e os vazamentos anastomóticos também ocorreram mais comumente na prostatectomia laparoscópica segundo alguns estudos (Rassweiler et al., 2003).

Um estudo comparando os resultados da prostatectomia radical laparoscópica e da aberta revelou que, embora **a abordagem laparoscópica se associasse a uma perda sanguínea menor, foi preocupante o fato de que apresentou uma frequência maior de consultas pós-operatórias ao serviço de emergência, de readmissões hospitalares e de cirurgias adicionais devidas a complicações** (Touijer et al., 2008). Ainda, pacientes submetidos a prostatectomia laparoscópica tiveram menor probabilidade de se tornar continentes que aqueles tratados por prostatectomia aberta.

As taxas de continência e de estreitamentos anastomóticos relatadas são comparáveis àquelas obtidas pela cirurgia aberta quando a prostatectomia laparoscópica é realizada por um cirurgião laparoscópico hábil. Afirmou-se que a cirurgia laparoscópica poupa nervos de forma equivalente ou melhor que a técnica aberta, mas há muito poucas comparações diretas e resultados validados. **As taxas inicialmente relatadas de margens cirúrgicas positivas foram mais altas na prostatectomia laparoscópica e a adequação do controle do câncer ainda não foi estabelecida com certeza devido à falta de resultados de longo prazo** (Touijer et al., 2009).

Robótica. Desde a introdução do da Vinci Surgical System (Intuitive Surgical, Sunnyvale, CA, EUA) em 2000 **a maioria das prostatectomias radicais nos Estados Unidos tem sido realizada roboticamente.** A prostatectomia robótica popularizou-se devido a sua **maior facilidade técnica para o cirurgião, especialmente em termos da realização das suturas e da execução da anastomose vesicouretral, e à menor perda sanguínea, como em todas as abordagens laparoscópicas.** Ela foi agressivamente comercializada como um método menos agressivo e tecnologicamente mais avançado de realização da operação, com menos dor e recuperação mais rápida. **A disponibilidade da visualização tridimensional (3D) e a maior destreza são suas vantagens em relação às técnicas laparoscópicas padrão.** A assistência robótica tornou a prostatectomia radical minimamente invasiva tecnicamente viável para muitos cirurgiões, enquanto a prostatectomia radical laparoscópica pura é tecnicamente intimidante e tem uma curva de aprendizado maior.

Os resultados iniciais foram em geral favoráveis (Smith 2004; Webster et al., 2005; Menon et al., 2007, 2010). Em análises mais recentes do impacto da técnica da prostatectomia radical sobre a frequência de margens cirúrgicas, o controle do câncer e os resultados finais, **não foi observada superioridade entre a prostatectomia radical robótica e a aberta quanto aos resultados finais funcionais ou oncológicos** (Pierorazio et al., 2013a; Silberstein et al., 2013). No entanto, na pesquisa entre pacientes participantes do Medicare quanto aos resultados finais funcionais, a prostatectomia robótica se associou a uma tendência de mais incontinência urinária e não houve diferença na função sexual em comparação à prostatectomia radical aberta (Barry et al., 2012).

Em termos das incisões cirúrgicas, são feitas comumente seis incisões, ainda que pequenas, na cirurgia robótica e em muitos casos o procedimento é realizado por via transperitoneal; na cirurgia aberta é feita uma incisão de 10 a 12,5 cm de comprimento que não penetra na cavidade peritoneal. **Estudos comparativos mostraram que a prostatectomia aberta tem um tempo de recuperação e retorno à atividade normal semelhantes** (Weizer et al., 2007; Wood et al., 2007). **Enquanto isso, a prostatectomia robótica foi associada a frequência significativamente menor de transfusões e a permanência hospitalar mais curta em comparação com a prostatectomia radical aberta** (Tewari et al., 2012; Sammon et al., 2013), **porém com uma frequência maior de hérnias incisionais** (Carlsson et al., 2013).

A consideração mais importante talvez seja a de que nem a abordagem laparoscópica nem a robótica têm um registro tão longo de controle de câncer em comparação à abordagem aberta (Touijer et al., 2009; Menon et al., 2010; Liss et al., 2012; Novara et al., 2012; Hruza et al., 2013). Mesmo nas mãos de cirurgiões experientes, margens cirúrgicas positivas foram mais frequentes na prostatectomia robótica que na prostatectomia aberta nos estudos iniciais (Williams et al., 2010; Novara et al., 2012). **Entretanto, uma metanálise recente relatou frequência menor de margens cirúrgicas positivas e de complicações na prostatectomia robótica em comparação com a prostatectomia radical retropúbica aberta e com a prostatectomia radical laparoscópica** (Tewari et al., 2012), **mas esses estudos não compararam pacientes que foram tratados contemporaneamente e é provável que os pacientes tratados por prostatectomia aberta tivessem tumores mais avançados.**

Uma comparação de uma amostra de pacientes do banco de dados do Medicare que foram submetidos a prostatectomia minimamente invasiva ou aberta no período inicial de adoção da prostatectomia robótica, de 2003 a 2005, revelou uma frequência geral semelhante de complicações nas prostatectomias minimamente invasivas e nas abertas; todavia, os homens que se submeteram a prostatectomia minimamente invasiva apresentaram frequência mais de três vezes maior de necessidade de terapia de salvamento devido à recorrência do tumor dentro de 6 meses da cirurgia (Hu et al., 2008). Nesse estudo os cirurgiões mais experientes na prostatectomia radical minimamente invasiva tiveram resultados melhores que os cirurgiões com menor experiência; todavia, até mesmo as cirurgias minimamente invasivas de maior volume tiveram o dobro da frequência de pacientes necessitando de tratamento de salvamento devido à recorrência do câncer em comparação a todas as prostatectomias radicais abertas. Os pacientes submetidos a cirurgia minimamente invasiva também tiveram probabilidade 40% maior de apresentar estreitamentos anastomóticos.

Schroeck et al compararam a satisfação e o arrependimento dos pacientes após a prostatectomia radical. **Os pacientes que se submeteram à prostatectomia radical robótica tenderam a se arrepender de sua decisão em frequência quatro vezes maior** (Schroeck et al., 2008). Os autores sugeriram que esses pacientes tenderam mais a ficar arrependidos e insatisfeitos devido às expectativas mais altas de um procedimento "inovador." Esses resultados suscitam a preocupação de que os pacientes estão sendo incorretamente informados a respeito dos riscos e benefícios efetivos dos procedimentos minimamente invasivos para o tratamento do câncer de próstata.

Uma avaliação comparativa de base populacional ajustada à propensão da prostatectomia robótica e da prostatectomia aberta relatou uma frequência mais baixa de prostatectomia robótica em pacientes de risco intermediário e alto e menor aplicação da terapia adicional do câncer dentro de 6 meses; contudo, os pacientes que se submeteram à prostatectomia aberta apresentaram características tumorais menos favoráveis (que poderiam não ser totalmente eliminadas pelo ajuste da propensão) e não foram relatados dados sobre os importantes *end points* de recorrência bioquímica, metástases e mortalidade específica do câncer de próstata (Hu et al., 2014).

Portanto, o resultado final de longo prazo do controle do câncer está documentado de maneira melhor para a prostatectomia aberta. A comparação justa dos resultados funcionais finais entre as técnicas cirúrgicas constitui um desafio devido ao viés de seleção intrínseco nesses estudos retrospectivos, com critérios de seleção e comorbidades basais diferentes (Robertson et al., 2013; Yossepowitch et al., 2014). A recomendação para os pacientes considerando o tratamento cirúrgico de câncer de próstata deve ser de escolher não uma técnica, mas sim um especialista em uma determinada técnica. **A importância da experiência do cirurgião na redução das complicações foi bem documentada** (Vickers et al., 2007, 2009; Klein et al., 2008; Abboudi et al., 2014; Thompson et al., 2014; Vickers et al., 2014).

Seleção de Pacientes para a Prostatectomia Radical

Um candidato ideal à prostatectomia radical deve estar de outra forma saudável e sem comorbidades que poderiam tornar a operação inaceitavelmente arriscada. Ele deve ter expectativa de vida de pelo menos 10 anos e seu tumor deve ter sido considerado como biologicamente significativo e totalmente ressecável. O limite superior de idade geralmente aceito para a prostatectomia radical está em torno de 76 anos. Os homens de idade mais avançada têm maior propensão a ter metástases e têm risco maior de morte específica pelo câncer de próstata, apesar de uma frequência maior de mortes por causas competidoras (Scosyrev et al., 2012a).

Como os estudos de imagens não se mostram precisos na classificação do estádio do câncer de próstata, **parâmetros clínicos e patológicos pré-operatórios são frequentemente utilizados para predizer o estádio patológico e identificar, assim, os pacientes com maior probabilidade de se beneficiar da operação** (Partin et al., 1997, 2001; Makarov et al., 2007; Eifler et al., 2013). Esses parâmetros são frequentemente utilizados em tabelas e em nomogramas elaborados para a predição do estádio patológico do tumor ou as probabilidades de sobrevida livre de recorrência pós-tratamento (Kattan et al., 1998, 2000; Ross et al., 2001; Han et al., 2003). Já foram relatados novos métodos para a predição do resultado final após prostatectomia radical incorporando características celulares e biológicas para melhorar a precisão (Cooperberg et al., 2013; Karnes et al., 2013).

Pacientes com baixa probabilidade de doença ressecável ou expectativa de vida curta não devem ser aconselhados a se submeter à cirurgia. Terapia hormonal neoadjuvante não melhora a ressecabilidade do câncer de próstata e aumenta com frequência a dificuldade de execução da cirurgia poupando nervos (Soloway et al., 2002). Do mesmo modo, **a quimioterapia neoadjuvante raramente produz respostas patológicas completas** (Chi et al., 2008).

O cirurgião deve aconselhar o paciente de forma realista em relação aos aspectos de preservar nervos na cirurgia. A prostatectomia que preserva nervos não compromete materialmente o controle do câncer em pacientes selecionados de forma apropriada; todavia, ela é inadequada em homens com doença avançada. **A viabilidade da realização da cirurgia que preserva os nervos é questionável nos casos em que há um câncer extenso na biópsia, extensão extraprostática palpável do tumor, nível sérico de PSA acima de 10 ng/mL, escore de Gleason na biópsia superior a 7, ereções de baixa qualidade no pré-operatório, ausência de um relacionamento sexual atual e futuro ou outras condições clínicas que possam afetar adversamente as ereções** (p. ex., diabetes melito, hipertensão, doenças psiquiátricas, doenças neurológicas ou medicações que produzam disfunção erétil).

Deve-se discutir também o tratamento pós-operatório da disfunção erétil, incluindo informações sobre inibidores da fosfodiesterase tipo 5 (PDE5), a administração intrauretral e intracorpórea de vasodilatadores, dispositivos para ereção a vácuo, constritores do fluxo venoso e implante de prótese peniana. A discussão deve incluir ainda a escala temporal de retorno das ereções. O paciente deve ser alertado quanto ao risco de ocorrência da doença de Peyronie por lesão peniana durante a atividade sexual sem uma ereção rígida (Ciancio e Kim, 2000). Ele deve ser igualmente informado de que o uso no pós-operatório imediato da terapia de injeção intracavernosa de fármacos vasodilatadoras possibilita que muitos pacientes tenham ereções normais (com sangue arterial) logo após a remoção do cateter. Isso protege da ocorrência de alterações atróficas no pênis e permite a retomada da atividade sexual logo no início do período pós-operatório. Se a função erétil for uma alta prioridade para o paciente, deve-se assegurar a ele que as ereções quase sempre podem ser restauradas, independentemente de se poder realizar ou não a cirurgia com preservação dos feixes nervosos.

A avaliação pré-operatória deve considerar a probabilidade de sucesso atingindo todos os objetivos da cirurgia, mas também em determinar se os nervos podem ser preservados com segurança. O cirurgião deve discutir também a possível necessidade e os efeitos colaterais potenciais da radioterapia e/ou da terapia hormonal pós-operatória caso o espécime patológico final venha a revelar características prognósticas adversas ou o PSA não atinja níveis indetectáveis.

Técnica Cirúrgica

A prostatectomia radical envolve a remoção completa da glândula prostática e das vesículas seminais e inclui habitualmente também uma dissecção modificada dos linfonodos pélvicos. As etapas-chave na realização da prostatectomia radical retropúbica anatômica que preserva os nervos são as seguintes:
1. Linfadenectomia pélvica
2. Abertura da fáscia endopélvica e incisão limitada dos ligamentos puboprostáticos
3. Ligação por sutura e transecção do complexo venoso dorsal de Santorini
4. Dissecção da uretra no ápice prostático e transecção da uretra (às vezes as suturas anastomóticas são colocadas nessa altura da operação)
5. Dissecção da próstata em relação aos feixes neurovasculares
6. Ligadura e transecção dos pedículos prostáticos
7. Transecção e reconstrução do colo vesical
8. Dissecção das vesículas seminais e das partes ampulares dos deferentes
9. Execução da anastomose vesicouretral

O cirurgião deve procurar obter a justaposição completa do colo vesical e da uretra, com um fechamento hermético livre de tensão.

A linfadenectomia pélvica é opcional em pacientes de baixo risco para metástases. De fato, a linfadenectomia pélvica tem sido realizada em frequência menor com a prostatectomia robótica (Gandaglia et al., 2014). Os pacientes elegíveis à linfadenectomia pélvica devem decidir de antemão se desejam prosseguir com a prostatectomia na presença de metástases linfonodais. Se eles não desejarem prosseguir, os linfonodos excisados durante a operação são enviados para o exame em cortes congelados. Caso contrário, é desnecessária a análise intraoperatória dos linfonodos pélvicos por congelação. Alguns investigadores argumentaram que uma linfadenectomia pélvica mais extensa produz melhores resultados finais, mas não se tem evidências sólidas disso (Weight et al., 2008) e uma linfadenectomia mais extensa acarreta risco maior de linfocele e de linfedema da área genital e dos membros inferiores no pós-operatório (Bader et al., 2002; Allaf et al., 2004; Musch et al., 2008). Eventos tromboembólicos e reintervenções são mais comuns em pacientes com linfocele sintomática (Musch et al., 2008). Foi relatado que a profilaxia farmacológica reduz em 40% o risco de tromboembolismo venoso; todavia, a profilaxia não é empregada em muitos homens que se submetem à prostatectomia radical (Weinberg et al., 2014).

A chave para a preservação da continência urinária consiste em realizar uma dissecção meticulosa, evitando-se uma lesão ao esfíncter urinário externo. A preservação do colo vesical não é necessária para se obter uma boa continência urinária. Em pacientes com tumores de alto volume ou de grau histológico elevado envolvendo a base da próstata, a preservação do colo vesical pode acarretar o risco de margens cirúrgicas positivas.

Uma dissecção meticulosa é também necessária para se preservar os feixes neurovasculares. Na cirurgia que preserva os nervos, os feixes neurovasculares são identificados no ápice da próstata (a dissecção também pode ser realizada de forma anterógrada, começando na base) e os feixes são liberados por dissecção da superfície posterolateral da próstata. Pode-se usar suturas ou clipes hemostáticos para controlar o sangramento pelos feixes neurovasculares. O uso do eletrocautério ou de um bisturi harmônico arrisca uma lesão térmica irreversível aos feixes neurovasculares.

Os pedículos prostáticos são ligados por sutura ou por hemoclipes e seccionados bem próximo à glândula, evitando-se uma incisão para dentro da cápsula prostática. Durante a dissecção das vesículas seminais deve-se tomar o cuidado de evitar a lesão aos feixes neurovasculares, situados imediatamente lateral e posteriormente a elas.

Cuidados Pós-operatórios

Os pacientes devem deambular com assistência, começando na tarde ou na noite após a cirurgia. **O cateter pode ser removido 3 a 21 dias após a cirurgia, dependendo da integridade e do grau de tensão na anastomose vesicouretral. A remoção do cateter antes de 7 dias se associa a um risco de retenção urinária de 15% a 20%.**

Exercícios de Kegel devem ser iniciados depois de se retirar o cateter. Usa-se um protetor em fralda até se obter o controle urinário total. O nível sérico pós-operatório do PSA deve ser indetectável com 1 mês após a operação, dependendo do nível pré-operatório. Medidas ultrassensíveis do PSA com frequência classificam incorretamente os pacientes como apresentando recorrência do tumor (Taylor et al., 2006).

Controle do Câncer

O principal objetivo da prostatectomia radical é excisar completamente o câncer. São *end points* importantes no controle do câncer: doença patologicamente confinada a próstata com margens cirúrgicas livres, a recorrência bioquímica (PSA sérico detectável), progressão local, metástases, sobrevida específica do câncer e sobrevida global. **Conforme discutido anteriormente, dependendo do escore de Gleason e do tempo de duplicação do PSA** *(PSA doubling time)*, **as evidências bioquímicas (PSA) de recorrência precedem as metástases clínicas, em média, em torno de 8 anos e a mortalidade específica do câncer em torno de 13 anos** (Pound et al., 1999).

As taxas de não progressão variam de acordo com fatores de risco clínicos e patológicos. São fatores prognósticos clínicos independentes o estádio do tumor, o escore de Gleason, o nível pré-operatório do PSA e o tratamento. As características prognósticas adversas incluem uma doença não confinada ao órgão, invasão do espaço linfovascular, extensão extracapsular do tumor, margens cirúrgicas positivas, invasão das vesículas seminais e metástases linfonodais (Grossfeld et al., 2000; Shariat et al., 2004). **Na era do PSA houve migração de estádio e melhora drástica nas características prognósticas e nos resultados finais do tratamento** (Han et al., 2001b; Moul et al., 2002).

Um nível sérico de PSA em elevação é comumente a evidência mais precoce de recorrência do tumor após a prostatectomia radical (Pound et al., 1999). **A recorrência bioquímica é frequentemente usada como** *end point* **intermediário em relação aos resultados finais do tratamento; todavia, nem todos os pacientes com recorrência bioquímica irão apresentar metástases ou morrer de câncer de próstata. Em raros casos de tumores de alto grau ou de tumores neuroendócrinos que não produzem muito PSA, pode haver evidências palpáveis de recorrência apesar de um nível indetectável de PSA, indicando um papel para o EDR no monitoramento desses pacientes.**

Em homens nunca submetidos à terapia hormonal após a prostatectomia radical, a mediana do PSA por ocasião de uma metástase óssea recém-detectada foi de 32 ng/mL, embora um quarto dessas metástases ocorressem com níveis de PSA inferiores a 10 ng/mL. Um PSA mais baixo no diagnóstico inicial do câncer de próstata e um escore de Gleason mais elevado foram correlacionados com a ocorrência de metástases a um nível mais baixo de PSA (Loeb et al., 2010b).

O risco de recorrência específica do câncer de próstata continua a aumentar por pelo menos 15 anos após a prostatectomia radical e os riscos de mortalidade podem aumentar por 25 anos ou mais (Shikanov e Eggener, 2011; Bill-Axelson et al., 2014). **Por esta razão, é importante continuar a monitorar os pacientes muito tempo depois da cirurgia** (Popiolek et al., 2013).

A seleção dos casos e a duração e frequência do seguimento também são determinantes importantes dos resultados finais pós-operatórios. Na série de Walsh de 4.478 homens que foram submetidos à prostatectomia radical retropúbica anatômica de 1982 a 2011, sem terapia neoadjuvante ou adjuvante, durante um seguimento mediano de 10 anos (variando de 1 a 29 anos), as taxas de sobrevida global livre de progressão, sobrevida livre de metástases e câncer-específica com 25 anos foram de 68%, 84% e 86%, respectivamente. Houve diferenças significativas nos resultados finais do tratamento entre os homens tratados na era pré-PSA e na era do PSA. Em cada uma dessas eras houve diferenças significativas na sobrevida livre de progressão, sobrevida livre de metástases e câncer-específica por grupos de risco (Mullins et al., 2012).

A prostatectomia radical também proporciona o controle de longo prazo do câncer em cerca da metade dos homens altamente selecionados com doença de alto risco ou localmente avançada (Freedland et al., 2007; Loeb et al., 2007; Ellis et al., 2013).

Continência Urinária

De modo geral a continência urinária após a prostatectomia radical retropúbica é boa e varia de acordo com a experiência e a habilidade do cirurgião. No caso de cirurgiões de prostatectomia radical de alto volume mais de 90% dos homens recuperam completamente a continência urinária. **O retorno da continência urinária foi associado à idade do paciente:** cerca de 95% dos homens com idade inferior a 65 anos conseguem atingir a continência urinária livre de fraldas após a cirurgia; 85% dos homens com mais de 70 anos recuperam a continência. **Relativamente poucos necessitam da implantação de um esfíncter urinário artificial ou de um *sling* para a incontinência urinária de esforço.**

Função Erétil

A potência após a prostatectomia radical é definida habitualmente como a capacidade de manter ereções suficientemente rígidas para a penetração e a relação sexual, com ou sem o auxílio de um inibidor da PDE5. Muitos pacientes com libido e ereções intactas desejam manter essas funções. Outros pacientes com ereções de baixa qualidade geralmente desejam ter ereções que proporcionem pelo menos alguma rigidez para dar satisfação sexual a ambos os parceiros. **O retorno da função erétil após a prostatectomia radical correlaciona-se com a idade do paciente, com o estado pré-operatório da potência, com a extensão da cirurgia que preserva os nervos e com a época da cirurgia.** Nos candidatos mais favoráveis, nos quais a potência pré-operatória é normal e pode ser efetuada a cirurgia poupadora de nervos bilateralmente, até 95% daqueles na quinta década de vida, 85% na sexta década, 75% na sétima década e 50% na oitava década conseguem obter a recuperação de ereções suficientes para a penetração e relação sexual, com ou sem o auxílio de um inibidor da PDE5. Em muitos casos, porém, as ereções não são tão boas quanto eram no período pré-operatório (Sivarajan et al., 2014).

As ereções geralmente começam a retornar como ereções parciais de 3 a 6 meses após a cirurgia e podem continuar a melhorar por até 3 anos ou mais (Burnett, 2005; Glickman et al., 2009). Os pacientes devem ser encorajados a empregar meios auxiliares à ereção no pós-operatório, incluindo inibidores da PDE5, supositórios intrauretrais, injeções intracavernosas ou dispositivos para ereção a vácuo. Programas de reabilitação da ereção empregando a terapia de injeção intracavernosa ou inibidores da PDE5 podem acelerar o retorno das ereções e aumentar a proporção de homens que recuperam as ereções (Montorsi et al., 1997). Todavia, foi relatado que a administração de inibidores da PDE5 "sob demanda" e não todas as noites se mostrou mais eficaz em homens que apresentam disfunção erétil após a prostatectomia radical poupadora de nervos bilateralmente (Montorsi et al., 2008).

Complicações

A prostatectomia radical anatômica que preserva os nervos proporciona um controle excelente do câncer, com uma frequência aceitável de complicações, em pacientes apropriadamente selecionados. A frequência global de complicações imediatas após a prostatectomia radical é de menos de 10% em mãos experientes (Kundu et al., 2004). A mortalidade perioperatória tem sido em grande parte evitada por uma seleção cuidadosa dos pacientes e pela realização da necessária avaliação cardiovascular pré-operatória (Mettlin et al., 1997; Kundu et al., 2004).

Complicações Imediatas. As complicações imediatas incluem hemorragias; lesões retais, vasculares, ureterais e nervosas; vazamentos ou fístulas urinárias; eventos tromboembólicos e cardiovasculares; infecções do trato urinário; linfocele; e problemas da ferida. É aconselhável usar rotineiramente meias de suporte e assegurar a deambulação imediata. A anticoagulação profilática e dispositivos compressivos sequenciais são aconselháveis em pacientes em alto risco de complicações tromboembólicas. Todavia, a injeção subcutânea perioperatória de heparina pode predispor a linfoceles e muitos cirurgiões reservam a profilaxia farmacológica aos pacientes de alto risco (Orvietto et al., 2011).

A lesão inadvertida do nervo obturador pode ocorrer durante a linfadenectomia pélvica. Pode-se proceder a um enxerto nervoso com um segmento do nervo cutâneo ou do genitofemoral, caso um reparo nervoso primário livre de tensão não seja possível. Mesmo sem um reparo nervoso, porém, o tratamento conservador por fisioterapia pode compensar o déficit e por isso muitos pacientes não apresentam um déficit significativo do adutor da coxa após a lesão (Kirdi et al., 2000).

A lesão ureteral é uma complicação rara. Uma lesão de menor gravidade ou uma ligadura pode ser tratada pela remoção da ligadura e a colocação de um *stent* ureteral. A mobilização do ureter distal com reimplante devem ser realizadas no caso de lesões mais graves.

Embora seja rara, uma lesão retal pode ocorrer e pode ser reparada primariamente por um fechamento em múltiplas camadas (Lepor et al., 2001; Roberts et al., 2010). Todavia, uma colostomia de segurança deve ser considerada em homens com uma grande lesão retal, história de radioterapia pélvica ou terapia glicocorticoide pré-operatória prolongada.

Complicações Tardias. As complicações tardias mais frequentes da prostatectomia radical são a disfunção erétil, incontinência urinária, hérnia inguinal, hérnia incisional nas prostatectomias laparoscópicas e robóticas e estreitamento uretral. Medidas de reabilitação precoces, incluindo exercícios de Kegel para aumentar a força e o volume do músculo esfíncter externo e o uso de um inibidor da PDE5, um dispositivo de ereção a vácuo e um vasodilatador intrauretral ou intracavernoso, parecem ser úteis para a reabilitação da função erétil. Estreitamentos anastomóticos ou outros estreitamentos uretrais devem ser tratados inicialmente por dilatação, mas pode ser necessária a incisão interna e a injeção endoscópica de glicocorticoides. No caso de um estreitamento anastomóticos longo ou persistente, pode ser necessária uma ressecção transuretral do tecido cicatricial cefalicamente ao esfíncter externo. Depois da ressecção é comumente necessário um período de autodilatação da anastomose por um cateter. A autodilatação continuada, ou a dilatação intermitente pelo urologista, se faz necessária em casos difíceis e persistentes. A uretroplastia raramente é necessária.

Tratamento da Recorrência Bioquímica Pós-operatória

Os pacientes com PSA detectável ($> 0,1$ ng/mL) após a prostatectomia radical geralmente têm um câncer persistente, embora alguns deles tenham apenas um tecido prostático benigno residual causando a elevação do PSA. Nesse último caso o nível sérico do PSA aumenta lentamente (Freedland et al., 2005). Dos pacientes destinados a apresentar recorrência bioquímica após a prostatectomia radical, aproximadamente 50% das recorrências ocorrem dentro de 3 anos, 80% dentro de 5 anos e 99% dentro de 10 anos. Em raras ocasiões as recorrências aparecem mais de 15 anos após a prostatectomia radical.

A velocidade ou o tempo de duplicação do PSA, o intervalo entre a cirurgia e a recorrência bioquímica e o escore de Gleason refletem habitualmente a rapidez com que o tumor irá progredir (Freedland et al., 2005). Em muitos pacientes a progressão se dá de maneira relativamente lenta e somente cerca de um terço deles vêm de fato a apresentar metástases (Pound et al., 1999; Ward et al., 2004). Numerosos estudos demonstraram que pacientes com um PSA em elevação rápida após a recorrência bioquímica têm alto risco de progressão a metástases e de mortalidade específica do câncer de próstata (Albertsen et al., 2004). **Em um estudo entre homens com o PSA em elevação após a prostatectomia radical que não receberam radioterapia imediata, a mediana de tempo até as metástases foi de 8 anos após a elevação do PSA, porém apenas 34% desses homens vieram a apresentar metástases clinicamente evidentes** (Pound et al., 1999).

Se a radioterapia de salvamento for uma escolha, deve ser iniciada antes que o nível do PSA se eleve muito acima de 0,5 ng/mL (Cox et al., 1999). Os pacientes com maior probabilidade de ter respostas favoráveis à radioterapia de salvamento são aqueles com recorrência do PSA muito tempo depois da cirurgia, PSA se elevando lentamente, tumor de baixo grau e ausência de invasão das vesículas seminais ou de metástases linfonodais. Há evidências conflitantes com relação a se o câncer nas margens cirúrgicas é um parâmetro favorável ou desfavorável para predizer a resposta à radioterapia pós-operatória, embora os relatos tenham sugerido que pacientes com margens positivas têm frequência de resposta mais favorável. Em um estudo uma análise multivariada revelou que o tempo de duplicação do PSA, a gradação patológica e o PSA por ocasião da radioterapia de salvamento foram fatores independentes de predição da recorrência clínica, enquanto o intervalo a partir da prostatectomia não acrescentou informações preditivas independentes (Ward et al., 2004).

Há controvérsias quanto aos efeitos benéficos tanto da radioterapia adjuvante quanto da radioterapia de salvamento. Alguns pacientes evoluem bem sem ela, enquanto o tratamento em outros que apresentam metástases a distância fracassa. Alguns pacientes com recorrência do PSA são melhor controlados pela TPA do que pela radioterapia de salvamento. Embora muitos homens com falha bioquímica sejam tratados por TPA, não se dispõe de dados de estudos clínicos prospectivos para se abordar um possível benefício livre de progressão ou em termos da sobrevida global. **Não foi determinado o nível de PSA mais apropriado para iniciar a terapia hormonal.** Devido aos consideráveis efeitos colaterais associados à terapia hormonal contínua de longa duração (diminuição da libido, impotência, fogachos, osteopenia com risco aumentado de fraturas, alterações metabólicas e alterações do humor), a TPA retardada ou intermitente é frequentemente empregada em homens que apresentam recorrência bioquímica, especialmente aqueles com um nível de PSA em elevação lenta (Sharifi et al., 2005; Buchan e Goldenberg, 2010).

Estudos clínicos do Veterans Administration Cooperative Urological Research Group, realizados na década de 1960, não demonstraram um benefício em termos da sobrevida em pacientes com metástases tratados por TPA de imediato (Walsh et al., 2001). Desde essa época, no entanto, outros estudos clínicos prospectivos randomizados indicaram que a TPA de imediato é mais eficaz que a TPA retardada em pacientes com metástases em linfonodos pélvicos (Messing et al., 1999) ou naqueles com doença localmente avançada ou metastática assintomática (Immediate versus deferred treatment for advanced prostatic cancer, 1997). Apesar disso, não se tem certeza se esses estudos podem ser extrapolados para pacientes que apresentam recorrência bioquímica após o tratamento primário. Um estudo retrospectivo não relatou diferença na evolução clínica inicial entre a TPA imediata e a retardada em homens com recorrência bioquímica após a prostatectomia radical (Moul et al., 2004). Em pacientes de alto risco, porém, a TPA imediata retardou o tempo até as metástases ósseas.

A administração de bicalutamida em altas doses foi relatada como retardando a progressão da doença e produzindo resultados de sobrevida global equivalentes àqueles do tratamento por orquiectomia em pacientes com recorrência do PSA (Wirth et al., 2004). Uma possível vantagem dessa forma de terapia hormonal precoce é que ela se associa a menor risco de disfunção sexual e de osteoporose que outras formas de TPA. Uma desvantagem é o possível maior risco de complicações cardiovasculares e de morte em associação à terapia por bicalutamida em altas doses.

A TPA intermitente é uma alternativa razoável de fornecer TPA imediata, ao mesmo tempo que limita os efeitos colaterais adversos e o custo da TPA contínua. Acumulam-se as evidências de estudos clínicos prospectivos randomizados de que a TPA intermitente é segura em pacientes sem metástases e tem resultados finais em termos da sobrevida comparáveis àqueles da TPA contínua (Carneiro e Da Silva, 1999; Lane et al., 2004; Calais da Silva et al., 2014; Buchan e Goldberg, 2010; Crook et al., 2012; Sciarra et al., 2013).

Terapia de Privação de Androgênios Pré-operatória. A TPA pré-operatória foi estudada para reduzir o estádio do tumor antes da prostatectomia radical em pacientes com câncer de próstata locorregional. De modo geral os resultados mostraram que, embora **a frequência de margens cirúrgicas positivas seja reduzida, não há benefício em termos da sobrevida livre de progressão na população total estudada** (Pal et al., 2014).

Embora a TPA pré-operatória possa não se mostrar uniformemente benéfica na doença localizada, **pode haver um benefício em pacientes com doença de alto risco.** Em um estudo clínico do SWOG, pacientes com doença de alto risco foram randomizados entre receber TPA isoladamente ou TPA com mitoxantrona. Nos pacientes recebendo TPA isoladamente de forma *adjuvante* nesse estudo, a sobrevida livre de recorrência bioquímica foi de 92,5% em 5 anos (Dorff et al., 2011).

Um estudo do Canadian Uro-Oncology Group também encontrou melhora da sobrevida livre de progressão bioquímica com o uso de TPA pré-operatória no grupo com PSA de risco mais alto (PSA acima de 20 ng/mL) (Klotz et al., 2003). Do mesmo modo, em um estudo institucional retrospectivo em pacientes com doença de alto risco, o tempo até a recorrência bioquímica foi significativamente maior em pacientes que haviam recebido a TPA pré-operatória (Pal et al., 2014).

Vários estudos clínicos de TPA pré-operatória já foram relatados ou estão em andamento; esses estudos avaliaram ou estão avaliando o valor potencial de terapias recém-aprovadas para o câncer de próstata metastático resistente à castração, como abiraterona ou enzalutamida, como TPA pré-operatória (Taplin et al., 2012).

Prostatectomia Radical de Salvamento

A prostatectomia radical pode ser realizada em pacientes nos quais outros tratamentos não tiveram êxito (Pontes, 1994; Chen e Wood, 2003). **Todavia, a frequência de complicações é bem mais alta e as complicações são mais graves e de difícil tratamento** (Stephenson et al., 2004a; Sanderson et al., 2006). **Além disso, as perspectivas de uma sobrevida livre de doença prolongada são mais limitadas para a prostatectomia de salvamento do que para a prostatectomia radical primária.**

A maior parte da experiência relatada com a prostatectomia radical de salvamento é da era pré-PSA. As séries contemporâneas de pacientes selecionados devido à recorrência bioquímica têm morbidade menor e melhores taxas de controle do câncer (Stephenson et al., 2004a; Ward et al., 2005; Chade et al., 2011). **Apesar disso, a frequência de incontinência pós-operatória é alta, de até 44%, e a frequência de contratura do colo vesical é de até 22%** (Ward et al., 2005). A frequência de incontinência é ainda mais alta após a braquiterapia, presumivelmente devido à dose de radiação mais alta administrada. As taxas de sobrevida livre de progressão por um período mais longo após a prostatectomia de salvamento na ausência da TPA não foram bem documentadas.

> **PONTOS-CHAVE: PROSTATECTOMIA RADICAL**
>
> - A prostatectomia radical foi o primeiro tratamento empregado para o câncer de próstata e ainda continua a ser o padrão-ouro. Um candidato ideal para a prostatectomia radical é um homem saudável com expectativa de vida de pelo menos 10 anos. Parâmetros clínicos e patológicos pré-operatórios são frequentemente usados para predizer o estádio patológico e identificar, assim, os pacientes com maior probabilidade de se beneficiar da cirurgia.
> - Um nível sérico de PSA em elevação é habitualmente a evidência mais precoce de recorrência do tumor após a prostatectomia radical e é com frequência um *end point* intermediário para os resultados finais do tratamento. No entanto, nem todos os pacientes com recorrência bioquímica apresentam metástases ou morrem de câncer de próstata.
> - As complicações tardias mais comuns da prostatectomia radical são disfunção erétil, incontinência urinária, hérnias e estreitamentos uretrais. O retorno da função erétil após a cirurgia se correlaciona com a idade do paciente, com o estado pré-operatório da potência, com a extensão da cirurgia poupadora de nervos e com a época da cirurgia; o retorno da continência urinária associa-se à idade do paciente.
> - A evolução final do câncer de próstata em um período mais longo foi melhor documentada para a prostatectomia aberta.

Radioterapia

A radioterapia por feixe externo envolve mais comumente o uso de feixes de radiação gama, geralmente fótons, dirigidos à próstata e aos tecidos circunvizinhos por múltiplos campos. Para reduzir ao mínimo a lesão por radiação na bexiga e no reto, foi desenvolvida a **radioterapia de conformação 3D (RTC-3D)**, em que um computador altera os feixes de radiação de modo a focalizar a dose de radiação na região da próstata (Fraass et al., 1995). **A mais sofisticada das formas de RTC-3D, a radioterapia de intensidade modulada (RTIM), pode proporcionar a localização da dose de radiação para campos** geometricamente complexos (Zelefsky et al., 2006). A radioterapia guiada por imagens (RTGI) é um método em que técnicas de aquisição de imagens são empregadas para guiar a RTIM até a área-alvo.

A terapia por partículas pesadas, que usa feixes de prótons de alta energia (Shipley et al., 1995; Rossi, 1999) ou nêutrons (Lawton et al., 1991; Russell et al., 1994) também tem sido utilizada para tratar pacientes com câncer de próstata. A terapia por partículas pesadas é outra forma de RTC-3D em que o feixe de radiação pode ser virtualmente parado dentro do tecido, possibilitando o aporte de altas doses de radiação em uma região localizada e doses menores aos tecidos circundantes. Todavia, a terapia por feixe de prótons é extremamente cara e foram relatados resultados de longo prazo limitados (Shipley et al., 1995; Kagan e Schulz, 2010; Sheets et al., 2012; Gray e Efstathiou, 2013; Gray et al., 2013; Yu et al., 2013; Zietman, 2013; Hoppe et al., 2014; Yu et al., 2014). Embora se tenha relatado que a terapia por feixe de prótons tem mais toxicidade gastrointestinal que a RTIM (Sheets et al., 2012), uma análise do Medicare de terapia por feixe de prótons versus RTIM não relatou diferenças na toxicidade geniturinária ou gastrintestinal 24 meses após o tratamento (Yu et al., 2013, 2014).

Uma possível desvantagem da terapia conformacional extrema com RTIM e por partículas pesadas é que elas podem ser muito estreitamente direcionadas, de modo que o movimento da próstata causado por diferenças no enchimento retal ou vesical pode fazer que não se atinja geograficamente o tumor, especialmente na importante região periférica posterior da próstata.

A radioterapia foi extensamente estudada no câncer de próstata localizado. Os resultados finais da radioterapia, corrigidos para a extensão anatômica da doença e outros fatores prognósticos, foram relatados como sendo comparáveis àqueles da prostatectomia radical; todavia, isso é enganoso porque os *end points* para a determinação do sucesso ou do insucesso do tratamento são diferentes para a radioterapia e para a cirurgia (Gretzer et al., 2002).

Dose de Radiação e Campo de Tratamento

Há evidências de estudos clínicos randomizados de que o aumento da dose e a definição 3D melhoram consideravelmente os resultados (Pollack et al., 2002; Spratt et al., 2014). **Atualmente, doses de 76 a 80 Gy, ou mais, foram demonstradas como melhorando o controle do câncer** (Pollack et al., 2000; Deamaley et al., 2007; Zelefsky et al., 2011). Hoje em dia os pacientes de baixo risco são frequentemente tratados com doses de 70 a 72 Gy, os de risco intermediário com 75 a 76 Gy e os de alto risco com 80 Gy ou mais. Doses acima de 75 Gy são atualmente consideradas indicadas; doses acima de 80 Gy, porém, não foram demonstradas como sendo benéficas.

Embora a próstata propriamente dita tolere doses altas de radiação, a toxicidade retal limita a dose que pode ser administrada na braquiterapia. A orientação por imagens para melhor definição do alvo é crucial para o escalonamento da dose, e doses altas de radiação tornam necessária a proteção dos tecidos normais. A RTIM produz gradientes de dose bem agudos, em que o gradiente entre 100% e 50% da dose pode ser de apenas 1 a 1,5 cm. O aumento da dose de radiação requer muita precisão na definição do alvo e um alto grau de precisão na colocação diária da dose de radiação. A RTIM constitui um meio mais seguro de aumentar a dose (Michalski et al., 2013).

A TC é considerada a modalidade de imagens padrão para RTC-3D e RTIM-3D, mas a TC não é tão precisa quanto a RM. Por esta razão, margens maiores são necessárias para se assegurar com precisão que toda a próstata receba a dose diária de radiação. Nos casos em que a TC utiliza apenas marcos ósseos para a localização da próstata os tratamentos radioterápicos diários podem ser dirigidos de forma inconsistente e o reto pode receber doses maiores de radiação (Karamanolis et al., 2009).

Efeitos Colaterais da Radiação

Os principais efeitos adversos da radioterapia estão relacionados com a lesão da microvasculatura da bexiga, do reto, do músculo estriado do esfíncter e da uretra. Entretanto, a incontinência urinária ou complicações induzidas pela radiação que requeiram correção cirúrgica são raras. Aproximadamente um terço dos pacientes apresentam sintomas agudos de proctite ou de cistite no decorrer da radioterapia, geralmente depois que a dose supera 50 Gy. Na maioria dos casos, os sintomas retrocedem após o término da terapia. Em torno de 5% a 10% dos pacientes apresentam sintomas permanentes, tais como a síndrome do colo irritável e sangramentos retais intermitentes ou irritabilidade retal e hematuria macroscópica intermitente (Nam et al., 2014). Ao se comparar morbidades após diferentes radioterapias, a RTIM foi associada a morbidade gastrointestinal reduzida em comparação com a RTC-3D e a terapia por prótons (Sheets et al., 2012). Em alguns pacientes, sintomas crônicos vêm a se manifestar vários anos após o tratamento. Alguns pacientes necessitam da cauterização a *laser* ou da coagulação plasmática por argônio de telangiectasias induzidas pela radiação devido a sangramentos pela bexiga ou pelo reto (Artibani et al., 2007; Karamanolis et al., 2009). A radioterapia por feixe externo causa mais toxicidade retal e menos toxicidade urinária que a braquiterapia (Ferrer et al., 2013).

Uma ressecção transuretral da próstata prévia constitui uma contraindicação relativa à braquiterapia e à radioterapia por feixe externo porque a próstata não segura bem as sementes, e a radiação após a ressecção transuretral da próstata se associa a um risco aumentado de estreitamentos uretrais (Devisety et al., 2010). A presença de sintomas urinários obstrutivos graves também é uma contraindicação relativa devido ao risco de retenção urinária aguda, que é um risco ainda maior em pacientes tratados por braquiterapia. Outra contraindicação relativa é a doença inflamatória intestinal. Por outro lado, a radioterapia pode aliviar gradualmente sintomas urinários obstrutivos em homens apresentando obstrução infravesical (Malik et al., 2011).

Cerca de metade dos pacientes desenvolve disfunção erétil após a radioterapia para câncer de próstata. Isso é causado por uma lesão à vasculatura dos nervos cavernosos e aos corpos cavernosos do pênis, usualmente iniciando em torno de 1 ano após o término do tratamento. Pacientes mais jovens com boa função erétil basal têm maior probabilidade de conservar ereções adequadas. Os inibidores da PDE5 são úteis para melhorar a disfunção erétil associada à radioterapia (Merrick et al., 1999; Zelefsky et al., 2014). Doses mais baixas de radiação no bulbo peniano foram investigadas como um meio de se reduzir a um mínimo a disfunção erétil induzida pela radiação (Roach et al., 2004). O uso da TPA adjuvante também afeta adversamente a função erétil. Um estudo avaliando a função erétil em homens tratados por radioterapia relatou que as ereções pós-tratamento foram muito piores nos casos em que havia uma dificuldade preexistente ou havia sido usada a TPA neoadjuvante. Em um estudo, porém, uma grande percentagem dos pacientes tratados por radioterapia nunca havia tentado tratamentos para disfunção erétil (Alemozaffar et al., 2011).

Radioterapia por Feixe Externo e Terapia de Privação de Androgênios Combinadas no Câncer de Próstata Localmente Avançado

Estudos clínicos randomizados demonstraram que **pacientes com tumor de risco intermediário ou alto se beneficiam da TPA em combinação com a radioterapia, enquanto aqueles com tumores de risco menor não se beneficiam**. Bolla et al., por exemplo, relataram que um período de 3 anos de terapia hormonal adjuvante, iniciado concomitantemente à radiação por feixe externo, melhorou o controle local do tumor e a sobrevida em pacientes com câncer de próstata localmente avançado, sem diferenças significativas na mortalidade cardiovascular (Bolla et al., 2002, 2010). Hanks et al investigaram a duração ótima da TPA após a radioterapia (Hanks et al., 2003). Eles mostraram que 28 meses de TPA antes, durante e após a radioterapia comparado com apenas 4 meses de TPA antes e durante a radioterapia proporcionaram melhoras significativas em todos os *end points* clínicos, exceto na sobrevida global (Hanks et al., 2003). Todavia, **em pacientes com doença de grau 8 a 10 de Gleason, foi observado um benefício na sobrevida global com um curso mais longo de terapia hormonal.**

Em homens com doença em estádio clínico T2b a 4N0 tratados por radioterapia, a TPA com duração de 3 ou 6 meses melhorou os resultados finais da radioterapia por feixe externo (Denham et al., 2011). Foi expressa uma preocupação relativa aos possíveis riscos cardiovasculares da TPA, especialmente o risco de um infarto do miocárdio fatal. Embora alguns estudos tenham relatado uma frequência aumentada de mortes cardiovasculares (D'Amico et al., 2007; Tsai et al., 2007), dois outros estudos clínicos prospectivos revelaram que, embora a TPA aumentasse o risco de diabetes melito, de cardiopatias e de infarto do miocárdio, não houve um aumento detectável no risco de mortalidade cardiovascular (Van der Kvast et al., 2007; Efstathiou et al.,

2008, 2009). Além disso, uma metanálise de estudos randomizados em homens com câncer de próstata não metastático desfavorável mostrou que a TPA não aumentou o risco de mortes cardiovasculares (Nguyen et al., 2011).

Em um estudo randomizado, a combinação de radioterapia mais 6 meses de TPA proporcionou menor sobrevida em comparação com radioterapia mais 3 anos de TPA no tratamento do câncer de próstata clinicamente localizado (Bolla et al., 2009). Em uma análise *post hoc* de três estudos fase III da terapia TPA no câncer de risco intermediário tratado por radioterapia, com mediana de seguimento de 10,9 meses, 6 meses de TPA melhoraram a mortalidade específica do câncer de próstata em comparação com 3 a 4 meses em pacientes com câncer de próstata Gleason 7 (D'Amico et al., 2011). Portanto, períodos longos de TPA são em geral recomendados para pacientes com doença de risco mais alto (Roach, 2014).

Radioterapia para o Câncer de Próstata Localizado

Nenhum estudo randomizado avaliou exclusivamente o benefício adicional da TPA em pacientes de alto risco recebendo radioterapia devido a um câncer de próstata *localizado*. Com base nos estudos randomizados envolvendo a doença localmente avançada, porém, a TPA concomitante prolongada foi recomendada para o câncer de próstata de risco intermediário desfavorável, localizado de alto risco e localmente avançado (Roach, 2014).

Em um estudo retrospectivo, D'Amico et al (2000) mostraram que 6 meses de TPA (começando 2 meses antes e continuando durante e após a radioterapia) melhoraram os resultados do PSA em pacientes de risco intermediário e alto, porém não em pacientes de baixo risco. Em um estudo randomizado subsequente D'Amico et al (2008) confirmaram que 6 meses de TPA melhoraram os resultados finais, principalmente em pacientes com risco intermediário; a TPA foi associada a ocorrência mais precoce de infartos do miocárdio fatais nesse estudo (D'Amico et al., 2007).

Com base nesses estudos, **a TPA de longa duração é recomendada juntamente com a radioterapia por feixe externo em pacientes com doença localmente avançada ou com doença localizada de alto risco. Em pacientes com risco intermediário, doença localizada, é geralmente recomendada a TPA de duração curta (6 meses).**

End Points *para o Sucesso ou Falha do Tratamento*

A avaliação dos resultados da radioterapia é complicada porque as células cancerosas não são mortas imediatamente após a exposição à radiação ionizante. Em vez disso, elas sofrem danos letais no DNA, mas só vêm a morrer em sua próxima tentativa de entrar em divisão celular. Assim sendo, o nível de PSA diminui gradativamente por até 2 a 3 anos após o término da radioterapia. Em consequência disso, o nível do PSA é comumente monitorado a intervalos de 6 meses até chegar a um nadir. Em pacientes tratados com radioterapia por feixe externo a próstata não sofre ablação total e o epitélio prostático remanescente continua a produzir PSA. Igualmente, a inflamação na próstata pode produzir elevações transitórias do PSA designadas como "salto" do PSA (Critz et al., 2003). Um salto do PSA ocorre em cerca de 20% dos pacientes, geralmente durante os 2 primeiros anos após o tratamento, e é mais comum na braquiterapia (Thompson et al., 2010). Os pacientes com um salto do PSA têm maior propensão a apresentar falha bioquímica e um salto acima de 1,4 ng/mL foi associado a falha bioquímica, a metástases e à morte por câncer de próstata (Feigenberg et al., 2006). Um acompanhamento adequado é necessário para diferenciar se o aumento do PSA decorre de falha ou alteração inflamatória (Thompson et al., 2010).

Há uma controvérsia quanto ao *end point* bioquímico utilizado para se determinar o sucesso do tratamento após a radioterapia por feixe externo. Até recentemente a definição mais frequentemente empregada era aquela da American Society for Therapeutic Radiology and Oncology (ASTRO) (Cox et al., 1999). Ela requer três aumentos consecutivos do PSA medidos a intervalos de 6 meses e retrocede o tempo de progressão do câncer para a metade do caminho entre o nadir do PSA e o primeiro nível de PSA em elevação. Com isso, geralmente se levavam anos para determinar se o tumor havia progredido. Sem um acompanhamento prolongado a definição ASTRO produzia estimativas da sobrevida livre de progressão que pareciam 10% a 20% melhores do que eram de fato, porque leva tempo para o nível do PSA chegar a um nadir e ainda mais tempo para que ocorram três aumentos consecutivos do PSA. Além disso, nas séries clínicas há sempre mais pacientes em acompanhamento por um período mais curto que por um período mais longo. Assim, retroagir o momento da recorrência faz que o evento de recorrência se mova até um ponto na série em que o denominador é maior e por isso o impacto da recorrência sobre a curva de sobrevida é menor.

A **definição Phoenix** substituiu a definição ASTRO (Roach et al., 2006). **Ela eliminou a retroação, mas requer que o nível do PSA se eleve em 2 ng/mL para que se declare a falha do tratamento. Com isso o tempo até a recorrência se prolonga ainda mais depois que o nível do PSA começa a se elevar e com frequência transcorre um período consideravelmente mais longo para o nível do PSA aumentar até 2 ng/mL.** Em alguns pacientes, a TPA adjuvante pode ser iniciada antes que o PSA se eleve até 2 ng/mL. Na prática, a definição Phoenix pode produzir resultados que são ainda mais favoráveis que aqueles obtidos pela definição ASTRO. Assim sendo, não é possível fazer comparações razoáveis entre a prostatectomia radical e a radioterapia empregando-se essas medidas dos resultados (Hoffman et al., 2013).

Resultados do Tratamento por Radioterapia com Feixe Externo

As taxas de cura do câncer em 10 anos com radioterapia por feixe externo convencional em pacientes com câncer de próstata clinicamente localizado eram de aproximadamente 50% (Zietman et al., 2004). Foram obtidos resultados melhores com a RTC-3D, a RTIM e o aumento da dose. Porém, com o aumento da dose não há apenas uma maior chance de cura, mas também maior risco de morbidade retal (Kuban et al., 2008). Conforme discutido anteriormente, os pacientes de alto risco são frequentemente tratados com 2 a 3 anos de TPA após a radioterapia (Bolla et al., 1997; Pilepich et al., 1997). Com esse regime, as probabilidades de sobrevida livre de progressão em 5 anos foram relatadas como de 70% a 85% (Bolla et al., 1997; Kubam et al., 2008). São limitados os dados relativos a respostas duradouras e favoráveis da radioterapia, especialmente em pacientes jovens. Uma proporção substancial dos pacientes que são tratados por radioterapia sem sucesso apresenta recorrência do tumor no campo de radiação, geralmente na parte central do tumor. Uma redução no PSA para 0,5 ng/mL ou menos após a radioterapia (com ou sem TPA) se associa a uma melhora da taxa de mortalidade específica do câncer de próstata (D'Amico et al., 2012).

Os resultados de longo prazo apoiam o uso da radioterapia com aumento escalonado da dose para melhorar as taxas de sobrevida livre de progressão bioquímica e de metástase a distância. Um estudo retrospectivo de pacientes com doença em estádio T1 a T3 tratados por RTC-3D ou RTIM com doses de 64 a 86 Gy, com ou sem TPA, por uma mediana de 6 meses e com mediana de seguimento de 8 anos, relatou que a dose de radiação e o uso da TPA se associaram ambos a melhor taxa de sobrevida livre de progressão bioquímica e frequência menor de metástases. Todavia, houve uma redução substancial no controle do PSA entre 5 e 10 ou mais anos de seguimento (Zelefsky et al., 2011). Outro estudo fase III de longa duração relatou que a combinação da TPA com radioterapia melhorou os resultados do câncer de próstata de risco intermediário a alto e apoiou ainda mais um papel para o uso de doses mais altas de radiação (Denham et al., 2011).

Questionou-se se os benefícios da radiação mais TPA são superiores aos da TPA isolada na doença localmente avançada. Um estudo escandinavo comparando a TPA isolada com TPA mais radiação em pacientes com câncer de próstata localmente avançado mostrou que a **TPA mais radioterapia reduziu à metade a mortalidade específica do câncer de próstata com 10 anos e diminuiu consideravelmente a mortalidade global, com um risco plenamente aceitável de efeitos colaterais em comparação à TPA isoladamente** (Widmark et al., 2009). Essa conclusão foi apoiada de forma adicional por um estudo fase III com mediana de seguimento de 6 anos, em que a adição da radioterapia à TPA aumentou a sobrevida global, com pouca morbidade adicional. Os autores concluíram que **homens com doença não metastática localmente avançada não devem receber TPA isoladamente; ao invés disso, o novo padrão deve ser a TPA combinada à radioterapia** (Warde et al., 2011).

Em pacientes de alto risco a radioterapia por feixe externo foi combinada também com a braquiterapia (Spratt et al., 2014). A braquiterapia em geral é administrada primeiro, de modo que a terapia por feixe externo possa ser suspensa caso o paciente comece a apresentar toxicidade (Ragde et al., 1997; Critz et al., 1997; Ragde et al., 1998).

Radioterapia Corporal Estereotáxica (CyberKnife)

A radioterapia corporal estereotáxica (RTCE) envolve um acelerador linear montado em um braço robótico, administrando doses altas de radiação em um pequeno número de frações (hipofracionamento). A administração de doses mais altas de radioterapia diariamente pode melhorar as taxas de cura sem aumentar a toxicidade do tratamento (Arcangeli et al., 2010).

Foram publicados resultados limitados em um número pequeno de pacientes com doença de baixo risco. Esses resultados forneceram alguma evidência de segurança em prazo curto e intermediário e evidências de declínio do PSA, mas faltam evidências de segurança e de eficácia num prazo mais longo (King et al., 2009, 2013).

Vários estudos fase I relataram que a RTCE parece ser bem tolerada com seguimento inicial. Um estudo multi-institucional fase I da RTCE em cinco frações no câncer de próstata de baixo risco, utilizando a RTIM para administrar 37 Gy/5 frações com mediana de seguimento de 44 meses, mostrou uma frequência aceitável de toxicidade até aqui, mas há necessidade de um acompanhamento adicional. A RTCE não é tão dispendiosa quanto a RTIM padrão (McBride et al., 2012). Outro estudo fase I de homens com doença em estádio T2b ou menos, tratamentos de 45, 47,5 e 50 Gy em cinco frações e RTIG com enema e um balão retal para reduzir ao máximo o movimento retal, mostrou toxicidade mínima com mediana de seguimento de 30 meses (Boike et al., 2011).

Embora os relatos iniciais indicassem eficácia semelhante dos tratamentos, não há um acompanhamento prolongado disponível para se tirar conclusões quanto ao controle da doença ou a toxicidade tardia (Buyyounouski et al., 2010; McBride et al., 2012). Um relatório recente da qualidade de vida após até 5 anos aliviou até certo ponto as preocupações quanto à toxicidade tardia (King et al., 2013). Portanto, há necessidade de mais pesquisas para colocar a radioterapia hipofracionada em uma base científica sólida (Kupelian et al., 2007; King et al., 2012).

Radioterapia por Partículas Pesadas

A terapia por feixes de prótons ou de nêutrons em doses altas foi recomendada como um método eficaz de RTC, porém **não há evidências convincentes de que os resultados do tratamento são superiores àqueles obtidos com fótons** (Zietman et al., 2005; Martinez et al., 2011; Gray et al., 2013; Zietman, 2013; Hoppe et al., 2014). Os domínios gastrintestinal, geniturinário e sexual da qualidade de vida após a terapia por feixes de prótons foram relatados como sendo semelhantes até 2 anos após a terapia (Hoppe et al., 2014).

Braquiterapia

Na braquiterapia as fontes radioativas (sementes ou agulhas) são implantadas diretamente na próstata, e algumas vezes nos tecidos circunvizinhos, para entregar uma dose alta de radiação no tumor e ao mesmo tempo poupar, na medida do possível, a bexiga e o reto. A braquiterapia moderna para o câncer de próstata era originalmente ineficaz porque a implantação das sementes à mão livre proporcionava uma distribuição insuficiente da dose de radiação; as técnicas mais recentes, baseadas em um modelo externo, no entanto, proporcionam padrões de implantação mais uniformes.

A braquiterapia tornou-se popular no tratamento de pacientes com câncer de próstata clinicamente localizado. Pode ser realizada sob anestesia geral ou regional. Os implantes permanentes mais comumente empregados são sementes de iodo-125 (^{125}I), paládio-103 (^{103}Pd) ou césio-131 (^{131}Cs). Teoricamente o paládio fornece uma razão de dose de radiação mais alta do que seria de se esperar como vantajosa no tratamento de tumores pouco diferenciados, que têm um ciclo celular mais curto. Na prática, porém, **não foram demonstradas vantagens significativas com o uso do paládio.** Embora a implantação temporária com uma razão de dose elevada (RDE) com fios de irídio-192 tenha sido utilizada em tumores mais agressivos, considerações logísticas tornam esse procedimento demorado, inconveniente e pouco prático em muitos contextos clínicos.

Dose de Radiação e Campos da Braquiterapia

Não há um isótopo preferencial (^{125}I, ^{103}Pd ou ^{131}Cs) para a braquiterapia nem um consenso quanto ao uso suplementar da radioterapia por feixe externo ou da TPA. A dosimetria pós-implante é obrigatória, incluindo a dose prescrita (D90 ou V100 e a dose tecidual normal). A braquiterapia também é dependente do operador e é fundamental assegurar a qualidade (Rosenthal et al., 2011).

Depois da conclusão do implante, obtém-se, como rotina, uma TC pós-tratamento para verificar a dosimetria pós-implante. A dosimetria pode ser adversamente afetada pela implantação deficiente ou pela migração das sementes após a implantação. As doses de radiação administradas à próstata são de aproximadamente 145 Gy para o iodo e de 125 Gy para o paládio, sendo bem mais altas que aquelas da radioterapia por feixe externo. Tal como ocorre na radioterapia por feixe externo, a dose de radiação é importante na braquiterapia (Stone et al., 2007a; Kao et al., 2008). A recorrência bioquímica associa-se à dosimetria. A braquiterapia RDE como monoterapia foi relatada como obtendo resultados semelhantes aos da radiação por feixe externo no câncer de próstata de risco intermediário (Rogers et al., 2012; Yamada et al., 2012).

Comparações diretas das doses de radiação entre a radioterapia por feixe externo e a braquiterapia não são válidas; devido às doses muito mais altas de radiação administradas, a braquiterapia causa uma ablação bem maior da glândula prostática. Assim, em muitos pacientes tratados por braquiterapia os níveis de PSA se reduzem até a faixa indetectável. Apesar disso, **a braquiterapia raramente é utilizada no tratamento de cânceres de próstata de alto risco, de grande volume, porque a RTIM é o método preferencial para o tratamento de tumores agressivos** (Spratt et al., 2014).

Em pacientes que tenham uma glândula prostática aumentada de tamanho pode ser um desafio técnico efetuar a implantação de todo o volume da próstata, especialmente a porção anterior. Assim sendo, os pacientes são tratados com frequência com TPA para reduzir a próstata antes de se proceder à braquiterapia. A TPA prolongada confunde a avaliação da resposta à braquiterapia, por retardar elevações do PSA que sinalizariam a persistência ou a recorrência do tumor.

A braquiterapia guiada por ultrassonografia transretal constitui a abordagem padrão. A RM está sendo investigada atualmente para uso na dosimetria pré-planejamento e pós-planejamento com a uretra poupada. Exames de fusão RM-TC também têm sido usados para esse fim (Bowes et al., 2013).

Resultados da Braquiterapia

Excelentes taxas de controle do câncer em curto prazo foram relatadas com o uso da braquiterapia. Usando-se os critérios de falha da ASTRO, foram relatadas estimativas de sobrevida livre de progressão em 5 e 7 anos de 85% e 80%, respectivamente, para grupos de pacientes predominantemente de baixo risco (Ragde et al., 2001). A braquiterapia permanente isolada foi relatada como eficaz em pacientes de risco intermediário (Zelefsky et al., 2007). A braquiterapia de dose baixa como monoterapia para câncer prostático de risco baixo ou intermediário (muitos pacientes recebendo também TPA) com uma dose mediana de 151 Gy tem sido associada a um excelente controle do câncer (< 6% de risco de recorrência do PSA em 10 anos) (Morris et al., 2013).

A eficácia da radioterapia por feixe externo combinada à braquiterapia por fonte permanente tem sido descrita como semelhante à da radioterapia por feixe externo em doses altas, com toxicidade urinária possivelmente aumentada (Lee et al., 2007). O aumento escalonado da dose com um reforço da braquiterapia foi relatado como melhorando o controle da doença e a sobrevida (Shilkrut et al., 2013).

Um estudo retrospectivo relatou que a RDE monoterapia é segura e eficaz (seguimento mediano de apenas 35 meses) no câncer de próstata de risco intermediário e pode ser superior à radioterapia por feixe externo com ou sem TPA (Rogers et al., 2012). Esse estudo reforçou a literatura existente em apoio ao aumento escalonado da dose (com braquiterapia RDE) (Martinez et al., 2011).

Efeitos Colaterais da Braquiterapia

Sintomas urinários são mais comuns após a braquiterapia do que após a radioterapia por feixe externo, especialmente em pacientes com hiperplasia prostática. Para evitar esses problemas, administra-se habitualmente antes do tratamento bloqueadores α-adrenérgicos e a TPA. A retenção urinária ocorre em até 22% dos pacientes. Aproximadamente 10% dos pacientes necessitam da ressecção transuretral da próstata após a braquiterapia. Há uma frequência elevada de incontinência nos casos em que é efetuada uma ressecção transuretral agressiva da próstata, ocorrendo em 20% a 40% dos pacientes. Entretanto, uma ressecção mais conservadora tipo "tunelização", ou uma prostatectomia a *laser*, geralmente consegue desobstruir preservando a continência. A preservação da função erétil foi relatada em 62% a 86% dos pacientes tratados por braquiterapia isolada. **A frequência de impotência é maior nos casos em que a braquiterapia é combinada à radioterapia por feixe externo. Além disso, a TPA neoadjuvante, frequentemente empregada antes da braquiterapia, afeta adversamente a função erétil pós-procedimento. Os inibidores da PDE5 podem ser úteis para restaurar as ereções.**

Proctites e lesões retais são menos frequentes com a braquiterapia do que com a terapia por feixe externo, mas a disfunção erétil ocorre mais comumente na braquiterapia do que na radiação por feixe externo. Outras complicações associadas à braquiterapia incluem a migração das sementes e fístulas retouretrais (Theodorescu et al., 2000; Di Muzio et al., 2003).

Radioterapia Pós-operatória como Tratamento para Pacientes com Patologia Adversa

O tratamento de pacientes com margens cirúrgicas positivas após a prostatectomia radical foi revisto recentemente (Valicenti et al., 2013; Yossepowitch et al., 2014). Pacientes apresentando extensão extracapsular do tumor, invasão das vesículas seminais ou margens cirúrgicas positivas podem ter células cancerosas residuais no leito prostático e a radioterapia pós-operatória pode erradicar tais células. A radioterapia administrada proativamente logo após a cirurgia (depois de se conseguir obter a continência urinária) em pacientes com níveis indetectáveis de PSA é designada como radioterapia *adjuvante*. Em contraste, a radioterapia administrada seletivamente em homens com níveis de PSA pós-operatórios detectáveis é chamada de radioterapia de *resgate* ou *salvamento*. Uma vantagem teórica da radioterapia adjuvante é que ela tem maior probabilidade de êxito quando a carga tumoral é menor; todavia, como o PSA é um teste muito sensível, não se perde nada com o retardo desde que se efetue um monitoramento cuidadoso, e muitos pacientes cujo PSA não se elevará nunca, evitarão uma radioterapia pós-operatória desnecessária. Há uma controvérsia quanto a se o tratamento adjuvante ou de salvamento imediato é o preferencial, assim como em relação à dose ideal de radiação e ao uso adicional da TPA (Briganti et al., 2012).

Radioterapia Adjuvante

Não há controvérsia quanto a se os pacientes com achados adversos no espécime de prostatectomia radical se beneficiam da radioterapia adjuvante. Entretanto, como não há evidências convincentes quanto à sobrevida, o papel da radioterapia adjuvante em comparação à radioterapia de salvamento imediata é passível de discussão (Bolla et al., 2012). A radioterapia adjuvante é administrada comumente no leito prostático com doses na faixa de 64 Gy a 72 Gy. É aconselhável aguardar pelo menos 3 a 4 meses após a cirurgia para possibilitar a consolidação completa da ferida e o retorno da continência urinária. **A radiação a toda a pelve é em geral desencorajada devido ao maior risco de complicações intestinais** (Joo et al., 2013). A dose de radiação na terapia adjuvante é menor que na radioterapia de salvamento e é menor a necessidade de TPA.

A radioterapia adjuvante tem maior probabilidade de beneficiar pacientes com margens cirúrgicas positivas ou extensão extracapsular do tumor sem invasão de vesículas seminais ou envolvimento linfonodal. Contudo, nem todos os pacientes apresentando extensão extracapsular ou margens positivas têm recorrência do tumor sem a radioterapia adjuvante, e muitos pacientes com achados altamente adversos têm falha do tratamento e metástases distantes apesar da radioterapia adjuvante. Ainda assim, é possível que alguns pacientes com invasão de vesículas seminais ou metástases linfonodais venham a se beneficiar da radioterapia adjuvante com TPA (Cozzarini et al., 2004; Abdollah et al., 2014). **Há evidências de nível 1 demonstrando os benefícios da radioterapia adjuvante, constituindo um argumento forte a favor de discuti-la com todos os pacientes que apresentam achados patológicos adversos no espécime da prostatectomia radical.**

Os estudos SWOG 8794, European Organisation for Research and Treatment of Cancer (EORTC) 20911 e o German Cancer Society (ARO 96-02) mostraram que **a radioterapia adjuvante reduz em 50% a 60% o risco de recorrência bioquímica.** Uma atualização do estudo SWOG 8794 (porém não do EORTC 20911) mostrou que esse benefício se estendeu a um risco significativamente mais baixo de metástases e a uma sobrevida mais longa (Bolla et al., 2005; Thompson et al., 2009). A atualização por um período mais longo do estudo EORTC 20911 em pacientes com doença pT3 ou com margens positivas não demonstrou benefício em relação a metástases distantes ou à sobrevida global; houve, porém, uma redução nas recidivas (Bolla et al., 2012). Esses últimos benefícios foram questionados porque a causa de morte não foi estabelecida com certeza e os pacientes em vigilância tinham o dobro do número de cânceres altamente agressivos. Pacientes com margens positivas, incluindo aqueles com cânceres de alto grau e com invasão de vesículas seminais, foram os que pareceram se beneficiar mais (Van der Kvast et al., 2007).

O estudo clínico da EORTC demonstrou benefícios não apenas em pacientes com margens cirúrgicas positivas como também naqueles com extensão extracapsular do tumor e invasão das vesículas seminais (Bolla et al., 2005). No estudo do SWOG houve um grau menor de melhora, porém ainda assim um benefício significativo no subgrupo com envolvimento das vesículas seminais (Swanson et al., 2008).

Muitos pacientes com margens cirúrgicas focalmente positivas, com ou sem extensão extraprostática do tumor, são curados pela prostatectomia radical (Eggener et al., 2011; Spahn e Ioniau, 2013). Como a radioterapia adjuvante pode se associar a complicações, se todos os pacientes com patologia adversa fossem tratados, muitos deles seriam expostos aos efeitos colaterais desnecessariamente. Além disso, nem todos os pacientes cuja doença progride estão destinados a apresentar metástases e a morrer pelo câncer de próstata (Boorjian et al., 2010; Eggener et al., 2011; Mauerman et al., 2013), como demonstrado pelo estudo EORTC 22911 com benefício em termos de progressão, porém não em termos de sobrevida (Bolla et al., 2012). Além disso, acumulam-se as evidências retrospectivas de que a radioterapia de salvamento imediata produz resultados que são comparáveis aos da terapia adjuvante, ao mesmo tempo que evita o tratamento em uma proporção considerável dos pacientes (Stephenson et al., 2007; Trock et al., 2008; Briganti et al., 2012). **Assim, os estudos sobre radioterapia adjuvante prepararam o caminho para a radioterapia de salvamento imediata.**

Radioterapia de Salvamento

Dependendo do risco de recorrência do tumor, alguns pacientes não optam pela radioterapia adjuvante, mas decidem, em vez disso, monitorar seus níveis de PSA e evitar o tratamento adicional a não ser que haja evidências convincentes pelo PSA de progressão do tumor. **A administração da radioterapia de salvamento imediata na presença de um PSA muito baixo pode ser uma alternativa aceitável à radioterapia adjuvante** (Briganti et al., 2012; King, 2012; Pfister et al., 2014). **Todavia, ainda não foram relatados os resultados de um estudo randomizado que comparou a radioterapia adjuvante à radioterapia de salvamento imediata.**

Uma análise retrospectiva multi-institucional relatou que 50% dos pacientes apresentaram progressão da doença com uma mediana de seguimento de 45 meses após a radioterapia de salvamento, 10% tiveram metástases e 4% morreram de câncer de próstata. A probabilidade atuarial livre de progressão em 4 anos foi de aproximadamente 45%. Nessa série, os fatores de predição da progressão foram grau de Gleason de 8 ou mais, nível de PSA pré-radiação acima de 2 ng/mL, margens cirúrgicas negativas e tempo de duplicação do PSA de 10 meses ou menos (Stephenson et al., 2004b). Nessa série, porém, a radioterapia de salvamento às vezes não foi instituída logo no início da recorrência do tumor, conforme indicado por níveis de PSA relativamente altos.

Um estudo retrospectivo entre homens com falha do PSA após prostatectomia radical que foi único, porque os pacientes não receberam tratamento, radioterapia de salvamento ou radioterapia de salvamento mais TPA, relatou que **a radioterapia de salvamento foi associada a uma redução de um terço da mortalidade por câncer de próstata e que, embora a adição da TPA não acarretasse uma redução adicional na mortalidade, os pacientes que receberam TPA tinham uma doença de risco mais alto** (Trock et al., 2008). Portanto, a TPA proporcionou provavelmente um benefício adicional nesses pacientes de alto risco. O benefício foi mais forte naqueles com um tempo de duplicação do PSA mais curto, mas é possível que com um seguimento mais longo, um benefício significativo pudesse se evidenciar também em pacientes com tumores menos agressivos (Cotter et al.,

2011). Esse estudo modificou o dogma anteriormente prevalente de que pacientes com os tumores mais agressivos (isto é, recorrência rápida do PSA, invasão de vesículas seminais, tempo de duplicação do PSA rápido) não se beneficiam da radioterapia de salvamento.

Um estudo randomizado de duração longa relatou que a radioterapia pélvica total melhora a sobrevida livre de progressão em homens com um risco de envolvimento dos linfonodos pélvicos acima de 15% (Lawton et al., 2007). Uma análise de pares comparáveis de pacientes com metástases linfonodais tratados por TPA mais radioterapia *versus* TPA isolada, com mediana de seguimento de 95 meses, revelou uma sobrevida câncer-específica e global 10 vezes melhores com a terapia combinada. Isso torna obrigatória a consideração do papel da terapia combinada em pacientes com metástases linfonodais (Briganti et al., 2011; Kaidar-Person et al., 2013). Todavia, a preponderância das evidências sugere que a radioterapia pélvica aumenta a toxicidade, mas não tem um efeito comprovado sobre a sobrevida (Lawton et al., 2007; Pommier et al., 2007).

Aproximadamente 50% dos pacientes têm uma resposta duradoura à radioterapia de salvamento, mas, na ausência de dados de estudos clínicos, não é possível determinar o grau em que ela reduz a recorrência clínica do tumor, as metástases e a mortalidade específica do câncer de próstata. A localização e o número de margens positivas podem não se associar ao resultado após radioterapia de salvamento. Em geral uma grau de Gleason de 8 a 10 se associa a uma frequência mais baixa de respostas duradouras (Bastide et al., 2010; Karlin et al., 2013).

Os resultados das análises retrospectivas de controle comparando a radioterapia adjuvante com a de salvamento são conflitantes. Vários estudos relataram que a radioterapia adjuvante era superior porque as taxas de progressão bioquímica foram menores que após a terapia de salvamento (Trabulsi et al., 2008; Budiharto et al., 2010; Ost et al., 2011). Entretanto, nesses estudos um valor de corte do PSA relativamente elevado desencadeava a terapia de salvamento. Em contraste, em uma análise de propensão correspondente de homens com extensão extraprostática do tumor, com ou sem margens positivas, porém com linfonodos negativos, nos quais a terapia adjuvante foi administrada dentro de 6 meses após a cirurgia e um valor de PSA de 0,5 ng/mL foi empregado para desencadear a terapia de salvamento, não foram observadas diferenças significativas na frequência de casos livres de recorrência bioquímica entre a radioterapia adjuvante e a de salvamento em pacientes com margens positivas (Briganti et al., 2012).

Com base em uma revisão da literatura, melhores taxas de sobrevida livre de progressão bioquímica em 5 anos foram observadas em pacientes que receberam a radioterapia de salvamento imediata (PSA ≤ 0,5 ng/mL) em comparação aos pacientes tratados por radioterapia de salvamento com um valor de PSA pré-radioterapia acima de 0,5 ng/mL. A determinação de se a aplicação rotineira da radioterapia adjuvante em pacientes com níveis de PSA inicialmente indetectáveis tem benefícios clínicos demonstráveis aguarda os resultados de estudos prospectivos atualmente em andamento.

Foram iniciados dois estudos prospectivos randomizados fase III visando comparar a terapia adjuvante *versus* a terapia de salvamento imediata em pacientes de alto risco (o estudo Radiotherapy and Androgen Deprivation in Combination after Local Surgery [RADICALS], realizado pelo Medical Research Council, e o ensaio Radiotherapy–Adjuvant versus Early Salvage [RAVES], realizado pelo Trans Tasman Radiation Oncology Group). Enquanto se aguarda os resultados desses estudos, a terapia adjuvante deve ser seriamente considerada em pacientes com tumores múltiplos ou de risco muito alto — a saber, extensão extracapsular extensa do tumor, margens cirúrgicas positivas múltiplas ou de base ampla, invasão de vesículas seminais e metástases linfonodais. Em pacientes com margens focalmente positivas ou extensão extracapsular mínima do tumor pode ser mais apropriado monitorar o PSA a cada 4 meses, com a terapia de salvamento imediata iniciada quando o PSA chegar a 0,2 ng/mL e for verificado que está em elevação. Em pacientes com expectativa de vida limitada, e especialmente naqueles com tumores de gradação de Gleason 6 ou 7, os níveis de PSA podem ser monitorados para medir a velocidade do PSA para ajudar a determinar se a radioterapia de salvamento é necessária (Cotter et al., 2011; Karlin et al., 2013).

Efeitos Colaterais da Radioterapia Adjuvante

Os efeitos colaterais da radioterapia adjuvante incluem risco de 5% a 10% de proctite ou cistite actínicas e probabilidade de 50% de que o retorno da função erétil esteja materialmente comprometido. A radioterapia também pode comprometer a continência urinária pós-operatória, mas incontinência induzida pela radioterapia é rara nos casos em que a terapia é retardada até que a continência urinária esteja bem estabelecida (Van Cangh et al., 1998; Suardi et al., 2014). A dose de radioterapia de salvamento que proporciona um equilíbrio entre riscos e benefícios não foi bem definida. Sugeriu-se que, em comparação com uma dose de 66 Gy, uma dose de 70 Gy pode ser mais favorável naqueles sem recorrência local. Doses mais altas podem ser necessárias na presença de recorrência local (Shelan et al., 2013). Enquanto se aguarda o retorno da continência, pode-se instituir a TPA para reduzir o risco de progressão do tumor. Alguns pacientes com características prognósticas altamente desfavoráveis e com metástases distantes, nos quais o tratamento tem maior probabilidade de não ser bem sucedido, provavelmente teriam benefícios significativos com a TPA pós-operatória.

Terapia de Privação Androgênica e Radioterapia Combinadas

Em pacientes de alto risco que optem pela radioterapia pós-operatória há uma controvérsia quanto a se eles devem receber também a TPA. Estão em andamento estudos clínicos visando resolver essa questão. As desvantagens de adicionar a TPA nesse contexto são o custo e os efeitos colaterais associados. Um estudo prospectivo randomizado demonstrou melhora significativa na sobrevida em pacientes com metástases linfonodais tratados por TPA imediata (Messing et al., 1999). Em um estudo randomizado de TPA mais radioterapia *versus* radioterapia isolada houve uma vantagem em termos da sobrevida nos pacientes recebendo 6 meses de TPA. Entretanto, todo o benefício foi observado em pacientes sem ou com mínimas comorbidades. Os homens apresentando comorbidades evoluíram pior com a TPA (D'Amico et al., 2008).

Foi relatado um risco aumentado de morte cardiovascular associado a TPA (Tsai et al., 2007). Em contraste, outros estudos não encontraram diferença nos eventos cardíacos fatais com 4 meses de TPA (Roach et al., 2008). Uma metanálise de oito estudos randomizados em homens com câncer de próstata não metastático desfavorável, com uma mediana de seguimento de 7 a 13 anos, relatou que a frequência de mortes cardiovasculares foi a mesma nos tratados e não tratados por TPA. A TPA foi associada a taxas mais baixas de mortalidade específica do câncer de próstata e de mortalidade global. Embora os estudos randomizados possam não refletir a comorbidade na população geral, esses resultados aliviam parte da preocupação quanto aos riscos da administração da TPA em combinação à radioterapia (Nguyen et al., 2010, 2011).

Apesar dos resultados conflitantes, os pacientes devem ser submetidos à avaliação do risco cardíaco antes de iniciar a TPA, especialmente aqueles com uma doença de alto risco nos quais a TPA por 2 a 3 anos é considerada padrão (Shelan et al., 2013). Também foi relatado que a radioterapia de salvamento com escalonamento da dose (70 Gy) sem TPA obtém um bom controle bioquímico (Shelan et al., 2013).

Radioterapia Pré-operatória no Câncer de Próstata de Alto Risco

A radioterapia pré-operatória pode ter vantagens sobre o tratamento pós-operatório. Um estudo fase I para câncer de próstata de alto risco não demonstrou toxicidade limitadora da dose com 54 Gy administrados no pré-operatório (Koontz et al., 2013).

Comparação da Radioterapia com Prostatectomia Radical

Uma limitação importante da radioterapia como modalidade curativa é a heterogeneidade dos tumores com respeito a sensibilidade à radiação. A persistência do tumor nos campos irradiados pode ocorrer em até 40% dos pacientes com câncer de próstata clinicamente localizado tratado por radioterapia (Stone et al., 2007b; Zelefsky et al., 2008; Crook et al., 2009). Assim, em muitos pacientes há algumas células tumorais que não são erradicadas por doses terapêuticas de radiação (Kaplan et al., 2008). Por conseguinte, a radioterapia pode não erradicar o tumor ainda que ele esteja confinado à próstata. Em um estudo, apesar de uma RTC-3D em altas doses (> 75 Gy), praticamente metade dos pacientes apresentaram resultados de biópsia cancerosos mais de 2,5 anos após o tratamento (Zelefsky et al., 2011). Além disso, achados de biópsia cancerosos após o tratamento se associam habitualmente a um mau prognóstico (Scardino e Wheeler, 1985; Stone et al., 2007b; Zelefsky et al., 2008). Os padrões de falha após a cirurgia são diferentes daqueles após a radioterapia. Nenhuma das modalidades proporciona 100% de controle. A cirurgia tende mais a fracassar nas margens e a radioterapia tende mais a fracassar no centro do tumor. As estratégias de uso de TPA, do aumento escalonado da dose, destinam-se a melhorar o controle local central.

Um estudo com homens tratados por radioterapia para doença de estádio T1 a T3 com um seguimento mínimo de 23 anos revelou que mais de dois terços deles vieram a apresentar recorrência e mais da metade deles morreu de câncer de próstata. Metade das recorrências se deu após 10 anos e algumas recorrências, após 20 anos; todavia, as recorrências tardias podem representar um novo tumor primário (Swanson et al., 2004).

Uma revisão sistemática da radioterapia no câncer de próstata envolvendo mais de 150.000 pacientes relatou que não há estudos randomizados comparando os resultados da radioterapia com prostatectomia radical em pacientes com doença de baixo risco. Comparações dos grupos de risco do estádio T, escore Gleason e valor de PSA relataram resultados semelhantes entre a radioterapia e a cirurgia; todavia, *end points* diferentes foram empregados para definir a falha do tratamento (Nilsson et al., 2004). Por exemplo, ao se aplicar os critérios da ASTRO a pacientes tratados por prostatectomia radical, a frequência de casos livres de progressão com 5, 10 e 15 anos melhorou respectivamente de 85%, 77% e 60% para 90%, 90% e 90% (Gretzer et al., 2002). Além disso, em um estudo de radioterapia por feixe externo convencional em homens com doença em estádio clínico T1 e T2 tratados de 1991 a 1993, a ausência de progressão pelos critérios da ASTRO foi de 49% com atraso no tempo de recorrência e de 42% sem atraso (Zietman et al., 2004). Uma comparação retrospectiva do sucesso do tratamento na doença de risco baixo e intermediário da braquiterapia isolada *versus* prostatectomia radical, com ou sem radioterapia pós-operatória, relatou uma mortalidade específica do câncer de próstata semelhante (0,5%, mas a mediana de seguimento foi de apenas 2 anos (Arvold et al., 2011).

Tem-se recomendado o uso do **nadir do PSA de 0,2 ng/mL em pacientes tratados por terapia por feixe externo e braquiterapia combinadas. A não obtenção desse nadir em 60 meses se associa quase sempre a doença persistente** (Critz, 2002). Todavia, como a radioterapia por feixe externo poupa mais o órgão do que a braquiterapia, os níveis de PSA mostram-se geralmente mais altos em pacientes tratados por radioterapia por feixe externo isolada, e, por isso, esses pacientes podem não obter com facilidade um nadir de 0,2 ng/mL.

Faltam comparações válidas da prostatectomia radical com a radioterapia empregando os métodos atuais de tratamento. Entretanto, as evidências disponíveis sugerem que a prostatectomia radical é mais efetiva em alcançar a sobrevida livre de progressão a longo prazo em pacientes com doença clinicamente localizada (Hoffman et al., 2013). Em um estudo de base populacional sobre a sobrevida por um período mais longo com quase 60.000 pacientes com câncer de próstata clinicamente localizado do arquivo de registro de câncer do SEER, a prostatectomia radical teve resultados melhores que a radioterapia (Lu-Yao e Yao, 1997). No entanto, resultados mais favoráveis de ambos os tratamentos seriam esperados na era do PSA devido aos avanços técnicos recentes na cirurgia e na radioterapia.

Uma comparação da qualidade de vida relacionada à saúde após o tratamento primário do câncer de próstata localizado em pacientes e esposas vindos de múltiplos centros, com 0 a 2 anos após a prostatectomia radical, braquiterapia ou radioterapia por feixe externo revelou que a **TPA associada à radioterapia apresentou piores resultados em termos de qualidade de vida. Os pacientes que receberam braquiterapia relataram apresentar irritação urinária mais duradoura, sintomas intestinais e sexuais e problemas transitórios de vitalidade ou de função hormonal.** Os efeitos adversos da prostatectomia sobre a função sexual foram reduzidos com a cirurgia poupadora dos nervos. A incontinência urinária foi observada em alguns pacientes após a prostatectomia, mas a irritação urinária e a obstrução urinária melhoraram, particularmente em pacientes com uma próstata volumosa. A radioterapia por feixe externo foi associada a menos irritação urinária e a mais efeitos colaterais retais. Cada um dos tratamentos se associou a um padrão distinto de alteração em domínios da qualidade de vida relacionados à função urinária, sexual, intestinal e hormonal. Essas alterações influenciaram a satisfação com os resultados do tratamento nos pacientes e em suas esposas ou parceiros (Sanda et al., 2008). As evidências mostraram declínios continuados nos resultados funcionais com 15 anos tanto para a prostatectomia radical quanto para a radioterapia (Resnick et al., 2013).

Condições Malignas Secundárias Induzidas pela Radiação

Foram levantadas dúvidas em relação ao desenvolvimento de novos cânceres de próstata primários e de condições maligna secundárias altamente agressivas após a radioterapia em aproximadamente um de cada 70 pacientes vivendo mais de 10 anos após o tratamento radioterápico para o câncer de próstata, especialmente cânceres induzidos por radiação da bexiga e do reto; todavia, é difícil quantificar a magnitude efetiva do risco (Herr e Carver, 2008; Oh e Sandler, 2008; Abdel-Wallah et al., 2009; Murray et al., 2013). Um estudo comparativo de segundos cânceres após a braquiterapia ou a prostatectomia radical em comparação à população geral, com mediana de seguimento de 7,5 anos, não revelou aumento no câncer da bexiga após a braquiterapia, talvez devido ao seguimento limitado ou ao fato de que a dose de radiação aos tecidos circundantes é menor pela braquiterapia (Hinnen et al., 2011).

> ### PONTOS-CHAVE: RADIOTERAPIA
>
> - A radioterapia por feixe externo emprega feixes de radiação γ dirigidos à próstata e aos tecidos circunvizinhos por múltiplos campos. Para se reduzir a um mínimo a lesão por radiação à bexiga e ao reto, foram desenvolvidas a RTC-3D, a RTIM, a radioterapia guiada por imagens, a RTCE e a radioterapia por feixes de prótons. Pacientes com um alto nível de PSA, escore Gleason elevado ou tumores de grande volume se beneficiam da TPA em conjunção à radioterapia. A definição mais frequentemente usada no momento atual para determinar o sucesso do tratamento após a radioterapia é a definição Phoenix, que requer aumentos de PSA de 2 ng/mL acima do nível nadir de PSA.
> - Na braquiterapia as sementes ou agulhas radioativas são implantadas diretamente na glândula prostática para efetuar o aporte de uma dose alta de radiação no tumor, ao mesmo tempo que se tenta poupar a bexiga e o reto. A braquiterapia é utilizada principalmente no tratamento de pacientes com câncer de próstata clinicamente localizado, mas é empregada raramente no tratamento de cânceres de próstata de grande volume, de alto risco. Sintomas urinários são mais comuns após a braquiterapia do que após a radioterapia por feixe externo, especialmente em pacientes com hiperplasia prostática.
> - A radioterapia adjuvante logo depois da cirurgia tem maior probabilidade de beneficiar pacientes com margens cirúrgicas positivas extensas ou com extensão extracapsular do tumor, sem invasão de vesículas seminais ou envolvimento de linfonodos. Os pacientes com maior probabilidade de ter respostas favoráveis à radioterapia de salvamento são aqueles com recorrência do PSA muito tempo depois da cirurgia, nível de PSA se elevando lentamente, tumor de baixo grau e ausência de invasão de vesículas seminais ou metástases linfonodais. Todavia, benefícios relativos à mortalidade foram também demonstrados em pacientes com rápido tempo de duplicação do PSA e tumores de alto risco. A radioterapia adjuvante reduz a taxa de recidivas em pacientes com características tumorais de alto risco, porém não aumenta a sobrevida global. A radioterapia de salvamento imediata produz respostas duradouras em muitos pacientes com características tumorais de risco intermediário. Não se sabe se a radiação adjuvante imediata é melhor do que a terapia de salvamento retardada em pacientes com achados patológicos adversos após a prostatectomia radical.

OUTROS TRATAMENTOS

Terapia Hormonal Primária

Consulte o site www.expertconsult.com para mais detalhes.

Crioablação

Em 2008 uma declaração de melhores práticas da AUA (AUA Best Practice statement) reconheceu a crioablação da próstata como uma opção de tratamento estabelecida para homens com câncer de próstata recém-diagnosticado ou radiorrecorrente confinado ao órgão. **A crioablação tem sido utilizada como uma terapia primária para toda a glândula, como opção de tratamento de salvamento após a prostatectomia radical ou a radioterapia** (Babaian et al., 2008) e como terapia focal no câncer de próstata de baixo risco (ver seção sobre terapia focal). De modo geral, são considerados candidatos para a crioablação primária de toda a glândula os pacientes com doença em estádio clínico T1c a T2 que tenham expectativa de vida de mais de 10 anos, que não tenham evidência de doença metastática e que não estejam preocupados com a potência. Ainda não foi determinado o papel da crioablação em pacientes com doença em estádio clínico T3 (Babaian et al., 2008).

A crioablação de terceira geração é um procedimento em que 12 agulhas de crioablação são inseridas extereotaxicamente na próstata através do períneo com orientação ultrassonográfica transretal, sob anestesia geral ou sob raquianestesia. O gás argônio é então empregado para resfriar o tecido abaixo de -40°C. uma bola de gelo se forma no tecido e sua expansão é monitorada por ultrassonografia transretal. O gás de árgon é então utilizado para esfriar o tecido até abaixo de -40 ° C. Uma bola de gelo forma-se no tecido, e a sua expansão é monitorizada por ultrassonografia transrectal. Insere-se simultaneamente um cateter Foley de aquecimento para proteger a uretra e se usa o gás hélio para aquecer e preservar a uretra prostática. O reto pode ser protegido pela injeção de uma solução de soro fisiológico no espaço entre a próstata e o reto. Um duplo ciclo de congelamento-descongelamento acarreta um grau maior de danos teciduais e de morte celular que um ciclo único.

As vantagens propostas para a crioablação são de que é minimamente invasiva, não envolve exposição à radiação nem risco cirúrgico, pode-se realizar tratamentos repetidos e a preservação da potência é possível em alguns pacientes (Asterling e Greene, 2009).

A crioablação pode ser direcionada para toda a próstata ou pode ser realizada como um tratamento focal, congelando comumente metade da glândula (Finley et al., 2010). Muitos pacientes recebem TPA antes do tratamento. Alguns relatos alegaram uma eficácia oncológica equivalente à de outros tratamentos convencionais para o câncer de próstata clinicamente localizado (Bahn et al., 2002; Donnelly et al., 2002; Elkjaer e Borre, 2014); outros estudos, porém, relataram que os resultados não são tão bons quanto os da radioterapia ou da cirurgia.

Crioablação Primária de Toda a Glândula

A crioablação foi relatada como sendo uma alternativa segura e eficaz como tratamento primário para o câncer de próstata localizado (Lian et al., 2011) e **foi recomendada em homens idosos que apresentem comorbidades subjacentes que impeçam a prostatectomia radical** (Loeb et al., 2007; Chin et al., 2012). A crioablação é mais adequada ao câncer de próstata de menor volume. Pacientes com extensão extracapsular macroscópica evidente do tumor ou invasão de vesículas seminais são tratados habitualmente por terapia hormonal neoadjuvante para reduzir o volume do tumor e possibilitar a inclusão mais fácil na bola de gelo; até o momento, porém, não há dados sugestivos de que a TPA neoadjuvante ou concomitante melhore os resultados pós-crioablação.

Não há uma definição universalmente aceita para a falha da crioablação, e, em muitos estudos as definições Phoenix ou ASTRO, utilizadas para a radioterapia, foram aplicadas para esse fim. A definição Phoenix foi apontada como o melhor fator de predição da recorrência do tumor (Pitman et al., 2012). A justificativa para o uso dos critérios Phoenix é a de que as células epiteliais da próstata circundando a uretra, que são poupadas durante a crioablação, continuam a produzir PSA após o tratamento. Seria possível argumentar, portanto, que um aumento pequeno no PSA pode não indicar necessariamente a progressão do tumor. Na prática, **níveis indetectáveis de PSA raramente são obtidos após a crioablação; em consequência disso, as definições de recorrência bioquímica utilizadas para a radioterapia não são realmente apropriadas para tratamentos ablativos como a crioablação.** Isso ocorre porque uma terapia que efetue a ablação completa de um tecido deveria acarretar um nível de PSA pós-tratamento mais baixo do que a radioterapia, que erradica as células cancerosas, porém poupa o tecido prostático normal não submetido à ablação. Foram relatadas frequências de casos livres de recorrência bioquímica de 60% a 90% em 5 a 10 anos de seguimento após a crioablação (Long et al., 2001; Bahn et al., 2002; Donnelly et al., 2002; Prepelica et al., 2005; Cohen et al., 2008; Jones et al., 2008; Sverrisson et al., 2014). O uso da definição Phoenix, porém, poderia superestimar a eficácia, pois o insucesso não seria declarado por essa definição até que o nível de PSA se elevasse em 2 ng/mL e a falha finalmente ocorre em muitos pacientes que não atingem um nível de PSA pós-tratamento de 0,6 ng/mL (Levy et al., 2009).

Em muitos programas de crioablação faz parte do protocolo de seguimento uma biópsia de 3 a 6 meses e novamente em 2 a 5 anos após o tratamento. Foram relatadas frequências de biópsia pós-tratamento positiva de até 47% (El-Hayek et al., 2008; Donnelly et al., 2010; Ko et al., 2010; Lian et al., 2011; Chin et al., 2012), **com a maioria delas na faixa de 20%** (Sverrisson et al., 2014). É digno de nota que em alguns casos as frequências de biópsias positivas foram calculadas dividindo-se o número de biópsias positivas pelo número de pacientes em todo o grupo tratado, incluindo-se no denominador aqueles que não foram submetidos à biópsia e diluindo-se assim a frequência de biópsias positivas. Em alguns estudos foram considerados insucessos do tratamento somente os pacientes que precisaram de intervenção subsequente por radioterapia ou TPA, e os pacientes que foram submetidos à crioablação devido a uma biópsia positiva não foram considerados como insucessos do tratamento a não ser que necessitassem de outras modalidades de tratamento ou tivessem insucesso pelos critérios ASTRO.

Foram relatados resultados conflitantes nas comparações da crioablação com outros tratamentos primários do câncer de próstata localizado (Chin et al., 2008; Donnelly et al., 2010). Relatos do arquivo de registro Cryo On-Line Database (COLD) Registry consistindo em formulários de relato de casos de pacientes selecionados que foram tratados por crioablação de modo geral relataram resultados favoráveis do tratamento, com um seguimento curto. Em contraste, um estudo de uma instituição única, comparando os resultados da prostatectomia radical e da crioablação realizadas durante o mesmo período, verificou que a crioablação teve uma sobrevida livre de doença menos favorável, independentemente do subgrupo de risco (Caso et al., 2012). Uma razão para a taxa de recorrência mais elevada associada à crioablação poderia ser que algumas células cancerosas podem permanecer quando se deixa a uretra in situ e algumas células epiteliais prostáticas periuretrais benignas podem se transformar em um câncer. A outra causa mais provável da elevada taxa de recorrência é uma frequência elevada de margens com tratamento insuficiente, especialmente margens periféricas.

As complicações da crioterapia incluíram incontinência urinária, descamação uretral, osteíte pubiana, parestesias penianas transitórias, dores perineais e retais, fístula retal, necessidade de ressecção transuretral da próstata devido a obstrução urinária e a disfunção erétil (Pisters et al., 2008). Os estudos relataram evidências conflitantes quanto a queixas urinárias e sexuais nas comparações entre a crioablação e a prostatectomia radical ou a radioterapia (Donnelly et al., 2010; Malcom et al., 2010; Caso et al., 2012); contudo, a preponderância das evidências indica que a crioablação se associa a mais disfunção erétil (Asterling e Greene, 2009; Roach, 2010a). Aproximadamente um terço dos homens anteriormente potentes tratados por crioablação de toda a glândula podem permanecer potentes após a crioablação. O perfil de morbidade melhora com o uso da tecnologia atual baseada no argônio; no entanto, já foi relatada uma morte súbita por embolia de gás argônio durante a crioablação da próstata (Sandomirsky et al., 2012). **As complicações associadas à crioablação de salvamento são mais frequentes que no tratamento primário** (Bales et al., 1995; Perrotte et al., 1999; Pisters et al., 1999). Os efeitos adversos ocorrem em frequência menor do que com o tratamento por HIFU, mas os resultados referentes à potência não são tão favoráveis, ficando em torno de 15% a 40% (Asterling e Greene, 2009).

Crioablação de Salvamento de Toda a Glândula

A crioablação tem sido empregada como terapia de salvamento em pacientes nos quais a radioterapia, a prostatectomia radical ou o tratamento inicial por crioablação não tenha tido êxito (Wenske et al., 2013) e cuja investigação quanto a metástases tenha sido negativa (Ismail et al., 2007; Pisters et al., 2009). Entretanto, devido à necessária preservação de uma fina margem de tecido periuretral para a ablação de toda a glândula ou de uma parte mais substancial da glândula poupada no tratamento subtotal, a probabilidade de cura é limitada. O primeiro

PSA pós-tratamento é prognóstico da falha do tratamento; um nível de PSA de 0,5 ng/mL ou menos se correlaciona com um bom resultado (Levy et al., 2009). Alguns estudos relataram um excelente resultado em termos da sobrevida e um grau mínimo de morbidade associada. Outros relataram que a principal vantagem potencial da crioablação de salvamento pode ser que ela pode retardar a necessidade da terapia hormonal (Ng et al., 2007). As taxas de sobrevida livre de recorrência bioquímica em 5 anos após a prostatectomia radical de salvamento foram relatadas como sendo mais favoráveis do que as da crioablação ou da braquiterapia de salvamento. Até o momento não se dispõe de dados significativos quanto à sobrevida por um período mais longo para a crioablação de salvamento, tal como a sobrevida específica do câncer de próstata ou a sobrevida global (Spiess et al., 2013).

Em resumo, não há evidências substanciais em apoio à crioablação em relação às outras opções de tratamento. Os métodos atuais de crioablação têm uma frequência menor de complicações que os métodos anteriores, mas sua eficácia na obtenção do controle do câncer não foi bem estabelecida. Os resultados relatados para o salvamento após a radioterapia são inferiores àqueles relatados para a prostatectomia radical de salvamento. Em muitos estudos os resultados do PSA são confundidos pela terapia hormonal concomitante. Ainda há uma preocupação quanto a células cancerosas viáveis nas proximidades da uretra aquecida, e, de modo geral, as evidências referentes à eficácia e à segurança na literatura são de qualidade limitada.

Ablação por Ultrassonografia Focalizada de Intensidade Elevada

Pode-se usar a energia acústica com focalização ultrassonográfica para gerar calor na glândula próstata, efetuando-se, assim, a ablação de lesões focais ou de toda a glândula. A HIFU aplicada por via transretal pode elevar a temperatura do tecido prostático até 100°C (Madersbacher et al., 1995). Dentro de alguns segundos forma-se uma lesão com um volume nítido e previsível, deixando o tecido circunvizinho intacto. Os mecanismos de ação da HIFU envolvem a interação mecânica das ondas de ultrassom com o tecido, produzindo um calor coagulante, pressão elevada, bolhas de cavitação e radicais livres quimicamente ativos que acabam por induzir a destruição tecidual por necrose de coagulação (Chapelon et al., 1999). **Dias a meses são necessários para que haja a necrose e a cavitação.** O tratamento pode ser repetido porque a energia da UFIE não é ionizante.

O tratamento é realizado com o uso de anestesia geral ou de raquianestesia e leva 1 a 4 horas, dependendo do volume da próstata, que não deve superar os 40 mL. A mucosa retal é resfriada (Blana et al., 2004), e uma ressecção transuretral limitada da próstata ou uma incisão do colo da bexiga é frequentemente efetuada no início do procedimento para reduzir o risco de retenção urinária pós-operatória (Chaussy e Thuroff, 2003). **Muitos pacientes necessitam de um cateter uretral ou suprapúbico por alguns dias a algumas semanas.** Dois dispositivos de HIFU disponíveis no mercado são os mais comumente empregados (Thuroff et al., 2003; Uchida, 2005; Uchida et al., 2005).

A HIFU é em geral bem tolerada; o efeito colateral mais comum é a retenção urinária aguda, ocorrendo em cerca de 20% dos pacientes. **Outras complicações potenciais são fístulas urinárias (2%), incontinência (até 10%) e disfunção erétil (20% a 60%), além de disuria, estreitamentos uretrais e dor perineal** (Blana et al., 2004; Pickles et al., 2005). Um estudo relatou uma frequência de potência pós-tratamento de 25% (Ganzer et al., 2013). A HIFU deve ser reservada para homens com expectativa de vida de menos de 10 anos e para os quais a função sexual não seja uma questão importante (Marien et al., 2014). O retratamento dos pacientes se associa a aumento nos efeitos colaterais urinários, mas os efeitos colaterais sexuais não aumentam de forma significativa (Berge et al., 2014).

Os estudos clínicos relataram resultados mistos quanto à eficácia e à segurança da terapia por HIFU. Um estudo multicêntrico inicial de HIFU relatou taxas de sobrevida livre de progressão de 83%, 72% e 52% de acordo com a definição Phoenix de progressão em casos de doença de risco baixo, intermediário e alto, sugerindo resultados equivalentes aos da radioterapia por feixe externo (Crouzet et al., 2010). Os critérios de progressão utilizados foram qualquer achado de biópsia canceroso ou uma elevação do PSA de mais de 0,4 ng/mL, mas a durabilidade das respostas não foi documentada (Blana et al., 2004).

A HIFU também tem sido usada para tratar pacientes após falha da radioterapia, mas foram relatados resultados limitados (Gelet et al., 2001). Os resultados iniciais refletem as características de risco dos tumores antes da radioterapia. Os efeitos adversos associados à HIFU incluem fístulas retouretrais, incontinência grave e contraturas do colo da bexiga (Warmuth et al., 2010).

A frequência de biópsias negativas relatada foi de 64% a 93% dos pacientes, níveis de PSA abaixo de 0,5 ng/mL de 55% a 84% e sobrevida livre de progressão de 5 anos de 70%. As complicações mais comuns foram incontinência de estresse, infecções, estreitamentos e disfunção erétil (Rebillard et al., 2008). **As taxas atuais de complicações são mais baixas que as relatadas anteriormente devido a aperfeiçoamentos técnicos e à realização frequente da ressecção transuretral da próstata antes da HIFU** (Rebillard et al., 2008).

De modo geral, **as informações disponíveis são insuficientes para se recomendar a HIFU como terapia padrão para o câncer de próstata clinicamente localizado. A preponderância das evidências atuais sugere que a HIFU não proporciona um controle do câncer equivalente ao da cirurgia ou da radioterapia.** Como exemplo, em uma pequena série de pacientes tratados por um dispositivo disponível comercialmente e sem terapia hormonal adjuvante (Koch et al., 2007), 10% dos pacientes vieram a apresentar retenção urinária após o tratamento, 20% apresentaram incontinência e 5% tiveram lesões retais. Somente 42% dos pacientes obtiveram PSA abaixo de 0,5 ng/mL e achados de biópsia negativos. Por outro lado, a HIFU foi exaustivamente estudada na Europa, onde não é mais considerada como experimental. Os resultados obtidos por aparelhos diferentes podem não ser equivalentes. Os relatórios europeus publicados são confusos por deficiências no desenho do estudo, populações de pacientes não homogêneas, amostragem insuficiente de biópsia da próstata e uso frequente da ressecção transuretral da próstata e da terapia de ablação por androgênios. Essas limitações tornam impossível se conhecer a segurança ou a eficácia efetiva da HIFU (Koch et al., 2007).

Mais recentemente um grande estudo multicêntrico francês com seguimento curto e empregando a definição Phoenix de falha sugeriu que os resultados da HIFU eram equivalentes àqueles da radioterapia por feixe externo (Crouzet et al., 2010). Recorrências comprovadas por biópsia ocorreram em 20% dos pacientes com um período curto de acompanhamento. **Os resultados de longo prazo da HIFU foram relatados recentemente em uma revisão retrospectiva de um centro** (Ganzer et al., 2013). Os resultados da sobrevida atuarial livre de doença bioquímica foram favoráveis e **o nadir do PSA após a HIFU se mostrou preditivo da falha bioquímica.**

Em contraste, resultados pobres da HIFU foram demonstrados em um estudo britânico com 42 pacientes com seguimento de 2 anos (Challacombe et al., 2009). Houve uma frequência de falha de 48% e uma morte por câncer de próstata; três estreitamentos graves; duas fístulas em casos de salvamento; e três casos em que não foi possível realizar o procedimento devido à espessura da parede retal. Esses investigadores abandonaram seu programa de HIFU.

É possível proceder à prostatectomia radical de salvamento após a HIFU com um controle aceitável do tumor, mas as complicações do salvamento são semelhantes àquelas da prostatectomia de salvamento após a radioterapia (Lawrentschuk et al., 2011).

Terapia Focal do Câncer de Próstata

Consulte o site www.expertconsult.com para mais detalhes.

Ablação Focal a *Laser*

Consulte o site www.expertconsult.com para mais detalhes.

Terapia Fotodinâmica

Consulte o site www.expertconsult.com para mais detalhes.

RECOMENDAÇÕES DE TRATAMENTO POR GRUPO DE RISCO DE PACIENTES

O tumor tem seu estádio determinado por ocasião do diagnóstico e o paciente é avaliado quanto a comorbidades. Discute-se as opções legítimas de tratamento e os riscos e benefícios potenciais a elas associados (Tabelas 112-1 e 112-2). A escolha da terapia em um paciente individual depende da disponibilidade de um aporte de alta qualidade.

TABELA 112-1 Definição dos Grupos de Risco

GRUPO DE RISCO	ESTÁDIO CLÍNICO	PSA (ng/mL)	ESCORE GLEASON	CRITÉRIOS DE BIÓPSIA
Baixo	T1a ou T1c	< 10	2-6	Unilateral ou < 50% do fragmento envolvido
Intermediário	T1b, T1c ou T2a	< 10	3 + 4 = 7	Bilateral
Alto	T1b, T1c, T2b ou T3	10-20	4 + 3 = 7	> 50% do fragmento envolvido ou invasão perineural ou diferenciação ductal
Muito alto	T4	> 20	8-10	Invasão linfovascular ou diferenciação neuroendócrina

TABELA 112-2 Tratamento Recomendado

GRUPO DE RISCO	EXPECTATIVA DE VIDA (ANOS)	TRATAMENTO RECOMENDADO
Baixo	0-5	VA, TH
	5-10	VA, RT, TH, O
	> 10	PR, RT, VA, O
Intermediário*	0-5	VA, TH, RT, O
	5-10	RT, TH, PR, O
	> 10	PR, RT, O, TH
Alto*	0-5	VA, RT, TH, O
	5-10	RT + TH, TH, PR, O
	> 10	RT + TH, PR + TH, TH
Muito alto*	0-5	VA, RT + TH, O
	5-10	H, RT + TH, TS
	> 10	RT + TH, PR + RT, TH, TS, TI

*Se houver mais de 20% de probabilidade de linfonodos positivos, VA, TH, TS + TH.
VA, vigilância ativa; TH, terapia hormonal; TI, terapia em investigação por múltiplas modalidades; O, outras; PR, prostatectomia radical; RT, radioterapia; TS, terapia sistêmica.

AGRADECIMENTOS

Os autores agradecem aos residentes de urologia Gregory B. Auffenberg, Amanda Chao-Yu Chi, John Oliver Delancey e Andrew S. Flum por fazerem a revisão deste capítulo.

REFERÊNCIAS

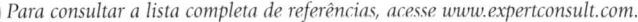

Para consultar a lista completa de referências, acesse www.expertconsult.com.

LEITURA SUGERIDA

Catalona WJ, D'Amico AV, Fitzgibbons WF, et al. What the U.S. Preventive Services Task Force missed in its prostate cancer screening recommendation. Ann Intern Med 2012;157:137-8.
Cordeiro ER, Cathelineau X, Thüroff S, et al. High-intensity focused ultrasound (HIFU) for definitive treatment of prostate cancer. BJU Int 2012;110(9):1228-42.
Dall'Era MA, Albertsen PC, Bangma C, et al. Active surveillance for prostate cancer: a systematic review of the literature. Eur Urol 2012;62(6):976-83.
Lindner U, Trachtenberg J, Lawrentschuk N. Focal therapy in prostate cancer: modalities, findings and future considerations. Nat Rev Urol 2010;7(10):562-71.
Montorsi F, Wilson TG, Rosen RC, et al. Best practices in robot-assisted radical prostatectomy: recommendations of the Pasadena Consensus Panel. Eur Urol 2012;62(3):368-81.
Pagliarulo V, Bracarda S, Eisenberger MA, et al. Contemporary role of androgen deprivation therapy for prostate cancer. Eur Urol 2012;61(1):11-25.
Pisters LL. Cryotherapy for prostate cancer: ready for prime time? Curr Opin Urol 2010;20(3):218-22.
Thompson IM, Valicenti RK, Albertsen P, et al. Adjuvant and salvage radiotherapy after prostatectomy: AUA/ASTRO Guideline. J Urol 2013;190(2):441-9.

113 Vigilância Ativa do Câncer de Próstata

Herbert Ballentine Carter, MD e Marc Arnaldo Dall'Era, MD

História Natural do Câncer de Próstata na Era do Antígeno Prostático Específico

Racional para o Tratamento não Curativo do Câncer de Próstata

Estratégias para a Observação do Câncer de Próstata: Espera Vigilante e Vigilância Ativa

Fatores do Paciente e da Doença Afetando a Escolha e a Aderência à Vigilância Ativa

Resultados Comparativos de Estratégias de Tratamento e de Observação

Necessidades de Pesquisa no Futuro

As estratégias para a observação do câncer de próstata incluem a espera vigilante e a vigilância ativa (conduta expectante). A espera vigilante era uma abordagem comumente utilizada na era anterior ao rastreamento baseado no antígeno prostático específico (PSA) para o câncer de próstata, em que muitos dos homens tinham o câncer detectado num estágio incurável e os tratamentos disponíveis se associavam a um alto risco de morbidade. Em vista disso, pacientes e médicos ficavam agoniados para evitar o tratamento tanto quanto possível, aguardando até que a doença progredisse para intervir com uma abordagem paliativa. **A vigilância ativa, em contraste, tornou-se uma alternativa padrão à intervenção curativa em seletos pacientes diagnosticados por rastreamento baseado no PSA, nos quais se considera que a história natural da doença vai ser prolongada.** Para esses homens a vigilância é considerada como proporcionando uma abordagem mais dirigida ao tratamento, evitando o tratamento desnecessário e seu risco associado de efeitos colaterais e possibilitando ao mesmo tempo a intervenção curativa naqueles que apresentam progressão da doença durante a observação.

O interesse pela vigilância ativa como método de redução do tratamento em excesso do câncer de próstata foi evidenciado numa conferência do estado da ciência do National Institutes of Health (NIH) dos Estados Unidos sobre esse tema (Ganz et al.), que teve como foco predominante o delineamento das alterações na história natural do câncer de próstata que ocorreram em associação à avaliação de triagem baseada no PSA.

HISTÓRIA NATURAL DO CÂNCER DE PRÓSTATA NA ERA DO ANTÍGENO PROSTÁTICO ESPECÍFICO

O rastreamento do câncer de próstata baseado no PSA levou à detecção mais precoce dessa neoplasia (migração do estádio) e alterou com isso a evolução da doença na ausência de tratamento (história natural). A incidência e a prevalência do câncer prostático aumentaram com a generalização do PSA, assim como o tempo de vida em que os homens vivem com a doença em comparação com a era pré-PSA. A migração do estágio que ocorreu, com a aplicação da intervenção curativa num estágio mais precoce, levou sem sombra de dúvida a uma redução na mortalidade por câncer de próstata. Todavia, é discutível o grau em que essa redução se deveu ao rastreamento pelo PSA (Etzioni et al., 2008a). Além disso, como o câncer de próstata evolui devagar e é encontrado mais comumente em homens mais idosos com riscos competidores de mortalidade, é também discutível até que ponto essas alterações na história natural acarretaram benefícios e prejuízos (Carter et al., 2013).

Incidência e Prevalência

A adoção generalizada do rastreamento com o PSA no final da década de 1980, combinado à biópsia da próstata dirigida pela ultrassonografia transretal, ocasionou um aumento acentuado na incidência do câncer de próstata, que atingiu seu pico máximo em 1992-1993 (Fig. 113-1 e Tabela 113-1). O declínio na incidência entre 1992-1995 foi atribuído à retirada da população dos casos prevalentes que teriam sido detectados posteriormente. Estimou-se que nos Estados Unidos em 2010 haviam 2.617.682 homens vivendo com um diagnóstico de câncer de próstata (Howlader et al., 2013). Os riscos ao longo da vida de ser diagnosticado como portador de câncer de próstata ou de morrer desse câncer (2008-2010) foram de 15,33% e de 2,71%, respectivamente (todas as raças). Em comparação, no câncer de mama feminino os riscos em toda a vida de vir a apresentar câncer ou de morrer pelo câncer foram de 12,29% e de 2,74%, respectivamente, e no câncer de cólon intestinal/reto (ambos os sexos) os riscos foram de 4,82% e 1,98%, respectivamente (Howlader et al., 2013). A discrepância entre os riscos de diagnóstico e de morte por câncer de próstata pode ser atribuída à facilidade de detecção de um câncer com baixo potencial biológico de danos (Thompson et al., 2004; Haas et al., 2007) e não ao sucesso do tratamento curativo do fenótipo letal (Schröder et al., 2012a).

Além das alterações na incidência e na prevalência do câncer de próstata, ocorreram alterações na interpretação patológica das biópsias na era do PSA, que alteraram a história natural da doença. Por exemplo, o sistema de graduação Gleason evoluiu de tal modo que escores Gleason abaixo de 6 não são repostados nas biópsias, e os cânceres graduados anteriormente como de escore Gleason 6 são agora frequentemente graduados como tumores de escore Gleason 7 (Epstein et al., 2005). Essa tendência de elevação do grau tornou mais provável que um paciente previamente relatado como escore de Gleason baixo fosse tratado como um grau mais elevado. Estimou-se que a elevação do grau melhorou em 26% a sobrevida percebida específica do câncer (Albertsen et al., 2005a).

História Natural da Doença não Tratada

A evolução do câncer de próstata na ausência de tratamento foi avaliada tanto em estudos de observação como em ensaios clínicos randomizados. As estimativas da mortalidade específica do câncer derivadas de estudos da era pré-PSA seriam mais altas em comparação às estimativas de estudos da era com PSA devido a um tempo do ciclo (*lead time*) de 5 a 10 anos com o rastreamento do PSA e com a inflação do grau (ver anteriormente).

Estudos de Observação

Foram comparados os resultados de homens com cânceres moderadamente diferenciados (escore Gleason 5-7) e pouco diferenciados (escore Gleason 8-10) conduzidos sem tratamento na era do PSA (1992-2002) e na era pré-PSA (antes de 1992) (Lu-Yao et al., 2009). A mortalidade câncer-específica em 10 anos em homens com idade entre 65 a 74 anos com câncer-específico diferenciado (escore Gleason de 5-7), diagnosticados com PSA e naquela anterior ao PSA, variou de 2% a 6% e de 15% a 23%, respectivamente. Em homens com cânceres pouco diferenciados sem tratamento, a mortalidade

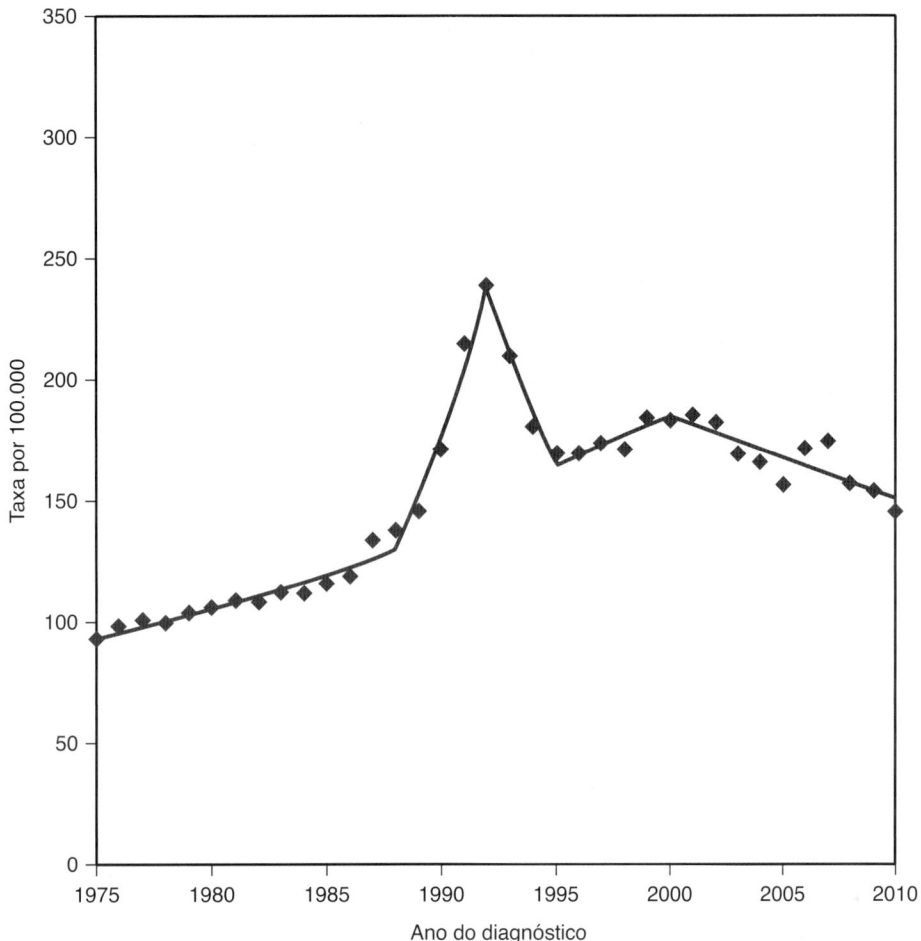

Figura 113-1. Incidência do câncer de próstata ajustada para a idade do programa Surveillance, Epidemiology, and End Results (SEER). (Modificada de Howlader N, Moore AM, Krapcho M, et al., editores. SEER cancer statistics review, 1975-2010, Bethesda (MD): National Cancer Institute, <http://seer.cancer.gov/csar/1975_2010> ; 2013. Com base na submissão de dados SEER de novembro de 2012, postado no site SEER da Internet, 2013.)

TABELA 113-1 A Tendência Joinpoint na Incidência do Câncer no Programa Surveillance, Epidemiology, and End Results (SEER) Juntamente com a Alteração Percentual Anual Associada no Câncer de Próstata entre 1975 e 2010, Todas as Raças

TENDÊNCIA*	PERÍODO
2,6	1975-1988
16,5	1988-1992
−11,6	1992-1995
2,4	1995-2000
−2	2000-2010

*Alteração percentual anual (%).
Modificado de Hopwlader N, Moore AM, Krapcho M, et al., editores. SEER cancer statistics review, 1975-2010. Bethesda (MD): National Cancer Institute, <http://cancer.gov/csr/1975_2010/ >; 2013. Com base na submissão de dados SEER de novembro 2012, postada no site SEER na Internet, 2013.

câncer-específica em 10 anos na era do PSA e naquela anterior ao PSA variou de 25% a 38% e de 50% a 65%, respectivamente. Num modelo de risco competitivo, a mortalidade do câncer de próstata em 15 anos na era PSA foi estimada como sendo de 0% a 2% em homens com idade entre 55 e 74 anos com escore Gleason 6 ou menos tratados de forma conservadora (Parker et al., 2006). Esses cânceres de próstata de graduação baixa constituem até dois de cada três cânceres encontrados pelo rastreamento com PSA e três de cada quatro ou mais com rastreamento de seguimento utilizando intervalos de avaliação de 3 a 4 anos (Andriole et al., 2009; Schröder et al., 2009). **Assim, o acúmulo de doença apresentando um baixo risco de morte relacionada ao câncer sem tratamento num período de 10 a 15 anos é maior com o rastreamento pelo PSA.**

O relatório final do seguimento por 32 anos de 223 homens com câncer de próstata tratados de forma conservadora após um diagnóstico na era pré-PSA foi publicado recentemente, depois que haviam falecido todos os homens, exceto três (Popiolek et al., 2013). No diagnóstico 56% dos homens tinham idade de 70 anos ou mais e a intervenção, segundo o protocolo, era a retirada androgênica para a progressão local ou metastática. Os achados importantes desse estudo foram que 64% dos homens permaneceram sem tratamento e nenhum deles apresentou progressão metastática nem amorrer de câncer de próstata. Além disso, a progressão para metástases distantes ou para morte por câncer de próstata se deu em 13,9% e em 12,3% dos pacientes, respectivamente, em casos com escore Gleason 6 ou menos, mas foi consideravelmente mais alta, de 18,2% e 22,7%, 30% e 20% e 44,4% e 55,6% em casos de escore Gleason 3 + 4, 4 + 3 e 8-10, respectivamente. **Esses dados e aqueles de Albertsen et al. (2005b) sugerem que a progressão e a mortalidade do câncer de próstata aumentam lentamente até 15 anos em homens com doença de baixo grau, mas não aumen-**

tam rapidamente após esse período. O aumento na mortalidade após 15 anos em homens com cânceres de baixo grau no estudo com um seguimento mais completo (Popiolek et al., 2013) foi considerado como um artefato decorrente do pequeno número de homens vivos. O que não se sabe é se a morte por câncer de próstata em homens com câncer de baixo grau ocorre ou não como consequência de câncer de alto grau não diagnosticado (despercebido) ou da progressão de um câncer de baixo grau para um de alto grau. Dados populacionais avaliando alterações no estádio e na graduação sugeriram que a primeira hipótese é a mais provável (Penney et al., 2013).

Estudos Randomizados

Os braços controle dos estudos clínicos randomizados constituem uma oportunidade para se avaliar a história natural do câncer de próstata. O estudo clínico Scandinavian Prostate Cancer Group Study Number 4 (SPCG-4) randomizou 695 homens (média de idade de 65 anos) em observação *versus* prostatectomia radical; 5% deles foram diagnosticados pelo rastreamento com PSA, 3 de cada 4 apresentavam doença palpável e o nível médio de PSA foi de 13 ng/mL ao diagnóstico (Bill-Axelson et al., 2011). Reconhecendo-se que esses homens diferem daqueles diagnosticados nos dias atuais pelo rastreamento com PSA, a incidência cumulativa de morte por câncer de próstata foi de 20% no grupo controle global e de 11% para homens com doença de baixo risco (PSA < 10 ng/mL e escore Gleason < 7), semelhante à incidência cumulativa de morte por câncer de próstata de 12,3%, em homens com câncer de escore Gleason 6 tratados de forma conservadora no estudo sueco de observação (Popiolek et al., 2013). No estudo SPCG-4 (Bill-Axelson et al., 2011), **de cada sete homens com doença de baixo risco que foram submetidos à cirurgia e faleceram de câncer de próstata, em seis pacientes os tumores tiveram seu grau elevado para o escore Gleason 7 ou 8 na prostatectomia radical, uma evidência adicional de que a morte por câncer de próstata em homens com doença de baixo risco ocorre mais provavelmente por uma doença de grau mais alto não reconhecida do que pela progressão de uma doença de risco baixo para uma de alto risco.**

O Prostate Cancer Intervention versus Observation Trial (PIVOT) randomizou 731 homens diagnosticados com um câncer de próstata localizado em prostatectomia radical ou observação (média de idade de 67 anos; mediana do PSA de 7,8 ng/mL (Wilt et al., 2012). No grupo em observação, metástases ósseas e mortes por câncer de próstata ocorreram em 10,8% e 8,4% dos casos, respectivamente, durante um período de 12 anos. A morte por câncer de próstata ocorreu em 5,4% e em 17,4% dos homens diagnosticados com escore Gleason abaixo de 7 e acima de 7, respectivamente, e em 6,2% e 12,8% dos homens com um PSA de 10 ng/mL ou menos e acima de 10 ng/mL, respectivamente. Estratificando por grupos de risco D'Amico (D'Amico et al., 1998), a morte por câncer de próstata se deu em 2,7%, 10,8% e 17,5% dos homens com doença de risco baixo, intermediário e alto, respectivamente. Reconhecendo-se que os homens no estudo PIVOT tiveram maior probabilidade de ser diagnosticados em consequência de testes baseados no PSA em comparação aos homens no estudo SPCG-4 que não o foram, é de interesse que a incidência cumulativa de morte por câncer de próstata no estudo SPCG-4 em homens com doença de risco baixo (11%) foi comparável àquela de homens com doença de risco intermediário (10,8%) no estudo PIVOT. **Esses dados podem ser interpretados da seguinte forma: os resultados em homens com doença de baixo risco na era pré-PSA são comparáveis aos daqueles de homens diagnosticados atualmente apresentando doença de risco intermediário, em consequência do tempo de ciclo (*lead time*) do rastreamento com PSA e de alterações no sistema do escores Gleason.**

Migração do Estágio e Mudanças da Mortalidade com o Rastreamento Baseado no Antígeno Prostático Específico

Tem sido bem estabelecido que a adição do PSA ao exame de toque retal leva a detecção de cânceres de próstata que tendem mais a estar confinados ao órgão em comparação à detecção sem o PSA (Catalona et al., 1993). **Uma tendência ao uso de limiares de PSA mais baixos para se recomendar uma biópsia de próstata, a remoção de um volume tecidual maior em cada sessão de biópsia de próstata e o uso progressivamente crescente de múltiplas sessões de biópsia após uma biópsia de próstata negativa, tudo isso ocorrendo na era do PSA, resultaram num aumento nos cânceres de próstata não palpáveis, de pequeno volume e de baixo grau** (Hilton et al., 2012). Por exemplo, Cooperberg et al. (2005), utilizando dados de um arquivo de registro de câncer, relataram um aumento de 30% para 47% na proporção de homens diagnosticados com doença de baixo risco entre os períodos de 1989-1992 e de 1999-2002, enquanto a proporção de homens diagnosticados com doença de alto risco durante esses mesmos períodos diminuiu de 37% para 16%. Coincidindo com a migração do estágio na era do PSA nos Estados Unidos, houve uma redução de 75% na frequência de câncer de próstata avançado e uma redução de 40% na mortalidade por câncer de próstata ajustada pela idade (Howlader et al., 2013). Todavia, é difícil se saber até que ponto o rastreamento com PSA ou as alterações no tratamento foram responsáveis pelo declínio na mortalidade por câncer de próstata. De fato, estudos ecológicos não demonstraram de forma consistente uma relação entre a captação do PSA e um declínio na mortalidade por câncer de próstata (Lu-Yao et al., 2008).

Etzioni et al. (2008b) estimaram que a detecção precoce em decorrência do rastreamento foi responsável por uma diminuição da mortalidade de 45% a 70% nos Estados Unidos e que as alterações no tratamento explicam 22% a 33% do declínio na mortalidade por câncer de próstata (Etzioni et al., 2012). Se metade do declínio de 40% na mortalidade se deveu ao rastreamento com PSA, a redução na mortalidade se aproximaria da redução relativa na mortalidade, de 20%, que foi observada no European Randomized Study of Screening for Prostate Cancer (ERSPC) (Schröder et al., 2012b).

> **PONTO-CHAVE: HISTÓRIA NATURAL DO CÂNCER DE PRÓSTATA NA ERA DO PSA**
>
> - Limiares mais baixos para se recomendar uma biópsia de próstata, a remoção de um volume tecidual maior em cada sessão de biópsia de próstata e o uso progressivamente crescente de múltiplas sessões de biópsia após uma biópsia negativa acarretaram um aumento nos cânceres de próstata não palpáveis, de pequeno volume e de baixo grau.

RACIONAL PARA O TRATAMENTO NÃO CURATIVO DO CÂNCER DE PRÓSTATA

O rastreamento baseado no PSA e o tratamento do câncer de próstata num estágio localizado podem prevenir a morte por câncer de próstata em alguns homens (Schröder et al., 2012b, Wilt et al., 2012). Entretanto, a longa história natural de muitos cânceres prostáticos detectados pelo rastreamento e os riscos de mortalidade competidores associados em muitos homens de idade mais avançada proporcionam um potencial risco do tratamento em excesso – especialmente se a intervenção curativa for a consequência desse rastreamento. **Como a intervenção curativa se associa a declínios funcionais na qualidade de vida, um tratamento que não impeça a progressão da doença e/ou a morte por câncer de próstata ocasionaria o risco de prejuízos associados ao tratamento sem benefícios.**

Resultados Funcionais e Qualidade de Vida após o Tratamento do Câncer de Próstata Localizado

Poucos estudos avaliaram os resultados funcionais de longo prazo após o tratamento para o câncer de próstata localizado. No Prostate Cancer Outcomes Study (Resnick et al., 2013b), os investigadores avaliaram os resultados de homens submetidos à radioterapia e à cirurgia para um câncer de próstata localizado após um diagnóstico em 1994-1995. Com 15 anos foram comuns declínios na função urinária, intestinal e sexual, com diferenças domínio-específicas entre a radioterapia e a cirurgia 2 e 5 anos após o tratamento. Esses declínios na qualidade de vida em termos da função urinária, intestinal e sexual ocorrem em grau significativamente maior entre aqueles que se submetem ao tratamento para o câncer de próstata em comparação a uma população com envelhecimento normal sem um diagnóstico de câncer de próstata; e a angústia causada pelos sintomas é mais comum em homens com câncer de próstata que são tratados em comparação àqueles não tratados (Mols et al., 2009; Johansson et al., 2011). Sanda et al. (2008) avaliaram prospectivamente a qualidade de vida relacionada à saúde após o tratamento (por radioterapia e cirurgia) no câncer de próstata localizado. Eles relataram que uma proporção substancial dos homens não retornou à função basal nos domínios da função urinária, intestinal e sexual; que as alterações nos domínios da qualidade de vida foram específicas; e que a satisfação com o resultado final em pacientes e parceiros estava estreitamente associada às alterações na qualidade de vida após o tratamento. Portanto, o tratamento do câncer de próstata acarreta comumente alterações na qualidade de vida que afetam tanto o paciente como sua parceira.

Riscos do Tratamento em Excesso do Câncer de Próstata

O risco do tratamento em excesso (*overtreatment*) do câncer de próstata é alto nos casos em que é descoberto em biópsias da próstata indicadas pelo teste do PSA – o contexto mais comum. Achados do Prostate Cancer Prevention Trial (PCPT) destacaram a prevalência e a facilidade de detecção dos cânceres de próstata de baixo grau (Thompson et al., 2004). Foi encontrado câncer de próstata na biópsia sextante em 15% dos homens com uma idade mediana de 69 anos e PSA médio de 1,5 ng/mL; 85% desses cânceres eram de baixo grau. Na faixa de PSA (2,1 a 4, ng/mL), em que muitos homens hoje em dia são submetidos a uma biópsia de próstata, foi encontrado câncer em 25% dos casos e 80% desses cânceres eram bem diferenciados. Esses dados são consistentes com um estudo de autópsia em homens sem diagnóstico de câncer de próstata com idade e valor de PSA semelhantes aos do PCPT (Haas et al., 2007). Os autores encontraram câncer de próstata em 30% dos homens com um seccionamento escalonado cuidadoso da glândula, e uma biópsia de próstata *ex vivo* empregando técnicas padrão teria detectado metade desses casos (15%), de maneira semelhante ao PCPT. A elevada prevalência de câncer de próstata bem diferenciado na biópsia tem implicações importantes por causa da história natural prolongada desses tumores, mesmo sem tratamento (ver anteriormente). Uma vez que **a idade média no momento do diagnóstico do câncer de próstata é de 67 anos, uma idade em que uma proporção substancial dos homens apresenta câncer de próstata de risco favorável com uma história natural prolongada, a chance de *overdiagnosis* e *overtreatment* é alta, se o tratamento se seguir ao diagnóstico na maioria dos homens.**

O *diagnóstico em excesso* (*overdiagnosis*) é a detecção de um câncer que de outra forma não seria diagnosticado no período de vida do hospedeiro. O tratamento de homens que de outra forma não teriam ficado sabendo de seu câncer, na ausência do teste de PSA, é o *tratamento em excesso* (*overtreatment*). **O tratamento excessivo acarreta um custo para o sistema de saúde e prejuízos potenciais para o paciente, sem benefício algum.** No caso de um paciente até então assintomático, o custo pode ser considerável em termos de qualidade de vida e por isso a tomada de decisão deve ser bem ponderada para se determinar a necessidade de uma intervenção curativa.

A taxa de tratamento excessivo nos Estados Unidos é semelhante à taxa de diagnóstico excessivo, pois a maioria dos homens é submetida à intervenção curativa depois de receber um diagnóstico de câncer de próstata (Cooperberg et al., 2010a). Entretanto, as estimativas do diagnóstico excessivo variam em consequência de diferenças na métrica empregada na quantificação desse diagnóstico, nos modelos de abordagens utilizados para sua estimativa e nas populações estudadas. **Estimativas do diagnóstico excessivo variando entre 23% e 42% foram relatadas com base na incidência nos EUA** (Heijnsdijk et al., 2009) **e estimativas mais elevadas, de até 66%, foram relatadas pela seção de Roterdã do ERSPC** (Draisma et al., 2009). Dependendo da idade no diagnóstico e do estado de risco (PSA e grau), a probabiilidade de que um câncer detectado pelo rastreamento tenha sido um diagnóstico excessivo pode variar de menos de 5% a mais de 75% (Gulati et al., 2011).

Miller et al. (2006) estimaram a incidência de tratamento excessivo em homens de idade avançada com câncer de próstata de baixo risco nos Estados Unidos que tinham pouca probabilidade de se beneficiar do tratamento, e relataram taxa de tratamento excessivo de 10% e 45% para cirurgia e radioterapia, respectivamente. Recentemente, verificou-se que o uso de tecnologias de tratamento avançadas aumentou entre homens, na população do Medicare, com mínima probabilidade de se beneficiar do tratamento, apesar de um reconhecimento cada vez maior da extensão do tratamento excessivo na doença de baixo risco (Jacobs et al., 2013). Mesmo em adultos de idade avançada, a taxa de tratamento do câncer de próstata de baixo risco é elevada: 59%, 36,6% e 15,8% dos pacientes com idade entre 75 a 79 anos, 80 a 84 anos e de 85 anos ou mais foram tratados inicialmente por radioterapia num estudo utilizando dados do Medicare (Mishra et al., 2014). **Esses dados ressaltam uma discrepância importante entre as evidências e a prática, dados os resultados de estudos clínicos randomizados comparando** tratamento com ausência de tratamento. De fato, **o diagnóstico excessivo e o tratamento excessivo do câncer de próstata contribuíram muito para a recomendação da U.S. Preventive Services Task Force contrariamente ao rastreamento populacional pelo PSA em 2012.**

Resultados Comparativos da Cirurgia e Observação no Câncer de Próstata

O estudo SPCG-4 (Bill-Axelson et al., 2011) randomizou 695 homens (média de idade de 65 anos) com um câncer de próstata localizado para prostatectomia radical ou espera vigilante. Diferentemente dos homens diagnosticados nos dias atuais por rastreamento, somente 5% deles foram detectados por essa abordagem, três de cada quatro tinham cânceres palpáveis, um de cada três tinha um escore Gleason de 7 ou mais, e quase metade dos homens apresentava níveis de PSA de 10 ng/mL ou mais. Após 15 anos de seguimento, os homens que foram submetidos ao tratamento cirúrgico apresentaram taxas significativamente menores de metástase a distância e de morte por câncer de próstata – uma diferença absoluta entre grupos de 11,7% e de 6,1%, respectivamente. Entre os homens com idade inferior a 65 anos houve uma diferença absoluta significativa entre grupos na taxa de doença metastática distante e de morte por câncer de próstata de 18,3% e de 9,4%. No caso dos homens com idade de 65 anos ou mais, porém, a cirurgia não proporcionou um benefício em termos de ficar livres da doença metastática ou de morte por câncer de próstata ao final de 15 anos. **Esses dados ressaltam um aspecto importante do tratamento do câncer de próstata: é improvável que o tratamento vá melhorar os resultados em termos de saúde em homens de idade avançada com uma doença de risco favorável.**

O ensaio clínico pré-PSA PIVOT (Wilt et al., 2012) randomizou 731 homens com um câncer de próstata localizado com idade média de 67 anos em prostatectomia radical ou observação. Enquanto o seguimento por 12 anos não revelou redução na mortalidade global ou câncer específica, uma análise de subgrupos sugeriu uma redução na mortalidade por todas as causas associada à cirurgia em homens com um valor de PSA acima de 10 ng/mL e naqueles com doença de risco intermediário e alto. A mortalidade por outras causas nesse estudo foi mais alta que em outros, sugerindo que os homens admitidos tinham mais comorbidades que poderiam ter influenciado os resultados. A aferição ignora o fato de que no estudo mais de 30% dos homens com expectativa de vida inferior a 5 anos e 60% daqueles com expectativa de vida de 5 a 10 anos com um diagnóstico de câncer de baixo risco são submetidos ao tratamento para câncer de próstata nos Estados Unidos (Daskivich et al., 2011; Raldow et al., 2011).

Os achados advindos do SPCG-4 e do PIVOT devem orientar a prática diária para homens de idade avançada com doença de baixo risco, especialmente aqueles com comorbidades associadas e com pouca probabilidade de se beneficiar da intervenção curativa. Nesses homens a opção terapêutica inicial mais racional pode ser a de nenhum tratamento, considerando-se que o prejuízo (redução na qualidade de vida) pode superar qualquer benefício (redução na mortalidade por câncer de próstata).

PONTOS-CHAVE: RACIONAL PARA O TRATAMENTO NÃO CURATIVO DO CÂNCER DE PRÓSTATA

- O diagnóstico excessivo (overdiagnosis) e o tratamento excessivo (*overtreatment*) do câncer de próstata contribuíram muito para a recomendação da U.S. Preventive Services Task Force contrariamente ao rastreamento pelo PSA em 2012.
- A intervenção curativa se associa a declínios funcionais na qualidade de vida; por essa razão, um tratamento que não evite a progressão da doença e/ou a morte por câncer de próstata ocasiona um tratamento excessivo, sem benefícios claros.

ESTRATÉGIAS PARA A OBSERVAÇÃO DO CÂNCER DE PRÓSTATA: ESPERA VIGILANTE E VIGILÂNCIA ATIVA

O câncer de próstata é, na maioria dos casos, uma doença lentamente progressiva. Todavia, a doença inicial localizada é curável, enquanto a doença metastática não é. Assim, há uma discussão contínua entre os clínicos quanto a se tratar logo de início para impedir a doença disseminada ou se observar e retardar o tratamento até que haja evidências de progressão. A primeira estratégia ocasiona o risco de prejuízo pelo tratamento excessivo de uma doença indolente, enquanto a última acarreta o risco de se perder uma janela de cura entre aqueles destinados a apresentar a progressão. **Uma necessidade não atendida é aquela de se identificar a proporção relativamente pequena de homens com doença localizada e um fenótipo letal, nos quais a morte pode ser evitada pela intervenção curativa, enquanto se evita o tratamento do grande grupo de homens com doença indolente que pode ser detectada pelo rastreamento.**

É preciso reconhecer que não existem estudos comparativos de longa duração e em grande escala entre observação *versus* intervenção em homens com câncer de próstata detectado pelo rastreamento. Embora o PIVOT (Wilt et al., 2012) tentasse abordar o benefício (ou a falta deste) da cirurgia *versus* observação no câncer de próstata localizado na era moderna, o estudo teve potência insuficiente porque a meta de admissão de pacientes não pode ser atingida (Thompson e Tangen, 2012). Em consequência, as evidências em apoio à estratégias de observação em homens selecionados com câncer de próstata localizado diagnosticado na era moderna se baseiam na longa história natural da doença de risco favorável (ver anteriormente) e em estudos de um braço de homens cuja a abordagem foi sem tratamento.

Deve-se fazer uma distinção entre espera vigilante e vigilância ativa. Conforme ressaltado por Parker (2004), essas abordagens diferem quanto ao objetivo primário, às características do paciente e às do tumor, ao momento do tratamento e à intenção do tratamento. O objetivo da espera vigilante historicamente foi o de se evitar totalmente o tratamento em homens com expectativa de vida limitada e doença avançada detectada numa época em que o rastreamento não era uma rotina. A justificativa para essa abordagem era de que, em muitos casos, a morte por outra causa era mais provável que a morte por câncer de próstata. Nesses homens o tratamento era retardado até que houvesse evidências de progressão da doença (local ou sistêmica), ocasião em que era iniciado o tratamento paliativo, mais comumente por castração. **Em contraste, a vigilância ativa engloba uma abordagem mais seletiva para identificar homens com doença de risco favorável em baixo risco de prejuízo se ficar sem tratamento, com a intenção de se intervir para a cura naqueles que apresentem progressão da doença, ao mesmo tempo em que se evita o prejuízo associado ao tratamento naqueles que não apresentem progressão.** O candidato ideal, a maneira de monitorar e os gatilhos que devem levar prontamente à intervenção curativa naqueles que estão sendo monitorados foram todos identificados pelos NIH dos Estados Unidos como prioridades para pesquisas futuras na vigilância ativa (Ganz et al., 2012).

Identificação de Candidatos à Observação

A seleção de pacientes para a observação depende de um conjunto de dados, ou seja, da métrica, do paciente e do tumor, assim como das preferências pessoais do paciente (Han et al., 2012). A idade, as comorbidades e a expectativa de vida estimada para o paciente são aspectos importantes a serem considerados, visto que o câncer de próstata pode ser uma doença lentamente progressiva que pode não ter tempo para progredir naqueles cujos anos de vida remanescentes são limitados. Já se dispõe de instrumentos para a estimativa da expectativa de vida e o seu uso é encorajado (Walz et al., 2007; Mohan et al., 2011; Cho et al., 2013; Cruz et al., 2013). **Em termos da métrica do tumor, os estudos da história natural demonstraram claramente que o escore de Gleason é um potente fator de predição do risco de progressão e de disseminação da doença; além disso, tanto o estágio como o nível do PSA no diagnóstico fornecem informações adicionais relativas ao risco** (Tabela 113-2). Finalmente, a preferência de um paciente por viver com câncer ou os seus efeitos colaterais do tratamento deve ser considerada na tomada de decisão (Hayes et al., 2010; Liu et al., 2012). Pacientes com doença de características semelhantes, nos quais tanto a observação quanto a intervenção curativa podem ser razoáveis, podem ter preferências pessoais distintas. Para alguns deles a disposição a aceitar uma redução na qualidade de vida para se livrar de um câncer que tem uma chance mínima de causar danos em uma década pode parecer razoável, enquanto outros prefeririam viver com um câncer e manter sua qualidade de vida. Um entendimento das preferências pessoais dos pacientes deve ter um papel expressivo na tomada de decisão compartilhada (Barry e Edgman-Levitan, 2012).

Espera Vigilante

A espera vigilante é uma opção de tratamento para a doença localizada em homens que não sejam candidatos à terapia local agressiva (radio-

TABELA 113-2 Estratificação do Risco do Câncer de Próstata*

PERFIL DE RISCO	CRITÉRIOS[†]	PROPORÇÃO APROXIMADA DE CASOS RECÉM-DIAGNOSTICADOS[‡]
Favorável		35%
Risco muito baixo	• T1c • Escore de Gleason ≤ 6 • PSA < 10 ng/mL • Menos de 3 fragmentos de biópsia positivos, ≤ 50% de câncer em qualquer fragmento • Densidade PSA < 0,15 ng/mL por grama	
Risco baixo	• T1 ou T2a • Escore de Gleason 2-6 • PSA < 10 ng/mL	
Risco intermediário	• T2b-T2c ou • Escore de Gleason 7 ou • PSA 10-20 ng/mL	33%
Risco alto	• T3a ou • Escore de Gleason 8-10 ou • PSA > 20 ng/mL	32%

PSA, antígeno prostático específico.
*De D'Amico et al. (1998) e Epstein et al. (1994).
[†]Modificado das diretrizes da National Cancer Comprehensive Network relatadas por Mohler et al. (2012) e baseada no estádio T, no escore de Gleason, no nível de PSA, na densidade do PSA e no número e percentagem dos fragmentos de biópsia com câncer.
[‡]Proporções do programa Surveillance, Epidemiology, and End Results do National Cancer Institute dos EUA, conforme relatado por Shao et al. (2010).
Modificado de Carter HB: Management of low (favourable)-risk prostate câncer. BJU Int 2011;108:1684-95.

terapia e cirurgia). **Homens idosos com expectativa de vida limitada e/ou comorbidades associadas podem ser considerados como candidatos ideais à espera vigilante.** Resultados câncer-específicos do estudo sueco de observação (Popiolek et al., 2013) e do Connecticut Tumor Registry (Albertsen et al., 2005b) sugeriram que nos primeiros 5 anos de acompanhamento apenas homens com a doença mais agressiva (escore Gleason 8-10) estão em risco de morte por câncer de próstata. Assim, não se deve administrar tratamento na ausência de graus mais elevados de câncer a homens com expectativa de vida inferior a 5 anos e com doença localizada assintomática. Embora homens com escores Gleason abaixo de 8-10 possam vir a apresentar sintomas locais, a ocorrência de doença metastática ou de morte não é provável, mesmo na ausência de tratamento dentro de 5 anos.

A probabilidade de morte após 5 anos por um câncer de próstata inicialmente localizado, na ausência de tratamento, está estreitamente associada à idade do paciente no momento do diagnóstico e ao escore de Gleason (Albertsen et al., 2005b; Popiolek et al., 2013). A sobrevida câncer-específica em 10 anos foi de mais de 80% em homens *não portadores* de câncer indiferenciado no estudo sueco de espera vigilante e foi de 65% e de 28% em 15 anos naqueles com escore de Gleason 7 e 8-10, respectivamente (Popiolek et al., 2013). Portanto, na ausência de câncer indiferenciado, homens sem uma expectativa de vida de 10 anos não devem ser tratados. Os resultados do PIVOT, comparando a espera vigilante com a prostatectomia radical, apoiam de modo geral essa conclusão (Wilt et al., 2012). Em comparação à espera vigilante, porém, a prostatectomia ocasionou uma redução absoluta de 9% a 11% na taxa de doença metastática em homens com níveis de PSA acima de 10 ng/mL ou com doença de risco intermediário ou alto aum seguimento médio de 10 anos (Wilt et al., 2012). A partir desses dados é possível se tirar várias conclusões. Em primeiro lugar, homens com doença de risco favorável que tenham expectativa de vida inferior a 10 anos não devem ser tratados de câncer de próstata porque os danos vão superar os benefícios. Segundo, alguns homens (porém não muitos deles) apresentando doença de risco intermediário ou alto vão se beneficiar da intervenção curativa, mesmo que sua expectativa de vida seja limitada a 10 anos ou menos, especialmente aqueles com doença de alto risco. Terceiro, a espera vigilante em homens com doença de risco intermediário ou alto que tenham expectativa de vida de mais de 10 anos pode comprometer a chance de cura numa proporção minoritária substancial, que vai aumentar com o tempo. Assim, a espera vigilante pode ser considerada como preferível em todos os homens não apresentando doença de alto risco que tenham expectativa de vida inferior a 5 anos e como uma opção naqueles não apresentando doença de alto risco e com expectativa de vida inferior a 10 anos. A maioria dos urologistas hoje seria favorável à vigilância ativa (ao invés da espera vigilante) como estratégia de observação em homens não apresentando doença de alto risco com expectativa de vida de 5 a 10 anos (Mohler et al., 2012).

Vigilância Ativa

A vigilância ativa é oferecida como opção de tratamento do câncer de próstata localizado para candidatos apropriados aos quais se poderia oferecer igualmente terapias locais agressivas (cirurgia e radioterapia), com a intenção de intervir caso a doença venha a progredir (Dall'Era et al., 2012; Bangma et al., 2013; Klotz, 2013). A vigilância ativa não é recomendada em homens com doença de alto risco ou naqueles com um padrão de Gleason primário 4 ou 5, que tenham um risco substancial de portar um acometimento sistêmico no momento do diagnóstico (Eggener et al., 2011) e de progressão para doença metastática na ausência de tratamento (Wilt et al., 2012). **A vigilância ativa deve ser considerada, porém, naqueles apresentando um câncer de próstata de risco muito baixo, baixo e intermediário (Tabela 113-2), dependendo do estado geral de saúde e da expectativa de vida, assim como das preferências pessoais.** As diretrizes da National Comprehensive Cancer Network (NCCN) recomendam a vigilância ativa como opção de tratamento *preferencial* em homens com doença de risco muito baixo e expectativa de vida inferior a 20 anos e naqueles com doença de baixo risco e expectativa de vida inferior a 10 anos e como uma opção naqueles com doença de risco baixo e expectativa de vida de 10 anos ou mais ou doença de risco intermediário e expectativa de vida de menos de 10 anos (Mohler et al., 2012).

Os resultados do PIVOT, já da era do PSA, que randomizou homens para espera vigilante *versus* prostatectomia radical, sugeriram que homens com doença de risco intermediário e alto podem se beneficiar da intervenção curativa dentro de 10 anos (Wilt et al., 2012). Esses dados são consistentes com os resultados do estudo da era pré-PSA SPCG-4, que randomizou homens para espera vigilante *versus* prostatectomia e verificou que a intervenção curativa reduziu significativamente a frequência de doença metastática e de morte por câncer de próstata (Bill-Axleson et al., 2011). O subgrupo de homens do PIVOT com doença de risco intermediário e alto se assemelha mais aos homens no estudo SPCG-4 que foram recrutados na era pré-PSA- uma proporção substancial com doença de grau histológico elevado, palpável e níveis de PSA acima de 10 ng/mL. Portanto, a vigilância ativa em homens com expectativa de vida acima de 10 a 15 anos parece ser mais segura para aqueles com doença de risco muito baixo a baixo.

As duas principais limitações na identificação do candidato ideal à vigilância ativa são (1) definição da doença agressiva que vai causar danos na ausência de tratamento e (2) avaliação da doença em toda a próstata sem remover a glândula. Muitos investigadores concordam que, sem tratamento, o padrão de Gleason 4/5 tem o potencial de progredir além da próstata caso o tempo seja suficiente (Albertsen et al., 2005b; Popiolek et al., 2013). O padrão de Gleason 3 puro, no entanto, parece ser um fenótipo indolente na maioria dos homens, com chances limitadas de progressão metastática (Albertsen et al., 2005b; Popiolek et al., 2013). Em mais de 14.000 prostatectomias radicais realizadas em homens com padrão de Gleason 3, nenhum paciente apresentando metástases em linfonodos foi encontrado (Ross et al., 2012). Um câncer com volume inferior a 0,5 mL e de padrão de Gleason 3 puro, confinado à próstata, tem sido considerado como uma definição de câncer de próstata indolente, e vários esquemas são recomendados para a predição desses tumores antes do tratamento (Epstein et al., 1994; Steyerberg et al., 2007; Dong et al., 2008). Todavia, há um reconhecimento progressivamente crescente de que essa definição de indolência não abrange uma grande parte dos homens com doença de baixo grau mais extensa, para os quais o tratamento também seria desnecessário. Assim, há um foco maior na identificação daqueles pacientes que apresentem uma doença de baixo grau (ausência do padrão de Gleason 4/5), que possam ser monitorados com segurança sem tratamento imediato.

A identificação de pacientes com câncer puramente de baixo grau é problemática no momento atual devido à classificação incorreta da doença. Os critérios clínicos empregados atualmente para se selecionar homens para a vigilância podem subestimar o grau e a extensão da doença numa minoria considerável dos casos (Tosoian et al., 2013). **O uso do termo *progressão* enquanto em vigilância, portanto, deveria ser substituído por *reclassificação* da doença, pois muitos pacientes que satisfazem critérios para vigilância que são verificados como apresentando uma doença de alto grau ou mais extensa nas biópsias de vigilância são considerados como tendo sido classificados incorretamente de início e não como apresentando uma progressão efetiva da doença** (Inoue et al., 2014).

Epstein et al. (2012), no maior estudo avaliando o aumento do grau na prostatectomia radical na era moderna, verificaram que 36% dos homens com escore de Gleason de 5-6 na biópsia foram verificados como tendo uma doença de grau mais elevado na prostatectomia, quando o grau terciário foi considerado. A frequência atuarial em 10 anos do aumento do grau nas biópsias de vigilância anuais em uma grande experiência de vigilância ativa foi de aproximadamente 30% (Tosoian et al., 2011). A semelhança na taxa de aumento do grau na prostatectomia radical e da reclassificação para uma doença de alto grau nas biópsias anuais após uma década em homens com câncer de baixo grau sugere fortemente que o erro na classificação inicial é a razão mais comum para a reclassificação na vigilância e não uma progressão "efetiva" da doença de baixo para alto grau. **Por essa razão, alguns investigadores recomendam biópsias "confirmatórias" e/ou estratégias de biópsia estendida com modelos de braquiterapia perineal para se reduzir o risco de classificação incorreta da biópsia antes de se considerar a vigilância ativa** (Barzell et al., 2012).

Há evidências de que valores mais elevados de PSA e de densidade do PSA (PSA ajustado ao volume), uma percentagem menor de PSA livre (PSAl) e um valor mais alto do proPSA, uma extensão maior do câncer de baixo grau na biópsia (número de núcleos de biópsia positivos e percentagem de núcleos positivos), um estágio clínico mais alto, idade mais avançada, raça negra e achados suspeitos na ressonância magnética multiparamétrica (RMm) se associam, todos eles, com taxas mais altas de classificação incorreta na biópsia de próstata inicial (Tosoian et al., 2011, 2013; Carter, 2012; Stamatakis et al., 2013; Sundi et al., 2013; Cary et al., 2014). Na prática, o PSA, a densidade do PSA, o estágio do câncer e a extensão do câncer de baixo grau na biópsia de próstata são os mais frequentemente usados para selecionar homens para a vigilância (Tabela 113-2).

Há um entusiasmo cada vez maior pelo uso da RMm como um recurso para ajudar a se evitar a classificação incorreta da doença de baixo grau na biópsia de próstata e para se selecionar homens para a vigilância ativa. O uso da RMm para direcionar a biópsia parece ter maior sensibilidade que as biópsias sistemáticas guiadas pela ultrassonografia transretal em cânceres com escores de Gleason acima de 6 (Turkbey et al., 2011; Hambrock et al., 2012; Siddiqui et al., 2013). Além disso, a RMm foi demonstrada como tendo um elevado valor preditivo negativo na identificação de homens que vão ser reclassificados sob vigilância ativa (Fradet et al., 2010; Mullins et al., 2013; Hoeks et al., 2014). Quando utilizada para direcionar biópsias de próstata em áreas suspeitas, essa tecnologia pode ser útil para se excluir pacientes com doença de alto grau da vigilância ativa (Sonn et al., 2014).

Definição da Progressão e dos Desencadeantes para Intervenção na Observação

A definição de progressão e os desencadeantes (gatilhos) para intervenção diferem na vigilância ativa e na espera vigilante, pois os objetivos não são os mesmos – terapia local agressiva durante uma janela de curabilidade para a vigilância ativa e terapia paliativa face à progressão na espera vigilante.

Espera Vigilante

A progressão da doença em homens em espera vigilante pode ocorrer em consequência do crescimento local do tumor e/ou da disseminação metastática da doença para linfonodos ou ossos. O clínico deve estar ciente do potencial de extensão local da doença, ocasionando sintomas do trato urinário inferior (irritativos e obstrutivos) ou obstrução do trato superior por invasão do trígono da bexiga, e de ocorrência de doença metastática para linfonodos ou ossos. Assim, uma avaliação que inclua história e exame físico (incluindo o exame da próstata pelo exame digital retal), medida do PSA e da creatinina a intervalos de 6 meses e uma cintilografia óssea anual seria um programa racional para o seguimento desses homens. **Enquanto a progressão da doença se acompanha na maioria dos casos de aumento no PSA, os cânceres pouco diferenciados produzindo pouco PSA podem progredir sem uma elevação do PSA, especialmente na presença de uma diferenciação neuroendócrina. O acompanhamento, portanto, não deve se basear única e exclusivamente nas medidas seriadas do PSA.** Progressão sintomática, evidências de obstrução do trato urinário superior ou evidências de doença metastática devem ser indicadores para se considerar a intervenção pela ablação androgênica, como cuidado paliativo, antes da ocorrência de danos renais ou neurológicos irreversíveis.

Vigilância Ativa

A maioria dos urologistas monitoraria um paciente em vigilância por medidas do PSA e exame digital retal a cada 2 anos e efetuaria biópsias de próstata de vigilância a intervalos de 1 a 2 anos (Dall'Era et al., 2012). Entretanto, a definição de progressão da doença é problemática. Em programas de vigilância ativa a progressão tem sido definida com base na cinética do PSA ou ao ultrapassar um determinado limiar de PSA, na extensão aumentada do câncer ou numa doença de graduação mais elevada na biópsia de seguimento, em alterações no exame digital retal e na decisão por intervenção curativa. Todavia, alterações do PSA (Ross et al., 2010; Whitson et al., 2011) e o ultrapassar um determinado limiar de PSA (Umbehr et al., 2014) podem não refletir a progressão da doença. Uma alteração no estágio ou achados no exame digital retal não são comuns em pacientes apresentando doença de baixo risco (Tosoian et al., 2011). A passagem da vigilância para a intervenção curativa pode ser desencadeada pela preferência pessoal ou ansiedade do paciente e não necessariamente por uma alteração no câncer. Ainda assim, se associam ao risco de intervenção em programas de vigilância do câncer de próstata: uma idade mais baixa quando da entrada em vigilância (Carter et al., 2003; El-Geneidy et al., 2004), um PSA basal mais elevado (Patel et al., 2004; Eastham et al., 2008), um PSA em elevação (Khatami et al., 2007), um estágio clínico mais elevado de início (Klotz, 2005), critérios da biópsia basal (escore de Gleason mais elevado e uma percentagem maior de núcleos de biópsia positivos) (Eastham et al., 2008) e os resultados da biópsia de repetição (Patel et al., 2004; Al Otaibi et al., 2008; Tseng et al., 2010). Como o grau histológico é a característica mais fortemente associada à ausência da doença por um período mais longo em homens não tratados, tem havido esforços no sentido de se predizer a reclassificação do grau em homens considerados para a vigilância ou em seguimento, através de achados da biópsia de próstata, das imagens e de biomarcadores.

Biópsia de Próstata de Repetição. Num estudo multi-institucional que incluiu mais de 23.000 homens submetidos à prostatectomia radical para o tratamento do câncer de próstata, as características patológicas mais fortemente preditivas da mortalidade câncer-específica foram um padrão de Gleason primário e secundário 4-5 e a invasão das vesículas seminais (Eggener et al., 2011). **O achado de uma doença de alto grau (escore de Gleason 7 ou mais) nas biópsias de vigilância, portanto, tem sido considerado como um desencadeante da intervenção em muitos programas de vigilância ativa** (Dall'Era et al., 2012).

Definir-se progressão na vigilância ativa com base numa biópsia de vigilância é difícil devido à frequência de classificação incorreta do grau no diagnóstico (Dall'Era et al., 2012). Num estudo avaliando homens que foram submetidos à prostatectomia radical após um diagnóstico de doença de risco muito baixo entre 2004 e 2012 (sistema contemporâneo de graduação), a frequência de aumento do grau para Gleason 3 + 4, 4 + 3 e 8-10 foi de 9%, 2,7% e 0,9%, respectivamente, para caucasianos e de duas a três vezes mais para afro-americanos (Sundi et al., 2013). **O risco de aumento do grau prostatectomia radical é mais alto para homens com doença de baixo risco *versus* aqueles com doença de risco muito baixo** (Tosoian et al., 2013). Em homens que se submeteram a uma prostatectomia radical após um diagnóstico de doença de baixo risco ou de risco muito baixo (Tabela 113-2), por exemplo, a frequência de aumento do grau para o escore de Gleason 7 ou mais foi de 13% para a doença de risco muito baixo e de 22% para a de baixo risco, respectivamente (Tosoian et al., 2013). Assim, o achado de uma doença de graduação alta nas biópsias de vigilância tem maior probabilidade de constituir uma classificação incorreta da doença no diagnóstico que a progressão da doença, e por isso se recomenda o uso do termo *reclassificação*.

A reclassificação da biópsia na vigilância pode ser definida em termos de uma extensão maior da doença na biópsia e/ou uma graduação mais alta da doença à biópsia, ambas preditivas de características adversas na prostatectomia radical (Dall'Era et al., 2012; Reese et al., 2013). A extensão do câncer (número e percentagem de núcleos de biópsia com câncer e percentagem do núcleo envolvido pelo câncer) na biópsia de próstata foi demonstrada como se correlacionando tanto com a extensão como com a graduação do câncer na prostatectomia radical (Epstein et al., 2012). Em consequência disso, essas características são consideradas como indicadores da presença de um câncer de graduação mais alta, no qual o tratamento seria benéfico.

Esquemas de Biópsia Estendida. Para reduzir a frequência de classificação incorreta da biópsia antes da admissão na vigilância ativa alguns investigadores recomendam biópsias mais extensas que o tradicional esquema sextante de 12 núcleos, geralmente recomendado para a avaliação de um PSA elevado. Foram avaliadas tanto biópsias transretais de saturação, com a coleta de extensas amostras tanto da zona de transição como da zona periférica, como biópsias com mapeamento em modelo transperineal.

Ploussard et al. (2014) compararam um esquema de biópsias iniciais transretal com 21 núcleos com uma abordagem transretal de 12 núcleos em homens sem um diagnóstico de câncer de próstata e relataram que a detecção do câncer com escore de Gleason acima de 6 não foi diferente entre as abordagens. Linder et al. (2013) avaliaram a capacidade da biópsia transretal de 12 fragmentos e de uma biópsia transretal de saturação (mediana de 27 fragmentos) em selecionar corretamente candidatos à vigilância ativa. Em seu estudo, que incluiu achados da prostatectomia radical para a confirmação dos resultados da biópsia, não houve diferença entre as duas abordagens quanto à frequência de aumento do grau.

A biópsia de próstata com mapeamento em modelo transperineal pode identificar tumores (com frequência localizados anteriormente) que passam despercebidos na amostragem por biópsia transretal em homens que poderiam ser considerados adequados para a vigilância ativa (Onik et al., 2009; Ayres et al., 2012; Barzell et al., 2012; Taira et al., 2013). A taxa de aumento do grau nas biópsias transperineais com mapeamento é semelhante à frequência de aumento do grau em espécimes de prostatectomia radical em homens considerados apropriados para a vigilância, sugerindo que essa abordagem pode fornecer informações mais precisas em homens que estejam dispostos a se submeter a um procedimento mais invasivo. Atualmente, porém, essa abordagem não é considerada como padrão antes de se iniciar a vigilância. Alguns investigadores são de opinião que identificar lesões alvo pela RMm pode constituir um meio alternativo de se afastar a presença de um câncer de alto grau em homens considerando para vigilância (Sonn et al., 2014).

Imagens. **A RMm foi relatada como tendo sensibilidade e especificidade elevadas em câncer de próstata de alto grau e poderia, portanto, ser útil para se reduzir a classificação incorreta da doença e para se selecionar e monitorar indivíduos interessados na vigilância ativa** (Hoeks et al., 2014). Demonstrou-se que a RM ponderada por difusão, ou a avaliação da difusão da água pelos tecidos, se correlaciona indiretamente ao escore de Gleason (Vargas et al., 2011) e poderia ocasionar melhoras na capacidade de se identificar e se ter como alvo de biópsia os cânceres de graduação mais alta. Análises preliminares de pequenos grupos de homens sugeriram que, em comparação a homens sem lesões suspeitas à RMm, aqueles com lesões suspeitas têm um risco consideravelmente maior de reclassificação da doença enquanto em vigilância, incluindo o aumento do grau histológico (Fradet et al., 2010; Margel et al., 2012; Mullins et al., 2013). Turkbey et al. (2013) avaliaram homens que se submeteram à RMm e subsequentemente à prostatectomia radical e relataram que a RMm teve a menor taxa de classificação incorreta em câncer de próstata que tinham mais de 0,5 mL e/ou um padrão Gleason 4/5 em comparação a outros critérios clínicos utilizados para se selecionar homens para a vigilância ativa. Em contraste, uma avaliação de homens que poderiam ser considerados adequados para a vigilância ativa – com base numa biópsia transretal com 21 fragmentos, no estádio e no nível de PSA — e que foram submetidos à RM antes da prostatectomia radical não demonstrou benefício da RM na predição da presença de doença extraprostática (pT3-4) ou de um escore de Gleason 4 + 3 ou mais (Ploussard et al., 2011). A variabilidade nos estudos avaliando o uso da RMm no contexto da vigilância ativa se deve provavelmente a diferenças na seleção de pacientes, nos protocolos de RMm e na interpretação das imagens. O papel exato da RMm na vigilância ativa, portanto, ainda está por ser definido com clareza.

Biomarcadores. Foram avaliados em populações sob vigilância ativa tanto biomarcadores séricos quanto urinários. **O PSA ajustado ao volume (densidade do PSA) tem se mostrado um fator consistente de predição independente da reclassificação da doença (tanto o volume do câncer na biópsia como o grau) durante a vigilância** (Tseng et al., 2010; Kotb et al., 2011; San Francisco et al., 2011; Cary et al., 2014) após o ajuste quanto a outros fatores de predição, incluindo a RMm (Vourganti et al., 2012). Em comparação com os programas de vigilância que usam a densidade do PSA como critério de admissão, aqueles em que isso não ocorre relatam uma frequência maior de reclassificação do grau nas biópsias de vigilância (Han et al., 2012). Como exemplo, a taxa de reclassificação do grau foi de aproximadamente 4% para cada biópsia num programa utilizando a densidade do PSA como critério de admissão (Tosoian et al., 2011) em comparação com 20% a 30% quando não se usou a densidade do PSA (Porten et al., 2011). Em homens que satisfazem critérios estritos para vigilância, incluindo uma densidade do PSA abaixo de 0,15 ng/mL por grama, há uma relação direta entre o nível absoluto do PSA e a reclassificação da doença durante a vigilância (Umbehr et al., 2014). Contudo, nenhum ponto de corte do PSA apresentou nem alta sensibilidade nem alta especificidade para a reclassificação, incluindo a reclassificação do grau. Em homens em vigilância ativa que não apresentam um padrão de Gleason 4-5 na biópsia de vigilância, mas que ultrapassam os limiares para a reclassificação do volume (mais de dois fragmentos de biópsia positivos e/ou mais de 50% de envolvimento de qualquer fragmento com câncer), mais de 90% daqueles com um nível de PSA abaixo de 4 ng/mL apresentam cânceres não significativos que não justificariam a intervenção curativa (Han et al., 2012). O monitoramento continuado, portanto, pode ser seguro em homens com câncer de baixo grau que tenham níveis absolutos de PSA abaixo de 4 ng/mL, mesmo quando a extensão do câncer na biópsia pode desqualificá-los para a vigilância, usando-se os critérios estritos de seleção.

A cinética do PSA, mais especificamente o tempo de duplicação do PSA, foi utilizada em alguns programas de vigilância como desencadeante para a intervenção (Dall'Era et al., 2012). No braço da espera vigilante do estudo SPCG-4, tanto o PSA no diagnóstico quanto a velocidade do PSA nos dois primeiros anos de seguimento foram associados ao desenvolvimento de um câncer de próstata letal (Fall et al., 2007). Independentemente do ponto de corte da velocidade do PSA, porém, a capacidade de se classificar corretamente homens que morreram e que não morreram de câncer de próstata foi baixa. **Enquanto a cinética do PSA foi associada com uma patologia adversa em homens em vigilância** (Ng et al., 2009), **a cinética do PSA (velocidade ou tempo de duplicação) não foi consistentemente associada à reclassificação da doença** (Ross et al., 2010; Whitson et al., 2011; Thomsen et al., 2014).

As isoformas do PSA (p. ex., percentagem de PSAl e proPSA) foram demonstradas como se associando à presença de um câncer de próstata mais agressivo (Carter et al., 1997; Carter, 2012; Guazzoni et al., 2012). Assim, não é de se estranhar que os estudos tenham demonstrado uma relação entre as isoformas do PSA e a reclassificação da doença sob vigilância. Em combinação com a percentagem de envolvimento pelo câncer num fragmento de tecido de biópsia, a percentagem do PSAl foi associada indiretamente à reclassificação da biópsia em um programa de vigilância ativa (Tseng et al., 2010). O risco de reclassificação da biópsia (incluindo o volume e o grau) em 321 homens admitidos para vigilância ativa foi de 7,6% (intervalo de confiança [IC] de 95% 4,5% a 11,8%) em homens com PSAl acima de 15% e uma percentagem máxima de envolvimento do fragmento pelo câncer inferior a 35% em comparação com 29,2% (IC 95% de 20,3% a 39,3%) naqueles com PSAl de 15% ou menos e uma percentagem máxima de envolvimento do fragmento pelo câncer de 35% ou mais. Além disso, os níveis teciduais e séricos de [−2]proPSA (2pPSA) foram diretamente associados à probabilidade de reclassificação da biópsia ou do tratamento enquanto em vigilância (Makarov et al., 2009; Isharwal et al., 2011). Tosoian et al. (2012) avaliaram medidas basais e longitudinais do PSA total, PSA livre, p2PSA/PSAl e o Prostate Health Index (PHI), que usa a fórmula 9p2PSA/PSAl) x % PSA total para avaliar simultaneamente os três marcadores. Os autores relataram que tanto as medidas basais como as longitudinais de todas as isoformas se associaram, de maneira significativa, com o aumento do grau na biópsia, enquanto isso não ocorreu em relação ao PSA total. As medidas longitudinais proporcionaram, aparentemente, uma discriminação maior para a reclassificação do grau em comparação aos valores basais. Assim como o PHI, que se baseia na relação entre o PSA, o PSAl e o p2PSA, um painel de quatro marcadores da calicreína (PSA total, PSAl, PSA intacto e calicreína glandular humana ou hK2) foi associado com um câncer de próstata "agressivo" em homens com cânceres detectados por rastreamento submetidos à prostatectomia radical (Carlsson et al., 2013). O painel de quatro calicreínas não foi especificamente avaliado num contexto de vigilância ativa.

O PCA3 (DD3), um RNA mensageiro não codificador que pode ser medido na urina, apresenta expressão excessiva no câncer de próstata (Bussemakers et al., 1999) e foi verificado como se associando tanto ao grau como ao volume do câncer de próstata em homens submetidos à prostatectomia (van Poppel et al., 2012). Uma análise urinária medindo os níveis de transcrito da fusão entre o gene *TMPRSS2* e o fator de transcrição ERG (TMPRSS2-ERG) foi relatado como estando diretamente associado ao tamanho do tumor e ao escore de Gleason na prostatectomia, assim como ao aumento da graduação de Gleason na prostatectomia (Tomlins et al., 2011). Numa população em vigilância ativa, porém, a adição dos marcadores urinários PCA3 e TMPRSS2-ERG em combinação não melhorou significativamente a predição do escore de Gleason acima de 6 em comparação ao PSA tão somente (Lin et al., 2013). Painéis de marcadores que combinam análises séricas e urinárias podem proporcionar uma estratificação melhor do risco em homens considerando a vigilância, mas vão precisar de uma avaliação mais a fundo antes de serem aplicados na prática clínica.

> **PONTOS-CHAVE: ESTRATÉGIAS PARA A OBSERVAÇÃO DO CÂNCER DE PRÓSTATA: ESPERA VIGILANTE E VIGILÂNCIA ATIVA**
>
> - A vigilância ativa se tornou uma alternativa padrão à intervenção curativa em pacientes selecionados, diagnosticados pelo rastreamento baseado no PSA, nos quais considera-se que a história natural da doença vai ser prolongada.
> - A maioria dos médicos monitora tipicamente um paciente em vigilância por PSA e exame digital retal pelo menos a cada 2 anos e realizam biópsias de próstata de vigilância a intervalos de 1 a 2 anos.
> - O achado de uma doença de alto grau (escore de Gleason 7 ou mais) nas biópsias de vigilância foi considerado como um desencadeante para a intervenção em muitos programas de vigilância ativa.

FATORES DO PACIENTE E DA DOENÇA AFETANDO A ESCOLHA E A ADERÊNCIA À VIGILÂNCIA ATIVA

Percepções do Paciente e do Médico

A tomada de decisão quanto ao tratamento no câncer de próstata é complexa tanto para pacientes como para médicos, especialmente quando eles se defrontam com múltiplas opções sem evidências claras da superioridade individual de qualquer estratégia. O conceito da vigilância ativa de qualquer condição maligna acarreta desafios singulares, pois um diagnóstico de "câncer" evoca com frequência muitas emoções preconcebidas. **A carga psicossocial de ser diagnosticado com um câncer de próstata torna um desafio específico a seleção da vigilância ativa e a aderência à mesma.** Pacientes e parceiras podem apresentar um grau considerável de ansiedade, angústia e incerteza ao tomar decisões quanto ao tratamento do câncer de próstata e isso precisa ser abordado (Pickles et al., 2007).

Davison e Goldenberg (2011) fizeram um levantamento de homens em vigilância ativa e determinaram que a recomendação do médico tem um dos maiores impactos sobre a decisão quanto ao tratamento. **As atitudes do médico, portanto, são criticamente importantes para a utilização mais ampla da vigilância em tumores de baixo risco.** Especialmente em homens mais jovens, a cirurgia é mais comumente escolhida em detrimento à vigilância ativa, com os médicos fazendo especificamente uma recomendação *contrária* à vigilância ativa para a maioria (75%) dos pacientes (Sidana et al., 2012). As percepções dos médicos relativamente à vigilância ativa podem se originar de um desconhecimento geral em relação a essa abordagem de tratamento, da preocupação quanto à melhor maneira de identificar os pacientes com segurança e de implementar a vigilância ativa e da incerteza quanto à progressão da doença. Muitas dessas percepções devem se modificar à medida que se passe a dispor de mais dados de longo prazo relativos à eficácia da vigilância ativa, juntamente com avanços nas imagens e nas análises moleculares dos tumores.

Os estudos relatam variação considerável nos fatores do paciente que dirigem a tomada de decisão para o câncer de próstata (Zeliadt et al., 2006). O desejo de erradicação do câncer e a preservação da qualidade de vida, porém, são temas predominantes e comuns. Entretanto, esse impulso de se livrar completamente do câncer, especialmente em pacientes mais jovens, tende a levar a um tratamento agressivo em detrimento à vigilância ativa, independentemente do risco (Penson, 2012; Sidana et al., 2012). **Ao se interrogar especificamente homens que optam pela vigilância ativa em comparação àqueles que optam por outros tratamentos (radiação ou cirurgia), os homens que escolhem a vigilância citam um desejo de evitar efeitos negativos potenciais sobre a qualidade de vida, especialmente em relação à função sexual, como um motivo importante de sua decisão** (Volk et al., 2014). A vigilância ativa bem sucedida é percebida pelos pacientes como sendo um plano de tratamento bem organizado e como fazendo parte de uma relação contínua com o provedor de cuidados de saúde e não é vista como uma decisão final, mas sim possivelmente como a primeira de uma sequência de decisões quanto ao tratamento (Volk et al., 2014). Os pacientes devem compreender, portanto, que o objetivo da vigilância é identificar sinais precoces de progressão e que um determinado número de homens vai receber a recomendação de terapia adicional ao longo do tempo. Uma análise de 768 homens com câncer de próstata mostrou que os homens optando pela vigilância ativa também relatam comumente um desejo de *evitar* tratamentos ativos ou invasivos como uma razão primordial (Anandadas et al., 2011). Para compreender melhor os fatores importantes relativos à seleção para vigilância, Goh et al. (2012) utilizaram um levantamento por telefone para interrogar os homens e mostraram que um maior conhecimento do câncer de próstata e menor inconsistência nas informações recebidas se relacionavam aparentemente com uma redução na que dizia respeito à tomada de decisão pelos pacientes. Um diagnóstico de câncer de próstata acarreta uma carga psicológica substancial e é importante que os pacientes saibam a história natural e as características específicas da sua doença e o risco que seu câncer pode ter antes de tomar uma decisão quanto ao tratamento. **Com a vigilância ativa os médicos têm de facilitar esse conhecimento da biologia do câncer de próstata e da natureza provavelmente indolente de seu tumor específico** (Penson, 2012). Enquanto um temor basal da recorrência do câncer se associa a um grau menor de satisfação com o cuidado após o tratamento do câncer de próstata, o mesmo se dá com os declínios na função urinária, na função sexual e na função intestinal (Resnick et al., 2013a). Se o temor preponderante do câncer puder ser resolvido de forma adequada, a vigilância proporciona a capacidade de preservar-se a função, levando a uma grande satisfação geral com o cuidado. Os estudos mostraram que homens contemporâneos que aderem com sucesso à vigilância ativa estão cientes de que seu câncer é provavelmente pequeno e de crescimento demorado, tornando desnecessário o tratamento imediato (Volk et al., 2014). Davison e Goldenberg (2011) verificaram que 55% dos homens relataram baixos níveis de ansiedade em relação ao câncer progredindo enquanto em vigilância, o que só provém de uma compreensão clara da história natural da doença.

As percepções dos pacientes e seu conhecimento da vigilância ativa melhoraram ao longo do tempo (Mishra et al., 2013). Isso foi considerado como decorrente do maior endosso da vigilância ativa nos EUA por organizações médicas, juntamente com uma ênfase maior na preservação da qualidade de vida. Analisando conversas anônimas na Internet, Mishra et al. (2013) relataram que as conversas contemporâneas enfatizavam a preocupação relativa a receber recomendações dos médicos sem vieses a respeito das opções de tratamento do câncer de próstata. **Esses comentários ressaltam a importância da relação colaborativa entre paciente e médico ao se optar pela vigilância, relação essa que se torna criticamente importante para a seleção do tratamento e para a aderência ao mesmo.** As parceiras dos pacientes são frequentemente envolvidas na tomada de decisão quanto ao tratamento do câncer de próstata e por isso é importante que elas sejam engajadas na relação médico-paciente (Zeliadt et al., 2011).

As pesquisas futuras devem focar na elaboração de recomendações concisas para a implementação mais ampla da vigilância ativa, considerando seriamente as percepções do paciente e do médico. Os médicos precisam aprender a integrar as variáveis clínicas, biológicas e as prováveis variáveis baseadas em imagens para uma avaliação cuidadosa dos riscos e de como se comunicar adequadamente com os pacientes. Os esforços de pesquisa também vão precisar focar na identificação de intervenções visando melhorar a qualidade de vida e a aderência ao tratamento enquanto em vigilância, incluindo os mecanismos de ajuste e o suporte a cônjuges/parceiras. A declaração de consenso dos NIH dos EUA delineou necessidades de pesquisas futuras mais específicas para a sobrevivência ao câncer de próstata, especialmente para homens em vigilância ativa (Ganz et al., 2012).

Critérios de Seleção

A decisão de se tratar o câncer de próstata por vigilância se baseia em fatores tanto do paciente como da doença. Características clínicas diagnósticas são utilizadas inicialmente para se estimar o risco da doença e para se determinar quais pacientes podem ser elegíveis para a vigilância ativa. Algumas características do tumor podem acarretar riscos diferentes para diferentes pacientes após a consideração da idade e do estado de saúde. Embora não haja dados de nível 1 que determinem os critérios ótimos de seleção, é geralmente aceito que os melhores candidatos são homens com uma doença localizada de risco baixo. As características de elegibilidade descritas a partir das experiências de vários grandes grupos publicados são apresentadas na Tabela 113-3. Médicos e pacientes precisam decidir quais são os melhores critérios para seu padrão de prática específica e, enquanto critérios diferentes podem predizer resultados diferentes (isto é, patológicos, reclassificação da doença, sobrevida livre de tratamento), nenhum deles foi diretamente validado como preditor de sobrevida doença-específica ou de sobrevida global. Depois de identificados os candidatos, a decisão de se proceder à vigilância ativa se baseia numa discussão cuidadosa entre médico e paciente levando em consideração o interesse do paciente no protocolo de vigilância recomendado e sua disposição em aderir ao mesmo.

Os critérios Epstein foram selecionados para a identificação de tumores potencialmente de baixo risco e estão entre os mais populares utilizados para a seleção de pacientes para vigilância ativa. Com base nesses critérios, os tumores "insignificantes" são preditos por um padrão de Gleason clínico 3 ou menos, estágio clínico T1c e ou (1) densidade de PSA de 0,1 ng/mL ou menos, dois fragmentos de biópsia positivos ou menos e ausência de fragmentos com mais de 50% de envolvimento ou (2) densidade de PSA de 0,15 ng/mL ou menos e câncer de tamanho menor que 3 mm em apenas um fragmento de biópsia. A NCCN recomenda atualmente a vigilância ativa como tratamento primário em homens com câncer de próstata de risco "muito" baixo, definido por um nível de PSA de 10 ng/mL ou menos, estágio clínico T2a ou menos, graduação de Gleason 3 + 3 ou menos, densidade do PSA de 0,15 ng/mL ou menos, dois fragmentos positivos ou menos e a positividade de todos os fragmentos de 50% ou menos. As diretrizes da NCCN recomendam que se ofereça a opção de vigilância ativa em homens apresentando doença de baixo risco, definida como um nível de PSA de 10 ng/mL ou menos, estágio T2a ou menos e graduação de Gleason 3 + 3 ou menos. A American Urological Association e a European Urological Association publicaram igualmente diretrizes para se oferecer a vigilância ativa para homens com câncer de próstata. Fatores do paciente como idade, comorbidades e disposição em aderir a estratégias de vigilância também devem ser levados em consideração durante a seleção dos pacientes.

Critérios mais rígidos para se oferecer vigilância ativa vão reduzir o número de candidatos a essa abordagem e, embora algumas séries descrevam resultados em homens com tumores de escore de Gleason mais elevado (3 + 4), esses dados devem ser interpretados com cautela (Ng et al., 2009; van den Bergh et al., 2009b; Klotz et al., 2010; Cooperberg et al., 2011). Embora critérios mais estritos possam reduzir os riscos de classificação incorreta da doença, isso limita ainda mais os candidatos potenciais. Como até 33% dos homens com uma doença presumida como sendo de risco baixo podem ser classificados de forma incorreta ao diagnóstico, uma biópsia de próstata confirmatória serve para se reduzir esse risco (Iremashvili et al., 2012a).

TABELA 113-3 Critérios de Seleção e Resultados das Séries de Vigilância Ativa Publicadas

	JOHNS HOPKINS (TOSOIAN ET AL., 2011)	UCSF (PORTEN ET AL., 2011)	PRIAS (BUL ET AL., 2013)	UNIVERSITY OF TORONTO (KLOTZ, 2012)	UNIVERSITY OF MIAMI (EGGENER ET AL., 2013)	ROYAL MARSDEN (SELVADURAI ET AL., 2013)	MEMORIAL SLOAN KETTERING (EGGENER ET AL., 2013)
Critérios de admissão	PSA ≤ 10 ng/mL Densidade PSA ≤ 0,15 ng/mL por grama Estádio ≤ T2a Grau ≤ 3 + 3 Nº fragmentos positivos ≤ 2 Positividade de um fragmento individual ≤ 50%	PSA ≤ 10 ng/mL Estádio ≤ T2a Grau ≤ 3 + 3* % fragmentos positivos ≤ 1/3 Positividade de um fragmento individual ≤ 50%	PSA ≤ 10 ng/mL Densidade PSA ≤ 0,2 ng/mL por grama Estádio ≤ T2a Grau ≤ 3 + 3 Nº fragmentos positivos ≤ 2	PSA ≤ 10 ng/mL Grau 3 + 3*	PSA ≤ 10 ng/mL Estádio ≤ T2a Grau ≤ 3 + 3 Nº fragmentos positivos ≤ 2 Positividade de um fragmento individual ≤ 20%	PSA ≤ 15 ng/mL Estádio ≤ T2a Grau ≤ 3 + 4 % fragmentos positivos ≤ 50	PSA ≤ 10 ng/mL Estádio ≤ T2a Grau ≤ 3 + 3 Nº fragmentos positivos ≤ 3 Positividade de um fragmento individual ≤ 50%
Mediana de seguimento	2,7 anos	4,5 anos	1,6 anos	6,8 anos	1,8 anos	5,7 anos	2,1 anos
% livre de tratamento	54,4%	70%	75,6%	70%	95%	69%	80%
Sobrevida doença-específica	100%	100%	100%	99%	100%	99%	Não registrada
Sobrevida global	98%	97%	99,3%	78,4%	98%	94%	Não registrada

PSA, antígeno prostático específico.
*Denota a inclusão de alguns homens de risco intermediário.

Estratégias de Vigilância

Tal como ocorre com os critérios de seleção, não há um consenso geral quanto às estratégias ótimas para a vigilância. Estudos prospectivos em andamento integrando novas técnicas de imagem e análises moleculares vão possibilitar avaliações do risco e recomendações mais personalizadas para a vigilância. Atualmente, como a graduação do tumor é o melhor fator de predição da biologia do câncer, biópsias de próstata repetidas ao longo do tempo constituem o pilar de sustentação da vigilância ativa. **A biópsia inicial "confirmatória" serve para limitar o risco de subgraduação clínica da amostragem, estimada por séries cirúrgicas como variando de 20% a 30% numa biópsia transretal típica com 12 fragmentos** (Conti et al., 2009; Smaldone et al., 2010; Suardi et al., 2010). Em vista disso, muitos clínicos recomendam essa biópsia de repetição dentro de 3 a 6 meses do diagnóstico. Os resultados patológicos após a primeira biópsia de repetição já foram bem descritos, com mudanças do grau de Gleason e, portanto, reclassificação do risco ocorrendo de 2,5% a 28% das vezes. Esses números são sensíveis aos critérios de seleção e à técnica de biópsia. **Nunca é demais ressaltar o papel criticamente importante da biópsia de próstata de repetição na identificação bem-sucedida da doença de risco mais elevado durante a vigilância.** Ao se descrever as características de dois homens apresentando inicialmente achados de baixo risco que morreram subsequentemente de câncer de próstata após um período de vigilância no grupo Royal Marsden, notou-se que ambos os homens foram diagnosticados como apresentando uma doença de alto grau (Gleason 8 e 9) na primeira biópsia de repetição, 13 e 24 meses após o diagnóstico, respectivamente (Selvadurai et al., 2013). Ambos os pacientes foram também verificados na RM como tendo uma carga tumoral considerável.

Biópsias de próstata seriadas são então variavelmente realizadas, desde anualmente até uma vez a cada 3 a 4 anos. Homens no grupo da Johns Hopkins são submetidos a biópsias anualmente, ao passo que a University of Toronto recomenda uma biópsia confirmatória inicial após 6 a 12 meses e em seguida a cada 3 a 4 anos (Klotz, 2012). O risco de reclassificação da doença continua ao longo do tempo enquanto em vigilância, provavelmente em decorrência tanto da amostragem insuficiente como da efetiva progressão histológica da doença seja na graduação seja no volume tumoral. No grupo da University of California San Francisco (UCSF) o risco de progressão para o grau de Gleason 3 + 4 ou mais variou de 22% a 30% a cada biópsia de vigilância (Cary et al., 2014). Com uma mediana de seguimento de 5,7 anos na série do Royal Marsden, a frequência de histologia adversa (definida como grau de Gleason ≥ 4 + 4 ou percentagem de fragmentos positivos ≥ 50) aos 2 e 5 anos foi de 6% e de 22%, respectivamente (Selvadurai et al., 2013).

Aspectos Psicossociais

As emoções comuns de incerteza e ansiedade envolvidas com as decisões sobre o tratamento do câncer de próstata também afetam a aderência do paciente aos protocolos de vigilância ativa. Em uma grande série de vigilância ativa, até 13% dos homens acabaram por receber outros tratamentos na ausência de reclassificação clínica ou de progressão, demonstrando como os fatores psicossociais podem motivar a relutância em continuar sob vigilância (Dall'Era et al., 2008). Os homens em vigilância têm necessidades singulares e específicas em termos da sobrevivência, cuja abordagem é importante para se manter a qualidade de vida e se evitar o sofrimento psicológico ao longo do tempo. É importante identificar e descrever essas necessidades para se implementar intervenções visando a melhora da aderência à vigilância ativa. A ansiedade dos pacientes ao longo do tempo foi estudada no Prostate Cancer Research International: Active Surveillance (PRIAS) (van den Bergh et al., 2010). Nesse grupo a ansiedade global relatada pelos pacientes e a incerteza quanto à decisão do tratamento foram geralmente menores do que aquelas para outros tratamentos do câncer de próstata. Além disso, os autores notaram que a ansiedade permanecia constante ao longo do tempo, sugerindo que numa estrutura organizada de monitoramento cuidadoso os pacientes evoluem bem do ponto de vista psicológico (van den Bergh et al., 2009a, 2010). Os autores identificaram também que pacientes com uma personalidade mais neurótica tendiam a não tolerar a vigilância tão bem quanto outros pacientes. Melhores condições gerais de saúde física, porém, se correlacionaram com um grau menor de ansiedade e angústia (van den Bergh et al., 2010). Como muitos homens com câncer de próstata vão apresentar mortalidade não relacionada a esse câncer, isso ressalta a importância da implementação de medidas para a melhora da saúde física e mental de homens sob vigilância. O Prostate Cancer Lifestyle Trial examinou o papel das modificações do estilo de vida e verificou que o exercício e a atenção ao controle do estresse podem melhorar a sobrevida livre de tratamento de homens em vigilância (Frattaroli et al., 2008). Outros dados desse ensaio clínico sugeriram que alterações amplas do estilo de vida podem afetar igualmente a expressão e o comprimento do telômero do gene do câncer de próstata, tendo, portanto, impactos positivos tanto sobre fatores biológicos como sobre os psicossociais (Ornish et al., 2008, 2013).

> **PONTOS-CHAVE: FATORES DO PACIENTE E DA DOENÇA AFETANDO A ESCOLHA E A ADERÊNCIA À VIGILÂNCIA ATIVA**
>
> - A carga psicossocial de ser diagnosticado como portador de um câncer de próstata torna a seleção e a aderência à vigilância ativa um desafio singular.
> - As atitudes dos médicos são criticamente importantes para a utilização mais ampla da vigilância em tumores de baixo risco.
> - A biópsia inicial "confirmatória" serve para limitar o risco de subgraduação clínica da amostragem, estimada a partir de séries cirúrgicas como variando de 20% a 30% na biópsia transretal típica de 12 fragmentos.

RESULTADOS COMPARATIVOS DE ESTRATÉGIAS DE TRATAMENTO E DE OBSERVAÇÃO

Sobrevida Livre de Tratamento, Doença-específica e Sobrevida Global

Embora já tenham sido completados estudos comparando diretamente a prostatectomia radical com a espera vigilante, até o momento não se dispõe de dados prospectivos randomizados comparando a vigilância ativa ao tratamento imediato. A Tabela 113-3 mostra os resultados relatados por séries contemporâneas de vigilância ativa, que podem ser usados para aconselhar pacientes quanto a essa abordagem de tratamento. **A sobrevida doença-específica e a sobrevida global nos períodos estudados foram relatadas como sendo altas e comparáveis favoravelmente aos resultados a longo prazo após a prostatectomia ou várias formas de radioterapia em homens de risco semelhante** (Cooperberg et al., 2010b; Eggener et al., 2011). Num esforço para estimar melhor o risco excessivo de mortalidade por câncer de próstata na vigilância ativa *versus* tratamento imediato, Xia et al. (2012) elaboraram um modelo de simulação para um grupo hipotético de homens com idade entre 40 a 90 anos com doença de baixo risco. Com várias suposições inerentes ao modelo, os autores calcularam um aumento médio na expectativa de vida de apenas 1,8 meses associado ao tratamento imediato, enquanto os homens em vigilância permaneceram livres de tratamento por mais 6,4 anos. Como as medidas de progressão ou reclassificação da doença são sensíveis aos critérios de admissão e às definições variáveis, a sobrevida livre de tratamento emergiu como outro *end point* comparativo relevante para a vigilância e é mostrada na Tabela 113-3 para estudos selecionados. A Figura 113-2 (*disponível exclusivamente on-line em inglês no site www.expertconsult.com*) mostra a sobrevida livre de tratamento estimada e a liberação do risco de reclassificação da doença com base em características da biópsia de repetição do grupo da Johns Hopkins. Ao se interpretar os resultados de séries publicadas, é preciso considerar cuidadosamente as características clínicas na admissão ao estudo, as estratégias de vigilância, as definições de progressão da doença e as indicações de terapia secundária.

Investigadores da Johns Hopkins University trataram prospectivamente homens por vigilância ativa devido a um câncer de próstata suspeitado ser de baixo risco, definido por um escore de Gleason de 6 ou menos, estágio clínico T1c ou menos, densidade do PSA de 0,15 ng/mL por grama ou menos, dois ou menos fragmentos de biópsia positivos e 50% de envolvimento de um fragmento individual ou menos (Tosoian et al., 2011). Esse estudo não relatou mortes atribuíveis ao câncer de próstata e nem casos de doença metastática após uma mediana de seguimento de 2,7 anos (Tosoian et al., 2011). Nesse grupo, os pacientes foram investigados por biópsias de próstata anuais e, em mais de 600 homens, 213 (33%) tiveram o risco reclassificado com base em parâmetros histológicos (escore Gleason ou volume do tumor) ao longo do tempo (Umbehr et al., 2014).

Num grupo de 450 homens de risco baixo e intermediário de Toronto, Canadá, com a mediana de seguimento mais longa de 6,8 anos, Klotz (2012) relatou uma sobrevida global em 10 anos de 68%, com apenas cinco mortes câncer de próstata-específicas relatadas. Uma biópsia confirmatória foi realizada de 6 a 12 meses após o diagnóstico inicial e em seguida a cada 3 a 4 anos. Três dos cinco pacientes que morreram de câncer de próstata foram submetidos à terapia radical e todos os cinco demonstraram um rápido tempo de duplicação do PSA, de menos de 2 anos.

O estudo PRIAS foi iniciado em 2006 e coletou dados referentes a homens tratados por vigilância ativa em mais de 100 centros médicos de 17 países (Bul et al., 2013). Com mediana de seguimento de 1,6 anos e 2.495 homens, o estudo relatou uma sobrevida livre de tratamento de 75,6%, sem qualquer morte câncer de próstata-específica. Embora seja uma série ainda muito no início, esse grupo multinacional relativamente grande tem a expectativa de contribuir futuramente com dados importantes a respeito dessa estratégia de tratamento.

Foram relatados os resultados em homens afro-americanos em vigilância ativa e esses resultados podem diferir daqueles de homens caucasianos. O risco adicional da raça para o diagnóstico e a evolução do câncer de próstata é bem conhecido e é importante que ele seja considerado ao se aplicar esses dados referentes à vigilância ativa especificamente a homens afro-americanos. **Numa análise multivariada de fatores de predição da progressão em biópsias de repetição num grupo em vigilância ativa, os homens afro-americanos foram observados como tendo um risco independente aumentado de progressão relativamente a seus correspondentes caucasianos** (Iremashvili et al., 2012b). Num grupo separado de homens em vigilância ativa, os homens afro-americanos foram observados como tendo menos sobrevida livre de tratamento (66%) que aqueles não afro-americanos (82%) após uma mediana de 34 meses (Odom et al., 2014). Na análise multivariada os homens afro-americanos apresentaram maior propensão a progredir (razão de chance [RC] 4,46, IC 95% 1,52 a 13,10) e a se submeter a um tratamento (RC 2,29, IC 95% 1,03 a 5,08).

A identificação de outros fatores basais de predição da reclassificação do risco e da necessidade de tratamento pode acabar por melhorar o aconselhamento de pacientes e ajustar as estratégias de vigilância para homens com câncer de próstata. Num grupo de 465 homens em vigilância na UCSF, uma biópsia confirmatória negativa e uma densidade do PSA mais baixa foram associadas a uma frequência menor de progressão (Cary et al., 2014). **Analisando a capacidade dos critérios de seleção em predizer a patologia num grupo cirúrgico, Reese et al. (2013) demonstraram que uma densidade do PSA acima de 0,15 ng/mL por grama e um escore de Gleason de 3 + 4 se associavam a achados patológicos adversos, sugerindo que esses** fatores podem ser mais significativos que o número de fragmentos de biópsia positivos ou as estimativas da percentagem do tumor em cada fragmento. Foi também relatada uma relação significativa entre a densidade do PSA (≥ 0,15 ng/mL por grama) e características patológicas adversas na prostatectomia no grupo de homens do estudo PRIAS (Bul et al., 2013).

Resultados após o Tratamento Secundário devido à Progressão

Apesar de tanto a espera vigilante como a vigilância ativa oferecerem tratamento em casos de doença progressiva, o momento e as abordagens diferem. A espera vigilante utiliza habitualmente a terapia de ablação androgênica nos casos de progressão metastática sintomática, ao passo que a vigilância oferece a oportunidade de se administrar a terapia curativa em casos de doença localizada de risco mais elevado. Um subgrupo de pacientes também opta por se submeter ao tratamento secundário na ausência de alterações clínicas. A análise e o conhecimento da evolução de homens que recebem um tratamento adicional, especialmente após um período sob vigilância, é importante para se aconselhar homens com relação aos riscos e às expectativas dessa abordagem de tratamento do câncer de próstata.

Em 192 homens do grupo da Johns Hopkins que foram submetidos mais tardiamente à prostatectomia ou à radioterapia, 9,4% apresentaram recorrência bioquímica com uma mediana de seguimento de 2 anos após a prostatectomia radical e de 2,8 anos após a radioterapia (Tosoian et al., 2011). Nenhum dos homens desenvolveu doença metastática nem morreu pelo câncer de próstata. Depois da prostatectomia radical a maioria dos homens (65%) apresentou uma doença confinada ao órgão e 27% apresentaram uma doença indolente (nódulo dominante com tamanho < 0,5 mL e ausência de padrão de Gleason 4 ou 5). Um dos pacientes apresentou envolvimento linfonodal por ocasião da cirurgia e um paciente apresentou invasão das vesículas seminais (Duffield et al., 2009).

Investigadores da University of Toronto relataram os resultados em 125 homens tratados por prostatectomia (35 homens) ou radioterapia (90 homens) com intenção curativa após um período de vigilância (Klotz, 2012). No geral, foi relatada uma alta taxa de falha do PSA (50,4%) após o tratamento tardio em comparação a outras séries. A sobrevida livre de recorrência bioquímica em cinco anos após a prostatectomia foi de 62%, *versus* 43% após a radioterapia. Esses números devem ser interpretados levando-se em consideração o risco mais alto de doença desse grupo em comparação àquele da Johns Hopkins. Dos 36 homens tratados que apresentaram inicialmente uma doença de risco intermediário, somente um progrediu para doença metastática e morte (Klotz, 2012).

Os resultados patológicos comparativos para homens submetidos à prostatectomia imediata *versus* tardia após um período de vigilância podem ser estudados, mas devem ser interpretados com cautela. Em comparação com um grupo de homens de risco semelhante submetido à cirurgia imediata, Dal'Era et al. (2011) não relataram diferenças na frequência de extensão extraprostática ou de margens positivas em homens submetidos à cirurgia após uma mediana de 18 meses em vigilância. Em um relato semelhante da Johns Hopkins, a frequência de câncer de próstata "não curável" após a prostatectomia tardia foi baixa (23%) e não diferiu daquela entre homens submetidos à cirurgia imediata (Warlick et al., 2006). De 27 homens do estudo PRIAS submetidos à prostatectomia radical após a progressão, 17% apresentaram evidências de doença pT3a na patologia final e 38% apresentaram margens cirúrgicas positivas (Bul et al., 2013). A maioria dos homens nesses estudos foi tratada por evidências de reclassificação patológica na biópsia de vigilância e, por essa razão, deve ser comparada com homens de risco semelhante submetidos à cirurgia imediata. **A maior parte dos homens classificados como de baixo risco no diagnóstico permanece sem tratamento na vigilância.**

> **PONTOS-CHAVE: RESULTADOS COMPARATIVOS DAS ESTRATÉGIAS DE TRATAMENTO E DE OBSERVAÇÃO**
>
> - A sobrevida doença-específica e a sobrevida por todas as causas das séries de vigilância ativa publicadas foram altas e se comparam favoravelmente aos resultados de longo prazo após prostatectomia ou após várias formas de radioterapia em homens de risco semelhante.
> - Os resultados de homens submetidos à prostatectomia radical ou à radioterapia após um período sob vigilância ativa parecem semelhantes aos de homens tratados imediatamente após o diagnóstico.

NECESSIDADES DE PESQUISA NO FUTURO

Aperfeiçoamentos na imagem da próstata, a descoberta de biomarcadores e a determinação do perfil genético dos cânceres de próstata vão modificar, muito provavelmente, a abordagem ao tratamento de homens diagnosticados com um câncer de próstata localizado. Atualmente, a vigilância ativa é utilizada de modo insuficiente, em parte devido ao duplo receio de que o câncer tenha sido classificado incorretamente na biópsia de próstata e da incapacidade de se definir biologicamente os cânceres com fenótipo agressivo. Com isso, acaba ocorrendo tanto o tratamento excessivo (*overtreatment*) da doença indolente como o tratamento insuficiente (*undertreatment*) da doença agressiva. A RMm, incluindo imagens ponderadas por difusão, a espectroscopia por ressonância magnética e as sequências contrastadas, está sendo exaustivamente estudada no câncer de próstata e o seu papel nas estratégias de seleção e de vigilância de pacientes vai ser definido em breve. Estudos empregando novas modalidades de imagens, como a tomografia por emissão de pósitrons com ^{18}F-fluoreto de sódio e ^{11}C-colina, estão produzindo dados animadores no câncer de próstata e podem vir a contribuir algum dia para a vigilância de tumores de baixo risco (Scattoni et al., 2007; Jadvar et al., 2012).

Duas análises da expressão de genes já estão disponíveis no mercado para o câncer de próstata e são integradas a variáveis clínicas basais para proporcionar uma avaliação mais precisa do risco nos pacientes. O teste Oncotype DX® (Genomic Health, Inc., Redwood City, CA, EUA) mede os níveis de expressão de 17 genes específicos em quatro vias moleculares e visa predizer o risco de patologia adversa em homens com câncer de próstata de risco, segundo a NCCN, muito baixo, baixo e intermediário (Knezevic et al., 2013). O teste Prolaris® (Myriad Genetics, Inc., Salt Lake City, UT, EUA) mede 31 genes envolvidos na progressão do ciclo celular para predizer a progressão da doença e a mortalidade específica do câncer de próstata (Cuzick et al., 2011; Cooperberg et al., 2013). Não ficou claro qual vai ser o desempenho desses testes de expressão gênica e, com *odds ratio* relatadas na faixa de 1,5 a 3 para a predição da doença de baixo risco, a classificação acurada pode ser ruim (Pepe et al., 2004). Estudos de validação e comparações de igual para igual em andamento vão definir melhor o papel desses testes moleculares no câncer de próstata em estágio inicial e como eles vão melhorar a tomada de decisão quanto ao tratamento.

No futuro é provável que homens com câncer de próstata localizado recém diagnosticado sejam submetidos a uma avaliação da próstata empregando RMm, biópsias dirigidas de lesões consideradas suspeitas e assinaturas de expressão de genes que focam na determinação do perfil do câncer com base em vias moleculares associadas à agressividade (Cooperberg et al., 2013; Donovan e Cordon-Cardo, 2013; Haffner et al., 2013; Liu et al., 2013). Em associação a biomarcadores séricos e urinários, esse novo paradigma pode melhorar nossos atuais sistemas de estratificação, que se baseiam em grande parte na graduação pela microscopia ótica. Essa abordagem multidimensional pode melhorar a capacidade de selecionar candidatos apropriados à vigilância, bem como nossa capacidade de monitoramento longitudinal de lesões específicas na próstata quanto a evidências de progressão da doença.

REFERÊNCIAS

Para consultar a lista completa de referências, acesse www.expertconsult.com.

LEITURA SUGERIDA

Albertsen PC, Hanley JA, Fine J. 20-year outcomes following conservative management of clinically localized prostate cancer. JAMA 2005;293:2095-101.

Dall'Era MA, Albertsen PC, Bangma C, et al. Active surveillance for prostate cancer: a systematic review of the literature. Eur Urol 2012;62:976-83.

Lu-Yao GL, Albertsen PC, Moore DF, et al. Outcomes of localized prostate cancer following conservative management. JAMA 2009;302:1202-9.

Tosoian JJ, Trock BJ, Landis P, et al. Active surveillance program for prostate cancer: an update of the Johns Hopkins experience. J Clin Oncol 2011;29:2185-90.

114 | Prostatectomia Radical Aberta

Edward A. Schaeffer, MD, PhD, Alan W. Partin, MD, PhD e Herbert Lepor, MD

Prostatectomia Radical Retropúbica: Anatomia Cirúrgica

Técnica Cirúrgica

Tratamento Pós-operatório

Complicações

Modificações Cirúrgicas da Prostatectomia Radical Anatômica Clássica

Prostatectomia Radical de Socorro

Resumo da Prostatectomia Radical Retropúbica

Prostatectomia Radical Perineal

A maneira melhor de se curar um câncer que esteja confinado à próstata é a remoção cirúrgica total. A prostatectomia radical é a única forma de tratamento do câncer de próstata localizado que foi demonstrada num ensaio clínico randomizado controlado como reduzindo a progressão a metástases e à morte pela doença (Holmberg et al., 2002; Bill-Axelson et al., 2008). Além disso, com base num maior conhecimento da anatomia periprostática, vê-se hoje em dia menos sangramentos e melhores taxas pós-operatórias de continência e de potência (Walsh, 1998, 2000; Nielsen et al., 2008).

Tecnicamente a prostatectomia radical retropúbica (PRR) é uma das operações mais difíceis no campo da urologia. **Os três objetivos da cirurgia, pela ordem de importância, são o controle do câncer, a preservação do controle urinário e a preservação da função sexual.** Uma grande habilidade e muita experiência na seleção dos candidatos à cirurgia e na técnica operatória são necessárias para se atingir todos os três objetivos. Este capítulo resume nossa experiência, com a esperança de que ela vá encurtar a curva de aprendizado dos leitores. Está igualmente disponível uma descrição detalhada da técnica cirúrgica (Walsh e Garcia, 2004).

PROSTATECTOMIA RADICAL RETROPÚBICA: ANATOMIA CIRÚRGICA

Anatomia Venosa e Arterial

As veias da próstata drenam para o plexo de Santorini. É necessário se ter um conhecimento completo dessas veias para se evitar um sangramento excessivo e para se assegurar um campo livre de sangue à exposição da uretra membranosa e do ápice da próstata. **A veia dorsal profunda sai do pênis sob a fáscia de Buck, entre os corpos cavernosos, e penetra no diafragma urogenital, dividindo-se em três ramos principais: o ramo superficial e os plexos venosos lateral direito e lateral esquerdo** (Reiner e Walsh, 1979) (Fig. 114-1). O ramo superficial, que passa entre os ligamentos puboprostáticos, é a veia centralmente localizada sobrejacente ao colo da bexiga e à próstata. Essa veia é visualizada com facilidade ao início das operações retropúbicas e tem ramos comunicantes sobre a bexiga propriamente dita e para dentro da fáscia endopélvica. O ramo superficial se situa fora da fáscia prostática anterior.

O tronco comum e os plexos venosos laterais são recobertos e ocultos pela fáscia prostática e endopélvica. Os plexos venosos laterais seguem em direção posterolateral e se comunicam livremente com o plexo pudendo, o obturador e o vesical. Nas proximidades dos ligamentos puboprostáticos ramos pequenos do plexo lateral penetram frequentemente na musculatura da parede lateral pélvica e se comunicam com a veia pudenda interna. O plexo lateral se interliga a outros sistemas venosos, formando a veia vesical inferior, que desemboca na veia ilíaca interna. Devido às anastomoses livres entre o complexo de veias e os plexos, qualquer laceração dessas estruturas delicadas pode ocasionar uma perda sanguínea considerável.

A próstata recebe suprimento sanguíneo arterial da artéria vesical inferior. De acordo com Flocks (1937), depois de emitir pequenos ramos à vesícula seminal e à base da bexiga e da próstata, **a artéria vesical inferior termina em dois grandes grupos de vasos prostáticos: o grupo uretral e o capsular** (Fig. 114-2). Os vasos uretrais penetram na próstata na junção vesicoprostática posterolateral e suprem o colo vesical e a parte periuretral da glândula. Os ramos capsulares seguem em direção posterolateral ao longo da parede lateral pélvica na fáscia pélvica lateral, emitindo ramos que se dirigem ventral e dorsalmente para suprir a parte mais externa da próstata. Os vasos capsulares terminam como um pequeno aglomerado de vasos que suprem o assoalho pélvico. Ao exame histológico as artérias e veias capsulares se encontram circundadas por uma extensa rede de nervos (Walsh e Donker, 1982; Walsh et al., 1983; Lue et al., 1984; Lepor et al., 1985). **Esses vasos capsulares proporcionam o marco macroscópico para auxiliar na identificação dos ramos microscópicos do plexo pélvico que inervam os corpos cavernosos.**

A suprimento arterial mais importante aos corpos cavernosos deriva da artéria pudenda interna. Entretanto, **as artérias pudendas podem se originar da artéria obturadora, da vesical inferior e da vesical superior. Esses ramos aberrantes são divididos durante a prostatectomia radical por seguirem ao longo da parte inferior da bexiga e da superfície anterolateral da próstata.** Isso pode comprometer o suprimento arterial ao pênis, especialmente em pacientes de idade mais avançada, com um fluxo sanguíneo peniano limítrofe (Breza et al., 1989; Polascik e Walsh, 1995; Rogers et al., 2004).

Plexo Pélvico

A inervação autonômica dos órgãos pélvicos e da genitália externa se origina do plexo pélvico, que é formado por fibras pré-ganglionares eferentes viscerais parassimpáticas derivadas do plexo sacral (S2 a S4) e por fibras simpáticas provenientes do centro toracolombar por meio do nervo hipogástrico (Walsh e Donker, 1982; Lue et al., 1984; Lepor et al., 1985; Schlegel e Walsh, 1987; Walsh, 2007) (Fig. 114-1). Em indivíduos do sexo masculino, o plexo pélvico tem localização retroperitoneal ao lado do reto, de 5 a 11 cm da borda anal, e forma uma placa retangular fenestrada que se situa no plano sagital, com seu ponto médio ao nível da extremidade da vesícula seminal.

Os ramos da artéria e veia vesical inferior que suprem a bexiga e a próstata perfuram o plexo pélvico. Por essa razão, a ligadura do assim chamado *pedículo lateral* em sua parte média não apenas interrompe os vasos como também efetua a transecção do suprimento nervoso à

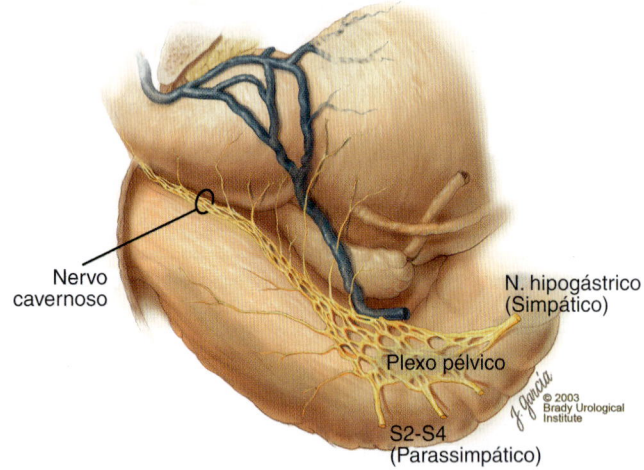

Figura 114-1. Localização dos ramos superficiais e profundos da veia dorsal em seu trajeto sobre a superfície anterior e a superfície anterolateral da próstata. Veja o tronco comum, localizado imediatamente acima da uretra. É neste local que é efetuada a transecção da veia dorsal. O plexo pélvico: A inervação autonômica dos órgãos pélvicos é proveniente do plexo pélvico, que é formado pelas fibras parassimpáticas que se originam do centro sacro (S2 a D4) e das fibras simpáticas que se originam do centro toracolombar através do nervo hipogástrico. O plexo pélvico emite ramos viscerais que inervam a bexiga, o ureter, as vesículas seminais, a próstata, o reto, a uretra membranosa e os corpos cavernosos. Os ramos que inervam os corpos cavernosos penetram numa distribuição em borrifador num ponto 20 a 30 mm distal à junção da próstata com a bexiga, continuando distalmente em direção posterolateral até a próstata. N., nervo. (© Brady Urological Institute.)

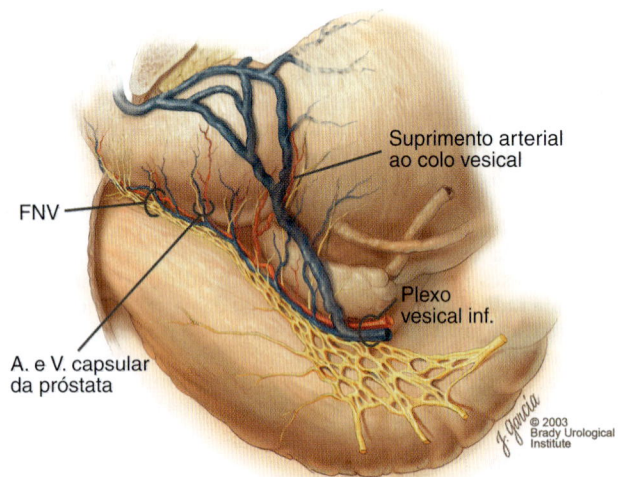

Figura 114-2. Suprimento arterial da próstata. A artéria vesical inferior termina em dois grandes grupos de vasos. Um dos grupos, o dos vasos uretrais, penetra na próstata na junção vesicoprostática posterolateral e supre o colo vesical e as partes periuretrais da glândula. O segundo grupo, o dos ramos capsulares, segue ao longo da parede pélvica lateral na fáscia pélvica lateral até a próstata, emitindo ramos que se dirigem ventral e dorsalmente para suprir a parte mais externa da próstata. Essas artérias e veias capsulares se associam intimamente aos ramos do plexo pélvico, formando o feixe neurovascular (FNV), que é utilizado como marco macroscópico para auxiliar na identificação dos ramos microscópicos desses nervos. Veja que no ápice pequenos ramos dos nervos seguem anteriormente, em direção oposta aos vasos. A., artéria; inf., inferior; V., veia. (© Brady Urological Institute.)

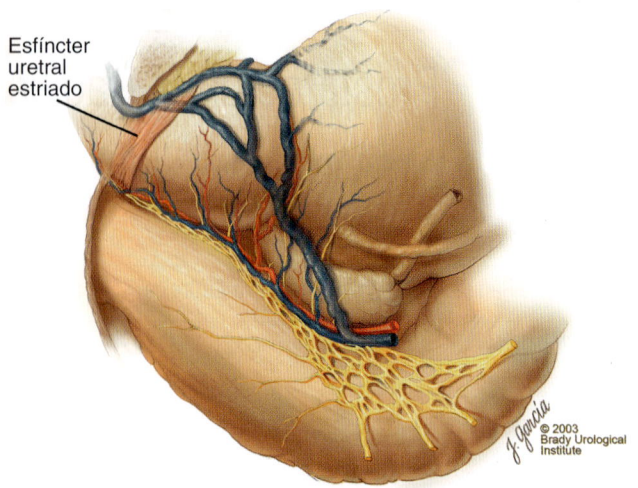

Figura 114-3. O esfíncter uretral estriado, com a fáscia a seu redor, é uma bainha tubular orientada verticalmente, que circunda os ramos membranosos. O complexo venoso dorsal segue através do plexo esfinctérico. (© Brady Urological Institute.)

próstata, à uretra e aos corpos cavernosos. O plexo pélvico emite ramos viscerais que inervam a bexiga, o ureter, as vesículas seminais, a próstata, o reto, a uretra membranosa e os corpos cavernosos. Além disso, ramos contendo axônios motores somáticos passam pelo plexo pélvico para suprir o músculo levantador do ânus, o coccígeo e a musculatura uretral estriada. **As terminações nervosas que inervam a próstata passam por fora da cápsula prostática e da fáscia de Denonvilliers até perfurar a cápsula e penetrar na glândula.**

Os ramos à uretra membranosa e aos corpos cavernosos também seguem em direção dorsolateral por fora da cápsula prostática, na fáscia pélvica lateral entre a próstata e o reto (Fig. 114-1). Embora esses nervos sejam microscópicos, sua localização anatômica pode ser estimada intraoperatoriamente usando-se como marco os vasos capsulares. Essa estrutura, que é designada aqui como feixe neurovascular (FNV), foi denominada como *FNV de Walsh* (Stedman's Medical Dictionary – Dicionário Médico Stedman, 2000) (Fig. 114-2). Como ressaltaram Takenada et al. (2004) e Costello et al. (2004), os ramos cavernosos se unem às artérias e veias capsulares numa distribuição em borrifador para formar o FNV de 20 a 30 mm distalmente à junção da bexiga com a próstata (Fig. 114-2). Os FNV estão localizados na fáscia pélvica lateral, *entre* a fáscia da próstata e aquela do elevador do ânus. No ápice da próstata os ramos dos nervos aos corpos cavernosos e ao esfíncter estriado também têm uma distribuição em borrifador tanto anterior quanto posteriormente, com uma variação ampla (Costello et al., 2004; Takenaka et al., 2005). Depois de perfurar o diafragma urogenital, os ramos nervosos passam por trás da artéria peniana dorsal e do nervo peniano dorsal antes de penetrar nos corpos cavernosos (Walsh e Donker, 1982).

Esfíncter Uretral Estriado

Ao nível da uretra membranosa, o esfíncter externo é representado frequentemente como um "sanduíche" de músculos no plano horizontal. No entanto, Oelrich (1980) demonstrou claramente que o esfíncter uretral estriado, com a fáscia que o rodeia, é uma bainha tubular orientada verticalmente que circunda a uretra membranosa. No período intrauterino esse esfíncter se estende sem interrupção da bexiga até a membrana perineal. Ao se desenvolver a partir da uretra a próstata invade e adelgaça o músculo do esfíncter, causando uma redução ou atrofia parcial do músculo (Fig. 114-3).

Nos adultos, as fibras do ápice da próstata têm forma de ferradura e formam um esfíncter estriado tubular em torno da uretra membranosa. Nas proximidades do ápice da próstata as bordas se fundem na

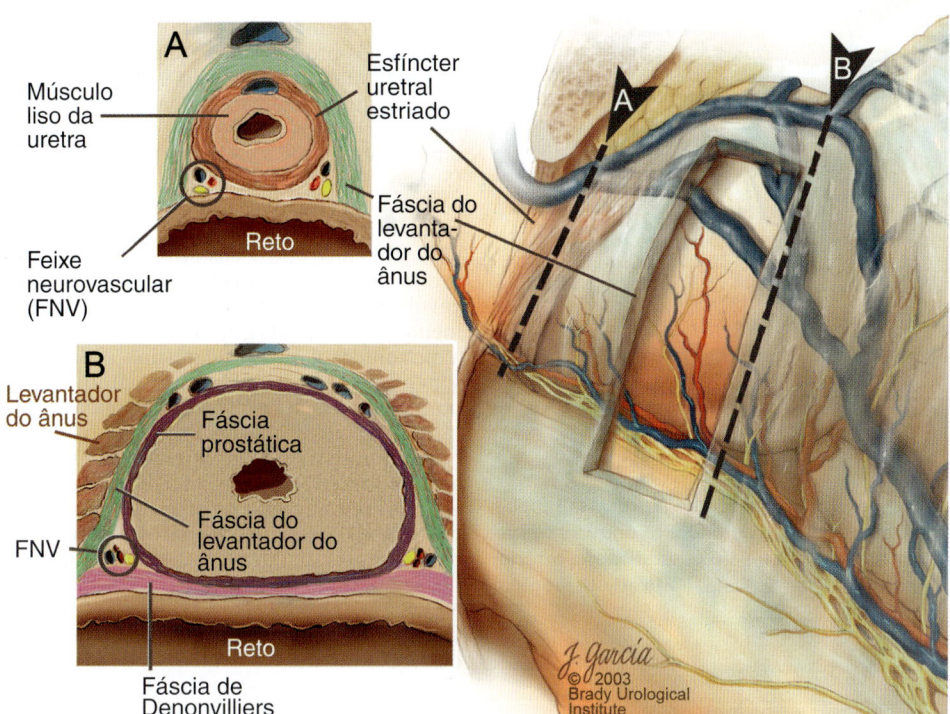

Figura 114-4. A, Um corte transversal através do ápice da próstata demonstrando a relação entre a fáscia circundando o esfíncter estriado e o músculo liso da uretra. Observe que a esse nível o esfíncter estriado circunda circunferencialmente a uretra. Veja que os feixes neurovasculares (FNV) se situam posterolateralmente ao esfíncter estriado circunferencial. B, Um corte transversal pela parte média da próstata demonstrando a relação entre a fáscia do levantador do ânus, a fáscia de Denonvilliers e a fáscia prostática. Veja que os FNV estão localizados entre as camadas da fáscia do levantador do ânus e a fáscia prostática. A fáscia prostática deve permanecer sobre a próstata para a realização correta da operação poupando nervos. (© Brady Urological Institute.)

linha média posteriormente (Fig. 114-4A). Assim, conforme demonstrou Myers, a próstata não se apoia sobre um diafragma urogenital transverso plano, como uma maçã sobre uma prateleira, sem um músculo estriado proximalmente ao ápice. Em vez disso, o esfíncter estriado externo é mais tubular e tem fixações amplas sobre a fáscia da próstata nas proximidades do ápice. Isso tem implicações importantes para a dissecção apical e a reconstrução da uretra no que concerne à preservação do controle urinário no pós-operatório (Walsh et al., 1990).

O esfíncter estriado contém fibras de contração lenta resistentes à fadiga que são responsáveis pelo controle urinário passivo. A continência ativa é obtida pela contração voluntária da musculatura elevadora – do ânus, que circunda o ápice da próstata e a uretra membranosa. Algumas das fibras do elevador do ânus (levantador da uretra, pubouretral) circundam a uretra proximal e o ápice da próstata e se inserem posteriormente no corpo perineal na linha média (Myers, 1991, 1994). **O nervo pudendo constitui o principal suprimento nervoso ao esfíncter estriado e ao levantador do ânus.** Quando são instruídos a executar exercícios do esfíncter no período pós-operatório, os pacientes contraem na realidade a musculatura elevadora do ânus. Entretanto, como o músculo uretral estriado tem uma inervação semelhante, eles exercitam igualmente esse músculo importante. Os nervos motores somáticos que seguem pelo plexo pélvico fornecem uma inervação adicional à musculatura do assoalho pélvico (Zvara et al., 2004; Takenaka et al., 2005).

Fáscia Pélvica

A próstata é recoberta por três camadas fasciais distintas e separadas: a fáscia de Denonvilliers, a fáscia prostática (também designada como *cápsula da próstata*) e a fáscia do elevador do ânus. A fáscia de Denonvilliers é uma camada fina e delicada de tecido conectivo localizada entre as paredes anteriores do reto e da próstata (Fig. 114-4B). Essa camada fascial se estende em sentido cranial para recobrir a superfície posterior das vesículas seminais e se situa bem próxima da cápsula prostática posterior. Essa fáscia é mais proeminente e mais densa nas proximidades da base da próstata e das vesículas seminais e se adelgaça acentuadamente à medida que se estende caudalmente até terminar no esfíncter uretral estriado. Ao exame microscópico é impossível se discernir as camadas posteriores e anteriores dessa fáscia (Jewett et al., 1972). Por essa razão é preciso se excisar completamente essa fáscia para se obter margens cirúrgicas adequadas.

Além da fáscia de Denonvilliers, a próstata é revestida também pela fáscia prostática que se encontra em continuidade direta com o parênquima da próstata. As tributárias principais da veia dorsal do pênis e do plexo de Santorini seguem pela fáscia prostática anterior. Lateralmente a fáscia prostática se funde à fáscia do levantador do ânus, que recobre a musculatura pélvica, formando a fáscia pélvica lateral (Fig. 114-5) (Myers, 1991, 1994). Posterolateralmente a fáscia do elevador do ânus se separa da próstata e segue imediatamente adjacente à musculatura pélvica que circunda o reto. **A próstata recebe seu suprimento sanguíneo e sua inervação autonômica entre as camadas da fáscia do elevador do ânus e da fáscia prostática** (Figs. 114-4B e 114-5).

A fáscia pélvica lateral e a fáscia pélvica anterior são refletidas em relação à próstata num esforço para se evitar lesões à veia dorsal do pênis e ao plexo de Santorini durante a prostatectomia radical perineal. Isso explica a reduzida perda sanguínea associada à via perineal. Na realização da PRR a próstata é abordada por fora desses revestimentos fasciais. Por essa razão, é preciso se ligar o complexo venoso dorsal e se dividir a fáscia pélvica lateral (Walsh et al., 1983).

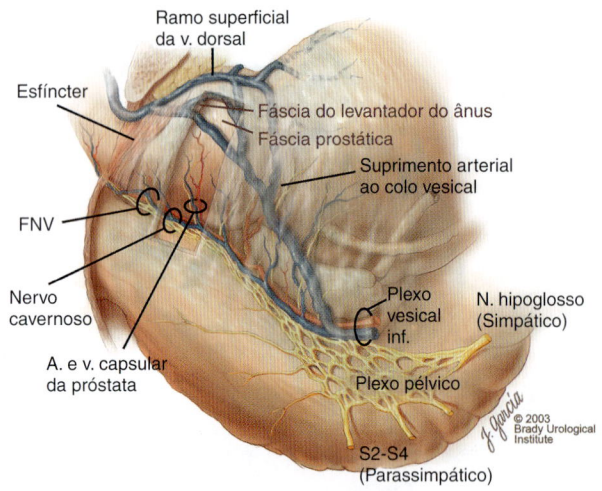

Figura 114-5. Uma tomada lateral mostrando que a próstata recebe seu suprimento sanguíneo e sua inervação autonômica entre as camadas da fáscia do levantador do ânus e a fáscia prostática. A., artéria; inf., inferior; FNV, feixe neurovascular; v., veia. (© Brady Urological Institute.)

TÉCNICA CIRÚRGICA

Preparação Pré-operatória

A avaliação pré-operatória deve incluir uma revisão focalizada dos sistemas; uma completa história clínica, cirúrgica e de anestesia; um levantamento de todas as medicações utilizadas; e exame físico; e testes laboratoriais pré-operatórios de rotina. As complicações associadas à PRR acarretando risco de vida para o paciente são raras e incluem infartos do miocárdio, acidentes vasculares cerebrais (AVC), arritmias cardíacas, embolias pulmonares, hemorragias e reações à anestesia. A avaliação pré-operatória precisa identificar candidatos que tenham um risco aumentado desses eventos de mortalidade para intervir de modo a atenuar esses riscos.

A avaliação pré-operatória deveria identificar os fatores que possam aumentar a dificuldade técnica do procedimento cirúrgico, incluindo cirurgias prévias e radioterapia abdominal ou pélvica anterior, histórico de cirurgia transuretral, biópsias extensas da próstata, uma história de doença inflamatória intestinal significativa, uso anterior de malhas durante reparos de hérnia inguinal ou incisional e tamanho da próstata. Embora nenhum desses fatores constitua uma contraindicação à PRR, um maior nível de habilidade e de experiência pode ser necessário para se reduzir a um mínimo as complicações.

A observação de que até 15% a 20% dos homens vêm a apresentar uma hérnia inguinal após a PRR indicou que esse procedimento cirúrgico predispõe diretamente ao desenvolvimento de hérnias (Regan, 1996; Lodding, 2001; Nielsen e Walsh, 2005). Aproximadamente 15% dos homens submetendo-se a uma prostatectomia radical vão ter uma hérnia inguinal concomitante detectada caso seja realizado um exame inguinal apropriado (Lepor e Robbins, 2007). Em muitos desses casos as hérnias inguinais são assintomáticas. Essas observações sugerem que uma PRR pode transformar uma hérnia inguinal assintomática numa hérnia sintomática. Em vista disso, deve-se proceder ao exame do canal inguinal com uma manobra de Valsalva, possibilitando reparos properitoneais de hérnias por ocasião da prostatectomia radical.

A cirurgia é adiada por 6 a 8 semanas após uma biópsia com agulha da próstata e por 12 semanas após uma ressecção transuretral da próstata. Esse retardo possibilita a resolução de aderências inflamatórias ou hematomas, de modo que as relações anatômicas entre a próstata e as estruturas circunvizinhas estejam num estado normal antes da cirurgia. Isso é particularmente importante em casos de expectativa de preservação intraoperatória dos FNV e de se evitar uma lesão retal.

A doação de sangue autólogo não é realizada em nossa instituição porque a frequência de transfusões é inferior a 1%. As proteínas estimuladoras de eritrócitos, que ainda não foram aprovadas pela Food and Drug Administration dos EUA, foram demonstradas como elevando o hematócrito em pontos percentuais médios, diminuindo a anemia pós-prostatectomia (Rosenblum et al., 2000). O hematócrito relativamente mais elevado à alta, atribuível ao uso das proteínas estimuladoras de eritrócitos, afeta o ritmo da recuperação porque o hematócrito pós-operatório foi demonstrado como influenciando tanto o tempo até a volta ao trabalho como o retorno às atividades (Sultan et al., 2008).

A American Urological Association publicou recentemente diretrizes de melhor prática quanto ao uso de antibióticos profiláticos em procedimentos cirúrgicos urológicos (Wolf et al., 2008). Os regimes profiláticos recomendados em cirurgias abertas ou laparoscópicas envolvendo a entrada no trato urinário são uma cefalosporina de primeira ou de segunda geração ou um aminoglicosídeo em combinação a metronidazol ou a clindamicina. A duração da terapia não deve ser superior a 24 horas. Nós empregamos rotineiramente uma cefalosporina de primeira geração isoladamente e temos uma frequência de infecção muito abaixo de 1%.

A administração pré-operatória de fármacos anticoagulantes e antiplaquetários empregados no tratamento de condições clínicas específicas, tais como próteses valvares, fibrilação atrial e o implante de *stents* arteriais coronários, deve ser realizada em conjunto com o especialista em medicina interna ou o cardiologista. Com quase 1 milhão de intervenções coronárias ocorrendo a cada ano, e a maioria delas incluindo o implante de um *stent* com eluição de fármacos, a administração da terapia antiplaquetária prescrita pode ocasionar um desafio em termos de se equilibrar o risco de trombose do *stent* e o de sangramento perioperatório. Na maioria dos casos, a trombose do *stent* é um evento catastrófico, acarretando complicações que colocam em risco a vida do paciente (Cutlip et al., 2001). Um meio termo razoável em homens com *stents* com eluição de fármacos submetendo-se à PRR consiste em se suspender no período pré-operatório a tienopiridina, continuando-se a terapia por aspirina, e reiniciar-se essa medicação tão logo houver indicação clínica para isso (Grines et al., 2007).

Prescreve-se para os pacientes uma dieta líquida clara no dia anterior à cirurgia, solicita-se que eles bebam meio frasco de citrato de magnésio à noite e façam um enema na manhã da cirurgia. Eles são admitidos ao hospital nesse dia.

Instrumentos Especiais

A PRR requer poucos instrumentos especiais. Uma fonte de luz de fibra óptica presa à cabeça é essencial, porque grande parte do procedimento é realizada por sob o púbis, numa área em que a visualização pode ser difícil. Um retrator Balfour padrão, com pás maleáveis tanto estreitas como largas, é útil durante a dissecção dos linfonodos e se torna necessário durante a prostatectomia radical para proporcionar a retração cranial e posterior sobre o peritônio e a bexiga. Fórceps de coagulação; pinças de ângulo reto pequenas, finas e regulares; tesouras Metzenbaum e Jamison; e lupas de aumento de 2,5 e 4,5 vezes são os únicos outros instrumentos especializados que devem estar disponíveis.

Anestesia, Incisão e Linfadenectomia

A anestesia preferida é a anestesia geral endotraqueal. Recomenda-se que o anestesiologista mantenha uma hipotensão relativa, com uma pressão arterial sistólica não superior a 100 mm Hg, e limite a reposição líquida cristaloide a 1.500 mL até que a próstata seja removida (Davies et al., 2004). O paciente é colocado na posição de decúbito dorsal. Pode-se flexionar a mesa em homens obesos para se aumentar a distância entre o umbigo e o púbis.

A pele é preparada e coberta com campos estéreis – da maneira habitual. Um cateter Foley de Silastic nº 16 é introduzido na bexiga, inflado com 20 mL de soro fisiológico e conectado a uma drenagem fechada estéril contínua. Um cirurgião destro sempre fica do lado esquerdo do paciente.

Faz-se uma incisão abdominal inferior extraperitoneal estendendo-se do púbis ao umbigo. A fáscia anterior é incisada inferiormente até o púbis, os músculos retos são separados na linha média e a fáscia transversal é aberta de forma penetrante para expor o espaço de Retzius. O peritônio é mobilizado lateralmente em relação aos vasos ilíacos externos até a bifurcação da artéria ilíaca comum. **Toma-se o cuidado de preservar os tecidos moles que recobrem a artéria ilíaca externa, contendo os canais linfáticos que drenam o membro inferior.** A

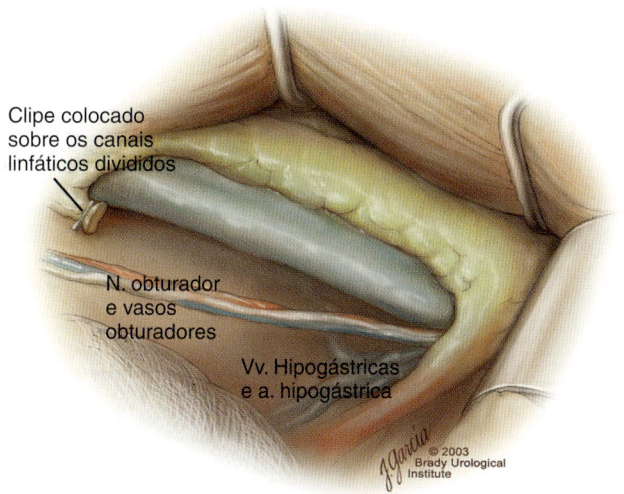

Figura 114-6. Perspectiva da pelve direita após o término da dissecção para fins de classificação do estágio dos linfonodos pélvicos. Veja que o tecido fibroadiposo sobrejacente à artéria ilíaca externa não foi afetado e que o nervo obturador, os vasos obturadores e as veias (Vv.) hipogástricas sobre o assoalho pélvico foram reduzidos a um esqueleto. a., artéria; N., nervo. (© Brady Urological Institute.)

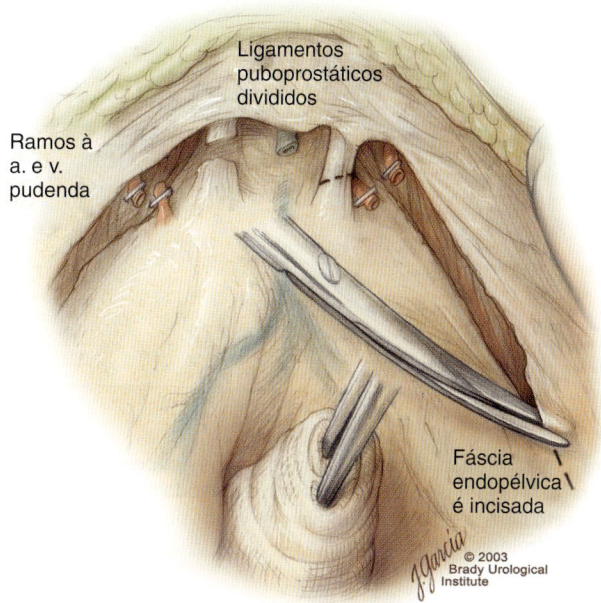

Figura 114-7. Incisão da fáscia endopélvica e divisão dos ligamentos puboprostáticos. A incisão na fáscia endopélvica é feita na junção com a parede pélvica lateral e em direção oposta à próstata e à bexiga. Anteriormente, nas proximidades dos ligamentos puboprostáticos, os pequenos ramos arteriais e venosos dos vasos pudendos internos foram fixados por clipes e divididos. Os ligamentos puboprostáticos são divididos superficialmente em profundidade suficiente para expor a junção entre o ápice da próstata e a superfície anterior do complexo venoso dorsal. O componente pubouretral do complexo, no entanto, permanece intacto para preservar a fixação anterior do esfíncter estriado ao púbis. a., artéria; v. veia. (© Brady Urological Institute.)

interrupção desses canais linfáticos pode ocasionar edema do membro inferior e a formação de linfoceles. Essa manobra é efetuada sem se dividir o ducto deferente. A seguir se coloca um retrator Balfour de autofixação. A exposição para a dissecção dos linfonodos é facilitada pela colocação de uma pá maleável estreita fixada ao retrator Balfour, por sob o ducto deferente mobilizado, para deslocar superiormente o peritônio, e de um retrator Deaver profundo para efetuar a retração medial da bexiga. Entretanto, se o ducto deferente não estiver dividido, a tração sobre o cordão espermático é absorvida pelo ducto deferente, e uma orquialgia persistente é rara.

A dissecção dos linfonodos pélvicos é realizada antes da prostatectomia radical. A dissecção é iniciada do lado ipsilateral ao tumor principal na próstata, dividindo-se a adventícia sobre a veia ilíaca externa (Fig. 114-6). Os canais linfáticos sobrejacentes à artéria ilíaca externa são preservados. A dissecção prossegue externamente por sob a veia ilíaca externa até a parede pélvica lateral e em seguida inferiormente até o canal femoral, no qual os canais linfáticos são ligados num ponto conveniente. Não há necessidade de se remover o linfonodo de Cloquet. A dissecção prossegue então em sentido cranial ao longo da parede pélvica lateral até a bifurcação da artéria ilíaca comum, onde são removidos os linfonodos no ângulo entre a artéria ilíaca externa e a hipogástrica. Remove-se a seguir os linfonodos obturadores, com cuidado para evitar a lesão ao nervo obturador. A artéria e a veia obturadora são dissecadas ao máximo possível, mas geralmente são deixadas inalteradas e não são ligadas, a não ser que ocorra um sangramento excessivo. A dissecção continua então inferiormente até o assoalho pélvico, expondo as veias hipogástricas. Essa dissecção ampla remove mais linfonodos que numa dissecção mais limitada, melhorando a classificação do estágio e proporcionando um benefício terapêutico potencial em alguns pacientes (Allaf et al., 2004; Palapattu et al., 2004). Um procedimento semelhante é executado do lado oposto. **Exame de congelação não é realizado caso o paciente apresente um tumor bem diferenciado a moderadamente diferenciado (grau Gleason < 8) e os linfonodos se mostrem normais à apalpação** (Sgrignoli et al., 1994; Cadeddu et al., 1997).

Exposição

É necessário se deslocar superiormente o peritônio para se expor a superfície anterior da próstata. Uma pá maleável é utilizada para se retrair superiormente o peritônio e se deslocar a bexiga cuidadosamente em direção posterior.

Incisão na Fáscia Endopélvica

O tecido fibroadiposo que recobre a próstata é afastado cuidadosamente por dissecção para se expor a fáscia pélvica, os ligamentos puboprostáticos e o ramo superficial da veia dorsal.

A fáscia endopélvica é incisada no ponto em que se reflete sobre a parede lateral pélvica, bem distante de suas fixações à bexiga e à próstata (Fig. 114-7). O ponto de incisão é aquele em que a fáscia é transparente, revelando a musculatura levantadora do ânus subjacente. Uma incisão mais medial pode levar à entrada no plexo venoso lateral de Santorini, que passa ao lado da próstata, acarretando um sangramento venoso persistente. Por sob esse complexo venoso se situam as artérias prostáticas e os ramos do plexo pélvico que seguem em direção à próstata, à uretra e aos corpos cavernosos.

A incisão na fáscia endopélvica é então estendida cuidadosamente em sentido anteromedial em direção aos ligamentos puboprostáticos. Isso possibilita que o cirurgião apalpe a superfície lateral da próstata. **Nesse ponto são encontrados pequenos ramos arteriais e venosos dos vasos pudendos, que perfuram a musculatura pélvica para suprir a próstata. Esses vasos devem ser ligados por clipes para se evitar uma lesão por coagulação à artéria pudenda e ao nervo pudendo, que têm localização imediatamente profunda a esse músculo ao seguirem ao longo do ramo do púbis.**

Divisão dos Ligamentos Puboprostáticos

O tecido fibroadiposo que recobre o ramo superficial da veia dorsal e os ligamentos puboprostáticos é afastado delicadamente para se preparar a divisão dos ligamentos sem lesão ao ramo superficial da veia dorsal. O ramo superficial é coagulado e dividido depois de ser afastado por dissecção da borda medial dos ligamentos. Após a remoção de todo o tecido fibroadiposo, usa-se uma esponja em bastão para deslocar a próstata cuidadosamente em direção posterior e se usa uma tesoura para dividir cada um dos ligamentos (Fig. 114-7).

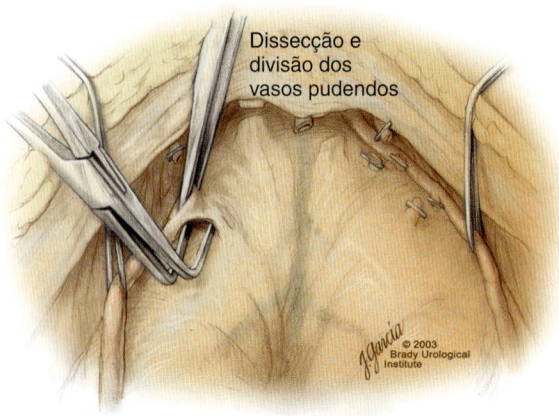

Figura 114-8. Preservação de grandes artérias pudendas acessórias bilaterais. A fáscia prostática anterior é elevada por uma pinça em ângulo reto para facilitar a liberação dos vasos pudendos acessórios. (© Brady Urological Institute.)

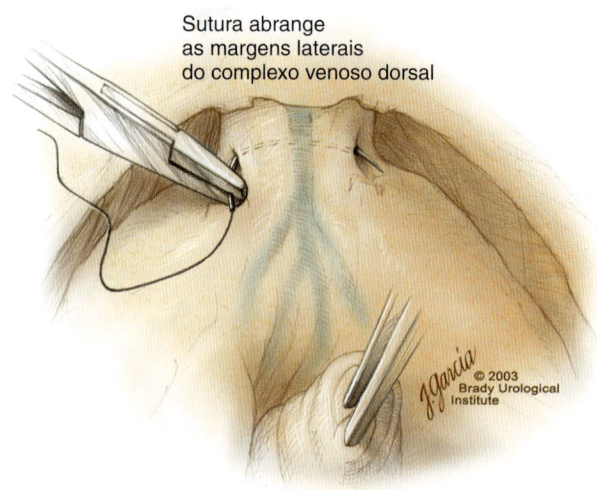

Figura 114-9. Etapas na ligadura e na divisão do complexo venoso dorsal. Uma sutura Monocryl 3-0 é introduzida superficialmente através do complexo venoso dorsal, num ponto imediatamente distal ao ápice da próstata. (© Brady Urological Institute.)

A dissecção deve continuar em sentido inferior o suficiente para expor a junção entre o ápice da próstata e a superfície anterior do complexo venoso dorsal no ponto em que ele vai ser dividido. O componente pubouretral do complexo deve ser poupado para se preservar a fixação anterior do esfíncter uretral estriado ao púbis (Burnett e Mostwin, 1998).

Preservação das Artérias Pudendas Acessórias

A insuficiência arterial é um fator que contribui para a disfunção erétil em pacientes após uma PRR com preservação dos FNV. Uma origem dessa insuficiência pode provir de artérias pudendas acessórias que passam sobre a superfície anterolateral da próstata. Essas artérias foram encontradas em 70% das dissecções de cadáveres e em 7% dos pacientes por angiografia pudenda interna seletiva. Artérias pudendas internas grandes e visíveis estão presentes em 4% dos homens (Rogers et al., 2004).

Como a liberação de artérias acessórias pode se associar a uma perda sanguínea significativa, tornando necessária a ligadura e a divisão imediatas do complexo venoso dorsal, é útil se completar a dissecção contralateral antes de se liberar os vasos acessórios. Por essa razão, nos casos em que esses vasos parecem ser proeminentes e estão presentes unilateralmente, deve-se dividir primeiro a fáscia endopélvica e os ligamentos puboprostáticos. A técnica cirúrgica para a preservação das artérias começa pela divisão da fáscia endopélvica lateralmente aos vasos e pela divisão dos ligamentos puboprostáticos (os vasos estão debaixo dos ligamentos puboprostáticos) (Rogers et al., 2004). A seguir se usa um reparo vascular para se elevar a artéria; a artéria acessória é então liberada de sua fáscia de revestimento por uma dissecção penetrante e uma pinça em ângulo reto (Fig. 114-8). As tributárias venosas são divididas à medida que a dissecção prossegue. Por vezes pode haver uma substancial perda sanguínea pelo complexo venoso sobre a próstata; a hemostasia, porém, em geral é obtida com facilidade por uma sutura contínua com fio absorvível 4-0. A dissecção deve se estender em sentido caudal além do ponto em que o complexo venoso dorsal vai ser dividido.

Ligadura do Complexo Venoso Dorsal

O objetivo é dividir o complexo com um mínimo de perda sanguínea, ao mesmo tempo em que se evita um dano ao esfíncter estriado e a penetração inadvertida no ápice anterior da próstata. Utilizando-se uma esponja em bastão para empurrar posteriormente a próstata, executa-se uma sutura com Monocryl 3-0 através do complexo venoso dorsal, num ponto imediatamente distal ao ápice da próstata (Fig. 114-9). Ao efetuar essa sutura o cirurgião deve ficar de frente para a cabeceira da mesa, apoiando o porta-agulhas no púbis, perpendicularmente ao paciente. Em seguida se reverte a agulha no porta-agulhas e se efetua a mesma sutura através do pericôndrio da sínfise pubiana (Fig. 114-10). Uma vez

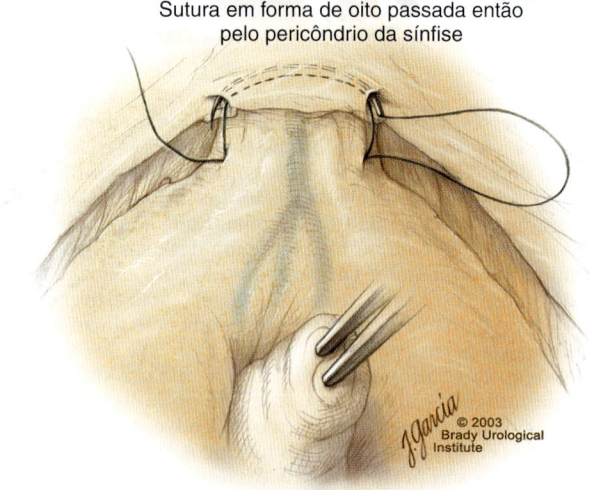

Figura 114-10. A seguir, a agulha é revertida no porta-agulhas e a mesma sutura é passada através do pericôndrio da sínfise pubiana. Essa manobra é repetida para formar uma sutura horizontal em colchão em forma de oito, que é então atada. (© Brady Urological Institute.)

efetuada essa sutura horizontal em colchão, três objetivos importantes são atingidos: (1) controle de grande parte do sangramento venoso sem um efeito de "aglomeração" – é muito mais fácil se dividir essa superfície plana; (2) recapitulação dos ligamentos puboprostáticos de modo a proporcionar um suporte anterior adicional ao esfíncter estriado; e (3) fixação anterior do complexo venoso dorsal. Isso possibilita ao cirurgião visualizar o plano sobre o ápice anterior da próstata durante a divisão do complexo venoso dorsal. A sutura não é cortada; ela vai ser usada após a divisão da veia dorsal para a ligadura de vasos sangrando. A seguir se usa uma pinça Babcock para unir as duas bordas da fáscia endopélvica. Uma sutura em oito Caprosyn 2-0 é feita então através desse tecido aglomerado sobre a superfície anterior da próstata, nas proximidades do colo da bexiga. Isso reduz o sangramento pelas veias dorsais proximais, que pode ser excessivo em alguns pacientes portando válvulas venosas incompetentes (Fig. 114-11).

Dissecção Apical

A dissecção apical constitui a etapa mais complexa e mais importante da operação. É preciso se dividir com cuidado o esfíncter estriado

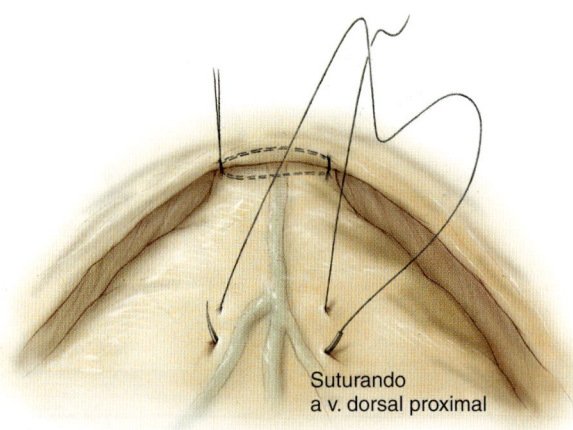

Figura 114-11. Uma sutura absorvível 2-0 em forma de oito é colocada sobre a superfície anterior da próstata para reduzir po sangramento a partir do complexo venoso dorsal proximal. v., veia. (© Brady Urological Institute.)

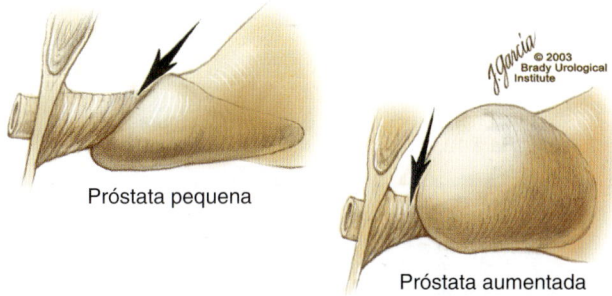

Figura 114-12. Conforme ressaltado por Myers (1991), há uma variabilidade considerável na forma do ápice da próstata. Ele pode ter uma inclinação suave em pacientes com próstata pequena, enquanto em pacientes com a próstata aumentada pode haver um ângulo abrupto de 90°. O conhecimento dessa variabilidade é importante para se evitar a excisão de um volume excessivo do esfíncter estriado. (© Brady Urological Institute.)

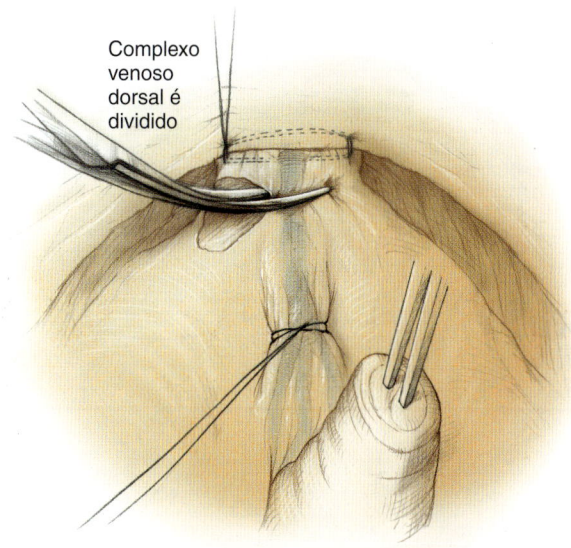

Figura 114-13. Com uma esponja em bastão deprimindo posteriormente a próstata, o complexo venoso dorsal é dividido a partir da borda esquerda. (© Brady Urological Institute.)

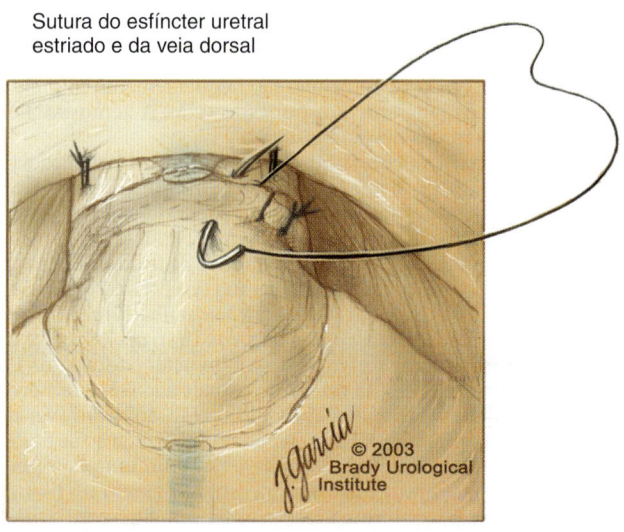

Figura 114-14. Com a mesma sutura Monocryl 3-0 que foi utilizada anteriormente para a ligadura do complexo venoso dorsal, a borda superficial do esfíncter uretral estriado distal-complexo venoso dorsal é suturada cuidadosamente para se ter uma hemostasia perfeita. (© Brady Urological Institute.)

e a veia dorsal circundante para se evitar uma incisão inadvertida no ápice da próstata, o local mais comum de margens positivas. O sangramento a partir do complexo venoso dorsal deve ser controlado sem lesão ao esfíncter estriado circunvizinho, o mecanismo de continência responsável pelo controle urinário passivo. Durante essas manobras os FNV não devem ser lesados por uma tração excessiva, por cauterização ou por uma transecção inadvertida.

Divisão do Complexo Venoso Dorsal. Conforme ressaltado por Myers (1991), há uma variabilidade acentuada na forma do ápice da próstata (Fig. 114-12). Por essa razão, nós não introduzimos um instrumento às cegas e agressivamente através do complexo. Em vez disso, a dissecção deve ser abordada pela divisão direta e pela avaliação visual dos marcos. Com a aplicação de uma leve pressão descendente sobre a superfície anterior da próstata por uma esponja em bastão, usa-se uma tesoura Metzenbaum ou um bisturi nº 15 para se dividir o complexo. Essa divisão é iniciada comumente na borda esquerda do complexo, em que a junção ao ápice da próstata em geral pode ser bem visualizada (Fig. 114-13). Como o complexo distal está fixado anteriormente à pressão descendente pela esponja em bastão, é possível visualizar o plano exato entre a junção da superfície anterior da próstata e a musculatura estriada. Assim, as lupas possibilitam ao cirurgião distinguir as características teciduais e evitar margens positivas. Esse é o local mais comum de margens cirúrgicas positivas, porque pode ser difícil se identificar a superfície apical anterior da próstata. Também é útil se apoiar a tesoura sobre o ápice anterior para se encontrar o plano correto.

Há uma dificuldade importante na execução dessa manobra. Como a dissecção prossegue em direção posterior, **se o esfíncter estriado for dividido num ponto muito próximo do ápice da próstata há o risco de que o FNV possa ser lesado. Ao se aproximar do ápice da próstata, o FNV apresenta frequentemente uma fixação medial sob o esfíncter estriado por um vaso apical** (Walsh et al., 2000b). Em consequência disso, as bordas laterais do esfíncter ao longo da uretra devem ser divididas obliquamente a meio caminho entre o ápice da próstata e o assoalho pélvico. É obrigatório se ter um controle absoluto do sangramento venoso pelo complexo venoso dorsal para que o restante do procedimento possa ser realizado num campo sem sangue. Para se obter a hemostasia, a sutura Monocryl 3-0 numa agulha em 5/8 colocada anteriormente é utilizada para se fechar as bordas superficiais do esfíncter uretral estriado-complexo venoso dorsal (Fig. 114-14). **Ao efetuar essa sutura contínua o cirurgião deve ficar de frente para a cabeceira da mesa, apoiando o porta-agulha no púbis, perpendicularmente ao paciente.** As bordas superficiais do complexo podem ser aproximadas com facilidade caso o porta-agulha seja seguro frouxa-

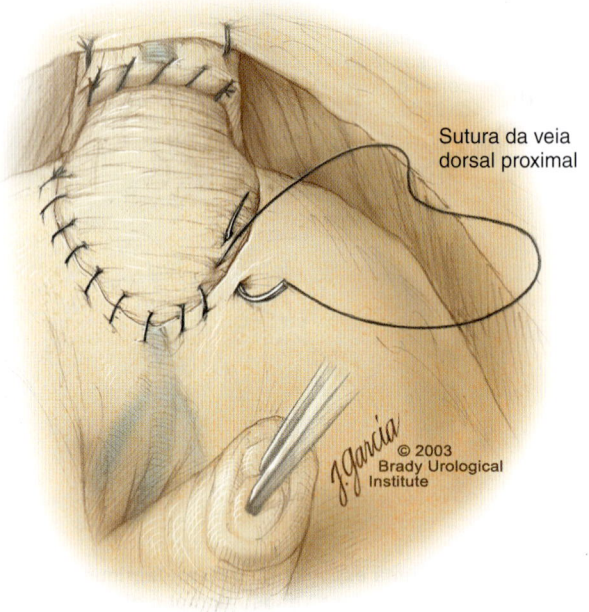

Figura 114-15. O complexo venoso dorsal sobre a superfície anterior da próstata é suturado em forma de um V por uma sutura corrida absorvível 2-0. (© Brady Urological Institute.)

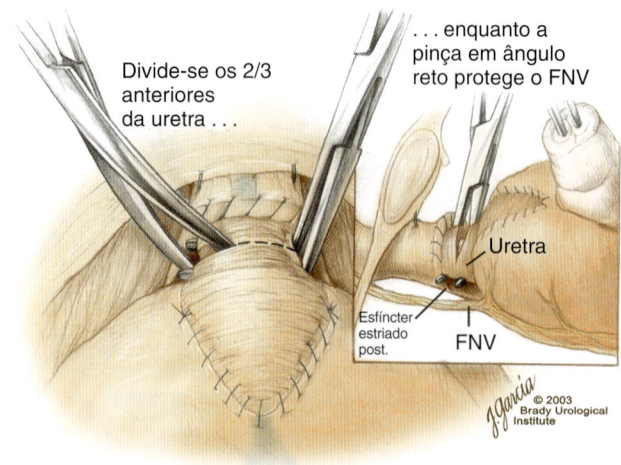

Figura 114-16. Uma pinça em ângulo reto é colocada em torno do musculo liso da uretra, junto ao ápice da próstata. Veja no quadro menor que os feixes neurovasculares (FNV) estão protegidos de lesões pelo componente posterior do esfíncter estriado, que ainda se encontra intacto. Ver também Figura 114-5. Post., posterior. (© Brady Urological Institute.)

mente, formando um capuz sobre a uretra anterior. Veias circunflexas estão presentes com frequência na borda posterior do complexo, nas posições de 5 e de 7 horas; hemoclipes são frequentemente empregados para se controlar os sangramentos por essas veias. A hemostasia deve ser excelente ao término dessa manobra.

Finalmente, para se controlar o sangramento retrógrado pela superfície anterior da próstata, **as bordas do complexo venoso dorsal proximal sobre a superfície anterior da próstata são unidas pela sutura absorvível 2-0 efetuada anteriormente** (Fig. 114-15). Ao se unir essas bordas, a tensão sobre a fáscia prostática é distribuída de maneira uniforme, o que pode facilitar a liberação alta dos FNV caso o cirurgião opte por executar essa manobra (ver descrição detalhada mais adiante).

Divisão da Uretra e Realização das Suturas Uretrais. A uretra deve ser dividida primeiro ao se efetuar uma liberação padrão dos FNV. No caso de se proceder a uma preservação mais agressiva do nervo, a incisão uretral deve ser efetuada após a liberação do nervo (ver mais adiante). A junção pubouretral deve ser bem visualizada ao se deslocar a próstata delicadamente em direção posterior com uma esponja em bastão. As faixas laterais da musculatura estriada devem ser liberadas em seu ponto médio, conforme descrito anteriormente, para se liberar a uretra ao máximo possível. Uma pinça em ângulo reto é então passada em torno da musculatura lisa da uretra, próximo ao ápice da próstata, para se assegurar que a transecção da uretra seja efetuada o mais próximo possível do ápice (Fig. 114-16). Essa manobra define vários marcos anatômicos chave no ápice prostático. Em primeiro lugar, ela define a uretra posterior a partir do componente posterior do esfíncter estriado. Segundo, deve ser possível se apreciar a associação entre o esfíncter estriado posterior e o FNV caso se tenha obtido uma hemostasia excelente. Os dois terços anteriores da uretra são divididos com o uso cuidadoso de uma tesoura para se evitar danos ao cateter Foley. Isso proporciona uma exposição excelente para a realização de seis suturas no segmento uretral distal, nas posições de 1, 3, 5, 7, 9 e 11 horas. Com fio Monocryl 3-0 numa agulha 5/8, **a agulha deve incorporar unicamente a mucosa e a submucosa da uretra, porém não o músculo liso** (Fig. 114-17). Conforme referido anteriormente, o cirurgião deve ficar de frente para a cabeceira da mesa cirúrgica ao executar essas suturas e deve apoiar o porta-agulha no púbis, perpendicularmente ao paciente. A primeira sutura é feita na mucosa e na submucosa da uretra, nas posições de 1 e de 11 horas. A mucosa é identificada com facilidade com o uso de um cateter Foley Fr-16. O músculo liso não deve ser incorporado a essa sutura porque a presença de pontos no músculo liso retarda a recuperação do controle urinário. Se o tecido uretral parecer delgado essa sutura deve ser efetuada então através do complexo venoso dorsal para se melhorar a força tênsil. As

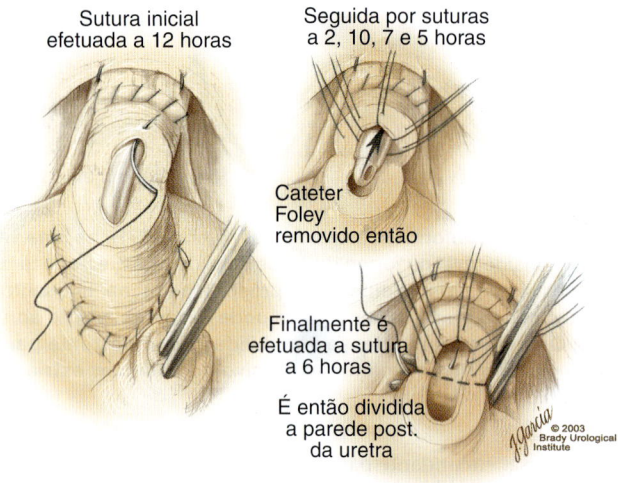

Figura 114-17. As suturas Monocryl 3-0 são colocadas na mucosa e submucosa uretrais distais nas posições de 12, 2, 10, 7 e 5 horas. O cateter Foley é então removido, é efetuada a sutura de 6 horas e é dividida a parede posterior da uretra. Post., posterior. (© Brady Urological Institute.)

suturas remanescentes são feitas mais facilmente depois que a mucosa e a submucosa são elevadas por esses pontos. Nós efetuamos todas as suturas de fora para dentro da luz uretral; todavia, nos casos em que as suturas forem executadas com maior facilidade, começando-se na superfície luminar e prosseguindo-se então em direção externa, pode-se usar uma outra agulha à Francesa para se fazer essas suturas através da luz da bexiga ao final. As suturas são recobertas por compressas para se evitar uma tração ou um deslocamento inadvertido.

A parede posterior da uretra é então dividida para se expor a parte posterior do complexo do esfíncter uretral estriado (Fig. 114-17). A parede posterior do complexo do esfíncter estriado é constituída de músculo esquelético e de tecido fibroso. **A identificação desse complexo e sua divisão precisa são importantes para (1) se obter margens adequadas de ressecção no caso de lesões apicais, (2) se identificar o plano correto sobre a parede anterior do reto para assegurar que sejam excisadas todas as camadas da fáscia de Denonvilliers, (3) se evitar um trauma não penetrante aos FNV**, que têm uma localização imediatamente posterior, e (4) se preservar a continência urinária.

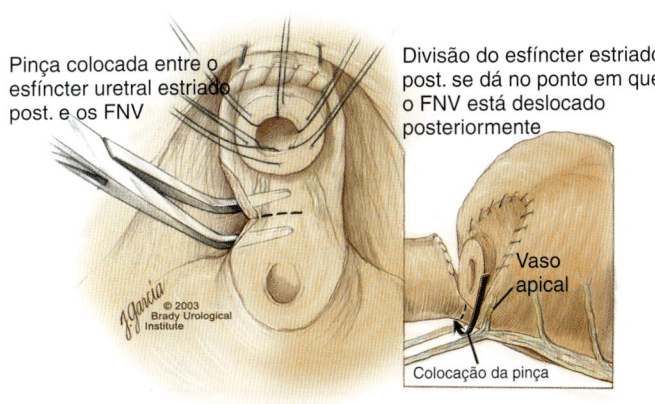

Figura 114-18. Divisão do componente posterior do esfíncter estriado. Uma pinça em ângulo reto é introduzida por sob a borda inferior do esfíncter estriado, a meio caminho entre o ápice da próstata e a uretra, num ponto em que os feixes neurovasculares (FNV) se deslocaram posteriormente. Após a divisão da borda esquerda do complexo, uma pinça em ângulo reto é introduzida então ao longo da borda direita e a manobra é repetida. post., posterior. (© Brady Urological Institute.)

Uma pinça em ângulo reto é introduzida imediatamente sob a borda lateral desse complexo para se dividir com segurança a parte posterior do esfíncter (Fig. 114-18). A pinça deve passar a meio caminho entre o ápice da próstata e a uretra. Se passar muito próximo do ápice da próstata ela pode lesar o FNV. A meio caminho, porém, o FNV está situado mais posteriormente e fica sob a pinça em ângulo reto (Walsh et al., 2000b) (Fig. 114-5).

A borda esquerda do complexo é então dividida por uma tesoura. A seguir a pinça em ângulo reto é colocada sob a borda direita do complexo e este é dividido. É necessário dividir-se o complexo de cada lado, porque o FNV contralateral pode ser lesado caso se tente a divisão de todo o complexo por um dos lados. Divide-se finalmente o componente central do complexo.

Identificação e Preservação do Feixe Nervoso

Hoje em dia, na maioria dos homens que são candidatos à cirurgia é seguro se preservar ambos os FNV e raramente é necessário se excisar ambos os feixes (Walsh, 2001). Com o aperfeiçoamento das técnicas cirúrgicas e com a disponibilidade dos inibidores da fosfodiesterase tipo 5, muitos homens sadios potentes com idade inferior a 65 anos devem se mostrar potentes após a cirurgia. O feixe neurovascular fica fora da próstata, entre camadas de fáscia pélvica lateral (a fáscia do levantador do ânus e a fáscia prostática). A fáscia prostática deve permanecer sobre a próstata caso a cirurgia poupadora dos FNV seja realizada corretamente. Essa dissecção é designada como dissecção *interfascial*. Além disso, quando se estende através da cápsula o câncer raramente penetra mais do que 1 a 2 mm e essa quantidade de tecido está presente com frequência mesmo nos casos em que o feixe neurovascular é preservado (Hernandez et al., 2005). Como demonstraram Costello et al. (2004), os ramos cavernosos estão posicionados posteriormente aos vasos capsulares, e os nervos imediatamente adjacentes à cápsula prostática são nervos dirigindo-se para dentro da próstata e não nervos cavernosos.

Para evitar sangramentos pelas artérias e veias capsulares, alguns cirurgiões dissecam por sob a fáscia prostática. Essa dissecção é designada como dissecção *intrafascial*. Como esse plano está diretamente sobre o parênquima prostático, o risco de margens cirúrgicas positivas é alto. Por esta razão, essa abordagem nunca deve ser utilizada. Muitos cirurgiões bem-intencionados acham que podem evitar margens cirúrgicas positivas pela excisão do FNV. Infelizmente isso não é bem assim, porque o FNV não é o local mais comum de margens positivas. Em vez disso, o local mais comum é o ápice, seguido de locais posteriores e depois dos posterolaterais. Em 22% dos casos as margens positivas são múltiplas. Em muitos estudos se demonstrou que a frequência de margens positivas em procedimentos poupando nervos e naqueles não poupando nervos é a mesma (Ward et al., 2004). Nas mãos de Walsh, os FNV foram preservados bilateralmente em 87% dos pacientes; um dos FNV foi excisado em 13% deles. Isso acarretou uma frequência global de margens cirúrgicas positivas de aproximadamente 5% (Epstein, 2001). Os FNV raramente são excisados bilateralmente. Nós sempre achamos que, se houver uma penetração capsular bilateral ao ponto de ser necessário se excisar ambos os FNV, o paciente muito provavelmente apresenta metástases distantes e não é curável. Entre 1986 e 1999, somente sete homens potentes tiveram ambos os FNV excisados. Quatro deles não foram curados por apresentarem linfonodos positivos, vesículas seminais positivas ou margens cirúrgicas positivas em outro local. Nos três outros pacientes não foi necessário se excisar ambos os FNV porque não havia penetração capsular de um dos lados.

Como é tomada a decisão de quando e onde se deve excisar os FNV? Não é tomada uma decisão definitiva no período pré-operatório. Leva-se em consideração o estado da função sexual, mas em pacientes impotentes nós nem sempre excisamos os FNV porque há evidências de que os feixes fornecem inervação tanto somática quanto autonômica ao mecanismo da continência, e os pacientes que são submetidos à excisão de ambos os FNV apresentam mais incontinência do que aqueles nos quais os FNV são preservados (Nelson et al., 2003). São igualmente levados em consideração outros fatores importantes, como a presença de uma *lesão apical palpável* e uma alta probabilidade de penetração capsular com base nas tabelas de Partin (Partin et al., 1997, 2001). Todavia, não é tomada uma decisão final até o momento da cirurgia. Ao se abrir a fáscia endopélvica, na presença de uma induração palpável na fáscia pélvica lateral, o FNV desse lado é amplamente excisado. O FNV também é excisado se não houver induração, mas o feixe parece estar fixado à próstata ao ser liberado. A decisão final quanto à preservação ou à excisão ampla do FNV, porém, não precisa ser tomada até que a próstata seja removida. Se o tecido sobre a superfície posteroateral parecer ser inadequado após a remoção da próstata, pode-se efetuar então a excisão ampla dos FNV.

Identificação do Feixe Neurovascular. É aí que a sensação tátil proporcionada pela cirurgia aberta tem muita importância. O feixe deve ser excisado se houver uma induração palpável na fáscia pélvica lateral. Assim também, o feixe não deve ser preservado caso se mostre fixado à próstata ao ser liberado por uma pinça em ângulo reto. Não deve haver uma tração ascendente sobre a próstata ao se liberar o FNV. Em vez disso, a próstata deve poder rolar de um lado para o outro. Da mesma forma, com o cateter fora a próstata se mostra mais flexível e aparentemente é mais fácil se identificar o plano correto para a liberação dos FNV.

Preservação Padrão dos Feixes Neurovasculares. A liberação padrão de nervos tem início após a incisão da uretra, a colocação de suturas uretrais e a liberação do esfíncter estriado posterior. Lembre-se de que a fáscia pélvica lateral é constituída de duas camadas: a fáscia do levantador do ânus e a fáscia prostática. O FNV passa entre essas duas camadas (Figs. 114-4B e 114-5). As camadas superficiais da fáscia pélvica do elevador do ânus são liberadas por uma pinça em ângulo reto. O uso de lupas durante essa manobra ajuda a se assegurar que a fáscia prostática não foi violada. A ampliação facilita igualmente uma dissecção mais delicada, com menor tração sobre os FNV. Usa-se uma pinça Babcock ou uma esponja em bastão para se manipular a próstata durante a liberação dos FNV. A pinça facilita a elevação suave da próstata durante a liberação e pode ocasionar uma tração menor sobre os FNV, porque a próstata é liberada do feixe, em vez do feixe ser liberado da próstata. Essa dissecção deve ter início no colo da bexiga, em que essa fáscia forma uma faixa espessa (Fig. 114-19). Quando essa faixa é dividida a próstata imediatamente se torna mais móvel. A fáscia superficial deve ser liberada desde o colo da bexiga até o ápice da próstata. Essa manobra libera o feixe bilateralmente, tornando assim mais fácil a execução da etapa seguinte, em que o feixe é liberado posteriormente no ápice.

Depois de liberada a fáscia superficial, pode-se identificar a localização dos FNV pela presença de um "sulco" sutil sobre a borda posterolateral da próstata (Fig. 114-20). Acompanhando-se esse sulco até o ápice da próstata pode-se determinar o ponto em que o FNV começa a seguir caudal e lateralmente, afastando-se do ápice da próstata, em direção à uretra. Depois de identificada a borda medial do FNV no ápice, a dissecção na linha média pode ser levada com segurança posteriormente até o reto.

Tendo-se desenvolvido o plano entre o reto e a próstata na linha média, é possível então se liberar o FNV da próstata, começando-se no ápice e movendo-se em direção à base, elevando-se e deslocando-se a

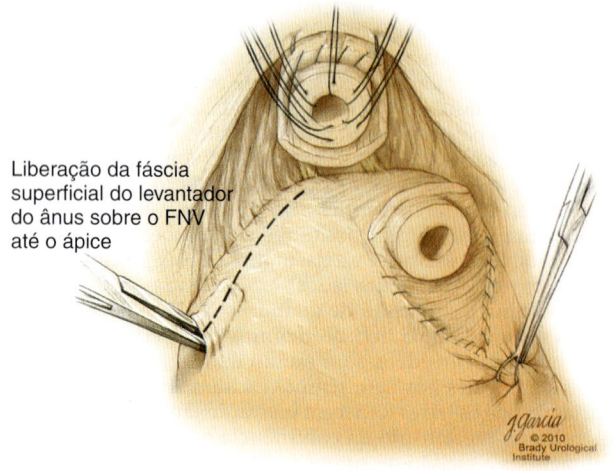

Figura 114-19. A superfície lateral da próstata é exposta deslocando-se a próstata lateralmente com o uso de uma pinça Babcock. Uma pinça em ângulo reto é então inserida sob a camada superficial da fáscia do levantador do ânus, começando no colo vesical e continuando por todo o trajeto até o ápice. FNV, feixe neurovascular. (© Brady Urological Institute.)

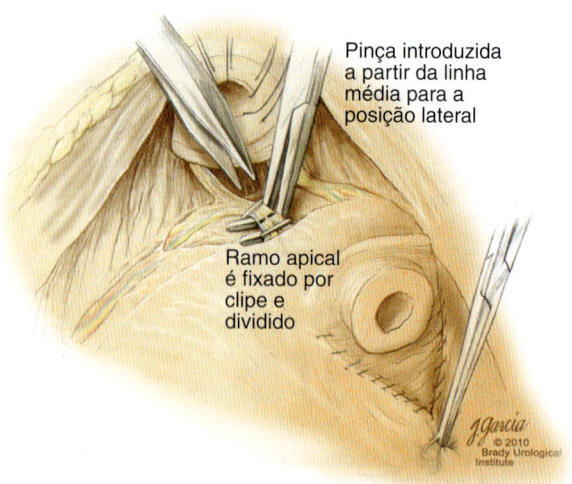

Figura 114-21. No ápice há com frequência de vasos apicais proeminentes. Como a próstata foi elevada lateralmente através da linha média, veja que o feixe neurovascular (FNV) parece estar dobrado. O FNV pode ser inadvertidamente transeccionado se esse artefato não for reconhecido. Depois que os vasos são fixados por clipes e divididos o FNV retorna a seu tajeto natural em linha reta. (© Brady Urological Institute.)

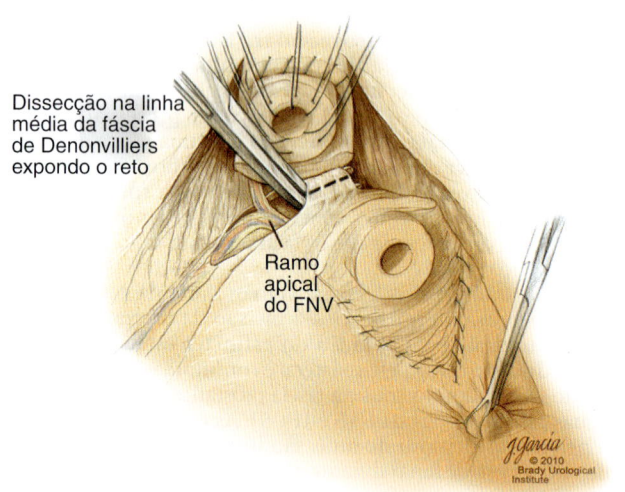

Figura 114-20. Depois da liberação da fáscia do levantador do ânus, o feixe neurovascular (FNV) pode ser localizado pela presença de um "sulco" sutil sobre a borda posterolateral da próstata. Esse sulco deve ser acompanhado externamente até o ápice da próstata, e após a identificação da borda medial é possível se proceder à dissecção na linha média, dividindo-se as camadas residuais da fáscia de Denonvilliers inferiormente até o reto. (© Brady Urological Institute.)

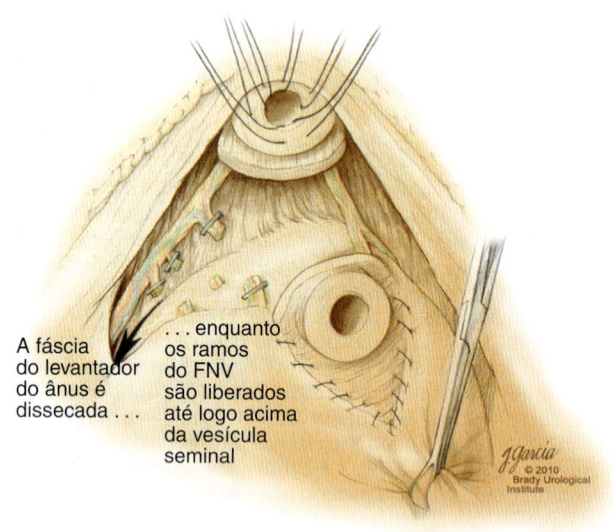

Figura 114-22. O feixe neurovascular (FNV) foi liberado até logo acima da vesícula seminal. (© Brady Urological Institute.)

próstata sobre sua lateral. O feixe é liberado da próstata a partir da superfície retal pela abertura cuidadosa de uma pinça em ângulo reto. No ápice há com frequência vasos apicais proeminentes (Fig. 114-21). Como a próstata foi elevada em sua lateral através da linha média, isso distorce a direção do FNV porque ele fica dobrado sobre si mesmo (Fig. 114-21). Se esse artefato não for reconhecido, pode haver a transecção inadvertida do FNV. Esses vasos devem ser fixados por clipes e divididos. A dissecção iniciada no ápice deve prosseguir até o ponto médio da próstata. Essa dissecção muitas vezes é efetuada com facilidade porque as camadas superficiais da fáscia do levantador do ânus já foram liberadas. Além disso, ao se usar esse plano, a fáscia de Denonvilliers e a fáscia prostática permanecem sobre a próstata; somente os fragmentos residuais da fáscia do levantador do ânus são liberados lateralmente da próstata. Nesse ponto do procedimento o feixe deve ser liberado até a vesícula seminal (Fig. 114-22).

Os ramos vasculares aos FNV são controlados de maneira melhor por pequenos hemoclipes colocados paralelamente ao feixe. Não se deve usar nunca sobre o FNV ou seus ramos energia térmica em qualquer forma (unipolar, bipolar ou uma tesoura harmônica) (Ong et al., 2004). Geralmente não é necessário se fixar por clipes o lado prostático desses diminutos vasos; uma tesoura fina deve ser usada para dividi-los. O número de ramos arteriais e venosos é extremamente

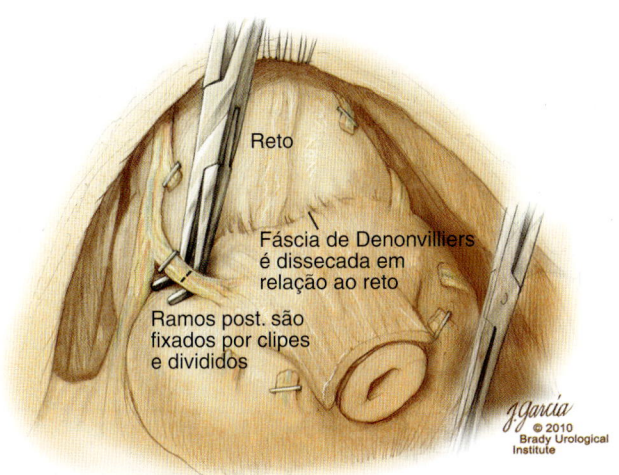

Figura 114-23. Dissecção posterior. Libera-se a fixação da fáscia de Denonvilliers ao reto, mantendo-se todas as camadas da fáscia de Denonvilliers sobre a superfície posterior da próstata e as vesículas seminais. Ramos proeminentes do feixe neurovascular (FNV) à superfície posterior da próstata são identificados no ângulo posterolateral do reto. Ao se dividir esses ramos posteriores o FNV fica livre para se afastar da próstata em direção posterior. Post., posterior. (© Brady Urological Institute.)

variável. Começando-se no ápice, porém, é possível identificá-los prospectivamente com facilidade. O FNV deve ser excisado se a fixação do feixe à próstata não puder ser explicada por ramos vasculares. O cirurgião deve estar ciente de que o feixe pode seguir mais anteriormente em alguns pacientes. Nesses pacientes é possível se confundir o sulco com o espaço potencial entre a próstata e o reto. Essa é outra boa razão para se liberar o feixe primeiramente no ápice. Além disso, alguns pacientes têm muitas veias sobre a superfície lateral da próstata, que fazem anastomoses entre o plexo de Santorini anteriormente e o FNV posteriormente. A abordagem apical ao feixe facilita igualmente o tratamento dessa condição.

Além disso, para se certificar de que a fáscia de Denonvilliers seja mantida sobre a próstata, o FNV deve ser liberado dissecando-se anteriormente a partir da superfície retal. Ao se empregar os princípios descritos anteriormente, são raras as margens cirúrgicas positivas em pacientes com uma doença confinada ao órgão que sejam causadas pela penetração inadvertida na próstata. Assim também, como o FNV é mais móvel, é mais fácil se investigar o campo cirúrgico por sensação tátil e por ampliação com lupas para se encontrar o plano correto. Por essa razão, mesmo em pacientes com um extensão extraprostática na região do FNV é possível se efetuar a excisão parcial do feixe, preservar a potência e obter margens negativas de excisão (Hernandez et al., 2005).

Para se evitar a tração sobre o FNV, essa dissecção deve continuar cranialmente até o nível das vesículas seminais (Masterson et al., 2008). Nesse ponto o cirurgião deve procurar um ramo arterial proeminente seguindo a partir do FNV por sobre as vesículas seminais para suprir a base da próstata (Fig. 114-23). Esse vaso posterior deve ser ligado de cada lado e dividido. Quando se faz isso os FNV não ficam mais presos à próstata e caem posteriormente.

Liberação Anterior Alta dos Feixes Neurovasculares no Ápice. O propósito dessa abordagem é acelerar a recuperação da função sexual e da continência por reduzir a tração sobre os ramos dos nervos aos corpos cavernosos e ao esfíncter estriado ou evitar a transecção inadvertida dos pequenos ramos que se dirigem anteriormente (Costello et al., 2004; Takenaka et al., 2004, 2005; Horninger et al., 2005; Menon et al., 2005; Montorsi et al., 2005). Entretanto, como é menor o volume de tecido mole no ápice, o risco de margens cirúrgicas positivas pode ser aumentado por essa abordagem. Nós selecionamos os candidatos a essa abordagem empregando parâmetros que identificam pacientes com um risco baixo de extensão extraprostática na região do FNV (Tsuzuki et al., 2005). Tsuzuki et al. (2005) definiram parâmetros pré-operatórios para a identificação de pacientes com maior probabilidade de extensão extraprostática na região do FNV. A porcentagem de pacientes que apresentam dois ou mais dos critérios que se seguem o risco de extensão extraprostática na região do FNV desse lado está acima de 10%: nível do antígeno prostático específico (PSA) superior a 10 ng/mL, escore Gleason acima de 6, percentual médio de fragmentos de biópsia do lado envolvido maior que 20%, percentagem de fragmentos com tumor desse lado superior a 33% ou um achado anormal ao exame de toque retal.

O procedimento tem início após a ligadura do complexo venoso dorsal e antes da incisão da uretra. Depois de obtida a hemostasia total, faz-se uma incisão na fáscia do elevador do ânus sobre o ápice anterior da próstata e estende-se essa incisão em sentido distal ao longo da borda lateral do ápice da próstata, preservando-se a fáscia prostática subjacente (Fig. 114-24). A fáscia prostática é a fáscia branca brilhante imediatamente abaixo das veias que segue ao longo da superfície lateral da próstata. **Para se identificar o plano correto e se evitar uma incisão inadvertida para dentro da próstata, é essencial se ter um grau excelente de visualização e de ampliação.** Em muitos pacientes essas tributárias venosas devem ser divididas e controladas. Não se deve usar o cautério. Em vez disso, a hemostasia deve ser obtida pelo uso de pequenos hemoclipes. Ao prosseguimento da dissecção em sentido distal a fáscia do elevador do ânus deve ser liberada dos ombros laterais da próstata, tomando-se cuidado para não penetrar na fáscia prostática subjacente. Como a recuperação da função sexual a 12 meses após uma liberação unilateral alta foi a mesma da liberação bilateral alta, nós a executamos agora rotineiramente apenas de um lado, aquele com o estado patológico mais favorável. O FNV é exposto e liberado depois de se estender a dissecção distalmente além do ápice da próstata. Como a fáscia do elevador do ânus já foi liberada anteriormente, o FNV em geral pode ser visualizado lateralmente à uretra. Nesse ponto, conforme descrito por Masterson et al. (2008), o FNV é liberado desde a superfície lateral da próstata até logo acima das vesículas seminais (Fig. 114-25). Essa abordagem evita a tração sobre os FNV e torna muito mais fáceis as etapas subsequentes da preservação dos FNV (Fig. 114-26).

Efetua-se a seguir a transecção da uretra e executa-se as suturas uretrais. Faz-se a transecção do componente posterior do esfíncter estriado. Se a liberação alta da fáscia do levantador do ânus tiver sido realizada apenas unilateralmente, insere-se uma pinça em ângulo reto sob a fáscia do levantador do ânus no ápice, do lado contralateral ao da liberação alta. Isso facilita a identificação do mesmo plano de dissecção sob a fáscia do levantador do ânus do lado contralateral, sem a necessidade de se abordar o plano dividindo-se primeiramente a fáscia do elevador do ânus de fora para dentro (Fig. 114-26).

Excisão Ampla dos Feixes Neurovasculares. Antes da excisão unilateral do FNV o FNV contralateral deve ser liberado da próstata, começando no ápice. Isso evita a lesão por tração que pode ocorrer durante a excisão ampla do feixe contralateral. O FNV a ser excisado é identificado no ápice e uma pinça em ângulo reto é introduzida de medial para lateral imediatamente sobre a superfície anterior do reto (Fig. 114-27). O feixe é dividido sem ligadura num esforço para se excisar o máximo possível de tecido mole. Posteriormente pode-se fixar com clipes a extremidade distal na presença de um sangramento problemático. A dissecção é continuada dividindo-se a fáscia sobre a superfície lateral do reto do ápice até a base, de modo a se incluir no espécime o FNV e um tecido fascial abundante. Esse procedimento é executado sob visão direta, com a dissecção terminando na extremidade da vesícula seminal, ponto em que o FNV é ligado e dividido. Desse modo, o FNV e a fáscia pélvica lateral são excisados sob visão direta de maneira mais completa do que era possível anteriormente (Fig. 114-28).

Dissecção Posterior e Divisão dos Pedículos Laterais

Assim que os FNV forem preservados no ápice ou excisados amplamente e a próstata for mobilizada até o nível das vesículas seminais, o cateter é substituído e, com uma leve tração superior sobre o cateter, a fixação entre o reto e a fáscia de Denonvilliers é dividida posteriormente na linha média (Fig. 114-29). Como os FNV foram liberados superiormente, pode-se aplicar tração ao cateter para se ganhar exposição à base da próstata e às vesículas seminais. Todavia, para se melhorar a exposição não se deve nunca apoiar a esponja em bastão sobre a próstata propriamente dita, porque isso pode deslocar o tecido, produzindo uma margem falso-positiva. Em vez disso, a esponja em bastão deve ser colocada sobre o cateter. Ao se desenvolver esse plano deve-se deixar todas as camadas da fáscia de Denonvilliers recobrindo as vesículas seminais.

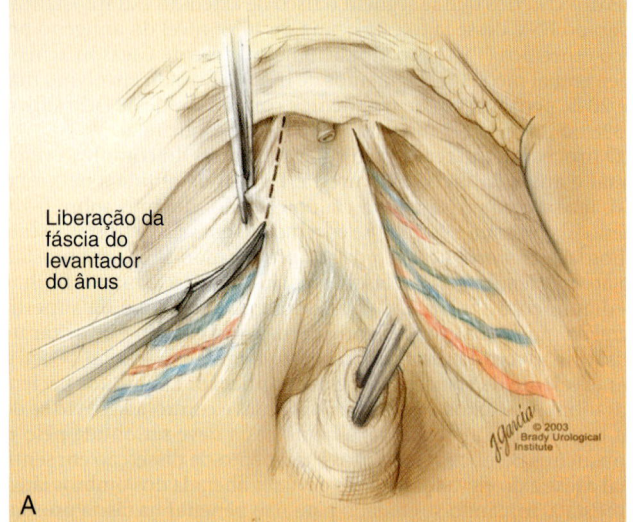
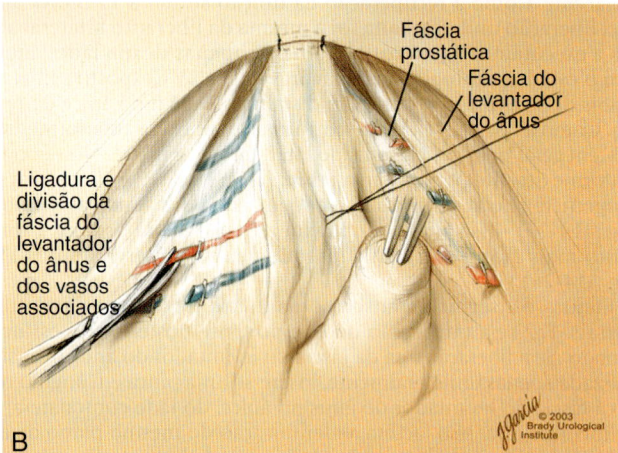
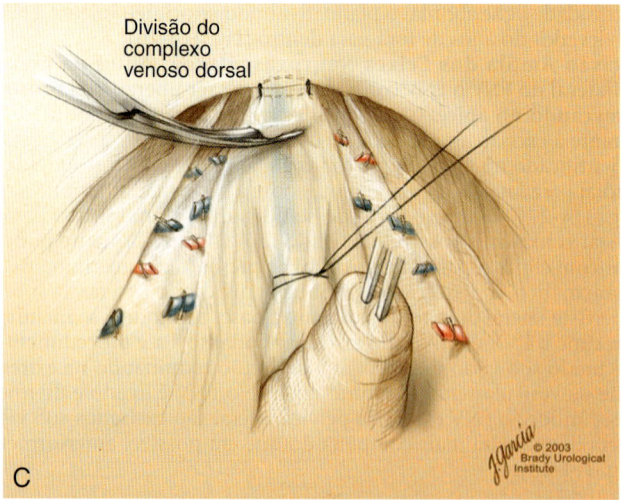

Figura 114-24. Liberação anterior alta da fáscia. **A,** A fáscia do levantador do ânus sobre o ápice anterior da próstata é incisada ao longo da borda lateral do complexo venoso dorsal, preservando-se a fáscia prostática subjacente. **B,** A dissecção se estende distalmente além do ponto em que a veia dorsal foi ligada. As tributárias venosas são controladas por clipes. **C,** O complexo venoso dorsal é dividido até a uretra entre as duas suturas previamente efetuadas na veia dorsal. (© Brady Urological Institute.)

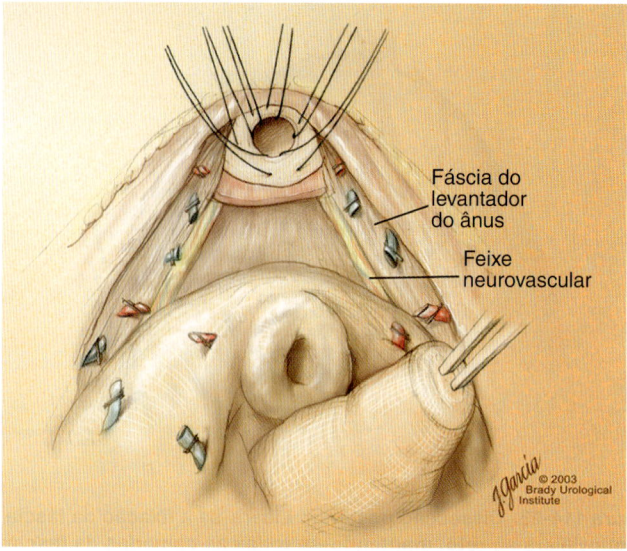

Figura 114-25. Uma perspectiva da dissecção completada. (© Brady Urological Institute.)

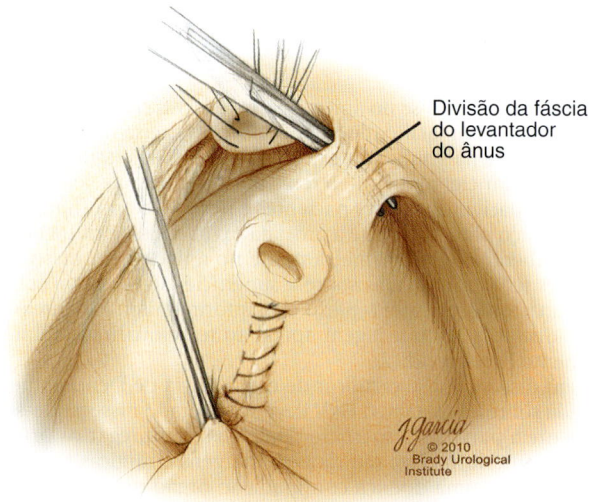

Figura 114-26. Se a liberação alta da fáscia do levantador do ânus tiver sido feita apenas unilateralmente, após a divisão do componente posterior do esfíncter estriado se insere uma pinça em ângulo reto sob a fáscia do levantador do ânus do lado contralateral ao da liberação alta no ápice. Isso facilita a identificação do mesmo plano de dissecção por sob a fáscia do levantador do ânus do lado contralateral, sem a necessidade de se abordar esse plano dividindo-se primeiramente a fáscia do levantador do ânus de fora para dentro. (© Brady Urological Institute.)

Nesse ponto o pedículo lateral pode ser dividido com segurança sobre a superfície lateral das vesículas seminais sem uma lesão ao FNV (Fig. 114-29). Os pedículos laterais são grossos e por isso é preciso dividi-los de forma sequencial: superficial, médio, profundo (junto às vesículas seminais). A tentativa de se dividir de uma só vez todos os pedículos acarreta o risco de penetração na próstata sobrejacente.

Sangramentos arteriais óbvios são controlados de forma simples por hemoclipes. Por essa abordagem se pode deixar mais tecido mole sobre a próstata e proteger os FNV de lesões. A dissecção prossegue superiormente sobre a superfície anterolateral da junção entre a bexiga e a próstata. Finalmente, a fáscia de Denonvilliers é dividida sobre a extremidade das vesículas seminais para facilitar sua remoção. Nesse ponto muitos cirurgiões optam por dividir os ductos deferentes e liberar superiormente as vesículas seminais.

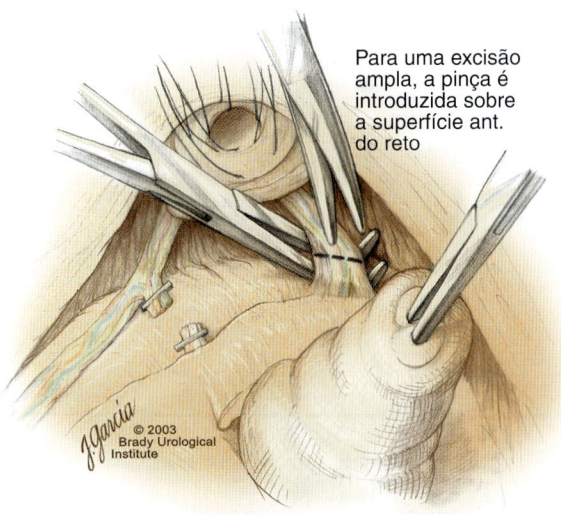

Figura 114-27. Excisão ampla do feixe neurovascular (FNV). Depois de liberado o FNV contralateral e liberadas as fixações residuais do reto à próstata no ápice, uma pinça em ângulo reto é introduzida então diretamente sobre a superfície anterior do reto, lateralmente a partir da linha média. Uma lesão retal tem maior probabilidade de ocorrer se a pinça em ângulo reto for passada de lateral para medialmente. Ant., anterior. (© Brady Urological Institute.)

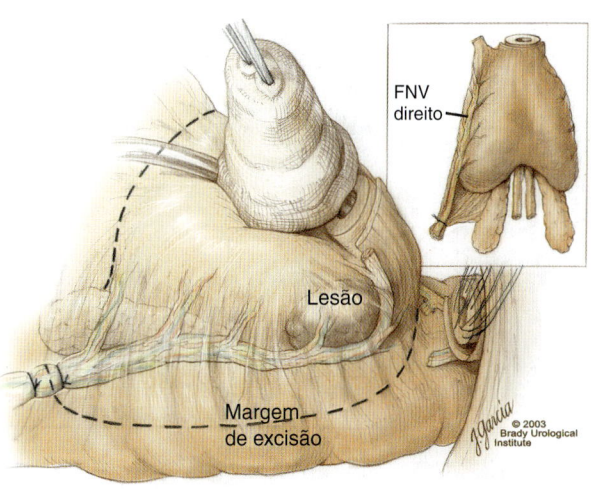

Figura 114-28. Amplitude da divisão do feixe neurovascular (FNV) lateralmente a partir do ápice até a extremidade das vesículas seminais, ponto em que o FNV é ligado. Isso proporciona uma excelente cobertura de tecido mole sobre a lesão primária. (© Brady Urological Institute.)

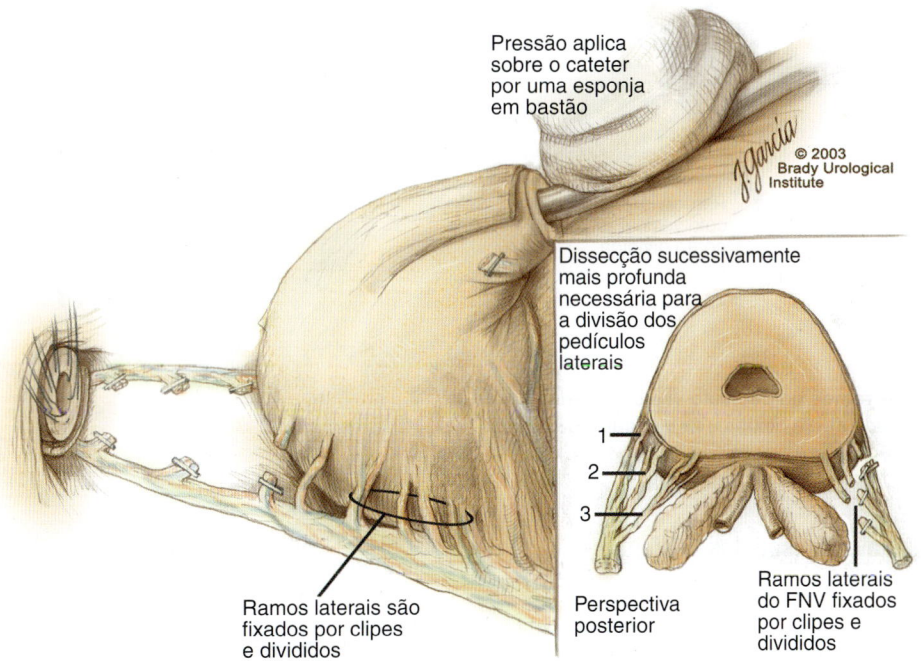

Figura 114-29. Perspectiva lateral demonstrando a localização do feixe neurovascular (FNV) após a ligadura do ramo posterior da próstata. Está indicado o local para a divisão do pedículo lateral. O pedículo lateral é espesso e deve ser dividido na camada 1, superficialmente; na camada 2, no meio; e em seguida (3) profundamente junto à vesícula seminal. A tentativa de divisão desse pedículo espesso de uma só vez acarreta o risco de uma incisão para dentro da próstata sobrejacente. (© Brady Urological Institute.)

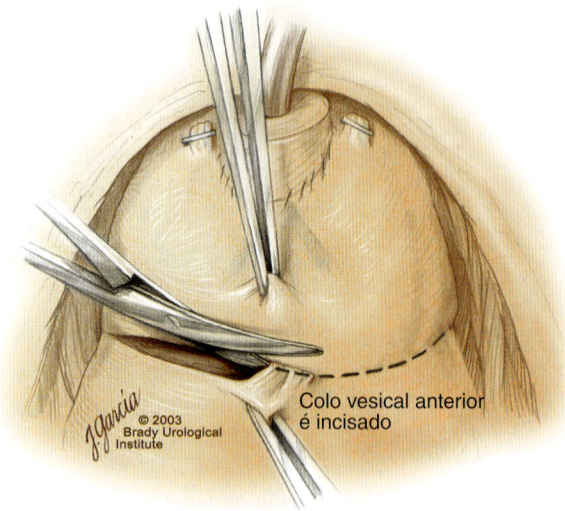

Figura 114-30. Divisão do colo vesical anterior. (© Brady Urological Institute.)

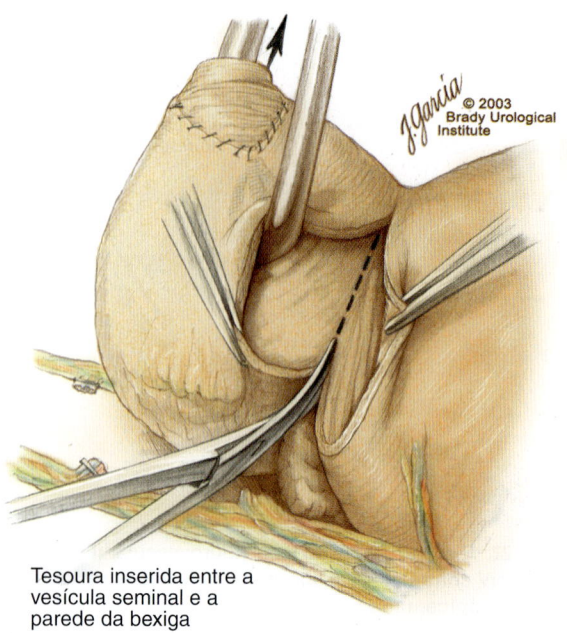

Figura 114-32. O plano entre a parede anterior das vesículas seminais e a parede posterior do colo vesical para a divisão da parede posterior da bexiga. (© Brady Urological Institute.)

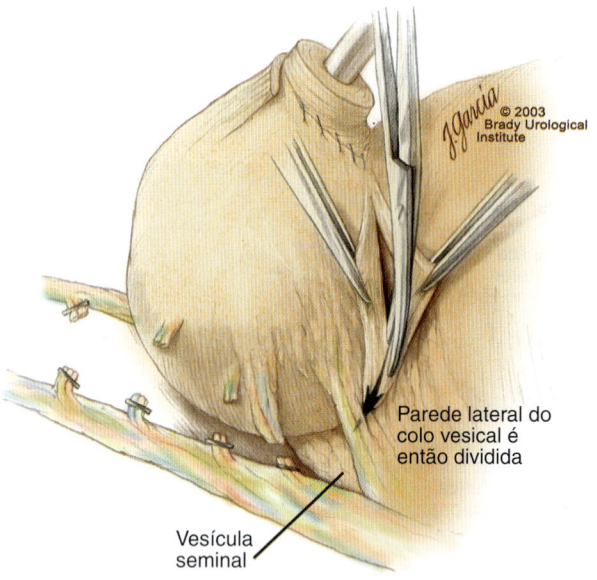

Figura 114-31. Ligadura dos ramos do pedículo vesical inferior a 5 e a 7 horas. Isso expõe o ângulo entre a bexiga e as vesículas seminais. (© Brady Urological Institute.)

Divisão do Colo da Bexiga e Excisão das Vesículas Seminais

A próstata se encontra agora quase que inteiramente mobilizada. O colo da bexiga é incisado anteriormente na junção prostatovesicular (Fig. 114-30). A incisão é levada inferiormente até a mucosa, que é incisada, o balão Foley é desinflado e as duas extremidades do cateter são unidas por um garrote para se proporcionar tração. Ao se alargar a incisão são notados ramos seguindo do pedículo vesical inferior até a próstata nas posições de 5 e de 7 horas (Fig. 114-31). **Depois que esses pedículos forem divididos deve ser possível se visualizar o plano entre a superfície anterior das vesículas seminais e a parede posterior da bexiga. Por uma dissecção com tesoura bem junto à superfície anterior das vesículas seminais o colo vesical posterior pode ser dividido com segurança enquanto se observa a localização dos orifícios ureterais** (Fig. 114-32).

Depois de dividida a parede vesical posterior, o colo da bexiga é retraído por meio de uma pinça Allis, e os ductos deferentes são ligados por hemoclipes e divididos. As vesículas seminais são liberadas por

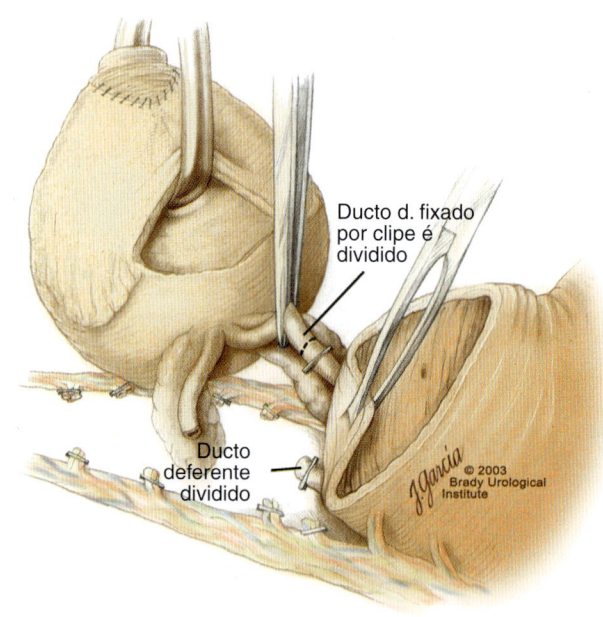

Figura 114-33. Dissecção do ducto deferente e das vesículas seminais. O ducto deferente esquerdo foi dividido e ligado. As vesículas seminais são cuidadosamente liberadas por dissecção do plexo pélvico, com visualização direta e ligadura dos pequenos ramos arteriais. d., deferente. (© Brady Urological Institute.)

dissecção das estruturas circunvizinhas (Fig. 114-33). Lembre-se de que o plexo pélvico está localizado sobre a superfície lateral das vesículas seminais. **Para evitar uma lesão ao plexo pélvico, o cirurgião deve executar essa dissecção com muito cuidado, em especial lateralmente, e deve identificar sob visão direta os pequenos ramos arteriais que vão até as vesículas seminais e ficar próximo das vesículas seminais quando esses pequenos vasos são ligados por pequenos clipes.** Ao serem liberadas as extremidades das vesículas seminais, os pequenos ramos arteriais na ponta de cada uma das vesículas seminais são identificados, ligados e divididos. Quaisquer fixações residuais da fáscia de Denonvilliers são então divididas e o espécime é removido. Inspeciona-se cuidadosamente o espécime para se identificar quaisquer áreas em que não se tenha certeza quanto à margem de ressecção. Se houver alguma dúvida quanto à margem sobre a superfície posterolateral da próstata, o FNV desse lado deve ser excisado.

O local operatório é inspecionado cuidadosamente quanto a sangramentos. **Pequenos vasos apresentando hemorragia nas proximidades do FNV não devem ser cauterizados para se evitar a lesão às finas fibras nervosas.** O sangramento por esses pequenos vasos deve ser controlado por pequenos hemoclipes. Caso contrário, o paciente pode vir a apresentar um hematoma entre o reto e a bexiga. A inflamação em torno dos FNV secundariamente a esse hematoma pode retardar o retorno da função sexual (Walsh et al., 2000b). Para se evitar esse evento adverso, pode-se fazer uma pequena abertura no peritônio no fundo de saco retovesical, para facilitar a descompressão de um hematoma que venha porventura a se formar.

Reconstrução do Colo da Bexiga e Anastomose

O colo da bexiga é reconstruído por uma sutura contínua ou por suturas absorvíveis interrompidas 2-0 de modo a se aproximar da espessura integral da muscular e da mucosa, formando um fechamento em raquete de tênis (Fig. 114-34). Nesse ponto é útil se ter injetado anteriormente índigo carmim para facilitar a visualização dos orifícios ureterais; o uso de cateteres ureterais geralmente não é necessário. **Uma hematúria problemática pode ser evitada incorporando-se a mucosa no fechamento.** O fechamento é iniciado na linha média posteriormente e prossegue anteriormente até que o colo da bexiga esteja estreitado de modo a se aproximar do diâmetro da uretra. Suturas absorvíveis interrompidas ou contínuas 4-0 são utilizadas para se fazer avançar a mucosa sobre a musculatura bruta do colo da bexiga. Desse modo uma roseta de mucosa recobre o colo da bexiga, facilitando uma anastomose uretrovesical mucosa a mucosa. A sutura na posição de 6 horas é deixada longa para facilitar a realização das suturas uretrais para a anastomose final (ver mais adiante).

Nesse ponto o colo da bexiga pode ser unido por anastomose à uretra ou se pode recorrer a suturas de reforço para efetuar a intussuscepção do colo vesical (Walsh e Marschke). Essas suturas impedem que o colo da bexiga se abra quando a bexiga se encher. A técnica cirúrgica padrão descrita neste capítulo enfatiza margens amplas para assegurar um controle excelente do câncer, especialmente no ápice. Alguns cirurgiões preservam os ligamentos puboprostáticos e dissecam sob eles, mais próximo à próstata apical. Embora isso possa preservar mais o esfíncter estriado, há a preocupação de que se possa ocasionar margens apicais inadequadas. A técnica descrita aqui pode excisar mais musculatura estriada e em consequência disso transcorre um tempo maior para alguns homens ficarem livres das fraldas. Walsh et al. verificaram que, à intussuscepção do colo vesical, 80% dos homens ficam livres das fraldas a 3 meses e 98% a 1 ano (Parsons et al., 2004). Uma sutura Maxon 2-0 é feita nas bordas da parede vesical posterior, no ponto em que a bexiga estava fixada anteriormente à próstata, a aproximadamente 2 cm do colo vesical reconstruído (Fig. 114-35). Quaisquer hemoclipes que estejam nessa área devem ser removidos porque podem ser dobrados no colo da bexiga, causando uma contratura do mesmo. A sutura é atada na linha média. Antes dessa sutura ser efetuada é prudente se retirar a tensão sobre a parede anterior da bexiga afrouxando-se a pá maleável. Isso vai ajudar a se identificar o tecido perivesical frouxo que deve ser incorporado a essa sutura. Uma segunda sutura Maxon 2-0 em oito é colocada num ponto aproximadamente 2 cm lateral ao colo vesical de cada lado (Fig. 114-36). A essa altura o colo vesical deve fazer protrusão por sob o capuz tecidual anterior que foi criado pela sutura, como uma tartaruga que está pondo a cabeça para fora de sua carapaça. Ao se encher o colo vesical com soro fisiológico, ele deve se mostrar competente, com pouco vazamento. Depois de se proceder a esse teste deve-se esvaziar totalmente a bexiga introduzindo-se um fórceps através do colo da mesma. A sutura das 6 horas deve ser novamente submetida a uma tração para facilitar a colocação das suturas uretrais.

Inspeciona-se cuidadosamente o local operatório quanto a sangramentos. Um novo cateter Foley de silicone (Fr-16, balão de 5 mL) é introduzido na pelve através da uretra. As seis suturas de Monocryl 3-0 que foram colocadas anteriormente na uretra distal são colocadas agora

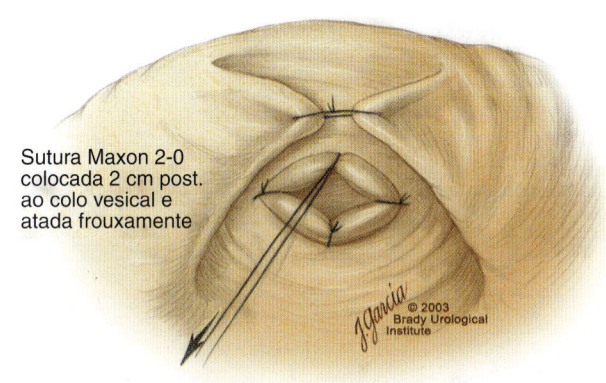

Figura 114-35. Intussuscepção do colo vesical. Uma sutura Maxon 2-0 é efetuada nas bordas da parede posterior da bexiga, no ponto em que a bexiga estava fixada anteriormente à próstata, a aproximadamente 2 cm do colo vesical reconstruído, e atada na linha média. post., posteriormente. (© Brady Urological Institute.)

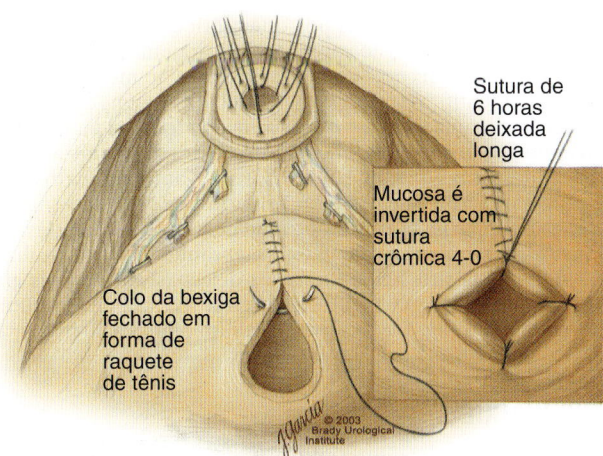

Figura 114-34. Fechamento do colo vesical em raquete de tênis por uma sutura corrida absorvível 2-0 incorporando todas as camadas da parede da bexiga. A mucosa vesical é avançada então sobre as bordas nuas da bexiga com material de sutura interrompida absorvível 4-0 para se assegurar uma anastomose mucosa a mucosa. Essa sutura na linha média posterior (na posição de 6 horas) é deixada longa. (© Brady Urological Institute.)

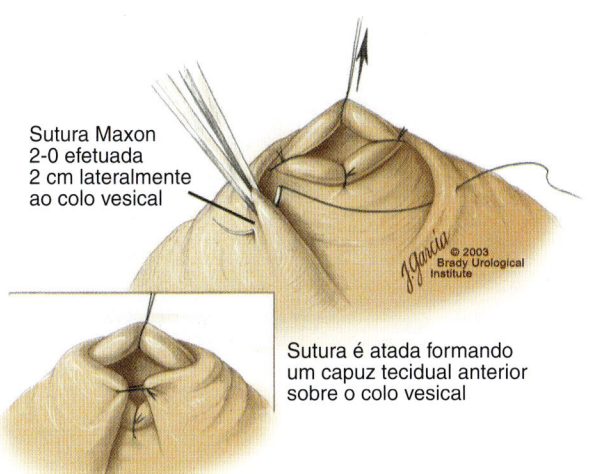

Figura 114-36. Intussuscepção do colo vesical. Uma segunda sutura Maxon 2-0 em forma de oito é efetuada anteriormente, num ponto cerca de 2 cm lateralmente ao colo da bexiga de cada lado e atada. (© Brady Urological Institute.)

através do colo vesical em suas posições correspondentes, de dentro para fora (Fig. 114-37). O uso da tração sobre a sutura 4-0 que foi efetuada na posição 6 horas para exteriorizar a mucosa facilita a execução das suturas. Conforme referido anteriormente, uma agulha a Francesa é utilizada para a realização das suturas de 12, de 2 e de 5 horas. O cateter é liberado de coágulos por irrigação, o balão é testado e o cateter é introduzido através do colo da bexiga e inflado com 15 mL de solução fisiológica. O cateter não é mais submetido à tração enquanto as suturas são atadas. Em vez disso se usa uma pinça Babcock, que é colocada sobre a parede anterior da bexiga próximo ao colo vesical reconstruído, para manter a bexiga no lugar enquanto as suturas são atadas (Fig. 114-38). Isso assegura uma coaptação excelente da mucosa a mucosa e tem reduzido acentuadamente a probabilidade de esclerose do colo da bexiga.

A sutura anterior é atada inicialmente. Não deve haver tensão. Se houver tensão, deve-se liberar a bexiga do peritônio. As suturas de 2, de 5, de 10, de 7 e de 6 horas são atadas sequencialmente. Depois que todas as suturas forem atadas, o cateter é manipulado para se ter certeza de que não está preso a uma das suturas. O cateter é lavado com solução fisiológica para se eliminar coágulos. Depois de se irrigar o local operatório vigorosamente com solução fisiológica, se coloca um pequeno dreno de aspiração através da fáscia (em direção oposta à linha média) e dirige-se esse dreno ao local operatório na linha média, entre os músculos retos (não através deles). A incisão é fechada por uma sutura contínua de nylon nº 2 e clipes cutâneos. O cateter é preso cuidadosamente à coxa por fita adesiva.

TRATAMENTO PÓS-OPERATÓRIO

A recuperação pós-operatória de homens submetidos à PRR aberta se dá em muitos casos sem problemas. A frequência de complicações em uma PRR radical aberta melhorou muito na última década e foi revista recentemente (Dasgupta e Kirby, 2009). O resumo dos achados mostrou uma redução acentuada na duração da estadia (que é agora em média de 1,7 dias), uma frequência menor de vazamento de urina (0,17%), menor necessidade de transfusões ((0,13%), menor frequência de íleo paralítico pós-operatório (0,6%) e uma frequência menor de reexploração devido a hemorragias (0,08%).

Tradicionalmente os homens deambulam na noite do procedimento e recebem alta no 1º ou no 2º dia pós-operatório. O controle da dor é obtido por analgesia controlada pelo paciente por via intravenosa, com Dilaudid, fentanil ou morfina, na noite da cirurgia. Num esforço para se reduzir a necessidade de narcóticos após a cirurgia, os homens com função renal normal (creatinina pré-operatória < 1,2 mg/dL), ausência de perda sanguínea excessiva durante o procedimento (perda sanguínea estimada < 1.500 mL) e sem história de diabete não controlado ou hematúria pós-operatória têm recebido uma dose de cetorolac trometamina, um fármaco anti-inflamatório não esteroide (AINE), quer antes da transferência para a sala de recuperação quer na manhã seguinte à cirurgia. Recentemente se passou a administrar também aos pacientes para o controle pós-operatório da dor acetaminofeno intravenoso, com resultados semelhantes, mas isso no momento ainda é bastante dispendioso. **Essa combinação de medicações analgésicas reduz a frequência de íleo paralítico pós-operatório; todavia, nós temos visto a hematúria pós-operatória persistir ao se usar AINE, tornando com frequência necessária a lavagem repetida do cateter.** Os pacientes recebem uma dieta líquida clara na noite da cirurgia e uma dieta regular com baixo teor lipídico no dia seguinte. Um único dreno de aspiração fechada é deixado colocado até a alta ou até produzir menos de 50 mL/dia de aspirado.

O cateter urinário é deixado no lugar por 7 a 10 dias após a operação, constitui uma fonte de incômodo significativo (Lepor et al., 2001) e limita o retorno às atividades e ao trabalho (Sultan et al., 2006). Por essa razão, o cateter urinário deve ser removido o mais cedo possível sem comprometer os resultados finais (p. ex., retenção urinária e esclerose do colo vesical). Muitos investigadores concordariam em que a remoção do cateter urinário na presença de um extravasamento significativo de urina seria pouco prudente. Embora 80% das anastomoses vesicoureterais não apresentem evidência de extravasamento à cistografia por volta do quarto dia pós-operatório, a remoção do cateter urinário nessa ocasião não é recomendada devido à elevada frequência de retenção urinária aguda (Patel e Lepor, 2003). Aproximadamente 10% dos homens vão apresentar um grau moderado de extravasamento a cistogramas pós-operatórios realizados 1 semana após a cirurgia. A realização rotineira da cistografia a 1 semana possibilita a remoção "precoce" do cateter urinário, ao mesmo tempo em que também identifica o pequeno subgrupo de homens que poderiam se beneficiar de uma drenagem vesical mais prolongada, mas obriga os pacientes a retornarem ao hospital/à clínica, os expõe à radiação e acarreta despesas adicionais no processo. Como alternativa, nossa experiência mostrou que o cateter urinário pode ser removido com segurança pelo paciente em sua própria casa após 10 dias. Os espasmos vesicais geralmente remitem espontaneamente e a tranquilização é com frequência suficiente. Em casos de espasmos vesicais graves pode-se administrar uma medicação anticolinérgica oral (oxibutinina [Ditropan] oral, 5 mg) ou diazepam (Valium oral, 5 a 10 mg).

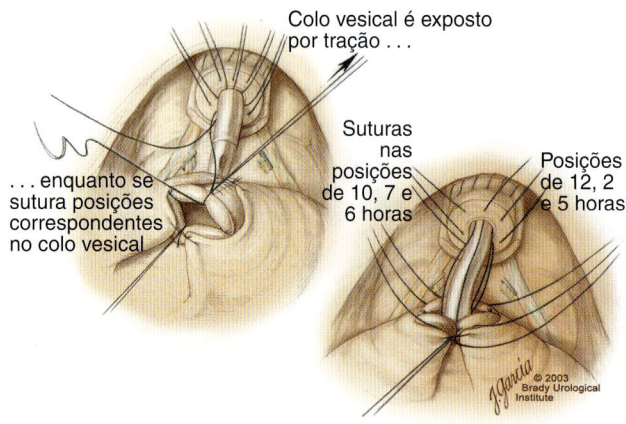

Figura 114-37. O colo vesical é exposto colocando-se tração sobre a sutura absorvível 4-0 na posição de 6 horas. A anastomose final é efetuada colocando-se suturas Monocryl 3-0 nas posições de 12, 2, 5, 7 e 10 horas. (© Brady Urological Institute.)

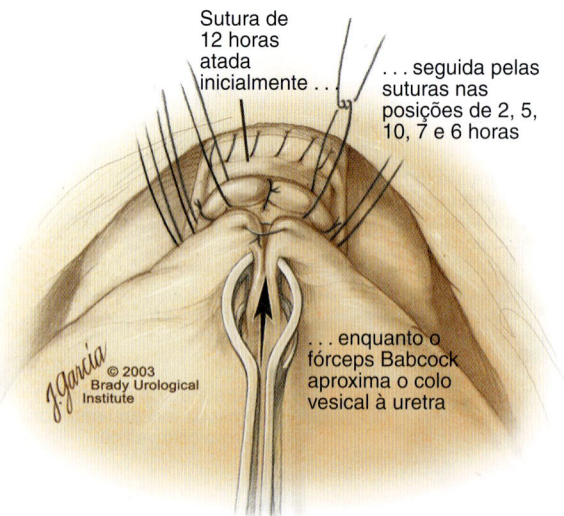

Figura 114-38. Uma pinça Babcock é usada para se deslocar o colo vesical reconstruído para a pelve e mantê-lo nesse local até que todas as suturas sejam atadas. Essa manobra assegura que haja uma coaptação excelente do colo vesical reconstruído à uretra enquanto as suturas estão sendo atadas. (© Brady Urological Institute.)

COMPLICAÇÕES

A PRR é bem tolerada, com morbidade mínima e baixa mortalidade (0,2%). As complicações podem ser divididas naquelas que ocorrem intraoperatoriamente e naquelas que ocorrem no período pós-operatório.

Complicações Intraoperatórias

O problema intraoperatório mais comum é a hemorragia, originando-se comumente de estruturas venosas. A lesão venosa pode ser com frequência controlada temporariamente por tamponamento, exposição e sutura ou ligadura por clipes cirúrgicos. Suturas cardiovasculares finas (5-0) podem ser necessárias caso isso não se mostre eficaz. A hemorragia também pode ocorrer durante a incisão na fáscia endopélvica, durante a divisão dos ligamentos puboprostáticos ou durante a exposição do ápice da próstata com transecção do complexo venoso dorsal. Quando se conhece plenamente a anatomia do complexo venoso dorsal, esse sangramento é habitualmente controlado de forma satisfatória depois que a veia dorsal é dividida e ligada cuidadosamente por sutura. **Caso haja um sangramento problemático pelo complexo venoso dorsal em qualquer momento, o cirurgião deve dividir completamente o complexo venoso dorsal sobre a uretra e suturar sua extremidade. Este é individualmente o melhor meio de se controlar um sangramento a partir do complexo venoso dorsal.** Deve-se exercer uma tração leve sobre a próstata enquanto se obtém a exposição para a prostatectomia. Se a veia dorsal não tiver sido inteiramente dividida e ligada, essa tração abre as veias parcialmente seccionadas e geralmente agrava o sangramento. Com uma técnica cuidadosa e um conhecimento profundo da anatomia, a perda sanguínea média durante a prostatectomia radical é rotineiramente de 300 a 1.000 mL e em raras ocasiões (< 1%) torna necessária a transfusão intraoperatória de sangue homólogo. Devido a essa baixa frequência de transfusões, nós não exigimos mais que os pacientes doem/armazenem sangue autólogo a um banco de sangue antes da cirurgia. Em todos os casos, porém, se colhe uma amostra para tipagem e avaliação do sangue antes de se iniciar a cirurgia.

Complicações intraoperatórias não tão comuns incluem a lesão do nervo obturador durante a dissecção dos linfonodos pélvicos, lesões retais e lesões ureterais. Caso o nervo obturador seja inadvertidamente seccionado deve-se fazer uma tentativa de reanastomose com suturas finas não absorvíveis. A lesão retal também é uma complicação pouco frequente (< 0,3%), ainda que grave. Esse tipo de lesão ocorre durante a dissecção apical, ao se tentar desenvolver um plano entre o reto e a fáscia de Denonvilliers. Nos casos em que ocorrer uma lesão retal, a prostatectomia radical deve ser completada, o colo da bexiga deve ser reconstruído e a hemostasia deve ser excelente. Para se reduzir a possibilidade de uma fístula retouretral é criticamente importante se tentar interpor algum omento entre o fechamento retal e a anastomose vesicouretral. Essa manobra pode ser executada de maneira simples fazendo-se uma pequena abertura no peritônio; encontrando-se o omento e preparando-se um pedículo delgado e bem vascularizado que seja longo o suficiente para chegar até o assoalho pélvico; dividindo-se o peritônio no fundo de saco retovesical; e introduzindo-se a extremidade de um pedículo omental através dessa abertura. O esfíncter anal é bem dilatado digitalmente por um assistente e a lesão retal é delineada claramente. Com uma visualização excelente as bordas da ferida retal são aproximadas e fechadas em duas camadas. O pedículo omental é imobilizado sobre o reparo, com o uso de suturas absorvíveis, e é efetuada uma anastomose vesicouretral. A ferida deve ser irrigada copiosamente com uma solução antibiótica e o paciente deve ser mantido por vários dias em uso de antibióticos de amplo espectro para bactérias tanto aeróbicas quanto anaeróbicas. Ao se usar essa técnica todos os pacientes se recuperaram sem vir a apresentar uma infecção da ferida, um abscesso pélvico ou uma fístula retouretral (Borland e Washl, 1992). Entretanto, é prudente se efetuar uma colostomia de desvio se o paciente tiver sido submetido anteriormente à radioterapia (prostatectomia de socorro). A lesão ureteral também é muito rara e ocorre em geral secundariamente a uma dissecção inadvertida nas camadas do trígono, enquanto se tenta identificar o plano de clivagem apropriado entre a bexiga e as vesículas seminais. O reimplante ureteral deve ser realizado caso essa lesão venha a ocorrer.

Complicações Pós-operatórias

Uma hemorragia tardia colocando em risco a vida do paciente é uma complicação rara da PRR. Um sangramento significativo após a prostatectomia radical é definido como uma hemorragia pós-operatória tornando necessária a transfusão aguda de sangue para a manutenção da pressão arterial (Hedican e Walsh, 1994). É raro que um paciente necessite de exploração devido a um sangramento tardio e muitos casos são tratados de forma expectante. As necessidades médias de hemoderivados nos pacientes que foram explorados se mostraram comparáveis aos daqueles pacientes tratados de forma conservadora, embora o tempo total de hospitalização fosse mais curto nos pacientes submetidos a uma operação secundária. Em pacientes tratados de forma não operatória o hematoma pélvico pode drenar pela anastomose uretrovesical, ocasionando contraturas sintomáticas do colo da bexiga e problemas de controle urinário de duração prolongada. Em nossa experiência (Hedican e Walsh, 1994), somente 25% dos homens explorados devido a um sangramento tardio vieram a apresentar uma incontinência leve prolongada. **Esses resultados sugerem que pacientes necessitando de transfusões agudas devido a uma hipotensão grave após uma prostatectomia radical devem ser explorados de imediato para se evacuar o hematoma pélvico, na tentativa de se diminuir a possibilidade de contratura do colo vesical e de incontinência.**

Eventos Tromboembólicos

A trombose venosa profunda (TVP) com embolia pulmonar é uma causa importante de mortalidade após uma prostatectomia radical. Uma revisão recente de mais de 45.000 procedimentos cirúrgicos da próstata realizados na Suécia aponta que as taxas mais elevadas foram vistas quando a dissecção dos linfonodos pélvicos foi efetuada como parte do procedimento e que a maior probabilidade ocorreu de 14 a 28 dias após o procedimento, ressaltando a necessidade de uma atenção continuada ao risco até 4 semanas após o procedimento. As medidas visando se evitar essa complicação incluem um posicionamento cuidadoso na mesa da sala de operação para se evitar a compressão das veias dos membros inferiores, o uso de dispositivos de compressão intermitente e a deambulação imediata. Utilizando uma incisão de 8 cm Walsh não houve evento tromboembólico em mais de 700 casos, em contraste com uma frequência de 1,4% em seus 700 casos anteriores (Walsh, comunicação pessoal). Embora não se conheça o mecanismo subjacente a essa redução acentuada, Walsh considerou que a incisão mais curta reduz a exposição, a desidratação e a tração sobre as veias ilíacas externas durante o procedimento. Mini doses de heparina ou doses baixas de heparina de baixo peso molecular são usadas em alguns centros (porém não no nosso).

O que é ainda mais importante, todos os pacientes devem ser repetidamente informados antes da alta quanto aos sinais e sintomas de TVP e de embolia pulmonar e devem ser instruídos verbalmente e por escrito imediatamente se apresentarem qualquer um dos sintomas que se seguem: edema ou dor na perna, especialmente na panturrilha; uma dor precordial súbita que se agrava ao respirar fundo; hemoptises; dispneia; ou o aparecimento súbito de fraqueza ou desfalecimento. Nós verificamos que informar o paciente é a melhor maneira de reduzir a mortalidade e a morbidade dos eventos tromboembólicos. Nos casos em que os pacientes apresentam eventos de TVP ou de embolia pulmonar, a administração subcutânea duas vezes ao dia de heparina de baixo peso molecular, sem monitoramento dos fatores de coagulação, parece ser pelo menos tão eficaz e tão segura quanto a administração intravenosa em dose ajustada da heparina não fracionada (Buller et al., 2003).

Contraturas do Colo Vesical

As contraturas do colo vesical ocorrem historicamente em 0,5% a 10% dos pacientes após a prostatectomia radical, e a frequência diminuiu acentuadamente na última década. Elas decorrem da coaptação inadequada das superfícies mucosas. Isso pode se dever à aproximação inadequada por ocasião do extravasamento urinário cirúrgico ou da distração do colo vesical por um hematoma. O diagnóstico deve ser considerado em todo e qualquer paciente que se queixe de um jato urinário insuficiente ou em pacientes que tenham uma incontinência prolongada sem explicação. Se o tratamento por dilatação cistoscópica simples falhar, a incisão direta do colo vesical por bisturi frio a 3, 6 e 9 horas, seguida pela auto-cateterização intermitente por um período limitado, geralmente corrige o problema. Em pacientes apresentando contraturas recalcitrantes do colo vesical, pode ser útil a injeção de acetonido de triancinolona (200 mg em 5 mL) após a incisão com bisturi frio.

Incontinência Urinária

A incontinência após a prostatectomia radical é comumente secundária a uma deficiência intrínseca do esfíncter. Kim et al. (2013) demonstraram numa população do programa de Surveillance, Epidemiology and End Results (SEER), que somente 6% de mais de 16.000 homens (com idade acima de 65 anos) se submeteram a um "procedimento para incontinência" nos 2 primeiros anos após a prostatectomia.

Em alguns homens o esfíncter estriado pode estar insuficientemente desenvolvido; em homens de idade mais avançada ele se mostra mais delgado e contém mais colágeno (Burnett e Mostwin, 1998; Strasser et al., 1999). A causa predominante dessa deficiência, porém, é a lesão durante a ligadura e a divisão do complexo venoso dorsal. A musculatura lisa da uretra, que também contribui para a continência, pode ser lesada durante a realização de suturas grandes e profundas para a anastomose ou ser desnervada por lesão aos FNV. Além disso, o colo vesical deve ser flexível, com um diâmetro que não seja excessivamente grande, porque a continência urinária pode ser prejudicada pela ocorrência de uma contratura do colo vesical ou por um colo vesical largo (Horie et al., 1999; Groutz et al., 2000). Para se evitar essas complicações, conforme referido anteriormente, é importante se preservar o esfíncter estriado durante a dissecção apical, evitar-se a tensão sobre a anastomose final, reconstruir-se o colo vesical de modo que a abertura seja pequena e flexível e executar-se com precisão a anastomose mucosa a mucosa. Já foram igualmente relatadas suturas de reforço ao se efetuar a intussuscepção do colo vesical, visando impedir que ele se abra ao enchimento da bexiga (Walsh e Marschke, 2002). Finalmente, muitos homens apresentam hipertrofia do detrusor e diminuição da complacência vesical por uma obstrução preexistente da vazão vesical. Esses pacientes levam mais tempo para obter o controle urinário integral. Por essa razão, é importante se evitar uma tração excessiva sobre a bexiga intraoperatoriamente, que pode agravar essa condição.

Está além do alcance desse capítulo rever toda a literatura sobre incontinência urinária. Num estudo de acompanhamento longitudinal de um grupo de base populacional por até 24 meses, Stanford et al. (2000) relataram que após a prostatectomia radical, 8,4% dos homens apresentavam vazamento frequente de urina ou não tinham qualquer controle. Em contraste, no estudo da evolução final relatada pelos pacientes de Walsh et al. (2000a), em que os pacientes entregaram um questionário validado a uma terceira pessoa independente, 93% dos pacientes não estavam usando fraldas a 1 ano e 98% afirmaram que não tiveram problemas urinários significativos. Num estudo mais recente realizado após a introdução da intussuscepção do colo vesical, 98% dos pacientes estavam livres de fraldas a 1 ano e nenhum dos pacientes relatou um problema significativo no controle urinário (Parsons et al., 2004).

Durante sua recuperação os pacientes necessitam de encorajamento constante e de aconselhamento a intervalos regulares. Os detalhes desse programa estão relatados em outra publicação (Walsh e Worthington, 2001). Até que o controle urinário tenha retornado completamente, os pacientes são aconselhados a reduzir sua ingestão de líquidos, evitar bebidas cafeinadas e alcoólicas e suspender os antagonistas α-adrenérgicos porventura usados no tratamento de hipertensão. O tratamento à base de imipramina ou de agonistas pode ser útil em homens que não sejam hipertensos.

Disfunção Erétil

Três fatores são importantes na recuperação da função erétil após a prostatectomia radical: a idade do paciente (abaixo de 65 anos), o estado pré-operatório da potência e a capacidade de se preservar intraoperatoriamente ambos os FNV. Walsh et al. (2000a) avaliaram a incontinência por um questionário validado enviado para revisão a uma terceira pessoa independente. Em 18 meses, 86% dos pacientes se mostraram capazes de ter relações sexuais sem assistência, com ou sem citrato de sildenafil. Embora um terço dos pacientes estivesse tomando citrato de sildenafil, somente 4% dos homens relataram que não conseguiam ter relações sexuais sem ele. A recuperação da função sexual se deu gradualmente: 38% dos homens estavam potentes a 3 meses, 54% deles a 6 meses, 73% a 12 meses e 86% a 18 meses. A recuperação da função sexual também se correlacionou à idade do paciente por ocasião da cirurgia: 100% em homens com idade de 30 a 39 anos, 88% em homens com idade de 49 a 49 anos, 90% dos homens de 50 a 59 anos e 75% em homens de 60 a 67 anos, esses dados foram atualizados por um questionário semelhante (Parsons et al., 2004). Em 3 meses, 42% dos pacientes estavam potentes, em 6 meses, 49%, e em 1 ano, 73%. Nas duas séries muitos pacientes tiveram ambos os FNV preservados. Dos pacientes nos quais foi preservado apenas um FNV, 65% se mostraram potentes. Em pacientes com uma artéria pudenda acessória a preservação se associou a um aumento de três vezes na probabilidade de recuperação das ereções.

A liberação anterior alta dos FNV, conforme demonstrado no vídeo no site na Internet do Expert Consult, se associa a uma recuperação e a um retorno significativamente mais precoces à função sexual basal. Em homens potentes submetendo-se à liberação anterior alta, 93% se mostravam potentes 12 meses após a cirurgia e 70% relataram um retorno a sua função erétil basal. Em homens que relataram no período pré-operatório uma frequência de relações sexuais de mais de uma vez por semana, 78% relataram um retorno a sua função erétil basal a 12 meses (Nielsen et al., 2008). É de interesse que essa recuperação e o retorno à função basal foram notados em homens que se submeteram a uma liberação alta unilateral ou bilateral. Isso sugere que a melhor recuperação sexual associada a essa técnica pode não se dever à preservação dos ramos anteriores dos nervos cavernosos, mas sim à maior precisão na preservação dos nervos, com uma tração menor. **Outros cirurgiões experientes também notaram uma recuperação melhor da função sexual ao uso de técnicas semelhantes de liberação precoce de nervos, conferindo mérito adicional a essa modificação da técnica** (Masterson et al., 2008).

Em pacientes que sejam liberados clinicamente, os inibidores da fosfodiesterase tipo 5 (PDE5) melhoram a recuperação da função sexual após a prostatectomia radical. Até recentemente, porém, o melhor esquema de administração das doses (toda noite ou por demanda) não havia sido esclarecido. Num estudo pequeno, Padma Nathan et al. (2005) relataram uma recuperação melhor da função sexual em pacientes que receberam sildenafil todas as noites versus os pacientes que receberam placebo. Os homens na alça do placebo, porém, nunca receberam alguma terapia. Em 2008, Montorsi et al. relataram um estudo duplo-cego randomizado multi-institucional investigando a recuperação da função sexual ao uso de vardenafil "por demanda" todas as noites ou placebo por 9 meses. Ao final do período de tratamento às cegas, vardenafil por demanda se mostrou mais benéfico que o tratamento todas as noites. Num ensaio com um design semelhante, Pavlovich et al. (2009) não notaram diferença na recuperação da função sexual de pacientes usando sildenafil por demanda ou todas as noites, com uma tendência à melhor recuperação na alça por demanda. **Assim, a administração por demanda de inibidores da PDE5 parece ser o método mais eficaz para auxiliar na recuperação da função sexual.**

MODIFICAÇÕES CIRÚRGICAS DA PROSTATECTOMIA RADICAL ANATÔMICA CLÁSSICA

Desde o relato inicial da prostatectomia radical anatômica têm sido feitos refinamentos na técnica cirúrgica. Algumas das modificações reduziram a um mínimo a morbidade imediata e de longo prazo do procedimento ou o resultado oncológico final e foram incorporadas à operação clássica (Walsh et al., 2000b; Walsh e Marschke, 2002; Rogers et al., 2004); outras demonstraram ausência ou um grau mínimo de benefício mensurável ou benefícios negativos e foram abandonadas (Steiner et al., 1993; Parsons et al., 2004). Várias das modificações da prostatectomia radical anatômica clássica foram sugeridas visando melhorar o retorno precoce da continência urinária, da função sexual ou de ambas. Essas modificações cirúrgicas focalizaram a função do colo vesical no controle urinário, a dissecção em torno das vesículas seminais e a colocação de enxertos nervosos interpostos em casos em que é necessária a ressecção dos FNV. Mecanismos anatômicos e fisiológicos convincentes foram propostos para explicar como essas modificações melhoram a continência e a potência. As evidências em apoio a essas modificações não são tão sólidas e com frequência se mostram inconsistentes. Os estudos retrospectivos comparando o impacto dessas modificações técnicas sobre os resultados finais em termos da qualidade de vida não controlaram quanto ao viés de seleção, aos métodos variáveis para a avaliação dos resultados finais e às habilidades variáveis dos cirurgiões executando as técnicas cirúrgicas modificadas versus as técnicas padrão. Esses estudos retrospectivos são apropriados para a identificação de um sinal do benefício clínico. Em última análise, estudos multicêntricos randomizados de duração longa utilizando questionários validados de qualidade de vida precisam ser realizados para que essas modificações venham a se tornar padrões de prática, porque essas modificações têm o potencial de causar complicações inesperadas e podem ter um impacto negativo sobre o controle oncológico. Uma das modificações cirúrgicas que merece discussão por interesse histórico é a do tubo vesical para melhorar os resultados finais em termos da continência urinária. Os relatos iniciais sugeriram benefícios clínicos (Steiner et al., 1993; Seamen e Benson, 1998). Hoje em dia essa modificação cirúrgica não é mais recomendada, presumivelmente devido à frequência elevada de estreitamentos anastomóticos, que comprometeram com grande probabilidade a continência urinária.

Preservação do Colo Vesical (Colo Vesical Poupado)

Os investigadores propuseram que a preservação ao máximo possível do colo vesical por ocasião da remoção da próstata pode estimular o retorno do controle urinário após a PRR (Klein, 1992; Licht et al., 1994; Braslis et al., 1995; Lowe, 1996; Shelfo et al., 1998; Poors et al., 2000; Soloway e Neulander, 2000; Srougi et al., 2001; Deliveliotis et al., 2002). Klein (1992) foi o primeiro a sugerir que a modificação da ressecção do colo vesical e de sua reconstrução por ocasião da PRR poderia influenciar o controle urinário. O grupo da University of Miami relatou uma grande série não randomizada de homens que foram submetidos à PRR com preservação do colo vesical (Braslis et al., 1995; Soloway e Neulander, 2000). Em 2000 eles relataram uma frequência de contratura do colo vesical de apenas 1% e somente 1% de margens positivas no local do colo vesical e sugeriram que a ressecção "extensa" do colo vesical não aumentava a natureza curativa do procedimento, porém não comentaram com detalhes a respeito do retorno do controle urinário.

Em 1996, Lowe comparou a preservação do colo vesical à ressecção do colo vesical (método clássico) num grupo não randomizado de quase 200 homens, divididos entre a preservação e a excisão do colo vesical. Não foi observada diferença quanto às margens positivas, e a preservação do colo vesical acelerou o retorno do controle urinário, mas não melhorou a continência global a longo prazo (Lowe, 1996). Poon et al. e o grupo de Loma Linda também relataram um estudo comparativo de 220 homens, divididos em três grupos: preservação do colo vesical, fechamento clássico em raquete de tênis e reconstrução vesical anterior em tubo. Contraturas do colo vesical ocorreram globalmente em 10% dos casos e em 5%, 11% e 18% por grupo, respectivamente. A continência urinária, verificada por uma entrevista telefônica por uma terceira pessoa, apresentou uma frequência a 12 meses de 93%, 96% e 97% por grupo, respectivamente (nenhuma diferença). Esses autores concluíram que não houve diferenças importantes entre os grupos com relação ao retorno do controle urinário. Assim também, Deliveliotis et al. (2002) não demonstraram diferença nas taxas de continência a longo prazo (1 ano), porém demonstraram uma diferença significativa ($P < 0,05$) a curto prazo (3 a 6 meses) ao se efetuar a preservação do colo vesical.

Em diversas séries foram vistas margens cirúrgicas positivas à preservação do colo vesical. Srougi et al. (2001), de São Paulo, Brasil, relataram sobre a admissão planejada de 120 homens a um ensaio clínico efetivamente randomizado entre a preservação e a reconstrução clássica do colo vesical. A admissão de pacientes foi suspensa porque a frequência de margens cirúrgicas positivas na alça de preservação era 10 vezes mais alta (10% vs. 0%) em comparação à da alça de reconstrução clássica. No grupo de 70 pacientes que terminaram o ensaio, os autores mediram as taxas de continência e não encontraram diferença, concluindo que o esfíncter externo parece ter um papel mais importante na continência que o colo vesical após a prostatectomia radical. Marcovich et al. (2000) também demonstraram que a cirurgia poupando o colo vesical ocasionava uma frequência significativamente mais alta de margens cirúrgicas positivas no colo vesical em comparação à PRR padrão (47% vs. 20%).

Já foi relatada a viabilidade da técnica de Heidelberg para a preservação integral do colo vesical, que envolve a preservação das fibras circulares do colo vesical e a anastomose uretra-uretral (Nyarangi-Dix et al., 2013). Nyarangi-Dix et al. (2013) randomizaram 208 candidatos à PRR ou à prostatectomia radical laparoscópica com assistência robótica à técnica de preservação do colo vesical padrão *versus* a técnica de preservação completa de Heidelberg. A continência foi avaliada a 0, 3, 6 e 12 meses pelo teste das fraldas de 24 h, a continência social pelo número de fraldas por dia e os resultados finais em termos da qualidade de vida pelo questionário validado Incontinence Quality of Life Questionnaire. O controle oncológico foi avaliado pelo estado das margens cirúrgicas. A 0, 3, 6 e 12 meses a perda média de urina do grupo de preservação padrão versus a do grupo de preservação completa do colo vesical foi de 713 *versus* 237 g, 50 *versus* 16 g, 44 *versus* 6 g e 25 *versus* 3 g, respectivamente. A percentagem dos homens que se mostraram socialmente continentes (uso de nenhuma fralda ou de uma fralda nas 24 horas) a 3, 6 e 12 meses no grupo de preservação padrão *versus* o de preservação completa do colo vesical foi de 55% *versus* 84%, 75% *versus* 90% e 81% *versus* 90%, respectivamente. Em todas as ocasiões o volume urinário médio e a percentagem de homens socialmente continentes foram significativamente maiores no grupo de ressecção completa do colo vesical. A frequência de margens cirúrgicas positivas não diferiu significativamente entre o grupo de preservação padrão (13%) *versus* o de preservação completa do colo vesical (15%); e a frequência global foi semelhante à de outras séries contemporâneas de centros de grande volume (*Razi et al*, 2009). Embora muitas das margens positivas não se traduzam em recorrência da doença, aqueles que ocorrem no colo vesical são as mais preocupantes (Razi et al., 2009). Somente 2% dos casos apresentaram margens cirúrgicas positivas no colo vesical. Não foi mencionado se essas margens no colo vesical ocorreram no grupo padrão ou no grupo de preservação do colo vesical. Não ficou claro se a admissão ao estudo foi influenciada pelo grupo de risco de câncer de próstata. A frequência global de 36% de doença pT3 é comparável à de outras séries relatadas por centros de grande volume (Poon et al., 2000). Foram excluídos da análise do tratamento 9% dos homens randomizados à preservação completa do colo vesical. A vantagem significativa da continência no grupo de preservação completa do colo vesical não foi observada a 12 meses com o uso de uma análise da intenção de tratar. A única complicação potencial da preservação do colo vesical é a contratura deste. Os autores não referiram a frequência de contratura do colo vesical.

Todos concordariam que o objetivo número um da prostatectomia radical anatômica é o controle do câncer. Esses estudos parecem concordar que há pouca diferença na frequência de margens positivas (somente no colo vesical) ao uso dessa modificação. **Os ensaios clínicos controlados randomizados sugeriram que há uma diferença clinicamente significativa na continência urinária até 6 meses, que diminui e se mostra questionavelmente significativa a 1 ano. Finalmente, a elevada frequência de contratura do colo vesical e de margens positivas nesse local em alguns dos estudos, ainda que não em todos eles, torna essa modificação menos do que desejável. Os resultados oncológicos finais de longo prazo da experiência de Heidelberg vão fornecer a evidência definitiva quanto a se o controle do câncer está comprometido. Embora seja preciso se pesar os riscos em relação aos benefícios, essa modificação merece consideração.** Nós não realizamos a cirurgia que poupa o colo vesical.

Vesícula Seminal Poupada

A mudança dramática no cenário testemunhada durante as duas últimas décadas (Han et al., 2004), ocasionada basicamente pela detecção precoce por meio do PSA, reduziu drasticamente o número de homens apresentando já de início um acometimento regionalmente avançado (T3b) nas vesículas seminais (Poon et al., 2000; Han et al., 2001). O envolvimento das vesículas seminais foi amplamente aceito como uma característica de mau prognóstico; todavia, estudos contemporâneos demonstraram que poucos homens (< 5%) apresentando de início um câncer de próstata localizado (praticamente 0% em cT1c) têm uma doença que já se disseminou às vesículas seminais (Poon et al., 2000). Estaremos nós removendo essa doença desnecessariamente? Alguns investigadores sugeriram que a estreita proximidade das vesículas seminais aos FNV, ao plexo pélvico e ao suprimento sanguíneo da base e do colo da bexiga pode permitir que a dissecção nessa área desempenhe um papel importante na função urinária e erétil pós-operatória e elaboraram algoritmos para a predição do envolvimento das vesículas seminais antes da cirurgia (revistos por Zlotta et al., 2004).

Foi proposta uma modificação da prostatectomia radical anatômica clássica – poupar-se a vesícula seminal. Korman et al. (1996) foram os primeiros a investigar a importância da ressecção completa da vesícula seminal durante a PRR. Eles investigaram a incidência de evidências histológicas de câncer no 1 cm distal do tecido da vesícula seminal em 71 espécimes consecutivos de PRR. Dos 71 espécimes, 12 apresentaram a invasão da vesícula seminal e nenhum (0%) deles apresentou doença no 1 cm distal das vesículas seminais bilateralmente, o que levou os investigadores (que recomendaram a ressecção completa das vesículas seminais nessa ocasião) a sugerir que não é necessário se remover toda a vesícula seminal nos casos em que a dissecção é difícil. Isso pode eliminar a dissecção potencialmente difícil nas proximidades de outras estruturas anatômicas importantes.

Num estudo de seguimento, Theodorescu et al. (1998) examinaram a importância da excisão completa das vesículas seminais pela comparação da PRR à prostatectomia radical perineal (PRP). Em dois grupos semelhantes (estágio, raça, idade, nível de PSA e gradação), 64% dos pacientes foram submetidos à PRR e 36% foram submetidos à PRP (as vesículas seminais não são removidas rotineiramente). No período de acompanhamento 45% dos homens no grupo da prostatectomia perineal evidenciaram elevação bioquímica

(PSA > 0,2 ng/mL) em comparação a apenas 18% dos homens no grupo da prostatectomia retropúbica. Ao se decompor o grupo da prostatectomia perineal com base na excisão ou não das vesículas seminais, a taxa de recorrência do PSA foi de 20% *versus* 69%, respectivamente. Os autores concluíram que a excisão completa das vesículas seminais durante a prostatectomia radical é essencial para o controle do câncer.

John e Hauri (2000) investigaram a influência da preservação das vesículas seminais durante a PRR sobre a continência urinária. Eles observaram 54 homens, dos quais 34 foram submetidos à PRR com remoção das vesículas seminais e 20 com preservação das vesículas seminais. Um teste da fralda modificado a 6 semanas e a 6 meses após a operação demonstrou taxas de continência de 60% a 6 semanas e de 95% a 6 meses no grupo de preservação das vesículas seminais, em comparação a 18% a 6 semanas e 82% a 6 meses no grupo de ressecção das vesículas seminais. Eles concluíram que a preservação das vesículas seminais pode impedir danos aos nervos pélvicos e manter a continência urinária durante a PRR.

Albers *et al.* (2007) relataram os resultados de um ensaio clínico de 317 homens com PSA de 10 ng/mL ou menos, escore Gleason à biópsia de 7 ou menos e um volume total da próstata de 50 mL ou menos randomizados à PRP padrão *versus* a PRP poupando as vesículas seminais. Avaliou-se a potência, sintomas do trato urinário inferior (STUI) e a continência no período basal e a múltiplos intervalos no período pós-operatório entre 4 semanas e 1 ano, utilizando-se o International Index of Erectile Function (IIEF), o International prostate Symptom Score (IPSS) e a avaliação do uso de fraldas, respectivamente. A continência foi definida como de 0 a 1 fralda num intervalo de 24 horas e a potência por um escore IIEF acima de 15. As principais limitações do desenho do estudo foram que as avaliações do resultado final foram realizadas pelo urologista e que o período mais longo de acompanhamento foi de apenas 1 ano. As taxas de continência a 4 semanas (62% *vs.* 45%) e a 12 meses (96% *vs.* 86%) foram significativamente mais altas no grupo em que foram poupadas as vesículas seminais. As taxas de potência e a avaliação oncológica foram semelhantes a 1 ano. O pequeno número de homens avaliáveis a 1 ano limitou a confiabilidade dessas observações.

Mogorovich *et al.* (2013) examinaram a incidência de orgasmo doloroso após a prostatectomia radical. Um questionário investigando diversos domínios da função sexual, incluindo o orgasmo doloroso, foi enviado pelo correio a 1.411 homens que haviam sido submetidos à prostatectomia radical numa única instituição entre 2002 e 2006. Ao todo, 11% dos homens que completaram o levantamento retrospectivo relataram sentir dor ao orgasmo e os homens submetidos à prostatectomia radical poupando as vesículas seminais bilateralmente tiveram probabilidade 2,33 vezes maior de ter orgasmos dolorosos que os homens submetidos à excisão completa das vesículas seminais. A incidência de orgasmo doloroso naqueles homens submetidos à excisão bilateral das vesículas seminais foi semelhante àquela de homens de idade equivalente sem câncer de próstata. O orgasmo doloroso, portanto, é provavelmente uma consequência da preservação das vesículas seminais e deve ser levado e consideração ao se avaliar a razão risco-benefício desse procedimento.

Zlotta *et al.* (2004) propuseram efetuar a excisão das vesículas seminais em homens com PSA de 10 ng/mL ou mais, escore Gleason à biópsia e 6 ou mais ou mais de 50% dos núcleos de biópsia positivos para câncer de próstata. Secin *et al.* (2009) fizeram uma análise de decisão aplicando esses critérios em 1.406 homens que foram submetidos à prostatectomia radical em sua instituição e, com base numa razão de risco-benefício intermediária calculada para a excisão das vesículas seminais, recomendaram a rejeição das recomendações de Zlotta *et al.*

As evidências clínicas sugeriram que muitos homens com doença de baixo risco podem ser submetidos com segurança à preservação das vesículas seminais. Como não se tem certeza quanto aos riscos e benefícios não oncológicos, a pressuposição de algum comprometimento do controle oncológico ainda é uma preocupação. Claramente é preciso se realizar um ensaio randomizado duplo-cego (paciente e revisor terceira pessoa) desse método para se esclarecer plenamente esses resultados conflitantes.

Nós não realizamos a cirurgia poupando as vesículas seminais. Todavia, em casos de doença de risco baixo e intermediário em que as vesículas seminais estão muito grandes ou estão envolvidas por cicatrizes, nós não vemos mal em não excisar o aspecto mais distal da vesícula seminal.

Interposição de um Enxerto Nervoso

Embora a excisão ampla de ambos os FNV raramente seja indicada nos casos em que a intenção curativa é o efeito desejado para a prostatectomia radical anatômica (Walsh e Worthington, 2001), os investigadores sugeriram efetuar-se a interposição de enxertos nervosos surais após a ressecção unilateral e bilateral dos FNV durante a PRR (Kim et al., 1999, 2001a, 2001b, 2001c; Scardino e Kim, 2001; Walsh 2001; Singh *et al.*, 2004). Os primeiros estudos em ratos forneceram evidências experimentais documentando o efeito benéfico da interposição do enxerto nervoso após danos ou ressecções unilaterais ou bilaterais dos nervos cavernosos (Burgers *et al.*, 1991; Quinlan *et al.*, 1991b; Ball et al., 1992a, 1992b). Em oposição aos ratos, porém, em seres humanos os nervos cavernosos são constituídos de muitas fibras que são separadas por até 3 cm (Costello *et al.*, 2004; Takenaka *et al.*, 2004). Isso levanta a questão legítima de se é possível se executar um enxerto nervoso clássico extremidade a extremidade. O mecanismo fisiopatológico exato da regeneração dos nervos cavernosos ainda está por ser esclarecido; todavia, estudos de ciência básica e testes clínicos em seres humanos sugeriram que o retorno da função parassimpática pode ser demonstrado após enxertos de interposição do plexo braquial, dos nervos faciais e de nervos periféricos.

Já foi universalmente aceito que a preservação da função erétil após a prostatectomia radical está quantitativamente relacionada à preservação da inervação autonômica e que, à ressecção de ambos os FNV, a recuperação de uma função erétil satisfatória para a ereção espontânea e para as relações sexuais é limitada (Quinlan et al., 1991a). Kim *et al.* (1999) foram os primeiros a sugerir a interposição de um enxerto nervoso sural por ocasião da prostatectomia radical anatômica para substituir os nervos cavernosos ressecados. Esse grupo relatou posteriormente sobre 28 homens com prostatectomia radical não poupando nervos que foram submetidos a enxertos bilaterais de nervo sural com 12 meses de acompanhamento, com 26% deles tendo ereções não assistidas suficientes para relações sexuais, 26% tendo ereções parciais e 43% tendo ereções suficientes para as relações sexuais com o auxílio do citrato de sildenafil (Kim *et al.*, 2001a). A função sexual retornou 5 meses após o enxerto com o intervalo mais curto. Outro grupo (Singh *et al.*, 2004) investigou o retorno do controle urinário em relação ao enxerto nervoso sural. Eles relataram uma série de 111 homens com excisão nervosa unilateral intencional. A 12 meses 95% do grupo enxertado relatou um controle urinário "completo" (vazamento de apenas algumas gotas) em comparação a apenas 53% do grupo não enxertado ($P < 0,012$). Os autores sugeriram que os nervos cavernosos podem contribuir para o retorno da continência. Esses achados ainda têm de ser validados e devem ser vistos com cautela até que se possa realizar um estudo randomizado.

Muitos urologistas realizando a PRR e a excisão dos FNV solicitam a participação de um cirurgião plástico para proceder à colheita e ao implante do material do enxerto nervoso. Kim e Seo (2001) sugeriram que com a experiência o oncologista urológico executando a PRR deveria se sentir à vontade para colher o nervo e realizar o implante, com um impacto limitado sobre o tempo de cirurgia e a perda de sangue. Tecnicamente o enxerto de nervo sural (largura de 1,5 a 3 mm, ovóide) é colhido com uma tesoura em íris por uma incisão de 3 cm que é efetuada 1 cm abaixo do maléolo lateral. A dissecção deve ser realizada com ampliação por lupas. O nervo é dividido na extremidade distal e a extremidade ligada ao pé é fulgurada. Um desbastador de tendões (de 6 mm de diâmetro) é utilizado para se desbastar o nervo proximalmente por aproximadamente 20 cm em direção à parte posterior da panturrilha e uma incisão de 1 cm é usada para a recuperação da extremidade proximal. É igualmente necessária a fulguração do lado proximal (da perna) do nervo. O enxerto é colocado em solução fisiológica resfriada. A pele é fechada e meias compressivas asseguram a redução na formação de hematomas (Kim e Seo, 2001). O comprimento médio do nervo necessário por lado é de 5 a 6,5 cm; todavia, segmentos de 40 cm podem ser isolados para procedimentos bilaterais com um déficit sensorial mínimo (Kim e Seo, 2001). O enxerto nervoso é revertido e o nervo distal é fixado às terminações proximais do nervo cavernoso sob ampliação; da mesma forma, a extremidade nervosa proximal é fixada às terminações distais do nervo cavernoso. As terminações nervosas podem ser identificadas por ocasião da ressecção e marcadas com um ponto usando-se o estimulador nervoso CaverMap (Canto et al., 2001). Os nervos são fixados às terminações nervosas por suturas de polipropileno 7-0 presas com microclipes.

Drenos de aspiração são colocados após o procedimento e orientados em direção oposta ao local do enxerto.

Há muitas dúvidas em relação à necessidade de um enxerto nervoso à excisão ampla dos FNV após uma PRR (Walsh, 2001). **Davis et al. (2009) relataram uma grande série de pacientes submetendo-se a procedimentos unilaterais poupando nervos, com randomização ao enxerto de nervo sural ou à terapia padrão para disfunção erétil. Em 3 anos não foi notada diferença quanto à potência nos dois grupos (71% no grupo de enxerto nervoso e 67% no grupo padrão). O enxerto nervoso bilateral ocasionou uma recuperação cumulativa da função erétil a 5 anos permitindo a penetração em 34% dos pacientes e a frequência de penetração consistente de 11%** (Secin et al., 2007). A idade baixa, a excelente função erétil basal e a motivação no sentido da preservação da função erétil nesse grupo de pacientes podem explicar porque a função erétil foi preservada num subgrupo muito pequeno dos casos submetendo-se aos enxertos nervosos bilaterais. **Em vista disso, embora as técnicas de enxerto nervoso sejam seguras e viáveis, os benefícios globais parecem ser limitados. Nós não realizamos a cirurgia de enxerto nervoso.**

PROSTATECTOMIA RADICAL DE SOCORRO

O objetivo da radioterapia por feixe externo primária (com intensidade modificada ou em conformação tridimensional) ou braquiterapia primária no tratamento do câncer de próstata clinicamente localizado é erradicar totalmente o tumor. O fato de não se atingir esse objetivo leva à progressão local, a metástases distantes e potencialmente à morte. O reconhecimento da recorrência local após a radioterapia definitiva é complexo (critérios da American Society of Therapeutic Radiology and Oncology, nadir do PSA, saliência do PSA), porém todos concordariam em que isso implica numa evolução final desfavorável, com poucas opções de recuperação. Esse mau prognóstico levou ao desenvolvimento de várias opções para a cura de socorro: criocirurgia (Cap. 105), espera vigilante (Cap. 108) privação androgênica (Cap. 109) e prostatectomia de socorro. **A prostatectomia radical de socorro tem sido usada com êxito para se erradicar um câncer localmente recorrente após a radioterapia, mas as complicações são comuns e os efeitos sobre a sobrevida global, incertos** (Rogers et al., 1995; Cheng et al., 1998; Garzotto e Waisman, 1998; Gheiler et al., 1998a, 1998b; revisto por Chen e Ward, 2003; Stephenson et al., 2004; Ward et al., 2005; Paparel et al., 2009). A partir da literatura é possível se fazer as seguintes generalizações:

- O procedimento (prostatectomia de socorro) é reservado para pacientes com saúde excelente e com expectativa de vida superior a 15 anos.
- Os pacientes não devem apresentar evidência de doença metastática.
- A cirurgia de socorro deve ser oferecida unicamente a homens que às manifestações clínicas iniciais tinham inequivocamente um câncer de próstata clinicamente localizado.
- A biópsia da próstata, a gradação histológica, os achados do exame físico e os níveis séricos de PSA devem continuar sugerindo uma doença localizada.

Em suma, os candidatos à cirurgia de socorro não devem ser reconhecíveis dos candidatos que nós escolheríamos para a terapia inicial por PRR e devem ser indivíduos muito motivados que compreendam e aceitem a morbidade potencialmente mais alta associada à cirurgia de socorro.

A revisão da experiência de prostatectomia de socorro em uma única instituição por Stephenson et al. (2004) relatou uma série de quase 100 homens tratados entre 1984 e 2003 por radioterapia por feixe externo ($N = 58$) ou radioterapia intersticial ($N = 42$). Os autores observaram uma redução na frequência de complicações (globalmente de 33% para 13%, lesões retais de 15% para 2%). Eles também relataram taxas de continência urinária com 39% dos pacientes totalmente secos e 86% com uma fralda por dia ou menos. Quase 20% dos pacientes necessitaram de um esfíncter artificial. A frequência atuarial a 5 anos de recuperação da potência para esse grupo foi de 16% (Masterson et al., 2005). Outro relatório recente discorreu sobre uma experiência de 50 anos com a prostatectomia retropúbica de socorro e a cistoprostatectomia em adenocarcinomas de próstata radiorresistentes (Ward et al., 2005). De 1967 a 2003 eles encontraram dados suficientes para comentar sobre 199 homens; 138 deles foram tratados por prostatectomia retropúbica e 61 por cistoprostatectomia. O acompanhamento médio foi por 7 anos. Houve lesões retais em 5% das prostatectomias radicais retropúbicas e em 10% das cistoprostatectomias. A incontinência foi da ordem de "zero fraldas" em 43% dos indivíduos no grupo mais contemporâneo. A sobrevida específica do câncer foi de 65% a 10 anos.

São limitados os dados sobre os resultados oncológicos finais após a prostatectomia radical de socorro. Eastham et al. relataram um excelente controle local e uma recorrência de 45% a 5 anos em pacientes com biópsias pré-cirurgia demonstrando um escore Gleason inferior a 8 (Paparel et al., 2009). Contudo, o efeito global da prostatectomia de socorro sobre a mortalidade específica do câncer de próstata ainda não foi esclarecido (Paparel et al., 2009).

Chade et al. (2011) relataram uma revisão sistemática baseada em 40 publicações na literatura em inglês entre janeiro de 1980 e junho de 2011. As complicações oncológicas e os resultados funcionais finais foram comparados usando-se como ponto de corte 1993, para se investigar tendências relacionadas a publicações anteriores versus as mais recentes. A maioria dos casos foi realizada depois de 1993. As margens cirúrgicas positivas nas publicações anteriores versus as mais recentes variaram entre 43% e 70% e entre 0% e 36%, respectivamente. O acometimento patológico confinado ao órgão nas publicações anteriores versus as mais recentes variou entre 22% e 53% e entre 44% e 73%, respectivamente, sugerindo que a redução na frequência de margens positivas está relacionada em parte ao menor volume da doença. O risco de lesões retais, estreitamentos anastomóticos e complicações Clavier 3 a 5 variou entre 0% e 19%, 0% e 41% e 0% e 33%, respectivamente. Os resultados finais em termos da preservação da potência se limitaram às publicações mais recentes e variaram entre 0% e 28%. As taxas de continência urinária nas publicações anteriores versus as mais recentes variaram entre 46% e 90% e entre 0% e 83%, respectivamente. A sobrevida livre de recorrência bioquímica variou entre 47% e 82% e entre 28% e 53%, respectivamente. As taxas de complicações e os resultados funcionais finais foram melhores nas séries mais recentes, sugerindo que a melhor técnica cirúrgica pode contribuir para melhores resultados oncológicos finais. A enorme variação dos resultados finais na prostatectomia radical de socorro pode ser explicada possivelmente pelo viés de seleção, a experiência cirúrgica e a metodologia para a avaliação da qualidade dos resultados finais. É difícil se aconselhar apropriadamente os candidatos em potencial quanto aos riscos e aos benefícios devido à variação extrema em todos os resultados finais relatados. Os candidatos devem ser selecionados cuidadosamente para o procedimento devido aos riscos significativos de complicações, mesmo em cirurgiões com grande experiência.

A técnica cirúrgica da prostatectomia de socorro não difere daquela da prostatectomia radical clássica. Os efeitos da radiação (vasculite, isquemia e fibrose) podem fazer da dissecção cirúrgica um desafio técnico (Chen e Wood, 2003). Deve-se tomar um cuidado especial ao se separar a região apical da próstata, na dissecção ampla dos FNV e na dissecção da fáscia de Denonvilliers junto à base da próstata, porque essas regiões constituem os locais mais comuns de lesão retal.

RESUMO DA PROSTATECTOMIA RADICAL RETROPÚBICA

Houve alguns avanços no diagnóstico e no tratamento do câncer de próstata localizado. Hoje em dia mais homens são diagnosticados com uma doença curável a uma idade mais baixa. Os homens também estão vivendo por mais tempo; um homem de 65 a 70 anos tem 50% de chance de viver mais 15 anos. A prostatectomia radical aberta é uma forma ideal de tratamento em pacientes que podem ser curados e que vão viver o bastante para se beneficiar dela. Esses são também os pacientes que vão ter a melhor qualidade de vida após a operação (Walsh, 2000).

Houve na última década a adoção progressivamente crescente da prostatectomia radical laparoscópica com assistência robótica. Alguns especialistas afirmam que a abordagem aberta tem um interesse apenas histórico, devido aos resultados finais superiores após a abordagem robótica. Estudos de eficácia comparativa sugeriram que a abordagem robótica pode comprometer as margens cirúrgicas (Williams et al., 2010), obter uma continência inferior e uma potência equivalente (Barry et al., 2012) e produzir maiores taxas de insatisfação (Schroeck et al., 2008), ao mesmo tempo em que aumenta muito o custo e apresenta um grau comparável de dor e de duração da estadia hospitalar (Lepor, 2009). A principal vantagem da abordagem robótica é a menor perda sanguínea. Até mesmo os proponentes da abordagem robótica admitem que após 10 anos não há uma vantagem significativa para a abordagem robótica (Lavery et al., 2012). Apesar da demanda do público, os autores deste capítulo continuam a realizar a abordagem aberta.

PONTOS-CHAVE: PROSTATECTOMIA RADICAL RETROPÚBICA ANATÔMICA

- Não há maneira melhor de se curar um câncer que esteja confinado à próstata que a remoção cirúrgica total.
- Os três objetivos do cirurgião, pela ordem de importância, são o controle do câncer, a preservação do controle urinário e a preservação da potência.
- A cirurgia é adiada por 6 a 8 semanas após uma biópsia com agulha da próstata e por 12 semanas após a ressecção transuretral da próstata.
- Uma fonte de luz de fibra óptica presa à cabeça e lupas com aumento de 2,5 a 4,5 vezes são muito úteis porque grande parte do procedimento é realizada por sob o púbis, numa área em que a visualização pode ser difícil. A ampliação pode possibilitar ao cirurgião exercer menos tração sobre os FNV e identificar com maior facilidade o plano correto de dissecção.
- A anestesia regional se associa a uma perda sanguínea menor e a uma frequência menor de embolias pulmonares.
- A análise por cortes congelados não é realizada nos casos em que os pacientes têm um tumor bem diferenciado a moderadamente bem diferenciado (gradação Gleason < 8) e os linfonodos se mostram normais à apalpação.
- Devido ao reconhecimento recente de que ramos dos nervos que inervam o esfíncter estriado e os corpos cavernosos podem seguir mais anteriormente no ápice, foi descrita uma técnica alternativa envolvendo a liberação anterior alta dos FNV antes da divisão da veia dorsal. Essa técnica se associa à recuperação mais precoce da função sexual.
- Hoje em dia, em muitos dos homens que se candidatam à cirurgia é seguro se preservar ambos os FNV e raramente é necessário se excisar ambos os feixes, tornando assim desnecessária em muitos casos a realização da substituição ou do transplante dos nervos cavernosos.
- A sensação tátil proporcionada pela cirurgia aberta é muito importante. O feixe deve ser excisado na presença de uma induração palpável na fáscia pélvica lateral. À liberação cuidadosa do feixe por uma pinça em ângulo reto, o feixe não deve ser preservado caso esteja fixado à próstata. A sensação tátil é diminuída ao uso da técnica laparoscópica; ela está ausente na técnica com assistência robótica.
- Os pacientes que necessitarem de transfusões agudas devido a hipotensão após a prostatectomia radical devem ser explorados para se evacuar o hematoma pélvico, numa tentativa de se diminuir a probabilidade de contratura do colo vesical e de incontinência.
- A tromboflebite associada a embolias pulmonares é a principal causa de mortalidade após a prostatectomia radical. As medidas para se evitar essa complicação incluem um posicionamento cuidadoso na mesa da sala de operação, para evitar a compressão das veias nos membros inferiores, o uso de dispositivos de compressão intermitente e a deambulação precoce.
- Nós concluímos que a excisão total da vesícula seminal durante a prostatectomia radical é essencial para o controle do câncer.
- A prostatectomia radical aberta é uma forma ideal de tratamento em pacientes que possam ser curados e que vão viver o bastante para se beneficiar dela.

PROSTATECTOMIA RADICAL PERINEAL

Acesse www.expertconsult.com para mais detalhes sobre esse assunto.

Acesse www.expertconsult.com para assistir aos vídeos deste capítulo.

REFERÊNCIAS

Para consultar a lista completa de referências, acesse www.expertconsult.com.

LEITURA SUGERIDA

Allaf ME, Palapattu GS, Trock BJ, et al. Anatomical extent of lymph node dissection: impact on men with clinically localized prostate cancer. J Urol 2004;172:1840-4.

Costello AJ, Brooks M, Cole OJ. Anatomical studies of the NVB and cavernosal nerves. BJU Int 2004;94:1071-6.

Lepor H, Gregerman M, Crosby R, et al. Precise localization of the autonomic nerves from the pelvic plexus to the corpora cavernosa: a detailed anatomical study of the adult male pelvis. J Urol 1985;133:207-12.

Myers RP. Radical prostatectomy: pertinent surgical anatomy. Atlas Urol Clin North Am 1994;2:1-18.

Nielsen ME, Schaeffer EM, Marschke P, et al. High anterior release of the levator fascia improves sexual function following open radical retropubic prostatectomy. J Urol 2008;180:2557-64.

Rogers CG, Trock BP, Walsh PC. Preservation of accessory pudendal arteries during radical retropubic prostatectomy: surgical technique and results. Urology 2004;64:148-51.

Takenaka A, Murakami G, Soga H, et al. Anatomical analysis of the NVB supplying penile cavernous tissue to ensure a reliable nerve graft after radical prostatectomy. J Urol 2004;172:1032-5.

Walsh PC. Anatomic radical prostatectomy: evolution of the surgical technique. J Urol 1998;160:2418-24.

Walsh PC, Donker PJ. Impotence following radical prostatectomy: insight into etiology and prevention. J Urol 1982;128:492-7.

Walsh PC, Garcia JR. Radical retropubic prostatectomy: a detailed description of the surgical technique—a video presentation, <http://urology.jhu.edu>; 2004 [accessed 15.04.11].

Walsh PC, Lepor H, Eggleston JC. Radical prostatectomy with preservation of sexual function: anatomical and pathological considerations. Prostate 1983;4:473-85.

Walsh PC, Marschke P, Ricker D, et al. Use of intraoperative video documentation to improve sexual function after radical retropubic prostatectomy. Urology 2000;55:62-7.

115 Prostatectomia Radical e Linfadenectomia Pélvica Laparoscópica e Assistida por Robótica

Li-Ming Su, MD, Scott M. Gilbert, MD e Joseph A. Smith, MD, Jr.

Evolução da Prostatectomia Laparoscópica Minimamente Invasiva

Seleção dos Pacientes

Instrumentação

Preparo Pré-operatório

Técnica Cirúrgica

Conduta Pós-operatória

Complicações

Prostatectomia Robótica de Resgate

Dissecção Laparoscópica de Linfonodos Pélvicos

Resumo

EVOLUÇÃO DA PROSTATECTOMIA LAPAROSCÓPICA MINIMAMENTE INVASIVA

No final da década de 1970 e início de 1980, vários estudos anatômicos detalhados realizados em cadáveres de fetos e adultos forneceram importantes informações sobre a anatomia periprostática, especialmente do complexo venoso dorsal (CVD) (Reiner e Walsh, 1979), do feixe neurovascular (FNV) (Walsh e Donker, 1982) e do esfíncter uretral estriado (Oelrich, 1980). Essas observações proporcionaram uma abordagem mais anatômica na prostatectomia radical para câncer de próstata, resultando em uma redução significativa da morbidade operatória. Em consequência, a prostatectomia radical aberta anatômica e poupadora do nervo manteve-se no papel central no tratamento do câncer da próstata localizado por mais de duas décadas.

Apenas após 1997 foi explorada uma abordagem menos invasiva para a prostatectomia radical. Schuessler *et al.* realizaram a primeira prostatectomia radical laparoscópica (PRL) bem-sucedida, em 1997. Em sua série de nove pacientes, a duração cirúrgica foi longa (8 a 11 horas) e o tempo de internação foi em média de 7,3 dias (Schuessler *et al.*, 1997). Embora os autores tivessem concluído que as taxas de cura com PRL pareceram comparáveis com as da cirurgia aberta, não puderam definir alguma vantagem significativa. Como resultado, a PRL não foi amplamente adotada no campo da urologia.

Os avanços na instrumentação cirúrgica específica dessa abordagem, óptica, equipamento de vídeo digital e tecnologia de computação e robótica abriram uma nova fronteira para a prostatectomia laparoscópica minimamente invasiva. Esses avanços levaram os urologistas a voltar para as pesquisas da PRL, lideradas por dois centros na França, que informaram sobre suas técnicas e resultados iniciais (Abbou *et al.*, 2000; Guillonneau e Vallancien, 2000). A sua abordagem cirúrgica por etapas na PRL provou ser reprodutível e ensinável, embora a curva de aprendizagem tenha permanecido desafiadora. Os tempos cirúrgicos estavam mais aceitáveis, variando de 4 a 5 horas, com taxas de margem positivas relatadas de 15% a 28%. Esse trabalho reacendeu o interesse mundial na PRL, e, nos anos seguintes, os cirurgiões em vários centros em todo o mundo adquiriram as habilidades e a experiência para realizar essa técnica. No entanto, eram necessárias habilidades laparoscópicas para executar uma PRL de forma proficiente, especialmente para a sutura da anastomose vesicouretral.

Dispositivos cirúrgicos assistidos por computador usando braços robóticos mecânicos foram adotados para uso na prostatectomia radical em parte devido à sua capacidade de ajudar o cirurgião a realizar a difícil tarefa da sutura laparoscópica. Um desses dispositivos, o da Vinci Surgical System® (Intuitive Surgical, Sunnyvale, CA) rapidamente se tornou o dispositivo cirúrgico robótico dominante no campo da urologia. Ao incorporar tecnologia articulada sofisticada nas extremidades dos instrumentos robóticos, esse sistema robótico ofereceu aos cirurgiões a capacidade de operar, dissecar e suturar com a facilidade de uma munheca humana. Além disso, a imagem tridimensional (3D) e com magnificação de 10 vezes fornecida pela lente e câmera do estereoendoscópio especializado ofereceu uma visão sem precedentes do campo operatório e da anatomia periprostática, muito superior à visualização 2D da laparoscopia convencional. A primeira geração de plataforma robótica, originalmente lançada nos Estados Unidos em 2000, permitiu que os cirurgiões controlassem três braços robóticos simultaneamente, dois braços para instrumentação robótica e um terceiro braço para controle do estereoendoscópio e câmera. A segunda geração do sistema da Vinci S, disponibilizado em 2006, incorporou capacidade de imagem de alta definição com um quarto braço robótico adicional para preensão e retração. Finalmente o robô de última geração, o da Vinci Si HD, que foi lançado em 2009, apresenta dois consoles de cirurgia separados, que permitem que dois cirurgiões operem simultaneamente, aumentando a oportunidade de melhorar a eficiência cirúrgica e o treinamento.

Desde a sua introdução nos Estados Unidos em 2000, a popularidade da prostatectomia laparoscópica assistida por robótica (PLAR) cresceu rapidamente entre cirurgiões e pacientes. Com a rápida disseminação dessa plataforma robótica em grandes centros terciários de referência e hospitais em todos os Estados Unidos, a PLAR tornou-se a abordagem cirúrgica dominante para a prostatectomia radical no país. Tem havido grandes debates sobre os méritos da PLAR *versus* cirurgia aberta por via retropúbica ou perineal. Ainda há problemas com os custos do equipamento, a curva de aprendizagem para o cirurgião e a equipe cirúrgica e os resultados relacionados com o paciente. **No entanto, a PLAR virtualmente substituiu a PRL nos Estados Unidos, e a maioria dos novos cirurgiões tem adotado a PLAR como a sua abordagem cirúrgica preferida para o câncer da próstata.** Assim, parece praticamente certo que o uso da PLAR continuará proliferando.

Este capítulo destaca alguns dos avanços cirúrgicos tanto para a PRL quanto para a PLAR. Além disso, detalhes técnicos para a dissecção cirúrgica e dados atualmente disponíveis sobre os resultados oncológicos e funcionais são apresentados com referência à eficácia comparativa com a prostatectomia radical retropúbica (PRR). Finalmente, os autores reveem o papel da prostatectomia robótica de resgate e da dissecção laparoscópica de linfonodos pélvicos (DLLP), e as complicações da prostatectomia minimamente invasiva.

SELEÇÃO DOS PACIENTES

Indicações e Contraindicações

As indicações para a PRL e PLAR são idênticas às da cirurgia aberta (ou seja, pacientes com suspeita clínica de câncer localizado). Os pacientes devem ter confirmação patológica de câncer clinicamente confinado na próstata (estágio T1 ou T2) ou câncer que se estende para além das margens da próstata (T3), mas ainda parece passível de excisão cirúrgica com ressecção ampla. Com base no 2013 Revised Best Practice Statement da American Urological Association (AUA), o estadiamento radiográfico com TC e cintilografia óssea é recomendado apenas para pacientes com suspeita de doença localmente avançada, escore de Gleason 8 ou superior ou nível de antígeno específico da próstata (PSA) superior a 20 ng/mL. As contraindicações absolutas à prostatectomia laparoscópica minimamente invasiva incluem diátese hemorrágica incorrigível e a incapacidade de se submeter a anestesia geral por causa do comprometimento cardiopulmonar grave. Os pacientes que receberam terapia hormonal neoadjuvante ou que têm história anterior de cirurgia pélvica e abdominal inferior complexa, como colectomia parcial, herniorrafia inguinal com tela, ou ressecção transuretral da próstata (RTUP) representam um maior desafio técnico por causa da distorção dos marcos anatômicos normais e aderências, mas não são uma contraindicação absoluta para PRL e PLAR. Em pacientes com história anterior de herniorrafia laparoscópica com tela extraperitoneal, pode-se preferir uma abordagem transperitoneal à abordagem extraperitoneal porque as densas aderências no espaço retropúbico geralmente tornam desafiadoras as tentativas de acesso inicial ao espaço de Retzius.

Pacientes obesos mórbidos são ainda um maior desafio devido ao potencial dano respiratório quando se coloca esses pacientes em posição de Trendelenburg, bem como ao espaço de trabalho relativamente limitado e às limitações de tamanho do trocar e à duração da instrumentação. Pacientes com próstata muito volumosa (p. ex., > 80 g) podem ter tempos cirúrgicos prolongados, maior perda de sangue e maior tempo de internação do que aqueles com glândulas menores; no entanto, os resultados urinários de longo prazo parecem comparáveis (Levinson et al., 2008, 2009; Link et al., 2008). A cirurgia de resgate após falha do tratamento primário (p. ex., radiação, braquiterapia, crioterapia, ultrassom focalizado de alta intensidade – HIFU) tem sido relatada com sucesso em pacientes adequadamente selecionados, mas deve ser abordada com cautela por causa dos riscos inerentes e das complicações (Kaouk et al., 2008; Boris et al., 2009; Chauhan et al., 2011; Kaffenberger et al., 2013; Yuh et al., 2014). Como um resultado dos efeitos da radioterapia local ou ablação anteriores, os planos do tecido em torno da próstata e, especialmente, entre a face posterior da próstata e o reto anterior estão frequentemente fibróticos e obliterados, aumentando o risco de lesão inadvertida no reto durante a cirurgia de resgate. Como resultado, os pacientes submetidos a prostatectomia de resgate precisam ser orientados sobre o risco potencial de lesão retal e derivação intestinal, além da maior incidência de impotência e incontinência urinária em comparação com a cirurgia primária. Mais discussões sobre as nuances da prostatectomia robótica de resgate podem ser encontradas na seção de Técnicas Cirúrgicas deste capítulo. **É fortemente aconselhável que esses cenários de pacientes mais complexos sejam evitados pelo cirurgião com experiência inicial em PRL e PLAR; no entanto, essas características do paciente não são por si só contraindicações absolutas para uma abordagem minimamente invasiva na prostatectomia** (Brown et al., 2005a; Erdogru et al., 2005; Singh et al., 2005; Stolzenburg et al., 2005; Kaffenberger et al., 2013).

INSTRUMENTAÇÃO

A instrumentação necessária para a PRL e PLAR depende da abordagem escolhida e do modelo de sistema da Vinci que está sendo usado (isto é, robô de três versus quatro braços) no caso da PLAR. O Quadro 115-1 lista a instrumentação para PRL e PLAR sugerida. Para a PRL, o braço robótico AESOP 3000 (Intuitive Surgical) pode ser utilizado para estabilizar e controlar a lente e a câmara laparoscópicas por controle remoto portátil, ativação por voz ou controle de pedal. Alternativamente, um assistente cirúrgico pode servir para esse fim. Durante a PLAR, o uso do sistema da Vinci S ou Si HD permite ao cirurgião controlar um total de quatro braços robóticos, com um funcionando como endoscópio estéreo (ótica). A cirurgia começa com o uso de um endoscópio estéreo de 0 grau e o controle de uma pinça de preensão no braço robótico esquerdo (tais como o fórceps bipolar curvo de Maryland ou dissector cinético de plasma) e uma tesoura monopolar curva no braço robótico direito. O quarto braço robótico controla a pinça ProGrasp® (Intuitive Surgical), uma grande pinça atraumática sem corte para retração e exposição dos tecidos. O cirurgião então alterna entre o controle de dois dos três braços robóticos de trabalho a qualquer momento para permitir maior autonomia e obter a exposição e a dissecção ideais.

QUADRO 115-1 Instrumentação Sugerida para Prostatectomia Radical Laparoscópica e Laparoscópica Assistida por Robótica

PROSTATECTOMIA RADICAL LAPAROSCÓPICA
- Braço robótico AESOP 3000® (Intuitive Surgical, Sunnyvale, CA) (opcional)
- Tesoura de eletrocautério monopolar
- Dispositivo de gancho (hook) de eletrocautério monopolar
- Pinça bipolar
- Lâminas ultrassônicas
- Pinça de dissecção de Maryland
- Porta-agulha laparoscópico (dois)
- Dispositivo de sucção-irrigação
- Lentes laparoscópicas de 10 mm, de 0 grau e 30 graus
- Agulha de Veress
- Trocartes de 5 mm (três)
- Trocartes de 12 mm (dois)
- Sonda uretral de van Buren (Béniqué) de 20 Fr
- Cateter uretral de 18 Fr
- Clipes Hem-o-lok® pequenos e médio-grandes (Teleflex Medical, Research Triangle Park, NC)
- Sutura de poliglactina 0 (GS21) para o complexo venoso dorsal
- Sutura de polidioxanona 2-0 para reconstrução posterior
- Sutura com duas agulhas de poliglecaprona 3-0 (Monocryl®) para anastomose

PROSTATECTOMIA LAPAROSCÓPICA ASSISTIDA POR ROBÓTICA
- Sistema cirúrgico da Vinci S® ou Si HD®
- Pinça bipolar de Maryland Endowrist® ou dissecador PK®
- Tesoura monopolar curva Endowrist®
- Pinça proGrasp® Endowrist®
- Porta-agulhas grande Endowrist® (dois)
- InSite Vision System® com lentes de 0 graus e 30 graus
- Trocartes de 12 mm (dois)
- Trocartes robóticos de metal de 8 mm (três se usando um quarto braço robótico)
- Cateter uretral de 18 Fr
- Clipes Hem-o-lok® pequenos e médio-grandes (Teleflex Medical)
- Sutura de polidioxanona 0 para o complexo venoso dorsal
- Sutura de polidioxanona 2-0 para reconstrução posterior
- Sutura com duas agulhas de Monocryl® 3-0 para anastomose

PREPARO PRÉ-OPERATÓRIO

Preparo Intestinal

Tal como acontece com a cirurgia aberta, o preparo intestinal mecânico pré-operatório com citrato de magnésio pode ser aplicado. No entanto, muitos cirurgiões têm pacientes que utilizam um enema de fosfato de sódio monobásico (Fleet®) isoladamente na manhã do dia da cirurgia. Um antibiótico de largo espectro, como cefazolina, é administrado por via intravenosa 30 minutos antes da incisão.

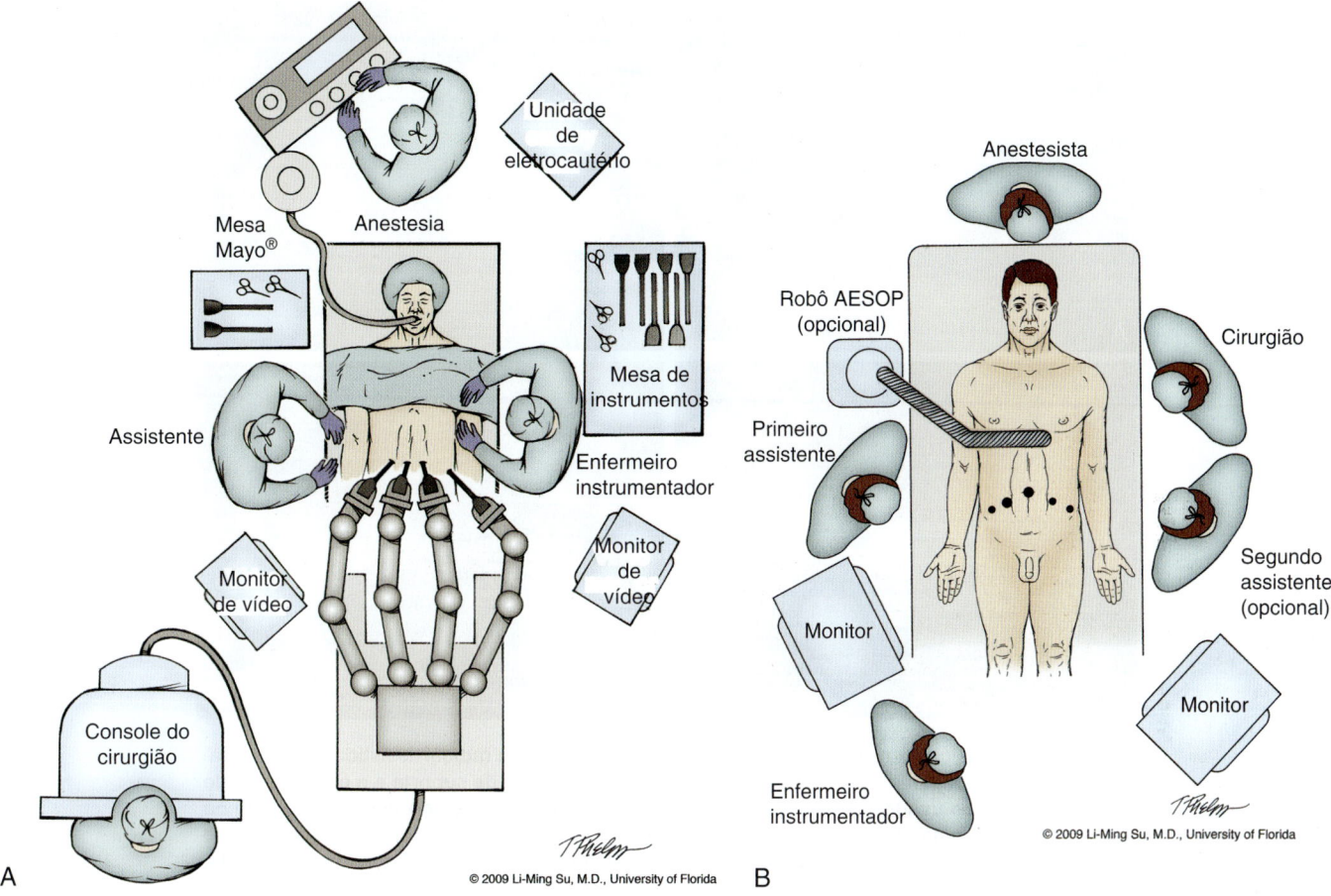

Figura 115-1. Equipamentos da sala cirúrgica e configuração para prostatectomia radical assistida por robótica (A) e laparoscópica pura (B). (Copyright Li-Ming Su, MD, University of Florida, 2009.)

Consentimento Informado

Além da hemorragia, da transfusão e de infecções, os pacientes submetidos a PRL e PLAR devem estar cientes do potencial de conversão para cirurgia aberta. Tal como acontece com a cirurgia aberta, os pacientes devem ser aconselhados sobre o risco de impotência, incontinência, hérnia incisional e lesão de órgãos adjacentes (p. ex., ureter, reto, bexiga, intestino delgado). Os riscos da anestesia geral devem ser apresentados ao paciente, porque PRL e PLAR não podem ser realizadas sob anestesia regional. Além disso, é adequado que o cirurgião discuta a sua experiência cirúrgica geral com a prostatectomia radical, especificamente além da abordagem laparoscópica ou robótica, e forneça uma previsão realista do controle do câncer, bem como retorno à normalidade da função urinária e sexual com base nas características próprias de cada paciente.

Pessoal da Sala Cirúrgica

Para a realização da PRL e PLAR, é necessário que a equipe cirúrgica, incluindo o instrumentador, a circulante e o(s) assistente(s) cirúrgico(s), esteja amplamente treinada e qualificada na instrumentação, na configuração cirúrgica e nas etapas técnicas desses procedimentos minimamente invasivos. Geralmente, é necessário apenas um assistente qualificado para esses procedimentos, mas, se disponível, pode haver um segundo assistente para fornecer o afastamento de tecidos. Para a PLAR, é importante que o assistente da mesa lateral tenha formação adequada não só na laparoscopia básica, mas também, especificamente na mecânica, configuração e solução de problemas do sistema robótico. O instrumentador também é parte integral da equipe operacional e deve ser experiente na grande variedade de instrumentos laparoscópicos e robóticos que podem ser usados para realizar esse procedimento. Por fim, o trabalho do anestesiologista, que é conhecedor das nuances e efeitos fisiológicos do pneumoperitônio, é essencial para o sucesso dessa cirurgia. Os equipamentos da sala de cirurgia típica e a configuração para PLAR e PRL são mostrados na Figura 115-1.

Posicionamento do Paciente

Após a indução da anestesia geral endotraqueal, o paciente é colocado em decúbito dorsal em Trendelenburg acentuado com braços e mãos cuidadosamente presos e acolchoados nas laterais com enchimento de caixa de ovo para evitar lesões aos nervos mediano e ulnar (Fig. 115-2A a C). Dispositivos de meia de compressão sequenciais são colocados em ambas as pernas e ativados. As pernas do paciente são afastadas e apoiadas por barras afastadoras para possibilitar o acesso ao reto e ao períneo. Como alternativa, as pernas do paciente podem ser colocadas em estribos na posição de litotomia baixa. O paciente é então fixado firmemente à mesa por meio de fita de tecido resistente e é colocado preenchimento de caixa ovo no peito para ajudar a evitar que ele deslize quando na posição de Trendelenburg (Fig. 115-2D). **Apoios fixos para os ombros devem ser evitados porque podem causar lesões por compressão dos ombros e do plexo braquial quando na posição de Trendelenburg acentuada.** Pode ser necessária uma leve flexão da mesa ao nível dos quadris para encaixar corretamente os braços robóticos; no entanto, deve-se evitar flexão exagerada, de modo a minimizar o risco de neurapraxia femoral (veja a seção "Complicações"). Uma sonda orogástrica e um cateter uretral são colocados para descomprimir o estômago e a bexiga, respectivamente. O acolchoamento cuidadoso das partes do corpo mais vulneráveis, como os quadris, ombros, joelhos e panturrilhas, é importante para evitar lesões por pressão e complicações neuromusculares (veja seção "Complicações").

Considerações sobre Anestesia

Tanto a PRL quanto a PLAR requerem anestesia geral. Como os braços do paciente são dobrados para o lado e de difícil acesso, o estabelecimento de oximetria de pulso precisa, da colocação de manguito de

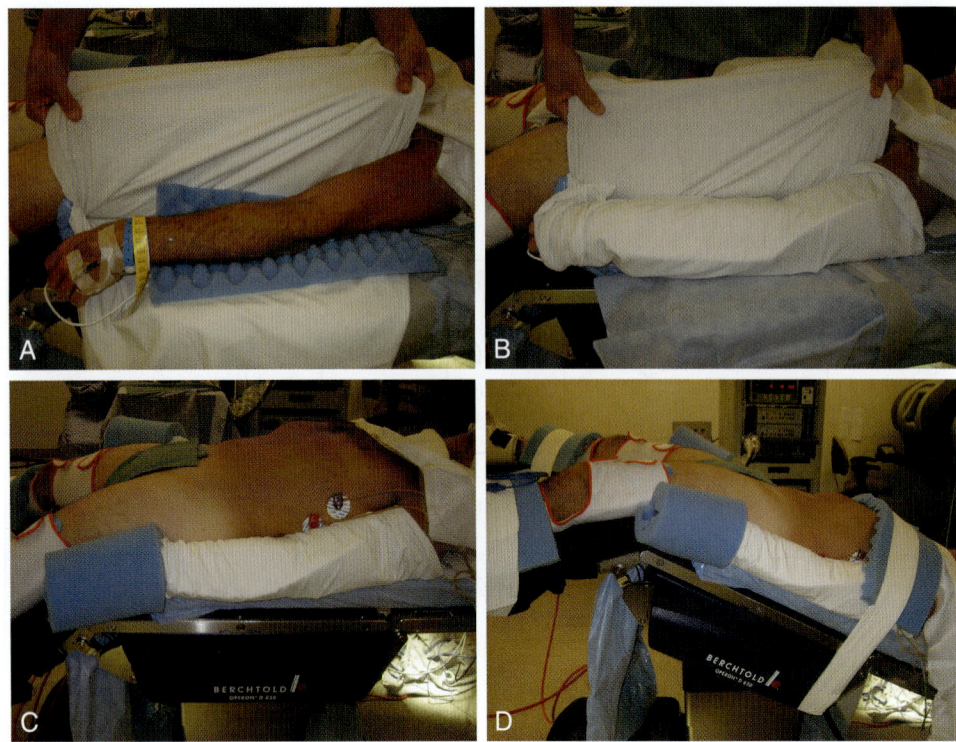

Figura 115-2. Posicionamento do paciente para a prostatectomia radical assistida por robótica. Durante o posicionamento na mesa da sala de cirurgia, o lençol de suporte e o enchimento de caixa de ovos são usados para ajudar a manter as mãos e os braços do paciente ao lado na posição neutra, tomando-se muito cuidado para proteger contra lesões aos nervos mediano e ulnar (A a C). Para evitar que o paciente deslize, quando na posição de Trendelenburg acentuada, uma fita de tecido resistente e enchimento de caixa de ovos são colocados em todo o tórax do paciente (D).

pressão arterial e do acesso venoso, é crítico antes do posicionamento do paciente. O anestesiologista deve estar ciente das potenciais consequências da insuflação de dióxido de carbono e pneumoperitônio, incluindo oligúria e hipercarbia. Rápidos ajustes nos volumes minuto e corrente podem ser necessários para o anestesiologista em caso de aumento dos níveis de CO_2 expirado e hipercarbia, que podem levar a acidose sistêmica se não corrigidos (Meininger et al., 2004). **Isso é especialmente verdadeiro no início da experiência de um cirurgião de robótica e sua equipe, porque os tempos cirúrgicos em geral podem ser longos.** Da mesma forma, ajustes nas pressões de insuflação de CO_2 podem ser requeridos pelo cirurgião para reduzir o risco de hipercarbia continuada.

Pode ocorrer aumento da pressão intraocular em pacientes em posição de Trendelenburg exagerada, mas em pacientes submetidos a PLAR isso não parece ter qualquer consequência clínica a longo prazo, pelo menos em pacientes saudáveis. No entanto, pode haver maior risco de edema de abrasão da córnea, o que torna ainda mais importante para o anestesiologista manter a boa lubrificação e proteção oculares. Tomados em conjunto, devido ao potencial para tempos cirúrgicos prolongados com um paciente na posição de Trendelenburg acentuada, especialmente na fase inicial de experiência do cirurgião, é importante reconhecer essas complicações únicas e manter excelente comunicação entre o cirurgião e a equipe de anestesia durante toda a cirurgia.

TÉCNICA CIRÚRGICA

Abordagem Assistida por Robótica *versus* Abordagem Laparoscópica Pura

A maioria dos princípios e considerações para a dissecção cirúrgica é semelhante, independentemente de ser uma abordagem laparoscópica pura ou abordagem assistida por robótica. Para PLAR, o da Vinci Surgical System é um sistema mestre/servo com três componentes: robô cirúrgico (carrinho lateral do paciente), console do cirurgião e carrinho de vídeo. Para os propósitos deste capítulo e para simplificar, descreveremos a técnica com o sistema da Vinci Si HD de quatro braços. O robô é posicionado ao pé da mesa de cirurgia entre as pernas do paciente. O assistente ao lado da mesa é responsável pelo encaixe/desencaixe do robô, pela sucção-irrigação, pelo afastamento dos tecidos, pela introdução das suturas no campo operatório, e pelas mudanças de instrumentos robóticos. O cirurgião fica sentado no console do cirurgião, que fornece uma vista cirúrgica 3D de alta definição com aumento de 10 vezes e permite que ele tenha o controle completo

> **PONTOS-CHAVE: SELEÇÃO DE PACIENTES, INSTRUMENTAÇÃO E PREPARO PRÉ-OPERATÓRIO PARA A PROSTATECTOMIA RADICAL LAPAROSCÓPICA E ASSISTIDA POR ROBÓTICA**
>
> - Em relação a seleção dos pacientes, é altamente aconselhável que pacientes com desafios anatômicos mais complexos (p. ex., tamanho grande da próstata, grande lobo mediano, obesidade mórbida, cirurgia pélvica anterior, pós radioterapia, pós RTUP) não sejam encaminhados para um cirurgião com pouca experiência com PRL e PLAR; no entanto, essas características dos pacientes não são por si só contraindicações absolutas para uma abordagem minimamente invasiva de prostatectomia.
> - Ter um assistente hábil com grande experiência em laparoscopia básica, mas também especificamente na mecânica, configuração e solução de problemas do sistema robótico, pode facilitar muito os procedimentos da PLAR.
> - Tanto o cirurgião quanto o anestesiologista devem estar cientes dos efeitos fisiológicos exclusivos do pneumoperitônio prolongado com pacientes na posição de Trendelenburg acentuado, incluindo hipercarbia e acidose, edema da córnea, pressão intraocular aumentada e neurapraxia, e tomar medidas adequadas para prevenir tais complicações.

de todos os movimentos da câmera e dos três braços robóticos adicionais. O cirurgião insere os dedos polegar e indicador, ou terceiro, nos controles mestre que permitem que os movimentos naturais da mão e do pulso sejam precisamente replicados por instrumentos articulados nas extremidades dos braços robóticos em tempo real.

Cirurgiões altamente qualificados em laparoscopia podem achar a tecnologia robótica desnecessária e descobrir que eles são tão hábeis em sutura e dissecção laparoscópicas puras quanto um robô (Guillonneau, 2005). **A maioria dos cirurgiões, no entanto, acredita que a tecnologia robótica facilita significativamente a sutura da anastomose vesicouretral e auxilia em outros aspectos da dissecção cirúrgica, como o alcance dos ângulos críticos de dissecção necessários para otimizar a preservação do nervo cavernoso.**

Diferente do ambiente da sala de cirurgia e campos cirúrgicos, há pouca diferença na técnica cirúrgica entre a PRL e a PLAR. Em geral, a seguinte discussão da técnica e dos prós e contras das várias manobras e abordagens aplica-se a qualquer abordagem cirúrgica.

Abordagem Transperitoneal

A abordagem mais comum para PRL e PLAR é a abordagem anterior transperitoneal em que, após o acesso transperitoneal e a insuflação, o espaço de Retzius é imediatamente penetrado e a glândula prostática, vesícula seminal e os vasos são dissecados a partir de uma abordagem anterior. Isso está em contraste com a abordagem transperitoneal retrovesical (ou posterior) em que as vesículas seminais e os vasos são inicialmente abordados e totalmente dissecados por trás da bexiga perto do fundo de saco, *antes* de o espaço de Retzius ser penetrado. O acesso e a abordagem transperitoneais são preferidos pela maioria dos cirurgiões à abordagem extraperitoneal, em virtude do maior espaço de trabalho e dos marcos familiares da pelve. Neste capítulo, a abordagem anterior transperitoneal será principalmente descrita, com breve menção à abordagem extraperitoneal.

Acesso Abdominal, Insuflação e Colocação do Trocarte

Para a abordagem transperitoneal, o pneumoperitônio é estabelecido por meio de uma agulha de Veress inserida na base do umbigo ou pela técnica de Hasson aberta. Após a colocação inicial do trocarte, a pressão de insuflação de CO_2, em geral, é mantida entre 12 e 15 mm Hg. Trocartes secundários são então colocados sob visão laparoscópica. Para a PLAR, um exemplo de configuração de trocarte é mostrado na Figura 115-3A. Um trocarte de 12 mm é inicialmente colocado um pouco inferior ou superior ao umbigo para inserção do endoscópio estéreo. Em um paciente com obesidade mórbida ou de estatura muito alta, o posicionamento da câmera infraumbilical pode ser preferível para ganhar o ângulo visual adequado para a visualização da próstata. Três trocartes robóticos de metal de 8 mm são usados pelos braços robóticos de trabalho do cirurgião, enquanto o assistente fornece afastamento, aspiração e irrigação e passa os clipes e suturas através dos trocartes de 12 e 5 mm colocados ao longo do lado direito do paciente. O cirurgião controla o movimento da câmera pressionando um pedal e usando movimentos breves e simultâneos do braço para controlar o posicionamento e a rotação da câmera. Endoscópios angulados (30 graus) ou retos (0 graus) de visualização são disponíveis e permutáveis em várias partes do procedimento. Em geral, a maioria dos cirurgiões utiliza a lente de endoscópio de 0 grau durante toda a cirurgia; no entanto, alguns cirurgiões preferem mudar para a lente inclinação inferior de 30 graus quando abordam o colo da bexiga, os FNV e a dissecção apical. A Figura 115-3B mostra a configuração dos trocartes para a PRL. O cirurgião fica no lado esquerdo do paciente e opera por meio de dois trocartes pararretais enquanto um ou dois assistentes usam os trocartes mais laterais. O endoscópio é mantido e controlado por um braço robótico de sistema endoscópico automatizado para o posicionamento ideal (AESOP, *automated endoscopic system for optimal positioning*) ou assistente cirúrgico por meio do trocarte periumbilical.

Abordagem Extraperitoneal

Para uma abordagem extraperitoneal, faz-se uma incisão de 1,5 cm no nível logo abaixo do umbigo, e a dissecção é realizada para baixo ao longo da bainha anterior do reto abdominal. Com dissecção digital romba, cria-se um espaço imediatamente anterior à bainha posterior do músculo reto abdominal e o peritônio subjacente. Um dispositivo dilatador de balão conectado ao trocarte (PDB Balloon®, Covidien

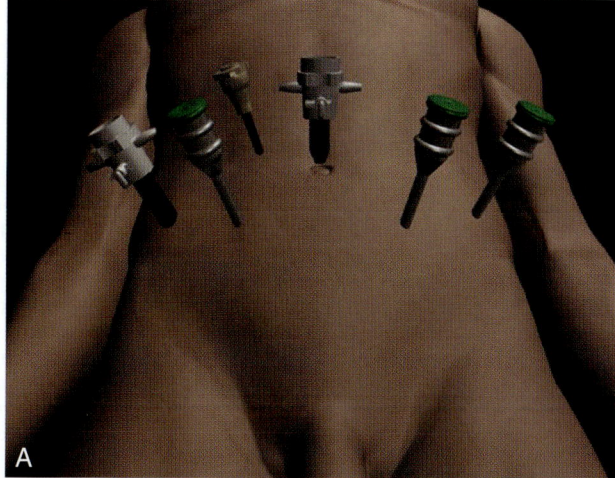
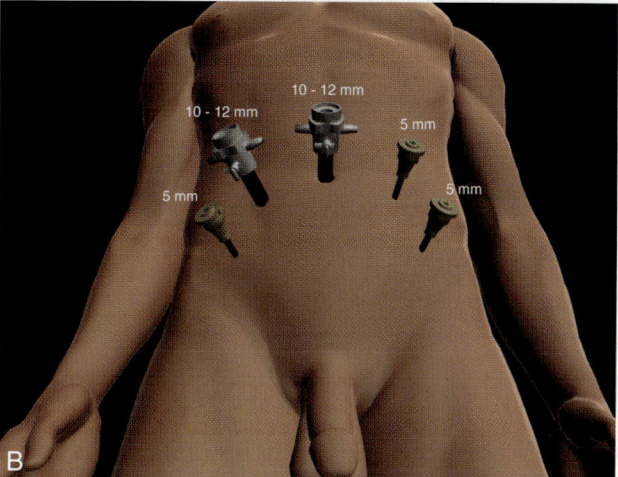

Figura 115-3. Configuração de trocartes para prostatectomia laparoscópica assistida por robótica (A) e prostatectomia radical laparoscópica (B).

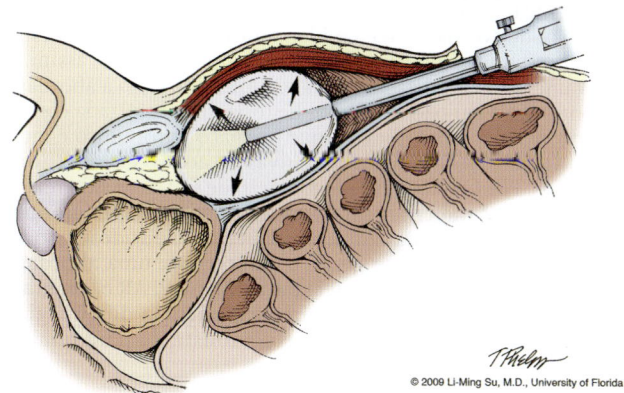

Figura 115-4. Criação de um espaço de trabalho para prostatectomia radical extraperitoneal laparoscópica pura ou assistida por robótica usando um dispositivo de balão dilatador montado no trocarte. (Copyright Li-Ming Su, MD, University of Florida, 2009.)

Autosuture, Mansfield, MA) é inserido no espaço pré-peritoneal anterior à bainha do músculo reto posterior e avançado até o púbis ao longo da linha média. Com o uso de um endoscópio de 10 mm de 0 grau, inserido através do trocarte balão, cerca de 500 mL de ar é inflado para desenvolver o espaço de Retzius sob visão laparoscópica direta (Fig. 115-4). Os trocartes secundários são então inseridos como descrito anteriormente na discussão sobre a vista laparoscópica. A cirurgia prossegue então da mesma maneira como na abordagem anterior transperitoneal.

Prós e Contras da Abordagem Extraperitoneal versus Transperitoneal

Em uma comparação retrospectiva entre PRL extraperitoneal e transperitoneal, Hoznek et al. (2003) descobriram que o tempo cirúrgico médio foi menor com a abordagem extraperitoneal (169,6 vs 224,2 minutos, $P < 0,001$), com a maior economia de tempo ocorrendo durante o acesso ao espaço de Retzius. Eles sugeriram que o tempo para dieta completa foi menor com a abordagem de PRL extraperitoneal versus PRL transperitoneal (1,6 vs 2,6 dias, $P = 0,002$), porque o peritônio não tinha sido violado e o íleo pós-operatório foi minimizado. Eden et al. (2004) encontraram uma vantagem estatisticamente significativa no tempo cirúrgico, permanência hospitalar e retorno da continência precoce em pacientes submetidos a PRL extraperitoneal versus transperitoneal, postulando que a volta mais precoce para o controle urinário pode ser decorrente da menor dissecção da bexiga e, talvez, menor disfunção da bexiga em comparação com a PRL transperitoneal. **A maioria dos estudos, no entanto, encontrou pouca ou nenhuma diferença no tempo cirúrgico e nos resultados perioperatórios entre as abordagens transperitoneal e extraperitoneal** (Cathelineau et al., 2004; Erdogru et al., 2004; Brown et al., 2005b; Atug et al., 2006).

Com uma abordagem extraperitoneal, o manejo laparoscópico simultâneo de hérnias inguinais coincidentes utilizando tela protética é viável (Stolzenburg et al., 2003). Herniorrafia inguinal simultânea também foi relatada durante a PRL transperitoneal (Allaf et al., 2003); no entanto, a cobertura adequada da tela é necessária com o uso de retalhos peritoneais, omento, ou uma segunda tela absorvível para reduzir o risco de contato direto entre a tela e o intestino com subsequente fístula. A técnica extraperitoneal pode ser preferível em pacientes que se submeteram a cirurgia abdominal extensa anteriormente ou com obesidade mórbida. **Com a abordagem extraperitoneal, o peritônio atua como uma barreira natural, minimizando o potencial de lesão intestinal e evitando que os intestinos caiam no campo cirúrgico, obscurecendo o vistão do cirurgião.** Além disso, nessa abordagem qualquer vazamento de urina que possa ocorrer a partir da anastomose vesicouretral fica confinado dentro do espaço extraperitoneal. Uma limitação da abordagem extraperitoneal é o espaço de trabalho reduzido em comparação com o espaço de trabalho relativamente maior da cavidade peritoneal adquirida com o acesso transperitoneal. Isso é especialmente relevante quando um assistente tenta limpar o campo cirúrgico de sangue ou fumaça. A aspiração pode evacuar CO_2 e rapidamente causar colapso do espaço de trabalho extraperitoneal já limitado, comprometendo, assim, significativamente a visualização. Uma segunda limitação à abordagem extraperitoneal é em pacientes com história de herniorrafia com tela extraperitoneal laparoscópica porque o espaço retropúbico é muitas vezes obliterado, tornando as tentativas de acesso extraperitoneal desafiadoras. Por fim, uma maior absorção de CO_2 tem sido relatada com insuflação extraperitoneal versus transperitoneal, exigindo um maior volume minuto para compensar hipercarbia e acidose associada (Meininger et al., 2004). **Em geral, o emprego de uma abordagem extraperitoneal ou transperitoneal para PRL ou PLAR é, em grande parte, uma questão de preferência e experiência do cirurgião e não há vantagem consistentemente demonstrada para qualquer abordagem.**

Desenvolvimento do Espaço de Retzius

Após o acesso abdominal e a colocação do trocarte para a abordagem anterior transperitoneal, os conteúdos pélvicos são inspecionados (Fig. 115-5) e as aderências são lisadas, se presentes. A etapa inicial é a entrada e a liberação do espaço de Retzius. A bexiga é dissecada a partir da parede abdominal anterior, dividindo-se o úraco bem alto acima da bexiga e incisando o peritônio bilateralmente, imediatamente lateral aos ligamentos umbilicais mediais usando tesoura monopolar. A presença de tecido alveolar adiposo pré-vesical confirma o plano adequado de dissecção no espaço de Retzius. Com a aplicação de tração posterior e cefálica no úraco, o espaço retropúbico é rapidamente liberado com uma combinação de dissecção com e sem corte ao longo

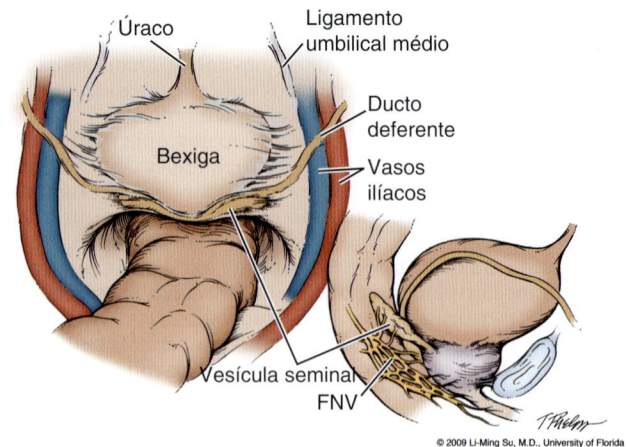

Figura 115-5. Vista transperitoneal inicial detalhando os marcos relevantes na pelve masculina. FNV, feixe neurovascular. (Copyright Li-Ming Su, MD, University of Florida, 2009.)

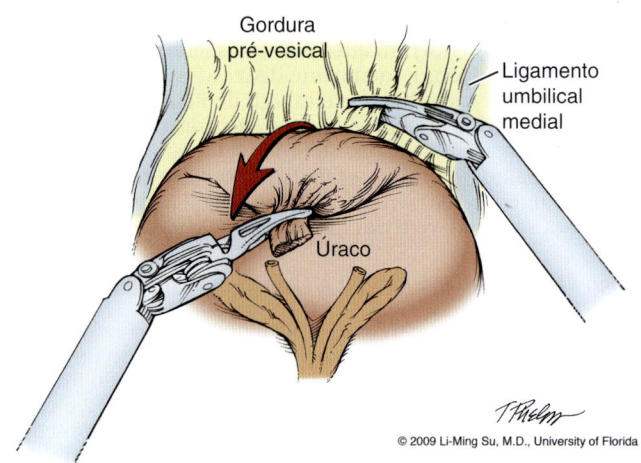

Figura 115-6. Divisão do úraco e a entrada no espaço de Retzius. A tração cefálica no úraco com a mão esquerda ajuda a identificar o tecido alveolar adiposo imediatamente anterior à bexiga, que marca o plano adequado de dissecção. (Copyright Li-Ming Su, MD, University of Florida, 2009.)

de um plano relativamente avascular (Fig. 115-6). **A dissecção lateral da bexiga é realizada para baixo em direção ao cruzamento dos ligamentos umbilicais mediais e do ducto deferente para garantir a mobilidade total da bexiga, o que minimiza a tensão quanto da realização da anastomose vesicouretral.** A gordura que recobre a próstata é removida por meio de dissecção cortante e eletrocauterização, conforme necessário, e os ramos superficiais do CVD são coagulados por meio de eletrocautério bipolar.

Nesse ponto, os marcos visíveis incluem a face ventral da bexiga e da próstata, os ligamentos puboprostáticos, a fáscia endopélvica e o púbis (Fig. 115-7). A fáscia endopélvica e os ligamentos puboprostáticos são separados de forma cortante, expondo-se as fibras do músculo elevador ligadas às porções laterais e apicais da próstata. Essas fibras são meticulosamente preservadas e dissecadas de forma roma a partir da superfície da próstata, expondo o CVD profundo e a uretra na sua confluência com o ápice da próstata. A eletrocauterização é evitada, se possível, para minimizar o dano térmico ao esfíncter externo e aos FNV próximos.

As artérias pudendas acessórias que seguem longitudinalmente ao longo da face anteromedial da próstata são facilmente reconhecidas durante a PRL e a PLAR. A tentativa de preservação dessas artérias é importante para a função eréctil, porque em alguns homens essas artérias podem ser a fonte dominante de fornecimento de sangue arterial aos corpos cavernosos (Nehra et al., 2008). Essas artérias

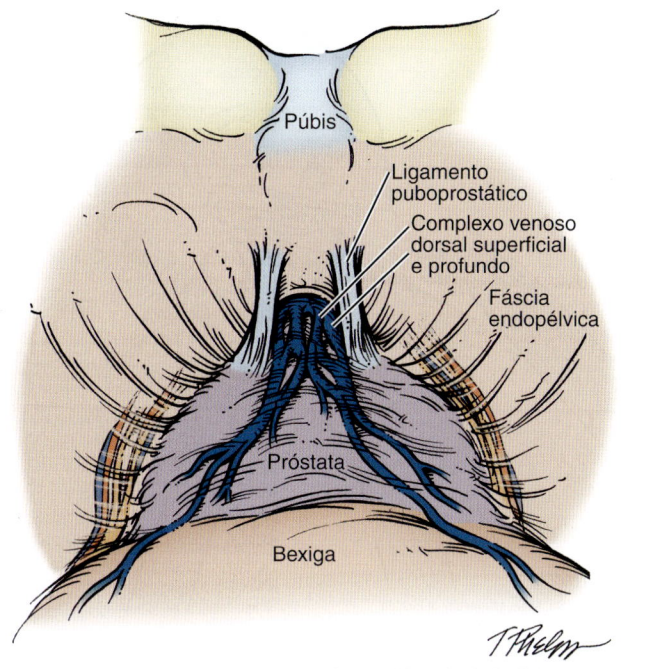

Figura 115-7. Vista retropúbica da bexiga e da próstata após a entrada no espaço de Retzius. O tecido adiposo que recobre a face anterior da próstata foi removido, expondo os ligamentos puboprostáticos, o complexo venoso dorsal superficial e profundo e a fáscia endopélvica. (Copyright Li-Ming Su, MD, University of Florida, 2009.)

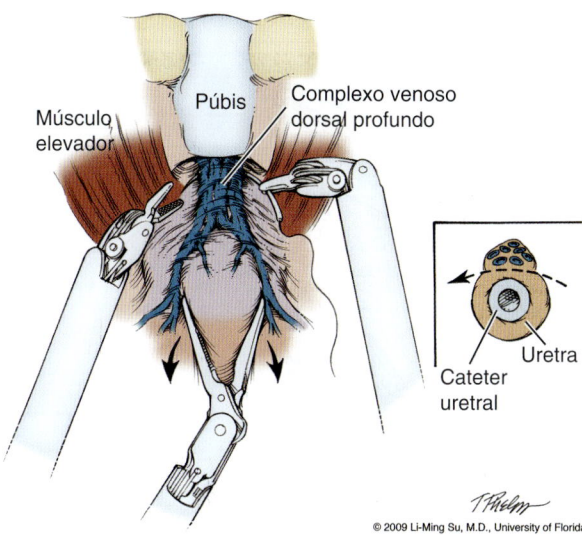

Figura 115-8. A ligação do complexo venoso dorsal profundo. A sutura é passada da direita para a esquerda, ligando a veia dorsal o mais distal possível a partir do ápice. O detalhe mostra a passagem adequada da agulha imediatamente anterior à uretra. (Copyright Li-Ming Su, MD, University of Florida, 2009.)

acessórias podem geralmente ser preservadas, embora a separação da artéria a partir do ápice da próstata e CVD profundo possa ser um pouco difícil.

Ligação do Complexo Venoso Dorsal Profundo

Assim como na cirurgia aberta, diferentes métodos têm sido descritos para o controle do CVD profundo. **Porém, uma observação comum é que a hemorragia profusa, às vezes observada durante a cirurgia aberta, é menos evidente devido ao efeito de tamponamento do sangramento venoso fornecido pelo pneumoperitônio mesmo quando o CVD é inadvertidamente penetrado.** Durante a PLAR, o fórceps Pro-Grasp® pode ser usado para tração cefálica fixa da próstata e bexiga para obter excelente exposição do CVD e ápice da próstata antes da ligação do CVD. Tração similar pode ser aplicada pelo assistente cirúrgico durante a PRL. O CVD profundo é ligado por uma sutura de 0-polidioxanona ou poliglactina o mais próximo do púbis e longe do ápice da próstata tanto quanto possível (Fig. 115-8). Ligando o CVD profundo o mais distal possível do ápice da próstata pode ajudar a minimizar o risco de uma entrada iatrogênica no ápice da próstata durante a secção do CVD posteriormente. Por essa razão, é nossa opinião que os ligamentos puboprostáticos devam ser totalmente divididos antes da ligação do CVD para permitir a exposição adequada e o acesso à porção mais distal do CVD à medida que atravessa por baixo da sínfise púbica. A agulha é passada por baixo do CVD e anterior à uretra.

Um método alternativo para a ligadura do CVD é o uso de um dispositivo laparoscópico de grampeamento linear, o qual liga e divide o CVD em uma etapa (Ahlering et al., 2004b; Nguyen et al., 2008). Na maioria das técnicas, o CVD não é dividido até o final da cirurgia e logo antes da dissecção apical prostática e divisão da uretra. Uma sutura de sangramento retrógrado (*backflow*) pode ser colocada ao longo da base anterior da próstata para ajudar a identificar o contorno da próstata e ajudar na posterior identificação e transecção do colo da bexiga

Identificação e Transecção do Colo da Bexiga

A identificação adequada do colo da bexiga durante a PRL ou PLAR pode, inicialmente, ser um desafio devido à falta de resposta táctil para delinear a margem exata entre a próstata e a bexiga. Várias manobras são úteis na identificação do plano de dissecção adequado e para minimizar a entrada inadvertida na base da próstata. Em primeiro lugar, a identificação visual do ponto de transição da gordura pré-vesical para a próstata anterior pode servir como um guia. Em segundo lugar, a retração caudal intermitente e repetitiva de um cateter uretral com o balão inflado (Foley) pode ajudar a identificar e confirmar a transição entre o colo da bexiga e a próstata. Observe que qualquer desvio do balão para longe da linha média significa a provável presença de um lobo mediano na próstata. Em terceiro lugar, o uso de uma pinça para agarrar e afastar o domo da bexiga em direção cefálica resulta em um efeito de tenda de barraca do colo da bexiga no seu ponto de aderência à próstata que está fixa. Por fim, outras confirmações dessa margem entre a bexiga e a próstata são feitas por palpação bimanual ou preensão do colo da bexiga usando as pontas dos dois instrumentos robótico ou laparoscópico. O colo vesical anterior é aberto horizontalmente com uma tesoura monopolar ao longo da linha média até o cateter uretral ser identificado. **A incisão do colo anterior da bexiga não deve ser realizada muito lateralmente porque frequentemente se encontram ramos do pedículo vesical, resultando em sangramento indesejado.** O balão é descomprimido, e a ponta do cateter uretral é trazida através da abertura do colo da bexiga e levantada anteriormente, com o assistente aplicando contratração externamente ao meato peniano para "suspender" a próstata.

O colo posterior da bexiga é inspecionado quanto à presença de um lobo mediano e para localizar os orifícios ureterais. Se for observada uma queda vertical da mucosa do colo posterior da bexiga, isso frequentemente sugere a ausência de um lobo mediano. Alternativamente, se for identificado um efeito de massa a partir de um grande lobo mediano, ele pode ser liberado para fora da bexiga por retração anterior com uma pinça ProGrasp®. No entanto, pode ser necessária maior exposição por cistotomia sagital ou transversal para a visualização abaixo do lobo mediano saliente e identificação do colo posterior da bexiga. **O colo posterior da bexiga é dividido horizontalmente com tesoura monopolar, mantendo-se novamente ao longo da linha média a fim de evitar o sangramento a partir dos pedículos laterais** (Fig. 115-9). A dissecção é realizada em um ângulo descendente de 45 graus, para evitar a entrada na base da próstata ou a criação de uma "casa de botão" na parede posterior da bexiga. No caso de uma ressecção transuretral da próstata (RTUP) anterior, a margem do colo da bexiga é menos evidente e muitas vezes distorcida como resultado da ressecção e cicatrizes anteriores. Faz-se inspeção cuidadosa do colo posterior da bexiga, com atenção especial à localização dos orifícios ureterais porque eles são frequentemente

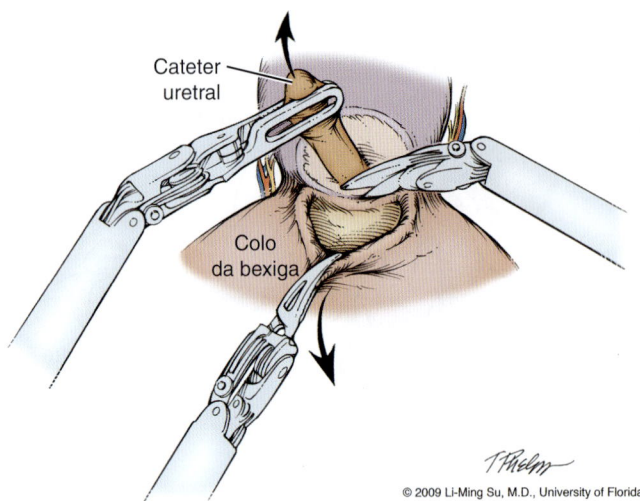

Figura 115-9. Divisão do colo posterior da bexiga. Um assistente ou pinça ProGrasp® agarra e eleva o cateter uretral ventralmente, proporcionando a exposição ao colo posterior da bexiga. A dissecção é realizada ao longo da linha média, evitando sangramento a partir dos pedículos laterais. (Copyright Li-Ming Su, MD, University of Florida, 2009.)

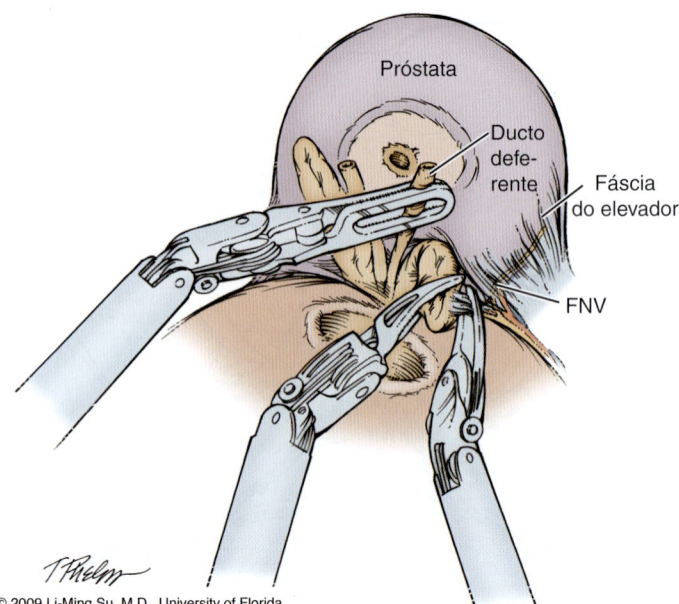

Figura 115-10. Dissecção das vesículas seminais e ductos deferentes por meio da abordagem anterior transperitoneal. As vesículas seminais e os deferentes são dissecados e identificados no interior da abertura criada entre o colo posterior da bexiga e a próstata após a secção do colo da bexiga. Hemoclips são usados em vez de eletrocautério para evitar lesão térmica aos feixes neurovasculares (FNV) próximos. (Copyright Li-Ming Su, MD, University of Florida, 2009.)

encontrados perto da margem do colo posterior da bexiga. Tentativas de poupar o colo da bexiga devem ser evitadas em casos de RTUP prévia e de lobo mediano. Em caso de dúvida, o colo posterior da bexiga deve ser dividido um pouco mais proximal, de modo a evitar a entrada inadvertida na glândula prostática com resultante margem positiva do colo da bexiga.

Dissecção das Vesículas Seminais e Ductos Deferentes

Depois da transecção do colo da bexiga, as vesículas seminais e os ductos deferentes são individualmente identificados, dissecados e divididos, minimizando o uso da eletrocauterização, se possível, para evitar danos aos FNV próximos (Fig. 115-10). A única distinção entre as abordagens transperitoneal anterior e retrovesical está na dissecação das vesículas seminais e ductos deferentes. Durante uma abordagem transperitoneal retrovesical, a etapa inicial da cirurgia é a dissecção completa dos ductos deferentes e vesículas seminais profundas dentro do fundo de saco. Após o acesso abdominal, os deferentes são dissecados da direção lateral para medial em direção à sua confluência nos ductos ejaculatórios. As vesículas seminais são encontradas imediatamente laterais à porção distal dos deferentes e são liberadas do FNV próximo por meio de hemoclips, evitando-se ao mesmo tempo o uso de energia térmica (Fig. 115-11). Com a dissecção das vesículas seminais e deferentes agora completa sob excelente visão, essas estruturas são presas e trazidas através da abertura, e o colo vesical é dividido da base da próstata. **Essa abordagem retrovesical para as vesículas seminais e ductos deferentes é particularmente oportuna em casos de um lobo mediano em que a identificação e a dissecação dessas estruturas por via anterior pode ser mais difícil devido à presença física do lobo mediano saliente além de urina e de sangue no campo cirúrgico.**

Desenvolvimento do Plano entre a Próstata e o Reto

A separação da próstata posterior da parede anterior do reto é uma manobra cirúrgica fundamental para evitar lesões retais, mas também possibilitar a identificação adequada dos pedículos prostáticos e estabelecer a margem medial dos FNV. O desenvolvimento desse plano em uma forma anterógrada é uma manobra muitas vezes não familiar a cirurgiões com experiência em cirurgia aberta, mas é rapidamente adaptável a abordagens laparoscópicas e robóticas. O afastamento anterior dos ductos deferentes e vesículas seminais por um assistente cirúrgico ou a pinça ProGrasp® robótica ajuda na identificação do plano adequado para a dissecção inicial (Fig. 115-12).

A fáscia de Denonvilliers (septo retovesical) é uma extensão inferior do fundo de saco peritoneal que se situa entre a próstata e o reto. Com uma dissecção intrafascial ou interfascial, a fáscia de Denonvilliers pode ser separada da próstata posterior por dissecção romba e cortante cuidadosa. A separação pode ser realizada por todo o caminho até o ápice prostático e lateralmente até a face do pedículo prostático. O plano cirúrgico adequado é relativamente avascular. **Quando uma margem mais ampla de tecido é desejada ao longo da face posterior da próstata, como nos casos de doença palpável, a fáscia de Denonvilliers deve ser incisada de maneira cortante imediatamente posterior à junção da vesícula seminal e próstata. Isso permite a entrada imediata para o plano de dissecção da gordura perirretal anterior. Pode-se obter boa visualização à medida que a dissecção procede distalmente em direção ao ápice entre a fáscia de Denonvilliers, anteriormente, e a fáscia própria anterior do reto, posteriormente.**

Grande hemorragia tipicamente sugere que a dissecção pode estar muito próxima da próstata. Se for encontrada dificuldade em estabelecer o plano adequado de dissecção, uma nova tentativa pode ser dirigida para um lado ou outro do ponto de entrada inicial. Assim que o plano for iniciado, a dissecção progride sem problemas por dissecção romba. A parede retal deve ser mobilizada longe o suficiente, lateralmente e distalmente, para que haja separação suficiente para dissecção do FNV e do ápice da próstata.

Controle do Pedículo Prostático

Vários métodos têm sido descritos para o controle do pedículo da próstata. Algumas técnicas usam eletrocauterização pura, seja monopolar ou bipolar. **Por causa da propagação da energia térmica através do tecido, o que pode resultar em danos para o FNV nas proximidades, aconselha-se limitar e, se possível, evitar o uso de eletrocauterização durante a secção do pedículo prostático.** Os

Capítulo 115 Prostatectomia Radical e Linfadenectomia Pélvica Laparoscópica e Assistida por Robótica

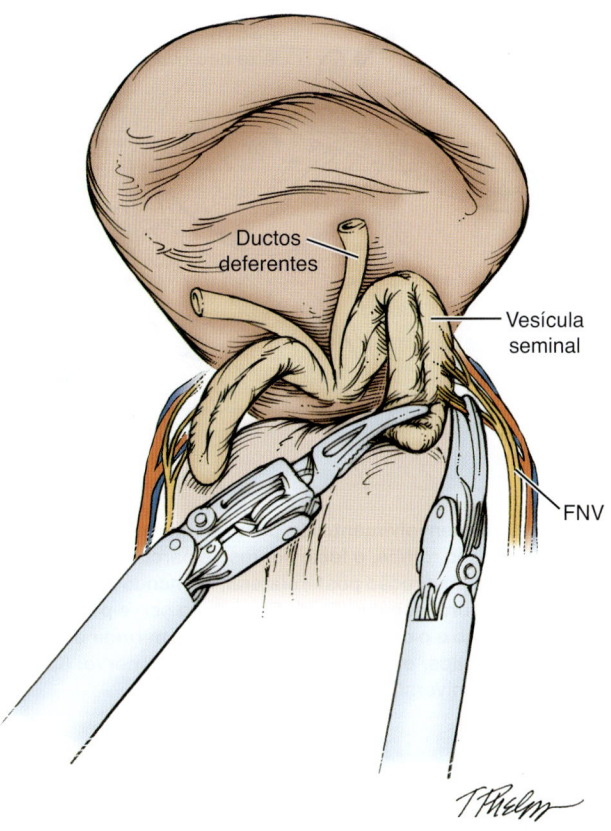

Figura 115-11. Dissecção das vesículas seminais e ductos deferentes por meio da abordagem retrovesical transperitoneal. Os deferentes e as vesículas seminais são identificados como passo inicial nesta abordagem profundamente dentro do espaço retrovesical. Os feixes neurovasculares (FNV) são liberados das vesículas seminais em direção anterógrada da ponta para a base usando hemoclips. (Copyright Li-Ming Su, MD, University of Florida, 2009.)

clipes de polímero com trava Hem-o-lok® (Teleflex Medical, Research Triangle Park, NC) são comumente empregados, mas o ajustamento do mecanismo de clipagem exige bom delineamento proximal e distal e afinamento do tecido do pedículo de modo que o clipe possa se ajustar e prender adequadamente. Isso é facilitado pela mobilização adequada do reto e da lateral da próstata para identificação do pedículo prostático. A aplicação de um grampo buldogue temporário ao pedículo com posterior sutura do pedículo após a remoção da próstata também tem sido descrita (Ahlering et al., 2005; Gill et al., 2005). Independentemente do método utilizado, no entanto, a secção bem-sucedida do pedículo da próstata na localização anatômica correta é um passo importante para evitar margens positivas e danos ao FNV próximo.

Preservação do Feixe Neurovascular

A preservação das fibras nervosas parassimpáticas periprostáticas importantes para a função erétil é uma das principais e mais difíceis manobras durante a prostatectomia radical, independentemente da abordagem cirúrgica. **Cada vez mais se reconhece que os nervos periprostáticos significantes têm um curso mais difuso e variável do que se pensava** (Costello et al., 2004; Takenaka et al., 2004; Lunacek et al., 2005), **mas há uma confluência de nervos ao longo da face posterolateral da próstata que normalmente se acredita ser o FNV predominante.** O tecido nervoso estende-se posteriormente ao redor da próstata, formando uma rede virtual de nervos. Além disso, fibras nervosas podem ser identificadas no tecido periprostático ao longo da porção mais anteromedial da glândula da próstata, embora ainda se discuta sobre a sua função relativa e contribuição para as ereções penianas. Uma prostatectomia radical poupadora de nervo bem realizada leva todas essas considerações em conta e preserva o máximo possível de tecido nervoso periprostático, tanto do ponto de vista qualitativo quanto quantitativo.

A excelente visualização dos tecidos periprostáticos com a cirurgia laparoscópica tem possibilitado a maior observação das camadas fasciais periprostáticas. Embora haja alguma confusão na literatura sobre a terminologia usada para as várias camadas da fáscia, uma dissecção *extrafascial* normalmente significa uma dissecção lateralmente entre a fáscia prostática lateral e a fáscia do músculo elevador e posteriormente entre a fáscia de Denonvilliers e a fáscia retal própria anterior. **Uma dissecção *interfascial* é realizada lateralmente entre a fáscia prostática e a fáscia do músculo elevador e posteriormente entre fáscia de Denonvilliers e a superfície posterior da próstata** (Fig. 115-13). Esta é a abordagem preferida em pacientes com doença confinada ao órgão porque permite a preservação segura dos

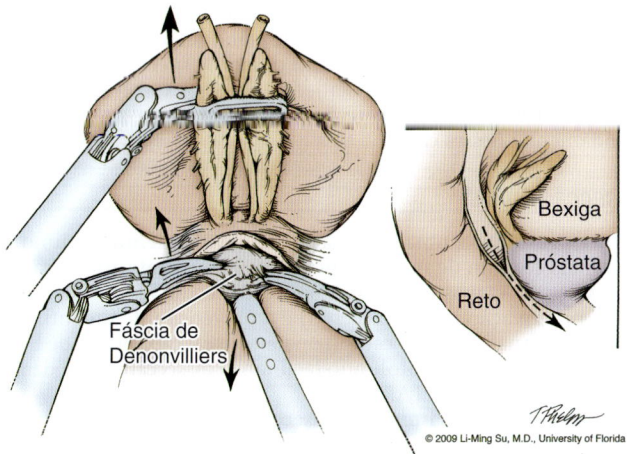

Figura 115-12. Liberação do plano entre a próstata e o reto. À medida que o assistente ou a pinça ProGrasp® aplica tração ventral sobre as vesículas seminais e ductos deferentes e tração dorsal no reto, uma incisão transversal é feita na fáscia de Denonvilliers abaixo das vesículas seminais, e dissecção romba é realizada para desenvolver um plano entre a face posterior da próstata e o reto. O detalhe mostra a direção da dissecção para o ápice da próstata sem a eletrocauterização. (Copyright Li-Ming Su, MD, University of Florida, 2009.)

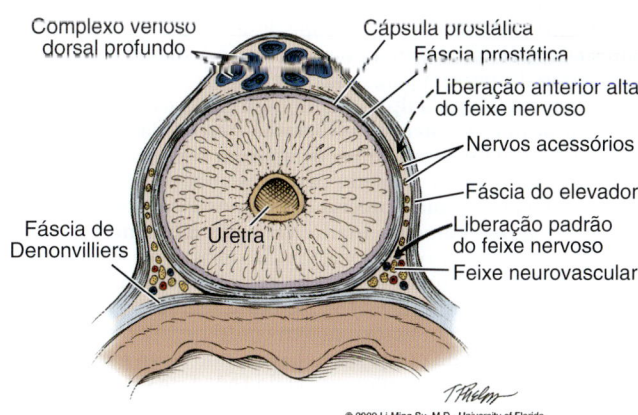

Figura 115-13. Secção transversal da próstata demonstrando os planos fasciais periprostáticos com relação à localização dos feixes neurovasculares (FNV). A *linha tracejada* indica a direção da dissecção interfascial (ou seja, entre o elevador e fáscia prostática) para realizar uma liberação anterior alta do FNV a partir da próstata e estabelecer o sulco lateral do FNV. A *linha sólida* indica a incisão feita para uma liberação padrão da FNV. (Copyright Li-Ming Su, MD, University of Florida, 2009.)

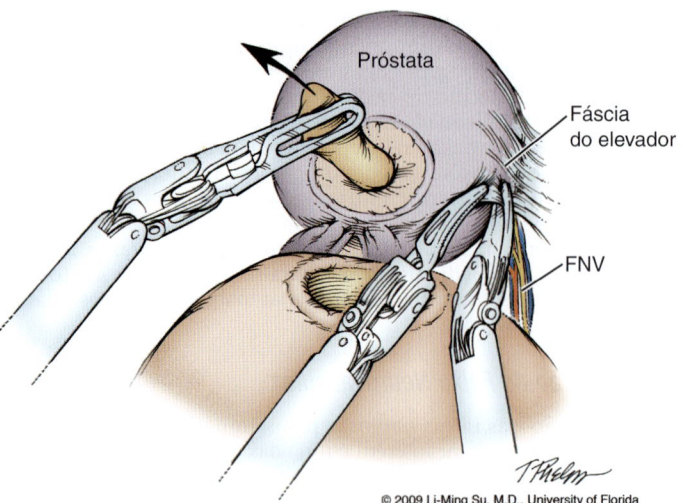

Figura 115-14. Entrada para o plano interfascial da dissecção para a preservação do feixe neurovascular (FNV). A fáscia do músculo elevador é primeiro incisada ao longo da face anteromedial da próstata média, permitindo a entrada no plano interfascial de dissecção. (Copyright Li-Ming Su, MD, University of Florida, 2009.)

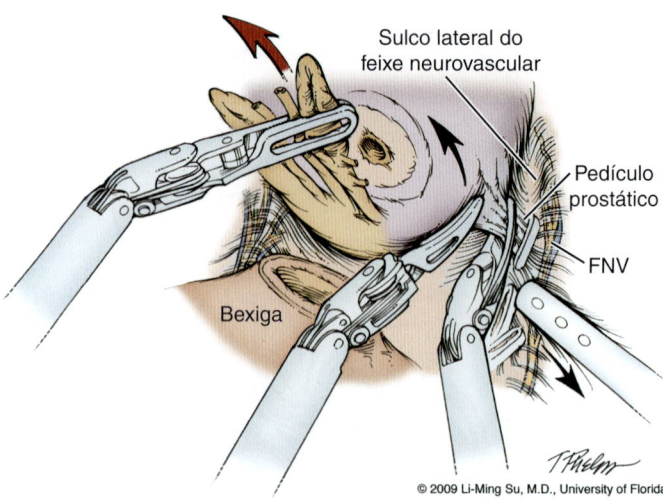

Figura 115-15. Desenvolvimento do plano de dissecção interfascial. Com uma dissecção romba, o feixe nervoso é parcialmente liberado a partir da próstata em direção posterolateral, formando um sulco lateral visível do feixe neurovascular (FNV). Esta etapa serve para delinear o pedículo prostático e o curso do feixe nervoso e permitir a colocação precisa de hemoclips, evitando a compressão do nervo. (Copyright Li-Ming Su, MD, University of Florida, 2009.)

nervos cavernosos sem violar os limites anatômicos da glândula e cápsula prostáticas. Historicamente, a vasculatura dentro do espaço periprostático interfascial é utilizada como um marco macroscópico e substituto visual para identificar e preservar os nervos cavernosos. Patel et al. (2012) sugeriram que uma artéria periprostática dominante especificamente pode ser identificada em 73% dos casos durante PLAR e pode servir como um ponto de referência consistente para a preservação do nervo cavernoso. Finalmente, uma dissecção *intrafascial* é realizada entre a cápsula prostática e a fáscia prostática e deixa praticamente nenhum tecido periprostático recobrindo a próstata. Embora tecnicamente viável, essa abordagem tem o risco de incidência mais elevada de margens positivas devido à dissecção relativamente mais próxima da glândula prostática. Muito embora essas camadas fasciais, como descrito, possuam alguma verdadeira integridade para identificação intraoperatória, também é bem reconhecido que elas podem ser múltiplas camadas.

Lesões no FNV podem ocorrer devido a incisão direta, aprisionamento em uma sutura ou clipe, lesão térmica ou por tração. Alguns cirurgiões advogam a liberação do FNV da próstata antes da mobilização da amostra para ajudar a evitar lesões de tração. **Com a abordagem anterógrada tipicamente empregada para a PRL e PLAR, a identificação e, ao menos, a liberação parcial da FNV ao longo da face lateral da próstata antes de abordar o pedículo prostático podem ajudar a soltar o tecido neurovascular da glândula e permitir uma colocação mais precisa dos hemoclips sobre o pedículo, evitando o aprisionamento inadvertido dos feixes nervosos.** Para isso, a fáscia do músculo elevador é primeiro incisada de forma cortante ao longo da face anteromedial do meio da próstata entrando no plano interfascial da dissecção (Fig. 115-14). Realiza-se dissecção romba ao longo do plano fascial prostático suavemente dissecando a FNV fora da próstata em um sentido posterolateral, liberando assim parcialmente o FNV e desenvolvendo um sulco visível do FNV. Este sulco serve como um marco visível para a colocação precisa do hemoclip e a divisão do pedículo prostático, evitando o aprisionamento do FNV (Fig. 115-15). A ergonomia e o movimento escalonado dos instrumentos robóticos articulados são úteis para realizar essa delicada dissecção. Durante a PRL, dissectores de ponta fina (0,8 mm) especialmente planejados têm sido descritos para ajudar na dissecção e preservação do FNV (Su et al., 2004). Há algumas discussões sobre o quão longe anteriormente na próstata a dissecção interfascial dos feixes nervosos deve ser realizada. Não está certo se a liberação alta (*versus* a liberação padrão) do FNV preserva nervos importantes ou simplesmente viabiliza um identificador físico para permitir uma dissecção meticulosa mais precisa e a preservação dos verdadeiros nervos cavernosos localizados nas posições de 5 e 7 horas sem manipulação direta dessas principais fibras nervosas (Fig. 115-13). **No entanto, há um consenso geral de que a energia térmica deve ser minimizada e, de preferência, completamente evitada durante a dissecção do FNV. Essas fibras nervosas parassimpáticas microscópicas são altamente suscetíveis a lesão térmica, como demonstrado em estudos tanto em animais quanto em humanos** (Ong et al., 2004; Ahlering et al., 2005). O sangramento ao longo do FNV é relativamente mínimo e pode não requerer alguma medida hemostática específica. Podem haver pequenas artérias ou veias maiores que requerem sutura com pequena pegada de tecido para evitar o aprisionamento de nervos adjacentes.

Pacientes com glândulas prostáticas extremamente grandes (especialmente > 100 g) representam um desafio único durante a preservação do FNV. A manobra de uma grande glândula próstata nos espaços restritos da pelve óssea pode ser um desafio, especialmente durante a exposição dos pedículos prostáticos e FNV. A exposição efetiva dos tecidos pelo cirurgião assistente, bem como do quarto braço robótico, é fundamental nesses casos.

Dissecção Apical

O ápice prostático é uma localização de envolvimento do tumor e o local mais comum de margens positivas na prostatectomia radical. Além disso, as etapas necessárias para a dissecção apical são cruciais para a preservação da função erétil e a prevenção de incontinência urinária. A visualização do campo operatório e a capacidade de limitar o sangramento do CVD profundo facilitam a dissecção apical da próstata durante a PRL e a PLAR.

Até este ponto na cirurgia, a dissecção anterógrada tem permitido a mobilização completa da lateral, da base e da face posterior da próstata, deixando a secção do CVD profundo e da uretra a partir do ápice da próstata para o final. **É fundamental evitar a entrada na próstata anterior durante a divisão do CVD profundo, porque isso pode resultar em uma margem positiva iatrogênica.** Embora o ponto previamente colocado no CVD possa se deslocar ou ser cortado durante essa etapa, outras suturas para ligar o CVD profundo podem ser facilmente colocadas. Além disso, eventual hemorragia do CVD profundo durante as tentativas de nova sutura pode ser minimizada pelo aumento transitório da pressão insuflação de CO_2 a 20 mmHg melhorando o efeito de tamponamento no sangramento venoso.

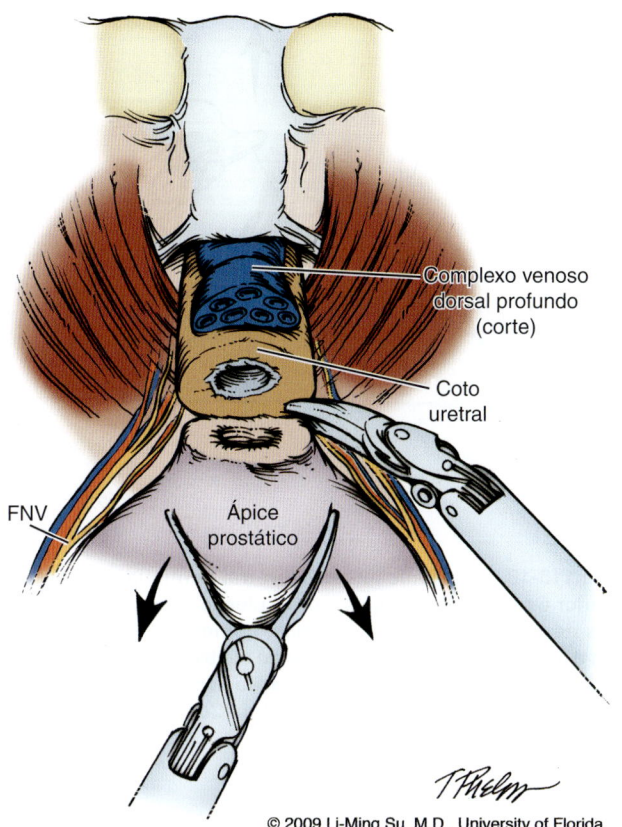

Figura 115-16. Divisão da uretra. Após a secção do complexo venoso dorsal profundo, a uretra anterior e posterior é dividida de forma cortante sem bisturi elétrico. Uma pequena borda da uretra pode ser deixada de forma segura sobre o ápice da próstata a fim de evitar uma margem apical positiva iatrogênica. Deve-se tomar grande cuidado para evitar danos aos feixes nervosos próximos. FNV, Feixe neurovascular. (Copyright Li-Ming Su, MD, University of Florida, 2009.)

Uma vez que o CVD é seccionado, deve haver uma boa visualização do ápice da próstata e de sua junção com a uretra (Fig. 115-16). **A anatomia do ápice da próstata é variável e deve ser cuidadosamente inspecionada antes do corte da uretra. O máximo possível de comprimento uretral deve ser mantido, mas um lábio anterior sobrejacente da próstata deve ser identificado, bem como uma extensão posterior de tecido prostático abaixo da uretra.** No entanto, pode ser aconselhável deixar uma pequena borda da uretra ao longo do ápice da próstata reduzindo a incidência de margens apicais positivas porque isso não parece ter um efeito adverso no retorno da continência urinária (Borin et al., 2007). A dissecção cortante com o uso limitado de eletrocautério é preferida durante a dissecção apical da próstata e a divisão da uretra, para evitar lesões térmicas do esfíncter estriado externo e FNV próximos.

Inspeção Intraoperatória da Próstata

Quando da completa liberação da glândula prostática e antes do ensacamento da peça, toda a superfície da glândula pode ser inspecionada por laparoscopia para avaliar a adequação da ressecção e a integridade dos tecidos que cobrem a amostra da próstata. Se há preocupação em relação a uma margem cirúrgica mínima, pode-se excisar tecido adicional específico no local de preocupação; no entanto, com a experiência, raramente isso deve ser necessário.

Linfadenectomia Pélvica

Em geral, é nessa altura que a linfadenectomia pélvica tem lugar, porque a mobilização prévia da bexiga possibilita excelente exposição da região linfonodal obturatória e dos vasos ilíacos. A extensão da linfadenectomia pélvica ainda é controversa, mas pode ser adaptada com base em fatores de risco específicos do paciente, incluindo PSA, estadiamento clínico e classificação de Gleason. A técnica de linfadenectomia pélvica laparoscópica padrão *versus* estendida é descrita mais adiante neste capítulo.

Ensacamento da Peça

A próstata e os linfonodos pélvicos são colocados dentro de uma bolsa laparoscópica de 10 mm introduzida no abdome pelo cirurgião assistente através do trocarte assistente de 12 mm e deixada no abdome até a conclusão da anastomose vesicouretral.

Reconstrução do Colo da Bexiga

A abertura da bexiga é geralmente um pouco maior do que o lúmen da uretra, mas o efeito de paraquedas pode ser utilizado durante a anastomose vesicouretral que permite a aproximação direta do colo da bexiga à uretra. Se a abertura do colo da bexiga é consideravelmente maior do que a uretra, um fechamento em "raquete de tênis" pode ser realizado utilizando sutura absorvível, posterior ou anteriormente, para permitir uma melhor correspondência de tamanho com a uretra. **No caso de uma próstata grande, lobo mediano ou RTUP anterior, o colo da bexiga pode ser desproporcionalmente maior do que a uretra e, portanto, pode precisar de reconstrução extensa antes da anastomose. Muitas vezes, nessas circunstâncias, os orifícios ureterais estão localizados próximo ou na margem posterior do colo da bexiga, onde estão em risco de lesão ou obstrução durante a sutura da anastomose.** Em tais casos, os orifícios ureterais podem ser imbricados colocando algumas suturas interrompidas nas posições de 5 e 7 horas ao longo do colo posterior da bexiga usando sutura 3-0 de poliglactina ou de polidioxanona. Essa manobra pode ajudar a evitar suturas inadvertidas que passam através ou perto dos orifícios ureterais durante a anastomose, e, ao mesmo tempo, reduz o tamanho da abertura do colo da bexiga. Alternativamente, podem ser colocados *stents* ureterais para proteger a integridade dos orifícios ureterais durante a conclusão da anastomose e, em seguida, removidos imediatamente no pós-operatório, ou de forma tardia.

Suporte Posterior da Anastomose Vesicouretral

Como resultado da prostatectomia, as camadas de suporte posterior da bexiga e da próstata são seccionadas, incluindo a fáscia de Denonvilliers e a sua confluência com o rabdoesfíncter posterior. Relatos de tentativas de reconstrução dessas estruturas de suporte posteriores têm sugerido retorno pós-operatório mais precoce do controle urinário (Rocco et al., 2007), enquanto outros não constataram benefício significativo (Menon et al., 2008). A reconstituição do suporte posterior da anastomose é realizada por reaproximação da fáscia de Denonvilliers remanescente e do colo posterior da bexiga ao rabdoesfíncter posterior logo abaixo da uretra por meio de uma sutura contínua de 2-0 poliglecaprona (Monocryl®) antes da conclusão da anastomose vesicouretral (Fig. 115-17). Embora o mecanismo exato ainda seja pouco claro, os mecanismos sugeridos incluem o restabelecimento do suporte anatômico posterior para a bexiga e a uretra, melhorando a coaptação uretral durante a micção, redução da tensão na anastomose vesicouretral e aumento da extensão funcional do complexo do esfíncter estriado uretral. **Apesar da discussão permanente sobre a sua eficácia, muitos acreditam que essa etapa pelo menos reduz a distância entre o colo da bexiga e a uretra, facilitando, assim, a conclusão de uma anastomose vesicouretral livre de tensão.** A ressuspensão da anastomose e do colo da bexiga distal ao arco tendíneo é aplicada por alguns para restaurar o suporte uretral anterior e preservar o ângulo vesicouretral (Tewari et al., 2007).

Anastomose Vesicouretral

Com a PRL, a anastomose vesicouretral é um dos aspectos mais tecnicamente desafiadores do procedimento por causa da necessidade de sutura laparoscópica. O robô cirúrgico da Vinci facilita muito a sutura da anastomose graças à ergonomia da instrumentação robótica articulada. Embora suturas interrompidas possam ser usadas para a anastomose, van Velthoven et al. (2003) descreveram uma técnica de

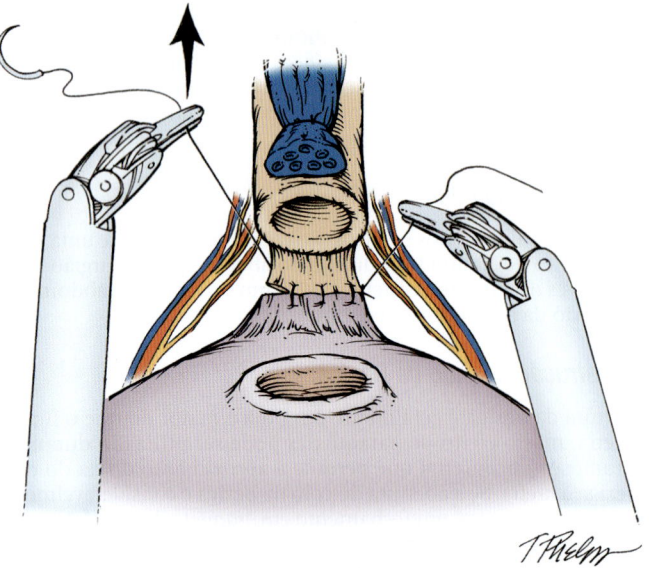

Figura 115-17. Ponto de Rocco modificado. Suporte posterior é fornecido para a anastomose vesicouretral pela reaproximação da fáscia de Denonvilliers remanescente e do detrusor posterior ao longo do colo posterior da bexiga com o rabdoesfíncter posterior com uma sutura contínua 2-0 Monocril®. (Copyright Li-Ming Su, MD, University of Florida, 2009.)

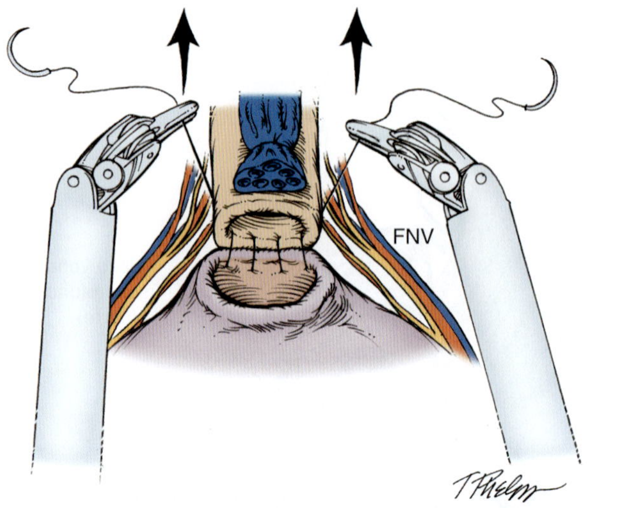

Figura 115-18. Anastomose vesicouretral contínua. A anastomose posterior é reaproximada após a pré-colocação de duas ou três passadas de sutura em ambos os lados, começando na posição de 6 horas e fechando as suturas levantando ventralmente. Deve-se tomar grande cuidado para evitar a incorporação dos feixes neurovasculares (FNV) ao colocar suturas dentro da uretra. (Copyright Li-Ming Su, MD, University of Florida, 2009.)

sutura contínua que distribui a tensão amplamente em vários pontos ao longo do colo da bexiga e da uretra. Tipicamente, duas suturas separadas são amarradas em conjunto nas suas extremidades, cada uma com 15 a 20 cm de comprimento. A anastomose entre a bexiga e a uretra começa posteriormente, deixando as agulhas correrem progressivamente em direção anterior por ambos os lados, finalmente terminando em um único laço anterior. **Suturas destinadas a eversão de mucosa do colo da bexiga, comumente utilizadas durante a PRR, são desnecessárias com a excelente anastomose mucosa-a-mucosa contínua obtida com PRL e PLAR.** Várias suturas são primeiro colocadas através da uretra e da bexiga antes do fechamento progressivo da anastomose por elevação de cada braço da sutura em uma direção anterior (Fig. 115-18). Um assistente, ou a pinça robótica ProGrasp®, agarra um braço da sutura para manter a tensão e a aproximação posterior da anastomose enquanto o cirurgião reaproxima o lado contralateral da anastomose usando o segundo fio de sutura. O cateter uretral final é então passado sob visão direta imediatamente antes da conclusão da anastomose, e a bexiga é irrigada para ter certeza de que não há vazamentos. Mais suturas podem ser necessárias se for identificado um vazamento.

Retirada das Peças Cirúrgicas e Saída do Abdome

Antes do desencaixe do robô e da retirada das peças cirúrgicas, a pelve e o campo cirúrgico devem ser cuidadosamente inspecionados quanto a sangramento sob baixa pressão de insuflação (<10 mmHg). O intestino deve ser examinado rigorosamente para ter certeza de que não há lesão resultante das trocas de instrumentos. O fio da bolsa laparoscópica é transferido para o portal da câmera no umbigo e o abdome é completamente desinsuflado. As peças dentro da bolsa laparoscópica são extraídas intactas através da uma pequena ampliação do local do trocarte umbilical. O defeito fascial é então fechado por colocação de sutura aberta e a pele é suturada. O fechamento do defeito fascial para os locais de trocarte de 5 mm geralmente não é necessário. Devido ao potencial risco de hérnia no local do trocarte, é aconselhável fechar os locais de trocarte de 12 mm com um dispositivo de fechamento fascial Carter Thomason®, especialmente se for usado um trocarte de lâmina (em vez de dilatação).

CONDUTA PÓS-OPERATÓRIA

Com uma anastomose de sutura contínua segura e impermeável, geralmente conseguida, nem sempre um dreno pélvico é necessário. No entanto, um dreno pode ser colocado através de um dos portais robóticos de 8 mm e não requer um corte separado. O dreno pode evacuar um vazamento de urina imprevisto ou uma coleção de líquido linfático. Muitas vezes, porém, a drenagem é mínima e o dreno geralmente pode ser removido no primeiro ou segundo dia pós-operatório. Medicamentos narcóticos parenterais podem ser necessários nas primeiras 24 horas após a cirurgia, mas devem ser usados com moderação. Por sua vez, o cetorolaco pode ser utilizado em pacientes selecionados para o controle da dor pós-operatória.

O tempo de permanência do cateter uretral depende, em grande parte, da abordagem preferida do cirurgião, bem como da extensão da reconstrução do colo da bexiga. O período de 2 semanas comumente aplicado na cirurgia aberta é em geral desnecessário se uma boa anastomose vesicouretral contínua for alcançada. Com 1 semana ou mais de cateter uretral permanente, a maioria dos pacientes é capaz de urinar adequadamente com o mínimo risco de retenção urinária e a necessidade de substituição do cateter. A realização de uma cistografia antes da remoção do cateter é baseada na preferência do cirurgião. Se for planejada a remoção do cateter antes de 1 semana, pode ser aconselhável obter um cistograma para garantir que não haja extravasamento a partir do local da anastomose. Em casos de extravasamento, é necessária uma permanência maior do cateter uretral para permitir a cura espontânea. Embora isso possa prolongar o tempo para atingir a continência urinária completa, os resultados urinários de longo prazo não parecem ser afetados (Patil et al., 2009). Alguns cirurgiões advogam a drenagem por cateter suprapúbico da bexiga com um modelador (*splint*) anastomótico especialmente concebido em vez de um cateter uretral, com bons resultados iniciais (Tewari et al., 2008). Após PRL e PLAR, algum grau de íleo pós-operatório não é incomum. A maioria dos pacientes tolera uma dieta regular no prazo de 24 horas após a cirurgia, e hospitalização além do primeiro dia de pós-operatório normalmente não é necessária. Os pacientes podem retornar às suas atividades pré-operatórias logo após a remoção do cateter, mas devem evitar a atividade rigorosa até 3 a 4 semanas após a cirurgia.

PONTOS-CHAVE: TÉCNICA DE PROSTATECTOMIA RADICAL LAPAROSCÓPICA E LAPAROSCÓPICA ASSISTIDA POR ROBÓTICA

- O emprego de uma abordagem extraperitoneal ou transperitoneal baseia-se principalmente na preferência do cirurgião, porque não há vantagem consistente de uma abordagem sobre a outra.
- A tecnologia robótica facilita a sutura e a dissecção para cirurgiões que não têm habilidades laparoscópicas avançadas.
- A identificação precisa da margem entre o colo da bexiga e a próstata pode ser realizada por meio de um conjunto de manobras físicas e visuais.
- Após a divisão do colo anterior da bexiga, a presença ou ausência de um lobo mediano deve ser definida antes da divisão do colo posterior da bexiga.
- A mobilização completa do plano posterior entre a próstata e o reto é um passo importante para evitar lesão retal e definir a face medial dos FNV.
- O uso de energia térmica deve ser mínimo durante o controle dos pedículos prostáticos e dissecção próxima aos FNV, porque foi mostrado que a energia térmica é deletéria para a função do nervo cavernoso em estudos animais e humanos.
- A dissecção interfascial do FNV é preferida em pacientes com presunção de câncer órgão confinado que desejam a preservação do FNV para a potência.
- A protrusão anterior ou posterior do lábio da próstata sobre a uretra deve ser prevista ao dividir o ápice prostático da uretra a fim de evitar uma margem apical positiva iatrogênica.
- A reconstrução do colo da bexiga pode ser necessária se houver discrepância de tamanho entre o colo da bexiga e a uretra, especialmente em pacientes com RTUP prévia, lobo mediano ou grande glândula prostática.
- A anastomose vesicouretral é realizada com mais eficácia com uma sutura contínua.

Publicações com resultados a médio prazo da PRL e PLAR continuam a aparecer na literatura tanto nos Estados Unidos quanto em outros países, indicando resultados comparáveis com PRR. A maioria desses relatos, no entanto, é de série de casos. Poucos estudos randomizados foram realizados avaliando técnicas laparoscópica e robótica *versus* técnicas abertas, e as comparações retrospectivas são limitadas por disparidades nas experiências dos cirurgiões, pela influência da seleção de pacientes e pelos métodos não padronizados de avaliação de resultados.

Resultados Perioperatórios

Tempo Cirúrgico

A duração da cirurgia é normalmente maior com PRL ou PLAR em comparação com a cirurgia aberta, especialmente na prática inicial do cirurgião. Na verdade, os tempos cirúrgicos são muitas vezes utilizados como um substituto para avaliar a "curva de aprendizagem" com a prostatectomia minimamente invasiva (Herrell e Smith, 2005). À medida que a experiência tanto do cirurgião quanto da equipe de trabalho é adquirida, praticamente todas as séries relatadas documentaram uma diminuição substancial dos tempos cirúrgicos que se aproximam e, em algumas séries, são menores do que aqueles para cirurgia aberta. Nos centros de excelência especializados em PRL, tempos cirúrgicos de menos de 3 a 4 horas são comuns (Turk et al., 2001; Salomon et al., 2004; Stolzenburg et al., 2008). Tempos similares foram observados com PLAR. A inexperiência tanto do cirurgião no console quanto da equipe da mesa cirúrgica pode levar a procedimentos lentos inicialmente. Por isso, os cirurgiões principiantes devem prestar especial atenção às complicações específicas que podem ocorrer como resultado de pneumoperitônio na posição Trendelenburg exagerada, incluindo hipercarbia, acidose, sobrecarga de fluido, aumento da pressão intraocular e neurapraxia, como discutido anteriormente na seção de Preparo Pré-operatório deste capítulo. No entanto, uma vez que se ganha experiência, tempos cirúrgicos de 3 horas, e ainda menos, tornam-se rotineiros (Smith, 2004; Badani et al., 2007; Patel et al., 2008).

Dor Pós-operatória

Uma das vantagens nítida da laparoscopia em relação a muitos procedimentos cirúrgicos (p. ex., nefrectomia laparoscópica) é a sua natureza minimamente invasiva, resultando em menos dor pós-operatória do que nas abordagens abertas comparativas. Para a prostatectomia radical, no entanto, esta vantagem parece ser menos expressiva, porque a PRR é realizada através de uma incisão infraumbilical que não secciona o músculo, apenas o afasta. Além disso, relativamente pouca dor ocorre após a prostatectomia perineal radical. Algumas séries demonstraram menor dor em pacientes que se submeteram a PRL ou PLAR em comparação com PRR (Menon et al., 2002; Bhayani et al., 2003). Outros relatos mostraram nenhuma diferença substancial no uso de narcóticos pós-operatórios ou dor relatada pelo paciente (Webster et al., 2005). **A falta de vantagem significativa para prostatectomia laparoscópica de uma perspectiva de dor pós-operatória é atribuível principalmente aos baixos escores de dor, mesmo no grupo de cirurgia aberta.**

Sangramento Intraoperatório

Como a maior parte da perda de sangue que ocorre durante a prostatectomia radical é dos seios venosos, o efeito de tamponamento do pneumoperitônio ajuda a diminuir a perda sanguínea durante a PRL e a PLAR. **Além disso, a abordagem anterógrada empregada durante a PRL e a PLAR permite o controle precoce dos pedículos prostáticos e a secção tardia do CVD profundo em comparação com a PRR, em que o CVD é seccionado precocemente e o suprimento arterial para a próstata é controlado no final da cirurgia. Assim, o potencial de hemorragia contínua é reduzido durante a PRL e PLAR em comparação com a cirurgia aberta.** Ambos fatores, bem como a excelente visualização com a laparoscopia, são responsáveis pela perda de sangue mínima relatada na maioria das séries de robótica e laparoscopia (Ficarra et al., 2009a).

Talvez o parâmetro clínico mais significativo seja a proporção de pacientes que precisam de transfusão de hemoderivados. A maioria dos estudos tem mostrado uma redução significativa na necessidade de transfusão para pacientes submetidos a PRL ou PLAR em comparação com a PRR (Tewari et al., 2003; Ahlering et al., 2004a). Outros não mostraram diferença estatisticamente significativa se a necessidade de transfusão na PRR pode ser limitada a apenas uma pequena porcentagem dos pacientes (Farnham et al., 2006).

Internação Hospitalar

Durante a última década, a internação hospitalar pós prostatectomia radical tem diminuído consideravelmente, independentemente da abordagem cirúrgica. Alguns centros relataram um tempo de permanência de apenas 1 ou 2 dias depois de PRR (Holzbeierlein e Smith, 2000). Com a PRL e PLAR, uma internação hospitalar de apenas um dia tornou-se rotina em muitos centros. Grandes estudos de base populacional também têm consistentemente demonstrado que PLAR está associada a um menor tempo de permanência hospitalar e menor probabilidade de hospitalização prolongada (Trinh et al., 2012; Liu et al., 2013; Davis et al., 2014). Íleo e incapacidade de tolerar uma dieta regular são os fatores mais comuns que limitam a alta precoce. O controle da dor normalmente não contribui para o tempo de internação prolongado porque narcóticos parenterais de longo prazo raramente são necessários. **Com os programas de alta precoce para prostatectomia radical perineal e PRR comumente aplicados em muitos centros nos Estados Unidos, não há vantagem distinta com PRL ou PLAR, apesar de a alta no primeiro dia de pós-operatório pode ser mais facilmente praticada rotineiramente com as abordagens minimamente invasivas.**

Resultados Funcionais

As complicações da prostatectomia radical com o maior potencial de efeito adverso na qualidade de vida são a incontinência urinária e a disfunção erétil. A maior experiência cirúrgica com a prostatectomia radical e a sofisticação na técnica cirúrgica têm reduzido a frequência com que esses problemas são observados na maioria das séries de prostatectomia radical dos centros de excelência. No entanto, a maioria dos grandes estudos populacionais mostra taxas substanciais de disfunção erétil e incontinência após tanto PRR quanto prostatectomia radical perineal (Fowler et al., 1993). Ainda se discute se as abordagens laparoscópica ou robótica oferecem melhores resultados funcionais, e a comparação de séries publicadas é difícil por causa das diferenças nas populações de pacientes e nos métodos de avaliação dos resultados.

Incontinência Urinária. A incontinência urinária após prostatectomia radical é geralmente manifestada como incontinência de esforço secundária a deficiência intrínseca do esfíncter. Apesar de mais de 90% dos pacientes voltarem a ganhar bom controle urinário e não precisarem de forros para a incontinência em relatos de centros de excelência (Walsh, 1998; Catalona et al., 1999), outros estudos demonstraram que uma proporção substancial de pacientes pode ser incomodada por algum grau de incontinência urinária de esforço (Fowler et al., 1993). Os mecanismos fisiológicos exatos que contribuem para o controle urinário após a prostatectomia radical não são totalmente compreendidos e são provavelmente multifatoriais. No entanto, a técnica cirúrgica é, sem dúvida, um fator contribuinte (Smith, 2002).

Com a PRL e a PLAR, a visualização do ápice da próstata é tipicamente excelente. O menor sangramento e a magnificação do campo operatório permitem uma dissecção mais precisa do ápice prostático com trauma limitado tanto ao esfíncter estriado periuretral quanto ao diafragma geniturinário. Como mencionado anteriormente, a capacidade de realizar de forma mais confiável uma anastomose impermeável livre de tensão, decorrente da visualização superior e direta oferecida pelas abordagens laparoscópicas, teoricamente favorece a PRL e a PLAR em comparação com a cirurgia aberta. Uma observação comum após a prostatectomia radical, independentemente da abordagem cirúrgica, é que a incontinência urinária melhora substancialmente nos primeiros 3 a 6 meses após a cirurgia e, de uma maneira geral, após um ano ou mais. Por conseguinte, os momentos de tempo em que os dados sobre a incontinência são coletados são altamente influentes. Existem diferenças se a informação é coletada por meio de um questionário, pelo médico ou por uma terceira parte independente. Além disso, embora existam instrumentos validados para avaliação da incontinência, a forma e o local em que os dados são coletados podem afetar os resultados. Embora o método utilizado para avaliar a continência em série de relatos varie, a recuperação da continência urinária é, em geral, excelente 1 ano após a PRL e PLAR com resultados comparáveis e, em alguns casos, superiores quando comparadas com a PRR nos estudos comparativos já publicados (Tabela 115-1). Relatos mais recentes de técnicas que proporcionam tanto suporte posterior quanto anterior à anastomose vesicouretral mostram ainda mais melhora na continência urinária, especialmente quando se avalia mais precocemente (Tewari et al., 2007; Johnson et al., 2011).

Disfunção Erétil. A preservação da função erétil pós-prostatectomia radical depende da separação precisa e minuciosa dos nervos cavernosos no FNV a partir da glândula prostática (Walsh e Donker, 1982). A anatomia desses nervos foi descrita, mas pode ser variável (Costello et al., 2004; Takenaka et al., 2004; Lunacek et al., 2005). A localização intraoperatória usando estimulação do nervo não foi suficientemente precisa para uso clínico (Holzbeierlein et al., 2001). Os princípios e a dissecção anatômica para a preservação do nervo são os mesmos, independentemente da abordagem cirúrgica. Ainda não se sabe se a imagem aumentada do campo operatório proporcionada pela laparoscopia e a precisão dos instrumentos cirúrgicos permitem dissecção mais anatomicamente precisa e menos traumática do FNV, resultando na melhoria da função erétil no pós-operatório. Como com a incontinência, a comparação da literatura publicada é difícil (Salomon et al., 2004). As diferenças no método de avaliação, a definição de potência (p. ex., ereções espontâneas *versus* para intercurso) e a seleção de pacientes complicam as comparações. Além disso, o uso de terapias farmacológicas, tais como inibidores de fosfodiesterase-5 ou injeções vasoativas podem influenciar substancialmente os resultados. Também, em concordância com outras lesões nervosas, a melhora da função erétil é um processo prolongado que continua durante anos após a prostatectomia radical. **Os resultados de séries comparativas publicadas sugerem que a PLAR pode fornecer recuperação erétil equivalente ou, em alguns casos, um pouco melhor em comparação com a da PRR, quando realizada por cirurgiões experientes** (Tabela 115-1). Além disso, os resultados de potência na PLAR parecem superiores aos da PRL, pelo menos em algumas séries observacionais de um único cirurgião (Park et al., 2011; Willis et al., 2012). Thompson et al. (2014) relataram maiores escores de função sexual após a transição para a PLAR em comparação com PRR quando realizada por um cirurgião experiente. Embora essa e outras séries publicadas relatem melhora relativa na recuperação da função sexual após PLAR e PRL, os resultados relatados pelo paciente indicam que a disfunção erétil é a maior limitação mesmo em séries cirúrgicas modernas. Sanda et al. (2008) demonstraram diminuição significativa nos escores sexuais e de qualidade de vida relatados pelo paciente, com recuperação completa infrequente para a função básica, mesmo com a cirurgia conservadora de nervos, entre os homens tratados tanto com PLAR quanto com PRR. No entanto, a maioria dos cirurgiões concorda que, em relação à técnica cirúrgica, evitar a tração, a manipulação direta e o uso fontes de energia hemostática, e o desempenho de uma dissecção interfascial meticulosa durante a preservação do FNV parecem ser essenciais para otimizar a recuperação pós-operatória da potência.

Estudos anatômicos indicam que os nervos cavernosos no FNV cursam posterolateralmente à próstata e à uretra. Uma técnica durante a PLAR para preservação de mais fáscia periprostática anteromedial além das regiões do FNV convencionais melhora significativamente os resultados da potência (Menon et al., 2005; Savera et al., 2006). Embora possa ser demonstrado histologicamente que algum tecido neural circule na fáscia periprostática anterior e medial, o propósito e a importância desses nervos e sua contribuição relativa para a função erétil ainda são incertos. No entanto, o conceito de otimizar tanto a preservação qualitativa quanto quantitativa das fibras nervosas que circulam nos planos fasciais periprostáticos independentemente de eles afetarem as ereções penianas ou a continência urinária parece razoável. Nos casos em que é necessária excisão mais ampla dos feixes nervosos, a preservação graduada do nervo é muitas vezes possível, sem ter que excisar todo o FNV. Por fim, o enxerto de nervo cavernoso e o avanço do nervo foram descritos; no entanto, os verdadeiros méritos dessas técnicas ainda não estão claros (Martinez-Salamanca et al., 2007; Zorn et al., 2008).

Resultados Oncológicos

A margem cirúrgica e a recorrência bioquímica têm sido geralmente usadas como substitutas para a eficácia oncológica após a prostatectomia radical.

Margens Cirúrgicas. O objetivo da prostatectomia radical é a remoção cirúrgica completa de toda a próstata e a sua fáscia de revestimento, assim como das vesículas seminais. Como a maioria dos adenocarcinomas da próstata ocorre na zona periférica e aproxima-se da margem capsular, a técnica cirúrgica pode influenciar os resultados oncológicos. A dissecção cirúrgica adequada deve permitir margens negativas com tumores em estágio patológico T2 ao mesmo tempo permitindo a excisão completa e margens negativas para algumas lesões extracapsulares. Esforços para evitar a incontinência urinária ou disfunção erétil pela dissecção muito próxima do ápice da próstata ou do aspecto posterolateral da próstata podem comprometer as margens, independentemente da abordagem cirúrgica. **É importante ressaltar que o método e os detalhes da análise patológica da peça cirúrgica podem ser altamente influentes na avaliação do estado das margens cirúrgicas.** Alguns relatos têm usado apenas biópsias de tecido remanescente após a remoção da amostra cirúrgica para avaliar o estado das margens, enquanto outros dependem da secção por etapas rotineira ou histologia da amostra integral (*whole-mount*). **Segundo as diretrizes da World Health Organization International Consultation Consensus Committee estabelecidas para a análise patológica de amostras de prostatectomia, o seccionamento histológico da amostra integral pode perder áreas de extensão extraprostática em 7% a 15% dos casos e as margens positivas em até 12% em comparação com amostras analisadas pelo seccionamento de rotina** (World Health Organization International Consultation on Prediction of Patient Outcome in Prostate Cancer, 2004). Acredita-se que essa constatação seja devida aos cortes relativamente mais espessos necessários durante o corte da próstata para a técnica de amostra integral em comparação com as camadas seriadas de 3 a 5 mm utilizadas durante o corte de rotina.

Na maioria das séries de PRL e PRAL, porcentagens de margem positiva diminuem com a experiência (Ahlering et al., 2004b; Salomon et al., 2004; Rassweiler et al., 2005). Isso significa que a inexperiência com a cirurgia responde por margens positivas em alguns casos. Às vezes, isso pode ser devido à dificuldade em identificar o plano anatômico

TABELA 115-1 Resultados Funcionais Comparativos Reportados em Prostatectomia Radical Laparoscópica, Robótica e Aberta

REFERÊNCIA	Nº TOTAL DE PACIENTES	DESENHO DO ESTUDO	MÉTODOS DE AVALIAÇÃO	DEFINIÇÃO	TEMPO DE AVALIAÇÃO	TAXA DE RESULTADOS FUNCIONAIS (%)
INCONTINÊNCIA URINÁRIA						
Ficarra et al., 2009b	PRR, 105 / PLAR, 103	Comparação prospectiva	Questionário validado	0 forro	12 meses	PRR (88) / PLAR (97)
Di Pierro et al., 2011	PRR, 75 / PLAR, 75	Comparação prospectiva	Questionário institucional	0 forro	12 meses	PRR (80) / PLAR (89)
Krambeck et al., 2009	PRR, 564 / PLAR 286	Série de casos retrospectiva	Questionário institucional	0 forro	12 meses	PRR (93,7) / PLAR (91,8)
Rocco et al., 2009	PRR, 240 / PLAR, 120	Controle histórico	Entrevista	0-1 forro de segurança	12 meses	PRR (88) / PLAR (97)
Asimakopoulos et al., 2011	PRL, 64 / PLAR, 52	Ensaio controlado e randomizado	Entrevista	0 forro	12 meses	PRL (83) / PLAR (94)
Park et al., 2011	PRL, 62 / PLAR, 44	Série de casos retrospectiva	Entrevista	0-1 forro de segurança	12 meses	PRL (95) / PLAR (94)
Willis et al., 2012	PRL, 174 / PLAR, 175	Série de casos retrospectiva	Questionário validado	0-1 forro de segurança	12 meses	PRL (93) / PLAR (93)
POTÊNCIA						
Ficarra et al., 2009b	PRR, 41 / PLAR, 64	Comparação prospectiva	Questionário validado	SHIM > 17	12 meses	PRR (49) / PLAR (81)
Di Pierro et al., 2011	PRR, 47 / PLAR, 22	Comparação prospectiva	Questionário institucional	Ereções suficientes para relação sexual	12 meses	PRR (26) / PLAR (55)
Krambeck et al., 2009	PRR, 417 / PLAR, 203	Série de casos retrospectiva	Questionário institucional	Ereções suficientes para relação sexual	12 meses	PRR (63) / PLAR (70)
Rocco et al., 2009	PRR, 214 / PLAR, 78	Série de casos retrospectiva	Entrevista	Ereções suficientes para relação sexual	12 meses	PRR (41) / PLAR (61)
Asimakopoulos et al., 2011	PRL, 64 / PLAR, 52	Ensaio controlado e randomizado	Questionário validado	Ereções suficientes para relação sexual	12 meses	PRL (32) / PLAR (77)
Park et al., 2011	PRL, 62 / PLAR, 44	Série de casos retrospectiva	Entrevista	Ereções suficientes para relação sexual	12 meses	PRL (48) / PLAR (55)
Willis et al., 2012	PRL, 174 / PLAR, 175	Série de casos retrospectiva	Questionário validado	Ereções suficientes para relação sexual	12 meses	PRL (67) / PLAR (88)

PRL, Prostatectomia radical laparoscópica; PLAR, prostatectomia radical laparoscópica assistida por robótica; PRR, prostatectomia retropúbica radical; SHIM, Sexual Health Inventory Score for Men (Escore de Inventário da Saúde Sexual para Homens).
Modificado de Ficarra et al., 2009a, 2009b.

---

correto de dissecção entre o colo da bexiga e a base da próstata. **O local mais comum de margem positiva, se a cirurgia é realizada por meio de abordagens aberta ou laparoscópica, é o ápice da próstata** (Touijer et al., 2005). A remoção insuficiente de tecido prostático no ápice, em um esforço para aumentar o comprimento uretral e evitar a incontinência pode resultar em margens positivas mesmo com tumores que não violam patologicamente a cápsula (ou seja, estágio pT2). **Como mencionado anteriormente na discussão de técnicas cirúrgicas neste capítulo, a adesão a princípios cirúrgicos específicos pode ajudar a reduzir as margens positivas específicas do ápice, colo da bexiga e regiões posterolaterais da próstata.** Taxas de margem positiva baixas têm sido relatadas por centros experientes com PRL e PLAR mostrando margens positivas de pT2 entre 4% e 10% e margens positivas de pT3 entre 21% e 35% (Guillonneau et al., 2003a; Lein et al., 2006; Badani et al, 2007; Smith et al., 2007; Patel et al., 2008; Stolzenburg et al., 2008). Os resultados dos estudos comparativos publicados de margens positivas específicas do estádio patológico entre PRR, PLAR e PRL são mostrados na Tabela 115-2.

O fator primário que determina a taxa de margem positiva em uma determinada série é a seleção do paciente. Como discutido anteriormente, o método e os detalhes da análise patológica também são influentes. A avaliação de taxas de margem positiva de uma série para outra não é, então, necessariamente uma comparação da técnica cirúrgica. Uma comparação técnica mais precisa é a análise dos resultados patológicos em tumores em estágio T2 em que uma margem positiva implica violação cirúrgica da cápsula prostática. Mesmo nessa circunstância, no entanto, a metodologia da amostragem patológica é importante. Comparações intrainstitucionais de alguns estudos têm mostrado uma taxa reduzida de margens positivas com abordagens laparoscópicas em comparação com PRR. **No entanto, a comparação do estado da margem entre os centros com alto volume com cirurgias realizadas por cirurgiões experientes não**

TABELA 115-2 Margem Cirúrgica Patológica Relatada e Taxas de Falha Bioquímica em Prostatectomia Radical Laparoscópica, Robótica e Aberta

REFERÊNCIA	Nº TOTAL DE PACIENTES	ESTÁGIO PATOLÓGICO	TAXA DE MARGEM POSITIVA (%)	TAXA DE FALHA BIOQUÍMICA (%)	INTERVALO DE TEMPO PARA TFB
Park et al., 2014	PRR, 277 PLAR, 730	T2	PRR (7,8) PLAR (11,2)	PRR (7,9) PLAR (3,2)	3 anos
		T3	PRR (36,5) PLAR (44,7)	PRR (40) PLAR (32,7)	
Vora et al., 2013	PRR, 95 PLAR, 140	T3a-T4	PRR (51,4) PLAR (44,7)	PRR (18,9) PLAR (18,5)	3 anos
Robertson et al., 2013*	PRR, 7.344 PLAR, 6.768 PRL, 4.952	Todos os estágios	PRR (24) PLAR (24) PRL (18)	PRR (ND) PLAR (8,7) PLAR (8,7)	ND
Punnen et al., 2013	PRR, 177 PLAR, 233	T1-T3	PRR (23) PLAR (29)	PRR (16) PLAR (21)	2 anos
Silberstein et al., 2013	PRR, 961 PLAR, 493	T2	PRR (8) PLAR (10)	PRR (4,1) PLAR (3,3)	2 anos
		T3a	PRR (23) PLAR (21)		
		T3b	PRR (31) PLAR (30)		
Tewari et al., 2012*	PRR, 167.184 PLAR, 62.389 PRL, 57.303	T2	PRR (16,6) PLAR (10,7) PRL (13,0)	ND	ND
		T3	PRR (42,6) PLAR (37,2) PRL (39,7)		
Williams et al., 2010	PRR, 346 PLAR, 604	Todos os estágios	PRR (7,6) PLAR (13,5)	ND	ND
Smith et al., 2007	PRR, 509 PLAR, 1.238	T2	PRR (24,1) PLAR (9,4)	ND	ND
		T3	PRR (60) PLAR (50)		

TFB, Taxa de falha bioquímica; PRL, prostatectomia radical laparoscópica; PLAR, prostatectomia radical laparoscópica assistida por robótica; PRR, prostatectomia retropúbica radical.
*Revisão sistemática e metanálise; as taxas relatadas são de estimativas agrupadas de vários estudos.

mostrou vantagem consistente de uma abordagem cirúrgica sobre outra em alcançar margens cirúrgicas negativas (Brown et al., 2003; Khan et al., 2005).

Recorrência Bioquímica. A recorrência bioquímica após prostatectomia talvez possa fornecer uma avaliação mais precisa do controle oncológico do que o estado da margem. Guillonneau et al. (2003a) apresentaram um relatório sobre os seus resultados oncológicos com 1.000 PRL consecutivas realizadas ao longo de um período de 4 anos com um seguimento médio de 12 meses. A taxa de sobrevida atuarial livre de progressão bioquímica foi de 90,5% em 3 anos. Por estágio patológico, as taxas foram de 92% para pT2a, 88% para pT2b, 77% para pT3a, e 44% para pT3b. Pavlovich et al. (2008) relataram 528 pacientes com PRL consecutivas com um seguimento médio de 13 meses. A sobrevida atuarial de 3 anos livre de progressão bioquímica foi de 94,5% no total, 98,2% para pT2, e 78,7% para a doença em pT3.

No que diz respeito à PLAR, Badani et al. relataram em 2007 sua grande série de 2.766 pacientes de PLAR consecutivas com um seguimento médio de 22 meses. A sobrevida atuarial global de 5 anos livre de progressão bioquímica foi de 84% no total, 84% para pT2, e 66% para pT3. Deve-se observar que a essa população de pacientes incluíram-se pacientes de maior risco do que aqueles da maioria das séries, com um escore de Gleason de 7 ou superior em 64% e estágio patológico de pT3 ou superior em 22% dos pacientes. **Um número crescente de estudos tem apresentado resultados oncológicos após PLAR semelhantes aos observados com a prostatectomia aberta.**

Em particular, a margem cirúrgica estratificada por risco e estágio e as taxas de sobrevida livre de recorrência bioquímica parecem ser **comparáveis entre PLAR e PRR uma vez que a curva de aprendizado para prostatectomia robótica tenha sido superada** (Tabela 115-2) (Schroeck et al., 2008; Silberstein et al., 2013). Em um grande estudo comparando 277 casos de PRR e 730 casos de PLAR, Park et al. (2014) não relataram diferença significativa nas taxas de margem cirúrgica positiva de T2 entre as duas abordagens, e sobrevida de 3 anos livre de recorrência bioquímica semelhante para ambos os casos de T2 (92,1% vs. 96,8%, P = 0,52) e T3 (60,0% vs. 67,3%, P = 0,27). Outros estudos têm relatado resultados semelhantes, mesmo em doença de alto risco (Masterson et al., 2013; Punnen et al., 2013; Vora et al., 2013). Tomadas em conjunto, as informações disponíveis até a data indicam que PLAR e PRR oferecem controle de doença semelhante quando realizadas por cirurgiões experientes, mesmo em cenários de alto risco.

Comparações Randomizadas entre Prostatectomia Aberta e Minimamente Invasiva

Apesar de numerosos estudos terem relatado resultados de séries de cirurgiões e de institucionais associados à prostatectomia robótica, comparações diretas de prostatectomia robótica com prostatectomia radical aberta são muito escassas. A maioria das evidências comparativas foi adquirida por meio de estudos observacionais e séries de casos até agora, embora os esforços para estudar melhor a prostatectomia robótica e aberta estão aparecendo em um ensaio controlado randomizado (Gardiner et al., 2012). Esse ensaio irá relatar a eficácia oncológica por meio de taxas de margem positiva, taxas de falha bioquímica e subsequentes taxas de tratamento livre de resgate, bem como outros resultados não relacionados ao câncer, como complicações e recuperação da função urinária e sexual. Três ensaios comparando a prostatectomia aberta e a prostatectomia minimamente invasiva foram concluídos até o momento. Um estudo comparando a prostatectomia laparoscópica com a prostatectomia aberta confirmou que a prostatectomia laparoscópica estava associada a menor perda de sangue e taxas de transfusão mais baixas do que a cirurgia aberta (Guazzoni et al., 2005). Dois outros ensaios controlados e randomizados que compararam prostatectomia laparoscópica com PLAR não demonstraram diferenças nos resultados perioperatórios, embora a PLAR tenha sido associada a melhor função erétil pós-operatória e recuperação da continência urinária do que a prostatectomia laparoscópica, talvez refletindo a dificuldade técnica e a íngreme curva de aprendizagem associada à prostatectomia laparoscópica (Asimakopoulos et al., 2011, Porpiglia et al., 2013).

Considerações Econômicas

Tanto a duração da cirurgia quanto as despesas com os equipamentos contribuem para elevar os custos da sala cirúrgica na PRL e na PLAR, que tipicamente são superiores aos das abordagens abertas (Link et al., 2004; Lotan et al., 2004; Scales et al., 2005). Isso é particularmente verdadeiro com a cirurgia assistida por robótica. O custo atual para a compra do sistema da Vinci S é de aproximadamente US$ 1,65 milhões, com um custo médio de US$ 2.400 para cada instrumento robótico de múltiplo uso (10 vidas). Em termos de instrumentação robótica, isso se traduziria num custo aproximado de US$ 1.200 por caso para o uso de cinco instrumentos robóticos separados, com um adicional de US$ 325 por caso para descartáveis (capas robóticas estéreis e selos de trocarte).

No estudo de Link et al. (2004), os fatores que mais influenciaram o custo global da PRL por ordem de importância foram o tempo cirúrgico, o tempo de internação hospitalar e os itens de consumo (p. ex., equipamentos de laparoscopia descartáveis e trocartes). Eles constataram que a equivalência dos custos calculados entre PRR e PRL poderia ser atingida se o material descartável tivesse sido subtituído por itens reutilizáveis e os tempos cirúrgicos para PRL tivessem sido reduzidos para 3,4 horas. Lotan et al. (2004) descobriram que os custos da PLAR seriam de aproximadamente US$ 1.155 por caso a mais do que os custos da PRR se o custo de aquisição inicial do robô fosse excluído. Uma recente revisão sistematizada relatou que a prostatectomia minimamente invasiva (PLAR e PRL) foi mais cara do que a PRR na maioria dos estudos revisados, em grande parte por causa dos custos diretos mais elevados. Por exemplo, os custos relatados para a prostatectomia radical minimamente invasiva variaram de US$ 5.058 a US$ 11.806, em comparação com US$ 4.075 a US$ 6.296 para PRR (Bolenz et al., 2014). Outro estudo de uma única instituição relatou custos da sala cirúrgica significativamente mais elevados para a PLAR em comparação com PRR e um pagamento médio de custo diferencial de US$ 1.325 para a PRR e US$ 4.013 para a PLAR, indicando o prejuízo associado por caso com a prostatectomia minimamente invasiva (Tomaszewski et al., 2012). Em uma análise de custo local realizada, Scales et al. (2005) descobriram que a PLAR seria menos dispendiosa do que a PRR em alguns cenários de prática em que a estadia no hospital para PLAR fosse inferior a 1,5 dias, se os volumes de casos aumentassem para 14 casos por semana. Outros também encontraram essa relação inversa do volume de caso com o custo a partir dos dados do United Kingdom National Health Service (Close et al., 2013). Esses estudos sugerem que a PLAR pode ser mais economicamente viável em centros de alto volume.

Esses custos podem ser parcialmente mitigados pelo menor tempo de internação em comparação com a cirurgia aberta. A diminuição nas despesas com internação depende em parte do dia da alta para o procedimento laparoscópico, mas também da duração habitual da estadia em um determinado hospital para a prostatectomia radical aberta. Os relatos publicados detalhando a duração da estadia de uma semana ou mais para PRR não estão em concordância com outros relatos contemporâneos em que o paciente recebe alta no segundo ou mesmo no primeiro dia pós-operatório de prostatectomia perineal radical ou PRR (Holzbeierlein e Smith, 2000).

COMPLICAÇÕES

Complicações Relacionadas com o Posicionamento do Paciente

É importante observar que neuropatias específicas de membros inferiores têm sido relatadas como exclusivas do posicionamento de Trendelenburg acentuado, especialmente depois de cirurgias prolongadas (Koc et al., 2012). A frequência dessas neuropatias de membros inferiores parece ser baixa (1,3%) e transitória. Observa-se que o comprometimento do nervo femoral tem sido descrito como resultado da hiperextensão excessiva do quadril para permitir o encaixe adequado do quarto braço robótico. O que pode resultar em compressão do nervo femoral à medida que ele cursa por baixo do ligamento inguinal, com resultante neuropatia sensorial e motora transitória. Para minimizar essa complicação, a hiperextensão do quadril deve ser minimizada para apenas o necessário para o encaixe dos braços robóticos, e o tempo cirúrgico deve ser mantido a um mínimo necessário. Pneumoperitônio na posição de Trendelenburg acentuada também tem sido associado com um aumento transitório na pressão intraocular, com o retorno a pressão de base com a volta do paciente para a posição de decúbito dorsal (Awad et al., 2009). Entre outras potenciais causas, duas variáveis operatórias parecem contribuir significativamente para essa observação: o tempo cirúrgico (e, consequentemente, aumento da pressão venosa central e orbital) e o nível de CO_2 ao final da expiração (com consequente aumento no CO_2 arterial levando a vasodilatação coroidal). Embora o efeito clínico desse fenômeno transitório não esteja claro e seja geralmente inaparente em indivíduos saudáveis, ele pode representar uma preocupação especial em alguns pacientes idosos com pressões intraoculares basais elevadas (p. ex., glaucoma). Não se sabe se esse efeito está relacionado causalmente com os raros relatos de perda visual aguda após prostatectomia minimamente invasiva como resultado de neuropatia óptica isquêmica posterior (Weber et al., 2007). No entanto, é aconselhável que tanto o cirurgião quanto o anestesiologista questionem sobre doença ocular preexistente na triagem pré-operatória dos pacientes que escolhem se submeter a prostatectomia minimamente invasiva.

Lesão Vascular e Intestinal

Perfurações intestinais ou vasculares são raras, mas podem ocorrer durante a colocação de trocartes abdominais. Além disso, uma vez que é feita a colocação segura do trocarte e o robô está encaixado, é preciso ter cuidado para evitar lesões ao longo do trajeto dos vários instrumentos, que devem ser trocados e retornados para a pelve. A chave para o manejo dessas grandes complicações pós-operatórias é o pronto reconhecimento e o reparo imediato da lesão intestinal ou de vasos sanguíneos. Geralmente, as lesões relativamente menores podem ser reparadas por laparoscopia, embora não deva haver hesitação para converter para uma abordagem aberta em face de uma lesão mais complexa.

Conversão Aberta

A conversão aberta é rara (<2%) e tem sido citada na literatura geralmente durante as primeiras experiências de um cirurgião com PRL ou PLAR, principalmente como resultado da falta de progresso ou incerteza de planos de dissecção (Bhayani et al., 2004). Com a experiência, a necessidade de conversão aberta é rara; no entanto, os pacientes devem ser devidamente aconselhados sobre essa possibilidade.

Lesão Retal

Lesões retais, embora incomuns durante PRL e PLAR (0,7% a 2,4%), têm sido relatadas e reparadas com êxito por meio de laparoscopia (Guillonneau et al., 2003b;. Katz et al., 2003; Gonzalgo et al., 2005). O reconhecimento e o reparo intraoperatório da lesão são cruciais. O fechamento primário em múltiplas camadas, com ou sem interposição de omento entre o reto e a anastomose, geralmente pode evitar problemas a longo prazo, assim como a necessidade de conversão aberta e derivação intestinal. O fechamento inadequado ou a falta de reconhecimento pode resultar em uma fístula retouretral. Se uma pequena lesão retal for suspeitada, mas não é facilmente visível, a insuflação de ar no reto usando um cateter inserido no reto com líquido dentro da pelve (isto é, teste do borracheiro ou das bolhas de ar) muitas vezes pode demonstrar pequenas bolhas no local da lesão.

Complicações Tromboembólicas

O 2008 AUA Best Practices Statement recomenda o uso rotineiro de dispositivos de compressão pneumática intermitente para procedimentos laparoscópicos e urológicos robóticos. No entanto, não se recomenda o uso rotineiro de anticoagulantes profiláticos para esses procedimentos, a menos que o paciente tenha múltiplos fatores de risco conhecidos, tais como obesidade, idade avançada, malignidade, imobilidade ou história de trombose venosa profunda (TVP). No entanto, devido a estase venosa e estado de hipercoagulabilidade que podem ocorrer durante uma cirurgia pélvica em pacientes com doença maligna conhecida, esses pacientes ainda estão em risco (embora baixo) de problemas tromboembólicos. Relata-se que a incidência de complicações tromboembólicas após a PRL e PLAR seja tão baixa quanto 0,5%, em parte como resultado da mobilização pós-operatória precoce do paciente e da posição de Trendelenburg, que diminuem a estase venosa nos membros inferiores em comparação com a cirurgia aberta (Secin et al., 2008). A apresentação de TVP nos membros inferiores deve exigir anticoagulação imediata e consideração para a obtenção de tomografia computadorizada (TC) da pelve ou ultrassonografia para descartar linfocele, hematoma ou urinoma, que poderiam comprimir a veia ilíaca externa, aumentando, assim, o risco de TVP.

Complicações Anastomóticas

A falha em se obter uma anastomose impermeável pode resultar em extravasamento urinário e acúmulo de urina, mesmo que um dreno pélvico esteja colocado. Isso é ainda mais problemático na abordagem transperitoneal, porque toda a cavidade abdominal se torna acessível para o vazamento da urina. Em tais casos, uma cistografia deve ser realizada para ter certeza de que há um certo grau de integridade da anastomose. O acúmulo de líquido pode requerer drenagem percutânea. A maioria dos pequenos vazamentos anastomóticos resolve-se espontaneamente com drenagem prolongada pelo cateter uretral. Se tiver ocorrido a interrupção completa da anastomose, uma revisão cirúrgica – laparoscópica, robótica ou aberta – é indicada, se o problema for reconhecido nos primeiros dias após a cirurgia.

Estenose da anastomose resultando em contratura do colo da bexiga parece ocorrer a uma taxa menor após a PRL e PLAR em comparação com abordagens cirúrgicas abertas, especialmente nas mãos de cirurgiões experientes. Taxas menores que 2% foram relatadas (Msezane et al., 2008; Webb et al., 2009). Isso significa que a realização de uma anastomose impermeável, com boa aproximação da mucosa, é a medida-chave na prevenção de contratura do colo da bexiga no pós-operatório.

Sangramento e Transfusão

Praticamente todos os relatos publicados documentaram uma vantagem nítida para a cirurgia laparoscópica em diminuir a quantidade de sangramento que ocorre com a prostatectomia radical. Necessidade de transfusão de 2% ou menos é comumente relatada (Ficarra et al., 2009a). O efeito de tamponamento do pneumoperitônio comprimindo a hemorragia venosa e a excelente visualização permitem a identificação prévia dos vasos que precisam de hemostasia. No entanto, além do risco de lesão vascular importante a partir da dissecção cirúrgica ou da colocação do trocarte, existe a possibilidade de hemorragia pós-operatória, uma vez que o pneumoperitônio é aliviado. Como mencionado anteriormente, a pelve e o campo operatório devem ser cuidadosamente inspecionados quanto a hemorragia no final da cirurgia, sob baixa pressão de insuflação. Devido à baixa incidência de hemorragia pós-operatória, no entanto, o uso rotineiro de agentes hemostáticos tópicos ao longo do leito da próstata não é geralmente necessário.

Mau Funcionamento do Equipamento

O cirurgião é altamente dependente da tecnologia sofisticada e dos equipamentos para o desempenho da PRL e, em particular, da PLAR. O mau funcionamento do equipamento, especialmente na PLAR, pode criar problemas que tornam difícil prosseguir com a cirurgia e pode resultar no cancelamento do caso ou na conversão para laparoscópica pura ou até mesmo cirurgia aberta. Zorn et al. (2007) identificaram erros recuperáveis em 0,4% dos casos de PLAR realizados em sua instituição. Lavery et al. (2008) encontraram uma taxa de mau funcionamento não recuperável de 0,4% em seu estudo multi-institucional de centros de PLAR com alto volume. Embora a possibilidade de conversão para uma abordagem laparoscópica pura ou cirurgia aberta no caso de mau funcionamento do equipamento irrecuperável seja extremamente rara, os pacientes precisam ser devidamente aconselhados a respeito disso.

PONTOS-CHAVE: RESULTADOS E COMPLICAÇÕES DA PROSTATECTOMIA RADICAL LAPAROSCÓPICA E LAPAROSCÓPICA ASSISTIDA POR ROBÓTICA

- Taxas de transfusão e perda de sangue são geralmente menores com PRL e PLAR comparadas com cirurgia aberta e são atribuídas, em parte, a melhor visualização com antecipação de sangramento e o efeito de tamponamento do pneumoperitônio.
- Os tempos cirúrgicos são inicialmente maiores com as abordagens minimamente invasivas em comparação com a cirurgia aberta, mas são comparáveis uma vez que a experiência é adquirida.
- Excelente continência urinária pós-operatória é rotineiramente alcançada após PRL e PLAR devido ao sangramento mínimo e ampliação visual do campo operatório, permitindo a dissecção precisa do ápice prostático com trauma limitado ao esfíncter estriado periuretral além da capacidade de realizar com confiança uma anastomose livre de tensão e impermeável.
- Estudos comparativos publicados sugerem resultados da potência sexual comparáveis e, algumas vezes, superiores com PLAR comparada com PRR em mãos experientes.
- A margem cirúrgica positiva estratificada pelo risco e pelo estágio e taxa de sobrevida livre de recorrência bioquímica precoce parecem ser comparáveis entre PRL, PLAR e PRR em centros experientes.
- Os altos custos continuam sendo uma preocupação, especialmente com a abordagem assistida por robótica, mas podem ser parcialmente compensados pelo tempo de internação mais curto e maiores volumes de casos.
- Pressão intraocular aumentada e raros casos de neuropraxia femoral foram relatados, especialmente em cirurgias prolongadas com pacientes na posição de Trendelenburg acentuada.
- Eventos tromboembólicos, lesão retal, conversão aberta, transfusão e mau funcionamento do equipamento são eventos raros com a PRL e PLAR.

PROSTATECTOMIA ROBÓTICA DE RESGATE

A persistência ou a recorrência provada por biópsia de câncer da próstata após os tratamentos não cirúrgicos definitivos é uma situação particularmente desafiadora. A cirurgia de resgate pode ser benéfica em pacientes selecionados, mas está associada com uma taxa significativamente maior de complicações do que com pacientes não tratados anteriormente. Em particular, a incidência de incontinência urinária, disfunção erétil, contratura do colo da bexiga ou vazamento anastomótico e lesão retal é maior com a cirurgia de resgate. No entanto, a remoção cirúrgica da próstata oferece uma opção potencialmente curativa após o insucesso da terapia anterior e pode estar indicada em pacientes selecionados, previamente tratados com radioterapia externa, braquiterapia ou feixe de prótons. Além disso, os pacientes tratados com crioterapia ou HIFU podem ser elegíveis para prostatectomia robótica de resgate. Historicamente, a prostatectomia de resgate foi realizada com pouca frequência em virtude dos desafios técnicos e da reação desmoplásica causada por tratamentos anteriores. Uma preocupação adicional foi a taxa relatada, relativamente elevada, de lesões retais de mais de 15% em algumas séries de prostatectomia aberta de resgate (Chen e Wood, 2003). Apesar disso, em mãos experientes, a prostatectomia robótica de resgate mostrou ser viável e segura em várias séries relatadas, com resultados iniciais comparáveis ao da cirurgia aberta (Kaouk et al., 2008; Boris et al., 2009; Chauhan et al., 2011; Kaffenberger et al., 2013;. Yuh et al., 2014).

Os pacientes mais adequados para a prostatectomia robótica de resgate são aqueles com câncer persistente provado por biópsia, mas sem evidência de doença fora da próstata. Considerando a potencial morbidade da cirurgia, a seleção adequada de pacientes que podem se beneficiar da cirurgia é primordial. **Idealmente, o PSA deverá ser inferior a 10 ng/mL, porque os valores acima desse nível, especialmente em um paciente anteriormente tratado, podem indicar alta probabilidade de doença extraprostática. Tomografia computadorizada e cintilografia óssea devem ser obtidas para avaliar a doença à distância, mesmo em pacientes com PSA relativamente baixo, quando se considera a prostatectomia de resgate. Além disso, os pacientes devem ter uma espectativa de vida de 10 anos ou mais para haver benefício com a cirurgia.** O preparo pré-operatório é semelhante ao de pacientes submetidos a PLAR padrão. Deve-se observar que o preparo intestinal com citrato de magnésio e Fleet®-enema no dia anterior à cirurgia é aconselhável devido ao maior risco potencial de lesão retal.

Técnica Cirúrgica

A liberação do espaço extraperitoneal ao longo da parede lateral pélvica, bem como do espaço de Retzius, pode ser mais difícil em pacientes anteriormente tratados com irradiação externa. Deve-se ter cuidado na dissecção da bexiga a partir dos vasos ilíacos devido à reação desmoplásica frequentemente observada. Esses planos de tecido tipicamente são preservados em pacientes que receberam braquiterapia, crioterapia, ou HIFU.

Incisão da fáscia endopélvica é realizada para ajudar a identificar o contorno da próstata. Pode ser melhor evitar a colocação da sutura para controle do CVD profundo como uma etapa inicial, pois a identificação clara do ápice da próstata pode ser difícil nesse ponto e ocorre apenas sangramento de retorno. O colo da bexiga é identificado principalmente pela exposição das margens laterais da próstata e realização de uma manobra de preensão com os instrumentos robóticos para demonstrar a junção colo da bexiga-próstata. O colo da bexiga pode estar pálido e espesso. A administração de índigo carmim pode ajudar a identificar os orifícios ureterais ao longo do trígono da bexiga, que pode ser difícil de identificar pela fibrose. A dissecção completa das vesículas seminais deve ser realizada, porque a incidência de invasão pode ser maior em pacientes com câncer da próstata recorrente.

Embora normalmente haja fibrose circundando toda a próstata em um cenário de resgate, a dissecção posterior pode ser a mais difícil, devido à inflamação periprostática e cicatrizes como resultado do tratamento anterior e à preocupação de lesão retal. O plano posterior à fáscia de Denovilliers, no entanto, é tipicamente bem preservado, especialmente próximo ao colo da bexiga. Isso facilita a dissecção no plano de gordura perirretal ao longo da parede anterior do reto para minimizar o risco de lesão retal, mas também para proporcionar boa mobilização da próstata posterior e identificação do pedículo prostático. Uma vantagem nítida da abordagem laparoscópica (vs. aberta) para a prostatectomia de resgate é a capacidade de realizar a liberação anterógrada do reto a partir da próstata posterior sob visão direta e aumentada. A dissecção nesse plano deve ser realizada de forma principalmente cortante com uma tesoura. A separação romba dos tecidos deve usar apenas o mínimo de tensão, e cautério não é necessário nem aconselhável. Especialmente em direção ao ápice da próstata, a dissecção se torna ainda mais crucial. Essa é a área de maior proximidade entre a parede retal e a próstata e, geralmente, com mais fibrose. Apesar disso, com uma abordagem anterógrada, os tecidos são geralmente bem visualizados de modo que a dissecção pode ser realizada de forma cortante e segura. Muitas vezes, as cápsulas de titânio utilizadas como "sementes" de braquiterapia são encontradas durante essa parte da dissecção.

O CVD profundo e o ápice prostático são melhor identificados após a mobilização da próstata. Se as aderências em torno do CVD são densas, é preferível, simplesmente, a incisão no tecido de forma cortante e a colocação de uma sutura hemostática, conforme necessário. A seguir, a margem prostatouretral deve ser facilmente identificada e incisada. A conclusão da anastomose é feita da mesma maneira que a de um paciente não tratado previamente, mas os tecidos periuretrais podem estar bastante pálidos e fibróticos. Torna-se ainda mais imperativo ter uma aproximação impermeável mucosa-mucosa.

Complicações e Cuidado Pós-operatório

O reto deve ser cuidadosamente inspecionado após a remoção da peça. **Um teste de bolha de ar pode ser realizado para localizar uma lesão retal pequena que é suspeita, mas não é visivelmente aparente.** Uma lesão retal pode ser reparada primariamente, mas é essencial que o reparo seja seguro. O omento pode ser mobilizado para se interpor entre a bexiga e o reto. Se a qualidade do reparo estiver em dúvida, uma colostomia de segurança deve ser realizada.

O cateter de Foley deve ser deixado por pelo menos 2 semanas por causa da cicatrização demorada com o tecido anteriormente tratado. A cistografia pode ser útil para garantir completa cicatrização da anastomose antes da remoção do cateter. A contratura do colo da bexiga ocorre com menor frequência do que com prostatectomia de resgate aberta, mas ainda pode ser observada e pode se manifestar dentro de algumas semanas após a remoção do cateter.

Incontinência ocorre em uma taxa mais elevada no cenário de resgate, embora a maioria dos pacientes não recupere o controle urinário completo ou pelo menos adequado. Um procedimento poupador do nervo para preservar a função erétil, embora possível, é muitas vezes tecnicamente difícil devido à reação desmoplásica ao longo da periferia da próstata. **Tendo em mente que a intenção principal da prostatectomia de resgate é curativa, qualquer tentativa de preservação dos nervos cavernosos deve ser feita com cautela devido à dificuldade em avaliar com precisão a extensão local do tumor além da próstata.** Além disso, os pacientes adequados para prostatectomia de resgate são mais propensos a ter disfunção erétil já preexistente devido ao seu tratamento prévio.

> **PONTOS-CHAVE: TÉCNICA DE PROSTATECTOMIA ROBÓTICA DE RESGATE E COMPLICAÇÕES**
>
> - A prostatectomia robótica de resgate está associada com taxa de complicação significativamente maior do que em pacientes não tratados anteriormente.
> - A prostatectomia robótica de resgate pode ser realizada com segurança em pacientes selecionados, sem sucesso do tratamento prévio, incluindo radioterapia externa prévia, braquiterapia, crioterapia e HIFU.
> - Pacientes que estejam considerando a prostatectomia de resgate idealmente devem ter um PSA inferior a 10 ng/mL.
> - TC e cintilografia óssea devem ser obtidas, e os pacientes devem ter uma expectativa de vida de 10 anos ou mais para se beneficiar da prostatectomia de resgate.
> - Uma vantagem nítida da abordagem laparoscópica na prostatectomia de resgate é a capacidade de realizar a liberação anterógrada do reto da próstata posterior sob visão direta e ampliada.
> - Por causa da dificuldade em avaliar com precisão a extensão local do tumor além da próstata, a tentativa de preservação do nervo cavernoso durante a prostatectomia robótica de resgate deve ser avaliada com cautela, mantendo em mente que a intenção principal é o controle do câncer.
> - Um teste de bolhas de ar pode ser realizado para localizar uma pequena lesão retal que é suspeita, mas não é visivelmente aparente.

DISSECÇÃO LAPAROSCÓPICA DE LINFONODOS PÉLVICOS

Indicações

Atualmente, a dissecção de linfonodos pélvicos (DLP) é raramente indicada como um procedimento de estadiamento independente. Em alguns pacientes com risco significativo de metástase linfonodal, como aqueles com tumor de alto grau de Gleason, um grande volume tumoral ou com PSA marcadamente elevado, a DLP pode ser útil para o estadiamento e a seleção do tratamento antes da irradiação externa. Além disso, a DLP de estadiamento pode ter um papel em alguns pacientes nos quais a prostatectomia radical perineal é planejada. Com a PRR, a PRL ou a PLAR, a prática habitual é que a DLP seja realizada simultaneamente com a prostatectomia radical.

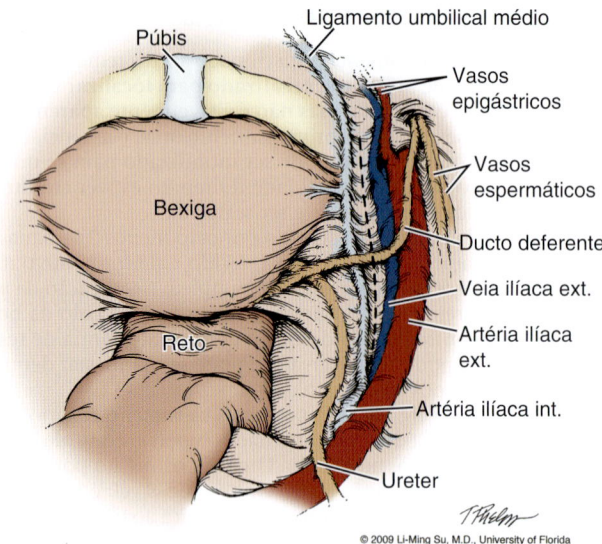

Figura 115-19. Dissecção laparoscópica de linfonodos pélvicos. Vista transperitoneal inicial da fossa obturadora e anatomia relevante. A linha tracejada indica a incisão longitudinal que é feita no peritônio lateral paralela ao ligamento umbilical mediano em direção à bifurcação dos vasos ilíacos para fornecer a exposição à fossa obturadora e linfonodos. Ext, Exterior.; Int., interior. (Copyright Li-Ming Su, MD, University of Florida, 2009.)

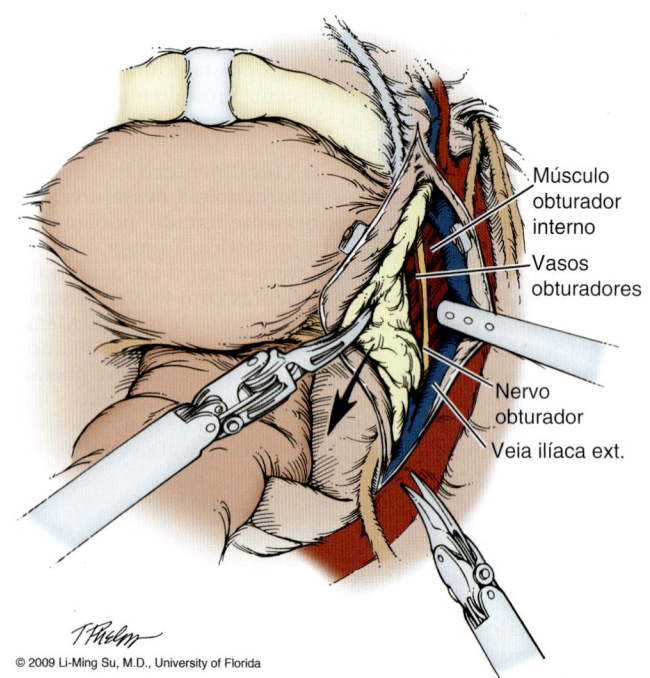

Figura 115-20. Dissecção inicial padrão de linfonodos pélvicos. O ducto deferente foi grampeado e dividido. Com tração medial no agrupamento de linfonodos, a extensão lateral da dissecção é definida com dissecção principalmente romba. Ext., Exterior. (Copyright Li-Ming Su, MD, University of Florida, 2009.)

A opinião de especialistas sobre o papel da DLP em pacientes submetidos a cirurgia para carcinoma da próstata está evoluindo. A discussão atual se concentra nos limites anatômicos para esse procedimento, nos méritos de uma dissecção de linfonodos estendida e se há algum benefício clínico (i.e, terapêutico) significativo para a remoção cirúrgica dos linfonodos comprometidos. A maioria dos estudos mostra evidência histológica de metástase linfonodal em menos de 5% dos pacientes com características de baixo risco no tumor primário. Consequentemente, a DLP pode não ser necessária em pacientes com câncer de próstata clinicamente localizado com PSA menor que 10 ng/mL e escore de Gleason de 6 ou menos com base no AUA 2013 Revised Best Practice Statement.

A DLP geralmente é recomendada em pacientes com parâmetros de risco alto ou intermediário do tumor primário, geralmente implicando um PSA superior a 10, um grande nódulo palpável, ou escore de Gleason de 7 ou superior. Historicamente, uma dissecção de linfonodos limitada ou "padrão" foi usada por muitos cirurgiões. Os conceitos mais contemporâneos e as evidências apoiam uma dissecção de linfonodos estendida nos casos em que a dissecação de linfonodos é indicada. A justificativa para essa abordagem é um rendimento significativamente maior de tecido linfonodal e a identificação de metástase linfonodal com a dissecção estendida *versus* dissecção padrão.

Técnica Cirúrgica

Na DLP laparoscópica de estadiamento, a configuração do trocarte é semelhante à da PRL e PLAR, mas apenas um trocarte assistente é geralmente necessário. O acesso abdominal é estabelecido, e é feita uma incisão imediatamente lateral ao ligamento umbilical medial de voltando em direção à sua confluência com a artéria hipogástrica e para baixo até o púbis (Fig. 115-19). Deve-se tomar grande cuidado para evitar lesões no ureter próximo. Se a DLP é realizada durante uma PRL ou PLAR, a dissecção é simplificada porque a mobilização anterior da bexiga fornece excelente exposição do espaço obturador.

Tal como na abordagem aberta, um passo inicial chave na DLP laparoscópica padrão é a separação do grupo de linfonodos da veia ilíaca externa. Os linfonodos estão agarrados e retraídos medialmente. Um plano relativamente avascular entre o grupo de linfonodos e a parede lateral pélvica é identificado e pode ser dissecado de forma romba. A dissecção é realizada proximal à bifurcação ilíaca e distal ao púbis, assim definindo a extensão lateral do agrupamento de linfonodos. Com o

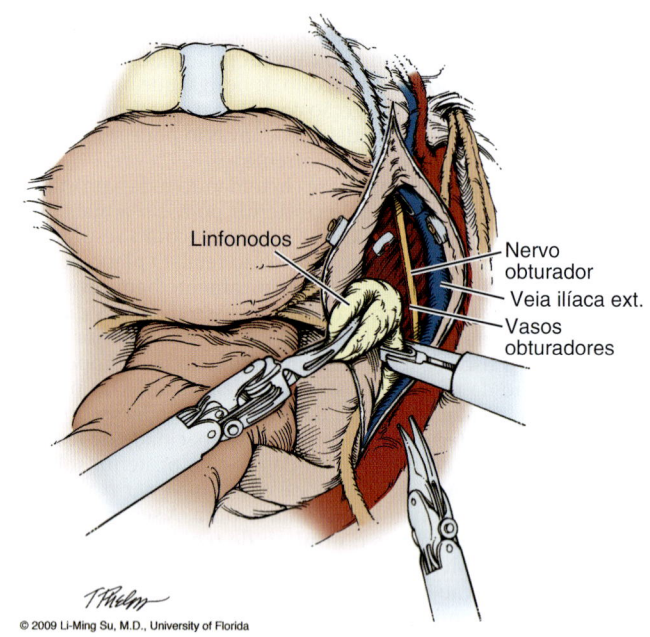

Figura 115-21. Dissecção final padrão de linfonodos pélvicos. As extensões proximal e distal do agrupamento de linfonodos são grampeadas e divididas, tomando muito cuidado para evitar lesões nos nervos e vasos obturadores, bem como na veia obturadora acessória. (Copyright Li-Ming Su, MD, University of Florida, 2009.)

afastamento do grupo de linfonodos medialmente, o curso preciso do nervo obturador e dos vasos pode ser identificado e protegido (Fig. 115-20). Depois de ligar a extensão distal dos linfonodos com hemoclips, o agrupamento é seccionado, afastado cranialmente e separado dos vasos e nervo obturadores por dissecção romba. Os hemoclips são novamente colocados na extremidade proximal do grupo de linfonodos (Fig. 115-21).

Os linfonodos geralmente podem ser removidos como um único agrupamento e extraídos com um trocarte de 12 mm, ou colocados na bolsa laparoscópica juntamente com a próstata.

Há ainda alguma controvérsia sobre os limites anatômicos precisos de uma dissecção de linfonodos estendida para pacientes com câncer de próstata. Comumente, no entanto, os limites são 2 cm cefálico à bifurcação da artéria ilíaca comum no ponto em que o ureter cruza por cima dos vasos e distalmente ao linfonodo intermédio (de Cloquet). A margem lateral deve ser o nervo genitofemoral, e a borda medial é a parede da bexiga. A remoção completa de todo o tecido linfonodal em torno do nervo obturador é essencial, e o pedículo da bexiga deve ser esqueletizado. Linfonodos pré-sacrais muitas vezes são incluídos com uma dissecção estendida. A dissecção linfonodal estendida pode ser realizada por meio laparoscópico e robótico. O sistema da Vinci Si permite maior angulação proximal dos instrumentos, e isso pode facilitar significativamente a dissecação em torno da bifurcação da artéria ilíaca comum. A dissecção completa aumenta o tempo do procedimento cirúrgico, mas isso ocorre independentemente da realização de cirurgia laparoscópica, robótica ou aberta.

Não há estudos comparativos válidos para apoiar a superioridade de DLP aberta *versus* laparoscópica. Usar a contagem de linfonodos como um indicador da adequação da dissecção é problemático, porque o método e o rigor da avaliação patológica ficam talvez ainda mais influentes do que a extensão anatômica da dissecção cirúrgica. Com atenção cuidadosa à dissecção meticulosa, porém, todo o tecido fibroso, adiposo e linfático dentro dos limites anatômicos comumente aceitos para uma dissecção linfonodal estendida pode ser removido por laparoscopia ou robótica. O uso de grampos nos canais linfáticos identificáveis pode minimizar a ocorrência de linfocele pós-operatória.

Complicações

Como, por definição, a DLP requer esqueletização de porções das artérias e veias ilíacas comuns, ilíacas externas e hipogástricas, existe a possibilidade de lesão vascular importante. Uma pequena venotomia ou arteriotomia pode ser fechada por laparoscopia com uma sutura de polipropileno fina (Prolene®). Uma grande lesão pode requerer rápida conversão para uma abordagem aberta. No entanto, a incidência de lesão vascular grande resultando em sangramento o suficiente para requerer transfusão é bem inferior a 1% com a DLP.

Transecção do nervo obturador pode ocorrer. O reparo direto com sutura das extremidades do nervo obturador pode restaurar a função parcialmente. Lesão ureteral é incomum, mas deve-se ter cuidado durante a parte proximal da dissecção já que o ureter cruza a porção anterior da artéria ilíaca comum.

Uma abordagem transperitoneal não é protetora contra a formação de linfocele. **Teoricamente, a comunicação com todo o peritônio permitiria a distribuição e a absorção de qualquer fluido linfático em todo o revestimento peritoneal do abdome e diminuiria o risco de linfocele. Apesar disso, pode ocorrer a loculação do líquido linfático.** Linfoceles assintomáticas não requerem necessariamente drenagem ou tratamento. Uma coleção maior pode comprimir a bexiga e causar sintomas irritativos miccionais de início recente ou piorar sintomas existentes. **A compressão da veia ilíaca externa pode predispor o paciente a TVP no membro inferior.** Também pode ocorrer infecção secundária de linfoceles. Na presença de sintomas ou complicações de linfocele, a colocação temporária de um dreno percutâneo é geralmente bem-sucedida. No entanto, o fluido linfático pode reacumular, com necessidade de nova drenagem com a injeção de um agente esclerosante ou abertura cirúrgica de uma janela com marsupialização da parede da linfocele por via laparoscópica.

RESUMO

Durante a última década, a PRL e a PLAR passaram a ser abordagens cirúrgicas aceitas para o tratamento de pacientes com carcinoma de próstata localizado, tanto nos Estados Unidos quanto em outros países. À medida que a experiência com esses procedimentos é alcançada, os tempos cirúrgicos diminuem, com tempos semelhantes aos da PRR. A técnica assistida por robótica oferece vantagens ergonômicas para o cirurgião e facilita a sutura e outros aspectos técnicos da operação para cirurgiões que não têm habilidades laparoscópicas altamente avançadas.

> **PONTOS-CHAVE: DISSECÇÃO LAPAROSCÓPICA LINFONODAL PÉLVICA E COMPLICAÇÕES**
>
> - A DLP é geralmente recomendada em pacientes com parâmetros de risco intermediário ou alto do tumor primário, em geral implicando um PSA superior a 10, um grande nódulo palpável ou um escore de Gleason 7 ou superior.
> - Embora a DLP estendida possa render uma maior contagem de linfonodos, ainda se discute sobre a extensão do DLP e o benefício clínico da remoção dos linfonodos cancerosos.
> - O uso de clipes nos canais linfáticos identificáveis pode minimizar a ocorrência de linfoceles no pós-operatório.
> - A abordagem transperitoneal não é protetora contra a formação de linfocele porque ainda pode ocorrer segmentação do fluido linfático dentro da cavidade peritoneal.
> - As linfoceles sintomáticas, que causam problemas locais, como compressão venosa ou da bexiga, podem requerer drenagem percutânea ou laparoscópica.

A comparação dos resultados entre as séries relatadas é imprecisa devido a diferenças na seleção de pacientes, nos métodos de coleta e comunicação de dados, e na técnica de corte e análise patológicos. No entanto, a perda de sangue intraoperatória com a PRL e a PLAR tem sido consistentemente relatada como mínima, e transfusão é necessária em apenas uma pequena porcentagem dos pacientes. A morbidade pós-operatória e o retorno à atividade diária são ambos melhores em comparação com a cirurgia aberta na maioria dos relatos. Bons resultados com a continência urinária e a função erétil no pós-operatório são relatados com séries de PRL e PLAR e parecem comparáveis e, em alguns casos, superiores aos da PRR quando realizadas por cirurgiões experientes. O estado da margem patológica do tumor e as taxas de recorrência bioquímica precoce parecem ser globalmente comparáveis entre séries de PR laparoscópica, robótica e aberta (Parsons e Bennett, 2008; Ficarra et al., 2009a; Tewari et al., 2012; Silberstein et al., 2013).

As melhorias dos instrumentos disponíveis tornam ainda mais provável o maior avanço das capacidades tecnológicas dos cirurgiões que realizam PRL e PLAR. O custo com o equipamento, especialmente com a PLAR, continua sendo uma questão importante para alguns hospitais, e nem todos são capazes de oferecer essa tecnologia de ponta. No entanto, parece haver pouca dúvida de que as abordagens minimamente invasivas para a prostatectomia radical, especialmente a PLAR, tornaram-se o tratamento cirúrgico dominante para o câncer de próstata localizado nos Estados Unidos e estão em crescimento contínuo com aceitação em todo o mundo.

Acesse www.expertconsult.com para assistir aos vídeos deste capítulo.

REFERÊNCIAS

Para consultar a lista completa de referências, acesse www.expertconsult.com.

LEITURA SUGERIDA

Badani KK, Kaul S, Menon M. Evolution of robotic radical prostatectomy: assessment after 2766 procedures. Cancer 2007;110:1951-8.

Costello AJ, Brooks M, Cole OJ. Anatomical studies of the neurovascular bundle and cavernosal nerves. BJU Int 2004;94:1071-6.

Ficarra V, Novara G, Artibani W, et al. Retropubic, laparoscopic, and robot-assisted radical prostatectomy: a systematic review and cumulative analysis of comparative studies. Eur Urol 2009;55:1037-63.

Ficarra V, Novara G, Fracalanza S, et al. A prospective, non-randomized trial comparing robot-assisted laparoscopic and retropubic radical prostatectomy in one European institution. BJU Int 2009;104:534-9.

Link RE, Su L-M, Sullivan W, et al. Health related quality of life before and after laparoscopic radical prostatectomy. J Urol 2005;173:175-9.

Lotan Y, Cadeddu JA, Gettman MT. The new economics of radical prostatectomy: cost comparison of open, laparoscopic and robot assisted techniques. J Urol 2004;172:1431-5.

Menon M, Kaul S, Bhandari A, et al. Potency following robotic radical prostatectomy: a questionnaire based analysis of outcomes after conventional nerve sparing and prostatic fascia sparing techniques. J Urol 2005;174:2291-6.

Ong AM, Su LM, Varkarakis I, et al. Nerve sparing radical prostatectomy: effects of hemostatic energy sources on the recovery of cavernous nerve function in a canine model. J Urol 2004;172(4 Pt 1):1318-22.

Patel VR, Palmer KJ, Coughlin G, et al. Robot-assisted laparoscopic radical prostatectomy: perioperative outcomes of 1500 cases. J Endourol 2008;22:2299-305.

Pavlovich CP, Trock BJ, Sulman A, et al. 3-year actuarial biochemical recurrence-free survival following laparoscopic radical prostatectomy: experience from a tertiary referral center in the United States. J Urol 2008;179:917-21.

Sanda MG, Dunn RL, Michalski J, et al. Quality of life and satisfaction with outcomes among prostate cancer survivors. N Engl J Med 2008;358:1250-61.

Stolzenburg JU, Rabenalt R, Do M, et al. Endoscopic extraperitoneal radical prostatectomy: the University of Leipzig experience of 2000 cases. J Endourol 2008;22:2319-25.

Tewari A, Sooriakumaran P, Bloch DA, et al. Positive surgical margin and perioperative complication rates of primary surgical treatments for prostate cancer: a systematic review and meta-analysis comparing retropubic, laparoscopic, and robotic prostatectomy. Eur Urol 2012;62:1-15.

116 Radioterapia para Câncer da Próstata

*Anthony V. D'Amico, MD, PhD, Paul L. Nguyen, MD, Juanita M. Crook, MD, FRCPC,
Ronald C. Chen, MD, MPH, Bridget F. Koontz, MD, Neil Martin, MD, MPH,
W. Robert Lee, MD, MEd, MS e Theodore L. DeWeese, MD, MPH*

Perspectiva Histórica

Doença Localizada

PERSPECTIVA HISTÓRICA

Dois grandes avanços no tratamento radioterapêutico do adenocarcinoma da próstata ocorreram no início da década de 1980. O primeiro deles foi a geração de aceleradores lineares e técnicas conformacionais capazes de fornecer altas doses de radiação profundamente na pelve, simultaneamente respeitando a tolerância do tecido normal da parede anterior do reto, uretra prostática, cabeças femorais e colo vesical. O segundo avanço ocorreu quando surgiram as técnicas guiadas por imagem para nortear a inserção de fontes radioativas diretamente na glândula prostática. A eliminação da antiga técnica a mão livre melhorou enormemente a capacidade do médico de fornecer altas doses de radiação na próstata, poupando as estruturas normais interpostas e justapostas. Esses dois avanços aumentaram a proporção do uso da radioterapia (RT) no tratamento do câncer da próstata. Especificamente, a diminuição da toxicidade gastrointestinal (GI) tem sido documentada (Dearnaley et al., 1999) e um melhor controle do câncer tem sido sugerido (Pollack et al., 1999).

A alta energia do feixe é a propriedade física que permite que a radiação de fótons, gerada a partir de um acelerador linear, penetre profundamente e poupe o tecido normal. À medida que a energia do feixe aumenta, o feixe penetra mais profundamente antes de exercer o seu efeito citocida. Enquanto as unidades de ortovoltagem e de cobalto-60 depositam a sua dose máxima em 1,25 cm abaixo da superfície da pele, os aceleradores lineares de alta energia entregam a dose máxima de radiação a mais de 15 cm abaixo da superfície da pele. Além disso, o uso de campos múltiplos e conformacionais, bem como a RT guiada por imagem e de intensidade modulada (Jani et al., 2003), minimizaram o volume do reto atingido por doses elevadas de radiação, resultando em menores taxas de proctite induzida por radiação (Pollack et al., 1999).

No que se concerne à orientação de imagem e braquiterapia, a ultrassonografia transretal (USTR) proporcionou um melhor sistema de monitoramento quando comparado com a deposição de fonte radioativa a mão livre ou guiada por fluoroscopia. Usando esse sistema guiado por imagem, o *feedback* geométrico intraoperatório da localização da fonte dentro da glândula prostática possibilitou a entrega de doses elevadas de radiação no interior da mesma, ao mesmo tempo limitando a dose na uretra prostática e na parede anterior do reto. A vantagem teórica da braquiterapia é a propriedade física da diminuição abrupta da dose (alguns milímetros) devido à baixa energia das fontes radioativas empregadas: 21 e 28 quilo elétrons-volt (KeV) do paládio-103 e do iodo-125, respectivamente. No entanto, esta queda rápida também exige precisão milimétrica no posicionamento dessas fontes para assegurar que as regiões que albergam o tumor dentro da glândula prostática não recebam subdose. Essas questões serão discutidas com mais detalhes nas seções sobre braquiterapia.

Em resumo, no fim do século XX, testemunhamos a introdução da RT tridimensional, conformacional, guiada por imagem, usando feixes de radiação de alta energia e com orientação por imagem para o fornecimento de fontes radioativas permanentes na próstata. Conforme discutido neste capítulo, esses avanços no tratamento radioterapêutico do adenocarcinoma da próstata forneceram a base para a melhoria tanto da qualidade de vida quanto do controle do câncer.

DOENÇA LOCALIZADA

Fatores Prognósticos Pré-tratamento

As recomendações para o tratamento do adenocarcinoma de próstata localizado devem ser feitas usando os resultados da medicina baseada em evidências. Fatores prognósticos pré-tratamento foram definidos para a predição de desfechos após a RT externa (EBRT, do inglês *external-beam radiation therapy*) (Pisansky et al., 1993; Zietman et al., 1994; Hanks et al., 1995; Lee et al., 1995; Žagars et al., 1995; Pisansky et al., 1997). Esses fatores de pré-tratamento padrão incluem: **nível do antígeno prostático específico (PSA), grau de Gleason na biópsia e estágio clínico conforme a American Joint Commission on Cancer Staging (AJCC).** Combinando esses três fatores chega-se a uma definição dos três grupos de risco para pacientes com doença clinicamente localizada tratados com RT. Esses três grupos de risco são os seguintes:

- **Baixo risco:** sobrevida livre de falha bioquímica em 5 anos de mais de 85%, estágio clínico AJCC T1c-T2a e nível de PSA ≤ 10 ng/mL e pontuação de Gleason 6 ou menos na biópsia.
- **Risco intermediário:** sobrevida livre de falha bioquímica em 5 anos de aproximadamente 50%, estágio clínico AJCC T2b ou PSA superior a 10 ng/mL, mas não superior a 20 ng/mL, ou Gleason 7 na biópsia.
- **Risco elevado:** sobrevida livre de falha bioquímica em 5 anos de aproximadamente 33%, estágio clínico AJCC T2c ou PSA superior a 20 ng/mL, ou Gleason 8 ou mais na biópsia. Pacientes com estágio clínico T3a ou maior são agrupados como pacientes com doença localizada de alto risco.

A Figura 116-1 mostra dados atuariais de 5 anos para 473 pacientes estratificados em grupos de risco clínico com base no PSA pré-tratamento, na pontuação de Gleason da biópsia e no estágio clínico AJCC.

Grupos de Risco Pré-tratamento e Mortalidade Específica por Câncer da Próstata

Atualmente, dados (D'Amico et al., 2003) confirmam a associação significativa entre os grupos de risco pré-tratamento e a mortalidade específica por câncer da próstata (MECP) após a EBRT, como mostrado na Figura 116-2. Especificamente, em um estudo multicêntrico com 2.370 pacientes tratados com radiação, o risco relativo de MECP para pacientes com doença de alto risco ou de risco intermediário em comparação com doença de baixo risco foi de 14,3 (intervalo de confiança [IC] 95% 5,2-24,0, pCox <0,0001) e de 5,6 (IC 95% 2,0-9,3, pCox = 0,0012), respectivamente. Para ilustração, a Figura 116-3 contém a contribuição relativa da MECP e não-MECP após o tratamento para todas as causas de mortalidade estratificadas por idade no momento da RT e pelo grupo de risco pré-tratamento. Esses achados foram validados por outros pesquisadores na Universidade Johns Hopkins (Hernandez et al., 2007) e na Clínica Mayo (Boorjian et al., 2008).

Estratificação de Risco Intermediário Adicional em Favorável e Desfavorável

A fração de amostras da biópsia que contém câncer da próstata (positivas) é uma informação facilmente disponível para todos os pacientes com câncer de próstata clinicamente palpável ou detectado por PSA. A fração de biópsias positivas é obtida dividindo-se o número de fragmentos positivos pelo número de fragmentos retirados. Estudos que investigaram a capacidade da fração da biópsia da próstata positiva × 100 (percentagem de biópsias positivas) para prever os desfechos patológicos após RT indicam um papel em predizer o volume tumoral (Terris et al., 1995), a extensão extra capsular (Badalament et al., 1996; Borirakchanyavat et al., 1997), a invasão das vesículas seminais

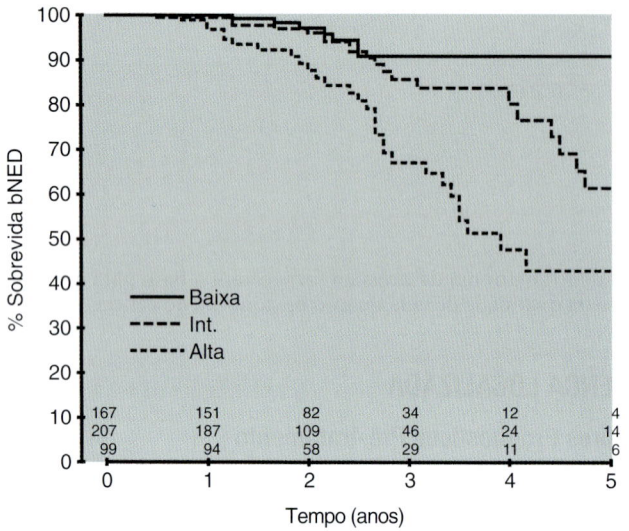

Figura 116-1. Sobrevida livre de falha do antígeno específico prostático (PSA) estratificada por grupo de risco, definida pelo valor de PSA, grau de Gleason da biópsia e estágio T clínico da 1992 American Joint Commission on Cancer Staging para 473 pacientes tratados com radioterapia de feixe externo. De modo pareado, os valores de P são como se segue: baixo versus intermediário, P = 0,02; intermediário versus alto, P = 0,0004; baixo versus alto, P = 0,0001. bNED, nenhuma evidência bioquímica de doença; Int, intermediário.

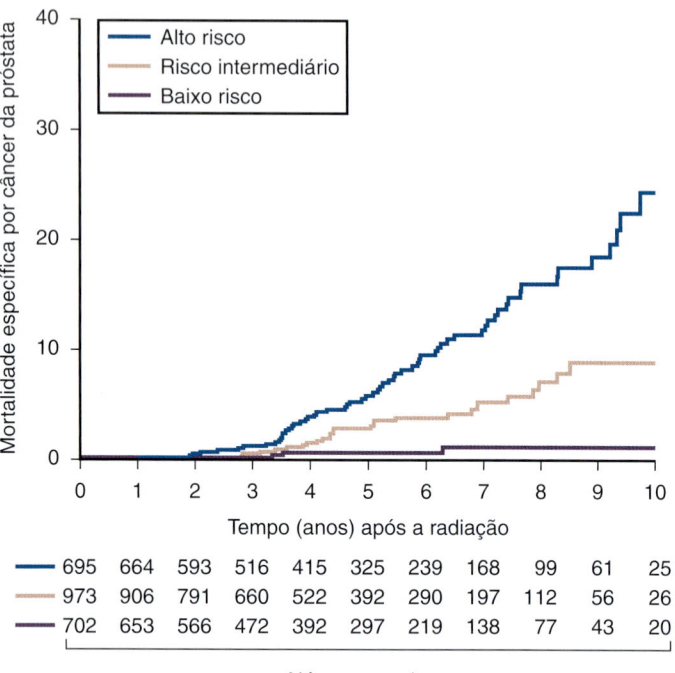

Figura 116-2. Grupos de risco pré-tratamento e mortalidade específica por câncer da próstata após a radiação de feixe externo.

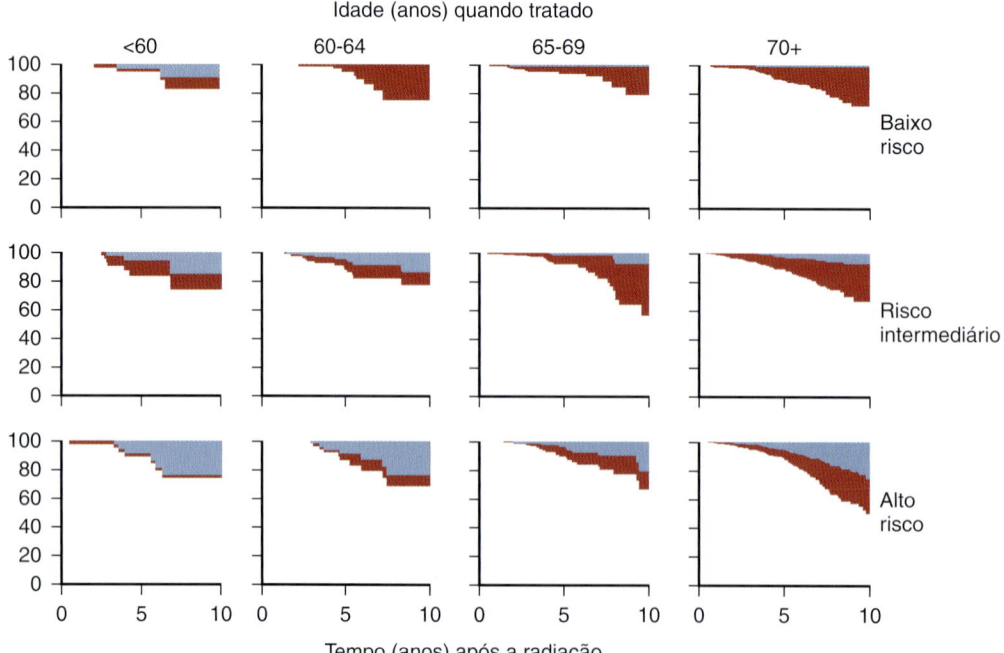

Figura 116-3. Contribuição relativa da mortalidade específica por câncer da próstata (MECP) e não-MECP após o tratamento para mortalidade de todas as causas estratificada por idade dos pacientes no momento da radioterapia e pelo grupo de risco pré-tratamento.

(D'Amico et al., 1996), o comprometimento de linfonodos (Conrad et al., 1998) e o percentual de doença grau 4 e 5 de Gleason na peça da prostatectomia radical (Epstein et al., 1994).

Tem sido demonstrado que a porcentagem de fragmentos positivos na biópsia da próstata é um preditor independente do intervalo até a falha bioquímica pós-operatória, após o controle dos fatores prognósticos conhecidos (D'Amico et al., 2000). Também, tem sido demonstrado que a porcentagem de fragmentos positivos na biópsia de próstata fornece informações além dos já conhecidos fatores prognósticos para predição do controle do PSA após a radioterapia externa. Especificamente, 473 homens tratados com EBRT tridimensional (3D) conformacional no Joint Center for Radiation Therapy entre 1989 e 1998 tinham câncer de próstata detectado por PSA ou clinicamente palpável. A Figura 116-1 ilustra a capacidade do sistema de grupos de risco anteriormente descrito (D'Amico et al., 1998b), baseado no nível de PSA pré-tratamento, pontuação de Gleason na biópsia e estágio clínico AJCC, para estratificar pacientes de acordo com o desfecho do PSA. Especificamente, 5 anos após a RT, 91%, 62% e 43% dos pacientes de baixo risco, risco intermediário e alto risco, respectivamente, não tinham apresentado falha do PSA como definido pelo Consensus Panel (1997) da American Society for Therapeutic Radiology and Oncology (ASTRO).

A Figura 116-4 ilustra a estratificação clinicamente relevante fornecida pela percentagem de fragmentos positivos na biópsia no grupo de risco intermediário, anteriormente definido com base no nível de PSA pré-tratamento, grau de Gleason da biópsia e estágio clínico AJCC. Especificamente, os pacientes classificados no grupo de risco intermediário e que tinham menos de 34% dos seus fragmentos positivos na biópsia apresentaram melhor controle do PSA comparável ao grupo de baixo risco. Por outro lado, os pacientes com mais de 50% dos fragmentos positivos tiveram resultado pior do que o esperado e foram comparáveis com os pacientes do grupo de alto risco.

De particular importância, contudo, é que a maioria dos pacientes (158 de 207 [76%]) no grupo de risco intermediário poderia ter sido reclassificada ou em baixo ou em alto risco considerando o controle do PSA em 5 anos de 30% ou de 85%, respectivamente, usando os dados de biópsia da próstata pré-tratamento. Portanto, dos 473 pacientes do estudo, todos, exceto 49 (10%), foram reclassificados em grupos de alto risco ou de baixo risco em relação ao desfecho do PSA após RT, utilizando a percentagem dos fragmentos positivos da biópsia de próstata, o nível de PSA, o grau de Gleason da biópsia e o estágio clínico AJCC.

Métodos adicionais de estratificação do risco intermediário em favorável e desfavorável têm sido propostos. Os pesquisadores do MD Anderson realizaram análises de particionamento recursivo para dividir os pacientes de risco intermediário em subcategorias e constataram que aqueles com Gleason 4 + 3 ou T2c clínico estavam em um grupo desfavorável que teve 4,6 vezes maior risco de recidiva clínica ou bioquímica do que aqueles com risco intermediário favorável (Gleason 6 e até cT2b ou Gleason 3 + 4 e cT1c) (Castle et al., 2013). Um estudo do Memorial Sloan Kettering definiu como de risco intermediário desfavorável qualquer paciente com Gleason 4 + 3 ou com percentagem de fragmentos positivos na biópsia de 50% ou maior ou múltiplos **fatores de risco intermediário** (Gleason 7, nível de PSA entre 10 e 20 ng/mL, cT2b/c) e observou uma taxa de risco (Hazard Ratio) de mortalidade específica por câncer de próstata de 7,39 (p = 0,007) em comparação com pacientes com risco intermediário favorável (Zumsteg et al., 2013).

Notadamente, um estudo da Harvard também identificou que a presença de dois ou mais fatores de alto risco é uma forma de diferenciar risco muito alto de risco alto, com o primeiro tendo 4,8 vezes (p <0,001) maior risco de mortalidade por câncer de próstata do que o último (Wattson et al., 2012).

Porcentagem de Resultados Positivos da Biópsia da Próstata e Mortalidade Específica por Câncer da Próstata em Pacientes de Baixo Risco e Risco Intermediário Favorável

Com seguimento (follow-up) mais longo, foi evidenciado o impacto da porcentagem de fragmentos positivos na **biópsia da próstata** sobre a mortalidade específica por câncer de próstata em pacientes de baixo risco e de risco intermediário favorável (D'Amico et al., 2004). Especificamente, a partir de uma série de 421 pacientes com doença de baixo risco (PSA ≤ 10 ng/mL e Gleason na biópsia ≤ 6) ou de risco intermediário favorável (PSA de 10 a 15 ng/mL ou Gleason 7 na biópsia, porém não ambos associados) submetidos a radioterapia conformacional 3D (RTC3D) com uma dose média de 70,4 gray (Gy), foi observada uma associação significativa entre MECP e porcentagem de fragmentos positivos na biópsia. Em particular, o risco relativo de MECP após RTC3D nos pacientes com ≥ 50% de fragmentos positivos quando comparados com aqueles com < 50% dos fragmentoscom câncer foi de 10,4 (IC 95% de 1,2 - 87, pCox = 0,03), 6,1 (IC 95% de 1,3 - 28,6, pCox = 0,02) e 12,5 (IC 95% 1,5-107, pCox = 0,02) em homens com: PSA de ≤ 10 ng/mL e Gleason de ≤ 6, PSA ≤ 10 ng/mL e Gleason ≤ 7 e com PSA ≤ 15 ng/mL e Gleason ≤ 6, respectivamente. Com seguimento de 5 anos após RTC3D, até 10% desses pacientes em comparação com 2% ou menos (p log-rank ≤ 0,01) sofreram MECP se eles tinham ≥ 50% em comparação com menos de 50% de fragmentos positivos, conforme mostrado nas Figuras 116-5, 116-6 e 116-7. Para fins de ilustração, a Figura 116-8 mostra o impacto relativo na MECP e não-MECP pós-tratamento e na mortalidade por todas as causas estratificadas pela porcentagem de fragmentos positivos (<50% vs. ≥ 50%) considerando o nível do PSA e a pontuação de Gleason na biópsia no momento do diagnóstico.

Portanto, a porcentagem de fragmentos positivos deve ser considerada em conjunto com o nível do PSA, Gleason na biópsia e estágio clínico AJCC no momento do diagnóstico quando se aconselha os pacientes com diagnóstico recente de câncer da próstata clinicamente localizado quanto ao desfecho do PSA e, mais importante, sobre a chance de evitar MECP após RT.

Velocidade do Antígeno Prostático Específico Pré-tratamento e o Risco de Mortalidade Específica por Câncer da Próstata

Estudos têm documentado que o **PSA velocidade pré-tratamento superior a 2 ng/mL/ano** está associado a um risco aumentado de recorrência bioquímica, metástase e morte específica por câncer após o tratamento com RT ou RT e terapia hormonal (D'Amico et al., 2005; Palma et al., 2008). Em particular, em homens com doença de baixo risco que se submetem a EBRT, um PSA velocidade pré-tratamento > 2 ng/mL/ano aumenta o risco de morte específica por câncer da próstata X vezes, que se traduziu em 19% (IC 95% 2-39) comparada a 0% de homens que morrem de câncer da próstata dentro de 7 anos após RT se o PSA velocidade foi maior ou ≤ 2 ng/mL/ano, respectivamente. Como resultado, nesses homens que pretendem se submeter a RT deve ser considerada RT com terapia hormonal devido ao conhecido benefício na sobrevida quando se associa terapia hormonal à RT em homens com doença localmente avançada (Pilepich et al., 1995, 1998, 2001; Bolla et al., 2002) ou doença localizada de alto risco (D'Amico et al., 2008).

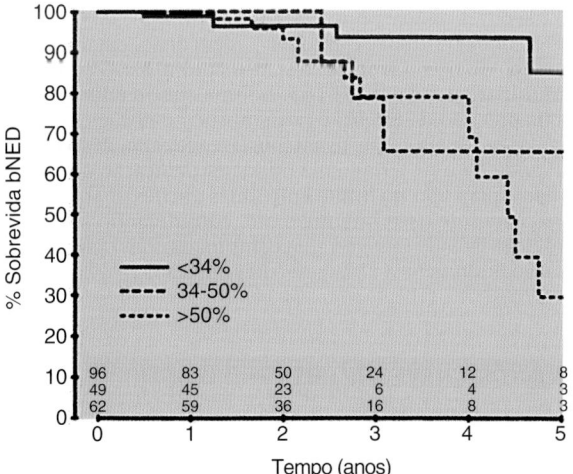

Figura 116-4. Sobrevida livre de falha de SPA estratificada pela percentagem de biópsias positivas para 207 pacientes de risco intermediário tratados com a radioterapia de feixe externo. De modo pareado, os valores de P são os seguintes: 34% versus maior que 34% a 50%, P = 0,02; maior que 34% a 50% versus maior que 50%, P = 0,06; 34% versus maior que 50%, P = 0,002. bNED, nenhuma evidência bioquímica de doença.

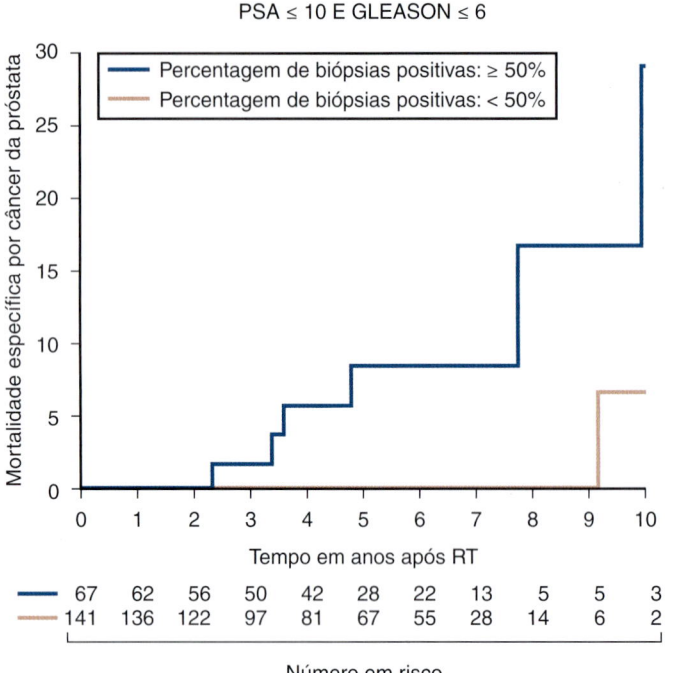

Figura 116-5. Mortalidade específica por câncer da próstata após radioterapia conformacional tridimensional para pacientes com 50% ou mais comparado com menos de 50% de biópsia da próstata positiva em homens com PSA de 10 ou menos e pontuação de Gleason de 6 ou menos. RT, Radioterapia.

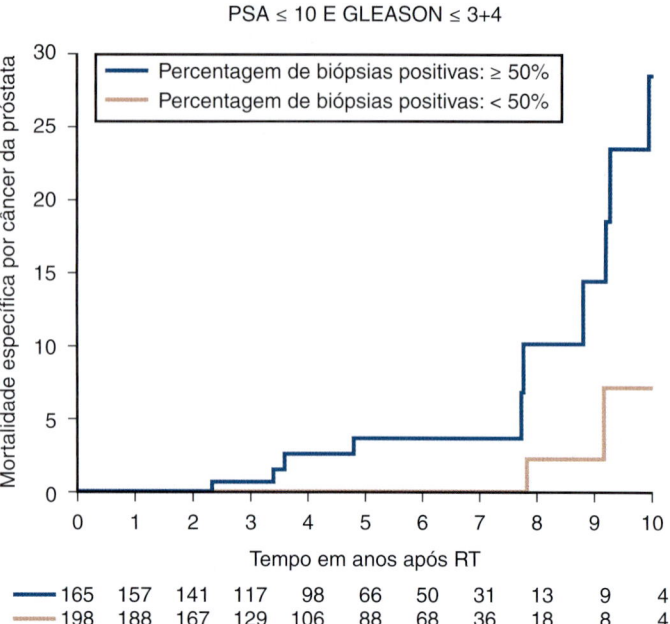

Figura 116-7. Mortalidade específica por câncer da próstata após radioterapia conformacional tridimensional para pacientes com 50% ou mais comparado com menos de 50% de biópsia da próstata positiva em homens com PSA de 10 ou menos e pontuação de Gleason de 7 ou menos. RT, Radioterapia.

O Papel da Ressonância Magnética Multiparamétrica

A **ressonância magnética (RM) multiparamétrica** (RM-MP) combina sequências de imagens morfológicas com sequências funcionais da RM, incluindo: imagem ponderada em T2, ponderada por difusão, realce dinâmico pelo contraste (DCE, do inglês *dynamics contrast enhancement* – ou estudos de permeabilidade), espectroscopia de prótons, e seu uso em conjunto com uma bobina endorretal e um magneto de grande força eletromagnética (3 tesla [T]) pode ter significativa utilidade prognóstica. Pesquisadores do National Cancer Institut (NCI) encontraram uma forte correlação entre **coeficientes de difusão aparente (ADC, do inglês *apparent diffusion coeficiente*)** derivados da imagem ponderada por difusão e pontuação de Gleason ($p = 0,003$) e grupo de risco ($p < 0,0001$) (Turkbey et al., 2011). Além disso, em um estudo com 100 homens de risco favorável tratados com prostatectomia radical, a RM multiparamétrica de 3T com bobina endoretal foi 75% e 95% precisa na previsão da extensão extra capsular patológica e da invasão de vesículas seminais, respectivamente (Hegde et al., 2013). Portanto a RM-MP pode ser uma ferramenta útil na estratificação de pacientes de maior risco que estão no limite entre duas opções de tratamento, tais como pacientes de risco intermediário, considerando a monoterapia com radiação isolada *versus* terapia combinada com radiação e terapia de privação androgênica (TPA) de curta duração.

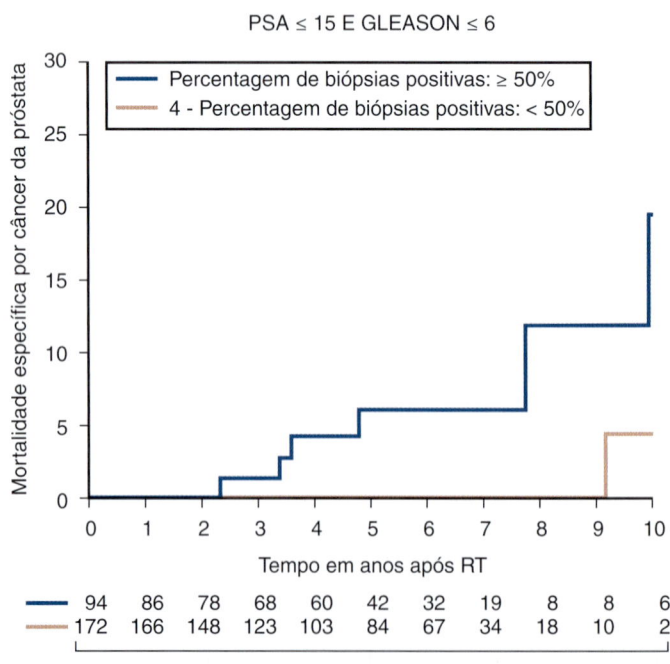

Figura 116-6. Mortalidade específica por câncer da próstata após radioterapia conformacional tridimensional para pacientes com 50% ou mais comparado com menos de 50% de biópsia da próstata positiva em homens com PSA de 15 ou menos e pontuação de Gleason de 6 ou menos. RT, Radioterapia.

PONTOS-CHAVE: FATORES PROGNÓSTICOS PRÉ-TRATAMENTO

- A mortalidade específica por câncer da próstata pode ser estimada com base no nível de PSA pré-tratamento, pontuação de Gleason da biópsia e categoria T clínica.
- A porcentagem de fragmentos positivos na biópsia de próstata, o PSA velocidade pré-tratamento, o número de fatores desfavoráveis, o padrão de Gleason primário e a RM endorretal multiparamétrica 3T podem somar informações prognósticas adicionais para maior estratificação do risco, particularmente na doença de risco intermediário, que é heterogênea.

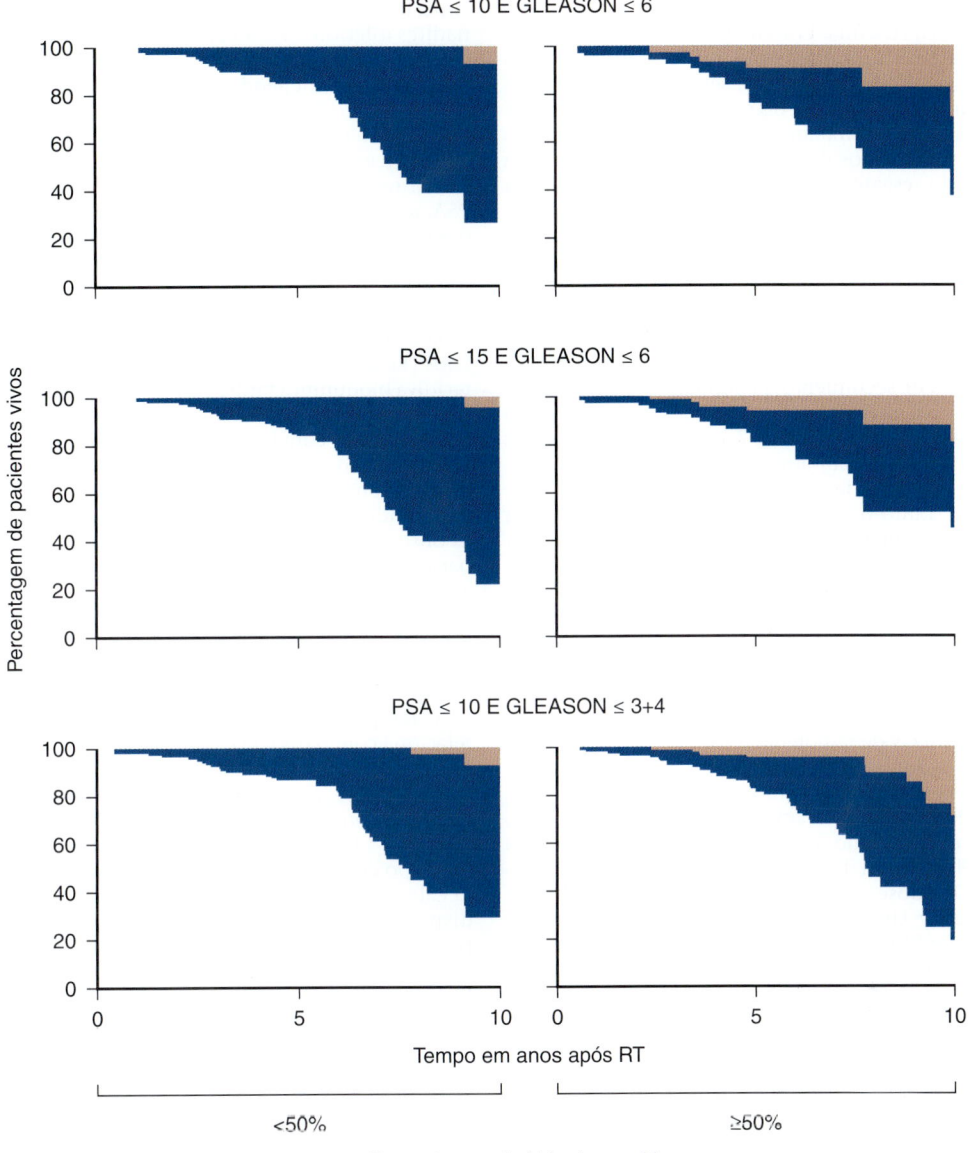

Figura 116-8. Contribuições relativas da mortalidade específica por câncer da próstata (MECP) e não-MECP após o tratamento para mortalidade de todas as causas estratificada pela percentagem de biópsia da próstata positiva ($< 50\%$ vs. $\geq 50\%$) e nível de antígeno específico prostático (PSA) e pontuação de Gleason da biópsia no momento do diagnóstico. RT, Radioterapia.

Fatores Prognósticos Pós-tratamento

Doença Localizada: Avaliação da Resposta à Radiação

Seguimento do Antígeno Específico Prostático: Definição de Falha. O PSA sérico é amplamente aceito como um marcador para monitorar o sucesso do tratamento definitivo para câncer de próstata localizado. A definição baseada no PSA de falha bioquímica após radioterapia tem evoluído ao longo das últimas duas décadas. Ao contrário do que ocorre após a prostatectomia radical, as glândulas benignas residuais podem ser responsáveis por um nível baixo de produção de PSA, mas um nível de PSA "aceitável" após a radioterapia bem-sucedida é marcadamente menor do que a variação normal para uma população pareada por idade devido à atrofia marcante dos ácinos não malignos (Grignon e Sakr, 1995).

A ablação do epitélio prostático normal é dose dependente. O nadir mediano do PSA varia de 0,6 ng/mL após 70 Gy a 0,3 ng/mL para as doses de radiação de 79 Gy, a 0,1 ng/mL ou menos para aqueles que receberam radioterapia e um complemento com braquiterapia (Roach et al., 2006). O valor do **nadir de PSA** é um preditor significativo de desfecho, mas nenhum limiar absoluto do nadir pode ou deve ser utilizado para definir cura (DeWitt et al., 2003). Embora a definição padrão da falha seja essencial para fins de ensaios clínicos e de comunicação de dados, deve-se enfatizar que o estabelecimento de que um paciente preenche os critérios para falha bioquímica não é justificativa para intervenção.

A ASTRO Consensus Conference 1996 (1997) propôs uma definição padrão de falha bioquímica após radioterapia. Reconhecendo que a estabilidade de PSA após o nadir é importante, três aumentos consecutivos do PSA, determinando retrospectivamente a falha na metade do intervalo entre o nadir e o primeiro aumento, foram propostos. Embora a definição da ASTRO traga uniformidade na apresentação dos resultados, ficou claro com os dados adicionais que ela não era a solução ideal para o problema de definição de falha bioquímica após a radioterapia. A espera por três aumentos atrasa a definição de falha por 18 meses ou mais (Cherullo et al., 2002), e o viés determinado pelo atraso da definição influencia a estimativa de Kaplan-Meier, um efeito que é pior com seguimento mais curto (Roach et al., 2006). Além disso, a definição original de falha bioquímica do consenso ASTRO não foi preditiva de progressão clínica ou sobrevida e não foi desenvolvida usando dados de pacientes tratados com radiação e TPA combinados nem naqueles tratados com braquiterapia.

Para tratar dessas questões, uma segunda conferência de consenso foi realizada em Phoenix, Arizona, em 2005, e recomendou que a definição padrão de **falha bioquímica após radioterapia**, com ou sem privação de androgênio de curto prazo, seja estabelecida como um aumento de 2 ng/mL ou mais acima do nadir (Roach et al., 2006). A falha não é antecipada; se um tratamento de resgate for instituído antes de preencher esses critérios de PSA, considera-se que a falha ocorreu no momento do resgate. Aumentos de PSA que possam ser claramente atribuídos a outras causas, tais como erro de laboratório; prostatite, que responde aos antibióticos; ou uma flutuação benigna do PSA, que se resolve sem qualquer intervenção em pacientes tratados com braquiterapia, não devem ser considerados como falhas bioquímicas. Essa definição é conhecida como definição de **"Phoenix"** ou **"nadir + 2"**. Se a definição original do consenso ASTRO for usada, os resultados devem ser comunicados com um prazo que é de 2 anos a menos do que a mediana de seguimento da população. Por exemplo, o controle bioquímico poderia ser relatado aos 5 anos para dados com um período de acompanhamento médio de 7 anos para minimizar os efeitos de confusão da definição retroativa.

Tempo para o Nadir. O PSA sérico diminui lentamente após a conclusão da radioterapia. Tanto o nível quanto o momento do nadir foram correlacionados com metástases a distância e sobrevida câncer específica (SCE) (Hanlon et al., 2002; Pollack et al., 2002). Lee et al. (1996) relataram que 75% dos homens, cujo PSA atingiu o nadir em menos de 12 meses, tiveram metástases à distância em 5 anos, em comparação com 25% daqueles cujo PSA levou mais de 12 meses para atingir o nadir ($p < 0,001$). Denham et al. (2008) analisaram os resultados do ensaio Trans-Tasman Radiation Oncology Group (TROG) 9601, que randomizou 802 homens com câncer da próstata localmente avançado a 66 Gy de radioterapia com 0, 3 ou 6 meses de TPA. A falha bioquímica antes de 24 meses (faixa de ponto de corte <1,5 anos a <2,5 anos) foi sugerida como um substituto para SCE. Buyyounouski et al. (2008) identificaram que 18 meses seria o ponto de corte otimizado do nadir como um substituto para SCE em uma população com 211 falhas entre 1.174 homens tratados com radioterapia conformacional 3D. A dose mediana de radiação foi de 72 Gy com uma variação de 67-82 Gy. Um intervalo de falha bioquímica menor que 18 meses foi um preditor independente de metástases distantes ($p = 0,008$) e foi o único preditor de mortalidade específica de câncer de próstata ($p = 0,0003$). A taxa atuarial de metástase a distância em 5 anos para falhas bioquímicas que ocorrem antes ou após 18 meses foi de 52% versus 20% ($p < 0,0001$), e a mortalidade específica por câncer da próstata atuarial foi de 36% versus 6% ($p = 0,0001$).

Os dois relatos anteriores foram baseados em doses "convencionais" de radiação (66 Gy) ou em um intervalo de doses. Kapadia et al. (2012) estudaram o intervalo de falha bioquímica para uma população de 710 pacientes tratados com radioterapia de dose escalada na faixa de 76 a 78 Gy, com ou sem TPA. Falhas bioquímicas ocorreram em 21% e foram medidas a partir da conclusão da radioterapia e/ou TPA. Falha bioquímica antes dos 18 meses (intervalo curto) previu menores SCE ($p < 0,0001$) e sobrevida global ($p < 0,0001$). A sobrevida global aos 8 anos foi de 78% para aqueles sem falha bioquímica, 87% com um longo intervalo para falha bioquímica, e 38% com um curto intervalo para falha bioquímica ($p < 0,0001$, razão de risco [HR] 3,7, IC 2,3 a 5,9). Na análise multivariada, a falha bioquímica antes dos 18 meses aumentou o risco de morte por câncer de próstata ($p < 0,0001$) e mortalidade por todas as causas ($p = 0,003$), enquanto a falha bioquímica após 18 meses não.

Significância do Valor do Nadir e do Tempo de Duplicação. O nível do nadir do PSA obtido reflete a dose de radiação e o tipo de falha. Com radioterapia de dose convencional, o **nadir mediano do PSA** para pacientes sem evidência de doença (SED) na maioria das séries é de 0,4-0,5 ng/mL (Zietman et al., 1996; Critz et al., 1999; Crook et al., 2000), enquanto para aqueles que apresentam falha local é, frequentemente, maior do que 1,0 ng/mL, e para a falha a distância, superior a 2 ng/mL. Em um estudo, Hanlon et al. (2004) (n = 615, seguimento mediano de 64 meses) relataram que a ausência de metástase à distância foi de 96% para um nadir menor do que 1 ng/mL, 89% para os nadires de 1,1 a 2 ng/mL, e de 61% para nadires superiores a 2 ng/mL. Zelefsky et al. (2009) analisaram 844 pacientes tratados com radioterapia conformacional com doses que variavam de 64 a 81 Gy. Um nadir inferior a 1,5 ng/mL, no 2º ano após o tratamento, foi preditivo para um longo prazo livre de metástases a distância e da mortalidade específica por câncer de próstata. As taxas de metástases à distância de 10 anos foram de 17,5% para os homens com nadir superior a 1,5 ng/mL em 2 anos em comparação com 7,9% para nadires inferiores a 1,5 ng/mL. Em uma análise estratificada de riscos competitivos, o nadir de PSA superior a 1,5 ng/mL em 2 anos foi um fator de risco independente para metástases a distância após o ajuste para o estágio T, pontuação de Gleason, PSA pré-radioterapia e dose de radiação ($p < 0,001$).

Para pacientes tratados com braquiterapia com sementes permanentes, Grimm et al. (2001) verificaram que quanto menor era o nadir do PSA, maior era a probabilidade de sucesso. Um nadir do PSA inferior a 0,5 ng/mL foi associado à sobrevida-livre de falha bioquímica a longo prazo significativamente melhor (95,2% vs. 71,5%) (Ko et al., 2012). Após a braquiterapia, o nível do PSA em 5 anos é altamente preditivo desse desfecho, com controle bioquímico em 10 anos de 97,4% em uma coorte de 921 homens cujo PSA era menor que 0,2 ng/mL aos 5 anos (Ko et al., 2012). Hayden et al. (2010) encontraram apenas uma recidiva bioquímica tardia entre 762 pacientes cujo PSA era menor que 0,2 ng/mL entre 48 e 60 meses após o implante. Crook et al. (2011) relataram que, com uma dose média de 160 Gy para 90% da próstata, apenas 10% dos pacientes tiveram um nível de PSA superior a 0,2 ng/mL aos 5 anos, e dois terços desses pacientes ainda estão apresentando uma tendência decrescente. Esses resultados são muito semelhantes às observações de Stock et al. (2009), em que apenas 10,9% dos 742 pacientes tiveram um nível de PSA superior a 0,2 ng/mL aos 5 anos. A ausência de falha bioquímica em 10 anos foi de 98% quando o nível do PSA aos 5 anos foi menor que 0,2 ng/mL e 81% para um nível do PSA superior a 0,2 ng/mL. Grimm et al. (2001) relataram que a proporção de pacientes com nível de PSA inferior a 0,2 ng/mL continua a aumentar por até 7 a 8 anos.

O **tempo de duplicação pós-nadir** do nível do PSA também se correlaciona com o tipo de falha, com falhas distantes possuindo tempos de duplicação de PSA mais curtos de 3 a 6 meses, ao passo que tempos de duplicação, para aqueles com falhas locais, são de 1 ano ou mais. D'Amico et al. (2003) relataram que um tempo de duplicação do PSA inferior a 3 meses está associado a mortalidade por câncer da próstata. O tempo de duplicação, no entanto, pode não ser um marcador ideal. O cálculo do tempo de duplicação depende do número de valores disponíveis, sendo mais confiável com maior número de aferições (Denham et al., 2008).

Valicenti et al. (2006) concentraram-se no tempo de duplicação do PSA em uma análise do ensaio do Radiation Therapy Oncology Group (RTOG) 9202, que randomizou 1.514 homens com câncer da próstata T2c-4 para 65 a 70 Gy de EBRT com TPA neoadjuvante de curto prazo, associado ou não a 24 meses de TPA adjuvante. Ao fim de 5 anos, o SCE atuarial foi de 84,7% na coorte de pacientes com um tempo de duplicação do PSA menor que 12 meses em comparação com 94,3% para os tempos de duplicação mais longos (HR 5,63, IC 95% 3,78-8,3). O tempo de duplicação do PSA foi significativamente associado a SCE.

Denham et al. (2008) analisaram o ensaio TROG 9601, mencionado anteriormente, e utilizaram um ponto de corte do tempo de duplicação do PSA menor que 12 meses. Para esses pacientes, o HR para morte por câncer de próstata foi de 23,49 (IC 12,94-42,63, $p < 0,001$). Se parâmetros como intervalo para falha bioquímica menor que 2 anos e tempo de duplicação do PSA inferior a 12 meses provarem ser marcadores de sucesso para a mortalidade específica por câncer de próstata, os 7 a 8 anos necessários de seguimento em um ensaio clínico podem ser reduzidos para 2,5 a 3 anos para a predição acurada do braço de tratamento superior. Marcadores também podem orientar a conduta de pacientes individuais, sugerindo intervenção precoce nessas pessoas com um tempo de duplicação do PSA inferior a 12 meses; eles também aumentam o nível de conforto com a observação continuada naqueles com maior tempo de duplicação.

A forma em que o nadir de PSA e o tempo para o nadir refletem o tipo de falha requer explicação. Três fontes de PSA podem influenciar para o nadir: o epitélio prostático benigno residual, as células do câncer da próstata locais residuais e as micrometástases subclínicas disseminadas. Quanto maior o tempo para nadir e quanto menor for o valor absoluto do nadir, mais provável será que apenas o epitélio prostático benigno permaneça, consequentemente uma condição SED. Uma maior dose de radiação atinge uma ablação mais completa do epitélio normal e, assim, um nadir inferior. Para pacientes em quem a radioterapia falha em eliminar todo o tumor local, o PSA declina, progressivamente, até que a taxa de crescimento das células tumorais sobreviventes seja maior do que a taxa de morte daquelas fatalmente afetadas pela radiação, até o ponto em que o PSA começa a subir, em geral, de forma relativamente lenta. No terceiro cenário, micrometástases subclínicas continuam a crescer sem controle, apesar do tratamento bem-sucedido do tumor primário. Essa taxa de crescimento supera a taxa de declínio da população tumoral local de forma precoce após o tratamento, resultando em um nadir mais alto e precoce e em um tempo de duplicação mais curto.

Hormônios Neoadjuvantes e Definição de Falha Bioquímica. Na presença de epitélio benigno residual ou antes que o efeito completo da radioterapia tenha sido alcançado, o PSA pode flutuar ou apresentar aumentos consecutivos. Quando a privação de androgênio neoadjuvante é usada antes da radioterapia, os pacientes muitas vezes começam a radioterapia com um PSA já indetectável. Se o PSA permanece indetectável, é impossível determinar um verdadeiro nadir ou tempo para nadir. Um número substancial dos pacientes tratados com EBRT com TPA tem um aumento de PSA quando a testosterona se recupera. Zietman et al. (2005a) informaram que o tempo mediano para o aumento de PSA (definido como aumento de 0,2 ng/mL), após EBRT (68,2 a 72 Gy) com TPA, foi de 2,2 anos. A elevação mediana foi de 0,9 ng/mL, e 18,6% preencheram o critério de definição de falha com nadir + 2. Posteriormente, devido o efeito da radioterapia, o PSA declina novamente. Com base em um conjunto de dados de 1.865 homens tratados com radioterapia, Pickles et al. (2006) relataram um intervalo para o aumento, de 12,5 meses e uma elevação mediana de 0,8 ng/mL. Porém apenas 2,1% evoluíram com falha de nadir + 2. Curiosamente, apenas 20% das elevações ocorreram durante o período de recuperação de testosterona, e o restante ocorreu quando a testosterona tinha normalizado. Isso pode representar uma resposta atrasada à estimulação pela testosterona ou pode implicar outras causas, como inflamação ou instrumentação. Um seguimento muito rigoroso e testes frequentes com PSA provavelmente detectam flutuações ou elevações do PSA. A definição de falha de Phoenix ou nadir + 2 está associada a menos resultados falso-positivos de falha do que a definição original do consenso ASTRO de 3 aumentos após o nadir.

Braquiterapia e o Fenômeno Benigno de Elevação. As elevações benignas ou picos do PSA são fenômenos bem conhecidos após a braquiterapia de próstata. Uma elevação ou pico é definido, mais frequentemente, como um aumento superior a 0,2 ng/mL, seguido por um declínio duradouro (Critz et al., 2000) e é observado tanto após braquiterapia de baixa taxa de dose (LDR, do inglês *low-dose-rate*) quanto após alta taxa de dose (HDR, do inglês *high-dose-rate*). Em geral, aproximadamente 35% dos homens apresentarão uma **elevação do PSA** de 0,2 ng/mL ou mais, após braquiterapia LDR (Critz et al., 2000; Merrick et al., 2002c; Ciezki et al., 2006; Toledano et al., 2006; Mitchell et al., 2008; Caloglu et al., 2011; Hinnen et al., 2012), mas em homens mais jovens a frequência pode chegar a 65% (Gomez-Iturriaga et al., 2010). O aumento médio é de 1 ng/mL, mas pode ser de até 10 ng/mL, com 12% atendendo à definição de falha bioquímica do nadir + 2. Os picos podem durar até 12 a 18 meses, e picos duplos podem ser observados. Biópsias realizadas para investigar esse aumento do PSA podem evidenciar câncer residual com efeito terapêutico (indeterminado) (Reed et al., 2003). Atualmente, não há metodologia confiável para discernir se um aumento do PSA nos primeiros 3 anos após a braquiterapia representa, ou não, falha terapêutica. Kirilova et al. (2011) investigaram pacientes com elevação do PSA utilizando a espectroscopia de RN e relataram um aumento difuso na proporção de colina e citrato através da glândula, ao invés de um aumento focal, como esperado, se o aumento do PSA fosse decorrente da atividade tumoral. Recomenda-se que um aumento do PSA no prazo de 30 meses de braquiterapia seja apenas monitorado. Se o aumento se aproximar de 10 ng/mL, um estadiamento sistêmico é justificado, e, se a elevação persiste além dos 30 meses, uma biópsia da próstata é justificada. Apenas um seguimento paciente e cuidadoso demonstra a subsequente queda espontânea do PSA para níveis mais baixos.

Biópsia após Radioterapia

Embora o nadir do PSA tenha sido amplamente adotado como um marcador para determinar a eficácia do tratamento, ele não pode distinguir entre falha local e sistêmica. A biópsia de próstata pós-radioterapia são um meio lógico de avaliar o efeito local da radioterapia. As principais questões envolvem o momento dessas biópsias em relação ao término da radioterapia, a interpretação de biópsias indeterminadas que mostram efeitos marcantes da radiação, e a incerteza imposta pelo erro de amostragem.

Momento. Em relatos iniciais, pouco se sabia sobre a taxa de resolução histológica do tumor irradiado, e as falhas eram declaradas tão precoce quanto 6 meses após o término da radioterapia (Scardino e Wheeler, 1985). Atualmente, reconhece-se que o tempo para resolução histológica do tumor é paralelo ao tempo para nadir do PSA sérico, pelas mesmas razões. A radiação provoca a morte celular pós-mitótica, e as células fatalmente danificadas podem sobreviver a um número limitado de divisões celulares (Mostofi et al., 1992, 1993). Biópsias realizadas antes da resolução histológica mostram um efeito da radiação de moderado a marcante (Crook et al., 1997a). A viabilidade final dessas células não pode ser prevista. Crook et al. (1995) determinaram que o momento ideal para biópsia é de 30 a 36 meses após a radioterapia.

Interpretação. A pontuação de Gleason de câncer de próstata irradiado deve ser realizada apenas se a evidência histológica do efeito da radiação é ausente ou mínima. O trabalho original de Gleason foi baseado no material obtido cirurgicamente que não tinha sido exposto a radioterapia anterior ou terapia hormonal. Baseia-se na arquitetura glandular, que é conhecida por ser marcadamente alterada pela radioterapia. O uso do sistema de pontuação de Gleason em amostras com desintegração de glândulas malignas que mostram um efeito da RT marcante é inadequado (Siders e Lee, 1992; Grignon e Sakr, 1995) e resulta em uma **biópsia falso-positiva**, muitas vezes erroneamente interpretada com um grau elevado, o que pode levar a uma terapia de resgate desnecessária (Reed et al., 2003).

A atipia da radiação em glândulas benignas pode ser suficientemente grave e ser confundida com malignidade (Bostwick et al., 1982; e Grignon Sakr, 1995; Cheng et al., 1999). O uso do anticorpo monoclonal antiicotoqueratina para queratina de alto peso molecular marca a camada de células basais das glândulas benignas e, consequentemente, ajuda a distinguir a atipia, induzida pela radiação, nas glândulas benignas do tumor residual, onde a camada de células basais estaria ausente (Brawer et al., 1989).

Sistemas de pontuação para o grau de efeito da radiação têm sido propostos (Dhom e Degro, 1982; Bocking et al., 1987) com base em mudanças citoplasmáticas e nucleares (Quadro 116-1) e podem ser úteis na interpretação da biópsia (Crook et al., 1997b). A sua importância é enfatizar a necessidade de diferenciar entre biópsias que mostram mínimo ou nenhum efeito da radiação e aquelas que mostram marcante efeito do tratamento (Zelefsky et al., 2004). A falha em reconhecer essas diferenças reduz a significância prognóstica dos achados da biópsia e pode levar a um tratamento de resgate inadequado. Coloração imuno-histoquímica

---

QUADRO 116-1 Esquema de Classificação do Efeito Nuclear e Citoplasmático da Radiação

As pontuações para alterações citoplasmáticas e nucleares devem ser somadas. Uma pontuação de 5 a 6 representa efeito marcante do tratamento; 0 a 4, efeito moderado; e 0 a 2, efeito mínimo.

ALTERAÇÕES CITOPLASMÁTICAS

0 Nenhum efeito de RT identificável
1 Edema e alteração microvesicular
2 Vacuolização extensa, alteração macrovesicular e citoplasma volumoso
3 Citoplasma indistinto ou rompido *ou*
   Acúmulo de pigmento lipofuscina *ou*
   Glândulas, quando presentes, dilatadas, ou apenas células únicas sem formação glandular

ALTERAÇÕES NUCLEARES

0 Nenhum efeito de RT identificável
   Algum inchaço ou manchas de núcleos, mas nucléolos ainda visíveis *ou*
   Cromatina grumosa e, distorcida *ou*
   Nucléolos raros ou ausentes *ou*
   Núcleos grandes bizarros
   Núcleos picnóticos pequenos e condensados
RT = Radioterapia.

de marcadores de proliferação celular, tais como o antígeno nuclear de proliferação celular (Crook et al., 1994; Ljung et al., 1996) e o Ki-67 têm sido usados na interpretação da significância de tumor residual e estão associados a falha subsequente (Crook et al., 2000).

Zelefsky et al. (2008b) estudaram 339 homens tratados com RT3D conformacional com um seguimento médio de 10 anos. O resultado da biópsia aos 2 anos foi um forte preditor da taxa livre de recorrência bioquímica em 10 anos, da ausência de metástases à distância ($p = 0,004$) e da SCE ($p = 0,007$). Destacadamente, biópsias com efeito marcante do tratamento comportaram-se como negativas. Isso foi confirmado por Crook et al. (2009) em um ensaio clínico com 361 homens que participaram de um estudo randomizado de 3 *versus* 8 meses de TPA antes de radioterapia convencional. As biópsias foram realizadas entre 24 e 30 meses após o término da radioterapia. Na análise multivariada, o resultado da biópsia ($p < 0,0001$) e a pontuação de Gleason ($p < 0,0001$) foram os dois determinantes mais relacionados com o intervalo livre de falha bioquímica.

Erros de Imagem e de Amostragem. A USTR isoladamente tem utilidade diagnóstica limitada após a radioterapia, porque o aumento da fibrose altera as características ecogênicas da próstata irradiada (Crook et al., 1993; Svetec et al., 1998). A RM oferece definição muito melhor dos tecidos moles do que a tomografia computadorizada (TC) ou a ultrassonografia. A RM multiparamétrica tem maior acurácia na detecção do câncer de próstata recorrente após radioterapia do que a imagem ponderada em T2 isoladamente. Westphalen et al. (2010) relataram que a adição de espectroscopia à imagem ponderada em T2, em homens com suspeita de recorrência após EBRT, aumentou a área abaixo da curva ROC (AUC, do inglês *area under the receiver operating curve*) de 0,67 para 0,79, detectando recorrência em 37 de 64 homens. Donati et al. (2013) compararam a imagem ponderada em T2 com T2 com as imagens pesadas em difusão (DW, do inglês *diffusion weighting*) e realce dinâmico pelo contraste (DCE) e descobriram que a imagem T2 com difusão (DW), interpretada por dois avaliadores independentes, melhorou a AUC. Porém, o DCE não ofereceu benefício adicional em um estudo de 53 homens com suspeita de recorrência. Arrayeh et al. (2012) relataram que mapeamentos com RM endorretal com 1,5 T pré e pós-radioterapia em 9 homens com recidiva local foram capazes de mostrar a recorrência no mesmo local que o nódulo dominante original, confirmado na inclusão total do espécime da prostatectomia de resgate.

A terapia local deve ser avaliada em termos de erradicação do tumor local. Falhas locais podem ser reduzidas por refinamentos do tratamento, tais como o aumento da dose e melhorias no planejamento e realização do tratamento. As falhas sistêmicas são um problema na seleção dos pacientes e uma incapacidade de reconhecer características de alto risco que exigem uma modalidade de abordagem combinada para identificar um possível componente sistêmico. Biópsias prostáticas pós-radioterapia estão repletas de problemas de interpretação, de momento e de erro de amostragem. A RM-MP é um grande avanço na investigação de pacientes com suspeita de recorrência e pode ser utilizada para orientar biópsias confirmatórias. Obviamente, o tumor residual viável deve ser identificado antes de considerar um possível resgate cirúrgico local radical após a falha da radiação.

PONTOS-CHAVE: FATORES PROGNÓSTICOS PÓS-TRATAMENTO

- O nível do nadir do PSA após RT reflete o padrão da falha. Especificamente, um nadir superior a 2 ng/mL é associado à falha a distância.
- O tempo de duplicação do PSA após RT também prediz o padrão de falha. Especificamente, um tempo de duplicação do PSA menor que 3 meses é quase sempre associado à falha a distância.
- Um intervalo para falha bioquímica menor que 2 anos e um tempo de duplicação do PSA menor que 12 meses podem ser substitutos para MECP.

Radioterapia de Feixe Externo

A questão de se o controle ou a falha local de um tumor tratado, estariam relacionados com o desenvolvimento posterior de doença metastática foi estudada, experimentalmente, em 1970. Camundongos com sarcomas de membros desenvolveram menos metástases pulmonares se os seus membros afetados fossem amputados no início do curso da doença (Suit et al., 1970). Como a RT é uma modalidade de tratamento local, um dos principais objetivos do tratamento é o controle local, com a expectativa de que apenas os pacientes que alcançaram esse controle poderiam esperar serem curados do câncer. Este princípio foi, primeiramente, examinado no câncer de próstata na década de 1980, quando a relação entre a técnica de planejamento de tratamento e o controle do câncer foram demonstrados na Patterns of Care Studies (Leibel et al., 1984; Hanks et al., 1988). Registros de tratamento de pacientes foram revisados em 163 departamentos de radioterapia selecionados de forma aleatória, e localizados em todo os Estados Unidos. O controle do tumor foi melhor em pacientes que receberam doses mais elevadas de radiação para campos maiores, à custa de um aumento das complicações. Esses estudos provocaram um intenso interesse e esforço contínuo para melhorar os resultados em homens com câncer de próstata para fornecer os melhores sistemas de planejamento e fornecimento de tratamento possíveis (Leibel et al., 1994).

Avanços na Tecnologia de Radiação

Embora a radioterapia externa tenha sido utilizada há décadas para tratar o câncer de próstata, ainda é um tratamento em evolução. Até os anos 1970, os radioterapeutas tinham que tratar os cânceres sem um conhecimento preciso da sua localização dentro do corpo. O conhecimento da anatomia normal, as vias de disseminação de um câncer em particular, e as informações limitadas de diagnóstico por imagem eram utilizadas para o planejamento do tratamento (Asbell et al., 1980). Radioterapeutas tornaram-se adeptos do delineamento de campos de radiação com base na anatomia esquelética. Para o tratamento de câncer de próstata, os campos de radiação eram centralizados na sínfise púbica e cabeças femorais. Um grupo desenhou uma plataforma rotatória do tratamento, onde homens com câncer da próstata ficavam em uma pequena plataforma mecânica que girava 360 graus, enquanto o feixe de radiação ficava centralizado ao nível dos bolsos das suas calças. Isso foi considerado um avanço na época. Mais tarde, radioterapeutas aprenderam a usar ferramentas adicionais para o planejamento do tratamento. A localização da próstata foi inferida, indiretamente, pela introdução de um cateter de Foley preenchido com contraste e tubo retal no paciente. Assumiu-se que a próstata estava localizada no espaço entre esses dois órgãos, como mostrado na Figura 116-9. Ainda em meados dos anos 1980, essa técnica era considerada o estado da arte. Nessa **era anterior a TC**, a técnica de radioterapia era, às vezes, referida como **radiação convencional**.

A capacidade de visualizar a próstata durante o planejamento do tratamento de radiação chegou na década de 1990 com o advento dos tomógrafos e o uso de tomografias para o planejamento de radiação. Este foi um avanço expressivo no tratamento radioterápico para câncer de próstata, pois permitiu que o desenho dos feixes de radiação projetados alvejasse diretamente a próstata e, pela primeira vez, calculou com precisão doses recebidas pelos órgãos próximos, como o reto e a bexiga (Mohan et al., 1992; Niemierko et al., 1992). Desde 1980, os médicos sabiam que eles estavam cometendo erros significativos no posicionamento de campos sem ser guiado por TC. Porém, limitações de *hardware* e *software* dos computadores não permitiam uma solução para o problema (Rosenman et al., 1991; Fraass, 1993). Eles também sabiam que as doses de radiação recebidas por órgãos circundantes causavam morbidade. Porém, não tinham como calcular as doses recebidas por esses órgãos sem imagens da TC para planejarem o tratamento. Felizmente, a melhoria significativa e rápida na disponibilidade de computadores, os menores custos, os gráficos melhorados e o rápido campo computacional mudaram para sempre o campo da radiação oncológica. Os homens com câncer da próstata são beneficiários diretos dessas novas tecnologias, e o câncer de próstata é uma doença onde o tratamento de radiação atual tem pouca semelhança ao realizado nos finais dos anos 1980 (Fraass, 1995).

Portanto, na década de 1990 começou a era da visualização 3D do tumor e o planejamento do tratamento baseado na TC. Pela primeira vez, a próstata e as estruturas circunvizinhas puderam ser identificadas com maior precisão, e o feixe pode ser focalizado, uma técnica que permite a visualização da anatomia regional a partir da perspectiva das aberturas de feixe, permitie também a concepção de planos que podem tratar com mais precisão a próstata alvo, minimizando a dose

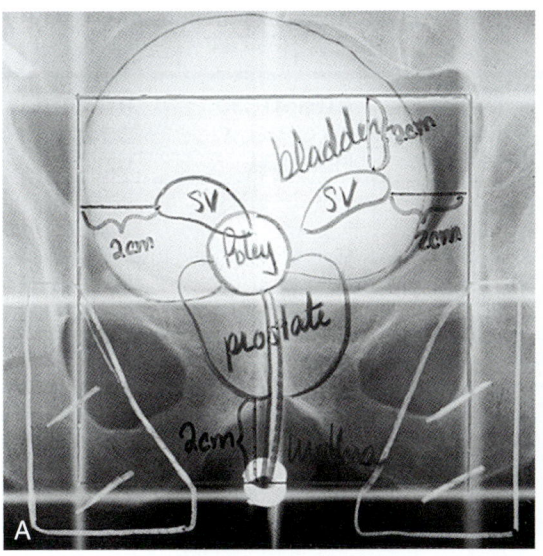 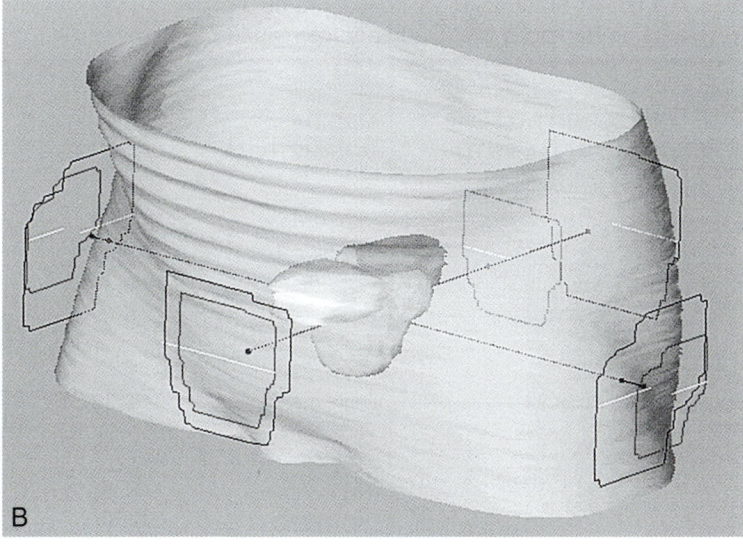

Figura 116-9. A, Portal do tratamento de radioterapia convencional, vista anterior. A localização da próstata é inferida a partir da localização do balão de Foley e do contraste na bexiga, bem como da localização do marcador anal do fio. B, Portal da radioterapia conformal, vista anterior. O volume da próstata totalmente tridimensional é reconstruído a partir da tomografia computadorizada de planejamento. SV, Vesículas seminais.

para os tecidos normais circunvizinhos. O resultado é descrito como **RTC3D** porque os feixes de radiação são conforme a forma do alvo do tratamento (Fraass, 1995).

Um dos objetivos da radiação conformacional da próstata é diminuir a dose para os tecidos normais circundantes, como o reto e a bexiga, e, simultaneamente, aumentar a dose entregue na própria próstata (Burman et al., 1991; Niemierko et al., 1992). Todos os radioterapeutas concordam que os dados de TC permitiram a colocação mais precisa dos campos de radiação. Isso foi primeiro demonstrado por Pilepich et al. (1982), que encontraram uma taxa de erro de 53% no posicionamento de campos e do tamanho da abertura em pacientes simulados sem dados de TC. Teoricamente, a melhor visualização pré-tratamento e localização da próstata eliminam a necessidade de ampliar o portal de radiação, devido a incertezas anatômicas e geométricas. Com isso os portais de radiação menores permitem menos irradiação às estruturas não-alvo, como a bexiga ou o reto, reduzindo, desse modo, a morbidade relacionada com o tratamento.

A capacidade de calcular com precisão as doses de radiação para a próstata e órgãos adjacentes facilitou novos avanços tecnológicos que permitiram a entrega das doses de radiação mais elevadas para a próstata em uma tentativa de aumentar o controle local e, portanto, as taxas de cura, enquanto reduz doses de órgãos adjacentes, numa tentativa de diminuir a morbidade relacionada com o tratamento. Um importante avanço na entrega de radiação veio com o advento da **radioterapia de intensidade modulada (do IMRT)**. A IMRT é uma forma sofisticada de fornecimento do tratamento em que a intensidade da radiação pode ser variada a partir de cada ângulo do feixe. A IMRT requer o uso de software avançado, pessoal especializado e adaptações de hardware para aceleradores lineares (Burman et al., 1997). A IMRT usa uma nova abordagem de planejamento referido como *planejamento de tratamento inverso*. Essa abordagem dá igual atenção para áreas onde a dose de radiação deve ser minimizada (i.e., órgãos) e para áreas que devem receber o tratamento de alta dose (i.e., a próstata). Com essa tecnologia, a próstata pode receber uma dose diária de 1,8 Gy, enquanto a maior parte da bexiga adjacente recebe menos do que a metade dessa dose. Um exemplo de um feixe de intensidade modulada é mostrado na Figura 116-10. A distribuição da radiação é focalizada em torno da próstata evitando a maior parte do reto e da bexiga, conforme observado na figura.

Em vários estudos de planejamento do tratamento, a IMRT consistentemente demonstrou redução das doses de radiação para o reto, bexiga, cabeça femoral e intestino delgado, comparada com RTC3D (Tabela 116-1). Esses estudos têm mudado o tratamento-padrão na radioterapia do câncer de próstata. Em 2000, quase todos os pacientes com câncer de próstata nos Estados Unidos tratados com RT receberam radioterapia conformacional; em 2009, quase 100% das radioterapias da próstata foram feitas utilizsando IMRT (Folhas et al, 2012).

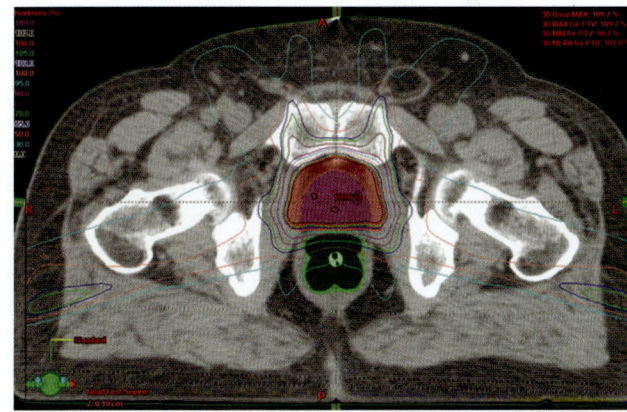

Figura 116-10. Nova radioterapia modulada por intensidade.

Um desenvolvimento mais recente e clinicamente importante foi a adição da **orientação por imagem** para RT do câncer de próstata. A radioterapia guiada por imagem foi desenvolvida com base na percepção de que (1) a localização diária da próstata no interior da pelve em todo o curso da RT não é idêntica (movimento interfração) (Ten Haken et al., 1991; Beard et al., 1996), e (2) a próstata é móvel, mesmo durante uma única sessão de RT (movimento intrafração) (Huang et al., 2002). No passado, os radioterapeutas expandiam o tamanho do feixe de radiação (isto é, uma maior área irradiada em torno da próstata) para acomodar o movimento da próstata e aceitavam um risco aumentado de morbidade. Com a orientação por imagem, essa expansão excessiva não é mais necessária, pois a localização da próstata pode ser verificada diariamente antes de cada sessão da radiação. Isso pode ser feito através de uma ultrassonografia diária localizando a próstata, imediatamente, antes do tratamento, enquanto o paciente está na mesa de tratamento. Outra opção consiste em introduzir marcadores radiopacos ("fiduciais") na próstata sob orientação ecográfica e a utilização de um programa de *software*, disponível comercialmente, para localizar a próstata a cada dia antes do tratamento, enquanto o paciente está na mesa de tratamento. Nenhuma abordagem, no entanto, trata da questão do movimento intrafração. Uma solução para o problema do movimento intrafração é a imobilização da próstata, o que pode ser conseguido usando um balão intrarretal introduzido no

TABELA 116-1 Estudos do Planejamento do Tratamento Comparando Radioterapia Conformal Tridimensional com Radioterapia de Radiação Modulada por Intensidade

REFERÊNCIA	ALVO DO TRATAMENTO	MEDIDA DOSIMÉTRICA	RTMI/RTC3D DO RETO	RTMI/RTC3D DA BEXIGA	RTMI/RTC3D DA CABEÇA FEMORAL	RTMI/RTC3D DO INTESTINO DELGADO
Hardcastle et al., 2010	Próstata+ VS	V25 (%)	68,5/89,1*			
		V50 (%)	43,8/57,3*			
		V75 (%)	9,9/23,2*			
Luxton et al., 2004	Próstata + VS (± LN)	Dose média (−LN) (Gy)	36,8/38,5	33,3/35,7	12,4/28,2	25,9/36,3
		Dose média (+ LN) (Gy)	45,5/54,1	46,2/57,3	14,9/31,2	
Nutting et al., 2000	Próstata + VS+ LN	Dose média (Gy)	34,9/38,5*	35,3/41,6*		19,2/18,3
		V20%-dose prescrita (%)	96,2/97,8	99,2/98,3		60,4/47,9*
		V50%-dose prescrita (%)	92,6/79,2*	93,5/95,2		37,0/37,3
		V80%-dose prescrita (%)	27,1/65,0*	25,5/59,0*		11,8/19,5*
		V90%-dose prescrita (%)	5,8/50,5*	7,0/52,2*		5,3/18,3*
Palma et al., 2008	Próstata	DEU média (Gy)	50,6/53,5*	32,4/43,2*	3,4/9,8	
		V20 (%)	34,3/75,2	41,5/67,6		
		V40 (%)	17,1/66,8	26,7/55,2		
		V70 (%)	4,1/7,1			
De Meerleer et al., 2000	Próstata + VS	Dose máx. (Gy)	88,3/87,2	78,1/70,8	49,6/50,1	
		V20 (%)	72,9/73,6	75,2/75,5	43,9/49,0	
		V40 (%)	50,7/54,5	58,5/56,4	15,8/20,1	
		V60 (%)	37,9/47,0	38,8/36,3		
		V65 (%)				
Mock et al., 2005	Próstata + VS	Dose máx (Gy)	48.9/53.9	35,1/42,9	29,1/36,3	
		Dose máx (Gy)	41.7/45.7	18,9/21,5	20,9/28,9	
Kao et al., 2004	Próstata + VS	Dose máx (Gy)	80,1/ 75,5*	79,6/ 76,1*		
		Dose máx (Gy)	39,1/ 49,2*	47,8/ 48,7		
		V70 (%)	18,4/ 21,9*	25,2/ 26,1		

RTC3D, Radioterapia conformal tridimensional; DEU, dose equivalente uniforme; RTMI, radioterapia modulada pela intensidade modulada; LN, linfonodos; VS, vesículas seminais.
Vx representa a percentagem de um órgão recebendo XGy da dose de radiação.
*Diferença estatisticamente significativa.

reto e inflado antes da RT diária. O balão inflado pressiona a próstata contra o osso púbis. Uma vez que a próstata imobilizada não se move durante o tratamento, margens posteriores menores podem ser usadas (Fig. 116-11), minimizando assim a dose no reto (Sanghani et al., 2004). Outra solução é a utilização de tecnologias que permitem o acompanhamento em tempo real da próstata, o que é possível com o sistema Calypso® (Varian Medical Systems, Palo Alto, CA). A capacidade de detectar e corrigir incertezas na localização da próstata diariamente permite a entrega precisa de radiação na próstata, ao mesmo tempo reduz ainda mais as doses incidentais recebidas por órgãos circunvizinhos. Portanto, a radioterapia guiada por imagem é, agora, o padrão recomendado para o tratamento radioterápico do câncer de próstata (National Comprehensive Cancer Network [NCCN], 2012).

> **PONTO-CHAVE: AVANÇOS NA TECNOLOGIA DE RADIAÇÃO**
>
> - A RT para câncer de próstata tem alcançado vários avanços significativos, incluindo o planejamento baseado em TC, na década de 1990, a IMRT, no início de 2000, e a orientação por imagem, mais recentemente.

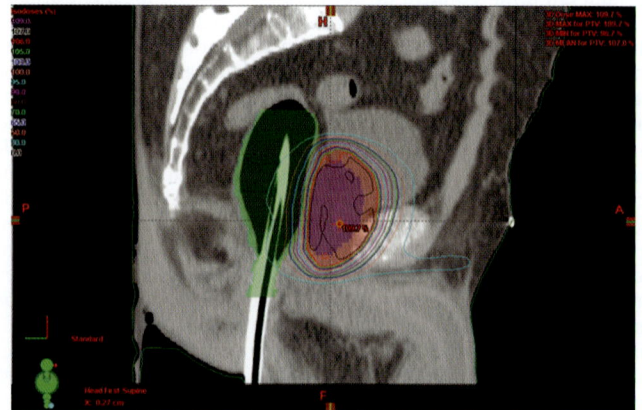

Figura 116-11. Radioterapia modulada por intensidade de balão. (Cortesia de Fred Hacker, PhD, Departamento de Radiação Oncológica, Brigham and Women's Hospital.)

Controle do Tumor após Radioterapia Externa

Como a RT moderna (IMRT guiada por imagem é o padrão) para câncer de próstata não parece em nada como a RT da década de 1990 (era pré-CT) ou mesmo da RT do início dos anos 2000 (pré-IMRT), a revisão da literatura sobre a eficácia da RT deve levar em consideração o tipo de radiação utilizada e a dose administrada.

Recentemente, dois estudos compararam a RT com o tratamento conservador, demonstrando que a radioterapia pode melhorar a sobrevivência em pacientes com câncer de próstata. Em ambos os ensaios, os pacientes foram randomizados para TPA com ou sem EBRT. Em um ensaio multi-institucional patrocinado pelo National Cancer Institute of Canada (NCIC) e pelo Medical Research Council do Reino Unido (MRC) (NCIC CTG pr.3/MRC UK PR07), 1.205 pacientes com alto risco ou câncer de próstata localmente avançado foram randomizados de 1995 a 2005 para TPA ao longo da vida (ou orquiectomia bilateral ou agonista do hormônio liberador do hormônio luteinizante [LHRH]) com ou sem RT de 65 a 69 Gy (Warde et al., 2011). A adição de RT melhorou significativamente a sobrevida global em 7 anos de 66% para a TPA *versus* 74% para TPA + RT ($p = 0,033$). Em um estudo escandinavo (SPCG-7/SFUO-3), 875 pacientes com alto risco ou câncer da próstata localmente avançado foram randomizados entre 1996-2002 para TPA ao longo da vida (3 meses de bloqueio androgênico combinado seguido por flutamida ao longo da vida) com ou sem RT para uma mediana de 70 Gy (Widmark et al., 2009). Novamente, a RT diminuiu a mortalidade global, sendo a mortalidade em 10 anos de 39,4% para TPA *versus* 29,6% para TPA + RT ($p < 0,05$). Esses dois ensaios mostram que a RT + TPA melhora a sobrevida global no câncer da próstata de alto risco por uma magnitude absoluta de 8% (em 7 anos) e 10% (em 10 anos) quando comparado a TPA isoladamente. Deve-se observar que as doses de radiação utilizadas na era moderna para o câncer da próstata são muito mais elevadas do que aquelas utilizadas nesses ensaios e devem ser ainda mais eficazes.

A dose mais elevada de radiação ser mais eficaz do que uma menor dose de radiação para câncer de próstata foi demonstrado por quatro ensaios clínicos randomizados (Tabela 116-2). Em um ensaio da MD Anderson Cancer Center, pacientes com baixo risco (20%), risco intermediário (46%), e alto risco (34%) de câncer da próstata foram randomizados para receber 70 ou 78 Gy sem TPA (Kuban et al., 2008). A maior dose de radiação melhorou a taxa de ausência de falha em 10 anos de 50% (70 Gy) para 73% (78 Gy, $p = 0,004$) (Kuban et al., 2008). Além disso, este estudo demonstrou que a redução da falha bioquímica pode se traduzir a um benefício da metástase a distância ($p = 0,059$). O ensaio Radiation Oncology Group Proton (PROG) 95-09 randomizou pacientes com baixo risco e risco intermediário de câncer de próstata para 70,2 ou 79,2 Gy usando uma combinação de fótons conformacionais e radiação de prótons, sem TPA (Zietman et al., 2005b, 2010). Este estudo também evidenciou uma redução nas taxas de falha bioquímica em 10 anos associada a maior dose de radiação: falha de 32% (dose baixa) *versus* 17,4% (dose alta, $P < 0,001$) (Zietman et al., 2010). A análise de subgrupos demonstrou o benefício da aplicação de doses mais elevadas tanto em pacientes de baixo risco quanto de risco intermediário. Um ensaio holandês randomizou pacientes para 68 ou 78 Gy incluindo, principalmente, cânceres da próstata de alto risco (56%) (Peeters et al., 2006; Al-Mamgani et al., 2008). Aproximadamente 21% a 22% dos pacientes em cada grupo receberam 3 a 6 meses de TPA por prática institucional. A dose mais elevada de radiação demonstrou melhor controle da doença: ausência de taxas de falha em 7 anos de 45% para 68 Gy *versus* 56% para 78 Gy ($p = 0,03$) (Al-Mamgani et al., 2008). Com a análise do subgrupo constatou-se o benefício da dose mais elevada de radiação para pacientes risco intermediário e alto risco de câncer da próstata. Um quarto estudo por parte do MRC (RT01) randomizou pacientes para 64 ou 74 Gy. Diferiu dos anteriores, já que todos os pacientes receberam agonista LHRH, iniciado entre 3 e 6 meses antes e mantido durante a RT (Dearnaley et al., 2007). Esse estudo incluiu pacientes de baixo risco (24%), risco intermediário (32%) e de alto risco (43%). Mais uma vez, doses elevadas de radiação melhoraram a sobrevida livre de progressão bioquímica (60% *versus* 71% após 5 anos, $p < 0,001$). Numa análise de subgrupos, o benefício do **aumento da dose** foi observado em todos os grupos de risco de câncer de próstata.

Tomados em conjunto, esses ensaios demonstraram, consistentemente, melhores resultados do controle do câncer com a dose mais elevada de radiação aplicada a pacientes com câncer de próstata numa variedade de situações clínicas, incluindo todos os grupos de risco e também com ou sem TPA associada. Esses estudos fornecem evidência de nível 1 para o uso de RT de dose escalonada no câncer de próstata, que é recomendado como um padrão de tratamento pelas diretrizes atuais (NCCN, 2012).

PONTOS-CHAVE: CONTROLE DO TUMOR APÓS A RADIOTERAPIA EXTERNA

- A RT melhora a sobrevida global em comparação com o tratamento conservador com TPA isoladamente.
- Quatro ensaios randomizados demonstraram, de forma consistente, que uma dose maior de radiação melhora o controle da doença definindo o atual tratamento padrão, que é o uso da RT em dose escalonada.

TABELA 116-2 Ensaios Randomizados de Baixa Dose *Versus* Radioterapia de Dose Escalonada para Câncer de Próstata

ESTUDO	ACOMPANHAMENTO MÉDIO (ANOS)	INCLUSÃO E RISCO DO PACIENTE (%)	TÉCNICA DE RADIAÇÃO	BRAÇOS DO TRATAMENTO	CONTROLE DO CÂNCER (%)
MD Anderson (Kuban et al., 2008) (N= 301)	8,7	Baixo: 20 Int: 46 Alto: 34	Convencional mais 3D conformacional	70 Gy 78 Gy	10 anos livre de falha 50 73 ($P= 0,004$)
PROG 95-09 (Zietman et al., 2010) (N= 391)	8,9	Baixo: 58 Int: 37 Alto: 4	3D conformacional mais próton	70,2 Gy-equivalente 79,2 Gy-equivalente	10 anos de falha bioquímica 32,3 16,7 ($P= 0,0001$)
Dutch (Al-Mamgani et al., 2008) (N= 664)	5,8	Baixo: 18 Int: 27 Alto: 55	Conformacional 3D	68 Gy 78 Gy*	7 anos livre de falha 45 56 ($P= 0,03$)
MRC RT01 (Dearnaley et al., 2007) (N= 843)	5,25	Baixo: 24 Int: 32 Alto: 44	Conformacional	64 Gy 74 Gy[†]	5 anos de sobrevida livre de progressão bioquímica 60 71 ($P= 0,0007$)

3D, Tridimensional; MRC, Medical Research Council; PROG, Proton Radiation Oncology Group.
*21% a 22% dos pacientes em cada braço receberam terapia de privação de androgênio, por preferência institucional.
[†]Todos os pacientes receberam privação do androgênio por 3 a 6 meses antes da radiação e no tratamento de radiação.

Morbidade do Tratamento e Resultados da Qualidade de Vida

Claramente, esses ensaios também demonstraram a melhor capacidade da tecnologia de radiação em obter um melhor controle do câncer. Durante muitos anos, uma dose de radiação de 70 Gy foi considerada o valor máximo que poderia ser fornecido com segurança. Com o advento da RT conformacional, a capacidade de visualizar e melhorar o posicionamento na próstata – e de visualizar e evitar órgãos circunvizinhos – tornou possível uma maior dose da RT, com taxas aceitáveis de morbidade relacionada ao tratamento. Entretanto, outros estudos que demonstraram uma associação entre doses de radiação nos órgãos e a morbidade relacionada ao tratamento apresentaram oportunidades para melhorar. Por exemplo, no ensaio do MD Anderson Cancer Center, a ausência de complicações > grau 2 em 5 anos foi de 26% no grupo de 78 Gy e 12% para o braço de 70 Gy, demonstrando a relação entre dose e complicações. Quando realizada uma análise posterior para identificar outros fatores preditivos da toxicidade retal, além da dose total, foi demonstrado que o risco de complicações aumenta de 25% para 46% quando menos 25% do volume retal foi exposto a 70 Gy versus mais de 25% (Pollack et al., 2002). Por conseguinte, as tecnologias mais recentes, tais como IMRT, podem reduzir as doses de radiação a esses órgãos, tendo a promessa de minimizar os efeitos colaterais associados à RT, que, em geral, compreendem as **toxicidades gastrointestinal (GI) e genitourinária (GU)**.

As Tabelas 116-3 e 116-4 resumem as taxas de toxicidade aguda e tardia em séries publicadas comparando radioterapia conformacional e IMRT para câncer de próstata. Consistentemente nessas séries, a IMRT foi associada a menores taxas de toxicidade gastrointestinal aguda e tardia, mas não toxicidade GU, em comparação com RTC3D, apesar de ter sido usada para entregar doses mais elevadas para a próstata. Portanto, paradoxalmente, os avanços na tecnologia de radiação permitiram que, simultaneamente, uma maior dose de radiação seja fornecida

TABELA 116-3 Toxicidade Aguda em Pacientes Tratados com Radioterapia Conformacional Tridimensional *versus* Radioterapia Modulada por Intensidade

REFERÊNCIA	N	TÉCNICA DE RADIAÇÃO	DOSE DE RADIAÇÃO (GY)	DEFINIÇÃO DE TOXICIDADE	TOXICIDADE GI (%)	VALOR DE P	TOXICIDADE GU (%)	VALOR DE P
Zelefsky et al., 2008a	1571	RTMI RTC3D	81 66-81	CTCAE ≥ 2	3 1	0,04	37 22	0,001
Al-Mamgani et al., 2009	78	RTMI RTC3D	78 78	RTOG ≥ 2	20 6	0,001	53 69	0,3
Sharma et al., 2011	293	RTMI RTC3D	Mediana 76 Mediana 76	LENTTF ≥ 2	RTC3D (OR 4)	0,005		
Dolezel et al., 2010	232	RTMI RTC3D	78 74	RTOG ≥ 2	16 35		33 27	
Alongi et al., 2009	172	RTMI RTC3D	72-77,4 70,2-75,6	RTOG ≥ 2	6,6* 22,2*	0,004	6,6 12,3	0,19

RTC3D, Radioterapia conformal 3D; CTCAE, NCI Common Terminology Criteria for Adverse Events; GI, gastrointestinal; GU, genitourinário; RTMI, radioterapia modulada por intensidade; LENTTF, escala de morbidade de radiação da Fox Chase Modified Late Effects Normal Tissue Task Forc; RTOG, sistema de pontuação do Radiation Therapy Oncology Group.
*Taxas de toxicidade GI superior.

TABELA 116-4 Toxicidade de Longo Prazo em Pacientes Tratados com Radioterapia Conformal Tridimensional *versus* Radioterapia Modulada por Intensidade

REFERÊNCIA	N	TÉCNICA DE RADIAÇÃO	DOSE DE RADIAÇÃO (GY)	ACOMPANHAMENTO (YR)	DEFINIÇÃO DE TOXICIDADE	TOXICIDADE GI (%)	VALOR DE P	TOXICIDADE GU (%)	VALOR DE P
Zelefsky et al., 2008a	1571	RTMI RTC3D	81 66-81	6,5 10	10 anos CTCAE ≥ 2	5 13	< 0,001	20 12	0,01
Al-Mamgani et al., 2009	78	RTMI RTC3D	78 78	4,7 6,3	5 anos RTOG/EORTC ≥ 2	21 37	0,16	43 45	1,0
Sharma et al., 2011	293	RTMI RTC3D	Média 76 Média 76	3,3 7,2	5 anos LENTTF ≥ 2	8 20	0,01		
Michalski et al., 2011	763	RTMI RTC3D	79 79	3,5 4,6	RTOG/EORTC ≥ 2	IMRT < 3DCRT	0,039		
Dolezel et al., 2010	232	RTMI RTC3D	78 74	3,1 5,7	3 anos LENTTF ≥ 3	5 14	0,03	7 9	0,18

RTC3D, Radioterapia conformal 3D; CTCAE, NCI Common Terminology Criteria for Adverse Events; GI, gastrointestinal; GU, genitourinário; RTMI, radioterapia modulada por intensidade; LENTTF, escala de morbidade de radiação da Fox Chase Modified Late Effects Normal Tissue Task Force; RTOG/EORTC, sistema de pontuação do Radiation Therapy Oncology Group/ European Organization for Research and Treatment of Cancer.

enquanto menor toxicidade é esperada. A maior série de pacientes de IMRT é do Memorial Sloan Kettering Cancer Center (Zelefsky et al., 2008c, 2012; Spratt et al., 2013). Nesse estudo, as taxas atuariais de 10 anos de toxicidade gastrointestinal grau 2 ou maior com IMRT a 81 Gy foram de 5%, e menos de 1% dos pacientes desenvolveu toxicidade grau 3. Considerando a toxicidade urinária, as taxas de 10 anos de toxicidade grau 2 ou maior foram de 20% com IMRT; toxicidade GU grau 3 também foi rara. Em uma atualização dessa série, os resultados dos pacientes que receberam IMRT guiada por imagem (marcadores fiduciais implantados) foram comparados com aqueles que receberam IMRT sem orientação de imagem (Zelefsky et al., 2012). Esses pacientes foram tratados nos últimos anos (2006 a 2009), pois a orientação por imagem é uma tecnologia relativamente nova. Os pacientes que receberam IMRT guiada por imagem tiveram menores taxas de toxicidade GU tardia (taxas em 3 anos de toxicidade grau ≥ 2: 10,4% com orientação por imagem vs. 20,0%, sem; p = 0,02), e as taxas de toxicidade GI grau 2 ou superior foram baixas em ambos os grupos (1,0% vs. 1,6%, respectivamente; p = 0,81). Esses estudos demonstram que o tratamento de radiação moderna com IMRT guiada por imagem é seguro, com discretas taxas de toxicidade GU e GI relacionadas com o tratamento agudo e de longo prazo.

Desfechos relatados pelo paciente complementam a avaliação médica da toxicidade e proporcionam um quadro mais completo da experiência vivenciada pelo paciente após o tratamento. Em um dos maiores estudos modernos, 292 pacientes com idade média de 69 anos, que receberam RTC3D ou IMRT, foram acompanhados, prospectivamente, utilizando o instrumento de qualidade de vida validado, o Expanded Prostate Cancer Index Composite (EPIC) (Sanda et al, 2008). Os pacientes relataram sintomas urinários e intestinais agudos que se resolveram com o passar do tempo. Por exemplo, em 2 meses após a RT, 12% dos pacientes relataram disúria (em comparação com 1% no início), 23% jato fraco (13% no início), e 34% polaciúria (16% no início); os sintomas melhoraram com 6 meses e retornaram aos níveis basais com 12 meses. A incontinência urinária foi incomum após RT. Sintomas intestinais agudos incluíram tenesmo (18% em 2 meses, em comparação a 3% no início) e frequência (16% em 2 meses, em comparação a 2% no início), que se resolveram, parcialmente, com seguimento mais longo. Os pacientes também relataram disfunção sexual após RT neste grupo de pacientes mais velhos. Aos 24 meses após o tratamento, 60% dos pacientes relataram ereções fracas (comparativamente com 37% no início). No entanto, a diminuição da função sexual foi maior no grupo de pacientes que receberam radiação em combinação com TPA, enquanto o declínio da função sexual foi mais discreto em pacientes que receberam a RT isoladamente. Os resultados relatados pelo paciente de IMRT moderna, guiada por imagem, não foram bem estudados e devem ser melhores do que esses resultados e outros na literatura, sobre pacientes tratados com radioterapia conformacional ou IMRT sem a orientação por imagem.

Com o avanço das tecnologias de radiação, que tornou possível minimizar as doses de radiação incidentes na bexiga e no reto, a toxicidade GU e GI associada à radiação e o impacto sobre os desfechos relatados pelos pacientes têm diminuído ao longo do tempo. Entretanto, a estrutura anatômica que causa disfunção erétil associada à radiação não é conhecida. Estudos publicados sugerem que a disfunção erétil após a radiação é, predominantemente, causada por dano vascular, e alguns dados sugerem que a dose na crura peniana pode ser correlacionada com a disfunção erétil (Roach et al., 2000; Fisch et al., 2001; Merrick et al., 2001). Mais estudos são necessários; qunado uma estrutura anatômica puder ser identificada, técnicas de radiação podem ser usadas para minimizar a dose para essa estrutura numa tentativa de melhor preservação da função sexual do paciente.

> **PONTO-CHAVE: MORBIDADE DO TRATAMENTO E DESFECHOS DA QUALIDADE DE VIDA**
>
> - A IMRT possibilita a administração de doses mais elevadas de radiação, com taxas mais baixas de toxicidade GI.

Feixes de Partículas Pesadas

Desde 1950, os radioterapeutas têm usado a terapia de feixe de partículas nos seus pacientes com câncer. A aplicação mais comum da

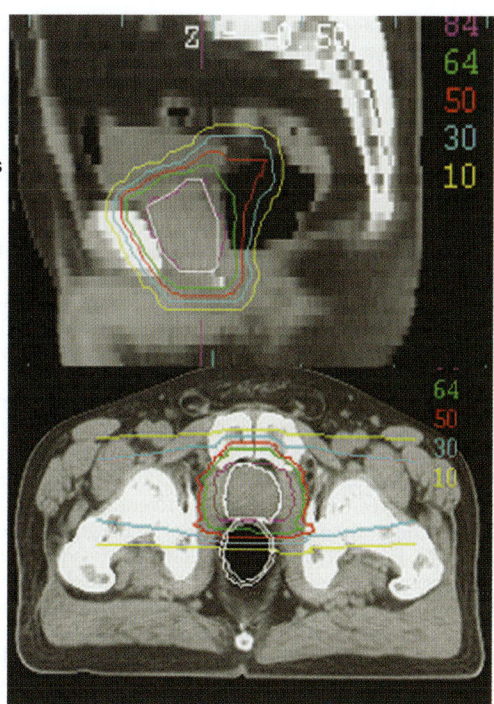

Figura 116-12. Terapia de feixe de prótons. (Cortesia Anthony Zietman, Hospital Geral de Massachusetts.)

terapia com partícula é com o feixe de elétrons, que é criado por todos os aceleradores lineares modernos. Outras partículas, como prótons, nêutrons e íons de hélio, íons pesados (de neônio, argônio ou carbono) e íons negativos, também estão disponíveis. Esses **feixes de partículas pesadas** são difíceis de produzir e controlar. Porém, apresentam algumas vantagens teóricas em relação aos feixes convencionais de **raios X e de elétrons**. Eles são mais densamente destrutivos no tecido, e os danos que criam são mais difíceis de serem reparados pelas células tumorais. Além disso, eles viajam de forma diferente no tecido e exibem um **pico de Bragg**, que se refere a um ponto de queda abrupta da dose no final do alcance da partícula no tecido (Fig. 116-12). Além dessa profundidade, o tecido recebe pouca ou nenhuma radiação. Assim, com foco adequado e administração, pode ser mais fácil poupar os tecidos normais circunvizinhos ao alvo cancerígeno.

As partículas mais utilizadas são prótons e nêutrons. O RTOG patrocinou um estudo de fase III em 1977 (Lawton et al., 1991), em que 91 pacientes com câncer de próstata foram aleatoriamente alocados para receberem tratamento com nêutrons ou radiação convencional (fótons). Aos 10 anos, a sobrevida foi melhor no braço de nêutrons (46%) do que no grupo de fótons (26%). No entanto, as características do paciente não foram igualmente equilibradas entre os dois braços. Marcadores de mal prognóstico, como a doença de estágio D1, foram mais comuns no braço de fótons, e a diferença de sobrevida observada entre os dois grupos pode ter sido devido a esse aspecto mais do que a qualquer benefício terapêutico de nêutrons em si. No entanto, os dados foram convincentes o suficiente para fazer que o NCI financiasse a construção de várias instalações de ponta com feixes de nêutrons. Mais uma vez, ensaios foram realizados para estudar a eficácia e a morbidade do tratamento com nêutrons. Como os atuais aceleradores ciclotrons são grandes e extremamente caros, há poucas instalações nacionais (EUA) que utilizam o tratamento de feixe de nêutrons para pacientes com câncer. Em meados da década de 1980, um segundo estudo prospectivo randomizado foi realizado pela RTOG. Um grupo de 178 pacientes com câncer de próstata foi distribuído aleatoriamente para receber feixe de nêutrons ou de fótons convencional. A taxa de controle local foi maior para os pacientes que receberam terapia de nêutrons do que para aqueles que receberam fótons (89% vs. 68%), assim como a taxa de ausência de falha do PSA (83% vs. 55%) em 5 anos. No entanto, as taxas de sobrevida não foram diferentes nos dois braços. A morbidade foi maior nos pacientes que receberam tratamento de feixe de nêutrons. Sendo descrita como grave em 11% dos pacientes em comparação com 3% daqueles que foram submetidos a irradiação com fótons.

Em geral, a aceitação da terapia de feixe de nêutrons pelos radio-oncologistas tem sido limitada devido à percepção de que as taxas de complicação são elevadas sem muito ganho no controle tumoral, bem como pela disponibilidade limitada e os custos associados à produção de nêutrons. Ao longo do tempo, uma forma de terapia de feixe de nêutrons conformacional foi desenvolvida e tornou-se disponível em vários centros (Forman et al., 1995). Na Wayne State University, 300 pacientes foram inscritos em um ensaio de fase III e distribuídos aleatoriamente em terapia de nêutrons conformacional seguido por RTC3D padrão ou RTC3D seguida por um complemento com terapia de nêutrons. Uma diferença estatisticamente significativa na sobrevida livre de doença em 5 anos foi observada para os pacientes tratados com nêutrons primeiro (93% em comparação com 73%; $p = 0,008$) (Forman et al., 2002). A morbidade relacionada com o tratamento foi a mesma para ambos os grupos nesse estudo. Uma análise retrospectiva maior a partir do mesmo grupo de terapia de nêutrons e RTC3D com fóton revelou melhora estatisticamente significativa da sobrevida livre de recidiva em 5 anos para o grupo que recebeu nêutrons como qualquer componente da sua terapia. O efeito foi mais pronunciado para os pacientes de alto risco que tiveram taxa de sobrevida livre de recidiva de 5 anos de 35% versus 7% no grupo apenas de fótons ($p = 0,0004$). Embora esses dados sejam provocadores, uma crítica é de que a sobrevida livre de recidiva no grupo tratado com fótons a partir da Wayne State é muito pior do que a de outras séries publicadas com população semelhante de pacientes.

Independente dos dados da Wayne State, a maioria dos radio-oncologistas acredita que a terapia de feixe de nêutrons provoca maiores danos ao tecido normal do que a terapia do feixe de fótons. Investigadores da Universidade Católica de Louvain, Bélgica, enviaram um questionário para avaliar mudanças de qualidade de vida em 262 pacientes que receberam irradiação mista de nêutrons e fótons. Dos 230 pacientes que responderam, 22% tinham quatro ou mais evacuações por dia. Constipação era um problema em 26% dos pacientes, e apenas 38% relataram continência intestinal completa. Os pacientes neste estudo receberam terapia de feixe de nêutrons utilizando o equipamento não conformacional. Esses dados foram suficientemente relativos para fechar seu programa e demonstrar a importância do equipamento e tecnologia atualizada para a terapia de feixe de nêutrons. Atualmente, poucos pacientes com câncer de próstata nos Estados Unidos são tratados com RT de nêutrons.

Feixes de prótons também são usados para tratar o câncer. Embora a radiação de prótons não seja um novo tratamento para câncer de próstata, tem havido um interesse significativo recente na sua utilização para câncer de próstata (Zietman, 2007; MacReady, 2012). Prótons são partículas geradas por aceleradores lineares, Ciclotron, ou Síncrotron. Os prótons têm a mesma vantagem teórica sobre o fóton que os nêutrons (ou seja, eles são mais densamente ionizantes no tecido e têm uma queda da dose acentuada no tecido, ver Fig. 116-11). Na década de 1980, um estudo prospectivo e randomizado foi realizado em homens com câncer da próstata localmente avançado (Shipley et al, 1995). Os pacientes tratados com feixes de prótons tiveram uma incidência de 95% de controle local clínico em 5 anos, em comparação com uma incidência de 64% para aqueles tratados com fótons. Embora nenhuma toxicidade de graus 3 a 5 tivesse sido relatada em qualquer um dos braços deste ensaio, as taxas de sangramento retal de grau 1 e 2 foram maiores no grupo de prótons (32% vs. 12%, $p = 0,002$), assim como estenose uretral (19% vs 8%, $p = 0,07$). Quando o grupo com sangramento retal foi cuidadosamente analisado, uma relação entre o volume do reto tratado e a dose de prótons indicada foi estabelecida e orientações foram desenvolvidas para ensaios futuros (Hartford et al., 1999).

Estudos comparando a terapia de prótons com a IMRT moderna para o câncer de próstata são, na sua maioria, limitados a estudos de planejamento, que mostraram que a radiação de prótons minimiza as doses de radiação nos volumes de órgãos vizinhos quando fornecem baixa e média dose, porém, não para altas doses de radiação em comparação com IMRT (Tabela 116-5). Por exemplo, em um estudo realizado por Trofimov et al. (2007), foram planejadas radioterapia de prótons a 79,2 Gray-equivalente de cobalto (CGE, do inglês *cobalt-gray equivalent*) para 10 pacientes usando campos laterais opostos paralelos, uma técnica comumente usada para câncer de próstata (Trofimov et al., 2007). Eles observaram que a terapia de prótons permitiu que um volume menor do reto recebesse doses baixas de radiação (< 30 CGE) em comparação com IMRT. No entanto, os planos de prótons não reduziram o volume de reto que recebia altas doses de radiação. Outro estudo realizado por Vargas et al. (2008), utilizando dois feixes de prótons, mas com ângulos otimizados para minimizar a dose no reto e da bexiga, demonstrou, de modo semelhante, uma redução no volume retal recebendo doses baixas a moderadas de radiação, mas benefício mínimo no volume de reto recebendo doses elevadas de radiação (Vargas et al., 2008). Estudos que evidenciaram melhorias na preservação do reto com a terapia de prótons também tendem a

TABELA 116-5 Estudos de Planejamento do Tratamento Comparando a Radioterapia Modulada por Intensidade com a Terapia Conformacional com Próton

REFERÊNCIA	ALVO DO TRATAMENTO	MEDIDA DOSIMÉTRICA	RTMI/PRÓTON DO RETO	RTMI/PRÓTON DA BEXIGA	RTMI/PRÓTON DA CABEÇA FEMORAL	RTMI/PRÓTON DO INTESTINO DELGADO
Chera et al., 2009	Próstata+ VS	Dose máx dose (Gy)			32,7/37,6	48,1/51,0
	+ LN	Dose média (Gy)	40,9/16,6	42,1/21,2	22,1/30,6	27,3/10,4
		V10 (%)	92,7/35,1*	100/46,2*	V10: 98,0/93,5	V10 (cc): 242/86*
		V50 (%)	27,3/15,1	25,6/18,2	V30: 12,4/83,6 *	V30 (cc): 123/43*
		V70 (%)	11,5/7,9	9,7/9,8	V45: 0/0,1	V45 (cc): 16/9
Vargas et al., 2008	Próstata ± VS	Dose média (Gy)	34,8/14,2*	28,4/18,4*		
		V10 (%)	72,1/29,8*	60,0/36,4*		
		V30 (%)	55,4/20,7*	42,8/27,7*		
		V50 (%)	31,3/14,6*			
		V70 (%)	14,0/7,9*			
		V78 (%)	5,0/2,9*			
Trofimov et al., 2007	Próstata + VS	Dose média (Gy)	39,4/29,2*	29,9/24,1*		
		V30 (%)	65,3/43,8*	44,5/32,8*		
		V50 (%)	34,4/28,2*	23,7/25,4		
		V70 (%)	14,5/14,0	11,4/17,3*		
		V75 (%)	9,7/10,3			

IMRT, Radioterapia modulada por intensidade (fóton); LN, linfonodos; VS, vesículas seminais.
*Diferença estatisticamente significativa.

encontrar melhorias na preservação da bexiga. Novamente, o benefício mais significativo foi na redução do volume de bexiga recebendo doses baixas e médias, mas não em altas doses (Mock et al., 2005; Trofimov et al., 2007; Vargas et al., 2008; Chera et al., 2009). Em seu estudo, Trofimov et al. (2007) relataram melhor preservação da bexiga por terapia de prótons em doses menores do que 30 CGE em comparação com IMRT. Porém, a terapia dos prótons realmente compromete um maior volume da bexiga quando administrada uma alta dose de 70 CGE (17% para prótons vs. 11% para IMRT). Da mesma forma, Vargas et al. (2008) constataram preservação da bexiga em doses de 10 a 35 Gy, mas não em doses superiores a 60 Gy. O arranjo de feixe lateral oposto usado na terapia de prótons aumenta a preocupação com a dose recebida pelas cabeças femorais. Vários estudos identificaram administração de doses nas cabeças femorais semelhantes ou piores quando utilizando prótons em comparação com IMRT, especialmente quando linfonodos pélvicos foram incluídos no alvo de tratamento conforme relatado por Chera et al. (dose femoral média de 31 CGE para prótons vs. 22 Gy para RTMI) (Mock et al., 2005; Trofimov et al., 2007; Chera et al., 2009). No entanto, as doses femorais nesses estudos mantiveram-se menores do que o limite inferior da dose geralmente aceito, de 45 Gy.

Se a redução de doses baixas a moderadas no reto, conforme os resultados da terapia de prótons, resulta em menores taxas de toxicidade gastrointestinal, em comparação com IMRT, isso é desconhecido; por outro lado, não está claro se próton tem maior toxicidade GU ou maiores taxas de fraturas pélvicas devido às doses ligeiramente mais altas na bexiga (em altas doses) e nas cabeças femorais. Até o momento, nenhum estudo clínico comparou, diretamente, os resultados da radioterapia de prótons versus IMRT moderna. Os estudos disponíveis incluem séries de casos com braço único (terapia de prótons), principalmente experiências de uma única instituição ou de poucos centros (Slater et al., 2004; Coen et al., 2011; Mendenhall et al., 2012). Esses dados sugerem que a terapia de prótons é segura e eficaz para o tratamento de câncer de próstata e, provavelmente, resulta em controle do câncer com resultados de morbidade semelhantes aos da IMRT. Como as unidades de tratamento de feixe de próton são extremamente caras para construir e operar, a terapia de prótons representa uma opção de tratamento caro para o câncer de próstata que, atualmente, não tem demonstrado benefício clínico sobre a IMRT padrão.

PONTO-CHAVE: FEIXES DE PARTÍCULAS PESADAS

- Nenhum estudo clínico comparou, diretamente, os resultados dos pacientes tratados com terapia de prótons versus IMRT para câncer de próstata.

Braquiterapia

Braquiterapia (terapia "próxima") é a colocação das fontes radioativas no próprio tumor, ou próximo a ele, para fins terapêuticos. A descoberta dos raios x e da purificação do rádio, no início do século XX, possibilitou o desenvolvimento dessa forma de terapia. Avanços técnicos e refinamentos subsequentes conduziram a técnicas cada vez mais precisas utilizadas atualmente e que estão associadas a uma maior eficácia e menores taxas de morbidade e custos. Desde o início de 1990, o número de pacientes submetidos à braquiterapia para câncer de próstata, em estágio inicial, aumentou expressivamente. A base de dados CaPSURE relatou um aumento do uso de braquiterapia, de 4% em 1990 para 15% em 2007 (Cooperberg et al., 2010).

Pasteau e Degrais descreveram a colocação temporária de agulhas contendo rádio na próstata através da uretra (Pasteau, 1913). Durante os anos 1920, Young (1922) na Universidade Johns Hopkins realizou braquiterapia de próstata utilizando fontes de rádio intracavitárias na bexiga, reto e uretra, em um "fogo-cruzado" para a próstata. Esta técnica foi refinada no Hospital Memorial em Nova Iorque por Benjamin Stockwell Barrington, que foi pioneiro no implante de agulhas contendo gás radioativo radônio na próstata por uma abordagem transperineal. Durante os anos 1970, Whitmore et al. (1972), no Memorial Sloan Kettering, em Nova York, realizaram o implante de I^{125} em pacientes, após eles terem se submetido a dissecção de linfonodos. A próstata foi exposta pelo acesso retropúbico para implantação. No entanto, essa técnica "à mão livre" resultou na distribuição aquém da ideal de sementes e fraca dosimetria (Zelefsky e Whitmore, 1977).

Holm et al. (1983) descreveram o implante transperineal fechado com o auxílio de USTR. Com essa abordagem, as agulhas usadas para inserir as sementes radioativas podem ser visualizadas, com uma melhoria na precisão da colocação da semente em comparação com a abordagem retropúbica. A morbidade e o custo cirúrgicos foram reduzidos. Para esse procedimento, o paciente é colocado na posição de litotomia elevada para maximizar a exposição perineal. O probe da ultrassonografia transretal é então inserido e fixado a um dispositivo guia ou estabilizador. Um molde pré-perfurado com um padrão de furos paralelos (chamado template) é conectado ao dispositivo. Isso permite guia por imagem precisa e reprodutível ao longo do procedimento. O padrão do modelo também pode ser sobreposto sobre a imagem de ultrassonografia por um *software* de computador no dispositivo de ultrassonografia. Agulhas com calibre de 17 ou 18 Gauge são inseridas através do template na próstata. A posição da ponta da agulha pode ser confirmada por imagem transversal ou parassagital. Sementes metálicas seladas, contendo o isótopo radioativo, são implantadas à medida que a agulha é retirada (Figs. 116-13 a 116-16).

Foram desenvolvidos programas de computação que utilizam algoritmos sofisticados e que otimizam o alcance da dosimetria em toda a próstata, além de minimizar a dose na uretra intraprostática e no reto. Stone e Stock (1999) determinaram o número de sementes a ser implantado com base no tamanho da glândula e no nomograma

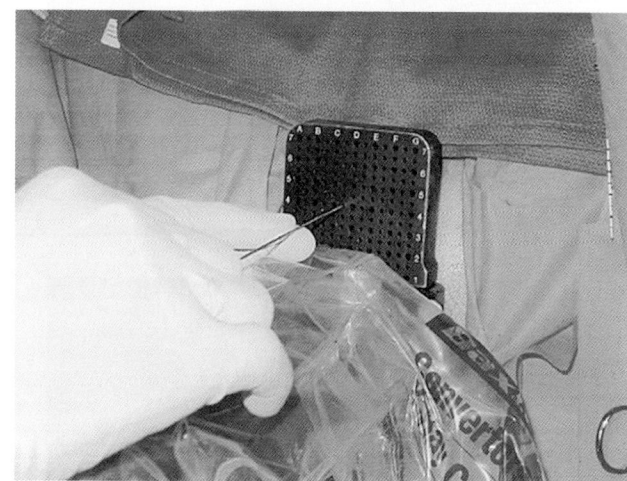

Figura 116-13. Paciente na posição alta de litotomia com a sonda de ultrassonografia transretal fixa ao dispositivo de passo. A agulha contendo sementes radioativas é implantada através do períneo por meio de um sistema de grade.

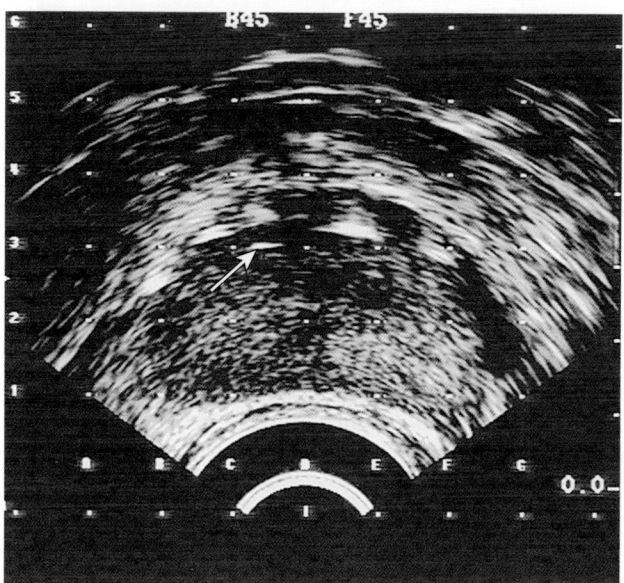

Figura 116-14. Imagem de ultrassonografia transversal da próstata. Várias sementes são visíveis na glândula anterior. A *seta* mostra o local-alvo para a inserção de uma agulha.

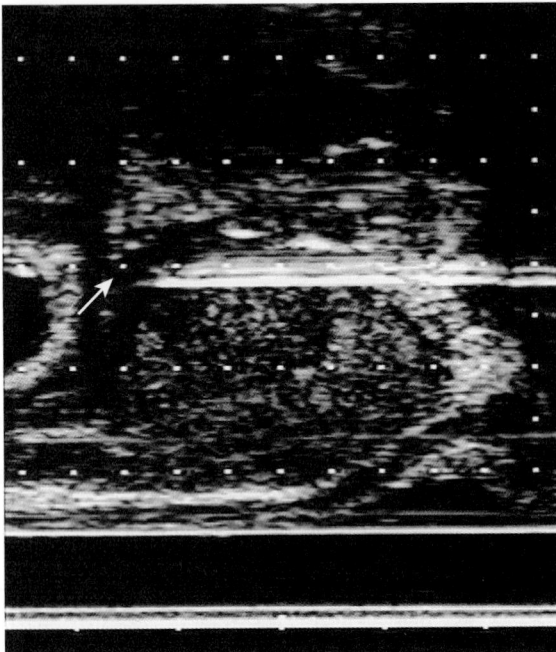

Figura 116-15. Imagem de ultrassonografia parassagital da próstata. A *seta* mostra que a agulha segue para a cápsula prostática antes da implantação das sementes radioativas.

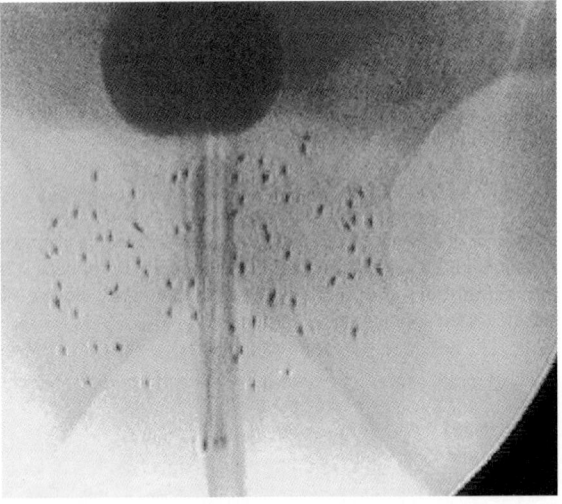

Figura 116-16. Imagem fluoroscópica intraoperatória da próstata demonstrando a colocação de sementes de paládio-103.

TABELA 116-6 Diretrizes de Pós-implantação Ideal da Braquiterapia da Próstata

ÓRGÃO	PARÂMETRO	RESTRIÇÃO
Próstata	Dose recebida por 90% do volume da próstata (D90)	> 100% da dose de prescrição
	Volume da próstata que recebeu 100% da dose prescrita (V100)	> 95% da próstata
	Volume da próstata que recebeu 150% da dose prescrita (V150)	< 50% da próstata
Reto	Volume do reto que recebeu a dose prescrita (R100)	<2 cm^3

Modificado de Salembier C, Lavagnini P, Nickers P, et al.; GEC ESTRO PROBATE Group. Tumour and target volumes in permanent prostate brachytherapy: a supplement to the ESTRO/EAU/EORTC recommendations on prostate brachytherapy. Radiother Oncol 2007;83:3–10.

de Anderson (1976). As sementes são implantadas utilizando as regras empíricas definidas por Patterson e Parker na década de 1930 (Fletcher, 1980), preferencialmente, poupando a uretra para reduzir a morbidade urinária (Wallner et al., 1995). Atualmente, várias metodologias para planejar o posicionamento das sementes radioativas permanentes estão em uso. O método popularizado por Blasko et al. (1993), em Seattle, usa imagens obtidas num procedimento separado de ultrassonografia transretal pré-implante, com o paciente na mesma posição de litotomia, para planejar a colocação de sementes para um plano de dosimetria ideal. Kaplan et al. (2000) descreveram um método em que o plano de dosimetria é calculado intraoperatoriamente. Outros métodos para o implante de sementes utilizando TC (Koutrouvelis, 1998) e RM intraoperatória (D'Amico et al., 1998a; Susil et al., 2004) também foram descritos. Cistoscopia é, geralmente, mas nem sempre, realizada e pode ser útil para recuperar as sementes soltas ou coágulos de sangue a partir da bexiga.

Isótopos

Existem várias opções para isótopos para implante de sementes permanente. Iodo-125 (I-125) emite raios-x de baixa energia a 27 keV (kilo-eletron-volt), com uma meia-vida de 59,6 dias. O uso de Paládio-103 (Pd-103) foi introduzido em 1986, pois possui um espectro de energia semelhante ao do I-125, com raios-x de 21-keV, mas com meia-vida significativamente mais curta de 17 dias. Sementes com energia mais elevada são necessárias para que o Pd-103 possa fornecer uma dose tumoricida semelhante ao I-125 (i.e., 1,3 a 1,5 mCi para sementes de Pd vs. 0,4 a 0,5 mCi para sementes de I) (Ci = Curie). A dose recomendada para prescrição da monoterapia de I-125 é de 140 a 160 Gy e a de Pd-103 é 110-125 Gy. Quando braquiterapia é combinada com EBRT, as doses de braquiterapia devem ser mais baixas (108 a 110 Gy para I-125 e 90 a 100 Gy para Pd-103) (Davis et al., 2012).

Avaliação da Qualidade do Implante Permanente

O objetivo da braquiterapia da próstata é fornecer uma dose homogênea a toda próstata, minimizando a dose para estruturas normais sensíveis vizinhas, tais como reto e uretra. A dosimetria pós-implante nessas regiões que limitam a dose é importante para avaliar a qualidade do implante. A TC pós-implantação com ou sem RM é realizada para determinar o posicionamento das sementes e verificar a dose na próstata e nas demais estruturas de importância (Willins e Wallner, 1997; Mizowaki et al., 2002). Uma fonte significativa de erro nesses cálculos é o edema da próstata, o qual é, invariavelmente, observado após a implantação (Prestidge, 1998; Waterman et al., 1998). A prática clínica varia, com imagens pós-operatórias obtidas entre o dia 0 e o dia 60. Tanto a imagem inicial quanto o cálculo dosimétrico devem considerar o efeito do edema pós-operatório. A American Brachytherapy Society (ABS) recomenda o uso do: D90 (i.e., dose mínima de 90% do volume prostático) e de V100 e V150 (o percentual do volume da próstata que recebe 100% e 150% da dose prescrita, respectivamente), como parâmetros para avaliar a qualidade do implante (Davis et al., 2012). Parâmetros ideais do implante são apresentados na Tabela 116-6.

Braquiterapia de Alta Taxa de Dose

O implante permanente da semente proporciona uma dose que age ao longo de semanas a meses, dependendo do isótopo escolhido, por isso o termo *baixa taxa de dose* (LDR, do inglês *low-dose-rate*). Um método alternativo de braquiterapia, que fornece doses de radiação próximas, porém altas, e utiliza cateteres temporários, é a chamada **braquiterapia de alta taxa de dose** (HDR, do inglês *high-dose-rate*). Para a braquiterapia HDR, cateteres ocos são introduzidos, via perineal, na próstata e guiados por imagem, da mesma forma que na braquiterapia LDR. Um plano de tratamento é desenvolvido com base no uso de uma fonte de Irídio-192 de 1 a 10-Curie (Ci), e que emite uma radiação gama de 400 keV, e pode ser posicionada ao longo do cateter em diferentes localizações, por tempos variáveis, por segundos a minutos. A fonte é manipulada roboticamente para minimizar a exposição à radiação do profissional médico. A dose de radiação é fornecida desta maneira ao longo de sucessivas aplicações. Não é necessária dosimetria pós-implantação. A HDR tem sido utilizada, principalmente, como um complemento associado com a EBRT para pacientes com características de risco intermediário ou de alto risco, embora seja cada vez mais comum como monoterapia em pacientes com doença de baixo risco.

Resultado dos Implantes

Biópsias pós-tratamento podem ser usadas para avaliar a eficácia das terapias locais no controle do câncer. Existem, porém, várias limitações ao uso dessa técnica no câncer de próstata, que foram anteriormente discutidas neste capítulo. Os primeiros estudos de braquiterapia da próstata incluíram biópsia pós-implante. Esses estudos demonstraram uma taxa muito baixa de 4% a 5% de resultados positivos na biópsia de 2 anos após implantes com boa dosimetria (Prestidge et al., 1997; Stone et al., 2004). Mais recentemente marcadores bioquímicos têm sido utilizados em adição aos parâmetros de sobrevida.

O PSA sérico é o marcador mais útil para avaliar recidiva. O nível de aumento do PSA após a irradiação é preditivo de recidiva local, à distância, ou ambas. Frequentemente, muitos anos antes de qualquer evidência clínica de recorrência (Kaplan et al., 1993). Entretanto, a flutuação do PSA, especialmente em níveis baixos, muitas vezes, torna a interpretação difícil. Além disso, a supressão de PSA com cursos, mesmo que curtos, de TPA pode dificultar a interpretação dos resultados. Uma elevação de PSA tem sido relatado em aproximadamente 30% dos pacientes após a braquiterapia (Critz et al., 2000; Hinnen et al., 2012). Alguns pesquisadores relataram boas taxas de controle do câncer em pacientes que evoluíram com uma elevação do PSA (Patel et al., 2004; Hinnen et al., 2012).

A Tabela 116-7 resume os resultados clínicos de monoterapia de implante permanente em várias grandes séries. Embora esses estudos sejam retrospectivos e de instituição única (com excepção do RTOG 98-05), eles representam os resultados de uma população uniforme de pacientes. Esses resultados são comparados favoravelmente com aqueles de pacientes tratados de forma semelhante selecionados com radioterapia ou prostatectomia radical (D'Amico et al., 1998b; Quaranta et al., 2004; Grimm et al., 2012). Os primeiros resultados com HDR, usada como monoterapia em pacientes com câncer de próstata de baixo risco, demonstraram toxicidade aceitável e taxas de sobrevida-livre de recidiva bioquímica a curto-prazo, semelhantes as dos implantes permanentes de LDR. A Tabela 116-8 resume os resultados dos ensaios de monoterapia com HDR.

Braquiterapia Combinada com Irradiação Externa

Embora os resultados em pacientes com câncer de próstata de baixo risco usando apenas a braquiterapia sejam excelentes, o controle bioquímico pode ser melhorado nos subgrupos de pacientes com risco intermediário e com risco intermediário desfavorável através da

TABELA 116-7 Ausência Atuarial de Falha Bioquímica: Monoterapia de Implante e Implante e Feixe Externo Combinados

REFERÊNCIA	Nº. DE PACIENTES	ACOMPANHAMENTO MÉDIO (MESES)	SOBREVIDA LIVRE DE DOENÇA BIOQUÍMICA POR GRUPO DE RISCO		
			BAIXA (%)	INTERMEDIÁRIA (%)	ALTA (%)
Crook et al., 2011	776	54	95		
Henry et al., 2010	1.005	59	72	74	58
Hinnen et al., 2010	601	69	88	61	30
Taira et al., 2010	463	74	97	96	
Prada et al., 2010	706	55	92	84	65
Morris et al., 2013	1.005	90	94	94	
Sylvester et al., 2011	128	140	86	80	62
Lawton et al., 2011	101	97	92		
Zelefsky et al., 2012	877	49	98	94	

Modificado de Morton GC, Hoskin PJ. Brachytherapy: current status and future strategies—can high dose rate replace low dose rate and external beam radiotherapy? Clin Oncol (R Coll Radiol) 2013;25:474–82

TABELA 116-8 Braquiterapia de Taxa de Dose Alta como Monoterapia para Câncer da Próstata de Baixo Risco

REFERÊNCIA	Nº. DE PACIENTES	ACOMPANHAMENTO MÉDIO (MESES)	SOBREVIDA LIVRE DE DOENÇA BIOQUÍMICA (%)	TAXA DE ALTA DOSE/Nº. DE FRAÇÕES
Shah et al., 2012	252*	58	91	38 Gy/4
Prada et al., 2012	40*	19	100	19 Gy/1
Zamboglou et al., 2013	395	53	95	39 Gy/4-34.5 Gy/3
Barkati et al., 2012	79†	40	89	30 Gy, 31,5 Gy, 33 Gy, 34,5 Gy/3
Yoshioka et al., 2011	15	65	85	54 Gy/9
Demanes et al., 2011	298	62	97†	42 Gy/6 ou 38 Gy/4

*Inclui risco mais elevado.
†Inclui alguns pacientes de risco intermediário.
Modificado de Morton GC, Hoskin PJ. Brachytherapy: current status and future strategies—can high dose rate replace low dose rate and external beam radiotherapy? Clin Oncol (R Coll Radiol) 2013;25:474–82.

combinação de braquiterapia associada à EBRT. A EBRT é empregada nesses pacientes para tratar a próstata e tecidos periprostáticos. Essa estratégia permite a segmentação das zonas de alto risco fora da cápsula prostática e aumenta a dose na própria próstata. Tipicamente, uma dose de 4.500 cGy de EBRT é administrada (comparada com 7560-7920 cGy quando EBRT é utilizado sozinha). A dose do implante complementar é de, geralmente, 60% a 70% da dose prescrita para os pacientes tratados apenas com braquiterapia. A sobrevida livre de falha bioquímica para homens de alto risco, submetidos a essa estratégia, pode variar de 80% a 90%. Particularmente, quando combinada com a TPA (Koontz et al., 2009; Taira et al., 2010; Merrick et al., 2011; Shilkrut et al., 2013a, 2013b). Uma série de braquiterapia HDR com pelo menos 5 anos de seguimento também demonstrou muito bom controle bioquímico em pacientes tanto de risco intermediário (83% a 100%) quanto de alto risco (74% a 91%) (Morton e Hoskin, 2013). O papel da radioterapia externa com braquiterapia de implante permanente *versus* braquiterapia apenas, em homens selecionados, com risco intermediário está sendo investigado em um ensaio clínico randomizado pelo RTOG (ensaio RTOG 0232).

Toxicidade

As técnicas e a qualidade dos implantes têm um forte impacto sobre a probabilidade de toxicidade da radiação na braquiterapia da próstata. Idade, comorbidades existentes, tais como doença vascular periférica, diabetes mellitus e tabagismo, também podem predispor a uma maior toxicidade.

Determinar as taxas de incidência e da gravidade da morbidade relacionada com o tratamento também depende do instrumento utilizado e como a informação é colhida. A American Brachytherapy Society propôs como um conjunto mínimo de critérios de avaliação o International Prostate Symptom Score (IPSS) para avaliar a função urinária, o International Index of Erectile Function (IIEF) para a função erétil e critérios de grau de toxicidade da RTOG (RTOG toxicity grading criteria) para a toxicidade retal.

Toxicidade Urinária

O IPSS tende a aumentar significativamente de forma imediata após o implante e diminui, em seguida, a uma taxa que depende da meia-vida do isótopo utilizado (Sanda et al., 2008; Kollmeier et al., 2012). Para HDR, a braquiterapia parece mostrar um padrão semelhante, com 15% a 18% relatando sintomas urinários agudos, grau 2 ou maior (Zamboglou et al., 2013). Numa recente série de implantes permanentes, a taxa de toxicidade urinária crônica, grau 2 ou maior foi de aproximadamente 20% (Mohammed et al., 2012; Buckstein et al., 2013). O uso de alfabloqueadores antes do implante pode minimizar a gravidade e a duração dos sintomas urinários (Merrick et al., 2002b). Wallner et al. (1995) relataram o risco de toxicidade urinária como sendo em função do comprimento da uretra que recebe uma dose mais elevada. Morbidade grau 2-3 foi observada quando 20 mm + 11 mm de uretra recebeu mais de 400 Gy com implantes de ^{125}I. Maiores volumes prostáticos – especificamente glândulas superiores a 60 cm^3 – também foram associados a maiores taxas de toxicidade urinária. Terk et al. (1998) relataram 251 pacientes utilizando o IPSS para avaliar a função urinária antes e depois de implantação de ^{125}I ou ^{103}Pd. Os pacientes com IPSS pré-tratamento acima de 20 apresentaram 29% de risco de retenção urinária, e a pontuação pré-tratamento inferior a 10 foi associada a um risco de apenas 2%. Embora os dados ainda estejam amadurecendo, a braquiterapia HDR parece ser muito bem tolerada, com baixos índices de morbidade urinária crônica grau 3+ (5% a 10%) (Barkati et al., 2012; Zamboglou et al., 2013).

A braquiterapia após ressecção transuretral da próstata (RTUP) está associada a aumento do risco de **incontinência urinária**. Embora essa complicação seja bastante incomum em homens sem trauma uretral preexistente (~ 3%), Mock et al. (2013) relataram uma incidência de 19% em pacientes com uma RTUP e até 53% naqueles com história de vários procedimentos (embora o N tenha sido pequeno). No geral, sintomas obstrutivos significativos e refratários pós-braquiterapia ocorrem em cerca de 2% a 3% dos pacientes.

Toxicidade Retal

Os sintomas retais menores agudos secundários à braquiterapia são, geralmente, autolimitados. A **toxicidade retal tardia** – especificamente, sangramento retal secundário a proctite actínica – pode ser desde um efeito adverso menor, autolimitante até uma toxicidade importante que precisa de intervenção cirúrgica, como a coagulação com plasma de argônio (Smith et al., 2001) ou, no pior dos casos, colostomia. A taxa de hematoquezia após braquiterapia tem sido relatada como sendo de aproximadamente 1% (Zelefsky et al., 1999; Mohammed et al., 2012). A incidência de todas as complicações retais significativas tem sido relatada como de 1% a 2% (Barkati et al., 2012; Zamboglou et al., 2013). Observou-se uma taxa de colostomia pós-braquiterapia de 0,3% em um estudo do Medicare (Benoit et al., 2000a, 2000b). A taxa de complicações retais está correlacionada com a dose e a duração da alta dose no reto. Por exemplo, complicações retais foram observadas mais frequentemente quando 17 mm^2 (± 5 mm) da parede do reto receberam mais de 100 Gy (Wallner et al., 1995). Wallner et al. (1995) recomendaram minimizar a quantidade administrada a 100 Gy para o reto em implantes de ^{125}I. Merrick et al. (2003) relataram que as complicações retais foram raramente observadas quando a parede retal recebeu 85% da dose prescrita.

Potência

No consenso do National Institutes of Health (NIH) sobre a disfunção eréctil (DE), a impotência é definida como "incapacidade de atingir e manter uma ereção peniana suficiente para permitir a relação sexual satisfatória" (NIH Consensus Conference, 1993). A causa da DE relacionada com a braquiterapia é multifatorial. Fatores como doença subjacente de pequeno vaso, dano do nervo cavernoso e a dose para os tecidos vasculares que rodeiam a crura peniana têm sido implicados na DE pós-implante (DiBiase et al., 2000; Merrick et al., 2001). De qualquer forma, as taxas de preservação da potência, para pacientes submetidos a braquiterapia, são superiores às relatadas pelos pacientes submetidos a prostatectomia radical, radioterapia ou TPA neoadjuvante + EBRT + braquiterapia combinada (Sanda et al., 2008). Snyder et al. (2012) relataram que em 5 anos após o tratamento, a potência foi mantida em 76% dos pacientes submetidos a braquiterapia comparados com 71% dos que receberam EBRT mais braquiterapia, e 58% nos submetidos a radioterapia + braquiterapia + TPA.

Potters et al. (2001) relataram uma taxa de manutenção da potência em 5 anos de 76% com a monoterapia com braquiterapia e 56% com EBRT e braquiterapia combinados. A associação de hormônios a EBRT e braquiterapia complementar diminui as taxas de potência para 52%. A idade foi um fator prognóstico significativo em uma análise univariada (Merrick et al., 2002a), e a associação com EBRT e história de *diabetes mellitus* foram fatores preditivos significativos em análise multivariada (Robinson et al., 2002). Considerando uma metanálise, a probabilidade de manter a potência em 1 ano após o tratamento foi de 76% (69% a 82%) com a monoterapia com braquiterapia e 60% (48% a 73%) com radioterapia externa associada à braquiterapia (Robinson et al., 2002). Quando a probabilidade de DE foi ajustada para a idade, a diferença entre a braquiterapia da próstata e prostatectomia aumentou (Robinson et al., 2002). O citrato de sildenafil e outros inibidores da fosfodiesterase-5 têm sido relatados como eficazes em 74% a 81% dos pacientes que recebem terapia oral para DE (Merrick et al., 2003; Raina et al., 2003).

> **PONTOS-CHAVE: BRAQUITERAPIA**
> - A braquiterapia da próstata pode ser indicada como monoterapia para o câncer da próstata de baixo risco ou em conjunto com EBRT (com ou sem TPA) no câncer da próstata de risco intermediário ou alto.
> - A dose administrada no reto está diretamente relacionada à probabilidade e ao grau de morbidade tardia da braquiterapia.

Hipofracionamento e Radioterapia Corporal Estereotáxica

A radioterapia fracionada é usada desde os primórdios da radioterapia, quando se verificou que a cura poderia ser alcançada com menos lesão dos tecido normais se a dose da radiação fosse dividida em muitas pequenas frações (Coutard, 1932). O fracionamento padrão para o câncer de próstata é 1,8 a 2 Gy por dia. O **hipofracionamento** moderado utiliza doses de 2,4 a 4 Gy por dia, e o hipofracionamento extremo utiliza doses de 6 a 10 Gy por fração (Cabrera e Lee, 2013). Quando doses nesse intervalo são administradas, muitas vezes, o tratamento é realizado em menos de 5 dias por semana, para permitir a recuperação do tecido normal. Um curso total de tratamento de hipofracionamento extremo pode ser concluído em 2 semanas.

Radiobiologia do Hipofracionamento

A base racional para o uso de hipofracionamento para câncer de próstata está na radiobiologia e na lenta natureza proliferativa das células cancerosas da próstata. Acredita-se que o câncer da próstata seja bastante sensível à quantidade de radiação administrada a cada sessão, tal que o fornecimento em poucas sessões de alta dose é mais eficaz em provocar a morte celular do que muitas frações de 2 Gy. Supõe-se que se pode proporcionar uma dose total mais baixa, minimizando, assim, o risco de lesão dos órgão normais, com o mesmo controle do câncer da próstata utilizando doses maiores que as normais por fração (Withers, 1985).

Essa hipótese é baseada em estudos clínicos em que a dose de tratamento foi variada. O primeiro relato sugerindo essa sensibilidade relativamente única do câncer de próstata a altas doses por sessão foi feito por Brenner e Hall (1999), que utilizaram a sobrevida livre de falha bioquímica aos 3 anos, de 134 pacientes recebendo braquiterapia permanente e 233 pacientes recebendo EBRT, para calcular uma **relação alfa-beta** de 1,5 Gy. Esse valor radiobiológico é usado para calcular a radiossensibilidade de um tecido. Para efeitos de comparação, acredita-se que a relação alfa-a-beta de cânceres da cabeça e do pescoço seja de 13 a 16 Gy, enquanto a fibrose cutânea tardia tem uma relação alfa-beta de 1,7 Gy (Zeman, 2009). Embora intrigante, esse estudo recebeu críticas pelo uso de várias modalidades de radiação, que variam não só na dose por fração, mas também por outras qualidades radiobiológicas da radiação administrada. No entanto, estudos mais recentes que utilizam grandes grupos tratados com radioterapia só continuam a apoiar a premissa de sensibilidade do câncer de próstata à alta dose por fração. Dasu e Toma-dasu (2012) avaliaram o controle bioquímico de 5 anos definido por Phoenix a partir de 11.330 pacientes tratados com EBRT, representando o tempo total de tratamento, e descobriram que, dependendo da categoria de risco, a relação alfa-beta variou de 1,0 a 1,7 Gy. Um segundo estudo encontrou uma relação alfa-beta de 1,4 Gy com 5.969 pacientes que receberam radioterapia (Miralbell et al., 2012). A Tabela 116-9 ilustra como o hipofracionamento pode proporcionar uma maior dose eficaz para a próstata do que para os tecidos normais.

Radioterapia Estereotáxica Corporal

Embora a baixa relação alfa-a-beta do câncer da próstata permita o tratamento com algumas frações maiores, deve-se ainda ter cuidado para proteger a bexiga e o reto, que também são relativamente sensíveis a doses elevadas por fração. Assim, o advento do hipofracionamento extremo foi concomitante às tecnologias que proporcionam alta precisão e conformidade com uma nuvem de pontos de dose de radiação. A **radioterapia estereotáxica corporal** (**SBRT**, do inglês *stereotactic body radiotherapy*) é definida com uma EBRT que proporciona uma dose elevada a cada tratamento utilizando radiação precisamente direcionada e altamente conformada. A duração total do tratamento é de 1 a 5 frações (Bento et al., 2010). A recente tecnologia de acelerador linear que torna a SBRT possível inclui imagens 2D e 3D precisas dos pacientes imediatamente antes/depois e até durante o tratamento, melhor *software* de cálculo da dose e modulação da intensidade. A SBRT pode ser realizada em um **acelerador linear tradicional** ou utilizando o **sistema da CyberKnife** (Accuray, Sunnyvale, CA), que é um acelerador linear de megavoltagem montado com um braço robótico com seis graus de liberdade em conjunto com imagens intrafração com capacidade de controlar o movimento do alvo (Kilby et al., 2010).

A compreensão do tumor e do movimento do órgão é essecial para a elaboração de planos seguros e eficazes de SBRT. A próstata é uma estrutura móvel dentro da pelve, a sua posição é alterada em relação ao enchimento retal e da bexiga (Schild et al., 1993; Wu e Adamson, 2009). Para a RT, dois tipos de movimento foram definidos, movimento interfração, que engloba mudanças na posição da próstata de um dia para o outro, e movimento intrafração, que descreve o movimento da próstata durante cada sessão.

Dispositivos de posicionamento e tratamento são úteis para minimizar os dois tipos de movimento. O posicionamento do paciente, se em decúbito dorsal ou ventral, não parece ter importância (Stroom et al., 1999; Wilder et al., 2010). No entanto, o uso do balão endorretal pode reduzir a movimentação da próstata, particularmente o movimento intrafração (van Lin et al., 2005; Ambos et al., 2011). Outras técnicas que permitem o ajuste do paciente sobre o equipamento de tratamento incluem a implantação de marcadores fiduciais, não radioativos, permanentes, visíveis nas imagens de kV (p. ex., raios X) no acelerador linear (Aubin et al., 2003; Middleton et al., 2011). Isso permite que o posicionamento da próstata seja corrigido para a posição exata daquele momento (Fig. 116-17) (Schallenkamp et al., 2005). A evolução desse conceito resultou no uso de transpônderes eletromagnéticos implantados que funcionam de modo semelhante aos fiduciais porém, com a vantagem de monitoramento da intrafração do movimento da próstata (Willoughby et al., 2006; Quigley et al., 2009). Esses transpônderes são maiores do que os marcadores fiduciais e normalmente requerem colocação transperineal.

Por fim, duas modalidades de imagem têm sido utilizadas para documentar a localização da próstata imediatamente antes do fornecimento do tratamento diário: a **ultrassonografia** e a **tomografia computadorizada (TC)**. A ultrassonografia transabdominal com a bexiga cheia usa um *software* para modificar a posição do paciente no acelerador linear, para coincidir com a configuração no momento do planejamento (Trichter e Ennis, 2003). A utilização dessa tecnologia requer treinamento especializado e pode ter significativa variabilidade de interoperadores (Langen et al., 2003; Pinkawa et al., 2008). Uma TC de feixe cônico permite a ampliação da quilovoltagem de um acelerador linear moderno para obter uma imagem tomográfica de feixe amplo e tamanho pequeno (Barney et al., 2011). Mais uma vez, um *software* é utilizado para ajustar o posicionamento do paciente para corresponder à posição da próstata no planejamento. A desvantagem da técnica de feixe cônico é a dose adicional recebida pelo paciente (van Zijtveld et al., 2010).

Resultados do Hipofracionamento com Feixe Externo

A evidência para SBRT da próstata ainda está evoluindo. Cinco ensaios de fase III de hipofracionamento moderado (Tabela 116-10) foram publicados, e vários outros são aguardados.

Um ensaio de não inferioridade multi-institucional do NCIC randomizou 936 homens, predominantemente de baixo risco, para 66 Gy em frações de 2-Gy por 6,5 semanas *versus* 52,5 Gy em 2.625-Gy por 4 semanas (Lukka et al., 2005). O acompanhamento mediano foi de 5,7 anos. O risco de falha bioquímica, ou clínica, aos 5 anos foi de 53% no braço de fracionamento padrão e 60% no braço de hipofracionamento (diferença de - 7%, IC 90% - 12,6% a - 1,4%). Embora a toxicidade aguda tenha sido ligeiramente superior com o hipofracionamento (11,4% *vs.* 7%, diferença de - 4,4%; IC 90% - 8,1% a - 0,6%), a toxicidade tardia foi baixa para ambos os braços (3,2%). A principal crítica desse ensaio foi a dose baixa fornecida em ambos os braços, o que resultou em elevadas taxas de falha. Esse estudo foi desenhado antes da hipótese da relação alfa-beta, e a dose hipofracionada foi, biologicamente, menos eficaz do que no braço padrão usando relação alfa-beta de 1,5.

TABELA 116-9 Exemplos do Princípio Alfa-Beta para Próstata, Bexiga e Reto

TECIDO DE INTERESSE	RELAÇÃO ALFA-BETA (GY)	DOSE EQUIVALENTE EM FRAÇÕES DE 2 GY DE 37,5 GY EM 5 FRAÇÕES (GY)
Câncer da próstata	1,5	96
Reto/bexiga	3	79
Bexiga	5	67

A dose biologicamente efetiva fornecida em frações de 2 Gy é mostrada calculada pela relação de alfa-beta. Embora o reto e a bexiga também possam ter efeitos agudos temporários, apenas a relação alfa-beta para os efeitos tardios crônicos é fornecida. O tempo de atraso não foi considerado no cálculo de dose equivalente. A dosagem padrão atual usando a radioterapia modulada por intensidade demonstrou perfil segurança aceitável até 81 Gy em frações de 2 Gy (Van der Kogel, 2002; Alicikus et al., 2011).

TABELA 116-10 Ensaios Randomizados de Hipofracionamento Moderado

REFERÊNCIA	N	ACOMPANHAMENTO MÉDIO (ANOS)	DOSE TOTAL (GY) (FRAÇÃO [GY])	RESULTADO PADRÃO VS. HIPOFR. %	TOXICIDADE TARDIA, %
Lukka et al., 2005	936	5,7	66 (2) 52,5 (2,625)	5 anos LFB*, 53 vs. 60 (NE)	Gr3+ GI/GU, 1 vs. 2 (NE)
Yeoh et al., 2011	217	7,5	64 (2) 55 (2,75)	7.5 anos SLRB, 34 vs. 53 ($P < 0,05$)	NE
Arcangeli et al., 2011	168	5,8	80 (2) 62 (3,1)	5 anos LFB, 79 vs. 85 ($P = 0,065$)	Gr2+ GU, 11 vs. 14 Gr2+ GI, 14 vs. 17 (NE)
Pollack et al., 2011	303	5,5	76 (2) 70,2 (2,7)	5 anos FB, 15 vs. 19 ($P = 0,34$)	Gr2+ GU, 8 vs. 18 ($P = 0,03$) Gr2+ GI, 4 vs. 6% (NE)
Kuban et al., 2010	204	4,7	75,6 (1,8) 72 (2,4)	5 anos LFB, 94 vs. 97 (NE)	Gr2+ GU, 19 ambos Gr2 GI, 5 vs. 11 ($P = 0,06$ todo grau GI)

Falha de antígeno específico prostático definida usando nadir + 2 ng/mL exceto onde marcado.
FB, Falha bioquímica; SLRB, sobrevivência livre de recorrência bioquímica; LFB, livre de falha bioquímica; GI, gastrointestinal; GU, genitourinário; Hipofr., hipofracionamento; NE, não especificado.
*Falha definida como três aumentos consecutivos.

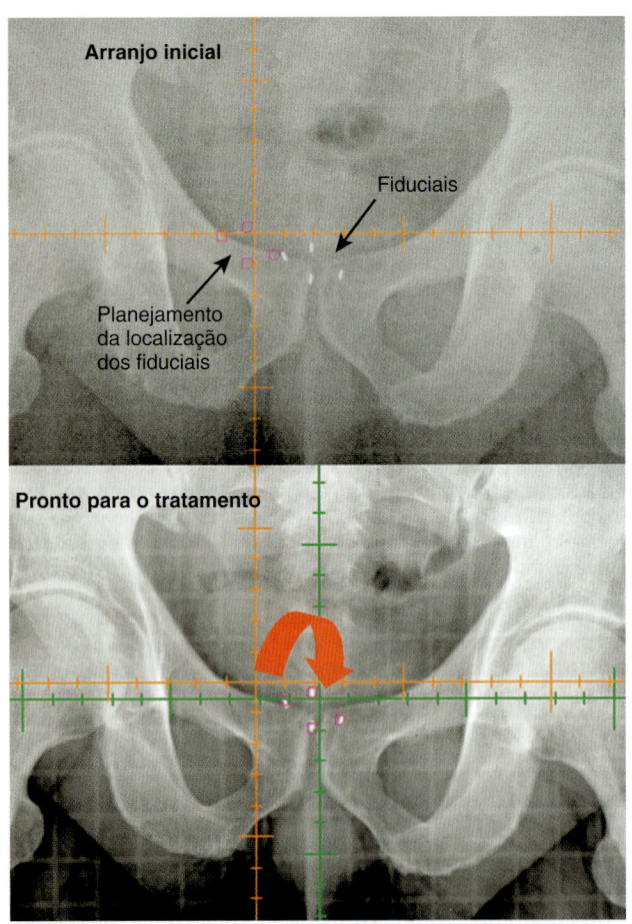

Figura 116-17. Imagem de quilovoltagem com marcadores fiduciais para localização da próstata e posicionamento do tratamento durante a radioterapia.

Yeoh et al. (2011) relataram um estudo randomizado de 217 pacientes cT1-2 comparando 64 Gy em frações de 2-Gy por 6,5 semanas com frações de 55 Gy administrado em frações de 2,75-Gy por 4 semanas. O seguimento mediano foi de 90 meses e demonstrou melhor sobrevida livre de recidiva bioquímica, aos 7,5 anos, no braço hipofracionado (34% vs. 53%, comparativamente, $p < 0,05$). Embora esse estudo tenha oferecido suporte para a lógica de hipofracionamento, os números foram pequenos e as doses totais foram, novamente, baixas.

Um estudo controlado randomizado na Itália comparou 85 homens que receberam 80 Gy em 40 frações de 2-Gy ao longo de 8 semanas com 83 homens recebendo 62 Gy em 20 frações de 3,1-Gy ao longo de 5 semanas (Arcangeli et al., 2012). Todos eram de alto risco e receberam 9 meses de TPA. Com seguimento mediano de 70 meses, a sobrevida-livre de falha bioquímica aos 5 anos foi semelhante em ambos os braços (79% vs. 85%, respectivamente, $p = 0,065$). O tratamento em ambos os braços foi bem tolerado, com toxicidades GI/GU tardias ocorrendo em 16% a 17% e 11% a 14%.

Pollack et al. (2011) relataram os resultados do estudo randomizado do Fox Chase com 303 homens com câncer de risco intermediário ou alto risco. O fracionamento padrão foi de 76 Gy em frações de 2-Gy versus 70,2 Gy em frações de 2,7-Gy. Não houve diferenças significativas na falha bioquímica aos 5 anos (15% versus 19%, $p = 0,342$) e pior toxicidade GU tardia grau 2 + no braço hipofracionado (18% vs 8%, $p = 0,028$).

O último ensaio randomizado publicado no que se concerne ao hipofracionamento moderado é do MD Anderson Cancer Center (Cabrera e Lee, 2013). Esse estudo randomizou 204 homens predominantemente de baixo risco e de risco intermediário para 75,6 Gy em frações de 1,8-Gy ou 72 Gy em frações de 2,4-Gy. Com um seguimento médio de 4,7 anos, e a sobrevida-livre de falha bioquímica, aos 5 anos, não foi significativamente diferente ($p = 0,23$) entre fracionamento padrão (92%) e hipofracionamento (92%). A toxicidade também foi semelhante, embora tenha havido uma tendência de pior toxicidade GI tardia no grupo do hipofracionamento ($p = 0,058$).

Estudos de hipofracionamento extremo ainda estão em fases iniciais, fase I/II. No entanto, até o momento, 10 séries diferentes de pacientes tratados com 6,7-10-Gy por fracção foram publicadas (Tabela 116-11). Apesar de o seguimento ser geralmente curto, os resultados bioquímicos para câncer de próstata de baixo risco e risco intermediário variam entre 90% e 100%. No entanto, existe um aumento acentuado da morbidade tardia, quando comparado com estudos de hipofracionamento moderado, com toxicidade urinária de grau 2 ou superior acometendo até 30% dos pacientes em alguns estudos. Embora seja uma ocorrência rara, um estudo observou uma ulceração retal grau 4 em um paciente que recebeu 50 Gy em 5 frações (Boike et al., 2011) e um outro relatou uma fístula retal (Loblaw et al., 2013).

Estudos em andamento deverão fornecer mais informações sobre o papel e o risco do hipofracionamento. Três ensaios de não inferioridade multi-institucionais de fase III de de hipofracionamento moderado foram, recentemente, concluídos ou estão recrutando ativamente.

TABELA 116-11 Séries Relatadas de Hipofracionamento Extremo

REFERÊNCIA	N	ACOMPANHAMENTO MÉDIO (MESES)	DOSE TOTAL/Nº. DE FRAÇÕES	RESULTADO, %	TOXICIDADE TARDIA, %
Madsen et al., 2007	Baixo: 40	41	33,5 Gy/5	4 anos LFB, 90	Gr2+ GU, 20 Gr2+ GI, 8
Friedland et al., 2009	Alto/baixo/int: 112 (21 receberam TPA)	24	35 Gy/5	Bruto, 97	Bruta Gr3 GI, 1
Boike et al., 2011	Baixo: 18 Int: 26	30	45 Gy/5 47,5 Gy/5 50 Gy/5	Bruto, 100	Gr2+ GU, 31 Gr2+ GI, 18
King et al., 2012	Baixo: 67	32	36,25/5	4 anos SLRB, 94	Gr2+ GU, 7 Gr2+ GI, 2
McBride et al., 2012	Baixo: 45	44,5	36,25 Gy/5 37,5 Gy/5	3 anos SLRB, 98	Gr2+ GU, 19 Gr2+ GI, 12
Katz et al., 2013	Baixo: 211 Int: 81 Alto: 12 (57 receberam TPA)	60	35 Gy/5 36,25 Gy/5	5 anos SLRB Baixo: 97 Int: 91 Alto: 74	Gr2/3 GU, 11 Gr 2/3 GI, 5* DE, 25
Oliai et al., 2013	Baixo: 36 Int: 22 Alto: 12 (23 receberam TPA)	31	35 Gy/5 36,25 Gy/5 37,5 Gy/5	3 anos LFB Baixo: 100 Int: 95 Alto: 77	Gr2/3 GU, 31 Gr2/3 GI, 9 ED, 19
Loblaw et al., 2013	Baixo: 84	55	35 Gy/5	5 anos CB, 98	Gr2+ GU, 8 Gr2+ GI, 5 DE, 43
Chen et al., 2013	Baixo: 37 Int: 55 Alto: 8 (11 receberam TPA)	28	35 Gy/5 36,25 Gy/5	2 anos SLRB, 99	Gr2+ GU, 21 Gr2+ GI, 1 DE, 21
Ju et al., 2013	Int: 41	21	35 Gy/5 36,25 Gy/5	2 anos SLRB 98	Gr2+ GU 44 Gr2+ GI 7

TPA, Radioterapia de privação de androgênio; CB, controle bioquímico; SLRB, sobrevivência livre de recorrência bioquímica; DE, disfunção erétil; LFB, livre de falha bioquímica; GI, gastrointestinal; GU, genitourinário; Int, intermediário.
*Usou amifostina retal.

Dearnaley et al. (2012) relataram dados de toxicidade inicial do estudo *Conventional or Hypofractionated High-dose Intensity Modulated Radiotherapy in Prostate Cancer* (CHHiP), relatando toxicidade GI e GU tardia grau 2 + tanto para IMRT convencional quanto hipofracionada. O RTOG completou o recrutamento do RTOG 0415, um estudo de não inferioridade, onde homens com baixo risco foram randomizados para 73,8 Gy em frações de 1,8-Gy ou 70 Gy em frações de 2,5-Gy. RTOG também investiga um outro ensaio randomizado de fase II comparando dois regimes hipofracionados, 51,6 Gy em 12 frações com 36,25 Gy em 5 frações. O estudo Prostate Fractionated Irradiation Trial (PROFIT) do grupo Ontario Clinical Oncology Group concluiu a randomização do seu ensaio de não inferioridade comparando 78 Gy em frações 2-Gy com 60 Gy em frações de 3 Gy. Por fim, há um ensaio sueco de fase III de hipofracionamento extremo, o ISRCTN 4590531, que randomizou homens com risco intermediário para 78 Gy em frações 2-Gy ou 42,7 Gy em frações de 6,1-Gy.

O uso de hipofracionamento moderado para radioterapia pós-operatória tem sido estudado. Ele encurta o tempo de tratamento, significativamente, sem aumentar a morbidade. Kruser et al. (2011) trataram 108 homens com 65 Gy em frações de 2,5-Gy. A Sobrevida-livre de falha bioquímica, aos 4 anos, foi de 67%. Toxicidades GU e GI tardias grau 2 ocorreram em 15% e 4%, respectivamente, sem toxicidades de grau superior relatadas. Outro estudo relatou resultados de 61 homens tratados com 50 a 52,5 Gy em 20 frações. A sobrevida livre de recidiva, aos 3 anos, foi de 74% com baixo perfil de toxicidade (Lee et al., 2004). Mais estudos nesta área são necessários.

PONTOS-CHAVE: RADIOTERAPIA ESTEREOTÁXICA CORPORAL E HIPOFRACIONAMENTO

- O hipofracionamento reduz o tempo de tratamento global, fornecendo doses mais elevadas por fração. O tratamento seguro requer precisão no posicionamento do paciente e um planejamento adequado do tratamento.
- Doses na faixa de 2,6 a 3,1-Gy foram fornecidas, em ensaios de fase III, com baixa morbidade. A seleção de risco do paciente e doses biologicamente eficazes resultaram em excelente controle bioquímico em 5 anos. Porém, não está claro se o hipofracionamento moderado é mais eficaz.
- Estudos iniciais com fracionamento extremo (6,7 a 10-Gy) apresentam boas taxas de controle bioquímico, mas o tempo de seguimento é curto. As taxas de toxicidade variam. Ensaios de fase III maiores são necessários.

Radioterapia e Terapia de Privação Androgênica

Terapia de Privação Androgênica e Radiação

Entre as estratégias para melhorar os resultados de pacientes com câncer da próstata de risco intermediário ou alto, a ablação hormonal em combinação com RT demonstrou melhora no resultado do tratamento quando comparado com a radiação de dose padrão isoladamente. Conforme demonstrado na Tabela 116-12, ensaios investigaram tanto a radioterapia sozinha contra radiação associada à ablação androgênica, quanto a duração da terapia hormonal associada à radiação. Uma metanálise de ensaios prospectivos de TPA, no câncer da próstata não metastático, mostrou uma redução de 30% no risco relativo da mortalidade câncer específica e uma redução de 14% no risco relativo de mortalidade por qualquer causa com o uso de **TPA** (Nguyen et al., 2011).

Terapia de Privação Androgênica e Doença Localizada

Vários estudos randomizados prospectivos têm investigado o papel da TPA associada à radiação em homens com câncer da próstata localizado de risco intermediário a alto em relação à radiação apenas (D'Amico et al., 2008; Denham et al., 2011; Jones et al., 2011; Pisansky et al., 2013). Com 3 e 8 meses de ablação androgênica, geralmente, os estudos mostram uma vantagem na associação com a terapia hormonal, tanto na sobrevida global quanto câncer específica.

O TROG realizou um ensaio randomizado com três braços comparando RT apenas a RT mais TPA por 3 ou 6 meses para 818 homens com doença T2b a T4 (Denham et al., 2011). Com 10,6 anos de seguimento, o braço de 6 meses mostrou melhora significativa na sobrevida global, livre de recidiva bioquímica, sem metástase e câncer específica em relação à RT isoladamente. D'Amico et al. (2008) estudaram 206 homens, todos com doença clínica T1/2 e seguidos por uma média de 7,6 anos. O PSA mediano foi de 11 ng/mL, e 73% tinham uma pontuação de Gleason de 7 ou superior. Benefícios tanto na sobrevida global quanto câncer específica foram observados. Notadamente, o benefício da sobrevida parece ter sido limitado apenas aos homens sem ou com mínima comorbidade. O RTOG 94-08 randomizou 1.979 homens com doença T1b a T2b e PSA inferior a 20 ng/mL para RT isolada versus RT associada a 4 meses de bloqueio androgênico (Jones et al., 2011). Com um seguimento mediano de 9,1 anos, a sobrevida global de 10 anos foi de 62% no braço com ablação androgênica em comparação com 57% no braço da RT isolada. Em uma sub-análise de subgrupos não planejada, pareceu que 54% dos homens com doença de risco intermediário tiveram o maior benefício, com o grupo de baixo risco (35%) sem benefício significativo associando a terapia hormonal.

Terapia de Privação Androgênica e Doença Localmente Avançada

Em RTOG 86-10, 456 pacientes com grandes volumes tumorais (25 cm³) Nx estágio T2b a T4 designados aleatoriamente em 4 meses de TPA total com RT iniciada após os primeiros 2 meses, evoluiram com melhor controle local, a sobrevida livre de doença e a ausência de metástases quando comparados ao grupo de pacientes que receberam 65 a 70 Gy de RT isolada (Roach et al., 2008). Em um seguimento mediano de mais de 12 anos, as taxas de sobrevida global, aos 10 anos, não foram diferentes entre os dois braços, porém, houve uma melhora significativa na mortalidade câncer específica de 36% versus 23% ($p = 0,01$).

No EORTC 22863, um ensaio de fase III de privação androgênica, Bolla et al. (2010) relataram uma vantagem na sobrevida global em pacientes tratados com 3 anos de goserelina associada ao início da RT sobre a RT de 70 Gy isoladamente (Bolla et al., 2010). Mais de 90% dos 415 pacientes tinham a doença T3 ou T4, e o restante eram elegíveis devido a tumores de grau elevado. Com 9,1 anos de seguimento, houve melhorias significativas, tanto na sobrevida global quanto SCE associando a supressão androgênica.

Dois ensaios randomizados multicêntricos questionaram se a RT, quando associada, melhoraria os resultados para os homens com doença localizada, localmente avançada, para homens tratados com TPA permanentemente (Widmark et al., 2009; Warde et al., 2011). No primeiro estudo, 875 homens com PSA menor que 70 ng/mL, N0, M0, e doença na maior parte cT3 foram randomizados para 3 meses de bloqueio androgênico combinado seguido por flutamida ao longo da vida associado ou não a RT com 70 Gy. Após uma mediana de 7,6 anos de seguimento, Widmark et al. (2009) relataram um risco relativo para morte câncer específica de 0,44 (95% IC 0,30-0,66, $p < 0,001$), favorecendo a associação da RT. No segundo estudo, 1.205 homens com doença, em sua maioria T3 e T4, foram randomizados para TPA ao longo da vida, com ou sem RT de 65 a 69 Gy. Com uma mediana de 6 anos de seguimento, Warde et al. (2011) relataram uma taxa de risco (HR) de 0,54 (95% IC 0,27-0,78) para SCE. A sobrevida global, aos 7 anos, foi de 74% (IC 95% 90 a 78) para o braço combinado contra 66% (IC 95% 60 a 70) para o braço com TPA isolada.

Duração da Privação Androgênica

A modalidade, o momento e a duração ideais da ablação androgênica em combinação com RT permanecem sendo definidos. No estudo RTOG 99-10, que randomizou 1.490 homens, 84% dos quais tinham doença de risco intermediário, a 4 versus 8 meses de privação androgênica neoadjuvante e concomitante com radiação, nenhuma vantagem foi identificada no controle bioquímico ou sobrevida global com o ciclo de tratamento mais longo (Pisansky et al., 2013).

Vários estudos investigaram a duração da privação androgênica entre os homens com doença de maior risco. Em RTOG 92-02, 1.521 pacientes com doença em estágio T2c-T4, N0-1, M0 foram aleatoriamente alocados para 4 meses de TPA total, com radiação administrada após 2 meses ou o mesmo regime seguido de um adicional de 2 anos de goserelina (Horwitz et al., 2008). Uma análise de subgrupo, portanto, apenas geradora de hipótese, revelou melhora significativa na sobrevida global, 80% versus 69%, e de sobrevivência câncer específica de 90% versus 78%, em pacientes com tumores com pontuação de Gleason de 8 a 10.

O EORTC randomizou 970 homens que receberam 6 meses de associação bloqueio androgênico e RT, somados ou não a uma privação androgênica por 30 meses com um análogo LHRH (Bolla et al., 2009). Desenvolvido como um estudo de não inferioridade, em 6,4 anos de seguimento, a mortalidade câncer-específica, aos 5 anos, foi de 4,7% (IC 95% 2,7-6,7) versus 3,2% (IC 95% 1,6-4,8), favorecendo a terapia hormonal de longo prazo.

Em um estudo investigando a RT com 18 meses em relação à RT com 36 meses de goserelina para homens com doença T3/T4, PSA superior a 20 ng/mL, ou Gleason 8-10, Nabid et al. (2013) relataram que, com 6,5 anos de seguimento, a sobrevida global e SCE, de 5 anos não foi estatisticamente diferente entre os dois braços. Um seguimento adicional será necessário para determinar se 18 meses não são inferiores a 36 meses.

Os Linfonodos Pélvicos Devem ser Tratados?

Questões referentes à duração da terapia hormonal e ao tamanho do campo de radiação foram estudadas no RTOG 94-13, um estudo de quatro braços comparando radiação de toda a pelve versus radiação de campo pequeno, associados a TPA total, com 4 meses como adjuvante ou neoadjuvante. Os pacientes elegíveis tinham fatores de risco adversos, com risco estimado para doença linfonodo-positivo maior que 15%. A diferença foi, inicialmente, observada na sobrevida livre de progressão, aos 4 anos, 54% versus 47% para a radiação de toda a pelve versus radiação prostática apenas, respectivamente ($p = 0,022$). Porém, não foi observada diferença na sobrevida global (Roach et al., 2003). Uma atualização desse estudo mostrou uma perda nesse benefício no controle bioquímico, ressaltando a necessidade de estudos adicionais que investiguem a oferta de volumes linfonodais em homens com alto risco de comprometimento linfonodal (Lawton et al., 2007).

PONTOS-CHAVE: RADIOTERAPIA E TERAPIA DE PRIVAÇÃO ANDROGÊNICA

- Ensaios randomizados controlados têm demonstrado um benefício na sobrevida de homens com doença de risco intermediário e alto, tratados com a associação entre radioterapia e terapia hormonal, quando comparada à radioterapia ou à terapia hormonal, isoladas.
- Para homens com doença localmente avançada, de alto risco, 18 a 36 meses de terapia hormonal parece superior a 4 a 6 meses. Neste cenário, a adição da radiação ao tratamento hormonal permanente melhora a sobrevida.
- Para homens com doença de risco intermediário, localizada ou localmente avançada, 4 a 6 meses de terapia hormonal melhora a sobrevida em comparação à radiação, com dose-padrão, isoladamente.

TABELA 116-12 Ensaios Controlados Selecionados Aleatoriamente Investigando a Aplicação da Terapia de Privação Androgênica com Radiação

ESTUDO	ESTÁGIO TNM (%)	PONTUAÇÃO DE GLEASON (%)	N	ACOMPANHAMENTO MÉDIO (ANOS)	BRAÇOS DE TRATAMENTO	SOBREVIDA GLOBAL, %	MORTALIDADE ESPECÍFICA DE CÂNCER DA PRÓSTATA, %	NOTAS
DOENÇA LOCALIZADA								
TROG 96,01 (Denham et al., 2011)	T2b (26), T2c (34) T3,4 (40) N0M0	≤6 (44), 7 (38), ≥8 (17)	818	10,6	RT: 66 Gy RT+ 3 meses TPA RT+ 6 meses TPA	10 anos: 57,5 10 anos: 63,3* 10 anos: 70,8	10 anos: 22, 0 10 anos: 18,9* 10 anos: 11,4	
DFCI 95-096 (D'Amico et al., 2008)	T1b (2), T1c (46), T2a (23%), T2b (30) N0M0	≤6 (28), 7 (58), ≥8 (15)	206	7,6	RT: 67 Gy RT+ 6 meses TPA	8 anos: 61 8 anos: 74	8 anos: 12 8 anos: 3	Benefício observado no grupo sem comorbidade moderada a grave
RTOG 94-08 (Jones et al., 2011)	T1 (49), T2 (51) N0M0	≤6 (62), 7 (28), ≥8 (9)	1979	9,1	RT: 66,6 Gy RT+ 4 meses TPA	10 anos: 57 10 anos: 62	10 anos: 8 10 anos: 4	
DOENÇA LOCALMENTE AVANÇADA: RT VERSUS RT + TPA								
RTOG 86-10 (Roach et al., 2008)	T2 (30), T3,4 (70), N0 (92) N1 (8) M0	≤6 (30), ≥7 (70)	471	12,6	RT: 65-70 Gy RT+ 4 meses	10 anos: 34 10 anos: 43*	10 anos: 36 10 anos: 23	
EORTC 22863 (Bolla et al., 2010)	T1 (1), T2 (10), T3 (80), T4 (9) N0 (89), M0	≤6 (62), 7 (28), ≥8 (9)	415	9,1	RT: 70 Gy RT+ 36 meses TPA	10 anos: 39,8 10 anos: 58,1	10 anos: 30,4 10 anos: 10,3	
DOENÇA LOCALMENTE AVANÇADA: TPA VERSUS TPA + RT								
SPCG-7 (Widmark et al., 2009)	T1 (2), T2 (19), T3 (78), N0M0	ND	875	7,6	TPA TPA + RT: 70 Gy	10 anos: 61 10 anos: 70	10 anos: 24 10 anos: 12	
PR.3/PR07 (Warde et al., 2011)	T2 (13), T3 (83), T4 (4), NXM0	≤7 (81), 8-10 (18)	1205	6	TPA TPA + RT: 65-69 Gy	7 anos: 66 7 anos: 74	7 anos: 19 7 anos: 9	
DURAÇÃO DA TPA								
RTOG 92-02 (Horwitz et al., 2008)	T2 (45), T3 (51), T4 (4), N0 (97) M0	≤6 (38), 7 (31), ≥8 (24%)	1554	11,3	RT+ 4 meses TPA RT+ 28 meses TPA	10 anos: 51,6 10 anos: 53,9*	10 anos: 16,1 10 anos: 11,3	Vantagem de sobrevida global observada entre pacientes com Gleason 8-10
EORTC 22961 (Bolla et al., 2009)	T2c (19) T3 (73), T4 (4) N1 (3) M0	≤6 (47), 7 (30), ≥8 (18)	970	6,4	RT+ 6 meses TPA RT+ 36 meses TPA	5 anos: 81 5 anos: 85	5 anos: 4,7 5 anos: 3,2	
PCS IV (Nabid et al., 2013)	T1c (24), T2a (20), T2b (31%), T3 (24%)	ND	630	6,5	RT+ 18 meses TPA RT+ 36 meses TPA	5 anos: 86 5 anos: 91*	5 anos: 4,7 5 anos: 3,4*	
RTOG 99-10 (Pisansky et al., 2013)	T1b-T4, N0M0	≤7 (90)	1490	8,7	RT: 70,2 Gy+ 4 meses TPA RT+ 8 meses TPA	10 anos: 66 10 anos: 67*	10 anos: 5 10 anos: 4*	84% tinham doença de risco intermediário

TPA: Terapia de privação de androgênio; DFCI, Dana-Farber Cancer Institute; EORTC, European Organization for Research and Treatment of Cancer; ND: não disponível; PCS IV, Duration of Androgen Blockade Combined With Pelvic Irradiation in Prostate Cancers; RT, radioterapia; RTOG, Radiation Therapy Oncology; SPCG, Scandinavian Prostate Cancer Group; TROG, Trans-Tasman Radiation Oncology Group.

*Não estatisticamente significativo.

TABELA 116-13 Características Físicas de Radionuclídeos Revisados

RADIONUCLÍDEO	MEIA-VIDA FÍSICA	ENERGIA BETA (MEV)	ENERGIA GAMA (MEV)	QUELATO
Fósforo-32	14,3 dias	1,71	0	Ortofosfato
Estrôncio-89	50,6 dias	1,46	0	Cloreto
Rênio-186	90,6 horas	1,07	137	HEDP
Samário-153	46,3 horas	0,84	103	EDTMP

EDTMP, fosfonato de tetrametileno de etilenodiamina; HEDP, difosfato de hidroxietilideno.

Radioterapia Paliativa

Metástases Ósseas

No câncer da próstata avançado, metástases ósseas são um problema comum (Abrams et al., 1950; Gilbert e Dagan, 1976). Muitas terapias estão disponíveis para o tratamento das metástases ósseas, incluindo tratamento cirúrgico, clínico e radioterápico. A RT pode tratar a maioria dos pacientes com alívio dos sintomas altamente eficaz.

A marca das metástases ósseas é a dor localizada, o que é, frequentemente, contínua e incessante, independentemente do local. A dor causada por metástases ósseas não é bem compreendida, mas é, provavelmente, uma combinação da ação direta do tumor no osso, interações do próprio tumor e dos seus fatores secretados com os nervos presentes no periósteo e a ação de células inflamatórias no ambiente de metástase óssea local (Peters et al., 2005; Joyce e Pollard, 2009; Jimenez-Andrade et al., 2010). A complicação mais grave das metástases ósseas é a compressão da medula espinhal, que será discutida mais tarde.

A maioria das metástases ósseas pode ser diagnosticada por exame físico, radiografias simples e cintilografia óssea. TC e RM são, às vezes, necessárias se houver suspeita de envolvimento ósseo, com a radiografia e a cintilografia óssea negativas se houver o envolvimento de tecidos moles. Uma revisão de estudos prospectivos com dados atualmente disponíveis sobre o uso de EBRT aplicada demonstrou taxas de resposta global que variam de 85% a 100%, usando vários esquemas de tratamento (Madsen, 1983; Price et al., 1988; Cole, 1989). Um esquema de dose única (800 cGy × 1) parece ser tão eficaz quanto outros regimes mais prolongados, com melhor custo e menos demorados, devendo ser o regime preferido em pacientes com metástase óssea não-espinhal e não complicada (Wu et al., 2003). Um regime historicamente importante e ainda frequentemente utilizado nos Estados Unidos é de 3000 cGy fracionados em 10 sessões, o que proporciona um controle adequado da dor para a maioria das metástases ósseas, mas não é mais eficaz do que uma única fração de 800 cGy.

Metástase para uma região de suporte de peso é preocupante. A fratura patológica pode ser dolorosa e incapacitante, tanto funcional quanto psicologicamente. Os fatores radiográficos e clínicos que justificam a consideração da fixação cirúrgica profilática incluem o seguinte (Lane et al., 1980):
- Uma lesão lítica intramedular de 50% ou mais do diâmetro transversal do osso.
- Uma lesão lítica envolvendo o córtex igual ou maior ao comprimento do diâmetro transversal do osso ou superior a 2,5 cm de comprimento axial.

Esses pacientes devem ser avaliados por um ortopedista. Se uma fratura patológica ocorreu em uma região de suporte de peso, a fixação cirúrgica é necessária para o controle da dor e para promover a cicatrização adequada. Nessas situações, a radiação pós-operatória é necessária. Como o câncer de próstata produz metástases principalmente blásticas, a fratura patológica é, correspondentemente, pouco frequente.

Compressão da Medula Espinhal

A compressão da medula espinhal é uma emergência médica. A incapacidade de diagnosticá-la e tratá-la, prontamente, pode levar a significativa morbidade, incluindo paraplegia e disfunção autonômica. O sintoma predominante da compressão da medula espinhal é a dor, que ocorre em aproximadamente 95% dos pacientes (Gilbert et al., 1978). A dor, geralmente, precede o diagnóstico de compressão da medula espinhal em aproximadamente 4 meses. Os sintomas, no entanto, podem progredir, rapidamente, para disfunção neurológica em questão de horas a dias. Quando um paciente tem evolução para paraplegia, o retorno da função é infrequente. Portanto, o diagnóstico e o tratamento precoces são críticos. O exame de diagnóstico preferido para avaliar a compressão da medula espinhal é a RM.

TABELA 116-14 Eficácia Clínica e Toxicidade de Radionuclídeos Revisados

RADIONUCLÍCEO	TAXA DE RESPOSTA (%)	DURAÇÃO DA RESPOSTA (MESES)	TOXICIDADE
Fósforo-32	60-80	≈5	++
Estrôncio-89	60-90	≈6	+
Rênio-186	75-80	1-2	+
Samário-153	75-90	2-3	+

Uma vez que o diagnóstico de compressão da medula espinhal é feito, o médico enfrenta o dilema de como tratá-la. Há alguns casos em que a cirurgia deve ser considerada como uma opção antes da radiação, incluindo fraturas patológicas com instabilidade ou compressão da medula espinhal pelo osso, diagnóstico tecidual desconhecido ou história de radiação prévia para a mesma área.

Quando o diagnóstico de compressão da medula é feito ou mesmo suspeitado, todos os pacientes devem receber tratamento com corticosteroides (p.ex., dexametasona). Os esteroides podem diminuir o edema vasogênico e fornecer marcante benefício analgésico. A dose de carga de dexametasona (Decadron®) é de 4 a 10 mg, seguida por uma dose de manutenção de 4 a 24 mg a cada 6 horas.

Terapia Sistêmica com Radionuclídeos

O primeiro relato do uso de **radionuclídeos sistêmicos** para o tratamento de metástases ósseas foi publicado por Pecher em 1942. As Tabelas 116-13 e 116-14 mostram um resumo das características físicas, bem como da utilidade clínica dos radionuclídeos. Historicamente, os radioisótopos, como estrôncio-89 e samário-153, têm sido a base da terapia de radionuclídeos sistêmicos para os homens com câncer da próstata resistente a castração e com múltiplas metástases ósseas dolorosas. Apesar de serem eficazes no alívio substancial da dor, na maioria dos pacientes, esses agentes também tendem a suprimir as séries sanguíneas como resultado da irradiação concomitante de medula óssea (Porter et al., 1993; Sartor et al., 2004).

Foi realizada uma busca por isótopos com efeitos paliativos semelhantes, porém com menos efeitos colaterais. O desenvolvimento clínico do rádio-223 é o resultado dessa pesquisa.

Experiência Clínica com Rádio-223

Em 2013, a U.S. Food and Drug Administration aprovou **Ra-223** para uso em homens com metástase óssea dolorosa e resistente à castração sem metástases viscerais. Essa aprovação foi baseada em um estudo prospectivo randomizado que constatou que seis ciclos de Ra-223 proporcionaram um aumento do tempo do primeiro evento esquelético sintomático e, mais importante, prolongou a sobrevida (11,3 a 14,9 meses) em comparação com o melhor padrão de tratamento (Parker et al., 2013).

Devido a absorção seletiva pelo osso da partícula carregada e sua atuação limitada a uma distância muito curta (> 1 mm) (i.e., partículas alfa), os danos para os tecidos hematopoiéticos circundantes foram mínimos. Na verdade, não houve diferenças substantivas em eventos adversos grau 3 ou 4 entre os pacientes tratados no braço do Ra-223 em comparação ao braço placebo. Considerados em conjunto, esses dados suportam a incorporação desse agente como parte do protocolo de tratamento de homens com câncer da próstata metastático resistente a castração, e, devido ao perfil de segurança, o Ra-223 tem o potencial para ser usado no início da história natural do câncer de próstata metastático.

PONTOS-CHAVE: RADIOTERAPIA PALIATIVA
- Compressão da medula espinhal, metástase óssea e fraturas patológicas são condições que requerem EBRT para paliação.
- Metástases ósseas sintomáticas múltiplas podem ser tratadas com radioisótopos sistêmicos.

Terapias Moleculares e Radiação para Câncer da Próstata

Aproximadamente 50% dos homens com câncer da próstata localmente avançado terão uma recorrência bioquímica em 10 anos de tratamento (Bolla et al., 2002), as novas tecnologias que melhoram o índice terapêutico de RT para doença local têm a oportunidade de minimizar, significativamente, a morbidade e a mortalidade do câncer de próstata. Idealmente, essas terapias moleculares são direcionadas aos aspectos vulneráveis do crescimento tumoral ou da sua capacidade de reparar lesões, fazendo-o de forma orientada, minimizando os efeitos sobre os tecidos normais.

Terapia Baseada em RNA-alvo

A radiação ionizante em células mamíferas provoca vários tipos de danos celulares, dos quais as quebras da dupla fita de DNA são consideradas os mais citotóxicos (Smith et al., 1999). Naturalmente, mutações que ocorrem nos genes que detectam ou reparam o dano do DNA estão associadas a um aumento da sensibilidade à irradiação (Helleday et al., 2007; Pollard e Gatti, 2009). A inibição química ou de pequeno RNA interferente (siRNA do inglês *small interference RNA*) nas proteínas de reparo do DNA, tais como proteína quinase ATM dependente de DNA, também resulta em hipersensibilidade celular à irradiação (Collis et al., 2003). Embora essas abordagens tenham grande potencial, falta-lhes um meio para atingir, seletivamente, as células cancerosas e de evitar a sensibilização de tecidos circunvizinhos não cancerosos.

O RNA de interferência (RNAi) é uma nova abordagem terapêutica promissora. Porém, o desafio da terapia de RNAi é como administrá-la, especialmente para tipos específicos de células. Uma modalidade de entrega em desenvolvimento são os aptâmeros de RNA; moléculas ligantes estabilizadas por nuclease capazes de reconhecer ligantes de forma semelhante aos anticorpos (Dausse et al., 2009). Foram desenvolvidos aptâmeros de RNA-alvo para o antígeno de membrana específica prostática (PSMA, do inglês *prostate-specific membrane antigen*) (Lupold et al., 2002), os quais são capazes de direcionar fármacos, nanopartículas e toxinas aos tumores e células cancerosas da próstata que expressam PSMA (Farokhzad et al., 2004; Cheng et al., 2007). Quando conjugados com siRNAs e RNAs *short-hairpin* (shRNA), esses aptâmeros de PSMA também são capazes de fornecer gene nocaute seletivo para a célula (McNamara et al., 2006; Dassie et al., 2009). Uma vez que o PSMA é altamente expresso em quase todos os tumores de próstata localizados (Sweat et al., 1998; Perner et al., 2007), as quimeras de aptâmero-shRNA PSMA-alvo poderiam ser utilizadas para inibir as vias de reparação do DNA em células prostáticas facilitando a morte celular induzida por radiação no câncer da próstata localmente avançado. Experimentos em modelos animais têm revelado que as quimeras aptâmero-siRNA PSMA-alvo podem ter como alvo as células cancerosas humanas da próstata, resultando em nocaute de mRNA-alvo e proteínas-alvo, culminando em um aumento de mais do que três vezes no atraso do crescimento tumoral após uma única fração de 6-Gy de radiação. Mais importante, não houve evidência de efeitos fora do alvo ou radiossensibilização de câncer não prostático (Ni et al., 2011). Esses dados são provocativos e apoiam a tradução clínica planejada.

Imunoterapia

Defeitos de expressão classe I do complexo principal de histocompatibilidade foram observados em 85% dos cânceres da próstata primários e, praticamente, em todos os tumores metastáticos (Blades et al., 1995). Tal como acontece com outros tumores, esses dados sugerem que a evasão da imunidade do hospedeiro pode ser um fator crítico no desenvolvimento do câncer de próstata. As estratégias concebidas para melhorar a apresentação de antígenos do tumor ao sistema imunológico do hospedeiro são denominadas *vacinas contra o câncer* e, frequentemente, empregam citocinas com alvo em antígenos expressos em células tumorais. Essa abordagem resulta na melhor apresentação de antígenos na vacina de células cancerígenas e ativação das células apresentadoras de antígeno, ambas necessárias para que ocorra uma resposta imunológica celular. Várias citocinas foram testadas quanto à sua eficácia na indução de uma resposta imunológica antitumoral (Dranoff et al., 1993). O fator estimulador de colônias de granulócitos-macrófagos (GM-CSF) tem emergido como a citocina mais potente para a ativação do processo e apresentação de antígenos por células dendríticas (Cella et al., 1997). Quando os antígenos tumorais são apresentados no contexto da expressão de citocinas de alto nível, respostas imunológicas antitumorais baseadas em linfócitos T citotóxicos podem ser melhoradas.

Tem sido sugerido que as terapias como a radiação podem resultar na apresentação de antígenos associados a tumores, que subsequentemente melhoram as imunoterapias com base em vacina. Um desses estudos utilizando um modelo murino autóctone de câncer da próstata testou se a radiação em combinação com uma vacina baseada em GM-CSF pode aumentar a resposta de células T CD4 (Harris et al., 2008; Wada et al., 2013). Embora vacina isoladamente ou radiação isoladamente não fossem capazes de iniciar ativação de células T antitumorais, a combinação da radiação com uma vacina, substancialmente, melhorou a ativação das células T antitumorais. Esse efeito foi dependente do momento da radiação e da vacinação. Um ensaio clínico interessante que testou esse conceito geral foi concluído (Gulley et al., 2005). Nesse estudo de fase I, uma vacina PSA-alvo e radiação foram usadas para tratamento de homens com câncer de próstata localizado. A combinação resultou em significativa resposta das células T, na maioria dos pacientes tratados. Esses estudos e outros oferecem a promessa de terapias de combinação por ter potencial anticancerígeno local e sistêmico.

O anticorpo monoclonal ipilimumab é direcionado e bloqueia um ponto de verificação imunológica nas células T chamado antígeno 4 associado ao linfócito T citotóxico (CTLA-4, do inglês *cytotoxic T-lymphocyte-associated antigen 4*) (revisto em Pardoll, 2012). Sabe-se que o bloqueio de CTLA-4 pode resultar na regressão do tumor e aumento da sobrevida em pacientes com melanoma avançado (Hodi et al., 2010). Curiosamente, foi relatado recentemente que um paciente com melanoma avançado, metastático, que estava recebendo tratamento com ipilimumab e que também recebeu radiação paliativa a uma única lesão metastática evoluiu apresentando diminuição rápida e substancial no tamanho das lesões metastáticas múltiplas não irradiadas por todo o corpo. Sabe-se que a radiação pode aumentar a apresentação de antígeno por algumas células mieloides (Zhang et al., 2007), sugerindo que a resposta sistêmica, observada neste paciente, resultou de uma interação entre a radiação e o bloqueio imunológico que precisa de uma avaliação mais profunda. A regulação negativa da ativação de células T por ipilimumab também foi testada em combinação com radiação no tratamento de homens com câncer da próstata metastático e parece ser segura e tem evidências de maior eficácia (Slovin et al., 2013). Em conjunto, esses dados suportam a extrapolação de tais conceitos para o tratamento de homens com doença não metastática de alto risco e fornecem uma promessa de uma melhor vigilância imunológica na doença micrometastática local e à distância.

Radioterapia e Terapia Genética

As abordagens citorredutoras da terapia genética, que resultam em morte celular citolítica ou em apoptose, são geralmente agrupadas em três categorias: (1) de enzima/pró-fármacos (terapia do "gene suicida"), (2) oncolíticos e (3) citotoxinas. Uma combinação racional dessas abordagens com uma terapia citotóxica mais padronizada, como a RT, pode fornecer morte celular superior como resultado de modos de ação independentes da morte celular.

Terapia Genética de Enzima/Pró-fármaco

Este método de terapia genética baseia-se na conversão de um pró-fármaco inativo em um fármaco tóxico usando uma enzima única como vetor para um alvo nas células tumorais. Desse modo, o fármaco ativa é limitado às células transduzidas e células vizinhas. Nesta terapia, é essencial que o vetor tenha alta especificidade para células tumorais, minimizando a toxicidade do tecido normal. Enzimas de ativação de pró-fármaco utilizadas incluem aquelas que não são, normalmente, encontradas em seres humanos, tais como citosina-desaminase, que catalisa a conversão de 5-fluorocitosina não tóxica em 5-fluorouracil citotóxico, e timidina quinase de vírus herpes simples (HSV), a qual auxilia na conversão do ganciclovir no trifosfato de ganciclovir tóxico. Mesmo quando apenas uma pequena percentagem de células contém a enzima, reduções substanciais do tumor têm sido observadas, tendo em conta a morte celular significativa atribuída ao efeito espectante (Kim et al., 1998). Um estudo publicado recentemente sobre terapia de gene suicida com ganciclovir e timidina quinase do HSV em combinação com o adenovírus competente para replicação e radiação revelou que essa abordagem é segura e associada a frequentes biópsias da próstata negativas pós-tratamento (Freytag et al., 2007). Para testar totalmente essa abordagem de terapia genética, há um ensaio controlado multicêntrico duplo-cego randomizado em curso com o vetor adenoviral que expressa o gene da timidina cinase do HSV que é entregue de modo intraprostático, seguido pela entrega do fármaco anti-herpético oral valaciclovir e radiação definitiva para a próstata *versus* placebo e a radiação definitiva para a próstata em homens com câncer de próstata de risco intermediário diagnosticado recentemente (identificador do ClinicalTrials.gov: NCT01436968). O desfecho primário do estudo é a melhora da sobrevida livre de doença. O estudo também irá avaliar SCE e positividade da biópsia de próstata em 24 meses após o tratamento. Esta é uma investigação de uma abordagem contemporânea e convidativa e fornecerá mais dados definitivos quanto aos benefícios clinicamente relevantes da radioterapia e terapia genética combinadas.

Oncolíticos

Vírus isoladamente podem infectar e matar as células tumorais sem a inserção de um transgene. Certos vírus têm, como parte do seu ciclo de vida normal, uma fase lítica que é letal para a célula hospedeira. Na década de 1950, a potencial atividade terapêutica desse ciclo de vida lítica foi documentada quando o câncer cervical foi tratado com injeções intratumorais de adenovírus de tipo selvagem com subsequentes respostas tumorais (Smith et al., 1956). Exemplos de vírus oncolíticos que poderiam ser usados para terapia incluem adenovírus, vaccínia, vírus da doença de Newcastle, HSV, vírus da gripe e vírus da caxumba. Os adenovírus são vetores atrativos para terapia de transferência de genes por diversas razões. Eles têm baixa patogenicidade para o tecido normal, não são tumorigênicos, e, quando presentes, resultam em sintomas clínicos apenas leves a moderados (Anderson, 1998). Eles também podem efetivar uma transferência de genes relativamente rápida.

O adenovírus exerce o seu controle sobre a regulação do crescimento da célula hospedeira por um conjunto complexo de proteínas, que facilita a replicação viral. Adenovírus condicionados a replicar especificamente na próstata podem ser criados colocando-se os genes que regulam a replicação viral (incluindo os genes adenovirais precoces E1A) sob o controle de um promotor específico da próstata, resultando em um adenovírus competente com replicação seletiva. Uma potencial limitação dessa abordagem é que o E1A é conhecido por interagir com o receptor androgênico em células de câncer da próstata, o que reduz a atividade tanto de E1A quanto do receptor androgênico, o que culmina na diminuição da replicação e da potência viral. Como muitos pacientes tratados com radiação também são tratados com fármacos privadores de androgênio, Johnson et al. (2013) modificaram o domínio de ligação do ligante do receptor androgênico da fusão receptor androgênico-E1A, resultando em um vírus que é ativado para a replicação tanto por androgênios quanto antiandrogênios não esteroides. Esse novo vírus é uma construção ideal a ser testada, juntamente com a privação androgênica e a radiação para os pacientes em alto risco de recorrência.

O conceito de terapia de modalidade combinada, que tem demonstrado sucesso em outros tumores, se tornará mais padronizada no tratamento do câncer de próstata. A combinação de terapia genética com as terapias convencionais, tais como a RT e a cirurgia, oferece uma nova esperança para a cura uniforme de pacientes com câncer de próstata.

AGRADECIMENTOS

Os autores deste capítulo gostariam de agradecer a Stephanie W. Lee, BS, pelo conhecimento, tempo e dedicação que empregou à síntese das seções e listas de referência deste capítulo.

REFERÊNCIAS

Para consultar a lista completa de referências, acesse www.expertconsult.com.

LEITURA SUGERIDA

D'Amico AV, Whittington R, Malkowicz S, et al. Biochemical outcome after radical prostatectomy, external beam radiation therapy, or interstitial radiation therapy for clinically localized prostate cancer. JAMA 1998;280:969-74.

Mitchell JM. Urologists' use of intensity-modulated radiation therapy for prostate cancer. N Engl J Med 2013;369:1629-37.

Parker C, Nilsson S, Heinrich D, ALSYMPCA Investigators. et al. Alpha emitter radium-223 and survival in metastatic prostate cancer. N Engl J Med 2013;369:213-23.

Tepper JE, editor. Curing prostate cancer is on the horizon: a guide on how to get there. Semin Radiat Oncol 2013;23:3. [special issue].

Zumsteg ZS, Spratt DE, Pei I, et al. A new risk classification system for therapeutic decision making with intermediate-risk prostate cancer patients undergoing dose-escalated external-beam radiation therapy. Eur Urol 2013;64:895-902.

117   Terapia Focal para o Câncer de Próstata

Hashim U. Ahmed, PhD, FRCS (Urol), BM, BCh, BA (Hons) e Mark Emberton, MD, MBBS, FRCS (Urol), BSc

---

Visão Geral

Biologia do Câncer de Próstata: Multifocalidade e Lesão Índice

Identificação da População de Pacientes para Terapia Focal

Tecnologia Ablativa

Dados Globais

Acompanhamento após Terapia Focal

Terapia de Salvamento após Recidiva com Radioterapia

Conclusão

O caminho entre a triagem e o diagnóstico do câncer de próstata até o seu tratamento foi recentemente questionado de maneira crítica à luz do nível 1 de evidência, apontando para os prejuízos relacionados, que podem superar os benefícios obtidos em muitos homens. Em consequência, as diretrizes de triagem para o câncer de próstata recomendaram limitar o uso sistêmico da triagem baseada no teste do antígeno prostático específico (PSA), a fim de evitar tanto o sobrediagnóstico quanto o sobretratamento. Existe uma necessidade bem definida de melhorar a atual relação terapêutica com novas intervenções. Recentemente, o interesse concentrou-se na aplicação da ressonância magnética (RM) em homens com risco de câncer de próstata antes da biópsia, na biópsia direcionada com base nas lesões suspeitas a partir da RM, na vigilância ativa da doença de baixo risco e na terapia focal com preservação tecidual em pacientes que necessitam de tratamento e apresentam doença apropriada para essa modalidade.

As terapias focais minimamente invasivas no câncer de próstata localizado oferecem a possibilidade de reduzir os efeitos colaterais e a carga e os custos dos cuidados de saúde associados a modalidades radicais, como a cirurgia ou a radioterapia. Este capítulo analisa o papel dessas abordagens e o dilema terapêutico que pacientes com câncer de próstata localizado, de baixo volume, atualmente devem enfrentar no contexto de novas terapias, que visam encontrar um meio-termo – a terapia focal com preservação de tecido – que siga o paradigma de quase todos os outros cânceres de órgãos sólidos.

VISÃO GERAL

Para a maioria dos homens com câncer de próstata localizado, existe o desafio do processo de tomada de decisão. **Na atualidade, as opções frequentemente se enquadram entre duas extremidades de um espectro, com vigilância ativa, em uma das extremidades, e terapia radical, como prostatectomia ou radioterapia, na outra extremidade.** Para os pacientes que apresentam doença de alto risco, existe uma redução de risco absoluta na mortalidade específica da doença – de aproximadamente 5% ao longo de 10 a 15 anos – entre a *waltchful waiting* (observação) (uma forma de menor grau de vigilância ativa, cuja intenção é paliativa) e a cirurgia radical, conforme demonstrado no ensaio clínico randomizado controlado (RCT, do inglês *randomized clinical trials*) do Scandinavian Prostate Cancer Group's SPCG-4 (Bill-Axelson et al., 2005, 2008). No mais recente ensaio clínico, Prostate Cancer Intervention *versus* Observation Trial (PIVOT), homens diagnosticados no início da triagem de PSA foram distribuídos de modo aleatório entre os grupos de observação e prostatectomia radical e não demonstrou vantagem de sobrevida global ou de sobrevida específica do câncer de próstata ao longo de um período de 11 anos (Wilt et al., 2012). O ensaio clínico PIVOT mostrou um benefício de sobrevida nos homens com doença de risco intermediário e de alto risco, e, embora fossem análises de subgrupos, confirmaram os achados do estudo SPCG-4 de que o tratamento deve ser direcionado para pacientes com doença clinicamente significativa. Todavia, embora se tenha observado uma pequena vantagem de sobrevida nesses homens, foi argumentado que a morbidade decorrente do tratamento (incontinência urinária, disfunção sexual, problemas retais) questiona a aplicação em massa da terapia radical a todos os homens com doença de risco intermediário e de alto risco.

O sobretratamento do câncer de próstata de baixo risco e seu efeito limitado sobre a mortalidade específica da doença foram ainda mais postos em evidência por dois RCT recentes que avaliaram a eficácia da triagem populacional do PSA. No ensaio clínico de triagem North American Prostate, Lung, Colorectal and Ovarian (PLCO), não foi mostrada diferença na taxa de mortalidade específica do câncer de próstata entre os braços de triagem e sem triagem, com acompanhamento médio de 7 anos. Esse ensaio clínico foi significativamente falho, visto que houve uma considerável contaminação (teste de PSA informal) no braço de controle, diluindo potencialmente qualquer vantagem de sobrevida da triagem com PSA. Na quarta análise preliminar do European Randomized Study of Screening for Prostate Cancer (ERSPC), foi mostrado que 781 homens deveriam ter sido submetidos a triagem e 27 homens deveriam ter sido diagnosticados (e, com frequência, tratados) para salvar uma vida dentro de um período de 13 anos (Schröder et al., 2014). O efeito foi predominantemente concentrado em uma minoria de países, sugerindo uma heterogeneidade na condução do estudo, fornecimento, sistemas de cuidados de saúde e, possivelmente, tipos de doença com base nas origens étnicas. Apesar dos argumentos levantados sobre as forças e as fraquezas de cada estudo, o que fica muito evidente é que qualquer vantagem obtida da triagem e do tratamento é provavelmente pequena se todos os cânceres forem tratados de modo uniforme. Por conseguinte, deparamo-nos com uma escolha difícil: abandonar a triagem e o diagnóstico do câncer de próstata, conforme recomendação de muitos órgãos de cuidados em saúde de alto nível, que fornecem orientações a instituições governamentais, ou encontrar maneiras de identificar homens que provavelmente irão se beneficiar do tratamento e oferecer-lhes terapias capazes de reduzir o impacto sobre a função geniturinária e retal, se adequado para eles. **As estratégias de preservação de tecido são direcionadas especificamente para o câncer, e não para o órgão como um todo, quando é possível fazê-lo morfometricamente e, assim, reduzir o dano aos tecidos vizinhos.**

Erros na Abordagem Atual do Diagnóstico

Os homens com risco de câncer de próstata são os que apresentam nível elevado de PSA, achados anormais no toque retal, história familiar positiva de câncer de próstata ou perfil étnico específico. Uma vez identificado um fator de risco, o paciente é aconselhado a se submeter a uma biópsia guiada por ultrassonografia transuretral (USTR). Anualmente, cerca de 1 milhão de homens na Europa e 1 milhão nos Estados Unidos se submetem a uma biópsia guiada por USTR. O problema com a biópsia guiada por USTR é que o operador é incapaz de determinar de maneira acurada a localização de qualquer câncer significativo. A ultrassonografia é usada para identificar a próstata, e não a lesão suspeita; em consequência, são obtidas 10 a 12 amostras de biópsia aleatoriamente em toda a próstata. **Essa situação contrasta com a abordagem usada na maioria dos outros cânceres de órgãos sólidos, em que a lesão é**

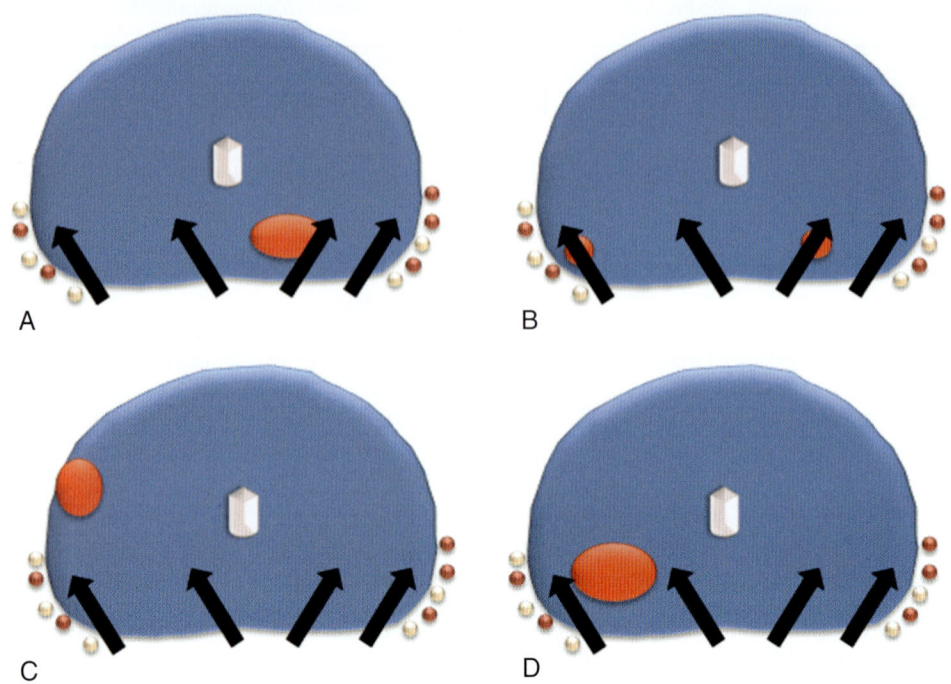

Figura 117-1. Erros na biópsia transretal. A, Classificação incorreta de doença significativa. B, Sobredetecção de câncer de próstata insignificante. C e D, Subdetecção de câncer de próstata clinicamente significativo.

identificada, habitualmente no exame de imagem, para direcionar as biópsias na área suspeita. Os erros aleatórios e sistemáticos no diagnóstico, que são inerentes nas biópsias guiadas por USTR da próstata, levam a diversos problemas.

As biópsias guiadas por USTR levam a um sobrediagnóstico de câncer de próstata clinicamente insignificante. Um homem que se submete a biópsia guiada por USTR tem uma chance em quatro de ser diagnosticado com câncer de próstata (Thompson et al., 2003; Bangma et al., 2007). Isso pode ser comparado com um risco cumulativo ao longo da vida de 6% a 8% de apresentar câncer de próstata que irá afetar a vida de um homem. Essas pequenas lesões de baixo grau são detectadas de modo aleatório (Djavan et al., 2001) (Fig. 117-1).

As biópsias guiadas por USTR omitem cânceres clinicamente significativos. Elas apresentam uma taxa estimada de resultados falso-negativos de 30% a 45% (Djavan et al., 2001; Scattoni et al., 2007). O médico obtém 10 a 12 amostras de biópsia, procurando coletar uma amostra representativa de tecido da zona periférica (Fig. 117-1). Entretanto, esse erro sistemático faz que não se obtenha uma boa amostra de várias partes da próstata. Em primeiro lugar, a parte anterior da glândula é omitida, em virtude de sua maior distância do reto. Em segundo lugar, as áreas na linha média são coletadas de modo insuficiente, devido à precaução em evitar a uretra. Em terceiro lugar, o ápice da próstata frequentemente não é acessível por via transretal (Crawford et al., 2005; Onik et al., 2009; Barzell et al., 2012; Lecornet et al., 2012).

As biópsias guiadas por USTR podem não ser representativas da verdadeira extensão do câncer. O erro das amostras aleatórias (Fig. 117-1) pode significar que uma biópsia não atinja a neoplasia em seu maior diâmetro, levando a uma subestimativa do tamanho ou do grau do câncer ou de ambos (Kulkarni et al., 2006). Até 50% dos homens considerados de baixo risco na biópsia guiada por USTR podem apresentar uma maior extensão de doença ou grau, ou ambos, quando for realizada uma biópsia mais acurada (Barzell e Melamed, 2007; Onik e Barzell, 2008; Taira et al., 2010). Em consequência da atribuição falha do risco, muitos pacientes e seus médicos escolhem terapias radicais das quais obtêm pouco ou nenhum benefício em termos de sobrevida.

O resultado da biópsia guiada por USTR é instável quando repetida. O estágio patológico derivado das biópsias guiadas por USTR pode não ser confiável se o exame for repetido, não apenas na diferenciação de um câncer de próstata clinicamente significativo de um câncer clinicamente insignificante, mas também na atribuição de um estado de ausência de câncer versus estado de presença de câncer em cerca de 25% dos homens submetidos a testes seriados (Roehl et al., 2002; Porten et al., 2011; Washington et al., 2012).

A biópsia guiada por USTR pode causar dano. A biópsia guiada por USTR está associada a diversas complicações, as quais a mais importante é a infecção das vias urinárias (1% a 8%) que pode resultar em sepse potencialmente fatal (1% a 4%). Além disso, pode-se esperar a ocorrência de hematúria (50%), hematospermia (30%), dor ou desconforto (principalmente), disúria (principalmente) e retenção urinária (1%) (Abdelkhalek et al., 2012; Batura e Gopal Rao, 2013; Loeb et al., 2013b; Pepe e Aragona, 2013).

Base Conceitual da Terapia Focal

O sobretratamento torna-se menos problemático se o tratamento for de baixo custo e estiver associado a uma baixa taxa de toxicidade. Entretanto, a maioria dos tratamentos atuais não compartilha esses atributos. **No momento atual, os homens podem esperar as seguintes taxas de toxicidade, em média, das terapias radicais: disfunção erétil, 30% a 90%; incontinência, 5% a 20%; e toxicidade retal, 5% a 20%.** Na verdade, os homens podem estar dispostos a aceitar uma maior taxa de preservação da função geniturinária, com menor taxa de sobrevida. Essa disposição é reforçada por dados obtidos de um recente experimento de escolha discreta, mostrando que os homens estão dispostos a considerar escolhas entre sobrevida e efeitos colaterais; por exemplo, em média, os homens desejam obter 25,7 meses adicionais de vida conferidos pelo tratamento se esse tratamento resultar em incontinência urinária grave (King et al., 2012).

Duas estratégias podem ser usadas para reduzir essa carga associada ao tratamento. Em primeiro lugar, a caracterização molecular e as modalidades de imagem podem ser utilizadas para identificar os pacientes com câncer de alto risco que necessitam de tratamento. Essa estratégia ainda precisa provar ser frutífera, embora os exames de imagem estejam demonstrando alguma promessa preliminar (Kurhanewicz et al., 2008; Macura, 2008; Ahmed et al., 2009a; Turkbey et al., 2009). Em segundo lugar, podem-se utilizar terapias minimamente invasivas na tentativa de reduzir os efeitos colaterais do tratamento. Embora essa tendência tenha levado à promoção da radioterapia de intensidade modulada como método preferido de tratamento em relação à perspectiva radioterapêutica, por um lado, e cirurgia robótica, por outro lado, esses tratamentos estão associados a altos custos financeiros e custos recorrentes consideráveis. Por exemplo, em uma análise recente, foi demonstrado que não houve diferença estatisticamente significativa nos anos de vida ajustados por qualidade (QALY ou AVAQ) entre os vários métodos cirúrgicos; os métodos cirúrgicos mostraram uma tendência a serem mais efetivos do que a radiação, embora o tratamento combinado por radiação de feixe externo e braquiterapia para doença de alto risco tenha sido uma exceção. As técnicas de radioterapia foram consistentemente de custo mais elevado do que a cirurgia, embora ambas sejam dispendiosas, com custos que variam de 19.901 dólares (prostatectomia assistida roboticamente para doença de baixo risco) a 50.276 dólares (radioterapia combinada para a doença de alto risco) (Cooperberg et al., 2013). Outros mostraram que não há economia de custos, pelo menos no primeiro ano e nos Estados Unidos, entre a cirurgia aberta e a cirurgia minimamente invasiva (Lowrance et al., 2012). Outros ainda demonstraram que a terapia com feixe de prótons é de custo significativamente mais alto, mesmo quando teoricamente melhora os desfechos do câncer, em comparação com a radioterapia padrão com feixes de fótons (Konski et al., 2007). Além disso, há poucas evidências consistentes de que tenha havido uma mudança no perfil de toxicidade (Sanghani e Mignano, 2006; Berryhill et al., 2008). Uma maneira de reduzir os efeitos colaterais da radioterapia pode consistir em direcionar o tratamento apenas para as áreas de câncer, preservar o tecido e evitar o dano às estruturas essenciais, como feixes neurovasculares, esfíncter externo, colo vesical e reto (Ahmed et al., 2007; de la Rosette et al., 2010; Eggener et al., 2010; Lindner et al., 2010b; Karavitakis et al., 2011a) (Fig. 117-2).

Quando comparado com outras neoplasias malignas de órgãos sólidos, o câncer de próstata é discrepante. Os cânceres de mama, renal, de tireoide, de fígado e de pâncreas envolvem, todos eles, terapias com preservação do tecido, quando apropriadas, que dependem da localização e do volume do câncer. É evidente que essas áreas da cirurgia oncológica desenvolveram uma preservação dos tecidos, em oposição aos princípios de Halsted de margens cirúrgicas mais amplas, como resultado de instrumentos diagnósticos que dependem do achado de doença mensurável – por palpação ou exame de imagem –, que seria submetida a amostragem direcionada, seguida de tratamento direcionado específico. A biópsia transretal facilitou o processo inverso para a próstata. As amostras cegas aleatórias obrigaram os médicos a aplicar princípios radicais na glândula inteira. Assim, se a multifocalidade é ignorada em outros órgãos ao visar apenas a lesão índice mensurável – a lesão que é maior e que apresenta elementos de maior grau –, existe uma hipótese razoável de que a terapia direcionada para essas lesões no câncer de próstata será suficiente na obtenção de taxas aceitáveis de controle de câncer, possivelmente equivalentes à terapia da glândula integral. No câncer de próstata, uma estratégia segura pode consistir em direcionar o tratamento para essas lesões que preenchem limiares amplamente aceitáveis para câncer clinicamente significativo. Certamente, a terapia focal leva a um menor número de efeitos colaterais geniturinários e retais, se for constatado que os resultados dos primeiros estudos prospectivos são reproduzíveis entre populações, centros e cirurgiões (Ahmed et al., 2011a, 2012d; Bahn et al., 2012).

Para equilibrar a relação risco-benefício desfavorável dos atuais tratamentos padrão, novas abordagens e tecnologias estão sendo exploradas. Até agora, a terapia para o câncer de próstata tem sido tradicionalmente direcionada para a glândula inteira, e não para a área específica da glândula que abriga o câncer. Trata-se de um dos casos atípicos no que concerne à terapia do câncer, visto que, na maioria dos outros cânceres de órgãos sólidos, a terapia é direcionada para o tumor, e não primariamente para o órgão inteiro na maioria dos casos. Uma consequência do tratamento da glândula inteira no caso da próstata é o fato de que as estruturas circundantes são habitualmente lesionadas, com consequentes efeitos colaterais urinários, eréteis e intestinais. Entretanto, novas evidências destacaram o fato de que apenas a lesão índice – a maior em termos de volume e/ou grau – determina a história natural da doença, embora o câncer de próstata seja multifocal na maioria dos homens (Ahmed, 2009). Por conseguinte, uma nova abordagem de administrar o tratamento apenas à área da glândula afetada por doença significativa pode ser uma conduta razoável e a melhor maneira de preservar a função e, ao mesmo tempo, manter os benefícios do controle do câncer. Essa abordagem foi denominada *terapia focal* (Ahmed et al., 2007; Eggener et al., 2010).

Por conseguinte, depreende-se que o tratamento pode ser específico para o paciente. É fácil contemplar a hemiablação do câncer de próstata unilateral em que todo o lobo que está afetado, independentemente do volume ou da localização do câncer, seja tratado. Com efeito, esse é o tratamento realizado em séries de casos retrospectivas de crioterapia (veja adiante). Na ablação focal verdadeira, em que apenas o tumor é removido com uma margem de tecido normal, provavelmente sem uma definição precisa, a principal dificuldade advém da maior precisão na localização e focalização, levando a taxas potencialmente mais altas de câncer residual ou de subtratamento. Entretanto, a ablação unifocal só é possível em 10% a 20% dos homens, enquanto a hemiablação de doença unilateral pode ser possível em 30% a 40% dos casos de câncer de próstata localizado. Tendo em vista que a maioria dos homens apresenta duas ou três lesões por próstata, uma abordagem hemiablativa ou ablativa unifocal iria limitar a população de pacientes passível de se beneficiar potencialmente da terapia focal.

Se os critérios de preservação de tecido não podem ser preenchidos, devido à distribuição de pequenos tumores secundários próximos aos feixes neurovasculares ou músculos esfincterianos, pode-se defender a indicação da ablação da lesão índice, em que se procede à ablação do tumor de maior volume e mais alto grau (Figs. 117-3 e 117-4). Isso pode ser justificado para obter o benefício de uma menor toxicidade, contanto que o controle do câncer não seja comprometido pelo não tratamento de todos os focos secundários de câncer (Scardino, 2009). Qual é a justificativa para a inclusão da ablação da lesão índice? Em primeiro lugar, há evidências de que o volume de um tumor determina a progressão da doença, e que esse volume deve corresponder a cerca de 0,5 mL (Stamey et al., 1993; Epstein et al., 1994). Em segundo lugar, na doença multifocal está incluída uma grande proporção de pequenos

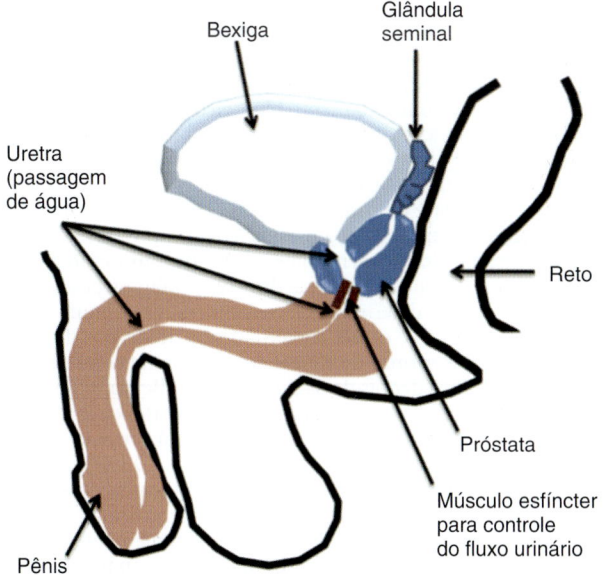

Figura 117-2. Ilustração de como as terapias radicais de glândula inteira podem causar toxicidades geniturinárias e retais em consequência da proximidade de estruturas sensíveis que podem sofrer dano colateral em consequência da cirurgia ou radioterapia.

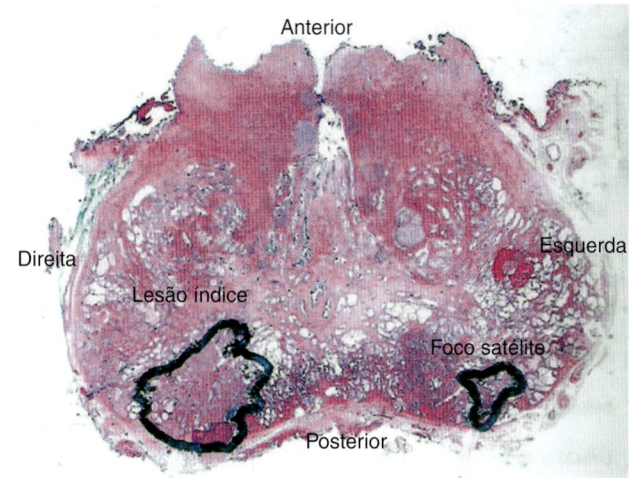

Figura 117-3. Corte de prostatectomia de inclusão total do espécime cirúrgico, demonstrando duas lesões. À direita encontra-se a grande lesão índice, e, à esquerda, observa-se a lesão secundária ou satélite, que muitos consideram como, em geral, clinicamente insignificante e que não promove a progressão da doença.

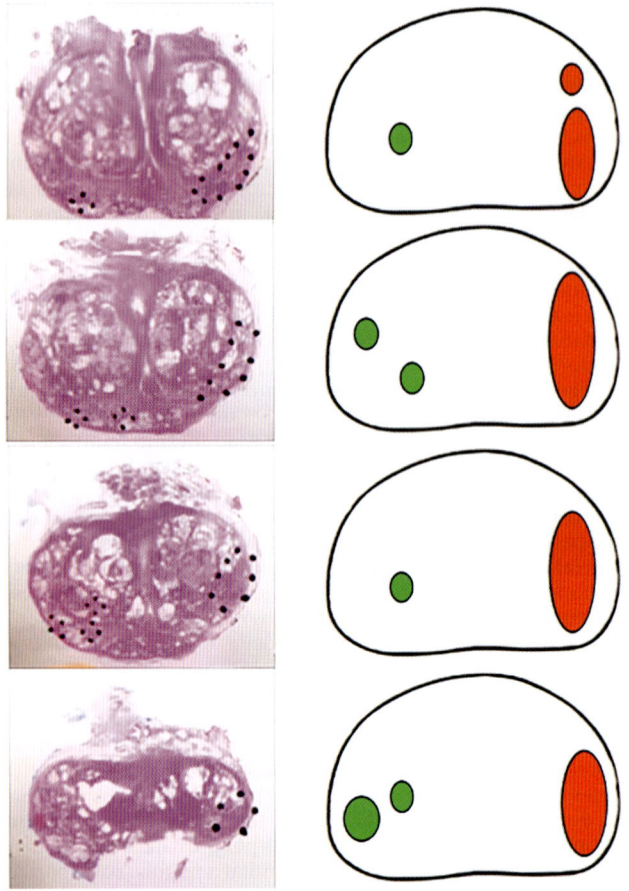

Figura 117-4. Cortes obtidos de peças de prostatectomia radical e diagrama patológico mostrando a lesão dominante com padrão de Gleason 4 + 3, com câncer de próstata satélite secundário com padrão de Gleason 3 + 3.

tumores que provavelmente representam uma doença clinicamente insignificante. Em terceiro lugar, 80% dos pacientes parecem ter uma lesão dominante, enquanto as lesões remanescentes são de baixo grau (escore de Gleason de 6 ou menos), com volume total de lesões secundárias inferior a 0,5 mL. Em quarto lugar, cerca de 80% dos homens apresentam um tumor dominante como este, que também é responsável pela maior parte da extensão extracapsular (EEC). As lesões com mais de 0,5 mL tendem a fornecer escores de Gleason de 7 ou mais e são responsáveis pela EEC, quando presentes. Os focos com escore de Gleason inferior a 7 e volumes de menos de 0,5 mL podem não contribuir para a progressão da doença ao longo de um período de 10 a 15 anos e, portanto, podem não justificar um tratamento. Evidências corroborativas adicionais provêm de estudos genéticos moleculares sofisticados, que apontam para uma única lesão que leva à ocorrência de metástases e progressão da doença (Liu *et al.*, 2009). Por conseguinte, parece razoável propor que a ablação da lesão dominante irá proporcionar um controle da doença, contanto que as lesões remanescentes possam ser bem caracterizadas na avaliação pré-tratamento. O argumento foi, na verdade, ainda mais aprofundado. Há uma crescente tendência de que a doença pequena, de baixo grau e, portanto, clinicamente insignificante possa ser reclassificada como uma entidade benigna. Esse passo, se for implementado, deverá eliminar os problemas relativos à multifocalidade na maioria dos homens com diagnóstico recente de câncer de próstata localizado.

BIOLOGIA DO CÂNCER DE PRÓSTATA: MULTIFOCALIDADE E LESÃO ÍNDICE

Quando nem todas as lesões no câncer de próstata são clinicamente significativas, pode-se contemplar uma mudança no tratamento direcionado para a glândula inteira. O tratamento poderia ser direcionado apenas para as lesões que causariam uma redução na qualidade ou no tempo de vida. Isso representa uma mudança radical em relação ao modo pelo qual tratamos a doença, porém está certamente de acordo com as mudanças de paradigma que testemunhamos nos cânceres de mama, tireoide, rim e fígado, para citar apenas alguns. Por conseguinte, o conceito de lesão índice sustenta a questão fundamental relacionada com a tentativa de reduzir os prejuízos da triagem e do tratamento do câncer de próstata, visto que as biópsias sistemáticas que inadvertidamente detectam a presença de doença indolente deverão ser substituídas por biópsias de precisão direcionadas para a lesão em questão.

Doença Clinicamente Significativa e Multifocalidade do Tumor

A multifocalidade dos tumores em órgãos sólidos não constitui um fenômeno novo. Ela é encontrada não apenas no câncer de próstata, mas também é bem reconhecida com várias taxas de incidência nos cânceres de mama, tireoide, pulmão e até mesmo renais. Nesses tipos de câncer, o médico segue uma abordagem de tratar apenas o câncer que irá causar dano, deixando os pequenos tumores indolentes (cuja presença é frequentemente desconhecida) e preservando o tecido saudável. No câncer de mama, a lumpectomia e a radioterapia localizada podem atualmente ser preferidas à radioterapia adjuvante da mama inteira, visto que as recidivas ocorrem predominantemente na área de resecção cirúrgica após lumpectomia (Vaidya *et al.*, 2014). A importância da preservação de tecido tireoidiano saudável é bem reconhecida pelos colegas na oncologia de cabeça e pescoço e levou a uma mudança do nome da doença clinicamente insignificante como *microcarcinoma papilífero* (Piersanti *et al.*, 2003). Os pequenos tumores de pulmão encontrados com alta frequência em necrópsias, que poderiam ter causado mais dano se fossem investigados e tratados, são comumente designados como *pseudodoença*, com base no reconhecimento de seu comportamento não maligno. Esse conceito é ainda mais facilitado pelo fato de que o percurso para o estabelecimento do diagnóstico nessas neoplasias malignas envolve a detecção do fenótipo clínico visualmente por palpação ou exame de imagem. Em outras palavras, o diagnóstico e o tratamento são direcionados para a doença mensurável.

Em acentuado contraste com esses casos, o câncer de próstata é tipicamente detectado pelo uso um tanto aleatório de 10 a 12 biópsias transretais, e a doença é então confirmada pelo exame histológico dessas amostras microscópicas. Essa técnica era considerada adequada, visto que a presença de doença na próstata era o critério exigido para notificar a necessidade de tratamento direcionado para a glândula inteira. Em razão do achado de muitas lesões por meio dessa estratégia de biópsia, a multifocalidade da doença tem sido usada como justificativa para tratar a próstata inteira. Entretanto, as decisões informadas quanto ao tratamento, baseadas em parâmetros bioquímicos e patológicos, não podem ser tomadas quando erros sistemáticos na amostragem da próstata podem levar à omissão de doença clinicamente significativa (doença que leva a uma redução na qualidade ou na quantidade de vida) ou a uma subamostragem, ou quando, por outro lado, pode-se obter uma amostragem excessiva de doença clinicamente insignificante (doença que nunca irá provocar dano) devido ao agrupamento dos locais de biópsia. Além disso, mesmo quando a doença na próstata está bem caracterizada, é algumas vezes difícil prever o comportamento biológico de cânceres individuais.

Juntamente com a multifocalidade, existe a ideia há muito tempo reconhecida de que, dentro da próstata, os cânceres separados comportam-se de maneira diferente. Em 1963, Halpert *et al.* examinaram 5.000 necrópsias após morte de todas as causas (Halpert *et al.*, 1963). Em sua investigação, identificaram a presença de tumores focais e difusos dentro da próstata. Nos homens mais jovens, os tumores focais foram mais numerosos do que os tumores difusos, porém os pesquisadores não foram capazes de determinar se os tumores focais eram precursores dos tumores difusos, ou se, na verdade, os dois tipos de tumores representavam duas formas de câncer com diferente comportamento biológico. Trinta anos depois dessa publicação, Villers *et al.*, da Universidade de Stanford, publicaram a sua análise de cortes de 3 mm de 234 prostatectomias consecutivas realizadas devido à presença de câncer de próstata clinicamente detectados, de 1983 a 1989 (Villers *et al.*, 1992). Nessa série, foram identificados 500 adenocarcinomas ao todo. Foi encontrado um câncer isolado em 117 das próstatas analisadas. As 117 amostras restantes continham a lesão clinicamente detectável, juntamente com 266 tumores incidentais. Nessa análise, apesar de estudos anteriores que descreveram a ocorrência de tumores difusos, os autores observaram a distribuição do tecido normal, indicando uma expansão do tumor a partir de uma única região da glândula.

Examinando o escore de Gleason das lesões dominantes e secundárias em 100 prostatectomias radicais consecutivas, Karavitakis *et al.*

(2011b) identificaram um total de 270 lesões. Nas 170 lesões satélites secundárias identificadas, 87% tinham menos de 0,5 mL, e 99,4% apresentaram um escore de Gleason de 6 ou menos. Nas 25 amostras em que foram identificados dois ou mais focos de câncer, nenhuma continha a doença de maior grau e mais agressiva na lesão secundária.

Considerando como o tamanho e o crescimento da lesão índice afetam os desfechos no câncer de próstata, Karavitakis et al. (2012) examinaram a extensão das margens cirúrgicas positivas envolvendo a lesão índice e as lesões secundárias. Foram examinadas 95 amostras de peças cirúrgicas inteiras consecutivas de prostatectomia radical laparoscópica. Foram identificados, ao todo, 269 focos tumorais. Duas de 160 lesões (1,3%) de volume inferior a 0,5 mL foram envolvidas na margem cirúrgica positiva, enquanto nenhuma das 132 lesões de volume inferior a 0,2 mL foi envolvida. Nos 19 casos em que o câncer multifocal exibiu uma margem cirúrgica positiva, a lesão índice constituiu a causa em 13 casos, enquanto a lesão índice mais uma lesão satélite responderam pelos 6 casos remanescentes. Nos outros casos, a lesão satélite apresentou um volume de mais de 0,2 mL.

Foi também constatado que o tamanho do tumor é um importante fator na falha do PSA em um estudo conduzido por Nelson et al., em 2006, que analisaram 431 pacientes consecutivos submetidos a prostatectomia radical para câncer de próstata localizado et al. Em uma análise multivariada, foi constatado que o volume do tumor é um preditor independente de recorrência do PSA. O volume médio do tumor para recorrência do PSA foi de 6,8 mL.

Quando Wise et al., em 2002, compararam o impacto de pequenos cânceres independentes e da lesão índice sobre a falha do PSA em 486 homens tratados com prostatectomia radical, verificaram que 83% dos homens apresentavam câncer multifocal na próstata et al. Cinquenta e oito por cento desses cânceres secundários menores tinham um volume de menos de 0,5 mL. Os fatores que predisseram independentemente falhas do PSA foram a presença de qualquer grau 4 ou 5 de Gleason e o volume da lesão índice. Múltiplos cânceres pequenos parecem reduzir o risco de falha do PSA em 14% para cada câncer adicional. Uma explicação para isso é a de que, à medida que a lesão índice aumenta de volume, os cânceres indolentes menores tornam-se assimilados a ela. Pode haver também um efeito de inibição de crescimento parácrino entre a lesão índice maior e as lesões secundárias menores, embora seja necessário ainda investigar ambas as teorias. A partir desses estudos, começa a ficar claro que, apesar de serem multifocais, os cânceres individuais dentro da próstata parecem expressar um comportamento diferente e que, talvez, o câncer mais agressivo se origine de um único sítio.

Lesão Índice

Existem duas teorias que explicam a multifocalidade do câncer de próstata. Uma delas é a expansão monoclonal, segundo a qual os tumores derivam do mesmo clone celular original, e a multifocalidade resulta de metástases intraprostáticas. A outra teoria é da expansão multiclonal, segundo a qual cada tumor é uma lesão independente separada, geneticamente distinta, que surge em uma próstata com predisposição ao câncer através de um efeito de campo.

Considerando especificamente essa questão, Cheng et al. examinaram o padrão de perda alélica para um gene supressor tumoral no cromossomo 8p e o gene BRACA1 no cromossomo 17q em 19 pacientes com dois ou mais tumores distintos da próstata (Cheng et al., 1998). O padrão de perda alélica foi compatível com uma origem independente dos tumores em 15 de 18 casos informativos. Os três casos remanescentes não foram conclusivos e podem ter ocorrido em consequência de uma origem independente ou origem monoclonal.

Isso levanta a seguinte questão: se os tumores multifocais na próstata originam-se de modo independente, eles exibem algum comportamento diferencial, e a lesão índice comporta-se diferentemente das lesões secundárias menores? Quando se avaliam as evidências com relação às características essenciais das neoplasias malignas, há uma notável evidência demonstrando que as pequenas lesões de baixo grau (habitualmente secundárias) exibem poucos dos traços que qualificariam o seu estado como câncer.

Reclassificação das Lesões Prostáticas de Baixo Grau e Baixo Volume

Os erros na abordagem atual foram bem descritos – isto é, superdiagnóstico, subdiagnóstico, classificação incorreta do risco e supertratamento. Esses erros poderiam ser superados por uma recalibração daquilo que é classificado como maligno. Em uma recente reunião de especialistas dos National Institutes of Health–National Cancer Institute sobre vigilância ativa, foi declarado que **"em virtude do prognóstico muito favorável do câncer de próstata de baixo risco, deve-se considerar fortemente a retirada do termo 'câncer' provocador de ansiedade para referir-se a essa condição"** (Ganz et al., 2012). Esserman et al. (2009) declararam que "as lesões com risco mínimo não devem ser designadas como câncer", e que essas lesões talvez devam ser denominadas "lesões indolentes de origem epitelial (IDLE)". Opiniões semelhantes foram expressas por outros (Klotz, 2012b; Nickel e Speakman, 2012). Contudo, tem havido uma falta de abordagem sistemática de evidências para sustentar esse ponto de vista controverso, com base no nível atual de evidências.

A próstata está longe de ser um caso atípico. No câncer de pulmão, existe uma incidência de 1 em 6 daquilo que aparenta ser uma lesão maligna histologicamente quando se realizam necrópsias. Na atualidade, essas lesões são designadas como *pseudodoença*, em reconhecimento de seu comportamento não maligno (Black, 2000; MacMahon et al., 2005). Na glândula tireoide, a incidência de lesões indolentes na necrópsia é de 1 em 2, levando a uma designação diferente de *microcarcinoma papilífero* (Piersanti et al., 2003); e, na bexiga, as lesões de células transicionais de baixo grau foram efetivamente reavaliadas como não malignas pelo novo termo de *neoplasia urotelial papilar de baixo potencial maligno* (PUNLPN) (Jones e Cheng, 2006). Além disso, outra declaração de consenso do NIH sugeriu que, para o carcinoma ductal *in situ*, o termo *carcinoma* deveria ser retirado de sua terminologia pela mesma razão (Allegra et al., 2010).

Em geral, o câncer de próstata é multifocal e consiste em um foco dominante (medido pelo volume do tumor) – considerado como a lesão índice – e em um ou mais focos tumorais secundários e separados de menor volume (Figs. 117-3 e 117-4). Grande parte dos dados e das evidências clínicas demonstra que precisamos reconsiderar a maneira como encaramos as lesões de baixo grau e de baixo volume (Karavitakis et al., 2011a). Nesta seção, iremos discutir porque as lesões com baixo escore de Gleason e baixo volume – que na atualidade estão sendo designadas como *câncer de próstata* – poderiam ser consideradas como não malignas e, talvez, denominadas *lesões IDLE*. Foi constatado que essas lesões não satisfazem as características essenciais de câncer ou carecem de evidências robustas para tal, em oposição à lesão índice – a maior lesão ou de maior grau –, que parece ser principalmente responsável pela doença metastática (Fig. 117-5).

A nova designação de doença de baixo volume e Gleason 3 + 3 como entidade benigna pode representar outra etapa incremental no modo pelo qual o sistema de graduação evoluiu ao longo dos anos. Os padrões 1 e 2 de Gleason são raramente atribuídos ao câncer de próstata na era atual (Egevad et al., 2012). Por exemplo, houve uma mudança aceita na graduação para valores superiores – o denominado fenômeno de Will Rogers (Albertsen et al., 2005) –, em outras palavras, a mudança na definição do padrão 4 de Gleason levou ao reagrupamento de casos previamente classificados como Gleason 6 para a categoria de Gleason 7. Em muitos casos de padrões de câncer previamente classificados no menor grau 1 de Gleason, os avanços recentes na imuno-histoquímica demonstraram a presença de células basais, identificando os casos como hiperplasia adenomatosa atípica, uma imitação benigna de câncer (Epstein, 2000). Além disso, as lesões de graus 1 e 2 foram reconhecidas como biologicamente semelhantes àquelas de grau 3, desencorajando ainda mais o uso desses graus. Aqui, discutiremos as evidências chave estruturadas dentro da base das seis "características do câncer" originais, admiravelmente elucidadas por Hanahan e Weinberg (2000, 2011) (Fig. 117-6).

As células tumorais são capazes de gerar seus próprios sinais de crescimento e de reduzir a sua dependência em relação à estimulação do microambiente dos tecidos normais circundantes. Ross et al. (2011), utilizando microdissecção e captura a *laser*, extraíram células neoplásicas de amostras de prostatectomia radical de 23 homens com lesões índice com escore de Gleason de 3 + 3 = 6 ou 4 + 4 = 8. A expressão mRNA de 18.344 genes únicos foi então elucidada nessas células extraídas; e foi descoberta a expressão diferencial de 670 genes entre lesões índices com somatório de Gleason de 6 (3 + 3) e 8 (4 + 4). O perfil dos genes suprarregulados nas lesões de alto grau assemelhou-se ao padrão observado nas células-tronco embrionárias, neuronais e hematopoéticas. É importante assinalar que a hiperexpressão do fator de crescimento endotelial (EGF) e do receptor do fator de crescimento endotelial (EGFR) estimula a proliferação celular independente e a motilidade das células por meio de vários mecanismos de transdução

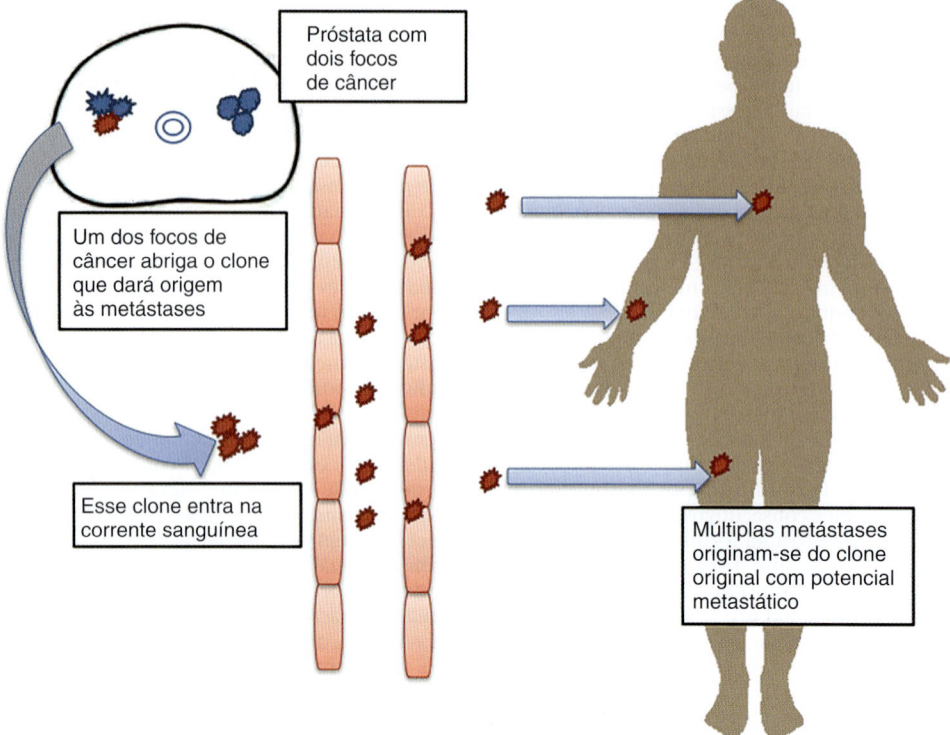

Figura 117-5. A hipótese da lesão índice sugere que um clone de células cancerosas leva à produção de metástases.

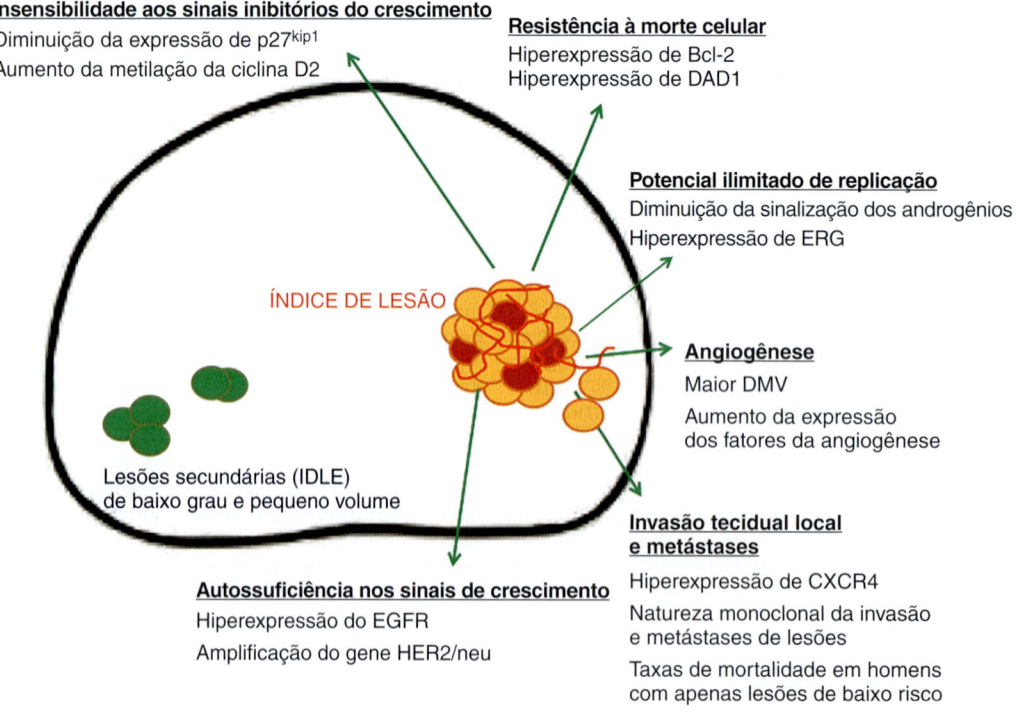

Figura 117-6. Numerosos trabalhos demonstraram que as lesões de pequeno volume e baixo grau não exibem as características de neoplasia maligna, conforme exemplificado por Hanahan e Weinberg. EGFR, receptor do fator de crescimento epidérmico; ERG, gene relacionado a ETS (específico da transformação dos eritroblastos); DMV, densidade dos microvasos.

de sinais, incluindo as vias MAPK, AKR e RAS. Além da suprarregulação do próprio EGFR nas lesões índices com Gleason de 4 + 4, o grupo também demonstrou a hiperexpressão de *MAP2K4* e *RALA20*, sendo este último um gene promotor da migração ativado pelo EGF. Além disso, foi estabelecida a infrarregulação do *RESP2* (que inibe as ações do EGFR, resultando na endocitose do receptor). Os pesquisadores também observaram que dois genes que inativam a fósforo-AKT – *PHLPP* e *PML* – estão infrarregulados no câncer com escore Gleason 4 + 4.

As células cancerosas precisam ser capazes de resistir aos sinais normais de anticrescimento que as levam para uma fase quiescente do ciclo celular ou entrar em fases pós-mitóticas que asseguram uma diferenciação celular específica. As ciclinas do tipo D estão envolvidas na regulação da transição das fases G_1 para S durante o ciclo celular. Foi relatado que a ciclina D2 é um alvo direto de Myc, e que o acúmulo de ciclina D2 promove o sequestro de p27, que é um inibidor do ciclo celular, o que leva subsequentemente à entrada no ciclo celular. A inativação da ciclina D2 pode resultar de hipermetilação aberrante do promotor. Utilizando 101 amostras de prostatectomia radical, Padar *et al.* (2003) relataram que os tumores com padrão de Gleason máximo de 3 apresentaram uma frequência de metilação da ciclina D2 significativamente maior, em comparação com aqueles com padrões de Gleason 4 ou 5. O fator de crescimento transformador β (TGF-β) pode impedir o crescimento por meio da indução de inibidores de complexos ciclina-CDK, incluindo $p27^{kip1}$. Utilizando amostras de prostatectomia radical, Guo *et al.* (1997) mostraram que houve uma diminuição progressiva de imunocoloração de $p27^{kip1}$ com escore crescente de Gleason em neoplasias da próstata. Todos os focos com padrão de Gleason 5 foram totalmente negativos para a coloração de $p27^{kip1}$, sugerindo que essas células não respondem aos efeitos inibidores do crescimento do TGF-β. Essa perda de $p27^{kip1}$ foi associada a um aumento no índice proliferativo dos cânceres de próstata de grau mais alto.

A capacidade das células cancerosas de resistir à morte celular programada (apoptose) constitui o elemento-chave que garante o crescimento e a proliferação de modo continuado. True *et al.* (2006) usaram a microdissecção e captura a *laser* para adquirir subpopulações específicas de células de câncer de próstata compatíveis com lesões apresentando padrões de Gleason 3, 4 e 5 a partir de amostras de prostatectomia radical. O grupo obteve níveis abundantes de transcrições utilizando a análise de microarranjos de cDNA e desenvolveu um modelo de 86 genes capaz de diferenciar as lesões com padrão de Gleason 3 das lesões de maior grau com padrões 4 e 5. Foi constatada uma acurácia do modelo de 76% na caracterização de um conjunto independente de 30 tumores de próstata primários. Um gene de discriminação específico foi identificado como *DAD1*, um gene que codifica um defensor contra a morte, que é um alvo distal da via de sobrevida do fator nuclear κB (NF-κB) e que exibe uma função antiapoptótica. A expressão da proteína DAD1 foi elucidada subsequentemente por imuno-histoquímica em microarranjos teciduais compreendendo amostras nucleares de prostatectomia radical fixadas em formol que, juntas, continham 131 amostras benignas e 306 amostras cancerosas. Os níveis de proteína DAD1 demonstraram uma forte correlação com o grau de Gleason, em que os tumores com padrões 4 e 5 tiveram maior tendência de coloração intensa em comparação com aqueles com padrão 3. Outro gene antiapoptótico mais familiar é o gene *BCL2*. Seu papel na carcinogênese e no desenvolvimento de resistência a castração no câncer de próstata foi bem estabelecido. Recentemente, Fleischmann *et al.* (2012) realizaram uma análise imuno-histoquímica em um microarranjo tecidual de 3.261 amostras de prostatectomia radical. A expressão do *BCL2* demonstrou uma suprarregulação significativa nas lesões com alto escore de Gleason – isto é, as lesões que exibiram padrões de Gleason de 4 e 5, em comparação com aquelas que tinham apenas um padrão 3.

As células de mamíferos parecem demonstrar uma função autônoma inerente, independentemente da sinalização entre células, o que limita sua capacidade de replicação. O câncer rompe essa via intrínseca. Tomlins *et al.* (2007) utilizaram a microdissecção e captura a *laser* para obter 101 populações de células específicas de 44 homens e, em seguida, separaram as amostras em dois grupos: amostras de baixo grau, apenas com padrão de Gleason 3, e amostras de alto grau, com padrão 4 ou mais. Os pesquisadores identificaram uma diminuição significativa da sinalização de androgênios nas lesões com alto grau de Gleason, à semelhança do câncer de próstata metastático, o que pode refletir uma desdiferenciação e explicar a associação clínica do grau da lesão índice com o prognóstico. Hendriksen *et al.* (2006) também relataram uma menor sinalização dos androgênios no câncer de próstata com padrão alto de Gleason, em comparação com lesões apresentando um padrão baixo. Sugeriram que as células do câncer de próstata localizado tornam-se mais agressivas pela subregulação seletiva de genes responsivos aos androgênios, resultando em aumento na replicação e proliferação das células tumorais, desdiferenciação ou redução da apoptose. As translocações *TMPRSS2-EGR* constituem as alterações genéticas mais prevalentes no câncer de próstata. Essa fusão de genes resulta na hiperexpressão do fator de transcrição ERG. Embora a associação entre rearranjos do gene *ERG* e o câncer de próstata agressivo seja controversa, está se tornando evidente que ela desempenha um papel significativo na progressão da doença. Como as fusões *TMPRSS2-ERG* levam a alterações frequentes (460%) do proto-oncogene *ERG* no câncer de próstata de estágio inicial, sua avaliação em células pré-neoplásicas bem como nas lesões multifocais do mesmo paciente têm o potencial de definir o seu papel no início, na progressão e na heterogeneidade do câncer de próstata. De fato, as evidências sugerem que a expressão da proteína ERG pode ser usada como marcador substituto dos rearranjos genômicos de *ERG*. Um grupo de pesquisadores estabeleceu que a expressão da proteína ERG era, em termos estatísticos, significativamente maior em tumores com maiores volumes e escore de Gleason mais alto em amostras de prostatectomia radical, presumivelmente em consequência desse fator de transcrição que promove o crescimento e a proliferação do tumor (Bismar *et al.*, 2012). Outro grupo de pesquisa mostrou que as fusões dos genes *TMPRSS2-ERG* residiam predominantemente na lesão índice, mas também estavam presentes em algumas lesões secundárias, bem como em algumas áreas histologicamente benignas da próstata (Furusato *et al.*, 2008). Outros cientistas mostraram uma forte relação de expressão de isoformas de mRNA da fusão *ERG* com medidas patológicas do desfecho clínico (invasão da vesícula seminal, EEC) em lesões de amostras de prostatectomia radical (Wang *et al.*, 2006). Identificaram a expressão da fusão em glândulas benignas. Isso fundamenta a incerteza do papel dessa fusão particular de genes no desenvolvimento e na progressão do câncer de próstata.

A neoangiogênese é um processo fisiológico normal que ocorre durante o desenvolvimento embrionário e a cicatrização de feridas. O processo também é necessário para o crescimento de tumores sólidos além de 1 mm de diâmetro, bem como para o seu rápido crescimento subsequente (Folkman, 1995). As células prostáticas malignas secretam moléculas angiogênicas, como o fator de crescimento do endotélio vascular (VEGF), o fator de crescimento dos fibroblastos 2, TFG-β, e a ciclo-oxigenase 2. Os níveis elevados de VEGF e o aumento na densidade dos microvasos (DMV) estão relacionados com um prognóstico mais sombrio no câncer de próstata (West *et al.*, 2001; van Moorselaar *et al.*, 2002). Várias observações sugerem que as lesões de maior grau e de maior volume estão associadas a um aumento da angiogênese. Por exemplo, existe uma forte correlação entre a DMV elevada e um escore de Gleason mais alto (Brawer *et al.*, 1994; Erbersdobler *et al.*, 2010). Além disso, Mucci *et al.* (2009) estabeleceram que os tumores pouco diferenciados exibiam maior DMV e irregularidade do lúmen dos vasos sanguíneos com vasos menores. Nesse estudo, durante um período de acompanhamento de 20 anos, ocorreram metástases ósseas e morte relacionada ao câncer em 44 de 572 homens. O câncer de próstata letal teve uma probabilidade seis vezes maior de ocorrer em neoplasias com vasos de menor diâmetro (com base em quartis). Além disso, os cânceres com os vasos de formato mais irregulares tiveram uma tendência 17 vezes maior de resultar em mortalidade. A DMV não foi ligada à mortalidade específica do câncer após um ajuste para fatores clínicos.

Os cânceres precisam exibir a capacidade de invadir os tecidos locais e propagar-se além do tecido e do órgão de origem. Há evidências apontando para a ausência de comportamento invasivo e metastático na maioria das lesões do câncer de próstata. Por exemplo, quando lesões individuais de câncer de próstata, obtidas de uma amostra de câncer de próstata primário, foram implantadas em um modelo murino, apenas uma das lesões exibiu características de invasão local e, por fim, produziu metástases (Lin *et al.*, 2010). Foi constatada a suprarregulação de CXCR4, um receptor que quimiocinas, em lesões índice de alto grau Gleason 4 + 4, em comparação com lesões índice de Gleason 3 + 3. Esse receptor transmembrana acoplado à proteína G desempenha um papel essencial na migração direcional das células cancerosas para sítios metastáticos específicos em resposta a seu ligante CXCL12. O receptor CXCR4 foi associado ao estabelecimento de metástases em linfonodos e ósseas no câncer de próstata, possivelmente por meio da ativação do membro da família de oncogene RAS, *RAP1A*, que também demonstrou estar suprarregulado em lesões índice de padrão de Gleason 4, em relação àquelas que exibiam apenas um padrão de Gleason 3. Além disso, os estudos realizados sugeriram que a hipoxia induz a expressão de CXCR4 nas células tumorais por meio do fator induzível por hipoxia 1α (HIF-1α) (Schioppa et al., 2003; Staller et al., 2003). Os tumores de maior volume, especificamente a lesão índice no câncer de próstata, têm uma tendência significativamente maior a apresentar áreas centrais de hipoxia. Isso resulta na expressão do receptor CXCR4 na membrana das células tumorais, possibilitando a migração ou metástase das células cancerosas a partir da área de baixa pressão de oxigênio, ao longo de um gradiente de concentração de CXCL12, para áreas de alta concentração de oxigênio. O ligante CXCL12 é secretado em níveis particularmente elevados pelas células do estroma dos linfonodos e medula óssea.

Os pesquisadores de Stanford (Stamey et al., 1999; Wise et al., 2002) relataram que a porcentagem do padrão de Gleason 4 e 5, o volume de câncer do maior tumor, os achados de linfonodos positivos e a invasão vascular intraprostática estavam independentemente associados à progressão do câncer de próstata. Outro grupo observou que 80% dos focos secundários têm menos de 0,5 mL e apresentam a mesma distribuição de volume do que os tumores encontrados de modo incidental em pacientes submetidos a cistoprostatectomia para câncer de bexiga (Nevoux et al., 2012). Foi proposto que o volume do tumor está associado à recorrência do PSA (Nelson et al., 2006), e que as lesões prostáticas menores que 0,5 mL são clinicamente insignificantes, devido ao longo tempo de duplicação desse câncer para resultar em metástases (Stamey et al., 1993). Schmid et al. observaram que 79% dos homens com câncer de próstata previamente não tratado de todos os estágios clínicos, que foram submetidos a determinações seriadas do PSA durante um período de pelo menos 12 meses, apresentaram um tempo de duplicação do tumor de mais de 24 meses (Schmid et al., 1993). Os volumes dos tumores primários que teoricamente levam a metástases à distância tendem a ser de pelo menos 4 mL (McNeal et al., 1990). Nesse caso, com um tempo de duplicação do volume tumoral estimado de 2 anos, seriam necessários cerca de 12 anos para que uma lesão de 0,5 mL alcançasse um volume de 4 mL. Além disso, parece existir uma forte correlação entre os parâmetros patológicos e de estadiamento do prognóstico sombrio (invasão extracapsular, invasão da glândula seminal, metástases) com o volume da lesão cancerosa individual. As lesões de 0,5 mL tiveram uma incidência de 10% de invasão capsular, enquanto as lesões de 4,0 mL tiveram uma probabilidade de 10% de invasão da vesícula seminal. As lesões com 5,0 mL demonstraram uma incidência de 10% de metástases (Bostwick et al., 1993). Existe uma baixa incidência de padrão de Gleason 4 ou maior nas lesões não índice secundárias, e em casos muito raros, observam-se características patológicas, como invasão da vesícula seminal ou EEC nas lesões secundárias (Bott et al., 2010; Karavitakis et al., 2011b). Além disso, parece existir uma correlação entre o volume da lesão índice e a sobrevida livre de progressão bioquímica (Rashid et al., 1999; Fuchsjäger et al., 2010). Por conseguinte, as evidências apontam certamente para o tumor índice como o tumor de potencial maligno, e não para todas as lesões (Haggman et al., 1997).

Entretanto, uma advertência se faz necessária. Um grupo observou que uma em quatro lesões que invadiram a cápsula não era a lesão índice (Ruijter et al., 1996), e outros cientistas mostraram que os tumores que invadem localmente não são necessariamente grandes (Miller e Cygan, 1994). De fato, foram encontradas células tumorais circulantes e, em certas ocasiões, metástases em linfonodos em homens com pequenas lesões (0,2 mL) (Gburek et al., 1997; Schmidt et al., 2006). Em uma série de 239 pacientes com volume tumoral de menos de 0,5 mL, os investigadores (Kikuchi et al., 2004) demonstraram 43 casos pouco diferenciados, 11 com EEC, 6 com margens cirúrgicas positivas e 2 com linfonodos positivos, enquanto 7 pacientes sofreram progressão dentro de 5 anos. Greene et al. (1994) avaliaram o estado de ploidia do DNA, que é um fator prognóstico independente para o câncer de próstata localizado. De 141 cânceres separados em 68 pacientes, esse grupo constatou que 15% daqueles com volume de 0,01 a 0,1 mL e 31% daqueles com volume de 0,11 a 1,0 mL eram não diploides. Por conseguinte, o volume do tumor em si não descreveu adequadamente o potencial biológico do câncer de próstata por si só e deve ser combinado com outros fatores, principalmente o escore de Gleason (Andreoiu et al., 2010).

Um artigo que se opõe a esse argumento é o de Haffner et al. (2013). Nesse estudo, a sequência completa do genoma foi utilizada para caracterizar o clone de células letais em um único paciente que morreu de câncer de próstata metastático. É interessante assinalar que a análise revelou que o clone letal se originou de um pequeno foco de câncer de baixo grau no tumor primário. Entretanto, esse estudo apresenta vários problemas. Em primeiro lugar, o paciente foi tratado com múltiplas terapias que podem ter alterado as metástases, a partir das quais foi eventualmente realizado o sequenciamento. Em segundo lugar, a área de Gleason 6 que supostamente causou as metástases estava dentro de um tumor maior que ocupava a maior parte da próstata inteira. Essa área de Gleason 6 não seria de modo algum equivalente a uma lesão solitária de 0,1 ou 0,2 mL Gleason 6. Barbieri et al. (2014) argumentaram que o subclone letal provavelmente não se originou como uma pequena lesão de baixo grau, visto que diversas áreas dentro da próstata demonstraram os mesmos tipos de mutação, tornando-as muito provavelmente o mesmo tumor. Afirmaram que a área letal provavelmente começou como um tumor relativamente grande com mutação SPOP, exibindo quantidades significativas de padrão Gleason 4, com uma pequena área adquirindo mutações dos supressores tumorais TP53 e PTEN, levando ao fenótipo metastático. Por fim, mesmo se for verdade que essa área produziu uma metástase, trata-se provavelmente de uma ocorrência rara, visto que, de outro modo, um terço da população masculina com pequenas lesões cancerosas na próstata precisaria se submeter a terapias radicais.

Embora muitos tenham se focalizado nesse relato de caso, vários outros estudos demonstraram que as metástases quase sempre ocorrem a partir da lesão índice. Além disso, Ross et al. (2012) demonstraram que a doença pura Gleason 6 quase nunca metastiza. Esse estudo avaliou o banco de dados de prostatectomia radical em quatro centros acadêmicos para casos de escore de Gleason 6 ou menor com apenas as prostatectomias submetidas a apreciação e incorporadas em sua totalidade com dissecção de linfonodos pélvicos. Dos 14.123 casos, 22 apresentaram linfonodos positivos, embora uma revisão histopatológica de 19 casos (3 casos não foram disponíveis) tenha demonstrado um grau mais alto do que aquele originalmente relatado. Em outras palavras, nenhum caso de Gleason 6 puro em amostras de prostatectomia demonstrou a ocorrência de metástases para linfonodos.

A correlação molecular das lesões individuais com metástases dos linfonodos forneceu um apoio adicional ao argumento de que, apesar da multifocalidade, a progressão do câncer de próstata tende a estar relacionada com lesões que satisfazem certos limiares mínimos de grau e de volume. As fusões dos genes TMPRSS-ERG observadas em metástases de linfonodos são compartilhadas com a lesão índice, mas não com as lesões satélites pequenas e de baixo grau (Guo et al., 2012) ou com as lesões secundárias de alto grau e grande volume (Perner et al., 2010). É importante assinalar que os pesquisadores elucidaram que os depósitos metastáticos compartilham uma célula de origem comum (Ahmed, 2009; Liu et al., 2009), embora a questão relativa à origem do clone metastático a partir da lesão índice tenha sido algo impossível de abordar nessa série de casos, devido à natureza dos homens a partir dos quais foram obtidas as amostras de tecido.

Estudos post-mortem confirmaram uma incidência de um em três do denominado câncer de próstata em homens que morreram de outras causas. Taxas semelhantes são observadas na avaliação das próstatas de peças de cistoprostatectomia, quando pacientes são submetidos a cirurgia para câncer de bexiga de alto risco ou invasivo (Nevoux et al., 2012). Por conseguinte, como um terço dos homens apresenta câncer de próstata que não irá afetá-lo durante a vida, não é surpreendente que as lesões pequenas de baixo grau tenham potencial maligno baixo (e possivelmente ausente) (Sakr et al., 1996). Além disso, esses fatos epidemiológicos sustentam a declaração de que a maioria das lesões prostáticas, particularmente aquelas de pequeno volume e baixo escore, atualmente denominadas câncer, não exibe invasão tecidual nem metástases eventuais.

Dois grupos de pesquisa ressaltaram o baixo potencial maligno da doença com escore Gleason de 6. Eggener et al. (2011) demonstraram que, dos 9.775 homens que apresentaram apenas doença de baixo risco Gleason 6 em peças cirúrgicas inteiramente incluídas de prostatectomia radical, apenas 3 morreram de câncer de próstata no decorrer de um período de 15 anos. De fato, na revisão, um desses casos apresentou uma pequena quantidade de Gleason de padrão 4; os outros dois não estavam disponíveis para revisão. Esse achado não pode ser simplesmente explicado pelo sucesso da própria cirurgia. Outros grupos de pesquisadores forneceram achados semelhantes com recorrência bioquímica (um desfecho substituto) em coortes menores de homens Miyamoto et al., 2009; Lee et al., 2011).

A experiência clínica com vigilância ativa sugere atualmente que existe um risco estimado de metástases de menos de 1% em 2 a 8 anos

(Dahabreh et al., 2012) e uma taxa de mortalidade específica da doença de 1% dentro de 8 anos durante a vigilância (Klotz, 2012a) para homens com doença de baixo risco, classificada por uma biópsia guiada por USTR diagnóstica. A série de vigilância ativa de Toronto mostrou que todos os casos de mortalidade relacionada com câncer de próstata ocorreram em homens que foram reclassificados como pacientes de maior risco e aos quais foi oferecido tratamento radical (Klotz et al., 2010). Entretanto, apenas um paciente dessa série, que foi tratado depois de um período relativamente prolongado de observação, apresentou progressão subsequente para doença metastática e morte. Por conseguinte, é provável que a reclassificação do risco da doença e o tratamento radical subsequente reflitam uma subamostragem da próstata mais do que uma verdadeira progressão. Dois relatos recentes de coortes de vigilância ativa em três regiões que participaram no estudo ERSPC acrescentaram mais um grau de incerteza relativa à doença de risco intermediário. O primeiro deles, de Rotterdam e Helsinki, analisou 509 homens; 381 tinham baixo risco e 128, risco intermediário (Bul et al., 2012). Durante um período mediano de acompanhamento de 7,4 anos, 221 homens (43,4%) passaram para tratamento definitivo, dos quais 152 (39,9%) estavam no grupo de baixo risco e foram submetidos a tratamento, e 69 (53,9%) no grupo de risco intermediário. Foram encontradas metástases distantes em um homem de baixo risco e três homens de risco intermediário. O braço de Göteburg analisou 439 (45,4%) homens submetidos a vigilância de um total de 968 no grupo de triagem (Godtman et al., 2013); 224 (51,0%) tinham muito baixo risco, 117 (26,7%) eram de baixo risco, 92 (21,0%) de risco intermediário e 6 (1,4%) de alto risco. A vigilância foi mantida em 277 homens, dos quais 133 (59%), 58 (50%), 46 (50%) e 3 (50%) continuavam sob vigilância no final do estudo em cada grupo, respectivamente. Sessenta homens morreram durante o acompanhamento; apenas um (risco intermediário) morreu de câncer de próstata dentro de 12,7 anos após o diagnóstico, após ter desenvolvido metástases à distância em 8,6 anos. Todavia, apesar do número significativo de evidências demonstrando que se trata de uma abordagem segura (Dahabreh et al., 2012), a vigilância ativa parece ser raramente oferecida ou escolhida pelos pacientes, e apenas 1 em 10 homens nos Estados Unidos e 4 em 10 no Reino Unido com doença de baixo risco são submetidos a vigilância ativa (Cooperberg et al., 2004; McVey et al., 2010). Isso pode estar relacionado com o médico ou com o paciente, mas provavelmente resulta de uma combinação de ambos. Com a incerteza associada a um acompanhamento mais longo, particularmente no grupo de risco intermediário, isso não é surpreendente, porém aponta para a necessidade de melhores intervenções terapêuticas passíveis de minimizar os prejuízos do tratamento, se esta for a escolha dos pacientes e de seus médicos.

IDENTIFICAÇÃO DA POPULAÇÃO DE PACIENTES PARA TERAPIA FOCAL

Qualquer homem com câncer de próstata localizado que seja apropriado para terapia curativa também deve ser considerado apropriado para alguma forma de intervenção terapêutica focal. Essa abordagem pragmática não restringe a idade a um limite inferior ou superior. Entretanto, a terapia focal tem sido encarada por muitos, predominantemente nos Estados Unidos, como alternativa da vigilância ativa, enquanto outros predominantemente na Europa, argumentaram que a terapia focal também deveria ser considerada como alternativa das terapias radicais (Ahmed e Emberton, 2008).

Os argumentos a favor do uso da terapia focal apenas em homens apropriados para vigilância ativa são os seguintes: (1) redução da morbidade psicológica potencial associada quando o paciente não recebe tratamento para o câncer – isto é, indivíduos para os quais "algum tipo de tratamento é melhor do que nenhum" –, e (2) redução da vigilância do índice de progressão do câncer (cerca de um terço necessita de intervenção tardia dentro de 5 anos). Embora até 10% dos homens sob vigilância ativa escolham se submeter a uma intervenção dentro de 5 anos, apesar da ausência de progressão bioquímica ou histológica, as avaliações com questionários revelaram achados divergentes quanto ao nível de ansiedade encontrado nessas coortes. Além disso, apesar do índice de progressão, a taxa de mortalidade tem sido insignificante, de modo que é possível argumentar que a maioria dos homens pode evitar o tratamento, e que aqueles que se submetem a uma intervenção tardia têm um período livre de efeitos colaterais relacionados com o tratamento. Entretanto, o período de efeitos colaterais baixos poderia ser ampliado se a terapia focal fosse realizada por ocasião do diagnóstico ou, na verdade, no momento de progressão da doença depois de um período de vigilância. O argumento contra pacientes que são apropriados para vigilância ativa e que se submetem a terapia focal é de que qualquer tratamento nesse grupo está sujeito a ser um sobretratamento. Qualquer tratamento, independentemente dos desfechos funcionais alentadores que possa demonstrar, estará associado a uma maior morbidade do que a uma estratégia de manejo, em que dois terços dos homens com doença de baixo risco podem evitar os efeitos colaterais do tratamento, enquanto os outros podem adiar essa morbidade. Entretanto, a vigilância ativa não é desprovida de prejuízo e sofrimento, com a realização de exames de sangue e biópsias de vigilância a cada 1 a 2 anos (com seu risco concomitante de complicações), embora as evidências específicas no que concerne à repetição das biópsias na vigilância ativa sejam conflitantes (Fujita et al., 2009; Bergman et al., 2012; Hilton et al., 2012; Loeb et al., 2013a).

Pode-se discutir que a emergência da terapia focal como estratégia para reduzir os efeitos colaterais das terapias convencionais da glândula inteira exige uma avaliação de seu potencial em homens que, por serem portadores de doença localizada de risco intermediário ou de alto risco, deveriam se submeter a terapias radicais (Figs. 117-7 a 117-10). Apesar do estado da doença de maior risco, as evidências sugerem que os benefícios oncológicos das terapias radicais seriam observados apenas depois de 10 anos. Uma estratégia de tratamento do câncer e monitoramento cuidadoso do tecido não tratado quanto ao câncer *de novo* pode prescindir da necessidade de qualquer terapia radical adicional no futuro ou adiá-la em vários anos, durante os quais o paciente estaria livre dos efeitos colaterais relacionados com o tratamento. O problema com esse tipo de proposta é o risco de progressão para metástases na doença de risco intermediário a alto. Qualquer subtratamento dos focos de câncer em consequência de uma caracterização inadequada do tumor pode propiciar uma janela de oportunidade em que o tratamento curativo local pode não ter sucesso. A história natural prolongada do câncer de próstata, mesmo nesses grupos, descarta esse tipo de argumento.

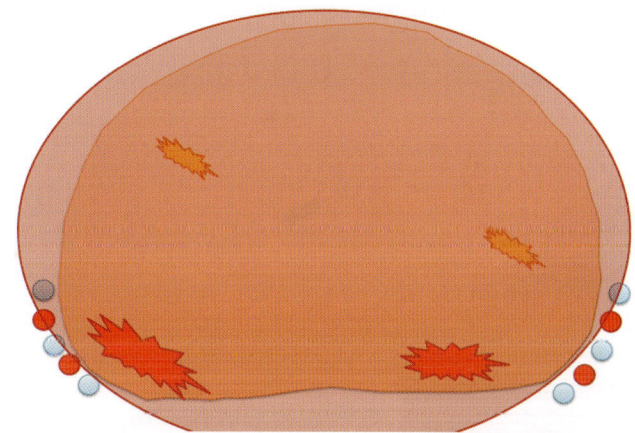

Figura 117-7. Esquema de uma glândula que não seria apropriada para terapia focal, devido a lesões multifocais de câncer de próstata clinicamente significativo.

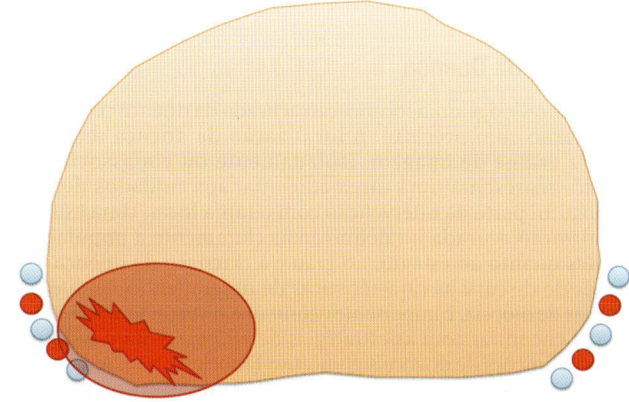

Figura 117-8. Lesão unifocal apropriada para ablação focal.

TABELA 117-1 Definições Frequentemente Usadas para Definir o Câncer de Próstata Clinicamente Significativo

DEFINIÇÃO	GRAU DE GLEASON	COMPRIMENTO MÁXIMO DO FRAGMENTO (CORE) DE CÂNCER	TESTE UTILIZADO
Epstein et al., 1994	≥3 + 4	≥3 mm	Biópsia guiada por USTR
Stamey et al., 1993	≥3 + 3	≥3 mm	Biópsia guiada por USTR
Harnden et al., 2008	≥3 + 4	≥3 mm	Biópsia guiada por USTR
Goto et al., 1996	≥3 + 4	≥2 mm	Biópsia guiada por USTR
Ahmed et al., 2011b (UCL Definition 2)	≥3 + 4	≥4 mm	"Template" transperineal ou biópsia mapeada
Ahmed et al., 2011b (UCL Definition 1)	≥4 + 3	≥6 mm	"Template" transperineal ou biópsia mapeada

USTR, ultrassom transretal; UCL, University College London.

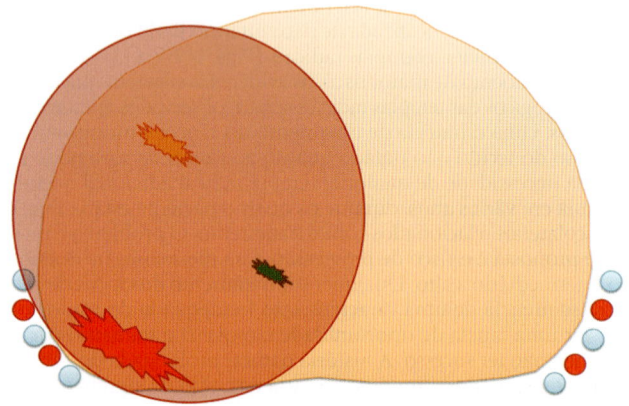

Figura 117-9. Câncer unilateral com multifocalidade apropriado para hemiablação.

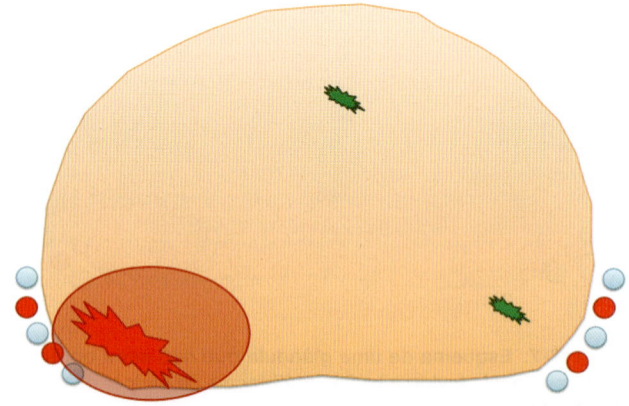

Figura 117-10. Câncer de próstata multifocal, porém biologicamente unifocal – potencialmente apropriado para ablação da lesão índice.

Localização da Doença

A terapia focal exige uma localização acurada da doença para realizar uma ablação com precisão. A localização da doença requer histologia e exame de imagem, isoladamente ou em associação, e, portanto, representa uma carga adicional aos cuidados de saúde, que constitui parte da intervenção com terapia focal. Uma estratégia de localização acurada irá definir mais claramente a população de pacientes quanto ao estágio, ao grau e à extensão da doença.

Antes de discutir as características de desempenho de diferentes estratégias de biópsia, é importante definir que nível ou limiar de doença se espera encontrar com as estratégias de biópsia. Foram publicadas diversas definições de doença significativa (Tabela 117-1). As definições de Epstein, Stamey, Harnden, Goto, e Ahmed/University College London (UCL) variam todas e foram validadas por meio de diferentes padrões de referência – isto é, USTR, prostatectomia radical ou mapeamento da próstata transperineal (MPT) (Stamey et al., 1993; Epstein et al., 1994; Goto et al., 1996; Harnden et al., 2008; Ahmed et al., 2011b). **Entretanto, de modo global, parece que a maioria dos estudos apresenta uma definição amplamente usada de câncer de próstata clinicamente significativo com volume de 0,5 mL ou mais e/ou escore Gleason de 3 + 4 ou mais.** Vários estudos relatam as taxas de detecção de qualquer câncer entre as estratégias de biópsia, em contraposição com a taxa de detecção de câncer clinicamente significativo e clinicamente insignificante.

É preciso aceitar uma definição para a doença clinicamente significativa que tenha sido validada com o uso de uma estratégia de amostragem acurada (MPT ou prostatectomia radical). Em seguida, as estratégias de biópsia podem ser comparadas utilizando essa definição para determinar o método mais acurado capaz de guiar a terapia focal direcionada. É provável que as definições irão variar de acordo com as características basais e outros fatores de risco do paciente.

Biópsia

Quando se considera a terapia focal, o papel da biópsia de próstata não se limita apenas ao diagnóstico do câncer, mas também inclui a caracterização e a localização das lesões individuais (Ho et al., 2011). As estratégias de biópsia evoluíram de modo considerável para identificar, caracterizar e localizar acuradamente as lesões, procurando, ao mesmo tempo, minimizar os riscos para o paciente e reduzir os custos globais. Algumas dessas estratégias incluem a obtenção de biópsias por diferentes abordagens anatômicas (transretal, transperineal), bem como um aumento no número de fragmentos (cores) obtidos (saturação, mapeamento) e diminuição do número de fragmentos para melhorar a sua distribuição na glândula (direcionada).

Biópsia Sistemática Guiada por Ultrassonografia Transretal

Atualmente, a biópsia sistemática guiada por USTR continua sendo o padrão de cuidados (Heidenreich et al., 2014a). Entretanto, diversos estudos relataram as limitações da biópsia guiada por USTR que dificultam a sua capacidade de guiar a terapia focal. Em primeiro lugar, a biópsia guiada por USTR pode omitir até 30% dos casos de câncer de próstata clinicamente significativo. As regiões anteriores da próstata frequentemente passam despercebidas na biópsia guiada por USTR, e foi estimado que é nessa região onde residem cerca de 30% dos tumores (Bouye et al., 2009). As biópsias guiadas por USTR de repetição não parecem melhorar os índices de detecção do câncer. Os estudos realizados mostraram que os índices de detecção relatados nas primeira, segunda, terceira e quarta biópsias foram, respectivamente, de 14% a 22%, 10% a 15%, 5% a 10% e 4% (Lujan et al., 2004; Djavan et al., 2005; Anastasiadis et al., 2006). As biópsias guiadas por USTR repetidas devido a resultados negativos e a uma elevação dos níveis de PSA fazem que os pacientes corram risco aumentado de sepse e também causam ansiedade devido à incerteza e diagnóstico tardio. Em segundo lugar, as biópsias guiadas por USTR são obtidas de modo aleatório e, portanto, são incapazes de localizar acuradamente áreas individuais de doença. Mayes et al. constataram que a biópsia de sextante guiada por USTR apresenta um baixo valor preditivo positivo de 28%, com elevada taxa de resultados falso-positivos de 72% para a detecção de doença unilateral (Mayes et al., 2011). Washington et al. (2012) mostraram que, embora a biópsia guiada por USTR possa identificar lesões no mesmo lobo como lesão dominante em 81% das vezes (intervalo de confiança [IC 95%] de 0,7 a 0,9), a lesão correta foi identificada em apenas 22% dos casos. O número mediano de fragmentos (core) por biópsia aumentou com as biópsias sucessivas: 14 cores para a primeira biópsia, 16 para a segunda biópsia e 17 para a terceira. Como o paciente frequentemente encontra-se na posição lateral esquerda para a biópsia guiada por USTR, o tratamento direcionado subsequente é um tanto difícil, visto que não há pontos de referência apropriados para identificar claramente os locais específicos. Em terceiro lugar, é difícil interpretar se o tumor é de pequeno volume (e potencialmente insignificante na histologia) ou de grande volume ou com escore de Gleason alto (e potencialmente avançado do ponto de vista patológico) (Andriole et al., 2007). Com efeito, quando comparada com o padrão-ouro das amostras de prostatectomia, foi constatado que a biópsia guiada por USTR resulta em subestadiamento ou subgraduação da doença em até 30% dos casos (Epstein et al., 2005; Chun et al., 2010). Por fim, algumas das complicações adicionais da biópsia guiada por USTR incluem sangramento retal e sepse pós-biópsia potencialmente fatal.

Biópsia de Saturação

A biópsia de saturação da próstata foi inicialmente introduzida por Borboroglu et al. (2000) e consiste na retirada de pelo menos 20 fragmentos. Os estudos realizados divergem quanto ao fato de a biópsia de saturação proporcionar ou não um diagnóstico mais acurado da doença.

Biópsia de Saturação Transretal

De la Taille et al. (2003) compararam os índices de detecção de câncer com a retirada de 6, 12, 18 e 21 amostras de biópsia sistemática guiada por USTR. De modo global, os índices de detecção de câncer para esses grupos foram de 22,7%, 28,3%, 30,7% e 31,3%, respectivamente. O procedimento de 21 amostras melhorou estatisticamente o índice de detecção de câncer em 37,9%, em comparação com o procedimento de 6 amostras. Nesse estudo, não foi feito qualquer comentário sobre as taxas de detecção de câncer clinicamente significativo.

Epstein et al. (2005) realizaram uma biópsia de saturação em peças de prostatectomia radical consecutivas. Utilizando os critérios de Epstein de tumor insignificante com menos de 0,5 mL, limitado ao órgão, com vesículas seminais e linfonodos negativos para o tumor e sem padrão de Gleason de 4 ou 5, 71% dos cânceres na prostatectomia radical foram classificados como insignificantes, e 29% foram classificados de modo incorreto utilizando esquemas padrões de biópsia. A taxa de resultados falso-negativos da biópsia de saturação para câncer clinicamente significativo também foi relatada em 11,5%, com sensibilidade e especificidade de 71,9% e 95,8%, respectivamente.

Li et al. (2014) compararam de modo retrospectivo 3.338 homens com um esquema de biópsia de 12 a 14 fragmentos (biópsia estendida) com 438 homens submetidos a biópsia com 20 fragmentos (biópsia de saturação). Uma taxa mais alta de câncer de próstata de baixo grau, definida por um escore de Gleason abaixo de 6, foi detectada no grupo submetido a biópsia de saturação, em comparação com o grupo de biópsia estendida (50,0% versus 41,4%; $P = 0,015$). Todavia, quando se utilizaram os critérios de Epstein para doença clinicamente insignificante, não foi detectada uma taxa mais elevada de câncer de próstata clinicamente insignificante no grupo de biópsia de saturação, em comparação com o grupo de biópsia estendida (21,2% versus 17,9%; $P = 0,223$).

Irani et al. (2013) realizaram um ensaio clínico controlado randomizado (RCT) comparando a biópsia guiada por USTR de 12 versus 20 fragmentos. Os pacientes eram virgens de biópsia e apresentaram níveis de PSA inferiores a 20 ng/mL, com ausência de nódulos no toque retal. Não foi encontrada diferença significativa entre os grupos para a taxa de detecção de câncer ou para escore de Gleason, comprimento do tumor e proporção de câncer acometendo ambos os lobos. Com o uso dos critérios de D'Amico para câncer de baixo risco (Gleason 6 e nível de PSA inferior a 10 ng/mL e estágio clínico T1c ou T2a), não foi constatado aumento significativo nos cânceres de baixo risco detectados no grupo de biópsia de 20 fragmentos, em comparação com o grupo de biópsia de 12 fragmentos (47% versus 39%; $P = 0,32$).

Biópsia de Saturação Transperineal

Novara et al. (2010) examinaram 143 homens com biópsia guiada por USTR prévia negativa que foram submetidos a uma biópsia de saturação transperineal de 24 fragmentos; foi constatada a presença de câncer em 26% dos pacientes. A maioria desses pacientes (65%) tinha doença com escore de Gleason 6, e apenas 1 paciente teve doença com escore de Gleason 8. Vinte e um de 37 pacientes com câncer foram submetidos a prostatectomia radical; em 8 deles, foi constatada a presença de doença localmente avançada no exame patológico (cânceres pT3ab N0), e 4 tiveram EEC. Não foi esclarecido se isso teve alguma correlação com o desfecho da biópsia. Oito dos 17 pacientes com escore de Gleason 6 na biópsia apresentaram um escore de Gleason 7 na revisão da prostatectomia radical.

Biópsia de Saturação Transperineal versus Biópsia de Saturação Guiada por Ultrassom Transretal

Abdollah et al. (2011) combinaram 280 pacientes que foram submetidos a biópsia de saturação por USTR ou transperineal com retirada de 24 fragmentos. De modo global, o índice de detecção do câncer de próstata foi de 28,6%. Não houve diferença estatisticamente significativa no índice de detecção do câncer de próstata entre as duas abordagens (31,4% para USTR versus 25,7% para transperineal). As complicações da biópsia de saturação assemelham-se àquelas da USTR e consistem em hematúria, hematospermia, hematoma perineal, infecções das vias urinárias (IVU), retenção urinária aguda e prostatite.

Biópsia Mapeadora da Próstata com Template Transperineal

Para a biópsia mapeadora da próstata com template transperineal, o paciente é colocado em posição de litotomia, com uma grade de braquiterapia contra o períneo para guiar o procedimento. Essa biópsia tem várias vantagens em relação aos problemas associados à biópsia guiada por USTR (Fig. 117-11).

Em primeiro lugar, a grade de braquiterapia possui orifícios de 5 mm, possibilitando a obtenção sistemática de amostras de toda próstata. Isso pode garantir uma cobertura abrangente da próstata e obter amostras em áreas que são comumente omitidas pela biópsia guiada por USTR (ápice, corno anterior da zona periférica, zona de transição). Crawford et al. (2013) realizaram um estudo simulado por computador em 40 amostras de necrópsia de próstata. A simulação utilizou o MPT com amostras de 5 mm ou 10 mm. De modo global, a amostra de 5 mm identificou mais cânceres do que a amostra de 10 mm (76% versus 45%, respectivamente) e também detectou tumores com grau de Gleason mais alto 4/5 (77% versus 40%).

A amostragem sistemática proporciona uma representação tridimensional (3D) mais precisa da localização, do volume e da extensão da doença (Barzell e Melamed, 2007; Onik et al., 2009). Os estudos realizados também relataram o superestadiamento e a supergraduação da doença no MPT após biópsia prévia guiada por USTR. Em um estudo, foi constatado um supraestadiamento com MPT em quase metade dos casos (45,6%), e houve supergraduação em um terço à metade dos casos (27,2% a 46%) (Barqawi et al., 2011) (Fig. 117-12).

Como a biópsia MPT é realizada com o paciente na posição de litotomia, essa com frequência será a mesma posição usada para a terapia focal subsequente. Isso ajuda no planejamento subsequente do tratamento, visto que um conjunto fixo de coordenadas reprodutíveis pode permitir um tratamento direcionado.

Biópsia Mapeadora da Próstata Transperineal Versus Biópsia por Ultrassom Transretal

Lecornet et al. (2012) também realizaram estudos de simulação computadorizados comparando a biópsia padrão guiada por USTR, a biópsia guiada por USTR otimizada e o MPT na detecção de câncer clinicamente significativo utilizando duas definições: (1) escore de Gleason de 7 ou mais e/ou volume da lesão de 0,5 mL ou mais, e (2) escore de Gleason de 7 ou mais e/ou volume da lesão de 0,2 mL ou mais (Ahmed et al., 2011b). Na análise, foi também incorporado o erro de localização aleatória (RLE) para simular erros introduzidos pela colocação imperfeita da agulha, como, por exemplo, em consequência de erro humano e desvio da agulha. A área sob a curva (AUC) para detectar e excluir o câncer com definição 1 foi de 0,69, 0,75, 0,82 e 0,91 para USTR padrão com RLE de 15 mm, USTR padrão com RLE de 10 mm, USTR otimizada e MPT, respectivamente. Para o câncer com definição 2, a AUC foi de 0,67, 0,74, 0,81 e 0,941, respectivamente (Figs. 117-4 e 117-5). A diferença na AUC entre as diferentes estratégias de biópsia foi maior para as lesões anteriores. A USTR padrão omitiu 47% das lesões com volume de 0,5 mL ou mais e 79% daquelas com volume de 0,2 a 0,5 mL. Em outro estudo de simulação semelhante realizado pelo mesmo grupo, foi constatada uma acurácia do MPT versus USTR padrão

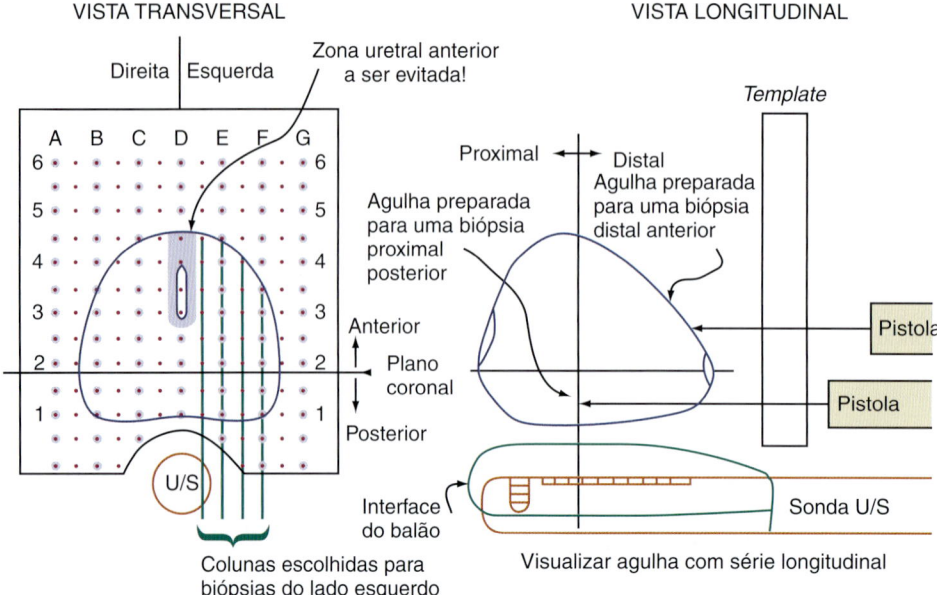

Figura 117-11. Diagrama demonstrando como as biópsias guiadas por *template* transperineal são realizadas. Se a extensão sagital da próstata for maior do que o alcance da agulha de biópsia, são obtidas duas amostras da mesma coordenada. U/S, ultrassom.

(RLE de 15 mm) de 0,91 *versus* 0,70, respectivamente, para lesões com volume de 0,2 mL ou mais e de 0,5 mL ou mais (Hu *et al.*, 2012).

Barzell e Melamed (2007) relataram 80 pacientes anteriormente diagnosticados com câncer de próstata com base na biópsia guiada por USTR, que foram submetidos a crioterapia focal e nos quais foi realizada nova biópsia com biópsia MPT e biópsia com USTR. Os pacientes foram considerados apropriados para crioablação focal com base no achado de apenas um câncer unilateral após repetição da USTR e MPT. As biópsias MPT detectaram 36 de 36 (100%) candidatos não apropriados; as biópsias com USTR repetidas selecionaram apenas 5 dos 36 (14%). Sessenta e um de 66 (92%) foram considerados apropriados para crioablação focal com base nos achados da USTR repetida; entretanto, apenas 30 dos 66 (45%) foram considerados apropriados pelos achados do MPT. Por conseguinte, as biópsias guiadas por USTR repetidas tiveram uma taxa de resultados falso-negativos de 47% (31 de 66) para excluir pacientes da crioablação focal. O mapeamento com *template* foi relatado como de importância crucial no oferecimento de crioterapia aos homens elegíveis. Permitiu uma ablação direcionada seletiva das áreas de câncer e, ao mesmo tempo, preservou as partes não acometidas da próstata. Recentemente, nosso próprio grupo mostrou que, em 291 homens submetidos a biópsias MPT e que anteriormente realizaram biópsias guiadas por USTR, cerca de 90% foram apropriados para terapia focal se esta incluísse a ablação da lesão índice (Singh *et al.*, 2014).

Entretanto, as desvantagens relatadas do MPT incluem o processo trabalhoso em termos de configuração, necessidade de anestesia e maior tempo de processamento histopatológico em consequência do número aumentado de amostras, com seus custos consequentes. As complicações do MPT incluem retenção urinária (5% a 10%), hematúria (2%) e disfunção erétil temporária, embora as taxas de sepse sejam muito baixas (<0,5%) (Hara *et al.*, 2008; Merrick *et al.*, 2008).

Imagem: Avanços na Ultrassonografia

O aumento da vascularidade ou as alterações do fluxo sanguíneo constituem uma importante característica do câncer de próstata e têm sido associados a graus mais altos de Gleason (Wilson *et al.*, 2004; Heijmink *et al.*, 2006). Essas características incentivaram os progressos no diagnóstico por imagem. Na USTR, a imagem com Doppler colorido mede a velocidade e a direção do fluxo sanguíneo. A ultrassonografia transretal com contraste específico (CE-USTR) consiste em detectar a diferença na impedância acústica entre o agente de contraste e o tecido adjacente (Jakobsen *et al.*, 2001). A elastografia demonstra a maior densidade das células e dos vasos no câncer de próstata, com base no aumento de rigidez em comparação com tecido normal circundante (Aigner *et al.*, 2012). O Prostate HistoScanning (PHS) trabalha ao extrair e quantificar características estatísticas dos dados do ultrassom *refletido* para detectar alterações específicas na morfologia tecidual e, portanto, distinguir entre tecido benigno e canceroso (De Coninck *et al.*, 2013).

Antigamente, acreditava-se que os nódulos hipoecoicos no ultrassom eram causados por aumento da DMV. Entretanto, até 30% de todos os cânceres de próstata são isoecoicos, e estima-se que um nódulo hipoecoico tenha uma probabilidade de 17% a 57% de ser identificado como câncer de próstata (Frauscher *et al.*, 2003). Artefatos podem ser produzidos por movimento visceral ou movimento do paciente ou da sonda que interrompe o fluxo sanguíneo estável. Foram conduzidos vários estudos para comparar as técnicas ultrassonográficas anteriormente mencionadas e sua acurácia no diagnóstico do câncer de próstata.

Zhao *et al.* (2013) compararam a USTR com a CE-USTR em 65 pacientes. A biópsia dirigida para áreas anormais na CE-USTR (CE-USTR TB) foi comparada com a biópsia sistemática de 12 fragmentos. A taxa de detecção de câncer das biópsias dirigidas por CE-USTR foi significativamente mais alta que a das biópsias sistemáticas (75% *versus* 48,2%, respectivamente). A sensibilidade, a especificidade e a acurácia da CE-USTR também foram mais altas do que as da USTR (79,3%, 86,1% e 83,1% *versus* 65,5%, 69,4% e 67,7%). A hiperplasia prostática benigna e a prostatite aguda e crônica foram relatadas como importantes causas de resultados falso-positivos.

Brock *et al.* (2012) compararam o ultrassom em escala de cinza (GSU) e a elastografia em tempo real (RTE) em 353 pacientes. De modo global, o câncer foi detectado em 45,3% dos pacientes. As taxas de detecção pela RTE e GSU foram, respectivamente, de 51,1% e 39,4%. A RTE apresentou melhor sensibilidade do que o GSU (60,8% *versus* 15%); entretanto, o RTE apresentou melhor especificidade (68,4% *versus* 92,3%). Os valores preditivos negativos da RTE e do GSU foram semelhantes (87,8% *versus* 83,1%). A RTE foi superior na detecção de um grau de Gleason acima de 7, em comparação com o GSU (70,8% *versus* 47,4%).

Outro estudo conduzido por Brock *et al.* (2013) analisou uma abordagem combinada de RTE e ultrassom de contraste específico (CEUS)-ultrassom multiparamétrico. Foram incluídos 86 pacientes com câncer de próstata comprovado por biópsia. Os resultados de imagem foram correlacionados com a avaliação patológica final em lâminas de inclusão completa da peça cirúrgica após prostatectomia radical. A RTE teve uma sensibilidade e especificidade de 49% e 73,6%, respectivamente, para a detecção do câncer de próstata. Das 86 lesões-alvo identificadas por RTE, 58 (67,4%) exibiram um padrão de perfusão suspeito no CEUS, 31 (36%) apresentaram hipoperfusão e 27 (31,4%) mostraram um tecido hiperperfundido. Foi observada a presença de normoperfusão em 28 lesões-alvo identificadas (32,6%). Foi detectada a presença de câncer de próstata em 65,1% (56 de 86) dessas lesões. O CEUS revelou padrões de perfusão suspeito em 92,9% dessas lesões – hipoperfusão (48,2%) ou hiperperfusão (44,6%). De modo global, quando uma lesão-alvo RTE-positiva demonstrou um

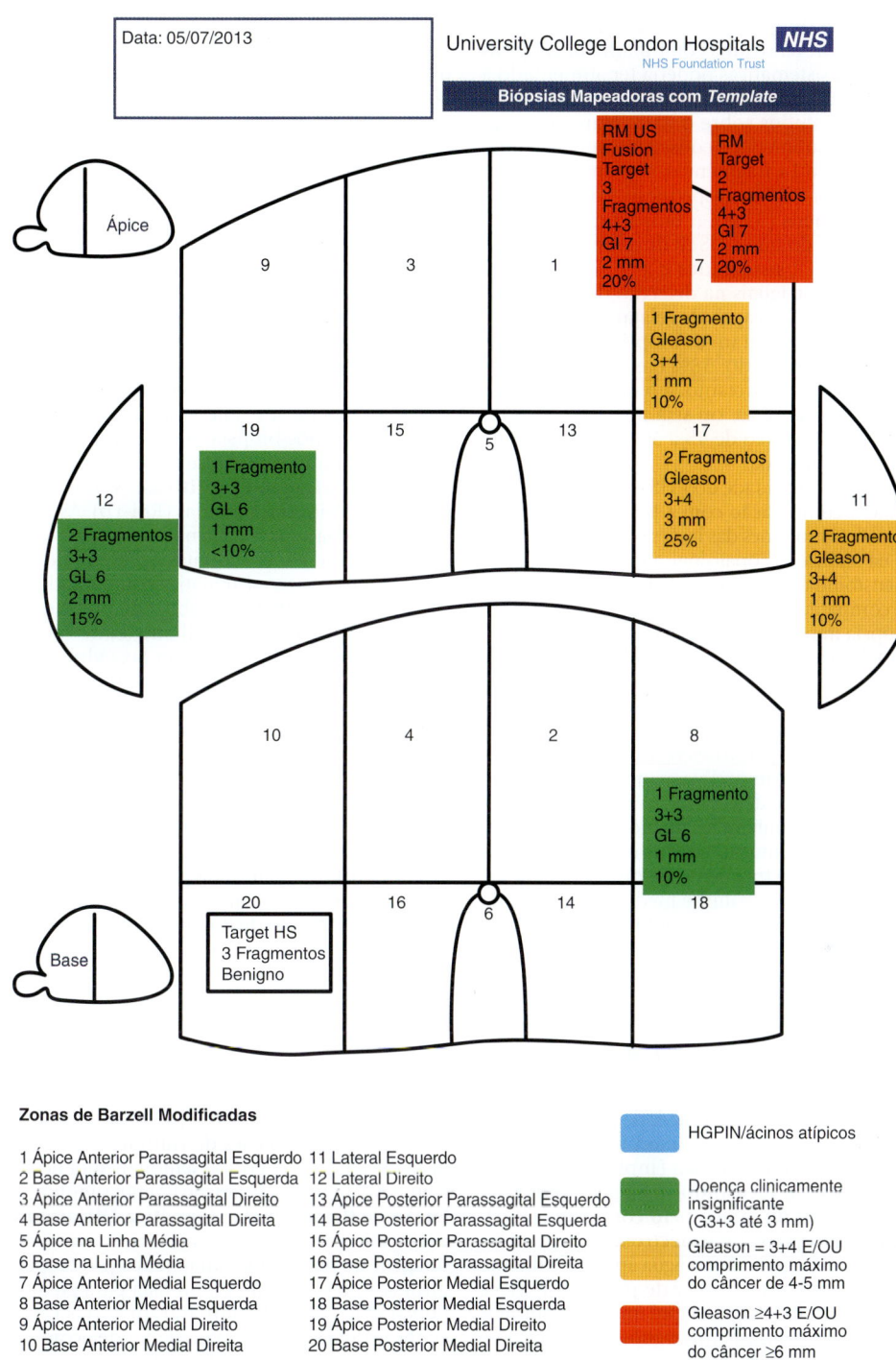

Figura 117-12. Mapa zonal ilustrando os resultados de um caso de mapeamento de próstata com *template* transperineal de zona de Barzell modificada. A lesão índice está localizada à esquerda com câncer clinicamente significativo 1 e 2 pela definição UCL/Ahmed à esquerda e câncer clinicamente insignificante à direita em duas zonas. As duas áreas de alto risco (*em vermelho*) à esquerda foram obtidas por meio de biópsias direcionadas, com base na informação fornecida por imagem de ressonância magnética multiparamétrica.

padrão de perfusão suspeito, a probabilidade de detecção de câncer foi de 89,7%. A combinação de RTE seguida de CEUS reduziu a taxa de detecção falso-positiva de 34,9 para 10,3%.

Walz *et al.* (2011) avaliaram especificamente a acurácia da RTE na identificação da lesão índice para terapia focal em 32 pacientes. Os critérios para a lesão índice definidos por esse estudo foram os seguintes: a maior lesão suspeita na RTE; nos dados de biópsia, a lesão presente no lobo com fragmentos positivos (se o lobo contralateral não teve fragmentos positivos); o lobo com a maior porcentagem de fragmentos positivos ou com a maior porcentagem de câncer no comprimento dos fragmentos (se houve fragmentos positivos em ambos os lobos); e/ou o lobo com maior escore de Gleason. De todos os pacientes, 87,5% apresentaram câncer de próstata clinicamente significativo definido por um padrão de Gleason 4 ou 5 e/ou volume de câncer de mais de 0,5 mL e/ou extensão extraprostática. A sensibilidade, a especificidade, o valor preditivo negativo, o valor preditivo positivo e a acurácia da RTE isoladamente, foram, respectivamente, de 58,8%, 43,3%, 54,1%, 48,1% e 51,6%. As biópsias guiadas por USTR isoladamente tiveram valores de 67,8%, 48,4%, 56,8%, 60,0% e 58,1%, respectivamente. A combinação dos dados de RTE e de biópsia aumentou esses valores para 84,9%, 48,4%, 61,9%, 75,0% e 66,1%, respectivamente. De modo global, entretanto, a RTE isoladamente omitiria 40% das lesões índice.

Esse estudo não realizou biópsias dirigidas das lesões suspeitas identificadas na RTE, tornando difícil prever se uma combinação de biópsias dirigidas por RTE com biópsias sistemáticas poderia ter aumentado a acurácia na detecção da lesão índice.

Foram conduzidos poucos estudos sobre o PHS. Hamann *et al.* (2013) examinaram 80 homens submetidos consecutivamente a uma biópsia de próstata sistemática de 14 fragmentos, suplementada por três biópsias USTR direcionada por PHS e transperineais. Foi constatada a presença de câncer em 28 homens (35%). A biópsia transperineal direcionada detectou mais lesões do que a USTR direcionada (82,1% *versus* 53,6%). Entretanto, a USTR sistemática e as biópsias transperineais direcionadas foram quase iguais na detecção de câncer (22 *versus* 23; $P = 0,99$). O estudo não foi capaz de relatar a acurácia do PHS. De Coninck *et al.* (2013) compararam as biópsias sistemáticas aleatórias com lesões por PHS direcionado; 58% das lesões suspeitas no PHS foram positivas para câncer. Entretanto, a biópsia guiada por USTR detectou apenas 13% dos cânceres, ou seja, muito menos do que as taxas de detecção da USTR padrão de 45 a 50%, o que levanta a questão da técnica de biópsia utilizada.

Javed *et al.* (2014) relataram a capacidade do PHS de detectar e localizar o câncer de próstata, em comparação com a biópsia guiada por USTR e a biópsia transperineal. Os volumes das lesões previstas pelo PHS também foram avaliados na análise histopatológica de prostatectomia radical. O PHS tem uma sensibilidade e especificidade de 100% e 5,9%, respectivamente, quando comparado com a biópsia guiada por USTR. Em comparação com a biópsia transperineal, o PHS tem uma sensibilidade e especificidade para a detecção de câncer na glândula posterior de 100% e 13%, respectivamente, e, para a glândula anterior, de 6% e 82%, respectivamente. Não houve correlação entre as estimativas do volume total do tumor pelo PHS e as amostras de prostatectomia radical. A sensibilidade e a especificidade do PHS para a detecção de focos tumorais com volume de 0,2 mL ou mais foram, respectivamente, de 63% e 53%. A sensibilidade estimada do PHS para a detecção de tumores de mais de 0,5 mL foi de 37%. As lesões índices também foram biopsiadas, embora não se tenha estabelecido alguma definição para as características da lesão índice – isto é, comprimento do fragmento de câncer ou grau de Gleason. Não houve correlação entre o volume medido de tumor da lesão índice suspeita detectada por PHS e o exame histopatológico da prostatectomia radical. Esses achados sugerem que o PHS é deficiente na localização do câncer de próstata. Na avaliação da carga tumoral e na detecção de pequenos focos de doença.

Imagem por Ressonância Magnética Multiparamétrica

As recentes inovações na RM também constituem uma tentativa adicional de localizar, de modo acurado, a extensão do câncer de próstata, sem a necessidade de procedimentos invasivos com sua morbidade associada.

A ressonância magnética multiparamétrica (mpRM) envolvem diferentes parâmetros de imagem, incluindo imagem ponderada em T2 (T2W), imagem com realce dinâmico pelo contraste (DCE), imagem ponderada em difusão (DWI) e espectroscopia por ressonância magnética (ERM). Na imagem T2W, a água aparece brilhante e a gordura aparece escura, enquanto o câncer de próstata aparece como áreas de baixo sinal, as imagens DCE são rapidamente adquiridas após a administração do meio de contraste intravenoso. A captação e a liberação de contraste é mais rápida no câncer de próstata, devido à vascularização aumentada, em comparação com os tecidos circundantes. A DWI reflete o movimento diferencial da água dentro dos tecidos, de acordo com a sua arquitetura tecidual, densidade celular, integridade das membranas celulares e presença de necrose. O câncer de próstata possui uma difusão restrita, com aparência brilhante em sequências de valores b mais longas e aparência escura em um mapa de coeficiente de difusão aparente. A ERM representa a concentração de colina, citrato e creatinina. A relação entre a colina e creatinina e o citrato está aumentada no câncer de próstata (Kurth *et al.*, 2013). A sensibilidade e a especificidade da mpRM foram relatadas em 93% e 98%, respectivamente, na detecção e exclusão de cânceres de alto grau com volume superior a 0,5 mL (Ukimura *et al.*, 2013). Existem várias maneiras de direcionar, com base nos resultados da mpRM – isto é, biópsia de perfuração guiada por RM, biópsias direcionadas cognitivas e biópsia guiada por fusão de ressonância magnética-ultrassom (RM-US).

Biópsia Guiada por Ressonância Magnética. Existem poucos estudos realizados que descreveram a biópsia de agulha guiada por RM em tempo real. Durmus *et al.* (2013) realizaram uma biópsia guiada por RM em 87 pacientes. O guia da agulha foi direcionado nas lesões suspeitas na RM pré-biópsia, e, em seguida, foi efetuada uma rápida aquisição ponderada em T2 sagital e oblíqua. O câncer de próstata foi diagnosticado em 36 (41%) pacientes; 47% desses pacientes apresentaram grau de Gleason 7 ou acima de 7 detectado pela biópsia guiada por RM. Não foram obtidas amostras da glândula inteira, de modo que a verdadeira sensibilidade e especificidade da biópsia guiada por RM não foram calculadas. Outro estudo realizado constatou que, em 15 de 27 pacientes (55,6%), o câncer de próstata foi detectado por meio de biópsia de próstata guiada por RM. Entretanto, não foram fornecidas características adicionais sobre o grau de Gleason (Anastasiadis *et al.*, 2006). Em outro estudo de 68 pacientes, foi constatada uma taxa de detecção de câncer de 59% (Hambrock *et al.*, 2010). A prostatectomia radical foi realizada em 20 dos 40 pacientes com tumor. Foi observado um grau de Gleason de 7 ou maior em 50% dos pacientes; 50% apresentaram um volume do tumor de mais de 0,5 mL com grau de Gleason 6. As limitações da biópsia guiada por RM incluem um processo demorado, devido à necessidade de obter imagens pré-biópsia, em tempo real, e pós-biópsia. Além disso, existem apenas alguns centros equipados para realizar esse tipo de biópsia.

Biópsias Dirigidas Cognitivas. Vários estudos relataram o uso da mpRM para biópsias dirigidas (RM-TB). As biópsias dirigidas cognitivas envolvem uma análise das imagens de ressonância magnética pelo médico para focar as lesões suspeitas na RM usando a orientação ultrassônica. Uma recente revisão sistemática comparando a biópsia dirigida por RM *versus* USTR sistemática, publicada por Morre *et al.* (2013), verificou uma taxa de detecção semelhante entre essas técnicas. Os fragmentos dirigidos por RM tiveram uma taxa global de detecção de câncer de 30% *versus* 7% dos fragmentos por biópsia sistemática (368 de 5.441). Não houve suspeita na RM em 38% dos homens (225 de 599), e 23% deles apresentaram câncer em uma biópsia padrão. Entretanto, de modo crucial, apenas 2,3% apresentaram câncer clinicamente significativo (amplamente definido por um comprimento de fragmento de câncer de mais de 5 mm e/ou qualquer padrão de Gleason acima de 3), que teriam sido omitidos por uma abordagem dirigida para as lesões na RM apenas.

Kasivisvanathan *et al.* (2013) compararam a acurácia da RM-TB *versus* biópsia MPT sistemática da glândula inteira utilizando diferentes definições de câncer clinicamente significativo. Utilizando a definição 2 do UCL (comprimento de fragmento de câncer máximo de 4 mm ou mais e grau de Gleason de 3 + 4 ou mais), a RM-TB identificou a presença de câncer clinicamente significativo em 57% dos homens (103 de 182), em comparação com 62% (113 de 182) por MPT. O MPT apresentou uma menor taxa de classificação incorreta de câncer clinicamente insignificante ou ausência de câncer em comparação com a RM-TB (7% *versus* 16%). Utilizando a definição de Goto, a RM-TB identificou uma maior quantidade de casos de câncer clinicamente significativo em comparação com o MPT (diferença de 8% [IC 95% de 0,6 a 14,8], $P = 0,033$). Quando se utilizam as definições de Harnden e Goto para câncer clinicamente insignificante, a RM-TB apresentou melhor desempenho em comparação com o MPT, que foi estatisticamente significativo.

Fusão de Ressonância Magnética-Ultrassonografia. Vários estudos descreveram a fusão de RM-US, que envolve a combinação de uma imagem de ressonância magnética pré-biópsia com uma imagem de ultrassom por ocasião da biópsia para guiar biópsias mais acuradas. Puech *et al.* (2013) compararam várias estratégias de biópsia para verificar qual delas era acurada na detecção de câncer de próstata clinicamente significativo, definido por um comprimento de fragmento de câncer máximo de 3 mm ou mais ou escore de Gleason de 3 ou maior. Noventa e cinco pacientes com lesões suspeitas na RM foram submetidos a biópsia sistemática de 12 fragmentos e biópsia dirigida (TB, *target biopsy*) de quatro fragmentos guiada por USTR, com dois fragmentos dirigidos cognitivos visualmente (TB-COG) e dois fragmentos dirigidos utilizando o *software* de fusão RM-USTR (TB-FUS). O câncer de próstata clinicamente significativo foi detectado por USTR sistemática em 52% (n = 49) e por TB em 67% (n = 64). Em 12 de 51 alvos de RM (24%) com resultados positivos de USTR sistemática e TB, a TB levou a uma supergraduação nos escores de Gleason. Em 79 alvos de RM, 47% (n = 37) foram positivos com a TB-COG e 53% (n = 42) com a TB-FUS ($P = 0,16$). Nenhuma técnica demonstrou ser superior para avaliação do escore de Gleason. Delongchamps *et al.* (2013) compararam a acurácia das TB visuais e do sistema de fusão RM-USTR rígido e elástico com biópsia sistemática de 10 a 12 fragmentos em 391 pacientes. De modo global, a TB de sistema rígido e elástico teve um desempenho significativamente melhor do que a biópsia aleatória ($P = 0,0065$ e $0,0016$, respectivamente) na detecção global de câncer e câncer com escore de Gleason mais alto. Nesse estudo, uma estratégia apenas com TB teria evitado uma biópsia desnecessária em 45%, enquanto teria limitado o número de fragmentos nos outros 55%. Outro estudo também mostrou que as biópsias dirigidas por fusão de RM-US resultaram em 22% de casos adicionais de câncer de próstata com escore de Gleason 3 + 4 ou superior e em 67% de casos adicionais de câncer de próstata clinicamente significativo (Gleason ≥ 4 + 3), em comparação com a biópsia sistemática de 12 fragmentos.

Pinto et al. (2011) compararam a biópsia dirigida por fusão de RM-US sob rastreamento eletromagnético com biópsia guiada por USTR padrão de 12 fragmentos em 101 homens; 54,4% dos homens apresentaram câncer de próstata. O câncer foi detectado em 27,9%, 66,7% e 89,5%, respectivamente, dos pacientes com suspeita baixa, moderada e alta de câncer na RM. A biópsia guiada por fusão de RM-US teve melhor desempenho na detecção de câncer nas imagens de RM com suspeita baixa, moderada e alta de câncer, em comparação com a biópsia USTR padrão de 12 fragmentos (4,8% *versus* 3,8%, 20,7% *versus* 12,3% e 53,8% *versus* 29,9%, respectivamente). De modo global, a biópsia guiada por fusão de RM-US detectou mais casos de câncer por fragmento do que a biópsia guiada por USTR de 12 fragmentos isoladamente para todos os níveis de suspeita combinados (20,6% *versus* 11,7%, respectivamente). O rastreamento eletromagnético também pode ajudar na terapia focal, visto que os instrumentos terapêuticos utilizados na crioterapia, na ablação com ultrassonografia de alta intensidade focada (HIFU) ou na braquiterapia podem ser guiados em tempo real.

As desvantagens atuais da RM consistem em sua incapacidade de diferenciar o câncer de próstata da prostatite, inflamação ou neoplasia intraepitelial prostática (NIP). A biópsia guiada por RM é um procedimento demorado, visto que os pacientes precisam ter uma RM inicial, que é então repetida por ocasião da biópsia. A fusão RM-US também tem algumas limitações. Depende da segmentação acurada da próstata; a próstata precisa ser delineada – de modo manual ou semiautomático – nas imagens tanto da RM quanto da ultrassonografia (van de Ven e Barentsz, 2013). Essa segmentação também é uma tarefa que leva tempo e depende do operador. Entretanto, a fusão em si é um processo relativamente rápido, que levou menos de 90 segundos em um estudo (Bubley *et al.*, 2013), com taxas de erro que variam de 2,5 mm a 5 mm, dependendo do uso de fusão não rígida ou rígida.

Recentemente, os autores conduziram uma revisão sistemática da literatura sobre os dispositivos de fusão de imagens utilizados para biópsias guiadas e dirigidas na detecção do câncer de próstata (Valerio *et al.*, 2015) (Figs. 117-13 e 117-14). Quatorze estudos utilizaram um desenho de coorte pareado. Foram incluídos 2.293 homens ao todo, tamanho da amostra variando de 13 a 582. Três estudos foram conduzidos em homens virgens de biópsia, três foram realizados em homens submetidos anteriormente a biópsia guiada por USTR negativa, oito estudos relataram uma coorte mista de homens virgens de biópsia ou submetidos a biópsia de próstata prévia e um estudo também incluiu homens com doença radiologicamente recorrente.

A revisão sistemática realizada pelos autores mostrou que as biópsias dirigidas com fusão de imagem RM-USTR detectam maior número de casos de câncer clinicamente significativo com o uso de menor número de fragmentos, em comparação com as técnicas de biópsia padrão. A maior parte dos estudos também mostrou uma maior detecção de câncer clinicamente insignificante, embora quatro estudos tenham demonstrado uma taxa de detecção menor de tumores clinicamente insignificantes por biópsias com fusão de imagem RM-USTR. A detecção de doença clinicamente significativa foi de 4,8% a 52% para biópsia padrão e de 13,2% a 50% para biópsia dirigida por fusão de imagem RM-USTR. Em todos os estudos nos quais foram relatadas ambas as taxas, o uso de fusão RM-USTR possibilitou a detecção de um maior número de casos de câncer clinicamente significativo, em comparação com a biópsia padrão. A diferença absoluta na taxa de detecção entre as duas abordagens foi de 6,8% em média (faixa de +0,9 a +41,4%) e sempre a favor da abordagem baseada em *software* de RM-USTR.

Foi constatada uma discrepância substancial na definição da doença clinicamente significativa. Apenas um estudo não apresentou os critérios para definir esse desfecho. Em todos os outros estudos, o padrão de Gleason 4 foi considerado como doença clinicamente significativa. Em oito estudos, foi também considerado o comprimento máximo do fragmento de câncer, embora o limiar acima do qual foi definida a doença clinicamente significativa tenha variado de 3 a 10 mm.

A taxa de detecção de qualquer câncer foi de 14,3% a 59% e de 23,7% a 82,1% na estratégia de biópsia padrão *versus* biópsia por fusão de imagem RM-USTR. A diferença absoluta na detecção global do câncer de próstata entre as duas abordagens foi de +6,9% como valor mediano a favor da biópsia dirigida por fusão de imagem RM-USTR (faixa de –8,8% a +53,2%). Em quatro estudos, as biópsias padrão detectaram um maior número de casos de doença clinicamente

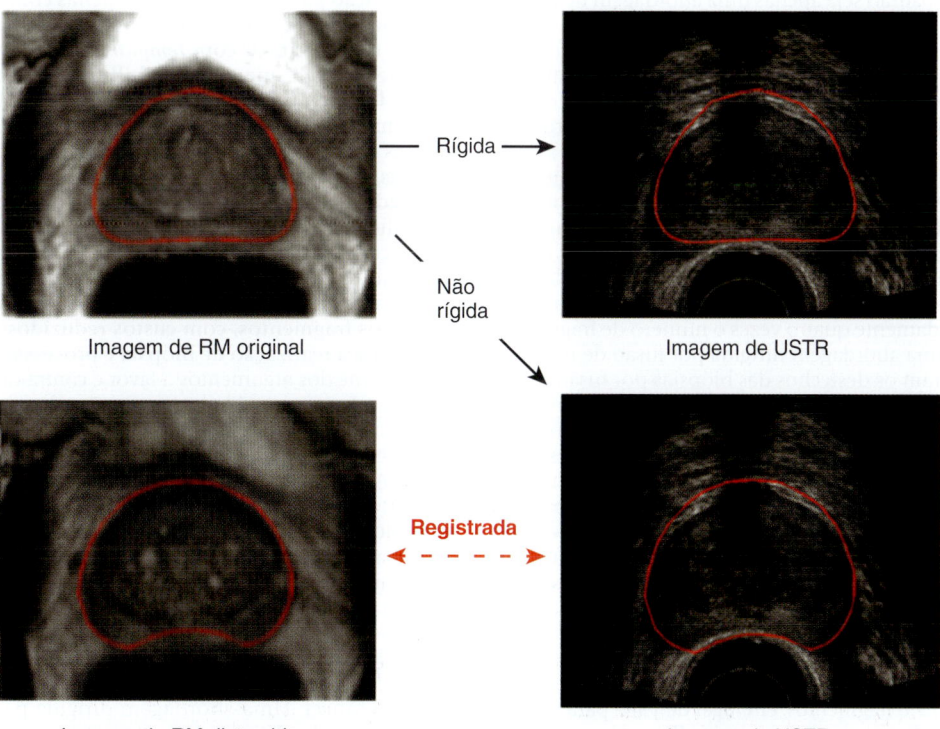

Figura 117-13. As biópsias dirigidas utilizando o *software* de fusão podem ser realizadas utilizando uma fusão rígida ou não rígida. O erro para a fusão rígida é de aproximadamente 5 mm e, para a fusão não rígida, de cerca de 2,5 mm. RM, ressonância magnética; USTR, ultrassonografia transretal. (Cortesia de Yipeng Hu e Dean Barratt, UCL SmartTarget.)

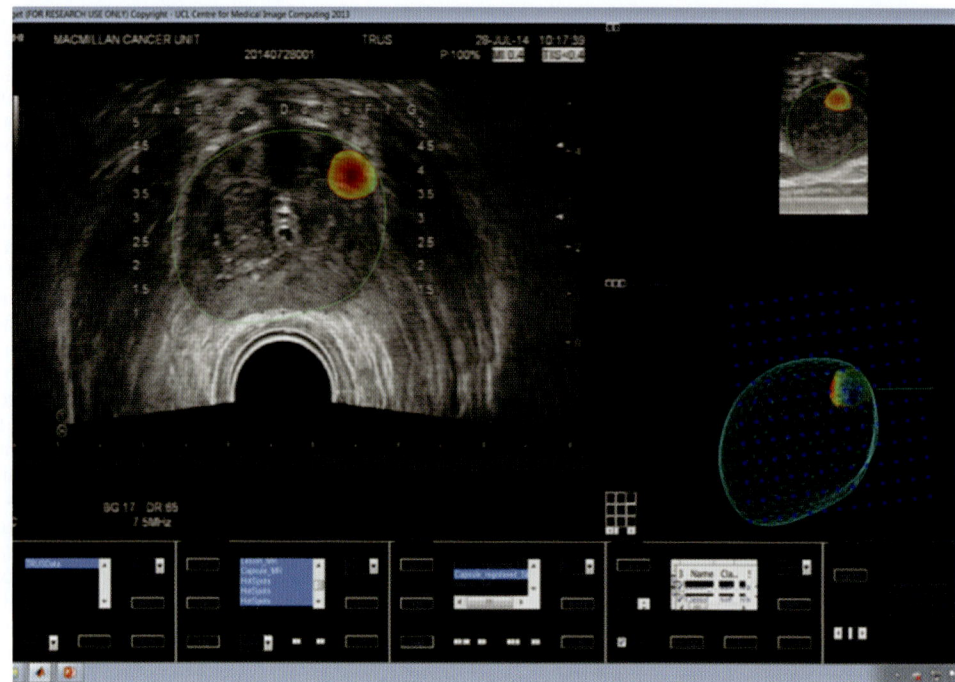

Figura 117-14. Sistema de fusão *software* não rígido desenvolvido para intervenções transperineais dirigidas. A lesão colorida é observada na parte anterior da esquerda e foi pré-delineada na área ao lado do contorno da cápsula da próstata. (Cortesia de Yipeng Hu e Dean Barratt, UCL SmartTarget.)

insignificante do que a abordagem baseada em *software*. As biópsias por fusão de RM-USTR detectaram 5% a 16,2% de casos adicionais de câncer clinicamente significativo, que foram omitidos pela biópsia padrão isoladamente. Por outro lado, as biópsias padrão detectaram 0% a 12,4% de casos adicionais de câncer clinicamente significativo que foram omitidos por biópsias com fusão RM-USTR. Entretanto, se o estudo que utiliza a biópsia mapeadora transperineal for removido, de modo que a biópsia padrão seja apenas uma abordagem de biópsia guiada por USTR, esse valor é de 0% a 7%.

Em todas as séries, uma abordagem de fusão de imagens foi mais eficiente na detecção de doença clinicamente significativa. O número mediano de fragmentos necessários para detectar um homem com câncer clinicamente significativo foi de 37,1 (intervalo interquartil [IQR], 32,6 a 82,8; variando de 23,2 a 252) e 9,2 (IQR 4,6 a 24,8; variando de 4 a 37,7) para a biópsia padrão e a biópsia dirigida por fusão RM-USTR, respectivamente. A diferença mediana no número de fragmentos necessários através das séries foi de 32,1 fragmentos (IQR +28,3 a +57; variando de +21,4 a +84,8) a favor da abordagem dirigida. Em outras palavras, para detectar o mesmo número de casos de câncer clinicamente significativo com biópsia padrão, seria necessário utilizar aproximadamente quatro vezes o número de fragmentos em comparação com uma abordagem dirigida por fusão de imagens.

Dois estudos avaliaram os desfechos das biópsias por fusão de RM-USTR *versus* biópsia dirigida por registro visual. Em um estudo, não foram relatadas informações suficientes para determinar a principal medida de desfecho e várias das medidas secundárias de desfecho. No único desfecho relatado – isto é, detecção de qualquer câncer – a biópsia com fusão de imagem de RM-USTR apresentou uma taxa mais elevada (53% *versus* 47%; sem valor P fornecido). No outro estudo, foram avaliadas as duas abordagens dirigidas em 127 homens com 172 alvos no total. Em uma análise por alvo, as biópsias com *software* de imagens de RM-USTR detectaram um maior número de casos de câncer clinicamente significativo (20,3% *versus* 15,1%; P = 0,05) e maior número total de casos de câncer (32% *versus* 26,7%; P = 0,14). Foi também observada uma melhor eficiência em comparação com o registro visual, exigindo 9,8 fragmentos, em lugar de 13,2, para detectar um homem com câncer clinicamente significativo (Wysock *et al.*, 2014). Além disso, não houve utilidade adicional no procedimento dirigido com registro visual, ao passo que a abordagem por fusão de imagem detectou 7,6% de casos adicionais de câncer clinicamente significativo que teriam sido omitidos pela abordagem com registro visual. Entretanto, o estudo não teve poder suficiente para mostrar a diferença absoluta demonstrada na taxa de detecção de aproximadamente 5%, como *a priori* tinha sido desenhado para demonstrar uma diferença de 15% na taxa de detecção.

Para o uso da terapia focal com preservação de tecido, é preciso obter uma localização e caracterização acuradas do câncer de próstata clinicamente significativo. A biópsia guiada por USTR não é capaz de fornecer essas informações de modo acurado. As biópsias de saturação parecem contribuir apenas com um pequeno benefício adicional, a não ser que sejam realizadas com uma técnica de mapeamento transperineal com *template*. A via transperineal tem várias vantagens, visto que ela possibilita uma cobertura sistemática da glândula, que proporciona uma localização acurada passível de ser reproduzida quando se administra a terapia focal. Houve progressos nas modalidades de imagem para ajudar a melhorar as biópsias guiadas, a fim de permitir uma amostragem mais acurada. Os estudos realizados mostraram que a RM apresenta uma sensibilidade e uma especificidade mais altas em comparação com a USTR na detecção de câncer clinicamente significativo. Foi constatado que as biópsias dirigidas detectam um maior número de lesões clinicamente significativas do que a biópsia guiada por USTR aleatória, com retirada de menos fragmentos, com custos reduzidos devido ao tempo mais curto para a realização de biópsia e processamento histopatológico.

No cerne dos argumentos a favor e contra cada modalidade de localização, existe a necessidade de precisão na exclusão de doença de áreas não tratadas. Uma maior acurácia logicamente irá se traduzir em menores taxas de recidiva ou de doença *de novo* em áreas não tratadas a longo prazo. Alguns médicos e pacientes podem aceitar a falta de acurácia e a incerteza de instrumentos para determinar a unilateralidade – por exemplo, o uso de biópsia guiada por USTR – para evitar intervenções adicionais (de alto custo e/ou mórbidas), com a compreensão de que uma taxa mais alta de câncer recorrente ou residual será encontrada no lado não tratado. Contanto que o intervalo de tempo entre o tratamento e a detecção de câncer no lado contralateral não seja suficiente para progressão da doença, os pacientes podem então receber tratamento nesse lado.

Os dados de biópsia são comumente usados para determinar o risco do câncer. Uma abordagem dirigida para as lesões detectadas em modalidades de imagem pode ter um impacto sobre o risco de um determinado homem. As características amplamente utilizadas para indicar um alto risco incluem um escore de Gleason 7 ou maior, bem como parâmetros indicando a quantidade de câncer, como o comprimento máximo do fragmento acometido, a porcentagem máxima de câncer e o número de amostras de biópsia positivas (Epstein, 2011).

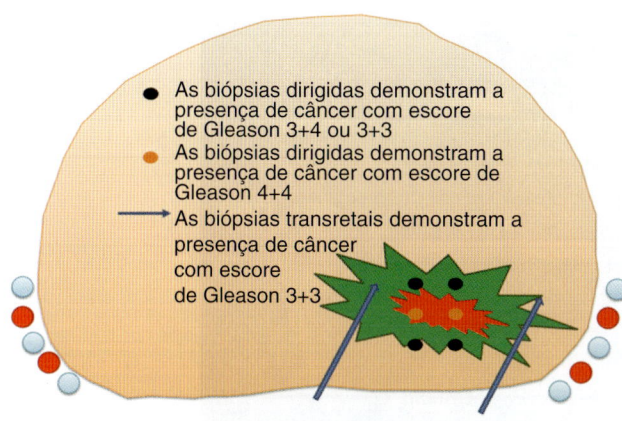

Figura 117-15. Uma lesão com escore de Gleason 3 + 4 na zona periférica esquerda, que, por meio de biópsias transretais, pode ser classificada de modo incorreto como de risco muito baixo e de risco muito alto 4 + 4 por meio de um verdadeiro alcance no padrão central 4 utilizando os atuais sistemas de estratificação de risco. Na realidade, a lesão é de risco intermediário.

Entretanto, se um tumor for exposto a uma densidade de amostragem maior do que o restante da próstata, é provável que a proporção de fragmentos positivos e o comprimento máximo do fragmento de câncer sejam maiores em comparação com uma biópsia guiada por USTR. Além disso, é mais provável a amostragem de padrões de Gleason mais altos, quando realmente presentes (Fig. 117-15).

Se a tendência à biópsia guiada por imagem continuar e não for verificada, é provável que iremos assistir a um aumento sistemático na atribuição de risco nos homens submetidos a biópsia se forem aplicados os critérios padrão para atribuição de risco (Fig. 117-15). Por conseguinte, serão provavelmente necessários novos modelos de predição de risco, com base nas biópsias dirigidas. Como ponto de partida para corrigir o que poderia ser considerado como um artefato levando ao aumento no risco de câncer derivado da biópsia dirigida, seria possível considerar um sistema de estratificação de risco que fosse independente do número de fragmentos positivos.

TECNOLOGIA ABLATIVA

Existem várias tecnologias ablativas que podem fornecer potencialmente uma terapia focal (Ahmed et al., 2009b). **O HIFU e a criocirurgia correspondem estreitamente aos atributos desejados e, no momento atual, constituem as únicas duas modalidades que apresentam dados retrospectivos e prospectivos demonstrando a viabilidade da ablação focal, os baixos índices de efeitos colaterais, as taxas muito favoráveis de preservação geniturinária e um bom controle precoce do câncer.** As terapias fotodinâmicas e fototérmicas intersticiais demonstraram ser promissoras em estudos de um único centro e atualmente estão sendo submetidas a avaliação multicêntrica (Lindner et al., 2009; Moore et al., 2009). A braquiterapia, a radioterapia estereotáxica, a eletroporação irreversível, a ablação por radiofrequência (ARF) e as injeções de toxinas na próstata não foram avaliadas em um protocolo de terapia focal, mas podem ser ministradas de modo focal, assim como a hipertermia por ressonância magnética utilizando nanopartículas magnéticas (Rubinsky et al., 2008; Salvador-Morales et al., 2009).

Crioterapia

A crioterapia refere-se à ablação de tecido por temperaturas extremamente baixas. A primeira descrição de seu uso foi feita em Londres, no século XIX, quando Arnott aplicou misturas de gelo-sal a cânceres de mama e cervicais (Arnott, 1851). A crioterapia exerce seus efeitos por meio de vários mecanismos:

1. **Citólise direta por meio da formação de cristais de gelo extracelulares e intracelulares**
2. **Desidratação intracelular e alterações do pH**
3. **Necrose isquêmica por lesão vascular**
4. **Crioativação das respostas imunes antitumorais**
5. **Indução de apoptose**
6. **Lesão endotelial, que leva à agregação das plaquetas e microtrombose**
7. **Lesão que ocorre durante o aquecimento em consequência do edema celular osmótico e hiperpermeabilidade vascular**

Diversos fatores afetam a eficiência da destruição tecidual:

1. **Velocidade de resfriamento**
2. **Temperatura mínima**
3. **Duração do congelamento**
4. **Velocidade de descongelamento**
5. **Número de ciclos de congelamento-descongelamento**
6. **Presença ou ausência de vasos sanguíneos de grande calibre, que podem atuar como dissipadores de calor**

De modo global, uma temperatura de congelamento mínima de –40 °C com duração de 3 minutos é suficiente para a erradicação do tumor (Hoffmann e Bischof, 2002). Foi também demonstrado que é pouco provável a ocorrência de morte celular completa em temperaturas superiores a –20 °C, embora as células não destruídas com congelamento inicial a –20 °C sejam destruídas com um segundo ciclo de congelamento (Tatsutani et al., 1996). As alterações histopatológicas observadas após crioterapia na próstata são divididas em uma fase degenerativa precoce, causada por necrose de coagulação, e uma fase tardia de reparo – fibrose, calcificação e hialinização (Grampsas et al., 1995; Borkowski et al., 1996).

Embora essa fonte de energia seja reconhecidamente muito efetiva contra o câncer de próstata, foi somente depois da ocorrência de avanços tecnológicos significativos que essa fonte de energia tornou-se muito atraente para a ablação de câncer de próstata. Em particular, os aparelhos de crioterapia de terceira geração são capazes de utilizar sistemas à base de gás para produzir rápidos ciclos de congelamento e descongelamento (Fig. 117-16). Além disso, os fabricantes conseguiram desenvolver sistemas de múltiplas sondas e diminuir o tamanho de cada criossonda, de modo a aumentar a precisão da ablação (Fig. 117-17). Por fim, a toxicidade foi significativamente reduzida com o uso de medidas de segurança, como aquecedor uretral contínuo durante o tratamento, e o uso sistemático de termopares (sensores de temperatura) para verificar a temperatura tanto nas estruturas circundantes críticas quanto na área de tratamento.

A crioterapia focal administrada a uma área da próstata é guiada por ultrassom transretal e utiliza agulhas inseridas através do períneo com uso de uma grade de braquiterapia ou livremente. Além disso, sensores de temperatura são posicionados da mesma maneira, normalmente na área de tratamento, na fáscia de Denonvilliers e em outras áreas essenciais, como o rabdoesfíncter e os feixes neurovasculares, a critério do cirurgião. Justifica-se a realização de cistoscopia uretral antes de iniciar o tratamento, a fim de verificar a posição das agulhas; por fim, um aquecedor uretral contínuo é inserido para proteger a uretra e mantido durante todo procedimento (Figs. 117-18 a 117-25). Além da técnica padronizada, a American Urological Association publicou, em 2008, uma declaração de Boas Práticas para ressaltar as exigências ideais na administração da crioterapia efetiva. O grupo de especialistas recomendou um duplo ciclo de congelamento-descongelamento e o uso de rabdocongelamento até –40 °C, com descongelamento lento, quase passivo.

Ultrassonografia Focalizada de Alta Intensidade

O *ultrassom* refere-se a vibrações mecânicas acima do limiar da audição humana (16 kHz) e tem a capacidade de interagir com os tecidos, produzindo alterações biológicas. A aplicação de uma voltagem alternada através de um material piezoelétrico, como titanato zirconato de chumbo, gera ultrassom (Figs. 117-26 e 117-27). Esses materiais oscilam na mesma frequência que a corrente alternada, causando ondas ultrassônicas que podem se propagar através dos tecidos. Isso, por sua vez, produz ciclos alternados de aumento e redução da pressão (compressão e rarefação, respectivamente). O ultrassom com finalidade diagnóstica habitualmente utiliza frequências na faixa de 1 a 20 MHz, enquanto a HIFU terapêutica usa frequências de 0,8 a 3,5 MHz, com liberação de níveis de energia dentro dos feixes de ultrassom, que são várias vezes maiores do que os níveis de energia no ultrassom diagnóstico. O ultrassom terapêutico pode ser convenientemente dividido em duas amplas categorias: de baixa intensidade (0,125 a 3 W/cm^2) e de alta intensidade (>5 W/cm^2). O primeiro pode estimular respostas fisiológicas normais à lesão e acelerar outros processos, como o transporte de fármacos através da pele. O ultrassom de alta intensidade pode destruir seletivamente o

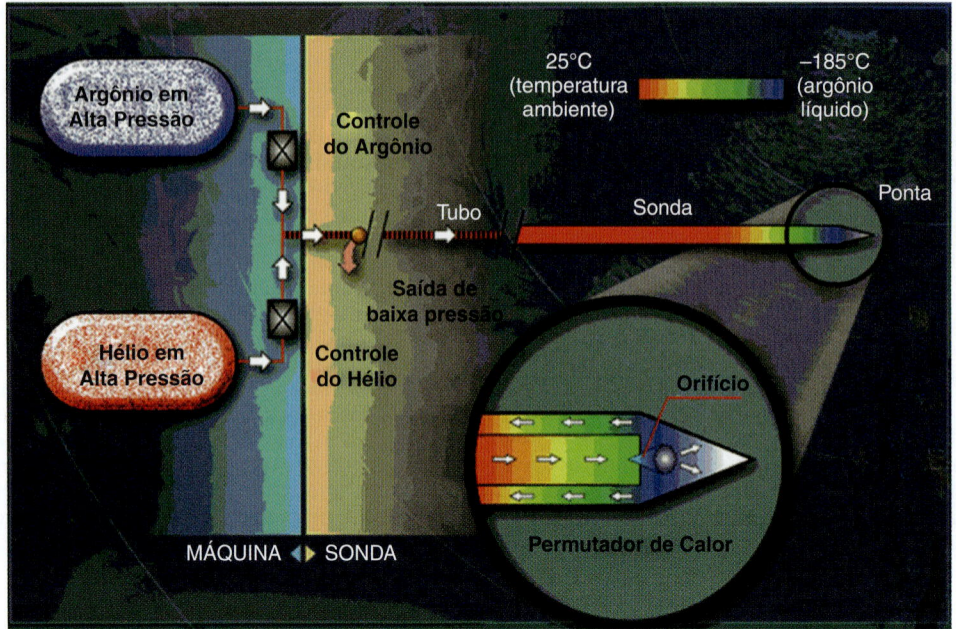

Figura 117-16. Diagrama mostrando o efeito de Joule-Thomson da crioterapia.

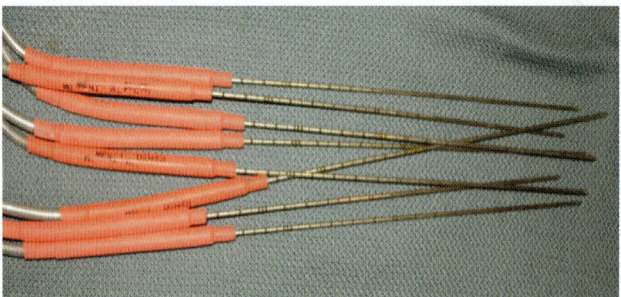

Figura 117-17. Sondas de crioterapia (17 G de calibre) – agulhas de crioterapia IceRod (Galil Medical, Arden Hills, MN).

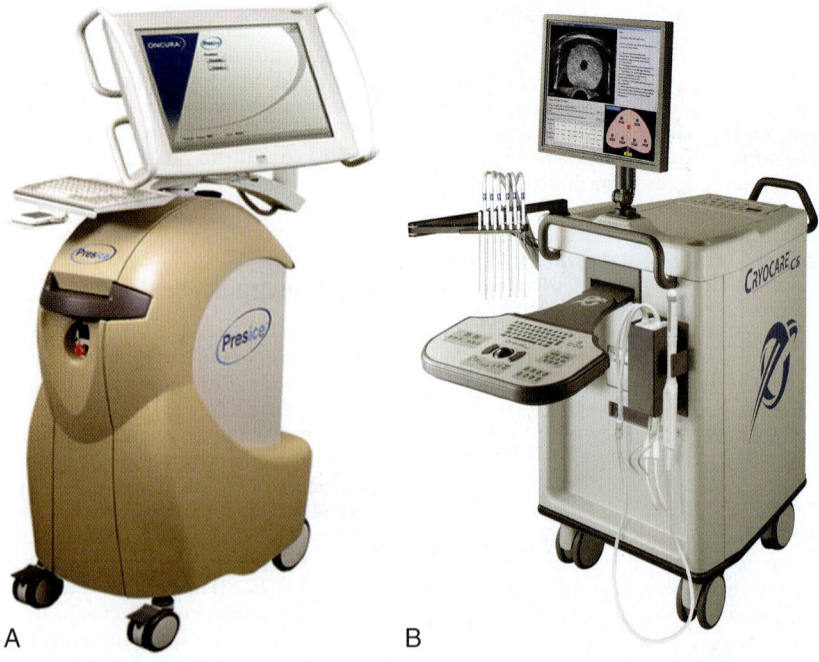

Figura 117-18. Sistemas de crioablação disponíveis para planejamento operatório e monitoramento em tempo real do processo de congelamento. A, Presice Cryoablation System (Galil Medical, Arden Hill, MN). B, Cryocare CS (Endocare/HealthTronics, Austin, TX). (B, Usado com autorização de Endocare, Inc., a whollyowned subsidiary of HealthTronics, Inc. © 2015 HealthTronics, Inc. Todos os direitos reservados.)

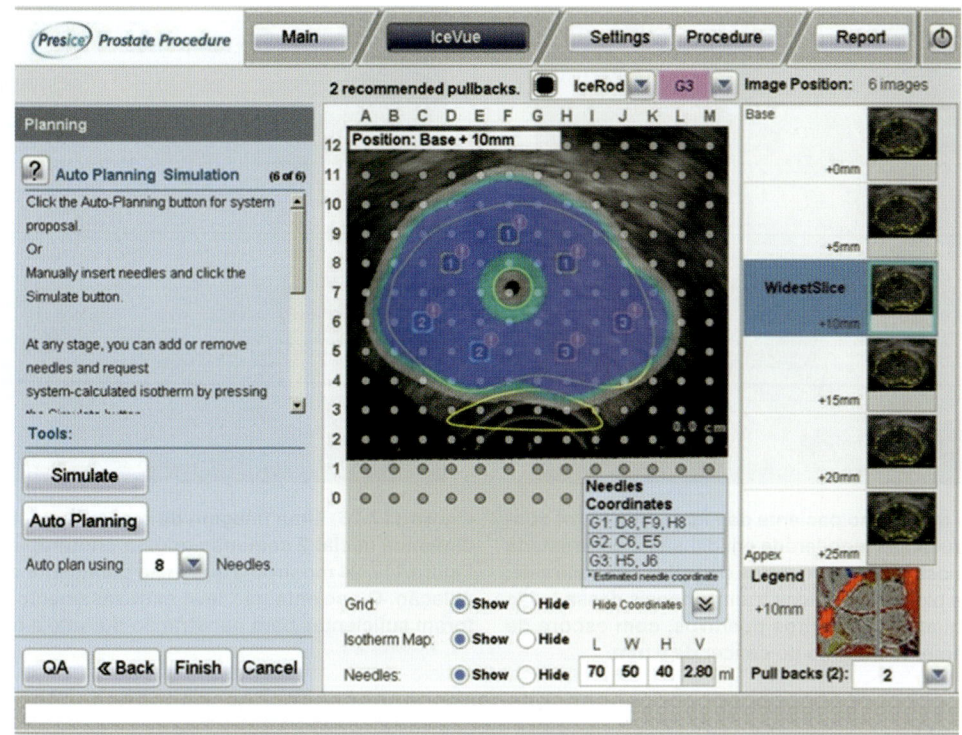

Figura 117-19. *Screenshot* (captura de tela) de interface de usuário do Presice Cryoablation System (Galil Medical, Arden Hill, MN) para simulação pré-operatória e mapeamento isotérmico.

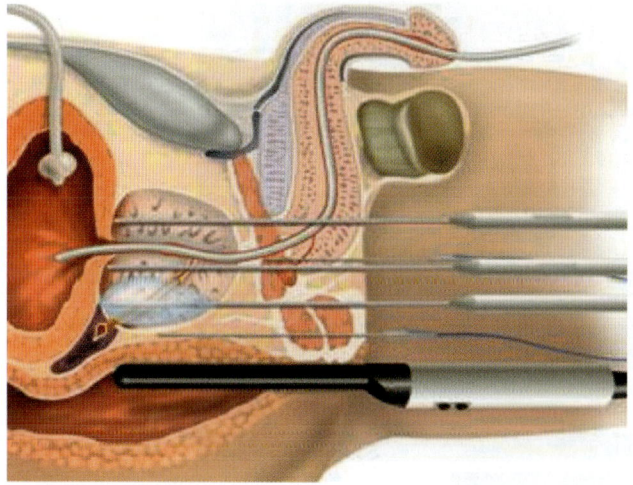

Figura 117-20. A crioterapia é administrada com o uso de agulhas transperineais na próstata sob orientação ultrassônica. (Cortesia de Galil Medical.)

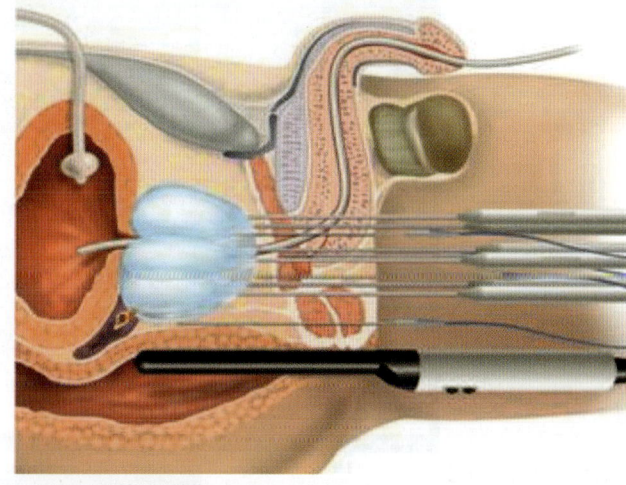

Figura 117-21. A bola de gelo que se forma pode baixar a temperatura para –40 °C a –60 °C, com destruição celular. São aplicados dois ciclos de congelamento-descongelamento.

Figura 117-22. Imagem de ressonância magnética ponderada em T2 de um homem de 56 anos que apresentou nível de antígeno prostático específico (PSA) de 8,9 e biópsia guiada por ultrassonografia transretal (USTR) negativa em 2008. Subsequentemente, ocorreu elevação do nível de PSA para 16 em 2009, e foi realizada outra biópsia guiada por USTR, que revelou a presença de câncer de próstata de 1 mm com escore de Gleason 3 + 3, de modo que foi submetido a vigilância ativa. Em 2013, houve nova elevação do PSA para 18, e outra biópsia demonstrou a presença de neoplasia intraepitelial prostática focal, de alto grau. Por fim, o nível de PSA alcançou 25 em 2014, e foi obtida a RM mostrada aqui, revelando uma lesão anterior direita.

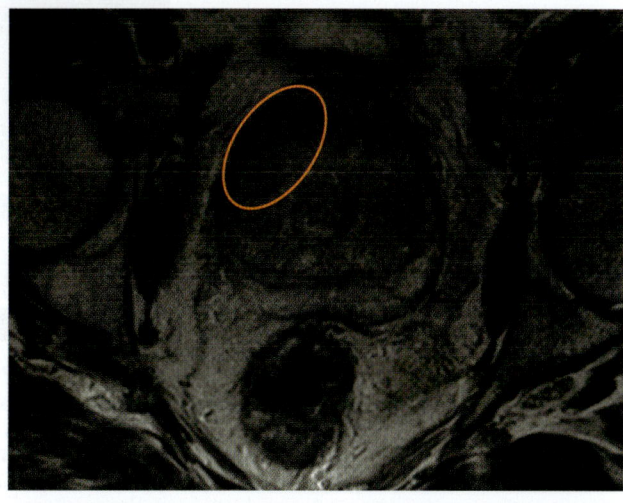

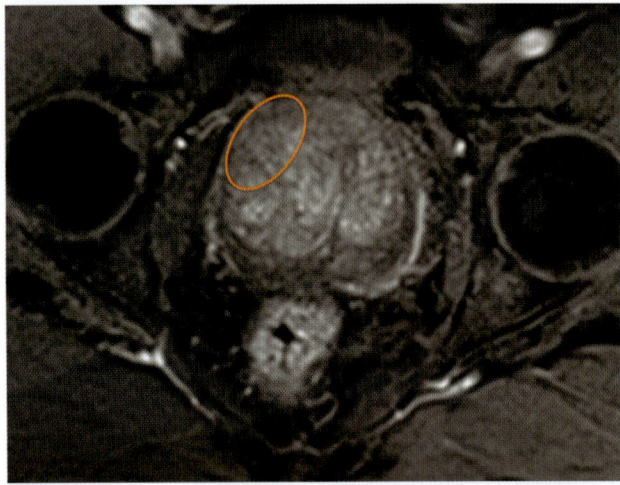

Figura 117-23. A lesão do mesmo paciente da Figura 117-22 foi confirmada nas outras sequências (ponderada em difusão e contrastada dinâmica). Esta figura mostra a RM com realce dinâmico por contraste, utilizando gadolínio. As biópsias dirigidas transperineais dessa lesão revelaram quatro de quatro fragmentos positivos, com escore de Gleason 3 + 4 e comprimento máximo do câncer de 9 mm.

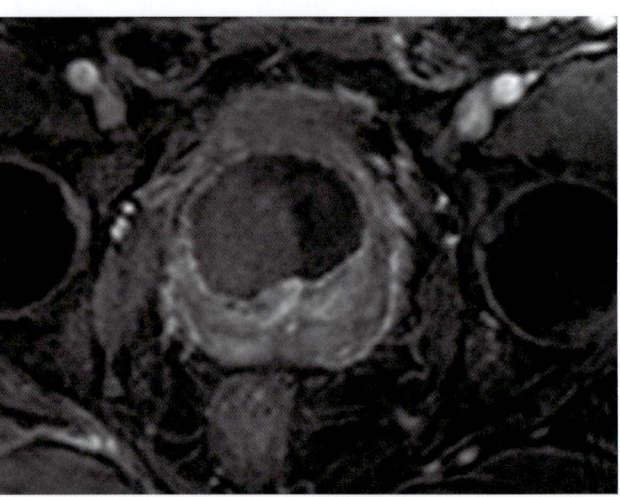

Figura 117-25. Uma imagem de ressonância magnética contrastada dinâmica inicial 2 semanas após a crioterapia focal no paciente da Figura 117-24 mostrou a ausência confluente de perfusão na área da ablação. O paciente não teve extravasamento urinário, e as ereções foram suficientes para penetração durante a relação sexual.

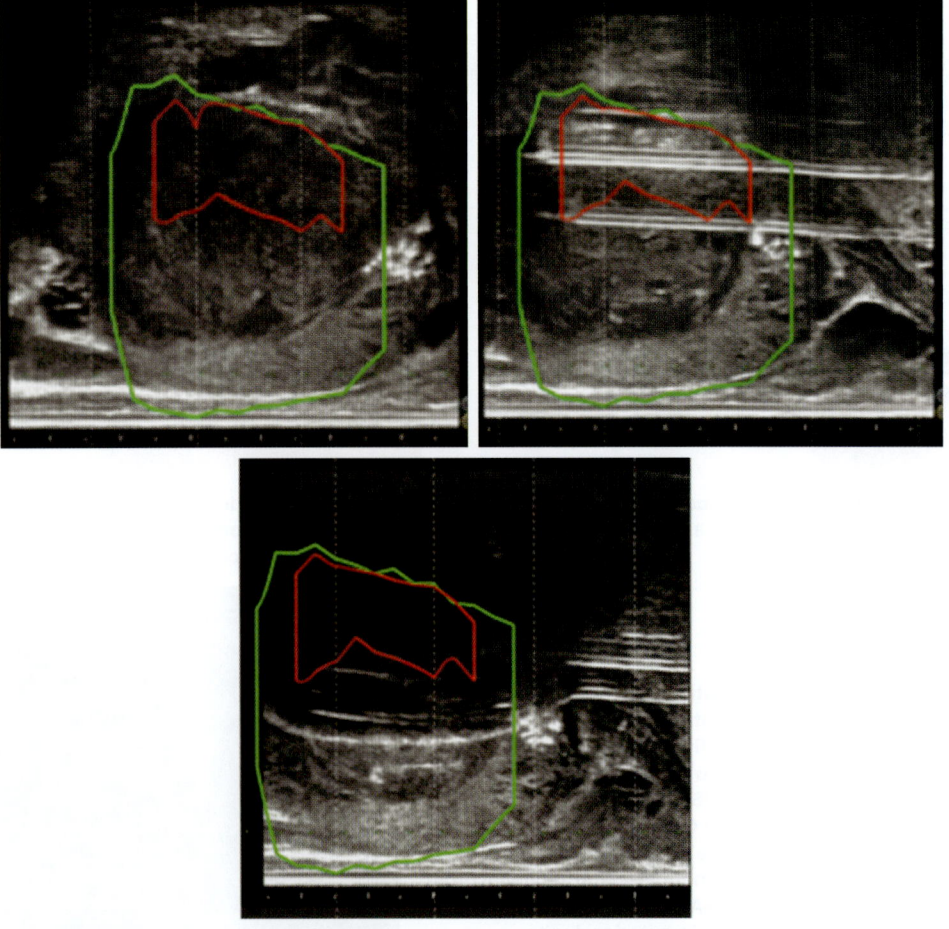

Figura 117-24. O homem das Figuras 117-22 e 117-23 optou pela crioterapia focal após aconselhamento apropriado. A crioterapia foi guiada por fusão de imagem, de modo que as agulhas foram inseridas acuradamente na lesão, garantindo a incorporação de uma margem no tratamento. A cor *vermelha* representa o contorno da lesão da imagem de ressonância magnética (RM); a cor *verde* representa o contorno da próstata da RM.

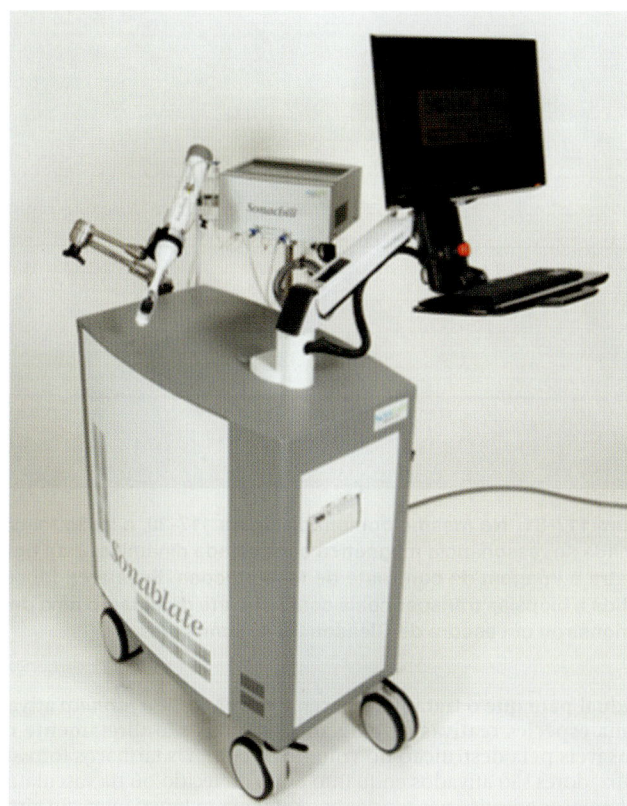

Figura 117-26. Um dos aparelhos de ultrassom focalizado de alta intensidade transretal. Trata-se do sistema Sonablate 3G (SonaCare Medical, Indianapolis, IN).

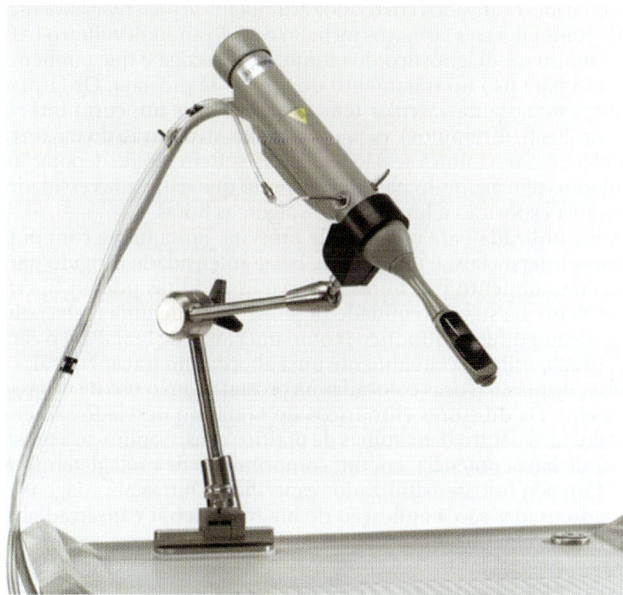

Figura 117-27. A sonda transretal do ultrassom focado de alta intensidade Sonablate tem dois comprimentos focais: 3 cm e 4 cm.

tecido quando administrado de modo focalizado (Hill e ter Haar, 1995) (Figs. 117-28 e 117-29).

A HIFU baseia-se nas propriedades físicas do ultrassom, o que permite que ele seja concentrado em um foco com uma lente acústica, um transdutor em forma de tigela ou um arranjo de fase eletrônica. À medida que o ultrassom se propaga através de um tecido, são criadas zonas de alta e de baixa pressão. Quando a densidade de energia no foco é alta o suficiente (durante a fase de alta pressão), ocorre lesão tecidual. O volume de ablação (ou lesão) depois de um

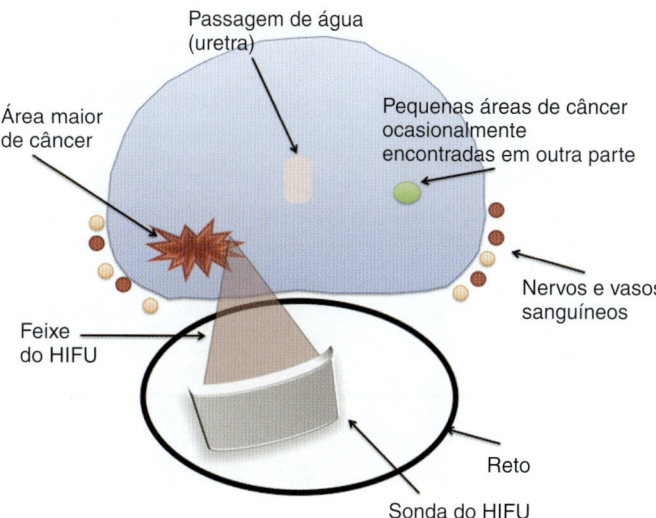

Figura 117-28. Diagrama mostrando como um feixe de ultrassom focado de alta intensidade provoca destruição celular no ponto focal, mas não no tecido adjacente ao campo, devido à menor densidade de energia.

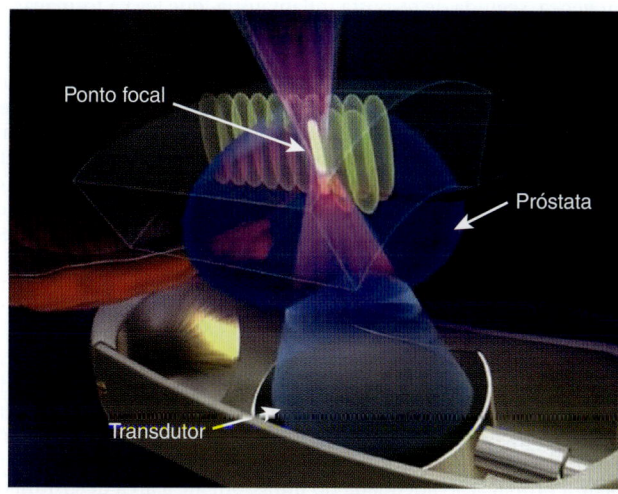

Figura 117-29. Diagrama mostrando como os pulsos de ultrassom focado de alta intensidade têm aproximadamente o formato de charutos ou grãos de arroz; esses pulsos estão colocados um ao lado do outro, com superposição, para assegurar uma cobertura contra o tecido-alvo.

único pulso ou exposição da HIFU é pequeno e varia de acordo com as características do transdutor. Tipicamente, tem um formato semelhante a um grão de arroz ou charuto, com dimensões da ordem de 1 a 3 mm (transversal) × 8 a 15 mm (ao longo do eixo do feixe). Para a ablação de maiores volumes de tecido no tratamento de cânceres sólidos, essas lesões são colocadas adjacentes umas das outras. Os dois mecanismos predominantes de dano celular são a conversão da energia mecânica em calor e a cavitação inercial. Se a temperatura do tecido for elevada acima de 56 °C, pode ocorrer então toxicidade térmica imediata, contanto que a temperatura seja mantida durante pelo menos 1 segundo. Isso leva à morte irreversível das células em consequência de necrose de coagulação. De fato, durante a HIFU, as temperaturas alcançadas são muito mais altas do que esta, tipicamente acima de 80 °C, de modo que até mesmo exposições de curta duração podem levar à morte celular efetiva. A cavitação inercial ocorre ao mesmo tempo, porém não é controlável nem previsível. Ocorre em consequência dos ciclos alternados de compressão e rarefação. Durante a rarefação, o gás pode ser extraído da solução, formando bolhas que então sofrem rápido colapso. O estresse mecânico e o grau de lesão térmica induzem necrose celular (Kennedy, 2005). Histologicamente, as alterações teciduais que ocorrem consistem em necrose de coagulação

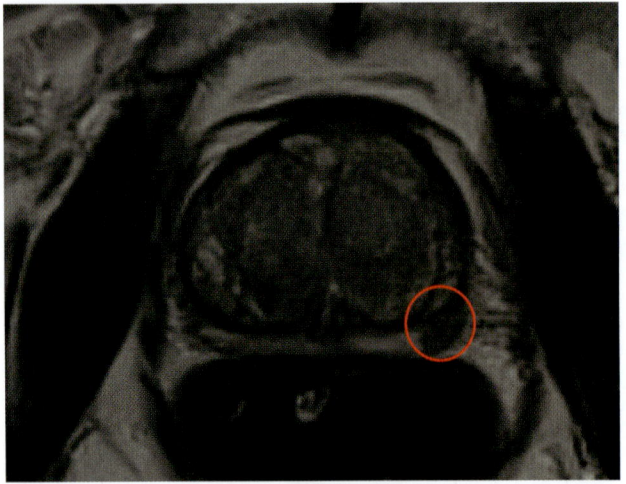

Figura 117-30. Um homem de 65 anos de idade com nível de antígeno prostático específico de 6,5, no qual foi detectada uma lesão na zona periférica esquerda por ressonância magnética (RM) pré-biópsia. A figura mostra a imagem ponderada em T2.

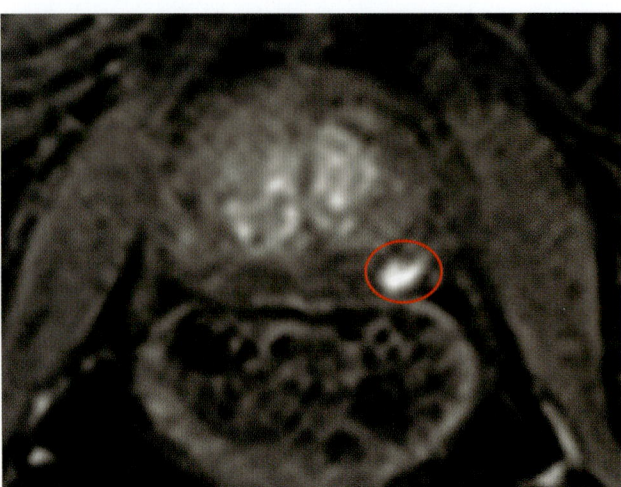

Figura 117-31. No mesmo homem da Figura 117-30, a lesão foi confirmada na ressonância magnética contrastada dinâmica. Esta figura mostra a imagem de contraste de fase precoce. Essa área foi submetida a biópsias transperineais com *template* dirigidas, e uma delas demonstrou um escore de Gleason 3 + 4, com 4 mm.

homogênea, seguida de resposta inflamatória, que leva à formação de tecido de granulação – indicado pela presença de fibroblastos imaturos e formação de novos capilares – na periferia da área necrótica, cerca de uma semana depois do tratamento. Os leucócitos polimorfonucleares migram profundamente no tecido tratado, e, em seguida, dentro de 2 semanas, o limite da região tratada é substituído por tecido de reparo proliferativo. O processo de reparo não foi investigado de modo detalhado em nível celular depois desse estágio, porém as técnicas de imagem que utilizam CEUS ou RM mostram uma retração final do volume tratado, indicando que a área necrótica foi substituída por tecido cicatricial fibroso.

A produção das pequenas lesões por HIFU exibe um planejamento preciso para a ablação segura de todo o tumor. Além disso, qualquer movimento do paciente pode resultar na permanência de áreas de tecido maligno viável após o tratamento, e, até mesmo em situações ideais, outros fatores podem impedir um tratamento bem-sucedido. Os mais importantes desses fatores são o efeito dissipador de calor e a calcificação. O efeito dissipador de calor relaciona-se com uma área que sofre superaquecimento no trajeto dos pulsos do HIFU e, portanto, impede a propagação adequada do ultrassom até a área determinada; esse fenômeno ocorre se o tempo entre os pulsos de HIFU for inadequado para o arrefecimento do tecido, ou se houver uma área com alto conteúdo de água, como um cisto. Além disso, os tecidos altamente vascularizados podem ser mais resistentes à ablação térmica, em razão do efeito dissipador de calor de seu suprimento sanguíneo. A calcificação simplesmente leva à reverberação e atua como escudo, isolando a área-alvo de partes do pulso do HIFU, com consequente aquecimento inadequado do tecido. Os progressos técnicos nesse campo são contínuos, e, enquanto este capítulo está sendo redigido, algumas empresas desenvolveram sistemas de fusão de ressonância magnética-USTR para fins de planejamento do tratamento e monitoramento por ressonância magnética em tempo real durante o tratamento, os quais estão sendo atualmente validados (Dickinson et al., 2013) (Figs. 117-30 a 117-40).

Independentemente da abordagem e do equipamento utilizados, a tecnologia é a mesma, e o procedimento é muito semelhante. Em todos os casos, o paciente encontra-se sob anestesia geral ou espinal, um cateter suprapúbico ou uretral é inserido, e a área de tratamento é definida utilizando a tecnologia disponível (USTR, fusão RM-USTR ou *em portais*). No passado, alguns grupos realizavam sistematicamente a ressecção transuretral da próstata (RTUP), considerando o alto risco de retenção urinária; entretanto, quando o HIFU é administrado de modo focal, esse risco é baixo, e a RTUP não deve mais constituir parte do procedimento padrão.

Terapia Fotodinâmica

A terapia fotodinâmica (PDT) utiliza um fármaco fotossensibilizador, que é ativado, por determinado intervalo fármaco-luz, por uma luz de comprimento de onda específico. Há necessidade de oxigênio tecidual para que o tratamento exerça seu efeito, e *o fármaco* ativado forma espécies reativas de oxigênio, as quais são diretamente responsáveis pela destruição do volume tratado. Os fármacos fotossensibilizadores são ativados enquanto estão no tecido ou na vasculatura. Os fármacos ativados nos tecidos apresentam um longo intervalo fármaco-luz (tipicamente várias horas a dias), o que significa que o fármaco e a luz são administrados em sessões separadas de tratamento. Em geral, esses fármacos necessitam de longo tempo para a sua depuração do corpo e podem se acumular na pele, exigindo que o paciente se proteja da luz solar (que poderia ativar o fármaco e causar uma reação tipo queimadura solar) durante algumas semanas. Alguns dos fotossensibilizadores ativados em tecidos acumulam-se preferencialmente no tecido tumoral. Esses fármacos incluem o ácido aminolevulínico (ALA), que é usado no diagnóstico dos tumores de bexiga e que também foi avaliado para uso no tratamento do câncer de próstata. Os fármacos ativados no sistema vascular têm a vantagem de um curto intervalo fármaco-luz (i. é, minutos), o que possibilita a realização do tratamento completo em uma única sessão. Em geral, sofrem rápida depuração da circulação, sem acúmulo na pele, de modo que não há necessidade de restrição à exposição à luz depois de algumas horas.

A luz utilizada para o câncer de próstata, juntamente com outros tumores intersticiais, é um *laser* de baixa intensidade dirigido para o local de tratamento por fibras ópticas. Essas fibras podem liberar a luz somente na sua extremidade (à semelhança de uma tocha) ou ao longo de um difusor cilíndrico (como uma faixa de luz). Para o câncer de próstata, utiliza-se atualmente uma abordagem transperineal, com agulhas de plástico ocas colocadas na próstata com o uso de ultrassom transretal. Os difusores cilíndricos do tamanho desejado são então introduzidos dentro das agulhas de plástico ocas, e aplica-se à próstata o *laser* de baixa potência, em um comprimento de onda determinado pelo fármaco fotossensibilizador específico. Outras abordagens que têm sido usadas são a aplicação de luz transuretral e inserção aberta de fibras na laparotomia.

Terapia Fototérmica Focal

A terapia fototérmica utiliza fibras de laser com o objetivo de elevar a temperatura diretamente na área de tratamento. Não há necessidade de um agente fotossensibilizador, nem suprimento tecidual de oxigênio. Sustenta-se que o efeito de ablação é previsível, acurado e restrito dentro da área-alvo. Na terapia fototérmica, o paciente é submetido a anestesia geral ou sedação, e insere-se um cateter uretral, que é removido depois do procedimento. Com uma abordagem transperineal, um cateter de extremidade aberta é introduzido na lesão-alvo, e após verificar o seu posicionamento correto, uma fibra de laser óptica é inserida para a administração do tratamento. Nos primórdios desse procedimento clínico, a RM era usada para o planejamento do tratamento, e a inserção das fibras e os tratamentos eram realizados

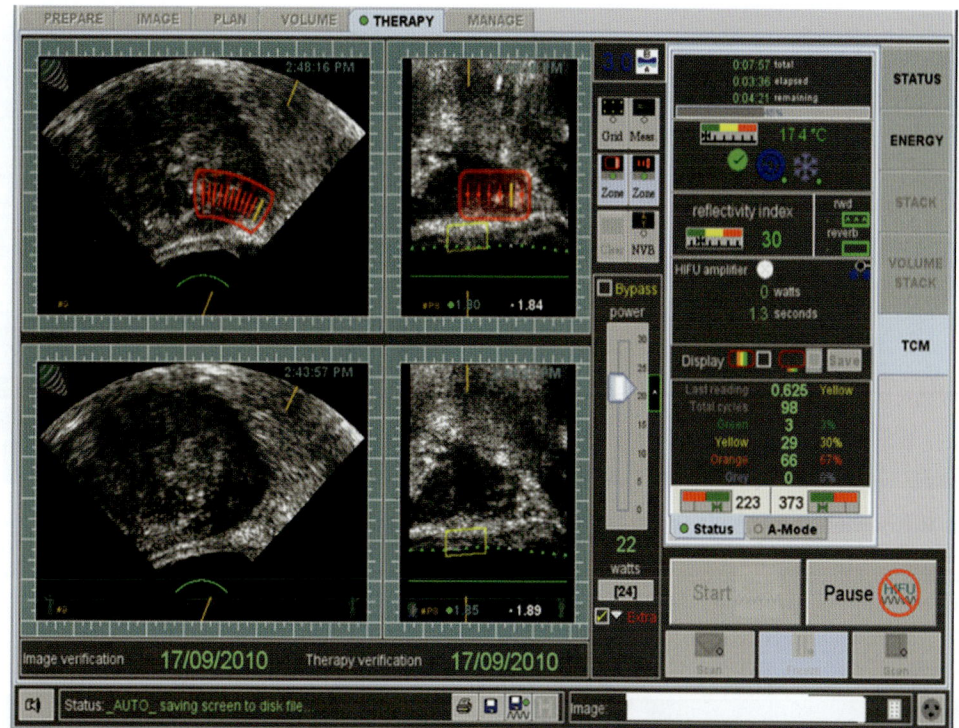

Figura 117-32. *Screenshot* (captura de tela) do ultrassom focado de alta intensidade (HIFU) Sonablate. O tratamento é aplicado em blocos (*área vermelha*). As duas imagens de ultrassom na parte inferior são imagens basais pré-HIFU para permitir uma comparação direta. Existem outras características de segurança estabelecidas no equipamento para evitar o dano colateral. A força de cada pulso pode ser controlada, proporcionando um controle preciso da liberação de energia na próstata.

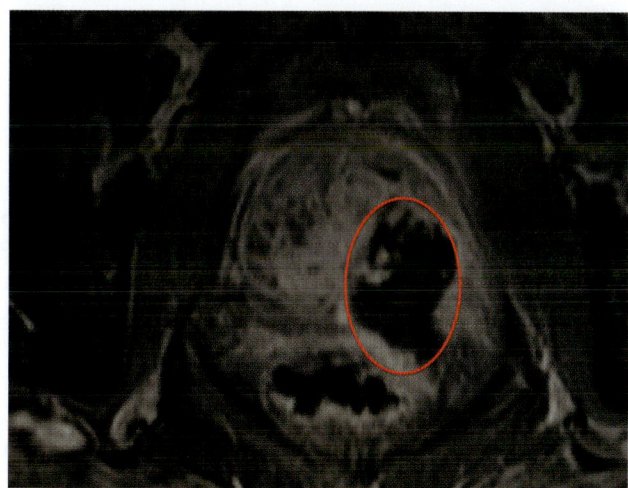

Figura 117-33. Imagem de ressonância magnética contrastada após tratamento no paciente das Figuras 117-30 a 117-32, mostrando a ablação confluente e alguma lesão extraprostática, que são bastante típicas do ultrassom focado de alta intensidade e indicam o efeito na doença extracapsular microscópica.

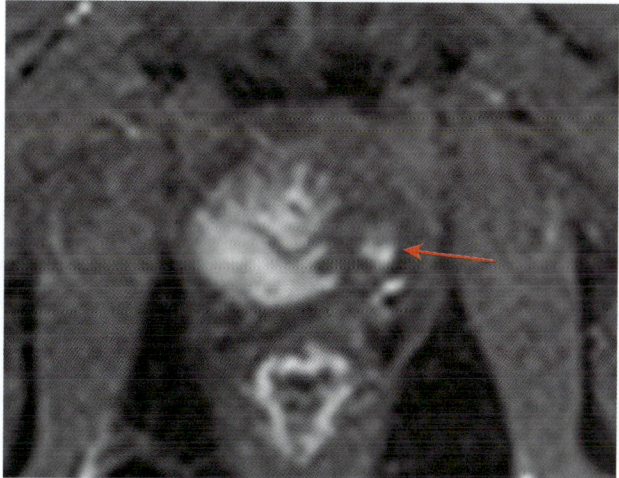

Figura 117-34. Cintilografia de 12 meses de outro homem que foi submetido a ultrassom focado de alta intensidade (HIFU) focal e no qual foi detectada uma área suspeita de recidiva (*seta*). Essa área foi confirmada em biópsias dirigidas como escore de Gleason 3 + 4, com volume 2 mm. O paciente decidiu se submeter a retratamento com HIFU de modo focal.

sob orientação da USTR. Recentemente, o uso de material compatível com a ressonância magnética possibilitou a ablação em campo com monitoração de RM em tempo real.

Eletroporação Irreversível Focal

A eletroporação irreversível provoca dano tecidual ao alterar permanentemente a homeostasia celular com o uso de uma corrente direta de baixa energia. Com efeito, o uso de baixa voltagem evita efeitos térmicos locais e forma nanoporos na membrana celular, que resultam em morte celular. A energia é transmitida do gerador ao tecido através de eletrodos inseridos ao redor do tumor. A eletroporação irreversível apresenta algumas características essenciais que a torna potencialmente muito atraente. Em primeiro lugar, uma vez posicionadas as agulhas, o tratamento é muito rápido, e a sua duração é habitualmente de menos de 5 minutos. Em segundo lugar, parece

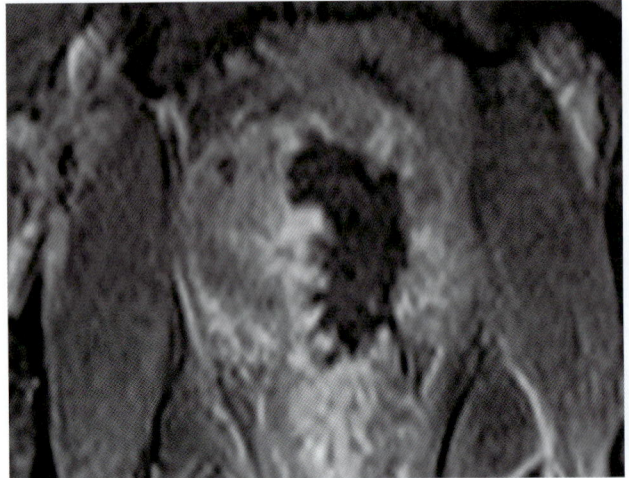

Figura 117-35. Imagem de ressonância magnética contrastada inicial após ultrassom focado de alta intensidade focal repetido, mostrando o excelente efeito do tratamento. Foi constatado que o paciente estava livre de câncer em biópsias com *template* de mapeamento 2 anos mais tarde.

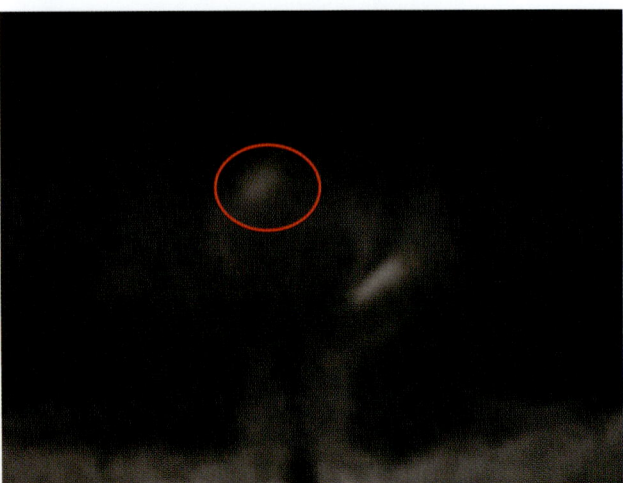

Figura 117-37. Uma cintilografia axial de alto valor b (b = 1.500) tem pouca resolução espacial; entretanto, quando as áreas exibem um sinal alto, isso indica câncer clinicamente significativo.

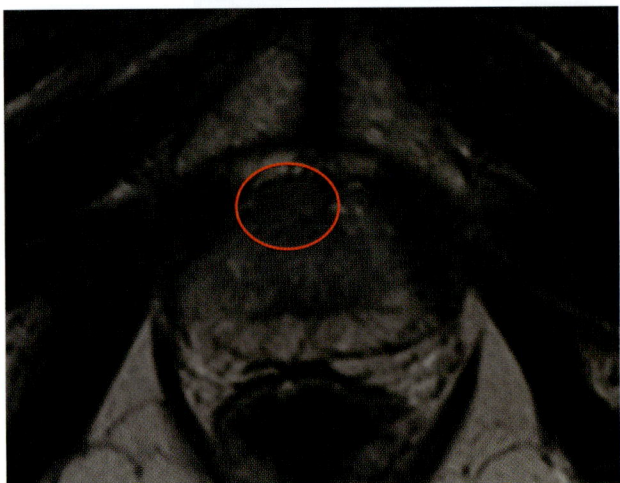

Figura 117-36. Um homem de 66 anos de idade com nível de antígeno prostático específico de 7,5 e achados normais ao toque retal foi submetido a ressonância magnética (RM) pré-biópsia como parte de um ensaio clínico de coortes de validação, denominado Prostate MRI Imaging Study (PROMIS). Esse estudo envolve a realização de RM pré-biópsia, que permanece cega para o médico e o paciente. Em seguida, o paciente é submetido a biópsia transretal e biópsia transperineal mapeadora com *template*, numa base de amostragem de 5 mm. Essa imagem mostra uma lesão distinta anteriormente na imagem ponderada em T2.

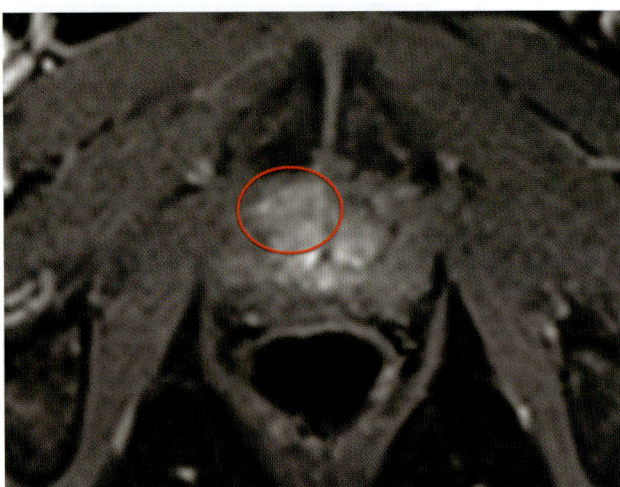

Figura 117-38. As cintilografias contrastadas foram menos úteis por si só, porém um realce de vidro fosco foi, entretanto, de acordo com as outras sequências.

exibir seletividade tecidual, de modo que, em virtude de sua estrutura interna diferente, os nervos são possivelmente preservados, o que é muito importante no tecido prostático, devido à presença dos feixes neurovasculares.

O procedimento assemelha-se às fontes de energia que utilizam agulhas, com a necessidade de anestesia geral, cateter suprapúbico ou uretral e agulhas inseridas por via transperineal sob controle USTR, utilizando uma grade de braquiterapia. Todavia, enquanto as agulhas na crioterapia, na PDT e na terapia fototérmica são posicionadas na área de tratamento ou próximo a elas, as agulhas de eletrodos na eletroporação irreversível são inseridas nos limites da lesão para preservar as estruturas circundantes, que não estão, portanto, no campo elétrico (Li et al., 2011). Os homens também devem ser totalmente paralisados para evitar a estimulação elétrica (Figs. 117-41 a 117-43, bem como Figs. 117-36 a 117-39).

Ablação por Radiofrequência

A ARF atua por meio de conversão de ondas de radiofrequência em calor, resultando em dano térmico. A corrente de alta frequência flui do eletrodo tipo agulha para o tecido-alvo, com consequente agitação iônica e produção de atrito molecular, desnaturação das proteínas e desintegração da membrana celular pelo calor. Os efeitos celulares e teciduais da ARF variam de acordo com a duração da ablação e a temperatura local alcançada. Essa dependência da duração e da temperatura foi demonstrada por estudos *in vitro*, nos quais a lesão celular irreversível de linhagens celulares humanas benignas e malignas foi produzida por aquecimento a 45 °C durante 60 minutos, 55 °C durante 5 minutos e 70 °C durante 1 minuto. Essas alterações levam 4 a 6 minutos em temperaturas acima de 50 °C e ocorrem quase imediatamente acima de 60 °C. Temperaturas acima de 105 °C causam vaporização do tecido, resultando na formação de gás e produção ineficiente de lesões por radiofrequência. A meta da ARF é induzir temperaturas de 50° a 100 °C em todo o tumor. A análise histológica após ARF demonstra a ocorrência de necrose de coagulação típica, caracterizada por ruptura das membranas celulares, desnaturação das proteínas e trombose vascular. Os tumores exofíticos que são circundados por gordura perirrenal são mais bem tratados do que os

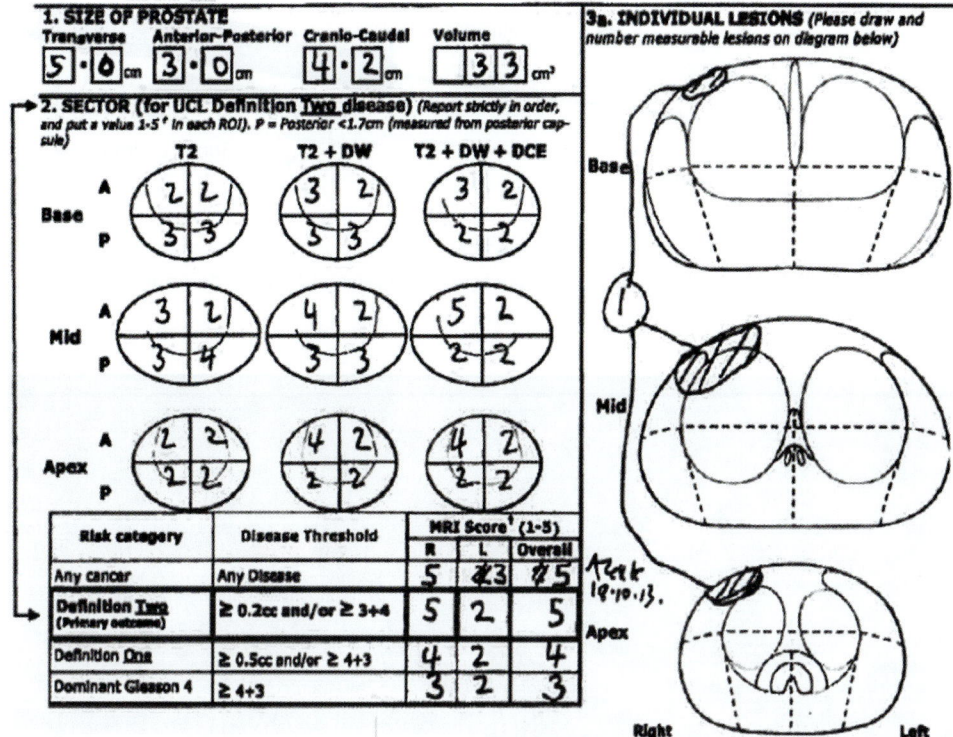

Figura 117-39. Essa figura demonstra o sistema de escore usado pelo radiologista no estudo clínico.

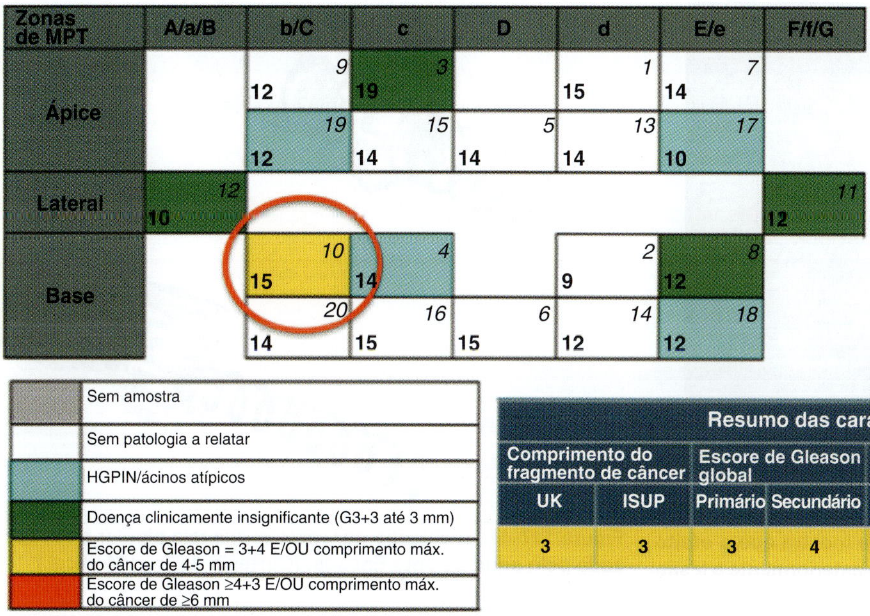

Zonas de MPT	A/a/B	b/C	c	D	d	E/e	F/f/G
Ápice		9 / 12	3 / 19		1 / 15	7 / 14	
		19 / 12	15 / 14	5 / 14	13 / 14	17 / 10	
Lateral	12 / 10						11 / 12
Base		10 / 15	4 / 14		2 / 9	8 / 12	
		20 / 14	16 / 15	6 / 15	14 / 12	18 / 12	

▢	Sem amostra
▢	Sem patologia a relatar
▢	HGPIN/ácinos atípicos
▢	Doença clinicamente insignificante (G3+3 até 3 mm)
▢	Escore de Gleason = 3+4 E/OU comprimento máx. do câncer de 4-5 mm
▢	Escore de Gleason ≥4+3 E/OU comprimento máx. do câncer de ≥6 mm

Resumo das características do câncer							
Comprimento do fragmento de câncer		Escore de Gleason global		Escore de Gleason máximo		Invasão	
UK	ISUP	Primário	Secundário	Primário	Secundário	Perineural	Linfovascular
3	3	3	4	3	4	Não	Não

Nota: Os números na grade são os comprimentos máximos de fragmentos de câncer (mm).

Figura 117-40. O mapa transperineal com *template* confirma que a lesão índice consiste nesse tumor anterior direito com escore de Gleason 3 + 4 = 7, 3mm. Existem áreas de pequeno volume com escore de Gleason 3 + 3 = 6 no restante da próstata que não puderam ser detectados pela ressonância magnética (RM), o que provavelmente representa uma boa qualidade da RM.

tumores centrais, nos quais as estruturas vasculares podem atuar como dissipador de calor.

Na prática, coloca-se uma placa de aterramento sobre o paciente, e a sonda de radiofrequência é inserida na zona de ablação. Um gerador controlado por computador fornece uma corrente alternada na frequência das ondas de rádio do espectro eletromagnético. A ARF bipolar diminui o risco de queimaduras acidentais associadas à ARF monopolar. A impedância do tecido a essa corrente monopolar resulta em hipertermia tecidual local, que constitui a base do efeito de destruição celular. As temperaturas alcançadas durante a ARF dependem da potência do gerador, da impedância do tecido, da condutividade térmica e da dissipação do calor pela circulação local. As unidades de ARF comercialmente disponíveis são classificadas em sistemas baseados na temperatura ou na impedância. Isso significa que o gerador controlado por computador fornece energia à sonda com base na temperatura média alcançada ou na impedância medida do tecido monitorado

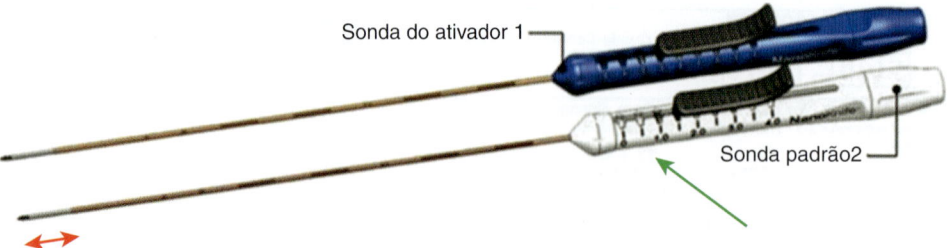

Figura 117-41. Sondas usadas para eletroporação irreversível. (Cortesia de Angiodynamics.)

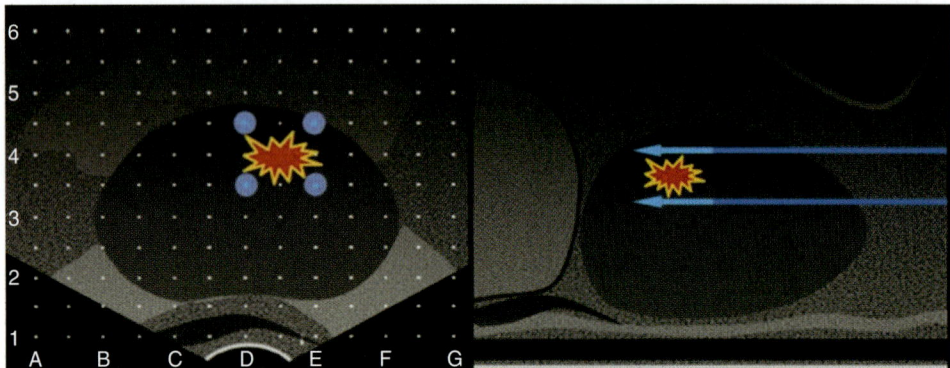

Figura 117-42. As sondas estão alinhadas ao redor da margem da lesão durante o tratamento com eletroporação irreversível utilizando o equipamento NanoKnife.

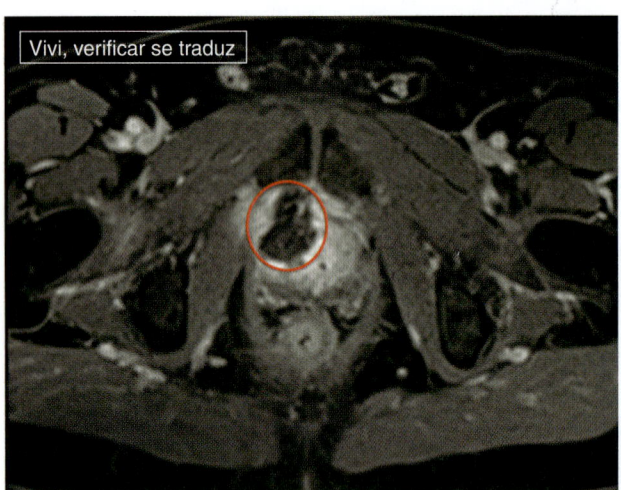

Figura 117-43. O homem das Figuras 117-36 a 117-40 foi submetido a eletroporação irreversível focal, e essa figura mostra que o efeito ablativo estende-se no local onde se encontrava anteriormente a lesão do câncer de próstata.

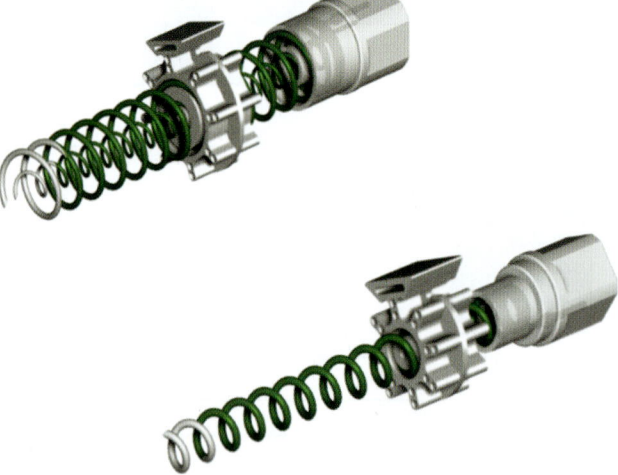

Figura 117-44. A ablação por radiofrequência bipolar pode ser realizada pelo equipamento Encage. (Cortesia de Trod Medical.)

durante a ablação. A impedância aumenta para o infinito quando os tecidos são dessecados durante a ablação ou quando há carbonização. A tecnologia da ARF também pode ser classificada em ARF seca e úmida. Essa última possibilita a infusão constante de solução salina durante a ablação para reduzir o grau de carbonização e, portanto, uma elevação prematura da impedância. Atualmente, existe um dispositivo que está sendo avaliado para a próstata (Figs. 117-44 e 117-45).

Desfechos

Crioterapia Focal

A maior parte dos conhecimentos atuais sobre os resultados da crioterapia focal como tratamento de primeira linha provém do COLD Registry (Cryo On-Line Database), um banco de dados *online* patrocinado por um fabricante particular e administrado independentemente por uma empresa de pesquisa (Watermark, Indianopolis, IN) e uma comissão médica consultiva. O registro não tem elegibilidade restrita quanto aos pacientes, que são selecionados pelos seus cirurgiões após diretrizes locais, com aprovação do Institutional Review Board (comissão de ética em pesquisa institucional).

Em um relato recente do COLD Registry, 1.160 homens foram tratados com crioablação focal (Ward e Jones, 2012). Em termos de controle do câncer, a sobrevida livre de recidiva bioquímica (BDFS) aos 3 anos foi de 75,7%; o índice de biópsia positiva foi de 26,3%, quando se consideram apenas os pacientes submetidos a biópsia devido a uma falha bioquímica, ou de 3,7% se toda a coorte de pacientes for considerada o denominador. Em termos de resultados funcionais,

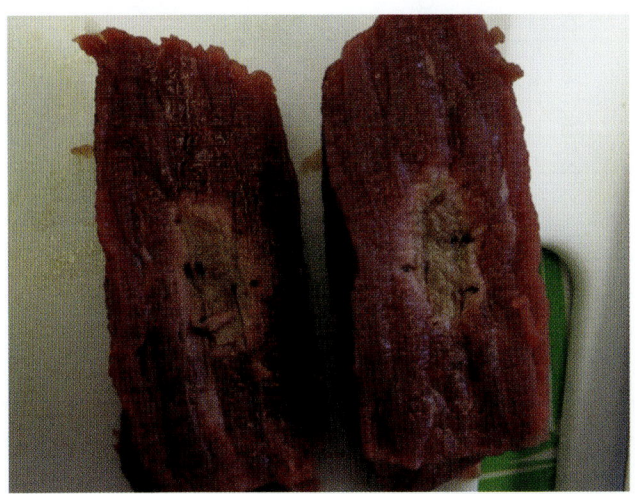

Figura 117-45. Um pedaço de carne de vaca "tratado" com o dispositivo Encage, mostrando a desnaturação. Existem ensaios clínicos em andamento para o uso desse dispositivo em seres humanos.

foi constatada a ocorrência de incontinência urinária em 1,6% dos homens, enquanto 41,9% apresentou disfunção erétil, e fístula retouretral ocorreu em apenas 0,1% dos pacientes.

Apesar dos esforços dos pesquisadores e do grande tamanho da amostra, o COLD Registry apresenta algumas falhas significativas, como ausência de critérios de entrada, controle de qualidade local e rastreamento dos dados, bem como ausência de medidas dos desfechos relatados pelo paciente (PROM). Outras séries pequenas relataram os desfechos após crioterapia focal, porém nenhuma série até o momento teve algum grupo comparativo, e nenhuma apresentou um planejamento estrito em termos de medidas dos resultados (Onik et al., 2008; Truesdale et al., 2010; Bahn et al., 2012).

Ultrassonografia Focalizada de Alta Intensidade Focal

Alguns estudos prospectivos avaliaram de modo rigoroso e sistemático os resultados funcionais e oncológicos, utilizando medidas de resultados objetivos e PROM (Ahmed et al., 2011a, 2012d). Nesses ensaios clínicos, o índice de biópsias positivas após HIFU focal variou de 11% a 23%, enquanto foi constatada a presença de doença residual significativa em 0% a 8% dos homens. Além disso, a potência e a continência foram preservadas em 86% a 95% e em 95% a 100% dos pacientes, respectivamente.

Outros estudos que investigaram a HIFU focal relataram alguns achados interessantes. Em uma série de casos, incluindo 12 pacientes com câncer de próstata unilateral de risco baixo a intermediário, com acompanhamento de pelo menos 7,5 anos, a BDFS (sobrevida livre de recidiva bioquímica) aos 5 anos foi de 90% e, aos 10 anos, de 38%; a sobrevida específica do câncer (CSS) foi de 100% (El Fegoun et al., 2011). Outro estudo retrospectivo comparou os resultados da HIFU focal com aqueles da HIFU de glândula inteira em um grupo semelhante de pacientes, diferindo apenas na lateralidade do tumor (unilateral versus bilateral) (Muto et al., 2008). Não foi observada diferença significativa no índice de biópsias positivas nos dois grupos (10,8% versus 12,7%; $P = 0,85$).

Terapia Fotodinâmica Focal

Além de um estudo de fase I, sem intenção de ablação completa do tumor, foi publicado até o momento apenas um ensaio clínico de fase IIa-b avaliando a PDT focal utilizando o agente WST-11 (Moore et al., 2006; Azzouzi et al., 2013). Nesse estudo, os parâmetros ideais para aplicação da PDT foram avaliados, juntamente com a toxicidade, em 85 pacientes com câncer de próstata de risco baixo a intermediário. Desses pacientes, 68 (80%) apresentaram doença unilateral e foram então tratados com hemiablação de acordo com o protocolo de procedimento padrão. Dentro de 6 meses, e considerando-se apenas os homens submetidos a hemiablação, foram obtidos resultados de biópsia negativos em 17,4 a 38,1 dos pacientes, de acordo com a dose do fármaco e a energia. Com base em PROM validadas, 9 pacientes relataram a ocorrência de disfunção erétil, e houve uma ligeira melhora dos sintomas urinários após o tratamento. Todavia, é preciso assinalar que os resultados funcionais referem-se à população global do estudo, incluindo pacientes que receberam tratamento da glândula inteira; além disso, não foi utilizada uma PROM específica para avaliar a continência.

Em resumo, a PDT focal só foi avaliada em um estudo de fase IIa-b, com resultados promissores em termos de toxicidade e resultados variáveis quanto à eficácia. No momento em que este capítulo estava sendo redigido, um estudo de fase III (RCT), comparando o resultado oncológico e o perfil de segurança da PDT em relação à vigilância ativa em homens com doença de risco muito baixo, obteve a meta de recrutamento de 400 pacientes, com randomização de 1 : 1. Embora muitos argumentem que esses homens não representam a população ideal para um tratamento ativo, visto que a vigilância ativa constitui uma opção segura para eles, é preciso reconhecer que se trata do primeiro ensaio clínico de estágio III comparando a terapia focal com uma opção padrão.

Terapia Fototérmica Focal

A terapia fototérmica é uma modalidade focal estrita, em que são tratadas apenas pequenas áreas de câncer. Até agora, dois ensaios clínicos de fase I e um ensaio clínico de fase IIa foram concluídos utilizando a terapia fototérmica focal (Lindner et al., 2009, 2013; Oto et al., 2013). De modo global, foi constatada a presença da doença residual na área tratada em 22% a 33% dos homens submetidos a biópsia sistemática após o tratamento. A potência e a continência, quando relatadas, foram preservadas em 96% a 100% e em 100% dos homens, respectivamente, embora não se tenha utilizado uma PROM específica para a avaliação da continência.

Embora a terapia fototérmica seja uma nova fonte de energia promissora com excelentes desfechos geniturinários, os resultados oncológicos são limitados, visto que, até o momento, apenas pequenas áreas de câncer foram tratadas. Além disso, apesar da ablação do pequeno volume, o tempo operatório é, por enquanto, ainda significativo (em torno de 2,5 a 4 horas). A técnica provavelmente irá se beneficiar de um ensaio clínico IIb multicêntrico, de maior porte, para explorar os parâmetros ideais para a aplicação bem sucedida da energia e explorar a reprodutibilidade.

Eletroporação Irreversível Focal

Foram relatadas apenas duas séries de casos incluindo pacientes tratados com eletroporação irreversível focal (Brausi et al., 2011; Valerio et al., 2014). No único estudo com protocolo de biópsia, foi constatada a presença de doença residual em 275 dos pacientes. A função erétil foi preservada em 89% a 100% dos casos, enquanto a continência urinária foi mantida em 100%. Essa tecnologia é muito promissora, porém ainda se encontra em estágio inicial de avaliação. Um ensaio clínico de desenvolvimento prospectivo, de estágio IIa, utilizando PROM e biópsia dirigida da área tratada, deverá esclarecer melhor os resultados a curto prazo dessa tecnologia. Recentemente, realizamos uma revisão sistemática desses dados.

DADOS GLOBAIS

Foram identificadas diversas séries que avaliam a terapia focal no contexto primário (Tabela 117-2) (Madersbacher et al., 1995; Zlotta et al., 1998; Beerlage et al., 1999; Souchon et al., 2003; Bahn et al., 2006; Moore et al., 2006; Ellis et al., 2007; Onik et al., 2007; Muto et al., 2008; Murat et al., 2009a; Lindner et al., 2010a; Raz et al., 2010; Truesdale et al., 2010; Ahmed et al., 2011a; El Fegoun et al., 2011; Tay et al., 2011; Ahmed et al., 2012d; Bahn et al., 2012; Chopra et al., 2012; Dickinson et al., 2012; Nguyen et al., 2012; Ward e Jones, 2012; Barret et al., 2013; Napoli et al., 2013).

Isso corresponde a 2.232 homens tratados com terapia focal, relatados na literatura. Seis séries utilizaram criocirurgia, 12 HIFU, 1 PDT, 3 terapia fototérmica, 1 ablação tumoral intersticial por radiofrequência (RITA) e 1 braquiterapia guiada por RM, com incorporação de várias técnicas de ablação em 1 estudo. Os períodos de acompanhamento medianos para as séries de terapia focal são de 0 a 10,6 anos (faixa global de 0 a 11,1).

Em nossa revisão sistemática, a maior parte dos estudos utilizou alguma forma de RM pré-operatória em combinação com parâmetros de biópsia como critérios para a seleção dos pacientes para inclusão; algumas séries recentes usaram essa modalidade para planejamento do tratamento (Tabela 117-3). Os ensaios clínicos prospectivos mais atuais

(O texto continua na p. 2742)

TABELA 117-2 Séries de Casos de Terapia Focal Mostrando os Resultados de Controle da Doença

SÉRIE	TIPO DE ABLAÇÃO	PSA (ng/mL)	ESCORE DE GLEASON NA BIÓPSIA PRÉ-OPERATÓRIA	CLASSIFICAÇÃO DO RISCO	ACOMPANHAMENTO	PRESENÇA DE QUALQUER CÂNCER	PRESENÇA DE CÂNCER CLINICAMENTE SIGNIFICATIVO	BDFS	CINÉTICA DO PSA (NO ÚLTIMO ACOMPANHAMENTO, SALVO INDICAÇÃO EM CONTRÁRIO)
Madersbacher et al., 1995	HIFU	Média de 24 (faixa de 2-82,8)	NR	NR	Poucas horas (média/mediana NR)	29/29 (100%)	NR	NR	NR
Zlotta et al., 1998	RITA	NR	NR	NR	Médio/mediano NR (faixa de 0 dia-3 meses)	14/14 (100%)	NR	NR	NR
Beerlage et al., 1999	HIFU	Média de 10,8 (faixa de 3,5-20)	NR	NR	Mediana de 8,5 dias (faixa de 7-12)	13/14 (93%) 4/14 (29%) apresentaram tumor residual na área tratada	NR	NR	NR
Souchon et al., 2003	HIFU	NR	NR	NR	NR	NR	NR	NR	NR
Moore et al., 2006	PDT	Valor mediano de 6,95 (faixa de 1,9-15)	3 + 3: 6 (100%)	NR	NR	6/6 (100%)	NR	NR	NR
Bahn et al., 2006	Crioablação	4,95 em média (faixa ou DP NR)	≤6: 23 (74%) 7: 8 (26%)	NR	70 meses em média (faixa de 2-107)	1/25 (4%)	NR	92,9%	NR
Onik et al., 2007	Crioablação	8,3 em média (faixa ou DP NR)	NR	Baixo: 26 (48%) Intermediário 20 (36%) Alto 9 (16%)	3,6 anos em média (faixa de 1-10)	Apenas pacientes submetidos a biópsia: 4/30 (13%) Todos os pacientes: 4/55 (7%)	NR	3 anos: 95%	2,4 em média (DP NR)
Ellis et al., 2007	Crioablação	7,2 em média (DP 4,7)	≤6: NR (78,3%) 7: NR (20%) ≥8: NR (1,7%)	Baixo: 40 (66,7%) Intermediário 14 (23,3%) Alto 6 (10%)	Mediana de 12 meses (faixa de 3-36)	Apenas pacientes submetidos a biópsia: 14/35 (40%); 1/35 (3%) no lado tratado Todos os pacientes: 14/60 (23%); 1/60 (1,7%) no lado tratado	NR	80,4%	Mediana de 1,7 (IQR NR)
Muto et al., 2008	HIFU	Mediana de 5,4 (faixa de 0,2-25,1)	Desconhecido: 2 (6,9%) ≤6: 16 (55,2%) 7: 6 (20,7%) ≥8: 5 (17,2%)	NR	Mediana de 34 meses (faixa de 8-45)	Aos 6 meses: 3/28 (10,7%) Aos 12 meses: 4/17 (23,5%)	NR	2 anos Baixo risco: 83,3% Risco intermediário: 53,6%	Aos 36 meses: média de 1,89 (DP 1,51)

Estudo	Técnica	PSA	Gleason	Risco	Seguimento	Biópsia positiva		Sobrevida	PSA nadir
Murat et al., 2009a	HIFU	NR	NR	Baixo: 33 (59%) Intermediário: 23 (41%)	Mediana de 42 meses (NR)	NR	NR	3 anos: 76% 5 anos: 60%	Nadir após o primeiro HIFU: 0,5 em média (NR) Nadir após HIFU repetido secundário: 0,47 em média (DP NR)
Lindner et al., 2009	Laser fototérmico	5,7 em média (DP 1,1)	3 + 3: 12 (100%)	Baixo risco: 12 (100%)	6 meses	6/12 (50%) 4/12 (33%) na área tratada	2/12 (17%)	NR	NR
Lindner et al., 2010a	Laser fototérmico	Mediana de 4,2 (faixa de 2,9-14,8)	3 + 3: 2 (50%) 4 + 3: 2 (50%)	NR	1 semana	4/4 (100%) sem tumor residual na área tratada	NR	NR	NR
Raz et al., 2010	Laser fototérmico	Mediana de 3,76 (faixa de 2,74-4,79)	3 + 3: 2 (100%)	Baixo: 2 (100%)	≤1 mês	NR	NR	NR	NR
Truesdale et al., 2010	Crioablação	6,54 em média (DP 4,87)	≤6: 50 (65%) 7: 25 (32%) 8: 2 (3%)	Baixo: 44 (57%) Intermediário alto: 31 (40%) Alto: 2 (3%)	Mediana de 24 meses (0-87)	Apenas pacientes submetidos a biópsia: 10/22 (45,5%); 3/22 (14%) na área tratada Todos os pacientes: 10/77 (13%); 3/77 (3,9%) na área tratada	NR	72,7%	1,23 em média (DP 1,38)
El Fegoun et al., 2011	HIFU	7,3 em média (faixa de 2,6-10)	≤3 + 3: 10 (83%) 3 + 4: 2 (17%)	NR	Mediana de 10,6 anos (faixa de 7,5-11,1)	1/12 (8%)	0/12	5 anos: 90% 10 anos: 38%	Mediana de 1,5 (faixa de 0,1-6,8)
Ahmed et al., 2011a	HIFU	Mediana de 7,3 (faixa de 3,4-11,8)	NR	Baixo: 5 (25%) Intermediário: 15 (75%)	12 meses	2/19 (11%)	0/19	NR	Aos 12 meses: 1,5 em média (DP 1,3)
Ward and Jones, 2012	Crioablação	1.149 (99%) disponíveis <4: 211 (18%) 4 a <10: 782 (68%) 10 a <20: 126 (11%) >20: 30 (3%)	1.148 (99%) disponíveis ≤6: 844 (74%) 7: 240 (21%) ≥8: 64 (5%)	1.157 (99%) disponíveis Baixo: 541 (47%) Intermediário: 473 (41%) Alto: 143 (12%)	21,1 meses em média (DP 19,7)	Apenas pacientes submetidos a biópsia: 43/163 (26,4%) Todos os pacientes: 43/1.160 (3,7%)	NR	3 anos: 75,7%	NR
Tay et al., 2011	HIFU guiada por RM	NR	NR	NR	NR	0/1	NR	NR	NR
Chopra et al., 2012	HIFU guiada por RM	6,2 em média (faixa de 2,7-13,1)	3 + 3: 2 (25%) 3 + 4: 4 (50%) 4 + 3: 2 (25%)	NR	<2 h	8/8 (100%)	6/8 (75%)	NR	NR

(*Continua*)

TABELA 117-2 Séries de Casos de Terapia Focal Mostrando os Resultados de Controle da Doença *Continuação*

SÉRIE	TIPO DE ABLAÇÃO	PSA (ng/mL)	ESCORE DE GLEASON NA BIÓPSIA PRÉ-OPERATÓRIA	CLASSIFICAÇÃO DO RISCO	ACOMPANHAMENTO	PRESENÇA DE QUALQUER CÂNCER	PRESENÇA DE CÂNCER CLINICAMENTE SIGNIFICATIVO	BDFS	CINÉTICA DO PSA (NO ÚLTIMO ACOMPANHAMENTO, SALVO INDICAÇÃO EM CONTRÁRIO)
Bahn et al., 2012*	Crioablação	Mediana de 5,4 (faixa de 0,01-20)	3 + 3: 30 (41%) 3 + 4: 25 (34%) 4 + 3: 18 (25%)	Baixo: 24 (33%) Intermediário: 49 (67%)	Mediana de 3,7 anos (faixa de 1-8,5)	12/48 (25%) 11 tiveram biópsia positiva do lado não tratado; 1 do lado tratado	5/48 (10%) incluindo o paciente com biópsia positiva do lado tratado	NR	Aos 36 meses: 2,1 em média (DP 3,8)
Ahmed et al., 2012d	HIFU	Mediana de 6,6 (faixa de 5,4-7,7)	3 + 3: 13 (32%) 3 + 4: 24 (59%) 4 + 3: 4 (10%)	Baixo: 11 (27%) Intermediário: 26 (63%) Alto: 4 (10%)	12 meses	9/39 (23%)	3/39 (8%)	NR	Mediana 1,9 (IQR 0,8-3,3)
Dickinson et al., 2012*	HIFU	NR	3 + 3: 31 (35%) 3 + 4: 50 (57%) 4 + 3: 7 (8%)	NR	Mediana de 32 meses (faixa de 24-69)	20/72 (28%)	10/2 (14%)	Phoenix 71/87 (82%) Stuttgart 57/87 (66%)	NR
Nguyen et al., 2012	Braquiterapia guiada por RM	Mediana de 5,0 (IQR 3,8-6,9)	3 + 3: 280 (88%) 3 + 4: 38 (12%)	Baixo: 265 (83%) Intermediário: 53 (17%)	5,1 anos (IQR 2,8-7,3)	Apenas pacientes submetidos a biópsia: 17/24 (71%) Todos os pacientes: 17/318 (5,3%)	NR	Phoenix: 5 anos: 91,5% 8 anos: 78,1% Phoenix e PSAV >0,75/ano 5 anos: 91,9% 8 anos: 86,2%	NR
Napoli et al., 2013	HIFU guiada por RM	Mediana de 8,8	3 + 3: 3 (60%) 3 + 4: 2 (40%)	NR	9 meses em média (faixa de 7-14)	5/5 (100%)	NR	NR	NR
Barret et al., 2013	HIFU 21 (20%) Braquiterapia 12 (11%) Crioablação 50 (47%) PDT 23 (22%)	6,1 em média (IQR 5-8,1)	3 + 3: 106 (100%)	Baixo: 106 (100%)	Mediana de 9 meses (faixa de 6-15)	NR	NR	NR	12 meses: mediana 2,7 (IQR 1-4,4)

BDFS, sobrevida livre de recidiva bioquímica; HIFU, ultrassom focado de alta intensidade; IQR, faixa interquartil; RM, ressonância magnética; NR, não relatado(a); PSA, antígeno prostático específico; PSAV, velocidade do PSA; PDT, terapia fotodinâmica; RITA, terapia tumoral intersticial por radiofrequência; DP, desvio padrão.
*Essa série se superpõe parcialmente àquela previamente relatada.

TABELA 117-3 Séries de Casos de Terapia Focal Mostrando a Toxicidade e Resultados Funcionais

SÉRIE	COMPLICAÇÕES	CONTINÊNCIA URINÁRIA	FUNÇÃO ERÉTIL (CAPACIDADE DE RELAÇÃO SEXUAL COM PENETRAÇÃO)	TOXICIDADE RETAL
Madersbacher et al., 1995	NR	NR	NR	NR
Zlotta et al., 1998	NR	NR	NR	NR
Beerlage et al., 1999	NR	NR	NR	Fístula retouretral: 0/14 (0%) Dor perineal: 14/14 (100%) Sangramento retal: NR Diarreia: NR PROM: NR
Souchon et al., 2003	NR	NR	NR	NR
Moore et al., 2006	Retenção urinária: 1/6 (17%) Estenose uretral: NR IVU: 1/6 (17%) Medida dos resultados: NR	Livre de absorvente higiênico: NR Livre de incontinência: 5/6 (83%) PROM: AUA-7	1/3 (33%) PROM: Breve Inventário da Função Sexual	Fístula retouretral: 0/3 (0%) Dor perineal: NR Sangramento retal: 2/6 (33%) Diarreia: 2/6 (33%) PROM: NR
Bahn et al., 2006	NR	Livre de absorvente higiênico: 28/28 (100%) Livre de incontinência: NR PROM: NR	24/27 (88,8%) PROM: Breve Índice da Função Sexual Masculina	NR
Onik et al., 2007	NR	Livre de absorvente higiênico: 24/25 (96%) Livre de incontinência: NR PROM: NR	44/51 (86%) PROM: NR	NR
Ellis et al., 2007	NR	Livre de absorvente higiênico: 55/55 (100%) Livre de incontinência: 53/55 (96,4%) PROM: NR	24/34 (70,6%) PROM: NR (terapia a vácuo e terapia oral oferecidas no pré-operatório para disfunção erétil)	Fístula retouretral: 0/34 (0%) Dor perineal: NR Sangramento retal: NR Diarreia: NR PROM: NR
Muto et al., 2008	Retenção urinária: NR Estenose uretral: 1/25 (4%) IVU: 1/25 (4%) Medida dos resultados: NR	Livre de absorvente higiênico: NR Livre de incontinência: NR PROM: UCLA-EPIC, IPSS	NR	NR
Murat et al., 2009a	NR	NR	28/52 (54%) PROM: IIEF-5	NR
Lindner et al., 2009	Retenção urinária: Ausente Estenose uretral: Ausente IVU: Ausente Medida dos resultados: NR	Livre de absorvente higiênico: 12/12 (100%) Livre de incontinência: 12/12 (100%) PROM: IPSS	NR (100%) PROM: IIEF-5	Fístula retouretral: 0/12 (0%) Dor perineal: 3/12 (25%) Sangramento retal: Ausente Diarreia: Ausente PROM: NR
Lindner et al., 2010a	NR	NR	NR	NR
Raz et al., 2010	NR	NR	NR	NR
Truesdale et al., 2013	NR	Livre de absorvente higiênico: 77/77 (100%) Livre de incontinência: NR PROM: IPSS	NR PROM: IIEF	NR
El Fegoun et al., 2011	Retenção urinária: 1/12 (8%) Estenose urinária: Ausente IVU: 2/12 (16%) Medida dos resultados: NR	Livre de absorvente higiênico: 12/12 (100%) Livre de incontinência: NR PROM: IPSS	NR	NR

(Continua)

TABELA 117-3 Séries de Casos de Terapia Focal Mostrando a Toxicidade e Resultados Funcionais *Continuação*

SÉRIE	COMPLICAÇÕES	CONTINÊNCIA URINÁRIA	FUNÇÃO ERÉTIL (CAPACIDADE DE RELAÇÃO SEXUAL COM PENETRAÇÃO)	TOXICIDADE RETAL
Ahmed et al., 2011a	Retenção urinária: Ausente Estenose urinária: 1/20 (5%) IVU: Ausente Medida dos resultados: NR	Livre de absorvente higiênico: 19/20 (95%) Livre de incontinência: 18/20 (90%) PROM: UCLA-EPIC, IPSS	19/20 (95%) PROM: IIEF-15	Fístula retouretral: 0/20 (0%) Dor perineal: NR Sangramento retal: NR Diarreia: NR PROM: FACT-P
Ward and Jones, 2012	Retenção urinária: 6/518 (1,1%) Estenose urinária: NR IVU: NR Medida dos resultados: NR	Livre de absorvente higiênico: 499/507 (98,4%) Livre de incontinência: NR PROM: NR	169/291 (58,1%) PROM: NR	Fístula retouretral: 1/507 (0,2%) Dor perineal: NR Sangramento retal: NR Diarreia: NR PROM: NR
Tay et al., 2011	NR	NR	NR	NR
Chopra et al., 2012	NR	NR	NR	NR
Bahn et al., 2012*	NR	Livre de absorvente higiênico: 73/73 (100%) Livre de incontinência: NR PROM: NR	36/42 (86%) PROM: IIEF-5	Fístula retouretral: Ausente Dor perineal: NR Sangramento retal: NR Diarreia: NR PROM: NR
Ahmed et al., 2012d	Retenção urinária: 1/41 (2,4%) Estenose uretral: Ausente IVU: Ausente Medida dos resultados: NR	Livre de absorvente higiênico: 40/40 (100%) Livre de incontinência: 39/39 (100%) PROM: UCLA-EPIC, IPSS	31/35 (89%) PROM: IIEF-15	Suspeita de fístula retouretral em 1/41 (2,4%) Dor perineal: NR Sangramento retal: NR Diarreia: NR PROM: NR
Dickinson et al., 2012*	NR	Livre de absorvente higiênico: 86/87 (99%) Livre de incontinência: 56/66 (85%) PROM: IPSS, UCLA-EPIC	76/85 (89%) PROM: IIEF-15	Fístula retouretral: 1/88 (1%) Dor perineal: NR Sangramento retal: NR Diarreia: NR PROM: NR
Nguyen et al., 2012	NR	NR	NR	NR
Napoli et al., 2013	NR	NR	NR	NR
Barret et al., 2013	Retenção urinária: 9/106 (8%) Estenose uretral: 1/106 (1%) IVU: Ausente Medida dos resultados: Classificação de Clavien-Dindo (taxa de complicações de 13%, importantes 2%)	Livre de absorvente higiênico: 106/106 (100%) Livre de incontinência: NR PROM: IPSS	NR PROM: IIEF-5	Fístula retouretral: 1/106 (1%) Dor perineal: 1/106 (1%) Sangramento retal: 0 Diarreia: NR PROM: NR

*Essa série se superpõe parcialmente àquela previamente relatada.
AUA, American Urological Association; FACT-P, Avaliação Funcional da Terapia para Câncer–Próstata; IIEF, Índice Internacional de Função Erétil; IPSS, Escore Internacional de Sintomas Prostáticos; NR, não relatado(a); PROM, medida dos desfechos relatados pelo paciente; UCLA-EPIC, University of California, Los Angeles Expanded Prostate Index Composite; IVU, infecção das vias urinárias.

combinam mpRM com biópsia mapeadora da próstata com *template* para minimizar a possibilidade de deixar áreas significativas de câncer sem tratamento. Outra ferramenta de avaliação pré-operatória que foi usada é o ultrassom Doppler transretal. Em resumo, entre os principais estudos selecionados, duas séries usaram apenas biópsia guiada por USTR, duas utilizaram biópsia guiada por USTR e ultrassom Doppler, 6 usaram biópsia guiada por USTR e RM e 4 usaram mapeamento da próstata com *template* e mpRM. A avaliação pré-operatória não foi relatada em 11 estudos.

Além disso, todas as séries relatadas procederam ao tratamento de todas as áreas conhecidas de câncer, porém nenhuma das séries relatadas declarou explicitamente que a terapia foi focada na lesão índice, deixando deliberadamente as lesões de pequeno volume e baixo grau sem tratamento. Entre os ensaios clínicos em andamento, a maioria tem por objetivo tratar todas as áreas conhecidas de câncer, e três estudos clínicos visam explicitamente o tratamento das lesões índices ou clinicamente significativas, com vigilância das lesões de pequeno volume e baixo grau não tratadas.

Na maior série de 1.160 homens submetidos a crioablação e em outra série que utilizou a HIFU com múltiplas estratégias (n = 88), não foi possível determinar a extensão da ablação tecidual em cada paciente. A hemiablação ou ablação focal foram usadas nos estudos remanescentes, 12 dos quais usaram uma abordagem de hemiablação ou abordagem estendida em "pata de cão" ou "taco de hóquei" (número de pacientes: 537; porcentagem relativa de dados disponíveis: 49%); 16 utilizaram a ablação focal ou zonal (562, 51%) e 3 empregaram a ablação focal bilateral na presença de doença multifocal (65, 6%). Nossa revisão sistemática das séries de terapia focal demonstrou os resultados cujo resumo é apresentado na Tabela 117-3.

Efeitos Colaterais, Complicações e Qualidade de Vida

Em 14 séries, foi relatada a internação dos pacientes, com permanência mediana de internação de um dia. Outros resultados perioperatórios são dificilmente relatados, e apenas um estudo utilizou uma classificação padronizada desses desfechos (classificação de Dindo-Clavien). As complicações mais frequentes, isto é, retenção urinária, estenose urinária e infecção das vias urinárias, ocorreram em 0% a 17%, 0% a 5% e 0% a 17%, respectivamente. Apenas cinco estudos relataram efetivamente todas essas complicações. Os resultados funcionais urinários foram relatados por meio de questionários validados em nove estudos; os índices de relatos médicos foram usados em cinco estudos. **A taxa de continência urinária livre de absorventes higiênicos varia entre 95% a 100%, e foram relatadas taxas de casos livres de incontinência de 83% a 100%** (Tabela 117-3).

A função erétil foi relatada com o uso de questionários validados em 10 estudos e taxas de relato do médico em três estudos. Considerando-se apenas os ensaios clínicos que avaliaram a terapia focal com "intenção de tratar", quando foram usados questionários validados, a função erétil suficiente para penetração foi relatada em 54% a 100% dos pacientes (com ou sem administração de fármaco inibidor da fosfodiesterase tipo 5 [PDE5I]). As taxas de relato médico foram de 58,1% a 85%. Em um estudo, foi avaliado o uso sistemático de dispositivo a vácuo e terapia oral (reabilitação peniana) após crioablação focal. Os resultados, com base em medidas de desfecho não validadas, verificaram uma capacidade de relação sexual com penetração em 70,6% dos homens potentes (24 de 34). As taxas históricas de preservação da potência após crioterapia da glândula completa têm sido de 10% a 25%.

A toxicidade retal foi, com frequência, inadequadamente relatada. Por exemplo, a presença ou ausência de fístula retouretral foram explicitamente relatadas em apenas 10 séries. Quando relatadas, **as taxas de fístula foram de 0% a 1%;** em uma série, foi relatado que um dos 41 homens apresentaram toxicidade retal de grau 3, que foi tratada de modo conservador como possível fístula retouretral. Por fim, as PROM que avaliam a qualidade de vida global raramente foram usadas nesses estudos, e apenas três publicações relataram essas medidas; em um estudo que utilizou hemiablação com HIFU, os pacientes relataram escores de qualidade de vida estável medidos pelo instrumento Avaliação Funcional da Terapia do Câncer–Próstata (FACT-P), enquanto outro apresentou uma ligeira deterioração após HIFU focal utilizando o mesmo instrumento.

Controle do Câncer

Além de seis ensaios clínicos de viabilidade iniciais, que verificaram o efeito da ablação tecidual pela análise de peças de prostatectomia radical de inclusão total da peça, nove séries incorporaram biópsias de rotina pós-terapia focal em seu protocolo. Nas seis séries iniciais, a técnica ablativa foi administrada para testar a segurança e guiar a eficácia do tratamento, sem a meta específica de ablação completa de todo o tumor presente. Em todas elas, 74 homens foram submetidos a prostatectomia radical, e foi constatada a presença de doença residual em 73.

Das nove séries remanescentes, apenas o lado tratado foi submetido a biópsia em três séries, ao passo que, em seis séries, foi também realizada uma biópsia do lado contralateral. **Quando foram oferecidas biópsias pós-terapia de modo rotineiro, foi constatada a presença de câncer clinicamente significativo em 0% a 17% dos casos** (número total de homens: 202). Quando foi também considerado o câncer clinicamente insignificante, e excluindo um ensaio clínico de viabilidade destinado a avaliar mais a segurança do que a ablação, 4% a 50% dos homens tiveram biópsias positivas após o tratamento (número total de homens: 255). Quando as biópsias foram oferecidas apenas "para a causa", foram obtidas taxas globais de biópsias positivas de 13% a 71% para todos os tipos de câncer; quando se consideram todos os pacientes incluídos nessas séries, essa porcentagem é de 3,7% a 23%. Nenhuma dessas séries relatou a porcentagem de câncer significativo entre pacientes submetidos a biópsia. Em duas séries, foi avaliada a presença de tumor residual na área tratada, que alcançou 3% a 13% quando foram considerados apenas os pacientes submetidos a biópsia, mas que foi de 1,7% a 3,9% quando o denominador consistiu em todos os pacientes tratados.

O controle bioquímico utilizando critérios de Phoenix foi relatado em cinco séries. Outras definições empregadas foram a da American Society for Therapeutic Radiology and Oncology (ASTRO) (5 séries), Stuttgart (1 série) e Phoenix mais velocidade do PSA de mais de 0,75 ng/mL/ano (1 série). Os resultados variaram de 86,2% no acompanhamento de 8 anos (318 homens) a 60% em 5 anos (56 homens). Foi constatada uma tendência do PSA a diminuir em 66% a 80% entre o valor basal e 12 meses. Quanto à necessidade de tratamentos focais secundários, apenas 12 séries relataram essa necessidade em 0% a 34% dos casos. A terapia local de salvamento – em que foi utilizada uma modalidade diferente ou nos casos em que a terapia da glândula inteira foi finalmente efetuada – foi relatada em 14 séries, com taxas de 0% a 33%. Um ensaio clínico de viabilidade apresentou maior índice de terapia focal secundária (67%) e terapia de salvamento (83%); essas porcentagens mais altas não foram consideradas na faixa global, visto que a intenção de tratar não foi a de destruir todo o tumor. A progressão para a doença metastática não foi relatada na maioria dos estudos, visto que o acompanhamento é demasiado curto para que ocorra desenvolvimento de metástases em uma porcentagem significativa de pacientes. Entretanto, quando reportada, ela é extremamente baixa (0% a 0,3%). Quando se considera a CSS, ela é extremamente alta, conforme esperado pelos pequenos números e acompanhamento de curta duração inerente a quase todas as séries relatadas. Nenhum paciente morreu de câncer de próstata após terapia focal no período de acompanhamento definido. Quatro homens morreram de outras causas no período de acompanhamento. **Foi relatado o resultado trifecta em três estudos, com variação de 50% a 89% (ausência de incontinência urinária; ereções suficientes para penetração na relação sexual; controle do câncer dentro de 12 meses ou mais).**

ACOMPANHAMENTO APÓS TERAPIA FOCAL

Os primeiros estudos de viabilidade demonstraram ausência de toxicidade retal e preservação da função geniturinária em até 90% a 95% dos homens (Ahmed et al., 2011a, 2011d). Demonstraram também taxas de impotência de aproximadamente 15% com pouca ou nenhuma incontinência urinária. Os estudos empregaram uma variedade de métodos para identificar a presença de doença unilateral, incluindo biópsias guiadas por USTR com Doppler, USTR isoladamente e biópsias com *template* e, em geral, apresentaram padrões deficientes de relato em virtude de sua natureza retrospectiva, com acompanhamento de curta duração e, tipicamente, pequenos números de pacientes.

Uma estratégia para a avaliação da terapia focal deve ser integrada em ensaios clínicos que verificam os resultados essenciais a médio prazo que irão determinar o sucesso ou não dessa alternativa de cuidado como padrão. Essa tarefa está longe de ser simples. Os desfechos ideais – metástases e morte – exigem ensaios clínicos de pelo menos 10 anos de duração, devido ao viés do longo tempo de evolução inerente na população de pacientes com câncer de próstata detectado por rastreamento, de modo que foram propostos marcadores substitutos de falha dentro dos padrões de cuidados. A cirurgia radical utiliza um limiar de PSA de menos de 0,2 ng/mL, enquanto a radioterapia utiliza os critérios de consenso ASTRO e Phoenix de duas elevações consecutivas acima do nadir do PSA (Roach et al., 2006). Por outro lado, a vigilância ativa utiliza medidas clínicas, histológicas e bioquímicas de progressão, porém estas últimas estão longe de serem validadas (van As e Parker, 2007).

Se a terapia focal for proposta como desafio às estratégias existentes, é provável que muitas dessas medidas podem não ser apropriadas. Apesar de tratar os focos de câncer, a terapia focal o faz ao deixar quantidades substanciais de tecido prostático sem tratamento (Figs. 117-46 a 117-48). Não pode alcançar níveis não mensuráveis de PSA, nem é fácil em uma situação desse tipo de aplicar os critérios ASTRO e Phoenix. Da mesma forma, a progressão, quando definida por esquemas de vigilância ativa, pode não corresponder adequadamente a um paciente que teve todo o câncer clinicamente significativo tratado com hemiablação, mas que ainda possui, por exemplo, 50% da próstata. Além disso, a modalidade ideal de ablação para administrar a terapia focal está longe de estar bem definida, e a criocirurgia, o HIFU, a PDT, a terapia fototérmica e a braquiterapia estão emergindo como prováveis candidatos (Ahmed et al., 2009b). Não se sabe ao certo se haverá respostas teciduais específicas à ablação que irão necessitar de ajustes nas medidas de desfechos.

Avaliação Bioquímica

As terapias convencionais têm utilizado parâmetros de avaliação substitutos, principalmente resultados bioquímicos (PSA), para determinar

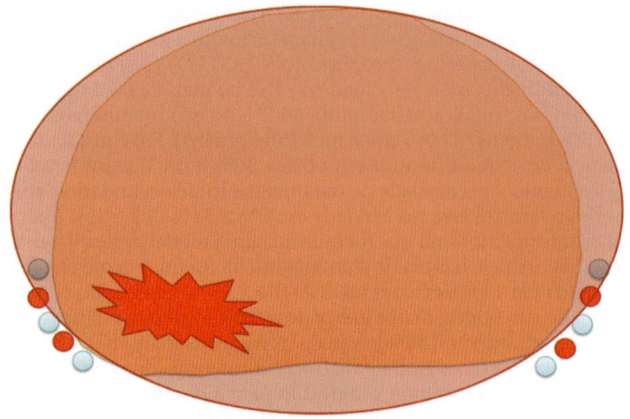

Figura 117-46. A falha ou sucesso das terapias locais no câncer de próstata dependem das margens de tratamento, à semelhança de todos os outros tipos de cirurgia para câncer. Aqui, a próstata inteira é removida, e, além de margens positivas que podem estar presentes, o tumor é habitualmente eliminado juntamente com a glândula inteira. Isso pode comportar riscos.

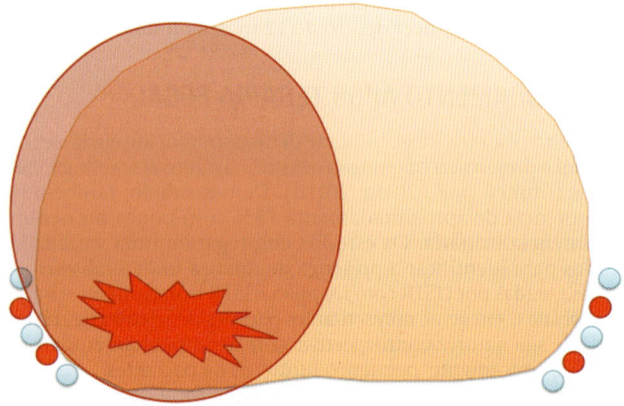

Figura 117-47. A hemiablação acompanha um *template* ablativo regional (o lado direito completo da próstata), independentemente da localização, do volume ou do grau do tumor. Aqui, a grande lesão da zona periférica direita é tratada com ampla margem, porém limitada ao lobo. Existe uma maior probabilidade de ablação completa com menos toxicidade geniturinária, em comparação com o tratamento da glândula completa.

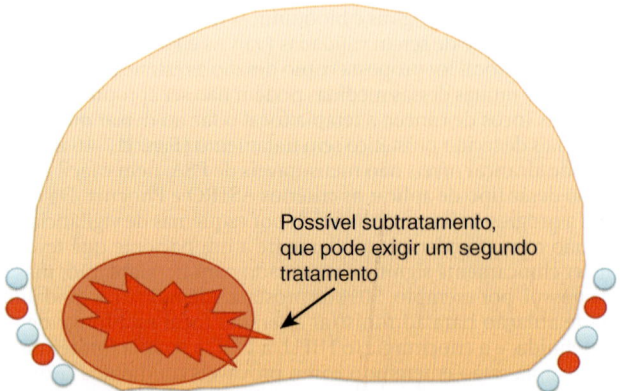

Figura 117-48. A grande lesão da zona periférica direita também pode ser tratada com uma menor margem em uma ablação zonal ou focal. Existe menos probabilidade de ablação completa, que deve ser ponderada com menor toxicidade geniturinária e possibilidade de retratamento de modo focal.

o sucesso ou não da cirurgia radical ou radioterapia (ASTRO Consensus Panel, 1997; D'Amico et al., 1998). As definições de radioterapia tendem a superestimar a sobrevida livre de recidiva bioquímica, em geral com um atraso de 5 anos para estabelecer uma falha do tratamento em comparação com a cirurgia. Mesmo com essas terapias já estabelecidas, pode haver uma ampla variação nas definições utilizadas para falha, com mais de 166 definições encontradas na literatura (Cookson et al., 2007). A definição de sucesso para as tecnologias de ablação para a glândula inteira não alcançou um consenso (Aus, 2006; Ahmed et al., 2009a). Algumas autoridades adotaram os critérios ASTRO ou modificaram o aumento aceitável acima do nadir para 1,2 ng/mL (considerada a definição de Stuttgart) (Blana et al., 2009). Por outro lado, outros autores determinaram o uso de um limiar superior ao nadir do PSA, embora não haja acordo quanto ao valor ser de 0,2, 0,4 ou 0,5 ng/mL.

Com a persistência de tecido não tratado após a terapia focal, parece não ser prudente utilizar parâmetros bioquímicos absolutos ou até mesmo a cinética do PSA isoladamente, sem uma forma de padronização em relação a determinado volume de tecido não tratado do paciente e volume de câncer submetido a ablação. O PSA irá variar de acordo com a tecnologia ablativa, o uso de determinado dispositivo, a quantidade de tecido submetido a ablação e qualquer tecido residual remanescente. Neste último caso, o tecido não tratado pode ser totalmente benigno ou pode apresentar áreas clinicamente insignificantes de câncer de pequeno volume e baixo grau, que deliberadamente não foram tratadas para a preservação de tecido. Os parâmetros que podem demonstrar ser de maior utilidade são discutidos nas seções seguintes.

Densidade do Antígeno Prostático Específico

Stamey et al. (1987) foram os primeiros a correlacionar os níveis séricos de PSA e o volume de tecido prostático, mostrando que a contribuição do tecido na hiperplasia prostática benigna é de 0,30 ng/mL por grama de tecido e 3,5 ng/mL por cm^3 de tecido neoplásico. Por conseguinte, a densidade do PSA pode constituir uma boa medida, visto que possibilita um ajuste do volume tecidual residual após terapia focal.

Nadir do Antígeno Prostático Específico

O estabelecimento da diminuição do PSA em relação à porcentagem de ablação de tecido pode ser mais pragmático. O nadir pode ser definido pela quantidade de tecido removido, com x% de ablação levando a uma diminuição de x% ou mais do PSA. Qualquer elevação a partir do nadir precisa ser definida dentro do contexto de ensaios clínicos de fase II de 3 a 5 anos, que levam em consideração a tendência natural ao crescimento de tecido prostático benigno e, portanto, a um aumento do PSA com a idade (Vesely et al., 2003). O nadir também pode ser definido de maneira mais intuitiva, levando-se em consideração a proporção de PSA antes do tratamento provavelmente atribuída ao tumor submetido à ablação e a proporção secretada pelo tecido normal removido. A determinação acurada do volume de câncer na RM ou na ultrassonografia pode ajudar nesse cálculo, enquanto se podem obter volumes derivados do câncer a partir de biópsias de MPT com *template*. Isso provavelmente leva a um nadir mais consistente do PSA, de modo que uma ablação de 50% do tecido total tende a resultar em nadir de PSA inferior a 50% do valor de pré-tratamento, de modo que a contribuição para o PSA total é desproporcionalmente mais alta a partir do tecido neoplásico. Isso é confirmado pelos dados iniciais de estratégias de hemiablação, que mostram a ocorrência de uma redução média de 80% no PSA.

Cinética do Antígeno Prostático Específico

A cinética do PSA (velocidade [p.ex., 1 ng/mL/ano] e o tempo de duplicação [p.ex., ≤2 a 3 anos]) demonstrou ter algum valor para determinar a ocorrência de falha na avaliação da progressão na vigilância ativa (Dall'Era et al., 2008). Ensaios clínicos futuros serão necessários para avaliar a velocidade e os tempos de duplicação do PSA, que são preditivos de falha, bem como a velocidade e o tempo de duplicação ajustados para a quantidade de tecido prostático remanescente (cinética da densidade do PSA).

Resultados Histológicos

Devem-se utilizar biópsias para determinar a ausência de doença dentro das áreas tratadas para verificar o sucesso a curto prazo da ablação focal, bem como áreas não tratadas, a fim de detectar a presença de doença recorrente e *de novo*, respectivamente, a médio e a longo prazo. Entretanto, as biópsias guiadas por USTR, se forem usadas para este último objetivo, estarão sujeitas aos mesmos erros sistemáticos e aleatórios inerentes a esse exame quando aplicado no diagnóstico do câncer de próstata. Por conseguinte, pode ser necessário um certo grau de direcionamento utilizando exames de imagem não invasivos para a identificação de lesões clinicamente significativas. As biópsias guiadas por USTR, quando usadas nesse contexto, também têm tendência a detectar cânceres clinicamente insignificantes (pequeno volume, baixo grau), que provavelmente não irão influenciar a progressão da doença; com efeito, esses focos podem ter sido omitidos nas estratégias iniciais de localização (Ahmed, 2009). Por conseguinte, a sua detecção subsequente muitos anos após a terapia focal não precisa necessariamente equivaler ao veredicto de câncer progressivo, recorrente ou *de novo*. As definições relacionadas com o significado clínico precisam levar em consideração o grau e o comprimento do fragmento de câncer, como nas estratégias diagnósticas – um ponto inicial pode consistir em 2 a 3 mm de câncer em qualquer fragmento, com ausência de padrão de Gleason 4 (O' Donnell e Parker, 2008); todavia, esses critérios irão necessitar de uma cuidadosa validação. Além disso, será necessária uma avaliação mais acurada do volume dos focos de câncer, quando presentes nas imagens de vigilância. Se não forem visualizados no exame de imagem de vigilância, pode ser necessário uma biópsia de mapeamento transperineal com *template* pós-tratamento para determinar a carga de doença de qualquer câncer identificado em biópsias de vigilância (Onik et al., 2009).

As biópsias também precisam levar em consideração a estratégia terapêutica usada nas condições iniciais. A estratégia consistiu na ablação de toda a doença mensurável com ausência de qualquer câncer nas áreas não tratadas, ou havia algum elemento de câncer aceito nas áreas não tratadas, como, por exemplo, ausência de qualquer área clinicamente significativa (focos aceitos de até 3 mm, com pequeno volume e baixo grau)? Além disso, foram utilizadas biópsias mapeadoras com *template* ou biópsias guiadas por USTR? No caso destas últimas, a doença identificada em biópsias de vigilância pode simplesmente representar um erro de amostragem da ferramenta de localização inicialmente usada.

Em resumo, **as biópsias da próstata para vigilância após terapia focal precisam ser usadas de maneira mais refinada e acurada, levando em consideração a localização e a estratégia terapêutica inicialmente utilizada.** As biópsias dirigidas guiadas por imagem e, quando necessário, as biópsias com *template* ou de saturação devem ser usadas de modo semelhante àquelas realizadas antes da terapia focal. O ponto essencial será determinar se a recidiva ou o câncer *de novo* encontrados na vigilância após terapia focal são clinicamente significativos ou insignificantes, levando a uma vigilância continuada no último caso e justificando um tratamento adicional no primeiro caso. Com efeito, a necessidade e a cronologia de tratamento adicional podem constituir um parâmetro ideal para avaliar a terapia focal se o braço de comparação consistir em vigilância ativa, embora esse determinante de falha seja menos evidente quando se consideram as terapias radicais. Um resultado que pode ter aplicação em todas as terapias e na vigilância ativa é o tempo para a terapia hormonal, e isso poderá servir como resultado importante em ensaios clínicos comparativos no futuro.

Resultados de Imagem

O exame de imagem pode desempenhar um papel na seleção pré-tratamento das possíveis terapias focais (Turkbey et al., 2009). **A RM contrastada com gadolínio, realizada precocemente dentro de 1 a 2 semanas de tratamento, demonstrou prever de modo acurado as áreas de necrose após HIFU da glândula inteira e focal, bem como após outras modalidades, como a PDT, desempenhando, assim, um papel na verificação inicial do efeito do tratamento** (Kirkham et al., 2008). Além disso, diversos autores declararam que a RM multiparamétrica (ponderada em T2, com realce dinâmico por contraste, em difusão, espectroscopia) parece preencher os atributos ideais para a detecção de câncer clinicamente significativo, de modo que está sendo potencialmente usada para conduzir a administração da terapia focal. Vários grupos demonstraram uma acurácia de mais de 85% a 90% para lesões que medem 0,2 ou 0,5 mL de volume. A exclusão de lesões significativas pode ser mais importante na terapia focal e, portanto, no valor preditivo negativo; foi demonstrado que valores preditivos negativos para lesões de 0,5 mL alcançam até 95% se a RM multiparamétrica for usada antes da biópsia guiada por USTR (Villers et al., 2006; Puech et al., 2009).

Como um volume de 0,5 mL é frequentemente utilizado como limiar a partir do qual as lesões do câncer de próstata tornam-se clinicamente significativas, a capacidade inerente da RM multiparamétrica de detectar lesões grandes e de não detectar pequenas lesões pode constituir o seu maior atributo e pode servir para justificar o seu uso não apenas para a localização da doença na terapia focal, mas também como teste de triagem antes da biópsia guiada por USTR (Ahmed et al., 2009a). Esses resultados, que usaram a validação do padrão de referência com prostatectomia radical, necessitam de verificação em outros centros como parte de um ensaio clínico multicêntrico. Além disso, seria fundamental utilizar também uma validação para as biópsias mapeadoras com *template*, um padrão de referência que teria menos viés de seleção inerente, em virtude de sua aplicabilidade a todos os homens.

Por conseguinte, parece lógico que, a média e a longo prazo, a vigilância de áreas não tratadas da próstata possa ser realizada por mpRM, a fim de detectar a ocorrência de recidiva de câncer clinicamente significativo. A obtenção de RM negativa indicaria a ausência de doença clinicamente significativa, não havendo necessidade de algum tratamento. Isso evitaria qualquer sobretratamento potencial após a terapia focal. Outras modalidades de imagem por ultrassom (elastografia, caracterização tecidual por ultrassom [p.ex., PHS, CEUS]) que estão começando a demonstrar resultados promissores na detecção do câncer de próstata antes do tratamento também poderiam ser aplicadas após a terapia focal (Hoyt et al., 2008; Atri et al., 2009; Gravas et al., 2009).

TERAPIA DE SALVAMENTO APÓS RECIDIVA COM RADIOTERAPIA

Na Europa, mais de 400.000 homens são diagnosticados com câncer de próstata a cada ano (Ferlay et al., 2013). Muitos deles – número estimado de 90.000 – são submetidos a radioterapia primária (Cross e McPhail, 2008). **A radioterapia constitui um tratamento efetivo na maioria dos pacientes, porém aproximadamente 1 em 4 irá apresentar falha bioquímica, indicada por uma elevação dos níveis séricos de PSA. Entre os homens com falha bioquímica, metade a três quartos sofrem recidiva localizada (número estimado de 10.000 a 15.000)** (Lee et al., 1997; Shipley et al., 1999; Kuban et al., 2003; Bannuru et al., 2011). Esses homens poderiam ser apropriados para tratamento local adicional (Cross e McPhail, 2008). Os homens com câncer de próstata recorrente habitualmente apresentam falha depois dos 65 anos e, portanto, exibem comorbidades e problemas adicionais que levaram à disponibilidade de diversas opções de tratamento bastante variadas, desde a observação vigilante com terapia de privação de androgênios (TPA) sistêmica tardia até terapias locais de salvamento, como cirurgia ou terapia ablativa. Em mais de 90% dos homens com câncer de próstata recorrente, a estratégia utilizada consiste em observação vigilante com TPA sistêmica tardia (Grossfeld et al., 2002; Agarwal et al., 2008; Boukaram et al., 2010), quando indicada. As estimativas para o uso final de TPA dentro de 5 anos variam (50% a 90%) (Lukka et al., 2005; Kuban et al., 2008; Bolla et al., 2009; Kuban et al., 2011; Warde et al., 2011; Arcangeli et al., 2012).

Determinação da Falha Usando Critérios do Antígeno Prostático Específico e Exame de Imagem

Os critérios do PSA sérico para falha apresentam uma sensibilidade e especificidade de 60% a 70% (Roach et al., 2006). Os autores e outros pesquisadores mostraram que a mpRM possui alta sensibilidade (70% a 90%) para a presença de doença clinicamente significativa por ocasião da recidiva bioquímica do PSA, porém o papel da mpRM como instrumento de vigilância ao lado do teste do PSA ainda não está determinando. O exame de imagem é utilizado para monitorar tratamentos em muitos outros cânceres de órgãos sólidos, porém o paradigma ainda não foi aceito no tratamento do câncer de próstata até o momento. Kara et al. (2011) compararam o papel da RM DCE (RM 1,5T) com a USTR no acompanhamento (18 meses a partir da radioterapia) de 172 pacientes que foram tratados com radioterapia externa (RTE). A sensibilidade e a especificidade da USTR e da imagem de RM ponderada em T2 diferem significativamente – 53,5% e 60% *versus* 86% e 100% –, embora a sensibilidade da RM DCE tenha sido maior, alcançando 93%, com especificidade de 100%. Haider et al. (2008) avaliaram o papel da mpRM *versus* biópsia sextante em 33 homens. Em comparação com a biópsia sextante, a RM DCE apresentou uma sensibilidade significativamente maior (72% *versus* 38%), valor preditivo positivo (46% *versus* 24%) e valor preditivo negativo (95% *versus* 88%) do que a RM ponderada em T2. A especificidade foi alta tanto para a RM DCE quanto para a RM ponderada em T2 (85% *versus* 80%). Entretanto, a biópsia guiada por USTR foi o padrão de referência nesses estudos. As biópsias dirigidas por RM, bem como os estudos de biópsia MPT da glândula inteira do grupo UCL, demonstraram taxas de acurácia promissoras na identificação de doença radiorrecorrente (Arumainayagam *et al.*, 2010). Em um estudo que examinou 26 homens com falha bioquímica após radioterapia, foi constatada uma taxa semelhante de detecção entre biópsias dirigidas por RM e MPT para câncer clinicamente significativo: 85% (22 de 26 pacientes), em comparação com 92% (24 de 26 pacientes), respectivamente (dados não publicados). Esses dados indicam a necessidade de um estudo de efetividade comparativo.

Observação Vigilante com Terapia de Privação de Androgênio

A observação vigilante com TPA é bastante comum (Berge *et al.*, 2007). A TPA proporciona um controle sintomático, porém apresenta limitações. Em primeiro lugar, é de intenção paliativa (Pagliarulo *et al.*, 2012; Payne *et al.*, 2013; Heidenreich *et al.*, 2014b). Em segundo lugar, é comum a ocorrência de efeitos colaterais, que incluem ondas de calor (50% a 80%); hipersensibilidade ou aumento das mamas (até 60%); letargia (na maioria dos casos); disfunção erétil ou diminuição da libido (10% a 17%) (Potosky *et al.*, 2001); osteopenia ou osteoporose com consequente fratura (19%) (Shahinian *et al.*, 2005); comprometimento cognitivo variável (Jamadar *et al.*, 2012); anemia sintomática (13%) (Strum *et al.*, 1997); síndrome metabólica (>50%) (Braga-Basaria *et al.*, 2006); obesidade, hiperglicemia ou diabetes melitus (11%) (Derweesh *et al.*, 2007); e doença cardiovascular (5%) (Saigal *et al.*, 2007; Thomas e Neal, 2013).

Além disso, o custo da TPA é elevado, alcançando milhares de dólares por paciente durante a vida. De fato, como a TPA não cura o câncer, as células neoplásicas, depois de 2 anos em média, modificam-se e tornam-se resistentes à TPA (a denominada resistência à castração). Quando isso ocorre, são prescritos novos fármacos que podem melhorar a sobrevida em alguns meses. Entretanto, esses fármacos estão associados a um risco de mais efeitos colaterais e são também de alto custo (dezenas de milhares de dólares a cada ano). Por exemplo, uma relação custo-efetividade incremental (RCEI) de muitos milhares de dólares por QALY é necessária em comparação com a paliação não hormonal (Bayoumi *et al.*, 2000; National Institute for Health and Care Excellence [NICE], 2008; Lu *et al.*, 2012) (aproximadamente 8.000 a 30.000 euros por ano).

Detecção de Doença Metastática

Cintilografia Óssea

Após tratamento primário do câncer de próstata, o osso constitui o primeiro local de recidiva em mais de 80% dos pacientes. As radiografias simples e a cintilografia óssea constituem a base para a detecção. As cintilografias ósseas são capazes de detectar metástases até 18 meses antes das radiografias simples. É necessária uma alteração de apenas 10% na renovação do mineral ósseo para a sua detecção pela cintilografia óssea, enquanto o osso precisa sofrer 50% de desmineralização para que uma lesão seja detectada por radiografia simples (Taoka *et al.*, 2001). As cintilografias ósseas e as radiografias simples demonstraram subestimar a verdadeira incidência de doença metastática. Bubendorf *et al.* (2000) realizaram necrópsias em 1.589 homens com câncer de próstata (47% sem suspeita), e a incidência de doença óssea metastática foi de 90%. As cintilografias ósseas também são conhecidas pela sua elevada taxa de resultados falso-positivos em consequência de alterações degenerativas, inflamação, doença de Paget e traumatismo.

Tomografia por Emissão de Pósitrons com Colina/Tomografia Computadorizada

Ocorreu um progresso significativo nos radiofármacos para tomografia por emissão de pósitrons (PET). Atualmente, dispõe-se de vários traçadores para visualizar diferentes componentes do tumor, incluindo flúor-18 (^{18}F)-fluorodesoxiglicose (FDG) para o metabolismo da glicose; colina marcada com carbono 11 (^{11}C)/^{18}F e ^{11}C-acetato para o metabolismo dos lipídios; ^{11}C-metionina para o metabolismo dos aminoácidos; e desoxi-^{18}F-fluorotimidina para imagem da proliferação celular (Picchio *et al.*, 2011).

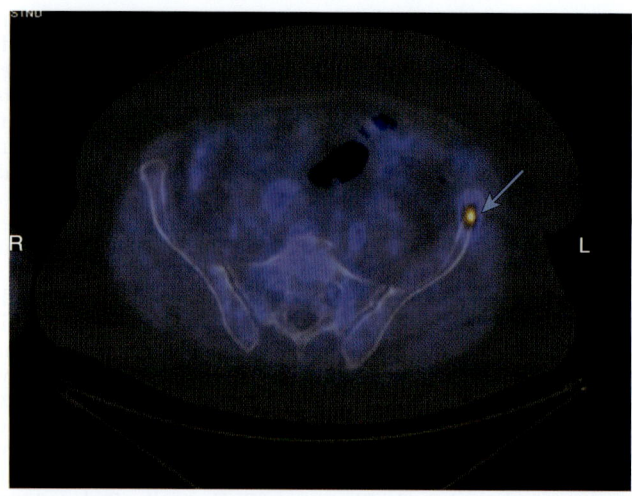

Figura 117-49. Uma tomografia por emissão de pósitrons com colina/tomografia computadorizada, mostrando a presença de metástase pélvica em um homem com câncer de próstata radiorrecorrente.

Entre os diferentes traçadores de PET avaliados para imagem do câncer de próstata, a $^{11}C/^{18}F$ colina foi particularmente investigada. A colina é um componente essencial dos fosfolipídios da membrana celular. A proliferação celular e a suprarregulação da colina quinase são dois mecanismos sugeridos para o aumento da captação desse traçador no câncer de próstata (Richter *et al.*, 2010). A presença de transportadores de colina também parece estar envolvida no processo de sua captação pelas células neoplásicas (Müller *et al.*, 2009). Foi constatado que a ^{18}F-colina apresenta maior sensibilidade e acurácia do que a ^{18}F-FDG PET/TC para a detecção de neoplasia maligna da próstata: sensibilidade de 73% *versus* 31% e acurácia de 67% *versus* 53%, respectivamente (Hodolic *et al.*, 2013). Foi constatado que um alto escore de Gleason e a elevação do nível de PSA aumentam as taxas de detecção da [18]-fluorometilcolina (^{18}F-FCH) PET/TC. Em um estudo, verificou-se que a ^{18}F-FCH PET/TC detectou a ocorrência de recidiva do câncer de próstata em 97% dos pacientes com escore de Gleason acima de 7, em 82% dos pacientes com Gleason 7 e em 63% dos pacientes com Gleason abaixo de 7. Nesse estudo, 43% dos pacientes apresentaram recidiva no leito prostático, e 57% tiveram metástases locais. Na atualidade, não se recomenda a realização de PET com colina em pacientes com nível de PSA inferior a 1 ng/mL. Além disso, a PET com colina/TC apresenta baixa resolução espacial e é limitada na identificação de pequenos depósitos nos linfonodos (Fig. 117-49).

Ressonância Magnética de Corpo Inteiro

Os recentes avanços na RM possibilitaram a obtenção de uma imagem do corpo inteiro (RM-CI) dentro de um tempo razoável de 50 a 60 minutos. A RM DCE e DWI complementam as técnicas de RM anatômicas convencionais e fornecem uma abordagem combinada para avaliação da anatomia, microestrutura e funcional do câncer. Isso possibilita o estudo do comprometimento extraósseo, incluindo linfonodos e outras metástases dos tecidos moles (Koh *et al.*, 2007; Komori *et al.*, 2007). Além disso, a RM-CI é realizada sem irradiação; por conseguinte, os pacientes não são expostos à radiação cumulativa das cintilografias ósseas, radiografias simples e TC, que corresponde a mais do que vários anos de radiação de fundo natural (Heliou *et al.*, 2012; Lecouvet *et al.*, 2012).

Poucos estudos relataram uma boa sensibilidade e especificidade da RM-CI em comparação com as atuais ferramentas de imagem. Lecouvet *et al.* (2012) compararam a RM-CI–DWI com a cintilografia óssea, as radiografias simples e a TC em 100 pacientes; 68 foram considerados como apresentando metástases. As sensibilidades da cintilografia óssea com radiografia simples e RM-CI para a detecção de metástases ósseas foram de 86% e 98% a 100%, respectivamente ($P < 0,04$), e as especificidades foram de 98% e 98% a 100%, respectivamente. As sensibilidades da TC e da RM-CI para a detecção de aumento dos linfonodos foram semelhantes, de 77% a 82% para ambas; as especificidades foram de 95% a 96% e de 96 a 98%, respectivamente. As sensibilidades da combinação de cintilografia óssea e radiografia simples mais TC *versus* RM-CI para a detecção de metástases ósseas e/ou aumento dos linfonodos foram de 84% e 91% a 94%, respectivamente (P = 0,03 a 0,10); as especificidades foram de 94% a 97% e 91% a 96%, respectivamente.

Outro estudo comparou a taxa de detecção de doença metastática por RM-CI com cintilografia óssea em 39 pacientes com diagnóstico de câncer de próstata localizado. É interessante assinalar que a sensibilidade para a detecção de metástases ósseas com a cintilografia óssea e a RM-CI foi de 70% (IC 95% de 0,42 a 0,98); a especificidade foi de 100%, e o valor preditivo positivo alcançou 100%. A RM-CI e a cintilografia óssea diferiram nas áreas de detecção. Por exemplo, 7 pacientes demonstraram metástases ósseas na cintilografia óssea, enquanto 7 tiveram metástases ósseas por RM-CI, com achados concordantes em apenas 4. A cintilografia óssea detectou maior número de metástases nas costelas, enquanto a RM identificou mais lesões metastáticas na coluna (Venkitaraman et al., 2009). Esse estudo mostrou que a RM-CI e a cintilografia óssea possuem especificidade e sensibilidade semelhantes, porém é possível que devam ser usadas como investigações complementares, e não alternativas, para a detecção de metástases ósseas do câncer de próstata.

As limitações reconhecidas desses exames é que a confirmação histológica não foi o padrão de referência, visto que as biópsias ósseas não constituem uma prática comum, e a dissecção linfonodal só é recomendada em pacientes que são apropriados para terapia de resgate adicional.

Biópsia de Câncer Recorrente após Radioterapia

Atualmente, as biópsias positivas constituem a única maneira de confirmar uma recidiva local. Entretanto, sabe-se que é possível obter resultados falso-positivos devido a dificuldades em diferenciar a atipia induzida por radiação em glândulas benignas da neoplasia maligna (Bostwick et al., 1982; Miller et al., 1993; Crook et al., 2000). A resolução do tumor após radioterapia não exibe morfologia glandular identificável, e esses remanescentes podem apresentar um escore de Gleason elevado. As biópsias de próstata após radioterapia devem ser avaliadas por um patologista familiarizado nesses achados (Boukaram et al., 2010; Kimura et al., 2010).

O intervalo de tempo entre a radioterapia e a realização da biópsia de próstata foi discutido anteriormente. Crook et al. (2000) mostraram que 34% de biópsias positivas que foram obtidas 12 meses após a radioterapia tornam-se negativas dentro de 24 a 30 meses, enquanto cerca de 20% dos pacientes que apresentam uma biópsia negativa após o tratamento posteriormente irão apresentar uma biópsia positiva. Scardino (1983) também demonstrou uma taxa semelhante de 32% de homens com resultado positivo da biópsia dentro de 12 meses, passando para negativa em 24 meses. Os resultados falso-negativos foram atribuídos a erro de amostragem, enquanto os resultados falso-positivos e as biópsias indeterminadas também ocorrem com frequência, devido a uma regressão tardia do tumor. Essas biópsias "falso-positivas" poderiam ser uma das razões possivelmente pelo sobrediagnóstico de câncer de próstata recorrente após radioterapia. De modo global, esses estudos indicam que as biópsias devem ser realizadas pelo menos dentro de 24 a 36 meses após a radioterapia.

Biópsia Guiada por Ultrassom Transretal

Embora as biópsias sistemáticas de 10 a 12 fragmentos guiadas por USTR sejam o cuidado padrão, elas apresentam uma falta de acurácia inerente como estratégia diagnóstica. No contexto da doença recorrente após radioterapia, esses erros também podem levar a decisões terapêuticas inadequadas. Em primeiro lugar, as biópsias guiadas por USTR omitem a doença clinicamente significativa quando presente. Em segundo lugar, classificam incorretamente a doença significativa como insignificante. Em consequência desses dois erros, pode-se recomendar ao paciente um cuidado paliativo com observação vigilante e hormônios, em lugar de terapia local potencialmente curativa. Em terceiro lugar, as biópsias guiadas por USTR detectam a presença de doença clinicamente insignificante de pequeno volume, que pode ser inadequadamente atribuída como causa de falha bioquímica quando, na realidade, existem micrometástases. Isso pode levar à terapia de salvamento local desnecessária, que está associada a uma taxa variável de complicações e efeitos colaterais.

Biópsias Transperineais

As biópsias mapeadoras da próstata com template transperineais demonstraram ser mais acuradas na detecção de doença tanto primária quanto recorrente após radioterapia. As biópsias MPT envolvem o uso de uma grade de braquiterapia de 5 mm aplicada ao períneo e um "probe" de USTR para visualização da próstata. São obtidos fragmentos a cada 5 a 10 mm, com dois fragmentos de biópsia obtidas na mesma coordenada da grade para cobrir metade da glândula até a base se a extensão total da glândula não for coberta por um fragmento de biópsia. Em uma próstata virgem de tratamento, foi constatado que um MPT de 5 mm constitui um método diagnóstico mais acurado em comparação com a biópsia guiada por USTR padrão atual.

Ressonância Magnética para Diagnóstico de Recidiva Local

Kara et al. (2011) compararam o papel da RM DCE (RM 1,5T) com USTR no acompanhamento (18 meses a partir da radioterapia) de 172 pacientes que foram tratados com RTE. A sensibilidade e a especificidade da USTR e RM ponderada em T2 mostraram-se significativamente diferentes – 53,5% e 60% versus 86% e 100% –, embora a sensibilidade da RM DCE tenha sido maior, alcançando 93%, com especificidade de 100%. Haider et al. (2008) avaliaram o papel da mpRM em comparação com a biópsia sextante em 33 homens. Em comparação com a biópsia sextante, a RM DCE apresentou uma sensibilidade significativamente superior (72% versus 38%), valor preditivo positivo (46% versus 24%) e valor preditivo negativo (95% versus 88%) em comparação com a RM ponderada em T2. A especificidade foi elevada tanto para a RM-DCE quanto para a RM ponderada em T2: 85% versus 80%. Entretanto, a biópsia guiada por USTR foi o padrão de referência nesses estudos. Trata-se de um padrão de referência precário em comparação com a histologia de inclusão total da peça e as biópsias mapeadoras prostáticas com template transperineais da glândula inteira, de modo que esses resultados precisam ser interpretados com certa cautela.

As biópsias dirigidas por RM e as biópsias MPT da glândula inteira demonstraram taxas de acurácia promissoras na identificação de doença recorrente após radioterapia (Arumainayagam et al., 2010). Em um estudo que examinou 26 homens com falha bioquímica após RTE, foi constatado que houve uma taxa semelhante de detecção entre as biópsias dirigidas por RM e o MPT para a detecção de câncer clinicamente significativo: 85% (22 de 26 pacientes) em comparação com 92% (24 de 26 pacientes), respectivamente (Kanthabalan et al., 2013).

Terapia de Resgate da Glândula Inteira

Uma abordagem alternativa consiste em tratamento local adicional, constituindo a denominada terapia de salvamento ou resgate (Dudderidge et al., 2007). A cirurgia de salvamento da glândula completa (prostatectomia radical ou cistoprostatectomia) pode ser potencialmente curativa, porém está associada a um elevado risco de efeitos colaterais. Incluem lesão retal (5% a 10%) (exigindo cirurgia reconstrutora aberta de grande porte) e incontinência, exigindo o uso de absorventes higiênicos (>50%), bem como piora da qualidade de vida (Bianco et al., 2005; Touma et al., 2005; Sanderson et al., 2006; Boukaram et al., 2010; Kimura et al., 2010; Chade et al., 2012; Yuh et al., 2014; Zugor et al., 2014). Esses efeitos colaterais ocorrem em consequência da estreita proximidade dos nervos, músculos e outros órgãos, o que leva inevitavelmente a um dano colateral, visto que até mesmo uma cirurgia laparoscópica não é precisa o suficiente para superar a fibrose e a cicatrização que resultam da radiação prévia. Em consequência, existe pouca aceitação dessa técnica, mesmo quando se utilizam terapias minimamente invasivas, como a crioterapia (Tabela 117-4) (Ahmed et al., 2005; Galosi et al., 2007; Ismail et al., 2007; Ng et al., 2007; Pisters et al., 2008; Mouraviev et al., 2012; Spiess et al., 2013) e HIFU (Gelet et al., 2004; Rebillard et al., 2008; Zacharakis et al., 2008; Chalasani et al., 2009; Murat et al., 2009b; Berge et al., 2010; Ahmed et al., 2012b).

Prostatectomia Radical de Salvamento

A prostatectomia radical de salvamento oferece um controle oncológico satisfatório com BDFS de 31% a 69% aos 5 anos e de 30% a 43% aos 10 anos (Bianco et al., 2005; Touma et al., 2005). Entretanto, esse método de salvamento não é frequentemente realizado, devido ao elevado risco de morbidade. As complicações, como incontinência urinária (10% a 80%), estenose anastomótica (17% a 32%) e lesões retais (3,3% a 50%) resultam da fibrose, fusão dos planos teciduais usados para dissecção e cicatrização deficiente da ferida causada por radioterapia. Todos os estudos que relatam esses desfechos enfatizaram a importância de um cirurgião experiente, devido à alta exigência técnica.

Braquiterapia de Salvamento da Glândula Inteira

Diversos estudos demonstraram uma boa CSS com braquiterapia de salvamento para a doença recorrente após radioterapia. Grado et al.

TABELA 117-4 Resumo dos Resultados do Salvamento da Glândula Inteira

MODALIDADE DA GLÂNDULA INTEIRA	TAXAS DE SOBREVIDA LIVRE DE RECIDIVA BIOQUÍMICA	INCONTINÊNCIA URINÁRIA	FÍSTULA RETOURETRAL	INTERVENÇÃO ENDOSCÓPICA ADICIONAL
Prostatectomia radical	28%-87%	68%	0%-15%	10,9%-23,9%
Ultrassonografia focalizada de alta intensidade (HIFU)	25%-62%	38%-50%	2%-4%	1,3%-36%
Crioterapia	11%-86%	4,4%-13%	1%-4%	Não disponível

(1999) mostraram uma BDFS atuarial aos 3 e 5 anos em 49 pacientes de 48% (IC 95% de 32% a 63%) e 34% (IC 95% de 17% a 51%), respectivamente. Aaronson et al. mostraram taxas de BDFS de 89,5% ao longo de 3 anos em um pequeno grupo de apenas 24 pacientes após exclusão de 14 (Aaronson et al., 2009). A braquiterapia parece constituir uma terapia de salvamento potencialmente útil, que necessita de maior avaliação. As complicações comuns incluem sintomas das vias urinárias inferiores, hesitação, nictúria, sangramento retal e evacuações frequentes. Uma complicação grave é a fístula prostático-retal que, em um estudo, ocorreu em 12% dos pacientes. Essas complicações foram observadas em uma taxa mais elevada do que aquelas da crioterapia de salvamento (Ismail et al., 2007; Pisters et al., 2008).

Crioterapia de Salvamento da Glândula Inteira

A crioterapia de salvamento demonstrou uma boa BDFS aos 5 anos (40% a 58%), que pode alcançar 73% em pacientes que tiveram doença de baixo risco antes da radioterapia. É preciso assinalar que esses estudos variam quanto à definição de falha bioquímica (PSA > 0,5 ng/mL versus definição ASTRO versus Phoenix) (Ahmed et al., 2005; Galosi et al., 2007). Com os avanços na técnica e no desenvolvimento da criotecnologia, como termossensores que monitoram a temperatura em importantes locais dentro da próstata, e um dispositivo de aquecimento uretral usado para prevenir a lesão tecidual, houve uma melhora nas taxas de complicação, embora ainda possam ser elevadas: incontinência urinária, de 4% a 73%; fístula retouretral, de 0% a 3,4%; dor perineal, de 5,6% a 39,5%; e retenção urinária de 0% a 67% (Ng et al., 2007; Nguyen et al., 200). A lesão e as taxas de estenose uretral foram reduzidas de 10% a 15% para valores baixos de até zero. Não houve melhora na disfunção erétil (72% a 86%).

Ultrassonografia Focalizada de Alta Intensidade de Salvamento da Glândula Inteira

Diversos estudos consideraram o HIFU como uma terapia de resgate potencial para os casos de falha da radioterapia. Murat et al. (2009b) trataram 167 pacientes que apresentaram doença recorrente após radioterapia com HIFU de resgate. Os pacientes foram divididos em grupos de baixo risco, de risco intermediário e de alto risco, com base no risco de doença antes da radioterapia; foram relatadas taxas de sobrevida livre de progressão aos 3 anos de 53%, 42% e 25%, respectivamente. Ahmed et al. obtiveram taxas de sobrevida livre de progressão aos 1 e 2 anos de 62% e 48%, respectivamente, em pacientes que alcançaram um nadir do PSA abaixo de 0,5 ng/mL (Ahmed et al., 2012b) em homens nos quais foram aplicados poucos critérios de seleção. De modo global, as complicações comuns consistem em incontinência urinária (10% a 50%), estenose do colo da bexiga (17%), retenção urinária em consequência de estenose uretral (17%), disfunção erétil (66,2% a 100%) e fístula retouretral (3% a 16%) (Gelet et al., 2004; Rebillard et al., 2008; Chalasani et al., 2009).

Terapia Focal de Salvamento

A radioterapia prévia resulta em diminuição da vascularização e cicatrização deficiente de feridas em tecidos que circundam a próstata, de modo que a incapacidade relativa das terapias ablativas de prever de maneira precisa e demarcar os limites do tratamento leva a um risco significativamente maior de complicações do que as terapias correspondentes primárias. Por exemplo, o tratamento de lesões apicais que estão em estreita proximidade com a uretra pode levar a um dano significativo dos esfíncteres uretral e externo. Apesar de um bom controle oncológico, a prostatectomia radical de salvamento não é amplamente realizada, devido à elevada morbidade. A braquiterapia, a crioterapia e o

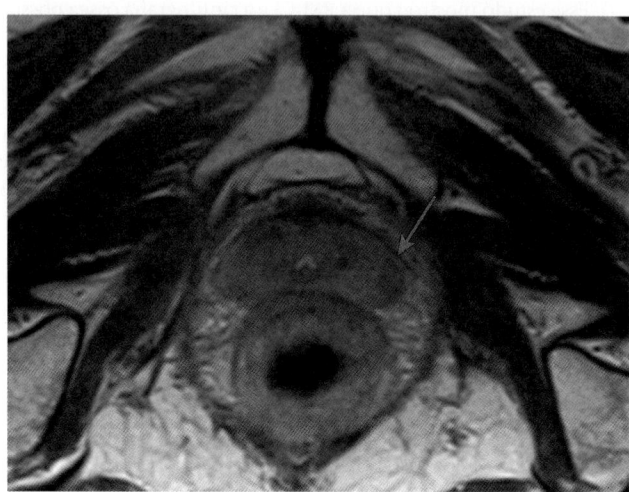

Figura 117-50. Homem de 72 anos que foi submetido a radioterapia 6 anos antes da apresentação. A doença original era de baixo risco. Ocorreu falha bioquímica, com PSA de 3 ng/mL e se elevando. A imagem de ressonância magnética multiparamétrica (mpRM) (ponderada em T2, ponderada em difusão, contrastada dinâmica) mostrou a presença de doença localizada unilateral esquerda, confirmada em biópsia mapeadora com *template* como doença unilateral com escore de Gleason 3 + 4, com efeito de radiação. A cintilografia óssea e a tomografia por emissão de pósitrons/tomografia computadorizada foram claras quanto à presença de metástases. A figura mostra uma imagem ponderada em T2.

HIFU também são utilizados como terapias de resgate, porém o resultado oncológico a longo prazo ainda não é conhecido, e a morbidade continua sendo elevada. Na terapia primária, estes últimos tratamentos estão sendo atualmente submetidos a avaliação como parte de estratégias de terapia focal com preservação do tecido, em que são dirigidos para as lesões cancerosas na próstata. Alguns dados iniciais sugerem que é possível adotar uma estratégia semelhante para doença recorrente após radioterapia.

A meta dessas terapias ablativas é a mesma: destruição máxima do tecido neoplásico, com dano mínimo às estruturas circundantes de importância crítica, como a uretra, o esfíncter urinário, o colo da bexiga e o reto (Huang et al., 2007). Entretanto, os possíveis problemas da terapia focal na doença recorrente após radioterapia incluem a localização acurada da doença recorrente dentro da próstata, as margens de tratamento seguro que preservam a eficácia oncológica, enquanto minimizam o dano e as estratégias de acompanhamento. Esses problemas são comuns à terapia focal na doença virgem de tratamento (Ahmed et al., 2012a) (Figs. 117-50 a 117-54).

Localização da Doença Recorrente

Tem havido alguma controvérsia sobre a multifocalidade e a localização da doença recorrente após radioterapia. Em dois estudos conduzidos por Leibovici et al. (2012) e por Huang et al. (2007), foram examinadas peças de prostatectomia radical na doença recorrente após radioterapia. Esses exames mostraram que a doença recorrente é, com frequência, volumosa, com grande volume, bilateral (74%) e próxima (67% a 74%) à uretra ou envolvendo-a (7%). Concluíram que, como as biópsias não são capazes de detectar de modo acurado a doença recorrente após radioterapia, as terapias focais podem omitir áreas importantes de câncer, que podem levar à progressão e disseminação metastática.

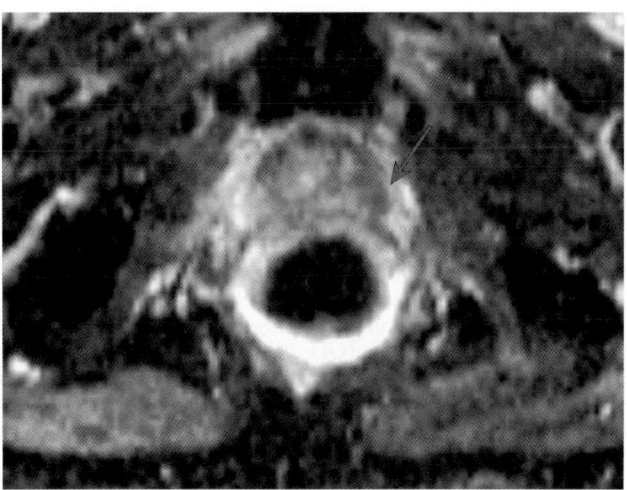

Figura 117-51. Coeficiente de difusão aparente ponderado em difusão do mesmo paciente da Figura 117.50.

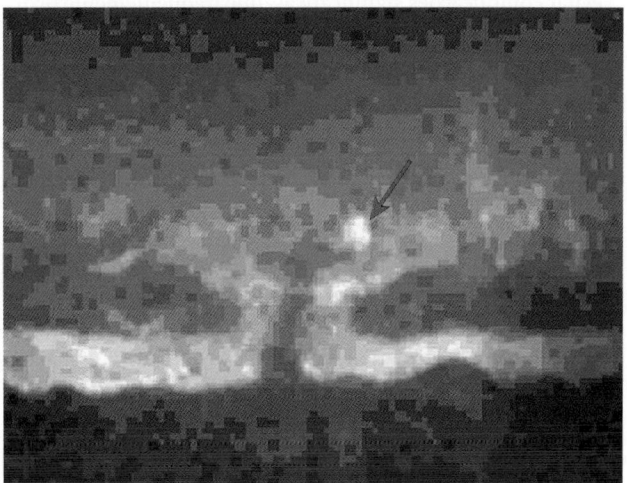

Figura 117-52. Difusão com alto valor b (1.500) do mesmo paciente das Figuras 117-50 e 117-51.

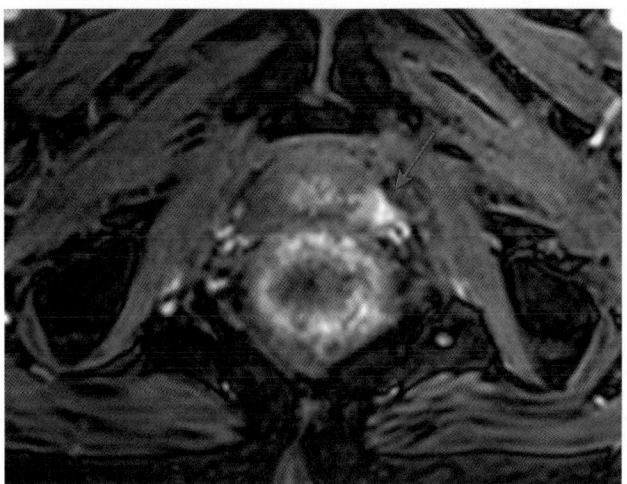

Figura 117-53. O mesmo homem das Figuras 117-50 a 117-52 com realce significativo na lesão na RM contrastada dinâmica.

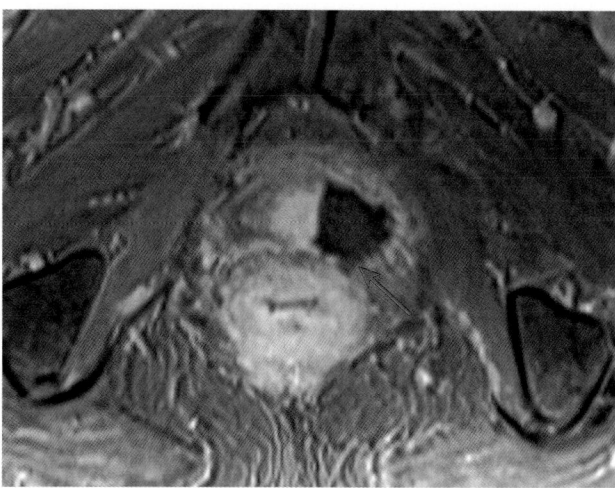

Figura 117-54. O homem com doença recorrente após radioterapia nas Figuras 117-50 a 117-53 foi submetido a ablação por ultrassonografia focalizada de alta intensidade (HIFU) focal, utilizando uma estratégia de hemiablação. O paciente era impotente antes do tratamento com HIFU, porém permaneceu livre de absorventes higiênicos e livre de incontinência após o tratamento. A imagem de ressonância magnética com realce dinâmico por contraste mostra um bom efeito da ablação com ausência de suprimento sanguíneo no lado tratado. Os valores de PSA após o tratamento diminuíram para 0,2 ng/mL, 0,9 ng/mL, 0,5 ng/mL e 0,03 ng/mL, determinados a cada três meses.

Huang *et al.* (2007) verificaram que, entre 46 peças de prostatectomia radical, 90% apresentavam focos de câncer no ápice. Além disso, 28% das peças nesse estudo também apresentavam doença multifocal. Entretanto, outros estudos demonstraram que a recidiva ocorre no local inicial da lesão índice do câncer (Cellini *et al.*, 2002; Pucar *et al.*, 2007). Cellini *et al.* (2002) constataram que, em 118 pacientes, áreas que não eram inicialmente afetadas por tumor não apresentaram evidências de recidiva da doença durante um acompanhamento de duração mediana de 45 meses. Existe a possibilidade de que, se apenas um foco for tratado, e houver doença multifocal, essas áreas podem se desenvolver e metastatizar; entretanto, pode ser mais provável que a hipótese da lesão índice também seja relevante nesse contexto.

Anteriormente, discutimos o papel das biópsias MPT e da mpRM na detecção da recidiva localizada. Teoricamente, essas modalidades devem ter a capacidade de fornecer dados 3D para efetuar a administração focal de modalidades ablativas para resgate focal.

Braquiterapia Focal de Resgate

Kaplan *et al.* (2013) analisaram o papel da imagem por fusão de RM para guiar a braquiterapia focal de salvamento. Doze pacientes com recidiva patologicamente confirmada de câncer de próstata foram submetidos a dosimetria intraoperatória guiada por imagem de fusão RM-US. Foram colocadas em média 42 sementes (faixa de 30 a 71) contendo iodo-125 (^{125}I) ou paládio-103 (^{103}Pd), e as distribuições de isodose foram concentradas nas anormalidades comprovadas por biópsia na RM apenas. A dose total prescrita foi de 8.000 cGy. A falha bioquímica foi definida utilizando a definição de consenso da ASTRO. A toxicidade foi graduada de acordo com os critérios do Radiation Therapy Oncology Group (RTOG) e Late Effects Normal Tissue (LENT). O acompanhamento após a braquiterapia de resgate teve uma duração mediana de 48 meses (faixa de 19 a 111). Três de 12 pacientes apresentaram falha bioquímica; 4 dos 12 pacientes tiveram toxicidades de grau 2 ou 3 do RTOG, incluindo retenção urinária de grau 3 subaguda e incontinência urinária grau 3 após realização de RTUP 5 anos após a braquiterapia de resgate. Trata-se de um estudo de pequeno porte, que utilizou a biópsia guiada por USTR para confirmar a recidiva, bem como a antiga definição ASTRO para determinar a ocorrência de falha bioquímica. Em outro estudo conduzido por van Vulpen *et al.* (2012), 16 pacientes com RM DCE e recidiva comprovada por biópsia foram submetidos a braquiterapia ^{125}I focal de regate. A dose prescrita para recidiva foi de 144 Gy. Depois de 6 meses, apenas um paciente demonstrou ter toxicidade grau 3 de acordo com o National Cancer Institute Common Toxicity Criteria.

Crioterapia Focal de Salvamento

Eisenberg et al. (2008) realizaram um estudo retrospectivo em 19 pacientes. Esses pacientes foram selecionados com base na definição Phoenix para falha bioquímica, apresentaram recidiva confirmada na biópsia guiada por USTR, a recidiva foi unilateral, e as glândulas foram apenas parcialmente tratadas com crioterapia. Quinze homens foram submetidos a um acompanhamento de mais de 6 meses, que incluiu determinação do PSA e biópsia guiada por USTR trimestralmente. Nesse estudo, as taxas de complicações foram baixas; um paciente desenvolveu incontinência urinária de estresse leve, outro paciente desenvolveu estenose uretral, exigindo dilatação, outro ainda desenvolveu uma úlcera uretral prostática tratada por meio de drenagem com cateter suprapúbico, com resolução depois de 6 meses. Com base no relato do estudo, foi difícil determinar se isso representou uma fístula. Apenas 5 pacientes apresentaram dados disponíveis sobre potência, com preservação da potência em dois homens e impotência em três após o tratamento. De acordo com a definição de Phoenix de falha, 89%, 79% e 79% dos homens ficaram livres de recidiva bioquímica dentro de 1, 2 e 3 anos, respectivamente. Embora 19 homens tenham sido incluídos, foi realizada uma biópsia repetida apenas em 10, e 90% (9 dos 10) não apresentaram recidiva na biópsia de um ano. De modo global, esse estudo foi de pequeno porte, com acompanhamento limitado e inadequado. Embora as taxas de BDFS parecessem boas, nem todos os pacientes foram submetidos a acompanhamento, e apenas 50% desses homens tiveram uma biópsia após o tratamento de resgate.

Ultrassonografia Focalizada de Alta Intensidade Focal de Resgate

Ahmed et al. (2012c) realizaram HIFU de resgate focal em 39 pacientes. A recidiva da doença foi confirmada por mpRM e MPT (20 homens) ou biópsias guiadas por USTR dirigidas na área de recidiva (19 homens). O HIFU focal consistiu em hemiablação (ablação do lobo até a uretra) ou ablação de quadrante (ablação de metade do lobo anterior ou posterior). Os pacientes com recidiva confirmada por biópsias guiadas por USTR foram submetidos a hemiablação. Na presença de câncer multifocal, o paciente foi submetido a ablação da lesão índice quando as áreas não tratadas tiveram um fragmento ou menos com 3 mm ou menos e no máximo doença 3 + 3 (MPT) e/ou ausência de lesão na mpRM.

O acompanhamento teve uma duração mediana de 17 meses. Foram determinados os níveis de PSA trimestralmente, e foram administrados questionários validados, incluindo o Escore Internacional de Sintomas Prostáticos (IPSS), o Expanded Prostate Cancer Index Composite urinary domain e o Índice Internacional de Escala de Função Erétil com escala de 5 pontos (IIEF-5). O estado de continência urinária livre de absorventes e livre de incontinência após tratamento foi de 64%, e o índice livre de absorventes foi de 87% medido no último acompanhamento. Houve agravamento da função erétil, com diminuição dos escores do IIEF-5 de um valor mediano de 18 para 13 dentro de 6 meses.

Vinte e três por cento dos pacientes desenvolveram complicações de Clavien 3b, embora não tenham sido discutidos de modo pormenorizado. Em um paciente, foi observado o desenvolvimento de fístula retrouretral, que sofreu resolução espontânea depois de 6 meses de drenagem com cateter suprapúbico e colostomia, confirmada no estudo seriado repetido de RM e uretrografia e com base nos sintomas clínicos. Quarenta e quatro por cento alcançaram um nadir do PSA abaixo de 0,5 ng/mL, e as taxas de BDFS com 1, 2 e 3 anos foram de 86%, 75% e 63%, respectivamente, utilizando os critérios de Phoenix. Entretanto, quando a biópsia realizada após resgate foi positiva, e a necessidade de TPA foi incluída na definição de falha, essas taxas diminuíram para 79%, 67% e 45%, respectivamente. Para os pacientes que não alcançaram um nadir do PSA inferior a 0,5 ng/mL (56%), as taxas de BDFS com 1, 2 e 3 anos foram bem inferiores a 55%, 24% e 0%, respectivamente.

Outro estudo recente com 48 pacientes incluídos prospectivamente em dois centros europeus, cujos critérios de inclusão consistiram em recidiva bioquímica após radioterapia primária, RM positiva e uma ou mais biópsias positivas em apenas um lobo (Baco et al., 2014). A falha bioquímica foi definida utilizando os critérios Phoenix. Os pacientes com sintomas miccionais obstrutivos por ocasião do tratamento foram submetidos à ressecção endoscópica do colo vesical ou incisão durante a mesma anestesia, a fim de evitar o risco de obstrução pós-operatória. Após HIFU de hemissalvamento, o valor médio (desvio padrão [DP]) do nadir do PSA foi de 0,69 (0,83) durante um acompanhamento mediano (faixa interquartil) de 16,3 (10,5 a 24,5) meses. Ocorreu progressão da doença em 16 de 48 (33%) pacientes. Destes, quatro sofreram recidiva local no lobo não tratado e quatro bilateralmente, seis desenvolveram metástases e dois apresentaram níveis crescentes de PSA sem recidiva local ou metástase radiologicamente confirmada. As taxas de sobrevida livre de progressão aos 12, 18 e 24 meses foram de 83%, 64% e 52%, respectivamente. Ocorreu incontinência urinária grave em 4 dos 48 pacientes (8%), 8 (17%) necessitaram de um absorvente higiênico por dia, e 36 dos 48 (75%) estavam continentes. O questionário da Sociedade Internacional de Continência mostrou uma deterioração média (DP) de 0,7 (2,0) a 2,3 (4,5) para escores A e de 0,6 (1,4) a 1,6 (3,0) para B. O IPSS médio (DP) e os escores de função erétil (IIEF-5) diminuíram de um valor médio (DP) de 7,01 (5,6) a 8,6 (5,1) e de 11,2 (8,6) a 7,0 (5,8), respectivamente. Os escores médios (DP) do questionário de Qualidade de Vida (QLC30) da European Organisation for Research and Treatment of Cancer (EORTC) antes e depois do HIFU de hemissalvamento foram de 35,7 (8,6) versus 36,8 (8,6). Esses dados mais uma vez parecem indicar uma viabilidade e resultados alentadores e aceitáveis iniciais da estratégia de resgate focal (Baco et al., 2014).

Tendo em vista que até um terço dos homens que se submetem a radioterapia curativa para o câncer de próstata localizado apresenta recorrência bioquímica dentro de 5 a 8 anos, existe uma necessidade clínica de encontrar terapias curativas locais de salvamento. A pelve irradiada, que resulta em aumento de toxicidade do tratamento, compromete o tratamento de resgate. Embora a prostatectomia radical tenha um bom resultado oncológico, ela frequentemente não é realizada, devido à necessidade de alta capacidade técnica para evitar complicações significativas, que frequentemente ocorrem independente da competência cirúrgica. As terapias ablativas de resgate da glândula inteira progrediram, resultando em menor taxa de complicações; entretanto, o resultado oncológico a longo prazo ainda não está disponível, e ainda podem ocorrer efeitos colaterais substanciais.

Por meio de métodos aprimorados de detecção, incluindo medições frequentes do PSA, mpRM e biópsia de próstata dirigida guiada por imagem, bem como novas modalidades de imagem que podem melhorar a detecção de câncer micrometastático, é possível identificar melhor os pacientes que apresentam doença recorrente após radioterapia. Com os avanços na localização da doença e a necessidade de menor toxicidade e evitar a administração de hormônios, os tratamentos ablativos de resgate focais podem desempenhar um papel. **O tratamento focal de resgate pode proporcionar uma cura potencial se os pacientes forem encaminhados em um estágio precoce, quando há suspeita de recidiva.**

No momento atual, existem poucos estudos (e estes carecem de dados consistentes), embora os primeiros sinais sejam de que a toxicidade pode ser significativamente menor do que com as abordagens de resgate da glândula inteira. Existe uma necessidade urgente de estudos prospectivos adicionais de grande porte, envolvendo tratamentos ablativos focais dirigidos para avaliar consistentemente os prejuízos e benefícios da terapia de resgate da glândula inteira e focal com resultados a médio e a longo prazo.

CONCLUSÃO

O dilema terapêutico de homens que se defrontam com um diagnóstico de câncer de próstata localizado é difícil. Não há ajuda com a falta de acurácia inerente da nossa atual abordagem diagnóstica, em que se utilizam biópsias transretais como teste de verificação. A terapia com preservação de tecido baseia-se no diagnóstico acurado, na caracterização e na localização da doença dentro da próstata, de modo que a terapia possa ser dirigida para o câncer – um procedimento realizado com outros tumores. As primeiras séries demonstraram que a toxicidade é muito menor. Entretanto, ainda existem muitas coisas a determinar. A reprodutibilidade e a longevidade do controle do câncer são importantes para a segurança tanto do médico quanto do paciente. Na verdade, com muito pouco em termos de vantagem de sobrevida para as terapias radicais versus a vigilância a longo prazo, a reprodutibilidade através dos centros com taxas aceitáveis de controle da doença a médio prazo pode muito bem constituir o nível de evidência necessária para mudar a prática.

REFERÊNCIAS

Para consular a lista completa de referências, acesse www.expertconsult.com.

LEITURA SUGERIDA

Ahmed HU. The index lesion and the origin of prostate cancer. N Engl J Med 2009;361(17):1704-6.

Ahmed HU, Arya M, Freeman A, et al. Do low-grade and low-volume prostate cancers bear the hallmarks of malignancy? Lancet Oncol 2012;13(11):e509-17.

Ahmed HU, Hindley RG, Dickinson L, et al. Focal therapy for localised unifocal and multifocal prostate cancer: a prospective development study. Lancet Oncol 2012;13(6):622-32.

Ahmed HU, Pendse D, Illing R, et al. Will focal therapy become a standard of care for men with localized prostate cancer? Nat Clin Pract Oncol 2007;4(11):632-42.

Eggener S, Salomon G, Scardino PT, et al. Focal therapy for prostate cancer: possibilities and limitations. Eur Urol 2010;58(1):57-64. Erratum in: Eur Urol. 2010;58(4):644.

Ganz PA, Barry JM, Burke W, et al. National Institutes of Health State-of-the-Science Conference: role of active surveillance in the management of men with localized prostate cancer. Ann Intern Med 2012;156(8):591-5.

Turkbey B, Pinto PA, Choyke PL. Imaging techniques for prostate cancer: implications for focal therapy. Nat Rev Urol 2009;6(4):191-203.

Wilt TJ, Brawer MK, Jones KM, et al. Radical prostatectomy versus observation for localized prostate cancer. N Engl J Med 2012;367(3):203-13. Erratum in: N Engl J Med. 2012;367(6):582.

118 Treatment of Locally Advanced Prostate Cancer

Maxwell V. Meng, MD e Peter R. Carroll, MD, MPH

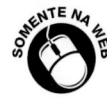

Definition

Trends in Incidence and Treatment

Natural History

Radical Prostatectomy

Radiation Therapy

Focal Ablative Therapy

Androgen Deprivation and Its Timing

Management of Delayed Sequelae

Clinical Trials

119 Management of Biochemical Recurrence after Definitive Therapy for Prostate Cancer

Eugene Kang Lee, MD e J. Brantley Thrasher, MD

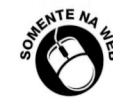

Radical Prostatectomy

Radiation Therapy

Cryotherapy

High-Intensity Focused Ultrasound

Summary

120 Hormonal Therapy for Prostate Cancer

Joel B. Nelson, MD

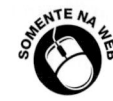

Historical Overview

Molecular Biology of Androgen Axis

Sources of Androgen

Mechanisms of Androgen Axis Blockade

Response to Androgen Blockade

General Complications of Androgen Ablation

Combination Therapy

Timing of Therapy

Economic Considerations

2752-2803

121 Tratamento do Câncer de Próstata Resistente à Castração

Emmanuel S. Antonarakis, Md, Michael A. Carducci, Md e Mario A. Eisenberger, Md

Considerações Clínicas	Tratamentos Direcionados
Quimioterapia Citotóxica	Tratamento Paliativo
Abordagens Direcionadas aos Novos Receptores Androgênicos	O Fenótipo Anaplásico/Neuroendócrino
Imunoterapia	Conclusões

Durante as últimas décadas, as manipulações endócrinas que foram desenvolvidas para inibir o crescimento do câncer de próstata hormônio-sensível e a diferenciação constituíram a estratégia básica para o controle sistêmico do câncer de próstata. A supressão da testosterona gonadal é o princípio central da terapia de privação androgênica (TPA ou ADT), e esse processo representa um dos tratamentos sistêmicos mais eficazes conhecidos para tumores sólidos. Embora a terapia seja extremamente eficaz no início, em geral todos os pacientes desenvolvem eventualmente evidências clínicas e bioquímicas de resistência ao tratamento. Os resultados com a terapia endócrina convencional apresentaram alterações significativas, mas apenas de forma moderada durante as últimas décadas. Os valores de sobrevida global e livre de progressão de pacientes com doença metastática com vários métodos de terapia de privação androgênica (TPA ou ADT) variam de 12 a 20 meses e de 23 a 36 meses, respectivamente (Leuprolide Group Study, 1984; Crawford et al., 1989; Denis et al., 1993; Eisenberger et al., 1998). Considerando os períodos de sobrevida um pouco mais longos relatados nos estudos mais recentes, essas evidências são provavelmente devido a um efeito de "tempo de espera" observado nas populações contemporâneas de pacientes. O desenvolvimento da resistência à terapia de privação androgênica (TPA ou ADT) (ou seja, progressão do câncer apesar dos níveis de castração de testosterona sérica) é uma condição praticamente universal que afeta todos os pacientes tratados com TPA ou ADT. Indiscutivelmente, a melhora adicional nos resultados dos pacientes com câncer de próstata metastático resistente à castração (CPMRC ou mCRPC) está fundamentada no uso de abordagens não hormonais que possam controlar com eficácia o crescimento da doença. No entanto, conceitos recentes relativos à biologia do câncer de próstata resistente à castração (CPRC ou CRPC) têm conduzido também ao desenvolvimento de terapias direcionadas aos receptores androgênicos (RAs ou ARs) de geração mais recente, e algumas dessas terapias também têm conduzido a benefícios clínicos substanciais.

Durante os últimos anos, as investigações clínicas relativas às abordagens de testes não hormonais demonstraram que a quimioterapia sistêmica melhora a sobrevida e a qualidade de vida nos pacientes com doença resistente à castração. Os avanços no conhecimento da biologia do câncer de próstata e a caracterização das principais vias moleculares têm adicionado uma nova dimensão importante para o tratamento e a oportunidade para desenvolver abordagens de tratamento direcionadas de forma específica para a doença. Os dados em evolução sugerem que as abordagens direcionadas podem desempenhar uma função importante no tratamento do câncer de próstata, e dessa forma podem melhorar os resultados nos pacientes.

O progresso na biologia molecular e celular durante a última década ampliou nosso conhecimento relativo aos mecanismos envolvidos na progressão do câncer de próstata, e esse aspecto pode proporcionar a oportunidade para o planejamento racional do período adequado para a intervenção terapêutica sistêmica com o objetivo de impedir ou postergar a progressão da doença para proporções letais. Células cancerosas demonstrando fenótipos resistentes à castração podem ser identificadas durante os estágios iniciais de desenvolvimento do câncer de próstata. As alterações somáticas do receptor androgênico (RA ou AR) são observadas frequentemente nos pacientes com evidências de progressão da doença após privação androgênica. Esse processo demonstrou também que durante a progressão do câncer, na ausência de androgênios, um receptor androgênico (RA ou AR) molecularmente alterado ainda pode ser submetido à ativação dependente de ligante por outros hormônios, tais como os estrogênios (ou estrógenos) e os agentes progestacionais, bem como à ativação não dependente de ligante pelos fatores de crescimento e citocinas (Feldman e Feldman, 2001; Gelmann, 2002; Nelson et al., 2003). A observação de que o RA (ou AR) ainda pode ser ativado mesmo após a ablação gonadal de longo prazo sugere que esse receptor androgênico (RA ou AR) continua a desempenhar um papel importante no crescimento do câncer de próstata e pode ser na verdade um alvo razoável para o tratamento em pacientes com doença resistente à castração, conforme exemplificado pelos resultados bem-sucedidos com a abiraterona e a enzalutamida.

Na presença de androgênios, o crescimento do câncer prostático é baseado em uma taxa de proliferação de células que excede a taxa evidenciada de morte celular (Isaacs et al., 1992). A ablação androgênica afeta principalmente a taxa de morte celular pela indução de uma rápida cascata apoptótica. Considerando que o tumor progride, o limiar da apoptose aumenta progressivamente para um ponto em que a proliferação das células excede a morte celular (Berges et al., 1995). Esse processo resulta no acúmulo de células endócrinas independentes que dominam de forma eventual o comportamento biológico do câncer de próstata nos estágios finais.

Dados pré-clínicos sugerem que a fração de crescimento relativamente baixa revelada pelas células de câncer de próstata (comparada com outros adenocarcinomas comuns) pode ser um fator determinante para explicar a insensibilidade relativa à quimioterapia citotóxica convencional. A taxa de proliferação de células de câncer de próstata, que é diretamente proporcional à fração de crescimento, parece aumentar com a progressão do tumor, especialmente após a ablação androgênica. Os antígenos de proliferação celular, tais como o Ki-67 expressados por células cíclicas (divisão celular) podem apresentar um prognóstico importante e implicações terapêuticas, pois a maioria dos agentes quimioterápicos citotóxicos convencionais disponíveis geralmente é mais eficaz em tumores com altas taxas proliferativas como os linfomas, carcinomas de pulmão de pequenas células e tumores de células germinativas.

Alterações nas vias de diferenciação no câncer de próstata têm sido cada vez mais enfatizadas, especialmente na forma de células anaplásicas/neuroendócrinas (di Sant'Agnese, 1995). Experiências recentes sugerem que essa entidade clínica pode ser responsiva aos regimes de tratamento usados frequentemente para tumores comparáveis em outros sítios com características fenotípicas semelhantes, como o carcinoma de pulmão de pequenas células. Existem sólidas evidências para sustentar a relação entre o crescimento do câncer de próstata e vários fatores peptídicos de crescimento (Djakiew et al., 1991; Steiner, 1993; Hofer et al., 1995; Kaplana et al., 1999; Nelson et al., 2003). Os fatores de crescimento peptídicos também podem exercer seus efeitos através da ativação do receptor androgênico (RA ou AR). Os androgênios são capazes de induzir a produção estromal de vários fatores de crescimento que poderia substituir os androgênios para o crescimento e diferenciação celular (Lee, 1996). Além disso, as citocinas liberadas principalmente pelas células estromais, como a interleucina-6, também podem ser importantes na patogênese (ou patogenia) do câncer de próstata. Na realidade, pequenas moléculas inibidoras e outras modalidades de tratamento (p. ex., os anticorpos monoclonais) estão sendo ativamente desenvolvidos para bloquear as vias intracelulares associadas à expressão de vários fatores de crescimento e seus receptores. Essas estratégias têm envolvido a inibição do receptor com atividade tirosina quinase e outras vias moleculares intracelulares de transdução de sinal, bem como outras vias críticas de sobrevida e crescimento de células.

CONSIDERAÇÕES CLÍNICAS

Avaliação da Doença e Considerações sobre o Prognóstico

Os critérios convencionais de estadiamento, como o sistema de estadiamento (TNM) (de tumor, nódulo, e metástases), não descrevem a extensão da doença além de uma classificação anatômica simples, e esses critérios não são muito úteis no tratamento de pacientes com câncer de próstata avançado ou recorrente. Os tratamentos têm resultado no desenvolvimento de diferentes condições da doença, conforme descrito por Scher et al. (2008). Esse sistema de "condições clínicas" permite a classificação de pacientes de uma forma mais relevante, e cada vez mais está sendo usado em toda a literatura. A Figura 121-1 ilustra a história natural do câncer de próstata relativa às práticas de tratamento e identifica várias condições clínicas de acordo com a resposta às diferentes terapias. Ao longo deste capítulo, as considerações terapêuticas e de prognóstico são amplamente baseadas nos conceitos propostos por esse modelo de classificação.

Uma avaliação completa da doença é necessária para estabelecer um prognóstico e tomar as decisões terapêuticas. Dados críticos da linha de base do tratamento também devem ser considerados, incluindo a extensão da doença, o modo e o sítio de progressão (elevação apenas do nível do antígeno prostático específico [PSA], nova metástase óssea, e metástases viscerais e nodais), presença ou ausência de sintomas incluindo dor óssea e resposta ao tratamento endócrino prévio. O monitoramento regular com imagens sequenciais de cintilografia óssea e varreduras por TC (ou CT), juntamente aos níveis séricos do PSA, fornece informações importantes nos pacientes que demonstram evidências de progressão da doença durante a terapia hormonal.

Geralmente a primeira manifestação de progressão da doença após a terapia hormonal é um aumento do nível sérico do PSA. Nos pacientes com doença metastática, um aumento no nível sérico do PSA precede as evidências de doença na cintilografia óssea, e durante esse período os pacientes podem permanecer relativamente assintomáticos (Eisenberger et al., 1995). A avaliação de rotina dos níveis de testosterona sérica pode fornecer informações importantes para a escolha do tratamento subsequente. Esse procedimento é especialmente importante quando existem razões para suspeitar da não adesão ao tratamento ou se o tratamento prévio envolveu regimes que reconhecidamente não resultam numa supressão sustentada da testosterona sérica a níveis de castração (p. ex., monoterapia com antiandrogênios não esteroidais, estrogênios de baixa dosagem, ou inibidores de 5 α-redutase).

Durante vários anos foi considerado que a interrupção da supressão androgênica nos pacientes não submetidos à orquiectomia pode influenciar de forma adversa os resultados em termos de progressão e sobrevida (Taylor et al., 1993). Do mesmo modo, tem sido demonstrado que a administração de testosterona exógena e seus derivados pode produzir uma exacerbação (flare) clínica significativa, resultando em dor grave e complicações neurológicas, urológicas e de coagulação numa porcentagem pequena de pacientes (Fowler e Whitmore, 1981; Manni et al., 1988). Em uma análise retrospectiva de 205 pacientes com doença resistente à castração tratados com quimioterapia, Hussain et al. (1994) avaliaram diversas variáveis de prognóstico incluindo a orquiectomia. Uma análise multivariada não mostrou correlação significativa entre a orquiectomia prévia e a melhora nas sobrevidas global e livre de progressão. Nesses pacientes, todas as terapias de privação androgênica foram interrompidas pelo menos quatro semanas antes do início da quimioterapia e, ao contrário do que foi sugerido por Taylor et al. (1993), esse procedimento não afetou de forma significativa os resultados. Até essa questão ser resolvida, o consenso é manter todos os pacientes em tratamento com agonistas ou antagonistas do hormônio liberador do hormônio luteinizante (LHRH), mesmo durante as terapias subsequentes incluindo a quimioterapia. Da mesma forma, praticamente todos os ensaios clínicos de novas terapias para homens com câncer de próstata resistente à castração (CPRC ou CRPC) determinam a supressão contínua da testosterona, com terapia de privação androgênica (TPA ou ADT) ou castração cirúrgica.

Outro aspecto importante do tratamento está relacionado aos efeitos da suspensão antiandrogênica (Scher e Kelly, 1993; Small et al., 2004). A interrupção de antiandrogênios (esteroidais e não esteroidais) pode resultar em respostas clínicas a curto prazo evidenciadas pelas reduções nos níveis do PSA, melhora dos sintomas e (com menor frequência) respostas objetivas de metástases ósseas e em tecidos moles em uma pequena parcela de pacientes. Devido a esse fenômeno, tem sido recomendado que, nos pacientes que progridem durante o tratamento com antiandrogênios associado a outras formas de privação hormonal (p. ex., agonistas do hormônio liberador do hormônio luteinizante [LHRH]), o primeiro passo deve ser a interrupção do antiandrogênio,

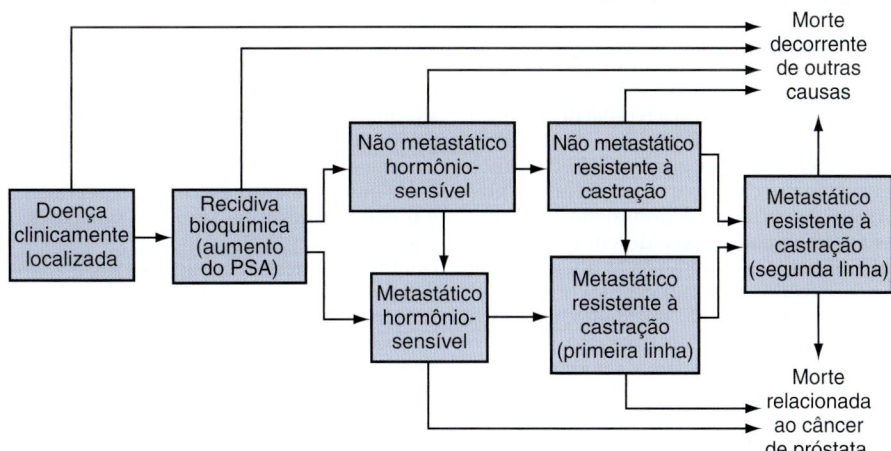

Figura 121-1. Condições clínicas do câncer de próstata. PSA, antígeno prostático específico. (Modificado de Scher HI, Halabi S, Tannock I, et al. Design and end points of clinical trials for patients with progressive prostate cancer and castrate levels of testosterone: recommendations of the Prostate Cancer Clinical Trials Working Group. J Clin Oncol 2008;26:1148–59.)

seguida cuidadosamente, incluindo o monitoramento do PSA durante um período de 4 a 8 semanas, antes de iniciar o próximo procedimento terapêutico.

O passo subsequente é determinar qual modalidade de tratamento deve ser introduzida a seguir, tanto a manipulação hormonal de segunda linha (incluindo as novas terapias direcionadas aos receptores androgênicos) (RAs ou ARs) quanto a quimioterapia citotóxica. Há cada vez mais dados sobre terapias endócrinas de segunda linha, sugerindo existir papel importante dessa modalidade de tratamento, antes da introdução da quimioterapia (Small et al., 2004; Ryan, 2006; Ang et al., 2009). Apesar de as taxas de resposta inicial às manipulações hormonais de segunda linha estarem entre 20% e 60%, a duração média dessas respostas é curta, variando entre 2 e 4 meses. Os agentes que têm mostrado algum benefício nesse cenário incluem o dietilestilbestrol (Smith et al., 1986), a aminoglutetimida (Sartor e Myers, 1995), o cetoconazol (Small et al., 2004), bem como os corticosteroides (Storlie et al., 1995). Desde 2012, novas terapias direcionadas aos receptores androgênicos tornaram-se disponíveis (p. ex., abiraterona e enzalutamida) e têm substituído amplamente os agentes endócrinos de segunda geração listados anteriormente. Levando em consideração o potencial mais elevado de toxicidade associado à quimioterapia citotóxica, a abordagem hormonal sequencial pode ser uma alternativa razoável para aqueles pacientes com doença metastática relativamente limitada, que permanecem assintomáticos no período de progressão da doença (p. ex., aumento dos níveis séricos do PSA sem outras manifestações clínicas ou dor).

Outra consideração importante é a avaliação clínica inicial do comportamento biológico potencial desses tumores quando se tornam resistentes à castração. Dados recentes avaliando o papel da dinâmica do PSA sugerem que o tempo de duplicação do PSA (PSADT) prevê a rapidez da progressão na cintilografia óssea e até sobrevida (D'Amico et al., 2005; Armstrong et al., 2007; Robinson et al., 2008). Pacientes com tempo de duplicação do PSA (PSADT) inferior a 3 meses apresentam uma evolução clínica particularmente rápida e devem ser considerados para abordagens de tratamento mais agressivo. Da mesma forma, pacientes com dor óssea ou doença visceral predominante podem ser melhor conduzidos com a quimioterapia citotóxica antecipada. Além disso, tumores pouco diferenciados e neuroendócrinos geralmente apresentam uma baixa probabilidade de respostas duradouras e significativas às terapias direcionadas aos receptores androgênicos (RAs ou ARs). O fenótipo anaplásico/neuroendócrino é raro e exige considerações terapêuticas especiais (será referenciado posteriormente). Tem sido sugerido que biópsias sistemáticas dos locais da doença em pacientes com doença clinicamente agressiva e níveis séricos do PSA relativamente baixos podem demonstrar evidências de um fenótipo neuroendócrino pela imunocoloração, o que pode ter relevância terapêutica e de prognóstico. A utilidade de biópsias sistemáticas em pacientes com doença metastática extensa e níveis de PSA relativamente baixos, entretanto, necessita ser melhor definida antes da aplicação clínica de rotina.

Câncer de Próstata não Metastático Resistente à Castração

A extraordinária migração de estágios verificada em todos os estágios do câncer de próstata modificou profundamente a variação na apresentação clínica de pacientes com doença resistente à castração. Um número cada vez maior de pacientes agora inicia a terapia de privação androgênica (TPA ou ADT) em estágios muito precoces da evolução da doença, muitas vezes ao primeiro sinal de aumento do PSA após tratamento local, antes das evidências clínicas e radiológicas da presença de metástases. Esse grupo de pacientes denominado resistente à castração M0 (não metastático) agora é observado em proporções cada vez maiores no cenário clínico. Considerando as alterações de tratamento com o início precoce da privação androgênica, é provável que esses números continuem a aumentar. No momento, os dados sobre a história natural desses pacientes estão em evolução, porém o mais forte indicador de progressão metastática parece ser a cinética do PSA (velocidade do PSA, PSADT).

Diversos ensaios clínicos usando manipulações hormonais de segunda linha e intervenções não citotóxicas (tratamentos direcionados aos ossos) focados no tempo para o desenvolvimento de metástase óssea têm fornecido algumas informações úteis. Um ensaio clínico prospectivo com 201 pacientes comparando os efeitos do zoledronato versus placebo em homens com doença resistente à castração não metastática (M0) sugeriu que o tempo para a detecção radiográfica de metástases pode ser muito longo. Em dois anos, apenas 33% desses pacientes exibiram evidências de metástase óssea, com um tempo médio para a metástase óssea nesse grupo de 30 meses. O nível basal do PSA (> 10 ng/mL) e a velocidade do PSA foram fatores independentes do tempo para a metástase óssea e para sobrevida (Smith et al., 2005). Em uma revisão retrospectiva de um grupo semelhante de pacientes que receberam TPA antes do desenvolvimento de doença metastática, o tempo médio para a metástase clínica foi de 9 meses. O nível de PSA antes do tratamento e o nível sérico mais baixo (nadir) do PSA após TPA foram preditores de sobrevida livre de metástases (Dotan et al., 2005). A grande diferença observada com esses dois estudos (30 meses vs. 9 meses para o tempo de metástases pela cintilografia óssea) salienta a heterogeneidade desse grupo de pacientes e a necessidade de avaliação prospectiva cuidadosa. Sua evolução depende de vários fatores, entre os quais estão as características pré-TPA (PSA pré-tratamento, PSADT, estágio inicial e escala de Gleason), bem como de diferentes respostas ao tratamento hormonal. Entretanto, é provável que o risco de progressão metastática possa ser melhor estimado pela cinética do PSA através de parâmetros como PSADT e velocidade do PSA.

Atualmente, não existe um consenso referente ao tratamento mais adequado para pacientes com câncer de próstata resistente à castração, embora a abordagem endócrina sequencial (usando agentes de segunda geração, p. ex., cetoconazol) seja a modalidade terapêutica mais comumente utilizada. Deve ser salientado que atualmente não existem medicamentos aprovados pela Food and Drug Administration (FDA) dos Estados Unidos com indicação específica para o tratamento de homens com câncer de próstata resistente à castração M0 (não metastático). Essa condição, por sua vez, cria uma oportunidade única para o desenvolvimento de fármacos nesse cenário. Com esse objetivo, diversos ensaios clínicos controlados fase III estão atualmente em andamento para testar novas terapias direcionadas aos receptores androgênicos em homens com CPRC não metastático, que têm alto risco para o desenvolvimento de metástases. Em resumo, mais dados são necessários para caracterizar a história natural e definir a melhor abordagem de tratamento para o subgrupo de CRPC não metastático, o que representa um novo paradigma importante.

Câncer de Próstata Metastático Resistente à Castração

Pacientes com CPRCm representam uma população heterogênea em relação às características clínicas e da doença no momento da progressão de doença durante terapia de privação androgênica. O adenocarcinoma metastático da próstata apresenta uma predileção considerável para envolvimento ósseo. Embora a explicação para esse padrão de metástase único não tenha sido completamente elucidada, esse processo reflete a combinação de vários fatores biológicos (tumor-específico e hospedeiro-específico) presentes no momento da disseminação metastática. As células circulantes do adenocarcinoma prostático são retidas nos espaços ósseos medulares e corticais, onde se aderem através de receptores específicos para integrinas, colágenos, laminina e outras proteínas ósseas. O crescimento celular é posteriormente promovido por diversos fatores como hormônios, fatores de crescimento e interações epitélio-estromais, muitos dos quais atuam na medula óssea. A expansão das células tumorais no osso pode causar dor, compressão de nervos ou da medula espinhal e fraturas patológicas. Além disso, quando existe grande substituição de medula óssea, pode haver prejuízo na função hematológica (muitas vezes manifestado como anemia e trombocitopenia).

O envolvimento de órgãos viscerais (excluindo os linfonodos) é menos comum, mesmo nos pacientes com doença disseminada resistente à castração. Ainda mais rara é a ocorrência de doença visceral na ausência de qualquer envolvimento ósseo. Dados oriundos de ensaios clínicos prospectivos envolvendo homens com câncer de próstata metastático resistente à castração sugerem que as evidências radiográficas de metástase visceral são observadas em menos de 20% dos pacientes, enquanto cerca de 30% a 40% têm doença em tecidos moles. Considerando que a maior parte da carga tumoral no câncer de próstata metastático é detectada nos ossos, as respostas ao tratamento (p. ex., redução tumoral) apenas em tecidos moles (p. ex., sítios nodais e viscerais) podem não refletir benefício no tratamento, pois representam uma pequena proporção da quantidade de doença. Por esse motivo, a avaliação da "taxa de resposta" como o parâmetro primário nos ensaios clínicos de CPRCm é desaconselhada e a "sobrevida livre de progressão" (que leva em consideração a progressão radiográfica da doença óssea ou em tecidos moles) é um parâmetro para ensaios clínicos muito mais aceitável (Scher et al., 2008).

Pacientes com CPRCm podem apresentar uma variação de problemas hematológicos causados principalmente pela doença ou pelo seu tratamento. Anemia é a anormalidade hematológica mais comum, que pode ser explicada por uma ampla gama de fatores, tais como anemia de doença crônica, invasão da medula óssea, perda sanguínea, e, raramente, secundária a uma anemia hemolítica microangiopática geralmente associada a uma coagulopatia de consumo (coagulação intravascular disseminada). Uma redução na contagem de glóbulos vermelhos em pacientes com CPRC resulta geralmente de uma combinação de fatores, tais como a irradiação local da medula óssea (especialmente ossos pélvicos), uso de quimioterapia e radiofármacos, deprivação androgênica de longo prazo, bem como da invasão extensa da medula óssea, resultando na redução substancial das reservas de medula óssea. O uso de eritropoietina foi popular no passado. Entretanto, o uso de agentes estimulantes de eritropoietina é cada vez menos comum e deve ser usado com cautela, pois atualmente as evidências sugerem que esses agentes podem aumentar a mortalidade nos pacientes com câncer (Bennett et al., 2008). Trombocitopenia (e, mais raramente, leucopenia) é em geral uma complicação da radiação ou da quimioterapia sistêmica. Em uma fase terminal, tumores crescendo rapidamente com o envolvimento da medula óssea podem resultar em pancitopenia. A trombocitose é também uma manifestação não específica associada a muitas neoplasias, incluindo o câncer de próstata. Entretanto, complicações trombóticas associadas a trombocitose raramente são observadas no câncer de próstata, e o tratamento em geral não é necessário.

Entre as sequelas mais importantes do câncer de próstata está o desenvolvimento de uropatia obstrutiva. Essa complicação, relacionada geralmente à doença primária ou à adenopatia pélvica/retroperitoneal, pode ser devastadora em termos de qualidade de vida e pode inclusive ter grande implicação terapêutica. Além do aumento na incidência de infecção e dor, a obstrução renal pode prejudicar criticamente a função renal a um ponto onde alguns quimioterápicos (que dependem de eliminação renal) não possam ser usados com segurança. Em geral, pacientes que seriam considerados candidatos a tratamento com medicamentos citotóxicos são melhor conduzidos com desobstrução ureteral através da colocação de stents ou da colocação percutânea de nefrostomias.

Finalmente, uma das maiores emergências em oncologia é o desenvolvimento de compressão da medula espinal (Sorensen et al., 1990). Considerando o envolvimento frequente de corpos vertebrais pelo câncer de próstata metastático, a incidência de compressão da medula é uma preocupação especial (será mencionado posteriormente).

> **PONTOS-CHAVE: CONSIDERAÇÕES CLÍNICAS**
>
> - Avaliar a extensão e agressividade da doença antes de estabelecer a terapia.
> - Observar que os fatores determinantes são a presença ou ausência de metástases radiográficas, progressão bioquímica *versus* clínica e a presença ou ausência de sintomas (p. ex., dor).
> - Compreender que a apresentação do câncer de próstata metastático resistente à castração é heterogênea, tanto em termos de distribuição de metástases como em termos de cinética do PSA (p. ex., tempo de duplicação do PSA).
> - Considerar manipulações hormonais secundárias antes do início da quimioterapia citotóxica, especialmente em homens com CPRC não metastático ou naqueles que são assintomáticos

QUIMIOTERAPIA CITOTÓXICA

Avaliação da Eficácia do Tratamento

A avaliação da eficácia terapêutica em ensaios clínicos para pacientes com câncer de próstata avançado pode ser confundida por grandes desafios metodológicos. O sítio metastático mais comum nesses pacientes é o osso, caracterizado por lesões osteoblásticas difusas, que não podem ser mensuradas de forma confiável pelos métodos atuais (denominada de doença "não mensurável"). Os sítios metastáticos viscerais ou de tecidos moles que permitem medidas sequenciais (doença "mensurável") são incomuns e representam apenas uma pequena fração da carga metastática total da doença. A seleção de sítios de doença que pode ser medida de forma bidimensional para avaliar a eficácia terapêutica através de medidas sequenciais tem sido objeto de críticas, considerando que muitos pacientes podem apresentar apenas metástases ósseas. Além disso, pacientes com metástases em tecidos moles (especialmente metástases viscerais) são considerados muitas vezes um subgrupo com características clínicas e biológicas distintas daqueles que apresentam apenas metástases ósseas. Como resultado desses potenciais problemas, a avaliação da "taxa de resposta" como desfecho primário nos ensaios clínicos de CPRCm tem sido desaconselhada, e o uso de sobrevida livre de progressão (SLP ou PFS) (levando em consideração a progressão radiográfica da doença óssea e/ou dos tecidos moles) tem se tornado um desfecho mais aceitável em situações onde a avaliação da sobrevida global não é viável (Scher et al., 2008).

Diversos modelos de prognóstico avaliando as características iniciais e pós-tratamento foram desenvolvidos para auxiliar na análise da heterogeneidade do CPRC, no contexto de várias terapias citotóxicas e não citotóxicas (Smaletz et al., 2002; Halabi et al., 2003; Armstrong et al., 2007; Halabi et al., 2013b). Entre os diversos parâmetros clínicos e laboratoriais com significado prognóstico em diversos cenários terapêuticos estão o *status* funcional do paciente (*status* de performance), presença de dor, nível basal de hemoglobina, nível basal do PSA, fosfatase alcalina basal, nível basal de LDH (desidrogenase láctica), extensão do envolvimento ósseo (número de lesões ou padrão/distribuição de lesões ósseas) e a presença de doença visceral. Métodos quantitativos para avaliar o número de células tumorais circulantes (CTC) e variações de PSA (p. ex., redução do PSA > 30%) estão entre os parâmetros pós-tratamento com significado prognóstico mais sólido (Scher et al., 2004; Amstrong et al., 2007; de Bono et al., 2008; Halabi et al., 2013a).

Estudos pré-clínicos sugerem que alguns fármacos podem reduzir a secreção do PSA sem afetar o crescimento tumoral, enquanto outros medicamentos podem afetar o crescimento do tumor sem reduzir necessariamente os níveis de PSA (Larocca et al., 1991; Eisenberger e Nelson, 1996; Seckin et al., 1996). Embora essas observações feitas em laboratório possam apresentar relevância clínica, ensaios usados para avaliar o efeito específico de um fármaco na secreção do PSA ainda exigem validação. Uma reunião de consenso sobre PSA com diversos líderes nessa área gerou as diretrizes iniciais referentes ao uso do PSA para ensaios clínicos em pacientes com CPRC (Bubley et al., 1999). Essas diretrizes foram atualizadas e agora fornecem também um consenso sobre desfechos radiológicos e clínicos (p. ex., dor) para a avaliação de homens com CPRC avançado (Scher et al., 2008). Indiscutivelmente, novos biomarcadores são necessários para reforçar nossa capacidade de identificar rapidamente os tratamentos mais ativos para o CPRC, e um desses marcadores pode ser a quantificação de células tumorais circulantes (tanto no início quanto após um período de tratamento) (de Bono et al., 2008). Além disso, terapias não citotóxicas e dirigidas podem exigir um novo conjunto de desfechos e a identificação de biomarcadores específicos para fármacos que possam refletir a atividade biológica específica desses medicamentos.

Ensaios Clínicos com Agentes Citotóxicos

A maioria dos agentes quimioterápicos disponíveis na prática oncológica tem sido usada em pacientes com CPRC, tanto como agentes isolados ou em associação. Exemplos históricos incluem a ciclofosfamida, fluorouracil (5-fluorouracil), estramustina, vinorrelbina, etoposídeo, cisplatina, carboplatina, doxorrubicina, mitoxantrona, paclitaxel e docetaxel (Eisenberger, 1998). Com exceção do docetaxel (e o agente correlato cabazitaxel) e talvez a mitoxantrona, a maioria dos outros agentes citotóxicos não é mais usada com frequência, uma vez que eles não são associados a melhora nos sintomas ou a melhora da sobrevida. Dados recentes de quimioterápicos usados durante o novo milênio sugerem que a sobrevida dos pacientes com CPRC recebendo quimioterapia de primeira linha gira entre 16 a 20 meses (Petrilak et al., 2004; Tannock et al., 2004) em comparação ao período de 6 a 12 meses, conforme descrito anteriormente para os agentes históricos (Eisenberger, 1988).

Mitoxantrona

O primeiro passo no tratamento quimioterápico do CPRC veio com a mitoxantrona. Esse agente, uma antraciclina semissintética, demonstrou previamente benefício modesto na melhora de sintomas, mas com evi-

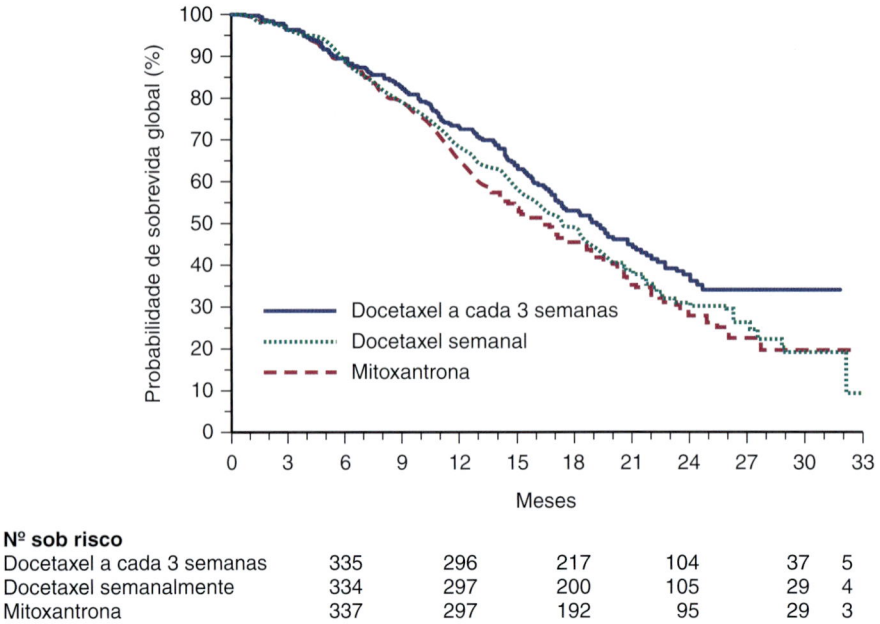

Figura 121-2. Sobrevida global no estudo TAX 327. (De Tannock I, DeWit R, Berry W, et al. Docetaxel plus prednisone or mitoxantrone plus prednisone for advanced prostate cancer. N Engl J Med 2004;351:1502-12.)

dência mínima de atividade antitumoral objetiva (Osborne et al., 1983; Rearden et al., 1995). Além disso, a mitoxantrona apresentou melhor efeito paliativo quando usada em combinação com baixas doses de corticosteroides (Moore et al., 1994). Em dois ensaios clínicos randomizados e prospectivos com mitoxantrona e prednisona *versus* prednisona isolada (Tannock et al., 1996) ou mitoxantrona e hidrocortisona *versus* hidrocortisona isolada (Kantoff et al., 1999), a combinação resultou em melhoras significativas de vários parâmetros de qualidade de vida, incluindo dor, mas não houve benefício de sobrevida significativo nesses ensaios clínicos. Esses estudos justificaram a aprovação em 1997, pela FDA, do uso de mitoxantrona com prednisona para pacientes com CPRC *sintomático*. Embora o uso de mitoxantrona como primeira linha tenha diminuído significativamente após o advento de agentes quimioterápicos mais eficazes (docetaxel e cabazitaxel; referenciados a seguir), a mitoxantrona ainda é útil para pacientes com doença refratária ao docetaxel e ao cabazitaxel, ou naqueles pacientes com performance *status* limitado, nos quais os taxanos, que são mais tóxicos, podem não ser bem tolerados.

Docetaxel

O próximo grande avanço significativo na quimioterapia para CPRC veio com o docetaxel, um membro da família dos taxanos. Esse agente atua pela indução da apoptose nas células cancerosas através de mecanismos independentes do gene TP53, que são considerados como um resultado da inibição da despolimerização microtubular e do bloqueio da sinalização antiapoptótica. A indução da estabilização dos microtúbulos intracelulares através de interações de β-tubulina causa a polimerização independente de trifosfato de guanosina e a interrupção do ciclo celular na fase G_2M. Além disso, o docetaxel foi detectado como indutor da fosforilação da proteína antiapoptótica BCL2 *in vitro*, um processo que tem sido correlacionado com a ativação da caspase-3 e perda de sua atividade antiapoptótica normal. Incapaz de inibir as moléculas pró-apoptóticas da proteína BAX, a BCL2 também pode induzir a apoptose através dessa via alternativa. Entretanto, mecanismos adicionais também podem ser importantes, tais como a indução de CDKN1B (p27) e a repressão de BCL-XL. Finalmente, foi constatado que o docetaxel pode exercer seu efeito terapêutico impedindo a associação do receptor androgênico citossólico aos microtúbulos, desse modo interrompendo o transporte do receptor androgênico ligado a partir do citoplasma para o núcleo a bordo dos microtúbulos (Zhu et al., 2010; Darshan et al., 2011).

Os primeiros dados de monoterapia com docetaxel inicialmente sugeriram que esse composto pode apresentar atividade significativa contra o câncer de próstata, mesmo como agente isolado (Friedland et al., 1999; Picus e Schultz, 1999; Beer, 2004). Em 2004, o docetaxel tornou-se o quimioterápico de escolha para o tratamento de CPRCm com base em um grande ensaio clínico randomizado de fase III denominado TAX 327 (Fig. 121-2), que demonstrou superioridade sobre o padrão anterior: mitoxantrona e prednisona (Tannock et al., 2004). O estudo TAX 327 envolveu 1.006 pacientes sem quimioterapia prévia e com escores de dor estáveis em um de três grupos (todos com a administração simultânea de prednisona 5 mg duas vezes ao dia): mitoxantrona 12 mg/m^2 por via intravenosa a cada 21 dias; docetaxel 75 mg/m^2 por via intravenosa a cada 21 dias ou docetaxel 30 mg/m^2 por via intravenosa a cada 7 dias. Os pacientes permaneceram com a supressão androgênica (p. ex., agonistas LHRH ou orquiectomia), porém todos os agentes hormonais de segunda linha foram interrompidos. A duração planejada do tratamento foi de 30 semanas (ou seja, 10 ciclos de terapia) em todos os grupos do estudo, embora mais pacientes tenham completado o tratamento no grupo de docetaxel a cada 3 semanas do que no grupo da mitoxantrona, devido às diferenças nas taxas de progressão da doença (46% *vs.* 25%). Após um seguimento médio de 20,7 meses, a sobrevida global no grupo do docetaxel a cada 3 semanas foi de 18,9 meses (com taxa de resposta de dor de 35% e uma resposta de PSA de 45%), comparada ao docetaxel semanalmente em 17,3 meses (31% e 48%), respectivamente. Esses resultados se traduziram em uma redução relativa de 24% no risco de morte (intervalo de confiança de 95% [IC] 6% a 48%, $P= 0,0005$) usando o docetaxel a cada 3 semanas (Fig. 121-2). Os pacientes no grupo da mitoxantrona apresentaram uma sobrevida média de 16,4 meses, uma resposta de dor de 22%, e uma resposta de PSA de 32%. A conclusão do ensaio clínico TAX 327 foi que o docetaxel a cada 3 semanas foi superior ao docetaxel semanalmente e à mitoxantrona a cada 3 semanas. Esse foi um estudo de referência, já que foi demonstrado pela primeira vez que a quimioterapia pode melhorar a sobrevida em pacientes com CPRCm.

A toxicidade nos grupos de docetaxel a cada 3 semanas *versus* semanalmente foi notável, devido a um aumento nos eventos hematológicos no grupo de tratamento a cada 3 semanas (3% de neutropenia febril *vs.* 0%; 32% de neutropenia grau 3/4 *vs.* 1,5%), mas com taxas ligeiramente mais baixas de náuseas e vômitos, fadiga, alterações nas unhas, hiperlacrimação e diarreia. A neuropatia foi levemente mais comum no grupo de tratamento a cada 3 semanas (neuropatia grau 3/4 em 1,8% *vs.* 0,9% no grupo de tratamento semanal). As respostas de qualidade de vida, mensuradas pelo FACT-P (Avaliação Funcional de Terapia de Câncer – Próstata), não diferiram de forma significativa entre os dois regimes de tratamento com docetaxel, porém foram mais favoráveis do que no grupo tratado com mitoxantrona.

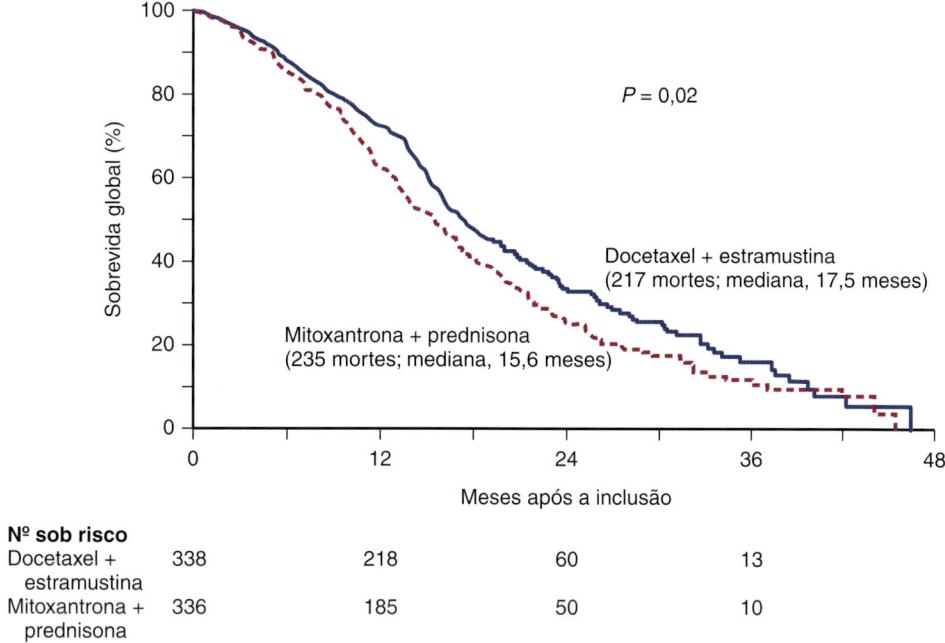

Figura 121-3. Sobrevida global no estudo 9915 do (SWOG) Grupo de Oncologia do Sudeste - USA. (De Petrylak DP, Tangen CM, Hussain MH, et al. Docetaxel and estramustine compared with mitoxantrone and prednisone for advanced refractory prostate cancer. N Engl J Med 2004;351:1513-20.)

O estudo 9916 do Southwest Oncology Group (SWOG) foi o segundo grande estudo fase III (Fig. 121-3) a avaliar o docetaxel (Petrylak et al., 2004). Nesse estudo, 770 pacientes com CPRC foram randomizados para estramustina oral (280 mg três vezes ao dia) associada a docetaxel (60 mg/m^2 por IV a cada 21 dias) versus mitoxantrona (12 mg/m^2 por via IV a cada 21 dias) associada à prednisona. A sobrevida global mediana no SWOG 9916 foi mais longa no grupo docetaxel-estramustina do que no grupo mitoxantrona-prednisona (17,5 vs. 15,6 meses, P= 0,02), com uma taxa de risco (HR) para morte de 0,80 (IC ou CI de 95% para 0,67 a 0,97 (Fig. 121-3). Pela elevada taxa de eventos tromboembólicos com a estramustina, doses profiláticas de warfarina e aspirina foram adicionadas a esse braço do estudo. Da mesma forma, 20% e 15% dos pacientes no grupo docetaxel-estramustina apresentaram toxicidades cardiovasculares e gastrointestinais de grau 3/4, respectivamente. Apesar de as comparações entre os grupos tratados com docetaxel nesses dois ensaios clínicos poderem ser inadequadas, devido às diferenças de cronograma, populações de pacientes e dosagens de docetaxel (60 mg/m^2 no SWOG 9916 e 75 mg/m^2 no TAX 327), conclui-se que a estramustina não aumenta de forma significativa a atividade do docetaxel como agente isolado. Por esse motivo e pela toxicidade tromboembólica, a estramustina é apenas um remanescente histórico e não é mais usada comumente nos Estados Unidos.

Diversos agentes experimentais foram investigados em combinação com o docetaxel, em uma tentativa para melhorar a eficácia do docetaxel como agente isolado. No entanto, os resultados da maioria dos ensaios clínicos fase III de terapias combinadas com base no docetaxel foram desanimadores. Apesar de os níveis séricos do fator de crescimento endotelial vascular (VEGF) se correlacionarem inversamente à sobrevida, os agentes antiangiogênicos (bevacizumabe, aflibercept, e lenalidomida) combinados com o docetaxel não melhoraram a sobrevida global. A associação de agentes direcionados aos ossos ao docetaxel, tais como atrasentan, zibotentan e dasatinibe, também produziu resultados desapontadores. Finalmente, altas doses de vitamina D (calcitriol) combinadas com docetaxel em administração semanal não demonstraram vantagens de sobrevida em comparação ao docetaxel administrado de forma isolada. Os motivos potenciais para os resultados insatisfatórios das terapias combinadas baseadas em docetaxel incluem a atividade reduzida dos agentes utilizados com o docetaxel, a falta de ensaios clínicos randomizados bem conduzidos de fase II, antes de se iniciar os estudos de fase III, bem como as reduções das doses de docetaxel que foram frequentemente necessárias como resultado da associação da toxicidade dos fármacos (Antonarakis e Eisenberger, 2013).

Cabazitaxel

Até recentemente, terapias com aumento de sobrevida para homens com câncer de próstata refratário ao docetaxel eram escassas ou inexistentes. Essa condição foi alterada em 2010, quando a FDA aprovou outro quimioterápico, o cabazitaxel, para o tratamento de CPRCm com base nos resultados de um ensaio randomizado fase III (TROPIC) (Fig. 121-4). O cabazitaxel é um novo taxano de ligação à tubulina que difere do docetaxel e do paclitaxel devido à sua baixa afinidade pela glicoproteína-P, a bomba de efluxo de drogas dependentes de adenosina trifosfato (Paller e Antonarakis, 2011). Nos estudos pré-clínicos usando linhagens de células cancerosas e modelos de xenoenxertos de camundongos, o cabazitaxel demonstrou ser ativo tanto nos tumores sensíveis ao docetaxel, bem como naqueles com resistência primária ou adquirida ao docetaxel (Attard et al., 2006). O primeiro indício da eficácia e segurança do cabazitaxel em homens com câncer de próstata veio durante os testes de fase I, onde o cabazitaxel foi administrado por infusão intravenosa a cada 3 semanas em doses escalonadas de 10 a 25 mg/m^2 (Mita et al., 2009). Nesse estudo, a principal toxicidade limitante da dose (DLT) foi a neutropenia. Considerando a ausência de resistência cruzada entre esse agente e o docetaxel, e com base nos relatórios iniciais de respostas favoráveis em homens com CPRC a partir desse ensaio clínico fase I, um ensaio clínico fase III foi iniciado para avaliar a atividade do cabazitaxel.

A segurança e a eficácia do cabazitaxel em pacientes com câncer de próstata avançado foram avaliadas de forma conclusiva no ensaio clínico TROPIC conduzido em 146 instituições de 26 países, que recrutaram 755 homens com CPRCm que progrediram após quimioterapia com docetaxel (de Bono et al., 2010). Desses pacientes, 377 foram randomizados para receber mitoxantrona 12 mg/m^2 por via intravenosa a cada 3 semanas (com prednisona oral 10 mg ao dia) e 378 pacientes foram designados para receber cabazitaxel 25 mg/m^2 por via intravenosa a cada 3 semanas (com prednisona). Após um seguimento mediano de 12,8 meses, a sobrevida global em homens recebendo o cabazitaxel foi de 15,1 meses comparada a 12,7 meses nos homens recebendo a mitoxantrona (HR 0,70, P < 0,0001) (Fig. 121-4) (de Bono et al., 2010).

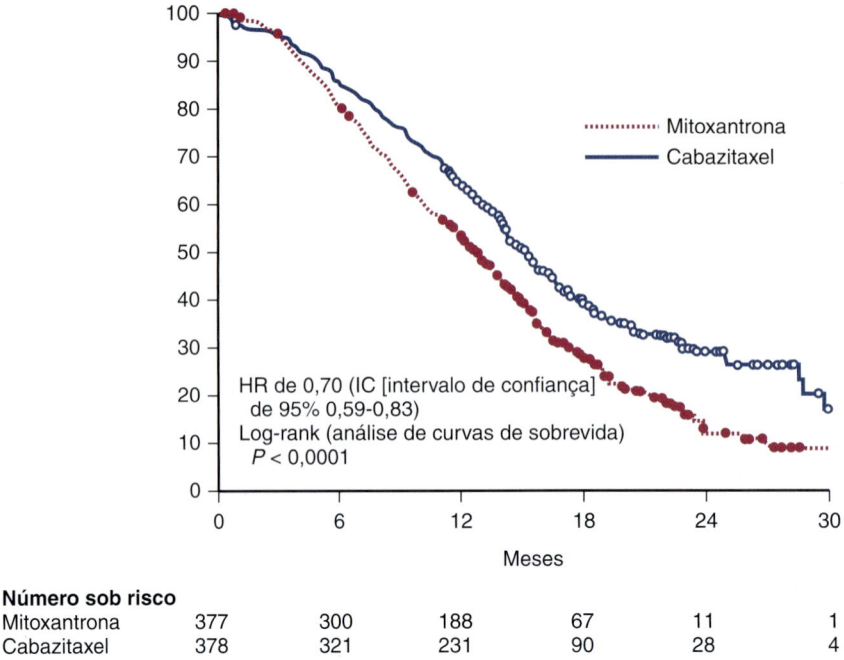

Figura 121-4. Sobrevida global no estudo TROPIC. IC, intervalo de confiança; HR, taxa de risco. (De de Bono JS, Oudard S, Ozguroglu M, et al. Prednisone plus cabazitaxel or mitoxantrone for metastatic castration-resistant prostate cancer progressing after docetaxel treatment: a randomised open-label trial. Lancet 2010;376:1147–54.)

Comparado à mitoxantrona, o cabazitaxel aumentou também, de forma significativa, a sobrevida livre de progressão (SLP) (2,8 meses vs. 1,4 meses, $P < 0,0001$), o tempo para a progressão do PSA (6,4 meses vs. 3,1 meses, $P < 0,001$), as taxas de respostas radiológicas (14,4% vs. 4,4%. $P = 0,0005$) e as taxas de resposta do PSA (39,2% vs. 17,8%, $P = 0,0002$). Não houve diferença entre os dois grupos de tratamento no que se refere às respostas de dor ou do tempo de progressão da dor. Os resultados desse estudo constituíram a base para que a FDA aprovasse o cabazitaxel com prednisona, em junho de 2010, como segunda linha de tratamento para CPRCm refratário ao docetaxel.

Nas análises de subgrupos, a vantagem de sobrevida do cabazitaxel persistiu independentemente dos pacientes apresentarem doença ou dor mensurável ou se a progressão ocorreu enquanto estavam recebendo o docetaxel ou após interrupção do tratamento. Além disso, o benefício de sobrevida do cabazitaxel foi mais acentuado para homens com escore de desempenho de 0 a 1 (vs. 2) do Eastern Cooperative Oncology Group (ECOG), e para pacientes com progressão de doença antes de 3 meses do início do docetaxel (vs. $\geq$ 3 meses do início do docetaxel) (de Bono et al., 2010). A última observação sugere que o cabazitaxel pode ser eficaz mesmo em homens com doença verdadeiramente refratária ao docetaxel, fornecendo evidências clínicas de que pode não haver resistência cruzada significativa entre o docetaxel e o cabazitaxel.

Os eventos adversos graves mais comuns relacionados ao cabazitaxel foram hematológicos, incluindo a neutropenia superior ou igual ao grau 3 em 82% dos pacientes (neutropenia febril em 8%). Pacientes acima dos 65 anos apresentaram uma taxa 6,6% maior de neutropenia grau 3 do que pacientes mais jovens. Esse grau de mielossupressão suscita a questão quanto à possibilidade de que uma dose mais baixa de cabazitaxel (p. ex., 20 mg/m²) poderia ter sido mais apropriada; um ensaio clínico randomizado fase III (PROSELICA) comparando a segurança e a eficácia dessas duas dosagens (25 mg/m² vs. 20 mg/m² a cada 3 semanas) está sendo conduzido atualmente. Por tudo isso, o suporte com fatores de crescimento deve ser fortemente considerado quando se administra o cabazitaxel, especialmente em homens acima dos 65 anos ou naqueles com performance mais baixo, conforme evidenciado em várias diretrizes nacionais (Mohler et al., 2010). Outras toxicidades não hematológicas incluíram diarreia (6%) e fadiga iguais ou superiores ao grau 3 (5%). A diarreia foi mais comum em pacientes acima dos 65 anos, bem como naqueles com antecedente de radioterapia. De forma promissora, apesar de a neuropatia periférica (de todos os graus) ter sido observada em 14% dos pacientes recebendo o cabazitaxel, apenas 1% dos homens desenvolveu neuropatia grau 3 (de Bono et al., 2010).

Considerando a atividade do cabazitaxel nos pacientes tratados com docetaxel, seria coerente avaliar o cabazitaxel como quimioterapia de primeira linha em homens com CPRC. Com esse objetivo, um ensaio clínico internacional randomizado de fase III (FIRSTANA) de docetaxel versus cabazitaxel (20 mg ou 25 mg/m²) em pacientes não tratados com quimioterapia concluiu a inclusão de pacientes e os resultados são aguardados. Um estudo fase II (TAXYNERGY) está randomizando pacientes para a administração de docetaxel como primeira linha versus cabazitaxel como primeira linha e o estudo permite a troca de agente, caso os pacientes não atinjam 30% ou mais de redução do PSA dentro dos 4 primeiros ciclos de quimioterapia. Esse ensaio clínico também está coletando células tumorais circulantes (CTCs) para examinar a associação entre o receptor androgênico (RA) e os microtúbulos, num esforço para desvendar os mecanismos de resposta e resistência aos taxanos.

PONTOS-CHAVE: QUIMIOTERAPIA CITOTÓXICA

- Docetaxel é a quimioterapia de primeira linha padrão para o CPRCm. Esse medicamento prolonga a sobrevida global e livre de progressão, ameniza a dor e melhora a qualidade de vida.
- A toxicidade do docetaxel inclui mielossupressão, fadiga, edema periférico, neurotoxicidade, hiperlacrimação e distrofia ungueal.
- O carbazitaxel surgiu como uma opção de quimioterapia de segunda linha para pacientes com CPRCm que apresentaram progressão de doença durante ou após o tratamento com o docetaxel.
- A toxicidade do cabazitaxel inclui neutropenia (incluindo a neutropenia febril) e diarreia.
- Embora a mitoxantrona não prolongue a sobrevida, ela foi aprovada para paliação de sintomas decorrentes de doença metastática e é frequentemente usada em pacientes que receberam previamente docetaxel e/ou cabazitaxel, ou naqueles que não toleram esses agentes.

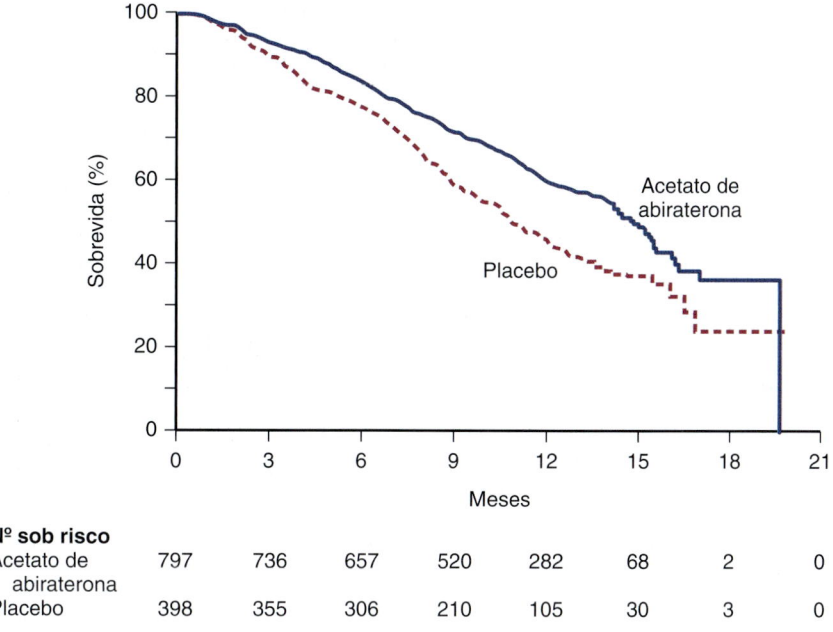

Figura 121-5. Sobrevida global no estudo COU-AA-301. (De de Bono JS, Logothetis CJ, Molina A, et al. Improved survival from metastatic prostate cancer with abiraterone acetate. N Engl J Med 2011;364:1995–2005.)

ABORDAGENS DIRECIONADAS AOS NOVOS RECEPTORES ANDROGÊNICOS

Inibição da CYP17: Abiraterona e Outros Agentes

Foi reconhecido que o receptor androgênico (RA) e a sinalização do RA permanecem ativos e suprarregulados em homens com níveis de castração de testosterona (ou seja, < 50 ng/dL) (Debes e Tindall, 2004). As terapias hormonais convencionais, tais como os agonistas/antagonistas do LHRH, inibem a androgênese gonadal, porém não afetam a síntese androgênica das glândulas suprarrenais ou de outras fontes extragonadais, que podem representar até 10% da produção androgênica total. Foi sugerido também que o CPRC pode produzir de forma autônoma androgênios intratumorais (Mostaghel et al., 2007). Além disso, a superexpressão da CYP17 foi demonstrada em tumores de homens com CPRC (Stigliano et al., 2007). Todas essas evidências laboratoriais sugerem que o CPRC não é androgênio-independente e muitas vezes permanece dependente de hormônios, pressupondo que a supressão de fontes androgênicas não gonadais pode produzir ganhos terapêuticos.

O novo agente acetato de abiraterona é um inibidor oral seletivo da isoforma 17 do citocromo P450 (CYP17), uma enzima que apresenta ambas as atividades de 17α-hidroxilase e 17,20-liase e é um regulador importante da síntese androgênica extragonadal. Estudos fase I e II usando a abiraterona em homens com CPRC (tanto antes quanto após docetaxel) evidenciaram um número grande de respostas de PSA (redução de PSA ≥ 50%) e também algumas respostas radiológicas parciais em homens com metástases ósseas e de tecidos moles (Attard et al., 2008; Danila et al., 2010). Além disso, a abiraterona mantém sua atividade mesmo em pacientes com tratamento prévio com cetoconazol (um inibidor fraco da CYP17) (Ryan et al., 2010). Os efeitos colaterais comuns da abiraterona incluem hipocalemia, hipertensão, e edema de pés e tornozelos. Esses efeitos são explicados por uma síndrome de excesso de mineralocorticoides secundária, que melhora com a eplerenona, um antagonista dos receptores de mineralocorticoides ou com a utilização de prednisona, que atenua a liberação de ACTH (hormônio adenocorticotrófico). É importante salientar que os pacientes usando abiraterona devem continuar o tratamento com o agonista/antagonista de LHRH, uma vez que a atividade da abiraterona como agente isolado é desconhecida.

Para avaliar conclusivamente a eficácia e a segurança da abiraterona em homens com CPRC, um ensaio clínico multicêntrico, randomizado, fase III e controlado por placebo (COU-AA-301) foi conduzido em homens com CPRCm sem tratamento prévio com cetoconazol e pré-tratados com docetaxel (de Bono et al., 2011). Esse ensaio randomizou homens (2:1) para receber abiraterona 1.000 mg e prednisona 10 mg diariamente (n= 797) ou placebo e prednisona (n= 398). O ensaio clínico concluiu seu desfecho primário, demonstrando uma sobrevida global mediana de 14,8 meses no grupo da abiraterona e de 10,9 meses no grupo do placebo (HR de 0,65, P< 0,0001) (Fig. 121-5). Além disso, quando comparada ao placebo, a abiraterona prolongou a sobrevida livre de progressão (SLP) radiológica (5,6 vs. 3,6 meses, P< 0,0001), melhorou o tempo para a progressão de PSA (10,2 vs. 6,6 meses, P< 0,0001) e produziu mais respostas de PSA (38% vs. 10%, P< 0,0001). As análises posteriores revelaram que a abiraterona apresentou benefícios significativos em comparação ao placebo em termos de alívio da dor, fadiga relatada pelo paciente, atraso na progressão da dor e prevenção de complicações ósseas (Fizazi et al., 2012; Logothetis et al., 2012). De acordo com os resultados do COU-AA-301, a FDA aprovou a abiraterona associada à prednisona em abril de 2010 para o tratamento de pacientes com CPRCm previamente tratados com docetaxel. A dosagem recomendada de abiraterona é de 1.000 mg diariamente por via oral.

Considerando o sucesso da abiraterona após tratamento com docetaxel, um segundo ensaio clínico randomizado fase III foi realizado com homens com CPRC não tratados anteriormente com cetoconazol e docetaxel. Esse estudo duplo-cego, placebo-controlado, recrutou pacientes assintomáticos ou levemente sintomáticos com CPRCm virgens de quimioterapia e os randomizou (1 : 1) para receber abiraterona (1.000 mg) e prednisona (10 mg) diariamente ou placebo e prednisona. Os desfechos primários desse ensaio clínico foram sobrevida livre de progressão radiológica e sobrevida global. O estudo demonstrou uma diferença estatisticamente significante na SLP a favor do grupo da abiraterona (HR de 0,43, IC de 95% 0,35 a 0,52, P< 0,0001), representando uma redução de 57% no risco de progressão radiológica com a abiraterona (Ryan et al., 2013). O estudo demonstrou também uma forte tendência à melhora da sobrevida global e postergou de forma significativa o início da quimioterapia citotóxica (26,5 meses vs. 16,8 meses). Na análise final, a sobrevida global foi significativamente maior no grupo da abiraterona (HR 0,79, IC de 95% 0,66 a 0,95, P= 0,015), refletindo uma redução de 21% no risco de morte, mas não atingiu o nível de significância pré-estabelecido definido pela regra de O'Brien-Fleming (que requer um valor de P< 0,0035). Novamente, a abiraterona produziu benefícios adicionais no cenário pré-docetaxel, incluindo a melhora dos resultados de qualidade de vida relatados pelo paciente (Basch et al., 2013). Baseado nos resultados do COU-AA-302, a FDA expandiu as indicações da abiraterona para abranger todos os pacientes com CPRCm (ou seja, incluindo aqueles que não receberam quimioterapia com docetaxel). É importante salientar que a abiraterona atualmente não está aprovada para pacientes com CPRC não metastático, um cenário no qual o cetoconazol ainda é usado com frequência.

Outros agentes que têm como alvo a via de sinalização androgênica através da inibição da CYP17 também estão em desenvolvimento clínico. O orteronel (TAK-700) apresenta um mecanismo de ação semelhante ao da abiraterona; ele é um inibidor não esteroidal da CYP17 com seletividade potencialmente maior da 17,20 liase (ou seja, prejudicando a síntese androgênica preferencialmente sobre a síntese de corticosteroides). O orteronel foi avaliado em dois grandes ensaios clínicos fase III placebo-controlados (com prednisona em ambos os grupos) em homens com CPRCm virgens de quimioterapia ou naqueles tratados com docetaxel. No ensaio clínico internacional ELM-PC5 (pós docetaxel), apesar do orteronel ter produzido uma melhora considerável na SLP (HR de 0,76, IC de 95% 0,65 a 0,89, $P = 0,0004$), o estudo não atingiu seu desfecho primário de sobrevida (HR para sobrevida: 0,89, IC de 95% 0,74 a 1,06, $P= 0,19$) (Dreicer et al., 2014), e desse modo o orteronel não obteve a aprovação da FDA. É interessante ressaltar que nos países onde a abiraterona não estava disponível após a progressão, a sobrevida melhorou significativamente com o orteronel; enquanto nos países onde a abiraterona já estava aprovada, a sobrevida não foi impactada, provavelmente devido ao tratamento posterior com abiraterona, após os pacientes saírem do estudo. O estudo fase III de pré-quimioterapia terminou o recrutamento de pacientes e foi um ensaio randomizado de orteronel/prednisona versus placebo/prednisona. Nesse ensaio clínico, a SLP e a sobrevida global são os desfechos primários e os resultados finais ainda são aguardados.

Modulação do Receptor Androgênico: Enzalutamida e Outros Agentes

Uma abordagem ligeiramente diferente direcionada ao receptor androgênico (RA) concentrou-se no desenvolvimento de antiandrogênios de geração mais recente, que incluem vantagens sobre os agentes dessa classe (bicalutamida, nilutamida, flutamida). Um desses fármacos é a enzalutamida, um potente antagonista de receptores androgênicos não esteroidal, administrado por via oral (Chen et al., 2009). É importante salientar que a enzalutamida permanece como um forte antagonista do RA na doença resistente à castração, mesmo quando o RA está superexpressado ou ativado de forma constitutiva (Watson et al., 2010). Ao contrário de outros antiandrogênios que também podem funcionar como agonistas parciais dos receptores androgênicos, a enzalutamida não apresenta qualquer atividade agonista mensurável. Além de atuar como um bloqueador de receptores androgênicos, a enzalutamida interrompe também a translocação do RA do citoplasma (onde é inerte) para o núcleo (onde atua como fator de transcrição), ao mesmo tempo prejudicando a ligação do RA ao complexo transcricional nos elementos do DNA de resposta androgênica (Tran et al., 2009).

Um estudo fase II de enzalutamida (160 mg por via oral diariamente) em homens com CPRCm sem tratamento prévio com quimioterapia ($n= 65$) ou pré-tratados com taxano ($n= 75$) demonstrou evidências preliminares da atividade potente da enzalutamida (Scher et al., 2010). Nesse ensaio clínico, redução do PSA superior ou igual a 50% foi observada em 62% e 51% dos pacientes sem tratamento quimioterápico prévio e pré-tratados com taxano, respectivamente; as respostas tumorais objetivas foram observadas em 36% e 12% naqueles com doença mensurável, respectivamente. A sobrevida livre de progressão (SLP) radiológica foi de 6,7 meses nos pacientes pré-tratados com o docetaxel e superior a 17 meses nos pacientes não submetidos a tratamento quimioterápico prévio. Além disso, 49% dos pacientes apresentaram uma redução na contagem das células tumorais circulantes (CTCs), a partir de contagens desfavoráveis (≥ 5 CTC/7,5 mL de sangue) para contagens favoráveis (< 5 CTC/7,5 mL de sangue). Os efeitos colaterais da enzalutamida geralmente foram leves e incluíram fadiga (27%) e náuseas (9%). Raros episódios de convulsões (3/140 pacientes) foram também relatados, provavelmente mediados por um efeito direto do antagonismo de receptores do ácido gama-aminobutírico no sistema nervoso central. Uma vantagem potencial da enzalutamida, ao contrário da abiraterona, é que não há necessidade de administração simultânea de corticosteroides. Na realidade, os dados sugerem que a enzalutamida poderia ser potencialmente menos ativa se administrada junto à prednisona, talvez devido à ativação promíscua do receptor androgênico (RA) pela prednisona ou pelo efeito agonista direto do receptor de glucocorticoides (Scher et al., 2013).

Um estudo duplo-cego, placebo-controlado de fase III (AFFIRM) que randomizou 1.199 pacientes com CPRC pré-tratados com o docetaxel e nunca tratados com cetoconazol para a administração de enzalutamida ($n= 780$) ou placebo ($n= 390$) foi conduzido para investigar o efeito da enzalutamida na sobrevida global. Os pacientes que haviam recebido até duas linhas anteriores de quimioterapia (uma das quais com docetaxel) foram a população alvo. O ensaio demonstrou melhora de 4,8 meses na sobrevida mediana com a enzalutamida em comparação ao placebo (18,4 meses vs. 12,6 meses, HR 0,63, $P< 0,0001$) (Fig. 121-6) (Scher

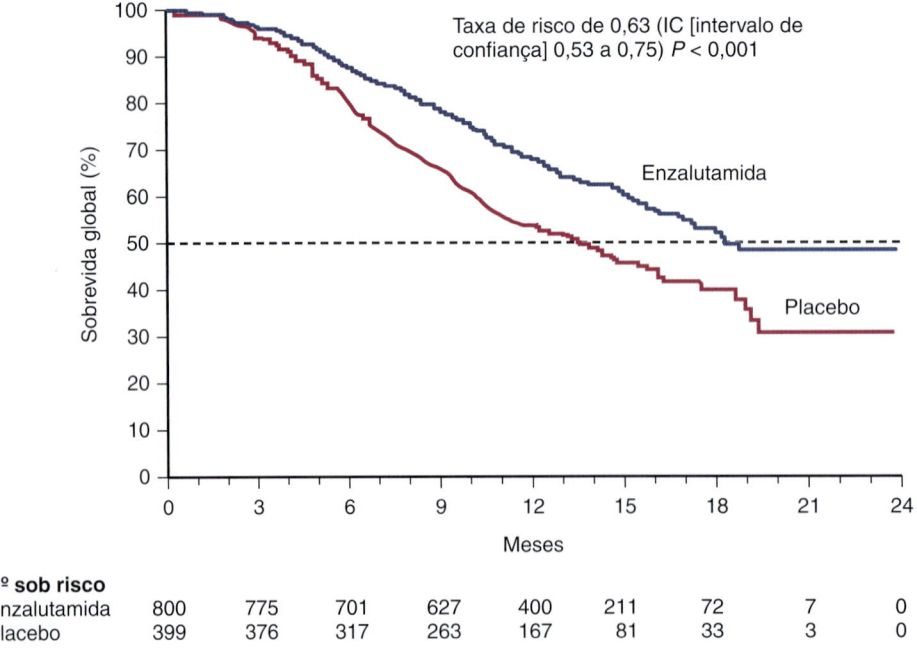

Figura 121-6. Sobrevida global no estudo AFFIRM. (De Scher HI, Fizazi K, Saad F, et al. Increased survival with enzalutamide in prostate cancer after chemotherapy. N Engl J Med 2012;367:1187–97.)

et al., 2012). Um benefício de sobrevida foi observado em todos os subgrupos, embora um menor benefício tenha sido observado nos pacientes com a condição de desempenho ECOG 2, semelhante ao resultado observado nos estudos da abiraterona. As reduções do PSA confirmadas superiores a 50% foram observadas em 54,0% e 1,5% ($P < 0,0001$) dos pacientes recebendo enzalutamida e placebo, respectivamente. O tempo médio para a progressão foi de 8,3 meses comparado a 3,0 meses nos dois grupos (HR 0,25, $P < 0,0001$). Os efeitos colaterais foram mínimos e incluíram fadiga, diarreia, e ondas de calor. Convulsões foram observadas em cerca de 1% dos pacientes tratados com enzalutamida. Baseado nos resultados do AFFIRM, a FDA aprovou a enzalutamida em agosto de 2012 para o tratamento de CPRCm em pacientes tratados previamente com docetaxel.

Para avaliar a eficácia da enzalutamida antes da quimioterapia, foi desenhado o estudo PREVAIL. Esse foi um ensaio clínico placebo-controlado, duplo-cego e de fase III, realizado com 1.717 pacientes com CPRCm sem quimioterapia prévia e assintomáticos ou minimamente sintomáticos, que foram randomizados (1 : 1) para a administração oral de enzalutamida ou placebo. No momento de uma análise interina, o estudo cumpriu seus dois desfechos primários, de sobrevida livre de progressão (SLP) e de sobrevida global. Comparado ao placebo, o tratamento com a enzalutamida pré-quimioterapia resultou em uma redução de 29% no risco de morte (HR 0,71, IC de 95% 0,60 a 0,84, $P < 0,0001$) e em uma redução de 81% no risco de progressão radiológica (HR 0,19, IC de 95% 0,15 a 0,23, $P < 0,0001$) (Beer et al., 2014). Com base nos resultados do PREVAIL, agora existem evidências consideráveis para sugerir que a enzalutamida pode ser usada em todos os pacientes com CPRCm, independentemente da quimioterapia prévia com docetaxel.

Outro inibidor de nova geração da sinalização do receptor androgênio é o ARN-509. Esse é um novo antiandrogênico (semelhante à enzalutamida) que funciona também como um antagonista puro do RA, ao mesmo tempo em que inibe a translocação nuclear do RA e a ligação de DNA (Clegg et al., 2012). O ARN-509 pode apresentar vantagens potenciais sobre a enzalutamida, considerando que esse fármaco não cruza a barreira hematoencefálica e não tem sido associado a convulsões. As evidências iniciais da atividade clínica foram obtidas a partir de um estudo fase I em 30 pacientes com CPRC progressivo que receberam o ARN-509 em administração oral, diária e contínua em dosagens entre 30 e 480 mg; uma dosagem máxima de eficácia de 240 mg diários foi selecionada para os testes de fase II (Rathkopf et al., 2013). Os eventos adversos com o ARN-509 incluíram fadiga (47%), diarreia (30%), dor de cabeça (20%) e ondas de calor (13%). Um estudo fase II do ARN-509 foi então conduzido e nele foram inscritos três coortes distintas de pacientes: homens com CPRC não metastático, homens com CPRCm e homens com CPRCm tratados com abiraterona (Rathkopf et al., 2012). Nas três coortes, uma proporção significativa de respostas de PSA comprovou a atividade clínica (embora essas respostas tenham sido menos frequentes em coortes sucessivas devido à doença mais avançada). Esse agente agora está sendo estudado no estudo SPARTAN, que é um ensaio multicêntrico, simples-cego, randomizado e de fase III para pacientes com CPRC não metastático, no qual a sobrevida livre de metástase foi selecionada como desfecho primário. Nesse estudo, os pacientes foram randomizados (2 : 1) para o ARN-509 ou para o placebo. Particularmente, o ARN-509 é o primeiro agente no câncer de próstata que pleiteia aprovação regulatória no cenário clínico de CPRC não metastático (M0).

PONTOS-CHAVE: ABORDAGENS DIRECIONADAS AOS NOVOS RECEPTORES ANDROGÊNICOS

- Há crescentes evidências de que o CPRC não é independente de androgênios e continua a depender da sinalização androgênica e de receptores androgênicos.
- A abiraterona é um inibidor da CYP17 que reduz os androgênios intratumorais e adrenais. Ela é aprovada para o tratamento de CPRCm, tanto antes como após a quimioterapia.
- A enzalutamida é um novo inibidor da sinalização do RA, que bloqueia o RA e impede a translocação nuclear e a ligação de DNA. Esse fármaco evidenciou melhora da sobrevida em homens com CPRCm tanto antes como após quimioterapia.
- Outros agentes direcionados à CYP17 (p. ex., orteronel) e direcionados ao RA (p. ex., ARN-509) estão em desenvolvimento clínico.

IMUNOTERAPIA

Uma alternativa ou estratégia complementar para o tratamento do câncer de próstata envolve o uso de agentes imunoativos. A imunoterapia do câncer refere-se geralmente a abordagens que tentam tratar o câncer pela ativação de respostas imunes contra células malignas e ao mesmo tempo superar a intolerância induzida pelos tumores (Drake, 2010). Embora tradicionalmente não considerada uma doença passível de tratamento por terapias imunológicas, o câncer de próstata poderia na realidade ser um alvo ideal para o ataque imunológico, considerando que é uma doença de crescimento lento (permitindo a um sistema imune estimulado um período para gerar uma resposta antitumoral), e produz diversas proteínas teciduais específicas que podem servir como antígenos tumorais: esses antígenos incluem o PSA (antígeno prostático específico), a fosfatase ácida prostática (PAP) e outros.

O envolvimento do sistema imune para superar a tolerância induzida por tumores é o objetivo de quase todos os programas de vacinas contra o câncer, e a imunoterapia com vacinação contra antígenos tumorais específicos tem sido mantida em muitas modalidades de câncer incluindo o câncer de próstata. Diversas abordagens têm sido usadas, incluindo as terapias baseadas em células dendríticas, adjuvantes tais como o fator estimulador de colônias de granulócitos e macrófagos (GM-CSF), transportadores virais, vacinas de células inteiras ou de antígeno isolado, vacinas com células tumorais geneticamente modificadas e plasmídeos de DNA. Mais recentemente, estratégias incorporando moléculas co-estimulatórias, bloqueio do antígeno-4 do linfócito T citotóxico (CTLA-4), bloqueio da PD-1 (proteína de morte celular programada 1) e mediadores bacterianos ou virais intracelulares também têm sido desenvolvidos (Blattman et al., 2002; Mapara e Sykes, 2004; Webster et al., 2005; Harzstark e Small, 2009; Drake, 2010).

No câncer de próstata, muitas dessas abordagens imunológicas estiveram sob investigação clínica, a mais importante delas é a sipuleucel-T (vacina autóloga de células dendríticas carregadas de PAP [fosfatase ácida prostática]), que obteve aprovação da FDA para pacientes com CPRCm assintomático ou minimamente sintomático. Outras imunoterapias que também entraram na fase final de desenvolvimento clínico incluem a vacina GVAX recombinante alogênica de células inteiras (que não obteve êxito no desfecho primário de ensaios clínicos fase III), a vacina ProstVac-VF recombinante baseada no poxvírus direcionada ao PSA (atualmente em estudos de fase III) e as abordagens inibitórias de CTLA-4 (antígeno-4 do linfócito T citotóxico) incluindo o ipilimumabe (também em estudos de fase III).

Sipuleucel-T

Sipuleucel-T (Provenge) é uma vacina personalizada derivada de células dendríticas autólogas CD54 + , a principal classe de células apresentadoras de antígenos, que são coletadas por aférese e processadas com uma proteína de fusão recombinante composta de FAF (fosfatase ácida prostática) e GM-CSF (fator estimulador de colônias de granulócitos e macrófagos). A PAP foi escolhida com base na sua localização na membrana das células prostáticas e no sucesso de modelos pré-clínicos desse marcador tumoral para gerar respostas imunes específicas da próstata e da prostatite autoimune. Uma atividade mista foi relatada inicialmente nos ensaios clínicos de fase I usando a vacina sipuleucel-T em pacientes com CPRC. Em um ensaio clínico randomizado de fase II/III comparando sipuleucel-T e placebo em 127 homens assintomáticos com CPRCm, não houve diferença significativa em tempo para progressão de doença e de dor ($P = 0,052$), que foi o desfecho primário do estudo (Small et al., 2006). Entretanto, os pacientes randomizados para o placebo puderam ser submetidos ao cross over (estudo cruzado) para receber a vacina ativa no momento da progressão, enquanto os pacientes randomizados inicialmente para receber a vacina ativa foram tratados a critério de seus médicos no momento da progressão. Uma atualização de três anos desse ensaio clínico sugeriu melhora estatisticamente significativa na sobrevida global para aqueles pacientes designados para receber inicialmente a vacina sipuleucel-T ($P = 0,010$). As análises post hoc (conclusivas) sugeriram também que os benefícios da vacina sipuleucel-T poderiam ser limitados ao subgrupo de pacientes com escore de Gleason ≤ 7. Embora a produção e preparação de quantidades em larga escala de vacinas adaptadas individualmente possam ser desafiadoras, essa vacina foi bem tolerada, com febre relacionada à infusão e calafrios como eventos adversos predominantes (Small et al., 2006).

Um segundo ensaio clínico fase II e III que randomizou 98 homens com CPRC para a administração de sipuleucel-T ou placebo também

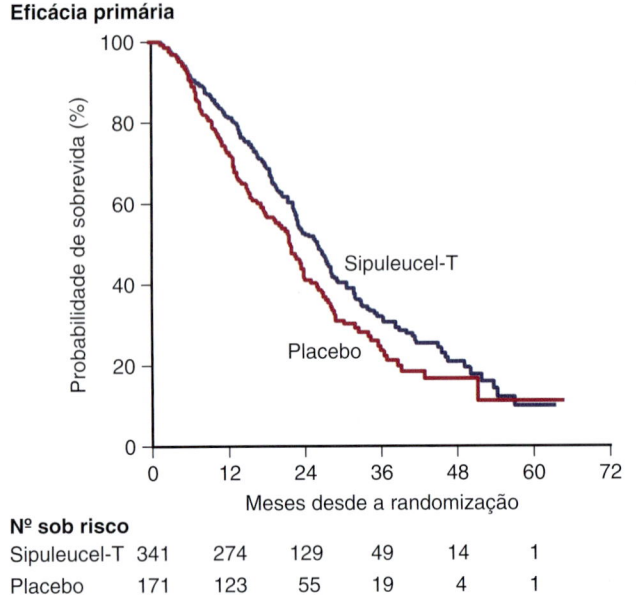

Figura 121-7. Sobrevida global no estudo IMPACT. (De Kantoff PW, Higano CS, Shore ND, et al. Sipuleucel-T immunotherapy for castration-resistant prostate cancer. N Engl J Med 2010;363:411–22.)

não demonstrou melhora estatisticamente significativa no tempo de progressão (o desfecho primário desse estudo). No entanto, as análises conjuntas post hoc desses dois ensaios clínicos ($n= 225$) revelaram uma vantagem na sobrevida global, com uma sobrevida mediana de 18,9 meses no grupo placebo e de 23,2 meses no grupo da vacina sipuleucel-T (HR de 0,67, IC 95% 0,49 a 0,91, $P= 0,01$) (Higano et al., 2009). Entretanto, considerando que a sobrevida global não foi o desfecho primário nesses dois ensaios clínicos, a FDA (justificadamente) não concedeu a aprovação para esse tratamento naquela ocasião.

Para avaliar definitivamente a utilidade clínica da vacina sipuleucel-T numa população mais ampla de pacientes, um ensaio clínico multicêntrico, duplo-cego, placebo-controlado, randomizado e de fase III (IMPACT) foi conduzido em homens com CPRCm assintomático ou minimamente sintomático (Kantoff et al., 2010a), finalmente levando à aprovação dessa vacina pela FDA em abril de 2010. Nesse ensaio clínico, 512 pacientes foram randomizados (2 : 1) para a vacina sipuleucel-T ou para o placebo e o estudo foi planejado para detectar vantagem na sobrevida global. É importante salientar que esse estudo não incluiu homens com metástases viscerais ou recebendo narcóticos para aliviar as dores do câncer, sendo a maioria dos pacientes (85%) sem quimioterapia prévia. De forma expressiva, a sobrevida global mediana foi de 25,8 meses no grupo da vacina sipuleucel-T versus 21,7 meses no grupo placebo (HR de 0,78, $P = 0,03$) (Fig. 121-7), mesmo após 64% dos pacientes tratados com placebo serem incluídos para receber a vacina sipuleucel-T no momento da progressão da doença. No subgrupo de pacientes com quimioterapia prévia, a sobrevida global mostrou tendência favorável à vacina sipuleucel-T, porém esse efeito não foi estatisticamente significativo. Desse modo, apesar de essa imunoterapia estar aprovada para todos os pacientes com CPRC assintomático ou minimamente sintomático, esse tratamento provavelmente apresentará maior impacto no cenário pré-quimioterapia. Além disso, esse tratamento não deve ser usado em pacientes com doença visceral ou naqueles que necessitam de analgésicos narcóticos para controle da dor.

Semelhante aos estudos prévios com sipuleucel-T, o estudo IMPACT não detectou diferenças nas SLP e nas respostas de PSA/radiográficas entre os dois grupos de tratamento. Alguns investigadores atribuem a discordância entre a sobrevida livre de progressão e a sobrevida global a um possível efeito de classe de agentes imunoterápicos relacionado ao mecanismo de ação, que é diferente das terapias citotóxicas. Desfechos problemáticos, tais como SLP no CPRC (que podem ser confundidos pelo *flare* na cintilografia óssea ou por efeitos de iniciação tardia) poderiam talvez ser melhor avaliados por diretrizes revisadas, usando resultados adaptados para os agentes imunológicos (Hoos et al., 2010).

Esses novos critérios de respostas imunorrelacionadas podem auxiliar no futuro desenvolvimento de agentes imunoterápicos para o câncer de próstata e outras doenças malignas.

Considerando o conceito que as imunoterapias devem causar maior impacto em fases precoces da doença, a vacina sipuleucel-T também foi testada em combinação com terapia de privação androgênica (TPA) em homens com câncer de próstata com recorrência bioquímica e não metastático (Antonarakis e Kibel, 2013). Embora os dados imunológicos desse ensaio pareçam promissores, resultados consolidados ainda são aguardados. Além disso, outros ensaios clínicos estão testando a combinação da vacina sipuleucel-T com outras terapias direcionadas ao RA (receptor androgênico). Por exemplo, um ensaio clínico está examinando a combinação e o sequenciamento ideal da vacina sipuleucel-T à abiraterona em homens com CPRCm. Outro ensaio clínico está avaliando a combinação ideal e o sequenciamento da vacina sipuleucel-T à enzalutamida. Ambos os estudos não produziram ainda resultados consolidados. No entanto, é provável que as imunoterapias sejam combinadas rotineiramente à outras terapias padrão para o câncer de próstata para maximizar os resultados clínicos, especialmente se esses agentes não apresentarem sobreposição de toxicidade.

ProstVac-VF

ProstVac-VF é uma abordagem de vacina baseada no poxvírus direcionada ao PSA, que foi desenvolvida através de diversos estudos pré-clínicos e clínicos. A versão final usa uma estratégia heteróloga de *prime-boost* (sensibilização e reforço - duas doses, inicial e reforço) (sensibilização inicial para o vírus vaccinia, reforço para a varíola aviária) e incorpora um plasmídeo de DNA contendo o gene do PSA e moléculas co-estimulatórias destinados a aumentar as respostas imunes específicas do PSA (Madan et al., 2009). Essa vacina não é um produto personalizado, é relativamente barata para ser sintetizada e é administrada por injeções subcutâneas repetidas durante vários meses. De forma semelhante à experiência clínica com a sipuleucel-T, um estudo randomizado de fase II usando esse imunoterápico demonstrou melhora na sobrevida global (desfecho secundário) em homens com CPRCm que receberam a vacina Prost-Vac-VF comparados aos pacientes que receberam placebo não contendo vetores (25,1 vs. 16,6 meses, HR de 0,56, $P= 0,006$), apesar de não haver impacto no desfecho primário de sobrevida livre de progressão (Kantoff et al., 2010b). Na sequência desses resultados promissores e reconhecendo que essa classe de agentes pode produzir benefício na sobrevida sem alterar a progressão radiográfica, um ensaio clínico multinacional, randomizado de fase III foi lançado, com objetivo de alocar 1.200 homens com CPRCm assintomáticos ou minimamente sintomáticos, sem quimioterapia prévia e distribuídos em um de três grupos (1:1:1): ProstVac-VF isolada, ProstVac-VF e fator estimulador de colônias de granulócitos e macrófagos (GM-CSF) ou placebo. O desfecho primário desse ensaio clínico de referência é a sobrevida global, e os resultados finais ainda são aguardados.

Da mesma forma, existe um interesse considerável na combinação da vacina ProstVac-VF com outras terapias padrão para o câncer de próstata em fases mais precoces da doença. Num estudo fase II já concluído envolvendo 42 homens com CPRC não metastático, os pacientes foram randomizados para a vacina ProstVac-VF seguida pela nilutamida *versus* nilutamida seguida pela vacina ProstVac-VF (Madan et al., 2008). Esse estudo sugeriu uma melhora na sobrevida global em homens recebendo a vacina ProstVac-VF antes da nilutamida ao invés da sequência oposta (6,2 vs. 3,7 anos, $P= 0,04$). Outro ensaio clínico randomizado fase II atualmente compara a combinação da vacina ProstVac-VF e a enzalutamida *versus* a enzalutamida isolada em homens com recorrência bioquímica sem metástases. Esses estudos ajudam a elucidar o papel da combinação da terapia hormonal e imunológica em várias condições clínicas no câncer de próstata.

Bloqueio dos Pontos de Controle Imunológico

Pela pressão imunológica do hospedeiro nos tumores em crescimento, os cânceres desenvolveram mecanismos para escapar da vigilância imune, induzindo efetivamente uma condição de tolerância imunológica (Drake et al., 2006). Uma forma de inibir a evasão imunológica pelas células tumorais é bloqueando a molécula CTLA-4 (antígeno-4 de linfócito T citotóxico), que é um ponto de controle imunológico, desse modo evitando a atenuação normal das respostas das células T antitumorais (Hodi, 2007). Em modelos murinos de câncer de próstata, a inibição da CTLA-4 potencializou os efeitos das células T e induziu rejeição tumoral, incluindo os sítios metastáticos (Kwon et al., 1999).

Vários ensaios clínicos usando ipilimumabe, o anticorpo monoclonal anti-CTLA-4, foram conduzidos em homens com CPRCm. Esses ensaios incluem estudos de fase I e II da monoterapia com ipilimumabe, a terapia combinada com radiação (Small et al., 2007), bem como um estudo de fase I combinando o ipilimumabe com o fator estimulador de colônias de granulócitos e macrófagos (GM-CSF) (Fong et al., 2009). De forma promissora, após ampla gama de estudos fase I e II, foram observadas reduções do PSA superiores ou iguais a 50% em cerca de 10% a 20% dos pacientes com câncer de próstata e as respostas radiológicas foram observadas em cerca de 5% dos homens (Slovin et al., 2013), o que é particularmente notável, considerando que as respostas tumorais e do PSA raramente foram reportadas nos ensaios imunoterápicos com a vacina sipuleucel-T ou outras vacinas terapêuticas. Os efeitos colaterais comuns do ipilimumabe incluem fadiga (42%), náuseas (35%), prurido (24%), constipação (21%) e erupções cutâneas (19%). Além disso, considerando que a CTLA-4 serve normalmente para atenuar a autoimunidade, podem ocorrer toxicidades imunológicas resultantes de uma resposta imune não controlada. Esses eventos adversos relacionados ao sistema imunológico incluem colite (15% a 20%), hepatite (5%), insuficiência adrenal (ou suprarrenal) e outras endocrinopatias (2%), dermatite/vitiligo (2%) e mesmo hipofisite (1%) (Dillard et al., 2010; Drake et al., 2014).

Baseando-se nesses dados promissores de fase II, o ipilimumabe entrou em estudos de fase III nos cenários pré e pós-quimioterapia. O primeiro ensaio clínico a ser concluído foi um estudo fase III, placebo-controlado, em 799 homens com CPRCm que receberam previamente a quimioterapia com docetaxel: todos os pacientes receberam uma dose baixa de radioterapia imunoestimulatória para uma metástase óssea (8 Gy) seguida pelo tratamento com ipilimumabe (administrado por via intravenosa a cada 3 semanas durante 12 semanas, e posteriormente a cada 12 semanas) ou com placebo. Nesse estudo, embora o tratamento com ipilimumabe tenha sido associado a taxas de resposta superior de PSA (13,1% vs. 5,3%, $P = 0,001$) e melhora da sobrevida livre de progressão (SLP) (HR de 0,70, IC de 95% 0,61 a 0,82, $P< 0,0001$), não houve melhora significativa na sobrevida global, apesar de grande tendência favorecendo o grupo do ipilimumabe (HR de 0,85, IC de 95% 0,72 a 1,00, $P= 0,053$) (Drake et al., 2014). Os pacientes sem doença visceral evidenciaram o maior benefício com ipililumabe, bem como aqueles pacientes com níveis normais de hemoglobina e fosfatase alcalina. Um segundo estudo fase III, placebo-controlado e pré-docetaxel está atualmente em andamento e já incluiu 600 pacientes. Nesse estudo, homens com CPRC assintomáticos ou minimamente sintomáticos foram randomizados para ipilimumabe ou placebo; a sobrevida global é o desfecho primário, e os resultados são aguardados.

PONTOS-CHAVE: IMUNOTERAPIA

- Sipuleucel-T é a primeira vacina terapêutica a ser aprovada pela FDA para o tratamento de qualquer tipo de câncer e é indicada para homens com CPRCm assintomático ou minimamente sintomático, sem metástases viscerais ou dor relacionada ao câncer exigindo a administração de narcóticos.
- ProstVac-VF é uma vacina para câncer de próstata baseada no poxvírus direcionada ao PSA que é administrada por injeção subcutânea. Essa vacina está atualmente em testes fase III para homens com CPRCm assintomático ou minimamente assintomático.
- Ipilimumabe demonstra atividade clínica promissora em homens com CPRCm, embora um grande ensaio clínico em pacientes pré-tratados com o docetaxel por pouco não tenha atingido o desfecho primário de sobrevida. Apesar do ipilimumabe não estar aprovado atualmente para câncer de próstata pela FDA, um ensaio clínico em andamento está avaliando esse fármaco em homens com CPRCm que ainda não receberam quimioterapia.
- O futuro da imunoterapia para o câncer de próstata provavelmente envolverá seu uso na doença precoce ou em combinação com outras terapias padrão para câncer de próstata (terapia hormonal e radioterapia).

TRATAMENTOS DIRECIONADOS

Racional e Visão Geral da Terapia-Alvo

Um entendimento da biologia básica envolvida na patogênese e progressão do câncer de próstata oferece a oportunidade para identificar potenciais alvos terapêuticos para a doença. Em termos gerais, a primeira oportunidade terapêutica é a demonstração de uma mutação ou desregulação funcional de um alvo. Simplesmente direcionar o tratamento a proteínas super-expressadas tem sido menos eficaz do que o tratamento específico de mutações que conduzem a maior parte do crescimento do tumor. Entretanto, com exceção do RA, esse cenário é raro no câncer de próstata. O segundo objetivo é identificar a causalidade do alvo indicando a importância do alvo isolado ou em combinação com outras aberrações, na reprodução de achados fenotípicos de câncer de próstata. Finalmente, deve haver evidências de modelos pré-clínicos que a inibição do alvo conduz à regressão ou quiescência tumoral e não apenas à restrição do crescimento.

No câncer de próstata, o RA é um alvo terapêutico potencial, embora haja muitos outros. Considerando a complexidade molecular das células do câncer de próstata e o entendimento relativamente pequeno do papel das vias não androgênicas na progressão do câncer de próstata e metástase, a inibição simultânea de múltiplas vias permanece como uma estratégia comum para induzir respostas sustentadas e clinicamente significativas para o paciente. Além disso, embora uma célula-tronco de câncer de próstata ainda deva ser demonstrada conclusivamente, o câncer de próstata progride claramente a partir de um tumor dependente de androgênios (com características semelhantes às glândulas luminais diferenciadas da próstata) para um tumor independente de RA (que apresenta características de células-tronco adultas, incluindo mecanismos antiapoptóticos, resistência à quimioterapia e dependência de vias não androgênicas.

Para essa finalidade, as vias sendo avaliadas atualmente como possíveis alvos para o tratamento do câncer de próstata incluem a sinalização do alvo da rapamicina (mTOR) em mamíferos fosfatidilinositol-3-quinase (PI3K)/Akt, sinalização do receptor do fator de crescimento epidérmico (EGFR), sinalização de proteínas quinases ativadas por mitógenos (MAPK), sinalização de angiogênese, sinalização de apoptose, sinalização de hedgehog, sinalização do receptor do fator de crescimento semelhante à insulina (IGF-1R), sinalização da quinase Src, sinalização da endotelina e vários outros (Wozney e Antonarakis, 2014). No entanto, as abordagens terapêuticas direcionadas a essas vias foram muito insatisfatórias, com poucas exceções. Neste capítulo serão especificados alguns dos esforços mais promissores referentes às terapias alvo para mTOR, angiogênese e sinalização MET, bem como vias apoptóticas. Esta seção apresenta uma visão geral dessas vias selecionadas, considerando que elas pertencem aos potenciais alvos e às abordagens que atualmente estão sendo desenvolvidos para fins terapêuticos.

Via do Alvo da Rapamicina em Mamíferos (mTOR)/Akt (Proteína Quinase B) /Fosfatidilinositol-3-Quinase (PI3K)

A via mTOR/Akt/PI3K é uma importante cascata de sinalização presente em muitos tipos de câncer humano. Essa via tem sido associada à sobrevida celular, diferenciação, proliferação, crescimento, metabolismo, migração e angiogênese. Normalmente, a sinalização dessa via começa com a ligação de um fator de crescimento a um receptor de tirosina quinase, resultando na ativação de PI3K (fosfatidilinositol-3-quinase). Alternativamente, a ativação de PI3K pode ocorrer por meio da proteína Ras, através de receptores acoplados à proteína G. O PI3K fosforila seu substrato, o fosfatidilinositol 4,5-bisfosfato (PIP2), para produzir o fosfatidilinositol 3,4,5-trifosfato (PIP3). O PIP3 pode prosseguir e se ligar a várias proteínas de sinalização e também iniciar a sinalização através da via Akt (proteína quinase B). Essa via é regulada negativamente pela proteína tirosina fosfatase (PTEN) (com frequência eliminada no câncer de próstata), que desfosforila PIP3 para PIP2, desse modo encerrando a sinalização posterior (Engelman, 2009; Courtney et al., 2010). A cascata de sinalização PI3K/Akt promove a sobrevida celular e resistência à apoptose através de diversos mecanismos, incluindo interações com os membros da família Bcl-2 BAD e BAX, fator nuclear kB (NF-kB) e Mdm2. Também na sequência dessa via está a proteína mTOR. A ativação de mTOR conduz a um aumento da síntese de proteínas, através da fosforilação de proteínas ribossômicas e a fatores de tradução e alongamento. Nessa via importante, o mTOR é um modulador importante de crescimento celular. Múltiplos reguladores e circuitos de *feedback* (retorno) controlam a sinalização de mTOR, e a via integra as entradas de várias vias metabólicas, de fator de crescimento e de sobrevida (Dancey, 2010).

Dados laboratoriais forneceram fundamentos convincentes para se estudar o papel de inibidores de PI3K e seus respectivos alvos no câncer de próstata. Taylor et al. (2010) avaliaram o perfil genômico de 218 cânceres de próstata primários ou metastáticos, integrando informações sobre o número de cópias de DNA, perfis de expressão de RNAm e o sequenciamento dos éxons. A análise de uma via central demonstrou que uma sinalização alterada na via PI3K estava presente em quase metade de todos os tumores prostáticos primários e virtualmente em todos os tumores metastáticos testados. Cerca de 40% de todos os casos demonstram a perda de função de PTEN (homólogo de fosfatase e tensina) através de eliminação, mutação silenciosa, ou expressão reduzida. Ao contrário de muitos outros cânceres, as mutações de ativação no gene *PIK3CA* foram raras. Entretanto, as mutações de perda de função nas subunidades regulatórias de PIK3R1 e PIK3R3 foram predominantes, sugerindo outro mecanismo para a ativação constitutiva de PI3K no câncer de próstata (Taylor et al., 2010).

Apesar dessas observações, as tentativas de se direcionar tratamento para os segmentos da via mTOR/Akt/PI3K nos pacientes com câncer de próstata têm sido modestas. Estudos dos inibidores de mTOR como a rapamicina, everolimus e temsirolimus como agentes únicos e em combinação com a bicalutamida, um antagonista dos receptores androgênicos, não apresentaram atividade clínica significativa no CPRCm (Amato et al., 2008; Nakabayashi et al., 2012; Armstrong et al., 2013). Entretanto, com base nos dados pré-clínicos evidenciando que a inibição de mTOR pode reverter a resistência à quimioterapia em linhagens celulares de câncer de próstata deficientes de proteína PTEN, ensaios em andamento estão examinando a eficácia do tratamento combinado com inibidores de mTOR e docetaxel (Grunwald et al., 2002; Duran et al., 2012). Novos inibidores de mTOR e terapias com combinação também estão sendo investigados.

Uma explicação possível para a falha na eficácia dos inibidores de mTOR como agentes isolados no câncer de próstata é a hipótese de que o bloqueio de mTOR conduz à suprarregulação (por *feedback*) das moléculas de sinalização a montante na via de PI3K. Estudos realizados por Carver et al. (2011) demonstraram a existência de interferências bidirecionais entre a sinalização de PI3K e a sinalização do receptor androgênico. Por exemplo, em um modelo pré-clínico, a inibição da via de PI3K resultou na ativação do RA em células de câncer de próstata deficientes de proteína PTEN. De forma semelhante, a enzalutamida, um antagonista do RA, pareceu regular positivamente a sinalização de Akt através da redução dos níveis da fosfatase PHLPP (proteína fosfatase de repetição rica em leucina no domínio de PH). O bloqueio combinado com o inibidor duplo PI3K/mTOR, BEZ235 e enzalutamida levou a reduções no tamanho dos tumores em modelos de xenoenxerto de câncer de próstata em seres humanos (Carver et al., 2011). Esse trabalho fornece um fundamento sólido para tratamento direcionado simultaneamente a ambas as vias.

De acordo com essa premissa, o BEZ235 está sendo estudado atualmente em combinação com a abiraterona em homens com CPRC avançado. Um primeiro estudo fase I (que incluiu pacientes com vários tumores sólidos) demonstrou que o BEZ235 foi bem tolerado, considerando que não foram observadas toxicidades dose-limitantes (DLTs) nas doses testadas. Efeitos colaterais como fadiga e sintomas gastrintestinais foram reportados com frequência. Foram observadas poucas respostas tumorais; pacientes cujos tumores demonstraram a ativação da via PI3K foram os que apresentaram maior probabilidade de responder ao BEZ235. Considerando a variabilidade farmacocinética, o fármaco foi reformulado para melhorar a biodisponibilidade, que inicialmente retardou o desenvolvimento clínico desse agente (Maira et al., 2008; Burris et al., 2010).

Os esforços para desenvolver o MK2201, um inibidor potente e específico de Akt, também estão procurando capitalizar após as observações pré-clínicas de que o bloqueio simultâneo do RA e a inibição da via de PI3K podem ser sinérgicos. Estudos anteriores fase II de outro inibidor putativo da Akt, a perifosina, apresentaram resultados desanimadores. Entretanto, estudos farmacodinâmicos correlacionados não foram realizados em pacientes tratados com a perifosina, sendo que desse modo não está claro se a inibição alvo foi realmente alcançada nesses estudos (Posadas et al., 2005; Chee et al., 2007). Por outro lado, a farmacodinâmica se correlaciona ao estudo fase I que estabeleceu o perfil de segurança e dose máxima tolerada de MK2206, que confirmou sua capacidade para se direcionar e inibir a Akt em seres humanos. Os efeitos colaterais mais frequentes do MK3306 são hiperglicemia, náuseas, diarreia, erupções cutâneas e estomatite (Yap et al., 2011). O MK2206 está atualmente sendo investigado em conjunto com a bicalutamida em um ensaio clínico de um grupo cooperativo envolvendo homens com recorrência de PSA após falha do tratamento local.

Os inibidores de pan-PI3K BKM120 e PX-866 também estão sendo testados em ensaios clínicos fase II de CPRCm. Esses dois fármacos potencialmente inibem as isoformas selvagem e mutantes classe I de PI3K. Estudos de fase I incluíram poucos pacientes com câncer de próstata, embora um homem com CPRCm que recebeu PX-866 apresentou doença estável por longo período. Embora acredita-se que os dois fármacos apresentem o mecanismo de ação, seus perfis de efeitos colaterais são diferentes. As toxicidades dose-limitantes (DLTs) no estudo fase I do PX-866 foram principalmente gastrointestinais, incluindo diarreia e aumento de transaminases. Durante o estudo fase I do BKM120 foram observados sintomas gastrointestinais semelhantes, mas houve toxicidades adicionais como erupções cutâneas, hiperglicemia e efeitos neuropsiquiátricos (alterações de humor, depressão) (Bendell et al., 2012; Hong et al., 2012). Como os ensaios fase II avançam, a atenção a estudos farmacodinâmicos correlacionados para esses fármacos é fundamental. Um intrigante estudo combina o BKM120 à enzalutamida.

Angiogênese

As estratégias terapêuticas que objetivam o não crescimento da vasculatura tumoral têm produzido benefícios clínicos para os pacientes com diversos tipos de cânceres, com maior destaque para o carcinoma de células renais. Existe uma sólida base pré-clínica para se estudar os inibidores da angiogênese no câncer de próstata, considerando que esse processo parece desempenhar um papel importante na carcinogênese prostática e manutenção do tumor. Um dos principais fatores na angiogênese é o fator 1α induzido por hipóxia α(HIF-1α), um fator de transcrição cuja expressão é regulada pelos níveis de oxigênio e pela sinalização do fator de crescimento. O HIF-1α controla a expressão de vários genes, incluindo aqueles que estão envolvidos na angiogênese, como o VEGF (fator de crescimento endotelial vascular). O VEGF age diretamente nas células endoteliais para estimular a proliferação e para aumentar a permeabilidade vascular, formando a matriz na qual pode ocorrer a neovascularização. Desse modo, tanto mecanismos dependentes quanto independentes da hipóxia podem induzir angiogênese (Semenza, 2003). No câncer de próstata, a neovacularização não é desencadeada somente pelo microambiente tumoral hipóxico, mas também pela sinalização aberrante do fator de crescimento. Por exemplo, células do câncer de próstata podem expressar de forma aberrante tanto o receptor como o ligante de VEGF. Esse processo sugere um papel duplo para essa via envolvendo tanto a sinalização parácrina, que promove a angiogênese, como a sinalização autócrina, que estimula o crescimento celular e a proliferação (Ferrer et al., 1997, 1999).

Muitos fármacos que inibem a sinalização do VEGF foram testados no câncer de próstata, incluindo vários que foram aprovados pela FDA para o tratamento de outros tumores sólidos. O mais conhecido é o bevacizumabe, um anticorpo monoclonal humanizado para o VEGF. O bevacizumabe foi avaliado num ensaio clínico fase III de um grupo cooperativo em pacientes com CPRCm. Os participantes foram tratados com o docetaxel e bevacizumabe (15 mg/kg IV a cada 21 dias) ou placebo. Mais de 1.050 pacientes foram envolvidos nesse estudo. A sobrevida livre de progressão (SLP) melhorou no grupo do bevacizumabe (9,9 vs. 7,5 meses, $P < 0,001$), porém a sobrevida global não apresentou diferenças significativas entre os braços (22,6 vs. 21,5 meses, $P = 0,18$) (Kelly et al., 2012). Toxicidades grau-3 ou mais elevadas e mortalidade relacionada ao tratamento foram mais comuns no grupo do bevacizumabe. Eventos adversos graves atribuídos ao bevacizumabe incluíram hipertensão, perfuração/hemorragia gastrintestinal, mucosite e pneumonite. Com base nos resultados "negativos" desse estudo, a FDA não aprovou o bevacizumabe para uso em pacientes com câncer de próstata avançado. Estudos em andamento estão avaliando o papel do bevacizumabe em conjunto à terapia de privação androgênica de curta duração na recorrência de PSA não metastática. O bevacizumabe também está sendo avaliado em pacientes com CPRCm em combinação com os inibidores da mTOR everolimus e temsirolimus.

Uma estratégia antiangiogênica alternativa envolve o uso do aflibercept, um receptor chamariz que se liga ao ligante do VEGF, desse modo evitando sua associação aos receptores celulares do VEGF. Esse fármaco foi estudado em um ensaio clínico multinacional fase III em pacientes com CPRCm sintomáticos. Mais de 1.200 pacientes foram randomizados para receber o docetaxel associado ao aflibercept ou placebo. Nesse ensaio, não houve diferença significativa nas sobrevidas livres de progressão e global, sendo que as toxicidades foram mais elevadas no grupo do aflibercept (Tannock et al., 2013). O aumento nas toxicidades no grupo que recebeu o aflibercept foi semelhante à taxa mais elevada de eventos adversos da combinação entre bevacizumabe e docetaxel. Considerando esses achados negativos, não são planejados outros estudos do aflibercept em pacientes com câncer de próstata.

As tentativas para direcionar tratamento à sinalização do VEGF com pequenas moléculas inibidoras em homens com câncer de próstata demonstraram alguns indícios promissores nos estudos fase II, porém apenas um desses agentes (sunitinibe) foi introduzido nos testes de fase III. O sunitinibe é um inibidor promíscuo da tirosina quinase que bloqueia o VEGFR2 (receptor do fator de crescimento endotelial vascular 2) e o receptor β do fator de crescimento derivado de plaquetas. Um estudo fase III foi conduzido em pacientes com CPRCm que progrediram após quimioterapia com docetaxel. Nesse ensaio, mais de 870 homens foram randomizados para sunitinibe como agente isolado ou placebo. Embora a sobrevida livre de progressão (SLP) tenha sido superior para o sunitinibe (5,6 vs. 4,1 meses, $P < 0,001$), não ocorreu diferença significativa na sobrevida global comparada ao placebo (13,1 vs. 11,8 meses, $P = 0,17$) (Michaelson et al., 2014). Os resultados desse estudo levantam também a possibilidade de um benefício de sobrevida global, se a administração do sunitinibe tivesse prosseguido além da progressão radiográfica em pacientes que apresentaram boa tolerância para esse fármaco. Esse agente não está aprovado pela FDA para o câncer de próstata.

Apesar dos resultados desanimadores dos estudos fase III referidos acima, vários fármacos direcionados à angiogênese de novas maneiras permanecem em desenvolvimento clínico. Talvez o mais promissor deles seja o tasquinimod, um análogo da quinolona-3-carboxamida de segunda geração. O tasquinimod inibe a angiogênese impedindo a regulação positiva de HIF-1α (fator induzível por hipóxia tipo 1α) e a consequente expressão do VEGF. Ele também parece induzir a expressão de um fator antiangiogênico endógeno, a trombospondina-1. O tasquinimod, através de um mecanismo de ação complementar ou alternativo, inibe também a S100A9, uma proteína envolvida na diferenciação e progressão do ciclo celular. A inibição da S100A9 impede também o recrutamento de células supressoras derivadas de mieloides (MDSCs), que são de grande importância no microambiente tumoral. Os MDSCs podem participar no escape imunológico e em outros mecanismos pelos quais os tumores evadem do ataque imunológico (Isaacs, 2010). Um estudo fase II do tasquinimod foi conduzido em homens com CPRCm que não receberam quimioterapia prévia. O desfecho primário foi a sobrevida livre de progressão (SLP) radiológica em 6 meses. Mais de 200 homens foram randomizados (2 : 1) para receber tasquinimod ou placebo. A SLP foi de 7,6 meses com o tasquinimod versus 3,3 meses com placebo ($P = 0,004$). Esse fármaco apresentou efeitos mínimos na cinética do PSA, e poucos homens tiveram redução significativa no PSA. Os efeitos colaterais comuns do tasquinimod foram fadiga, náuseas, constipação e anorexia. As toxicidades grau 3 e mais elevadas incluíram elevações assintomáticas nos níveis de lipase e amilase, anemia e trombose venosa (Pili et al., 2011). Com base nesses resultados, o tasquinimod avançou para um ensaio clínico randomizado placebo-controlado para pacientes com características semelhantes àqueles pacientes no estudo de fase II. Esse ensaio clínico deverá usar a sobrevida global e a sobrevida livre de progressão como desfechos coprimários e já completou a inclusão de 1.200 homens com CPRC sem quimioterapia prévia.

Sinalização de MET (fator de transição epitélio-mesenquimal)

O receptor c-Met de tirosina quinase tem recebido atenção considerável como um alvo terapêutico potencial para muitos tumores sólidos, incluindo o câncer de próstata. O c-Met é o receptor de superfície celular para o fator de crescimento de hepatócitos (HGF). Em tecidos normais, as células estromais produzem HGF, e a sinalização através de c-Met ocorre amplamente por mecanismos parácrinos. A sinalização c-Met/HGF é considerada importante para muitos processos fisiológicos incluindo a embriogênese, organogênese, angiogênese, cicatrização de feridas e reparação de lesões orgânicas (Trusolino et al., 2010; Scagliotti et al., 2013). A ativação de c-Met pode conduzir à sinalização através de múltiplas vias de transdução de sinal, incluindo a quinase Src e as cascatas mTOR/Akt/ PI3K e MAPK. Essas vias ativam muitos processos celulares relevantes para o câncer, incluindo proliferação, sobrevida e resistência à apoptose. A sinalização de c-Met/HGF promove também invasividade, motilidade e metástases através de alterações na estrutura do citoesqueleto e na expressão alterada de integrinas (Peters e Adjei, 2012).

A expressão anormal de c-Met tem sido observada em diversos tumores malignos humanos, incluindo o câncer de próstata. Os mecanismos responsáveis pela sinalização aberrante de c-Met incluem a amplificação genética e a reorganização cromossômica. As mutações ativadoras e as variantes do splicing alternativo (codificação de múltiplas proteínas por um mesmo gene) podem conduzir também à sinalização hiperativa de c-Met (Jeffers et al., 1997; Peters e Adjei, 2012; Scagliotti et al., 2013). No câncer de próstata, os mecanismos parácrinos são considerados como os maiores responsáveis pelo aumento da sinalização de c-Met (Knudsen e Edlund, 2004). A alta expressão de c-Met é evidenciada em aproximadamente 50% dos tumores primários de próstata no diagnóstico e tem sido observada universalmente em metástases ósseas (Knudsen et al., 2002). In vitro, muitas linhagens de células de CPRC expressam também níveis elevados de RNAm de c-Met e da proteína e essas células são responsivas ao HGF de forma concentração-dependente (Knudsen e Edlund, 2004). Desse modo, a relação entre a sinalização do RA e a expressão de c-Met tem sido investigada. Nesse aspecto, o RA parece regular negativamente a expressão de c-Met interferindo com Sp1, um fator de transcrição que se liga à região promotora do gene c-MET. Suportando essa hipótese, a expressão elevada de c-Met tem sido observada em modelos de xenoenxertos de tumores resistentes à castração. Esses achados levaram à conclusão de que a expressão de c-Met e a sinalização através do eixo Met/HGF podem ser importantes para a progressão do câncer de próstata à resistência à castração (Verras et al., 2007).

Além disso, a importância atribuída à sinalização de c-Met no câncer de próstata e sua grande expressão em metástases ósseas têm conduzido os investigadores a estudar inibidores dessa via de sinalização em pacientes com câncer de próstata avançado. Embora diversas estratégias de tratamento direcionado ao Met tenham sido usadas, o cabozantinibe (XL 184) é o inibidor c-Met mais promissor em desenvolvimento clínico para o tratamento do câncer de próstata. Esse fármaco é um inibidor de tirosina quinase por via oral que inibe potencialmente c-Met e VEGFR2 (bem como RET). Nos testes de fase I, os efeitos colaterais com cabozantinibe foram controláveis e incluíram diarreia, fadiga, redução de apetite e erupções cutâneas. As principais toxicidades dose-limitantes (DLTs) foram a síndrome mão-pé, mucosite e elevações das enzimas hepáticas (aspartato aminotransferase [TGO] e alanina aminotransferase [TGP]), bem como elevações de lipase. Os benefícios clínicos foram observados em uma ampla variedade de tumores (Kurzrock et al., 2011).

Baseado nas respostas observadas nesse estudo de fase I, um ensaio clínico internacional de fase II, randomizado e de interrupção, foi conduzido simultaneamente em nove tipos de tumores, incluindo uma coorte de homens com CPRCm. A dosagem selecionada para esse estudo de fase II foi de 100 mg ao dia. Todos os pacientes receberam tratamento aberto com cabozantinibe durante uma fase inicial de 12 semanas, e a seguir os pacientes com doença estável foram randomizados para receber a cabozantinibe ou placebo em mais 12 semanas. O comitê de supervisão do estudo suspendeu a randomização após a fase de introdução e a inclusão de 122 pacientes, devido às melhoras sem precedentes observadas nas cintilografias ósseas de múltiplos tipos de tumores (incluindo o câncer de próstata). Nesse ponto, a SLP em pacientes com CPRC recebendo cabozantinibe foi de 23,9 semanas, em comparação a 5,9 semanas com o placebo (Smith et al., 2013). Finalmente, o estudo incluiu um total de 171 pacientes com CPRCm e quase a metade deles recebeu quimioterapia previamente. Embora a taxa de resposta radiológica tenha sido de apenas 5%, um adicional de 75% dos pacientes apresentou doença estável. Como anteriormente, o cabozantinibe pareceu particularmente ativo no tratamento de metástases ósseas, com 12% dos pacientes evidenciando resolução completa da doença na cintilografia óssea com tecnécio 99. Reduções nos escores de dor e no uso de narcóticos foram também observadas em uma proporção significativa de pacientes. É importante salientar que variações de PSA não se correlacionaram com os resultados favoráveis observados nos estudos de imagens ou com outros benefícios clínicos; alguns pacientes tiveram aumento de PSA, apesar da redução no tamanho das lesões de tecidos moles ou das metástases ósseas. O perfil de toxicidade do cabozantinibe nesse estudo foi semelhante àquele relatado no ensaio clínico fase I, embora tenham sido observadas taxas mais elevadas de hipertensão grau 3 (Smith et al., 2013).

O carbozantinibe foi estudado em dois ensaios clínicos fase III em homens com CPRCm com progressão de doença após tratamento com docetaxel e um dos novos agentes direcionado ao RA (abiraterona ou enzalutamida). O primeiro estudo (COMET-1) avaliou a eficácia do cabozantinibe como agente isolado *versus* placebo, sendo sobrevida global o desfecho primário. O segundo estudo (COMET-2) investigou o efeito do cabozantinibe *versus* mitoxantrona nas medidas de qualidade de vida e de controle da dor; o desfecho primário desse estudo foi a frequência de respostas duráveis de dor, com duração de pelo menos 12 semanas (enquanto sobrevida global foi um desfecho secundário). Esses ensaios clínicos foram considerados estudos de registro para o fármaco cabozantinibe no CPRC avançado. Ambos os estudos falharam em alcançar seus respectivos desfechos primários.

Via de Apoptose

Outro racional de abordagem terapêutica para múltiplos tipos de câncer, incluindo o câncer de próstata, é a indução da apoptose nas células tumorais. Para essa finalidade, a clusterina é uma proteína chaperona antiapoptótica induzida por estresse evidenciada em vários tipos de cânceres, incluindo o câncer de próstata (Zoubeidi et al., 2010). A clusterina tem recebido atenção renovada devido ao desenvolvimento de um inbidor antissenso (reverso) para essa proteína. É importante salientar que a expressão da clusterina nos tumores da próstata aumenta após o tratamento com ablação androgênica ou quimioterapia (Miyake et al., 2000; July et al., 2002), atribuindo um fenótipo mais resistente. Custirsen é uma nova fração de oligonucleotídeos antissenso, administrada por via intravenosa que inibe a clusterina ao nível de RNAm, aumentando a sensibilidade à privação de androgênios, bem como à quimioterapia em linhagens celulares de câncer de próstata e em modelos de xenoenxertos (Gleave e Miyake, 2005; Sowery et al., 2008).

Em um ensaio clínico randomizado de fase II de docetaxel administrado com ou sem custirsen em 82 pacientes com CPRCm, as respostas de PSA (58% *vs.* 54%), bem como da SLP (7,3 *vs.* 6,1 meses) foram basicamente semelhantes em ambos os braços. No entanto, houve uma tendência favorecendo a sobrevida global no grupo recebendo terapia combinada (23,8 *vs.* 16,9 meses, P= 0,06), apesar de a sobrevida não ter sido o desfecho primário desse estudo e de os intervalos de confiança dessas estimativas terem sido potencialmente confundidos pelas terapias subsequentes (Chi et al., 2010). Os eventos adversos associados ao custirsen nesse ensaio incluíram fadiga (48%), febre (30% a 50%), calafrios (40% a 60%), diarreia (40% a 60%) e erupções cutâneas (20% a 40%). Outro estudo fase II de quimioterapia de segunda linha associada ao custirsen em pacientes com CPRC pré-tratados com docetaxel foi concluído, e os resultados são aguardados.

Finalmente, dois ensaios clínicos fase III placebo-controlado com o custirsen estão em andamento. O primeiro estudo (SINERGY) randomizou 1.022 pacientes com CPRCm sem quimioterapia prévia para receber docetaxel *versus* a combinação de docetaxel com custirsen como tratamento aberto; a sobrevida global foi o desfecho primário desse ensaio. Esse estudo não conseguiu atingir o desfecho primário. O segundo estudo (AFFINITY) atualmente está randomizando 630 pacientes com CPRC pré-tratados com docetaxel para a administração de cabazitaxel isolado ou com custirsen; o desfecho primário desse estudo também é sobrevida global. O objetivo primordial desses estudos é analisar definitivamente a hipótese que a inibição da clusterina poderia reverter a resistência à quimioterapia no CPRC.

> **PONTOS-CHAVE: NOVOS TRATAMENTOS DIRECIONADOS**
> - Apesar dos estudos negativos com o bevacizumabe e o aflibercept, a angiogênese permanece como um alvo terapêutico válido no câncer de próstata, conforme demonstrado pelo novo agente tasquinimod.
> - Pelas interações recíprocas entre a via mTOR/Akt/PI3K e a sinalização do RA, a inibição dupla e simultânea dessas vias provavelmente representará a estratégia terapêutica mais eficaz.
> - O cabozantinibe é um novo inibidor de c-Met e VEGFR2 de moléculas pequenas 2, com grande atividade em metástases ósseas de CPRC.
> - O custirsen é um oligonucleotídeo antissenso contra o RNAm da clusterina, que pode atuar na reversão da resistência a quimioterapias com taxanos.

TRATAMENTO PALIATIVO

Dor e Compressão Medular Epidural

Como em outros tumores malignos disseminados, a paliação de sintomas e a manutenção de qualidade de vida adequada representam os objetivos mais importantes no tratamento do câncer de próstata avançado. A dor relacionada ao câncer é sem dúvida o sintoma mais debilitante associado ao carcinoma prostático metastático avançado. O reconhecimento imediato de várias síndromes de dor associadas a essa doença é fundamental para realizar o controle efetivo desse sintoma devastador. As síndromes de dor mais comuns e suas respectivas considerações terapêuticas estão resumidas na Tabela 121-1. A dor óssea focal em pacientes com CPRC pode ser bem controlada usando radioterapia externa. Em geral, é também recomendado que as áreas de dor que se mostram anormais na cintilografia óssea devam ser avaliadas com radiografias simples ou imagens por tomografia computadorizada, para excluir a presença de lesões osteolíticas ou fraturas patológicas. Essas considerações tornam-se ainda mais importantes quando as áreas dolorosas afetam extremidades e locais de grande carga de peso.

A metástase epidural é bastante comum e é uma complicação potencialmente devastadora de câncer sistêmico. Considerando a tendência do câncer de próstata para a formação de metástases nas regiões vertebrais e paravertebrais, a incidência de compressão epidural medular é especialmente elevada nessa doença. O diagnóstico precoce e o tratamento da metástase epidural são procedimentos decisivos para preservar a deambulação e o funcionamento do intestino e bexiga, e eles também auxiliam no controle da dor lombar (Grossman e Lossignol, 1990; Gabriel e Schiff, 2004). As compressões medulares decorrentes de corpos vertebrais são responsáveis pela maioria das compressões da medula espinal; com menor frequência esses processos estão associados a massas de tecidos moles envolvendo a região paravertebral. A maioria desses pacientes apresenta anormalidades nas cintilografias ósseas e/ou achados anormais nas radiografias no momento do diagnóstico. Entretanto, um déficit no exame neurológico pode ser o único achado em pacientes que apresentam metástase epidural de tecidos moles na região paravertebral.

A ressonância magnética (RM) de coluna é usada rotineiramente para excluir a possibilidade de doença epidural significativa e tem substituído quase totalmente outros métodos como a mielografia por TC e a mielografia convencional. A primeira intervenção terapêutica em pacientes com suspeita ou confirmação de compressão medular deve incluir a administração intravenosa de altas doses de glicocorticoides. A dexametasona em doses variando de 16 a 100 mg ao dia é comumente usada. Os pacientes frequentemente recebem uma dose de ataque intravenosa de 10 mg de dexametasona seguida por 4 a 10 mg a cada 6 horas; a dose ideal de esteroides permanece indefinida. Com a melhora dos sintomas, que pode ser alcançada rapidamente com os glicocorticoides, a dose de esteroides pode ser reduzida gradativamente durante um período de 2 a 3 semanas.

A radioterapia é com frequência o principal tratamento definitivo. Entretanto, estudos sugerem que a cirurgia descompressiva seguida de radioterapia pode ser superior à radioterapia isolada (Patchell et al., 2005). Com essa finalidade, a cirurgia deve ser considerada em pacientes que apresentam progressão de sinais e sintomas durante a radioterapia, naqueles que desenvolvem ou se apresentam com fraturas patológicas instáveis que exijam estabilização, ou nos que recorrem após a radioterapia. Além disso, o prognóstico global da doença de base deve ser considerado durante a seleção do tratamento. A quimioterapia raramente é usada para o tratamento da compressão medular na fase aguda dessa complicação.

Abordagens Direcionadas aos Ossos

A patogênese das metástases ósseas no câncer de próstata continua a ser um assunto de importantes estudos. Alterações no processo normal de absorção e formação óssea, que geralmente segue uma via organizada e sequencial, parece ser um fator-chave no desenvolvimento de metástases ósseas associadas à maioria das neoplasias malignas (Roodman, 2004). Em condições fisiológicas normais, o processo de remodelação óssea é iniciado por um aumento na atividade osteoclástica, seguido por um aumento na diferenciação e maturação osteoblástica, que resulta na formação de ossos novos e no reparo da absorção inicial causada pelos osteoblastos. A perda óssea associada ao câncer de próstata pode resultar de uma atividade osteoclástica aumentada

TABELA 121-1 Síndromes de Dor Comuns no Câncer de Próstata Resistente à Castração

SÍNDROME DE DOR	TRATAMENTO INICIAL	OUTRAS ALTERNATIVAS TERAPÊUTICAS
Dor óssea localizada	Tratamento farmacológico da dor Radioterapia localizada (atenção especial para as áreas de sustentação de peso, metástases líticas e extremidades)	Estabilização cirúrgica de fraturas patológicas ou de erosões ósseas extensas As metástases epidurais e a compressão medular devem ser avaliadas em todos os pacientes com dor lombar localizada Os radiofármacos devem ser considerados se a terapia com radiação local não for bem-sucedida
Dor óssea difusa	Tratamento farmacológico da dor Radioterapia de campo amplo ou "Multispot" (múltiplos pontos) Radiofármacos	Corticosteroides Bisfosfonatos ou inibidores do RANKL Calcitonina Quimioterapia
Metástases epidurais e compressão medular	Altas doses de corticosteroides Radioterapia Descompressão cirúrgica e estabilização são indicadas nas compressões epidurais de grau elevado, envolvimento ósseo extenso, ou recorrência após irradiação.	Tratamento farmacológico da dor Fisioterapia para recuperação da função neurológica
Plexopatias de raízes nervosas causadas por extensão direta do tumor ou terapia prévia (raro)	Tratamento farmacológico da dor Radioterapia (se não foi usada anteriormente) Procedimentos neurolíticos (bloqueio de nervos)	Antidepressivos tricíclicos (amitriptilina) Anticonvulsivantes (gabapentina, pregabalina)
Causas neurogênicas diversas: neuralgia pós-herpética, neuropatias periféricas	Avaliação neurológica completa Tratamento farmacológico da dor Interrupção de fármacos neurotóxicos: docetaxel, e compostos de platina	Antidepressivos tricíclicos (amitriptilina) Anticonvulsivantes (gabapentina, pregabalina)
Outras síndromes de dor incomuns: metástase craniana extensa com envolvimento da base do crânio/nervos cranianos, metástase hepática dolorosa extensa ou massas pélvicas	Radioterapia Tratamento farmacológico da dor Corticosteroides (envolvimento do nervo craniano)	Quimioterapia A quimioterapia intratecal pode melhorar os sintomas do envolvimento meníngeo

RANK, ativador do receptor de fator nuclear kB

associada à supressão androgênica de longo prazo, que pode causar a reabsorção excessiva de matriz orgânica e mineral óssea. As células tumorais podem causar também a liberação mineral e a reabsorção de matriz nas áreas envolvidas pela doença metastática (Galasko, 1986). Além disso, várias citocinas, fatores de crescimento, fatores de necrose tumoral e proteínas ósseas morfogenéticas demonstraram, em estudos pré-clínicos, um papel importante na indução de ambas as atividades osteoclásticas e osteoblásticas (Reddi e Cunningham, 1990). No câncer de próstata, as metástases ósseas são geralmente blásticas, o que reflete uma predominância da atividade osteoblástica no processo de remodelação óssea (Roodman, 2004). Esse fenômeno pode ser um resultado da secreção de um fator de crescimento específico, que é responsável pela indução de osteoblastos. Ao contrário de outros tumores malignos com tropismo ósseo, a hipercalcemia é rara no câncer de próstata metastático. Na verdade, uma concentração sérica de cálcio significativamente elevada é frequentemente um resultado de câncer de próstata de fenótipo neuroendócrino (ver adiante) e é mediada através da proteína relacionada ao hormônio paratireóideo (PTHrP) (diSant'Agnese, 1995; Nelson et al., 2007).

Bisfosfonatos

Os bisfosfanatos tornaram-se uma parte integrante do tratamento do câncer de próstata metastático envolvendo os ossos (Van den Wyngaert et al., 2009). Esses compostos reduzem a reabsorção óssea pela inibição da atividade e proliferação osteoclástica. O zoledronato é um potente bisfosfonato intravenoso aprovado primeiramente para o tratamento de hipercalcemia e redução mineral óssea em mulheres na pós-menopausa (Green e Rogers, 2002). Em pacientes com CPRC progressivo e com metástases ósseas, o zoledronato demonstrou reduzir a incidência de complicações ósseas (p. ex., dor, fraturas) comparado ao placebo em um ensaio clínico randomizado e prospectivo com 422 pacientes (Saad et al., 2004). Além disso, o zoledronato e o pamidronato evidenciaram também aumentar a densidade mineral óssea em pacientes com câncer de próstata não metastático em supressão androgênica de longo prazo (Smith et al., 2003).

Atualmente, o zoledronato é indicado para o tratamento de pacientes com CPRC em progressão com evidências de metástase óssea e é administrado em uma dose de 4 mg por via intravenosa repetida em intervalos de 4 semanas durante vários meses. Os efeitos colaterais desse fármaco incluem fadiga, mialgias, febre, anemia e elevação leve da creatinina sérica. A hipocalcemia foi descrita com o uso do zoledronato, e desse modo a administração simultânea de suplementos de cálcio por via oral (1.000 mg/dia) e vitamina D (800 unidades/dia) é recomendada com frequência. Uma complicação incomum do zoledronato é o desenvolvimento de dor mandibular grave associada à osteonecrose do osso mandibular (denominada de osteonecrose mandibular [ONM]). A etiologia desse fenômeno não é bem compreendida. Entretanto, esse processo é observado com maior frequência em pacientes submetidos a tratamento dentário ou em indivíduos com uma história de dentição deficiente e doença dentária crônica. O zoledronato não deve ser administrado a pacientes com esses problemas. Outros bisfosfonatos foram avaliados também no câncer de próstata, incluindo o alendronato, etidronato, ibandronato e clodronato; no entanto, os benefícios desses fármacos não foram conclusivos em ensaios clínicos randomizados e prospectivos (Berry et al., 2006; Van dn Wyngaert et al., 2009).

Inibidores do Ligante do Receptor do Ativador de Fator Nuclear kB

As interações entre as células tumorais e o microambiente da medula óssea têm sido postuladas como mecanismos adicionais importantes na patogênese da metástase óssea. As citocinas associadas a tumores demonstraram induzir a expressão do ligante do receptor do ativador de fator nuclear kB (RANKL) que se liga e ativa o RANK, que é encontrado nos osteoclastos (Brown et al., 2001). A inibição do sistema de RANKL tem sido o foco de muitas pesquisas e representa uma estratégia de tratamento direcionada aos ossos em evolução. Entre as abordagens usadas estão os anticorpos monoclonais para RANKL e o uso de osteoprotegerina recombinante (o receptor chamariz natural), os quais inibem de forma significativa a função osteoclástica in vitro e in vivo (Schawarz e Ritchlin, 2007). O denosumabe, um anticorpo monoclonal totalmente humano contra o RANKL, foi o primeiro agente a entrar em ensaios clínicos para câncer de próstata e de mama. Em um estudo randomizado de fase II avaliando 50 pacientes com câncer de próstata metastático, o denosumabe (administrado por via subcutânea a cada 4 semanas) produziu uma redução na reabsorção óssea superior ao zoledronato, conforme indicado por uma diminuição dos níveis urinários de N-telopeptídeo e também resultou em complicações ósseas menos frequentes (Fizazi et al., 2009).

Na sequência desses resultados encorajadores, um estudo de referência multicêntrico, randomizado, duplo-cego e fase III foi conduzido comparando o denosumabe contra o zoledronato na prevenção de complicações ósseas em pacientes com CPRCm não tratados anteriormente com bisfosfonatos. Nesse ensaio clínico de 1.904 pacientes, na comparação com homens recebendo o zoledronato ($n= 951$), os pacientes recebendo o denosumabe ($n= 950$) demonstraram uma melhora no período para o surgimento da primeira complicação óssea (20,7 vs. 17,1 meses, $P= 0,008$) e um período mais longo para as complicações ósseas subsequentes (HR de 0,82, $P= 0,004$) (Fizazi et al., 2011). É importante ressaltar que não houve diferença na sobrevida global ou na sobrevida livre de progressão (SLP) entre os grupos do estudo. De acordo com os resultados parciais desse estudo (e parcialmente em dois outros grandes estudos randomizados, sendo um referente a câncer de mama metastático e o outro relativo a tumores sólidos metastáticos), a FDA aprovou o denosumabe em novembro de 2010 para a prevenção de complicações ósseas em pacientes com metástases ósseas causadas por tumores sólidos. As toxicidades comuns do denosumabe incluem fadiga, náuseas, hipofosfatemia e hipocalcemia (grau ≥ 3 em 5% dos pacientes). A osteonecrose mandibular (ONM) ocorre também em cerca de 2% a 4% dos pacientes e o uso profilático de suplementação de cálcio e vitamina D é altamente recomendado. Desse modo, o denosumabe é uma alternativa razoável para o zoledronato para a prevenção de complicações ósseas (ou esqueléticas) em pacientes com CPRCm, e o uso desse fármaco inclui também a vantagem de não exigir ajuste ou monitoramento de dosagem para a insuficiência renal. A dose recomendada de denosumabe é de 120 mg administrada por injeção subcutânea a cada 4 semanas.

Radiofármacos

A introdução de radiofármacos "detectores de ossos" tem oferecido um recurso útil para o tratamento da dor óssea difusa decorrente de metástases disseminadas do câncer de próstata (Pandit-Taskar et al., 2004) e isso poderia até melhorar a sobrevida (Parker et al., 2013a). Historicamente, os compostos mais usados foram os emissores de radiação beta estrôncio-89 (^{89}Sr) (Porter et al., 1993) e samário-153 (^{153}Sm) (Sartor et al., 2004), embora esses agentes devam ser amplamente substituídos pelo emissor de partículas alfa rádio-223 (^{223}Ra). Estudos iniciais com ^{89}Sr revelaram paliação de dor óssea em 25% a 65% dos pacientes com CPRC e dor óssea difusa (Jager et al., 2000). A farmacocinética de ^{89}Sr varia consideravelmente de acordo com a extensão do envolvimento ósseo, porém a meia-vida é geralmente de 4 a 5 dias. A retenção desse isótopo é significativamente mais longa em pacientes com metástases osteoblásticas difusas em comparação aos pacientes com envolvimento ósseo relativamente limitado. É importante reconhecer esse fato pois ele afeta o grau e a duração da mielotoxicidade associada a esse composto radioativo (sua toxicidade mais significativa). A experiência clínica com o ^{153}Sm sugere que esse isótopo está associado a menor incidência de mielotoxicidade, provavelmente devido à sua meia-vida mais reduzida de 2 dias. Resultados promissores foram relatados por Sartor et al. (2004) em um ensaio clínico fase III comparando o ^{153}Sm radioativo com o ^{152}Sm não radioativo, indicando que uma dose de 1 mCi/kg ^{153}Sm é segura e eficaz na paliação de pacientes com CPRC e dor óssea grave. No entanto, apesar de o ^{89}Sr e o ^{153}Sm estarem aprovados pela FDA para a paliação de metástases ósseas resistentes à castração, nenhum dos compostos demonstrou vantagem de sobrevida. Com essa finalidade, o novo agente emissor de partículas alfa rádio-223 provavelmente substituirá esses emissores beta, pela sua capacidade não só de paliar a dor óssea, mas também de melhorar a sobrevida global nesse cenário.

O rádio-223 é um novo radiofármaco emissor de partículas alfa que tem recebido atenção significativa. As partículas alfa são aproximadamente 7.000 vezes mais pesadas do que as partículas beta e apenas um ou dois tiros podem ser suficientes para causar a morte celular, em comparação com centenas ou milhares de tiros exigidos pelas partículas beta. Além disso, as partículas alfa apresentam um comprimento de onda de radiação muito curto (< 100 μm), que pode poupar a medula óssea saudável circundante, desse modo limitando as toxicidades hematológicas (Henriksen et al., 2003). Vários ensaios clínicos fases I e II demonstraram a segurança do rádio-223, juntamente com evidências de atividade biológica em termos de marcadores séricos de remodelação óssea e mudanças de PSA e também levantaram a possibilidade de o tratamento com o rádio-223 poder melhorar a sobrevida global (Nilsson et al., 2005, 2007, 2012; Parker et al., 2013b).

Esses dados promissores e precoces levaram ao desenho do ensaio fase III ALSYMPCA (Parker et al., 2013a), resultando na aprovação do rádio-223 pela FDA para uso em pacientes com CPRCm com metástases ósseas sintomáticas. Esse foi um estudo internacional, randomizado, duplo-cego, placebo-controlado e de fase III comparando o melhor padrão de cuidados associado ao rádio-223 versus o melhor padrão de cuidados associado ao placebo em homens com CPRCm que eram refratários ou inelegíveis para quimioterapia. A inclusão nesse estudo foi restrita a homens com metástases ósseas sintomáticas sem doença visceral conhecida ou metástases linfonodais volumosas. O rádio-223 foi administrado numa dose de 50 kBq/kg (via intravenosa) a cada 4 semanas para um total de 6 doses. O desfecho primário desse ensaio foi sobrevida global, que apresentou uma melhora com rádio-223 em comparação ao placebo (HR de 0,70, IC de 95% 0,58 a 0,83, $P< 0,001$); esse resultado representa um benefício de sobrevida mediana de 3,6 meses superior ao placebo (Fig. 121-8) (Parker et al., 2013a). Além disso, todos os desfechos secundários de eficácia também foram atingidos, com ganho de 6 meses no tempo para a primeira complicação esquelética sintomática (HR de 0,66, IC de 95% 0,52 a 0,83, $P< 0,001$) e melhora significativa na qualidade de vida avaliada usando a escala FACT-P. É importante salientar que a incidência de efeitos colaterais e eventos adversos graves foi mais baixa no grupo do rádio-223 do que no grupo do placebo. Diarreia foi o efeito colateral mais comum nos pacientes tratados com o ^{223}Ra. A toxicidade hematológica foi rara (p. ex., a trombocitopenia grau 3/4 foi observada em 6% dos homens recebendo rádio-223 vs. 2% de placebo). Com base nos resultados do ALSYMPCA, o rádio-223 é uma opção razoável no tratamento de qualquer paciente com câncer de próstata resistente à castração com metástases ósseas sintomáticas, sem lesões viscerais ou linfonodais volumosas. Esse agente pode ser usado tanto em pacientes refratários ao docetaxel como em pacientes inelegíveis ou que declinam quimioterapia.

O FENÓTIPO ANAPLÁSICO/NEUROENDÓCRINO

Evidências clínicas e laboratoriais indicam que as alterações na via de diferenciação do câncer de próstata podem ser observadas em uma pequena proporção de pacientes com doença em estágio avançado, dando origem a uma transformação anaplásica/neuroendócrina (diSant'Agnese, 1995; Nelson et al., 2007). As implicações terapêuticas desse achado são significativas, pois os tumores que demonstram esse fenótipo geralmente representam um subtipo endócrino-resistente e, devido às suas diferentes propriedades clínicas e biológicas comparadas ao adenocarcinoma comum da próstata, esses tumores também exigem diferentes estratégias de tratamento.

Tais tumores possuem diversas características exclusivas de tumores neuroendócrinos, que também podem surgir a partir de outros

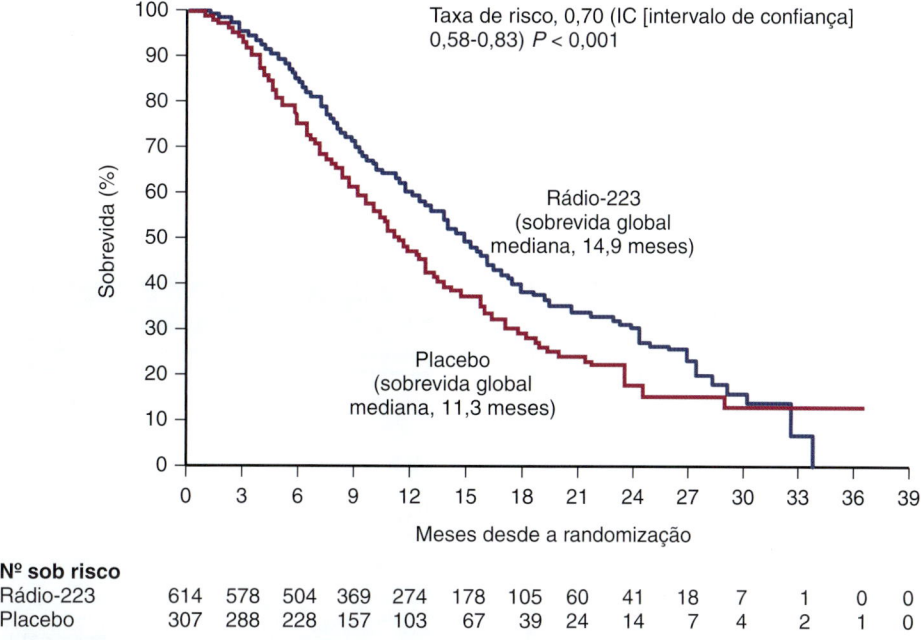

Figura 121-8. Sobrevida global no estudo ALSYMPCA. (De Parker C, Nilsson S, Heinrich D, et al. Alpha emitter radium-223 and survival in metastatic prostate cancer. N Engl J Med 2013;369:213–23.)

PONTOS-CHAVE: TRATAMENTO PALIATIVO

- Pacientes com dor lombar e história de metástases ósseas devem ser avaliados para compressão medular. A síndrome clínica frequentemente inclui pelo menos um dos seguintes sinais e sintomas: dor lombar, déficit neurológico focal (fraqueza nas pernas, níveis sensoriais), ou alterações vesicais ou no controle intestinal.
- O tratamento inicial da suspeita de compressão medular inclui ressonância magnética (RM) imediata da coluna e altas doses de corticoterapia intravenosa. O tratamento definitivo deve incluir radioterapia, descompressão cirúrgica ou ambos.
- O ácido zoledrônico e o denosumabe são opções razoáveis de tratamento para a prevenção de complicações esqueléticas em pacientes com metástases ósseas resistentes à castração. O denosumabe tem a vantagem de não exigir ajustes de dosagens para a insuficiência renal. Ambos os fármacos podem causar (raramente) osteonecrose mandibular.
- O rádio-223 é um novo radiofármaco emissor de partículas alfa que a FDA aprovou para o tratamento de metástases ósseas sintomáticas em pacientes com CPRC sem metástases viscerais ou doença linfonodal volumosa. A dose recomendada é de 50 kBq/kg por via intravenosa a cada 4 semanas durante um total de 6 ciclos.

nas células ou de uma neoplasia pouco diferenciada na patologia, com a presença de marcadores neuroendócrinos na imunocoloração (diSant'Agnese, 1995; Nelson et al., 2007). É importante observar que os pacientes com esse fenótipo tumoral param de expressar PSA na presença de grande progressão tumoral, ou até apresentam níveis de PSA indetectáveis no momento dessa transformação.

O tratamento do fenótipo anaplásico/neuroendócrino muitas vezes é semelhante ao tratamento de pacientes com outros tumores neuroendócrinos (p. ex., carcinoma de pulmão tipo pequenas células) e geralmente inclui combinações de cisplatina e etoposida (Frank et al., 1995), ou a combinação de docetaxel e carboplatina (Aparicio et al., 2013). Um grupo relatou também combinações contendo doxorrubicina como modestamente eficazes (Papandreou et al., 2002). A terapia com radiação é eficaz e deve ser considerada nos casos com doença volumosa, com metástases cerebrais, ou quando o controle local da doença em áreas críticas pode apresentar um impacto positivo na qualidade de vida (dor, potenciais fraturas patológicas e obstrução infra-vesical). Terapia combinada de quimio e radioterapia frequentemente são necessárias para realizar o controle máximo da doença. Apesar das elevadas taxas de resposta iniciais com a quimio e radioterapia, o prognóstico desses pacientes permanece ruim e é dependente de vários fatores, incluindo a extensão e a localização das metástases. Em geral, a sobrevida é inferior a 12 meses.

órgãos, mais comumente do pulmão. Entre essas características estão a expressão de receptores de vários fatores de crescimento de peptídeos neuroendócrinos, tais como a somatostatina, a cromogranina A e a serotonina, bem como mutações da PTHrP (proteína relacionada com o paratormônio) e do TP53. Esses tumores apresentam um comportamento clínico atípico (comparado ao câncer de próstata metastático comum), refletido com frequência pelo envolvimento visceral e pelo rápido crescimento de metástases em tecidos moles. Os pacientes apresentam frequentemente alterações subagudas e muitas vezes dramáticas nos padrões da doença, caracterizadas principalmente por massa em tecidos moles de crescimento rápido (envolvendo com frequência o sítio primário, mas também com massas retroperitoneais), desenvolvimento rápido de infiltração visceral (especialmente do fígado), metástases ósseas osteolíticas (em oposição às osteoblásticas) e alta incidência de envolvimento parenquimatoso cerebral (Fig. 121-9). A avaliação histológica é fortemente recomendada. Esse procedimento culmina com frequência na demonstração de uma variante de peque-

PONTOS-CHAVE: FENÓTIPO ANAPLÁSICO/ NEUROENDÓCRINO

- Doença de crescimento rápido com as seguintes características clínicas deve ser avaliada imediatamente para o fenótipo anaplásico/neuroendócrino: massas pélvicas, envolvimento visceral, metástase osteolítica com hipercalcemia (associada a níveis séricos elevados da PTHrP [proteína relacionada com o paratormônio]) e metástase cerebral.
- O PSA é mais comumente indetectável (ou os níveis são baixos/em redução) apesar de evidências de progressão rápida da doença. A cromogranina A e os metabólitos urinários de serotonina podem ser detectados.
- Esses tumores são invariavelmente não responsivos às manipulações hormonais, mas são transitoriamente sensíveis à radioterapia e à quimioterapia, incluindo as combinações de etoposídeo e platina (ou as combinações de docetaxel e platina).

Características Clínicas

- Metástases em tecidos moles de crescimento rápido (massas pélvicas e viscerais)
- PSA relativamente baixo ou indetectável
- Metástase óssea lítica
- Metástases cerebrais frequentes
- Níveis plasmáticos elevados de cromogranina
- Hipercalcemia

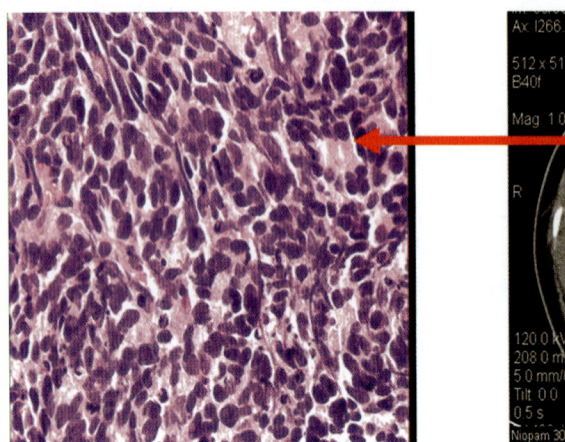
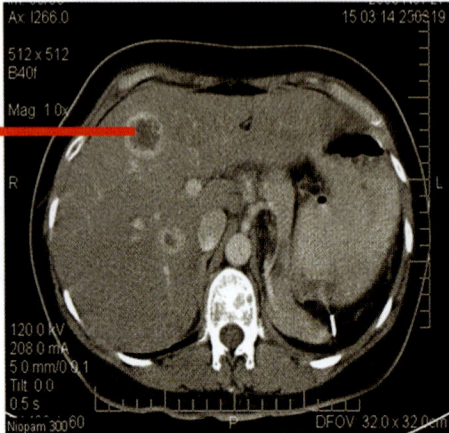

Figura 121-9. Carcinoma da próstata anaplásico/neuroendócrino: características clínicas e patológicas. PSA, antígeno prostático específico.

CONCLUSÕES

Com mais fármacos ao nosso alcance para o tratamento do CPRC como nunca ocorreu anteriormente e com o aumento no número de novos alvos terapêuticos sendo descobertos a cada dia, ainda permanecemos com vários desafios e questões não respondidas. Primeiramente, é necessário determinar como as terapias experimentais e as já aprovadas devem ser idealmente sequenciadas em pacientes com CPRC para maximizar o benefício terapêutico. Em segundo lugar, é necessário desenvolver estratégias para combinar esses fármacos de forma racional, aproveitando nosso conhecimento dos mecanismos de *feedback* negativo e ativação de vias alternativas para superar a resistência às monoterapias. Somente os ensaios clínicos prospectivos avaliando hipóteses direcionadas aos biomarcadores serão capazes de abordar essas questões clínicas importantes. Desse modo, a coleta de biópsias tumorais e amostras correlatas é essencial na identificação de novos alvos ou do desenvolvimento de novas estratégias. Em terceiro lugar, precisamos desenhar ensaios clínicos mais inteligentes com o objetivo de identificar rapidamente e de forma confiável os agentes não promissores, permitindo ao mesmo tempo que os agentes eficazes possam avançar rapidamente para estudos clínicos de registro. Finalmente, é necessário selecionar mais cuidadosamente os pacientes com base nas características clínicas ou moleculares, a fim de identificar o subgrupo que mais se beneficia de uma terapia específica. Enquanto isso, vários agentes estão atualmente em fase III de desenvolvimento, e algumas dessas terapias provavelmente aumentarão ainda mais nosso arsenal terapêutico para homens com CPRCm em um futuro próximo.

REFERÊNCIAS

 Para consultar a lista completa de referências, acesse www.expertconsult.com

LEITURA SUGERIDA

Antonarakis ES, Eisenberger MA. Expanding treatment options for metastatic prostate cancer. N Engl J Med 2011;364:2053-6.

Armstrong AJ, Eisenberger M, Halabi S, et al. Biomarkers in the management and treatment of men with metastatic castration-resistant prostate cancer. Eur Urol 2012;61:549-59.

Cha E, Fong L. Immunotherapy for prostate cancer: biology and therapeutic approaches. J Clin Oncol 2011;29:3677-85.

de Bono JS, Logothetis CJ, Molina A, et al. Improved survival from metastatic prostate cancer with abiraterone acetate. N Engl J Med 2011;364:1995-2005.

de Bono JS, Oudard S, Ozguroglu M, et al. Prednisone plus cabazitaxel or mitoxantrone for metastatic castration-resistant prostate cancer progressing after docetaxel treatment: a randomised open-label trial. Lancet 2010;376:1147-54.

Drake CG. Prostate cancer as a model for tumour immunotherapy. Nat Rev Immunol 2010;10:580-93.

Fizazi K, Carducci M, Smith M, et al. Denosumab versus zoledronic acid for treatment of bone metastases in men with castration-resistant prostate cancer: a randomized double-blind study. Lancet 2011;377:813-22.

Kantoff PW, Higano CS, Shore ND, et al. Sipuleucel-T immunotherapy for castration-resistant prostate cancer. N Engl J Med 2010;363:411-22.

Parker C, Nilsson S, Heinrich D, et al. Alpha emitter radium-223 and survival in metastatic prostate cancer. N Engl J Med 2013;369:213-23.

Petrylak DP, Tangen CM, Hussain MH, et al. Docetaxel and estramustine compared with mitoxantrone and prednisone for advanced refractory prostate cancer. N Engl J Med 2004;351:1513-20.

Rubin MA, Maher CA, Chinnaiyan AM. Common gene rearrangements in prostate cancer. J Clin Oncol 2011;29:3659-68.

Ryan CJ, Smith MR, de Bono JS, et al. Abiraterone in metastatic prostate cancer without previous chemotherapy. N Engl J Med 2013;368:138-48.

Ryan CJ, Tindall DJ. Androgen receptor rediscovered: the new biology and targeting the androgen receptor therapeutically. J Clin Oncol 2011;29:3651-8.

Scher HI, Fizazi K, Saad F, et al. Increased survival with enzalutamide in prostate cancer after chemotherapy. N Engl J Med 2012;367:1187-97.

Scher HI, Halabi S, Tannock I, et al. Design and end points of clinical trials for patients with progressive prostate cancer and castrate levels of testosterone: recommendations of the Prostate Cancer Clinical Trials Working Group. J Clin Oncol 2008;26:1148-59.

Scher HI, Morris MJ, Basch E, et al. End points and outcomes in castration-resistant prostate cancer: from clinical trials to clinical practice. J Clin Oncol 2011;29:3695-704.

Seruga B, Tannock IF. Chemotherapy-based treatment for castration-resistant prostate cancer. J Clin Oncol 2011;29:3686-94.

Tannock I, DeWit R, Berry W, et al. Docetaxel plus prednisone or mitoxantrone plus prednisone for advanced prostate cancer. N Engl J Med 2004;351:1502-12.

Tannock I, Osoba D, Stockler MR, et al. Chemotherapy with mitoxantrone plus prednisone or prednisone alone for symptomatic hormone-resistant prostate cancer: a Canadian randomized trial with palliative endpoints. J Clin Oncol 1996;14:1753-5.

PARTE XV Urologia Pediátrica

SEÇÃO A Desenvolvimento e Urologia Pré-natal

122 Embriologia do Aparelho Geniturinário

John M. Park, MD

Desenvolvimento do Rim

Desenvolvimento da Bexiga e do Ureter

Desenvolvimento do Trato Reprodutor e Genital

O estudo da embriologia fornece os fundamentos para a compreensão definitiva da anatomia humana e de vários processos do desenvolvimento de doenças congênitas. Durante as últimas décadas, uma imensa quantidade de informações moleculares e de novas técnicas experimentais tem revolucionado o campo da embriologia, e a base do conhecimento continua a se expandir em uma taxa exponencial. A elucidação de mecanismos moleculares do desenvolvimento genital tem se originado da análise de genes, da avaliação da interrupção de vias endócrinas normais, de anomalias congênitas e de modelos animais. Na perspectiva clássica do cirurgião urológico, entretanto, os aspectos descritivos da embriologia anatômica continuam a servir como um ponto de referência importante a partir do qual vários problemas congênitos são resolvidos clinicamente. O objetivo deste capítulo é fornecer uma apresentação concisa dos fatos essenciais do desenvolvimento do sistema geniturinário normal, esclarecendo as características anatômicas importantes e completando-as com informações moleculares atualizadas. Foram envidados grandes esforços para separar as informações moleculares sempre em expansão das informações descritivas da embriologia anatômica para manter o principal "enredo" do desenvolvimento do sistema geniturinário claro e compreensível a partir de um ponto de vista cirúrgico (Fig. 122-1). Para ajudar na visualização dos principais eventos, vários desenhos esquemáticos são fornecidos. O objetivo deste capítulo não é fornecer explicações potenciais para cada defeito congênito que possa ocorrer no sistema geniturinário, mas selecionar exemplos pertinentes destacando os conceitos e princípios fundamentais.

DESENVOLVIMENTO DO RIM

Eventos Iniciais

Os mamíferos desenvolvem três rins no curso da vida intrauterina. Os rins embrionários são, em ordem de seu aparecimento, o *pronefro*, o *mesonefro* e o *metanefro*. Os dois primeiros rins regridem no útero e o terceiro se torna o rim permanente. **Embriologicamente, todos os três rins desenvolvem-se a partir do mesoderma intermediário**. À medida que a notocorda e o tubo neural se desenvolvem, o mesoderma localizado em cada lado da linha mediana se diferencia em três subdivisões: *mesoderma paraxial* (somito), *mesoderma intermediário* e *mesoderma lateral* (Fig. 122-2). À medida que o embrião sofre o dobramento transversal, o mesoderma intermediário se separa do mesoderma paraxial e migra para o celoma intraembrionário (o futuro peritônio). Neste momento, há um desenvolvimento progressivo cefalocaudal das massas mesodérmicas dispostas longitudinal e bilateralmente, chamadas de *cordões nefrogênicos*. Cada cordão forma uma protuberância na parede posterior da cavidade celômica, originando a *crista urogenital*.

Pronefro e Mesonefro

O *pronefro* de um mamífero é um rim transitório e não funcional, análogo ao do peixe primitivo. Em humanos, a primeira evidência do pronefro é vista no final da terceira semana e se degenera totalmente até o início da quinta semana. O pronefro desenvolve-se como cinco a sete segmentos pareados na região do futuro pescoço e tórax (Fig. 122-3A). O desenvolvimento dos túbulos pronéfricos começa na extremidade cranial do cordão nefrogênico e progride caudalmente. À medida que cada túbulo amadurece, ele, imediatamente, começa a degenerar junto com o segmento do ducto néfrico ao qual está conectado.

O segundo rim, o *mesonefro*, também é transitório, mas em mamíferos, ele serve como um órgão excretor para o embrião, enquanto o rim definitivo, o *metanefro*, começa seu desenvolvimento (Fig. 122-3B e C). Há uma transição gradual do pronefro para o mesonefro próximo dos níveis do 9° ao 10° somitos. O desenvolvimento dos *ductos mesonéfricos* (também chamados de *ductos de Wolff*) precede o desenvolvimento dos túbulos mesonéfricos. Os ductos mesonéfricos podem ser vistos como um par de condensações de tecido sólido longitudinal por volta do dia 24, desenvolvendo-se paralelamente ao cordão nefrogênico na superfície dorsolateral do embrião. As suas extremidades distais cegas crescem em direção à cloaca primitiva e logo se fundem com ela, por volta do 28° dia. Com a fusão dos ductos com a cloaca, eles começam a formar um lúmen na extremidade caudal. Este processo de canalização, em seguida, avança cranialmente em uma direção inversa, transformando as condensações de tecido sólido nos ductos mesonéfricos definitivos com capacidade excretora. Logo após o aparecimento dos ductos mesonéfricos, durante a quarta semana, as vesículas mesonéfricas começam a se formar. Inicialmente, várias massas esféricas de células são encontradas ao longo do lado medial do cordão nefrogênico, na extremidade cranial. Esta diferenciação progride caudalmente e resulta na formação de 40 a 42 pares de túbulos mesonéfricos, mas apenas cerca de 30 pares são vistos simultaneamente, pois os túbulos localizados cranialmente começam o início da degeneração por volta da 5ª semana. Até o quarto mês, os mesonefros humanos quase desapareceram completamente, com exceção de alguns elementos que persistem até a maturidade como parte do trato reprodutor. **No sexo masculino, alguns dos túbulos mesonéfricos localizados cranialmente tornam-se os dúctulos eferentes dos testículos. O epidídimo e o deferente também são formados a partir dos ductos mesonéfricos (wolffianos). No sexo feminino, remanescentes dos túbulos mesonéfricos cranial e caudal formam estruturas mesosalpingeais pequenas e não funcionais denominadas epoóforo e paraóforo.**

Os túbulos mesonéfricos diferenciam-se em unidades excretoras que assemelham-se a uma versão simplificada de um néfron adulto. Pouco depois dos grupos de células serem formados, eles desenvolvem lúmens e tomam a forma de vesículas. À medida que as vesículas alongam,

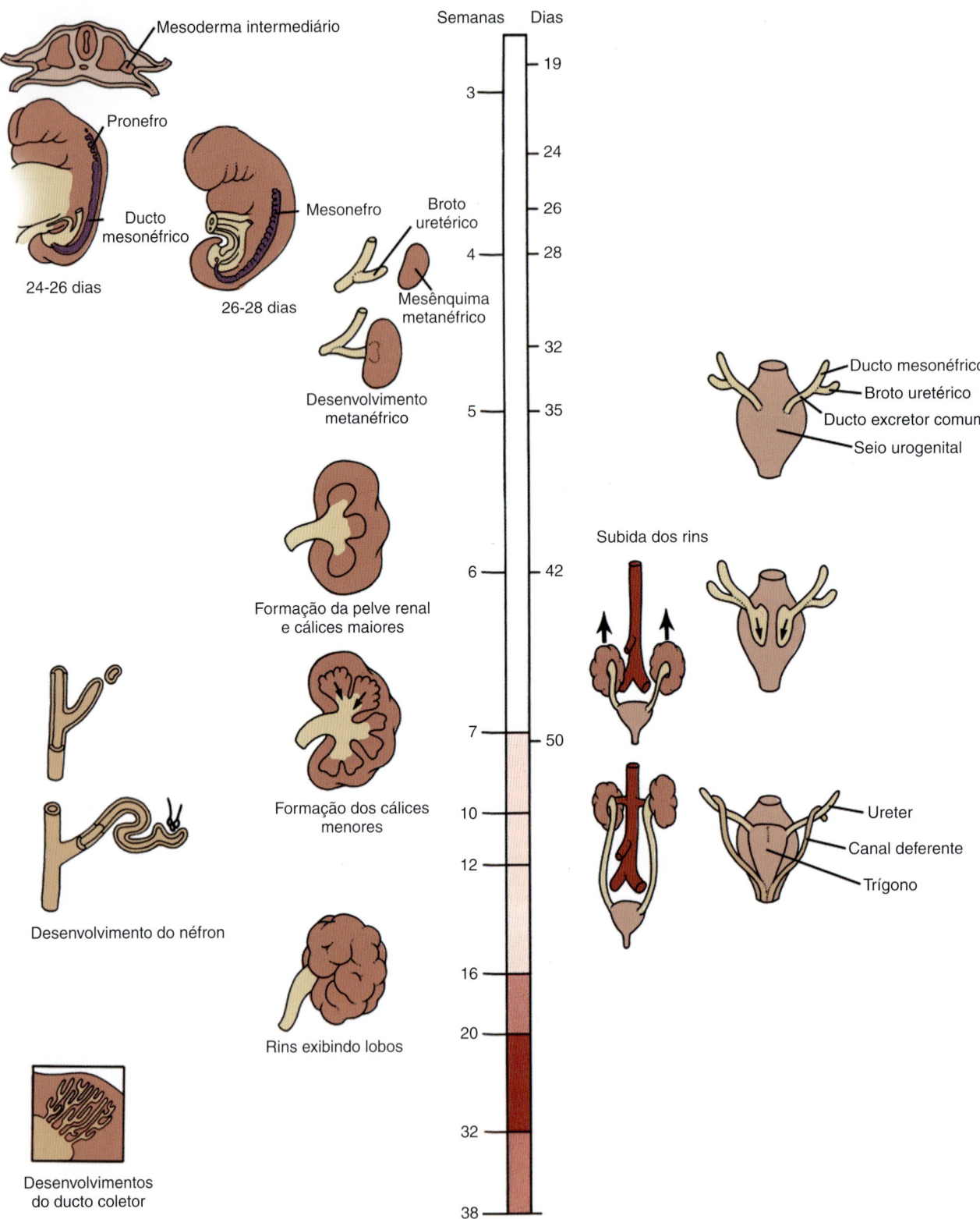

Figura 122-1. A a C, Linha do tempo e uma visão geral do desenvolvimento do sistema genitu-rinário. (Adaptado de Larsen WJ. Human Embryology. New York: Churchill Livingstone; 1997.)

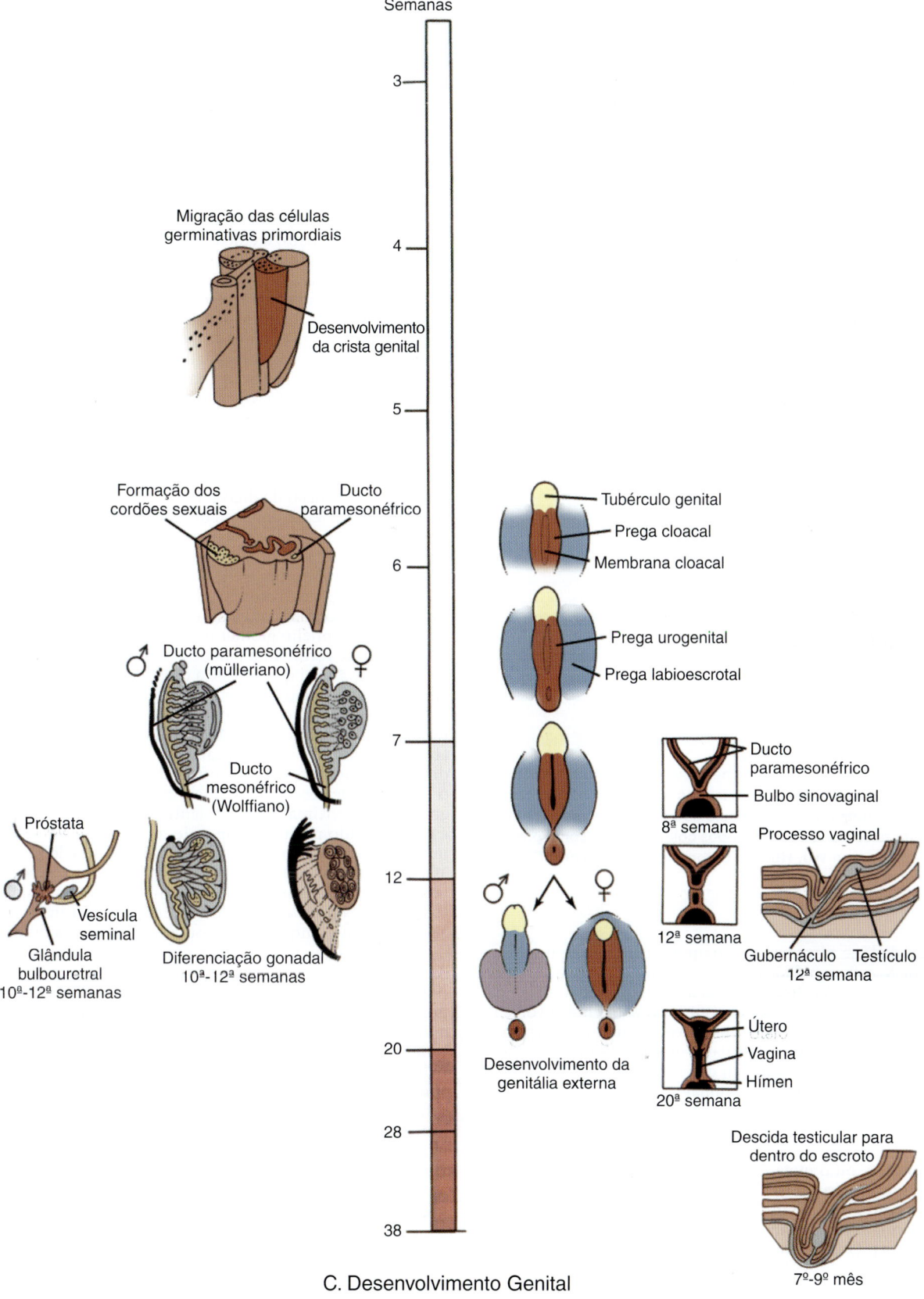

C. Desenvolvimento Genital

Figura 122-1 *(Cont.)*

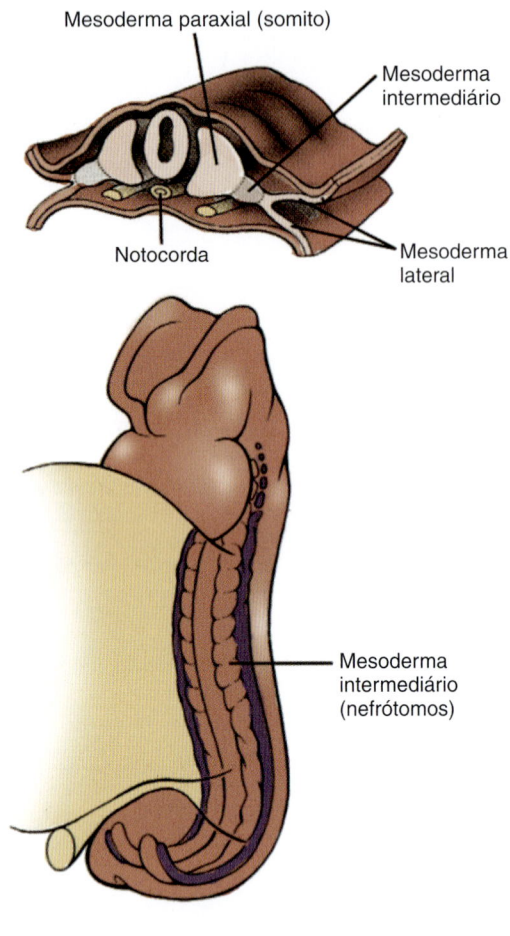

Figura 122-2. O mesoderma intermediário dá origem a nefrótomos pareados segmentadamente organizados a partir da região cervical para sacral. Os nefrótomos cervicais são formados precocemente durante a quarta semana e são referidos coletivamente como pronefro. (Adaptado de Larsen WJ. Human Embryology. New York: Churchill Livingstone; 1997.)

cada extremidade se curva na direção oposta para formar um túbulo em forma de S. A extremidade lateral forma um broto que se conecta com o ducto néfrico. A extremidade medial se alonga e se alarga para formar um saco em forma de cálice, que eventualmente envolve um emaranhado de capilares glomerulares para formar um corpúsculo renal. O tufo de capilares glomerulares originários de um ramo da aorta dorsal invade o gloméro em desenvolvimento; uma arteríola eferente deságua em um seio subcardinal.

Metanefro

O rim definitivo, ou o metanefro, forma-se na região sacral como um par de novas estruturas, chamadas *brotos ureterais*, surgindo a partir da porção distal do ducto néfrico e entra em contato com o blastema condensado do *mesênquima metanéfrico* por volta do 28° dia (Fig. 122-4). O broto ureteral penetra no mesênquima metanéfrico e começa a dividir-se dicotomicamente. A extremidade do broto uretérico em divisão, chamada de *ampola*, interage com o mesênquima metanéfrico para induzir a formação de futuros néfrons por meio da interação mesenquimal-epitelial. À medida que o broto ureteral se divide e se ramifica, cada nova ampola adquire uma condensação de mesênquima metanéfrico em forma de capuz, desse modo, dando ao metanefro, uma aparência lobulada (Fig. 122-5).

O broto ureteral e o mesênquima metanéfrico exercem efeitos indutivos recíprocos entre eles, e a diferenciação adequada destas estruturas primordiais depende destes sinais indutores (ver a discussão sobre mecanismos moleculares do desenvolvimento dos rins, adiante).

O mesênquima metanéfrico induz o broto uretérico a ramificar-se e dividir-se, e, por sua vez, o broto uretérico induz o mesênquima metanéfrico a condensar-se e submeter-se a conversão mesenquimal-epitelial. **Acredita-se que o néfron, que consiste do glomérulo, túbulo proximal, alça de Henle e túbulo distal, deriva-se do mesênquima metanéfrico, enquanto o sistema coletor, que consiste nos ductos coletores, cálices, pelve e ureter, é formado a partir do broto uretérico** (Fig. 122-6).

Em princípio, todos os néfrons são formados da mesma maneira e podem ser classificados em estágios de desenvolvimento razoavelmente bem definidos (Larsson et al., 1983) (Fig. 122-7). O mesênquima metanéfrico primeiro condensa-se para formar uma camada condensada de quatro a cinco células em torno da ampola do broto uretérico em progressão. Perto da interface da ampola e seu ramo uretérico adjacente, um aglomerado de células se separa do condensado e forma uma massa oval, chamada de *agregado pretubular*. Uma cavidade interna é formada dentro do agregado pretubular e, a partir de então, a estrutura é chamada de *vesícula renal* (estágio I). As células da vesícula renal estágio I são altas e colunares e são estabilizadas por seus anexos à membrana basal recém-formada. Ela ainda não estabeleceu um contato com a ampola do broto uretérico, mas forma subsequentemente uma conexão luminal. Precursores multipotenciais residindo nas vesículas renais, finalmente, dão origem a todos os tipos de células epiteliais do néfron (Herzlinger et al., 1992). A segmentação do néfron em domínios glomerulares e tubulares é iniciada pela formação sequencial de duas fendas na vesícula renal (estágio II). A criação de uma fenda inferior, denominada *fenda vascular*, precede a formação de um corpo em forma de vírgula. A geração de uma fenda na parte superior do corpo em forma de vírgula precede a formação de um corpo em forma de S. Neste estágio, a cápsula glomerular em forma de cálice é reconhecida na parte mais baixa do túbulo em forma de S. As células epiteliais, revestindo a parede interna do cálice, abrangerão o epitélio glomerular visceral, ou camada de podócitos. As células que revestem a parede extena do cálice formarão epitélio glomerular parietal que reveste a cápsula de Bowman. O tufo capilar glomerular é formado por meio do recrutamento e da proliferação de precursores de células endoteliais e mesangiais. O restante do túbulo em forma de S desenvolve-se no túbulo proximal, na alça de Henle e no túbulo distal. Quando a cápsula glomerular em forma de cálice amadurece em uma estrutura oval, o néfron, ela passa para o estágio III de desenvolvimento. Agora, o néfron pode ser dividido em túbulos proximal e distal identificáveis. O néfron em estágio IV é caracterizado por um glomérulo arredondado que se assemelha muito ao corpúsculo renal maduro. A morfologia do túbulo proximal assemelha-se à de um néfron maduro, enquanto os segmentos distais são, ainda, primitivos. Em algumas espécies, como roedores, todos os estágios de desenvolvimento do néfron estão presentes ao nascimento, enquanto em outros, como seres humanos, todos os néfrons no nascimento estão em diferentes etapas do estágio IV. As células mesenquimais que não se tornam epitélio tubular dão origem a células do estroma intersticial, que se diferenciam em uma população diversificada, incluindo fibroblastos, células semelhantes a linfócitos e pericitos. **Em geral, estes eventos são reiterados ao longo do crescimento do rim de modo que néfrons mais velhos, néfrons mais diferenciados, estão localizados na parte interior do rim perto da região justamedular e os mais novos, néfrons menos diferenciados, são encontrados na periferia** (Fig. 122-8). Em seres humanos, embora a maturação renal continue a acontecer após o nascimento, a nefrogênese é concluída antes do nascimento, por volta da 32ª a 34ª semana de gestação.

Sistema Coletor

A ramificação dicotômica do broto uretérico determina os eventuais padrões pelvicaliceais e seus correspondentes lóbulos renais (Cebrian et al., 2004) (Fig. 122-9). Nos seres humanos, as nove primeiras gerações de ramos são formadas até aproximadamente 15 semanas de gestação. Por volta de 20 a 22 semanas, a ramificação do broto uretérico está completa. Depois disso, o desenvolvimento do ducto coletor ocorre por extensão de segmentos do ramo periférico. Entre 22 e 24 semanas de gestação fetal humana, os domínios periférico (cortical) e central (medular) do desenvolvimento do rim estão estabelecidos. O córtex renal, que representa 70% do volume total do rim no nascimento, torna-se organizado como uma borda circunferencial de tecido relativamente compacto circundando a periferia

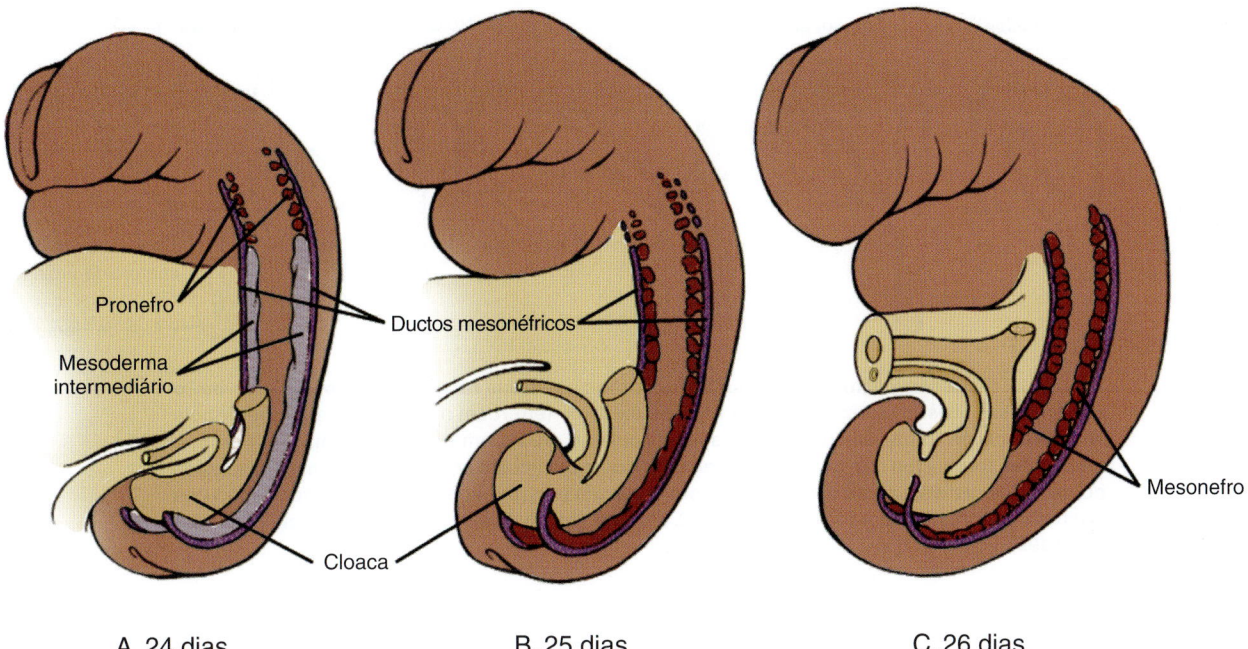

Figura 122-3. Desenvolvimento do pronefro e mesonefro. A, Pronefro desenvolve-se em cada um dos cinco a sete segmentos cervicais, mas esta estrutura renal primitiva se degenera rapidamente durante a quarta semana. Os ductos (meso)néfricos aparecem primeiro no dia 24. B e C, Vesículas e túbulos mesonéfricos formam-se na direção cefalocaudal por todas as regiões torácica e lombar. Os pares craniais se degeneram à medida que os pares caudais se desenvolvem, e o mesonefro definitivo contém cerca de 20 pares confinados aos três primeiros segmentos lombares. (Adaptado de Larsen WJ. Human embryology. New York: Churchill Livingstone; 1997.)

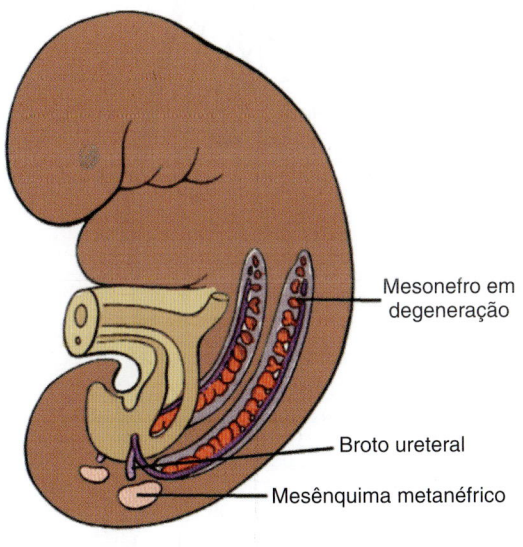

Figura 122-4. O mesênquima metanéfrico condensa-se a partir do mesoderma intermediário no início da quinta semana e entra em contato com o broto ureteral, um crescimento do ducto néfrico, enquanto o mesonefro cranial continua a se degenerar. (Adaptado de Larsen WJ. Human embryology. New York: Churchill Livingstone; 1997.)

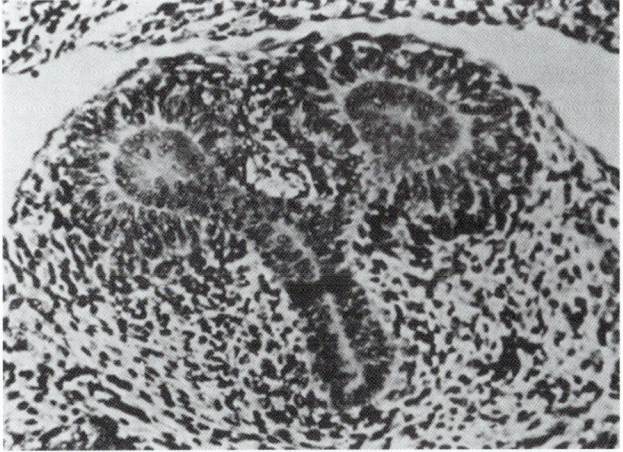

Figura 122-5. O broto uretérico divide-se para formar extremidades alargadas, chamadas de ampolas, em torno das quais o mesênquima metanéfrico condensa-se e começa a diferenciação do néfron. As células mesenquimais restantes permanecem estromais e continuam a interagir com as células mesenquimais tubulares e com as células epiteliais do broto uretérico em divisão. (De Potter EL. Normal and abnormal development of the kidney. Chicago: Year Book Medical Publishers; 1972.)

do rim. A medula renal, que representa 30% do volume total do rim no nascimento, tem uma forma de cone modificado com uma ampla base contígua com o tecido cortical. O ápice do cone é formado pela convergência dos ductos coletores no interior da medula e é chamado de *papila*. As diferenças morfológicas emergem entre ductos coletores localizados na medula em comparação com aqueles localizados no córtex renal. Os ductos coletores medulares são organizados em arranjos lineares alongados que convergem centralmente na região desprovida de glomérulos. Em contraste, os ductos coletores localizados no córtex renal continuam a induzir o mesênquima metanéfrico. Os segmentos mais centrais do sistema coletor, formados a partir das cinco primeiras gerações de ramificação do broto uretérico, sofrem

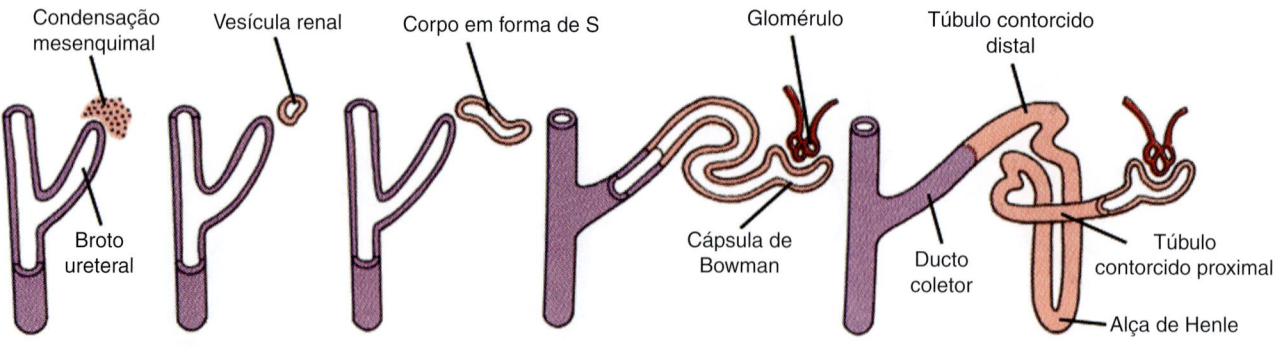

Figura 122-6. Desenvolvimento dos ductos coletores e néfrons renais. A extremidade do broto uretérico em divisão induz o mesênquima metanéfrico (em rosa) a se condensar, que depois se diferencia em uma vesícula renal. Essa vesícula se enrola em um túbulo em forma de S, e finalmente, forma uma cápsula de Bowman bem como os túbulos contorcidos proximais, túbulos contorcidos distais e alças de Henle. O broto uretérico (em roxo) contribui para a formação dos ductos coletores. (Adaptado de Larsen WJ. Human embryology. New York: Churchill Livingstone; 1997.)

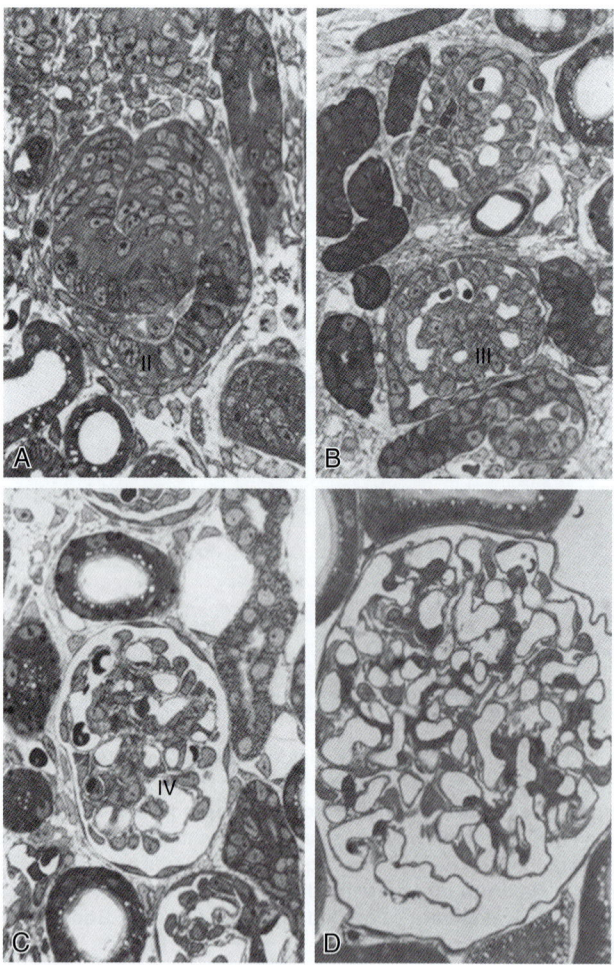

Figura 122-7. Desenvolvimento do néfron como é visualizado a partir de um córtex renal de um rato com 3 dias de idade. A, Néfron em desenvolvimento com corpo em forma de S (II). B, Glomérulos ovais (III). C, O néfron agora se assemelha àqueles de túbulos e glomérulos maduros (IV). D, Glomérulos superficiais maduros de rim de rato adulto. (De Larsson L, Maunsbach AB. The ultrastructural development of the glomerular fi ltration barrier in the rat kidney: a morphometric analysis. J Ultrastruct Res 1980;72:392.)

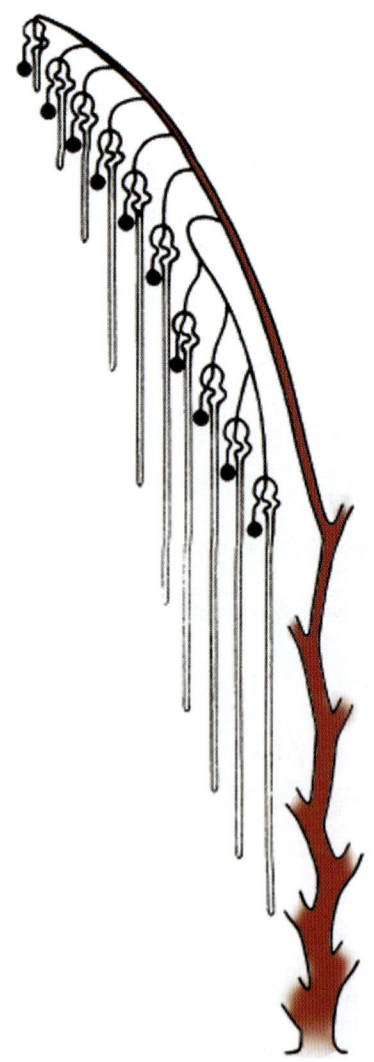

Figura 122-8. Representação esquemática da diferenciação progressiva do néfron progressiva. Os mais velhos, os néfrons mais diferenciados estão localizados na parte interior do rim próximo da região justamedular; os mais novos, os néfrons menos diferenciados são encontrados na periferia. (De Potter EL. Normal and abnormal development of the kidney. Chicago: Year Book Medical Publishers; 1972.)

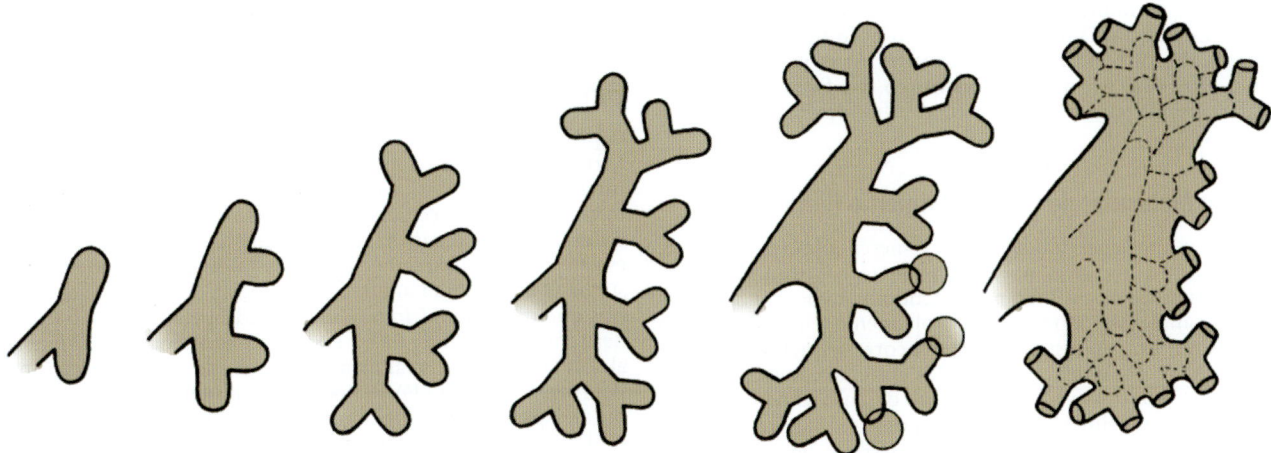

Figura 122-9. Ramificação dicotômica do broto uretérico e subsequente fusão das ampolas para formar a pelve renal e cálices. Os círculos indicam possíveis locais de desenvolvimento infundibular entre as terceira, quarta ou quinta gerações de ramos e suas expansões subsequentes para dar origem aos cálices. (De Potter EL. Normal and abnormal development of the kidney. Chicago: Year Book Medical Publishers; 1972.)

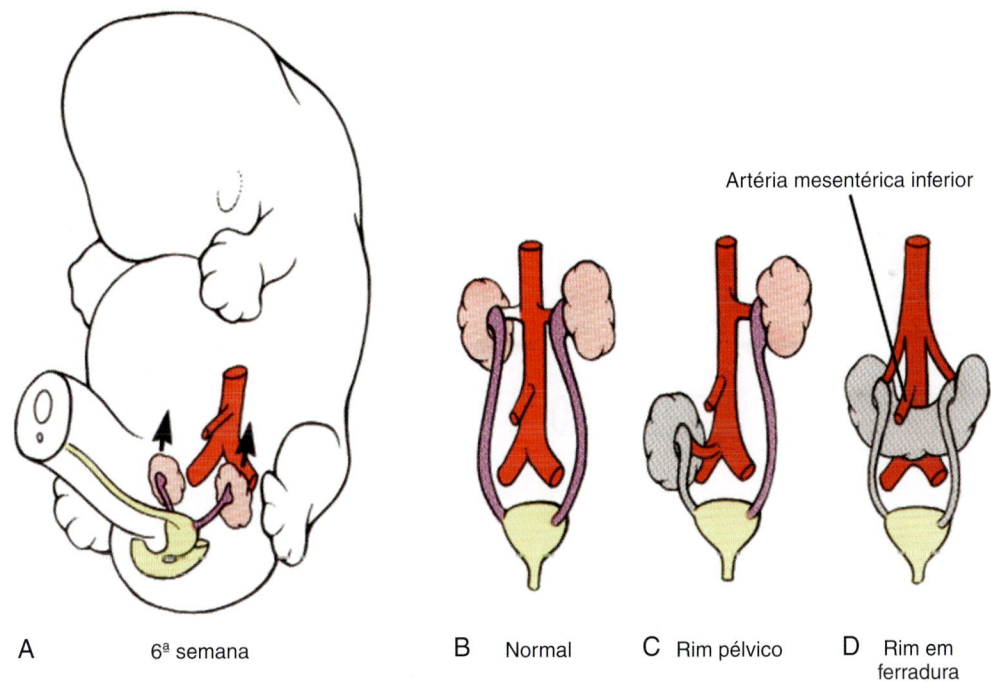

A   6ª semana   B   Normal   C   Rim pélvico   D   Rim em ferradura

Figura 122-10. Subida normal e anormal dos rins. A e B, Os metanefros normalmente ascendem a partir da região sacral para sua localização lombar definitiva entre a sexta e a nona semanas. C, Raramente um rim pode falhar para subir, resultando em um rim pélvico. D, Se os polos inferiores dos rins fusionarem antes da subida, o resultante rim em ferradura não ascende para uma posição normal devido ao aprisionamento pela artéria mesentérica inferior. (Adaptado de Larsen WJ. Human embryology. New York: Churchill Livingstone; 1997.)

remodelação pelo aumento do crescimento e dilatação desses túbulos para formar a pelve e os cálices.

Subida Renal

Entre a sexta e nona semanas os rins ascendem para um sítio lombar, logo abaixo das glândulas suprarrenais (Fig. 122-10). O mecanismo exato responsável pela subida dos rins não é conhecido, mas especula-se que o crescimento diferencial das regiões lombar e sacral do embrião desempenha um papel importante. À medida que os rins migram, eles são vascularizados por uma sucessão de ramos transitórios da aorta que surgem em níveis progressivamente mais elevados. Essas artérias não se alongam para seguir a ascensão dos rins, e sim se degeneram e são substituídas por novas artérias sucessivas. O par final de artérias forma-se na região lombar superior e torna-se o par das artérias renais definitivas. Ocasionalmente, um par mais inferior de artérias persiste como uma artéria polar inferior. Quando o rim não sobe corretamente, a sua localização torna-se ectópica. Se sua ascensão falhar completamente, ele permanece como um rim pélvico. **Os polos inferiores dos rins também** podem fundir, formando um rim em ferradura que atravessa o lado ventral da aorta. Durante a subida, o polo inferior fundido fica preso sob a artéria mesentérica inferior e, portanto, não alcança o seu local normal. Raramente, o rim funde-se ao contralateral e ascende para o lado oposto, resultando em uma ectopia fundida cruzada.

Mecanismo Molecular do Desenvolvimento Renal

Os detalhes das interações indutivas entre o mesênquima metanéfrico, o epitélio do broto ureteral e, mais recentemente, o estroma estão tornando-se mais claros e possibilitam o entendimento dos mecanismos regulatórios complexos por trás do desenvolvimento renal. **A formação dos túbulos renais e do sistema coletor ocorre sequencialmente e requer interações dinâmicas entre células epiteliais, mesenquimais e estromais**. Muitos dos eventos iniciais no desenvolvimento do rim embrionário foram primeiro elucidados por meio da manipulação de embriões vertebrados inferiores e pelo uso de sistema de cultura *in vitro* de órgão de mamíferos. O trabalho pioneiro de Grobstein, na década de 1950, levou a uma técnica de cultura de órgãos (Grobstein, 1956), por meio da qual o mesênquima metanéfrico é separado do broto ureterico no início do desenvolvimento do rim e cultivado *in vitro* sobre um filtro. Um tecido indutor, como o ureter ou a medula espinhal, cultivados em lados opostos do filtro, em seguida, fornece o sinal indutivo (Fig. 122-11). Esta abordagem experimental engenhosa tem estabelecido o rim como um sistema modelo para o estudo do papel da interação mesenquimal-epitelial no desenvolvimento de órgãos. O desenvolvimento de muitos outros órgãos, incluindo pulmão, glândulas salivares, gônadas, próstata e bexiga, também requer a interação mesenquimal-epitelial para a diferenciação controlada e proliferação de tecidos.

Formação dos Ductos Mesonéfricos

O primeiro evento reconhecível no desenvolvimento renal pode ser a formação de ductos mesonéfricos dentro da região do mesoderma intermediário. Os sinais moleculares responsáveis por esse evento inicial, em que as células mesenquimais aparentemente desorganizadas agregam-se para se tornarem um ducto epitelial, permanecem essencialmente desconhecidos, mas os detalhes estão começando a surgir. O mesoderma intermediário inicial, destinado a se transformar nos ductos mesonéfricos, é distinguido pela expressão dos fatores de transcrição LIM1, PAX2 e SIM1, mas apenas o LIM1 parece ser absolutamente essencial para a formação do ducto néfrico (Shawlot e Behringer, 1995). O PAX2 pode ser importante para manutenção de outra expressão de gene marcador nos ductos mesonéfricos (Torres et al., 1995). Os dados disponíveis sugerem um modelo no qual poucos fatores opositores, secretados a partir dos tecidos circundantes, cumulativamente restringem a expressão LIM1 para o mesoderma intermediário. O LIM1 em seguida, ativa a expressão de PAX2 para orquestrar ainda mais a formação de ductos mesonéfricos.

Crescimento do Broto Uretérico em Direção ao Mesênquima Metanéfrico

O crescimento do broto uretérico a partir do ducto néfrico e sua invasão na condensação de blastenema do mesênquima metanéfrico é um evento inicial crucial no desenvolvimento do rim

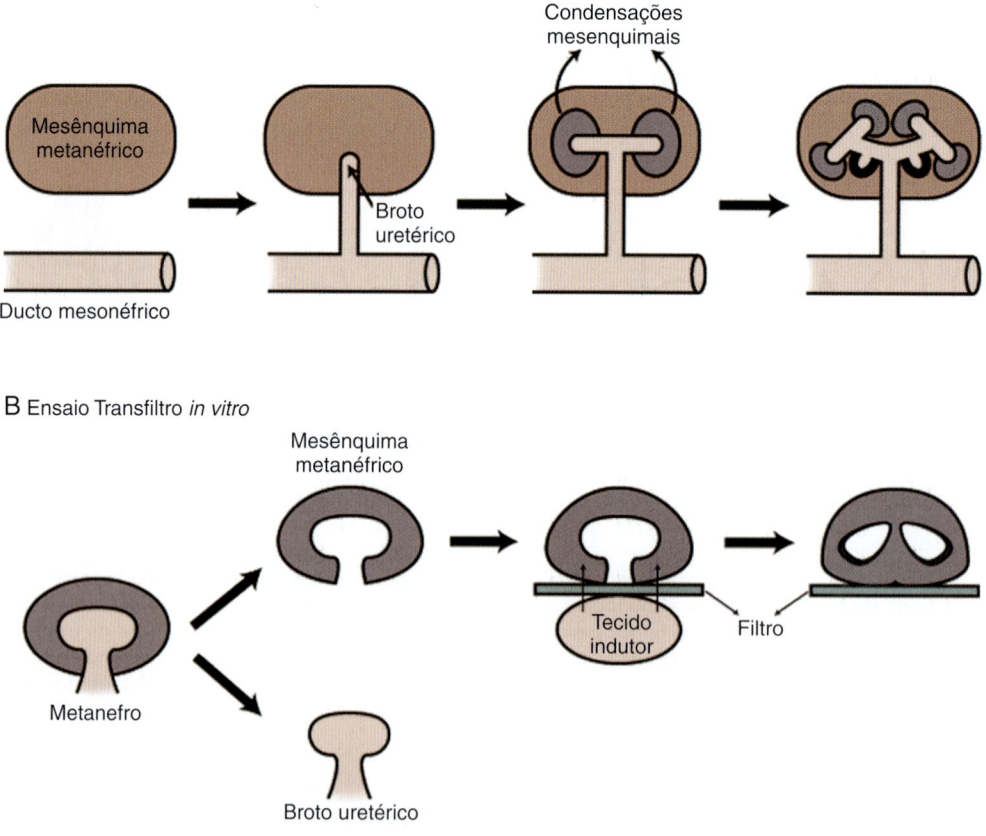

Figura 122-11. Representação esquemática do desenvolvimento do rim *in vivo* (A) e um sistema de cultura de órgãos *in vitro* transfiltro de Grobstein (B). Em um estágio inicial do desenvolvimento renal, o mesênquima metanéfrico é separado do broto uretérico e cultivado em um filtro. Se tiver um tecido indutor cultivado no lado oposto do filtro, tais como ureter e medula espinhal, o mesênquima metanéfrico continuará a diferenciar-se em estruturas de néfrons. Na ausência do tecido indutor, o mesênquima metanéfrico se degenerará via apoptose. (Adaptado de Vainio S, Muller U. Inductive tissue interactions, cell signaling, and the control of kidney organogenesis. Cell 1997;90:975.)

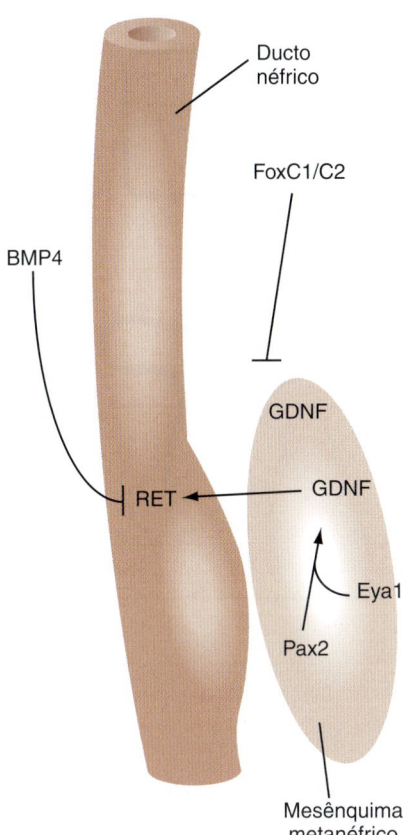

Figura 122-12. As interações indutivas durante o início do desenvolvimento renal. O fator neurotrófico derivado de linhagens de células gliais (GDNF) é secretado a partir do mesênquima metanéfrico e ativa o receptor RET tirosina quinase no epitélio do broto uretérico. A expressão e a localização do GDNF são reguladas positivamente pelos fatores de transcrição Eya1 e Pax2, e negativamente por FoxC. A indutibilidade dos ductos mesonéfricos para a sinalização do GDNF é restrita pela ação da proteína-4 morfogenética óssea (BMP4). (Adaptado de Dressler GR. Tubulogenesis in the developing mammalian kidney. Trends Cell Biol 2002;12:390–5.)

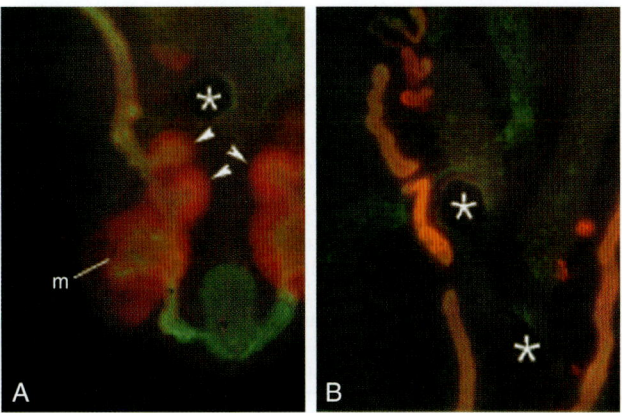

Figura 122-13. A, Estimulação de brotos uretéricos ectópicos pelo fator neurotrófico derivado de linhagens de células gliais (GDNF). Para determinar se o GDNF é suficiente para promover o crescimento de células epiteliais do ducto néfrico, gotas de heparina de acrilamida pré-adsorvidas com GDNF recombinante (asterisco) foram colocadas entre duas culturas de órgãos de ductos mesonéfricos. O metanefro natural (m) é visto anteriormente. O GDNF sozinho induz múltiplos brotos uretéricos ectópicos nos ductos mesonéfricos posteriores (cabeças de setas). B, No entanto, o efeito de GDNF é suprimido quando a BMP4 é também adicionada às gotas (asteriscos). As culturas foram coradas com anticorpos anticitoqueratina (verde) e anti-Pax2 (vermelho). (De Dressler GR. Tubulogenesis in the developing mammalian kidney. Trends Cell Biol 2002;12:390–5.)

adulto (*metanefro*). Vários genes candidatos foram identificados para desempenhar um papel crítico nesse processo (ver http://golgi.ana.ed.ac.uk/kidhome.html). Em particular, **várias linhas de evidência experimental revelaram um papel crucial da via RET-GDNF-GFRα1 no crescimento broto uretérico** (Fig. 122-12). O fator neurotrófico derivado de linhagem de célula glial (GDNF) é um peptídeo secretado expresso no mesênquima metanéfrico que ativa o receptor RET, que é expresso ao longo do ducto néfrico. A ativação do RET por GDNF requer a proteína ligada ao glicosilfosfatidilinositol (GPI) - GFRα1, que é expressa tanto no mesênquima metanéfrico quanto no ducto néfrico. Mutações de *knockout* de gene em *Ret*, GDNF (Moore et al., 1996; Pichel et al., 1996; Sánchez et al., 1996), e *GFRα1* (Cacalano et al., 1998) inibem o crescimento do broto uretérico. Nos sistemas de cultura de órgãos, o GDNF recombinante é suficiente para induzir o crescimento do broto uretérico ectópico (Sainio et al., 1997) (Fig. 122-13). No entanto, a competência do ducto néfrico para responder a GDNF está restrita ao longo do eixo anteroposterior. Esta restrição anteroposterior pode ser mediada por supressores da sinalização RET dentro do tecido circunjacente, tal como a proteína 4 morfogenética óssea (BMP4). Camundongos que são deficientes para BMP4 mostram brotos uretéricos mais largos e/ou brotos secundários anteriores, sugerindo que a atividade BMP4 total é necessária para limitar a sinalização RET ao aspecto caudal adjacente para o desenvolvimento do mesênquima metanéfrico (Miyazaki et al., 2000). Da mesma forma, em cultura de órgãos, a BMP4 pode suprimir a atividade do GDNF para induzir a formação do broto uretérico ectópico (Brophy et al., 2001). O posicionamento adequado do broto ureteral também é controlado pela expressão do GDNF localizado dentro do mesênquima metanéfrico. Ambos os reguladores positivos e negativos têm sido descritos para a localização do GDNF. A mutação homozigótica de um fator de transcrição Eya1 causa a falha do crescimento do broto uretérico e seu mesênquima metanéfrico não tem a expressão do GDNF, sugerindo que Eya1 regula a expressão do GDNF (Xu et al., 1999). Em seres humanos, a haploinsuficiência do Eya1 resulta em uma desordem de herança dominante chamada *síndrome brânquio-otorrenal*, que envolve anomalias no rim e trato urinário (Abdelhak et al., 1997). A expressão do PAX2 no mesênquima metanéfrico também é necessária para a ativação do GDNF (Brophy et al., 2001). A expressão do GDNF é também suprimida no limite anterior do mesênquima metanéfrico por meio da ação conjunta dos fatores de transcrição FoxC1 e FoxC2 (Kume et al., 2000). Mutações em qualquer gene *Fox* resultam em uma expansão da expressão do GDNF e na formação de brotos uretéricos ectópicos. A maioria dos mutantes homozigotos *FoxC1* tem duplicidade renal, em que o ureter superior é dilatado e se conecta aberrantemente aos derivados dos ductos mesonéfricos ectópicos em homens como vesículas seminais e canais deferentes. Nos rins em desenvolvimento, o *Slit2* é expresso primariamente no ducto néfrico, enquanto *Robo2* é expresso no mesênquima metanéfrico (Piper et al., 2000). Camundongos deficientes de *Slit2* ou *Robo2* exibem a formação de broto uretérico ectópico, múltiplos ureteres e ureteres dilatados e a expansão anterior da expressão do GDNF (Grieshammer et al., 2004). SPRY1 regula negativamente a sinalização GDNF-RET. A perda da função do *Spry1* em camundongos resulta em malformações renais, incluindo múltiplos ureteres, rins duplicados e hidroureter e o aumento da expressão do GDNF no mesênquima metanéfrico (Basson et al., 2006). Os dados sugerem, portanto, que múltiplos fatores regulam, tanto positiva como negativamente, o exato tempo de atuação e localização do GDNF que, depois, funcionará como um guia para ativar RET.

Ramificação do Broto Uretérico

Uma vez que o broto uretérico está em contato com mesênquima metanéfrico condensado, este sofre morfogênese de ramificação dicotômica (Cebrian et al., 2004). Muitos dos mesmos fatores que regulam o crescimento inicial do broto uretérico também parecem ser essenciais para a subsequente ramificação do broto uretérico.

A ramificação do broto uretérico é regulada positivamente por fatores genéticos e nutricionais. PAX2, um fator de transcrição tipo *box* pareado que está mutado em seres humanos com a síndrome coloboma renal, é um regulador positivo da ramificação do broto uretérico. Durante o desenvolvimento renal, o *Pax2* é expresso no ducto néfrico, no broto uretérico e no blastema metanéfrico induzido pelas extremidades dos ramos do broto uretérico. Camundongos com mutação em *Pax2* exibem ramificação do broto uretérico diminuída e hipoplasia renal (Porteous et al., 2000). A ramificação uretérica é também regulada positivamente pela vitamina A e sua sinalização do receptor do ácido retinoico, que promove a expressão de Ret. Rarα e Rarβ2 são expressos em células estromais circundadas pelas extremidades de ramo do broto uretérico expressando Ret. Camundongos com deficiência desses receptores têm o número de ramos de brotos uretéricos diminuído e a expressão de Ret diminuída (Batourina et al., 2001). Certos marcadores, tais como Wnt11, já podem ser compartimentados para os polos opostos das extremidades dilatadas dos brotos, mesmo antes que um ponto de ramificação morfológico se torne evidente (Pepicelli et al., 1997). Em camundongos deficientes para o gene homeobox *EMX2* (Miyamoto et al., 1997), o crescimento do broto uretérico no mesênquima metanéfrico parece normal, mas a borda principal não dilata e a ramificação é suprimida. Assim, o desenvolvimento uretérico está impedido antes do primeiro evento de ramificação, e o mesênquima metanéfrico resultante não expressa um marcador de indução. Da mesma forma, os camundongos com mutação de *Sall1* exibem parada no desenvolvimento logo após o crescimento do broto uretérico e antes de dilatação da borda principal (Nishinakamura et al., 2001). Em embriões murinos normais, *Sall1* é expresso no mesênquima metanéfrico. Assim, *Sall1* pode controlar sinais derivados do mesênquima que são necessários para a dilatação do broto uretérico e para a determinação inicial do ponto de ramificação. Claramente, o padrão da ramificação do broto uretérico e a expressão de genes específicos ao broto uretérico são influenciados pelo mesênquima metanéfrico. De fato, o mesênquima heterólogo derivado de primórdios do pulmão não apenas pode mudar o padrão de ramificação do broto uretérico para aquele de epitélio pulmonar, mas também induz os tecidos do broto uretérico para expressar genes específicos de pulmão (Lin et al., 2001). Estudos têm demonstrado que a BMP/ativina semelhante à quinase 3 (ALK3) sinalizando negativamente regula o início da ramificação do broto uretérico *in vivo* (Hartwig et al., 2008). O receptor de superfície celular ALK3 liga-se a BMP2 e BMP4 com alta afinidade e é expresso no ducto néfrico. A inativação de ALK3 altera o padrão de ramificação do broto uretérico primário de bífido para trífido e aumenta o número de ramos de primeira e segunda geração. Estes defeitos estão associados à diminuição da formação de subsequente gerações de ramos, resultando em um complemento diminuído dos ductos coletores. Essas observações sugerem que o padrão do início da ramificação do broto uretérico é um determinante crítico da subsequente morfogênese de ramificação. **Assim, a morfogênese da ramificação epitelial do broto uretérico é controlada por ambos os fatores intrínseco e extrínseco, trabalhando em conjunto para gerar um padrão de ramificação específico do rim.**

Tubulogênese

Experimentos clássicos de recombinação de tecidos concentram-se quase que exclusivamente na relação entre as células do mesênquima metanéfrico e as células epiteliais do broto uretérico. **Agora está claro que pelo menos três tipos celulares estão envolvidos no controle do desenvolvimento renal: as células da extremidade do broto uretérico, as células condensadas do mesênquima e as células mesequimais estromais ou intersticiais** (Fig. 122-14). Não se sabe se o mesênquima é uma população de células homogêneas antes de sua interação com o broto uretérico. Está claro, no entanto, que uma vez induzido pelo broto uretérico, o mesênquima metanéfrico padroniza-se sozinho em pelo menos duas populações diferentes de células, uma tubular e outra estromal. Acredita-se que a população de células tubulares deriva de células mesenquimais em contato direto com a ampola do broto uretérico (Vainio et al., 1989; Stark et al., 1994; Torres et al., 1995), enquanto a população de células do estroma rodeia as células tubulares (Hatini et al., 1996). Uma vez que o mesênquima foi padronizado, as células na zona tubular submetem-se a morfogênese para se tornarem as células epiteliais tubulares renais. Existem evidências de que este processo depende não

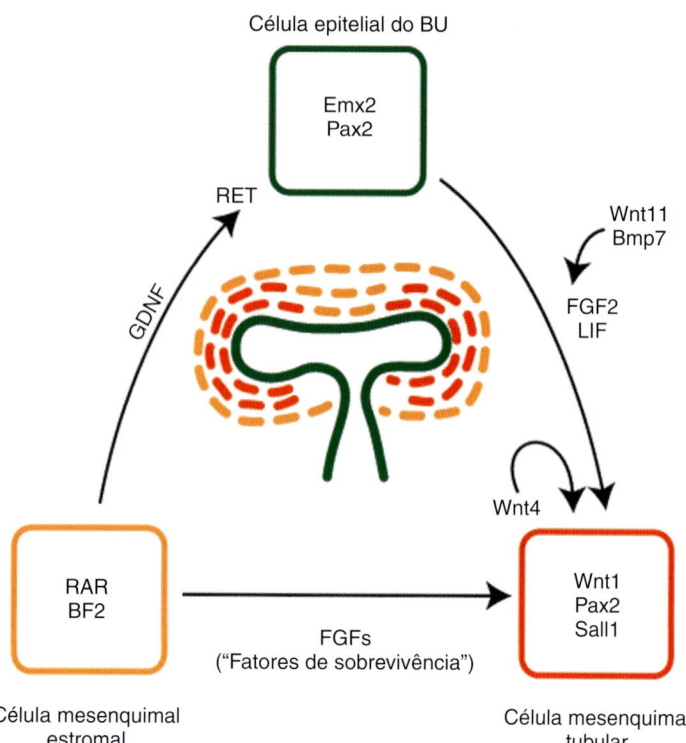

Figura 122-14. **Interações célula-célula promovem a nefrogênese. Três tipos principais de células – células epiteliais do broto uretérico (BU) células epiteliais, células mesenquimais tubulares condensadas e células mesenquimais estromais – que se acredita desempenhar um papel crítico. Nas extremidades do BU, as células expressam marcadores únicos, tais como Emx2 e Pax2. A linhagem de células do estroma é marcada pela expressão de receptores de ácido retinoico (RAR) e BF2. A presença de Pax2, Wnt1 e Sall1 parece ser importante para a continua ramificação da morfogênese do BU. O Wnt4 está ativado nas células mesenquimais tubulares pela invasão de células epiteliais do BU e estimula o desenvolvimento do epitélio polarizado de uma maneira autócrina. Finalmente, fatores de crescimento de fibroblasto (FGFs), tais como FGF2, juntamente com fator inibitório de leucócito (LIF), podem ser importantes como fatores de sobrevivência para o desenvolvimento de células epiteliais tubulares renais.** (Adaptado de Dressler GR. Tubulogenesis in the developing mammalian kidney. Trends Cell Biol 2002;12:390–5.)

só dos sinais do broto uretérico, mas também de sinais do próprio mesênquima. Um desses sinais autócrinos pode ser o Wnt4, cuja expressão é induzida em células da zona tubular em interação com o broto uretérico. Em camundongos *knockout* para o gene *Wnt4*, o broto uretérico forma-se e invade o mesênquima metanéfrico, mas o desenvolvimento subsequente dos túbulos epiteliais é abolido (Stark et al., 1994). Isso sugere que os dois sinais são essenciais para a formação do túbulo renal – sinais derivados do broto uretérico inicial ativando a expressão de Wnt4 no mesênquima metanéfrico e o Wnt4 em si como um sinal mesenquimal autócrino. Os sinais provenientes da população de células do estroma também contribuem para a formação do túbulo, porque tubulogênese é perturbada em ratos *knockout* para o gene *Bf2* (Hatini et al., 1996). A descoberta de que o Wnt4 atua como um sinal *downstream* durante a indução da cascata que conduz à tubulogênese renal leva ao questionamento sobre a natureza de sinais derivados do broto uretérico inicial. Dados *in vitro* sugerem um papel para o fator de crescimento de fibroblasto 2 (FGF2) e outros fatores não caracterizados secretados pelo broto uretérico (Karavanova et al., 1996). As moléculas candidatas que podem cooperar com FGF2 são Wnt11 e BMP7 (Kispert et al., 1996; Vukicevic et al., 1996). A localização da proteína Ret para as extremidades do broto uretérico é reforçada tanto por GDNF (Pepicelli et al., 1997) quanto por sinais emanados de células do estroma circundante. Por exemplo, os receptores de ácido retinoico são expressos nas células do estroma e são necessários para a sinalização mediada por células do estroma para manter altos níveis de expressão do RET nas extremidades do broto (Mendelsohn et al., 1999; Batourina et al., 2001). Condizente com o papel dos receptores do ácido retinoico na manutenção da expressão do RET no broto uretérico em divisão, ratos com deficiência de vitamina A têm rins menores e menos néfrons (Lelièvre-Pégorier et al., 1999). A comunicação entre células do estroma, mesenquimais e do broto uretérico é ainda mais realçada por ganho e perda de função com experimentos envolvendo FGF e BMPs. Camundongos mutantes nulos *Fgf7* têm menos pontos de ramificação e, correspondentemente, menos néfrons, enquanto FGF7 ectópico, em cultura de órgãos, pode estimular a ramificação (Qiao et al., 1999). FGF1 e FGF10 afetam o alongamento do talo do broto uretérico antes de a decisão do ponto de ramificação ser tomada (Qiao et al., 2001). Mutações nulas em *Bmp7* estão associadas às anomalias fenotípicas ainda mais severas, exibindo morfogênese de ramificação limitada e desenvolvimento renal completo impedido. Ainda é difícil estimar como os FGFs e BMPs exercem seus efeitos coletivos na ramificação, dada a interação entre todos os tipos de células presentes no rim primitivo (Dudley et al., 1999). Além das proteínas mencionadas anteriormente, uma lista crescente de fatores de crescimento, peptídeos secretados e seus receptores têm sido implicados no controle da morfogênese da ramificação, a maioria usando uma variedade de sistemas modelo *in vitro* (Pohl et al., 2000; Davies, 2001). Para muitos desses fatores, no entanto, os estudos genéticos não provaram conclusivamente a atribuição dos papéis funcionais específicos durante a ramificação do broto uretérico *in vivo*, seja por possíveis redundâncias ou pelas letalidades embrionárias antes do início do desenvolvimento do rim. Mesmo assim, o papel desses fatores no desenvolvimento renal deve ser considerado.

Conversão Mesenquimal para Epitelial

Os sinais indutivos emanando do broto uretérico promovem a condensação das células do mesênquima metanéfrico em torno da extremidade do broto uretérico e a subsequente tubulogênese. Camundongos com mutações nulas de *Pax2* ou *Wt1* não exibem crescimento do broto uretérico e, em ambos os casos, o mesênquima metanéfrico não responde a indução mesmo quando recombinado com fortes indutores *in vitro* (Kreidberg et al., 1993; Brophy et al., 2001). O estabelecimento do destino das células como glomerulares *versus* tubulares é dependente de *feedback* negativo entre *Wt1* e *Pax2* (Ryan et al., 1995). Durante o desenvolvimento inicial do rim, o domínio da expressão de *Pax2* é complementar a do *Wt1* nos corpos em forma de "S". A expressão de WT1 é restrita aos precursores epiteliais glomerulares (Pelletier et al., 1991), enquanto a expressão *Pax2* é restrita à parte que originará os precursores epiteliais tubular dos segmentos proximais e distais do néfron e, depois, reprimida no epitélio tubular diferenciado (Dressler e Douglass, 1992). Evidências que suportam as proteínas Wnt como indutoras do mesênquima foram obtidas a partir de ensaios de indução *in vitro* com linhagens celulares expressando Wnt (Herzlinger et al., 1994; Kispert et al., 1998). Das mutantes *Wnt* examinadas até agora, apenas *Wnt4*, que é expressa no mesênquima e não no broto uretérico, é crucial para a propagação dos sinais indutores. Embora a *Wnt4* mesenquimal mutante seja capaz de agregar em resposta ao contato com o broto uretérico, estes agregados dos mutantes não formam um epitélio polarizado. Células do broto uretérico de ratos secretam fatores tubulogênicos, tais como o fator inibidor de leucócito (LIF), que, em conjunto com FGF2, parecem estimular o crescimento e a tubulogênese *in vitro* (Plisov et al., 2001). Uma vez induzido para formar agregados, o mesênquima metanéfrico torna-se polarizado em uma vesícula renal prmitiva. Esta vesícula está intimamente associada à ramificação do broto uretérico e irá eventualmente conectar-se ao epitélio do broto uretérico para formar um túbulo contínuo. Mudanças profundas ocorrem na expressão de moléculas de adesão celular, como as caderinas. Logo após a indução, o mesênquima metanéfrico expressa R-caderina, caderina-6 e E-caderina, junto com a supressão da caderina-11 específica do mesênquima. Ambas as mutantes da R-caderina e caderina-6 apresentam defeitos na taxa de condensação e polarização mesenquimal (Mah et al., 2000; Dahl et al., 2002). Algumas vesículas renais nas mutantes de caderina-6 também deixam de se fundir com o epitélio do broto uretérico, resultando em túbulos que não levam a lugar algum e na perda subsequente de néfrons.

Desenvolvimento Vascular Renal

A origem da vasculatura intrarrenal não é completamente compreendida. Até recentemente, acreditava-se que a vasculatura renal derivava exclusivamente de ramos da aorta e outros vasos extrarrenais preexistentes (hipótese "angiogênica"). Há evidências, no entanto, de que os vasos renais podem originar *in situ*, dentro do rim embrionário, a partir de células progenitoras vasculares (hipótese "vasculogênica") (Loughna et al., 1996; Tufro et al., 1999). Utilizando anticorpos para o Flk-1, um receptor de fator de crescimento endotelial vascular (VEGF) presente em angioblastos e células endoteliais maduras, demonstrou-se que os precursores de células endoteliais já estavam presentes no rim pré-vascular de roedor, antes que qualquer vaso fosse discernível de um ponto de vista morfológico. Quando os rins embrionários são cultivados com uma concentração de oxigênio atmosférico habitual, os vasos não se desenvolvem. Contudo, se os explantes são cultivados em uma atmosfera hipóxica contendo 5% de oxigênio, os brotos capilares desenvolvem, dentro e fora dos glomérulos, um efeito que é inibido por anticorpos anti-VEGF (Tufro-McReddie et al., 1997). Dependendo do potencial de desenvolvimento das células envolvidas, tanto a angiogênese quanto a vasculogênese podem desempenhar um papel no desenvolvimento da vasculatura renal (Abrahamson et al., 1998).

DESENVOLVIMENTO DA BEXIGA E DO URETER

Formação do Seio Urogenital

Na terceira semana de gestação, a membrana cloacal permanece uma estrutura bilaminar composta por endoderma e ectoderma. Durante a quarta semana, o tubo neural e a cauda do embrião crescem dorsalmente e caudalmente, projetando-se sobre a membrana cloacal, e este crescimento diferencial do corpo resulta no dobramento do embrião. A membrana cloacal está agora virada para a superfície ventral do embrião e a porção terminal do saco vitelino derivado do endoderma dilata-se e torna-se a *cloaca* (Fig. 122-15). De acordo com as teorias de Rathke e Tourneux sobre o desenvolvimento embrionário, a partição da cloaca em um seio urogenital anterior e um canal anorretal posterior ocorre pela fusão da linha média de duas cristas laterais da parede de cloaca e por um septo urorretal descendente. Acredita-se que este processo ocorre durante a quinta e sexta semanas e culmina com a fusão deste septo urorretal com a membrana cloacal. No entanto, alguns pesquisadores têm desafiado este ponto de vista clássico com evidências de que não existe um septo descendente e nem a fusão das cristas laterais da parede cloacal (Van der Putte, 1986; Kluth et al., 1995). Existem evidências adicionais de que o septo urorretal nunca se funde com a membrana cloacal (Nievelstein et al., 1998). De acordo com essas observações, a cloaca congênita e as malformações anorretais, que se acreditava anteriormente ocorrerem devido a uma falha de formação do septo e sua fusão com a membrana cloacal, podem de fato ocorrer a partir de um desenvolvimento anormal da própria membrana cloacal (Nievelstein et al., 1998) (Fig. 122-16).

O ducto néfrico (wolffiano) funde-se com a cloaca perto do 24° dia e permanece com o seio urogenital durante a separação cloacal. **A entrada do ducto néfrico no seio urogenital primitivo serve como um marco distinguindo o canal vesicouretral cefálico do seio urogenital caudal. O canal vesicouretral dá origem a bexiga e uretra pélvica, enquanto o seio urogenital caudal forma a uretra fálica nos homens e o vestíbulo vaginal distal nas mulheres.**

Formação do Trígono

Por volta do 33° dia de gestação, os *ductos excretores comuns* (a parte dos ductos mesonéfricos distais à origem dos brotos uretéricos) dilatam e conectam-se ao seio urogenital. A formação dessas ligações finais envolve a apoptose, que permite que os ureteres se desconectem dos ductos mesonéfricos, e a fusão, na qual o orifício ureteral se insere no epitélio do seio urogenital ao nível do trígono (Batourina et al., 2005). **De acordo com a visão clássica (Weiss, 1988), os ductos excretores comuns direito e esquerdo fundem-se na linha média como uma área triangular, formando um trígono primitivo, estruturalmente diferente da bexiga e da uretra. O orifício ureteral**

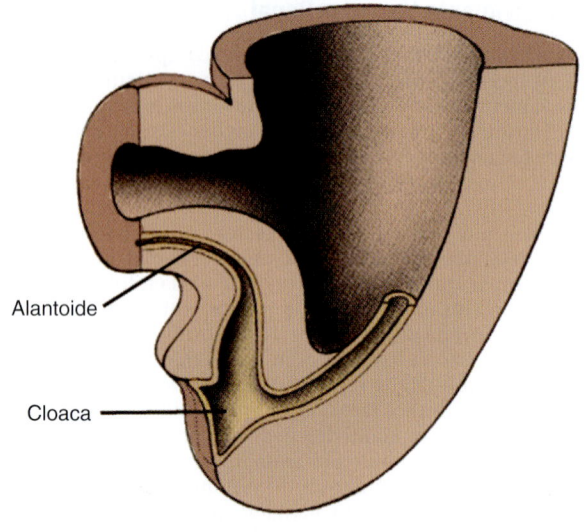

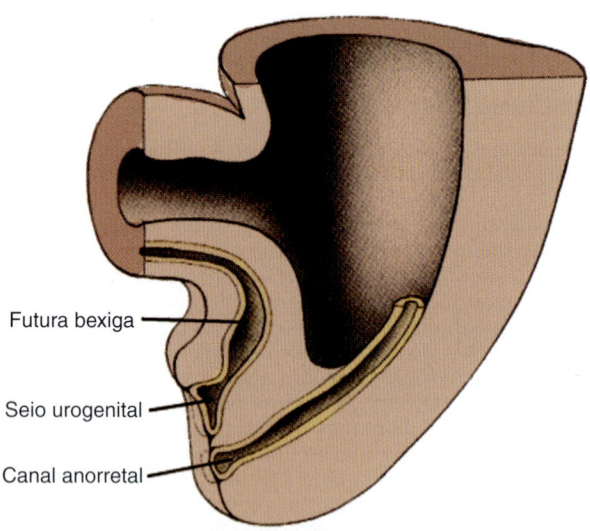

Figura 122-15. Desenvolvimento do seio urogenital. Entre a quarta e sexta semanas a cloaca é dividida em um seio urogenital anterior sinusal e um canal anorretal posterior. A parte superior do seio urogenital, contínuo com o alantoide, forma a bexiga. O estreitamento constrito na base do seio urogenital forma a uretra pélvica. A expansão distal do seio urogenital forma o vestíbulo da vagina nas mulheres e a uretra peniana nos homens. (Adaptado de Larsen WJ. Human embryology. New York: Churchill Livingstone; 1997.)

extrofia-se e evagina-se na bexiga por volta do 37° dia e começa a migrar em direção cranial e lateral dentro do assoalho da bexiga. Durante este processo, o orifício do ducto néfrico afasta-se do orifício ureteral e migra caudalmente, flanqueando o ducto paramesonéfrico (mülleriano) ao nível do seio urogenital. Este é o local do futuro verumontanum nos homens e canal vaginal nas mulheres. Estudos, no entanto, têm desafiado este mecanismo clássico do desenvolvimento do trígono. Com base em estudos de linhagem de célula em camundongos, percebeu-se que o trígono se forma, principalmente, de células musculares lisas da bexiga, com apenas uma contribuição menor dos ureteres (Viana et al., 2007).

O padrão embrionário da incorporação do orifício ureteral dentro da bexiga em desenvolvimento é inferido, principalmente, de observações clínicas de duplicidades renais. O polo superior do orifício ureteral gira posteriormente em relação ao polo inferior do orifício e assume uma posição mais caudal e medial. Weigert e Meyer reconheceram a regularidade dessa relação entre o polo superior e inferior do orifício ureteral, que ficou conhecida como a *regra Weigert-Meyer*. De acordo com esse conceito, **um polo inferior do orifício ureteral anormalmente lateral pode resultar de um broto uretérico surgindo muito baixo no ducto néfrico, portanto, resultando na incorporação e migração prematura dentro da bexiga em desenvolvimento.** Em tal orifício ureteral, o refluxo vesicoureteral é mais provável de ocorrer devido a um túnel intramural inadequado. **Em contraste, um polo superior do orifício ureteral anormalmente caudal pode resultar do broto uretérico surgindo muito alto no ducto néfrico.** Pode drenar no colo da bexiga e verumontanum ou permanecer ligado aos derivados do ducto néfrico (wolffiano), como os canais deferentes nos homens (Mackie e Stephens, 1977; Schwarz e Stephens, 1978). Nas mulheres, o polo superior uretral ectópico pode inserir nos remanescentes dos ductos mesonéfricos (p. ex., cisto do ducto de Gartner) ou vestíbulo da vagina (Fig. 122-17).

O desenvolvimento anômalo do ducto excretor comum pode levar a um canal deferente ectópico. Em certas situações clínicas o canal deferente está conectado ao ureter, em vez do verumontanum, de modo que tanto o ureter quanto o canal drenam para dentro de um ducto comum. Essa situação pode ocorrer quando o broto uretérico surge muito alto no ducto néfrico e o subsequente ducto excretor comum torna-se muito longo, resultando na absorção incompleta para o desenvolvimento da bexiga. Esta anomalia, embora rara, deve ser mantida em mente quando se avalia homens com epididimite recorrente e hidronefrose ipsilateral.

Desenvolvimento do Ureter

Em contraste com a discussão anterior sobre os aspectos moleculares do desenvolvimento renal, pouco se sabe sobre o nível molecular dos eventos do desenvolvimento ureteral. Apenas poucas informações descritivas e algumas teorias especulativas estão disponíveis sobre o mecanismo molecular da célula muscular lisa e a diferenciação urotelial. Morfologicamente, o ureter começa como um tubo epitelial cúbico simples cercado por células mesenquimais soltas que adquire um lúmen completo em 28 dias de gestação em seres humanos. Foi sugerido que o desenvolvimento do ureter sofre uma obstrução luminal transitória entre o 37° e 40° dia de gestação e, então, recanaliza (Alcaraz et al., 1991). Parece que esse processo de recanalização começa no meio do ureter e estende-se de maneira bidirecional, tanto cranialmente como caudalmente. Além disso, pode haver outra fonte fisiológica de obstrução ureteral, como uma membrana Chwalla, uma camada com duas células de espessura sobre o orifício ureteral que é vista entre os dias 37 e 39 de gestação. Em seres humanos, a produção de urina é acompanhada por alterações proliferativas no epitélio ureteral (bilaminar por 10 semanas de gestação). O epitélio atinge uma configuração transicional por 14 semanas. Os primeiros sinais de muscularização ureteral e desenvolvimento de fibras elásticas são observados com 12 semanas de gestação. Em ratos e em seres humanos, o fenótipo de músculo liso ureteral aparece mais tarde do que o da bexiga. A diferenciação de músculo liso é primeiro detectada na região subserosa da cúpula da bexiga e estende-se para a base da bexiga e uretra, enquanto a diferenciação do músculo liso do ureter ocorre depois dentro da região subepitelial na junção ureterovesical, ascendendo em direção ao sistema coletor intrarrenal (Baker e Gomez, 1998). No ureter embrionário e na bexiga, é provável que as interações epiteliais-mesenquimais sejam importantes no desenvolvimento de urotélio, lâmina própria e compartimentos musculares, mas a natureza exata deste processo de indução não é conhecida. Antes de 10 semanas de gestação, as fibras elásticas são poucas em número, pouco desenvolvidas e arranjadas de forma aleatória. Após 12 semanas, estas fibras tornam-se mais numerosas por todo o ureter e são vistas com orientação específica (Escala et al., 1989).

Apesar da descoberta de que mais de 30 genes estão envolvidos no desenvolvimento de rins de mamíferos, apenas alguns genes têm, até então, se demonstrado causadores de anomalias simultâneas no rim e ureter – *Agtr2*, *Bmp4*, *FoxC1*, *Pax2* e *Eya1* (ver a discussão sobre o mecanismo molecular de desenvolvimento dos rins, anteriormente). Uma mutação do gene *Pax2* foi identificada em uma família humana que apresentava a síndrome coloboma renal, uma síndrome autossômica dominante rara caracterizada por coloboma do nervo óptico, anomalias renais e refluxo vesicoureteral (Sanyanusin et al., 1996). *EYA1* está mutado em pacientes com distúrbios de herança

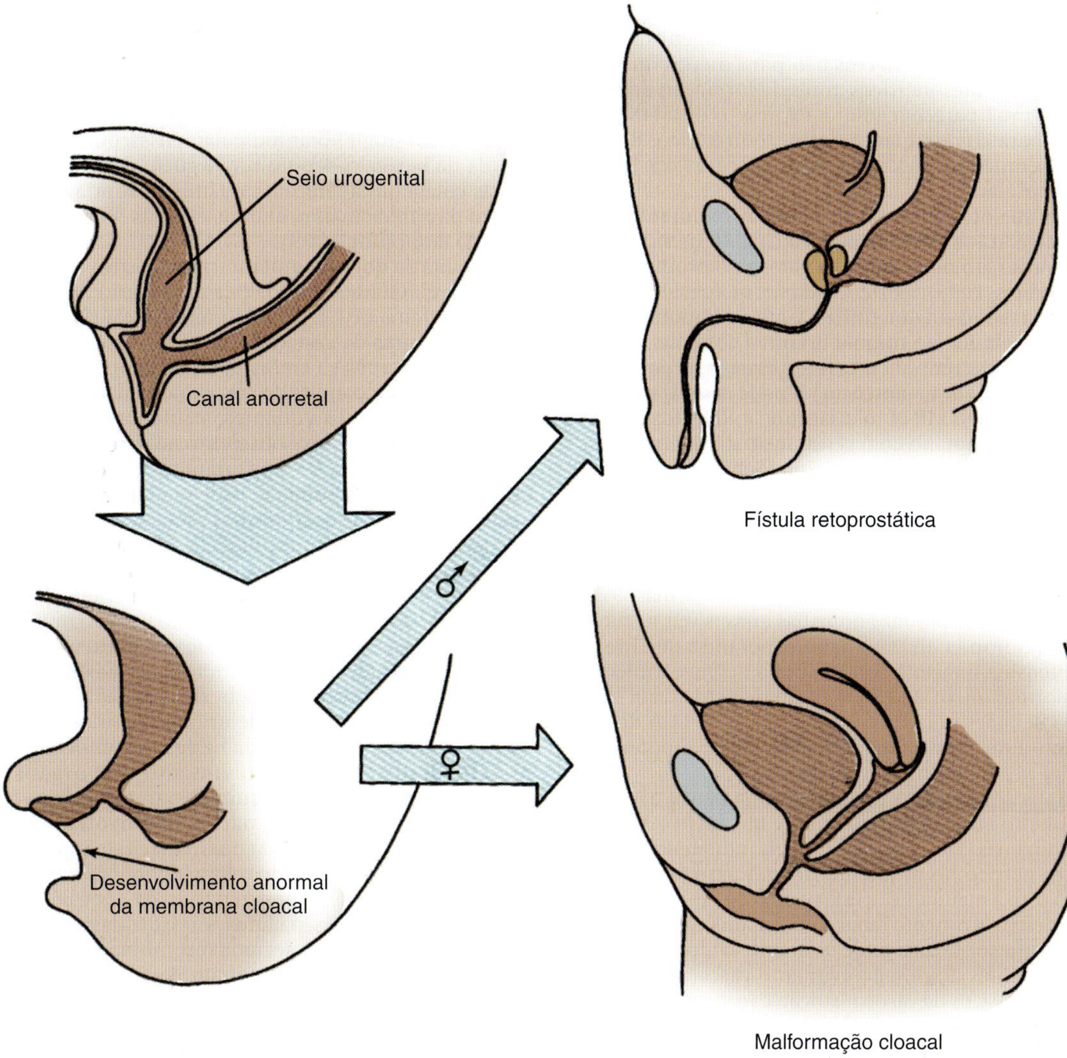

Capítulo 122   Embriologia do Aparelho Geniturinário   **2835**

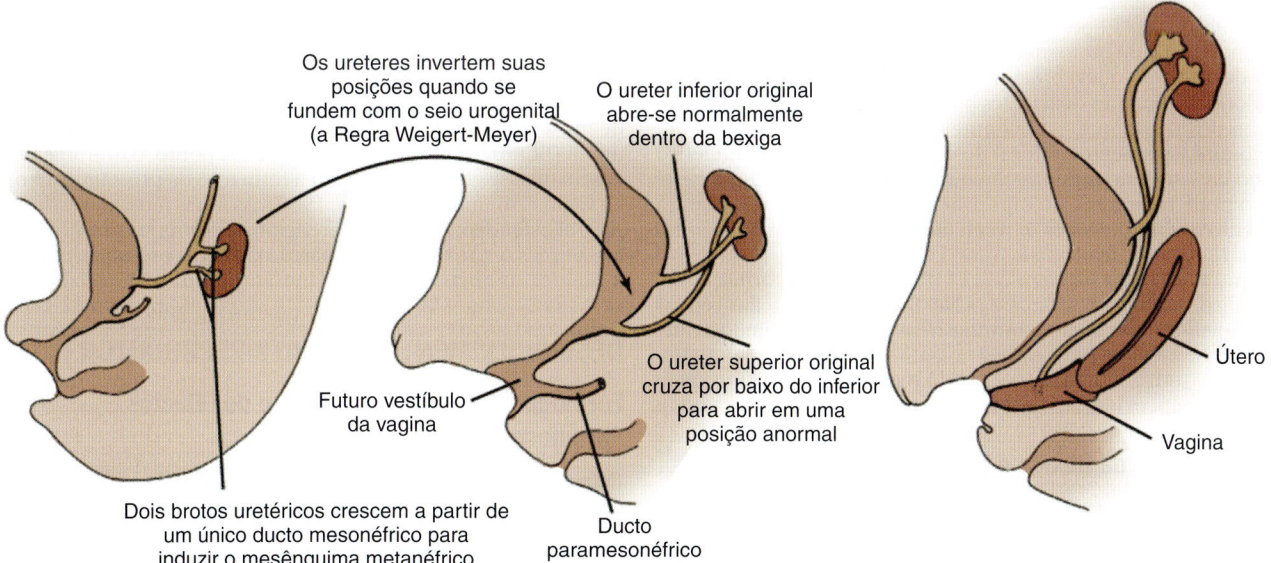

Figura 122-16. O desenvolvimento anormal da membrana cloacal resulta em anomalias características do trato urogenital e gastrointestinal inferior. (Adaptado de Larsen WJ. Human embryology. New York: Churchill Livingstone; 1997.)

Figura 122-17. Desenvolvimento de um polo superior de ureter ectópico drenando dentro da vagina. (Adaptado de Larsen WJ. Human embryology. New York: Churchill Livingstone; 1997.)

dominante, síndrome brânquio-otorrenal, que inclui um sistema coletor duplicado, hipoplasia e displasia renal e agenesia renal (Abdelhak et al., 1997). *Pax2* é necessário para o crescimento e alongamento dos ductos mesonéfricos antes da formação do broto uretérico, enquanto Eya1 parece regular a expressão de GDNF, que é um pré-requisito para o crescimento do broto uretérico. Bmp4 e FoxC1 parecem desempenhar um papel supressor no crescimento do broto uretérico.

O sistema renina-angiotensina está presente e ativo durante a vida fetal. Geralmente, acredita-se que o papel principal deste sistema no feto é manter a filtração glomerular fetal e garantir a produção adequada de urina (Lumbers, 1995). Existem cada vez mais evidências, no entanto, que o sistema renina-angiotensina é também importante para o crescimento e desenvolvimento normal do rim e do ureter. O rim é capaz de produzir todos os componentes deste sistema, e, portanto, a produção local (intrarrenal) de angiotensina II pode desempenhar um papel crucial a este respeito. O RNA mensageiro (mRNA) da renina é detectável no mesonefro humano com cerca de 30 dias de gestação e no metanefro com cerca de 56 dias de gestação (Schütz, et al., 1996). Um perfil de expressão semelhante é visto para o angiotensinogênio e para a enzima conversora de angiotensina (ECA). Camundongos mutantes com ausência de ECA apresentam vasculatura e túbulos renais anormais, bem como síntese de renina aumentada nas células intersticiais e perivasculares (Hilgers et al., 1997). A inibição farmacológica da ECA no rato recém-nascido produz anomalias irreversíveis na função e morfologia renal (Guron et al., 1997), corroborando que um sistema renina-angiotensina intacto é crucial para o desenvolvimento e maturação renal normal. Além da elevada taxa de perda fetal, bebês humanos nascidos de mães tratadas com inibidores da ECA durante a gravidez têm taxas aumentadas de oligo-hidrâmnio, hipotensão e anúria (Shotan et al., 1994; Sedman et al., 1995).

Ambos os subtipos de receptores de angiotensina II, AT1 e AT2, são expressos no mesonefro em desenvolvimento e metanefro. A expressão do AT2 predomina nas células mesenquimais indiferenciadas que circundam o ducto néfrico no momento do crescimento do broto uretérico e diminui com a maturação, e este padrão de expressão sugere o papel do AT2 no desenvolvimento renal embrionário. AT1 é expresso em estruturas mais diferenciadas e pode estar envolvido na modulação de estágios posteriores do desenvolvimento vascular renal e na aquisição dos efeitos clássicos de vasoconstrição e reabsorção de sódio mediado pela angiotensina II. A função do receptor AT2 não está completamente definida, mas quando o seu gene, *Agtr2*, foi geneticamente inativado em camundongos, esses mutantes mostraram uma incidência significativa de anomalias no rim e no trato urinário. O fenótipo anormal nestes camundongos imitou todas as características-chave de anomalias congênitas humanas do rim e do trato urinário, tais como obstrução da junção ureteropélvica, rim hipoplásico, refluxo vesicoureteral, megaureter e sistema coletor duplicado (Nishimura et al., 1999).

Devido ao seu padrão de expressão embrionária, foi especulado, inicialmente, que o AT2 pode desempenhar um papel na regulação do crescimento inicial do broto uretérico. A análise de amostras de tecidos inteiros demonstrou que o brotamento uretérico ectópico ocorreu em camundongos mutantes deficientes para *Agtr2* (Oshima et al., 2001). Foi assim postulado que, semelhante ao *Bmp4*, o AT2 pode ter um papel no direcionamento do local do crescimento do broto uretérico por meio do seu efeito inibidor. Em outras palavras, um defeito neste processo pode levar a uma temporização e localização anormal do crescimento do broto uretérico, resultando em anomalias congênitas ureterais.

Evidências recentes sugerem que BMPs controlam a formação do músculo liso no ureter proximal e pelve. BMP4, expresso nas células mesenquimais caudais, induz a morfogênese ureteral, incluindo a diferenciação do músculo liso e desenvolvimento urotelial (Brenner-Anantharam et al., 2007). Condizente com tal papel, ratos mutantes para *Bmp4* e *Bmp5* exibem hidronefrose e hidroureter (Miyazaki et al., 2003).

Desenvolvimento da Bexiga e Mecanismo de Continência

Na 10ª semana de gestação a bexiga é um tubo cilíndrico alinhado por uma única camada de células cuboides circundada por tecido conjuntivo frouxo. Os ápices se afunilam tal como o uráco, que é contíguo com o alantoide. Na 12ª semana o uráco involui para se tornar um cordão fibroso, que se torna o *ligamento umbilical mediano*. O epitélio da bexiga consiste em bicamada de células cuboides entre a 7ª e a 12ª semanas e começa a adquirir características uroteliais maduras entre a 13ª e a 17ª semanas. Na 21ª semana ele apresenta quatro a cinco camadas de células de espessura e demonstra características ultraestruturais semelhantes ao urotélio totalmente diferenciado. Entre a 7ª e a 12ª semanas o tecido conjuntivo circundante condensa, e começam a surgir fibras musculares lisas, primeiramente na região da cúpula da bexiga e, depois, prosseguem em direção à base da bexiga. Fibras colágenas aparecem na lâmina própria e depois se estendem dentro da parede mais profunda, entre as fibras musculares (Newman e Antonakopoulos, 1989).

Acredita-se que a complacência da bexiga muda durante o desenvolvimento. Quando estudada a preparação de órgão inteiro usando bexiga de fetos de ovelha, a complacência da bexiga é muito baixa durante o início da gestação e aumenta gradualmente daí em diante (Coplen et al., 1994). O mecanismo dessas mudanças na complacência da bexiga não é conhecido, mas pode envolver alterações tanto no tônus do músculo liso quanto na composição do tecido conjuntivo. Este fenômeno também é observado no desenvolvimento da bexiga em humanos (Kim et al., 1991). Durante a gestação, a espessura da parede muscular da bexiga aumenta e o conteúdo relativo de colágeno diminui. A proporção de fibras grossas e finas de colágeno também diminui, enquanto a quantidade de fibras elásticas aumenta. Essas mudanças na complacência parecem coincidir com o início da produção de urina fetal, sugerindo um possível papel para a mecânica de distensão (Baskin et al., 1994). Com bexigas fetais de rato usadas como explante para cultura de órgãos, a distensão da bexiga promoveu um desenvolvimento mais ordenado de grupos de fibras colágenas na lâmina própria, em comparação com um explante da bexiga relaxada, sugerindo que fatores mecânicos de acumulação de urina podem desempenhar um papel durante o desenvolvimento da bexiga (Beauboeuf et al., 1998).

Semelhante ao desenvolvimento dos órgãos, as interações indutivas epitelial-mesenquimal parecem ser necessárias para a diferenciação ordenada e para o desenvolvimento adequado da bexiga. A técnica modificada de Grobstein foi aplicada para estudar o mecanismo de diferenciação celular do músculo liso da bexiga (Baskin et al., 1996). O epitélio indiferenciado da bexiga de ratos e rudimentos mesenquimais foram separados antes da diferenciação celular do músculo liso da bexiga e em seguida recombinados para crescer dentro de um hospedeiro, o hospedeiro imunologicamente comprometido (rato nude atímico). Na presença de células epiteliais, as células mesenquimais são diferenciadas em células de músculo liso com uma expressão sequencial de marcadores de músculo liso adequados, ao passo que, na ausência de células epiteliais, elas involuem com evidência de apoptose.

Nenhum estudo funcional foi feito para avaliar os mecanismos da continência fetal. Apenas algumas descrições ontogênicas estão disponíveis usando espécimes de fetos humanos, fornecendo uma base para teorias especulativas. Uma condensação mesenquimal forma-se em torno da extremidade caudal do seio urogenital depois da divisão da cloaca e a ruptura da membrana cloacal. Fibras de músculo estriado podem ser vistas claramente por volta da 15ª semana. Neste período, a camada de músculo liso torna-se mais espessa ao nível do colo da bexiga e forma a parte interior da musculatura uretral. O esfíncter uretral, composto por fibras de músculo liso centrais e fibras de músculo estriado periféricas, desenvolve-se na parede anterior da uretra (Bourdelat et al., 1992). Além deste ponto, o dimorfismo sexual desenvolve-se em conjunto com a formação da próstata em homens e da vagina em mulheres (Tichy, 1989). As fibras musculares do esfíncter uretral estendem-se para a parede posterior da uretra. Nos homens, essas fibras se projetam para a parede lateral da próstata, enquanto, nas mulheres, as fibras musculares anexam-se à parede lateral da vagina.

DESENVOLVIMENTO DO TRATO REPRODUTOR E GENITAL

Formação das Cristas Genitais e dos Ductos Paramesonéfricos

Durante a quinta semana, as células germinativas primordiais migram do saco vitelino ao longo do mesentério dorsal para preencherem o mesênquima da parede posterior do corpo próximo do 10° nível torácico (Fig. 122-18). **Em ambos os sexos, a chegada de células germinativas primordiais na área das futuras gônadas serve como um sinal para as células existentes do mesonefro e do epitélio celômico adjacente para proliferar e formar um par de *cristas geni-***

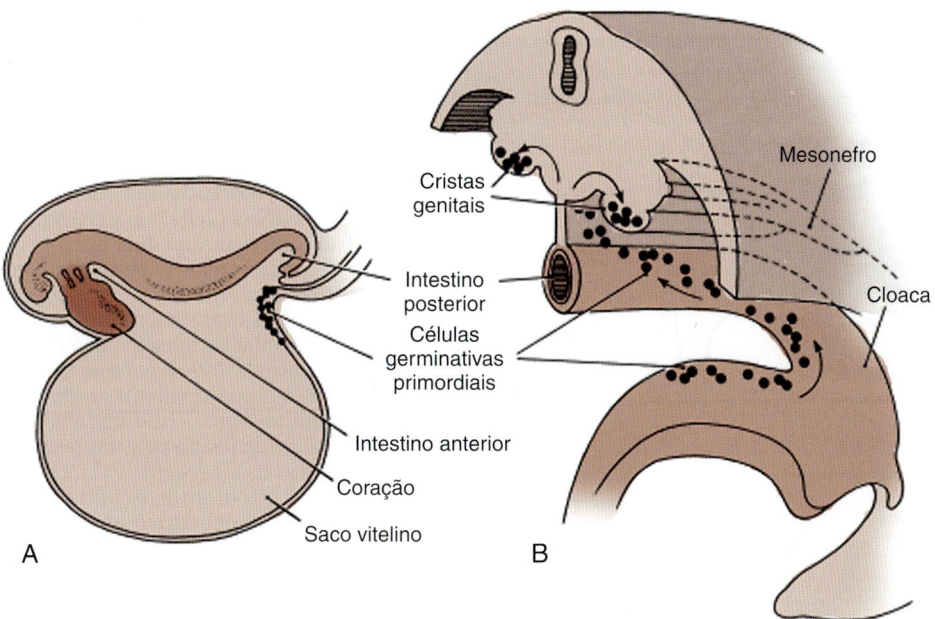

Figura 122-18. A, Local de origem de células germinativas primordiais na parede do saco vitelino em um embrião de 3 semanas de idade. B, Rota migratória das células germinativas primordiais ao longo da parede do saco vitelino e mesentério dorsal para dentro das cristas genitais em desenvolvimento. (Adaptado de Sadler TW. Langman's medical embryology. Baltimore: Williams & Wilkins; 1985.)

tais mediais ao mesonefro que está se desenvolvendo (Fig. 122-19). Durante a sexta semana, as células da crista genital invadem o mesênquima na região das futuras gônadas para formar agregados de células de suporte chamadas de *cordões sexuais primitivos*. Os cordões sexuais primitivos subsequentemente envolverão as células germinativas e apoiarão o seu desenvolvimento. O mesênquima da crista genital contendo os cordões sexuais primitivos é dividido em região cortical e região medular. Ambas as regiões se desenvolvem em todos os embriões, mas, depois da sexta semana, elas seguem destinos diferentes no homem e na mulher.

Durante este período, um novo par de ductos, chamados *ductos paramesonéfricos (müllerianos)*, começa a se formar lateralmente aos ductos mesonéfricos em ambos os embriões masculinos e femininos (Fig. 122-20). Esses ductos surgem pela invaginação cefalocaudal do epitélio celômico espessado, estendendo-se por todo o trajeto a partir do terceiro segmento torácico para a parede posterior do seio urogenital em desenvolvimento. As extremidades caudais dos ductos paramesonéfricos aderem-se umas às outras à medida que se conectam com o seio urogenital, entre as aberturas direita e esquerda dos ductos mesonéfricos. As extremidades cranianas dos ductos paramesonéfricos formam aberturas em forma de funil dentro da cavidade celômica, que será o futuro peritônio.

Desenvolvimento das Estruturas Genitais Masculinas

Sob a influência do SRY (região determinante do sexo no cromossomo Y), as células da região medular dos cordões sexuais primitivos começam a diferenciar-se em *células de Sertoli*, enquanto as células corticais dos cordões sexuais se degeneram. As células medulares do cordão sexual diferenciam-se em células de Sertoli somente se elas tiverem a proteína SRY; de outra maneira, os cordões sexuais diferenciam-se em folículos ovarianos. Durante a sétima semana, a diferenciação das células de Sertoli organizam-se para formar os *cordões testiculares*. Na puberdade, esses cordões testiculares associados às células germinativas passam por canalização e se diferenciam em túbulos seminíferos. Acredita-se que o contato direto célula-a-célula entre as células de Sertoli em desenvolvimento e células germinativas primordiais desempenha um papel-chave no desenvolvimento apropriado dos gametas masculinos. Esta interação ocorre logo após a chegada das células germinativas primordiais na presumida crista genital. Os cordões testiculares distais aos presumíveis túbulos seminíferos também desenvolvem lúmen e se diferenciam em um conjunto de ductos de paredes finas chamado de *rede testicular*. Logo medial à gônada em desenvolvimento, os túbulos da rede testicular conectam-se a 5 a 12 túbulos residuais dos ductos mesonéfricos, chamados *dúctulos eferentes*. Os canais deferentes também se desenvolvem a partir do ducto néfrico. Neste período, o testículo começa a tornar-se redondo, reduzindo sua área de contato com o mesonefro circundante. À medida que o testículo se desenvolve, os cordões sexuais corticais em degeneração tornam-se separados do epitélio celômico (peritoneal) por uma camada intermediária de tecido conjuntivo chamada *túnica albugínea* (Fig. 122-20).

À medida que as células de Sertoli em desenvolvimento começam a sua diferenciação em resposta à proteína SRY, elas também começam a secretar um hormônio glicoproteico chamado *substância inibidora mülleriana* (SIM). A SIM causa a regressão rápida do ducto paramesonéfrico (mülleriano) entre a 8ª e a 10ª semanas. **Pequenos ductos müllerianos remanescentes podem ser detectados nos homens como uma pequena protuberância de tecido no polo superior do testículo, chamado *apêndice testicular*, e como a expansão posterior da uretra prostática, chamada utrículo prostático.** Em embriões femininos, a SIM está ausente; por conseguinte, os ductos müllerianos não regridem. Às vezes, os homens têm estruturas de ductos müllerianos persistentes (útero e tubas uterinas), uma condição conhecida como *hérnia inguinal uterina*. Nesses indivíduos, ou a produção de SIM pelas células de Sertoli é deficiente ou os ductos müllerianos não respondem aos níveis normais SIM.

Durante a 9ª e a 10ª semanas, as células de Leydig diferenciam-se a partir das células mesenquimais da crista genital em resposta à proteína SRY. Essas células endócrinas produzem testosterona. Em uma fase inicial do desenvolvimento, a secreção de testosterona é regulada pela gonadotrofina coriônica da placenta, mas eventualmente as gonadotrofinas hipofisárias assumem o controle da produção de androgênios. Entre a 8ª e a 12ª semanas, a secreção de testosterona pelas células de Leydig estimula os ductos mesonéfricos (wolffianos) para se transformarem nos canais deferentes. As porções craniais dos ductos mesonéfricos degeneram, deixando um pequeno remanescente de protrusão de tecido chamado *apêndice epididimário*, e a região dos ductos mesonéfricos adjacentes ao testículo presuntivo diferencia-se em epidídimo. Durante a 9ª semana, 5 a 12 ductos mesonéfricos na

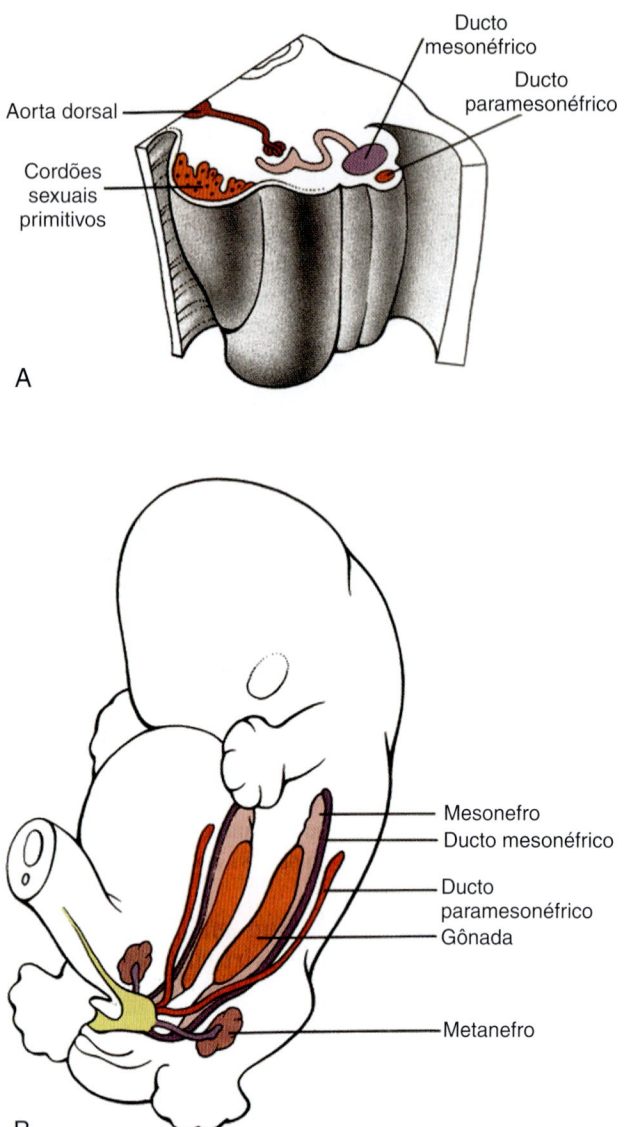

Figura 122-19. Formação das cristas genitais e dos ductos paramesonéfricos. A, Durante a quinta e sexta semanas as cristas genitais formam-se na parede abdominal posterior medial ao mesonefro em desenvolvimento. As células germinativas primordiais induzem as células epiteliais celômicas que revestem a cavidade peritoneal e as células do mesonefro a se proliferar e formar os cordões sexuais primitivos. B, Durante a sexta semana, os ductos paramesonéfricos desenvolvem-se lateralmente ao mesonefro. A extremidade caudal dos ductos paramesonéfricos fusionam entre si, enquanto elas se conectam com o seio urogenital. (Adaptado de Larsen WJ. Human embryology. New York: Churchill Livingstone; 1997.)

diferentes origens embriológicas. **O evento inicial no desenvolvimento prostático é o crescimento de cordões epiteliais sólidos a partir do epitélio do seio urogenital no mesênquima circundante durante a 10ª e a 12ª semanas de gestação.** Este crescimento e posterior ramificação morfogênica do broto prostático ocorrem em um padrão espacial específico que, eventualmente, estabelece as subdivisões da glândula prostática madura (Sugimura et al., 1986; Timms et al., 1994). Os sólidos ductos prostáticos são subsequentemente canalizados a partir de suas conexões uretrais, procedendo distalmente em direção às extremidades ductais. À medida que os cordões epiteliais sólidos canalizam, o epitélio organiza-se sozinho em dois tipos de células distintos – as células luminais e as células basais (Hayward et al., 1996). Neste momento o mesênquima prostático diferencia-se em uma camada de células de músculo liso que circunda os ductos prostáticos (Hayward et al., 1996). Na puberdade, correspondendo a um aumento da testosterona circulante, o tamanho da próstata aumenta rapidamente, junto com a citodiferenciação funcional das células luminais, como evidenciado pela expressão de proteínas secretoras específicas da próstata (Hayward et al., 1996).

Andrógênios circulantes produzidos por testículos fetais desempenham um papel crítico no desenvolvimento da próstata. As respostas celulares aos andrógenos circulantes são mediadas por receptores de andrógenos nucleares que são ativados tanto por testosterona tanto por di-hidrotestosterona (DHT). A evidência para a exigência de andrógenos no estabelecimento da especificidade prostática do seio urogenital vem principalmente da ausência do desenvolvimento da próstata em camundongos e seres humanos que não possuem receptores androgênicos funcionais (Lubahn et al., 1989, He et al., 1991), bem como do desenvolvimento da próstata no seio urogenital feminino exposto a andrógenios (Takeda et al., 1986). No seio urogenital, a testosterona poderia ativar receptores androgênicos por ligar-se diretamente ao receptor e também pela conversão local da testosterona circulante no mais potente DHT pela enzima 5α-redutase (Russell e Wilson, 1994). O DHT tem uma afinidade 10 vezes maior pelo receptor androgênico do que a testosterona (Deslypere et al., 1992). Quando a 5α-redutase é deficiente, o seio urogenital sinusal é especificado para se tornar a próstata, mas o crescimento e o desenvolvimento da próstata estão completa e severamente comprometidos (Andersson et al., 1991). A recombinação tecidual e as experiências com enxertos utilizando feminização testicular de camundongos que carecem de receptor androgênico funcional mostraram que **a presença de receptores androgênico no mesênquima do seio urogenital é necessária para a especificação e diferenciação próstatica** (Cunha e Lung, 1978). O fato de os receptores androgênicos mesenquimais, mas não os receptores androgênicos epiteliais, serem necessários para o crescimento e ramificação ductal específica da próstata sugere que os sinais parácrinos a partir do mesênquima do seio urogenital medeiam a ação dos andrógenos sobre o epitélio. O desenvolvimento da próstata parece também ser afetado pelos níveis de compostos estrogênicos (vom Saal et al., 1997; Timms et al., 1999), mas seus papéis específicos ainda não foram completamente elucidados.

O desenvolvimento da próstata requer interações indutivas e recíprocas entre o epitélio e o mesênquima do seio urogenital. Além disso, para mediação do efeito dos andrógenos para o desenvolvimento do epitélio prostático, sinais parácrinos a partir do mesênquima do seio urogenital também parecem direcionar a padronização lobo-específica do epitélio justaposto (Timms et al., 1995). O mesênquima do seio urogenital, quando combinado tanto com epitélio embrionário quanto com adulto da bexiga (também um derivado da cloaca endodérmica), irá estimular a formação dos ductos prostáticos. Em contraste, o mesênquima do seio urogenital combinado com os epitélios de outras origens anatômicas, como a vesícula seminal (um derivado do mesoderma), glândula salivar ou esôfago, forma tecidos com características epiteliais que se assemelham a origem anatômica do epitélio partilhado (Cunha et al., 1987). **Estas observações sugerem que o desenvolvimento da próstata é espacialmente restrito por sinais parácrinos indutores da próstata a partir do mesênquima do seio urogenital e que o potencial epitelial para responder a sinais a partir do mesênquima do seio urogenital está restrito aos epitélios endodérmicos de origem embrionária semelhante à da próstata.** As interações entre o epitélio e o mesênquima são recíprocas. A presença do epitélio da próstata desempenha um papel fundamental na diferenciação das células mesenquimais em células musculares lisas periductais (Hayward et al., 1998).

região do epidídimo fazem contato com os cordões sexuais da futura rede testicular. Não é até o terceiro mês, no entanto, que esses túbulos efetivamente estabelecem comunicação com a rede testicular como os dúctulos eferentes. Enquanto isso, os túbulos derivados do ducto néfrico próximos ao polo inferior do testículo em desenvolvimento degeneram, por vezes deixando uma remanescente protrusão de tecido chamada *paradídimo*.

Desenvolvimento da Próstata e da Vesícula Seminal

As vesículas seminais brotam a partir dos ductos mesonéfricos distais, enquanto a próstata e as glândulas bulbouretrais desenvolvem-se a partir do seio urogenital (Fig. 122-21). Elas, portanto, têm

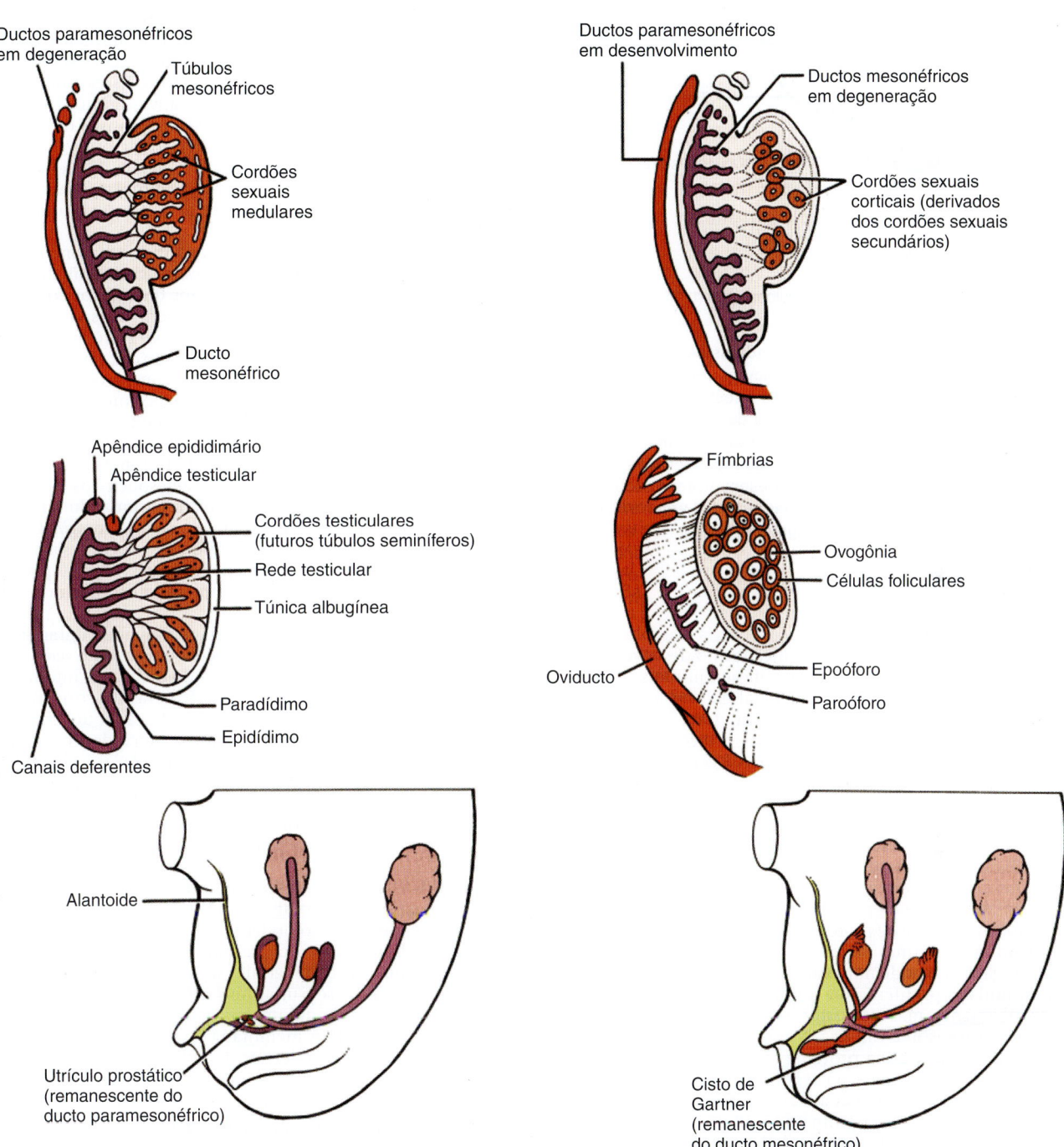

Figura 122-20. Gônadas masculina e feminina e desenvolvimento genital. As estruturas genitais masculinas e femininas são praticamente idênticas durante a sétima semana. Nos homens, a proteína SRY produzida pelas células de Sertoli faz que os cordões sexuais medulares se tornem presumidos túbulos seminíferos, e faz que os cordões sexuais corticais regridam. A substância inibidora mülleriana (SIM), um hormônio glicoproteico produzido pelas células de Sertoli, em seguida causa a regressão dos ductos paramesonéfricos, deixando para trás o apêndice testicular e o utrículo prostático como remanescentes. O apêndice epididimário e o paradídimo surgem a partir dos ductos mesonéfricos. Nas mulheres, os cordões sexuais corticais invadem as células germinativas primordiais e tornam-se os folículos ovarianos. Na ausência de SIM, os ductos mesonéfricos degeneram e os ductos paramesonéfricos dão origem às tubas uterinas, ao útero e parte superior da vagina. O remanescente dos ductos mesonéfricos são encontrados no mesentério ovariano como epoóforo e paraóforo, e na parede anterolateral vaginal como cisto de Gartner. (Adaptado de Larsen WJ. Human embryology. New York: Churchill Livingstone; 1997.)

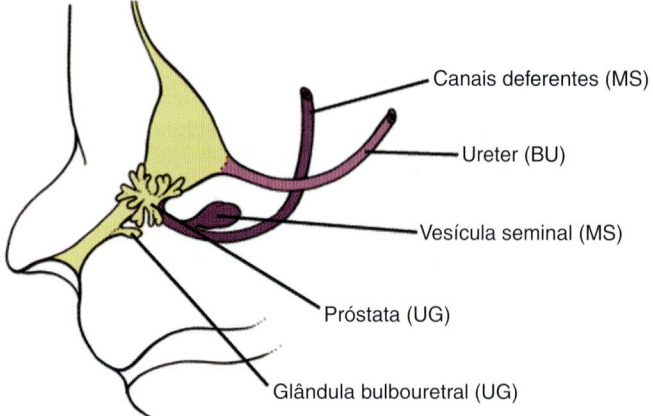

Figura 122-21. Desenvolvimento das glândulas sexuais acessórias masculinas. Durante a 10ª semana, as vesículas seminais brotam dos ductos mesonéfricos distais em resposta à testosterona, enquanto a próstata e as glândulas bulbouretrais se desenvolvem a partir da uretra em resposta à di-hidrotestosterona. Assim, os canais deferentes e as vesículas seminais derivam dos ductos mesonéfricos (MS), já a próstata e as glândulas bulbouretrais se desenvolvem a partir do seio urogenital (UG). BU, Broto uretérico. (Adaptado de Larsen WJ. Human embryology. New York: Churchill Livingstone; 1997.)

Vários genes candidatos foram implicados no desenvolvimento da próstata, mas a natureza dos fatores mesenquimais parácrinos que impulsionam a transformação epitelial do seio urogenital em ductos prostáticos permanece desconhecida. Além disso, a relação precisa e a sequência embriológica dessas moléculas candidatas não foram claramente definidas. A família de genes *Hox* dos genes homeobox pode estar envolvida na diferenciação adequada das glândulas sexuais acessórias masculinas, incluindo a próstata (Podlasek et al., 1997, 1999b). Em particular, os fatores de transcrição Hoxa-13 e Hoxd-13 são expressos em ambos seio urogenital e ductos mesonéfricos, e a mutação de perda de função destes genes em ratos resulta em agenesia das glândulas bulbouretrais e morfogênese defeituosa da próstata e das vesículas seminais. Dois membros da família FGF de proteínas secretadas, FGF7 e FGF10, são expressos no mesênquima do seio urogenital. Experimentos com cultura de órgãos *in vitro* demonstraram que FGF7 e FGF10 exógenas podem estimular a proliferação e ramificação do tecido prostático em desenvolvimento, mas esses fatores não parecem ser responsivos a andrógeno (Thomson e Cunha, 1999). Também há evidência de que o fator activina-A e sua proteína folistatina de ligação antagonista pode ser importante na regulação do desenvolvimento epitelial da próstata (Cancilla et al., 2001). A activina-A é expressa em ambos, epitélios e mesênquima do seio urogenital, enquanto seus receptores são encontrados no epitélio. A folistatina, um antagonista de activina-A, é expressa no epitélio do seio urogenital. O crescimento e a ramificação ductal prostática podem, portanto, ser um resultado da interação balanceada entre a activina-A e a folistatina. Outras moléculas implicadas no desenvolvimento da próstata incluem Bmp4 (Lamm et al., 2001), receptor de hormônio do crescimento (Ruan et al., 1999), fator de crescimento semelhante à insulina 1 (Ruan et al., 1999), Nkx3.1 (Bhatia-Gaur et al., 1999), *sonic hedgehog* (Podlasek et al., 1999a), p63 (Signoretti et al., 2000), prolactina (Steger et al., 1998), ácido hialurônico (Gakunga et al., 1997), fucosiltransferase-1 (Marker et al., 2001) e ativador do plasminogênio tipo uroquinase (Elfman et al., 2001).

Desenvolvimento das Estruturas Genitais Femininas

Em embriões femininos, os cordões sexuais primitivos não contém o cromossomo Y, não elaboram a proteína SRY e, portanto, não diferenciam-se em células de Sertoli. Na ausência de células de Sertoli e da proteína SRY, por conseguinte, a síntese de SIM, a diferenciação das células de Leydig e a produção de andrógenos não ocorrem. Consequentemente, o desenvolvimento dos ductos genitais masculinos e das glândulas acessórias não é estimulado, e o desenvolvimento feminino sucede. Nas mulheres, os cordões sexuais primitivos degeneram e o mesotélio da crista genital forma os cordões sexuais corticais secundários. Esses cordões sexuais secundários envolvem as células germinativas primordiais para formar os folículos ovarianos. As células germinativas diferenciam-se em oogônias e entram na primeira divisão meiótica como oócitos primários. As células do folículo, depois, detém o desenvolvimento das células germinativas até a puberdade, momento em que oócitos individuais retomam gametogênese em resposta a uma elevação mensal de gonadotrofinas.

Na ausência de SIM e andrógenios, os ductos mesonéfricos (wolfianos) degeneram, e os ductos paramesonéfricos (müllerianos) dão origem às tubas uterinas, ao útero e aos dois terços superiores da vagina. Os remanescentes dos ductos mesonéfricos são encontrados no meso do ovário como *epoóforo* e *paroóforo* e próximo do introito vaginal e da parede anterolateral vaginal como *cisto do ducto de Gartner*. As extremidades distais dos ductos paramesonéfricos aderem-se umas às outras pouco antes de entrarem em contato com a parede posterior do seio urogenital. A parede do seio urogenital neste ponto forma um pequeno espessamento chamado *tubérculo sinusal*. Logo que as extremidades fundidas dos ductos paramesonéfricos se conectam com o tubérculo sinusal, os ductos paramesonéfricos começam a se fundir em uma direção caudal para cefálica, formando um tubo com um único lúmen. Este tubo, denominado *canal uterovaginal*, torna-se a parte superior da vagina e o útero. As porções superiores não fundidas dos ductos paramesonéfricos tornam-se as tubas uterinas (oviductos), e a abertura superior em forma de funil dos ductos paramesonéfricos torna-se o infundíbulo.

Enquanto o canal uterovaginal está se formando durante o terceiro mês, o tecido endodérmico do tubérculo sinusal no seio urogenital posterior continua a engrossar, formando um par de intumescências chamadas *bulbos sinovaginais*. Essas estruturas dão origem ao terço inferior da vagina. A parte mais inferior do canal uterovaginal torna-se transitoriamente obstruída por um bloco de tecido chamado *placa vaginal*. A origem da placa vaginal não é clara; ela pode surgir dos bulbos sinovaginais, das paredes dos ductos paramesonéfricos, dos ductos mesonéfricos próximos, ou de uma combinação destes tecidos. A placa vaginal alonga-se entre o terceiro e o quinto meses e, então, torna-se canalizada para formar o lúmen inferior vaginal (Fig. 122-22).

À medida que a placa vaginal se forma, a extremidade inferior da vagina alonga-se, e a sua junção com o seio urogenital migra caudalmente até que vem acomodar-se sobre a parede posterior do seio urogenital definitivo (futuro vestíbulo da vagina) durante o quarto mês. Uma membrana endodérmica separa temporariamente o lúmen vaginal da cavidade do seio urogenital definitivo. Esta barreira degenera parcialmente depois do quinto mês, mas o seu remanescente persiste como *hímen vaginal*. A membrana mucosa que reveste a vagina e o cérvix podem também derivar do epitélio endodérmico do seio urogenital definitivo.

Desenvolvimento da Genitália Externa

Ao contrário do resto do embrião em desenvolvimento, a membrana cloacal, juntamente com a membrana orofaríngea (futura cavidade oral), é uma estrutura em bicamada na qual o ectoderma externo permanece em contato estreito com o endoderma subjacente sem a intervenção do mesoderma. Inicialmente a membrana cloacal representa uma estrutura alongada na linha média que se estende a partir da raiz do cordão umbilical para o futuro local do períneo distalmente. Durante o subsequente desenvolvimento, **esta membrana cloacal com duas camadas se "retrai" no períneo como resultado da migração cranial e medial de células mesodérmicas na parede anterior do corpo, entre as camadas de ectoderma e de endoderma da membrana cloacal.** Essa migração mesenquimal ocasiona o fechamento da parte inferior da parede abdominal anterior e faz que a parte caudal da membrana cloacal se posicione na região perineal. Essas células mesodérmicas migratórias dão origem à musculatura da porção medial da parede abdominal anterior, à porção mesenquimal da parede anterior da bexiga, à sínfise púbica e aos rudimentos da genitália externa (Vermeij-Keers et al., 1996). A falha

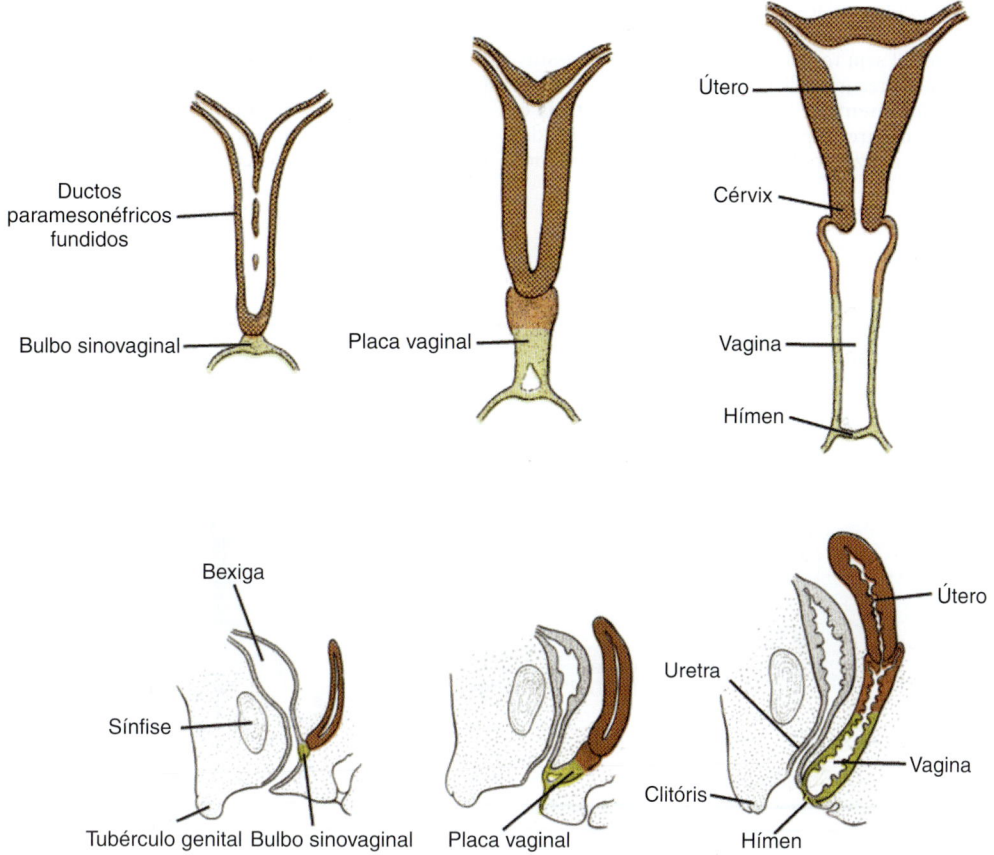

Figura 122-22. Desenvolvimento do útero e da vagina. Durante a 10ª semana os ductos paramesonéfricos se fundem em suas extremidades caudais para estabelecer um canal comum e entrar em contato com uma porção mais espessa do seio urogenital posterior chamada de bulbo sinovaginal. Isso é seguido pelo desenvolvimento da placa vaginal, que se alonga durante o terceiro ao quinto mês, e torna-se canalizada para formar o lúmen vaginal inferior. (Adaptado de Sadler TW. Langman's medical embryology. Baltimore: Williams & Wilkins, 1985.)

de migração destas células mesodérmicas na linha mediana resulta em extrofia da bexiga e outros defeitos genitais associados (Langer, 1993; Vermeij-Keers et al., 1996).

O início do desenvolvimento da genitália externa é similar em ambos os sexos. As células mesenquimais migratórias espalham-se ao redor da membrana cloacal e acumulam-se para formar intumescências. No início da quinta semana, um par de intumescências chamadas *pregas cloacais* se desenvolve em ambos os lados da membrana cloacal. Essas pregas se encontram imediatamente anterior à membrana cloacal para formar uma intumescência na linha média chamada de *tubérculo genital* (Fig. 122-23). Durante a divisão cloacal em seio urogenital anterior e em canal anorretal posterior, a parte das pregas cloacais flanqueando a abertura do seio urogenital torna-se as *pregas urogenitais*, e a porção flanqueando a abertura do canal anorretal torna-se as *pregas anais*. Um novo par de intumescências, chamadas *pregas labioescrotais*, aparece em cada lado das pregas urogenitais.

A hipótese mais popular do desenvolvimento genital externo e uretral está baseada em um trabalho realizado na primeira parte do século XX. A maioria dos textos de embriologia hoje cita o mecanismo de desenvolvimento uretral proposto por Glenister (1954). À medida que o tubérculo genital se alonga nos homens, um sulco aparece em sua superfície ventral (chamado *sulco uretral*) durante a sexta semana. Em ambos sexos, um folheto epitelial ectodérmico está presente na extremidade do tubérculo genital. O sulco uretral é definido lateralmente por pregas uretrais, que são continuações das prévias pregas urogenitais circundando a membrana urogenital. Inicialmente, o sulco uretral estende-se apenas em parte do caminho distalmente ao longo do eixo do alongamento do tubérculo genital. A porção distal do sulco uretral termina em uma placa epitelial sólida chamada *placa uretral* que

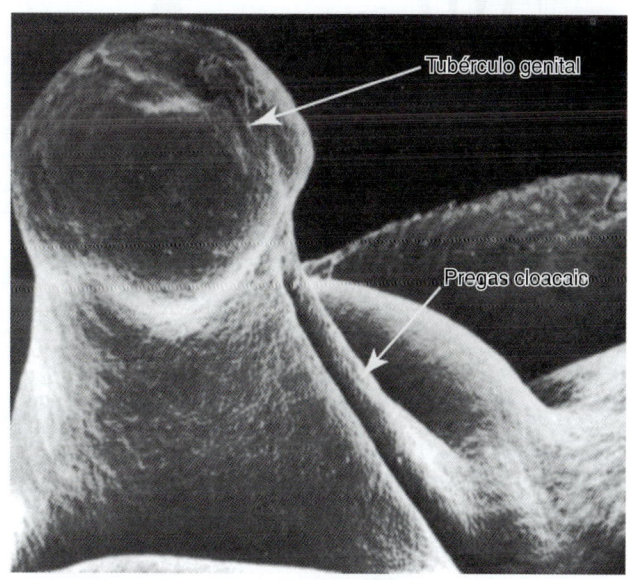

Figura 122-23. Estágios iniciais do desenvolvimento da prega cloacal. (De Hamilton WJ, Mossman HW. Human embryology: prenatal development of form and function. New York: Macmillan; 1976; and Waterman RE. Human embryo and fetus. In: Hafez ESE, Kenemans P, editors. Atlas of human reproduction. Hinghman [MA]: Kluwer Boston; 1982.)

se estende para a glande do pênis. A placa uretral sólida canaliza e, por conseguinte, estende o sulco uretral distalmente em direção à glande. Acredita-se que o sulco uretral seja revestido por endoderma, assim como a placa uretral sólida, o precursor distal do sulco uretral, derive da origem endodérmica. **Claramente, a fusão das pregas uretrais é o passo-chave na formação da uretra peniana.** Um pré-requisito da fusão das pregas uretrais é a canalização da placa uretral sólida e a formação do sulco uretral delimitado em cada lado pelas pregas uretrais. Se as formações do sulco uretral e das pregas uretrais são anormais, a fusão das pregas uretrais provavelmente também será comprometida (Figs. 122-24 e 122-25).

A formação da uretra distal da glande pode ocorrer pela combinação de dois processos separados – a fusão das pregas uretrais, proximalmente, e crescimento interno das células ectodérmicas,

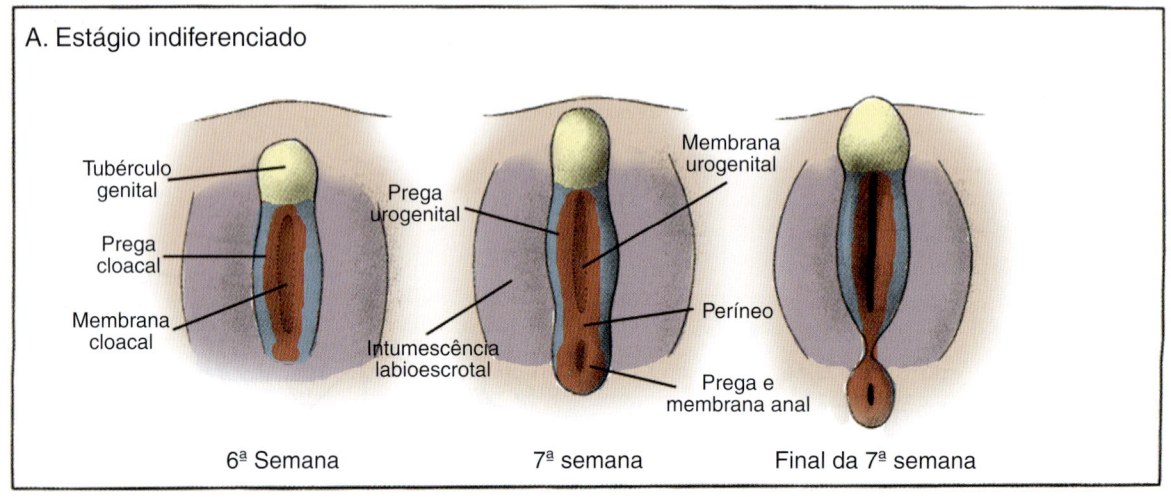

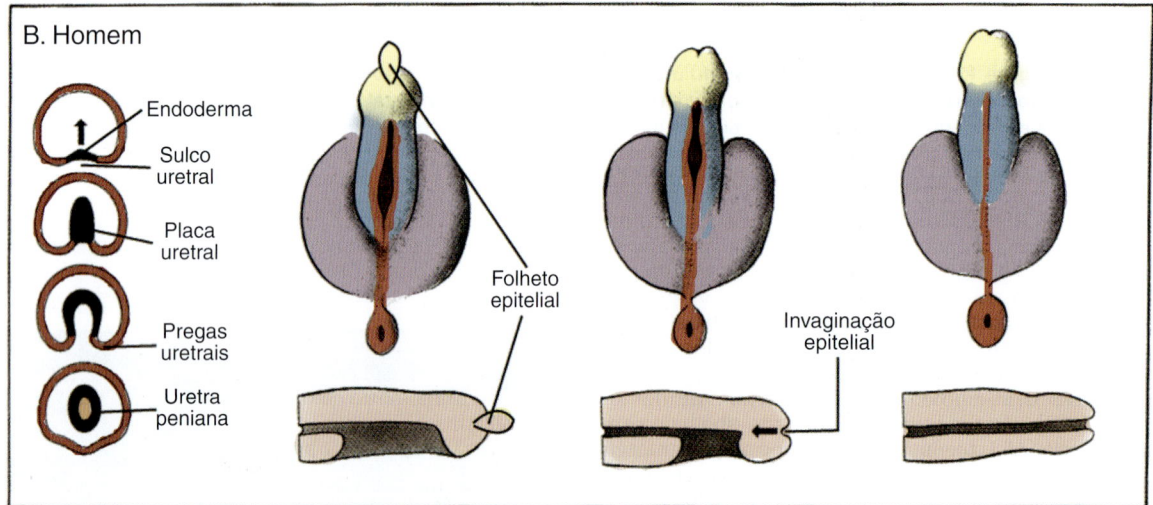

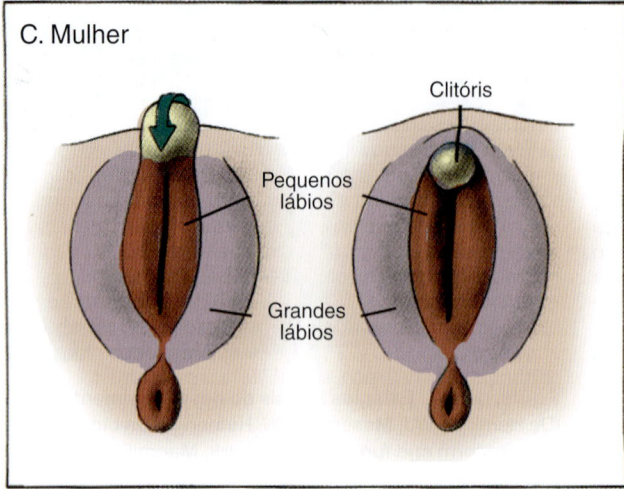

Figura 122-24. Desenvolvimento da genitália externa masculina e feminina. A, A genitália externa deriva de intumescências labioescrotais, um par de pregas urogenitais e um tubérculo genital anterior. As genitálias masculina e feminina são morfologicamente indistinguíveis até a sétima semana. B, Nos homens, as pregas urogenitais se fundem e o tubérculo genital alonga para formar o corpo do pênis e a glande. Uma pequena região da uretra distal na glande é formada pela invaginação da superfície do folheto epitelial. As pregas labioescrotais fundidas dão origem ao escroto. C, Nas mulheres o tubérculo genital dobra inferiormente para formar o clitóris, e as pregas urogenitais permanecem separadas para se tornar os pequenos lábios. As pregas labioescrotais não fundidas formam os grandes lábios. (Adaptado de Larsen WJ. Human embryology. New York: Churchill Livingstone; 1997.)

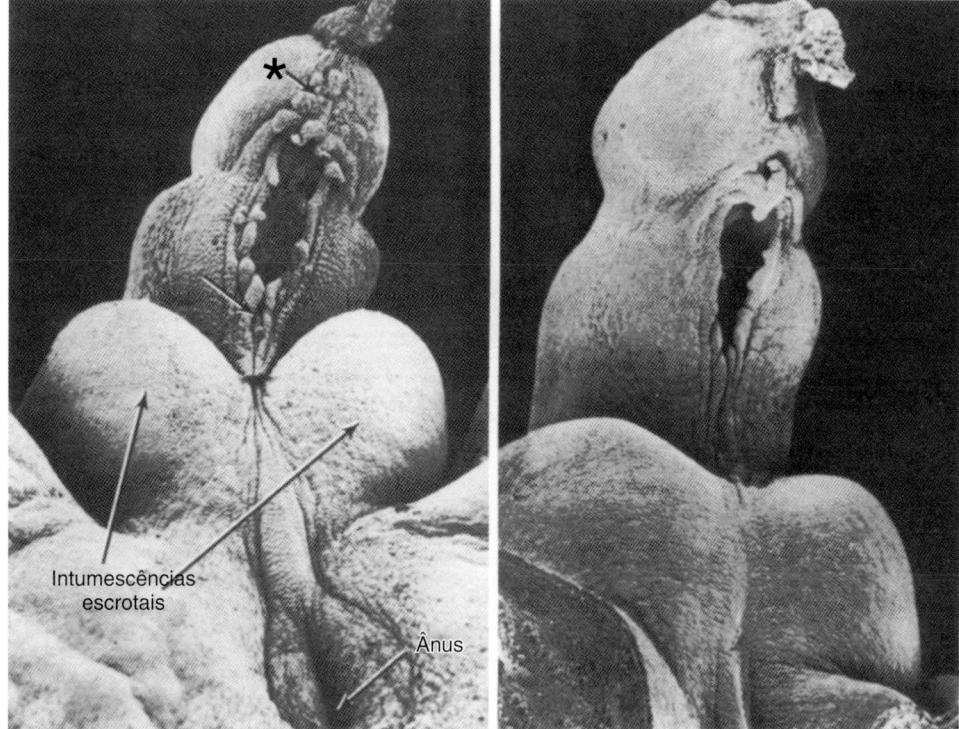

Figura 122-25. **O folheto epitelial (*asterisco*) e as pregas uretrais fundindo-se (*setas*) no desenvolvimento da genitália externa masculina.** (De Waterman RE. Human embryo and fetus. In: Hafez ESE, Kenemans P, editors. Atlas of human reproduction. Hinghman [MA]: Kluwer Boston; 1982.)

distalmente. Geralmente, acredita-se que o epitélio estratificado pavimentoso da fossa navicular resulta de um crescimento interno da superfície do ectoderma tão proximalmente quanto a válvula de Guérin. A lacuna magna (também conhecida como seio de Guérin), que pode dar sintomas de hematúria e disúria em alguns meninos, pode formar-se como resultado da extensão dorsal deste crescimento interno ectodérmico. Recentemente, foi sugerido que toda a uretra peniana pode diferenciar a partir da fusão do sulco uretral endodérmico por meio do mecanismo de interações epiteliais-mesenquimais (Kurzrock et al., 1999).

O desenvolvimento da genitália externa ocorre por três vias principais: (1) androgênio independente, (2) androgênio dependente, e (3) influência endócrina e ambiental. A interação complexa entre essas três vias existe, e o desenvolvimento da genitália externa deve ser avaliado no contexto de todos os três. As influências endócrinas e ambientais afetam tanto a via androgênio-independente quanto a via androgênio-dependente em bases genéticas e epigenéticas.

A base molecular do dimorfismo sexual no desenvolvimento genital está baseada na presença ou na ausência de sinalização através do receptor de androgênio. Durante as semanas embrionárias 9 e 10 o SRY (região determinante do sexo no cromossomo Y) causa a diferenciação das células de Leydig, que produzem testosterona. Na presença de androgênios testicular fetal os ductos wolffianos persistem e evoluem para o epidídimo, canal deferente e vesículas seminais. A testosterona é também um substrato para a enzima, 5α-redutase, que converte a testosterona em DHT. Este androgênio ainda mais potente impulsiona o crescimento da genitália externa e próstata. Os efeitos da testosterona e DHT são deduzidos seguindo as interações destes hormônios com o receptor de androgênio, um fator de transcrição nuclear. Na ausência de receptores de androgênio funcionais, os ductos wolffianos se degeneram, a próstata não se desenvolve a partir do seio urogenital, e os genitais externos desenvolvem-se de acordo com o padrão feminino.

O papel-chave dos androgênios no desenvolvimento do dimorfismo sexual da genitália externa tem sido corroborado por estudos experimentais. A exposição de roedores *in utero* a compostos antiandrogênicos reduz o tamanho do tubérculo genital e impede o desenvolvimento do escroto. Da mesma forma, a exposição de ratos *in utero* a inibidores da 5α-redutase leva ao desenvolvimento de hipospadia. Camundongos e seres humanos com perda funcional de receptores androgênicos por meio de mutações demonstram feminização completa da genitália externa.

O alongamento do falo está coberto externamente por ectoderma que dá origem à pele do pênis, enquanto a maior parte da substância do pênis é derivada de células mesodérmicas formando os corpos cavernosos, tecido conjuntivo e derme. O tecido corpóreo é primeiro reconhecido como condensações mesenquimais densas distintas dentro do eixo do pênis em desenvolvimento. Pouco se sabe a respeito dos mecanismos moleculares reguladores da diferenciação do mesênquima peniano em seus diferentes derivados, mas é provável que este processo seja dependente de interações epiteliais-mesenquimais.

Nas mulheres, devido à ausência de sinalização do receptor de androgênio via DHT, o períneo primitivo não alonga e as pregas labioscrotais e uretrais não se fundem através da linha média. O falo curva-se inferiormente, tornando-se o clitóris, e o óstio da membrana urogenital torna-se o vestíbulo da vagina. As pregas uretrais tornam-se os pequenos lábios, e as pregas labioscrotais tornam-se os grandes lábios. A genitália externa desenvolve de forma semelhante em homens que tem deficiência genética de 5α-redutase e, portanto, carecem de DHT.

Sonic Hedgehog (*Shh*) é um gene que regula o desenvolvimento dos dois principais apêndices do corpo, membros e o tubérculo genital. *Shh* é expresso dentro do tubérculo genital no epitélio da placa uretral em camundongos e demonstrou estar envolvido na formação do estágio sexualmente indiferenciado e na subsequente iniciação da diferenciação sexual do pênis (Miyagawa et al., 2011). *Wnt5a*, *β-catenina* e *Fgf8* atuam *downstream* de *Shh*, e mutações com ganho de função *β-catenina* ou suprarregulação exógena de β-catenina podem resgatar o desenvolvimento do tubérculo genital em camundongos nulos para *Shh* e recuperar a expressão de *Fgf8* (Miyagawa et al., 2009a). A via *Wnt/β-catenina* tem demonstrado ser essencial nas vias reguladas por androgênios do desenvolvimento do tubérculo genital em embriões de ratos, e a superexpressão de β-catenina resultou na masculinização de ratas fêmeas caracterizadas por hipertrofia do prepúcio e alargamento da genitália externa (Miyagawa et al., 2009b). Em embriões humanos, *SHH* é expresso no pênis fetal humano durante o desenvolvimento, com a maior expressão demonstrada com imuno-histoquímica durante tubularização uretral com 14 semanas de gestação (Shehata et al., 2011).

Os mecanismos moleculares do desenvolvimento da genitália externa foram elucidados a partir da compreensão dos genes envolvidos nas síndromes congênitas que afetam órgãos genitais externos. As mutações autossômicas dominantes no gene da proteína ligadora do cromodomínio-helicase-*DNA 7* (CHD7) resulta na síndrome CHARGE (coloboma do olho, anomalia cardíaca, atresia coanal, retardo, e anomalias nas orelhas e genitais), e uma variedade de mutações no CHD7 são encontrados em mais de 75% dos pacientes com síndrome CHARGE (Blake e Prasad, 2006). A hipoplasia genital é mais evidente em homens com síndrome CHARGE e pode resultar em criptorquidismo, micropênis e/ou hipogonadismo hipogonadotrófico. A síndrome do tumor de Wilms, aniridia, anomalias geniturinárias e retardo mental (WAGR), que resulta da deleção cromossômica em 11p13 e afeta o gene *WT1*, pode resultar em hipospadia, criptorquidismo ou genitália ambígua. A síndrome de Denys-Drash e síndrome de Frasier estão ambas associadas a defeitos de WT1 e um espectro de anormalidades nos genitais externos, incluindo genitália ambígua, hipospadia e criptorquidismo (Le Caignec et al., 2007). Receptores androgênicos com defeito resultam na síndrome de insensibilidade androgênica, que tem um espectro de fenótipos dependendo do grau de imperfeição do receptor de androgênio. Um receptor de androgênio completamente não funcional resultará em um indivíduo XY com genitália externa fenotipicamente feminina (Galani et al., 2008). Mutações no gene do receptor de androgênio estão associadas a defeitos na masculinização da genitália externa e hipospadia, uma tríade de desenvovimento anormal da uretra, pênis e prepúcio (Wang et al., 2004). Defeitos no gene da aromatase, que converte a testosterona em estrogênio, resultam em testosterona elevada, o que causa a genitália ambígua em indivíduos 46,XX com virilização do clitóris para uma estrutura semelhante ao pênis (Lin et al., 2007).

Descida Gonadal

Morfologicamente, a crista urogenital humana é idêntica em ambos os sexos entre a 7ª e a 8ª semanas de gestação. **Antes da diferenciação gonadal, o testículo se posiciona próximo do rim em desenvolvimento, fixo frouxamente por duas estruturas ligamentares. O ligamento dorsal é referido como *ligamento suspensor cranial* (LSC), enquanto o ligamento ventral mais tarde se desenvolve no *gubernáculo*** (Fig. 122-26). Entre a 10ª e a 15ª semanas, o testículo permanece perto da futura região inguinal durante o alargamento da cavidade abdominal enquanto o ovário se move mais cranialmente. **O testículo fica ancorado próximo da região inguinal pelo alargamento do gubernáculo e regressão do LSC.** Já em 1700, foi observado que o alargamento do gubernáculo em homens prendia o testículo próximo da virilha, enquanto o rim migrava cranialmente (Wyndham, 1943; van der Schoot, 1993). Nas mulheres, o LSC continua a se desenvolver, mantendo o ovário próximo do rim, enquanto o gubernáculo involui. Nos homens, o androgênio induz a reabsorção do LSC, enquanto o gubernáculo amplia para se tornar um corpo ligamentar grosso, "segurando" os testículos perto a região inguinal. Iniciando no sétimo mês, o gubernáculo começa a entumecer para além do anel inguinal externo e desce para o local escrotal, enquanto é simultaneamente escavado pela evaginação do divertículo peritoneal chamada de *processo vaginal* (Heyns, 1987). O processo vaginal permite que o testículo intra-abdominal saia da cavidade abdominal. A extremidade distal volumosa do gubernáculo (conhecida como *bulbo*) é reabsorvida em humanos após a migração inguinoescrotal ser concluída.

O alargamento caudal do gubernáculo durante o início do movimento transabdominal dos testículos é conhecido como

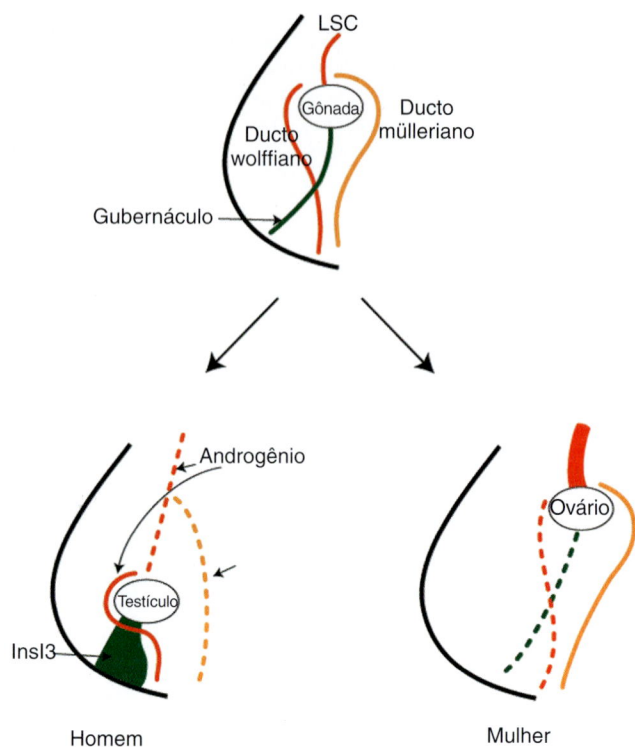

Figura 122-26. Mecanismo de descida gonadal. A gônada indiferenciada está inicialmente localizada no alto no abdome, ancorada pelo ligamento suspensor cranial (LSC). Nos homens, o Insl3 causa um intumescimento e alargamento do gubernáculo para puxar o desenvolvimento do testículo para a região inguinal, enquanto os andrógenos causam uma involução do LSC. Em virtude da ação da substância de inibição mülleriana, os ductos müllerianos regridem, enquanto os andrógenos continuam a estimular o desenvolvimento dos ductos wolffianos nas estruturas ductais genitais masculinas. Nas mulheres, o LSC persiste devido à ausência de andrógenos, e o gubernáculo permanece fino como resultado da ausência da atividade de Insl3, desse modo mantendo o ovário bem dentro da pelve.

"reação de intumescência" ou "crescimento gubernacular". O cordão gubernacular proximal parece diminuir durante este processo, tal como ele se incorpora dentro do bulbo que se alarga (Wensing, 1986). O encurtamento do cordão pode ser um mecanismo importante para posicionar o testículo sobre o anel inguinal e permitir que a pressão abdominal empurre o testículo para fora do abdome (Quinlan et al., 1988; Attah e Hutson, 1993; Husmann e Levy, 1995). A transecção do cordão gubernacular pode provocar uma descida testicular acidental no canal inguinal contralateral ou localização intra-abdominal aberrante (Frey e Rajfer, 1984; Beasley e Hutson, 1988; e Attah Hutson, 1993).

Embora a pressão intra-abdominal pode não ser um fator durante a descida inicial transabdominal, acredita-se que é importante durante o trânsito através do canal inguinal e a subsequente migração escrotal. A descida inguinoescrotal requer a migração do gubernáculo por uma distância considerável, junto com um aumento no comprimento do processo vaginal. A força para o movimento pode vir da pressão intra-abdominal, transmitida diretamente e indiretamente para o testículo através do lúmen do processo vaginal e do cordão gubernacular, respectivamente.

Embora os pacientes com defeitos na produção ou metabolismo de androgênios mostrem manifestações variadas de criptorquidia, o papel exato do androgênio na descida testicular ainda permanece obscuro. Durante a descida testicular intra-abdominal, o androgênio parece desempenhar um papel na regressão do LSC (van der Schoot, 1992). O alargamento gubernacular, em contraste, parece ocorrer independente da atividade do androgênio, uma vez que ocorre normalmente em camundongos e seres humanos resistentes ao androgênio, sendo capaz de manter o testículo próximo da região inguinal (Hutson, 1985). Acredita-se que a segunda etapa migratória – a fase inguinoescrotal – seja mais dependente de androgênio. A migração do gubernáculo além da região inguinal está ausente em camundongos deficientes de gonadotrofinas (Grocock et al., 1988) e aqueles com resistência completa ao androgênio (Hutson, 1986). A regressão do bulbo gubernacular após a conclusão da descida escrotal também parece ser dependente de androgênios, porque, em seres humanos com resistência a androgênio, o gubernáculo permanece alargado (Hutson, 1986). SIM é uma glicoproteína produzida e secretada pelas células de Sertoli e é responsável pela regressão dos ductos müllerianos (Josso et al., 1993; Lee e Donahoe, 1993). A evidência para o papel da SIM na descida testicular é conflitante. Algumas observações clínicas apoiam o papel da SIM, incluindo pacientes com a síndrome do ducto mülleriano persistente causada por defeitos genéticos da SIM ou no gene do seu receptor (Josso et al., 1983). Neste cenário clínico, os testículos estão "não descidos", e o gubernáculo é fino e alongado. Camundongos transgênicos com deficiência de SIM mostram uma posição testicular variável, dependendo do seu *status* androgênico: aqueles com receptores de androgênicos normais têm testículos descidos normalmente, enquanto aqueles com resistência ao androgênio têm testículos completamente não descidos (Behringer et al., 1994). Um recente estudo em camundongos knockout do receptor de SIM, no entanto, falhou em mostrar qualquer defeito no desenvolvimento gubernacular e no posicionamento testicular (Bartlett et al., 2002).

INSL3 foi identificado como um novo produto do gene das células de Leydig em 1993 (Adham et al., 1993). INSL3 é similar em estrutura ao hormônio peptídeo relaxina ou insulina e é expresso em ambas as células de Leydig fetal e adulta em uma maneira dependente da diferenciação (Balvers et al., 1998). **Camundongos que não tem um gene *Insl3* funcional demonstram criptorquidia intra-abdominal, mas, de outra forma, defeitos não óbvios em outros órgãos reprodutores masculinos. De maior importância, a correção cirúrgica precoce da criptorquidia nestes camundongos pode restaurar uma potencial fertilidade normal** (Nef e Parada, 1999; Zimmermann et al., 1999). Esses são achados importantes porque refletem o fenótipo mais comumente observado no criptorquidismo clássico em seres humanos. Recentemente, um receptor acoplado à proteína G – LGR8 – foi clonado com a resposta de ligação e funcional para INSL3 em células transfectadas (Hsu et al., 2002; Kumagai et al., 2002). Além disso, as mutações neste receptor em camundongos podem levar ao desenvolvimento do criptorquidismo e têm sido associadas ao criptorquidismo nos seres humanos (Overbeek et al., 2001; Gorlov et al., 2002). O tratamento de explante gubernacular de ratos com INSL3 exógeno leva a um rápido crescimento do ligamento, um efeito que sinergiza com o tratamento androgênico (Kubota et al., 2002). Também foi demonstrado que o LGR8 foi expresso no gubernáculo de rato (Kubota et al., 2002). Embora, o INSL3 pareça ser um bom candidato para um gene responsável pela criptorquidia, até a presente data não há mutações causais identificadas no gene *INSL3* humano. Além disso, como INSL3 é expresso em um testículo diferenciado, qualquer fator que influencia a diferenciação das células de Leydig também pode afetar a expressão INSL3 e, assim, causar criptorquidia.

O tratamento de mulheres grávidas com o dietilestilbestrol como um suporte hormonal durante a gravidez foi abandonado devido a uma alta taxa de criptorquidismo e outros defeitos genitais (Stillman, 1982). O efeito de compostos xenoestrogênicos ambientais também tem sido associado ao recente aumento de criptorquidismo em humanos (Toppari e Skakkebaek, 1998). Em um estudo, camundongos foram tratados com dietilestilbestrol para induzir o criptorquidismo em machos recém-nascidos (Emmen et al., 2000; Nef et al., 2000). É interessante observar que os animais tratados demonstraram uma supressão completa da expressão de *Insl3* testicular no 16° e 18° dias embrionários.

Os camundongos machos *knockout* para o gene do fator de transcrição *Hoxa*-10 são viáveis, mas inférteis. Embora sejam normalmente virilizados, eles apresentam criptorquidia bilateral com um gubernáculo severamente subdesenvolvido. Estudos de localização fetal demonstraram que o *Hoxa*-10 é expresso no gubernáculo, bem como nos rins, mas não em outros tecidos reprodutivos. Embora sua função e papel ainda não sejam estabelecidos, parece ser outro candidato a gene regulador para o desenvolvimento do gubernáculo e para a descida testicular.

O núcleo espinhal do nervo genitofemoral (NGF) está localizado em L1-2 na medula espinal e é sexualmente dimórfico (Goh et al., 1994). A transecção do NGF produziu criptorquidia (Lewis, 1948), e o pensamento inicial – agora comprovadamente errôneo – era que a paralisia do músculo cremáster causada por desnervação levou a uma tração anormal do testículo através do canal inguinal. Quando esta observação foi revista muitos anos mais tarde, foi especulado que os androgênios podem atuar via NGF (Beasley e Hutson, 1987). O NGF inerva o gubernáculo a partir de sua superfície posterior e caudal, de modo que a transecção distal poderia causar a desnervação do gubernáculo (Tayakkanonta, 1963). Evidências adicionais que apoiam o papel do NGF vêm a partir da análise de pacientes com espinha bífida e animais com transecção da medula espinhal (Hutson et al., 1988). Em mais de 300 meninos com espinha bífida, 23% tinham criptorquidismo, com maior incidência encontrada naqueles cujo defeito era acima de L4. Em ratos com transecção neonatal da medula espinhal, cerca de 40% tinha criptorquidismo quando as lesões eram na região médio-lombar. Estudos anatômicos do NGF identificaram o peptídeo relacionado ao gene da calcitonina (CGRP) como o neurotransmissor principal (Goh et al., 1994). O efeito do CGRP no gubernáculo de roedor foi extensivamente estudado. Em ratos machos recém-nascidos sob anestesia, o gubernáculo, que ainda não atingiu o escroto, contrai ritmicamente; isso é reforçado pelo aumento da pressão intra-abdominal e aplicação direta de CGRP exógeno (Park e Hutson, 1991). Em cultura de órgãos, o gubernáculo de rato recém-nascido responde ao CGRP de maneira dose-dependente, mas não a outros neuropéptideos (Park e Hutson, 1991). Embora essas descobertas estejam levantando uma forte especulação sobre o papel do CGRP, a sua significância na descida testicular em humanos permanece incerta.

Os ovários também descem e ficam suspensos dentro dos ligamentos largos do útero. Como nos homens, os embriões femininos desenvolvem uma estrutura semelhante ao gubernáculo estendendo-se inicialmente a partir do polo inferior da gônada para a fáscia subcutânea das pregas labioescrotais presuntivas. Este "gubernáculo feminino" mais tarde penetra a parede abdominal como parte de um canal inguinal completamente formado e torna-se o *ligamento redondo*. Nas mulheres, embora o gubernáculo não encurte como nos homens, ele ainda causa a descida dos ovários durante o terceiro mês de gestação (pela ancoragem dos ovários na pelve) e coloca-os em uma prega peritoneal (o *ligamento largo* do útero). Esta translocação dos ovários parece ocorrer durante a sétima semana, quando o gubernáculo se prende aos ductos paramesonéfricos (müllerianos) em desenvolvimento. À medida que os ductos paramesonéfricos se fundem em suas extremidades caudais, eles removem os ligamentos largos e, simultaneamente, puxam os ovários para essas pregas peritoneais. Na ausência de androgênios, o gubernáculo feminino permanece intacto e cresce em sintonia com o resto do corpo. O gubernáculo inferior torna-se o ligamento redondo do útero e prende-se à fáscia dos grandes lábios e ao útero, enquanto o gubernáculo superior torna-se o ligamento do ovário, conectando o útero ao ovário. Como no sexo masculino, o processo vaginal do canal inguinal é normalmente obliterado, mas, ocasionalmente, ele permanece evidente para tornar-se uma hérnia inguinal indireta.

Mecanismo Molecular do Desenvolvimento Sexual

No início da gestação (primeira e segunda semanas em seres humanos), os embriões dos dois sexos diferem apenas por seus cromossomos sexuais. O primeiro sinal visível de dimorfismo sexual em embriões de mamíferos é quando a gônada bipotencial começa a se desenvolver em um testículo ou um ovário em indivíduos XY e XX, respectivamente. Isso ocorre por volta da 6ª semana de desenvolvimento em seres humanos. A diferenciação das gônadas leva a produção de hormônios testiculares e ovarianos, e a subsequente indução de diferenças anatômicas e fisiológicas.

O desenvolvimento sexual dos mamíferos envolve uma complexa interação de múltiplos tipos celulares que podem ocorrer em um curto espaço de tempo. Deste modo, é importante entender os padrões temporais e espaciais da expressão dos genes, bem como a sequência anatômica do movimento e diferenciação dos tecidos.

Ambos os desenvolvimentos testicular e ovariano envolvem vias sexuais específicas que parecem atuar antagonisticamente uma à outra. O papel normal do SRY em gônadas XY é fazer pender a balança a favor da via testicular específica. A expressão do SRY inicia uma super-regulação da expressão de *SOX9*. Em camundongos, *Sox9* tem mostrado estimular a expressão de *Fgf9* e subsequentemente, tanto FGF9 e SOX9 atuam juntos em um circuito de *feedback* positivo, e acredita-se que suprimem *Wnt4* (por mecanismos desconhecidos), levando ao estabelecimento de vias testiculares específicas. Na ausência do SRY em indivíduos XX, *RSPO1* e *WNT4* são expressos em níveis elevados e estabilizam a β-catenina citoplasmática, que é depois translocada para o núcleo, onde se liga ao TCF/LEF (fator de transcrição / fator ligante ao estimulador linfoide) e ativa a transcrição de genes alvo. Ambas WNT4 e β-catenina suprimem (por mecanismos desconhecidos) o circuito de *feedback* positivo SOX9/FGF9, permitindo o progresso da via ovário-específica.

Em ambos os sexos, antes da expressão do gene SRY determinante masculino, vários fatores parecem desempenhar um papel na especificação da crista urogenital (Fig. 122-27). Como a crista urogenital é o primórdio para a gônada, rins e trato reprodutor, múltiplos órgãos são afetados por mutações destes genes. Na gônada do camundongo, *Wt1* é expresso precocemente, o que sugere um papel na especificação de células epiteliais celômicas no desenvolvimento da crista urogenital. Camundongos homozigotos *knockout* para *Wt1* não formam células renais, suprarrenais ou gonadais (Kreidberg et al., 1993). Humanos heterozigotos para mutações em *WT1* exibem anormalidades do sistema genital, além de anormalidades no desenvolvimento renal, incluindo síndrome de WAGR, síndrome de Denys-Drasch e síndrome de Frasier. O *WT1* parece funcionar contra corrente de *SF1* (fator esteroidogênico 1) e DAX1 (reversão sexual sensível a dosagem, hipoplasia suprarrenal congênita, cromossomo X) (Wilhelm e Englert, 2002). *Wt1* e *Sf1* melhoram a transcrição do gene *MIS* do camundongo, enquanto DAX1 parece suprimir esta interação (Nachtigal et al., 1998). SF1 também regula a expressão de outros genes envolvidos na diferenciação masculina, a esteroidogênese e reprodução (Achermann et al. 2001). Apesar de *SF1* estimular a transcrição de *DAX1* (Ikeda et al., 1996), *DAX1* por sua vez atua como um repressor transcricional de genes regulados por *SF1* (Ito et al., 1997). Em camundongos *knockout* para *Sf1*, nenhum dos dois animais XX e XY forma gônadas, e células no remanescente gonadal sofrem apoptose, sugerindo que *SF1* é um fator necessário de sobrevivência para progenitores iniciais de uma gônada em desenvolvimento (Luo et al., 1994). Dados sugerem que *SF1* e *DAX1* são ambos importantes, de forma independente, para a diferenciação gonadal normal do homem. Outros genes candidatos também surgiram baseados em modelos de camundongos com deleção de gene e em estudos de expressão embrionária, embora a sua significância funcional no desenvolvimento gonadal não esteja ainda totalmente elucidada; entre eles estão: *Emx2*, *M33*, *Lhx9*, *Pod1*, *Dmrt1*, *Mro*, *Pn1* e *Vn1* (Park e Jameson, 2005).

Embriões de mamíferos permanecem sexualmente indiferenciados até o momento da determinação sexual. Quando o gene regulador mestre ligado ao Y, chamado SRY (região determinante do sexo no cromossomo Y), é expresso em homens, as células epiteliais dos cordões sexuais primitivas diferenciam-se nas células de Sertoli, e este evento morfogenético crítico desencadeia o subsequente desenvolvimento testicular. Uma vez que os testículos são estabelecidos, eles produzem androgênios para dar origem ao fenótipo masculino. Nas gônadas femininas, nenhuma mudança morfológica é observável no momento da expressão SRY. Segue-se, a partir deste quadro geral que, em mamíferos, a determinação do sexo é sinônimo de desenvolvimento testicular, sendo a diferenciação de células de Sertoli o evento-chave (McLaren, 1991). Depois de três décadas de procura pelo ilusório gene determinante testicular de mamíferos, o gene SRY foi descoberto em 1990 por Sinclair et al., 1990. Desde então, a pesquisa está focada na identificação do suposto mecanismo regulador *downstream* do SRY e o controle genético da expressão do SRY.

Apesar de ser sabido, desde 1921, que os homens têm um cromossomo X e um Y, o papel destes cromossomos "sexuais no desenvolvimento sexual humano não foi elucidado até 1959. Esta questão foi respondida pelo exame de dois indivíduos com anomalias cromossômicas exclusivas: uma mulher com síndrome de Turner (cariótipo 45, X0) e um homem com síndrome de Klinefelter (cariótipo 47, XXY). Por volta de 1966, a análise de muitos cromossomos Y estruturalmente aberrantes em humanos levou à conclusão de que as informações necessárias para iniciar o desenvolvimento fenotípico masculino estava presente no braço curto do cromossomo Y. A identidade da proteína codificada pela região determinante testicular no cromossomo Y provou ser ilusória. Em meados de 1980, o DNA de homens sexo-reverso com cariótipo 46,XX foi examinado. No genoma desses indivíduos foram descobertas pequenas quantidades de cromossomo Y que havia sido translocado para o cromossomo X. A análise deste DNA estreitou a localização do SRY para uma região relativamente pequena dentro do braço curto do cromossomo. O papel do SRY no desenvolvimento sexual em humanos foi ainda apoiada por estudos com camundongos (Greenfield e Koopman, 1996). O lócus genético comparável em camundongos (Sry) é ativado e expresso na crista genital 11,5 dias após o coito, pouco antes do início do desenvolvimento testicular. Além disso, quando o DNA dos cromossomos de fêmeas de camundongo XY foi analisado com sondas de DNA específicas para *Sry*, esse *locus* estava ausente. De maior importância, foi demonstrado que a inserção do *Sry* dentro de um dos cromossomos X de embriões geneticamente femininos de camundongo converteu

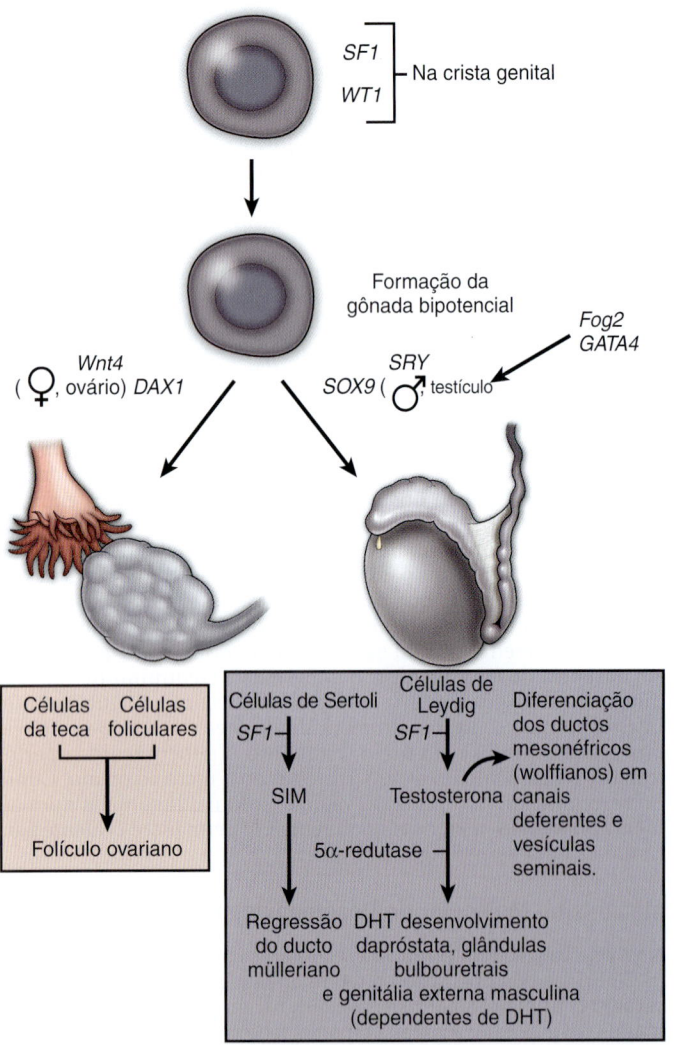

Figura 122-27. Mecanismo molecular do desenvolvimento genital masculino e feminino. A expressão *SF1* e *WT1* é fundamental para a especificação da crista genital. *SRY* e *SOX9*, influenciados por *GATA4* e *Fog2*, são fatores importantes para especificação da diferenciação das células de Sertoli. *SF1* é também fundamental na regulação da substância inibidora mülleriana (SIM) e outros genes envolvidos na síntese de andrógenos. Nenhum fator específico feminino foi identificado, mas *Wnt4* e *DAX1* são expressos com padrões femininos únicos. DHT, di-hidrotestosterona.

esses camundongos em machos fenotípicos (Koopman et al., 1991). Essas camundongos transgênicas "fêmeas" exibiram testículos, canais deferentes e ausência de trato reprodutor feminino. Acreditava-se que a identificação da proteína SRY poderia levar rapidamente à identidade de elementos *downstream* reguladores do desenvolvimento sexual masculino. No entanto, a ligação da proteína SRY a outros genes ou fatores não foi demonstrado, e o mecanismo molecular pelo qual os genes interagem para determinar o sexo permanece especulativo. Deleções do gene *SRY* em seres humanos causam sexo reverso XY macho para fêmea, enquanto translocações *SRY* para o cromossomo X levam ao sexo reverso XX fêmea para macho (Harley et al., 2003). No camundongo, a expressão de *Sry* ocorre em um curto período de tempo no desenvolvimento das células de Sertoli. A região central da gônada demonstra a expressão de *Sry* primeiro, seguida pela progressão cefalocaudal ao longo de todo o comprimento da gônada (Bullejos e Koopman, 2001). Um gene intimamente relacionado, *SOX9*, é outro gene determinador masculino definitivo até agora identificado. A expressão de *SRY* e *SOX9* sobrepõe em linhagens de células de Sertoli. À medida que a expressão de *SRY* diminui, a expressão de *SOX9* aumenta no homem. *SOX9*, que é fracamente expresso na gônada indiferenciada, é regulado negativamente na mulher (Sekido et al., 2004). A expressão transgênica de *Sox9* em camundongos XX é suficiente para induzir sexo reverso fêmea para macho e diferenciação masculina (Vidal et al., 2001). Heterozigoto humano com mutação *SOX9* leva a displasia campomélica, uma doença esquelética grave com defeito no desenvolvimento da cartilagem; muitos desses pacientes têm gônadas disgenéticas (Foster et al., 1994). Esses indivíduos têm um *SRY* normal, mas podem exibir estruturas genitais completamente feminizadas. Embriões de camundongos *knockout* para *Sox9* têm níveis elevados da expressão de *Sry*, sugerindo um possível circuito regulador de feedback negativo que regula *downstream Sry* (Chaboissier et al., 2004). *GATA4* e *Fog2* são importantes no desenvolvimento cardíaco, mas parecem afetar o desenvolvimento gonadal também. A mutação em *GATA4* elimina a expressão de marcadores de diferenciação do sexo masculino *Sox9* e *MIS*. Camundongos *knockout* para *Fog2* diminuíram a expressão do gene *SRY* e perda do *Sox9*, *MIS* e *desert hedgehog*, mas a persistência do marcador gonadal feminino *Wnt4* (Tevosian et al., 2002). Da mesma forma, os mutantes triplos para receptor de insulina, receptor relacionado à insulina e receptor de *Igf-1* têm baixa expressão de *Sry* e *Sox9* e exibem sexo reverso macho para fêmea, implicando um papel para uma via de sinalização da insulina (Nef et al., 2003).

A proliferação de células progenitoras de Sertoli é um evento importante no desenvolvimento gonadal masculino, um processo conduzido pela expressão do *SRY* (Schmahl et al., 2000). Um fator parácrino ligado a esta proliferação é o FGF9. Camundongos *knockout* para *Fgf9* demonstram vários graus de sexo reverso macho para fêmea (Colvin et al., 2001). Além disso, FGF9 é um candidato a sinal parácrino quimioatrativo específico da gônada masculina que induz a migração de células do mesonefro (células endoteliais e células mioides peritubulares) na gônada (Martineau et al., 1997). A migração dessas células é crucial para o desenvolvimento da formação do cordão testicular (Buehr et al., 1993), assim como a expressão do *SOX9* (Tilmann e Capel, 1999). Essa migração não ocorre nas mulheres, presumivelmente devido à ausência de agentes quimioatrativos.

Uma vez que a determinação do sexo tenha ocorrido, a subsequente diferenciação fenotípica depende principalmente da produção de androgênios. Como a gônada bipotencial diferencia-se no testículo, a expressão de *Sf1* torna-se restrita às células de Leydig e medeia a expressão de várias enzimas codificadoras de gene que são necessárias para a biossíntese da testosterona, incluindo StAR, Cyp11a1, Cyp17 e 3βHSD. Fatores para a determinação de células de Leydig não são conhecidos, e, por outro lado, a origem das células de Leydig, seja de células mesonéfricas imigrantes ou de progenitores dentro da gônada, ainda é especulada. Existem evidências de que o destino da célula Leydig é dependente de sinais parácrinos (Yao et al., 2002; Brennan et al., 2003).

Relativamente poucos genes revelaram exibir uma expressão de gene padrão específico feminino no início do desenvolvimento gonadal. Até o momento, nenhum gene que determina o sexo feminino foi identificado. O gene *DAX1* foi inicialmente sugerido como um gene candidato pró-ovário (ou antitestículo) porque sua duplicação em um contexto XY foi associado ao desenvolvimento testicular prejudicado (Bardoni et al.,1994; Swain et al., 1998). No entanto, a perda de DAX1 no contexto XX não impede o desenvolvimento do ovário (Yu et al., 1998). A lista de genes que demonstram padrão de expressão específico de ovário está crescendo; estes incluem *Fst* e *Stra8* (Park e Jameson, de 2005). Foi postulado que existe um "fator Z" que suprime eventos pró-testiculares em ambos os contextos XX e XY (McElreavey et al., 1993). De acordo com esta hipótese, o fator Z, que normalmente suprime a determinação testicular, é reprimido pelo *SRY* em homens, e, em mulheres, devido à ausência de *SRY*, ele inibirá o desenvolvimento dos testículos. A perda do fator Z no contexto XX resultará em sexo reverso fêmea para macho, mas o ganho de função no contexto XY pode ou não resultar em sexo reverso macho para fêmea, dependendo se o fator Z pode sobrepujar o efeito de supressão do sinalizador conduzido por SRY. Um candidato para o tal fator Z é o *Wnt4*. Camundongos XX deficientes de *Wnt4* desenvolvem diferenciação semelhante a testículo e ducto néfrico (wolffiano) derivado (Vainio et al., 1999). Curiosamente os seus órgãos genitais externos permanecem femininos. Além disso, Wnt4 é regulado *downstream* em homens, enquanto a sua expressão permanece forte em mulheres (Yao et al., 2004). A R-espondina 1 (RSPO1) codifica um fator secretado que pode estabilizar a β-catenina como parte da via de sinalização para *Wnt* canônica, e é expressa em níveis elevados em camundongo bem como nas gônadas humanas em todo o período crítico de desenvolvimento gonadal. O seu papel no desenvolvimento dos ovários foi primeiro implicado quando um homozigoto com a inserção de um único nucleótido dentro da sequência codificadora *RSPO1* foi identificado em quatro pacientes 46,XX de uma família consanguínea com distúrbios testicular do desenvolvimento sexual (DSD). Adicionalmente, uma deleção exônica homozigota foi identificada em um caso não relacionado esporádico de 46, XX testicular DSD. Em 46,XX indivíduos do sexo feminino XX, tanto WNT4 e RSPO1, são conhecidos por promover o desenvolvimento do ovário e reprimir o desenvolvimento dos testículos (Parma et al., 2006).

> **PONTOS-CHAVE**
>
> - O aparelho geniturinário desenvolve-se a partir de três fontes embrionárias: mesoderma intermediário, mesotélio da cavidade celômica (futuro peritônio) e endoderma do seio urogenital.
> - O sistema urinário começa seu desenvolvimento antes do desenvolvimento de o sistema genital tornar-se evidente. Com a formação dos ductos mesonéfricos, rins embrionários desenvolvem-se sequencialmente em pronefro, mesonefro e metanefro.
> - O rim permanente, o metanefro, desenvolve-se como um resultado de interações indutivas envolvendo o broto uretérico (um crescimento do ducto néfrico), condensação de blastema do mesênquima metanéfrico e células estromais. A tubulogênese renal ocorre por meio da conversão mesenquimal-epitelial, ao passo que a ramificação dicotômica do broto uretérico leva a formação do sistema coletor.
> - A bexiga e a uretra desenvolvem-se a partir do seio urogenital endodérmico, que é uma porção anterior da cloaca, depois torna-se separado do canal anorretal posterior.
> - Morfologicamente, o desenvolvimento genital ocorre por volta de 3 semanas após o início do desenvolvimento do sistema urinário. O dimorfismo sexual começa a tomar forma em torno da sétima semana de gestação. As células germinativas primordiais migram da parede do saco vitelino para invadir o mesênquima posterior e estabelecer a crista gonadal.
> - Nos homens, conduzidas pelo gene SRY do cromossomo Y, células mesenquimais desses testículos em desenvolvimento diferenciam-se para se tornar células de Sertoli. As células de Sertoli produzem SIM para causar a degeneração das estruturas ductais müllerianas femininas enquanto estimulam o desenvolvimento das células de Leydig produtoras de testosterona. Sob a influência da testosterona, a genitália externa masculina se desenvolve, bem como a próstata e as outras glândulas sexuais acessórias masculinas.
> - Ambas as gônadas descem para a localização pélvica por volta do terceiro mês, mas o testículo desce para o escroto com o auxílio do gubernáculo por volta do sétimo mês.

REFERÊNCIAS

Para consultar a lista completa de referências, acesse www.expertconsult.com.

LEITURA SUGERIDA

Blaschko SD, Cunha GR, Baskin LS. Molecular mechanisms of external genitalia development. Differentiation 2012;84:261-8.

Eggers S, Sinclair A. Mammalian sex determination—insights from humans and mice. Chromosome Res 2012;20(1):215-38.

Ichikawa I, Kuwayama F, Pope JC IV, et al. Paradigm shift from classic anatomic theories to contemporary cell biological views of CAKUT. Kidney Int 2002;61:889-98.

Little M, Georgas K, Pennisi D, et al. Kidney development: two tales of tubulogenesis. Curr Top Dev Biol 2010;90:193-227.

Marker PC, Donjacour AA, Dahiya R, et al. Hormonal, cellular, and molecular control of prostatic development. Dev Biol 2003;253:165-74.

123 Disorders of Renal Functional Development in Children

Victoria F. Norwood, MD e Craig A. Peters, MD

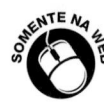

Development of Renal Function and the Transition to Neonatal Life

Renal Homeostasis, Fluids, and Electrolytes

Clinical Presentation of Renal Dysfunction

Renal Replacement Therapy

Summary

124 Urologia Perinatal

Richard S. Lee, MD e Joseph G. Borer, MD

Imagem Fetal

Diagnóstico Fetal

Diagnósticos Específicos

Tratamento Pré-natal das Uropatias Fetais

Tratamento Pós-natal de Anomalias Detectadas no Período Pré-natal

Emergências Urológicas Neonatais

Resumo

IMAGEM FETAL

O aumento na utilização da ultrassonografia materno-fetal proporcionou o desenvolvimento do campo da urologia perinatal. A **hidronefrose pré-natal** (HPN) foi identificada em 1% a 3% de todas as gestações, sendo um dos defeitos mais comuns detectados ao nascimento (Livera et al., 1989; Blyth et al., 1993; Gunn et al., 1995; Sairam et al., 2001; Shamshirsaz et al., 2012). Além da hidronefrose, a doença renal cística, a agenesia renal, a litíase e os tumores também foram diagnosticados no período pré-natal. Para o urologista, esses achados pré-natais criaram vários dilemas clínicos e científicos que são desafiadores.

A ultrassonografia ainda é o principal exame de imagem do feto. Com a experiência, tal modalidade fornece detalhes complexos e uma capacidade de diagnóstico semelhante ao da ultrassonografia no recém-nascido. A avaliação pela ultrassonografia facilita a avaliação de um grande número de fetos sem exposição à radiação e está quase universalmente disponível. As vantagens da ultrassonografia tridimensional (3D) para um diagnóstico urológico por imagem ainda não estão claras.

A **ressonância magnética (RM) fetal consiste em um exame complementar valioso quando o delineamento de um detalhe anatômico é necessário para aperfeiçoar o diagnóstico e/ou como estratégia de tratamento** (Estroff, 2009; Tempestade et al., 2011; Chauvin et al., 2012). Assim como na ultrassonografia, não há exposição à radiação. A utilização da tomografia computadorizada complementar é controversa, pois a informação adicional pode não compensar o risco da exposição fetal e materna à radiação.

A discussão deste capítulo está em torno do diagnóstico das anormalidades urológicas no período pré-natal e suas implicações no pós-natal, a análise racional entre a intervenção pré-natal e a experiência clínica no tratamento de crianças com anormalidades urológicas pré-natais e neonatais. Há uma discussão detalhada sobre a avaliação e o tratamento de muitas condições que ocorrem após o período perinatal, em outros capítulos deste livro.

DIAGNÓSTICO FETAL

Um grande estudo prospectivo com 11.986 mulheres suecas, realizado entre 1978 e 1983, identificou anomalias renais em 0,28% dos fetos; mais de dois terços das anomalias foram hidronefrose (0,18%) (Helin e Persson, 1986). Da mesma maneira, um estudo prospectivo britânico de triagem com 6.292 mulheres grávidas com 28 semanas de gestação demonstrou hidronefrose em 1,40% dos pacientes, com a confirmação pós-natal em 0,65% dos casos (Livera et al., 1989). Estes autores definiram a HAN como um **diâmetro anteroposterior (DAP) da pélvis renal superior a 5 mm**, mas observaram a falta de consenso sobre a definição da HPN (Scott e Renwick, 1993; Scott et al., 1995; Scott e Renwick, 1999). **Com o rápido avanço da tecnologia da ultrassonografia, a incidência de detecção das anomalias renais pode sofrer mudanças.** Em um recente estudo prospectivo de coorte (1999 a 2003), detectou-se uma incidência de 0,76% de anormalidades do trato urinário, um valor maior quando comparado com um coorte anterior da mesma instituição (0,3% de 1989 a 1993) (Mallik e Watson, 2008). No entanto, existem na literatura e na prática clínica muitas variações na definição e no tratamento da HAN, como o método e a frequência do teste no útero, a documentação radiográfica, a classificação e o tratamento pós-natal (Benacerraf et al., 1990; Corteville et al., 1992; Fernbach et al., 1993; Adra et al., 1995; Thompson e Thilaganathan, 1998; Chudleigh et al., 2001; Lee et al., 2006). Tal variabilidade pode alterar significativamente a incidência relatada na literatura.

Independentemente disso, quando uma anormalidade do trato urinário é determinada pela ultrassonografia pré-natal, várias questões devem ser levantadas por meio de uma consulta com um urologista. As associações dos achados específicos direcionam o diagnóstico diferencial e possibilitam um prognóstico mais preciso e uma adaptação da avaliação pós-natal. Os principais achados e suas implicações estão listados na Tabela 124-1.

Aspectos Diagnósticos

Rim

Há elementos críticos para uma ultrassonografia pré-natal que podem ajudar a identificar uma patologia urológica. As diversas alterações podem indicar a patologia, principalmente quando associadas aos outros achados clínicos. Os detalhes específicos do exame devem ser relatados para auxiliar o aconselhamento pré-natal. **A avaliação renal pela ultrassonografia deve informar o número, a localização, o tamanho, a duplicação, o parênquima renal (ecogenicidade), a dilatação pélvica, a dilatação calicial, o espessamento urotelial e a doença cística.**

Os rins devem ter tamanho apropriado para a idade gestacional e ser relativamente simétricos (Chitty e Altman, 2003). Grandes diferenças de tamanho podem indicar um crescimento compensatório contralateral. A ausência de rim em sua localização normal pode significar ectopia, agenesia ou displasia. **O rim normal deve ser elíptico e apresentar ecolucência interna distintiva, o que indica as pirâmides medulares normais** (Fig. 124-1). **A aparência das pirâmides medulares não deve ser confundida com a dilatação calicial renal.** A ecogenicidade dos rins deve ser ligeiramente menor do que a do baço ou do fígado correspondente. As anormalidades de ecogenicidades (com ou sem hidronefrose) podem indicar doença renal. Um aumento isolado da ecogenicidade foi associado a distúrbios do parênquima renal, mas também foi demonstrado que ela pode não apresentar significado clínico (Estroff et al., 1991; Carr et al., 1995; Mashiach et al., 2005). Quando ocorre com hidronefrose, pode indicar uma displasia renal, particularmente se estiver acompanhada por uma diminuição do líquido amniótico (Kaefer et al., 1997b).

TABELA 124-1 Elementos do Diagnóstico Urológico pela Ultrassonografia Pré-natal

PARÂMETRO	COMENTÁRIO	POSSÍVEIS CAUSAS
Hidronefrose	Gravidade variável; pode incluir pelviectasias e/ou caliectasias	Obstrução, refluxo
Caliectasia	Dilatação intrarrenal; mais indicativo de processo patológico significativo	Obstrução, refluxo
Diâmetro anteroposterior da pelve	Medido no plano coronal, variável; em condições extremas, pode prever o resultado clínico; o cuidado deve ser exercido dentro dessas medidas	Aumento da obstrução, refluxo
Parênquima renal	A ecogenicidade deve ser menor do que a do fígado ou do baço; as pirâmides medulares ecolucentes devem ser observadas	Aumento da ecogenicidade na displasia, obstrução, DRPAR
Espessamento urotelial	Aumento da espessura do revestimento pélvico	Dilatação variável como no refluxo, ou, ocasionalmente, obstrução
Duplicação	Separação do seio da pelve renal ecoa quando nenhuma hidronefrose é observada	Possível associação ao refluxo ou obstrução; procurar ureter dilatado e ureterocele
Estruturas císticas renais	Cistos simples, raro	RDM, DRPAR
Estruturas císticas intravesicais	Podem ser muito grandes e preencher a bexiga; paredes finas	Ureterocele
Urinoma	Coleção do líquido em torno de rim; perinefrético ou subcapsular	Obstrução
Enchimento da bexiga	Ciclos de enchimento e esvaziamento podem ser demonstrados ao longo do tempo	Produção de urina
Espessura da parede da bexiga	Deve ser interpretada no contexto do enchimento da bexiga.	Obstrução, disfunção neurogênica
Sinal da fechadura	Uretra posterior dilatada; imagem difícil.	Válvula posterior da uretra
Oligoidrâmnios	Líquido amniótico marcadamente reduzido; geralmente considerado como líquido da bolsa > 2 cm	Produção pobre de urina devido a obstrução e/ou insuficiência renal

DRPAD, doença renal policística autossômica dominante; DRPAR, doença renal policística autossômica recessiva; RDM, rim displásico multicístico.

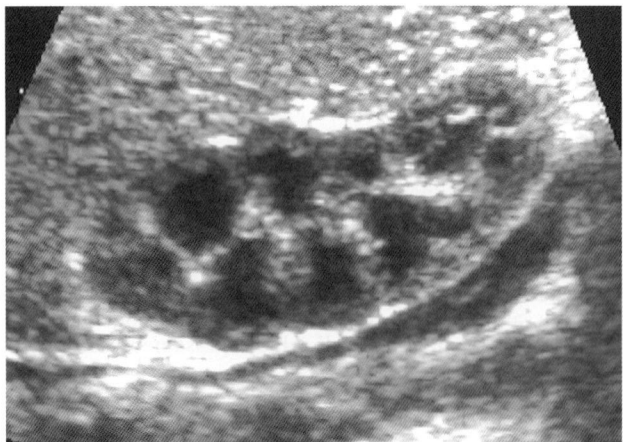

Figura 124-1. Imagem de uma ultrassonografia de um rim fetal normal com as pirâmides medulares ecolucentes distinguíveis do parênquima cortical mais ecogênico. O parênquima cortical deve apresentar uma ecogenicidade inferior ao fígado ou ao baço adjacentes.

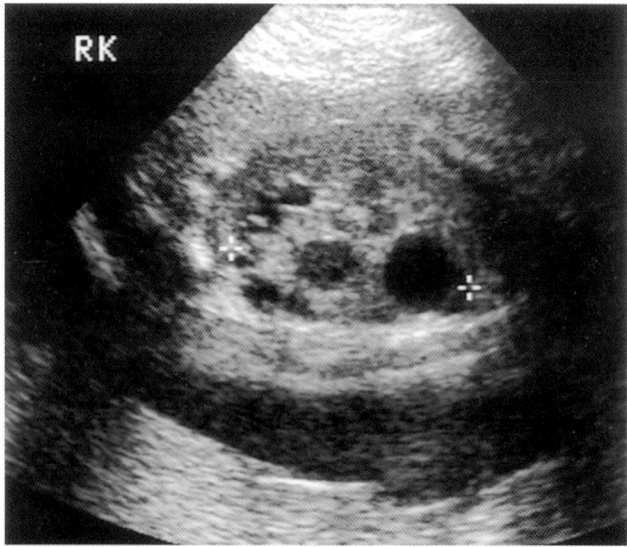

Figura 124-2. Rim displásico multicístico com múltiplos cistos grandes e de tamanhos variáveis, sem uma ampla área central cística. Conforme demonstrado aqui, a maioria dos casos praticamente não evidencia algum parênquima.

A doença renal cística pode ser observada no útero. A doença renal policística autossômica recessiva (DRPAR) pode se manifestar por meio de rins aumentados, brilhantes ou ecogênicos, pois os inúmeros e pequenos cistos renais não podem ser identificados pela ultrassonografia. Em contraste, um rim displásico multicístico (RDM) manifesta-se tipicamente como um grande macrocisto não comunicante (Fig. 124-2). Um único cisto pode representar um cálice renal dilatado ou divertículo, RDM atípico, hidronefrose grave ou uma estrutura não tribal.

Ureter, Bexiga e Urinoma

Além dos achados renais específicos, a dilatação ureteral, o enchimento e o esvaziamento vesical, a espessura da parede da bexiga, as estruturas císticas intravesicais, a dilatação da uretra posterior (sinal do buraco de fechadura), o urinoma, a quantidade de líquido amniótico, a massa intra-abdominal ou pélvica e a genitália externa devem ser observados. Observa-se melhor o hidroureter em uma secção transversal de uma bexiga cheia, mas ele é de difícil detecção (Fig. 124-3). A duplicação e a ectopia ureteral também podem dificultar tal diagnóstico.

Embora a bexiga seja de difícil visualização, sua imagem pode ser muito informativa, pois uma bexiga cheia implica a presença de função renal. **A incapacidade de identificar a bexiga em exames repetidos deve levantar a hipótese de uma extrofia da bexiga.** O aumento da espessura da parede vesical pode indicar obstrução da saída, e a dilatação da uretra posterior (sinal do buraco de fechadura) sugere fortemente a presença de uma válvula da uretra posterior (Fig. 124-4). Em sistemas duplos, ureteroceles podem se manifestar como uma estrutura cística intravesical e com um polo superior dilatado.

O urinoma perirrenal pode indicar uma condição obstrutiva (Yerkes *et al.*, 2001) (Fig. 124-5). Normalmente, ele terá uma aparência de uma estrutura anecoica em torno do rim ou pode estar em uma localização subcapsular. **Quando identificado, um urinoma ou uma ascite urinária são frequentemente associados a uma grave obstrução da bexiga ou válvulas da uretra posterior, em que o urinoma pode indicar um mecanismo de escape.** Um urinoma também pode estar associado a uma obstrução renal ou hidronefrose unilateral (Mandell *et al.*, 1994). O mecanismo de escape pode ser protetor, sobretudo nos casos de obstrução do trato urinário inferior (Adzick *et al.*, 1985; Adorisio *et al.*, 2011).

Líquido Amniótico

Um aspecto crítico para a avaliação do trato urinário é a avaliação do nível do líquido amniótico e suas alterações durante a gravidez. Após 16 semanas, ocorrem mudanças na produção do líquido amniótico, do transudato placentário para a urina fetal; e nas 20 a 22 semanas a maior parte do líquido amniótico é a urina fetal (Takeuchi *et al.*, 1994). Por conseguinte, a redução do líquido amniótico ou dos oligoidrâmnios identificados após a 18ª a 20ª semana de gestação pode ser o resultado de uma obstrução do trato urinário ou um desenvolvimento renal ruim (Stiller *et al.*, 1988).

Genitália Externa

A identificação adequada dos órgãos genitais externos também pode ser muito valiosa nos casos de diagnósticos específicos de gênero, como a válvula da uretra posterior. **Nos casos de virilização (p. ex., hiperplasia adrenal congênita – HAC), um clitóris pode aparecer como um pequeno falo; por conseguinte, a presença do escroto é fundamental para a atribuição ao sexo masculino** (Benacerraf *et al.*, 1989; Bromley *et al.*, 1994; Mandell *et al.*,1995). A megalouretra, ou uma uretra peniana alongada ou dilatada, pode ser uma anomalia isolada ou estar associada à síndrome de Prune Belly (Dillon *et al.*, 1994) (Fig. 124-6). **A obstrução renal bilateral e a obstrução infravesical em um feto do sexo feminino sugerem uma anomalia cloacal** (Cilento *et al.*, 1994; Ohno *et al.*, 2000; Taipale *et al.*, 2004) (Fig. 124-7).

Hidronefrose

A hidronefrose, ou dilatação da pelve renal, é a anormalidade urológica mais comum encontrada na avaliação ultrassonográfica.

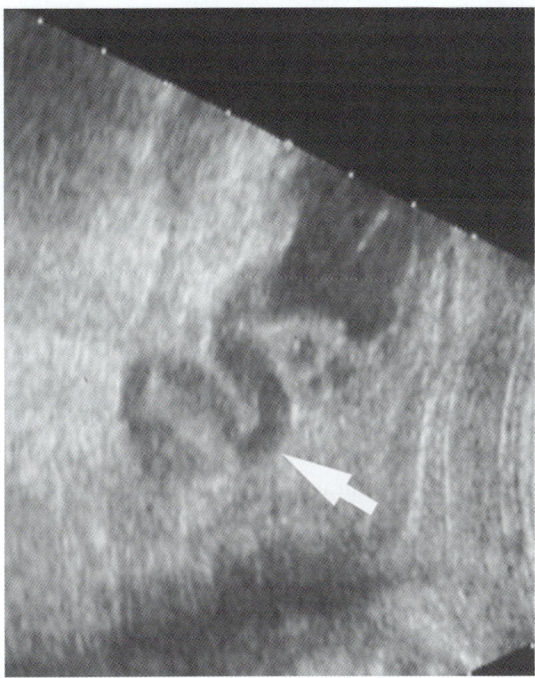

Figura 124-3. Ultrassonografia fetal demonstrando um ureter dilatado e tortuoso (*seta*). Estes podem estar associados a refluxo, válvulas, ureter ectópico, ureterocele e obstrução da junção uretrovesical. Neste caso, o ureter está associado a um polo superior dilatado, o que indica ureter ectópico ou ureterocele.

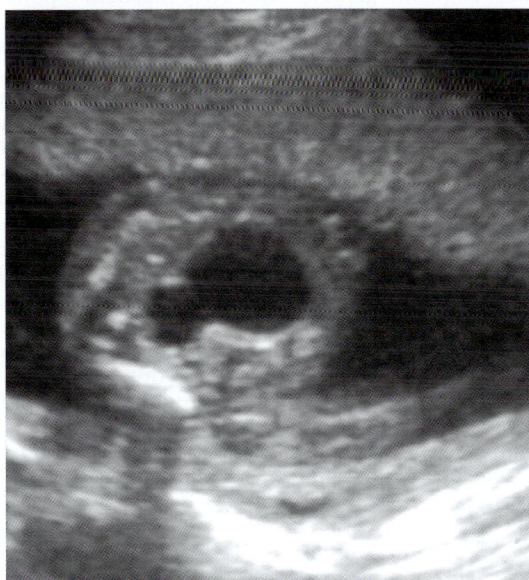

Figura 124-4. Ultrassonografia fetal em uma gestação de 22 semanas de um menino com válvula da uretral posterior. A bexiga apresenta paredes espessas e uma uretra posterior dilatada (sinal de buraco de fechadura). Também foram verificados hidronefrose bilateral, parênquima renal ecogênico e urinoma perinefrético.

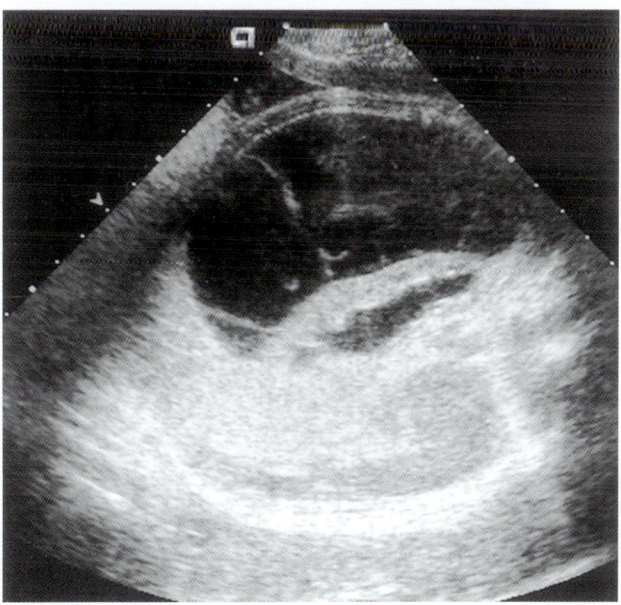

Figura 124-5. Aparência de um urinoma perinefrético fetal associado à válvula da uretra posterior.

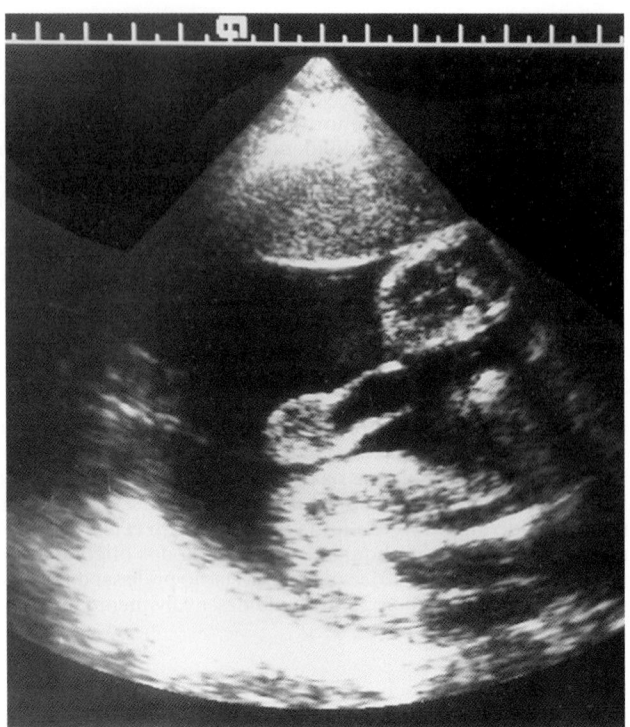

Figura 124-6. Imagem de uma ultrassonografia fetal de um menino com uma uretra dilatada e uma área patulosa típica da megalouretra. Tal fato pode ser observado isoladamente ou como um componente da síndrome de Prune-Belly ("síndrome do abdome em ameixa seca"). Este feto também apresentava um evidente refluxo vesicoureteral.

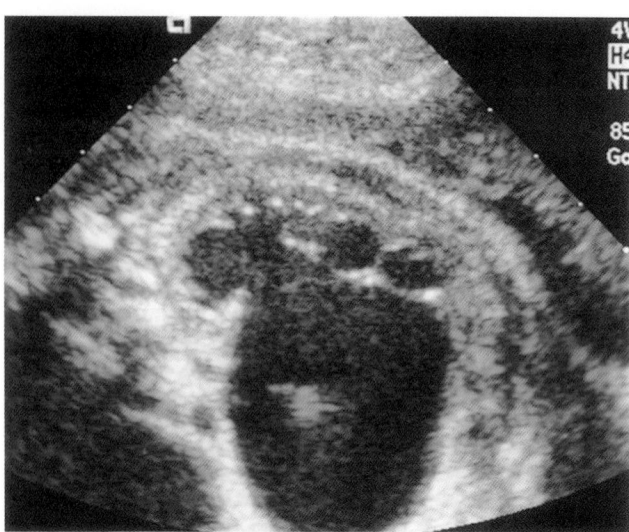

Figura 124-8. Hidronefrose fetal grave com dilatação calicial difusa localizada ao redor da pelve renal marcadamente dilatada. O parênquima renal está estirado sobre o sistema calicial dilatado, mas não significa uma perda do potencial funcional. Nesta imagem, é difícil observar a diferenciação corticomedular.

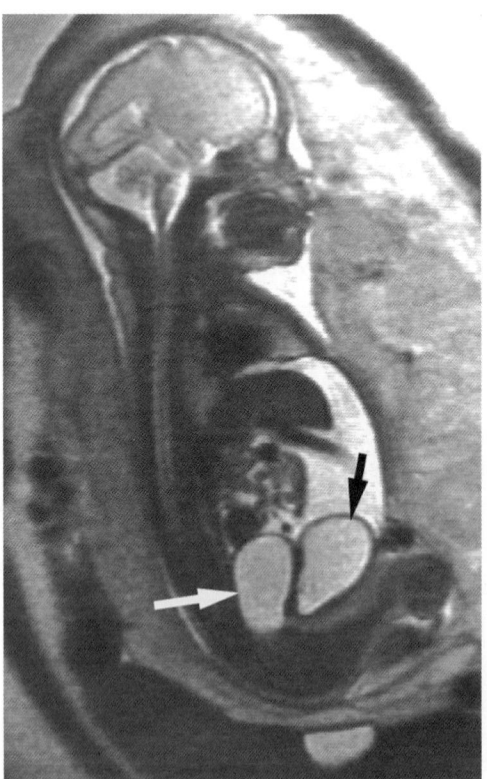

Figura 124-7. Imagem de ressonância magnética fetal demonstrando dilatação grave da bexiga (*seta preta*) e dilatação da estrutura pélvica distinta, localizada atrás da bexiga (*seta branca*) em um feto do sexo feminino com 22 semanas de gestação. Os rins estavam bilateral e simetricamente dilatados, com distensão ureteral. Tal padrão pode ser visto no oligoidrâmnio e representa uma malformação do seio urogenital com obstrução do colo da bexiga causada por uma distensão vaginal por meio do fluxo da urina para dentro do seio urogenital.

Vários sistemas de classificação foram desenvolvidos, mas não há consenso sobre o melhor e o mais consistente método de classificar a HPN (Fig. 124-8) (Fernbach et al., 1993). A medição do DAP foi amplamente utilizada, porém não houve estudos formais para determinar a inter e intrarreprodutibilidade da medida na HPN. **Uma das desvantagens da utilização do DAP pode ser a falha para descrever a configuração pélvica, a dilatação calicial e os aspectos da lateralidade, que devem ser incluídos.** O DAP pode ser afetado pela idade gestacional, pelo estado de hidratação da mãe, pela hipertonicidade e pelo grau de distensão da bexiga. Como as dimensões da pelve renal podem normalmente aumentar com a idade gestacional, a maioria dos pesquisadores ajusta os valores do DAP para a idade gestacional precoce e tardia. Infelizmente, um valor do DAP simples que separa o normal do anormal não existe, pois até mesmo nos casos graves de HPN apresenta o potencial de resolução espontânea, enquanto graus leves de HPN mostram o potencial de progressão (Pates e Dashe, 2006).

A variação do limiar mínimo do DAP pode alterar significativamente a sensibilidade e a especificidade do DAP, assim como uma medida para a HPN e a patologia pós-natal. Até o momento, não há consenso sobre o limiar ótimo do DAP para determinar a necessidade de um acompanhamento pós-natal. Um ponto de corte do DAP de 15 mm para a determinação da obstrução proporcionou uma sensibilidade pós-parto de 73% e uma especificidade de 82% (Coplen et al., 2006). Um ponto de corte de 10 mm do DAP em uma gestação tardia detecta aproximadamente 23% dos rins anormais. Enquanto isso, um ponto de corte de 7 mm detecta 68% (Ismaili et al., 2003). Uma grande revisão sistemática estimou que apenas 11,9% das patologias totais incluíram um DAP inferior a 9 mm em uma gestação avançada, enquanto 39% de todas as patologias foram observadas com valores de DAP inferiores a 15 mm (Lee et al., 2006). Resultados quase idênticos foram demonstrados por outros investigadores (Wollenberg et al., 2005). O que parece certo é que pontos de cortes menores são mais sensíveis na detecção de patologias pós-natais, mas pode ocorrer uma alta taxa de resultados falso-positivos.

Categorização da Hidronefrose Pré-natal pelo Diâmetro Anteroposterior. Há um consenso quase total que o DAP superior a 15 mm representa hidronefrose grave ou significativa, e alguns autores também concordam que um limite menor que 4 a 5 mm seja um valor apropriado para considerar o DAP anormal (Feldman et al., 2001; Ahmad e Green, 2005; Wollenberg et al., 2005; Lee et al., 2006; Coelho et al., 2007, 2008). Considerando essas limitações, definimos a HPN no segundo e no terceiro trimestres, utilizando limiares de DAP das melhores evidências disponíveis sobre informações do prognóstico. Em conjunto com tais definições, a distribuição estimada da HPN com base na definição anterior do DAP é delineada na Tabela 124-2.

Medidas Alternativas. A utilização de sistemas de classificação alternativos, medições 3D do volume da pelve renal ou índice de hidronefrose para corrigir a distensão da bexiga possibilita uma avaliação mais precisa da HNP (Duin et al., 2008; Nam et al., 2012). Alguns pesquisadores consideram a utilização do sistema de classificação ultrassonográfico da Society for Fetal Urology (SFU) para classificar a ANH (Kim et al., 2013). A RM também pode ser útil na avaliação pré-natal com as vantagens de proporcionar alta definição dos detalhes anatômicos e sem exposição à radiação ionizante. No entanto, o alto custo e os dados limitados atualmente confundem a utilização desta modalidade no contexto da HPN (Savelli et al., 2007).

Acurácia do Diagnóstico

À medida que a ultrassonografia e a tecnologia da ressonância magnética avançam, obtém-se uma informação mais precisa da imagem (Laifer-Narin et al., 2007). No entanto, a determinação exata do diagnóstico e do prognóstico pós-natal permanece um desafio. Independentemente do diagnóstico, a intervenção precoce é incomum, exceto nos casos de uma obstrução grave ou de uma válvula da uretra posterior. Na maioria dos outros casos, a detecção precoce da HPN pode ser um impulso para a avaliação pós-natal futuramente.

A capacidade de determinar a patologia pós-natal definitiva com base em achados pré-natais é difícil. Como um exemplo, em uma revisão de literatura sistemática de HPN, Lee et al. tentaram determinar o risco de um diagnóstico patológico em pacientes com graus variáveis de HPN (Lee et al., 2006). A revisão incluiu 1.308 pacientes que foram identificados com HPN e acompanhamento radiográfico pós-natal. O grau de HPN foi definido pelos DAP identificados em um trimestre em particular. Aproximadamente 36% dos pacientes apresentaram um diagnóstico patológico pós-natal, e o risco global para qualquer processo patológico aumentou conforme se elevou o grau de ANH (Tabela 124-3). **No entanto, o risco de refluxo vesicoureteral (RVU) manteve-se consistente, independentemente do grau da HPN, implicando, assim, que a HPN não é um indicador apropriado para RVU.**

Embora a literatura anterior sugira que a localização da obstrução possa ser determinada no pré-natal em 88% dos casos, outros investigadores relataram uma elevada taxa de falso-positivos (9% a 22%) (Hobbins et al., 1984; Scott e Renwick, 1993). A maioria dos resultados falso positivos nestes estudos envolvia causas não obstrutivas de hidronefrose, como refluxo de alto grau, grandes pelves extrarrenais não obstruídas ou hidronefrose transitória.

O diagnóstico precoce e preciso da válvula da uretra posterior é fundamental. No entanto, pode ser difícil. Os sinais característicos de uma em diagnóstico *in utero* de válvula da uretra posterior foram descritos (p. ex., oligoidrâmnios, uretra posterior dilatada, espessamento da bexiga e uretero). Outros achados, como o aumento da ecogenicidade renal e a diminuição do líquido amniótico, também foram sugeridos como indicativos das condições obstrutivas (Kaefer et al., 1997b). Independentemente disso, existem muito poucos estudos que examinaram, de modo prospectivo, as implicações urológicas clínicas destes achados isoladamente ou em associação (Lee et al., 2006). Em uma série com 22 fetos, a taxa de falsos-positivos ficou na base dos 58% (Abbott et al., 1998), e em uma série de base populacional, a sensibilidade na detecção das válvulas foi de 23% (Scott e Renwick, 1993).

Independentemente do grau ou gravidade do achado, após qualquer detecção pré-natal de uma anomalia do trato urinário, uma pesquisa minuciosa fetal deve ser realizada. A amniocentese e o cariótipo devem ser considerados quando houver suspeita de intervenção ou de uma

TABELA 124-2 Definição da Hidronefrose Pré-natal pelo Diâmetro Anteroposterior e Variação da Gravidade Estimada em Porcentagem

GRAU	DIÂMETRO ANTEROPOSTERIOR		SEVERIDADE
	SEGUNDO TRIMESTRE	TERCEIRO TRIMESTRE	
Leve	4 a < 7 mm	4 a < 9 mm	56,7% - 88%
Médio	7 a ≤10 mm	9 a ≤ 15 mm	10,2% - 29,8%
Severo	> 10 mm	> 15 mm	1,5% - 13,4%

Dados do Feldman et al., 2001; Ahmad and Green, 2005; Wollenberg et al., 2005; Lee et al., 2006; e Coelho et al., 2007, 2008.

TABELA 124-3 Risco de Patologia pelo Grau de Hidronefrose Pré-natal

PATOLOGIA PÓS-NATAL	GRAUS DE HIDRONEFROSE PRÉ-NATAL (% [IC 95%] *)					VALOR DE P[†]
	LEVE (N = 587)	LEVE-MODERADA (N = 213)	MODERADA (N = 235)	MODERADA-GRAVE (N = 179)	GRAVE (N = 94)	
Qualquer patologia	11,9 (4,5, 28)	39,0 (32,6, 45,7)	45,1 (25,3, 66,6)	72,1 (47,6, 88)	88,3 (53,7, 98)	< 0,001
Obstrução da junção ureteropélvica	4,9 (2, 11,9)	13,6 (9,6, 18,9)	17 (7,6, 33,9)	36,9 (17,9, 61)	54,3 (21,7, 83,6)	< 0,001
Refluxo vesicoureteral	4,4 (1,5, 12,1)	10,8 (7,3, 15,7)	14,0 (7,1, 25,9)	12,3 (8,4, 17,7)	8,5 (4,7, 15)	0,1
Válvula posterior da uretra	0,2 (0, 1,4)	0,9 (0,2, 3,7)	0,9 (0,2, 2,9)	6,7 (2,5, 16,6)	5,3 (1,2, 21,0)	< 0,001
Obstrução ureteral	1,2 (0,2, 8)	11,7 (8,1, 16,8)	9,8 (6,3, 14,9)	10,6 (7,4, 15)	5,3 (1,4, 18,2)	0,025
Outros[‡]	1,2 (0,3, 4)	1,9 (0,7, 4,9)	3,4 (0,5, 19,4)	5,6 (3, 10,2)	14,9 (3,6, 44,9)	0,002

Como apenas um estudo apresentou indivíduos com hidronefrose pré-natal leve a moderada, os ICs de 95% tiveram de ser estimados por meio de uma regressão logística com erros padrão não ajustados.
IC, intervalo de confiança.
*Os intervalos de confiança de 95% pontuais foram estimados por regressão logística com erros padrão robustos fundamentados em equações de estimativas generalizadas, com uma estrutura de correlação de trabalhos independentes, para ajustar para o agrupamento do estudo para todos os graus de hidronefrose pré-natal, exceto os casos leves e moderados.
[†]Teste para tendência dos riscos com o aumento do grau de hidronefrose pré-natal por meio de regressão logística com erros padrão robustos fundamentados em equações de estimativas generalizadas com uma estrutura de correlação de trabalho independentes.
[‡]Inclui síndrome de Prune-Belly, síndrome VATER (anomalias vertebrais, anais, traqueais, extraesofágicas e renais), rim único, massa renal e causas não classificadas.
Adaptado de Lee RS, Cendron M, Kinnamon DD, et al. Antenatal hydronephrosis as a predictor of postnatal outcome: a meta-analysis. Pediatrics 2006;118:590.

anomalia importante, pois a incidência de anomalias cromossômicas simultâneas é relativamente elevada em fetos com anomalias urológicas concomitantes (Callan et al., 1990; Nicolaides et al., 1992; Snijders et al., 1995).

> **PONTOS-CHAVE: ASPECTOS DO DIAGNÓSTICO PRÉ-NATAL**
>
> - A ultrassonografia é a base da imagem pré-natal. A utilização seletiva da ressonância magnética fetal pode ainda delinear detalhes anatômicos e ajudar no diagnóstico e no tratamento.
> - O rim normal deve ser elíptico e apresentar ecolucência interna distinta, representando as pirâmides medulares normais.
> - A aparência das pirâmides medulares não deve ser confundida com a dilatação calicial renal.
> - A incapacidade de identificar a bexiga em estudos repetidos deve levantar a hipótese de extrofia da bexiga.
> - A dilatação da uretra posterior (sinal buraco de fechadura) é bastante sugestiva de válvula de uretra posterior.
> - O líquido amniótico reduzido ou oligoidrâmnios identificados após uma gestação de 18 a 20 semanas pode ser o resultado da obstrução do trato urinário ou um pobre desenvolvimento renal.
> - A hidronefrose, ou dilatação da pelve renal, é a anormalidade urológica mais comum encontrada na ultrassonografia, sendo tipicamente medida pelo DAP da pelve renal.
> - O DAP não consegue descrever a configuração da pelve, a dilatação calicial e os achados laterais.
> - Um valor do DAP que distingue o normal do anormal não existe.
> - O risco de RVU pelo grau de HPN é semelhante, o que implica a HPN não ser um indicador apropriado para o RUV.
> - A detecção pré-natal de qualquer anomalia do trato urinário deve conduzir a uma avaliação fetal completa.

DIAGNÓSTICOS ESPECÍFICOS

Obstrução da Junção Ureteropélvica

As características básicas de obstrução da junção ureteropélvica (JUP) no feto são as dilatações da pelve renal e do sistema coletor, mas sem evidência de dilatação ureteral. Lee et al. (2006) demonstraram que o aumento da gravidade da HPN aumentou a probabilidade de identificar uma obstrução da JUP pós-natal. No entanto, o limiar para recomendar um acompanhamento pós-natal é, em grande parte, arbitrário. Além disso, atualmente, não existem estudos prospectivos de longo prazo para determinar a extensão da avaliação pós-natal, sobretudo para casos leves e moderados de HPN. No entanto, no caso de hidronefrose unilateral significativa, há pouca razão para intervenção in utero ou parto prematuro. Em alguns casos, com dilatação grande, recomendou-se a aspiração terapêutica para evitar a distocia. No caso de obstrução bilateral da JUP, a eficácia da intervenção no útero é de difícil avaliação. As formas graves de obstrução da JUP podem ser associadas a ascite urinária ou urinoma perinefrético, que pode ser um preditor de insuficiência renal (Mandell et al., 1994; Adorisio et al., 2011).

Obstrução da Junção Ureterovesical

Menos comum que a obstrução ureteropélvica (JUP), a obstrução da junção ureterovesical (JUV) caracteriza-se pela dilatação de todo o ureter, variando o grau de dilatação da pelve e dos cálices renais. A melhor forma para detectar a dilatação é no nível da bexiga, preferencialmente com um corte transversal. Não é incomum encontrar o ureter distal mais dilatado que o ureter proximal. As causas de tal aspecto pode ser a obstrução primária da JUV, o ureter ectópico com inserção no colo vesical ou o alto grau de refluxo. O diagnóstico diferencial só pode ser feito na fase pós-natal.

Rins Císticos

Em alguns casos, a distinção entre hidronefrose unilateral grave e RDM pode não ser clara. **Os achados de múltiplos cistos não comunicantes, parênquima renal mínimo ou ausente, e a ausência de um grande cisto central são elementos para o diagnóstico de RDM** (Bearman et al., 1976; Sanders e Hartman, 1984). **O aparecimento de cistos não comunicantes é essencial para o diagnóstico e deve ser distinguido da hidronefrose grave** (Fig. 124-2). A análise em tempo real dos rins para ajudar a determinar a comunicação dos cálices é essencial. A ultrassonografia com Doppler do padrão do pulso da vasculatura renal também foi relatada para ajudar a fazer essa distinção (Kaminopetros et al., 1991).

O RDM pode estar presente em um local ectópico, mas tipicamente é encontrado em posição normal. Além disso, RDM pode estar em um rim duplo, normalmente no polo superior. Se for detectado precocemente na gravidez, o RDM, muitas vezes, involui ao longo do tempo, (no período pré-natal ou pós-natal) (Mandell et al., 1994).

Rins bilateralmente ecogênicos e aumentados (mas sem doença renal cística), especialmente se associados a uma dilatação hepatobiliar ou oligoidrâmnios, sugerem DRPAR (Smedley e Bailey, 1987; Townsend et al., 1988) (Fig. 124-9). Em geral, tal condição é identificada antes da 20ª semana de gestação, mas o desenvolvimento após esse período também foi relatado (Mandell et al., 1991; Zerres et al., 2004). Os testes genéticos são possíveis em alguns casos, o que possibilita o diagnóstico precoce e a opção de término da gestação antecipado, pois a mortalidade e a morbidade pós-natal são elevadas (Wilson, 2004; Zerres et al., 2004).

As descobertas mais difíceis são quando os rins se apresentam difusamente ecogênicos, com tamanho normal e não associados a outras lesões urológicas (Tsatsaris et al., 2002; Mashiach et al., 2005). Uma série de 19 casos (14 bilaterais) incluiu 10 pacientes com função normal sobreviventes e quatro com DRPAR que foram a óbito (Carr et al., 1995). Em um estudo retrospectivo multicêntrico separado de 93 fetos com rins hiperecogênicos e um diagnóstico tardio da nefropatia de diferentes causas, apenas um terço dos fetos apresentava cistos renais, independentemente do seu diagnóstico; 28 exibiam DRPAR (apenas três com cistos); e 31 tinham uma doença renal policística autossômica dominante (DRPAD) (nove com cistos). Normalmente, as pessoas com DRPAD aparentam rins hiperecogênicos moderadamente aumentados e com maior diferenciação corticomedular. Além disso, ao contrário dos característicos cistos renais, malformações associadas foram a pista mais útil para identificar um diagnóstico (Chaumoitre et al., 2006).

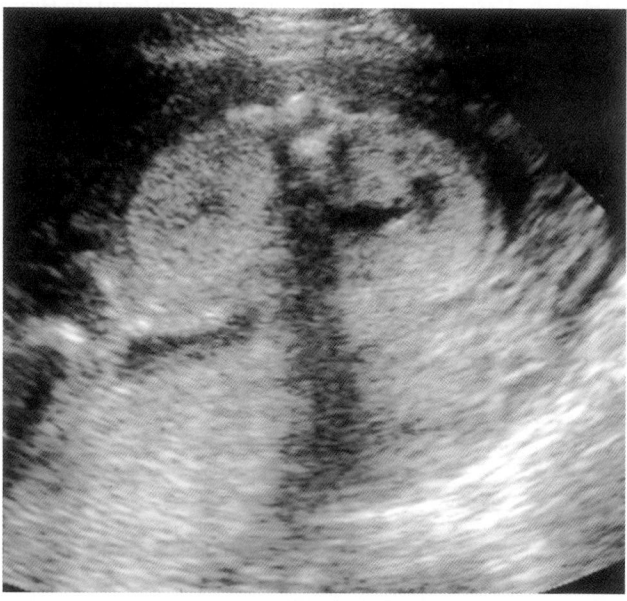

Figura 124-9. Rins ecogênicos bilateralmente aumentados sem cistos grosseiramente aparentes, que são típicos de doença renal policística autossômica recessiva. Tal aparência geralmente, mas não sempre, torna-se aparente em 22 semanas de gestação. Em casos de início precoce, observa-se um oligoidrâmnio.

As alterações macrocísticas são o nefroma cístico multilocular congênita raro, que se caracteriza pelo envolvimento segmentar dos rins com macrocistos variáveis (Eble e Bonsib, 1998); o tumor de Wilms cístico, que normalmente apresenta grandes quantidades de parênquima funcional; e a DRPAD, a qual pode incluir cistos heterogêneos em tamanho, localização e número (Reeders et al., 1986; McHugo et al, 1988; Ceccherini et al, 1989; Novelli et al, 1989). As doenças císticas não renais podem ser confundidas com RDM. No entanto, tais anomalias císticas não estão tipicamente na fossa renal, e é improvável que essas condições sejam confundidas quando há dois rins normais. Essas condições císticas são os cistos mesentéricos de duplicação, os cistos neuroentérico, os cistos broncogênicos, o sequestro pulmonar extratorácico e o neuroblastoma cístico (Barr et al., 1990; Bagolan et al., 2000; Carpentieri et al., 2000; Granata et al., 2000; Uludag et al., 2001).

Anomalias de Duplicação e Ureteroceles

As anomalias de duplicação são frequentemente reconhecidas com base na hidroureteronefrose do polo superior, associada a qualquer **obstrução por uma ureterocele dentro da bexiga ou ureter ectópico que se insere fora da bexiga** (Vergani et al., 1999). As ureteroceles são identificadas como estruturas císticas intravesicais, de parede fina próxima da base da bexiga (Fig. 124-10). **Em casos de uma grande ureterocele, ele pode ser confundido com a bexiga.** Além disso, uma ureterocele no polo superior nem sempre apresenta hidronefrose. O polo superior pode aparecer como uma unidade cística displásica (sem hidronefrose) e uma ureterocele concomitante. Tal condição é frequentemente conhecida como *ureterocele desproporcional* (Share e Lebowitz, 1989As ureteroceles de sistema único ocorrem preferencialmente em indivíduos do sexo masculino e apresentam graus variáveis de hidronefrose de todo o rim.

A hidronefrose do polo inferior pode estar presente como o resultado do RVU (Fig. 124-11) ou, mais raramente, como uma obstrução da JUP no polo inferior. Ocasionalmente, a dilatação do polo inferior é causada pela obstrução de ambos os ureteres, do polo superior e inferior, causada por uma grande ureterocele. Da mesma maneira, a hidronefrose bilateral pode ser secundária a um elemento de obstrução na saída da bexiga a partir do prolapso da ureterocele para o colo vesical (Zoubir et al., 2003).

Na ausência de uma ureterocele, a hidroureteronefrose do polo superior sugere um ureter ectópico e obstruído (Abuhamad et al., 1996). O ureter ectópico e dilatado pode ser confundido com uma ureterocele por causa da impressão que ele cria na parede posterior da bexiga. No entanto, tipicamente, o ureter ectópico é bem mais espesso do que uma ureterocele. **Os ureteres ectópicos bilaterais de sistema único são incomuns, mas normalmente manifestam-se com parênquima renal ecogênico, doença cística, volume vesical mínimo e níveis do líquido amniótico diminuídos.**

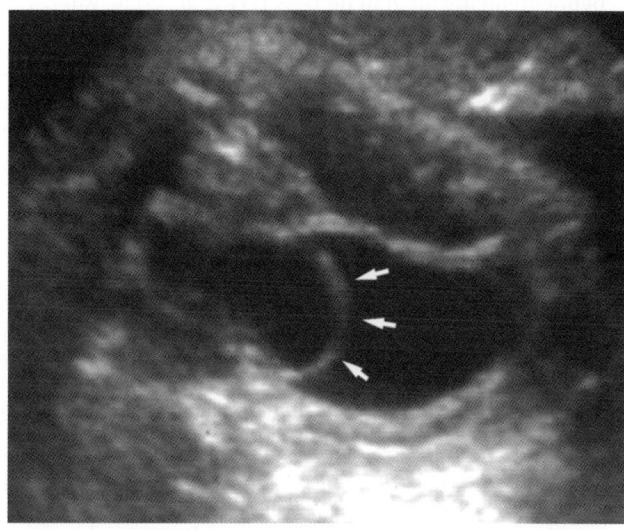

Figura 124-10. Ultrassonografia fetal demonstrando uma ureterocele intravesical. A ureterocele é indicada pelas setas e enche parcialmente a bexiga. Com tal resultado da ultrassonografia, devem-se examinar as vias superiores para determinar se existe hidronefrose afetando todo o rim ou apenas o polo superior, conforme demonstrado na Figura 124-3.

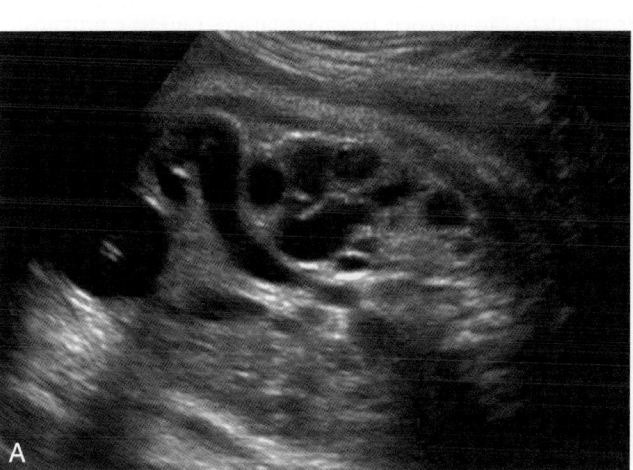
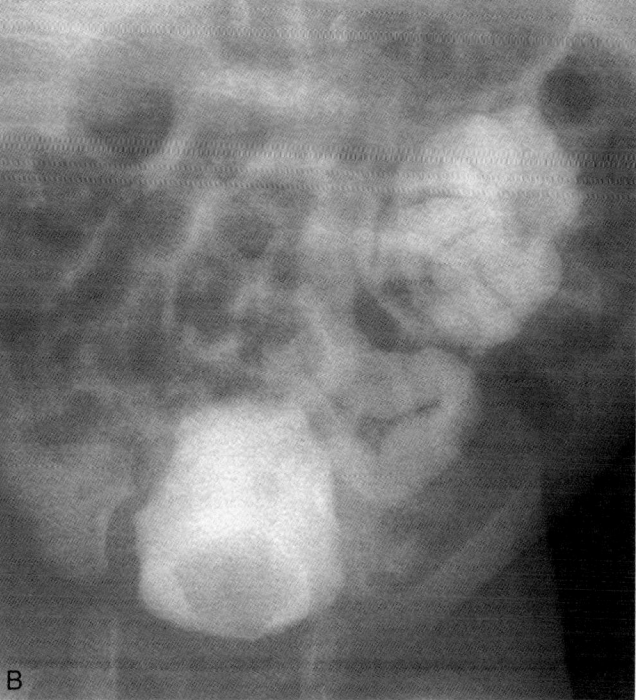

Figura 124-11. A, Imagem de um feto em idade gestacional de 28 semanas, apresentando hidronefrose do polo inferior esquerdo, hidroureter e uma ureterocele. B, Uretrocistografia miccional pós-natal demonstrando refluxo vesicouretral do polo inferior e ureterocele.

Refluxo Vesicoureteral

O RVU não pode ser definitivamente diagnosticado pela ultrassonografia pré-natal, embora graus intermitentes ou variáveis de hidronefrose ou hidroureter sejam sugestivos do diagnóstico. Vários estudos demonstraram que uma alta incidência de RVU está associada à hidronefrose detectada no período pré-natal. No entanto, a verdadeira incidência de RVU em crianças com uma história de HPN é difícil de ser determinada com base na variabilidade da conduta diagnóstica pós-natal descrita na literatura (Lee et al., 2006). **Em duas avaliações sistemáticas da literatura sobre HPN, identificou-se uma incidência de 10% a 15% de RVU, independentemente do grau de HPN** (Lee et al., 2006; van Eerde et al., 2007). **Isso sugere que a gravidade da HPN não é indicativa de RVU e pode não ser o elemento apropriado para a avaliação pós-natal.** Em um recém-nascido com hidronefrose pré-natal detectada, a importância do diagnóstico de RVU permanece controversa. Isso porque o RVU diagnosticado na avaliação pós-natal para HPN está associado a uma resolução prévia do RVU (Estrada et al., 2009; Skoog et al., 2010).

Válvula da Uretra Posterior

Talvez o diagnóstico mais importante no período pré-natal seja o da válvula da uretra posterior no feto masculino. No mínimo, o achado da válvula da uretra posterior implica a intervenção pós-natal imediata e, em alguns casos, a intervenção pré-natal. **Os achados da ultrassonografia fetal são hidroureteronefrose bilateral, bexiga com paredes espessadas e uretra posterior dilatada e, em casos mais graves, alterações displásicas do parênquima renal com urinomas perinefréticos e ascite urinária** (Fig. 124-5) (Bellinger et al., 1983; Reuter e Lebowitz, 1985; Barakat et al., 1991; Dinneen et al., 1993; Hutton et al., 1994; Gunn et al., 1995; Kaefer et al., 1997a; Abbott et al., 1998). Uma maciça dilatação da bexiga pode ser observada ocupando uma boa parte do abdome (Fig. 124-12). Com a progressão da gravidez, a bexiga pode apresentar um espessamento de suas paredes com o aumento da dilatação da uretra posterior (Fig. 124.4). **Quando os achados característicos obtidos pela ultrassonografia estiverem presentes, o diagnóstico diferencial inclui síndrome de Prune-Belly (com ou sem atresia uretral), RVU grande e certas anomalias da cloaca**

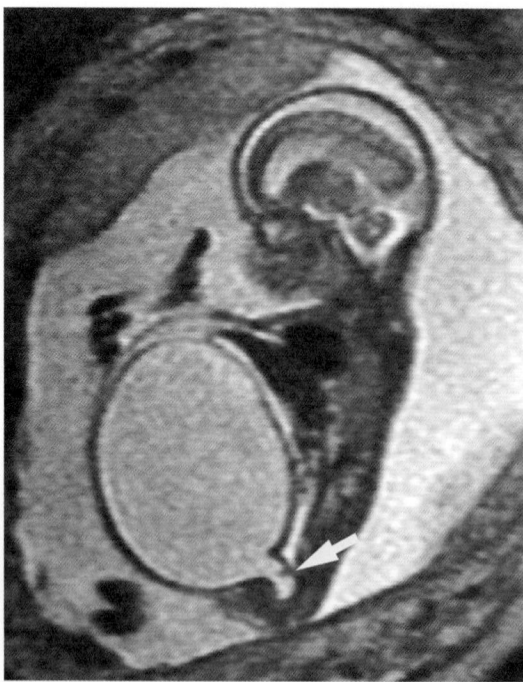

Figura 124-12. Imagem da ressonância magnética fetal demostrando uma grande distensão da bexiga a partir da válvula da uretra posterior. A uretra posterior dilatada é observada abaixo da bexiga e indicada pela *seta*.

(na genética de indivíduos do sexo feminino) (Kaefer et al., 1997a; Oliveira et al., 2000; Osborne et al., 2011).

Extrofia da Bexiga

A extrofia da bexiga é uma anomalia congênita que afeta o desenvolvimento da parede abdominal inferior, do trato reprodutivo e urinário inferior e do sistema musculoesquelético. O diagnóstico pré-natal pode ser realizado com razoável precisão, utilizando a ultrassonografia. **As observações comuns no feto com extrofia da bexiga são a não visualização da bexiga fetal, uma massa na parede abdominal inferior imediatamente inferior a um umbigo de baixa altitude e genitália minúscula** (Gearhart et al., 1995). Paciência e experiência na ultrassonografia são importantes para o reconhecimento do resultado negativo conforme a imagem fetal (ausência de enchimento da bexiga), que é fundamental para fazer o diagnóstico de extrofia da bexiga. **Outros achados que podem ser evidentes para o observador experiente são rins normais em posição ortotópica, vértebras e medula espinal normal, anormal diástase da sínfise e ânus deslocado anteriormente** (Fig. 124-13). A RM pré-natal adicional pode ser benéfica na exclusão de outras anomalias de cloaca e confirmação do diagnóstico de extrofia da bexiga (Goldman et al., 2013).

O diagnóstico pré-natal da extrofia da bexiga proporciona uma oportunidade para a discussão sobre essa condição com relação à reconstrução complexa em recém-nascidos, aos cuidados e aos resultados de acompanhamento, à normalidade de outros órgãos do sistema e às opções de término da gestação *versus* a manutenção da gravidez (Cacciari et al., 1999; Bischoff et al., 2012). A capacidade cada vez maior de um diagnóstico preciso deste e outros diagnósticos complexos pode ter levado a um aumento no encerramento da gestação (Cromie et al., 2001).

Cada vez mais, o tratamento inicial do recém-nascido com extrofia da bexiga consista, talvez, em não haver um estado de emergência. Além disso, o diagnóstico pré-natal pode ser útil por diversos motivos. Por exemplo, em um centro de excelência, a expectativa dos pais que estão interessados nos cuidados obstétricos avançados, a interação com a equipe pediátrica urológica, a introdução dos serviços de apoio do hospital pediátrico, a familiaridade com o próprio hospital pediátrico e a interação com os pais de uma criança com extrofia de bexiga.

Extrofia da Cloaca

A extrofia da cloaca (onfalocele, extrofia, ânus imperfurado, anormalidades da coluna vertebral – OEAIACV) é **a manifestação mais grave do complexo extrofia vesical-epispádia, que acarreta todos os resultados associados a extrofia da bexiga, renal e da coluna vertebral, e o envolvimento do intestino na forma de uma fístula enterovesical lateral.** A extrofia da cloaca descreve um agrupamento raro de malformações dos componentes. A causa é desconhecida, mas provavelmente heterogênea. Embora a identificação pós-natal dos sistemas gastrintestinal, da coluna vertebral e geniturinário associados delineie a extensão e a história natural do complexo OEAIACV, as descobertas no período pré-natal podem oferecer informações adicionais sobre detecção precoce, possíveis fatores causais e prognósticos. A associação de geminação e complexo OEAIACV sugere que o desenvolvimento anormal pode ocorrer tão cedo quanto na blastogênese (Keppler-Noreuil, 2001; Keppler-Noreuil et al., 2007). Com base nos achados da ultrassonografia fetal, Casale et al. (2004) levantaram um possível papel da geminação conjugada como causa das variantes da extrofia da cloaca.

O diagnóstico pré-natal de extrofia da cloaca deve ser suspeitado diante dos seguintes achados: a não visualização da bexiga em associação a um umbigo de baixa altitude, massa na parede abdominal inferior (normalmente onfalocele) e anormalidades renais (número, localização e/ou aparência) e da coluna lombossacra (Fig. 124-14).

Austin et al. (1998) analisaram 22 pacientes por meio da ultrassonografia pré-natal com extrofia da cloaca. Eles identificaram critérios "maiores" relativamente comuns para o diagnóstico pré-natal da extrofia da cloaca (não visualização da bexiga, um grande defeito na parede infraumbilical anterior e média, onfalocele e anomalias lombossacras) e "critérios menores", menos observados (defeitos dos membros inferiores, anomalias renais, ascite, alargamento dos arcos púbicos, hidrocefalia e uma artéria umbilical). Os achados adicionais da ultrassonografia que sugerem a extrofia da cloaca no feto são ima-

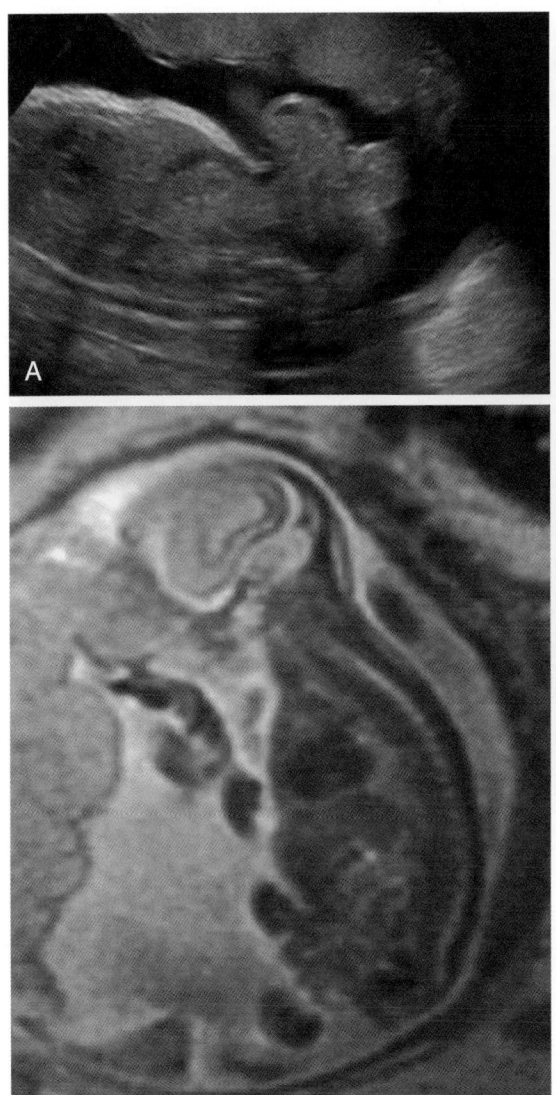
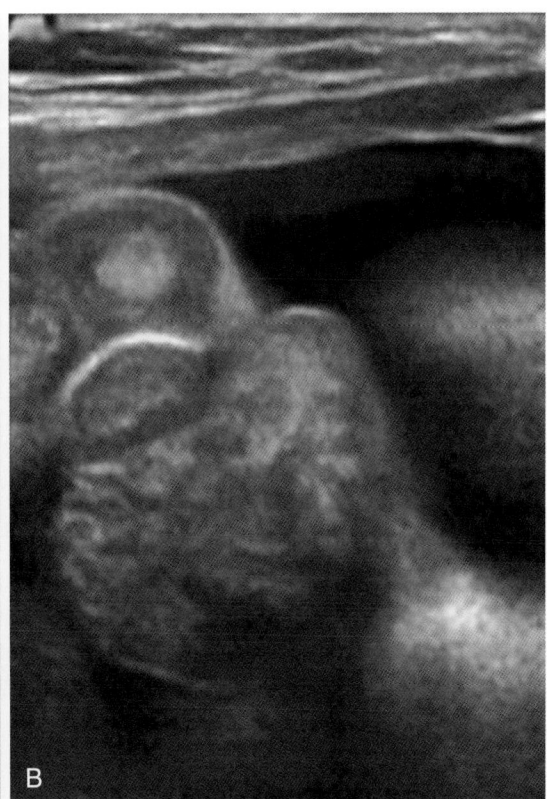

Figura 124-13. Imagem de um feto do sexo masculino com extrofia da bexiga. A, Imagem de uma ultrassonografia (*plano sagital*) de um feto com idade gestacional de 31 semanas demonstrando o fio do cordão umbilical e seguindo em direção caudal (*à direita*) pela massa da parede abdominal inferior (extrofia da bexiga), pela placa uretral e pelo pênis. B, Vista coronal demonstrando extrofia de bexiga, pênis, escroto e testículos. C, Imagem de ressonância magnética sagital demonstrando o mesmo feto com idade gestacional de 21 semanas. Notam-se a parede abdominal inferior, a bexiga e o pênis.

gens de "tromba de elefante" – com intestino saliente e/ou hemivértebras (Hamada et al., 1999; Wax et al., 2008). A RM pré-natal pode ser utilizada para ajudar a confirmar o diagnóstico pré-natal de OEAIACV (Calvo-Garcia et al., 2013).

O diagnóstico diferencial de um feto com uma massa na parede abdominal envolve a onfalocele, a gastrosquise, a extrofia da bexiga e a extrofia da cloaca. Os dois últimos diagnósticos devem ser considerados quando a não visualização da bexiga urinária for também observada. Um estudo de 41 casos envolvendo massa na parede abdominal fetal do *Database of the Centre of Fetal Care at Queen Charlotte's and Chelsea Hospital* em Londres (2000-2005) revelou que 25 casos foram onfalocele (61%); 9, gastrosquise (22%); 6, uma anomalia da haste corporal (15%); e 1, extrofia da cloaca (2%). Dezessete casos (41%) foram associados a outras malformações (Arnaoutoglou et al., 2008).

Malformação Cloacal

O desenvolvimento anormal precoce no feto pode resultar em falta na separação das vias urinárias, reprodutivas e intestinais, provocando a cloaca persistente (também conhecida como cloaca ou malformação cloacal) em indivíduos do sexo feminino. A comunicação direta dessas três vias profundas resulta na abertura perineal única na superfície da pele. A cloaca persistente deve ser considerada em qualquer feto do sexo feminino com hidronefrose e grande massa cística decorrente da pelve, quando analisadas pela ultrassonografia e/ou RM (Cilento et al., 1994; Suzumori et al., 2009). Chaubal et al. (2003) encontraram mecônio calcificado como um sinal importante no diagnóstico ultrassonográfico pré-natal de malformação cloacal. Outros autores verificaram que os achados na ultrassonografia pré-natal e RM de ascite fetal, a massa pélvica multicística, a hidronefrose bilateral e os oligoidrâmnios são altamente sugestivos de malformações cloacais associadas à peritonite meconial (Shono et al., 2007; Winkler et al., 2012).

Da mesma maneira que o feto demonstrado na Figura 124-15, Liu et al. relataram os resultados da RM com hidrocolpo na vagina septada e ascite urinária maciça causados pela malformação cloacal (Liu e Chen, 2009). O diagnóstico pré-natal de cloaca associado à atresia de esôfago e à fístula traqueo-esofágica também foi relatada (Mori et al, 2007). Quando presente no feto com cloaca, a ascite urinária desenvolve-se a partir de fluxo retrógrado da urina da bexiga na vagina, que passa através de colo uterino, útero e, finalmente, nas trompas de Falópio. O clínico deve desconfiar de atresia de esôfago associada à fístula traqueoesofágica com o achado de polidrâmnio no feto com suspeita de cloaca. Assim como acontece com o diagnóstico fetal de outras malformações complexas, o diagnóstico pré-natal de cloaca possibilita o aconselhamento parental e o planejamento do parto em um centro terciário que está bem equipado com uma unidade de terapia intensiva neonatal e experiência cirúrgica e urológica pediátrica (Warne et al., 2002; Suzumori et al., 2009).

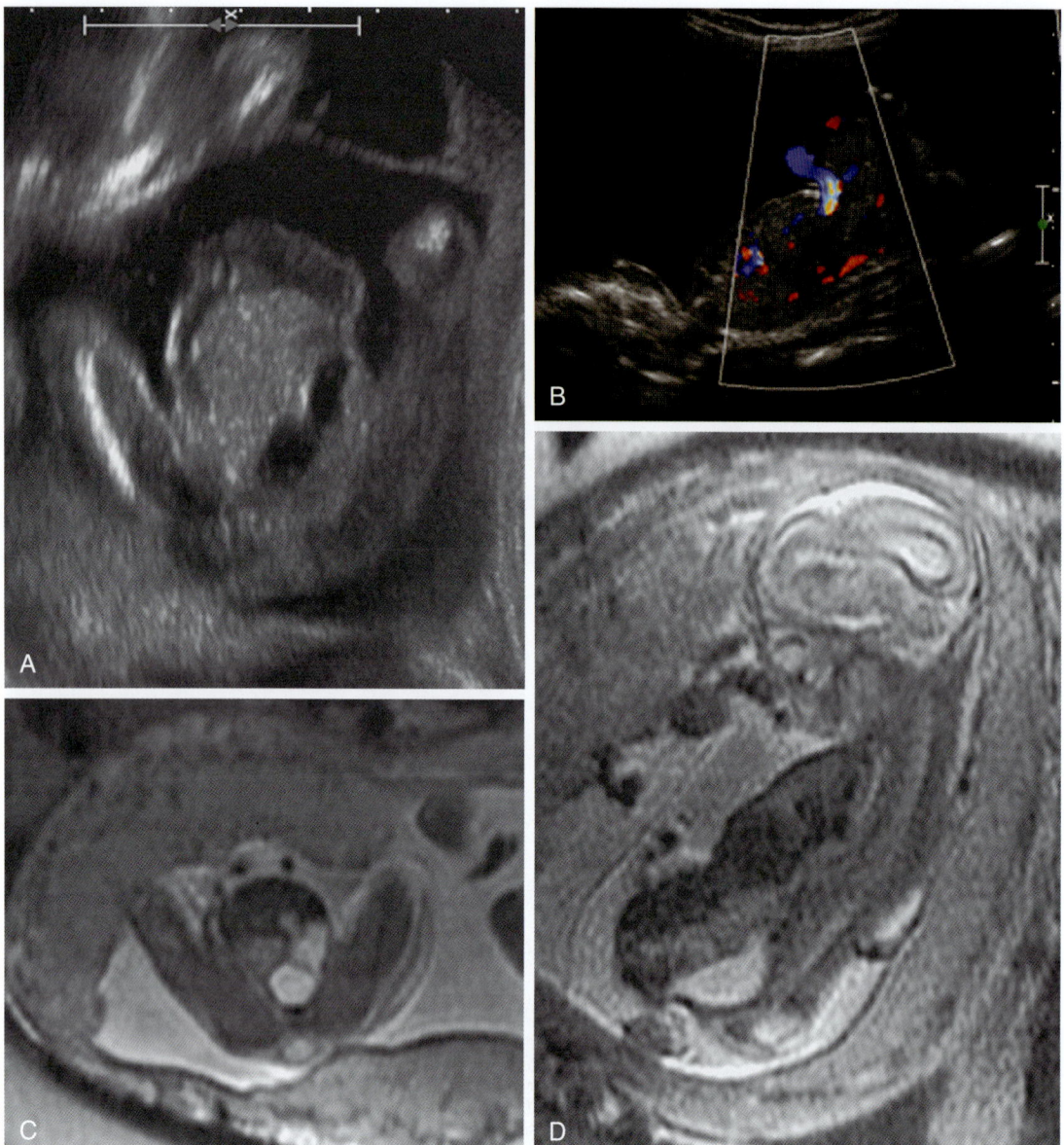

Figura 124-14. Imagem de uma extrofia da cloaca de um feto do sexo masculino com idade gestacional de 19 semanas. A, Imagem de uma ultrassonografia transversal da parte inferior do abdome demonstrando massa na parede abdominal de consistência não individualizada da bexiga urinária. B, Vista sagital demonstrando o fluxo de sangue umbilical e uma massa na parede abdominal inferior imediatamente caudal ao umbigo. C, Imagem de ressonância magnética transversal exibindo onfalocele, fígado e dilatação do ureter esquerdo distal. D, Imagem de uma ressonância magnética sagital com onfalocele, ureter e mielocistocele terminal evidente.

Hiperplasia Adrenal Congênita

A hiperplasia adrenal congênita (HAC), causada pela deficiência de 21-hidroxilase, é um distúrbio do córtex adrenal caracterizado pela deficiência de cortisol (com ou sem deficiência de aldosterona) e excesso de androgênio. A forma clássica e grave ocorre em um a cada 15.000 nascimentos em todo o mundo. Já a forma não clássica (leve) é uma causa comum de hiperandrogenismo. **Atualmente, a triagem neonatal para HAC e um diagnóstico pré-natal gene-específico podem ser realizados** (Merkel e Bornstein, 2005).

Reisch et al. relataram recentemente o diagnóstico pré-natal de HAC causada por deficiência de P450 oxidorredutase (herança autossômica recessiva) já na 12ª semana gestacional, surgindo assim um perfil de eliminação do metabólito esteroide por meio da urina materna. Os autores identificaram níveis significativamente elevados de esteroides de origem fetal (pregnenolona, epiallopregnanediol, androsterona metabólito de androgênio) com valores inferiores simultâneas do estriol na urina materna. Dos 20 pacientes, apenas cinco apresentaram evidências de características morfológicas de HAC na ultrassonografia pré-natal (Reisch et al., 2013). Embora a precisão e a utilidade de DNA fetal (cell free) utilizado no pré-natal para identificar a HAC permaneçam obscuras, novos avanços tecnológicos podem proporcionar novos métodos para o diagnóstico pré-natal não invasivo e de alta precisão para a HAC (Colmant et al., 2013).

A conduta clínica dos pacientes com HAC envolve o tratamento das deficiências hormonais, a abordagem das questões relacionadas com a ambiguidade genital, o controle das morbidades e a informação para a família sobre o risco de HAC em outros membros. A triagem para HAC pode reduzir as crises adrenais, evitar atribuições incorretas relacionadas com o sexo e diminuir a mortalidade (especialmente nos homens), além de evitar crescimento somático inadequado e puberdade precoce (Speiser, 2007).

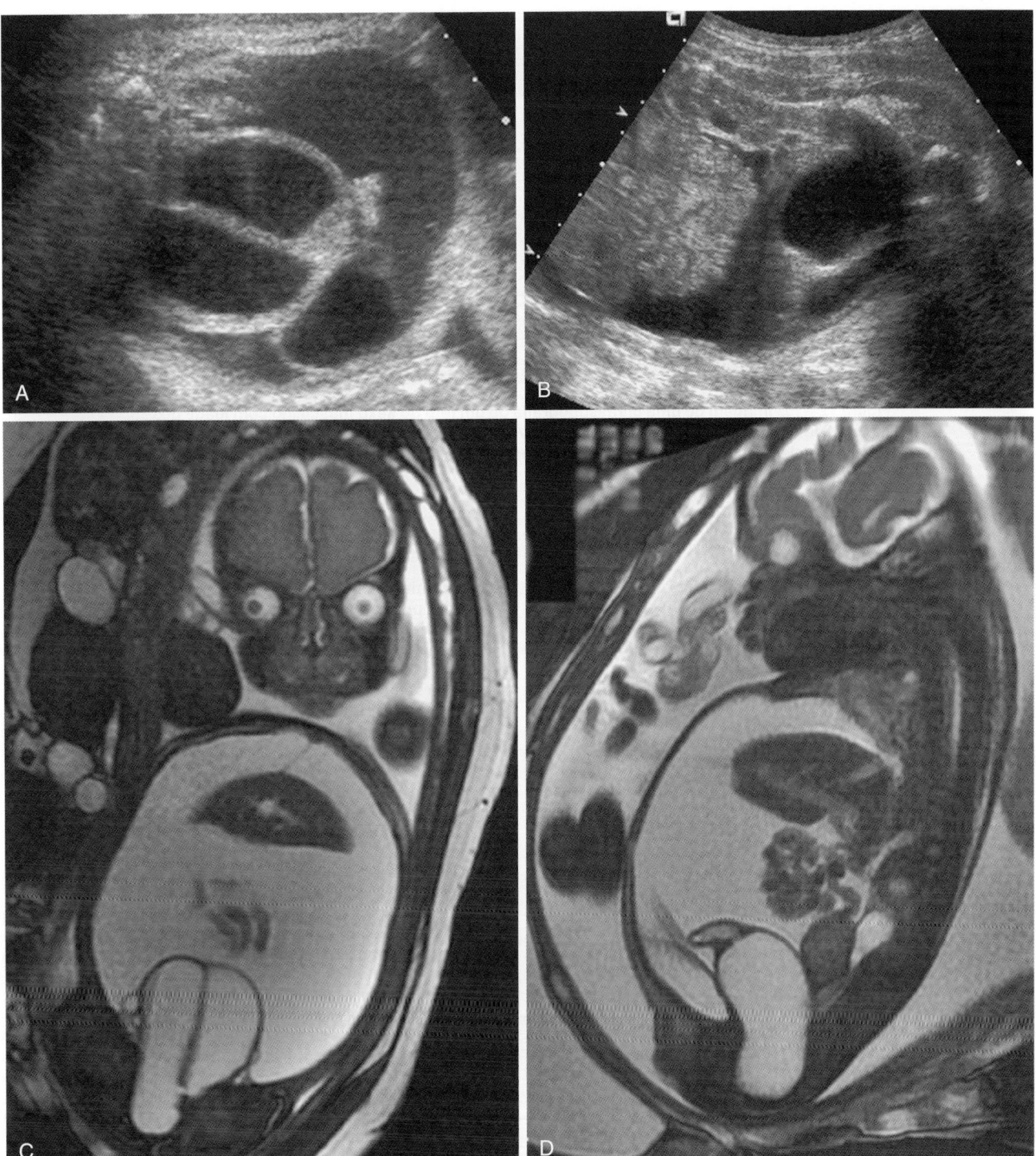

Figura 124-15. Imagem de um feto do sexo feminino com idade gestacional de 30 semanas com cloaca. **A**, Vista transversal de uma ultrassonografia de abdome exibindo dilatação da vagina duplicada, bexiga urinária e ascite urinária consistente com a cloaca. **B**, Imagem de uma ultrassonografia de plano sagital demonstrando a bexiga, uma vagina com distensão acentuada, um rim com hidronefrose leve e uma ascite urinária delineando o intestino e o fígado. **C**, Imagem de ressonância magnética coronal demonstrando vagina duplicada e ascite urinária. **D**, Imagem de ressonância magnética sagital da bexiga, vagina distendida, colo do útero, útero e órgãos intra-abdominais delineados pela ascite urinária.

A forma mais comum de HAC é a deficiência de 21-hidroxilase (21OHD). Na sua forma mais grave, a 21OHD provoca virilização pré-natal de órgãos genitais femininos externos. Por meio da análise genética e molecular do DNA fetal, defeitos na síntese de 21OH podem ser diagnosticados no útero. **A ambiguidade genital em mulheres pode ser reduzida ou eliminada com tratamento com dexametasona pré-natal, que suprime efetivamente a produção de androgênio fetal.** Os dados atuais de grandes estudos em humanos demonstraram que o diagnóstico e o tratamento pré-natal são seguros a curto prazo, tanto para a mãe quanto para o feto. Os dados preliminares de estudos de longo prazo sustentam estes resultados (Nimkarn e New, 2009).

Nimkarn e New (2009) também relataram a segurança a longo prazo, mas os autores recomendam que todos os indivíduos expostos

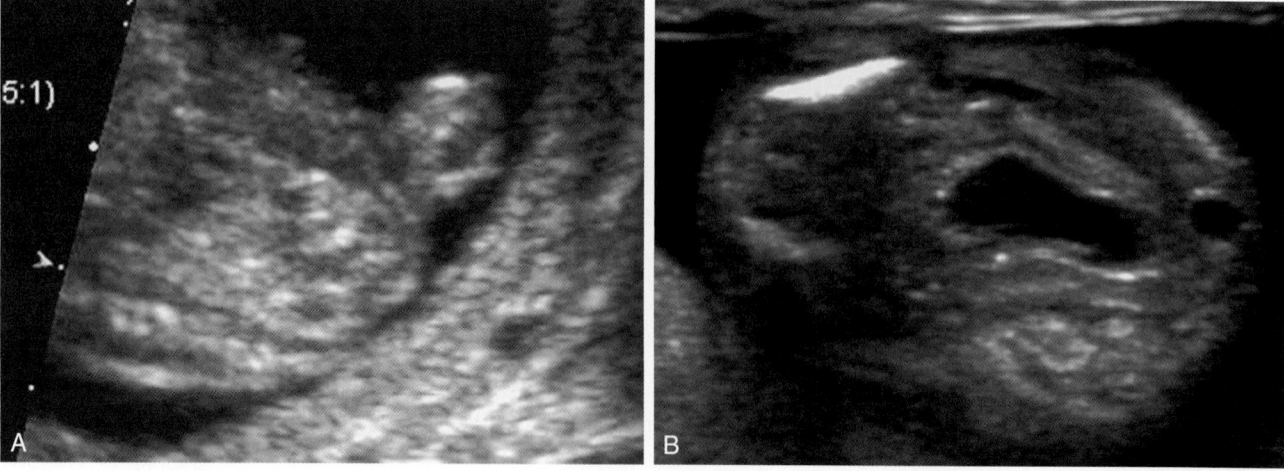

Figura 124-16. Imagem de uma ultrassonografia de um feto do sexo masculino com idade gestacional de 15 semanas com megalouretra. A, Vista sagital da uretra peniana dilatada. B, Corte transversal demonstrando espessamento das paredes da bexiga e dilatação da uretra posterior no períneo.

ao tratamento com dexametasona durante a vida fetal deverão ter seu desenvolvimento acompanhado de perto. Em um relato recente com um teste de função cognitiva padronizado, meninas com HAC tratadas com dexametasona pré-natal apresentaram melhor função cognitiva do que aquelas com HAC não tratadas. No entanto, as meninas sem HAC tratadas no pré-natal com dexametasona apresentaram um desempenho ruim nos testes cognitivos. Assim, a interrupção do tratamento pré-natal deve ser realizada o mais rápido possível quando o diagnóstico for excluído (Maryniak et al., 2014).

Megalouretra e Associação à Síndrome de Prune-Belly

A megalouretra congênita é uma anomalia genital rara caracterizada pela dilatação da uretra com ou sem evidência de obstrução uretral distal ou proximal (Fig. 124-16). Os relatos do diagnóstico pré-natal desta condição na literatura são limitados, mas a maioria verificou um resultado perinatal ruim, em geral secundário a hipoplasia pulmonar e fraca função renal (Sepulveda et al., 2005). Em um relato recente de 10 casos descritos em uma revisão retrospectiva, quatro mulheres sofreram aborto ou morreram no período neonatal (Amsalem et al., 2011). Apenas três casos apresentavam função renal normal após o período neonatal. É interessante notar que dois casos apresentaram atresia anal concomitante. Há relatos de resolução espontânea (Nijagal et al., 2004). Alguns autores relatam casos com características da síndrome de Prune-Belly (Fisk et al., 1990; Wu et al., 1995). O clínico também deve considerar a válvula da uretra posterior no diagnóstico diferencial quando uma uretra dilatada for identificada em um feto do sexo masculino.

Mielomeningocele

A triagem pré-natal com alfafetoproteína (AFP) e ultrassonografia possibilitou o diagnóstico pré-natal de defeitos do tubo neural (DTN) nos cuidados de assistência obstétrica atual. Além disso, o achado do DNT aberto em um feto foi considerado uma indicação para tratamento cirúrgico in utero. D'Addario et al. (2008) avaliaram a precisão do diagnóstico de sinais ultrassonográficos que podem ser identificados em fetos com DTN. Os autores confirmaram a utilidade da avaliação da fossa posterior no diagnóstico de DTN, particularmente em casos de pequenos defeitos da coluna vertebral que podem ser perdidas na avaliação da ultrassonografia. Eles ainda observaram que, em 49 fetos estudados, um pequeno cerebelo foi encontrado em 96%; uma cisterna magna apagada, em 93%; e uma pequena fossa posterior, em 96% dos casos. A ventriculomegalia esteve presente em 40 dos 49 (82%) casos. Com a descoberta dessas características associadas, o DTN foi identificado em todos os casos. Miller et al. (2006) estudaram o impacto da RM pré-natal no diagnóstico e no tratamento neurocirúrgico. Os autores revisaram (entre 1999 e 2003) 320 estudos de RM fetal que foram realizadas em apenas uma instituição. Vinte e quatro fetos apresentaram anomalias do sistema nervoso central. As anormalidades incluídas no diagnóstico foram anomalias da coluna vertebral (p. ex., escoliose, mielomeningocele e disrafismo espinal fechado) e anomalias cerebrais (p. ex., ventriculomegalia com ou sem hemorragia, cisto intracraniano, craniossinostoses e encefalocele). A cirurgia com base nos achados da ressonância magnética pré-natal foi realizada em 14 dos 24 fetos e, em sete casos, interrompeu-se a gravidez.

É interessante notar que a quantificação da proteína ácida fibrilar glial do líquido amniótico (PAFG-LA) foi recentemente relatada como um biomarcador potencial de DTN (Lopez et al., 2013). O ensaio imunossorvente ligado à enzima (ELISA) de PAFG-LA foi realizado em 138 casos de DTN, 70 controles saudáveis e 27 amostras de AFP falso-positivos. Os níveis de PAFG-LA foram elevados em 99,1% dos DTN abertos. A PAFG-LA foi negativa em todos os casos de DTN fechados. Tais dados são muito intrigantes (mesmo altamente prejudiciais) no que diz respeito a um potencial biomarcador adicional para os DTN. Múltiplos estudos com este e outros marcadores (AFP, achados no ultrassom) serão necessários para determinar o painel de biomarcadores clinicamente mais efetivos. Atualmente, há evidências de que o reparo pré-natal da mielomeningocele melhora a função neurológica. A mielomeningocele é a primeira doença não letal em que se considera a cirurgia fetal (Adzick et al., 2011). No entanto, como ocorre com qualquer intervenção fetal, a melhora nos resultados deve ser associada à segurança e ao bem-estar materno, além da segurança e do bem-estar do feto (Hirose e Farmer, 2009). Um ensaio clínico randomizado do Management of Myelomeningocele Study (MOMS) examinou a eficácia do reparo aberto da mielomeningocele fetal, em comparação com o reparo pós-natal (Adzick et al., 2011). Neste estudo e em outros, parece haver uma melhora na necessidade de uma manipulação neonatal e motora nos resultadosem 30 meses, mas não sem risco materno e fetal (Danzer et al., 2009).

Especificamente, nos 183 pacientes randomizados, foram observadas diferenças significativas nas taxas de manipulação (40% fetal versus 82% pós-natal), na função motora e no nível anatômico (32% fetal versus12% das crianças no período pós-natal com dois ou mais níveis melhores da coluna vertebral), nas taxas de deambulação independente sem órteses (42% fetal versus 21% fetal pós-natal) e no índice de desenvolvimento psicomotor de Bailey (64,0% versus 58,3%) (Adzick et al., 2011). Além disso, uma avaliação comparativa a longo prazo é necessária para determinar os benefícios gerais de uma intervenção fetal.

Com relação à função da bexiga pós-natal depois do reparo in utero, um estudo de 11 pacientes que se submeteram a um reparo aberto in utero e 22 que se submeteram a um reparo pós-natal não demonstrou qualquer diferença na necessidade de cateterismo intermitente limpo, incontinência entre as cateterizações ou utilização de anticolinérgicos ou antibióticos (Lee et al., 2012). Além disso, os parâmetros urodinâmicos incluindo a capacidade da bexiga, a capacidade da pressão detrusora, a hiperatividade do detrusor e a presença de dissinergia detrusora-esfincteriana não foram significativamente diferentes entre os grupos.

Massa Renal

Embora o nefroma mesoblástico congênito (NMC) seja um tumor renal benigno raro, ele é o tumor renal sólido mais comum no período neonatal. Em geral, realiza-se o diagnóstico pré-natal do NMC com base nos resultados da ultrassonografia no terceiro trimestre de gestação. O NMC costuma ser descrito como uma massa renal sólida, homogênea ou heterogênea, hipoecoica, com um rebordo ecogênico que, com frequência, não é bem definido (Geller et al., 1997; Chen et al., 2003). Um sinal vascular em anel (um anel anecoico em torno do tumor) foi descrito para o NMC (Kelner et al., 2003). Os achados ultrassonográficos do NMC e do tumor de Wilms são semelhantes, e muitas vezes pode ser realizada distinção absoluta apenas pela histopatologia. Recentemente, alguns casos de NMC identificados por RM foram relatados (Chen et al., 2003; Linam et al., 2010; Ko et al., 2013). A RM pode ajudar a delinear o NMC de outras massas e fornecer informações adicionais sobre as estruturas adjacentes.

O tumor rabdoide do rim é relativamente raro, mas consiste em um tumor maligno altamente letal na infância. Realizou-se a detecção pré-natal de um tumor rabdoide do rim com componentes mesoblásticos em um feto de 27 semanas (Fuchs et al., 2004). O tumor apareceu como uma grande massa na área renal esquerda, com polidrâmnios maciços concomitantes. A ultrassonografia por si só não conseguiu distinguir o tumor maligno de uma lesão benigna, mas o crescimento agressivo do tumor indicou malignidade. A citopatologia do líquido amniótico foi realizada, mas não conseguiu confirmar o diagnóstico.

Leclair et al. (2005) revisaram o resultado de 28 pacientes com tumores renais diagnosticados no período pré-natal em 20 instituições. O diagnóstico foi de NMC em 26 pacientes e tumor de Wilms em dois indivíduos. Uma ou mais complicações foram identificadas em 20 dos 28 pacientes (71%) durante o período perinatal. Observou-se polidrâmnio em 11 fetos (39%). Além disso, dois apresentavam hidropisia fetal e sete desenvolveram sofrimento fetal agudo e cesariana de emergência (um morreu no útero antes da realização do parto). A idade gestacional média dos 27 recém-nascidos vivos foi de 35 semanas (variação 29-39), incluindo 13 dos 28 pacientes analisados (46%) que nasceram antes do termo. As complicações no nascimento foram instabilidade hemodinâmica em três neonatos, síndrome da angústia respiratória em oito (30%), e hipertensão em seis (22%). As complicações cirúrgicas ocorreram em sete pacientes (26%), com a ruptura do tumor em um caso e a hemorragia intraoperatório seguida de morte pós-operatória em outro caso. No seguimento médio de 42 meses, 26 das 27 crianças apresentaram remissão completa. Leclair et al. concluíram que os tumores renais diagnosticados no período pré-natal apresentam um excelente resultado oncológico, mas um alto risco de complicações perinatais. O diagnóstico no período pré-natal deve possibilitar o planejamento do parto em um centro de atendimento pediátrico terciário para evitar uma condição com potencial risco de morte na vida neonatal precoce.

Embora a síndrome de Beckwith-Wiedemann (SBW) e outras síndromes de supercrescimento sejam difíceis de diagnosticar no período pré-natal, a presença de alargamento renal e outros achados sugestivos de supercrescimento deve levantar a suspeita desses diagnósticos potenciais. Um diagnóstico pré-natal pode ser sugerido pela ultrassonografia, sobretudo com a SBW. Exames ultrassonográficos e de ressonância magnética, como macrossomia, polidrâmnio, onfalocele, macroglossia, hepatomegalia e alargamento renal são úteis para distinguir a condição (Vora e Bianchi, 2009; Tempestade et al., 2011). Se uma síndrome de supercrescimento for suspeitada, a análise genética pode ser solicitada (Vora e Bianchi, 2009). Outras síndromes de supercrescimento que devem ser consideradas são as de Pallister-Killian, Sotos, Perlman e Simpson-Golabi-Behmel, mas estas envolvem tipicamente outros sistemas não envolvidos na SBW (Vora e Bianchi, 2009).

Trombose da Veia Renal

A trombose da veia renal (TVR) é um evento raro. A incidência varia de 0,5 por 1.000 admissões em unidades de cuidados intensivos neonatais a 0,5% em achados de necropsias. Os achados da ultrassonografia no período pré-natal são alargamento do rim, perda da diferenciação corticomedular e ramificação hiperecóicas dos vasos (Fig. 124-17). Em

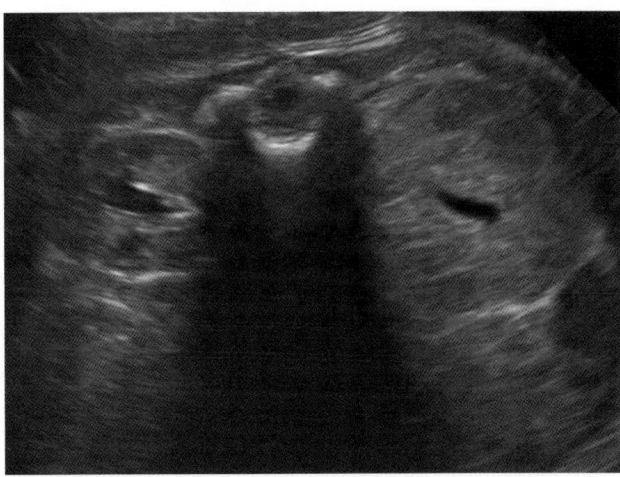

Figura 124-17. Imagem de uma ultrassonografia pré-natal em uma gestação de 38 semanas demonstrando um rim esquerdo aumentado e hiperecoico com a perda da diferenciação corticomedular.

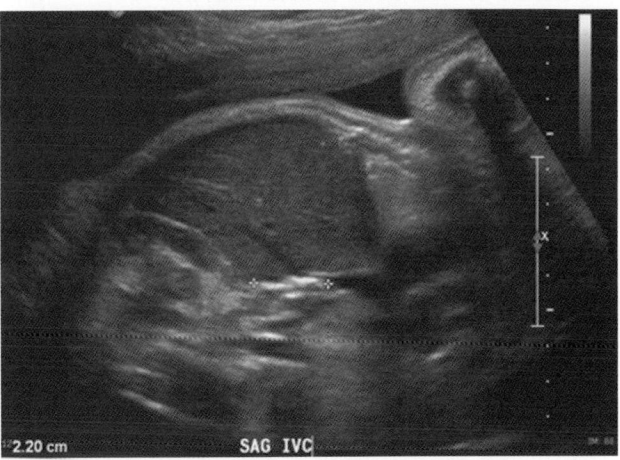

Figura 124-18. Imagem de uma ultrassonografia pré-natal em uma gestação de 36 semanas demonstrando uma trombose da veia renal esquerda estendendo-se até a veia cava inferior. Nota-se a calcificação mural de veia cava inferior.

geral, um trombo da veia cava inferior pode ser observado mediante a diminuição ou nenhum fluxo da veia renal afetada (Fig. 124-18). Diallo et al. (1998) relataram um caso de TVR diagnosticado, pela ultrassonografia, em um feto com 34 semanas de gestação e com sinais de sofrimento fetal. Um padrão típico do alargamento renal, perda de diferenciação corticomedular, estrias ecogênicas, falta de definição de ecos do seio renal e perda de fluxo venoso no rim afetado foi observado pelo Doppler. Após a cesariana, relataram-se recuperação total em uma semana e evolução normal em um mês de vida.

Massa Adrenal

O diagnóstico diferencial de massas adrenais diagnosticadas no período pré-natal inclui neuroblastoma, hemorragia adrenal, cistos renais adrenais e corticais, adenomas e carcinomas adrenais, sequestro pulmonar subdiafragmático, SBW, duplicação do sistema renal, tumores de Wilms, NMC e duplicação cística mesentérica e entérica. De acordo com Sherer et al., a incidência anual mundial das neoplasias adrenocorticais varia de 0,30 a 0,38 por um milhão de crianças menores de 15 anos. Tais neoplasias são ainda mais incomuns entre as crianças, o que sugere resolução espontânea em algumas lesões. Apenas 23 casos foram relatados na literatura (Sherer et al., 2008).

Curtis et al. (Sherer et al., 2008) desenvolveram um algoritmo que facilita o diagnóstico correto das massas suprarrenais, o sequestro extralobar subdiafragmático e o neuroblastoma, possibilitando um diagnóstico correto no período pré-natal em 95% dos pacientes. Com base em uma revisão da literatura, os autores identificaram características distintivas das duas lesões e criaram um algoritmo com base nestas distinções. Os achados típicos da ultrassonografia pré-natal para o sequestro extralobar subdiafragmático incluem uma massa ecogênica que está no lado esquerdo e, muitas vezes, pode ser identificada durante o segundo trimestre. O neuroblastoma é mais frequentemente cístico, do lado direito e identificado no terceiro trimestre.

Fang et al. (1999) relataram uma hemorragia adrenal confirmada em um recém-nascido após a primeira detecção por ultrassonografia com idade gestacional de 21 semanas. A massa adrenal direita ecogênica tornou-se maior e hipoecoica na ultrassonografia pós-natal de acompanhamento. Com a dificuldade em diferenciar a lesão de um neuroblastoma cístico, os autores realizaram uma exploração cirúrgica quando o paciente apresentava 2 meses de idade. A hemorragia adrenal também foi confirmada – isso sugeriu que a hemorragia adrenal pode ocorrer já no segundo trimestre. Imagens características da ultrassonografia, Doppler colorido e RM ajudam a diferenciar a hemorragia adrenal do neuroblastoma (Gocmen et al., 2005).

> **PONTOS-CHAVE: DIAGNÓSTICO ESPECÍFICO**
>
> - Os achados ultrassonográficos no período pré-natal sugestivos de obstrução da JUP são dilatações da pelve renal e do sistema coletor, sem evidência de dilatação ureteral.
> - Os achados do RDM são múltiplos cistos não comunicantes, parênquima renal mínimo ou ausente e ausência de um grande cisto central.
> - Muitas vezes, a detecção pré-natal de DRPAR baseia-se em rins ecogênicos bilateralmente aumentados, sem doença renal cística óbvia. A dilatação hepatobiliar concomitante ou oligoidrâmnios sugerem ainda mais a doença.
> - Muitas vezes, as anomalias de duplicação são reconhecidas com base na hidroureteronefrose do polo superior em associação a uma ureterocele obstrutiva ou um ureter ectópico.
> - A ureterocele muito grande pode ser confundida com a bexiga.
> - Definitivamente, o RVU não pode ser diagnosticado pela ultrassonografia pré-natal, mas graus intermitentes ou variáveis de hidronefrose ou um hidroureter podem sugerir o diagnóstico.
> - Os achados pré-natais de válvula da uretra posterior são hidroureteronefrose bilateral, bexiga com paredes espessadas, uretra posterior dilatada, displasia renal e/ou urinomas perinefréticos e ascite urinária.
> - São características fetais de extrofia de bexiga a não visualização da bexiga fetal, massa da parede abdominal imediatamente inferior ao umbigo de baixa altitude e genitália diminuta.
> - Os achados pré-natais de extrofia em combinação com onfalocele e alterações renais e da coluna espinal (lombossacra) sugerem extrofia cloacal.
> - A hidronefrose e uma grande massa cística originada na pelve em um feto do sexo feminino sugerem uma cloaca persistente.

TRATAMENTO PRÉ-NATAL DAS UROPATIAS FETAIS

Até 3% de todas as gestações envolvem anormalidades do trato urinário fetal. A maioria das anomalias está associada a hidronefrose. A obstrução grave que pode justificar a intervenção pré-natal compreende menos de 5% de todas as anomalias detectadas.

O papel principal do urologista no período perinatal é orientar e aconselhar os futuros pais de modo objetivo. Em geral, o paciente é encaminhado para o urologista após a família receber bastante informação. O aconselhamento do urologista deve (1) oferecer garantias e dissipar equívocos, (2) fornecer um diagnóstico diferencial razoável, (3) dar informações sobre a história natural da doença, (4) oferecer recomendações pré-natais e (5) apresentar um plano de **tratamento pós-natal**, o que será discutido posteriormente.

A necessidade de uma avaliação pré-natal continuada é discutível e ainda gera dúvidas, especialmente no segundo e no terceiro semestres gestacionais e com hidronefrose média ou leve. No cenário da hidronefrose unilateral ou bilateral grave, um acompanhamento mais regular é razoável. **Se houver suspeita de obstrução infravesical, é necessário um acompanhamento regular.** Além dos parâmetros normais do crescimento fetal, o volume de líquido amniótico, a aparência renal (ecogenicidade, grau de hidronefrose, alterações císticas) e as coleções dos fluidos extrarrenais devem ser cuidadosamente observados.

Fundamentos e Indicações para Intervenção Fetal

Em geral, a necessidade de uma intervenção *in utero* para uma obstrução é rara. No entanto, nos casos específicos uma justificativa para o tratamento pré-natal de hidronefrose é maximizar o desenvolvimento pulmonar e a função renal. Estes dois aspectos do desenvolvimento fetal estão intimamente associados, pois a urina compreende mais de 90% do volume do líquido amniótico na 16ª semana de gestação e também por causa dos oligoidrâmnios durante o segundo trimestre. Isso porque estão muitas vezes associados a um resultado pós-natal letal secundário a uma hipoplasia pulmonar.

Antes da intervenção cirúrgica pré-natal para uma uropatia obstrutiva, é fundamental avaliar a relação risco-benefício. O momento do aparecimento destes oligoidrâmnios foi demonstrado como um fator importante para os resultados (Mahony et al., 1985; Mandell et al., 1992b). Registrou-se que, em fetos com líquido amniótico adequado em uma gestação de até 30 semanas e associados a uma anomalia urológica, os resultados pulmonares foram satisfatórios e os problemas clínicos pós-natal, relacionados com a doença renal. Portanto, **no cenário dos oligoidrâmnios de início tardio, parece haver utilidade limitada da descompressão do trato urinário ou parto prematuro por motivos pulmonares.** Também não está claro se um parto prematuro a fim de possibilitar uma descompressão urinária precoce no pós-parto seja benéfico. Se for considerado o parto prematuro, a administração de corticosteroides na mãe para o desenvolvimento pulmonar deve ser contemplada. Os neonatologistas também devem estar envolvidos no processo de decisão de um parto prematuro.

O indicador mais amplamente aceito da função renal recuperável é a análise da urina fetal. Quando o valor do sódio urinário for inferior a 100 mg/dL, o valor de cloreto de urina menor do que 110 mmol/L e a osmolaridade da urina, inferior a 200 mOsm/dL, a função renal parece ser recuperável com uma intervenção no útero (Tabela 124-4). (Glick et al., 1985). A precisão destes preditores foi contestada (Wilkins et al., 1987; Elder et al., 1990) e, mais recen-

TABELA 124-4 Indicações e Condições para Descompressão Urinária *In Utero*

ÍNDICES	COMENTÁRIOS
Evidência de obstrução da saída da bexiga	Bexiga dilatada, hidroureteronefrose
Cariótipo normal	Por amniocentese
Feto do sexo masculino	—
Único	—
Oligoidrâmnio	Início precoce: < 25 semanas
Rins não císticos	O grau de ecogenicidade é subjetivo; a presença de cistos indica um prognóstico pobre.
Índices urinários favoráveis	Na <100 mg/dL, Cl <110 mg/dL, a osmolalidade <210 mOsm/dL; ou amostragens tendendo em direção normal; β_2-microglobulina <10-20 mg/L
Consentimento informado	Os riscos do tratamento parcial devem ser incluídos

temente, **aspirações seriadas de urina fetal foram relatadas com resultados mais valiosos** (Johnson et al., 1995). Guez et al. (1996) publicaram um estudo sobre 10 fetos que foram submetidos a várias amostragens de urina e nos quais uma obstrução grave reduziu a reabsorção de sódio e cálcio. Os pesquisadores concluíram que a bioquímica urinária fetal foi razoavelmente preditiva de insuficiência renal pós-parto grave, mas não moderada.

Outros investigadores sugeriram a utilização da β_2-microglobulina na urina fetal como um indicador de dano tubular. Em rins pós-natais normais, mais de 99,9% da β_2-microglobulina é reabsorvida e metabolizada nos túbulos proximais. Na doença renal pós-natal com danos a esta área, a β_2-microglobulina é excretada na urina. Se a β_2-microglobulina urinária for um reflexo de dano renal pré-natal, incluindo este parâmetro, um resultado renal pobre foi previsto com uma especificidade de 83% e sensibilidade de 80% (Tassis et al., 1996).

No entanto, uma revisão sistemática (2007) com amostras de urina fetal, como um preditor de resultado renal pós-natal, demonstrou que não havia provas suficientes para apoiar que a β_2-microglobulina seja um preditor da função renal (Morris et al., 2007). A partir de 23 estudos, os pesquisadores identificaram 572 mulheres. Os dois testes de urina fetais mais precisos foram os de cálcio e sódio. Nesta análise, a β_2-microglobulina foi encontrada como o menos preciso (Morris et al., 2007).

As conclusões sobre a ultrassonografia pré-natal também foram examinadas com relação à previsão da função renal pós-natal a longo prazo. Em uma revisão sistemática de 13 artigos abrangendo 251 mulheres, oligoidrâmnios e a aparência do córtex renal (aumento da ecogenicidade ou alterações císticas) no diagnóstico da obstrução do trato urinário inferior foram os melhores fatores para predizer a função renal (definida como creatinina > 1,2 mg/dL) (Morris et al., 2009). Neste estudo, a idade gestacional no momento do diagnóstico (< 24 semanas) não foi preditiva da função renal, o que pode refletir uma variabilidade inerente da literatura disponível.

Experiência Clínica

A capacidade de diagnosticar a hidronefrose pré-natal grave e os avanços na intervenção fetal ajudaram a desenvolver uma cirurgia pré-natal para a uropatia obstrutiva. Harrison et al. (1982) descreveram um relato inicial da cirurgia fetal em um feto de 21 semanas de idade com ureteroidronefrose bilateral secundária a uma válvula da uretra posterior. Depois do relato do *International Fetal Surgery Registry* em que os resultados não parecem justificar o risco, uma moratória de fato sobre as manobras *in utero* do trato urinário evoluiu (Manning et al., 1986). Mais recentemente, com o aperfeiçoamento da tecnologia e a renovação do interesse nas manobras fetais, relatou-se a maioria dos casos em um pequeno número de centros altamente especializados que participaram ativamente da cirurgia pré-natal. **O método inicial de descompressão com a cirurgia aberta foi amplamente substituído pela técnica de shunt in utero.** O procedimento de shunt surgiu em um grupo da Universidade da Califórnia, São Francisco (Harrison et al., 1982). **O shunt é colocado sob orientação ecográfica utilizando-se uma técnica de Seldinger por meio de um trocarte** (Fig. 124-19). A prática atual utiliza o *shunt* Rodeck, que fica plano contra o abdome para minimizar o deslocamento do *shunt*. As complicações são deslocamento do *shunt* e hérnia intestinal (Robichaux et al., 1991). A amnioinfusão pode ser necessária para melhorar a visualização na colocação do *shunt*. No entanto, isso pode levar ao movimento excessivo do feto. Ocasionalmente, o feto precisa ser paralisado para uma colocação precisa. Uma bexiga muito volumosa pode fazer que o *shunt* seja colocado em uma posição muito alta no abdome, resultando no deslocamento da bexiga após sua descompressão.

Os métodos fetoscópicos para intervenção direta e para fornecer uma drenagem vesical prolongada também foram explorados (Quintero et al., 2000; Clifton et al., 2008; Sago et al., 2008; Ruano et al., 2010, 2014). A vantagem da proposta de intervenção fetoscópica na realização de um *shunt* vesicoamniótico é melhorar a drenagem e restaurar os ciclos normais da bexiga. Não existem estudos para determinar se tal método de descompressão é adequado em face da disfunção significativa da bexiga no período pré-natal. Além disso, a intervenção fetoscópica também eleva o potencial de lesão iatrogênica da uretra, do colo da bexiga ou do esfíncter uretral externo. Em uma revisão sistemática da literatura com quatro artigos,

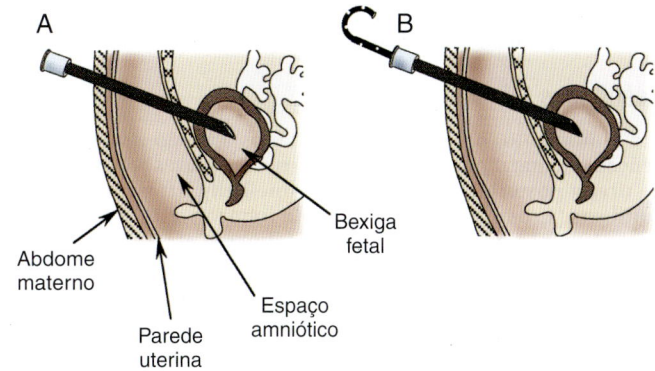
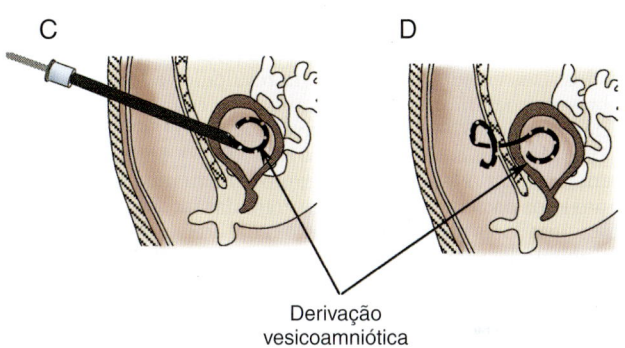

Figura 124-19. Diagrama demonstrando a técnica de colocação do *shunt* vesicoamniótico fetal. A bexiga fetal é inicialmente alcançada com uma agulha e um grande furo de introdução da bainha é passado para dentro da bexiga (A). Dentro deste invólucro, passa-se um *shunt* (B e C). Um *shunt* duplo *pigtail* com orifícios em cada extremidade possibilita a drenagem livre entre a bexiga e o espaço amniótico (D). (De Peters CA. Surgical management of fetal uropathies. In: Marshall FF, editor. Textbook of operative urology. Philadelphia: Saunders; 1996. p. 1063.)

contemplando 63 pacientes, identificou que a cistoscopia fetal, em comparação com os *shunts* vesicoamnióticos não apresentou melhora significativa na sobrevida perinatal (Morris et al., 2011). No geral, **a experiência com a ablação da válvula com fetoscopia ou endoscopia está atualmente em período de relato de caso e níveis experimentais e os dados de resultados a longo prazo são desconhecidos.** As indicações e contraindicações da intervenção de uma uropatia obstrutiva pré-natal são apresentadas na Tabela 124.4. Atualmente, amostras de bexiga em série ao longo de três dias têm sido utilizadas para ajudar a determinar se o feto é um candidato viável. A natureza seriada do procedimento possibilita observar a tendência subsequente da osmolalidade da urina e a composição de eletrólito como um reflexo de resposta renal do feto (Johnson et al., 1995). A principal razão para considerar o *shunt* vesicoamniótico é evitar a insuficiência pulmonar neonatal precoce e morte. Os riscos em que se aceita a intervenção são indução do trabalho de parto prematuro, perfuração do intestino e da bexiga fetal, perda fetal, hemorragia e infecção na mãe e/ou no feto.

Mais recentemente, a capacidade de influenciar o resultado renal em pacientes do sexo masculino com válvulas da uretra posterior (mas sem oligoidrâmnios) foi sugerida como uma possível indicação de intervenção *in utero*. Nesse cenário, o objetivo principal da intervenção não é impedir hipoplasia pulmonar e óbitos, mas evitar ou retardar o estágio final da insuficiência renal. Embora alguns relatos mostrem resultados promissores na distinção de fetos com insuficiência renal precoce e daqueles com insuficiência de início tardio, a especificidade e a precisão dos métodos que utilizam uma combinação da ultrassonografia e bioquímica da urina (sódio, β_2-microglobulina e cálcio) não foram bem definidos (Muller et al., 1993; Clautice-Engle et al., 1995; Dommergues et al., 2000). **Em resumo, a identificação precisa das** situações em que a intervenção pode beneficiar o feto com uropatia obstrutiva permanece obscura.

Resultados Clínicos

Até o momento, os relatos de resultados a longo prazo da intervenção antenatal para uropatias obstrutivas graves (p. ex., válvulas de uretra posterior, síndrome de Prune-Belly, atresia uretral) são confusos (Crombleholme et al., 1990; Johnson et al., 1994; Coplen et al., 1996; Freedman et al., 1999; Holmes et al., 2001; McLorie et al., 2001; Clark et al., 2003; Biard et al., 2005; Salam, 2006; Ethun et al., 2013; Tonni et al., 2013). A variabilidade significativa na seleção dos pacientes e a avaliação dos resultados dentro desses estudos têm limitado a capacidade de determinar se a intervenção pré-natal alterou o curso pós-natal. Uma grande revisão sistemática da intervenção pré-natal para uropatia obstrutiva demonstrou uma vantagem na sobrevida perinatal estatisticamente significante com as manobras (Clark et al., 2003). No entanto, a falta de randomização na seleção dos pacientes nos ensaios analisados pode ter influenciado os resultados. Dos estudos que relataram resultados a longo prazo de manobras vesicoamnióticas *in utero*, muitas das crianças apresentaram insuficiência renal (57%) e retardo no crescimento (86%) (Freedman et al., 1999; Holmes et al., 2001; Biard et al., 2005). Biard et al. (2005) apresentaram um relato sobre o acompanhamento a longo prazo (5,8 anos) dos pacientes que sobreviveram das intervenções *in utero*. Estes pesquisadores observaram função renal aceitável em 44%, comprometimento leve em 22% e insuficiência renal em 33% dos casos. Os pacientes com a síndrome de Prune-Belly apresentaram o melhor resultado renal (57%), seguido daqueles com válvulas da uretra posterior (43%) e atresia uretral (25%).

Um ensaio clínico randomizado multicêntrico de base europeia, o PLUTO (*Percutaneous Shunting for Lower Urinary Tract Obstruction*), foi recentemente concluído (Morris et al., 2013). O objetivo inicial era inscrever 150 gestações únicas com evidência de obstrução do trato urinário inferior pela ultrassonografia para avaliar a segurança e a eficácia das intervenções vesicoamnióticas, em comparação com o tratamento conservador. O estudo foi interrompido precocemente devido à baixa participação; apenas 31 pacientes foram incluídos e randomizados (16 pacientes com *shunt* vesicoamnióticos e 15 controles). No grupo de *shunt* vesicoamniótico, houve 12 nascimentos vivos e quatro mortes pós-natal no 28º dia. No grupo controle, houve 12 nascimentos vivos e 8 mortes pós-natal. Todas as mortes pós-natal foram causadas pela hipoplasia pulmonar. Apesar de uma baixa eficiência, o estudo demonstrou um aumento não significativo da sobrevida no grupo de *shunts* vesicoamnióticos. Coerente com os resultados das revisões sistemáticas sobre intervenção pré-natal existentes, houve uma probabilidade mínima de sobrevivência com a função renal normal em longo prazo. Em geral, parece que a seleção na intervenção *in utero* para o paciente apropriado pode reduzir o risco de mortalidade neonatal. A melhora na função renal não parece ser provável. Sem dúvida, **mais marcadores sensíveis e específicos para identificar melhor quais fetos irão se beneficiar das manobras *in utero* precisam ser definidos.**

PONTOS-CHAVE: TRATAMENTO PRÉ-NATAL DAS UROPATIAS FETAIS

- Até 3% de todas as gestações envolvem uma anomalia do trato urinário.
- O papel principal do urologista perinatal é orientar e aconselhar os futuros pais de modo objetivo.
- A necessidade de considerar uma intervenção *in utero* para a obstrução é rara.

TRATAMENTO PÓS-NATAL DE ANOMALIAS DETECTADAS NO PERÍODO PRÉ-NATAL

Uma criança com um diagnóstico pré-natal de uma anormalidade urológica renal (como a HPN) deve ser cuidadosamente avaliada e acompanhada por um urologista pediátrico desde o nascimento. A maioria destas crianças apresenta-se totalmente saudável e, na ausência de achados ultrassonográficos pré-natais, não teria indicação para um acompanhamento urológico regular. **A ansiedade dos pais é comum e deve ser tratada diretamente com aconselhamento e orientação no período pré-natal.**

Hidronefrose Unilateral

A presença de uma dilatação unilateral detectada no período pré-natal exige um exame de ultrassonografia no pós-natal em tempo hábil, mas não urgente (3 a 8 semanas de vida) (Clautice-Engle et al., 1995). Os diagnósticos mais comuns associados a tal achado são obstrução da JUP, RVU, obstrução da JUV e megaureter. É pouco provável que a ultrassonografia realizada precocemente não evidencie uma anormalidade significativa. Os achados normais por meio da ultrassonografia pós-natal indicam que uma uropatia obstrutiva não está presente. No entanto, resultados normais não indicam quando a criança tem RVU (Tibballs e De Bruyn, 1996). É importante ter em mente que uma ultrassonografia pós-natal realizada nas primeiras 48 horas de vida ainda não pode demonstrar hidronefrose ou pode subestimar o grau de hidronefrose secundária a oligúria fisiológica em um recém-nascido.

A decisão de obter uma uretrocistografia miccional (UCM) ou iniciar antibióticos profiláticos no período neonatal não é clara. Embora alguns grupos defendam a UCM pós-natal em qualquer criança com história de HPN, outros questionam o valor de tal abordagem (Yerkes et al., 1999). Várias orientações e recomendações foram propostas para a utilização da UCM. Contudo, não há estudos definitivos que tenham analisado rigorosamente a probabilidade do RVU com base nos achados consistentes da ultrassonografia ou em outras características clínicas. A tendência atual no tratamento da HPN minimiza os antibióticos profiláticos pós-natais e os testes para RVU em casos de ANH resolvidos ou em casos leves ou moderados de HPN pós-natal persistente, devido à falta de evidência de um benefício para a triagem (Nguyen et al., 2010).

Em geral, as crianças com HPN grave devem receber um antibiótico profilático (amoxicilina, 10 a 25 mg/kg/dia) e realizar uma UCM. A HPN grave pode estar associada a um maior risco de infecção do trato urinário febril e, possivelmente, pode indicar um grau mais elevado de RVU (Song et al., 2007; Graziolli et al., 2010). Quanto à HPN leve, um estudo prospectivo com 192 crianças com HPN observou que a maioria dos pacientes com HPN leve não apresentou eventos significativos durante a infância (Coelho et al., 2007).

Em outro estudo, os bebês do sexo feminino com uma história de HPN e uropatia pós-natal apresentaram maior risco de infecção urinária febril (Coelho et al., 2008). Independentemente disso, há estudos prospectivos apropriados com acompanhamento pós-natal (coordenados e abrangentes) que examinaram essa questão de uma maneira rigorosa para oferecer diretrizes de consenso (Lee et al., 2006; van Eerde et al., 2007; Skoog et al., 2010). Em nosso serviço, as crianças com HPN moderada ou grave recebem um antibiótico profilático ao nascimento. Tais crianças realizam ultrassonografia do aparelho urinário e UCM pós-natal. Reserva-se o renograma diurético para as crianças com hidronefrose pós-natal persistente (moderada ou grave) não relacionada com o RVU.

Os lactentes com hidronefrose leve e persistente (unilateral ou bilateral) realizam ultrassonografias seriadas. Os que não apresentam hidronefrose pós-natal são observados e acompanhados clinicamente. Os lactentes com um grau significativo de dilatação ureteral pré-natal ou pós-natal são submetidos a ultrassonografia, UCM e, possivelmente, um renograma diurético (com mercaptoacetiltriglicina tecnécio-99m), se clinicamente for indicado.

Talvez o aspecto mais desafiador do tratamento da HPN é determinar se e quando a correção cirúrgica pós-natal para a obstrução é apropriada (Ransley et al., 1990). Alguns autores sugeriram que, independentemente do grau de HPN, uma hidronefrose pós-natal (moderada ou grave) com evidência de diminuição da função renal deverá ser uma indicação para uma intervenção cirúrgica (Chertin et al., 2006). Apesar do aprimoramento dos detalhes anatômicos proporcionados pela ultrassonografia em tempo real e do aumento da experiência com os estudos funcionais de medicina nuclear, não existe um teste padrão-ouro (radiográficos ou clínicos) fisiologicamente significativo para a obstrução. Com o tempo, a hidronefrose pode melhorar. Ou pode ocorrer a perda da função renal. A história natural da HPN não está claramente definida.

O debate sobre o tratamento adequado dos lactentes com HPN unilateral continua. Assim, poderá ser determinado por uma combinação dos aspectos epidemiológicos, radiográficos e pela descoberta de novos biomarcadores inovadores. Uma avaliação pré-natal mais precisa e reprodutível e um registro radiográfico pós-natal do grau e função da hidronefrose combinados com os dados da história natural são necessários para uma melhor categorização dessas crianças. Por fim, novos biomarcadores sorológicos ou urinários que indiquem uma lesão renal em curso serão necessários para ajudar a definir melhor quais são as crianças que realmente estão em risco.

Hidronefrose Bilateral

Os lactentes com hidroureteronefrose bilateral podem apresentar válvula de uretra posterior, RVU bilateral, obstrução bilateral JUP ou JUV ou uma combinação destes achados. **Para a criança com ureteroidronefrose bilateral sugerindo uma obstrução infravesical, uma avaliação com ultrassonografia e UCM deve ser realizada imediatamente.** Nos meninos, a presença de válvulas da uretra posterior é o diagnóstico mais importante a ser descartado. Nas meninas, uma ureterocele ectópica obstrutiva é a causa mais provável da obstrução da saída da bexiga. Se uma lesão obstrutiva for identificada, ela deve ser prontamente corrigida. Para as crianças com suspeita de obstrução do trato urinário inferior (p. ex., válvula da uretra posterior), uma rápida descompressão da bexiga e uma profilaxia com antibióticos (amoxicilina 10 a 25 mg/kg/dia) devem ser iniciadas antes da intervenção radiográfica.

Agenesia Renal, Ectopia Renal e Rim Displásico Multicístico Unilateral

Os recém-nascidos com rins solitários (agenesia renal), ectopia renal ou rim displásico multicístico unilateral devem ser avaliados no período pós-natal pela ultrassonografia. A necessidade de uma UCM pós-natal é controversa. Estudos funcionais, como os com ácido dimercaptossuccínico (DMSA), são ocasionalmente necessários para confirmar o diagnóstico, mas podem não ser necessários em todas as crianças. A necessidade de uma triagem suplementar com UCM é controversa. Relatou-se que os lactentes com um único rim, 30% apresentavam RVU, 11% obstrução da JUP e 7% obstrução da JUV (Atiyeh et al., 1993; Cascio et al., 1999). Da mesma maneira, aqueles com ectopia renal (simples ou cruzada com fusão) podem também estar em risco de RVU no rim ectópico ou contralateral (30%) (Gleason et al., 1994; Guarino et al., 2004; Arena et al., 2007). No entanto, outros pesquisadores relataram uma incidência muito baixa de anomalias urológicas associadas e, por isso, não recomendam a triagem (Calisti et al., 2008).

O RDM é essencialmente unilateral, isolado e está associado a um bom prognóstico. Se no momento do nascimento os resultados da ultrassonografia não determinarem o diagnóstico de um RDM clássico, um estudo com DMSA pode ser utilizado para confirmá-lo pela ausência de absorção. Muitas vezes, acredita-se que os pacientes com RDM sejam semelhantes aos que nasceram com um rim solitário. Além disso, os pacientes com RDM apresentam um aumento da frequência relatada da obstrução da JUP ou RVU no rim contralateral normal (Kaneko et al., 1995; Miller et al., 2004), mas a utilização de exames de rotina com UCM permanece controversa (Ismaili et al., 2005).

> **PONTOS-CHAVE: TRATAMENTO PÓS-NATAL DAS ANOMALIAS UROLÓGICAS E RENAIS DETECTADAS NO PERÍODO PRÉ-NATAL**
>
> - Os lactentes com hidronefrose unilateral neonatal devem ser submetidos a uma avaliação pela ultrassonografia em três a oito semanas após o nascimento.
> - A ultrassonografia pós-natal realizada no prazo de 48 horas após o nascimento pode subestimar o grau de hidronefrose.
> - Uma criança com ureteroidromefrose bilateral importante e com obstrução infravesical deve ser prontamente submetida a uma avaliação com ultrassonografia e UCM.

TABELA 124-5 Apresentação dos Sinais das Emergências Neurológicas Neonatais

SINAL	ETIOLOGIA	AVALIAÇÃO
Sepse	Obstrução da saída da bexiga	Culturas de urina e sangue
	Refluxo vesicoureteral	Ultrassonografia, UCM
	Megaureter	
	Ureter ectópico	
	Ureterocele	
	Obstrução da junção ureteropélvica	
	Infecção fúngica com obstrução secundária	
Hematúria	Infecção urinária	Cultura de urina
	Trombose da veia renal	UCM
Hipertensão	Trombose da veia renal	Ultrassonografia
	Trombose da artéria renal	Estudos com DMSA
Massa renal	Hidronefrose	Ultrassonografia
	DRPAR	Tomografia computadorizada
	Rim displásico multicístico	Estudos com DMSA
	Nefroma mesoblástico congênito	Ressonância magnética
	Neuroblastoma	
	Tumor de Wilms	
Insuficiência renal	Obstrução urinária	Cultura de urina
	Sepse	Eletrólitos urinários
	Necrose cortical renal	Ultrassonografia
	Displasia ou agenesia renal	DMSA
		MAG3 de varredura
Ascite urinária	Obstrução urinária	Ultrassonografia UCM
Massa escrotal	Torção neonatal	Exame
	Hidrocele	Ultrassonografia
	Tumor	

DRPAR, doença renal policística autossômica recessiva; DMSA, ácido dimercaptossuccínico; MAG3, mercaptoacetiltriglicina-tecnécio-99m; UCM, uretrocistografia miccional.

EMERGÊNCIAS UROLÓGICAS NEONATAIS

Durante o período neonatal, várias emergências urológicas neonatais podem causar diversos sinais e sintomas (Tabela 124-5). Uma história e um exame completos podem identificar outras condições associadas. Mesmo que muitas das condições possam envolver um aspecto isolado do sistema urogenital, a avaliação de todo o sistema geniturinário justifica-se no contexto da saúde geral e dos cuidados da criança.

Massa Perineal em Meninas

A presença de uma massa protuberante no períneo de um recém-nascido do sexo feminino deve sugerir quatro diagnósticos principais. Em geral, a aparência indica o diagnóstico mais provável. A entidade mais comum é um cisto periuretral. Tal cisto apresenta aparência esbranquiçada e está recoberto por um epitélio delicado, mas normal. O meato uretral está adjacente, mas não comprometido. Em geral, o tratamento envolve incisão e drenagem. O hímen imperfurado resultando em um hidrocolpo pode se apresentar como um abaulamento na linha média do tecido esbranquiçado simetricamente entre os lábios e atrás da uretra. Uma massa abdominal palpável pode estar presente devido à distensão uterina, e, ocasionalmente, a hidronefrose está presente na ultrassonografia. Uma cavidade separada e cheia de líquido na pelve deve ser diferenciada e não confundida com a bexiga. O tratamento de um hímen imperfurado consiste em incisão e drenagem, o que também é apropriado para a estenose vaginal, menos comum. Muitas vezes, a substância drenada é de cor branca (aspecto leitoso) e pode ser do volume surpreendente. Uma intervenção posterior raramente é necessária. **O prolapso de uma ureterocele ectópica pode ter uma aparência semelhante, mas é diferenciado pela sua aparência muitas vezes edematosa, congestionada, ou francamente necrosada. Em um exame minucioso, pode ser visto que ele emerge da uretra de forma excêntrica, geralmente em uma região posterior.** A bexiga distendida pode ser palpável. A ultrassonografia combinada com imagens de enchimento inicial de uma cistografia miccional deve fornecer o diagnóstico. O tratamento da ureterocele é discutido no Capítulo 134. **O prolapso uretral é incomum em recém-nascidos, mas pode ser observado como um colar circunferencial de tecido edematoso com equimoses no meato uretral** (Lowe et al., 1986). **Medidas tópicas, como hidratantes de pele, compressas quentes e alívio dos fatores agravantes (cateter uretral, tosse prolongada ou esforço), pode aliviar o prolapso. Se a necrose do tecido for evidente, a ressecção cirúrgica pode ser considerada.** Apesar de incomum no período neonatal, o sarcoma botrioide da vagina pode surgir como uma massa vaginal protuberante, geralmente com uma aparência distinta, multilobulada. Além disso, uma sólida massa pélvica pode ser observada na ultrassonografia (Cap. 156, disponível exclusivamente on-line em inglês no site *www.expertconsult.com*).

Massa Abdominal

O diagnóstico de uma massa abdominal no neonato tornou-se muito simplificada, pela disponibilidade de imagens obtidas pela ultrassonografia. Em muitos casos, a identidade da massa será sugerida no período pré-natal. **As principais condições a ser consideradas são: a hidronefrose, a doença renal cística, a hemorragia adrenal, a dilatação da bexiga, as duplicações gastrointestinais e os tumores** (Hartman e Shochat, 1989; Schwartz e Shaul, 1989; McVicar et al., 1991; Chandler e Gauderer, 2004). Existe uma grande probabilidade de a massa abdominal ser de origem urinária – mais de 60% é compatível com hidronefrose ou RDM (Schwartz e Shaul, 1989). O exame físico deve determinar a localização, o tamanho, a textura e a mobilidade da massa, bem como outras anomalias no exame, inclusive os achados cardíacos, dos membros e do sistema nervoso central. Em geral, a ultrassonografia é capaz de identificar o órgão de origem, a natureza cística ou sólida da massa e a condição dos elementos não comprometidos do trato geniturinário, possibilitando uma avaliação posterior mais focada e detalhada. Tal condição não pode ser subestimada, e os cuidados devem ser tomados para o exame de todo o abdome.

Ânus Imperfurado

Até 75% de todos os casos de ânus imperfurado foi associado a malformações, e as anomalias geniturinárias e da medula espinal são as mais comuns (Nah et al., 2012). **A presença de ânus imperfurado no período pré-natal pode ser sugerida por calcificações puntiformes no lúmen intestinal relacionadas com a formação de calcificações meconiais pela exposição à urina** (Mandell et al., 1992a). Os exames de ultrassonografia e UCM devem ser realizados na apresentação inicial para avaliar o trato urinário e o nível da fístula retouretral ou vesical em meninos. A ultrassonografia da medula espinal para avaliar a medula espinal deve ser realizada no período neonatal, antes da ossificação completa da coluna vertebral.

Em geral, o tratamento inicial é uma colostomia de desvio, que deve ser construída utilizando o cólon transverso com uma separação dos membros proximais e distais para limitar o risco de contaminação fecal em meninos com fístula retouretral. Complicações relacionadas com a confluência do trato gastrointestinal e urinário podem ocorrer, como infecção e distúrbios metabólicos.

Oligoidrâmnios, Síndrome de Potter e Agenesia Renal

As características anatômicas da síndrome de Potter são oligoidrâmnios, contraturas dos membros (em particular, o "pé torto") e fácies comprimidas com implantação baixa das orelhas. Se tal síndrome for suspeitada, a ultrassonografia imediata possibilita a confirmação do diagnóstico pela demonstração da ausência dos rins bilateralmente displásicos ou císticos. Essas crianças podem morrer de insuficiência respiratória nas primeiras horas de vida, embora haja relatos de sobrevida durante vários dias. O papel do urologista é, em grande parte, confirmar o diagnóstico e dar orientação aos pais e à equipe nestes casos trágicos. Uma terapia específica não está disponível para o urologista.

Artéria Umbilical Única

A artéria umbilical única ocorre em cerca de 0,3% a 0,55% dos nascidos vivos. Antigamente, ela era associada a um aumento na incidência de anomalias geniturinárias (Vlietinck et al., 1972). Em muitos desses estudos iniciais, com fetos natimortos, a incidência das anomalias renais foi de aproximadamente 60% (Thummala et al., 1998). Em um estudo mais recente, sugeriu-se que o aumento da incidência é relativamente mínimo, de aproximadamente 7,1%, para todas as anomalias renais, inclusive o refluxo – com uma incidência de 4,5% (Bourke et al., 1993). Esses autores recomendam a triagem de rotina para a artéria umbilical única, embora o significado clínico das anomalias identificadas não seja bem estabelecido.

Uma metanálise de 37 estudos com pacientes com artéria umbilical única indicou que seria necessário uma triagem de 14 crianças com uma artéria umbilical única para identificar uma criança com anomalia renal e, em geral, as anomalias renais apresentam importância mínima (Thummala et al., 1998; Deshpande et al., 2009). Os autores não recomendam uma triagem de rotina. Se houver suspeita, um exame de ultrassonografia renal é uma ferramenta de triagem adequada.

Sepse

Em crianças com sepse, uma amostra de urina aspirada (cateterizada ou por via suprapúbica) para a cultura deve ser obtida antes da terapia antibiótica. Se houver piúria, uma urosepse deve ser fortemente considerada. Uma ultrassonografia de triagem para avaliar o trato urinário é de extrema importância, pois muitos casos de urosepse envolvem uma anormalidade ultrassonográfica. As causas mais comuns são a uropatia obstrutiva ou a RVU de alto grau. Um exame de ultrassonografia normal não exclui refluxo e, na presença de urosepse, é essencial realizar UCM quando a condição do paciente for estável. Isso, provavelmente, pode ser obtido durante a internação hospitalar aguda. Além disso, a propedêutica deve ser adaptada para os resultados dos exames iniciais.

Os bebês do sexo masculino com o prepúcio intacto apresentam um maior risco de urosepse e podem não apresentar achados anatômicos específicos (Wiswell e Hachey, 1993; Schoen et al., 2000). **Esses meninos devem ser submetidos a uma avaliação de rotina, com um exame de ultrassonografia e UCM para descartar obstrução e refluxo.**

Ausência de Micção

O tempo normal para a primeira micção pós-natal estende-se até 24 horas, e em algumas crianças saudáveis ainda um pouco mais (Vuohelainen et al., 2008). O exame físico mais útil para determinar essa condição é a distensão da bexiga. O exame físico pode precipitar a micção. A ultrassonografia pode ser solicitada quando não houver uma micção após 24 horas, se a bexiga estiver distendida, ou se a preocupação dos pais for alta. Os achados específicos determinam o tratamento. O tempo de micção após a circuncisão é previsível e depende, em parte, dos horários da alimentação. Dentro de 8 horas da circuncisão, 75% de crianças amamentadas e 100% das crianças alimentadas artificialmente apresentavam um esvaziamento (Narchi e Kulayat, 1998). Uma causa comum de preocupação é o meato pontual observado frequentemente com hipospádia durante a primeira urina atrasada. O meato pontual praticamente nunca é obstruído. A introdução de um cateter é normalmente desnecessária, pois a criança acabará urinando em um determinado tempo.

Hematúria

Em geral, a hematúria no recém-nascido não representa um processo significativo. Uma possível explicação é a retirada do hormônio materno produzindo um sangramento da uretra por meio de um mecanismo ainda não especificado. Cultura de urina, exames e avaliação pela ultrassonografia são recomendados. O aparecimento de hematúria pode ocasionalmente ser observado na fralda, produzido por cristais de urato que apresentam uma característica cor de vermelho-oxidado. Outras causas são a RVT, que é identificado no exame de ultrassonografia.

Hipertensão

A hipertensão neonatal é rara, sendo necessária uma avaliação cuidadosa do trato urinário do bebê pela ultrassonografia com Doppler para identificar uma trombose da artéria renal incomum. Uma lesão renal iatrogênica por meio do vaso da artéria umbilical foi descrita como causa da hipertensão. Radioisótopos de digitalização renal podem ser confirmatórios pela ausência difusa ou focal de perfusão renal.

Ascite Urinária

O diagnóstico diferencial de ascite neonatal envolve obstrução urinária, que deve ser especificamente verificada, mais eficientemente com um exame de ultrassonografia e uma UCM (Checkley et al. 2003). Em geral, a válvula de uretra posterior é a causa subjacente mais comum. Excepcionalmente, outros processos obstrutivos podem causar a ascite urinária (Chun e Ferguson, 1997; Adams et al., 1998; Cimador et al., 2003; Beetz et al., 2004). A análise do líquido eletrólito ascítico pode revelar níveis elevados de creatinina indicativos de urina, mas os níveis de creatinina podem também ser equilibrados com soro por meio do peritônio.

Diagnósticos Específicos

Trombose Venosa Renal

A TVR em recém-nascidos é uma condição rara, de baixa mortalidade, mas de alta morbidade (Brandão et al., 2011). No recém-nascido, a TVR caracteriza-se por rins aumentados, hematúria, anemia e trombocitopenia, muitas vezes com uma história de um parto prolongado e prematuridade. Aproximadamente 20% das crianças com hematúria macroscópica apresentam TVR, e cerca de 20% dos recém-nascidos com TVR têm um envolvimento bilateral. A possível causa é um fluxo sanguíneo renal alterado no cenário de um recém-nascido com a pressão sanguínea normalmente baixa, policitemia e desidratação, com hiperplasia adrenal e perda de sais (Brandão et al., 2011). As condições que podem exacerbar esses fatores podem predispor à TVR. Até 50% dos recém-nascidos com TVR apresentam anormalidades pró-trombóticas e estas devem ser rastreadas (Kuhle et al., 2004; Marks et al., 2005). A trombose é periférica e, normalmente, não se propaga de maneira generalizada.

O diagnóstico da TVR é melhor estabelecido utilizando-se uma ultrassonografia, em que se evidencia um rim alargado e o trombo pode ser visualizado diretamente (Brandão et al., 2011). O tratamento da TVR é direcionado inicialmente para reverter qualquer fator predisponente, como a desidratação e o desequilíbrio eletrolítico secundário. O tratamento específico permanece controverso, mas pode incluir a utilização de anticoagulantes com heparina ou um tratamento fibrinolítico com estreptoquinase. Tais modalidades podem estar associadas a complicações significativas (Nuss et al., 1994; Bokenkamp et al., 2000). Quando tratados com heparina, menos pacientes apresentam anormalidades funcionais renais (Zigman et al., 2000). A TVR bilateral requer terapia mais agressiva para evitar a insuficiência renal em fase terminal (Marks et al., 2005).

Hemorragia Adrenal

A hemorragia adrenal é uma condição relativamente comum. Estima-se que ocorra em cerca de 1% a 2% das crianças saudáveis. No entanto, pequenas hemorragias adrenais são detectadas na ultrassonografia perinatal de rotina. **Os fatores predisponentes são trabalho de parto prolongado, traumatismo ao nascimento e grande peso ao nascer. A TVR pode estar associada** (Suga et al., 2000). Uma associação a SBW foi relatada em diversos casos (Anoop e Anjay, 2004; Merrot et al., 2004; Gocmen et al., 2005). Clinicamente, o recém-nascido com hemorragia adrenal pode apresentar anemia, choque e massa abdominal. A hematúria macroscópica é incomum. A ultrassonografia é o método de diagnóstico mais eficiente e, geralmente, revela uma massa suprarrenal ecogênica (Schwarzler et al., 1999; Velaphi e Perlman, 2001). Tal aspecto pode ser semelhante a um neuroblastoma, e uma avaliação mais detalhada, especialmente com ressonância magnética, pode ser necessária. A hemorragia escrotal também pode ser um sinal de apresentação da hemorragia adrenal (Avolio et al., 2002; Duman et al., 2004). As características da imagem de uma hemorragia adrenal evoluem com o tempo, muitas vezes oferecendo um diagnóstico definitivo quando a involução da massa é observada. Posteriormente, podem-se desenvolver calcificações. **O aparecimento tardio de uma hemorragia adrenal indica calcificações periféricas em casca de ovo, em contraste com as calcificações pontilhadas do neuroblastoma.** O tratamento é quase sempre favorável e expectante, com rara necessidade de intervenção.

Trombose da Artéria Renal

A hipertensão e a hematúria em um recém-nascido devem sugerir a possibilidade de trombose da artéria renal (Roth et al., 2003). Em geral, o quadro clínico é sugestivo e a cateterização da artéria umbilical, a causa mais comum dessa condição. A insuficiência renal pode ser uma característica clínica da doença, bem como a proteinúria e insuficiência cardíaca congestiva (Andreoli, 2004; Cachat et al., 2004). O envolvimento trombótico da aorta também pode estar presente. Geralmente, o exame de ultrassonografia revela o diagnóstico e a extensão do trombo. O tratamento depende das características clínicas, e o envolvimento unilateral apresenta uma melhor perspectiva de tratamento, embora a terapia trombolítica possa ser apropriada (Ellis et al., 1997; Kavaler e Hensle, 1997; Gunnarsson et al., 2000). O controle da hipertensão é o aspecto mais importante do tratamento e, ocasionalmente, requer a remoção de um rim não funcional.

RESUMO

Com o aumento da utilização da ultrassonografia materno-fetal, mais anormalidades geniturinárias estão sendo detectadas no período pré-natal. Apesar dos avanços no processamento de imagens aumentarem a detecção e a caracterização de tais anormalidades, é necessário mais esforço para identificar quais são as alterações clinicamente significativas. As pesquisas devem se concentrar na identificação de quais crianças necessitam de diagnóstico por imagem pós-natal e intervenção. Um maior desenvolvimento nas áreas da imagem, da proteômica e da genômica pode oferecer as informações necessárias, não só para detectar as anormalidades, mas também predizer quais as anormalidades exigem testes adicionais e intervenção médica.

AGRADECIMENTOS

Os autores agradecem o apoio dos Drs. Beryl R. Benacerraf, Bryann Bromley, Carol E. Barnewolt, Susan A. Connolly e Judy A. Estroff, por cederem muitas das imagens de ultrassonografias fetais.

REFERÊNCIAS

Para consultar a lista completa de referências, acesse www.expertconsult.com.

LEITURA SUGERIDA

Adzick NS, Thom EA, Spong CY, et al. A randomized trial of prenatal versus postnatal repair of myelomeningocele. N Engl J Med 2011;364(11):993-1004.

Biard JM, Johnson MP, Carr MC, et al. Long-term outcomes in children treated by prenatal vesicoamniotic shunting for lower urinary tract obstruction. Obstet Gynecol 2005;106:503-8.

Chitty LS, Altman DG. Charts of fetal size: kidney and renal pelvis measurements. Prenat Diagn 2003;23(11):891-7.

Cromie WJ, Lee K, Houde K, et al. Implications of prenatal ultrasound screening in the incidence of major genitourinary malformations. J Urol 2001;165:1677-80.

Estrada CR Jr, Passerotti CC, Graham DA, et al. Nomograms for predicting annual resolution rate of primary vesicoureteral reflux: results from 2,462 children. J Urol 2009;182(4):1535-41.

Fernbach SK, Maizels M, Conway JJ. Ultrasound grading of hydronephrosis: introduction to the system used by the Society for Fetal Urology. Pediatr Radiol 1993;23(6):478-80.

Freedman AL, Bukowski TP, Smith CA, et al. Fetal therapy for obstructive uropathy: diagnosis specific outcomes. J Urol 1996;156:720-3. discussion 723-4.

Glick PL, Harrison MR, Golbus MS, et al. Management of the fetus with congenital hydronephrosis II: prognostic criteria and selection for treatment. J Pediatr Surg 1985;20:376-87.

Harrison MR, Golbus MS, Filly RA, et al. Fetal surgery for congenital hydronephrosis. N Engl J Med 1982;306:591-3.

Johnson MP, Bukowski TP, Reitleman C, et al. In utero surgical treatment of fetal obstructive uropathy: a new comprehensive approach to identify appropriate candidates for vesicoamniotic shunt therapy. Am J Obstet Gynecol 1994;170:1770-6. discussion 1776-9.

Kaefer M, Peters CA, Retik AB, et al. Increased renal echogenicity: a sonographic sign for differentiating between obstructive and nonobstructive etiologies of in utero bladder distension. J Urol 1997;158:1026-9.

Lee RS, Cendron M, Kinnamon DD, et al. Antenatal hydronephrosis as a predictor of postnatal outcome: a meta-analysis. Pediatrics 2006;118(2):586-93.

Mandell J, Blyth BR, Peters CA, et al. Structural genitourinary defects detected in utero. Radiology 1991;178:193-6.

Mandell J, Peters CA, Estroff JA, et al. Late onset severe oligohydramnios associated with genitourinary abnormalities. J Urol 1992;148:515-8.

Manning FA, Harrison MR, Rodeck C. Catheter shunts for fetal hydronephrosis and hydrocephalus. Report of the International Fetal Surgery Registry. N Engl J Med 1986;315:336-40.

Morris RK, Malin GL, Quinlan-Jones E, et al. Percutaneous vesicoamniotic shunting versus conservative management for fetal lower urinary tract obstruction (PLUTO): a randomised trial. Lancet 2013;382(9903):1496-506.

Nguyen HT, Herndon CD, Cooper C, et al. The Society for Fetal Urology consensus statement on the evaluation and management of antenatal hydronephrosis. J Pediatr Urol 2010;6(3):212-31.

Nimkarn S, New MI. Prenatal diagnosis and treatment of congenital adrenal hyperplasia due to 21-hydroxylase deficiency. Mol Cell Endocrinol 2009;300(1-2):192-6.

Ransley PG, Dhillon HK, Gordon I, et al. The postnatal management of hydronephrosis diagnosed by prenatal ultrasound. J Urol 1990;144:584.

SEÇÃO B Princípios Básicos

125 Avaliação do Paciente Urológico Pediátrico
Thomas F. Kolon, MD, MS e Douglas A. Canning, MD

Queixa Principal e História da Doença Atual

História Médica e Cirúrgica Prévia

Medicamentos e Alergias em Pacientes Pediátricos

Exame Urológico Pediátrico

Avaliação Laboratorial Pediátrica

Avaliação Radiográfica Pediátrica

Avaliação Urodinâmica Pediátrica e Formação em *Biofeedback*

Procedimentos Cirúrgicos em Consultório

Resumo

A urologia pediátrica abrange um espectro de doenças que vão desde anomalias congênitas complexas, como a extrofia da bexiga ou da cloaca, até problemas mais comuns, mas não menos importantes, tais como incontinência diurna em uma criança em idade escolar. Graças, em parte, aos pioneiros de gerações passadas de urologistas pediátricos, a maioria desses problemas é facilmente diagnosticada e tratada. Apesar do progresso dramático ao longo dos últimos 50 anos, novas descobertas continuam a contribuir para a melhora dos tratamentos. Esses avanços ressaltam a importância da investigação contínua sobre o diagnóstico e tratamento de crianças com problemas urológicos pediátricos congênitos ou adquiridos. Este capítulo foca na história e exame físico do paciente pediátrico com um problema urológico. Há uma especial ênfase em entidades clínicas, técnicas de exame e investigações complementares que são exclusivas de pacientes pediátricos. A avaliação e tratamento de um paciente pediátrico com um problema urológico são muitas vezes complexos. O leitor pode encontrar mais detalhes sobre condições específicas em outros capítulos. Este capítulo apresenta uma introdução às nuances da avaliação urológica pediátrica.

QUEIXA PRINCIPAL E HISTÓRIA DA DOENÇA ATUAL

Na maioria dos casos, o contato inicial com a criança e a família ocorre por meio de um telefonema de encaminhamento feito por um dos pais, médico de cuidados primários ou, caso se pretenda uma avaliação pré-natal, o obstetra. Em muitos casos agudos, a família da criança telefona de locais distantes e o urologista deve decidir com o médico original se a criança está saudável o suficiente para ser transferida ou se sua condição deve ser estabilizada em primeiro lugar. Normalmente, mesmo em áreas remotas, um suporte pediátrico geral qualificado está disponível. Com orientação da equipe que concorda em aceitar o paciente, a maioria dos médicos é capaz de tratar problemas complexos na fase de estabilização do processo de triagem. Um profundo conhecimento da queixa principal, história da doença atual e história médica anterior é essencial para o tratamento adequado de todos os pacientes pediátricos com problemas urológicos.

"O que podemos fazer por seu filho?" costuma iniciar a história do paciente pediátrico com um problema urológico. Em alguns casos, especialmente na disfunção miccional, a criança pode começar a responder a essas questões, e vale a pena fazer algumas perguntas diretamente à criança no início da entrevista. Isso mostra respeito pela criança, que pode ser uma excelente historiadora apesar da idade jovem. Assim que a criança perceber que a entrevista é dirigida a ela, em vez de apenas aos pais, ela irá se concentrar no exame. Se a terapia futura exigir treinamento comportamental que envolva a cooperação da criança, ela pode ser mais receptiva. Além disso, muitas vezes é útil entrevistar adolescentes separadamente de seus pais quando são feitas perguntas delicadas, como, por exemplo, sobre atividade sexual.

Queixas Abdominais

Crianças com dor abdominal aguda devem ser examinadas imediatamente por um médico de cuidados primários ou profissional de saúde e encaminhadas à urologia, se for o caso. Uma história precisa das características específicas da dor, isso pode ser o melhor indicador de sua fonte. Detalhes sobre o feitio da dor, ocorrência no tempo, início do processo, irradiação e migração são importantes e devem ser extraídos diretamente da criança, quando possível. Perda de apetite, náuseas, vômitos ou uma mudança no padrão intestinal associados podem ajudar a distinguir fontes gastrointestinais de geniturinárias. Um exame abdominal completo ajuda a descartar doença abdominal cirúrgica. As causas de dor abdominal em crianças variam muito e são muitas vezes exclusivas de pacientes pediátricos. Os urologistas costumam suspeitar de pielonefrite, cistite ou cólica renal, mas o diagnóstico diferencial inclui muitas etiologias não urológicas. As causas de dor intra-abdominal podem incluir estenose pilórica, volvo do intestino médio, apendicite, intussuscepção e constipação. Fontes não abdominais, tais como crise falcêmica ou pneumonia, também devem ser consideradas. Às vezes, algumas crianças com torção do cordão espermático queixam-se de dor abdominal e têm poucas queixas referentes ao escroto. Normalmente, solicita-se uma rotina de abdome agudo, que mostra considerável quantidade de fezes ao longo do cólon, caso o problema seja constipação. O deslocamento do intestino afastando-se de uma área do abdome costuma ser um prenúncio de uma massa abdominal. **A maioria das massas abdominais se origina nos órgãos do trato geniturinário e deve ser avaliada imediatamente** (Chandler e Gauderer, 2004) (Tabela 125-1).

TABELA 125-1 Distribuição das Causas de Massas Abdominais de 280 Pacientes no Período Neonatal*

TIPO	N°
RIM (65%)	
Hidronefrose (p. ex., obstrução da JUP, obstrução da JUV, ureterocele)	80 (28%)
Rim multicístico	63 (22%)
Doença renal policística	18
Trombose da veia renal	5
Tumor sólido	13
Ectopia	4
TOTAL	183
RETROPERITÔNIO (9%)	
Neuroblastoma	17
Teratoma	3
Hemangioma	1
Abscesso	4
TOTAL	25
BEXIGA (1%)	
Válvulas de uretra posterior	2
SISTEMA GENITAL FEMININO (10%)	
Hidrocolpo	16
Cisto no ovário	13
TOTAL	29
GASTRINTESTINAL (12%)	
Duplicação	17
Íleo meconial cístico gigante	4
Cisto mesentérico	3
Atresia ileal	2
Volvo (íleo)	2
Teratoma (estômago)	1
Leiomiossarcoma (cólon)	1
Peritonite meconial com ascite	1
Ascite	1
TOTAL	32
HEPÁTICA OU BILIAR (3%)	
Hemangioma (fígado)	3
Cisto solitário (fígado)	2
Hepatoma	1
Vesícula biliar distendida	1
Cisto de colédoco	1
Malformação adenomatoide do pulmão	1
TOTAL	9

*Bexiga distendida, hepatomegalia e esplenomegalia foram excluídos na maioria das séries.
JUP, junção ureteropélvica; JUV, junção ureterovesical.
Dados de Griscom, 1965; Emanuel e White, 1968; Raffensperger e Abousleiman, 1968; Wedge et al, 1971; e Wilson, 1982.

O tumor maligno abdominal mais comum em crianças é o neuroblastoma, seguido pelo tumor de Wilms (Golden e Feusner, 2002). Crianças com neuroblastoma normalmente relatam mais sintomas constitucionais do que crianças com tumor de Wilms. Em recém-nascidos, a causa mais comum de uma massa abdominal é hidronefrose. Se houver suspeita de uma massa abdominal, uma avaliação ultrassonográfica deve ser solicitada. Se a massa é sólida, uma tomografia computadorizada (TC) ou ressonância magnética (RM) são quase sempre necessárias.

Sintomas Escrotais

Deve-se presumir que um menino com dor escrotal aguda apresenta torção do cordão espermático independentemente da idade, até que se comprove o contrário. No entanto, em alguns casos, uma história precisa pode poupar o menino de uma exploração cirúrgica desnecessária. É particularmente importante entrevistar a criança, bem como os pais. O diagnóstico diferencial de dor escrotal aguda inclui torção testicular, torção do apêndice testicular ou do apêndice epididimário, epididimite/orquite, hérnia/hidrocele, trauma, abuso sexual, tumor, edema escrotal idiopático, dermatite, celulite e vasculite, tal como a púrpura de Henoch-Schönlein (Gatti e Murphy, 2007). O início gradual da dor escrotal é mais consistente com epididimite, enquanto a dor abrupta sugere torção do cordão espermático ou de um dos apêndices. Edema da parede escrotal, eritema e deslocamento superior do testículo com ausência de reflexo cremastérico são bastante sugestivos de torção do cordão espermático. No entanto, a ausência de edema ou eritema ou a presença de um reflexo cremastérico não exclui a possibilidade de torção testicular aguda, especialmente se o início da dor foi recente. A apresentação clássica da torção testicular é o surgimento súbito de dor intensa e unilateral, que está muitas vezes associada a náuseas e vômitos. Uma história de episódios intermitentes semelhantes pode sugerir torção testicular intermitente. Tradicionalmente, acredita-se que ocorre dano isquêmico significativo depois de 4 a 8 horas. **A torção testicular representa uma verdadeira emergência cirúrgica** e transferências entre instituições devem ser mantidas a um mínimo, enquanto se aguarda a disponibilidade de cirurgia e anestesia. Pacientes que se apresentam após 8 horas ainda devem ser submetidos a exploração cirúrgica, porque a viabilidade do testículo é difícil de prever (Barba et al., 1977; Bartsch et al., 1980).

Bebês e crianças com uma hérnia inguinal ou hidrocele cujo volume muda devem ser examinados logo após o diagnóstico e com mais urgência se houver uma história de dor inguinal ou escrotal. Nem todas essas crianças necessitam de cirurgia de emergência, mas algumas requerem intervenção cirúrgica dentro de um curto período. Caso haja uma história de dor escrotal ou inguinal, os pais da criança devem ser ensinados a reconhecer os sinais de uma hérnia inguinal encarcerada e instruídos a ir à emergência, caso surjam sintomas antes da correção cirúrgica planejada. **Bebês com hidrocele assintomática raramente necessitam inicialmente de cirurgia.** Na maioria dos casos, a hidrocele desaparece no primeiro ano de vida. Abrimos uma exceção se a hidrocele for particularmente grande ou palpável na região inguinal. Uma grande hidrocele com um componente inguinal palpável ou que está crescendo pode indicar a presença de uma hidrocele abdominoescrotal. Esse tipo de hidrocele não desaparece espontaneamente, costuma aumentar bastante e deve ser corrigida geralmente aos 6 a 12 meses de idade. Uma incisão escrotal inicial que descomprime a hidrocele torna a correção mais fácil (Luks et al., 1993; Belman, 2001).

Meninos com testículos não descidos estão entre os pacientes encaminhados com mais frequência para o urologista pediátrico. Testículos não descidos estão presentes em 30% dos recém-nascidos prematuros e estão presentes ao nascer em 3% das crianças do sexo masculino nascidas a termo (Ghirri et al., 2002; Boisen et al., 2004). Testículos não descidos raramente descem depois de 6 meses de idade. Embora testículos não descidos não representem uma emergência cirúrgica, a exploração em razão de um testículo não descido ou ausente deve ocorrer entre 6 e 18 meses de idade (Berkowitz et al., 1993). A única verdadeira emergência em criptorquidia é uma criança recém-nascida com fenótipo masculino e testículos bilaterais não palpáveis, porque esse paciente pode ser uma menina muito virilizada com diagnóstico de hiperplasia adrenal congênita (HAC). Em meninos pré-púberes, a preocupação com a possibilidade de um testículo ser não descido muitas vezes reflete um testículo retrátil, que resulta de um reflexo cremastérico brusco e não exige intervenção cirúrgica. Deve-se fazer uma distinção entre um testículo retrátil de um testículo ascendente, que pode requerer uma orquidopexia.

A varicocele é incomum em um menino pré-púbere, mas sua incidência aumenta para cerca de 15% aos 15 anos de idade (Schiff et al., 2005). Varicoceles ocorrem principalmente do lado esquerdo (90%) (MacLellan e Diamond, 2006). Uma varicocele no lado direito com ausência de varicocele no lado esquerdo deve motivar uma avaliação de um processo retroperitoneal causando pressão sobre a veia testicular direita. A medida padrão inicial da saúde testicular é o crescimento dos testículos durante a puberdade mensurado pelo volume testicular (por meio de orquidômetro ou ultrassonografia) (Diamond et al., 2000). O volume testicular total parece se correlacionar mais com análises futuras de sêmen do que com o volume testicular diferencial; no entanto, nem o volume testicular total nem o diferencial são preditores muito bons de parâmetros do espermograma (Christman et al., 2014). Depois da puberdade, os espermogramas e níveis hormonais devem orientar tratamentos futuros.

Tumores testiculares e paratesticulares pré-puberais devem ser considerados no diagnóstico diferencial de uma massa escrotal. Apesar de ser muito menos comum do que cistos epididimários ou espermatoceles, **uma queixa de massa testicular ou paratesticular indolor deve ser endereçada imediatamente.** Um exame físico e ultrassonografia escrotal devem determinar se a massa é suspeita de neoplasia. Numa série contemporânea de um centro especializado, o tumor testicular pré-púbere mais comum foi um teratoma seguido por rabdomiossarcoma, cisto epidermoide, tumor do saco vitelino e tumor de células germinativas (Metcalfe et al., 2003). Essa distribuição histológica foi corroborada por uma revisão multicêntrica incluindo quatro hospitais pediátricos terciários que demonstraram que 74% dos tumores testiculares pré-púberes eram benignos, com o teratoma sendo o mais comum (48%). O tumor do saco vitelino foi responsável por apenas 15% dos tumores (Pohl et al., 2004). Embora os tumores testiculares possam surgir em recém-nascidos e em adolescentes, o pico de incidência de tumores em crianças pequenas e bebês ocorre aos 2 anos de idade. Nessa população específica, tumores do saco vitelino são os mais comuns, e cerca de 75% dos tumores são malignos (Levy et al., 1994; Ciftci et al., 2001). Tumores de origem não testicular tais como leucemia e linfoma também devem ser considerados em pacientes pediátricos.

Sintomas Penianos ou Uretrais no Sexo Masculino

Meninos com priapismo doloroso devem ser avaliados imediatamente. A dor pode sugerir isquemia dos corpos cavernosos, que, se não for tratada, pode progredir para fibrose corporal. **Crianças com anemia falciforme, em especial, têm risco de priapismo,** com 75% dos pacientes sofrendo seu primeiro episódio até os 20 anos de idade (Mantadakis et al., 1999; Adeyoju et al., 2002). O tratamento ambulatorial dessa condição com aspiração dos corpos cavernosos e injeção intracavernosa de medicamentos simpatomiméticos tem sido bem-sucedido. Agentes orais tais como terbutalina ou pseudoefedrina não são recomendados no tratamento de priapismo isquêmico agudo (> 4 horas) (Montague et al., 2003).

A parafimose também requer atenção imediata e redução manual. Em crianças, esse procedimento muitas vezes requer um bloqueio peniano com lidocaína e sedação. Por outro lado, a fimose é fisiológica em crianças jovens e tentativas de retrair o prepúcio manualmente em meninos com menos de 2 a 3 anos de idade devem ser evitadas. A fimose em crianças mais velhas (após treinamento de toalete) costuma ser tratada com um ou dois cursos de creme esteroide de baixa potência e circuncisao, caso o tratamento farmacológico não seja bem-sucedido (Ashfield et al., 2003).

Meninos com hipospádia são vistos rotineiramente. Normalmente, iniciamos a avaliação no período neonatal porque a maioria dos pais de uma criança com uma anomalia congênita, ainda que uma relativamente menor como a hipospádia, quer uma oportunidade de falar com um especialista.

Examinamos as crianças que desenvolveram uma complicação após a circuncisão de acordo com a conveniência da família enquanto não houver sangramento ativo, a criança estiver urinando normalmente e não houver prejuízo para a haste peniana ou na sua pele. O estreitamento do anel prepucial após a circuncisão (cicatriz) pode resultar em um pênis preso (Casale et al., 1999; Gillett et al., 2005). De maneira geral, essas crianças podem ser tratadas com a aplicação de vaselina no pênis por 4 a 6 semanas à medida que o processo de cicatrização continua. Alternativamente, um ou dois períodos de creme esteroide de baixa potência, como usado para fimose, também pode suavizar a cicatriz o suficiente para permitir a retração do anel e exposição da glande. Enquanto a micção permanecer normal durante esse período, a revisão da circuncisão pode ser adiada até os 4 a 6 meses de idade, quando um procedimento cirúrgico ambulatorial pode ser realizado. Uma complicação mais comum, a estenose do meato uretral pode se manifestar aos 6 meses de idade em bebês circuncidados (Upadhyay et al., 1998; Ahmed et al., 1999). Esse problema também é facilmente corrigido no consultório com uma meatotomia sob anestesia local (Smith e Smith, 2000).

Sintomas Genitais Femininos

Meninas jovens com massas interlabiais costumam se apresentar ao consultório do urologista pediátrico (Fig. 125-1). Massas vaginais podem ser palpáveis ou podem se projetar através do introito. O diagnóstico diferencial de massas interlabiais inclui cistos parauretrais benignos, pólipos himenais, prolapso uretral, hímen imperfurado, prolapso de ureterocele ou, raramente, doenças malignas, como um rabdomiossarcoma vaginal. **Obstrução da saída da bexiga pode resultar de um prolapso de ureterocele.** A distinção entre a maioria dessas lesões é realizada por exame físico, mas informações da história clínica, tais como dor, sangramento ou dificuldades na micção, ajudam a firmar o diagnóstico.

O prolapso uretral é relativamente comum, especialmente em meninas afro-americanas jovens. A Figura 125-1C mostra um prolapso uretral em uma menina jovem. Um cateter uretral revela o tecido uretral prolapsado de forma circunferencial. O prolapso ocorre através do meato, formando uma massa hemorrágica e sensível em forma de anel que sangra com a palpação ou quando em contato com as roupas íntimas. As meninas podem ter dificuldade ao urinar dependendo do tamanho do prolapso e se ele compromete o meato uretral. O prolapso uretral muitas vezes responde à aplicação tópica de estrogênios e pode ser tratado de forma expectante enquanto a micção for normal (Redman, 1982). A excisão cirúrgica é raramente necessária.

Tumores benignos e malignos da vagina devem ser considerados quando ocorre sangramento vaginal em meninas jovens. Um amplo espectro de entidades, incluindo hemangioma capilar, rabdomiossarcoma e carcinoma, pode estar associado ao sangramento vaginal. Massas labiais podem estar associadas a hérnia ou hidrocele do canal de Nuck (Kizer et al., 1995). **Aderências labiais (dos pequenos lábios) são comuns e geralmente assintomáticas.** Por vezes, uma menina com sinéquia vulvar queixa-se de irritação vaginal decorrente de urina acumulada. Nesse caso, se as aderências labiais não forem separadas, a irritação pode evoluir para uma micção irregular que pode agravar o problema de frequência e urgência. Em algumas meninas, um curto período de creme de estrogênio aplicado aos pequenos lábios pode ser eficaz; no entanto, em muitos casos é necessária a separação das aderências, realizada em consultório após a aplicação de um creme anestésico local. A fusão labial densa pode estar associada a HAC, disgenesia gonadal ou cloaca (Powell et al., 1995). Uma genitossonografia pode ser indicada nos casos em que não se pode distinguir a uretra do orifício vaginal, e houver suspeita de um seio urogenital. A endoscopia do canal comum, uretra e vagina, e, em alguns casos, a RM tornaram-se mais úteis para o planejamento cirúrgico.

Uma adolescente que não tenha menstruado e sobre a qual haja uma suspeita de anomalia uterina ou vaginal deve ser avaliada prontamente. Muitas dessas meninas apresentam hímen imperfurado ou anomalia uterina que resulta em uma drenagem uterina inadequada que pode ser desconfortável. Se essas condições não forem tratadas, uma drenagem retrógrada a partir do útero pode colocar as pacientes sob risco de endometriose e infertilidade (Rocha et al., 1982). Pacientes com síndrome de insensibilidade androgênica total também podem apresentar amenorreia primária. Uma ultrassonografia pélvica ou RM podem delinear melhor a anatomia e orientar uma eventual intervenção.

Abuso Sexual

Embora lesões genitais possam ser acidentais, a possibilidade de abuso físico ou sexual deve ser considerada em todos os casos de trauma genital em meninas ou meninos. Abuso sexual é comum e inclui qualquer atividade com o propósito de satisfação sexual de um adulto ou uma criança significativamente mais velha com uma criança antes da idade de consentimento legal. O intercurso sexual inclui penetração vaginal, oral ou retal, definida como penetração em um orifício, com ou sem danos aos tecidos. Atos sexuais realizados por crianças são comportamentos aprendidos e costumam estar associados à experiência de abuso sexual ou à exposição ao sexo ou pornografia adulta. Em 2011, nos Estados Unidos, houve mais de 850.000 casos relatados de maus-tratos infantis, incluindo 61.472 casos de abuso sexual. Mais da metade dessas crianças era pré-púbere no momento do abuso. O autor do abuso sexual era, na maioria das vezes, um amigo ou vizinho, seguido de um parente ou funcionário de creche (U.S. Department of Health and Human Services, 2012).

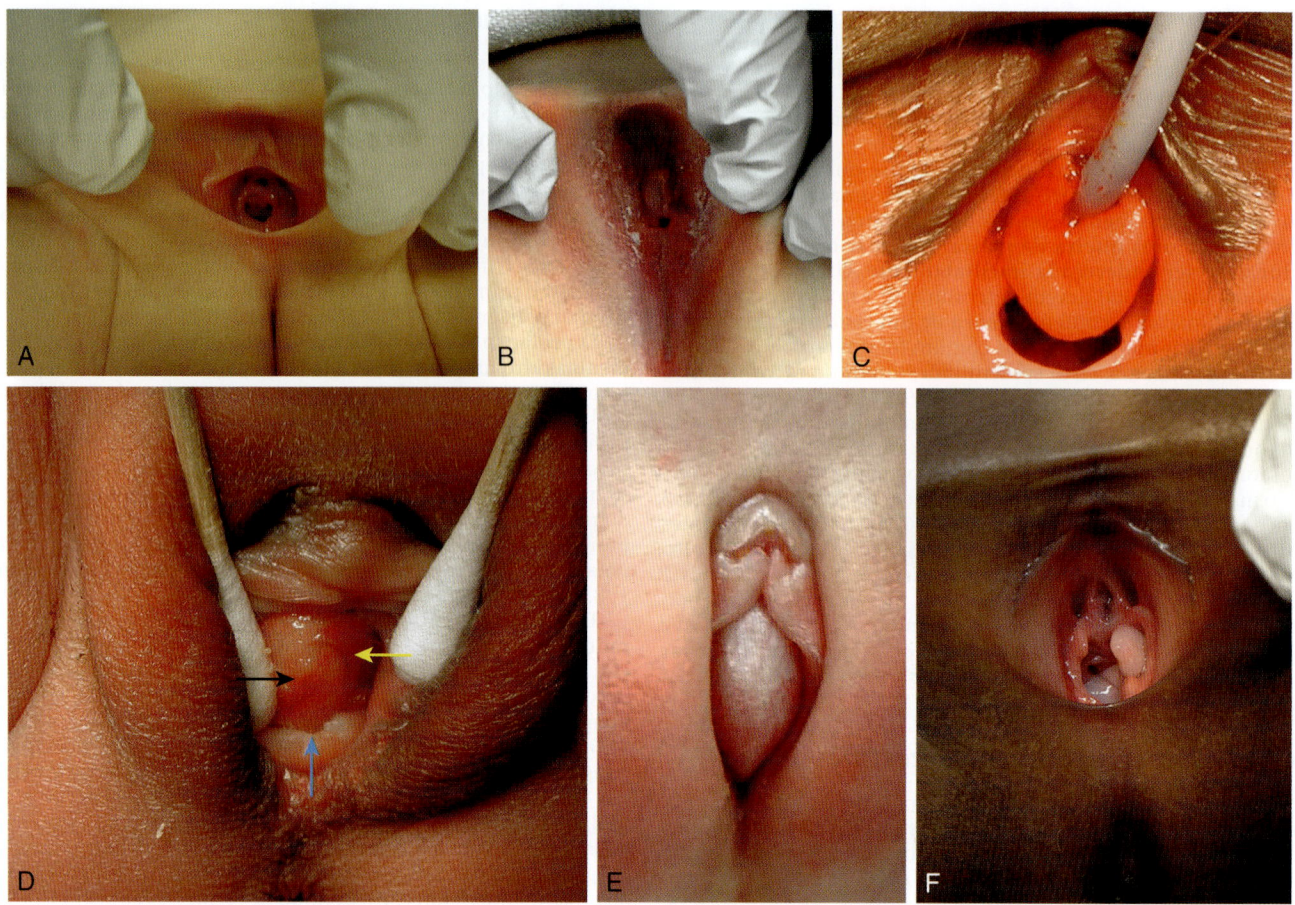

Figura 125-1. Exame do períneo feminino. A, Normal. B, Aderências labiais. C, Prolapso uretral. D, Cisto dos ductos de Skene (*seta preta*), com meato uretral (*seta amarela*) e hímen (*seta azul*) distorcidos. E, Hímen imperfurado. F, Rabdomiossarcoma vaginal.

O pico de incidência das infecções sexualmente transmissíveis é observado no grupo de 10 a 14 anos de idade (Pandhi et al., 2003). Em um estudo sobre mulheres que compareceram a uma clínica de agressão sexual urbana, 43% eram adolescentes (Jones et al., 2003). As taxas de doenças inflamatórias pélvicas são mais elevadas em mulheres entre 15 e 25 anos de idade, com 33% das infecções em mulheres com menos de 19 anos (Jenkins, 2000). Qualquer paciente pediátrico com uma infecção sexualmente transmissível deve ser examinado por suspeita de abuso sexual. Apesar do modo de transmissão do vírus do papiloma humano e da herpes simples ser muitas vezes incerto, infecções por *Neisseria gonorrhoeae* ou *Chlamydia trachomatis* em uma criança pré-púbere devem ser relatadas aos Serviços de Proteção à Criança (Bechtel, 2010).

A possibilidade de abuso sexual deve ser considerada em caso desintomas físicos associados, incluindo dor vaginal, peniana ou retal, corrimento ou sangramento, ou, com menos frequência, disúria crônica, enurese, constipação ou encoprese. Em um estudo, 74% dos pacientes pediátricos com infecções sexualmente transmissíveis documentadas tinham histórias ou sinais de abuso (Pandhi et al., 2003). Deve-se considerar abuso sexual quando a mucosa vaginal está machucada ou edemaciada, a abertura vaginal está dilatada ou o hímen está danificado, mostrando um entalhe ou fenda em forma de V (Walker, 1998). Apesar dessas orientações, o diagnóstico de abuso sexual é muitas vezes feito com base na história e não no exame físico. Em um estudo de 506 meninas com história de abuso com penetração encaminhadas a uma clínica de abuso sexual, apenas 11% tinham achados de exame sugestivos de abuso sexual (Anderst et al., 2009). A investigação da possibilidade de abuso sexual requer uma anamnese atenciosa, sensível e detalhada. Muitos hospitais têm uma equipe especializada em abuso sexual que pode ser consultada se houver suspeita de abuso sexual. O principal é estar ciente da existência dessa possibilidade e convidar a equipe especializada a participar do atendimento o quanto antes. É provável que um urologista pediátrico seja chamado para avaliar o abdome e o períneo (Johnson, 2000). Se houver suspeita de abuso, ele deve ser comunicado à polícia. Se o autor for um dos pais ou uma pessoa responsável por cuidar da criança, deve-se entrar em contato com a assistência social estatal.

Sintomas Miccionais

Queixas miccionais e incontinência respondem por uma grande parte de qualquer prática de urologia pediátrica. A incontinência é classificada como diurna (durante o dia), noturna (durante a noite), ou ambas. Se uma criança nunca esteve seca, a incontinência é primária. Se a incontinência ocorre depois de um intervalo seco maior do que 6 meses, a incontinência é secundária. **A capacidade de classificar as crianças com base na história miccional ajuda a focar o resto da avaliação e a orientar uma terapia posterior.** O momento de estabelecimento e a duração do distúrbio miccional devem ser identificados no início da entrevista. Uma história completa obtida dos pais e da criança é importante para determinar o padrão real de micção, que pode ser diferente da percepção relatada por um dos pais. Os sintomas começaram antes ou depois do treinamento de toalete? A incontinência está associada a dor, urgência ou alta frequência miccional? Qual é o aspecto da micção? O fluxo urinário é constante do início ao fim ou é um padrão começa-e-interrompe (*staccato*) sugestivo de micção disfuncional? Os sintomas são piores em um determinado momento do dia? A criança urina com frequência durante o dia, mas dorme durante a noite sem se molhar? A incontinência ocorre exclusivamente à noite, sugerindo enurese noturna primária? Além disso, sinais comportamentais podem ser utilizados para compreender melhor a etiologia da incontinência funcional. Episódios de urgência em crianças são muitas vezes sugeridos por manobras de contenção, como agachar-se, cruzar as pernas (posição de Vincent) e sentar no calcanhar (Ellsworth e Caldamone, 2008). Posicionamento errado ao urinar pode resultar em micção incompleta ou micção vaginal. A incontinência do riso é observada em meninas jovens e se refere a uma incontinência de grande volume que ocorre apenas com o riso. Nessa situação, a incontinência está associada a um esvaziamento completo da bexiga e deve ser distinguida da incontinência urinária por estresse dos adultos porque o tratamento difere significativamente (Berry et al., 2009).

A história de micção fica incompleta sem um registro do padrão de consumo de alimentos e bebidas da criança. A criança bebe pequenas quantidades de água ao longo do dia ou bebe grandes quantidades de uma única vez? A criança bebe grandes quantidades de líquidos alternativos, tais como refrigerantes, sucos, isotônicos ou energéticos, que tendem a ser carregados de sal e açúcar e com baixo teor de água livre? Qual é o padrão de evacuação? As evacuações são diárias e suaves, ou são firmes, grossas ou em pequenas pelotas? Muito poucas crianças são continentes para urina e incontinentes para fezes. Por outro lado, crianças continentes fecais quase sempre são continentes para urina. Todos esses são indicadores de um padrão de esvaziamento disfuncional, o que pode causar infecção do trato urinário (ITU). Consultar uma escala de fezes padronizada, como a escala de fezes de Bristol (Lewis e Heaton, 1997), pode ser útil para esclarecer melhor o padrão de evacuação (Koh et al., 2010).

Crianças com incontinência diurna ou noturna são examinadas de forma rotineira na ausência de outros problemas complicadores. Os cuidados com crianças com enurese noturna são individualizados. O tratamento deve ser reservado para depois dos 5 anos de idade. Se a criança não percebe a enurese noturna como um problema, geralmente há pouca vantagem no tratamento com medicamentos ou alarmes. Em nossa experiência, apenas algumas crianças com menos de 6 ou 7 anos ficam incomodadas emocionalmente com a enurese noturna. A incontinência diurna é mais preocupante e pode indicar micção incompleta ou pouco frequente. A micção incompleta ou pouco frequente pode causar ITU, o que pode exacerbar a incontinência.

Embora a maioria dos sintomas miccionais seja consequência dos hábitos de micção, uma fisiopatologia mais grave pode se manifestar com queixas semelhantes. Depois da obtenção de uma história cuidadosa, quaisquer preocupações a respeito de uma etiologia estrutural para disfunção miccional devem ser investigadas. A perda contínua de urina associada a micções normais **em uma menina deve provocar suspeitas de um ureter ectópico. Sintomas sugestivos de dissinergia detrusor-esfíncter (p. ex., dificuldade em esvaziar a bexiga, hesitação urinária, jato urinário lento ou fraco, urgência e/ou alta frequência miccional, gotejamento de urina após o término da micção) podem sinalizar disrafismo espinhal oculto. Retenção urinária e estrangúria podem ser causadas por válvulas de uretra posterior (VUP) ou estenose uretral em um menino, ou uma massa na bexiga, tal como rabdomiossarcoma, em meninos e meninas. Estrangúria e retenção urinária devem ser alertas vermelhos para o médico se aprofundar na etiologia dos sintomas.** Depois de um exame focado na busca por epispadias, disrafismo espinhal ou fraqueza das extremidades inferiores, uma urofluxometria, medida de volume residual pós-miccional e ultrassonografia costumam ser os primeiros passos adequados na avaliação de disfunção miccional e na investigação de anomalias estruturais potenciais. Testes adicionais podem incluir uma uretrocistografia miccional (UCM), uretrografia retrógrada, RM ou ultrassonografia da medula espinhal e avaliação urodinâmica.

Infecção do Trato Urinário

ITUs febris em recém-nascidos são tratadas de maneira emergencial porque os recém-nascidos são particularmente suscetíveis a danos renais significativos caso a infecção não seja tratada rapidamente. Essas crianças necessitam o quanto antes de antibióticos intravenosos, imediatamente após a obtenção de uma cultura de urina, pois apresentam elevada prevalência de bacteremia concomitante (10% a 22%) (Pitteti e Choi, 2002). Demonstrou-se que o tratamento antibiótico adequado administrado sem demora reduziu a incidência de cicatrizes renais (Ransley e Risdon, 1981; Hiraoka et al., 2003), mas alguns autores sugerem que essa diminuição da incidência de cicatrizes reflete uma diminuição da probabilidade de envolvimento renal em vez de uma verdadeira prevenção da formação de cicatrizes (Doganis et al., 2007).

ITUs febris em crianças mais velhas, depois da fase perinatal, também devem ser tratadas rapidamente. Crianças de todas as idades com uma ITU grave podem estar sujeitas a cicatriz renal (Ransley e Risdon, 1981; van der Voort et al., 1997) e devem ser examinadas dentro de 24 horas ou antes. Casos pediátricos não neonatais com ITU afebril devem ser examinados de maneira semiurgente. Na prática, muitos desses pacientes são examinados pelo seu pediatra e acompanhados por um urologista pediátrico. Quase todas as crianças com ITU comprovada por cultura devem ser avaliadas inicialmente com ultrassonografia, ao passo que o papel de uma avaliação posterior com UCM ou cintilografias renais continua a ser investigado.

A avaliação de ITU é concluída de acordo com a conveniência dos pais, após o tratamento da infecção inicial. Na maioria dos casos, estudos radiológicos após uma ITU em uma criança incluem um ultrassom renal e da bexiga em busca de hidronefrose ou alterações na bexiga que podem estar associadas a obstrução e uma UCM para detecção de refluxo vesicoureteral (RVU). No entanto, um número substancial de defeitos corticais em uma cintilografia com ácido dimercaptossuccínico (DMSA) marcado com tecnécio 99m (^{99m}Tc) ocorre na ausência de refluxo identificável (62% a 82%) (Majd e Rushton, 1992; Benador et al., 1997; Ditchfield e Nadel, 1998; Biggi et al, 2001; Ditchfield et al., 2002). Esse achado levou a uma reavaliação do papel da UCM como investigação inicial em uma criança com uma ITU. **Crianças com menos de 6 meses de idade e crianças do sexo masculino não circuncidadas têm um risco aumentado de ITU recorrente** (Shim et al., 2009).

No presente momento, a investigação adequada para uma ITU febril é incerta. A diretriz de prática clínica da American Academy of Pediatrics visa melhorar o diagnóstico clínico de ITU em crianças entre 2 meses a 2 anos de idade (American Academy of Pediatrics, 2011). Ela tenta racionalizar o uso de antibióticos na ITU pediátrica e não recomenda uma UCM para uma primeira ITU febril com um ultrassom normal. No entanto, a diretriz baseou conclusões em dados limitados e com falhas que têm um âmbito muito estreito de aplicabilidade. É necessário um acompanhamento muito cuidadoso de pacientes tratados com base no protocolo da diretriz de prática clínica da American Academy of Pediatrics para avaliar o cumprimento da diretriz pelo paciente e pelo médico e avaliar melhor o impacto clínico em termos de incidência populacional de pielonefrite aguda e danos renais.

Hematúria

Uma abordagem prática para a avaliação de hematúria em crianças é apresentada no Capítulo 123 (*disponível exclusivamente on-line em inglês no site www.expertconsult.com*). Micro-hematúria isolada é muito comum e costuma ser autolimitada, sem um sinal de doença subjacente (Vehaskari et al., 1979; Hogg, 2009). **A maioria das crianças com hematúria microscópica é avaliada e a origem da hematúria nunca é identificada** (Diven e Travis, 2000). **A etiologia de micro-hematúria assintomática e da hematúria macroscópica em crianças identificada com mais frequência é a hipercalciúria** (Bergstein et al., 2005; Parekh et al., 2002). Hematúria microscópica na ausência de outros sintomas não é uma emergência em crianças.

A hematúria macroscópica em crianças é menos comum do que a hematúria microscópica, com uma prevalência estimada de 1,3 por 1.000 (Ingelfinger et al., 1977). Os diagnósticos mais comuns são ITU (26%), irritação perineal (11%), trauma (7%), estenose do meato com ulceração (7%), anormalidades da coagulação (3%) e cálculos no trato urinário (2%). As causas glomerulares mais comuns de hematúria macroscópica em crianças são glomerulonefrite pós-estreptocócica e nefropatia por IgA. Uma história prévia de dor de garganta, piodermite, edema ou cilindros hemáticos sugerem glomerulonefrite. Nefropatia por IgA pode causar hematúria macroscópica recorrente com dor abdominal ou no flanco e pode ser precedida por uma infecção do trato respiratório superior (Meyers, 2004). Infecção por adenovírus, hipercalciúria e hiperuricosúria são outras fontes a serem consideradas. Um ultrassom renal e da bexiga costuma ser realizado em busca de hematúria macroscópica, embora raramente identifique uma causa para os sintomas (Fernbach, 1992). Em contraste com pacientes adultos, o exame cistoscópico em crianças raramente revela uma causa de hematúria, mas deve ser realizado quando há suspeita de doença da bexiga.

Hematúria macroscópica em um recém-nascido é uma emergência porque pode indicar trombose da veia renal ou da artéria renal. Ambas as condições podem ser fatais. Trombose da veia renal possui uma incidência de 2 a 5 por 100.000 nascimentos, afeta duas vezes mais meninos do que meninas, e tem uma predominância do lado esquerdo. A tríade clínica histórica inclui hematúria (50%), massa abdominal (41%) e trombocitopenia (29%), com 13% dos pacientes se apresentarem com todos os três achados. Condições clínicas preexistentes associadas a trombose da veia renal incluem desidratação, sepse, asfixia ao nascer, defeitos venosos congênitos, policitemia, diabetes gestacional, parto traumático, cateter venoso umbilical de demora e prematuridade. Bebês afetados necessitam de reanimação com fluidos intravenosos e, às vezes, terapia anticoagulante ou antitrombótica (Kuhle et al., 2004; Chang et al., 2007). A trombose da artéria renal ocorre principalmente após a cateterização da artéria umbilical ou da artéria femoral; em bebês de mães diabéticas; e, em alguns casos de desidratação grave, hemoconcentração, coagulopatia ou vasculite. O tratamento inicial envolve a retirada do cateter e hidratação. Ambas as entidades podem ser diagnosticadas com ultrassonografia renal com Doppler (Martin et al., 1988). **Hematúria macroscópica após o período neonatal, embora não apresente risco de morte, deve ser avaliada sem demora.** Em muitas crianças há uma origem fácil de reconhecer, tais como ITU, prolapso uretral, trauma e estenose do meato com ulceração, anormalidades da coagulação ou cálculos do trato urinário. Origens menos óbvias incluem nefrite aguda, obstrução da junção ureteropélvica (JUP), cistite cística, epididimite ou tumor (Diven e Travis, 2000; Meyers, 2004). Da mesma forma como em pacientes adultos, uma história completa, incluindo uma descrição específica da cor da urina, da presença de coágulos e momento da hematúria, tais como hematúria terminal ou hematúria no início da micção, deve facilitar o processo de diagnóstico. Uma história dirigida deve incluir medicamentos, hábitos de exercício, propensão para diátese hemorrágica e uma história de viagem a fim de descartar a exposição a doenças infecciosas como esquistossomose ou tuberculose.

Trauma Renal

O paciente pediátrico vítima de trauma costuma se apresentar à emergência e ser examinado pelas equipes de medicina de emergência e trauma, muitas vezes com a ajuda do serviço de urologia. Trauma fechado é o principal mecanismo de trauma renal grave (Mohamed et al., 2010). O rim em crianças é particularmente suscetível a trauma por causa do limitado tecido adiposo visceral, limitada proteção da parede do tórax, tamanho renal relativamente aumentado e aumento da mobilidade do rim com relação ao adulto (Brown et al., 1998). Uma história completa incluindo o mecanismo de lesão deve ser obtida do paciente ou observadores. Dados epidemiológicos mostram que a maioria das lesões renais resulta de acidentes com veículos automotivos; quedas; ou atividades de alta velocidade, tais como trenó, esqui, acidentes com veículos para todos os tipos de terreno e skate (Margenthaler et al., 2002; Rogers et al., 2004). Lesões resultantes desses tipos de acidentes devem alertar o médico sobre potencial dano renal. A história deve incluir quaisquer anomalias renais congênitas, tais como a obstrução da JUP, rim único ou ectopia renal. Por fim, lesões associadas devem ser avaliadas. Qualquer caso de lesão abdominal em uma criança pequena sem uma história prévia de trauma fechado acidental deve ser avaliado por suspeita de abuso físico (Barnes et al., 2005).

Trauma renal fechado representa uma emergência urológica que requer atenção imediata, mas não costuma exigir intervenção operatória. O tratamento conservador das lesões renais por trauma fechado de alto grau tem sido descrito com sucesso em crianças. O trauma fechado responde por 89% dos traumas renais pediátricos, com uma taxa de exploração renal menor que 2%. Das lesões renais de grau IV, 41% foram tratadas com sucesso sem operação com base no estadiamento por TC em crianças hemodinamicamente estáveis, com uma taxa de recuperação renal geral acima de 99% (Buckley e McAninch, 2004). Uma série consecutiva de 101 pacientes com lesão renal fechada do The Children's Hospital of Philadelphia mostrou que uma estratégia de tratamento não cirúrgico foi vantajosa e bem-sucedida em 95% das lesões renais pediátricas por força bruta (Nance et al., 2004). Trauma penetrante representa os restantes 11% das lesões renais com uma taxa de exploração renal de 76%.

Crianças com lesões de alto grau, tais como avulsão vascular significativa ou amplo extravasamento urinário, especialmente na configuração de rupturas da JUP, correm o risco de insucesso do tratamento conservador (Henderson et al., 2007). Esses pacientes justificam uma observação urológica cuidadosa e exames repetitivos. Recomendamos o tratamento conservador, reconhecendo que uma avaliação completa é necessária para determinar com precisão quais pacientes requerem intervenção adicional.

Genitália Ambígua

Crianças com genitália ambígua necessitam de avaliação imediata. Muitas crianças requerem transferência direta para um hospital de referência. **Uma vez que a HAC pode resultar em perda de sal, o que pode ser fatal, crianças com genitália ambígua devem ser rapidamente avaliadas e estabilizadas** (Forest, 2004). **Se houver suspeita de HAC, a criança não deve ser liberada do berçário para casa antes que os testes apropriados estejam completos.** Em alguns casos, uma menina genotípica recém-nascida com HAC pode ser incorretamente identificada como um recém-nascido do sexo masculino. O diagnóstico correto deve ser feito o quanto antes a fim de estabelecer o sexo adequado de criação. Lactentes com genitália ambígua também podem apresentar outras síndromes e podem necessitar de avaliação adicional (Tabelas 125-2 e 125-3 *disponíveis exclusivamente on-line em inglês no site www.expertconsult.com*). A história de um cariótipo discordante proveniente de uma amniocentese e fenótipo da criança deve motivar uma avaliação. Os pais devem ser questionados sobre uma história familiar de infertilidade, amenorreia e mortalidade infantil. Uma avaliação completa das crianças com genitália ambígua deve incluir avaliações da urologia, endocrinologia, genética e psicologia. Para o diagnóstico diferencial e propósitos de tratamento, o achado físico mais importante é a presença de uma ou duas gônadas. Se não há gônadas palpáveis, todas as categorias de distúrbios do desenvolvimento sexual (DDS) são possíveis. Desses, o DDS 46,XX é o observado com mais frequência, seguido de 45,X/46,XY. Uma gônada palpável é altamente sugestiva de um testículo ou, raramente, um ovotestis, pois ovários e gônadas em fita não descem. Se uma gônada for palpável, o DDS 46,XX é o menos provável, enquanto 45,X/46,XY, DDS ovotesticular e 46,XY permanecem possibilidades. Se duas gônadas forem palpáveis, 46,XY e, raramente, DDS ovotesticular são os diagnósticos mais prováveis.

No período neonatal imediato, todos os pacientes necessitam de um cariótipo e avaliação laboratorial por eletrólitos séricos, 17 hidroxiprogesterona (17-OH), testosterona, hormônio luteinizante, hormônio folículo estimulante e urinálise. Estudos cromossômicos provenientes de uma amniocentese não dispensam um cariótipo pós-natal. Quando o cariótipo é determinado, a análise sérica ajuda a restringir o diagnóstico diferencial. Se o nível de 17-OH progesterona estiver elevado, pode ser feito o diagnóstico de HAC. A determinação dos níveis de 11-desoxicortisol e desoxicorticosterona pode ajudar a distinguir entre deficiências de 21-hidroxilase e 11 β-hidroxilase. Se os níveis estiverem elevados, pode ser feito um diagnóstico de deficiência de 11 β-hidroxilase, enquanto níveis baixos confirmam deficiência de 21-hidroxilase. Se o nível de 17-OH progesterona estiver normal, relação testosterona/dihidrotestosterona, juntamente com precursores de androgênios antes e depois da estimulação com gonadotrofina coriônica humana (hCG), ajuda a elucidar a etiologia do DDS 46,XY. Uma proporção testosterona/dihidrotestosterona maior que 20 é sugestiva de deficiência de 5α-redutase. Os níveis séricos de hormônio anti-Mülleriano (ou substância inibidora mülleriana) e inibina B também podem ser medidos no período pós-natal imediato a fim de documentar a existência de tecido testicular normal. Um nível imensurável de hormônio anti-Mülleriano ou ausência de resposta à hCG combinados com níveis elevados de hormônio luteinizante e de hormônio folículo estimulante é consistente com anorquia. Nos primeiros 60 a 90 dias de vida, ocorre um aumento fisiológico de gonadotrofinas e o consequente aumento do nível de testosterona e seus precursores. Durante esse específico período de tempo, a estimulação com hCG para avaliação de androgênios pode ser protelada. O exame da genitália interna pode ser obtido utilizando-se várias modalidades, incluindo ultrassonografia abdominal e pélvica, RM, fluoroscopia, endoscopia e laparoscopia. Uma ultrassonografia deve ser o primeiro exame radiológico realizado, pois é não invasivo, rápido e barato.

Hidronefrose Pré-natal

Em recém-nascidos com hidronefrose detectada no período pré-natal e uma bexiga normal, a avaliação pós-natal da hidronefrose começa nos primeiros dias de vida. As famílias costumam estar preocupadas com o diagnóstico e ansiosas para estabelecer um plano de tratamento. Para a maioria dos lactentes, a avaliação pós-natal pode ser agendada quando for mais conveniente para a família. Essa classificação inclui crianças com uma história de hidronefrose pré-natal sem suspeita de obstrução da saída da bexiga com base na ultrassonografia pós-natal.

Além disso, a ultrassonografia não deve mostrar hidronefrose bilateral grave, rim único ou um espessamento da parede da bexiga, e a criança deve estar crescendo normalmente.

A história pós-natal também deve incluir o sexo da criança, a lateralidade da hidronefrose, o nível de obstrução (p. ex., JUP, junção ureterovesical, uretra), idade gestacional de início, história de oligo-hidrâmnio e quaisquer outras anomalias associadas. Acesso aos registros pré-natais e ultrassonografias fetais é extremamente útil. Testes adicionais a serem programados incluem uma repetição da ultrassonografia e, possivelmente, uma UCM (para pesquisar RVU ou VUP) ou uma cintilografia renal com estímulo diurético com mercaptoacetiltriglicina (MAG3) marcada com ^{99m}Tc (para a função renal e drenagem). A maioria dos recém-nascidos é mantida na profilaxia com amoxicilina até essa avaliação pós-natal ser concluída. O diagnóstico diferencial para hidronefrose pré-natal costuma incluir obstrução da JUP, RVU, ureter ectópico, ureterocele, megaureter (obstrução da junção ureterovesical), rim multicístico displásico, VUP, síndrome de Prune-Belly ("abdome em ameixa seca") (SPB) e síndrome da megabexiga e microcólon.

Certas condições necessitam de intervenção mais imediata, em especial quando há obstrução da saída da bexiga. Se houver suspeita de VUP, a bexiga deve ser drenada com um tubo de alimentação (cateter sem balão) e uma UCM deve ser realizada em um intervalo adequado. Por outro lado, caso haja suspeita de SPB, deve-se evitar, se possível, a cateterização uretral a fim de minimizar o risco de infecção do trato urinário. Além disso, uma ureterocele pode obstruir a saída da bexiga e resultar em dilatação do trato superior bilateral. Essa situação pode ser melhorada com a colocação de um cateter urinário de demora.

Um número crescente de **mulheres grávidas de um feto com hidronefrose buscam uma avaliação pré-natal com o urologista. Essas consultas são agendadas dentro de uma semana a partir do momento do encaminhamento, a menos que existam as seguintes condições: (1) Há hidronefrose bilateral ou hidronefrose em um único rim, (2) há oligo-hidrâmnio e (3) há evidência de significativa doença renal cística em um feto com menos de 22 semanas de idade gestacional. Nesses casos, prefere-se uma consulta mais rápida.** Após discussão com um obstetra especializado em gravidez de alto risco, a intervenção fetal pode ser indicada em alguns casos de oligo-hidrâmnio, obstrução da saída da bexiga com preservação de função renal adequada.

Anomalias Congênitas em Recém-nascidos

Pacientes com grandes defeitos abdominais, tais como extrofia clássica da cloaca ou da bexiga, requerem admissão direta na unidade de cuidados intensivos neonatais para estabilização e planejamento cirúrgico. Em muitos casos, uma equipe é montada e fornece cuidados ortopédicos, de cirurgia geral e urológicos durante a cirurgia (Jeffs, 1978; Lattimer et al., 1979; Gearhart, 1999). Os pacientes com ânus imperfurado e variantes, tais como uma anomalia da cloaca, necessitam de descompressão inicial do trato intestinal, geralmente dentro das primeiras 24 a 48 horas (Chen, 1999). No momento da colostomia, o urologista pode examinar o períneo e realizar endoscopia para melhor avaliar as anomalias urinárias. Os procedimentos para corrigir esses grandes defeitos devem ser planejados por cirurgiões que estão familiarizados com os riscos potenciais e complicações associados à reconstrução da uretra, vagina e cólon. A equipe de anestesia e neonatólogos deve ter experiência no tratamento das complexas alterações metabólicas que podem ocorrer em crianças que ficam sob anestesia por longos períodos e exigem cuidados pós-operatórios críticos.

Espinha bífida é o defeito congênito mais comum do sistema nervoso central, afetando cerca de 1.500 crianças nascidas a cada ano nos Estados Unidos. **Para muitos recém-nascidos com disrafismos espinhais, o diagnóstico é feito no útero e pode-se oferecer reparação fetal** (Adzick et al., 2011). A avaliação e acompanhamento de recém-nascidos com um reparo fetal são semelhantes à avaliação e acompanhamento de recém-nascidos que não forem submetidos a reparo fetal. A maioria dessas crianças não sofre retenção urinária de início, mas muitas desenvolvem choque espinhal depois da neurocirurgia no período neonatal e apresentam um breve período de incontinência urinária por transbordamento. Uma ultrassonografia de base dos rins e da bexiga é realizada o mais cedo possível após o fechamento do defeito espinhal a fim de verificar a existência de indícios de anormalidades

do trato superior ou da bexiga. Uma investigação urodinâmica inicial é realizada após a resolução do choque espinhal para assegurar que as pressões de armazenamento da bexiga não estão excessivas (Bauer, 1998; Adzick et al., 2011). Crianças de alto risco (crianças com uma pressão de perda – *leaking point pressure*, LPP – > 40 cm H$_2$O ou dissinergia detrusor-esfincteriana) são submetidas a terapia anticolinérgica e cateterismo intermitente (Snodgrass e Adams, 2004). Crianças com achados urodinâmicos normais necessitam de acompanhamento cuidadoso em razão do risco de subsequente deterioração neurourológica devido a medula espinhal presa (Tarcan et al., 2001).

> **PONTOS-CHAVE: QUEIXA PRINCIPAL E HISTÓRIA DA DOENÇA ATUAL**
>
> - Diagnósticos pediátricos devem ser separados nas seguintes categorias: emergência, urgência, urgência relativa e rotina.
> - Dor escrotal aguda deve ser avaliada em caráter de urgência em razão do risco de torção do cordão espermático, independentemente da idade.
> - Recém-nascidos com hidronefroses bilaterais ou hidronefrose em um rim único devem ser avaliados imediatamente após o nascimento no berçário.
> - Se houver suspeita de HAC, a avaliação deve ser concluída antes da alta hospitalar.
> - Se houver suspeita de abuso sexual, a equipe especializada em abuso sexual deve ser imediatamente consultada e devem-se iniciar as intervenções apropriadas.

HISTÓRIA MÉDICA E CIRÚRGICA PRÉVIA

A história médica e cirúrgica prévia é sempre pertinente à história atual do paciente e muitas vezes fornece informações reveladoras sobre a presente condição. Muitas síndromes pediátricas congênitas incluem anomalias urológicas (consultar Tabelas 125-2 e 125-3 *disponíveis exclusivamente on-line em inglês no site www.expertconsult.com*), e o urologista pediátrico deve estar ciente dessas associações. Além disso, uma avaliação do progresso do desenvolvimento da criança pode ser relevante para seu desenvolvimento urológico, especialmente no contexto do treinamento de toalete e incontinência. Um resumo dos marcos de desenvolvimento é fornecido na Tabela 125-4.

Outras condições pediátricas afetam o momento da intervenção cirúrgica e afetam o nível de risco da anestesia. Em crianças saudáveis, uma história recente de doença respiratória ou doença reativa das vias aéreas aumenta o risco de anestesia geral (Schreiner et al., 1996; Parnis et al., 2001). Crianças prematuras também estão sob risco elevado de complicações anestésicas e apneia pós-operatória. Como resultado, muitas dessas crianças necessitam de supervisão cardiopulmonar pós-operatória. Recém-nascidos com uma história de apneia encontram-se sob o maior risco (Murphy et al., 2008). Outras crianças apresentam anomalias cardíacas graves e podem se beneficiar de um anestesiologista pediátrico com experiência em doenças cardiovasculares. Apesar de a equipe de anestesiologia pediátrica avaliar a criança em relação ao risco anestésico, o urologista pediátrico também deve estar ciente dessas condições. Por fim, todas as discrasias hemorrágicas, tais como a doença de von Willebrand, devem ser avaliadas por um hematologista pediátrico antes da cirurgia.

MEDICAMENTOS E ALERGIAS EM PACIENTES PEDIÁTRICOS

Os medicamentos costumam ser dosados com base no peso (p. ex., miligramas por quilograma). O peso exato dos pacientes pediátricos deve ser obtido antes da prescrição da maioria dos medicamentos. Além disso, muitos medicamentos adultos são contraindicados para crianças e as diretrizes pediátricas devem ser consultadas. Por exemplo, a aspirina tem sido associada à síndrome de Reye em crianças e adolescentes e não é recomendada para o tratamento de febre em crianças. O acetaminofeno (10 a 15 mg/kg a cada 4 horas) ou o ibuprofeno (5 a 10 mg/kg a cada 6 horas) não estão associados a efeitos adversos significativos. No entanto, doses excessivas de acetaminofeno podem causar insuficiência hepática. O sulfametoxazol-trimetoprima é con-

TABELA 125-4 Marcos de Desenvolvimento

IDADE (MESES)	COORDENAÇÃO MOTORA GROSSA	COORDENAÇÃO MOTORA FINA	HABILIDADES SOCIAIS	LINGUAGEM
3	Suporta o peso sobre os antebraços	Abre as mãos espontaneamente	Sorri adequadamente	Murmura, ri
6	Senta-se momentaneamente	Transfere objetos	Demonstra aprovação e reprovação	Balbucia
9	Tenta se colocar de pé	Movimento de pinça para pegar coisas	Brinca de "achou!" e bate palmas	Imita sons
12	Anda de mãos dadas com um adulto	Solta um objeto quando solicitado	Vem quando chamado	1-2 palavras compreensíveis
18	Sobe escadas com ajuda	Come com colher	Imita ações de outros	Pelo menos 6 palavras
24	Corre	Constrói uma torre com 6 blocos	Brinca com outros	Frases com 2 a 3 palavras

De Haslam RHA. Neurological examination. In: Behrman R, Kliegman R, Jenson H, editors. Nelson textbook of pediatrics. 16th ed. Philadelphia: Saunders; 2000.

traindicado em recém-nascidos prematuros e em crianças nascidas a termo com menos de 2 a 3 meses de idade em razão do risco de querníctero. Medicamentos à base de sulfonamida podem ser iniciados depois dos 2 a 3 meses de idade (Fefer e Ellsworth, 2006).

Alergias devem ser registradas para todos os pacientes e estar claramente documentadas. Entre os pacientes pediátricos com problemas urológicos, as crianças com mielomeningocele e as crianças com um número elevado de operações e/ou cirurgias no período neonatal estão sob maior risco de alergia ao látex, e precauções específicas devem ser instituídas nesses doentes (Pires et al., 2002).

PONTOS-CHAVE: HISTÓRIA MÉDICA E CIRÚRGICA PRÉVIA E REMÉDIOS E ALERGIAS EM PACIENTES PEDIÁTRICOS

- Anomalias urológicas congênitas estão muitas vezes associadas a síndromes conhecidas e o urologista pediátrico deve estar ciente de condições simultâneas.
- Condições pulmonares pediátricas têm um impacto direto sobre o risco de anestesia e devem ser avaliadas antes da intervenção cirúrgica.
- A aspirina está associada à síndrome de Reye e deve ser evitada em crianças.
- Pacientes com mielomeningocele estão sob maior risco de sensibilidade ao látex e precauções contra o látex devem ser utilizadas.

EXAME UROLÓGICO PEDIÁTRICO

Exame Geral

Na maioria dos casos, o médico de cuidados primários identificou um problema que requer avaliação por um urologista pediátrico. No entanto, uma vez que podem coexistir outros processos, o urologista deve estar alerta para indícios de doenças em outros sistemas orgânicos. Embora poucas crianças estejam gravemente doentes quando avaliadas no consultório do urologista, é importante desenvolver as habilidades para reconhecer um bebê ou criança que necessite de hospitalização. A capacidade de determinar quando um lactente requer uma admissão hospitalar é particularmente importante porque a reserva metabólica é menos abundante em um recém-nascido (Park, 2000). Ao tentar determinar a gravidade da doença, em especial em um bebê ou criança pequena, a observação da criança e uma história cuidadosa obtida dos pais pode ser mais importante do que os sinais vitais ou o exame físico. A cor da criança (pálida ou cianótica), nível de atenção, resposta ao reconforto dos pais e qualidade da interação com o examinador e a quantidade de lágrimas ao chorar podem fornecer informações consideráveis sobre o estado mental e o nível de hidratação. Se a resposta da criança em quaisquer dessas áreas sugerir uma doença grave, ela deve ser transferida para a emergência, onde uma reanimação adequada pode ser realizada enquanto a avaliação diagnóstica continua. No ambiente do departamento de emergência, um exame geral e urológico completo deve ser realizado pela equipe médica avaliadora. Pacientes com instabilidade hemodinâmica devem ser atendidos emergencialmente.

No consultório, os sinais vitais devem ser anotados para cada novo paciente. Para crianças com uma história de anomalias renais ou RVU, os sinais vitais devem ser anotados em todas as consultas subsequentes. Uma vez que **a pressão arterial e a frequência cardíaca mudam em função da idade**, valores de referência para pressão arterial e frequência cardíaca para meninos e meninas devem ser afixados na clínica próximo ao local onde os sinais vitais são medidos (Bernstein, 2000). Os assistentes que aferem a pressão arterial devem estar cientes da variação com a idade e devem notificar a equipe sobre leituras de pressão arterial superiores ao percentil 90. Ao entrar no quarto, o médico pode se dirigir tanto à criança quanto aos pais, a fim de incentivar a criança a participar no processo do exame. O exame físico em crianças pequenas pode ser um desafio e o médico deve tentar criar um ambiente favorável. Examinar uma criança no colo de sua mãe pode ser útil para confortar uma criança assustada. Além disso, sentar ou ajoelhar perto de uma criança facilita a interação no nível da criança.

Exame do Abdome e dos Flancos

Ao examinar o abdome, a outra mão do examinador deve ser posicionada atrás do flanco, para ajudar a palpar o rim em ambos os lados. Se o abdome for maleável, o tamanho e localização aproximados de cada rim podem ser determinados à palpação profunda. Deve-se fazer uma tentativa de sentir a borda do fígado, baço e cólon, em especial o cólon descendente. No recém-nascido, o fígado pode ser palpável, às vezes 2 cm abaixo das costelas do lado esquerdo. Ao examinar o quadrante inferior esquerdo, deve-se fazer uma estimativa do volume de fezes no cólon descendente. Em lactentes, uma grande quantidade de gás pode estar presente no interior do trato gastrointestinal. A parede abdominal costuma ser delgada, especialmente em crianças prematuras. Um exame abdominal pode ser realizado em uma criança que chora durante a inspiração quando os músculos abdominais anteriores estão relaxados. A separação dos músculos retos e hérnias umbilicais são comuns em recém-nascidos. A parede abdominal é frouxa e protuberante em meninos com SPB. Por vezes, crianças com outros tipos de obstrução da saída da bexiga ou hidronefrose pré-natal grave também apresentam considerável frouxidão dos músculos abdominais. O abdome deve ser inspecionado em busca de outras anomalias, tais como hérnia ventral, deformidade da caixa torácica (abaulamento das costelas), vazamento, massa ou hérnia umbilical. Massas incomuns devem ser investigadas imediatamente com ultrassonografia.

Doença **renal é a causa de dois terços das massas abdominais neonatais** (Pinto e Guignard, 1995). **As massas abdominais císticas incluem hidronefrose; rim multicístico displásico; hemorragia adrenal; hidrometrocolpos; duplicação intestinal; cistos no colédoco, ovário, omento ou pâncreas. Massas sólidas incluem neuroblastoma,** nefroma mesoblástico congênito, hepatoblastoma e teratoma. Uma massa sólida no flanco pode ser consequência de trombose venosa renal, que se torna aparente com sinais de hematúria, hipertensão e trombocitopenia. Em recém-nascidos, a transiluminação do abdome pode ajudar a distinguir entre lesões císticas e sólidas.

Distensão abdominal ao nascer ou logo depois sugere obstrução ou perfuração do trato gastrintestinal muitas vezes devido a íleo meconial. Distensão posterior sugere obstrução intestinal, sepse ou peritonite. Defeitos da parede abdominal podem estar presentes através do umbigo (onfalocele) ou lateralmente a ele (gastrosquise). As onfaloceles estão associadas a outras anomalias e síndromes, tais como a síndrome de Beckwith-Wiedemann, gêmeos conjugados, trissomia do 18, meningomielocele e ânus imperfurado (Hassink et al., 1996; Chen et al., 1997; Kallen et al., 2000). Na extrofia da bexiga, a parede posterior da bexiga é visível através de um defeito na linha média na parede abdominal, e percebe-se uma diástase púbica. Além disso, há presença de um clitóris duplicado ou epispádia. Na extrofia da cloaca, uma onfalocele encontra-se acima da placa cecal e metades laterais da bexiga, com íleo prolapsado tipicamente na linha média. Um clitóris ou pênis duplicado, ânus imperfurado e anomalias espinhais também estão presentes.

Muitos pacientes que se apresentam com trauma renal fechado têm lesões extrarrenais associadas, tais como lesões de outros órgãos sólidos, pneumotórax, fraturas pélvicas e lesões da bexiga ou da uretra, e um exame físico completo é essencial (Margenthaler et al., 2002; Mohamed et al., 2010). Durante um exame de trauma renal, a urina deve ser avaliada para hematúria macroscópica. A inserção de um cateter uretral deve ser adiada no caso de hematúria macroscópica até que o trato urinário inferior seja avaliado pela equipe de urologia.

Exame Genital

Exame Escrotal

O paciente deve ser examinado em uma sala quente na posição supina com o quadril abduzido, o joelho fletido e as solas dos pés apostas (*frog-leg position*) e também com ambas as pernas estendidas. Para iniciar o exame escrotal, o canal inguinal deve ser inspecionado em cada lado em busca de sinais de assimetria ou massas. A mão não dominante do examinador fecha o anel inguinal interno (Fig. 125-2). Essa manobra impede que um testículo intracanalicular migre para o abdome. O canal inguinal é palpado a fim de identificar um volume ou massa sugestivos de uma hérnia ou hidrocele do cordão espermático. O examinador pode sentir um sinal de "luva de seda" (sensação de esfregar dois pedaços de seda juntos ao palpar delicadamente o cordão contra o tubérculo púbico com um único dedo) sugestivo de um processo vaginal patente espessado que pode estar presente caso uma hérnia seja intermitente. A mão dominante do examinador desce para a área escrotal e o testículo é palpado. É importante determinar o tamanho, a localização e a textura de ambas as gônadas, considerando a anatomia do testículo, do epidídimo e dos canais deferentes, se palpáveis. O testículo não descido pode ser encontrado no canal inguinal; na bolsa inguinal superficial; no escroto superior; ou, raramente, nas regiões femoral, perineal ou escrotal contralateral. **Em uma criança com um possível DDS, um exame gonadal simétrico (gônadas palpáveis em cada lado ou impalpável em ambos os lados) sugere uma deficiência global como HAC ou insensibilidade androgênica. Assimetria no exame gonadal sugere um problema localizado, como disgenesia gonadal mista ou DDS ovotesticular.**

O examinador deve observar o desenvolvimento e a pigmentação das dobras labioescrotais juntamente com quaisquer outras anomalias congênitas de outros sistemas do corpo. O tamanho anormal do falo, a posição do meato uretral e o grau de curvatura peniana devem ser descritos, e o número de orifícios perineais deve ser observado. Outro achado crítico no exame físico é a presença de um útero que pode ser palpado pelo exame de toque retal como uma estrutura semelhante a um cordão na linha média anterior. Um exame físico completo também deve ser realizado. A pressão arterial deve ser medida a fim de descartar hipertensão. A presença de hiperpigmentação também deve ser documentada. Características dismórficas indicando manifestações sindrômicas (p. ex., pescoço curto e largo, mamilos amplamente espaçados ou aniridia) devem ser observadas.

O escroto agudamente doloroso deve ser examinado com cuidado a fim de que a verdadeira etiologia seja determinada. Torção testicular pode se manifestar com diversos achados clínicos, mas o testículo envolvido muitas vezes mostra sinais como posição mais alta no hemiescroto, uma orientação transversal, um epidídimo anterior, ausência de reflexo cremastérico e sensibilidade do testículo e epidídimo. Em contraste, a torção do apêndice testicular ou apêndice epididimário resulta com frequência em sensibilidade localizada no pólo superior do testículo ou na cabeça do epidídimo e muitas vezes está associada a uma hidrocele reativa. Além disso, em meninos com pele do escroto delgada, o sinal da "mancha azul" pode ser visto como reflexo de um apêndice necrosado. A epididimite classicamente tem início gradual e não está associada a náuseas ou vômitos (Gatti e Murphy, 2007).

O escroto normal do recém-nascido é relativamente grande. Seu tamanho pode aumentar com o trauma decorrente de parto pélvico ou por uma hidrocele neonatal, que pode ser distinguida da hérnia por meio de palpação e transiluminação, bem como pela ausência de uma massa no canal inguinal. Na ausência de alterações de volume dentro da hidrocele, o processo vaginal não costuma ser patente e a hidrocele neonatal desaparece por volta de 1 ano de idade sem cirurgia. A persistência da hidrocele por mais de 12 a 18 meses, mesmo na ausência de alterações de volume, costuma indicar um processo vaginal patente e é uma indicação para ligadura cirúrgica do processo vaginal e incisão do componente escrotal da hidrocele. Torção testicular extravaginal neonatal também pode ocorrer no período pré-natal, resultando em uma massa firme, aumentada e indolor no hemiescroto, que costuma estar associada a descoloração escura da pele sobrejacente. Um exame de escroto normal ao nascer e posterior desenvolvimento de hemiescroto eritematoso, sensível e edematoso sugere torção testicular extravaginal pós-natal e deve ser tratado imediatamente com intervenção cirúrgica, caso o recém-nascido esteja clinicamente estável.

Testículos retráteis em alguns casos podem ser difíceis de distinguir de um testículo não descido baixo. Colocar a criança em uma posição agachada (posição do receptor, termo referente ao baseball) ou de pernas cruzadas às vezes relaxa o reflexo e facilita a palpação do testículo. Um testículo plenamente descido é diagnosticado se ele puder ser manipulado para a base do escroto e permanecer lá após a liberação, sem tensão. Testículos que parecem presos durante a manipulação e não podem ser deslocados para a base do escroto estão sob risco de se tornarem testículos ascendentes. Se houver dúvida, um segundo exame depois de 6 a 18 meses pode ser útil para distinguir um testículo retrátil de um testículo preso. À medida que a criança cresce, um testículo ascendente ou preso (ambas formas clínicas de testículos criptorquídicos) torna-se cada vez mais difícil de manipular até a porção inferior do escroto (Eardley et al, 1994; Clarnette e Hutson, 1997; Davey, 1997).

Massas escrotais podem ser transiluminadas para determinar se o componente é principalmente líquido, como uma hidrocele tensa, ou sólido, como um tumor testicular. Se uma massa intratesticular firme for palpada, deve-se realizar um exame completo dos gânglios linfáticos a fim de verificar a existência de linfoma, leucemia ou doença metastática. Pacientes com uma massa testicular insensível e sinais de puberdade precoce devem ser avaliados para tumor das células de Leydig ou, mais raro, tumor de células de Sertoli (Agarwal e Palmer, 2006). Cistos

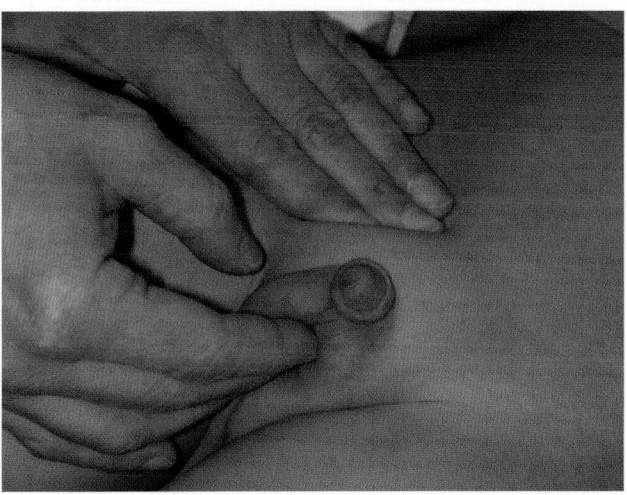

Figura 125-2. **Exame clínico da virilha masculina.**

epididimários e espermatoceles podem se manifestar como massas extratesticulares indolores, mas têm contornos regulares arredondados e estão localizados dentro do epidídimo. Uma ultrassonografia escrotal pode diferenciar melhor esses achados do exame físico.

As varicoceles (varizes da veia espermática interna) quase sempre ocorrem no hemiescroto esquerdo e são bilaterais em cerca de 10% das vezes. As varicoceles devem sempre ser palpadas com o menino de pé e esvaziam-se quando a criança está em posição supina. Sua classificação é a seguinte: grau 1, palpado com Valsalva; grau 2, palpado sem Valsalva; grau 3, visível através da pele sem Valsalva. Se apenas o lado direito estiver envolvido ou se a varicocele não descomprimir quando o menino estiver em posição supina, é possível que um tumor retroperitonial esteja comprimindo a veia.

Exame Peniano

Em um recém-nascido, o prepúcio é aderente à glande. Essas aderências à glande não devem ser separadas e a glande não precisa ser inspecionada, caso os pais não desejem uma circuncisão. As aderências balanoprepuciais costumam se separar antes dos 4 anos de idade, mas podem persistir em alguns meninos por períodos mais longos. **Na ausência de balanite ou ITU, o prepúcio não deve ser retraído, mas deve-se deixá-lo separar naturalmente da glande** (Imamura, 1997). Se houver desenvolvimento de sintomas, corticosteroides tópicos têm sido utilizados com sucesso como uma alternativa à circuncisão em alguns meninos com prepúcio aderente à glande (Chu et al., 1999; Monsour et al., 1999; Orsola et al., 2000; Elmore et al., 2002).

A posição do meato uretral quase nunca é anormal no pênis não circuncidado com um prepúcio circunferencial. Se o prepúcio ventral for curto ou ausente, ou se houver uma curvatura ventral ou dorsal, o menino não deve ser circuncidado no berçário pelo obstetra ou pelo pediatra e deve ser reexaminado o quanto antes pelo urologista a fim de determinar se há necessidade de correção de epispádias ou hipospádias. A presença de uma reentrância na linha mediana da haste peniana ventral deve levar à suspeita de um diagnóstico de hipospádia, apesar de um prepúcio com aparência normal. A gravidade da hipospádia tem como base a posição do meato uretral, a presença ou ausência de curvatura do pênis e o grau de cobertura de pele da haste peniana ventral. Por vezes, quando o prepúcio é puxado para trás antes de uma circuncisão, a uretra distal e meato uretral estão alargados (variante de hipospádias — megameato com prepúcio intacto). Se um megameato for identificado antes da circuncisão em um recém-nascido, a circuncisão deve ser cancelada. O prepúcio pode ser removido no momento da reparação uretral. No entanto, uma vez que há presença de tecido esponjoso normal na superfície ventral do pênis, a reparação da uretra não costuma ser difícil, mesmo depois da realização de uma circuncisão (Duckett e Keating, 1989).

Devem-se medir o comprimento e perímetro do pênis esticado. Se o pênis em uma criança nascida a termo tiver menos de 2 cm, deve-se suspeitar de micropênis; deve-se realizar um cariótipo e o eixo hipotálamo-hipófise-testículo deve ser analisado. **O pênis deve ser examinado em relação ao escroto para verificar indícios de pênis oculto, pênis embutido ou fusão peno-escrotal (pênis palmeado).** Nessas condições, o pênis tem tamanho normal, mas encontra-se embutido ou escondido sob uma proeminente almofada de gordura pubiana; preso por um anel prepucial mais estreito e proximal; ou preso ao escroto. Se a pele da haste peniana estiver encurtada, a correção pode exigir um retalho rotacional de mucosa prepucial para fornecer cobertura adicional para o a superfície ventral do pênis após a liberação anel prepucial apertado. Se uma circuncisão com clampe for realizada em um recém-nascido, muitas vezes é removida muito mais pele da haste peniana do que o indicado, resultando em uma cicatriz e, por vezes, um consequente pênis preso secundário. Se houver invasão do escroto na haste peniana, a circuncisão deve ser adiada até que possa ser realizada manualmente na sala cirúrgica sob anestesia geral, geralmente aos 4 a 6 meses de idade (Casale et al., 1999; Williams et al., 2000).

Exame Perineal Feminino

O exame do períneo em bebês e crianças do sexo feminino deve incluir o exame do meato uretral, introito vaginal e ânus. Uma maneira fácil de analisar o períneo é segurar os grandes lábios suavemente e puxá-los para fora e ligeiramente para o lado (Fig. 125-1). Essa manobra tende a definir melhor as várias dobras perineais e fornecer um exame consistente em quase todos os casos (Redman, 1982). Examina-se o clitóris em busca de indícios de hipertrofia que pode ser sugestiva de DDS. Além disso, uma massa introital deve ser examinada a fim de se verificar o local de origem, lateralidade, simetria e sinais de infecção ou irritação. A colocação de um pequeno tubo de alimentação no meato uretral pode ajudar a distinguir entre uma ureterocele assimétrica prolapsada ou edema circular e congestão associados a prolapso uretral. O cisto dos ductos de Skene têm localização parauretral com uma massa saliente e esbranquiçada superior à vagina e podem se manifestar com sinais de efeitos do estrogênio materno, da mesma forma que hiperplasia mamária e edema do introito vaginal (Soyer et al., 2007). Um hímen imperfurado na infância costuma surgir como uma membrana saliente e branca na linha média.

Em uma adolescente, o exame pode ser realizado na presença da mãe, se a adolescente estiver de acordo. De maneira geral, o exame bimanual em uma adolescente é mais bem executado na sala de operação na posição de litotomia dorsal. No consultório, a menina pode ser examinada em uma posição de "pernas de rã" (frog-leg position). Estender suavemente os grandes lábios para baixo permite a inspeção da área do clitóris e, geralmente, do introito. Examina-se o vestíbulo para verificar quaisquer indícios de corrimento. Tanto o hímen quanto o introito devem ser inspecionados. Um hímen imperfurado pode resultar em hidrometrocolpos e uma massa abdominal inferior. Em meninas mais velhas, um pequeno espéculo pode ser utilizado para examinar o colo do útero e o canal vaginal. A palpação das paredes vaginais e do colo do útero e a análise bimanual do útero completam o exame. Uma manobra de Valsalva pode permitir uma avaliação adequada da área do introito vaginal. Corrimento vaginal pode estar associado a micção vaginal e é particularmente comum em crianças que retêm a urina e em seguida há gotejamento de urina para o interior da vagina. O tratamento da micção disfuncional resulta em uma drenagem vaginal reduzida. Sangramento vaginal em uma menina pré-adolescente pode resultar de corpos estranhos, tais como um chumaço de papel higiênico preso na vagina. Por vezes, outros corpos estranhos inseridos intencional ou acidentalmente podem ser encontrados.

Exame Físico Ampliado

Além do exame abdominal e perineal, um exame das costas deve ser sempre realizado. A parte inferior das costas deve ser examinada em busca de indícios de reentrâncias pré-sacrais ou outros marcadores cutâneos de disrafismos espinhais ocultos. **Uma reentrância pré-sacral "atípica" pode indicar espinha bífida ou cordão preso se a reentrância estiver afastada da linha médica, mais de 2,5 cm a partir da borda anal ao nascer ou mais profunda que 0,5 cm** (Soonawala et al., 1999). Em uma série de 207 recém-nascidos com estigmas cutâneos sacrais e pré-sacrais, verificou-se que 40% dos pacientes com reentrâncias atípicas apresentavam disrafismo espinhal oculto (Kriss e Desai, 1998). Outros marcadores cutâneos que sugerem anormalidades espinhais ocultas incluem lipoma subcutâneo, sinus dérmico, cauda ou um tufo de cabelo localizado (hipertricose) (Fig. 125-3 - *disponível exclusivamente on-line em inglês no site www.expertconsult.com*). Uma combinação de duas ou mais dessas lesões cutâneas congênitas na linha média é o marcador mais forte de disrafismo espinhal oculto (Guggisberg et al., 2004). Recomendamos uma ultrassonografia da coluna lombossacral em um recém-nascido se houver alguma dessas condições (Unsinn et al., 2000; Hughes et al., 2003). No caso de estudos ultrassonográficos ambíguos e em crianças com mais de 6 meses, pedimos uma RM para uma avaliação completa. Uma breve avaliação das extremidades superiores e inferiores e das costas é realizada em busca de indícios de assimetria, discrepância de comprimento ou desalinhamento da coluna.

Se um exame neurológico for indicado, o exame deve começar com a observação da criança no início da consulta. Atrasos no desenvolvimento (Tabela 125-4) muitas vezes são identificados pela simples observação. Faz-se uma anotação a respeito do nível de atenção do paciente pediátrico. Fatores que afetam o nível de atenção de um recém-nascido incluem a hora da última alimentação, temperatura ambiente e idade gestacional. Deve-se suspeitar de uma causa infecciosa ou metabólica subjacente em casos de diminuição do nível de atenção. A identificação de um nível sensorial em associação com uma lesão na medula espinhal pode ser muito difícil em um lactente.

Por vezes, podem-se observar diferenças na cor ou na temperatura, com a pele mais seca e fria abaixo do nível da lesão na medula espinhal. Crianças com idade acima de 4 a 5 anos estão muitas vezes aptas para testes sensoriais detalhados; no entanto, o sucesso depende da criatividade e paciência do examinador. Uma criança com uma lesão baixa na medula espinhal pode apresentar um ânus distendido e ausência de contração do esfíncter anal quando estimulado na região anal por um objeto pontiagudo (reflexo anal). Alterações na função da bexiga, tais como incontinência urinária de início recente, podem indicar uma lesão da medula espinhal.

Muitas vezes, o urologista pode encontrar sinais de doenças não urológicas ou sistêmicas durante o exame físico. Em uma criança, um edema generalizado pode ocorrer com a prematuridade ou hipoproteinemia. Um edema localizado sugere uma malformação congênita do sistema linfático. Quando confinada a uma ou mais extremidades, o edema pode ser um sinal de coarctação de aorta associada à síndrome de Turner. Instabilidade vasomotora e circulação periférica reduzida são reveladas por uma cor vermelha ou púrpura em uma criança que chora. Pode haver presença de petéquias espalhadas pelo couro cabeludo e no rosto da criança depois de um parto difícil. **As manchas "café au lait"** são lesões maculares hiperpigmentadas de maneira uniforme e bem demarcadas, cujos tons variam dentro do nível normal de pigmentação do indivíduo. Elas podem ser marrom-escuras em crianças afro-americanas. Elas podem variar em tamanho e podem ser grandes, cobrindo uma proporção significativa do tronco ou membros. Uma a três lesões são comuns em crianças normais. Aproximadamente 10% das crianças normais têm manchas *café au lait*. Elas podem estar presentes ao nascer ou podem se desenvolver durante a infância. **Se houver cinco ou mais manchas, cada uma com mais de 5 mm de diâmetro, em pacientes pré-púberes ou seis ou mais manchas com mais de 15 mm em crianças pós-púberes, deve-se suspeitar de neurofibromatose tipo 1 (doença de von Recklinghausen).**

Uma cabeça excepcionalmente grande pode ser familiar, mas também pode sugerir hidrocefalia, uma doença de armazenamento, acondroplasia, gigantismo cerebral, síndrome neurocutânea ou um erro inato do metabolismo. Características dismórficas como **epicanto alargado, olhos amplamente espaçados, micrognatia e orelhas de baixa implantação costumam estar associadas a síndromes congênitas e podem sugerir um problema geniturinário.** Orifícios e seios pré-auriculares podem ser resultado de fusão imperfeita dos tubérculos do primeiro e segundo arcos branquiais. Essas anomalias podem ser uni ou bilaterais, podem ser hereditárias, são mais comuns em mulheres e negros e às vezes estão associadas a outras anomalias das orelhas e face. Sinus pré-auriculares estão presentes na displasia brônquio-otorrenal, um transtorno autossômico dominante que consiste na malformação da orelha, fístula branquial, perda de audição e anomalias renais. **A macroglossia pode estar associada à síndrome de Beckwith-Wiedemann, que também inclui hepatoesplenomegalia, nefromegalia e hipoglicemia resultante de hiperplasia das células beta pancreáticas em uma criança grande para a idade gestacional.** Essas crianças estão predispostas a um subconjunto específico de neoplasias da infância, incluindo tumor de Wilms e carcinoma adrenocortical. Pterígio do pescoço em uma criança do sexo feminino sugere linfedema intrauterino na síndrome de Turner, assim como mamilos amplamente espaçados com um tórax em forma de escudo (Stoll e Kliegman, 2000).

A pele, cabelo e unhas devem ser examinados com especial enfoque em problemas congênitos ou metabólicos que podem estar associados a cabelo e unhas quebradiças ou anormais ou secura anormal da pele (consultar Tabelas 125-2 e 125-3 *disponíveis exclusivamente on-line em inglês no site www.expertconsult.com*). Mamilos supranumerários podem ocorrer em uma distribuição unilateral ou bilateral ao longo de uma linha a partir da prega axilar anterior até a área inguinal. Eles são mais comuns em crianças afro-americanas (3,5%) em comparação com crianças brancas (0,6%). Mamilos acessórios podem não apresentar uma auréola associada e podem ser confundidos com nevos congênitos. A associação de mamilos supranumerários com anomalias do trato renal ou urinário é controversa, com opiniões divergentes a respeito da necessidade de avaliação do sistema urinário (Gruta et al., 2001; Ferrara et al., 2009). No presente momento, não há uma diretriz consensual a respeito da recomendação ou não de uma ultrassonografia de rins e bexiga nesses casos.

PONTOS-CHAVE: EXAME UROLÓGICO PEDIÁTRICO

- A doença renal é a causa de dois terços das massas abdominais neonatais.
- A realização de um exame escrotal na posição de pernas cruzadas facilita a palpação dos testículos.
- A pele interior do prepúcio é aderente à glande em crianças e não deve ser retraída à força na ausência de balanite ou ITU.
- A parte inferior das costas deve ser examinada em busca de indícios de marcadores cutâneos sugestivos de disrafismos espinhais ocultos.

AVALIAÇÃO LABORATORIAL PEDIÁTRICA

Amostras de urina podem ser obtidas de muitas maneiras diferentes. Na criança sem treinamento de toalete, uma amostra obtida em saco coletor, embora mais suscetível de contaminação, é a mais fácil e menos invasiva de se obter. A fim de minimizar a contaminação por flora fecal ou cutânea, corta-se um buraco na fralda e o saco coletor é inserido através do orifício na fralda. Os pais são instruídos a observar o saco e, assim que a urina for visualizada (o que pode ser facilmente percebido, pois o saco coletor está visível através do orifício na fralda), o saco deve ser removido. Se a amostra for recolhida no consultório, o saco é imediatamente drenado e a urina é colocada em uma lâmina e enviada para o laboratório para cultura. Utilizando esse método, a contaminação cutânea da amostra de urina é minimizada e evita-se o trauma do cateterismo (Falcao et al., 1999). No entanto, culturas positivas devem ser confirmadas com amostras obtidas por cateterismo para serem confiáveis. Na maioria dos casos, incentivamos a obtenção de amostras por cateterismo em razão da confiabilidade do diagnóstico que elas fornecem.

Crianças mais velhas costumam ser capazes de fornecer uma de urina de jato médio. A maioria dos estudos não conseguiu demonstrar qualquer benefício da limpeza formal do introito antes da obtenção da amostra. Depois que uma amostra de urina de jato médio é colhida, ela é enviada para o laboratório para urinálise e cultura. **Piúria é definida como mais de cinco leucócitos por campo de grande aumento (HPF) para meninas e mais de três leucócitos por HPF para meninos.** Pode ocorrer infecção sem piúria, e, por outro lado, pode haver piúria sem ITU. Dessa forma, a piúria como um achado isolado é mais confirmativa do que diagnóstica para ITU. Exames de nitrato e leucocitoesterase costumam ser positivos na urina infectada. No entanto, se a urina não permaneceu na bexiga por mais de 1 hora, a conversão dos nitratos em nitritos pode não estar completa e a tira reagente pode dar um resultado negativo apesar da presença de bactérias portadoras de urease na bexiga.

Se a cultura produz mais de 100.000 colônias de um único patógeno ou se há 10.000 a 50.000 colônias e a criança é sintomática, é provável que haja ITU. É possível haver infecção com contagens mais baixas quando a urina é obtida por cateter ou aspiração suprapúbica (Ma e Shortliffe, 2004). **Cilindros leucocitários e sedimento urinário sugerem o envolvimento renal,** mas estes são raramente identificados. Se a criança não for sintomática e a urinálise for normal, é improvável que a urina esteja infectada. Hematúria microscópica é comum na cistite bacteriana e viral aguda. Pode haver presença de hematúria macroscópica na cistite viral, mas é menos comum na cistite bacteriana aguda. Se a criança for sintomática, a urinálise é sugestiva de ITU e a cultura produz mais de um organismo ou menos de 100.000 colônias, o médico pode iniciar o tratamento com um antibiótico que seja eficaz com base nas sensibilidades após a repetição da cultura. Se uma segunda cultura cateterizada for negativa, os antibióticos são interrompidos e providencia-se um acompanhamento cuidadoso. Essa abordagem é particularmente importante em lactentes, que podem não demonstrar os sinais e sintomas habituais de infecção que estariam presentes em uma criança mais velha.

A hematúria microscópica é comum em crianças. Uma triagem de rotina no consultório com urinálise para anormalidades urinárias não é mais recomendada. O real momento de início da hematúria microscópica muitas vezes é desconhecido. Normalmente, o primeiro indicador é um teste de urina com tira reagente positiva para sangue. A maioria das tiras pode detectar concentrações de cinco a 10 hemácias intactas por mililitro. Essa concentração corresponde a duas a cinco hemácias por HPF. A interpretação inadequada da leitura da tira reagente, tal como a leitura tardia ou contaminação cruzada de urina a partir de outras tiras quimicamente impregnadas, pode ar em resultados falso-positivos. A tira reagente deve ser imersa profundamente na urina, o excesso de urina deve ser descartado e a tira deve ser lida imediatamente, conforme recomendado. A confirmação de hematúria microscópica após um exame positivo de vareta requer um exame microscópico de urina para a presença de hemácias. Uma hematúria microscópica pode ser definida como mais de 5 hemácias por HPF em ao menos duas das três urinálises por 2 a 3 semanas. A ausência de hemácias na urina com um resultado positivo na tira reagente sugere hemoglobinúria ou mioglobinúria. Uma vareta positiva em uma única amostra com confirmação microscópica deve ser vista como uma indicação para mais testes de urina em vez de diagnóstico, até que a persistência seja confirmada em estudos posteriores.

AVALIAÇÃO RADIOGRÁFICA PEDIÁTRICA

Ultrassonografia

A ultrassonografia dos rins, ureteres e bexiga é uma extensão do exame físico. A ultrassonografia fornece uma avaliação não invasiva que não requer sedação, radiação ionizante ou injeção de agente de contraste e pode ser realizada à beira do leito em crianças gravemente doentes. Além disso, a constituição física das crianças possibilita imagens precisas. Crianças mais velhas ou crianças com anormalidades esqueléticas significativas, tais como cifose ou escoliose grave, muitas vezes necessitam de outros tipos de exames de imagem para avaliar os rins e sistema coletor com precisão. Uma massa palpável dentro do abdome pode ser localizada e diagnosticada com o auxílio da ultrassonografia realizada por um urorradiologista com um interesse em Pediatria. O exame deve avaliar não só o sistema geniturinário, mas também os órgãos adjacentes, tais como as glândulas adrenais, fígado e baço. A ecogenicidade do parênquima hepático e esplênico deve ser utilizada como padrão de comparação para avaliar o parênquima dos rins direito e esquerdo, respectivamente. A ecogenicidade dos rins e das pirâmides medulares renais, a espessura da parede e a configuração do sistema coletor, e a presença ou ausência de caliectasia, pielectasia ou ureterectasia são indicadores importantes de fisiopatologia renal e ureteral (Hulbert et al., 1992). O diâmetro luminal dos ureteres, espessura da parede da bexiga e o volume da bexiga antes e depois da micção devem ser registrados (Palmer, 2006). Se houver presença de hidronefrose ou ureterectasia antes da micção, os rins e ureteres devem ser examinados novamente após a micção. Um ultrassonografista habilitado pode fornecer detalhes anatômicos sobre a inserção dos ureteres e o grau de dilatação do ureter e pode identificar o jato de urina que entra na bexiga (Cvitkovic et al., 2001). A ultrassonografia também pode ser utilizada para medir a urina residual pós-esvaziamento com precisão (Coombes e Millard, 1994). O aumento da espessura da parede da bexiga pode ser sugestivo de obstrução da saída da bexiga decorrente de VUP ou atresia uretral. Trabeculação dentro da bexiga, divertículo da bexiga e duplicação ureteral ou ureterocele são facilmente identificados com ultrassonografia. Crianças que se apresentam com uma ITU febril são avaliadas com ultrassonografia a fim de determinar se há presença de uma anomalia estrutural (Giorgi et al., 2005). A ultrassonografia não pode por si só distinguir a hidronefrose obstrutiva da não obstrutiva, sem estudos comparativos ou história apropriada. Um estudo funcional, tal como uma varredura renal com diuréticos ou urografia por ressonância magnética (RM), costuma ser necessário para o diagnóstico. A ultrassonografia também é sensível na detecção de massas renais sólidas, particularmente massas que medem ao menos 1,5 cm na maior dimensão. Para massas renais menores, os achados ultrassonográficos devem ser considerados preliminarmente e precisam ser confirmados com TC ou RM (Jamis-Dow et al., 1996).

A ultrassonografia também é usada com frequência para examinar o escroto (Diamond et al., 2000) Ela e também pode ser usada para avaliar o fluxo sanguíneo caso haja suspeita de torção do cordão espermático ou para distinguir entre epididimite e torção do apêndice testicular nos casos em que a dor está localizada no pólo superior do testículo. Na situação de dor escrotal aguda, relatou-se que a ultrassonografia com Doppler possui uma sensibilidade de 78,6% e especificidade de 96,9% no diagnóstico de condições escrotais cirúrgicas e não cirúrgicas e substituiu a cintilografia testicular para descartar torção (Blask et al., 2002). No entanto, a ultrassonografia falso-negativa pode ocorrer e deve ser confirmada por um exame físico cuidadoso. Massas escrotais podem ser avaliadas pela ultrassonografia. Além disso, a ultrassonografia pode ser útil na distinção entre hérnia e hidrocele ou na identificação de hidroceles abdominoperineais (Finkelstein et al., 1986). No entanto, habitualmente não se deve realizar ultrassonografia ou outros exames de imagem rotineiramente na avaliação de meninos com criptorquidia, pois esses estudos raramente auxiliam na tomada de decisão. A ultrassonografia é inadequada para uso rotineiro, com sensibilidade e especificidade para localizar testículos não palpáveis de 45% e 78%, respectivamente (Tasian e Copp, 2011).

Quando a ultrassonografia é usada como um teste de primeira linha na suspeita de disrafismo espinhal oculto, o momento ideal para a ultrassonografia espinhal é antes dos 6 meses de idade. A ossificação dos elementos posteriores após 6 meses de idade impede uma janela acústica adequada. A concordância entre a ultrassonografia e a RM é satisfatória, particularmente para a detecção da medula espinhal baixa (90%) (Hughes et al., 2003).

A ultrassonografia também é feita *realizada* durante os cuidados pré-natais de rotina. Os rins e bexiga podem ser visualizados às 15 semanas de gestação. Mais detalhes incluindo a pelve renal e diferenciação corticomedular são detectáveis após 20 semanas de gestação (Sty e Pan, 2006). A hidronefrose continua sendo uma das anormalidades mais comuns detectadas pela ultrassonografia pré-natal (Fig. 125-4). Depois

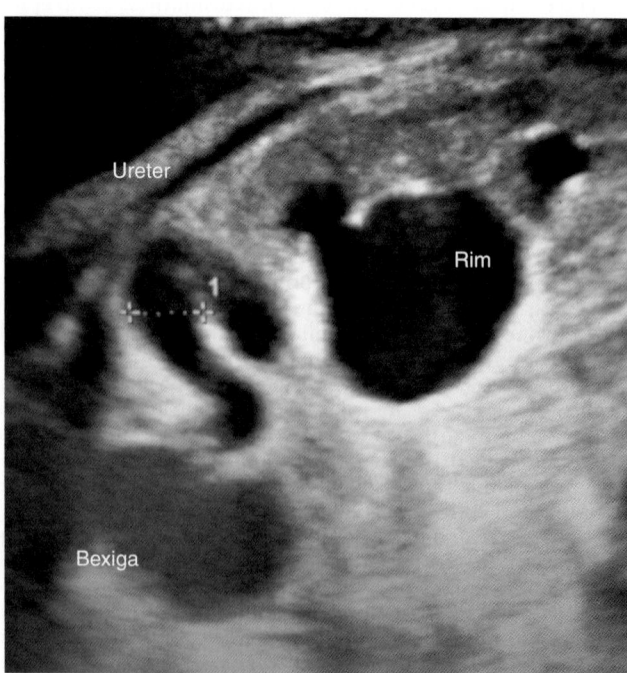

Figura 125-4. Imagem de ultrassom pré-natal mostrando hidroureteronefrose.

do parto, uma nova ultrassonografia dos rins e da bexiga é realizada a fim de avaliar melhor o sistema coletor e determinar a avaliação e o tratamento adequados, se necessário.

Uretrocistografia Miccional

A UCM é utilizada para identificar RVU, para avaliar a anatomia da saída da bexiga (colo da bexiga e uretra posterior) durante o enchimento da bexiga e micção, e para avaliar a presença de urina residual após a micção. Informações adicionais a respeito de trabeculação da bexiga, divertículos vesicais e a presença ou ausência de anomalias do úraco podem ser identificadas com uma UCM fluoroscópica (Fernbach, 2000; Goldman et al., 2000; McDonald et al., 2000). A UCM começa com um filme simples, seguido da inserção transuretral de um cateter plástico (tubo de alimentação), em vez de um cateter de Foley, já que o balão do cateter de Foley pode obscurecer a anatomia do colo e trígono da bexiga, em especial no início do estudo. A percentagem da capacidade vesical preenchida quando o refluxo é identificado pela primeira vez pode ser um indicador do potencial de resolução do RVU. Em exames posteriores, a melhora no RVU pode ser presumida se uma porcentagem menor do volume total da bexiga está refluindo para o ureter ou se o refluxo ocorre em uma fração maior do enchimento pleno da bexiga (Mozley et al., 1994). No filme simples, as anormalidades espinhais (p. ex., agenesia sacral ou espinha bífida oculta), das costelas e pelve, e a presença ou ausência de cálculos nos rins, ureter ou bexiga devem ser observadas. O padrão de distribuição gás e volume de fezes acumuladas é particularmente importante em bebês e crianças com disfunções miccionais em quem a constipação pode ser uma parte importante do padrão clínico. Gás costuma estar presente no reto em um filme simples às 24 horas de idade. A bexiga deve ser drenada e o meio de contraste deve ser infundido gentilmente. Em crianças nas quais se suspeita uma ureterocele, as primeiras imagens durante o enchimento da bexiga são as melhores para mostrar a ureterocele como um defeito de enchimento. A bexiga é preenchida lentamente e a criança urina. Imagens posteriores de enchimento podem comprimir uma ureterocele, que pode simular um divertículo da bexiga.

Tomadas do esvaziamento devem ser obtidas em todos os casos, mas em especial se houver suspeita de obstrução da saída da bexiga, como por exemplo válvula de uretra posterior (VUP). Em crianças nas quais há suspeita de RVU ou em pacientes com um ureter ectópico, deve-se realizar uma UCM cíclica em que ao menos dois ciclos de micção sejam concluídos. Em alguns casos, o ureter ectópico que está drenando para o colo da bexiga deve ser esvaziado para que o material de contraste adicional reflua. Se um segundo ciclo miccional não é realizado, pode-se perder refluxo no sistema ectópico (Hellstrom e Jacobsson, 1999; Polito et al., 2000). É importante obter uma imagem do colo vesical durante a micção em meninas e meninos. A presença de uma "uretra em pião" em uma menina em idade escolar pode ser um indicador importante de micção disfuncional (Saxton et al., 1988; Soygur et al., 2004). Micção vaginal e esvaziamento posterior (ou falha no esvaziamento) da vagina também devem ser observados, o que pode ser verificado nas imagens pós-esvaziamento.

Em pacientes com um seio urogenital, uma UCM por contraste pode ser modificada para obter uma imagem da uretra e da vagina simultaneamente (Fig. 125-5). Nesse estudo, o seio urogenital é entubado com um cateter de ponta romba (que pode ser feito aparando a extremidade em forma de cone de um tubo de alimentação) e posicionado contra a abertura perineal. O meio de contraste é injetado de forma retrógrada a fim de identificar o ponto em que o introito vaginal encontra a uretra para formar o seio urogenital. O estudo também ajuda na diferenciação entre uma reentrância cervical e um utrículo prostático. Se houver presença de uma cloaca, o sinograma fornece detalhes sobre a posição do reto, vagina e uretra e sobre o ponto de confluência e a distância em relação ao períneo (Shaul e Harrison, 1997; De Filippo et al., 1999). As distâncias dessas estruturas ajudam a determinar a abordagem necessária durante a cirurgia (Pena et al., 2004).

Cintilografia Renal

Uma cintilografia renal com radionuclídeo é medida em duas fases: cortical e tubular. A maioria dos radioisótopos tem ligação tubular

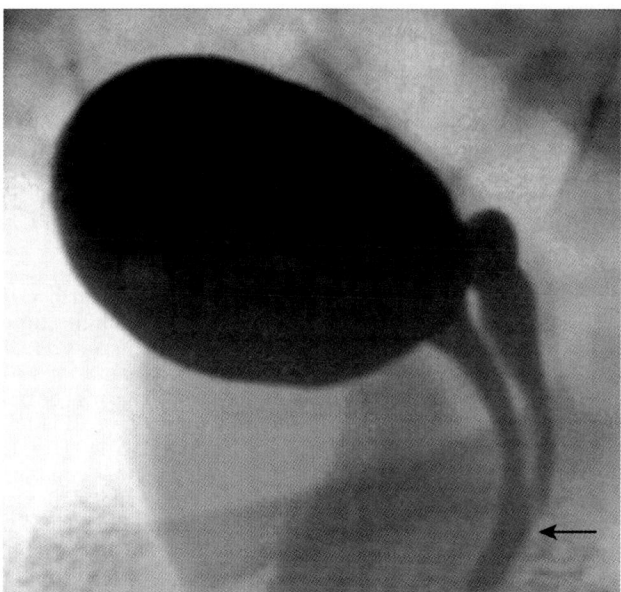

Figura 125-5. Genitografia do seio urogenital mostrando confluência da uretra e vagina (seta).

ou cortical renal. Estudos cintilográficos são os mais adequados para demonstrar alterações no trânsito tubular ou cortical que resultam de anormalidades de perfusão, secreção, e filtração renal. Na maioria dos casos, a cintilografia é inferior à TC, RM ou ultrassonografia para demonstração de alterações anatômicas. O MAG3 ^{99m}Tc é secretado em parte pelos túbulos renais e pode ser usado para aproximação do fluxo plasmático renal relativo. A cintilografia renal com MAG3 auxilia na diferenciação entre uma dilatação obstrutiva e não obstrutiva do trato urinário. A interpretação adequada das informações obtidas a partir desse estudo exige conhecimento detalhado dos fatores que afetam a drenagem do trato urinário superior (Shulkin et al., 2008). Caso seja necessário um exame de imagem detalhado do córtex renal para identificar cicatriz renal, deve-se utilizar DMSA ^{99m}Tc porque tem retenção máxima pela cortical renal. Imagens dos rins são obtidas 3 a 4 horas após a injeção (Majd e Rushton, 1992; Piepsz et al., 1999).

Cintilografias renais com leucócitos marcados com gálio-67 ou indium-111 podem ser úteis para diagnosticar e localizar o local da lesao renal por pielonefrite (Yen et al., 1999; Velanco et al., 2004). Essas técnicas podem ser usadas para identificar e orientar a terapia de crianças com pielonefrite bacteriana segmentar focal nas quais a duração da terapia é incerta. Em um estudo prospectivo por Yen et al., (1999), a cintilografia renal com gálio-67 foi mais sensível que a cintilografia com DMSA no diagnóstico de pielonefrite aguda, especialmente na diferenciação entre lesões novas e antigas. Essas cintilografias são particularmente úteis em pacientes com anatomia renal anormal ou função renal diminuída, nos quais a cintilografia com DMSA pode ser menos específica.

Tomografia Computadorizada

A TC é usada criteriosamente em situações clínicas pediátricas específicas em razão da radiação ionizante necessária. A TC é raramente usada em recém-nascidos ou lactentes, com exceção da avaliação de uma massa retroperitoneal ou pélvica. Por outro lado, a TC realçada com contraste intravenoso é a modalidade de exame de imagem escolhida para avaliação do trauma abdominal pediátrico atualmente. Além disso, na maioria dos casos, a TC helicoidal substituiu a pielografia intravenosa (PIV) como o estudo de primeira linha em crianças nas quais se suspeita de cálculo renal; no entanto, o valor relativo da TC em comparação com a ultrassonografia deve ser considerado com base na situação clínica em razão do ônus de radiação da TC. Além disso, a TC com ou sem realce por contraste é muito importante como adjuvante em crianças com suspeita de pielonefrite bacteriana segmentar e focal. A TC também é importante no diagnóstico e estadiamento de tumores sólidos do tórax e do abdome. A TC contrastada é bastante útil em casos de nefroblastomatose, nos quais a ultrassonografia mostra pouco deslocamento da cápsula renal. Deve-se ter em mente que as doses de radiação de TC são cumulativas ao longo da vida de um indivíduo (Frush et al., 2003). Com suficiente informação clínica, o radiologista pode ser capaz de recomendar outras modalidades de exames de imagem (p. ex., ultrassonografia, RM) que não utilizem radiação ionizante.

Urorressonância Magnética

Embora ainda custoso como um estudo radiológico individual, **a URM pode fornecer a melhor informação sobre a anatomia e função do trato geniturinário de um único estudo.** As vantagens da URM incluem evitar a radiação ionizante, utilização em pacientes com comprometimento da função renal e contraste e resolução espacial de maior qualidade em qualquer plano em relação a outras modalidades de exames de imagem (Wille et al., 2003; Grattan-Smith, 2008) (Fig. 125-6). Se houver suspeita de obstrução do trato urinário, pode-se administrar gadolínio seguido por furosemida para melhor avaliar a drenagem renal. RM com gadolínio não deve ser realizada em uma criança nascida a termo antes dos 2 meses de idade. RM pré-natal é usada para diagnosticar obstruções da JUP, ureteres ectópicos, brotos ureterais anormais associados a agenesia renal e extrofia da cloaca no feto (Maas et al., 1997; Matsuki et al., 1998; Wille et al., 2003). Quando a ultrassonografia pré-natal é ambígua, a URM pré-natal fornece detalhes anatômicos adicionais, em especial no diagnóstico de doença ureteral (Kajbafzadeh et al., 2008). As atuais limitações da URM incluem custos elevados e o requisito de sedação ou anestesia na maioria dos pacientes jovens. RM também foi usada na avaliação e identificação do testículo impalpável (Yeung et al., 1999; Lam et al., 2001). RM com ou sem angiografia tem sido mais amplamente utilizada com maior sensibilidade e especificidade, mas seu uso é limitado pelo custo, baixa disponibilidade e necessidade de anestesia (Kanemoto et al., 2005; Kantarci et al., 2010). No presente momento, não há um teste radiológico capaz de concluir com 100% de precisão que um testículo está ausente. Na suspeita de hipertensão renovascular, a angiografia por ressonância magnética com gadolínio é uma modalidade não invasiva com uma precisão comparável à angiografia por subtração digital (Hacklander et al., 2004).

Pielografia Intravenosa

Uma vez que há agora técnicas de imagem mais recentes disponíveis, a PIV está incluída aqui para um histórico completo. O filme simples do abdome deve ser examinado para cálculos, alterações espinhais e um padrão anormal de gás intestinal. A fase nefrograma da PIV identifica efeitos de massa dentro do rim e a presença ou ausência de cicatrizes após pielonefrite. Vistas subsequentes podem avaliar sequencialmente a anatomia do córtex renal, cálices, fórnices, pelve renal, ureteres, bexiga e uretra (Smellie, 1995). Variações anatômicas sutis na anatomia normal dos cálices renais ou da JUP que podem ser confusas na ultrassonografia eram previamente esclarecidas com a PIV. Hoje, a anatomia completa pode ser obtida com urografia por TC ou URM.

> **PONTOS-CHAVE: AVALIAÇÃO PEDIÁTRICA LABORATORIAL E RADIOGRÁFICA**
>
> - Hematúria microscópica diagnosticada no exame com fita reagente deve ser confirmada com exame microscópico da urina.
> - Ultrassonografia não pode distinguir definitivamente entre dilatação urinária obstrutiva ou não obstrutiva do trato superior.
> - Uma UCM deve incluir múltiplos ciclos miccionais com imagens per-miccionais.
> - As cintilografias são cada vez mais utilizadas na avaliação de pacientes com RVU.
> - TC deve ser usada criteriosamente em crianças, devido aos riscos de radiação ionizada.
> - URM fornece informações funcionais e anatômicas sobre todo o trato urinário.

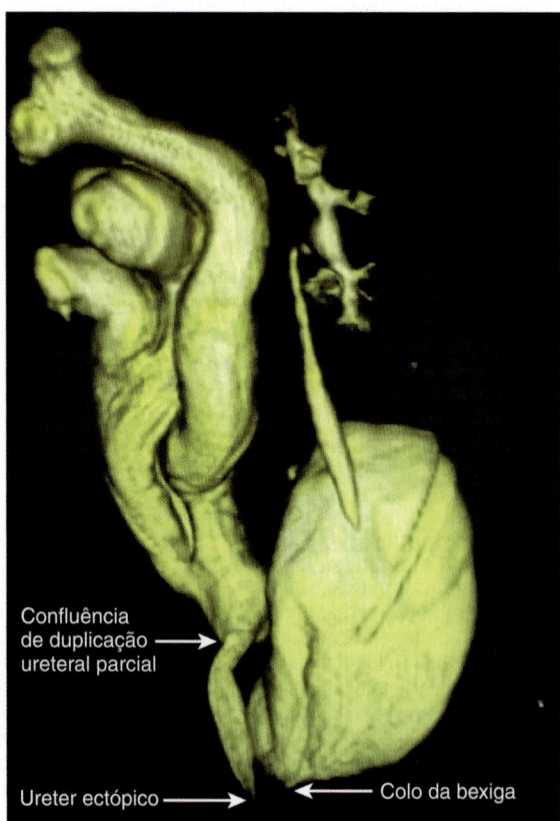

Figura 125-6. Urografia por ressonância magnética mostrando duplicação ureteral parcial com um ureter ectópico distal ao colo vesical (descobriu-se que entra na vagina).

AVALIAÇÃO URODINÂMICA PEDIÁTRICA E FORMAÇÃO EM *BIOFEEDBACK*

Um consultório urológico bem equipado possui um conjunto de urodinâmica como parte do complexo geral. Sistemas modernos de urodinâmica permitem medições precisas das pressões intravesical antes, durante e depois da contração da bexiga. A partir dessas medições, as estimativas de complacência vesical e resistência da saída da bexiga podem ser realizadas. Com essa informação, o urologista pediátrico pode avaliar se o armazenamento da bexiga ocorre sob pressões suficientemente baixas para evitar danos renais e se a bexiga se esvazia bem o suficiente para evitar ITU. A adição de monitoramento fluoroscópico da bexiga e tratos superiores durante a urodinâmica acrescenta muito à informação obtida, mas o conjunto de videourodinâmica deve estar localizado dentro de uma sala revestida de chumbo, o que pode impedir a instalação em qualquer consultório.

O treinamento em *biofeedback* projetado para ajudar a criança a melhorar o esvaziamento da bexiga também pode ser realizado no consultório. As sessões de *biofeedback* devem ser realizadas em um quarto separado do conjunto urodinâmico, pois na maioria dos casos uma população diferente de pacientes requer treinamento em *biofeedback* do que aquela que se submeteria a um estudo urodinâmico (Yamanishi et al., 2000; Schulman, 2004). *Biofeedback*, se feito adequadamente, é demorado. A criança deve estar relaxada e motivada para que a sessão seja eficaz. A consciência da musculatura do assoalho pélvico e do esfíncter urinário é um fator-chave para se alcançar um tratamento bem-sucedido de *biofeedback*. O *biofeedback* que incorpora jogos de computador interativos está disponível, com taxas de sucesso que se aproximam de 90% após uma média de 4,9 sessões (Herndon et al., 2001).

PROCEDIMENTOS CIRÚRGICOS EM CONSULTÓRIO

Uma cirurgia ambulatorial bem-sucedida sob anestesia local depende da cooperação por parte dos pais, assim como da criança. É necessário um equilíbrio entre a conveniência de realizar o procedimento no consultório e a vantagem ou risco de uma anestesia geral na sala de operações. Acreditamos que muitas crianças com peso inferior a 4,5 kg podem facilmente se submeter a uma circuncisão no consultório com um creme anestésico combinado às vezes com anestésico local injetado (Hoebeke et al., 1997). Em uma metanálise de Brady-Fryer et al. (2004), o bloqueio do nervo peniano dorsal foi mais eficaz na redução da dor da circuncisão do que o creme MEAL (mistura eutética de anestésicos locais) ou placebo. Nós raramente executamos circuncisão no consultório em crianças mais velhas. Crianças com mais de 3 meses são muito grandes para serem facilmente contidas e o risco de hemorragia pós-operatória e deiscência da pele/mucosa é considerável caso as bordas da pele não estejam suturadas.

Numerosas técnicas podem ser utilizadas na clínica para circuncisão, incluindo um dispositivo Plastibell, pinça Mogen e pinça Gomco. Nós usamos a pinça Gomco (Fig. 125-7A), que é um dispositivo de três componentes que inclui uma campânula que se encaixa sobre a glande do pênis e separa a glande da pele interior do prepúcio (Guazzo, 1999; Amir et al., 2000; Wan 2002). O clampe é aplicado e o prepúcio é cortado distalmente ao clampe. Se o clampe for deixado no lugar por um tempo suficiente (geralmente cerca de 5 a 10 minutos), deiscência da pele no período pós-operatório é incomum. Caso se deseje, um pequeno curativo antiaderente é colocado sob um curativo adesivo transparente. O curativo é removido no dia seguinte. Os pais do menino são instruídos a aplicar vaselina na incisão durante o período de cicatrização.

Complicações após a circuncisão neonatal incluem sangramento, infecção da ferida, estenose meatal e fimose secundária (cicatriz) resultante da remoção de prepúcio insuficiente ou remoção insuficiente de mucosa prepucial (Fig. 125-7B). Complicações potencialmente graves são raras, mas incluem morte, sepse, amputação da parte distal da glande, remoção excessiva de prepúcio e fístula uretrocutânea (Baskin et al., 1997; Hutcheson, 2004; Krill et al., 2011). Depois de uma circuncisão, a borda de corte da superfície do prepúcio pode ocasionalmente aderir ao tecido inflamado da glande formando uma ponte entre o prepúcio e a glande, que pode ser cortada no consultório depois da aplicação de creme anestésico local e/ou injeção de anestésico local. Após a administração de anestesia local, a ponte cutânea é esmagada com uma pinça hemostática e cortada com precisão. Nenhuma sutura é necessária na maioria dos casos. Esse procedimento é fácil e praticamente indolor. Após o procedimento, os pais aplicam vaselina nas bordas cortadas para evitar nova aderência.

Estenose meatal é comum após a circuncisão e pode resultar de contração do meato após a cicatrização do tecido inflamado e exposto da glande, depois da retração do prepúcio ou de danos à artéria frenular no momento da circuncisão (Persad et al., 1995; Upadhyay et al., 1998). Se o estreitamento é pronunciado a ponto de causar desvio do fluxo urinário ou disúria, uma meatotomia é indicada.

Para a execução de uma meatotomia no consultório, um creme anestésico é aplicado durante 60 minutos. Caso se deseje, pode-se injetar lidocaína adicional com epinefrina a 1% com uma agulha de calibre 26, formando uma pequena pápula no ventre do meato uretral. A borda ventral do meato uretral é clampeada e uma pequena cunha do tecido cicatrizado é esmagada com uma pinça hemostática reta e cortada com precisão. Após o procedimento, os pais são aconselhados a aplicar uma fina pomada de petrolato no meato para lubrificar as bordas de corte e a dilatar o meato duas vezes por dia durante 2 semanas, e, a partir de então, conforme necessário. No período pós-operatório, as crianças devem ser examinadas 2 a 3 meses mais tarde para avaliação do resultado.

Se uma UCM for necessária ou se disúria associada a acumulação vaginal de urina contribui para um padrão de disfunção miccional, temos por vezes separadas aderências labiais no consultório. Essas aderências membranosas são fáceis de separar na linha média usando um dedo enluvado do médico lubrificado com vaselina, uma sonda ou ponta de uma pinça hemostática curva. Um creme anestésico local é aplicado aos pequenos lábios antes do procedimento, na esperança de aliviar o desconforto que é mínimo. Após a lise das aderências, os pais da criança devem separar os lábios e aplicar pomada lubrificante, por exemplo vaselina ao menos duas vezes por dia durante 2 a 6 semanas, enquanto o tecido labial cicatriza. Com cuidados pós-operatórios diligentes, a recorrência é rara.

PONTOS-CHAVE: AVALIAÇÃO URODINÂMICA PEDIÁTRICA E FORMAÇÃO EM *BIOFEEDBACK* E PROCEDIMENTOS CIRÚRGICOS EM CONSULTÓRIO

- Um consultório urológico bem equipado possui um conjunto de urodinâmica e de treinamento em *biofeedback*.
- A maioria dos recém-nascidos com peso inferior a 4,5 kg pode facilmente se submeter a uma circuncisão no consultório com um creme anestésico combinado com anestésico local injetado.
- Aplica-se vaselina após a circuncisão, meatotomia uretral ou lise de aderências labiais para evitar complicações.

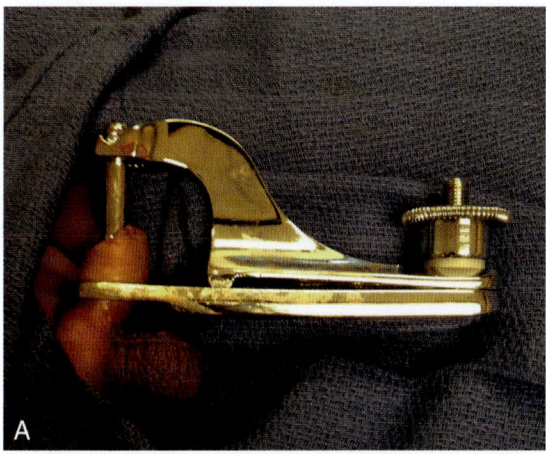
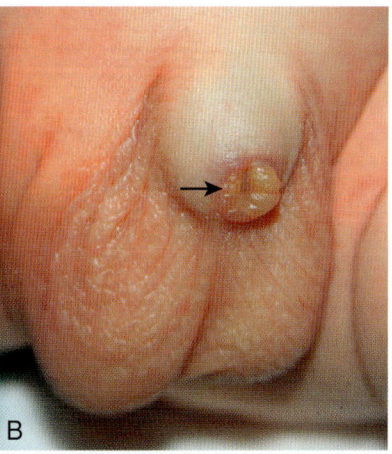

Figura 125-7. **A,** Circuncisão com pinça Gomco. **B,** Cicatriz pós-circuncisão (*seta*).

RESUMO

O objetivo final do tratamento cirúrgico de crianças é garantir uma vida adulta tão normal quanto possível. Para os meninos com SPB ou VUP e para crianças de ambos os sexos que tenham nascido com extrofia da bexiga ou da cloaca, o urologista pediátrico deve continuar a atuar como consultor, mesmo depois de a criança atingir a idade adulta. À medida que as crianças chegam à idade adulta, a equipe pediátrica deve desenvolver uma ligação com uma equipe urológica especializada em adultos qualificada e interessada. Usando esse método, um plano de tratamento vitalício pode ser concebido e colocado em prática para garantir a terapia urológica bem coordenada que aborde os complicados problemas que são exclusivos desse grupo de meninos e meninas.

Acesse www.expertconsult.com para assistir aos vídeos deste capítulo.

REFERÊNCIAS

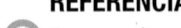
Para consultar a lista completa de referências, acesse www.expertconsult.com.

LEITURA SUGERIDA

Adzick NS, Thom EA, Spong CY, et al. A randomized trial of prenatal versus postnatal repair of myelomeningocele. N Engl J Med 2011;364:993-1004.

Buckley JC, McAninch JW. Pediatric renal injuries: management guidelines from a 25-year experience. J Urol 2004;172:687-90.

Frush DP, Donnelly LF, Rosen NS. Computed tomography and radiation risks: what pediatric health care providers should know. Pediatrics 2003;112:951-7.

Hoebeke P, Depauw P, Van Laecke E, et al. The use of EMLA cream as anaesthetic for minor urological surgery in children. Acta Urol Belg 1997;65:25-8.

Jeffs RD, Exstrophy, cloacal exstrophy. . Urol Clin North Am 1978;5:127-40.

Krill AJ, Palmer LS, Palmer JS. Complications of circumcision. ScientificWorldJournal 2011;11:2458-68.

McGuire EJ, Woodside JR, Borden TA. Upper urinary tract deterioration in patients with myelodysplasia and detrusor hypertonia: a followup study. J Urol 1983;129:823-6.

Meyers KE. Evaluation of hematuria in children. Urol Clin North Am 2004;31:559-73.

Pena A, Levitt MA, Hong A, et al. Surgical management of cloacal malformations: a review of 339 patients. J Pediatr Surg 2004;39:470-9.

Pinto E, Guignard JP. Renal masses in the neonate. Biol Neonate 1995;68:175-84.

Ransley PG, Risdon RA. Reflux nephropathy: effects of antimicrobial therapy on the evolution of the early pyelonephritic scar. Kidney Int 1981;20:733-42.

Schulman SL. Voiding dysfunction in children. Urol Clin North Am 2004;31:481-90.

126 Imagem Urogenital Pediátrica

Aaron D. Martin, MD, MPH e Hans G. Pohl, MD, FAAP

Segurança

Modalidades não Ionizantes

Modalidades Ionizantes

Há muito tempo temos o exame por imagem como um componente fundamental na investigação e no diagnóstico urológico de adultos e crianças. Entretanto, com os avanços das modalidades de exames e o conjunto de particularidades urológicas e psicossociais das crianças, precisamos ver o exame por imagem na pediatria dentro da devida perspectiva. Por exemplo, os estudos rotineiros e toleráveis nos adultos podem requerer anestesia ou técnicos especialmente treinados para as crianças. As doses talvez precisem de ajuste e podemos necessitar de equipamento disponível adequado ao corpo menor de uma criança. Os urologistas pediátricos precisam estar conscientes dessas diferenças específicas da idade para solicitarem, lerem e interpretarem esses exames. Descreveremos os recursos e as responsabilidades desses testes com relação aos questionamentos urogenitais pediátricos comuns. Podemos encontrar um olhar mais profundo nos detalhes físicos e técnicos de cada modalidade nos Capítulos 2 e 3; reiteraremos aqui somente os aspectos exclusivos para as crianças.

SEGURANÇA

Depois de já ter decidido sobre a necessidade de um exame por imagem para avaliar o trato urinário, é importante considerar no exame das crianças a dosagem de radiação por estudo, a necessidade previsível de estudos futuros com doses de radiação similares, o uso de agente de contraste e de anestesia ou sedação para se obter imagens adequadas. Embora seja desafiador quantificar precisamente o risco de radiação para o paciente, existe um consenso de que se deve utilizá-la sob os princípios da ALARA – tão baixo quão razoavelmente exequível (Don et al., 2013; 1CRP et al., 2013). Por não ser possível, no presente momento, predizer a suscetibilidade individual para os efeitos da radiação, é necessário tratar todos os pacientes como se fossem sensíveis à radiação (Kleinerman, 2009). Neste capítulo abordaremos brevemente os riscos da radiação, porque este tópico é discutido mais profundamente no Capítulo 2.

Embora a radiação não ionizante seja considerada uma alternativa mais segura, ela não é isenta de risco. Quando a tomografia computadorizada (TC) é substituída pela ressonância magnética (RM), muitas crianças necessitam d eanestesia ou sedação por causa do tempo maior necessário (Arthurs et al., 2012). O risco da sedação ou da anestesia é normalmente maior do que o risco da fibrose sistêmica nefrogênica secundária ao uso de gadolínio em uma criança com função renal deficiente ou em um panorama de função renal imatura em um neonato (Thomsen et al., 2007; Karcaaltincaba et al., 2009). Entretanto, o pequeno risco de nefropatia induzida por contraste em crianças com função renal deficiente também existe com a TC (Thomsen, 2007). Ambos os materiais de contraste representam um risco mais alto, embora ainda bastante pequeno, de reação alérgica (Arthurs e Bjørkum, 2013). Os pulsos de radiofrequência, que criam o campo eletromagnético, podem causar aquecimento no paciente, que precisa ser monitorado para a prevenção de hipertermia, que tem sido relatada, embora raramente (Kussman et al., 2004; Wang et al., 2007). A segurança da exposição à RM, em longo prazo, foi questionada com base nas mudanças reveladas na expressão genética relacionadas à exposição ao campo magnético (Bonassi et al., 2007; Kimura et al., 2008; Simi et al., 2008). Embora nenhum dado humano tenha sido produzido, recomendamos evitar a RM fetal no primeiro trimestre. A ultrassonografia não tem mostrado causar mudanças na expressão genética e é considerada segura em todas as idades.

A radiação ionizante é considerada mais prejudicial em crianças do que em adultos por causa da maior radiossensibilidade dos tecidos em desenvolvimento e o potencial para doses cumulativas mais altas durante o tempo de vida da criança (Arthurs e Bjørkum, 2013). Nas crianças, os efeitos estocásticos de exposição repetida (i.e., lesão interna celular) podem resultar em malignidades radioinduzidas depois de um período latente prolongado. Quando avaliamos a literatura sobre o risco da radiação ionizante, precisamos tomar cuidado para determinarmos se o risco relatado foi estimado, com modelo ou medido a partir da prática clínica. As variações na técnica, na idade e no tamanho do paciente e as variadas intervenções nos estudos durante os longos intervalos necessários de estudos podem tornar as medições dos mesmos difíceis de serem interpretadas. O reconhecimento dessas significativas limitações, na determinação dos riscos da radiação ionizante em crianças, parece ser de evidência razoável para sugerirmos um risco relacionado à dose em crianças e no útero (Arthurs e Bjørkum, 2013). Entretanto, a quantificação desse risco é extremamente difícil com os dados disponíveis atualmente. Um trabalho considerável está sendo feito para reduzir as doses de radiação dos testes individuais, mas ainda mantendo a precisão diagnóstica necessária para fornecer bons cuidados. Do mesmo modo, melhor decisão médica fazendo e oferecendo alternativas não ionizantes tem ganhado impulso.

MODALIDADES NÃO IONIZANTES

Ultrassonografia

Exame por Imagem Pré-natal

Podemos diagnosticar no pré-natal várias condições urológicas, com alta acurácia fazendo uso da ultrassonografia, para investigarmos a presença e a qualidade do córtex renal, a lateralidade da alteração, a posição da anormalidade dentro do abdome e sua associação a outros órgãos e a presença de quantidade normal de líquido amniótico (Dias et al., 2014). **As características do trato urinário normal incluem córtex renal que seja isoecoico ou levemente hipoecoico ao fígado; presença de discreta interface entre o córtex e a medula; ausência de cistos corticais e ausência de massas ou dilatação do sistema coletor, ureteres ou bexiga.** Adicionalmente, se tivermos paciência podemos observar o ciclo vesical e devemos prestar atenção na posição do cordão umbilical e na integridade da parede abdominal anterior. A pesquisa seguinte, dos tipos de anormalidades encontrados, está ordenada pelas principais características vistas nos exames pré-natais de ultrassom.

Hidronefrose, uropatias obstrutivas e lesões renais císticas. A dilatação do sistema coletor renal e os cistos parenquimais são os achados mais comuns na ultrassonografia pré-natal (Blyth et al., 1993). A lista que considera a maioria das possibilidades para diagnóstico diferencial inclui a hidronefrose (obstrutiva e não obstrutiva), o rim multicístico displásico, a doença renal policística (autossômica recessiva e autossômica dominante) e o nefroma cístico.

Embora tenha sido debatido que todos os casos de hidronefrose representam obstrução de alguma forma, a maioria delas segue uma história natural benigna, pois é vista a melhora ou a resolução. As anormalidades de desenvolvimento mais profundas manifestam-se como hidronefrose moderada a severa por causa do alto grau de obstrução e a transição entre o trato urinário dilatado e não dilatado localiza a obstrução na junção ureteropélvica, na junção ureterovesical ou na uretra. Por exemplo, bexiga espessa e uretra posterior dilatada, conhecida como sinal "buraco de fechadura" são altamente sugestivas de válvula uretral posterior (Fig. 126-1). A doença cística pode parecer hidronefrose na inspeção inicial, mas podemos diferenciá-la desta porque os cistos não têm comunicação entre si, mas os cálices dilatados e a pelve renal têm. No caso de rim multicístico displásico (RMD), os cistos são de vários tamanhos e distribuídos aleatoriamente por todo o parênquima renal, além de não se comunicarem um com o outro e serem unilaterais (Fig. 126-2A). Ao contrário, as lesões císticas bilaterais devem suscitar preocupação para a doença renal policística, que apresenta dois tipos: a doença renal policística autossômica recessiva (DRPAR) e a doença renal policística autossômica dominante (DRPAD). A DRPAR é caracterizada por parênquima hiperecóico homogeneamente aumentado que resulta da dilatação dos túbulos coletores (Fig. 126-2B). A DRPAD é identificada pela presença do aumento dos rins cujos parênquimas estão quase substituídos por cistos.

Um nefroma cístico multilocular é um tumor renal cístico benigno que divide as características com o RMD e o tumor cístico de Wilms. Ele também se manifesta como cistos não comunicantes de vários tamanhos, mas geralmente tem mais parênquima do que o RMD. O nefroma cístico multilocular é um tumor da infância, enquanto o tumor (cístico) de Wilms ocorre em crianças com cerca de 2 a 4 anos de idade.

Cistos Pélvicos da Linha Média. A lista de diagnóstico diferencial inclui o hidrometrocolpo (anomalias do seio urogenital), o cisto ovariano, a bexiga distendida e a ascite urinária. O hidrometrocolpo é uma distensão do útero e da vagina com muco ou sangue e resulta da obstrução vaginal secundária a hímen imperfurado, atresia vaginal, septo vaginal transverso ou fluxo retrógrado de urina no seio urogenital e malformações da cloaca (Hill e Hirsch, 1985; Banerjee et al., 1992) (Fig. 126-3).

Massas Sólidas Renais e Abdominais. A lista de diagnóstico diferencial inclui o neuroblastoma, o nefroma mesoblástico congênito, o tumor de Wilms, a trombose da veia renal, a trombose de artéria renal, a hemorragia adrenal e os tumores sólidos renais raros (rabdoide, de célula clara, angiomiolipoma) (Fig. 126-4).

Defeitos da Parede Abdominal. Embora geralmente bastante raro, a extrofia da bexiga e a síndrome de prune belly representam defeitos na formação da parede abdominal com anomalias urogenitais associadas. A clássica extrofia da bexiga pode ser identificada quando a bexiga

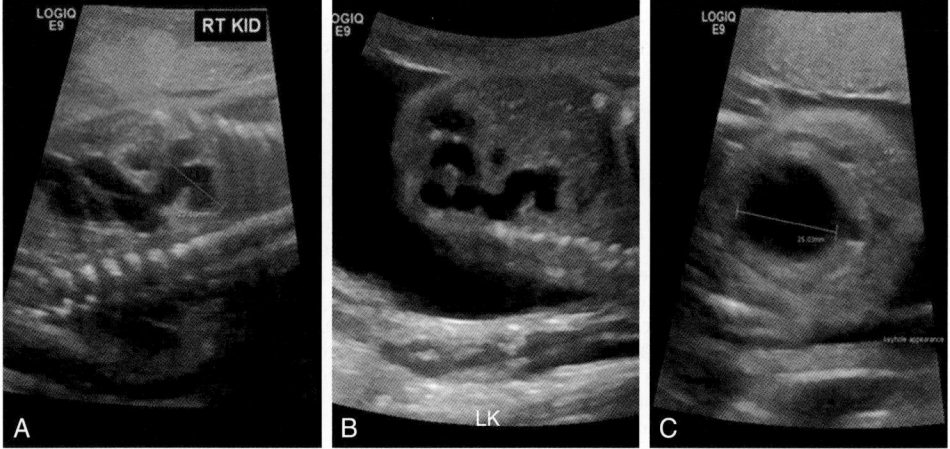

Figura 126-1. A ultrassonografia pré-natal mostra hidronefrose bilateral e hidroureter (A e B), o espessamento da bexiga e o sinal de "buraco de fechadura" (C), normalmente associados à obstrução infravesical, neste caso, da válvula de uretra posterior.

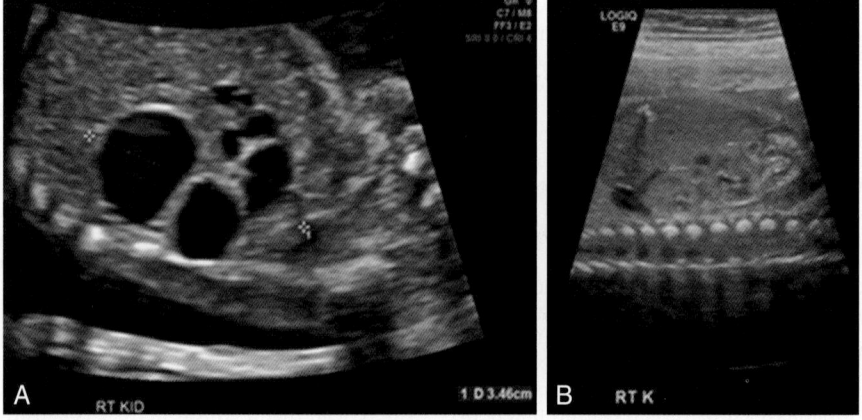

Figura 126-2. A, A ultrassonografia pré-natal mostra cistos na área cortical, distribuídos aleatoriamente vistos normalmente em rim multicístico displásico. B, A ultrassonografia pré-natal mostra parênquima renal homogeneamente hiperecoico da doença renal autossômica recessiva.

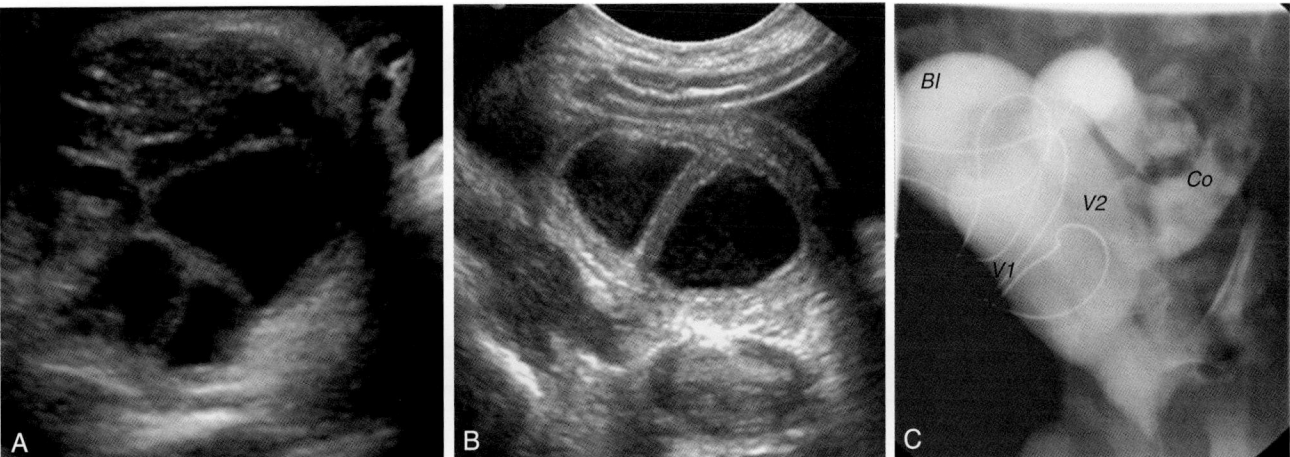

Figura 126-3. **A,** A ultrassonografia pré-natal realizada para oligo-hidrâmnio em feto do sexo feminino de 34 semanas mostra estruturas císticas pélvicas duplas abaixo da bexiga dilatada. **B,** A ultrassonografia pós-natal confirma as estruturas pélvicas hemivaginais. **C,** A cistografia confirma o diagnóstico de anomalia cloacal porque as hemivaginas, a bexiga dilatada e o cólon distal estão opacificados pelo contraste médio injetado dentro da abertura perineal. Bl, bexiga; Co, cólon; V1, hemivagina; V2, hemivagina.

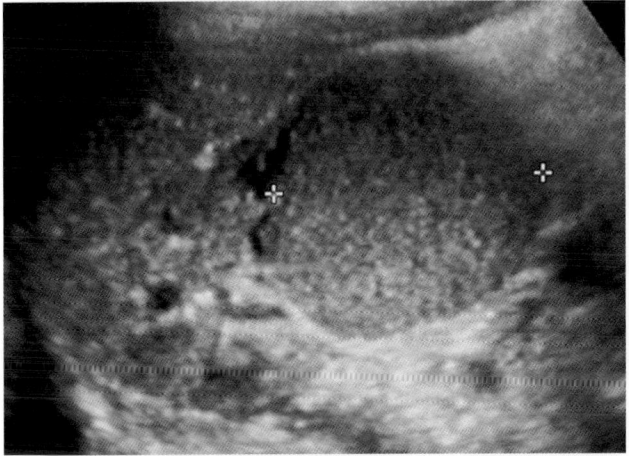

Figura 126-4. Nefroblastoma (Tumor de Wilms) detectado por ultrassonografia.

não é visualizada e, em vez disso, observamos uma parede abdominal inferior irregular e o umbigo posicionado inferiormente. Sugerimos a síndrome de *prune belly* pela observação de hidronefrose e hidroureter, bexiga distendida e ausência de testículos no escroto, em feto masculino (Fig. 126-5).

Trato Urinário Superior

É importante reconhecermos as sutis diferenças na aparência da ultrassonografia do rim em um recém-nascido, comparadas a uma criança mais velha e aos adultos. **A diferenciação corticomedular combinada ao parênquima renal levemente hiperecoico nos bebês comparado a um rim maduro pode ser confundida, por um clínico inexperiente, à hidronefrose em um recém-nascido (Fig.** 126-6). Também, o grau da hidronefrose pode ser subestimado em uma ultrassonografia pós-natal precoce (i.e., até 2 dias depois do nascimento) e/ou em situação de desidratação.

A ultrassonografia é a modalidade inicial ideal para a identificação pediátrica de hidronefrose e hidroureter. Muitos parâmetros foram propostos para a padronização da avaliação da hidronefrose, mas persiste a variação entre as especialidades (Zanetta *et al.*, 2012). O sistema de classificação da Society for Fetal Urology é o mais amplamente usado pelos urologistas pediátricos e está baseado na extensão da dilatação dos cálices, no envolvimento dos cálices menores e na redução do parênquima renal (Nguyen *et al.*, 2010) (Fig. 126-7). Outros urologistas pediátricos usam a medida do diâmetro anteroposterior da pelve renal ou a combinação dos sistemas de classificação para ajudar na tomada de decisão e estratificação de risco (Timberlake e Herndon, 2013). Essas inconsistências na avaliação da hidronefrose tornam fundamental que o clínico revise as imagens atuais quando tomar decisões clínicas.

Normalmente usamos a ultrassonografia, na situação de infecção do trato urinário (ITU), como teste de triagem inicial para descartarmos as nítidas anomalias anatômicas que possam justificar investigação adicional. Ela foi considerada muito sensível para a detecção de anormalidades renais significativas, exceto para as anomalias simples de duplicação e cicatriz renal focal (Horgan *et al.*, 1984; Jequier *et al.*, 1985; Kangarloo *et al.*, 1985; Leonidas *et al.*, 1985). Geralmente usamos a ultrassonografia para complementar a cistouretrografia miccional (CUM). Pelos sinais e sintomas clínicos sugerirem se o tratamento deve ser intravenoso ou oral, assim como sua duração, a imagem geralmente é realizada em criança gravemente doente, somente quando o paciente não melhora ou piora apesar do tratamento antibiótico apropriado. A maioria dos algoritmos de imagem é aplicada depois do tratamento e no interesse da identificação dos fatores de risco para as ITUs recorrentes e as anormalidades anatômicas que aumentem o risco de ITU complicada e associada à lesão renal. Para os pacientes que necessitam de hospitalização, frequentemente recomendamos a realização da ultrassonografia de avaliação antes da alta, para excluir obstrução. De outra maneira, a imagem será postergada até depois da alta. Na ausência de refluxo vesicoureteral (RVU), podemos avaliar a hidronefrose, revelada pela ultrassonografia, por renograma diurético, que em combinação confiável localiza a obstrução em todos os casos (Shalaby-Rana *et al.*, 1997; O'Hara, 2002). Apesar das muitas vantagens, a ultrassonografia de escala de cinza padrão é inferior na detecção da pielonefrite aguda ou fibrose renal comparada à cintilografia com ácido dimercaptosuccínico (DMSA). **Uma ultrassonografia normal não é suficiente para estratificar o risco de uma criança com pielonefrite aguda e não é boa preditora do RVU** (Nelson *et al.*, 2014). Os avanços para a melhora da acurácia da ultrassonografia na detecção da pielonefrite aguda são promissores (McArthur e Baxter, 2012).

A ultrassonografia miccional com contraste e sem contraste está comprovando sua precisão na detecção do RVU, mas a técnica ainda é recente e não amplamente realizada (Papadopoulou *et al.*, 2009; Darge, 2010; Fallah *et al.*, 2012). Ela usa a detecção das microbolhas ecogênicas controladas em tempo real durante a micção e o ciclo vesical. Foi desenvolvido um sistema de classificação, de cinco graus,

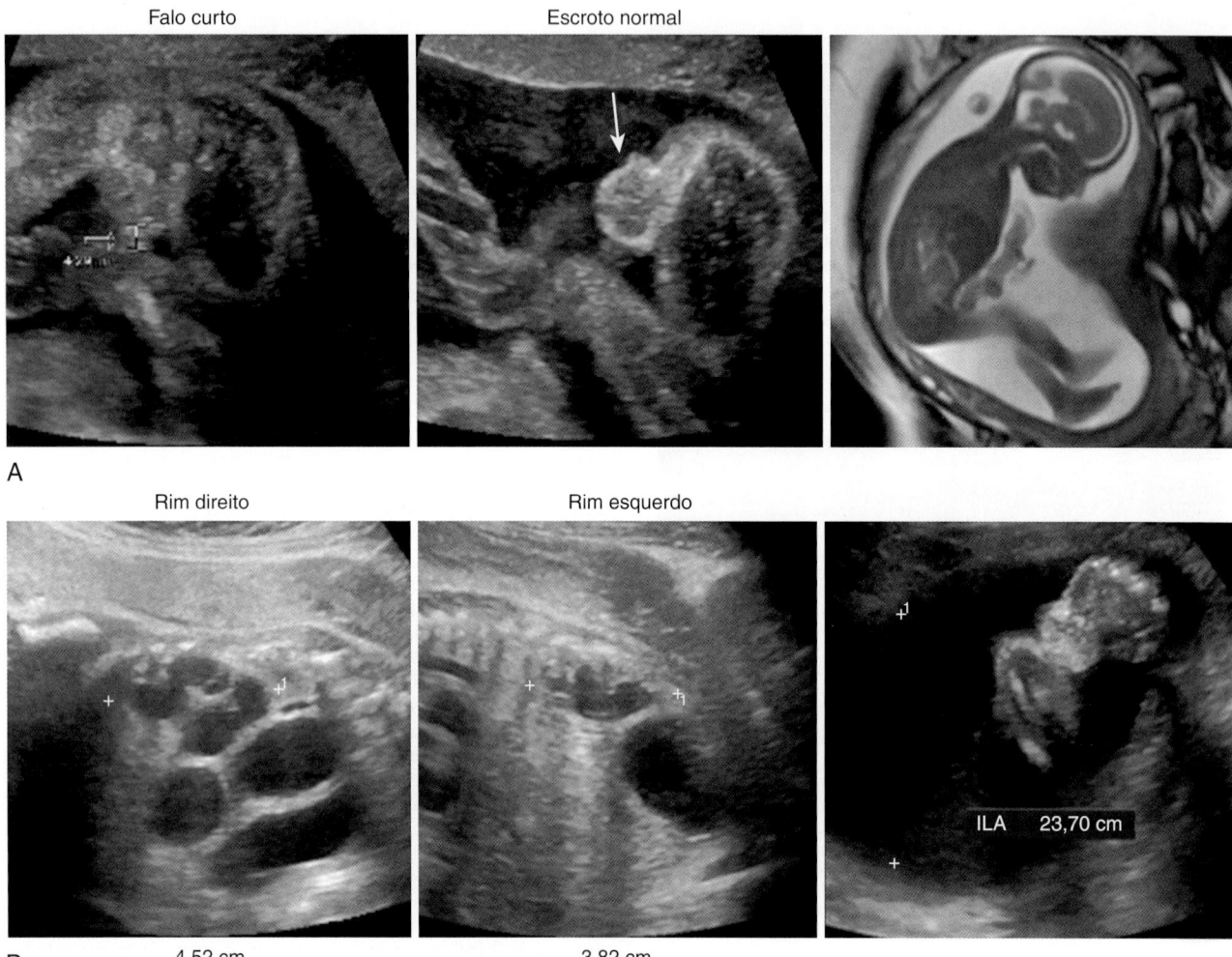

Figura 126-5. **A,** Imagens de ultrassonografia e ressonância magnética pré-natais de feto do sexo masculino com extrofia da bexiga. Os rins estavam normais e não víamos um hidroureter, mas o cordão estava inserido baixo no abdome, a bexiga não era visualizada na visão pélvica e o falo era curto. **B,** Ultrassonografia pré-natal de feto do sexo masculino com a síndrome de *prune belly* mostra a presença de alto índice de líquido amniótico (ILA). Embora a síndrome de *prune belly* e a válvula de uretra posterior dividam as características ultrassonográficas, como a hidronefrose e o hidroureter, este caso não mostrava espessamento da parede da bexiga e o sinal de "buraco de fechadura", que são típicos da válvula uretral posterior. Os sinais também não foram vistos no escroto, o que é outro indício pré-natal de que o diagnóstico era da síndrome de *prune belly*.

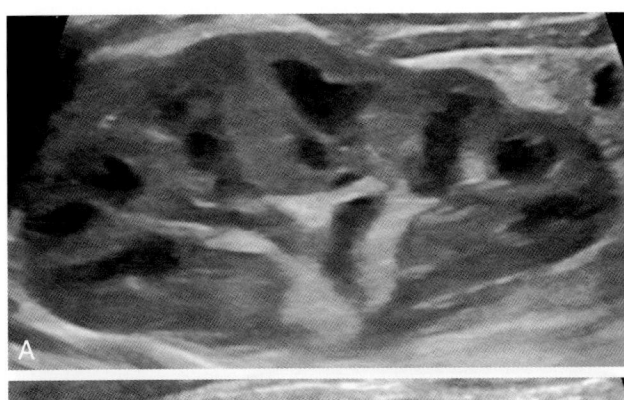
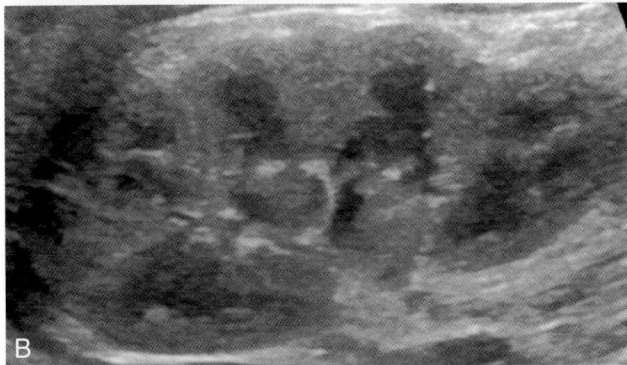
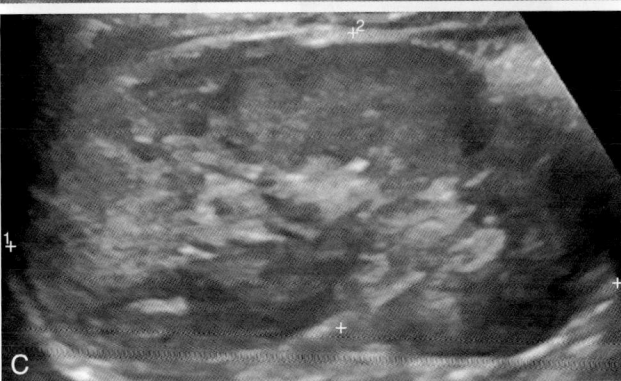

Figura 126-6. A e B, A ultrassonografia pós-natal mostra diferenciação corticomedular de alto contraste que é típica de rim neonatal; o que pode ser confundido com cálices dilatados. C, Ultrassonografia renal de uma criança mais velha, para comparação.

similar ao usado para a CUM (Darge e Troeger, 2002). A ultrassonografia miccional está associada a custo mais elevado porque é mais demorada, mas é promissora como opção não ionizante para a detecção e o monitoramento do RVU (Piscitelli et al., 2008).

As crianças com litíase urinária provavelmente necessitarão de avaliação e exame por imagem a vida toda, então precisamos de esforço voluntário para minimizar a quantidade de radiação. Devemos informar os pais e a criança mais velha dessas intenções e eles precisam desempenhar um papel ativo nesse plano, especialmente se visitarem uma unidade emergencial ou o médico não habitual. A ultrassonografia deve ser suficiente como exame inicial de triagem ou imagem de acompanhamento na maioria das crianças com cólica renal aguda por cálculos, em contrapartida à obtenção de exame de TC ou radiografia simples de abdome. A ultrassonografia é ideal para a detecção de hidronefrose e hidroureter, que pode adicionar imagem direta se não pudermos identificar o cálculo definitivamente. Ela também pode detectar seguramente o cálculo intraparenquimal e a nefrocalcinose (Fig. 126-8A). **Durante a ultrassonografia, o cálculo aparece ecogênico, com sombra acústica posterior e não deve ser confundido com gordura peripélvica, que é ecogênica sem sombra acústica.** Também podemos ver um artefato "cintilante" quando usamos Doppler colorido para distinguir o cálculo de outros sinais hiperecoicos (Lee et al., 2001; Lu et al., 2013) (Fig. 126-8B).

Embora a ultrassonografia renal padrão seja um estudo anatômico, a inferência da função foi proposta com o uso de várias técnicas e medições (Grenier et al., 2013; Inchingolo et al., 2013; Peters et al., 2013). A principal questão clínica na presença de hidronefrose é se ela é causada por obstrução, por RVU ou é uma variante normal. Podemos avaliar a hidronefrose secundária à obstrução apenas com o uso de estudos funcionais. Ela será discutida posteriormente neste capítulo. Na hidroureteronefrose bilateral, bexiga espessa e esvaziamento deficiente, devemos realizar a CUM para excluir válvula uretral posterior (Fig. 126-9). Caso contrário, o renograma diurético é o padrão-ouro. Existem avanços promissores com o uso da análise de forma assistida por computador e podemos medir, com a elastografia ultrassonográfica, o sistema coletor dilatado e o parênquima renal ou a tensão pélvica, como medida indireta de obstrução (Grenier et al., 2013; Kang et al., 2013; Peters et al., 2013). Se essas técnicas sonográficas comprovam exatidão na avaliação funcional, outras técnicas ionizantes podem ser evitadas ou reduzidas.

Trato Urinário Inferior

Bexiga. Podemos realizar a ultrassonografia da bexiga para avaliarmos a anatomia e a função básica. A partir da perspectiva anatômica, podemos usar a ultrassonografia para detectar a ureterocele, grandes divertículos, cálculo na bexiga, *debris* na bexiga ou massas suspeitas na bexiga (Fig. 126-10). A espessura da parede da bexiga é a avaliação mais difícil porque ela muda significativamente com o volume da mesma e a idade do paciente. Muitos autores tentaram padronizar as medições da parede da bexiga e indexá-la ao volume para predizer uma patologia ou definir a normalidade, mas isso não ganhou uso generalizado por causa da complexidade e variabilidade (Kaefer et al., 1997; Yeung et al., 2004; Bright et al., 2010). Independentemente, uma bexiga extremamente espessa na ultrassonografia deve ser vista com suspeita, se o quadro clínico é consistente de disfunção miccional (Yeung et al., 2007). Podemos quantificar a simples avaliação funcional do esvaziamento da bexiga pela medida do volume antes e depois da micção.

Genitália. A imagem genital é limitada por, essencialmente, quatro condições básicas: dor aguda ou aumento do escroto, massa testicular e paratesticular, criptorquidismo ou genitália ambígua. A ultrassonografia é sempre a modalidade de imagem necessária inicial e geralmente a única. O uso excessivo da ultrassonografia para as condições escrotais é generalizado porque a maioria dessas condições pode ser diagnosticada baseada mais no histórico e no exame físico do que na imagem. Do mesmo modo, devemos evitar o excesso de zelo na interpretação da imagem escrotal, especialmente quando em contradição com o exame físico do clínico.

No caso de dor aguda no escroto, uma ultrassonografia Doppler colorida pode se útil no diagnóstico diferencial de uma criança com um exame clínico incerto de torção (Baker et al., 2000; DaJusta et al., 2013). **A exploração cirúrgica não deve ser adiada se houver suspeita de torção e esperar para realizar a imagem comprometeria a chance de salvar o testículo.** Por causa dos resultados falso-negativos e falso-positivos relatados com o uso de ultrassonografia Doppler colorida, especialmente nos bebês, os pesquisadores têm usado ultrassonografia de alta resolução para a imagem de torção do cordão espermático sobre ele mesmo, conhecido como sinal do redemoinho (Vijayaraghavan, 2006) (Fig. 126-11). A ultrassonografia de alta resolução mostrou aumentar a sensibilidade para 96% (de 76% com o uso da ultrassonografia Doppler colorida) e ter 99% de especificidade (Kalfa et al., 2007). É difícil predizer a recuperabilidade do testículo baseado na aparência da ultrassonográfica, exceto na situação de falta de fluxo arterial e heterogeneidade do parênquima, na qual 100% dos casos foram inviáveis na exploração (Kaye et al., 2008).

Na ultrassonografia com Doppler colorida podemos ver outras condições escrotais além da torção testicular. A epididimite pode ser visualizada como hiperemia do epidídimo e/ou do testículo (Fig. 126-12). Entretanto, esse achado na ultrassonografia precisa estar correlacionado à apresentação clínica porque ele também pode ser visto na configuração de destorção espontânea recente. A torção de um apêndice testicular ou epididimal também pode ser capturada, por um técnico especializado, como um polo superior ou nódulo epididimal hipoecoico e avascular com hiperemia adjacente. Conseguimos identificar o edema escrotal agudo idiopático pela semelhança, da hiperemia da parede escrotal espessa a uma fonte,

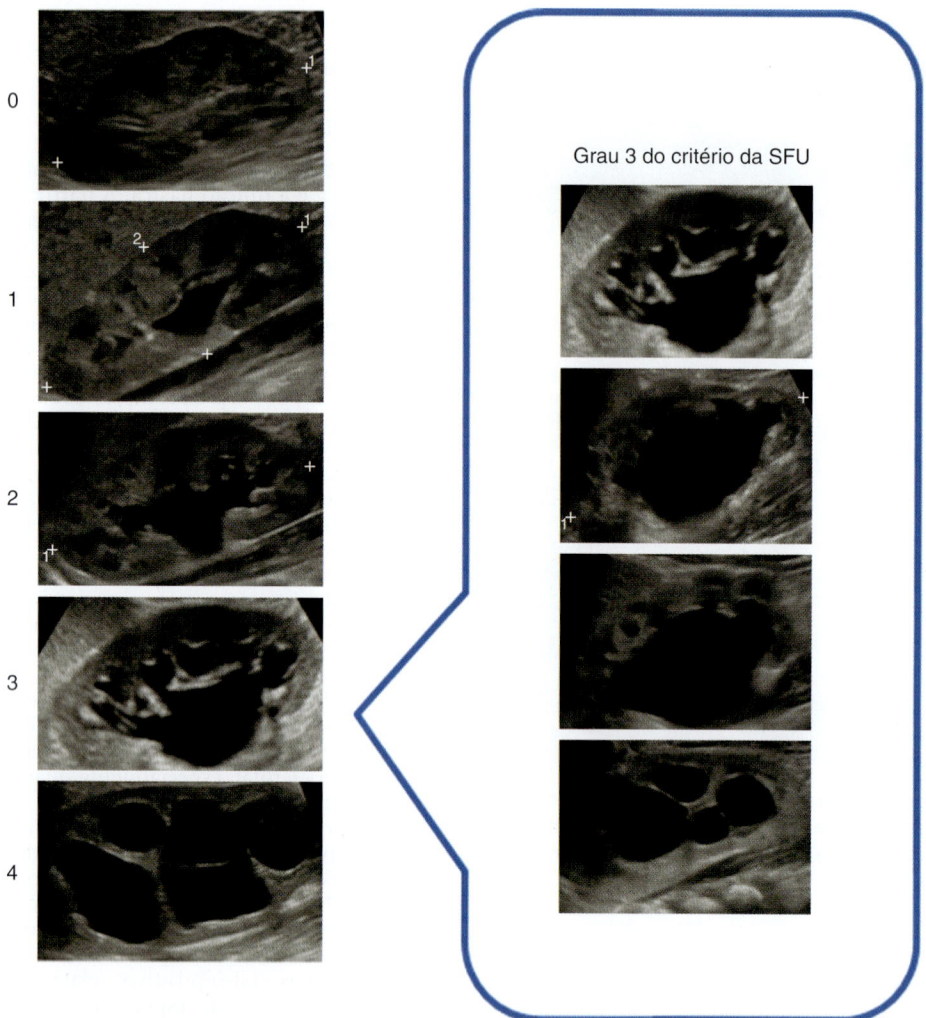

Figura 126-7. Critério da Society for Fetal Urology (SFU) como mostrado nas ultrassonografias pós-natais. O grau 0 mostra nenhuma dilatação renal central; no grau 1, é visível apenas a pélvis renal; no grau 2, podemos identificar os cálices maiores; no grau 3, podemos identificar os cálices maiores e menores e no grau 4 as características do grau 3 estão presentes, mas também com redução de parênquima renal. Dentro do grau 3, existem muitos graus diferentes da dilatação do sistema coletor que se adaptam ao critério.

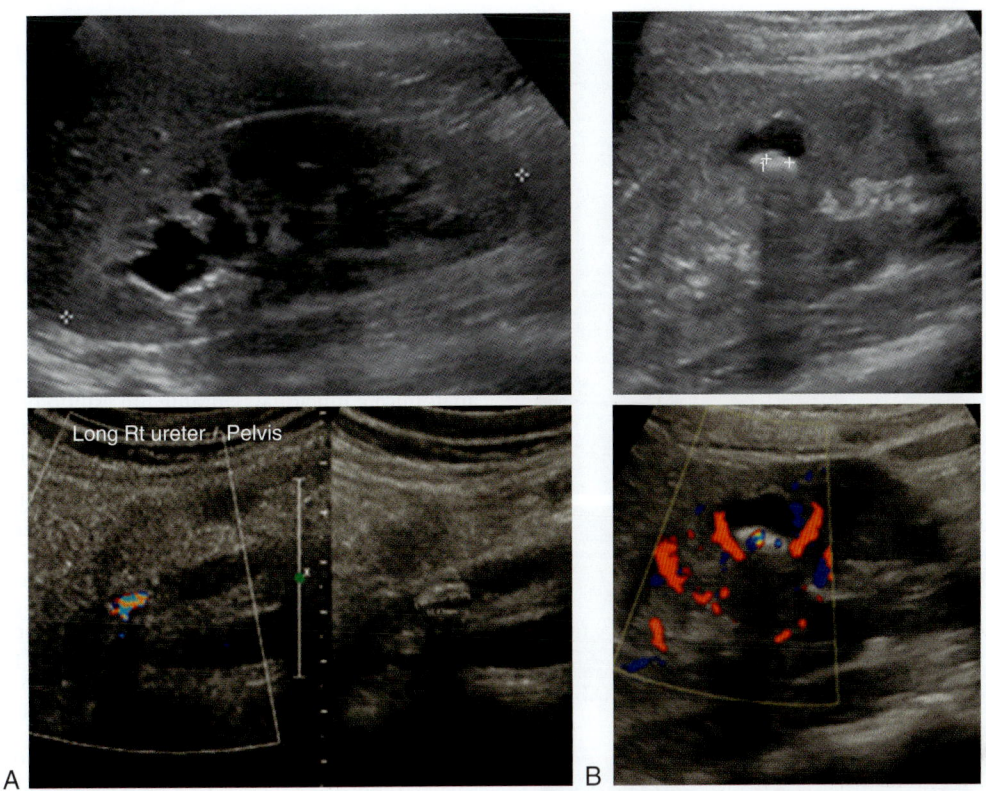

Figura 126-8. A, Ultrassonografia renal mostra hidronefrose e hidroureter associados a cálculos no terço médio do ureter. (B) Visão de artefato "cintilante" por aplicação de Doppler colorido em um cálculo renal.

na ausência de quaisquer dos diagnósticos mencionados (Geiger et al., 2010).

Precisamos ver as massas testiculares e paratesticulares pediátricas de acordo com a idade e o quadro clínico completo do paciente, mas elas geralmente são bem caracterizadas por ultrassonografia (Delaney e Karmazyn, 2013). **O tumor testicular primário pré púbere mais comum é o teratoma benigno, caracterizado por uma massa heterogênea com áreas de componentes sólidos, císticos e calcificados** (Pohl et al., 2004). O tumor do saco vitelino é uma massa homogênea bem vascularizada (Fig. 126-13). Um cisto epidermoide tem a aparência única de anéis hiperecoicos e hipoecoicos ou "anéis em cebola" com nenhum fluxo sanguíneo interno (Delaney e Karmazyn, 2013) (Fig. 126-14). **Na hiperplasia adrenal congênita, podemos encontrar restos bilaterais da glândula adrenal, hipoecoicos, hiperêmicos e heterogêneos em crianças que têm reposição de esteroide inadequada ou baixa complacência.** Discutiremos detalhadamente as massas escrotais e suas aparências no Capítulo 156.

Não devemos realizar ultrassonografia na avaliação de rotina de criptorquidismo (American Urological Association, 2013). Múltiplos estudos têm confirmado sua sensibilidade inadequada na detecção e localização dos testículos retidos e os achados ultrassonográficos não alteram o plano de tratamento necessário (Tasian e Copp, 2011). Uma exceção aceitável seria o criptorquidismo em uma criança obesa, difícil de examinar, na qual a presença de um testículo inguinal na ultrassonografia simplificaria a abordagem cirúrgica. A ultrassonografia é a modalidade de imagem principal na configuração de genitália ambígua ou hipospadia severa, com gônadas não palpáveis, para a detecção das estruturas *müllerianas*, podendo guiar o trabalho subsequente (Chavhan et al., 2008).

Imagem de Ressonância Magnética

Trato Superior

A RM geralmente é usada para caracterizar as anomalias congênitas complexas quando a ultrassonografia não pode fornecer detalhes suficientes. Ela não é tão útil em infecção, litíase ou trauma. As séries de RM pré-contraste podem ser suficientes para diagnosticar ou confirmar outras anomalias congênitas com grandes detalhes, como ureteres ectópicos, anomalias renais de duplicação, cistos renais e o divertículo calicinal. O custo, a acessibilidade e a necessidade de sedação em crianças menores limitam seu uso geral.

Na avaliação de hidronefrose, a urografia por ressonância magnética é uma alternativa plausível para o renograma diurético, com resolução anatômica muito superior e nenhuma exposição à radiação. A imagem detalhada pode fornecer a localização exata das anormalidades anatômicas, função diferencial e avaliação de drenagem, que podem auxiliar no planejamento cirúrgico. Protocolos e fórmulas foram desenvolvidos para determinar a função renal e avaliar a drenagem (Jones et al., 2004). Muitos protocolos diferentes foram desenvolvidos, mas são similares àqueles usados no renograma diurético com mercapto-acetil-triglicina (MAG3). O contraste usado é o gadolínio. A criança deve estar bem hidratada e receber furosemida (1 mg/kg; máximo 40 mg). O momento de administração da furosemida, cateterização da bexiga e o posicionamento do paciente variam de acordo com o protocolo (Vivier et al., 2010a; Darge et al., 2013). As sequências de pré-contraste T2 são obtidas em primeiro lugar, seguidas por sequências T2 tridimensionais com saturação de gordura e corte de 1 mm de espessura. O contraste é injetado lentamente e um exame dinâmico T1 com saturação de gordura é continuado até que o contraste tenha preenchido os ureteres (Darge et al., 2013). A utilização generalizada desse método tem sido limitada porque requer pós-processamento complexo, por um clínico especializado nessas técnicas. É possível usarmos programas gratuitos, como CHOP-fMRU (www.chop-fmru.com) ou Imagem J (National Institutes of Health) para auxiliar na geração de análise funcional (Khrichenko e Darge, 2010; Vivier et al., 2010b). Sua aplicação em crianças é promissora, mas ainda são necessários estudos para confirmar sua equivalência com o renograma diurético e treinamento na interpretação dos resultados (Perez-Brayfield et al., 2003; Grattan-Smith e Jones, 2006).

Trato Inferior e Genitália

Podemos usar a RM para avaliar o trato urinário inferior, mas raramente com sensibilidade melhor do que a ultrassonografia bem realizada. Podemos avaliar bem a bexiga e geralmente ela está inclusa na série

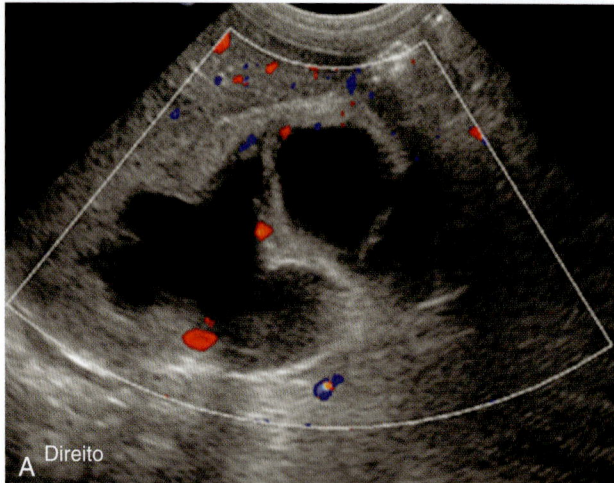
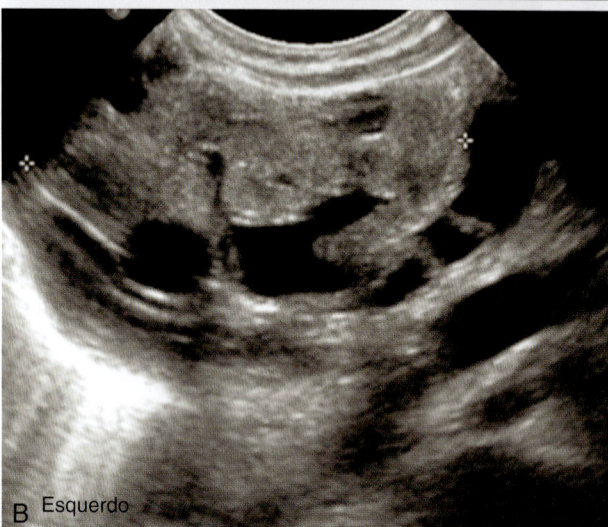
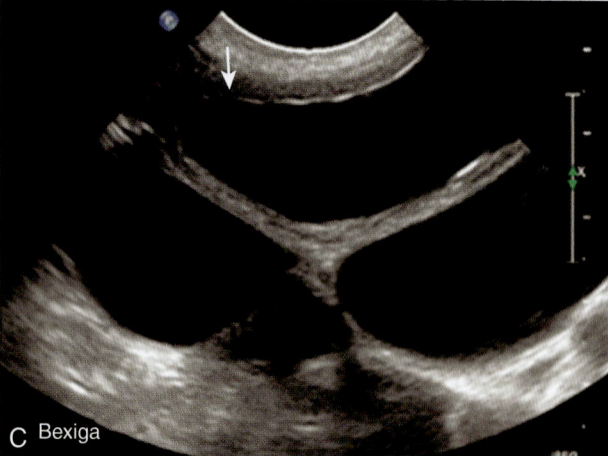

Figura 126-9. Exemplo de ultrassom de uma criança considerada ter válvula uretral posterior. A e B, As imagens dos rins mostram parênquima renal ecogênico, hidronefrose moderada a severa e cisto na região cortical renal (polo superior do rim esquerdo). C, A imagem da bexiga mostra significativo hidroureter distal bilateral.

descrita anteriormente para o trato superior. Nas alterações de diferenciação sexual, a ultrassonografia e a genitografia são normalmente os únicos estudos necessários para o diagnóstico e o planejamento cirúrgico. A sensibilidade e a especificidade da RM comparadas com a ultrassonografia, para a identificação de estruturas internas incluindo a detecção gonadal, são no mínimo mais adequadas (Gambino et al., 1992; Biswas et al., 2004; Mansour et al., 2012).

MODALIDADES IONIZANTES

Radiografia Convencional e Fluoroscopia

Trato Superior e Inferior

A urografia excretora tem deixado de ser usada com o aparecimento de outras modalidades que oferecem estudos anatômicos de alta resolução e estudos funcionais reproduzíveis. Ela consiste em múltiplas radiografias sequenciais durante toda a excreção e drenagem do material de contraste e em planos focais diferentes para obter informação anatômica e funcional. Durante um estudo bem realizado podemos ver a localização exata das lesões obstrutivas e dos cálculos radiopacos. O tempo de drenagem também pode ser avaliado, embora não tão precisamente quanto no renograma diurético.

A pielografia retrógrada envolve injeção de contraste dentro do orifício ureteral; em uma criança esse procedimento requer anestesia. Ela é mais bem usada para a localização intraoperatória de uma lesão obstrutiva identificada pré-operatoriamente com o uso de outros estudos. **Entretanto, o fluxo retrógrado livre não pode se igualar ao fluxo livre anterógrado não obstruído e vice-versa, especialmente depois de reparo cirúrgico prévio.** Por exemplo, pequenos retalhos teciduais pós-cirúrgicos podem causar fluxo anterógrado obstruído, mas dar uma aparência não obstruída na pielografia retrógrada.

Usamos a radiografia abdominal simples ou radiografia do rim-ureter-bexiga não somente para a detecção de cálculos radiopacos, mas também para a avaliação de constipação em crianças com disfunção miccional. Poucos dados respaldam a exatidão dos raios X simples de abdome na detecção ou avaliação do tratamento para a constipação (Reuchlin-Vroklage et al., 2005; Berger et al., 2012). Entretanto, a radiografia fornece evidência visual para os pais que estão em dúvida com o diagnóstico de constipação, apesar dos sinais e sintomas clínicos da criança, levando-os a apoiar o tratamento.

A CUM fluoroscópica, também chamada de cistouretrograma miccional, fornece informação sobre o trato urinário inferior e na classificação do RVU, e também informação valiosa do trato superior. Ela é um excelente estudo anatômico de alta resolução da bexiga e uretra, mas pode também fornecer dados funcionais valiosos com relação ao esvaziamento da bexiga. Podemos usar a CUM para detectar anormalidades da parede da bexiga (p. ex., trabeculação, ureterocele, divertículo, hipertrofia do colo vesical, tumores); uretra (p. ex., válvula uretral posterior, estreitamento uretral, divertículo), pedras na bexiga, ruptura da bexiga e corpos estranhos (Figs. 126-15 e 126-16). A radiografia simples inicial também pode identificar muitas anormalidades vertebrais.

Temos postergado a cistouretrografia entre 4 a 6 semanas depois de ITU, quando é indicado, sobre a premissa de que a UCM precoce pode demonstrar o RVU transitório leve, criado por mudanças inflamatórias no trígono. Entretanto, por ser raro que a presença, clinicamente significativa, do RVU durante a infecção desapareça depois do tratamento e porque a identificação do RVU transitório durante ITU possa ser clinicamente significativa, necessitamos de um período de espera mais prolongado (Gross e Lebowitz, 1981; Craig et al., 1997). Se o RVU for detectado na realização precoce da CUM no curso de ITU febril, devemos considerar que a dilatação ureteral causada por endotoxina superestima o grau do RVU (Roberts, 1975; Hellström et al., 1987). Usamos a cistografia com instilação de contraste diretamente na bexiga para o diagnóstico de RVU oculto em determinadas crianças com UCM negativa, mas ITUs febris persistentes, apesar do tratamento de todas as outras potenciais etiologias (Rubenstein et al., 2003; Hagerty et al., 2008b). A confiabilidade da cistografia com instilação direta de contraste, para elucidar RVU oculto clinicamente, é discutível. Devemos usar somente como último recurso nos pacientes com ITU febril complicada para evitar o excesso de tratamento. Entretanto, é importante realizarmos o teste apropriadamente com instilação passiva do contraste em uma altura de 1 m acima da bexiga, como descrito originalmente, para evitarmos a criação iatrogênica de RVU (Hagerty et al., 2008a).

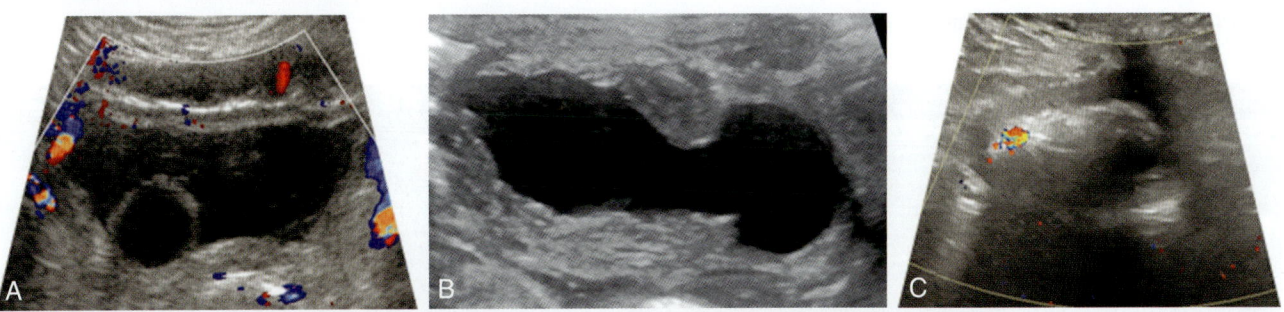

Figura 126-10. As imagens de ultrassonografia da bexiga revelam (A) ureterocele, (B) divertículo e (C) cálculo grande com artefato "cintilante".

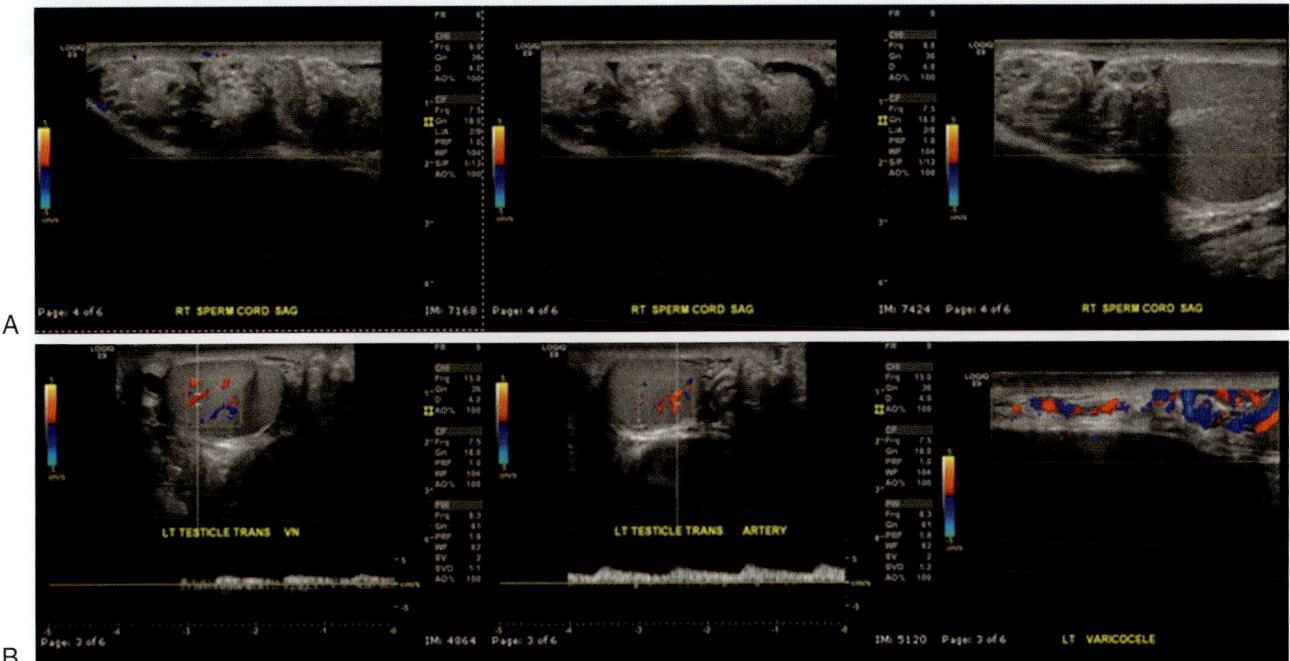

Figura 126-11. Ultrassonografia escrotal em moço de 19 anos de idade com aparecimento de dor testicular aguda. (A) Ultrassonografia Doppler mostra o sinal de redemoinho "*whirlpool*", que está associado à torção do cordão espermático. A ultrassonografia Doppler não identificou circulação, (B) comparada com o testículo esquerdo, que mostrou ampla circulação no cordão não torcido e no testículo. Também notamos uma varicocele incidental.

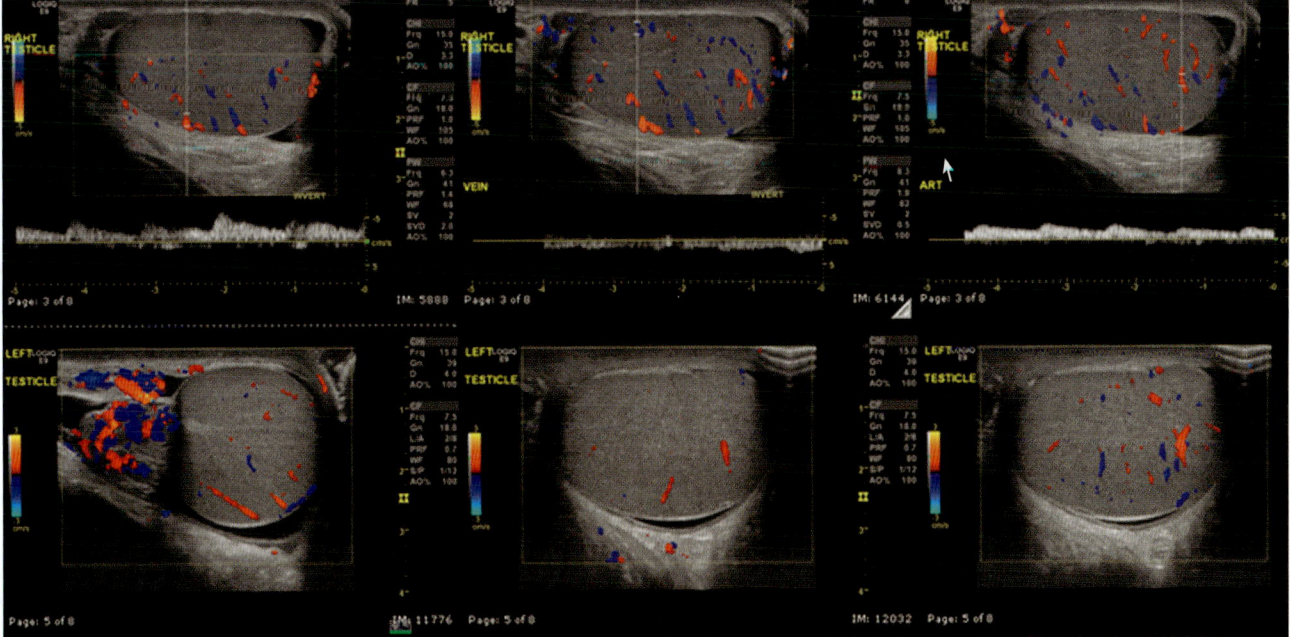

Figura 126-12. Ultrassonografia escrotal em um menino de 13 anos de idade com aparecimento de edema escrotal esquerdo mostrando hiperemia do epidídimo esquerdo consistente de epidídimo-orquite.

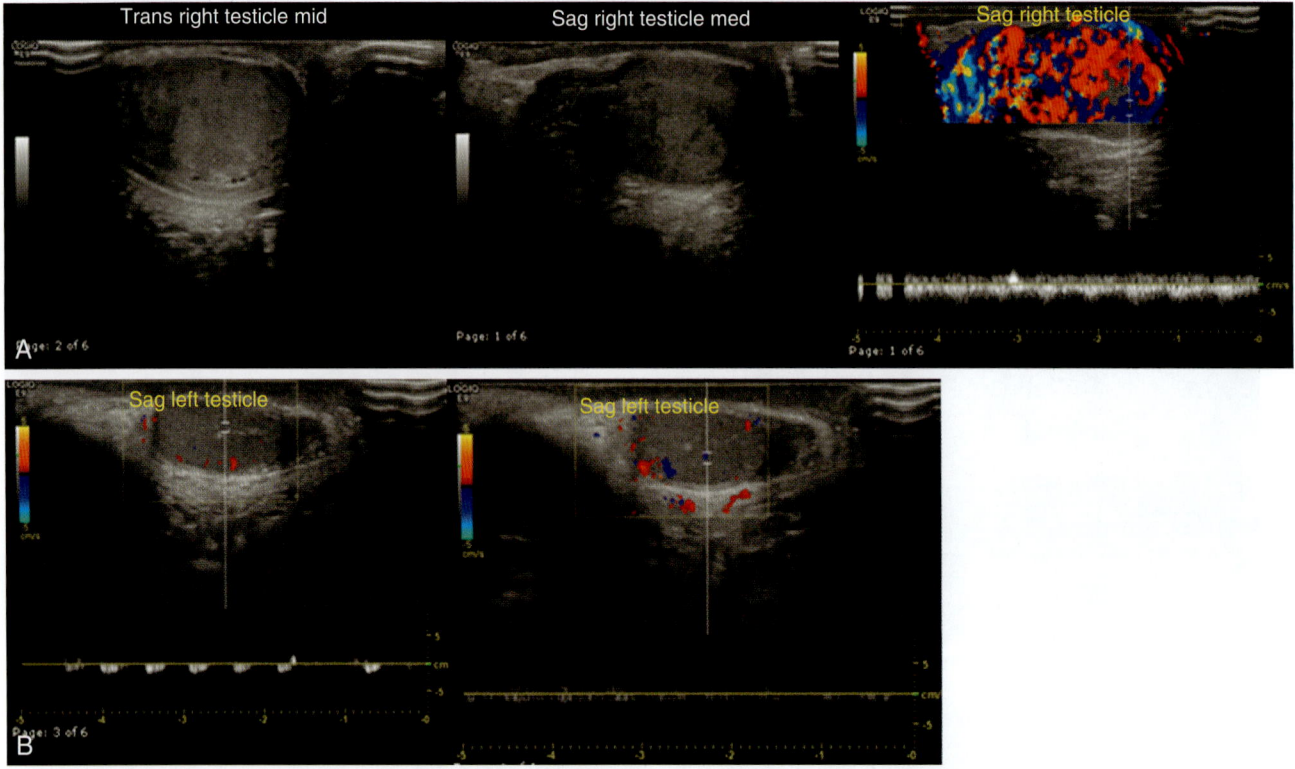

Figura 126-13. Ultrassonografia escrotal em um menino de 2 anos de idade com o testículo direito aumentado (A) considerado ser um tumor de saco vitelino. Para comparação é mostrado (B) o testículo esquerdo normal.

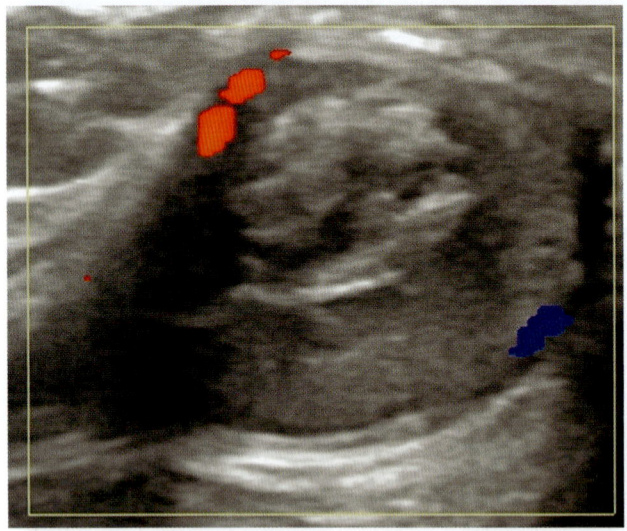

Figura 126-14. Lesão testicular sem fluxo sanguíneo interno e características hiperecoicas consideradas de um cisto epidermoide.

Genitália

A genitografia pode fornecer informação importante para o planejamento cirúrgico e classificação dos pacientes com alterações de diferenciação sexual. Normalmente, colocamos um cateter na abertura perineal e injetamos contraste médio sob fluoroscopia, para identificar a confluência da estrutura uretral com a vaginal, assim como suas orientações. Alternativamente, podemos usar um cateter de Foley com o balão insuflado e pressionado até o períneo com a ponta na abertura do períneo para o preenchimento retrógrado (Chavhan et al., 2008). Os achados da genitografia podem ser classificados com base no esquema de classificação de Shopfner (Shopfner, 1964) (Fig. 126-17).

Tomografia Computadorizada

Trato Superior

O papel da TC nas crianças está baseado menos na sua capacidade de diagnóstico do que na disponibilidade e na rapidez na aquisição. Essa vantagem é melhor nos casos de trauma abdominal contuso e politraumatismos. Entretanto, com os avanços da ultrassonografia e da RM, a necessidade da TC nos pacientes pediátricos, ao custo de exposição potencialmente prejudicial da radiação, está diminuindo. A TC tem papel pequeno na avaliação da hidronefrose pediátrica porque com a radiação ionizante não desejada, ela oferece pouca vantagem sobre a ultrassonografia. Similar a ultrassonografia, a TC é um estudo anatômico detalhado, mas com capacidade adicional de avaliar a função na hidronefrose não litiásica através da adição de contraste intravenoso e imagens tardias. Embora seja difícil quantificar um nefrograma tardio e a drenagem ureteral comparados aos sinais de obstrução do lado contralateral. A TC pode dar informação anatômica detalhada nos quadros de anomalias renais e ureterais em pacientes mais complexos (p. ex., rim ectópico, ureter ectópico, megaureter, anomalias de duplicação, alterações renovasculares), que pode ser útil no planejamento cirúrgico quando a ultrassonografia ou a RM é inconclusiva ou indisponível. Do mesmo modo, a TC tem um papel limitado na ITU na infância e é melhor reservada para as situações onde as modalidades não ionizantes são inconclusivas. A RM e a TC podem ser úteis na avaliação de infecções relacionadas a abscesso renal, fístula de origem não urinária, complicações pós-operatórias ou obstrução urinária (Fig. 126-18). A vantagem mais nítida da TC é a detecção de urolitíase. **A TC é melhor do que a ultrassonografia na detecção e quantificação da massa calculosa;** entretanto, foi mostrado que essa exatidão maior raramente tem impacto clínico (Passerotti et al., 2009). Precisamos tomar cuidado para seguir o princípio ALARA quando optamos pelo uso de TC em todos os pacientes, mas especialmente nas crianças com cálculo, que provavelmente terão que fazer exames de imagens a vida toda.

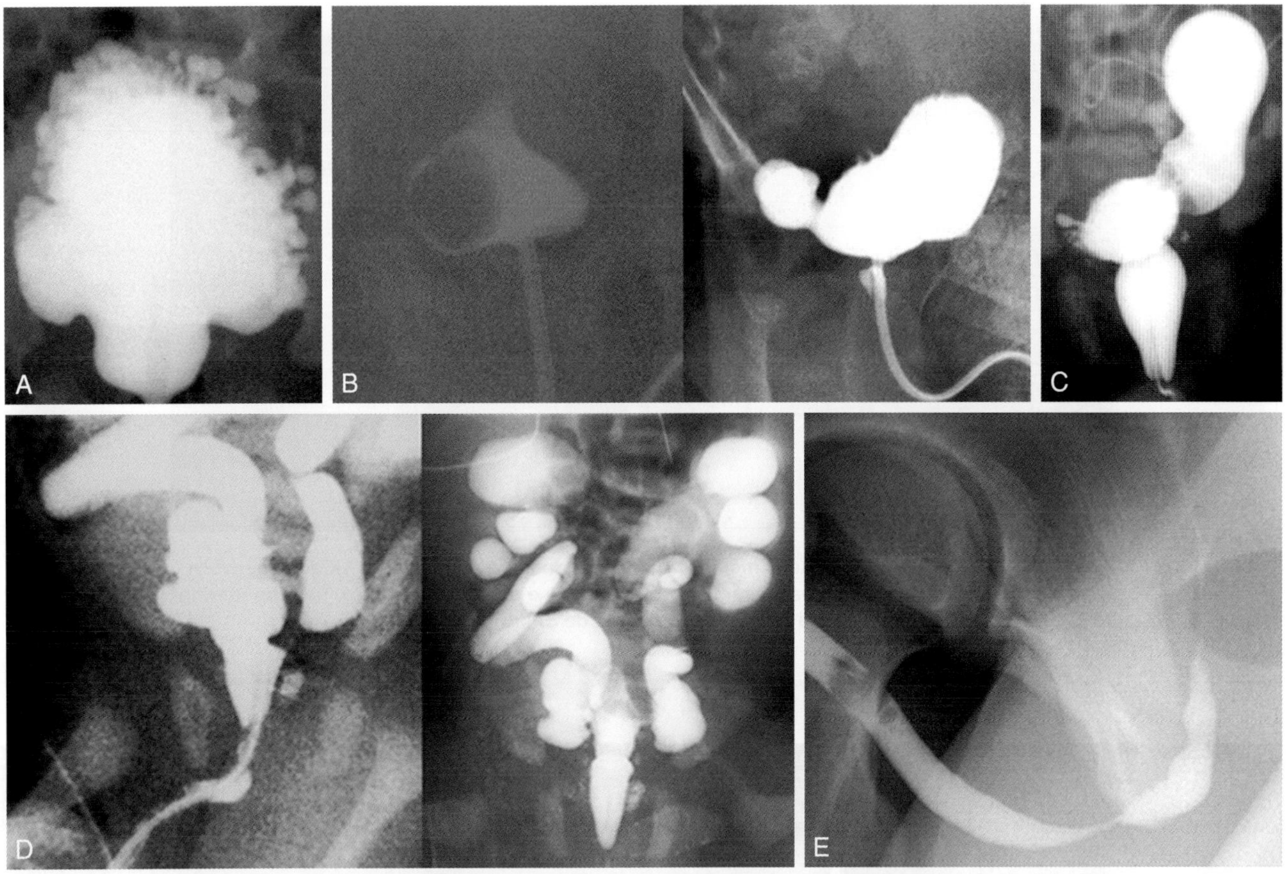

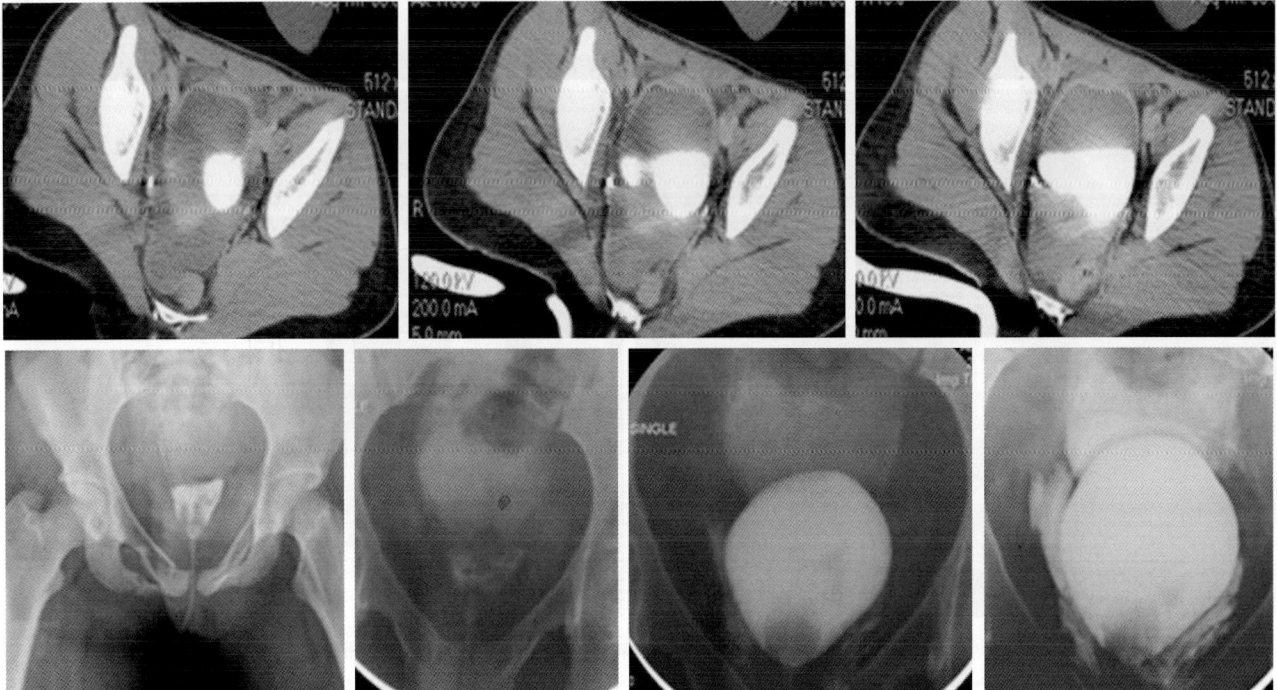

Figura 126-15. Vários achados na cistouretrografia miccional. A, Bexiga altamente trabeculada. B, Ureterocele dentro da bexiga (*esquerda*) e no exterior (*direita*). C, Grande divertículo da bexiga e uretra posterior alongada em criança com válvula uretral posterior. D, Alongamento da uretra posterior, secundário à válvula uretral posterior e grau 5 de refluxo vesicoureteral bilateral. E, Curto estreitamento da uretra distal bulbar.

Figura 126-16. Menina de 15 anos de idade com fratura pélvica submetida a exame de tomografia computadorizada de varredura que sugeriu lesão na bexiga, o que foi confirmado por cistografia de contraste. Note a extrema elevação do colo vesical (hematoma pélvico) na cistografia e nítida demonstração da coleta do contraste médio no espaço retroperitoneal.

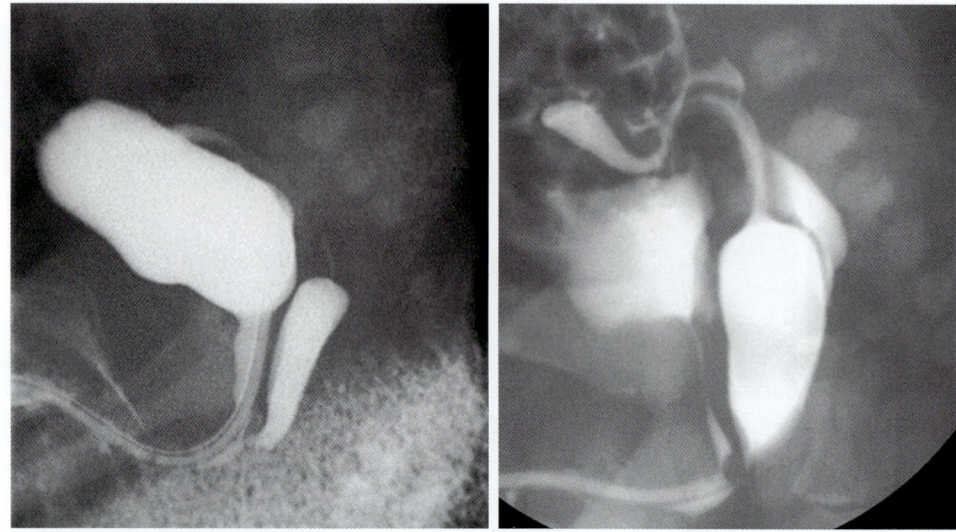

Figura 126-17. Genitografia de uma menina com transtorno ovotesticular 46, XX do desenvolvimento sexual mostrando uma baixa confluência da uretra e da vagina e refluxo na tuba uterina direita. Isto é consistente com a classificação tipo III de Shopfner.

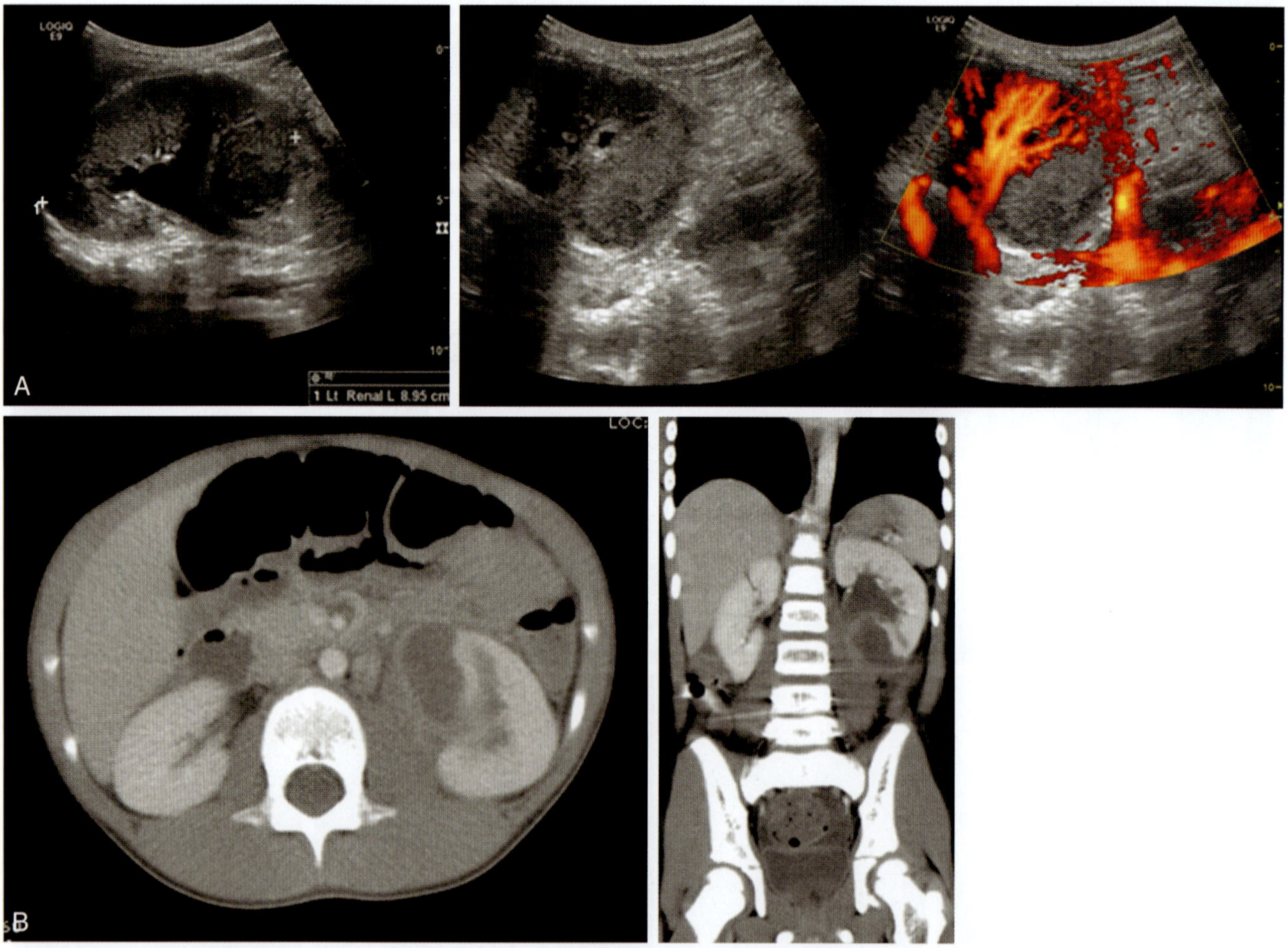

Figura 126-18. Um menino de 6 anos de idade apresentou-se com dor abdominal, índice de sedimentação de eritrócito e de proteína reativa C elevados e incapacidade de ficar em pé. A, A ultrassonografia dos rins com Doppler mostrou uma coleção heterogênea no polo inferior do rim esquerdo. B, Na imagem de tomografia computadorizada, essa região é confirmada com um abcesso renal.

Trato Inferior e Genitália

Normalmente reservamos a TC do trato inferior e da genitália para a detecção de trauma de bexiga ou pélvico. Podemos realizar a cistografia por TC por preenchimento anterógrado/tardio ou preenchimento retrógrado com um cateter para detectar a bexiga ou aumento da ruptura da bexiga. É necessário o preenchimento completo da bexiga com contraste médio, para evitar a ausência de pequenos vazamentos secundários à pressão intraluminal insuficiente ou sedimentação gravitacional do contraste médio no lado oposto da perfuração. Embora possamos realizar o preenchimento da bexiga com contraste médio com cistografia convencional, a TC pode fornecer melhor resolução anatômica e classificação imediata de tal ruptura como intraperitoneal ou extraperitoneal, que afetará as opções de tratamento.

Medicina Nuclear

Cintilografia Renal

A cintilografia renal com uso de tecnécio-99 (^{99m}Tc-DMSA) depende da captação de células tubulares proximais, um processo que depende do fluxo sanguíneo renal (Majd e Rushton, 1992). O fluxo sanguíneo renal é diminuído nos locais de pielonefrite aguda, que corresponde à área de relativa deficiência de fóton, vista no exame com DMSA (Rushton e Majd, 1992). Embora as lesões de pielonefrite aguda pareçam com áreas de captação periférica diminuídas com preservação do contorno reniforme, podemos diferenciar as cicatrizes renais com base na observação da perda de volume, que interrompe o contorno reniforme normal, resultando em uma concavidade. Essas lesões podem ser focais, multifocais ou difusas. Embora seja possível para um observador experiente distinguir entre as lesões agudas e crônicas, a diferenciação é frequentemente difícil em rins com pielonefrite aguda, sobrepostas às cicatrizes renais pré-existentes. Com o uso de critério histopatológico em um estudo de autópsia em porcos com pielonefrite aguda induzida, a sensibilidade do DMSA para a pielonefrite aguda foi de 87% e a especificidade foi de 100% (Rushton et al., 1988). Um experimento similar demonstrou sensibilidade levemente mais alta, com especificidade mais baixa, mas exatidão diagnóstica equivalente quando usamos a detecção por tomografia computadorizada por emissão de fóton único, comparado à detecção planar (com colimador pinhole) (Majd et al., 1996).

O momento da cintigrafia com DMSA é determinado se alguém está buscando documentar as mudanças inflamatórias agudas da pielonefrite ou da fibrose cortical renal irreversível. Pela inflamação ser um processo transitório, vemos as mudanças agudas, seguramente, quando o exame com o DMSA é obtido nos dias do episódio agudo e se resolve gradualmente durante os próximos 5 meses, tal que em 6 meses qualquer lesão demonstrada na cintigrafia provavelmente se trata de uma cicatriz permanente (Stokland et al., 1996a, 1996b; Ghasemi et al., 2013). As lesões agudas do exame com DMSA persistem em 36% a 52% dos rins (Rushton e Majd, 1992) (Fig. 126-19).

Renograma Diurético

O padrão-ouro para a diferenciação da hidronefrose obstrutiva e não obstrutiva e hidroureter é o renograma diurético. Fazemos essa imagem com ^{99m}Tc-ácidodietilentriaminopentaacético (DTPA) ou, mais comumente ^{99m}Tc-MAG3. Devemos seguir um protocolo estrito para garantir resultados precisos e reprodutíveis (Majd, 1989; Conway e Maizels, 1992; Shulkin et al., 2008). O clínico deve revisar as imagens de drenagem atuais, regiões de interesse usadas e curvas porque qualquer variação na técnica pode levar a resultados errados.

Existem três elementos-chave para o sucesso do renograma diurético: hidratação, drenagem da bexiga e momento da administração do diurético. De forma ideal, colocamos um cateter intravenoso para a hidratação antes do estudo, além do estímulo de hidratação oral antes da chegada para o mesmo. Hidratação ou função renal deficiente pode levar a resultados falso-positivos, devido à lenta captação da curva e à reação diurética deficiente. Por essa razão, é melhor esperar até que a criança esteja, pelo menos, com 1 mês de idade. Um cateter é útil na eliminação de qualquer preocupação do preenchimento da bexiga que afete a drenagem do trato superior, dificultando a interpretação secundária para RVU, hidroureter ou disfunção miccional e aumento de exposição da gônada à radiação secundária pela urina radioativa (Mandell et al., 1997).

A administração da furosemida (1 mg/kg) intravenosa acontece quando determinamos que o sistema coletor dilatado esteja maximamente preenchido; entretanto, o momento da administração do diurético é, em grande parte, específico da instituição. Outros protocolos comuns dão o diurético 20 minutos depois da injeção do marcador (F + 20), logo depois do marcador (F + 0) ou 15 minutos

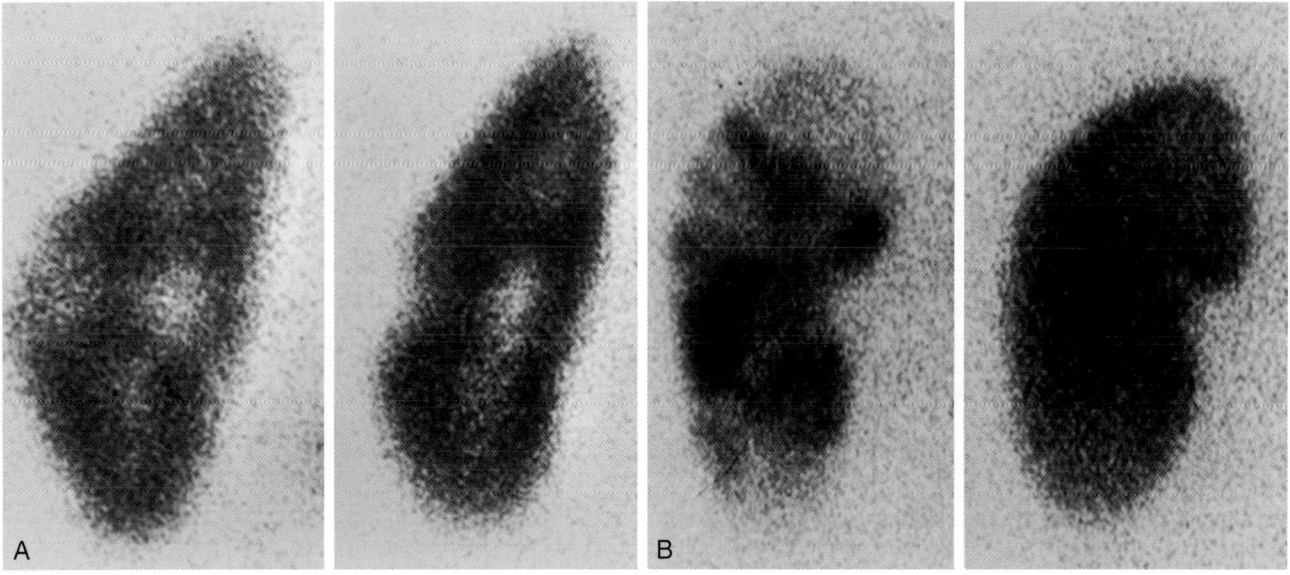

Figura 126-19. **A e B, Imagem renal com ácido dimercaptossucino em dois pacientes diferentes mostrando áreas de fotopenia com preservação do contorno renal, consistente com pielonefrite aguda. A, Demonstração da formação de cicatriz renal, que pode ser diferenciada da lesão aguda por causa da perda do contorno renal. B, Resolução completa de toda a área de pielonefrite aguda depois de 6 meses.**

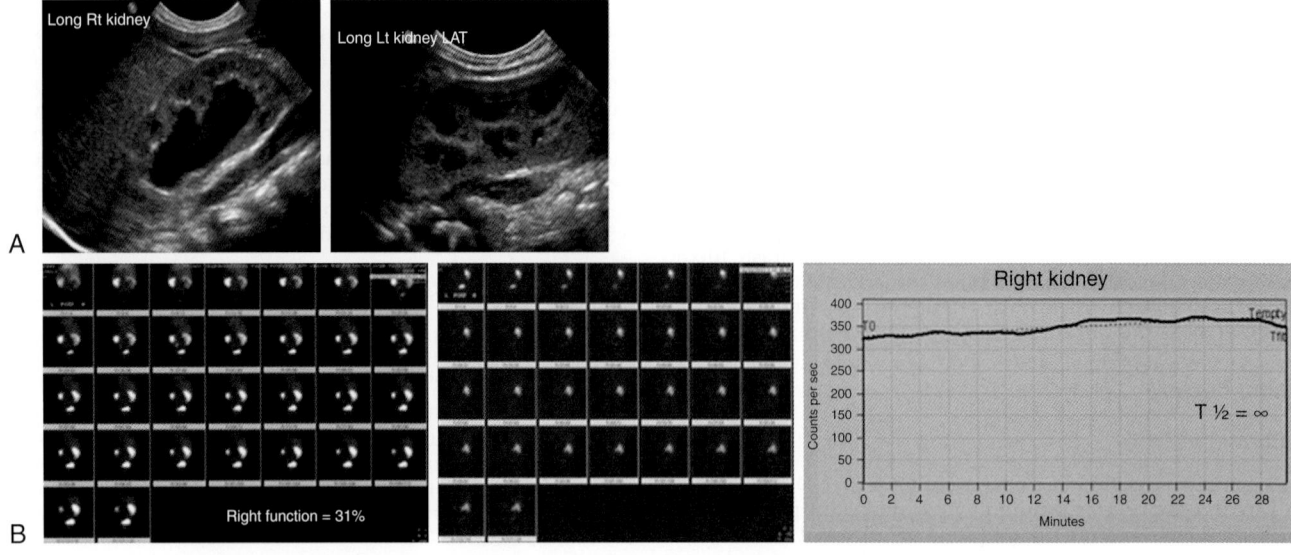

Figura 126-20. A, Ultrassonografia renal mostra hidronefrose grau 3 (dilatação principalmente intrarrenal) sem hidroureter. O rim esquerdo está normal. B, A imagem renal, com a administração de ^{99m}Tc mercapto-acetil-triglicina e furosemida, mostra alto grau de obstrução da junção ureteropélvica, com redução da função renal do rim direito (31%). A curva de diurese demonstra nenhuma drenagem e reflete acúmulo contínuo do marcador no sistema coletor direito.

antes do marcador (F – 15). Embora prefiramos a abordagem "bem atenuada", ela requer participação ativa de um técnico ou radiologista experiente (Conway e Maizels, 1992). A abordagem F + 0 tem mostrado resultados confiáveis em crianças, com necessidade de menos experiência, mas pode ser mais difícil de interpretar no preenchimento lento dos sistemas coletores dilatados (Wong et al., 1999). É importante sabermos qual protocolo está sendo usado para interpretarmos o teste precisamente e/ou compará-lo com estudos anteriores. Durante a fase diurética, devemos demarcar a região de interesse ao redor do sistema coletor, incluindo o ureter somente nos casos de hidroureter. Após a finalização do registro da fase diurética, devemos manter a criança ereta por 5 minutos e permitir que ela urine se não estiver usando um cateter. Fazemos a captura de outra imagem para avaliar a atividade residual depois da drenagem por gravidade. A função renal diferencial, a diminuição das curvas e a diminuição dos meio-tempos podem ser geradas por computador, para a interpretação apropriada do teste (Shalaby-Rana et al., 1997).

Baseamos as decisões do tratamento na função renal, na diminuição do meio tempo de drenagem do radiomarcador, na forma da diminuição da curva e na drenagem por gravidade. Ao contrário dos adultos, nas crianças não existe diminuição de meio-tempo de drenagem do radiomarcador estabelecida que defina uma situação obstruída ou não obstruída. A diminuição da curva é normalmente mais reveladora do que os valores absolutos de meio-tempo, especialmente em crianças novas ou crianças depois de pieloplastia, em que um sistema dilatado pode ser lento para drenar, mas não obstruído. Uma curva que inicialmente declina, mas nivela ou começa a ascender (sinal de *Homsy*), é um sinal de hidronefrose intermitente, secundária à resposta diurética, mas não indicativa de obstrução (O'Reilly et al., 1996). Essas curvas bifásicas justificam mais observação. Nos casos de curvas ambíguas, podemos usar a drenagem por gravidade de menos de 50% da atividade residual, para confirmar obstrução (Wong et al., 2000). Precisamos usar toda informação adquirida a partir do exame, em vez de um parâmetro isolado para determinarmos o tratamento apropriado (Figs. 126-20 a 126-24).

Cistografia com Radionuclídeo

Podemos usar a cistografia direta com radionuclídeo para a detecção precisa de RVU, com maior sensibilidade e menor exposição à

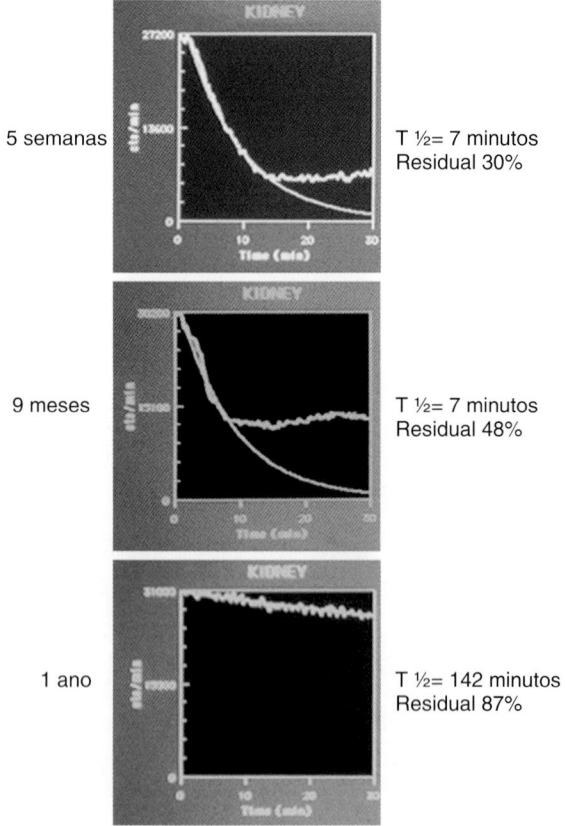

Figura 126-21. Uma única renografia diurética pode não ser suficiente para excluir obstrução. Neste exemplo, três renografias diuréticas, com ^{99m}Tc com mercapto-acetil-triglicina, do mesmo paciente mostram a drenagem progressivamente deficiente (prolongação do meio tempo [T 1/2] e retenção do marcador).

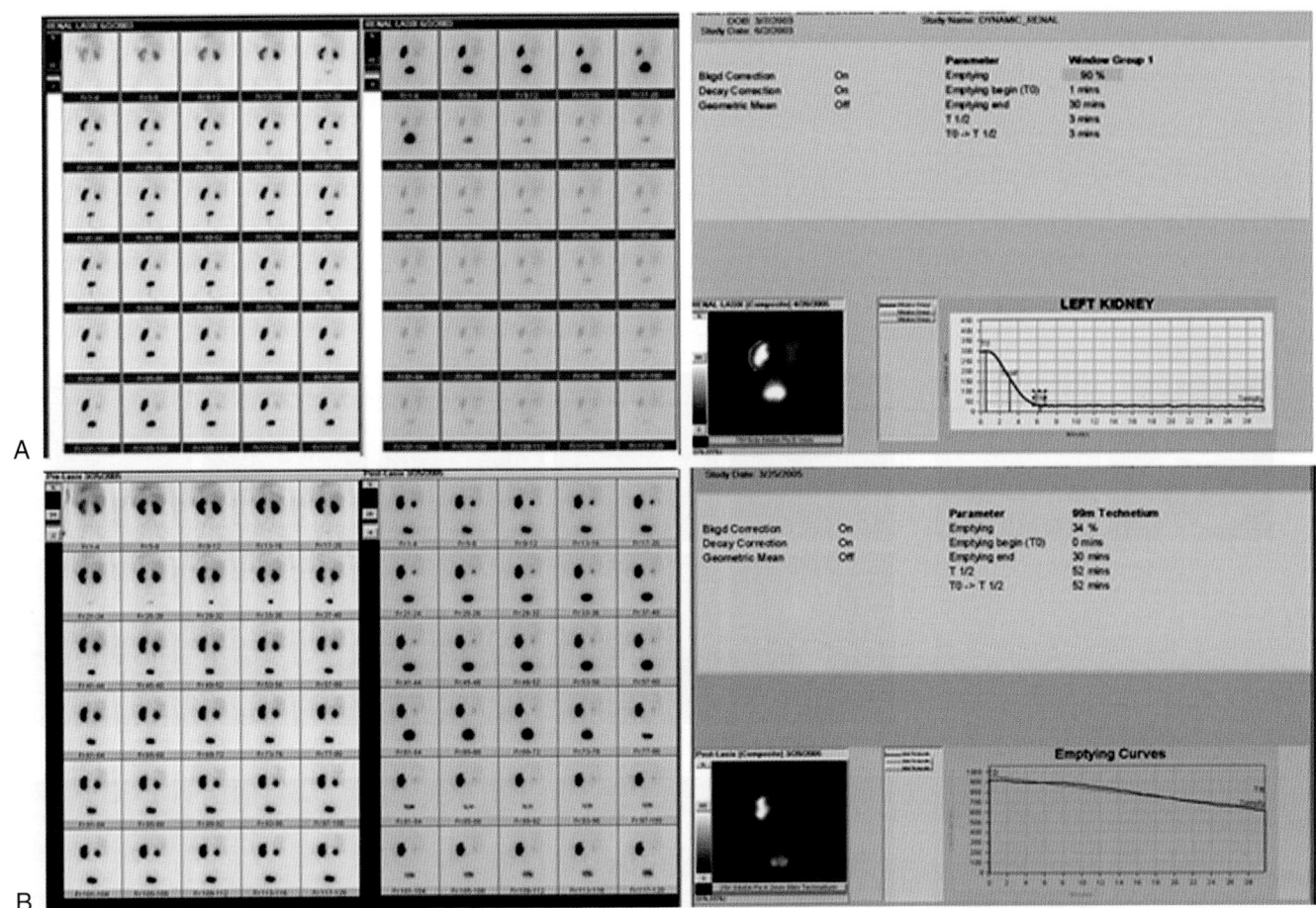

Figura 126-22. A e B, Renografia diurética com ⁹⁹ᵐTc com mercapto-acetil-triglicina realizada em um menino de 3 meses de idade com hidronefrose, detectada no pré-natal. O sistema coletor direito dilatado parece drenar bem, inicialmente (A), mas na renografia aos 2 anos de idade (B) mostra meio tempo prolongado. Baseando-se nesses achados, esta criança foi tratada com pieloplastia.

radiação do que a CUM padrão (Brown *et al.*, 2000; Sukan *et al.*, 2003; Unver *et al.*, 2006). Entretanto, ela não tem resolução anatômica do sistema coletor e da uretra, ainda requer cateterização uretral e é uma medição não fisiológica. As comparações exatas de classificação com a CUM podem ser difíceis, mas são possíveis (Fretzayas *et al.*, 1984; Zhang *et al.*, 1987; Polito *et al.*, 2000; Unver *et al.*, 2006). Podemos realizar a cistografia indireta com radionuclídeo sem cateterização, depois de renograma diurético, que fornece um teste fisiológico não invasivo, mas não é tão sensível como os métodos diretos portanto não é usada rotineiramente para detectar o RVU (Bower *et al.*, 1985) (Fig. 126-25).

Exame Testicular de Varredura com Radionuclídeo

A cintilografia testicular existe desde a década de 1970 e normalmente a escolhemos para distinguir entre a torção testicular e as condições inflamatórias do testículo (p. ex., epididimite, orquite, torção do apêndice testicular) (Holder *et al.*, 1981). Realizamos o teste com injeção intravenosa de pertecnetato-⁹⁹ᵐTc seguido por imagem dinâmica e estática da pélvis, por raios gama. Similar à cintilografia renal, as áreas deficientes em fótons representam fluxo sanguíneo deficiente, como na torção; e as áreas densas em fótons podem representar inflamação, como na epididimite. Em centros especializados, essa técnica pode ser muito sensível e específica (até 100%) e potencialmente tem um desempenho melhor do que a ultrassonografia em um escroto com dor aguda (Mendel *et al.*, 1985; Flores *et al.*, 1996; Wu *et al.*, 2002). Entretanto, a falta de disponibilidade, a invasividade e a exposição à radiação limitam seu uso generalizado em relação à ultrassonografia.

PONTOS-CHAVE

- Devemos seguir o princípio ALARA quando consideramos exames por imagem em crianças.
- Podemos confundir uma ultrassonografia renal normal de criança com hidronefrose por causa das pirâmides renais hipoecoicas com junção corticomedular distinta.
- Uma ultrassonografia normal não é suficiente para avaliar o risco de uma criança com pielonefrite aguda e não é boa preditora do RVU.
- Não devemos realizar a ultrassonografia para a avaliação de rotina de criptorquidismo.
- A TC e a RM podem necessitar de sedação em uma criança muito pequena, então, devemos usar modalidades de imagem menos invasivas, se possível.
- O diagnóstico de obstrução em criança com o renograma diurético requer a revisão de todos os parâmetros do teste porque as variações na técnica podem alterar consideravelmente os resultados.

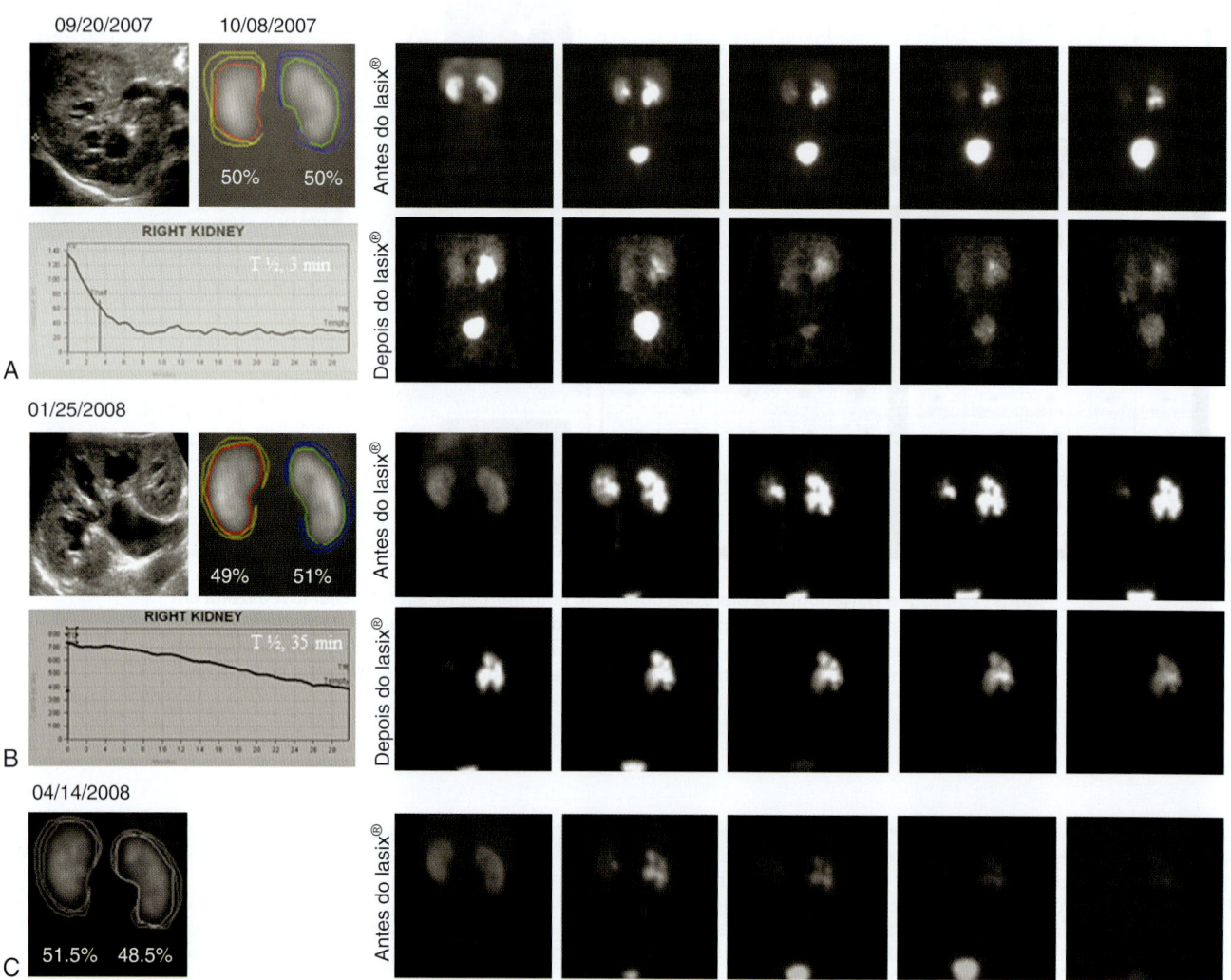

Figura 126-23. Imagem de ultrassom mostra leve hidronefrose direita em um garoto de 7 anos de idade com dor no quadrante superior direito. A, A renografia diurética mostra drenagem não obstrutiva. O paciente compareceu uma segunda vez com dor. Desta vez, a ultrassonografia mostrou dilatação maior do sistema coletor direito. B, A renografia diurética mostra drenagem pior e o paciente relatou dor depois da administração da furosemida (Lasix®). C, Depois da pieloplastia, a renografia mostra drenagem espontânea imediata; a furosemida não foi administrada. T ½, meio tempo.

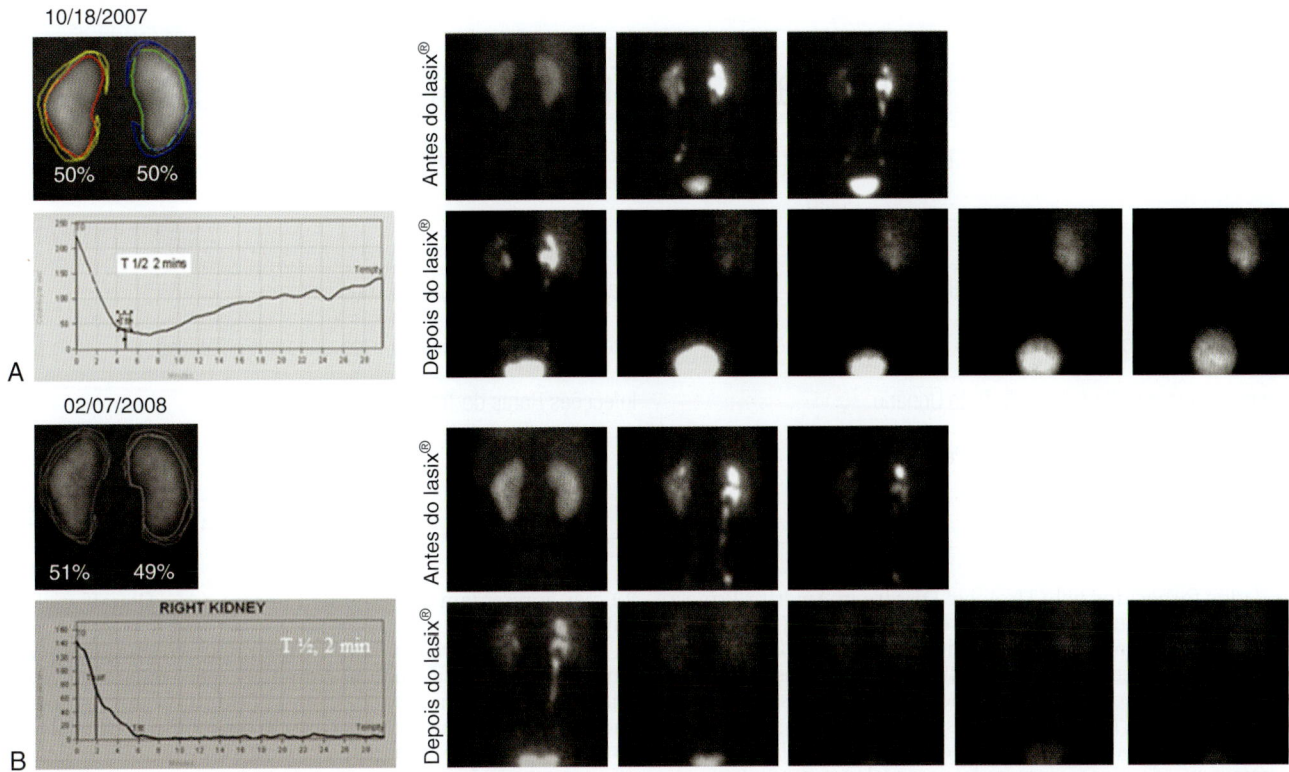

Figura 126-24. A, A renografia diurética inicial mostra leve hidronefrose direita. Depois da administração da furosemida (Lasix®), houve rápida liberação do marcador do sistema pelvicaliceal com o meio tempo (T ½) de 2 minutos. Poucos minutos depois, o paciente teve dor no lado direito e houve acúmulo gradual do marcador no rim direito (ascendendo a segunda parte da curva) (A). B, A função renal diferencial pós-operatória permaneceu estável e a drenagem melhorou significativamente.

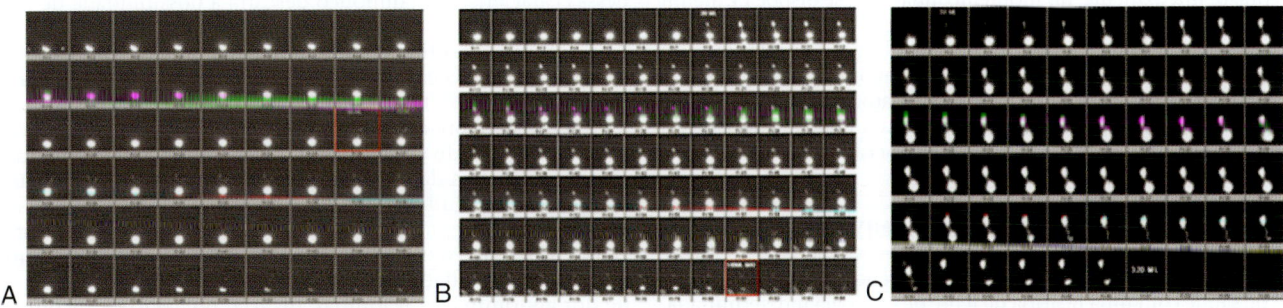

Figura 126-25. Exemplos de cistografia com radionuclídeo de refluxo vesicoureteral (A) leve, (B) moderado e (C) severo.

Talvez o uso mais apropriado da cintilografia testicular seja nos casos ambíguos pelo exame e ultrassonografia, mas somente se a cirurgia de recuperação do testículo não estiver excessivamente tardia (Kodali et al., 2013).

REFERÊNCIAS

Para consultar a lista completa de referências, acesse www.expertconsult.com.

LEITURA SUGERIDA

Conway JJ, Maizels M. The "well tempered" diuretic renogram: a standard method to examine the asymptomatic neonate with hydronephrosis or hydroureteronephrosis. J Nucl Med 1992;33:2047-51.

Nguyen HT, Herndon CD, Cooper C, et al. The Society for Fetal Urology consensus statement on the evaluation and management of antenatal hydronephrosis. J Pediatr Urol 2010;6:212-31.

Shalaby-Rana E, Lowe LH, Blask AN, et al. Imaging in pediatric urology. Pediatr Clin North Am 1997;44:1065-89.

127 Infecção e Inflamação do Trato Geniturinário Pediátrico

Christopher S. Cooper, MD, FAAP, FACS e Douglas W. Storm, MD, FAAP

Avaliação e Tratamento da Criança com Febre

Classificação das Infecções Pediátricas do Tato Urinário

Diagnóstico de Infecção Pediátrica do Trato Urinário

Tratamento da Infecção do Trato Urinário Pediátrico

Manejo após a Infecção do Trato Urinário

Sequelas das Infecções do Trato Urinário Pediátricas

Infecções Raras do Trato Urinário Pediátrico

Os dados fornecidos pelo Urologic Disease in America Project demonstram o quanto as infecções do trato urinário (ITU) pediátricas representam um fardo significativo para a população norte-americana. Com base nesse estudo, 2,4% a 2,8% de todas as crianças norte-americanas são acometidas anualmente por ITU, e essas infecções são responsáveis por 1,1 milhão de visitas médicas por ano (Freedman, 2005). Além disso, nos Estados Unidos, os custos hospitalares apenas para o tratamento de crianças internadas com pielonefrite ultrapassam 180 milhões de dólares por ano (Freedman, 2005).

As ITUs são epidêmicas em crianças, mas nem todas essas infecções são iguais. Algumas crianças apresentam uma única ITU sentinela, enquanto outras sofrem infecções recorrentes na infância para idade escolar, bem como mais tarde durante a vida. Algumas ITUs estão associadas a febre, enquanto outras provocam apenas sintomas do trato urinário inferior ou urina de odor fétido. Algumas ITUs levam à formação de cicatrizes renais e desenvolvimento de hipertensão e/ou doença renal terminal, ao passo que outras não apresentam sequela a longo prazo. Infelizmente, no momento atual, não se dispõe de algum método definitivo para prever qual a criança que irá desenvolver ITU, para determinar se essas crianças irão desenvolver outras ITUs ou para estabelecer se terão problemas clínicos a longo prazo relacionados com suas infecções. Este Capítulo descreve a patogenia, a avaliação e o tratamento das ITUs pediátricas para facilitar a tomada de decisão do médico sobre o tratamento individualizado de cada criança.

AVALIAÇÃO E TRATAMENTO DA CRIANÇA COM FEBRE

Os lactentes e as crianças pequenas com frequência chegam ao profissional de saúde com uma história de febre de etiologia indeterminada. Embora uma discussão extensa da investigação diagnóstica e do tratamento dos lactentes febris esteja além do objetivo deste capítulo, é importante que todos os pediatras tenham um conhecimento básico sobre os cuidados desses pacientes. Nas crianças, uma febre clinicamente significativa é definida, em geral, como uma temperatura retal de 38°C ou mais (Sur e Bukont, 2007). Em uma criança previamente saudável de 3 a 36 meses de idade, uma temperatura de 39°C ou mais justifica uma avaliação mais detalhada (Baraff et al., 1993; Baraff, 2000; American College of Emergency Physicians Clinical Policies Committee, 2003). Na maioria dessas crianças, a origem da febre consiste em uma virose; entretanto, 7% a 13% dessas crianças sem origem bem definida da febre apresentam bacteremia oculta e infecções bacterianas graves (Dagan et al., 1988; Baraff, 2000; Kadish et al., 2000). Nesses pacientes, as infecções bacterianas graves incluem bacteremia, gastrenterite bacteriana, celulite, meningite, osteomielite, pneumonia, artrite séptica e ITU. Essas infecções são mais comuns em crianças com menos de 90 dias e particularmente em crianças com menos de 29 dias. Em lactentes com menos de 90 dias, 7,2% apresentam infecção bacteriana grave, enquanto 8,7% a 13% dos lactentes com menos de 29 dias apresentam esse tipo de infecção grave (Baraff et al., 1993; Baker e Bell, 1999).

A avaliação da criança febril tem por objetivo assegurar que a existência de infecção grave não seja omitida e que o tratamento adequado seja iniciado rapidamente. A Figura 127-1 fornece um resumo da avaliação e do tratamento de uma criança com temperatura retal acima de 38°C. Nesse tipo de avaliação, a capacidade de identificar uma criança com aparência "toxêmica" é importante, visto que esses pacientes exibem uma maior taxa de infecções graves. Os sinais e sintomas de toxicidade consistem em cianose, diminuição da atividade, hiper e hipoventilação, incapacidade de interagir com os pais, irritabilidade, letargia, tônus deficiente, diminuição da perfusão, taquicardia e pouco contato ocular (Sur e Bukont, 2007). É importante ter em mente que, embora a aparência toxêmica do paciente, uma idade de menos de 30 dias e uma temperatura retal de 39,4°C ou mais sejam altamente preditivos de bacteremia, nenhuma dessas características garante a identificação de uma criança com infecção bacteriana grave, e a ausência dessas características tampouco descarta a possibilidade de infecção grave (Pantell et al., 2004).

Conforme discutido com mais detalhes adiante neste capítulo, o diagnóstico de ITU em crianças pode ser difícil, visto que os sintomas podem ser inespecíficos. Em crianças com 0 a 24 meses de idade, a presença de febre acima de 40°C, uma história pregressa de ITU, hipersensibilidade suprapúbica e não circuncisão constituem os sinais e sintomas de maior utilidade na previsão de ITU em uma criança febril (Shaikh et al., 2007). Outros fatores, como vômitos, diarreia, má alimentação e irritabilidade, não são sensíveis nem específicos na triagem de ITU (Shaikh et al., 2007). Em crianças com mais de 24 meses de idade, que são verbais, os sintomas mais clássicos de dor abdominal, dor lombar, disúria, polaciúria e incontinência urinária de início recente são todos preditivos de ITU (Shaikh et al., 2007). É preciso ter um alto grau de suspeita, bem como uma compreensão das possíveis causas de febre, particularmente em crianças muito pequenas, para diagnosticar a causa da infecção. **As ITUs são comuns, respondendo por 7% das infecções febris em lactentes e por 7,8% das infecções febris em crianças com mais de 24 meses de idade** (Shaikh et al., 2007).

> **PONTOS-CHAVE: DIAGNÓSTICO DE INFECÇÃO DO TRATO URINÁRIO EM UMA CRIANÇA**
>
> - Os sinais e os sintomas de ITU em crianças pequenas podem ser inespecíficos.
> - As ITUs são frequentes em lactentes febris.
> - As crianças com aparência toxêmica na avaliação exigem uma atenção especial.

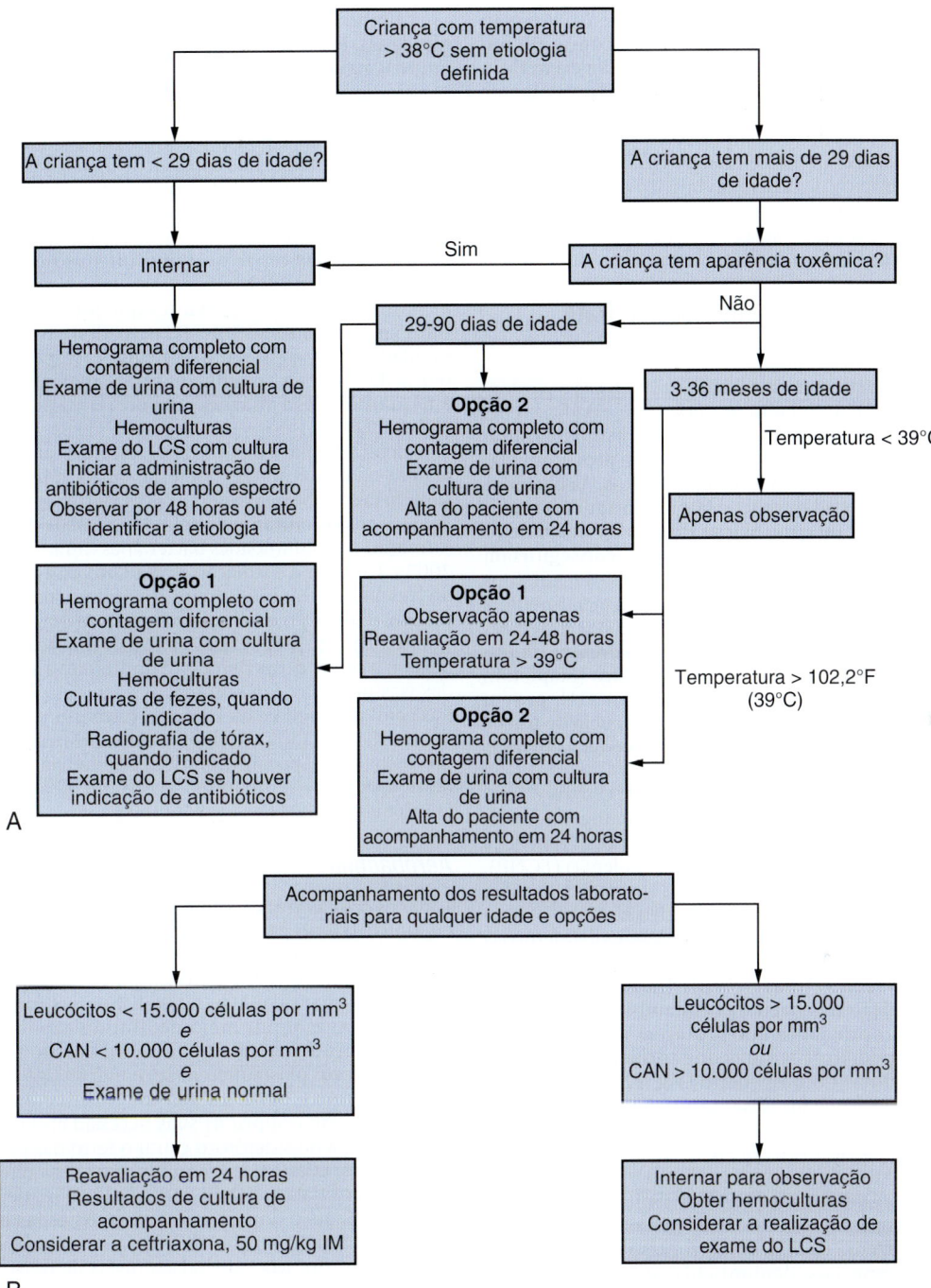

Figura 127-1. **A,** Algoritmo para o tratamento de uma criança de 0 a 36 meses de idade com febre acima de 38°C, **sem uma etiologia para a febre. B, Considerações continuadas para o tratamento** de uma criança de 0 a 36 meses de idade com febre acima de 38°C sem uma etiologia para a febre. CAN, contagem absoluta de neutrófilos; LCS, líquido cerebrospinal; IM, intramuscular.

Definição de Infecção do Trato Urinário

A definição de uma ITU clínica "significativa" em uma criança é um tanto controversa. A urina normalmente é estéril, de modo que a presença de bactérias em uma amostra de urina começa a definir a presença de ITU. Conforme discutido de modo mais detalhado mais adiante neste capítulo, o número de unidades formadoras de colônias (UFC) por mililitro de urina utilizado para definir uma ITU varia de acordo com diferentes critérios, bem como pelo método de coleta empregado. Se for efetuada uma aspiração suprapúbica, a ITU é definida por alguns critérios de recuperação de quaisquer microrganismos. Para amostras obtidas por cateterismo, é necessária uma recuperação de pelo menos 50.000 UFC/mL para definir uma ITU, e são necessárias 100.000 UFC/mL quando a amostra é obtida por um método de coleta com técnica asséptica (Hoberman et al., 1994). Esses valores diferentes, juntamente com os sintomas apresentados pelo paciente, ajudam a definir a probabilidade de ITU verdadeira.

Patogenia do Desenvolvimento de Infecção do Trato Urinário em Crianças

Os fatores que contribuem para o desenvolvimento de ITU em crianças ainda não estão totalmente elucidados. As características do hospedeiro, as características das bactérias e o estado imunológico contribuem para o desenvolvimento das ITUs pediátricas. É difícil identificar o papel que os fatores de cada uma dessas áreas desempenha no desenvolvimento das ITUs pediátricas, visto que essas influências encontram-se em um constante estado de fluxo, particularmente nas crianças. Por exemplo, a imunidade e a colonização gastrintestinal por bactérias são totalmente diferentes em um recém-nascido, quando comparadas com aquelas de uma criança de 6 meses de idade. Além disso, as características do hospedeiro, como circuncisão e treinamento na higiene íntima, podem influenciar e modificar o risco de desenvolvimento de ITU em uma criança. Nesta seção, iremos descrever a atual compreensão adquirida sobre como os fatores que compõem essas diferentes áreas contribuem para o desenvolvimento de ITU em crianças.

Fatores Bacterianos que Levam a Infecções do Trato Urinário Pediátricas

As bactérias podem ser classificadas em bactérias comensais e virulentas. O termo *virulência* provém do latim *veneficus*, que significa venenoso, e definido como a capacidade de um microrganismo de causar doença em um hospedeiro. **As bactérias virulentas que provocam ITU são também conhecidas como bactérias uropatogênicas. As bactérias virulentas possuem diferentes adaptações e fatores de aptidão que as tornam capazes de subverter ou controlar as defesas do hospedeiro e residir em um ambiente onde normalmente não conseguiriam permanecer** (Johnson, 1991; Stapleton, 2014). Esses mecanismos de virulência tornam as bactérias capazes de se fixar inicialmente à superfície da mucosa urogenital e, em seguida, de interagir com esses tecidos, ao detonar as cascatas de sinalização e outros eventos da resposta imunológica e, subsequentemente, invadir a bexiga (Stapleton, 2014). **As bactérias comensais também podem causar ITU, porém os microrganismos comensais são definidos pela ausência de traços virulentos que as tornariam as bactérias capazes de subverter as defesas imunes do hospedeiro.**

A *Escherichia coli* é o microrganismo causador de ITU mais comumente estudado, visto que é, sem dúvida alguma, o patógeno bacteriano mais frequente das ITUs. Entre as ITUs causadas por *E. coli*, 80% dos casos são provocados por *E. coli* uropatogênica (virulenta) (ECUP), enquanto 20% das cepas de *E. coli* que causam ITU são classificadas como microrganismos comensais (Krieger, 2002; Bien et al., 2012). Isso reflete a importância dos fatores de virulência no desenvolvimento da ITU. **Os fatores de virulência incluem propriedades que melhoram a aderência das bactérias às células uroepiteliais, propriedades que possibilitam a nutrição das bactérias em ambientes adversos nos demais aspectos, propriedades que protegem as bactérias da resposta imune do hospedeiro e toxinas que tornam as bactérias capazes de invadir as células do hospedeiro** (Fig. 127-2 – *disponível exclusivamente on-line em inglês no site www.expertconsult.com*).

Fímbrias Bacterianas

A aderência bacteriana constitui um dos traços de virulência mais estudados e, talvez, o mais bem compreendido. **A aderência é considerada a primeira etapa na patogenia da ITU, cujo processo é mediado por estruturas bacterianas especiais, denominadas adesinas** (Johnson e Stell, 2000; Guyer et al., 2001; Johnson et al., 2001; Schilling et al., 2001; Wullt et al., 2001). Essas adesinas, que também são conhecidas como *pili* ou antígenos F, consistem em apêndices filamentosos que se projetam das células bacterianas. As adesinas das fímbrias podem ser classificadas em adesinas sensíveis à manose, que são mais comuns, ou resistentes à manose (Krieger, 2002).

A adesina sensível à manose mais comum é constituída pela fímbria de tipo 1. A aderência dessa fímbria é bloqueada por soluções de D-manose e pela concanavalina A (Johnson, 1991). São encontrados receptores para as fímbrias tipo 1 nas camadas musculares, mas não no epitélio da bexiga, epitélio ureteral e linhagem de células renais humanas (Korhonen et al., 1981; Virkola et al., 1988; Fujita et al., 1989). As cepas de *E. coli* que expressam apenas adesinas sensíveis à manose, sem adesinas resistentes à manose, estão mais frequentemente associadas a pacientes que apresentam sintomas clínicos de cistite e/ou bactérias assintomáticas, em lugar de pielonefrite, sugerindo que as fímbrias tipo 1 desempenham um papel mais importante na colonização e/ou infecção da bexiga, em lugar de contribuir para os sintomas clínicos da pielonefrite (Brooks et al., 1981; Latham e Stamm, 1984; Gander et al., 1985).

A fímbria P constitui uma das adesinas resistentes à manose mais estudadas. Foi constatado que essas fímbrias ligam-se a eritrócitos do grupo sanguíneo P e os aglutinam (Kallenius et al., 1980a, 1980b). O sítio de ligação dessa adesina parece ser a α-galactose-(1-4), um digalactosídeo nos glicoesfingolipídeos neutros encontrados nas células epiteliais e nos eritrócitos. Os diferentes antígenos de grupo sanguíneo P e fenótipos capazes de ligar essas fímbrias são encontrados em até 75% da população (Johnson, 1991). Foram identificados sítios de ligação no rim e na bexiga dos seres humanos, e **foram identificados microrganismos isolados que expressam fímbrias P em até 70% das cepas que causam sintomas clínicos de pielonefrite** (Johnson, 1991).

Outras adesinas importantes que foram identificadas incluem as fímbrias S, as fímbrias tipo 1C e as adesinas O75X. Todas elas foram estudadas, e foi constatado que elas desempenham um papel na aderência das bactérias, e verificou-se a presença dos diferentes receptores em quantidades variáveis por todo o trato geniturinário humano (Tabela 127-1).

Após a aderência das bactérias, uma cascata de transdução de sinais resulta na captação das bactérias pelas células em "guarda-chuva" superficiais da bexiga (Fig. 127-3) (Martinez, 2000; Kau et al., 2005). Essas bactérias entram nas células epiteliais da bexiga, resultando na formação de comunidades bacterianas intracelulares (CBI) (Anderson, 2003). Durante a formação dessa CBI, essas bactérias normalmente de crescimento rápido tornam-se muito mais lentas e, por fim, multiplicam-se para preencher a maior parte do citoplasma da célula em "guarda-chuva" (Kau et al., 2005). Por fim, as bactérias dentro das CBI deixam a célula hospedeira, possibilitando a sua disseminação dentro das vias urinárias. Em seguida, as bactérias podem entrar novamente nas células epiteliais da bexiga e formar um reservatório quiescente dentro da célula, que pode não ser reconhecido pela resposta imune do hospedeiro, possibilitando a residência dessas bactérias dentro do hospedeiro e resultando, possivelmente, em infecções recorrentes (Justice et al., 2004).

Aerobactina

Todas as células vivas, incluindo as bactérias, necessitam de ferro. A *E. coli* utiliza o ferro para o armazenamento e o transporte de oxigênio, a síntese de DNA, o transporte de elétrons e o metabolismo de peróxidos (Bagg e Neilands, 1987). Como parte da resposta do hospedeiro à infecção, a quantidade de ferro disponível torna-se reduzida para o patógeno invasor por meio de diminuição da absorção intestinal, síntese de proteínas adicionais de ligação do ferro e desvio do ferro do reservatório plasmático para o reservatório intracelular (Johnson, 1991). Por conseguinte, a *E. coli* enfrenta um desafio considerável para adquirir o ferro e suprir as suas necessidades durante uma infecção. A aerobactina do sideróforo extrai o ferro das proteínas de ligação do ferro do hospedeiro e, em seguida, o entrega diretamente aos centros de ferro bacterianos (Carbonetti et al., 1986; de Lorenzo e Neilands, 1986; Williams e Carbonetti, 1986). As cepas bacterianas que possuem o sistema da aerobactina têm uma vantagem de crescimento na presença de condições de baixos níveis de ferro, incluindo no soro e na urina diluída.

Hemolisina

A proteína citolítica secretada pela maioria das cepas de *E. coli* hemolítica é conhecida como hemolisina alfa (Cavalieri et al., 1984). A hemolisina alfa provoca lise dos eritrócitos de todos os mamíferos e também é tóxica para uma ampla variedade de células do hospedeiro, contribuindo para a inflamação, a lesão dos tecidos e o comprometimento das defesas do hospedeiro (Johnson, 1991). Nas ITU humanas, a produção de hemolisina é mais comum em cepas bacterianas de pacientes que apresentam pielonefrite, em comparação com pacientes com sintomas de cistite.

Polissacarídeo Capsular

Os polissacarídeos capsulares, dos quais mais de 80 tipos são encontrados na *E. coli*, consistem em polímeros lineares que revestem a célula bacteriana, interferindo na detecção de antígenos e protegendo a célula contra a detecção pelas defesas do hospedeiro (Jorgensen

TABELA 127-1 Ligação das Adesinas de *Escherichia coli* a Partes do Rim e da Bexiga nos Seres Humanos

LOCAL TECIDUAL	LIGAÇÃO DA ADESINA				
	FÍMBRIAS S	FÍMBRIAS P	FÍMBRIAS DE TIPO 1	FÍMBRIAS DE TIPO 1C	ADESINA O75X
RIM					
Cápsula de Bowman	+++	+++	—	—	+++*
Gromérulo	+++	+++	—	—	—
Túbulos proximais	++	++	+++	—	+++*
Túbulo distal	++	++	(+)	++	+++*
Ducto coletor	++	+	(+)	++	+++*
Paredes dos vasos	+++†	+++†	+++	+++†	—
BEXIGA					
Epitélio	++	+	—	—	+
Paredes dos vasos	+++†	+++†	++	+++†	—
Camada muscular	+	+	+++	+	+
Tecido conjuntivo	++	—	—	—	+++

*À membrana basal.
†Principalmente às células endoteliais.
—, ligação indetectável; +, ligação fraca; ++, ligação moderada; +++ ligação intensa.
Modificada de Johnson JR. Virulence factors in *Escherichia coli* urinary tract infection. Clin Microbiol Rev 1991;4(1):80-128.

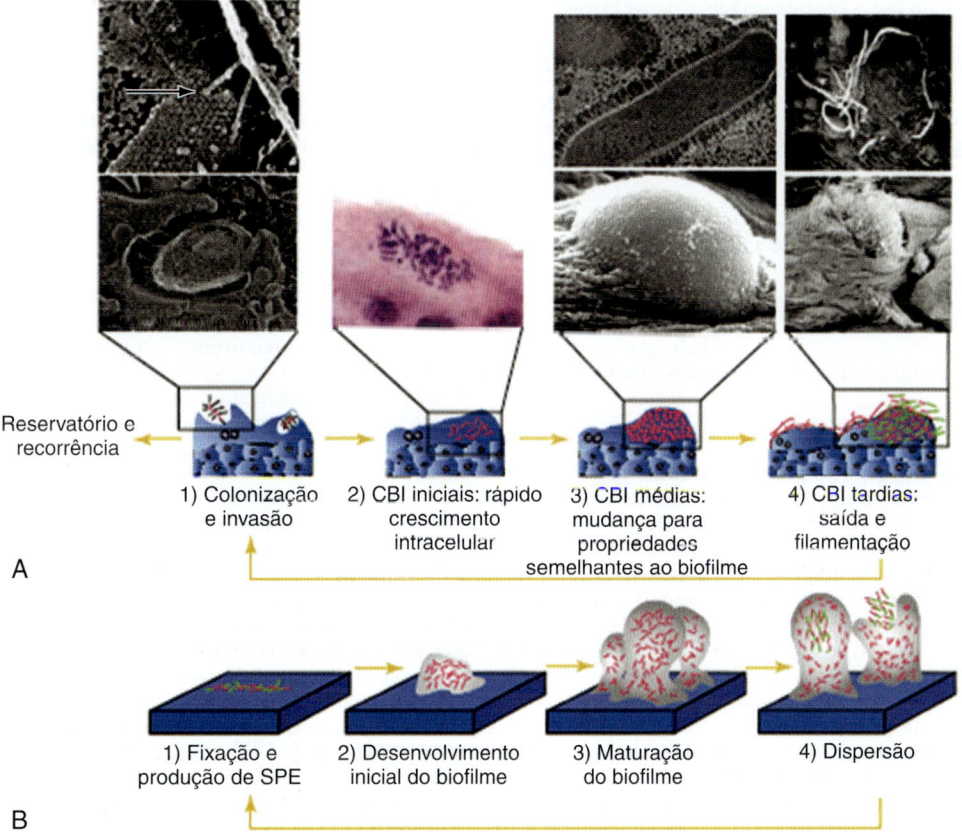

Figura 127-3. **A**, Estágios da invasão bacteriana da *Escherichia coli* uropatogênica que se fixa à célula uroepitelial, com formação subsequente de casulo e dispersão. **B**, Os estágios semelhantes comparados com a formação previamente conhecida de biofilme sobre superfícies inertes, como cateteres uretrais. SPE, substâncias poliméricas extracelulares; CBI, comunidades bacterianas intracelulares. (De Kau A, Hunstad D, Hultgren SJ. Interaction of uropathogenic Escherichia coli with host uroepithelium. Curr Opin Microbiol 2005;8:54.)

et al., 1976). **As cápsulas da maior parte das cepas de E. coli uropática são compostas de polissacarídeos de grupo II e são também conhecidas como antígenos K.** As cepas bacterianas K encapsuladas são menos fagocitadas e também exibem atividade anticomplemento, em comparação com cepas não encapsuladas, levando a uma redução da eliminação das bactérias e comprometimento da ativação do complemento (Howard e Glynn, 1971; Harber et al., 1986). O grau de comprometimento das defesas do hospedeiro tende a ser proporcional à quantidade de polissacarídeo presente (Howard e Glynn, 1971). Os estudos realizados demonstraram que os polissacarídeos capsulares são imunógenos fracos em animais e seres humanos, e o polissacarídeo K1 produz uma resposta humoral mensurável em apenas um terço dos animais imunizados com bactérias K1 mortas em um estudo, ao passo que, em outro estudo, foi constatado que apenas 12% dos seres humanos que apresentam pielonefrite tiveram uma resposta humoral quando o microrganismo infectante foi uma cepa K1 (Kaijser, 1981; Salit et al., 1988). Foi constatado que essas cepas encapsuladas estão frequentemente associadas à ITUs pielonefríticas, e não à cistite (Johnson, 1991).

> **PONTOS-CHAVE: FATORES BACTERIANOS**
>
> - As bactérias que causam ITU podem ser subdivididas em tipos comensais e virulentos; embora ambos os tipos provoquem ITU, os microrganismos virulentos são responsáveis pela maioria das ITU.
> - As bactérias virulentas possuem diferentes adaptações e fatores de condicionamento que as tornam capazes de subverter ou controlar as defesas do hospedeiro e de residir em um ambiente onde normalmente não poderiam permanecer.
> - As bactérias possuem numerosos fatores de virulência bacterianos, incluindo propriedades que aprimoram a aderência das bactérias às células uroepiteliais, propriedades que possibilitam a nutrição das bactérias em ambientes adversos, propriedades que as protegem das respostas imunes do hospedeiro e toxinas que possibilitam a invasão das células do hospedeiro.

Fatores de Risco do Hospedeiro que Levam às Infecções do Trato Urinário Pediátricas

Os fatores do hospedeiro que parecem afetar a incidência de desenvolvimento de ITU em crianças estão associados à idade, genética, gênero, raça e características anatômicas, funcionais e comportamentais.

Gênero e Idade

O único momento em que as ITUs prevalecem mais nos meninos do que nas meninas é com menos de 1 ano de idade. Em todas as outras faixas etárias, até mesmo no idoso, as ITUs são muito mais prevalentes no sexo feminino do que no sexo masculino (Shortliffe e McCue, 2002). Cerca de 2,7% dos meninos apresentam uma ITU durante o primeiro ano de vida, em comparação com 0,7% das meninas (Winberg et al., 1975). Depois de 1 ano de idade, a incidência de desenvolvimento de ITU cai para 0,03% a 0,2% nos meninos e aumenta para 1% a 3% nas meninas (Foxman, 2002). **Foi estimado que 7% das meninas e 2% dos meninos apresentam uma ITU em torno dos 6 anos de idade** (Marild, 1998).

As ITU são comuns em crianças febris, com incidência de 3% a 5%; entretanto, o risco é maior nas meninas do que nos meninos depois de 2 meses de idade. As meninas com 2 meses a 2 anos de idade com febre apresentam um risco relativo de ITU de 2,27 em comparação com os meninos (American Academy of Pediatrics, 1999). Em crianças de mais idade, particularmente em adolescentes sexualmente ativos, observa-se também um predomínio de ITU no sexo feminino (Ma e Shortliffe, 2004).

Raça

As ITUs ocorrem em todas as raças, porém parecem ser mais frequentes em meninas brancas do que em meninas de outras raças (Keeton e Hillis, 1975; Shaw et al., 1998; Shaw e Gorelick, 1999). Em um estudo que avaliou crianças com menos de 2 anos de idade, os autores verificaram que as ITUs são mais prevalentes em crianças brancas, seguidas das meninas hispânicas e, em seguida, afro-americanas, ao passo que, nos meninos, as ITUs foram mais comuns em hispânicos, seguidos dos meninos brancos, sendo menos frequentes em meninos afro-americanos (Bachur e Harper, 2001). Certamente, a circuncisão complica esses dados; todavia, em vários estudos, foi constatado que os afro-americanos têm menos ITUs, taxas mais baixas de refluxo vesicoureteral (RVU) e podem ter menos tendência a desenvolver nefropatia de refluxo, em comparação com meninos brancos e hispânicos (Kunin, 1968; Lohr et al., 1994; Hoberman e Wald, 1997; Pinto, 2004).

Genética

Embora certos indivíduos pareçam ter mais propensão a desenvolver ITU, não foram identificados genes específicos ligados ao desenvolvimento dessas infecções. Entretanto, algumas observações sobre a ocorrência de ITU forneceram evidências de que pode haver um componente genético no desenvolvimento das ITUs. Crianças com história de RVU ainda são comumente suscetíveis ao desenvolvimento de ITU após a resolução do refluxo (Mansfield et al., 1995; Beetz et al., 2002). Além disso, as irmãs de pacientes com IITUs recorrente apresentam taxas mais altas de bacteriúria significativa, em comparação com o público geral (Stauffer et al., 2004). Além disso, os dois principais fatores de risco em mulheres de 18 a 30 anos de idade para o desenvolvimento de ITUs recorrentes incluem a idade por ocasião da primeira infecção e uma mãe com histórico de ITU (Scholes et al., 2000).

Conforme discutido anteriormente, as fímbrias P constituem um fator de virulência comum identificado na ECUP. Na época da descoberta dessa adesina, foram encontrados glicolipídeos que caracterizam os antígenos de grupo sanguíneo P nas células uroepiteliais do hospedeiro, atuando como receptores bacterianos. Devido à suspeita de que os indivíduos com esse fenótipo de grupo sanguíneo P poderiam ser mais suscetíveis ao desenvolvimento de ITU, esse fenótipo foi pesquisado em crianças com ITU recorrente. Em um estudo conduzido por Lomberg et al. (1983), 97% das meninas com pielonefrite recorrente expressaram o fenótipo de grupo sanguíneo P1, em comparação com 75% de controles sem ITU.

Outros antígenos de grupos sanguíneos expressos sobre a superfície urotelial também parecem influenciar a suscetibilidade às ITU. Incluem os fenótipos ABO, Lewis e secretor. As mulheres adultas com fenótipos Le (a–b–) e Le (a + b +) têm uma probabilidade três vezes maior de apresentar ITU recorrente, em comparação com mulheres com o fenótipo Le (a–b +) (Sheinfeld et al., 1989). Além disso, Jantausch et al. (1994) identificaram que, em crianças com história de ITU, a frequência do fenótipo Le (a–b–) também está aumentada. Além disso, foi identificada uma associação do fenótipo não secretor de antígenos do grupo sanguíneo ABH (ABH Ag) com cicatrizes renais observadas em cintilografias com Tc^{99m}-ácido dimercaptossuccínico (DMSA) em crianças com RVU e ITU (Kanematsu et al., 2005).

Circuncisão

Diversos estudos demonstraram que a circuncisão diminui a taxa de desenvolvimento de ITU nos primeiros 6 meses de vida em quase 10 vezes (Roberts, 1986; Wiswell et al., 1987; Schoen et al., 2000). Esse risco parece estar correlacionado com um período nos primeiros 6 meses de vida, quando há uma quantidade aumentada de bactérias uropatogênicas que colonizam o prepúcio. Essa colonização parece diminuir e desaparecer em torno dos 5 anos de idade (Glennon et al., 1988; Wiswell et al., 1988). Em uma revisão retrospectiva, Wiswell e Roscelli (1986) examinaram a incidência de ITUs diagnosticadas por cateterismo e aspiração suprapúbica (ASP) em mais de 200.000 meninos nascidos em hospitais do exército norte-americano, entre 1974 e 1983. Constataram que a incidência de ITU em meninos circuncidados foi de 0,11%, ao passo que a incidência de infecção em meninos não circuncidados alcançou 1,12%. Esses valores foram comparados com uma incidência de 0,57% em meninas durante o período desse estudo.

Esses achados levaram a uma controvérsia quanto às vantagens e desvantagens da circuncisão de rotina em meninos. A American

Academy of Pediatrics (AAP) Task Force on Circumcision (2012), que ponderou os riscos e os benefícios da circuncisão em meninos (incluindo a prevenção de ITU em recém-nascidos), declarou que os benefícios da circuncisão para a saúde em recém-nascidos superam os riscos. Embora não tenham conseguido justificar a circuncisão de rotina em todos os meninos, concluíram que os benefícios da circuncisão são grandes o suficiente para justificar o acesso a esse procedimento para famílias que decidem realizar a circuncisão e garantir o reembolso pelo procedimento. **Entretanto, a questão sobre a possibilidade da circuncisão prevenir realmente a ocorrência posterior de infecções durante a vida continua sendo debatida na literatura.** Utilizando métodos de caso-controle, Singh-Grewal et al. (2005) constataram que a circuncisão continua diminuindo a taxa de desenvolvimento de ITU antes e depois de 1 ano de idade. Entretanto, o grau de redução do risco depende do paciente. Em uma metanálise, Singh-Grewal et al. (2005) identificaram que meninos saudáveis e normais tinham um risco de 0,5% a 1% de desenvolver ITU, e calcularam que aproximadamente 111 meninos saudáveis teriam necessidade de se submeter a circuncisão para prevenir uma ITU. Os meninos que têm uma história de ITU recorrente e aqueles que apresentam RVU de alto grau correm risco de recidiva da ITU de 10% e 30%, respectivamente (Singh-Grewal et al., 2005). Esses autores ainda identificaram que o número de meninos que necessitariam de se submeter à circuncisão nesses grupos de alto risco para prevenção de ITU é de 11 meninos com história de ITU recorrente e quatro meninos com história de RVU de alto grau.

Quando se analisam os dados relativos aos custos, a circuncisão também parece diminuir o custo de tratamento das ITUs em meninos que desenvolvem ITU com menos de 1 ano de idade. Schoen et al. (2000) identificaram que não apenas os meninos não circuncidados tinham mais probabilidade de desenvolver ITU, mas também que o custo do tratamento das infecções em meninos não circuncidados é 10 vezes maior em comparação com pacientes circuncidados. Esse maior custo foi explicado pelo desenvolvimento de ITU em uma idade mais jovem nos meninos não circuncidados e por um maior número desses pacientes exigindo internação para o tratamento da infecção. Concluíram que a circuncisão no recém-nascido constitui uma valiosa medida de saúde preventiva, bem como uma medida de economia a longo prazo.

Colonização Bacteriana Fecal e Perineal

A maioria das bactérias que causam ITU entra na bexiga pela via fecal-perineal-uretral, por meio da qual as bactérias que colonizam o intestino, o períneo e a área periuretral ascendem de modo retrógrado nas vias urinárias inferiores (Stamey e Sexton, 1975; Pfau e Sacks, 1981; Yamamoto et al., 1997). Como diz o dito, "você é o que você come", e estamos apenas começando a entender o papel que a microbiota fecal desempenha na doença humana. **Em mulheres que sofrem ITU recorrente, os estudos realizados demonstram que essas reinfecções são causadas, em sua maioria, pela mesma cepa de ECUP que persiste na microbiota fecal por 12 meses ou mais e circula através dos reservatórios fecal e vaginal, causando infecções recorrentes** (Russo et al., 1995; Hooton, 2001; Czaja et al., 2009). Ainda não foi estabelecido se o mesmo se aplica a crianças que sofrem ITU recorrentes, porém certamente poderiam ser um mecanismo que contribui para essas infecções pediátricas.

Estudos realizados também demonstram que as mulheres que sofrem ITU recorrentes apresentam um aumento na colonização vaginal e periuretral por microrganismos entéricos, com perda concomitante dos lactobacilos vaginais normalmente predominantes e protetores (Hooton et al., 1994; Gupta et al., 1998). **Os estudos clínicos realizados mostram que as mulheres que carecem de lactobacilos vaginais correm risco aumentado de colonização vaginal por E. coli.** A exposição a antibióticos, em particular ao sulfametoxazol-trimetoprima (SMX-TMP), pode erradicar esses lactobacilos presumivelmente protetores (Stapleton, 2014). Ainda não foi demonstrado se um mecanismo semelhante predispõe ao desenvolvimento de ITU em crianças; todavia, Hansson et al. (1989) constataram que o tratamento de meninas de idade escolar para infecções não urológicas, habitualmente otite média, resultou em colonização e bacteriúria por microrganismos passíveis de causar infecção sintomática.

Anormalidades Anatômicas

Evidentemente, as anormalidades anatômicas do sistema geniturinário de uma criança podem levar ao desenvolvimento de ITU. As infecções associadas a mal formação das vias urinárias habitualmente aparecem antes de 5 anos de idade (Chang e Shortliffe, 2006). É importante detectar essas anormalidades, visto que muitas delas são passíveis de correção cirúrgica, e a persistência dessas anormalidades pode resultar em lesão renal e/ou infecções recorrentes. As possíveis anormalidades anatômicas incluem:
- Hidronefrose
- Obstrução da junção ureteropélvica ou ureterovesical
- RVU
- Cálculos infecciosos
- Infecção de segmentos renais não funcionais
- Fístulas vesicointestinais ou uretrorretais
- Fístulas vesicovaginais
- Infecção de papilas necróticas

Tendo em vista o papel que as anormalidades anatômicas desempenham no desenvolvimento de ITU pediátrica, a AAP continua recomendando que se realize uma ultrassonografia do rim e da bexiga (USRB) em todas as crianças de 2 a 24 meses de idade após terem o seu primeiro episódio de ITU febril (Subcommittee on Urinary Tract Infection et al., 2011).

Refluxo Vesicoureteral

O papel que o RVU desempenha no desenvolvimento das ITUs e as controvérsias associadas serão discutidos de modo mais pormenorizado mais adiante neste capítulo, bem como no Capítulo 137. O RVU tem sido identificado em 1% a 2% de todos os recém-nascidos, porém é encontrado em 25% a 40% das crianças depois do primeiro episódio de ITU (Hellerstein, 1995; Greenfield e Wan, 1996). **Embora se possa constatar a presença de RVU em uma criança que apresentou infecção pielonefrítica, é importante lembrar que a maioria das crianças que tiveram pielonefrite não apresenta RVU.** Rushton e Majd verificaram que, em crianças que apresentam pielonefrite comprovada por DMSA, apenas 37% demonstraram ter RVU (Rushton et al., 1992). Entretanto, os rins associados a RVU de grau mais alto (graus III-IV) têm duas vezes mais tendência a exibir alterações pielonefríticas na cintilografia com DMSA (Rushton et al., 1992). O papel desempenhado pelo RVU no desenvolvimento de ITU é complexo e não está totalmente elucidado. Variáveis como grau de refluxo, idade e gênero da criança e presença de disfunção intestinal e vesical, mais provavelmente contribuem para o desenvolvimento de ITU na presença de RVU.

Atividade Sexual

Estudos anteriores mostraram que a atividade sexual aumenta o risco de desenvolvimento de ITU. Kunin (1968) demonstrou que mulheres sexualmente ativas sofrem mais ITU do que as sexualmente inativas. Esse achado levou algumas autoridades a sugerir que a ITU pode ser usada como marcador de atividade sexual em adolescentes (Nguyen e Wier, 2002). Entretanto, essa relação permanece incerta.

Disfunção Vesical e Intestinal

Sabe-se que a disfunção vesical e intestinal, também conhecida como síndrome de disfunção de eliminação, contribui para as ITUs pediátricas e o RVU. Koff et al. (1998) originalmente utilizaram o termo *síndrome de disfunção de eliminação*, que definia crianças que não apresentavam qualquer distúrbio neurológico, mas que tinham micção infrequente constipação intestinal e/ou hiperatividade vesical. Em geral, quando se consideram crianças com disfunção vesical, são identificadas duas entidades diferentes: (1) hiperatividade da bexiga e (2) disfunção miccional. Utiliza-se o termo disfunção miccional para descrever crianças sem problemas neurológicos que apresentam uma atividade aumentada do assoalho pélvico durante a micção (Sillen, 2008). A bexiga hiperativa é definida como uma urgência urinária, com ou sem incontinência de urgência, habitualmente com polaciúria e nictúria (Wein e Rovner, 2002). As crianças que sofrem de disfunção de eliminação apresentam-se frequentemente para avaliação de sintomas como ITU recorrente (com ou sem febre), incontinência urinária diurna ou noturna, urgência urinária, polaciúria, constipação intestinal e/ou encoprese.

As crianças que apresentam disfunção vesical são relativamente comuns. Em um estudo de mais de 3.500 crianças em idade escolar, Hellström et al. (1990) verificaram que 6% das meninas e 3,7% dos meninos tinham incontinência urinária diurna, enquanto mais de 8% das meninas apresentaram história de ITU. Em outro estudo baseado em população, foram examinadas 1.127 crianças de 6 a 9 anos de idade, e foi constatado que 29% relataram pelo menos um sintoma sugestivo de disfunção vesical. Dessas crianças, 9,4% das meninas e 2,8% dos meninos tinham uma história pregressa de ITU (Hansen et al., 1997).

Além disso, parece existir uma associação significativa entre a disfunção vesical e intestinal e o RVU. Foi identificada a presença de hiperatividade da bexiga isoladamente em 8% a 75% das crianças que também apresentavam RVU (Taylor et al., 1982; Koff e Murtagh, 1983; Griffiths e Scholtmeijer, 1987; van Gool et al., 1992; Scholtmeijer e Nijman, 1994; Koff et al., 1998; Yeung et al., 2006). Quando se examinam crianças com RVU, a prevalência relatada de todos os casos de disfunção vesical situa-se entre 18% e 50% (Snodgrass, 1991, 1998; van Gool et al., 1992; Scholtmeijer e Nijman, 1994; Koff et al., 1998; Homayoon et al., 2005; Yeung et al., 2006). Quando Koff et al. introduziram o conceito de síndrome de disfunção de eliminação, em 1998, relataram a sua presença em 46% da coorte com RVU.

O tratamento dos distúrbios vesicais e intestinais de uma criança diminui as ITUs recorrentes e melhora a resolução do RVU. O tratamento de crianças com hiperatividade da bexiga com agentes anticolinérgicos apenas resultou em resolução ou melhora do RVU em 44% a 79% das crianças (Koff e Murtagh, 1983; Homsy et al., 1985; Scholtmeijer e Nijman, 1994). O tratamento de crianças que apresentam disfunção miccional com *biofeedback* levou à resolução da RVU em 55% a 63% dos casos e a uma melhora no grau de RVU depois de 1 ano de terapia (Palmer et al., 2002; Kibar et al., 2007). O tratamento da disfunção vesical melhora a incontinência da criança e diminui o risco de desenvolvimento de ITU. Schulman et al. (1999) trataram 366 pacientes encaminhados para disfunção miccional com vários tipos de tratamento, incluindo profilaxia com antibióticos, *biofeedback*, agentes anticolinérgicos e aconselhamento psicológico. Depois de 22 meses, em média, o tratamento levou à resolução de incontinência diurna em 45% dos pacientes, melhora da incontinência urinária em 37% e melhora ou cura da enurese noturna em 69% dos pacientes. Sessenta e quatro por cento das crianças nunca desenvolveram outra ITU, e houve resolução do RVU em 53% dos pacientes. O tratamento da constipação intestinal melhora a incontinência urinária diurna e noturna e ajuda a reduzir a incidência de ITUs recorrentes. Em um estudo conduzido por Loening-Baucke (1997), 234 pacientes foram tratados para constipação intestinal. Em condições basais, 46% desses pacientes apresentavam incontinência urinária diurna e/ou noturna, enquanto 11% tinham sofrido pelo menos uma ITU. As ITUs foram mais frequentes em meninas com constipação intestinal, em comparação com meninos constipados. O acompanhamento durante pelo menos 12 meses após iniciar o tratamento da constipação intestinal mostrou um alívio bem-sucedido da constipação em 52% das crianças. O alívio da constipação intestinal resultou no desaparecimento da incontinência urinária diurna em 89% e da enurese em 63%, com desaparecimento de todas as ITUs em todos os pacientes sem anormalidades anatômicas do trato geniturinário.

Bexiga Neurogênica

As crianças com bexiga neurogênica e elevação da pressão de armazenamento vesical correm risco de hidronefrose e lesão renal em consequência desses aumentos de pressão. Além dessa pressão elevada, foi também demonstrado que os efeitos fisiológicos da ITU aumentam a pressão pélvica intrarrenal e contribuem para uma probabilidade ainda maior de lesão renal nesses indivíduos (Hansen et al., 2003). Quando não são tratadas, as crianças com bexiga neurogênica cujo enchimento ou esvaziamento ocorrem em pressões anormalmente altas parecem correr maior risco de desenvolver ITU e lesão renal, possivelmente em virtude de sua incapacidade de eliminar as bactérias de modo espontâneo. O cateterismo intermitente com técnica asséptica facilita o esvaziamento da bexiga de pacientes com bexiga neurogênica e menor distensão crônica e pressão vesicais. **Em múltiplos estudos, foi demonstrado que 40% a 80% dos indivíduos com cateterismo intermitente desenvolvem bacteriúria crônica e/ou piúria e que a maior parte é assintomática. É importante assinalar que essa bacteriúria assintomática (BAS) associada ao uso de cateter parece não apresentar morbidade na maior parte do tempo** (Geraniotis et al., 1988; de la Hunt et al., 1989; Joseph et al., 1989; Gribble e Puterman, 1993; Johnson et al., 1994; Schlager et al., 1995). **Ottolini et al. (1995) concluíram que, na ausência de RVU, a BAS em pacientes submetidos ao cateterismo intermitente com técnica asséptica não constitui um fator de risco significativo para lesão renal e não exige antibioticoterapia.** Além disso, apesar do fato de que a maioria dessas crianças apresenta urina colonizada por bactérias, a maior parte pode se submeter a exames urodinâmicos sem a necessidade de antibióticos profiláticos (Shekarriz et al., 1999).

Alguns médicos prescrevem antibióticos profiláticos diários para crianças submetidas a cateterismo intermitente crônico com técnica asséptica. Essa prática pode retardar ou diminuir a bacteriúria a curto prazo; entretanto, a longo prazo, não foi constatado o benefício desses antibióticos profiláticos, os quais podem, na verdade, levar ao desenvolvimento de resistência bacteriana (Johnson et al., 1994; Clarke et al., 2005). Foram também realizados estudos para avaliar o uso de diferentes cateteres e seu efeito sobre o desenvolvimento de ITU. **O uso de cateteres estéreis *versus* não estéreis, de uso único *versus* uso múltiplo e lubrificados *versus* não lubrificados não demonstrou benefício na redução do risco de desenvolvimento de ITU** (Schlager et al; 1995; Moore et al., 2007). Bakke e Vollset (1993) identificaram que os fatores de risco para o desenvolvimento de ITU em homens e mulheres tratados com cateterismo intermitente consistem em volume médio elevado de cateterismo em mulheres e baixa frequência de cateterismo nos homens. Além disso, verificaram que os pacientes tratados com antibióticos profiláticos têm menos propensão ao desenvolvimento de bacteriúria, porém tiveram mais tendência a desenvolver ITU clínica. Esses achados apontam para o fato de que o cateterismo programado em tempo hábil desempenha um papel na prevenção das ITU em pacientes submetidos ao cateterismo intermitente com técnica asséptica.

Fatores Iatrogênicos

A ITU associada a cateteres constitui a infecção hospitalar mais comum, responsável por mais de 1 milhão de casos a cada ano em hospitais e casas de repouso nos Estados Unidos (Sedor e Mulholland, 1999). **O risco de ITU aumenta com a duração de permanência do cateter, e a incidência global de bacteriúria é de 8%, com variação de 3% a 10% por dia** (Sedor e Mulholland, 1999). Nas crianças, as ITU hospitalares representam 6% a 18% das infecções hospitalares em serviços pediátricos (Ford-Jones et al., 1989; Lohr et al., 1989). Tipicamente, as ITU hospitalares exigem mais um dia de internação por pacientes ou quase 1 milhão de dias adicionais de internação anualmente nos Estados Unidos (Foxman, 2002). Em um relato do ano de 2000, foi estimado que cada episódio de ITU hospitalar contribuiu com 676 dólares a mais em cada conta hospitalar, e, nos Estados Unidos, o custo anual de ITU hospitalares naquele ano foi entre 424 e 451 milhões de dólares (Saint, 2000). **A melhor maneira de evitar essa morbidade e seu custo relacionado consiste no uso criterioso de cateteres urinários e na retirada dos cateteres uretrais em pacientes hospitalizados tão logo o seu uso não seja mais clinicamente necessário.**

Estado Imunológico

Em geral, as ITU em mulheres jovens saudáveis são condições benignas, sem qualquer efeito a longo prazo. Em contrapartida, as ITU em crianças pequenas e pacientes geriátricos parecem ser mais complicadas, com aumento da morbidade e das consequências a longo prazo (Shortliffe e McCue, 2002). Embora esse paradigma contrastante não esteja totalmente elucidado, sabe-se que o sistema imunológico encontra-se diminuído em ambas as extremidades do espectro da idade, o que pode tornar os indivíduos jovens e idosos mais suscetíveis às infecções urinárias. Evidentemente, os primeiros meses de vida parecem constituir a época de maior risco para o desenvolvimento de ITU (Chang e Shortliffe, 2006). Essa maior suscetibilidade pode resultar, em parte, de um sistema imune imaturo. O nível sérico de IgG está mais baixo entre 1 a 3 meses de idade, e a IgA sérica também está presente em concentrações mais baixas durante os primeiros meses de vida, estando ausente ou quase ausente ao longo do urotélio durante esse período da vida (Svanborg Eden et al., 1985; Fliedner et al., 1986; Yoder e Polin, 1986). A IgA secretora e a IgA total na urina aumentam durante o primeiro ano de vida, e seus níveis são mais altos em crianças que são amamentadas (James-Ellison et al., 1997). Nesse momento, os benefícios exatos do aleitamento materno na prevenção das ITU não estão bem definidos, porém alguns estudos de caso-controle mostram que o aleitamento materno confere um efeito protetor às crianças (Hanson, 1998). Pisacane et al. (1992) mostraram que o aleitamento completo ou parcial pode proporcionar um efeito protetor contra as ITU nos primeiros 6 meses de vida.

A incidência de ITU entre mulheres e homens soropositivos para o HIV também é maior em comparação com a população geral (Evans et al., 1995; Schonwald et al., 1999). Essa mesma tendência é observada em crianças infectadas pelo HIV, em que 20% padecem de ITU bacterianas, com infecções por microrganismos tanto comuns quanto oportunistas (Grattan-Smith et al., 1992). Entretanto, as crianças com doenças por imunodeficiência primária geralmente não parecem ter maior propensão ao desenvolvimento de ITU (Montini et al., 2011). As crianças com estados de deficiência humoral primária, bem como aquelas com síndromes de imunodeficiência combinada grave que afetam a função tanto das células T quanto das células B, que têm tendência reconhecida a múltiplas infecções bacterianas, apresentam, na verdade, poucas ITU (Sideras, 1995). Quando ocorre desenvolvimento de ITU nessas crianças, as anormalidades associadas da anatomia geniturinária costumam desempenhar um papel (Forbes et al., 1976; International Nijmegen Breakage Syndrome Study Group, 2000). **Por conseguinte, as crianças com esses distúrbios imunológicos devem ser avaliadas de modo semelhante às crianças sem imunocomprometimento.**

Quando se discute o possível papel desempenhado pelos defeitos do sistema imune no desenvolvimento das ITU, deve-se considerar também o papel que um sistema imune fortalecido pode desempenhar na prevenção dessas infecções. Com base nesses conceitos, foram feitas tentativas no sentido de desenvolver vacinas contra as ITU. Desde meados da década de 1990, foram exploradas várias abordagens de vacinas, incluindo o uso de bactérias integrais destruídas pelo calor, extratos de células bacterianas e fatores de virulência associados a UPEC purificados como antígenos (Barber et al., 2013). Uma vacina utilizando um supositório vaginal contendo 10 cepas de bactérias uropatogênicas destruídas pelo calor, conhecida como Solco-Urovac, foi estudada em mulheres (Uehling et al., 2003; Hopkins et al., 2007). Em ensaios clínicos de fase 2, foi demonstrado que ela reduziu o risco de desenvolvimento de ITU associada a E. coli em mulheres sexualmente ativas entre 20 e 50 anos de idade, com história de ITU recorrente. Infelizmente, nunca foi iniciado um ensaio clínico de fase 3, visto que não houve valores estatisticamente significativos nos níveis de anticorpos anti-E coli entre os grupos de indivíduos vacinados e controlados por placebo.

Outros fatores bacterianos foram usados como alvos para possíveis vacinas, incluindo a adesina FimH associada a pilus tipo 1 e sistemas de aquisição de ferro associados à ECUP. A vacinação com FimH purificada acoplada a sua chaperona periplasmática FimC proporcionou proteção contra a ECUP em modelos de cistite tanto murinos quanto de primatas (Langermann et al., 1997, 2000; Thankavel et al., 1997). As bactérias patogênicas que causam ITU dependem de moléculas de quelação do ferro e receptores que permitem a retirada do ferro essencial do hospedeiro (Wiles et al., 2008). O uso de proteínas receptoras de ferro bacterianas purificadas para vacinação forneceu resultados mistos. Dois receptores de ferro testados como vacinas em camundongos, IreA e LutA, forneceram proteção contra a cistite, enquanto a vacinação com outro receptor de ferro, Hma, demonstrou proporcionar uma proteção contra a pielonefrite, mas não contra a cistite (Alteri et al., 2009).

Esses estudos preliminares ressaltam como o enfoque em diferentes fatores de virulência pode servir como possíveis candidatos valiosos a vacinas para prevenir o desenvolvimento de ITU. Entretanto, à semelhança da experiência atual com agentes quimioterápicos para o câncer, é preciso lembrar que o uso desses fatores no desenvolvimento de vacinas pode resultar em efeitos inadvertidos em membros da microflora endógena que normalmente coloniza o corpo (Barber et al., 2013). Certos métodos de fornecimento e outros adjuvantes poderão ser usados no futuro para prevenir esses efeitos colaterais, e, certamente, esses agentes terapêuticos poderão ser úteis para indivíduos suscetíveis ao desenvolvimento de ITU, ao passo que, em outros, os custos e os riscos podem não justificar a vacinação.

PONTOS-CHAVE: FATORES DE RISCO DO HOSPEDEIRO

- Existem numerosos fatores do hospedeiro que podem tornar uma criança mais suscetível ao desenvolvimento de ITU.
- O único momento em que as IVU são mais prevalentes em meninos do que em meninas é antes de 1 ano de idade.
- A circuncisão diminui em quase 10 vezes a taxa de desenvolvimento de ITU nos primeiros 6 meses de vida.
- A síndrome de disfunção de eliminação constitui um importante fator que contribui para o desenvolvimento de ITU pediátrica, e o tratamento dos problemas vesicais e intestinais da criança diminui as ITUs recorrentes e melhora a resolução do RVU.
- Na ausência de RVU, a BAS em pacientes com cateterismo intermitente com técnica asséptica não representa um fator de risco significativo para a lesão renal e não exige antibioticoterapia.
- A ITU associada a cateteres constitui a infecção hospitalar mais comum, e é possível prevenir a maioria dessas infecções com o uso criterioso de cateteres de demora.

CLASSIFICAÇÃO DAS INFECÇÕES PEDIÁTRICAS DO TATO URINÁRIO

Existem várias maneiras de classificar as ITU: complicadas versus não complicadas, superiores (pielonefrite) versus inferiores (cistite) e primeira infecção versus infecções recorrentes. Uma ITU complicada descreve infecções em indivíduos que apresentam anormalidades anatômicas ou funcionais ou presença de corpos estranhos, como stents ureterais ou cateteres uretrais de demora. Entretanto, essa classificação pode não ser bem aplicada a crianças, visto que as infecções em recém-nascidos ou lactentes são consideradas complicadas, devido à ocorrência comum de anormalidades anatômicas das vias urinárias e alto risco de morbidade nesses pacientes jovens (Benador et al., 1997; Smellie et al., 1998).

As ITUs são habitualmente classificadas como acometendo as vias urinárias superiores, com base nos sintomas clínicos do paciente. Em geral, suspeita-se de pielonefrite quando a criança apresenta uma ITU associada a febre alta, náusea, vômitos, dor no flanco ou letargia. Por outro lado, suspeita-se de cistite quando a criança é afebril e só apresenta sintomas das vias urinárias inferiores, incluindo urgência urinária, polaciúria ou disúria, urina de odor fétido e/ou hipersensibilidade suprapúbica. Entretanto, o uso dos sintomas clínicos de apresentação de uma criança para classificar as ITUs em comprometimento das vias urinárias inferiores e superiores não tem uma acurácia de 100%. A cintilografia com DMSA é considerada o padrão-ouro para o diagnóstico de infecção pielonefrítica (Fig. 127-4). **Em estudos que utilizaram a cintilografia com DMSA, foi constatado que, embora a maioria dos pacientes com febre e achados clínicos sistêmicos compatíveis com pielonefrite aguda (PNA) tenha uma cintilografia renal positiva, ainda existe uma elevada taxa de resultados falso-positivos quando se utiliza apenas os sintomas para diferenciar a pielonefrite da cistite. Rushton e Majd (1992) e Tappin et al. (1989) demonstraram que, em pacientes que apresentam febre e sintomas sistêmicos, apenas 50% a 66% exibiram alterações inflamatórias agudas na cintilografia com DMSA. Além disso, em um pequeno subgrupo de pacientes que apresentam ITU afebril, aparentemente das vias urinárias inferiores, pode-se obter uma cintilografia com DMSA positiva compatível com PNA** (Verboven et al., 1990). Além disso, pode ser também difícil diferenciar a cistite da pielonefrite em crianças, com base nos sintomas inespecíficos que a criança pode apresentar por ocasião da infecção. Isso é particularmente verdadeiro em lactentes com menos de 90 dias de vida, que costumam apresentar sintomas de interpretação difícil, como atraso do crescimento, diarreia, irritabilidade, letargia, urina de odor fétido, icterícia assintomática, oligúria ou poliúria (Garcia e Nager, 2002; Chang e Shortliffe, 2006).

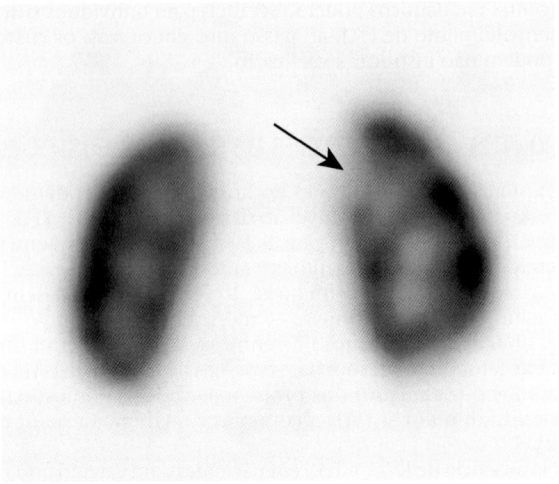

Figura 127-4. **Cintilografia com DMSA representativa, mostrando um defeito cortical no polo superior medial direito, compatível com cicatriz, conforme indicado pela *seta*.**

As ITUs recorrentes podem ser ainda subdivididas em bacteriúria não resolvida, persistência bacteriana e reinfecção. A bacteriúria não resolvida é mais frequentemente causada por terapia antibacteriana inadequada, que pode resultar de falta de adesão do paciente, má absorção dos antibióticos, metabolismo inadequado do fármaco e uropatógenos resistentes que não responderam à terapia ministrada (Pewitt e Schaffer, 1997). Nesses casos, o tratamento repetido e direcionado, com base na sensibilidade das bactérias determinada por cultura de urina apropriada, irá resultar tipicamente em resolução da infecção.

Após terapia prévia da ITU, ocorre persistência bacteriana e reinfecção após documentação de urina estéril. Nos casos de persistência bacteriana, o nicho que causa a infecção tipicamente não foi erradicado. Em geral, documenta-se o mesmo patógeno nas culturas de urina em episódios subsequentes de ITU, apesar das culturas negativas obtidas após tratamento antibiótico. Nos casos típicos, o uropatógeno reside em uma área protegida da terapia antimicrobiana. Os locais protegidos incluem anormalidades anatômicas, cálculos urinários, papilas necróticas ou objetos estranhos (i. e, cateteres urinários, *stents* ureterais (Conrad *et al.*, 1991; Richter *et al.*, 2000; Schlager *et al.*, 2001; Abrahams e Stoller, 2003; Kehinde *et al.*, 2004). A identificação do nicho é importante, visto que a infecção tipicamente irá persistir até a remoção de sua fonte.

Biofilmes e Colônias Bacterianas Intracelulares

Os biofilmes parecem desempenhar um papel na persistência das bactérias. Os biofilmes são comunidades estruturadas de microrganismos encapsulados com uma matriz polimérica desenvolvida pelo próprio microrganismo e aderentes a uma superfície viva ou inerte (Tenke *et al.*, 2012). **Os antibióticos habitualmente competentes na erradicação de micróbios são, com frequência, incapazes de erradicar as bactérias que residem dentro de um biofilme.** A incapacidade dos agentes antimicrobianos de erradicar os biofilmes tem sido associada aos seguintes fatores: (1) os agentes frequentemente não conseguem alcançar toda a profundidade de um biofilme, (2) os microrganismos dentro de um biofilme com frequência crescem lentamente e são resistentes aos antibióticos que habitualmente necessitam do crescimento ativo do microrganismo, (3) as proteínas de ligação dos antimicrobianos estão pouco expressas nessas bactérias do biofilme, (4) as bactérias dentro de um biofilme ativam muitos genes que alteram o envelope celular, os alvos moleculares e a sensibilidade aos agentes antimicrobianos, e (5) as bactérias dentro de um biofilme podem sobreviver na presença de agentes antimicrobianos em uma concentração 1.000 a 1.500 vezes maior do que a concentração normalmente necessária para destruir as bactérias não associadas a biofilmes na mesma espécie (Tenke *et al.*, 2006).

As formas de biofilmes podem permitir a existência de bactérias tanto na bexiga quanto no rim. Dentro da bexiga, as bactérias invadem as células epiteliais vesicais e formam aglomerados semelhantes a biofilmes (IBC) (Mysorekar e Hultgren, 2006). Esses aglomerados serão discutidos mais adiante de modo mais detalhado. Além disso, quando as bactérias alcançam o rim, foi constatado que elas aderem ao urotélio e às papilas. Em modelos animais, essas bactérias podem aderir em biofilmes finos ao urotélio antes de invadir o tecido renal (Nickel *et al.*, 1987). Foi também demonstrado que os agentes antibacterianos são menos efetivos contra bactérias que se encontram dentro desses biofilmes renais (Nickel *et al.*, 1994).

Além disso, foi constatada a formação de biofilmes em corpos estranhos dentro do trato geniturinário. Esses corpos estranhos incluem cateteres urinários, *stents* ureterais e cálculos urinários. Foi observado que os microrganismos ascendem pelos cateteres uretrais por vias extraluminais e intraluminais. Os microrganismos que colonizam a superfície externa dos cateteres parecem se originar do trato gastrintestinal ou do períneo, enquanto as bactérias intraluminais parecem derivar de fontes exógenas (Tenke *et al.*, 2012). De fato, foi constatado que 68% a 90% dos *stents* ureterais tornam-se colonizados com bactérias, enquanto a taxa de bacteriúria nos mesmos pacientes é de apenas 27% a 30% (Reid *et al.*, 1992; Farsi *et al.*, 1995).

Justice *et al.* (2004) ofereceram possíveis explicações sobre o modo pelo qual as mesmas bactérias podem causar infecções recorrentes sem a presença de um nicho ou corpo estranho dentro das vias urinárias. Em seu trabalho, mostraram que, após a sua aderência (Fig. 127-5), as bactérias invadem as células em "guarda-chuva" superficiais sobre a superfície luminal da bexiga. Isso ocorreu dentro de 1 a 3 horas após a infecção. Após invasão, a replicação bacteriana resultou na coleção frouxa de bactérias dentro do citoplasma das células em "guarda-chuva" superficiais, formando um IBC precoce. As bactérias dentro desses IBC continuaram amadurecendo, formando uma comunidade organizada com traços semelhantes aos de um biofilme. Dentro de apenas 12 horas após a infecção, algumas bactérias dentro dos IBC transformam-se em bactérias móveis com formato de bacilo, que em seguida saem das células epiteliais vesicais, resultando presumivelmente em bacteriúria; entretanto, foi também constatado que eles facilitam a disseminação e colonização entre outras células da bexiga. As formas tardias dessas bactérias de IBC diferenciam-se em bactérias filamentosas, que são alongadas e que possuem a capacidade de liberar bactérias-filhas em formato de bacilo, que atuam como uma população fresca de uropatógenos capazes de invadir as células em "guarda-chuva" superficiais ou disseminar-se no sistema geniturinário. Esse ciclo de vida por si só resulta na autoperpetuação das bactérias dentro da bexiga.

Como resposta do hospedeiro à infecção, o epitélio vesical sofre esfoliação em uma tentativa de se livrar das bactérias (Mulvey *et al.*, 1998, 2001). Entretanto, ao desenvolver a capacidade de invadir e dividir-se dentro das células em "guarda-chuva" superficiais, com liberação a partir dessas células e reinvasão, as bactérias tornam-se capazes de escapar dessa resposta do hospedeiro, permanecendo dentro da bexiga, apesar da eliminação das células previamente infectadas. Além disso, Justice *et al.* (2004) ainda observaram que os próprios IBC podem resistir à resposta imune do hospedeiro. Sabe-se que os neutrófilos polimorfonucleares (PMN) são rapidamente recrutados para a bexiga e desempenham um importante papel na eliminação das bactérias extracelulares (Haraoka *et al.*, 1999). Foi observado que esses PMN são capazes de reconhecer as células em "guarda-chuva" superficiais infectadas *versus* não infectadas. Entretanto, os IBC precoces e médios proporcionam um refúgio seguro para que as bactérias intracelulares possam continuar se multiplicando ao retardar a capacidade dos PMN de acessar e envolver as bactérias intracelulares. Além disso, após os PMN terem tido acesso à célula em "guarda-chuva" infectada, eles são incapazes de eliminar as bactérias. Por conseguinte, um grande número de bactérias consegue escapar da atividade dos PMN. Todo esse processo em conjunto demonstra como as bactérias podem estabelecer e desenvolver reservatórios quiescentes dentro do epitélio vesical; além disso, apesar das respostas imunes do hospedeiro, elas podem persistir e resultar potencialmente em infecções recorrentes causadas pelas mesmas bactérias. Entretanto, é importante ter em mente que essa pesquisa foi realizada utilizando um modelo murino. Schlager *et al.* (2009) tentaram identificar reservatórios bacterianos em pacientes com bexigas neurogênicas. Obtiveram amostras aleatórias de mucosa vesical de nove pacientes com bexiga neurogênica enquanto estavam se submetendo à ampliação vesical, derivação urinária ou cistoscopia diagnóstica, e não encontraram evidência de reservatórios bacterianos nas amostras coletadas. Evidentemente, trata-se de uma amostra de pequeno tamanho, e as biópsias aleatórias de bexiga podem não ter o mesmo rendimento no achado desses reservatórios, em comparação com a abertura pela metade de toda a bexiga de camundongo e, em seguida, o seu exame; todavia, é possível que os IBC não desempenhem um papel

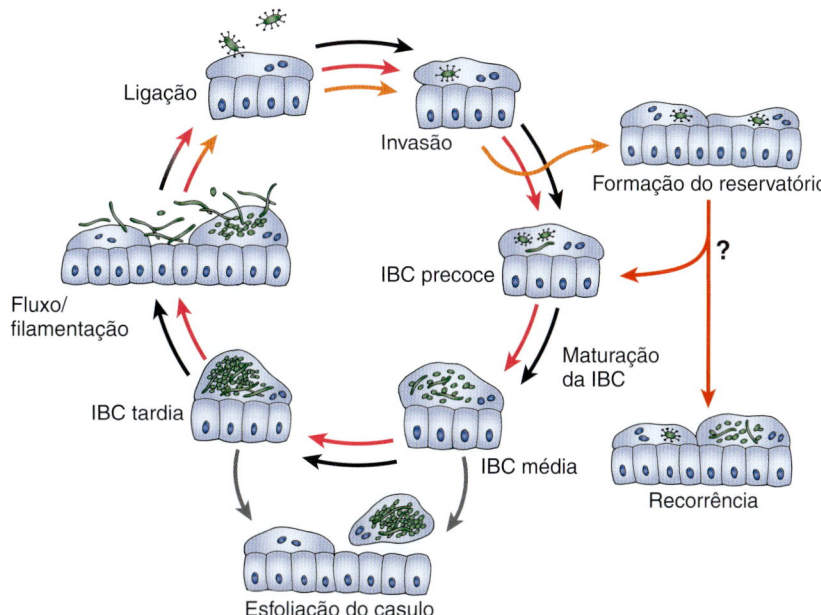

Figura 127-5. **Modelo de cascata patogênica da infecção do trato urinário (ITU).** Esse modelo ilustra a sequência de eventos que ocorrem durante a progressão para o estabelecimento de uma ITU, com base nos dados apresentados nesse relato, juntamente com estudos anteriores. O primeiro ciclo do processo de desenvolvimento (*setas pretas*) leva diretamente ao segundo ciclo (*setas magentas*) que termina no momento de esfoliação maciça das células em "guarda-chuva" superficiais. Nesse momento, o reservatório está estabelecido (*setas cor de laranja*). A esfoliação das células epiteliais ocorre como mecanismo do sistema imune inato (*setas cinzas*). Os eventos que levam à recorrência e o mecanismo de crescimento das bactérias durante a recorrência não estão bem esclarecidos (*setas vermelhas* e *ponto de interrogação*); esses eventos podem incluir uma reentrada no ciclo caracterizado, no ponto de formação da comunidade bacteriana intracelular (IPC) precoce. As bactérias (*cor verde*) ligam-se e invadem as células em "guarda-chuva" superficiais por meio de *pili* tipo 1 (*cor azul*). O desprendimento das IBC e o fluxo para fora das células infectadas provavelmente envolvem a expressão de flagelos. (Modificada de Justice SS, Hung C, Theriot JA, *et al.* Differentiation and developmental pathways of uropathogenic *Escherichia coli* in urinary tract pathogenesis. Proc Natl Acad Sci U S A. 2004;101(5):1333–8.)

nas ITUs recorrentes humanas. Entretanto, uma análise adicional mostrou a presença de infiltração significativa de células B na submucosa de pacientes com bexiga neurogênica ou RVU (Schlager *et al.*, 2011). Acredita-se que essas alterações inflamatórias possam ter sido secundárias à infecção repetida da bexiga.

Ocorre reinfecção bacteriana quando um paciente sofre ITU recorrente causada por um uropatógeno diferente, com base na documentação de culturas de urina apropriadas a cada nova infecção. Com frequência, pode-se suspeitar de persistência bacteriana (em lugar de reinfecção), com base em culturas de urina repetidas, que demonstram a presença da mesma espécie de bactéria, mais frequentemente *E. coli*. Entretanto, essas infecções recorrentes podem realmente constituir casos de reinfecção, e não de persistência bacteriana. A *E. coli* ocorre em múltiplos sorotipos, e a sorotipagem cuidadosa dos microrganismos infecciosos pode identificar efetivamente que se tratam de entidades diferentes dentro da mesma família bacteriana, resultando nessas infecções recorrentes (Schlager *et al.*, 2002).

Bacteriúria Assintomática

A bacteriúria assintomática (BAS) é definida como a obtenção de duas amostras de urina consecutivas que produzem culturas positivas ($>10^5$ CFU/mL) do mesmo uropatógeno em um paciente que não apresenta qualquer sintoma infeccioso (Kass, 1956). Ainda não está bem esclarecido por que determinados indivíduos com BAS não desenvolvem sintomas, particularmente pelo fato de que os microrganismos isolados da urina são, com frequência, os mesmos observados em pacientes portadores de ITUs sintomáticas. De fato, o microrganismo mais comum isolado desses indivíduos com BAS é *E. coli* (Raz, 2003). Um mecanismo possível é que os microrganismos que infectam esses indivíduos assintomáticos podem ser menos virulentos, resultando em colonização, e não em infecção.

Alguns autores sugeriram que o termo *bacteriúria assintomática* é enganoso, visto que alguns estudos mostraram que a BAS nem sempre é assintomática. Gaymans *et al.* (1976) observaram, em seu estudo, que 30% das mulheres com diagnóstico inicial de BAS tornaram-se posteriormente sintomáticas e necessitaram de antibioticoterapia. Além disso, Savage (1985) verificou que, enquanto foi constatada a presença de BAS em 1,6% das meninas de idade escolar examinadas, 60% a 70% dessas crianças apresentaram, na verdade, sintomas das vias urinárias inferiores, bem como incontinência diurna e noturna, cuja ocorrência admitiram depois de um cuidadoso questionário. Por conseguinte, essas crianças com BAS podem, na verdade, ter sido sintomáticas.

Ocorre BAS em menos de 1% dos lactentes a termo e em 3% dos lactentes prematuros (Edelmann *et al.*, 1973). A identificação de bacteriúria nessas crianças assintomáticas nos demais aspectos é importante, visto que elas podem ter poucos sinais e sintomas na presenças de infecção, e a BAS pode constituir, na verdade, um marcador de doença geniturinária subjacente. Tendo em vista esses aspectos, esses lactentes devem ser tratados com terapia antimicrobiana e também devem ser submetidos a exames de imagem para avaliar qualquer problema congênito passível de resultar em colonização bacteriana (Whitworth, 1981). **Ocorre BAS em 0,8% das meninas em idade pré-escolar e em uma porcentagem ainda menor de meninos em idade pré-escolar** (Siegel *et al.*, 1980). **As crianças nessa faixa etária que não apresentam RVU nem outras anormalidades geniturinárias não necessitam de antibióticos para a eliminação das bactérias, visto que não parecem correr qualquer risco de infecção sintomática recorrente, lesão renal ou comprometimento do crescimento dos rins** (Sidor e Resnik, 1983).

A incidência anual de BAS em meninas de idade escolar varia de 1% a 2%, embora a estimativa seja de que cerca de 5% de todas as meninas em idade escolar tenham BAS em torno dos 15 anos de idade (Kunin *et al.*, 1964; Meadow *et al.*, 1969; Savage *et al.*, 1969). Nessas meninas em idade escolar, ocorreu resolução espontânea em 50% em um estudo, embora se tenha constatado que os 50% que tiveram resolução da infecção abrigavam bactérias assintomáticas depois de 1 ano (Raz, 2003). Se essas pacientes tivessem sido tratadas com antibióticos na época de identificação da BAS, 20% teriam apresentado cura persistente, enquanto 80% teriam sofrido recidiva, e algumas dessas infecções recorrentes foram sintomáticas. Foi constatado que as meninas nessa idade que apresentam BAS correm risco muito baixo de sofrer declínio da função renal ou de desenvolver hipertensão (Lindberg et al., 1978; Kunin, 1985). **Como a terapia antimicrobiana nesses indivíduos tem pouca probabilidade de prevenir a bacteriúria assintomática ou sintomática subsequente, e tendo em vista que os indivíduos não tratados parecem correr baixo risco de desenvolver sequelas a longo prazo relacionadas com a bacteriúria, não se recomenda a terapia antimicrobiana de rotina.** Além disso, os antibióticos profiláticos usados de modo rotineiro podem certamente levar a um aumento da resistência aos antibióticos nesses indivíduos.

A triagem de crianças para BAS não é custo-efetiva. Kemper e Avner (1992) mostraram que, tendo em vista a sensibilidade e a especificidade dos métodos de triagem disponíveis e a prevalência da bacteriúria em crianças assintomáticas, a triagem de rotina iria produzir 20% de resultados falso-positivos. Além disso, calcularam que essa triagem de rotina custaria 2,9 milhões de dólares por ano. Como não há evidências de que a detecção e o tratamento de crianças com BAS possam prevenir as consequências a longo prazo, deduziram que a triagem de rotina não se justifica nem é custo-efetiva.

Nefrite Bacteriana

Ocorre nefrite bacteriana aguda quando a inflamação em consequência da infecção bacteriana dentro do rim começa a se disseminar por todo o rim em um processo cada vez mais supurativo, com infiltrado leucocitário maciço e áreas focais de necrose tecidual (Davidson e Talner, 1973). **A nefrite aguda em sua forma generalizada avançada foi denominada *nefrite bacteriana aguda*, enquanto a forma localizada foi designada como *nefrite bacteriana focal aguda* ou *nefrite focal aguda*** (Lee et al., 1980). Nesses indivíduos, observa-se com frequência a presença de sinais e sintomas clínicos de septicemia (Thornbury, 1991). Os achados na tomografia computadorizada (TC) incluem aumento global do rim, alterações inflamatórias na gordura perirrenal e espessamento da fáscia de Gerota (Soulen et al., 1989). Nos exames de imagem contrastados, pode haver realce parenquimatoso diminuído, heterogêneo e mal definido, que tipicamente tem um formato em cunha (Fig. 127-6).

Pionefrite

Se houver acúmulo do exsudato purulento da PNA em um sistema coletor renal dilatado, pode ocorrer pionefrose (Thornbury, 1991). Essa condição ocorre com frequência em um rim com hidronefrose em consequência de obstrução do efluxo urinário. Nos casos típicos, os achados da TC incluem aumento de tamanho do rim, com dilatação visível do sistema coletor, contendo uma atenuação de líquido maior do que a habitual.

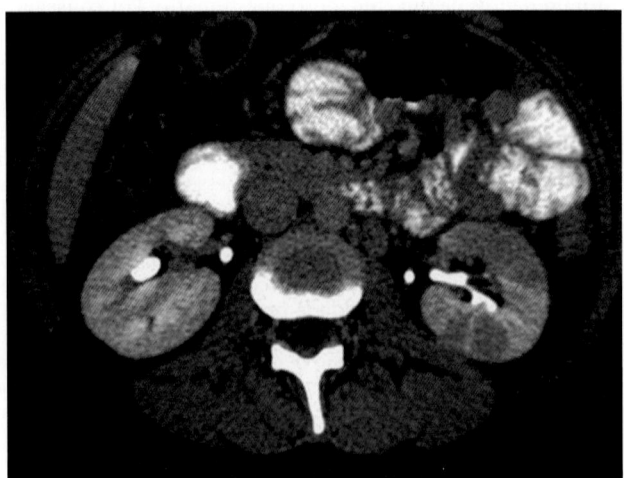

Figura 127-6. Tomografia computadorizada demonstrando nefrite focal aguda.

Abscesso Renal Agudo

Os indivíduos que apresentam abscesso renal frequentemente exibem sintomas semelhantes aos de pacientes com pielonefrite; todavia, em até 20% dos casos de abscesso renal, a cultura de urina pode ser negativa (Thornbury, 1991). Em geral, esse diagnóstico baseia-se nos achados radiográficos. A ultrassonografia pode detectar um abscesso pequeno, de apenas 1 cm de tamanho, e habitualmente aparece como área sonolucente contendo ecos de baixa amplitude (Soulen et al., 1989). A TC parece constituir a modalidade de imagem mais sensível e específica para estabelecer o diagnóstico de abscesso renal. Os achados precoces associados na TC incluem: (1) área bem definida de baixa atenuação ou realce diminuído ou (2) zona estriada em formato de cunha de aumento ou diminuição do realce. Em fases mais avançadas, essas áreas podem coalescer, formando uma massa bem definida com características de atenuação interna homogênea, indicando a presença de líquido purulento.

> **PONTOS-CHAVE: CLASSIFICAÇÃO**
>
> - As ITUs podem ser classificadas de diversas maneiras.
> - Uma ITU é comumente classificada como pielonefrite com base nos sintomas de apresentação do paciente, que frequentemente consistem em febre, dor no flanco, náusea e vômitos; todavia, com base em exames com DMSA, apenas 50% a 66% dos pacientes com esses sintomas demonstram alterações inflamatórias agudas na cintilografia com DMSA.
> - Ocorre BAS em 0,8% das meninas de idade pré-escolar e em uma porcentagem ainda menor em meninos de idade pré-escolar. As crianças nessa faixa etária que não apresentam RVU nem outras anormalidades geniturinárias não necessitam de antibióticos para eliminar as bactérias, visto que não parecem correr algum risco de infecção sintomática recorrente, lesão renal ou comprometimento do crescimento dos rins.

DIAGNÓSTICO DE INFECÇÃO PEDIÁTRICA DO TRATO URINÁRIO

A definição do que constitui uma ITU é surpreendentemente difícil. Embora diversas diretrizes internacionais definam o diagnóstico, a avaliação e o tratamento das ITUs pediátricas, elas diferem de modo significativo, e falta um consenso (Mori et al., 2007; Subcommittee on Urinary Tract Infection et al., 2011; Ammenti et al., 2012; Royal Children's Hospital Melbourne, 2011). Em sua definição mais básica, uma ITU consiste na invasão das vias urinárias por microrganismos que provocam alterações patológicas. Essas alterações patológicas podem ser causadas diretamente pelo microrganismo infectante ou pela resposta do hospedeiro ao agente infeccioso. Na maioria dos casos, o indivíduo também apresenta sintomas de ITU. Para comprovar a presença de ITU em um paciente, é necessário demonstrar a presença do microrganismo infectante na urina e confirmar a patogenicidade desse microrganismo. A presença do microrganismo infectante é habitualmente confirmada por meio de cultura de urina. A existência de patologia nas vias urinárias é frequentemente deduzida pelos sintomas ou pela evidência de uma resposta imune identificada em exames de urina ou de sangue. Conforme discutido nas seções seguintes, há controvérsia quanto ao melhor método de obtenção de amostras de urina para análise e cultura e quanto aos resultados que podem ser considerados como indicadores de ITU verdadeira.

Sintomas

Os sintomas clássicos em um adulto com ITU, como disúria, polaciúria, urgência ou dor suprapúbica ou no flanco, tornam-se progressivamente mais difíceis de identificar com o avanço da idade na população pediátrica. Nos lactentes e pacientes pediátricos jovens, os sintomas tipicamente são inespecíficos e consistem em febre, irritabilidade, dificuldade na alimentação, icterícia, atraso do crescimento, vômitos, diarreia, distensão abdominal ou urina de odor fétido (Rudinsky et al., 2009; Craig et al., 2010; White, 2011).

Logo depois do período neonatal, a febre habitualmente constitui o principal sintoma que leva ao diagnóstico de ITU pediátrica. A prevalência global de ITU em lactentes febris sem outra fonte identificada de febre é de cerca de 5% (Hoberman et al., 1993; Haddon et al., 1999). Foi constatado que a febre de mais de 2 dias de duração, igual ou acima de 38°C sem uma fonte identificada apresenta uma razão de probabilidade positiva de 3,6 (intervalo de confiança [IC] de 1,4 a 8,8) de ser uma ITU oculta (Shaikh et al., 2007). Essa probabilidade aumenta com a duração e a altura da febre. Embora crianças com pielonefrite tenham tendência a apresentar febre, conforme assinalado anteriormente, trata-se de um sinal inespecífico, e crianças com cistite aguda também podem apresentar febre. As crianças de mais idade podem se queixar de sintomas mais clássicos, como disúria, incontinência, alterações nos hábitos de micção, enurese ou dor no flanco ou abdominal (Shaikh et al., 2007). Entretanto, mesmo quando presentes, esses sintomas são inespecíficos, e, em uma série de crianças com 2 a 19 anos de idade com esses sintomas, a prevalência de ITU foi de apenas 7,8% (Shaikh et al., 2008). Outras causas de sintomas das vias urinárias inferiores são observadas com frequência em pacientes com disfunção vesical e intestinal ou com vulvovaginite. **A ausência de sintomas específicos observada em uma ITU frequentemente contribui para a falta de um diagnóstico e tratamento imediatos; todavia, em virtude de sua alta prevalência, a ITU pediátrica precisa ser considerada como possibilidade diagnóstica pelos médicos que cuidam de crianças.**

Como a especificidade dos sintomas de ITU é mais baixa em recém-nascidos e crianças pequenas, assim como a dificuldade em obter uma amostra de urina para análise e cultura nessa faixa etária, as diretrizes da AAP de 2011 contêm uma declaração de ação para auxiliar os médicos a determinar quais as crianças febris entre 2 e 24 meses de idade que devem ser examinadas à procura de ITU (Subcommittee on Urinary Tract Infection et al., 2011). Essa declaração recomenda que, se o médico é da opinião de que um lactente febril sem fonte aparente de febre não está doente a ponto de necessitar de terapia antimicrobiana imediata, a probabilidade de ITU deve ser então avaliada. Se a probabilidade de ITU for baixa (<1%), o lactente pode ser acompanhado sem exame de urina. Por outro lado, se a probabilidade for mais alta, deve-se considerar um exame de urina. Nas meninas, foi demonstrado que a probabilidade de ITU é igual ou superior a 1%, e a probabilidade alcança 2% se tiveram dois ou mais ou três ou mais dos seguintes fatores de risco, respectivamente: raça branca, idade inferior a 12 meses, temperatura igual ou superior a 39°C, febre de 2 dias ou mais de duração ou ausência de outra fonte de infecção (Gorelick e Shaw, 2000). A probabilidade de ITU em um menino febril não circuncidado entre 2 e 24 meses de idade é superior a 1% sem qualquer outro fator de risco. Em um menino febril circuncidado, foi constatado que a probabilidade de ITU é igual ou maior do que 1%, e a probabilidade é de 2% se apresentou três ou mais ou quatro ou mais dos seguintes fatores de risco, respectivamente: raça não negra, temperatura igual ou superior a 39°C, febre de 2 dias ou mais de duração ou ausência de outra fonte de infecção (Tabela 127-2) (Shaikh et al., 2007).

Além dos sintomas anteriormente assinalados, os fatores de risco de ITU devem ser investigados, como história pregressa de ITU. Foi observado que as crianças com menos de 6 anos de idade que apresentam ITU documentada correm risco de recidiva de 12% por ano em um estudo baseado na comunidade (Conway et al., 2007). Outros fatores de risco que devem ser avaliados incluem a presença de anormalidade geniturinária, história de ultrassonografia pré-natal ou pós-natal anormal, história familiar e cirurgia geniturinária ou gastrintestinal prévia. Esses fatores de risco aumentam a probabilidade de ITU e a necessidade de avaliar a sua presença em uma criança doente. Além disso, podem sugerir condições predisponentes que exigem avaliação e tratamento. **Deve-se considerar a possibilidade de doenças sexualmente transmissíveis em crianças de mais idade e adolescentes com sintomas de uretrite.** A uretrite pode ser causada por *Neisseria gonorrhoeae*, *Chlamydia trachomatis* ou *Ureaplasma urealyticum*, bem como por uropatógenos habituais.

No momento atual, um estudo observacional diagnóstico e prospectivo multicêntrico (diagnóstico de ITU em crianças pequenas [DUTY]) está em andamento e recrutou 7.000 crianças com menos de 5 anos de idade no Reino Unido, a fim de ajudar a identificar preditores clínicos, incluindo sinais, sintomas e resultados de tiras reagentes de urina que estão mais fortemente associados à ITU (Downing et al., 2012).

TABELA 127-2 Acurácia Diagnóstica dos Sinais e Sintomas de Infecção do Trato Urinário na Infância

SINAIS E SINTOMAS	RAZÃO DE PROBABILIDADE POSITIVA (>1) (IC 95%)	RAZÃO DE PROBABILIDADE NEGATIVA (<1) (IC 95%)
CRIANÇAS DE 0 A 2 ANOS		
Enchimento capilar >3 s	4,8 (2,2-10,6)	0,99 (0,98-1,00)
Hipersensibilidade suprapúbica	4,4 (1,8-12,4)	0,96 (0,90-1,01)
Recusa na ingestão de líquido	4,4 (1,7-11,2)	0,99 (0,98-1,00)
Idade <3 meses	3,9 (3,2-4,8)	0,87 (0,83-0,90)
Temperatura >40°C	3,3 (1,3-8,3)	0,66 (0,35-1,25)
História pregressa de ITU	2,9 (1,2-7,1)	0,95 (0,89-1,02)
Meninos não circuncidados	2,8 (1,9-4,3)	0,33 (0,18-0,63)
Febre prolongada >24 h	2,0 (1,4-2,9)	0,78 (0,65-0,81)
COMBINAÇÃO DE SINAIS/SINTOMAS		
Temperatura >39°C, sem fonte de febre	4,0 (1,2-13,0)	
Temperatura <39°C com possível fonte de febre		0,37 (0,16-0,85)
CRIANÇAS COM MAIS DE 2 ANOS DE IDADE		
Dor abdominal	6,3 (2,5-16,0)	0,8 (0,65-0,99)
Incontinência urinária de início recente	4,6 (2,8-7,6)	0,79 (0,69-0,90)
Dor lombar	3,6 (2,1-6,1)	0,84 (0,85-0,95)
Polaciúria	2,8 (2,0-4,0)	0,72 (0,60-0,86)
Disúria	2,4 (1,8-3,1)	0,65 (0,51-0,81)

IC, intervalo de confiança; IVU, infecção das vias urinárias.
De Bitsori M, Galanakis E. Pediatric urinary tract infections: diagnosis and treatment. Expert Rev Anti Infect Ther 2012;10(10):1153–64.

Exame Físico

Os achados específicos ao exame físico de crianças pequenas são raros e podem consistir em febre ou letargia. **Mesmo se for identificada outra fonte de febre e infecção, como otite, infecção das vias respiratórias superiores ou gastrenterite, o médico precisa ter em mente que não foi descartada a possibilidade de ITU concomitante.** Não é raro que o urologista pediátrico examine uma criança com história de episódios recorrente de otite após um diagnóstico inicial de ITU por cintilografia com DMSA, sugerindo que a criança teve múltiplos episódios prévios de pielonefrite. A redução no risco de ITU quando se identifica outra fonte infecciosa pode ser menor do que o previsto, e vários estudos demonstraram uma redução do risco de apenas cerca de 50% (Bhat et al., 2011). Em um estudo de 2.411 crianças de 1 ano de idade com febre, a prevalência de ITU sem uma fonte de febre identificada foi de 5,9%, em comparação com 2,7% naqueles com fonte potencial (Shaw et al., 1998). Nesse estudo, o médico examinador acreditou incorretamente que 64% das crianças com ITU tivessem outra fonte de febre. Isso ressalta a necessidade de **considerar a possibilidade de ITU em todo lactente febril, mesmo que outra fonte tenha sido identificada.**

Deve-se efetuar um exame do abdome tanto em meninos quanto em meninas para avaliação de massa abdominal palpável que possa indicar a possibilidade de distensão da bexiga ou massa no flanco compatível com hidronefrose. As crianças de mais idade podem apresentar hipersensibilidade suprapúbica, abdominal ou no flanco. A hipersensibilidade no ângulo costovertebral é sugestiva de pielonefrite. Deve-se efetuar um exame cuidadoso da genitália externa para descartar a possibilidade de traumatismo, irritação local, estenose do óstio da uretra ou secreção, fimose, corpo estranho e anormalidades anatômicas. Os meninos devem ser examinados quanto à hipersensibilidade testicular, que pode constituir um sinal de orquiepididimite. O vestíbulo da vagina deve ser examinado em meninas à procura de secreção e sinais de irritação local, ureter ectópico ou protrusão de massa uretral, como prolapso de ureterocele. O exame do dorso à procura de sinais de espinha bífida oculta, como panículo adiposo proeminente ou fenda glútea assimétrica ou fovéola coccígea, juntamente com um exame neurológico, pode indicar causas neurológicas subjacentes de função vesical anormal que predispõe ao desenvolvimento de ITU.

Exames Laboratoriais

Métodos de Coleta de Urina

Em virtude dos sinais e sintomas inespecíficos, o diagnóstico de ITU exige a demonstração de um agente ou agentes infecciosos na urina. Além disso, as diretrizes da AAP também exigem evidências de piúria para o diagnóstico de ITU, a fim de ajudar a distinguir uma infecção verdadeira de BAS ou de contaminação. **Infelizmente, a probabilidade de coletar uma amostra de urina contaminada aumenta com o grau decrescente de invasão do método de coleta.** Diferentes diretrizes sugerem métodos diferentes de coleta das amostras de urina. O método menos invasivo para a obtenção de uma amostra de urina consiste em fixar uma bolsa coletora ao períneo. Esse método está associado à maior probabilidade de contaminação pela flora perineal e retal, bem como por leucócitos fora do sistema urinário, produzindo resultados falso-positivos. A urina proveniente de uma bolsa coletora só fornece informações confiáveis quando a amostra é normal. A amostra obtida do jato médio de urina com técnica asséptica também não é invasiva, porém está associada a uma maior probabilidade de contaminação do tecido periuretral do que a urina coletada por métodos mais invasivos, incluindo cateterismo ou ASP. A urina coletada com técnica asséptica é mais confiável em uma menina de maior idade ou em um menino circuncidado ou em um menino não circuncidado que irá retrair o prepúcio, em comparação com uma menina de menos idade ou um menino não circuncidado que consegue retrair o prepúcio.

Para crianças pequenas com menos de 2 anos de idade que ainda não treinaram a higiene pessoal, as diretrizes da AAP recomendam a ASP ou o cateterismo. As desvantagens desses métodos incluem o seu caráter invasivo e a possibilidade de traumatismo ou infecção, bem como o fato de que podem não ser viáveis como procedimento de rotina em cuidados primários. As diretrizes do National Institute for Health and Care Excellence (NICE), da Italian Society of Pediatric Nephrology (ISPN), e do Royal Children's Hospital (RCH) Melbourne recomendam uma amostra de urina coletada com técnica asséptica, quando possível. Em comparação com a ASP, a amostra de urina obtida com técnica asséptica para cultura tem uma sensibilidade de 75% a 100% e especificidade de 57% a 100% (Whiting et al., 2006; Bitsori e Galanakis, 2012). Em comparação com a ASP, a urina cateterizada tem uma sensibilidade de 95% e especificidade de 99%.

A inserção do cateter deve ser realizada de modo estéril. Foi constatado que a administração de lidocaína intrauretral e/ou tópica é efetiva para reduzir o desconforto no cateterismo da bexiga (Gerard et al., 2003; Vaughan et al., 2005; Mularoni et al., 2009). O cateterismo bem-sucedido em meninas frequentemente necessita de uma técnica com duas pessoas. Os lábios maiores do pudendo devem ser colocados fora do corpo com leve tração e ligeiramente lateral para ajudar a expor a abertura tanto da vagina quanto da uretra, a fim de facilitar a inserção correta do cateter. Esse método, diferentemente daquele que utiliza uma única mão para afastar lateralmente os lábios maiores, expõe de modo mais regular o óstio da uretra normalmente recuado e os pontos de referência anatômicos circundantes. A exposição com essa técnica de duas mãos reduz a possibilidade de tracionar os lábios maiores demasiado lateralmente, o que pode ocorrer com a técnica que utiliza apenas uma mão. O afastamento excessivo dos lábios maiores lateralmente pode provocar dor, tornando o cateterismo subsequente muito mais difícil e traumático. Após a inserção do cateter, as primeiras gotas de urina obtidas do cateter não devem ser coletadas, visto que podem apresentar contaminação por bactérias uretrais.

O método de aspiração suprapúbica envolve a preparação da pele e a introdução de uma agulha de calibre 22 1 a 2 cm acima do osso púbico dentro da bexiga, com aspiração do urina em uma seringa estéril. As taxas de sucesso relatadas com a obtenção de urina por ASP são variáveis, e, embora não seja habitualmente necessária, a confirmação de urina na bexiga pelo ultrassom, bem como a orientação durante o procedimento, demonstrou melhorar as taxas de sucesso (Gerard et al., 2003; Vaughan et al., 2005; Mularoni et al., 2009). Além disso, podem-se utilizar anestésicos tópicos ou locais, porém não há dados para confirmar uma redução significativa do desconforto com a sua administração.

Exame de Urina

O exame de urina consiste habitualmente em análise por meio de tiras reagentes e exame microscópico da urina. O exame de urina deve ser realizado em uma urina coletada há menos de 1 hora se a amostra foi mantida em temperatura ambiente, ou há menos de 4 horas se foi refrigerada. Embora a cultura de urina constitua o padrão-ouro para o diagnóstico de ITU, a sua realização requer pelo menos 18 horas para demonstrar a ocorrência de crescimento e 2 a 3 dias para determinar o resultado final e o antibiograma. O exame de urina fornece informações rápidas que podem ser usadas para determinar a probabilidade de ITU e a adequação de iniciar um tratamento antibiótico para suspeita de ITU.

Análise com Tiras Reagentes para Urina

As tiras reagentes usadas com mais frequência para avaliação de ITU incluem a esterase leucocitária e os nitritos. A esterase leucocitária é liberada dos leucócitos que são degradados na urina e atua como marcador de piúria. **A sensibilidade da esterase leucocitária para a detecção de ITU varia de 47% a 95% em vários estudos, com uma estimativa resumida de 79% (IC 95% de 73% a 84%)** (Hoberman et al., 1994; Williams et al., 2010). **A especificidade varia de 64% a 92%, e os resultados falso-positivos devem-se a outras causas de inflamação ou de leucócitos na urina** (Subcommittee on Urinary Tract Infection et al., 2011). **A estimativa resumida da especificidade da esterase leucocitária foi de 87% (IC 95% de 79% a 91%) em uma grande metanálise realizada por Williams et al.** (2010). Embora alguns especialistas tenham estimado que o teste da esterase leucocitária omite mais de 20% das crianças com ITU, as diretrizes da AAP sugerem que a ausência de esterase leucocitária na urina ajuda a distinguir os indivíduos com BAS daqueles com ITU verdadeiro, visto que a ausência de piúria em crianças com ITU verdadeira é rara (Bhat et al., 2011; Subcommittee on Urinary Tract Infection et al., 2011).

Os nitratos da dieta são reduzidos a nitritos urinários por bactérias entéricas gram-negativas. Essa conversão necessita de várias horas; por conseguinte, a primeira urina da manhã apresenta maior sensibilidade para esse teste. A micção frequente, como é habitualmente o caso em lactentes e crianças pequenas, pode não permitir tempo suficiente para que os nitratos da urina na bexiga sofram conversão significativa em nitritos; por conseguinte, podem-se obter resultados falso-negativos para nitritos com mais frequência do que em crianças de mais idade (Mori et al., 2010). Uma urina diluída também pode produzir um resultado falso-negativo. Outras razões para a obtenção de testes falso-negativos incluem infecção por microrganismos gram-positivos, que não reduzem os nitratos. **Devido aos resultados falso-negativos, a sensibilidade do teste dos nitritos é de cerca de 50%, com faixa relatada de 8% a 95%. Entretanto, a especificidade é muito alta, de 98%, com faixa de 90% a 100%, o que significa que a obtenção de um resultado positivo para nitritos tem muita probabilidade de refletir a presença de ITU verdadeira.** Na grande metanálise realizada por Williams et al. (2010), a sensibilidade e a especificidade para nitritos foram de 49% (IC 95% de 41% a 57%) e de 98% (IC 95% de 96% a 99%), respectivamente.

Se a esterase leucocitária ou os nitritos forem positivos, a sensibilidade e a especificidade para ITU foram relatadas em 88% (IC 95% de 82% a 91%) e 79% (IC 95% de 69% a 87%), respectivamente (Williams et al., 2010). Se um desses testes for positivo, ou o exame microscópico da urina for positivo (ver adiante), a sensibilidade aumenta para 99,8%, com especificidade de 70% (Subcommittee on Urinary Tract Infection et al., 2011). Se ambos os testes forem negativos, a presença de ITU é muito menos provável, com uma razão de probabilidade negativa de 0,22; entretanto, com base na gravidade do quadro clínico, incluindo a consideração da idade do paciente, a conduta mais segura, em muitos casos, pode ser a continuação dos antibióticos até a obtenção dos resultados da cultura (Perkins et al., 2012). Embora essa abordagem não seja amplamente usada, alguns sugeriram que a adição dos resultados das tiras reagentes para sangue e proteína aos resultados da esterase leucocitária e dos nitritos melhora a sensibilidade e a especificidade. Ramlakhan et al. (2011) demonstraram que, se uma amostra for negativa para todos esses quatro parâmetros, a sensibilidade para descartar a possibilidade de ITU é de 97,4% (IC 95% de 91% a 99%), e a razão de probabilidade negativa é de 0,10 (IC 95% de 0,02% a 0,39%). Verificaram que o melhor teste para a confirmação de ITU foi uma combinação de esterase leucocitária e nitritos e sangue, com especificidade de 97,1% (IC 95% de 94% a 99%) e razão de probabilidade positiva de 15,3 (6,99 a 32,76).

Exame Microscópico da Urina

O método tradicional para avaliação de piúria por microscopia consiste em uma amostra de urina centrifugada com limiar de cinco leucócitos por campo de aumento (CGA); entretanto, um limiar de 10 leucócitos/CGA tem sido considerado mais confiável para indicar a presença de ITU em crianças com menos de 2 anos de idade de acordo com as diretrizes do NICE, da ISPN e do RCH Melbourne (Bitsori e Galanakis, 2012). Williams et al. (2010) relataram que a sensibilidade e a especificidade de cinco leucócitos/CGA para determinar a presença de IVU foram de 74% (IC 95% de 67% a 80%) e 86% (IC 95% de 82% a 90%), respectivamente. A taxa positiva verdadeira para cinco leucócitos/CGA e para 10 leucócitos/CGA foi relatada em 67% (faixa de 55% a 88%) e 77% (faixa de 57% a 92%), respectivamente. As taxas de resultados falso-positivos para cinco e 10 leucócitos/CGA foram relatadas em 21% e 11%, respectivamente (Gorelick e Shaw, 1999). Tendo em vista a sensibilidade e a especificidade da piúria microscópica, a microscopia para leucócitos apenas não parece ter uma vantagem em relação à esterase leucocitária para a identificação de ITU, e o valor aditivo da microscopia para os resultados obtidos com tiras reagentes ainda não está definitivamente demonstrado.

O exame rápido mais confiável para o diagnóstico de ITU consiste na identificação microscópica de bactérias em amostras de urina fresca não centrifugadas, tanto não coradas quanto coradas pelo método de Gram (Gorelick e Shaw, 1999; Williams et al., 2010). A coloração de Gram aumenta tanto a sensibilidade quanto a especificidade do exame microscópico para bactérias (Subcommittee on Urinary Tract Infection et al., 2011). A sensibilidade do exame microscópico de bactérias em amostras coradas pelo Gram para o diagnóstico de ITU é de 91% (IC 95% de 80% a 96%) e, em amostras não coradas, de 88% (IC 95% de 75% a 94%). A especificidade em amostras coradas e não coradas é excelente, alcançando 96% e 92%, respectivamente (Williams et al., 2010). O exame de urina de melhor desempenho utiliza uma câmara de contagem de leucócitos para urina não centrifugada e microscopia para um esfregaço de urina corado pelo Gram para a detecção de bactérias, o que melhora os resultados preditivos, porém exige a disponibilidade de pessoas e equipamento especializados, que nem sempre estão disponíveis em muitos ambientes clínicos.

Cultura de Urina

É essencial a obtenção de uma cultura de urina positiva para o diagnóstico de ITU. A definição do que constitui efetivamente uma cultura de urina positiva com base no número de UFC por mL de urina é controversa. À semelhança da maioria dos exames, quanto mais baixo o limiar estabelecido, maior a probabilidade de obter resultados falso-positivos e de instituir um tratamento excessivo em pacientes que não apresentam infecção. Por outro lado, o estabelecimento de um limiar mais alto aumenta a probabilidade de tratamento insuficiente dos pacientes. Historicamente, o limiar utilizado para diagnóstico de cultura de urina positiva era igual ou superior a 10^5 CFU/mL de determinado uropatógeno. Entretanto, esse valor foi inicialmente baseado em amostras de urina obtidas pela manhã em mulheres adultas, de modo que esse ponto de corte pode não ser aplicável a crianças (Kass, 1962).

Os fatores que podem reduzir a concentração de bactérias na urina de uma criança com ITU incluem a frequência de micção, bem como débito urinário. Na atualidade, existe uma falta de acordo uniforme sobre a contagem de colônias a ser usada como valor limiar para o diagnóstico de ITU pediátrica. As diretrizes da AAP de 2011 sugerem o uso de uma redução igual ou superior a 10^5 CFU/mL para crianças de 2 a 24 meses de idade. Essas novas diretrizes recomendam para o diagnóstico de ITU uma contagem de 50.000 CFU/mL, incluindo agora a necessidade de um resultado positivo para piúria em uma amostra de urina obtida por cateterismo ou ASP. Como alternativa, a European Association of Urology sugere uma contagem de 10^4 CFU/mL para indicação de ITU obtida de amostra de urina do jato médio quando associada a sintomas, porém de 10^5 se não houver sintomas (Downing et al., 2012).

Outras diretrizes que levaram em consideração o risco de contaminação por vários métodos de coleta da urina e seus valores limiares foram ajustadas de acordo. As diretrizes do RCH Melbourne Guidelines sugerem que qualquer contagem de bactérias gram-negativas em uma amostra obtida por ASP e superior a 10^3 UFC/mL por cateterismo é compatível com ITU. As diretrizes da ISPN utilizam uma contagem superior a 10^4 CFU/mL em uma amostra obtida por cateterismo e de mais de 10^5 UFC/mL para uma amostra do jato médio com técnica asséptica (Bitsori e Galanakis, 2012).

Existe uma maior probabilidade de contaminação nos casos em que há uma baixa contagem de colônias. A contaminação também é mais provável em culturas com crescimento intenso e misto de bactérias. Entretanto, nessas culturas, deve-se considerar a possibilidade da existência de ITU verdadeira, juntamente com amostra contaminada, quando são tomadas decisões relativas ao tratamento. A contaminação também é mais provável em culturas onde crescem microrganismos não patogênicos. Esses microrganismos incluem *Lactobacillus*, estafilococos coagulase-negativos, *Corynebacterium*, estreptococos alfa-hemolíticos e *Candida* (Bhat et al., 2011).

Exames em Amostras de Soro

Foi avaliada uma variedade de diferentes exames em amostras de soro e de urina pela sua capacidade de diferenciar uma infecção renal em crianças com ITU. Quando o rim é invadido por bactérias, a sinalização do receptor Toll-like desencadeia uma resposta imune que envolve a produção de citocinas e quimiocinas, e pode ocorrer elevação dos níveis urinários de interleucina-6 e interleucina-8 (Montini et al., 2011). Essa resposta local também pode ser acompanhada de uma resposta sistêmica, que consiste em febre, elevação da contagem dos leucócitos, velocidade de hemossedimentação (VHS), proteína C reativa (PCR) e pró-calcitonina. A febre, a VHS e a contagem de leucócitos periféricos não demonstraram ter a capacidade de diferenciar com segurança as ITU superiores das inferiores (Garin et al., 2007). A PCR possui sensibilidade razoável, porém baixa especificidade para o diagnóstico de comprometimento renal, o que limita a sua utilidade (Garin et al., 2007; Bhat et al., 2011). A pró-calcitonina aumenta em resposta às endotoxinas bacterianas, embora o seu papel exato na resposta inflamatória não seja conhecido. **Em uma metanálise recente, foi constatado que a pró-calcitonina é um preditor mais forte em comparação com a PCR ou a contagem de leucócitos para a identificação seletiva de crianças que tiveram PNA durante os estágios iniciais da ITU, bem como aquelas com cicatrizes tardias identificadas por meio de cintilografia com DMSA (Leroy et al., 2013). A sensibilidade e a especificidade dos níveis de pró-calcitonina iguais ou superiores a 0,5 ng/mL para a detecção de PNA foram de 71% e 72%, respectivamente, com sensibilidade de 70% e especificidade de 50% para cicatrizes renais tardias.** Embora a sensibilidade e a especificidade da pró-calcitonina pareçam ser limitadas, é possível que a combinação dessa informação com outros dados clínicos e laboratoriais possa melhorar a identificação de indivíduos com infecção renal e orientar o manejo clínico subsequente, incluindo a realização de exames de imagem (i. e., DMSA ou uretrocistografia miccional [UCGM]).

PONTOS-CHAVE: SINTOMAS E ANÁLISE LABORATORIAL

- Os sintomas de ITU em lactentes e pacientes pediátricos pequenos são tipicamente inespecíficos.
- Mesmo se for identificada outra fonte de febre e infecção, como otite, infecção das vias respiratórios superiores ou gastrenterite, o médico precisa ter em mente que não foi descartada a possibilidade de ITU concomitante.
- A urina de uma bolsa de coleta só fornece informações confiáveis quando a amostra é normal, devido à alta incidência de contaminação.
- As diretrizes variam quanto aos critérios diagnósticos para ITU.
- A esterase leucocitária possui alta sensibilidade, porém especificidade mais baixa. Os nitratos urinários têm alta especificidade, porém sensibilidade mais baixa.

TABELA 127-3 Resumo das Cinco Recomendações para Exames de Imagem

DIRETRIZES	ULTRASSONOGRAFIA	URETROCISTOGRAFIA MICCIONAL	CINTILOGRAFIA COM DMSA POSTERIOR
RCH	Sim	Meninos com <6 meses de idade e/ou ultrassonografia positiva	Não
NICE			
<6 meses	Sim	Com ultrassonografia positiva e/ou ITU atípica*	Se houver ITU atípica*
≥6 meses	Se houver IVU atípica	Crianças com fatores de risco†	Se houver ITU atípica*
TDA	Não	Cintilografia com DMSA aguda positiva	Cintilografia com DMSA aguda positiva
AAP	Sim	Ultrassonografia positiva	Não
ISPN	Sim	Ultrassonografia positiva e/ou crianças com fatores de risco‡	Ultrassonografia positiva e/ou RVU

*Paciente gravemente doente, baixo fluxo urinário, massa abdominal ou vesical, nível elevado de creatinina, septicemia, ausência de resposta ao tratamento antibiótico correto dentro de 48 h ou infecção por microrganismos diferentes de *Escherichia coli*.
†Dilatação na ultrassonografia, baixo fluxo urinário, infecção causada por microrganismo diferente de *E. coli* ou história familiar de RVU.
AAP, Academy of Pediatrics; DMSA, ácido ^{99m}Tc-dimercaptussuccínico; ISPN, Italian Society of Pediatric Nephrology; NICE, National Institute for Health and Care Excellence; RCH, Royal Children's Hospital (Melbourne); TDA, abordagem top-down (de cima para baixo); ITU, infecção do trato urinário; RVU, refluxo vesicoureteral.
‡Ultrassonografia pré-natal anormal das vias urinárias, história familiar de RVU, septicemia, insuficiência renal, <6 meses de idade em lactente do sexo masculino, probabilidade de não adesão da família, esvaziamento anormal da bexiga, ausência de resposta clínica ao tratamento antibiótico correto dentro de 72 h ou infecção causada por outro microrganismo diferente de *E. coli*.
De La Scola C, De Mutiis C, Hewitt IK, et al. Different guidelines for imaging after first UTI in febrile infants: yield, cost, and radiation. Pediatrics 2013;131:e665–71.

Exames de Imagem

Controvérsias Relacionadas com as Estratégicas de Exames de Imagem

À semelhança de muitos outros aspectos relacionados com as ITU pediátricas, existe uma falta de consenso em relação ao exame de imagem após o primeiro episódio de ITU febril em crianças. Parte dessa controvérsia está relacionada com a falta de evidências para sustentar o uso de exame de imagem de rotina para reduzir as sequelas a longo prazo das infecções renais, incluindo cicatriz renal, hipertensão e falência ou insuficiência renal (Wennerstrom et al., 2000; Moorthy et al., 2005; Wan et al., 2012). Antigamente, a avaliação padrão consistia em ultrassonografia e UCGM. Todavia, apesar das taxas de prevalência de RVU de mais de 30% em muitas séries de crianças com ITU febril, a falta de eficiência comprovada dos antibióticos profiláticos na prevenção das ITU recorrentes ou das cicatrizes renais em crianças com graus menores de RVU levou muitos especialistas a questionar a realização de UCGM em todas as crianças após o primeiro episódio de ITU. As recomendações variam de modo significativo entre as diretrizes e vários defensores (Tabela 127-3). As diretrizes do NICE recomendam a realização rotineira de ultrassonografia em crianças com menos de 6 meses de idade, porém essas diretrizes limitam-se àquelas com mais de 6 meses de idade para crianças com ITU recorrente ou ITU atípica, definidas por estarem gravemente doentes, com fluxo urinário diminuído, massa abdominal ou vesical, nível elevado de creatinina, septicemia, ausência de resposta ao tratamento dentro de 48 horas ou infecção por um microrganismo diferente de *E. coli* (NICE, 2013). Por outro lado, as diretrizes revisadas da AAP recomendaram a realização de ultrassonografia renal em todas as crianças com menos de 2 anos de idade com ITU febril; todavia, essas diretrizes não recomendam mais a realização rotineira de UCGM nessas crianças se o ultrassom estiver normal (Subcommittee on Urinary Tract Infection et al., 2011). Como contra-argumento às diretrizes da AAP, a Section of Urology da AAP observou que as diretrizes revisadas eram baseadas em conclusões prematuras, que representavam uma interpretação errônea dos dados e não concordava com a realização rotineira de UCGM (Wan et al., 2012). Em lugar disso, recomendam que a UCGM continue sendo uma opção aceita. Assinalaram que algumas crianças com RVU, mais frequentemente aquelas com RVU de maior grau, beneficiam-se da detecção e tratamento precoces que impedem a ocorrência subsequente de infecção, lesão e perda da função renais.

Na atualidade, existem múltiplos estudos que avaliaram a sensibilidade e especificidade potenciais de várias diretrizes para exames de imagem após o primeiro episódio de ITU febril para a identificação de crianças com RVU, PNA e cicatrizes renais. Em uma revisão, foi demonstrado que os protocolos do NICE e da AAP iriam omitir 50% e 61% das crianças com RVU de graus III a V e 62% e 100% das cicatrizes renais, respectivamente (La Scola et al., 2013). Outro estudo demonstrou que o protocolo do NICE não funcionou tão bem em meninos quanto em meninas em relação aos valores preditivos negativos (Wong et al., 2010). Por outro lado, os proponentes das abordagens do NICE e da AAP ressaltam que números significativos de crianças sem RVU de alto grau foram poupados do traumatismo, da exposição à radiação e do custo adicional por não se submeter a UCGM ou a uma cintilografia com DMSA. Além disso, os proponentes assinalaram que as crianças que possivelmente iriam se beneficiar do diagnóstico de RVU de graus mais altos seriam identificadas após uma ITU recorrente, e destacam o fato de que o diagnóstico e o tratamento imediatos dessas ITUs recorrentes minimizam ainda mais a probabilidade relativamente baixa de lesão renal e sequelas nessas crianças.

Uma abordagem alternativa ao exame de imagem na criança com ITU febril foi denominada *abordagem top-down* (abordagem de cima para baixo, TDA). Os que defendem essa abordagem recomendam a obtenção de uma cintilografia com DMSA em crianças após o primeiro episódio de ITU febril. Ao realizar subsequentemente uma UCGM apenas nas crianças com cintilografia com DMSA anormal, essa abordagem pode omitir apenas 15% a 30% das crianças que apresentam RVU com dilatação; entretanto, apresenta menor especificidade em comparação com algumas das outras diretrizes de exames de imagem (Hansson et al., 2004; Preda et al., 2007; Tseng et al., 2007; La Scola et al., 2013). As diretrizes do NICE recomendam o DMSA dentro de 4 a 6 meses após uma infecção aguda em crianças com menos de 3 anos de idade com ITU atípica ou recorrente e em crianças com mais de 3 anos de idade que apresentam ITU recorrente. As diretrizes da AAP não recomendam o uso rotineiro de DMSA.

No momento atual, é razoável supor que todas as estratégias de exames de imagem não são capazes de alcançar o objetivo final, que consiste em identificar e examinar apenas as crianças que irão se beneficiar dos resultados fornecidos por esses exames. Além disso, como em todos os exames, o médico precisa perguntar se os resultados irão modificar o tratamento da criança, e se a resposta for *não*, então o exame não deve ser solicitado.

Ultrassonografia

Embora a utilidade da obtenção de uma USRB em todas as crianças com ITU seja contestada, o seu uso rotineiro é amplamente aceito para crianças com história de ITU, em virtude de não ser invasiva, não expor o paciente à radiação e estar amplamente disponível. Com frequência, a USRB constitui o exame de imagem inicial e revela a presença de anormalidades em cerca de 15% dos lactentes e crianças pequenas depois do primeiro episódio de ITU febril (Subcommittee on Urinary Tract Infection et al., 2011). Estima-se que 1% a 2% dessas crianças irão apresentar alguma anormalidade exigindo avaliação ou tratamento adicionais (Alon e Ganapathy, 1999; Hoberman et al., 2003; Montini et al., 2008). Alguns sugerem que um lactente com ITU febril e ultrassonografia pré-natal normal no terceiro trimestre pode prescindir de outra ultrassonografia de rim e bexiga; entretanto, outros relatam que mais de um terço das crianças com ultrassom pré-natal normal terão alguma anormalidade detectada na ultrassonografia realizada após o primeiro episódio de ITU (Miron et al., 2007; Juliano et al., 2013). A não ser que a qualidade do ultrassom pré-natal do terceiro trimestre seja reconhecidamente excelente, parece prudente realizar outra ultrassonografia em lactentes e crianças pequenas com ITU febril. Em crianças com mais de 1 ano de idade, as indicações relativas para a obtenção de USRB incluem ITU febril recorrente, ausência de resposta esperada à antibioticoterapia, hipertensão e história familiar de doença renal ou urológica.

Além de demonstrar o tamanho, o formato e a presença de ambos os rins, a ultrassonografia ajuda no rastreamento de anormalidades congênitas, obstrução das vias urinárias, hidronefrose, cálculos, pionefrose e coleções de líquido, como abscessos renais ou perirrenais, previamente não diagnosticados. Se a criança estiver muito doente ou não estiver respondendo ao tratamento, conforme esperado, o médico pode decidir obter uma ultrassonografia o mais cedo possível para descartar a possibilidade dessas condições, visto que elas justificam a realização de intervenções urgentes adicionais. Uma limitação na obtenção de uma ultrassonografia durante a fase aguda da pielonefrite consiste na possibilidade das alterações inflamatórias e do edema de produzir resultados falso-positivos. As alterações inflamatórias durante a fase aguda podem levar a uma superestimativa do tamanho dos rins, que pode não refletir o verdadeiro tamanho basal dos rins. Se a infecção e as alterações forem localizadas, como no caso de pielonefrite focal aguda, elas podem criar a aparência de massa ou tumor. Além disso, a endotoxina de E. coli pode resultar em dilatação da pelve renal, que pode ser confundida com hidronefrose e levar à realização de exame desnecessário (Subcommittee on Urinary Tract Infection et al., 2011).

Foi constatado que as crianças com RVU e ultrassonografia renal anormal, definida pela presença de hidronefrose ou discrepância de tamanho de mais de 1 cm, apresentam taxas de resolução espontânea do RVU significativamente mais baixas do que aquelas com ultrassonografia normal (Nepple et al., 2011). Como seria de esperar, as crianças com ultrassonografia renal anormal têm mais probabilidade de apresentar anormalidades na cintilografia renal nuclear. Diversos estudos demonstraram uma forte correlação entre o volume relativo do rim, determinado pelo ultrassom, e a função renal relativa, determinada por cintilografia renal em crianças (Troell et al., 1984, 1988; Sargent e Gupta, 1993; Adibi et al., 2007; Weitz et al., 2013). Todavia, a ultrassonografia possui uma sensibilidade relativamente baixa para a identificação de lesão ou cicatrizes renais, em comparação com a cintilografia renal cortical, e pode omitir mais de 10% das cicatrizes renais (Christian et al., 2000; Moorthy et al., 2004; Massanyi et al., 2013). Apesar dessa limitação, a ultrassonografia pode ser útil no rastreamento das crianças que teriam mais probabilidade de se beneficiar de uma avaliação adicional com DMSA.

Alguns autores questionam a utilidade de obter uma ultrassonografia em todas as crianças com ITU febril. As diretrizes do NICE não recomendam a realização de ultrassonografia em crianças entre 6 meses e 3 anos de idade após o primeiro episódio de ITU febril, a não ser que a infecção seja atípica. Parte dessa indagação está relacionada com as limitações da ultrassonografia habitual. A ultrassonografia de alta resolução melhorou a sensibilidade do ultrassom para a detecção de comprometimento renal agudo (Morin et al., 1999). **Além disso, já está amplamente reconhecido que a ultrassonografia renal tem uma sensibilidade muito baixa para a detecção de RVU, mesmo na presença de altos graus de RVU** (Nepple et al., 2011; Juliano et al., 2013; Supavekin et al., 2013; Suson e Mathews, 2014). Em um estudo de grande porte de crianças com menos de 24 meses de idade, após o primeiro episódio de IVU febril, a ultrassonografia não foi capaz de detectar 73% dos pacientes considerados portadores de anormalidades urológicas, que iriam exigir intervenções clínicas ou cirúrgicas adicionais (Wong et al., 2010). Outros demonstraram que a obtenção de uma ultrassonografia normal não estava associada a um risco diminuído de pielonefrite recorrente (Juliano et al., 2013).

Uretrocistografia Miccional

A UCGM pode ser realizada por meio de instilação de um meio de contraste iodado na bexiga e obtenção de imagens por fluoroscopia, ou instilação de agentes de medicina nuclear, como o pertecnetato de tecnécio 99m. **Quando realizada com meio de contraste, a UCGM continua sendo o padrão-ouro como técnica de imagem para a detecção e graduação do RVU.** Algumas autoridades sugeriram que a sensibilidade para a detecção de RVU é maior com exame de imagem nuclear, devido à capacidade de obtenção de imagem contínua da bexiga; entretanto, a resolução anatômica e a capacidade de graduação são significativamente menores do que a UCGM contrastada. Devido à resolução anatômica diminuída, muitos preferem utilizar a UCGM contrastada como método inicial e reservar a cistografia com radionuclídeos para exames de acompanhamento. **A UCGM contrastada fornece informações adicionais além do grau, que podem ser significativas na avaliação e no tratamento de uma criança com história de ITU. Fornece informações anatômicas sobre a bexiga, como tamanho e formato, bem como presença de trabeculações ou divertículos. As imagens miccionais, que constituem um componente essencial da UCGM padrão, fornecem informações sobre a função dos esfíncteres urinários, bem como qualquer evidência de obstrução uretral.** As imagens também podem ser avaliadas quanto ao padrão de evacuação, podendo sugerir constipação intestinal, que frequentemente está associada à ITU e função vesical anormal. Além disso, as imagens também podem demonstrar a existência de um defeito espinal compatível com espinha bífida oculta e pode levantar a possibilidade de medula ancorada.

Na avaliação da criança com ITU, a UCGM pode ser realizada tão logo a urina seja estéril e a criança esteja assintomática e apresentando micção típica (Hoberman e Wald, 1999). A obtenção de uma UCGM negativa não elimina por completo a possibilidade de RVU. Em um estudo, foi demonstrado que 30% dos pacientes com história de RVU e uma única UCGM nuclear negativa apresentaram resultados positivos na cistografia dentro de 1 ano (Neel e Shillinger, 2000). A UCGM cíclica, que consiste em enchimento da bexiga e micção uma segunda vez, aumenta a sensibilidade para a detecção de RVU, bem como para a detecção de ureter ectópico. Foi também constatado que o enchimento excessivo da bexiga além de sua capacidade esperada aumenta a detecção de RVU; entretanto, o significado fisiológico do RVU nessas circunstâncias artificiais parece ser mínimo e pode levar potencialmente a um tratamento excessivo. É preciso assinalar que, no momento atual, não existe um padrão de desempenho técnico amplamente aceito para a UCGM. Fatores como o tamanho do cateter, a quantidade de meio de contraste que deve ser instilada e a velocidade de administração ou altura/pressão do meio de contraste, bem como o número de ciclos a realizar, variam de modo significativo entre as instituições (Palmer et al., 2011).

A radiação relatada com a UCGM varia de 0,5 a 3,2 milisievert (mSv), sendo 1 mSv um valor comumente aceito (La Scola et al., 2013). Uma vantagem relatada da UCGM com radionuclídeo consiste na menor exposição à radiação; entretanto, técnicas de imagem aprimoradas reduziram significativamente a exposição à radiação com a UCGM fluoroscópica (Kleinman et al., 1994). Para evitar radiação associada à UCGM, foi desenvolvida uma técnica ultrassônica, denominada *uretrocistossonografia miccional* (Darge, 2010). Essa técnica exige a instilação de um meio de contraste sonográfico por meio de cateter dentro da bexiga, e são necessárias investigações adicionais para determinar a sua sensibilidade, em comparação com a UCGM (De Palma e Manzoni, 2013).

Ácido ^{99m}Tc-dimercaptossuccínico

A cintilografia renal cortical com DMSA combinada com a tomografia computadorizada por emissão de fóton único (SPECT) é considerada por muitas autoridades como o padrão-ouro para a identificação de lesões do parênquima renal (Craig et al., 2000; De Palma e Manzoni, 2013). O DMSA é injetado por via intravenosa e captado pelo rim. Liga-se às células tubulares renais proximais e é excretado muito lentamente na urina, proporcionando uma imagem adequada e estável do córtex renal. A imagem é obtida dentro de 2 a 4 horas após a injeção. É interessante assinalar que foi demonstrado com a TC que o DMSA pode omitir algumas lesões da PNA; entretanto, existem desvantagens significativas no uso da TC em crianças com ITU (ver adiante) (Lee et al., 2011). A dose de radiação para a cintilografia com DMSA foi estimada em 1 mSv (La Scola et al., 2013).

A sensibilidade máxima do DMSA para a detecção de PNA é observada dentro de 1 semana após o início dos sintomas (Zhang *et al.*, 2014). O DMSA nos primeiros 10 dias de DNA fornece resultados anormais em 49% a 79% dos pacientes, diminuindo para 30% dentro de 1 mês após uma ITU (Supavekin *et al.*, 2013). Por conseguinte, o momento da administração de DMSA para a detecção de comprometimento renal com ITU influencia significativamente a sua sensibilidade. Estudos de administração de DMSA aguda habitualmente demonstram defeitos de captação no córtex. Além disso, o tamanho global do rim pode ter uma aparência aumentada, devido à inflamação e ao edema. **A avaliação de lesão renal irreversível e cicatriz não deve ser realizada antes de 6 meses após a PNA, e algumas autoridades sugerem a necessidade de aguardar até 1 a 2 anos para a resolução de quaisquer defeitos reversíveis** (De Palma e Manzoni, 2013). Muitas lesões corticais agudas são transitórias; entretanto, cerca de 15% das crianças com essas lesões irão desenvolver evidências de cicatrização renal com um exame repetido com DMSA (Shaikh *et al.*, 2010). As cicatrizes renais aparecem como regiões de captação diminuída no córtex, porém podem ser indistinguíveis de áreas de displasia renal congênita que frequentemente está associada ao RVU.

Em múltiplos estudos, foi demonstrado que o risco de DMSA anormal aumenta em pacientes com graus dilatadores de RVU, em comparação com aqueles com RVU sem dilatação ou sem RVU (Wong *et al.*, 2010; Supavekin *et al.*, 2013; Zhang *et al.*, 2014). Com base nesse achado é que a abordagem TODA é defendida como vantajosa para selecionar crianças com RVU clinicamente significativo para a realização subsequente de UCGM. O grau de cicatrização renal também demonstrou ser mais grave com graus mais altos de RVU (Shaikh *et al.*, 2010; Supavekin *et al.*, 2013). Além disso, foi demonstrado que uma cintilografia com DMSA anormal diminui a probabilidade de resolução espontânea do RVU, independentemente de seu grau (Nepple *et al.*, 2008a, 2008b; Sjostrom *et al.*, 2010). Na maioria dos estudos, foi demonstrado que as crianças de mais idade têm mais probabilidade de apresentar defeitos corticais renais, um achado compatível com a natureza cumulativa das cicatrizes.

Além do DMSA, podem-se utilizar outros agentes nucleares renais, como ^{99m}Tc-mercaptoacetiltriglicina (MAG3). Embora não possa fornecer exatamente o nível de imagem detalhada do córtex renal obtido com o DMSA, a MAG3 possui algumas vantagens. Essa cintilografia fornece uma imagem do córtex renal, bem como do sistema coletor, que é útil na avaliação de obstrução do fluxo urinário. Em um rim com hidronefrose acentuada, a obtenção de uma imagem do sistema coletor pode ajudar a reduzir os resultados falso-positivos que seriam obtidos com o DMSA. Em virtude de sua captação e excreção rápida em comparação com o DMSA, a duração do exame e a dose de radiação para a maioria dos órgãos, incluindo a bexiga e as gônadas, são reduzidas (Sfakianakis e Georgiou, 1997).

Tomografia Computadorizada

Embora a TC forneça uma imagem anatômica detalhada e tenha uma excelente sensibilidade para determinar a presença de comprometimento renal com infecção, o alto grau de radiação e os problemas potenciais com os meios de contraste limitam seriamente qualquer benefício dessa modalidade em uma criança com ITU. A dose de radiação média para uma TC de abdome/pelve pediátrica é de 10 a 15 mSv (Miglioretti *et al.*, 2013). Uma exceção pode ser representada pela TC não contrastada, quando existe um alto índice de suspeita de urolitíase não identificada pela ultrassonografia. Além disso, pode ser útil para distinguir alterações inflamatórias do tumor, quando há suspeita de massa renal pela ultrassonografia aguda. Os achados típicos associados à infecção e à inflação renais consistem em regiões corticais de hipoatenuação, defeitos cuneiformes, perda da diferenciação corticomedular e estriações. Embora o abscesso renal possa não demonstrar alguma função, deve-se assinalar que pode ocorrer um aspecto semelhante na cintilografia aguda com pielonefrite focal aguda, e podem ser necessárias cintilografias tardias para distinguir essas entidades

Ressonância Magnética

A RM fornece uma imagem renal tanto anatômica quanto funcional excelente. Entretanto, o custo e a possível necessidade de sedação ou anestesia, bem como a disponibilidade limitada do procedimento, limitam o uso da RM habitual na criança com ITU febril. Além disso, existe um risco de fibrose sistêmica nefrogênica em alguns pacientes com comprometimento da função renal devido ao meio de contraste paramagnético (De Palma e Manzoni, 2013).

> **PONTOS-CHAVE: EXAMES DE IMAGEM**
>
> - Foram elaboradas várias diretrizes contraditórias para o exame de imagem da criança com ITU; todavia, todas elas não conseguem identificar e avaliar apenas as crianças que irão se beneficiar dos resultados desses exames.
> - A ultrassonografia é um exame não invasivo, sem uso de radiação e facilmente disponível; todavia, não é confiável para a detecção de RVU e também omite algumas cicatrizes renais.
> - A UCGM constitui o método mais confiável para a detecção e graduação do RVU, bem como para a obtenção de imagem da bexiga e uretra.
> - O DMSA continua sendo o padrão-ouro para a obtenção de imagem do córtex renal e função renal relativa.

TRATAMENTO DA INFECÇÃO DO TRATO URINÁRIO PEDIÁTRICO

Tratamento Antibiótico

As metas do manejo agudo das ITUs consistem em erradicar o agente infeccioso, prevenir a formação de cicatriz renal e aliviar os sintomas da criança. Com tratamento antibiótico bem-sucedido, a urina torna-se habitualmente estéril depois de 24 horas (Beetz *et al.*, 2002). **Como seria de se esperar, o tratamento antibiótico precoce da ITU febril constitui um importante fator que limita tanto o comprometimento renal quanto a formação subsequente de cicatriz renal** (Winter *et al.*, 1983; Smellie *et al.*, 1994; Hiraoka *et al.*, 2003; Doganis *et al.*, 2007). **Em estudo de lactentes e crianças pequenas com ITU febril, foi demonstrado que a incidência de lesões renais na cintilografia aumentou de 22% para 59% quando os antibióticos foram iniciados dentro de 2 a 3 dias após o aparecimento dos sintomas** (Oh *et al.*, 2012). **Nessa série, a taxa de formação final de cicatrizes também aumentou de 11% para 76,5% quando os antibióticos começaram a ser administrados dentro de 2 a 6 dias após o início dos sintomas, respectivamente.** O papel dos agentes anti-inflamatórios, como a dexametasona ou a metilprednisolona, na redução da inflamação renal e formação final de cicatriz foi demonstrado em vários estudos e atualmente está em fase de investigação (Pohl *et al.*, 1999; Sharifian *et al.*, 2008; Huang *et al.*, 2011).

Como a ITU manifesta-se frequentemente em crianças pequenas e recém-nascidos com sintomas inespecíficos, e tendo em vista que o estabelecimento de um diagnóstico definitivo com base na cultura de urina pode necessitar de 2 a 3 dias, o médico precisa manter um elevado índice de suspeita de ITU e iniciar habitualmente os antibióticos de modo empírico. Surpreendentemente, embora essa decisão empírica de administrar antibióticos para a suposta presença de ITU deva ser baseada em um exame de urina e subsequentemente confirmada e ajustada com base nos resultados da cultura de urina, uma revisão de mais de 40.000 pacientes ambulatoriais com ITU sugere que o exame de urina só foi realizado em apenas 75% dos casos, enquanto a cultura de urina só foi obtida em pouco mais de 50% dos casos (Copp *et al.*, 2013). Essa prática pode levar a um tratamento excessivo de crianças com antibióticos que não apresentam ITU, ou a um tratamento insuficiente ou a uma demora terapêutica para os pacientes que apresentam ITU, mas que abrigam bactérias resistentes, exigindo o uso de um antibiótico diferente. O uso indiscriminado de antibióticos de amplo espectro também leva a um aumento dos efeitos colaterais e ao desenvolvimento de resistência bacteriana.

Tratamento do Paciente Internado *Versus* Ambulatorial

O tratamento dos casos com suspeita de ITU deve se basear em um conjunto de fatores, incluindo o provável uropatógeno, o estado clínico do paciente e a confiabilidade na adesão do paciente e sua família às recomendações médicas. Menos de 1% dos pacientes avaliados para ITU no ambiente ambulatorial exige internação (Copp *et al.*, 2011). Os lactentes com mais de 2 meses de idade e crianças não tóxicas com suspeita de pielonefrite podem ser tratados de modo ambulatorial, contanto que a adesão e a tolerância aos antibióticos orais não sejam um problema (American Academy of Pediatrics, 1999; Hoberman *et al.*, 1999; Hodson *et al.*, 2007; Montini *et al.*, 2007). Os antibióticos resultam, em sua maioria, em níveis urinários extremamente altos em relação aos níveis séricos, e vários estudos comparativos randomizados de antibióticos orais e intravenosos demonstraram não haver diferença significativa no tempo decorrido para a obtenção de uma melhora clínica ou prevenção de cicatrizes renais (Hoberman et al., 1999; Hodson et al., 2007; Montini et al., 2007; Bitsori e Galanakis, 2012).

A hospitalização e os antibióticos parenterais podem ser necessários com base na idade e estado clínico do paciente. **Uma ITU febril em recém-nascidos e lactentes pequenos evolui com mais frequência para a urossepse do que em crianças de mais idade. São obtidas hemoculturas positivas em 20% dessa faixa etária, e esse grupo de pacientes também tem mais tendência a desenvolver anormalidades eletrolíticas, incluindo hiponatremia e hiperpotassemia. Por esses motivos, os recém-nascidos e lactentes pequenos precisam ser internados e tratados com antibióticos parenterais** (Beetz et al., 2002; Brady et al., 2010). As indicações para internação incluem lactentes com menos de 1 mês de idade, e, de acordo com algumas autoridades, com menos de 2 ou até mesmo 6 meses de idade, apresentação toxêmica ou desidratação, intolerância à ingestão oral e adesão duvidosa do paciente aos antibióticos (Royal Children's Hospital Melbourne, 2011). Os recém-nascidos necessitam de internação inicial e avaliação completa para sepse, juntamente com administração parenteral de antibióticos. Uma vez confirmado o diagnóstico pela cultura de urina, os antibióticos parenterais podem ser substituídos por antibióticos orais, dependendo do quadro clínico, que deve incluir uma melhora dos sintomas. A observação de uma melhora clínica significativa, incluindo defervescência, habitualmente leva pelo menos 24 horas após a instituição dos antibióticos (Hoberman et al., 1999). Em 90% das crianças, a temperatura corporal normaliza-se dentro de 48 horas após o início da terapia; entretanto, se não houver melhora depois de 48 horas, deve-se considerar fortemente a realização de USRB. Além disso, se os resultados da cultura de urina ainda não estão disponíveis, deve-se considerar uma terapia antimicrobiana de espectro mais amplo (ver Exames de Imagem).

Duração da Antibioticoterapia

Em crianças, recomenda-se um tratamento antibiótico de 7 a 14 dias de duração para a ITU febril, visto que o uso de ciclos mais curtos demonstrou ser inferior (American Academy of Pediatrics, 1999; Keren e Chan, 2002; Michael et al., 2003). Nas infecções graves, como a nefrite focal aguda, um ciclo mais longo de antibióticos, de pelo menos 3 semanas, é suficiente na maioria dos casos (Beetz et al., 2002; Cheng et al., 2006). Em muitos casos, um abscesso renal também pode ser tratado com antibióticos; entretanto, a ausência de resposta clínica ou de resolução pode exigir drenagem. Na presença de ITU menos grave, como cistite aguda afebril (infecção das vias urinárias inferiores), a administração de um ciclo de 2 a 4 dias reduziu a taxa de recidiva, em comparação com uma dose única ou um ciclo de 1 dia, e não demonstrou diferença significativa em comparação com um ciclo de 7 a 14 dias (Michael et al., 2003).

Escolha dos Antibióticos

Se for realizada uma coloração de Gram da urina, ela pode ajudar a orientar a escolha empírica inicial do antibiótico, enquanto se aguardam os resultados da cultura de urina. A E. coli continua sendo o uropatógeno pediátrico mais comum (>80% das ITU) (Edlin et al., 2013) (Tabela 127-4). O SMX-TMP e a amoxicilina são usados em cerca de 50% dos casos de ITU ambulatoriais, porém podem constituir escolhas empíricas inadequadas, em virtude da elevada taxa de resistência de E. coli (Tabela 127-5). A nitrofurantoína ou uma cefalosporina de primeira geração constituem antibióticos de espectro estreito apropriados para muitas crianças com ITU; entretanto, a idade da criança e a presença de comorbidades também devem ser consideradas quando se escolhem antibióticos (Copp et al., 2011; Edlin et al., 2013). A prevalência de uropatógenos e as taxas de resistência também variam de acordo com o sexo do paciente e o ambiente clínico, bem como de acordo com a exposição prévia a antibióticos, de modo que esses fatores precisam ser considerados quando se escolhe uma antibioticoterapia empírica. **O tratamento empírico da ITU aguda deve se basear em antibiogramas locais/regionais, que são revisados e publicados anualmente, visto que a prevalência dos uropatógenos e os padrões de resistência variam de acordo com a região e modificam-se com o passar do tempo** (Tabela 127-6). A Tabela 127-6 fornece uma lista dos antibióticos orais e parenterais de uso comum no tratamento das ITU, juntamente com as doses e os efeitos colaterais comuns.

Além da E. coli, outras bactérias gram-negativas uropatogênicas comuns incluem Klebsiella, Proteus, Enterobacter e Citrobacter. Os uropatógenos gram-positivos incluem Staphylococcus saprophyticus, Enterococcus e, raramente, Staphylococcus aureus. **Os neonatos e lactentes de pouca idade devem receber cobertura contra espécies de Enterococcus quando se escolhem antibióticos empíricos, visto que a incidência de infecções por esse uropatógeno é mais alta no início da lactância do que posteriormente** (Beetz e Westenfelder, 2011). **Com frequência, Enterococcus é sensível à ampicilina e cefalosporinas de primeira geração.** Uma associação de ampicilina e cefalosporina de terceira geração ou aminoglicosídeo é considerada uma escolha empírica segura para recém-nascidos e lactentes de pouca idade que recebem terapia parenteral. Os aminoglicosídeos podem ser administrados uma vez ao dia, e seu uso deve ser considerado em pacientes com risco de ITU causada por Pseudomonas, como pacientes com exposição recente a antibióticos e anormalidades das vias urinárias (Bitsori e Galanakis, 2012). Os antibióticos parenterais podem ser substituídos por terapia oral na maioria das crianças depois de vários dias, com base nos resultados da cultura e na resposta clínica do paciente incluindo defervescência.

Os uropatógenos são, em sua maior parte, sensíveis a antibióticos de espectro estreito, como cefalosporinas de primeira geração e nitrofurantoína. Entretanto, a nitrofurantoína tem pouca penetração nos tecidos e não deve ser usada no tratamento da IVU febril/pielonefrite. A nitrofurantoína também foi associada a um risco aumentado de anemia hemolítica em lactentes com menos de 3 meses de idade e não deve ser usada nessa população de pacientes. De modo semelhante, a TMP está contraindicada para lactentes prematuros e recém-nascidos com menos de 6 semanas de idade (Beetz e Westenfelder, 2011). A prescrição empírica de antibióticos de amplo espectro é adequada para crianças com risco de ITU resistente, como aquelas com história pregressa de ITU, exposição recente a antibióticos, internação recente e presença de anormalidades geniturinárias (Allen et al., 1999; Cheng et al., 2008; Paschke et al., 2010). Os antibióticos de amplo espectro incluem penicilinas de amplo espectro (penicilinas antipseudomonas e penicilinas em combinação com inibidores da β-lactamase/β-lactâmicos), macrolídeos, fluoroquinolonas, cefalosporinas de segunda, terceira ou quarta gerações, lincosamidas e carbapenens.

TABELA 127-4 Prevalência de Uropatógenos de acordo com o Sexo e o Estado Clínico*

MICRORGANISMO	SEXO MASCULINO		SEXO FEMININO	
	AMBULATORIAL	PACIENTE INTERNADO	AMBULATORIAL	PACIENTE INTERNADO
Escherichia coli	50% (48-52)	37% (35-39)	83% (83-84)	64% (63-66
Enterobacter	5% (5-6)	10% (8-11)	1% (1-1)	4% (4-5)
Enterococcus	17% (16-18)	27% (25-29)	5% (5-5)	13% (12-14)
Klebsiella	10% (9-11)	12% (10-13)	4% (4-5)	10% (9-11)
Pseudomonas aeruginosa	7% (6-8)	10% (8-11)	2% (2-2)	6% (5-7)
Proteus mirabilis	11% (10-12)	5% (4-6)	4% (4-4)	2% (2-3)

*Com base em dados nacionais do The Surveillance Network. A prevalência varia dependendo da região.
Modificada de Edlin RS, Shapiro DJ, Hersh AL, et al. Antibiotic resistance patterns of outpatient pediatric urinary tract infections. J Urol 2013; 190(1):222–7.

TABELA 127-5 Taxas de Resistência a Uropatógenos*

ANTIBIÓTICOS	PORCENTAGEM DE RESISTÊNCIA AOS ANTIBIÓTICOS					
	E. COLI	ENTEROBACTER	ENTEROCOCCUS	KLEBSIELLA	P. MIRABILIS	P. AERUGINOSA
DE ESPECTRO ESTREITO						
SMX-TMP	24	18		15	11	94
Ampicilina	45	78	3	81	12	
Nitrofurantoína	<1	23	<1	17	94	0
Cefalotina	16	96		7	4	
Cefazolina	4	91		7	4	
Gentamicina	4	2		3	5	10
Vancomicina			<1			
DE AMPLO ESPECTRO						
Amoxicilina/ácido clavulânico	5	91		4	1	
Cefuroxima	2	33		7	0	
Ceftriaxona	<1	12		2	<1	31
Ceftazidima	<1	15		2	<1	4
Ciprofloxacino	5	1	5	3	3	5
Piperacilina/tazobactam	1	7		3	<1	5
Imipenem	<1	<1		<1	2	3
Aztreonam	<1	13		3	<1	4

E. coli, Escherichia coli; P. aeruginosa, Psuedomonas aeruginosa; P. mirabilis, Proteus mirabilis; SMX-TMP, sulfametoxazol-trimetoprima.
*Com base em dados nacionais de Surveillance Networt. As taxas de resistência variam de acordo com a região. Os espaços em branco indicam que não foi realizado o teste com o antibiótico ao qual os uropatógenos não são reconhecidamente sensíveis.
Modificada de Edlin RS, Shapiro DJ, Hersh AL, et al. Antibiotic resistance patterns of outpatient pediatric urinary tract infections. J Urol 2013; 190(1):222–7.

TABELA 127-6 Detalhes das Doses de Antibióticos Comuns

	DOSE	EFEITOS COLATERAIS COMUNS	COMENTÁRIOS
AGENTES ORAIS			
Amoxicilina-clavulanato	20-40 mg/kg/dia em 3 doses	Diarreia, náusea/vômitos, exantema	
SMX-TMP	6-12 mg/kg/dia de TMP em 2 doses	Diarreia, náusea/vômitos, fotossensibilidade, exantema	Contraindicado para lactentes de <6 semanas de idade
Cefixima	8 mg/kg/dia em 1 dose	Dor abdominal, diarreia, flatulência, exantema	
Cefpodoxima	10 mg/kg/dia em 2 doses	Dor abdominal, diarreia, náusea, exantema	
Cefprozila	30 mg/kg/dia em 2 doses	Dor abdominal, diarreia, elevação das PFH, náusea	
Cefalexina	50-100 mg/kg/dia em 4 doses	Diarreia, cefaleia, náusea/vômitos, exantema	
Nitrofurantoína	3-5 mg/kg em 2 doses	Nausea, vômitos, sabor desagradável	Contraindicada para lactentes de <3 meses de idade ou quando a TFG é <50% ou em crianças com deficiência de G6PD
AGENTES PARENTERAIS			
Ceftriaxona	75 mg/kg/dia em 1 dose		Dose única diária aceitável (Gauthier et al., 2004)
Cefotaxima	150 mg/kg/dia a cada 6-8h		
Ceftazidima	100-150 mg/kg/dia a cada 8h		
Gentamicina	7,5 mg/kg/dia a cada 8h		Dose única diária aceitável como alternativa
Tobramicina	5 mg/kg/dia a cada 8h		
Piperacilina	300 mg/kg/dia a cada 6-8h		

G6PD, glicose-6-fosfato desidrogenase; TFG, taxa de filtração glomerular; PFH, provas de função hepática; SMX-TMP, sulfametoxazol-trimetoprima.

Embora as fluoroquinolonas sejam altamente efetivas contra a maioria dos uropatógenos, a resistência bacteriana tem aumentado em consequência de seu uso disseminado. As fluoroquinolonas não devem constituir uma escolha de primeira linha, mas devem ser reservadas para pacientes com suspeita ou confirmação de uropatógenos resistentes, como Pseudomonas aeruginosa. Além disso, a segurança das quinolonas em crianças tem sido questionada e está sendo investigada (Bradley et al., 2011).

MANEJO APÓS A INFECÇÃO DO TRATO URINÁRIO

Após o tratamento da ITU inicial, o manejo visa a prevenção de ITUs subsequentes. **Não há necessidade de repetir rotineiramente a cultura de urina em crianças tratadas com antibiótico, com base na sensibilidade de culturas de urina prévias** (Currie et al., 2003; Oreskovic e Sembrano, 2007). Cerca de 10% a 30% das crianças irão apresentar pelo menos uma ITU recorrente (Winberg et al., 1975; Nuutinen e Uhari, 2001; Shaikh et al., 2008; Peters et al., 2010). **A taxa de recidiva é maior nos primeiros 3 a 6 meses após a ITU, e quanto mais frequente e mais recorrente forem as ITUs em uma criança, maior a probabilidade de apresentar ITU subsequente** (Winberg et al., 1974; Kasanen et al., 1983; McCracken, 1984). Para meninos com menos de 1 ano de idade, 18% sofrem infecção recorrente, habitualmente durante o ano seguinte. Se a infecção inicial ocorre em um menino com mais de 1 ano de idade, o risco de reinfecção aumenta para 32%. Observa-se uma tendência semelhante em meninas com menos e com mais de 1 ano de idade, cujo risco de recidiva é de 26% e 40%, respectivamente (Winberg et al., 1974).

Os pais devem ser orientados sobre o elevado risco de ITU recorrente e devem ser incentivados a procurar uma avaliação imediata em caso de doença febril subsequente, visto que o tratamento rápido desde o início dos sintomas deve ajudar a reduzir a lesão renal. A cicatrização renal aumenta com o número crescente de episódios de ITU febril, e o risco aumenta de 5% para 10%, 20%, 40% e 60% depois do primeiro, segundo, terceiro, quarto e quinto episódios de pielonefrite, respectivamente (Jodal, 1987). Nas crianças que apresentaram ITU febril, o pediatra deve rotineiramente monitorar a altura, o peso e a pressão arterial.

A identificação dos fatores de risco que predispõem um paciente a ITU ajudam a direcionar o manejo individualizado do paciente, tratando ou eliminando esses fatores de risco. À semelhança de infecções em outros locais do corpo, as ITUs têm mais tendência a ocorrer com inóculo aumentado e maior duração de exposição ao patógeno, bem como em situações que causam comprometimento da imunidade local e/ou sistêmica. Quanto às ITUs, os fatores que se acredita possam aumentar o inóculo e a duração de exposição incluem aqueles que provocam estase urinária, bem como constipação intestinal. A correção cirúrgica da uropatia obstrutiva deve ajudar a reduzir a estase. A micção infrequente e a retenção urinária ou as pressões elevadas, como as que podem ocorrer na disfunção miccional ou na uropatia obstrutiva, podem comprometer a imunidade local da bexiga. Conforme já assinalado, uma história de ITU recente também predispõe a criança ao desenvolvimento subsequente de ITU. Em alguns pacientes, os fatores de risco responsáveis por ITU recorrentes podem não ser identificáveis ou modificáveis, e esses pacientes podem se beneficiar de terapia preventiva inespecífica.

Antibióticos Profiláticos

O uso de antibióticos profiláticos pode ser considerado uma abordagem inespecífica para a prevenção de ITUs recorrentes. A eficácia da profilaxia tem sido questionada, até mesmo em crianças com RVU, por várias séries randomizadas relativamente pequenas, incluindo crianças com baixos graus de RVU (Garin et al., 2006; Montini et al., 2008; Pennesi et al., 2008; Roussey-Kesler et al., 2008). Nem as diretrizes da AAP nem as do NICE recomendam a prescrição rotineira de antibióticos profiláticos para lactentes e crianças depois do primeiro episódio de ITU. **Como seria de esperar, o benefício dos antibióticos profiláticos é mais facilmente demonstrado quando são utilizados em populações específicas com alto risco conhecido de ITU recorrente** (Brandström et al., 2010a). Em populações que correm maior risco de ITU recorrente, como meninas com RVU com dilatação (i.e., de grau III ou de maior grau), os antibióticos profiláticos demonstraram ser efetivos (Craig et al., 2009; Brandström et al., 2010a). **Os seguintes fatores de risco estão associados a um baixo risco de ITU recorrente, o que torna mais difícil demonstrar qualquer benefício dos antibióticos profiláticos: meninos circuncidados, ausência de disfunção intestinal ou vesical, ausência de história recente de ITU, ultrassonografia renal ou cintilografia com DMSA normais, ausência de anormalidades anatômicas e RVU sem dilatação** (Peters et al., 2010). No ensaio clínico de intervenção randomizada prospectiva para refluxo vesicoureteral (RIVUR), foi comparada a profilaxia com SMX-TMP com placebo em 600 crianças com RVU de grau I-IV após ITU e foi demonstrado que as que recebem profilaxia apresentam uma redução significativa do risco de ITU recorrente. A redução do risco de ITU recorrente foi maior em crianças com disfunção intestinal e vesical no estado basal, história de ITU febril ou graus mais altos de RVU (RIVUR Trial Investigators et al., 2014).

Além da falta de eficácia, a resistência aos antibióticos representa outro problema relacionado com o uso de antibióticos profiláticos. **Múltiplos estudos confirmaram que a exposição a antibióticos aumenta a probabilidade de que qualquer ITU subsequente seja causada por bactérias resistentes aos antibióticos previamente prescritos** (Allen et al., 1999; Conway et al., 2007; Craig et al., 2009; Brandström et al., 2010a; Paschke et al., 2010). Isso está relacionado com o fato de que a flora fecal torna-se frequentemente resistente ao antibiótico usado no tratamento. Em geral, o risco de resistência parece ser cerca de três vezes maior após tratamento com antibióticos. Por conseguinte, o antibiótico profilático escolhido deve ser diferente do antibiótico terapêutico utilizado para a ITU.

O antibiótico ideal para profilaxia deve ser efetivo contra a maioria dos uropatógenos, de administração fácil e tolerado sem efeitos colaterais significativos; além disso, deve alcançar concentrações urinárias elevadas e ter baixa concentração sérica, além de exercer pouco efeito sobre a flora bacteriana nativa e a resistência bacteriana (Beetz e Westenfelder, 2011). A dose é habitualmente um quarto da dose normal, e, em crianças com treinamento de higiene íntima, deve ser rotineiramente administrada pouco antes de deitar, na esperança de aumentar a duração do antibiótico dentro da bexiga. Os antibióticos profiláticos de escolha comum incluem SMX-TMP, TMP, nitrofurantoína e cefalosporinas de primeira geração. Com a resistência crescente de *E. coli* ao SMX-TMP, o seu uso está se tornando cada vez mais questionável. **As sulfonamidas podem competir com a bilirrubina pelos sítios de ligação na albumina e causar hiperbilirrubinemia neonatal e *kernicterus*, de modo que deve-se evitar o uso de SMX-TMP durante as primeiras 6 semanas de vida.**

A nitrofurantoína produz efeito mínimo sobre a flora fecal, e as taxas de resistência têm permanecido relativamente baixas, tornando-a um antibiótico profilático efetivo. Como os níveis séricos de nitrofurantoína são baixos, o seu não é recomendado na PNA ou urossepse. Além disso, pode causar hemólise em crianças com deficiência de glicose-6-desidrogenase (G6PD) pela oxidação da hemoglobina a meta-hemoglobina. Essa deficiência é encontrada em cerca de 10% dos afro-americanos, sardenhos, judeus não-Ashkenazi, gregos, turcos Eti e Thais. O tratamento a longo prazo tem sido associado a casos raros de fibrose pulmonar.

Existem muitas questões ainda sem resposta não apenas sobre quais pacientes irão beneficiar-se dos antibióticos profiláticos, mas também sobre o melhor esquema terapêutico. A dose e o esquema ideais, bem como o uso de antibióticos de modo alternativo, ainda não estão definidos. A não adesão do paciente a um antibiótico prescrito diariamente é comum, conforme demonstrado por um estudo realizado por Daschner e Marget (1975), em que apenas cerca de um terço das crianças tomou os antibióticos prescritos de modo regular, enquanto 19% não tomaram o medicamento.

Foi sugerido o suco de oxicoco (cramberry) para reduzir as ITU. Em uma metanálise que incluiu adultos e crianças, não foi demonstrada redução das ITUs em indivíduos que utilizaram produtos à base de oxicoco, em comparação com placebo, água ou nenhum tratamento (Jebson e Craig, 2012). Vários estudos realizados em crianças com bexiga neurogênica também não demonstraram qualquer redução na incidência de ITU recorrente (Foda et al., 1995; Schlager et al., 1999). Entretanto, vários outros estudos em crianças sugeriram um possível benefício do suco de oxicoco na redução das ITUs recorrentes (Ferrara et al., 2009; Salo et al., 2012). Na atualidade, não parece haver evidência suficiente para demonstrar qualquer benefício conclusivo que possa justificar uma recomendação para o uso rotineiro de suco de oxicoco ou de produtos à base de oxicoco em crianças para a prevenção de ITU.

A circuncisão diminui o risco de ITU em lactentes e meninos de 1 a 3 anos de idade (Wiswell et al., 1985). A redução do risco parece ser maior naqueles com história de ITU recorrente e RVU com dilatação (Singh-Grewal et al., 2005). Alguns consideram que as condições que levam os meninos a correr alto risco de ITU como indicação médica relevante para a circuncisão. Esses pacientes podem ter história de ITU febril recorrente, uropatia obstrutiva, hidroureteronefrose ou RVU de alto grau. O benefício da circuncisão profilática até mesmo nesses pacientes é controverso.

Disfunção Vesical e Intestinal

Em qualquer ITU pediátrica, devem-se considerar e avaliar a presença de disfunção vesical ou intestinal subjacente como fator de predisposição.

Existe uma associação bem reconhecida entre a disfunção vesical e a ITU, e a disfunção vesical predispõe as crianças à ITU recorrente e necessidade de biópsia renal (Nijman, 2000; Hoebeke et al., 2001). Em particular, observa-se um aumento no risco de colonização da bexiga e ITU em crianças com esvaziamento incompleto da bexiga devido à disfunção miccional ou atividade vesical deficiente. Além disso, existe uma associação entre o RVU e a disfunção vesical (Koff et al., 1998; Schulman et al., 1999; Hoebeke et al., 2001). Acredita-se que a micção contra um esfíncter fechado possa aumentar a pressão vesical e possa contribuir tanto para o desenvolvimento do RVU quanto para a sua persistência (Yeung et al., 1998, 2006; Chandra e Maddix, 2000). Foi constatado que o tratamento da disfunção vesical, particularmente da bexiga hiperativa, melhora a taxa de resolução espontânea do RVU, sugerindo que a bexiga hiperativa tem um componente etiológico na gênese do refluxo (Homsy et al., 1985; Koff et al., 1998; Willemsen e Nijman, 2000).

A função anorretal e a função das vias urinárias inferiores estão inter-relacionadas, e a constipação intestinal com frequência está associada à disfunção vesical. A frequência relatada da constipação intestinal associada à disfunção vesical pediátrica varia de 30% a 88% (O'Regan et al., 1986; Schulman et al., 1999; Burgers et al., 2013a, 2013b). Essa relação entre as funções intestinal e vesical anormais é designada como disfunção intestinal e vesical (DIV) ou como síndrome de disfunção de eliminação (SDE) (Koff et al., 1998; Feng e Churchill, 2001; Bower et al., 2005; Burgers et al., 2013b). **As crianças com RVU e disfunção intestinal e/ou vesical correm risco particularmente alto de desenvolver pielonefrite recorrente** (Thompson et al., 2001; Hellerstein e Nickell, 2002; Leslie et al., 2010; Sillen et al., 2010). **Estima-se que cerca de 45% dessas crianças apresentem ITU recorrente, em comparação com 15% sem DIV** (Peters et al., 2010). **Foi constatado que o tratamento da constipação intestinal diminui significativamente as ITUs recorrentes e melhora a função vesical** (Loening-Baucke, 1997; Erickson et al., 2003).

Os Capítulos 143 e 144 fornecem informações detalhadas sobre o tratamento da disfunção vesical e intestinal pediátrica. Em geral, as medidas terapêuticas conservadoras iniciais para o tratamento da criança com disfunção vesical consistem em modificação do comportamento de micção, com esquemas de horários para micção e tratamento da constipação intestinal, quando presente (Erickson et al., 2003; Allen et al., 2007). Nos pacientes que não respondem ao tratamento conservador, a terapia é direcionada para melhorar a causa específica da disfunção vesical. Na maioria dos casos, os exames de fluxo urinário não invasivos e a determinação da urina residual pós-miccional fornecem dados suficientes para ajudar a orientar a terapia; entretanto, algumas crianças irão se beneficiar de uma avaliação adicional com estudo urodinâmico formal. As intervenções direcionadas podem incluir terapia farmacológica, *biofeedback*, terapia de estimulação elétrica, cirurgia, cateterismo intermitente com técnica asséptica ou uma combinação dessas terapias (Nelson et al., 2004; Van Arendonk et al., 2006a, 2006b; Malm-Buatsi et al., 2007). A escolha das intervenções terapêuticas também é influenciada pela condição subjacente e pela gravidade dos sintomas. Para crianças com bexiga neurogênica submetidas a cateterismo intermitente, o aumento da frequência do cateterismo tem sido associado a uma redução na taxa de ITU recorrente.

Manejo do Refluxo Vesicoureteral

O RVU estéril não parece causar lesão renal, embora hoje em dia já esteja bem estabelecida a existência de uma associação com displasia congênita do rim. As regiões de displasia renal mostram ausência de função na cintilografia com DMSA e podem ser idênticas, quanto à sua aparência, a regiões não funcionais de uma cicatriz renal causada por ITU. A falta de reconhecimento da etiologia dessas áreas como displasia, e não como cicatriz, levou antigamente a uma superestimativa de lesão renal passível de prevenção em todas as crianças com RVU por meio de prevenção das ITU ou correção cirúrgica.

Apesar da superestimativa histórica da RVU com base no risco de pielonefrite e cicatrizes renais em crianças, é importante assinalar que o RVU continua sendo um fator de risco tanto para a pielonefrite recorrente quanto para a cicatrização renal. O risco de ambos os eventos aumenta com o grau crescente de RVU e parece se tornar significativa na maioria das séries de RVU com dilatação (i.e., de grau ≥III) (Hellerstein e Nickell, 2002; Conway et al., 2007; Montini et al., 2008; Roussey-Kesler et al., 2008; Brandström et al., 2010a, 2010b; Holmdahl et al., 2010; Leslie et al., 2010; Shaikh et al., 2010; Oh et al., 2012). Intuitivamente, um grau crescente de RVU leva a aumentos no inóculo bacteriano e exposição do rim a bactérias na bexiga. O RVU de maior grau também contribui para a estase urinária e diminuição da eliminação mecânica das bactérias que provavelmente contribui para a exposição aumentada do urotélio a esses microrganismos. No momento atual, o único método para estabelecer o diagnóstico e grau definitivo do RVU e caracterizar de modo mais detalhado esse fator de risco continua sendo a UCGM. Conforme anteriormente assinalado, múltiplos estudos desafiaram o dogma de que todas as crianças com ITU febril e refluxo irão se beneficiar do diagnóstico de RVU e tratamento subsequente do distúrbio por meio de profilaxia antibiótica contínua ou correção cirúrgica (Reddy et al., 1997; Cooper et al., 2000; Thompson et al., 2001; Hellerstein e Nickell, 2002; Garin et al., 2006; Montini et al., 2008; Pennesi et al., 2008; Roussey-Kesler et al., 2008; Leslie et al., 2010; Subcommittee on Urinary Tract Infection et al., 2011).

Quase de modo paradoxal, conforme mais estudos estão fornecendo informações adicionais sobre o RVU, a determinação do manejo ideal de um paciente portador de RVU tornou-se cada vez mais complexa. É evidente que é necessário considerar os fatores de risco para o desenvolvimento de ITU recorrente e cicatrizes renais quando se avaliam os benefícios potenciais de várias opções de tratamento. Uma criança portadora de RVU e que apresenta um risco insignificante de desenvolver ITU febril recorrente tem pouca probabilidade de se beneficiar da administração diária de antibióticos. Na avaliação do risco, é importante tratar cada paciente como um indivíduo necessitando de tratamento personalizado. Como múltiplos fatores afetam o risco de um indivíduo, não é possível fornecer cuidados de saúde excelente pela elaboração de diretrizes radicais e amplas que determinam protocolos de tratamento baseados em um fator específico, como grau de refluxo. Na verdade, é preciso considerar informações adicionais, além do grau de refluxo, gênero e idade do paciente, a fim de fornecer um manejo individualizado. A história do paciente, os sintomas de apresentação, a disfunção intestinal ou vesical, a probabilidade de RVU persistente e o estado renal, incluindo função e presença de cicatrizes, devem ser considerados e incluídos na determinação do risco individual de uma criança de desenvolver ITU febril recorrente e cicatrizes renais (Cooper, 2012). Além de considerar esses fatores, o médico também deve ter em mente a situação social da criança que, embora seja difícil de quantificar, pode constituir um dos maiores fatores preditivos do risco de desfecho adverso para as crianças. As diretrizes publicadas pela American Urological Association não são relativamente normativas e proporcionam uma ampla variedade de opções de manejo para a maioria das crianças com RVU (Peters et al., 2010). Essas opções incluem observação, profilaxia contínua com antibióticos, injeção endoscópica ou correção cirúrgica aberta.

SEQUELAS DAS INFECÇÕES DO TRATO URINÁRIO PEDIÁTRICAS

Cicatrizes Renais

As cicatrizes de pielonefrite ocorrem mais comumente nos polos dos rins e estão associadas a papilas compostas (Hannerz et al., 1987). Essas papilas sofrem fusão com papilas adjacentes e contêm ductos papilares que se abrem em ângulos retos, e não em ângulos oblíquos, permitindo um maior fluxo retrógrado pielotubular de bactérias (Ransley e Risdon, 1974). As crianças com pielonefrite e RVU correm risco aumentado de formação de cicatrizes renais, e esse risco aumenta com o aumento no grau de RVU (Oh et al., 2010; Shaikh et al., 2010; Lee et al., 2012). **Após a fase inflamatória aguda, a cicatriz final envolve uma perda de tecido, que se reflete nas imagens radiográficas como adelgaçamento do parênquima renal sobre os cálices. Os próprios cálices podem se tornar rombos e deformados.** Conforme assinalado anteriormente, pode ser difícil ou até mesmo impossível distinguir as cicatrizes de regiões de displasia congênita nas imagens radiográficas, embora se considere frequentemente a presença de displasia renal em pacientes com rim pequeno e captação do isótopo difusamente diminuída e redução da função renal diferencial. Embora algumas autoridades tenham sugerido que os lactentes e as crianças pequenas tenham maior incidência de formação de cicatriz renal após a pielonefrite, existem dados divergentes sobre esse assunto. O tratamento antimicrobiano imediato diminui a probabilidade de dano renal permanente, assim como a eliminação de qualquer episódio subsequente de pielonefrite. O uso de agentes anti-inflamatórios para minimizar a lesão e as cicatrizes renais durante a fase aguda da pielonefrite está em fase de pesquisa (Pohl et al., 1999; Sharifian et al., 2008; Huang et al., 2011).

Pielonefrite Xantogranulomatosa

A pielonefrite xantogranulomatosa (PXG) é uma forma específica de doença renal inflamatória crônica raramente observada em crianças, que habitualmente está associada a um componente de obstrução e, mais comumente, a *Proteus* ou a *E. coli* (Rippentrop et al., 2002). Com frequência, os sintomas são vagos e inespecíficos e podem consistir em febre, dor ou massa abdominal ou no flanco e sintomas mais inespecíficos, incluindo perda de peso e atraso do crescimento. Os exames laboratoriais podem revelar leucocitose, anemia e piúria.

O exame de imagem pode demonstrar uma lesão semelhante a uma massa, com comprometimento renal focal ou difuso, bem como extensão perinéfrica (Malek e Elder, 1978; Eastham et al., 1994; Cooper e Turner, 1997). Esse quadro pode ser confundido com neoplasia maligna e exige um elevado índice de suspeita (Nam et al., 2012; Inouye et al., 2013). As imagens de TC podem revelar áreas de baixa atenuação, que não exibem realce, bem como cálices dilatados. Observa-se a presença de cálculos renais em 38% a 70% dos pacientes (Anhalt et al., 1971; Malek e Elder, 1978).

A nefrectomia constitui o tratamento de escolha para a forma difusa, enquanto a nefrectomia parcial ou terapia clínica conservadora podem estar indicadas para o manejo da PXG focal (Cooper e Turner, 1997; Nam et al., 2012). Tecnicamente, esses casos cirúrgicos podem ser extremamente difíceis, visto que o processo pode se estender além do rim, distorcendo e destruindo a anatomia normal à medida que envolve e reveste as estruturas circundantes, incluindo músculo psoas e, algumas vezes, até mesmo os grandes vasos (Malek e Elder, 1978; Loffroy et al., 2007).

Sequelas a Longo Prazo

É difícil prever quais as crianças que irão apresentar sequelas a longo prazo da ITU pediátrica, incluindo hipertensão, pré-eclâmpsia ou doença renal crônica (DRC), devido à falta de dados bem definidos para estabelecer as consequências a longo prazo após a ocorrência de ITU pediátrica. Em uma revisão de 23 artigos, incluindo um total de 3.573 pacientes, foi demonstrado que a maioria dos pacientes com história de ITU febril não desenvolve sequelas em longo prazo (Toffolo et al., 2012). Isso parece ser verdadeiro particularmente quando, ao nascimento, as crianças apresentam rins normais que não são afetados por displasia renal significativa. **Toffolo et al. estimaram que apenas 0,4% das crianças com função renal normal no início do acompanhamento apresentou um declínio da função renal.** Essa taxa é compatível com aquela observada no estudo prospectivo International Reflux Study in Children (Smellie et al., 1998) e em outra série de 226 adultos com história de ITU na infância, que foram acompanhados por 10 a 41 anos, que constatou que apenas dois pacientes desenvolveram DRC atribuída à ITU (Jodal et al., 2006). Wennerstrom et al. (2000) demonstraram uma redução na TFG média depois de 16 a 26 anos de acompanhamento mais frequentemente em crianças com cicatrizes renais bilaterais, mas não com cicatrizes unilaterais, em comparação com crianças sem cicatrizes. Esse mesmo grupo mostrou não haver diferença significativa na pressão arterial média ambulatorial de 24 horas entre pacientes com e sem cicatrizes renais na urografia. Em dois outros estudos com acompanhamento de 22 e de 41 anos, foi demonstrado um aumento na prevalência de hipertensão de 29% e 35%, respectivamente, em pacientes com cicatrizes, sugerindo que as cicatrizes constituem um fator de risco para o desenvolvimento de hipertensão (Jacobson et al., 1989; Bailey et al., 1992). O risco de hipertensão parece aumentar com a gravidade das cicatrizes renais. Foi também demonstrado que, durante a primeira gestação, a hipertensão foi significativamente mais comum em mulheres com cicatrização renal grave (Martinell et al., 1996; Smellie et al., 1998).

As crianças com cicatrizes renais bilaterais significativas ou redução da função renal necessitam de acompanhamento a longo prazo para avaliação de hipertensão, função renal e ocorrência de proteinúria. Os estudos realizados sugerem que a proteinúria pode não apenas constituir uma característica clínica da DRC, mas também pode acelerar a sua progressão. O uso de antagonistas da renina-angiotensina podem retardar a progressão da DRC em alguns desses pacientes (Wong et al., 2009).

INFECÇÕES RARAS DO TRATO URINÁRIO PEDIÁTRICO

Cistite Viral

A cistite hemorrágica aguda em crianças tem sido ocasionalmente relacionada com ITU causada por adenovírus-11. Em uma série de Mufson et al. (1973), que avaliaram crianças com cistite hemorrágica, o adenovírus-11 foi isolado da urina em 14,5% dos pacientes, foi identificada a presença do adenovírus-21 na urina de 9% dessas crianças, e *E. coli* estava presente em 17,4% da coorte. Na maioria dos indivíduos, não foi identificada uma etiologia infecciosa.

A cistite viral tem sido identificada com frequência em indivíduos após transplante de medula óssea e em outros pacientes imunossuprimidos. Sem um tratamento bem-sucedido, a cistite viral grave e a cistite hemorrágica associada resultam em uma taxa de mortalidade de 50% a 80% nessas crianças (Gavin e Katz, 2002). O vírus BK, um vírus de DNA do gênero poliomavírus, também foi encontrado na urina de pacientes imunossuprimidos e, particularmente, de pacientes com transplante de medula óssea, causando infecções tanto sintomáticas quanto assintomáticas (Apperley et al., 1987; Bedi et al., 1995).

PONTOS-CHAVE: MANEJO E SEQUELA

- O atraso no tratamento antibiótico de uma ITU febril aumenta a incidência de comprometimento do parênquima renal e a formação final de cicatrizes.
- Os recém-nascidos e lactentes pequenos devem ser internados, devido à maior incidência de urossepse, em comparação com crianças de mais idade.
- Recomenda-se um total de 7 a 14 dias de tratamento antibiótico para crianças com ITU febril; um ciclo de 2 a 4 dias é aceitável para a cistite afebril.
- A escolha empírica do antibiótico deve ser orientada pelo antibiograma local/regional, devido a mudanças na prevalência e nos padrões de resistência dos uropatógenos.
- A nitrofurantoína não deve ser usada para a ITU febril/pielonefrite.
- Dez por cento a 30% das crianças irão desenvolver pelo menos uma ITU recorrente.
- Foi demonstrado que a profilaxia antibiótica diminui a ocorrência subsequente de ITU em populações de alto risco, como meninas com refluxo com dilatação.
- A disfunção intestinal e vesical aumenta o risco de ITU recorrente e deve ser avaliada e tratada em qualquer criança com ITU.
- Embora o risco de sequelas a longo prazo das ITUs pediátricas seja relativamente baixo, as crianças com cicatrizes renais bilaterais significativas ou redução da função renal necessitam de acompanhamento a longo prazo para a avaliação de hipertensão, função renal e proteinúria.

Fungos na Urina

As ITU por fungos parecem estar aumentando na sua prevalência e, com frequência, estão associadas a indivíduos que recentemente receberam tratamento antibiótico ou que tiveram cateteres uretrais de demora. Em uma unidade de terapia intensiva neonatal, a presença de fungos na urina aumentou 10 vezes no decorrer de um período de 10 anos (Kossoff et al., 1998). Os fatores predisponentes nas crianças incluem uso de antibióticos, prematuridade, cateterismo intravenoso e da artéria umbilical, nutrição parenteral e estado imunocomprometido (Keller et al., 1977). As vias urinárias podem servir de porta de entrada e de local de infecção fúngica disseminada. Em crianças com candidíase disseminada, o rim é o órgão mais comumente acometido (Keller et al., 1977). As espécies de *Candida* constituem a causa mais comum de ITU por fungos, sendo *Candida albicans* a espécie mais frequente envolvida nessas infecções, seguida de *Torulopsis glabrata*; é importante reconhecer as infecções causadas por *Torulopsis glabrata*, visto que são comumente resistentes ao fluconazol (Kauffman et al., 2000).

Além disso, pode haver formação de bezoares de fungos na pelve renal, causando potencialmente obstrução urinária nessas crianças (Keller et al., 1977; Bartone et al., 1988). Por esse motivo, a ultrassonografia renal pode ser benéfica na avaliação desses pacientes, particularmente quando a presença de fungos na urina é persistente. Em certas ocasiões, a alcalinização da urina e a terapia antifúngica oral podem dissolver algumas bolas de fungos; entretanto, se a criança tiver obstrução renal, é necessário proceder à remoção percutânea ou cirúrgica dessas bolas de fungos. A drenagem percutânea também pode ser necessária, de modo que a terapia antifúngica local pode ser administrada. Nesses indivíduos, a anfotericina B local e sistêmica e/ou o fluconazol oral podem ser úteis para tratamento. Se for constatada a persistência das bolas fúngicas, pode ser necessária a sua remoção endoscópica ou por cirurgia aberta.

Continua havendo controvérsia sobre quando tratar a presença assintomática de fungos na urina relacionada com o uso de cateteres uretrais de demora. Em indivíduos com fungos na urina em consequência desses corpos estranhos, a progressão para a candidemia disseminada é rara (Kauffman et al., 2000). Quando culturas repetidas de urina resultam no crescimento de mais de 10.000 a 15.000 CFU/mL, recomenda-se, em geral, o tratamento com agentes antifúngicos. Em alguns casos, pode ser útil interromper a antibioticoterapia, trocar ou remover os cateteres uretrais e proceder à alcalinização da urina; todavia, essas medidas nem sempre eliminam os fungos da urina. Estudos prospectivos com irrigação intravesical de anfotericina B e fluconazol oral mostraram que ambos os fármacos podem eliminar os fungos da urina (Gubbins et al., 1994, 1999). O fluconazol foi usado com sucesso em crianças, porém o seu uso está contraindicado para crianças com menos de 6 meses de idade.

REFERÊNCIAS

Para consultar a lista completa de referências, acesse www.expertconsult.com.

LEITURA SUGERIDA

Beetz R, Westenfelder M. Antimicrobial therapy of urinary tract infections in children. Int J Antimicrob Agents 2011;38(Suppl):42-50.

Bitsori M, Galanakis E. Pediatric urinary tract infections: diagnosis and treatment. Expert Rev Anti Infect Ther 2012;19:1153-64.

Brandström P, Esbjörner E, Herthelius M, et al. The Swedish reflux trial in children: III. Urinary tract infection pattern. J Urol 2010;184:286-91.

Copp HL, Yiee JH, Smith A, et al. Use of urine testing in outpatients treated for urinary tract infection. Pediatrics 2013;132:437-44.

Craig JC, Williams GJ, Jones M, et al. The accuracy of clinical symptoms and signs for the diagnosis of serious bacterial infection in young febrile children: prospective cohort study of 15,781 febrile illnesses. BMJ 2010;340:c1594.

Foxman B. Epidemiology of urinary tract infections: incidence, morbidity, and economic costs. Am J Med 2002;113(Suppl. 1A):5S-13S.

Garin EH, Olavarria F, Garcia Nieto V, et al. Clinical significance of primary vesicoureteral reflux and urinary antibiotic prophylaxis after acute pyelonephritis: a multicenter, randomized, controlled study. Pediatrics 2006;117:626-32.

Hoberman A, Wald ER, Hickey RW, et al. Oral versus initial intravenous therapy for urinary tract infections in young febrile children. Pediatrics 1999;104:79-86.

Hoberman A, Wald ER, Reynolds EA, et al. Pyuria and bacteriuria in urine specimens obtained by catheter from young children with fever. J Pediatr 1994;124(4):513-9.

Jodal U. The natural history of bacteriuria in childhood. Infect Dis Clin North Am 1987;1:713-29.

Justice SS, Hung C, Theriot JA, et al. Differentiation and development pathways of uropathogenic E. coli in urinary tract infections. Proc Natl Acad Sci U S A 2004;101(5):1333-8.

Koff SA, Wagner TT, Jayanthi VR. The relationship among dysfunctional elimination syndromes, primary vesicoureteral reflux and urinary tract infections in children. J Urol 1998;160(3 Pt. 2):1019-22.

La Scola C, D Mutiis C, Hewitt IK, et al. Different guidelines for imaging after first UTI in febrile infants: yield, cost, and radiation. Pediatrics 2013;131:e665-71.

Montini G, Kullus K, Hewitt I. Febrile urinary tract infections in children. N Engl J Med 2011;365:239.

Peters CA, Skoog SJ, Arant BS Jr, et al. Summary of the AUA Guideline on Management of Primary Vesicoureteral Reflux in Children. J Urol 2010;184:1134-44.

Rushton HG, Majd M. Dimercaptosuccinic acid renal scintigraphy for the evaluation of pyelonephritis and scarring: a review of experimental and clinical studies. J Urol 1992;148(5 Pt. 2):1726-32.

Shaikh N, Ewing AL, Bhatnagar S, et al. Risk of renal scarring in children with a first urinary tract infection: a systematic review. Pediatrics 2010;126:1084-91.

Shaikh N, Morone NE, Lopez J, et al. Does this child have a urinary tract infection? JAMA 2007;298(24):2895-904.

Roberts KB. Subcommittee on Urinary Tract Infection, Steering Committee on Quality Improvement and Management. Urinary tract infection: clinical practice guideline for the diagnosis and management of the initial UTI in febrile infants and children 2 to 24 months. Pediatrics 2011;128(3):595-610.

Supavekin S, Surapaitoolkorn W, Pravisithikul N, et al. The role of DMSA renal scintigraphy in the first episode of urinary tract infection in childhood. Ann Nucl Med 2013;27:170-6.

Wan J, Skoog SJ, Hulbert WC, et al. Section on urology response to new guidelines for the diagnosis and management of UTI. Pediatrics 2012;129:e1051-3.

128 Core Principles of Perioperative Management in Children

Carlos R. Estrada, MD, Jr. e Lynne R. Ferrari, MD

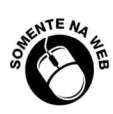

Growth and Maturation

Perioperative Fluids

Pediatric Anesthesia and Analgesia

Surgical Preparation and Intraoperative Considerations

Postoperative Care

129 Principles of Laparoscopic and Robotic Surgery in Children

Pasquale Casale, MD

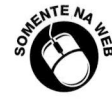

General Applications of Laparoscopy

Advantages of Minimally Invasive Surgery

Disadvantages of Minimally Invasive Surgery

Team Development

Hemostatic Devices

Suturing

Anesthesia

The Different Approaches: Transperitoneal versus Retroperitoneal

Troubleshooting the Robotic Approach

Laparoendoscopic Single-Site Surgery

Potential Complications and Solutions

Outcomes

Conclusion

SEÇÃO C Condições das Vias Urinárias Superiores

130 Anomalies of the Upper Urinary Tract

Ellen Shapiro, MD e Shpetim Telegrafi, MD

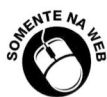

Anomalies of Number	Anomalies of Rotation
Anomalies of Ascent	Anomalies of Renal Vasculature
Anomalies of Form and Fusion	Anomalies of the Collecting System

131 Renal Dysgenesis and Cystic Disease of the Kidney

John C. Pope, MD, IV

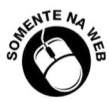

Overview of Genetics	Multiple Malformation Syndromes with Renal Cysts
Renal Agenesis and Dysplasia	Multicystic Dysplastic Kidney
Hypoplasia and Hypodysplasia	Benign Multilocular Cyst (Cystic Nephroma)
Cystic Diseases of the Kidney	Simple Cysts
Autosomal Recessive (Infantile) Polycystic Kidney Disease	Medullary Sponge Kidney
Autosomal Dominant (Adult) Polycystic Kidney Disease	Sporadic Glomerulocystic Kidney Disease
Juvenile Nephronophthisis and Medullary Cystic Disease Complex	Acquired Renal Cystic Disease
Other Inheritable Renal Cystic Diseases (Congenital Nephrosis)	Calyceal Diverticulum (Pyelogenic Cyst)
Familial Hypoplastic Glomerulocystic Kidney Disease (Cortical Microcystic Disease)	Parapelvic and Renal Sinus Cysts

132 Congenital Urinary Obstruction: Pathophysiology
Craig A. Peters, MD

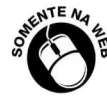

Clinical Context

Clinical Presentation of Obstruction

Progressive Renal Dysfunction

Definition of Obstruction

Patterns of Congenital Obstructive Nephropathy

Reversal of Congenital Obstruction

Approach to Clinical Cases

Prognosis and Management Strategies

133 Cirurgia do Ureter em Crianças

L. Henning Olsen, MD, DMSc, FEAPU, FEBU e Yazan F.H. Rawashdeh, MD, PhD, FEAPU

Obstrução da Junção Ureteropélvica

Megaureter

A primeira parte deste capítulo dará enfoque em cirurgia aberta de obstrução da junção ureteropélvica (OJUP), incluindo ureter retrocava, estenose ureteral, e OJUP em dois níveis. Devido ao constante interesse no desenvolvimento de técnicas minimamente invasivas como laparoscopia, retroperitoneoscopia e cirurgia robótica, esses procedimentos serão discutidos. A segunda parte aborda a cirurgia de megaureter congênito.

OBSTRUÇÃO DA JUNÇÃO URETEROPÉLVICA

Definição

Hidronefrose em crianças, definida pelo diâmetro anteroposterior da pelve renal em 12 mm (Dhillon, 1998), **difere daquela encontrada em idade mais avançada e não é necessariamente sinônimo de obstrução verdadeira.** As ferramentas de diagnóstico disponíveis são imprecisas, o que deixa a definição de Koff como a melhor para estabelecer o prognóstico da obstrução. Koff (1987) definiu obstrução como "qualquer restrição ao fluxo da urina que, se não tratado, levará ao comprometimento progressivo dos rins". De acordo com essa definição, as indicações tardias para cirurgia implicam na perda irreparável da função renal. Foram publicados vários guidelines, na tentativa de facilitar o diagnóstico; no entanto, na ausência de ferramentas de diagnóstico preciso, **as indicações cirúrgicas serão sempre discutidas** (Chertin et al., 2006).

Evidência

Existem duas entidades importantes na OJUP em crianças. Em primeiro lugar, a hidronefrose detectada no período pré-natal, que, sendo unilateral, é avaliada cerca de 5 a 10 dias após o nascimento através de ultrassonografia. Isso se deve ao fato de o rim do recém-nascido necessitar de funcionamento pleno nos primeiros dias de vida. Entretanto, a abordagem é diferente se for hidronefrose bilateral com suspeita de obstrução infravesical, o que requer inserção imediata de cateter uretral ou suprapúbico.

Apresentação Clínica

A avaliação através da ultrassonografia pré-natal é feita por volta da 20ª semana de gestação em muitos países. Das malformações que podem ser identificadas, há predomínio das alterações urogenitais, e as dilatações, na forma de hidronefrose ou hidroureteronefrose, são mais comuns. O diagnóstico pós-natal é feito por ultrassonografia, casualmente, ou na avaliação de crianças que apresentam infecção do trato urinário (ITU). Infecções que cursam com febre geralmente são tratadas de forma eficaz com antibióticos, e uma minoria das crianças necessita da inserção de cateter de nefrostomia quando a infecção é concomitante à hidronefrose ou hidroureteronefrose. **Na maioria dos casos, a OJUP em recém-nascidos e crianças é causada por estreitamento *intrínseco* da JUP (Fig. 133-1). O achado típico é um segmento estreito da JUP com interrupção no desenvolvimento das fibras musculares circulares.** Isso causa uma descontinuidade funcional das contrações musculares e, consequentemente, o esvaziamento insuficiente da pelve renal. **OJUP na infância e na adolescência geralmente é causada por um vaso sanguíneo anômalo na extremidade inferior do rim** (Fig. 133-2), **que comprime o ureter** (Lowe e Marshall, 1984) (extrínseco), **causando dor lombar, náuseas e vômitos.** Entretanto, não está claro se o fator intrínseco associado a esse vaso sanguíneo na extremidade inferior do rim é a causa da hidronefrose sintomática (Stephens, 1982). A hidronefrose é mais comum em meninos (Williams e Karlaftis, 1966; Kelalis et al., 1971; Johnston et al., 1977; Olsen et al., 2007), especialmente em recém-nascidos e primeira infância (Robson et al., 1976; Williams e Kenawi, 1976; Johnston et al., 1977; Olsen et al., 2007). OJUP tem predomínio no lado esquerdo e é bilateral em 10% a 40% dos casos (Nixon, 1953; Uson et al., 1968; Robson et al., 1976; Lebowitz e Griscom, 1977; Karnak et al., 2008). Há grande incidência entre membros da mesma família (Cohen et al., 2008).

Obstrução da Junção Ureteropélvica Secundária

Em alguns casos de refluxo vesicoureteral (RVU) grave com dilatação tortuosa do ureter, pode haver compressão ou estreitamento da JUP. Nem sempre fica claro se há remissão espontânea ou necessidade de correção cirúrgica de ambos RVU e OJUP (Lebowitz, 1984; Bomalaski et al., 1997). Essa condição é específica do refluxo grave, em que a correção cirúrgica do RVU através da injeção de biomateriais é questionável; não se considera a realização de reconstrução e pieloplastia concomitantes, devido ao risco de comprometer o aporte sanguíneo ureteral. A abordagem conservadora ou cirurgia em dois tempos são procedimentos mais recomendados, mesmo com poucas evidências convincentes.

Obstrução da Junção Ureteropélvica na Extremidade Inferior

Em casos incomuns de duplicidade renal, pode-se visualizar a OJUP na parte inferior (Privett et al., 1976) (Fig. 133-3). Em casos de duplicidade incompleta é possível que haja anastomose ureteropélvica do ureter superior para a parte pélvica, seja látero-lateral ou látero-inferior. Em casos de duplicidade completa a pieloplastia desmembrada é realizada, dependendo da função de ambas as partes superior e inferior e do comprimento da estenose (Joseph et al., 1989). Em casos de uma parte renal não-funcionante ou minimamente funcionante (p. ex., ≤5% a 10% de toda a função renal visto em exame de imagem) é preferível realizar nefrectomia parcial a qualquer outra tentativa de reparo.

Anomalias Associadas

Malformações renais congênitas geralmente são associadas à OJUP. Mais de 50% das crianças afetadas apresentam outra alteração urológica (Uson et al., 1968; Robson et al., 1976; Lebowitz e Griscom, 1977; Lebowitz e Blickman, 1983; McGrath et al., 1987). OJUP contralateral é a anormalidade mais frequente, encontrada entre 10% a 40% dos casos, seguida de displasia renal multicística, e agenesia renal (Williams e Karlaftis, 1966; Robson et al., 1976; Williams e Kenawi, 1976). Rins em ferradura são raros, mas são associados em alguns casos de OJUP, ambos com estenose e vasos sanguíneos anômalos (Glenn, 1959; Blanc *et al.*, 2014). Síndrome VATER (*v*értebra, *â*nus, *t*raqueia, *e*sôfago, *r*im) também tem algumas associações com OJUP (Kolon *et al.*, 2000). Além disso, RVU é encontrado em mais de 40% das crianças com OJUP, no entanto apresenta alto grau de resolução espontânea (Williams e Kenawi, 1976; Lebowitz e Blickman, 1983).

Indicações Cirúrgicas

Aproximadamente um terço das crianças afetadas necessitará de intervenção cirúrgica (Dhillon, 1998). As indicações cirúrgicas mais amplamente recomendadas são aumento do diâmetro anteroposterior visto na ultrassonografia, função renal diferencial reduzida, infecção em curso de antibioticoterapia profilática, ou sintomas, como dor, em crianças maiores. Em bebês, a OJUP pode ser a causa de atraso no desenvolvimento, dificuldades na alimentação, e constipação. No entanto, muitos casos solucionam-se com o tempo e não necessitam de cirurgia. Hematúria é encontrada em alguns casos e acredita-se que seja decorrente da ruptura ou lesão na mucosa dos vasos da pelve dilatada (Kelalis *et al.*, 1971; Williams e Kenawi, 1976). OJUP também demonstrou ser uma causa rara de hipertensão em razão da deterioração da função renal e ativação do sistema renina-angiotensina (Belman *et al.*, 1968; Squitieri *et al.*, 1974; Munos *et al.*, 1977; Grossman *et al.*, 1981).

Correção Cirúrgica

Quando indicada, a intervenção cirúrgica pode ser feita de forma aberta ou laparoscópica ou cirurgia robótica. Em bebês, a cirurgia

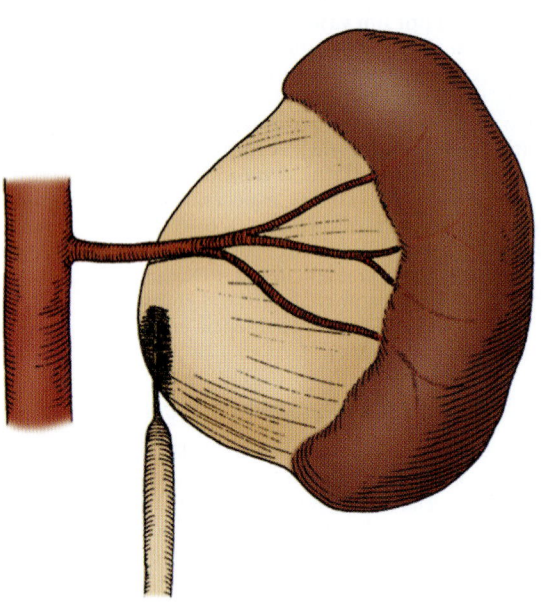

Figura 133-1. Estreitamento intrínseco do ureter superior, contribuindo para obstrução da junção ureteropélvica (JUP).

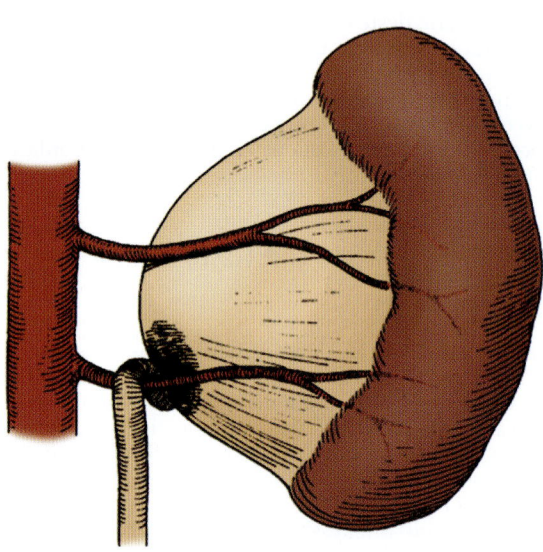

Figura 133-2. Vaso anômalo na extremidade inferior do rim contribui para compressão ureteropélvica significativa e resulta em obstrução intermitente. Geralmente, quando o ureter é mobilizado, o estreitamento intrínseco não é visualizado. No entanto, desmembrar e mover o ureter anteriormente a esse vaso previne complicações reincidentes.

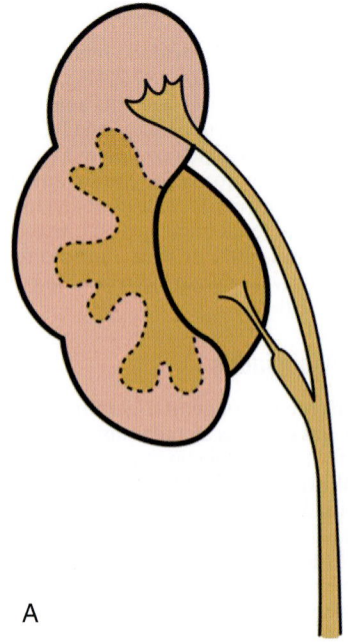
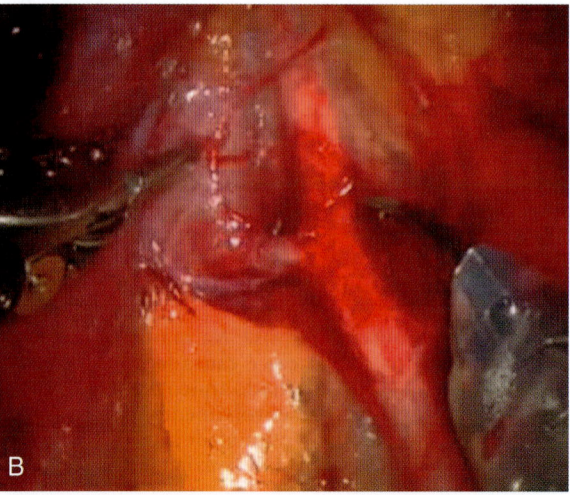

Figura 133-3. A e B, Rim duplo com estenose da junção ureteropélvica inferior. Plástica em V pode solucionar o problema.

aberta é o procedimento de escolha devido à incisão não ser tão diferente quanto à realizada via laparoscópica ou robótica. **Ainda é discutido se procedimentos minimamente invasivos deveriam ser realizados via transperitoneal ou retroperitoneal, apesar de a maioria dos urologistas pediátricos preferir o acesso retroperitoneal quando realiza a cirurgia aberta.** No entanto, ainda não há estudos randomizados publicados que comparem as cirurgias laparoscópicas retroperitoneal e transabdominal. O argumento principal para o acesso laparoscópico transperitoneal é que o procedimento é mais fácil e com anatomia mais acessível para sua realização. No entanto, a facilidade de execução não deve ser argumento para realização de nenhuma cirurgia; outras variáveis devem ser consideradas devido ao risco de lesões nos órgãos intra-abdominais, incontinência urinária pós-operatória, resultando em aumento no período de internação hospitalar, fatores que corroboram a abordagem retroperitoneal. Apesar de um longo caminho de aprendizado e de o acesso retroperitoneal ser um procedimento mais demorado, tem-se preferido e defendido o uso da pieloplastia retroperitoneoscópica, pois as vantagens compensam as dificuldades encontradas no curso do aprendizado (Olsen e Jorgensen, 2004; Olsen, 2006; Olsen et al., 2007; Olsen e Rawashdeh, 2012).

Pieloplastia Desmembrada

Independentemente do acesso, a técnica de pieloplastia desmembrada Anderson-Hynes é o procedimento preferido pela maioria dos cirurgiões e considerado padrão-ouro, em comparação com as outras técnicas (Anderson e Hynes, 1949). Originalmente desenvolvida para correção de ureter retrocava, esse procedimento foi reconhecido e aceito como correção-padrão da OJUP, com média de sucesso de aproximadamente 95% (Douville, 1953; Poulsen et al., 1987; O'Reilly, 1989; MacNeily et al., 1993; Shaul et al., 1994; Salem et al., 1995; McAleer e Kaplan, 1999; Austin et al., 2000; Casale et al., 2004; Bonnard et al., 2005). As preocupações iniciais de comprometimento do fluxo sanguíneo e inervação do ureter proximal foram descartadas (Douville, 1953). **A vantagem de desmembrar a JUP é a possibilidade de preservar o vaso sanguíneo que cruza a extremidade inferior do rim, a parte não funcionante do ureter removido, e redução do tecido pélvico desnecessário** (Fig. 133-4). No caso de um longo segmento displásico do ureter superior, a mobilização completa do rim pode encurtar a distância entre pelve e ureter em vários centímetros. Além disso, a incisão horizontal na extremidade inferior da pelve pode aumentar o comprimento e facilitar a anastomose sem tensão (Fig. 133-5). **Independente da via de acesso, os passos principais da pieloplastia desmembrada Anderson-Hynes são os seguintes** (Fig. 133-6): após a abertura da fáscia Gerota, a face anterior ou posterior da JUP é dissecada (dependendo do acesso utilizado). O ramo inferior do rim é isolado a fim de evitar que o vaso anômalo seja ignorado, especialmente quando a via é retroperitoneoscópica. Deve-se usar a eletrocauterização com cautela a fim de minimizar danos ao aporte sanguíneo da pelve e ureter, dando preferência ao uso de diatermia bipolar. Uma sutura de ancoragem é feita na pelve proximal até a linha anterior ao desmembramento; outra sutura pode ser feita no ureter ao nível da estenose. A JUP é desmembrada, e a pelve é reduzida, se necessário. Uma pelve dilatada e tensa deve ser descomprimida com agulha calibre 21 antes de ser desmembrada, para evitar redução pélvica excessiva. O ureter é então aberto na borda lateral, além do segmento estenótico displásico e segue até o tecido ureteral saudável. Nessa etapa, a parte estenótica do ureter não deve ser removida, pois pode servir como alça que minimiza a manipulação do tecido ureteral enquanto a anastomose é feita, reduzindo o risco de edema da mucosa. A anastomose pode ser concluída com sutura contínua ou interrompida, de acordo com a preferência do cirurgião. O tamanho da sutura vai de acordo com a anatomia prevalente, mas é frequente o uso de fios absorvíveis 6-0 ou 5-0 com agulha cilíndrica. É preciso ter cautela na ponta do V da anastomose, que deve ser feita de forma precisa, e sem tensões. Deve-se evitar aplicar tensão em excesso na sutura durante o alinhamento da anastomose, pois pode causar torção do ureter quando amenizar a tensão. Antes de finalizar a anastomose, a parte estenótica do ureter é removida e a pelve é irrigada com soro para evitar que coágulos obstruam o ureter. Colocar um *stent* na anastomose varia de acordo com a opinião do cirurgião e da instituição. Coloca-se o rim na posição inicial, e a anastomose pode ser coberta com tecido gorduroso perirrenal, se estiver disponível. Geralmente o uso de drenos como o de Penrose é contraindicado.

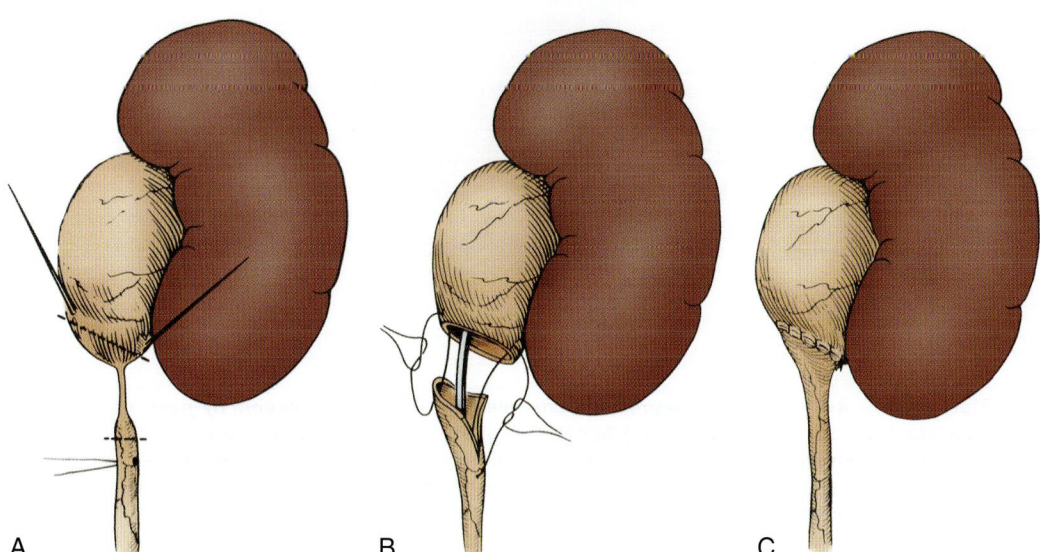

Figura 133-4. Pieloplastias desmembrada Anderson-Hynes. **A,** Sutura de reparo nas partes lateral e medial da porção dependente da pelve renal no preparo para pieloplastias desmembrada. Uma sutura de reparo também é feita na lateral do ureter proximal abaixo do nível da obstrução. Essa sutura servirá como guia para os reparos subsequentes. **B,** A junção ureteropélvica é aberta. O ureter proximal é aberto na porção lateral. O ápice dessa lateral, o aspecto espatulado do ureter, é então trazido para a borda inferior da pelve, e a parte medial do ureter é trazida para a superfície da pelve. **C,** A anastomose é feita com sutura com fios absorvíveis, contínuas ou interrompidas, feitas nas paredes pélvica e renal de forma segura.

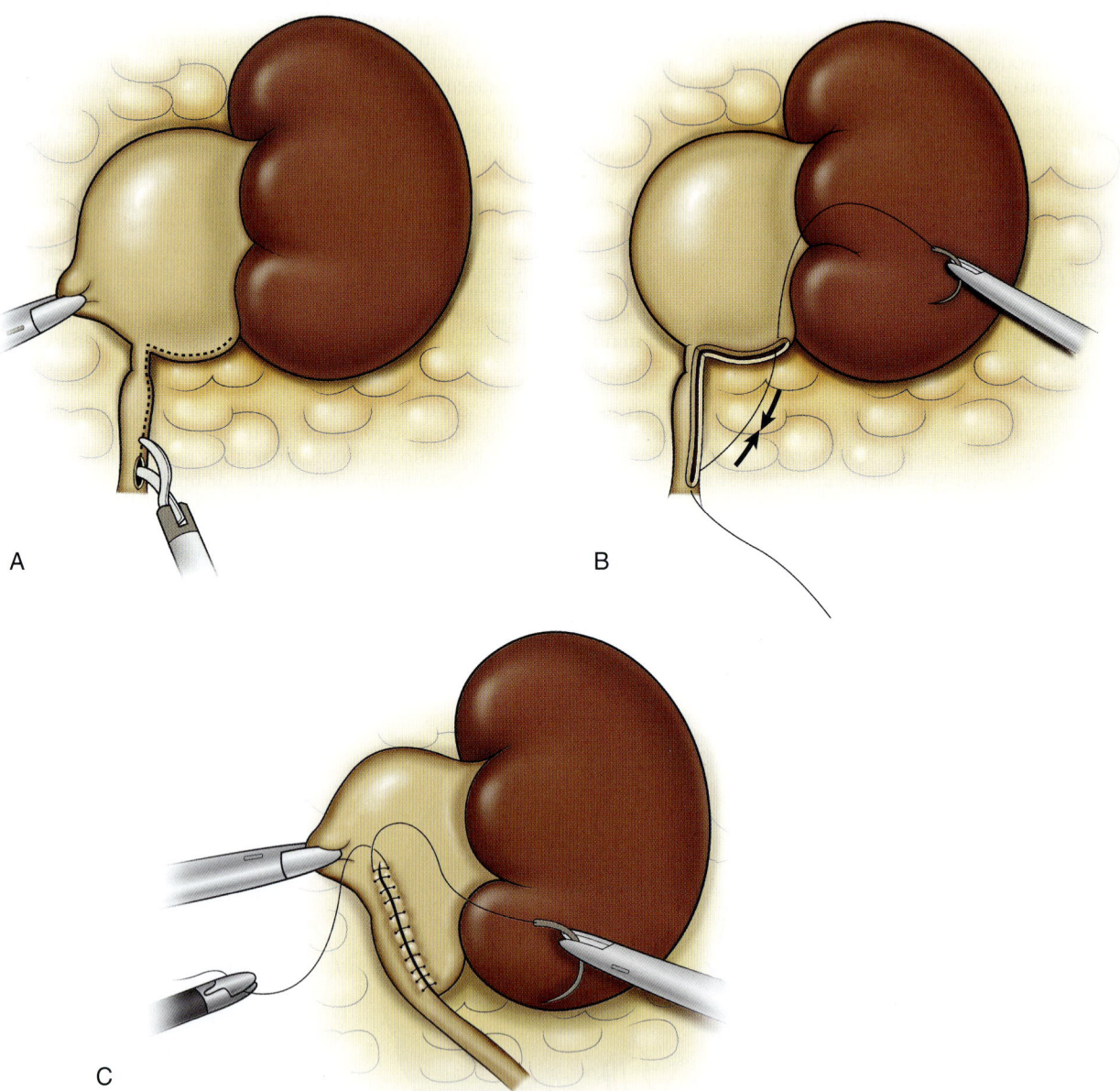

Figura 133-5. A-C, O esquema representa uma pieloplastia modificada com *by-pass*, na qual a anastomose lado-a-lado do ureter e da pelve renal é feita sem seccionar a junção ureteropélvica (JUP) estenótica. Isso permite que a nova JUP seja configurada internamente, a 1 cm da extremidade inferior do parênquima. Também mantém o ureter estabilizado na pelve durante a reconstrução, estimulando uma técnica "sem manipulação".

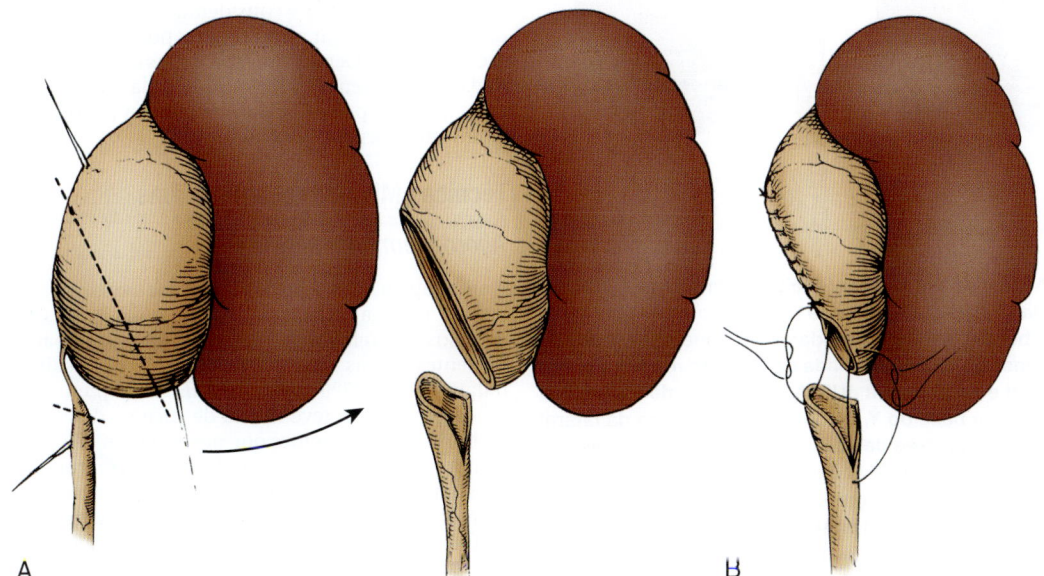

Figura 133-6. A, Para pelve alargada ou redundante, a pieloplastia de redução é feita através da excisão da porção redundante entre as suturas de reparo. B, A parte cefálica da pelve é então fechada com sutura contínua absorvível abaixo da porção dependente. É feita uma anastomose entre o aspecto dependente da pelve ao ureter proximal, como mostrado na Figura 133-4.

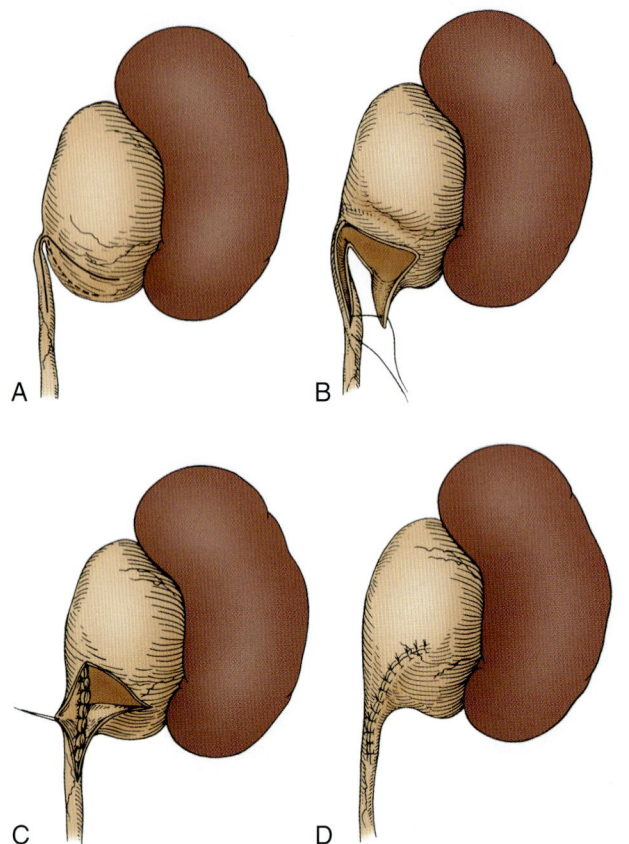

Figura 133-7. **A,** A plástica Y-V de Foley é feita de forma mais adequada na obstrução da junção ureteropélvica (JUP) associada à inserção alta do ureter. As bordas são contornadas com canetas ou suturas de ancoragem. A base do V é posicionada no aspecto medial, dependente da pelve renal e no ápice da JUP. A incisão desde o ápice da borda, que representa a base do Y, é continuada ao longo da lateral do ureter proximal até uma área de calibre normal. **B,** As bordas são abertas com uma tesoura fina. O ápice da borda pélvica é trazido para a parte inferior da incisão da ureterotomia. **C,** As paredes posteriores são aproximadas utilizando suturas absorvíveis contínuas ou interrompidas. **D,** A anastomose é fechada com a aproximação das paredes anteriores da borda pélvica e ureterostomia.

Pieloplastia não Desmembrada

Existem várias técnicas que descrevem a pieloplastia não desmembrada. Casalle *et al.* (2004), em um estudo comparativo entre 26 crianças, utilizando abordagem laparoscópica, mostrou que a pieloplastia desmembrada obtém melhores resultados que a pieloplastia não desmembrada de Heineke-Mikulicz. Uma alternativa viável é técnica Y-V de Foley, especialmente em casos com inserção alta do ureter e sem vasos anômalos (Fig. 133-7). Em um estudo prospectivo randomizado, Szydelko *et al.* (2012) compararam os resultados da pieloplastia de Anderson-Hynes com a técnica Y-V de Foley com média de sucesso de 95% e 86%, respectivamente, embora a diferença não tenha significância estatística. A técnica com retalho vertical (Fig. 133-8) ou espiral (Fig. 133-9) pode ser opção em casos de hidronefrose grave com grande segmento ureteral estenótico, o que torna a anastomose primária sem tensão impossível de realizar. A pieloplastia por *bypass* (Fig. 133-5) é uma opção viável, embora a revisão sistemática dessa técnica não esteja disponível.

Abordagem Cirúrgica da Obstrução da Junção Ureteropélvica

Lombotomia Posterior

Essa abordagem deveria ser exclusiva para bebês e crianças, pois o aumento da musculatura dorsal devido ao crescimento pode tornar o acesso difícil, senão impossível (Fig. 133-10). Na posição prona, após a realização da incisão vertical, a fáscia lombodorsal é aberta e retraída lateralmente. A fáscia Gerota é aberta, dando acesso direto à JUP. A pelve renal e ureter proximal são estabilizados com sutura em ancoragem, e o reparo da OJUP é realizado conforme descrito anteriormente.

Incisão no Flanco

Na posição supina o lado afetado é sustentado por um coxim. Uma pequena incisão horizontal é feita entre a 11ª e 12ª costelas. As camadas de fáscias e músculos são separadas. Atualmente, e devido às pieloplastias em crianças maiores serem feitas via laparoscópica, a divisão das fibras musculares é considerada desnecessária. O peritônio é solto da parede muscular abdominal e posicionado medialmente, dando acesso à fáscia Gerota. A fáscia é aberta no sentido vertical e posicionada medialmente. A JUP é dissecada e estabilizada com sutura de ancoragem na pelve e ureter proximal. A pieloplastia é então realizada conforme descrito anteriormente.

Técnicas Minimamente Invasivas

Abordagem Endoscópica

A abordagem endoscópica anterógrada e retrógrada na OJUP se popularizou no final dos anos de 1980 e início de 1990, com resultados diversos. Os relatos de média de sucesso em acompanhamento de pacientes jovens menores de 18 anos, que realizaram dilatação por balão, era de 25% (Osther *et al.*, 1998), e o uso do cateter ureteral *cutting balloon* teve média de sucesso de 78% (Kim *et al.*, 1998), incluindo dois pacientes que necessitaram de embolização de vaso da extremidade inferior do rim devido à hematúria pós-operatória. Eles mostraram recentemente uma revisão de seus 25 anos de experiência com endopielotomia e encontraram uma média de sucesso de 62% na OJUP primária, enquanto a média de sucesso na OJUP secundária, por exemplo, na fase de cicatrização, era de 94% (Kim *et al.*, 2012). Pielotomia anterógrada deveria ser exclusiva de crianças maiores e adolescentes com hidronefrose de grau moderado (Figenshau e Clayman, 1998). No entanto, são necessários exames pré-operatórios para investigar vasos anômalos, através de tomografia computadorizada (TC), ressonância nuclear magnética (RNM), ou ultrassonografia transluminal, com objetivo de evitar lesões vasculares. Além disso, é necessário o uso de fluoroscopia durante o exame, o que expõe o paciente à radiação e torna esse procedimento difícil em pediatria. No entanto, a endopielotomia é bem-vista no manejo de procedimentos cirúrgicos abertos ou laparoscópicos malsucedidos (Fig. 133-11), seguida de colocação de cateter duplo J por 6 semanas. Nesses casos, deve-se conhecer bem a anatomia no procedimento inicial e documentar a ausência de vasos anômalos. É imprescindível que os pacientes sejam criteriosamente selecionados, e uma segunda pieloplastia seja aberta ou via laparoscópica geralmente é a melhor escolha.

Pieloplastia Laparoscópica

Os primeiros casos de pieloplastia laparoscópica foram descritos em 1993 (Kavoussi e Peters, 1993; Schuessler *et al.*, 1993). Tan e Roberts (1996) descreveram os primeiros resultados preliminares da abordagem transabdominal, e Yeung *et al.*, (Yeung *et al.*, 2001) descreveram a abordagem retroperitoneal em bebês e crianças. A evolução de ambos os procedimentos e equipamentos de vídeo fizeram a laparoscopia

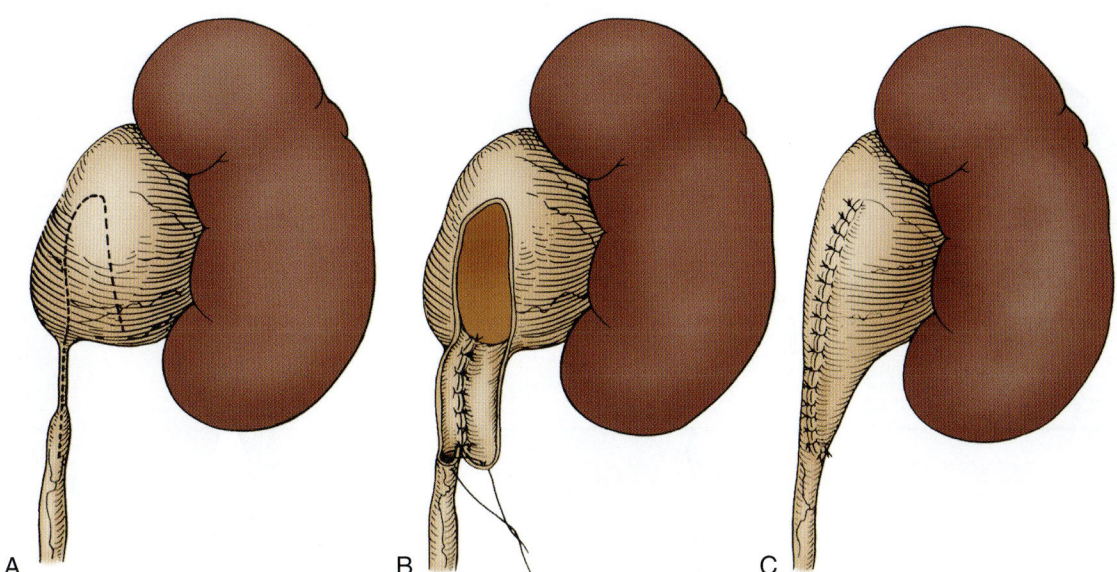

Figura 133-8. A, A técnica do retalho vertical pode ser usada quando a junção ureteropélvica (JUP) dependente está situada na extremidade medial da pelve extrarrenal cúbica. Em contraste ao retalho espiral, a base do retalho vertical está situada mais horizontalmente no aspecto dependente da pelve renal, entre a JUP e o parênquima renal. O retalho é formado por duas incisões retilíneas que convergem verticalmente da base ao ápice, tanto anterior quanto posteriormente na pelve renal. Para o retalho espiral, a posição do ápice determina o comprimento deste, que deveria ter função do ureter proximal a ser ligado. A incisão medial do retalho avança completamente até o ureter proximal, através da área estenótica, até o ureter com calibre normal. B, O ápice do retalho é rotacionado para baixo até a parte inferior da ureterotomia. C, O retalho é fechado aproximando as bordas com suturas absorvíveis interrompidas ou contínuas.

ser amplamente aceita, e se tornou o método de escolha em muitas instituições (Bonnard *et al.*, 2005; Metzelder *et al.*, 2006; Sweeney *et al.*, 2011; Blanc *et al.*, 2013).

Abordagem Transperitoneal ou Retroperitoneal. Do ponto de vista teórico, a abordagem retroperitoneal é um método seguro e é a escolha em procedimentos abertos. No entanto, poucos estudos compararam as vias retroperitoneal e transperitoneal, sem observar diferenças significativas nos resultados ou complicações. Abuanz e associados (2010) encontraram um grande número de conversão para cirurgia aberta em adultos quando foi utilizada a abordagem retroperitoneal comparada à transabdominal. Isso pode significar um maior desafio no aprimoramento das técnicas de abordagem do retroperitôneo. Canon *et al.* (2007) descreveram uma longa cirurgia durante a abordagem retroperitoneal. Ainda não foram publicados estudos randomizados com grande população.

Pieloplastia por Cirurgia Robótica. No início deste século, surgiram as primeiras publicações sobre pieloplastia robótica em crianças (Olsen e Jorgensen, 2004; Kutikov *et al.*, 2006; Lee *et al.*, 2006). A abordagem transperitoneal foi bem aceita, enquanto a retroperitoneal tinha poucos defensores, certamente devido ao maior desafio de realizar a cirurgia em crianças internadas, dificuldade com as orientações e manipulação de grandes instrumentos durante a cirurgia (Olsen *et al.*, 2007). A pieloplastia assistida por cirurgia robótica tem curva de aprendizado menor e mais eficiente comparada à da laparoscopia devido ao avanço da visualização tridimensional e a maior destreza e facilidade na manipulação dos instrumentos, dissecção precisa, e suturas. Recentemente Barbosa e associados (2013) compararam vários estudos de pieloplastia aberta e assistida por robótica e encontraram resultados semelhantes, porém com resolução mais rápida dos casos através da robótica. Outros (Lee *et al.*, 2006; Dangle *et al.*, 2013) encontraram resultados parecidos. Peter (2011) descreve a técnica transperitoneal assistida por robótica, e Olsen e Rawashdeh (2012) descrevem detalhadamente a técnica retroperitoneal assistida por robótica.

Pieloplastia Assistida por Robótica ou Laparoscópica. Com o paciente deitado, flanco elevado a 45-60°, **a localização da incisão na abordagem** *transperitoneal* **é mostrada na** Figura 133-12. A incisão caudal pode ser feita medialmente em casos de hidronefrose grave ou em crianças menores. O acesso primário da câmera é definido usando a técnica aberta, e a inserção dos instrumentos é guiada visualmente. **Nos dois lados, o acesso retrocólico é viável. No entanto, muitos cirurgiões preferem a abordagem transmesentérica do lado esquerdo** (Lee *et al.*, 2006; Gupta *et al.*, 2009; Sedlacek *et al.*, 2010; Kahn *et al.*, 2011; Shadpour *et al.*, 2012) devido ao menor tempo cirúrgico, morbidade reduzida, redução do tempo de internação, e não há diferença nos resultados em comparação com a abordagem retrocólica. Se a pelve não puder ser identificada através do mesocólon, o ureter deve ser visualizado e acompanhado até a JUP atentando para possíveis vasos anômalos (Peters, 2011). A OJUP é então estabilizada por sutura de ancoragem, e a cirurgia é realizada conforme descrito anteriormente. **Basicamente, não há diferença no acesso dos instrumentos entre as vias laparoscópica e robótica.**

Na abordagem retroperitoneal, a localização dos acessos dos instrumentos varia de acordo com o uso de laparoscopia ou robótica (Fig. 133-13). **Em ambos os casos, o paciente é posicionado com o flanco a 80 – 90°.** Um pequeno coxim é colocado embaixo da crista ilíaca contralateral, a perna superior é esticada (Fig. 133-14). A maca deve ser rígida, para não diminuir o diâmetro anteroposterior do espaço retroperitoneal. **Durante o procedimento de retroperitoneoscopia com instrumentos padronizados, o cirurgião se posiciona atrás do paciente (dorsal)** (Fig. 133-13A) (Bonnard, 2005), para melhor ergonomia. Crianças pequenas podem ser posicionadas em

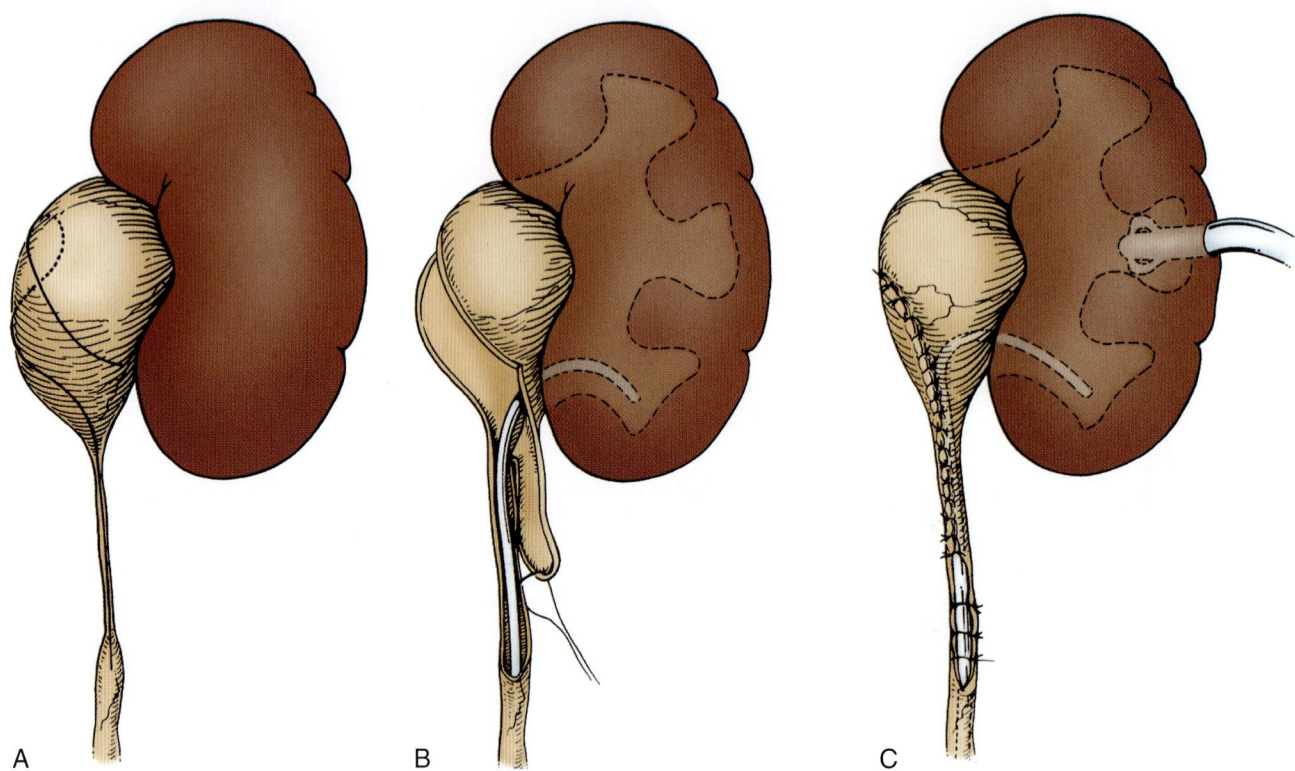

Figura 133-9. A, Retalho espiral pode ser indicado para obstruções ureterais proximais em áreas relativamente extensas quando a junção ureteropélvica (JUP) já está em posição dependente. O retalho espiral é traçado com a base situada obliquamente na parte dependente da pelve renal. A base do retalho é posicionada anatomicamente lateral à JUP, entre a inserção ureteral e o parênquima renal. O retalho é helicoidal, de trás para frente ou vice-versa. A linha de incisão medial avança anatomicamente do segmento ureteral proximal obstruído até o ureter de calibre normal. O local do ápice do retalho é determinado pelo comprimento do retalho necessário para unir a obstrução. Quanto maior for o segmento do ureter proximal obstruído, mais distante será o ápice, pois isso fará o retalho maior. Para preservar a integridade vascular do retalho, no entanto, a proporção comprimento x largura não deve exceder 3:1. B, Após a concepção do retalho, o ápice é rotacionado para a parte mais inferior da ureterostomia. C, A anastomose é fechada, geralmente com *stent* interno, utilizando suturas absorvíveis.

diagonal na maca, com os instrumentos em um bom campo de visão para o cirurgião. No procedimento assistido por robótica, o robô é colocado na posição cranial e, ao contrário da laparoscopia, a posição da câmera é estável e não pode ser mudada durante a intervenção. Nos dois procedimentos a dissecção dos músculos é feita quando a câmera é posicionada e a fáscia lombodorsal é aberta. O espaço retroperitoneal é então aumentado em 200-300 mL, dependendo do tamanho do paciente. Isso pode ser feito tanto com balão caseiro utilizando um cateter 12 e um dedo de luva de látex cirúrgica amarrada na ponta, ou um balão comercial. O uso desse último pode ser difícil com crianças pequenas devido ao grande tamanho dos dilatadores. Incisões adicionais são feitas por meio da observação ou toque. Recomenda-se uma incisão extra de 5 mm na fossa ilíaca a fim de facilitar as suturas e as aspirações durante o procedimento, pois remover e recolocar os instrumentos durante a cirurgia robótica é arriscado e pode demorar mais. Após abrir a fáscia Gerota, a JUP e a pelve são dissecadas. Uma sutura interna na pelve através da parede abdominal proporciona tensão e alinhamento adequados. A pieloplastia é realizada conforme descrito anteriormente. No caso de OJUP em rim em ferradura, a abordagem retroperitoneal não é aconselhável, pois o acesso à pelve é posterior. Essa recomendação aplica-se à abordagem retroperitoneal nos casos raros de ureter retrocava, nos procedimentos assistidos por robótica. Mesmo com o equipamento padrão de laparoscopia, o acesso retroperitoneal nesses casos é difícil. Por outro lado, o acesso retroperitoneal em OJUP na extremidade inferior do rim em sistema duplo e o desafio dessa cirurgia são uma situações perfeitas para a robótica (Fig. 133-3).

Hidronefrose Congênita e Cálculos. Esporadicamente, cálculos renais ou na pelve são encontrados em casos de hidronefrose congênita. Embora ambas as opções de cirurgia aberta ou laparoscópica/robótica sejam utilizadas, o tratamento de escolha é com cistoscópio flexível. Nas cirurgias minimamente invasivas o cistoscópio pode ser inserido via laparoscópica ou robótica. Ureteroscópio flexível pode ser usado como alternativa. Porém esse último torna a remoção de cálculos mais demorada. Técnicas padronizadas para remoção de cálculos serão descritas neste capítulo mais adiante.

Transposição Vascular. Originalmente descrita por Hellstrom e associados (Autorino et al., 2014), a técnica de transposição vascular (Fig. 133-15) recuperou o reconhecimento entre os cirurgiões laparoscópicos, provavelmente por ser de mais fácil execução que a pieloplastia (Sakoda et al., 2011). No entanto, a técnica é viável apenas em casos de vasos anteriores da extremidade inferior do rim, sem qualquer obstrução intrínseca da JUP. Gundeti et al. (2008) concluíram que **a transposição vascular deveria ser realizada apenas em casos de "hidronefrose moderada sem dilatação calicial e córtex preservado, esvaziamento renal comprometido com função dupla preservada e vasos cruzando a extremidade inferior do rim. Os critérios intraoperatórios incluem ureter normal e junção ureteropélvica com peristalse.".** São necessários estudos com resultados a longo prazo (Gundeti et al., 2008; Schneider et al., 2013), especula-se se essa técnica

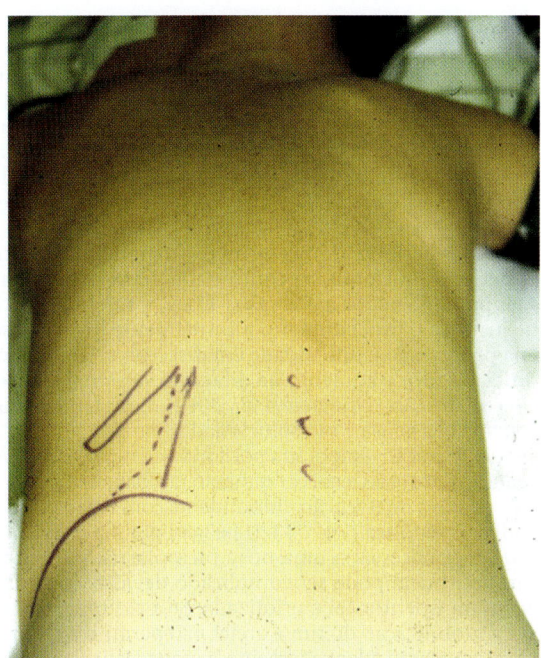

Figura 133-10. Posicionamento do paciente para incisão de lombotomia posterior esquerda. Uma incisão oblíqua é feita no ângulo da 12ª costela até a crista ilíaca, a um terço de distância da espinha ilíaca anterossuperior e do processo espinhoso.

de inserção dos vasos no tecido pélvico pode causar hipertensão ao decorrer da vida.

Derivação. A maioria dos cirurgiões prefere colocar *stent* na JUP, tanto em cirurgia aberta quanto na minimamente invasiva (Austin *et al.*, 2000). Isso reduz o risco de ruptura na anastomose e consequente formação de urinoma ou se a via escolhida for transperitoneal, paralisia intestinal decorrente de ascite urinária. Anastomoses sem *stent* foram defendidas por alguns autores (Liss *et al.*, 2013). Isso demanda atenção especial no manuseio do tecido para evitar edema e consequente obstrução e vazamento através da JUP reconstruída no período pós--operatório. **Colocação de cateter duplo J em crianças necessita que o paciente seja submetido a outra sedação para remover o *stent* e aumenta significativamente o tempo de cirurgia quando feito em conjunto com a pieloplastia.** Utilizar *stent* com fio para extração e colocado posteriormente é uma opção viável. Colocação de cateter duplo J prévio à cirurgia pode representar dificuldade na passagem da junção ureterovesical, que pode ser bastante estreita em crianças. Para confirmar a posição do *stent* na bexiga, instila-se azul de metileno dentro da bexiga. Colocar o *stent* posterior imediatamente antes da cirurgia pode tornar a anastomose mais difícil de realizar, e se for colocado dias ou semanas antes da cirurgia como em casos em que é necessário realizar uma derivação devido à obstrução, a anastomose pode ser um desafio, decorrente da inflamação tecidual causada pela passagem do cateter na JUP. Em nossa experiência, realizamos uma derivação através de sonda de nefrostomia nos casos raros de pacientes com hidronefrose que necessitam de derivação no período que antecede a cirurgia, pois a inflamação causada pela nefrostomia é menos grave na JUP. **Costumamos utilizar a sonda de ureteropielostomia transanastomótica chamada *stent* azul** (Helmy *et al.*, 2011), **que passa pelo parênquima renal através do cálice medial ou diretamente através da parte superior da anastomose e parede abdominal lateral** (Fig. 133-16). Esse *stent* exteriorizado permanece aberto por 24 a 48

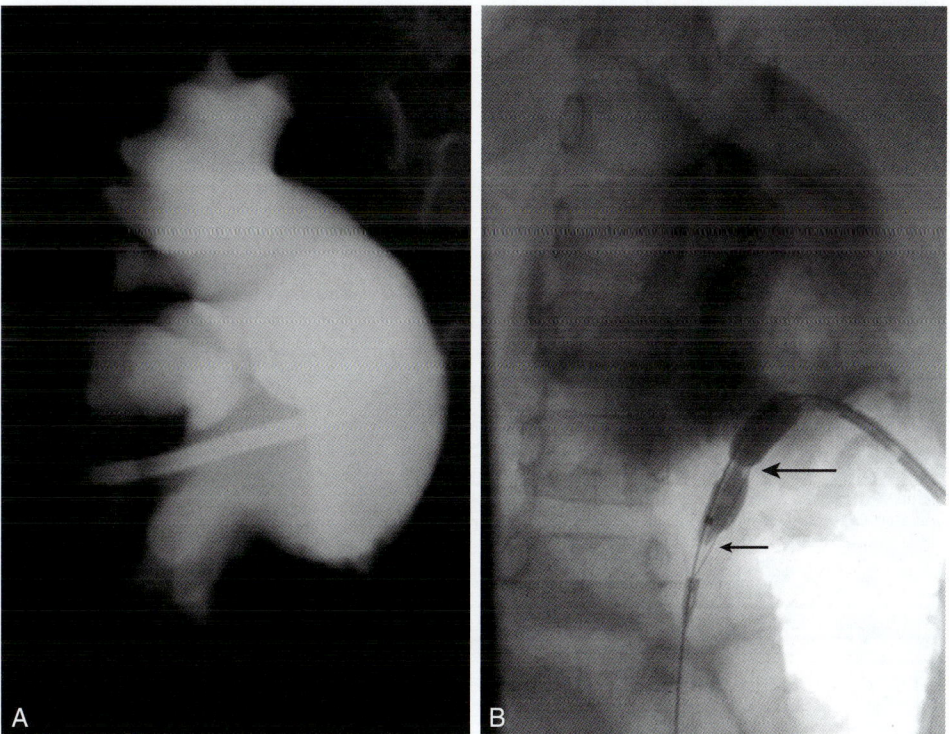

Figura 133-11. **A,** Nefrostograma anterógrado à direita realizado dois meses após pieloplastias desmembrada, demonstrando obstrução persistente na junção ureteropélvica (JUP). Uma sonda de nefrostomia foi colocada duas semanas após a cirurgia, quando o paciente apresentou dor em flanco, febre, infecção do trato urinário por *Staphylococcus aureus*. **B,** Balão acucise sendo inflado no estreitamento da JUP. Note o afunilamento do balão (*seta superior*) e o fio de corte posicionado lateralmente (*seta inferior*).

horas, e depois desse período é fechado através de um nó, mantido in situ por 7 a 14 dias e, depois, é retirado sem necessidade de anestesia. Em caso de obstrução, infecção, ou dor pós-operatória, o nó é solto e a ureteropilostomia transanastomótica faz a drenagem como se fosse uma sonda de nefrostomia.

Costuma-se deixar a bexiga drenando com cateter Foley por 24 a 48 horas no pós-operatório. Apesar de ser norma e não ter evidência científica, esse procedimento tem lógica quando se coloca cateter duplo J na anastomose, pois haverá RVU, transferindo a pressão da bexiga para a pelve. No entanto, não é necessário quando se utiliza a sonda de ureteropielostomia transanastomótica exteriorizada, pois a extremidade inferior do *stent* é removida antes de sua colocação e não atravessa a junção ureterovesical.

Resultados Cirúrgicos e Complicações

Em geral, a pieloplastia é um procedimento seguro, com poucas complicações e média de sucesso entre 90% a 100% (Poulsen *et al.*, 1987; O'Reilly, 1989; MacNeily *et al.*, 1993; Shaul *et al.*, 1994; Salem *et al.*, 1995; McAller e Kaplan, 1999; Austin *et al.*, 2000; Houben *et al.*, 2000; Casale *et al.*, 2004; Bonnard *et al.*, 2005; Peters, 2011; Olsen e Rawashdeh, 2012; Autorino *et al.*, 2014). No entanto, a definição de *sucesso* é bem abrangente e engloba desde cessação dos sintomas até a melhora, ou estabilidade das funções renais afetadas, até redução do diâmetro anteroposterior da hidronefrose vista pela ultrassonografia, e mais especificamente o *fracasso*, quando há necessidade de nova intervenção cirúrgica. Isso faz a comparação entre diferentes estudos difíceis, senão impossíveis.

Complicações perioperatórias incluem sangramento no ureter ou nos vasos pélvicos, que pode ser contornado preferencialmente com diatermia bipolar na maioria dos casos. O sangramento é a principal razão que justifica o procedimento minimamente invasivo, seguida de falha na progressão e dificuldade em dissecar a JUP. No pós-operatório, infecção, dor e aumento na dilatação são sinais precoces de falha na reconstrução (Lindgren *et al.*, 2012). Entretanto, coágulos e edema podem ser a causa e são solucionados em poucos dias, porém necessitam de derivação temporária por sonda de nefrostomia. A longo prazo, a redução da função renal e o aumento na dilatação podem indicar necessidade de nova intervenção, inicialmente com balão de dilatação/incisão da JUP estenótica (Fig. 133-11) e *stent* por 4 a 6 semanas, mas por fim pode ser necessária uma nova pieloplastia. Nesses casos, o acesso retroperitoneal pode ser complicado devido à cicatrização, e a abordagem transperitoneal é priorizada. Se a cicatrização do ureter for difícil e a mobilização do rim e ureter não permitir a realização da anastomose sem tensão adequadamente, a ureterocalicostomia deve ser considerada. Pode ser feita de forma aberta, laparoscópica ou assistida por robótica (Fig. 133-17).

MEGAURETER

Definição

O termo *megaureter* descreve a dilatação do ureter, independente da causa. Originalmente descrito por Caulk em 1923 como megaloureter, outros sinônimos incluem ureter aumentado e hidrouréter, e em geral se refere a ureter com diâmetro de 7 mm ou maior, baseado nos estudos de Cussen (1967) e Hell-strom (1985), que definiram o limite máximo do diâmetro ureteral normal de crianças até os 16 anos de idade, que pode variar entre 0,50 a 0,65 mm. A causa do megaureter é primária, representa uma condição intrínseca do ureter, ou secundária a processo patológico da bexiga, como bexiga neurogênica, obstrução na bexiga ou infecção. **Megaureteres têm sido subclassificados em quatro categorias, baseados na causa: obstrutivo, refluxivo, não obstrutivo sem refluxo e refluxivo com obstrução** (Smith, 1977; King, 1980). Para evitar o refluxo, que tem fácil diagnóstico, e seu manejo já foi abordado neste livro, a distinção entre megaureter obstrutivo e os outros que não são obstrutivos, sem refluxo, pode ser trabalhosa. Nesse

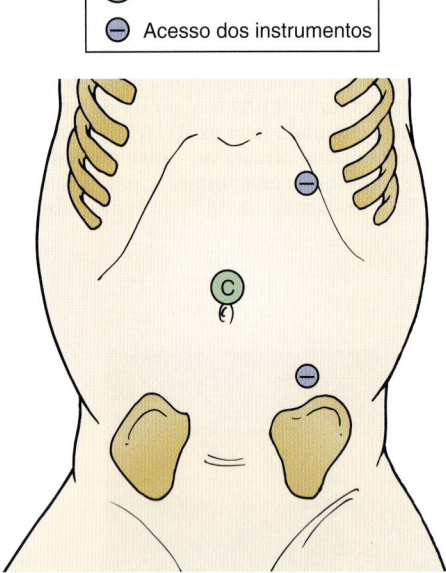

Figura 133-12. Localização do acesso laparoscópico transabdominal ou pieloplastias assistida por robótica.

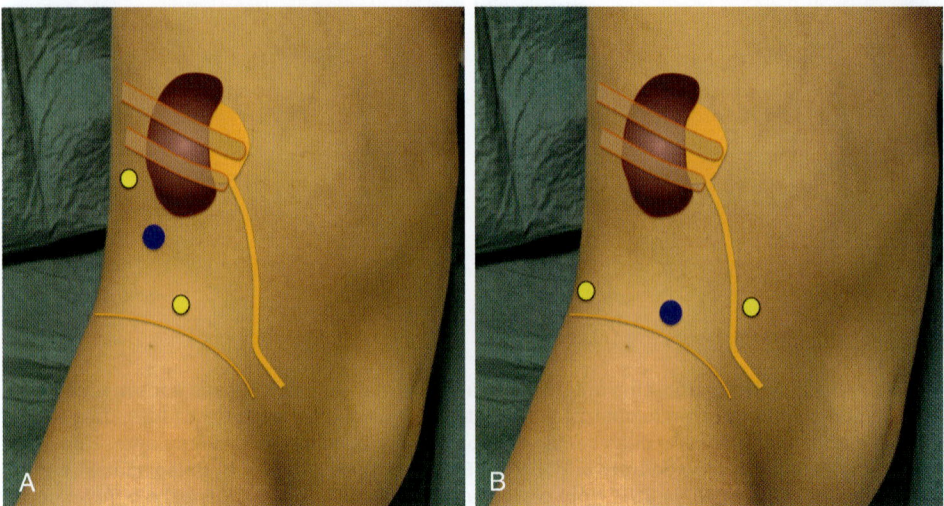

Figura 133-13. Localização dos acessos na abordagem retroperitoneal. **A**, Abordagem-padrão laparoscópica com instrumentos. **B**, Abordagem com instrumentos assistidos por robótica.

> **PONTOS-CHAVE: PIELOPLASTIA**
>
> - OJUP geralmente é causada ou por um estreitamento intrínseco, em que o segmento ureteral é interrompido no desenvolvimento da musculatura circular da JUP, por uma alteração nas fibras de colágeno dentro e no entorno das células musculares, ou por obstrução extrínseca que é encontrada associada a um vaso anômalo ou ramificado que passa anteriormente à JUP ou ureter proximal, contribuindo para obstrução mecânica.
> - Malformações renais congênitas geralmente estão presentes associadas à JUP, sendo a OJUP contralateral a mais encontrada, seguida de displasia renal e rim displásico multicístico.
> - A abordagem cirúrgica escolhida no reparo da OJUP é a pieloplastia desmembrada, vista como efetiva devido a sua ampla aplicabilidade, por meio da excisão do segmento patológico em questão, e facilita a pieloplastia redutora quando necessário.
> - Pieloplastia laparoscópica permite uma excelente visualização anatômica, melhora a estética do procedimento, e tem resultados duas vezes melhores que pieloplastia aberta em acompanhamento em curto prazo. Os desafios técnicos dessa abordagem foram superados com o uso de procedimentos assistidos por robótica, que aperfeiçoam a confecção da anastomose.
> - As complicações da pieloplastia incluem drenagem urinária pós-operatória prolongada, pouca ou nenhuma melhora na função renal, e, menos frequente, piora da hidronefrose ou redução da função renal pós-operatória. Qualquer fato desses pode significar uma nova abordagem, podendo ser endoscópica ou uma segunda pieloplastia desmembrada.

caso com hidronefrose, basta a presença de ureter dilatado, que pode ser preocupante no exame de imagem, não significa necessariamente uma obstrução importante. **O problema está em encontrar o equilíbrio entre identificação precoce e tratamento do ureter obstruído, prevenir piora da função renal e evitar intervenções desnecessárias em ureteres estáveis.**

Causa, Ocorrência e Apresentação

A fisiopatologia do megaureter obstrutivo primário (MOP) não está completamente desvendada, mas há uma concordância geral de que a obstrução resulta da presença de um segmento adinâmico anormal na porção final do ureter, perto da junção ureterovesical (JUV). Peristalse insuficiente na JUV leva à obstrução e dilatação local. Estudos com fetos de animais realizados por Tanagho (1973) e Pirker et al. (2007) demonstraram que as camadas musculares ureterais desenvolvem-se na direção craniocaudal, deixando o desenvolvimento do ureter próximo à bexiga mais tardio, com a maturação da parte

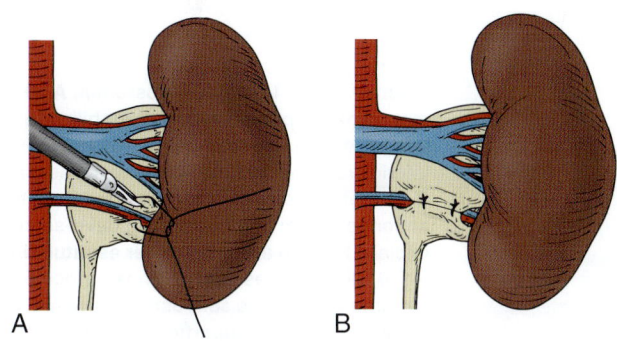

Figura 133-15. A e B, Transposição vascular em casos de vasos atravessados e sem obstrução intrínseca da junção ureteropélvica (JUP). Após remover as aderências entre JUP e o vaso, este é movido em sentido cefálico para a pelve e então inserido no tecido pélvico com suturas não absorvíveis.

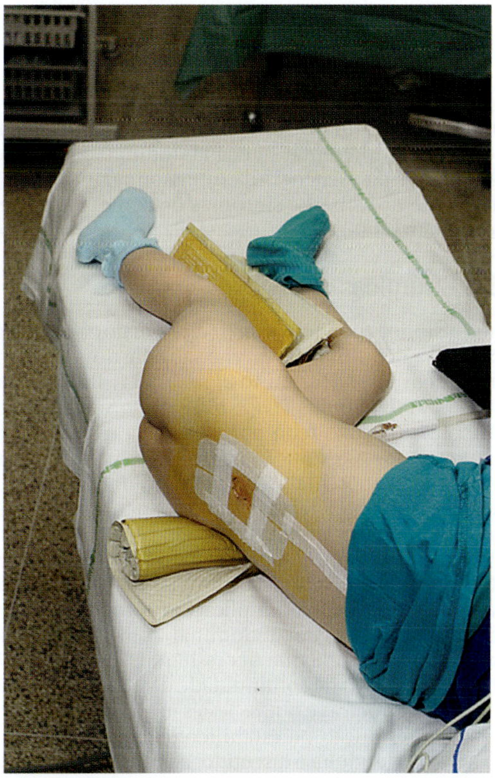

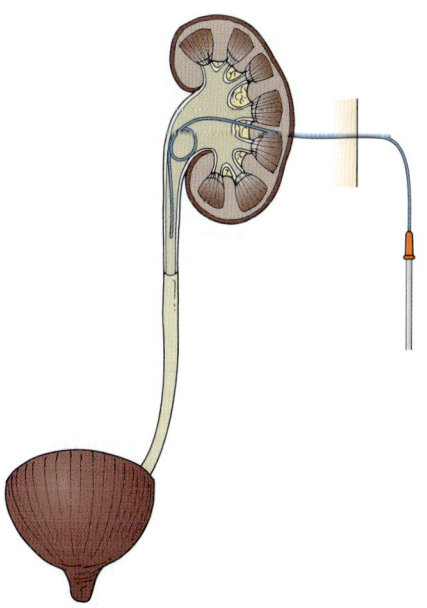

Figura 133-14. Posicionamento do paciente para exame retroperitoneoscópico. A crista ilíaca contralateral é sustentada por coxim de gel. A maca é rígida, para evitar a redução do diâmetro anteroposterior do espaço retroperitoneal. A perna superior é esticada, e a inferior é dobrada. Essa postura não é recomendada para adultos.

Figura 133-16. Ureteropielostomia transanastomótica com *stent* AZUL. A espiral inferior é removida, e a extremidade superior é trazida para fora da pele, através de anastomose ou do parênquima renal. O *stent* permanece aberto por 24-48 horas e então é fechado através de nó. Pode ser removido facilmente após 7-14 dias sem necessidade de anestesia.

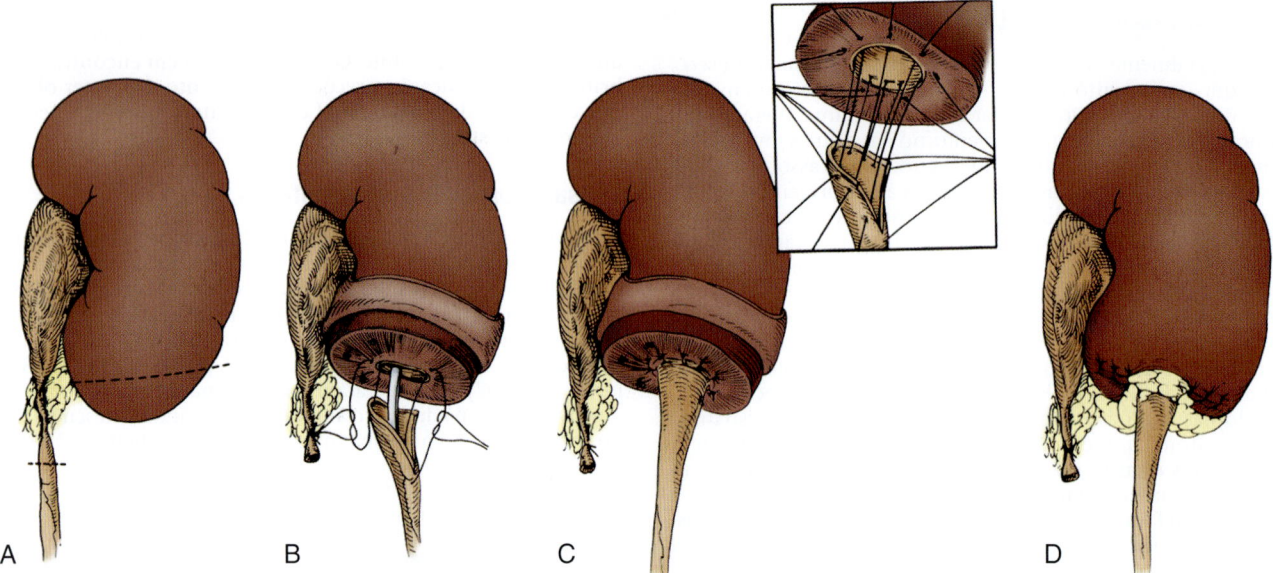

Figura 133-17. Ureterocalicostomia. A, O ureter é visualizado no retroperitônio e dissecado o mais próximo possível. O rim é mobilizado conforme a necessidade de ter acesso à extremidade inferior e, consequentemente, realizar a anastomose sem tensão. Realiza-se uma nefrectomia inferior, removendo o parênquima necessário para expor o cálice dilatado na extremidade inferior. B, O ureter proximal é espatulado lateralmente. A anastomose deve ser feita posteriormente, ao longo de um *stent* interno, e deve-se considerar deixar uma sonda de nefrostomia. A sutura inicial é feita no ápice do ureter espatulado e na parede lateral do cálice, com outra sutura feita a 180° distante dessa. C, A anastomose é finalizada de forma aberta, com cada sutura feita na circunferência, mas sem estarem presas, até que a anastomose esteja finalizada. D, A cápsula renal é fechada na superfície aberta do parênquima sempre que possível. No entanto, a cápsula não deve ser fechada próximo à anastomose, pois pode comprometer o lúmen por compressão extrínseca. A opção é proteger a anastomose com enxerto de gordura perirrenal, ou retalho peritoneal ou omental.

terminal continuando no período pós-natal. Esses dados corroboram os estudos feitos com fetos humanos, que mostraram similaridade na direção maturacional das fibras musculares circulares típicas fetais, iniciando a maturação pela camada muscular dupla nos bebês a termo após o parto, fato que explicaria a disfunção temporária na JUV e a remissão espontânea de alguns MOP com a idade (Matsuno et al., 1984; McLellan et al., 2002). Outros estudos apontam para a presença do depósito anormal e excessivo de colágeno na parte estreita do ureter (Notley, 1968; Gosling e Dixon, 1978) ou a presença de uma espessa alça muscular que envolve o ureter terminal (Dixon et al., 1998). Um estudo recente de Kang et al. (2009) demonstrou anormalidades nas células intersticiais de Cajal no MOP, células que têm como funções primárias a contratilidade muscular suave, atividade de marcapasso e, por fim, a peristalse.

A real incidência de MOP não é conhecida, mas está por volta de 10% a 23% das alterações do trato urinário detectadas no período pré-natal (Brown et al., 1987; Gokce et al., 2012). A presença dessa anomalia é maior em meninos, comprometendo o lado esquerdo. É bilateral em 25% dos casos e associada a displasia contralateral ou obstrução em 10% a 15% dos casos (Joseph, 2007). A maior parte dos MOP é detectada por ultrassom no período pré-natal, e a maioria é assintomática. Brown et al. (1987) demonstraram de forma clara o impacto da ultrassonografia pré-natal em que a maioria (79%) dos pacientes com MOP — constituindo 23% das dilatações detectadas precocemente — era diagnosticada no pré-natal, contrapondo o período anterior à ultrassonografia, em que apenas 8% dos pacientes sintomáticos e identificados com dilatação do trato urinário superior eram diagnosticados com MOP (Brown et al., 1987). Quando presentes, os sintomas incluem os da ITU, dor abdominal, hematúria microscópica, mesmo na ausência de infecção. Acredita-se que isso seja resultado da interrupção na microvasculatura urotelial devido a distensão ou cálculo. Em ocasiões raras, pacientes previamente sem diagnóstico podem apresentar massa abdominal, embora essa fosse uma situação antes da existência da ultrassonografia, como manifestação infrequente dos sinais e sintomas de comprometimento renal (Shokeir e Nijman, 2000).

Indicações Cirúrgicas

Pelos relatos históricos pode-se deduzir que a maioria dos megaureteres sem refluxo cursa de forma favorável e são solucionados espontaneamente em poucos anos (Matsuno et al., 1984; Brown et al., 1987; McLellan et al., 2002; Shukla et al., 2005). Isso se confirmou através de um estudo prospectivo feito por Ranawaka e Hennayake (2013), onde mostraram que a resolução completa e o tempo de resolução são inversamente proporcionais ao diâmetro ureteral, com mínimas complicações e episódios febris durante o acompanhamento para aqueles cujo diâmetro do ureter era menor que 10 mm, que mantinham antibiótico profilático, e praticamente nenhum necessitou de cirurgia. Por outro lado, pacientes com diâmetro ureteral maior que 10 mm eram mais propensos a complicações, como febre recorrente por ITU, formação de cálculos, dor abdominal, com apenas 17% de casos solucionados e outros 21% que necessitaram de cirurgia. Dilatação persistente era indicativo de continuidade do acompanhamento, com ultrassonografias periódicas e outros testes julgados necessários, até que se confirmasse a resolução ou estabilidade da dilatação. O acompanhamento até a idade adulta é discutido, a fim de evitar o agravamento de megaureteres previamente estáveis na adolescência ou depois desse período (Shukla et al., 2005).

Portanto, a conduta de tratamento de megaureteres sem cirurgia prevaleceu nos últimos 25 anos. A compreensão da fisiopatologia dessa condição combinada com os avanços das técnicas minimamente invasivas mudaram o curso de tratamento para uma direção minimamente invasiva. Cirurgias nos casos de MOP são consideradas quando os pacientes são sintomáticos ou apresentam ITUs recorrentes, dilatação persistente vista na ultrassonografia, função renal diferencial inferior a 40% e/ou redução significativa na função renal diferencial de 5% ou mais nos estudos nucleares de função renal sequencial "comparáveis" (Farrugia et al., 2014). Muitos estudos citam o fracasso de drenagem ou curvas prolongadas nos renogramas diuréticos como sendo indicativos de cirurgia, porque o prolongamento da meia-vida é equiparado à obstrução significativa. No entanto, confiar na dificuldade de drenagem da curva de renograma como medida de obstrução é problemático e pode ser falso, pois já foi mostrado que dificuldade de drenagem nas curvas de neonatos e bebês podem ter vários fatores além da restrição ao fluxo: função renal e habilidade de responder a estimulação diurética, hidratação, postura, distensibilidade e volume do sistema coletor, e também problemas relacionados a aspectos técnicos e de procedimentos, como tempo de administração do diurético e interpretação da curva. Coletivamente, essas variáveis limitam o uso de curvas de drenagem, como foi documentado em um estudo que descreveu resultados falso-positivos em mais de 44% das renografias (O'Reilly, 1989; Shokeir e Nijman, 2000; Amarante et al., 2003).

Manejo Cirúrgico

Os princípios básicos da correção do megaureter são simples e claros; o procedimento cirúrgico pode ser bastante complexo, todavia, deve ser exclusivo dos urologistas pediátricos com experiência em cirurgia ureteral e de bexiga, que podem ter bons resultados. Resumindo, a parte distal estenótica do ureter é removida, o megaureter é retificado e estreitado para facilitar o reimplante de forma a não refluir, com adequada relação comprimento × diâmetro de 5:1, para melhorar a coaptação do lúmen ureteral por meio da peristalse efetiva e que a condução da urina seja eficaz (Paquin, 1959). Vários procedimentos epônimos foram descritos para reestruturação ureteral e seu reimplante, e com o tempo inúmeras modificações e refinamentos foram feitos. Esses princípios básicos atingem também a laparoscopia e a robótica, que vêm sendo estimulados, embora em um número limitado de instituições.

Se a descompressão imediata de um MOP é necessária, isso pode ser feito através de desvio por sonda de nefrostomia; porém essas sondas são difíceis de permanecer em crianças por períodos prolongados e podem causar vazamento, infecção ou se deslocarem. Uma opção nesses casos é a ureterostomia cutânea distal. Essa técnica simples permite a descompressão rápida do sistema já dilatado e potencialmente infectado e retarda a reconstrução definitiva, que é necessária em crianças cuja discrepância entre bexiga pequena e ureter muito dilatado não permite reimplante seguro, sem refluxo, e a resistência geral em realizar o reimplante em crianças por receio de causar disfunção na bexiga, uma reivindicação já bem discutida em um estudo de Kort et al. (2002). O ureter pode ser abordado através de uma pequena incisão inguinal oblíqua, feita através da dissecção muscular do espaço perivesical (Fig. 133-18). A parte distal do ureter tortuoso dilatado é identificada e agarrada por um fórceps não traumático ou pinça de Allis. Adesões peritoneais podem ser removidas utilizando compressas. Um laço vascular é feito embaixo do ureter para evitar traumas durante o manuseio. O ureter agora pode ser levado até a incisão como um laço e preso à fáscia por vários pontos de sutura absorvíveis 5-0, e depois disso a fáscia é aproximada do ureter distendi-

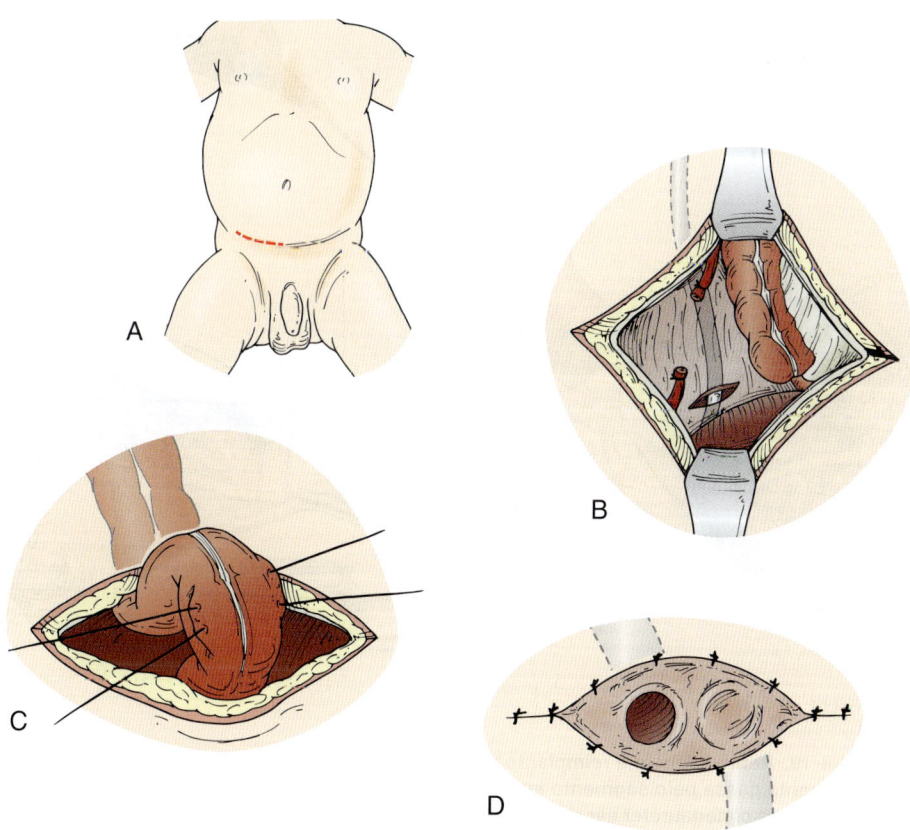

Figura 133-18. Desvio por ureterostomia. A, Uma pequena incisão inguinal oblíqua ou transversa é feita. B, Os músculos são totalmente separados para ter acesso ao espaço perivesical. O ureter tortuoso dilatado é visualizado, a artéria umbilical obliterada é dividida e ligada, se necessário. C, O ureter é mobilizado e trazido para a incisão como uma alça, onde é preso à fáscia, e a incisão é próxima à parede ureteral. D, O ureter é aberto, e as bordas são evertidas e presas à pele com finas suturas absorvíveis monofilamentares interrompidas.

do pela mesma sutura. O ureter é aberto transversalmente e suas bordas evertidas são presas à pele utilizando fios de sutura monofilamentares absorvíveis 5-0 ou 6-0. Um dreno pode ser deixado in situ durante as primeiras 24 ou 48 horas para auxiliar na drenagem e descompressão do sistema dilatado. Devido às dimensões do ureter, é rara a ocorrência de estenose no estoma (Rabinowitz et al., 1977; Kitchens et al., 2007). **Outro procedimento procrastinatório que está sendo bem aceito em crianças é o desvio interno por meio de implante refluxivo.** O ureter dilatado é seccionado próximo à parte terminal estenótica e a anastomose é feita de forma refluxiva de alta qualidade pela qual a obstrução "séria" é convertida em "menos séria" de RVU. Estudos preliminares mostraram resultados promissores desse procedimento procrastinatório; no entanto, resultados a longo prazo relacionados ao efeito do refluxo na função renal são aguardados (Lee et al., 2005; Farrugia et al., 2014; Kaefer et al., 2014).

Reconstrução definitiva implica em remodelagem e reimplante do ureter de forma não refluxiva. Acessa-se a bexiga através de incisão transversal baixa Pfannenstiel; em reabordagens cirúrgicas uma incisão abdominal vertical baixa é preferível, pois permite ampla mobilização cranial dos ureteres (Fig. 133-19). A bexiga é aberta na linha média entre as suturas de ancoragem, e a abertura do orifício ureteral é identificada, colocada sonda infantil de tamanho adequado — normalmente 5 ou 6 Fr — e presa à mucosa por fio de sutura absorvível monofilamentar 5-0. Isso auxilia na dissecção do ureter

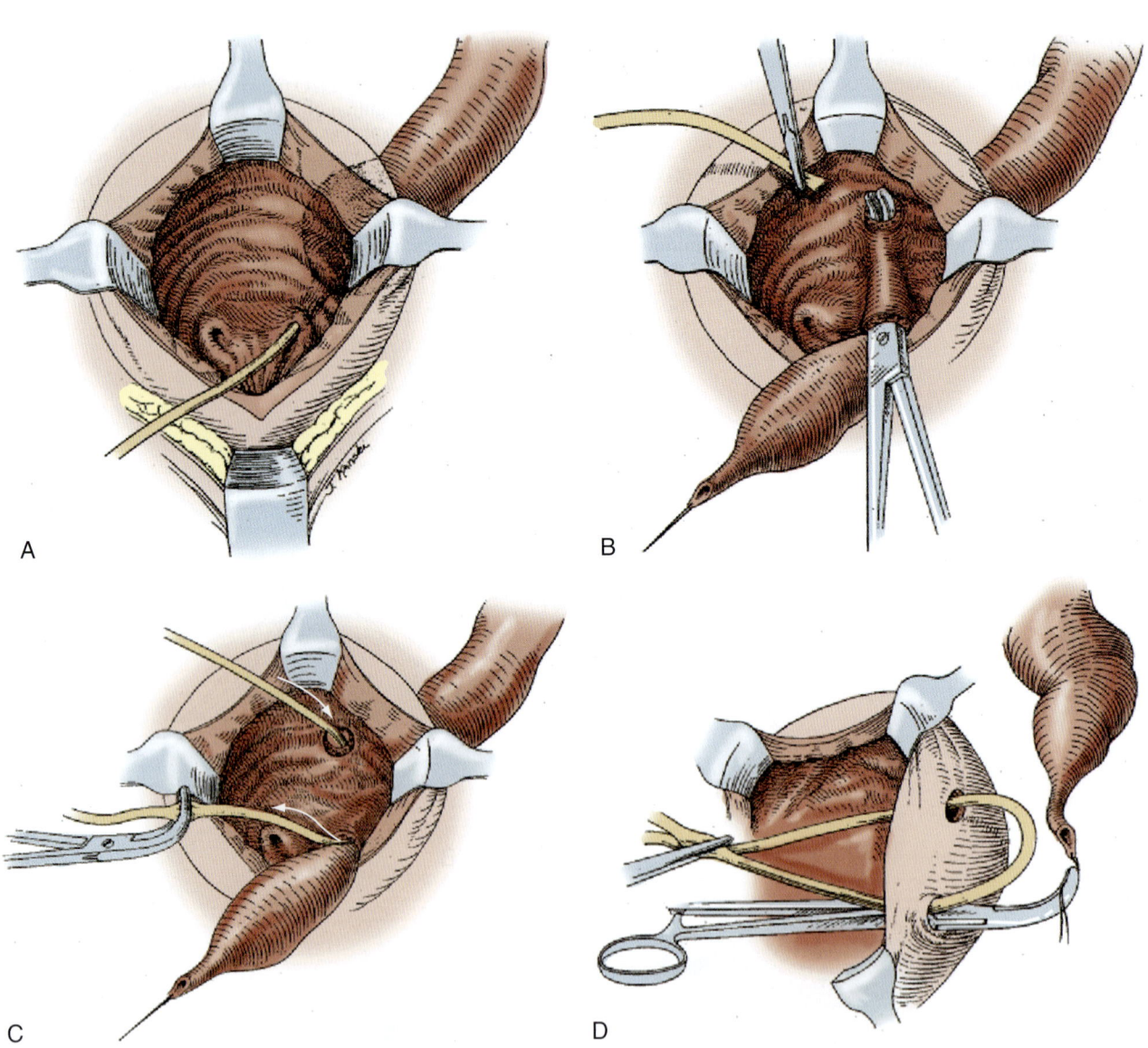

Figura 133-19. Remodelagem e reimplante de megaureter obstrutivo primário. A, Uma sonda 5 Fr normalmente passa pelo segmento intravesical de calibre normal no megaureter obstrutivo primário. B, Após o megaureter ser desprendido dos ligamentos intra e extravesicais, uma pinça em ângulo reto é usada para abrir o peritônio da parte posterior e da base da bexiga. Se houver necessidade de dissecção extravesical, é recomendável fazer uma segunda abertura antes de sair da bexiga. A pinça é colocada por cima e aberta. C, A alça vascular marca a nova abertura sendo puxada de dentro da bexiga para fora, e então passa pela abertura inicial. D, A pinça é guiada de dentro da bexiga para o espaço perivesical, onde é identificada e introduzida. O ureter é trazido para o espaço extravesical através de uma sutura de reparo que existe nesse, que é presa pela pinça.

e fornece um manejo precioso para tração. O ureter dilatado agora pode ser mobilizado para a bexiga dividindo seus ligamentos intra e extravesicais. Deve-se ter cuidado para preservar o suprimento sanguíneo para o ureter distal, que emerge medialmente. Uma vez que o ureter é mobilizado em direção à bexiga, a técnica de reimplante e remodelagem deve ser decidida, pois ela estabelecerá os próximos passos. No caso de implante intravesical reincidente, como em Cohen transtrigonal ou Politano-Leadbetter, pode-se continuar o trabalho por dentro da bexiga. **No entanto, é aconselhável removê-lo da bexiga em casos de ureter muito aumentado ou para realizar a dissecção completa, transecção, e remodelagem do ureter extravesical e proceder ao reimplante de forma extravesical, especialmente se a discrepância entre diâmetro ureteral e bexiga for significativa, a fim de evitar dissecção excessiva da bexiga e formação de hiato muito grande na área trigonal** (Perovic, 1984). O procedimento de Politano-Leadbetter deveria ser escolhido (Fig. 133-19), um local apropriado para o novo hiato médio-superior é identificado e uma pinça em ângulo reto é introduzida no hiato original, que poderá ser alargado, e avança pelo novo hiato, atentando para remoção de ligamentos peritoneais da parede posterior da bexiga. Quando a pinça estiver posicionada e for palpável de dentro da bexiga, a pinça em ângulo reto é tracionada, levemente aberta, e as pontas da pinça penetram no tecido, criando um novo hiato, que pode ser alargado da forma apropriada. Uma alça vascular é feita de dentro da bexiga do novo para o antigo hiato, de forma transversa extravesical. O ureter dilatado é direcionado para fora da bexiga, permitindo manipulações posteriores e liberado. Após a remodelagem (Fig. 133-20), o ureter é trazido de volta para a bexiga através do novo hiato, guiado pela alça vascular. O hiato antigo é fechado com fio de sutura absorvível monofilamentar 4-0, e um novo túnel mucoso é criado em volta do novo hiato. O ureter é tracionado e encurtado de acordo com o comprimento do túnel; o orifício ureteral é preso ao detrusor por fio de sutura absorvível monofilamentar 5-0 na

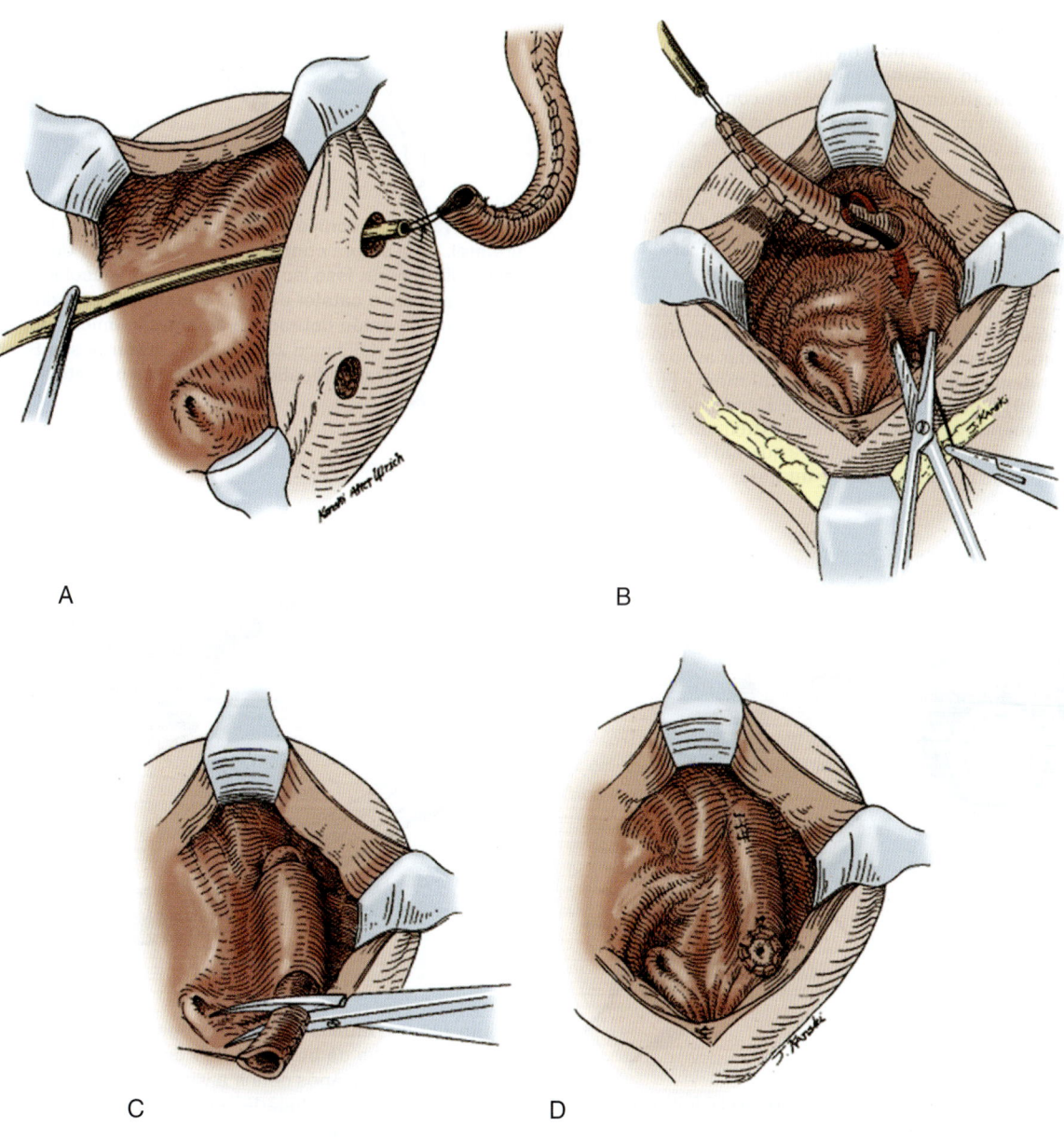

Figura 133-20. Remodelagem e reimplante completo de megaureter obstrutivo primário. **A,** O ureter reconstruído é trazido para dentro da bexiga através da segunda abertura. **B,** Após fechar a abertura inicial, uma nova túnica submucosa é feita na segunda abertura. **C,** A porção distal do ureter é ressecada para atingir o comprimento da túnica. **D,** É feita uma anastomose entre o ureter reconstruído e a bexiga com fios de sutura interrompida.

posição de 6 h, e a mucosa é ajustada circunferencialmente à mucosa da bexiga na nova posição com fio de sutura absorvível interrompida monofilamentar 6-0. Após a cirurgia a bexiga é descomprimida por cateter Foley por alguns dias.

O fechamento do ureter pode ser feito de duas formas: plicatura ou afunilamento excisional. Com a plicatura o megaureter é coberto ou dobrado ao redor de um cateter 8 ou 10 Fr, dependendo da idade do paciente. A redundância uretérica é marcada pela colocação de uma pinça Allis não traumática em volta do ureter que contém o cateter. Após remover a pinça, a técnica de plicatura Starr (Fig. 133-21) indica a cobertura da borda lateral do ureter dilatado através de múltiplas suturas contínuas absorvíveis monofilamentares 5-0 à Lembert por toda a marcação da pinça (Starr, 1979). Já na plicatura Kalicinski (Fig. 133-22) uma sutura absorvível monofilamentar 6-0 é feita de forma contínua pelo ureter, no sentido craniocaudal, por toda a marcação da pinça, de forma a inutilizar a face lateral redundante, que por sua vez é dobrada e fixada no lúmen cateterizado com múltiplas suturas contínuas 6-0 (Kalicinski et al., 1977). Na técnica de plicatura o aporte sanguíneo do ureter é preservado pois as paredes ureterais são mantidas intactas, o que reduz o risco de isquemia e estenose (Bakker et al., 1988). **A técnica dobrável, no entanto, é adequada apenas para ureter dilatado em grau moderado (< 1,75 cm de diâmetro)** (Fretz et al., 2004), pois o diâmetro muito largo resultará em ureter remodelado volumoso, dificultando seu reimplante e aumentando significativamente os riscos de complicações e falhas (Parrot et al., 1990). Em geral, foram descritos bons resultados com a técnica dobrável, com média de sucesso entre 90% e 95% (Ehrlich, 1985; Perdzinski e Kalicinski, 1996; Daher et al., 1999; Fretz et al., 2004). Stents pós-operatórios na forma de sondas infantis e cateteres duplo J permanecem in situ por 7 dias e 4 semanas, respectivamente, para drenagem. Pielografia de acompanhamento não é indicado para remover o stent.

O afunilamento excisional originalmente descrito por Hendren (1969) foi o precursor das últimas modificações da técnica dobrável, pois é considerado e já foi mostrado que o afunilamento excisional pode comprometer a vasculatura ureteral e todas as suas complicações correspondentes (Bakker et al., 1988; Whitmore e Ehrlich, 1988; Parrot et al., 1990). Entretanto, a técnica de Hendren tem vantagens, especialmente quando se trata de ureteres extremamente dilatados, que não são passíveis de serem dobrados, e quando feita com cautela, o risco de comprometimento vascular é mínimo.

O procedimento (Fig. 133-23) segue os mesmos passos principais da definição da parte lateral menos redundante do ureter com cateter 8 ou 10 Fr. Em vez de dobrar, o tecido ureteral excedente é removido e fechado com sutura contínua absorvível monofilamentar 6-0 nos dois terços proximais do comprimento ureteral a ser remodelado;

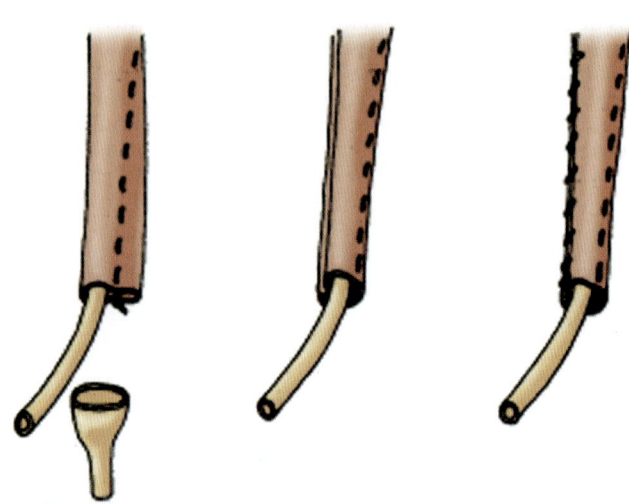

Figura 133-22. Técnica dobrável de Kalicinski. Técnica dobrável ureteral. Uma sutura contínua é tecida ao longo do megaureter para criar dois lúmens. Isso isola a porção mais vascularizada como mais funcional (com o cateter dentro), e exclui as redundâncias. A porção redundante é então dobrada, e ambas são unidas por suturas interrompidas. (De Kalicinski ZH, Kansy J, Kotarbinska B, et al. Surgery of megaureters: modification of Hendren's operation. J Pediatr Surg 1977; 12: 183.)

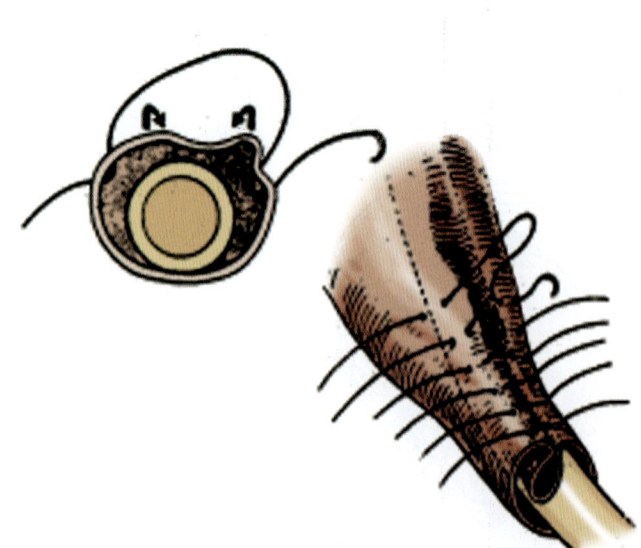

Figura 133-21. Plicatura Starr. A plicatura ureteral é feita com cateter apropriado, com sutura absorvível monofilamentar 5-0 colocada ao estilo Lembert (depois da Starr). (De Keating MA, Retik AB. Management of failures of ureteroneocystostomy. Em: McDougal WS, editor. Difficult problems in urologic surgery. Chicago: Year Book Medical; 1989. p.131).

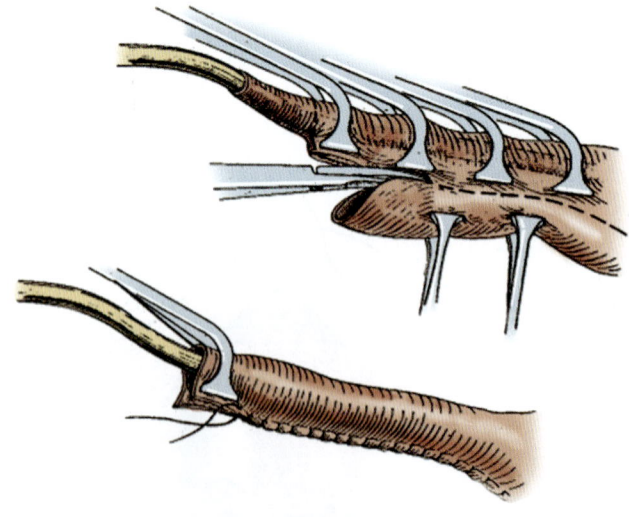

Figura 133-23. Afunilamento excisional. O afunilamento é feito com cateter vermelho de borracha 8 Fr em bebês ou 10 Fr em crianças maiores e adultos. Após definir a vascularização, pinças não traumáticas especiais são colocadas sobre o cateter. Pinças Allis infantis ajudam a retrair a porção do ureter a ser ressecada, geralmente na lateral. É importante não ressecar uma grande parte do ureter. Suturas contínuas absorvíveis monofilamentares 5-0 são usadas para reaproximar os dois terços proximais do ureter. O terço distal é fechado com suturas interrompidas para permitir seu encurtamento.

o terço distal é fechado com sutura interrompida do mesmo tipo para permitir o estreitamento adequado do ureter no reimplante sem danificar a anastomose contínua (Hendren, 1969). Segue-se a mesma conduta pós-operatória da técnica dobrável. Embora a média de sucesso com esse método geralmente seja excelente, ultrapassando 90% em muitos estudos (Hendren, 1969; Parrot et al., 1990; DeFoor et al., 2004), são necessários refinamentos a fim de preservar a vasculatura através da limitação da excisão das partes muscular e mucosa do ureter redundante, e desconsiderar que as camadas adventícias vasculares podem melhorar esses resultados reduzindo o risco de isquemia (Ossandon et al., 2005). É pertinente a todos os tipos de remodelagem ureteral que o afunilamento seja gradativo, para que não haja mudança abrupta no calibre do ureter, que pode levar a uma obstrução.

A remodelagem e o reimplante ureteral laparoscópicos seguem os mesmos princípios gerais das técnicas abertas. Um grande número de estudos vêm demonstrando a viabilidade e sucesso das técnicas minimamente invasivas com excelentes resultados a curto e médio prazo, comparados aos resultados das cirurgias abertas (Bi e Sun, 2012; Abraham et al., 2012; Bondarenko, 2013). Reimplante extravesical parece predominar, pois as limitações técnicas impedem o afunilamento dentro da bexiga (Abraham et al., 2012; Bondarenko, 2013), apesar de um estudo recente mostrar que o afunilamento excisional pneumovesical laparoscópico e reimplante transtrigonal são possíveis (Bi e Sun, 2012). Reimplantes de RVU assistidos por robótica em crianças são bem aceitos, mas ainda precisam ser aperfeiçoados para o MOP (Marchini et al., 2011; Smith et al., 2011).

Resultados

Em geral as técnicas de remodelagem e reimplante ureteral para MOP já foram aprovadas, produzindo resultados excelentes e duradouros em mais de 90% dos casos, em vários estudos. Curiosamente, os resultados foram melhores em pacientes com MOP do que com os pacientes com megaureter refluxivo, fato que pode ser explicado pela mudança histológica dos níveis de colágeno na musculatura lisa da JUV dos ureteres refluxivos, que pode resultar em ureter mais rígido e menos flexível (Lee et al., 1998; DeFoor et al., 2004). Resultados ruins também foram reportados em pacientes com esvaziamento disfuncional, bexiga neurogênica, e outras patologias do trato urinário inferior concomitantes, como obstrução do fluxo e válvula uretral posterior (DeFoor et al., 2004; Carr e Casale, 2012). **As maiores complicações descritas foram obstrução, refluxo vesicoureteral e dilatação persistente.** A obstrução é inicialmente tratada colocando-se *stent*, pois em alguns casos, é resultado de edema pós-operatório. Também pode ser resultante de estrutura isquêmica — especialmente após afunilamento excisional. Neste caso repete-se a ureteroneocistostomia, com os riscos inerentes associados à revisão cirúrgica. Abordagem conservadora do refluxo vesicoureteral é necessária, especialmente quando em graus leves, pois o refluxo tem tendência a resolução espontânea em muitos casos. Entretanto, tem-se bons resultados com injeção subureteral, com mínimas complicações (DeFoor et al., 2004; Kitchens et al., 2006). Se a injeção subureteral falhar, especialmente em casos de febre recorrente por ITU, repensar a cirurgia é uma opção a considerar. A transureteroureterostomia pode ser uma opção valiosa para casos recorrentes de dor unilateral onde há cicatrização excessiva que comprometa o aporte sanguíneo.

Dilatação e Stent

Dilatação endoscópica e *stent* na JUV e MOP ganharam interesse durante a última década até agora. Esse método é menos invasivo que a cirurgia aberta ou intervenção cirúrgica laparoscópica, com resultados a curto e médio prazo próximos de 70% em muitos estudos (Angerri et al., 2007; Carrol et al., 2010; Farrugia et al., 2011). Entretanto, o procedimento não é isento de complicações. Deslocamento do *stent*, infecções, hematúria e formação de cálculos foram descritos em mais de 31% dos casos em um estudo (Farrugia et al., 2011). Em tese o orifício ureteral do MOP é acessado endoscopicamente e dilatado por cateter ureteral ou balão de alta pressão guiado fluoroscopicamente até o entalhe ou o desgaste do balão desaparecer. Então um cateter duplo J é colocado e permanece por 2 a 6 meses. Dilatação persistente ou deterioração da função renal foram tratadas com sucesso repetindo-se o *stent* em alguns pacientes, enquanto outros necessitaram de reimplante (Farrugia et al., 2014). Os pacientes precisam ser acompanhados até a adolescência, a fim de garantir os resultados a longo prazo (Christman et al., 2012).

Estenoses Ureterais

Estenoses ureterais congênitas são anormalidades raras que foram descritas como causa de hidroureteronefrose. A dilatação é detectada no período pré-natal, mas devido à sua raridade, esses pacientes têm diagnóstico equivocado, como tendo hidronefrose ou megaureter. O diagnóstico pós-natal é feito através de ultrassonografia e RNM, e pielografia retrógrada posteriormente confirma o diagnóstico como sendo resultado de estenose ureteral. O tratamento envolve excisão do segmento ureteral estenótico e reanastomose por ureteroureterostomia; o comprimento do segmento retirado varia de 1 a 3 cm, e histologicamente caracterizam-se por aumento no depósito de colágeno e hipertrofia muscular (Hwang et al., 2005; Brugnara et al., 2007).

Pólipos Ureterais

Pólipos ureterais são outra anomalia rara que pode levar a obstrução e dilatação. Os pólipos são encontrados mais frequentemente no terço superior do ureter e geralmente evoluem para OJUP. São mais comuns em homens e do lado esquerdo, podem ser únicos ou múltiplos, e podem alcançar muitos centímetros de diâmetro. Apesar de serem a causa de dilatação pré-natal, têm tendência a se manifestar de forma sintomática por dor e hematúria durante a infância tardia, pois têm crescimento lento e são benignos. O diagnóstico pode ser feito por ultrassom, TC com contraste e urografia. A confirmação é feita através de pielografia retrógrada ou ureteroscopia. As opções de tratamento incluem pieloplastia desmembrada com ressecção da parte comprometida do ureter quando os pólipos estão próximos à JUP, ou ressecção ureteral e ureteroureterostomia por meio de cirurgia aberta ou laparoscópica. Em casos de pólipos menores, excisão ureteroscópica é uma alternativa viável. Histologicamente, são classificados como pólipos fibroepiteliais benignos (Kanamori et al., 2010; Bian et al., 2011; Shive et al., 2012).

PONTOS-CHAVE: MEGAURETER

- O termo *megaureter* é descritivo e indica dilatação do ureter independente da causa.
- Megaureteres são subclassificados em quatro categorias baseados na causalidade: Obstrutivo, refluxivo, obstrutivo sem refluxo e refluxivo sem obstrução.
- O desafio é prevenir a piora da função renal com tratamentos conservador e cirúrgico.
- A cirurgia é indicada em casos de ITU recorrentes, dilatação persistente progressiva vista na ultrassonografia, função renal diferencial inferior a 40% e/ou redução significativa na função renal diferencial de 5% ou mais nos estudos nucleares de função renal sequencial "comparáveis".
- Durante o procedimento cirúrgico, a parte distal estenótica do ureter é removida; o megaureter é estreitado e afunilado para facilitar o reimplante de forma não refluxiva, na proporção adequada comprimento × diâmetro de 5:1, para melhorar a coaptação do lúmen ureteral, a fim de garantir peristalse efetiva e transporte de urina adequados.
- A maioria dos cirurgiões recomendam *stent* pós-operatório temporário.

REFERÊNCIAS

Para consultar a lista completa de referências, acesse www.expertconsult.com.

LEITURA SUGERIDA

Autorino R, Eden C, El-Ghoneimi A, et al. Robot-assisted and laparoscopic repair of ureteropelvic junction obstruction: a systematic review and meta-analysis. Eur Urol 2014;65:430-52.

Farrugia MK, Hitchcock R, Radford A, et al. British Association of Paediatric Urologists consensus statement on the management of the primary obstructive megaureter. J Pediatr Urol 2014;10:26-33.

Hendren WH. Operative repair of megaureter in children. J Urol 1969;101:491-507.

Joseph DB. Megaureter. In: Docimo SD, Canning DA, Khoury AE, editors. The Kelalis-King-Belman textbook of clinical pediatric urology. Chichester (UK): Informa Healthcare; 2007. p. 577-92.

Koff SA. Pathophysiology of ureteropelvic junction obstruction: clinical and experimental observations. Urol Clin North Am 1990;17:263-72.

Mohan SG, editor. Pediatric robotic and reconstructive urology: a comprehensive guide. Chicester (UK): Wiley-Blackwell; 2012.

134 | Ureter Ectópico, Ureterocele e Anomalias Ureterais

Craig A. Peters, MD e Cathy Mendelsohn, PhD

Classificação e Descrição Anatômica

Apresentação Clínica

Avaliação

Tratamento Clínico

Outras Anomalias Ureterais

CLASSIFICAÇÃO E DESCRIÇÃO ANATÔMICA

Padrões Gerais

As anormalidades do desenvolvimento dos ureteres, incluindo ureteres ectópicos e ureteroceles, representam um grande componente da urologia clínica e continuam desafiando o manejo clínico, ainda que seu reconhecimento seja amplo e as estratégias cirúrgicas bem definidas. O amplo espectro de envolvimento e os padrões variáveis de apresentação subjazem o desafio clínico e requerem compreensão aprofundada sobre a embriologia normal e anormal do trato urinário inferior. Este capítulo apresenta as manifestações clínicas, patologia embriológica e avaliação juntamente com estratégias de manejo de ureteres ectópicos e ureteroceles, bem como outras anomalias ureterais de formação menos comuns. As patologias ureterais obstrutivas, incluindo a obstrução da junção ureteropélvica (OJUP) e obstrução da junção ureterovesical, são revisadas no Capítulo 132 (*disponível exclusivamente on-line em inglês no site www.expertconsult.com*).

Embora o ureter ectópico e a ureterocele tipicamente se apresentem como entidades distintas, é aparente o fato de que compartilham muitas características comuns e que podem apresentar os mesmos mecanismos de desenvolvimento, com discretas variações que induzem as óbvias diferenças em seus aspectos. De várias formas, essas condições podem ser abordadas de maneira similar, com pouca variação de manejo devido a suas diferenças particulares. Também é aparente que os casos clínicos podem representar manifestações que se situam entre as duas entidades, sugerindo uma continuidade do desenvolvimento embriológico.

Ureter Ectópico

Por definição, um ureter ectópico é um ureter, único ou duplo, que não adentra a área do trígono vesical. Em um sistema duplo, trata-se inevitavelmente do ureter do polo superior, presumidamente devido ao seu brotamento a partir do ducto mesonéfrico mais tardio do que do polo inferior, com incorporação também tardia ao seio urogenital em desenvolvimento. Se estiver situado simplesmente próximo ao colo vesical, não é tecnicamente ectópico, o que requer que sua entrada seja no nível do colo vesical ou distal a este. Em indivíduos do sexo feminino, o ureter ectópico pode adentrar qualquer local desde o colo vesical até o períneo, e a vagina, útero ou, mesmo, o reto (Fig. 134-1). Ele pode ocorrer em associação com um cisto do ducto de Gartner, resquício do ducto wolffiano a partir do qual brota o ureter, e pode incluir dilatação cística do ducto. Este corre tipicamente em paralelo com a vagina (estrutura mülleriana) e, com a ruptura da estrutura ductal cística, a comunicação com a vagina é estabelecida. Essa é a base da incontinência, apresentação frequente de um ureter ectópico em indivíduos do sexo feminino. No sexo masculino, o ureter ectópico sempre entra no sistema urogenital por sobre o esfíncter externo ou o assoalho pélvico e, geralmente, nas estruturas wolffianas, incluindo o ducto deferente, vesículas seminais ou ducto ejaculatório (Figs. 134-2 e 134-1). A apresentação em pacientes do sexo masculino não envolve a incontinência, contudo envolve infecção e dor nos órgãos afetados (testículos e epidídimo).

Ureteres ectópicos e ureteroceles de sistema único podem se manifestar de forma similar, mas também podem ocorrer associados a um rim aparentemente ausente. Isso geralmente reflete uma incapacidade de identificar o rim em exames de imagem típicos e tem conduzido ao emprego da tomografia computadorizada (TC) com contraste para a detecção de unidades renais pequenas e com função pobre associadas a um ureter ectópico (Borer *et al.*, 1998). Sistemas tanto únicos quanto duplos com um ureter ectópico podem causar hidronefrose severa, refletindo a obstrução distal. Essa condição pode haver comprometido o desenvolvimento renal normal ao ponto de o segmento afetado ser afuncional, o que requer avaliação clínica.

A entidade rara dos ureteres ectópicos de sistema único bilateral pode ocorrer associada a uma bexiga hipoplásica e anormalidades renais bilaterais, tipicamente a displasia (Koyanagi *et al.*, 1977; Noseworthy e Persky, 1982; Johnin *et al.*, 2007). Algumas dessas crianças podem ser consideradas casos de agenesia vesical devido à ausência de estrutura vesical reconhecível, presumidamente causada pela ausência de trabalho da bexiga durante a vida intrauterina.

> **PONTOS-CHAVE: URETER ECTÓPICO**
> - Um ureter ectópico é um ureter, único ou duplo, que não adentra a área do trígono vesical.
> - Em um sistema duplo, o ureter ectópico é inevitavelmente o ureter do polo superior, devido a seu brotamento mais tardio a partir do ducto mesonéfrico (mais cefálico) do que o broto ureteral do polo inferior.
> - Em indivíduos do sexo feminino, o ureter ectópico pode adentrar qualquer local, desde o colo vesical até o períneo, e a vagina, útero ou, mesmo, o reto. Um dos sintomas clássicos é a incontinência constante.
> - Em indivíduos do sexo masculino, o ureter ectópico sempre entra no sistema urogenital por sobre o esfíncter externo ou o assoalho pélvico e, geralmente, nas estruturas wolffianas, incluindo o ducto deferente, vesículas seminais ou ducto ejaculatório. A apresentação clínica não é a incontinência, mas a infecção.

Ureterocele

Ureteroceles representam uma versão do ureter ectópico com dilatação cística do seu aspecto distal que se localiza ou dentro da bexiga ou abrangendo o colo vesical e a uretra. Assim como no ureter ectópico, as ureteroceles podem ocorrer associadas a um sistema único ou duplo e, nestes últimos, estão associadas ao polo superior (Fig. 134-3). Ureteroceles podem se estender para dentro da uretra, porém não se formam inteiramente nela e nem se conectam às estruturas do ducto wolffiano.

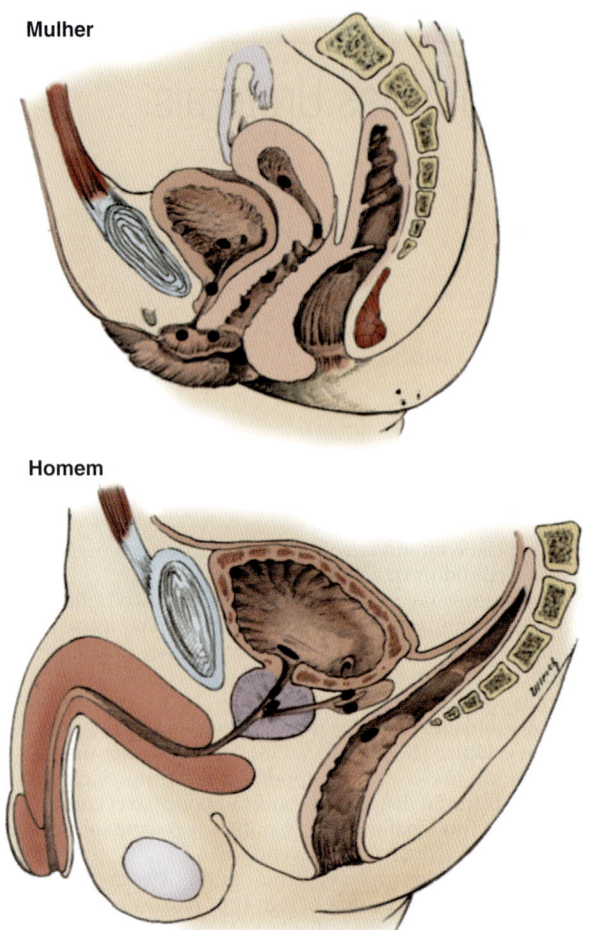

Figura 134-1. Sítios de óstio de ureter ectópico no homem e na mulher.

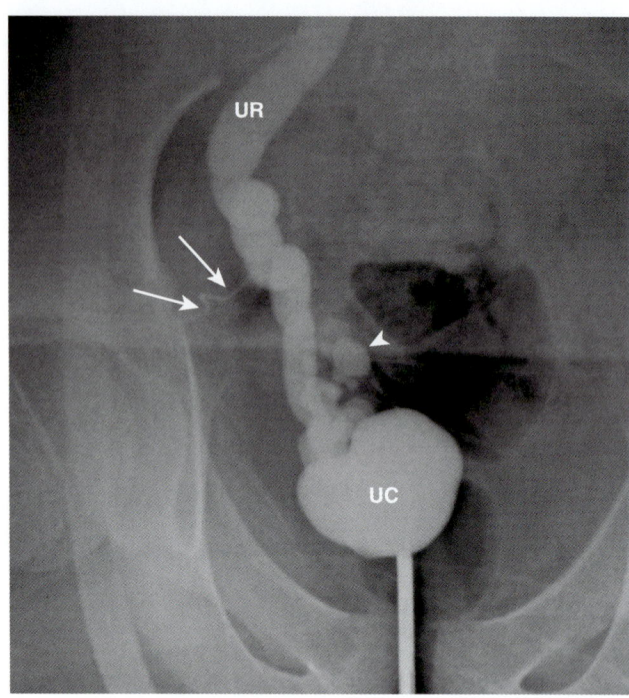

Figura 134-2. Exame de injeção retrógrada em um menino com dor abdominal e uma ureterocele associada a rim direito hipoplásico. A ureterocele intravesical (UC) está sendo injetada e demonstra comunicação com a vesícula seminal direita (*ponta de seta*) e com o ducto deferente (*setas*), sendo que o ureter (UR) conduz ao rim displásico. À ressecção cirúrgica, o ureter e o dcuto se uniam imediatamente acima das vesículas seminais.

Há diversos sistemas de classificação para ureteroceles, mas o mais útil para a prática clínica separa ureteroceles intravesicais das extravesicais. A forma intravesical ocorre inteiramente dentro da bexiga e sobre o colo vesical. Essa forma inclui a ureterocele "simples", que pode ser vista em adultos com dilatação mínima e dilatação do polo superior leve a ausente. O uso desse termo, contudo, não deve ser aconselhado; deve-se empregar o termo *ureterocele intravesical única* (Glassberg et al., 1984). A ureterocele ectópica inclui aquelas "nas quais alguma porção da ureterocele está situada permanentemente no colo vesical ou na uretra" (Glassberg et al., 1984). O óstio pode ser encontrado na bexiga, no colo vesical ou na uretra. Isso precisa ser distinguido de ureterocele intravesical que se prolapsa para a uretra durante a micção.

Uma subdivisão descritiva adicional dos tipos de ureterocele já foi publicada, particularmente por Stephens (Stephens, 1971; Stephens et al., 1996). Essas incluem a cecoureterocele e ureteroceles estenóticas, de esfíncteres, esfincteroestenóticas, cegas e não obstrutivas (Fig. 134-4). De uma perspectiva clínica, o subgrupo mais importante a ser reconhecido é o das cecoureteroceles. Nesses casos, o óstio do ureter afetado encontra-se dentro da bexiga, porém a cavidade da ureterocele estende-se além do colo vesical para dentro da uretra. Cecoureteroceles podem não ser identificadas de forma pré-operatória (Smith e Parrott, 1994) e sua complexidade pode gerar desafios à cirurgia, particularmente com a incisão endoscópica (ver adiante).

Uma variante incomum da ureterocele, porém desafiadora para o diagnóstico, é a ureterocele não obstrutiva com duplicação (Bauer e Retik, 1978) ou "desproporção de ureterocele" (Share e Lebowitz, 1989) (Fig. 134-5). Estas são associadas a um rim duplo, contudo o polo superior afetado não se encontra dilatado e é tipicamente displásico a um grau tal que não é imediatamente detectado na maior parte dos exames de imagem. Ademais, o ureter afetado não se encontra dilatado além da bexiga. Uma ureterocele de aspecto típico pode ser vista na bexiga, mas o rim ipsilateral parece completamente normal.

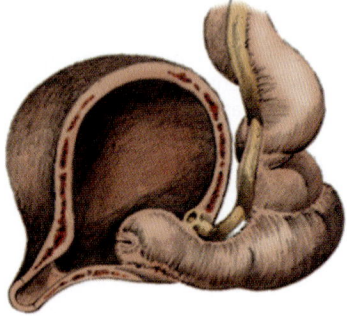

Figura 134-3. Diagrama do ureter intravesical com óstio estenótico imediatamente proximal ao colo da bexiga.

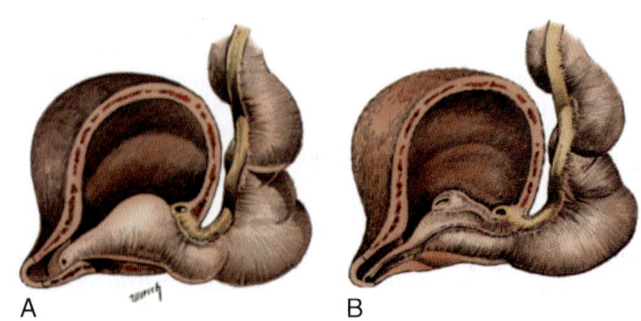

Figura 134-4. A, Ureterocele ectópica esfincteroestenótica. B, O lúmen da cecoureterocele estende-se distalmente ao óstio como uma longa lingueta abaixo da submucosa ureteral. O óstio comunica-se com o lúmen da bexiga, é amplo e afuncional.

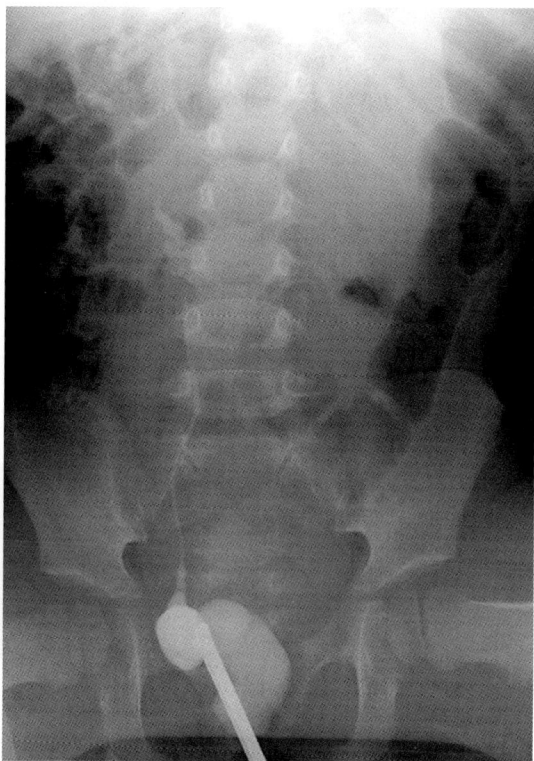

Figura 134-5. **Desproporção em ureterocele demonstrada por meio de pielografia retrógrada. Observe a disparidade entre a grande ureterocele e o ureter delgado juntamente com o sistema coletor não dilatado.**

Há alguma associação do tipo de ureterocele com o resultado de várias medidas terapêuticas, mas estas não se provaram tão preditoras como relatado inicialmente. Churchill *et al.* propuseram um sistema de classificação baseado no impacto da ureterocele sobre o trato urinário superior, incluindo todas as unidades renais (Churchill *et al.*, 1992). Esse sistema funcional separa aqueles casos nos quais somente o polo superior está comprometido, aqueles nos quais o rim ipsilateral está inteiro ameaçado e aqueles nos quais o sistema contralateral também está em risco devido a refluxo ou obstrução da saída da bexiga. O último grupo abrangeu 26% dos casos relatados.

PONTOS-CHAVE: URETEROCELE

- Ureteroceles representam uma versão do ureter ectópico com dilatação cística do seu aspecto distal que se localiza ou dentro da bexiga ou abrangendo o colo vesical e a uretra.
- Há diversos sistemas de classificação para ureteroceles, mas o mais útil para a prática clínica separa ureteroceles intravesicais das extravesicais.
- Na cecoureterocele, o óstio do ureter afetado encontra-se dentro da bexiga, porém a cavidade da ureterocele se estende além do colo vesical para dentro da uretra.

Embriologia e Etiologia

Os mecanismos específicos responsáveis pelos ureteres ectópicos e ureteroceles permanecem indefinidos, mas nossa compreensão emergente acerca do desenvolvimento ureterotrigonal normal e anormal é propensa a fornecer perspectivas valiosas com as novas ferramentas de investigação (Mendelsohn, 2009). Esses mecanismos moleculares terão importância científica, porém também proporcionarão potencial separação entre as variantes dessas condições com relevância terapêutica, assim como permitirão, por fim, a detecção e a intervenção precoces (ou seja, *in utero*). Esta última é um horizonte distante, porém não implausível. Atualmente, continuamos sem certeza acerca de mecanismos fundamentais, mas ainda precisamos saber quais ureteroceles e ureteres ectópicos podem ser associados a mau desenvolvimento do colo e do trígono vesical que seja suficiente para causar distúrbios de função, como a incontinência. Essas crianças precisam de terapia mais agressiva para atingir a continência. A identificação precoce pode permitir a realização de tratamentos cirúrgicos mais cedo e de forma mais eficaz.

Relevância Clínica

A compreensão acerca das potenciais relações do ureter anormal associado à ectopia ou a uma ureterocele, que ocorre devido a aberrações no desenvolvimento normal de ductos wolffianos e müllerianos, do broto ureteral, do seio urogenital e da bexiga, pode facilitar a interpretação clínica dessas condições. O conhecimento sobre os sítios de inserção ectópica pode ser útil para se planejar os exames de imagem e correção cirúrgica. É essencial reconhecer os possíveis efeitos do desenvolvimento ureteral anormal sobre o desenvolvimento da bexiga e da uretra para se determinar estratégias de reconstrução, bem como é importante manter a ciência de uma possível coexistência de anormalidades ureterais e müllerianas.

Desenvolvimento Ureteral-Trigonal-Renal

A patogênese da ectopia ureteral com ou sem ureterocele resulta em mau desenvolvimento renal causado por conexões ureterotrigonais defeituosas. Atualmente, tem sido identificado um grande número de vias genéticas importantes em humanos e roedores para o estabelecimento das conexões distais do ureter, e os estudos em modelos de camundongos têm conduzido a uma melhor compreensão acerca do processo por meio do qual são geradas as conexões ureterais distais.

A função do trato urinário depende das conexões ureterovesicais patentes e de um mecanismo antirrefluxo que previne o fluxo contrário de urina ao ureter e aos rins. A válvula antirrefluxo é formada pela intersecção de fibras musculares do ureter e da bexiga, e, portanto, ureteres mal posicionados que não seguem uma trajetória precisa através da parede da bexiga ou que terminam fora do sítio normal de inserção no trígono podem causar obstrução ou refluxo vesicoureteral (RVU). Defeitos renais associados à ectopia ureteral, ureterocele ou RVU podem ser causados por uma obstrução que danifique tipos de células renais (Capítulo 132) ou por mutações em genes necessários de forma independente ao desenvolvimento normal dos rins e da inserção ureteral, incluindo o *Ret*, *Fgfr2*, *Gata3* e diversos outros (Chia *et al.*, 2011; Liu *et al.*, 2011; Hoshi *et al.*, 2012).

A compreensão clássica acerca do desenvolvimento ureterotrigonal sugere que o trígono se origine do ducto néfrico comum (DNC) mesodérmico, assim como o ducto mesonéfrico e o ureter, e seja distinto do seio urogenital, que tem origem endodérmica. Segundo esse modelo, as conexões ureterovesicais adequadas dependem da expansão do DNC e sua subsequente inserção no epitélio do seio urogenital (EUG), tanto separando o DNC do ureter quanto produzindo um sítio de inserção maduro na bexiga (Wesson, 1920; Tanagho e Pugh, 1963; Woodburne, 1965). Contudo, a observação de que o DNC se degenera durante a maturação ureteral sugere que ela possa não gerar o trígono, como se acreditava anteriormente (Batourina *et al.*, 2002, 2005; Viana *et al.*, 2007; Chi *et al.*, 2009; Mendelsohn, 2009; Uetani *et al.*, 2009; Tanaka *et al.*, 2010). Em consistência com esse fato, estudos de linhagem e estudos de recombinação tecidual em camundongos sugerem que o trígono seja formado por interconexões entre o músculo detrusor e fibras que circundam o ureter intravesical (Viana *et al.*, 2007).

Com a formação do broto ureteral, o ducto mesonéfrico torna-se o DNC caudalmente em direção à inserção no seio urogenital. Estudos em modelos animais indicam que o estabelecimento de uma conexão ureterovesical madura depende de um processo de maturação ureteral, uma série complexa de eventos deflagrada por rearranjos celulares e apoptose do DNC. A maturação ureteral se inicia quando a porção mais distal do DNC começa a se fundir com o seio urogenital e sofre apoptose, o que ocorre durante muitos dias. Essa primeira fase da apoptose resulta na remoção da porção mais distal do DNC e na formação de um arco composto do DNC remanescente e do ureter distal. O arco estabelece contato com o EUG dorsal, evento este que determina a posição do futuro óstio ureteral.

A fusão do arco com o EUG e a remoção do DNC remanescente por apoptose geram uma conexão patente entre o ureter e a bexiga

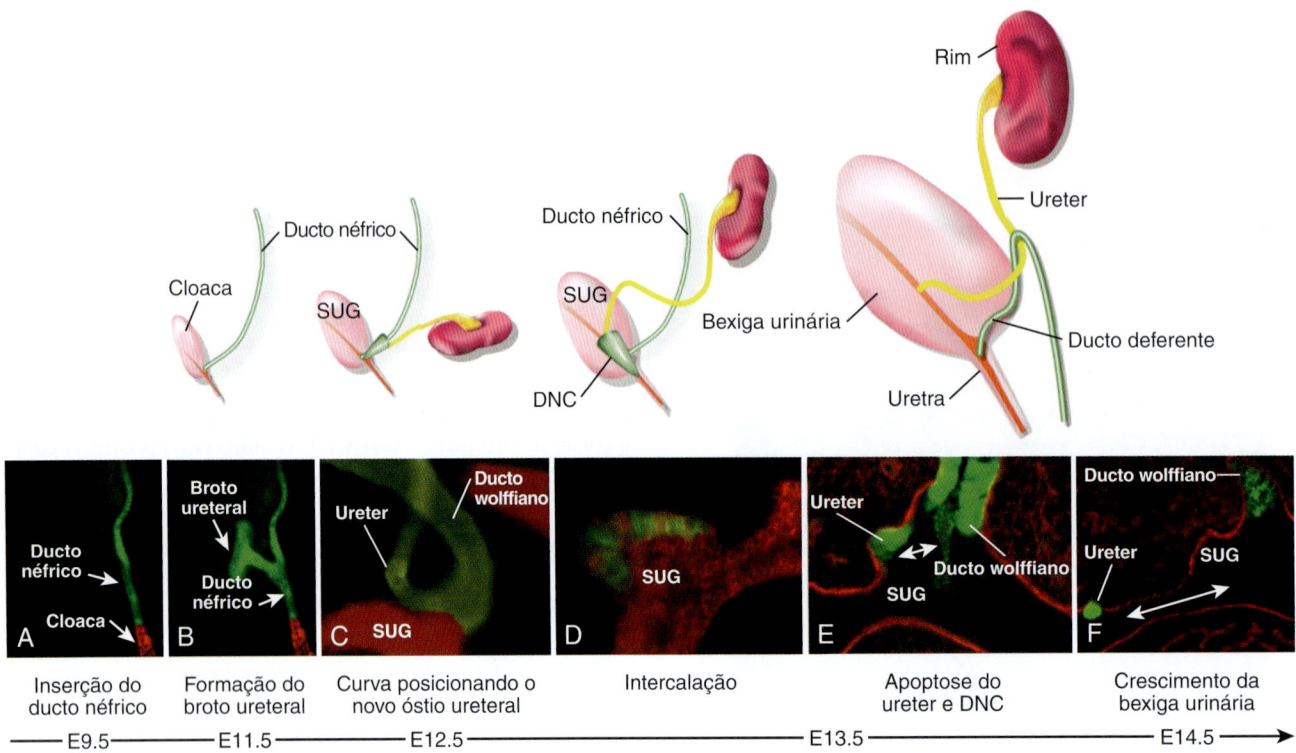

Figura 134-6. *Acima*, Desenho esquemático demonstrando um modelo revisado de maturação do ureter. *Abaixo*, Imagens de embriões expressando *Hoxb7-GFP* demonstrando diferentes estágios da morfogênese do trato urinário. No trato urinário inferior, o transgene *Hoxb7-GFP* localiza-se no ureter, ducto mesonéfrico (wolffiano) e ducto néfrico comum (DNC) (Srinivas et al., 1999). A, Extensão completa do trato urinário de um embrião E9 *Hoxb7-GFP* contrastado com E-cadherina para revelar o ducto mesonéfrico (*verde*) e sua inserção na bexiga primitiva (*vermelho*). B, Extensão completa do trato urinário de um embrião E11 *Hoxb7-GFP* contrastado com E-cadherina (*vermelho*), O DNC situa-se abaixo do broto do ramo ureteral primário que, nesse estágio, invadiu o blastema renal (não visualizável). C, Extensão completa do trato urinário de um embrião E12 *Hoxb7-GFP* (*verde*) corado com citoqueratina (*vermelho*). A apoptose do DNC trouxe a porção mais caudal do ureter em contato mais próximo com a bexiga, onde ele se alinha, determinando a posição do futuro óstio ureteral. D, Secção obtida no Vibratome de um trato urogenital E13 *Hoxb7-GFP* corado com E-cadherina (*vermelho*). As células do epitélio ureteral mais distal já se fundiram com o epitélio vesical, onde passarão por apoptose, criando uma nova conexão do broto ureteral. E, Extensão completa do trato urinário de um embrião E13,5 *Hoxb7-GFP* corado com laminina para revelar a membrana basal do epitélio vesical (*vermelho*). O óstio ureteral está agora inserido no epitélio e separado do ducto mesonéfrico a uma curta distância. F, A expansão e o alongamento da bexiga moveram o óstio ureteral mais longe do ducto mesonéfrico (wolffiano). SUG, Seio urogenital.

que, nesse estágio, encontra-se no nível do verumontano (Fig. 134-6). O subsequente crescimento e a expansão da bexiga e da uretra posteriormente separam o ducto mesonéfrico e o ureter distal. O ureter é inicialmente ocluído por células que sofrem apoptose pouco antes do nascimento (Mendelsohn, 2009). Essas células podem corresponder à membrana de Chwalle que, em humanos, é tida como importante na geração de uma conexão ureterovesical patente e que, quando anormal, pode resultar em ureterocele (Chwalle, 1927).

Estudos em camundongos sugerem que ureteres ectópicos podem surgir a partir de defeitos que causam desalinhamento do arco com o lado dorsal do seio urogenital, alterando a posição onde o óstio ureteral se insere. Eventos potenciais incluem inserção tardia ou defeituosa do ducto néfrico na cloaca, brotamento do ureter primário a partir de uma posição anormalmente alta ou baixa no ducto néfrico em relação ao seio urogenital e maturação ureteral defeituosa. Um ureter que esteja inserido no local correto mas que se encontre obstruído pode refletir falha na regressão da membrana de Chwalle. O modelo revisado de maturação ureteral fornece possíveis mecanismos de ectopia ureteral e formação de ureterocele. A apoptose pode manter a conexão entre o ureter e o ducto wolffiano e pode impedir a incorporação do ureter e do seio urogenital. Esse defeito produziria um ureter acoplado aos resquícios wolffianos em indivíduos do sexo feminino (ducto de Gartner) ou ao dcuto deferente ou sistema ejaculatório em indivíduos do sexo masculino. Alternativamente, a regressão parcial do DNC pode resultar em ureteres que se unem à bexiga em um sítio anormalmente posterior, próximo ou dentro da uretra.

Em sistemas duplicados, rins de polo superior derivados de ramos do broto ureteral que se formaram em posição anormalmente alta no ducto mesonéfrico tendem a se apresentar obstruídos, enquanto a obstrução ureteral distal é rara em metades renais que surgem a partir de ramos do broto ureteral emergentes do ducto mesonéfrico em local correto. Esse defeito do polo superior pode refletir um remodelamento incompleto do DNC, sugestão que foi apoiada por observações de modelos em camundongos com sistemas duplicados. Nesse caso, os DNC associados a ureteres que se formaram em sítio anormalmente anterior no ducto mesonéfrico persistem, resultando em obstrução, enquanto DNC associados a ureteres formados em local correto, próximos ao seio urogenital, sofrem regressão. Essas observações conjuntas sugerem que sinalizações do seio urogenital possam regular normalmente a maturação ureteral por meio de controle do remodelamento do DNC.

Tais observações sugerem que a posição final do ureter depende, em grande parte, da extensão de remodelamento do DNC, que pode ser interrompida por defeitos em movimentos celulares ou em apoptose. Se não houver remodelamento, o ureter permanecerá junto ao ducto sexual (ducto deferente ectópico ou, em indivíduos do sexo feminino, ducto de Gartner ectópico). O remodelamento parcial do DNC poderia produzir um defeito diferente. Nesse caso, os ureteres distais se unirão ao seio urogenital em um sítio próximo ao ducto néfrico, que se conecta no nível do verumontano ou da invaginação do seio. Defeitos muito similares são observados em modelos de camundongos, incluindo mutantes com ausência do *Ret*. Mutações do *Ret* em humanos causam a doença de Hirschsprung, anormalidades renais, RVU e hidronefrose. Estudos em camundongos com mutações no *Ret* indicam que esse gene controla a formação do broto ureteral, assim como a inserção do ducto mesonéfrico e a regressão do DNC, sugerindo que as vias genéticas preservadas possam ser necessárias em locais e estágios independentes para gerar um sistema urinário normal.

A obstrução provavelmente não seja o maior, e certamente não o único, fator que produz dilatação ureteral como observada em ureteroceles. As ureteroceles com óstios amplos sem obstrução aparente são bem reconhecidas clinicamente. Ureteres ectópicos com inserção no colo vesical são dilatados, contudo não têm a dilatação distal desproporcional característica da ureterocele. Entretanto, a obstrução exerce certo papel na fisiopatologia da ureterocele, como é evidente na ocorrência frequente de descompressão durante a punção da ureterocele. Se isso é ou não determinado pelo grau de formação muscular da ureterocele ainda não foi definido. Estudos recentes sustentam a ideia de que a degeneração da membrana de Chwalle (Chwalle, 1927) é importante para gerar uma conexão patente entre o óstio ureteral e a bexiga (Mendelsohn, 2009). Esses estudos sugerem que a membrana, a qual se acreditava ser formada a partir do seio urogenital, possa na verdade ser derivada de células luminais no ureter que sofrem apoptose em um estágio relativamente tardio, antes da instalação da função renal, que pode ser importante na geração de uma conexão patente entre o ureter distal e a bexiga.

> **PONTOS-CHAVE: EMBRIOLOGIA**
>
> - Em contraste com o modelo clássico no qual o DNC formava o trígono, o modelo revisado inclui a regressão do DNC no animal normal por meio de apoptose e formação do trígono a partir do endoderma, assim como a bexiga.
> - A explicação clássica da formação da ureterocele é a de Chwalle, que postulou que a expansão ureteral distal seja produzida por falha da ruptura da membrana distal no óstio ureteral (membrana de Chwalle).
> - Devido ao fato de o broto ureteral derivar do ducto wolffiano, o ureter ectópico não se inserirá diretamente nas estruturas müllerianas (vagina, colo uterino e útero), mas será associado a elas por meio do resquício do ducto wolffiano, o ducto de Gartner, que corre ao longo das estruturas müllerianas maduras.
> - A regra de Weigert-Meyer descreve a relação inversa dos óstios ureterais duplos, na qual o ureter ectópico ou a ureterocele associados ao polo superior são caudais ao óstio ureteral do polo inferior.

APRESENTAÇÃO CLÍNICA

Exames de Imagem

Detecção Pré-natal

A maior parte das ureteroceles e ureteres ectópicos é detectada por meio de exame ultrassonográfico pré-natal, mesmo quando o diagnóstico específico não é realizado. A anormalidade requer exame de imagem pós-natal, o qual determinará invariavelmente a causa específica, conduzirá a estudos futuros e permitirá a caracterização adequada da condição. Os padrões de imagem pré-natal são idênticos àqueles observados no exame ultrassonográfico pós-natal, contudo podem ser mal interpretados. Ainda que sejam padrões descritos no capítulo sobre diagnóstico pré-natal (Cap. 124), diversos elementos devem ser enfatizados.

A identificação pré-natal de um sistema duplo pode ser difícil, exceto quando uma das metades se encontra dilatada. O relato de um "cisto" do polo superior em um feto deve ser interpretado como hidronefrose até que seja provado o contrário. Graus menores de hidronefrose podem não ser prontamente identificados, embora as alterações ao longo do tempo possam requerer o pronto reconhecimento. A dilatação esperada no ureter pode não ser imediatamente detectável, mas pode ser rastreada até a bexiga. Esta deve ser inspecionada em todos os casos para se identificar uma ureterocele, porém pode ser necessário esperar por seu preenchimento para fazer essa observação. Uma ureterocele de grande dimensão pode preencher a bexiga e mascarar a sua presença.

Deve-se observar o aspecto do parênquima do polo superior, tanto por sua espessura quanto por sua ecogenicidade. Os achados nunca devem ser utilizados de forma isolada na determinação da possibilidade de se aproveitar o polo superior, todavia podem ser úteis na tomada de decisões clínicas.

O ureter ectópico pode apresentar-se idêntico a uma ureterocele exceto no nível da bexiga, com polo superior dilatado, ureter tortuoso, mas sem componente intravesical. Ocasionalmente, um ureter ectópico de tamanho grande pode atingir a bexiga e parecer uma estrutura intravesical, denominada *pseudoureterocele* (Sumfest et al., 1995). Esses padrões são idênticos ao aspecto pós-natal, contudo seu reconhecimento requer o trabalho de um ultrassonografista maternofetal experiente.

Diante de um diagnóstico presuntivo de ureterocele ou ureter ectópico, deve-se proceder com avaliação cuidadosa das outras unidades renais e da bexiga. A dilatação ipsilateral ou contralateral do polo inferior sugere refluxo ou, menos comum, obstrução a partir da ureterocele ou do ureter ectópico dilatado. A obstrução da saída da bexiga por uma ureterocele pode ocorrer e se manifestar como hidronefrose de todas as unidades renais (Ogunyemi, 2001; Quintero et al., 2001; Godinho et al., 2013). Embora seja incomum identificar uma obstrução vesical causada por uma ureterocele capaz de produzir oligo-hidrâmnio, isso pode acontecer. A displasia renal contralateral pode estar evidente e associada a fluido amniótico reduzido. A necessidade de intervenção pré-natal ou de parturição precoce é excepcional e é improvável que essas medidas produzam algum benefício significativo.

A ureterocele, ou o ureter ectópico de sistema único, estará evidente com a dilatação de todo o rim, assim como do ureter. Pode ser impossível diferenciá-la de um megaureter obstrutivo ou de refluxo severo, porém isso terá pouco impacto clínico imediato no período pré-natal.

Acidental

Quando há hidronefrose significativa com um ureter ectópico ou com uma ureterocele, realiza-se, ocasionalmente, um diagnóstico acidental. Em alguns casos, contudo, isso pode resultar da busca por uma explicação da dor abdominal geral para a qual não se considerou uma causa renal. Também é possível que o ureter dilatado não seja reconhecido como tal, e já foram observados casos de cistos ovarianos presumidos que eram em verdade ureteres marcadamente dilatados (Mason et al., 2012).

Infecção

A infecção continua sendo uma razão significativa para a apresentação clínica de ureteres ectópicos e de ureteroceles, que pode ocorrer em qualquer idade e pode apresentar padrão altamente variável.

Padrões Clínicos: Altamente Variáveis

Embora haja grande variabilidade na apresentação do ureter ectópico e da ureterocele, existem diversos padrões que podem ser antecipados. Seja qual for o caso, a urossepse generalizada pode ser o cenário clínico, e um exame ultrassonográfico da bexiga e dos rins fornecerá o diagnóstico. Já foi relatado que o exame agudo de ultrassonografia torna-se desnecessário se a criança apresentar uma infecção do trato urinário (ITU) febril e história de exame ultrassonográfico pré-natal normal após 30 a 32 semanas (Hoberman et al., 2003). A extrema variabilidade da qualidade de exames de imagem pré-natais deixa essa recomendação enfraquecida, todavia parece prudente que um exame de ultrassonografia seja obtido em todas as crianças com urossepse. Em crianças com ITU febril, raramente haverá urgência se responderem clinicamente. O valor da detecção precoce é o potencial para tratamento precoce, que pode ser um simples procedimento de drenagem. Se a criança estiver se recuperando rapidamente, exames de imagem podem ser eletivos.

No cenário agudo, diante da evidência de um ureter ectópico ou de uma ureterocele, a resposta inicial determinará o momento da intervenção (ver adiante). Certamente, a criança com sepse que não responde rapidamente à terapia apropriada pode precisar de incisão transuretral urgente (ITUr) de uma ureterocele infectada ou drenagem percutânea ou aberta de um ureter ectópico. A drenagem aberta desse quadro é frequentemente a ureterostomia terminal, como descrito adiante.

Ureteres ectópicos frequentemente se manifestam com padrão menos agudo evidenciado por febre persistente de baixo grau com picos periódicos. Em alguns casos, uma cultura da urina é negativa simplesmente porque o sistema ectópico infectado não drena para a bexiga. Os pais podem descrever descarga purulenta no períneo (See e Mayo, 1991). Esse padrão clínico deve indicar um exame ultrassonográfico, que geralmente revela o polo superior ou todo o sistema dilatado. É raro o ureter ectópico não obstruído se manifestar com infecção, contudo ocorre associado à incontinência.

Em indivíduos do sexo masculino, pode haver um padrão de infecção subagudo generalizado similar, porém essas crianças se apresentam com mais frequência a epididimite no momento da consulta. Embora esse possa ser um subgrupo incomum de meninos jovens com escroto agudo, esses pacientes apresentam epididimite bacteriana verdadeira e podem ou não manifestar urina infectada. No cenário de suspeita de epididimite em um menino jovem, é prudente realizar um breve exame ultrassonográfico dos tratos superiores para certificar-se de que não há anormalidade (Rajfer et al., 1978; Umeyama et al., 1985; Chu et al., 2012). Indivíduos do sexo masculino mais velhos também se apresentam dessa forma, ainda que a causa dessa condição mais tardia não esteja elucidada. Alguns podem apresentar episódios recorrentes de epididimite antes que a causa de base seja detectada.

Incontinência

Padrões Clínicos

A incontinência urinária pode ser causada por um ureter ectópico em meninas, mas não em meninos. Ureteroceles não tratadas não estão associadas a incontinência. A menina já treinada para usar o vaso sanitário e que apresenta extravasamento urinário contínuo deve ser avaliada para possível ureter ectópico. Exames de imagem podem não detectar imediatamente essa condição porque a metade afetada do rim pode não estar dilatada e o nível de suspeita deve ser guiado por história cuidadosa e, ocasionalmente, exame físico. Antes de se aprender a utilizar o vaso sanitário, pode ser difícil detectar a incontinência contínua, apesar de alguns pais relatarem gotejamento persistente durante a mudança. No início do treinamento, o extravasamento pode ser falsamente atribuído à falta de motivação. A persistência geralmente requer avaliação, e a história característica pode ser obtida. Essa é geralmente de perdas de baixo volume o tempo todo.. Quando questionados acerca de a criança conseguir permanecer seca por 30 a 60 minutos, os pais geralmente dizem que não. É importante ser cauteloso no questionamento, porque alguns pais de crianças que se molham por outras razões podem responder, "Ela sempre se molha", quando de fato a criança pode permanecer seca por períodos de tempo. A umidade associada a um ureter ectópico ocorre tipicamente ao longo do dia e não se atenua. Pode parecer pior com a atividade em alguns casos. Em casos raros ela se manifesta de forma intermitente, talvez causada por extravasamento intermitente através de uma membrana do ducto de Gartner.

Em crianças maiores nas quais o diagnóstico não tenha sido reconhecido, os sintomas podem ser atribuídos à disfunção miccional, preguiça e, até mesmo, abuso sexual (Lane, 1962; Carrico e Lebowitz, 1998). Durante a anamnese, sinais de disfunção miccional como adiamento da micção, postura atípica e constipação devem ser investigados para avaliar a probabilidade de esses sinais servirem de explicação para o extravasamento de urina.

Dor

A dor é incomumente associada a ureter ectópico ou a ureterocele. As exceções são a infecção aguda e também a obstrução episódica do ureter ectópico ou a dor vesical causada por ureterocele obstrutiva. Casos ocasionais de drenagem intermitente de ureteres ectópicos em crianças maiores já foram observados e são caracterizados por dor abdominal seguida de drenagem de urina perineal ou material purulento. Presume-se que isso reflita o acúmulo de urina em um sistema que seja obstruído no nível do óstio com subsequente drenagem e alívio dos sintomas.

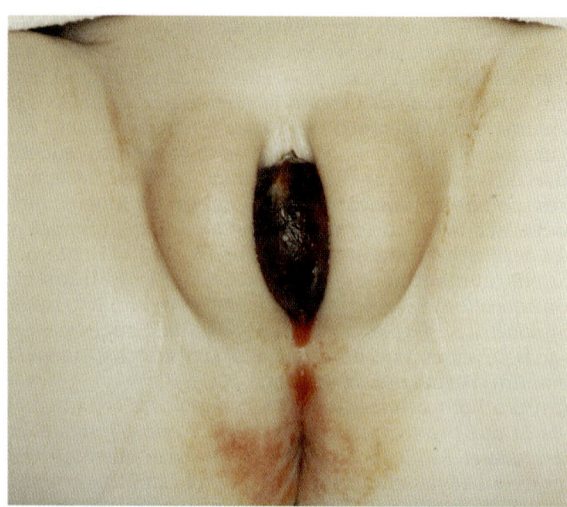

Figura 134-7. Ureterocele prolapsada apresentada como massa interlabial em uma menina de 3 meses de idade.

Prolapso

O prolapso da ureterocele é um sinal incomum, porém distintivo, que pode ainda confundir o clínico. São geralmente massas intralabiais macias, congestas e revestidas por mucosa, e a criança pode ter dificuldade durante a micção. A massa se protrai a partir da uretra, é distinta da vagina e não é circunferencial como seria o prolapso uretral. Não é lobulada como se apresenta um rabdomiossarcoma botrioide. Um exame ultrassonográfico da bexiga geralmente confirma o diagnóstico, e as imagens dos rins o sustenta (Fig. 134-7).

Apresentação Tardia

A apresentação de ureteres ectópicos e ureteroceles no adolescente e no adulto já foi relatada, geralmente em associação com infecção ou dor abdominal e, raramente, incontinência (Idbohrn e Sjostedt, 1954; Abrahamsson et al., 1981; Amitai et al., 1992; Westesson e Goldman, 2013). A ureterocele não obstrutiva, geralmente associada a um sistema único, é bem reconhecida no adulto, em geral com um cálculo urinário na pequena ureterocele (Singh, 2007; Mizuno et al., 2008). O prolapso da parede vaginal também já foi associado ao ureter ectópico (Chai et al., 2014). Na maior parte dos casos de apresentação tardia, o manejo mais adequado pode ser a nefrectomia do polo superior devido ao fato de haver pouca ou nenhuma função associada à metade renal afetada (Brehmer et al., 2007; Mason et al., 2012).

PONTOS-CHAVE: APRESENTAÇÃO CLÍNICA

- A maioria das ureteroceles e ureteres ectópicos é detectada por meio de exame ultrassonográfico pré-natal, mesmo quando o diagnóstico específico não é realizado até após o nascimento.
- Ureteres ectópicos frequentemente se manifestam com padrão menos agudo evidenciado por febre persistente de baixo grau com picos periódicos. Em alguns casos, uma cultura da urina será negativa porque o sistema ectópico infectado não drena para a bexiga.
- Em indivíduos do sexo masculino, um padrão de infecção subagudo similar pode estar presente, porém essas crianças apresentam com mais frequência epididimite.
- A incontinência urinária pode ser causada por um ureter ectópico em meninas, mas não em meninos.
- A menina já treinada para utilizar o vaso sanitário com extravasamento urinário contínuo deve ser avaliada para possível ureter ectópico.
- O prolapso da ureterocele é um sinal incomum, porém distintivo; são geralmente massas intralabiais macias, congestas e revestidas por mucosa, e a criança pode experimentar dificuldade durante a micção.

AVALIAÇÃO

O manejo do ureter ectópico ou da ureterocele baseia-se em avaliação detalhada da anatomia afetada e implicações funcionais da condição. Essa informação pode ser prontamente obtida, contudo em alguns casos requer exames de imagem mais complexos, como a urografia por ressonância magnética.

Avaliação Anatômica

Exame Físico

Tanto com o ureter ectópico quanto com a ureterocele, os achados clínicos podem facilitar o diagnóstico. A ureterocele prolapsada é diagnóstica e dramática, porém infrequente. Exames adicionais da anatomia detalhada são necessários. Não é comum que se consiga detectar um óstio ureteral ectópico perineal em uma criança, mas essa detecção forneceria muita informação acerca do caráter da situação e do melhor tratamento (Fig. 134-8). É válido tentar buscar um óstio perineal em uma criança com extravasamento urinário contínuo ou um ureter ectópico incontinente já conhecido. Em casos raros, o cisto do ducto de Gartner dilatado pode ser detectado ao exame perineal cuidadoso (Fig. 134-9). Esses óstios ou estruturas císticas podem então ser submetidos a exames com injeção de contraste.

O polo superior dilatado tanto de um ureter ectópico quanto de uma ureterocele pode estar palpável no bebê relaxado, mas isso se torna difícil na criança mais velha.

Ultrassonografia

A imagem ultrassonográfica fornece o diagnóstico anatômico e permite uma inferência acerca da avaliação funcional. **Os achados típicos são como os de uma imagem pré-natal de polo superior dilatado com dilatação ureteral ou dilatação de um sistema único.** O caráter do parênquima renal será mais prontamente visualizado em período pós-natal e, caso esteja aparentemente saudável, a verdadeira necessidade de exames de imagem do trato superior pode ser questionada. Dependendo do algoritmo de tratamento selecionado, pode ser argumentado que esse exame seja desnecessário, já que não modificará o tratamento. Geralmente a diferença entre polos superiores funcionais e aqueles com pouca a nenhuma função é aparente (Figs. 134-10 e 134-11).

Não existem características que permitam a diferenciação entre um ureter ectópico dilatado e uma ureterocele sobre a bexiga. **As imagens desta última, portanto, tornam-se criticamente importantes devido ao fato de o manejo ser bastante diferente.**

As visualizações da bexiga devem ser diagnósticas em diferenciar a ureterocele de um ureter ectópico por revelarem uma dilatação cística de parede delgada em meio à bexiga não se estendendo além de suas paredes (Fig. 134-12). A lateralidade da ureterocele é geralmente aparente, contudo pode se apresentar na linha média quando de tamanho grande. Uma ureterocele lobulada pode ter o aspecto de duas estruturas, mas o exame cuidadoso deve demonstrar a comunicação. É difícil visualizar a extensão de uma cecoureterocele para dentro do colo vesical e, portanto, a não visualização não é diagnóstica.

Diversos padrões ultrassonográficos podem causar confusão durante o diagnóstico. Uma ureterocele grande pode preencher completamente a bexiga sem que nela haja urina. A bexiga cheia com uma ureterocele desfocada pode ser erroneamente considerada um caso de ectopia ureteral. A observação da bexiga ao longo do tempo geralmente evita esses erros. Um ureter ectópico muito dilatado pode criar uma impressão na bexiga e parecer uma ureterocele, como mostrado em diagnóstico fetal, todavia a parede é bilaminar e consideravelmente mais espessa do que normalmente se observa em ureteroceles (Fig. 134-13). Além disso, o lúmen do ureter ectópico estende-se para fora das paredes da bexiga.

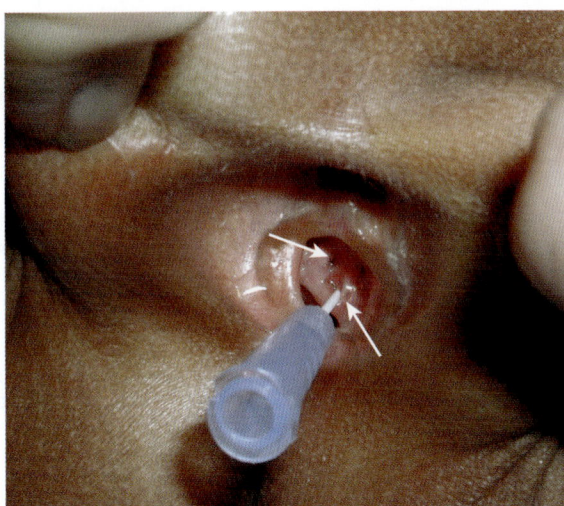

Figura 134-8. Óstio ureteral ectópico perineal (*seta de baixo*) canulado com um angiocateter, situado entre o óstio uretral (*seta de cima*) e a vagina, imediatamente à esquerda da linha média.

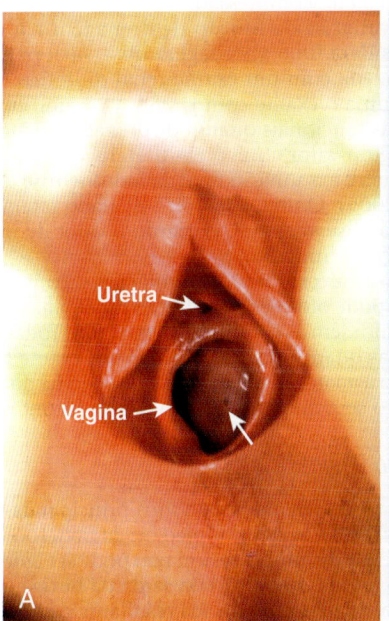 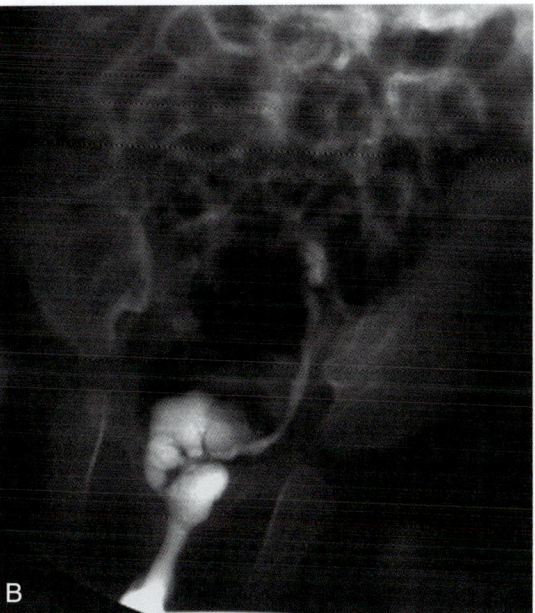

Figura 134-9. A, Cisto de ducto de Gartner (*seta de baixo direita*) em um neonato com um rim esquerdo displásico multicístico. **B,** Injeção do cisto comunicante com o ureter e com o rim displásico.

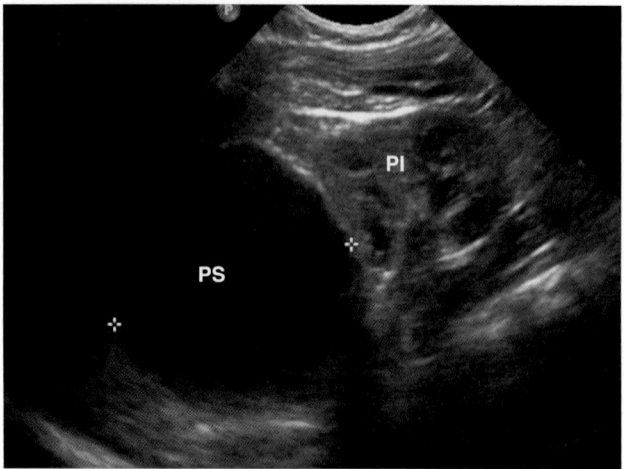

Figura 134-10. Imagem ultrassonográfica do polo superior (PS) dilatado associado a uma ureterocele, demonstrando parênquima renal limitado (mesmo paciente da Fig. 134-4). PI, Polo inferior.

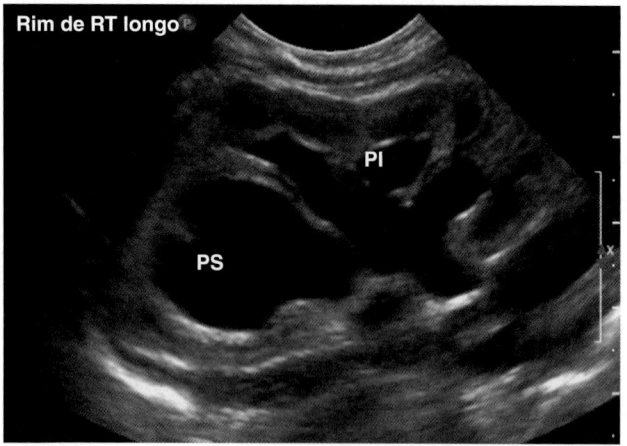

Figura 134-11. Ultrassonografia demonstrando poso superior (PS) e polo inferior (PI) dilatados associados a uma ureterocele. O polo superior possui parênquima renal evidente. O polo inferior está dilatado devido à compressão do ureter do polo superior dilatado sobre o sistema do polo inferior, criando uma obstrução parcial.

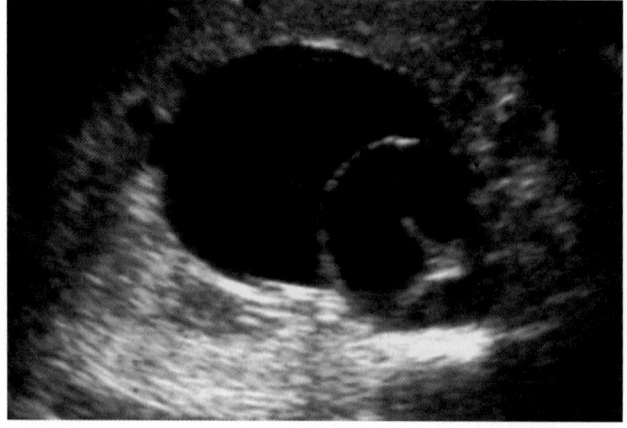

Figura 134-12. Imagem ultrassonográfica de uma ureterocele intravesical no nível da bexiga.

Exame de Ressonância Magnética

A urografia por ressonância magnética pode fornecer as imagens mais detalhadas de um trato urinário afetado, juntamente com a informação funcional como um todo, contudo é raramente útil em fornecer dados que possam ser obtidos por métodos menos onerosos e que não requeiram sedação. A ressonância magnética (RM) pode, eventualmente, tornar-se a modalidade de escolha, entretanto. Atualmente, é útil em pacientes nos quais outros exames de imagem não foram capazes de definir a anatomia complexa. Isso pode ocorrer com dilatação massiva, na qual a presença de duplicação pode ser incerta, ou em casos nos quais as relações anatômicas estão significativamente distorcidas (Fig. 134-14). Se esse tipo de delineação anatômica for necessário, a RM oferece informações funcionais adicionais que se constituem em aspecto igualmente importante na avaliação. A sensibilidade da RM pode também ser importante na detecção de duplicação oculta com um ureter ectópico (Fig. 134-15).

Avaliação Funcional

A avaliação urinária funcional associada a um ureter ectópico ou a uma ureterocele é a base do manejo inicial e do cuidado pós-operatório. Tanto a função renal quanto vesical são afetadas pelo desenvolvimento de anormalidades do desenvolvimento na formação ureteral e podem, em uma última instância, requerer intervenções cirúrgicas complexas.

Função Renal

Exame de Imagem Nuclear. O exame com radionuclídeo permanece o padrão-ouro na avaliação da função renal e geralmente é mais bem proporcionado pela imagem com ácido dimercaptossuccínico (DMSA) (Fig. 134-16). A função do polo superior afetado é o principal foco, porém a saúde das outras metades renais deve também ser determinada, particularmente se não houver refluxo no polo inferior ou hidronefrose de qualquer unidade. Embora tenham sido realizadas algumas tentativas de definir qual deveria ser a função "normal" de um polo superior associado a um ureter ectópico ou uma ureterocele, não existem critérios para essa definição. O impacto clínico advém da decisão de se preservar ou não o trato superior, entretanto ainda não há parâmetros objetivos para determinar qual o nível de contribuição funcional que deva ser preservado. A avaliação funcional, portanto, oferece a dicotomia de alguma função contra a função nula e isso pode ou não determinar o manejo clínico (ver adiante). Esse fato é, em geral, claro, porém sempre haverá casos ambíguos. A avaliação pré-operatória pode ser posteriormente confundida por sua incapacidade de predizer o efeito da descompressão.

A avaliação da função de drenagem em ureteroceles nas quais se considera uma abordagem observacional é mais adequadamente realizada com um exame renal diurético (Han et al., 2005), que substituiria o exame com DMSA. O exame em questão fornece tanto medidas funcionais quanto de drenagem. Já foi demonstrado que ele tem algum valor clínico em ureteroceles nas quais a drenagem está adequada e a resolução final da hidronefrose tenha sido relatada (Han et al., 2005). O ureter ectópico dilatado raramente é apropriado para manejo observacional, portanto o valor de uma avaliação acerca da obstrução é limitado.

Urografia Excretora. Em situações incomuns, a urografia excretora (UGE) pode oferecer informação funcional adequada com delineação anatômica sem as complexidades da RM. Todavia, a avaliação funcional é apenas quantitativa, e a UGE é um exame basal menos útil exceto quando a anatomia é incerta ou quando há dúvida acerca de um ureter ectópico sem dilatação no cenário de incontinência (Fig. 134-17).

Função Vesical

Embora a bexiga não seja o foco principal da atenção clínica durante a avaliação do ureter ectópico ou da ureterocele, o potencial comprometimento da função vesical não pode ser ignorado. Isso pode ocorrer devido a uma obstrução da saída da bexiga por uma ureterocele ou por continência prejudicada resultante de função inadequada do colo vesical com um ureter ectópico ou uma ureterocele. No caso extremo de ureteres ectópicos de sistema único bilateral, o desenvolvimento da bexiga pode estar severamente comprometido devido à ausência de preenchimento da bexiga fetal.

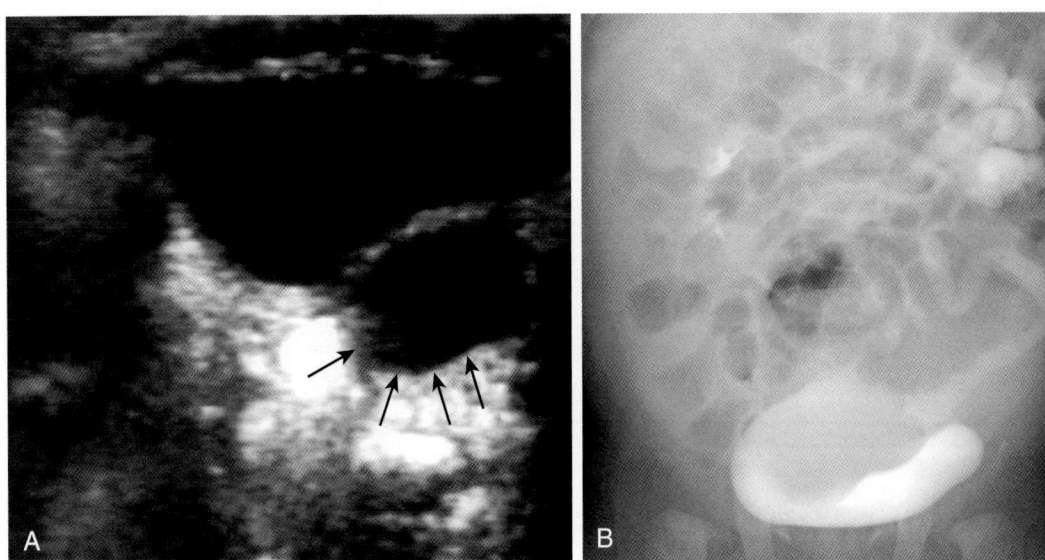

Figura 134-13. **A,** Imagem ultrassonográfica da bexiga de uma criança com ureter ectópico se estendendo até ela. A parede do ureter está mais espessa do que uma ureterocele, e seu lúmen estende-se consideravelmente para fora do lúmen vesical, indicando que se trata de ureter ectópico, não de ureterocele. **B,** Cistouretrografia miccional de um ureter ectópico de grande tamanho pressionando a porção posterior da bexiga para dentro e com aspecto de defeito de preenchimento vesical (pseudoureterocele). (B, Cortesia da Dra. Jeanne Chow, Professora Assistente de Radiologia, Escola de Medicina de Harvard e Hospital Infantil de Boston.)

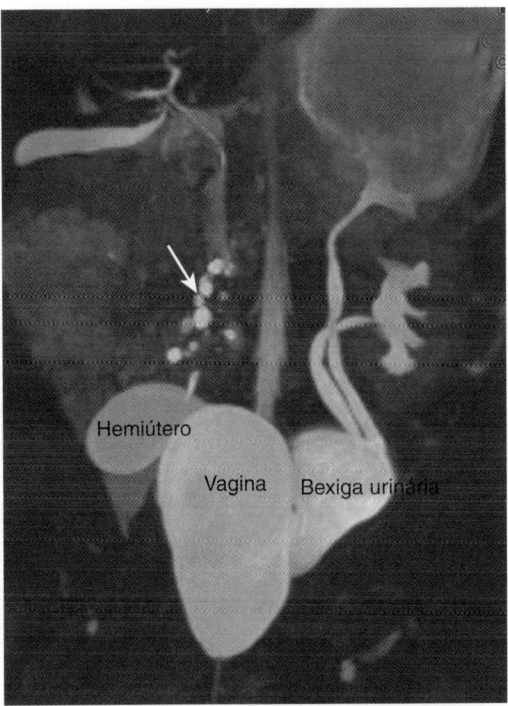

Figura 134-14. Emprego do exame de ressonância magnética para definir a complexa anatomia de uma criança com ureter ectópico associado a rim direito displásico e cístico (*seta*) drenando para uma hemivagina obstruída e produzindo dilatação urinária no hemiútero direito. A terapia inicial constituiu-se na criação de uma janela distal entre das duas vaginas. A paciente foi posteriormente submetida a nefrectomia direita.

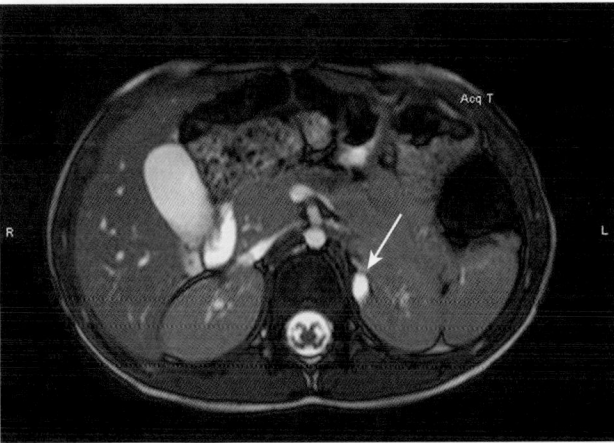

Figura 134-15. Urografia por ressonância magnética demonstrando a presença de um polo superior oculto com ureter ectópico produzindo incontinência. O ureter do polo superior esquerdo está marcado com a *seta* no nível da pelve do polo inferior.

Interpretação do Exame Ultrassonográfico

Uma imagem ultrassonográfica simples da bexiga pode ser muito útil em completar a avaliação funcional desses pacientes. Embora requeira paciência, a espera pelo preenchimento vesical e seu esvaziamento proporcionam informações acerca da eficiência de esvaziamento da capacidade vesical e da espessura da parede da bexiga (indicativas de possível obstrução da saída). Ademais, podem ser geralmente examinados o caráter, a localização e a dimensão da ureterocele (Fig. 134-12). Em alguns casos, a natureza ectópica de um ureter dilatado pode ser identificada pela ultrassonografia.

Uretrocistografia Miccional

A uretrocistografia miccional (UCGM) fornece a avaliação mais definitiva acerca da bexiga e ureteres distais, bem como da uretra em ureteroceles e ureteres ectópicos, e é um exame de imagem obrigatório (Fig. 134-18). Ela deve quase sempre ser obtida antes de qualquer intervenção para definir a situação basal. Uma situação incomum na qual a UCGM poderia não ser obtida seria a indicação urgente de descompressão de uma ureterocele que produzisse obstrução da saída da bexiga ou obstrução bilateral severa do trato superior de um bebê. É improvável que os achados de uma UCGM alterem o tratamento, que quase sempre é realizado com punção transuretral.

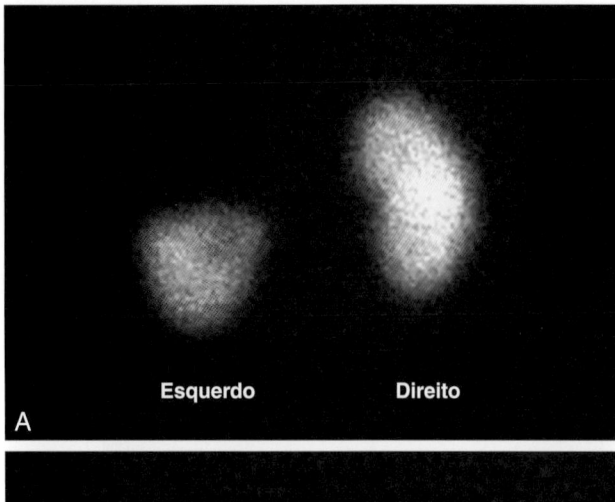

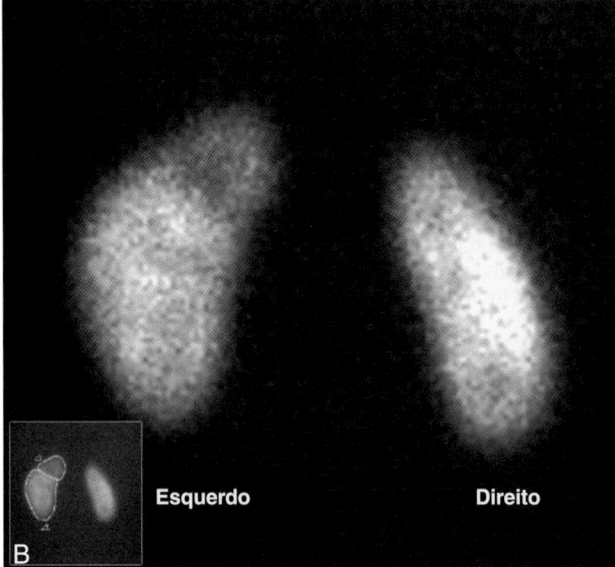

Figura 134-16. A, Imagem renal com ácido dimercaptossuccínico em uma criança com ureterocele esquerda demonstrando ausência de função no polo superior afetado. B, Imagem renal com ácido dimercaptossuccínico em uma criança com ureterocele e evidência de função no polo superior após incisão transuretral para descompressão da ureterocele. A contribuição do polo superior foi avaliada separadamente como 18% da função total do rim.

Refluxo

A presença de refluxo pode determinar o tratamento inicial para alguns clínicos e é um importante parâmetro no manejo clínico após a descompressão inicial da ureterocele. No cenário do ureter ectópico, é improvável que o refluxo de polo inferior ipsilateral se resolva espontaneamente, e essa condição irá determinar as opções definitivas de tratamento.

Após a incisão de uma ureterocele, a presença de refluxo tanto ipsilateral quanto contralateral será importante na tomada de decisão terapêutica.

Ureterocele e Saída da Bexiga

O aspecto da base da bexiga com seu enchimento e esvaziamento demonstrados na UCGM também será útil em decisões terapêuticas, porque eversão significativa indica assoalho trigonal enfraquecido que pode precisar de reparo cirúrgico. O prolapso de uma ureterocele para dentro da uretra ou a demonstração de cecoureterocele são fatores importantes no planejamento e realização de ITUr e podem ser mais preditivos da subsequente necessidade de cirurgia secundária. Os termos descritivos usuais no contexto da ureterocele incluem *prolapso*, que é o movimento da ureterocele para dentro da uretra,

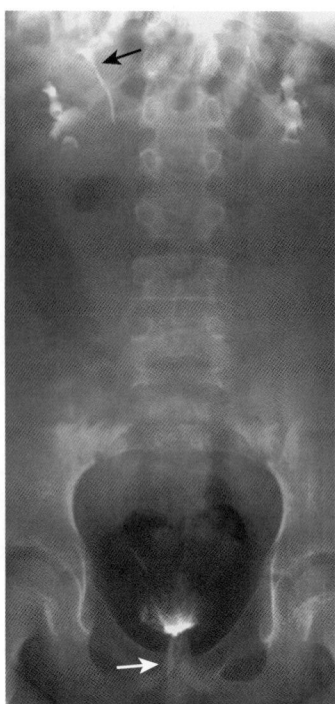

Figura 134-17. Imagem urografia excretora de uma criança de 10 anos que apresentou incontinência por toda a vida com evidência de uma duplicação ureteral (*seta preta – polo superior*) sem hidronefrose. O ureter distal (*seta branca*) é observado passando pela bexiga e colo vesical e inserindo-se na uretra próximo ao períneo.

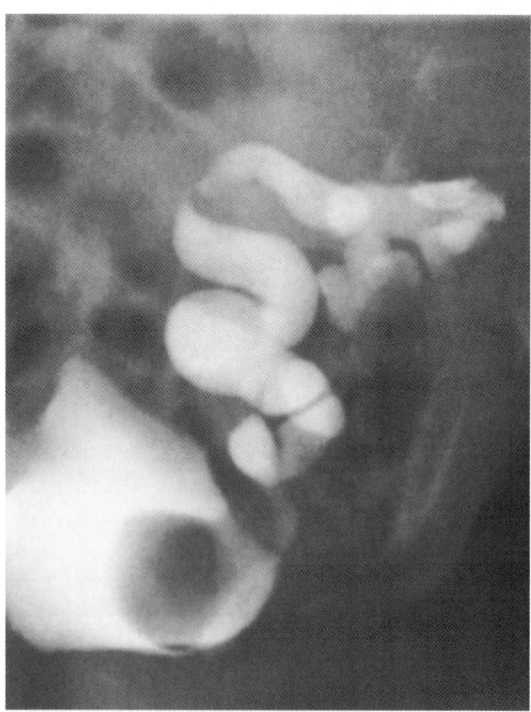

Figura 134-18. Imagem de uretrocistografiamiccional de uma criança com ureterocele com aspecto de defeito de preenchimento na bexiga e grave refluxo no polo inferior ipsilateral.

eversão, ou protrusão tipo divertículo da base da bexiga e trígono com o enchimento e esvaziamento (Fig. 134-19), e a *intussuscepção*, ou protrusão da ureterocele de volta para o ureter (Fig. 134-20).

Embora seja difícil predizer continência na apresentaçãoinicial, a ureterocele ou ureter ectópico associado a um colo vesical alargado podem ser complicados por incontinência urinária posterior.

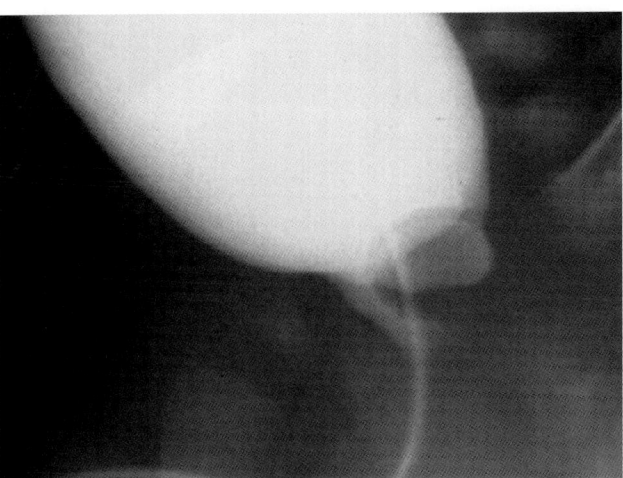

Figura 134-19. Uretrocistografia miccional de uma criança com ureterocele e evidência de prolapso da ureterocele para dentro do colo vesical durante a micção. Essa condição é distinta da cecoureterocele, na qual a ureterocele é parte da uretra. Esse padrão de prolapso pode causar obstrução da saída da bexiga.

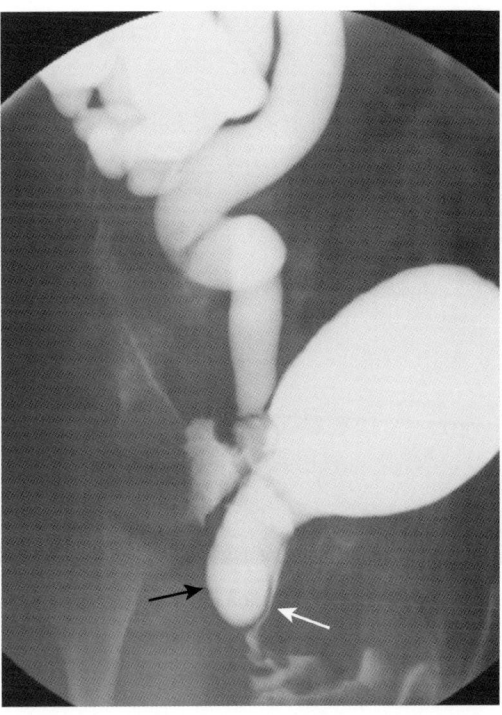

Figura 134-21. Imagem de uretrocistografia miccional de uma cecoureterocele na qual a ureterocele (*seta preta*) está conectada à uretra (*seta branca*) e o lúmen se estende até à uretra. Essas ureteroceles são as mais desafiadoras devido ao envolvimento do colo vesical e uretra.

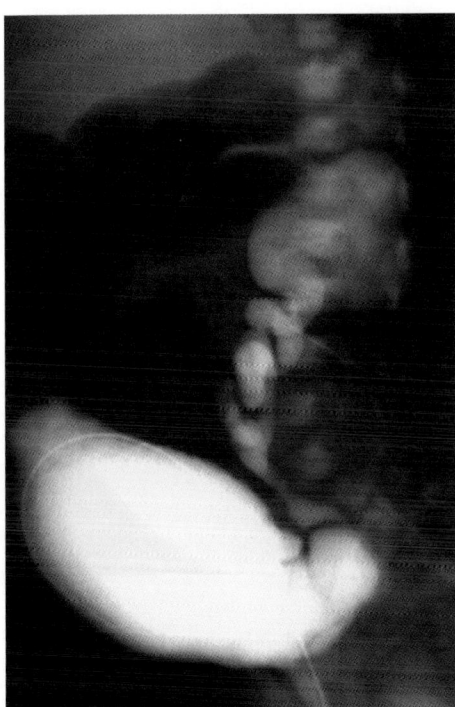

Figura 134-20. Uretrocistografia miccional em uma criança com ureterocele e evidência de sua eversão durante a micção. O aparente divertículo trata-se da ureterocele estendendo-se para fora da parede da bexiga durante o aumento da pressão intravesical. Esse padrão pode ser observado com a eversão ou intussuscepção da ureterocele para seu ureter dilatado. Também há refluxo no polo inferior.

Avaliação Endoscópica

O elemento final de avaliação de uma ureterocele ou de um ureter ectópico pode ser a endoscopia. Embora não seja sempre essencial, a maior parte dos casos de ureterocele associada a ureter ectópico requer intervenção cirúrgica e a avaliação endoscópica é importante, se não essencial. Certamente, quando a incisão endoscópica for realizada, esse exame será um elemento crítico e deverá ser realizado meticulosamente antes da incisão a fim de permitir a seleção do sítio mais eficaz.

A endoscopia deve levar em consideração o aspecto da uretra, colo vesical e trígono relativos à ureterocele ou ao ureter ectópico. A localização de outros óstios ureterais deve ser documentada. O óstio do ureter afetado deve ser buscado, mas pode não ser identificado. A uretra é examinada cuidadosamente em busca do óstio, caso não seja encontrado na bexiga. O aspecto da ureterocele variará com o enchimento vesical e é melhor iniciá-lo com pouco volume, aumentando-o lentamente (Fig. 134-22). A ureterocele será visualizada achatando-se lentamente. Seus verdadeiros limites são mais evidentes com enchimento limitado da bexiga; isso causa a exposição da porção mais inferior, que é provavelmente o melhor local para incisão. A extensão da ureterocele para dentro da uretra, indicativa de cecoureterocele, pode ser detectada, o que indicaria a necessidade de se certificar de que essa seção não cause obstrução com a incisão. A injeção retrógrada de contraste pode confirmar a desproporção da ureterocele, uma vez que há apenas um estreito ureter proximal e ausência de enchimento de um segmento do polo superior (Fig. 134-5). Conexões incomuns com ductos genitais podem também ser demonstradas, como no exemplo de um menino com ureterocele e comunicação ao longo do ureter, ducto deferente e vesículas seminais (Fig. 134-2).

O óstio ureteral ectópico pode ser muito difícil de ser encontrado por endoscopia, porém, quando se situa no colo vesical, é frequentemente alargado (Fig. 134-23). As conexões anatômicas do ureter ectópico podem ser demonstradas em exames de contraste retrógrados. Identificamos ureteres ectópicos que parecem ter uma delgada camada de tecido separando-os da uretra, parecendo-se mais com uma ureterocele do que com ureter ectópico (Fig. 134-24A e B). Esses podem estar associados a defeitos no colo vesical e incontinência (Fig. 134-24C).

Cecoureteroceles apresentam risco particular, porém também se observam ureteres ectópicos de colo vesical amplamente abertos e posterior incontinência após a ressecção do ureter ectópico distal e reforço externo do colo vesical (Fig. 134-21). Esses pacientes podem se beneficiar de estreitamento do colo vesical mais agressivo no momento da ressecção definitiva da ureterocele ou do ureter ectópico; contudo, isso significa certo risco de perturbação do que seria uma função do colo vesical normal. A avaliação videourodinâmica pode ser útil em tais pacientes.

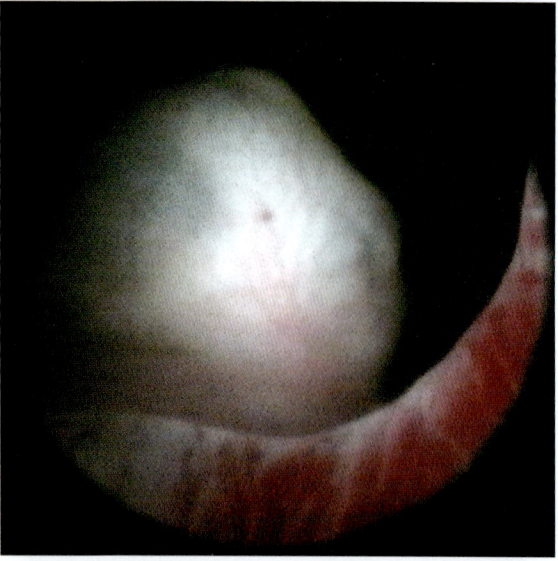

Figura 134-22. Imagem endoscópica de uma ureterocele intravesical imediatamente na entrada do colo vesical.

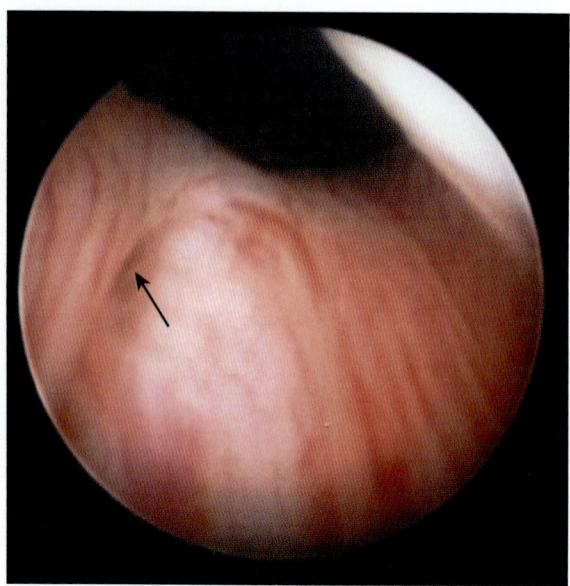

Figura 134-23. Visualizações endoscópicas do colo vesical e óstio do ureter ectópico marcados pela *seta*. Óstios do ureter ectópico do colo vesical são com frequência alargados, porém nem sempre demonstram refluxo.

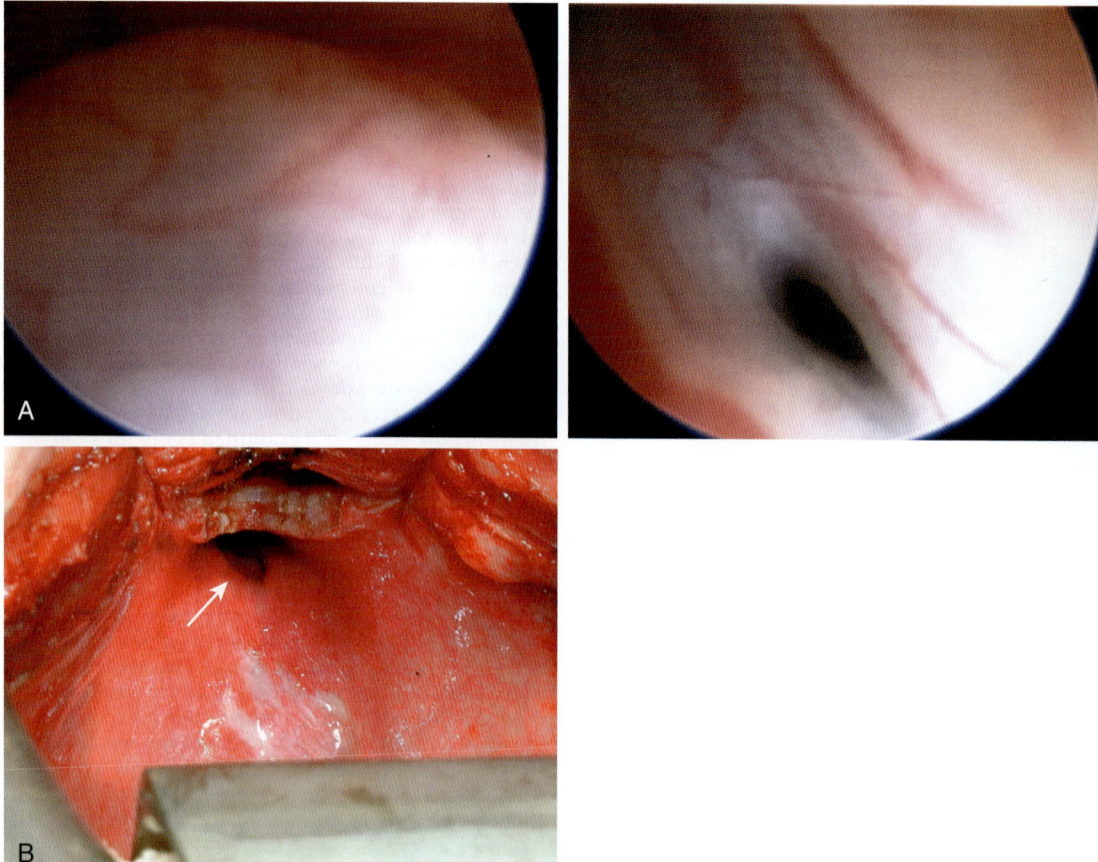

Figura 134-24. A, Imagens endoscópicas dos óstios de um ureter ectópico no colo vesical com aspecto similar ao de uma ureterocele sem a porção intravesical dilatada. A membrana sobrejacente ao óstio apresentou-se delgada e indistinta com irrigação, assim como se apresentaria uma ureterocele. B, Durante a cirurgia aberta, esses ureteres ectópicos e o colo vesical podem ter aspecto de um defeito neste último (*seta*) e ser associados a incontinência. Ainda não se sabe como os ureteres ectópicos se relacionam a ureteroceles.

A consideração por uma remoção mais extensa desses segmentos disseminados com a reconstrução do colo vesical pode ser parte da decisão clínica, e seu aspecto endoscópico pode facilitar tal decisão.

> **PONTOS-CHAVE: AVALIAÇÃO DE URETERES ECTÓPICOS E URETEROCELES**
>
> - A imagem ultrassonográfica geralmente fornecerá o diagnóstico anatômico de um ureter ectópico ou ureterocele e permitirá uma inferência acerca da avaliação funcional.
> - Os achados típicos são de polo superior dilatado com dilatação ureteral ou um sistema único dilatado.
> - A ureterocele é caracterizada por uma dilatação cística de parede delgada em meio à bexiga e que não se estende além de suas paredes.
> - Um ureter ectópico muito dilatado pode produzir uma impressão na bexiga e parecer uma ureterocele.
> - O exame de imagem com radionuclídeo permanece o padrão-ouro para avaliação da função renal e é mais adequadamente realizado com DMSA.
> - A função do polo superior afetado é o foco principal, mas a saúde das outras metades renais também deve ser determinada.
> - A UCGM fornece a avaliação mais definitiva da bexiga e ureteres distais, bem como da uretra.
> - O aspecto da base da bexiga com o preenchimento e esvaziamento demonstrados na UCGM também será útil em decisões terapêuticas, uma vez que a eversão significativa indica assoalho trigonal enfraquecido que pode ser mais propenso a precisar de reparo cirúrgico.
> - A endoscopia deve levar em consideração o aspecto da uretra, colo vesical e trígono relativos à ureterocele ou ao ureter ectópico.

TRATAMENTO CLÍNICO

Objetivos do Tratamento

Deve ser mais uma vez enfatizado que, antes de qualquer intervenção cirúrgica para ureteres ectópicos ou ureteroceles, o cirurgião deve obter o máximo de informação possível acerca da anatomia e fisiologia alteradas do paciente. Somente dessa forma um plano racional de tratamento pode ser idealizado. Embora o tratamento específico e definitivo para ureteres ectópicos e ureteroceles seja diferente em alguns indivíduos, os objetivos são os mesmos e, em muitos casos, a abordagem é idêntica.

Os objetivos da terapia devem ser claramente definidos e considerados nas decisões clínicas. Esses são a preservação da função renal; eliminação da infecção, obstrução e refluxo; e manutenção da continência urinária. Minimizar a morbidade cirúrgica é um objetivo que deve ser incluído nessa consideração. Ainda que esses objetivos do tratamento sejam geralmente um consenso, os meios de atingi-los permanecem controversos. Uma área de consenso pelo menos parcial é que a instituição precoce de antibioticoterapia profilática diária pode reduzir o risco de ITU em pacientes com hidronefrose significativa.

Aliviar a Obstrução, Prevenir o Refluxo, Manter a Continência

Tanto para ureteres ectópicos quanto para ureteroceles associados a sistema duplicado, a preocupação primária é a preservação de parênquima renal funcional, se possível. Esse objetivo é atingido corrigindo-se a obstrução e prevenindo-se o refluxo com seus riscos de lesão do parênquima renal por infecção (Churchill et al., 1992). Às vezes é necessário equilibrar um contra o outro, devido ao fato de o alívio da obstrução de um ureter ectópico ou uma ureterocele poder induzir refluxo em um ou ambos os polos do rim envolvido. Em outras instâncias, a mesma ação pode fazer que o refluxo existente no polo inferior seja resolvido. Muitos meios de se atingir esses objetivos estão disponíveis.

Para um ureter ectópico, isso pode significar reimplantação da bainha comum ou ureteroureterostomia, tanto baixa quanto proximal e próxima à pelve renal. Para ureterocele, isso pode ser alcançado por ITUr bem como por excisão da ureterocele e reimplantação da bainha comum, ou ureteroureterostomia. Em ambos os casos, a descompressão aguda pode ser necessária devido à sepse e à idade da criança. Para o ureter ectópico, a descompressão aguda é mais adequadamente obtida por meio de ureterostomia terminal próxima à bexiga, enquanto, para a ureterocele, a ITUr é geralmente eficaz.

A tomada de decisão para se preservar o parênquima renal é amplamente empírica e há poucos critérios objetivos para indicar quanta função residual é válido preservar. A presença de RVU para quaisquer ureteres deve ser também considerada e deve-se envidar todo os esforços para corrigir essa condição com o procedimento de drenagem.

Ureteres ectópicos e ureteroceles são amplamente abordados em período pós-natal. Embora se possa argumentar que o diagnóstico pré-natal poderia conduzir a um alívio mais precoce da obstrução e presumivelmente maior chance de recuperação da função do polo superior, a evidência na literatura parece demonstrar que há limitada recuperação da função, mesmo com descompressão precoce. As observações realizadas por Tank utilizando punção endoscópica precoce demonstraram função que não havia sido detectada antes da drenagem (Tank, 1986). O comprometimento da função do polo superior ocorre igualmente em pacientes diagnosticados em período pré ou pós-natal (Upadhyay et al., 2002). Na maior parte dos casos, o polo superior contribui pouco para a função renal geral; contudo, como discutido anteriormente, não há critérios para o que deveria ser sua função normal.

> **PONTOS-CHAVE: TRATAMENTO CLÍNICO – OBJETIVOS DO TRATAMENTO**
>
> - Os objetivos da terapia são a preservação da função renal; eliminação da infecção, obstrução e refluxo; e manutenção da continência urinária.
> - A minimização da morbidade geral do procedimento também é um objetivo do tratamento.
> - Tanto para ureter ectópico quanto para ureterocele associados a um sistema duplicado, uma preocupação primária é a preservação do parênquima renal funcional.
> - A tomada de decisão para a preservação do parênquima renal é amplamente empírica, e há poucos critérios objetivos para indicar quanta função residual é válido preservar.
> - Para um ureter ectópico, isso pode significar reimplantação da bainha comum ou ureteroureterostomia, inferior ou proximal, próximo à pelve renal.
> - Para uma ureterocele, isso pode ser obtido por meio de ITUr, bem como excisão da ureterocele e reimplantação da bainha comum ou ureteroureterostomia.
> - Uma opção razoável é o manejo observacional das ureteroceles em pacientes cuidadosamente selecionados, com o potencial de descompressão espontânea.

Perspectiva Histórica

O manejo inicial da ureterocele e do ureter ectópico concentrava-se nos mesmos objetivos dos dias atuais, e a excisão da ureterocele utilizando cirurgia aberta foi descrita no início dos anos 1950 (Gross e Clatworthy, 1950; Campbell, 1951). A reconstrução total foi apresentada como opção viável em meados da década de 1950 e se tornou popular novamente nos anos 1970 com os relatos de Hendren e Perlmutter (Hendren e Monfort, 1971; Kroovand e Perlmutter, 1979). A abordagem do trato superior, com nefrectomia parcial do polo superior para descompressão da ureterocele, tornou-se a abordagem-padrão nos anos 1980 (King et al., 1983). A incisão endoscópica da ureterocele, inicialmente como técnica de salvamento da criança séptica, ganhou amplo apoio nos anos 1990 (Tank, 1986; Rich et al., 1990), contudo seu emprego hoje é mais seletivamente aplicado com base em critérios de imagem. O manejo observacional emergiu mais recentemente, embora permaneça controverso.

O ureter ectópico é geralmente tratado com cirurgia em quase todos os pacientes. Uma descrição inicial acerca da apresentação clínica e do manejo do ureter ectópico concentrava-se na remoção da unidade renal associada em pacientes com incontinência (Alldred e Higgins, 1951). A apresentação era tardia em grande parte dos casos, e a função renal residual era geralmente limitada. A excisão comumente era a melhor opção. Com a detecção pré-natal, salvar a metade afetada do rim tem se tornado uma opção comum, geralmente com procedimento de drenagem superior a inferior em sistemas duplicados.

Tratamento Observacional

Coplen e Austin descreveram um subgrupo de pacientes com ureteroceles e rins displásicos multicísticos no segmento associado ao trato superior (Coplen e Austin, 2004). Esse grupo apresentava refluxo de baixo grau ou ausente sem dilatação ureteral. Pacientes diagnosticados em período pré-natal recebiam tratamento não cirúrgico e apresentavam curso clínico benigno. Outros grupos relataram tratamento não cirúrgico de ureteroceles que se adequam a critérios de ausência de obstrução do polo inferior ipsilateral ou do rim contralateral e refluxo limitado ao polo inferior (grau III ou menor) (Shankar et al., 2001; Direnna e Leonard, 2006), ausência de função do polo superior, ou ausência de obstrução ao exame de renografia diurética (Han et al., 2005). Nesses pequenos subgrupos, observou-se que o refluxo (incluindo grau IV) ao polo inferior resolveu-se em 50 a 100% sem intervenção. Claramente, algumas crianças ficarão bem por um período de tempo sem intervenção e, em alguns pacientes, foi relatada resolução da dilatação do polo superior e refluxo do polo inferior. Saber como aconselhar famílias com relação a essa abordagem é algo desafiador, uma vez que é real o potencial de apresentação tardia, imprevisível e aguda. Para esse indivíduo, ainda que com incidência estatística baixa, o potencial é clinicamente muito significativo. O risco em longo prazo, o relativo balanço das morbidades dessa estratégia e a robustez dos preditores clínicos ainda precisam ser determinados. O manejo observacional de crianças com ureteroceles pode ser uma estratégia apropriada, cuidadosamente considerada, com seleção cuidadosa e orientação dos pais.

Reconstrução Total

A reconstrução total dos tratos superior e inferior já foi aconselhada por alguns autores como sendo o procedimento mais definitivo para ureteroceles (Hendren e Mitchell, 1979; Kroovand e Perlmutter, 1979). **A nefrectomia do polo superior com excisão da ureterocele e reimplantação do ureter do polo inferior é definitiva, contudo é uma cirurgia extensa realizada com duas incisões.** Embora as taxas de sucesso relatadas sejam boas, permanece incerto se essa técnica é apropriada na maior parte das crianças quando o alívio da obstrução e refluxo em longo prazo pode ser obtido com um ou no máximo dois procedimentos menores. Não há situações clínicas claras relatadas para confirmar se dois procedimentos são sempre necessários e, se a ITUr for o primeiro procedimento, não se compara a um procedimento em trato superior ou inferior. A criança mais velha com ureterocele massiva e ausência de função do polo superior com refluxo significativo do polo inferior pode ser razoavelmente tratada com nefrectomia do polo superior e excisão da ureterocele, juntamente com reconstrução da bexiga. Atualmente, a nefrectomia parcial seria razoavelmente realizada por meio de laparoscopia com uma incisão baixa de Pfannenstiel para a reconstrução e reimplantação vesical. Esse quadro clínico é infrequente.

Nefrectomia Parcial do Polo Superior

A remoção do polo superior com nefrectomia parcial ou heminefrectomia de sistema duplo é o tratamento de escolha quando claramente não existe função no polo superior e quando há preocupação com quão eficaz pode ser o procedimento de drenagem devido à dilatação massiva. Há diversos grupos aconselhando uma ou outra abordagem com resultados variáveis dependentes de fatores como grau de refluxo, idade e patologia subjacente, contudo não há dados claros que indiquem ser uma abordagem definitivamente melhor para que se torne escolha universal.

Os métodos cirúrgicos para nefrectomia parcial já foram descritos e permanecem úteis e similares seja por meio de cirurgia aberta, laparoscopia convencional ou por laparoscopia robótica. Esses métodos se aplicam tanto a ureteres ectópicos quanto ureteroceles em sistemas duplos.

Nefrectomia Parcial ou Heminefrectomia Aberta

A heminefrectomia é um procedimento padronizado com evolução recente relativamente pequena (Mor et al., 1994), porém diversos pontos técnicos merecem ênfase (Fig. 134-25). A abordagem lateral para a heminefrectomia normalmente oferece melhor exposição aos vasos do polo superior. O procedimento pode ser realizado por meio de lombotomia dorsal, que é eficaz e menos mórbida do que a incisão lateral seccionando músculos. Contudo, em crianças mais velhas, essa exposição pode ser menos efetiva.

Em uma nefrectomia do polo superior, a primeira preocupação é evitar danos ao polo inferior viável. O rim deve ser afastado suavemente de forma a não causar lesão vascular por meio de tração, pinçamento e espasmo de pequenos vasos. A transecção do ureter do polo superior e a colocação de pontos de reparo na porção proximal desse ureter garantem ao cirurgião um bom método de afastamento e manipulação do polo superior. Ao se chegar ao pedículo, a dissecção do ureter tanto abaixo quanto sobre os vasos permite liberação mais fácil e segura do ureter. Este é passado por detrás dos principais vasos renais. A dissecção *ao redor* dos vasos renais deve ser realizada cuidadosamente a fim de evitar lesão no polo inferior. Os vasos do polo superior (mais frequentemente dois ou três em número) são ligados em sequência. A demarcação do parênquima do polo superior torna-se aparente após a ligadura de seus vasos.

Durante a nefrectomia do polo superior, pode-se utilizar o pinçamento não traumático do pedículo renal, permitindo o trabalho em campo livre de sangramento. A fim de prevenir a necrose tubular aguda, pode-se administrar um diurético osmótico intravenoso (p. ex. manitol) momentos antes e após o pinçamento do pedículo. Agentes vasodilatadores tópicos (p. ex. papaverina) devem estar disponíveis em caso de vasoespasmo. Em geral, o controle vascular não é essencial na nefrectomia do polo superior porque os vasos polares podem ser identificados e controlados. A ressecção do tecido renal do polo superior pode ser então procedida com o emprego de um eletrocautério ou outro dispositivo de corte. A subsequente divulsão da cápsula do polo superior permite que ela seja utilizada no fechamento. Diversos pontos em "U" horizontal incorporando um pedículo de gordura retroperitoneal são utilizados para o fechamento.

Quando se realiza a ureterectomia do polo superior, é de extrema importância manter a dissecção imediatamente na parede do ureter desse polo o quanto possível, a fim de preservar o aporte sanguíneo ao ureter remanescente no polo inferior.

Em caso de refluxo concomitante ao ureter ectópico, além da obstrução, alguns pesquisadores recomendam uma segunda incisão (ou seja, uma incisão de Gibson) para remover o ureter inteiramente. É preciso ter cuidado para evitar lesão no ducto deferente em pacientes do sexo masculino. Para prevenir complicações que possam surgir da dissecção de uma bainha comum a dois ureteres (especialmente distalmente), a parede posterior do ureter do polo superior pode ser deixada acoplada ao ureter do polo inferior. O restante do ureter do polo superior deve ser removido (Fig. 134-26). Tal manobra previne lesão ao suprimento sanguíneo ureteral do polo inferior, que passa entre os dois ureteres. A ressecção é continuada no nível da bexiga, onde diversos pontos são realizados para fechar o hiato ureteral do polo superior.

Outros cirurgiões sentem-se confortáveis em ligar o coto ureteral distal com refluxo e deixá-lo *in situ*, com poucos problemas subsequentes atribuíveis do pequeno volume de refluxo nesse coto (Cain et al., 1998; Kim et al., 2001). O ureter ectópico obstruído com refluxo levanta mais preocupações com relação a uma infecção tardia, e o máximo possível desse ureter deve ser removido sem causar lesão do colo vesical.

Um dreno de Penrose (trazido através de uma ferida incisional separada ou no bordo da incisão) é posicionado de modo a drenar a fossa renal e a área da incisão ureteral. **A avaliação pós-operatória é mais adequadamente realizada por meio de Doppler ultrassonográfico a fim de demonstrar a anatomia pós-operatória normal, ausência de urinoma e fluxo sanguíneo normal ao polo inferior.** Opcionalmente, um exame funcional, como o exame renal nuclear, pode ser realizado se houver preocupação acerca da viabilidade do polo inferior.

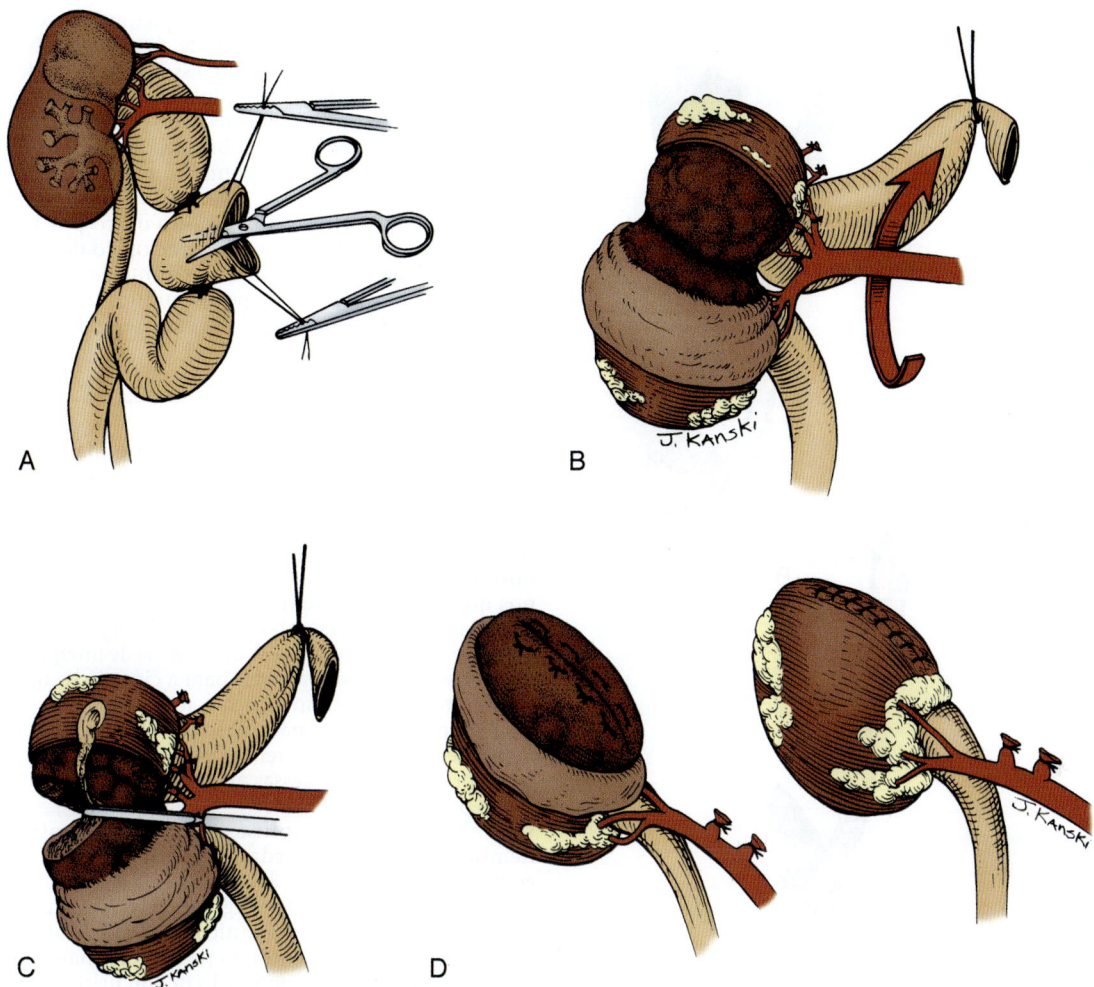

Figura 134-25. Técnica de nefrectomia do polo superior. A, O ureter do polo superior é geralmente dilatado e tortuoso e pode ser identificado prontamente no polo inferior do rim. Ele é cuidadosamente separado do ureter do polo superior, seccionado e utilizado para melhorar o acesso à metade do polo superior. B, Passa-se o ureter do polo superior por debaixo dos vasos do hilo renal, afastando-o para cima. Os pequenos vasos que nutrem o polo superior são ligados e seccionados individualmente. Quaisquer vasos maiores que possam estar suprindo o polo superior podem ser temporariamente pinçados para se determinar a extensão de sua distribuição. A cápsula do polo superior é divulsionada, expondo o parênquima frequentemente grosseiro e cístico do polo superior. Esse parênquima pode ser geralmente distinguido da textura do polo inferior normal. Com frequência, pode ser observada uma demarcação indentada entre os dois polos. C, Enquanto se aplica tração ao ureter do polo inferior, o polo superior é incisado com emprego de um eletrocautério. O controle vascular é obtido por meio de pinçamento temporário dos vasos do polo inferior. Também é possível obter esse controle por meio de compressão digital suave do polo inferior. Vasos individuais são identificados e ligados durante essa parte do procedimento. D, O parênquima do polo inferior é aproximado no local da remoção do polo superior com emprego de pontos do tipo "U" horizontal. A cápsula rebatida é trazida para sobre o sítio do reparo e suturada com padrão contínuo.

Nefrectomia Parcial Laparoscópica

Outra opção cirúrgica é a nefrectomia laparoscópica ou heminefrectomia. Essa técnica pode ser realizada ou por abordagem transabdominal ou retroperitoneal, e atualmente está disponível a técnica assistida por robô. Procedimentos laparoscópicos podem oferecer morbidade reduzida com menor dor pós-operatória, retorno precoce da função gastrointestinal, alta médica precoce e, presumivelmente, retorno mais rápido ao trabalho para os pais (Jordan e Winslow, 1993; Janetschek et al., 1997; El-Ghoneimi et al., 1998; Wang et al., 2004; Lee et al., 2005; Wallis et al., 2006; Lee et al., 2009 You et al., 2009). Outras vantagens incluem melhor visualização e maior magnificação do campo cirúrgico, efeito estético melhorado e não necessidade de segunda incisão, que é frequentemente necessária à ureterectomia de uma nefroureterectomia.

A heminefrectomia laparoscópica pode ser realizada em bebês muito pequenos e o tempo cirúrgico tem diminuído conforme aumentam a experiência e habilidade (El-Ghoneimi et al., 2003; Wang et al., 2004; Lee et al., 2005; Sydorak e Shaul, 2005; Piaggio et al., 2006). Dispositivos a energia mais recentes permitem a ressecção do polo superior em um campo com menor grau de hemorragia (LigaSure [Valleylad, Boulder, Colorado, Estados Unidos]; bisturi Harmonic [Ethicon EndoSurgery, Cincinnati, Ohio, Estados Unidos]; Thunderbeat [Olympus, Tókio, Japão]).

Alguns autores acreditam que a colocação cistoscópica de um cateter ureteral permite a identificação mais fácil do ureter no momento da laparoscopia (Yao e Poppas, 2000).

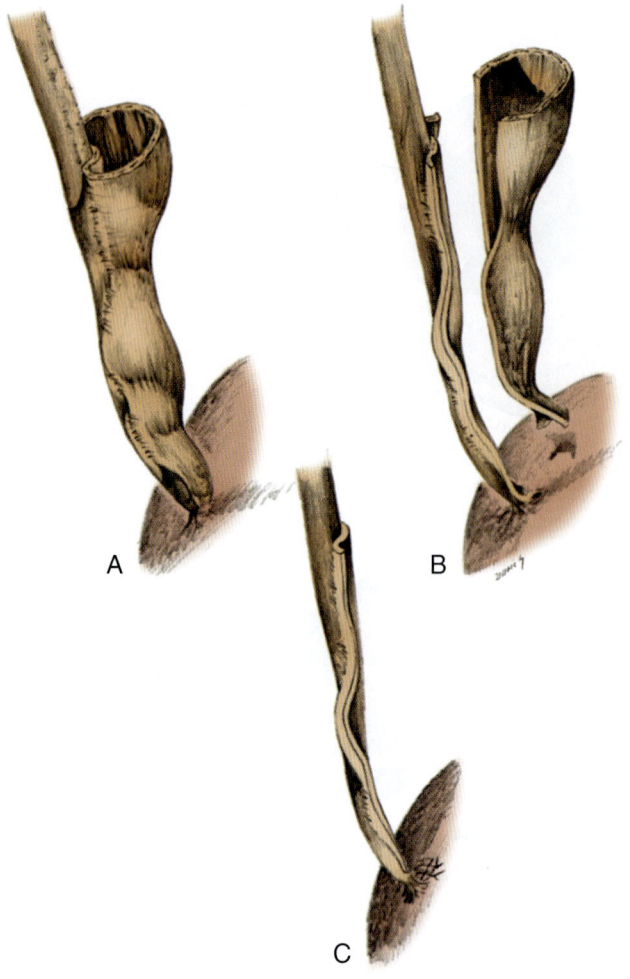

Figura 134-26. Tratamento cirúrgico do coto ureteral com refluxo. A, É difícil separar completamente os 2 a 3 cm distais do ureter do polo superior do ureter do polo inferior. O ureter ectópico é excisado nesse ponto. B, A parede externa do ureter ectópico é excisada no nível da bexiga. C, A transfixação oblitera seu lúmen, tomando-se cuidado para não lesionar o ureter ortotópico.

A heminefroureterectomia laparoscópica realizada por via transperitoneal inicia-se de forma similar ao procedimento aberto no qual o ureter patológico é segurado como uma alça e dissecado próximo à sua parede para evitar comprometimento do suprimento sanguíneo ao ureter normal. O ureter do polo superior é passado por detrás dos vasos e utilizado para facilitar a dissecção do polo superior. Os vasos polares renais são então ligados com clipes ou seccionados utilizando-se o eletrocautério; isso permite uma demarcação mais discernível do polo superior afetado (Fig. 134-27A). O plano entre o sistema coletor do polo superior e o parênquima superior do polo inferior é divulsionado de forma romba para facilitar a identificação e a transecção das conexões entre o polo superior e o polo inferior (Fig. 134-27B). Após o elemento polar ser removido com eletrocauterização, pode-se verificar o sistema coletor em busca de extravasamento com uma injeção intravenosa de azul de metileno (Yao e Poppas, 2000). Janetschek et al. utilizaram cola de fibrina e agentes hemostáticos na superfície de corte e posteriormente a recobriram com a fáscia de Gerota para auxiliar na hemostasia (Janetschek et al., 1997). Não utilizamos esses agentes, contudo fechamos o defeito sobre um pedículo de tecido adiposo local (Fig. 134-27C).

Quando se realiza uma nefrectomia parcial, a laparoscopia assistida por robô oferece vantagens sobre a laparoscopia-padrão (Lee et al., 2009). A magnificação é aumentada e a destreza dos instrumentos robóticos permite maior precisão quando se trabalha ao redor do pedículo renal e no controle dos vasos do polo superior, em conjunto com as vantagens visuais da imagem tridimensional. A posição do paciente e da porta são as mesmas da pieloplastia. O controle vascular pode ser realizado com emprego de clipes absorvíveis ou metálicos, ou mesmo com pontos de sutura. Esses últimos podem ser preferíveis em reduzir o risco de avulsão de um clipe durante a posterior dissecção. O defeito é geralmente fechado com uma lingueta de gordura retroperitoneal posicionada sobre ele, que é então fechada com dois ou três pontos tipo "U" horizontal com fio de polidioxanona (PPD) 3-0 ou Vicryl.

A cirurgia de nefrectomia de sítio único por laparoendoscopia (LESS) já foi descrita para o ureter ectópico de sistema único. Essa técnica representa o mais novo horizonte da cirurgia minimamente invasiva, já que apenas uma porta multitrocarte de 22 mm (posicionada sobre o umbigo) é utilizada para realizar todo o procedimento cirúrgico (Park et al., 2009).

Resultados

Os resultados da remoção do polo superior para ureteres ectópicos e ureteroceles são, em geral, muito bons. O coto residual é raramente problemático em casos de ureter ectópico. Em casos de ureterocele nas quais esteja presente refluxo do polo inferior, a resolução pode ser esperada em até 20% dos casos (Husmann et al., 1999), e um novo refluxo poderá ser observado em 15% até 50% dos pacientes nos quais não havia refluxo após a cirurgia. A taxa geral de cirurgia secundária após nefrectomia do polo superior para ureterocele é de 40% a 50% com base na literatura. A dificuldade de interpretação da literatura reside nas indicações variáveis para a cirurgia secundária. Em alguns casos, o refluxo foi simplesmente acompanhado e, no curto período de acompanhamento, não causou problema, enquanto, em outros casos, percebeu-se que a remoção do polo superior afuncional seria necessária. Nenhuma dessas abordagens foi validada para dados em longo prazo.

Complicações. A complicação mais significativa relacionada à heminefrectomia é a perda da função do polo inferior (Mandell et al., 1980; Wallis et al., 2006; You et al., 2009). A perda da função pode ser uma questão de longo prazo e pode não ser reconhecida imediatamente. Os sinais clínicos de febre, dor crescente e hematúria podem estar evidentes na primeira semana após a cirurgia. O desenvolvimento pós-operatório de um urinoma de polo superior já foi relatado em até 20% dos casos laparoscópicos e robóticos, contudo raramente tem significância clínica (Valla et al., 2003; You et al., 2009). Urinomas têm sido relatados principalmente em grupos nos quais não há fechamento formal do defeito no polo. Permanece incerto se esses urinomas são causados por lesão do polo inferior ou do polo superior remanescente. Se não causarem sintomas nem se expandirem, os urinomas podem ser observados. Outros problemas menos comuns são laceração da veia cava inferior, perfuração duodenal, nefrectomia total e rupturas no peritônio (se o procedimento for realizado de forma retroperitoneal).

> **PONTOS-CHAVE: NEFRECTOMIA DO POLO SUPERIOR**
>
> - Em uma nefrectomia de polo superior, a preocupação primária é evitar lesão ao polo inferior viável.
> - A avaliação pós-operatória é mais adequadamente realizada por meio de Doppler ultrassonográfico para demonstrar a anatomia pós-operatória normal, ausência de urinoma e fluxo sanguíneo normal ao polo inferior.
> - A cura definitiva de ureteres ectópicos por meio de nefrectomia parcial é geralmente bem-sucedida, já que o coto residual raramente se torna problemático.
> - Em ureteroceles nas quais esteja presente o refluxo ao polo inferior, a resolução pode ser esperada em até 20%, e novo refluxo pode ser observado em 15% a 50% dos casos nos quais não havia refluxo antes da cirurgia.
> - Complicações relacionadas à heminefrectomia incluem a perda da função do polo inferior e o desenvolvimento pós-operatório de um urinoma do polo superior.
> - A separação de ureteres duplicados durante a dissecção intravesical deve ser desencorajada devido ao fato de poder causar lesão do suprimento sanguíneo comum que corre longitudinalmente entre os dois ureteres.

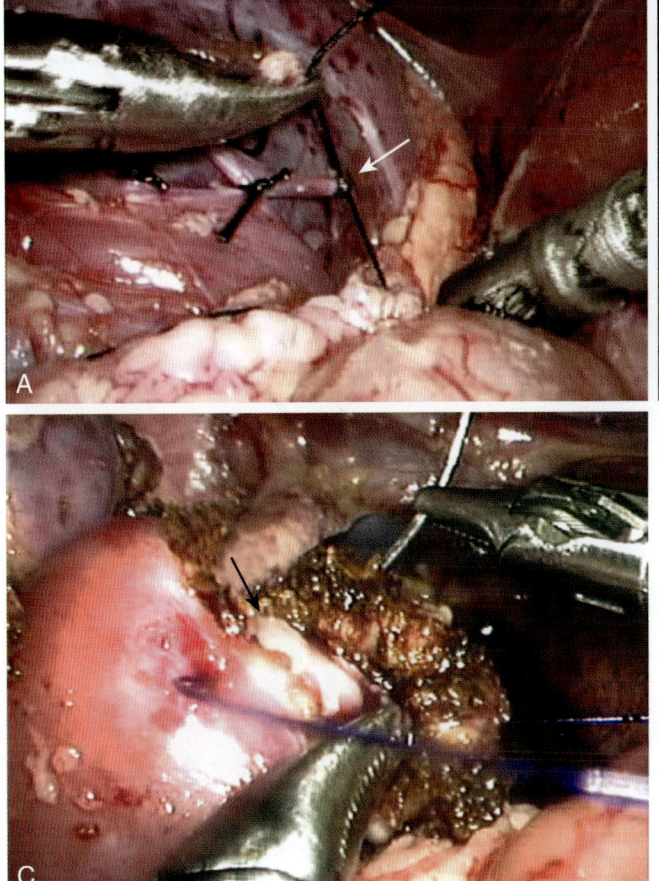
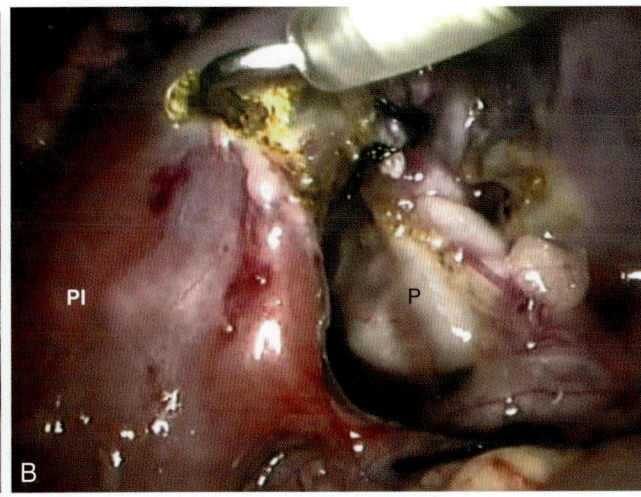

Figura 134-27. Imagens laparoscópicas de nefrectomia do polo superior assistida por robô. A, Isolamento e ligadura dos múltiplos vasos ao polo superior dilatado (*seta branca*). Em alguns casos, identifica-se um único vaso, no entanto são frequentemente vasos múltiplos. B, O parênquima displásico delgado do polo superior e da pelve (P) é incisado com cautério, separando-o do polo inferior (PI) saudável. Pontos do tipo "U" horizontal são realizados sobre um apoio de tecido gorduroso (*seta preta*) para fechar o defeito na porção superior do polo inferior.

Reconstrução do Trato Inferior

A reconstrução definitiva no nível da bexiga é adequada tanto para o ureter ectópico quanto para a ureterocele. Essa abordagem tem a vantagem de aliviar a obstrução, bem como corrigir o refluxo. As desvantagens, entretanto, são o potencial de lesão do colo vesical e vagina e a complexidade do procedimento. Se um refluxo clinicamente significativo persistir após outros procedimentos, pode ser necessária a reconstrução do trato inferior.

Excisão da Ureterocele e Reimplantação da Bainha Comum

A abordagem intravesical da ureterocele inicia-se com a sua incisão transversal entre dois pontos de reparo (Figs. 134-28A a C e 134-29A). Em nível proximal, um plano é obtido entre a parede da ureterocele e a parede vesical. A primeira é dissecada para separar-se da segunda no ponto em que ela se une ao ureter do polo inferior. Subsequentemente, os dois ureteres são dissecados como uma unidade, o ureter do polo superior é afunilado o quanto for necessário e ambos são reimplantados na submucosa. A porção distal da ureterocele é dissecada no mesmo plano (Figs. 134-28D e 134-29B) no nível do colo vesical, onde ela é ressecionada. Se estiver enfraquecido ou se parecer que pode oferecer suporte insuficiente, o músculo detrusor é plicado. Retalhos de mucosa vesical são realizados para revestir a área da ureterocele removida (Figs. 134-28E e F e 134-29C).

Mais uma vez, diversos pontos técnicos acerca da excisão da ureterocele e reimplantação da bainha comum merecem menção. **A separação dos ureteres duplicados durante a dissecção intravesical deve ser desencorajada, já que pode causar lesão do suprimento sanguíneo comum que corre longitudinalmente entre os dois ureteres.** A plicatura do músculo detrusor subjacente à ureterocele pode ser necessária para reforçar quaisquer áreas de deficiência muscular. Ademais, a porção distal da ureterocele pode se estender abaixo do colo vesical. É preciso ter cuidado extremo nessa parte da dissecção a fim de evitar lesão nos mecanismos do esfíncter. Se a ureterocele não puder ser toda excisada, pode ser fulgurada cuidadosamente e fechada com duas camadas.

Cecoureteroceles apresentam um desafio singular na excisão e reimplantação de ureteroceles no sentido de que o aspecto distal desta última pode criar uma válvula de retalho obstrutiva durante a micção, agindo como uma biruta atrás da uretra. As opções incluem a ressecção por retração delicada da ureterocele quando não for de tamanho grande, fechamento da abertura com duas camadas de tecido, ou fulguração do lúmen para causar colapso e fechamento. É necessária a avaliação pós-operatória cuidadosa em qualquer caso a fim de identificar o que pode ser uma disúria progressiva caso a cecoureterocele remanescente crie micção obstrutiva (Fig. 134-30).

Uma abordagem alternativa para a ressecção da ureterocele é a marsupialização, na qual o aspecto delgado intravesical é removido e seu bordo, suturado. Nenhuma tentativa de reforçar a parede posterior é feita, com base na observação empírica de que isso não seria sempre necessário. Resultados relatados têm sido satisfatórios (Scherz et al., 1989; Lewis et al., 2008). Embora essa abordagem elimine a necessidade de dissecar a ureterocele e evite lesão à vagina subjacente, é de nossa impressão que ela tenha riscos inerentes os quais podem ser evitados por uma abordagem cirúrgica controlada e previsível de reconstrução trigonal. Problemas maiores com a marsupialização podem ser incomuns, contudo parece preferível corrigir definitivamente o defeito anatômico e funcional da melhor forma possível na primeira cirurgia, quando necessário.

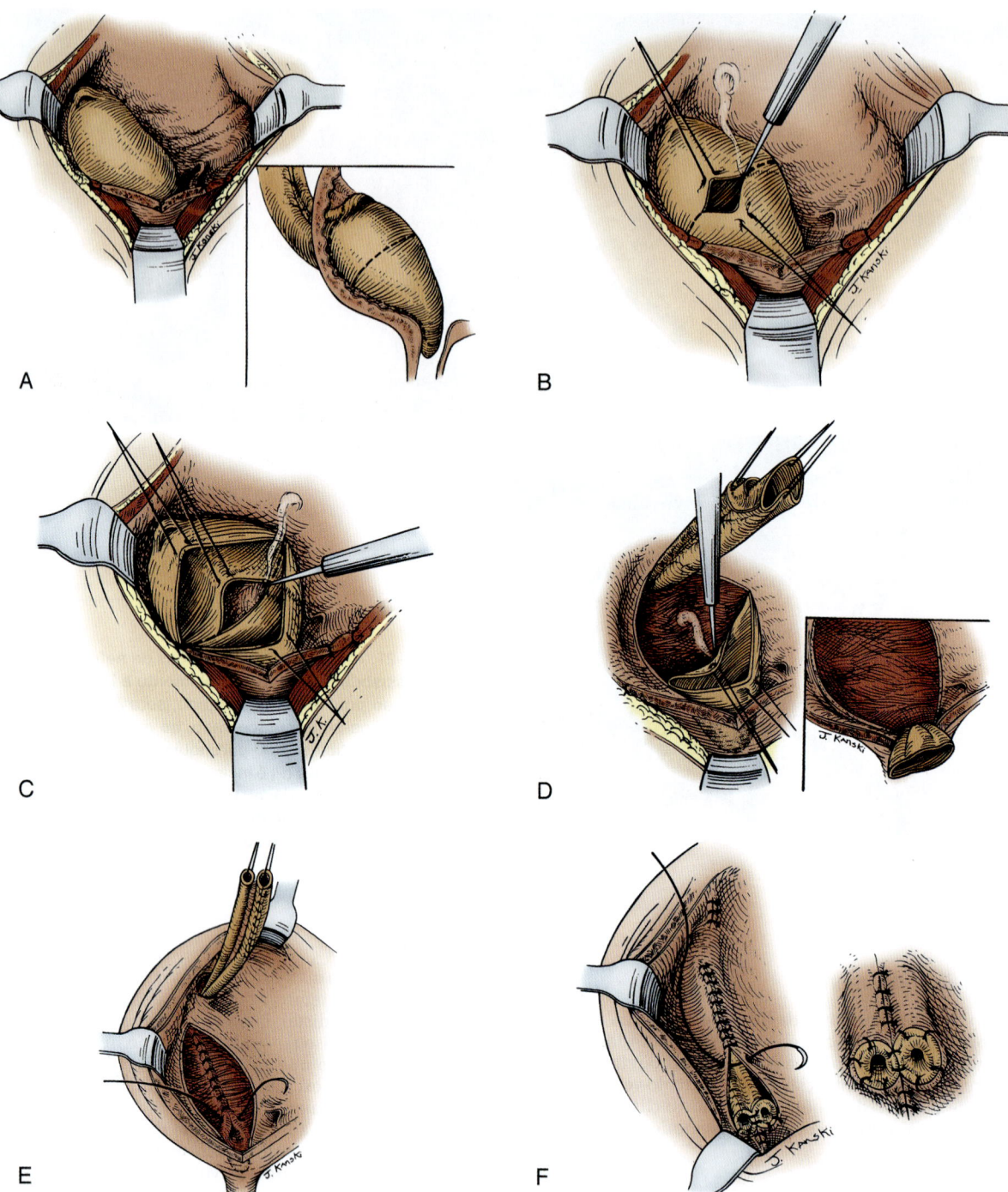

Figura 134-28. Técnica de excisão de ureterocele ectópica e reimplantação de bainha comum nos ureteres do polo superior e inferior. **A**, Aspecto da ureterocele do lado direito com bexiga aberta, vista de baixo. Observe a proximidade com o óstio ureteral contralateral. *Detalhe*, Vista de corte lateral demonstrando a íntima associação dos ureteres dos dois polos com suprimento vascular comum. A *linha pontilhada* indica o plano de incisão inicial da ureterocele. **B**, Após realização de pontos de reparo, a ureterocele é incisada com eletrocautério em direção transversal, expondo sua cavidade interna. **C**, A parede mucosa posterior da ureterocele é incisada transversalmente, revelando a parede muscular posterior da bexiga, frequentemente adelgaçada. Essa incisão será então continuada ao redor do bordo da mucosa vesical da ureterocele, incluindo o óstio e o ureter do polo inferior. Os pontos de reparo são importantes para proporcionar exposição adequada. **D**, Os ureteres dos polos superior e inferior foram mobilizados e afastados para a bexiga. A porção distal da ureterocele está sendo mobilizada de forma similar. A superfície mucosa da bexiga também será incisada ao redor do bordo da ureterocele para permitir remoção completa desta última. *Detalhe*, A ureterocele distal completamente mobilizada é afastada caudalmente, revelando sua conexão estreitada ao colo vesical. **E**, O ureter dilatado do polo superior associado à ureterocele foi afunilado e permanece em continuidade com o ureter do polo inferior. Ambos foram trazidos à bexiga por meio de um hiato recém-formado para promover largura de túnel adequada à reimplantação ureteral. A parede posterior da bexiga adelgaçada foi reparada com pontos simples separados para se obter apoio muscular adequado para os ureteres. A mucosa vesical que circundava o defeito da ureterocele foi movida para permitir o recobrimento dos ureteres. **F**, *Esquerda*, Os ureteres foram reimplantados ao novo túnel ureteral, suturados distalmente após serem espatulados e estão sendo recobertos com mucosa da bexiga. O óstio do polo inferior está em posição medial. *Direita*, Aspecto final do túnel ureteral após a conclusão da reimplantação.

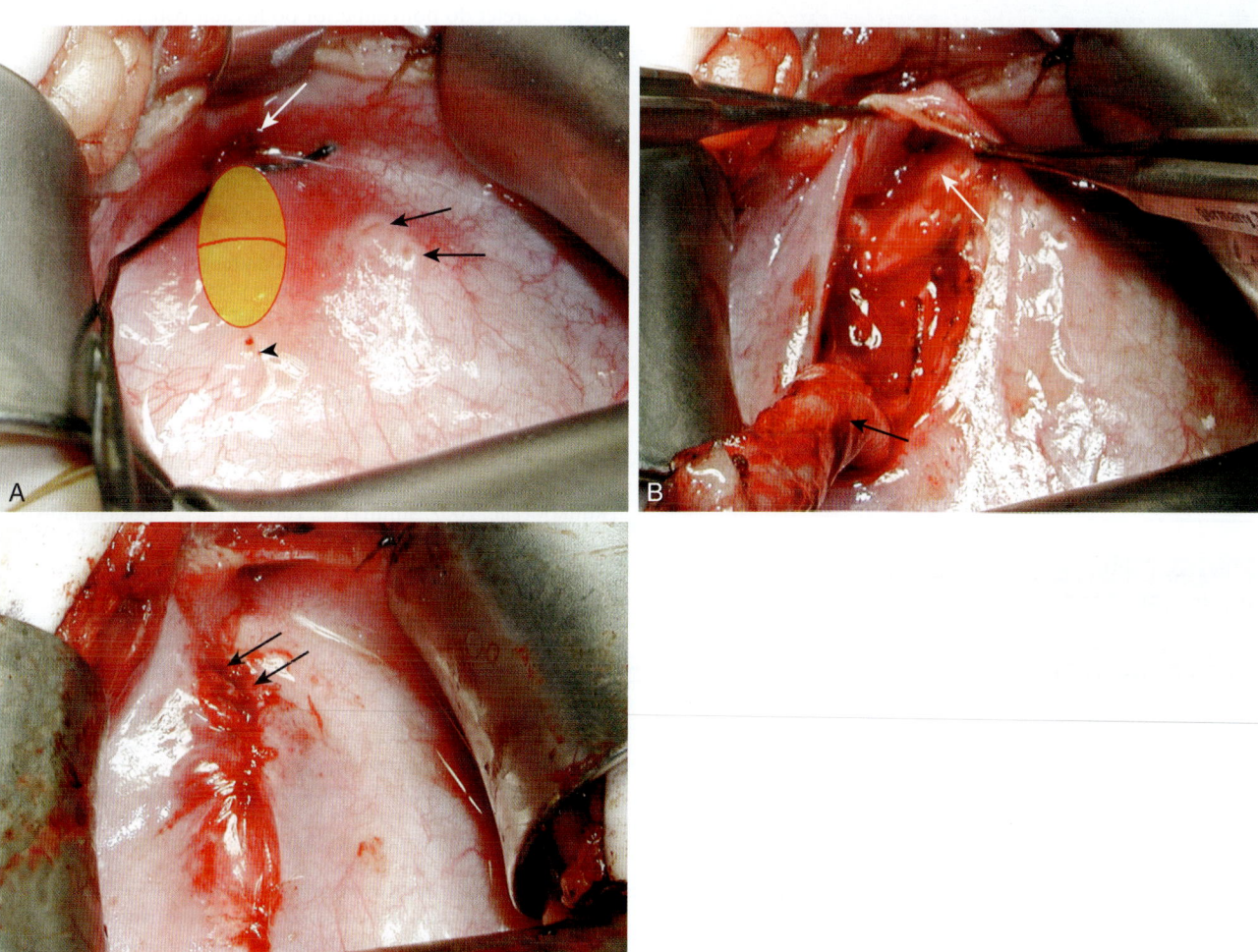

Figura 134-29. Visão cirúrgica da excisão de ureterocele e reimplantação de bainha comum. **A**, Vista da ureterocele descomprimida (*elipse amarela*) após incisão (a *seta branca* demarca o sítio de incisão e o óstio no colo vesical) e demarcação da extensão da ureterocele e do óstio do polo inferior (*ponta de seta preta*). Os óstios do ureter duplicado contralateral são indicados pelas *setas pretas*. **B**, A ureterocele foi seccionada, e seu aspecto inferior está visível (*seta branca*), correndo até o colo vesical. Essa porção será excisada e o assoalho do trígono será imbricado. Os dois ureteres foram mobilizados e estão sendo afastados em direção cefálica (*seta preta*). **C**, Aparência completa dos dois ureteres reimplantados (*setas*).

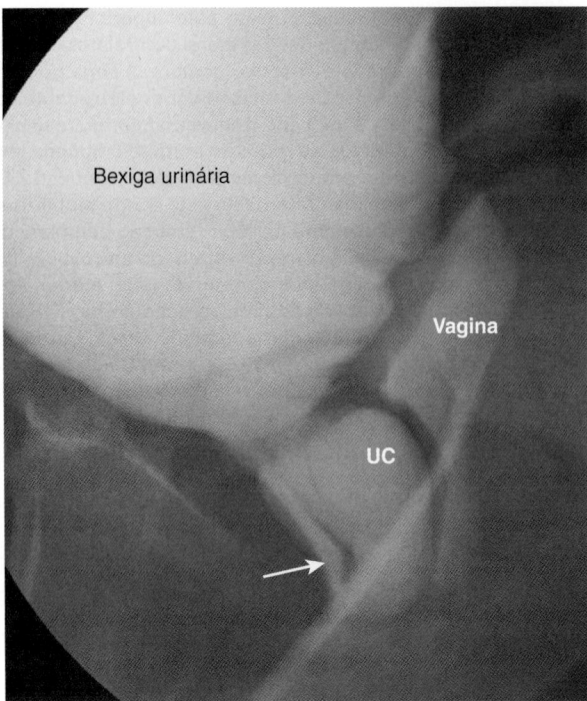

Figura 134-30. Aparência de cecoureterocele (UC) à uretrocistografia miccional estendendo-se para baixo da uretra e causando obstrução da saída da bexiga durante a micção. A ureterocele se preenche, atuando como uma biruta obstrutiva. O lúmen da uretra está demarcado pela *seta*.

Resultados relatados de excisão da ureterocele e reimplantação da bainha comum são bastante bons, embora o refluxo persistente possa ser um problema em 5% a 10% dos pacientes. Isso pode se tornar mais comum quando é necessário afunilar o ureter. Enquanto em alguns relatos seja discutido que esses pacientes não precisam de cirurgia, o refluxo persistente nesse contexto deve ser tratado com cautela.

> **PONTOS-CHAVE: EXCISÃO E REIMPLANTAÇÃO DA URETEROCELE**
>
> - Cecoureteroceles apresentam um desafio singular na excisão e reimplantação de ureteroceles no sentido de que o aspecto distal desta última pode criar uma válvula de retalho obstrutiva durante a micção, agindo como uma biruta atrás da uretra.
> - Uma abordagem alternativa para a ressecção da ureterocele é a marsupialização, na qual o aspecto delgado intravesical é removido e seu bordo, suturado.
> - Resultados relatados de excisão da ureterocele e reimplantação da bainha comum são bastante bons, embora o refluxo persistente possa ser um problema em 5% a 10% dos pacientes.
> - A reconstrução total incluindo a nefrectomia do polo superior com excisão da ureterocele e reimplantação do ureter do polo inferior é definitiva, todavia é uma cirurgia extensa realizada com duas incisões.

Pieloureterostomia e Ureteroureterostomia

Quando o polo superior de um ureter ectópico ou de uma ureterocele for mantido devido à sua função ou à preferência do cirurgião, podem ser realizadas a pieloureterostomia ou a ureteroureterostomia. As abordagens tanto proximal quanto distal podem ser utilizadas e já foram descritas com técnica aberta e laparoscópica.

Procedimento Aberto

A **ureteroureterostomia pode ser realizada distalmente para criar uma anastomose entre o ureter do polo superior e o do polo inferior de forma terminal-lateral.** Isso pode ser realizado no ureter distal por meio de uma abordagem inguinal e aberta (Huisman *et al.*, 1987; Lashley *et al.*, 2001; Chacko *et al.*, 2007; Prieto *et al.*, 2009). Nesse procedimento, é criticamente importante identificar corretamente o ureter receptor do polo inferior e é altamente recomendado posicionar um *stent* no ureter do polo inferior por cistoscopia durante o início do procedimento.

Outras opções para se atingir esse objetivo são a técnica de anastomose proximal da ureteroureterostomia ou pieloureterostomia. Essas técnicas resultam na drenagem do sistema do polo superior para o sistema do polo inferior. **Tais anastomoses altas podem ser preferíveis a uma ureteroureterostomia distal com polo superior dilatado, uma vez que o último pode resultar em maior estase urinária com a anastomose distal.** Ainda não se sabe se esse fenômeno em "ioiô" tem ou não significância clínica, contudo preferimos uma anastomose proximal quando há discrepância significativa na dimensão ureteral.

Quando se realizam anastomoses do trato superior, a dissecção deve ser limitada a um mínimo absoluto, especialmente no aspecto medial, a fim de prevenir a ruptura do suprimento sanguíneo de um dos ureteres. O ureter do polo superior pode estar consideravelmente mais largo do que o do polo inferior. Realiza-se uma delicada pielotomia ou ureterotomia no polo inferior receptor para corrigir a desproporção e a anastomose é realizada de forma terminal-lateral. A porção distal do ureter do polo superior deve ser aspirada com uma sonda para que seja descomprimida. O ureter distal do polo superior é ressecionado o mais inferiormente possível, com cuidado para permanecer diretamente em sua parede e evitar a vasculatura do polo inferior adjacente. Se não houver refluxo, a ressecção é continuada tão distal quanto possível e a porção inferior remanescente do ureter pode ser deixada aberta. Se o refluxo estiver presente em um ureter ectópico, deve ser levado o mais próximo do colo vesical quanto possível. Se estiver associado a uma ureterocele, pode ser possível evitar a ressecção desta até quando estiver bem descomprimida.

Procedimento Laparoscópico

Tanto a ureteroureterostomia quanto a pieloureterostomia podem ser prontamente realizadas por meio de laparoscopia (Gonzalez e Piaggio, 2007; Steyart *et al.*, 2009), a qual é auxiliada por controle robótico (Kutikov *et al.*, 2007; Smith *et al.*, 2009). O *stent* é posicionado somente no ureter receptor e não ao longo da anastomose (Fig. 134-31).

Incisão Transuretral para Ureterocele

O meio mais simples para descomprimir o polo superior obstruído ou a ureterocele de sistema único é a ITUr. As taxas relatadas de alívio da obstrução vão desde 78 até 97% (Rich *et al.*, 1990; Jayanthi e Koff, 1999; Di Renzo *et al.*, 2010; Adorisio *et al.*, 2011; Palmer *et al.*, 2011; Castagnetti *et al.*, 2013). Uma comparação entre a ITUr e as punções múltiplas demonstrou não haver diferença em taxas de descompressão, embora as punções múltiplas tenham induzido menor refluxo ao ureter afetado. No cenário da sepse aguda, a ITUr é a intervenção mais apropriada, ainda que a nefrostomia percutânea seja também uma opção viável.

Embora a ITUr possa confiavelmente aliviar a obstrução, ela tem o risco de induzir refluxo ao ureter afetado, que pode então causar infecção do trato superior e necessidade de reconstrução. O equilíbrio entre a mínima morbidade da ITUr e sua incerteza é a base da controvérsia clínica de sua utilidade.

Nosso método preferencial de incisar a ureterocele é similar àquele descrito por Rich *et al.* (1990): uma incisão transversal por toda a espessura da parede da ureterocele utilizando corrente de corte. A realização da incisão o mais distal possível na ureterocele e o mais próximo possível do assoalho vesical diminui a chance de refluxo pós-operatório na ureterocele. Pode-se utilizar tanto um eletrodo Bugbee quanto um fio de ponta angulada. Preferimos este último porque tem uma ponta mais estreita e permite maior precisão, além de o ângulo facilitar a manipulação. Em crianças maiores, o ressectoscópio com o bisturi aquecido de Collins pode ser empregado para realizar a incisão. A incisão a *laser* já foi reportada com resultados equivalentes (Marr e

Skoog, 2002; Jankowski e Palmer, 2006). A incisão com bisturi frio também já foi utilizada.

A ureterocele deve ser incisada profundamente devido ao fato de ureteroceles poderem ter parede espessa. A incisão adequada da ureterocele é confirmada ou pelo escape de um jato de urina da mesma ou pela visualização do urotélio em seu interior (Fig. 134-32). Para a ureterocele ectópica que se estende até a uretra, a drenagem apropriada pode ser obtida ou por uma incisão longitudinal que se estenda da porção intravesical para baixo até a porção uretral, ou por duas punções separadas, uma na porção intravesical da ureterocele e uma na sua porção uretral.

Nenhum cateter vesical é deixado no local, e a maior parte das crianças é tratada como pacientes externos. Um exame ultrassonográfico é realizado em 4 a 6 semanas para avaliar o grau de descompressão (Fig. 134-33) Em 2 a 3 meses, é realizada uma cistografia miccional para determinar o estado de refluxo do polo inferior e se foi criado um novo refluxo na ureterocele (Fig. 134-34).

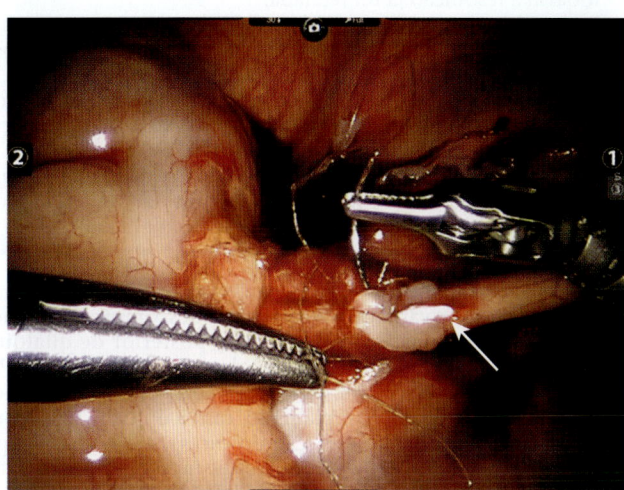

Figura 134-31. Vista cirúrgica de ureteroureterostomia robótica para ectopia de ureter associada à incontinência. O procedimento está sendo realizado no nível dos vasos ilíacos. A *seta* indica o *stent* ureteral no ureter recipiente (polo inferior).

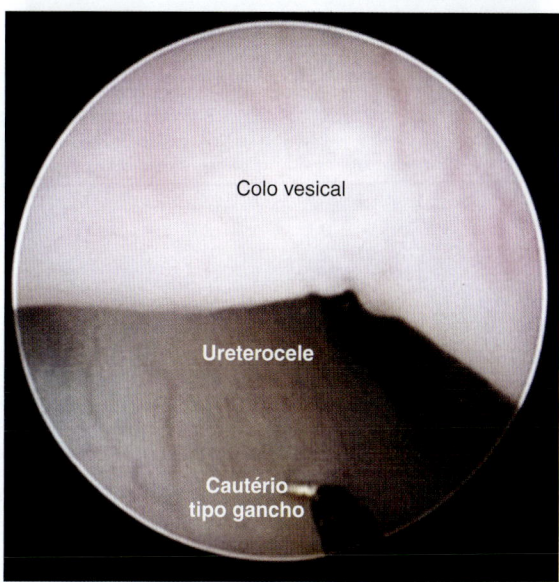

Figura 134-32. Imagem endoscópica de uma ureterocele prestes a ser incisada com um cautério do tipo gancho. A incisão deve ser realizada inferior e medialmente ao limite de risco de refluxo, mas o objetivo principal é a descompressão. A ureterocele deve ser incisada com a bexiga parcialmente repleta, porém não tanto a ponto de causar a obliteração da ureterocele.

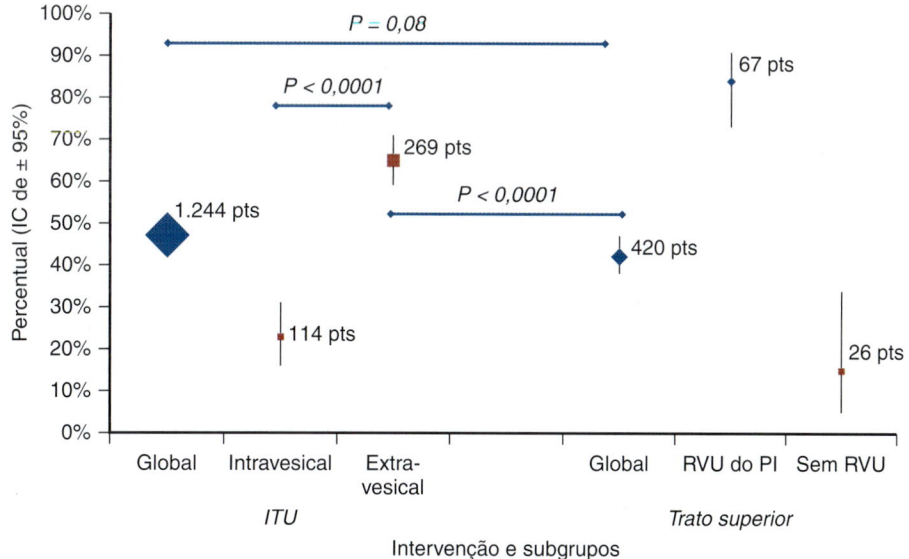

Figura 134-33. Gráfico indicando a incidência de cirurgia secundária após incisão transuretral (ITU) ou abordagem de trato superior (nefrectomia parcial ou ureteroureterostomia) com base em dados de múltiplas fontes. O número de pacientes (pts) está indicado adjacente aos pontos de dados. As diferenças estatísticas são indicadas entre os grupos selecionados com base no teste exato de Fisher bicaudal. IC, Intervalo de confiança; PI, polo inferior; RVU, refluxo vesicoureteral.

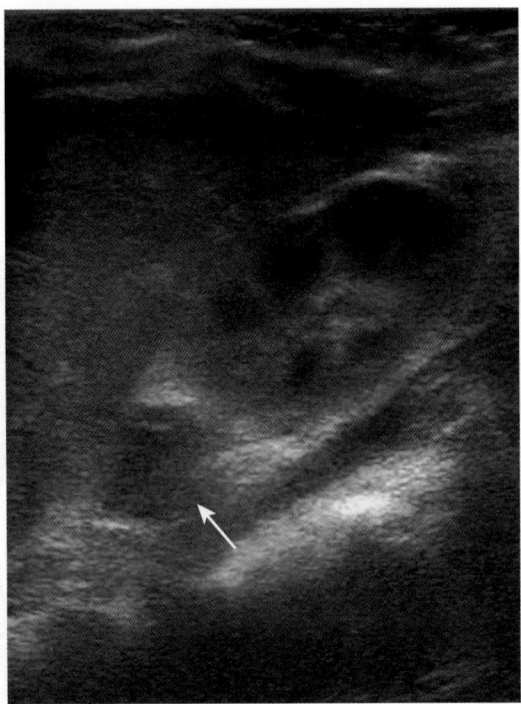

Figura 134-34. Aspecto do polo superior descomprimido (*seta*) da Figura 134-10, após incisão endoscópica da ureterocele.

> **PONTOS-CHAVE: PROCEDIMENTOS DE INCISÃO TRANSURETRAL DA URETEROCELE E DRENAGEM**
>
> - A incidência relatada de novo refluxo após ITUr de uma ureterocele varia de 0% a 60% e pode ser dependente do método utilizado para a incisão.
> - O tipo de ureterocele é um claro determinante dos resultados da ITUr, sendo as intravesicais as que têm maior probabilidade de atingir todos os objetivos terapêuticos com apenas uma incisão.
> - A ITUr age no melhor preparo do paciente para uma cirurgia secundária ampla, caso necessária, por meio da descompressão dos ureteres dilatados.
> - O refluxo persistente aos polos superior ou inferior é tipicamente uma indicação para a excisão e reimplantação da ureterocele, todavia a resolução já foi relatada.
> - Em geral, não tem sido possível predizer com acurácia como um indivíduo poderá responder à ITUr com base em parâmetros clínicos.
> - O ureter ectópico em um neonato com sepse ou com dilatação massiva pode ser mais apropriadamente manejado com ureterostomia terminal temporária.
> - A ureteroureterostomia pode ser realizada distal ou proximalmente para criar uma anastomose entre o ureter do polo superior e o do polo inferior de forma terminal-lateral.

A incidência relatada de novo refluxo varia de 0% a 50%. O risco de refluxo pode ser dependente do método utilizado para a incisão (Tank, 1986; Rich et al., 1990; Blyth et al., 1993; Jelloul et al., 1997; Dahm e King, 1998; Husmann et al., 1999; Jayanthi e Koff, 1999; Shekarriz et al., 1999; Cooper et al., 2000; Singh e Smith, 2001; Upadhyay et al., 2002; Chertin et al., 2007). Alguns autores dão preferência à punção, em vez da incisão, contudo não há dados disponíveis que demonstrem diferença clara. **O tipo de ureterocele é um claro determinante dos resultados da ITUr, sendo as intravesicais as que têm maior probabilidade de atingir todos os objetivos terapêuticos com apenas uma incisão. A descompressão sem refluxo pode ser obtida em 70% a 80% dos pacientes. Ureteroceles extravesicais, todavia, são mais propensas a apresentar refluxo persistente ou novo e podem necessitar de cirurgia secundária baseada na presença de refluxo em 70%, segundo alguns grupos.** Na metanálise realizada por Byun e Merguerian, a presença de refluxo no polo inferior e a localização da ureterocele têm impacto semelhante nos resultados (Byun e Merguerian, 2006). Nessa análise, o risco relativo de nova cirurgia foi 1,74 vezes maior na presença de refluxo do que em sua ausência, e 2,78 vezes mais alto quando extravesical. Esses fatores não pareceram ser aditivos, sugerindo que representem causas subjacentes similares. Em comparação com a abordagem aberta de qualquer modalidade, porém, é atraente a simplicidade da incisão da ureterocele juntamente com o potencial para cura definitiva, mesmo que não em uma ampla fração. **A ITUr também age no melhor preparo do paciente para uma cirurgia secundária ampla, caso necessária, por meio da descompressão dos ureteres dilatados.**

Resultados do Refluxo após Incisão Transuretral

A história natural de refluxo ao polo inferior após a ITUr está completamente definida. Em alguns grupos foi realizada a abordagem observacional e a resolução foi relatada em alguns deles com acompanhamento variável (Jesus et al., 2011). A utilidade de se observar esses pacientes dependerá da ocorrência de infecção, bem como da preferências dos pais.

Ureterostomia para Ureter Ectópico

O ureter ectópico em um neonato com sepse ou com dilatação massiva pode ser mais apropriadamente tratado com ureterostomia terminal temporária (el Ghoneimi et al., 1996). Essa técnica tem a vantagem de permitir descompressão aguda para tratar a sepse e possibilitar avaliação posterior de qualquer função na unidade renal afetada antes do manejo definitivo. Por meio da ureterostomia terminal, o ureter poderá ser descomprimido e ficará em posição para ser reimplantado, caso a unidade renal pareça salvável. Não se realiza a ressecção do excesso do ureter porque ele diminuirá com o tempo e algum comprimento será necessário para realizar a reimplantação. O orifício deve ser posicionado sobre o que seria a terminação lateral de uma incisão de Pfannenstiel. A ureterostomia percutânea também já foi relatada (Bilen et al., 2006). A avaliação do estado funcional é realizada pouco antes da cirurgia definitiva, geralmente em 4 meses ou após a idade de 6 meses. O exame com DMSA é provavelmente o meio mais eficiente, contudo a coleta diferencial de urina também é uma opção. Se não houver função apreciável, realiza-se nefrectomia parcial ou total com remoção de todo o ureter até o orifício.

Resumo da Tomada de Decisão Clínica

Para ureteres ectópicos, a tomada de decisão clínica é muito mais direta do que para ureteroceles e reside em manter ou não o polo superior de um sistema duplo. Se isso for escolhido, a abordagem cirúrgica dependerá da presença de refluxo do polo inferior; caso esteja presente, deve-se realizar a reimplantação da bainha comum ou do polo inferior com ureteroureterostomia distal superior a inferior. Se não houver refluxo do polo superior ao inferior, realiza-se a ureteroureterostomia proximal ou distal. Se o grau de função for ambíguo, pode-se utilizar ureterostomia terminal temporária para permitir avaliação do quadro agudo, particularmente com um ureter massivamente dilatado. Ademais, se o refluxo estiver presente, a necessidade de cirurgia inferior para corrigi-lo pode influenciar a escolha de evitar cirurgia do trato superior. Se a remoção do polo superior for escolhida com base no grau de dilatação ou na preferência de remoção de tecido displásico afuncional, realiza-se a nefrectomia do polo superior. Para o ureter ectópico de sistema único, a preservação ou remoção também se baseia no grau de função e preferência do cirurgião. Não existem dados de resultado objetivos para indicar claramente uma ou outra abordagem.

Para a ureterocele em sistema duplo, a disponibilidade da incisão endoscópica cria mais opções (Tabela 134-1 e Fig. 134-35). É importante reconhecer que, embora a ITUr seja uma cirurgia, é de natureza totalmente diferente de uma nefrectomia de polo superior ou reconstrução de trato inferior. Não é apropriado igualá-la a cirurgias de forma comparativa. **Em geral, não tem sido possível predizer com acurácia como um indivíduo pode responder à ITUr com base em parâmetros clínicos.** Como em alguns pacientes o refluxo significativo ao polo inferior e a dilatação do polo superior podem ser tratados com um breve procedimento externo com resultados de longo prazo

TABELA 134-1 Opções para o Tratamento da Ureterocele

PROCEDIMENTO	INDICAÇÕES IDEAIS	VANTAGENS	LIMITAÇÕES
Incisão transuretral	Crianças Ureteroceles grandes com RVU	Procedimento não invasivo Descompressão eficaz Ocasionalmente definitiva	Pode produzir refluxo no segmento da ureterocele, necessitando de cirurgia da bexiga
Nefrectomia do polo superior	Pacientes mais velhos Polo superior grande e afuncional Ausência de RVU	Pode ser definitiva Remove a patologia Evita cirurgia em nível de bexiga	Pode não ser definitiva Cirurgia significativa Risco ao polo inferior Pode ainda requerer cirurgia mais baixa na bexiga
Ureteroureterostomia ou ureteropielostomia	Pacientes mais velhos Polo superior funcional Ausência de RVU	Drena o segmento obstruído com pouco risco de obstrução ou ITU	Deixa a ureterocele na bexiga Pode desenvolver refluxo
Excisão da ureterocele e reimplantação da bainha comum	Refluxo Polo superior funcional sem dilatação significativa	Elimina a obstrução e o refluxo, remove a ureterocele Ausência de risco renal	Cirurgia complexa Risco para a vagina e colo vesical Pode precisar de afunilamento do ureter

ITU, Infecção do trato urinário; RVU, refluxo vesicoureteral.

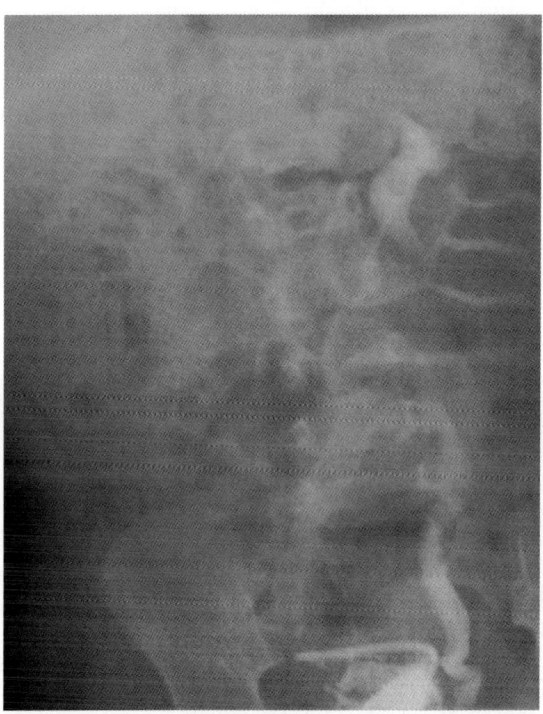

Figura 134-35. Uretrocistografia miccional demonstrando refluxo para o polo superior de um sistema duplo após incisão da ureterocele. Esse tipo de refluxo resolve-se espontaneamente em casos raros. Embora o risco clínico seja incerto, o refluxo é reparado na maior parte das vezes.

já documentados, seria razoável oferecer tal opção antes de partir diretamente para uma reconstrução mais complexa do trato superior ou inferior. Mesmo que metade desses pacientes precise de cirurgia subsequente, esta pode ser seguramente adiada até que a criança esteja maior. Também há o atrativo adicional da ITUr por poder deixar o procedimento cirúrgico subsequente menos complexo pela descompressão do ureter dilatado do polo superior. A reimplantação pode ser bem mais eficaz e não necessitar de afunilamento excisional. Isso diminui a morbidade geral, outro objetivo do manejo. A ITUr pode então ser menos atrativa na criança mais velha com polo superior massivo na qual a remoção possa ser preferível e a cirurgia definitiva possa ser realizada no diagnóstico.

Disfunção Miccional após Reparo da Ureterocele

A disfunção miccional após reconstrução do trato urinário inferior para ureteroceles já foi relatada em alguns grupos (Abrahamsson et al., 1998; Sherman et al., 2003; Lewis et al., 2008), mas com baixa incidência. Em outros, não houve evidência de incontinência ou de disfunção vesical significativa (de Jong et al., 2000; Vereecken e Proesmans, 2000; Beganovic et al., 2007). Abrahamsson et al. relataram micção infrequente com possibilidade de infecção em 19 de 36 pacientes, enquanto três de 36 demonstraram incontinência (Abrahamsson et al., 1998). Uma observação similar foi realizada com menor incidência por Vereecken após cirurgia vesical complexa para anomalias de duplicação (Vereecken e Proesmans, 2000). Abrahamsson sugeriu que a disfunção da bexiga fosse resultado da uma anormalidade intrínseca dela, e não uma condição causada pelo procedimento cirúrgico.

Na criança com infecções recorrentes ou com incontinência após reparo cirúrgico de uma ureterocele, deve-se considerar o tipo de cirurgia e se houve possibilidade de suporte trigonal inadequado. Isso pode levar a uma base vesical enfraquecida, baloneamento do trígono posterior ao colo vesical e um processo obstrutivo. Isso também pode ocorrer após incisão transuretral de uma ureterocele com componente uretral. Podem resultar disso o esvaziamento inadequado da bexiga e a infecção, bem como a dilatação do trato superior.

Um exame de UCGM pode ser necessário para avaliar a anatomia da bexiga durante a micção, assim como uma videourodinâmica. Seria importante reconhecer a necessidade de visualizações laterais durante a micção a fim de identificar a patologia vesical. Também utilizamos cistoscopia anterógrada por meio de punção suprapúbica para melhor acessar o colo vesical. Pode ocorrer RVU recorrente, em particular se houver micção obstruída, e esse refluxo pode requerer UCGM repetidas em quadro de ITU febril.

O tratamento da disfunção vesical após reparo de ureterocele dependerá da causa e pode incluir reconstrução vesical ou reparo do colo vesical, cateterização intermitente ou, caso haja evidência de incompetência do colo vesical, injeção endoscópica de agentes de expansão.

OUTRAS ANOMALIAS URETERAIS

Anomalias de Número

Ureteres Bífidos

A duplicação ureteral pode estar associada à ectopia ou à ureterocele, contudo também é compatível com um sistema renal normalmente funcional se ambos os ureteres estiverem inseridos de forma ortotópica ou se houver duplicação parcial. A duplicação ureteral é condição comum, descrita em aproximadamente uma a cada 125 pessoas (0,8%) com base em sequências de autópsia, as quais tendem a ser menos seletivas (Nation, 1944; Kaplan e Elkin, 1968; Timothy et al., 1971; Privett et al., 1976). Há incidência ligeiramente maior em indivíduos do sexo feminino, estimada em aproximadamente 1,6:1. A duplicação é seis vezes mais frequente na forma unilateral do que bilateral; entretanto, é clinicamente prudente investigar cuidadosamente duplicação contralateral quando a unilateral for documentada. Isso pode ser importante no cenário de polos superiores sem hidronefrose e ectopia ureteral causando incontinência. Os lados direito e esquerdo parecem estar afetados de forma similar com a duplicação unilateral.

Uma pelve renal bífida apenas inclui um ureter único, porém com confluência do ureter superior e ureteres inferiores mais baixos do que a junção ureteropélvica (JUP), constituindo duplicação parcial do ureter ou ureter bífido.

Já foi documentada uma incidência aumentada de patologia ureterorrenal com anomalias de duplicação. A implicação clínica da duplicação depende amplamente da inserção ureteral. Uma abordagem clínica útil é a consideração de que condições que rotineiramente afetam o rim de sistema único são as mesmas que afetam o polo inferior, incluindo a OJUP e o RVU. O polo superior é mais propenso a ser acometido por condições resultantes de formação ureteral anormal, incluindo ectopia e ureterocele, como anteriormente discutido.

A avaliação e o tratamento da OJUP do polo inferior são similares aos de obstrução de JUP de sistema único. A OJUP do polo inferior pode ser identificada com a duplicação ureteral parcial e completa. O reconhecimento acerca da presença de duplicação pode ser desafiador com hidronefrose massiva, porém, na maior parte dos casos, o polo superior normal pode ser identificado em exame de imagem funcional, como o escaneamento renal, mesmo que não seja detectado em ultrassonografia. A obstrução da JUP do polo inferior pode se resolver de forma espontânea, assim como um sistema único com gravidade de dilatação comparável. O reparo pode ser opcionalmente obtido com pieloureterostomia da pelve renal dilatada do polo inferior ao ureter normal do polo superior.

A obstrução da JUP do polo superior já foi relatada, incluindo casos em associação com obstrução da JUP do polo inferior, contudo é excepcionalmente rara (Ho et al., 1995; Ng, 1999).

A hidronefrose da metade pertencente ao polo inferior também pode representar um RVU, frequentemente de alto grau. Geralmente, um ureter dilatado é observado na avaliação ultrassonográfica. Isso raramente representa obstrução ureterovesical e, mais frequentemente, indica RVU. O RVU do polo inferior é geralmente associado a redução significativa da função desse polo, que é geralmente congênita, porém também pode estar associada a infecção prévia. A avaliação e o tratamento são similares aos de refluxo de sistema único, contudo a resolução espontânea pode ser mais tardia (Afshar et al., 2005). A reimplantação da bainha ureteral comum e a injeção endoscópica são opções cirúrgicas, bem como a ureteroureterostomia baixa do ureter do polo inferior com refluxo ao do polo superior.

Triplicação

A triplicação do ureter, seja ela completa ou parcial, é bastante rara. Essas condições têm se manifestado tipicamente com infecção ou incontinência. A classificação de Smith, na qual ureteres triplos são divididos em quatro tipos, continua sendo útil (Smith, 1946). O tipo 1 constitui-se de três ureteres completamente separados com conexão única à bexiga ou distal a ela e corresponde a 35% das triplicações. O tipo 2 é a separação incompleta com dois óstios ureterais, ocorrendo em 21%. Já o tipo 3 é um ureter trífido com um único óstio ureteral, observado em 31% dos casos. O tipo 4, por fim, descreve dois ureteres com três óstios. Essa situação ocorre com bifurcação em Y invertido, similar à descrita para ureteres duplicados. O posicionamento dos óstios ureterais segue tipicamente a lei de Weigert-Meyer (Zaontz e Maizels, 1985).

Os ureteres podem estar associados a ureteroceles (Park, 2008) e podem ser ectópicos ao colo vesical, uretra ou à vagina (Engelstein et al., 1996; Patel et al., 2001). Pode haver obstrução da JUP do polo inferior e do polo médio (Sivrikaya et al., 2007), bem como a obstrução ureterovesical (Merlini, 1983). O RVU também é descrito (Ander et al., 1997), bem como a duplicação contralateral (Srivastava et al., 1996). Anomalias de fusão podem estar presentes em alguns casos (Pode et al., 1983; Golomb e Ehrlich, 1989).

Ureteres Quádruplos

Ainda mais rara é a quadruplicação ureteral, com apenas oito casos registrados. A maioria desses ocorreu em adultos, contudo três casos recentes incluíam quatro ureteres drenando para um grande cisto ureteral e conectando-se à bexiga através de um ureter único (Klinge et al., 2001; Vicentini et al., 2007; Koszutski et al., 2008). Um relato de um adulto jovem com incontinência descreve três dos quatro ureteres se fundindo e adentrando a bexiga de forma ortotópica, e um quarto ureter drenando ao períneo. Esse ureter ectópico estava associado ao cálice médio inferior, contrário ao que seria previsto pela lei de Weigert-Meyer.

Pólipos Fibroepiteliais

Pólipos ureterais podem se manifestar clinicamente com dor na região lombar ou hematúria, ou podem ser descobertos durante detecção acidental de hidronefrose. O sítio mais comum de inserção é a JUP, embora possam se originar de qualquer parte do ureter. Como causa de OJUP, são bastante incomuns, relatados em 0,5% de todos os pacientes de JUP submetidos a pieloplastia (Adey et al., 2003; Kojima et al., 2011). A maioria dos pacientes era do sexo masculino (89%) e a maior parte dos pólipos ocorreu do lado esquerdo (78%). A forma bilateral é incomum, porém já foi relatada com efeitos clínicos em ambos os rins (Bartone et al., 1990; Lavelle et al., 1997; Bhalla et al., 2002; Adey et al., 2003; Romesbug et al., 2009). Em uma série recente, dois de nove pacientes tinham pólipos da JUP bilaterais clinicamente obstrutivos. Esses pólipos também podem ser múltiplos. Já observamos um caso no qual o pólipo se protraiu da uretra e produziu sintomas miccionais severos, e sua origem era o terço proximal do ureter.

Pólipos menores podem não ser evidentes em exames de imagem modernos e, em uma série recente, foram detectados em 22% dos pacientes antes da cirurgia para OJUP (Adey et al., 2003). A ultrassonografia pode ser útil na detecção desses pólipos (Wang et al., 2012). Eles seriam geralmente visualizados em uma urografia excretora, contudo podem ser confundidos com coágulos ureterais, particularmente em quadro de hematúria (Fig. 134-36). A presença de defeitos de

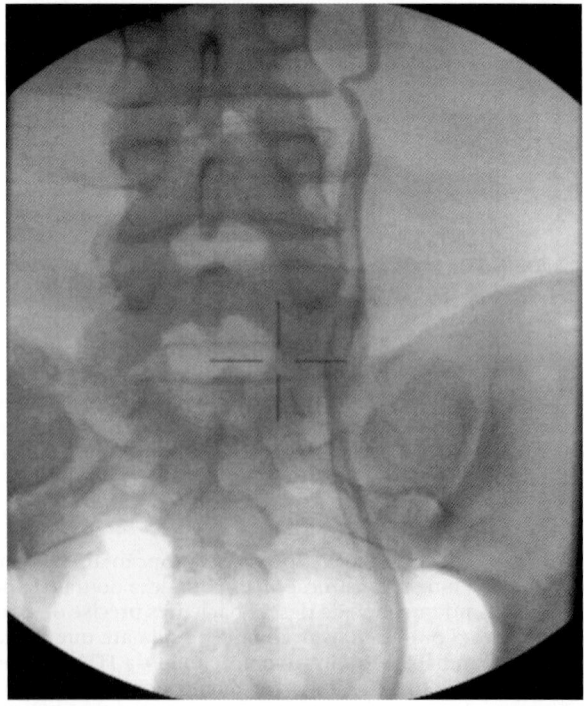

Figura 134-36. Ureterografia retrógrada de um adolescente com histórico de hematúria, disúria e uma massa protraindo de sua uretra. O segmento distal foi resseccionado por um cirurgião externo. Os defeitos de preenchimento longos são típicos de pólipos, mas podem ser confundidos com coágulos.

preenchimento à pielografia retrógrada antes da pieloplastia deve incitar uma busca por pólipos. Seria improvável que essa condição alterasse a abordagem cirúrgica, exceto quando o pólipo estivesse significativamente distal à JUP.

A causa de pólipos fibroepiteliais não está elucidada, embora a tração progressiva resultante da peristalse ureteral possa promover edema e crescimento. Já observamos um caso no qual o ureter estava sofrendo intussuscepção devido à tração no pólipo em sua porção média. Histologicamente, pólipos são considerados neoplasias benignas com elementos fibroepiteliais e vasculares, com urotélio sobrejacente normal a hipertrofiado. Há geralmente um interior fibrovascular com edema estromal significativo. Observa-se pouca inflamação.

O manejo do pólipo depende de sua apresentação e localização. Para pólipos na JUP, a maior parte dos casos foi submetida a pieloplastia, embora a questão acerca de a excisão endoscópica simples ser suficiente ainda não esteja estabelecida, uma vez que existem poucos casos. A remoção ureteroscópica é a terapia recomendada quando se encontram distantes da JUP, com base em relatos combinados de adultos e crianças (Minevich et al., 2005; Childs et al., 2009; Iwatsuki et al., 2010). Relatos anteriores aconselhavam a ressecção em manga e a reanastomose do ureter a fim de prevenir a reincidência, contudo o sucesso persistente com a ressecção ureteroscópica sugere que tal técnica seja desnecessária. Relatos ainda mais antigos recomendavam a nefrectomia, que não pode ser justificada.

PONTOS-CHAVE: OUTRAS ANOMALIAS URETERAIS

- A duplicação ureteral é compatível com um sistema renal de funcionamento normal caso ambos os ureteres estejam inseridos de forma ortotópica ou se houver duplicação parcial.
- É clinicamente prudente procurar duplicação contralateral quando a unilateral é documentada.
- Foi documentada maior incidência de patologia ureterorrenal com anomalias de duplicação.
- Condições que afetam rotineiramente o rim de sistema único são aquelas que afetam o polo inferior, incluindo a OJUP e o RVU; o polo superior é mais vulnerável a condições resultantes da formação ureteral anormal, incluindo a ectopia e a ureterocele.
- Pólipos ureterais podem se manifestar clinicamente com dor na região lombar ou hematúria, ou por detecção acidental de hidronefrose.
- O sítio mais comum de inserção do pólipo fibroepitelial é a JUP, embora eles possam se originar de qualquer parte do ureter.
- Pólipos da JUP são mais adequadamente tratados com pieloplastia, embora a questão acerca de a ressecção endoscópica ser suficiente ainda não esteja estabelecida.
- A remoção endoscópica dos pólipos ureterais é a terapia recomendada quando distantes da JUP.

Anomalias de Posição

Anomalias Vasculares Envolvendo o Ureter

Uma variedade de lesões vasculares pode causar obstrução ureteral. Nessas lesões, é anômalo o sistema vascular, não o urinário. Com exceção dos vasos sanguíneos renais acessórios, todas essas lesões são relativamente incomuns, embora tenham relevância clínica.

Veia Cava Pré-ureteral

Anatomia. A veia cava pré-ureteral é comumente conhecida entre urologistas como *ureter circuncava* ou *retrocava*, termos que são anatomicamente descritivos, mas que podem causar confusão relacionada ao desenvolvimento (Lerman et al., 1956; Dreyfuss, 1959). O termo **veia cava pré-ureteral** enfatiza que o ureter *circuncava* resulta de desenvolvimento vascular alterado, não desenvolvimento ureteral alterado. Esse seria o termo mais apropriado.

O distúrbio envolve o ureter direito, que tipicamente se desvia medialmente e por trás (dorsalmente) da veia cava inferior, curvando-se e cruzando pela frente dela em sentido medial-lateral para retomar o seu curso normal, distalmente, até a bexiga. A pelve renal e o ureter superior encontram-se tipicamente alongados e dilatados em formato de J ou anzol, antes de o segundo passar por trás da veia cava. O sistema coletor não se encontra inevitavelmente obstruído. Ureteres *circuncava* podem ser classificados em dois tipos clínicos (Bateson e Atkinson, 1969; Kenawi e Williams, 1976). O tipo I, mais comum, apresenta hidronefrose e um padrão tipicamente obstrutivo demonstrando algum grau de deformidade ureteral com formato de anzol ao nível da obstrução. O tipo II apresenta grau menor ou ausência de hidronefrose. Nesse tipo, o ureter superior não se encontra curvado, porém passa por trás da veia cava em nível mais alto, com a pelve renal e o ureter superior quase em sentido horizontal antes de circundar a veia cava em uma curva suave. No tipo I, a obstrução parece ocorrer no bordo do músculo iliopsoas, em cujo ponto o ureter se desvia em sentido cranial antes de passar por trás da veia cava.

Embriologia. A veia cava inferior definitiva desenvolve-se no lado direito a partir de um plexo de veias fetais (Fig. 134-37). Inicialmente, as vias retroperitoneais consistem em vasos simetricamente posicionados, tanto centrais quanto laterais. As veias posteriores cardinais e supracardinais situam-se dorsalmente e as veias subcardinais, ventralmente. Esses canais vão se anastomoses, formam um colarinho de cada lado através dos quais passam os rins em ascensão. Normalmente, atrofiam-se as veias supracardinais esquerdas e a porção lombar da veia cardinal posterior direita. As veias subcardinais tornam-se as veias espermáticas internas. A veia cava inferior definitiva do lado direito é formada a partir da veia supracardinal direita. **Caso a veia subcardinal na porção lombar caia em atrofia e se torne a veia primária do lado direito, o ureter torna-se aprisionado dorsalmente a ela.**

Quando a veia cava definitiva se forma normalmente e a porção ventral do anel primitivo também persiste, uma veia cava dupla é formada devido à persistência de ambas a veia subcardinal direita dorsal e a veia subcardinal direita ventral. Essa veia cava dupla aprisiona o ureter direito entre seus membros (Sasai et al., 1896).

Embora seja possível a ocorrência de veia cava bilateral ou veia cava de lado esquerdo (Clements et al., 1978; Mayo et al., 1983), já foi descrito um ureter circuncava bilateral em um caso de *situs inversus* (Brooks, 1962). Em casos de veia cava bilateral associada a um ureter *circuncava*, este último foi relatado apenas do lado direito, mostrando que a veia cava direita se desenvolveu anormalmente a partir de uma veia subcardinal persistente, enquanto a veia cava esquerda se desenvolveu da veia supracardinal esquerda, ainda que de maneira normal (Pick e Anson, 1940).

Incidência. **A incidência de veia cava pré-ureteral à autópsia é de cerca de um caso em 1.500** (Heslin e Mamonas, 1951) **e a anomalia é três a quatro vezes mais comum em cadáveres do sexo masculino do que do sexo feminino,** embora uma revisão de literatura tenha relatado relação entre sexo masculino e feminino de 114:41 (2,8:1) (Kenawi e Williams, 1976).

Os sintomas de veia cava pré-ureteral são os mesmos de obstrução. **Embora a lesão seja congênita** (Soundappan e Barker, 2004; Acharya et al., 2009), **a apresentação da maioria dos pacientes não ocorre até a terceira ou quarta década de vida** (Kenawi e Williams, 1976).

Diagnóstico. **Clinicamente, os pacientes podem apresentar sintomas de dor abdominal ou lombar, infecção, ou o distúrbio pode ser descoberto incidentalmente durante outros testes radiológicos. A urografia excretora frequentemente falha em visualizar a porção do ureter além do gancho em J (ou seja, estendendo-se além da veia cava), contudo a ureteropielografia retrógrada demonstra uma curva em S ao ponto de causar obstrução com o segmento retrocavo situado no nível de L3 ou L4** (Kenawi e Williams, 1976). A cavografia não é mais um teste diagnóstico necessário.

A ultrassonografia (Murphy et al., 1987) e a TC ou a RM também já foram úteis na definição da malformação vascular. A urografia por TC pode ser o procedimento de escolha para confirmar o diagnóstico e evitar a ureteropielografia retrógrada (Sasai et al., 1986; Kellman et al., 1988). O escaneamento renal nuclear com furosemida pode categorizar a anomalia como obstruída ou não obstruída (Pienkny et al., 1999). **A RM pode demonstrar o curso de uma veia cava pré-ureteral e pode ser a modalidade de imagem mais detalhada e menos invasiva em comparação com a TC e a pielografia retrógrada** (Uthappa et al., 2002).

Tratamento. **A correção cirúrgica envolve a secção do ureter com relocação e reanastomose ureteroureteral ou ureteropélvica, geralmente com excisão ou desvio do segmento retrocavo, que pode estar aperistáltico.** É importante ter em mente o suprimento sanguíneo do ureter a partir da artéria renal e da aorta superiormente e a partir dos

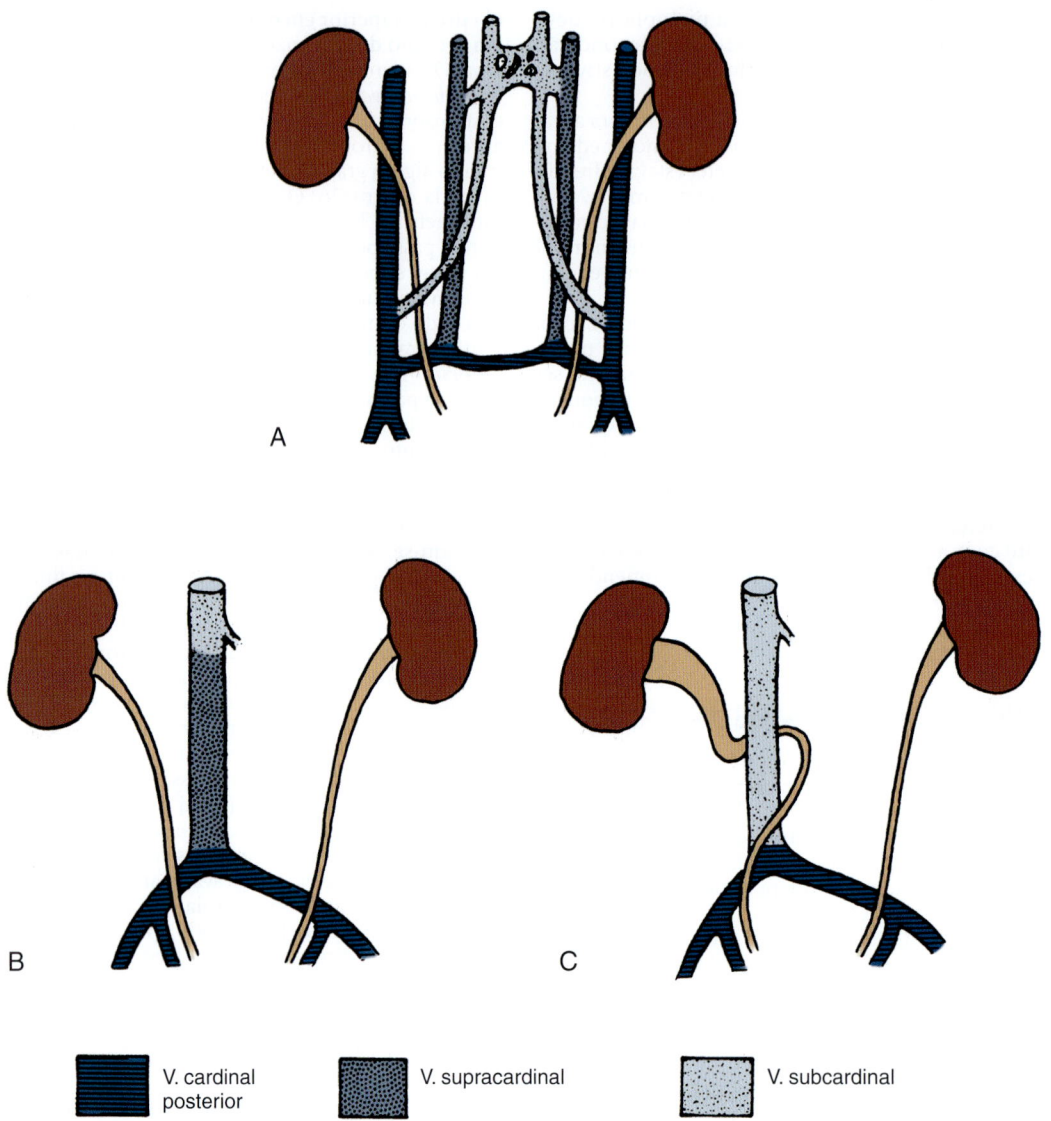

Figura 134-37. Anel venoso fetal (A), veia cava normal (B) e veia cava pré-ureteral (C). (Redesenhado de Hollinshead WH. Anatomy for surgeons, vol 2. Nova York: Hoeber Medical Division of Harper and Row; 1956.)

vasos ilíacos inferiormente. Como discutido anteriormente, a abordagem de preferência para o ureter obstruído é a secção e relocação ureteral. A reconstrução laparoscópica (Miyazato et al., 2002; Ramalingam e Selvarajan, 2003; Tobias-Machado et al., 2005; Fernandez-Fernandez e Pachano-Arenas, 2008) e robótica (Gundeti et al., 2006; Smith et al., 2009) do ureter em uma veia cava pré-ureteral tanto pela abordagem transperitoneal quanto retroperitoneal já foi descrita em crianças.

Outras Anomalias de Posição

Diversas situações de rim em ferradura já foram descritas (Cukier et al., 1969; Cendron e Reis, 1972; Heffernan et al., 1978; Taguchi et al., 1986). As anomalias incluem uma variedade de anormalidades renais esquerdas, com agenesia, hidronefrose, má rotação e hipoplasia (Kenawi e Williams, 1976). Um ramo obstrutivo da veia espermática direita e uma veia lombar já mimetizaram a obstrução ureteral circuncava (Dreyfuss, 1959; Psihramis, 1987), bem como um tendão anômalo do músculo iliopsoas (Guarise et al., 1989).

Artéria Ilíaca Pré-ureteral (Ureter Retroilíaco). É raro um ureter passar por trás da artéria ilíaca comum (Corbus et al., 1960; Seitzman e Patton, 1960; Hanna, 1972; Radhkrishnan et al., 1980). Qualquer lado pode ser envolvido; em dois casos, a condição ocorreu de forma bilateral (Hanna, 1972; Radhkrishnan et al., 1980). A obstrução ocorre no nível de L5 ou S1, conforme o ureter é comprimido atrás da artéria. Anomalias coexistentes são comuns (Nguyen et al., 1989), particularmente anomalias do ducto deferente (Seitzman e Patton, 1960; Radhkrishnan et al., 1980).

Assim como a cava pré-ureteral, a artéria ilíaca pré-ureteral é considerada de origem vascular sem prova definitiva. Normalmente, a raiz vascular ventral primitiva da artéria umbilical é substituída pelo desenvolvimento de um ramo mais dorsal entre a aorta e a artéria umbilical distal. A persistência do ramo ventral com a falha a formação do ramo dorsal aprisiona o ureter dorsalmente.

A ectopia do ducto mesonéfrico ou a ectopia ureteral são frequentes (Nguyen et al., 1989). O caso de Seitzman e Patton envolveu um ureter ectópico que foi esvaziado, ao longo do ducto deferente ipsilateral, por meio de um ducto mesonéfrico comum persistente na uretra posterior proximal (Seitzman e Patton, 1960). No caso de Radhkrishnan et al., ureteres retroilíacos bilaterais também envolviam ectopia bilateral da terminação dos ductos deferentes nos ureteres (Radhkrishnan et al., 1980). Iuchtman et al. descreveram terminação ectópica vaginal do ureter envolvido, com urometra e urocolpo devido a um hímen imperfurado (Iuchtman et al., 1980).

Taibah et al. relataram o achado incomum de obstrução ureteral esquerda devido a um ureter de uma artéria ilíaca retrointerna em uma jovem até então normal (Taibah et al., 1987).

Obstrução Vascular do Ureter Distal. Já foi descrita a obstrução do ureter distal por vasos uterinos, umbilicais, obturadores e hipogástricos próximos à bexiga (Campbell, 1936; Young e Kiser, 1965; Scultety e Varga, 1975). Contudo, nem sempre está claro que as impressões vasculares em um ureter dilatado sejam a causa da obstrução. Às vezes, esses achados podem ser artefato, assim como quando um ureter dilatado de uma obstrução intrínseca é secundariamente comprimido contra o vaso adjacente. Com base nos relatos contemporâneos sobre essa lesão, é provável que a obstrução ureteral terminal primária por lesões vasculares seja rara.

Herniação do Ureter. A herniação do ureter é outra condição extremamente rara. Dourmashkin pesquisou a literatura e tabulou uma série de herniações inguinais, escrotais e femorais do ureter (Dourmashkin, 1937). A maior parte desses casos era paraperitoneal — ou seja, uma alça de ureter herniado se estendia ao longo de um saco herniário peritoneal. Apenas uma minoria ocorria de forma extraperitoneal (isto é, sem saco herniário presente). Em hérnias ureterais paraperitoneais, a alça ureteral é sempre medial ao saco peritoneal. Entre seis casos de hérnias escrotais, quatro não apresentavam sacos peritoneais. Quando o ureter se estendia até dentro do escroto, era mais propenso à dilatação, causando obstrução do trato superior.

Em crianças, ureteres herniados têm se manifestado com hidronefrose, megaureteres associados e hidronefrose persistente após ablação da valva ureteral posterior (Jewett e Harris, 1953; Powell e Kapila, 1985; Burgu *et al.*, 2009).

Hérnias internas do ureter são ainda mais excepcionais. Têm sido publicados relatos de hérnia ciática contendo um ureter (Oyen *et al.*, 1987; Witney-Smith *et al.*, 2007; Tsai *et al.*, 2008; Hsu *et al.*, 2010), herniação entre o músculo psoas e vasos ilíacos (Page, 1955) e herniação do triângulo lombar (Cabello *et al.*, 2008). A herniação ureteral com obstrução foi relatada como complicação rara de transplante renal (Ingber *et al.*, 2007).

> **PONTOS-CHAVE: VEIA CAVA PRÉ-URETERAL (URETER CIRCUNCAVO, URETER RETROCAVO)**
>
> - A veia cava pré-ureteral envolve o ureter direito, que tipicamente se desvia em sentido medial por detrás (dorsalmente) da veia cava inferior, curvando-se e cruzando pela frente dela em sentido medial-lateral, para retomar um curso normal até a bexiga.
> - Caso a veia subcardinal na porção lombar falhe em se atrofiar e se tornar a veia primária do lado direito, o ureter torna-se aprisionado dorsalmente a ela.
> - A cava pré-ureteral pode se manifestar com sintomas de dor abdominal ou lombar, infecção, ou o distúrbio pode ser descoberto incidentalmente.
> - A correção cirúrgica envolve a secção ureteral, com relocação e reanastomose ureteroureteral ou ureteropélvica, geralmente com excisão ou desvio do segmento retrocavo, que pode estar aperistáltico.

REFERÊNCIAS

A lista completa de referências encontra-se disponível em *www.expertconsult.com*.

LEITURA SUGERIDA

Adey GS, Vargas SO, Retik AB, et al. Fibroepithelial polyps causing ureteropelvic junction obstruction in children. J Urol 2003;169:1834-6.

Byun E, Merguerian PA. A meta-analysis of surgical practice patterns in the endoscopic management of ureteroceles. J Urol 2006;176:1871-7. discussion 1877.

Castagnetti M, Vidal E, et al. Duplex system ureterocele in infants: should we reconsider the indications for secondary surgery after endoscopic puncture or partial nephrectomy? J Pediatr Urol 2013;9(1):11-6.

Chia I, Grote D, et al. Nephric duct insertion is a crucial step in urinary tract maturation that is regulated by a Gata3-Raldh2-Ret molecular network in mice. Development 2011;138(10):2089-97.

Churchill BM, Sheldon CA, McLorie GA. The ectopic ureterocele: a proposed practical classification based on renal unit jeopardy. J Pediatr Surg 1992;27:497-500.

de Jong TP, Dik P, Klijn AJ, et al. Ectopic ureterocele: results of open surgical therapy in 40 patients. J Urol 2000;164:2040-3. discussion 2043-4.

DeFoor W, Minevich E, Tackett L, et al. Ectopic ureterocele: clinical application of classification based on renal unit jeopardy. J Urol 2003;169:1092-4.

Di Renzo D, Ellsworth PI, et al. Transurethral puncture for ureterocele-which factors dictate outcomes? J Urol 2010;184(4 Suppl.):1620-4.

Glassberg KI, Braren V, Duckett JW, et al. Suggested terminology for duplex systems, ectopic ureters and ureteroceles. J Urol 1984;132:1153-4.

Gotoh T, Koyanagi T, Matsuno T. Surgical management of ureteroceles in children: strategy based on the classification of ureteral hiatus and the eversion of ureteroceles. J Pediatr Surg 1988;23:159-65.

Hendren WH, Mitchell ME. Surgical correction of ureteroceles. J Urol 1979;121:590-7.

Husmann D, Strand B, Ewalt D, et al. Management of ectopic ureterocele associated with renal duplication: a comparison of partial nephrectomy and endoscopic decompression. J Urol 1999;162:1406-9.

Jesus LE, Farhat WA, et al. Clinical evolution of vesicoureteral reflux following endoscopic puncture in children with duplex system ureteroceles. J Urol 2011;186(4):1455-8.

Kenawi MM, Williams DI. Circumcaval ureter: a report of four cases in children with a review of the literature and a new classification. Br J Urol 1976;48:183-92.

Lewis JM, Cheng EY, Campbell JB, et al. Complete excision or marsupialization of ureteroceles: does choice of surgical approach affect outcome? J Urol 2008;180:1819-22. discussion 1822-3.

Mendelsohn C. Using mouse models to understand normal and abnormal urogenital tract development. Organogenesis 2009;5:306-14.

Shimada K, Matsumoto F, Matsui F. Surgical treatment for ureterocele with special reference to lower urinary tract reconstruction. Int J Urol 2007;14:1063-7.

Stephens D. Caecoureterocele and concepts on the embryology and aetiology of ureteroceles. Aust N Z J Surg 1971;40:239-48.

Tank ES. Experience with endoscopic incision and open unroofing of ureteroceles. J Urol 1986;136(1 Pt 2):241-2.

Upadhyay J, Bolduc S, Braga L, et al. Impact of prenatal diagnosis on the morbidity associated with ureterocele management. J Urol 2002;167:2560-5.

135 Surgical Management of Pediatric Stone Disease

Francis X. Schneck, MD e Michael C. Ost, MD

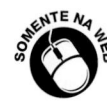

Endourologic Management

Evaluation

Conservative Management

Shock Wave Lithotripsy

Ureteroscopic Management of Upper Urinary Tract Calculi

Percutaneous Nephrolithotomy

Laparoscopic and Robotic-Assisted Pyelolithotomy

Percutaneous Cystolithotripsy for Bladder Stones

Determination of Stone-Free Status

Conclusions

SEÇÃO D Condições das Vias Urinárias Inferiores

136 Development and Assessment of Lower Urinary Tract Function in Children

Chung Kwong Yeung, MBBS, MD, PhD, FRCS, FRACS, FACS, Stephen Shei-Dei Yang, MD, PhD e Piet Hoebeke, MD, PhD

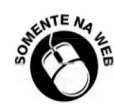

Normal Lower Urinary Tract Function in Infants and Children

Epidemiology and Terminology of Lower Urinary Tract Dysfunction in Children

Bladder and Bowel Dysfunction

Clinical Assessment of Lower Urinary Tract Conditions in Children

Summary

137 Refluxo Vesicoureteral

Antoine E. Khoury, MD, FRCSC, FAAP e Darius J. Bägli, MDCM, FRCSC, FAAP, FACS

Perspectiva Histórica

Demografia

Herança e Genética

Embriologia da Junção Ureterovesical

Anatomia Funcional do Mecanismo Antirrefluxo

Causa de Refluxo Vesicoureteral

Infecção do Trato Urinário Baixo e Refluxo

Graduação do Refluxo

Diagnóstico e Avaliação do Refluxo Vesicoureteral

Avaliação do Trato Urinário Baixo

Avaliação do Trato Urinário Alto

Defeitos Corticais

Anomalias e Condições Associadas

História Natural e Tratamento

Tratamento Cirúrgico

Procedimentos Intravesicais

Túneis Supra-hiatais

Túneis Infra-hiatais

Procedimentos Extravesicais

Avaliação Pós-operatória

Complicações do Reimplante Ureteral

Complicações em Longo Prazo

Refazendo o Reimplante

Tratamento Endoscópico do Refluxo Vesicoureteral

Materiais Heterólogos

Materiais Autólogos

Procedimentos Cirúrgicos Laparoscópicos

Refluxo vesicoureteral (RVU) pode ser definido como o fluxo retrógrado da urina proveniente da bexiga para o trato urinário superior. O RVU é uma entidade clínica comum. Seu desafio clínico deve-se ao fato de ele geralmente ser assintomático. Entretanto, quando não é, acaba sendo responsável por cicatriz pielonefrítica, podendo estar associado a dismorfismo renal congênito. Existem muitas questões não resolvidas quanto a causa, diagnóstico e tratamento do RVU. Este capítulo se propõe a reconciliar algumas dessas áreas pela interpretação da melhor informação disponível na literatura. Algumas áreas, contudo, ainda aguardam estudos mais rigorosos. Outras permanecem não resolvidas por longo tempo.

PERSPECTIVA HISTÓRICA

O RVU tem distinção única. Era uma curiosidade anatômica por volta do século I DC e se transformou em um dos tópicos mais contestados e complexos da urologia contemporânea. Galen e da Vinci fizeram as primeiras referências da medicina ocidental ao RVU, quando aludiram a junção ureterovesical (JUV) como mediadora do fluxo unidirecional da urina proveniente dos rins para a bexiga. Embora o RVU tenha sido primeiramente demonstrado como um achado normal em cães e coelhos (Semblinow, 1907), foi durante uma complicação ginecológica que o RVU acabou por ser revelado um achado anormal em humanos adultos (Pozzi, 1893). Sampson, em 1907, sugeriu que o curso oblíquo do ureter pela parede vesical criava um mecanismo de travamento na JUV e, também, foi o primeiro a sugerir que o RVU poderia levar a infecção renal (Sampson, 1903). Embora não tenha sido demonstrada a presença de RVU em todas as pessoas, durante estudos em cadáver (Young, 1898) apenas quando a JUV foi mais bem dissecada, percebeu-se que a incidência de RVU variava com o comprimento da obliquidade ureteral na bexiga e a formação do trígono (Gruber, 1929).

Descobertas que repercutiram ocorreram quando Hutch (1952) reportou a relação entre RVU e pielonefrite crônica em pacientes paraplégicos, e Hodson (1959) observou que a infecção do trato urinário (ITU) e cicatrizes renais estavam associadas a RVU em crianças.

Dois trabalhos importantíssimos definiram a era moderna do RVU. O primeiro trabalho, de Ransley e Risdon (1979), definiu a fisiopatologia da nefropatia por refluxo e cicatriz pielonefrítica. No segundo, estas observações complementaram os estudos clínicos de Smellie et al. (1991), que estimulou os conceitos relacionados inerentes a ITU clínica, pielonefrite bacteriana, cicatriz renal e RVU. Em 1985 foi publicada a graduação do refluxo por Lebowitz et al. (1985) baseado nas deliberações do International Reflux Study Group.

Até recentemente, as virtudes das terapias médicas de combate a infecções e terapias cirúrgicas para corrigir o refluxo têm sido igualmente discutidas por mais de 20 anos. Porém, com a recém-introdução de polissacarídeos dextranoméricos biodegradáveis com ligações cruzadas e ácido hialurônico estabilizado para uso injetável na correção endoscópica do refluxo, bem como a revisão das bases da terapia médica e dos riscos para refluxo, foi iniciado o reexame de virtualmente todos os aspectos do refluxo. Do impacto do refluxo relacionado a idade ao uso de antibióticos para a profilaxia médica, a invasividade da cistografia e indicações tradicionais de cirurgia, o impacto do refluxo e seu tratamento estão sendo amplamente explorados. Desde o impacto do refluxo relacionado à idade, passando pelo uso de antibióticos para profilaxia médica, invasividade da cistografia e indicações tradicionais para cirurgia, o impacto do refluxo e seu manejo estão sendo explorados abertamente. Embora a importância biológica fundamental da doença do refluxo não esteja em questão, muitas facetas de como o diagnóstico e o manejo do refluxo são abordados podem assumir novas formas na próxima década.

DEMOGRAFIA

Prevalência

Se por um lado há a tendência de resolução espontânea do RVU e, por outro, a possibilidade de sua persistência além das taxas de resolução natural devido à dinâmica anormal da bexiga, torna-se difícil generalizar com confiança a real prevalência do refluxo em uma dada população. Em uma metanálise de estudos em crianças submetidas à cistografia por várias indicações (Sargent, 2000), a prevalência de refluxo foi estimada em aproximadamente 30% em crianças com ITU e 17% sem infecção. **Em contraste, o refluxo pode estar presente em até 70% das crianças que apresentam ITU** (Baker et al., 1966). Em uma investigação com 157 adultos para hipertensão incidental sem evidências de anormalidade renal, a prevalência de RVU foi estimada em 19%, com refluxo acentuado em mais da metade do grupo com refluxo (Barai et al., 2004). O refluxo é relativamente incomum em homens adultos (Chapple et al., 1990). Em crianças assintomáticas acompanhadas por hidronefrose antenatal, a prevalência de refluxo varia de 15%, em crianças sem hidronefrose ou com hidronefrose leve na ultrassonografia pós-natal (Phan et al., 2003), a 38%, em um grupo de neonatos com várias anormalidades pós-natais do trato superior à ultrassonografia, incluindo hidronefrose, cistos renais ou agenesia renal (Zerin et al., 1993).

Gênero

As diferenças nas taxas de refluxo entre os gêneros masculino e feminino podem sugerir uma dicotomia sexual na função do trato urinário inferior, saída da bexiga e uretra. Em um estudo com 117 crianças avaliadas para refluxo após a dilatação fetal do trato superior, 76% das crianças com refluxo eram do sexo masculino (Ring et al., 1993). Em fases posteriores da vida, a probabilidade de apresentar refluxo caso apresentem ITU é maior no sexo masculino do que no feminino (Shopfner, 1970), embora a maioria (85%) do refluxo prevalecente em crianças mais velhas seja em meninas. Um fator de confusão que atrapalha o entendimento das reais diferenças no refluxo entre homens e mulheres é a predisposição a ITU relacionada ao gênero. Crianças do sexo masculino não postectomizadas apresentam risco 12 vezes maior de desenvolver ITU em relação a meninos postectomizados, bem como maior propensão a abrigar flora periuretral uropatogênica (Wiswell et al., 1988; Wiswell; Hachey, 1993). A maior incidência de ITU irá necessariamente requerer avaliações mais frequentes e, consequentemente, detecção de RVU nesta população. Não se sabe se a incidência na detecção de refluxo aumentaria no sexo feminino caso elas fossem incidentalmente avaliadas para refluxo com a mesma frequência que o sexo masculino. Em um achado relacionado, apenas 10% dos pacientes que ingressaram no International Reflux Study nos EUA eram meninos, comparados com os 24% ingressantes na Europa. A taxa de postectomizados no último grupo foi de apenas 5% comparada com os 62% no grupo dos EUA (P < 0,001) (Weiss et al., 1992b).

Refluxo no Feto

A maior parte dos estudos de refluxo fetal na realidade não detectam o refluxo em si no feto, mas relacionam parâmetros de hidronefrose fetal para refluxo no período neonatal. Embora a hidronefrose fetal seja comum, geralmente ela é autolimitada, apresentando baixa especificidade para RVU pós-natal. Apesar disso, a hidronefrose fetal é comumente associada à detecção de refluxo pós-natal. Zerin et al. (1993) descreveram uma taxa de detecção de refluxo de 38% em 130 neonatos com hidronefrose pré-natal. Em 19% o refluxo era bilateral. Foi sugerido que quanto mais baixo o limiar para definição de hidronefrose (em milímetros de diâmetro piélico) no feto, mais frequente será detectado refluxo pós-natal (Anderson et al., 1997). Isso leva à especulação de o refluxo não ser uma variante normal na população, tornando-se clinicamente relevante apenas em alguns pacientes devido

TABELA 137-1 Incidência de Refluxo em Pacientes com Infecções do Trato Urinário

IDADE (ANOS)	INCIDÊNCIA (%)
<1	70
4	25
12	15
Adultos	5,2

De Baker R, Maxted W, Maylath J et al. Relação entre idade, sexo e infecção com refluxo: dados indicando alta taxa de cura espontânea em pacientes pediátricos. J Urol 1966;95:27.

à predisposição para ITU, uma conclusão apoiada pela observação de que o refluxo na ausência de infecção é de significância clínica questionável. Meninos parecem apresentar refluxo pós-natal com maior frequência — uma relação homem-mulher de 6:1 foi referida, mostrada em um estudo com 27 casos (Marra et al., 1994). Os mais elevados graus de refluxo estão mais comumente associados a anormalidades cintilográficas renais. Em muitos casos, mesmo na ausência de qualquer história de infecção a partir do nascimento, a presença de rim pequeno com redução da função global à cintilografia pode estar relacionada com anormalidade no desenvolvimento do broto ureteral com refluxo grave ou secundário ao próprio refluxo (Oliveira et al., 1998; Stock et al., 1998).

Idade

Como dito anteriormente, em virtude de a história natural do refluxo envolver remissão espontânea ao longo do tempo, ele mesmo demonstra que o refluxo primário é menos prevalente em crianças mais velhas comparadas com crianças jovens (Tabela 137-1). Mesmo na presença de infecção ou bacteriúria assintomática, o refluxo é mais comum em pacientes mais jovens (Smellie, 1991).

Raça

Pouco se sabe sobre a predisposição racial do refluxo ao redor do mundo já que os estudos sobre refluxo têm sido restritos aos países ocidentais. **Uma diferença estabelecida por diversos trabalhos é uma frequência relativa 10x mais baixa de refluxo em meninas negras** (Skoog; Belman, 1991; Chand et al., 2003). Além disso, o refluxo apresentou resolução mais precoce nesta população (P < 0,005). Em séries de estudos com crianças não caucasianas com relação homem-mulher de 4:1, 58% dos menores de 1 ano de idade que apresentaram ITU (72%), dificuldade de esvaziamento (10%) ou outras malformações (14%), o refluxo estava presente em apenas 10% (West; Venugopal, 1993). Mesmo durante o acompanhamento de hidronefrose antenatal, o refluxo foi encontrado em 17,6% dos 51 não negros contra 0% das 58 crianças negras (Horowitz et al., 1999). Essas diferenças podem envolver um atraso na maturação do mecanismo antirrefluxo em pacientes caucasianos uma vez que a frequência de refluxo associada à raça se torna igual, independente da raça, após os 10 anos de idade (Melhem; Harpen, 1997).

PONTOS-CHAVE: DEMOGRAFIA

- Quanto mais jovem a criança com ITU, maior a probabilidade de se descobrir refluxo.
- O RVU é relativamente raro em crianças de descendência africana.

HERANÇA E GENÉTICA

Refluxo em Irmãos

Uma metanálise recente de estudos de refluxo em irmãos sugeriu que a prevalência de RVU entre eles seria de aproximadamente 32% (Hollowell; Greenfeld, 2002). Contudo, a prevalência poderia ser tão baixa quanto 7% em irmãos mais velhos (Connolly et al., 1996) ou tão alta quanto 100% em gêmeos idênticos (Kaefer et al., 2000). **Os achados recentes inegavelmente apoiam o entendimento que de o RVU pode ser uma condição herdada** e que a forma de transmissão genética pode, em alguns casos, ser autossômica dominante. Embora uma prevalência elevada do refluxo existiu em irmão de paciente índice, a história natural do refluxo sugere que os irmãos que são mais velhos mantêm refluxo com menos frequência por causa da resolução espontânea do refluxo. (Connolly et al., 1996). Porém, nenhum dos estudos existentes com irmãos afirma rigorosamente se a prevalência do refluxo entre eles depende do irmão ser mais novo ou mais velho. Além disso, a tendência de resolução espontânea do refluxo, antes que ocorram alterações renais como cicatrizes focais detectadas por imagem que poderiam com segurança ser atribuídas ao refluxo, dificulta seu tratamento em irmãos. Essas características clínicas enfatizam as dificuldades inerentes à formulação de recomendações significativas para o tratamento do refluxo em irmãos detectado por rastreio.

Muito da preocupação com o refluxo em irmãos detectado por rastreamento se apoia em relatos de anormalidades renais detectadas por ultrassonografia ou cintilografia nuclear nestes pacientes.

Em um estudo retrospectivo com 123 irmãos rastreados, 44 (36%) demonstraram RVU na cistografia miccional (Houle et al., 2004). Desses pacientes, 37 foram submetidos a exames de imagem renal. A ultrassonografia estava anormal em 30% e a cintilografia renal, quando utilizada, foi anormal em 28%. Contudo, em irmãos com mais de 2 anos de idade as anormalidades renais na cintilografia foram duas vezes mais comuns do que no grupo todo. Os autores concluíram que o dano renal é de caráter progressivo nos irmãos mais velhos e propuseram rastreamento precoce de irmãos com refluxo. Todavia, este estudo falhou em apurar o fato de o dano renal ou a formação aberrante poder ocorrer bem cedo ou ao longo do tempo (além dos 2 anos de idade) e que o crescimento renal poderia ter exacerbado a aparência das anormalidades cintilográficas. Os resultados cintilográficos podem ser exacerbados pelo crescimento cortical normal circundando uma área cicatricial que não cresceu ou por hipertrofia compensatória do rim contralateral. **O ideal seria um acompanhamento prospectivo cintilográfico ou ultrassonográfico em bebês irmãos assintomáticos com refluxo a partir do nascimento.** Por último, o relato de resultados cintilográficos por diversos estudos de refluxo em irmãos é confundido pela dificuldade de diferenciação entre desenvolvimento renal aberrante, comumente associado a refluxos graves, e real cicatriz secundária por infecção e inflamação. Além disso, ainda não há habilidade para se modular o curso dos processos que mediam a displasia congênita. Na ausência desses dados e, diante da natureza invasiva do teste padrão-ouro para refluxo, a cistografia, essas questões permanecem sem resposta.

O refluxo assintomático em um irmão é motivo de preocupação clínica? Se a propensão a ITU, com ou sem RVU, pode ser determinada com confiança como sendo geneticamente regulada, isto reforçaria a necessidade de rastreamento de refluxo em outros irmãos. Uma vez que a propensão às infecções biológicas não pode, no momento, ser determinada tanto no paciente quanto em seu ou sua irmã, a probabilidade de desenvolvimento de ITU não pode ser utilizada para apoiar o rastreio de refluxo em irmãos. Antes, o agregado de informação clínica disponível deverá basear-se no irmão em questão. **Como as consequências do refluxo renal são o cerne da questão e não o refluxo em si, irmãos são mais bem servidos por rastreio não invasivo de anormalidades corticais primeiramente, seguido do rastreio de refluxo se houver história de fatores de risco como ITU ou manifestação de disfunção intestinal ou vesical.** A intensidade da investigação renal, utilizando ultrassonografia para investigação geral ou cintilografia para maior acurácia, deve ser guiada pelos fatores clínicos, incluindo a história familiar, a resiliência do paciente e da família com o acompanhamento, a pressão arterial, a história de ITUs e febre, bem como a disfunção de esvaziamento. A ausência de anormalidades renais nos exames de imagem permite que o clínico conclua que o refluxo, se presente, ainda não levou a qualquer consequência estrutural renal.

Deve a investigação depender da idade do irmão? Devido ao risco de cicatriz renal pós-pielonefrite ser menor em crianças maiores de 5 anos, irmãos mais velhos provavelmente sofrerão menos consequências de uma pielonefrite induzida pelo refluxo recente e, por isso, serão menos beneficiados pela confirmação do diagnóstico de refluxo e instituição de profilaxia antibiótica do que uma criança mais jovem ou um bebê. Ainda assim, a história de infecções febris não tratadas suportaria a decisão de considerar uma avaliação renal ou mesmo a obtenção de um cistograma em um irmão mais velho.

Além disso, ao realizar exames de imagem renal em um primeiro momento, seguido de avaliação da integridade das JUVs, uma abordagem *Top-dow approach* para rastreio de refluxo em irmãos surge. Esta abordagem auxilia a atingir o ponto de equilíbrio entre a natureza invasiva da detecção do refluxo e o clássico compromisso com a profilaxia *versus* a detecção primária de anormalidades corticais renais, que podem ser o resultado de refluxo anterior ou em atividade. Se a consideração da idade e a integridade renal são combinadas, uma abordagem gradual do rastreamento pode ser realizada para irmãos mais novos ou mais velhos que 5 anos de idade, com ou sem anormalidades estruturais renais. A história urológica e miccional iminente também deve possuir papel decisivo quanto ao rastreio de um irmão pela cistografia para RVU. Além do mais, em irmãos com 5 anos ou mais com rins normais, pouco se ganharia com a detecção do refluxo que não poderia ser devidamente avaliado respondendo sobre uma ITU febril clássica como feito na população pediátrica geral. De fato, o conhecimento de que o paciente possui RVU deve alertar para a família ou relatos próprios de sintomas urinários em irmãos mais velhos. Em irmãos com 5 ou mais anos com anormalidades renais, a suspeita seria de refluxo passado ou em atividade. A confirmação ou exclusão do diagnóstico por cistografia pode, então, depender da prevalência de hábitos miccionais e história urológica recente. Irmãos com menos de 5 anos e rins normais devem ser manejados com base no julgamento clínico que concerne o risco de infecção mais do que a necessidade imediata de diagnosticar refluxo. Irmãos menores de 5 anos com defeitos corticais renais são os que mais têm a perder diante de uma infecção febril, refluxo com risco de perda cortical concomitante após uma pielonefrite induzida por refluxo desencadeada por uma infecção (Hunziker et al., 2014). Neste caso, o conhecimento adquirido da potencial prevalência mais elevada de refluxo em irmãos combinada a história de febre, tanto inexplicada quanto com ITU ou disfunção intestinal significativa, aumentaria a necessidade de considerar a cistografia. Em qualquer irmão, quando o refluxo é diagnosticado, as indicações de correção para o refluxo permanecem as mesmas como para a população pediátrica geral portadora de refluxo.

Genes Envolvidos

Além do refluxo em irmãos, um rastreamento prospectivo de descendentes de pacientes com refluxo revelou uma taxa de refluxo de 66% em sua prole (Noe et al., 1992), o que fortalece a ideia de um componente autossômico dominante no mecanismo genético do refluxo. A alta e substancial taxa de refluxo entre irmãos e descendentes de pacientes índice, quando comparados com a população geral, define esses pacientes como suscetíveis à doença renal. Análises prévias de segregação e ligação demonstraram um número de *loci* na patogênese do RVU, embora nenhum produto gênico ou papel funcional para estes *loci* tenha sido identificado ainda (Chapman et al., 1985; Feather et al., 2000). Diversos estudos utilizaram abordagem morfogenética para buscar os genes candidatos que poderiam ser responsáveis pelo RVU. Os estudos originais dos brotos uretéricos de Mackie e Stephens (1975), que correlacionaram a posição do broto ureteral a partir do ducto Mesonéfrico (wolffiano) com o meato ureteral final, forneceram a base moderna para a interpretação genética do RVU. Diversos genes foram observados na regulação desses processos de desenvolvimento e, por conseguinte, são tidos como potenciais reguladores da integridade da JUV, embora sua conexão específica com o RVU não tenha sido comprovada. De fato, acredita-se que a desregulação gênica do broto ureteral possa ser a causa de muitas anomalias congênitas renais, no sistema nervoso central e no desenvolvimento ocular em camundongos (Keller et al., 1994). O gene PAX2 está localizado em humanos no cromossomo 10q e mutações foram reportadas em síndromes humanas envolvendo fissura congênita em qualquer parte do olho e anomalias renais incluindo hipoplasia, displasia, glomerulonefrite e RVU (Sanyanusin et al., 1995). Contudo, o PAX2 não foi demonstrado como sendo o maior determinante do RVU primário (Choi et al., 1998; Cunliffe et al., 1998). O fator neurotrófico derivado da glia (Gdnf) e seu receptor RET mostram intensa relação na formação da JUV em camundongos (Yu et al., 2004). A expressão aumentada de RET em camundongos leva ao posicionamento anômalo do broto ureteral e está associado à incidência de 30% de RVU ao nascimento comparado com os 4% em camundongos selvagens. Contudo, o complexo de sinalização Gdnr-RET não foi observado como mediador do RVU em humanos (Shefelbine et al., 1998). Uma razão dos estudos conflitantes na literatura sobre a genética do refluxo se deve ao fato de grupos populacionais específicos, com seu próprio contexto genético, ocasionalmente amplificar supostas associações gênicas para RVU que não se aplicam a todas as populações. Isto foi recém-relatado para RET, que demonstrou alta frequência de polimorfismo em pacientes com RVU primário em Quebec, Canadá, mas não em uma coorte de pacientes com RVU primário na Irlanda (Darlow, 2009). Outro modelo animal fascinante de RVU é observado após a deleção do gene da uroplaquina III (Hu et al., 2000). Porém nenhuma alteração estrutural no gene da uroplaquina III foi observada em coortes humanas com RVU (Giltay et al., 2004; Jiang et al., 2004). Uma explicação para este achado seria que grandes mutações na uroplaquina são incompatíveis com a vida em humanos. Finalmente, proteínas membros da família renina-angiotensina têm sido ligadas a diversas anormalidades renais e ureterais incluindo obstrução da junção ureteropiélica (JUP) e megaureter (Hohenfellner et al., 1999). Embora associações entre os genes do receptor 2 de angiotensina (Agtr2) (Yoneda et al., 2002) e enzima conversora de angiotensina (ECA) (Liu et al, 2004) com RVU tenham sido observadas, nenhuma ligação etiológica definitiva foi encontrada. Similarmente, um estudo recente de polimorfismos com inserções/deleções específicas da ECA em crianças com e sem cicatriz renal falhou ao tentar confirmar a suspeita de associação entre polimorfismo por deleção de ECA homozigóticos e cicatrizes, mesmo ao estratificar os grupos por idade ou RVU (Sekerli et al., 2009). Apesar do padrão observado de herança autossômica dominante em algumas famílias, a falha em identificar qualquer mecanismo genético fortemente relacionado ao RVU em humanos, mesmo diante da presença convincente de modelos genéticos animais para refluxo, fala a favor de um mecanismo poligênico mais complexo de doença em humanos. De fato, no maior rastreamento por ligação do genoma completo e associação para refluxo não sindrômico primário realizado até o momento, não foi observada sobreposição clara envolvendo os genes candidatos reportados (Cordell, 2010). Especificamente este estudo não detectou associação com AGTR2, HNF1B, PAX2, RET, ROBO2 ou uroplaquina III. Os autores concluíram que *loci* gênicos maiores podem não existir para o RVU comum nas populações testadas.

PONTOS-CHAVE: RASTREIO, HEREDITARIEDADE E GENÉTICA

- A prevalência de refluxo é maior em irmãos
- Há uma tendência de padrão autossômico dominante de hereditariedade.
- Provavelmente diversos genes estão envolvidos.
- Não se pode assumir que todas anormalidades no refluxo de irmãos sejam adquiridas. A falta de estudos prospectivos deve moderar o entendimento de rastreamento em massa de irmãos.

EMBRIOLOGIA DA JUNÇÃO URETEROVESICAL

A discussão completa da embriologia do trígono e do meato ureteral é encontrada em outra parte do texto. Em resumo, dois eventos procedem simultaneamente governando a posição final e a integridade da JUV. Em um ponto, o ureter embrionário brota do ducto mesonéfrico para formar o ducto metanéfrico ou os primórdios do ureter fetal. O ducto mesonéfrico (canal deferente precoce) e o ureter precoce podem ser compreendidos como formando os dois braços superiores de um Y com o ducto mesonéfrico distal como o tronco do Y. Enquanto ocorre o brotamento, o ducto mesonéfrico distal é puxado e incorporado no interior da região do seio urogenital (SUG) que, posteriormente, se tornará em bexiga. A incorporação continua até que todo o tronco seja absorvido deixando os dois braços do Y penetrando a bexiga separadamente — um como ureter e o outro como canal deferente

e ducto ejaculatório na uretra prostática masculina (ou o ducto de Gartner na vagina feminina). Os dois braços do Y também sofrem rotação relativa um ao outro ao entrar em contato com o SUG/ parede vesical, o que resulta no meato ureteral próximo ao meato do ducto ejaculatório. Se o broto ureteral chega precocemente ao SUG (acredita-se que devido ao brotamento precoce), a rotação excessiva acaba por inseri-lo em uma posição alta e lateral da parede vesical, levando a incorporação inadequada, comprimento intramural insuficiente na parede da bexiga e refluxo (Mackie et al., 1975). Se o broto ureteral chega ao SUG muito tarde (devido a brotamento tardio), ocorre rotação insuficiente, resultando em ureter ectópico que é posicionado distal e medialmente, em geral obstruindo a região cervical da bexiga ou outras regiões. Além disso, estima-se que o brotamento precoce ou tardio possa não fazer contato entre epitélios do broto e do metanefro levando a malformações renais, displasia, hipoplasia ou mesmo agenesia.

ANATOMIA FUNCIONAL DO MECANISMO ANTIRREFLUXO

O fenômeno do RVU representa um balanço de diversos fatores. A falta de normalidade de qualquer destes fatores sozinhos ou em combinação irão permitir ou causar o fluxo retrógrado de urina da bexiga subindo pelo ureter até a pelve renal e túbulos. Esses fatores incluem a integridade funcional do ureter, a composição anatômica da JUV e a dinâmica funcional da bexiga.

Primeiro, com propósito de prevenção do refluxo, o ureter representa um conduto dinâmico, que impulsiona adequadamente a urina que chega até ele na forma de *bolus*, em sentido anterógrado, pela propagação da atividade neuromuscular. Ao fazer isso, ele se opõe ao refluxo ativamente. Além disso, se o refluxo está para ocorrer, dependendo do seu grau e duração, deve-se esperar que o fluxo anterógrado impeça que o refluxo de urina atinja a pelve renal. O segundo componente é o desenho anatômico da JUV. No centro deste mecanismo único encontra-se uma porção intramural do ureter que passa dentro do músculo detrusor enquanto penetra a parede vesical (Fig. 137-1) (Elbawi, 1972). No hiato extravesical da bexiga, as três camadas musculares do ureter se separam. A camada muscular ureteral externa funde-se com o músculo detrusor externo formando a fáscia inferior do diafragma da pelve (fáscia de Waldeyer), que contribui na formação do trígono profundo. O ureter intramural permanece passivamente comprimido pela parede da bexiga durante o enchimento vesical, prevenindo que a urina entre no ureter. O comprimento intramural adequado e a fixação do ureter entre seus pontos extra e intravesical é necessário para criar essa válvula de compressão antirrefluxo. As primeiras dissecções da JUV realizadas por Paquin (1959) em crianças revelaram que uma relação de aproximadamente 5:1 no comprimento pelo diâmetro em junções com refluxo ausente comparado com uma relação de 1,4:1 em JUVs com refluxo (Tabela 137-2, *disponível exclusivamente on-line em inglês no site www.expertconsult.com*). No interior da bexiga, a musculatura interna do ureter funde se com o músculo detrusor contribuindo na formação do trígono superficial. Algumas das fibras de dentro do ureter passam medialmente contribuindo com a prega interuretérica (Barra de Mercier). Os detalhes celulares e moleculares que caracterizam JUVs normais e com refluxo são até o momento desconhecidos. Entretanto, suspeita-se que, além das deficiências na arquitetura do comprimento do túnel, anormalidades na musculatura lisa ureterovesical, na composição da matriz extracelular e na função neural possam contribuir para o refluxo (Oswald et al., 2004).

A abertura da JUV é obtida pela contração ativa dos músculos longitudinais no túnel. Isso traciona para mais próximo os pontos extra e intravesicais da porção intramural do ureter, encurtando e ampliando a luz do túnel, o que permite a passagem do bolo urinário para o interior da bexiga. De fato, quando observado na cistoscopia, o deslocamento lateral do meato ureteral é acompanhado do clássico jato de urina para o interior da bexiga. Embora esse deslocamento lateral seja funcionalmente normal e necessário para permitir a passagem da urina, o deslocamento lateral permanente em decorrência do encurtamento do trajeto caracteriza a posição cistoscópica do meato ureteral com refluxo. O fechamento da JUV resulta tanto em compressão do ureter intramural como no retorno de seu comprimento total quando a musculatura uretérica relaxa. Assim, mecanismo dinamicamente ativos e passivos reconfiguram o túnel conforme necessário permitindo a

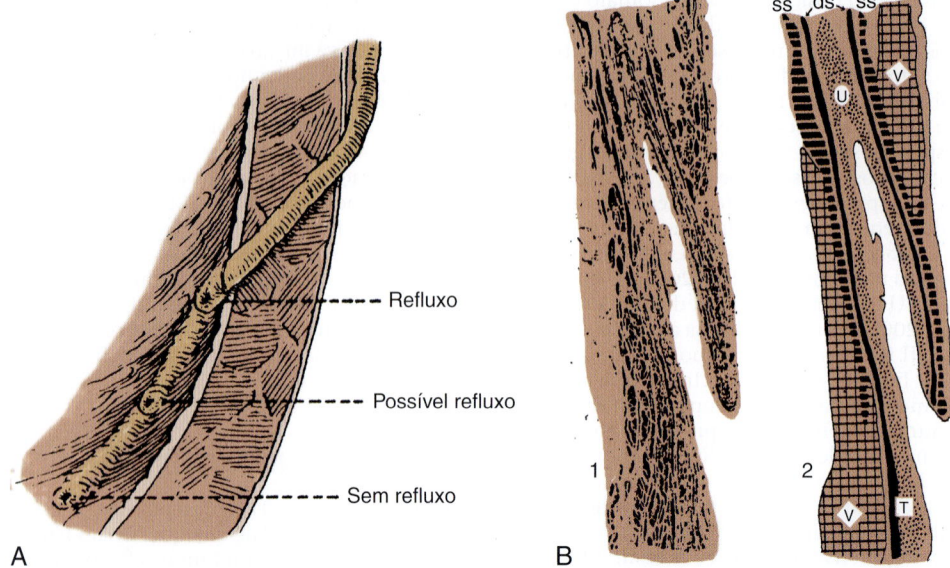

Figura 137-1. A, Uma junção ureterovesical possui as mesmas características anatômicas de um meato sem refluxo, exceto pelo comprimento inadequado intravesical do ureter submucoso. Alguns meatos com túneis submucosos marginais podem ter refluxo intermitente. **B,** Junção ureterovesical em secção longitudinal. 1, Fotomicrografia; 2, representação em diagrama. A musculatura ureteral (U) é rodeada pelas bainhas superficial (ss) e profunda (ds) que se estendem ao topo do segmento submucoso e continua além do meato no músculo do trígono (T). A relação da bainha superficial com a muscular vesical (v) é vista claramente. Os fascículos transversos da borda superior do meato ureteral pertencem às bainhas superficial e profunda. Nenhum espaço verdadeiro separa o ureter da bexiga. (A, de Glenn J. Urologic surgery. 2nd ed. New York: Harper & Row; 1975; B, de Elbadawi A. Anatomy and function of the urethral sheath. J Urol 1972;107:224.)

passagem anterógrada da urina, enquanto previne o fluxo retrógrado. Finalmente, tem sido sugerido por estudos neurofisiológicos que induzem a elevação ou diminuição da pressão intraluminal da JUV durante o enchimento vesical (Shafik, 1996) que exista coordenação neuromuscular eferente e aferente local entre a JUV e a parede da bexiga periureteral.

> **PONTOS-CHAVE: ANATOMIA FUNCIONAL**
>
> - A integridade do mecanismo antirrefluxo depende do balanço anatômico e funcional entre ureter e bexiga.
> - O refluxo secundário pode ser de origem anatômica ou funcional na JUV, na bexiga ou na drenagem vesical.

CAUSA DE REFLUXO VESICOURETERAL

Como mencionado anteriormente, a ocorrência de RVU é resultado de um balanço de diversos fatores. O grau em que cada um desses fatores contribui para os processos patológicos define amplamente se o refluxo é considerado primário ou secundário. De forma geral, o refluxo é considerado primário se sua principal causa ocorre pela deficiência do mecanismo antirrefluxo da JUV, enquanto os outros fatores (bexiga e ureter) permanecem normais ou relativamente indiferentes. No refluxo secundário, então, a função normal da JUV é superada. Entre as causas mais comuns de refluxo secundário encontra-se a disfunção vesical de causa congênita, adquirida ou de natureza comportamental. Também é comumente aceito que o refluxo seja considerado secundário se sua ausência foi documentada em algum momento prévio à sua detecção.

Refluxo Primário

Como definido anteriormente, o refluxo primário representa um defeito congênito na estrutura e, com isso, na função da JUV. O refluxo ocorre apesar da baixa pressão que a urina exerce sobre a bexiga em condições de armazenamento adequadas. A relação comprimento-diâmetro do túnel ureteral intramural é quase sempre menor do que o descrito por Paquin (1959). Embora o comprimento inadequado do túnel, mais do que um excessivo diâmetro ureterico, geralmente seja a causa do refluxo primário, um ureter dilatado com frequência se mostra como um desafio quando uma ureterovesicostomia na ausência de refluxo é necessária. Tradicionalmente, na reconstrução bem-sucedida do mecanismo antirrefluxo é abordado tanto o comprimento do túnel (>5 cm) ou seu diâmetro, pela redução do calibre, plicatura ou ambos.

Refluxo Secundário

Inúmeros processos patológicos obstrutivos da bexiga podem levar a armazenamento excessivo e pressões de esvaziamento elevados que, eventualmente superam o mecanismo valvar antirrefluxo intramural normal. Essas anormalidades podem ser funcionais ou anatômicas.

A história natural da resolução do refluxo sugere que a relação comprimento-diâmetro do ureter na JUV gradualmente evolui para competência funcional. Porém, o refluxo é mais bem representado pelo balanço entre armazenamento dinâmico e características miccionais da bexiga, bem como da competência da JUV em sua arquitetura para resistir ao refluxo. Assim sendo, pode ser sugerido que a maior parte dos refluxos, de fato, sejam secundários em qualquer momento durante o desenvolvimento e a cronologia da função de controle de eliminação da criança.

A obstrução anatômica mais comum da bexiga na população pediátrica se deve a válvulas uretrais posteriores (VUPs). O refluxo está presente em 48% a 70% dos pacientes com VUP (Reuter; Lebowitz, 1985; Puri; Kumar, 1996; Hassan et al., 2003; Priti et al., 2004). A liberação da obstrução causada pela VUP parece ser responsável pela resolução do refluxo em cerca de um terço dos pacientes. Em uma dessas séries de estudos, 78% dos refluxos foram resolvidos em 6 meses com a ablação da válvula (Priti et al., 2004). Essas observações falam a favor da natureza secundária do refluxo como resultado de elevadas pressões de micção em bexigas com VUP. Até mesmo a hiperplasia prostática e sua terapia estão relacionadas com o RVU e sua resolução

(Morita, 1987). Em mulheres, a obstrução anatômica da bexiga urinária é rara. A obstrução estrutural mais comum se dá pela ureterocele que prolapsa no colo vesical (Merlini; Lelli Chiesa, 2004). Nestes casos pode haver refluxo no ureter contralateral que segue a obstrução de saída e, geralmente, é resolvido com descompressão da ureterocele. Por isso, em geral, se o alívio da obstrução resulta em resolução rápida do refluxo, então, o refluxo provavelmente era secundário.

Diferentemente da obstrução anatômica, as causas neurofuncionais de elevação da pressão vesical também predispõem a RVU. Em particular a bexiga neurogênica associada à espinha bífida apresenta risco de refluxo (Bauer et al., 1982). Deve-se manter este fato em mente durante a avaliação de crianças com ITU. E dar atenção especial para potencial disrafismo espinhal oculto, incluindo fossa coccígea ou mancha hirsuta, anormalidades da fenda glútea, tônus retal diminuído, constipação ou encoprese significativas, que irão requerer investigação de anormalidades coexistentes da medula espinhal.

Também podem existir extremos urodinâmicos que predispõem ao refluxo na ausência de processo patológico neurológico evidente. Alguns estudos sugerem que um aspecto secundário do refluxo neonatal seja uma peculiaridade entre bebês do sexo masculino. Em um estudo, Yeung et al. (1998), 22 de 24 bebês com refluxo que demonstraram evidência urodinâmica de instabilidade (hiperatividade), inadequação ou obstrução nos padrões miccionais eram do sexo masculino. Padrões miccionais normais ou imaturos foram observados em todos os bebês no grupo-controle sem refluxo, dos quais 16 de 21 eram do sexo masculino. Em bebês, pressões aumentadas de esvaziamento estão associadas ao refluxo, principalmente em meninos (Chandra et al., 1996) podendo contribuir para a predominância do refluxo em bebês desse sexo. A avaliação urodinâmica sugere que as altas pressões vesicais em bebês podem ser devidas ao relaxamento inadequado do esfíncter (Chandra; Maddix, 2000) durante este estágio de desenvolvimento. Contudo, a atividade do detrusor nesses bebês é, em sua maioria, normal durante o enchimento, com capacidade vesical ligeiramente diminuída em alguns (Podesta et al., 2004), embora a desinibição da atividade durante o enchimento tenha sido observada, novamente, com predominância em bebês do sexo masculino (Yeung et al., 1998). Considerando que a alta prevalência de refluxo em bebês coexiste com evidência urodinâmica de elevadas pressões de esvaziamento, essas observações sugerem que o padrão de esvaziamento em bebês pode estar parcialmente desenvolvido. Além disso, ainda que a JUV mature com a idade, a correlação entre a JUV e os padrões de micção em bebês podem predispô-los a uma forma de refluxo secundário que é resolvida com a normalização dos parâmetros urodinâmicos à medida que envelhecem.

Em crianças mais velhas, anormalidades adquiridas na bexiga e na função intestinal comumente denominadas disfunção de bexiga e intestino (DBI) têm sido associadas ao refluxo. A causa precisa da disfunção de eliminação é variável mas pode evoluir a partir da persistência das primeiras tentativas esperadas para suprimir as contrações vesicais durante os meses de treinamento no uso da toalete pela contração voluntária do esfíncter externo (Allen, 1985). Se este comportamento se torna prolongado ou intensificado, geralmente pelo desejo da criança em dominar a continência, as pressões de esvaziamento podem aumentar. A continência é gradualmente substituída pelo esvaziamento incompleto, o que resulta em maior risco de ITU. Embora a investigação de ITU possa necessariamente diagnosticar alguns pacientes com persistência do refluxo primário, as elevadas pressões na bexiga gradualmente distorcem a bexiga e a arquitetura da JUV, podendo criar refluxo (secundário) (Koff; Campbell, 1992). A falha estrutural da JUV é, provavelmente, um determinante crítico porque altas pressões de esvaziamento de aproximadamente 100 cm H_2O são comuns em bexigas normais e JUVs sem refluxo e estruturalmente intactas. De fato, diante da falha estrutural da JUV, o refluxo facilmente ocorre e a baixas pressões de esvaziamento ou durante o início do enchimento, constituindo um fator de prognóstico pobre para a resolução do refluxo (Koff; Campbell, 1992; Hinman et al., 2002). A desinibição na contração vesical é a causa de anormalidade urodinâmica mais comumente associada com o refluxo em crianças neurologicamente normais. Em um estudo com 37 meninas com refluxo primário, 75% apresentaram contrações hiperativas do detrusor (Taylor, 1982). Entretanto, a observação de que o tratamento desses pacientes com oxibutinina poderia eliminar o refluxo em até 80% dos ureteres, sugere fortemente que uma bexiga hiperativa pode ser frequentemente responsabilizada tanto por causar refluxo secundário quanto por perpetuar refluxo primário (Koff; Murtagh, 1983; Homsy et al., 1985; Seruca, 1989). Além disso, aparentemente, os refluxos primário e secundário nem sempre são mutuamente exclusivos ou aquilo que é percebido em algumas crianças como refluxo primário, de fato, possa ser secundário a DBI.

Correlações Clínicas

A discussão prévia claramente sugere a existência de múltiplas oportunidades para se modificar o curso do refluxo se causas secundárias são apreciadas, identificadas e tratadas. Van Gool et al. (1992) identificaram que 18% das crianças participantes no ramo europeu do International Reflux Study in Children que avaliava a associação de disfunção miccional com ITU frequente e persistência de refluxo comparada com indivíduos sem disfunção miccional. Achados semelhantes foram reportados pelo recente ensaio de refluxo sueco, no qual uma coorte de crianças com idade entre 1 e 2 anos de idade com graus III e IV de refluxo foram avaliadas e acompanhadas por 2 anos para a prevalência de disfunção do trato urinário e tipo da disfunção (Sillen et al., 2010). Vinte por cento das crianças eram portadoras de alguma forma de disfunção na primeira avaliação. A prevalência desta disfunção aumentou para 34% após 2 anos de acompanhamento. No seguimento não foi encontrada correlação entre a disfunção e o agravamento do refluxo (P = 0,002). Além disso, as anormalidades renais à cintilografia (definidas por Brandström et al., 2010a) no início do estudo e durante o acompanhamento também estavam associadas à disfunção (P = 0,001). A falha na detecção de anormalidades de esvaziamento pode afetar o resultado da cirurgia antirrefluxo (Koff et al., 1998).

De fato, evidências de metanálises recém-compiladas pelo Conselho da American Urological Association (AUA) em linhas-guia de RVU agora sugerem que a DBI é, sobrepujando em muito as demais, a principal variável entre as mais críticas e modificáveis que afetam o tratamento do RVU e das ITUs. A análise de composições de estudos agora indica que a **DBI está associada à maior incidência de ITUs durante a profilaxia antibiótica, bem como após a correção cirúrgica do RVU, menor resolução do RVU em 24 meses de diagnóstico e sucesso reduzido à cirurgia endoscópica. Nesses estudos selecionados pelo Conselho que foram qualificados como tendo nível de evidência aceitável, a DBI não aparentou reduzir o sucesso da correção aberta do refluxo (Fig. 137-2).**

Além disso, apesar de a DBI se encontrar discutida em detalhes em outra parte do texto, uma avaliação meticulosa da criança com treinamento esfincteriano e refluxo deve reconhecer os escapes, a urgência ou a incontinência como sinais de distúrbios miccionais coexistentes. Meninas também irão demonstrar procrastinação da micção ou demonstrar *curtsying behavior* (comportamento de cortejo, quando a menina faz adução das pernas e flexão do quadril) e meninos podem apertar o pênis em tentativas de suprimir as contrações da bexiga. A proximidade da bexiga e do ânus geralmente leva a contração simpática do esfíncter anal resultando na frequente associação de constipação e encoprese com refluxo e ITU, um padrão que provavelmente se agrava mutuamente (O'Regan; Yazbeck, 1985; O'Regan et al., 1986; Chase et al., 2004). **A constipação deve ser reconhecida e eliminada ao máximo para o estabelecimento de condições ótimas para a resolução espontânea ou cirúrgica do refluxo.** O trabalho inicial de McGuire et al. (1981), sugeriu que pressões que excedem 40 cm H_2O, aferidas em capacidade máxima, estão associadas a refluxo e deterioração do trato urinário superior. Tratamentos para manter os valores pressóricos abaixo desse valor resultam em significativa resolução do refluxo (Flood et al., 1994).

INFECÇÃO DO TRATO URINÁRIO BAIXO E REFLUXO

Refluxo, em geral, não é causa de ITU. Na ausência de sintomas vesicais ou inflamação o refluxo é mais facilmente considerado como desencandeante clínico da bacteriúria pela ascenção mecânica de urina infectada na pelve renal. É esperado que a cistite por infecção, leve a irritabilidade vesical e disúria, aumentando o padrão miccional e baixando o limiar de refluxo em uma dada JUV. Contudo, estudos animais diferem se a infecção pode perpetuar o refluxo vesicoureteral. Em estudos com primatas, o refluxo criado cirurgicamente seguido pela introdução de bactérias patogênicas na bexiga, foi associado com sua

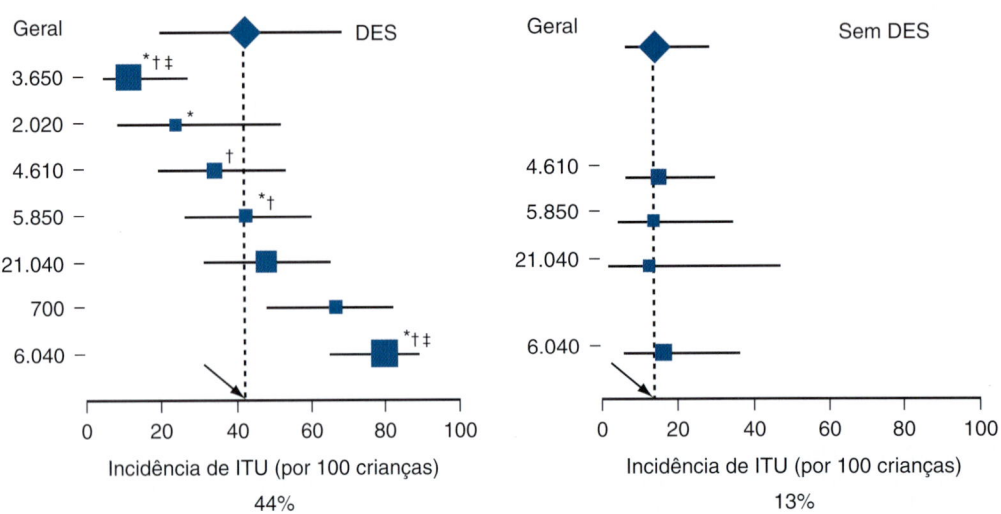

Figura 137-2. Síndrome de disfuncional miccional (DES) e infecção do trato urinário (ITU). CAP, profilaxia antibiótica contínua. (De Peters CA, Skoog SJ, Arant BS, et al. Summary of the AUA guideline on management of primary vesicoureteral reflux in children. J Urol 2010;184: 1134–44.)

persistência (Roberts et al., 1988) comparado com o refluxo primário de ocorrência espontânea na presença de infecção crônica (Lewis; Roberts, 1986), no qual a infecção não atrasou a resolução do refluxo.

Hidroureter e hidronefrose significativos associados ao refluxo de alto grau podem, teoricamente, atuar como um reservatório para a reintrodução repetida anterógrada de organismos patológicos para a bexiga. A urina colonizada pode, então, refluir ciclicamente no sentido retrógrado para o trato superior. De modo semelhante, a atonia ureteral secundária a efeitos de endotoxinas pode impedir que a urina infectada seja expelida dos tratos superiores, embora isto não pareça influenciar reduzindo a resolução do refluxo (Roberts; Riopelle, 1978). De fato, os tratos superiores dilatados observados em pacientes com refluxo de alto grau, e explorados no ensaio randomizado prospectivo controlado sueco para refluxo, foram associados com maior taxa de ITU febril recorrente nos pacientes em vigilância sem antibioticoterapia profilática (57%) (Brandström et al., 2010b). A correção do refluxo ou profilaxia antibiótica reduziu a taxa de recorrência de infecções para aproximadamente 20% (P = 0,0001). De forma interessante, o achado foi restrito em meninas, que pode refletir a predisposição anatômica para colonização bacteriana da bexiga em relação a meninos; a natureza febril da infecção poderia ser atribuída ao carreamento de bactérias para os tratos superiores e parênquima renal durante os episódios de refluxo.

> **PONTOS-CHAVE: INFECÇÃO DO TRATO URINÁRIO BAIXO E REFLUXO**
>
> - O refluxo não é uma causa comum de ITU.
> - O refluxo facilita a pielonefrite.

GRADUAÇÃO DO REFLUXO

Sistemas de graduação de forma geral existem para auxiliar no prognóstico do comportamento da doença que eles classificam. Em 1981 o International Reflux Study Committee propôs um sistema com cinco graduações do refluxo que permanece em uso até hoje na América do Norte (Duckett; Bellinger, 1982; Lebowitz et al., 1985). **Os cinco graus do refluxo são atualmente utilizados para descrever a aparência do ureter, da pelve renal e dos cálices como vistos em imagens radiográficas contrastadas obtidas pela uretrocistografia miccional (UCM)** (Tabela 137-3; Fig. 137-3). A utilização desse sistema atende a diversos propósitos. A gradação padroniza a descrição do grau de refluxo para o

TABELA 137-3 Classificação Internacional do Refluxo Vesicoureteral

GRAU	DESCRIÇÃO
I	Ureter não dilatado
II	Da pelve e cálices sem dilatação
III	Dilatação leve a moderada do ureter, pelve renal e cálices com apagamento mínimo dos fórnices
IV	Tortuosidade ureteral moderada e dilatação da pelve e cálices
V	Dilatação grosseira do ureter, pelve e cálices; perda das impressões capilares e tortuosidade ureteral

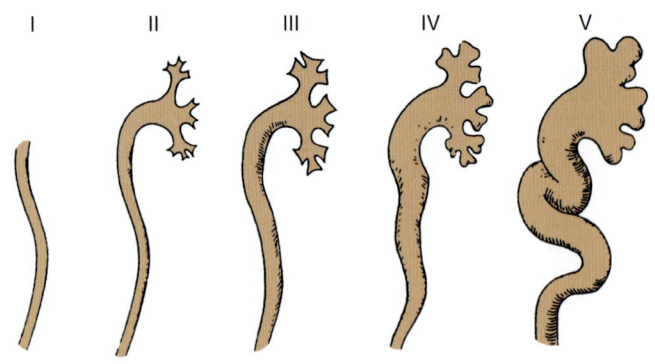

Figura 137-3. Classificação internacional do refluxo vesicoureteral.

tratamento clínico individual de cada paciente e também é usado para agrupar pacientes sujeitos a pesquisas em estudos e ensaios clínicos. A graduação facilita a documentação da história natural do processo de refluxo de forma individualizada. Ela também permite o estabelecimento de associações quantitativas entre o refluxo e outros parâmetros clínicos para determinar se estas associações guardam relevância clínica. Mas principalmente, a descrição do grau inicial do refluxo primário é o parâmetro mais significativo associado com a predição da resolução do refluxo (ver adiante).

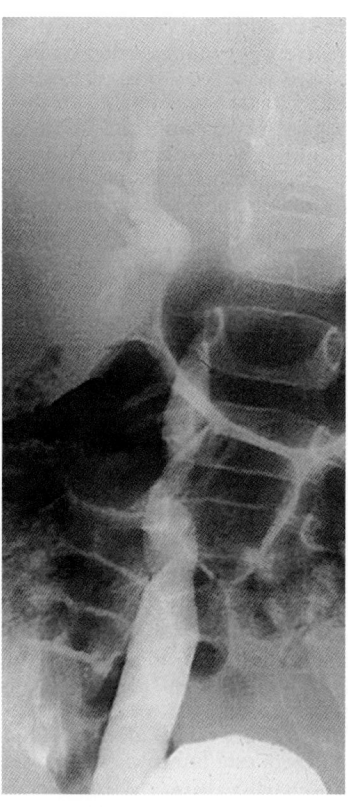

Figura 137-4. Um ureter com refluxo e dilatação significativa do segmento inferior, mas sem distorção do sistema coletor pode ser diferente do sistema típico com refluxo grau II.

Apesar da ampla utilização do sistema de graduação em cinco pontos, ele apresenta diversas deficiências. Por exemplo, a concordância esperada entre dilatação ureteral e calicial nem sempre ocorre (Fig. 137-4). Tanto o ureter quanto os cálices podem demonstrar dilatação desproporcional aos cálices ou ureter, respectivamente. Se isto reflete uma anormalidade nas propriedades biomecânicas teciduais ou atividade peristáltica da estrutura excessivamente dilatada, em comparação com o trato superior com refluxo típico não se sabe. Por isso, anatomia como esta é de graduação difícil utilizando o sistema atual. Similarmente, não se conhece se a propensão tanto para a formação de cicatriz diante de infecção ou a resolução do refluxo estão alteradas nesses sistemas.

Foram feitas tentativas de graduação do refluxo usando cistografia por radionuclídeo (CRN). Devido a CRN não proporcionar imagens separadas das arquiteturas ureteral e calicial, necessárias para avaliação do grau de refluxo, sua classificação é difícil. Uma classificação alternativa de refluxo por CRN foi proposta (Zhang et al., 1987). Ela prevê concordância razoável aos objetivos do sistema de graduação clássico ao colapsar os graus II e III, bem como os graus IV e V, em refluxo de baixo grau e alto grau, respectivamente (Fig. 137-5). O impacto da redução de detalhamento dos 5 graus (I a V) para 2 (baixo e alto) no entendimento da fisiopatologia do refluxo e no desenho de estudos clínicos não pôde ser determinado até o momento.

Acesse www.expertconsult.com para mais informações.

DIAGNÓSTICO E AVALIAÇÃO DO REFLUXO VESICOURETERAL

Devido a possibilidade de prevenção da nefropatia de refluxo ser certa ao se combinar os efeitos da ITU e refluxo, a confirmação e documentação de ITU verdadeira é fundamental para o tratamento adequado do paciente com refluxo. Muitas variáveis participam na acurada avaliação e interpretação da ITU no contexto do refluxo. Entre elas a história clínica e presença de febre; idade do paciente; realização da postectomia; método de coleta de urina, armazenamento e entrega; e resultados da análise de urina na fita e pela microscopia. Embora a

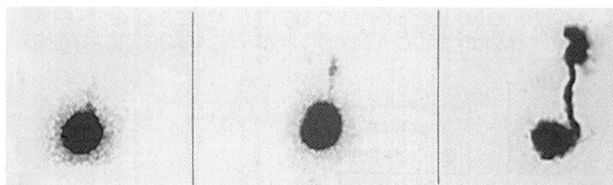

Figura 137-5. Cistocintilografia direta mostrando refluxo à direita. O radiofármaco pode ser quantificado (*da esquerda para direita*) como grau I (grau I do sistema internacional de gradação), grau II (graus II a III do sistema internacional de gradação) e grau III (graus IV e V do sistema internacional de gradação).

confirmação de piúria verdadeira pela fita ou análise microscópica, em adição à presença de bacteriúria, auxiliar na confirmação da diferenciação de infecção e colonização, a colonização isolada na presença de refluxo ainda representa perigo aos tratos superiores. A atenção a estes detalhes não deve ser superestimada devido a grandes decisões na conduta, incluindo intervenção operatória para correção do refluxo, que geralmente se dá apenas pelo diagnóstico de ITU. De modo contrário, a confirmação de crescimento bacteriano em um espécime de urina tem pouco valor se a forma de coleta é suspeita de contaminação. A confirmação de ITU inicia-se com a coleta de urina. Se for necessário armazenamento, os espécimes deverão ser mantidos a 4 °C até a transferência ao laboratório.

Acesse www.expertconsult.com para mais informações.

Avaliação da Infecção do Trato Urinário

Inúmeros fatores apoiam a pesquisa de refluxo em pacientes com ITU. A probabilidade de encontrar RVU em crianças com ITU é de 29% a 50% (Anônimo, 1981). Por isso, em alguns pacientes, refluxos de graus elevados podem estar associados com diferentes níveis de mal desenvolvimento parenquimatoso renal (ver na seção anterior sobre embriologia) (Nakai et al., 2003). Além disso, devido a tendência de resolução espontânea do refluxo com o passar do tempo, é razoável que a ITU seja mais comumente associada a pacientes mais jovens (Smellie et al., 1981b), cujo parênquima renal está mais sujeito à formação de cicatrizes pós-pielonefrites em relação a uma criança mais velha (Smellie et al., 1981b), também sugeriram que a presença de refluxo geralmente não apresenta um quadro clínico específico em pacientes com ITU, assim como a pesquisa de refluxo em irmãos, a investigação radiológica do paciente com ITU é apropriada para aqueles com alto risco de perda de função renal pela presença de RVU. Por esta razão, **a investigação radiográfica do RVU até recentemente, era direcionada para crianças menores de 5 anos, todas as crianças com ITU febril e qualquer criança do sexo masculino com ITU independentemente da idade ou da febre, exceto as sexualmente ativas. Diretrizes mais recentes, específicas para crianças menores de 2 anos da American Academy of Pediatrics (AAP) reforçaram a recomendação da uretrocistografia miccional após a segunda, não a primeira ITU febril, com infecção baseada estritamente no critério de cultura** (discussão a seguir).

A alta taxa de ITU de repetição após o primeiro episódio alerta para a recomendação de alguma forma de investigação de RVU (Fig. 137-6). Contudo, no atual estado do debate do RVU, ainda é difícil definir quais pacientes e quais avaliações revelam refluxo clinicamente significativo, uma vez que a ITU é tão comum em crianças. Algum reforço é dado diante de um estudo miccional negativo para RVU, entretanto, a preocupação dos pais ou responsáveis acerca da invasividade da cistografia, pode limitar a primeira avaliação à ultrassonografia apenas para descartar qualquer defeito estrutural grosseiro. Além disso, ao colher uma história apropriada de micção, febre e familiar, um ultrassom de rins e vias urinárias pode ser considerado como uma avaliação mínima razoável no bebê e na criança após ITU, o que concorda com as atuais diretrizes da AAP. Mesmo a detecção de refluxo após o tratamento de ITU pode ser de significância questionável caso a criança seja mais velha e/ou não tenha história de febre acompanhando a ITU. Por outro lado, a presença de anormalidades estruturais renais ou assimetria significativa fundamentam a indicação de cistografia. Estudos mais recentes de predileção racial

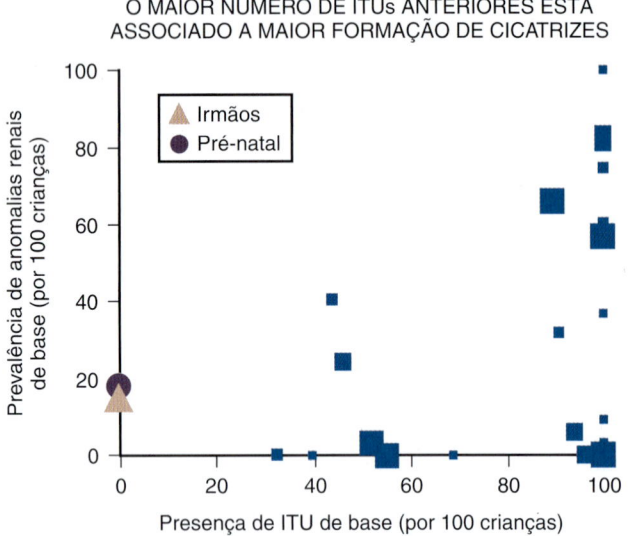

Figura 137-6. História de infecção do trato urinário (ITU). (De Peters CA, Skoog SJ, Arant BS, et al. Summary of the AUA guideline on management of primary vesicoureteral reflux in children. J Urol 2010;184: 1134-44.)

para refluxo mostraram uma menor prevalência desta em crianças de origem africana (Askari; Belman, 1982; Horowitz et al., 1999) mas, a prevalência em crianças de origem hispânica (Pinto, 2004) é semelhante à de caucasianas.

O advento da ultrassonografia pré-natal aumentou a detecção de refluxos assintomáticos em recém-nascidos, como resultado de vigilância em massa para hidronefrose pós-natal persistente e assegurando a realização de cistografia nestes bebês. Deve ser lembrado que o achado sonográfico de hidronefrose é muito mais comum do que a hidronefrose com refluxo ativo em uma porção renal no momento do ultrassom. Ainda assim, há pouca correlação entre o grau de hidronefrose antenatal e a existência de refluxo (Farhat et al., 2000). Um estudo também demonstrou ultrassom pós-natal normal em 25% dos pacientes com RVU e hidronefrose antenatal (Lebowitz, 1993).

AVALIAÇÃO DO TRATO URINÁRIO BAIXO

A Imagem Cistográfica

A base da detecção do refluxo apresenta-se na demonstração da passagem retrógrada de material de contraste da bexiga para o ureter e o sistema pielocalicial renal. As metodologias atualmente disponíveis requerem uma fonte de contraste no interior da bexiga. Dois métodos de cistografia, o direto e o indireto, podem ser realizados dependendo se o contraste entra indiretamente na bexiga após uma urografia excretora ou diretamente, geralmente pela cateterização da uretra. A cistografia indireta, embora evite a natureza invasiva da cateterização uretral, está sujeita a interpretação falso positiva, já que o contraste não tem origem na bexiga, permanecendo no ureter ou na pelve após a filtração e passagem anterógrada, ou mesmo resultado falso negativo em refluxos de baixo grau (Conway et al., 1975). Contudo, tem sido sugerido que o valor do cistograma indireto pode residir em descartar a presença de RVU (Carlsen et al., 1986).

A UCM e cistograma por radionuclídeo (CRN) são as duas formas mais comuns de cistografia direta e constituem o atual padrão-ouro na abordagem da detecção do refluxo. Mais recentemente, para eliminar a necessidade de radiação ionizante, alguns estudos demonstraram um interesse crescente na detecção ultrassonográfica do refluxo utilizando tanto a imagem colorida por Doppler (Haberlik, 1997; Oak et al., 1999; Galia et al., 2004) quanto agentes de contraste ultrassônicos amplificadores do eco (Berrocal et al., 2001; Darge et al., 2001; Darge; Troeger, 2002; McEwing et al., 2002; Tasic; Todorovska, 2003; Valentini et al., 2004; Vassiou et al., 2004; Darge et al., 2005). A imagem direta

do refluxo é afetada por diversos parâmetros entre eles a contração vesical durante a micção, o volume de fluido instilado na bexiga e a presença de infecção e, com isso, inflamação da mucosa da JUV. O refluxo pode ocorrer durante o enchimento ou apenas durante a contração ativa da bexiga associada à micção. Consequentemente, se um paciente está impedido de urinar pelo aparato do exame radiográfico, um resultado falso negativo pode ocorrer. Mais importante, mesmo durante a micção, o refluxo pode não ser demonstrado em um único ciclo de enchimento-esvaziamento. Vários estudos mostraram um aumento de 12% a 20% na detecção de RVU quando um estudo cíclico é realizado (Paltiel et al., 1992); (Papadopoulou et al., 2002; Novljan et al., 2003). A UCM cíclica envolve um segundo ou terceiro ciclo de enchimento vesical e esvaziamento sob observação fluoroscópica. Uma estratégia cíclica semelhante é comumente empregada também na CRN (Fettich; Kenda, 1992). O refluxo também pode ser demonstrado durante o enchimento da bexiga com cateter. Devido ao enchimento gerar pressões vesicais muito menores do que as de esvaziamento, o refluxo durante o enchimento ou refluxo passivo, geralmente é considerado um sinal de prognóstico ruim para a resolução do quadro e sugere a presença de uma anomalia instalada da JUV. Isso é um achado comum em pacientes com disfunção miccional adquirida ou neurogênica, em que a alta resistência ao esvaziamento gradualmente remodela a parede vesical e JUV levando à completa falência do mecanismo antirrefluxo desta, bem como ao refluxo imediato a qualquer volume na fase de enchimento (Koff, 1992). Isso se dá em contraste ao refluxo que ocorre apenas durante as altas pressões de contração e esvaziamento vesical. Além disso, inconsistências técnicas na proporção de volume instilado e a capacidade vesical durante a técnica radiográfica podem levar a variações na detecção do refluxo. Por exemplo, se a bexiga está muito cheia ou pouco cheia para um dado nível de incompetência progressiva da JUV, o refluxo pode ser mais ou menos detectado, respectivamente.

Um dilema complicado na performance dos estudos miccionais envolve a cistografia durante uma infecção ativa. Pois, algumas JUVs mantêm apenas mecanismos antirrefluxos limítrofes, que são competentes em um ambiente estéril, mas se tornam incompetentes quando edemaciadas e inflamadas durante a cistite. Estes pacientes podem ter UCMs negativos para refluxo na ausência de infecção, porém, sofrem de episódios repetidos de pielonefrite. Os cistogramas destes pacientes podem demonstrar refluxo se obtidos durante a infecção clinicamente ativa, enquanto os cistogramas obtidos durante a presença de culturas de urina positivas apenas podem não o revelar (Gross; Lebowitz, 1981). Contudo, a avaliação de refluxo durante um episódio de cistite, por definição, irá transmitir bactérias ao trato urinário superior e à pelve renal e com risco de pielonefrite iatrogênica. Assim, a conduta tem sido adiar o estudo miccional por pelo menos uma semana ou mais para permitir a recuperação adequada do episódio de infecção aguda (Craig et al., 1997). Apenas quando for imperativo o diagnóstico do refluxo em crianças com história de pielonefrite de repetição e estudos miccionais repetidamente negativos nos períodos intercorrentes é que a cistografia durante a ITU deverá ser considerada.

A UCM é um estudo fluoroscópico que fornece informação tanto da dinâmica funcional quanto da anatomia estrutural do trato urinário. A técnica detalhada da UCM será discutida com maiores detalhes em outra parte do texto. O contraste da bexiga é instilado por gravidade após a cateterização uretral. A capacidade vesical é registrada quando o influxo de contraste cessa. Imagens estáticas do contorno da bexiga são obtidas, presença de divertículos ou ureteroceles, grau de refluxo, configuração e contornos dos cálices e refluxo intrarrenal. Os refluxos passivo ou ativo são demonstrados dinamicamente na fluoroscopia, durante o enchimento e o esvaziamento respectivamente. Além disso, a anatomia do colo vesical, o afunilamento ou a dilatação e a condição pérvia da uretra são parâmetros derivados da UCM. O atraso ou a obtenção de imagens pós-miccionais são cruciais na documentação do *clearance* do contraste dos tratos superiores, pois a retenção de contraste, particularmente em sistemas pielocaliciais dilatados, pode significar a presença concomitante de obstrução da JUP (OJUP), tanto primária quanto secundária, como resultado da distorção da JUP pelo enchimento retrógrado maciço da pelve pelo refluxo (Hollowell et al., 1989). Se ambas, JUP e JUV, têm indicação para reparo cirúrgico, a JUP deverá ser reparada primeiro para evitar a obstrução incipiente que pode ocorrer caso seja adicionada resistência à JUV quando o refluxo for corrigido (Hollowell et al., 1989).

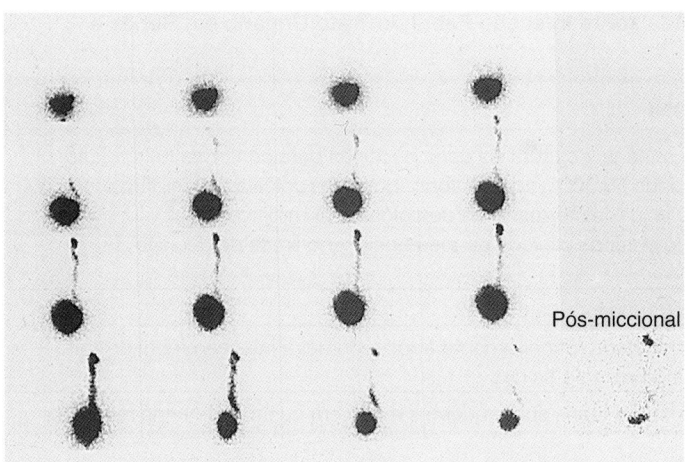

Figura 137-7. Cistocintilografia direta com radiofármaco mostrando refluxo à direita que piora com o enchimento vesical. O sistema coletor superior drena completamente com a micção.

Com cautela, ambos os processos podem ser reparados simultaneamente quando está claro se tratar de problemas significativamente independentes.

A CRN historicamente se beneficiou da reputação de requerer aproximadamente 1% da exposição à radiação requerida pela UCM (Blaufox et al., 1971; Diamond et al., 1996a). No presente, os requisitos de redução à radiação das técnicas modernas digitais têm estreitado significativamente a diferença entre fluoroscopia e CRN. Embora pouco detalhamento anatômico seja fornecido pela CRN, ela é ideal tanto para a modalidade de rastreio quanto para o monitoramento da história natural, ou o acompanhamento pós-cirúrgico do refluxo. Em contraste com a UCM, o material de contraste vesical instilado, geralmente o pertecnetato de tecnécio-99m, é a fonte de radiação. O refluxo é detectado por imagens cintilográficas de câmara gama (Fig. 137-7). **A ausência de imagens com densidades que geram confusão, típicas da fluoroscopia, bem como a habilidade de obtenção de exposições prolongadas permite maior sensibilidade da CRN em refluxos com graus II a V. Ironicamente, o refluxo grau 1 no ureter distal é, na maior parte das vezes, não detectado devido a superposição da exposição gerada pelo contraste dentro da bexiga.** Além disso, as imagens por CRN e UCM podem ser utilizadas como complemento, balanceando a exposição à radiação com a necessidade de informações dinâmicas e detalhamento anatômico. Em contrapartida ao que foi dito anteriormente, os equipamentos de fluoroscopia digitais modernos reduziram a exposição à radiação dos fluoroscópios convencionais reduzindo a diferença de exposição à radiação entre as duas modalidades.

Outra modalidade que vem ganhando popularidade em alguns centros para a detecção de refluxo é a cistografia ultrassônica. Os transdutores modernos em conjunto com os agentes de contraste amplificadores do eco podem visualizar bem o refluxo em crianças mais velhas (Novljan et al., 2003; Riccabona et al, 2003; Tasic e Todorovska, 2003; Galia et al., 2004), porém a técnica permanece de uso restrito em neonatos (McEwing et al., 2002). Ademais, embora a exposição à radiação seja eliminada, a cateterização vesical ainda é necessária para a realização dessa técnica.

Controvérsias Diagnósticas: Desafiando a Avaliação do Refluxo

Um estresse bem conhecido da família e do paciente é a cateterização uretral, principalmente em crianças, que somada ao advento da correção de baixa morbidade, sem necessidade de internação, utilizando técnicas endoscópicas de correção do refluxo, aparenta desafiar o tratamento convencional e a terapia do refluxo. Todos os aspectos do RVU, incluindo a moderna incidência de cicatrizes e falência renais, idade pico de incidência de suscetibilidade renal e indicações de correção do refluxo, incluindo a suposição de que a correção do refluxo é absolutamente necessária, estão sob uma pesquisa minuciosa. Tudo isso contribuiu para o aumento da pressão para se evitar a cateterização. O cistograma pode gerar efeitos traumáticos em pacientes jovens (Stashinko; Goldberger, 1998; Elder, 2005) e deve ser abordado com sensibilidade e consciência do estágio de desenvolvimento do paciente. A sedação (Stokland et al., 2003), anestesia tópica uretral (Gerard et al., 2003) e, mais recentemente, hipnose (Butler et al., 2005) foram todas efetivas ao tornar mais suave os efeitos psicológicos deletérios da cistografia. Mas, está claro que a percepção parental da natureza das modalidades médicas envolvidas no tratamento do refluxo irá influenciar a escolha pela terapia de suas crianças (Ogan et al., 2001). Isso, de forma alguma, deverá ser motivo para o abandono da terapia observacional convencional incluindo a antibioticoterapia profilática e a cistografia periódica em favor da correção imediata do refluxo em todos os pacientes (Aaronson, 2005). Preferivelmente, a evolução de modalidades de imagem menos invasivas para a detecção do refluxo e a redução da morbidade em sua correção devem ser encorajadas em paralelo.

Urofluxometria

A avaliação do trato urinário baixo durante a avaliação clínica do RVU não pode residir apenas nos exames de imagem. Devido ao fato de o refluxo ser um fenômeno dinâmico, o estado vesical funcional que prevalece também deve ser considerado. Embora os estudos urodinâmicos de pressão-volumes totais da bexiga não serem requeridos em todos os pacientes com refluxo, uma avaliação mínima das características de esvaziamento vesical pode ser obtida pela urofluxometria. Os detalhes da técnica de urofluxometria estão discutidos em outra parte do texto. Em pacientes com refluxo, é importante estabelecer se a saída da bexiga está funcionando relativamente normal ou guarda características restritivas, de grande prevalência em pacientes mais jovens. Os elementos do urofluxo como a ausência de suavidade na curva fluxo-velocidade sugere relaxamento incompleto da saída da bexiga durante o esvaziamento. Isto implica na existência ou no desenvolvimento de pressões relativamente altas de esvaziamento que podem atrasar a história natural de involução do refluxo ou mesmo o perpetuar. Um volume residual pós-esvaziamento aumentado pode ser um fator de risco para ITU. Na presença de refluxo passivo, o carreamento de urina residual pós-miccional infectada também pode levar a infecção ascendente e pielonefrite.

Top-Dow Approach

A abordagem *top-dow* é um conceito interessante baseada na noção de que apenas refluxos clinicamente significativos com potencial de causar lesão renal são dignos de ser revelados, com a suposição crítica de que o RVU, na ausência de anormalidade renal cintilográfica é causa improvável de futuro dano renal. Apenas a investigação renal com ácido dimercaptossuccínico (DMSA) é obtida após ITU febril e a uretrocistografia está reservada apenas para pacientes com cintilografia com achados anormais. Crianças com investigação por DMSA negativa não serão submetidas a avaliações subsequentes a menos que elas desenvolvam ITU de repetição, na qual uma UCM deverá ser obtida.

Hansson et al. (2004) revisaram retrospectivamente 303 crianças abaixo de 2 anos submetidas à avaliação por DMSA e UCM nos primeiros três meses após seu primeiro episódio de ITU. Embora 82% dessas infecções fossem febris, o RVU foi encontrado em apenas 26% das crianças (80 de 303), 66% das quais apresentaram investigação com DMSA anormal e nenhuma anormalidade detectada nos outros 27 pacientes. Uma conduta baseada na identificação de anormalidades corticais renais antes da obtenção da UCM teria identificado 66% de crianças com RVU com risco presumível de formação de cicatrizes futuras e teria excluído 120 crianças (40%) sem RVU ou anormalidades renais de uma UCM desnecessária.

A implementação da abordagem *top-down* obviamente não teria detectado 34% (27 em 80) dos casos de RVU. Entretanto, os pacientes do estudo Hansson receberam profilaxia uma vez que, a abordagem *top-dow* estava sendo estudada apenas com um ponto de vista teórico. Ao aplicar a abordagem descendente esses bebês não teriam sido iniciados em antibioticoprofilaxia com risco potencial de desenvolvimento de ITU. Contudo, em 74% (27 em 80) dos pacientes, o RVU era de baixo grau e os outros sete casos (graus III a V) foram resolvidos ou melhoraram significativamente durante o período de acompanhamento de 2 anos com um deles desenvolvendo cicatriz renal à cintilografia com DMSA de repetição.

TABELA 137-4 Diretrizes da Academia Americana de Pediatria sobre Infecção Febril do Trato Urinário em Bebês e Crianças Jovens: Principais Atualizações

ÁREA DE TRATAMENTO	ATUALIZAÇÕES DA GUIDELINE DE 1999
Diagnóstico	Há necessidade de resultado de análise urinária e cultura de urina positivos para confirmar inflamação Cultura positiva é definida como pelo menos 50.000 unidades formadoras de colônia por mililitro e não o critério prévio de pelo menos 100.000 unidades formadoras de colônia por mililitros Foram adicionadas orientações utilizando critérios clínicos para estabelecer o limite de decisão de obtenção de amostra de urina
Tratamento	O tratamento oral é tão efetivo quanto o tratamento parenteral
Imagem	A uretrocistografia miccional não é recomendada rotineiramente após a primeira infecção febril do trato urinário; a ultrassonografia deve incluir a bexiga e os rins
Acompanhamento	A ênfase está no exame de urina com quadros febris subsequentes e não em culturas de urina repetidas regularmente após tratamento

Nota: As diretrizes se aplicam a bebês e crianças de 2 a 24 meses de idade com febre de origem indeterminada.
Fonte

Em um estudo prospectivo da mesma instituição, Preda et al. (2007) confirmaram essas observações em 290 crianças menores que 1 ano com ITU (79% febris) com UCM e investigações renais com DMSA. Dos pacientes, 51% tiveram varreduras positivas, incluindo 85% (44 em 52) das crianças que foram descobertas posteriormente com RVU. Dos oito casos com RVU e investigações com DMSA normais, sete eram de baixo grau e o outro garoto com grau III sem cicatrizes renais adquiridas durante o acompanhamento apesar de um episódio de ITU.

A habilidade potencial de detectar crianças com RVU significativo, com risco de formação de cicatrizes renais, enquanto se evita avaliações invasivas e tratamento desnecessário de não doentes é claramente atrativa. Contudo, uma metanálise recente mostrou que a abordagem *top-dow* é pouco eficaz na detecção de RVU de alto grau, com a sensibilidade e a especificidade de apenas 79% e 53%, respectivamente (Mantadakis et al., 2011). Estes dados enfatizam a importância de mais análises prospectivas com períodos de acompanhamento mais longo para estabelecer a validade e a segurança da abordagem *top-dow*.

Diretrizes do National Institutes for Clinical Excellence

Em uma tentativa de facilitar as investigações e o tratamento de bebês e crianças com ITU, o National Institutes for Clinical Excellence (NICE) no Reino Unido propôs um conjunto de diretrizes voltadas para a redução da morbidade, uso de antibiótico e custo (Baumer; Jones, 2007). As investigações foram limitadas a ultrassons do trato urinário, com a uretrocistografia reservada para bebês menores de 6 meses ou mais velhos quando era observada dilatação pela ultrassonografia. Eles não recomendam investigações renais precoces com DMSA para confirmar ou excluir o envolvimento renal e se baseiam apenas na ultrassonografia em pacientes para determinar a necessidade de investigação adicional. A grande crítica a esta conduta se deve à pobre correlação entre a aparência dos rins à ultrassonografia e à presença de alterações do parênquima renal ou à presença e graduação do RVU. O comitê da NICE não forneceu um resultado clínico que validasse essas linhas-guia e, até que seja estabelecida de modo prospectivo a segurança dessa conduta, ela não está recomendada para uso clínico geral.

Diretrizes da Academia Americana de Pediatria para Diagnóstico e Tratamento de Infecção do Trato Urinário Febril em Crianças Jovens

Em 2011 a AAP publicou diretrizes revisadas para o diagnóstico e o tratamento de ITU em crianças de 2 a 24 meses de idade (Roberts et al., 2011). As diretrizes foram baseadas em revisões sistemáticas da literatura e seis novos ensaios clínicos randomizados de profilaxia antibiótica para prevenção de ITU. As diretrizes estão sumarizadas na Tabela 137-4.

Para o estabelecimento do diagnóstico, critérios mais rígidos de infecção foram sugeridos, incluindo um limite mais baixo para a quantidade de unidades formadoras de colônias por mililitro de urina (50.000 para 100.000), bem como o requerimento adicional de resultados anormais de análise de urina. Os tratamentos com antibióticos orais e parenterais agora são considerados igualmente eficazes. A utilização de ultrassonografia renal-vesical permanece com seu papel tradicional e é importante na avaliação estrutural. Contudo, a mudança mais importante da prática anterior é a recomendação da AAP para realizar a UCM após o primeiro episódio de ITU febril. A ênfase agora é dada ao estudo cistográfico por imagem familiar e ao acompanhamento após o segundo ou subsequente episódio de ITU febril. Isso essencialmente muda o potencial dano após uma ITU febril isolada, que pode nunca ocorrer, para um ou mais episódios subsequentes de ITU febril. Essa posição também não considera as anormalidades renais de desenvolvimento ligadas ao RVU pré-existentes que não são mantidas pela própria ITU.

Porém, a recomendação de realizar UCM após uma ITU febril inicial é qualificada. Na presença de hidronefrose, detecção ultrassonográfica de possível cicatriz renal ou polimorfismo, ou outros achados que sugerem RVU de alto-grau ou uropatia obstrutiva, a UCM deverá ser realizada. Similarmente, qualquer cenário complexo ou clinicamente atípico também apoia a obtenção da UCM após a primeira ITU febril. Deve-se lembrar que o achado positivo para RVU pela UCM não ocorre em muitos pacientes após a primeira ITU febril. Além disso, esta nova recomendação parece ponderar a incidência da primeira ITU febril em bebês com a invasividade do atendimento, exposição à radiação e relutância do paciente e da família que cercam a UCM. Não obstante a esses avanços, pelo menos um estudo sugeriu que mesmo quando há veto na decisão de se proceder com a UCM, na presença ultrassonográfica de anormalidade renal após a ITU febril inicial, um diagnóstico clínico significativo de RVU ainda poderá ser postergado ou não obtido pois, as anormalidades renais cintilográficas podem existir mesmo na presença de ultrassonografia renal normal. O "x" da questão reside no detalhamento do grau e na significância dessas anormalidades à imagenologia nuclear, que não estão em discussão no estudo (Suson; Mathews, 2014).

Cistoscopia e Posicionamento da Instilação do Cistograma de Contraste

O tratamento moderno do refluxo não inclui a cistoscopia de rotina. É rara a adição de qualquer informação que irá alterar o tratamento de um paciente com refluxo, mesmo no momento do diagnóstico inicial ou durante o acompanhamento. Sua utilização de rotina, especialmente em crianças com ITU ou refluxo deve ser considerada um anacronismo. Similarmente, a aparência e a configuração dos meatos ureterais e do comprimento do túnel intramural passível de tratamento pela cistoscopia, antes considerados parâmetros úteis, com o tempo mostraram pouca correlação tanto com o diagnóstico quanto com o grau de refluxo (Duckett, 1983). A cistoscopia pode fornecer informação útil imediatamente antes da cirurgia aberta, como a confirmação da posição do meato, a duplicação, a proximidade de divertículos com o meato e revela se a uretra encontra-se pérvia. Similarmente, esses parâmetros citoscópicos irão se tornar disponíveis em todos os pacientes no momento da correção endoscópica do refluxo.

Uma modalidade cistoscópica recém-desenvolvida, mas ainda controversa (Elder, 2005), é a denominada cistoscopia de instilação posicional do contraste no óstio ureteral (a técnica de PIC), criada para detectar refluxo sob anestesia geral em pacientes com história de ITUs febris, porém, com UCM normal. A técnica de cistografia de PIC (Edmondson et al., 2006) é realizada utilizando um cistoscópio rígido de 9,5- ou 14-Fr. Com a bexiga vazia, a ponta do cistoscópio é posicionada próxima ao meato ureteral. O contraste é instilado no meato ureteral utilizando o cateter de irrigação do cistoscópio a uma altura de 1 metro acima da bexiga. A imagem fluoroscópica é capturada simultaneamente a instilação. O RVU na PIC é confirmado na ocorrência de fluxo retrógrado de contraste para o interior do ureter/pelve renal. A bexiga é esvaziada antes do procedimento ser repetido no lado contralateral.

É de se esperar que os mecanismos antirrefluxo deverão funcionar mal em alguns pacientes com ITU recorrente. A natureza única, porém, não fisiológica da técnica de PIC pode, então, revelar refluxo nesses casos. Além disso, a cistografia de PIC não permite o ajuste das pressões de instilação por idade; algumas pressões podem ser demasiadamente altas em paciente jovens podendo criar refluxo iatrogênico em vez de revelar um refluxo fisiológico, limítrofe e relevante.

Um estudo multicêntrico realizado pelo Grupo de Cistografia PIC (Hagerty et al., 2008) examinou a significância clínica do refluxo descoberto através da PIC em 118 crianças com história de ITUs febris e UCM negativa. O RVU diagnosticado pela PIC foi tratado com cirurgia (injeção endoscópica em 104 pacientes, reimplante em três) ou com profilaxia antibiótica (11 pacientes). Nos 98 pacientes passíveis de avaliação, o grau de refluxo foi de I a III sendo, unilateral em 34 e bilateral em 64 pacientes. O tratamento do RVU oculto identificado pela cistografia de PIC, tanto com antibióticos quanto com cirurgia, reduziu a incidência de ITU febril em 20x (de 0,161 por paciente por mês antes o tratamento PIC-RVU para 0,008 por paciente por mês após o tratamento).

Comumente, acredita-se que o RVU não cause ITU; porém, neste estudo não randomizado (tendo os próprios pacientes como seus controles) a cistografia PIC forneceu evidência e subsídios para a terapia antirrefluxo em um novo subgrupo de pacientes, particularmente porque a correção endoscópica poderia, em teoria, facilmente seguir a fluoroscopia ao mesmo tempo. Contudo, **o urologista deve ter cautela com esta abordagem até que estudos prospectivos randomizados com a utilização da PIC-RVU para tratamento ou observação confirme sua importância clínica.**

AVALIAÇÃO DO TRATO URINÁRIO ALTO

Subsídios para Avaliação Seriada dos Tratos Superiores

Os efeitos conhecidos do RVU nos tratos superiores são os motivos que direcionam a necessidade de diagnóstico e correção do refluxo. A pielonefrite propagada pelo refluxo leva à formação de cicatrizes, impede que o rim atinja seu potencial de crescimento e aumenta o risco de hipertensão renovascular. Por isso o estudo de imagem dos tratos superiores é direcionado para a avaliação da estrutura e da função renal, com atenção para os parâmetros já mencionados. Um objetivo fundamental da imagem do trato superior com RVU é dizer se as anormalidades são devidas ao refluxo em andamento ou resolvido e os diferenciar de distúrbios intrínsecos do desenvolvimento, doença renal ou resistência ao fluxo anterógrado. Quase sempre, particularmente nos pacientes mais jovens, nos quais o RVU apresenta o maior potencial de prejudicar a função renal, estes objetivos são mais bem alcançados pela imagem seriada dos rins em um período de meses a anos.

Contudo, uma metanálise de 63 estudos avaliando o valor da imagem na rotina diagnóstica após a ITU inicial em crianças para a prevenção de dano renal não encontrou evidência acurada que suporte esta prática (Dick; Feldman, 1996). Muitos estudos observacionais aumentaram a preocupação com as sequelas das ITUs e ressaltaram o potencial para intervenções bem-sucedidas. A razão para realizar pesquisas por imagem dos tratos superiores após ITU deve se dar com ou sem conhecimento do estado do refluxo do trato inferior. O estado do refluxo pode ser conhecido, suspeitado ou completamente conhecido. Estas três considerações, aliadas a idade do paciente, gênero, raça, história familiar de refluxo e estado funcional vesical servem como guia para a escolha do método de imagem, que busca balancear a intensidade dos estudos de imagem com a propensão ao dano renal.

Ultrassonografia Renal

O pilar do estudo de imagem renal no tratamento do RVU é a ultrassonografia. Como um método de imagem não ionizante, não invasivo, somado à habilidade de acessar a vasculatura renal, ele é ideal para o acompanhamento do crescimento e do desenvolvimento renal. A ultrassonografia suplantou a urografia excretora de rotina como modalidade de imagem de escolha para o monitoramento da situação renal ao longo do tempo.

A ultrassonografia é um bom método para a avaliação quantitativa das dimensões renais (Rodriguez et al., 2001; Chen et al., 2002), que pode, então, ser utilizada para acompanhar o crescimento renal ao longo do tempo. O crescimento renal pode ser comparado com curvas de crescimento renal padrão. No refluxo diagnosticado no período neonatal, as dimensões renais basais podem ser obtidas e o crescimento renal apropriado pode ser monitorado com o passar do tempo. O impacto de qualquer infecção urinária febril pode ser avaliado pela observação dos seus efeitos sob o crescimento renal. De modo semelhante, se a história de ITU nos casos de acompanhamento de refluxo não está clara, a avaliação seriada das dimensões renais pode auxiliar o urologista a definir a necessidade de outras avaliações da função renal por cintilografia ou na necessidade de correção do refluxo. De fato, na presença de refluxo, a ultrassonografia renal pós-natal fornece excelente correlação entre comprimento renal e hipoplasia na cintilografia (Farhat et al., 2002a).

A ultrassonografia também mostra o grau de diferenciação corticomedular renal. A perda da diferenciação corticomedular ou um aumento na ecogenicidade geral do rim está associada a algum grau de perda de função renal. Em neonatos, particularmente, esses parâmetros podem ser úteis na avaliação do estado geral da unidade renal no contexto dos refluxos de alto grau, mesmo antes que qualquer história de ITU ou pielonefrite tenham ocorrido. Somada com um rim ipsilateral relativamente menor, a perda da diferenciação corticomedular ou aumento da ecogenicidade sugere um grau de displasia renal intrínseca que em seu desenvolvimento acompanha um refluxo de alto grau. Em alguns neonatos sem história de infecção, estes achados não devem ser confundidos com cicatrizes renais, que é sequela direta da inflamação e da pielonefrite infecciosa. Em geral, a ultrassonografia de rotina é não invasiva, feita com relativa rapidez e não requer acesso intravenoso para agentes de contraste.

Apesar da importância da ultrassonografia renal, deve-se lembrar que um único estudo por ultrassom não pode diagnosticar com segurança o RVU. Embora se tenha tentado especular a presença de refluxo na presença de hidronefrose pós-natal por ultrassonografia, principalmente em altos graus, não há correlação significativa entre um ultrassom normal e a ausência de refluxo (Farhat et al., 2000; Zamir et al., 2004). Semelhantemente, a ultrassonografia renal apresenta habilidade limitada na visualização de anormalidades corticais renais. Ela é mais bem empregada na detecção não invasiva de defeitos corticais maiores ou assimetria no tamanho renal (Merguerian et al., 1999).

Avanços na tecnologia do ultrassom permitiram mostrar anormalidades da perfusão tecidual. Na nefropatia por refluxo utilizando ultrassonografia com Doppler colorido, as medidas do índice de resistência renal derivadas do fluxo sanguíneo em artérias interlobares e arqueadas estão significativamente aumentadas em graus mais elevados de refluxo e se correlacionam positivamente com os achados cintilográficos da mesma unidade renal(Radmayr et al., 1999). Os índices de resistência também estão aumentados em pacientes com autêntica pielonefrite, confirmada pela cintilografia nuclear, comparada com pacientes com ITU baixa isolada (Ozcelik et al., 2004). Estudos em animais também demonstraram que a ultrassonografia harmônica ampliada por contraste pode detectar regiões histologicamente confirmadas de refluxo

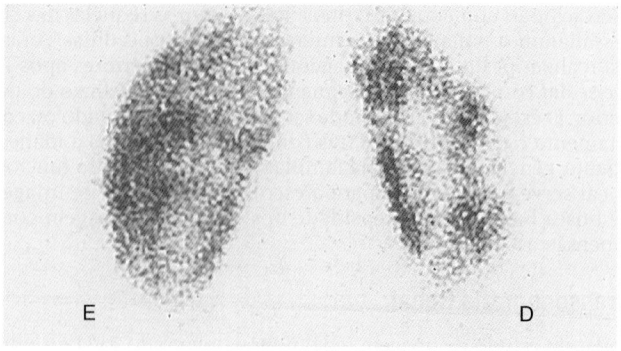

Figura 137-8. Cintilografia renal com ácido dimercaptossuccínico. As imagens mostram o rim esquerdo normal e o rim direito com cicatrizes corticais múltiplos.

induzido por pielonefrite com grande sensibilidade e mais de 80% de valor preditivo positivo e negativo (Farhat et al., 2002b).

Cintilografia Renal

O padrão-ouro para visualização do parênquima renal funcionante é a cintilografia com DMSA radiomarcado com ^{99m}Tc. O radiomarcador é captado apenas pela massa de tecido tubular proximal funcionante, onde ele se liga por várias horas. A captação de DMSA provê uma boa representação proporcional da filtração glomerular (Taylor et al., 1982). Devido a inibição da captação do radiomarcador induzido pela pielonefrite, essas áreas não emitem fótons aparecendo como regiões não expostas ou pouco expostas nas imagens do córtex renal (Fig. 137-8). Embora várias destas áreas afetadas do rim desapareçam, especialmente após tratamento médico (Fernández-Menéndez et al., 2003), quando elas persistem, diz-se que ocorreu dano renal irreversível ou formação de cicatrizes (Rushton; Majd, 1992). Em um estudo com 79 crianças acompanhadas por 1 a 4 anos, a varredura com DMSA apresentou sensibilidade de 98% e sensibilidade de 92% para a detecção de cicatrizes (Merrick et al., 1980). Embora o estudo de Rushton tenha sugerido que a formação subsequente de cicatrizes era independente da presença ou ausência de RVU (Rushton; Majd, 1992), uma metanálise mais recente encontrou que o refluxo conferia um aumento do risco de 3x na detecção de anormalidades corticais renais pós-infecção (Faust et al., 2009). De fato, considerando a incidência geral de pielonefrite em crianças, o RVU foi encontrado em 22% a 39% desses pacientes (Hoberman et al., 2003; Lin et al., 2003). Apesar disso, é importante ter em mente que o RVU permanece como uma causa de resolução espontânea ou cirurgicamente tratável para este grupo de infecções renais ascendentes (Majd et al., 1991).

Um avanço na cintilografia nuclear renal é a imagem por tomografia computadorizada por emissão de fóton único (imagem SPECT). Este método permite a reconstrução com imagens tridimensionais (3D) da arquitetura do córtex renal, que podem ser visualizadas em qualquer aspecto em seus 360 graus de rotação. Apesar de as imagens SPECT fornecerem uma sensibilidade um pouco mais alta para a detecção de defeitos corticais, elas não agregam muitas vantagens no tratamento clínico do refluxo em relação às imagens com DMSA (Majd et al., 1996).

Apesar da bem estabelecida diretriz para cintilografia cortical renal da Sociedade de Medicina Nuclear (Mandell et al., 2003), investigadores do estudo denominado *Randomized Intervention in Vesicoureteral Reflux* (RIVUR) reportaram um grau significativo de variabilidade interinstitucional de como as varreduras com DMSA eram executadas com 17% destas rejeitadas por baixa qualidade (Ziessman; Majd 2009).

Muito foi escrito na literatura sobre o papel da varredura com DMSA no tratamento do RVU como um método diagnóstico de refluxo, para a detecção do dano associado ao refluxo e às alterações pielonefríticas agudas, bem como para o acompanhamento do refluxo. Entretanto, não há consenso do uso preciso da varredura com DMSA no tratamento do refluxo. Por exemplo, a crescente preocupação com a natureza e a frequência dos estudos miccionais alertaram alguns a propor cistografia após ITU somente para crianças com lesões renais persistentes pós-infecção na varredura com DMSA, citando que apenas uma minoria dos cistogramas pós-ITU é positiva para refluxo (Hansson et al., 2004). O DMSA e a ultrassonografia são, com frequência, utilizados em conjunto, particularmente quando se deseja conhecer a relativa função renal (Riccabona et al., 1993). Como regra geral, a utilidade da cintilografia pode ser mais bem apreciada no contexto das informações que ela fornece relevantes ao refluxo: visualização de defeitos corticais e função renal relativa. A utilidade destas informações dependerá de quais dados clínicos e radiológicos associados estão disponíveis. Se a história de refluxo e infecção não está clara ou é desconhecida em um determinado paciente referido para avaliação pós-ITU, a cintilografia pode fornecer a demonstração padrão-ouro dos defeitos corticais, seja qual for a razão, e auxiliar na indicação de estudos adicionais. Se a significância ou a natureza febril de uma potencial pielonefrite não está clara, particularmente em um paciente mais jovem, um acompanhamento com varredura com DMSA 4 a 6 meses após a ITU pode descartar a formação de cicatrizes subsequentes, principalmente se houver uma varredura normal prévia. A varredura com DMSA pode ser particularmente útil se o diagnóstico de pielonefrite não está claro durante uma infecção aguda. A confirmação de radioemissão fotopênica e pielonefrite aguda pode assegurar que uma adequada terapia antimicrobiana seja fornecida. Se a intervenção cirúrgica está programada e existe significativa assimetria renal na ultrassonografia, a quantificação da função relativa pela cintilografia pode ajudar na decisão entre proceder a correção do refluxo ou a nefrectomia.

A varredura com DMSA também tem demonstrado que malformações congênitas do córtex podem existir, particularmente no refluxo de alto grau, mesmo na ausência de qualquer história de ITU ou obstrução urinária (Wallin; Bajc, 2004; Nguyen et al., 2000). Isso marca o fato de que os defeitos corticais detectados pela varredura com DMSA não são sempre decorrentes de infecção e nem todos os defeitos observados pelo DMSA são necessariamente cicatrizes. Esta distinção é importante no desenho de estudos clínicos e na interpretação da literatura do refluxo, na qual defeitos corticais congênitos podem estar erroneamente sendo avaliados como secundários às cicatrizes pós-infecção. Uma análise desta observação é que os defeitos cintilográficos detectados pela primeira vez em uma criança, cuja história de refluxo a partir do nascimento não pôde ser conhecida com certeza, poderia ser secundária às cicatrizes pielonefríticas associadas ao refluxo, ainda que o refluxo tenha desaparecido na ocasião do estudo. A falha em observar que o refluxo com frequência desaparece na tenra infância, antes que uma varredura detecte defeitos corticais pela primeira vez, torna difícil saber se estes defeitos estão associados ao refluxo.

DEFEITOS CORTICAIS

Defeitos Congênitos *versus* Cicatrizes Adquiridas

O termo cicatriz é definido como um tecido fibroso substituindo tecidos normais destruídos por dano ou doença. No contexto do córtex renal, o termo é mais precisamente utilizado para descrever as regiões fibrosas, contraídas do rim, que foram destruídas por infecção. Esse tecido cicatricial geralmente aparece como uma área menor e fotopênica na cintilografia ou, quando maior, como áreas hiperecoicas e encolhidas em imagens ultrassonográficas. A importância dessas cicatrizes reside no entendimento de que elas são complicações preveníveis da pielonefrite, a última sendo diretamente influenciada pelo RVU na presença de infecção vesical.

Entretanto, o RVU, particularmente os de alto grau, podem resultar em mal desenvolvimento renal que geralmente aparecem na cintilografia ou ultrassonografia idênticos às cicatrizes pós-infecção pielonefrítica (Murer et al., 2007; Peters; Rushton, 2010). Além disso, com o tempo, na literatura médica e na prática clínica, o termo cicatriz, idealmente definido para descrever o resultado de infecção, foi contaminado pela inclusão do dismorfismo associado ao refluxo congênito. Todavia, até o tempo em que o refluxo primário possa ser prevenido durante a fase pré-natal (Gobet et al., 1998) ou durante a fase pós-natal precoce do desenvolvimento renal continuado, o dismorfismo irá continuar sendo uma sequela de desenvolvimento não prevenível causada pelo refluxo. A falha em fazer esta distinção tão importante tem maculado e confundido desenhos de estudos e a interpretação da literatura do refluxo.

Dismorfismo Renal Associado ao Refluxo

A associação de mal desenvolvimento renal com os refluxos de maior grau é esperada, conforme a teoria de Mackie e Stephens (1975), que sugerem que uma origem anormal do broto uretérico irá interagir do modo subótimo com o blastema metanéfrico (Fig. 137-9, *disponível exclusivamente on-line em inglês no site www.expertconsult.com*). Acredita-se que este último processo seja a causa provável de dismorfismo renal associado ao refluxo. Diversos estudos confirmaram a associação do RVU e um rim ipsilateral menor do que o normal, uma relativa diminuição global na função renal e áreas globais (Najmaldin et al., 1990; Burge et al., 1992) ou focais (Risdon, 1993) de captação baixa pela cintilografia. Esses bebês tendem a ser do sexo masculino e a preponderância das unidades renais com refluxo são de grau IV ou V (Marra et al., 1994, 2004) (Tabela 137-5; Fig. 137-10). De fato, meninos tendem a ser poupados de causas infecciosas de formação de cicatrizes por refluxo devido a sua menor incidência de ITUs recorrentes (Wennerstrom et al., 2000).

A displasia renal não ocorre unicamente pelo RVU primário isolado, mas também pode se dar por uma variedade de conformações urológicas. Rins duplicados (Mackie et al., 1975), síndrome de Prune-Belly (Manivel et al., 1989) e válvulas de uretra posterior podem exibir dismorfismo associado ao refluxo, particularmente quando o grau do refluxo é alto.

Requisitos para Microrganismos Urinários

É bem estabelecido agora que a nefropatia por RVU primário requer a colonização da urina por bactérias patogênicas diante de uma dinâmica de esvaziamento normal. De fato, a base do tratamento médico expectante atual consiste em manter a esterilidade urinária permitindo que o refluxo seja resolvido naturalmente. Na ausência de infecção, o refluxo urinário estéril é insuficiente para causar dano renal. Este conceito foi definitivamente demonstrado pela bem estruturada série de experimentos realizada por Ransley e Risdon (1981). Foi induzido refluxo experimentalmente em um modelo suíno através da abertura do túnel ureteral intravesical. A pielonefrite e nefropatia de refluxo foi induzida apenas nos casos de infecção subsequente da urina. Sem infecção da urina, não foi criada nefropatia (Ransley; Risdon, 1981). Grandes estudos clínicos reiteraram esses achados experimentais demonstrando a formação de novas cicatrizes por refluxo apenas em crianças com ITUs recorrentes (Smellie et al., 1975; Huland; Busch, 1984). Estas observações são conflitantes com estudos anteriores em animais desenvolvidos por Hodson et al. (1975) que induziram refluxo com urina estéril. Contudo, a obstrução ao fluxo de saída da bexiga foi incluída neste modelo, o que levou a um achado de pielonefrite atrófica semelhante à encontrada na nefropatia obstrutiva. A formação de cicatrizes foi, então, intensificada pela presença de microrganismos urinários. Além disso, as características hidrodinâmicas anormais da bexiga podem modular até

TABELA 137-5 Cicatriz Renal Congênita

GRAU DE REFLUXO VESICOURETERAL	N° DE PACIENTES NORMAIS (%)	LEVE (%)	GRAVE (%)
I-III	13 (100)	—	—
IV	8 (53)	5 (34)	2 (13)
V	2 (15)	5 (38)	6 (46)

Modificado de Marra G, Barbieri G, Dell'Agnola CA et al. Congenital renal damage associated with primary vesicoureteric reflux. Arch Dis Child Fetal Neonatal Ed 1994; 70:F147.

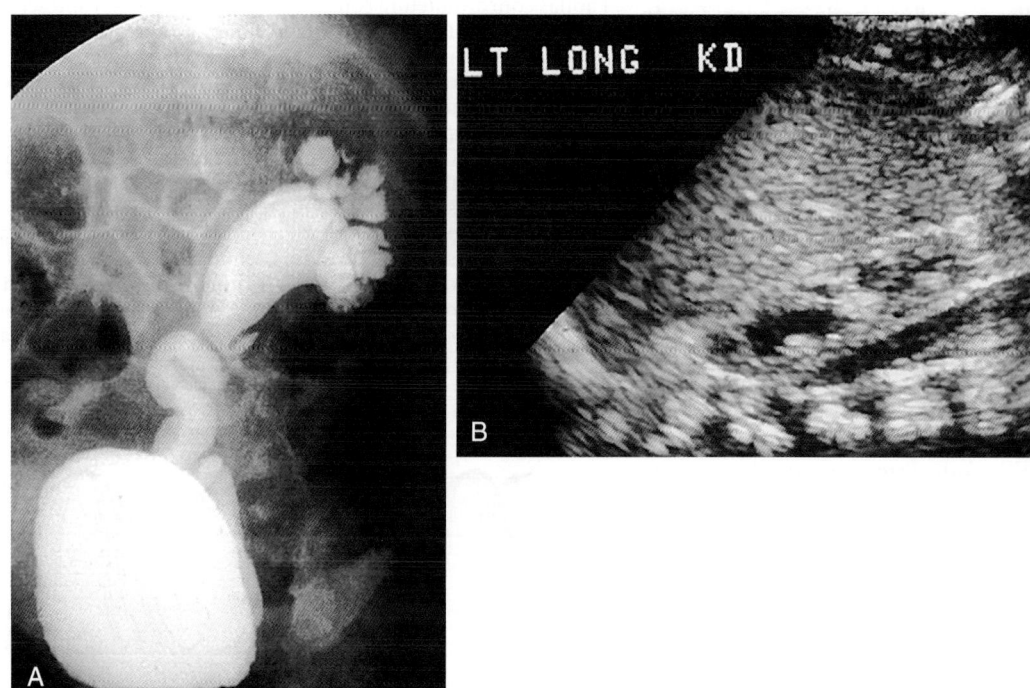

Figura 137-10. **A,** Refluxo maciço em menino com diagnóstico antenatal de hidronefrose. **B,** Ultrassonografia demonstrando um rim com diferenciação corticomedular ruim. Nenhuma função foi vista.

mesmo refluxo estéril, embora o refluxo dificilmente seja de qualquer significância clínica na ausência de infecção com função vesical relativamente normal. Essas observações mais antigas de Hodson, contudo, marcaram a importância da normalização da função da bexiga e intestino enquanto se espera a resolução do refluxo.

> **PONTOS-CHAVE: DIAGNÓSTICO E AVALIAÇÃO DO REFLUXO VESICOURETERAL**
>
> - O método de coleta de urina e a presença de piúria são de importância extrema no diagnóstico de ITU evitando resultados de cultura falso-positivos.
> - Os estudos radiológicos devem ser escolhidos conforme a idade, gênero e modo de manifestação (p. ex.: febre).
> - O estudo padrão-ouro para diagnóstico de refluxo requer cateterização vesical.
> - Cintilografias nucleares, apesar de mais sensíveis, fornecem menor detalhamento anatômico do que a UCM.
> - As percepções dos familiares quanto ao tratamento do refluxo devem ser levadas em consideração ao tratar uma criança com refluxo.
> - A cistoscopia de rotina está **contraindicada** no tratamento do refluxo.
> - A avaliação dos tratos superiores está baseada em estudos seriados.
> - A intensidade dos estudos do trato superior deve ser proporcional à propensão de dano renal.
> - Um desafio na imaginologia consiste em diferenciar o dismorfismo renal associado ao refluxo congênito de cicatrizes adquiridas após infecção.

Fisiopatologia das Cicatrizes Adquiridas

A cicatriz renal é sequela da pielonefrite infecciosa. Uma discussão completa da fisiopatologia das cicatrizes renais é encontrada em outra parte no texto. Entretanto, o RVU se utiliza de diversas condições que predispõem a cicatrizes. Mais importante, o **refluxo prevê um mecanismo hidrodinâmico que facilita a ascensão de microrganismos da bexiga para os rins. Além disso, o refluxo pode ser considerado um catalisador para a infecção tecidual renal após a colonização bacteriana da bexiga.** Este princípio foi confirmado por estudos demonstrando um aumento na incidência de pielonefrite em refluxos de alto grau comparados com os de baixo grau (Majd et al., 1991). Além do mais, a frequência com que as cicatrizes ocorrem parece ser diretamente proporcional ao grau do refluxo com o qual se associa (Winter et al., 1983; Weiss et al., 1992a). Esse princípio também é apoiado por observações após a correção do refluxo. Em um estudo com 74 pacientes nos quais estudos por cintilografia foram realizados no pré e no pós-operatório, mais de 90% das unidades renais corrigidas para refluxo não mostraram novas cicatrizes durante um período de acompanhamento de 19 meses, apesar de bacteriúria assintomática em 47% dos pacientes neste período (Choi et al., 1999).

Idade

A predileção dos rins pela formação de cicatrizes pós-pielonefrite é inversamente proporcional à idade. Este fato serve de condição importante devendo ser considerado em todas as decisões concernentes ao diagnóstico e à escolha da terapia do refluxo. O maior risco de formação de cicatrizes renais pós-infecção ocorre no primeiro ano de vida (Winberg, 1992). Semelhantemente, pacientes menores de 4 anos são mais propensos ao desenvolvimento de cicatrizes após um único episódio de ITU do que crianças mais velhas (Smellie; Normand, 1985), embora as cicatrizes ainda possam ocorrer após os 5 anos de idade (Smellie; Normand, 1985; Benador et al., 1997). De fato, ainda que pacientes mais jovens sejam os mais vulneráveis ao desenvolvimento de cicatrizes, sua formação em crianças mais velhas geralmente é resultado de diagnóstico tardio, tratamento adiado ou inadequado de infecção e fatores sociais que comumente interferem com o tratamento do paciente. Além disso, em crianças mais velhas com refluxo que cogitam a possibilidade de abrir mão do cuidado com o urologista para ser acompanhadas pelo médico da família, é vital que princípios fundamentais como a adoção de um índice de suspeita clínica de ITU adequado e o tratamento ágil da ITU sejam reiterados antes da transferência (Coulthard, 2002; Coulthard et al., 2009).

Os estudos com grande possibilidade de desenvolvimento futuro de **Ransley e Risdon (1981) propuseram uma "teoria do Big Bang" para a origem das cicatrizes renais após pielonefrite em bebês. Eles observaram que a maior parte das cicatrizes ocorria após um período de pielonefrite sendo pouco provável a formação de cicatrizes subsequentes na ausência de episódios repetidos de pielonefrite.** Consequentemente, espera-se pouca mudança no padrão das cicatrizes iniciais no acompanhamento cintilográfico. Contudo, as incertezas por decorrentes de fatores como: (1) a suposição mal fundamentada de que existe uma maior propensão a cicatrizes em rins mais jovens, (2) os relatos de novas cicatrizes no acompanhamento nos principais estudos de refluxo (discussão a seguir), (3) a falha em diferenciar entre imagens de defeitos pós-pielonefríticos resultantes de infecção *versus* dismorfismo intrínseco de desenvolvimento associado ao refluxo, (4) a alteração na aparência desses defeitos associados ao crescimento renal ao longo do tempo e (5) a habilidade limitada de comparar modalidades de imagem distintas na literatura do refluxo (urogramas *vs.* varreduras nucleares) desafia a noção de que a maior perda parenquimatosa pós-infecção ocorra após a primeira infecção.

> **PONTOS-CHAVE: DEFEITOS CORTICAIS**
>
> - O refluxo estéril é considerado benigno.
> - Pacientes mais jovens apresentam maior risco de cicatrizes renais pós-pielonefrite.
> - A maioria das anormalidades parenquimatosas é detectada após o primeiro episódio de pielonefrite.
> - O crescimento somático reflete adequadamente a integridade cortical renal.

Anatomia Papilar

Outro fator que governa a suscetibilidade renal às cicatrizes é a configuração das papilas, uma vez que seus ductos se abrem para os cálices. Papilas com arquitetura côncava (papilas compostas) apresentam seus ductos em ângulos retos, enquanto papilas mais convexas possuem ductos com término oblíquo, produzindo efeito valvular que protege contra o fluxo retrógrado de urina no interior dos ductos coletores (Fig. 137-11). Os cálices mais polares são compostos preferencialmente por papilas compostas comparadas com os cálices médios. Primeiro são de localização mais comum de refluxo intrarrenal (refluxo para o interior dos ductos) sendo as principais regiões com suscetibilidade de cicatrizes. Além disso, estudos de necropsia determinaram que o refluxo no interior das papilas compostas ocorre com pressões mais baixas do que nas papilas simples (Funston; Cremin, 1978). O refluxo intrarrenal pode ocorrer com pressão tão baixa quanto 2 mmHg no neonato (Fig. 137-12). Por volta de 1 ano de idade a pressão requerida aumenta em uma ordem de magnitude (Funston; Cremin, 1978), o que auxilia a justificar a infrequência de refluxo intrarrenal em crianças mais velhas.

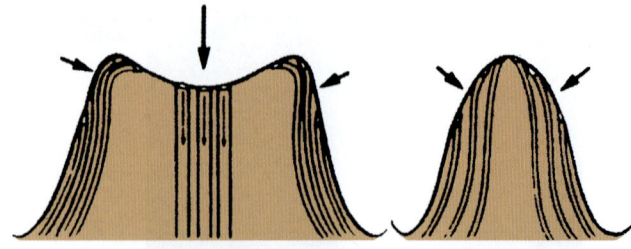

Figura 137-11. Configuração papilar no refluxo intrarrenal. Uma papila convexa (*direita*) não faz refluxo devido às aberturas em crescente ou em linha dos ductos coletores obliquamente à papila. Em contraste, uma papila côncava (*esquerda*) ou plana faz refluxo devido à abertura dos ductos coletores em ângulo reto em direção a uma papila plana. (De Ransley PG, Risdon RA. Reflux and renal scarring. Br J Radiol 1978;14[Suppl.]:1.)

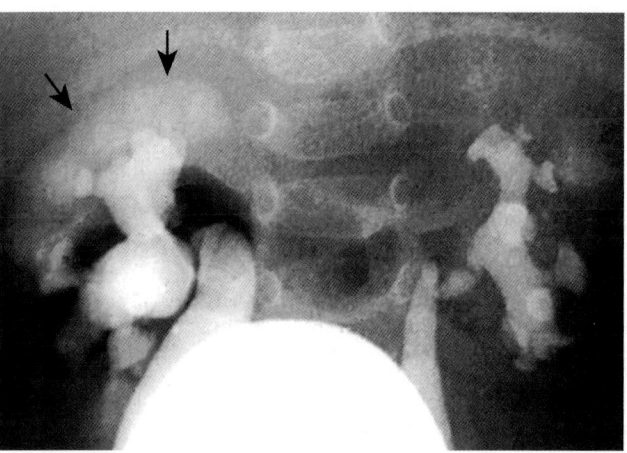

Figura 137-12. Refluxo intrarrenal (*setas*) mostrado em uretrocistografia miccional.

Virulência Bacteriana

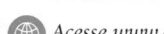 *Acesse www.expertconsult.com para mais informações.*

Suscetibilidade e Resposta do Hospedeiro

 Acesse www.expertconsult.com para mais informações.

Hipertensão

O RVU tem sido referido como causa primária de hipertensão significativa em crianças. Desarranjos arteriais no sistema renina-angiotensina e sódio-potássio adenosina trifosfatase (Goonasekera; Dilon, 1998) podem estar envolvidos, embora o processo patofisiológico preciso não esteja claro. Apesar de falhas metodológicas (Farnham et al., 2005) prejudicarem diversos trabalhos de hipertensão na população pediátrica urológica, um estudo utilizando o monitoramento contínuo da pressão arterial ambulatorial revelou alguma correlação entre a progressão da hipertensão e a nefropatia por refluxo mais grave em crianças (Lama et al., 2003). Uma revisão recente sobre adultos com 157 pacientes hipertensos, sem evidência de anormalidades dos parâmetros renais descobriu ao exame de cistografia que 20% dos indivíduos apresentavam RVU latente, demonstrando uma associação significativa entre refluxo e hipertensão existente em adultos (Barai et al., 2004). A impactante associação entre RVU, diagnosticada pela primeira vez apenas na fase adulta e hipertensão arterial segue marcando a importância de se permanecer vigilante quanto à infecções não tratadas na população com refluxo (Kohler et al., 1997). Porém, ainda não está claro se a nefropatia está associada a formação de cicatrizes pós-infecção, se dismorfismo congênito está associado ao refluxo, ou se alguma combinação de ambos predispõe à hipertensão (Wolfish et al, 1993). Esta última observação questiona, então, se a prevenção da cicatrização pós-infecção per se no manejo do RVU ajudará a compensar especificamente o risco futuro de hipertensão nos casos em que dismorfias renais congênitas já estão presentes. Existe um potencial para que a causa de refluxo associado a hipertensão esteja associada aos mecanismos desarranjados da microvasculatura renal associados aos defeitos do parênquima. Isso sugere que apenas a bem-sucedida correção do refluxo provavelmente não melhorará a pressão sanguínea (Wallace et al., 1978). De fato, na remoção de segmentos renais verificados por amostras seletivas de arteríolas ou segmentos vasculares renais, os níveis de renina forneceram normalização durável da pressão sanguínea em pacientes cuidadosamente selecionados (Tash et al., 2003). Ocasionalmente, a remoção completa de um rim pequeno unilateral com dismorfismo congênito ou globalmente cicatrizado e reduzido de tamanho também pode corrigir a hipertensão renovascular (Dillon; Smellie, 1984), devido a estes rins claramente não serem candidatos à nefrectomia parcial de nenhum segmento.

Crescimento Renal

Diversos estudos tentaram demonstrar que a correção do refluxo irá restaurar o crescimento renal associado ao refluxo, particularmente quando o defeito de crescimento é unilateral. Contudo, a correção de refluxo é um preditor ruim para a retomada do crescimento normal desses rins (Hagberg et al., 1984; Shimada et al., 1988). Um fator significativo que rege o crescimento de um rim ipsilateral é a função do rim contralateral. Embora a prevenção de infecção na presença de RVU mantenha a trajetória normal de crescimento renal na maior parte dos casos (Smellie et al., 1981a), deve-se lembrar que a hipertrofia compensatória do rim contralateral irá magnificar o percebido impacto da infecção no crescimento renal, uma vez que o rim contralateral em desenvolvimento irá assumir a função renal requerida ao rim ipsilateral, que se encontra incapaz de contribuir de forma melhor com sua função. Quando a correção do refluxo foi associada com a melhora do crescimento renal, é provável que isto se dê pela remoção da propensão de ascensão de infecção, e não pela eliminação do refluxo por si (Willscher et al., 1976a; 1976b).

Falência Renal e Crescimento Somático

A falência renal resultante de RVU primário associado à infecção deve ser considerada um erro do passado, apesar de ainda ser vista. Isto se dá em grande parte devido à mudança virtual do paradigma no tratamento do refluxo descrito por Smellie et al. em seus estudos pioneiros de refluxo e infecção em crianças durante as décadas de 1970 e 1980. Pelos últimos 30 anos, a pielonefrite crônica como causa primária de doença renal terminal caiu de 15% a 25% (Advisory Committee to the Renal Transplant Registry, 1975) para menos de 2% (North American Pediatric Renal Transplant Cooperative Study, 2004). A nefropatia de refluxo em todas as suas formas, porém, foi o quarto diagnóstico mais comum em crianças não negras receptoras de transplante (North American Pediatric Renal Transplant Cooperative Study, 2004). A doença renal (Hinchliffe et al., 1994) que acompanha a formação de cicatrizes renais pode incluir hiperfiltração, defeitos de concentração, proteinúria, microalbuminúria (Lama et al., 1997), acidose tubular renal (Guizar et al., 1996) e aumento das excreções das frações de sódio e magnésio. Embora todos estes parâmetros sejam resultado direto do dano tubular e parenquimatoso ou dismorfismo, defeitos na concentração e aumento nas concentrações de enzimas tubulares (Carr et al., 1991) foram relatados na presença de refluxo estéril, independentemente de qualquer história de infecção (Walker et al., 1973). O defeito na capacidade de concentração é proporcional ao grau de refluxo e melhora com a cessação do mesmo. Estas observações sugerem que uma relativa baixa resistência pode ser criada pela natureza retrógrada do refluxo e levanta a possibilidade de um parâmetro funcional obstrutivo na patogênese do refluxo. Contudo, a relação precisa entre o fluxo anterógrado, fluxo retrógrado e dinâmica vesical em seu mecanismo teórico não foi totalmente articulado.

Um dos melhores parâmetros globais para a função renal em crianças é a curva de crescimento. Muitas crianças com RVU caem abaixo da curva de crescimento ajustada para a idade, particularmente os pacientes com refluxo bilateral e com algum grau de dano renal. Além disso, a supressão bem-sucedida da pielonefrite através de profilaxia ou correção cirúrgica pode resultar na retomada do crescimento, tanto em altura quanto em peso (Polito et al, 1996; 1997). Apesar de uma clara superioridade ainda não ter sido demonstrada em como o tratamento clínico e cirúrgico afetam a melhora do crescimento ou a formação subsequente de cicatrizes renais após a pielonefrite inicial, a correção cirúrgica do refluxo pode beneficiar o crescimento quando a recidiva de infecções indicar falha da profilaxia antibiótica (Sutton; Atwell, 1989).

ANOMALIAS E CONDIÇÕES ASSOCIADAS

Obstrução da Junção Ureteropiélica

O RVU e OJUP são as condições patológicas mais comuns em uropediatria. Por isso, não é incomum que estas duas condições coexistam. Se a presença concomitante dessas duas condições é aleatória ou devida a causas relacionadas ainda não se sabe. Tem sido especulado que uma anormalidade no desenvolvimento do broto uretérico possa ser responsável pela formação imperfeita de ambos, JUV e JUP (Bomalaski et al., 1997a).

A incidência de RVU associado a OJUP varia de 9% a 18% (Lebowitz; Blickman, 1983; Maizels et al., 1984; Hollowell et al., 1989; Bomalaski et al., 1997a; Kim et al., 2001). Quando essas duas condições estavam presentes primariamente, a maior parte dos pacientes nestes estudos apresentavam refluxo descoberto por coincidência, de baixo grau e que foi resolvido espontaneamente com o tempo. Esses pacientes tipicamente exibiam uma discrepância significativa entre o grau mínimo de dilatação ureteral e uma pelve renal com dilatação significativa. Por isso, o aparente grau de refluxo pode ter sido superestimado e as decisões do tratamento baseadas no grau de refluxo, na melhor das hipóteses, imprecisas.

Em contrapartida, a incidência de OJUP em paciente com refluxo varia de 0,75% a 3,6% (Lebowitz; Blickman, 1983; Bomalaski et al., 1997a), **com cinco vezes mais chances de os refluxos de alto-grau estarem associados a OJUP do que refluxos de baixo grau** (Lebowitz; Blickman, 1983; Bomalaski et al., 1997a). De fato, em um estudo com crianças portadoras de refluxo e hidronefrose, 50% das hidronefroses de alto grau vistas ao exame de ultrassonografia, comumente associadas aos mais altos graus de refluxo, mostraram padrão obstrutivo na cintilografia com furosemida (Lasix) (Stauss et al., 2003).

Três sinais radiográficos podem sugerir a existência de OJUP na presença do refluxo. Primeiro, se a pelve mostra pouco ou nenhum enchimento, enquanto o ureter está dilatado pelo contraste, isto pode indicar um ponto de torção secundário ao refluxo ou por OJUP primária (Fig. 137-13). Segundo, o contraste que entra na pelve é mal visualizado devido à diluição em um volume pélvico aumentado exibindo acentuada diminuição na radiodensidade quando comparado com o ureter ou a bexiga. Finalmente, uma pelve alargada que não exibe excreção rápida, mas retém contraste, também é sugestiva de OJUP.

Estudos radiográficos da OJUP associada ao RVU podem indicar verdadeira obstrução ou a simples dilatação associada a dilatação

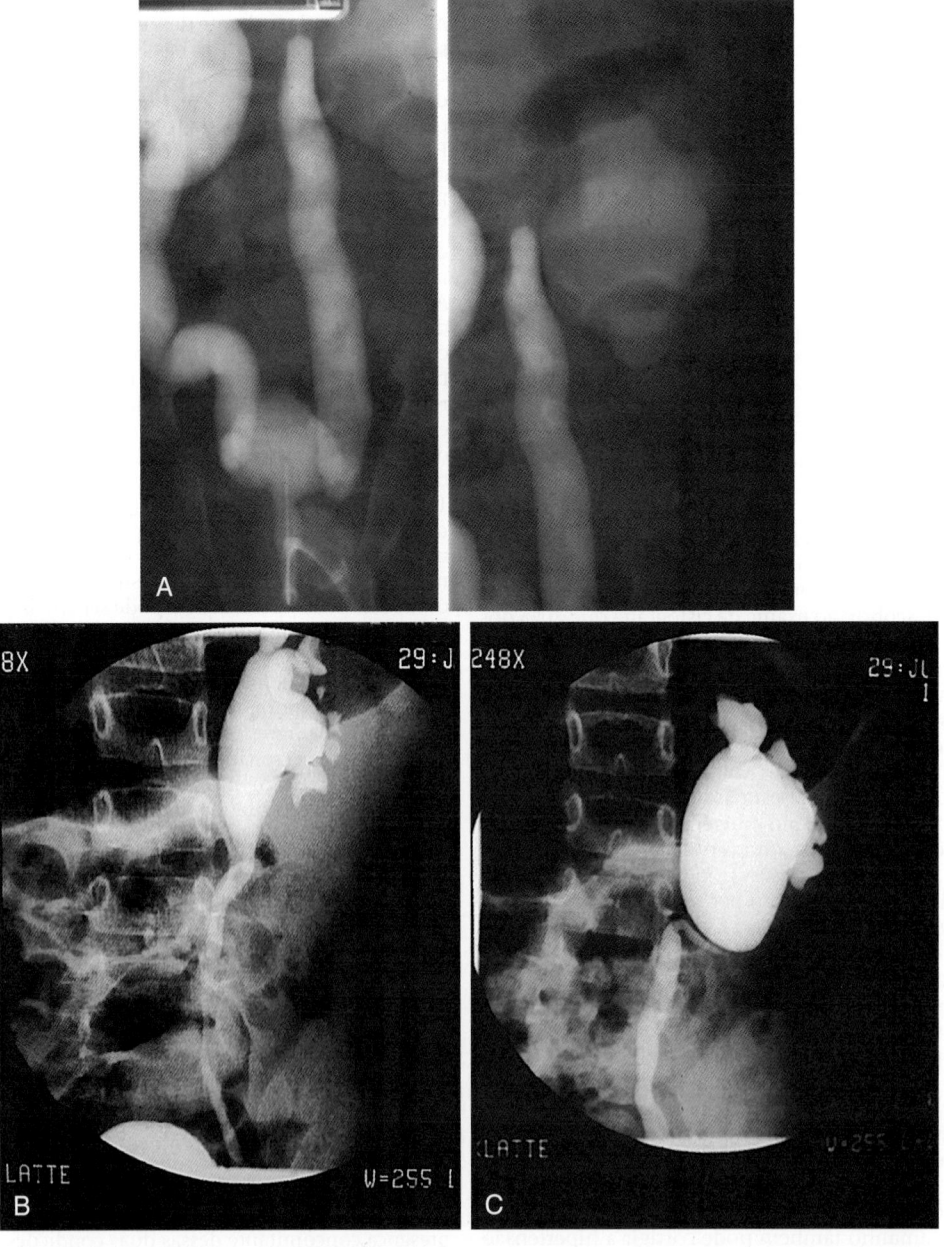

Figura 137-13. Refluxo e obstrução da junção ureteropielica (JUP). A, O refluxo significativo enche o ureter ao nível da JUP. O enchimento mínimo da pelve pode ser sinal de obstrução neste nível. B, Em um paciente distinto, é observado refluxo enquanto a bexiga se enche. C, Ocorre acotovelamento significativa da JUP com a micção.

ureteropielocalicilar e graus de refluxo alto. Hollowell et al. (1989) referiram a três categorias clínicas de obstrução e refluxo concomitante. Grupo 1 apresentava OJUP primária e refluxo de baixo grau incidental e grupo 2 com OJUP secundária por refluxo de alto grau. Estes dois grupos representam a verdadeira obstrução anatômica para qual existe recomendação de pieloplastia. O grupo 3 apresenta apenas uma dilatação dos tratos superiores, que pode ser confirmada pelo registro de imagens de excreção pela cistografia ou cintilografia renal.

A causa de OJUP secundária não é bem estabelecida. Diversos fatores são tidos como predisponentes ou mesmo podem agravar um potencial estreitamento no nível da JUP. Refluxos de alto grau podem resultar em obstrução do ureter superior e da junção ureteropiélica. Os efeitos crônicos do refluxo também podem dilatar a pelve renal ocorrendo atonia e estase da urina pela JUP (Whitaker, 1973). Na presença da ITU, que se propaga aos tratos superiores por refluxo, a inflamação e a ureterite também podem contribuir para a obstrução transiente ou crônica da JUP.

A concomitância de duas anormalidades ureterais em um mesmo paciente levanta questões adicionais quanto ao seu manejo na situação em que o tratamento de uma anormalidade pode afetar a história natural da outra. **Ainda assim, o princípio que rege o tratamento é a preservação da função renal. Apesar do refluxo estéril poder ser observado, a obstrução, mesmo na ausência de infecção, pode piorar a função renal. Por isso, na presença de refluxo, se a cintilografia com cateter de drenagem confirmar a obstrução, a pieloplastia deve ser realizada.** O insulto secundário do refluxo na JUP é um processo evolutivo que não pode ser eficiente ou adequadamente corrigido pelo reparo cirúrgico do mesmo. Além disso, a correção isolada do refluxo pode aumentar a dilatação do trato superior durante a fase do edema pós-operatório no ureter baixo, bem como aumentar o risco de infecção em uma pelve renal que ainda se encontra obstruída na JUP.

A correção aberta simultânea da OJUP e do refluxo sempre levantou a preocupação da manipulação simultânea alta e baixa do ureter, assim como prejuízo da vascularização ureteral. Entretanto, o advento da injeção endoscópica trouxe a possibilidade de correção do refluxo no mesmo tempo cirúrgico da pieloplastia por OJUP secundária ou primária. As indicações da correção do refluxo estão sendo reavaliadas desde o advento da terapia endoscópica e são discutidos na próxima seção sobre terapia endoscópica.

Duplicação Ureteral

O RVU é a anormalidade mais comumente associada a duplicidades ureterais completas. **A origem embriológica da duplicidade ureteral, consiste na causa mais comum de refluxo no polo inferior.** Esta relação se baseia nos estudos de Weigert (1877) e Meyer (1946), que documentaram inserção mais lateral e proximal do polo inferior do ureter associado ao comprimento ureteral intramural mais curto na JUV (Fig. 137-14, *disponível exclusivamente on-line em inglês no site www.expertconsult.com*).

A incidência de refluxo está aumentada em pacientes com duplicidade ureteral completa (Privett et al., 1976). Estudos mais recentes fornecem uma visão limitada se o refluxo em uma porção duplicada resulta em risco aumentado para o paciente devido à falta de grupos controle, seleção arbitrária e período de acompanhamento curto. Existe uma certa tendência à correção do refluxo baseada na existência da anomalia de duplicação por si só. Mesmo na ausência de obstrução de uma ureterocele ou ectopia ureteral, a duplicação com refluxo de baixo grau pode levar mais tempo até sua resolução do que um sistema normal com refluxo (Estrada et al., 2009), embora não haja risco aumentado de piora do grau de refluxo, manifestação de infecção ou formação de cicatrizes (Ben-Ami et al., 1989; Husmann; Allen, 1991). Relatos mais recentes suportam estes achados no refluxo de baixo grau, mas ressalvam que refluxos de alto-grau no polo inferior do ureter em mulheres estão mais sujeitos ao desenvolvimento de infecção e formação de cicatrizes e, por isso, podem requerer tratamento mais agressivo (Afshar, 2005; Estrada et al., 2009).

Divertículos Vesicais

Uma discussão completa sobre divertículos vesicais encontra-se em outra parte do texto. A protrusão da mucosa entre os brotos do músculo detrusor, que não apresenta músculo verdadeiro o revestindo, o que é comumente definido como divertículo vesical apresenta, teoricamente, potencial para afetar a história natural do RVU de dois modos. Mais comumente, se a JUV se encontra distorcida pelo chamado divertículo paraureteral, que compartilha seu ponto de origem anatômica ou próximo a JUV, é teoricamente possível que a configuração do divertículo pode comprometer a configuração antirrefluxo da JUV causando refluxo (Fig. 137-15, *disponível exclusivamente on-line em inglês no site www.expertconsult.com*). Em segundo lugar e mais raramente, um grande divertículo paraureteral poderia expandir a fáscia inferior do diafragma da pelve (fáscia de Waldeyer) causando obstrução ureteral ou sua projeção para o interior da bexiga obstruindo o colo vesical, assim como uma ureterocele levando a refluxo secundário (Boechat; Lebowitz, 1978). Embora este último requeira confirmação cistoscópica, nem sempre a cistoscopia ou os exames de imagem são preditivos se, realmente, os divertículos comprometeriam a resolução do refluxo, como geralmente se acredita. Hutch (1961) foi o primeiro a reconhecer que os divertículos vesicais eram anomalias congênitas que ocorriam primariamente em bexigas normais de crianças com paredes frouxas. Uma revisão de 40 anos da literatura de 1966 a 2004 falhou em fornecer quaisquer estudos caso-controle ou coorte que apoiassem o reparo de rotina do refluxo, no qual a indicação fosse a presença de divertículo paraureteral. Contudo, uma análise de coorte retrospectiva contemporânea de 84 pacientes com divertículos paraureterais e refluxo não mostrou diferença significativa nas taxas de resolução espontânea (60%, 39% e 22% para graus I a II, III e IV e V em refluxos com divertículo paraureteral *versus* 52%, 28% e 33% em um grupo controle de 95 pacientes com refluxo sem divertículo). As taxas de ITU e cicatrizes foram similares em ambos os grupos. A análise multivariada revelou que o grau de refluxo era o único preditor de resolução nos dois grupos (Afshar, 2005). Além disso, **o refluxo associado a divertículos paraureterais tem resolução em taxas similares as de refluxo primário e devem ser tratados de acordo com as indicações prevalentes para o refluxo por si só, desconsiderando a presença de divertículos.** Entretanto, quando o ureter com refluxo invade um divertículo, este não é mais paraureteral. Sem o suporte muscular para a JUV não se espera que o refluxo apresente melhora. Em um dado paciente, as indicações para reparo requerem a consideração combinada do potencial impacto do refluxo não resolvido, caso exista, bem como se o próprio divertículo apresenta tamanho suficiente ou confirmação para levar a complicações.

Anomalias Renais

Por definição, o refluxo primário representa a disfunção da JUV. Como o desenvolvimento da JUV e do próprio rim está ligado à origem e ao destino do broto ureteral, é razoável considerar a existência de refluxo sempre que uma anomalia do número de forma renal estiver presente. As anomalias cardinais renais associadas ao refluxo são os rins multicísticos displásicos (RMCD) e a agenesia renal, sendo que, na presença de qualquer destas condições, é mandatória a UCM. No maior estudo até o momento, 75 pacientes com RMCD mostraram uma prevalência de refluxo contralateral de 26% (19 pacientes) e metade destes com baixo grau (I a II) (Miller et al., 2004). A resolução espontânea ocorreu em média com 4,4 anos, independentemente do refluxo. Apenas um paciente teve o refluxo corrigido cirurgicamente. Em um estudo pequeno sobre ectopia ureteral, um paciente com RMCD apresentou o ureter contralateral entrando no ducto deferente (Wunsch et al., 2000), frisando a importância de se documentar a confirmação do ureter do rim contralateral em pacientes com RMCD. Embora o crescimento renal contralateral geralmente apresente hipertrofia compensatória, um estudo observou de alguma forma menor hipertrofia compensatória com 1 ano de idade (Zerin; Leiser, 1988) do que seria esperado na ausência de refluxo contralateral (comprimentos renais médios de 5,1 *versus* 6,2 cm, P < 0,001).

A agenesia renal está associada com uma prevalência ainda maior de RVU contralateral. Em um estudo retrospectivo com 46 crianças com agenesia renal unilateral, a taxa de patologia renal contralateral foi 46%. O RVU foi, de longe, o defeito contralateral mais comum (28%) (Cascio et al., 1999) com JUV e OJUP observadas em 11% e 7%, respectivamente. Ambas JUP e refluxo estavam presentes em um paciente. Em outro estudo, 19 casos de refluxo contralateral foram observados em 51 pacientes com agenesia renal ipsilateral (Song et al.,

1995). O reparo do refluxo ou sua persistência foi documentado em nove e sete pacientes, respectivamente, com resolução espontânea observada em apenas três pacientes. Não está claro se a agenesia renal representa uma entidade que inclui o RMCD. Por conseguinte, estes dados sugerem que o refluxo contralateral associado a agenesia renal pode mostrar menor tendência à resolução espontânea do que o refluxo associado ao RMCD.

Associação Megabexiga-Megaureter

O RVU bilateral acentuado pode causar o remodelamento gradual do trato urinário superior. A grosseira ineficiência da bexiga que expele urina para ambos, o exterior e os tratos superiores, resulta em dilatação gradual da bexiga enquanto a urina refluente retorna para ela. Isso perpetua a acentuada dilatação ureteral, levando a aparência radiográfica de um grande megaureter e uma bexiga aumentada com paredes finas (Burbige et al., 1984). O fenômeno é referido como associação megabexiga-megaureter ou síndrome da megabexiga-megaureter. Essa configuração é discernível mesmo no útero (Mandell et al., 1992). Ele é mais frequente em homens e a diferenciação de válvulas posteriores é fundamental (Kaefer et al., 1997). Embora este último seja devido a uma lesão obstrutiva, a megabexiga-megaureter é uma condição não obstrutiva semelhante à dilatação cardíaca por regurgitação por válvulas incompetentes. Estudos miccionais irão prontamente demonstrar uma uretra aberta posterior e diferenciar a megabexiga-megaureter das válvulas posteriores ou síndrome de Prune-Belly. O grande volume urinário residual persistente é um significante fator de risco para ITU recorrente. A vesicostomia pode ser utilizada para ganhar tempo através da eliminação do volume residual urinário e do estabelecimento de drenagem segura dos tratos superiores até que o reimplante ureteral possa ser realizado. Dada à propensão de o refluxo exacerbar os efeitos da bacteriúria e ao fato de a disfunção da JUV ser o principal fator perpetuador da síndrome, a correção cirúrgica do refluxo está indicada. Tratamentos que objetivam melhorar um óstio vesical já patente estão contraindicados, são risco de infecção e falham em corrigir a causa primária. Um período de reabilitação vesical com atenção voltada para a micção no período pós-operatório (Koefoot et al., 1981), usualmente resultará em retorno do volume vesical normal e comportamento contrátil. Isto sugere que a fisiologia vesical adjacente potencialmente normal pode ser alcançada desde que a propensão ao refluxo seja corrigida.

Outras Anomalias

O RVU também tem sido descrito em associação com numerosas condições congênitas e síndromes. Nenhuma causa genética específica foi determinada que explique essas associações. Uma pesquisa completa no Online Mendelian Inheritance in Man Database, desenvolvido pela Universidade Johns Hopkins, mantido pela National Center of Biotechnologies Information revelou mais de 40 síndromes diferentes nas quais o RVU já foi descrito (http://www.ncbi.nlm.nih.gov/Omim/getmap.cgi?l193000). Entre estes estão incluídos a associação VACTERL (Anomalias Vertebrais, Anais, Cardíacas, Traqueoesofágicas, Renais e de Membros), a síndrome CHARGE (Coloboma, doença Cardíaca, Atresia de coana, desenvolvimento Retardado, hipoplasia Genital e anormalidades do Ouvido) e ânus imperfurado. Em casos em que o RVU encontra-se antecipado, a UCM é o estudo inicial de escolha para mostrar tanto a disfunção da JUV quanto a anatomia da bexiga e seu óstio.

Gravidez e Refluxo

A morfologia do trato urinário é alterada e aumenta durante a gestação (Beydoun, 1985). O tônus vesical diminui devido a edema e hiperemia, mudanças que predispõem a paciente à bacteriúria. Além disso, o volume de urina aumenta no sistema coletor superior enquanto a dilatação fisiológica da gestação evolui. A drenagem mais lenta que resulta deste processo pode aumentar o crescimento de organismos e aumentar a propensão para desenvolvimento de pielonefrite. Parece lógico presumir que durante a gestação a presença de RVU em um sistema já tendencioso a bacteriúria levaria a um aumento da morbidade. Diversos estudos já foram conduzidos para examinar essa relação.

A presença de refluxo ativo parece ser um fator de risco para as mães afetadas. Em 1958, Hutch descreveu uma maior incidência de pielonefrite durante a gestação em 23 mulheres com história de refluxo e bacteriúria recorrente (Hutch, 1952, 1961). Heidrick et al., (1967) avaliaram 321 mulheres por cistografia tanto durante o último trimestre ou nas primeiras 30 horas pós-parto. A incidência de pielonefrite foi 33% em mulheres com refluxo comparada com menos de 5% em mulheres sem refluxo. Finalmente, cistogramas realizados de 4 a 6 meses pós-parto em 100 mulheres com história de bacteriúria assintomática durante a gestação mostrou refluxo em 21%. Foi mais fácil tratar a bacteriúria em pacientes sem refluxo (67%) do que naquelas com refluxo (33%) (Williams; Hulme-Moir, 1970).

A história materna também se torna relevante quando há história de refluxo anterior, cicatriz renal ou tendência de ITUs. Martinell et al., (1990) compararam o resultado da gestação com controles em 41 mulheres com e sem cicatriz renal pós-ITU na infância. Eles observaram que mulheres com história de infecções prévias apresentavam alta incidência de bacteriúria durante a gestação, enquanto aquelas com cicatrizes renais e refluxo persistente eram mais propensas ao desenvolvimento de pielonefrite aguda. Em um estudo semelhante, o resultado da gestação foi avaliado em 88 mulheres com bacteriúria prévia. Mulheres com cicatrizes apresentaram uma incidência 3,3 vezes maior de hipertensão, 7,6 vezes mais risco de pré-eclâmpsia e um risco mais alto de intervenções obstétricas. Mulheres com rins normais e refluxo também tinham maior risco de hipertensão no último trimestre (McGladdery et al., 1992). Mulheres grávidas com cicatrizes renais bilaterais também apresentaram maior incidência de pré-eclâmpsia do que as com cicatrizes unilaterais (24% *versus* 7%, respectivamente) (El-Khatib et al., 1987). Em um grande estudo com 158 mulheres com nefropatia de refluxo, a gravidez transcorreu sem complicações em pacientes com pressão sanguínea e função renal normal, enquanto os riscos para morte fetal e aceleração da doença renal materna estavam aumentados em mulheres com função renal anormal (Jungers, 1996).

As implicações da cirurgia de reimplante foram estudadas por Austenfeld e Snow (1988), que encontraram um aumento no risco de ITU e abortamento em 31 mulheres que haviam sido submetidas a reimplante ureteral quando crianças, apesar da correção da anormalidade. Em um estudo prospectivo comparando estas pacientes com uma nova coorte em controle, mulheres com ITUs e refluxo que foram submetidas a reimplante (sugerindo um refluxo de grau inicial mais elevado de refluxo e cicatrizes renais incrementais) ainda estavam sujeitas a significativo risco de ITU durante a gestação (Mansfield et al., 1995). Entretanto, elas não apresentavam risco aumentado para abortamento em relação à população geral. Em um estudo maior com 77 gestações em 41 mulheres cujos ureteres foram reimplantados, Bukowski et al. (1998) reportaram que a incidência de pielonefrite durante a gestação foi pouco maior do que a da população geral, mas tanto o feto quanto a mãe apresentavam risco significativo quando cicatrizes e hipertensão estavam presentes. Apesar de estes estudos sugerirem a princípio um benefício limitado do reimplante durante uma gestação subsequente, diversos fatores devem ser lembrados. Nenhum desses estudos documentou qualquer DBI nestas mulheres, que pode ter existido durante a infância e continuado sem diagnóstico nos anos férteis. Além do mais, há mudança na dinâmica vesical durante a gestação como resultado do aumento do volume uterino. Apesar de se assumir que o refluxo permanece ausente durante a gestação após a correção na infância, a verificação radiológica de que a JUV corrigida permanece competente (livre de refluxo) não é factível e estes dados não se encontram disponíveis. Finalmente, não é sabido se as unidades renais previamente acometidas por refluxo nestas pacientes adultas carregam uma predisposição latente ou maior suscetibilidade a pielonefrite durante a gestação como consequência de dano pós-infecção pregresso durante a infância e/ou qualquer dismorfismo inerente associado ao refluxo. Todavia, ao considerar o tratamento de refluxo, no que concerne a ênfase mais recente no estado renal preexistente, pelo menos uma metanálise da significância da gestação e associação ao refluxo também sugere que a presença de cicatriz renal e, não a presença ou ausência de refluxo, é o principal fator que leva a morbidade durante a gravidez nessas mulheres (Hollowell, 2008). Quando combinadas às mudanças conhecidas da fisiologia renal e da bexiga durante a gestação, é razoável especular que esses rins devem possuir maior predisposição à pielonefrite.

Em resumo, a maioria dos estudos examinando os efeitos do RVU na gestação sugere que mulheres com história de refluxo apresentam maior morbidade durante a gravidez devido a complicações relacionadas à infecção, seja o refluxo corrigido ou não. Mulheres com hipertensão e um elemento de perda da função renal estão particularmente em risco. Aquelas com refluxo não corrigido aparentam estar sob risco particular e devem ter seu refluxo corrigido antes da gravidez para minimizar a morbidade materno-fetal. A morbidade durante a gestação de mulheres com refluxo persistente sem cicatriz renal permanece pobremente esclarecida, mas a tendência a ITU parece estar aumentada. Devido à dificuldade em predizer o resultado final desse subgrupo de pacientes, a maior parte dos clínicos recomenda a correção cirúrgica em mulheres com refluxo que persiste após a puberdade, embora exista uma tendência à descontinuação da profilaxia antibiótica em mulheres mais velhas com refluxo ativo. Estudos prospectivos de longo prazo com estas pacientes ao longo da puberdade não estão disponíveis (ver adiante).

PONTOS-CHAVE: GRAVIDEZ E REFLUXO

- As mudanças fisiológicas no ureter e bexiga durante a gestação podem influenciar a propensão a pielonefrite associada ao refluxo em pacientes grávidas com refluxo.
- Na ausência de estudos definitivos que provem o contrário, a correção do refluxo deve ser considerada antes da gravidez.

HISTÓRIA NATURAL E TRATAMENTO

Resolução Espontânea

A única característica do RVU, considerada grande alívio para familiares e cuidadores, mas que ao mesmo tempo gera confusão no planejamento de estudos de refluxo e na interpretação da literatura é sua resolução espontânea. De fato, a base da terapia médica contemporânea está baseada no índice de resolução espontânea da doença. Ao nascimento, a probabilidade de resolução espontânea do refluxo primário é inversamente proporcional ao seu grau. Se um paciente é diagnosticado com idade avançada, sua resolução em qualquer época dependerá do grau inicial do refluxo, se este é conhecido e idade de apresentação. Por exemplo, o refluxo unilateral de grau III ao nascimento deve se resolver em 70% dos casos até os 5 anos. No entanto, se uma criança de 6 anos com função vesical normal apresentar refluxo de grau 3, é muito menos provável que se resolva. Dada a crescente tendência entre alguns clínicos em reavaliar pacientes do sexo feminino para refluxo persistente e possível correção endoscópica após um período sem acompanhamento (entre 5 anos e adolescência) é possível que novas informações permaneçam sem esclarecimento sobre a resolução do refluxo. O refluxo provavelmente se resolverá espontaneamente como resultado de remodelamento da JUV com o passar do tempo, com progressiva elongação e consolidação do ureter intravesical e do mecanismo antirrefluxo, bem como pela estabilização da dinâmica vesical. Contrariamente, a falha deste último provavelmente terá como consequência a persistência do refluxo além dos valores estatísticos médios. De fato, a inabilidade em se entender a dinâmica vesical pode ter mascarado as determinações anteriores dos índices absolutos de resolução do refluxo, porém, ao fazê-lo, forneceu uma visão real da resolução espontânea.

Resolução por Grau

Grande parte dos refluxos de baixo grau (graus I e II) irão se resolver. Diversos estudos documentaram este alto grau de resolução espontânea. Entretanto, a variação nas taxas de resolução reportadas para o refluxo de baixo grau foi de 63% para grau II (Duckett, 1983), 80% para grau II (Arant, 1992) e 85% para grau II (Edwards et al., 1977). Isto talvez se embase no fato de que a dinâmica do trato urinário baixo também desempenha o papel de tornar mais lenta a resolução espontânea.

O refluxo de grau III irá se resolver em aproximadamente 50% dos casos (Duckett, 1983; McLorie et al., 1990). Pouquíssimos casos de refluxo de alto grau (graus IV e V, e grau III bilateral) irão se resolver espontaneamente. A análise por diversas fontes, incluindo o International Reflux Study in Children, apoia uma prevalência baixa uniforme de resolução de refluxos de alto grau com não mais do que 25% (Weiss et al., 1992b) e tão baixa quanto 9% (Skoog et al., 1987) em pacientes demostrando resolução espontânea. É possível que não exista diferença real nas taxas de resolução do refluxo de alto grau (Tammunen-Mobius et al., 1992). Considerando o fato de que nenhum grau de refluxo é determinado com base no estudo dinâmico da micção, a possibilidade de variabilidade de pelo menos um grau, especialmente na determinação de graus mais altos de refluxo, é bastante real. Além disso, a tentativa em discriminar as diferenças reais nas taxas de resolução dos refluxos de grau III ou maiores pode não ser clinicamente relevante.

Resolução por Idade

A idade em que o refluxo se inicia ou é primeiramente encontrado desempenha papel mais importante no manejo do paciente com refluxo do que seu grau por si só. Se o próprio refluxo se mostra como uma doença congênita com inerente tendência à resolução espontânea ao longo do tempo, então, ele será (1) mais prevalente em neonatos e crianças jovens e (2) demonstrará maior tendência de resolução nestes grupos. Contrariamente, em qualquer análise, se o refluxo é verdadeiramente primário, encontrado em crianças mais velhas e está presente desde o nascimento, foi demonstrada a propensão de sua persistência e, portanto, provavelmente não terá regressão espontânea (Skoog et al., 1987). Os dados da linha-guia de 1997 da AUA fornecem a síntese de grandes números e estimativas estatísticas razoáveis de taxas de resolução segregadas por idade e grau (Elder et al., 1997) (Fig. 137-16). A interpretação de estudos prospectivos mais recentes (Connolly et al., 2001) sugere que o diagnóstico aos 5 anos, bem como na primeira infância, está associado a taxas de resolução semelhantes (20% ao ano), independentemente da idade. Entretanto, como dito a princípio, deve-se lembrar que a resolução após os 5 anos de idade implica que o refluxo tenha levado 10 anos para ser solucionado contra a resolução 5 anos após o nascimento. Além disso, a observação por McLorie et al. (1990) de que pacientes com refluxo de alto grau que se apresentaram após o nascimento não mostrava diferença nas taxas de resolução entre sujeitos mais novos ou mais velhos que 1 ano de idade, pode refletir sua baixa taxa de resolução. Além do mais, sua persistência no início da vida implicará em persistência quando mais velho. Estes princípios fundamentam a observação de que quando o refluxo se resolve, ele geralmente o faz durante os primeiros anos de vida. O estudo de Skoog et al. (1987) observou que de 30% a 35% dos indivíduos tinham seus refluxos curados a cada ano. O refluxo em pacientes mais jovens (<12 meses de vida) resolvem-se mais rapidamente (1,44 vs. 1,85 anos, P < 0,02), o grau III requer um pouco mais tempo do que o grau II para resolução completa (1,56 vs. 1,97 anos, P < 0,04).

O período tradicional de observação da resolução é de 5 anos, provavelmente por ser quando a maior parte do crescimento e remodelamento anatômico da JUV estará concluída. No estudo de McLorie et al. (1990), 92% dos refluxos de grau III com resolução espontânea ocorreram dentro de 4 anos. Existe uma tendência de se atribuir benefício na observação do intervalo de redução no grau. Esse achado pode preceder a resolução, porém, em última análise, ele ainda apresenta o mesmo risco de evolução de uma ITU para pielonefrite, por isso, deve ser interpretado com cautela durante o aconselhamento da família. As taxas de resolução para RVU que se seguem para a adolescência e a idade adulta permanecem desconhecidas. **Claramente, então, no que constitui a resolução do refluxo, esta depende do período no qual foi observada.**

Princípios do Tratamento

Tem sido alegado que a terapia médica e cirúrgica para refluxo oferece benefícios similares aos pacientes (Tabela 137-6, *disponível exclusivamente on-line em inglês no site www.expertconsult.com*). Este fato aqueceu o debate entre as escolhas fundamentais da terapia durante décadas. A condição que existe na tomada de decisões no tratamento do refluxo se apoia nos resultados quase perfeitos obtidos pela correção cirúrgica, atualmente bem-sucedida em mais de 98% dos casos. Porém,

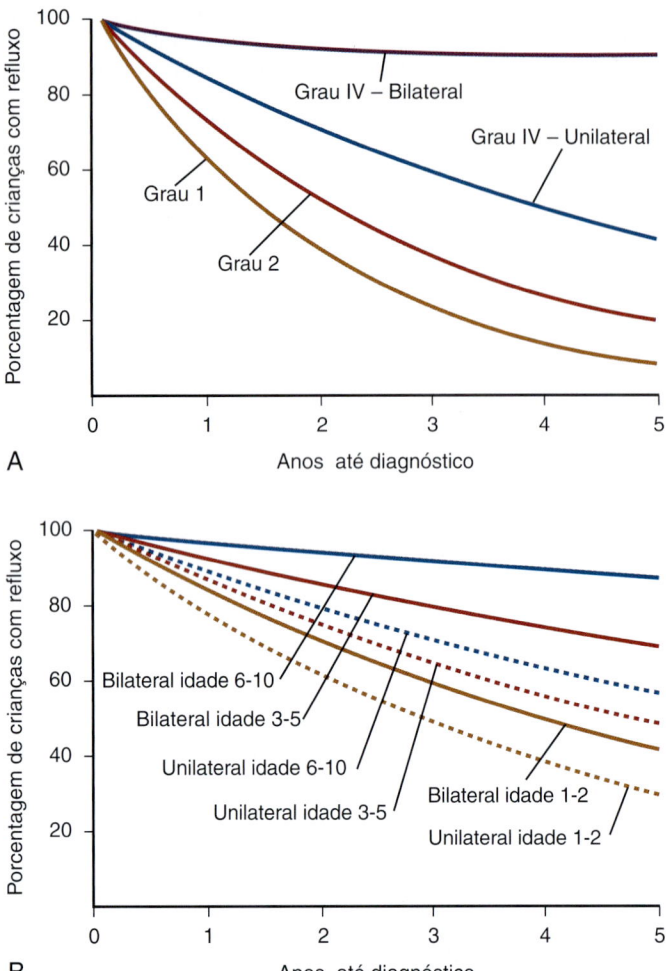

Figura 137-16. **A,** Percentual de persistência dos graus I, II, e IV de refluxo por 1 a 5 anos após a avaliação inicial. **B,** Percentual de persistência do grau III de refluxo por idade para 1 a 5 anos após a avaliação inicial. (De American Urological Association. Report on the management of vesicoureteral reflux in children. Baltimore: American Urological Association, Pediatric Vesicoureteral Reflux Clinical Guidelines Panel; 1997.)

a prática tradicional no tratamento do refluxo suportou que os fins não justificam os meios: A correção do refluxo não está indicada meramente porque ela pode ser realizada com facilidade e confiança. Como dito anteriormente, quase 80% dos refluxos de baixo grau e a metade dos de grau III terão resolução espontânea. Walker (1994) resumiu os princípios do tratamento do refluxo como descritos a seguir:
1. A resolução espontânea do refluxo é muito comum
2. Refluxos de alto grau são menos propensos à resolução espontânea
3. O refluxo estéril é benigno
4. A utilização prolongada de profilaxia antibiótica é benigna
5. O sucesso da correção cirúrgica (aberta) é altíssimo

Em vez de fornecer orientações estritas para tratamento, estes princípios proveem ampla abertura para individualização do tratamento baseado nas preferências particulares e na tolerância dos médicos, familiares e pacientes considerando os fatos inerentes a cada opção. **A abordagem clássica tem consistido no oferecimento de doses baixas diárias de profilaxia antibiótica para supressão de infecções como primeira linha de tratamento, considerando o princípio de que se deve dar tempo para que o refluxo tenha resolução espontânea, apesar de seu grau.** Claramente a idade de apresentação e grau irão influenciar a predição para quando a resolução do refluxo deverá ocorrer. Além disso, em pacientes diagnosticados após um ou mais episódios de pielonefrite, a presença de cicatriz na cintilografia renal deve modular a decisão de extensão da profilaxia e observação,

particularmente se as cicatrizes são extensas, o refluxo é de alto grau, na presença de função renal global já diminuída ou se dismorfismo congênito de um ou ambos os rins estiver presente. Em casos assim, a tolerância para ainda mais infecções, apesar da presença de profilaxia deve ser baixa ou simplesmente turbulenta, o que requer a consideração da correção do refluxo.

Como dito anteriormente, não está claro quanto tempo se deve esperar pela resolução do refluxo em um dado paciente. Em recém-nascidos é razoável esperar até aproximadamente 5 anos de idade presumindo que não ocorrerão infecções intercorrentes. Além desta idade, acredita-se que os rins se tornam menos predispostos a cicatrizes pós-pielonefrite (Olbing et al., 2003), embora as já mencionadas limitações na interpretação dos exames de imagem presentes na literatura do refluxo devem ser lembradas. Além disso, os profissionais estão retirando a profilaxia conforme a criança se aproxima dos 5 anos. Após esta idade, pacientes com refluxo sintomático irão requerer pouco ou nenhum acompanhamento desde que se reforce a atenção durante toda a vida para os bons hábitos vesicais e sejam aconselhados a procurar auxílio médico prontamente em caso de ocorrência de pielonefrite, bem como reavaliações do estado do refluxo. Contudo, ainda há desacordo se os refluxos de alto grau bilateral assintomáticos com parênquima renal e função normal devem ser corrigidos em um paciente mais velho, apesar de refluxo estéril benigno. Meninas tradicionalmente são submetidas a correção cirúrgica aberta, mesmo em refluxo assintomático que não apresenta resolução até os 5 anos baseado na premissa de que isto irá reduzir a morbidade materno-fetal durante uma gestação futura. Utilizando-se do princípio da retirada da profilaxia antibiótica em crianças mais velhas, um estudo demonstrou que menos de 10% dos pacientes irão subsequentemente desenvolver ITUs febris recorrentes demandando correção cirúrgica do refluxo (Cooper et al., 2000), embora com acompanhamento clínico limitado e utilizando apenas a imagem por ultrassom para avaliar a saúde renal. As linhas-guia clínicas para tratamento do refluxo em crianças são apresentadas na Tabela 137-7, *disponível exclusivamente on-line em inglês no site www.expertconsult.com.*

Pacientes adultos que se apresentam com dor em flanco não obstrutiva, ITUs febris ou pielonefrite e são diagnosticados com RVU, tradicionalmente têm sido indicados para cirurgia antirrefluxo. A correção endoscópica de refluxo não complicado em adultos também deve estar disponível (Arce et al., 2009).

O Papel Emergente da Correção Endoscópica para Refluxo

Acesse www.expertconsult.com para mais informações.

Manejo Médico: Espera Vigilante

Embora alguns artigos tenham sugerido a existência de dano renal em "martelo d'água" devido ao refluxo de alto grau de urina estéril contra as papilas renais (Hodson et al., 1975; Hagen e Klevmark, 1991), esta entidade clínica não foi demonstrada de forma previsível. Já que não é o refluxo por si só que, na verdade, está sendo manejado, **o marco do tratamento observacional na terapia de refluxo pode ser mais bem denominado como "espera vigilante", enquanto se mantém a esterilidade urinária pelo uso diário de baixas doses de profilaxia antibiótica.** Com frequência, os antibióticos são administrados na forma de suspensões orais, uma vez ao dia e, preferencialmente, à noite. **A administração noturna permite a concentração urinária do antibiótico na bexiga, quando a infecção está mais propensa a ocorrer.** Para crianças menores de 2 meses de idade, os medicamentos mais comumente utilizados são o trimetoprim e a amoxicilina.

Acesse www.expertconsult.com para mais informações.

As crises de ITU febril ou pielonefrites durante a profilaxia antibiótica são geralmente consideradas uma indicação para a cessação da espera vigilante e correção do refluxo. Entretanto, a documentação individualizada e a verificação da real instalação de infecção varia amplamente. Assim, espera-se que ocorram momentos de correção prematura do refluxo (falso positivo) e falha em proceder com a correção do refluxo (falso negativo). Essa possibilidade marca a importância da administração da dose correta de antibiótico, da aceitação da terapia escolhida por parte do paciente e dos familiares, da atenção meticulosa na coleta e no tratamento dos espécimes de urina coletados para cultura (ver discussão anterior). Embora a interação entre as defesas do hospedeiro e fatores de virulência bacterianos é o que dita a instalação de infecção, Smellie (1991) forneceu interpretações úteis de motivos práticos para a instalação de infecção: (1) Se o organismo é sensível ao antibiótico profilático prescrito, a criança ou o familiar não aderiram ao tratamento ou a dose está muito baixa. (2) Se o organismo é resistente ao antibiótico prescrito, o volume residual vesical é muito grande e muito frequente ou a dose está muito alta (Smellie, 1991). De fato, muitos se referiram à correção definitiva do refluxo como resultado da instalação de ITU seguida de uso de antibiótico na dose plena por períodos extensos.

Uma vez que a resolução do refluxo tenha sido documentada radiograficamente, a profilaxia antibiótica é suspensa, geralmente poucos dias após o cistograma. **Porém, devido a resolução do refluxo levar à alta do acompanhamento urológico regular ou sua redução, isto também se constitui em um momento oportuno para reforçar a adoção de bons comportamentos sanitários e vesicais.**

Ainda sobre a resolução do refluxo, estudos recentes fizeram análises multivariadas para construir modelos preditivos de sua resolução (Knudson et al., 2007; Estrada et al., 2009). Supõem-se que quando o refluxo tem menor probabilidade de resolução, as chances de suceder complicações sempre estão presentes e podem requerer mudança da propedêutica para considerações anteriores ou mais proativas da correção do refluxo em um dado paciente. Contudo, o contrário também é verdadeiro de que um refluxo antigo, incluindo o próprio refluxo persistente, pode nunca ser a causa de qualquer morbidade. Entretanto, não existe qualquer instrumento-padrão de predição da presença desta morbidade. Aparentemente, os fatores vinculados com a resolução do refluxo se associam aos fatores mais importantes que podem estar relacionados com estas complicações. Foram feitas observações recentes na estratificação dos fatores de risco para complicações do refluxo, neste caso, o surgimento de ITU, utilizando um modelo de regressão logístico combinando ambos, o grau de refluxo e as características clínicas do paciente (gênero, modo de diagnóstico do refluxo, disfunção de intestino/bexiga), para classificar as predições em baixo, médio e alto risco de ITU em 2 anos de acompanhamento (Hidas et al., 2013). Esta e outras ferramentas mostram vantagens para a orientação de clínicos e familiares sobre as indicações mais diretas, tanto para a intervenção no refluxo quanto no acompanhamento mais livre, incluindo a reconsideração do uso continuado de profilaxia antibiótica. São as consequências do refluxo que se constituem como sua maior ameaça; a habilidade em as prever, mais do que prever a persistência ou resolução do refluxo, pode ser clinicamente mais relevante.

Principais Estudos

A eficácia do tratamento médico repousa em poucos estudos que vieram a definir e estabelecer a espera vigilante como pedra angular da terapia do refluxo. Smellie et al. realizaram uma série de estudos que repetidamente demonstraram a habilidade da profilaxia antibiótica em baixas doses para prevenir infecção e formação de cicatrizes renais enquanto o refluxo se resolvia na maioria das crianças (Edwards et al., 1977). Desde então, dois outros estudos prospectivos validados de larga escala validaram essa abordagem e auxiliaram na definição da história natural do RVU.

Estudo Internacional de Refluxo em Crianças

O Estudo International de Refluxo em Crianças (International Reflux Study in Children) foi um estudo em cooperação norte-americano (Weiss et al., 1992a) e europeu (Tamminen-Mobius et al., 1992) que randomizou crianças menores de 9 anos de idade com refluxo de alto grau para espera vigilante com profilaxia ou cirurgia corretiva aberta (Tabela 137-6). **Embora a cirurgia tenha sido complicada pela obstrução temporária pós-operatória em alguns pacientes, ela foi mais efetiva do que a profilaxia em reduzir, mas não em eliminar, a ocorrência de pielonefrite. Ainda assim, a incidência de ITU (38%) foi a mesma em ambas as modalidades. Além disso, as modalidades foram igualmente efetivas em reduzir, mas não em eliminar, a formação de novas cicatrizes.** Apenas o trabalho europeu estratificou dados para o efeito do comportamento disfuncional miccional (18%) (van Gool et al., 1992). **Quando não tratada, a disfunção miccional foi associada a mais ITUs, mais casos persistentes de refluxo e maior variação do grau de refluxo durante o acompanhamento.**

Estudo de Refluxo de Birmingham

O tratamento médico e cirúrgico foi devidamente comparado em uma coorte randomizada de 104 pacientes com refluxo de alto grau (Birmingham Reflux Study Group, 1987) durante um período de 5 anos. Novamente, a incidência de novas cicatrizes foi a mesma em ambas as modalidades de tratamento. Apesar de mais da metade dos pacientes terem continuado com o refluxo aos 5 anos, todos os casos de novas cicatrizes ocorreram nos primeiros 2 anos, o que é consistente com o conceito do "Big Bang" de injúria renal pós-infecciosa mencionado previamente.

Estudos Prospectivos Adicionais

O tratamento médico isolado foi avaliado em 59 pacientes (84 ureteres com refluxo, graus 1 a 3) pelo Southwest Pediatric Nephrology Group (Arant, 1992). A resolução ocorreu em 67%, o surgimento de infecção em 33% e novas cicatrizes em 10% e 28% dos pacientes de baixo grau e grau III, respectivamente. Scholtmeijer (1993) demonstrou resolução em 57% de 47 casos de refluxo graus III e IV acompanhados pela espera vigilante e profilaxia por 5 anos. De forma interessante, 15 casos foram submetidos a correção cirúrgica após a manifestação de infecção e, seis destes desenvolveram subsequentemente cicatrizes, enquanto dois dos pacientes em cuidados ambulatoriais desenvolveram novas cicatrizes.

Estudo Randomizado para Tratamento do Refluxo Vesicoureteral

Apesar de padronizado há muito tempo o cuidado médico utilizando profilaxia antibiótica, ainda existem preocupações contrárias quanto à utilização em longo prazo de baixas doses de antimicrobianos. Estas preocupações são embasadas, pelo menos parcialmente, no uso abundante, documentado tanto na área médica quanto na alimentícia, bem como na crescente incidência de resistência antimicrobiana (Cheng et al., 2008; Alam et al., 2009). Além disso, novos estudos prospectivos estão começando a questionar a habilidade da profilaxia antibiótica diária em reduzir com confiabilidade a incidência de ITU (ver adiante). O tratamento do refluxo tem sido desafiado por recomendações discordantes e aparentemente aleatórias que variam da espera vigilante com ou sem profilaxia antibiótica ou correção endoscópica do refluxo endoscópica como primeira linha, laparoscópica ou aberta, dependendo do profissional. A falta de controles (placebos) apropriados ou estudos observacionais em estudos retrospectivos de refluxo realizados anteriormente acabou por colocar suas conclusões em dúvida. Se a profilaxia antimicrobiana de baixa dose irá manter sua posição como tratamento de primeira escolha, sua real eficácia irá requerer melhor estudo. Um grande estudo para avaliar esta questão foi denominado Randomized Intervention for de Management of Vesicoureteral Reflux (estudo RIVUR). O RIVUR foi um estudo multicêntrico, duplo-cego, randomizado, controlado com placebo do National Institutes of Health projetado para avaliar a efetividade da profilaxia antibiótica em crianças diagnosticadas com refluxo após uma ITU inicial. Quinze centros colaboradores inscreveram aproximadamente 600 crianças com refluxo de grau I a IV após primeira ou segunda ITU febril ou sintomática. Os participantes do estudo foram randomizados quanto à utilização de placebo oral ou profilaxia antibiótica com TMP-SMX oral. O desfecho primário era o desenvolvimento de ITU recorrente febril ou sintomática (Chesney et al., 2008; Investigadores do Estudo RIVUR et al., 2014). Os resultados sugeriram que a antibioticoprofilaxia reduziu o risco de ITU recorrente em 50% (39 de 302 com antibiótico vs. 72 de 305 indivíduos com profilaxia), particularmente em indivíduos com ITU febril ou disfunção de intestino/bexiga inicialmente. Entretanto, os achados de cicatrizes renais apareceram não afetados pela profilaxia (11,9% vs. 10,2% em antibiótico vs. grupos de profilaxia, respectivamente). Diversas limitações reiteram os significativos desafios na condução de estudos como esses. As imagens da adesão mostraram que aproximadamente 75% dos indivíduos em uso de antibiótico utilizaram o medicamento apenas 75% do tempo, quase um terço o descontinuou e foram retirados da análise e 2% de cada grupo relatou reação adversa pelo fármaco. O uso de critérios mais rigorosos para falha do tratamento (várias recorrências de ITU, ± febre, ± sintomas, etc.), duas vezes mais indivíduos do grupo placebo tiveram falha do tratamento (9,5% vs. 5% dos indivíduos com antibióticos). Contudo, foi observado índice de sucesso de 90% com tratamento placebo. Finalmente, 484 (83%) das cintilografias nucleares iniciais em ambos os grupos foram obtidas de 1 a 4 meses após o evento de infecção inicial. Porém, as informações da varredura não são suficientes para concluir se achados positivos na varredura inicial foram resultado da infecção inicial ou estavam relacionados ao dismorfismo renal coincidente com a gênese do refluxo. Apesar destas limitações, esse estudo aponta a importância de balancear as consequências da ITU com sua prevenção quando há refluxo tanto para o paciente e a família como um todo (doença significativa, hospitalização, falta no trabalho) versus a ausência de qualquer benefício perceptível para as unidades renais com refluxo. Uma grande atenção na seleção de pacientes auxilia na identificação de um subgrupo específico de crianças que pode se beneficiar clinicamente da profilaxia.

Controvérsias no Uso de Antibióticos e Novas Abordagens Potenciais

O princípio fundamental no uso de antibióticos no tratamento do refluxo encontra-se na prevenção de infecção urinária, principalmente a pielonefrite febril, que pode levar a cicatrizes renais permanentes pós-infecção. Este princípio se fundamenta em parte na teoria de que a *primeira* ITU febril, na presença de refluxo, é responsável pela maior proporção de cicatrizes pós-infecção com significado clínico, apesar do fato de que este entendimento foi baseado nos modelos de formação de cicatrizes pós-infecção experimentais de indução de refluxo em animais com desenvolvimento renal normal (Torres et al., 1985). Esta teoria, contudo, deu origem a rotina atual e disseminada de realização de acompanhamento de hidronefrose pré-natal para evidência de hidronefrose pós-natal que, quando presente, requer a documentação de refluxo por cistografia para prevenção da primeira ITU febril pela instituição de profilaxia antibiótica imediata se o refluxo for encontrado.

Entretanto, diversos estudos prospectivos recentes levantaram a questão se a profilaxia crônica com baixas doses de antibiótico preveniria ITU em crianças. Por exemplo, em crianças com refluxo grau II a IV após ITU inicial, a randomização de 50 pacientes com profilaxia antibiótica *versus* grupo sem tratamento não mostrou diferença na taxa de ITU subsequente ou cicatrizes renais (Pennesi et al., 2008). Um ensaio multicêntrico com 225 crianças com refluxo com idade de 1 a 3 anos, com pacientes randomizados com profilaxia antibiótica *versus* nenhum tratamento, mostrou não haver redução geral estatística na incidência de ITU com profilaxia, embora a análise de subgrupos tenha sugerido algum benefício em meninos com refluxo grau III (Roussey-Kesler et al., 2008). Um achado importante foi que pacientes com refluxo ativo que tiveram a profilaxia antibiótica removida, não sofreram maior incidência de ITU quando comparados com o grupo controle de mesma idade, com refluxo ativo, que permaneceram com profilaxia (Leslie et al., 2009). De modo semelhante, pacientes, cuja cirurgia endoscópica corretiva para refluxo fracassou, não mostraram aumento da incidência de ITU estando ou não em profilaxia (Moore et al., 2009).

Estudos como esses são marcados por deficiências importantes incluindo pequeno número de pacientes, altas taxas de abandono (*dropout*), métodos inadequados de coleta de urina (p. ex., sacos coletores), falta de controles com placebo, avaliação de rotina e não avaliação em resposta a sintomas incluindo rastreamento de amostras, de bebês não postectomizados e falta de distinção entre ITUs febril e afebril. Muitas destas deficiências estão sendo levantadas pelo grande estudo RIVUR. Ainda assim, apesar de suas limitações, esses estudos foram bem-sucedidos em levantar dúvidas sobre a real e precisa efetividade e papel da profilaxia antibiótica no tratamento do refluxo. Entretanto, no recente Swedish Reflux Trial (Brandström et al., 2010c), meninas de 1 a 2 anos de idade com RVU grau III a IV, randomizadas prospectivamente quanto ao uso de profilaxia antibiótica tiveram incidência significativamente menor de novas cicatrizes renais comparadas com aquelas randomizadas para vigilância (sem antibióticos) e tratamento endoscópico. As novas cicatrizes foram mais prevalentes após ITUs febris (11 de 49 [22%]). Em contraste, apenas quatro de 152 (3%) das ITUs afebris estavam associadas com novo dano renal (P < 0,0001). A taxa de novo dano renal foi baixa em meninos (observado em dois de 75 garotos participantes). Esses dados apoiam o uso de antibiótico profilático em meninas menores de 2 anos de idade com RVU grau 3 a 5.

A correção endoscópica do RVU não reduziu a incidência de novas cicatrizes renais ou ITUs febris. Entretanto, a relativa baixa taxa de sucesso do tratamento endoscópico nesse estudo (54% de resolução completa com um adicional de 17% de redução para grau I ou II) pode ter negado qualquer benefício potencial da correção endoscópica.

Quando somado ao entendimento que fundamenta o uso em longo prazo de antibióticos de forma geral, os estudos que trazem em questão a eficácia da profilaxia antibiótica estão levantando alternativas no tratamento do refluxo. Nos casos em que a profilaxia antibiótica em baixas doses pode ter valor questionável, a efetividade da dose plena apropriada de antibióticos do tratamento de ITU, eliminação da febre e sintomas da doença aguda, bem como erradicação da infecção, está fora de questão. Por conseguinte, uma alternativa é a observação atenta aos sintomas de ITU quando sem profilaxia, somado ao tratamento preciso de doença comprovada. Contudo, dois estudos recentes de ITU em nefrologia pediátrica (Doganis et al., 2007; Hewitt et al., 2008) sugeriram o tratamento antibiótico precoce (em 24 horas) *versus* o tardio (dentro de 4 a 7 dias), não necessariamente reduz a incidência de formação de cicatrizes pós-pielonefrite quando os rins são acometidos pela ITU, apesar do tratamento precoce poder reduzir o envolvimento renal inicial (Doganis et al., 2007). Além disso, em ambos os estudos, o refluxo não foi responsabilizado como variável significativa na incidência de cicatrizes. Em ambos os estudos, limitações como conhecimento preciso do estabelecimento da ITU e limitações previamente mencionadas da varredura com DMSA em diferenciar o dismorfismo renal preexistente da verdadeira cicatriz renal pós-infecção (nenhum dos indivíduos do estudo tinha varreduras pré-infecção) permanecem.

Em relação à correção endoscópica do refluxo, as preocupações com a já mencionada quimioprofilaxia, procedimentos de imagem invasivos e preferências dos familiares pela correção endoscópica, apesar do conhecimento da menor taxa de sucesso comparada com a cirurgia aberta (Organ et al., 2001), podem estar entre os fatores que guiam a preferência e sempre crescente utilização da correção endoscópica do refluxo. Caso esta tendência continue sem análise prospectiva rigorosa, isto poderá prejudicar o equilíbrio posicionando esta técnica como outra terapia de primeira linha após o diagnóstico do refluxo. Embora estudos de terapia endoscópica primária estejam emergindo da América do Sul e da Europa (Nortes Cano et al., 2008), os estudos norte-americanos suportando esta técnica como uma abordagem primária para o tratamento do refluxo de baixo grau ainda estão disponíveis. Um estudo retrospectivo não controlado sugeriu que a correção endoscópica poderia reduzir a incidência de ITU subsequente, uma conclusão semelhante à do International Reflux Study, embora a correção endoscópica não tenha sido a terapia principal (Wadie et al., 2007). Mais importante, a durabilidade da correção endoscópica do refluxo vem sendo questionada, com dois estudos documentando um atraso na recorrência de refluxo de 20% e 27% após a correção inicial bem-sucedida (Sedberry-Ross et al., 2008; Holmdahl et al., 2010). Além disso, as indicações para correção endoscópica primária do refluxo irão requerer ensaios prospectivos randomizados cuidadosamente desenhados considerando a idade do paciente, estágio concomitante do desenvolvimento renal e suscetibilidade renal às cicatrizes. Ainda, outros fatores ligados aos pacientes conhecidos por modificar os resultados operatórios como a preexistência ou a instalação subsequente de disfunção miccional devem ser considerados. Finalmente, dada a alta incidência de refluxo incidental e clinicamente silencioso na população normal, bem como a alta propensão para sua resolução espontânea, a correção endoscópica primária do refluxo sem o conhecimento de quais pacientes irão se beneficiar fisiológica e clinicamente irá, com certeza, resultar em ambas a correção desnecessária do refluxo destinado a se resolver naturalmente e/ou a correção de refluxo sem algum benefício clínico.

A profilaxia antibiótica não é uma panaceia — essa abordagem é destinada a falhar sem um ensino adequado e revisão periódica das técnicas de higiene perineal, mensuração dos hábitos de esvaziamento vesical e medidas anticonstipantes. Similarmente, a aceitação familiar quanto a administração de antibióticos e visitas de acompanhamento para exames de imagem pode variar amplamente (Wan et al., 1996). A discussão cuidadosa das obrigações e expectativas deve ser realizada para avaliar se a espera vigilante é adequada em cada caso. Dada a necessidade de adesão estrita nesta abordagem, regimes alternativos como a administração de antibiótico em dias alternados ou tratamento inicial agressivo para ITU com dose plena de antibiótico sem profilaxia, embora conceitualmente atraentes, apresentam maior risco de adesão decrescente, principalmente quando novas oportunidades de relaxar da rotina diária e vigilância são introduzidos ao conjunto de cuidados. Se as famílias ou pacientes estão relutantes, mas impossibilitados de manter todos os elementos do regime de tratamento da espera vigilante, então, há indicação relativa para se considerar correção aberta ou endoscópica do RVU.

PONTOS-CHAVE: HISTÓRIA NATURAL E TRATAMENTO

- O refluxo apresenta uma tendência natural de resolução espontânea.
- A probabilidade de resolução é inversamente proporcional ao seu grau.
- A manutenção da urina estéril (através tanto da profilaxia antibiótica e atenção estrita para o cuidado com a bexiga e intestino) é a pedra angular do cuidado médico na espera vigilante.
- A profilaxia antibiótica contínua resulta em modesta redução das ITUs, mas não reduz as cicatrizes renais ou a doença renal crônica.
- Os antibióticos profiláticos tendem a beneficiar mais os pacientes com maiores graus de refluxo, disfunção vesical de base, ITU febril com disfunção de eliminação (vesical e/ou intestinal) ou ITU inicial com febre.

TRATAMENTO CIRÚRGICO

Começando com o trabalho inicial de Hutch na bem-sucedida correção de RVU em sete de nove pacientes com paraplegia (Hutch, 1952), diversas técnicas cirúrgicas foram descritas para efetivamente corrigir o RVU. Atualmente, os princípios dessas técnicas foram incorporados em uma gama de procedimentos com excelentes resultados. A escolha pelo procedimento é individualizada de acordo com a experiência do cirurgião e a condição do paciente.

Princípios Cirúrgicos da Correção do Refluxo

Os princípios da correção cirúrgica do refluxo incluem os seguintes:
- Exclusão de causas secundárias ao RVU
- Mobilização adequada do ureter distal sem tensão ou dano a delicada vascularização
- Criação de um túnel submucoso de calibre generoso e que satisfaça a proporção de 5:1 de comprimento e largura recomendada por Paquin (1959)
- Atenção ao ponto de entrada do ureter na bexiga (hiato), a direção do túnel submucoso e a anastomose ureteromucosa para prevenir estenose, angulação ou torção ureteral
- Atenção ao suporte muscular do ureter para se obter um mecanismo antirrefluxo efetivo
- Manipulação delicada da bexiga para reduzir a hematúria pós-operatória e espasmos vesicais

Os procedimentos cirúrgicos podem ser classificados baseados na abordagem ureteral em *intravesical*, *extravesical* ou *combinado*. Além disso, eles podem ser classificados tendo como base a posição do túnel submucoso em relação ao hiato original em *supra-hiatal* ou *infra-hiatal*.

Os seguintes conceitos se aplicam para todas as várias técnicas cirúrgicas. O cirurgião está livre para selecionar os componentes apropriados idealizados para a anatomia do paciente para se obter o reimplante ureteral com sucesso. A profilaxia antibiótica pode ser administrada na indução da anestesia. Os pacientes geralmente são internados na manhã da cirurgia a menos que exista razões específicas necessitando de prévia. Os enemas estão reservados apenas para casos seletos, uma vez que todos os problemas relacionados com a eliminação disfuncional deverão ser avaliados no momento em que o diagnóstico do RVU é feito.

Cistoscopia

Historicamente, muitos centros realizavam a cistoscopia após o diagnóstico de RVU com a premissa de que ela possibilitava uma avaliação preditiva da probabilidade de resolução espontânea do RVU. Parâmetros como a forma (exceto o meato em buraco de golfe associado ao refluxo de alto grau), localização do meato ureteral e comprimento do túnel submucoso não foram descritos como tendo valor preditivo (Duckett e Bellinger, 1982). Assim, a cistoscopia na conduta conservadora do RVU está indicada apenas para confirmação ou tratamento das anormalidades encontradas nas outras modalidades de exames de imagem (Ferrer et al., 1998).

Alguns cirurgiões preferem realizar a cistoscopia no momento da cirurgia de reimplante ureteral, após a indução anestésica. Isto auxilia na identificação de anormalidades sutis, que não foram detectadas no exame de imagens pré-operatório, particularmente se uma técnica extravesical for empregada e a bexiga não for aberta. A cistoscopia pré-operatória pode mostrar alterações inflamatórias, trabeculações, de duplicações anômalas ou anomalias anatômicas na JUV como pequenas ureteroceles ou divertículos.

A bexiga deve ser examinada enquanto distendida, pois um divertículo paraureteral pode não ser aparente até que a bexiga esteja moderadamente ou totalmente distendida. Alguns autores sugerem a utilização de hidrodistensão do meato ureteral (Kirsch et al., 2004), particularmente do ureter contralateral, como preditor de qual ureter irá desenvolver refluxo contralateral após a cirurgia. A cistografia PIC (Rubenstein et al., 2003) também tem sido recomendada para a detecção de refluxo oculto em crianças com história de ITU febril e UCM negativa. Em ambas as técnicas, a ponta do cistoscópio está posicionada para o meato ureteral e o líquido de irrigação (com ou sem contraste radiográfico) é direcionado para o ureter. A elevação da parede anterior do ureter, permitindo a visualização do lúmen uretérico e/ou detecção de fluxo retrógrado de contraste pela fluoroscopia é considerada como indicativo de incompetência da JUV, que pode refluir durante a ITU ou após cirurgia contralateral, embora ainda necessite ser validado.

Ao término da cistoscopia, a bexiga é deixada cheia pela metade nos casos em que uma técnica intravesical for realizada. Se uma técnica extravesical será realizada, um cateter de Foley conectado a um adaptador de três vias pode ser posicionado permitindo a distensão vesical para facilitar a dissecção dos retalhos do detrusor.

Posicionamento

A criança é colocada em posição supina. Para facilitar a exposição da bexiga, especialmente em crianças mais velhas e adolescentes, uma toalha enrolada pode ser colocada no nível sacral superior ou um leve declive na mesa é usado para erguer a porção baixa da pelve e quadris. Todos os pontos de pressão apropriadamente acolchoados e uma preparação cirúrgica ampla é realizada. Os quadris são abduzidos ligeiramente para permitir acesso à uretra em meninas, caso necessário; em meninos, o pênis é preparado e coberto com uma compressa no campo.

Incisão

A incisão de Pfannenstiel, ao longo de uma prega cutânea, é realizada aproximadamente 2 cm acima da sínfise púbica até os bordos laterais dos músculos retos. Se a criança está excepcionalmente acima do peso, a Pfannenstiel clássica pode ser estendida. A fáscia do reto anterior é aberta transversalmente e elevada superiormente até abaixo da cicatriz umbilical e inferiormente até a sínfise púbica. Os músculos piramidais do abdome inserem-se entre o osso púbico e a bainha do reto anterior. Por isso, não devem ser separados da bainha do reto. As camadas do reto são, então, separadas na linha média expondo a bexiga. De modo alternativo, após a incisão da pele e da fáscia de Scarpa, a pele pode ser mobilizada da bainha do reto anterior e a linha alba pode ser aberta verticalmente na linha média.

PROCEDIMENTOS INTRAVESICAIS

Acessando os Ureteres

O peritônio é gentilmente rebatido à cúpula vesical. Isto é realizado mais facilmente com a bexiga moderadamente cheia. A bexiga é aberta na linha média verticalmente até aproximadamente 2 cm do colo vesical. São realizadas suturas de ancoragem em forma de oito utilizando Prolene 3-0 na junção das bordas laterais com a cúpula, e no ápice inferior da incisão para prevenir sua extensão para a região do colo. Três lâminas de retração são usadas para retrair as paredes laterais da bexiga e o domo. É recomendado que os retratores sejam posicionados com grande cuidado, toque, sucção ou fricção mínimos da mucosa vesical para prevenir edema ou inflamação da mesma, que pode levar a sangramento e dificuldade na dissecação da mucosa, agravando espasmos vesicais no período pós-operatório.

Mobilização Intravesical do Ureter

O ureter ou ureteres são cateterizados com uma sonda de silicone 6 ou 8 F, que é suturada na mucosa vesical no bordo inferior do meato ureteral com Prolene 5-0. Isso serve para manter a orientação do ureter durante todas as fases do procedimento, sendo utilizado para manusear o ureter aplicando uma tração suave. Antes da mobilização do ureter, alguns cirurgiões injetam epinefrina 1:200.000 na submucosa para reduzir o sangramento. Utilizando o cautério de ponta de agulha, uma incisão que circunda o meato ureteral a aproximadamente 1 a 2 mm de distância é feita na mucosa da bexiga. Com tração delicada da sonda, o ureter pode ser mobilizado para o interior da bexiga. A mobilização do ureter é mais bem iniciada na posição de 6 horas pela divulsão delicada com tesoura em direção posterior inicialmente. Uma vez penetrado o plano correto, a dissecação é conduzida circunferencialmente. A adventícia do ureter não deve ser violada para prevenir dano isquêmico do mesmo. O ureter é liberado de sua conexão com a bexiga utilizando uma pinça fina em ângulo reto e eletrocautério. Isso é facilitado pela tração cuidadosa da sonda. A dissecação do ureter deve se estender até que alcance a parede contralateral livre de tensão. Neste ponto, o cirurgião está pronto para criar o túnel submucoso utilizando a mesma técnica do hiato ureteral ou supra-hiatal, dependendo de sua experiência ou preferência.

TÚNEIS SUPRA-HIATAIS

Técnica de Politano-Leadbetter

O princípio por trás desta técnica, que foi originalmente descrita por Politano e Leadbetter (1958), é trazer o ureter pelo interior de um novo hiato superior até a inserção original. Um túnel submucoso é criado em direção ao trígono, medial ao meato original. A vantagem desta técnica está na possibilidade de criação de um túnel longo, que é bastante vantajoso para refluxos de graus mais altos. Este mecanismo antirrefluxo pode ser posteriormente reforçado pelo *psoas-hitch*.

Técnica

Após concluir a mobilização do ureter intravesical, a localização do novo hiato é selecionada em **linha reta superior ao meato original** (Fig. 137-17). Com a bexiga aberta e as paredes laterais retraídas, o cirurgião inexperiente pode estar inclinado a posicionar o novo hiato muito lateralmente na parede posterior. Uma vez que a bexiga for fechada e cheia, o ureter penetra a parede anterolateral e se curva posteriormente em direção ao trígono criando o clássico *"hooking"*, uma importante causa de obstrução ureterica pós-operatória. Na descrição original da técnica de Politano-Leadbetter, o novo hiato era criado às cegas passando uma pinça com ângulo reto a partir do hiato original posteriormente à bexiga até o ponto de perfuração na parede posterior da bexiga, novo hiato. Esta manobra às cegas deve ser desencorajada por ser causa de complicações significativas associadas a este procedimento, como direcionar o ureter internamente ao peritônio, lesão intestinal, ao ducto deferente, vagina ou outras estruturas próximas. A abordagem atual é retrair a borda superior do hiato original com uma sutura de tração ou um afastador venoso e liberar a parede posterior da bexiga sob visão direta. Uma pinça em ângulo reto é, então, usada para criar um novo hiato pelo qual o ureter entrará na bexiga. O túnel submucoso é criado em direção ao trígono, medial ao meato original. O comprimento do túnel depende do diâmetro do ureter. A proporção de 5:1 (comprimento para largura) como sugerida por Paquin (1959) é um guia de grande auxílio. É importante que a mucosa seja separada do músculo detrusor no ponto de entrada do ureter na bexiga de forma que a mucosa possa ser devidamente fechada no novo hiato. O túnel deve ser grande o bastante para prevenir a constrição do ureter. O ureter é empurrado pelo túnel e a sonda removida.

Anastomose Ureteral

O ureter é espatulado ventralmente (na posição de 6 horas) e as irregularidades removidas de suas bordas, caso necessário. Três suturas ininterruptas de poligalactina 5-0 posicionadas relativamente próximas umas às outras ancoram o ureter ao trígono suturando-o ao músculo da bexiga e à mucosa. As suturas de fixação devem ser posicionadas cuidadosamente pois o ápice do ureter espatulado é o ponto mais estreito do ureter. O remanescente da anastomose ureteral é feito com sutura simples com poligalactina 5-0 nas posições de 3, 9 e 12 horas. A sutura às 12 horas também pode ser utilizada para everter a parede anterior do ureter, criando uma pequena dobra. Embora uma sonda 5-Fr seja passada pelo ureter para a confirmação da patência e da ausência de dobras, o sinal mais confiável de que o reimplante ureteral não está obstruído é a observação da saída de um jato de urina emergindo do meato. É fundamental comunicar ao anestesista a importância da adequada administração de fluidos ao longo do procedimento. A mucosa que recobre o novo hiato é fechada com sutura de poligalactina 5-0 contínua. A bexiga é fechada em duas camadas com sutura de poligalactina 3-0. Uma sonda de Foley é utilizada para drenar a bexiga por 48 horas; drenos e cateteres são usados apenas em casos mais complexos.

Técnica de Paquin

Acesse www.expertconsult.com para mais informações.

TÚNEIS INFRA-HIATAIS

Técnica de Glenn-Anderson

Em 1967 Glenn e Anderson descreveram sua técnica de reimplante ureteral (Fig. 137-18). Utilizando o mesmo hiato e avançando o ureter distalmente em direção à região do colo vesical, as complicações potenciais associadas à técnica de Politano-Leadbetter, mais especificamente a dobra do ureter, são evitadas. O ureter é mobilizado como descrito anteriormente. Um túnel submucoso é criado em direção ao colo vesical com uma tesoura de Metzembaum. A distância do hiato aos limites da porção do colo vesical limita o comprimento do túnel. Glenn e Anderson (1978) posteriormente descreveram uma modificação que permite a criação de um túnel mais longo incisando o detrusor proximal ao hiato original. As bordas do detrusor são, então, reaproximadas distal ao ureter. Com o avanço do ureter em direção ao colo vesical, a anastomose distal do ureter pode ser desafiadora nesta técnica. Assim como em outros procedimentos, os resultados com esta técnica são excelentes, com um índice de sucesso de 98% (Gonzales et al., 1972).

Técnica de Cohen do Cruzamento no Trígono

A técnica de Cohen (1975) supera a limitação do comprimento do túnel da técnica de Glenn-Anderson pelo direcionamento do túnel cruzando o trígono em direção à parede vesical contralateral (Figs. 137-19 e 137-20). A dificuldade com a anastomose distal na técnica de Glenn-Anderson também é eliminada.

A técnica de Cohen é particularmente aplicável para bexigas pequenas ou de parede espessa (VUP ou neuropática) devido ao avanço ureteral pela parede posterior da bexiga raramente resultar em torções ou obstrução. O reimplante ureteral cruzado no trígono também é o procedimento de escolha na conjunção de procedimentos recons-

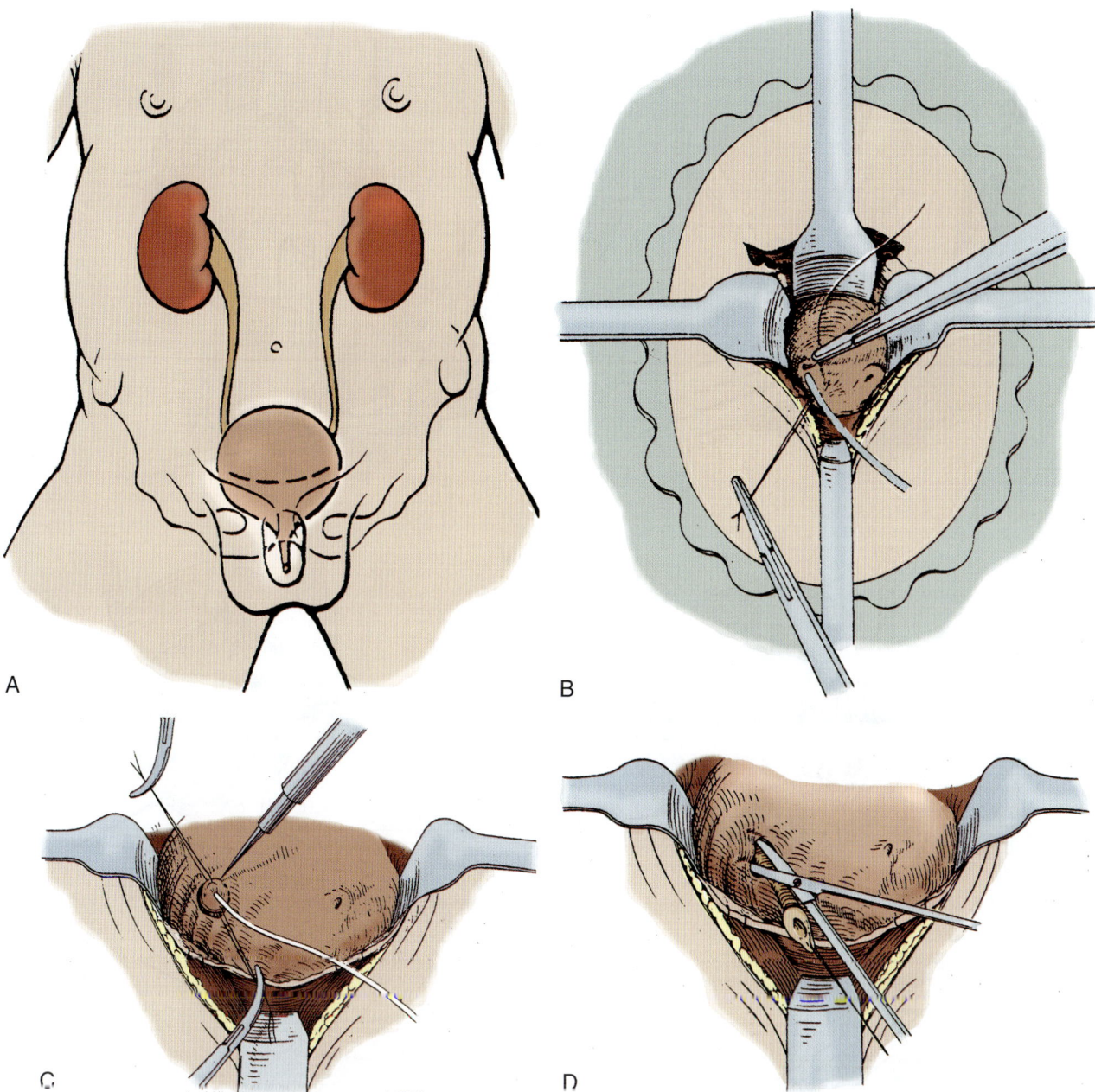

Figura 137-17. Técnica de Politano-Leadbetter. A, Abordagem típica da bexiga para reimplante. Uma incisão abdominal baixa transversa (linha pontilhada) é feita ao longo da prega cutânea um a dois dedos acima da sínfise púbica. B, Suturas delicadas são realizadas acima e abaixo do meato ureteral para manipulação. Uma sonda no ureter auxilia na dissecção inicial. C, Com cautério com ponta fina é realizada uma incisão circunferencial delimitada ao redor do meato. D, A tesoura inicialmente estabelece o plano de dissecação inferiormente, onde o dano ureteral pode ser evitado. O plano é, então, feito ao redor do ureter. (*Continua*)

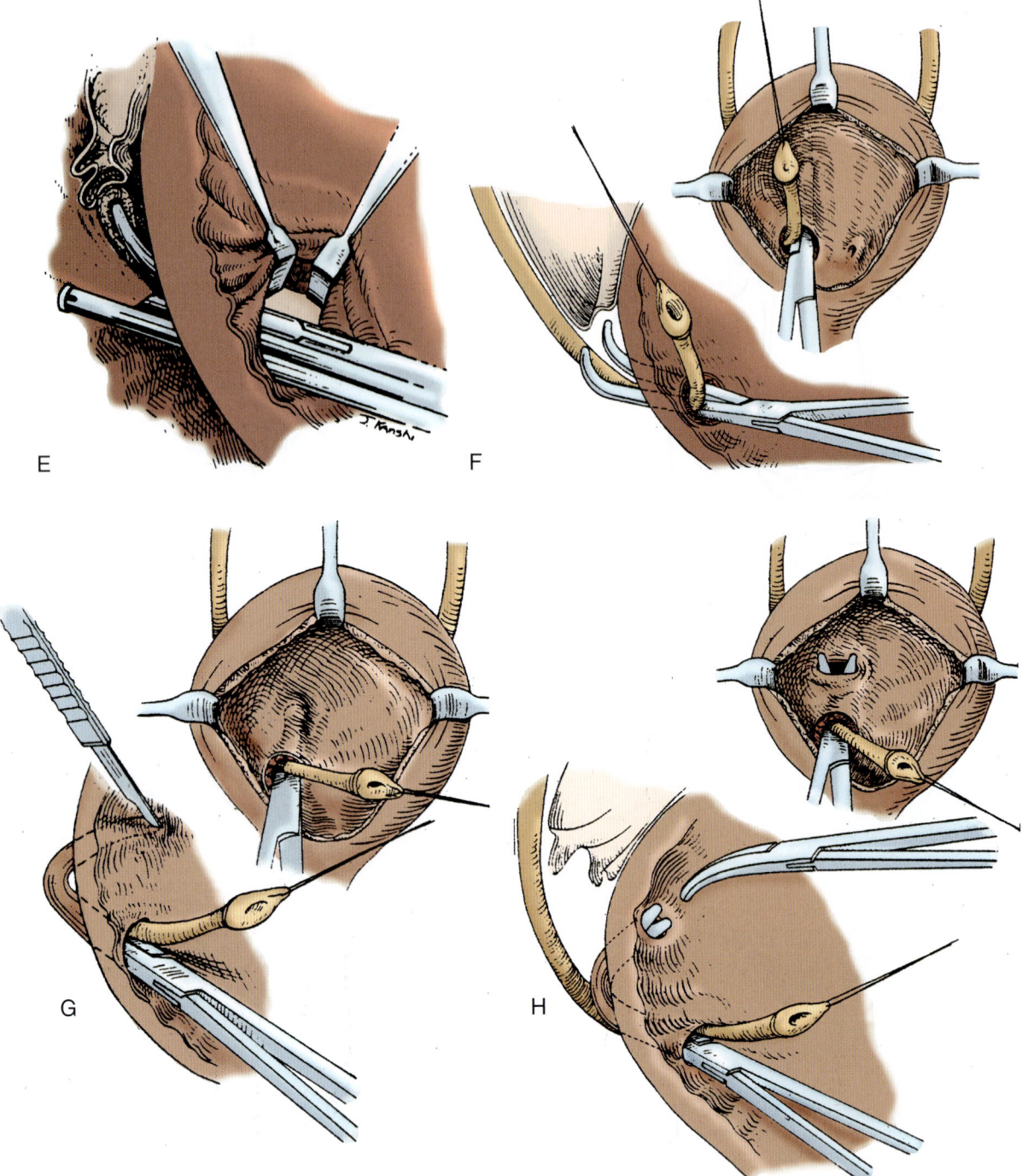

Figura 137-17. *(cont)* E, Com auxílio de um aspirador e dois afastadores Senn, uma pinça com gaze é utilizada para descolar o peritônio da parede posterior da bexiga. F, Após descolar o peritônio, uma pinça de ângulo reto com ponta romba incide a bexiga por trás no novo hiato aproximadamente 2,5 cm superior e medial ao hiato original. G, A pinça é aberta no interior de forma generosa para assegurar que o novo hiato seja grande o bastante. H, Uma segunda pinça de ângulo reto segue a primeira do interior da bexiga ao meato original.

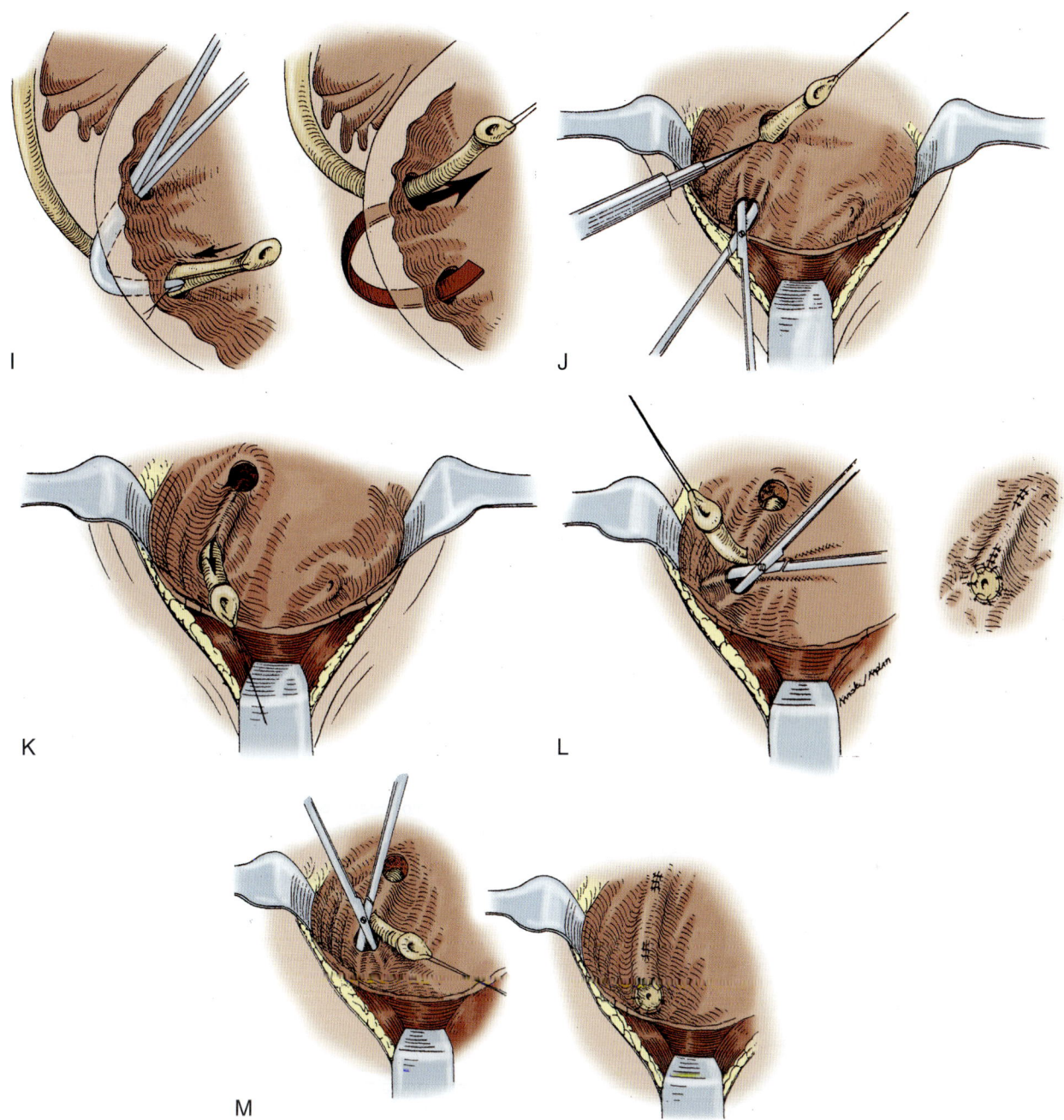

Figura 137-17. (cont) I, A pinça de ângulo reto segura a sutura de reparo e o ureter é puxado através do novo meato. J, O lábio inferior do músculo no novo meato é ampliado alguns milímetros para eliminar qualquer angulação ureteral em sua entrada no túnel submucoso, criado com tesouras. K, O ureter é trazido por seu novo túnel até o meato original. L, O ureter é anastomosado ao local do meato original na técnica clássica de Politano-Leadbetter. A mucosa proximal pode ser suturada sobre o ureter aumentando o comprimento do túnel. M, O avanço ureteral também é útil, especialmente se o meato original é posicionado lateralmente. Um segundo túnel submucoso pode ser criado em direção ao colo da bexiga para posicionar o novo meato em posição mais inferior ganhando maior comprimento para o reimplante. (A a D e F a M, de Retik AB, Colodny AH, Bauer SB. Pediatric urology. In: Paulson DF, editor. Genitourinary surgery, vol. 2. New York: Churchill Livingstone; 1984. p. 757–63; E, de Keating MA, Retik AB. Management of failures of ureteroneocystostomy. In: McDougal WS, editor. Difficult problems in urologic surgery. Chicago: Year Book; 1989. p. 121.)

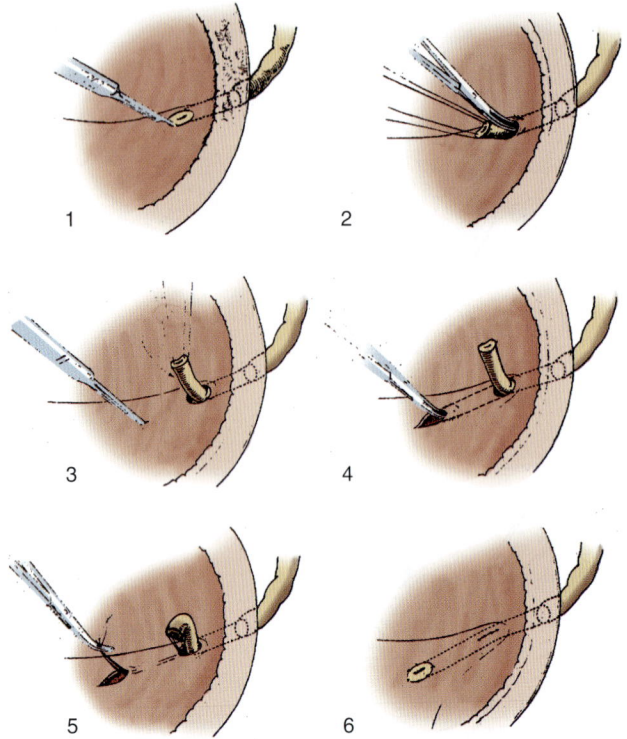

Figura 137-18. Técnica de Glenn-Anderson. O ureter é mobilizado e avançado no interior de um novo túnel. (De Glenn JF, Anderson EE. Distal tunnel ureteral reimplantation. J Urol 1967;97:623.)

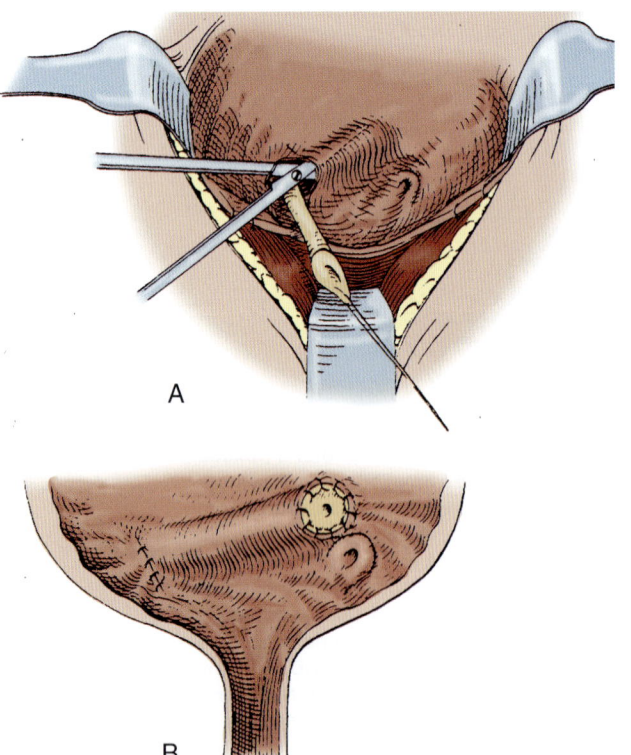

Figura 137-19. Técnica de cruzamento no trígono de Cohen, reimplante unilateral. Após liberação do ureter (A), um túnel submucoso é confeccionado, com o novo hiato mucoso logo acima do meato ureteral contralateral (B). (De Retik AB, Colodny AH, Bauer SB. Pediatric urology. In: Paulson DF, editor. Genitourinary surgery, vol. 2. New York: Churchill Livingstone; 1984. p. 764.)

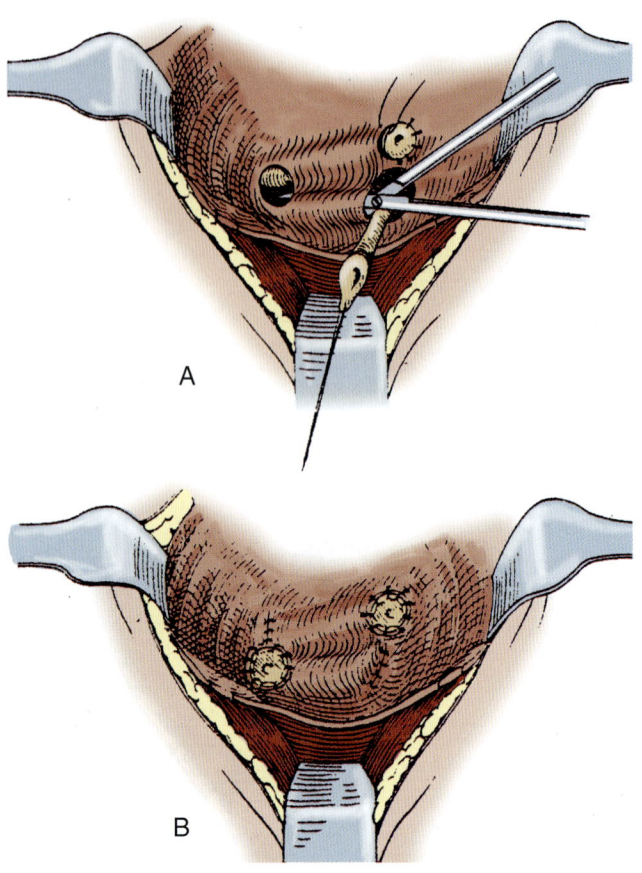

Figura 137-20. Técnica de cruzamento no trígono de Cohen, reimplante bilateral. A, O ureter mais superior é tunelizado transversalmente, com seu novo meato logo acima do meato contralateral. B, O outro ureter é tunelizado inferiormente com seu novo orifício localizado na porção mais inferior do hiato contralateral. (De Retik AB, Colodny AH, Bauer SB. Pediatric urology. In: Paulson DF, editor. Genitourinary surgery, vol. 2. New York: Churchill Livingstone; 1984, p. 765.)

trutivos da porção colo vesical visto que o deslocamento superior dos ureteres provê espaço para um alongamento adequado do colo vesical.

Como resultado de sua simplicidade e resultados confiáveis (até 99% [Glassberg et al., 1985; Kennelly et al., 1995; McCool e Joseph, 1995; El-Ghoneimi et al., 1999]), o procedimento de Cohen tornou-se a técnica de reimplante intravesical mais comumente empregada.

Entre as críticas desta técnica citam-se a dificuldade de cateterização retrógrada do meato ureteral posicionado superolateral para estudos radiográficos, inserção de cateteres e tratamento na ureterolitíase como desvantagens significativas. As abordagens sugeridas para superar estas dificuldades incluem a cistostomia suprapúbica por trocarte (Lamesh, 1981) ou agulha 14G, cistoscopia com cânula intravenosa de 5-cm direcionando o cateter ureteral no interior do ureter ou utilização de cateter vascular com a ponta curvada e um *glidewire* com ponta angulada com um torquímetro (Wallis et al., 2003) ou o uso de um ureteroscópio flexível.

Método

1. A metodologia técnica dos procedimentos de Cohen e Glenn-Anderson são similares em muitos aspectos.
2. O ureter é abordado e mobilizado utilizando a abordagem intravesical padrão.

3. Um sulco hiatal pode ser criado na porção medial do ureter para reduzir sua angulação enquanto cruza transversalmente, especialmente quando a parede vesical é espessa. Se o hiato se encontra excessivamente aberto, ele pode ser reaproximado com uma ou mais suturas simples de poligalactina 3-0 para evitar a formação de divertículo (Ahmed e Tan, 1982). O hiato deve acomodar facilmente as pontas de uma pinça grande com ângulo reto ao longo do ureter para se evitar a obstrução do mesmo.
4. O túnel submucoso é criado utilizando tesoura como descrito anteriormente. Quando apenas um ureter é reimplantado, o túnel é direcionado superiormente em direção ao meato ureteral contralateral. Se ambos os ureteres são reimplantados, o túnel para o ureter mais lateralmente implantado é direcionado superiormente ao meato contralateral. O segundo túnel é direcionado para a borda inferior do meato do ureter deslocado lateralmente. Um túnel submucoso comum tem sido usado com sucesso para implantes bilaterais (Androulakakis et al., 2003).
5. O ureter é espatulado ventralmente e anastomosado à mucosa vesical como descrito na técnica de Politano-Leadbetter. A mucosa do hiato antigo é suturada com poligalactina 5-0.
6. Alternativamente, o lábio mucoso do meato ureteral pode ser preservado e anastomosado à mucosa da bexiga sem compressão ventral.
7. O ureter é cateterizado com sonda 5-Fr para garantir que permaneça pérvio, embora o contínuo efluxo de urina do meato seja um método mais confiável de assegurar a patência.
8. O fechamento da bexiga e a drenagem são completados como descrito previamente.

PROCEDIMENTOS EXTRAVESICAIS

Lich et al. (1961) nos Estados Unidos e Gregoir (1964) na Europa descreveram independentemente a abordagem extravesical para o reimplante ureteral (Fig. 137-21). A técnica se tornou popular após as modificações descritas por Daines e Hodgson (1971) e Zaontz et al. (1987) popularizaram a ancoragem do ureter com suturas de avanço. Essas modificações permitiram o avanço combinado do ureter e o aumento do comprimento do túnel proximal. Além disso, as suturas de ancoragem fixam o ureter distalmente e mantêm a estabilidade do túnel. A vantagem da técnica extravesical deve-se à não abertura da bexiga; além de minimizar a hematúria e os espasmos vesicais pós-operatórios. A técnica é simples de ser aprendida e é rapidamente ensinada.

A principal preocupação desta técnica foi o desenvolvimento de ineficiência miccional transitória, observada em até 20% (Fung et al., 1995; Lapointe et al., 1998; Lipski et al., 1998; Barrieras et al., 1999; Marotte e Smith, 2001) das crianças submetidas a reimplante extravesical bilateral. Pensa-se que o mecanismo seja devido à ruptura da inervação vesical bilateralmente, possivelmente resultado do uso excessivo do cautério durante a abertura do detrusor. A população em maior risco parece ser de crianças do sexo masculino, menores de 3 anos de idade com refluxo bilateral de alto grau (Barrieras et al., 1999).

Leissner et al. (2001) usaram cadáveres humanos para estudar a topografia do plexo pélvico num esforço para entender o mecanismo de injúria do plexo que resulta da cirurgia de reimplante extravesical. Eles demonstraram que a principal porção do plexo está localizada a aproximadamente 1,5 a 2 cm dorsal e medial à JUV em cadáveres adultos. Ramos menores viajam ao longo da região medial do ureter, fora da fina camada de tecido (o mesoureter) que circunda o ureter. Com base em sua descrição anatômica, a injúria aos ramos do plexo pélvico é evitada se a dissecação do ureter distal for conduzida entre o mesoureter e a adventícia ureteral. Yucel e Baskin (2003) posteriormente refinaram a descrição da neuroanatomia do ureter distal e da JUV utilizando análise imuno-histoquímica e técnicas de imageologia 3D em fetos humanos normais (21 a 40 semanas de gestação). Eles confirmaram a localização dos nervos ao longo da porção medial do ureter. Na JUV, os nervos circundam o ureter formando algo semelhante a uma rede; na distal, uma vez que o ureter penetra a bexiga, os nervos se localizam no músculo detrusor distal e lateral ao ureter. A partir destes dois estudos foi sugerido que a incidência da ineficiência miccional observada após reimplantes extravesicais bilaterais depende da técnica cirúrgica. A injúria está limitada aos ramos nervosos menores e não ao plexo pélvico, que está localizado medial e posteriormente. O dano neural pode ser devido a sua transecção, eletrocauterização ou neuropraxia causada pelo trauma cirúrgico. A injúria aos nervos pode ser prevenida limitando a dissecação ao plano correto, logo externo à adventícia ureteral, reduzindo o uso e a potência do eletrocautério, restringindo a incisão do detrusor distal à JUV e manuseando os tecidos com delicadeza (David et al., 2004).

Os pacientes que desenvolvem retenção urinária requerendo a inserção de cateter de Foley ou cateterização intermitente são capazes de urinar dentro de 1 a 2 semanas (Minevich et al., 1998a; Barrieras et al., 1999), indicando a reversibilidade da lesão neurológica.

Abordando os Ureteres

A incisão de Pfannenstiel é utilizada como descrita anteriormente. O ideal é que a bexiga esteja pelo menos um pouco distendida neste momento para facilitar a dissecação do peritônio na parede lateral da bexiga. A artéria umbilical obliterada é identificada. O ureter cruza medialmente a artéria umbilical obliterada originada da artéria ilíaca interna. Este é um excelente ponto de referência anatômico para a identificação do ureter distal. A divisão da artéria umbilical obliterada facilita a dissecação e a mobilização do ureter. Alguns autores relatam que a injúria à inervação vesical ocorre quando a artéria umbilical obliterada é dividida. Contudo, Lipski et al. (1998) demonstraram não haver diferença entre dois grupos independentemente da divisão da artéria umbilical obliterada. O peritônio é meticulosamente afastado da superfície anterior do ureter. Para evitar danos a qualquer dos ramos do plexo pélvico, é recomendado que o cirurgião se atenha ao ureter durante a dissecação enquanto cuida para não lesar os vasos sanguíneos localizados na adventícia ureteral. Um reparo vascular passa ao redor do ureter e auxilia o cirurgião. A dissecção e a mobilização do ureter são realizadas distalmente até o ponto onde ele penetra profundamente no músculo detrusor.

Criação do Túnel Extravesical

Com a bexiga em sua posição anatômica normal, o curso do ureter ao longo da parede posterior da bexiga é identificado e marcada uma distância de 5 cm. A bexiga é afastada medialmente; um afastador de Denis Brown é de grande auxílio neste procedimento. O curso demarcado do ureter é inspecionado. O afastamento delicado do peritônio pode ser necessário na parede vesical. Com a bexiga tracionada, a direção do túnel irá aparecer apontando em direção à parede abdominal anterior. É importante ter a bexiga cheia e com certa tensão, mas não muito distendida. O detrusor é incisado com eletrocautério e corrente baixa (15W) para criar o novo túnel submucoso. Em seguida, tesouras são utilizadas para dividir as fibras do detrusor ao longo da mesma incisão inicial até a mucosa vesical. Deve-se atentar para incisar as fibras do detrusor ao longo de uma única linha, sem incisar linhas paralelas, para facilitar a separação do detrusor da mucosa com rotura mínima do músculo e sua inervação. Os vasos sanguíneos são facilmente vistos durante a incisão das fibras do detrusor e são cauterizadas seletivamente com cautério bipolar. É fundamental que todos os feixes musculares sejam divididos antes da elevação dos retalhos de detrusor. Quando os últimos feixes musculares forem divididos, a cúpula uniforme da mucosa irá se mostrar. Isto dá ao cirurgião um excelente ponto de referência de que o túnel foi realizado no plano correto.

O detrusor é dissecado da mucosa de cada lado da incisão, em largura ligeiramente maior do que a circunferência do ureter. Essa dissecação é mais bem conduzida de proximal para distal, deixando a dissecação ao redor do ureter como passo final da criação do túnel.

Existe um plano avascular entre o músculo e a mucosa. O método mais eficiente para realizar essa dissecação é ter um assistente segurando as fibras do detrusor próximo à mucosa com duas pinças, elevando o músculo da mucosa. O cirurgião gentilmente deprime a mucosa com uma mão e usa a tesoura para separar os feixes musculares da mucosa, de cada lado, ao longo do comprimento do túnel. A lesão à mucosa durante a dissecação é evitável, a menos que a parede vesical esteja espessada e trabeculada. O dano inadvertido à mucosa deve ser fechado com sutura de poligalactina 6-0 em "8". Não é necessária a criação de um túnel largo, a menos que o ureter esteja muito dilatado.

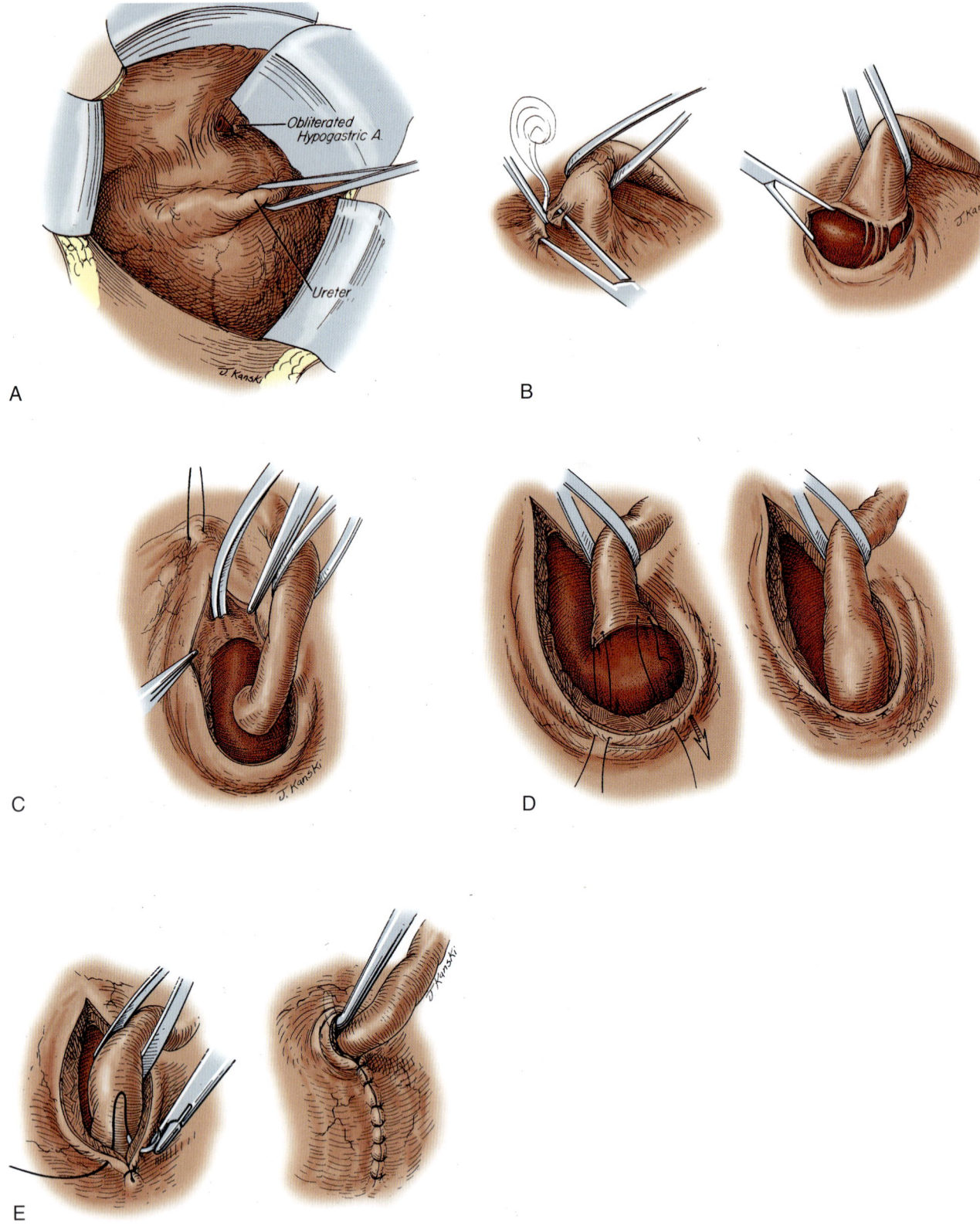

Figura 137-21. Técnica modificada de Lich-Gregoir. A, O ureter é identificado e gentilmente aprendido após a ligadura da artéria hipogástrica obliterada. B, O ureter é mobilizado circunferencialmente em sua interseção com a bexiga pela incisão do detrusor no nível do hiato ureteral. C, As camadas serosa e muscular da bexiga (4 a 5 cm) são abertas em linha reta cefálica e lateral a partir da junção ureterovesical para criar o trajeto para o reimplante. Uma sutura de reparo auxilia na orientação. D, A mucosa vesical é elevada da parede muscular e suturas *vest-type* são feitas a partir do detrusor no limite distal da dissecação até a adventícia ureteral proximal e de volta pelos mesmos planos teciduais. Ao amarrar as suturas *vest* o ureter avança e ancora no trígono. E, A reaproximação do detrusor cria um túnel submucoso longo e completa o reparo. (De Peters C, Retik AB. Ureteral reimplantation including megaureter repair. In: Marshall FF, editor. Textbook of operative urology. Philadelphia: Saunders; 1996. p. 868–70.)

Atenção particular é necessária ao dissecar ao redor do ureter. As fibras do detrusor aderidas no ureter são cuidadosamente divididas, mantendo-se próximo ao ureter para evitar lesão a quaisquer dos ramos nervosos terminais que penetram a bexiga. A dissecação é conduzida ao longo das inserções lateral e medial do ureter, mas não estendidas distalmente.

A modificação original descrita por Zaontz et al. (1987) para o procedimento extravesical incluía a incisão do detrusor distal ao meato ureteral 5 a 10 mm com avanço uretérico usando duas suturas. Leissner et al. (2001) demonstraram que este aspecto particular do procedimento pode ser responsável pelo dano à inervação vesical na região do trígono, podendo ser a principal causa de retenção urinária em reimplantes extravesicais bilaterais. Por isso, para evitar danos aos nervos, esta manobra deve ser evitada exceto na presença de divertículo parauretral que requer reparo simultâneo (Jayanthi et al., 1995). Nestes casos, a dissecação do detrusor distal ao ureter deve ser realizada o mais limitadamente possível.

Uma vez que a criação do túnel submucoso esteja concluída, a bexiga é esvaziada antes da reaproximação do detrusor. O ureter é posicionado no novo túnel e o detrusor reaproximado utilizando suturas simples com poligalactina 3-0. Para se obter alinhamento do túnel, melhor seria posicionar primeiro a sutura mais proximal no novo hiato uretérico e deixá-la sem nó, presa numa pinça mosquito. A tensão aplicada nesta sutura endireita e eleva o retalho do detrusor, permitindo ao cirurgião reaproximar o detrusor sem risco de lesão ao ureter ou à mucosa. A sutura começa na porção mais distal. A adventícia do ureter pode ser incorporada em uma ou duas destas suturas para estabilizar o túnel e prevenir a formação de divertículo em suas porções distal ou proximal. Ao completar a linha de sutura, o calibre do hiato deve ser testado com uma pinça em ângulo reto para assegurar a ausência de qualquer constrição ou compressão do ureter.

A bexiga é cheia novamente e o afastador removido. O curso do ureter é inspecionado mais uma vez para assegurar a ausência de torções no retroperitônio ou protrusão da mucosa nas extremidades do túnel.

Um cateter de Foley é deixado por 24 a 48 horas; alguns autores recomendam não deixar o cateter de forma alguma (Marotte e Smith, 2001). Se um cateter epidural caudal é inserido para analgesia pós-operatória, ele deve ser descontinuado de 6 a 12 horas antes da remoção do cateter de Foley.

Se for observada micção sem problemas da criança, ela é liberada, devendo retornar para ultrassom de acompanhamento e UCM, geralmente com 3 meses de pós-operatório.

AVALIAÇÃO PÓS-OPERATÓRIA

Nas mãos de *experts* o índice de sucesso da ureteroneocistostomia em pacientes com RVU primário de baixo grau chega a 100%. Em decorrência destes resultados maravilhosos, vários centros avaliaram a necessidade de imagem invasiva pós-operatória. Em sua maioria, eles concordam que uma ultrassonografia é necessária com 6 a 12 semanas de pós-operatório. Em um grande estudo por Barrieras et al. (2000), 723 unidades renais foram avaliadas. Com 1 ano de pós-operatório houve diferença significativa entre crianças submetidas a cirurgia para RVU primário de baixo grau (99% de resolução) *versus* aquelas com refluxo de alto grau (94%). Além disso, em pacientes portadores de refluxo primário de baixo grau inicial, cujos exames pré e pós-operatórios de ultrassom foram normais e não apresentavam disfunção miccional ou ITUs recorrentes (Lavine et al., 2001), o índice de sucesso da ureteroneocistostomia não complicada se aproximou de 100% (Bisignani e Decter, 1997; Bomalaski et al., 1997b; El-Ghoneimi et al., 1999; Barrieras et al., 2000; Grossklaus et al., 2001). Embasado nesses relatos, tem sido sugerido que a UCM pós-operatória pode ser evitada neste grupo de pacientes. Esta recomendação deve ser individualizada baseada na situação familiar e na expertise do centro que realizou a cirurgia. Algumas famílias que fizerem acompanhamento de refluxo por vários anos ficam ansiosas em saber com certeza que o refluxo foi resolvido. Em outras famílias, as crianças são muito relutantes em se submeter a outra UCM e, nesta situação, pode ser razoável não realizar um estudo pós-operatório a menos que a criança apresente bexiga disfuncional ou desenvolva hidronefrose ou ITUs pós-operatórias. Entretanto, o baixo índice de sucesso em refluxos de alto grau ainda requer estudos pós-operatórios completos na maioria dos casos.

Após a ureteroneocistostomia, a presença de dilatação ureteral mínima e hidronefrose de baixo grau na ultrassonografia pós-operatória recente não é incomum (Bomalaski et al., 1997b; Barrieras et al., 2000). De fato, este achado comum deve argumentar contra a realização de estudos como esses após a cirurgia. Por outro lado, a persistência da dilatação além de 3 meses ou sua progressão devem ser investigadas (Aboutaleb et al., 2003). Além do mais, o desenvolvimento de novas cicatrizes renais na ultrassonografia de acompanhamento tardio, discrepâncias no crescimento renal ou ITUs recorrentes podem requerer reavaliação radiológica completa do paciente.

Como discutido anteriormente, crianças com cicatrizes renais devem ter sua pressão arterial mensurada a cada visita com o médico da família.

COMPLICAÇÕES DO REIMPLANTE URETERAL

Complicações Precoces

Refluxo Persistente

O refluxo precoce após a ureteroneocistostomia geralmente não é um problema clínico significativo e, comumente, resolve-se em cerca de 1 ano na repetição da cistografia. No estudo realizado por Barrieras et al. (2000), 49 das 723 unidades renais apresentaram refluxo com 3 meses, 11 das quais eram contralaterais. Aos 12 meses de acompanhamento, o refluxo sofreu resolução espontânea em 20 dos 38 ipsilaterais e oito de 11 ureteres contralaterais. O refluxo persistente com 1 ano foi mais comum em pacientes que apresentavam refluxo de alto grau no pré-operatório. Em seu estudo, 30% dos pacientes submetidos à cirurgia tinham refluxo de alto grau. Dois terços deles com refluxo persistente a 1 ano (12 de 18) eram daquele grupo. Além disso, a maioria dos refluxos de baixo grau detectados no pós-operatório na UCM inicial aos 3 meses de acompanhamento desapareceu espontaneamente, provavelmente devido à resolução da inflamação vesical e à melhora na disfunção vesical que pode estar presente no período pós-operatório imediato.

Refluxo Contralateral

O problema do refluxo contralateral tem sido objeto de diversos estudos na literatura nos últimos 15 anos, em sua maioria retrospectivos (Hubert et al., 2014). Minevich et al. (1998b) e Burno et al. (1998) notaram uma baixa incidência de refluxo contralateral após a detrusorrafia extravesical unilateral em 5,6% e 11,6% de seus pacientes, respectivamente. Diamond et al. (1996b), em um ensaio multicêntrico com 141 pacientes, reportaram uma incidência de 18% de RVU contralateral. Estes pacientes foram analisados de acordo com o grau inicial de refluxo, presença de divertículo de Hutch ou duplicidade ureteral e a técnica cirúrgica empregada para corrigir o refluxo. Não foi notada diferença entre as várias técnicas cirúrgicas, mas houve uma tendência significativa a favor do desenvolvimento de refluxo contralateral com graus mais altos de refluxo ipsilateral corrigidos e correção do refluxo em duplicações ureterais. Eles concluíram que a distorção do hemitrígono contralateral não era o fator responsável pelo refluxo contralateral, mas sim da gravidade (grau V) do refluxo e a presença de uma duplicação colocava os pacientes sob risco de desenvolvimento de refluxo contralateral após a cirurgia. Diferentemente, Kumar e Puri (1997) reportaram 495 crianças com refluxo unilateral que haviam sido submetidas a injeções subureteréricas de Teflon. Novo refluxo contralateral foi diagnosticado em apenas 37 crianças (7%). Eles não puderam encontrar qualquer correlação entre o grau de refluxo ipsilateral pré-operatório e o refluxo contralateral pós-operatório e sugeriram que a baixa incidência de RVU novo contralateral poderia ser devido à não interferência relativa com o trígono contralateral decorrente da técnica endoscópica comparada à técnica aberta de correção do refluxo. Eles refutaram a existência de um mecanismo de abertura abrupta responsável pelo novo refluxo contralateral em seus dados porque o risco de novo refluxo contralateral não foi correlacionado com os graus de refluxo pré-operatório (graus IV e V). Sparr et al. (1998) revisaram um grupo de 143 pacientes em tratamento conservador e inicialmente diagnosticados com refluxo unilateral, mas que posteriormente desenvolveram refluxo unilateral metacrônico. O refluxo contralateral apareceu em 33%, sugerindo uma causa distinta para a aparição do refluxo contralateral não relacionada à correção cirúrgica. Eles especularam que o refluxo contralateral foi, de fato, síncronico (p. ex.: bilateral), mas não visto ao cistograma inicial ou que a história natural do refluxo uni ou bilateral poderia envolver aparição intermitente e desaparecimento do RVU em um lado.

O reimplante bilateral profilático no refluxo unilateral, para evitar refluxo contralateral, não é recomendável com base nos altos índices de resolução espontânea (Burno et al., 1998). As recomendações no tratamento do refluxo contralateral variam da observação, na maioria dos casos, à intervenção para controle dos episódios clínicos de pielonefrite. Em crianças assintomáticas, menores de 4 a 5 anos de idade, a profilaxia antibiótica está recomendada para refluxo contralateral pós-operatório, particularmente quando consistente com a terapia médica para o refluxo ipsilateral prévio. Se a criança permanece assintomática e livre de infecção, a repetição da UCM pode não ser necessária devido à resolução espontânea do refluxo contralateral na maioria das crianças. Em meninas perto da puberdade, permanece a controvérsia se a UCM e a correção do refluxo se torna necessária. Em uma publicação recente de Hubert et al. (2014) de Boston, foi observado novo refluxo contralateral em 10% das crianças (18% grau I; 70% grau II e 12% grau III). Em mais novos (< 6 anos) e com baixa capacidade vesical observada (< 50% da capacidade predita) tiveram preditores significativos para refluxo contralateral na análise multivariada. A cistografia de acompanhamento documentou a resolução do refluxo contralateral em cerca de 80% e uma média de 21,5 meses, confirmando a natureza benigna deste problema irritante.

Obstrução

Não é incomum detectar hidronefrose de grau leve a moderado no período pós-operatório recente, por ultrassonografia (ver discussão anterior). Ele deve se resolver espontaneamente com o tempo. A obstrução aguda pós-operatória pode estar relacionada a problemas técnicos como torção ou kinking do ureter em seu novo trajeto, coágulos intramurais ou compressão extramural por hematoma submucoso ou edema no sítio da anastomose. Obstruções progressivas significativas geralmente se tornam aparentes nas primeiras 2 semanas após a cirurgia. As crianças tipicamente se apresentam com sintomas de obstrução ureteral aguda, incluindo dor abdominal aguda, náusea e vômito. Embora infecções sejam incomuns, quando ela ocorre é bastante significativa em um sistema obstruído. O diagnóstico é feito prontamente pela ultrassonografia e a gravidade da hidroureteronefrose é confirmada pelo atraso na função e excreção na cintilografia renal. Nos casos mais significativos, a drenagem do sistema, tanto por inserção retrógrada de um cateter duplo-J quanto por sonda de nefrostomia percutânea, pode ser necessária. A sonda de nefrostomia deve ser indicada o mais cedo possível para evitar o reimplante a seco. Muitos destes casos são resolvidos sem requerer cirurgia adicional.

COMPLICAÇÕES EM LONGO PRAZO

Obstrução

A dilatação progressiva do ureter e do rim após a cirurgia de reimplante pode ser devida a diversos fatores e pode ser classificada baseada na localização da lesão obstrutiva.

Supra-hiatal

Torções ureterais e isquemia são resultado de tratamento inadequado do ureter e são a causa mais comum de obstrução supra-hiatal.

Hiatal

No ponto de entrada do novo hiato, a angulação do ureter ocorre, mais comumente como resultado do posicionamento do hiato muito lateral ou anterior; assim, quando a bexiga se enche, o ureter assume posição mais lateral ou anterior resultando no fenômeno do "reimplante alto". Estes ureteres drenam melhor quando a bexiga está vazia. Esta situação pode ter resolução espontânea, mas ocasionalmente é necessária a colocação de cateteres ou nova cirurgia.

Túnel

Um túnel submucoso que não foi adequadamente preparado pode causar compressão ureteral levando à obstrução em seu interior. O túnel submucoso é obviamente mais difícil de ser confeccionado em uma bexiga anormal como a "bexiga de válvula" ou bexiga neurogênica. A abertura de um túnel submucoso liso e com dimensões adequadas pode ser desafiadora devido às irregularidades criadas pela hipertrofia muscular, trabeculações e formação de pequenas células. A isquemia do ureter e do túnel submucoso também é um importante fator resultado do manuseio ureteral inadequado, que leva à perda de sua vascularização. A resolução de obstruções significativas pode ser conseguida por dilatação com balão e implantação de cateter temporário. Se as medidas conservadoras falharem, o reimplante será necessário.

De Meato

A anastomose do ureter à bexiga e a posição do novo meato é um aspecto técnico importante do procedimento do reimplante. O ponto mais vulnerável à obstrução é o ápice da espatulação ureteral. As suturas apicais devem ser posicionadas com o máximo cuidado para garantir o calibre adequado do meato. A estenose também pode ocorrer como resultado de alterações isquêmicas. A obstrução isolada do meato pode ser manejada por dilatação ou cateter. Se o túnel submucoso tem comprimento adequado, a remoção endoscópica do teto nos seus milímetros distais, incluindo o meato, pode aliviar a obstrução enquanto mantém o mecanismo antirrefluxo.

Refluxo Recorrente ou Persistente

A falha nos procedimentos antirrefluxo em refluxo primário de baixo grau é extremamente rara. A maior parte dos procedimentos falham devido ao alto grau de refluxo ou proporção inadequada do comprimento do túnel pelo seu diâmetro. A criação de túnel curto e falha em afinar um ureter excessivamente largo são fatores obviamente importantes. Outra causa significante de refluxo persistente ou recorrente é a falha em reconhecer o refluxo secundário, principalmente associado à bexiga neurogênica e bexigas com VUP. **O refluxo nestas situações é secundário ao armazenamento deficiente ou características de esvaziamento vesical. Essas questões necessitam ser avaliadas e tratadas antes da cirurgia de reimplante ser tentada.** Na maioria das situações, a melhora do armazenamento vesical e/ou esvaziamento com uma combinação de agente anticolinérgico e cateterizações intermitentes resulta em resolução espontânea do refluxo secundário (Agarwal et al., 1997). A realização da cirurgia de reimplante na presença de bexiga anormal resulta apenas na piora da dilatação ureteral e deposição de tecido cicatricial na pelve, que renderá maior dificuldade nas futuras tentativas de correção do refluxo.

REFAZENDO O REIMPLANTE

Refazer um reimplante é tecnicamente mais desafiador, requer grande atenção e técnica cirúrgica meticulosa. É requerida extensa dissecação e mobilização do ureter para se obter um túnel submucoso adequado. A dissecação cuidadosa do ureter é mais bem obtida por uma combinação de mobilização extra e intravesical conforme necessário. O ureter deve ser cuidadosamente avaliado e segmentos isquemiados ressecados. Deve ser observado o sangramento do segmento distal, bem como a atividade peristáltica assegurando a normalidade da musculatura e o suprimento sanguíneo. É preferível a criação de um novo hiato e túnel submucoso. Se o ureter estiver mais curto o *psoas-hitch* pode ser usado para facilitar a criação do mecanismo antirrefluxo (Fig. 137-22). O *psoas-hitch* deve ser feito com suturas não absorvíveis antes da criação do túnel submucoso. A bexiga é fixada à fáscia do músculo psoas de cada lado dos vasos ilíacos, conferindo estabilidade para a parede vesical posterior. Em crianças, a bexiga pode ser mobilizada o suficiente

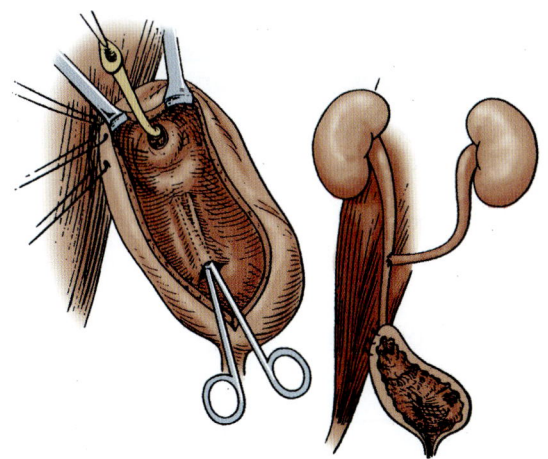

Figura 137-22. Um *psoas-hitch* pode ser usado para corrigir efetivamente defeitos ureterais significativos. Sua combinação com a transureteroureterostomia é ideal quando ambos os ureteres são abordados em nova intervenção. (De Keating MA, Retik AB. Management of failures of ureteroneocystostomy. In: McDougal WS, editor. Difficult problems in urologic surgery. Chicago: Year Book; 1989. p. 140.)

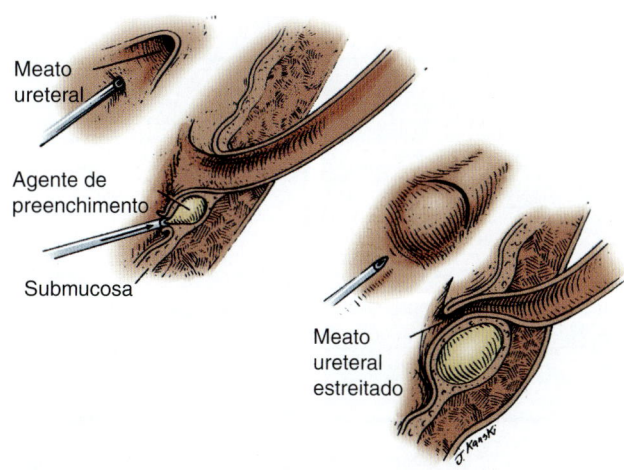

Figura 137-23. Princípio do tratamento endoscópico do refluxo. Um agente de preenchimento é injetado abaixo do meato ureteral com uma agulha. O abaulamento formado auxilia na coaptação da porção distal do ureter.

para ser elevada até a bifurcação dos vasos ilíacos comuns. Isto cria uma ponte adequada para o defeito distal ureteral. Um *psoas-hitch* pode ser realizado em apenas um lado. A tentativa de realizar *psoas-hitch* bilateralmente não irá fornecer comprimento adequado para ambos dos lados, devendo ser evitada. Se ambos os ureteres estão encurtados, considere o *psoas-hitch* de um lado para conseguir um mecanismo antirrefluxo adequado com a transureteroureterostomia para o outro ureter.

Outras técnicas a serem consideradas para o ureter encurtado incluem o retalho de Boari, no qual um retalho estendendo da cúpula a parede anterior da bexiga com base na parede posterior é girado para a proximal. O retalho deve ser largo o bastante para permitir a criação de um túnel submucoso e a tunelização do retalho. No ureter curto uma válvula pode ser criada em associação com um túnel submucoso curto. A válvula é particularmente útil em ureteres dilatados sendo confeccionada pela espatulação do ureter e dobrando ele em si mesmo.

Em situações nas quais o ureter está significativamente curto, ele pode ser substituído utilizando um segmento reconfigurado de intestino como descrito por Pope e Koch (1996). O cólon ou o íleo é reconfigurado similarmente ao procedimento de Monti. Esta técnica fornece vantagens importantes sobre a clássica modelagem, permitindo que um longo tubo seja criado a partir de um segmento curto de cólon sem afunilamento e eliminando as consequências metabólicas; além disso, o mesentério fica no centro do tubo, o que facilita a criação do túnel submucoso.

TRATAMENTO ENDOSCÓPICO DO REFLUXO VESICOURETERAL

(Fig. 137-23)

Matouschek (1981) foi o primeiro a descrever a injeção politetrafluoretileno (PTFE) no meato ureteral para corrigir RVU. O'Donnell e Puri (1986) popularizaram a técnica ao publicarem seu trabalho inicial bem-sucedido de correção endoscópica de refluxo primário de 103 ureteres com um índice de sucesso de 75% após uma injeção. Eles inventaram o termo STING (injeção suburetérica de Teflon). Este procedimento se tornou popular em vários países, mas nunca teve ampla utilização nos Estados Unidos por causa da falta de aprovação pela U.S. Food and Drug Administration (FDA) que alegou preocupação com a potencial migração de partículas de PTFE (Malizia et al., 1984a, 1984b; Aaronson et al., 1993). A habilidade de corrigir o refluxo em grande parte dos pacientes (os estudos mais recentes mostram índices de sucesso alcançando 90% após uma injeção de Deflux em refluxo primário de baixo grau [Kirsch et al., 2004]) com uma técnica não invasiva, utilizando um procedimento de morbidade mínima desencadeou a busca por materiais mais seguros. Um cuidado a ser tomado quando se avaliar os resultados reportados de correção endoscópica está na interpretação cautelosa de artigos nos quais os autores referem como resultado bem-sucedido a redução do refluxo para graus I ou II (Suécia). Uma vez que isto não seria aceitável para a maior parte dos cirurgiões que realizam cirurgias abertas, a definição de sucesso deveria ser empregada de modo uniforme.

Devido à morbidade mínima do procedimento, o benefício da injeção endoscópica em pacientes recém-diagnosticados foi avaliado utilizando um modelo computacional com o objetivo de reduzir a morbidade e o custo de repetidas UCMs e antibióticos em longo prazo (Kobelt et al., 2003). Comparações rigorosas de várias abordagens terapêuticas devem ser avaliadas e, **até que os resultados de estudos como estes estejam disponíveis, as indicações de correção de refluxo devem permanecer inalteradas, seja o refluxo corrigido por cirurgia aberta, endoscópica ou laparoscópica.**

Dois dos principais desafios do tratamento endoscópico do refluxo são a reprodutibilidade e a durabilidade dos resultados. O acompanhamento em longo prazo irá determinar se a terapia endoscópica, com os materiais atualmente disponíveis, irá suportar o teste de tempo ou se a cirurgia aberta com seu índice de sucesso de 95% a 99% irá manter-se como o caminho mais custo-efetivo de correção **permanente** do refluxo.

Técnica de Injeção Endoscópica

A técnica STING clássica foi descrita por O'Donnell e Puri (1984) (Fig. 137-24). A profilaxia antibiótica geralmente é administrada na indução da anestesia. A cistoscopia deve ser realizada antes da abertura dos materiais caso o procedimento seja cancelado devido a alterações inflamatórias na bexiga. Se uma agulha rígida for utilizada, um cistoscópio rígido deverá ser usado. Se uma agulha flexível for utilizada, um cistoscópio com lente padrão de 0 ou 30 graus pode ser usado. O tamanho da agulha varia conforme a viscosidade do material de 3,7 a 5 Fr. A viscosidade do material também determina se a injeção do material será feita com uma seringa regular ou irá requerer uma seringa com rosca. Um cateter ureteral de 3-Fr pode ser introduzido para elevar a parede anterior do ureter e identificar o eixo ureteral. A agulha é inserida com o bisel voltado para cima em posição de 6 horas. A descrição original de O'Donnell e Puri sugere entrar a mucosa 2 a 3 mm distal à JUV e avançar a agulha no plano submucoso a uma distância de 4 a 5 mm. Para refluxos de alto grau e ureteres sem túnel submucoso, o grupo de Dublin sugeriu que a agulha fosse inserida diretamente dentro do ureter para aumentar o comprimento do ureter intravesical (Cherting

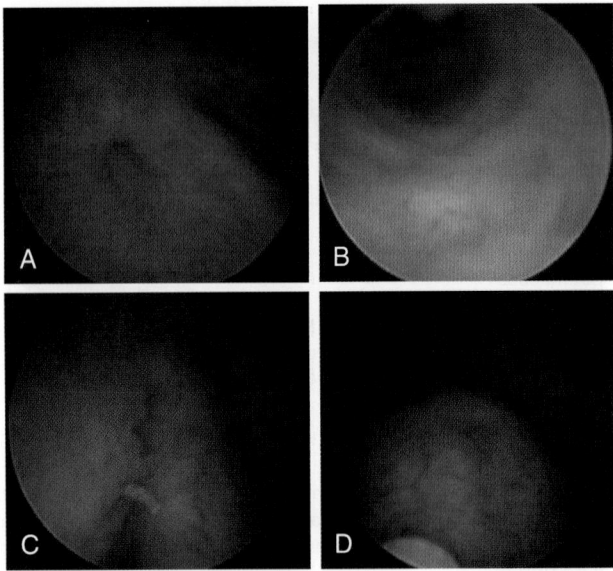

Figura 137-24. A técnica clássica de injeção subureteral de Teflon (STING). A, Aparência do meato antes da hidrodistensão (B). C, O ponto de entrada da agulha se situa 2 mm distal na posição de 6 horas. D, Aparência de vulcão após concluída a injeção.

QUADRO 137-1 Agentes Utilizados para Correção Endoscópica do Refluxo Vesicoureteral

MATERIAIS HETERÓLOGOS
Politetrafluoretileno (PTFE)
Colágeno bovino
Dimetil polissiloxano
Copolímero dextranômero hialurônico (Deflux)
Coaptite

MATERIAIS AUTÓLOGOS
Condrócitos
Gordura
Colágeno
Músculo

et al., 2002, 2003). Kirsch et al. (2004) popularizaram esta abordagem (implante submucoso com o ureter intramural) e relataram melhora dos resultados em todos os graus de refluxo comparada com a técnica clássica (92% vs. 79% dos ureteres). Eles, posteriormente, modificaram a técnica com adição de uma segunda injeção no interior do meato e a denominaram de técnica de implantação por hidrodistensão dupla (HIT), que resultou em melhora (93%) intermediária e resultados em longo prazo (Kalisvaart et al., 2012).

A acurácia do ponto de entrada e o posicionamento da agulha são componentes importantes para o sucesso do procedimento (Fig. 137-24). A punção incorreta pode não resultar em elevação adequada e, com isso, não dar suporte adequado para a JUV. Se a agulha requer reposicionamento, o material implantado pode extravasar do primeiro ponto de punção, resultando em falha do procedimento.

A injeção deve ser feita lentamente. Se a agulha está posicionada no plano submucoso, a elevação se torna aparente com a injeção inicial de 0,1 a 0,2 mL. Este é um ponto-chave no procedimento; a formação e o posicionamento insatisfatório da elevação após a injeção inicial é indicativo de que a ponta da agulha não está na posição devida. O reposicionamento da agulha afastando-a lentamente e avançando-a enquanto se injeta, rotacionando gentilmente o bisel (dependendo da localização lateral da elevação), irá auxiliar na obtenção do efeito desejável. Uma vez obtida a aparência de vulcão com o meato ureteral no topo, mais volume é injetado até que o meato adquira forma de crescente ou dividida. A forma da elevação obtida é tida como preditor significativo do resultado bem-sucedido. A obtenção de pápula em forma de vulcão foi associada com índice de sucesso de 87%, enquanto outras morfologias foram associadas com apenas 53% de índice de sucesso (Lavelle et al., 2005). Para a maior parte dos materiais, a agulha deve ser mantida em posição durante 1 minuto após a injeção para reduzir a extrusão do material no sítio da punção. Com Deflux este passo não é essencial. A bexiga é esvaziada e a elevação inspecionada com a bexiga vazia e cheia para assegurar que o suporte adequado do ureter é persistente. Raramente ocorre sangramento no ponto de punção. Isto é mais bem resolvido pelo esvaziamento da bexiga e aplicação de pressão suave com a ponta do cistoscópio até a parada do sangramento. A cauterização da área não é recomendada pois resulta em necrose da mucosa e extrusão do material injetado. No término do procedimento é instilada na uretra lidocaína gel; não é necessária drenagem por cateter. Em geral, a criança fica um curto espaço de tempo na sala de recuperação, seguido pela alta. Todas as atividades podem ser retomadas imediatamente.

Existe uma curva de aprendizado significativa com correção endoscópica do RVU (Kirsch et al., 2003). No estudo de Hertz et al. (2001) a importância da curva de aprendizado foi destacada. Nos primeiros 6 meses do seu estudo, o índice de sucesso foi de 46% em 18 crianças com 28 ureteres com refluxo. Nos outros 18 meses de estudo, a taxa de correção média foi de 93% em 56 crianças com 84 ureteres com refluxo após única injeção endoscópica. Embora a técnica seja bastante simples, uma vez aprendida, existem algumas nuances e detalhes que requerem atenção específica.

Seguimento

A criança é mantida com antibióticos profiláticos por 3 meses quando ultrassonografia e utretrocistografia são realizadas. Se o refluxo persistir, uma nova injeção pode ser considerada após 6 meses. Se não houve resolução, a cirurgia aberta é indicada.

A maioria dos estudos até o momento não mostrou dificuldade adicional na cirurgia aberta após a correção endoscópica com Deflux (Herz et al., 2001; Lackgren et al., 2001), mas alguns relataram dificuldades com outras substâncias. Na cirurgia aberta, o material injetado não é visto ou é encontrado bem encapsulado, porém se localiza no plano incorreto, podendo estar dentro ou fora da bexiga. O material é facilmente removido em bloco e o reimplante pode ser realizado sem dificuldade.

Materiais Utilizados para Correção Endoscópica do Refluxo Vesicoureteral

O material injetável ideal, deve ser atóxico e estável sem migração para órgãos vitais. Deve causar inflamação local mínima e, ao mesmo tempo, ser bem encapsulado por tecido fibroso normal. O material deve ser facilmente injetado com agulha longa, a qual passa com facilidade pela maioria dos instrumentos endoscópicos comuns. Deve ser viscoso o bastante para prevenir vazamento pelo sítio de punção e manter seu volume injetado, manter sua forma após o processo normal de troca e excreção com outras moléculas carreadoras.

Diversos agentes têm sido utilizados para correção endoscópica do RVU. Estes materiais podem ser classificados como **sintéticos ou biodegradáveis e autólogos ou não autólogos** (Quadro 137-1).

A preocupação quanto aos agentes sintéticos é sua migração, e com os agentes biodegradáveis sua durabilidade. A migração pode ocorrer por dois mecanismos. O primeiro, é a expansão do injetado que pode levar à ruptura de pequenos vasos na região do ureter distal e no trígono, resultando em migração do material para o intravascular. Partículas menores de 50 μm podem passar pelo leito vascular pulmonar alcançando a circulação sistêmica e outros órgãos do corpo. O segundo mecanismo de migração é por fagocitose das partículas injetadas por macrófagos teciduais ou monócitos da corrente sanguínea. O tamanho das partículas determinará se a fagocitose ocorrerá, pois, geralmente ocorre em partículas menores que 80 μm de diâmetro.

MATERIAIS HETERÓLOGOS

Pasta de Politetrafluoretileno (Pasta de Teflon)

O PTFE tem sido utilizado como componente de vários biomateriais e agentes injetáveis por muitos anos. É usado na composição de enxertos vasculares, válvulas/implantes cardíacos, suturas cirúrgicas, cirurgia plástica e telas para correção de hérnia (Monaghan e Meban, 1991; Godin et al., 1995; Sayers et al., 1998; Briguori et al., 2001). O Teflon também é usado como agente injetável para embolização de vasos (Weingarten e Kauffman, 1977), para injeção nas pregas vocais (Kasperbauer, 1995) e como agente de preenchimento na incontinência urinária (Politano, 1992).

Matouschek (1981) foi o primeiro a reportar o uso do Teflon como agente para correção de refluxo. O'Donnell e Puri (1984) e Chertin e Puri (2002) popularizaram esta técnica e relataram sua utilização em centenas de pacientes com acompanhamento em longo prazo (Puri, 1995; Chertin e Puri, 2002). Um grande ensaio multicêntrico europeu relatou acompanhamento de 10 anos de 6.216 ureteres e 4.166 crianças e demonstrou taxa de cura de 86% após uma a quatro injeções (Puri et al., 1995). O acompanhamento mais longo disponível é de Dublin; 247 pacientes tratados com Teflon com 11 a 17 anos de acompanhamento demonstraram uma taxa de sucesso sustentada de 95% com 5% de taxa de recorrência (Chertin e Puri, 2002).

O Teflon é relativamente barato, é viscoso e requer uma seringa grossa para injeção. Apesar da ampla utilização na Europa, o Teflon nunca obteve aprovação da FDA nos Estados Unidos devido à preocupação quanto à distância da migração das partículas de PTFE. Malizia demonstrou em estudos experimentais que as partículas podem migrar para linfonodos regionais e órgãos distantes, incluindo o pulmão e o cérebro (Malizia et al., 1984a, 1984b). Os achados de Malizia foram substanciados por diversos estudos clínicos confirmando a migração de partículas (Claes et al., 1989; Aaronson et al., 1993; Dewan e Fraundofer, 1996; Steyaert et al., 2000). Estima-se que a migração de partículas esteja ligada ao seu pequeno tamanho na pasta de Teflon, que varia de 4 a 100 μm, com 90% das partículas menores de 40 μm.

Com a disponibilidade de outros agentes injetáveis, presumidamente mais seguros, o PTFE caiu em desuso e foi abandonado.

Colágeno Bovino Cross-Linked

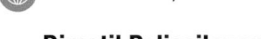
Acesse www.expertconsult.com para mais informações.

Dimetil Polissiloxano

Acesse www.expertconsult.com para mais informações.

Dextranômero e Copolímero Hialurônico

O copolímero dextranômero/hialurônico (DX/HA) (Deflux) é formado por microesferas de dextranômero com ligações cruzadas (80 a 250 μm de diâmetro) suspensas em um gel carreador de hialuronato de sódio. O DX/HA é biodegradável, o gel carreador é reabsorvível e as microesferas de dextranômero são encapsuladas por fibroblastos e crescimento de colágeno. O DX/HA perde aproximadamente 23% de seu volume após 3 meses (Sternberg e Lackgren, 1995).

Deflux foi primeiramente introduzido pelo grupo sueco da Sternberg e Lackgren (1995) e recebeu aprovação da FDA em 2001. Desde então, diversos estudos clínicos da Europa e dos Estados Unidos têm documentado índices de sucesso de 68% a 89% (Lackgren et al., 2001; Puri et al., 2003; Kirsch et al., 2004; Lavelle et al., 2005). A introdução do duplo HIT pelo grupo de Atlanta resultou em taxas de resolução do refluxo mais altas em 90% de 336 crianças (Kaye, 2012).

Em um estudo em longo prazo por Lackgren et al. (2001), 68% de 221 crianças nas quais foi utilizada a técnica clássica de STING e acompanhadas em média por 5 anos, mantiveram RVU grau I ou menor na última UCM. Não foram observados efeitos adversos significativos em longo prazo. O reimplante ureteral de resgate pode ser realizado após falha na correção endoscópica com DX/HA, geralmente sem dificuldade. O implante frequentemente é encontrado no espaço periureteral externo à bexiga e bem encapsulado, com pequenas alterações inflamatórias (Sparks, 2011).

Uma vantagem do DX/HA está no fato de ser um produto natural, facilmente administrado sem necessidade de uma seringa grossa por uma agulha mais fina. Ele é atualmente o agente preferido na correção endoscópica na maioria dos centros; entretanto, a durabilidade da correção do RVU com DX/HA ainda necessita de mais tempo de observação.

Hidroxiapatita de Cálcio

A hidroxiapatita cálcica (CaHA) (Coaptite; Bioform Medical, San Mateo, CA) é um material ósseo sintético. Suas partículas possuem forma esférica uniforme que variam de tamanho de 75 a 125 μm. O material é facilmente injetado com agulha calibre 21 sem necessidade de seringa grossa. Mevorach et al. (2002) apresentaram os resultados iniciais de um estudo clínico incluindo 98 pacientes e 155 ureteres com refluxo grau II a IV. O refluxo foi resolvido em 67% dos pacientes e 75% dos ureteres. Em uma recente série de casos da Universidade de Stanford o índice de sucesso por ureter foi mais baixo com CaHA (52%) do que com DX/HA (78%) (Ngo et al., 2013).

MATERIAIS AUTÓLOGOS

Gordura, colágeno, músculo e condrócitos foram avaliados como agentes de preenchimento. A principal vantagem destes agentes se deve ao fato de não serem materiais estranhos, mas sua óbvia desvantagem está na perda de volume observada (até 100% na gordura [Matthews et al., 1994]) e necessidade de retirada e expansão (no caso de condrócitos e músculo) antes da injeção. Os materiais autólogos se comportam como enxerto livre no sítio de injeção, então, a reabsorção do material não traz preocupação e pode ser responsável pelos resultados inconsistentes.

Outras Substância Injetáveis

Acesse www.expertconsult.com para mais informações.

Recorrência de Refluxo Vesicoureteral após a Correção Endoscópica

A incidência real da recorrência de RVU após a correção endoscópica bem-sucedida com qualquer material específico é difícil de ser determinada pois UCM não é repetida após o estudo negativo inicial, exceto no contexto de protocolo de pesquisa.

Apenas poucos estudos reportaram o acompanhamento em longo prazo com repetidas UCM além do estudo inicial negativo. Chertin et al. (2002) relataram uma taxa de recorrência de 5% utilizando Teflon com acompanhamento de até 17 anos. No Swedish Reflux Trial, 20% das crianças previamente tratadas com sucesso tiveram recorrência após 2 anos de acompanhamento (Holmdahl et al., 2010).

A maior recorrência com Deflux, um agente absorvível, não é inesperada. Contudo, na ausência de ITUs, a significância de se confirmar a ausência de RVU em longo prazo é pouco importante. Além disso, ainda que os materiais de preenchimento absorvíveis percam volume ou sejam completamente reabsorvidos com o tempo, a resolução do RVU pode ser mantida com o crescimento da criança e a maturação da JUV. O agente injetável pode ter apenas ganhado tempo para este processo ser concluído. A causa da recorrência de refluxo no adulto jovem não está adequadamente definida até o momento. Evidências mais recentes sugerem que crianças submetidas a correção endoscópica com história pré-injeção de ITUs febris múltiplas, DBI e cicatriz renal apresentam maior risco de infecções recorrentes e recorrência tardia de RVU apesar da UCM inicial negativa (Sedberry-Ross et al., 2008).

A correção endoscópica do RVU é uma alternativa razoável para crianças selecionadas para correção cirúrgica; entretanto, as famílias devem ser informadas das várias taxas de sucesso entre centros e que os resultados podem não ser duradouros.

Laparoscopia Aplicada à Correção do Refluxo

A abordagem laparoscópica para o reimplante ureteral deveria, teoricamente, ter as mesmas taxas de sucesso e durabilidade da cirurgia aberta, com menor morbidade. Três procedimentos foram tentados por via laparoscópica: o reimplante extravesical, a técnica de Gil-Vernet e o reimplante ureteral de Cohen.

Além do maior tempo operatório e da curva de aprendizagem, a experiência inicial com reimplante laparoscópico identificou desafios técnicos significativos na criação do túnel submucoso, na ausência de lesão do urotélio vesical e na realização de suturas. A maior destreza e a visualização sem igual dada por robôs facilita o reimplante laparoscópico; contudo, o atual tamanho do trocarte não é ideal para crianças menores. O contínuo aprimoramento da cirurgia de reimplante aberta, dispensando, mais recentemente, o uso de cateteres vesicais pós-operatórios e a necessidade de internações noturnas, colocará ainda mais o ônus sobre os proponentes da abordagem laparoscópica para melhor definir os candidatos ideais para o uso minimamente invasivo técnica.

PROCEDIMENTOS CIRÚRGICOS LAPAROSCÓPICOS

Procedimento de Gil-Vernet

Neste procedimento, a mucosa do trígono é incisada verticalmente e os dois ureteres são aproximados na linha média com uma única sutura submucosa. Este procedimento tem sido realizado por laparoscopia transvesical com sucesso limitado. Okamura et al. (1999) e Cartwright et al. (1996) relataram índices de sucesso de 59% e 62,5%, respectivamente. Acredita-se que a recorrência de refluxo seja devida à separação do trígono e ao deslocamento lateral dos ureteres. Este procedimento tem a menor taxa de sucesso entre as três técnicas laparoscópicas descritas e foi abandonado.

Reimplante Extravesical Laparoscópico

Em 1994 Ehrlich et al. descreveram pela primeira vez a técnica extravesical de Lich-Gregoir em abordagem transperitoneal (Ehrlich et al., 1994). Este é o procedimento mais comumente utilizado para correção laparoscópica do refluxo. Esta técnica possui uma curva de aprendizagem; as experiências iniciais descrevem desafios durante a dissecção do ureter, trauma do ureter, dificuldade na criação do túnel extravesical sem lesão ao urotélio e tempo operatório prolongado.

A separação do urotélio do detrusor é difícil por via laparoscópica porque a bexiga distendida protrui para o interior do espaço limitado pélvico e atrapalha a dissecção laparoscópica. Além disso, a habilidade de retrair adequadamente as bordas incisadas do detrusor criando uma passagem ampla é limitada pela exposição e os ângulos pelos quais os instrumentos são dispostos.

Diversas modificações desta técnica foram descritas por Lakshmanan e Fung (2000), levando a um procedimento mais efetivo com menor tempo operatório e resultados que se aproximam da cirurgia aberta.

Posicionamento do Trocarte

Um trocater de 5mm, é inserido pelo umbigo. Três trocartes adicionais são inseridos no abdome inferior ao longo da linha da incisão de Pfannenstiel, um no meio e os outros em ambas as extremidades.

Dissecção do Ureter

O ureter é mais bem identificado na borda superior da pelve e dissecado distalmente. O peritônio que o recobre é incisado transversalmente. Cateteres duplo J posicionados por cistoscopia anteriormente ao procedimento podem auxiliar a identificação do ureter em pacientes mais velhos. Uma vez identificado, ele pode ser segurado com pinças de Babcock e liberado dos tecidos circunjacentes. No sexo masculino, o peritônio deve ser dissecado caudalmente aos ductos deferentes de forma que os ductos possam ser afastados com o peritônio em direção cefálica. Um *loop* vascular ou afastador de Diamond-Flex pode reparar o ureter e ser usado como suporte.

Confecção do Túnel

É importante marcar a direção do túnel com eletrocautério enquanto a bexiga está parcialmente distendida e em posição normal. Um ponto de tração com Prolene 4-0 é feito na porção final proximal do túnel no detrusor. Este ponto passa pela parede abdominal em uma agulha reta e é usada para reparar temporariamente a bexiga. Em seguida, a agulha é exteriorizada novamente dando controle externo para obtenção da tensão desejada e elevação do detrusor. A incisão do detrusor é feita de proximal para distal. A serosa é aberta com cautério, mas a maior parte da dissecação deve ser feita com tesouras para prevenir lesões à inervação da bexiga, conforme descrito na discussão do reimplante extravesical aberto, anteriormente neste capítulo. A elevação do retalho de detrusor é mais difícil no procedimento laparoscópico e, por isso, uma dissecção tão longa quanto a feita na cirurgia aberta pode não ser realizada. A incisão continua para distal em torno do ureter, deixando as inserções distais intactas. A protrusão mucosa também não é tão evidente como na cirurgia aberta pois a bexiga muito está muito distendida e também pela compressão do pneumoperitônio.

Fechamento da Miotomia (Detrusorrafia)

O ureter é posicionado em seu novo túnel e uma sutura com Vicryl 3-0 é feita na sua porção terminal proximal para estabilizar o ureter e facilitar o fechamento do detrusor com suturas simples começando pelo meato ureteral distalmente. Suturas de ancoragem não são necessárias pois as inserções do ureter estão intactas.

Após concluída, a sutura de reparo da bexiga é solta e a mesma é cheia. O ureter é observado em seu novo túnel para confirmar a ausência de angulação ou torção. Uma sonda pode ser deixada na bexiga por 12 a 24 horas no pós-operatório.

A maior série de casos publicada é de Lakshmanan e Fung (2000), na qual 71 ureteres foram reimplantados laparoscopicamente. Precocemente nessa série, três lesões ureterais requereram reimplante aberto (dois casos) e duplo J (um caso) para drenar um urinoma. Os demais pacientes não tiveram refluxo ou obstrução.

Cirurgia Robótica

Apesar do relato bem-sucedido inicial da abordagem laparoscópica, sua utilização ampla foi limitada pelas significativas dificuldades técnicas e tempo operatório maior. Em 2004, Peters foi o primeiro a descrever a experiência inicial com reimplante ureteral laparoscópico assistido por robô (RALUR) na população pediátrica (Peters, 2004). Os maiores avanços da técnica robótica sobre a laparoscópica pura são a magnificação em 10x e visualização 3D, além de reduzir o desafio técnico de suturar em pequenos espaços. O cirurgião também se beneficia de melhor ergonomia no console robótico, no qual se senta durante o procedimento; isto é particularmente útil para procedimentos mais longos ou bilaterais (Lendvay, 2008).

Em uma série de casos mais recentes, os resultados do reimplante extravesical robótico se aproxima do índice de sucesso do procedimento aberto. Casale et al. (2008) relataram índice de sucesso de 97,6% em 41 pacientes utilizando a abordagem transperitonial assistida por robô. Uma atualização da experiência deles foi recentemente publicada (Kasturi et al., 2012), documentando taxa de resolução de refluxo de 99,3% em 150 pacientes com RVU bilateral grau III ou maior. A única falha foi um paciente com RVU bilateral grau V que reduziu para refluxo unilateral grau II, que foi posteriormente corrigido com terapia de injeção subureteral após um episódio de pielonefrite. Mais significante, neste grupo de 150 crianças com treinamento de toalete, nenhum paciente experimentou nova disfunção miccional. Em um estudo comparativo, foi reportado que a RALUR demonstrou redução da duração e uso de opioides frente à cirurgia aberta (Smith et al., 2011).

As atuais vantagens da RALUR sobre a abordagem laparoscópica são antecipadas pelo aprimoramento, melhora dos equipamentos e redução no tamanho do trocarte e do instrumental. Contudo, o custo do console, instrumentos e descartáveis associados a RALUR são significantemente mais altos e permanecem como principal limitação em muitos países.

Reimplante Ureteral Endoscópico Cruzado no Trígono

Para evitar a abordagem intraperitonelal e os desafios associados a pequena pelve infantil, outros grupos desenvolveram uma abordagem transvesical, similar ao reimplante ureteral a Cohen, utilizando insuflação com dióxido de carbono da bexiga (pneumobexiga).

Yeung et al. (2005) inicialmente descreveram o procedimento utilizando instrumentos laparoscópicos padrão. Peter e Woo (2005) publicaram um trabalho descrevendo uma técnica assistida por robô que facilitava a criação do túnel submucoso e da anastomose ureteral.

Posicionamento dos Trocartes

O paciente é colocado em posição supina com as pernas separadas permitindo acesso à uretra para cistoscopia e cateterização vesical intraoperatória. A cistoscopia é feita e a bexiga distendida com solução salina. Uma sutura percutânea de tração é passada ao nível da cúpula vesical durante a cistoscopia para reparar a parede vesical ao abdome e prevenir seu afastamento quando a incisão para inserção da câmera for feita. Yeung et al. (2005) descreveram o posicionamento de um ponto de aproximação em U, amarrado a um pequeno pedaço de tubo de borracha fora do abdome, para prevenir deslocamento do trocarte e vazamento de gás para o espaço extravesical. Após esta etapa, um trocarte de 5 mm é inserido sob visão cistoscópica. O cistoscópio é removido e um cateter uretral inserido. A insuflação com dióxido de carbono a 10 mmHg de pressão é iniciada e uma ótica de 5 mm e 30 graus é introduzida. Dois trocartes adicionais de 3 mm para trabalho são inseridos de cada lado da bexiga sob visão direta.

Dissecção do Ureter

Um segmento de 5 cm de uma sonda gástrica 5-Fr é inserida no ureter e fixada com sutura com Prolene 4-0. O cateter facilita o manuseio e a dissecação do ureter como descrito no procedimento aberto de Cohen. A mobilização ureteral se inicia com a usual incisão circunscrita utilizando o gancho (*hook*) do eletrocautério. Tesouras endoscópicas de 3 mm são usadas para criar o plano de dissecação iniciado na porção distal do ureter. A dissecção é conduzida de modo circunferencial a uma distância de 2 a 3 cm. O defeito muscular no meato ureteral é reparado antes da criação do túnel para reduzir o vazamento de gás utilizando suturas 4-0 absorvíveis.

Criação do Túnel Submucoso

Uma incisão é feita com o *hook* na região do novo meato ureteral através da parede posterior da bexiga. O túnel submucoso é iniciado a partir do meato antigo em direção ao novo meato usando endotesouras finas. Uma pinça fina é introduzida pelo novo meato e a sonda é usada para puxar o ureter pelo túnel.

Neocistostomia Ureteral

O ureter é espatulado na posição de 6 horas e anastomosado em sua nova localização com suturas simples 6-0. Peters e Woo (2005) descreveram o uso do robô para facilitar a delicada sutura laparoscópica e melhorar a eficiência do procedimento. O ponto de entrada dos trocartes na bexiga são suturados e um cateter uretral deixado por 24 horas. A resolução do refluxo foi demonstrada em 15 de 16 pacientes em uma série de casos publicado por Yeung et al. (2005) e em cinco de seis pacientes na série publicada por Peters e Woo (2005). Fornecendo uma descrição detalhada das nuances da técnica vesicoscópica, Jayanthi e Patel (2008) relataram um índice de sucesso de 94% em uma série maior com 103 pacientes, 10 dos quais não tiveram sucesso com a injeção endoscópica. Três pacientes foram convertidos para cirurgia aberta no início de seus estudos. Dos 77 pacientes que foram submetidos a cistografia pós-operatória, a resolução do refluxo foi confirmada em 72 de 77 (94%). As falhas ocorreram nos primeiros 30 pacientes do estudo, sem falhas relatadas nos últimos 47 pacientes.

Embora a cirurgia aberta de correção do refluxo ainda seja o padrão-ouro, quando comparada com as abordagens endoscópicas e laparoscópicas, os avanços técnicos e a melhora dos resultados obtidos utilizando as técnicas minimamente invasivas estão gradualmente se tornando mais entusiasticamente defendidas.

PONTOS-CHAVE: TRATAMENTO CIRÚRGICO

- Exclua refluxo secundário.
- O índice de sucesso da correção cirúrgica aberta é bastante alto.
- A adequada mobilização ureteral e proteção do suprimento sanguíneo ureteral é essencial.
- Um túnel submucoso amplo deve ser confeccionado.
- Atenção para evitar angulação e torção.
- É importante atentar para o suporte muscular.
- A mucosa vesical deve ser manipulada cuidadosamente.
- Sempre considere disfunção vesical e/ou intestinal no pré-operatório, assim como em todos os casos de refluxo persistente ou recorrente.
- Até que estudos prospectivos apropriados provem o contrário, as indicações de correção do refluxo são as mesmas, independentemente da abordagem planejada ser aberta, endoscópica, laparoscópica ou robótica.

REFERÊNCIAS

Para consultar a lista completa de referências, acesse www.expertconsult.com.

LEITURA SUGERIDA

Arant BS Jr. Medical management of mild and moderate vesicoureteral reflux: followup studies of infants and young children. A preliminary report of the Southwest Pediatric Nephrology Study Group. J Urol 1992;148:1683-7.

Birmingham Reflux Study Group. Prospective trial of operative versus non-operative treatment of severe vesicoureteric reflux in children: five years' observation. Birmingham Reflux Study Group. Br Med J (Clin Res Ed) 1987;295:237-41.

Brandström P, Esbjorner E, Herthelius M, et al. The Swedish reflux trial in children. I. Study design and study population characteristics. J Urol 2010;184:274-9.

Brandström P, Esbjorner E, Herthelius M, et al. The Swedish reflux trial in children. III. Urinary tract infection pattern. J Urol 2010;184:286-91.

Brandström P, Neveus T, Sixt R, et al. The Swedish reflux trial in children. IV. Renal damage. J Urol 2010;184:292-7.

Connolly LP, Zurakowski D, Connolly SA, et al. Natural history of vesicoureteral reflux in girls after age 5 years. J Urol 2001;166:2359-63.

Cooper CS, Chung BI, Kirsch AJ, et al. The outcome of stopping prophylactic antibiotics in older children with vesicoureteral reflux. J Urol 2000;163:269-72. discussion 272-3.

Edwards D, Normand IC, Prescod N, et al. Disappearance of vesicoureteric reflux during long-term prophylaxis of urinary tract infection in children. Br Med J 1977;2:285-8.

Farhat W, McLorie G, Geary D, et al. The natural history of neonatal vesicoureteral reflux associated with antenatal hydronephrosis. J Urol 2000;164:1057-60.

Ferrer FA, McKenna PH, Hochman HI, et al. Results of a vesicoureteral reflux practice pattern survey among American Academy of Pediatrics. Section on Pediatric Urology members. J Urol 1998;160:1031-7.

Hodson CJ, Maling TM, McManamon PJ, et al. The pathogenesis of reflux nephropathy (chronic atrophic pyelonephritis). Br J Radiol 1975;(Suppl. 13):1-26.

Hohenfellner K, Hunley TE, Yerkes E, et al. Angiotensin II, type 2 receptor in the development of vesico-ureteric reflux. BJU Int 1999;83:318-22.

Holmdahl G, Brandström P, Läckgren G, et al. The Swedish reflux trial in children. II. Vesicoureteral reflux outcome. J Urol 2010;184:280-5.

Kaefer M, Curran M, Treves ST, et al. Sibling vesicoureteral reflux in multiple gestation births. Pediatrics 2000;105:800-4.

Koff SA, Campbell K. Nonoperative management of unilateral neonatal hydronephrosis. J Urol 1992;148:525-31.

Lebowitz RL, Olbing H, Parkkulainen KV, et al. International system of radiographic grading of vesicoureteric reflux. International Reflux Study in Children. Pediatr Radiol 1985;15:105-9.

Majd M, Rushton HG, Chandra R, et al. Technetium-99m-DMSA renal cortical scintigraphy to detect experimental acute pyelonephritis in piglets: comparison of planar (pinhole) and SPECT imaging. J Nucl Med 1996;37:1731-4.

Olbing H, Smellie JM, Jodal U, et al. New renal scars in children with severe VUR: a 10-year study of randomized treatment. Pediatr Nephrol 2003;18:1128-31.

Podesta ML, Castera R, Ruarte AC. Videourodynamic findings in young infants with severe primary reflux. J Urol 2004;171:829-33. discussion 833.

Ransley PG, Risdon RA. The pathogenesis of reflux nephropathy. Contrib Nephrol 1979;16:90-7.

Roberts JA. Vesicoureteral reflux and pyelonephritis in the monkey: a review. J Urol 1992;148:1721-5.

Sillen U, Brandström P, Jodal U, et al. The Swedish reflux trial in children: V. Bladder dysfunction. J Urol 2010;184:298-304.

Smellie JM. Reflections on 30 years of treating children with urinary tract infections. J Urol 1991;146:665-8.

Tamminen-Mobius T, Brunier E, Ebel KD, et al. Cessation of vesicoureteral reflux for 5 years in infants and children allocated to medical treatment. The International Reflux Study in Children. J Urol 1992;148:1662-6.

138 Anomalias da Bexiga Urinária em Crianças

Dominic Frimberger, MD e Bradley P. Kropp, MD, FAAP, FACS

Desenvolvimento da Bexiga e do Úraco

Classificação das Anomalias Vesicais

Conclusão

Embora as anomalias do trato urogenital estejam entre as malformações antenatais mais comumente diagnosticadas, a incidência de anomalias vesicais congênitas é baixa (Carrera et al., 1995). **Além disso, as anomalias vesicais muitas vezes são resultantes de obstrução infravesical ou parte de um distúrbio mais grave, em vez de uma verdadeira malformação estrutural isolada.** Anomalias vesicais podem ser graves, causar obstrução urinária e até levar à insuficiência renal. A detecção e a intervenção precoces são essenciais para evitar futura descompensação do trato geniturinário. As anomalias podem ser detectadas no período pré ou pós-natal por ultrassonografia, mas um diagnóstico definitivo frequentemente requer exames miccionais. Este capítulo revisa anormalidades vesicais congênitas nos períodos pré e pós-natal, concentrando-se nas malformações não causadas por obstrução infravesical. O capítulo inclui uma discussão sobre a manifestação inicial, o diagnóstico e as opções atuais de tratamento para as diferentes entidades, e uma classificação baseada nas manifestações pré e pós-natais de anomalias vesicais.

DESENVOLVIMENTO DA BEXIGA E DO ÚRACO

O conhecimento abrangente do desenvolvimento embriológico da bexiga e do úraco é obrigatório para interpretar corretamente os achados pré e pós-natais e para aconselhamento dos pais quanto ao manejo ideal e mais adequado.

Entre a 4ª e a 6ª semana de gestação, o septo urorretal divide a cloaca endodérmica em um seio urogenital ventral e um reto dorsal. A parte cranial do seio urogenital é contínua com a alantoide e desenvolve-se em bexiga e uretra pélvica. A porção caudal dá origem à uretra peniana no homem e à vagina distal na mulher. Ao contrário do que ocorre no sexo masculino, a uretra feminina inteira deriva da parte cranial do seio urogenital. A câmara alantoide desenvolve-se como uma cavidade extraembrionária a partir do saco vitelínico e liga-se à porção cranioventral da cloaca, a futura bexiga. Por volta do 4° ao 5° mês de gestação, conforme a bexiga desce para a pelve, o ducto alantoico e a cloaca ventral involuem. A descida provoca alongamento do ducto alantoide, porque ele não cresce com o embrião. Este tubo fibromuscular epitelizado continua a estreitar-se até que se oblitera em um grosso cordão fibroso, o úraco (Moore, 1982). O úraco obliterado torna-se o ligamento umbilical mediano e liga o ápice da bexiga ao umbigo (Nix et al., 1958).

Achados Ultrassonográficos Antenatais Normais da Bexiga

A bexiga fetal manifesta-se no interior da pelve como uma estrutura elíptica preenchida com líquido anecoico. Ela é delimitada lateralmente pelas artérias umbilicais. Os ossos púbicos assinalam a margem anterior e o retossigmoide, a margem posterior. A espessura da parede vesical não deve exceder 3 mm e a mucosa e a musculatura apresentam ecogenicidade similar à de outras estruturas pélvicas (McHugo e Whittle, 2001). **Em aproximadamente 50% dos casos a bexiga pode ser visualizada na pelve fetal na 10ª semana de gestação, simultaneamente com o início da produção de urina** (Green e Hobbins, 1988). **O índice de detecção aumenta com a idade fetal para 78% com 11 semanas, 88% com 12 semanas e quase 100% com 13 semanas** (Rosati e Guariglia, 1996). Em comparação com a ultrassonografia abdominal, a ultrassonografia transvaginal amplia a qualidade das imagens obtidas, bem como o índice de detecção. A bexiga fetal esvazia-se a cada 15 a 20 minutos; portanto, é obrigatório um segundo exame ultrassonográfico do mesmo quadro em caso de não visualização da bexiga. O diâmetro vesical aumenta durante o primeiro trimestre, mas não deve exceder 6 a 8 mm.

O sexo fetal, a quantidade de líquido amniótico e o aspecto do cordão umbilical tornam-se cada vez mais importantes na interpretação e no diagnóstico diferencial dos achados vesicais anormais. É difícil determinar o sexo fetal antes da 14ª semana e esta determinação não deve basear-se na presença ou ausência de um falo, mas na visualização dos testículos (Efrat et al., 1999). A mensuração do líquido amniótico como indicador de produção de urina fetal é um elemento essencial em cada uma das ultrassonografias antenatais. Até 16 semanas de gestação o líquido amniótico é essencialmente compatível com transudato placentário, momento em que se torna predominantemente urina fetal (Takeuchi et al., 1994). O cordão umbilical deve conter duas artérias e uma veia, sem evidência de um úraco cheio de líquido (Bronsthein et al., 1990).

CLASSIFICAÇÃO DAS ANOMALIAS VESICAIS

Anomalias vesicais podem manifestar-se como achados anormais durante ultrassonografia pré-natal, como sintomas pós-natais ou em uma investigação diagnóstica não relacionada.

É difícil classificar tais anomalias, devido à grande variedade de malformações possíveis, de sua incidência relativamente baixa e da associação comum com outras anomalias congênitas. Desta forma, parece razoável classificar as diferentes apresentações em dois grupos principais:
- Detectada no período pré-natal
  - Dilatada
  - Não dilatada
- Detectada no período pós-natal
  - Anormalidades uracais
  - Divertículo vesical
  - Duplicação vesical
  - Outras anomalias vesicais

Anomalias Vesicais Detectadas no Período Pré-natal

A bexiga fetal pode aparecer dilatada, hipoplásica ou ausente no exame ultrassonográfico. Se a bexiga estiver dilatada, a condição pode ser devida à obstrução ou causada por esvaziamento vesical incompleto, sem evidências de obstrução mecânica. Em condições não dilatadas, a bexiga está completamente ausente ou é irreconhecível como estrutura cheia de líquido devido à formação incompleta.

Bexiga Fetal Dilatada

No primeiro trimestre, a bexiga fetal é considerada dilatada se estiver com mais de 7 mm na ultrassonografia. Se nos exames ultrassonográficos subsequentes a bexiga continuar a reter urina e esta não mostrar evidências de esvaziamento cíclico, deve-se suspeitar de obstrução. Se o líquido amniótico não aumentar, pode ser um indício de progressão para oligoidrâmnio. **A determinação do sexo da criança é muito importante devido à predominância do sexo masculino em certas condições e doenças, como válvula de uretra posterior ou síndrome da barriga em ameixa (*Prune-belly*).** Pode ser difícil distinguir *in utero* se a dilatação é causada por obstrução. Em um estudo retrospectivo, Kaefer et al. (1997) descreveram 15 pacientes com dilatação acentuada *in utero*, oito deles com obstrução e sete sem obstrução. Todos os pacientes com obstrução apresentaram oligoidrâmnio, de moderado a grave, e acentuado aumento da ecogenicidade renal, enquanto todas as bexigas não obstruídas, exceto uma, apresentaram níveis normais de líquido amniótico e ecogenicidade renal normal. Portanto, fetos com dilatação não obstrutiva parecem eliminar urina suficiente para manter a função renal e níveis adequados de líquido amniótico durante toda a gestação (Mandell et al., 1992).

Dilatação Causada por Obstrução

Anomalias Uretrais e Obstrução Externa do Esvaziamento Vesical. Dilatações da bexiga fetal causadas por obstruções anatômicas devem-se principalmente a anomalias uretrais ou obstrução externa. Anomalias uretrais incluem estenoses uretrais congênitas, válvulas de uretra posterior e anterior, e atresia uretral. A compressão da região da saída da bexiga pode ser causada por siringoceles obstrutivas, teratoma sacrococcígeo ou neuroblastoma pélvico, uma mielomeningocele sacral anterior ou anomalias retais. As alterações vesicais observadas devem-se à obstrução mecânica e afetam o desenvolvimento fetal em um momento crítico, o que pode levar à hipertrofia e remodelação da parede vesical (Pagon et al., 1979; Beasley et al., 1988; Stephens e Gupta, 1994).

Dilatação sem Obstrução

Síndrome de Prune-Belly e Disfunção Vesical Neurogênica. Pacientes acometidos não demonstram quaisquer sinais de obstrução em exames miccionais ou avaliações citoscópicas realizadas no período pós-natal, exceto quando também há atresia uretral. Neste caso, a apresentação é similar à de pacientes com válvula de uretra posterior. Todavia, é possível que a bexiga amplamente dilatada, como na síndrome de Prune-Belly, seja causada por uma obstrução transitória *in utero* e, em alguns casos, a presença da atresia uretral tem sido observada com síndrome de Prune-Belly. Outra possibilidade para a distensão é a presença de um distúrbio neurológico, incapacitando o esvaziamento da bexiga *in utero*.

Megabexiga Congênita

O termo *megabexiga* é frequentemente utilizado para descrever qualquer condição que leve a uma bexiga fetal distendida *in utero*, sem referência à causa da dilatação. Historicamente, acreditava-se que a megabexiga congênita fosse causada por obstrução do colo vesical, levando a um refluxo vesicoureteral bilateral (RVU) maciço e a uma parede vesical fina (Williams, 1957; Paquin et al., 1960). Os autores que as descreveram identificaram ainda que intervenções cirúrgicas no nível do colo vesical não alteraram a evolução futura. Harrow (1967) reanalisou o assunto e reconheceu que todos os pacientes apresentavam uretras normais e esvaziamento completo da bexiga em cistouretrografia miccional (CUM). **Portanto, o refluxo observado não é um efeito posterior à obstrução, mas sim a causa da dilatação vesical a partir da recirculação contínua da urina entre o trato superior e a bexiga** (Harrow, 1967). Atualmente, megabexiga congênita é definida como uma bexiga de parede fina, dilatada, com trígono amplo e mal desenvolvido. Os orifícios ureterais amplamente abertos são deslocados muito lateralmente, causando refluxo maciço (Fig. 138-1). A contratilidade vesical é normal, embora a maior parte da urina reflua para os ureteres a cada micção. Não são descritas anormalidades neurogênicas. Os pacientes, em sua maioria, são identificados no período pré-natal e, após o nascimento, devem ser mantidos em antibioticoterapia profilática (Mandell et al., 1992). A

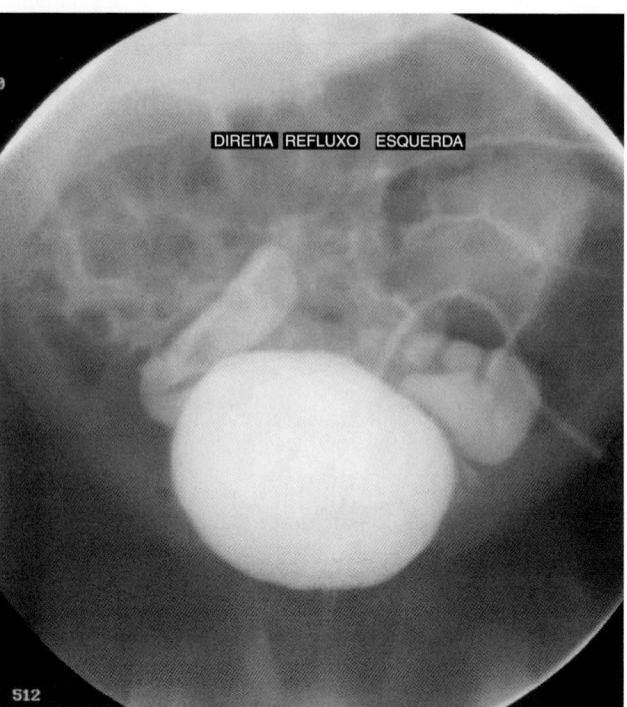

Figura 138-1. **Megabexiga.** Imagem de vesicoureterografia de megabexiga congênita com refluxo associado.

correção do refluxo frequentemente restaura a dinâmica excretória normal e deve ser realizada após 6 meses de vida. Pode ser realizada cistoplastia redutora, mas esta normalmente é desnecessária (Burbige et al., 1984). Embora a bexiga seja grande o suficiente para acomodar os ureteres afunilados mesmo em um bebê novo, a operação pode ser bem difícil devido à finura da parede vesical. Válvulas de uretra anterior também foram associadas à megabexiga, com melhora após ressecção da válvula (Confer et al., 2010).

Megabexiga congênita tem sido identificada em associação com síndrome de microcólon-hipoperistaltismo intestinal. Esta síndrome é um distúrbio congênito raro, caracterizado por bexiga dilatada, não obstrutiva e hipoperistaltismo do trato gastrintestinal (GI). Pode ser reconhecida em ultrassonografia antenatal pela aparência de uma bexiga amplamente dilatada. Esta síndrome foi relatada principalmente em meninas e geralmente é considerada letal (Srikanth et al., 1993; Lashley et al., 2000). Até o momento, apenas 10 pacientes sobreviveram ao primeiro ano de vida e quase todos precisaram de nutrição parenteral. Uma vez identificada após o nascimento, a bexiga distendida requer drenagem por cateterização intermitente ou confecção de vesicostomia. Dados de longo prazo sobre o trato urinário não estão disponíveis, devido ao curto tempo de vida dos pacientes (Bloom e Kolon, 2002).

Bexiga Fetal não Dilatada ou Ausente

Para diagnosticar verdadeiramente uma bexiga fetal ausente por ultrassonografia deve-se repetir o exame após 15 a 20 minutos, para descartar que o feto não tenha simplesmente esvaziado a bexiga.

Extrofia Vesical e Cloacal. Condições de extrofia vesical caracterizam-se pela presença de apenas um molde da bexiga. Portanto, pode ser suspeitada na ausência de enchimento normal da bexiga durante ultrassonografia fetal. A extrofia vesical pode ser distinguida de agenesia vesical pelo molde da bexiga na parede abdominal inferior que, juntamente com o nível do líquido amniótico, permanece normal durante toda a gestação (Mirk et al., 1986; Gearhart et al., 1995).

Hipoplasia vesical. A bexiga pode estar hipoplásica em consequência de enchimento ou armazenamento inadequado de urina durante a vida fetal. Embora seja formada durante o desenvolvimento do feto e possa ser detectada durante toda a gestação por ultrassonografia antenatal, a bexiga nunca atinge uma capacidade adequada. Todas as condições causadas por resistência vesical inadequada (p. ex., epispádias graves), defeitos de separação (p. ex., anormalidades do seio urogenital), anormalidades do desenvolvimento renal (p. ex., displasia ou agenesia renal bilateral) ou urina desviando-se da bexiga (p. ex., ectopia ureteral), podem levar ao subdesenvolvimento da bexiga fetal. Algumas dessas bexigas crescem assim que a malformação é corrigida; todavia, para atingir a capacidade adequada geralmente requer posterior ampliação vesical (Gearhart, 2002).

Agenesia Vesical. O desenvolvimento embriológico da agenesia vesical continua difícil de explicar. A divisão da cloaca em seio urogenital e *anorectum* aparentemente é normal, pois em geral a porção terminal do intestino é normal. Portanto, o defeito pode ser devido à atrofia da parte cranial do seio urogenital ou a uma falha em incorporar os ductos mesonéfricos e ureteres no trígono (Krull et al., 1988). A ausência da bexiga frequentemente está associada a anomalias neurológicas, ortopédicas ou a outras anomalias urogenitais, como displasia ou agenesia renal ou ausência de próstata, vesículas seminais, pênis e vagina (Aragona et al., 1988). É uma anomalia raríssima: apenas 16 nascimentos vivos foram relatados entre os 45 casos conhecidos na bibliografia de língua inglesa. Todos, exceto dois, eram meninas (Adkes et al., 1988; Gopal et al., 1993; Di Benedetto et al., 1999). O defeito só é compatível com a vida se os ureteres drenarem de forma ectópica em estruturas *müllerianas* normalmente desenvolvidas, em meninas; ou no reto, em meninos. Em bebês que sobrevivem, o diagnóstico pode ser confirmado por pielografias retrógradas através das aberturas ectópicas. A função renal pode ser preservada após a criação de uma ureterossigmoidostomia ou um estoma externo (Glenn, 1959; Berrocal et al., 2002).

> **PONTOS-CHAVE: ANOMALIAS VESICAIS DETECTADAS NO PRÉ-NATAL**
>
> - Anomalias vesicais detectadas no período pré-natal podem ser classificadas em anomalias dilatadas e não dilatadas
> - Bexigas dilatadas podem ser causadas por obstrução anatômica ou funcional. Comumente são associadas a anomalias graves, frequentemente são a causa de oligoidrâmnio e podem exigir intervenção fetal ou pós-natal imediata para evitar morte fetal.
> - Anomalias não dilatadas estão associadas às formas mais graves de malformações urológicas congênitas, tais como extrofia vesical e cloacal. Em geral são encontrados níveis normais de líquido amniótico.
> - Agenesia de bexiga só é compatível com a vida se os ureteres drenarem ectopicamente.

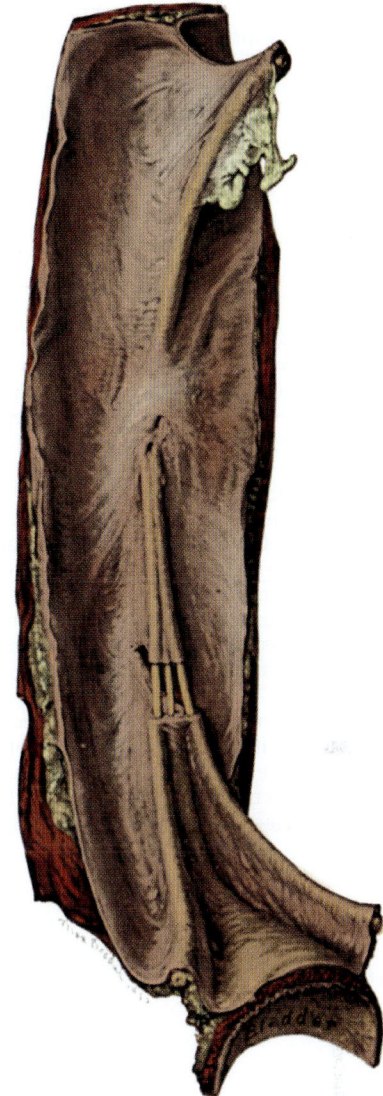

Figura 138-2. Anatomia do úraco. (De Cullen TS. Embryology, anatomy and diseases of the umbilicus. Philadelphia: Saunders; 1916.)

Anomalias Vesicais Detectadas no Período Pós-natal

As malformações deste grupo podem ser diagnosticadas por ultrassonografia antenatal. Todavia, a maior parte dos pacientes é diagnosticada no período pós-natal em virtude de doença sintomática ou durante investigação de uma doença não relacionada. As malformações incluídas no grupo detectado no período pré-natal em geral afetam gravemente o desenvolvimento fetal, frequentemente estão associadas a outras malformações e requerem intervenções pré ou pós-natais. Por outro lado, defeitos detectados no período pós-natal normalmente não afetam o desenvolvimento fetal e, em geral, podem ser tratados com medidas conservadoras ou com uma única intervenção cirúrgica. Anomalias vesicais são suspeitadas no bebê ou na criança em casos de infecções do trato urinário, hematúria, dificuldades miccionais, malformações anatômicas e massas palpáveis ou drenagem umbilical.

Anomalias Uracais

Conhecer o desenvolvimento embriológico do úraco e sua localização única é a chave para entender anomalias uracais congênitas. O úraco localiza-se na região pré-peritoneal, no centro de um espaço piramidal. Este espaço é revestido pelas artérias umbilicais obliteradas, com sua base sobre a cúpula anterior da bexiga e a ponta dirigida para o umbigo (Fig. 138-2). O úraco tem comprimento que varia de 3 a 10 cm. Apresenta diâmetro de 8 a 10 mm e pode conectar-se a uma ou ambas as artérias umbilicais obliteradas. Microscopicamente, podem ser identificadas três camadas. Uma camada interna, que consiste em células cuboides ou de transição, cercada por uma camada de tecido conectivo. Uma camada de músculo liso, contínua com o músculo detrusor, compõe a camada externa. Como o úraco é cercado por uma fáscia umbilicovesical, os processos de doença normalmente permanecem contidos dentro do espaço piramidal (Hammond et al., 1941). O úraco pode permanecer completamente aberto ou parcialmente obliterado, levando à formação de estruturas císticas em qualquer local ao longo de seu curso.

Ashley et al. (2007) examinaram os registros médicos de 176 pacientes diagnosticados com anomalia uracal e resquícios do úraco foram encontrados em 46 crianças e 130 adultos. Crianças apresentaram principalmente drenagem umbilical ao exame físico e 74% foram submetidas a excisão. Entre os adultos, 66% apresentavam hematúria ou dor, e 90% foram submetidos a excisão. O tratamento cirúrgico em crianças consistiu na simples ablação, enquanto mais de 50% dos adultos precisaram de cistectomia parcial ou radical devido à malignidade. Os autores concluíram que anomalias uracais manifestam-se e progridem de modo diferente em populações pediátricas e adultas, e recomendaram excisão do úraco na primeira infância para evitar problemas posteriores ou formação de câncer. **Não houve evidência relatada de que um resquício uracal persistente na infância fosse a causa de posterior desenvolvimento de câncer** (Ashley et al., 2007). Galati et al. (2008) relataram 23 crianças com resquícios uracais, entre as quais 10 foram submetidas à excisão por causa de problemas sintomáticos. Em seu protocolo de tratamento, resquícios assintomáticos são manejados com exames

físicos e ultrassonográficos. **Esses autores verificaram que é provável que ocorra resolução espontânea com manejo não operatório em pacientes com menos de 6 meses.** No entanto, se os sintomas persistirem ou o resquício não se resolver após 6 meses de vida, recomendam excisão. Quatro anomalias uracais diferentes têm sido descritas (Fig. 138-3):
1. Úraco patente (50%)
2. Seio uracoumbilical (15%)
3. Cisto uracal (30%)
4. Divertículo vesicouretral (3% a 5%)

Úraco Patente

Úraco patente é explicado pela não descida da bexiga ou, mais comumente, por uma falha do canal do úraco, revestido de epitélio, em obliterar-se (Gearhart, 2002). Obstrução vesical durante o desenvolvimento fetal tem sido apontada como responsável pela permanência tubular do úraco. No entanto, o fato de a permeabilidade uracal frequentemente estar ausente em bexigas gravemente obstruídas *in utero*, lança dúvidas sobre essa teoria. Além disso, apenas 14% dos pacientes com úraco patente apresentam confirmação pós-natal de obstrução vesical *in utero* (Schrenck e Campbell, 1972; Mesrobian et al., 1997). É possível que a obliteração do úraco possa ser independente do nível de distensão vesical. Portanto, a causa para a drenagem a partir do umbigo pode ser retubularização, em vez de patência primária. Esta teoria é apoiada por relatos de fístulas urinárias umbilicais em obstruções vesicais adquiridas mais tarde (Schubert et al., 1983; Berman et al., 1988).

Suspeita-se de um úraco patente no período neonatal pela drenagem contínua ou intermitente de líquido pelo umbigo. Os microrganismos mais comumente isolados a partir de culturas oriundas de drenagem umbilical incluem *Staphylococcus aureus*, *Escherichia coli*, *Enterococcus* spp., *Citrobacter* spp. e, raramente, *Proteus* spp. (Mesrobian et al., 1997). Outras manifestações incluem um umbigo ampliado ou edematoso e cicatrização tardia do coto do cordão umbilical (Razvi et al., 2001; Schiesser et al., 2003). O diagnóstico é confirmado pela demonstração do canal cheio de líquido em ultrassonografia longitudinal ou pelo enchimento de contraste em fistulografia retrógrada ou CUM (Fig. 138-4) (Mesrobian et al., 1997). Exames de tomografia computadorizada (TC) podem auxiliar o diagnóstico, mas normalmente dependem do estado de enchimento da bexiga. É importante diferenciar a condição de ducto onfalomesentérico patente. A presença de ambas as anomalias no mesmo paciente é rara (Mendoza et al., 1968).

O manejo de um úraco infectado com formação de abscesso inclui drenagem inicial sob a cobertura de antibióticos. Uma vez reduzida a infecção, é necessário realizar excisão completa do úraco patente, incluindo um manguito de bexiga (Nix et al., 1958). É importante remover todo o tecido anômalo. Este procedimento evita recidivas ou a formação de cálculos, e previne o raro evento de transformação posterior em adenocarcinoma maligno (Blichert-Toft e Nielson, 1971; Sheldon et al., 1984; Goldman et al., 1988; Upadhay e Kukkady, 2003).

Tradicionalmente, o úraco patente é excisado por cirurgia através de uma incisão transversal infraumbilical ou na linha média. Antes da cirurgia, utiliza-se uma sonda foley para distender a bexiga. Em bebês é sempre possível realizar uma pequena incisão transversal subumbilical, porque a cúpula da bexiga ainda é alta. Uma sonda nasogástrica ou cateter pequeno é colocado dentro do úraco patente para melhor identificação intraoperatória. Por razões cosméticas, o úraco pode ser excisado de maneira circunscritiva, sem remover o umbigo. Incisa-se a fáscia retal longitudinalmente, afastam-se os músculos e identifica-se a cúpula vesical. Identifica-se e isola-se o úraco, e coloca-se um cadarço vascular (*vessel loop*). A dissecção continua de maneira extraperitoneal na direção do umbigo até que a porção umbilical previamente excisada esteja livre e possa

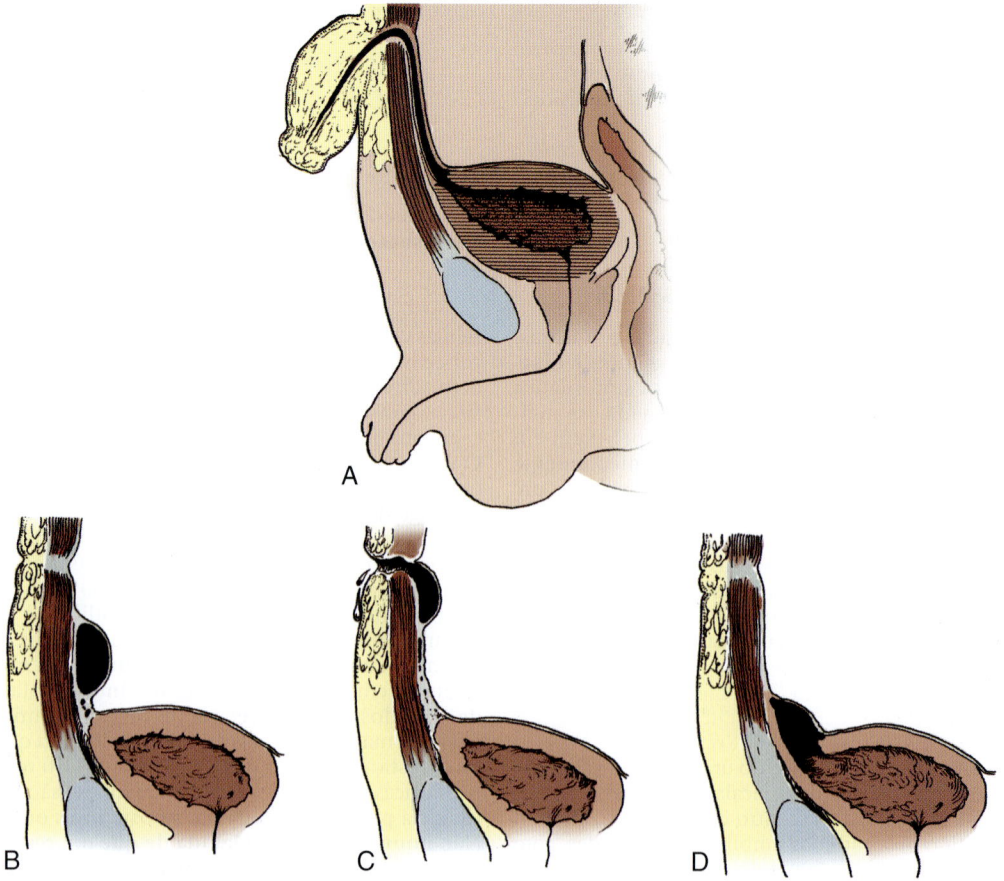

Figura 138-3. Anomalias uracais. A, Úraco patente. **B,** Cisto uracal. **C,** Seio uracoumbilical. **D,** Divertículo vesicouracal.

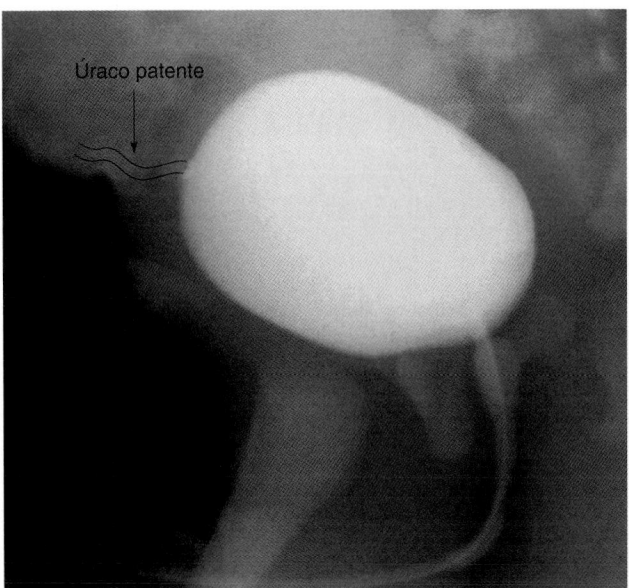

Figura 138-4. **Úraco patente.** Imagem de vesicoureterografia de úraco patente em um recém-nascido. Enchimento retrógrado contrastado do canal patente com acúmulo do contraste no umbigo.

ser puxada para o campo cirúrgico e removida em seguida. Um manguito de bexiga incluindo a inserção do úraco é marcado e excisado por eletrocoagulação. A bexiga é fechada de forma hermética em duas camadas. O cateter pode ser deixado no local durante a noite e removido na manhã seguinte.

Alternativamente, resquícios do úraco podem ser removidos por laparoscopia. Este procedimento pode ser feito até mesmo em crianças com menos de 6 meses (Fahlenkamp et al., 1995; Cadeddu et al., 2000; Khurana e Borzi, 2002). Khurana e Borzi (2002) descreveram sua experiência laparoscópica com quatro crianças entre 5 meses e 10 anos e verificou-se que o procedimento é seguro em crianças de todas as idades. Em relação à técnica, os autores sugeriram uma abordagem com três portais, com o portal da câmera na linha média, entre o umbigo e a xifoide, e dois portais de trabalho de cada lado do quadrante superior. Turial et al. (2007) relataram 27 crianças com média de idade de 4,7 anos. No início de sua série, os autores inseriam o portal da câmera no umbigo, com os portais de trabalho no abdome superior direito e esquerdo. Posteriormente, preferiram colocar a câmera na parede abdominal inferior esquerda, com portais de trabalho de 2 mm no abdome superior e inferior esquerdo, para melhor visualização do úraco no umbigo. Os autores relataram não haver complicações intra ou pós-operatórias, nenhuma recidiva e um tempo operatório médio de 35 minutos. A vantagem da técnica laparoscópica é a boa visualização do trajeto do úraco e da cúpula vesical. No entanto, técnicas laparoscópicas exigem abordagem intra-abdominal e apresentam o potencial risco de derramamento de material infectado ou maligno na cavidade abdominal. Remoção assistida por robô e laparoscopia com portal único também foram sugeridas.

Seio Uracoumbilical

No seio uracoumbilical, o úraco oblitera-se no nível da bexiga, mas permanece aberto no sítio umbilical, provocando um seio que drena continuamente. A manifestação é similar àquela de úraco patente. O diagnóstico é feito por sinografia. A parte caudal do úraco é preenchida por células epiteliais descamadas, não sendo possível identificar qualquer conexão com a bexiga. A presença de um ducto onfalomesentérico persistente deve ser considerada. Esta presença pode manifestar-se como um divertículo de Meckel ligado ao umbigo. Tais estruturas podem ser bastante difíceis de diferenciar de um seio uracoumbilical, porque nenhuma conexão com a bexiga ou o intestino pode ser vista em sinusografia. No entanto, a abordagem cirúrgica para ambas as anomalias requer completa excisão de todo

o tecido. Diferentemente das estruturas uracais, resquícios onfalomesentéricos podem exibir mucosa gástrica ou de intestino delgado no exame histológico.

Cisto Uracal

Não há comunicação do cisto com a bexiga ou o umbigo. No entanto, o cisto cheio de líquido pode drenar intermitentemente através do umbigo ou na bexiga. Cistos uracais são encontrados mais comumente na parte distal do úraco e manifestam-se mais comumente em adultos do que em bebês ou crianças (Cilento et al., 1998). O material do cisto consiste em células epiteliais descamadas. Essas células podem tornar-se infectadas; *Staphylococcus aureus* foi identificado como o microrganismo mais comum (Mesrobian et al., 1997).

Uma vez infectados, cistos uracais podem manifestar-se com a formação de abscessos umbilicais ou infecções vesicais. Outros sintomas incluem dor localizada na porção inferior do abdome, sintomas miccionais ou mesmo uma massa dolorosa e palpável. O diagnóstico é confirmado por ultrassonografia demonstrando o cisto localizado entre a parede abdominal anterior e o peritônio. Em caso de infecção maciça ou difícil manifestação, um exame de TC pode esclarecer a anatomia e a extensão da doença (Berrocal et al., 2002). Não sendo identificado, o cisto infectado pode abrir-se na bexiga (Maruschke et al., 2003) ou na cavidade peritoneal. Isso pode causar peritonite e formação de fístula entérica (Ohgaki et al., 2003; Quek et al., 2003). O tratamento consiste em drenagem do cisto infectado, seguida de excisão completa das estruturas uracais remanescentes.

Divertículo Vesicouracal

O úraco oblitera-se quase completamente, exceto no nível do ápice vesical. Aqui ele forma um divertículo de tamanho variado. Essas lesões são em geral assintomáticas e encontradas incidentalmente em investigações radiográficas não relacionadas. Embora possam se ampliar em caso de obstrução urinária, isso raramente causa problemas, pois tendem a apresentar uma abertura grande, drenando bem na bexiga. Formação de cálculos e infecções do trato urinário foram relatadas, especialmente no caso de um colo estreito, o que requer intervenção.

PONTOS-CHAVE: ANOMALIAS URACAIS

- Anomalias uracais são em geral detectadas no período pós-natal devido à drenagem umbilical.
- Resquícios uracais infectados são inicialmente tratados com drenagem e antibióticos, seguidos de excisão cirúrgica. Tratamento conservador com observação se justifica em casos assintomáticos por causa de possível resolução espontânea.
- Possibilidades de diagnóstico por imagem incluem ultrassonografia, TC e CUM.
- Resquícios uracais não resolvidos devem ser excisados por causa do risco aumentado de formação de adenocarcinoma posteriormente.

Divertículo Vesical

Divertículos vesicais são causados por obstrução infravesical ou têm origem iatrogênica após cirurgia de bexiga, ou surgem como um defeito congênito. Independentemente da causa, todos os divertículos desenvolvem-se como herniação da mucosa vesical, por entre defeitos em fibras do músculo liso da bexiga. O colo do divertículo resultante depende do tamanho do defeito muscular. A incidência é relatada como sendo baixa, com 1,7% em uma população pediátrica específica de crianças submetidas à avaliação radiográfica por doença sintomática (Blane et al., 1994). A incidência tende a ser muito maior em homens adultos, devido à frequência elevada de obstrução infravesical. É difícil avaliar a verdadeira incidência em crianças, porque muitos dos divertículos congênitos permanecem assintomáticos e provavelmente nunca são detectados.

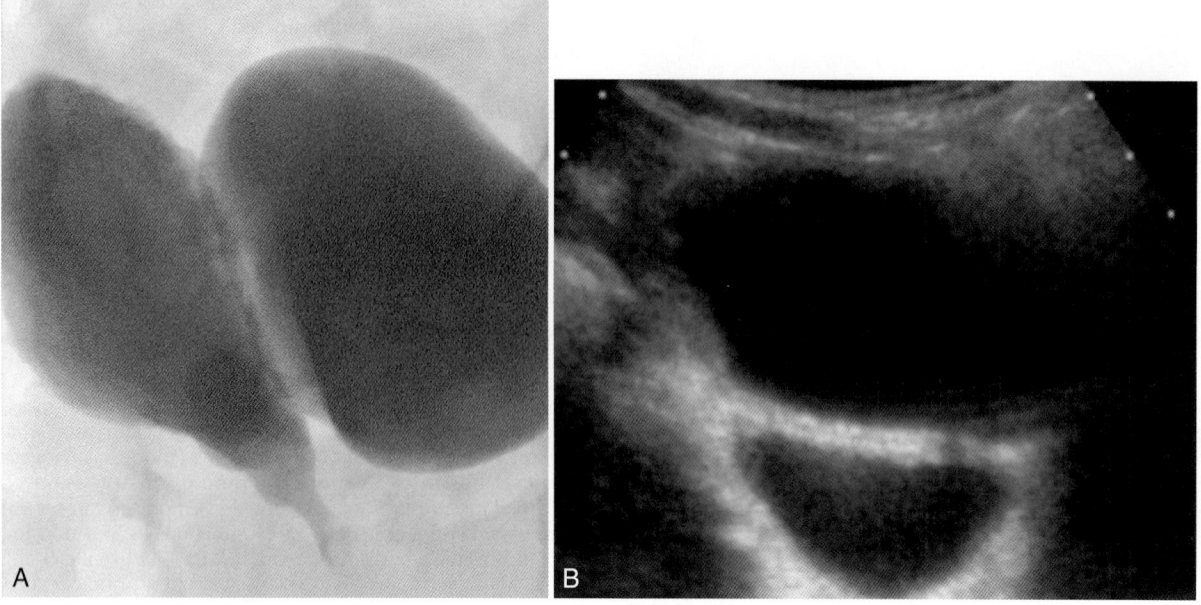

Figura 138-5. Divertículo paraureteral primário. A, Imagem de vesicoureterografia de um grande divertículo paraureteral primário. B, Imagem do mesmo divertículo por ultrassonografia.

Em seu artigo de 1961, que é um marco, Hutch descreve dois tipos de divertículo no hiato ureteral:
- **Divertículos paraureterais primários**: são observados em bexigas de parede lisa; ocorrem isolados, sem outros divertículos; manifestam-se de modo intermitente; e ocorrem em crianças sem obstrução infravesical.
- **Divertículos paraureterais secundários**: são encontrados em bexigas trabeculadas, como um dos muitos divertículos vesicais; estão sempre presentes; e são causados por obstrução infravesical.

Divertículos primários surgem como uma herniação localizada da mucosa vesical através do hiato ureteral, entre o ureter intravesical e a cobertura do hiato ureteral. Esses divertículos primários também são conhecidos como *divertículos congênitos*, sendo mais provavelmente causados por uma deficiência congênita da parede vesical (Fig. 138-5). Alguns autores sugeriram um defeito isolado na bainha do ureter (bainha de Waldeyer); todavia, divertículos congênitos frequentemente ocorrem somente de um lado e um defeito unilateral parece pouco provável (Stephens, 1963). Divertículos congênitos são frequentemente encontrados em crianças com doenças generalizadas do tecido conectivo, como as síndromes de Ehlers-Danlos, Williams (face de duende) ou Menkes (Babbitt et al., 1979; Daly e Rabinovitch, 1981; Levard et al., 1989). Se forem sintomáticos, esses divertículos podem ser ressecados; no entanto, devido ao comprometimento da cicatrização em pacientes com doença do tecido conectivo, recidiva e complicações na cicatrização da ferida são mais comuns.

Divertículos paraureterais secundários são adquiridos e desenvolvem-se em consequência de uma obstrução infravesical. O consequente aumento da pressão infravesical força a mucosa da bexiga a avolumar-se entre as fibras musculares. Normalmente, estes divertículos são apenas um de muitos mecanismos "de escape" que podem ocorrer por toda a bexiga. Também podem ser causados por enfraquecimento da musculatura vesical por infecção (Barrett et al., 1976) ou pelo desenvolvimento de um defeito muscular após cirurgia vesical (Sheu et al., 1998).

Em ambos os tipos de divertículo paraureteral, a bainha do ureter acaba por danificar-se à medida que o divertículo se expande. O divertículo aumentado arrasta o ureter intravesical de sua posição ancorada, causando disfunção da junção ureterovesical. Isso também foi associado à displasia renal (Amar, 1972; Livne e Gonzales, 1985).

Divertículos paraureterais ou divertículos localizados na parte inferior da bexiga podem tornar-se tão grandes que comprimem o colo vesical ou a uretra posterior. A consequente obstrução da saída da bexiga inicia um ciclo vicioso por enchimento e expansão contínuos do divertículo. Isso amplia a obstrução e posteriormente provoca retenção urinária total (Sheldon e Essig, 1994; Zia-Ul-Miraj, 1999).

Divertículos vesicais podem ser detectados por ultrassonografia pré-natal (Gaudet et al., 1999), mas são detectados principalmente durante investigações para diagnóstico de infecção, hematúria, incontinência ou obstrução. Podem ser suspeitados durante exame ultrassonográfico, especialmente se a bexiga for vista em diferentes estágios de enchimento. O padrão-ouro continua sendo CUM, que mostrará um possível acompanhamento de RVU. Se não houver RVU, uma pielografia intravenosa (PIV) com vistas oblíquas pode ajudar a determinar o relacionamento do ureter com o divertículo se houver hidronefrose. Alternativamente, podem ser realizadas cintilografia renal para se obter informações a respeito de anatomia, função renal e obstrução ureteral. É importante lembrar que divertículos congênitos podem ter natureza dinâmica e podem não estar presentes em todos os exames. Pode ser necessário repetir os exames radiográficos em casos de suspeição clínica continuada.

Divertículos congênitos pequenos, assintomáticos, detectados durante investigações não relacionadas, podem ser tratados de modo conservador com observação regular. Muitos cirurgiões tendem a recomendar excisão de divertículos paraureterais se estiverem acompanhados de RVU. Meninas apresentam resolução espontânea de divertículos associados a RVU mais frequentemente do que meninos. Em sua revisão de 304 pacientes com RVU, Amar (1972) confirmou o índice de resolução menor em meninos. Este autor atribuiu tal achado às pressões miccionais mais elevadas, mesmo na ausência de obstrução infravesical.

Em divertículos vesicais adquiridos, primeiro deve-se eliminar a obstrução infravesical. Depois que a resistência da saída vesical for normalizada, a bexiga pode remodelar-se e pode ser desnecessário realizar diverticulectomia. Se for sintomático, o divertículo deve ser excisado. O ureter ipsilateral deve ser reimplantado se estiver próximo ou incluído no divertículo. Tradicionalmente, este procedimento tem sido realizado de maneira intravesical; no entanto, pode ser realizado de modo seguro por uma abordagem extravesical (Jayanthi et al., 1995; Yu, 2002). Excisão laparoscópica também foi realizada com sucesso em uma criança de 6 anos (Kok et al., 2000). Injeção subureteral endoscópica de dextranômero/ácido hialurônico (Deflux®) foi utilizada para correção de RVU, até mesmo na presença de um divertículo paraureteral primário (Perez-Brayfield et al., 2004). Diverticulectomia assistida por robô em 14 pacientes foi relatada e descrita como uma alternativa segura à cirurgia aberta (Christmas e Casale, 2012).

> **PONTOS-CHAVE: DIVERTÍCULO VESICAL**
>
> - Divertículos vesicais podem ser detectados em ultrassonografia pré-natal, mas o padrão-ouro continua sendo CUM, que mostra possível RVU concomitante.
> - Divertículos primários surgem como herniação localizada da mucosa vesical no hiato ureteral, sendo mais provavelmente causados por uma parede vesical congenitamente deficiente.
> - Divertículos paraureterais secundários são adquiridos e desenvolvem-se em consequência de uma obstrução infravesical existente.
> - Divertículos sintomáticos, principalmente os acompanhados de RVU, devem ser tratados cirurgicamente.

Duplicação Vesical

Duplicações de bexiga e uretra podem ser completas ou incompletas. Podem ocorrer no plano coronal ou sagital. Abrahamson (1961) tentou classificar as diferentes anomalias de duplicação vesical e verificou que a mais comum é a duplicação completa no plano sagital. Em duplicações incompletas, as duas metades da bexiga se comunicam e normalmente são drenadas por uma uretra única. Em duplicações completas, as duas bexigas são entidades totalmente separadas, com mucosa normal e uma parede muscular de espessura total dividida por uma prega peritoneal (Fig. 138-6). Embora o tamanho e a qualidade de cada entidade possam ser diferentes, elas normalmente são supridas por seus próprios ureteres e são drenadas por uretras e meatos externos individuais (Esham e Holt, 1980). Em raros casos uma bexiga não possui uretra. Esta anomalia leva à displasia renal ipsilateral por obstrução completa (Cheng e Maizels, 1996). Ambas as bexigas podem ter um mecanismo de continência suficiente ou um lado pode estar comprometido, provocando episódios de incontinência.

Anomalias de duplicação da genitália externa associadas foram relatadas em até 90% dos casos; anomalias de duplicação do trato GI inferior associadas foram relatadas em até 42% dos casos (Kossow e Morales, 1973). Vaginas duplicadas podem estar ligadas a um útero unicórneo separado. Pênis duplicados são providos de uma uretra individual. Outras anormalidades urológicas, como RVU, ectopia renal ou displasia, são comumente encontradas. Associação com outras anomalias congênitas não urológicas são mais frequentes em duplicações sagitais do que em coronais. Várias manifestações foram descritas, incluindo malformações de GI, duplicações da medula espinal, condições de espinha bífida e diferentes formações de fístula entre os tratos urogenital e GI (Berrocal et al., 1999). Em variações de duplicação do complexo de extrofia vésico-cloacal clássico, os pacientes apresentam bexiga e uretra extróficas, além de uma bexiga fechada intra-abdominal (Perren e Frey, 1998).

O desenvolvimento embriológico das diferentes anomalias de duplicação permanece mal compreendido. Acredita-se que a duplicação completa de bexiga e intestino posterior ocorra em consequência de uma geminação parcial da porção caudal do embrião (Ravitch e Scott, 1953). Também é sugerido que ocorra o desenvolvimento de uma fissura sagital na placa cloacal quando o septo urorretal se separa do seio digestivo (Bellagha et al., 1993).

A ampla variedade de manifestações anatômicas de bexigas duplicadas explica os diferentes momentos e modos de manifestação. Com malformações associadas do trato gastrointestinais ou do trato genital externo, frequentemente o diagnóstico é realizado no período neonatal. Todavia, muitas crianças não são diagnosticadas até que infecções recorrentes ou manifestações de incontinência deem início a uma investigação urológica. Embora existam similaridades, cada caso é diferente e justifica manejo individual. Avaliações diagnósticas pré-operatórias completas, com determinação do cariótipo, ultrassonografia, PIV, exames videourodinâmicos, genitografia e diagnóstico por imagem do trato GI são úteis para determinar a situação anatômica. CUM e cintilografia renal podem fornecer informações adicionais a respeito de RVU e função renal. O completo entendimento das diferentes anomalias pode ser muito difícil. Frequentemente o plano final de tratamento precisa ser adiado até o momento da exploração endoscópica e cirúrgica da malformação. **O tratamento inicial é direcionado para a preservação renal e prevenção de infecções mediante alívio de tratos urinários possivelmente obstruídos.** Metas de longo prazo incluem alcançar continência e reconstruir as genitálias interna e externa. Duplicações incompletas podem não exigir procedimentos cirúrgicos se ambas as metades da bexiga forem suficientemente drenadas por uma uretra comum. Em duplicações completas, as duas bexigas podem ser combinadas em uma. Se ambos os complexos esfincterianos forem competentes, as uretras distais são conectadas. Se um único for competente, o colo vesical correspondente pode ser fechado, e a uretra conectada pode ser excisada. Vaginas duplicadas são reunidas na linha média e faz-se uma vulvoplastia. As duplicações urogenitais também podem ser deixadas sem correção se o paciente for assintomático; Gastol et al. (2000) relataram duas gestações bem sucedidas em uma mulher de 26 anos. Por causa da raridade da doença e da grande variedade de manifestações, as cirurgias precisam ser individualizadas e devem ser realizadas em centros especializados em reconstrução urogenital complexa.

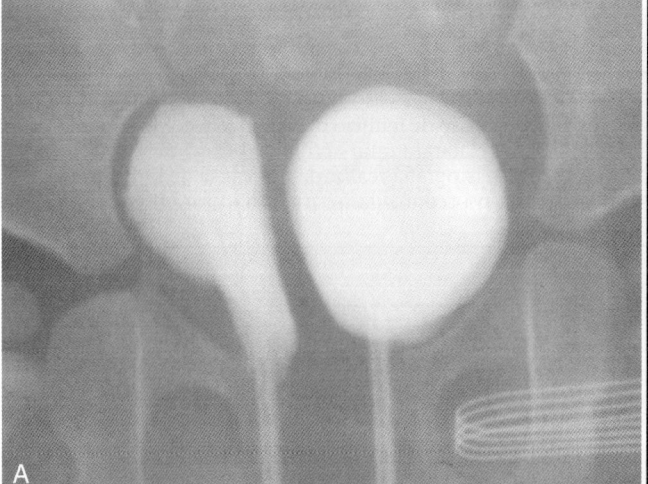
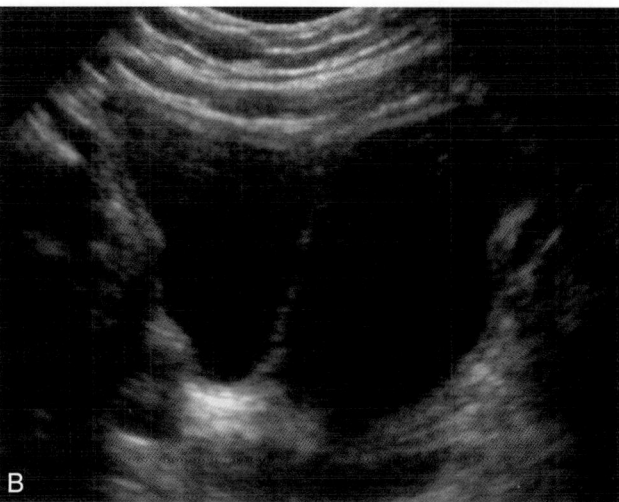

Figura 138-6. Duplicação vesical completa. A, Imagem de vesicoureterografia de duplicação vesical completa com cateteres inseridos em cada uma das uretras individuais. Observe a discrepância de tamanho. **B,** Imagem ultrassonográfica do mesmo paciente.

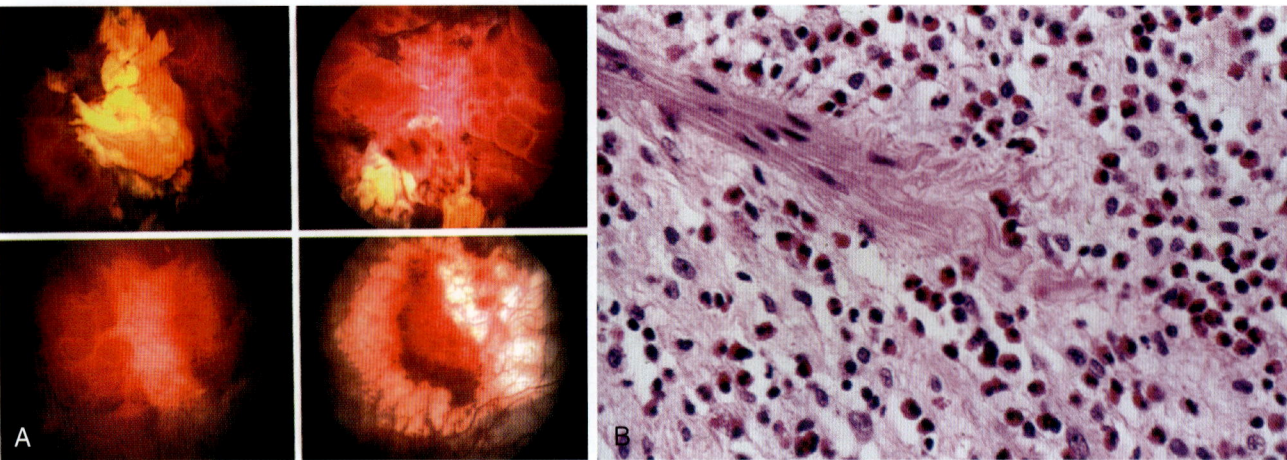

Figura 138-7. Cistite eosinofílica. A, Visão cistoscópica de lesão detectada como uma massa na ultrassonografia de um adolescente com disúria grave e hematúria macroscópica. B, Biópsia da lesão mucosa demonstrando infiltrado eosinofílico sem evidências de malignidade.

> **PONTOS-CHAVE: DUPLICAÇÃO VESICAL**
>
> - Duplicação vesical frequentemente está associada a anomalias de duplicação da genitália externa e do trato GI inferior
> - Tratamento inicial é dirigido à preservação renal e prevenção de infecções, aliviando-se tratos urinários possivelmente obstruídos.
> - Metas de longo prazo incluem alcançar continência e reconstruir as genitálias interna e externa.
> - Em virtude da raridade da doença e da grande variedade de manifestações, as cirurgias precisam ser individualizadas.

Outras Anomalias Vesicais

Adenoma Nefrogênico

Adenoma nefrogênico da bexiga é um tumor benigno raro encontrado principalmente em adultos. Relatos de casos esporádicos em crianças descrevem a lesão como uma reação à infecção, litíase ou trauma, ou em resposta a cirurgia. Heidenreich et al. (1999) encontraram predominância significativa em meninas, em comparação com meninos (5:1), tipicamente apresentando hematúria ou sintomas vesicais irritativos. O diagnóstico é estabelecido após cistoscopia com biópsia. O tratamento consiste em fulguração transuretral ou ressecção e pode ser associado à profilaxia antibiótica de longo prazo. Embora não tenha sido relatada transformação maligna, houve desenvolvimento de recidiva em 80% das crianças, com período de latência de 4 anos. Ressecção de adenoma nefrogênico, seguida de resolução bem-sucedida em longo prazo, empregando-se ibuprofeno e trimetroprima-sulfametoxazol, também foi descrita (Voss e Peppas, 2013).

Hungerhuber et al. (2008) relataram um caso raro de adenocarcinoma em um paciente de 25 anos que desenvolveu bexiga neurogênica após um acidente de carro. Posteriormente, este paciente desenvolveu um adenoma nefrogênico que foi ressecado várias vezes. Embora o achado patológico inicial fosse benigno, foi encontrado um adenoma moderadamente diferenciado depois de várias ressecções. O paciente foi submetido a cistectomia radical e permaneceu livre de tumor.

Kao et al. (2013) revisaram 21 casos de adenomas nefrogênicos oriundos de biópsias de bexiga. A maior parte dos pacientes apresentou uma história de ampliação vesical com formação recorrente de cálculos e infecções. O perfil imuno-histoquímico sugeriu que adenomas nefrogênicos derivam de células tubulares distais.

Cistite Eosinofílica

Cistite eosinofílica em crianças é descrita esporadicamente em relatos de casos, com predominância em meninos. A causa permanece obscura e o exame histopatológico inclui células inflamatórias, com inúmeros eosinófilos por todas as camadas da parede vesical (Tsakiri et al., 2004). Sintomas manifestados incluem disúria, hematúria, dor suprapúbica e retenção urinária. Pode ser detectada por ultrassonografia, mas o diagnóstico é feito por cistoscopia com biópsia transuretral da lesão (Fig. 138-7). Doenças imunológicas e alergias foram indicadas como causadoras do desenvolvimento das lesões. Em extensa revisão de 135 casos, van den Ouden (2000) verificou que ressecção transuretral associada a corticosteroides, anti-histamínicos ou antibióticos foi o manejo mais bem-sucedido para todas as faixas etárias. Em neonatos e crianças pequenas a doença pode ser autolimitante e justifica-se a observação (Al-Omar et al., 2005). Em uma série de casos de quatro pacientes com idade entre 5 dias e 18 anos, todos foram diagnosticados por biópsia após suspeição clínica e foram tratados, com sucesso, com uma combinação de esteroides, anti-histamínicos e antibióticos (Sparks et al., 2013).

Hemangioma Vesical

Esses tumores vasculares benignos são observados principalmente em associação com síndrome de Klippel-Trenaunay e podem ser solitários ou em múltiplas localizações por toda a bexiga. O principal sintoma é hematúria macroscópica; tumores vasculares são encontrados durante cistoscopia. O tratamento consiste em irradiação a *laser* das áreas acometidas com neodímio: ítrio-alumínio-granada (Nd:YAG) (Kato et al., 2000).

Hérnia Vesical

Em raros casos, a bexiga foi encontrada em sacos herniários durante correção rotineira de hérnias. Pode ser suspeitada em um saco herniário grande, incomum, no caso de drenagem de urina durante ou após cirurgia, ou no caso de reinício de hematúria no pós-operatório. Manatt et al. (2006) relataram uma hérnia de bexiga em um bebê prematuro durante uma cistografia realizada por causa de hidronefrose. A bexiga foi reduzida no reparo da hérnia e não foram encontrados outros problemas.

CONCLUSÃO

Anomalias vesicais congênitas isoladas são muito raras. A maior parte das informações publicadas baseia-se em relatos de caso de malformações diversas e de seu manejo individualizado. Muitas das anomalias detectadas devem-se a obstrução infravesical ou fazem parte de uma síndrome que acomete outras porções do sistema geniturinário ou sistemas não urológicos. Ultrassonografia pré-natal permite detecção precoce das alterações vesicais e tem influenciado amplamente o manejo pré e pós-natal das malformações descritas. No entanto, devido à raridade das diferentes manifestações, faltam séries grandes com seguimento adequado. O manejo e o tratamento permanecem individualizados.

Anomalias graves frequentemente são difíceis de compreender e o tratamento deve ser centralizado em núcleos especializados.

AGRADECIMENTOS

Agradecemos ao Dr. Faridali G. Ramji, Professor Associado e Diretor do Programa de Bolsas do Departamento de Radiologia do Children's Hospital of Oklahoma, University of Oklahoma Medical Center, por fornecer as figuras, e aos Tecnólogos em Imagem do Departamento de Radiologia do Children's Hospital of Oklahoma, University of Oklahoma Medical Center, por ajudarem na formatação das imagens.

REFERÊNCIAS

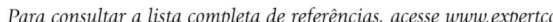
Para consultar a lista completa de referências, acesse www.expertconsult.com.

LEITURA SUGERIDA

Abrahamson J. Double bladder and related anomalies: clinical and embryological aspects and a case report. Br J Urol 1961;33:195-212.

Berrocal T, Lopez-Pereira P, Arjonilla A, et al. Anomalies of the distal ureter, bladder and urethra in children: embryologic, radiologic and pathologic features. Radiographics 2002;22:1139-64.

Gearhart JP, Ben-Chaim J, Jeffs RD, et al. Criteria for the prenatal diagnosis of classic bladder exstrophy. Obstet Gynecol 1995;85:961.

Harrow BR. The myth of the megacystis syndrome. J Urol 1967;98:205.

Hutch JA. Saccule formation at the ureterovesical junction in smooth walled bladders. J Urol 1961;86:390-9.

Kaefer M, Peters CA, Retik AB, et al. Increased renal echogenicity: a sonographic sign for differentiating between obstructive and nonobstructive etiologies of in utero bladder distension. J Urol 1997;158(3 Pt 2):1026-9.

Mesrobian HGO, Zacharias A, Balcom AH, et al. Ten years of experience with isolated urachal anomalies in children. J Urol 1997;158:1316-8.

139 Complexo Extrofia-epispádia

John P. Gearhart, MD e Ranjiv Mathews, MD

Complexo Extrofia-epispádia	Sexualidade
Extrofia Vesical Clássica	Fertilidade
Reconstrução Cirúrgica da Extrofia Vesical	Qualidade de Vida
Reparo Inicial Moderno da Extrofia Vesical: Desfechos e Resultados	Questões de Ajuste de Longo Prazo
Outros Reparos Modernos da Extrofia: Resultados de Continência	Epispádia
Falhas e Complicações da Reconstrução da Extrofia	Extrofia Cloacal
Adolescentes e Adultos com Complexo Extrofia-epispádia	Reconstrução Cirúrgica da Extrofia Cloacal
Continência	Questões de Longo Prazo na Extrofia Cloacal

COMPLEXO EXTROFIA-EPISPÁDIA

O complexo extrofia-epispádia das malformações geniturinárias pode ser tão simples quanto uma epispádia glandar ou um avassalador defeito multissistêmico como a extrofia cloacal (Fig. 139-1). Este capítulo oferece uma visão geral de todo o espectro extrofia vesical–epispádia–extrofia cloacal. Além disso, são discutidos todos os métodos modernos de manejo da extrofia, suas complicações e seus resultados.

Aspectos Históricos

Em textos antigos, o primeiro relato da extrofia vesical foi atribuído às fontes assírio-babilônicas que datam do primeiro e segundo milênios a.C. Naquela época, as anomalias de nascimento tanto em humanos quanto em animais eram cuidadosamente registradas em placas de pedra, em razão da importância delas como presságios, com base na interpretação destas por pesquisadores da área de mitologia. Feneley e Gearhart (2000) examinaram as descrições assírio-babilônicas das anomalias congênitas a partir de textos cuneiformes no British Museum em Londres. Embora as referências às anomalias envolvendo a genitália externa fossem frequentes (p. ex., hermafroditismo, ausência de genitália externa e testículos criptorquídicos uni ebilaterais), as referências às anomalias renais e da bexiga eram poucas e de difícil interpretação médica. A duplicação e a lateralidade das anomalias foram descritas em detalhes devido ao significado distintos delas, mas não se registraram as malformações em combinação. Com base nestes estudos realizados com um respeitado assiriólogo, uma descrição definitiva da extrofia vesical ou cloacal não foi comprovada. **O primeiro caso descrito de epispádia é atribuído ao imperador bizantino Heráclio (610-641 d.C.), e a primeira descrição da extrofia cloacal, a Schenck, em 1595** (Feneley e Gearhart, 2000).

Incidência e Herança

Dados do sistema de monitoramento da International Clearinghouse for Birth Defects estimaram a incidência como sendo de 2,2 casos a cada 100.000 nascimentos vivos (Siffel et al., 2011). A razão homem:mulher da extrofia vesical derivada de múltiplos estudos é de 2,3:1 (Shapiro et al., 1984). Entretanto, dois estudos relataram uma razão homem:mulher de nascimentos extróficos de 5:1 a 6:1 (Ives et al., 1980; Lancaster, 1987).

O risco de recorrência da extrofia vesical em uma dada família é de, aproximadamente, um em 100 (Ives et al., 1980). Shapiro et al. (1985), em um questionário, identificaram a recorrência de extrofia e epispádia em apenas nove dos aproximadamente 2.500 casos analisados. Lattimer e Smith (1966) citaram um conjunto de gêmeos idênticos com extrofia vesical e outro conjunto de gêmeos no qual apenas uma criança tinha extrofia. O estudo de Shapiro et al. identificou cinco conjuntos de gêmeos não idênticos, masculinos e femininos, nos quais apenas um dos gêmeos foi acometido por extrofia; cinco conjuntos de gêmeos idênticos masculinos nos quais os dois foram acometidos; um conjunto de gêmeos idênticos masculinos no qual apenas um foi acometido; e três conjuntos de gêmeos idênticos femininos no qual apenas uma tinha extrofia (Shapiro et al., 1984). Reutter et al. (2003) demonstraram seis famílias com duas ocorrências de complexo extrofia-epispádia, uma na qual o probando foi o produto de uma união consanguínea e quatro pares de gêmeos discordantes. Boyadjiev et al. (2004a) também observaram quatro famílias multiplex (2,7%) em um grupo de 151 famílias com complexo extrofia-epispádia. Havia três pares de gêmeos, dois dos quais eram monozigóticos, e a concordância estava presente em apenas um dos pares de gêmeos. Havia consanguinidade em uma família. A extrofia vesical, ou a epispádia, não foi relatada até a década de 1980 nos descendentes de pais com complexo extrofia-epispádia. **Shapiro et al. (1984) determinaram que o risco de extrofia vesical nos descendentes de indivíduos com extrofia vesical e epispádia é de um a cada 70 nascimentos vivos, uma incidência 500 vezes maior do que na população geral.** Boyadjiev et al. (2004a) estudaram dados de irmãos a partir de 200 famílias e observaram 259 crianças não afetadas, além dos probandos com extrofia. Vinte e seis probandos tinham parentes de primeiro, segundo e terceiro graus com anomalias congênitas não relacionadas com o complexo extrofia-epispádia, a maioria era referente a defeitos da linha média e fendas orais. Quatro probandos tinham um total de sete crianças biológicas não afetadas. Um novo dado de Boyadjiev et al. (2004a) indica que a idade materna média para mães com extrofia foi de 34 anos e a idade paterna média, de 32 anos. Além disso, 49% dos probandos nasceram a partir das primeiras gestações. Isso pode representar mudanças sociais indicando idade materna avançada na primeira gestação e risco aumentado de extrofia quando técnicas de reprodução assistida são utilizadas (Wood et al., 2003).

Um recente estudo multi-institucional (2011) na América do Norte e na Europa envolvendo uma análise de 441 famílias dividiu o estudo em

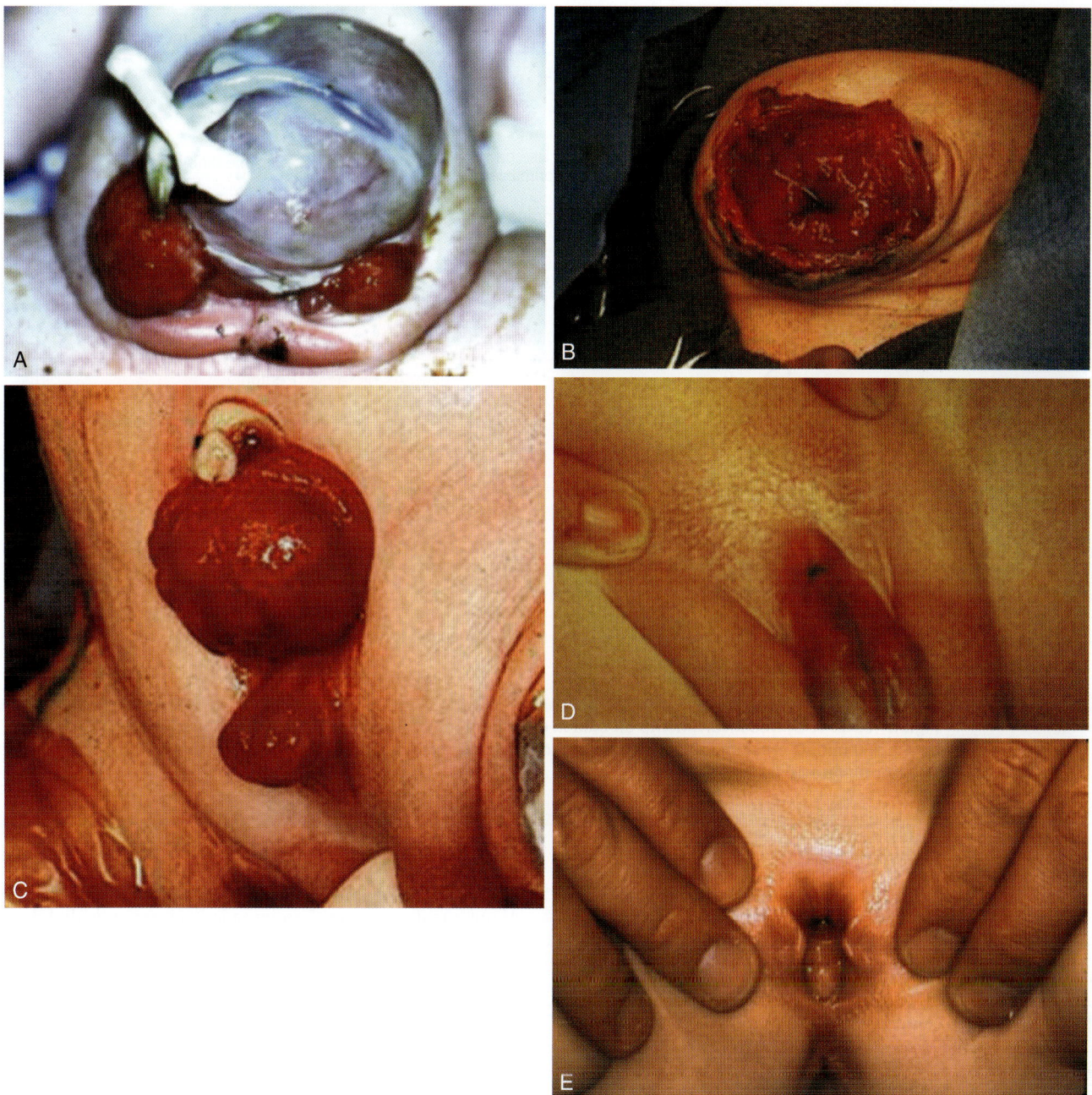

Figura 139-1. Entidades que constituem o complexo extrofia-epispádia. A, Extrofia cloacal. B, Fissura vesical superior. C, Extrofia vesical clássica. D, Epispádia masculina. E, Epispádia feminina.

epispádia leve (n = 43), extrofia clássica intermediária (n = 366) e extrofia grave (cloacal) (n = 31). Os homens estavam sobrerrepresentados em todos os grupos. Lábio leporino e fenda palatina foram observados com alta prevalência. O tabagismo materno durante o primeiro trimestre foi intimamente associado à extrofia cloacal. Já a suplementação materna com ácido fólico antes da concepção foi associada ao fenótipo mais leve (epispádia) (Reutter et al., 2011).

A exploração das possíveis causas do complexo extrofia-epispádia continua. Um relato de Israel indicou um aumento de 10 vezes nos nascimentos com extrofia em mães que receberam grandes doses de progesterona na fase inicial do primeiro trimestre. Wood et al. (2003) fizeram um relato sobre um considerável grupo de crianças com extrofia concebidas utilizando técnicas de reprodução assistida. Observou-se um aumento de 7,5 vezes na incidência quando foi utilizada a fertilização in vitro. Esses dois relatos indicam a atuação das alterações hormonais na etiologia do complexo extrofia-epispádia. Em um grande estudo com 214 mulheres, não foi observada associação a idade dos pais, histórico reprodutivo materno ou exposição materna periconcepção ao álcool, drogas ilícitas, radiação ou infecções (Gambhir et al., 2008). Entretanto, a exposição materna periconcepção ao tabaco foi significativamente mais comum em pacientes com extrofia cloacal do que no grupo combinado de inidvíduos com extrofia-epispádia clássica.

Estudos genéticos para identificar o *locus* genético para o complexo extrofia-epispádia estão sendo realizados. **Boyadjiev et al. (2004b) relataram encontrar uma interrupção de pontos de quebra na região 5' do gene *CASPR3* no cromossomo 9. Esta observação é a primeira a sugerir uma possível base genética para o desenvolvimento do complexo extrofia-epispádia.** Em outro estudo recente feito por Ludwig et al. (2009), os *loci* de risco para o espectro extrofia foram observados em sete cromossomos separados, com genes de suscetibilidade em diversas regiões.

Qi et al. (2011) utilizaram o perfil de expressão genômica ampla para identificar 162 genes do complexo extrofia vesical-epispádia que tiveram diferenças de expressão duas vezes ou mais entre músculos lisos vesicais extróficos e normais em camundongos e tecidos

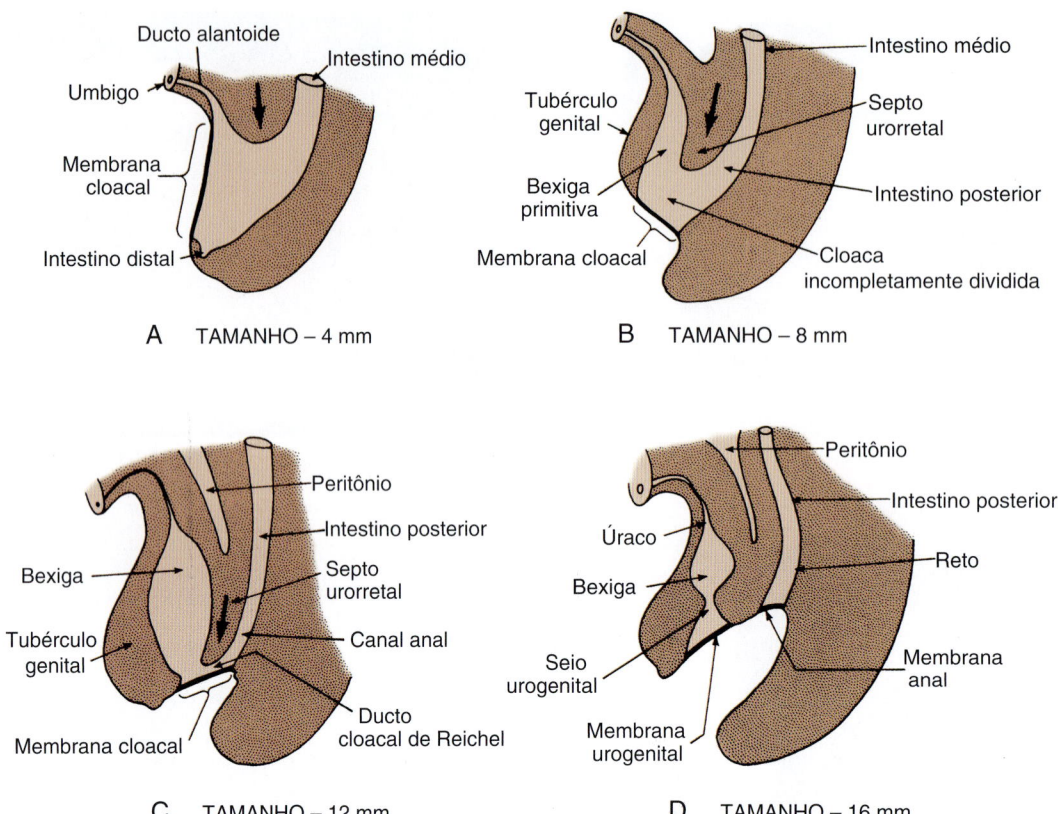

Figura 139-2. A-D, Desenvolvimento da cloaca e da membrana cloacal nas fases embrionárias de 4 a 160 mm. O crescimento caudal do septo urorretal leva à separação do seio urogenital anterior do reto posterior.

vesicais embriológico humanos. Também observaram 16 genes que são expressos no endoderma e no mesoderma infraumbilical. A maioria destes genes tem funções relacionadas com montagem celular, desenvolvimento do sistema musculoesquelético e morfologia do tecido conjuntivo. Especificamente, 30% de tais genes estavam relacionados com a estrutura desmossomal e a montagem citoesquelética, dos quais 69% estavam subexpressos nas bexigas extróficas. Neste estudo, os dois genes mais subexpressos nas bexigas extróficas, desmina e desmuslina, codificam proteínas específicas do músculo que interagem com a desmoplaquina, o sexto gene mais sobre-expresso nas bexigas extróficas. Novos dados de Ching et al. (2010) e Qi et al. (2013) mostraram desregulação significativa do p63 em tecido de recém-nascidos com extrofia vesical.

Embriologia

A extrofia vesical, a extrofia cloacal e a epispádia são variantes do complexo extrofia-epispádia (Fig. 139-1). Acredita-se que a causa deste complexo seja o problema de a membrana cloacal ser reforçada pelo crescimento de mesoderma (Muecke, 1964). A membrana cloacal é uma camada bilaminar situada na extremidade caudal do disco germinativo que ocupa a parede abdominal infraumbilical. O crescimento mesenquimal entre as camadas ectodérmica e endodérmica da membrana cloacal resulta na formação dos músculos abdominais inferiores e dos ossos pélvicos. A membrana cloacal está sujeita a ruptura prematura e, dependendo da extensão do defeito infraumbilical e do estágio de desenvolvimento durante o qual a ruptura ocorre, o resultado é extrofia vesical, extrofia cloacal ou epispádia (Ambrose e O'Brien, 1974).

Após o crescimento mesenquimal, o septo urorretal desenvolve-se em uma direção caudal e divide a cloaca em bexiga, anteriormente, e reto, posteriormente (Fig. 139-2). Distalmente, o septo encontra-se com o remanescente posterior da membrana bilaminar, que por fim sofre perfuração e forma as aberturas urogenital e anal. Os tubérculos genitais pareados migram medialmente e fundem-se na linha média, cefalicamente à membrana dorsal antes da perfuração.

A teoria do mau desenvolvimento embrionário na extrofia realizada por Marshall e Muecke (1968) é de que o defeito básico seja um superdesenvolvimento anormal da membrana cloacal durante a 4ª semana de gestação. Isso impede a migração medial do tecido mesenquimal e do adequado desenvolvimento da parede abdominal inferior. O momento da ruptura desta membrana cloacal defeituosa determina a variante do complexo extrofia-epispádia resultante. A extrofia clássica responde por mais de 50% dos pacientes nascidos com esse complexo (Muecke, 1964; Marshall e Muecke, 1968). Martinez-Frias et al. (2001), utilizando fatores epidemiológicos de baixo peso ao nascimento, gemelaridade, artéria umbilical única e defeitos associados, postularam que a extrofia cloacal e a extrofia da bexiga são duas expressões diferentes de um defeito no campo do desenvolvimento primário, com a extrofia cloacal sendo um defeito precoce. Foi postulado que uma ou as duas dobras da parede corporal lateral têm problemas em se deslocar ventralmente o suficiente para encontrar sua contraparte na linha média (Sadler e Feldkamp, 2008). Assim, caso o fechamento tenha problemas na região abdominal e pélvica, o resultado é a extrofia cloacal. Caso a falha ocorra apenas na pelve, há a extrofia clássica.

Existem outras teorias plausíveis a respeito da causa do complexo extrofia-epispádia. O desenvolvimento anormal dos tubérculos genitais caudalmente à posição normal, com fusão na linha média abaixo em vez de acima da membrana cloacal, foi observado por outros pesquisadores (Patton e Barry, 1952; Ambrose e O'Brien, 1974). Outra interessante hipótese que permanece controversa é a inserção caudal anormal do pedículo de fixação, o que resulta em uma falha da interposição do tecido mesenquimal na linha média (Mildenberger et al., 1988). Como uma consequência desta falha, a translocação da cloaca para o fundo da cavidade abdominal não ocorre. Uma membrana cloacal que permanece em uma posição infraumbilical superficial representa um estado embrionário instável com uma forte tendência de se desintegrar (Johnston e Kogan, 1974), o que foi sustentado pelo estudo laboratorial de Thomalla et al. (1985).

O mau desenvolvimento dos ossos pélvicos, em vez do defeito de partes de partes moles, foi sugerido como sendo a questão de incitação para o desenvolvimento da extrofia. Beaudoin *et al.* (1997) sugeriram que a falta de "rotação" do primórdio do anel pélvico evita que as estruturas anexadas ao anel pélvico se unam na linha média. Isso possibilita ocorrer a herniação da bexiga. A causa desta rotação inadequada permanece incerta.

EXTROFIA VESICAL CLÁSSICA

Considerações Anatômicas

A extrofia da bexiga é parte de um espectro de anomalias envolvendo o trato urinário, o trato genital, o sistema musculoesquelético e, às vezes, o trato intestinal. Na extrofia vesical clássica (EVC), a maioria das anomalias está relacionada com os defeitos de parede abdominal, bexiga, genitália, ossos pélvicos, reto e ânus. Devido à natureza envolvida em tal defeito, as deficiências serão descritas aqui como elas afetam cada sistema.

Defeitos Esqueléticos

Antigamente, pensava-se que a EVC apenas mostrava o característico alargamento da sínfise púbica causado pela má rotação dos ossos inominados com uma rotação ou eversão para fora dos ramos púbicos na junção deles com os ossos ilíacos. Entretanto, uma moderna técnica de imagem utilizando tomografia computadorizada (TC) tridimensional (3D) demonstrou anormalidades rotacionais e dimensionais antes desconhecidas (Sponseller *et al.*, 1995). As anomalias rotacionais são (1) rotação externa da pelve posterior/asas ilíacas; (2) rotação externa do segmento pélvico anterior; (3) rotação coronal da articulação sacroilíaca; (4) retroversão acetabular; (5) convergência das asas ilíacas; e (6) retroversão femoral. As anomalias dimensionais são (1) aumento da diástase púbica; (2) encurtamento do segmento púbico anterior; e (3) aumento da distância intercartilagem trirradiada.

Sponseller *et al.* (1995), utilizando a TC da pelve com reconstrução 3D, foram os primeiros a caracterizarem de maneira precisa o exato defeito ósseo associado tanto à (EVC) quanto à extrofia cloacal. Na revisão de um grande grupo de pacientes com extrofia da bexiga, utilizando a TC pélvica e controles da mesma idade, Sponseller *et al.* (1995) observaram que os indivíduos com (EVC) têm uma rotação externa média da pelve posterior de 12 graus em cada lado, junto com a retroversão do acetábulo, e uma média de 18 graus de rotação externa da pelve anterior, além de 30% de encurtamento dos ramos púbicos e da previamente descrita diástase da sínfise púbica (Fig. 139-3). Em um acompanhamento de longo prazo houve um ângulo de progressão do pé de 20 a 30 graus de rotação externa além dos limites normais observados na infância inicial, a qual melhora com a idade. Do mesmo modo, os pacientes com extrofia cloacal não apenas tiveram deformidades pélvicas em graus superiores, como também assimetria dos parâmetros precedentes entre os lados direito e esquerdo da pelve, malformação das articulações sacroilíacas e luxação ocasional do quadril (Sponseller *et al.*, 1995).

Dados de Stec *et al.* (2001a), que utilizaram modelos 3D a partir da TC, observaram que na pelve com extrofia o ângulo da articulação sacroilíaca (antes do fechamento) era 10 graus maior do que os controles, sendo 10 graus mais para o plano coronal do que o sagital (Fig. 139-4). A pelve com extrofia teve 14,7 graus a mais de rotação inferior do que os controles. Além disso, o sacro nos pacientes com extrofia tem um volume 42,6% maior e 23,5% mais área de superfície do que os controles.

Tais deformidades rotacionais das estruturas esqueléticas pélvicas contribuem para o pênis pendular e curto observado na extrofia vesical. A rotação para fora e o deslocamento lateral dos ossos inominados também contribuem para maior distância entre os quadris, marcha hesitante e rotação para fora dos membros inferiores nessas crianças, a qual por si só causa pouca incapacidade e geralmente se corrige em certo grau ao longo do tempo. A deficiência óssea de 30% na pelve com extrofia em grande parte ficou sem explicação. Estudos de Stec *et al.* (2003), utilizando seções da pelve óssea em amostras fetais com extrofia e fetos normais abortados, observaram que a ultraestrutura, o desenvolvimento ósseo, os padrões de crescimento microscópico e a ossificação endocondral eram absolutamente os mesmos. Assim, a restauração do formato fisiológico da pelve pode levar a crescimento ósseo mais normal, deficiência óssea diminuída e distribuição mais

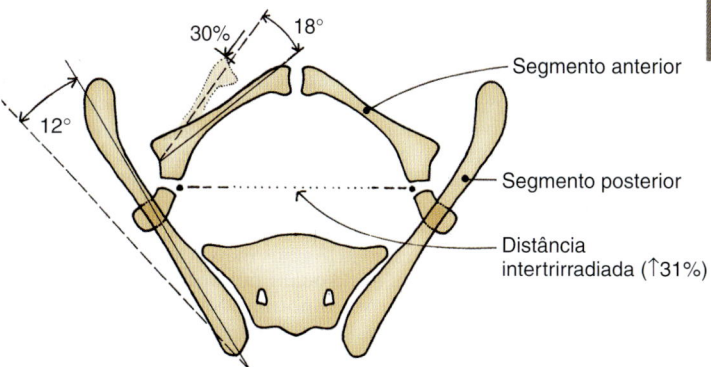

Figura 139-3. Anormalidades do osso pélvico observadas em uma extrofia vesical clássica. O segmento ósseo posterior está externamente rotacionado (12 graus em média de cada lado), mas o comprimento está inalterado. O segmento anterior está externamente rotacionado (18 graus em média de cada lado) e encurtado em 30%. A distância entre a cartilagem trirradiada está aumentada em 31%.

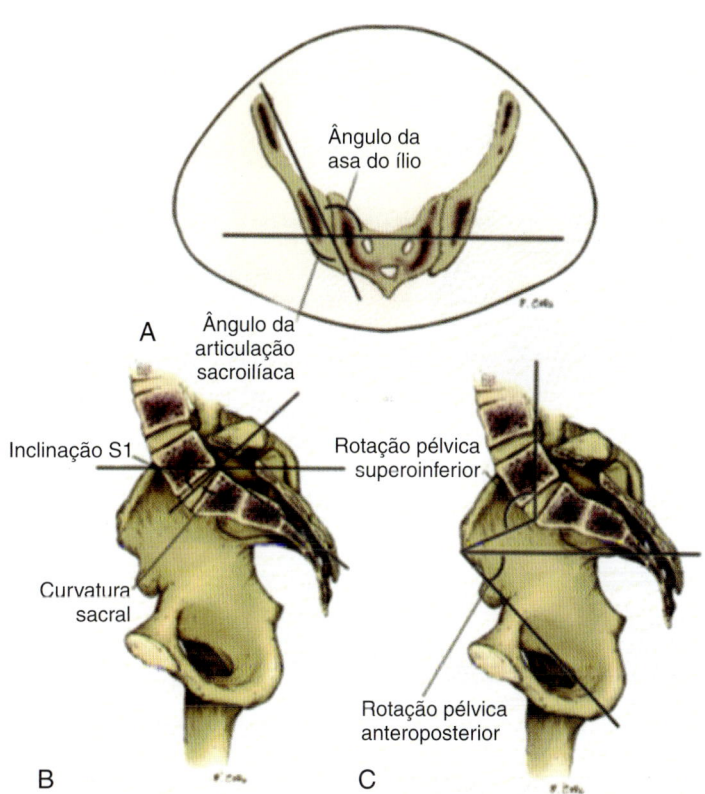

Figura 139-4. Os ângulos articulares sacroilíacos antes do fechamento em crianças com extrofia clássica estão 10 graus maiores do que os controles normais. A pelve óssea tem 14,7 graus de rotação inferior quando comparada com a ausência de rotação. (De Stec AA, Pannu HK, Tadros YE, *et al.* Evaluation of the bony pelvis in classic bladder exstrophy using 3D-CT: further insights. Urology 2001;58:1030--5.)

apropriada das forças mecânicas e de desenvolvimento em um anel pélvico mais fechado e com função normal.

A incidência de anomalias espinhais na extrofia não foi bem estudada. Apenas um estudo envolvendo 299 crianças com extrofia vesical indicou variações espinais sem significância clínica (espinha bífida oculta, lombarização ou sacralização da vértebra) em 11%, escoliose não complicada em 2,7% e disrrafismo espinal em 4%, como mielomeningocele, lipomeningocele, sacro em cimitarra e hemivértebra. Contudo, apenas um paciente demonstrou alguma evidência de disfunção neurológica (Cadeddu *et al.*, 1997).

Defeitos do Assoalho Pélvico

Stec et al. (2001b), utilizando modelos 3D criados a partir da TC de crianças com (EVC) e controles normais da mesma faixa etária, observaram que os *slings* puborretais sustentavam duas vezes mais a área de cavidade corporal do que o normal. O grupo levantador do ânus está posicionado mais posteriormente em pacientes com extrofia, com 68% localizados posteriormente ao reto e 32% anteriormente (*vs.* 52% posteriormente e 48% anteriormente nos controles saudáveis) (Fig. 139-5). Os elevadores também estão rotacionados para fora em 15,5 graus, e na face coronal os levantadores estão 31,7 graus mais achatados do que o normal. Esse desvio do normal torna o *sling* puborretal extrófico mais achatado do que seu formato cônico normal. Não houve diferença significativa no comprimento ou na espessura destes músculos entre os pacientes com extrofia e os controles.

Uma comparação da imagem por ressonância magnética (RM) 3D em crianças com extrofia antes do fechamento e controles normais indicou que o grupo elevador do ânus tinha um formato de domo menor e mais irregular naqueles com extrofia (Willians *et al.*, 2004). Também não houve relação entre a quantidade de diástase púbica e a extensão da curvatura desproporcionada do grupo levantador do ânus. Além disso, Halachmi *et al.* (2003) relataram sobre a aparência pós-operatória do assoalho pélvico com RM 3D. Em dois pacientes que tiveram algum grau de continência, a distância intrassinfiseal era a mais curta; o ângulo da divergência do levantador do ânus, mais normal; e o colo vesical, mais profundamente posicionado na pelve. Gargollo *et al.* (2005), relatando sobre um grupo misto de pacientes, perceberam que o ângulo puborretal naqueles com intervalos secos estava diminuído quando comparado com aquele antes do fechamento. Esses dois estudos correlacionam-se bem com os achados anteriores de Gearhart *et al.* (1993c), mostrando que, nos pacientes adultos que estavam secos, o ângulo puborretal era inferior a 65 graus. **Dados recentes, novamente de Stec *et al.* (2012b), utilizaram a RM 3D para avaliar a pelve antes e depois do fechamento primário. Dos 19 pacientes, 12 tiveram fechamento quando recém-nascidos sem osteotomia e 7 tiveram fechamento fora do período de recém-nascidos com uma osteotomia. As RM pré-operatórias e pós-operatórias revelaram que o fechamento (1) remodela a pelve de uma configuração semelhante à caixa para uma rede rotacionada mais para dentro; (2) redistribui uma porção significativa do grupo levantador do ânus para dentro do compartimento anterior; e (3) facilita um contorno uniforme suave do assoalho pélvico.** Esses dados reforçam a necessidade de dissecção agressiva e colocação posterior da unidade vesicouretral posterior dentro da pelve e a atuação da osteotomia pélvica e da fixação pélvica.

Defeitos da Parede Abdominal

O defeito triangular causado pela ruptura prematura da membrana cloacal anormal é ocupado pela bexiga extrófica e uretra posterior. O defeito fascial está limitado inferiormente pela banda intrassinfiseal, que representa o diafragma urogenital divergente. Tal banda conecta a

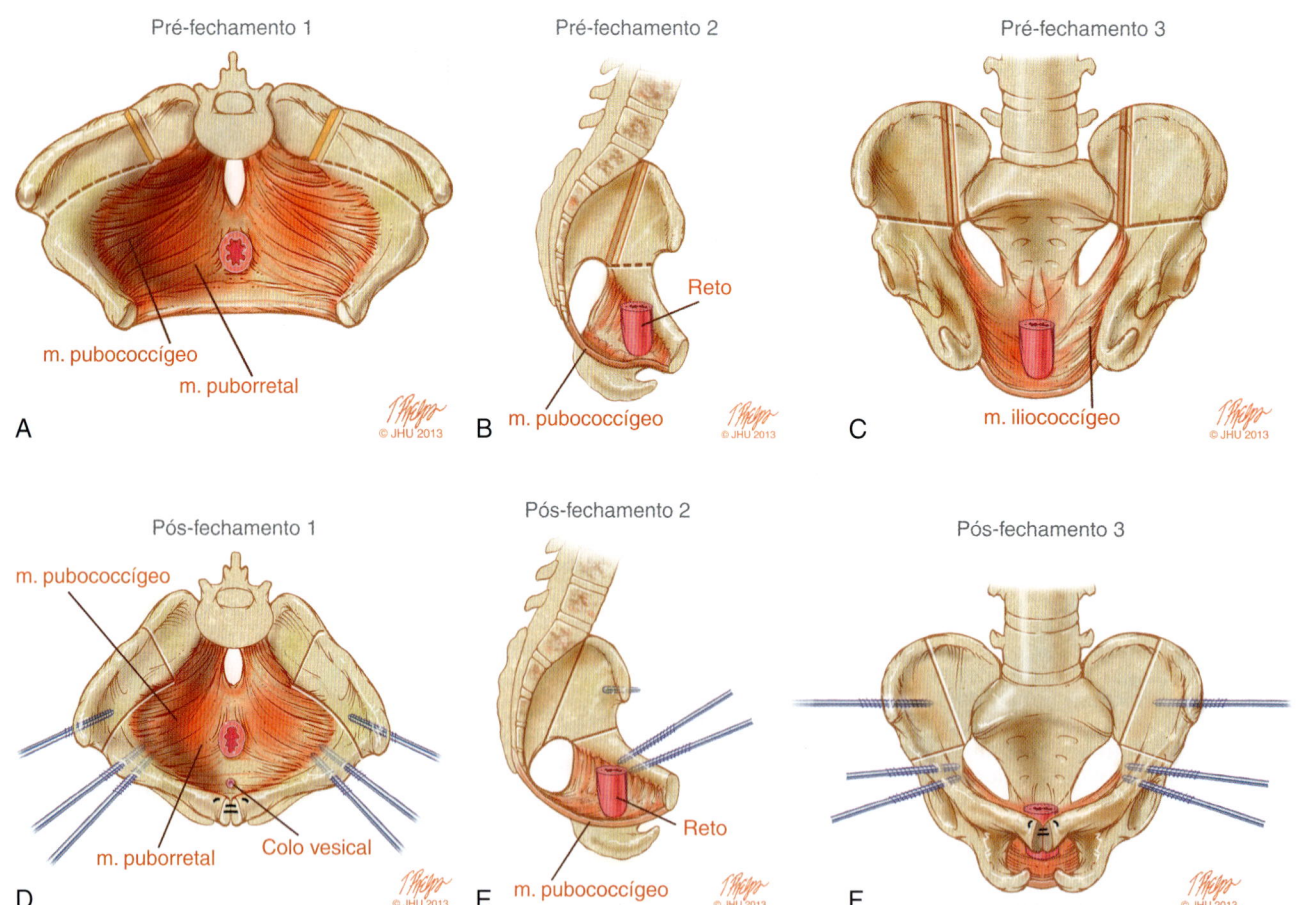

Figura 139-5. **A**, Anatomia do assoalho pélvico antes do fechamento da extrofia. Incisões da osteotomia marcadas. **B**, Vista lateral da anatomia do assoalho pélvico mostrando o pós-deslocamento dos músculos do assoalho pélvico atrás do reto. **C**, Vista frontal da musculatura do assoalho pélvico mostrando a escassez da musculatura do assoalho pélvico anterior. **D**, Anatomia do assoalho pélvico após o fechamento ósseo pélvico com pinos intrafragmentares colocados e aposição óssea. **E**, Vista lateral da anatomia do assoalho pélvico após o fechamento mostrando a nova distribuição anterior da musculatura do assoalho pélvico e colocação de pino. **F**, Vista frontal da musculatura do assoalho pélvico mostrando a nova distribuição anterior do músculo e aposição óssea. (Com a permissão do Brady Urological Institute.)

unidade vesicouretral posterior com o ramo púbico no estudo anatômico. A bainha anterior do músculo reto abdominal tem uma extensão em forma de leque atrás da uretra e do colo vesical que se insere no interior da banda intrassinfiseal. As pesquisas sobre a relação do músculo e da fáscia reto abdominal com o diafragma urogenital (Wakim e Barbet, 2002) não observaram evidência histológica ou macroscópica da presença do esfíncter estriado. Entretanto, uma clara evidência da musculatura da bexiga estendendo-se lateralmente até o púbis foi observada onde ela sofre interdigitação com as fibras da fáscia do reto abdominal, formando um diafragma urogenital fibroso (Wakim e Barbet, 2002). Gearhart et al. (1991) mostraram a importância da incisão radical dessas fibras lateralmente à placa uretral até a altura do ramo púbico inferior e hiato do levantador. Dados de fechamentos falhos da extrofia mostram tais fibras intactas em muitos pacientes no momento do refechamento.

Na extremidade superior do defeito fascial triangular, está o umbigo. Na extrofia vesical, a distância entre o umbigo e o ânus está encurtada. Como o umbigo está situado bem abaixo da linha horizontal da crista ilíaca, há uma incomum expansão da pele abdominal ininterrupta. Caso haja uma hérnia umbilical, ela é normalmente de tamanho insignificante. A hérnia umbilical é corrigida no momento do fechamento inicial da extrofia. As onfaloceles frequentemente observadas na extrofia cloacal são raras na extrofia e geralmente pequenas e fechadas no momento do fechamento vesical.

A frequente ocorrência de hérnias inguinais indiretas é atribuída a um processo vaginal persistente, anéis inguinais externos e internos grandes e ausência de obliquidade do canal inguinal. Connolly et al. (1995), em uma revisão de 181 crianças com extrofia vesical, relataram hérnias inguinais em 81,8% dos meninos e 10,5% das meninas. No momento do fechamento da extrofia vesical, essas hérnias devem ser corrigidas por excisão do saco hernial e reparo da fáscia transversal e do defeito muscular para evitar a recidiva ou uma hérnia inguinal direta. O lado contralateral também deve ser explorado, pois a incidência de bilateralidade síncrona ou assíncrona é de 81,8% (Connolly et al., 1995). Dados recentes de Lavien et al. (2014) de um grande grupo de 136 fechamentos de extrofia claramente demonstraram que, caso a osteotomia pélvica seja utilizada para o fechamento, a incidência de desenvolvimento de uma hérnia e o risco de recidiva após o reparo são menores.

Defeitos Anorretais

O períneo é curto e largo, e o ânus está localizado diretamente atrás do diafragma urogenital. Ele está deslocado anteriormente e corresponde ao limite posterior do defeito fascial triangular. Dados recentes de Stec et al. (2011) observaram em um grupo de 678 pacientes com extrofia clássica uma incidência de anomalias colorretais de 1,8%. A anomalia mais comum foi o ânus imperfurado; a segunda, a estenose retal; e a terceira, o prolapso retal congênito. Embora a incidência seja baixa, é um aumento de 72 vezes quando comparado com a população geral.

Os músculos levantador do ânus e puborretal divergentes e a anatomia distorcida do esfíncter externo contribuem para os variados graus de incontinência anal e prolapso retal. A continência anal costuma ser imperfeita em uma idade precoce. Frequentemente, o prolapso retal ocorre em pacientes com extrofia não tratada e costuma ser transitório e facilmente reduzido. O prolapso desaparece após o fechamento vesical e a aposição púbica. O aparecimento do prolapso em uma criança é uma indicação para proceder com o manejo definitivo da bexigaextrófica. Caso o prolapso retal ocorra a qualquer momento após o fechamento da extrofia, convém suspeitar de uma obstrução da uretra posterior ou infravesical, e uma imediata avaliação da via de saída por cistoscopia deve ser realizada (Baker e Gearhart, 1998).

Defeito Genital Masculino

O defeito genital masculino é grave e consiste no aspecto mais problemático da reconstrução cirúrgica (Fig. 139-6). Antigamente, pensava-se que os corpos cavernosos individuais tinham calibres normais, porém pareciam mais curtos em função da ampla separação das inserções da crura, do chordee dorsal proeminente e do sulco uretral encurtado. Entretanto, Silver et al. (1997b) descreveram detalhadamente pela primeira vez o defeito genital. A RM foi utilizada em homens adultos com extrofia vesical e comparada com os resultados dos controles da mesma faixa etária e etnia. Observou-se que o comprimento peniano

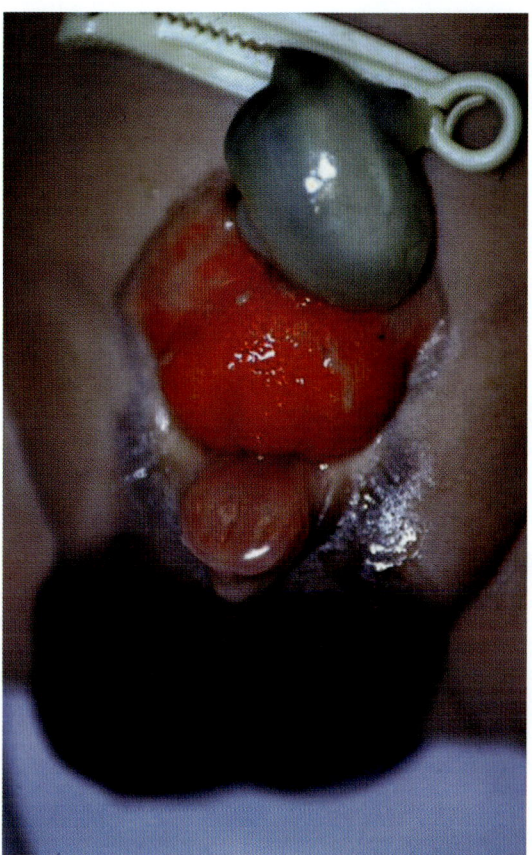

Figura 139-6. Recém-nascido masculino com extrofia vesical clássica. Observe o chordee dorsal, placa uretral curta e achatamento do escroto.

anterior dos pacientes masculinos com extrofia vesical era quase 50% mais curto do que o dos controles normais (Fig. 139-7). Entretanto, embora o comprimento posterior do corpo peniano seja o mesmo do controle de mesma faixa etária, o diâmetro do segmento corporal anterior era 30% maior do que o normal. Também, na RM, embora a diástase da sínfise púbica tenha aumentado as distâncias intrassinfiseal e intercorporal, o ângulo entre os corpos cavernosos estava inalterado, pois os corpos penianos estavam separados paralelamente. Portanto, o pênis parece curto não apenas em razão da diástase da sínfise púbica, mas também em razão da acentuada deficiência congênita do tecido corporal peniano anterior (Silver et al., 1997b). Em um recente estudo anatômico cirúrgico de Perovic e Djinovic (2008), uma precisa descrição do defeito peniano incluiu (1) corpos penianos separados e de formato triangular; (2) uma longa superfície ventral convexa e uma curta superfície dorsal em forma de cunha; e (3) comprimento de feixe neuromuscular determinado por sua posição sobre os corpos penianos individuais.

Em um estudo de Gearhart et al. (1993c), 13 homens adultos nascidos com extrofia vesical foram examinados por RM da pelve para avaliar o tamanho e a configuração da próstata e dos órgãos sexuais acessórios. O volume, o peso e a área da seção transversal máxima da próstata pareceram normais quando comparados com os valores controles publicados (Fig. 139-8). Em nenhum deles a próstata estendeu-se circunferencialmente ao redor da uretra. Além disso, a uretra estava anterior à próstata em todos os pacientes. Silver et al. (1997a) relataram os níveis de antígeno específico da próstata (PSA) livre e total para um grupo de homens adultos com extrofia. Embora os níveis fossem mensuráveis, eles estavam abaixo dos limites superiores dos estabelecidos intervalos de referência idade-específicos para homens normais. Os ductos deferentes e ejaculatórios são normais no paciente com extrofia, e o comprimento médio da vesícula seminal em homens é normal se comparado com os controles publicados.

A inervação autônoma do corpo cavernoso é fornecida pelos nervos cavernosos. Estes nervos autonômicos estão deslocados lateralmente nos pacientes com extrofia (Schlegel e Gearhart, 1989). Tais nervos estão preservados em quase todos os pacientes com extrofia,

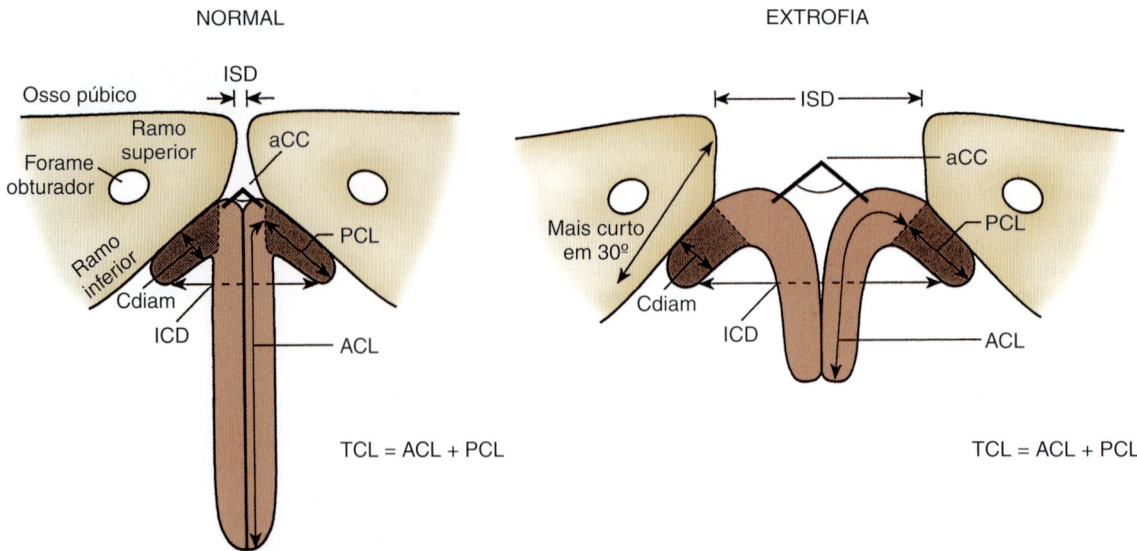

Figura 139-7. A separação dos ossos púbicos em homens com extrofia clássica combinada com a deficiência congênita do tecido corporal anterior leva à aparência encurtada do pênis. aCC, ângulo suspenso do corpo cavernoso; ACL, comprimento corporal anterior; Cdiam, diâmetro do corpo cavernoso; ICD, distância intercorporal; ISD, distância interssinfiseal; PCL, comprimento corporal posterior; TCL, comprimento corporal total.

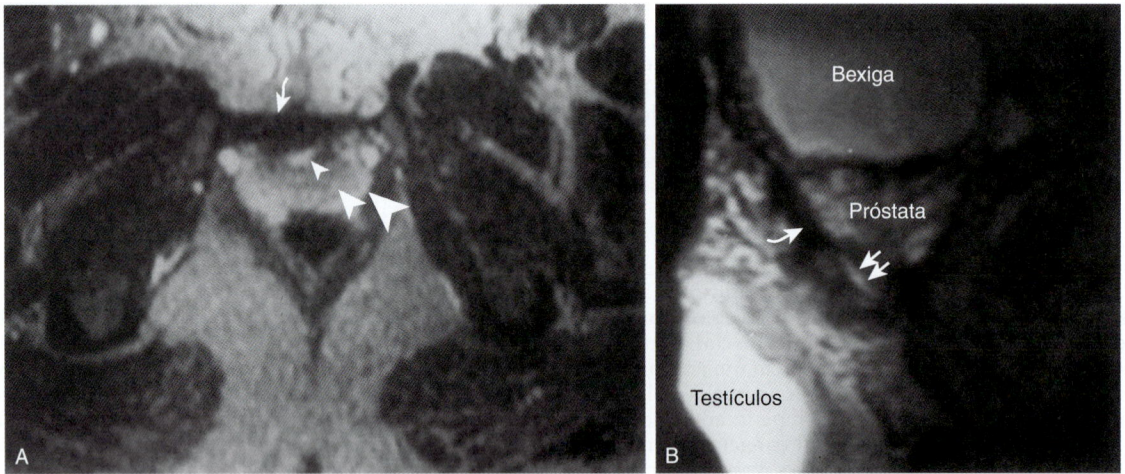

Figura 139-8. A, Imagem axial ponderada em T2 da próstata média em um paciente continente de 20 anos com extrofia vesical. *Cabeça de seta pequena*, lúmen da uretra; *ponta de seta média*, zona transicional; *ponta de seta grande*, zona periférica. *Seta curva*, banda fibrosa da barra intersinfiseal. B, A imagem sagital ponderada em T2 através da glândula prostática média mostra a uretra anterior *(setas duplas)* e a glândula prostática posterior. A banda fibrosa interssinfiseal *(seta curva)* estende-se ao longo de todo o comprimento da próstata.

pois a potência é preservada após a cirurgia. Entretanto, pode ocorrer ejaculação retrógrada após o fechamento vesical e/ou reconstrução do colo vesical.

A função do testículo não foi estudada em um grande grupo de pacientes pós-púberes com extrofia, e em geral acredita-se que a fertilidade não seja prejudicada por disfunção testicular. Frequentemente, os testículos aparecem criptorquídicos em seu curso desde os tubérculos púbicos amplamente separados até o escroto largo e achatado. A maioria dos testículos é retrátil e tem um adequado comprimento do cordão espermático para chegar ao escroto sem a necessidade de orquiopexia.

Defeitos Genitais Femininos

A reconstrução da genitália feminina apresenta um problema menos complexo do que a masculina (Fig. 139-9). **A vagina é mais curta do que o normal**, dificilmente maior do que 6 cm de profundidade, porém com calibre normal. O orifício vaginal está frequentemente estenótico e deslocado anteriormente; o clitóris é bífido; e os lábios, o monte púbico e o clitóris são divergentes. A cérvice entra na vagina superiormente de modo a ficar na parede vaginal anterior próximo ao introito. As tubas uterinas e os ovários são normais. No momento do fechamento primário, as metades clitorianas devem ser unidas e as duas extremidades dos pequenos lábios, unidas para formar uma fúrcula. A dilatação vaginal ou a episiotomia podem ser necessárias para possibilitar uma relação sexual satisfatória na mulher madura. Dados anteriores de Stec et al. (2001b) e dados recentes de ultrassonografia 3D de Ebert et al. (2009) mostram que, embora o hiato do levantador tenha um comprimento anteroposterior normal, ele é quase duas vezes mais largo do que o normal. Esse assoalho pélvico defeituoso pode predispor mulheres maduras

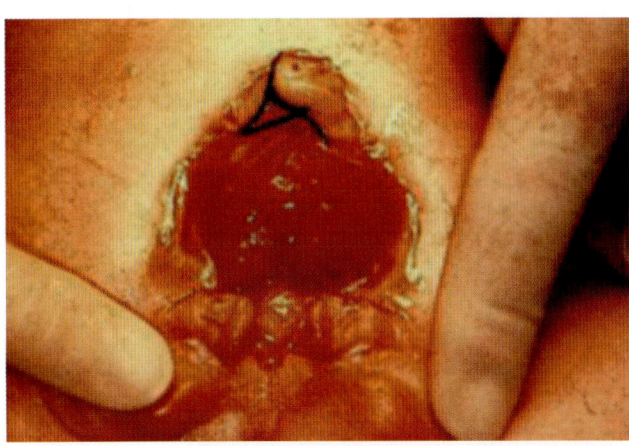

Figura 139-9. Menina recém-nascida com extrofia vesical clássica. Observe a placa uretral aberta, metades clitorianas bífidas e deslocamento anterior do orifício vaginal.

ao desenvolvimento de prolapso uterino, tornando a suspensão uterina necessária. Isso frequentemente ocorre após o parto, mas pode acontecer mesmo em pacientes nulíparas. Quando estudado em uma grande população de mulheres adultas, 10 das 56 mulheres desenvolveram prolapso uterino em uma idade média de 16 anos. Seis pacientes foram manejadas com reconstrução que incluiu uma osteotomia ilíaca posterior (Mathews et al., 2003a). A idade média no momento da osteotomia foi de 2,1 anos. Antigamente, pensava-se que a osteotomia em recém-nascida ou durante a infância inicial poderia ser protetora contra o desenvolvimento do prolapso uterino na vida adulta. Entretanto, novos dados de Anusionwu et al. (2013) em um grande grupo de mulheres com extrofia mostraram que a largura da diástase adulta foi o único fator na análise univariada para predizer o prolapso adulto.

Defeitos Urinários

Ao nascimento, normalmente a mucosa vesical parece normal. Contudo, frequentemente pólipos hamartomatosos podem estar presentes na superfície vesical. A mucosa da bexiga deve ser frequentemente irrigada com solução salina e protegida de traumatismos por meio de alguma forma de membrana protetora antes do fechamento. Assim, as alterações císticas ou metaplásicas na superfície mucosa não ocorrem.

O tamanho, a distensibilidade e a função neuromuscular da bexiga com extrofia, assim como o tamanho do defeito fascial triangular ao qual os músculos vesicais se inserem, afetam a decisão de tentar reparar. Nos últimos anos, foram publicados vários estudos de ciência básica que delineiam ainda mais a exata natureza da bexiga extrófica no recém-nascido. **Um dos primeiros artigos a caracterizar a função neuromuscular da bexiga foi publicado por Shapiro et al. (1985). No estudo deles, a densidade e a afinidade de ligação dos receptores colinérgicos muscarínicos foram mensuradas em indivíduos controle e em pacientes com EVC. A densidade dos receptores colinérgicos muscarínicos tanto no grupo-controle quanto no grupo com extrofia foi similar, assim como a afinidade de ligação do receptor muscarínico.** Portanto, a composição neurofisiológica da bexiga com extrofia não é grosseiramente alterada durante seu desenvolvimento anômalo. Estudos investigaram tanto a inervação neural da bexiga e extrófica de recém-nascidos quanto seu conteúdo muscular e colágeno. Lee et al. (1996) estudaram amostras de biópsia de bexiga obtidas de 12 recém-nascidos com extrofia vesical, compararam-nas com controles da mesma faixa etária e observaram um aumento na razão colágeno:músculo liso. Utilizando anticorpos anticolágeno, eles avaliaram vários tipos de colágeno nestas bexigas e observaram que não havia diferença estatística significativa na quantidade de colágeno tipo I naquelas de recém-nascidos com extrofia no fechamento inicial, mas houve um aumento de três vezes no colágeno tipo III. Peppas et al. (1999) observaram, em pacientes que adquiriram capacidade vesical adequada e estavam aguardando uma reconstrução do colo vesical, que a razão colágeno:músculo liso diminuiu acentuadamente após um fechamento bem-sucedido e um acompanhamento livre de infecção. Lais et al. (1996) relataram achados similares e observaram que a razão músculo liso:colágeno aumentou após um fechamento bem-sucedido.

Em uma extensão dos estudos citados, Mathews et al. (1999b) observaram o número de nervos mielinizados por campo em bexigas de indivíduos recém-nascidos normais e com extrofia. O número médio de nervos mielinizados por campo estava significativamente reduzido nas bexigas com extrofia quando comparado com os controles. Tal redução nas fibras nervosas parece ser o resultado de uma ausência de fibras pequenas com preservação das fibras nervosas maiores. Em vista dos achados, acredita-se que a extrofia vesical em recém-nascidos representa um estágio mais inicial do desenvolvimento e da diferenciação da bexiga.

Em um grande estudo de Rosch et al. (1997), vários marcadores imunocitoquímicos e histoquímicos foram examinados em pacientes com epispádia e EVC. As avaliações envolveram imunocitoquímica indireta para polipeptídeo intestinal vasoativo (VIP), neuropeptídeo Y (NPY), substância P (SP), peptídeo relacionado com o gene da calcitonina (CGRP), produto gênico proteico (PGP) 9,5 e nicotinamida adenina dinucleotídeo fosfato diaforase (NADPHd). Nenhuma evidência de denervação do músculo da bexiga foi observada morfologicamente em casos de EVC. Portanto, embora um recém-nascido com extrofia vesical possa apresentar um atraso na maturação do desenvolvimento vesical, tais bexigas podem ter um desenvolvimento normal após um fechamento inicial bem-sucedido.

Quando a bexiga é pequena, fibrosada, inelástica e revestida por pólipos, o reparo funcional pode ser impossível (Fig. 139-10). Novak et al. (2005) pesquisaram a patologia e o potencial maligno dos pólipos observados nessas bexigas pequenas. Dois tipos de pólipos foram observados, com alguma sobreposição nos achados: fibrótico e edematoso. Ambos estavam associados à metaplasia escamosa sobrejacente em aproximadamente 50% dos casos. Graus variados de ninhos de von Brunn, cistite cística e cistite glandular foram observados. A cistite glandular foi observada em uma porcentagem mais elevada dos fechamentos secundários. Devido ao potencial risco de adenocarcinoma associado à cistite glandular, recomenda-se uma posterior vigilância desses pacientes com citologia de urina e cistoscopia conforme entram na vida adulta. A bexiga mais normal pode estar invaginada ou estar protuberante por meio de um pequeno defeito fascial, o que indica o potencial para uma capacidade satisfatória após um fechamento inicial bem-sucedido. **Apenas depois de um exame sob anestesia, o defeito verdadeiro pode ser adequadamente avaliado. Isso porque a profundidade desta extensão vesical para dentro da pelve não pode ser avaliada, a menos que o paciente esteja sob anestesia.**

A função vesical foi avaliada em um grupo de pacientes extróficos continentes com bexigas reflexivas normais. Cistometrogramas normais foram obtidos em 70% a 90% dos pacientes (Toguri et al., 1987). Diamond et al. (1999), observando 30 pacientes com extrofia vesical em vários estágios de reconstrução, descobriram que 80% dos indivíduos tinham bexigas complacentes e estáveis antes da reconstrução do colo vesical. Após a reconstrução do colo vesical, aproximadamente metade dos pacientes manteve uma complacência vesical normal e um número menor manteve uma estabilidade normal. Os autores acreditam que a complacência e a estabilidade foram prejudicadas após a reconstrução do colo vesical e que 25% dos pacientes com extrofia podem manter a função normal do detrusor após a reconstrução. Em um artigo anterior de Hollowell et al. (1993), 13 das 21 crianças revelaram contrações involuntárias e apenas quatro revelaram bexigas estáveis antes da reconstrução do colo vesical. Além disso, sete das 21 crianças apresentaram pressões aumentadas (superior a 10 cm de H_2O), sugerindo complacência diminuída. A diferença nos achados entre estes dois estudos urodinâmicos é difícil de ser explicada a partir de uma perspectiva experimental. Entretanto, não existem métodos padronizados de reparo do colo vesical, e estas diferenças podem estar refletidas nos achados urodinâmicos diferentes após o reparo do colo vesical desses dois grupos de pacientes.

Diversos aspectos interessantes da microestrutura da bexiga em crianças com extrofia vesical foram observados por Mathews et al. (2004), que utilizaram amostras obtidas de crianças com extrofia vesical em vários estágios de reconstrução (fechamento vesical em recém-nascido, reconstrução do colo vesical, cistoplastia de aumento). A nível celular, perceberam-se importantes diferenças. Foi descoberto que as cavéolas, importantes estruturas intracelulares envolvidas na sinalização entre as células, estavam normais em pacientes com

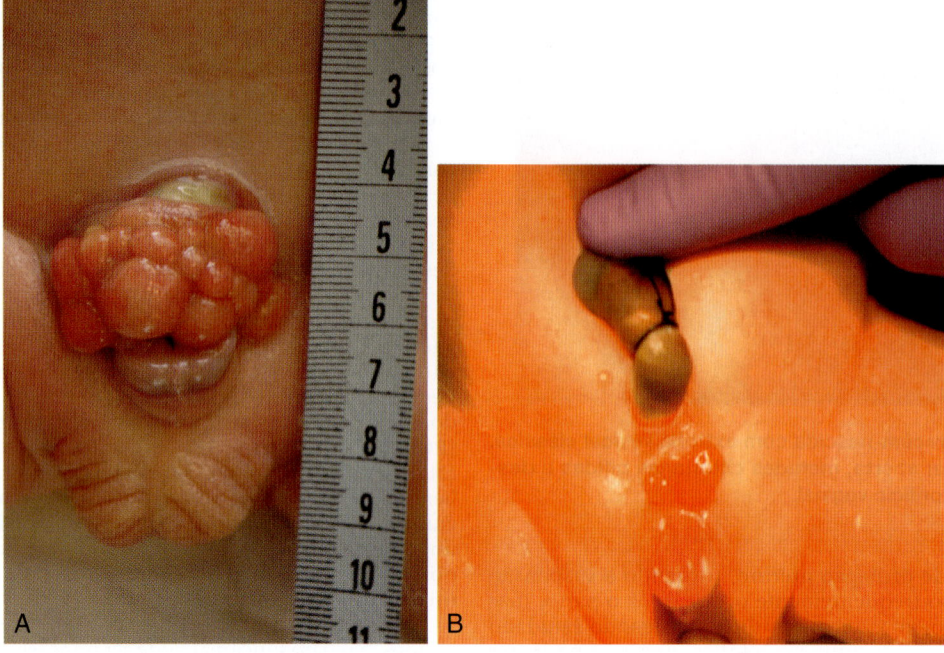

Figura 139-10. **A**, Placa vesical pequena coberta por pólipos; inadequada para o fechamento. **B**, Placa vesical extremamente pequena no recém-nascido; inadequada para o fechamento.

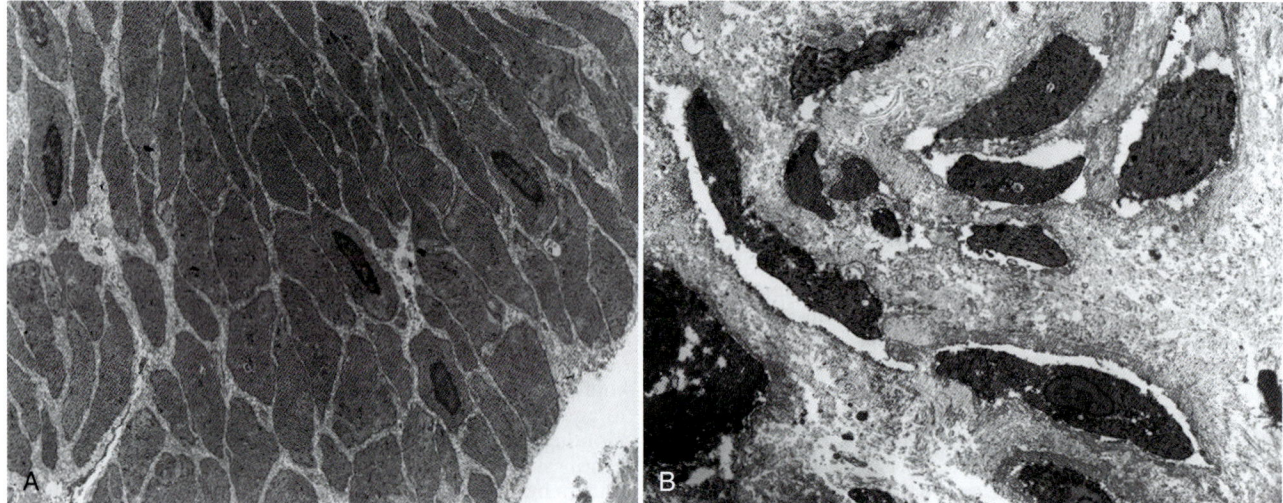

Figura 139-11. Alterações ultraestruturais observadas na bexiga com extrofia. **A**, Perfis musculares e nervosos normais na bexiga do recém-nascido. **B**, Após a falha no fechamento primário, em um estudo imuno-histológico é observada deterioração significativa com colágeno intercelular aumentado e músculo em degeneração. (De Mathews R, Gosling JA, Gearhart JP. Ultrastructure of the bladder in classic exstrophy: correlation with development of continence. J Urol 2004;172:1446-9.)

fechamento bem-sucedido e melhora na capacidade vesical, e com ausência significativa nos indivíduos que necessitaram de uma eventual ampliação vesical (Fig. 139-11). Além disso, a ultraestrutura das células em pacientes cujo fechamento falhou foi observada como sendo anormal. Em um recente estudo de Suson et al. (2012), uma tentativa foi feita para identificar ainda mais similaridades e diferenças entre o músculo liso com extrofia e o músculo vesical normal. Mais de 95% das células musculares lisas com extrofia e normais coraram positivas para actina e miosina. A concentração de cálcio intracelular estava mais baixa no músculo liso com extrofia do que nos controles. Mais células com extrofia migraram do que as células controle, embora não se saiba se tal movimento é organizado ou direcional. Não houve diferenças na proliferação celular entre os dois grupos. Em um segundo estudo, Suson et al. (2012) mostraram que a maior migração da célula muscular lisa com extrofia foi um resultado do excesso de sinalização do fator de crescimento de transformação-β1. No entanto, isso independeu dos aumentos na concentração de cálcio intracelular.

O trato urinário superior geralmente está normal, mas pode ocorrer desenvolvimento anômalo. Em um recente relato de Stec et al. (2012a), 674 pacientes foram revisados. Observou-se que 462 tinham exames ultrassonográficos. Nesta grande revisão, 13 dos 462 (2,8%) tiveram uma anomalia renal. A malformação mais comum foi o sistema coletor duplicado (6); houve também rim hipoplásico ou ausente (3), rim pélvico (2), obstrução da junção ureteropélvica (1) e rim displásico multicístico. Esta é uma incidência mais elevada do que os 0,57% observados após 2 a 4 anos de acompanhamento por triagem pré-natal (Rosendahl, 1990). Os ureteres têm um curso anormal em sua terminação. O saco peritoneal de Douglas entre a bexiga e o reto está aumentado e geralmente profundo, forçando o ureter para baixo e lateralmente em seu curso por meio da pelve verdadeira. O segmento distal do ureter aborda a bexiga a partir de um ponto inferior e lateral ao orifício e entra na bexiga com pouca ou nenhuma obliquidade. Portanto, o refluxo na bexiga extrófica fechada ocorre em 100% dos pacientes, e convém o reimplante ureteral na reconstrução do colo vesical. Caso uma excessiva resistência de saída seja obtida no momento do fechamento inicial ou do fechamento da extrofia vesical e epispádia combinado, e as infecções recorrentes sejam um problema mesmo com antibióticosprofiláticos, o reimplante ureteral ou injeções de Deflux® são necessários antes da reconstrução do colo vesical.

Complexo Extrofia e Variante

Além das três principais apresentações do complexo extrofia vesical-epispádia – EVC, extrofia cloacal, epispádia –, muitas variações na anatomia e tipos de defeitos foram observados. Em razão de provavelmente existir uma origem embriológica comum para todos estes defeitos, todos eles compartilham muitos ou alguns destes defeitos notados nos três principais componentes do complexo – esquelético, urinário e genital. A presença de um defeito musculoesquelético característico da anomalia extrofia sem grande defeito no trato urinário tem sido denominada *pseudoextrofia* (Marshall e Muecke, 1968). As características predominantes são um umbigo alongado e com inserção baixa, e músculos retos abdominais divergentes que se inserem aos ossos púbicos separados. Nessa variante, a migração mesodérmica foi interrompida apenas em seu aspecto superior, afastando os elementos musculoesqueléticos da parede abdominal inferior sem obstruir a formação do tubérculo genital.

Na variante do complexo extrofia com fissura vesical superior, os defeitos esqueléticos e na musculatura são exatamente os mesmos da extrofia clássica. Entretanto, a membrana cloacal persistente rompe-se apenas na porção superior e resulta em uma fístula vesical superior que na verdade se assemelha a uma vesicostomia. A extrusão vesical é mínima e está presente apenas sobre o umbigo normal (Fig. 139-1B).

Em uma grande revisão do banco de dados de extrofia com mais de 815 pacientes, Lowentritt *et al.* (2005) relataram 25 variantes do complexo extrofia, das quais seis eram variantes da extrofia cloacal. As taxas de continência após o reparo do colo vesical foram compatíveis com a extrofia clássica. Três casos foram relatados por Arap e Giron (1986), nos quais os pacientes tinham defeitos musculoesqueléticos clássicos, e dois dos três eram continentes. Dos dois pacientes masculinos, um tinha uma epispádia completa associada e o outro, um pênis completamente normal. Portanto, as manifestações genitais externas nas variantes da extrofia podem ser um tanto quanto variadas.

Além de pseudoextrofia, fissura vesical superior e extrofia duplicada, relataram-se ocorrências isoladas de uma quarta entidade, **extrofia coberta** (Cerniglia *et al.*, 1989). Isso também tem sido relatado como *variante de sínfise dividida*. Um fator comum nestes pacientes é a presença do defeito musculoesquelético associado à extrofia clássica, mas sem defeito significativo do trato urinário. Chandra *et al.* (1999) relataram uma extrofia coberta com duplicação incompleta da bexiga. Entretanto, nos casos de extrofia coberta (Narasimharao *et al.*, 1985; Cerniglia *et al.*, 1989), houve um segmento intestinal ectópico isolado presente na parede abdominal inferior perto da área genital, o que pode ser o colón ou o íleo sem conexão com o trato gastrintestinal subjacente e apenas epispádia no homem. Um paciente avaliado em nosso instituto tinha a aparência padrão da maioria das variantes de sínfise dividida, e pode-se ver na verdade a bexiga por meio de uma fina membrana da pele abdominal inferior (Fig. 139-12). Todos os clássicos defeitos musculoesqueléticos da extrofia estavam presentes. Tais pacientes devem ser submetidos ao fechamento formal da extrofia ao nascimento.

Existem duas formas diferentes de duplicação da bexiga: duplicação anteroposterior e duplicação lado a lado. A primeira forma é considerada uma extrofia duplicada com um segmento da mucosa vesical evertida na parede abdominal anterior e uma segunda bexiga repousando na pelve. Os ureteres inserem-se na bexiga fechada, tornando a mucosa superficial seca (Fig. 139-13). O pilar do tratamento tem sido a ressecção da mucosa ectópica e o fechamento do defeito da parede abdominal. A outra forma de duplicação envolve pacientes com

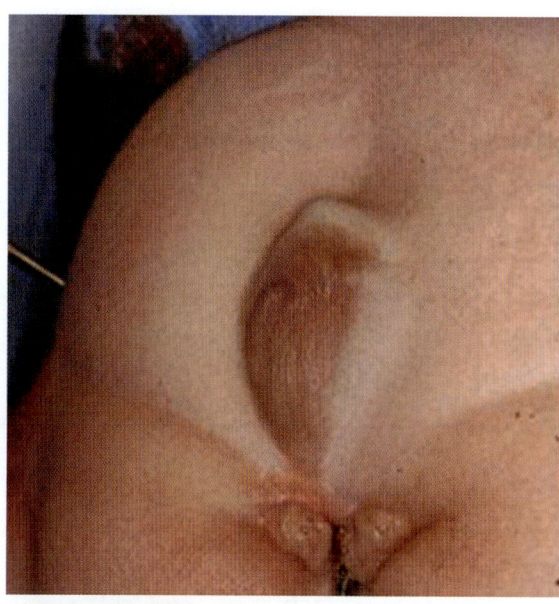

Figura 139-12. Extrofia coberta de pele em uma paciente feminina. Observe a sonda uretral na bexiga e a posição subcutânea abaixo da pele da parede abdominal. Nenhum intestino está preso na parede abdominal, como tem sido relatado em alguns pacientes com tal variante.

duas metades de bexigas formadas separadamente em uma orientação da esquerda para a direita com um septo da linha média entre as bexigas contendo músculo. Cada bexiga tem seu próprio ureter e um esfíncter intacto. Frequentemente, há diástase do púbis e do músculo reto abdominal.

O complexo extrofia vesical-epispádia-extrofia cloacal tem diversas apresentações. As variantes são raras, mas é importante reconhecer as diferentes aparências ao nascimento, pois o tratamento inicial irá influenciar bastante no desfecho em longo prazo. Dois grupos de pacientes tiveram desfechos melhores do que aqueles com apresentações clássicas – fissura vesical superior e extrofia cloacal coberta por pele. Em razão de o esfíncter estar intacto, os pacientes com fissura vesical superior passaram por treinamento esfincteriano regular e tornaram-se continentes sem a necessidade de posterior procedimento de colo vesical. Muitos relatos das variantes da extrofia são estes pacientes, levando a uma convicção errônea de que todos os pacientes com variantes têm melhor desempenho do que aqueles com extrofia vesical. Lowentritt *et al.* (2005) sugerem que, com exceção da fissura vesical superior, todas as variantes devem ser manejadas com fechamento formal da extrofia ao nascimento e acompanhadas da mesma maneira que suas apresentações clássicas.

Diagnóstico Pré-natal

Mesmo com as modernas modalidades de ultrassonografia, o diagnóstico pré-natal da extrofia vesical é geralmente difícil de ser delineado. Frequentemente, realiza-se um diagnóstico de onfalocele ou gastrosquise e a condição de extrofia passa despercebida. A avaliação ultrassonográfica do feto com equipamentos de tempo real de alta definição possibilita um minucioso estudo da anatomia fetal, mesmo durante os exames ultrassonográficos obstétricos de rotina (Gearhart *et al.*, 1995a). Diversos grupos delinearam importantes critérios para o diagnóstico pré-natal da EVC. Nessas revisões, a ausência de uma bexiga normal repleta de líquido em sucessivos exames sugeriu o diagnóstico, assim como uma massa de tecido ecogênico na parede abdominal inferior (Mirk *et al.*, 1986; Verco *et al.*, 1986). **Em uma revisão de 25 exames ultrassonográficos pré-natais com subsequente nascimento de um recém-nascido com EVC, Gearhart *et al.* (1995a) fizeram várias observações: (1) ausência de preenchimento vesical, (2) umbigo de inserção baixa, (3) alargamento do ramo púbico, (4) genitália diminuta e (5) massa abdominal inferior que aumentou de tamanho conforme**

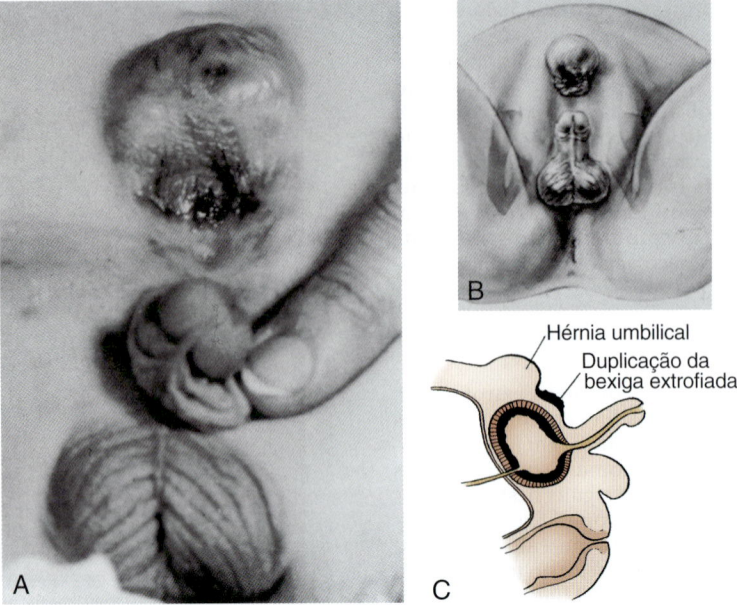

Figura 139-13. A-C, Extrofia duplicada em um menino com um trato urinário inferior intacto.

a gestação progrediu e as vísceras abdominais ficaram maiores (Fig. 139-14).

A aplicação da ultrassonografia 3D e da RM fetal apenas melhorou um pouco o diagnóstico pré-natal da extrofia vesical e cloacal, pois apenas 25% dos casos de complexo extrofia vesical-epispádia são diagnosticados no pré-natal (Goyal et al., 2012). Em nossa rotina, a RM fetal é reservada para pacientes nos quais a ultrassonografia 3D não foi suficiente para diferenciar de forma satisfatória entre a extrofia clássica e a cloacal, ou quando há suspeita de anomalias graves. A principal razão para o diagnóstico pré-natal da extrofia vesical é que os pais podem ser aconselhados com relação aos riscos e benefícios e outros aspectos da condição. Após um adequado aconselhamento, podem ser feitos arranjos para que o parto do bebê ocorra em um centro especializado em extrofia, onde a reconstrução imediata da extrofia possa ser feita. O parto em um centro especializado em extrofia possibilita aos pais acesso a vários especialistas, além do importante suporte psicológico que estes pais precisam quando nasce um filho com defeitos congênitos de tal magnitude.

RECONSTRUÇÃO CIRÚRGICA DA EXTROFIA VESICAL

Sweetser et al. (1952) inicialmente descreveram uma abordagem cirúrgica estagiada para extrofia vesical. Quatro a 6 dias antes do fechamento vesical eram realizadas osteotomias ilíacas bilaterais. O reparo da epispádia era feito em um procedimento separado. O procedimento de continência era limitado à liberação das fibras da banda intrassinfiseal e o envolvimento desta banda, ao redor da uretra no momento do fechamento, para aumentar a resistência de saída.

A abordagem inicial estagiada para o fechamento vesical funcional incluiu três estágios separados: fechamento da bexiga e da parede abdominal; reconstrução do colo vesical e procedimento antirrefluxo; e posterior reparo da epispádia. Recomendou-se tal abordagem para a maioria dos casos de reconstrução da extrofia começando no início da década de 1970 (Cendron, 1971; Jeffs et al., 1972; Williams e Keaton, 1973). Apesar de este procedimento ter sido bem-sucedido, ele foi modernizado nos últimos 15 anos para incluir o fechamento vesical, o fechamento da parede abdominal e o bom fechamento uretral posterior no pênis no período de recém-nascido com osteotomia inominada bilateral e ilíaca vertical, caso indicada; o reparo da epispádia aos 6 meses a 1 ano de idade; e a reconstrução do colo vesical junto com o procedimento antirrefluxo aos 4 a 5 anos de idade, quando a criança alcança capacidade vesical adequada para a reconstrução do colo vesical e está motivada a participar de um programa miccional pós-operatório (Gearhart e Jeffs, 1998).

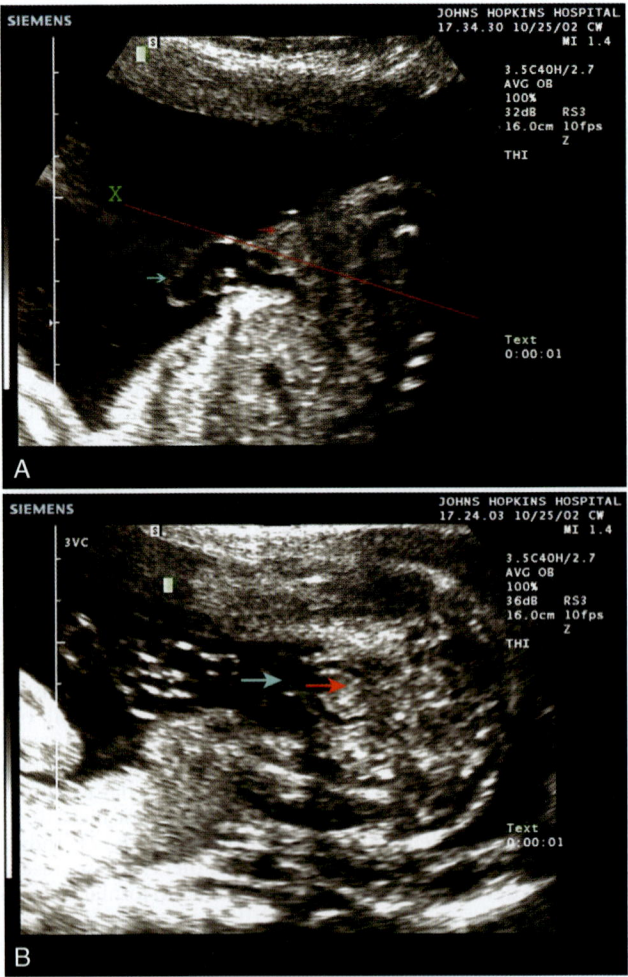

Figura 139-14. Ultrassonografia pré-natal demonstrando a extrofia vesical. A, Vista longitudinal mostrando o umbigo de inserção baixa (seta azul), ausência de bexiga intra-abdominal e massa abdominal inferior (seta vermelha). B, Vista transversal através do plano (X) em A mostra a presença do umbigo (seta azul) e a borda superior da placa vesical que aparece hiperecoica (seta vermelha).

Outros métodos de tratamento do recém-nascido com extrofia vesical foram oferecidos. Grady e Mitchell (1999) propuseram a combinação do fechamento da extrofia vesical com o reparo peniano na fase de recém-nascido. Baka-Jakubiak (2000) recomendou o fechamento sozinho da extrofia do recém-nascido e a combinada reconstrução do colo vesical com o reparo da epispádia quando a criança alcança uma idade satisfatória para a participação em um programa miccional. Kelly (1995) recomendou um reparo estagiado no qual nenhuma osteotomia é utilizada, e realiza-se um segundo estágio de "mobilização de tecido mole radical" antes do posterior reparo uretral. Schrott et al. (1984) recomendaram o fechamento vesical, o reimplante ureteral, o reparo da epispádia e a reconstrução do colo vesical na fase de recém-nascido. Por último, Stein et al. (1999) recomendaram a ureterossigmoidostomia na fase de recém-nascido com fechamento da parede abdominal e da bexiga.

Avaliação e Manejo ao Nascimento

Ao nascimento, embora a mucosa vesical seja geralmente lisa, rosa e intacta, ela também está sensível e facilmente desnudada. Na sala de parto, o cordão umbilical deve ser amarrado com seda 2-0 perto da parede abdominal para que o grampo umbilical não cause traumatismo à delicada mucosa e cause escoriação da superfície da bexiga. A bexiga pode então ser coberta com um filme plástico não aderente (p. ex., Saran Wrap®) (Fig. 139-15) para evitar que a mucosa vesical grude nas roupas ou fraldas. Além disso, cada vez que a fralda é trocada, o curativo plástico deve ser removido; toda a superfície vesical, irrigada com salina estéril; e um curativo novo, colocado.

Os pais tipicamente precisam de confiança neste momento. O aconselhamento dos pais e as decisões relativas à terapia final devem ter início no pré-natal caso a condição seja diagnosticada por ultrassonografia pré-natal. Os pais devem ser informados por um cirurgião com especial interesse e experiência no manejo do espectro da extrofia. Uma equipe de apoio de extrofia deve estar disponível, com um cirurgião ortopédico pediátrico, um anestesiologista pediátrico, serviço social, enfermeiras com especial interesse em extrofia vesical e um psiquiatra ou psicólogo infantil com conhecimento e experiência em anomalias genitais. A Association for the Bladder Exstrophy Community está disponível e tem uma página na internet para os pais e membros da família obterem mais informações sobre a extrofia vesical.

As mensurações da avaliação cardiopulmonar e física geral podem ser realizadas nas primeiras horas de vida. Estudos ultrassonográficos bem feitos são geralmente suficientes para oferecer evidência de estrutura, função e drenagem renal, mesmo nas primeiras horas de vida, antes de o paciente ser submetido ao fechamento do defeito de extrofia.

As circunstâncias podem não ser as ideais ao nascimento. Uma completa avaliação neonatal pode ter de ser postergada até que o transporte para um centro médico infantil maior seja providenciado.

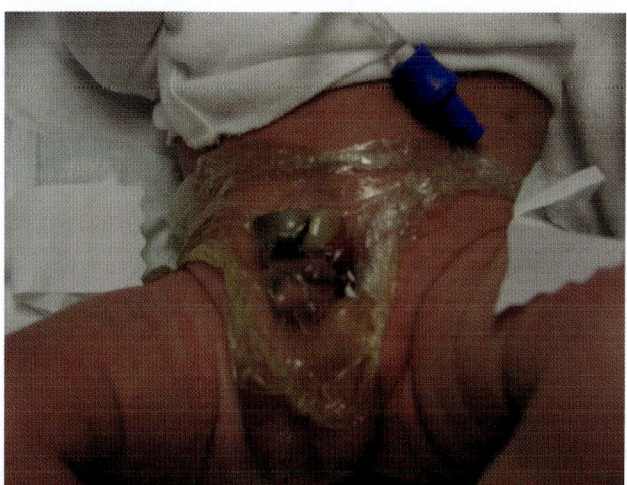

Figura 139-15. Uso de curativo plástico para manter a placa vesical úmida antes do fechamento.

Nos dias de hoje com transportes modernos, nenhuma criança está a mais de poucas horas de um centro neonatal com completo serviço diagnóstico e clínico. Durante o transporte, a bexiga deve ser protegida por uma membrana plástica, como no berçário, para evitar dano à delicada mucosa vesical do recém-nascido.

Seleção dos Pacientes para Fechamento Imediato

O tratamento bem-sucedido da extrofia com fechamento funcional demanda que o potencial de sucesso em cada criança seja cuidadosamente considerado ao nascimento por um experiente cirurgião em extrofia. O tamanho e a capacidade funcional do músculo detrusor são importantes considerações para o sucesso futuro do fechamento funcional. A correlação entre o tamanho da bexiga aparente e a potencial capacidade vesical não deve ser confundida. Em graus menores de extrofia, como a epispádia completa com incontinência, a bexiga pode ser pequena e ainda assim demonstrar uma capacidade aceitável, avaliando-se a protuberância vesical quando o bebê chora ou por fácil recuo quando tocada por um dedo com luva estéril na sala de cirurgia com a criança sob anestesia. **Às vezes, uma boa parte da bexiga anteriormente não avaliada pode ser descoberta atrás da fáscia no exame sob anestesia** (Gearhart e Jeffs, 1998). Com a bexiga livre da irritação superficial e do traumatismo repetido, o pequeno órgão pode crescer e aumentar a capacidade com a ausência de atividade esfincteriana e com mínima resistência de saída.

Bexiga Pequena com Extrofia Inadequada para Fechamento no Recém-nascido

Um segmento vesical pequeno e fibrótico que está esticado entre as bordas do pequeno defeito fascial triangular sem elasticidade ou contratilidade não pode ser selecionado para o procedimento habitual de fechamento (Gearhart e Jeffs, 1998) (Fig. 139-10A). Geralmente, é necessário o exame do paciente sob anestesia para se avaliar adequadamente a bexiga, particularmente caso haja considerável edema, escoriação e formação de pólipos entre o nascimento e o momento do exame. **As decisões referentes ao adequado momento do fechamento vesical ou à necessidade de espera devem ser realizadas apenas por cirurgiões com uma grande experiência na condição de extrofia** (Gearhart e Jeffs, 1998). Algumas condições impedem o fechamento primário, como duplicação penoescrotal, intestino ectópico no interior da bexiga extrusa (uma contraindicação relativa), bexiga hipoplásica e hidronefrose bilateral significativa.

Em um artigo de Lakshmanan et al. (2008), retirado de um banco de dados de extrofia com 1.248 extrofias clássicas, observou-se, inicialmente, que a bexiga era muito pequena para o fechamento em 46 pacientes avaliados ao nascimento. Havia 36 meninos e 10 meninas submetidos ao fechamento tardio em uma idade média de 13,2 meses. A osteotomia foi realizada em 41 (89%). Todos apresentaram um fechamento primário tardio bem-sucedido. Dezoito meninos tiveram reparo de epispádia simultâneo. Sessenta e um por cento desenvolveram capacidade suficiente para a reconstrução do colo vesical e 39% alcançaram a continência. Comparadas com os dados de Novak et al. (2010), essas taxas são mais do que o dobro das taxas de continência observadas no reparo do colo vesical após um fechamento primário falho e um fechamento secundário bem-sucedido.

Assim, aguardar a placa vesical crescer por 6 a 12 meses na criança com uma bexiga pequena não é tão arriscado quanto submeter uma placa vesical pequena ao fechamento em uma situação inadequada, o que resulta em deiscência e possível incontinência futura. Caso a bexiga não cresça a um tamanho suficiente para o fechamento após 6 a 12 meses, outras opções são a excisão da bexiga e um conduto colônico sem refluxo ou ureterossigmoidostomia.

Osteotomia

Crianças nascidas com extrofia vesical não têm apenas uma bexiga exposta, mas também uma diástase larga dos ramos púbicos (média de 4,8 cm), o que resulta em um anel pélvico aberto. Além disso, quanto maior a placa vesical, mais larga a diástase resultante e maior a necessidade de osteotomia. A função musculoesquelética do quadril e dos membros inferiores parece estar normal ao longo de toda a infância. Entretanto, a marcha caracteriza-se por rotação externa do pé, que diminui com o crescimento conforme a função muscular dos membros inferiores fica mais forte, mesmo se a osteotomia não for realizada.

Diversos tipos de osteotomias pélvicas foram desenvolvidos para ajudar a fechar o anel pélvico, diminuir a tensão sobre a parede abdominal durante o fechamento inicial da extrofia e melhorar o desfecho da futura reconstrução genitourinária. Shultz (1958), até onde sabemos, foi o primeiro a descrever a osteotomia ilíaca posterior bilateral como parte de um reparo em dois estágios da extrofia vesical. Realizou-se a osteotomia ilíaca posterior bilateral, e 1 a 3 semanas depois o fechamento da extrofia foi concluído. Esta osteotomia inicial mostrou reduzir as taxas de deiscência da ferida e ajudar a alcançar uma reconstrução genitourinária mais segura e melhor.

Os pacientes podem ser submetidos à osteotomia pélvica em qualquer etapa do reparo da extrofia caso a diástase impeça a realização destes objetivos urológicos. **Em geral, não realizamos rotineiramente a osteotomia em recém-nascidos, a menos que a diástase seja superior a 4 cm ou a maleabilidade da pelve seja ruim.** A flacidez dos ligamentos sacroilíacos geralmente possibilita o fechamento do defeito sem tensão indevida nas primeiras 48 a 72 horas de vida. Tomamos esta decisão, com o paciente sob anestesia, no momento do fechamento primário com nossos colegas ortopedistas pediátricos.

Os tipos de osteotomias que têm sido utilizados são a osteotomia bilateral do ramo púbico superior, a osteotomia diagonal da asa ilíaca e a osteotomia inominada anterior com ou sem osteotomia ilíaca vertical. A mais comumente utilizada osteotomia inominada anterior e vertical combinada foi desenvolvida por inúmeras razões: (1) realiza-se a osteotomia com o paciente na posição supina como para o reparo urológico, o que evita a necessidade de virar o paciente; (2) a osteotomia anterior possibilita a colocação de um fixador externo e pinos intrafragmentares sob visão direta; (3) também se faz a osteotomia em cunha de fechamento tipo galho verde do ílio, de modo adjacente ao sacro na maioria dos pacientes, criando dois grandes fragmentos ósseos que são facilmente móveis; (4) a aparência estética desta osteotomia é superior a da osteotomia ilíaca posterior (Gearhart et al., 1996b); e (5) há maleabilidade óssea pélvica superior e facilidade de aposição do osso púbico sem tensão.

Após o insucesso do fechamento inicial em crianças com diástase púbica significativa, conforme observado em grandes placas vesicais e na extrofia cloacal, a osteotomia é sempre necessária. Quando a diástase é extrema (>6 cm), a aproximação púbica pode não ser possível em uma fase única no momento do fechamento abdominal. O uso do fechamento estagiado da pelve após a osteotomia tem sido utilizado com sucesso nestas circunstâncias. Essa técnica tem sido usada para o tratamento de crianças com diástase extrema, mesmo em pacientes mais jovens, e da condição de extrofia cloacal.

A osteotomia pélvica realizada no momento do fechamento inicial confere diversas vantagens, como: (1) a fácil aproximação da sínfise com tensão diminuída sobre o fechamento da parede abdominal e a eliminação da necessidade de retalhos fasciais; (2) a colocação da unidade vesicouretral posterior profundamente no anel pélvico, o que aumenta a resistência infravesical; e (3) trazer os grandes músculos do assoalho pélvico para perto da linha média, onde eles podem sustentar o colo vesical e ajudar no controle urinário final (Fig. 139-16). Após a aproximação púbica com osteotomia, alguns pacientes mostram a capacidade de interromper e iniciar o jato urinário, experimentar intervalos secos e, em alguns casos, tornar-se completamente continentes (Gearhart e Jeffs, 1991a). Em uma revisão de um grande número de pacientes encaminhados ao nosso instituto após procedimentos de extrofia falhos, observou-se que a maioria dos pacientes que teve deiscência parcial ou completa da bexiga ou grande prolapso da bexiga não foi submetida a uma osteotomia no momento do fechamento vesical inicial (Gearhart et al., 1993b). Recomendamos realizar a osteotomia inominada transversa bilateral e a ilíaca vertical quando o fechamento vesical for realizado após 72 horas de vida (Fig. 139-17). Além disso, caso a pelve não esteja maleável ou caso os ossos púbicos estejam mais de 4 cm separados no momento do exame inicial sob anestesia, a osteotomia deve ser feita, mesmo se o fechamento for realizado antes de 72 horas de vida. Uma equipe de cirurgia e anestesia bem coordenada pode realizar a osteotomia e seguir para o fechamento vesical sem perda indevida de sangue ou risco da anestesia prolongada na criança. Entretanto, é importante frisar que a osteotomia junto com o fechamento uretral posterior e vesical e o fechamento da parede abdominal é um procedimento de 5 a 7 horas nestes bebês.

Caso o paciente tenha menos do que 72 horas e o exame sob anestesia revele que os ossos púbicos são maleáveis e capazes de serem facilmente juntados na linha média por rotação medial dos trocânteres maiores, o indivíduo pode ser submetido ao fechamento sem osteotomia. Não convém correr riscos com uma decisão dessa magnitude e, caso haja alguma dúvida, uma osteotomia deve ser realizada.

A osteotomia mais frequentemente utilizada hoje em dia é a osteotomia inominada anterior bilateral e ilíaca vertical, popularizada por Gearhart et al. em 1996 (Gearhart et al., 1996b). Tal abordagem melhora a facilidade da aproximação sinfiseal no paciente com extrofia quando comparada com as abordagens posteriores. Na nossa experiência, esta osteotomia é superior à mobilização púbica observada com a osteotomia inominada anterior transversa bilateral simples ou mesmo a ramotomia púbica. **Com a facilidade da aproximação obtida com essa osteotomia combinada, a tensão sobre o fechamento abdominal na linha média é reduzida, e as taxas de deiscência da bexiga e prolapso da bexiga são acentuadamente diminuídas** (Gearhart e Jeffs, 1998). Além disso, o fechamento pélvico possibilita o movimento anterior do levantador do ânus para fortalecer o *sling* puborretal. Isso ajuda a posicionar o colo vesical e a uretra posterior profundos no interior do anel pélvico e melhorar as taxas de continência. Tal fato também desloca os músculos do assoalho pélvico para uma posição mais anterior, oferecendo mais suporte para os órgãos pélvicos anteriores.

A osteotomia combinada é realizada colocando-se o paciente na posição supina, preparando e cobrindo o corpo inferior abaixo das margens costais e pondo gaze absorvente macia sobre a bexiga exposta. A pélvis é exposta a partir das asas ilíacas inferiormente até o tubérculo pectíneo e até as articulações sacroilíacas posteriormente. O periósteo e a incisura isquiática são cuidadosamente elevados, e uma serra de Gigli é utilizada para criar uma osteotomia inominada transversa saindo anteriormente em um ponto na metade do caminho entre as espinhas anterossuperior e anteroinferior (Fig. 139-17). Esta osteotomia é criada em uma altura levemente mais cranial do que o descrito para a osteotomia de Salter a fim de possibilitar a colocação de pinos fixadores externos nos segmentos distais. Além da osteotomia transversa, o ílio posterior pode ser incisado a partir de uma abordagem anterior em um esforço de corrigir a deformidade de modo mais completo. Para esta parte da osteotomia, um osteótomo é utilizado para criar uma osteotomia em cunha verticalmente e bem lateral às articulações sacroilíacas. O córtex ilíaco posterior proximal é deixado intacto e utilizado como uma dobradiça (Fig. 139-17). Esta osteotomia combinada corrige facilmente as anormalidades tanto nos segmentos anteriores quanto nos posteriores da pelve.

Dois pinos fixadores são colocados no segmento osteotomizado inferior, e dois são colocados na asa do ílio superiormente. Radiografias são obtidas para confirmar a posição dos pinos, os tecidos moles são fechados e o procedimento urológico é realizado (Fig. 139-16). Ao final do procedimento, a pelve é fechada com uma sutura entre os dois ramos púbicos. Os fixadores externos são então aplicados entre os pinos para segurar a pelve na posição correta. Em um recém-nascido com quantidades menores do que as ideais de osso esponjoso, apenas um pino é colocado inferiormente e superiormente na asa do ílio, ao invés dos dois como em uma criança mais velha.

As radiografias são obtidas 7 a 10 dias após a cirurgia para verificar a redução completa da diástase sinfiseal. Caso esta diástase não esteja completamente reduzida, os lados direito e esquerdo podem ser gradualmente aproximados por meio de barras fixadoras por vários dias. A tração cutânea longitudinal é utilizada para manter as pernas fixas (Fig. 139-18). O paciente permanece supino na tração por aproximadamente 4 semanas para evitar o deslocamento dos tubos e a desestabilização da pelve. O fixador externo é mantido por 4 a 6 semanas, até que um adequado calo seja observado no local da osteotomia (Fig. 139-16B e 139-17). No pós-operatório, em recém-nascidos submetidos ao fechamento sem osteotomia nas primeiras 48 a 72 horas de vida, o bebê é imobilizado em tração de Bryant adaptada em uma posição na qual os quadris tenham uma flexão de 90 graus. Quando a tração de Bryant adaptada é utilizada, usa-se a tração por 4 semanas. Uma sutura de colchoeiro horizontal de nylon nº 2 é colocada entre a cartilagem fibrosa dos ramos púbicos e apertada anteriormente ao fechamento púbico no momento do fechamento vesical. **Evidências obtidas por Sussman et al. (1997) a partir de testes biomecânicos em modelo de pelve intacta de filhote suíno**

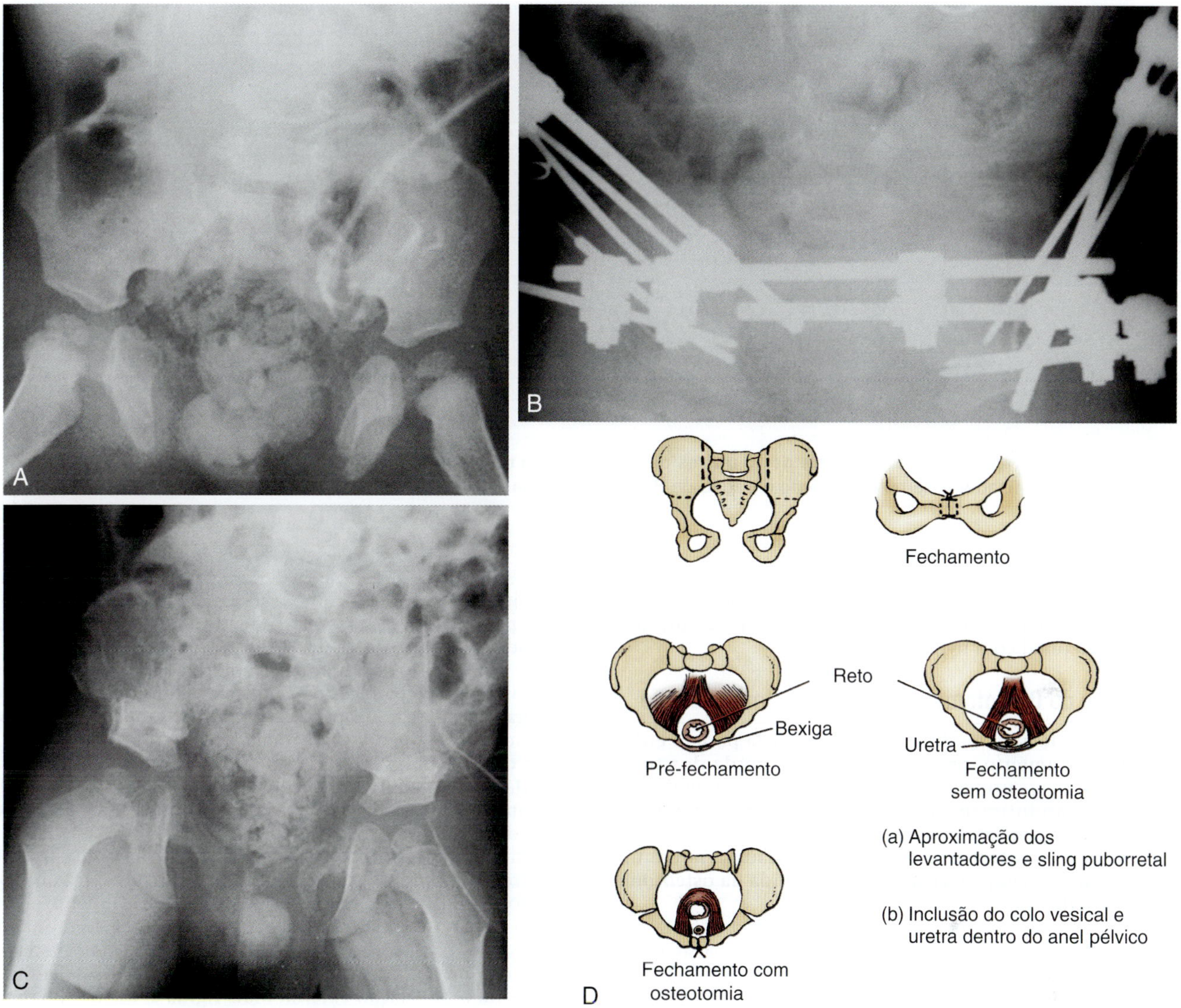

Figura 139-16. A, Paciente com 8 meses de idade com extrofia vesical clássica fechada ao nascimento sem osteotomia com deiscência completa. O paciente foi inicialmente visto aos 8 meses de idade. B, Paciente após ter sido submetido à osteotomia inominada anterior e ilíaca vertical e colocação de pinos intrafragmentares e fixador externo. C, O mesmo paciente 4 meses depois da retirada do fixador externo e pinos. Obteve-se fechamento bem-sucedido. D, A técnica da osteotomia combinada mostrando os locais de incisão.

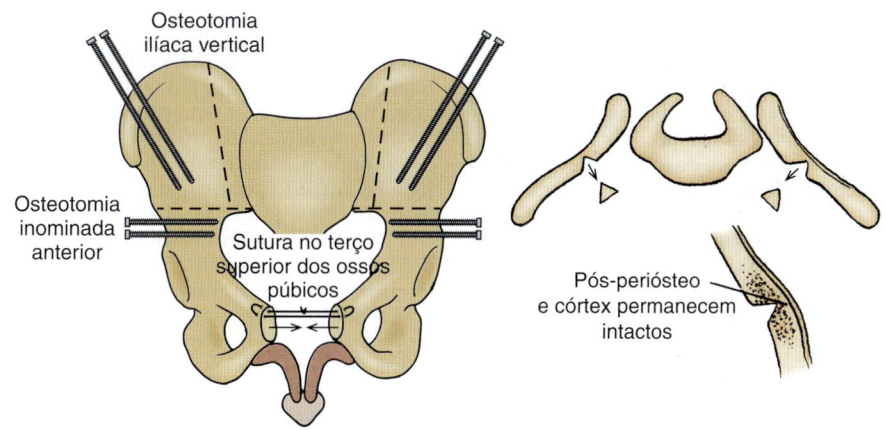

Figura 139-17. Técnica da osteotomia combinada mostrando os locais de incisão óssea e posição dos pinos.

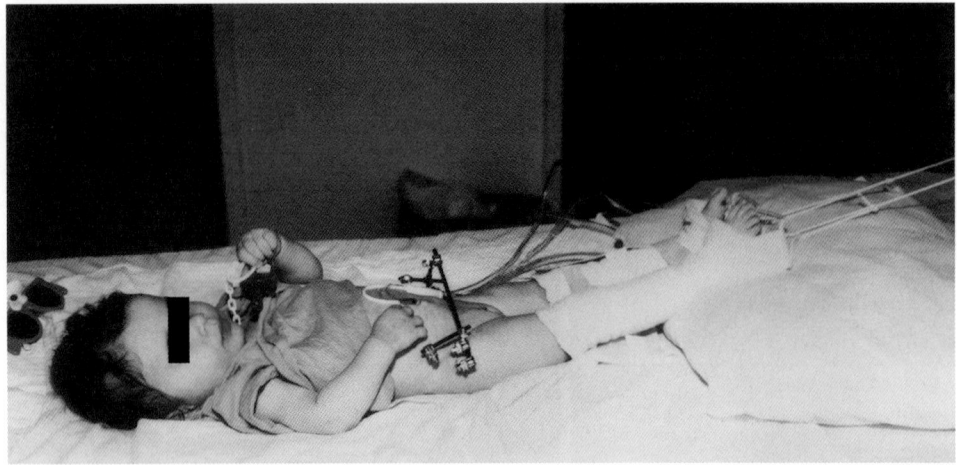

Figura 139-18. Paciente de 15 meses de idade após o refechamento da extrofia vesical com fixador externo na posição e tração de Buck modificada.

revelaram que todos os métodos de aproximação púbica foram fracos quando comparados com a sínfise intacta. Entretanto, a melhor técnica com a razão carga:falha mais forte foi a sutura de colchoeiro horizontal com nylon nº 2.

Complicações da Osteotomia e Técnicas de Imobilização

As complicações de uma imobilização inadequada podem envolver falha do fechamento, prolapso de bexiga, perda dos tubos suprapúbicos e *stents* ureterais. Dor e controle dos movimentos inadequados estão intimamente relacionados com a imobilização inadequada. Com cateteres epidurais tunelizados por 2 a 3 semanas, a dor e o movimento são bem controlados enquanto a formação do calo ósseo pélvico aumenta na ferida da osteotomia e a ferida se estabiliza.

Alguns centros ainda preferem utilizar gesso ou bandagem. Em um estudo de Seattle, os autores preferiram gesso com ou sem osteotomia no lugar de outras técnicas, e observaram que isto possibilitou uma alta hospitalar mais rápida (Shnorhavorian et al., 2010). Entretanto, em um grande grupo de 86 fechamentos de extrofia falhos, Meldrum et al. (2003) observaram que a maioria foi imobilizada com bandagem ou gesso. Observou-se fechamento bem-sucedido em 97% daqueles imobilizados com um fixador externo e tração de Buck adaptada.

Sponseller et al. (2001) relataram sobre 86 osteotomias inominadas anteriores bilaterais e verticais ilíacas combinadas realizadas em 88 crianças. Dez crianças tinham extrofia cloacal e 72 tinham extrofia vesical com, pelo menos, 2 anos de acompanhamento clínico (média 4,8 anos). As complicações foram sete casos de paralisia transitória do nervo femoral esquerdo, que regrediu completamente 12 semanas após a cirurgia. Não houve casos de paralisia do nervo femoral direito, apesar de o mesmo cirurgião ter realizado a mesma técnica nos dois lados. Os pacientes com paralisia transitória do nervo femoral permaneceram em repouso no leito pelas primeiras 6 a 8 semanas. Um imobilizador de joelho foi necessário para as 6 semanas restantes até a melhora completa. Outras complicações foram três casos de união tardia do íleo, um caso de infecção superficial da incisão ilíaca femoral que precisou de irrigação e debridamento, um caso de fraqueza transitória do abdutor da coxa direita, uma infecção do íleo ao redor da localização do pino, necessitando de irrigação e debridamento e um caso de paralisia transitória do nervo fibular direito. Quase todos os pacientes tiveram inflamação cutânea ao redor dos pinos, em particular aqueles nos segmentos proximais (crista ilíaca). Isso foi sempre controlado com o uso de antibióticos orais. Em um artigo de Satsuma et al. (2006), foram realizadas comparações entre os pacientes submetidos à osteotomia ilíaca posterior ou combinada. A aproximação púbica foi melhor e a recidiva média, muito menor na osteotomia inominada transversa e ilíaca vertical combinada. Assim, a abordagem combinada corrigiu e manteve o anel pélvico com menos complicações do que a osteotomia pélvica posterior.

Quando uma boa formação de calo é observada na radiografia, o dispositivo de fixação e os pinos são removidos na cabeceira do leito com o paciente sob leve sedação. A idade do paciente tem atuação na quantidade de correção da diástase, que é mantida ao longo do tempo. Em uma revisão dos tipos de osteotomia anteriormente descritos, tanto os pacientes com extrofia clássica quanto com extrofia cloacal ganharam aproximação, apesar de o primeiro grupo ter ganhado uma maior correção aos níveis normais (Gearhart et al., 1996b). Uma maior diástase pós-operatória no recém-nascido, assim como uma densidade óssea abaixo da ideal, contribui para maior dificuldade em obter e manter o fechamento da deformidade óssea pélvica ao longo do tempo.

Tem-se a impressão de que a recidiva parcial da diástase ocorre na extrofia clássica por meio de dois mecanismos, mesmo após a osteotomia. Primeiro, a pelve pode perder parcialmente a rotação devido ao afrouxamento precoce dos pinos antes do momento da cicatrização da osteotomia. Isso é observado na maioria das vezes em bebês. Em crianças mais velhas, a densidade óssea aumentada possibilita uma fixação externa mais rígida e, assim, uma melhor manutenção da posição corrigida. Segundo, conforme a pelve cresce, há um subdesenvolvimento tardio do segmento isquiopúbico. Isso foi demonstrado como sendo 33% menor do que o normal no adulto com extrofia. A diástase púbica aumenta com o crescimento no paciente com extrofia não corrigida. Portanto, mesmo com alguma perda da aproximação, uma correção significativa permanece em comparação com o estado não operado. **Consideramos o papel principal da osteotomia como sendo o relaxamento da tensão sobre a bexiga, uretra posterior e reparo da parede abdominal durante a cicatrização.** Portanto, utilizamos menos a osteotomia em recém-nascidos e bebês jovens, pois a frouxidão do ligamento possibilita que a pelve seja fechada sem tensão caso a diástase seja razoável e os ossos públicos sejam maleáveis. Entretanto, ela se torna essencial em crianças mais velhas com reparo falho da extrofia, no paciente com extrofia cloacal e em um recém-nascido com uma larga diástase e excelente placa vesical. Em pacientes submetidos ao fechamento da extrofia e ao reparo da epispádia combinado, a osteotomia possibilita que o púbis seja unido, tornando mais fácil para os corpos cavernosos serem trazidos sobre a uretra proximal fechada (Gearhart et al., 1998). Em um grande conjunto de refechamentos falhos da extrofia (idade média de 23,2 meses), foram observados 56 pacientes submetidos à osteotomia pélvica repetida (Nelson et al., 2006). Todos os refechamentos foram bem-sucedidos, e 95% dos pacientes tiveram uma marcha normal após a osteotomia reoperatória. Não houve paralisias do nervo femoral ou isquiático, e apenas cinco infecções no local do pino, as quais foram facilmente tratadas. A osteotomia pélvica repetida é segura e com poucas complicações quando feita por médicos experientes.

Seja qual for o tipo de osteotomia utilizado, o fechamento do anel pélvico não apenas possibilita a aproximação na linha média das estruturas da parede abdominal, como também permite que os músculos levantador do ânus e puborretal deem potencial sustentação para a saída vesical, aumentando a resistência ao fluxo urinário (Fig. 139-16D) (Sponseller et al., 1991; Gearhart et al., 1993b, 1996b; Schmidt et al., 1993; McKenna et al., 1994). Além disso, um procedimento de continência pode ser realizado posteriormente no colo vesical e na uretra profunda no anel pélvico fechado a uma distância da superfície sem movimento independente das duas metades do púbis. A uretra e o colo vesical são colocados mais profundamente na pelve verdadeira, em uma relação mais normal do que quando angulada agudamente.

Opções Cirúrgicas no Recém-nascido com Extrofia Vesical Clássica

Embora o moderno reparo estagiado da extrofia (MREE atualmente desfrute de ampla popularidade, outros métodos foram descritos para a reconstrução primária da extrofia e estão sendo utilizados em bons centros. Esta seção discute os outros tipos de reparo e o uso e aplicação deles. Os resultados e as complicações são discutidos em seções separadas, já que muitas são similares e a correção destas é a mesma.

Abordagem de Varsóvia

Descrito primeiramente por Baka-Jakubiak em 2000, a abordagem de Varsóvia envolve o fechamento da bexiga, uretra posterior, púbis e parede abdominal no momento do fechamento primário com ou sem osteotomia, mas sempre com a imobilização apropriada. A osteotomia é utilizada em todos os pacientes com mais de 72 horas de vida ou em qualquer um com uma diástase superior a 5 cm. Utilizam-se gesso, por 3 semanas, e uma bandagem elástica durante outras três semanas. Quando a bexiga tiver alcançado uma capacidade adequada (mais de 70 mL) e a criança estiver interessada na continência, o reparo do colo vesical é realizado junto com o reparo da epispádia. Baka-Jakubiak utilizou tal abordagem em mais de 100 pacientes com extrofia clássica e epispádia completa. A banda intersinfiseal é rotineiramente dividida para possibilitar uma melhor visualização do colo vesical e da região da uretra posterior. Um benefício adicional proposto por este procedimento é que o colo vesical e a unidade uretral posterior estão mais retos no segundo procedimento, e isto possibilita cateterização e cistoscopia mais fáceis após a reconstrução. Uma taxa de complicação de 10%, principalmente fístula ou estenose uretral, é observada com esse procedimento.

Reparo de Kelly

O procedimento de mobilização de tecido mole radical foi desenvolvido por Kelly no fim de década de 1980 e no início da década de 1990 como uma forma de melhorar a técnica descrita por Ansell (1983), além de evitar as osteotomias pélvicas frequentemente necessárias para obter um fechamento livre de tensão. É um reparo em múltiplos estágios que inclui (1) fechamento do domo da bexiga e reparo da hérnia ao nascimento, seguido aos 3 a 6 meses de idade por (2) uma reconstrução da uretra proximal com tecido esfincteriano associado a alongamento peniano e criação de uma uretrostomia penoescrotal nos meninos, e (3) reparo da hipospádia penoescrotal resultante em torno dos 3 anos de idade. Os aspectos singulares estão relacionados com o segundo estágio, no qual se realiza uma mobilização mais radical dos músculos do assoalho pélvico. Especificamente, a dissecção inclui o periósteo do ísquio e do púbis, em que se encontra a inserção dos músculos esfincterianos voluntário e involuntário, assim como os nervos e vasos pudendos. Os músculos são então envolvidos ao redor da uretra proximal reconstruída em uma tentativa de oferecer um mecanismo de continência. A neouretra é construída a partir da placa uretral no dorso do pênis após ela ser dissecada dos corpos cavernosos, como na técnica de desmontagem peniana. Entretanto, diferentemente da técnica de desmontagem peniana, o meato é sempre trazido para a junção penoescrotal e depois trazido distalmente.

Reparo Completo

Desenvolvido por Mitchell, o reparo completo combina o fechamento vesical padrão com a técnica de "desmontagem peniana" para o reparo de epispádia em um esforço de diminuir o número de procedimentos necessários para a reconstrução e potencialmente fornecer continência sem a necessidade de uma reconstrução formal do colo vesical (Grady e Mitchell, 1999). Esta técnica de reparo peniano foi desenvolvida por Mitchell e Bägli (1996). Atualmente, foi incorporada ao reparo primário completo da extrofia (RPCE) para o fechamento primário no recém-nascido.

O pênis é dissecado em três componentes – os corpos direito e esquerdo com suas hemiglandes associadas e a porção uretral (placa uretral com seu corpo esponjoso associado) (Fig. 139-19). A dissecção, como no reparo de Cantwell-Ransley, começa na face central do pênis. A dissecção move-se medialmente bem acima da fáscia de Buck, mas é levada para baixo até a túnica albugínea dos corpos. Deve-se ter cuidado para preservar o esponjoso com a cunha uretral, e esta dissecção é levada posteriormente até a área do colo vesical. Assim, o pênis é separado nos três componentes anteriormente mencionados. Diversos autores observaram problemas ao voltar a uretra reconstruída para a ponta da glande e recomendaram uma sutura interrompida da placa uretral ou deixar a parte mais distal da placa uretral anexada à glande como no reparo de Cantwell-Ransley. Outros observaram a necessidade de tornar o paciente hipospádico e, então, realizar um posterior reparo da hipospádia em razão de uma placa uretral encurtada. A taxa de hipospádia criada foi relatada entre 30% a 70% dos casos. Caso a uretra possa ser trazida para cada hemiglande, configura-se um meato ortotópico. A glande é unida utilizando-se pontos simples em U com fio de polidioxanona (PDS) seguido de pontos à Donatti com fio monofilamentar 7-0 para juntar o epitélio da glande. A uretra é maturada na glande com pontos separados com fio multifilamentar de poliglactina 7-0. Desse modo, os corpos cavernosos são trazidos por sobre a uretra reconstruída com pontos separados. O fechamento da pele é similar ao do reparo padrão da hipospádia com finos fios absorvíveis. Caso um concomitante fechamento da extrofia for realizado, a dissecção então se move proximalmente para dentro da pelve para ser capaz de mover as estruturas para o seu interior. A outra parte do reparo completo é a modelagem do colo vesical para proporcionar alguma resistência de saída após o fechamento no recém-nascido (Fig. 139-19).

Mitchell enfatiza a importância de dissecar do púbis à membrana perineal. Isso possibilita que a bexiga e a uretra posteriores sejam colocadas profundas na pelve. Essa característica é comum a todas as reconstruções de extrofias adequadamente realizadas e leva a resultados bem-sucedidos. A dissecção da placa uretral dos corpos cavernosos deixa 60% a 70% dos pacientes com hipospádia (Hafez e El-Sherbiny, 2005), e 50% das crianças precisam de reimplante ureteral no primeiro ano de vida (Grady e Mitchell, 1999).

Reparo de Mainz

Hohenfelner et al. foram os primeiros a utilizar a ureterossigmoidostomia tanto para os pacientes com falha na correção da extrofia quanto para aqueles com pequenas placas vesicais, o que levou seu uso como técnica nos fechamentos primários da extrofia. Iniciada em 1964, a técnica era realizada em todos os recém-nascidos com extrofia, independentemente do tamanho do placa vesical ao nascimento. Aos 2 anos de idade, o paciente é submetido à ureterossigmoidostomia. Um pouco da bexiga remanescente é transformada em um pequeno receptáculo seminal e o pênis, reconstruído durante o mesmo procedimento. Em meninas, as genitálias externas são reconstruídas e a fixação anterior do útero é realizada. Tanto em meninas quanto em meninos, geralmente a correção estética é posteriormente necessária. Entretanto, isso costuma significar apenas mais uma operação. Em 1996, Fisch et al. relataram resultados de longo prazo com a bolsa de Mainz Sigma (Fisch et al., 1996). Delineou-se isso para reduzir as pressões intracolônicas e manter uma melhor continência fecal. Na maioria dos pacientes, é imediatamente iniciada a alcalinização oral.

Abordagem de Erlangen

A abordagem de Erlangen é claramente a mais evoluída de qualquer uma das técnicas de fechamento primário. Na abordagem de Erlangen, desenvolvida por Schrott e popularizada por Rosch, caso a placa vesical seja considerada de tamanho adequado, o reparo "total" é realizado com 8 semanas de idade. Caso a placa seja muito pequena

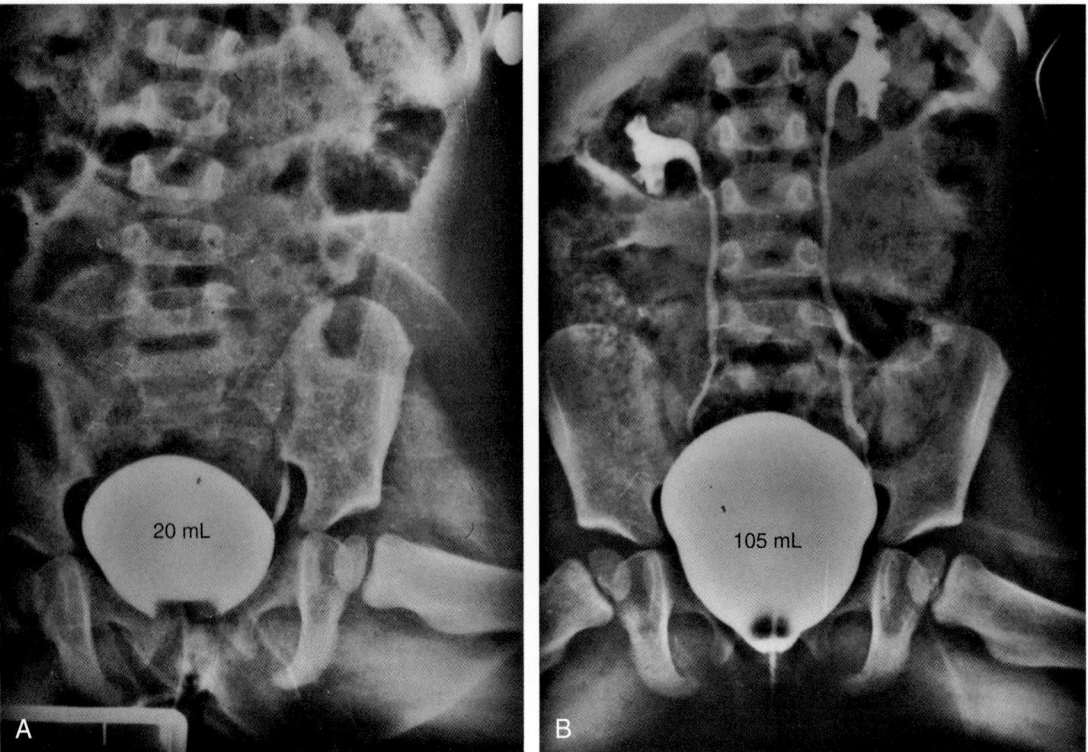

Figura 139-19. **A,** Cistograma inicial sob anestesia mostrando pequena capacidade vesical após o fechamento da bexiga. **B,** Melhora da capacidade vesical observada após a uretroplastia.

ao nascimento, a bexiga é apenas fechada com exploração inguinal bilateral, fechamento do púbis, reparo da epispádia e sem osteotomia. No reparo clássico total de Erlangen, a bexiga é fechada junto com os reimplantes ureterais bilaterais, plástica do colo vesical, exploração inguinal bilateral, reparo da epispádia, fechamento púbico, sem osteotomia e um cateter epidural por 5 dias. A osteotomia é apenas realizada na extrofia cloacal e em reoperações para fechamento. Assim, o reparo de Erlangen é verdadeiramente um reparo completo, compreendendo todas as fases do reparo da extrofia em um conjunto (Schrott et al., 1984).

Independentemente do método de reconstrução da extrofia escolhido para o recém-nascido, certos princípios cirúrgicos permanecem: (1) mobilização radical da unidade vesicouretral posterior do tecido circundante; (2) fechamento combinado com reparo da epispádia apenas em pacientes cuidadosamente selecionados; (3) fechamento livre de tensão da parede abdominal e dos ossos pélvicos com osteotomia associada caso necessária; e (4) definição dos critérios estritos para a seleção de recém-nascidos a serem submetidos ao fechamento.

Reconstrução Moderna da Extrofia Vesical

O objetivo primário no fechamento funcional é converter a extrofia vesical em uma epispádia completa com a uretra bem acima da haste proximal ou média do pênis, com reparo completo combinado da epispádia em apenas pacientes altamente selecionados. A incontinência resultante com resistência de saída posterior equilibrada não apenas preserva a função renal, como também estimula o crescimento da bexiga. Tipicamente, o reparo da epispádia é agora realizado em torno dos 6 meses de idade, após o estímulo da testosterona. O reparo do colo vesical geralmente ocorre quando a criança tem 4 a 5 anos de idade, tem uma adequada capacidade vesical e, mais importante, está pronta para participar de um programa miccional pós-operatório. Muitos reparos como o de Erlangen, Kelly e RPCE foram pretensamente para estabelecer continência sem a necessidade de reparo do colo vesical. No entanto, recentes relatos mostraram a necessidade de um procedimento de saída em quase todos os pacientes (Gearhart et al., 2005, 2007; Shoukry et al., 2009; Gargollo et al., 2011).

Fechamento da Bexiga, Uretra Posterior e da Parede Abdominal

Diversas etapas no fechamento vesical primário estão ilustradas na Figura 139-20 A a H. Uma faixa de mucosa de 2 cm de largura, estendendo-se do trígono distal até logo abaixo do verumontano no menino e até a altura do orifício vaginal na menina, é delineada para a reconstrução prostática e uretral posterior no menino e fechamento uretral adequado na menina. O sulco uretral masculino pode estar adequado. Neste caso, a incisão transversa da placa uretral não precisa ser realizada para o alongamento uretral (Fig. 139-20A). Tendemos a não fazer uma incisão na placa uretral, a menos que o comprimento do sulco uretral a partir do veromontano até a glande uretral seja tão curto que interfira no comprimento peniano final e produza uma angulação dorsal. Caso isso ocorra, o sulco uretral é alongado segundo a forma de Johnston (1974) ou Duckett (1977). Os desenhos na Figura 139-20B e C mostram a marcação da incisão bem acima do umbigo, na junção da bexiga e da pele paraextrófica, até a altura da placa uretral.

Um plano apropriado é dissecado bem acima do umbigo. Realiza-se também um plano entre a fáscia do reto e a bexiga (Fig. 139-20D). Os vasos umbilicais são duplamente ligados e incisados, e deixa-se cair para dentro da pelve. O peritônio é retirado do domo da bexiga nesse ponto para que ela possa ser posicionada profundamente na pelve no momento do fechamento. O plano é continuado caudalmente para baixo entre a bexiga e a fáscia do reto até que as fibras do diafragma urogenital sejam encontradas bilateralmente. O púbis é encontrado nesta junção, e um gancho cutâneo duplo pode ser inserido dentro do osso nesse momento e puxado lateralmente

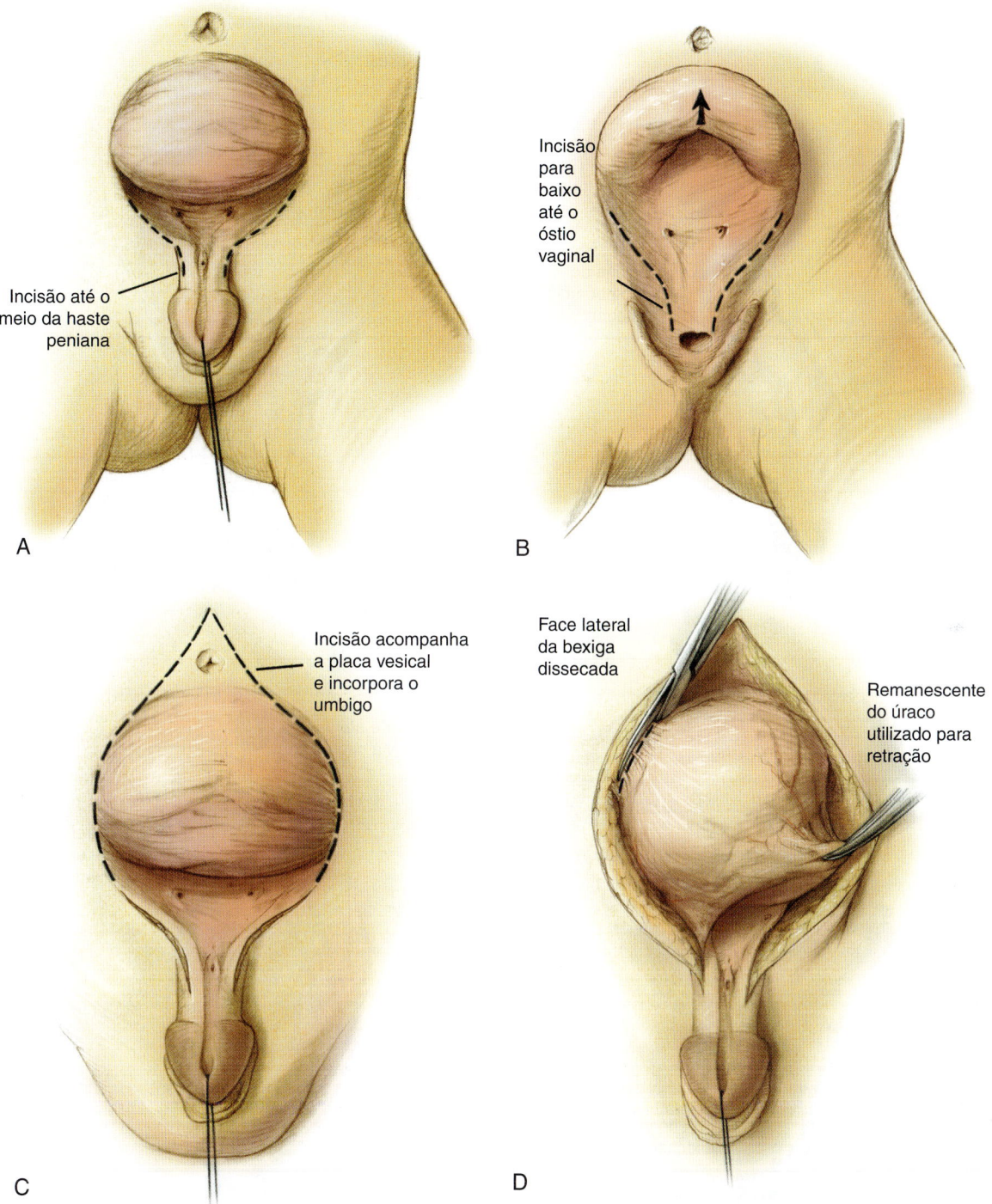

Figura 139-20. Passos no fechamento inicial da bexiga e da uretra posterior com ou sem osteotomia. A placa vesical é dissecada da parede abdominal anterior. A, Incisão inicial ao redor da placa vesical no homem. B, Incisão inicial ao redor da placa vesical na mulher. C, A incisão acompanha a placa vesical e inclui o umbigo. D, Dissecção da face lateral da bexiga da parede abdominal.

(Continua)

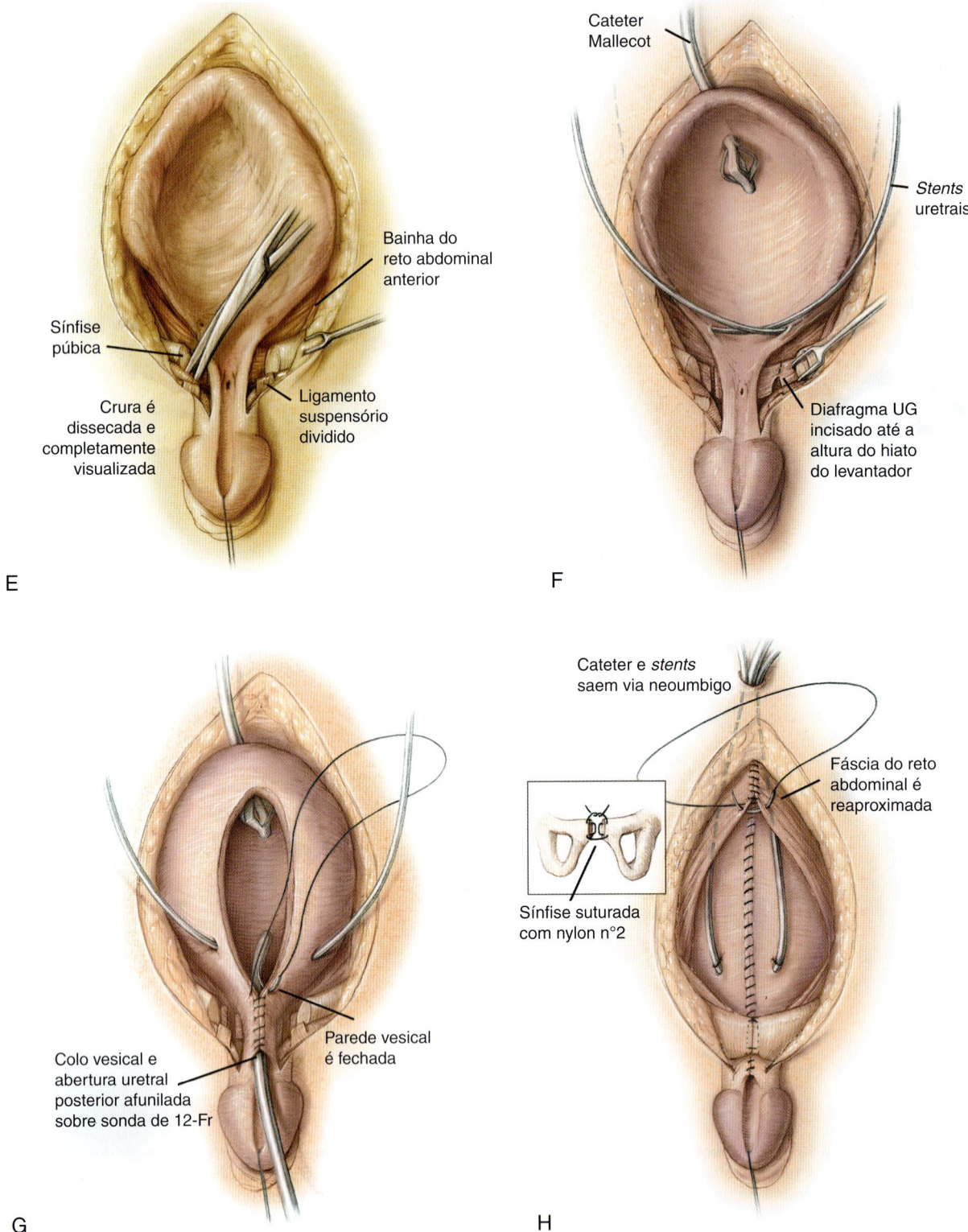

Figura 139-20. *(cont.)* E, Dissecção da crura da sínfise púbica. F, Divisão das fibras do diafragma urogenital (UG). Observe os *stents* e os tubos suprapúbicos na posição na bexiga. G, Camada inicial do fechamento vesical. O meato uretral é calibrado para um tamanho de 14-Fr. Os *stents* são trazidos para fora da bexiga. H, Realiza-se aproximação púbica com sutura de colchoeiro com náilon nº2 (quadro interno). O fechamento da parede abdominal é concluído. O tubo suprapúbico e os *stents* são trazidos para fora através do neoumbigo. (©Brady Urological Institute.)

para acentuar as fibras do diafragma urogenital e ajudar o cirurgião a fazer uma incisão radical nestas fibras entre o colo vesical, a uretra posterior e o osso púbico (Fig. 139-20E). Uma suave tração sobre a glande neste ponto mostra a inserção dos corpos penianos na face inferior lateral do púbis. Tais fibras do diafragma urogenital são retiradas completamente de forma aguda com eletrocautério até o hiato do levantador no assoalho pélvico (Fig. 139-20F). Caso esta manobra não seja realizada adequadamente, a uretra posterior e a bexiga não serão posicionadas profundamente na pelve e, quando os ossos púbicos forem aproximados, a unidade vesicouretral posterior será trazida anteriormente para uma posição insatisfatória para o posterior reparo de Cantwell-Ransley da epispádia. Caso a placa uretral seja deixada em continuidade, ela deve ser mobilizada para cima até a altura da próstata para criar o maior comprimento uretral e peniano adicional possível. Um maior alongamento uretral pode ser realizado no momento do reparo da epispádia.

O alongamento peniano é alcançado por meio da exposição dos corpos cavernosos bilateralmente e liberando-se os corpos de suas inserções aos ligamentos suspensores na parte anterior dos ramos púbicos inferiores. **Entretanto, como Silver et al. (1997b) demonstraram que há encurtamento de 50% do comprimento dos corpos penianos na extrofia em comparação com os controles normais, qualquer aumento peniano obtido é feito por meio da correção do *chordee* e da mudança na angulação do pênis em vez de um verdadeiro alongamento peniano.** A larga banda de fibras e tecido muscular representando o diafragma urogenital é descolada na porção subperiostal do púbis bilateralmente (Fig. 139-20E). A relutância em liberar o colo vesical e a uretra do ramo inferior do púbis move a abertura da neobexiga cefalicamente caso ocorra qualquer separação do púbis durante a cicatrização, aumentando a chance de prolapso de bexiga. A mucosa e o músculo da bexiga, o colo da bexiga e a uretra são então fechados bem sobre o pênis na linha média anteriormente (Fig. 139-20G). Esta unidade vesicouretral posterior deve ser afunilada sobre uma sonda 12-Fr. O propósito de tal afunilamento é estreitar levemente e alongar esta unidade a fim de possibilitar que ela seja colocada profundamente na pelve. O tamanho da abertura deve possibilitar uma resistência suficiente para ajudar na adaptação da bexiga e evitar o prolapso, mas não uma resistência à saída suficiente para causar alterações no trato superior. A uretra posterior e o colo vesical são escorados com uma segunda camada de tecido local, se possível. A bexiga é drenada por um cateter suprapúbico sem látex de Malecot por um período de 4 semanas. Não se coloca sonda na uretra para evitar necrose com acúmulo de secreções na neouretra. Os cateteres ureterais proporcionam drenagem durante os primeiros 10 a 14 dias após o fechamento, pois o edema causado pela pressão do fechamento de uma bexiga pequena pode obstruir os ureteres e dar origem a obstrução e hipertensão transitória. Caso não haja problemas com os cateteres ureterais, deixamos estes por até 2 a 3 semanas.

Quando a bexiga e a uretra forem fechadas e os tubos de drenagem, colocados, a pressão sobre os trocânteres maiores bilateralmente possibilita que os ossos púbicos sejam facilmente aproximados na linha média. Pontos em U são colocados no púbis e amarrados com um nó longe da neouretra (Fig. 139-20H). Frequentemente podemos usar outro ponto de fio de náilon nº 2 na inserção mais caudal da fáscia do reto sobre o osso púbico. Tal manobra contribui para a segurança do fechamento púbico. Um retalho em forma de V da pele abdominal em um ponto correspondente à posição normal do umbigo é fixado para baixo à fáscia abdominal, e um tubo de drenagem sai por este orifício. O método descrito por Hanna (1986) é o nosso procedimento mais comumente realizado. Antes e durante o procedimento, são oferecidos ao paciente antibióticos de amplo espectro, na tentativa de converter um campo contaminado em uma ferida cirúrgica limpa.

No pênis muito curto ao nascimento, o sulco uretral deve ser transectado. Conforme descrito por Duckett (1977), o sulco é cortado distalmente ao verumontano com continuidade mantida entre a pele mucosa fina sem pelo da paraextrofia adjacente à uretra posterior e ao colo vesical e a pele e a mucosa da pele e glande. Os retalhos na área da pele fina são subsequentemente movidos distalmente e rodados para reconstruir o sulco uretral, recobrindo o pênis dorsalmente. Os corpos cavernosos não são unidos nesta junção, pois está planejado um posterior reparo de Cantwell-Ransley.

Fechamento Vesical e Reparo da Epispádia Combinado

A MREE gerou resultados funcionais e estéticos consistentemente bons, e o uso da osteotomia melhorou o potencial para um fechamento inicial bem-sucedido e posterior continência. **Em um esforço para reduzir os custos, diminuir as morbidades associadas aos múltiplos procedimentos operatórios e possivelmente afetar a continência, há interesse em realizar a reconstrução de estágio único ou procedimentos combinados em pacientes adequadamente selecionados.** Esta técnica foi primeiramente descrita por Lattimer e Smith (1966), mas abandonada na década de 1970 em razão das elevadas taxas de complicação e insucesso. A técnica voltou à tona por Gearhart e Jeffs (1991a) para os fechamentos falhos da extrofia, e mais recentemente por Grady e Mitchell para pacientes recém-nascidos (1999). No reparo de extrofia-epispádia, o fechamento vesical é combinado com o de epispádia de Cantwell-Ransley adaptado (Gearhart e Mathews, 2000; Baird et al., 2005c). Esta técnica pode ser aplicada tanto ao fechamento primário tardio quanto aos fechamentos falhos. Tal método não requer que se transforme o paciente em hipospádico.

Atualmente, há resultados de grupos de meninos submetidos à reconstrução em estágio único (fechamento vesical e reparo da epispádia) na infância (Gearhart et al., 1998; Baird et al., 2005c). Em nossa opinião, essa técnica deve ser limitada aos meninos com mais idade (mais de 6 meses), devido às evidências indicando que a potencial complicação destes procedimentos combinados consiste em perda significativa de tecido peniano e dos corpos cavernosos que torna a posterior reconstrução problemática (Cervellione et al., 2010). Os pacientes devem ser cuidadosamente selecionados, e o uso desses extensos procedimentos por um cirurgião ocasional de extrofia não é recomendado. **A seleção deve levar em conta o tamanho e o comprimento fálico, a profundidade do sulco uretral e o tamanho do da placa vesical naqueles com fechamentos primários tardios, assim como a cicatrização perivesical e uretral naqueles que foram submetidos a um anterior fechamento falho** (Gearhart e Jeffs, 1991a; Gearhart et al.,1998; Baird et al., 2005c).

Manejo após o Fechamento Primário

O passo inicial da MREE converte um paciente com extrofia em um com epispádia na haste peniana e incontinência. **Antes da retirada do tubo suprapúbico, 4 semanas após a cirurgia a saída da bexiga é calibrada por um cateter uretral ou sonda uretral para assegurar uma drenagem livre. Realiza-se um exame ultrassonográfico completo para verificar a condição da pelve renal e ureteres, e antibióticos urinários adequados são administrados, pois todos os pacientes têm refluxo após o fechamento.** A urina residual é estimada clampeando-se o tubo suprapúbico, e amostras para cultura são obtidas antes de o paciente deixar o hospital e em intervalos subsequentes para detectar infecção e assegurar que a bexiga está vazia. Caso o exame ultrassonográfico inicial mostre uma boa drenagem, repete-se a imagem do trato superior por ultrassonografia 3 meses após a alta hospitalar e em intervalos de 6 meses a 1 ano durante os próximos 2 a 3 anos para detectar quaisquer alterações no trato superior causadas por refluxo, infecção ou obstrução. Os antibióticos profiláticos devem ser contínuos, pois todos os pacientes com extrofia vesical, uma vez fechada, apresentam refluxo vesicoureteral. Caso um intervalo de continência útil tenha resultado a partir do fechamento inicial, uma posterior operação para incontinência pode não ser necessária. Entretanto, tal situação é um tanto infrequente. Após a conversão de uma extrofia para uma epispádia completa com incontinência, a bexiga gradualmente aumenta sua capacidade conforme as alterações inflamatórias na mucosa desaparecem.

Surgiram preocupações sobre o atraso no fechamento inicial da extrofia em razão dos encaminhamentos tardios, das placas vesicais pequenas ou do atraso intencional, conforme praticado em alguns centros nos quais o reparo RPCE é utilizado para evitar a isquemia peniana e perda de tecido mole. Em um recente grupo grande com 82 pacientes relatado por Baradaran et al. (2012a), 33 fechamentos tardios foram comparados com 59 fechamentos primários no período neonatal. A análise longitudinal das capacidades vesicais demonstrou que, comparadas com os fechamentos neonatais, as capacidades vesicais foram, em média, 36 mL menores nos reparos atrasados devido à placa vesical pequena e 29 mL menores em encaminhamentos tardios. Contudo, a taxa de crescimento da bexiga foi a mesma em todos os três grupos.

A cistoscopia e a cistografia em intervalos anuais são utilizadas para avaliar o grau de refluxo notado em quase 100% dos pacientes e para oferecer uma estimativa da capacidade vesical (Gearhart e Jeffs, 1998). Mesmo em um paciente completamente incontinente, a capacidade vesical aumenta gradualmente a um ponto no qual a bexiga pode ser distendida na cistografia até sua verdadeira capacidade. Isso deve ser feito sob anestesia em crianças jovens, pois os valores obtidos diferem acentuadamente daqueles obtidos quando se tenta preencher a bexiga de um bebê chorando e debatendo-se sobre a mesa de radiografia (Gearhart e Jeffs, 1998). Caso a bexiga não tenha alcançado uma capacidade de, pelo menos, 30 mL em 1 a 2 anos, deve ser expressa a preocupação aos pais quanto à capacidade geral de a bexiga ser submetida a um procedimento de continência. Atualmente, os melhores parâmetros disponíveis para predizer o sucesso geral são o tamanho da placa vesical ao nascimento e um fechamento primário bem-sucedido com ausência de infecções.

Caso a resistência infravesical seja tal que a urina é retida dentro da bexiga e um refluxo e uma dilatação ureteral se desenvolvam com urina infectada, pode ser necessário dilatar a uretra ou iniciar a cateterização intermitente (Baker et al., 1999). Às vezes, a obstrução uretral posterior pode ser tal que necessite uma incisão transuretral da estenose para manter uma adequada saída uretral posterior. Caso a resistência infravesical persista e a infecção continue, um procedimento antirrefluxo pode ser necessário de 6 meses a 1 ano após o fechamento inicial (Mathews e Gearhart, 2003). Após o reparo RPCE primário, 50% dos pacientes irão necessitar de reimplante ureteral no primeiro ano após o fechamento. Em razão desse problema, algumas unidades estão tentando o reimplante ureteral no momento do fechamento vesical, mas o número de pacientes tratados dessa maneira é pequeno (Braga et al., 2010). Caso ocorram alterações graves no trato superior, a revisão cirúrgica da saída da bexiga avançando retalhos cutâneos para dentro do orifício ou até mesmo a correção da estenose pode ser necessária para evitar a cicatrização e a posterior obstrução. Conforme mencionado anteriormente, antes da revisão cirúrgica convém tentar a incisão transuretral da estenose da uretra para obter-se uma saída equilibrada.

É necessário discernimento para saber quando evitar tentativas no fechamento funcional e quando mudar a derivação urinária como forma de preservar a função renal. Tal mudança de plano raramente é necessária caso uma saída adequada tenha sido construída no fechamento inicial e caso se tenha dado atenção cuidadosa aos detalhes do acompanhamento da bexiga e da uretra posterior. Uma importante ressalva é que, caso haja infecções urinárias recorrentes (IUR) e a bexiga esteja distendida na ultrassonografia, deve ser realizada a cistoscopia. A uretra posterior deve ser cuidadosamente examinada anteriormente quanto à erosão do ponto intrapúbico, que pode ser a causa das infecções recorrentes (Baker et al., 1999). Caso o ponto intrapúbico seja observado na uretra posterior, convém realizar uma pequena incisão suprapúbica e o ponto deve ser removido ou, se ele puder ser alcançado, deve ser retirado por via transuretral. Husmann et al. (1990) mostraram níveis aceitáveis da função do trato superior após o fechamento primário desde que se utilizassem antibióticos profiláticos após o fechamento inicial e os resíduos urinários elevados fossem mantidos abaixo de 50 mL. Em um recente estudo de Schaeffer et al. (2013), a taxa de filtração glomerular (TFG) foi mensurada antes do fechamento e 1 ano após a reconstrução do colo vesical, e observou-se como sendo pior ou mais elevada do que os valores normais.

Aspectos Técnicos Selecionados dos Outros Métodos de Fechamento

Reparo de Kelly

O reparo de Kelly com vários estágios começa quando a bexiga é fechada até a altura da uretra posterior sem tentativa de trazer os ossos púbicos para aposição. O segundo passo do reparo de Kelly, que difere dos outros tipos de reparo, é a mobilização radical de tecido mole. Consegue-se isso fazendo uma incisão ao redor do antigo fechamento vesical e incisões paralelas sobre a placa uretral, estendendo-se proximalmente até a metade do caminho entre os orifícios ureterais e o verumontano. Tal manobra ajuda a expor os corpos cavernosos lateralmente conforme que eles se deslocam na direção de suas inserções sobre o púbis. A mucosa lateral à uretra é excisada, assim como um pouco de mucosa da bexiga (Fig. 139-21A e B). A extensão lateral inicial da incisão expõe os nervos dorsais do

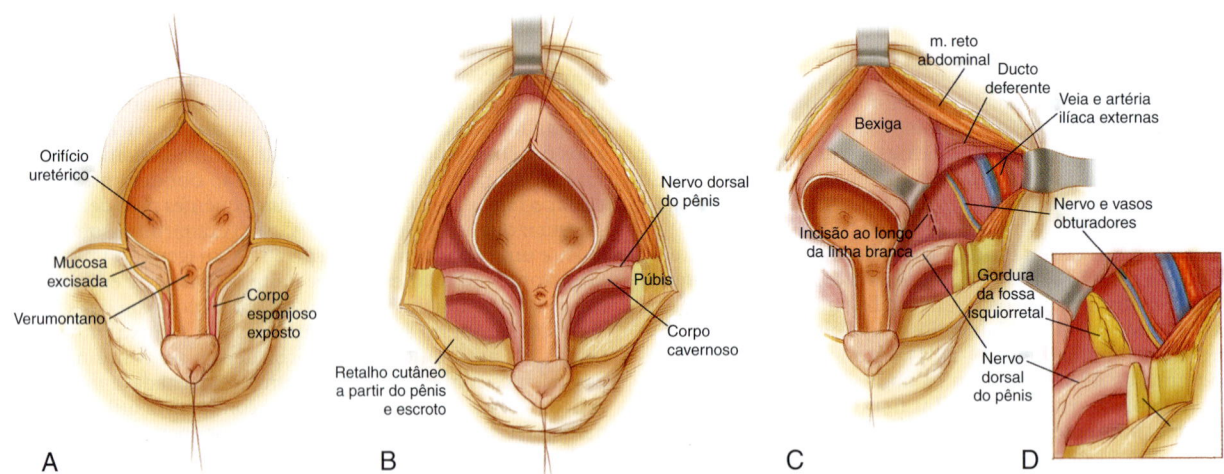

Figura 139-21. Reparo de Kelly. A, O pênis foi desenluvado e puxado para baixo sobre o escroto. Os corpos cavernosos são expostos com as suas inserções ao púbis. Os nervos dorsais do pênis são identificados emergindo da pelve superior à inserção dos corpos no púbis. B, O plano extraperitoneal atrás do músculo reto esquerdo foi aberto. O ducto deferente é identificado e retraído com o peritônio. Os vasos ilíacos externos e vasos e nervos obturadores são identificados. A incisão inicial é feita até o púbis para criar um floco de osso, tomando-se cuidado para descer apenas até a altura da emergência do nervo dorsal do pênis. C, O assoalho pélvico é aberto, e a bexiga e o reto são retraídos medialmente. Uma incisão é feita através do levantador medial até a linha branca. Esta incisão é levada até a parede da pelve de modo que a inserção do levantador à parte de trás do púbis será deslocada com o floco ósseo. D, Mais profunda, a fossa isquiorretal é encontrada onde os vasos pudendos são identificados e liberados. Quando os vasos e o floco ósseo estiverem totalmente livres, os tecidos do pênis, colo vesical e uretra são reconstruídos. (A e B, Redesenhados a partir de Kelly, com permissão.)

pênis e a inserção dos corpos ao púbis (Fig. 139-21B). A placa uretral é mobilizada dos corpos penianos e movidos para baixo deles para criar uma hipospádia penoescrotal.

Lateralmente, entra-se no espaço extraperitoneal atrás do reto abdominal e retrai-se o ducto deferente (Fig. 139-21C). Uma incisão é feita na face superior do púbis no sentido descendente, criando um "floco" ao qual medialmente estão fixados os corpos do pênis e remanescentes do diafragma urogenital (Fig. 139-21D). Desse modo, a incisão é aprofundada até a face superior do levantador do ânus. A incisão é continuada por meio dos músculos levantadores tanto profundamente quanto anteriormente até onde os levantadores se inserem sobre a parte de trás do púbis. Os vasos e nervos pudendos são liberados de quaisquer inserções. Quando parece que todo seu curso foi determinado, o floco do púbis é incisado totalmente, e a área e os músculos uretrais e do colo vesical são aproximados sem tensão.

Reparo de Mitchell

O reparo de Mitchell, assim como todos os fechamentos, é mais bem realizado no recém-nascido. A principal diferença é que a uretra é separada de suas inserções junto aos corpos penianos subjacentes e ao diafragma pélvico durante o primeiro estágio do procedimento. Mitchell revelou que isso possibilita um melhor posicionamento posterior do colo vesical e da uretra posterior para dentro da pelve. Esse fechamento vesical combinado com reparo peniano foi originalmente pensado como sendo suficiente para o paciente alcançar a continência urinária, mas se descobriu que isso não é o caso, pois a maioria desses pacientes requer reparo do colo vesical (Gearhart et al., 2005; Shoukry et al., 2009; Gargollo et al., 2011).

Inicia-se o fechamento na forma padrão, mas a incisão é realizada sobre a placa uretral, tomando-se cuidado para preservar seu suprimento sanguíneo e evitar lesão do corpo cavernoso. Desse modo, o pênis é desmontado em três componentes – corpo direito, corpo esquerdo e cunha uretral (Fig. 139-22A) –, pois se acredita que cada corpo tem seu próprio suprimento sanguíneo. Entretanto, a placa uretral puxa sangue do corpo esponjoso – assim, pode haver isquemia. A dissecção continua cranialmente e a banda interssinfiseal é incisada. Também se consegue isso como no procedimento MREE, indo medialmente até a face inferior do púbis e cortando essas fibras de suas inserções uretrais posteriores até o fim do hiato do levantador (Gearhart et al., 2007). Durante o fechamento padrão da bexiga, ajusta-se o colo vesical é ajustado e fecha-se a uretraem uma tentativa de mover a uretra até a ponta do pênis (Fig. 139-22B).

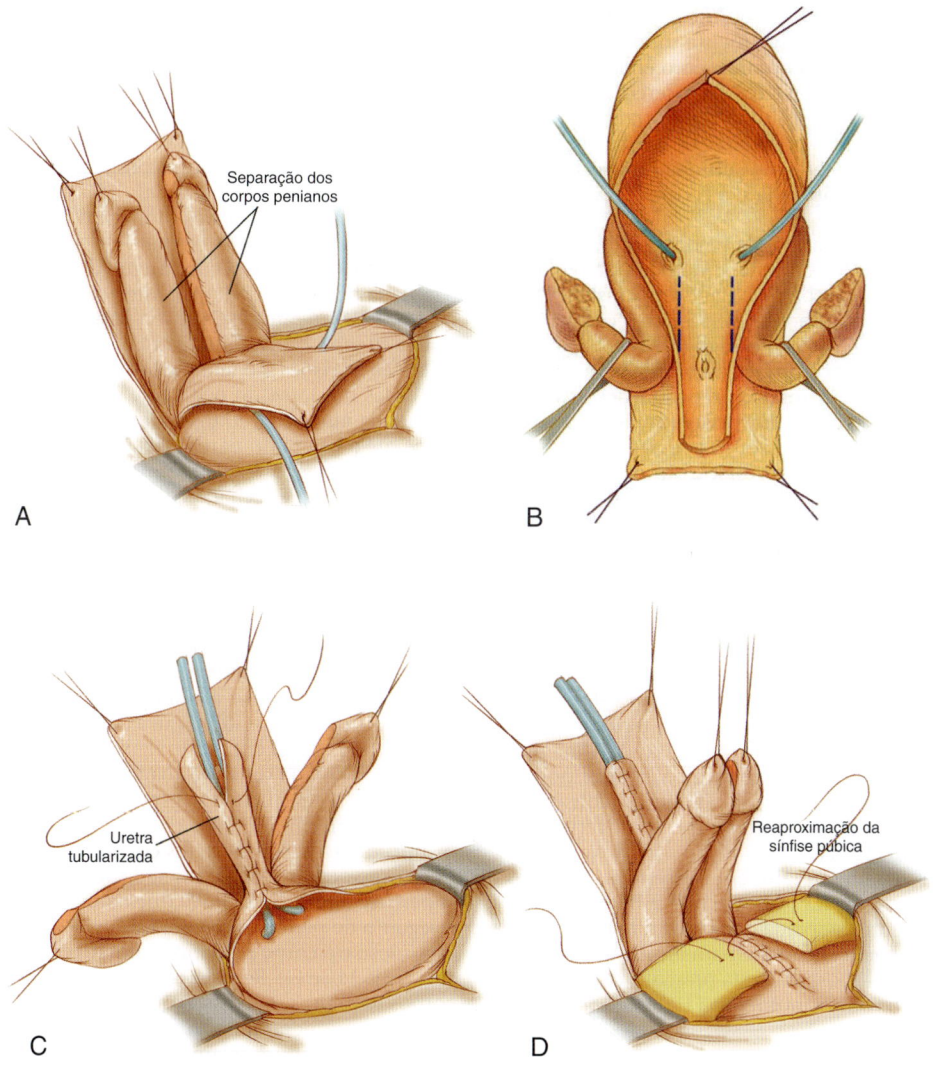

Figura 139-22. Reparo de Mitchell. **A,** Separação dos corpos cavernosos com dissecção da placa uretral até completa desmontagem do pênis. **B,** Ajuste do colo vesical no reparo primário completo do procedimento de extrofia. **C,** Tubularização da placa uretral realizada com suturas interrompidas em uma tentativa de alonga-la. **D,** Reaproximação da sínfise púbica com rotação medial dos corpos e colocação da uretra tubularizada abaixo dos corpos ou sobre ou abaixo da glande em uma posição hipospádica. (A, C e D, Redesenhado de Grady, com permissão.)

Caso ela não alcance a ponta do pênis, a uretra é levada até a base do pênis em uma posição hipospádica na maioria (70%) dos pacientes (Fig. 139-22D).

O reparo é bem similar na paciente feminina, tomando-se cuidado para mobilizar o colo vesical, a uretra e a vagina como uma unidade única. Diferentemente do reparo de Kelly, mas similar ao MREE, faz-se uma osteotomia em ambos os sexos caso a criança seja mais velha do que 3 dias ou a diástase seja classificada como excessiva.

Fechamento Peniano e Uretral na Extrofia

Reparo da Epispádia

Historicamente, a reconstrução do colo vesical era realizada antes da reconstrução peniana e uretral. Um aumento na capacidade vesical em pacientes com capacidades vesicais extremamente pequenas após o reparo da epispádia levou a uma alteração no programa de manejo (Gearhart e Jeffs, 1989a) (Fig. 139-19). Em um grupo de pacientes com uma pequena capacidade vesical após o fechamento inicial, houve um aumento médio de 55 mL em meninos apenas 22 meses após o reparo da epispádia. Entretanto, com a MREE, o reparo da epispádia é agora realizado com cerca de 6 a 10 meses de idade em todos os pacientes. Dados recentes de Kufner et al. (2010) claramente demonstraram melhor capacidade vesical geral final em pacientes nos quais o reparo da epispádia foi concluído antes de 12 meses de vida. Com essa modificação, possivelmente todos os pacientes alcançam uma capacidade adequada no momento em que eles estiverem fisicamente e mentalmente prontos para serem submetidos à reconstrução do colo vesical. Em razão de a maioria dos meninos com extrofia ter um pênis um tanto pequeno e uma escassez de pele peniana disponível, todos os pacientes são submetidos à estimulação com testosterona antes da uretroplastia e à reconstrução peniana (Gearhart e Jeffs, 1987).

Diversas técnicas foram descritas para a reconstrução do pênis e da uretra em pacientes com EVC. Os atuais métodos de reparo da epispádia na extrofia vesical são o reparo de Cantwell-Ransley (1989), o reparo de Cantwell-Ransley modificado (1995) e a técnica de desmontagem peniana descrita por Mitchell e Bägli (1996).

Independentemente da técnica cirúrgica escolhida para a reconstrução do pênis na extrofia vesical, quatro preocupações principais devem ser atendidas para assegurar um pênis funcional e esteticamente adequado. As preocupações são: (1) correção do *chordee* dorsal, (2) reconstrução uretral, (3) reconstrução da glande e (4) fechamento da pele peniana.

Embora seja possível alcançar algum alongamento peniano e liberação do *chordee* no momento do fechamento inicial, é sempre necessário realizar um alongamento peniano formal com liberação do *chordee* no momento da uretroplastia nos pacientes com extrofia. Dados de Silver et al. (1997b) claramente mostraram que isso é mais um alongamento aparente do pênis do que um alongamento real, pois os corpos penianos anteriores nos pacientes com extrofia têm 50% menos comprimento do que os controles da mesma faixa etária. Todos os remanescentes dos ligamentos suspensórios e o tecido cicatricial antigo do fechamento vesical inicial devem ser excisados. Uma maior dissecção dos corpos cavernosos do ramo púbico inferior pode ser realizada. Costuma ser surpreendente o quão pouco se consegue na liberação dos corpos penianos do púbis no momento do fechamento inicial da extrofia (Gearhart, 1991).

O alongamento do sulco uretral também é essencial. Na técnica de desmontagem peniana descrita por Mitchell e Bägli (1996), a placa uretral é completamente dissecada da glande. Em mais de 70% dos pacientes ela não é longa o suficiente para alcançar a ponta do pênis, e como resultado uma hipospádia está presente, com posterior reconstrução necessária em outro momento (Hafez e El-Sherbiny, 2005).

Chordee

Além do alongamento do sulco uretral, o *chordee* dorsal também deve ser abordado. Para liberar o *chordee* dorsal, pode-se alongar a face dorsomedial dos corpos por incisão e anastomose dos próprios corpos (Gearhart et al., 1992). Além disso, pode-se ganhar comprimento colocando um enxerto dérmico a fim de possibilitar o alongamento da face dorsal dos corpos (Woodhouse, 1986). Entretanto, a maioria destas técnicas, especialmente a enxertia, é reservada a pacientes que são examinados na adolescência e quando adultos para a cirurgia de epispádia com a necessidade de algum alongamento peniano e correção do *chordee* residual.

Reconstrução Uretral

A reconstrução uretral é um aspecto importante da reconstrução da genitália externa na extrofia. Isso pode ser realizado por inúmeros métodos anteriormente relatados, a maioria dos quais foi abandonada: (1) tubularização do sulco uretral dorsal; (2) enxertos livres da pele genital e extragenital; (3) retalhos em ilha transversos ventrais; e (4) duplo retalho em ilha ventral. A maioria das modernas técnicas de reparo da epispádia associadas à extrofia vesical utiliza a tubularização da placa uretral, movendo a placa uretral por baixo dos corpos penianos após fechamento para reduzir a incidência de fístulas uretrocutâneas, para dar ao pênis uma deflexão mais descendente e para tornar o canal uretral mais facilmente cateterizável (Surer et al., 2000). Com a técnica de desmontagem peniana, pontos simples são geralmente utilizados para tentar elevar a uretra até a ponta do pênis novamente após ela estar completamente separada, em muitos resultando em hipospádia. Embora alguns autores tenham descrito a facilidade e o sucesso do reparo da hipospádia após a desmontagem peniana (Shnorhavorian et al., 2008), um estudo europeu de razoável tamanho (Berrettini et al., 2011) observou o oposto com uma taxa de complicação de 50%. Os pacientes que foram bem submeteram-se a um reparo de dois estágios e à colocação de um enxerto antes da uretroplastia.

Nossa preferência para a uretroplastia e a reconstrução peniana, caso o sulco uretral tenha um comprimento adequado, é o reparo de Cantwell-Ransley (Gearhart et al., 1992, 1995c, 2005) (Fig. 139-23). Atualmente, nas aplicações modernas da reconstrução estagiada da extrofia vesical, realiza-se o reparo da epispádia quando a criança tem 6 a 10 meses de idade. No momento do fechamento primário, a uretra é fechada bem para cima na haste peniana.

O procedimento de Cantwell-Ransley modificado é iniciado colocando-se um ponto transverso por meio da glande como um ponto de tração. Incisões são feitas sobre duas linhas paralelas anteriormente marcadas no dorso do pênis que delineiam uma faixa de 18 mm de largura da mucosa uretral, estendendo-se desde o meato uretral prostático até a ponta do pênis (Fig. 139-24A). Para esse procedimento, faz-se uma incisão vertical profunda na placa uretral distalmente. Assim, a incisão é fechada com fio poliglicólico 6-0 de forma transversa (Fig. 139-24 B a D). Tal procedimento achata a placa uretral distal e avança a uretra até a ponta do falo de modo que ela estará em uma excelente posição na glande quando as asas da glande forem fechadas sobre a uretra reconstruída. As áreas mucosas da glande dorsal são excisadas adjacentes à faixa uretral, e constroem-se retalhos espessos da glande bilateralmente (Fig. 139-24F). Retalhos cutâneos laterais são mobilizados e desepitelizados. A incisão em Z da área suprapúbica possibilita a ampla exposição e a divisão dos ligamentos suspensórios e do tecido cicatricial antigo do fechamento inicial da extrofia (Fig. 139-24F).

A pele peniana ventral é abaixada até a altura do escroto (Fig. 139-24E). Deve-se ter cuidado para preservar a irrigação para a placa uretral, que surge proximalmente e estende-se de modo ascendente entre o suprimento sanguíneo dos corpos até a placa uretral. A dissecção dos corpos cavernosos é iniciada ventralmente com a dissecção na superfície da fáscia de Buck que cobre os corpos penianos. O plano é seguido de perto até que saia sobre o dorso do pênis entre o corpo esponjoso e o corpo peniano, primeiro em um lado e depois no outro (Fig. 139-24F e G). Reparos (Vessel Loop®) são colocados ao redor dos corpos penianos, e a dissecção é estendida proximalmente sobre os corpos para liberar a placa uretral dos corpos penianos até a altura da próstata. Embora sejam esperadas dificuldades ao se dissecar proximalmente onde os retalhos de pele da paraextrofia foram suturados à placa uretral, não observamos isso, e a dissecção é mantida apenas nos corpos penianos enquanto se prossegue proximalmente. A placa uretral também é dissecada distalmente ao passar a altura da junção da glande com os corpos penianos. Dessa maneira, obtém-se uma adequada mobilização, e não é difícil trazer os corpos penianos sobre a uretra na altura da corona. Isso separa o pênis em três componentes:

os dois corpos e a placa uretral (Fig. 139-24F). A desmontagem peniana completa não é realizada, pois se mantém intacta a inserção de 1 cm mais distal da placa mucosa à glande (Surer *et al.*, 2000).

Os feixes neurovasculares, situados entre a fáscia de Buck e a parede corporal, são tipicamente mantidos intactos em pacientes jovens caso a rotação dos corpos penianos sobre a uretra efetivamente torne reto o pênis. Se não, os feixes neurovasculares são dissecados livres dos corpos penianos, com os reparos (Vessel Loop®) sendo posicionados ao redor destas estruturas de modo que os feixes neurovasculares não sejam comprometidos quando forem feitas incisões nos corpos cavernosos e estes forem rodados medialmente sobre a neouretra (Fig. 139-24H). Após os corpos penianos serem incisados ou rodados sobre a uretra, fecha-se a faixa uretral de forma linear a partir da abertura prostática até a glande sobre uma sonda uretral de silicone 8-Fr com fio de ácido poliglicólico 6-0. Após isso ser concluído, são feitas incisões nos corpos penianos no ponto de curvatura máxima, abrindo uma incisão em forma de diamante no tecido erétil (Fig. 139-24H). Assim, os corpos cavernosos são fechados sobre a neouretra com duas suturas contínuas de PDS 5-0, e os defeitos em forma de diamante na área adjacente dos corpos são suturados um ao outro. Tal procedimento efetivamente des-

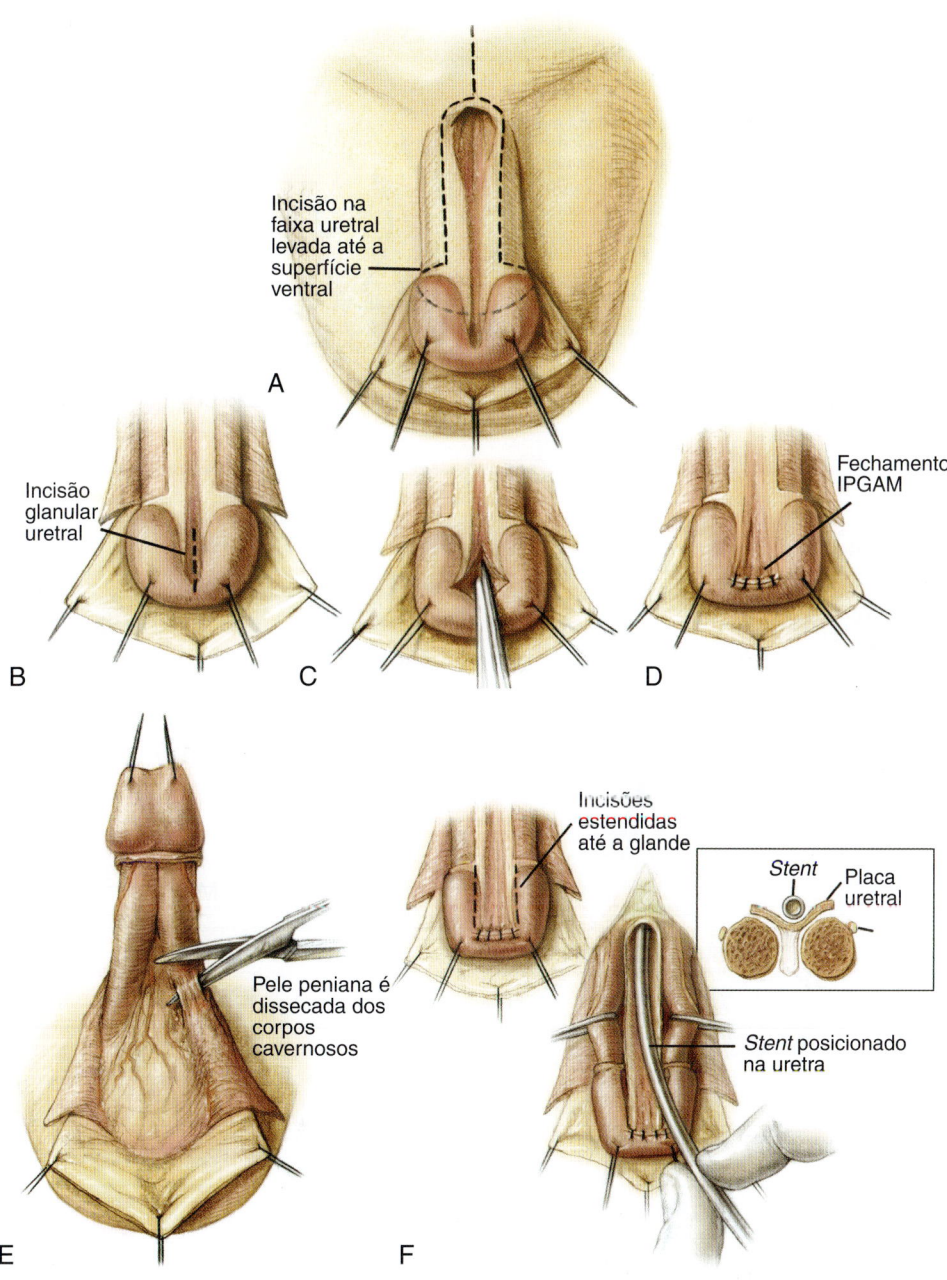

Figura 139-23. Reparo de epispádia de Cantwell-Ransley modificado. **A,** Linha da incisão inicial estendendo-se ao redor da placa uretral e do sulco coronal. **B a D,** Realização do avanço meatal reverso e procedimento de glanuloplastia para trazer o meato uretral até a ponta da glande. **E,** Dissecção do prepúcio na face ventral do pênis. **F,** Os corpos cavernosos são dissecados da placa uretral, e realizam-se incisões paralelas na glande para criar asas da glande. Observe a posição lateral dos feixes neurovasculares (NVB) *(quadro interno).*

(Continua)

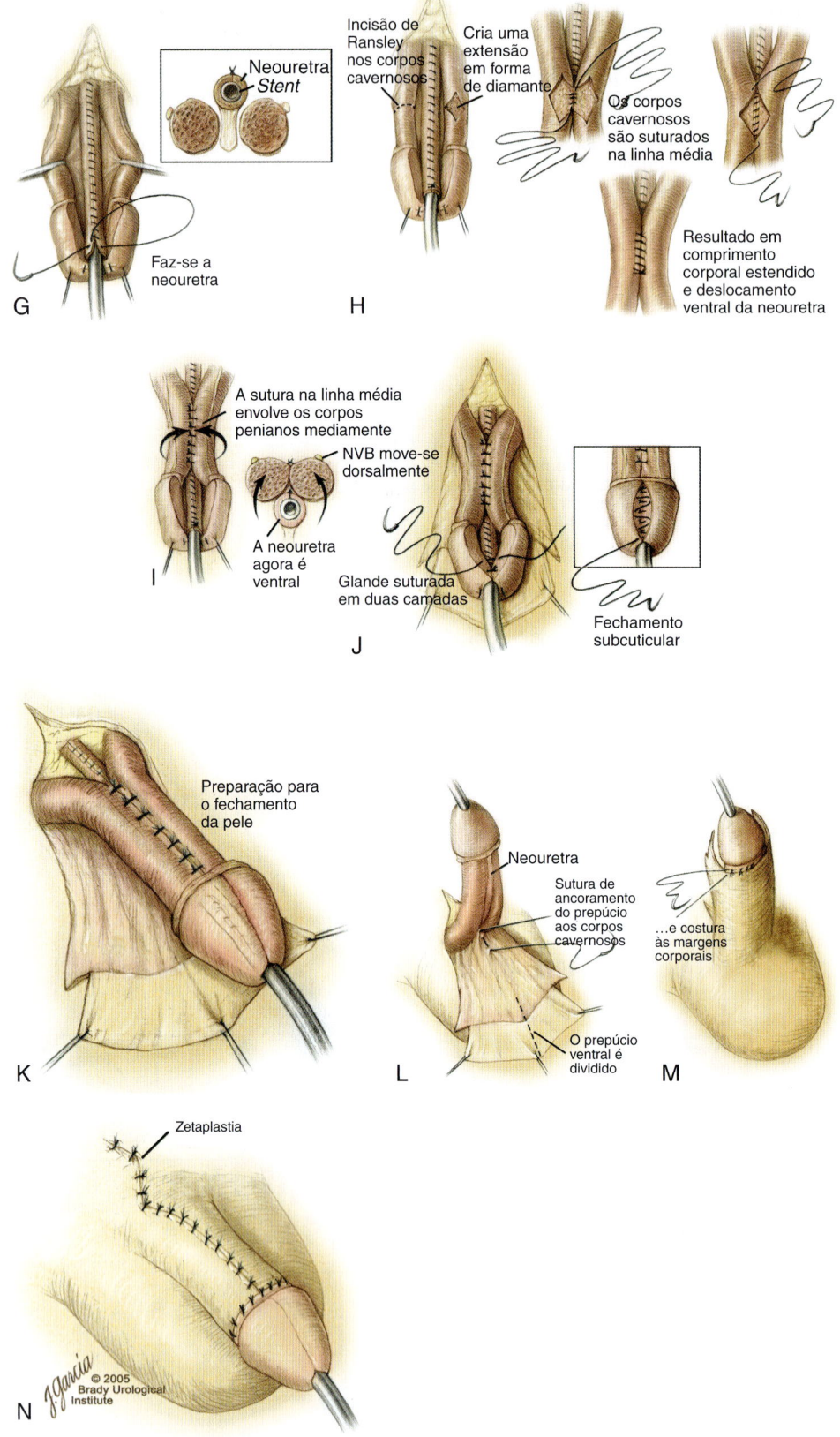

Figura 139-23. *(cont.)* **G,** A uretra é tubularizada utilizando-se uma sutura contínua. **H,** Aproximação dos corpos cavernosos utilizando as incisões nos corpos, se indicado. **I,** Corpos cavernosos aproximados acima da uretra para fornecer uma localização anatomicamente ventral da uretra (*quadro interno*). **J,** A glande é reconstruída em duas camadas. **K,** Preparação para o fechamento da pele. **L,** Coloca-se a sutura na base do pênis para posicionar o prepúcio sobre a haste do pênis, assim como para fornecer uma área de distinção entre o pênis e o escroto. **M,** O prepúcio é costurado ao sulco coronal. **N,** Conclusão do reparo com recobrimento do pênis e uso de uma zetaplastia proximal para proporcionar uma deflexão peniana descendente. (©Brady Urological Institute.)

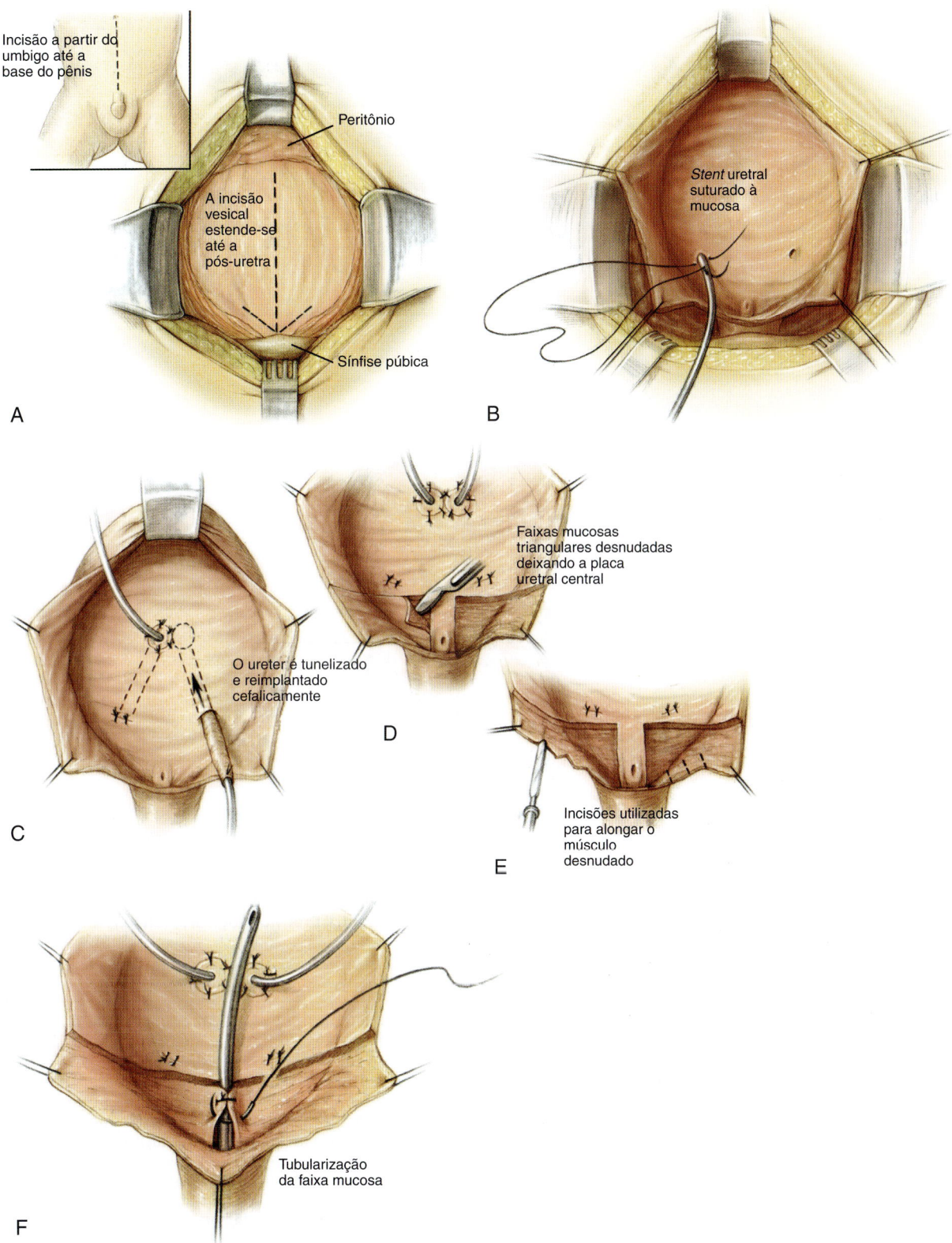

Figura 139-24. Reconstrução do colo vesical de Young-Dees-Leadbeter modificado. **A,** Incisão vesical vertical com extensão transversal distal onde a bexiga e a uretra posterior estão sob a barra púbica. **B e C,** Ureteres são identificados, mobilizados e reimplantados em posição cefalotrigonal. **D e E,** Segmentos de mucosa são excisados de cada lado da faixa mediana (1,5 x 3 cm), que irão formar a neouretra. As incisões curtas no músculo possibilitam a extensão do colo vesical.

(Continua)

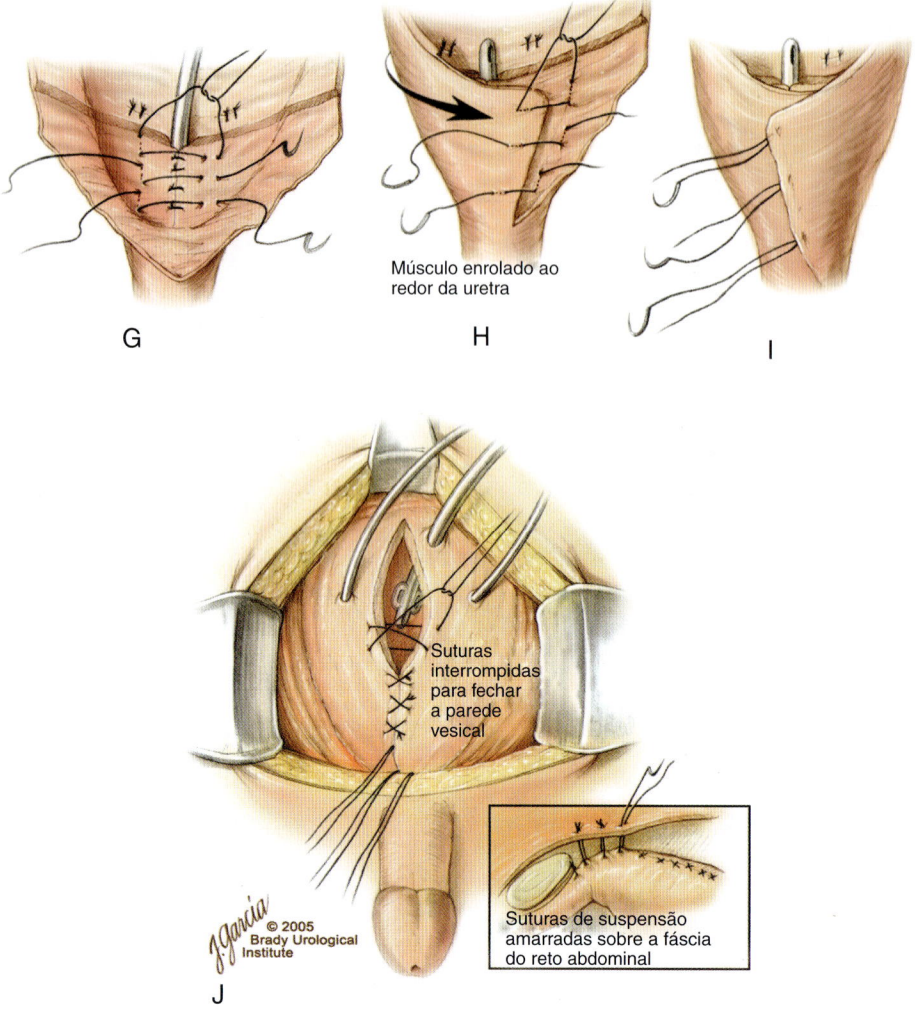

Figura 139-24. *(cont.)* F, A uretra é tubularizada utilizando-se uma sutura contínua. G, A uretra posterior e o colo vesical são reconstruídos. H e I, O músculo da bexiga é juntado de forma entrecruzada sobre a neouretra. J, O fechamento vesical é concluído, e as suturas suspensoras distais são apertadas sobre a parede abdominal *(quadro interno)*. O tubo suprapúbico e os *stents* são deixados na posição. Entretanto, a uretra é deixada sem *stent*. (©Brady Urological Institute.)

loca a uretra ventralmente em uma posição normal. Isso não apenas causa uma deflexão descendente do pênis, como também possibilita um pouco de comprimento adicional por meio de rotação dorsal e aproximação dos corpos penianos sobre a neouretra. Após a uretra ter sido transferida para o ventre, mais suturas de ácido poliglicólico 4-0 são colocadas entre os corpos penianos para cobrir mais a uretra, especialmente na altura da junção da glande e dos corpos penianos na corona (Fig. 139-24 I).

As asas da glande são então fechadas sobre a uretra glandar usando-se suturas subcuticulares de ácido poliglicólico, e o epitélio da glande é fechado com fio de ácido poliglicólico 6-0 (Fig. 139-24 I). Desse modo, a pele ventral é trazida para cima e suturada à borda ventral da corona, e os retalhos são desenhados para dar adequada cobertura e alongamento do dorso do pênis. A pele é reaproximada com suturas interrompidas de ácido poliglicólico 5-0 ou 6-0 (Fig. 139-24 K a M). Uma zetaplastia na base do pênis é fechada com pontos separados com fio de ácido poliglicólico 5-0 ou 6-0. Deixa-se uma sonda uretral de silicone de demora na neouretra para drenar por 10 a 12 dias (Fig. 139-24).

Fechamento da Pele Peniana

Caso o fechamento da pele continue a ser um problema na reconstrução genital em razão da escassez de pele associada a essa condição, uma zetaplastia e o fechamento na base do pênis evitam a contração da pele e a retração e a curvatura ascendente do pênis. O prepúcio ventral pode ser dividido na linha média e trazido até o dorso na forma de retalhos prepuciais laterais para a cobertura da haste peniana. Caso os retalhos sejam um pouco assimétricos, o resultado é uma linha de sutura dorsal desconcertada, com menos retração e curvatura ascendente. Alternativamente, uma incisão em botão pode ser criada no prepúcio ventral e simplesmente transposta para o dorso de outra cobertura cutânea peniana. Todos os pacientes em nosso grupo foram tratados com 2 mg/kg de enantato de testosterona intramuscular por cinco semanas e duas semanas antes do reparo.

Problemas Pós-operatórios

A dor e os espasmos vesicais pós-operatórios após uma extensa cirurgia de reconstrução genital externa requerem um esforço da equipe da anestesia pediátrica e da equipe de cirurgia. O controle dos espasmos vesicais é primordial, pois eles estão associados ao extravasamento urinário e à formação de fístula. Todos os nossos pacientes portam um cateter epidural caudal no momento da cirurgia, e inicia-se a oxibutinina imediatamente após a cirurgia para diminuir a incidência de espasmos vesicais e aumentar o conforto do paciente. No momento da alta hospitalar, o curativo plástico do pênis é deixado intacto e a criança, liberada com narcóticos, antiespasmódico e antibiótico de amplo espectro adequado.

Extrofia Feminina

Os princípios do reparo da extrofia feminina e masculina são similares. Entretanto, na paciente feminina recomendamos o seguinte: (1) dissecção radical da bexiga e da uretra das estruturas circundantes enquanto a conexão com a vagina é mantida; (2) dissecção das faces laterais da unidade vesicouretral posterior e vaginal de suas inserções ao assoalho pélvico; (3) fechamento livre de tensão do abdome, da bexiga-uretra e da genitália externa; e (4) uso criterioso da osteotomia e imobilização adequada da pelve e extremidades.

Como no paciente masculino, caso os ossos pélvicos estejam separados por mais de 4 cm ou não estejam maleáveis sob anestesia, uma osteotomia é então realizada. A osteotomia inominada transversa junto com uma osteotomia ilíaca vertical costuma ser utilizada na nossa prática. Pinos interfragmentares são colocados, e o fixador é aplicado após a cirurgia de tecido mole ter sido concluída. Um achado interessante em mais de 1.287 extrofias do nosso banco de dados aprovados pela instituição é que, mesmo com uma grande placa vesical, a diástase tende a ser mais estreita nas pacientes femininas do que nos pacientes masculinos. Assim, o fechamento nas pacientes femininas com extrofia é mais fácil de ser realizado, e as pacientes femininas não requerem uma osteotomia como comumente requerem os pacientes masculinos.

Prepara-se a vagina com uma solução de iodo de modo que, se for violada durante a dissecção, ela pode ser simplesmente fechada. No fechamento, iniciamos nossa dissecção ao longo da face medial das metades clitorianas e corporais e continuamos profundamente para dentro da pelve. Um eletrocautério de precisão em uma configuração baixa é utilizado para conter o sangramento e a lesão tecidual. A dissecção da vagina prossegue lateral e posteriormente. O septo uretrovaginal é deixado intacto para preservar seu suprimento sanguíneo. Assim como no paciente masculino, a dissecção prossegue posteriormente e de forma descendente até o hiato do levantador ser alcançado, com as fibras do diafragma urogenital lateral e posterior à placa vesicouretral e incisão vaginal. Essa manobra possibilita a colocação da unidade profundamente na pelve e, sobretudo, evita que ela seja deslocada anteriormente quando os ossos pélvicos são aproximados.

A bexiga é fechada em plano único com pontos em X de poliglactina 3-0 para maximizar o volume vesical pós-fechamento. Fecha-se a uretra com uma camada única de poliglactina 4-0 a 5-0, conforme a espessura do tecido. Realiza-se uma cistostomia por meio do domo da bexiga junto com dois cateteres ureterais e estes são deixados no local por 4 semanas inteiras. Eles saem pelo neoumbigo, conforme descrito por Hanna (1986). Nenhum tubo é trazido para fora através da neouretra, pois isto pode estar associado à infecção da ferida e a prolapso ou deiscência. Realiza-se uma sutura em U com fio de nylon nº 2 para trazer os ossos púbicos em aposição. Quando os ossos púbicos forem aproximados, faz-se o fechamento do subcutâneo e da pele. Uma plástica do monte púbico é então realizada; e o tecido subcutâneo do clitóris, aproximado com fio de poliglactina 5-0; e o epitélio, com fio de poliglactina 6-0. Se necessário, realiza-se uma Y-V labioplastia para melhor exteriorização do introito vaginal.

Caso uma osteotomia tenha sido realizada, o fixador externo é então colocado, e realiza-se uma avaliação radiográfica pélvica. Caso a posição do pino e do fixador esteja ideal, o bebê é então colocado em tração de Buck modificada por 4 semanas. Se não houve uma osteotomia, o bebê é colocado em tração de Bryant por 4 semanas. O cuidado pós-operatório é o mesmo do paciente masculino, com um cateter epidural de demora e espasmos vesicais controlados por oxibutinina epidural e oral.

Procedimento de Continência e Antirrefluxo

Embora seja alegado que alguns métodos modernos de reparo da extrofia estabeleçam continência adequada sem reparo formal do colo vesical, muitos pacientes são encaminhados para nossa unidade ainda incontinentes após apenas um reparo anterior do recém-nascido ou após o reparo do recém-nascido e múltiplas injeções de várias substâncias na área do colo vesical. De modo semelhante, outros grupos relataram seus desfechos com reparo do recém-nascido, e a maioria recomendou algum tipo de procedimento de saída.

Em nossa unidade, cada criança tem uma cistoscopia e um cistograma de gravidade sob anestesia anualmente após o fechamento do recém-nascido para avaliar o crescimento da bexiga. Dados anteriores de Gearhart e Jeffs mostraram que, após o fechamento da extrofia no recém-nascido, deve haver um aumento médio na capacidade vesical de 54 mL em 24 meses (Gearhart e Jeffs, 1998b). Chan et al. (2001) observaram que, em pacientes com extrofia selecionados submetidos ao fechamento, ao reparo da epispádia e à reconstrução do colo vesical em nossa instituição, uma capacidade vesical média de 100 mL foi mais comum no grupo de pacientes que estavam completamente secos após a reconstrução do colo vesical. A maioria destas crianças tinha 5 a 7 anos e estava emocionalmente madura e intelectualmente preparada para participar de um programa miccional pós-operatório. Um intenso programa de pré-reparo do colo vesical pode ser conduzido por um enfermeiro urológico sênior, enfermeiros clínicos sêniores e um psicólogo infantil bem treinado em questões miccionais. Essas sessões são iniciadas tanto com as crianças quanto com os pais pelo menos 6 meses antes de um procedimento de saída. É necessário haver um resultado bem-sucedido do programa antes de a cirurgia ser agendada.

Os procedimentos de continência e antirrefluxo realizados em nossa instituição estão ilustrados na Fig. 139-23. A bexiga é aberta através de uma incisão transversa no colo vesical com uma extensão vertical. O posterior fechamento da linha média desta incisão consiste na largura do colo vesical e aumenta a dimensão vertical da bexiga, que frequentemente na extrofia é curta (Fig. 139-23A). Um reimplante ureteral transtrigonal de Cohen ou um reimplante cefalotrigonal são realizados para mover o ureter através da bexiga, acima do trígono, ou para direcionar o ureter cefalicamente até a borda do trígono (Fig. 139-23B e C) (Canning et al., 1992). Se os ureteres estiverem muito baixos no trígono e houver a necessidade de mover o hiato ureteral para mais alto, o hiato é simplesmente cortado em uma direção cefálica, e reimplantes transtrigonais são realizados na face superior do trígono (Fig. 139-23C).

Inicia-se o procedimento de continência por meio da seleção de uma faixa de mucosa posterior de 15 mm de largura e 30 mm de comprimento que se estenda distalmente da parte média do trígono até a próstata ou uretra posterior (Fig. 139-23D). O músculo vesical lateral à faixa de mucosa é desnudado da mucosa. Geralmente, é útil nesta condição utilizar uma ou duas esponjas impregnadas com epinefrina para ajudar no controle do sangramento e na visualização da área desnudada. O ajuste dos triângulos musculares laterais desnudados é auxiliado por múltiplas incisões pequenas na borda livre bilateralmente, que possibilitar a área da reconstrução assumir uma posição mais cefálica (Fig. 139-23E). **Estes retalhos musculares não apenas são menores, mas também não incisados transversalmente em sua extensão cefálica, conforme descrito no procedimento de Young-Dees original, para evitar a denervação e a isquemia. A premissa básica é criar um tubo revestido por mucosa dentro de um funil muscular que se estreita a partir de sua junção com o assoalho da bexiga que se estende caudalmente.** As bordas da mucosa e o músculo subjacente são fechados com sutura interrompida com fio de ácido poliglicólico 4-0 (Fig. 139-23F). Os retalhos musculares desnudos adjacentes são sobrepostos e suturados firmemente no local com PDS 3-0 para reforçar o colo vesical e a reconstrução uretral (Fig. 139-23G a I). Uma sonda uretral de 8-Fr pode ser utilizada como guia durante a reconstrução uretral posterior e do colo vesical, porém é removida após o reparo ser concluído. Após o reparo do colo vesical estar completo, ele é suspenso até a fáscia do reto (Fig. 139-23J, quadro interno).

Uma dissecção muito radical da bexiga, do colo vesical e da uretra posterior é requerida, não apenas na pelve, mas também a partir da face posterior da barra púbica para dar mobilidade suficiente para a reconstrução do colo vesical. Tal manobra possibilita o adequado estreitamento do colo vesical e o aperto do reparo do colo vesical e a subsequente suspensão anterior da recém-criada uretra posterior e do colo vesical. Em pacientes que se apresentaram após o reparo RPCE na fase de recém-nascido e que possuíam uma fístula vesicocutânea após o fechamento, deve-se ter muito cuidado anteriormente durante a mobilização do colo vesical, pois os tecidos estão mais aderentes à parte de trás da barra intrassinfiseal. Caso a visualização da uretra posterior seja problemática, a barra intrassinfiseal pode ser cortada, o que oferece um campo de exposição ampliado. A barra intrassinfiseal é aproximada com fio de sutura 2-0 de PDS. Caso a barra intrassinfiseal seja cortada, a abdução dos membros inferiores deve ser restringida no período pós-operatório a fim de possibilitar uma adequada cicatrização da barra intrassinfiseal.

Cuidado Pós-operatório

Os cateteres ureterais são colocados nos ureteres reimplantados e trazidos para fora da parede da bexiga, e drena-se a bexiga por uma cistostomia, que é deixada por um período de 3 semanas. **Ao final de 3 semanas, a cistostomia é clampeada, e permite-se que o paciente tente urinar. Inicialmente, o tubo não deve ser clampeado por mais de 1 hora. Caso a micção não ocorra, deve-se anestesiar a criança e colocar um cateter de Foley de 8-Fr.** Ele é mantido por 5 dias, e então removido, e inicia-se outro teste de micção. Esta parte do período pós-operatório é a mais exigente para o paciente e para a família. Algumas crianças requerem a colocação de vários cateteres antes que a micção seja iniciada. Caso a criança consiga esvaziar a bexiga de forma satisfatória, remove-se o tubo suprapúbico. Frequentes exames ultrassonográficos renais e da bexiga são necessários nos primeiros meses após o reparo do colo vesical.

REPARO INICIAL MODERNO DA EXTROFIA VESICAL: DESFECHOS E RESULTADOS

O uso da reconstrução funcional na extrofia vesical resultou em uma grande melhora no sucesso da reconstrução. Diversos estudos (Purves et al., 2008; Shnorhavorian et al., 2008) demonstraram o sucesso e a aplicabilidade do fechamento precoce no recém-nascido com ou sem osteotomia pélvica. Importantes estudos anteriores mostraram taxas de continência aceitáveis com preservação da função renal na maioria dos pacientes tratados no início da vida.

Os dois fatores de predição mais confiáveis da continência urinária final são o tamanho da placa vesical ao nascimento e o fechamento primário bem-sucedido. Independentemente da técnica utilizada, o fechamento no recém-nascido de abdome, pelve, bexiga e da uretra proximal ou completa, livre de complicações, abre caminho para um resultado de longo prazo ideal. Um grande estudo de Surer et al. (2001) demonstrou em um amplo grupo de pacientes com extrofia submetidos ao fechamento precoce a importância de um fechamento primário bem-sucedido. Sessenta e oito pacientes (57 masculinos e 11 femininos) foram encaminhados para a reconstrução do colo vesical após o fechamento primário em outros centros. Vinte por cento tinham osteotomia pélvica concomitante no momento do fechamento. A maioria dos pacientes foi submetida ao fechamento dentro das primeiras 72 horas de vida. A capacidade média no momento do reparo do colo vesical foi de 121 mL. Oitenta e três por cento estão continentes e urinando pela uretra. Tal aplicação do fechamento precoce e a reconstrução por um segundo cirurgião mostram de modo convincente que o fechamento primário bem-sucedido é um dos determinantes mais importantes da capacidade vesical e continência final não levando em conta quem originalmente realizou o reparo.

Fechamento Inicial

Dados em longo prazo sobre todos os modernos tipos de reparo da extrofia podem ser difíceis de serem obtidos. No entanto, esta seção irá lidar com o que foi conseguido a partir da literatura recente. A maioria dos dados vem dos grupos MREEe RPCE. Em um grande estudo relatado por Hernandez et al. (2008), a informação clínica de 189 pacientes submetidos ao fechamento primário entre 1988 e 2004 foi extraída do nosso banco de dados de extrofia. Os registros de 131 pacientes (95 masculinos) submetidos à MREE com um reparo de Cantwell-Ransley modificado por um único cirurgião em 1988 a 2004 foram revisados por, no mínimo, 5 anos de acompanhamento. A importância de um fechamento inicial bem-sucedido é enfatizada por Oesterling e Jeff (1987) e Husmann et al. (1989a), os quais observaram que o início da continência foi mais rápido e a taxa de continência, mais elevada naqueles submetidos ao fechamento primário bem-sucedido com ou sem osteotomia. Além disso, Novak et al. (2010) fizeram um relato sobre pacientes com extrofia vesical submetidos a mais de uma tentativa de fechamento primário. Quando um paciente foi submetido a dois fechamentos, a chance de ter uma capacidade vesical adequada para o reparo do colo vesical foi de 60% e a chance de continência, de 17% no geral. Os pacientes submetidos a três fechamentos tiveram apenas uma chance de 50% de uma capacidade adequada e menos de 16% de chance de continência. Em uma avaliação deste grupo selecionado, observou-se que, no momento do fechamento primário, 80% dos pacientes não apresentavam forma de osteotomia pélvica. Assim, a chance de alcançar adequada capacidade vesical e eventual continência após mais de um fechamento de extrofia é acentuadamente diminuída. Tais resultados muito ruins destacam a primordial importância de unidade abdominal, pelve óssea e vesicouretral posterior segura no recém-nascido com extrofia.

Além disso, se comparados com muitos dos outros reparos, os dados estão disponíveis a partir de diversas unidades sobre seus resultados com reparo RPCE. Em um estudo de Shnorhavorian et al. (2008), 2 dos 39 pacientes tiveram deiscência da fáscia e 9 dos 39 desenvolveram uma fístula vesicocutânea. As complicações observadas no reparo RPCE são tantas quantas observadas na MREE. Contudo, algumas são particulares a tal reparo. Um grande conjunto de fístulas vesicocutâneas foi relatado a partir de um estudo de uma única instituição. Alguns pacientes tinham uma osteotomia, e outros não (Shoukry et al., 2009). Além disso, inúmeros estudos relataram a necessidade de um precoce reimplante ureteral após o fechamento e a ocorrência de alterações significativas no trato superior em muitos pacientes (Grady e Mitchell, 1999). Isso levou à decisão de um grupo por optar pelo reimplante ureteral no momento do fechamento da extrofia (Braga et al., 2008).

Embora muitos estudos anteriormente publicados sejam pequenos, relata-se a incidência de prolapso vesical e deiscência como sendo baixa. Entretanto, em um grande estudo recente dos reparos primários RPCE por Shourkry et al. (2009), a incidência de prolapso maior e deiscência foi de 15,8%, mesmo com o uso da osteotomia. Neste estudo do autor, observamos um número de pacientes encaminhados com deiscência completa e prolapso vesical maior após o reparo RPCE no recém-nascido. Entretanto, os outros fatores de complicação que observamos, além daqueles anteriormente mencionados, foram perdas significativas de tecido mole incluindo a perda parcial ou completa da glande em nove pacientes e a perda do septo uretrovaginal em dois. Em um estudo por Hammouda (2003), cinco dos 42 pacientes tiveram perda isquêmica de tecido da glande após o reparo RPCE. Assim, as complicações do fechamento entre RPCE e MREE são similares, porém muito mais graves caso ocorra perda de tecido mole.

Baka-Ostrowska et al. de Varsóvia (2003) relataram sobre 100 fechamentos primários. A deiscência completa ocorreu em 31 pacientes, dos quais 24 não tinham osteotomia e 17 apenas uma osteotomia ilíaca posterior. Nos recém-nascidos, naqueles submetidos ao fechamento com menos de 72 horas (n = 47) e nos pacientes em que nenhuma osteotomia foi realizada, a deiscência ocorreu em 13 indivíduos. Todos foram imobilizados com uma "cadeira" de gesso adaptada durante 3 semanas e, depois, com uma bandagem elástica por 3 semanas. Atualmente, tais autores recomendam a osteotomia para todos os recém-nascidos com uma diástase superior a 5 cm e naqueles submetidos ao fechamento após 72 horas.

Em uma recente publicação de Rosch et al. sobre o reparo de Erlangen de 100 fechamentos, em geral as complicações foram leves, com fístulas uretrocutâneas em 2%, hidronefrose mínima em 20% e hidronefrose grave necessitando de posterior cirurgia em 3% (Rosch et al., 2001). Não houve incidentes de prolapso de bexiga ou deiscência. Em nenhum paciente a osteotomia foi utilizada, mas uma técnica de coaptação muito sofisticada envolvendo o forame obturador foi utilizada em todos os pacientes.

Em um relato de Kelly et al. (2008) sobre 26 pacientes submetidos ao reparo de Kelly, houve um relato de incidência de prolapso vesical necessitando de tratamento em 25%. A perda de tecido mole do tecido da glande foi observada em dois dos 26 pacientes.

O interesse nos desfechos do fechamento da extrofia levou ao interesse nos custos do tratamento deste grande defeito congênito e de quem poderia executar esses tipos de cirurgias em recém-nascidos. Em um artigo de Nelson et al. (2005), hospitais de alto volume (aqueles que fecham mais de cinco extrofias por ano) tiveram custos gerais mais baixos por paciente do que aqueles de baixo volume (menos do que cinco casos de extrofias por ano). Além disso, Nelson et al. (2008) observaram que o fechamento bem-sucedido em recém-nascidos teve um custo hospitalar geral ajustado pela inflação acentuadamente menor do que os refechamentos devido ao tempo de operação mais curto e ao menor tempo de permanência.

A partir desses dados, Meldrum et al. (2005) observaram que, quando os fechamentos da extrofia falharam e a extrofia teve de ser fechada novamente, as taxas de sucesso e a continência final foram melhores em pacientes de urologistas pediátricos treinados com especialização do que os outros cirurgiões (urologistas gerais, urologistas pediátricos sem especialização e cirurgiões pediátricos gerais).

Na avaliação deste grupo de pacientes com extrofia selecionados, observou-se que, no momento do fechamento inicial, 19 dos 23 pacientes não tinham osteotomia. Seis dos pacientes conseguiram obter adequada capacidade vesical para a reconstrução do colo vesical; três estavam secos e três, incontinentes. O tamanho da bexiga era inadequado em nove pacientes que foram monitorados quanto ao crescimento da bexiga. A chance de alcançar adequada capacidade vesical e continência final após mais de uma tentativa de fechamento é acentuadamente reduzida. Por fim, a importância do fechamento inicial precoce foi enfatizada por Husmann et al. (1989a). Eles mostraram que apenas 10% dos pacientes foram submetidos ao fechamento vesical antes de 1 ano de idade, mas 40% daqueles submetidos ao procedimento em uma idade posterior necessitaram de uma eventual ampliação.

Reparo de Epispádia

Embora a incontinência urinária continue sendo o problema mais significativo para os pacientes com EVC e epispádia, a ansiedade sobre uma genitália inadequada e não atraente ainda é a maior preocupação dos pacientes masculinos. Introduzimos a utilização do reparo de Cantwell-Ransley modificado em pacientes com extrofia clássica ou epispádia em 1988 e relatamos nossa experiência inicial (Gearhart et al., 1992, 1995c).

Desde 1988, realizou-se o reparo de Cantwell-Ransley modificado em 129 pacientes masculinos com EVC (97 pacientes) ou epispádia (32 pacientes) (Baird et al., 2005b). No momento da cirurgia, a idade do paciente variou de 1 a 18 anos com uma idade média de 19 meses. Dos 97 pacientes com extrofia vesical, 31 tinham um sulco uretral curto necessitando de retalhos de pele de paraextrofia para o alongamento peniano no momento do fechamento inicial da extrofia vesical. Dos 32 pacientes com epispádia, 26 tinham epispádia penopúbica e seis, epispádia média na apresentação.

Esta técnica foi utilizada para uretroplastia primária em 106 pacientes com extrofia vesical e 32 com epispádia. O reparo de Cantwell-Ransley modificado foi utilizado como um procedimento secundário após a uretroplastia falha em 15 pacientes com extrofia e oito com epispádia, e combinado com o refechamento da extrofia vesical em 18 pacientes. O reparo precoce da epispádia foi realizado quando os pacientes tinham de 6 meses a 1 ano de idade. Entretanto, em razão das preocupações de colocar a uretra mais profunda sob os corpos cavernosos na altura da glande, iniciamos em 1994, a técnica de modificação do reparo de Cantwell-Ransley por meio do descolamento da placa mucosa da corona com exceção de 0,5 a 1 cm distal da placa dentro da glande.

Cento e vinte pacientes tinham um pênis horizontal ou angulado para baixo enquanto estavam de pé. A incidência de fístula uretrocutânea no pós-operatório imediato foi de 16%, e aos 3 meses de 12%. Nove pacientes desenvolveram uma estenose uretral do local de anastomose proximal, e 12 tiveram pequena descência da pele dorsal. A cistoscopia com cateterização em 120 pacientes revelou um canal mais facilmente permeável em todos. Oito pacientes precisaram de posterior cirurgia para tornar o pênis mais reto. Quinze pacientes com mais de 16 anos de idade tinham tido relações sexuais satisfatórias, e todos relataram orgasmos e ejaculação com um pênis reto durante a ereção. Um paciente relatou que seu pênis estava mais curto após a cirurgia.

As técnicas de reconstrução peniana modernas devem criar um pênis reto e funcional com um meato na glande, um canal uretral facilmente cateterizável (se necessário) e uma aparência estética aceitável. Muitos adolescentes consideraram sua genitália de aparência incomum com um pênis curto e alargado desviado de forma ascendente como sendo um problema psicossocial maior do que a incontinência e, portanto, todo o esforço deve ser feito para restaurar o pênis a uma condição normal. Em 1989, Ransley et al. introduziram um conceito para liberar o *chordee* dorsal por meio de incisão e anastomose da face dorsomedial dos corpos cavernosos sobre a uretra e meatotomia na extremidade distal da glande, para mover o meato para uma posição mais normal e assegurar uma boa direção do jato urinário (MAGPI reverso [avanço meatal e incisão de glandoplastia]) (Ransley et al., 1989). O grupo de Ransley relatou sua experiência de longo prazo com 95 pacientes nos quais o reparo de Cantwell-Ransley modificado foi utilizado. A fístula ocorreu em apenas 4% dos pacientes e a estenose uretral, em apenas 5% (Kajbafzadeh et al., 1995).

A dissecção da faixa uretral para dentro da glande do pênis fornece uma posição ventral da uretra e da glande e move a uretra bem abaixo dos corpos na altura da glande. Tal aproximação de superfície cruenta de tecido glandar dorsalmente sobre a uretra é claramente o porquê da incidência de fístula na área da corona ser muito rara quando comparada com o reparo de Young. As fístulas em nossos pacientes geralmente aparecem na base do pênis, onde a uretra sobe proximalmente entre os corpos penianos. Nas modernas técnicas de reconstrução da extrofia, a maioria dos cirurgiões tenta preservar a placa uretral no momento do fechamento da extrofia. Devido à percepção de os retalhos de pele de paraextrofia estarem associados ao desenvolvimento de estenoses, seu uso eles é limitado a pacientes selecionados nos quais o alongamento peniano não pode ser alcançado com as técnicas padrão.

Estudos de diversas instituições relataram resultados com a técnica de desmontagem peniana de Mitchell-Bägli. As complicações são muito similares àquelas dos outros métodos de reparo da epispádia (p. ex., fístula e estenose uretral) (Zaontz et al., 1998; Kibar et al., 2009a). Apesar de não ser uma complicação, uma alta porcentagem é transformada em hipospádico conforme a placa uretral completamente dissecada falha em alcançar a ponta da glande. A taxa de transformação em hipospádico foi relatada como sendo de 38% a 83% (Mitchell e Bägli, 1996; El-Sherbiny e Hafez, 2005).

Conforme mencionado na seção anterior sobre fechamento da extrofia, a perda isquêmica de glande, placa uretral e corpos cavernosos foi relatada por Hammouda (2003) e Husmann e Gearhart (2004) após a desmontagem peniana. Cervellione et al. (2010) relataram a maior casuística de lesão isquêmica peniana no espectro extrofia-epispádia. A maioria ocorreu no momento do fechamento da extrofia, e 19 dos 24 não tinham osteotomia pélvica. A explicação sugerida pelos autores foi a compressão dos vasos pudendos, devido à tensão após a aposição pélvica e/ou lesão direta aos vasos pudendos. A interrupção do fechamento e realização de uma osteotomia imediata enquanto os vasos tinham tempo para restabelecer o fluxo foi o curso de ação recomendado.

O reparo da hipospádia nestes pacientes foi relatado pelo grupo de Seattle como não sendo difícil ou associado às complicações maiores. Entretanto, dados de Hafez e El-Sherbiny (2005) e Gearhart e Baird (2005) mostram que as dificuldades podem estar associadas a tais reparos. Em uma tentativa de lidar com as questões e preveni-las, El-Sherbiny e Hafez (2005) e Perovic et al. (1999) modificaram o reparo de Mitchell para se assemelhar com o reparo de Cantwell-Ransley modificado (Gearhart e Baird, 2005) mantendo a placa uretral fixada à glande distal, a fim de evitar a necessidade de transformar a criança em hipospádico no momento do reparo isolado da epispádia ou quando associado à RPCE.

Em nossa opinião, nenhum dos atuais reparos de epispádia oferece ganho significativo no comprimento peniano por meio da remoção de toda a placa uretral da glande ou mesmo o uso de um enxerto livre. Dados relatados por Silver et al. (1997b) claramente mostraram que, embora o comprimento peniano anterior seja significativamente menor em pacientes com extrofia, o comprimento peniano posterior é normal. Tais achados sugerem que os procedimentos de alongamento peniano no momento do reparo da epispádia melhoram o comprimento peniano aparente e tornam o pênis reto, mas não transferem tecido adicional (p. ex., comprimento) para os corpos penianos. Observamos que o reparo de Cantwell-Ransley modificado efetivamente corrige o *chordee* e acrescenta alguns centímetros ao pênis, e pode-se esperar que a curvatura peniana dorsal, geralmente vista na puberdade, estará diminuída. Em nossa significativa experiência com extrofia em adolescentes masculinos com significativo *chordee* dorsal, concordamos com Perovic et al. (1999) que o movimento dos feixes neurovasculares junto com as incisões e a enxertia do defeito resultante dá melhores resultados em longo prazo do que as incisões e a cavernostomia dos corpos. Tipicamente em nossa experiência, a incisão e a rotação são utilizadas apenas para pacientes mais velhos com *chordee* acentuado. Nos pacientes em que se utiliza a rotação corporal sem incisão e

TABELA 139-1   Continência Urinária após Fechamento Vesical Funcional

	MOLLARD ET AL. (1994)	MCMAHON ET AL. (1996)	LOTTMANN ET AL. (1998)	BAIRD ET AL. (2007)	PURVES ET AL. (2008)	SCHAEFFER ET AL. (2011)
N° de fechamentos avaliados	73	33	57	67*	41[†]	27[‡]
Pacientes confirmados como secos de dia > 3h; h[§] seco	69%	70%	67%	70%	74%	56%

*Todos masculinos.
†Todas femininas.
‡Procedimento de Young-Dees-Leadbetter após reparo primário completo quando recém-nascido.
§Pacientes relataram que eles estavam secos por mais de 3 horas durante o período diurno.

anastomose corporal, o feixe neurovascular é deixado intacto e não dissecado de seu leito. Embora a revisão dos achados revele que quase todos os pênis são retos ou curvados para baixo, muitos dos pacientes ainda são crianças pequenas. A avaliação em longo prazo da reconstrução peniana e uretral nos pacientes com extrofia por meio do reparo de Cantwell-Ransley modificado mostrou que em pacientes com extrofia vesical e epispádia há algum aumento no comprimento peniano; e um pênis relativamente reto com adequado calibre uretral, adequado para micção e ejaculação, pode ser alcançado com um mínimo de morbidade. Os relatos em longo prazo com a técnica de desmontagem do pênis também demonstrou um pênis razoavelmente reto (Grady, 2003).

Reparo do Colo Vesical

Os resultados da reconstrução do colo vesical na população com extrofia foram relatados por diversos grupos. Algumas extensas experiências vêm de grupos europeus em Lyon e Paris. Moriquand et al. (2003) relataram sobre 80 crianças com extrofia vesical e 25 com epispádia incontinente. O acompanhamento variou de 1 a 11 anos. Quarenta e cinco porcento do grupo com extrofia e 52% daqueles com epispádia tiveram um intervalo seco superior a 3 horas. Apesar de a taxa de continência ter sido baixa, muitos dos pacientes com extrofia não foram submetidos ao fechamento até 6 a 12 meses de idade. Muitos foram submetidos ao reparo da epispádia após a reconstrução do colo vesical, um fator que reconhecidamente tem influência sobre a capacidade e a continência finais. Lottmann et al. (1998) apresentaram um estudo de acompanhamento em longo prazo dos pacientes de Cendron com extrofia submetidos à reconstrução completa. Com o reparo de Young-Dees, Lottmann et al. (1998) foram capazes de conseguir a continência urinária em 71% dos pacientes masculinos e 53% das femininas. A continência geral foi de 65% com acompanhamento médio de 12 anos após o reparo do colo vesical. Estudos da América do Norte utilizando principalmente o reparo de Young-Dees-Leadbetter clássico relataram taxas de continência variando de 60% a 82% (Husmann et al., 1989a; Mergurian et al., 1991; Perlmutter et al., 1991; Franco et al., 1994; McMahon et al., 1996; Chan et al., 2001; Cole et al., 2003) (Tabela 139-1). **O fator de longo prazo mais importante obtido de uma revisão de todos estes estudos é a capacidade vesical no momento da reconstrução do colo vesical ser o determinante de sucesso final mais importante.**

Os registros de 95 pacientes submetidos a todos os estágios da MREE por um único cirurgião em nossa instituição entre 1988 e 2004 foram revisados por Baird et al. (2007). Sessenta e sete pacientes com reconstrução do colo vesical e acompanhamento mínimo de 5 anos estavam disponíveis para análise. A condição atual de micção de cada paciente foi obtida a partir da entrevista dos pais ou do paciente ou por observação direta pela equipe de enfermeiros e de médicos. Os pacientes foram categorizados como micção espontânea, não em cateterização intermitente, e classificados dentro de uma condição: (1) completamente seco – dia e noite; (2) socialmente continente – seco pelo menos por 3 horas durante o dia com ocasionais noites molhadas; ou (3) molhado – seco por menos de 3 horas durante o dia e molhado à noite (Tabela 139-2).

Dos 67 pacientes masculinos submetidos ao reparo de colo vesical, a idade média para o fechamento primário foi de 4 meses (variando de 6 horas a 4 meses). A idade média no reparo do colo vesical foi de 4,8 anos (variando de 40 a 60 meses), e estes pacientes tinham uma capacidade vesical média antes do reparo de 98 mL (variando de 75 a 185 mL). Dos 67 pacientes, 47 (70%) estão continentes e urinando pela uretra sem a necessidade de aumento ou cateterização intermitente. Sete pacientes (10%) tiveram continência social com ocasionais noites estando molhados. As unidades renais de todos os pacientes submetidos ao reparo de colo vesical foram avaliadas no pós-operatório por meio de pielografia intravenosa ou ultrassonografia em múltiplas ocasiões para avaliar a preservação da função renal após o procedimento de saída. Um paciente teve refluxo e hidronefrose após o procedimento de reconstrução do colo vesical e reimplante bilateral e desenvolveu pielonefrite esquerda que resultou em cicatrização leve. A cintilografia com ácido dimercaptossuccínico (DMSA) revelou uma função bilateral quase normal. O acompanhamento conservador revelou o desaparecimento do refluxo com o tempo. Um paciente desenvolveu obstrução ureteral e necessitou de um reimplante. A obstrução prolongada da saída necessitou de cistoscopia e colocação de um cateter 8-Fr em 19 pacientes, e a drenagem suprapúbica prolongada foi necessária em 13 pacientes. Treze (19%) falharam completamente no reparo do colo vesical; seis foram submetidos à derivação continente e sete aguardaram posterior cirurgia. O tempo médio para a continência diurna foi de 14 meses (variando de 4 a 23 meses); o para noites secas, 23 meses (variando de 11 a 34 meses). Nenhuma correlação foi observada entre a idade na reconstrução do colo vesical e a idade quando se alcançou a continência.

Os achados neste estudo foram que a continência foi mais provável em pacientes submetidos ao fechamento primário da extrofia antes de 72 horas de vida ou após 72 horas de vida com uma osteotomia. Tais resultados coincidem com os de Husmann et al. (1989a), os quais observaram que os pacientes submetidos ao fechamento tardio sem osteotomia tiveram uma taxa de continência de apenas 10%. Houve outro fator muito revelador neste estudo. A capacidade da bexiga no momento do reparo do colo vesical deu uma forte indicação não apenas de quem ficaria seco, mas também de quem estaria seco mais cedo. Quando os pacientes foram divididos naqueles com capacidade vesical pré-operatória maior ou menor do que 100 mL, os resultados mostraram que o grupo com a maior capacidade teve uma alta taxa de continência: 42 dos 50 secos e urinando versus cinco de 17 no grupo com menor capacidade. Além disso, os tempos médios até a condição de seco nos grupos de maior e menor capacidade foram de 10 meses e 21 meses, respectivamente (14 meses no grupo geral).

TABELA 139-2   Continência Urinária após 67 Reconstruções Iniciais do Colo Vesical

RESULTADO	INTERVALO SECO MÉDIO	N° DE PACIENTES	% DE PACIENTES
Continente	3 Horas	47	70%
Continente social (seco diurno, noites molhadas ocasionalmente)	3 Horas	7	10%
Molhado	< 3 Horas	13	19%

Em um estudo similar de Purves et al. (2008), os resultados no grupo feminino foram um espelho daqueles do grupo masculino, com uma taxa de continência levemente mais elevada de 74% (seco dia e noite) e continência social novamente em 10%. Mais uma vez, as pacientes com capacidade maior do que 100 mL tiveram melhores resultados. Em um fenômeno não observado no grupo masculino, seis pacientes (20%) tornaram-se continentes após o fechamento vesical e pélvico sozinho.

Um procedimento de continência deve ser postergado até que a bexiga alcance uma capacidade de 100 mL e a criança esteja motivada para estar seca e participar de um programa miccional pós-operatório. A maioria consegue o período seco diurno dentro de 12 meses após o reparo do colo vesical. Alguns pacientes adquirem maiores intervalos secos diurnos durante o segundo ano após o procedimento de saída. Entretanto, os pacientes que não estão secos dentro de 2 anos são considerados incontinentes. Assim, o procedimento é considerado como falho. O início da continência noturna varia de 2 a 3 anos e demora mais do que o tempo necessário para a continência diurna. Caione et al. (1999) mostraram que o uso do acetato de desmopressina (DDAVP) pode aumentar o início e o número de noites secas nestes pacientes. No estudo de Baird et al. (2007), 25% dos pacientes necessitaram ou de DDAVP ou oxibutinina para estabelecer o período seco noturno.

A avaliação urodinâmica feita por Dave et al. (2001) mostrou que os pacientes com boa continência após o reparo do colo vesical tiveram alta capacidade e complacência vesical cistométrica quando comparados com aqueles que eram incontinentes. Entretanto, contrações instáveis foram observadas nos dois grupos. Além disso, pressões de enchimento finais mais elevadas foram relatadas, e os pacientes tiveram uma incidência mais elevada de hidronefrose não obstrutiva. Esses achados, além daqueles de Bolduc et al. (2002), indicam que um cuidadoso acompanhamento ao longo da vida é essencial em tais pacientes após a reconstrução bem-sucedida na infância.

OUTROS REPAROS MODERNOS DA EXTROFIA: RESULTADOS DE CONTINÊNCIA

Abordagem de Varsóvia

Os resultados em longo prazo relatados deste reparo envolvem 36 pacientes com extrofia clássica e 37 com epispádia. Oitenta e nove por cento dos pacientes com epispádia ficavam continentes durante o dia, porém mais de 40% ainda estavam molhados durante a noite. Setenta e cinco por cento dos pacientes com extrofia clássica tiveram continência diurna, mas nove tiveram noites estando molhados ocasionalmente. Onze meninos precisaram de cateterização intermitente de curto prazo, facilmente realizada pelo paciente e pela família. Todos, com exceção de dois, começaram a urinar dentro de 3 a 5 meses e apenas dois continuaram com a cateterização intermitente. O reimplante ureteral não foi realizado no momento da reconstrução do colo vesical e do reparo da epispádia, porém muitos pacientes necessitaram de posterior reimplante por causa do gradual agravamento da hidronefrose.

Comparado com esta experiência, Mathews et al. (2003b) fizeram um relato sobre um grupo de pacientes submetidos ao reimplante ureteral no momento da reconstrução do colo vesical e do reparo da epispádia. Nenhum desses pacientes desenvolveu refluxo ou agravamento da hidronefrose. Baka-Jakubiak (2000) recomenda a realização deste procedimento combinado caso a capacidade vesical registrada seja acima de 100 mL e o pênis seja grande o suficiente para o reparo da epispádia. Os estudos urodinâmicos de acompanhamento demonstraram a presença da função normal do detrusor na maioria, embora alguns pacientes desenvolvam elevada pressão de micção e alguns tenham fraca contratilidade do detrusor. Quando se observou uma fraca contratilidade do detrusor, a cateterização intermitente prolongada foi necessária, e elevadas pressões de micção foram manejadas com terapia anticolinérgica. A maioria dos pacientes foi tratada mais tardiamente, e a o procedimento padrão do reimplante ureteral no momento da reconstrução deve ser realizado universalmente.

Abordagem de Erlangen

Rosch et al. (2001) relataram a respeito de 100 pacientes, utilizando a técnica tanto em recém-nascidos quanto em fechamentos falhos. Noventa e uma crianças com extrofia (69 meninos e 22 meninas) e nove com epispádia completa (sete meninos e duas meninas) foram submetidas a este procedimento. O reparo de estágio único completo foi realizado em 47 crianças e incluiu o fechamento pélvico sem osteotomia, reconstrução do colo vesical, procedimento antirrefluxo e reparo de epispádia utilizando a técnica de Cantwell-Ransley. Mais 53 pacientes foram submetidos à reconstrução primária em outro local e depois à reconstrução do colo vesical e ao reparo da epispádia. Definiu-se continência como um período seco de mais de 3 horas e sem enurese noturna. A continência parcial foi definida como período seco por 1 a 3 horas, ou por mais de 3 horas com ocasional incontinência por estresse ou noites com o paciente estando molhado. Os pacientes secos por menos de 1 hora foram considerados incontinentes. Entre os pacientes submetidos ao reparo de estágio único, 34 dos 39 ficaram secos (72%) e urinando pela uretra, dois dos 39 ficaram sob cateterização intermitente limpa (CIL) e três dos 39, sob CIL após ampliação. Quatro pacientes ficaram parcialmente continentes e dois secos sob desmopressina. Quatro pacientes ficaram incontinentes e três submeteram-se à derivação continente. Dos 53 pacientes submetidos ao fechamento primário em outro local, 55% ficaram continentes e sete foram ampliados. Quatorze ficaram parcialmente continentes e 10, incontinentes – quatro deles foram submetidos à derivação continente.

Reparo Completo

Vários estudos foram publicados sobre os resultados, incluindo a necessidade de reimplante ureteral no primeiro ano de vida, o número de pacientes precisando de reparo da hipospádia após este procedimento e as taxas de complicação deste procedimento. Entretanto, pouco foi publicado a respeito dos resultados de continência em longo prazo ou da necessidade da reconstrução do colo vesical neste grupo de pacientes. Borer et al. (2005) relataram que, em última análise quase 65% a 75% dos pacientes submetidos à RPCE na fase de recém-nascido irão precisar de um procedimento de reconstrução do colo vesical. Em um estudo atualizado, Gargollo et al. (2011) observaram que 80% dos pacientes com acompanhamento de longo prazo necessitaram de reparo do colo vesical. Em um estudo de Hafez et al. (2005) com alguns pacientes que tiveram fechamentos primários tardios ou falhos, 84% dos meninos e 50% das meninas necessitaram de reparo do colo vesical para ficarem secos. Alguns destes necessitaram de concomitante ampliação vesical para ficarem secos. Em outro grande estudo de Shoukry et al. (2009), nenhum paciente ficou continente após a RPCE sozinha, e a maioria das pessoas precisou de ampliação para se tornar seca. Além disso, intervalos secos precoces não significaram posterior continência.

Mitchell e Grady (2008) revisaram suas experiências com 39 pacientes acima de 19 anos de idade com RPCE. A continência diurna foi alcançada em 74% dos meninos e meninas com 4 anos de acompanhamento. Entretanto, apenas 20% e 43% dos meninos e meninas, respectivamente, alcançaram a continência sem a necessidade de reparo do colo vesical. Dezoito por cento alcançaram o período seco apenas com a injeção do colo vesical. Em um recente grupo de pacientes com RPCE encaminhados para o refechamento ou, após o fechamento bem-sucedido, para a reconstrução do colo vesical, os resultados foram bem interessantes (Schaeffer et al., 2011). Todos os pacientes foram operados por um cirurgião sênior experiente que não realiza RPCE em recém-nascidos. Nenhum dos 14 pacientes encaminhados submetidos à RPCE bem-sucedida na fase de recém-nascido ficou continente por um intervalo apreciável após o fechamento. Dos 19 pacientes submetidos ao reparo do colo vesical após complicações com seus fechamentos na fase de recém-nascido, apenas 25% estavam urinando a partir da uretra e continentes. No grupo com fechamento primário bem-sucedido (n = 14), 57% estavam secos dia e noite e 28% estavam secos apenas durante o dia (Schaeffer et al., 2011). Vale destacar que todos os pacientes secos após a reconstrução do colo vesical tiveram um fechamento primário bem-sucedido com osteotomia pélvica e reparo da epispádia antes de 1 ano de idade, e nenhum necessitou de reimplante ureteral antes do reparo do colo vesical. Tais dados claramente mostram que, na maioria dos casos, os pacientes de "reparo completo" precisarão ser submetidos ao reparo do colo vesical. Contudo, como em todos os reparos grandes, um fechamento primário bem-sucedido com menos violações vesicais e intervalos de cirurgia irá aumentar a chance de crescimento da bexiga e continência.

Outros métodos combinaram o reparo da epispádia com o fechamento da extrofia vesical no paciente masculino. Em um grupo com 38 meninos com extrofia clássica, Baird et al. (2005c) avaliaram pacientes com fechamentos primários falhos ou tardios. As complicações foram aquelas observadas com os reparos de rotina da extrofia, como fístula uretrocutânea, estenoses uretrais e assim por diante. Três meninos ficaram secos com o fechamento combinado sozinho. Dezenove meninos passaram por um reparo do colo vesical de Young-Dees-Leadbetter modificado. Doze (63%) destes 19 ficaram totalmente secos tanto de dia quanto à noite. Tais dados, assim como os dados de Mitchell e Grady, claramente mostram que o reparo da epispádia e o fechamento da extrofia podem ser combinados com resultados aceitáveis. Entretanto, as complicações são reais e podem predizer a perda de qualquer chance de micção volitiva, e os procedimentos devem ser realizados apenas por cirurgiões com experiência em extrofia, e não por cirurgiões ocasionais.

Reparo de Kelly

Não há muitos artigos com acompanhamento em longo prazo da técnica de Kelly. Entretanto, uma recente apresentação pelo grupo de Melbourne mostrou os melhores e mais atuais resultados que podem ser observados com tal reparo (Jarzebowski et al., 2009). Os dados foram coletados em criança com mais de 4 anos. A continência completa foi definida como período seco superior a 3 horas durante o dia e à noite (com duas ou menos noites molhadas por mês). A continência parcial foi um período seco por 2 horas ou mais durante o dia e três ou mais noites em molhado por mês e/ou incontinência de estresse. Vinte e quatro dos 31 pacientes de Kelly urinaram espontaneamente e 17 dos 31 urinaram sem auxílio (sem cateterização intermitente ou ampliação). A continência geral foi de 71%, com três dos 17 (18%) urinando sem auxílio e apresentando continência completa e nove dos 17 (53%), continência parcial. A taxa de micção e de seco de 18% compara-se favoravelmente com aquela recentemente relatada para RPCE. Outro estudo da Itália (Berrettini et al., 2009) mostrou que, em cinco dos nove meninos, a continência foi alcançada com uma bolsa de Mainz em um, cateterização intermitente em dois e por micção em dois. Um dos nove teve perda da glande (Berrettini et al., 2009).

FALHAS E COMPLICAÇÕES DA RECONSTRUÇÃO DA EXTROFIA

Fechamento Falho

Após qualquer forma de reparo, as falhas podem se manifestar como deiscência vesical completa, prolapso vesical, estenose e obstrução neouretral, perda de tecido mole e fístula vesicocutânea (Massanyi et al., 2013). Meldrum et al. (2005) fizeram um relato sobre um grupo de crianças selecionadas nas quais a reconstrução da extrofia falhou antes do encaminhamento para uma unidade de cuidado terciária. No grupo de 101 crianças, 51 tiveram o manejo cirúrgico primário realizado por um urologista pediátrico especializado, 18 por um urologista geral, seis por um cirurgião pediátrico e nove por um cirurgião desconhecido. Após o refechamento bem-sucedido, 38 pacientes por fim desenvolveram uma adequada capacidade vesical para a reconstrução do colo da bexiga, e apenas 26% (10) alcançaram o período seco. Tais dados enfatizam a necessidade da reconstrução inicial bem-sucedida e sugerem que os indivíduos submetidos a essa reconstrução devam estar confortáveis com a complexidade do reparo. É prudente, para o cirurgião que pode atender apenas poucos pacientes com esta condição, considerar encaminhar tais situações de manejo complexo para um centro onde há a especialidade e profissionais com experiência.

Em um recente estudo grande de Schaeffer et al. (2008), 185 pacientes submetidos ao fechamento por um de dois cirurgiões foram revisados quanto às complicações maiores e menores (Tabela 139-3). Sessenta e três foram submetidos à osteotomia no momento do fechamento primário. Houve 14 complicações maiores (11%) e 27 menores (14%). As complicações urológicas maiores foram prolapso ou deiscência vesical em seis pacientes masculinos (3%), todos submetidos ao refechamento bem-sucedido. As complicações ortopédicas maiores, como a não união em dois pacientes, a inequidade no comprimento da perna em um e a dor articular persistente em um, desenvolveram-se em quatro dos 63 pacientes (6%) submetidos à osteotomia. As complicações neurológicas maiores envolveram paralisia do nervo femoral em quatro dos 185 pacientes (2%). Houve 21 complicações urológicas menores (11%), como obstrução infravesical posterior em quatro pacientes, fístula uretrocutânea em dois, remoção do tubo suprapúbico em dois, erosão do ponto intrapúbico em quatro, ITU febril em seis e infecção da ferida cirúrgica em três. Seis pacientes (3%) tiveram complicações ortopédicas menores, como osteomielite pélvica em um, infecção do local do pino em três e úlcera por pressão da imobilização em um.

TABELA 139-3 Complicações Urológicas, Ortopédicas e Neurológicas em 185 Fechamentos Vesicais Primários

COMPLICAÇÕES UROLÓGICAS	N°
Prolapso vesical e deiscência	6
Obstrução pós-saída	4
Remoção do tubo suprapúbico	2
Erosão do ponto intrapúbico	4
Infecção febril do trato urinário	6
Infecção da ferida	3
Cálculos vesicais	5
COMPLICAÇÕES ORTOPÉDICAS	
Não união da osteotomia	2
Desigualdade do comprimento das pernas	1
Dor articular persistente	1
Osteomielite pélvica	1
Infecção do local do pino	3
Úlcera por pressão	1
COMPLICAÇÕES NEUROLÓGICAS	
Paralisia do nervo femoral	4

A deiscência, que pode ser acelerada por mobilização incompleta do diafragma pélvico e inadequada imobilização pélvica no pós-operatório, infecção da ferida, distensão abdominal ou mal funcionamento do tubo urinário, necessita de um período de recuperação de 4 a 6 meses antes que possa ser feita uma segunda tentativa de fechamento (Gearhart e Jeffs, 1991a; Gearhart et al., 1993b) (Fig. 139-25A1). A deiscência e o prolapso após a RPCE também foram relatados e podem estar associados à perda de glande, corpos cavernosos, placa uretral e outros tecidos moles maiores (Fig. 139-25B e C). O refechamento livre de tensão com osteotomia e a imobilização são fatores importantes nos fechamentos iniciais e subsequentes. Infelizmente, a chance de obter uma adequada capacidade da bexiga para a plástica do colo vesical e continência final após múltiplos fechamentos é acentuadamente reduzida (Gearhart et al., 1996a; Novak et al., 2010). Do mesmo modo, o prolapso vesical é considerado uma falha e requer o refechamento da bexiga ou revisão. Em um recente grupo de 122 pacientes, de uma única instituição, submetidos ao refechamento com uma média de acompanhamento de 14 anos, a taxa continência foi de 16% (Novak et al., 2010). Em um paciente com prolapso ou deiscência vesical significativo, no momento do fechamento secundário combinamos o reparo da epispádia com o fechamento da bexiga, da uretra posterior e da parede abdominal (Gearhart et al., 1998). É dado ao paciente enantato de testosterona por via intramuscular por cinco semanas e duas semanas antes do reparo cirúrgico, submetendo-o a uma osteotomia com concomitante fechamento da bexiga, uretra e parede abdominal. A perda maior de tecido mole observada após a RPCE necessita de um extenso planejamento pré-operatório. Antes da cirurgia definitiva, o uso de enxertos da mucosa bucal ou com espessura completa e da expansão tecidual pode ser necessário (Gearhart e Baird, 2005).

Baird et al. (2005c) fizeram um relato sobre 38 meninos submetidos ao fechamento da extrofia e ao reparo da epispádia combinado junto com a osteotomia; em 30, a reconstrução anterior falhou. As complicações neste grupo foram limitadas às fístulas uretrocutâneas e às estenoses uretrais. Embora os resultados após o refechamento não sejam tão bons quanto aqueles obtidos com o fechamento primário bem-sucedido, eles são consideráveis e podem evitar a necessidade de ampliação da bexiga.

A estenose neouretral está frequentemente associada ao uso de retalho de pele de paraextrofia, reação da sutura púbica, erosão ou ao uso de sondas uretrais. Isso pode ser um tanto quanto sutil. Entretanto, os sinais de alerta consistem em ITU, volume aumentado da bexiga detectável na ultrassonografia, cálculos vesicais, intervalos secos pro-

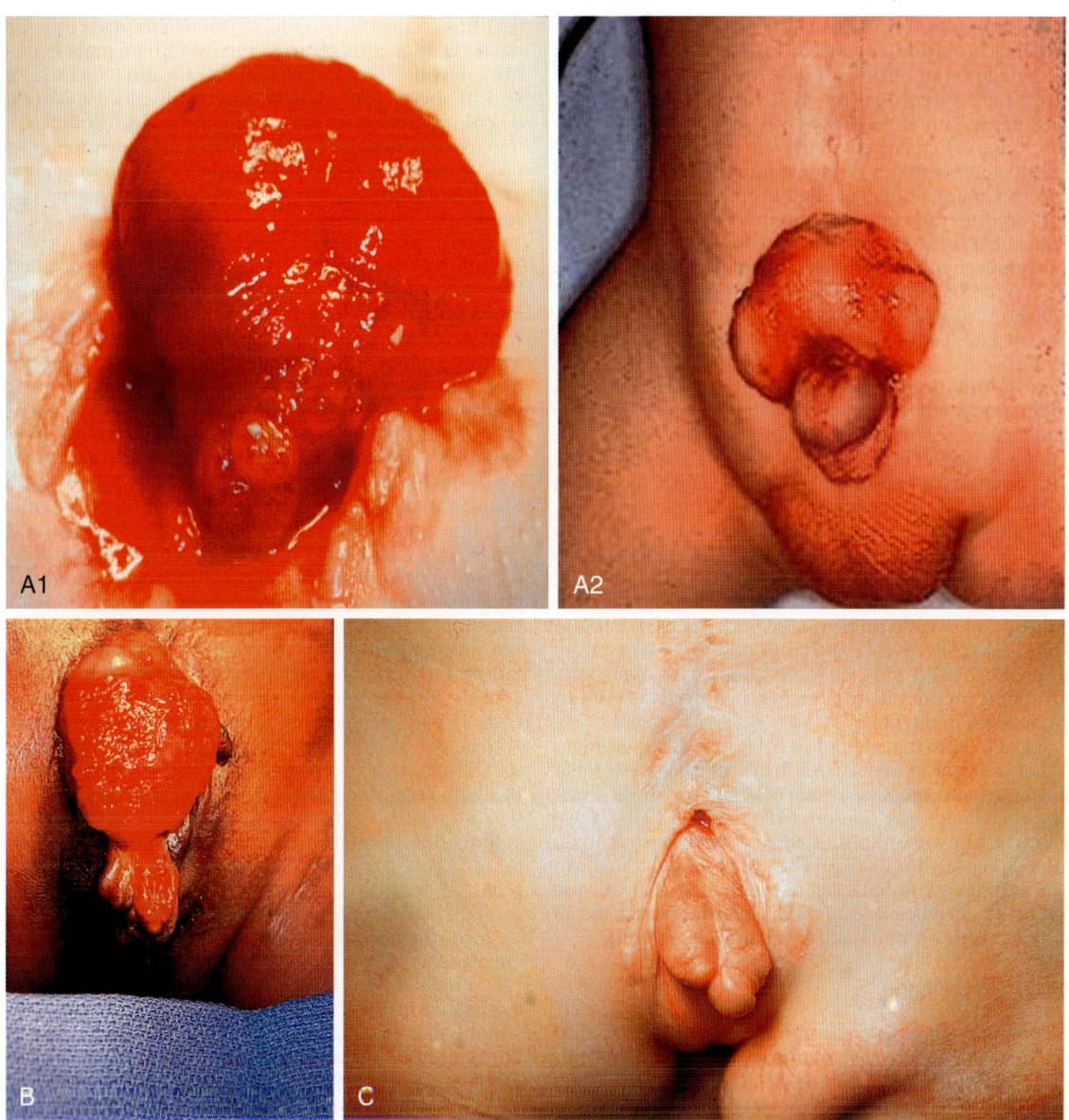

Figura 139-25. **A1**, Fechamento falho em recém-nascido feminino. **A2**, Prolapso vesical maior após o reparo primário completo da extrofia (RPCE) sem osteotomia. **B**, Deiscência completa e perda da glande direita e perda parcial dos corpos cavernosos após RPCE. **C**, Perda da glande direita e uretra após a desmontagem peniana em recém-nascido (sob estimulação com testosterona antes da colocação de um enxerto cutâneo de espessura completa).

longados e prolapso retal sem explicação. Em uma revisão feita por Baker *et al.* (1999), observou-se a obstrução uretral posterior em 41 pacientes. A maioria dos episódios ocorreu dentro de 60 dias após o fechamento primário. Quando se utilizou a derivação por mais de 6 meses, o resultado final da bexiga foi a ampliação. Os autores também observaram a obstrução de saída com obliteração completa após RPCE e reparo de Kelly (Hernandez *et al.*, 2008). Não está claro se isso é um resultado do dano isquêmico à placa uretral ou um erro técnico. De qualquer modo, como há uma escassez de dados de longo prazo destes dois reparos, a saída deve ser monitorada cuidadosamente como acontece com todos os pacientes com extrofia após o fechamento primário. Por fim, a obstrução uretral posterior após o fechamento da extrofia diminui bastante o sucesso de qualquer reparo. Essa complicação tem um significante risco para o trato urinário superior e deve ser detectada precocemente.

Apesar de todas as bexigas com extrofias fechadas terem refluxo vesicoureteral, a deterioração do trato superior é o resultado final da obstrução significativa da saída. Neste, o manejo inclui dilatação uretral (incisão), uretroplastia aberta ou derivação do trato superior. Caso a função renal esteja comprometida, a escolha deve alcançar uma inquestionável drenagem livre a fim de possibilitarr que o trato superior e os rins se recuperem totalmente. A posterior reconstrução do colo vesical e uretral não deve ser realizada até que a estenose uretral posterior esteja claramente reparada e a drenagem livre seja alcançada. Após o reparo CPRE, até 50% dos pacientes irão precisar de reimplante ureteral bilateral durante o primeiro ano após a cirurgia devido a ITU e hidronefrose crescente.

Massanyi *et al.* (2012) observaram que um elevado número de pacientes com uma fístula vesicocutânea após o fechamento primário na verdade tem fechamento falho. Na avaliação, observou-se que 13 dos 18 pacientes encaminhados devido às fístulas vesicocutâneas tinham fechamento primário falho representado por (1) trato fistuloso na linha média abdominal inferior; (2) diástase púbica aumentada a partir das mensurações pré-fechamento; e (3) evidência cistoscópica de uma bexiga posicionada anteriormente bem abaixo da pele abdominal.

Apesar do fechamento satisfatório, algumas bexigas nunca alcançam a capacidade adequada para atuarem funcionalmente. Baradaran *et al.* (2011) apresentaram um grande grupo de pacientes, como aqueles com fechamentos vesicais primários falhos (n = 62), submetidos a um fechamento secundário bem-sucedido. Tais pacientes foram avaliados e comparados com outro grupo de indivíduos com fechamentos primários bem-sucedidos (n = 48). Os dois grupos foram acompanhados durante 5 anos. As bexigas nos pacientes que tiveram um fechamento primário bem-sucedido tiveram uma capacidade cistográfica significativamente maior do que o grupo com fechamento falho. As bexigas cresceram a uma taxa significativamente mais lenta no grupo com procedimentos falhos e tinham capacidades vesicais significativamente menores ao longo do tempo. Esses dados ressaltam a importância de um fechamento primário bem sucedido. Tornou-se claro que os fechamentos vesicais múltiplos, o prolapso vesical, a deiscência, o cálculo vesical, as infecções recorrentes e a vesicostomia têm um impacto negativo sobre o potencial da bexiga com extrofia (Silver et al., 1997b).

Os fechamentos primário malsucedidos, independentemente do método de reparo, põem em questão a capacidade de a bexiga crescer, ser submetida a uma reconstrução definitiva do colo vesical e ser continente de urina. Schaeffer et al. (2011) relataram a respeito de um grande grupo de pacientes com procedimentos RPCE falhos que foram encaminhados para posterior tratamento. Dos 23 pacientes masculinos, apenas a metade obteve a capacidade suficiente para o procedimento de colo vesical, e apenas 25% estavam urinando e continente. Novak et al. (2010) relataram um grupo bem grande de 122 pacientes com fechamentos primário ou secundário falhos dos quais 94 foram submetidos a um repetido fechamento bem-sucedido. Apenas 38 foram candidatos ao reparo do colo vesical e apenas 17 dos 94 (18%) estavam urinando e continentes. Assim, independentemente do tipo de reparo, um fechamento falho prenuncia implicações significativas para os resultados cirúrgicos em longo prazo.

Temos utilizado a injeção transuretral de colágeno e dextranômero ao redor do colo vesical para aumentar a resistência de saída e estimular a bexiga a crescer. Entretanto, na nossa experiência, isso não foi tão bem-sucedido conforme relatado por Caione et al. (1993a, 1993b). Caso a bexiga não cresça até um tamanho suficiente para a reconstrução do colo vesical, recomenda-se a ampliação da bexiga nesta situação. Caso o colo vesical ou a uretra ou ambas estejam problemáticas, realiza-se um estoma continente cateterizável com ou sem plástica ou transecção do colo vesical, junto com a ampliação (Gearhart et al., 1995b).

Reparo do Colo Vesical Falho

Mesmo com experientes cirurgiões em extrofia, podem ocorrer erros, e ainda existe um subgrupo de crianças com incontinência urinária após a reconstrução do colo vesical secundária a (1) resistência de saída inadequada; (2) uma pequena capacidade vesical (falta de crescimento após a reconstrução do colo vesical); (3) complacência diminuída; ou (4) uma combinação destes fatores.

Caso a continência urinária, definida como um intervalo seco de 3 horas, não seja alcançada dentro de 2 anos após a reconstrução do colo vesical, o resultado é a falha em alcançar o período seco. Ocasionalmente, o intervalo seco é quase aceitável para o período seco diurno (p. ex., mais longo do que 2 horas). Nessas situações, os agentes espessantes uretrais têm sido utilizados em uma tentativa de evitar procedimentos reconstrutivos ainda maiores (Burki et al., 2006). Antigamente, o colágeno era o agente espessante de escolha, porém várias injeções eram necessárias (Ben-Chaim et al., 1995a). Em um grande estudo de Paris, Lottman et al. (2006) relataram sobre o uso de um agente espessante à base de dextranômero na infância com incontinência por diversas causas. Vinte e seis pacientes tinham síndrome extrofia-epispádia. Dos nove pacientes com extrofia, quatro obtiveram sucesso. No grupo com epispádia, a taxa de sucesso foi bem mais elevada (mais de 3 horas de período seco por cateterização intermitente ou micção).

Em um recente grande grupo de pacientes com extrofia-epispádia (Shan et al., 2014) especificamente com acompanhamento médio de 8 anos, 41 foram submetidos à injeção antes da reconstrução do colo vesical e 25 após a reconstrução do colo vesical. A injeção antes da reconstrução do colo vesical resultou em 50% desenvolvendo uma capacidade adequada para a reconstrução do colo vesical, mas apenas nove pacientes (22%) se tornaram secos. A capacidade vesical foi a variável mais preditiva de uma reconstrução do colo vesical bem-sucedida após a injeção no colo vesical. No grupo de 25 pacientes com cirurgia anterior do colo vesical, dos quais 16 estavam parcialmente secos (1 a 3 horas), todos se tornaram socialmente continentes (secos por mais de 3 horas) após a injeção no colo vesical. Dos nove secos por menos de 1 hora, a injeção no colo vesical não foi nada útil. **Assim, a injeção na saída após uma cirurgia vesical falha é mais bem-sucedida caso um intervalo seco razoável seja alcançado com uma cirurgia de colo vesical aberta.** Em um dado recente de Alova et al. (2012), a cirurgia do colo vesical após uma prévia injeção de dextrâmero no colo vesical não foi considerada mais difícil, e as taxas de sucesso foram um tanto quanto aceitáveis com o acompanhamento em longo prazo. Entretanto, as repetidas injeções de dextranômero após uma falha prévia não resultaram em sucesso.

Observa-se algum sucesso com o reparo repetido de Young-Dees-Leadbetter quando o colo vesical está aberto; a capacidade vesical, adequada; e a avaliação urodinâmica revelando uma bexiga estável (Gearhart et al., 1991). No estudo, apenas 50% dos pacientes com uma reconstrução do colo vesical anterior falha foram candidatos à cirurgia reoperatória. Neste grupo altamente selecionado, as taxas de continência foram aceitáveis após a nova reconstrução do colo vesical. Todos esses pacientes tiveram excelente capacidade vesical (> 100 mL) e estavam estáveis na urodinâmica antes de refazer o reparo. A maioria das falhas de colo vesical requer, por fim, ampliação ou derivação continente (Burki et al., 2006). O esfíncter urinário artificial tem sido utilizado com algum sucesso em pacientes que têm boa capacidade vesical. Entretanto, na maioria destas falhas a capacidade vesical é pequena e a ampliação, necessária. No momento da cirurgia reoperatória, ou o colo vesical é seccionado proximal à próstata com uma substituição de Mitrofanoff ou realiza-se um procedimento de continência, como a criação de um esfíncter artificial. Em nossa extensa experiência com reconstruções do colo vesical falhas, a maioria dos pacientes teve diversas cirurgias da área de colo vesical e está desesperada para ficar seca. Em um recente grande grupo com 31 pacientes submetidos a uma prévia reconstrução do colo vesical, Novak et al. (2009) observaram que a maioria dos pacientes foi submetida a vários reparos prévios para alcançar a continência. Realizou-se a transecção do colo vesical junto com a enterocistoplastia com continência inicial alcançada em 86%. Sete pacientes foram submetidos a posterior cirurgia do colo vesical, e 90% alcançaram o período seco por meio da cateterização intermitente. Uma unidade renal foi perdida; a hidronefrose não obstrutiva se desenvolveu em oito; e cálculos vesicais ocorreram em 30%.

A continência urinária tardia foi relatada no início da puberdade em alguns meninos, e isso foi atribuído ao crescimento prostático. Na RM, a próstata dos pacientes com extrofia tem um formato de trevo e está ausente anteriormente, e o peso médio e a seção transversal e volume máximos estão normais (Gearhart et al., 1992). Portanto, há dúvidas de que o crescimento desta próstata anormalmente configurada tenha muito impacto sobre a continência urinária após um reparo de colo vesical falho, e a continência melhorada na puberdade pode ser o resultado das alterações no assoalho pélvico com a maturidade.

Reconstrução Genitouretral Falha

As complicações comuns dos reparos modernos da epispádia envolvem a formação de fístula uretrocutânea. Isso foi relatado entre 4% e 19% dos casos (Kajbafzadeh et al., 1995; Surer et al., 2000). A tortuosidade uretral com cateterização difícil ou a estenose são incomuns com os modernos reparos de epispádia. Desde a aplicação da desmontagem peniana para a reconstrução da epispádia, complicações mais recentes e mais significativas foram observadas (Hammouda, 2003). Gearhart e Baird (2005) relataram perda da glande, corpos ou dos dois além da perda da pele peniana e da placa uretral (Fig. 139-25C). Ainda permanece controverso se isso é secundário a uma desventura cirúrgica, a excentricidade no suprimento sanguíneo do pênis ou a dificuldades intrínsecas no procedimento. A reconstrução de tais complicações demandou técnicas adicionais, como expansão tecidual, enxertia cutânea de espessura completa, enxertia de mucosa bucal e outras técnicas complexas. Em alguns pacientes com perdas significativas, a neofaloplastia pode eventualmente fornecer o material para a reconstrução estética final. Dados recentes de Massanyi et al. (2012) mostram a aplicabilidade da faloplastia antebraquial radial em pacientes que perderam a glande, corpos e outros tecidos moles como consequência do reparo da epispádia ou nas extrofias cloacais nas quais o tecido peniano dificilmente existe. Tal alternativa possibilita um neofalo estético sensato para este grupo especial de falhas na extrofia.

Em uma idade mais avançada, cicatrizes penianas inestéticas e um falo curto pode demandar uma nova intervenção cirúrgica. A excisão de uma cicatriz pode ser fechada de forma plástica caso uma pele peniana suficiente esteja disponível. Caso contrário, podem ser utilizados retalhos ou enxertos cutâneos de espessura completa. Em casos graves, os expansores de tecido podem ser colocados sob a pele peniana e gradualmente inflados ao longo de 6 semanas a fim de possibilitar mais pele peniana e evitar a necessidade de enxertia. A liberação de todos os tecidos cicatriciais e tecidos do ligamento suspensório pode maximizar o comprimento peniano disponível. Um enxerto corporal dérmico dorsal ou uma plicatura ou rotação corporal ventral também podem ajudar a alongar, assim como a corrigir qualquer *chordee*. Entretanto, deve ser reconhecido que o pênis com extrofia, quando comparado com os controles de mesma etnia e faixa etária, é congenitamente deficiente em tecido corporal anterior quando avaliado por RM (Silver *et al.*, 1997b). Portanto, tentativas excessivamente agressivas no alongamento peniano podem resultar apenas na desnervação e na desvascularização do corpo cavernoso sem alongamento adicional.

Técnicas Alternativas de Reconstrução

Na avaliação inicial, nem todas as crianças com extrofia vesical são candidatas para o reparo primário em razão de uma pequena placa vesical ou hidronefrose significativa. Outras razões para buscar outros métodos de tratamento são a falha do fechamento inicial com uma pequena bexiga remanescente ou a falha na cirurgia de continência, ou ambas. Excluindo aqueles pacientes nos quais o tratamento inicial falha, essa discussão lida com opções disponíveis quando o reparo moderno não é escolhido pelo cirurgião ou porque as outras razões não foram adequadas.

Ureterossigmoidostomia

Seja qual for a derivação urinária escolhida, os tratos superiores e a função renal estão inicialmente normais. Isso possibilita, de maneira segura e sem refluxo, o reimplante dos ureteres com tamanho normal para dentro do cólon ou outro reservatório adequado. Historicamente, a ureterossigmoidostomia foi a primeira forma de derivação a ser popularizada para pacientes com extrofia. Embora o estudo inicial estivesse associado a vários problemas metabólicos, os resultados melhoraram acentuadamente com as técnicas mais recentes de reimplante (Zarbo e Kay, 1986; Koo *et al.*, 1996). Alguns preferem a ureterossigmoidostomia devido à ausência de um estoma abdominal. **Entretanto, esta forma de derivação não deve ser oferecida até se ter certeza de que a continência anal esteja normal e após a família ter sido informada das potenciais complicações sérias, como pielonefrite, acidose hipercalêmica, incontinência retal, obstrução ureteral e desenvolvimento tardio de malignidade** (Spence *et al.*, 1979; Duckett e Gazak, 1983). Mais recentemente, a ureterossigmoidostomia foi novamente proposta como um tratamento inicial da extrofia vesical com continência e preservação renal aceitáveis em um acompanhamento de 10 anos ou mais. Em um estudo suíço de longo prazo feito por Gobet *et al.* (2009) com 42 pacientes, 50% tinham a ureterossigmoidostomia no lugar e estavam fecalmente continentes aos 50 anos de idade. Um desenvolveu malignidade do cólon e 60% dos pacientes tiveram função renal normal. Outro considerável estudo Suécia foi o de Petterson *et al.* (2013). Eles observaram uma taxa mais elevada de câncer colorretal do que do estudo suíço e uma taxa mais elevada de nova derivação. O tempo médio a partir da ureterossigmoidostomia foi de 38 anos. Quase todas as malignidades eram adenocarcinoma pouco diferenciado. A diferença nos resultados destes estudos europeus não está clara, mas se destaca a necessidade de uma vigilância para detecção precoce de câncer ao longo de toda a vida.

Stein *et al.* (1999) trataram um grupo de 128 pacientes com extrofia vesical-epispádia com a técnica de Mainz para ureterossigmoidostomia. A bolsa de Mainz Sigma é construída, e os ureteres são reimplantados sem refluxo. A parede abdominal é reconstruída e a bexiga, fechada como um receptáculo seminal acima da próstata. Assim, o pênis é reconstruído em uma data posterior. D'Elia *et al.* (2004) relataram a respeito de 26 pacientes com o complexo extrofia-epispádia que mostraram excelentes taxas de continência e da preservação em longo prazo do trato superior quando comparados com a ureterossigmoidostomia padrão. A continência foi alcançada em 95% dos pacientes com um reservatório retal. A recomendação deles para o tratamento de um número de pacientes com a função renal gravemente prejudicada foi que o conduto colônico foi o melhor método de eleição para a derivação. Nos pacientes com um trato superior normal ou levemente dilatado e esfíncteres anais intactos, recomendou-se um reservatório retal de Mainz. Embora o grupo de Mainz não tenha relatado câncer em um estudo de acompanhamento de longo prazo de pacientes submetidos à ureterossigmoidostomia, ainda existe o risco de malignidade. Os pacientes que tiveram mistura de urina e fezes a qualquer momento durante a reconstrução permanecem em elevado risco de desenvolvimento de câncer (Smeulders e Woodhouse, 2001). Os pacientes com extrofia vesical nos quais uma reconstrução inicial falhou e que tiveram polipose no momento do fechamento repetido também podem estar em alto risco de posterior desenvolvimento de malignidade (Novak *et al.*, 2005). Isso é especialmente verdadeiro na vida extremamente corrida de hoje em dia, na qual um cuidadoso acompanhamento de longo prazo pode ser difícil de ser realizado. Todos os pacientes com uma ureterossigmoidostomia devem fazer anualmente uma ultrassonografia renal e colonoscopia durante a vida adulta.

Derivação Urinária Continente no Paciente com Extrofia

Na urologia pediátrica moderna geralmente há muito pouca necessidade de derivação urinária incontinente no paciente com extrofia vesical. Em uma jovem criança com uma bexiga muito pequena para ser fechada, ou com um fechamento falho no qual a placa vesical é muito pequena para ser fechada novamente, recomendamos um conduto colônico sem refluxo. Isso protege os rins do refluxo vesicoureteral, e a reversão da derivação pode ser realizada quando clinicamente indicada em uma idade mais avançada.

Os avanços na reconstrução do trato urinário inferior nos últimos vários anos têm sido aplicados ao paciente com extrofia (Cervellione *et al.*, 2008). Mais comumente, uma posterior reconstrução é necessária no paciente em quem a reconstrução do colo vesical falhou. Caso um paciente não atenda aos critérios para a reconstrução do colo vesical (p. ex., capacidade vesical inadequada ou incapacidade de se sujeitar a um regime de micção), é aconselhável o adiamento da cirurgia. Os pacientes nos quais a reconstrução do colo vesical falhou são mais frequentemente destinados a cistoplastia de aumento e derivação urinária continente. Surer *et al.* (2003) relataram a respeito de 91 pacientes com complexo extrofia-epispádia submetidos à derivação urinária continente. A maioria tinha sido submetida à prévia reconstrução do colo vesical falha (n = 62). Setenta e nove pacientes (87%) tiveram fechamento da extrofia antes do encaminhamento, 53 também foram submetidos à reconstrução do colo vesical e 29 pacientes nunca alcançaram a capacidade adequada para a reconstrução do colo vesical. Dez dos 53 pacientes foram submetidos a uma tentativa prévia; 35 a duas tentativas prévias; e oito a três tentativas prévias na reconstrução do colo vesical. Realizou-se uma cistoplastia combinada de aumento, derivação urinária continente e fechamento de colo vesical em 59 pacientes, e um novo aumento e uma derivação urinária continente foram realizados em 18 crianças. Utilizou-se ileocistoplastia em 41 pacientes, e a cistoplastia sigmoide foi realizada em 30 pacientes. O apêndice foi utilizado como o canal continente em 67 pacientes. A continência utilizando a cateterização intermitente por meio do estoma foi alcançada em 93% das crianças, com a complicação mais comum relatada sendo os cálculos vesicais, observados em 26%. Apesar de infrequentes, as falhas podem ocorrer com a derivação urinária continente na extrofia (Frimberger *et al.*, 2003). Os modos mais comuns de falhas foram a desintussucepção da valvula antirrefluxo, o túnel inadequado para um canal apendicular ou a incompetência continuada do colo vesical. A maioria destas complicações pode ser reparada de modo bem-sucedido. Resultados igualmente bem-sucedidos foram relatados por Baird *et al.* (2005a) em adolescentes submetidos a uma média de oito procedimentos prévios antes do reparo definitivo.

Ocasionalmente, a derivação urinária deve ser estabelecida bem cedo (5 anos de idade ou menos). A necessidade para a derivação precoce na extrofia é principalmente guiada por alterações no trato superior e fatores sociais, e pode ser segura em crianças mais jovens com um resultado de continência favorável. Em uma recente contribuição de Baradaran *et al.* (2012b), 19 pacientes foram submetidos à derivação precoce (14 continentes e cinco incontinentes). Do grupo submetido à derivação continente precoce, sete tinham desejo precoce de ficar seco; quatro sofriam de hidronefrose severa persistente; um tinha pielonefrite recorrente severa; um foi submetido à repetida derivação urinária continente; um tinha acompanhamento adequado inacessível;

e apenas dois tinham um fechamento primário bem-sucedido. Três pacientes tinham neobexiga; 10 ampliação com estoma continente; e dois, ureterossigmoidostomia. Atualmente, todos os pacientes com estomas estão secos com cateterização intermitente. A continência pode ser alcançada na maioria dos pacientes com extrofia após a falha da reconstrução do colo vesical, e é tipicamente obtida por meio da cistoplastia de aumento e fechamento do colo vesical. Caso um paciente seja improvável de desenvolver capacidade adequada para eventual reconstrução do colo vesical, é preferível mudar precocemente para a derivação urinária continente. Uma preocupação em longo prazo tem sido o risco de malignidade em pacientes com derivação urinária continente. Dados recentes de Husmann e Rathbun (2008) revelaram que a taxa geral de malignidade é baixa, a menos que esteja associada a estímulos carcinogênicos coexistentes (tabagismo prolongado, imunossupressão crônica) ou ao risco inerente associado a extrofia vesical.

ADOLESCENTES E ADULTOS COM COMPLEXO EXTROFIA-EPISPÁDIA

Conforme as crianças com extrofia crescem até a fase adulta, há uma crescente necessidade de tratar os aspectos funcionais e psicológicos em longo prazo de lidar com um defeito congênito multiorgânico. Alguns aspectos como a sexualidade e a continência são comuns a todas as formas do complexo extrofia-epispádia. Entretanto, na extrofia cloacal existem aspectos neurológicos e ortopédicos adicionais que podem levar a uma significativa incapacidade.

Um pilar da reconstrução funcional do complexo extrofia-epispádia é a preservação da função renal. A reconstrução funcional do complexo extrofia-epispádia tem sido associada à boa preservação da função renal (DeMaria et al., 1980; Schaeffer et al., 2013). Entretanto, a função renal pode ser comprometida após a derivação urinária (Husmann et al., 1988). Apesar de a derivação urinária ter sido utilizada com sucesso como uma modalidade temporária para possibilitar a descompressão do trato superior (Baradaran et al., 2012b), a maioria das crianças irá ser submetida à reversão da derivação para bolsas urinárias continentes. Atualmente, a derivação urinária de longo prazo é utilizada de maneira infrequente no complexo extrofia-epispádia.

CONTINÊNCIA

O manejo cirúrgico precoce dos pacientes com extrofia vesical incluiu a cistectomia inicial e a reposição com um conduto ileal ou ureterossigmoidostomia. A ureterossigmoidostomia caiu em desuso, devido a maior identificação de câncer colônico letal (Gobet et al., 2009). Entretanto, a função renal foi preservada na maioria dos pacientes com ureterossigmoidostomia. Algumas instituições têm utilizado bolsas cateterizáveis continentes para o manejo da bexiga (Nerli et al., 2008). Contudo, mais recentemente, o uso da cistoplastia de aumento com a reconstrução do colo vesical ou fechamento tem sido utilizado com sucesso para proporcionar continência na maioria dos pacientes (Novak et al., 2009; Kavanagh et al., 2012). As preocupações em longo prazo sobre a cistoplastia de aumento continuam a ser levantadas. Fontaine et al. (2000) avaliaram 53 pacientes submetidos à cistoplastia de aumento e tiveram ao menos 10 anos de acompanhamento. Em 80% dos pacientes, não houve redução na TFG percebida. Observou-se que as causas remediáveis foram responsáveis pela redução na TFG percebida nos restantes 20% dos pacientes, levando os pesquisadores a concluírem que a cistoplastia de aumento foi efetiva em proporcionar reserva de urina sem comprometer a função renal em longo prazo. Em razão do potencial de longo prazo para carcinogênese em pacientes submetidos à ureterossigmoidostomia, foram levantadas preocupações a respeito da formação tumoral em crianças com cistoplastia de aumento. **Husmann e Rathbun (2008) revisaram suas experiências com 153 pacientes submetidos à cistoplastia de aumento; 38 destes indivíduos tinham extrofia vesical, dos quais três desenvolveram adenocarcinoma multifocal. Isso sugere que pode haver um fator de risco inerente para carcinogênese em longo prazo em pacientes com extrofia de bexiga submetidos ao aumento.** A exposição ao cigarro aumentou o potencial para o desenvolvimento de câncer em pacientes com cistoplastia de aumento, assim como o uso de imunossupressão para o manejo pós-transplante. A vigilância endoscópica, iniciando 5 anos após a reconstrução, tem sido sugerida; entretanto, a identificação de lesões iniciais pode ser difícil na bexiga aumentada. A continência fecal foi recentemente observada em pacientes com extrofia vesical e parece persistir na vida adulta (El-Hout et al., 2010). Embora isso não tenha sido percebido por outros pesquisadores, a avaliação em andamento para este problema psicologicamente debilitante parece apropriada.

SEXUALIDADE

Preocupações Masculinas

As preocupações masculinas mais frequentemente expressas estão relacionadas com o comprimento, a aparência e o desvio do eixo (*chordee*) do pênis observado com a extrofia. O comprimento peniano funcional pode ser obtido pela técnica de desenluvamento do pênis e pela remoção de todo o tecido cicatricial residual e liberando qualquer remanescente de ligamentos suspensórios. A cobertura de pele pode ser um problema significativo após os procedimentos de alongamento peniano. O uso da expansão tecidual irá possibilitar que a pele local seja usada para cobertura. Contudo, isso irá requerer um pré-planejamento. A colocação de um expansor tecidual e a subsequente expansão podem levar de 4 a 6 semanas. Caso a pele peniana não esteja ideal para a expansão, uma enxertia de espessura completa é uma alternativa adequada (Hernandez et al., 2008). O *chordee* dorsal residual a partir da reconstrução na infância não é incomum. Enxertos (dérmicos, túnica vaginal, AlloDerm® humano) podem ser utilizados para alongar a face dorsal do pênis. Nossa preferência é o AlloDerm® humano, pois está prontamente disponível, além de ser durável e fácil de usar. Devido à sua anatomia, o pênis deve ser aberto dorsalmente para metade de sua circunferência, conforme descrito por Perovic e Djinovic (2008), tanto para alongar quanto para tornar o pênis reto. As mensurações e determinações iniciais a partir de ereções artificiais devem ser adequadas. Isso porque, depois do enxerto, as ereções artificiais podem vazar salina através das linhas de sutura e dar uma informação equivocada sobre a adequabilidade da correção.

No paciente com extrofia cloacal, os corpos cavernosos podem ser bem pequenos, e a única opção para um falo funcional seria a reconstrução com faloplastia de retalho (ver anteriormente). A retenção de todo o tecido corporal e da glande presentes irá possibilitar uma localização para ancoragem do neofalo (Ballaro et al., 1999).

A função sexual e a libido nos pacientes com extrofia são normais (Woodhouse, 1988). O mecanismo erétil em pacientes submetidos ao reparo de epispádia parece estar intacto, pois 87% dos meninos e homens jovens no estudo de Hopkins tiveram ereções após o reparo da epispádia (Surer et al., 2000). Woodhouse (1998), Ben-Chaim et al. (1996) e Ebert et al. (2008) relataram uma função orgásmica satisfatória na maioria dos pacientes. Nos homens que participaram de relações sexuais, as parceiras também expressaram satisfação sexual. No estudo de Ben-Chaim, os únicos pacientes que não apresentaram ejaculação foram dois pacientes submetidos à cistectomia. Um relato de Castagnetii et al. (2010) a respeito de 19 homens com extrofia vesical avaliados por meio de um questionário de Índice Internacional da Função Erétil e comparados com homens normais indicou uma incidência mais elevada de disfunção erétil (58%) em comparação com os controles normais (23%). A função erétil foi pior naqueles que foram submetidos a múltiplas cirurgias para o tratamento da incontinência. A função orgásmica também foi observada como sendo inferior nos homens com extrofia. É interessante notar que nenhuma diferença no desejo sexual, na satisfação sexual ou satisfação geral foi identificada, levando os autores a concluírem que os homens com extrofia vesical parecem levar uma vida sexual tão satisfatória quanto à dos seus pares. No geral, a partir dos relatos de muitos pesquisadores, parece que a maioria dos homens com extrofia é capaz de alcançar uma função erétil normal e ser sexualmente satisfeita.

Conforme os homens encaminham à vida adulta, as outras preocupações tornam-se evidente e requerem outros cuidados dos especialistas em urologia adulta. Os homens com extrofia vesical irão cada vez mais buscar uma avaliação para hiperplasia prostática e câncer de próstata

(Berkowitz *et al.*, 2008). Silver *et al.* (1997a) relataram sobre a capacidade de identificar PSA em homens com extrofia. Observou-se que o PSA estava abaixo do limite superior de normalidade específica para a idade. Isso indica que as alterações de PSA poderiam estar mutadas nos homens com extrofia. O exame retal digital de rotina e a triagem de PSA devem se tornar parte do acompanhamento padrão para os homens com extrofia vesical, assim como na triagem relacionada com a idade para os homens normais.

Preocupações Femininas

As três principais preocupações femininas são a aparência da genitália externa, a adequabilidade da abertura vaginal e o prolapso uterino. Embora a correção inicial do defeito da genitália externa feminina seja realizada ao nascimento, às vezes uma cirurgia de "retoque" necessita ser realizada na puberdade. A aparência da genitália externa está comprometida devido à recorrência de diástase púbica, o que leva ao alargamento da cicatriz abdominal inferior e à separação dos pelos púbicos. Além disso, pode ser observada a separação das metades clitorianas. Para reparar isso na adolescência, os retalhos do monte púbico são levantados lateralmente e trazidos para a linha média e costurados à fáscia e a si mesmos facilmente. Em casos extremos com um monte púbico plano extremamente cicatrizado, os expansores teciduais podem ser colocados lateralmente e gradualmente inflados ao longo de 6 semanas. Tais retalhos são movidos medialmente e utilizados para reconstruir o monte púbico. As pseudocápsulas são enroladas juntas na linha média para dar ao monte púbico uma aparência mais elevada. A mobilização de retalhos laterais do monte púbico traz as metades clitorianas para mais perto da linha média e as torna mais fáceis de serem reconstruídas em uma entidade única. O creme de estrogênio tópico é utilizado três vezes ao dia por 2 semanas antes de qualquer cirurgia genital externa para amolecer as cicatrizes, aumentar a viabilidade da pele e melhorar a vascularização local. O orifício vaginal está mais vertical e, às vezes, estenosado na extrofia em comparação com mulheres normais (Cervellione *et al.*, 2010). A inserção de absorventes e a relação sexual podem, portanto, ser difíceis. A rotação de um retalho em U invertido da pele perineal para a parede vaginal posterior incisada possibilitará o alargamento do óstio vaginal (Stein *et al.*, 1995). O prolapso uterino pode ser observado mais frequentemente em mulheres que tiveram uma redução da parede vaginal (Mathews *et al.*, 2003a). Após a reconstrução vaginal, caso a paciente não esteja sexualmente ativa, utiliza-se um dilatador vaginal uma vez ao dia até que ocorra a atividade sexual.

O prolapso uterino foi notado mais frequentemente, e em idades menores, em meninas com complexo extrofia-epispádia (Mathews *et al.*, 2003a). Woodhouse (1999) relatou o prolapso em um número de pacientes, e é um considerável problema a ser corrigido. Sete pacientes tiveram prolapso total – uma delas nunca tinha tido relação sexual ou gestação. Woodhouse acredita que o prolapso possa ocorrer em até 50% das pacientes após a gestação. Em um relato feito por Mathews *et al.* (2003a), o prolapso uterino e vaginal foi comumente observado, e até um tanto quanto precocemente (média de 16 anos de idade). A suspensão uterina proporcionou apenas um modesto sucesso para a prevenção do prolapso recorrente. Stein *et al.* (1995), em um grande estudo de extrofia da Alemanha, observaram que a fixação uterina foi requerida para corrigir o prolapso em 13 pacientes com acompanhamento de longo prazo de mais de 25 anos. O deslocamento anterior do óstio vaginal e o acentuado deslocamento posterior do *sling* puborretal com seu deficiente componente anterior foram postulados como razões para o prolapso. O uso da osteotomia não mostrou reduzir a incidência de prolapso uterino. Entretanto, o grau de diástase púbica mostrou ser significativo (Anusionwu *et al.*, 2012). **O grau de prolapso depende do grau da divergência do osso púbico e do diâmetro da abertura no hiato levantador para a vagina e o reto** (Miles-Thomas *et al.*, 2006). Suspendemos o útero até o sacro com AlloDerm® humano ou *sling* pubovaginal sintético Pelvicol®. A substância suspensória é costurada ao útero a partir da cérvice e do domo do útero para que ela possa ser firmemente suspendida até os ligamentos à frente do útero. Independentemente do método de reparo, o útero deve ser ancorado de tal forma que esteja fixado na pelve e menos suscetível ao prolapso.

A suspensão profilática do útero em meninas adolescentes com extrofia submetidas à reconstrução urinária deve ser considerada para prevenir o prolapso (Stein *et al.*, 1999). Woodhouse (1999) acreditou que, embora a cirurgia profilática possa ser útil, uma vez o prolapso ocorrendo, a fixação anterior é insuficiente para corrigir o prolapso uterino na paciente com extrofia. Woodhouse recomenda fixar os dois lados do útero a partir da cérvice até o topo do útero bilateralmente aos ligamentos pré-sacrais.

Mathews *et al.* (2003a) fizeram um relato sobre um grande grupo de meninas e mulheres com complexo extrofia. Todas as moças com mais de 18 anos indicaram que elas tinham desejo sexual normal, e muitas eram sexualmente ativas. A idade média para o começo da atividade sexual foi de 19,9 anos. Embora poucas pacientes tenham se queixado de dispareunia, a maioria indicou orgasmos normais. Algumas pacientes indicaram que elas possuíam atividade sexual restrita devido à aparência estética de suas genitálias externas. A plástica do monte púbico é, portanto, muito importante para obter uma aparência esteticamente agradável na infância ou na adolescência, pois a pele com pelos e a gordura devem ser utilizadas para cobrir o defeito da linha média. Conforme mencionado, realizamos esse procedimento no momento do fechamento inicial. Ele certamente pode ser realizado na adolescência com o uso de retalhos romboides, como popularizado por Kramer *et al.* (1986).

FERTILIDADE

Paciente Masculino

A reconstrução da genitália masculina e a preservação da fertilidade não eram os objetivos primários no manejo cirúrgico precoce da extrofia de bexiga. Foram relatados casos esporádicos de gestação ou iniciação da gestação por homens com extrofia de bexiga. Em dois grandes estudos de extrofia, registrou-se a fertilidade do homem. Apenas três dos 68 homens em um estudo (Bennet, 1973) e quatro dos 72 no outro (Woodhouse *et al.*, 1983) foram bem-sucedidos em conceber filhos. A ordenha da uretra em um sentido anterógrado de proximal a distal possibilitou a gestação em alguns casos (Woodhouse, 1999). **Em um grande grupo com 2.500 pacientes com extrofia e epispádia** (Shapiro *et al.*, 1985), **houve 85 homens que conceberam filhos.**

Hanna e Willians (1972) compararam a análise de sêmen de homens submetidos ao fechamento primário e à ureterossigmoidostomia. Observou-se uma contagem espermática normal em apenas dos oito homens após o fechamento funcional e em quatro dos oito homens com derivação. A diferença na potencial fertilidade observada é, provavelmente, atribuída à lesão iatrogênica ao verumontano durante o fechamento funcional ou a reconstrução do colo vesical. A ejaculação retrógrada também pode ser responsável pelas baixas contagens espermáticas após o fechamento vesical funcional. Em um estudo de longo prazo de nossa instituição, Ben-Chaim *et al.* (1996) observaram que 10 dos 16 homens relataram que eles ejaculavam poucos centímetros cúbicos, três ejacularam apenas algumas gotas e três não tiveram ejaculações. A análise do sêmen foi obtida em quatro pacientes: três tinham azoospermia e um sofria de oligospermia. O volume ejaculado médio dos pacientes submetidos à contagem espermática foi de 0,4 mL. Em outro grande estudo de Stein *et al.* (1994) da Alemanha, os autores observaram que nenhum dos pacientes submetidos à reconstrução da genitália externa era capaz de ejacular normalmente, nem de conceber filhos. Cinco pacientes que não foram submetidos à reconstrução tiveram ejaculação normal e dois conceberam filhos. A conclusão foi que pacientes masculinos com reconstrução da genitália e fechamento da uretra demonstraram elevado risco de infertilidade. Em um grande estudo de fechamento primário bem-sucedido feito por Ebert *et al.* (2008) em um grande centro de extrofia, os parâmetros espermáticos foram ruins em 18 dos 21 pacientes, e o hormônio folículo estimulante estava aumentado em 25% dos pacientes (Ebert *et al.*, 2009). Ebert *et al.* (2010) relataram a respeito de 17 homens adultos com extrofia vesical submetidos ao procedimento em etapa única da abordagem de Erlangen. Em um acompanhamento médio de 19 anos, 15 tiveram preservação da bexiga e 12 estavam urinando pela uretra. Dezesseis homens tiveram a ejaculação comprovada e três, contagens espermáticas normais; sete tiveram oligoastenospermia e seis, azoospermia. O potencial para contagens espermáticas normais foi maior em pacientes submetidos apenas a um único procedimento de colo vesical.

As técnicas de reprodução assistida foram aplicadas à população com extrofia (D'Hauwers et al., 2008). Independentemente do método de reconstrução da genitália externa e do colo vesical, técnicas mais recentes como a transferência intratubária de gameta (GIFT) ou a injeção intracitoplasmática de espermatozoide (ICSI) podem ser utilizadas para auxiliar tais pacientes em seus objetivos de alcançar a gestação. O uso da GIFT ou ICSI em 21 homens com extrofia levou à gestação bem-sucedida sem casos de extrofia em descendentes.

Paciente Feminina

Krisiloff et al. (1978) relataram a respeito de 45 mulheres com extrofia vesical que deram à luz 49 descendentes normais. A principal complicação após a gestação foi o prolapso cervical e uterino, que ocorreu frequentemente. Burbage et al. (1986) descreveram 40 mulheres, variando de 19 a 36 anos, que foram tratadas na infância de extrofia vesical; 14 gestações em 11 destas mulheres resultaram em partos normais, três abortamentos espontâneos e dois abortamentos eletivos. O prolapso uterino ocorreu em sete das 11 pacientes durante a gestação. Todas foram submetidas a prévias derivações urinárias permanentes. Os partos vaginais espontâneos foram realizados naquelas mulheres. Já as cesarianas foram realizadas em mulheres com fechamentos vesicais funcionais para eliminar o estresse sobre o assoalho pélvico e para evitar lesão traumática ao mecanismo de esfíncter urinário (Krisiloff et al., 1978). Com as modernas técnicas reconstrutivas, foram relatadas gestações bem-sucedidas em pacientes femininas submetidas à derivação urinária continente (Kennedy et al., 1993). Giron et al. (2011) relataram a respeito de 14 mulheres submetidas à reconstrução bem-sucedida e tiveram 22 gestações. Dezessete gestações resultaram em recém-nascidos saudáveis, um parto prematuro de um bebê que ficou bem, quatro abortamentos espontâneos causados por prolapso genital e um falecimento pós-parto. Após o parto, três mães tiveram incontinência urinária temporária, uma mãe desenvolveu uma fístula vesicocutânea e sete mulheres (50%) sofreram prolapso genital. Em um grande relato sobre 52 mulheres com extrofia vesical, Deans et al. (2012) relataram os resultados reprodutivos. Daquelas que tentaram a concepção, 66% foram bem-sucedidas; 19 pacientes conceberam e houve três pares de gêmeos – um total de 57 gestações. Destas, 34 das 57 foram nascimentos vivos (56%); 21 das 57, abortamentos espontâneos (35%); uma terminação; e quatro natimortos. Houve quatro complicações maiores relacionadas com o parto, incluindo uma transecção ureteral, uma formação de fístula e duas hemorragias pós-parto. Deans et al. (2012) ressaltam que a gestação em mulheres com extrofia vesical permanece de alto risco para a mãe e para o feto. Também ressaltam a necessidade de encaminhamento para um centro de cuidado terciário para resultados bem-sucedidos. Na maioria dos casos, a cesariana planejada parece ser o modo mais seguro para o parto.

QUALIDADE DE VIDA

A qualidade de vida (QV) geral e relacionada com a saúde tem se tornado cada vez mais importante conforme as técnicas reconstrutivas melhoraram e a sobrevida se tornou universal. A maioria dos grupos limitou seus estudos para aqueles com EVC. Os resultados preliminares do estudo QUALEX (Qualidade de Vida da Extrofia Vesical) (Jochault-Ritz et al., 2010) sugerem que, após a reconstrução, os pacientes tinham reduzida QV. Os adolescentes demonstraram um superior escore de QV quando comparados com os adultos e crianças. Outro relato de Wittmeyer et al. (2010) sobre 47 pacientes (nove mulheres e 16 homens) também mostrou que os escores de QV foram menores do que o normal. Entretanto, tais reduções foram principalmente com base nos conceitos de saúde, como limitação de atividade física e percepção de saúde geral. Dodson et al. (2010) comprovaram que a QV geral de adolescentes foi comparável com a normal, mas os pais relataram saúde adolescente geral. O convívio familiar também foi significativamente prejudicado e houve maior angústia emocional dos pais. **Schaeffer et al. (2013) confirmaram que os adolescentes com extrofia vesical parecem ter um bom escore de QV em comparação com o quadro normal; embora os pacientes incontinentes tendam a apresentar escores de QV inferiores, o tamanho da amostra avaliada foi inadequado para demonstrar significância estatística.**

QUESTÕES DE AJUSTE DE LONGO PRAZO

Houve mais interesse nas questões de ajuste de longo prazo nos pacientes com extrofia vesical. As crianças com extrofia são submetidas a múltiplas cirurgias reconstrutivas e têm potenciais problemas com respeito à incontinência urinária e à disfunção sexual. Entretanto, o resultado final seria mais bem mensurado por meio de como estas crianças se ajustam de forma geral na sociedade. A gravidade da extrofia prediz que tal defeito congênito pode levar a consideráveis implicações psicológicas. A reação dos pais quanto à condição médica dos filhos pode mudar a maneira como estes pais interagem com a criança. A incontinência pode ter um impacto negativo sobre a função social e a autoestima. Várias hospitalizações podem interferir na capacidade de ser como outras crianças. Quanto às potenciais implicações médicas e psicológicas desta anomalia, as crianças que nascem com extrofia podem estar em maior risco de sofrer dificuldades.

Antigamente, havia uma quantidade limitada de informação na literatura a respeito desta condição e seu tratamento, e se há ou não efeito deletério sobre as crianças e seus familiares. Montagnino et al. (1998) avaliaram crianças mais novas que tiveram piores resultados e transtornos de comportamento, sobretudo nas habilidades escolares. As crianças que alcançaram a continência após os 5 anos de idade eram mais prováveis de ter problemas com comportamento impulsivo. Não existem diferenças no ajuste com base nos sexos masculino ou feminino, extrofia vesical versus cloacal, tipo de estratégia de continência ou mudança de sexo versus sem mudança. As conclusões deste estudo de longo prazo foram que as crianças com extrofia não apresentam psicopatologia clínica (Montagnino et al., 1998). Houve comportamento impulsivo em vez de depressão ou ansiedade. Isso sugere melhores resultados que podem ser alcançados por meio de foco na adaptação normal em vez de no potencial estresse psicológico. Além disso, alcançar a continência mais cedo por meio de esforços reconstrutivos é potencialmente de benefício psicológico. Tal estudo foi posteriormente apoiado por Catti et al. (2006). Eles observaram que a QV em adultos foi melhor nos indivíduos continentes com uma boa imagem corporal. Reiner (1999) estudou 42 crianças com extrofia e apresentou resultados preliminares que sugerem que tais pacientes tendem a ter problemas comportamentais e de desenvolvimento mais graves que as crianças com outras anomalias, distorção corporal significativa e problemas de autoestima. Reiner recomendou intervenção precoce no paciente e na família realizando extrofia e dando continuidade ao suporte psiquiátrico de longo prazo até a vida adulta. Em um estudo da Europa, Feitz et al. (1994) observaram um quadro mais positivo quando eles avaliaram 11 mulheres e 11 homens com extrofia, dos quais nove mulheres (82%) e 10 homens (91%) não manifestaram algum nível clínico de estresse psicológico. Os autores concluíram que estes adultos tinham uma atitude positiva frente à vida. Com o uso de instrumentos estruturados e avaliação e entrevista apropriadas, Reiner e Gearhart (2006) indicaram que todos os 20 pacientes avaliados atenderam aos critérios para, pelo menos, um transtorno de ansiedade. Os pacientes mais velhos experimentaram declínio de ansiedade associado à descoberta de incontinência dos pares após reconstrução cirúrgica bem-sucedida, e todos observaram atividade sexual intensificada com a idade. Dados de Reiner et al. (2008) de um grande grupo de pacientes masculinos revelaram que 14% tiveram ideias suicidas. Conforme ficaram mais velhos, 31% experimentaram tal fenômeno. Houve poucas tentativas de suicídio na adolescência e no início da vida adulta; somente um conseguiu. Tais achados exaltam a importância da triagem dos pacientes para psicopatologia conforme envelhecem.

Em um importante estudo de Lee et al. (2006), observou-se que as mulheres têm amizades mais íntimas, menos desvantagens com relação aos seus pares saudáveis e mais parceiros do que os homens. Não houve diferença de gênero no ajuste dentro das carreiras educacionais e profissionais, que no geral foram muito boas. Ebert et al. (2005) revisaram os casos por meio de um questionário um grupo de 100 adolescentes com extrofia. A integração educacional e social foi elevada. Todos os pacientes eram heterossexuais e quase 50% eram sexualmente ativos, mas quase 60% expressaram ansiedade sobre a atividade sexual. O achado mais importante foi que 94% dos pacientes expressaram um interesse na assistência psicológica, ressaltando a importância da intervenção precoce na infância.

Nascer com extrofia por si só não resulta em psicopatologia na infância. As crianças com extrofia demonstram alguma tendência no sentido de ter mais problemas de impulsividade ou falta de realização de comportamento adaptativo apropriado para a idade (Montagnino et al., 1998; Reiner, 1999). Portanto, o aconselhamento precoce deve ser parte da estratégia de manejo padrão para todas as crianças com o complexo extrofia-epispádia. Além disso, pacientes e familiares devem ser incentivados a continuar com o suporte psicológico conforme a criança cresce.

> **PONTOS-CHAVE: EXTROFIA VESICAL – PRIORIDADES NO MANEJO**
> - Tamanho e qualidade da placa vesical
> - Extensão da diástase púbica e maleabilidade da pelve
> - Necessidade de osteotomia
> - Comprimento e largura da placa uretral
> - Tamanho peniano
> - Anomalias associadas

EPISPÁDIA

A epispádia varia de um leve defeito na glande em um pênis coberto até uma variedade penopúbica com incontinência completa em homens ou mulheres. É mais comumente observado como um componente da extrofia vesical e cloacal.

Epispádia Masculina

A epispádia masculina isolada é uma anomalia rara, com uma incidência relatada de um em 117.000 homens. A maioria dos pacientes masculinos com epispádia (cera de 70%) tem o tipo completo com incontinência associada (Gearhart e Jeffs, 1998). A epispádia consiste em um defeito na parede dorsal da uretra. A uretra normal é substituída por uma faixa mucosa larga revestindo o dorso do pênis estendendo-se na direção da bexiga, com potencial incompetência do mecanismo esfincteriano. O meato deslocado é livre de deformidade, e a ocorrência de incontinência urinária está relacionada com a localização do meato uretral dorsalmente deslocado (Gearhart e Jeffs, 1998). O meato deslocado pode ser encontrado sobre a glande, sobre a haste do pênis ou na região penopúbica. Todos os tipos de epispádia estão associados aos variados graus de *chordee* dorsal (Fig. 139-26). Na epispádia penopúbica ou subsinfiseal, toda a uretra peniana está aberta e a saída da bexiga pode ser grande o suficiente para permitir o exame digital, o que indica uma óbvia incontinência grosseira (Fig. 139-1D). Em menor grau do que naqueles com EVC, os pacientes com epispádia têm um alargamento característico da sínfise púbica causada pela rotação para fora dos ossos inominados. Tal separação do púbis causa inserções penopúbicas divergentes que contribuem para um pênis curto e pendular com *chordee* dorsal. Portanto, a deformidade peniana é praticamente idêntica àquela observada na extrofia vesical. A razão de epispádia homem:mulher relatada varia entre 3:1 (Dees, 1949) e 5:1 (Kramer e Kelalis, 1982a).

Kramer e Kelalis (1982a) revisaram suas experiências com 82 pacientes masculinos com epispádia. A epispádia penopúbica ocorreu em 49 pacientes, a epispádia peniana em 21 e a epispádia na glande em 12. Observou-se incontinência urinária em 46 dos 49 pacientes com epispádia penopúbica, em 15 dos 21 pacientes com epispádia peniana e em nenhum indivíduo com epispádia na glande. Os objetivos do tratamento da epispádia masculina completa são a criação de um controle urinário normal e o estabelecimento de pênis de tamanho adequado, reto e esteticamente aceitável que seja funcional para a relação sexual.

Anomalias Associadas

As anomalias associadas à epispádia completa costumam ser limitadas a deformidades da genitália externa, diástase da sínfise púbica e deficiência do mecanismo de continência urinária. A única anomalia renal observada em 11 casos de epispádia foi a agenesia do rim esquerdo (Campbell, 1952). Em uma revisão feita por Arap et al. (1988), um caso de agenesia renal e um de rim ectópico ocorreram entre os 38 pacientes.

A junção ureterovesical é intrinsicamente deficiente na epispádia completa, e a incidência de refluxo foi relatada em um número de estudos como sendo entre 30% e 40% (Kramer e Kelalis, 1982a; Arap et al., 1988). Em uma revisão feita por Ben-Chaim et al. (1995b) de um grupo de 15 pacientes com epispádia masculina completa tratados em nossa instituição, observou-se menor taxa de refluxo vesicoureteral em comparação com os pacientes masculinos com EVC (100% *versus* 82%, respectivamente). A taxa de hérnias inguinais (33%) também foi significativamente menor. Uma possível explicação para a incidência mais baixa de refluxo na epispádia masculina completa é o saco de Douglas não estar tão aumentado e profundo. Portanto, o ureter distal entra na bexiga de forma mais oblíqua do que na extrofia clássica (Gearhart e Jeffs, 1998).

Manejo Cirúrgico

Os objetivos do reparo da epispádia penopúbica inclui alcançar a continência urinária com preservação do trato urinário superior e a reconstrução de uma genitália esteticamente aceitável. O manejo cirúrgico da incontinência na epispádia penopúbica é praticamente idêntica àquele da extrofia vesical fechada.

Young (1922) relatou a primeira cura da incontinência em um paciente masculino com epispádia completa. Desde este relato inicial, a continência após a reconstrução cirúrgica progressivamente melhorou (Burkholder e Williams, 1965; Kramer e Kelalis, 1982a; Arap et al., 1988; Peters et al., 1988; Mollard et al., 1998). Em pacientes com epispádia completa e boa capacidade vesical, a reconstrução da epispádia e do colo vesical pode ser realizada em uma operação de etapa única. Antigamente, a uretroplastia era realizada após a reconstrução do colo vesical (Kramer e Kelalis, 1982a; Arap et al., 1988). Entretanto, melhorias na capacidade vesical na bexiga pequena associada à extrofia (Gearhart e Jeffs, 1989a) e naquela associada à epispádia (Peters et al., 1988) nos levaram a realizar a uretroplastia e o alongamento peniano antes da reconstrução do colo vesical. Uma bexiga pequena e incontinente com refluxo dificilmente está em uma situação ideal para a reconstrução do colo vesical e a reimplantação ureteral. Antes da reconstrução do colo vesical, houve um aumento médio na capacidade vesical de 95 mL em 18 meses após o reparo da epispádia nos pacientes com uma pequena capacidade vesical inicial e uma taxa de continência de 87% após o procedimento de continência (Peters et al., 1988). Em um estudo feito por Ben-Chaim et al. (1995b) composto exclusivamente por pacientes com epispádia masculina completa, a capacidade vesical aumentou em média 42 mL dentro de 18 meses após a uretroplastia. Nove (82%) dos 11 pacientes ficaram secos de dia e à noite após uma média de 9 meses.

Na epispádia, assim como na extrofia vesical, a capacidade vesical é o indicador predominante da continência final (Ritchey et al., 1988). **Arap et al. (1988) relataram taxas de continência mais elevadas nos pacientes que tinham uma capacidade vesical adequada antes da reconstrução do colo vesical do que aqueles com capacidade inadequada (71% *versus* 20%, respectivamente).** Além disso, no grupo de pacientes de Arap com epispádia completa, a maioria obteve continência dentro de 2 anos, similar aos resultados em pacientes com EVC.

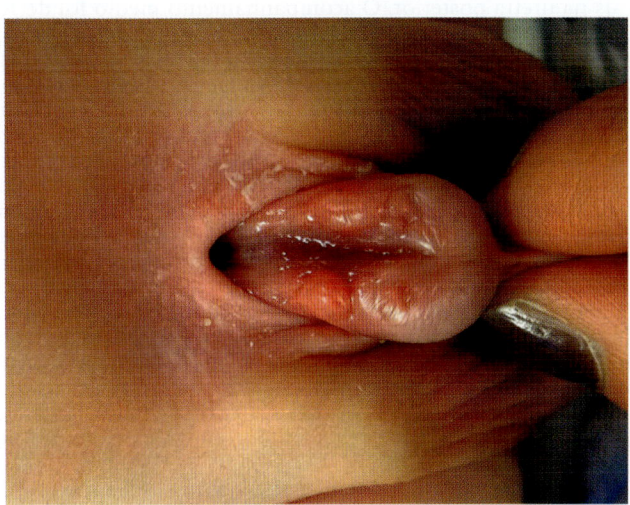

Figura 139-26. Epispádia masculina completa.

Uma firme banda intrassinfiseal tipicamente faz a ponte na sínfise divergente, e a osteotomia não costuma ser realizada. A plastia de colo vesical de Young-Dees-Leadbetter, a suspensão de Marshall-Marchetti-Krantz e o reimplante ureteral são realizados quando a capacidade vesical alcança cerca de 100 mL, o que geralmente ocorre entre 4 e 5 anos de idade quando a criança está pronta para ficar seca. Os procedimentos de reconstrução genital na epispádia e na extrofia são similares. As seguintes manobras reconstrutivas devem ser realizadas: liberação do *chordee* dorsal e divisão dos ligamentos suspensórios; dissecção dos corpos cavernosos de suas inserções no ramo púbico inferior; alongamento do sulco uretral e alongamento dos corpos, se necessário, por meio da incisão e anastomose ou enxertia ou por meio da rotação medial dos corpos cavernosos ventrais em uma direção mais descendente.

A reconstrução uretral na epispádia completa pode ser realizada de diversas maneiras. Um retalho em ilha transverso foi utilizado por Monfort et al. (1987). A uretra, uma vez reconstruída, pode ser posicionada entre e abaixo dos corpos cavernosos (Cantwell, 1985; Ransley et al., 1989; Gearhart et al., 1992, 1995c). Mitchell e Bägli (1996) relataram suas experiências com a técnica de desmontagem peniana completa, e houve uma experiência multicentro com um total de 17 pacientes de quatro instituições (Zaontz et al., 1998). Corrigiu-se o *chordee* confiavelmente, preservou-se a função erétil, posicionou-se a uretra de forma estética e alcançou-se satisfação estética. Caione e Capozza (2001) relataram suas experiências com o uso da desmontagem peniana e reaproximação do complexo muscular perineal para o manejo de meninos com epispádia, o que indica a capacidade de alcançar a continência sem a necessidade de reconstrução adicional do colo vesical. Um pequeno estudo recente feito por Kibar et al. (2009a) com pacientes com epispádia completa mostrou que as complicações com o uso do reparo de desmontagem ficaram dentro de um intervalo aceitável. Ao contrário do uso disto no grupo de extrofia, não houve isquemia da glande ou dos corpos cavernosos. Entretanto, a maioria dos pacientes necessitou de cirurgia adicional, pois a hipospádia foi criada em um certo número de pacientes. O reparo desta hipospádia pode ser desafiador e pode ter altas taxas de complicação (Berrettini et al., 2011). Cervellione et al. (2010) fizeram um relato de quatro pacientes submetidos à desmontagem peniana ou à mobilização radical de tecido mole (procedimento de Kelly) que tiveram perda corporal significativa após a cirurgia. Ransley e Surer et al. relataram excelentes resultados usando o procedimento de Cantwell-Ransley modificado, reservando a cavernostomia para pacientes com *chordee* bem grave e especialmente aqueles no grupo de idade mais avançada (Kajbafzadeh et al., 1995; Surer et al., 2000). Para a descrição detalhada da reconstrução cirúrgica, leia a discussão anterior na seção de extrofia vesical.

Pensava-se antigamente que o efeito do alongamento uretral e do aumento prostático poderia ser significativo na epispádia completa por meio da crescente resistência de saída caso a continência não estivesse perfeita conforme a criança ficasse mais velha. Antes, em um estudo feito por Arap et al. (1988), o estabelecimento da continência não teve relação com a puberdade e geralmente ocorreu dentro de 2 anos, frequentemente precedendo a puberdade por diversos anos. No estudo relatado por Ben-Chaim et al. (1995b), conforme atestado anteriormente, todos os pacientes obtiveram continência diurna em uma média de 9 meses após a reconstrução do colo vesical, e nove (82%) dos 11 pacientes alcançaram continência total dia e noite. Todos os pacientes urinavam espontaneamente. Após um acompanhamento médio de 7 anos, todos os pacientes mantiveram o trato superior e a função renal normais. Todos tinham genitália esteticamente agradável, julgada por pais, pacientes e médicos, além de ereções normais. Um paciente de 36 anos de idade era casado e tinha três filhos. Muito dos pacientes tinham menos de 16 anos e ainda não eram sexualmente ativos. Os resultados da uretroplastia na epispádia foram relatados em uma série de publicações (Mesrobian et al., 1986; Ransley et al., 1989; Kajbafzadeh et al., 1995; Zaontz et al., 1998). Em um moderno estudo dos reparos de Cantwell-Ransley modificado relatados por Surer et al. (2000), a incidência de fístula pós-operatória no período de 3 meses após a cirurgia foi de 19%; e a incidência de formação de estenose uretral, inferior a 10%. A cateterização e a cistoscopia puderam facilmente atravessar o canal neouretral em todos os pacientes submetidos ao reparo da epispádia de Cantwell-Ransley modificado. Em outro moderno estudo relatado por Mollard et al. (1998), a taxa de continência foi de 84% e a taxa de fístula, inferior a 10%. No estudo de Mollard com acompanhamento de longo prazo, os pacientes tiveram ereções normais; a maioria teve relações sexuais regulares, além de ejaculação normal ou filhos. A maior parte dos pacientes de Surer era um tanto quanto jovem, e a avaliação da reconstrução genital foi postergada até que estes pacientes fossem sexualmente maduros e ativos (Surer et al., 2000). Hafez e Helmy (2011) relataram sobre três pacientes com epispádia penopúbica isolada submetidos à reconstrução pós-puberal usando a desmontagem peniana, revelando uma boa estética com um meato na ponta.

Embora existam muitos métodos de reparo de epispádia, um meticuloso acompanhamento da uretra, a adequada seleção dos pacientes e a experiência cirúrgica ainda são os marcos para o sucesso. Por último, Ransley et al. (Kajbafzadeh et al., 1995) obtiveram resultados muito bons utilizando o reparo de Cantwell-Ransley modificado em um grande número de pacientes com epispádia. A taxa de fístula foi de 4% e a estenose uretral, de 5,3%. Baird et al. (2005b) relataram sobre 129 meninos submetidos ao reparo de Cantwell-Ransley modificado. Deste grupo, 32 tinha epispádia penopúbica. Vinte e quatro procedimentos foram reparos primários e oito reparos secundários. A fístula uretrocutânea ocorreu em 13% dos reparos primários e 25% dos reparos secundários. Uma estenose uretral ocorreu em um paciente.

A concretização da continência urinária em pacientes com epispádia isolada está resumida na Tabela 139-4. A maioria destes pacientes foi submetida à reconstrução por meio da plástica do colo vesical de Young-Dees-Leadbetter. A continência urinária foi obtida em 82% dos pacientes masculinos (Ben-Chaim et al., 1995). Como na população com extrofia, o reparo da deformidade epispádica resulta em um aumento da resistência de saída e possível aumento na capacidade vesical antes da reconstrução do colo vesical. Embora os pacientes com epispádia e com extrofia vesical consigam uma melhora na capacidade vesical após o reparo da epispádia, o aumento médio na capacidade geral é mais elevado naqueles com epispádia completa. Tal aumento na capacidade vesical pode ser responsável pela continência aumentada neste grupo quando comparado com a população com EVC. Clinicamente, essas bexigas são mais flexíveis, mais fáceis de mobilizar e mais passíveis para a reconstrução do colo vesical. Ben-Chaim et al. (1995b) relataram que o tempo médio para a continência inicial após a reconstrução do colo vesical foi de 90 dias em pacientes com epispádia masculina completa em comparação com os 110 dias naqueles com extrofia vesical. Estes resultados sugerem que, para pacientes com epispádia completa, a capacidade vesical antes da reconstrução e a taxa de continência alcançada posteriormente são melhores do que na extrofia. A razão pode ser que a bexiga não está exposta *in utero* e não tem qualquer cicatrização proveniente do fechamento anterior. Portanto, seu potencial de expansão é mais elevado.

Em uma abordagem diferente para o tratamento da incontinência associada à epispádia relatada por Duffy e Ransley (1998), 12 meninos com idade entre 3 e 7 anos foram submetidos à injeção submucosa endoscópica de microesferas plásticas. Todos os pacientes tinham sido submetidos a um reparo de epispádia de Cantwell-Ransley modificado antes da injeção. O procedimento foi realizado 24 vezes, com um volume total de 83 mL de material injetado em 59 locais na uretra posterior. O acompanhamento médio foi de 10,8 meses. Três pacientes (25%) tornaram-se completamente secos, o grau de incontinência foi melhorado em seis e não houve alteração em três pacientes. Os autores ofereceram tal abordagem como uma alternativa à reconstrução do colo vesical em pacientes com epispádia primária. Ben-Chaim et al. (1995a) relataram que a injeção submucosa de colágeno na área de colo vesical pode ter atuação na melhora da incontinência por estresse quando o paciente com epispádia completa tem controle urinário incompleto ou como um adjuvante após a reconstrução do colo vesical. Em um recente estudo feito por Kibar et al. (2009b) sobre epispádia completa, um paciente entre 12 ficou continente após a injeção no colo vesical.

Kramer et al. (1986) relataram o sucesso da reconstrução genital na epispádia, com bom acompanhamento de longo prazo terminando com um pênis reto angulado para baixo em quase 70% dos pacientes, com função erétil normal. Deste grupo, 80% tiveram relações sexuais satisfatórias e, dos 29 pacientes casados, 19 tiveram filhos. Estes resultados foram idênticos aos do estudo de acompanhamento de longo prazo de Mollard et al. (1998).

Uma abordagem cuidadosamente construída e bem planejada para o manejo da incontinência urinária nas deformidades genitais associadas à epispádia completa deve proporcionar aparência estética

TABELA 139-4	Continência Urinária após a Reconstrução do Colo Vesical (RCV) em Pacientes com Epispádia Completa					
	BEN-CHAIM ET AL. (1995B)	GEARHART ET AL. (1993A)	KRAMER E KELALIS (1982A)	ARAP ET AL. (1988)	BURKHOLDER E WILLIAMS (1965)	BRAGA ET AL. (2008)
Nº de pacientes	15	11	53	38	27	17
HOMENS						
Tratados com RCV	11		32*	21	17	17
Incontinência corrigida cirurgicamente	9		22	15	8	13
Porcentagem com incontinência corrigida cirurgicamente	82%		69%	71%	47%	76%
MULHERES						
Tratadas com RCV	0	9	12	9	10	
Incontinência corrigida cirurgicamente	0	8	10	7	7	
Porcentagem com incontinência corrigida cirurgicamente	0%	87%	83%	77%	70%	

*Todos casos de epispádia feminina completa.

agradável, função genital normal e preservação da potencial fertilidade na maioria dos pacientes.

Epispádia Feminina

A epispádia feminina é uma anomalia congênita rara. Ela ocorre em um a cada 484.000 pacientes femininas (Gearhart e Jeffs, 1998) (Fig. 139-27). Utilizamos a classificação de Davis (1928), que descreve três graus de epispádia nas pacientes femininas (Fig. 139-28A a D). No grau menos grave de epispádia, o orifício uretral simplesmente aparece aberto. Na epispádia intermediária, a uretra está dorsalmente dividida ao longo da maior parte da uretra. No grau mais grave de epispádia, a fenda uretral envolve todo o comprimento da uretra e o mecanismo esfincteriano e a paciente torna-se incontinente (Fig. 139-28). O defeito genital caracteriza-se por um clitóris bífido. O monte púbico tem um formato de depressão e está coberto por uma área de pele lisa e glabra. Abaixo desta área, pode haver uma moderada quantidade de tecido subcutâneo e gordura, ou a pele pode estar intimamente aplicada à superfície anterior e inferior da sínfise púbica. Os pequenos lábios frequentemente são pouco desenvolvidos e terminam anteriormente na metade correspondente do clitóris bífido, onde pode haver um rudimento da dobra prepucial. Essas aparências externas são mais características: na separação mínima dos lábios, vê-se a uretra, que pode variar consideravelmente, conforme mencionado. A sínfise púbica está geralmente fechada, mas pode estar representada por uma estreita banda fibrosa. A vagina e a genitália interna geralmente são normais. Como as alterações da aparência externa podem ser mínimas, algumas crianças são identificadas apenas devido à incontinência persistente (Yeni et al., 2004; Shetty et al., 2011).

Anomalias Associadas

A junção ureterovesical está inerentemente deficiente nos pacientes com epispádia. Além disso, os ureteres frequentemente estão lateralmente localizados na bexiga com um curso reto de modo que o refluxo ocorra. A incidência de refluxo relatada está entre 30% a 75% (Kramer e Kelalis, 1982b; Gearhart et al., 1993a). Como não há uma resistência à saída, a bexiga é pequena e a parede, fina. Após a reconstrução inicial, a resistência uretral criada possibilita que a bexiga cresça e se desenvolva até uma capacidade aceitável para a reconstrução do colo vesical.

Objetivos Cirúrgicos

Os objetivos para o reparo da epispádia feminina são correspondentes àqueles definidos para os pacientes masculinos: (1) obtenção da continência urinária, (2) preservação do trato urinário superior e (3) reconstrução de uma genitália externa funcional e esteticamente aceitável.

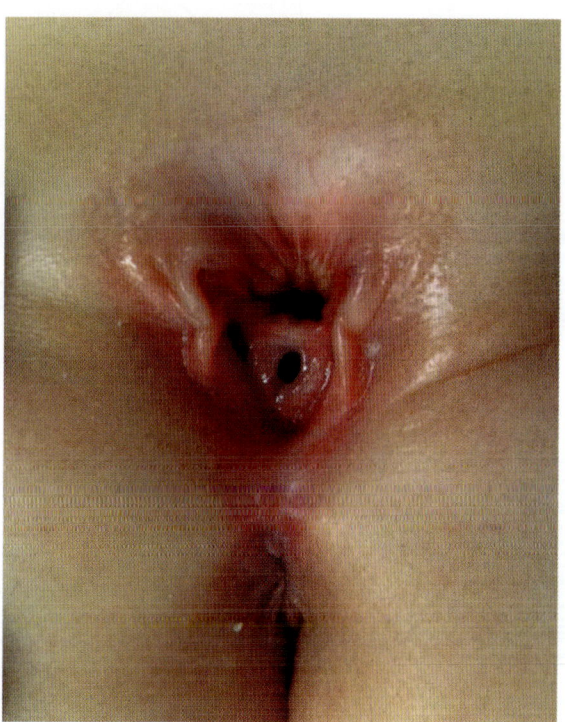

Figura 139-27. Epispádia feminina completa.

Técnicas Operatórias

Com a paciente em posição de litotomia, o defeito da epispádia feminina com incontinência fica aparente (Fig. 139-29A). As duas metades do clitóris estão amplamente separadas, e o teto da uretra tem uma fenda nas posições de 9 e 3 horas. A mucosa lisa da uretra tende a se misturar cefalicamente com a fina pele sem pelos sobre o monte púbico. A incisão uretral inicia-se na extensão cefálica da incisão vertical na base do monte púbico e é continuada inferiormente através de toda a espessura da parede uretral até as posições de 9 e 3 horas (Fig. 139-29B). As suturas podem ser colocadas na uretra a fim de possibilitar a tração descendente sobre a uretra de modo que o teto da uretra seja excisado até a altura próxima ao colo vesical (Fig. 139-29C). Frequentemente, encontra-se a dissecção prosseguindo sob a sínfise. Um fechamento invertido da uretra é então realizado sobre um cateter de Foley de 10-Fr. A sutura é iniciada perto do colo vesical e progride distalmente

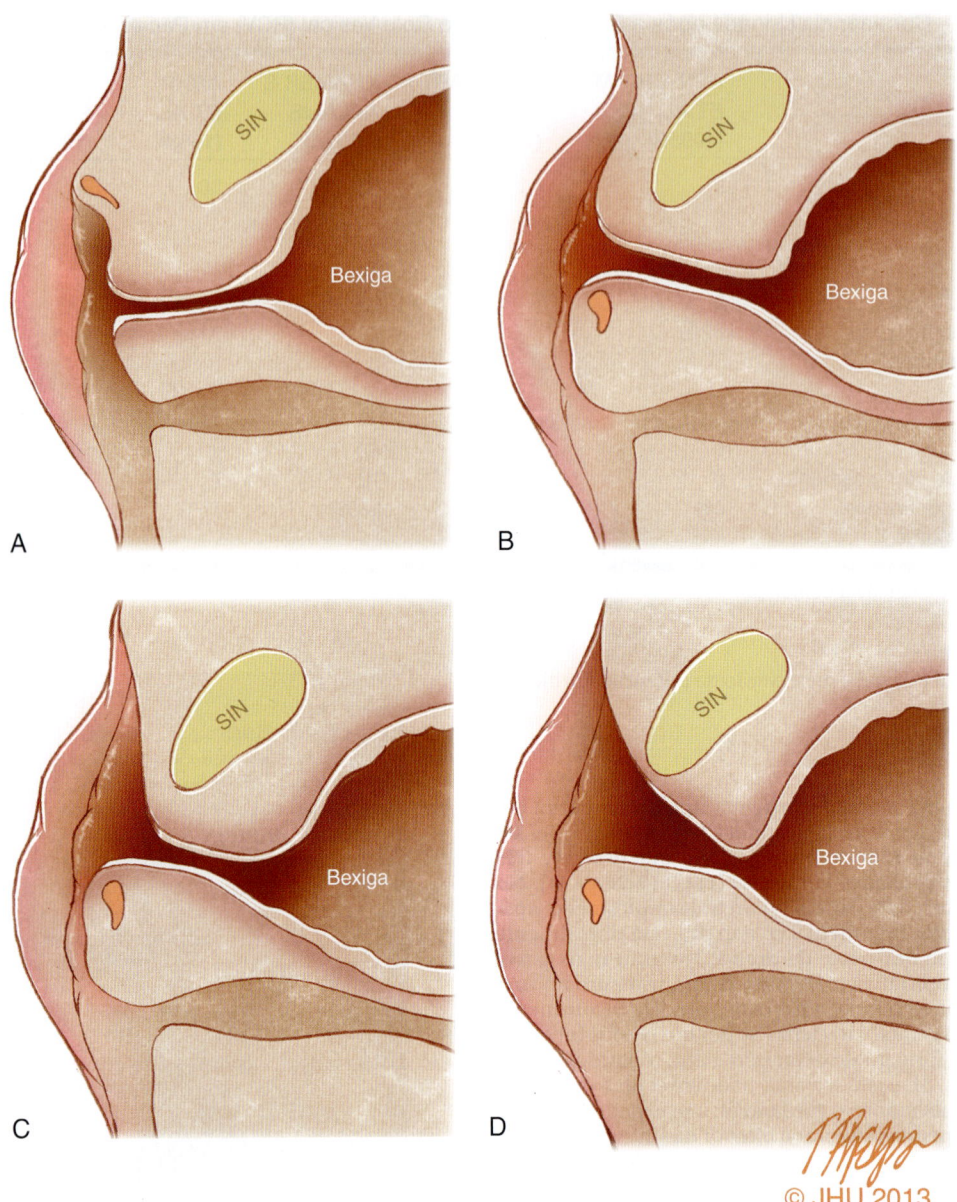

Figura 139-28. A, Anatomia feminina normal. B, Epispádia vesicular – uretra principalmente normal, mas relação com o clitóris alterada. C, Epispádia subsinfiseal – defeito na parede anterior da uretra para cerca da metade de seu comprimento. D, Epispádia retrosinfiseal – defeito na parede anterior de toda a uretra. Esfíncter geralmente está envolvido. SIN, sínfise. (Utilizado com a permissão do Brady Urological Institute.)

até que o fechamento da neouretra seja concluído (Fig. 139-29D). Assim, atenta-se para o desnudamento da metade medial do clitóris bífido e dos pequenos lábios, para que haja uma adequada coaptação da genitália.

Após isso ser realizado, a gordura do monte púbico e do tecido subcutâneo podem ser utilizados para cobrir a linha de sutura e obliterar o espaço à frente da sínfise púbica (Fig. 139-29E e F). As duas metades do clitóris e dos pequenos lábios são aproximados utilizando-se pontos separados com ácido poliglicólico 6-0. Os corpos cavernosos podem ser parcialmente destacados do ramo anterior do púbis para auxiliar no fechamento uretral. Além disso, a junção destes tecidos pode contribuir por meio da adição de resistência à uretra. O fechamento do monte púbico é auxiliado ainda mais por meio da mobilização de tecido cutâneo lateralmente, que o traz medialmente para preencher qualquer depressão anterior ainda permanecente (Fig. 139-29G). A camada subcutânea é fechada com fio de sutura poliglactina 4-0 de forma interrompida (Fig. 139-29H). A pele é fechada com sutura interrompida com fio de polipropileno 6-0 (Fig. 139-29I a K).

Deixa-se um cateter de demora 10-Fr por 5 a 7 dias. Se o paciente for submetido a uma simultânea reconstrução do colo vesical, o cateter de Foley não é deixado na uretra, e coloca-se o paciente na posição supina para a parte abdominal do procedimento.

A obtenção de uma aparência esteticamente satisfatória da genitália externa e da continência urinária na menina com epispádia representa um desafio cirúrgico. Muitas operações foram relatadas para controlar a continência no grupo com epispádia, mas os resultados são decepcionantes. Tais procedimentos envolvem plicação transvaginal da uretra e do colo vesical, transplantes musculares, torção uretral, cauterização da uretra, retalho vesical e suspensão vesicouretral de Marshall-Marchetti (Stiles, 1911; Davis, 1928; Marshall et al., 1949; Gross e Kresson, 1952). Esses procedimentos podem aumentar a resistência uretral, porém eles não corrigem a incontinência ou a anatomia malformada da uretra, do colo vesical e da genitália.

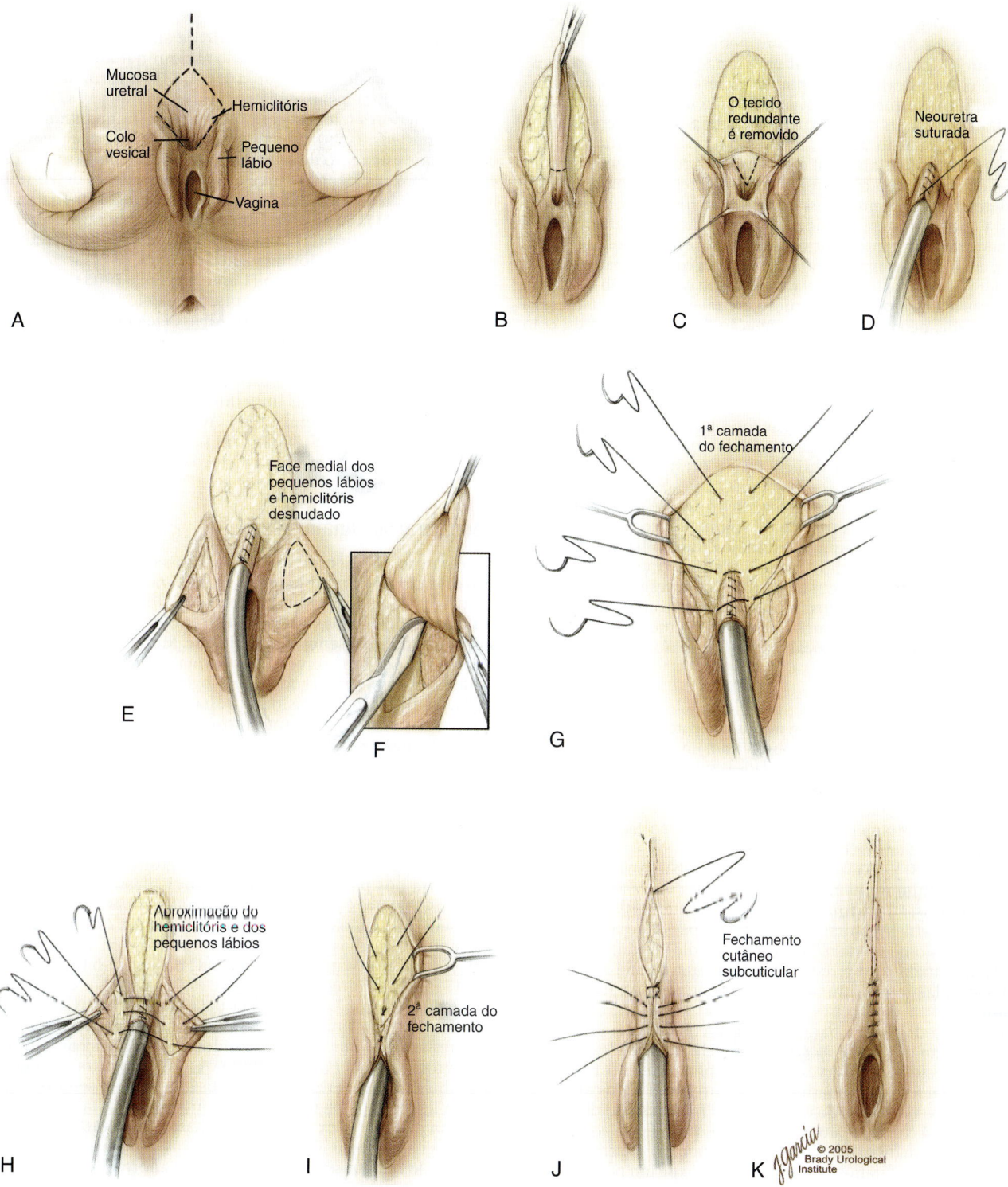

Figura 139-29. A, Aparência típica da epispádia feminina com as incisões iniciais delineadas. B, Excisão da pele glabra sobre o monte púbico. C, Afunilamento da uretra com uma ressecção dorsal de uma cunha de tecido. D, Reconstrução da uretra sobre um cateter com sutura contínua. E e F, Face medial dos pequenos lábios e clitóris. G, Camada inicial do fechamento do monte púbico. H, Aproximação dos pequenos lábios sobre a reconstrução uretral. I, Segunda camada do fechamento do monte púbico. J, Criação do capuz (prepúcio) clitoriano. K, Conclusão do fechamento do monte púbico. (©Brady Urological Institute.)

O desafio de uma bexiga pequena nas pacientes com epispádia é comparável com a situação observada em pacientes com extrofia fechada. A pequena bexiga incontinente, com ou sem refluxo, dificilmente é uma situação ideal para uma bem-sucedida reconstrução do colo vesical e o reimplante ureteral. Um terço de todos os pacientes incontinentes com epispádia tem capacidade vesical inferior a 60 mL, em nossa experiência e na de Kramer e Kelalis (1982b). A ampliação vesical, a injeção de politetrafluoretileno (Teflon) na área do colo vesical e a simultânea reconstrução do colo vesical e o aumento do colo vesical foram oferecidos como solução para tal desafio. Entretanto, observou-se que o fechamento primário da uretra epispádica em crianças com extrofia fechada aumenta a capacidade vesical sem causar hidronefrose, e esta abordagem foi aplicada em pacientes masculinos e femininos com epispádia (Peters et al., 1988; Gearhart e Jeffs, 1989a; Ben-Chaim et al., 1995b). Embora tipicamente realizemos a reconstrução uretral e genital aos 6 meses a 1 ano de idade, defendemos a postergação da reconstrução do colo vesical até que a criança tenha 4 a 5 anos de idade. Este atraso não apenas possibilita a bexiga aumentar sua capacidade, como também que a criança aceite as instruções essenciais para o treinamento esfincteriano. Isso é fundamental para alcançar a continência satisfatória na condição pós-operatória. Dados de Jong et al. (2000) combinaram uma genitoplastia exterior padrão mais uretroplastia com uma suspensão percutânea do colo vesical. Os autores acreditaram que a suspensão moveu o colo vesical para uma posição intra-abdominal. Nesse pequeno estudo, um paciente ficou seco e urinando, dois precisaram de agentes de aumento de volume do colo vesical e um ficou sob CIL. Em outro pequeno estudo da Índia, Bhat et al. (2008) realizaram uma uretroplastia, e a musculatura perineal foi entrecruzada sobre o fechamento uretral a partir do colo vesical distalmente. Bhat et al. relataram resultados impressionantes com dois pacientes totalmente continentes, um parcialmente continente e um continente após reconstrução do colo vesical.

Resultados Cirúrgicos

A taxa de continência de 87,5% em nossas pacientes é comparável com a de Hanna e Willians (1972), que observaram uma taxa de continência de 67% nas pacientes com boa capacidade vesical, e aquela de Kramer e Kelalis (1982b), os quais relataram uma taxa de continência de 83% em pacientes com adequada capacidade vesical. Todos os nossos pacientes atendidos para o tratamento primário alcançaram a capacidade com excesso de 89 mL (Tabela 139-4).

Hendren (1981) e Kramer e Kelalis (1982b) mostraram que a reconstrução genitouretral pode ser concluída com resultados satisfatórios. Em nossa instituição, os pacientes submetidos à prévia reconstrução uretral e genital tiveram uma capacidade vesical média de 121 mL no momento da reconstrução do colo vesical. Isso tornou a bexiga adequada para a reconstrução e continência final sem o uso de cistoplastia de aumento ou necessidade de cateterização intermitente.

O intervalo de tempo para alcançar a continência em nossos pacientes foi, em média, 18 meses para aqueles submetidos à reconstrução genitouretral e do colo vesical em um procedimento, e 23 meses para os submetidos preliminarmente à uretroplastia e à reconstrução genital após a reconstrução do colo vesical. Em um estudo de Klauber e Willians (1974), o intervalo médio para a continência aceitável foi de 2,25 anos. Além disso, em um estudo de Kramer e Kelalis (1982b), alguns pacientes tornaram-se continentes dentro de um período curto, enquanto a continência completa foi atrasada por muitos anos em outros. O atraso no tempo para alcançar a continência pode significar desenvolvimento muscular pélvico aumentado, conforme sugerido por Kramer e Kelalis (1982b). Quanto ao intervalo até a continência, parece não haver vantagem em razão da uretroplastia preliminar. Entretanto, acreditamos que a vantagem obtida pela capacidade vesical aumentada no momento da reconstrução do colo vesical compensa qualquer vantagem obtida por uma abordagem combinada. Suson et al. (2013) compararam 22 meninas com epispádia feminina completa com 23 meninas com EVC. Embora as meninas com epispádia feminina tivessem reconstrução em uma idade mais avançada do que aquelas com EVC, a taxa de crescimento da bexiga não diferiu entre os dois grupos. Nenhum grupo teve qualquer diferença em número de procedimentos cirúrgicos, desenvolvimento de continência com ou sem a necessidade de reconstrução do colo vesical ou eventual necessidade de derivação urinária continente.

EXTROFIA CLOACAL

A extrofia cloacal envolve uma série de anormalidades, mas é primariamente um defeito da parede abdominal anterior. Uma incidência relatada de 1:200.000 a 1:400.000 a torna uma das mais raras anormalidades urológicas (Hurwitz et al., 1987). Apesar de relatos anteriores terem sugerido uma razão homem:mulher de 2:1 (Gearhart e Jeffs, 1998), um grande estudo de Boyadjiev et al. (2004a) indicou que esta razão de sexo pode ser de 1:1. A maioria dos casos é esporádica, e incidências isoladas de translocações desequilibradas foram relatadas como sendo potencialmente causais (Thauvin-Robinet et al., 2004). Entretanto, um relato observou a recorrência em irmãos, talvez indicando uma etiologia mais multifatorial. Relatos recentes indicaram maior incidência de extrofia cloacal associada à exposição materna ao cigarro (Gambhir et al., 2008). É interessante observar que mães de bebês com extrofia cloacal eram mais complacentes ao uso pré-concepção de folato. Defeitos associados ao eixo neuroespinal, trato intestinal e sistemas urogenital e esquelético são frequentemente observados. Quando os defeitos neuroespinais e a onfalocele coexistem com a extrofia cloacal, o termo complexo OEIS (onfalocele, extrofia, ânus imperfurado, defeitos espinais) tem sido utilizado (Keppler-Noreiul, 2001). Avanços nos cuidados de crianças gravemente doentes resultaram em mais bebês com extrofia cloacal sobrevivendo até a vida adulta. O foco do manejo, portanto, mudou para melhorar a QV (Mathews et al., 1998).

Considerações Anatômicas

O conjunto clássico de anomalias observadas em crianças com extrofia cloacal inclui extrofia da bexiga, separação fálica completa, diástase púbica ampla, extrofia do íleo terminal entre as duas metades da bexiga, intestino posterior rudimentar, ânus imperfurado e presença de onfalocele. Muitas crianças têm defeitos espinais associados, e diversas malformações dos membros inferiores podem ser observadas (Loder e Dayioglu, 1990; Jain e Weaver, 2004). As anomalias urogenitais na extrofia cloacal são similares àquelas observadas na EVC (ver anteriormente), embora elas tipicamente sejam de maior gravidade.

Anormalidades Neuroespinais

As anormalidades da medula espinal ou da coluna vertebral ou ambos foram observadas em 85% a 100% das crianças com extrofia cloacal (Appignani et al., 1994; McLaughlin et al., 1995). Embora a maioria dos pacientes tenha mielodisplasia lombar (80%), os defeitos torácicos podem ser observados em 10%, com o restante apresentando defeitos sacrais. Em um grande estudo grupo de 34 pacientes de apenas um centro com extrofia cloacal com espinais associados, Mathews et al. (1998) observaram lipomeningocele em 17, mielomeningocele em oito e espinha bífida e encarceramento de medula isolado em sete e dois pacientes, respectivamente. A incidência quase que universal de anormalidades espinhais levou alguns autores a sugerirem a RM para todos os pacientes com diagnóstico de extrofia cloacal (Cohen, 1991). A avaliação ultrassonográfica da espinha, facilmente realizada, foi observada como sendo comparável com a RM para o diagnóstico de anomalias espinhais em bebês com extrofia cloacal (Dick et al., 2001). Karrer et al. (1988) observaram que apenas uma em cada cinco crianças com disrrafismo espinhal observado na ultrassonografia teve uma anormalidade sacral visível sobre a superfície cutânea.

A base embriológica para os defeitos neuroespinais associados à extrofia cloacal foi postulada como sendo secundária ao rompimento do tecido do mesênquima dorsal, em vez de uma falha do fechamento do tubo neural (Mclaughlin et al., 1995). Também se sugeriu que os defeitos que levam à formação da extrofia cloacal podem levar ao desenvolvimento de um cordão espinal e vértebras afastadas (Cohen, 1991). Os déficits funcionais podem variar de pacientes com sensação quase normal da pelve e dos membros inferiores até pacientes que ficam em cadeira de rodas. A presença de anomalias neurológicas clinicamente significativas foi observada como afetando negativamente o desenvolvimento da continência (Husmann et al., 1999). Apenas um dos 13 pacientes neurologicamente prejudicados neste estudo desenvolveu continência.

As dissecções neuroanatômicas realizadas por Schlegel e Gearhart (1989) posteriormente indicaram que os pontos de referência neuroanatômicos no bebê com extrofia cloacal são diferentes daqueles em recém-nascidos normais, com a inervação autonômica vesical derivando de uma localização mais medial (Fig. 139-30). Isso potencialmente coloca o suprimento nervoso em risco durante a dissecção e a reconstrução vesical inicial e pode deixar a bexiga neuropática após a reconstrução (Husmann et al., 1999). A inervação até os corpos penianos duplicados surge a partir do plexo sacral, percorre a linha média, perfura o assoalho pélvico e cursa medialmente até as hemibexigas (Schlegel e Gearhart, 1989). As anormalidades de inervação também foram observadas em nível histológico nos estudos de Rosch et al. (1997). Quando comparados com aqueles de pacientes com extrofia vesical, observou-se que os elementos neurais identificados na avaliação imuno-histoquímica mostraram anormalidades estruturais significativas.

Anormalidades do Sistema Esquelético

As anormalidades do sistema esquelético são universalmente observadas em crianças com extrofia cloacal. A diástase púbica observada no complexo extrofia-epispádia é observada em seu maior extremo na extrofia cloacal. Sponseller et al. (1995), estudando pacientes com complexo extrofia, observaram que o segmento posterior da pelve em crianças com extrofia cloacal estava angulado mais para longe posteriormente, e houve maior probabilidade de assimetria entre os dois lados. Do mesmo modo, o segmento anterior da pelve tinha graus mais graves de rotação externa. O verdadeiro comprimento dos segmentos ósseos, entretanto, foi similar entre aqueles com extrofia cloacal e clássica. A distância interpúbica (diástase) em crianças com extrofia cloacal foi observada como sendo quase o dobro daquela em criança com EVC. A malformação das articulações sacroilíacas e a assimetria lado a lado também foram observadas. A maioria das crianças com extrofia cloacal, portanto, precisa de osteotomia para uma reconstrução bem-sucedida. **Stec et al. (2003) observaram que, microscopicamente, os ossos em crianças com extrofia cloacal eram similares àqueles em controles normais e estavam se desenvolvendo a uma taxa semelhante, indicando que o potencial de crescimento também era similar.**

As anomalias vertebrais não associadas à mielodisplasia foram observadas em 8 das 37 crianças com extrofia cloacal (Mathews et al., 1998). Loder e Dayioglu (1990) observaram anomalias vertebrais em 3 de 5 crianças com extrofia cloacal. A ausência ou o encurtamento de membros também foram observados, além de malformações com pé torto. As anomalias esqueléticas e dos membros também foram relatadas por Diamond (1990) em 12% a 65% dos pacientes. A maioria foi de deformidades de pé torto, embora a ausência dos pés, as deformidades fibulares e tibiais graves e os deslocamentos congênitos dos quadris tenham sido comumente observados neste grupo de pacientes. Uma similar incidência elevada de anormalidades do pé e abdução maior do que o normal dos quadris foi observada em um estudo feito por Greene et al. (1991).

Anormalidades do Trato Intestinal

As anomalias do trato gastrintestinal ocorrem praticamente em todos os pacientes com extrofia cloacal. No estudo de Diamond (1990), a incidência de onfalocele foi de 88%, e a maioria dos outros estudos relatou uma incidência de 95% ou mais. No estudo relatado por Mathews et al. (1998), 100% dos pacientes tiveram uma onfalocele. As onfaloceles não variam de tamanho e costumam ter intestino delgado ou fígado ou ambos. O imediato fechamento da

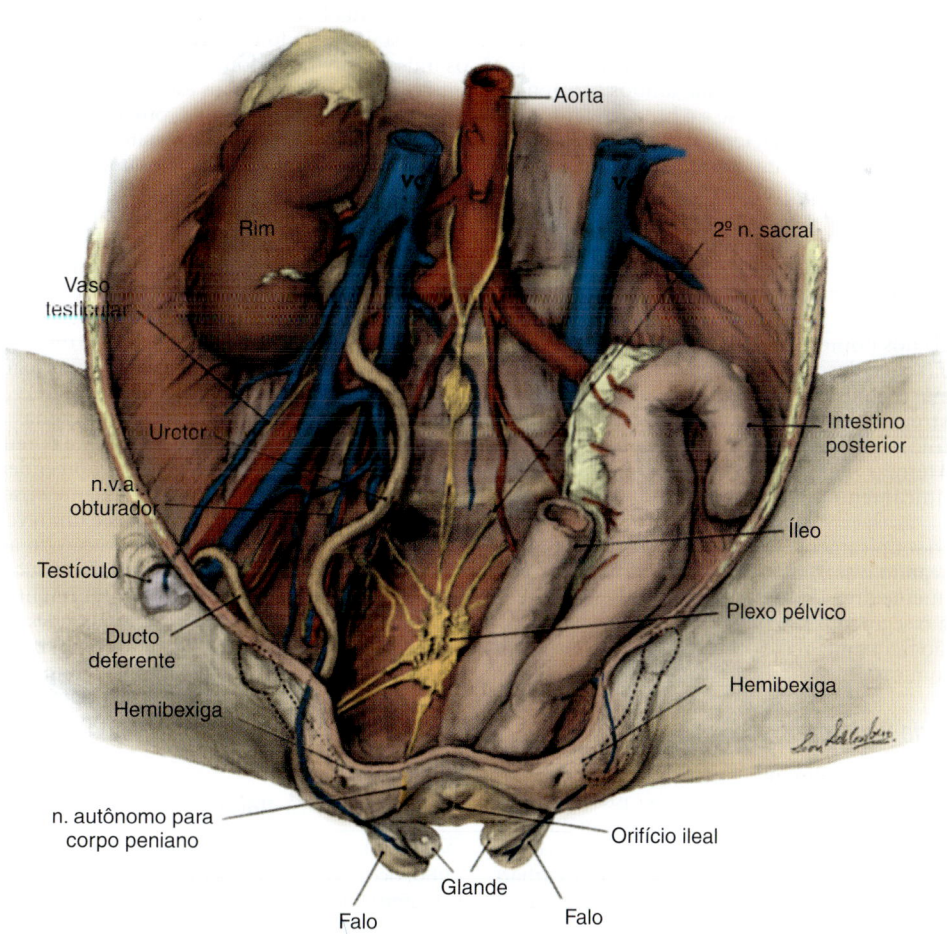

Figura 139-30. Vista interna de um paciente com extrofia cloacal. Vasos e nervos pudendos e outros vasos e inervações autônomas dos corpos penianos são demonstrados. As estruturas internas da pelve junto com a duplicação da veia cava nesta peça dissecada também são mostradas.

onfalocele na fase de recém-nascido é aconselhável para evitar uma ruptura subsequente.

Hurwitz et al. (1987), em uma grande revisão sobre pacientes com extrofia cloacal, relataram uma incidência de 46% de anomalias do trato gastrintestinal associadas, com má rotação, anomalias de duplicação e intestino anatomicamente curto ocorrendo com igual frequência. Um remanescente de intestino posterior de tamanho variado também é observado na maioria dos pacientes. Hurwitz observou uma incidência de síndrome do intestino curto de 23%, o que é compatível com a incidência de 25% relatada por Diamond (Hurwitz et al., 1987; Diamond, 1990). Hoje parece bem aceito que a síndrome do intestino curto possa ocorrer na presença de um comprimento normal de intestino delgado. Isso sugere uma disfunção absortiva e enfatiza a absoluta necessidade de preservar a maior quantidade de intestino possível. Caso não seja utilizado para incorporação no fluxo fecal, o remanescente de intestino posterior pode ser preservado para o uso na reconstrução do trato urogenital (Mathews et al., 1998). As técnicas modernas reduziram a incidência da síndrome do intestino curto na maioria dos pacientes (Sawaya et al., 2010).

Anormalidades Geniturinárias

As anomalias müllerianas foram frequentemente observadas em conjunto com a extrofia cloacal. A anomalia mülleriana mais comumente relatada foi a duplicação uterina, observada em 95% das pacientes (Diamond, 1990). A maioria destas pacientes apresenta duplicação uterina parcial – predominantemente útero bicornual. A duplicação vaginal ocorreu em 65% das pacientes, e a agenesia vaginal foi observada em 25% a 50% das pacientes. Em um relato feito por Hurwitz et al. (1987), foram observados casos de duplicação completa do útero e tubas uterinas associados tanto à duplicação vaginal quanto à agenesia vaginal. Gearhart e Jeffs (1991b) recomendaram a preservação de todas as anomalias müllerianas de duplicação para possível uso na reconstrução do trato urinário inferior.

As anomalias do trato urinário superior ocorreram em 41% a 60% dos pacientes na revisão de Diamond (1990). As anomalias mais comuns foram rim pélvico e agenesia renal, ambos ocorrendo em até um terço dos pacientes. A hidronefrose e o hidroureter foram comuns, ocorrendo em um terço dos pacientes. Rins multicísticos displásicos e anomalias de fusão foram observados com menos frequência. Ureteres ectópicos drenando para os ductos deferentes nos meninos e para útero, vagina ou tubas uterinas nas meninas também foram relatados (Diamond, 1990). Uma incidência similar dos defeitos do trato superior foi observada por Mathews et al. (1998). A duplicação ureteral, a estenose congênita e o megaúreter também foram relatados.

As anomalias genitais nos homens tipicamente incluíram a separação completa das duas metades fálicas e separação concomitante das metades escrotais. A assimetria destas estruturas também é outro desafio à reconstrução bem-sucedida. Os testículos podem ser observados no escroto, mas são frequentemente observados de forma criptorquídica. Hérnias inguinais associadas são um achado comum. As meninas tipicamente têm metades clitorianas amplamente divergentes.

O trato urinário inferior tipicamente é composto por duas hemibexigas extrofiadas flanqueando o segmento intestinal extrofiado. Cada metade de bexiga geralmente drena o ureter ipsilateral e está intimamente relacionada com o segmento fálico ipsilateral. As variações da anatomia, entretanto, são frequentemente observadas, e cada paciente tem características anatômicas únicas.

Adicionais Anomalias de Sistema

As anomalias cardiovasculares e pulmonares que colocam a vida em risco são raramente observadas na extrofia cloacal. Nos casos relatados, houve dois pacientes com doença cardíaca cianótica e um com duplicação aórtica. Um pulmão bilobado foi relatado em dois pacientes e um pulmão superior direito atrésico em um indivíduo. Schlegel e Gearhart (1989) também relataram duplicação da cava na dissecção anatômica de um paciente com extrofia cloacal.

Devido à complexidade e a natureza multissistêmica da extrofia cloacal, Hurwitz et al. (1987) idealizaram uma grade para o esclarecimento da anatomia em cada paciente a fim de possibilitar o planejamento da reconstrução (Fig. 139-31). Isso possibilita que a forma

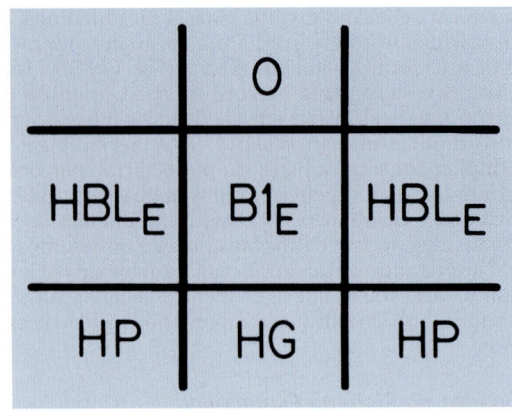

Figura 139-31. Quadro de codificação utilizado pra descrever a extrofia cloacal e suas variantes. B1$_E$ intestino evertido; O, onfalocele; HBL$_E$, hemibexiga; HG, intestino posterior; HP, hemifalo. (De Manzoni GA, Ransley PG, Hurwitz RS. Cloacal exstrophy and cloacal exstrophy variants: a proposed system of classification. J Urol 1987;138:1065-8.)

padrão da extrofia seja separada das variantes e que os componentes de tecido mole do defeito sejam descritos sistematicamente.

Variantes da Extrofia Cloacal

A extrofia cloacal geralmente inclui um segmento intestinal aberto e evertido situado entre duas hemibexigas, uma onfalocele e um intestino distal de fundo cego com ânus imperfurado. A sínfise púbica e os músculos retos abdominais estão amplamente separados. O falo é bífido, e o escroto ou lábios estão divididos e lateralmente deslocados. Em meninas, a vagina é bífida com dois úteros. Como a extrofia cloacal engloba anormalidades dos sistemas genitourinário, gastrintestinal e musculoesquelético, e frequentemente o sistema neurológico, não surpreende que uma ampla gama de variantes a partir da apresentação clássica tenha sido relatada. O tratamento da extrofia cloacal evoluiu de paliativo de uma disfunção quase que universalmente fatal para uma complexa reconstrução genitourinária e gastrintestinal e uma perspectiva de vida quase normal.

Dos seis casos relatados por Lowentritt et al. (2005) com variantes cloacais, cinco eram cobertos por pele e um envolveu a duplicação do intestino e hemibexigas. Casos de extrofia cloacal são desafiadores no manejo cirúrgico, e as variações do complexo pioram as dificuldades do diagnóstico e do manejo inicial. Apenas utilizando uma combinação dos genitogramas, ureterogramas retrógrados e estudos de continência intestinal, foi possível compreender a complexa anatomia dos pacientes nestes grupos. É interessante observar que três pacientes não tiveram anormalidades espinais e um teve espinha bífida oculta. Três pacientes neste grupo teve inervação do assoalho pélvico, o que possibilitou procedimentos de Pena bem-sucedidos em dois, com o terceiro paciente aguardando o procedimento. As variantes cloacais têm uma menor incidência de anormalidades espinais e uma taxa mais elevada de continência fecal quando comparadas com as apresentações clássicas. Em geral, tais pacientes tiveram uma baixa incidência de condições de comorbidades graves. Portanto, o tratamento apropriado destas malformações geniturinárias podem significativamente afetar e melhorar a QV.

Diagnóstico Pré-natal

Desde a descrição inicial da extrofia cloacal no início da década de 1980, ocorreram mais aperfeiçoamentos em seu diagnóstico pré-natal (Meizner e Bar-Ziv, 1985). Estes autores indicaram que os três principais critérios utilizados para identificar o diagnóstico foram um grande defeito da parede abdominal anterior infraumbilical na linha média, a mielomeningocele lombossacra e a falha em visualizar a bexiga urinária. Chitrit et al. (1993) relataram o diagnóstico de gêmeos monozigóticos com extrofia cloacal detectada durante o exame ultrassonográfico pré-natal. Desde estes relatos iniciais, houve apenas relatos de casos ocasionais de diagnóstico pré-natal da extrofia cloacal e, de acordo com a literatura, apenas 15% dos pacientes com tal anomalia foram diagnosticados por ultrassonografia pré-natal. Com a maior taxa de sobrevida dos pacientes com extrofia cloacal nos últimos 20 anos e a comum aplicação da ultrassonografia fetal, o diagnóstico precoce possibilita o adequado aconselhamento pré-natal para os pais e agiliza os cuidados pós-natal.

Austin et al. (1998) revisaram 20 pacientes com esta anormalidade, ampliaram os achados diagnósticos e propuseram critérios maiores e menores para o diagnóstico ultrassonográfico pré-natal da extrofia cloacal, com base na frequência de ocorrência em vez da gravidade dos achados individuais. Um critério foi considerado maior caso estivesse presente em mais de 50% dos casos. A idade gestacional no diagnóstico da extrofia cloacal variou de 15 a 32 semanas (média de 22 semanas). Os critérios diagnósticos maiores envolveram a não visualização da bexiga em 91%, um grande defeito da parede abdominal anterior infra-umbilical na linha média ou uma estrutura cística da parede anterior em 82%, uma onfalocele em 77% e mielomeningocele em 68%. Os critérios menores foram defeitos dos membros inferiores em 23%, anomalias renais em 23%, ascite em 41%, arcos púbicos alargados em 18%, tórax estreito em 9%, hidrocefalia em 9% e artéria umbilical única em 9%. Hamada et al. (1999) relataram um caso único no qual a ultrassonografia revelou um segmento ondulado semelhante a um cordão de tecido mole sofrendo protrusão pela parede abdominal anterior do feto abaixo do umbigo. Descobriu-se que isso era um íleo terminal prolapsado, o que lembrou a tromba de um elefante. Os autores sugeriram que tal imagem ultrassonográfica fosse adicionada aos critérios descritos por Austin et al. (1998) para o diagnóstico pré-natal da extrofia cloacal.

A RM tem sido utilizada com sucesso para a avaliação pré-natal da extrofia cloacal (Chen et al., 2008). Em conjunto com a ultrassonografia, pode ser obtida uma excelente definição da anatomia. Observou-se que a RM foi superior à ultrassonografia quando uma bexiga normal não era identificada (Calvo-Garcia et al., 2013). Além disso, a RM foi capaz de identificar definitivamente a onfalocele, a ambiguidade de gênero e o defeito espinal que não foram facilmente definidos com a ultrassonografia (Goto et al., 2012).

O diagnóstico pré-natal agora possibilita o aconselhamento dos pais e o manejo pós-natal. Um extenso aconselhamento dos pais com relação às significativas anomalias anatômicas que constituem o complexo é adequado em conjunto com apoio psicológico. A identificação pré-natal da extrofia cloacal possibilita uma transferência planejada da mãe e do feto para um centro com experiência na subespecialidade para o manejo perinatal (Keppler-Noreuil et al., 2007).

RECONSTRUÇÃO CIRÚRGICA DA EXTROFIA CLOACAL

A reconstrução inicial bem-sucedida da extrofia cloacal foi relatada por Rickham e Johnston (Rickham, 1960). A sobrevida na década de 1970 permaneceu em torno de 50%. Entretanto, a instituição do cuidado pós-natal intensivo levou a uma melhora na sobrevida na década de 1980 para quase 100%. Quando o acesso ao cuidado de subespecialidade é limitado, a sobrevida pode ser gravemente comprometida.

Avaliação e Manejo ao Nascimento

O manejo imediato está direcionado para a estabilização médica do bebê. O exame físico completo e a determinação dos vários defeitos anatômicos presentes possibilitaram a criação de estratégias de manejo de curto e longo prazos (Quadro 139-1). Tal fase de planejamento inicial deve incluir as decisões sobre a atribuição de gênero. Os segmentos de intestino e bexiga são mantidos umedecidos com curativo plástico protetor da mesma maneira que na extrofia vesical (Gearhart e Jeffs, 1998). A presença de anormalidades neuroespinais requer uma imediata avaliação neurocirúrgica. Devem haver consultas do serviço social, cirurgia ortopédica pediátrica e outras especialidades. A avaliação da genitália e a determinação do gênero devem ser feitas por uma equipe de determinação de gênero, incluindo urologista pediátrico, cirurgião pediátrico, pediatra, endocrinologista pediátrico e psicólogo ou psiquiatra infantil. As decisões de determinação de gênero devem ser feitas em conjunto

---

QUADRO 139-1 Reconstrução Funcional Moderna da Extrofia Cloacal

AVALIAÇÃO NEONATAL IMEDIATA
Avaliar anomalias associadas
Decidir se há prosseguimento com a cirurgia reparadora

FECHAMENTO VESICAL FUNCIONAL (LOGO APÓS A AVALIAÇÃO NEONATAL)
Reparo de Estágio Único (Poucas Anomalias Associadas)
Excisão da onfalocele
Separação da placa cecal das metades vesicais
Junção e fechamento das metades vesicais e uretroplastia
Osteotomia inominada anterior bilateral e ilíaca vertical
Ileostomia e colostomia terminais
Revisão genital se necessário

Reparo em Dois Estágios
Primeiro Estágio (Fase de Recém-nascido)
Excisão da onfalocele
Separação da placa cecal das metades vesicais
Junção das metades vesicais
Gonadectomia em meninos com falo não reconstruível
Ileostomia e colostomia terminais
Segundo Estágio
Fechamento das metades vesicais unidas e uretroplastia
Osteotomia inominada anterior bilateral e ilíaca vertical
Revisão genital, se necessário

PROCEDIMENTO ANTI-INCONTINÊNCIA E REFLUXO (IDADE 4 A 5 ANOS)
Capacidade Vesical ≥ 100 mL (Pequeno Grupo Selecionado de Pacientes)
Reconstrução do colo vesical de Young-Dees-Leadbetter
Reimplantações ureterais de Cohen Bilateral
Segmento intestinal e/ou estomacal utilizado para ampliar a bexiga, *ou*
Derivação continente com estoma abdominal ou perineal

RECONSTRUÇÃO VAGINAL
Vagina construída ou aumentada utilizando o cólon, íleo ou enxerto cutâneo de espessura completa

---

com adequados aconselhamento e envolvimento dos pais. Em um grande centro médico com experiência em lidar com malformações complexas, estas múltiplas consultas devem ser realizadas em um curto período de tempo. Caso existam preocupações médicas ou os segmentos vesicais sejam muito pequenos para o fechamento, o fechamento tardio após a derivação intestinal inicial é adequado (Mathews et al., 1998).

Determinação do Gênero

Devido à significativa separação dos corpos do pênis e do escroto e à redução do tamanho corporal observado em meninos com extrofia cloacal, relatos iniciais recomendaram a mudança de gênero universal de meninos (46,XY) com extrofia cloacal para o sexo feminino funcional (Tank e Lindenaur, 1970). Para tal fim, a orquiectomia bilateral era combinada com a reconstrução fálica como um clitóris funcional e vaginoplastia precoce ou tardia. Reiner e Gearhart (2004) fizeram um relato sobre 29 pacientes masculinos com extrofia cloacal que foram mudados de gênero para feminino. A avaliação psicossexual indicou que todos estes pacientes tiveram um acentuado desvio masculino no desenvolvimento psicossexual apesar de não terem

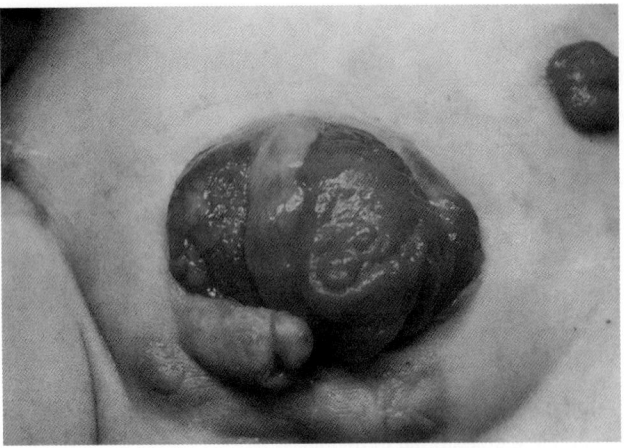

Figura 139-32. Uma criança 46,XY com extrofia cloacal com um hemifalo direito dominante. Esta criança foi submetida à reconstrução e foi criada como menino.

picos hormonais puberais. Mirheydar et al. (2009) relataram um caso de masculinização em um paciente 46,XY de gênero convertido secundária a testículos ectópicos. Uma comparação de pacientes com extrofia cloacal e outras anomalias cloacais no Great Ormond Street Hospital for Sick Children, entretanto, não indicou diferença na competência social ou comportamental ou problemas psicológicos. A determinação do gênero não foi associada a problemas psicológicos, emocionais ou comportamentais na infância (Baker Towell e Towell, 2003). Schober et al. (2002), relatando sobre 14 crianças submetidas à mudança de gêneros precoce, indicaram que, embora os pacientes tivessem um comportamento de infância masculina, eles apresentaram uma identidade de gênero feminina. Atualmente, contudo, a maioria dos autores recomenda, na medida do possível, determinar o gênero que seja consistente com a conformação do cariótipo do indivíduo (Fig. 139-32). Uma recente pesquisa de urologistas pediátricos indicou que dois terços dos entrevistados facilitaram a determinação coerente ao gênero (Diamond et al., 2006). Tal política pode ser sustentada por um relato indicando que a histologia dos testículos ao nascimento é normal (Mathews et al., 1999a). Além disso, com a evolução das técnicas para a reconstrução fálica, um falo funcional e esteticamente aceitável pode hoje ser construído (Husmann et al., 1989b; Massanyi et al., 2012).

Reconstrução Cirúrgica Imediata

Os pacientes com extrofia cloacal devem ser submetidos a reconstruções cuidadosamente planejadas e individualizadas (Ricketts et al., 1991; Lund e Hendren, 1993; Mathews et al., 1998). Para bebês com disrrafismo espinal e mielocistocele, deve haver uma consulta neurocirúrgica e o fechamento assim que a condição do bebê esteja medicamente estável. Após o fechamento da mielocistocele, um acompanhamento de longo prazo é obrigatório para buscar alterações sutis na avaliação neurológica que poderiam anunciar o encarceramento de medula. O encarceramento de medula espinhal sintomático pode ser observado em até 33% das crianças (McLaughlin et al., 1995). Um estudo mais recente avaliando as manifestações neuro-ortopédicas da extrofia cloacal indicou que 57 das 68 crianças tiveram espinha bífida (Suson et al., 2010). Das 62 crianças que estavam andando, 37 eram capazes de deambular completamente, 17 deambulavam com aparelhos e 8 estavam em cadeira de rodas.

Recomenda-se o fechamento neonatal da onfalocele para evitar ruptura precoce, sendo ele tipicamente combinado com a derivação intestinal. Antigamente, as tentativas iniciais focaram na ileostomia com ressecção do remanescente de intestino posterior. Desde o reconhecimento das alterações metabólicas que ocorrem em pacientes com ileostomia, uma tentativa sempre é feita para utilizar o remanescente de intestino posterior a fim de proporcionar comprimento adicional ao intestino para absorção de fluido (Husmann et al., 1989a; Mathews et al., 1998). A tubularização da placa cecal com colostomia terminal mostrou ser benéfica em reduzir a incidência da síndrome do intestino curto (Sawaya et al., 2010). O aumento do remanescente do intestino posterior e a maior absorção de água foram observados em crianças que tiveram o remanescente de intestino posterior incorporado na construção de um colostomia fecal (Taghizadeh et al., 2009). O segmento de intestino posterior pode ser anastomosado de maneira isoperistáltica ou retroperistáltica para aumentar a motilidade e gerar fezes formadas. As crianças que têm estenose anal, e não ânus imperfurado, podem ter a capacidade de posterior continência e ser tratadas com um procedimento pull-through (Ricketts et al., 1991). Caso o remanescente de intestino posterior não seja utilizado para reconstrução intestinal, ele deve ser deixado como uma fístula mucosa para ser usada para posterior aumento vesical ou reconstrução vaginal (Lund e Hendren, 1993; Mathews et al., 1998). Caso a reconstrução gastrintestinal seja combinada com o fechamento vesical, a aproximação do púbis, geralmente com osteotomias, é benéfica na reconstrução do anel pélvico e aumenta o potencial para o fechamento bem-sucedido da bexiga e da parede abdominal (Mathews et al., 1998). Alguns autores sugeriram que a reconstrução gastrintestinal após a derivação fecal inicial seja atrasada por 1 a 2 anos de observação (Sofer et al., 2000). Após tal período, realiza-se uma avaliação radiográfica para determinar o comprimento colônico residual. Caso um comprimento colônico perto do normal seja observado, adota-se um procedimento pull-through. Caso haja um cólon curto, mas o paciente é capaz de produzir fezes sólidas, o paciente pode ainda ser candidato a procedimentos pull-through. Vários pacientes que conseguem produzir fezes sólidas são poder hoje passar por procedimentos pull-through em conjunto com estratégias de manejo intestinal para ajudá-los a permanecer limpos (Levitt et al., 2008). Os procedimentos de alongamento intestinal também têm sido utilizados para melhorar a função absortiva e beneficiar os resultados nutricionais (Figueroa-Colon et al., 1996). As crianças incapazes de produzir fezes sólidas são tipicamente manejadas com um estoma fecal permanente.

No estágio inicial do fechamento da onfalocele, caso seja determinado que o fechamento vesical e da parede abdominal não podem ser concluído, as metades vesicais são aproximadas na linha média sem mais dissecção, e o defeito é convertido para uma extrofia vesical (Ricketts et al., 1991; Mathews et al., 1998). Isso possibilita uma distensão abdominal para permitir o aumento desta placa vesical para um posterior fechamento. Caso o segmento de intestino posterior não seja utilizado na reconstrução inicial do intestino, ele é deixado como uma fístula mucosa.

Reconstrução Urinária

Reconstrução Estagiada Moderna

O manejo estagiado do trato urinário segue aquele utilizado para o manejo da extrofia vesical (Gearhart e Jeffs, 1991b). Quando as metades vesicais forem aproximadas posteriormente, as bordas laterais são separadas da parede abdominal e juntadas na linha média. Como no paciente com extrofia clássica, a colocação da bexiga e da uretra posterior profundas na pelve permanece o fator-chave na reconstrução cirúrgica bem-sucedida do trato urinário. O uso de segmentode AlloDerm® para reduzir a incidência de erosão do ponto interpúbico e evitar a fistulação penopúbica mostrou ser benéfica (Henderson et al., 2010). As hérnias inguinais observadas devem ser reparadas no momento do fechamento. Em indivíduos femininos genéticos e masculinos genotípicos submetidos à mudança de gênero, a reconstrução deve ser realizada para melhorar a aparência da genitália. Recentes relatos feitos por Thomas et al. (2007) em um estudo utilizando uma abordagem estagiada observaram resultados bem-sucedidos em um conjunto de sete pacientes, todos com encarceramento de medula.

A reconstrução da genitália externa em um período pós-natal imediato é realizada para tornar a aparência do bebê mais coerente com o gênero determinado. Os estudos psiquiátricos das crianças que tiveram o gênero determinado despertaram o interesse na determinação de gênero masculino caso haja adequado tecido corporal unilateral ou bilateral (Reiner, 2004). Estudos histológicos indicaram uma histologia normal nos testículos dos indivíduos masculinos que tiveram mudança de gênero apesar da presença de criptorquidismo (Mathews *et al.*, 1999a). Os resultados da reconstrução fálica em pacientes masculinos com tecido peniano limitado foram decepcionantes. A substituição peniana com faloplastia possibilitou que a reconstrução bem-sucedida fosse realizada e que a maioria, se não todos, dos homens genotípicos fosse criada com um sexo coerente (Lumen *et al.*, 2008). Vários retalhos têm sido utilizados com sucesso para a reconstrução fálica (Bluebond-Langner e Redett, 2012; Massanyi *et al.*, 2012). Caso a mudança de masculino para feminino seja considerada necessária, a reconstrução genital feminina inicial deve trazer as metades fálicas juntas na linha média como um clitóris.

Entretanto, em situações com adequado tecido corporal, unilateral ou bilateralmente, o reparo da epispádia pode ser realizado em torno de 1 ano de idade utilizando-se os padrões identificados para a reconstrução estagiada. A reconstrução vaginal pode ser realizada precocemente na paciente feminina genética. Em pacientes masculino com gênero convertido que necessitam de reconstrução de uma neovagina, a é apropriada reconstrução tardia. A reconstrução pode ser realizada utilizando-se um segmento de intestino posterior preservado ou pele perineal expandida (Belloli *et al.*, 1997). Pode ser necessária a dilatação de longo prazo da neovagina.

A aproximação púbica possibilita o fechamento da parede abdominal e geralmente requer osteotomia e fixação com tração pós-operatória. A fixação e a tração externa são tipicamente mantidas por 6 a 8 semanas a fim de possibilitar a cicatrização.

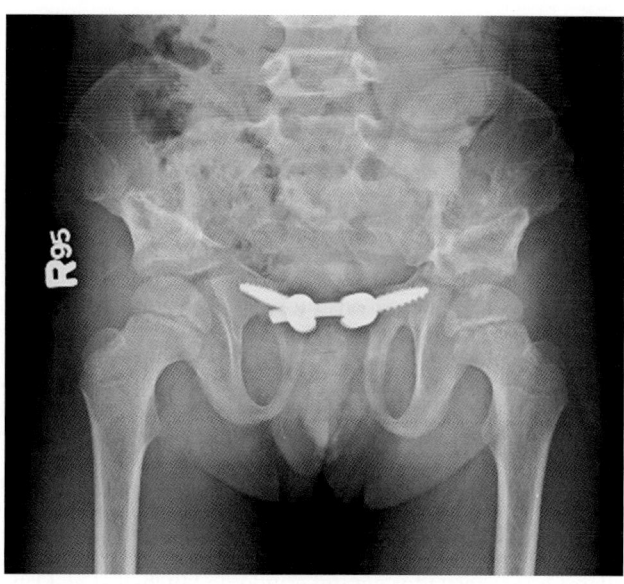

Figura 139-33. Aposição púbica utilizando placa de titânio na extrofia cloacal com diástase pré-operatória extrema (8 cm) agora com redução pélvica completa.

Papel da Osteotomia

Os bebês medicamente estáveis podem ser considerados para uma reconstrução do trato urinário no período pós-natal imediato. **Indica-se a osteotomia em todas as crianças com extrofia cloacal no momento do fechamento vesical em razão da diástase larga que invariavelmente está presente** (Mathews *et al.*, 1998). A osteotomia possibilita que o anel pélvico, a bexiga e a parede abdominal sejam fechadas sem tensão indevida sobre o fechamento. A redução na deiscência e hérnias ventrais pós-operatórias foi observada em pacientes tratados com osteotomia. Em um grande estudo relatado por Ben-Chaim *et al.* (1995c), ocorreram complicações significativas em 89% dos pacientes submetidos ao fechamento da extrofia cloacal sem osteotomia, mas em apenas 17% dos pacientes que foram submetidos à osteotomia no momento do fechamento inicial da extrofia cloacal. É interessante observar que os pacientes submetidos à osteotomia, e aqueles que não, foram similares em termos de tamanho da onfalocele, presença de mielomeningocele e tempo do fechamento primário. Entretanto, não surpreende que a osteotomia não teve efeito sobre a continência final dos pacientes com extrofia cloacal.

Atualmente, as osteotomias inominada anterior bilateral e ilíaca vertical combinadas são rotineiramente utilizadas em nossa instituição (Silver *et al.*, 1999). Tal abordagem não requer que o paciente seja reposicionado na mesa de operação antes de começar o fechamento da bexiga e da parede abdominal. Além disso, esse método evita o uso de uma abordagem posterior e qualquer complicação do procedimento relacionado com o fechamento espinal ou das costas. Em um grupo de cinco pacientes com diástase púbica extrema maior do que 10 cm, Silver *et al.* (1999) descreveram a osteotomia pélvica inicial e o fechamento pélvico gradual do fixador por 1 a 2 semanas, seguida por fechamento da parede abdominal e da bexiga. O fechamento foi bem-sucedido em todos os pacientes sem problemas técnicos ou complicações. Essa técnica de fechamento pélvico estagiado oferece um confiável reparo secundário inicial em pacientes com extrofia cloacal nos quais o fechamento pélvico não é factível, mesmo com osteotomia pélvica. Uma barra interpúbica de titânio tem sido adicionada a fim de possibilitar a estabilização da aproximação púbica e manter a redução da diástase (Fig. 139-33) (Mathews *et al.*, 2006). Devido à possível assimetria que pode ser observada nos ossos pélvicos, deve-se ter cuidado ao realizar as osteotomias e a fixação. Em pacientes com anormalidades nos membros inferiores, o fornecimento de tração pós-operatória também pode ser desafiador.

A falha na reconstrução urinária em criança com extrofia pode levar à falta de crescimento da bexiga e à perda de placa vesical.

Recentemente, Shah *et al.* (2014) identificaram potenciais causas para a falha da reconstrução urinária em um grande grupo de crianças com extrofia cloacal submetido à reconstrução em um centro médico terciário. Eles compararam 26 pacientes (seis masculinos XY, oito femininas XX e 12 femininas XY com gênero convertido) nos quais a reconstrução urinária anterior falhou e que foram encaminhados para reconstrução, com 34 pacientes (17 masculinos XY, 12 femininas XX e cinco femininas XY com gênero convertido) submetidos ao fechamento primário bem-sucedido, para identificar potenciais fatores de risco para a falha.

É interessante observar que 77% dos pacientes com procedimentos falhos foram submetidos ao fechamento na primeira semana de vida, em comparação com 26% daqueles submetidos ao fechamento bem-sucedido. Além disso, apenas 31% dos pacientes nos quais o fechamento falhou tiveram osteotomia, em comparação com 82% daqueles submetidos ao fechamento bem-sucedido. Em pacientes com fechamento falho, 76% estavam imobilizados com gesso ou bandagem. Entre aqueles nos quais o fechamento foi bem-sucedido, 56% foram imobilizados utilizando a tração de Buck e fixação externa, e outros 20% foram imobilizados utilizando a tração de Bryant com ou sem fixação externa. Placas intersinfiseais para evitar a separação do púbis foram utilizadas em 30% dos pacientes com fechamento bem-sucedido e em 50% dos pacientes com refechamento satisfatório. Noventa e dois porcento dos pacientes com refechamento bem-sucedido tiveram osteotomia. O uso de uma técnica, que estadiou o fechamento por um período de 2 a 3 semanas após a realização da osteotomia por meio do deslocamento gradual do fixador medialmente, também mostrou ser benéfico para o fechamento primário ou secundário satisfatório (Mathews *et al.*, 2006).

Reconstrução em Estágio Único

Grady e Mitchell (1999) relataram a utilização da reconstrução em estágio único na extrofia cloacal – um procedimento similar àquele realizado para extrofia vesical. O atraso na reconstrução do trato urinário também foi aconselhado por esses autores caso haja uma grande onfalocele ou outra instabilidade médica. Nesta situação, realiza-se a conversão para uma extrofia vesical e a subsequente reconstrução da bexiga e do pênis como um passo único. Lee *et al.* (2006) apresentaram uma experiência limitada com sete crianças com extrofia cloacal submetidas à reconstrução realizada usando-se uma abordagem de estágio único. Houve mortalidade antes da reconstrução. Seis crianças submetidas à reconstrução tiveram intervalos secos antes do treinamento esfincteriano. Alguns pacientes precisaram de injeção no colo da bexiga para aumentar a continência. Uma criança está urinando espontaneamente e outra foi submetida à cistoplastia de aumento.

Técnicas para Criar Continência Urinária

A incontinência urinária é possível na maioria das crianças, mas geralmente requer ampliação da bexiga e uso de cateterização intermitente. Vários estudos de Gearhart e Jeffs (1991b), Mitchell et al. (1990) e Hendren (1992) mostraram a aplicabilidade das técnicas modernas para a reconstrução do trato inferior para ajudar tais pacientes a alcançarem a continência urinária. O aumento da capacidade vesical pode ser realizado utilizando-se um segmento de intestino posterior, se disponível; íleo; ou estômago. A continência parece ser mais difícil de alcançar em pacientes masculinos submetidos à mudança de gênero, e um estoma continente pode ser mais aplicável neste grupo especial de pacientes (Mathews et al., 1998). Nas pacientes femininas genéticas, a continência bem-sucedida foi alcançada após a reconstrução do colo vesical de Young-Dees-Leadbetter, mas a maioria das pacientes necessitou de cateterização intermitente (Husmann et al., 1999). Achados similares foram relatados em um estudo de Mitchell et al. (1990). Husmann et al. (1999) relataram que a taxa de sucesso da reconstrução do colo vesical de Young-Dees-Leadbetter na população com extrofia cloacal estava intimamente relacionada com a presença de anormalidades neurológicas coexistentes.

A continência urinária pode ser alcançada nestes indivíduos de várias maneiras. Uma uretra ortotópica pode ser construída a partir de tecido local, vagina, íleo, estômago ou ureter. Um estoma cateterizável pode ser construído a partir do íleo quando há uma quantidade suficiente de intestino e a perda de fluido não é um problema. A bexiga pode ser ampliada com intestino posterior não utilizado, íleo ou estômago. Entretanto, a cirurgia para oferecer um reservatório urinário continente deve ser adiada até um método de evacuação poder ser ensinado e a criança ter idade suficiente para o autocuidado. A escolha entre a uretra cateterizável e um estoma abdominal depende da adequabilidade da uretra e da saída da bexiga, interesse e destreza da criança e condição ortopédica quanto à espinha, articulações do quadril, aparelhos e deambulação. Uma avaliação mais recente de um grande grupo de crianças com extrofia cloacal (Suson et al., 2010) indica que mais de 50% das crianças (35 de 61) foram capazes de alcançar a continência, 30 de 35 utilizando a cateterização intermitente através de um estoma continente e o resto urinando ou cateterizando via uretra. Uma abordagem inovadora é necessária para encontrar uma solução adequada para cada paciente individualmente, de acordo com o tamanho e a função da bexiga, além de condição mental, neurológica e ortopédica.

QUESTÕES DE LONGO PRAZO NA EXTROFIA CLOACAL

Como a sobrevida se tornou quase que universal, o foco na extrofia cloacal mudou para melhorar a QV. Os resultados funcionais otimizados refletiram-se na melhora na QV. Deve ser ressaltado que, embora possam ser sugeridas estratégias de amplo manejo, as de pacientes com extrofia cloacal devem ser individualizas para maximizar os resultados funcionais.

O fator mais provável para levar a uma incapacidade de longo prazo é o nível do defeito neurológico. Uma agressiva avaliação e um manejo precoces das questões neurológicas com acompanhamento cuidadoso de longo prazo para buscar sinais de encarceramento de medula são fundamentais para ter certeza de que a função pode ser preservada (McLaughlin et al., 1995).

O manejo posterior é mais determinado pelo grau de déficit neurológico. Quando as questões neurológicas são mínimas ou ausentes, o *pull-through* intestinal e a continência são ideais. Ricketts et al. (1991) apresentaram um escore de continência que pode ser utilizado neste grupo de crianças. Utilizando um sistema de escore de seis pontos para determinar a continência intestinal e vesical (6 = melhor; 0 = pior), eles avaliaram 12 pacientes que foram manejados ao longo do tempo. Houve sete pacientes com um escore de continência um (colostomia e bexiga incontinente) e apenas um indivíduo teve um escore 5 (programa de enema e uma bexiga continente), o que atesta as dificuldades apresentadas com a reconstrução cirúrgica.

Algumas crianças precisaram de ileostomia permanente para o manejo de seus intestinos. Husmann et al. (1999) observaram que os pacientes submetidos à ileostomia permanente, em comparação com a colostomia terminal, tiveram maior morbidade inicial. Entretanto, a adaptação intestinal pareceu ocorrer aos 3 anos de idade com o desaparecimento da síndrome do intestino curto na maioria. Quando os pacientes com ileostomia terminal foram agressivamente manejados com hiperalimentação, as características de crescimento nos dois grupos foram bem similares. Conforme observado anteriormente, as técnicas reconstrutivas intestinais possibilitaram à maioria das crianças evitar as debilidades de longo prazo associadas à síndrome do intestino curto.

As tentativas na reconstrução fálica no passado tiveram sucesso mínimo devido à natureza diminuta dos corpos cavernosos nos meninos e a ampla separação púbica. As técnicas cirúrgicas reconstrutivas modernas possibilitam que alguns meninos tenham uma reconstrução fálica completa realizada com enxertos antebraquiais ou outros enxertos. A fertilidade parece estar universalmente comprometida nos meninos, mas as meninas parecem ter fertilidade normal, e gestação já foi relatada. As meninas têm maiores graus de prolapso cervical quando comparadas com as suas contrapartidas com extrofia vesical.

Resumo

A evolução no manejo da extrofia cloacal possibilitou uma sobrevida quase que universal com significativa melhora nos desfechos estéticos e funcionas. Os debates quanto à questão de mudança de gênero continuam, e os dados de longo prazo ainda estão se acumulando sobre a melhor estratégia para o manejo. A continência pode ser alcançada com a reconstrução adequada e o uso de cateterização intermitente. Apesar das extensas malformações observadas, muitos pacientes passaram a viver uma vida fértil.

PONTOS-CHAVES: EXTROFIA CLOACAL – PRIORIDADES NO MANEJO

- Estabilização médica
- Determinação do gênero
- Funcionalização colônica
- Separação da bexiga do trato gastrintestinal
- Reconstrução genital funcional

REFERÊNCIAS

Para consultar a lista completa de referências, acesse www.expertconsult.com.

LEITURA SUGERIDA

Baird AD, Frimberger D, Gearhart JP. Reconstructive lower urinary tract surgery in incontinent adolescents with exstrophy/epispadias complex. Urology 2005;66(3):636-40.

Baird AD, Gearhart JP, Mathews RI. Applications of the modified Cantwell-Ransley epispadias repair in the exstrophy-epispadias complex. J Pediatr Urol 2005;1(5):331-6.

Baird AD, Mathews RI, Gearhart JP. The use of combined bladder and epispadias repair in boys with classic bladder exstrophy: outcomes, complications and consequences. J Urol 2005;174(4):1421-4.

Borer JG, Gargollo PC, Hendren WH, et al. Early outcome following complete primary repair of bladder exstrophy in the newborn. J Urol 2005;174:1674-8.

Ebert A, Scheuering S, Schott G, et al. Psychosocial and psychosexual development in childhood and adolescence within the exstrophy-epispadias complex. J Urol 2005;174(3):1094-8.

Gearhart JP, Baird AD. The failed complete repair of bladder exstrophy: insights and outcomes. J Urol 2005;174:1669-72.

Gearhart JP, Ben-Chaim J, Jeffs RD, et al. Criteria for the prenatal diagnosis of classic bladder exstrophy. Obstet Gynecol 1995;85:961.

Grady R, Mitchell ME. Complete repair of exstrophy. J Urol 1999;162:1415.

Hernandez D, Purves JT, Gearhart JP. Complications of surgical reconstruction of the exstrophy-epispadias complex. J Pediatr Urol 2008;4:460-6.

Mathews R, Gosling JA, Gearhart JP. Ultrastructure of the bladder in classic exstrophy—correlation with development of continence. J Urol 2004;172:1446.

Schaeffer AJ, Stec AA, Purves JT, et al. Complete primary repair of bladder exstrophy: a single institution referral experience. J Urol 2011;186:1041.

Sponseller PD, Bisson LJ, Gearhart JP, et al. The anatomy of the pelvis in the exstrophy complex. J Bone Joint Surg Am 1995;77:177.

Stec AA, Tekes A, Ertan G, et al. Evaluation of pelvic floor muscular distribution after primary closure of classic bladder exstrophy by 3-dimensional magnetic resonance imaging. J Urol 2012;188:1535.

Wild AT, Sponseller PD, Stec AA, et al. The role of osteotomy in surgical repair of bladder exstrophy. Semin Pediatr Surg 2011;20:71.

140 Síndrome de Prune-Belly (Abdome em Ameixa Seca)

Anthony A. Caldamone, MD, MMS, FAAP, FACS e Francisco Tibor Dénes, MD, PhD

Genética

Embriologia

Aspectos Clínicos

Apresentação

Avaliação e Manejo

Prognóstico em Longo Prazo

A síndrome de *Prune-Belly* (SPB, síndrome do abdome em ameixa seca) congrega uma série de anomalias com níveis variáveis de gravidade. Os três maiores achados são deficiência da musculatura abdominal, testículos intra-abdominais bilaterais e trato urinário anômalo. O trato urinário caracteriza-se por graus variados de hidronefrose, displasia renal e ureteres dilatados e tortuosos associados a bexiga de grande capacidade, além de uretra prostática dilatada. Outras anomalias envolvem o trato respiratório, o trato gastrintestinal, o sistema cardíaco e o sistema musculoesquelético. Há um largo espectro de gravidade da síndrome, incluindo desde crianças minimamente acometidas até aquelas que não sobrevivem ao período neonatal. O mais importante determinante isolado da sobrevida em longo prazo costuma ser a intensidade das anomalias do trato urinário, em particular o grau de displasia renal.

Frolich (1839) descreveu primeiramente a parede abdominal característica. Enquanto isso, a tríade completa de anomalias foi descrita por Parker (1895). A vívida descrição feita por Osler dos achados característicos da parede abdominal de um neonato levou à introdução do termo *síndrome de Prune-Belly* (Osler, 1901). Outros nomes aplicados a tal síndrome são *síndrome tríade, síndrome de Eagle-Barrett* e *síndrome de deficiência da musculatura abdominal* (Eagle e Barrett, 1950; Greskovich e Nyberg, 1988).

Tem sido relatada uma incidência de SPB de um em 29.000 a 1 em 40.000 nascidos vivos, número similar ao da extrofia de bexiga (Williams e Burkholder, 1967), **com 95% de ocorrência no sexo masculino** (Wheatley et al., 1996). As portadoras do sexo feminino apresentam deficiência da musculatura abdominal e dismorfismo do trato urinário, sem qualquer anomalia gonadal (Rabinowitz e Schillinger, 1977; Reinberg et al., 1991b). Observa-se uma maior incidência em gêmeos, negros e crianças nascidas de mães jovens. Nos países desenvolvidos, a incidência parece estar declinando, devido ao diagnóstico pré-natal e à decisão de interromper a gestação. Em uma revisão relatada por Routh et al. (2010) do Kids' Inpatient Databases (dados dos Estados Unidos), o qual avaliou neonatos com SPB durante sua hospitalização inicial entre 2000 e 2006, a incidência ponderada estimada foi de 38 casos por 100.000 nascidos vivos (Routh et al., 2010).

GENÉTICA

A alta proporção no sexo masculino com relação ao feminino, a eventual ocorrência em irmãos e primos de sexo masculino e a maior incidência em gêmeos sugerem uma base genética para a SPB. Contudo, a maioria dos casos é esporádica e apresenta cariótipo normal. Uma em 23 crianças com SPB é produto de uma gestação gemelar (Ives, 1974). Entretanto, a maior parte dos gêmeos relatados tem sido dissonante com relação à SPB, o que é uma evidência contra a etiologia genética. Sugere-se que a etiologia em gêmeos possa ser resultado de uma distribuição irregular do tecido mesenquimal em um momento importante do desenvolvimento da linha primitiva, durante a terceira semana da embrigênese (Coplen et al., 1996). Há relatos de associação a síndrome de Turner, monossomia do cromossomo 16, trissomia do cromossomo 13 e trissomia do cromossomo 18 (Amacker et al., 1986; Hoagland e Hutchins, 1987). Vários padrões de herança foram propostos, como a recessividade ligada ao cromossomo X (Frydman et al., 1993), a mutação autossômica dominante em dois tempos (Riccardi e Grum, 1977) e a transmissão poligenética (Garlinger e Ott, 1974; Lockhart et al., 1979; Adeyokunnu e Familusi, 1982). Um estudo de Ramasamy et al. (2005) sugeriu um modo de herança autossômico recessivo influenciado pelo sexo na SPB familiar. O consenso, entretanto, permanece na tese de que uma anormalidade cromossômica associada é exceção, e não regra. Isso porque a maioria apresenta cariótipo normal. Outros estudos relataram uma associação entre a SPB e a síndrome de Beckwith-Wiedemann (Silengo et al., 2002; Sinico et al., 2004).

EMBRIOLOGIA

Diversas teorias sobre a embriogênese da SPB foram propostas. Entretanto, na falta de um modelo experimental a ser usado para provar essas teorias, o mecanismo exato permanece indefinido. As quatro teorias principais são as seguintes: (1), uma obstrução uretral posterior precocemente no útero resulta em dilatação grave do trato urinário, possível ascite fetal e oligoidrâmnio (Strumme, 1903; Pagon et al., 1979; Beasley et al., 1988; Wheatley et al., 1996); (2) um defeito primário na placa mesodérmica lateral, que é a precursora de ureteres, bexiga, próstata, uretra e gubernáculo (Ives, 1974; Gonzalez et al., 1990); (3) um defeito intrínseco do trato urinário, que causa dilatação ureteral e ascite fetal (Symonds e Driscoll, 1974; Monie e Monie, 1979; Smythe, 1981; Nakayama et al., 1984; Cazorla et al., 1997); e (4) um defeito no saco vitelino (Stephens, 1983; Stephens e Gupta, 1994). Nenhuma dessas teorias tem aceitação universal, e há certa sobreposição entre elas.

ASPECTOS CLÍNICOS

Anomalias Geniturinárias

Rins

O espectro de anormalidades renais estende-se desde o parênquima renal normal até a displasia (Figs. 140-1 e 140-2). Os rins mais gravemente displásicos costumam estar associados a uma obstrução da bexiga, na qual não tenha havido descompressão através de um úraco patente (Potter, 1972). **Há displasia em 50% dos casos; entretanto, ela pode variar em grau e lateralidade** (Rogers e Ostrow, 1973; Stephens, 1983). **Na SPB, observa-se displasia renal** nas variedades tipo II e tipo IV de Potter. O tipo II de Potter, com poucos néfrons e desorganização do parênquima, é mais indicativo de um defeito renal mesenquimatoso, enquanto o tipo IV de Potter, com cistos corticais e tubulares, está associado à obstrução vesical (Wigger e Blanc, 1977).

O sistema coletor renal está caracteristicamente dilatado, frequentemente em grau acentuado. O grau de dilatação, entretanto, não se correlaciona com o grau de displasia renal. A morfologia caliceal pode estar bem preservada, mesmo na presença de ureteres e pelves renais significativamente dilatados (Berdon et al., 1977). Alguns pacientes podem se apresentar com um rim acentuadamente displásico ou dilatado, e com o contralateral exibindo somente anormalidades leves. Pode ocorrer uma obstrução da junção ureteropélvica de modo primário ou secundário. Entretanto, a regra é a ocorrência de hidronefrose não obstrutiva (Woodard e Parrott, 1978b). É a infecção, e não a obstrução, que representa o maior risco de comprometer a função renal.

Ureteres

Os ureteres estão tipicamente dilatados, tortuosos e redundantes (Fig. 140-3). As porções proximais (superiores) dos ureteres costumam estar menos anormais que os segmentos distais, embora possa ocorrer dilatação e estenose significativa em todos os níveis. É notável que em muitos pacientes a intensidade das anormalidades do trato urinário não é proporcional à flacidez da parede abdominal. Em cortes histológicos, demonstram-se a falta de células da musculatura lisa e o aumento de tecido conjuntivo fibroso. Geralmente, há mais células da musculatura lisa com aparência normal nos segmentos proximais (Palmer e Tesluk, 1974; Stephens, 1983). Tal fato é fundamental quando se realiza a reconstrução ureteral. Observou-se que a proporção entre colágeno e células da musculatura lisa nos ureteres com SPB está elevada, especialmente nos ureteres em que ocorre refluxo (Gearhart et al., 1995). Acredita-se que o número reduzido de miofibrilas grossas e finas observado no exame ultraestrutural contribua para a peristalse deficiente (Berdon et al., 1977; Stephens, 1983).

O refluxo vesicoureteral (RVU) está presente em 75% das crianças com SPB (Berdon et al., 1977; Fallat et al., 1989) (Fig. 140-4). A obstrução não é comum, mas relatada tanto na junção ureteropélvica quanto na ureterovesical (Wigger e Blanc, 1977; Moerman et al., 1982; Manivel et al., 1989).

Esses ureteres largos podem ter peristalse ineficaz em função da fraca coaptação da parede ureteral. A onda de condução ureteral atinge uma reduzida população de células da musculatura lisa, que apresentam fraco potencial contrátil devido à redução de miofibrilas, em geral separadas por faixas de colágeno. Como resultado, forma-se um bolo de urina, que alcança os segmentos ureterais mais dilatados conforme progride em direção à bexiga (Woodard e Smith, 1998). Isso pode ser visto fluoroscopicamente como peristalse ineficaz, o que resulta em estase no trato superior, podendo levar à infecção (Nunn e Stephens, 1961; Williams e Burkholden, 1967).

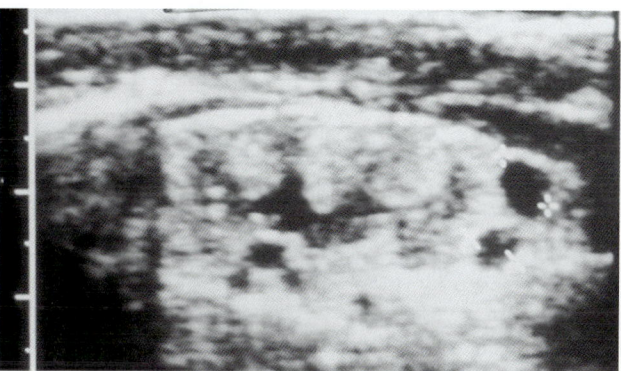

Figura 140-1. Varredura por ultrassonografia de um rim de um neonato com síndrome de *Prune-Belly*, apresentando o parênquima renal marcantemente ecogênico e cistos corticais indicativos de displasia renal.

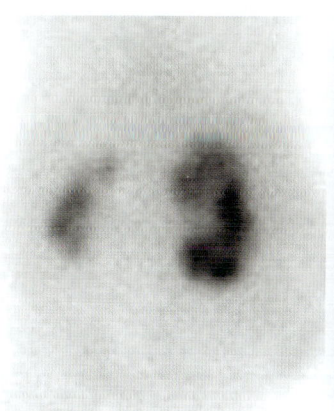
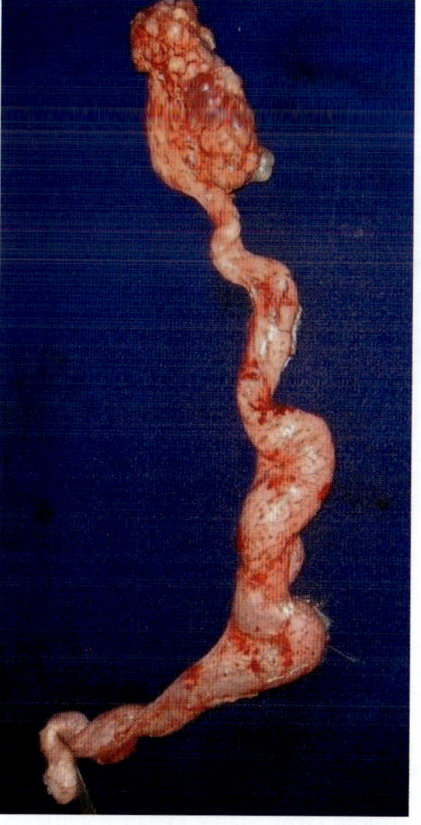

Figura 140-2. Displasia renal unilateral com dilatação e tortuosidade do ureter em um paciente com síndrome de *Prune-Belly*.

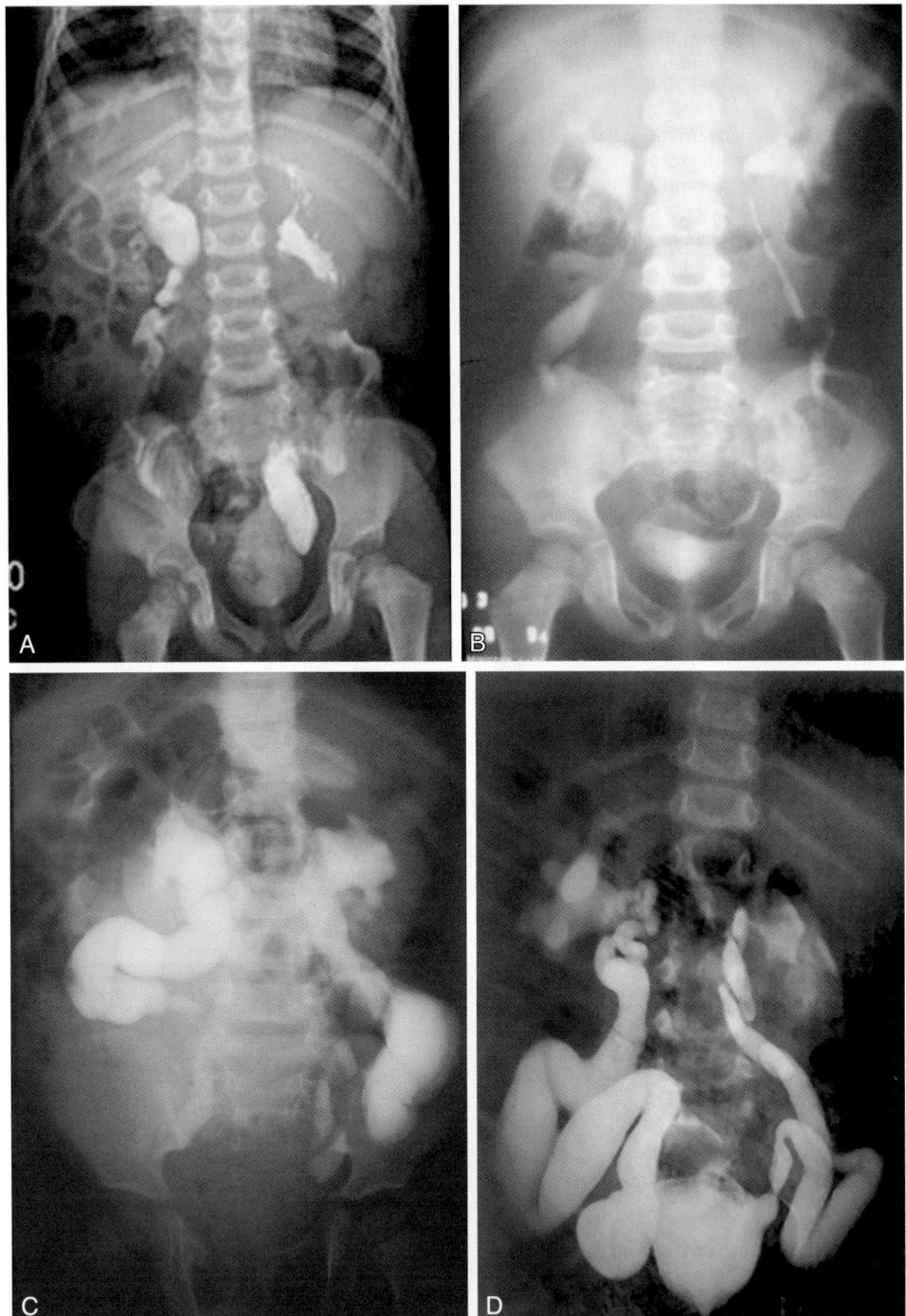

Figura 140-3. Urografia excretora (A a C) demonstrando a variabilidade no grau de hidrouretero-nefrose na síndrome de *Prune-Belly*. Convém notar a preservação da arquitetura caliceal, apesar da grave dilatação ureteral em C. D, Ureteres dilatados tortuosos com refluxo, observados em uma uretrocistografia miccional.

Bexiga

Geralmente, a bexiga apresenta-se bastante aumentada, com um pseudodivertículo no nível do úraco (Fig. 140-5). **O úraco é permeável ao nascimento em 25% a 30% das crianças** (Lattimer, 1958; Wigger e Blanc, 1977; Stephens e Gupta, 1994). Apesar de bastante espessa, a parede vesical é lisa, diferentemente daquela observada nas bexigas obstruídas. Histologicamente, a bexiga apresenta maior proporção de colágeno com relação às fibras musculares, desse não houver obstrução (Workman e Kogan, 1990). Entretanto, pode-se observar hipertrofia do músculo liso na bexiga obstruída de paciente com SPB (Perlmutter, 1976). A distribuição pélvica das células ganglionares apresenta-se normal (Nunn e Stephens, 1961; Burke et al., 1969), mas foi registrada uma diminuição na imunocoloração dos alfa-1 adrenoceptores (Schneider-Monteiro et al., 2010). Stephens demonstrou que o trígono está alargado, com os orifícios ureterais deslocados lateral e superiormente, talvez contribuindo para a alta incidência de refluxo (Williams e Burkholder, 1967).

Na micção, o colo vesical abre-se amplamente para a uretra prostática dilatada (Fig. 140-5). A avaliação urodinâmica geralmente mostra complacência vesical normal, mas ocorre uma sensação de primeiro desejo miccional tardio (Snyder et al., 1976). A capacidade de esvaziar a bexiga é variável, desde um bom esvaziamento, apresentado por alguns,

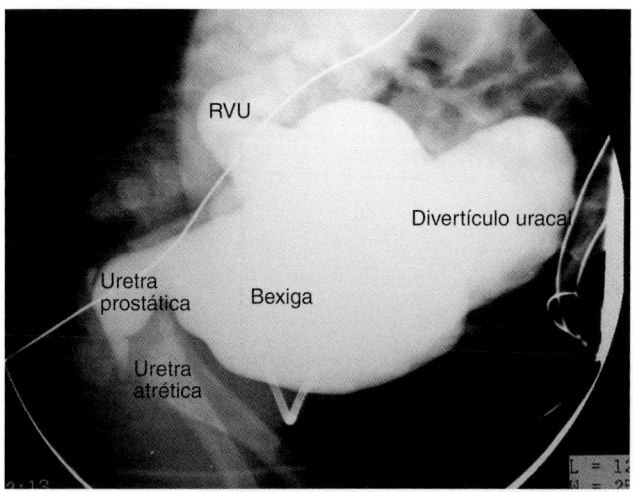

Figura 140-4. Uretrocistografia miccional de uma criança com síndrome de *Prune-Belly*, apresentando atresia uretral, divertículo uracal e refluxo vesicoureteral (RVU).

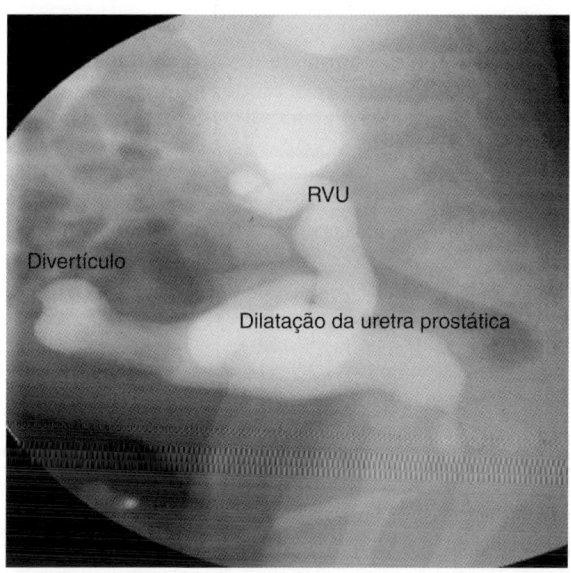

Figura 140-5. Uretrocistografia miccional de uma criança com síndrome de *Prune-Belly*, apresentando o aumento uretral prostático, relacionado com a próstata hipoplásica, além de um divertículo uracal. RVU, refluxo vesicoureteral.

até a presença de resíduo pós-miccional significativo, evidenciado por outros. Acredita-se que isso seja resultado de uma obstrução relativa do colo vesical e pelo fato de a bexiga gerar pressão suficiente com a contração do detrusor. Quando a resistência relativa ao fluxo de saída impede o esvaziamento vesical eficaz, usa-se o termo *micção não balanceada* (Snyder et al., 1976; Kinahan et al., 1992). Apesar dessas limitações, aproximadamente 50% dos pacientes com SPB urinam espontaneamente, com pressões miccionais e taxas de fluxo normais associadas a baixo resíduo pós-miccional (Nunn e Stephens, 1961; Kinahan et al., 1992). Entretanto, como Kinahan et al. (1992) demonstraram, pode ocorrer a deterioração da micção balanceada, o que resulta em resíduos pós-miccionais significativos. Isso reforçam a necessidade de avaliações periódicas.

Próstata e Órgãos Sexuais Acessórios

A dilatação da uretra posterior é causada pela hipoplasia prostática, provavelmente relacionada com o desenvolvimento mesenquimatoso-epitelial anormal (Stephens e Gupta, 1994). Histologicamente, há poucos elementos celulares prostáticos, associados à redução de células musculares lisas e células epiteliais e ao aumento nas células do tecido conjuntivo (Moerman et al., 1982; Popek et al., 1991; Stephens e Gupta, 1994). Várias lesões obstrutivas da uretra distal posterior foram descritas — atresia uretral, válvulas, estenose uretral, membrana uretral e divertículo uretral — e acredita-se que ocorram em 20% dos casos (Hoagland e Hutchins, 1987). Stephens (1983) descreveu uma angulação da uretra durante a micção, denominada *válvula tipo IV*, que resulta da falta de sustentação pelo tecido parenquimatoso prostático. Acredita-se que a hipoplasia prostática, cuja etiologia é controversa, seja um fator a se considerar na falha de ejaculação dos pacientes com SPB (Volmar et al., 2001). O canal deferente e as vesículas seminais costumam ser atrésicos, embora ambos possam estar dilatados ou espessados (Stephens e Gupta, 1994). O epidídimo pode estar conectado fracamente com os testículos, como é comumente observado nos testículos não descidos intra-abdominais. Pode também haver falta de continuidade entre os dutos eferentes e a rede testicular. A ejaculação costuma ocorrer de modo retrógrado, devido ao colo vesical incompetente.

Uretra Anterior

Embora a uretra anterior na criança com SPB seja habitualmente normal, há relatos de várias anomalias, sendo que a mais comum é a atresia (ou hipoplasia uretral) e a megalouretra (Kroovand et al., 1982; Perrotin et al., 2001). **A atresia uretral é frequentemente letal, a menos que esteja associada a um úraco permeável** (Fig. 140-4). É possível que a atresia ou (hipoplasia uretral) ocorra mais pela não utilização da uretra do que por malformação. Relata-se também a ruptura espontânea da bexiga, com formação de fístula (Reinberg et al., 1993).

A SPB está associada a dois tipos de megalouretra (Shrom et al., 1981; Mortensen et al., 1985). **O fusiforme é uma deficiência dos corpos cavernosos, bem como do esponjoso, e a variedade escafoide é uma deficiência somente do corpo esponjoso, com preservação da glande e dos corpos cavernosos (Fig. 140-6). No tipo escafoide, a uretra ventral dilata-se durante a micção, enquanto na variedade fusiforme o pênis todo se dilata com a micção.** Acredita-se que o tipo fusiforme resulte de uma deficiência mesenquimatosa das pregas uretrais. Enquanto isso, a variedade escafoide deve resultar de uma deficiência mesenquimatosa dos tecidos de suporte uretrais (Dorairajan, 1963). A megalouretra é vista mais comumente na SPB do que em qualquer outra síndrome (Appel et al., 1986). Propõe-se como causa da megalouretra a obstrução transitória intrauterina da junção entre a uretra glandular e a peniana.

Testículos

Os achados mais típicos são os testículos intra-abdominais bilaterais localizados sobre os vasos ilíacos e adjacentes aos ureteres dilatados. Embora forças mecânicas como a bexiga distendida e a pressão intra-abdominal sejam implicadas na falta de descida dos testículos (Kaplan et al., 1986; Hutson e Beasley, 1988), o fato de alguns pacientes com anomalias de trato urinário e musculatura abdominal típicas (chamados de *pacientes "pseudoprune"*) apresentarem testículos descidos levanta algumas dúvidas sobre a ação de fatores puramente mecânicos.

Pak et al. (1993) compararam a histologia dos testículos nos pacientes com SPB com os testículos intra-abdominais nos não portadores de SPB e com grupos-controles de mesma idade. Eles não encontraram diferenças nas contagens de células germinativas, espermatogônias Ad e células de Leydig entre os testículos de portadores de SPB e os testículos intra-abdominais dos não portadores de SPB. Entretanto, como as contagens de células germinativas nos pacientes com SPB com idade inferior a 1 ano são similares àquelas dos controles de mesma idade, a implicação é que o ambiente no interior do abdome consiste em fator deletério importante no seu potencial espermatogênico futuro (Nunn e Stephens, 1961; Coplen et al., 1996). Tais achados refletem os encontrados por Nunn e Stepehens (1961) de epitélio germinativo normal de testículos de fetos e neonatos com SPB. Já Orvis et al. (1988) observaram números reduzidos de espermatogônias e hiperplasia de células de Leydig nos testículos de fetos com SPB, sugerindo uma anormalidade testicular intrínseca. A azospermia foi encontrada em pacientes adultos portadores de SPB, e não há relato de algum paciente com SPB que tenha gerado naturalmente um filho (Woodhouse e Snyder, 1985). Acredita-se que a infertilidade seja causada por uma combinação de

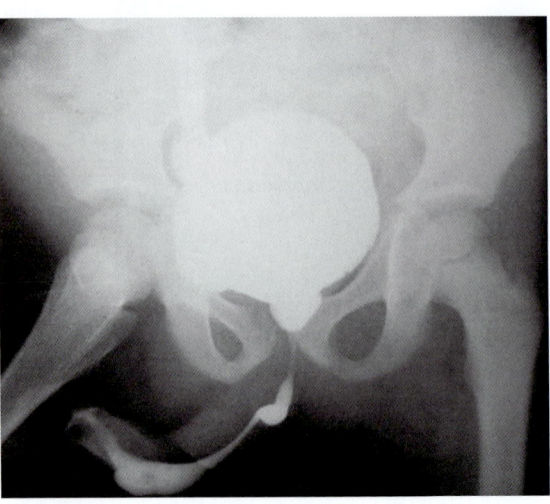

Figura 140-6. Megalouretra escafoide e dilatação da uretra prostática.

anormalidades histológicas testiculares, defeitos estruturais dos ductos e anormalidades prostáticas (Tayakkanonta, 1963). Mais recentemente, registrou-se paternidade com nascidos vivos normais em pacientes adultos com SPB clássica, fato alcançado por meio de técnicas de recuperação de espermatozoides e injeção intracitoplasmática dos mesmos (Kolettis et al., 1999; Fleming et al., 2013). Descreveu-se também gestação normal com parto vaginal assistido em uma paciente com a síndrome (Hillman et al., 2012).

Três casos de tumores testiculares foram relatados (Wodhouse e Ransley, 1983; Sayre et al., 1986; Massad et al., 1991; Parra et al., 1991). Massad et al. (1991) descreveram padrões histológicos testiculares similares àqueles observados nas neoplasias de células germinativas intratubulares em três crianças. Embora o risco de malignidade possa ser relativamente baixo considerando-se a ausência de epitélio germinativo (Uehling et al., 1984), é evidente ser necessário o posicionamento dos testículos no escroto e o acompanhamento por tempo prolongado, para reduzir o risco de neoplasias testiculares e para aprimorar sua detecção.

Anormalidades Extrageniturinárias

De todas as crianças com SPB, 75% apresentam anormalidades não relacionadas com o trato urinário (Geary et al., 1986). Além do evidente defeito na parede abdominal, as anormalidades mais comuns são as cardíacas, as pulmonares e as ortopédicas (Tabela 140-1). Além dessas morbidades específicas de órgãos, aproximadamente 50% das crianças com SPB nascem prematuramente, o que contribui de maneira significativa para as comorbidades.

Defeito na Parede Abdominal

A característica mais comum da SPB em neonatos é a aparência da parede abdominal (Fig. 140-7). Embora em alguns casos a musculatura da parede abdominal possa estar totalmente ausente (Manivel et al., 1989), há, mais comumente, envolvimento irregular, com a musculatura medial e inferior tipicamente mais deficiente (Mininberg et al., 1973; Randolph, 1977). Ao nascimento, a aparência é de pele enrugada com pregas, redundante, com abaulamento do abdome nos flancos. Pode ser possível discernir os órgãos intra-abdominais por meio da parede abdominal afinada. **As áreas mais gravemente afetadas podem ter apenas pele, gordura subcutânea e uma parede fibrosa única sobre o peritônio** (Mininberg et al., 1973; Baird e Sadovnick, 1987). **Randolph realizou um mapeamento eletromiográfico e demonstrou que os segmentos inferior e medial são os mais consistentemente afetados** (Randolph et al., 1981a). A microscopia eletrônica revelou padrão não específico de desarranjo dos miofilamentos, desorganização da linha Z e proliferação de mitocôndrias (Afifi et al., 1972; Randolph et al., 1981b; Woodard e Smith, 1998). O fato de que se observam

TABELA 140-1 Anormalidades não Urológicas Associadas em Crianças com Síndrome de *Prune-belly*

CONDIÇÃO COMÓRBIDA	PACIENTES COM SPB (%)
Cardiovascular	25
Dermatológica	2
Gastrintestinal	24
Cabeça, olhos, ouvidos, nariz e garganta	5
Hematológicas	4
Imunológicas/inflamatórias	5
Metabólicas/endócrinas	22
Musculoesqueléticas	23
Neurológicas	5
Outras síndromes	6
Prematuridade	43
Peso (g):	
<2.000	26
2.000-2.500	30
>2.500	42
Respiratórias	58
Sepse/doença infecciosa	14

SPB, Síndrome de *Prune-Belly*.
Adaptado de Routh JC, Huang L, Retik AB, et al. Contemporary epidemiology and characterization of newborn males with prune belly syndrome. Urology 2010;76:44–8.

células espinais do corno anterior normais descarta uma etiologia neuropática para a deficiência muscular (Nunn e Stephens, 1961). A deficiência muscular, entretanto, é tipicamente inconsistente e irregular e, conforme mencionado anteriormente, pode ser desproporcional às anormalidades do trato urinário.

Conforme a criança cresce, o abdome torna-se menos enrugado e assume uma aparência mais abaulada (Fig. 140-8). Em geral, a deambulação não é afetada, embora possa ser iniciada mais tardiamente, e as crianças tendem a se virar para os lados e usar os braços para se sentar de uma posição supina. O suporte deficiente da parede do tórax inferior resulta em saliência da margem costal (Woodard e Smith, 1998). Tais crianças são mais vulneráveis a doenças respiratórias, pois a eficácia da tosse está comprometida. Apesar desses problemas na parede abdominal, Woodard e Smith (1998) relataram boa cicatrização de feridas, sem tendência a infecções ou hérnias incisionais.

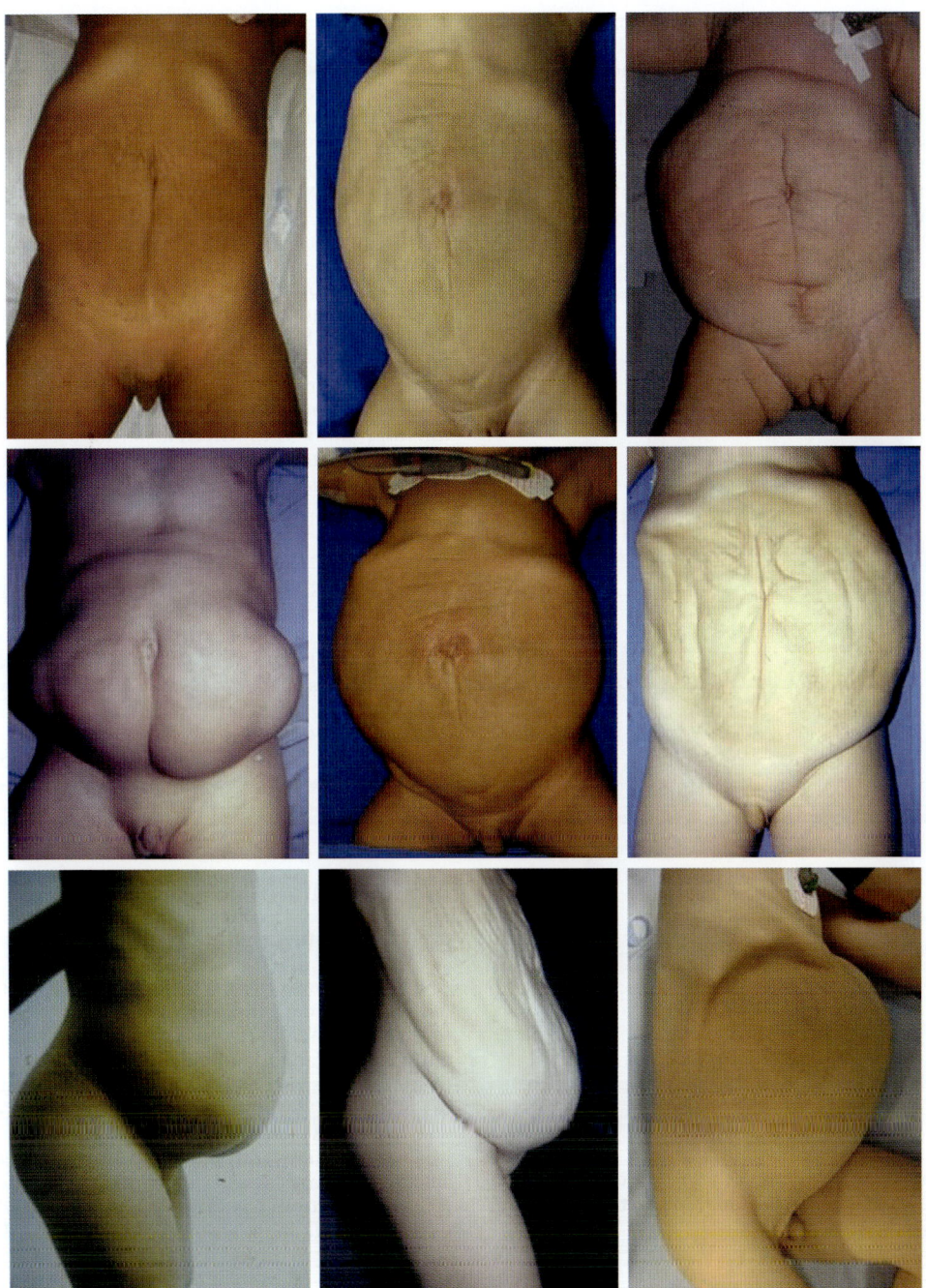

Figura 140-7. **A variabilidade do defeito da parede abdominal em pacientes com síndrome de** *Prune-Belly*.

Anomalias Cardíacas

As anomalias cardíacas, como ducto arterioso patente, defeito do septo atrial, defeito do septo ventricular e tetralogia de Fallot, ocorrem em 10% das crianças com SPB (Adebonojo, 1973). Tais anomalias ao nascimento podem prevalecer sobre os problemas urológicos.

Pulmonar

As dificuldades pulmonares podem ser observadas em qualquer idade nos pacientes com SPB. **A hipoplasia pulmonar pode resultar do acentuado oligoidrâmnio relacionado com displasia renal ou grave obstrução vesical. Além disso, pode resultar em morte neonatal. Também são observados pneumotórax e pneumomediastino com ou sem hipoplasia pulmonar** (Skoog, 1992). **Dificuldades pulmonares significativas foram relatadas em 55% dos portadores de SPB sobreviventes** (Geary et al., 1986; Routh et al., 2010). Em aproximadamente metade dos neonatos com SPB, a intubação e o suporte ventilatório mecânico serão necessários, com suas correspondentes morbidades (Routh et al., 2010).

A incapacidade de gerar pressão intra-abdominal significativa pode contribuir para pneumonia e atelectasia lobar (Alford et al., 1978; Ewig et al., 1996). As doenças respiratórias agudas ou um procedimento anestésico podem levar facilmente à insuficiência respiratória no paciente com SPB, que pode ter bronquite crônica de base, desenvolvida a partir de doenças respiratórias repetidas. Muitos pacientes demonstram doença pulmonar restritiva significativa secundária a anormalidades musculoesqueléticas como escoliose, anormalidades da caixa torácica e musculatura abdominal comprometida (Coplen et al., 1996).

Anormalidades Gastrintestinais

Em pelo menos 30% dos casos são observadas anomalias gastrintestinais. A maioria das anomalias origina-se de rotação incompleta do intestino médio, dando lugar a um mesentério comum, o que resulta em maior mobilidade intestinal, com má rotação do intestino, volvo, atresias e estenoses (Silverman e Huang, 1950, Wright et al., 1986). Também há relato de torção esplênica relacionada com a fixação mesentérica anormal (Heydenrych e Du Toit, 1978; Teramoto et al., 1981; Tran et al., 2013). Foram relatadas onfalocele, gastrosquise e anormalidades anorretais (Petersen et al., 1972; Morgan et al., 1978; Wilbert et al., 1978; Short et al., 1985; Walker et al., 1987). Com capacidade limitada de gerar pressão intra-abdominal, a obstipação torna-se um problema permanente e leva ao megacolo adquirido (Woodard e Smith, 1998).

Ortopédicas

As anormalidades ortopédicas, variando em incidência de 30% a 45%, são secundárias em frequência àquelas do trato geniturinário e da parede abdominal. Muitas dessas anormalidades resultam dos efeitos compressivos do oligoidrâmnio. Alguns consideram que os defeitos musculoesqueléticos originam-se do desenvolvimento mesenquimal anormal na sexta semana de gestação (Loder et al., 1992). Green et al. (1993), entretanto, destacaram que, como muitas das deformidades são unilaterais, a etiologia mais provável é o oligoidrâmnio. Pregas no aspecto lateral dos joelhos são achados comuns no oligoidrâmnio. O oligoidrâmnio também pode resultar em tálipe equinovaro (26%), displasia de quadril (5%) e escoliose congênita (4%) (Woodard e Smith, 1998). Foi proposto que, se a bexiga estiver distendida a ponto de afetar os vasos ilíacos externos, pode haver comprometimento do aporte sanguíneo às extremidades inferiores. Isso, em casos graves, pode ocasionar hipoplasia e ausência ou amputação de extremidade inferior (Smith, 1913; Green at al., 1993).

Oral. Há relatos de manifestações orais da síndrome, como anormalidades dentais e ósseas (Basso et al., 2012; Pessoa e Galvão, 2013).

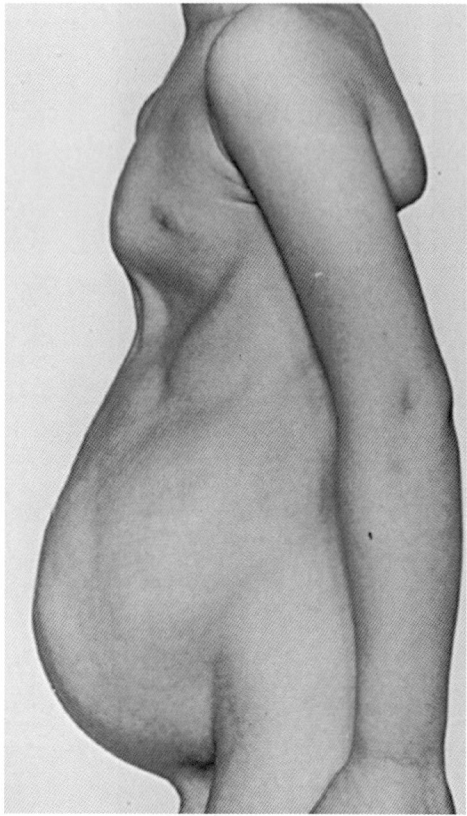

Figura 140-8. Criança mais velha portadora de síndrome de *Prune-Belly*, sem rugosidade, apresentando flacidez hipogástrica e deformidade das costelas inferiores.

> **PONTOS-CHAVE: ASPECTOS CLÍNICOS**
> - A hidroureteronefrose está frequentemente presente em um grau acentuado; entretanto, a morfologia caliceal pode estar bem preservada.
> - A porção proximal dos ureteres tem mais músculo normal que as porções distais.
> - A bexiga é grande, com pseudodivertículo no úraco e um colo vesical largo que se abre na uretra prostática dilatada.

APRESENTAÇÃO

Diagnóstico Pré-natal e Manejo

A ultrassonografia pré-natal tem atuação importante na identificação de anormalidades geniturinárias congênitas. A hidronefrose fetal pode ser diagnosticada com precisão no segundo trimestre e está presente em aproximadamente 1% de todas as gestações. Entretanto, a etiologia da hidronefrose não pode ser determinada com precisão em todos os casos. Elder (1990) estimou que a precisão em estabelecer a etiologia da hidronefrose fetal varia de 30% a 85%.

Em particular, a SPB apresenta-se no período pré-natal com achados similares àqueles de outras causas de obstrução infravesical (Fig. 140-9), como nas válvulas uretrais posteriores ou na síndrome de megabexiga-megaureter (Kramer, 1983). Embora seja possível

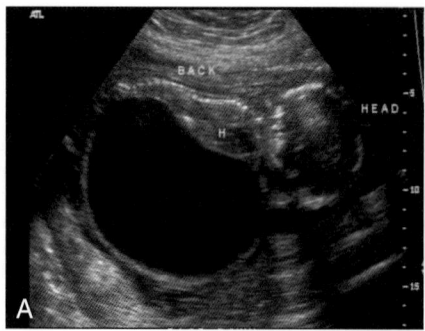 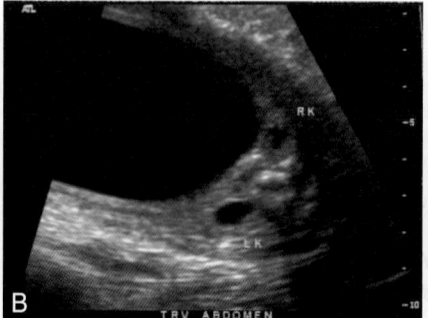 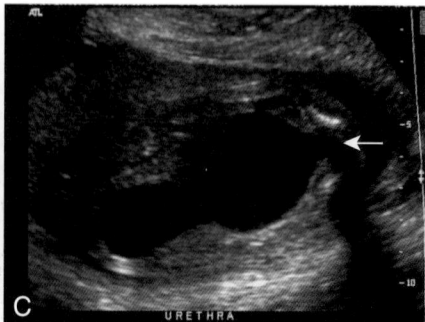

Figura 140-9. Ultrassonografia pré-natal de um feto com síndrome de *Prune-Belly*. A, Bexiga bastante dilatada preenchendo a maior parte da cavidade abdominal. Cabe notar a falta de líquido amniótico. B, A porção cefálica da bexiga alcança o nível de ambos os rins, que apresentam hidronefrose e parênquima renal. C, Bexiga dilatada com divertículo uracal (*seta*) e uretra posterior alongada e dilatada. (Cortesia de C. Peters.)

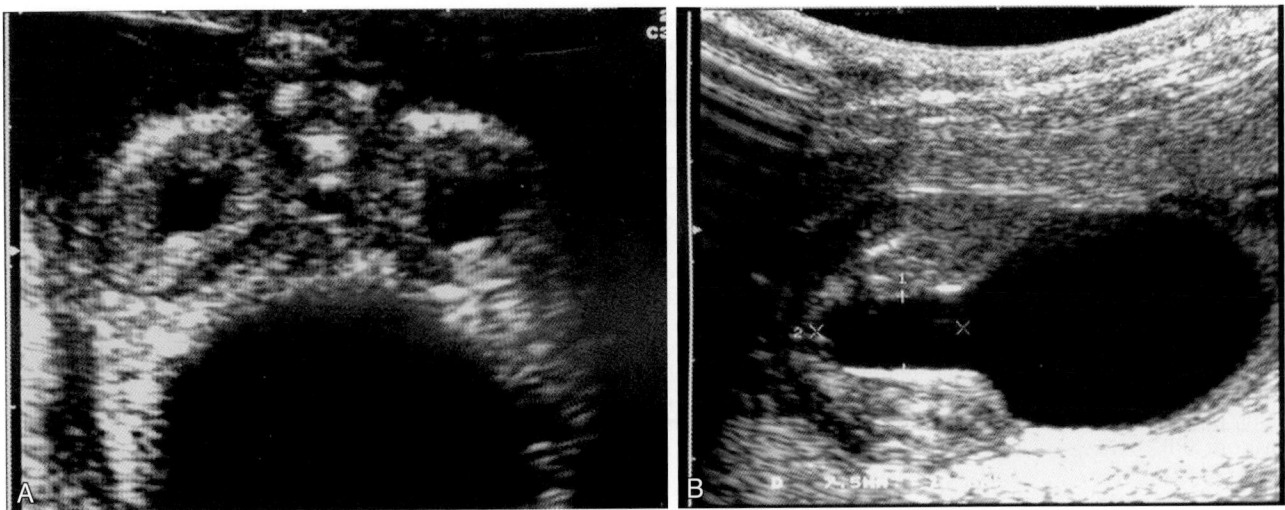

Figura 140-10. A, Feto com síndrome de *Prune-Belly*, demonstrando bexiga distendida com rins ecogênicos hidronefróticos. **B**, Bexiga distendida com uretra prostática dilatada, indicativa de obstrução em consequência de atresia uretral. (Cortesia de E. Ruiz.)

estabelecer precocemente um diagnóstico preciso de SPB da 11ª à 14ª semanas de gestação (Shimizu et al., 1992; Yamamoto et al., 2001) (Fig. 140-10), os achados clássicos de hidroureteronefrose, bexiga distendida e circunferência abdominal irregular não são vistos consistentemente até a 30ª semana (Okulski, 1977; Bovicelli et al., 1980; Christopher et al., 1982; Shih et al., 1982). Sugere-se que a ascite fetal precoce se correlacione com a SPB (Scarbrough et al., 1988). É fundamental lembrar que a maioria dos pacientes com SPB não apresenta obstrução urinária evidente e o grau de hidroureteronefrose não se correlaciona com a função renal pós-natal (Gadziala et al., 1982).

Enquanto alguns recomendam intervenção intrauterina para o alívio da dilatação do trato urinário e do oligoidrâmnio (Gadziala et al., 1982; Glazer et al., 1982; Nakayama et al, 1984; Scarbrough et al., 1988; Estes e Harrison, 1993; Leeners et al., 2000), outros recomendam a interrupção da gestação (Pescia et al., 1982). No entanto, é difícil justificar a interrupção da gestação à luz de nossa incapacidade de diagnosticar precisamente a etiologia da hidronefrose pré-natal, bem como a incapacidade de prever a função renal pós-natal com base no grau de dilatação do trato urinário, exceto em raros casos de oligoidrâmnio grave e precoce. A intervenção pré-natal tem sido empregada na SPB sem que se comprovem benefícios em termos de função renal pós-natal (Elder et al., 1987; Sholder et al., 1988; Freedman at al., 1999; Biard et al., 2005; Blaicher et al., 2005). As únicas circunstâncias nas quais a intervenção pré-natal pode ser justificada são as raras situações de atresia uretral com oligoidrâmnio progressivo (Steinhardt et al., 1990; Reinberg et al., 1993; Perez-Brayfield et al., 2001) ou nos casos nos quais a descompressão do trato urinário é necessária para evitar distocia no parto (Gadziala et al., 1982).

Apresentação Neonatal

A maneira como a parede abdominal se apresenta sugere imediatamente o diagnóstico de SPB (Fig. 140-7), tendo ou não havido suspeita no período pré-natal. Deve ser lembrado que outras anormalidades associadas, como as cardíacas ou pulmonares, frequentemente precedem as do trato urinário, pois, na ausência de obstrução infravesical verdadeira, como a observada na atresia uretral, a ureteroidronefrose não ameaça a vida.

Espectro da Doença

Com o número de anomalias variáveis presentes na SPB, é compreensível que haja um largo espectro de apresentações clínicas. Conforme descrito por Woodard (1985), há três categorias principais de apresentação no período neonatal (Tabela 140-2).

TABELA 140-2 Espectro da Síndrome de *Prune-Belly*

CATEGORIA	CARACTERÍSTICAS
I	Displasia renal
	Oligoidrâmnio
	Hipoplasia pulmonar
	Características de Potter
	Atresia uretral
II	Características completas da tríade
	Displasia renal mínima ou unilateral
	Sem hipoplasia pulmonar
	Pode progredir para insuficiência renal
III	Características incompletas ou leves da tríade
	Uropatia leve a moderada
	Ausência de displasia renal
	Função renal estável
	Ausência de hipoplasia pulmonar

A categoria I consiste em neonatos que sofreram oligoidrâmnio acentuado em consequência de displasia renal ou grave obstrução infravesical com hipoplasia pulmonar e anormalidades esqueléticas. A maioria das crianças com atresia uretral está incluída nesta categoria, excetuando-se aquelas que apresentam atresia uretral associada a úraco permeável (Rogers e Ostrow, 1973). Nessa categoria, aqueles que não são natimortos comumente falecem depois de poucos dias de vida, devido à hipoplasia pulmonar ou, mais tarde, por falência renal. Aproximadamente 20% dos neonatos com SPB morrem no período perinatal (Woodard e Parrott, 1978b; Burbige et al., 1987; Fallat et al., 1989). É improvável que qualquer intervenção urológica nessa categoria de pacientes altere o curso dos eventos. A única ação justificável é a drenagem simples com cateter.

A categoria II demonstra o espectro total da síndrome, com insuficiência renal unilateral ou moderada e hidroureteronefrose moderada a grave. A hipoplasia pulmonar não é uma característica proeminente deste grupo de paciente. O curso clínico é de estabilização da função renal até o normal ou um pouco abaixo, ou eventualmente de azotemia progressiva. Há controvérsia significativa quanto ao manejo deste grupo de pacientes (Waldbaum e Marshall, 1970; Randolph, 1977; Woodard e Parrott, 1978b).

A categoria III consiste em pacientes com características discretas ou formas incompletas da SPB. Essa categoria inclui a maioria dos pacientes com SPB nos quais a hidroureteronefrose está presente em algum grau, mas a função renal permanece preservada (Woodhouse et al., 1982; Woodard, 1998). **Não há evidências de insuficiência pulmonar.** Há poucas dúvidas de que a intervenção urológica nesse grupo é reservada para os pacientes que demonstram infecções repetidas do trato urinário, provavelmente relacionadas com estase urinária, RVU ou deterioração progressiva do trato urinário superior (Woodard e Smith, 1998). Conforme já mencionado, há pouca relação entre a extensão do déficit da parede abdominal e o grau de hidronefrose ou displasia renal, ou ambos. Isso é aparente também em outras variantes da síndrome. Algumas crianças apresentam o trato urinário acentuadamente dilatado, mas mínima ou nenhuma displasia e, consequentemente, têm função renal normal. Portanto, a aparência da parede abdominal ou o grau de hidronefrose podem ter pouca influência sobre o prognóstico em longo prazo de crianças com SPB.

Síndrome Incompleta

Refere-se a pacientes do sexo masculino que podem não ter todas as características da tríade da síndrome, mas apresentam algumas delas. **Caracteristicamente, nessas formas incompletas da síndrome não há características típicas da parede abdominal, mas ocorrem uropatia e criptorquidismo. Muitos desses pacientes podem, com o tempo, apresentar insuficiência renal e, portanto, requerem observação atenta, monitoramento e até intervenção seletiva.** Bellah et al. (1996) relataram uma tendência relativamente elevada (8 de 15) de falência renal progressiva em uma população de pacientes *"pseudoprune"*. Isso pode ser atribuído, em parte, a uma demora no diagnóstico quando não há deficiência evidente da musculatura abdominal. Portanto, existe uma tendência a infecções recorrentes do trato urinário mais tardiamente (Bellah et al., 1996).

Apresentação no Adulto

Pacientes com formas incompletas de SPB e especificamente aqueles que não têm as características abdominais típicas podem se apresentar tardiamente na vida adulta com sintomas de falência renal e hipertensão (Lee, 1977; Kerbl e Pauer, 1993). Embora haja relatos de adultos sem histórico de infecções do trato urinário, a maioria dos outros que se apresentam na idade adulta desenvolve infecções do trato urinário em consequência da estase urinária crônica associada à síndrome (Culp e Flocks, 1954).

Síndrome no Sexo Feminino

Cinco por cento dos pacientes com SPB são do sexo feminino, a maioria apresentando deficiência da parede abdominal e trato urinário anormal (Reinberg et al., 1991b). Rabinowitz e Schillinger (1977) relataram pacientes do sexo feminino com típico déficit da parede abdominal e trato urinário normal. Na série de Reinberg et al. (1991b), a obstrução da bexiga foi comumente observada com 40% de associação a anomalias anorretais, similares às estatísticas para os pacientes do sexo masculino; 40% não sobreviveram ao período neonato.

AVALIAÇÃO E MANEJO

A avaliação inicial dos neonatos com SPB requer uma equipe que inclui um neonatologista, um nefrologista e um urologista. Conforme necessário, outros especialistas podem ser convocados, sobretudo um cardiologista. A avaliação ortopédica precoce também pode ser necessária. A maior preocupação inicial refere-se ao manejo de eventuais problemas cardiológicos e respiratórios. É necessária uma radiografia precoce do tórax, a fim de descartar anormalidades pulmonares comumente associadas, como pneumotórax, pneumomediastino e hipoplasia pulmonar, um resultado comum de oligoidrâmnio (Perlman e Levin, 1974). A intervenção urológica precoce é indicada somente para neonatos com evidências claras de obstrução infravesical, nos quais se pode inserir uma cistostomia percutânea suprapúbica, quando ainda na unidade de cuidados intensivos neonatais.

A avaliação inicial da função renal e do estado do trato urinário é importante, mas deve ser ajustada pela fisiologia neonatal transitória. Embora o nível inicial de creatinina seja importante para estabelecer um parâmetro, ele provavelmente reflete a função renal da mãe. Portanto, o comportamento evolutivo dos níveis de creatinina por todo o curso dos dias ou semanas iniciais do pós-natal é muito mais preditivo da função renal do neonato em longo prazo.

PONTOS-CHAVE: MANEJO INICIAL

- Uma equipe de neonatologia, nefrologia e urologia é necessária, com membros de outras especialidades como cardiologia.
- Indica-se a uretrocistografia miccional (UCM) no período neonatal somente após a antibioticoterapia profilática, especialmente se houver insuficiência renal ou evidências de obstrução infravesical.
- É necessária a radiografia torácica para avaliar se há pneumotórax, pneumomediatino e hipoplasia pulmonar.
- A avaliação dos parâmetros de função renal deve incluir ultrassonografia renal e vesical, além de dosagens séricas de ureia, creatinina e eletrólitos.
- Recomenda-se a circuncisão quando não houver anormalidade estrutural peniana.
- Indica-se a intervenção precoce no caso de evidências de obstrução infravesical, preferivelmente com uma cistostomia percutânea suprapúbica.

Dosagens séricas de ureia, creatinina e eletrólitos são necessárias para avaliar os potenciais desequilíbrios eletrolíticos e a acidose sistêmica observados na insuficiência renal. Tem-se registrado em muitos relatos que um nível basal de creatinina menor que 0,7 mg/dL é preditivo de função renal adequada durante a infância, quando não há lesões repetidas consequentes a pielonefrite (Geary et al., 1986; Reinberg et al., 1991a; Noh et al., 1999).

A ultrassonografia renal e vesical precoce, após a estabilização do neonato, é necessária para avaliar o parênquima renal conforme sua espessura, e sua ecogenicidade, além de presença ou ausência de cistos corticais e grau de dilatação do trato urinário (Fig. 140-1).

Em vista da estase urinária e da função renal basal frequentemente comprometida, é essencial evitar a infecção do trato urinário. A circuncisão é aconselhável quando não houver anormalidade estrutural peniana para reduzir o risco de infecções do trato urinário infantil. De modo similar, recomenda-se a antibioticoterapia profilática, especialmente antes de instrumentação do trato urinário, incluindo a UCM inicial. Embora deva se evitar uma instrumentação sem uma proposta definida, que pode alterar a conduta, a realização da UCM para avaliar o colo da bexiga e a uretra, bem como a capacidade de esvaziamento vesical, está indicada, especialmente quando há insuficiência renal (Woodard e Smith, 198). A UCM é necessária nos neonatos com insuficiência renal para diferenciar, como etiologia, a obstrução infravesical da estase urinária. Em até 70% de crianças com SPB, diagnostica-se o RVU (Berdon et al., 1977; Fallat e tal., 1989). Qualquer instrumentação deve ser realizada com atenção redobrada para que a técnica seja estéril, a fim de reduzir o risco de contaminação em um sistema urinário com estase. Deve-se evitar a UCM precoce quando há função renal normal e evidências de drenagem vesical adequada pela uretra ou por um úraco patente.

Conforme observado, os neonatos podem ser classificados com base em seu espectro da doença (Tabela 140-1). Há pouca discordância sobre a conduta com relação aos pacientes com SPB classificados na categoria I. Não há evidências de que qualquer manejo além do tratamento de suporte seja justificável; em particular, a intervenção no trato urinário não é indicada além da drenagem vesical simples, pois os resultados dessas intervenções não podem ser alterados (Woodard e Smith, 1998).

Por outro lado, os pacientes da categoria III raramente requerem qualquer intervenção urológica precoce para o trato urinário, uma vez que eles estão em hidronefrose equilibrada, com função renal estável, se não normal. As crianças nesta categoria requerem monitoramento regular da dilatação do trato urinário (ultrassonografia) e da função renal (creatinina sérica), bem como da infecção do trato urinário. Entretanto, a criptorquidia requer correção durante o primeiro ano de vida. Alguns desses pacientes apresentam refluxo vesicoureteral persistente, que pode requerer tratamento cirúrgico em médio e longo prazos, se sintomático. Outros serão beneficiados pela abdominoplastia, já que podem ter flacidez significativa que persiste ou piora durante a infância.

Os pacientes da categoria II requerem individualização na avaliação e na conduta, com base no fato de que nesta categoria há vários níveis de gravidade em cada aspecto da SPB. Há, portanto, muita controvérsia com relação ao manejo desta categoria. Nos pacientes com insuficiência renal, é necessária a avaliação da função renal, a drenagem renal, ou ambas. A urografia excretora, embora apresente imagens contundentes do trato urinário (Fig. 140-3), não fornece informações suficientes sobre a função comparativa. A função do parênquima renal é melhor avaliada pela cintilografia renal com tecnécio 99m (^{99m}Tc)-ácido dimercaptossuccínico, realizada com 4 a 6 semanas de idade, para evitar dificuldades na interpretação relacionadas com a transitoriedade da fisiologia renal do neonato. A obstrução do fluxo renoureteral é melhor avaliada pelo renograma com ^{99m}Tc-mercaptoacetiltriglicina, que também oferece o exame da função renal comparativa nos casos com hidronefrose importante e estase resultante. Nos casos em que a função renal está reduzida, a avaliação da obstrução do fluxo renal por técnicas de escaneamento por radioisótopos pode ser limitada. Nesse caso, o uso seletivo do teste de perfusão anterógrada de Whitaker pode ajudar.

Controvérsias no Manejo da Categoria II da Síndrome de *Prune-Belly*

Inicialmente, a intervenção cirúrgica agressiva originou-se de observações precoces sobre o mau prognóstico para as crianças da categoria II como um grupo. A compilação dos casos relatados na literatura entre 1950 e 1970 por Waldbaum e Marshall (1970) mostrou que 86% dos 56 pacientes rastreados haviam morrido, com ou sem intervenção cirúrgica. A implicação óbvia foi que, para melhorar a situação da criança com SPB, era necessária uma abordagem mais agressiva. **Com o reconhecimento de que a infecção e a insuficiência renal progressiva são os fatores que mais frequentemente representam a maior ameaça à qualidade de vida e à sobrevivência, propôs-se a reconstrução cirúrgica para normalizar a anatomia e a função do trato geniturinário. A remodelagem precoce do sistema urinário para reduzir a estase e eliminar o refluxo ou a obstrução contemplou o encurtamento e a modelagem ureteral com reimplante ureterovesical e cistoplastia de redução.** Embora muitos raros, rins displásicos ou hidronefróticos, com função gravemente reduzida, podem requerer remoção se sintomáticos. É melhor a reconstrução ser adiada até a criança ter, no mínimo, 3 meses de idade, a fim de possibilitar a maturidade pulmonar. Tal abordagem tem sido bem-sucedida na obtenção de melhora anatômica e funcional, evidenciada pela estabilidade nos estudos radiográficos e valores de creatinina, além de ocorrência reduzida de infecção (Waldbaum e Marshall, 1970; Jeffs et al., 1977; Woodard e Parrott, 1978b; Randolph et al., 1981b). A reconstrução precoce do trato urinário pode ser realizada em conjunto com orquidopexia, abdominoplastia e circuncisão, sem aumentar a morbidade do procedimento. Em uma das experiências pessoais reconstrutivas de um dos autores (F.T.D.), 34 pacientes submetidos à reconstrução do trato urinário mantiveram níveis normais de creatinina, enquanto quatro demonstraram insuficiência renal moderada a grave, e dois necessitaram de transplante renal, em um acompanhamento que variou de 1 a 27 anos.

Uma abordagem alternativa à intervenção cirúrgica limitada também vem sendo aplicada. Os proponentes preconizam o monitoramento rigoroso com tratamento médico da bacteriúria e intervenção cirúrgica somente nos pacientes com obstrução comprovada ou infecção intratável. As opiniões variam sobre o manejo com relação ao RVU na população com SPB, embora não haja razão para acreditar que o refluxo nessa população seja algo menos importante, e que a correção do refluxo de alto grau seja prudente. Há relatos de sucesso com intervenção cirúrgica minimamente invasiva (Woodhouse et al., 1979; Duckett et al., 1980; Tank e McCoy, 1983; McMullin et al., 1988). Woodhouse et al. (1979) revisaram uma série de pacientes com SPB que foram manejados de modo conservador. Nove dos 11 pacientes, monitorados desde a infância por períodos de até 24 anos, permaneceram bem, exceto por algumas infecções do trato urinário. Foram relatados padrões normais de micção e função renal normal. Portanto, os pacientes na categoria III adequam-se a esse tipo de manejo.

A escassez de dados de longo prazo para os pacientes da categoria II, a provável variação na atribuição da gravidade da doença nos grupos de tratamento e a história natural variável da doença tornam difíceis as comparações desses estudos retrospectivos. Pode haver melhora espontânea na aparência e na função ureterais com o crescimento normal e o alongamento dos ureteres (Duckett et al., 1980). Além disso, alguns pacientes com anormalidades significativas do sistema coletor urinário sobreviveram por décadas sem atenção médica (Asplund e Laska, 1975; Lee, 1977; Texter e Koontz, 1980). No entanto, sabe-se também que pode ocorrer uropatia progressiva, e muitos pacientes com SPB, em última instância, acabam necessitando de transplante renal (Reinberg et al., 1989). A controvérsia persistirá com relação aos pacientes da categoria II até que a aplicação rigorosa de uma abordagem médica ou cirúrgica seja possível com base nas distintas características clínicas. Dénes et al. (2004) enfatizam a individualização dos cuidados em sua experiência de 17 anos com 32 pacientes.

Manejo Cirúrgico do Paciente com Síndrome de *Prune-Belly*

O manejo cirúrgico das crianças com SPB pode ser dividido em três categorias: reconstrução do trato urinário, reconstrução da parede abdominal e orquidopexia. A reconstrução do trato urinário costuma ser reservada a crianças com hidroureteronefrose progressiva ou grave, infecções recorrentes do trato urinário superior, uropatia obstrutiva verdadeira e falência renal progressiva. A derivação urinária temporária tem também atuação importante nas crianças muito jovens ou muito doentes.

Derivação Urinária Supravesical

Em certos casos, a ocorrência de infecções repetidas do trato urinário superior ou a deterioração da função renal impõem a derivação urinária temporária. Embora a vesicostomia cutânea habitualmente drene e descomprima adequadamente o trato superior, em raras circunstâncias indica-se a derivação mais proximal em consequência de obstrução da junção ureteropélvica ou ureterovesical. Nesse caso, preconiza-se a pieloplastia cutânea em vez da ureterostomia proximal, pois ela proporciona melhor drenagem do trato superior e evita sacrificar um ureter proximal normal que pode ser útil mais tarde na reconstrução.

Vesicostomia Cutânea

A derivação urinária pode ser necessária como medida temporária nas crianças com falência renal aguda, sepse urinária ou obstrução infravesical em consequência de atresia uretral, com permeabilidade limitada do úraco (Fig. 140-11). (Teramoto et al., 1981; Joseph, 1999). **Quando se indica uma derivação urinária temporária, a vesicostomia cutânea consiste no procedimento de escolha. A melhor técnica utilizada é a de Blockson**, descrita por Duckett et al. (1974, 1986). Se houver um grande divertículo no úraco, ele pode ser excisado naquele momento. Recomenda-se criar um estoma maior que o normal no paciente com SPB, pois é comum haver estenose, provavelmente devido à pressão intra-abdominal reduzida (Snow e Duckett, 1987).

Uretrotomia Interna

A resistência normal do esfíncter urinário foi implicada na função uretrovesical "desbalanceada", o que contribui para os acentuados resíduos pós-miccionais. Snyder e Cukier propuseram a redução da resistência uretral por meio da uretrotomia interna para melhorar o esvaziamento da bexiga (Snyder et al., 1976; Cukier, 1977). Nos pacientes estudados pela urofluxometria dinâmica, encontraram-se melhores taxas de fluxo miccional com pouca urina residual. Além disso, houve melhora nos aspectos radiográficos dos tratos superiores (Snyder et al., 1976; Woodhouse et al., 1979). Embora não se tenha demonstrado um sucesso sustentado em longo prazo, pode-se considerar a uretrotomia interna nas crianças com SPB e grandes residuais pós-micção, ureteroidronefrose progressiva ou RVU com infecções

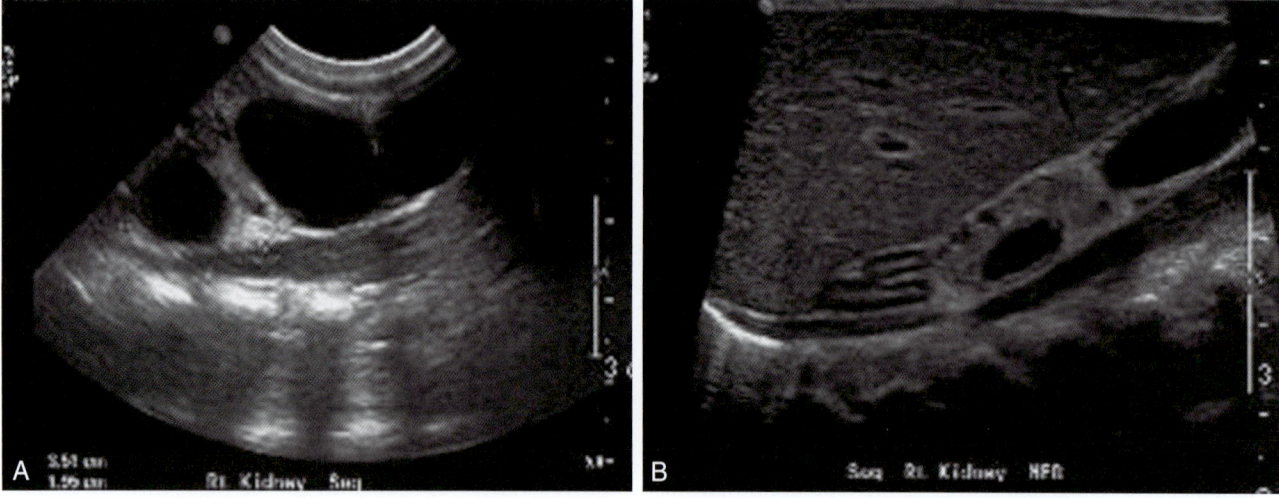

Figura 140-11. A, Ultrassonografia pré-vesicostomia do rim direito revelando hidronefrose acentuada com parênquima ecogênico. B, Ultrassonografia pós-vesicostomia revelando o rim descomprimido com parênquima ecogênico e cistos corticais. (Cortesia de C. Peters.)

recorrentes do trato superior. Williams (1979) preconizou o uso de um uretrótomo Otis® de calibre 24-Fr a 30-Fr, com uma ou duas incisões feitas anteriormente ou anterolateralmente. Entretanto, a uretrotomia sob visão direta parece preferível, devendo ser realizada na extremidade distal da uretra prostática (Smith e Woodard, 2002). É interessante notar que a uretrotomia interna não resulta em incontinência nessa população.

Cistoplastia Redutiva

Em muitos pacientes com SPB, a fraca contratilidade da bexiga leva ao seu esvaziamento incompleto e infrequente, agravando outros fatores complicadores, como a estase do trato urinário superior e o RVU. Tal fato levou ao conceito de redução do tamanho da bexiga, com remodelação para uma forma mais esférica, a fim de direcionar melhor as forças contráteis (Perlmutter, 1976). Foram propostas várias abordagens, desde a excisão simples do divertículo uracal à ressecção da mucosa excedente com a criação de sobreposição entre os retalhos musculares para melhorar a contratilidade (Williams e Parker, 1974; Woodard e Trulock, 1986). Com o tempo, entretanto, a alta capacidade da bexiga e os volumes residuais parecem recidivar (Bukowski e Perlmutter, 1994). Assim, parece que a cistoplastia de redução estaria justificada somente para remover o divertículo uracal maior ou como parte de uma reconstrução interna mais extensa. Em alguns pacientes, a cateterização intermitente através da uretra ou através de um canal de apendicovesicostostomia provavelmente possibilita melhor esvaziamento da bexiga em longo prazo, com redução dos volumes urinários residuais, até que o paciente seja capaz de obter melhores pressões de micção com a idade ou como resultado de abdominoplastia (Joseph, 1999).

Dilatação da Uretra Anterior ou Reconstrução Uretral

O mau desenvolvimento uretral pode ese manifestar com atresia ou hipoplasia uretral (Fig. 140-4). Os pacientes com essa anormalidade podem continuar sem qualquer intervenção, mas eles frequentemente requerem alguma forma de tratamento para melhorar o esvaziamento vesical. Passerini-Glazel et al. (1988) relataram uma boa dilatação uretral suave progressiva. Essa técnica pode ser usada *in situ* ou direcionada por fio-guia nos casos em que tenha sido realizada uma vesicostomia (Fig. 140-12). Entretanto, conforme relato de Reinberg et al. (1993), a dilatação uretral não é bem-sucedida uniformemente. Desse modo, podem ser necessários uretroplastia mais formal com retalhos ou enxertos cutâneos, ou ambos. Kajbafzadeh et al. (2010) relataram melhora significante do calibre uretral após uma a três sessões de hidrodistensão em pacientes com hipoplasia uretral.

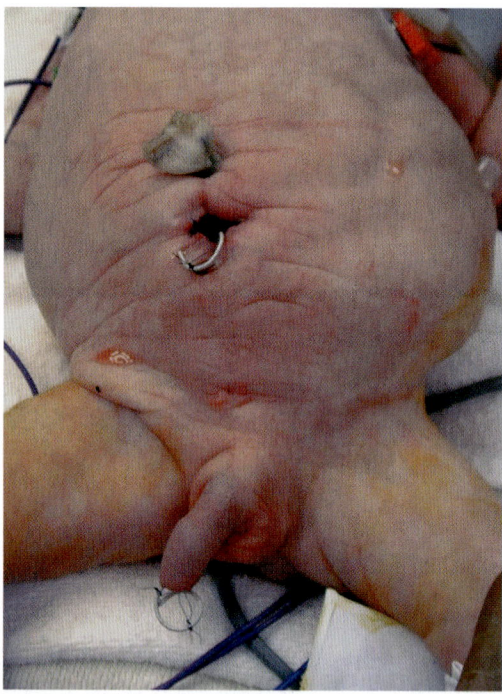

Figura 140-12. Paciente com síndrome de *Prune-Belly* com atresia uretral. Observam-se vesicostomia e cateter duplo J através da uretra para dilatação uretral progressiva.

A megalouretra na SPB pode ser tanto fusiforme quanto escafoide (Appel et al., 1986). A melhor abordagem cirúrgica é por meio de uma incisão subcoronal circunferencial e desenluvamento do pênis (Fig. 140-13A a F). A uretra redundante pode ser excisada ou dobrada sobre si mesma (*infolding*) para haver sustentação, sendo reconstruída sobre um cateter de calibre apropriado. A parte da uretra também pode ser utilizada para reforçar a uretroplastia. Isso porque, em ambas, as formas de megalouretra o corpo esponjoso é deficiente.

Reconstrução Ureteral

A remodelação ureteral permanece controversa. Ela é mais recomendada em crianças que demonstraram infecções do trato urinário superior repetidas e não controláveis, ou naquelas com deterioração progressiva do trato urinário superior. O objetivo

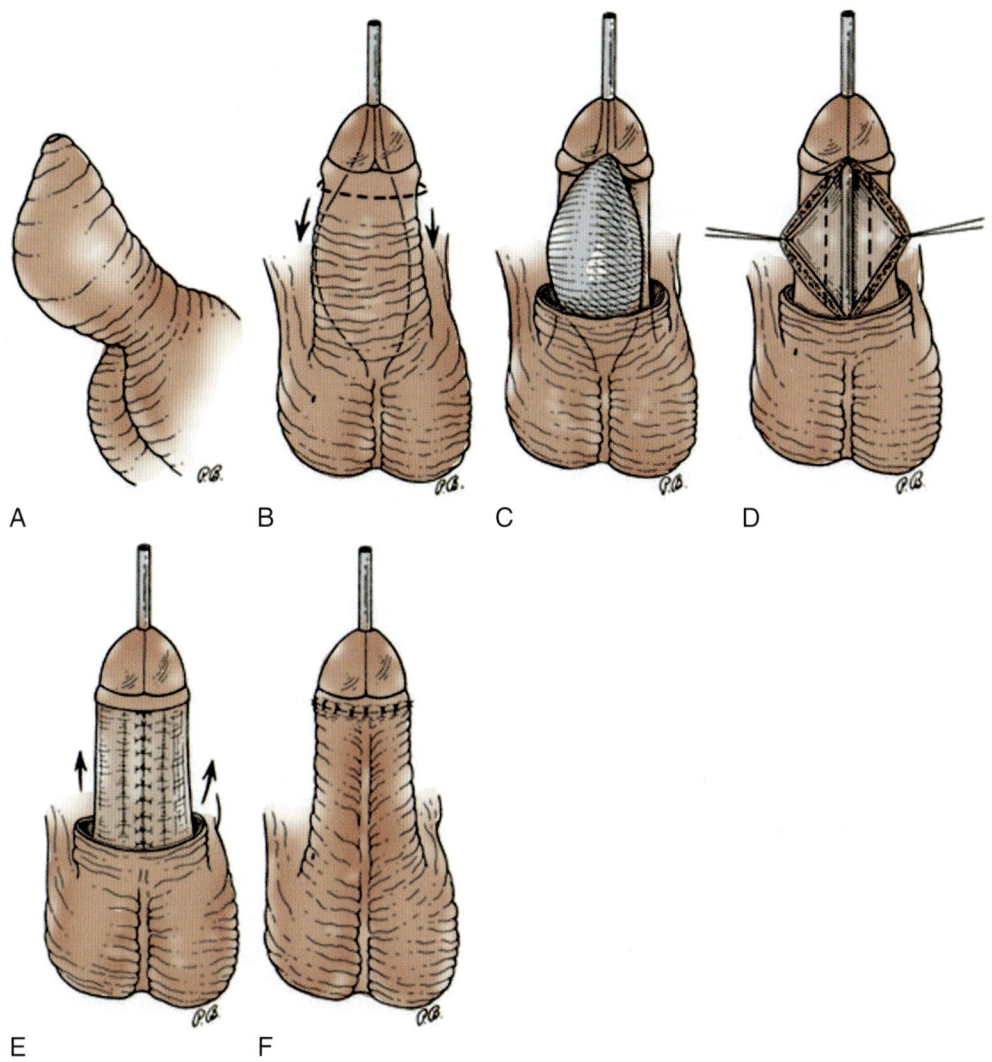

Figura 140-13. Reconstrução da megalouretra. A, O prepúcio é retraído, e realiza-se uma circuncisão, preservando um colar de mucosa. B, Com um cateter inserido para auxiliar na identificação da uretra, o pênis é desenluvado ao longo do plano subdártico. C, O segmento da uretra comprometido é incisado longitudinalmente, e a parede uretral excedente, excisada para possibilitar a modelagem da uretra sobre um cateter de tamanho apropriado. D, A uretra é rafiada com sutura contínua, sendo reforçada com uma segunda camada de suturas feitas de uma forma intercalada se possível. E, A pele do pênis é tracionada para recobri-lo novamente; o prepúcio excedente, removido com uma segunda incisão circunferencial; e a pele da haste do pênis, aproximada da margem mucocutânea da glande (F).

da remodelação é reduzir a estase urinária. O sucesso depende de uma técnica cirúrgica meticulosa e da preservação de poucos centímetros superiores do ureter proximal, que costumam ser menos dilatados, para o reimplante ureterovesical. Mesmo nessa altura, pode ser necessária a modelagem (ou *infolding*) desses segmentos para um reimplante adequado na bexiga anormal. Esse passo pode ser difícil, uma vez que abrir um túnel submucoso na bexiga pode ser difícil (Woodard e Trulock, 1986).

Nos casos com obstrução secundária associada da junção ureteropiélica, a ureterólise proximal sem comprometimento da vascularização ureteral pode descomprimir a pelve renal. Naqueles com obstrução mecânica verdadeira, uma ureteropielostomia não desmembrada entre a pelve dilatada e um segmento ureteral superior normal pode normalizar a drenagem urinária.

Woodard et al. obtiveram excelentes resultados nessa população quando esses procedimentos foram realizados no período neonatal ou em crianças maiores (Woodard e Parrott, 1978b; Woodard e Zucker, 1990). Entretanto, eles não recomendam mais uma cirurgia reconstrutora de tal extensão antes de 3 a 6 meses de idade. Fallat et al. (1989), assim como Dénes et al. (2004), relataram excelentes resultados da cirurgia extensiva, com reconstrução dos tratos urinários superiores e inferiores, abdominoplastia e orquidopexia, em um único procedimento, em grandes grupos de pacientes. Ambos os cirurgiões têm mais de 17 anos de experiência no assunto.

Orquidopexia

O momento de se realizar a orquidopexia é ditado pelo nosso atual entendimento da necessidade de tratamento precoce dos testículos não descidos nos pacientes não portadores de SPB, associado às necessidades individuais daqueles com SPB, tanto para uma cirurgia temporária quanto para a cirurgia reconstrutiva. Embora se saiba que a fertilidade dos pacientes com SPB pode estar comprometida, há células germinativas nos testículos de crianças com SPB. Além disso, o prognóstico para a função hormonal normal na puberdade é excelente. Esses fatores, associados ao risco potencial de carcinoma testicular (Uehling et al., 1984; Massad et al., 1991), justificariam a orquidopexia precoce. Como os testículos estão uniformemente localizados dentro da cavidade abdominal, mais comumente com um pedículo (mesórquio) sobre os vasos ilíacos ou dobras ureterais (Coplen et al., 1996), as abordagens inguinais padrões não costumam ser bem-sucedidas para o testículo alcançar uma posição escrotal satisfatória. Quatro abordagens alternativas podem ser consideradas:

> **PONTOS-CHAVE: RECONSTRUÇÃO CIRÚRGICA**
>
> - A reconstrução do trato urinário superior é controversa, mas claramente indicada frente a evidências de função renal em declínio diante de ureteroidronefrose, infecções recorrentes do trato superior ou progressão da dilatação.
> - A orquidopexia é mais bem realizada precocemente, pois isso possibilita a perspectiva mais provável de que um procedimento de uma só etapa seja bem-sucedido.
> - Demonstrou-se que a reconstrução da parede abdominal melhora o esvaziamento da bexiga, permite maior eficácia da tosse e melhora a defecação, além de proporocionar benefícios psicossociais.
> - A cirurgia abrangente, que inclui todos os pontos mencionados, além da circuncisão, é viável na maioria dos pacientes.

Orquidopexia Transabdominal. Woodard, Parrott e outros pesquisadores observaram que, se a orquidopexia for realizada no período neonatal e até os 6 meses de idade, por meio de uma abordagem transabdominal, costuma ser possível a adequada mobilização de vasos espermáticos, para o posicionamento escrotal satisfatório dos testículos (Woodard e Parrott, 1978a, 1978b; Randolph et al., 1981a; Fallat et al, 1989). **A orquidopexia transabdominal lateral realizada próxima aos 6 meses de idade é atualmente considerada a abordagem de escolha** (Fig. 140-14). Essa abordagem é adotada frequentemente em associação a outras cirurgias abdominais, como vesicostomia, reconstrução do trato urinário ou reconstrução da parede abdominal. Se não houver necessidade de outras cirurgias abdominais, tal procedimento pode ser realizado laparoscopicamente (Philip et al., 2011).

Ligadura dos Vasos Espermáticos. Quando não se pode realizar a orquidopexia transabdominal com sucesso nos primeiros poucos meses de vida, outras opções a serem consideradas são: (1) orquidopexia em tempo único com a técnica de Fowler-Stephens (Fowler e Stephens, 1959; Gibbons et al., 1979; Boddy et al., 1991; Kirsch et al., 1998), **(2) orquidopexia estagiada com a técnica de Fowler-Stephens** (Fig. 140-15) (Ransley at al., 1984; Bloom, 1991; Caldamone e Amaral. 1994; Docimo, 1995; Yu et al., 1995) e **(3) autotransplante microvascular** (MacMahon et al., 1976; Wacksman et al., 1980; Boddy et al., 1991). Uma metanálise feita por Docimo (1995) indicou taxas de sucesso de 67% e 77% para as técnicas de Fowler-Stephens em tempo único e estagiada, respectivamente. Em um relato multi-institucional de orquidopexia laparoscópica, Baker et al. (2001) obtiveram taxa de sucesso de 81% para a abordagem em tempo único de Fowler-Stephens, quando comparada a 90% para a abordagem estagiada. Em um relato de acompanhamento em longo prazo, Patil et al. (2004) relataram um resultado satisfatório para a SPB com a orquidopexia de Fowler-Stephens, de um ou dois estágios. Alguns autores recomendam vários ajustes à técnica durante a orquidopexia laparoscópica em crianças com SPB, sobretudo o posicionamento dos portais, uma vez que há pouca resistência ao posicionamento das cânulas nessas crianças (Saxena e Brinkmann, 2007).

Reconstrução da Parede Abdominal

As crianças com grau leve de deficiência muscular abdominal podem apresentar melhora na flacidez abdominal conforme crescem. Entretanto, a maioria dos outros com graus moderados a graves de flacidez da parede abdominal permanece com um defeito potencialmente nefasto do ponto de vista psicológico (Ehrlich et al., 1986; Parrott e Woodard, 1992). Um espartilho elástico pode melhorar a aparência externa quando o usuário estiver completamente vestido, mas é desconfortável. Há concordância geral sobre o benefício estético da reconstrução da parede abdominal. Entretanto, é controverso se isso melhora ou não as funções vesical, intestinal e pulmonar (Smith et al., 1998; Woodard, 1998). Smith et al. demonstraram a melhora no esvaziamento vesical após a reconstrução da parede abdominal. Entretanto, alguns de seus pacientes, além de receberem tal reconstrução, também foram submetidos à remodelação concomitante do trato urinário. Os possíveis efeitos são tosse mais eficaz e melhora na defecação. O momento de realizar a reconstrução da parede abdominal deve ser ditado pela necessidade de outras intervenções cirúrgicas, particularmente se a remodelação do trato urinário superior for necessária. Se a remodelação do trato superior não for prevista, a reconstrução da parede abdominal pode ser realizada a qualquer tempo e tem sido executada em pacientes de até 6 meses de idade, juntamente com a orquidopexia transabdominal (Smith e Woodard, 2002). Se o procedimento for realizado na infância, entretanto, deve-se estar preparado para colocar a criança em um respirador por um período de tempo no pós-operatório. São descritas as técnicas a seguir.

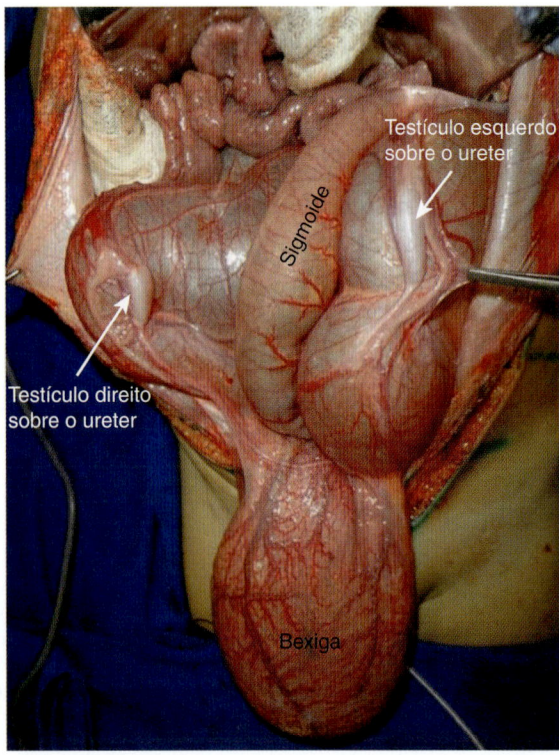

Figura 140-14. Testículos intra-abdominais (*setas*) sobrepostos a ureteres bem dilatados.

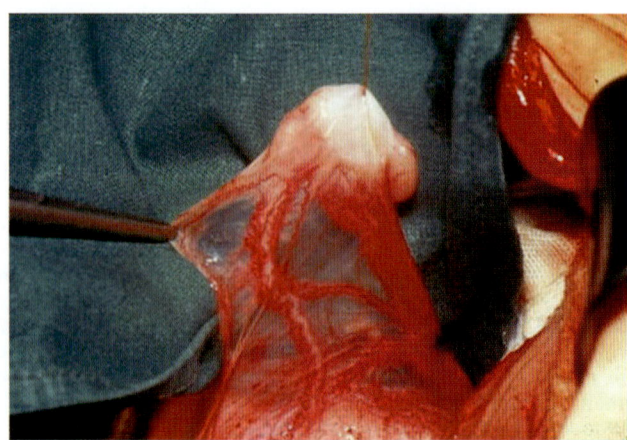

Figura 140-15. Foto de cirurgia mostrando maior vascularidade ao longo dos vasos deferentes 4 meses após o primeiro estágio da orquidopexia de Fowler-Stephens.

Técnica de Randolph

Randolph et al. (1981a) popularizaram pioneiramente uma técnica para reconstrução da parede abdominal com base no mapeamento eletromiográfico. Este indicou que a área do abdome acometida mais gravemente eram as regiões infraumbilicais – já as laterais e supraumbilicais costumam ser menos acometidas. A técnica faz uma incisão transversa da 12ª costela para a sínfise púbica e para a 12ª costela oposta, com remoção de toda a espessura da pele, da musculatura abdominal inferior e do peritônio. A fáscia saudável é então aproximada às espinhas ilíacas anteriores, ao tubérculo púbico e à fáscia inferior. Embora esta técnica seja bem-sucedida em estabelecer uma cintura adequada, o abaulamento abdominal lateral frequentemente persiste. Dos 16 pacientes relatados, nove desfrutaram de excelentes resultados cosméticos, permanecendo certa protuberância residual em sete (Fallat et al., 1989).

Técnica de Ehrlich

A técnica descrita por Ehrlich utiliza uma incisão vertical na linha média, e possibilita a preservação do umbigo sobre um pedículo vascular da artéria epigástrica inferior (Ehrlich et al., 1986; Ehrlich e Lesavoy, 1993). A pele e os tecidos subcutâneos são elevados para fora das camadas muscular e fascial. Assim, realiza-se um avanço sobreposto no estilo "jaquetão" de cada lado para o flanco contralateral, preservando os músculos e fáscias laterais menos comprometidos. Há relatos de excelente resultado em longo prazo com esta técnica (Lesavoy et al., 2012).

Técnica de Monfort

Monfort descreveu uma técnica orientada verticalmente, com abordagem similar à de Ehrlich. Entretanto, uma incisão orientada elipticamente é usada para isolar a pele redundante (Monfort et al., 1991). A incisão estende-se da extremidade da xifoide ao púbis. Uma segunda incisão é feita ao redor do umbigo para preservá-lo no local (Fig. 140-16A a J). A pele e o tecido subcutâneo são ressecados da fáscia atenuada e do músculo, com a dissecção estendendo-se lateralmente para a linha axilar anterior. São feitas duas incisões fasciais verticais lateralmente às artérias epigástricas superiores, deixando-se uma ponte fascial central. Se a cirurgia intra-abdominal for necessária, há excelente acesso ao trato urinário ou aos testículos abdominais com essas incisões fasciais

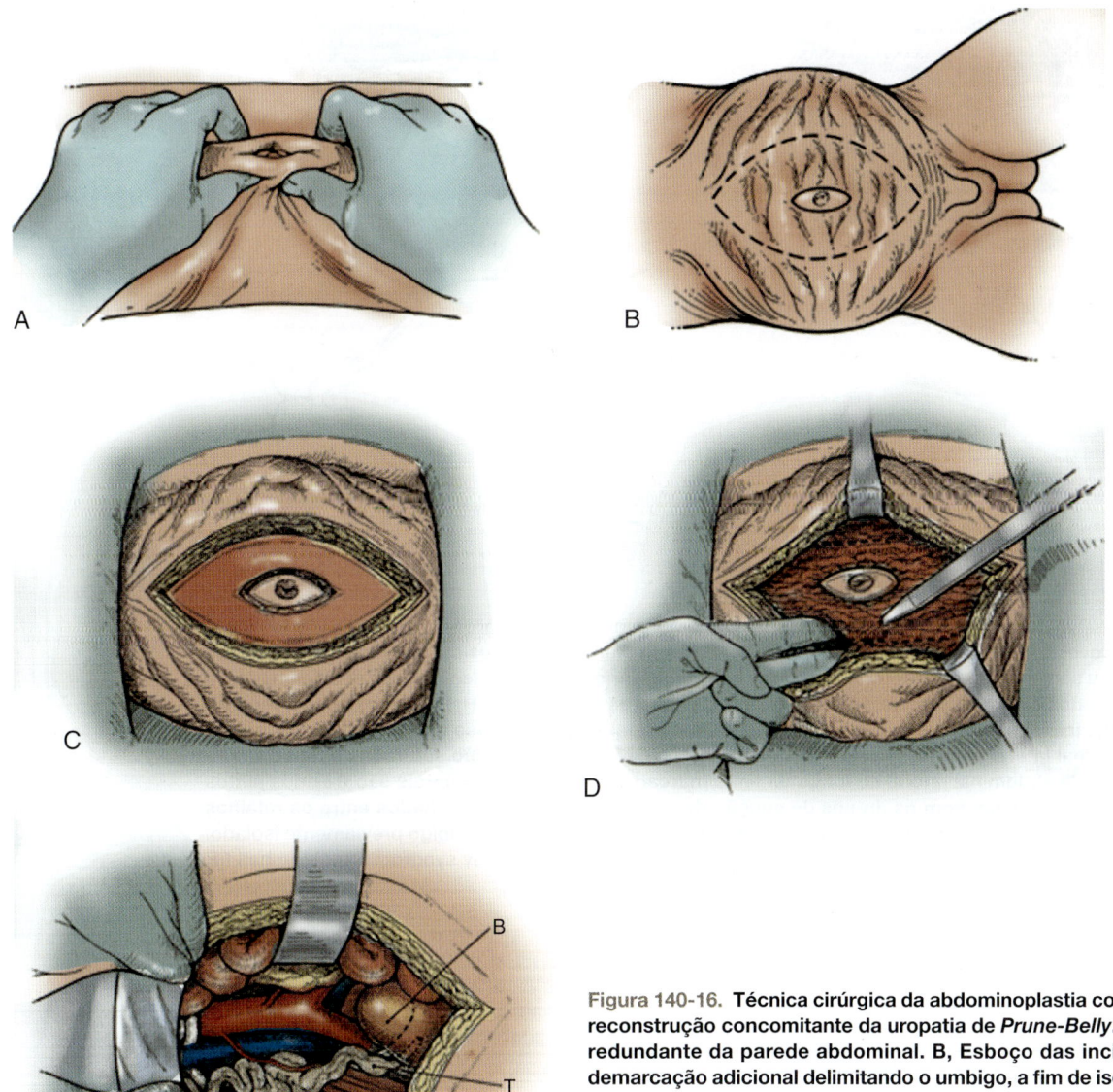

Figura 140-16. Técnica cirúrgica da abdominoplastia com a técnica de Monfort e reconstrução concomitante da uropatia de *Prune-Belly*. **A,** Delineação do tecido redundante da parede abdominal. **B,** Esboço das incisões na pele, com uma demarcação adicional delimitando o umbigo, a fim de isolá-lo. **C,** Excisão da pele (somente epiderme e derme) com eletrocautério. **D,** A placa central de parede abdominal é incisada na margem lateral do músculo reto em ambos os lados, desde os vasos epigástricos superiores aos vasos epigástricos inferiores, criando uma placa musculofascial central. **E,** Exposição adequada para os procedimentos geniturinários transperitoneais concomitantes. *(Continua)*

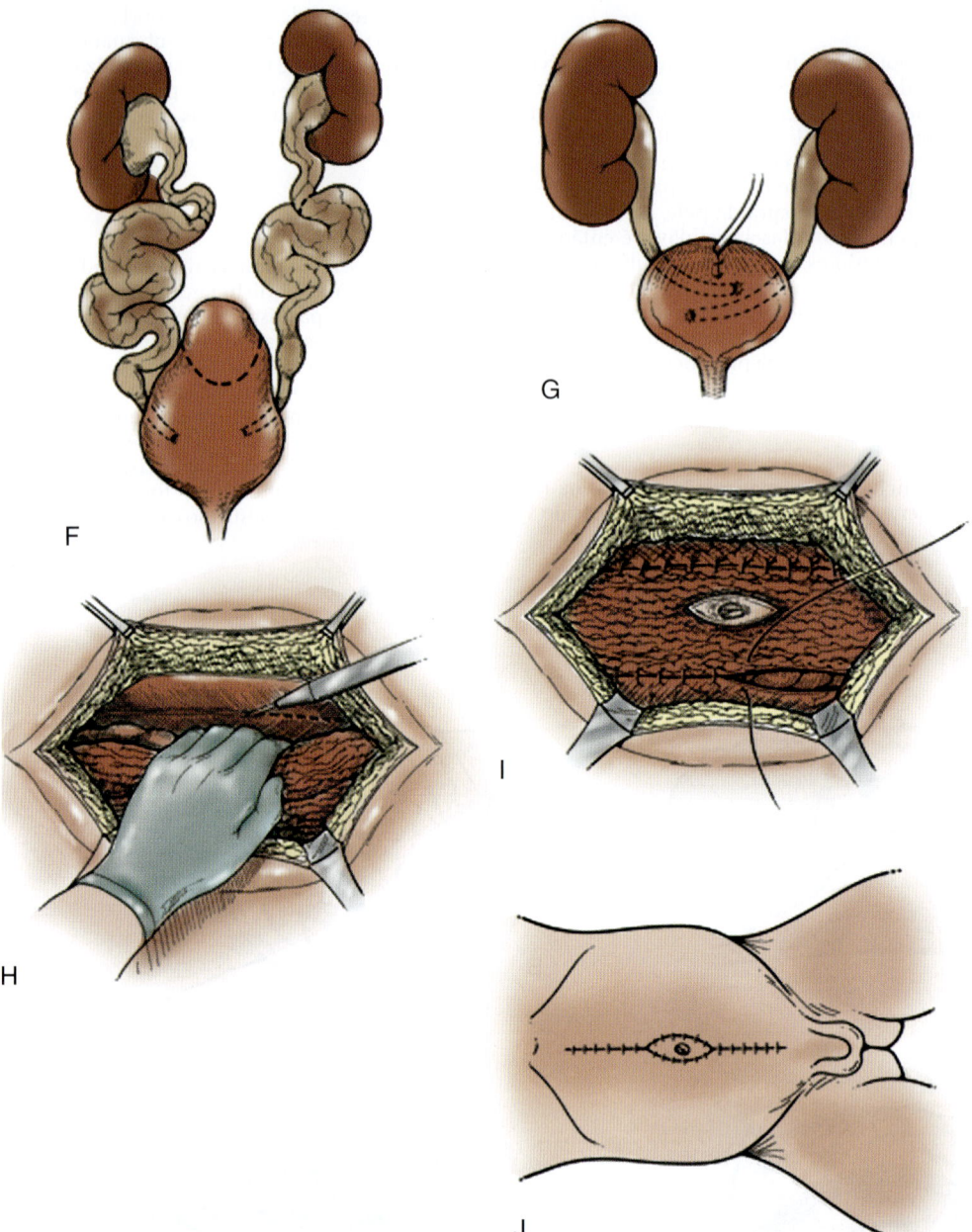

Figura 140-16. *(Cont.)* F, Somente o ureter proximal mais normal é preservado para o reimplante ureterovesical. O divertículo uracal é excisado. G, O reimplante ureterovesical transtrigonal é realizado com ou sem modelagem ureteral, conforme seja necessário. A bexiga é fechada em duas camadas, e são usados cateteres ureterais (não mostrados) e tubo de cistostomia. H, Finalização da abdominoplastia, inicialmente pela marcação do peritônio parietal sobrepondo-se à musculatura da parede abdominal lateral com eletrocautério. I, As margens da placa central são suturadas à musculatura da parede abdominal lateral ao longo da linha marcada. J, Os retalhos laterais são trazidos juntos para a linha média, com os drenos de sucção de sistema fechado posicionados entre os retalhos laterais e a placa central. A pele é juntada na linha média, envolvendo o umbigo previamente isolado. B, bexiga; T, testículo; U, ureter. (De Woodard JR, Perez LM. Prune-Belly syndrome. In: Marshall FF, editor. Operative urology. Philadelphia: Saunders; 1996.)

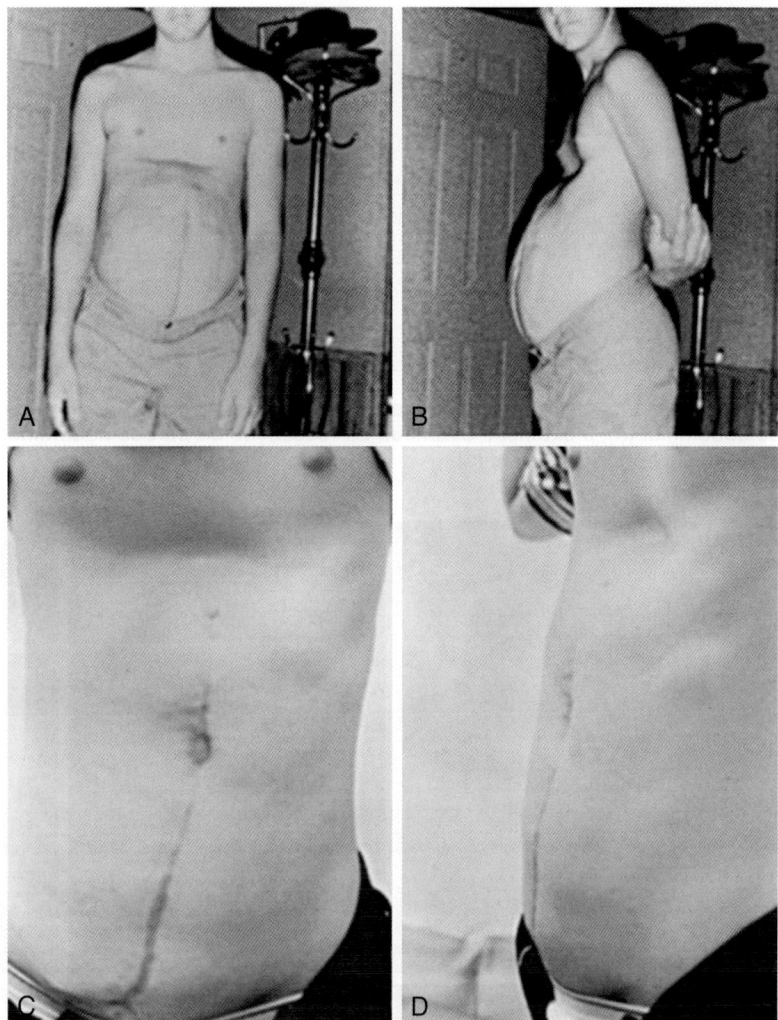

Figura 140-17. A e B, Vistas anterior e lateral do abdome de um adolescente de 14 anos submetido a uma remodelação cirúrgica importante do trato urinário precocemente durante a primeira infância com bons resultados. Observa-se a configuração abdominal típica. C e D, Vistas anterior e lateral do mesmo paciente 1 mês após ser submetido a abdominoplastia com a técnica descrita por Monfort.

laterais. Em seguida, avança-se a fascial lateral sobre a ponte fascial central de ambos os lados, suturando-as na linha média. Com isso, alivia-se o excesso da camada musculoaponeurótica e aumenta-se a espessura da parede abdominal (Fig. 140-17).

Uma modificação nas técnicas de Ehrlich e de Monfort foi relatada, na qual, após a ressecção longitudinal fusiforme da pele abdominal central e do tecido subcutâneo, preservando-se a fáscia musculoaponeurótica e o umbigo, realiza-se apenas uma incisão xifopúbica elíptica no lado mais flácido da fáscia. Isso proporciona uma aba fascial larga e uma aba fascial estreita, mantendo o umbigo intacto na aba larga. O fechamento é feito pela sutura da aba larga lateralmente para o lado interno da aba estreita, seguido por uma sutura em jaquetão desta aba sobre a larga, agora aba "interna", com uma "casa de botão" que expõe o umbigo. Assim, este é fixado no lugar. Após uma discreta dissecção das margens da pele, elas são aproximadas e suturadas na linha média com a incorporação do umbigo (Dénes et al., 2014) (Figs. 140-18 a 140-20).

Furness et al. (1998) descreveram uma abordagem modificada pela linha média, com menos dissecção da parede abdominal, o que evita a entrada no peritônio. Isso também pode ser útil se não estiver planejada uma cirurgia intra-abdominal. Uma modificação da técnica de Monfort utiliza a laparoscopia para proteger o conteúdo abdominal (Franco, 2005).

PROGNÓSTICO EM LONGO PRAZO

O valor nadir de creatinina durante a primeira infância tem sido útil como indicador da função renal em longo prazo. Se o valor nadir for menor que 0,7 mg/dL, a função renal tende a se estabilizar durante a infância, a menos que haja comprometimento renal posterior pela pielonefrite (Geary et al., 1986; Reinberg et al., 1991b; Noh et al., 1999). Nunca é demais enfatizar a importância do monitoramento do trato urinário, por meio de culturas periódicas e pronto tratamento das infecções do trato urinário. Infelizmente, o risco de infecção é constante no quadro de dilatação do trato urinário e estase urinária. Até 30% dos pacientes, geralmente aqueles com função renal prejudicada na avaliação inicial, desenvolvem falência renal crônica durante a infância ou adolescência (Geary et al., 1986). O transplante renal é necessário para esses pacientes, para assegurar o crescimento e o desenvolvimento normais. Além disso, pode-se esperar uma taxa de sucesso com o transplante nos pacientes com SPB equivalente àquela obtida em outros grupos de mesma idade (Reinberg et al., 1989). Fusaro et al. (2004) publicaram um relato de cinco garotos com SPB que foram submetidos ao transplante renal. A taxa de sobrevivência após 5 anos foi 66,7%, com todos os pacientes mantendo seus tratos urinários originais. Pode-se esperar crescimento normal na maioria dos pacientes com função renal normal, embora tenha sido observado, em

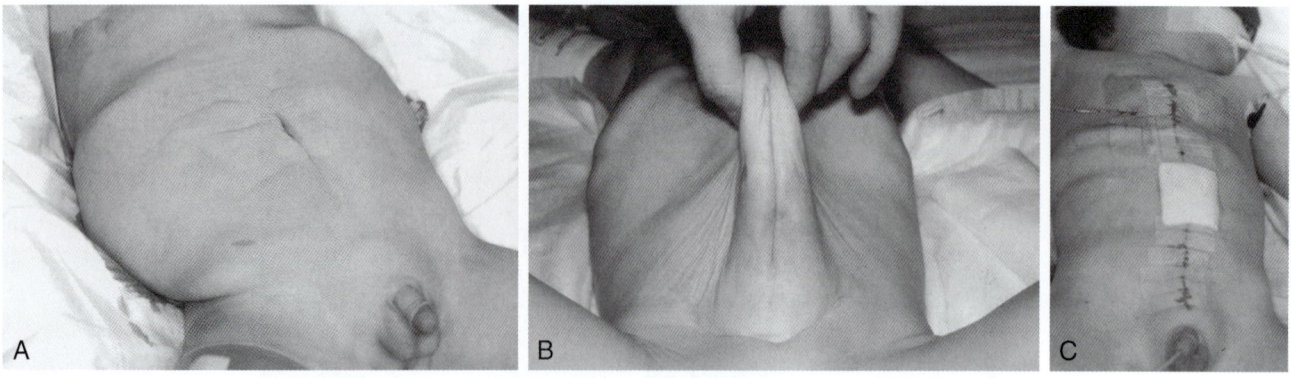

Figura 140-18. Paciente com síndrome de *Prune-Belly* apresentando a aparência pré-operatória da parede abdominal (A), a extensão estimada da ressecção da parede abdominal (B) e a aparência no pós-operatório imediato (C).

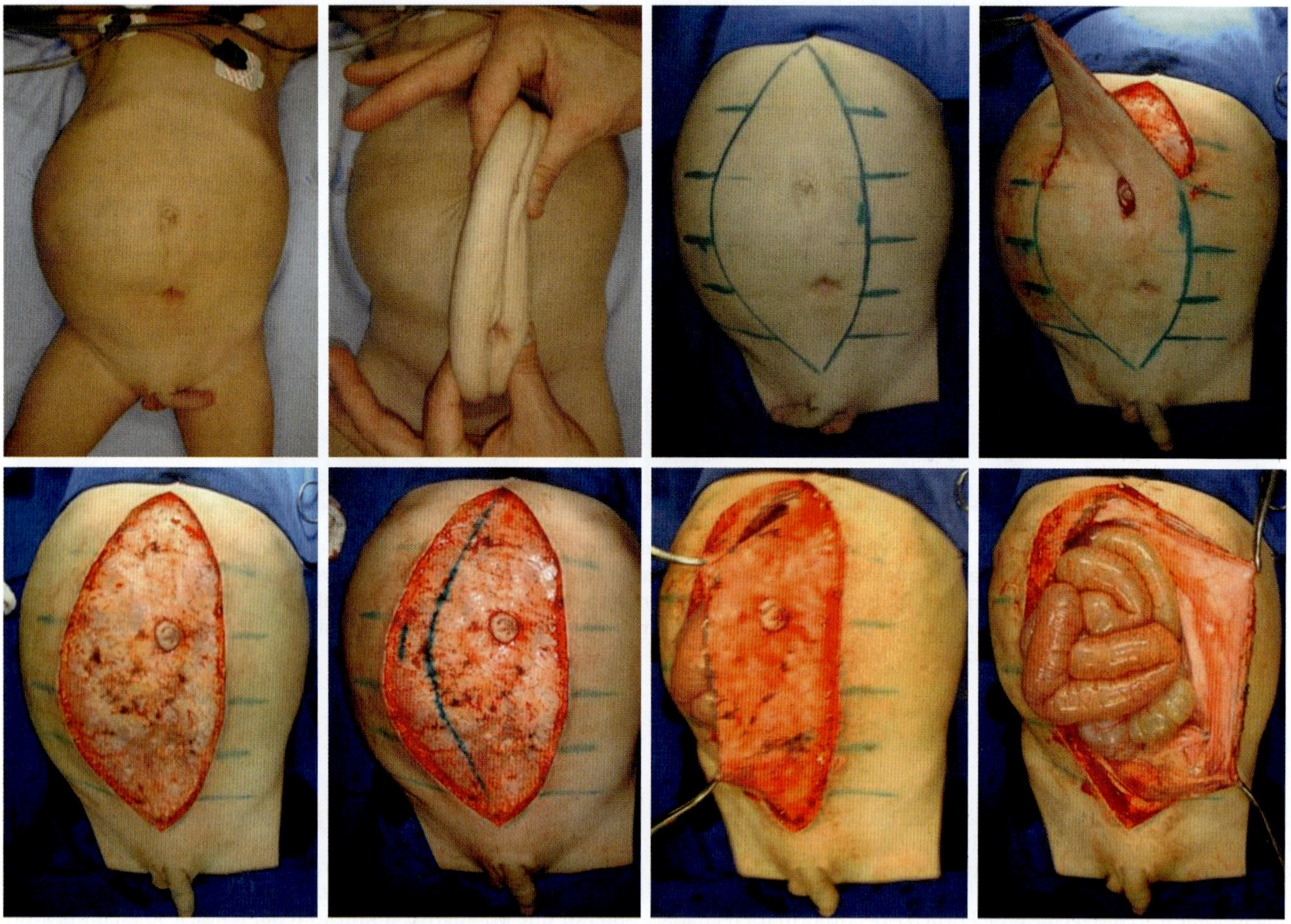

Figura 140-19. Abdominoplastia: excisão elíptica da pele e do tecido subcutâneo com preservação do umbigo. Realiza-se uma incisão elíptica excêntrica da fáscia musculoaponeurótica no lado mais flácido, criando um retalho largo e outro estreito.

uma série de casos, retardo no crescimento em um terço dos indivíduos, sem comprometimento renal (Geary et al., 1986). Pode-se esperar um padrão normal de desenvolvimento sexual secundário (Woodhouse e Snyder, 1985). Embora não se espere fertilidade primária em pessoas com SPB, ela pode ser viável a partir de técnicas reprodutivas assistidas para aqueles que obtêm sucesso na orquidopexia precoce.

A perspectiva global para o paciente com SPB, tanto para a sobrevivência quanto para a qualidade de vida, tem melhorado consideravelmente, em grande parte pelos avanços no manejo médico, cirúrgico e urodinâmica. Entretanto, apesar desses avanços nos cuidados dispensados às crianças com SPB, continua a haver uma alta taxa de mortalidade perinatal, resultante em grande parte das complicações da pré-maturidade e pulmonares associadas (Routh et al., 2010). O segredo para o manejo do paciente com SPB é a individualização dos cuidados, pois alguns requerem grande reconstrução urológica e outros pouca ou nenhuma reconstrução. A monitoração em longo prazo do trato urinário é essencial, uma vez que a dinâmica funcional pode mudar com o tempo.

REFERÊNCIAS

Para consultar a lista completa de referências, acesse www.expertconsult.com.

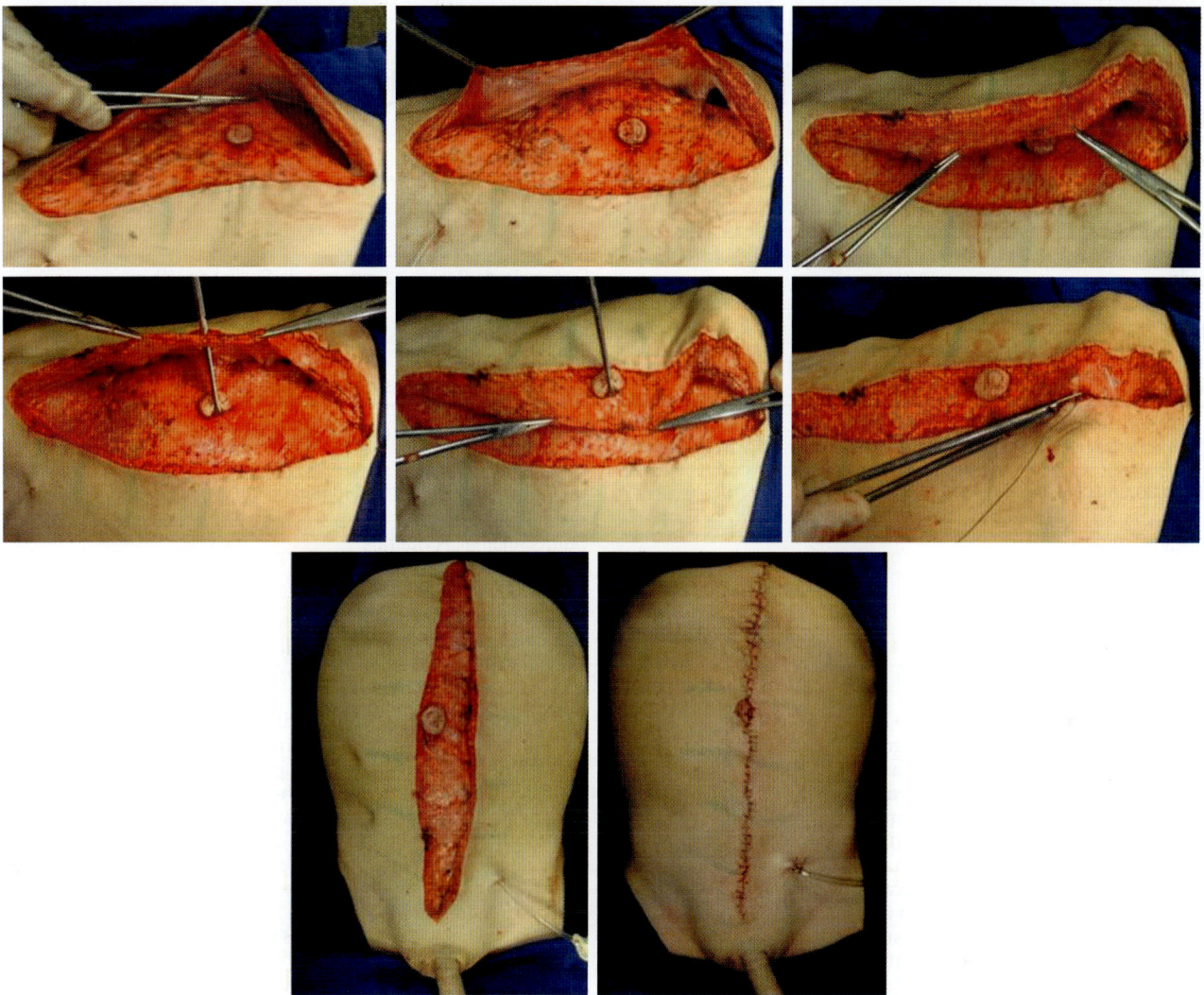

Figura 140-20. Fechamento da abdominoplastia: sutura do retalho largo no lado interno do retalho estreito, seguida por uma fixação "em jaquetão" do retalho estreito sobre o retalho largo (agora retalho interno), com a transposição e a fixação da cicatriz umbilical por uma casa de botão" no retalho estreito. Fechamento da pele e subcutâneo na linha mediana.

LEITURA SUGERIDA

Dénes FT, Arap MA, Giron AM, et al. Comprehensive surgical treatment of prune belly syndrome: 17 years' experience with 32 patients. Urology 2004;64:789-94.

Fusaro F, Zanon GF, Ferreli AM, et al. Renal transplantation in prune belly syndrome. Transpl Int 2004;17(9):549-52.

Monfort G, Guys JM, Bocciardi A, et al. A novel technique for reconstruction of the abdominal wall in the prune belly syndrome. J Urol 1991;146:639.

Noh PH, Cooper CS, Zderic SA, et al. Prognostic factors in patients with prune belly syndrome. J Urol 1999;162:1399-401.

Reinberg Y, Manivel JC, Fryd D, et al. The outcome of renal transplantation in children with the prune belly syndrome. J Urol 1989;142:1541.

Routh JC, Huang L, Retik AB, et al. Contemporary epidemiology and characterization of newborn males with prune belly syndrome. Urology 2010;76:44-8.

Smith CA, Smith EA, Parrott TS, et al. Voiding function in patients with prune belly syndrome after Monfort abdominoplasty. J Urol 1998;159:80-9.

Stephens FD, Gupta D. Pathogenesis of the prune belly syndrome. J Urol 1994;152:2328-31.

Woodard JR, Smith EA. Prune belly syndrome. In: Walsh PC, Retik AB, Vaughan ED Jr, editors. Campbell's urology. Philadelphia: Saunders; 1998. p. 1917-38.

Woodhouse CR, Ransley PG, Innes Williams D. Prune belly syndrome—report of 47 cases. Arch Dis Child 1982;57:856-9.

141 Anomalias Uretrais e das Valvas Uretrais Posteriores

Aseem Ravindra Shukla, MD

Descrição

Epidemiologia

Fisiopatologia das Válvulas de Uretra Posterior

Diagnóstico

Apresentação Clínica e Manejo Inicial

Intervenção Cirúrgica

Manejo do Refluxo Vesicoureteral

Disfunção da Bexiga e Síndrome da Bexiga de Válvula

Manejo Pré-natal

Indicadores de Prognóstico para Função Renal

Transplante em Pacientes de Válvula de Uretra Posterior

Qualidade de Vida nos Portadores de Válvulas de Uretrais Posterior

Outras Anomalias Uretrais

Poucas situações do recém-nascido do sexo masculino compartilham a incongruência de um diagnóstico relativamente simples e intervenção cirúrgica precoce, mas com consequências de longo prazo características das válvulas de uretra posterior. Como causa mais comum de obstrução do trato inferior em crianças, a apresentação das válvulas de uretra posterior é muitas vezes pré-natal, e achados patognomônicos nas imagens pós-natais confirmam o diagnóstico. **A**inda que uma ablação endoscópica ou uma derivação urinária seja a abordagem imediata inicial **para a uropatia, as lesões embriológicas da bexiga e dos rins manifestam-se em graus diversos, o que torna necessário que esses pacientes permaneçam sob cuidado extensivo de urologistas e nefrologistas.**

DESCRIÇÃO

Uma obstrução congênita da uretra posterior relacionada a folhetos em forma de válvula foi identificada já em 1769 por Morgagni, sendo então confirmada por Langenbeck em 1802, ambos baseando-se em dissecções pós-morte. No entanto, foi Hugh Hampton Young quem descreveu o primeiro diagnóstico endoscópico de uma obstrução uretral, que foi chamada de *válvulas de uretra posterior* (Young et al., 1919). Apesar da natureza rudimentar dos primeiros instrumentos endoscópicos, Randall realizou a primeira ressecção de válvulas em 1920, fornecendo uma descrição que, mesmo hoje, resume notavelmente os achados visuais na uretra posterior:

> *A uretra prostática é marcadamente dilatada. O colo vesical é elevado e relaxado. Pregas profundas penetram abaixo de ambas as paredes da uretra prostática, e na extremidade do veromontano é visto um fino frênulo que se estende distalmente para cerca de um centímetro e, na divisória, forma o que é aparentemente uma válvula definitiva em ambos os lados da uretra, elevando-se do assoalho para cada parede lateral. (Randall, 1921)*

Young et al. (1919) foram os primeiros a proporem um sistema de classificação para a lesão, baseado em 12 pacientes iniciais, que permanece como uma nomenclatura contemporânea amplamente utilizada (Fig. 141-1). A lesão tipo 1, presente em 95% dos casos, é teorizada como uma variante hipertrofiada da crista uretral inferior formada pela inserção das extremidades distais dos dutos wolffianos nas paredes ântero-laterais da cloaca (Stephens, 1983). As válvulas uretrais são na verdade folhetos que se erguem do veromontano, tomam um curso anterior e então se fundem na linha mediana imediatamente próxima ao esfíncter estriado uretral externo. Alguns argumentam que a fenda vista na linha média — os "dois processos em forma de garfo", como Young et al. descrevem, ou os folhetos difundindo-se do *verumontanum* —, é na verdade iatrogênica e criada por instrumentação retrógrada no período perinatal (Dewan et al., 1994).

A **válvula tipo 2** de Young et al., descrita como erguendo-se do *verumontanum* e estendendo-se posterior e superiormente para o colo da bexiga, não está a obstruir e não foi descrita em definitivo desde os primeiros relatos. Stephens (1983) relatou não ter visto uma válvula tipo 2 em 210 meninos com válvula de uretra posterior examinados com cistoscopia e sugeriu que a descrição fosse aquela dos efeitos secundários no colo da bexiga de obstrução mais distal.

A **válvula tipo 3** é similarmente controversa em seu diagnóstico, contudo **é mais comumente descrita como um anel anular semelhante ao observado em uma estenose uretral congênita. Young et al. (1919) descreveram uma obstrução completa "ligada a toda circunferência da uretra, com uma pequena abertura no centro".** Acredita-se que a origem embriológica para essa variante que afeta 5% a 10% dos casos de obstrução ao fluxo seja uma persistência da membrana urogenital depois que o septo urorretal divide a membrana cloacal (Stephens et al., 2002).

Ainda se deve chegar a um consenso sobre as origens embriológicas das válvulas de uretra posterior, embora vários mecanismos tenham sido propostos. A teoria mais antiga considerava que a hipertrofia das pregas mucosas uretrais era a causa da obstrução, e sugeriu-se mais tarde que remanescentes cloacais causavam o aparecimento de válvulas após a divisão pela membrana urogenital (Krishnan et al., 2006). Lowsley descreveu a origem das válvulas de uretra posterior em um anormal desenvolvimento dos ductos wolffianos e müllerianos, baseando-se em um exame de autópsia em 1914 (Lowsley, 1914), mas um exame de autópsia mais recente corrobora a presença de uma membrana uretral posterior obstrutiva congênita, compatível com uma membrana urogenital oblíqua persistente que é puncionada no momento da colocação do cateter ou tubo de drenagem pelo médico imediatamente após o parto (Dewan et al., 1994; Krishnan et al., 2006).

EPIDEMIOLOGIA

Anomalias congênitas do trato urinário afetam até uma a cada 500 gestações, e a uropatia obstrutiva constitui a maior parte desses casos (Lissauer et al., 2007; Ruano, 2011). Um grande estudo de registro

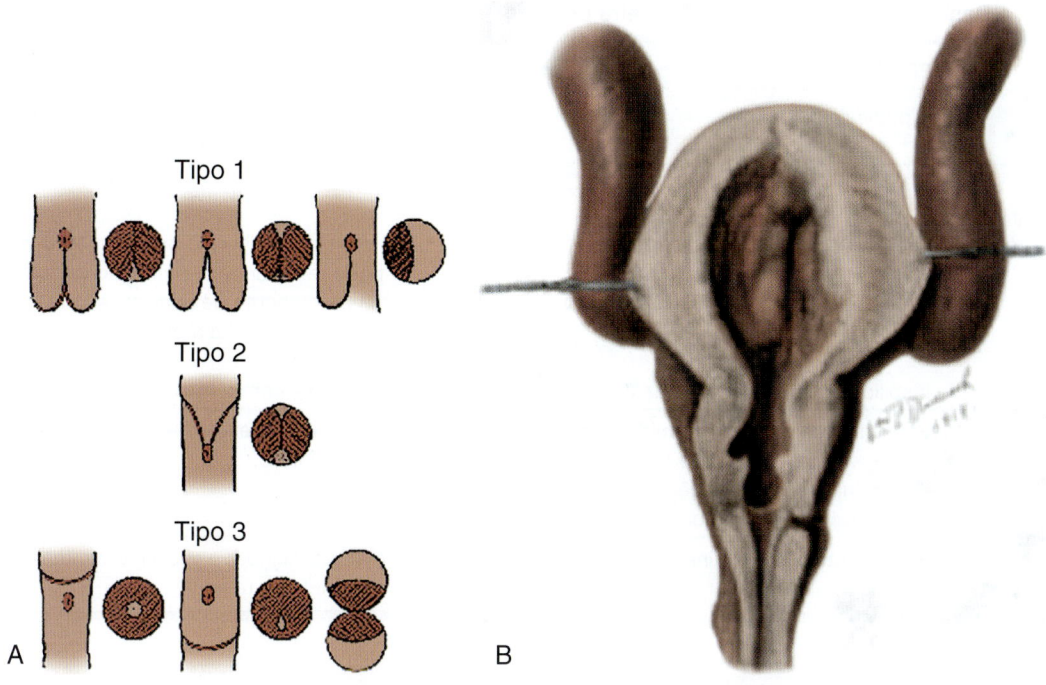

Figura 141-1. A, As figuras originais de Young et al. de seu artigo de 1919 descrevem três tipos de válvulas de uretra posterior. **B,** Ilustração por William P. Didusch Achados patognomônicos da válvulas de uretra posterior: bexiga espessada com colo vesical elevado, a uretra prostática dilatada e os folhetos da válvula comumente atribuídos ao tipo 1 de válvulas. Os ureteres mostram-se dilatados. (De Young HH, Frontz WA, Baldwin JC. Congenital obstruction of the posterior urethra. J Urol 1919;3:289.)

de base populacional do Reino Unido demonstrou que a obstrução do trato urinário inferior) tinha incidência de 2,2 a cada 10.000 nascimentos, dos quais a patologia mais comum eram válvulas de uretra posterior (1,4 a cada 10.000 nascimentos), seguido por atresia uretral e síndrome de prunebelly P (Anumba et al., 2005). Como a incidência de nascimentos requer a contagem muitas vezes imprecisa da perda gestacional espontânea precoce, um estudo posterior adotando uma coorte semelhante com base em West Midlands, entre 1995 e 2007, calculou **uma taxa de prevalência de válvulas de uretra posterior — número de nascimentos afetados dividido pelo número total de vivos e natimortos — de 2,10 a cada 10.000 nascimentos** (Malin et al., 2012). Essa prevalência também era significativamente maior em negros e grupos étnicos minoritários, quando comparada à prevalência em brancos europeus.

Um relatório da Kids Inpatient Database — uma base de dados nacional de hospitalizações pediátricas de internação nos Estados Unidos — encontrou 578 recém-nascidos do sexo masculino diagnosticados com válvula de uretra posterior, entre 1997 e 2009. Quando dividido pelos 10 milhões de nascimentos do sexo masculino vivos em hospitais durante esse intervalo, isso resultou em uma taxa de prevalência de 1,6 a cada 10.000 nascimentos hospitalares vivos do sexo masculino (Lloyd et al., 2013). Considerando que os Estados Unidos por si só pode esperar de 300 a 500 novos casos de crianças com válvula de uretra posterior nascidos anualmente — dos quais um terço chegará ao estágio terminal da insuficiência renal (Heikkilä et al., 2011) —, as repercussões econômicas em termos de diálise e transplante renal decorrente dessa anomalia congênita são enormes.

FISIOPATOLOGIA DAS VÁLVULAS DE URETRA POSTERIOR

Embora o tratamento inicial de válvulas de uretra posterior — cistoscopia e ablação da válvula— seja um procedimento relativamente simples e reprodutível com treinamento adequado, a obstrução ao esvaziamento vesical durante o desenvolvimento fetal precoce cria consequências posteriores que afligem o indivíduo, muitas vezes por toda a sua vida (Tabela 141-1). As sequelas a longo prazo da doença valvular podem ser correlacionadas a disfunção da bexiga, displasia renal,

poliúria e vários outros fatores anatômicos e fisiológicos. Simplificando, a bexiga exposta à obstrução durante seu desenvolvimento, torna-se hipertrofiada e esvazia bem durante a fase compensada. Ao longo do tempo, no entanto, a poliúria causada por displasia renal e lesão glomerular e tubular contínua deixam a bexiga sem períodos adequados de esvaziamento, causando descompensação. Esta fase leva ao aumento do resíduo pós-miccional que esta causalmente ligado à exacerbação da hidronefrose e mais danos renais.

> **PONTOS-CHAVE: DESCRIÇÃO E EPIDEMIOLOGIA**
>
> - Válvulas de tipo 1 são a variante mais comum das válvulas de uretra posterior e aparecem como folhetos que surgem a partir do *verumontanum* e se fundem anteriormente e proximal ao esfíncter uretral externo.
> - Válvulas de tipo 3 apresentam-se como uma membrana obstrutiva congênita que é provavelmente perfurada no momento do cateterismo pós-natal inicial.
> - A incidência de válvulas de uretra posterior varia de 1,6 a 2,1 por 10.000 nascidos.

Trato Urinário Inferior

Nunca é demais afirmar que as comorbidades potenciais decorrentes das válvulas de uretra posterior —dano renal, refluxo de urina, hidronefrose progressiva— são devidas à disfunção da bexiga. Mitchell (1982) cunhou o termo *síndrome da bexiga de válvula* quando descreveu 11 pacientes nos quais se observou que o enchimento e esvaziamento da bexiga estava intrinsecamente relacionado à extensão da dilatação pielocalicial renal e à perda da função renal global. Esse conceito foi posteriormente ilustrado como um "ciclo vicioso" que conduz à síndrome da bexiga de válvula. **Hipertrofia da musculatura bexiga secundária à obstrução no período gestacional resulta em pressões urinárias mais elevadas que mantêm o esvaziamento completo da bexiga na fase compensada. A maior pressão de micção leva à remodelação gradual da parede da bexiga, aumentando ainda mais**

TABELA 141-1 Dano causado por válvulas de uretra posterior

ORGÃO	EFEITO	HISTÓRIA NATURAL
Pulmão	Hipoplasia pulmonar	Pode ser fatal em recém-nascidos; caso a criança sobreviva, há alguns problemas de longo prazo
Rim		
Injúria glomerular		
Uropatia obstrutiva	Insuficiência renal reversível	Geralmente melhora com tratamento inicial, porém pode retornar com disfunção vesical
Displasia	Insuficiência renal irreversível	Nível permanente de dano renal que limita o crescimento; leva a progressiva falência renal e hipertensão
Injúria tubular	Inabilidade em limitar a perda de sódio e de água	Progressiva com a idade; *diabetes insipidus* nefrogênico
Bexiga	Sensibilidade vesical diminuída, hipercontratilidade, baixa complacência e eventual falência miogênica. Podem contribuir para incontinência e baixo esvaziamento	Problemas na bexiga duram por toda a vida e mudam com a idade
Ureteres	Baixa contratilidade e inabilidade para transportar urina	A maioria melhorará inicialmente, mas manterá hidronefrose residual

a pressão de micção e, em última instância, a mais resíduos pós-miccional, conforme o esvaziamento começa a piorar. O aumento do volume urinário como crescimento e desenvolvimento normais, combinado com poliúria latente da displasia renal existente e pressão glomerular elevada causada pelo pobre esvaziamento da bexiga, conspiram para aumentar os volumes de urina armazenados no trato urinário superior. À medida que esse volume de urina enche a bexiga, mesmo quando a mesma esteja parcialmente esvaziada, associada a falta de longos períodos de esvaziamento e relaxamento da bexiga impelem uma bexiga compensada à descompensação. Naturalmente, isso causa resíduos pós-esvaziamento ainda maiores, incontinência de transbordamento e novos danos renais (Close et al., 1997).

O armazenamento e o esvaziamento da urina em altas pressões têm sido simulados em fetos de ovelhas e modelos *in vitro* de coelhos para simular e então investigar a cascata de eventos que causam alterações do músculo liso da bexiga. **As obstruções parciais ao esvaziamento vesical resultam em distensão progressiva do detrusor (Kirsch et al., 2003), e estas bexigas distendidas e hipocontráteis (simulando uma bexiga descompensada) aumentam ainda mais a dilatação do trato superior. Assim, a distensão progressiva do músculo detrusor coloca o trato urinário superior em risco.** Esse modelo e o trabalho de outros pesquisadores confirmaram que os elementos da matriz extracelular substituem as células de músculo liso detrusor da bexiga após regimes de obstrução — conforme observado em bexigas de válvula (Workman e Kogan, 1990). É importante ressaltar que estes aumentos patológicos da pressão intravesical na fase de armazenamento patologicamente significantes devem ser distinguidas das elevadas pressões de esvaziamento observadas em neonatos e crianças, que são uma característica normal do desenvolvimento da bexiga (Sillén et al., 1992).

Ainda há controvérsias se as alterações na morfologia da bexiga afetada por válvulas são reversíveis, ao contrário das alterações estruturais em bexigas neurogênicas, que geralmente são permanentes (Keating, 1994; Hutcheson et al., 2004).

A deposição de matriz extracelular causa contração e relaxamento alterados da bexiga, o que pode causar várias mudanças intracelulares que variam de redução do fluxo sanguíneo, causando isquemia do detrusor, a toxicidade dos radicais livres. Essas modificações alteram a estrutura dos feixes do músculo detrusor e consequentemente dos filamentos de Actina e Miosina (Ghafar et al., 2002; Shukla et al., 2004; Levin et al., 2005).

A obstrução valvular também causa acentuada dilatação da uretra posterior, hipertrofia do colo vesical e achatamento do *verumontanum*, com dilatação dos ductos ejaculatórios — esses achados são patognomônicos desse diagnóstico na uretrocistografia miccional (Figs. 141-2 e 141-3). Essas alterações parecem se normalizar próxima de quando se realiza a remoção da obstrução através da ablação da válvula.

Trato Urinário Superior

A bexiga exposta à válvula de uretra posterior passa por uma cascata de mudanças que alteram a função normal do órgão no armazenamento e esvaziamento da urina. Essa disfunção da bexiga se manifesta de várias maneiras durante a infância e com o passar do tempo, e é discutida em uma seção posterior. **O que é evidente é que um aumento sustentado das pressões de armazenamento intravesical em intervalos de tempo prolongados transmite essa pressão para o ureter, para a pelve renal e, por fim, para as unidades glomerulares — causando mudanças arquitetônicas e funcionais em cada estrutura ascendente** (Koff et al., 2002). Essas mudanças arquitetônicas podem ser inferidas clinicamente pela uretero-hidronefrose grave, que é muitas vezes vista no quadro de válvula de uretra posterior. Ecogenicidade elevada, afilamento do parênquima com cistos corticais e perda de diferenciação corticomedular implicam similarmente displasia renal significativa (Fig. 141-4A).

A dilatação ureteral ocorre como uma transmissão direta da pressão da bexiga disfuncional, bem como o refluxo vesicoureteral que é verificado em até 70% dos pacientes com válvulas de uretra posterior (Puri e Kumar, 1996; Sarhan et al., 2011). Poliúria causada por dano renal progressivo e displasia renal congênita também favorecem a dilatação ureteral (Smyth et al, 1991). **Acredita-se classicamente que a cronicidade da dilatação do ureter provoca o espessamento da parede do mesmo, perda de peristaltismo e perda de coaptação da mucosa, aumentando o risco de estase urinária, infecção e pressões elevadas nas unidades renais** (Fig. 141-4B) (Parkhouse et al., 1988; Glassberg, 2001).

As pressões elevadas da pelve renal secundárias aos aumentos de pressão ureteral e da bexiga levam a alterações significativas na morfologia e função renal. **A disfunção renal observada em válvulas de uretra posterior tem duas etiologias específicas: (1) uropatias e (2) displasia renal.**

A uropatia obstrutiva causando dano renal é um fenômeno bem conhecido em vários modelos. Modelos de obstrução ureteral em fetos de ovelhas demonstram claramente que, embora ocorra hidronefrose rapidamente após a obstrução, alterações displásicas irreversíveis na arquitetura renal são observadas mais tardiamente, e essas mudanças foram confirmadas após a obstrução na drenagem da urina no mesmo modelo (Peters et al., 1992; Chevalier de 2004). Apoptose e aumento do estresse oxidativo em rins com obstrução ureteral também são observados em face da obstrução ao esvaziamento da bexiga (Kawada et al., 1999; Chevalier, 2004).

A pressão elevada pela obstrução danifica as células luminais dos túbulos renais e resultam na incapacidade de concentrar a urina (Li et al., 2004; Nguyen et al., 2005a). A obstrução também pode afetar a concentração urinária ao reduzir o fluxo sanguíneo para a medula, causando perda no gradiente de concentração medular que resulta em

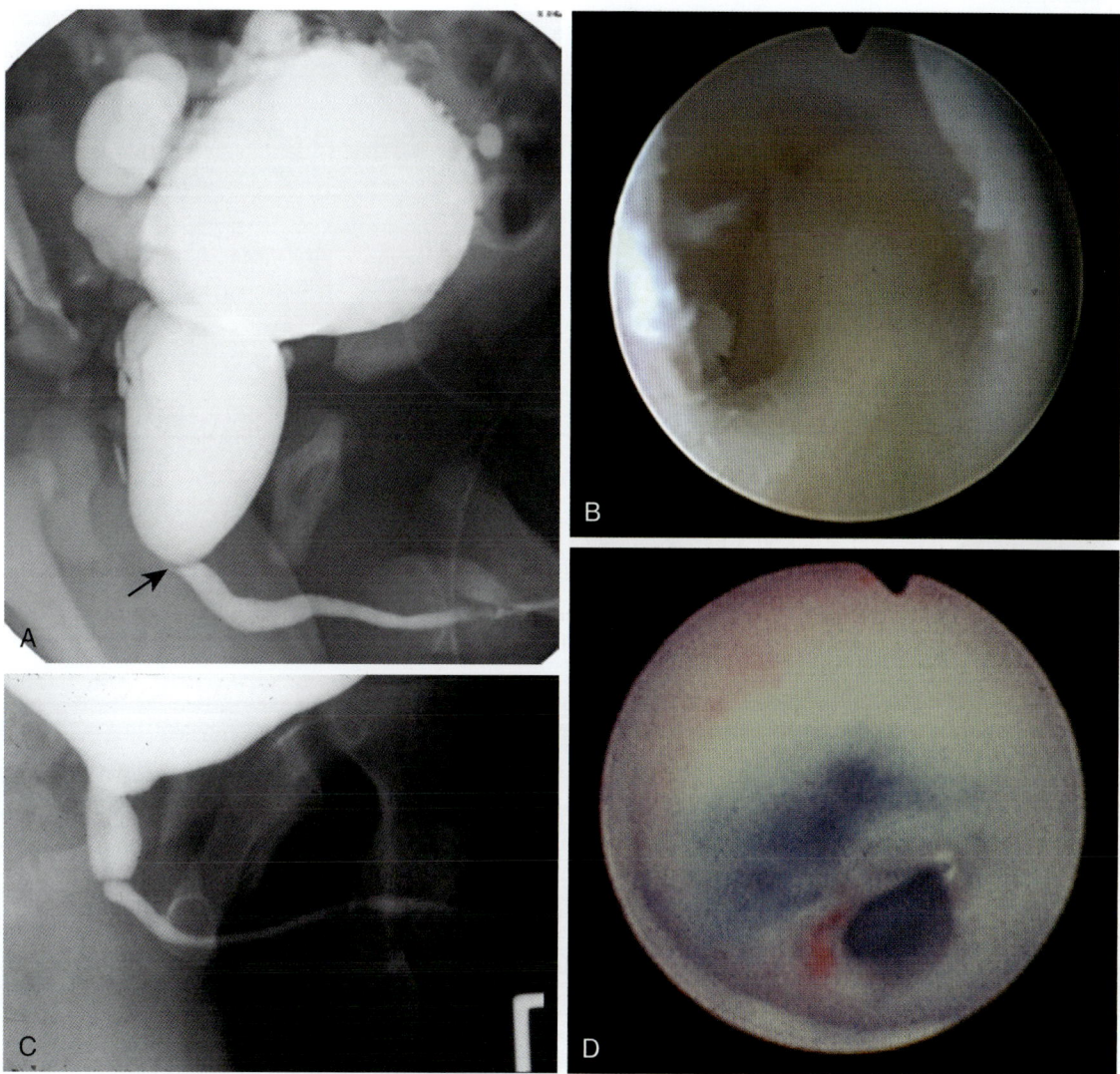

Figura 141-2. A, A imagem da uretrocistografia miccional mostra uma bexiga afetada por vários divertículos e uma uretra posterior dilatada, estreitando-se no local da obstrução valvar. B, A imagem cistoscópica correspondente ao ponto de obstrução em A. As setas indicam o folheto da válvula que seria fulgurado no momento da ablação de válvula. As válvulas de uretra são vistas como folhetos saindo do *verumontanum* e fundindo-se na linha média, imediatamente proximal ao esfíncter estriado. O *verumontanum* é notado imediatamente proximal aos folhetos da válvula. C, A imagem da uretrocistografia miccional mostra um colo vesical elevado, uretra prostática dilatada e o afunilamento no ponto de obstrução. Esses são achados radiológicos típicos de válvulas de uretra posterior. D, A imagem cistoscópica correspondente ao ponto de obstrução em C. O estreitamento concêntrico é classicamente associado a uma válvula do tipo 3, mas também é considerado compatível com a membrana de uretra posterior congenitamente obstruída que pode ter sido perfurada no momento da colocação do cateter no momento da primeira sondagem vesical.

poliúria significativa e até mesmo na diurese pós-obstrutiva observada após a colocação do cateter em uma criança com válvula de uretra posterior (Dinneen et al., 1995).

Apesar de haver algum debate sobre se todo o dano renal verificado na válvula de uretra posterior ser realmente um fenômeno secundário resultante da obstrução, a observação de que mesmo a intervenção pré-natal precoce não necessariamente previne doença renal a longo prazo, pressupõe que a displasia renal pode ser concomitante e não uma consequência da válvulas de uretra posterior (Haecker et al., 2002). Outros pesquisadores demonstraram malformações displásicas primárias conhecidasdo tecido cartilaginoso fetal ou glomérulos e túbulos displásicos em válvulas de uretra posterior que afetaram o tecido renal no momento da nefrectomia (Haecker et al., 2002).

Uma correlação entre hipodisplasia renal grave e diminuição da atividade do sistema renina-angiotensina que modula o desenvolvimento renal foi observada em válvulas de uretra posterior, bem como uma diminuição dos polimorfismos genéticos no receptor de angiotensina de tipo 1 (Peruzzi et ai, 2005). Bajpai et al. (2005) descobriram que o aumento na atividade plasmática de nenina precede achados clínicos comuns de lesão renal, tais como o aumento da creatinina sérica, cicatrizes renais e baixa na taxa de filtração glomerular. Embora a angiotensina II contribua para danos renais por alterações hemodinâmicas no fluxo glomerular, ela também induz ações profibrogênicas e inflamação por meio da indução do fator-β_1 de crescimento e do fator-α de necrose tumoral (Kagami et al., 1994; Furness et al., 1999; MacRae Dell et al., 2000). Essas citocinas são consideradas biomarcadores potenciais que parecem diminuir com a melhora na função renal após a ablação da válvula, enquanto elevações implicam resultados agravados.

A instituição de um inibidor da enzima de conversão da angiotensina (IECA) mostrou potencial terapêutico em estudos experimentais, reduzindo fibroses (Yu et al., 2004; Gagliardini e Benigni, 2006), e parecia reduzir a expressão de biomarcadores tais como o fator-β_1 de crescimento e fator-α de necrose tumoral em um outro estudo

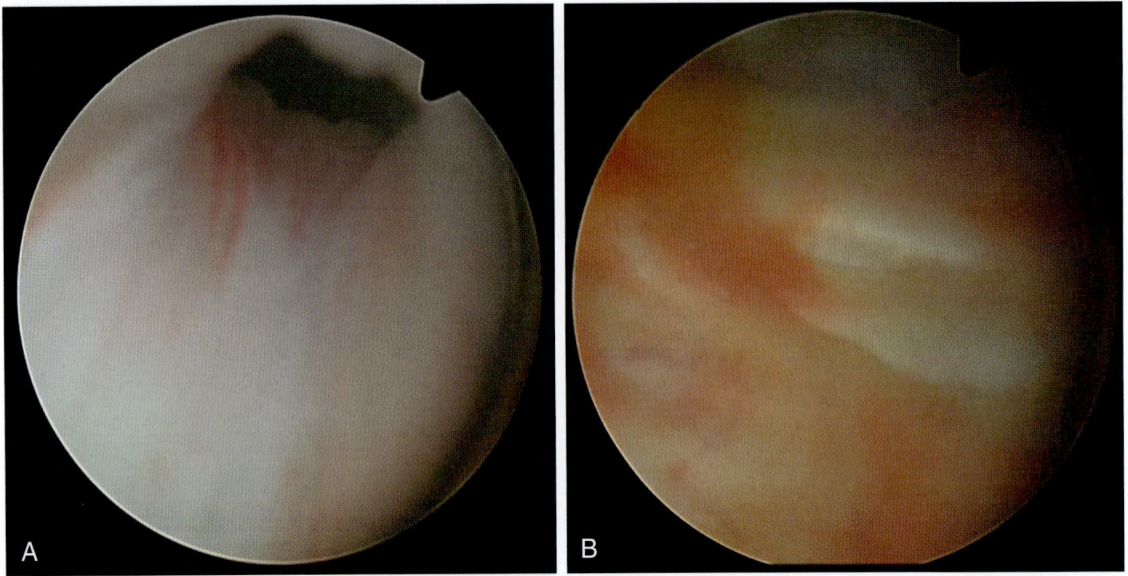

Figura 141-3. Visões cistoscópicas em uma criança com válvulas de uretra posterior do (A) colo vesical elevado e (B) trabeculações na bexiga afetada compatível com uropatia obstrutiva.

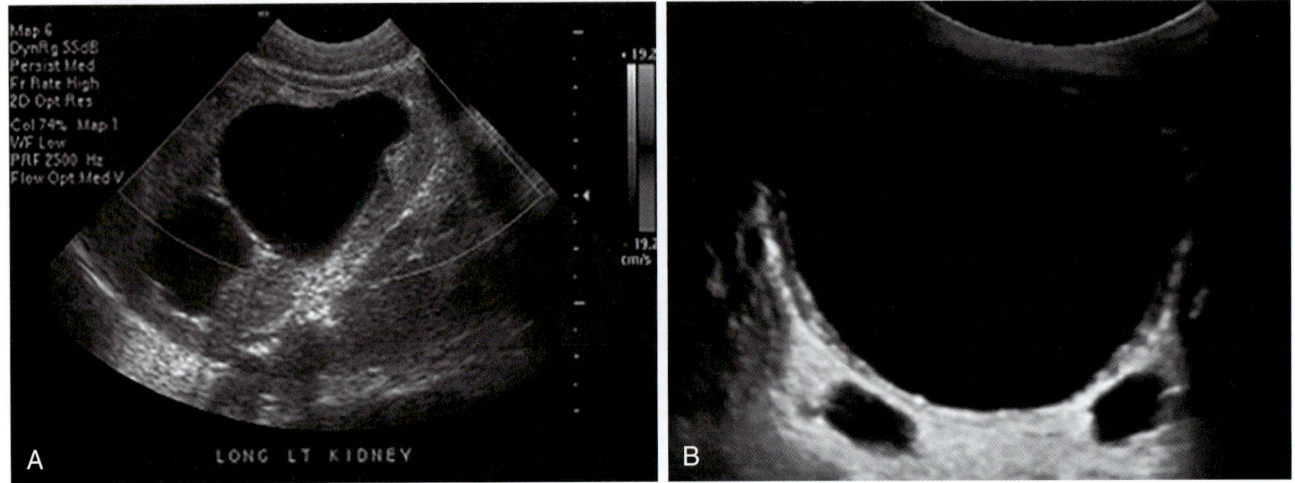

Figura 141-4. A, Ultrassonografia renal esquerda em um recém-nascido com válvulas de uretra posterior mostra pelvicaliectasia grave com afinamento do parênquima com ecogenicidade aumentada e perda da diferenciação cortical. B, Visão pélvica do mesmo paciente, ainda não cateterizado, mostra a bexiga distendida com dilatação dos ureteres distais bilaterais.

clínico, sugerindo um papel potencial em crianças selecionadas com válvulas de uretra posterior (Mandelia et al., 2013). Corroborando ainda mais a hipótese de que a lesão renal em válvulas é devida, em parte, à displasia e não apenas à obstrução está a constatação de que o gene *ACE1* é expressado significativamente mais, e o gene do receptor de angiotensina (*ATR*) menos, em pacientes com válvulas de uretra posterior em comparação com aqueles com outras displasias e controles (Peruzzi et al., 2005; Lakshmi et al., 2010).

Refluxo Vesicoureteral e Displasia

Hoover e Duckett (1982) observaram que o refluxo vesicoureteral de alto grau verificado em crianças com válvula de uretra posterior era geralmente em uma unidade renal ipsilateral com mal funcionamento, enquanto a unidade renal contralateral parecia ter preservado a função renal (Fig. 141-5). **Eles formularam a hipótese de que o refluxo servia como um mecanismo de *pop-off* em que o rim displásico com refluxo servia como um reservatório de pressão atenuando o dano para o rim contralateral, e cunharam o termo refluxo vesicoureteral e displasia (VURD)**. Essa relação, nessa série original, foi encontrada em 13% dos pacientes com válvula de uretra posterior, e a teoria de que essas crianças teriam uma melhor função renal a longo prazo como resultado do fenômeno *pop-off* foi amplamente aceita.

Estudos de longo prazo confirmaram, no entanto, que a síndrome VURD não melhora o prognóstico renal. Quinze anos após a síndrome VURD ser descrita pela primeira vez, Cuckow et al. (1997) descobriram que, enquanto 67% dos pacientes afetados por VURD durante o segundo ano de vida tinham creatinina sérica normal, apenas 30% dessas crianças tinham valores normais entre as idades de 8 e 10 anos. De forma significativa, a taxa de filtração glomerular era anormal em 75% desses mesmos pacientes nos primeiros 2 anos de vida. Outra observação de que mesmo a unidade renal contralateral sem refluxo em pacientes com VURD carrega um alto risco de dano renal cortical congênito — implicando um prognóstico pior a longo prazo — significa que nunca deve ser permitido ao paciente de VURD criar uma falsa sensação de segurança, e que é mandatório um acompanhamento rigoroso tal como acontece com qualquer outro grupo com válvulas de uretra posterior (Narasimhan et al., 2005).

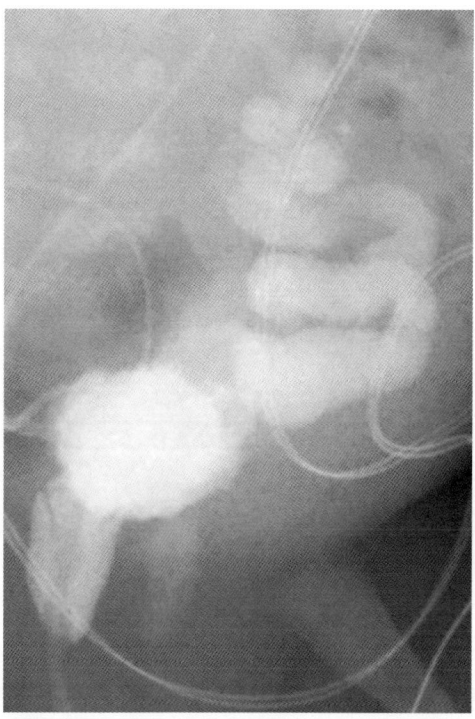

Figura 141-5. O refluxo vesicoureteral maciço e associado a dilatação ureteral é visto no lado esquerdo nessa uretrocistografia miccional e, nesse caso, é tipicamente associado a um mal funcionamento renal no lado ipsilateral, referido como o refluxo vesicoureteral com síndrome de displasia renal.

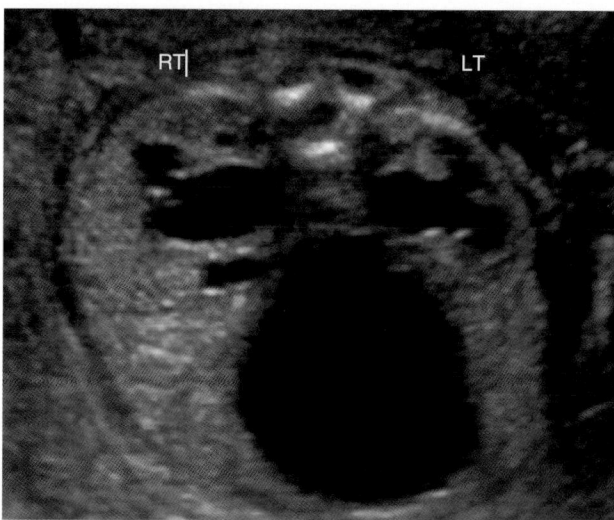

Figura 141-6. Exame ultrassonográfico pré-natal demonstra pelvicaliectasia bilateral severa com bexiga dilatada no feto. LT, Rim esquerdo; RT, Rim direito. (Cortesia de Dr. Mark P. Johnson, Children's Hospital of Philadelphia.)

> **PONTOS-CHAVE: FISIOPATOLOGIA DAS VÁLVULAS DE URETRA POSTERIOR**
>
> - A disfunção renal, o refluxo vesicoureteral e a disfunção miccional observados em crianças com válvulas de uretra posterior são mediados por uma bexiga disfuncional.
> - Deficiência renal em pacientes de válvula de uretra posterior é devida a displasia renal e uropatia obstrutiva.
> - A síndrome de VURD não confere benefício de proteção no prognóstico renal de longo prazo.

DIAGNÓSTICO

Ultrassonografia

Com o acesso difundido à ultrassonografia pré-natal, válvulas de uretra posterior e outros LUTO, como atresia ou estenose uretral, são cada vez mais detectados durante o período fetal. Válvulas de uretra posterior são detectadas em aproximadamente uma a cada 1.250 sessões de ultrassonografia, representando 10% dos casos de doenças geniturinárias significativas detectadas no pré-natal e acometendo um terço das crianças sobreviventes com doença renal bilateral (Thomas e Gordon, 1989; Gunn et al., 1995). Os achados ultrassonográficos patognomônicos de bexiga espessada e dilatada, com ureter dilatado bilateralmente e pielocaliectasia, são patognomônicos e trazem alta sensibilidade (95%) e especificidade (80%), e se estiverem presentes também oligoidrâmnio e uretra posterior dilatada exibindo o sinal de "buraco de fechadura", corroboram ainda mais com a suspeita de LUTO (Figs. 141-6 e 141-7) (Peters, 1998; Robyr et al., 2005). A ecogenicidade renal será aumentada em válvulas de uretra posterior, e esse também é um indicador confiável para inferir o dano renal.

No entanto, embora o LUTO possa ser diagnosticado no pré-natal, diferenciar válvulas de atresia uretral, síndrome de *prune-belly*, refluxo vesicoureteral de alto grau ou megaureteres primários bilaterais obstrutivos é muito mais problemático, reduzindo a precisão do diagnóstico de válvulas de uretra posterior apenas com o uso da ultrassonografia

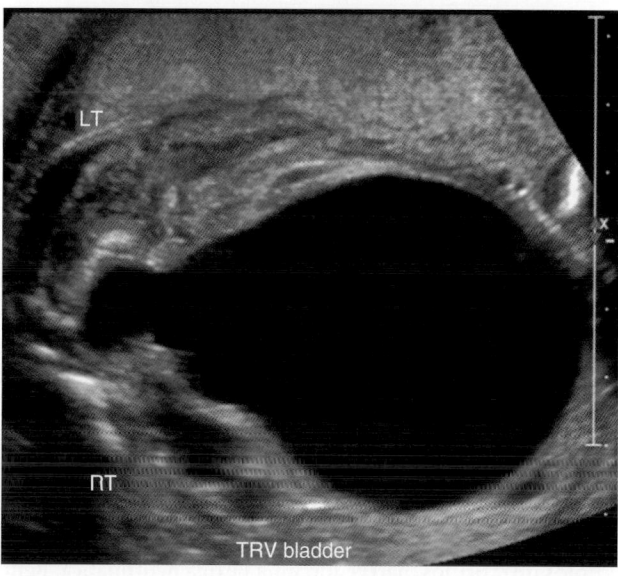

Figura 141-7. Exame ultrassonográfico da bexiga fetal mostra uma bexiga espessada com uretra posterior dilatada abaixo, sugerindo o sinal de "buraco de fechadura". LT, rim esquerdo; RT, rim direito; TRV, transversal. (Cortesia de Dr. Mark P. Johnson, Children's Hospital of Philadelphia.)

pré-natal a um índice tão baixo quanto 50% (Abbott et al., 1998). Ainda assim, o achado pré-natal de bexiga espessada, distendida e ureterectasia bilateral com pelvecaliectasia com ou sem oligoidrâmnio em um feto masculino requer ultrassonografia pós-natal precoce e uretrocistografia miccional antes da alta da criança da unidade de pós-parto (Lee et al., 2006; Herndon, 2012; St Aubin et al., 2013).

A ressonância magnética fetal (RMF) é um complemento no diagnóstico pré-natal e está cada vez mais disponível em grandes centros. Assim como a ultrassonografia, a RM fetal é usada para distinguir o grau de obstrução com base na dilatação uretral, na intensidade da distensão da bexiga, no espessamento do detrusor e nos níveis reduzidos de líquido amniótico (Fig. 141-8). Hipoplasia pulmonar e alterações císticas no parênquima renal também são aparentes na RM, embora a taxa de displasia renal não necessariamente se correlacione com as alterações micro ou macrocísticas (Chauvin et al., 2012). Um estudo da RM fetal de gestações em fase inicial mostrou que a modalidade alterou o diagnóstico ultrassonográfico inicial em 30% dos casos (Poutamo et al., 2000). No entanto, **apesar de a RMF fornecer análise adicional**

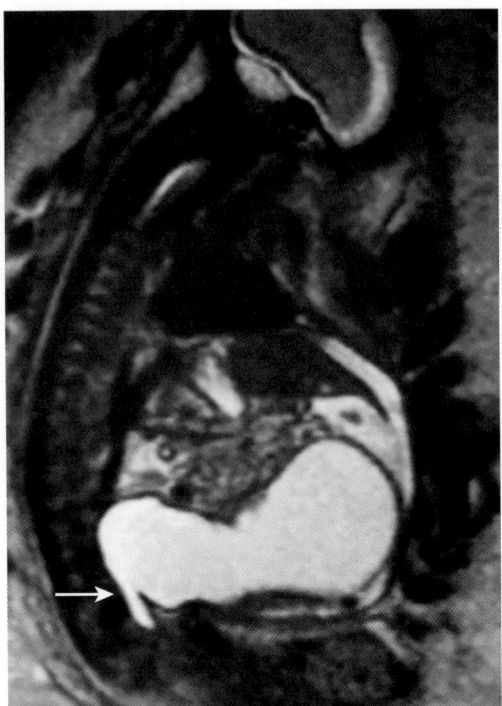

Figura 141-8. Imagens de ressonância magnética fetal demonstrando obstrução do trato urinário inferior que foi diagnosticada no pós-natal como válvulas de uretra posterior. Uma bexiga dilatada afunilando em nível da uretra posterior (*seta*) é vista nessa imagem em T2.

das causas de obstrução em casos selecionados, a utilidade da RM é limitada, assim como a da ultrassonografia, para diagnosticar a causa real do LUTO (Miller et al., 2002).

Uretrocistografia Miccional

A uretrocistografia miccional (UCM) mantém-se como o exame radiológico definitivo para confirmar o diagnóstico de válvulas de uretra posterior. Esse estudo deve ser concluído no início do período pós-natal após ultrassonografia renal e da bexiga, e assim que a criança com achados pré-natais suspeitos de válvula for hemodinamicamente estabilizada e capaz de submeter-se ao exame de contraste.

A bexiga frequentemente aparece espessada e trabeculada com múltiplos divertículos, parecendo uma bexiga neuropática. Refluxo vesicoureteral de alto grau pode ser visto em aproximadamente 50% dos pacientes com válvulas no momento do diagnóstico (Hassan et al., 2003). Imagens obtidas durante a fase miccional mostram o contraste ao passar por um colo vesical hipertrofiado e elevado e por uma uretra posterior grosseiramente dilatada (Fig. 141-9). A uretra afunila abruptamente na membrana transversal, ou cúspide, representando os folhetos obstrutivos de válvula vistos na cistoscopia. Esses são os sinais patognomônicos para válvulas de uretra posterior.

O exame começa com a inserção de um cateter de 6 ou 8 Fr na uretra. Esse cateter pode enrolar no interior da dilatada uretra posterior ou do colo vesical hipertrofiado, exigindo o uso de um cateter especial para avançar para a bexiga. Muitas vezes, um cateter já pode ser inserido no momento do exame, e é importante que o cateter seja gradualmente retirado distal à uretra posterior durante a fase miccional do exame para oferecer visões desobstruídas desse segmento.

Avaliação Renal por Radioisótopos

A avaliação renal por radioisótopos oferece a quantificação da função renal diferencial e, quando completada no período neonatal, déficits corticais vistos no exame podem implicar displasia renal. Mercaptoacetiltriglicina é um agente útil para avaliar a contribuição renal funcional, ainda que o esvaziamento tardio do marcador nuclear pelo sistema coletor frequentemente dilatado não deva ser necessariamente

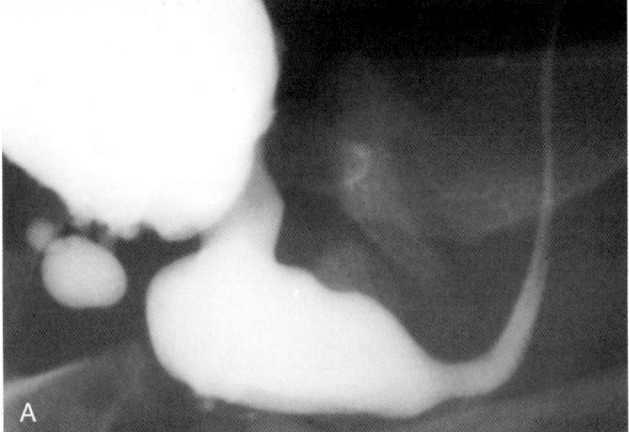
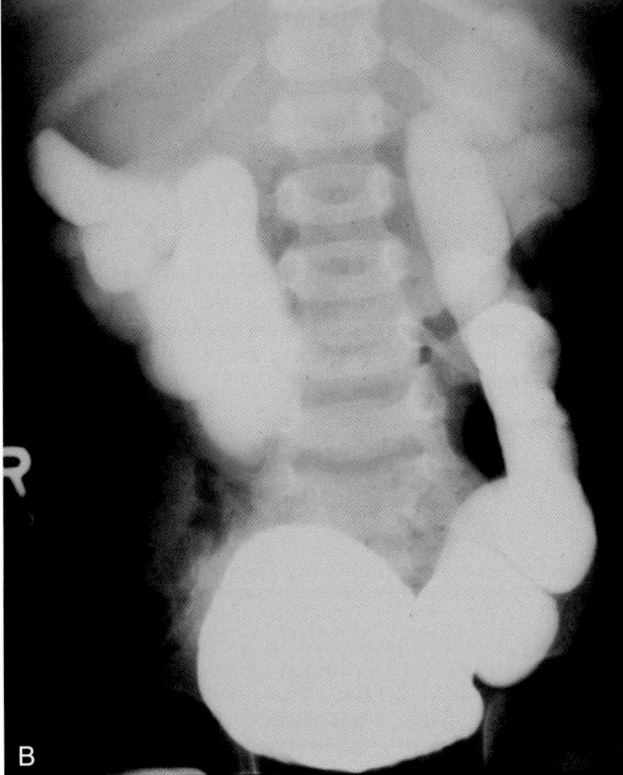

Figura 141-9. A, A imagem de uretrocistografia miccional demonstra uma bexiga com morfologia alterada e alongada com a uretra posterior dilatada e a aparência clássica das válvulas de uretra posterior. B, O refluxo vesicoureteral com dilatação ureteral é visto bilateralmente.

interpretado como uma obstrução da junção ureterovesical requerendo intervenção. A colocação de um cateter urinário é essencial em um paciente com refluxo vesicoureteral para minimizar o erro no cálculo da função renal.

Avaliação Laboratorial

A avaliação laboratorial de um recém-nascido com diagnóstico de válvulas de uretra posterior refletirá, como com qualquer recém-nascido, valores maternos e deve ser interpretada com cautela. Após 48 horas, o sangue materno mediado pela placenta deve ter sido liberado, e os valores laboratoriais de base da criança devem ser monitorados. O valor nadir de creatinina na idade de 1 ano é considerado uma importante ferramenta de diagnóstico — e esse valor pode ser usado para avaliar a resposta imediata ao tratamento no período neonatal. No entanto, a estabilização da creatinina sérica mesmo em crianças não afetadas pode não ser observada até entre o 65° e o 220° dias de vida (Célia Duarte et al., 2008, Boer et al., 2010).

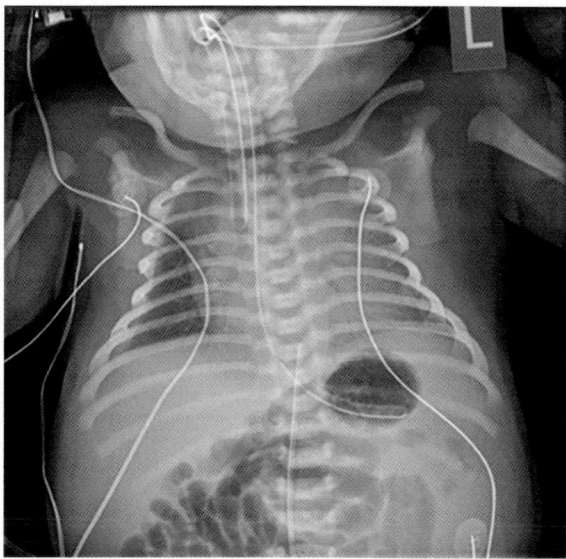

Figura 141-10. Radiografia simples de uma criança de 5 dias de idade com válvulas de uretra posterior e displasia broncopulmonar, exigindo suporte das vias respiratórias, mostra o volume pulmonar reduzido e atelectasia de lobo superior e inferior esquerdo.

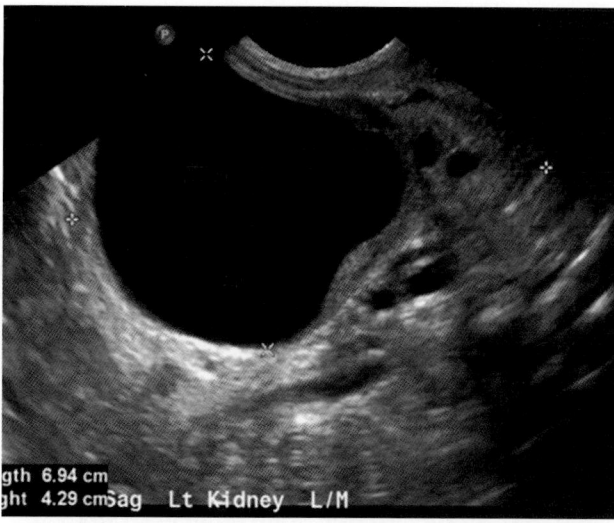

Figura 141-11. Imagem ultrassonográfica de rim esquerdo em um recém-nascido diagnosticado com válvulas de uretra posterior mostra um urinoma grande. O urinoma comprime o parênquima renal inferiormente e está contido dentro da cápsula renal.

APRESENTAÇÃO CLÍNICA E MANEJO INICIAL

Uma criança acometida por válvulas de uretra posterior pode sofrer graves comorbidades, como hipoplasia pulmonar e estigmas físicos de oligoidrâmnios, incluindo fácies de Potter, pé torto congênito e mãos deformadas e tônus muscular abdominal deficiente, e requerem gerenciamento inicial intensivo. Pode-se observar que a criança apresenta dificuldades na micção, e o fluxo urinário pode ser fraco ou intermitente. Um tubo de drenagem de 5 ou 7 Fr, ou cateter urinário de semelhante calibre, deve ser inserido via uretra em uma criança que se apresente à unidade de terapia intensiva neonatal com um diagnóstico presumido de LUTO. **A colocação do cateter na bexiga pode ser impedida muitas vezes pela hipertrofia ou elevação colo vesical, levando o cateter a enrolar dentro da uretra posterior dilatada. Em tais casos, o uso de um cateter de ponta Coudé ou, alternativamente, um estilete para enrolar a ponta do tubo de drenagem dorsalmente facilitará o esvaziamento da bexiga.** Minimizar qualquer tipo de enchimento de balão do cateter é importante para evitar a indução de espasmos da bexiga pequena e hipertrófica, e a potencial obstrução dos orifícios ureterais (Jordan e Hoover, 1985). A colocação do cateter dentro da bexiga pode ser confirmada por ultrassonografia da bexiga ou, em alguns casos, por uma única radiografia no Cistograma.

Hipoplasia Pulmonar

Enquanto o foco em válvulas de uretra posterior é muito frequentemente no trato urinário inferior e nos rins, a mais profunda complicação e causa da mortalidade perinatal em crianças afetadas por LUTO grave continua sendo a hipoplasia pulmonar. O bebê frequentemente cianótico requer um suporte ventilatório complexo, e isso geralmente é o fator que adia a intervenção cirúrgica definitiva para tratar das válvulas. A hipoplasia pulmonar observada na criança com um histórico de oligoidrâmnio detectado clinicamente pode ser o fator que contribui para a mortalidade perinatal dessas crianças, exigindo tratamento intensivo e imediato (Pinar, 2004).

A associação entre válvulas de uretra posterior, oligoidrâmnio e hipoplasia pulmonar é reconhecida (Fig. 141-10), mas a etiologia da hipoplasia é incerta e provavelmente multifatorial. É reconhecido que a reduzida expansão dos alvéolos por causa da hipoplasia afeta adversamente o desenvolvimento da árvore pulmonar fetal, que requer pressão intraluminal, volume e fluxo ao fornecer a sinalização celular para os alvéolos em desenvolvimento (Husain e Hessel, 1993; Izabella et al., 2002).

Embora pareça lógico o conceito de que rins grosseiramente hidronefróticos, uma bexiga dilatada, combinados com oligoidrâmnio e com aumento da pressão intra-uterina no desenvolvimento fetal, reduzam a expansão diafragmática e afetem o crescimento e o volume pulmonar, essa é uma explicação insuficiente para a correlação clara entre hipoplasia pulmonar e oligoidrâmnio. Ao contrário, a descoberta de que o desenvolvimento pulmonar anormal começa no início da embriogênese indica que a hipoplasia pulmonar pode, na verdade, preceder a uropatia (Smith et al., 2006). Peters et al. (1991) propuseram uma relação de dois estágios, com o desenvolvimento pulmonar precoce sendo controlado por um "fator de crescimento renal", enquanto o crescimento e a maturação do pulmão no período fetal tardio eram mais suscetíveis às variações no volume de líquido amniótico.

Urinomas

Um urinoma está associado a válvulas de uretra posterior de 3% a 10% dos casos (Fig. 141-11) (Greenfield et al., 1982; Pires et al., 2003). A introdução da ultrassonografia renal em 1979 elevou a detecção de urinomas a 15% dos casos em um estudo (Heikkilä et al., 2011). A ruptura da borda interna dos cálices renais aparecerá na ultrassonograma renal como um parênquima renal distorcido resultante de fluido preso dentro da cápsula renal, enquanto o extravasamento transperitoneal de fluido ou a ruptura de bexiga se apresentarão como ascite neonatal (Greenfield et al., 1982). Embora uma UCM ou cistografia radioisotópica possam delinear o local de origem da ascite, a causa é frequentemente difícil de determinar (Pires et al., 2003).

Urinomas destinam-se, geralmente, a restaurar o fluxo urinário e tratar a causa imediata do LUTO, permitindo que o fluido seja reabsorvido. Apenas nos casos em que a ascite está causando dificuldade respiratória, distensão abdominal severa ou outros sintomas clínicos, a drenagem percutânea ou a punção da ascite tornam-se necessárias; essas intervenções são incomuns.

Existe algum debate sobre se um urinoma anuncia melhor ou pior função renal para o lado afetado. **Numerosos estudos postularam que o urinoma serve como um mecanismo de pop-off, reduzindo, assim, a displasia renal em um determinado lado, e alguns estudos demonstram uma função renal globalmente preservada, incluindo um elevado índice a longo prazo** (Rittenberg et al., 1988; Wells et al., 2010). Outros estudos asseguram que o urinoma, especialmente aquele retido dentro da cápsula renal e comprimindo o rim, prejudica a função renal ipsilateral e é um prenúncio para prognóstico renal agravado, ou não tem influência sobre a função renal a longo prazo (Pires et al., 2003; Kleppe et al., 2006; Heikkilä et al., 2011).

Apresentação Tardia

Na era da ultrassonografia pré-natal extensiva, presume-se ser menos comum a apresentação tardia, após a infância, das válvulas de uretra posterior. Ainda assim, Engel et al. (2011) relataram que 141 de 228 crianças (62%) submetidas a ablação de válvula se apresentavam com válvulas de uretra posterior com uma apresentação clínica diferente de hidronefrose pré-natal ou oligoidrâmnio. Até 64% dessas crianças tinham ultrassonografia pré-natal normal e a maioria apresentava-se com infecções do trato urinário, queixas relacionadas à micção e 10% com insuficiência renal aguda (Engel et al., 2011). Outro estudo recente no Children's Hospital of Philadelphia acompanhou uma coorte de 138 pacientes com válvulas de uretra posterior, entre 1988 e 2011, dos quais 60 (43%) apresentaram-nas após 6 meses de vida (Pulido et al., 2013). **Assim, ainda se assegura um alto grau de suspeita para válvulas de uretra posterior em meninos que apresentem sintomas do trato urinário inferior, especialmente infecções recorrentes do trato urinário, mas também incontinência por transbordamento, hematúria, alteração da função renal e, menos comumente, disfunção ejaculatória** (Bomalaski et al., 1999; Schober et al., 2004). Uma ultrassonografia renal nesses pacientes muitas vezes detecta o revelador espessamento da parede da bexiga e dilatação ureteral distal, que requer uretrocistografia miccional para confirmação.

> **PONTOS-CHAVE: DIAGNÓSTICO, APRESENTAÇÃO CLÍNICA E MANEJO**
>
> - O achado pré-natal de uma bexiga espessada e dilatação ureteral bilateral devem ser avaliados com ultrassonografia pós-natal precoce e uretrocistografia miccional.
> - UCM em um paciente de válvula de uretra posterior mostrará irregularidade da parede da bexiga, colo vesical hipertrofiado e elevado, e uretra posterior dilatada e alongada.
> - A mais comum causa de mortalidade precoce em recém-nascidos com válvulas de uretra posterior é hipoplasia pulmonar.

INTERVENÇÃO CIRÚRGICA

Ablação de Válvula

Hoje, a cistoscopia com ablação das válvulas é considerada a opção cirúrgica inicial preferida em qualquer neonato diagnosticado com válvulas de uretra posterior. O objetivo do tratamento é restaurar **o fluxo de urina através da uretra e permitir o enchimento cíclico normal e o esvaziamento da bexiga, que é superior à derivação urinária e drenagem de urina por cateteres** (Smith et al., 1996; Fechar et al., 1997). Modelos experimentais corroboram evidências clínicas da importância dos ciclos de enchimento e esvaziamento vesical, e um modelo de derivação e não derivação urinária demonstrou que ocorrem mudanças em uma bexiga derivada e impedida de realizar os ciclos de enchimento e esvaziamento (Chun et al., 1989). Em um modelo de feto de ovelha foi observado o desenvolvimento de um aumento na expressão de elementos da matriz extracelular e apoptose após uma derivação urinária prolongada (Chun et al., 1989).

Existem várias abordagens para a ablação de válvula, que historicamente tem sido concluída com êxito, mesmo com uma agulha de crochê, passando-a de forma retrógrada pela uretra e ao extraí-la sentindo o gancho romper o tecido causador da obstrução. Innes Williams descreve pela primeira vez o enlace de válvulas com um gancho, e Whitaker e Sherwood (1986) modificaram a agulha, que tem sua parte metálica protegida por isolante com exceção da sua exata porção distal, que mede de 6 a 7 Fr e pode ser passada ao lado do leito, sem anestesia geral, aplicando uma pequena quantidade de diatermia para a ablação das válvulas.

Com a miniaturização dos endoscópios na era da fibra óptica e agora da tecnologia digital, a cistoscopia pode ser realizada mesmo no menor dos recém-nascidos e a ablação endoscópica da válvula é atualmente a abordagem preferencial na maioria dos centros. **A disponibilidade de um cistoscópio infantil de 7,5 ou 9 Fr com uma lente e um canal de trabalho facilita a passagem de uma variedade de dispositivos de ablação, incluindo um eletrodo Bugbee que pode ser usado para cauterizar as válvulas nas posições de 5 e 7 horas, com ou sem uma incisão na posição de 12 horas. Alternativamente, as válvulas podem ser submetidas a incisão apenas na posição de 12 horas.** Um arame dobrado na ponta e passado através de um cateter ureteral de 3 Fr é outra opção, como também o cateter Fogarty para embolectomia guiado visualmente (Soliman, 2009). Em uma criança com uma uretra de calibre normal, um ressectoscópio de 9,5 Fr pode ser utilizado com uma faca Collins como elemento de trabalho (Fig. 141-12).

Válvulas de uretra posterior são finas e estão ligadas a uma mínima vascularização, e ressecção agressiva deve ser evitada. O uso de um ressectoscópio com corrente elétrica para ablação de válvula, principalmente em crianças mais velhas em quem um ressectoscópio pode ser facilmente inserido, parece estar associado a um risco maior de estenose uretral e deve ser feito com cautela (Sarhan et al., 2010).

Um cateter uretral é geralmente colocado pelo menos durante as 24 horas seguintes ao procedimento. Não é necessário, embora não seja incomum, que o cateter seja deixado por um longo período, enquanto a criança continua a ser monitorada para melhorias em seus parâmetros renais ou problemas respiratórios, frequentemente em um ambiente de cuidados intensivos. Uma UCM deve ser repetida após ablação de válvula dentro de 1 mês para assegurar que as válvulas não são mais visíveis. Não é incomum ver sinais imediatos de pressões da bexiga reduzidas, incluindo alguma melhora na dilatação renal e do volume de refluxo vesicoureteral.

A hipertrofia e a subsequente elevação do colo vesical dorsal à uretra posterior, juntamente com o esvaziamento incompleto que parece persistir nas imagens de alguns meninos após a ablação de válvula, suscitaram um interesse na incisão transuretral do colo vesical durante ou após a ablação de válvula primária (Androulakakis et al., 2005; Kajbafzadeh et al., 2007). Embora alguns estudos confirmem que a incisão do colo vesical beneficia o esvaziamento em crianças com bexiga neurogênica, preocupações sobre ejaculação retrógrada e a falta de melhora em comparação com controles, mesmo de estudos-piloto de curto prazo, têm limitado a adoção desta técnica até que dados de mais longo prazo estejam disponíveis (Christensen et al., 1985; Sarin e Sinha, 2013).

Vesicostomia

Com a miniaturização da tecnologia endoscópica, a vesicostomia é reservada principalmente para a criança de muito baixo peso ao nascimento e cuja uretra não pode acomodar um endoscópio, bem como uma criança com insuficiência renal continuada, volumes de urina na bexiga elevados e deterioração do trato urinário superior após a ablação da válvula ou cateterismo uretral. A vesicostomia reduz as pressões de armazenamento da bexiga e pode otimizar a taxa de filtração glomerular, em alguns casos (Kim et al., 1997). O argumento de que a vesicostomia desfuncionaliza a bexiga e conduz a uma complacência reduzida a longo prazo foi refutado, visto que uma vesicostomia realizada corretamente permite o enchimento da bexiga e preserva a função contrátil, pois a urina deve ser expulsa através do estoma, embora apresente uma pressão de perda reduzida (Hutcheson et al., 2001). Em crianças com válvulas de uretra posterior, vesicostomia é melhor considerada como uma derivação temporária porque não muda os resultados clínicos em comparação com a ablação primária, nem impede a bexiga de agir como um reservatório adequado para um transplante renal (Fine et al., 2011).

Classicamente, a vesicostomia é criada com uma incisão transversal de 2 cm na linha média realizada a meia distância entre a sínfise púbica e o umbigo (Fig. 141-13). Os músculos retos são separados, a bexiga é apresentada com suturas de tração e o peritônio é mobilizado cefalicamente e afastado da parede posterior e da cúpula vesical. A cúpula vesical é identificada isolando-se o úraco, que é ligado para que a cúpula possa ser exposta através da incisão fascial. O úraco e uma pequena parte da cúpula vesical são extirpados e o detrusor é então suturado à aponeurose, 1 cm abaixo da borda da ostomia. **A etapa operatória chave na criação da vesicostomia é garantir que a parede posterior da bexiga esteja tensa — o que é realizado trazendo-se a cúpula vesical para a pele — para impedir o prolapso da parede posterior da bexiga através da incisão** (Hutcheson et al., 2001).

Derivação do Trato Urinário Superior

Os defensores da derivação urinária supravesical asseguram que a descompressão direta do rim por uma ureterostomia cutânea ou pielostomia produzirá drenagem urinária direta e de baixa pressão, permitindo a otimização da função renal (Fig. 141-14). Historicamente acreditava-se que, quando a dilatação renal e os marcadores bioquímicos de função renal não melhoravam apesar da máxima drenagem da bexiga,

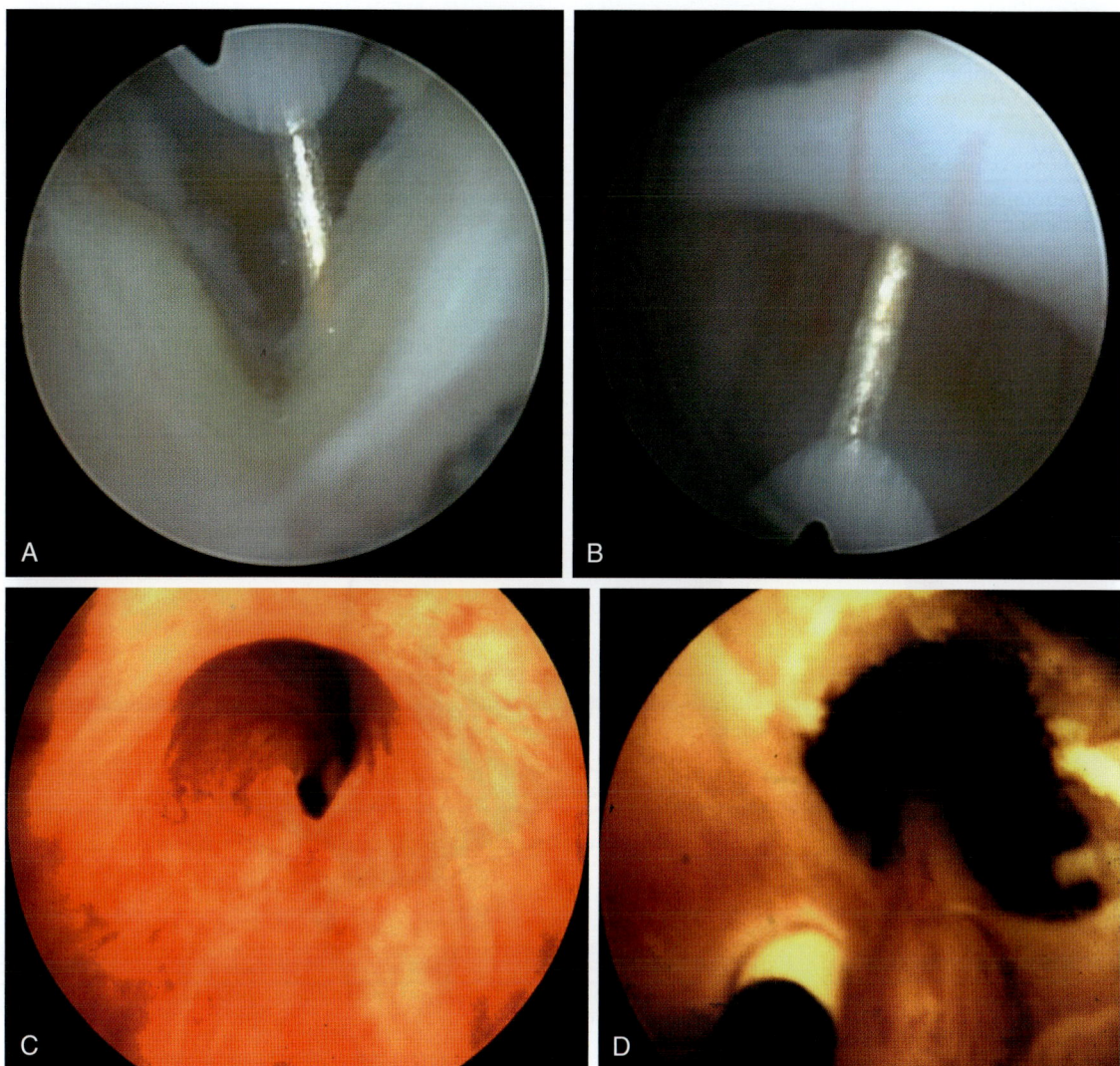

Figura 141-12. Imagens cistoscópicas da incisão de válvulas de uretra posterior. A e B, Incisão com uma faca de Collins sendo feita na posição de 5 horas (A) e na posição dorsal de 12 horas (B). C e D, Antes (C) e depois da incisão (D) com o eletrodo tipo Bugbee. O cateter uretral foi passado através de uma perfuração no folheto da válvula.

uma grande derivação protegiria o trato urinário superior da obstrução da junção ureterovesical causada pela passagem tortuosa de um ureter intramural, através de uma bexiga espessada e afetada por válvula. Nesses casos, um desvio em alça do ureter ou pelve renal, por exemplo, também permite o enchimento da bexiga e seus ciclos de enchimento e esvaziamento, atenuando a preocupação de desfuncionalizar a bexiga (Pinto et al., 1978; Churchill et al., 1990; Kim et al., 1997).

Estudos contemporâneos e acompanhamento a longo prazo desses pacientes, no entanto, não conseguiram detectar um benefício a longo prazo de proteção renal após estas derivações altas, que necessariamente requerem um procedimento muitas vezes complicado na desderivação à medida que a criança amadurece (Smith et al., 1996). Além disso, a descoberta de que biópsias renais realizadas no momento das derivações do trato urinário alto revelam uniformemente displasia renal, enquanto a derivação não parece proteger da insuficiência renal, sugere que essa displasia renal ocorrendo no início do desenvolvimento fetal é o principal mediador de resultado da função renal, em vez de qualquer tipo de procedimento cirúrgico complexo no recém-nascido (Tietjen et al., 1997).

Derivação do trato urinário superior pode ser considerado em uma criança com descompressão completa do trato urinário inferior, mas com agravamento da função renal, com aumento da dilatação do trato superior e, possivelmente, com um quadro clínico de sepse. Se a derivação do trato urinário superior ou vesicostomia preservam melhor a função renal do que apenas a ablação de válvula, isso não pode ser concluído em definitivo devido à falta de estudos comparativos controlados ou outros estudos disponíveis. Ainda assim, o desvio do trato urinário superior exigirá cirurgia secundária, e a bexiga pode ser exposta a um período de desfuncionalização potencialmente prolongado com riscos inerentes de prejuízo em sua capacidade e contratilidade (Close et al., 1997). A intervenção cirúrgica inicial preferencial para crianças com válvulas de uretra posterior é a ablação endoscópica da válvula. O médico deve estar preparado para criar uma vesicostomia construída adequadamente ou uma derivação do trato urinário superior quando não for possível a ablação da válvula primária, ou quando a descompressão da bexiga não for alcançada por cateterismo uretral ou apenas pela ablação de válvula.

Circuncisão

Uma infecção urinária pode progredir rapidamente para pielonefrite e sepse em uma criança com válvulas de uretra posterior devido às morbidades associadas de refluxo vesicoureteral, esvaziamento incompleto da bexiga e dilatação grave do trato urinário superior. O risco geral de infecção do trato urinário em crianças com válvulas de uretra posterior é de 50% a 60% — sendo maior do que o risco de 1% para os meninos não afetados (Mukherjee et al., 2009; Bader e McCarthy, 2013). A circuncisão reduz o risco de infecção do trato urinário em 83% a 92%, uma redução a um nível de risco semelhante ao dos meninos não afetados (Wiswell et al., 1988; Mukherjee et al., 2009). É recomendável que a circuncisão seja fortemente considerada como medida profilática para qualquer menino diagnosticado com válvulas de uretra posterior, e ela certamente deve ser executada antes de se considerar em qualquer nível um reimplante ureteral, considerando um quadro de frequentes infecções febris do trato urinário mesmo adotando-se medidas conservadoras.

Nefroureterectomia

Historicamente, a nefroureterectomia era considerada uma intervenção apropriada para pacientes de válvula de uretra posterior manifestando elementos da síndrome VURD discutidos anteriormente. A unidade renal sem funcionamento e dilatada, em associação com o refluxo urinário, há muito tempo foi considerada uma fonte potencial para infecções e sepse, e a excisão profilática foi considerada adequada. Na prática contemporânea, um foco no esvaziamento adequado da bexiga e na circuncisão diminuiu a incidência de infecções do trato urinário suficientemente a ponto de a nefroureterectomia ser raramente considerada. Com efeito, a preservação renal é apropriada mesmo em casos de mal funcionamento das unidades renais estarem contribuindo para poliúria moderada, o que é mais fácil de gerenciar do que a anúria. Se infecções frequentes do trato urinário localizadas na unidade renal sem funcionamento requererem nefrectomia, recomenda-se preservar o ureter para uma potencial reconstrução posterior, tal como uma ampliação vesical com uso do ureter (Husmann et al., 2004).

MANEJO DO REFLUXO VESICOURETERAL

Uma uretrocistografia miccional revelará refluxo vesicoureteral (Fig. 141-9) em 50% a 80% das crianças submetidas a um exame para válvulas de uretra posterior (Puri e Kumar, 1996; Tourchi et al., 2014).

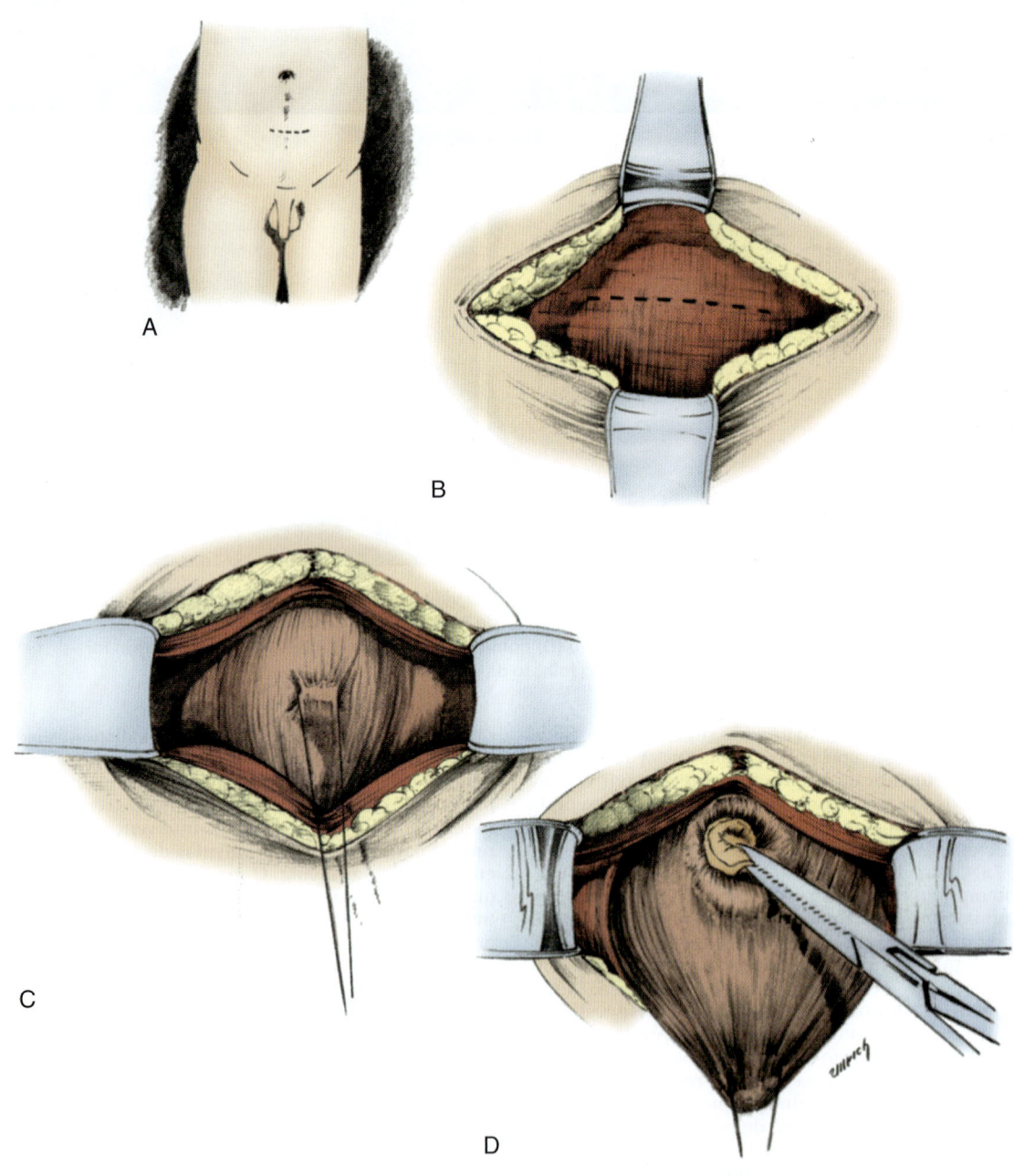

Figura 141-13. A técnica Blocksom para a execução de vesicotomia cutânea. A, Uma incisão é feita em um ponto a meio caminho entre o umbigo e o púbis que corresponde ao limite superior da bexiga cheia. B, Uma incisão transversal é feita na fáscia do reto e o músculo detrusor da bexiga é exposto. C, Suturas ou pinças não traumáticas são usados para mobilizar a bexiga enquanto se disseca o peritônio distanciando-o da cúpula da bexiga. D, A cúpula da bexiga é identificada e feita a ligadura dos remanescentes de resquícios uracais.

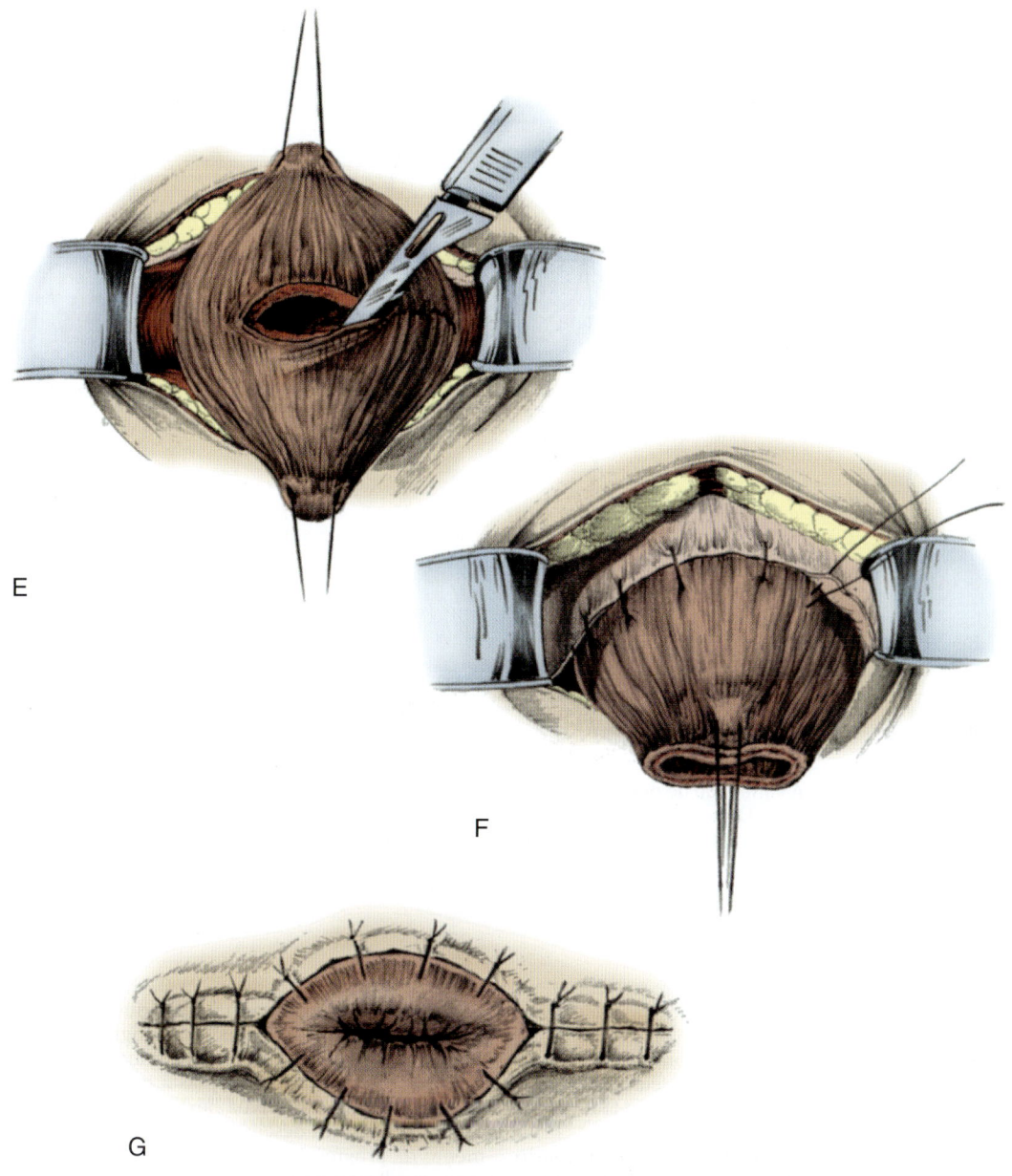

Figura 141-13. *(Cont.)* E, Uma incisão transversa é então feita na cúpula da bexiga. F, O detrusor da bexiga é suturado à fáscia do reto, colocando-se essas suturas a 1 cm da borda da incisão da bexiga. G, A abertura da bexiga é suturada à pele. (De Gonzales ED. Posterior urethral valves and other ureteral anomalies. In: Walsh PC, Retik AB, Vaughan ED, et al., editors. Campbell's urology. 8th ed. Philadelphia: Saunders; 2002.)

PONTOS-CHAVE: INTERVENÇÃO CIRÚRGICA

- Cistoscopia com ablação da válvula é o tratamento inicial preferido para válvulas de uretra posterior.
- Vesicostomia não inibe o ciclo de enchimento e esvaziamento vesical, porque a bexiga continua a se contrair, mas está reservada para casos selecionados nos quais a ablação de válvula não é possível.
- Derivação urinária alta não oferece benefícios de proteção em relação a derivação vesical, e requer um complexo procedimento secundário para ser revertida.
- A circuncisão deve ser incentivada como uma medida profilática para uma criança com válvulas de uretra posterior e especialmente para qualquer menino com história de infecção do trato urinário.

Crianças com válvulas também tem maior risco de infecções do trato urinário, conforme discutido na seção anterior, e a coexistência de refluxo e válvulas representam um quadro clínico que pode sugerir um papel para o reimplante ureteral. No entanto, **compreender que o refluxo nessas crianças é consequência da obstrução e das pressões da bexiga secundariamente elevadas é fundamental para o manejo, e deve tornar o reimplante ureteral uma opção para casos atípicos nos quais as infecções do trato urinário continuam apesar de máxima terapia da bexiga.** Com efeito, apenas a ablação das válvulas ou vesicostomia já resolverão o refluxo ureteral em 25% a 40% dos pacientes com refluxo urinário antes da ablação (Hassan et al., 2003; Tourchi et al., 2014).

Hassan et al. (2003) descobriram que a presença de refluxo urinário não se correlaciona aos resultados renais, ressaltando apenas que a presença de refluxo não deve ser vista como uma indicação para intervenção. Em um paciente sintomático de válvula de uretra posterior

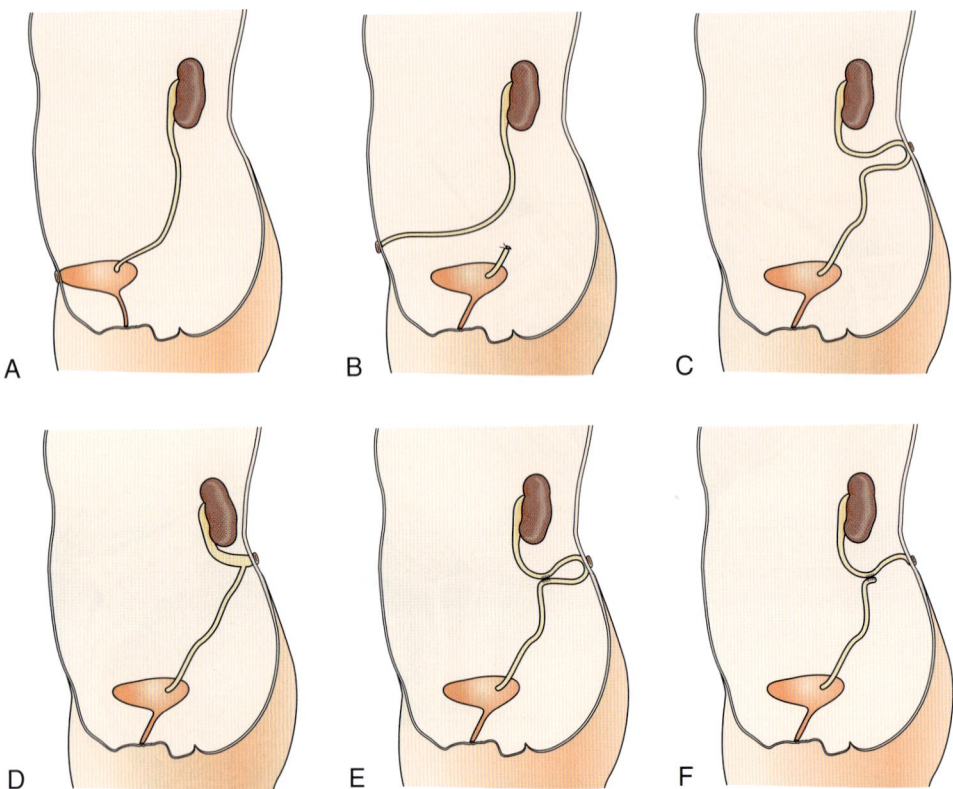

Figura 141-14. A variedade de derivações do trato urinário úteis em válvulas de uretra posterior. A, Vesicostomia. B, Ureterostomia distal. C, Ureterostomia proximal em alça. D, Pielostomia cutânea. E, Ureterostomia de anel. F, Ureterostomia em Y de Sober. (De Glassberg KI, Horowitz M. Urethralvalves and other anomalies of the male urethra. In: Belman AB, King LR, Kramer SA, editors. Clinical pediatric urology. 4th ed. London: Martin Dunitz; 2002. p. 899–945.)

com refluxo vesicoureteral, todos os esforços devem se concentrar em abordar qualquer obstrução ao esvaziamento da bexiga, em reduzir as pressões intravesicais considerando o tratamento anticolinérgico e em tratar a subjacente disfunção da bexiga, que é comum em bexigas expostas a obstrução de seu esvaziamento no período fetal. A avaliação urodinâmica pode ajudar a guiar o manejo a esse respeito (Kim et al., 1997).

No raro caso de um quadro clínico de infecções do trato urinário exigir intervenção em uma criança com válvulas de uretra posterior, o manejo da bexiga antes da intervenção é um componente crítico para garantir resultados cirúrgicos favoráveis (Hunziker et al., 2012).

Quando se considera a correção cirúrgica do refluxo, também deve-se reconhecer a possibilidade de uma taxa mais alta de complicações como estenoses e refluxo persistente associado aos ureteres dilatados reimplantados em bexigas com as paredes espessadas e que não foram adequadamente reabilitadas antes da cirurgia (Coleman e McGovern, 1978; Atwell, 1983). Assim como qualquer tratamento de refluxo urinário em uma criança com disfunção intestinal significativa— como é comumente visto em meninos com válvulas de uretra posterior —, potencialmente coloca uma unidade renal já comprometida em risco de uma maior deterioração (Sillén et al., 2010; Tekgül et al., 2012). A correção endoscópica de refluxo parece trazer menos riscos de lesão miogênica e deterioração renal do que os observados na ureterocistoneostomia de crianças com válvulas, mas a taxa de sucesso cirúrgico global é menor do que aquela para crianças sem válvulas (Puri e Kumar, 1996; Tourchi et al., 2014).

DISFUNÇÃO DA BEXIGA E SÍNDROME DA BEXIGA DE VÁLVULA

Em consequência da exposição à obstrução desde o seu desenvolvimento mais precoce, a bexiga é necessariamente o foco do manejo e reabilitação ao longo da vida de um menino diagnosticado com válvulas de uretra posterior (Parkhouse et al., 1988). O grau de modificação e comprometimento funcional subsequente pode variar, mas inicia-se uma série de alterações fisiopatológicas da bexiga e sua função, incluindo disfunção miccional, refluxo urinário e agravamento da uropatia obstrutiva e da displasia renal. A manifestação final dessa disfunção é a síndrome da bexiga de válvula.

A urodinâmica desempenha um papel importante no monitoramento da progressão de uma criança afetada pelas várias e bem descritas mudanças na função da bexiga ao longo da infância. A bexiga evolui através de três padrões distintos de contratilidade ao longo da infância: (1) hiper-reflexia do detrusor na infância e primeira infância; (2) pressões intravesicais reduzidas e complacência vesical aumentada na infância; e (3) capacidade vesical aumentada, com hipocontratilidade e atonia na adolescência (Peters et al., 1990; De Gennaro et al., 2000). Holmdahl et al. (1995) salientaram que os padrões aqui descritos se sobrepõem na maioria das crianças, enfatizando que os padrões não são arbitrários, mas são marcos úteis no acompanhamento e gerenciamento de crianças a longo prazo.

Mitchell (1982) conceituou um círculo vicioso na disfunção miccional, em que a obstrução infravesical inicia uma série de eventos que conduzem a bexiga em fase final, ou bexiga de válvula. A obstrução da bexiga leva à hipertrofia do detrusor, o que inicialmente aumenta as pressões de micção conforme a bexiga se esforça para completar o esvaziamento. No entanto, como ocorre mais comprometimento vesical, o resíduo pós-miccional começa a aumentar à medida que aumenta o débito urinário. Em última análise, a bexiga não pode atender à demanda de esvaziamento e o detrusor descompensa.

A disfunção da bexiga, mesmo quando não detectada apenas pela história clínica, sempre deve ser suspeitada em crianças com história de ablação de válvula. Uma análise sistemática de 34 estudos descrevendo achados da função renal, do refluxo vesicoureteral e achados urodinâmicos após ablação endoscópica da válvula em 1.474 pacientes mostrou que, enquanto a história autorrelatada de incontinência variou amplamente entre 0% e 70%, a incidência média foi de 19%. No entanto, quando os resultados de urodinâmica foram examinados, a incidência de disfunção da bexiga subiu para uma média de 55% (Hennus et al., 2012). **Tomar como base apenas exames clínicos ou questionários de pacientes pode subestimar grosseiramente a disfunção da bexiga, e a obtenção de um fluxo de urina e a verificação de resíduos pós-miccionais devem ser uma parte da rotina do acompanhamento de crianças que adquiriram controle esfincteriano e que tenham um histórico de válvulas de uretra posterior. A avaliação do trato superior com ultrassonografia renal também pode ser uma ferramenta útil e simples para detectar uma disfunção vesical grave e monitorar a resposta à terapia** (Lopez Pereira et al., 2013).

Manejo da Bexiga

O acompanhamento típico para crianças com válvulas de uretra posterior após ablação para disfunção da bexiga centrou-se na observação, no histórico clínico e na urodinâmica. A educação dos pais e de seus filhos é um componente crítico do manejo da bexiga e do sucesso de qualquer modificação de comportamento prescrita. **As famílias são aconselhadas a não impelir agressivamente uma criança afetada a adquirirem controle esfincteriano, mas esperar uma defasagem em relação à população normal. Incontinência diurna não é incomum, variando de 7% a 35%, e a enurese noturna é esperada em 1 a cada 4 crianças com história de ablação de válvula** (Hennus et al., 2012). Após o controle esfincteriano ser alcançado, as crianças e seus cuidadores são aconselhados a garantir uma ingestão de líquidos adequada, para que a haja um regime de tempo quanto à micção e para a prática da micção em dois tempos. A terapia por *biofeedback* e exercícios para o assoalho pélvico realizados ambulatorialmente também têm se mostrado úteis (Ansari et al., 2008).

Não está claro o papel dos medicamentos adjuvantes. A intervenção preferencial se baseia também em diferentes etiologias propostas de disfunção miccional após ablação da válvula: (1) obstrução funcional no colo da bexiga como resultado de hipertrofia e hiper-reflexia do esfíncter, ou (2) espessamento da parede da bexiga causado pelo espessamento da parede do detrusor por deposição aumentada de colágeno. Um estudo sugere o uso de bloqueio α-adrenérgico para aliviar a hipertonia do esfíncter e relaxar o colo vesical em crianças com resíduo pós-miccional elevado, encontrando uma redução significativa no volume residual (Abraham et al., 2009). Em contraste, Casey et al. (2012) administraram 0,1 mg/kg de oxibutinina duas vezes por dia em 18 crianças consecutivas submetidas a avaliação urodinâmica 3 meses após ablação de válvula e apresentando altas pressões miccionais ou baixa capacidade vesical. Embora o estudo tenha constatado que esses dois parâmetros melhoraram significativamente com a oxibutinina, a falta de um grupo de controle em ambos os estudos acima mencionados e o fato de que hipercontratilidade do detrusor e pressões miccionais elevadas são achados normais em recém-nascidos, as conclusões exigem estudos prospectivos mais rigorosos (Sillén et al., 1992; Casey et al., 2012). Se a oxibutinina é escolhida, seu uso deve ser monitorado rigorosamente quanto aos efeitos, e se uma criança em crescimento começa a demonstrar maior capacidade e volume residual na bexiga, a oxibutinina deve ser interrompida. A terapia foi interrompida em 4 dos 18 pacientes no estudo de Casey et al. (2012), e outro estudo descobriu que a falência miogênica requeria cateterização intermitente (Kim et al., 1997). Não se sabe se a falência miogênica era consequência de uma crescente disfunção da bexiga inerente às válvulas de uretra posterior ou se era secundária à oxibutinina, não obstante, deve-se ter cautela durante o período do tratamento.

Síndrome da Bexiga de Válvula

O termo *síndrome da bexiga de válvula* foi cunhado por Mitchell em 1982, depois de analisar a sua experiência com 11 pacientes nos quais a uretero-hidronefrose e a função renal continuaram a se agravar apesar de nenhuma evidência clínica de obstrução residual da bexiga (Lloyd et al., 2013). O conceito de Mitchell, que é ilustrado na Figura 141-15 e que foi descrito anteriormente, sustenta que, embora a bexiga compense inicialmente a obstrução infravesical gerando altas pressões miccionais, ela começa a experimentar maiores volumes de urina como resultado do aumento da produção de urina à medida que a criança cresce. A poliúria causada por *diabetes insipidus* nefrogênico secundária à crescente disfunção renal aumenta os volumes de urina levando a uma bexiga cada vez mais incapaz de se esvaziar completamente. **Como o aumento do resíduo pós-miccional, a bexiga já não goza de períodos de relaxamento completo, e as fibras do detrusor ficam continuamente em um estado de estiramento parcial ou completo, iniciando uma série de expressão gênica e mudanças estruturais que prejudicam ainda mais a contratilidade da bexiga** (Kirsch et al., 2003; Hutcheson et al., 2004; Shukla et al., 2004). Quando a bexiga esvazia parcialmente, a urina já armazenada nos rins hidronefróticos rapidamente deságua na bexiga mais uma vez, impedindo os períodos de relaxamento do músculo detrusor. A contratilidade prejudicada e o crescente resíduo pós-miccional transmitem então as crescentes pressões da bexiga para os rins, agravando potencialmente a função renal já debilitada.

Em uma coorte de pacientes portadores de Válvula Uretra Posterior, observou-se de forma resumida, **três processos que contribuem para a evolução de uma bexiga normal para bexiga de válvula: (1)**

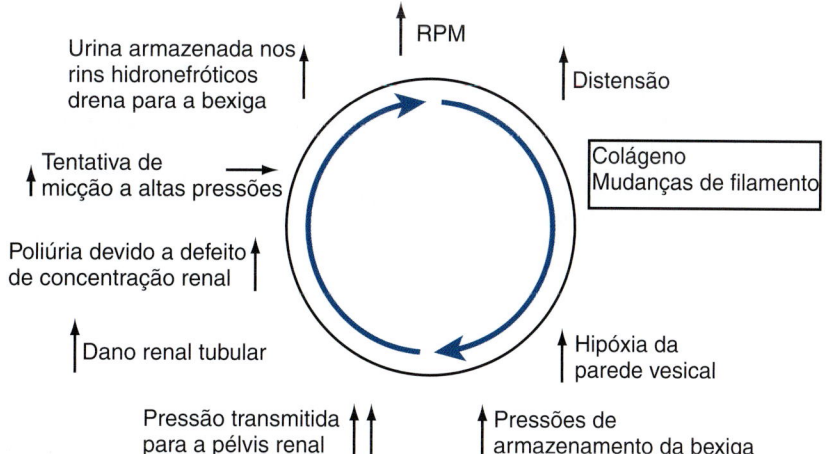

Figura 141-15. O "círculo vicioso" da bexiga de válvula. Uma bexiga afetada conduzirá ao aumento de resíduos pós-miccional (RPM). A distensão sustentada causará crescente deposição de colágeno e outras mudanças que causam pressões aumentadas a serem transmitidas para a pelve renal. Subsequente lesão tubular renal causa poliúria e aumento de volume na bexiga que já esvazia mal, e o ciclo continua, levando a danos adicionais.

poliúria, (2) elevada tensão das paredes da bexiga, altas pressões de micção e baixa complacência vesical e (3) presença de volume residual de urina. Esses três fatores conspiram para sustentar que a hiperdistensão da bexiga é a lesão original que leva à bexiga de válvula (Koff et al., 2002).

Embora o objetivo do manejo intensivo da disfunção da bexiga seja deter a progressão rumo à plena expressão de manifestações de médio prazo da síndrome da bexiga de válvula, a *síndrome da bexiga de válvula* é, na verdade, um termo amplo, descrevendo um processo contínuo de sintomas de disfunção vesical. Conforme descrito na seção anterior, monitoramento de resíduo pós-miccional, taxas de fluxo e pressões miccionais, juntamente com micção de horário, micção em dois tempos, anticolinérgicos ou α-bloqueadores, compreendem o pilar do tratamento. Cateterismo intermitente limpo (CIL) torna-se necessário se a falência miogênica progride.

Drenagem noturna da bexiga é um complemento importante na terapia e é cada vez mais adotado como uma intervenção padrão em crianças com provas clássicas de desenvolvimento de síndrome da bexiga de válvula (Koff et al., 2002; Nguyen et al., 2005b). Drenagem noturna da bexiga é instituída se a hidronefrose e a dilatação ureteral não responderem às mudanças comportamentais, ou se uma criança afetada sofre agravamento da função renal ou infecções do trato urinário. A drenagem contínua da bexiga, que é obtida deixando-se um cateter urinário na bexiga durante um período de 7 a 10 horas, permite um período prolongado de descompressão da bexiga enquanto os rins esvaziam a urina sem encontrar o aumento das pressões de repouso da bexiga que ocorrem durante o dia. Esse simples passo interrompe o "círculo vicioso" da remodelação da bexiga e os consequentes efeitos renais resultantes da distensão crônica vesical. Koff et al. (2002) e Nguyen et al. (2005a) observaram melhora significativa nas infecções do trato urinário, incontinência e hidronefrose após instituírem a drenagem de bexiga durante a noite.

Quando o CIL ou a drenagem noturna da bexiga são difíceis devido a um colo vesical elevado ou a uma uretra sensível, a apendicovesicostomia utilizando o princípio de Mitrofanoff (Mitrofanoff, 1980) é uma opção útil. Técnicas minimamente invasivas para criar esse canal cateterizável, seguindo abordagens laparoscópicas e assistidas por robô, estão cada vez mais sendo adotadas em muitos centros (Mitrofanoff, 1980; Hsu e Shortliffe, 2004; Nguyen et al., 2009; Famakinwa e Gundeti, 2013; Famakinwa et al., 2013). A abordagem assistida por robô limita potencialmente o campo de dissecação e poderia, em crianças mais velhas, tornar difícil mobilizar o apêndice e realizar mobilização da bexiga com anastomose do apêndice através de um único acoplamento robótico. Em tais situações, uma abordagem laparoscópica pura pode ser usada para mobilizar o apêndice, seguida de acoplamento robótico com triangulação padrão de locais de aporte focada na linha média pélvica para anastomose do apêndice.

A cistoplastia de aumento é raramente utilizada para uma bexiga de válvula contemporaneamente, talvez por causa do maior conhecimento sobre disfunção vesical, modificação de comportamento e instituição oportuna da drenagem noturna da bexiga. No entanto, ao confrontar com uma bexiga de válvula de paredes espessadas, pequena capacidade e de alta pressão com o agravamento da anatomia do trato superior refratário a medidas conservadoras, a ampliação pode ser considerada. Quando possível, a ampliação vesical com uso do ureter dilatado em unidades renais não funcionantes é preferido em crianças com válvulas de uretra posterior porque reduz os riscos de produção de muco, acidose e cálculos que são comuns as ampliações com uso do Íleo. Além disso, grave dilatação ureteral ou VURD unilateral observada em meninos com válvulas de uretra posterior oferecem um quadro clínico ideal no qual o ureter pode ser destubularizado e anastomosado em uma bexiga bisseccionada sem manipulação do intestino. Johal et al. (2008) relataram benefícios duradouros de aumento de capacidade e pressões de enchimento diminuídas em um seguimento médio de 4,5 anos após ampliação vesical com ureter.

MANEJO PRÉ-NATAL

A intervenção pré-natal em casos de suspeita de LUTO foi popularizada nos anos 1990, à medida que os avanços nas fibras ópticas e na miniaturização da aparelhagem endoscópica que habilitaram até mesmo procedimentos fetais complexos. **A intervenção é considerada em alguns centros quando a ultrassonografia pré-natal detecta evidências de oligoâmnios, bexiga distendida e hidroureteronefrose grave — sem lesões císticas corticais renais — em um feto com um cariótipo normal** (Ruano, 2011). Uma amostra de urina fetal também pode ser obtida após a idade gestacional de 20 semanas, e **prognóstico favorável é sugerido por sódio urinário inferior a 100 mEq/L, cloreto inferior a 90 mEq/L, osmolaridade inferior a 200 mEq/L e β_2-microglobulina inferior a 6 mg/L** (Nicolini e Spelzini, 2001).

Derivação vesicoamniótica para tratar oligoâmnios oferece potenciais efeitos benéficos sobre a função pulmonar e representa o primeiro estágio na intervenção fetal, com centenas de procedimentos de derivação relatados na literatura (Ruano, 2011). Essa abordagem é corroborada por modelos de fetos de ovelha demonstrando que a restauração do volume de líquido amniótico previne hipoplasia pulmonar, embora a falta de estudos controlados na literatura restrinja conclusões quanto à sua eficácia (Kitagawa et al., 2006). Além disso, ainda que uma análise sistemática tenha publicado uma vantagem de sobrevida em crianças submetidas a derivação vesicoamniótica, faltavam ensaios clínicos randomizados (Clark et al., 2003). O estudo comparativo entre derivação vesicoamniótica percutânea e gerenciamento conservador para obstrução do trato urinário inferior (PLUTO) tentou responder essa dúvida, mas foi limitado pelo baixo recrutamento e por interrupções de gravidez, com apenas 12 nascidos vivos em cada grupo estudado. Os resultados mostraram uma tendência a sobrevivência melhorada até 28 dias no grupo derivado, mas a sobrevida global foi muito baixa em ambos os grupos, com apenas 2 crianças sobrevivendo nos 2 primeiros anos de idade com função renal normal. Houve alta taxa de mortalidade devida à hipoplasia pulmonar. Também houve maior risco de aborto espontâneo no grupo de derivação devido a complicações relacionadas ao procedimento e à ruptura precoce de membranas (Morris et al., 2013).

Biard et al. (2005) relataram um tempo médio de seguimento de 5,83 anos em 20 gestações com um feto único masculino que sofreu derivação vesicoamniótica por evidência clara de LUTO isolado e parâmetros de amostragem urinária bons ou limítrofes. Esse estudo encontrou uma sobrevida global de até 1 ano de 91%, e os parâmetros de qualidade de vida relacionados à saúde foram semelhantes àqueles da população de crianças não afetadas e saudáveis. Na prática contemporânea, a derivação vesicoamniótica é utilizada como uma potencial intervenção no caso raro de LUTO com oligoâmnios, mas deve ser limitada a centros experientes, com equipes capacitadas e abordagem multidisciplinar.

Não foram empreendidos estudos semelhantes para a avaliação da PLUTO em intervenções fetais mais complexas, tais como cistoscopia fetal com ablação de válvula ou mesmo cirurgia fetal. Cistoscopia fetal, com um fetoscópio de 1,0 mm, é realizada de maneira anterógrada através de uma incisão transuterina percutânea para a bexiga. Quando a uretra posterior é acessada pelo colo da bexiga, um laser Nd: YAG ou fio cauterizador é usado para perfurar a membrana obstrutiva (Quintero et al., 1995, 2000; Ruano, 2011). Holmes et al. (2001) relataram uma série de 14 procedimentos cirúrgicos fetais para válvulas de uretra posterior, incluindo ablação pré-natal de válvula, derivação vesicoamniótica, ureterostomia cutânea e vesicostomia.

> **PONTOS-CHAVE: MANEJO DE REFLUXO VESICOURETERAL, DISFUNÇÃO DA BEXIGA E SÍNDROME DA BEXIGA DE VÁLVULA**
>
> - O foco do manejo do refluxo vesicoureteral em uma criança com válvulas de uretra posterior deve ser centrado na bexiga, e reimplante ureteral raramente é oferecido.
> - A bexiga evolui através de três padrões em meninos com válvulas de uretra posterior: (1) hiper-reflexia do detrusor na infância e primeira infância, (2) pressões intravesicais decrescentes e complacência vesical melhorada na infância e (3) aumento de capacidade da bexiga com hipocontratilidade e atonia do detrusor na adolescência.
> - A drenagem noturna da bexiga é considerada para o quadro de crescentes resíduos pós-miccionais, infecções do trato urinário ou agravamento da hidronefrose e da função renal.

Seis crianças morreram em consequência de parto prematuro e insuficiência respiratória, e 5 das 8 crianças sobreviventes com média de seguimento de 11,6 anos estavam com insuficiência renal. A taxa de mortalidade fetal de 43% para cirurgia fetal deve ser uma parte essencial de qualquer aconselhamento pré-natal antes de se considerar a intervenção fetal que oferece benefícios potenciais, embora ainda não comprovados, e para um grupo muito seleto de gestações.

INDICADORES DE PROGNÓSTICO PARA FUNÇÃO RENAL

Apesar dos inúmeros avanços no diagnóstico e intervenção pré-natal, e rápida avaliação e tratamento pós-natal, o desenvolvimento do estágio final da doença renal em meninos com válvula de uretra posterior está entre 20% e 50% (Parkhouse et al., 1988; Smith et al., 1996; Sarhan et al., 2011). Fatores de risco conhecidos por afetar o prognóstico de uma criança diagnosticada com válvulas de uretra posterior incluem idade no diagnóstico, displasia renal com ou sem refluxo vesicoureteral, creatinina nadir durante o primeiro ano de vida, infecções do trato urinário e disfunção da bexiga.

A creatinina nadir tem sido considerada um método relativamente fácil de prever o resultado renal a longo prazo em crianças afetadas. O valor de creatinina nadir medido a 1 ano de vida parece ser mais preciso como uma ferramenta de previsão do que o valor obtido com 1 mês de idade (Drozdz et al., 1998; Lal et al., 1999; Heikkilä et al., 2011). Creatinina sérica de menos de 0,8 mg/dL parece indicar risco mínimo, considerando que um valor maior do que 1,2 mg/dL no primeiro ano de idade prevê maior risco de desenvolver insuficiência renal de estágio final (Drozdz et al., 1998; Célia Duarte et al., 2008). Alguns desses estudos sugerem que creatinina sérica a 1 mês de pós-tratamento é um indicador preciso da função renal, porém novamente o valor de menos de 0,8 mg/dL em torno de1 ano após o tratamento parece indicar resultados melhores a longo prazo (Rittenberg et al., 1988).

A idade ao diagnóstico continua a ser um indicador incerto dos resultados renais futuros. A suposição de que o diagnóstico pré-natal levaria a um diagnóstico mais rápido de válvulas de uretra posterior e, portanto, evitaria a lesão renal não tem se sustentado. Com efeito, Heikkilä et al. (2011) descobriram que pacientes diagnosticados na era pré-ultrassonografia (antes de 1982) tinham um risco de doença renal em estágio final de 16,8%, comparados aos 36,6% que desenvolveram insuficiência renal se diagnosticados durante a era pós-ultrassonografia. Outra análise encontrou uma variação similar com 41% dos que se apresentaram antes de 1 ano de idade tendo resultados a longo prazo piores, em comparação aos 15% daqueles que se apresentaram com diagnóstico após 1 ano de idade (Parkhouse et al., 1988). Essa diferença de resultados pode ser explicada pelo pressuposto de que as crianças gravemente doentes na era pré-ultrassonográfica provavelmente morreram antes de o diagnóstico ser completado, e intervenções precoces, incluindo medidas fetais, na época atual aumentaram drasticamente a sobrevida. Essas crianças nascidas após 1982 podem ter morrido previamente e tendiam a apresentar manifestações mais graves da doença de válvula e comorbidades relacionadas, contribuindo para piores resultados renais.

Outra suposição comum, não corroborada, foi de que as crianças que se apresentavam mais tarde provavelmente tinham uma variante mais suave da doença de válvula, permitindo que a doença seguisse sem ser detectada durante alguns anos antes de elas apresentarem sintomas mais vagos de disfunção miccional. No entanto, alguns relatos encontraram resultados muito piores em crianças se apresentando com válvulas de uretra superior fora do período neonatal, com a apresentação tardia associada a um risco significativamente maior de azotemia, creatinina sérica elevada e piores resultados renais a longo prazo (El-Sherbiny et al., 2002; Ziylan et al., 2006; Sarhan et al., 2011).

Quantificar a displasia renal sem uma biópsia renal requer confiança na tecnologia de imagem disponível, incluindo sonografia renal e cintilografia nuclear. Rins hiperecogênicos, alterações císticas no córtex e perda da diferenciação corticomedular são considerados presságios de um mau prognóstico (Robyr et al., 2005). Pulido et al. (2013) examinaram a associação da área renal parenquimatosa — definida como a área do rim menos a área do sistema pelvicalicial na primeira ultrassonografia pós-natal — com a doença renal em estágio final. Revendo as primeiras imagens de ultrassonografia pós-natal de 60 pacientes acompanhados por 393 pessoas-ano, os autores constataram que, para crianças com uma creatinina sérica entre 0,8 e 1,1 mg/dL com 1 mês de vida, cada aumento de 1 cm^2 na área parenquimatosa renal estava associado a um menor risco de doença renal de estágio final (Pulido et al., 2013). O estudo destaca que há uma necessidade de novas formas de prever avaliações renais em crianças com válvulas de uretra posterior, e, certamente, ferramentas preditivas mais definitivas e poderosas podem estar na descoberta de \ marcadores genéticos e bioquímicos (Fernandes et al., 2006).

TRANSPLANTE EM PACIENTES DE VÁLVULA DE URETRA POSTERIOR

A prevalência de doença renal em estágio final em meninos com história de válvulas de uretra posterior é de até 50%, e o relatório anual de 2006 da North American Pediatric Renal Trials and Collaborative Studies listou a uropatia obstrutiva como a segunda causa mais comum de transplante, contabilizando 1.424 casos em 8.990 casos de transplante (15,8%) desde 1987 (Smith et al., 2007).

Pacientes com válvulas de uretra posterior incluem uma coorte especialmente difícil para receber um transplante renal. Esses meninos são suscetíveis a ter várias comorbidades, incluindo refluxo vesicoureteral de alto grau em rins sem funcionamento nativo, e síndrome da bexiga de válvula com uma parede espessada e mal contrátil ou detrusor hipercontrátil. Um urologista pediátrico deve ser um componente fundamental da equipe de transplante e deve examinar cuidadosamente o receptor prospectivo como parte da avaliação pré-transplante. Transplantados nos quais a disfunção da bexiga é tratada de forma incompleta ou em que o reservatório da bexiga não é otimizado, têm significativamente maiores taxas de complicação e de perda do enxerto (Sheldon et al., 1994; Mendizabal et al., 2005).

Os resultados após transplante renal em crianças com válvulas de uretra posterior têm sido diversos. A parede espessada da bexiga de pacientes de válvula de uretra posterior pode contribuir para a incidência significativamente aumentada de obstrução ureteral na análise univariada e multivariada, em comparação com uma coorte de transplante sem válvula de uretra posterior, mas estudos recentes não viram risco de aumento de perda de enxerto ou de morte do paciente apesar da obstrução ueteral, presença *stent* ou dilatação(Pedro et al., 1998; Célia Duarte et al., 2003; Smith et al., 2010; Bem et al., 2011). Fine et al. (2011) relataram sobre 59 pacientes de válvula que foram submetidos a transplante renal com acompanhamento de 8 anos e constataram que os resultados eram semelhantes, fosse o menino submetido a uma ablação de válvula inicial, a uma vesicotomia ou a derivação supravesical; além disso, embora a disfunção da bexiga aumentasse o risco deperda do enxerto, o efeito não atingia significância.

Deve ser solicitada videourodinâmica para candidatos a transplante, a fim de determinar as pressões seguras de armazenamento e a função contrátil do futuro reservatório. Drenagem noturna da bexiga ou CIL podem ser iniciados antes do transplante para otimizar o reservatório e estabelecer competências adequadas de manejo da bexiga, que serão essenciais para o sucesso do enxerto após o transplante. Nefrectomia pré-transplante é raramente necessária, sendo considerada apenas em casos em que proteinúria ou poliúria grave estão criando desafios hemodinâmicos.

Caso acredite se ser necessário a ampliação com base em pressões elevadas de armazenamento na bexiga, essa reconstrução pode ser considerada antes ou após o transplante. Enquanto o dogma anterior sugeria que uma ampliação pré-transplante é preferível para evitar a manipulação em uma criança imunodeprimida ou em uma criança jovem demais para se assumir a responsabilidade do cateterismo e gerenciamento e gerenciamento da ostomia a experiência recente alega que o transplante mesmo em uma vesicotomia é uma alternativa segura até que a criança chegue a uma idade apropriada para a cistoplastia e atendam as demandas do CIL (Rigamonti et al., 2005; Crescêncio et al., 2013).

QUALIDADE DE VIDA NOS PORTADORES DE VÁLVULAS DE URETRAIS POSTERIOR

Deve-se enfatizar que as válvulas de uretra posterior têm repercussões por todo o período de vida. Compreender esses fatores de risco a longo prazo e seu impacto na qualidade de vida é necessário para o aconselhamento, preparação e tratamento de pacientes com válvula à medida eles chegam à idade adulta.

A evolução da bexiga de válvula e as comorbidades associadas de transplante renal que muitos pacientes de válvula sofrem estão associadas a riscos bem conhecidos, incluindo infertilidade e disfunção erétil. Os sintomas do trato urinário inferior que afetam as crianças com válvulas também pode afetá-las quando adultas, duas a três vezes mais frequentemente do que afetam a população em geral (Tikkinen et al., 2011). Uma pesquisa com 67 pacientes adultos com válvulas de uretra posterior descobriu que a taxa global de disfunção erétil ou infertilidade não foi diferente da taxa na população em geral (Taskinen et al., 2012). No entanto, uma análise de subgrupo desses mesmos pacientes com incontinência urinária ou insuficiência renal mostrou que os pacientes de válvula tiveram a maior evidência de qualidade de vida deficiente, ressaltando a necessidade de acompanhamento a longo prazo e tratamento ativo prolongando-se pela idade adulta (Jalkanen et al., 2013). **As repercussões da disfunção vesical crônica, risco de infecções do trato urinário e sequelas de disfunção renal requerem comunicação entre urologistas pediátricos e urologistas adultos, e o urologista adulto deve conhecer a fisiopatologia das válvulas de uretra posterior e estar bem preparado para prestar cuidados a esses pacientes após a transição para a vida adulta.**

PONTOS-CHAVE: MANEJO PRÉ-NATAL, INDICADORES PROGNÓSTICOS PARA A FUNÇÃO RENAL E TRANSPLANTE EM PACIENTES DE VÁLVULA

- Uma derivação vesicoamniótica pré-natal pode ser considerada em pacientes selecionados com espessamento da parede da bexiga, hidroureteronefrose e oligoidrâmnio. Embora possa reduzir a gravidade da hipoplasia pulmonar, o procedimento confere proteção limitada à disfunção renal.
- Uma creatinina nadir sérica em 1 ano de menos de 0,8 mg/dL confere uma significativa diminuição do risco de desenvolver doença renal de estágio final.
- Transplante em uma bexiga afetada por válvula pode levar a maior risco de obstrução ureteral, mas não há aumento do risco de perda do enxerto em comparação aos controles.

OUTRAS ANOMALIAS URETRAIS

Válvulas de Uretra Anterior

Válvulas de uretra anterior são as lesões obstrutivas congênitas mais comuns da uretra anterior, mas são 25 a 30 vezes menos comuns do que válvulas de uretra posterior (Confer et al., 2010). Como a condição é muitas vezes encontrada em associação a um grande divertículo de uretra anterior, a válvula em si é variavelmente descrita como uma obstrução resultante de uma parede do divertículo obstruindo o fluxo ou de uma prega semilunar da parede da uretra anterior drapejando para baixo e interrompendo o fluxo urinário (Tank, 1987; Paulhac et al., 2003). A embriologia das válvulas de uretra anterior não é clara, mas uma falha no corpo esponjoso sobre a parte afetada da uretra anterior indica um espectro de hipospádia ou uma união defeituosa entre mucosa uretral e o epitélio da fossa navicular. Uma ruptura de glândulas bulbouretrais dilatadas também tem sido sugerida como etiologia (McLellan et al., 2004). As válvulas podem estar localizadas na uretra bulbar, na junção penoescrotal ou na uretra peniana (Firlit et al., 1978).

Os pacientes manifestam sintomas de válvulas de uretra anterior em idades diferentes, dependendo da gravidade do processo obstrutivo. **Os sintomas podem consistir de gotejamento pós-miccional e incontinência moderada, abaulamento significativo do pênis distal, bexiga palpável devido obstrução ou mesmo insuficiência renal e infecções do trato urinário** (Cruz-Diaz et al., 2013). O diagnóstico requer um exame cuidadoso da genitália externa, e compressão da haste peniana distal pode resultar em expressão da urina como se vê em um divertículo. **Uma uretrocistografia miccional é necessária para confirmar o diagnóstico e pode demonstrar uma uretra anterior dilatada com sinais proximais de obstrução crônica, incluindo divertículos da bexiga e refluxo vesicoureteral maciço.**

A abordagem de tratamento para válvulas de uretra anterior varia de acordo com a idade de apresentação, extensão dos danos ao trato superior e extensão da deformidade da uretra anterior. Em uma criança prematura ou pequena, uma vesicostomia pode ser necessária para facilitar o alívio da obstrução até que a criança possa acomodar um cistoscópio ou ser submetida a uma reconstrução maior. **Na maioria dos casos, a cistoscopia com ablação de válvula usando um eletrodo Bugbee ou *laser* é possível como um tratamento inicial e, quando bem-sucedida, nenhuma cirurgia adicional da uretra é necessária** (Cruz-Diaz et al., 2013). Em casos mais graves, em que é observado um grande divertículo uretral, **reconstrução cirúrgica sobre um cateter uretral pode ser necessária.**

Até 80% das crianças com válvulas de uretra anterior têm disfunção e instabilidade da bexiga, hiper-reflexia e diminuição de complacência e capacidade serão vistos vistos na urodinâmica (Kajiwara et al., 2007). Assim como nas válvulas de uretra posterior, a função renal a longo prazo depende da creatinina pré-operatória e da taxa de filtração glomerular. Routh et al. (2010) realizaram uma análise multivariada de dados disponíveis de 97 estudos, incluindo 229 pacientes com válvulas de uretra anterior, e descobriram que azotemia pré-tratamento, refluxo vesicoureteral e infecção urinária em conjunto aumentavam o risco de mau prognóstico renal em 25 vezes. Ainda assim, **devido à apresentação mais suave e mais sutil, a incidência global de função renal preservada é melhor em válvulas de uretra anterior do que em válvulas de uretra posterior, com 78% dos pacientes com função renal normal após o tratamento** (Routh et al., 2010).

Atresia Uretral

Atresia uretral ou estenose uretral congênita é uma entidade raramente descrita, provavelmente por causa de sua alta taxa de mortalidade associada. Quando uma criança sobrevive — porque a obstrução é incompleta ou porque houve descompressão devida a uma colocação pré-natal de derivação ou porque existe um úraco patente — o resultado pode ser semelhante ao de uma criança com obstrução de válvula de uretra posterior (González et al., 2001). **Uma membrana obstrutiva é normalmente vista na extremidade distal da uretra prostática e a uretra distalmente à esse ponto pode estar hipoplásica. Como parte do espectro de LUTO (lower urinary tract obstruction – obstrução do trato urinário inferior) visto em anomalias antenatais detectadas do trato urinário inferior, a obstrução é confirmada após o nascimento com cistoscopia (Fig. 141-16), e uma vesicostomia geralmente é necessária** (Freedman et al., 1999).

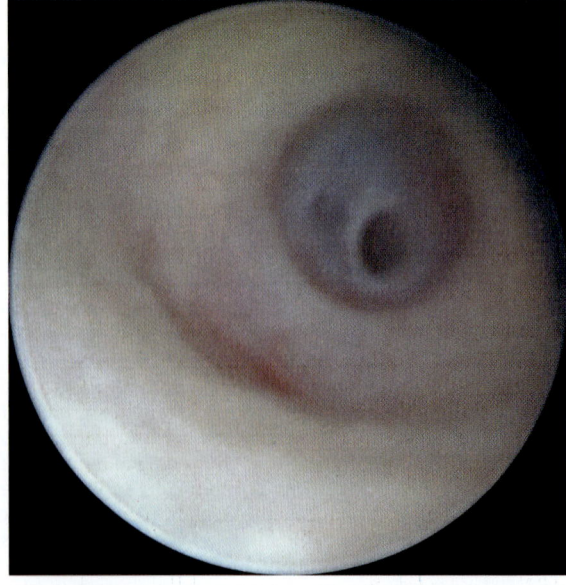

Figura 141-16. Imagem cistoscópica no segundo dia de vida de um recém-nascido com um histórico pré-natal de obstrução do trato urinário inferior. Cistoscopia demonstra uma obstrução uretral quase completa na transição da uretra membranosa/bulbar mais compatível com atresia uretral.

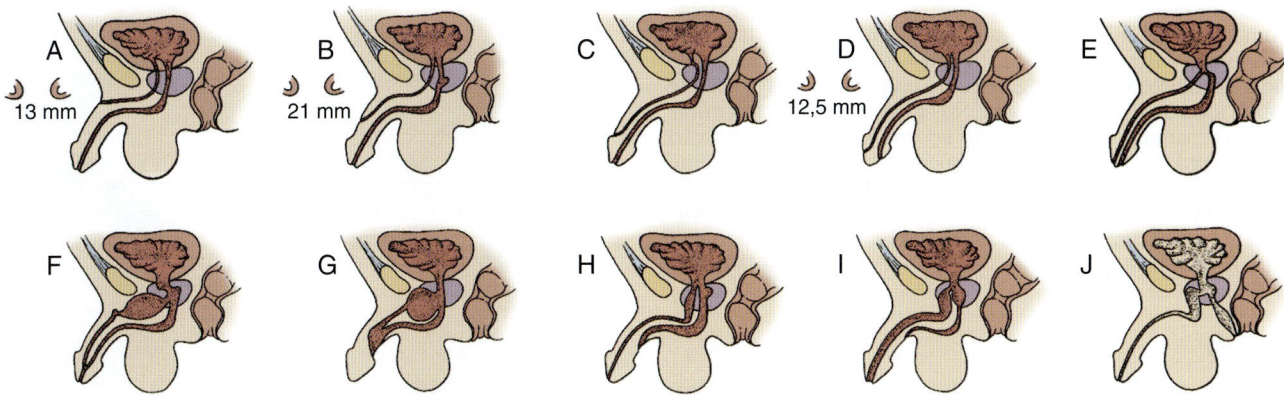

Figura 141-17. A a J, Variações de duplicações uretrais mostradas no plano sagital. Cada um desses desenhos mostra a uretra ventral como sendo afuncional a medida que ela atravessa a próstata e o esfíncter. (De Colodny A. Urethral lesions in infants and children. In: Gillenwater JT, Howards SS, Duckett JW, editors. Adult and pediatric urology. 2nd ed. St. Louis: Mosby; 1991. p. 2013.)

Permanece controverso se a atresia uretral é um fator precipitante para o desenvolvimento de certos casos da síndrome de *prune-belly*, mas bebês com atresia uretral ou estenose uretral congênita frequentemente se apresentam com oligoâmnio, uretero-hidronefrose bilateral e musculatura da parede abdominal enfraquecida. Procedimento de dilatação gradualmente progressivo da uretra anterior (PADUA) é considerado uma alternativa segura para a restauração da continuidade uretral em casos selecionados sem cirurgia reconstrutiva complexa (Passerini-Mara et al., 1988; Stalberg e González, 2012).

Duplicidade Retral

Duplicidade uretral é outra anomalia rara da uretra com muitas variantes anatômicas conhecidas. A duplicação pode começar no colo da bexiga ou dentro da uretra mais distalmente. **Enquanto uma uretra geralmente termina na glande perto de sua posição ortotópica, outra uretra pode terminar em um meato dorsal à glande ou mais ventralmente ao longo da haste peniana. Em casos mais graves, a uretra duplicada pode até ser tão proximal quanto o esfíncter anal.** A duplicação ocorre em um plano sagital, com a uretra ventral, onde geralmente encontra-se o meato funcional, contendo o complexo esfincteriano e *verumontanum*.

Effmann et al. (1976) são creditados pelo sistema de classificação mais amplamente utilizado para duplicações uretrais. Em linhas gerais, **a anormalidade tipo I inclui uma duplicação uretral incompleta em fundo cego ou uretra acessória. Tipo II é uma duplicação uretral patente completa com quatro subtipos, e tipo III refere-se à duplicação uretral como um componente de duplicação caudal parcial ou completa** (Fig. 141-17). A duplicação tipo Y refere-se a um tipo IIA2 em que a uretra duplicada tem origem na primeira uretra, mas diverge afastando-se e abre-se em um segundo meato tão ventral quanto o reto.

O diagnóstico é facilmente realizado em alguns casos nos quais as duas aberturas meatais distintas são vistas na glande, mas em outros casos requer um alto índice de suspeição ao se examinar o que parece ser um caso atípico de hipospádia proximal com uma abertura de aparência patente na glande. Em muitos casos, uma uretrocistografia miccional confirmará o diagnóstico durante a fase de micção, embora uma injeção retrógrada da uretra distinta também e possa ser realizada (Fig. 141-18) (Hoekstra e Jones, 1985; Podesta et al., 1998).

O tratamento cirúrgico é complexo e pode exigir uma variedade de reparações em um único ou em múltiplos estágios. Enquanto a uretra acessória de fundo cego pode ser tratada efetivamente com a simples coagulação da sua mucosa utilizando um eletrodo Bugbee, uma uretra duplicada patente conectada à bexiga com colo vesical distinto exigirá uma reconstrução planejada. Quando duas aberturas uretrais são

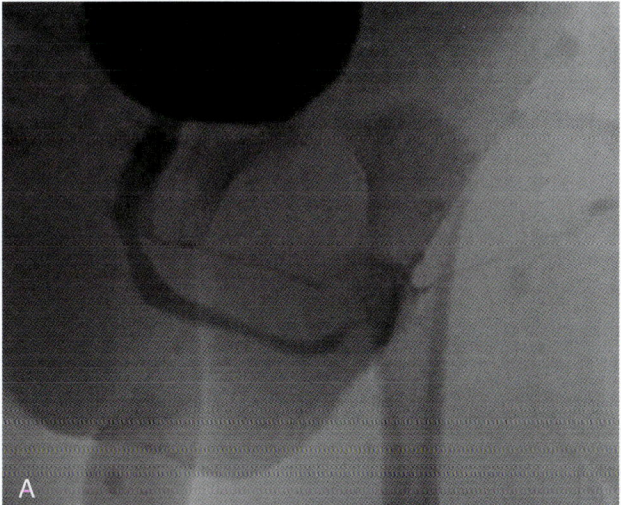

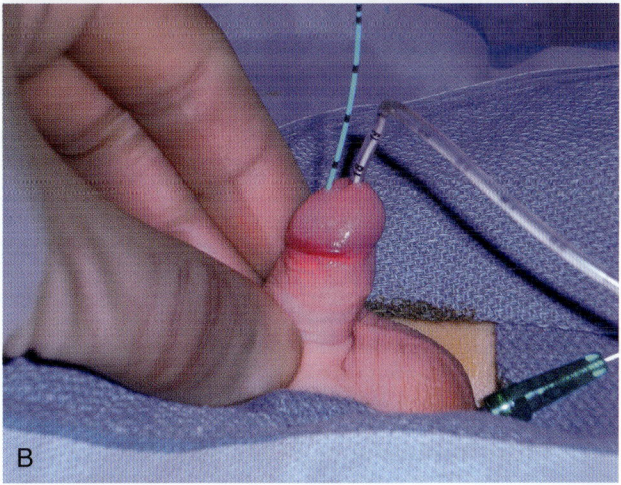

Figura 141-18. A, A imagem de uretrocistografia miccional demonstra uma duplicidade uretral tipo IIA2 com dois canais uretrais não comunicantes passando através do diafragma urogenital. B, Fotografia intraoperatória do mesmo paciente mostrando duas aberturas uretrais distintas visualizadas na glande do pênis as quais foram canuladas separadamente.

visualizadas na glande, a uretra mais dorsal pode mimetizar a aparência de uma epispádia distal. Recentemente, Alanee et al. (2012) descreveram uma técnica na qual o septo entre os dois canais uretrais é incisado e o defeito dorsal é corrigido com a eversão das asas da glande para cobrir uma uretroplastia dorsal. Nos casos em que as aberturas uretrais são separadas pela disposição do tipo Y, uma reconstrução por etapas usando retalhos de mucosa bucal ou prepucial geralmente é necessária para trazer o meato mais ventral, mas funcional, à glande, onde pode ser insinuado na uretra dorsal, geralmente atrésica. A abordagem transanorretal sagital anterior (ASTRA) é recomendada como um meio de mobilizar o meato localizado no esfíncter anal (Macedo et al., 2012).

Uretrorragia

A uretrorragia, geralmente referida como uretrorragia idiopática, descreve uma mancha de sangue na roupa íntima após urinar ou a micção de urina clara seguida por algumas gotas de sangue. O sangue visível tende a alarmar a família, mas a condição é normalmente considerada benigna e autolimitada. A uretrorragia é mais comumente observada em meninos.

A etiologia da uretrorragia é incerta, embora várias hipóteses tenham sido cogitadas. Estenose meatal e síndrome da disfunção de eliminação têm sido sugeridas como fatores predisponentes (Herz et al., 2005). Os defensores da disfunção miccional como etiologia da uretrorragia afirmam que pressões miccionais aumentadas, causadas por relaxamento incompleto do esfíncter uretral externo, levam a um fluxo turbulento criando uma pressão uretral intraluminal negativa. Essa pressão negativa causa um ingurgitamento dos sinusóides da mucosa uretral e um pequeno extravasamento de sangue (Docimo et al., 1998; Herz et al., 2005). Similarmente, a estenose meatal é considerada uma causa de aumento das pressões miccionais.

Urologistas de adultos consideram a cistoscopia e uma avaliação do trato urinário superior passos necessários para a avaliação de hematúria, **mas a alta taxa de resolução espontânea de uretrorragia em adolescentes do sexo masculino sintomáticos — até 92% — mostra que uma cistoscopia de rotina não é necessária.** Preferencialmente, a avaliação deve se focar em um histórico detalhado das funções intestinal e vesical, em ultrassonografia renal e da bexiga, e em uma avaliação confiável da taxa de fluxo urinário e resíduo pós-miccional. Se a uretrorragia torna-se atípica — acompanhada de sintomas de estenose de uretra ou aumento do sangramento uretral —, uma cistoscopia deve então ser realizada.

Ainda que a maioria dos casos de uretrorragia tenha origem idiopática, estenoses uretrais são diagnosticadas durante a avaliação em 14% a 60% dos pacientes (Dewan e Wilson, 1996; Poch et al., 2007). Essa forte associação tem levado a algum debate sobre se a cistoscopia em si, ao atravessar o epitélio anormalmente inflamado, dá início à formação de estenose. Poch et al. (2007), em uma análise de 66 meninos com uretrorragia, descobriram que a cistoscopia em casos atípicos de uretrorragia identificava níveis variados de inflamação na uretra bulbar, com 24% dos pacientes com um exsudato membranoso branco observado na cistoscopia, sendo posteriormente diagnosticados com uma estenose uretral em uma média de 5 anos. Na mesma coorte, 12% apresentavam uma estenose visualizada na cistoscopia sem qualquer histórico prévio de instrumentação. **Esses achados parecem apoiar uma perspectiva de que, embora a cistoscopia seja benigna na maioria dos casos, o procedimento pode exacerbar a inflamação de uma uretra previamente inflamada em uma pequena população que não pode ser facilmente diagnosticada por qualquer modalidade radiológica. Uma análise cuidadosa dos hábitos miccionais e de uma urofluxometria simples, portanto, é imperativa antes de a cistoscopia ser considerada** (Poch et al., 2007).

Fístula Urinária em Meninos com Malformação Anorretal

A maioria dos meninos nascidos com malformação anorretal terá uma fístula retal para o trato urinário (Hong et al., 1992). Como a colostomia para desvio do trânsito intestinal é realizada durante o período neonatal, o trajeto da fístula geralmente é visto no colostograma distal durante a propedêutica antes da anorretoplastia (Fig. 141-19).

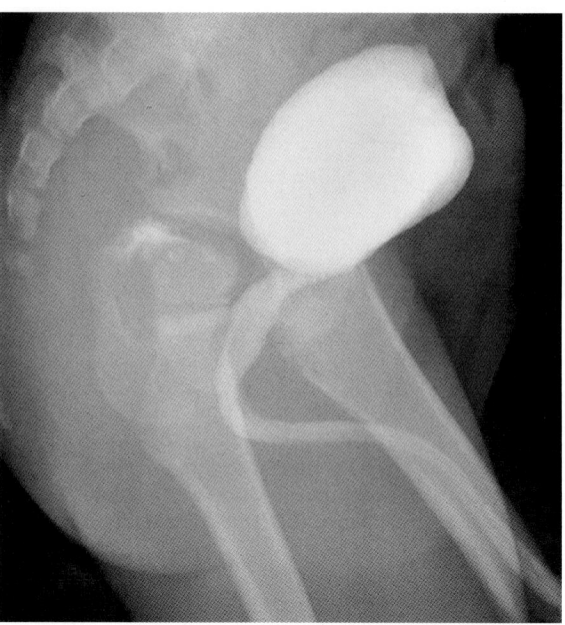

Figura 141-19. A uretrocistografia miccional em um lactente do sexo masculino com uma malformação anorretal demonstra a passagem do contraste para o reto através de uma fístula uretrorretal patente que, apesar de pequena, foi visualizada na fase miccional do exame.

Urologistas pediátricos são parte integrante de qualquer equipe multidisciplinar que cuida de crianças com malformações anorretais. Devido à associação com anomalias geniturinárias variando entre 25% a 50%, são recomendados exames diagnósticos por imagens de rotina para determinar a presença de anomalias renais e refluxo vesicoureteral (Hoekstra et al., 1983). Uma análise recente de 190 pacientes com malformações anorretais descobriu que 31 (16,3%) desenvolveram infecção urinária febril; desses, 51,6% tinham um diagnóstico de refluxo vesicoureteral. Na análise multivariada, a presença de malformações geniturinárias foi associada à infecção urinária, mas essa associação não atingiu significância estatística (Sanchez et al., 2014).

Quando a correção cirúrgica definitiva é planejada em associação com cirurgiões gerais pediátricos, uma abordagem posterior sagital é preferida para acessar a fístula retouretral simultaneamente. Deve-se ter cuidado para identificar corretamente o trajeto da fístula e certificar-se de que o trajeto seja excisado adjacente à uretra, assim como ao reto, para assegurar a remoção completa do tecido em excesso que poderá tornar-se um divertículo caso não for ressecado completamente.

O urologista, quando presente no momento da anorretoplastia e da reparação da fístula, inicia o procedimento com cistoscopia na tentativa de passar um cateter ureteral através do trajeto da fístula. Um fio-guia também pode ser passado se o calibre da fístula for pequeno. Um cateter uretral é então colocado na bexiga, através da uretra. Uma vez que a criança é colocada em posição prona, a anorretoplastia sagital começa e o reto é adequadamente mobilizado para longe da uretra usando o cateter previamente colocado como um guia para localização. O trajeto fistuloso é extirpado completamente, e o defeito uretral é aproximado o mais perto possível da uretra, reduzindo o risco de um divertículo uretral. O defeito retal pode ser fechado primariamente se tecido intestinal redundante estiver disponível, e então a porção fistulosa do intestino é extirpada. Tecido adjacente sadio é interposto e o cateter é deixado no local por pelo menos uma semana para garantir a cicatrização da uretroplastia.

REFERÊNCIAS

Para consultar a lista completa de referências, acesse www.expertconsult.com.

PONTOS-CHAVE: VÁLVULAS DE URETRA ANTERIOR, ATRESIA URETRAL, DUPLICIDADE URETRAL, URETRORRAGIA E MALFORMAÇÃO ANORRETAL

- Válvulas de uretra anterior e atresia uretral são causas menos comuns de LUTO, e as consequências podem ser semelhantes aos de válvula de uretra posterior, caso o neonato sobreviva.
- Disfunção miccional causando um turbulento fluxo urinário pode levar à uretrorragia.
- O tratamento para uretrorragia deve se concentrar em melhorar hábitos miccionais e em um manejo conservador, reservando a cistoscopia para casos refratários e quando há significante esforço durante a micção.
- Uma criança diagnosticada com malformação anorretal deve ser submetida à ultrassonografia renal, bem como à UCM devido ao alto risco de anomalias geniturinárias associadas.

LEITURA SUGERIDA

Fine MS, Smith KM, Shrivastava D, et al. Posterior urethral valve treatments and outcomes in children receiving kidney transplants. J Urol 2011;185(6 Suppl.):2507-11.

Heikkila J, Holmberg C, Kyllonen L, et al. Long-term risk of end stage renal disease in patients with posterior urethral valves. J Urol 2011;186:2392-6.

Koff SA, Mutabagani KH, Jayanthi VR. The valve bladder syndrome: pathophysiology and treatment with nocturnal bladder emptying. J Urol 2002;167:291-7.

Mitchell ME. Persistent ureteral dilatation. Dialogues Pediatr Urol 1982;5(4).

Peters CA, Bolkier M, Bauer SB, et al. The urodynamic consequences of posterior urethral valves. J Urol 1990;144:122-6.

Smith GH, Canning DA, Schulman SL, et al. The long-term outcome of posterior urethral valves treated with primary valve ablation and observation. J Urol 1996;155:1730-4.

Young HH, Frontz WA, Baldwin JC. Congenital obstruction of the posterior urethra. J Urol 1919;3:289.

142 Neuromuscular Dysfunction of the Lower Urinary Tract in Children

Dawn Lee MacLellan, MD, FRCSC e Stuart B. Bauer, MD

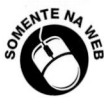

Neural Tube Defects

Principles of Management of Neuromuscular Dysfunction of the Lower Urinary Tract

Management of Vesicoureteral Reflux in Neuropathic Dysfunction of the Lower Urinary Tract

Lipomeningocele and Other Spinal Dysraphisms

Sacral Agenesis

Conditions of the Pelvis

Central Nervous System Insults

Conditions of the Brain (Tumors, Infarcts, Encephalopathies)

Conditions of the Spinal Cord

143 Functional Disorders of the Lower Urinary Tract in Children

Paul F. Austin, MD e Gino J. Vricella, MD

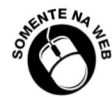

Clinical Significance

Epidemiology

Self-Esteem and Quality-of-Life Issues

Comorbidities

Terminology

Daytime Urinary Incontinence and Bladder Dysfunction

Enuresis

144 Management of Defecation Disorders

Martin Allan Koyle, MD, FAAP, FACS, FRCSC, FRCS (Eng)
e Armando J. Lorenzo, MD, MSc, FRCSC, FAAP, FACS

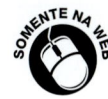

- Epidemiology and Classification of Disorders of Defecation
- Normal versus Abnormal Bowel Function
- Evaluation of Abnormalities of Defecation
- Imaging Studies
- Management
- Prognosis
- Surgical Management

145 Urinary Tract Reconstruction in Children

Mark C. Adams, MD, FAAP, David B. Joseph, MD, FACS, FAAP e John C. Thomas, MD, FAAP, FACS

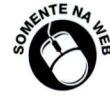

- The "Functional" Urinary Tract
- Patient Evaluation
- Patient Preparation
- Antireflux
- Bladder Neck Reconstruction
- Augmentation Cystoplasty
- Continent Urinary Diversion
- Summary

SEÇÃO E   Genitália

146 Management of Abnormalities of the External Genitalia in Boys

Lane S. Palmer, MD, FACS, FAAP e Jeffrey S. Palmer, MD, FACS, FAAP

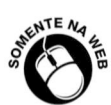

Normal Male External Genitalia

Penile Anomalies

Scrotal Anomalies

Vascular Lesions of the Genitalia

Hernia and Hydroceles

Acute Scrotum

Varicocele

Epididymal and Vasal Anomalies

147 Hipospádias

Warren T. Snodgrass, MD e Nicol Corbin Bush, MD, MSCS

Avaliação Pré-operatória e Tratamento

Avaliação Intraoperatória e Tratamento

Cuidado Pós-operatório

Avaliação de Resultados

Complicações

Reoperações de Hipospádia

Resultados em Adultos após Reparação Pré-puberal

Melhorando Resultados

Hipospádia refere-se a uma abertura uretral proximal em relação à localização normal na glande. O defeito é comumente considerado como um desenvolvimento interrompido, apesar de o pênis do embrião não apresentar uma fase com aparência semelhante. A correção é cirúrgica e não inclui apenas uretroplastia, mas também a retificação da curvatura peniana ventral, a circuncisão ou prepucioplastia e escrotoplastia com o objetivo de restaurar a função e aparência normais o máximo possível.

Discutimos hipospádia do ponto de vista cirúrgico neste capítulo, com as seções discutindo a avaliação pré-operatória, a tomada de decisão intraoperatória e o tratamento, o cuidado pós-operatório e as complicações e suas reoperações. Uma vez que as complicações da cirurgia inicial aumentam o risco de complicações posteriores, descrevemos as técnicas operatórias em detalhes, enfatizando os passos-chave para reduzir a probabilidade de que a cirurgia adicional seja necessária. Dentro de cada seção narramos rapidamente os melhores estudos disponíveis e resumimos essas evidências em negrito.

AVALIAÇÃO PRÉ-OPERATÓRIA E TRATAMENTO

Diagnóstico

A hipospádia é diagnosticada pelo exame físico. Geralmente, o desenvolvimento do prepúcio é assimétrico, com um "capuz" dorsal e deficiência ventral que expõe a glande e o meato proximal (Fig. 147-1). Outros achados anormais ventrais potencialmente incluem inclinação da glande para baixo, desvio da rafe peniana mediana, curvatura ventral (CV), invasão escrotal na haste do pênis, fenda escrotal na linha média e a transposição penoescrotal.

O principal diagnóstico diferencial é *curvatura ventral do pênis sem hipospádia*, que se refere ao desenvolvimento do prepúcio assimétrico com um meato normal na glande. O termo implica curvatura peniana ventral, embora na maioria dos casos a aparente inclinação para baixo seja corrigida simplesmente pelo desenluvamento da pele ventral. Essa categorização incluiu pacientes com meato na glande mas corpo esponjoso deficiente e uma uretra distal fina, que muitos consideram uma variante de hipospádia. Para acabar com a confusão, os meninos com um prepúcio com capuz e inclinação devem ser diagnosticados com CV congênita se a uretra for visivelmente normal, caso contrário, como hipospádia (Snodgrass, 2008).

Algumas variantes de hipospádia apresentam-se com prepúcio normal ocultando um meato distal na haste glandar. Estes geralmente possuem uma placa uretral profundamente sulcada, que algumas vezes se prolonga lateralmente por baixo da borda da pele criando um fenótipo conhecido como o megameato com prepúcio intacto (Fig. 147-2). O diagnóstico dessas variantes é feito após a circuncisão ou quando o prepúcio torna-se retrátil.

Prevalência e Herança

A hipospádia ocorre em 1 em 300 homens (0,3%). O risco de recidiva é de aproximadamente 13 vezes maior em parentes de primeiro grau (irmãos, pais, prole).

Vários registros de nascimento sugeriram uma prevalência crescente na década de 1990, possivelmente ligada a toxinas ambientais, mas as mudanças no critério de relatos e precisão do diagnóstico potencialmente levam em conta essas observações.

Três estudos caso-controle de nascimentos na Dinamarca, França e Itália relataram a prevalência de hipospádia em 0,3% a 0,45% de nascimentos do sexo masculino. O risco relativo para a recorrência em parentes de primeiro grau foi 13 vezes maior, encontrado em 9% a 17% de irmãos e 1% a 3% dos pais. O risco em gêmeos do mesmo sexo foi de 50%. O risco de recidiva na descendência foi o mesmo que em parentes de primeiro grau (Calzolari et al., 1986; Stoll et al., 1990; Schnack et al., 2008).

Hipospádia Isolada *versus* Hipospádia Sindrômica

Aproximadamente 90% dos casos de hipospádia são defeitos penianos isolados.

Os estudos caso-controle indicam que na maioria dos pacientes a hipospádia é uma anomalia isolada (Calzolari et al., 1986; Stoll et al., 1990). A hipospádia sindrômica é suspeita quando há atraso no desenvolvimento, face dismórfica e/ou malformação anorretal. Os exemplos incluem:

- *Síndrome de Smith-Lemli-Opitz* – resulta de uma mutação autossômica recessiva do gene *DHCR7* no cromossomo 11q13 que codifica para a 7-desidrocolesterol redutase. Os indivíduos afetados têm retardo mental, dismorfismo facial, microcefalia e sindactilia.
- *Síndrome WAGR (tumor de Wilms, aniridia, anomalias genitais, retardo mental)* – resulta de uma deleção no cromossomo 11p13.
- *Síndrome G (síndrome Opitz G/BBB)* – ocorre a partir de mutações ligadas ao X no gene de linha média-1 ou deleções autossômicas dominantes no cromossomo 22q11. O fenótipo resultante inclui hipertelorismo, defeitos traqueoesofágicos, fenda labial/palatina e retardo mental leve.
- *Síndrome de Wolf-Hirschhorn* – deriva de deleções no cromossomo 4p resultando em retardo mental, convulsões, face anormal e defeitos da linha média.
- *Síndrome de deleção de 13q* – caracterizada por retardo mental, dismorfia facial, ânus imperfurado e hipospádia com transposição penoescrotal.
- *Síndrome mão-pé-útero* – uma condição autossômica dominante causada por mutações no gene *HOXA13* no cromossomo 7p14-15, resultando em hipoplasia de polegar bilateral e hálux.

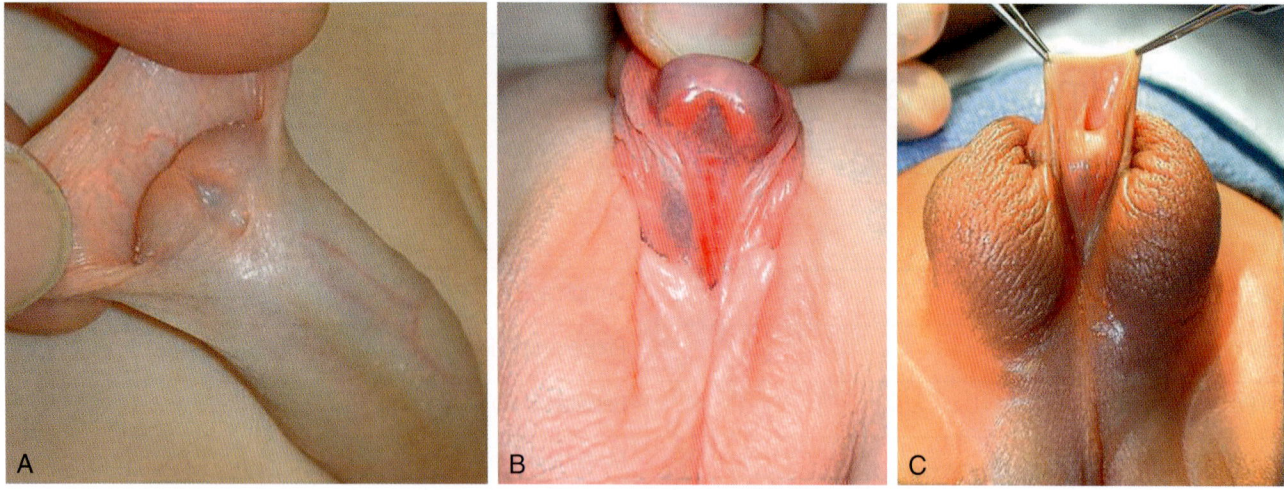

Figura 147-1. Espectro de hipospádia. A, Hipospádia coronal. B, Hipospádia penoescrotal. C, Hipospádia perineal com transposição escrotal.

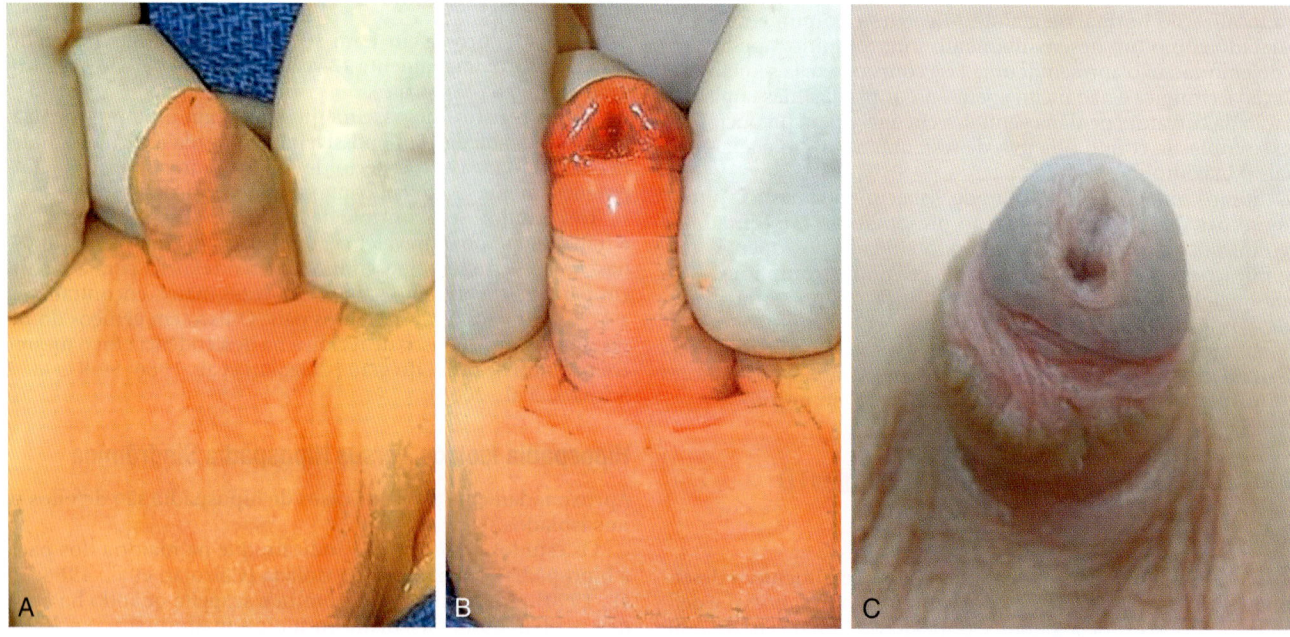

Figura 147-2. Variantes de hipospádia com um prepúcio normal. A, Pênis aparentemente normal com prepúcio completo. B, Prepúcio retraído, revelando uma hipospádia coronal. C, Prepúcio intacto de megameato glandar descoberto após circuncisão.

Distúrbios do Desenvolvimento Sexual

Os distúrbios do desenvolvimento sexual (DDS) são possíveis em meninos fenotípicos com ambos hipospádia e testículos não descidos, que é considerada uma indicação para cariotipagem. O diagnóstico mais comum é a disgenesia gonadal mista, seguido por DDS ovotesticular.

A hipospádia isolada não é considerada um DDS. A coexistência de hipospádia com testículos não descidos pode indicar um DDS, especialmente quando há hipospádia proximal e um testículo não palpável, embora a prevalência seja difícil de determinar a partir dos estudos publicados, pois são todos retrospectivos e sujeitos a viés de seleção para avaliação. As razões para avaliar alguns mas não outros pacientes com hipospádia e testículos não descidos não foram descritas nos artigos aqui resumidos.

Por exemplo, uma revisão por Kaefer et al. (1999) identificou 79 pacientes com aparência do sexo masculino com ambos hipospádia e testículos não descidos dos quais apenas 54 (68%) foram avaliados por cariotipagem. Dos 79 pacientes, 23 (29%) foram diagnosticados com DDS, compreendendo disgenesia gonadal mista (n = 11), DDS ovotesticular (n = 5), deficiência de 5α-redutase (n = 2), síndrome de Klinefelter (n = 2) e a resistência a androgênio parcial (n = 3).

Dois outros estudos sobre hipospádia com testículos não descidos relataram de forma semelhante cariotipagem em 42% e 57% dos pacientes, encontrando anomalias autossômicas ou anomalias de cromossoma sexual em 17% e 24%, respectivamente. Do total de 157 pacientes representados nesses dois relatórios, a disgenesia gonadal mista ocorreu em 5 e o DDS ovotesticular em 1 (McAleer e Kaplan, 2001; Cox et al., 2008).

Colhemos túnica vaginal para cobrir a neouretra em todas as reoperações proximal primária e por estágios, e ocasionalmente encontramos um ovotestículo completamente descido no escroto em meninos fenotípicos com cariótipo 46,XY. Em tais casos removemos o tecido ovariano e exploramos o testículo contralateral no mesmo ato ou posteriormente.

Imagens

A hipospádia isolada, independentemente da gravidade, não é considerada uma indicação para exame de imagem do trato urinário.

Um estudo prospectivo na Arábia Saudita obteve pielografia intravenosa e cistouretrografia miccional em pacientes com menos de 2 anos de idade, relatando resultados em 153 meninos com hipospádia glandar a perineal durante um período de 11 anos, que terminou em 1983. Destes, 36 (24%) tinham achados anormais, incluindo o refluxo vesicoureteral (n = 18) e uma variedade de condições do trato urinário superior, incluindo rim em ferradura, rim solitário, obstrução da junção ureterovesical e duplicação ureteral. A cirurgia estava indicada em 18 dos 36 pacientes (12%) (Moore, 1990).

Duas séries retrospectivas obtiveram pielografia intravenosa ou ultrassonografia renal em 41% e 72% dos pacientes, ambos relatando 18% como sendo anormais. Possivelmente as descobertas significativas de hidronefrose ocorreram em 4% e 1% (Lutzker et al., 1977; Friedman et al., 2008). A cistouretrografia miccional em 163 casos, dos quais 47% eram penoescrotais, diagnosticou refluxo vesicoureteral em 6 pacientes (4%) e divertículo da bexiga em 2. Não houve menção de utrículo prostático (Friedman et al., 2008).

Não realizamos nem ultrassonografia renal, nem cistouretrografia miccional em meninos com hipospádia não sindrômica, independentemente da sua gravidade.

Idade para a Cirurgia

A correção da hipospádia pode ser realizada como um procedimento ambulatorial em bebês saudáveis a termo com 3 meses de idade ou mais.

As considerações na determinação do tempo de operação incluem riscos anestésicos, fatores psicossexuais e o risco potencialmente variável de complicações de uretroplastia em diferentes idades.

Riscos Anestésicos

Bush et al. (2012) não relataram internações hospitalares não planejadas para as complicações anestésicas em 230 bebês de 3 a 5 meses de idade, em quem o broncoespasmo foi documentado no registro anestésico em 5 casos (2%). Os bebês prematuros podem ser submetidos a cirurgia em ambulatório após 56 semanas de gestação.

Risco Psicossexual

A American Academy of Pediatrics recomendou que a cirurgia seja concluída até a idade de 18 meses para limitar o estresse psicossexual (Timing of elective surgery, 1996 [Momento oportuno da cirurgia eletiva]). No entanto, um estudo que utilizou questionários e uma entrevista padronizada por um psicólogo para comparar os pacientes com idades de 6 a 17 anos operados antes versus depois de 18 meses não encontrou diferenças na qualidade de vida relacionadas com a saúde, ajustamento psicológico, comportamento do papel do gênero ou autopercepção peniana (Weber et al., 2009).

Complicações de Uretroplastia

Vários relatos sugerem que as complicações de uretroplastia aumentam com o aumento da idade do paciente, embora o tempo em que esse risco aumentado ocorre não esteja claro. Em contraste, os nossos dados questionam se a idade é um fator de risco independente para as complicações. Esse assunto é discutido mais adiante em Fatores de Risco na seção sobre Complicações.

Estimulação Androgênica Pré-operatória

Os andrógenos aumentam o comprimento do pênis e a circunferência da glande, com duração variável do efeito após o término da estimulação. Apenas dois estudos dizem respeito ao impacto da terapia de andrógeno pré-operatória em complicações de uretroplastia: um encontrando uma redução significativa naqueles tratados, e o outro relatando complicações que permaneceram aumentadas naqueles estimulados para aumentar o tamanho da glande versus aqueles que tinham o mesmo tamanho da glande sem tratamento.

Está documentado que os andrógenos aumentam o comprimento do pênis e a circunferência da glande. No entanto, apenas um ensaio clínico publicado relata o impacto da terapia sobre as complicações de uretroplastia. Por outro lado, a maioria das séries utilizou critérios subjetivos na seleção de pacientes para a estimulação, utilizou regimes de tratamento empírico e não tinha um ponto final objetivo.

Nós (Bush et al., 2013; Snodgrass et al., 2014b) descobrimos que as complicações de uretroplastia aumentaram em pacientes com largura de glande inferior a 14 mm e, com base nessa observação, instituímos um protocolo usando injeções intramusculares de cipionato de testosterona para aumentar a largura para 15 mm ou mais. De 62 meninos consecutivos com parte média do corpo do pênis e hipospádia proximal, 5 de 15 (33%) e 29 de 47 (60%), respectivamente, foram tratados. Inicialmente foi administrada testosterona 2 mg/kg por dois ou três injeções, com todos os casos na porção média do corpo do pênis, mas apenas 43% dos casos proximais alcançaram a largura da glande desejada, indicando resistência ao andrógeno relativo. O protocolo foi alterado para administrar uma dose crescente de testosterona de 2 a 32 mg/kg por injeção com base na nova medição 1 mês após cada injeção.

A seguir Bush et al. (2013) analisaram as complicações de uretroplastia em pacientes que receberam injeções de testosterona adjuvante versus aqueles com glande de 14 mm ou mais que não o fizeram. A largura média da glande antes do estímulo era de 12 mm, aumentando para uma média de 16,5 mm com as injeções de testosterona. Os pacientes não tratados tiveram uma largura de glande média de 15,4 mm. As complicações de uretroplastia ocorreram em 34% versus 11% sem andrógenos adjuvantes ($P < 0,0001$). Como o objetivo da terapia era reduzir as complicações, paramos a estimulação pré-operatória com testosterona.

Em contraste, um ensaio de Kaya e colaboradores (2008) dividiu aleatoriamente 75 meninos consecutivos com idade média de 33 meses (variação de 10 a 159) para di-hidrotestosterona tópica pré-operatória (2,5% para glande e corpo diariamente durante 3 meses) em comparação com nenhuma terapia. Os pacientes tratados versus pacientes do grupo de controle tiveram hipospádia coronal (70% versus 84%), peniana (24% versus 16%) e penoescrotal (5% versus 0%), e todos foram submetidos a uretroplastia de placa incisada tubularizada (TIP). O teste do qui-quadrado mostrou menos complicações na uretroplastia naqueles pacientes que receberam a estimulação adjuvante (1 de 37 versus 9 de 38, $P = 0,01$).

Hipospádias Encontradas durante a Circuncisão do Recém-nascido

Os cuidadores que desejam a circuncisão do recém-nascido devem se assegurar de que o recém-nascido com um prepúcio normal pode ser submetido ao procedimento sem a preocupação de uma hipospádia escondida, e que a circuncisão não deve ser interrompida se a hipospádia for encontrada.

As descrições originais da variante de prepúcio intacto de megameato alertavam que a circuncisão deve ser evitada quando essa variante é descoberta, apesar de uma revisão da literatura não ter encontrado algum caso mencionado em que foi necessário o prepúcio para reparação. Temos recebido lactentes cuja circuncisão foi interrompida quando o médico erroneamente pensou que havia um defeito uretral, exigindo anestesia geral para completar o procedimento. Uma avaliação da reparação de hipospádia escondida naqueles com versus sem circuncisão prévia não encontrou diferença nas complicações de uretroplastia. Portanto, não há razão para parar a circuncisão em um recém-nascido com um prepúcio normal mesmo se uma hipospádia escondida for suspeita (Snodgrass e Khavari, 2006).

AVALIAÇÃO INTRAOPERATÓRIA E TRATAMENTO

Aspectos Gerais do Reparo Cirúrgico

Suturas

Não há evidência de que os materiais de sutura tenham impacto sobre as complicações de uretroplastia.

Guarino et al. (2009) compararam as taxas de fístula de TIP distal primária para dois tipos de suturas, dividindo aleatoriamente 100 meninos, ou para poliglitona (absorção rápida) ou polidioxanona (absorção lenta). Todas as operações foram realizadas por um cirurgião, realizando uretroplastia em duas camadas usando suturas subepiteliais contínuas. A avaliação de acompanhamento foi cega para o tipo de sutura. Dois anos após o reparo, não houve diferença nas taxas de fístula: 4 de 50 (8%) com poliglitona *versus* 6 de 50 (12%) com polidioxanona.

Nós preferimos poliglactina 7-0 para uretroplastia porque a agulha TG-140 é significativamente menor do que a agulha disponível na polidioxanona 7-0.

Antibióticos Perioperatórios

Não há ensaios clínicos sobre os antibióticos pré-operatórios antes da cirurgia de hipospádia. Um único ensaio clínico relatou que a infecção do trato urinário (ITU) febril foi reduzida por antibióticos orais pós-operatórios.

Meir e Livne (2004) distribuíram aleatoriamente 101 pacientes submetidos à uretroplastia pela técnica TIP para cefonicida intravenosa intraoperatória *versus* cefonicida intraoperatória mais cefalexina por via oral pós-operatória 3 vezes ao dia por 8 dias durante a derivação urinária. As complicações de uretroplastia foram as mesmas, mas a ITU febril ocorreu menos frequentemente naqueles tratados com antibióticos orais (3 de 52 *versus* 12 de 49, $P < 0,05$).

Nós não usamos antibióticos pré-operatórios, exceto quando se realiza a colheita de mucosa oral, caso em que administramos cefazolina intravenosa. Os pacientes com derivação urinária pós-operatória recebem sulfametoxazol/trimetoprima durante o cateterismo.

Bloqueios de Nervos

Um estudo controlado randomizado (RCT) relatou que o bloqueio peniano foi superior ao bloqueio do nervo caudal para o reparo de hipospádia distal. O ingurgitamento peniano foi mais provável depois dos bloqueios caudais.

Um RCT duplo-cego de Kundra et al. (2012) distribuiu 54 meninos com idades entre 4 a 12 anos com hipospádia distal ou para bloqueio peniano ou para bloqueio do nervo caudal utilizando bupivacaína a 0,25% após a indução da anestesia geral. A duração da cirurgia foi semelhante nos dois grupos de 68 ± 15 minutos. Um aumento significativo da pressão arterial média ocorreu após a incisão cirúrgica nos grupos de bloqueio caudal *versus* bloqueio peniano, embora apenas 1 paciente tenha sido considerado como ocorrendo falha de bloqueio. A duração do bloqueio foi significativamente mais longa (82 minutos) no grupo peniano *versus* o grupo caudal (302 ± 25 minutos *versus* 220 ± 23 minutos, $P = 0,00$) e houve 43% menos uso pós-operatório de morfina após o bloqueio peniano. O ingurgitamento do pênis foi determinado medindo-se o comprimento do pênis esticado e a circunferência da parte média do corpo do pênis antes e 10 minutos após o bloqueio. O volume peniano médio aumentou 27% com bloqueio caudal *versus* 2,5% com bloqueio peniano ($P < 0,001$) (Kundra et al., 2012).

Para a hipospádia distal usamos um bloqueio do nervo dorsal do pênis complementado por uma segunda injeção de linha média escrotal, pois os bloqueios infrapúbicos não atingem os ramos sensitivos que inervam o pênis na linha média ventral e a área escrotal e perineal (Kundra et al., 2012). Os bloqueios do nervo caudal são utilizados em casos proximais. Quando um bloqueio caudal não pode ser realizado, os bloqueios peniano e escrotal são utilizados, com uma área mais ampla de infiltração na base do escroto e uma região adicional de injeção superolateral para o escroto no lado onde a túnica vaginal vai ser colhida.

Avaliação da Placa Uretral

Um estudo encontrou pouca concordância entre os cirurgiões que julgavam a adequabilidade da placa uretral para uretroplastia TIP a partir de fotografias. Três estudos relataram que a designação do sulco da placa uretral como plano, intermediário ou profundo não previa as complicações de uretroplastia.

Talvez inevitavelmente, alguns cirurgiões desejem classificar a "qualidade" da placa uretral como um fator em sua seleção de técnica cirúrgica. Quando realizada, tal avaliação subjetiva torna difíceis as comparações entre as séries porque vários cirurgiões provavelmente iriam caracterizar as placas de forma diferente. Apoiando essa preocupação, foi realizado um estudo por El-Hout et al. (2009) envolvendo 21 urologistas pediátricos que foram convidados a rever fotografias e classificar a adequabilidade da placa uretral para uretroplastia a TIP usando uma escala de Likert. Os autores encontraram pouca a ligeira

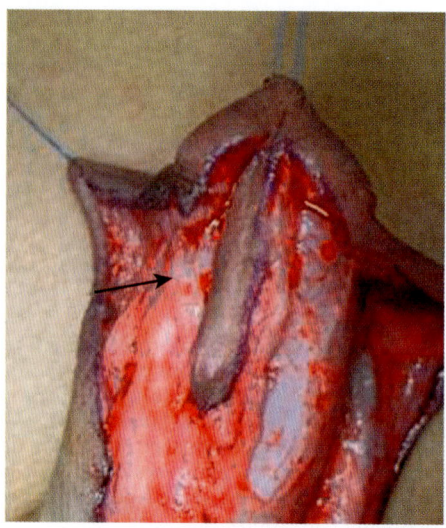

Figura 147-3. Placa uretral inadequada para tubularização. A *seta* indica ausência unilateral do corpo esponjoso. A uretroplastia de placa incisada tubularizada foi considerada uma opção ruim sem os tecidos subepiteliais comuns compreendendo a placa uretral.

concordância entre as respostas independentemente da localização meatal (distal, parte média do corpo do pênis, proximal) ou dos anos de experiência cirúrgica (kappa = 0,06).

Três estudos caracterizaram o sulco da placa uretral como plano, intermediário ou profundo, não encontrando diferença em complicações de uretroplastia de TIP distal (Holland e Smith, 2000; Sarhan et al., 2009; Snodgrass et al., 2010). Dois desses estudos relataram que a largura da pré-incisão da placa uretral inferior a 8 mm previa aumento das complicações de uretroplastia. Em um, a neouretra final calibrou para menos de 6 French em 19% dos casos (Holland e Smith, 2000), o que suspeitamos que indique incisão inadequada na linha média durante o TIP. Nos demais, tanto os pacientes com hipospádias distais quanto os de médio penianas foram incluídos (Sarhan et al., 2009), mas os resultados não foram ajustados para localização meatal, o que também afeta os resultados. Atualmente, estamos medindo a largura da placa uretral no seu ponto mais largo sob estiramento e descobrimos que apenas 10% são maiores do que 8 mm. Se a uretroplastia a TIP estiver contraindicada por largura inferior a 8 mm, as complicações relatadas devem ser muito maiores.

Snodgrass et al. (2010) relataram os resultados em 551 meninos consecutivos que apresentavam hipospádia distal. Apenas a uretroplastia a TIP foi realizada, sem contraindicação encontrada. Do mesmo modo que utilizamos a uretroplastia a TIP para quase todos os casos proximais com CV menor do que 30 graus, independentemente da aparência da placa uretral. Em 7% dos casos proximais houve o reconhecimento intraoperatório de rigidez ou tecidos subepiteliais deficientes para tubularização (Fig. 147-3) (Snodgrass e Bush, 2011). É certo que isso é subjetivo, por isso enfatizamos nossa intenção de usar a uretroplastia a TIP em todos os casos de hipospádia proximal primária nos quais a placa uretral não é seccionada para se obter a retificação peniana.

Curvatura Ventral

Prevalência

Apenas 10% dos casos de hipospádia distal têm CV que é inferior a 30 graus após o desenluvamento. Aproximadamente 50% dos casos de hipospádia proximal não têm CV ou têm CV inferior a 30 graus após o desenluvamento, enquanto os outros 50% têm mais de 30 graus após o desenluvamento.

A avaliação pré-operatória não pode prever com precisão nem a extensão da curvatura nem os meios necessários para a retificação. A curvatura aparente pode melhorar ou se resolver conforme a pele é desenluvada, de modo que a manobra comum de compressão de tecidos penopúbicos e penoescrotais na base do pênis para melhor visualização do corpo do pênis pode sugerir falsamente ou exagerar a

CV por tração na pele ventral deficiente. A constatação de que a pele adjacente ao meato pode retrair tanto quanto a junção penoescrotal durante o desenluvamento fornece prova adicional de que a pele ventral relativamente curta contribui para a curvatura.

Snodgrass et al. (2010) realizaram ereção artificial em 440 meninos com hipospádia distal após desenluvamento, encontrando CV que era inferior a 30 graus em 11% e inclinação lateral em outros 2%. Em nenhum caso a curvatura foi superior a 30 graus por estimativa visual. Snodgrass e Prieto (2009) estudaram 70 meninos consecutivos com hipospádia proximal a perineal. Dezenove por cento não tinham CV e 31% tinham menos de 30 graus de inclinação após o pênis ser desenluvado e as inserções escrotais serem dissecadas. Os outros 50% tiveram curvatura maior do que 30 graus.

Esses graus de curvatura relatados foram obtidos por estimativa visual sem medida objetiva, que consideramos complicados para executar. Poucas publicações sobre CV relatam o uso de transferidores para determinar com precisão os graus de inclinação.

Significado

Vários estudos de homens com doença de Peyronie ou curvatura congênita relatam que aqueles que desejam a retificação cirúrgica tinham 25 graus ou mais de inclinação (Savoca et al., 2000; Gholami e Lue, 2002; Greenfield et al., 2006).

Ereção Artificial

A solução salina heparinizada injetada nos corpos foi descrita pela primeira vez por Gittes e McLaughlin (1974) para criar uma ereção intraoperatória em homens com doença de Peyronie e, subsequentemente, foi adaptada para utilização em meninos com hipospádia.

Nós realizamos a ereção artificial durante a reparação de hipospádia após desenluvamento, dissecção da túnica dartos ventral e liberação das asas do corpo esponjoso dos corpos cavernosos subjacentes e asas da glande em hipospádia proximal porque a pele do corpo ventral encurtada, a túnica dartos e o esponjoso podem contribuir para a CV aparente. A solução salina normal é injetada num único corpo usando uma agulha borboleta de calibre 23 até que a ereção seja obtida. Nós não usamos um torniquete porque ocasionalmente ele pode mascarar a curvatura se posicionado no ponto de inclinação. Se a compressão for necessária para reduzir a velocidade de saída do fluido e obter a ereção, a pressão manual é aplicada por baixo da base do pênis, pressionando os corpos contra a crura.

As críticas a injeção de solução salina incluem o enchimento intracorporal suprafisiológico ou subfisiológico que iria superestimar ou subestimar a curvatura. Os medicamentos vasoativos também foram injetados para induzir a ereção durante a correção de hipospádia (Perovic et al., 1997; Kogan, 2000) com a vantagem sugerida de ser uma avaliação mais fisiológica em contraste com a injeção de solução salina. Nós não temos experiência com esse método.

Meios para Correção

A CV menor do que 30 graus é endireitada por plicatura dorsal. A CV superior a 30 graus após desenluvamento, dissecção da túnica dartos ventral e anexos escrotais e a divisão das asas do corpo esponjoso próximo à sua fusão com as asas da glande levam à transecção da placa uretral e à dissecção até o meato. A CV persistente maior do que 30 graus pode ser corrigida por corporotomias ventrais com ou sem enxerto.

Nós corrigimos a CV menos de 30 graus com uma única plicatura dorsal de linha média usando polipropileno 5-0 ou 6-0. Se a plicatura falhar, essa extensão da CV é improvável de impedir a atividade sexual. Nós não usamos múltiplas plicaturas para endireitar a CV superior a 30 graus com a preocupação de que os resultados podem não ser duráveis na vida adulta. Em vez disso, quando a CV superior a 30 graus persistir após o pênis ser desenluvado, a túnica dartos ventral dissecada, o corpo esponjoso liberado dos corpos cavernosos e sua fusão com as asas da glande, a placa uretral é seccionada na corona e liberada proximalmente ao meato. Então a ereção artificial é realizada e a CV persistente menor do que 30 graus é corrigida por plicatura dorsal, enquanto a CV maior do que 30 graus conduz a três corporotomias transversais através da área de maior inclinação.

Embora a corporotomia única com enxerto também possa ser feita para o alongamento ventral quando a CV for superior a 30 graus, isso

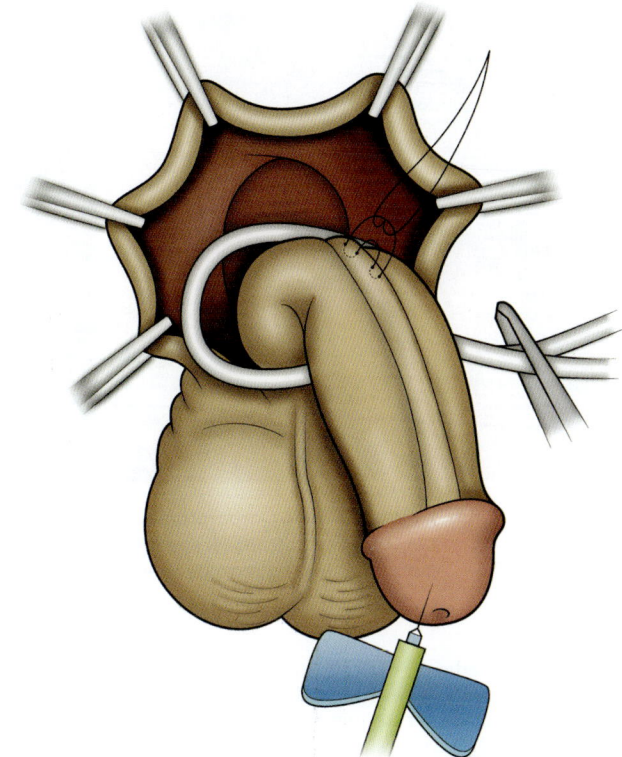

Figura 147-4. Plicatura dorsal da linha média. A superfície dos corpos cavernosos é exposta na linha média oposta à região da curvatura, evitando as veias dorsais e então a sutura de polipropileno é colocada, enterrando o nó.

limita as opções de uretroplastia para os retalhos porque um enxerto de uretroplastia colocado sobre um enxerto corporal pode não pegar. Como nós escolhemos não realizar uretroplastias de retalho, nós alongamos a túnica albugínea ventral encurtada dos corpos usando três corporotomias sem enxertia.

Técnica Cirúrgica

Plicatura Dorsal. A plicatura de linha média é ilustrada na Figura 147-4. A ereção artificial identifica o ponto de maior inclinação e a fáscia de Buck é incisada ali longitudinalmente para expor a túnica albugínea subjacente. Uma única sutura de polipropileno 6-0 ou 5-0 pregueia o septo da linha média dos corpos, enterrando o nó. A ereção repetida confirma a retificação. Nós não executamos plicaturas múltiplas.

Resultados

A CV recorrente foi relatada em duas séries em 7% dos pacientes. Uma afirmou que todas as recidivas ocorreram em plicaturas feitas para CV superior a 30 graus. O encurtamento peniano inferior a 0,5 cm ocorreu em adultos tendo uma média de três plicaturas.

Dois estudos retrospectivos usando polipropileno 5-0 (um também usou 4-0) relataram ambos CV recorrente em 7% dos pacientes durante o período de acompanhamento médio de 16 meses (Chertin et al., 2004) e 6 anos (Bar Yosef et al., 2004). Chertin et al. (2004) não indicaram a extensão da CV, enquanto Bar Yosef et al. (2004) utilizaram uma ou duas plicaturas da linha média para a CV estimada como menos de 30 graus em 47%, de 30 a 45 graus em 44% e maior do que 45 graus em 9% dos pacientes. Todos os pacientes com CV recorrente tinham mais do que 30 graus inicialmente, incluindo dois dos quatro com CV maior do que 45 graus (Bar Yosef et al., 2004).

Um estudo retrospectivo envolveu 154 homens ou com doença de Peyronie ou com curvatura congênita que tinham medida objetiva de ambos curvatura e comprimento peniano antes e após a retificação (Greenfield et al., 2006). A curvatura média determinada intraoperatório usando a injeção de papaverina e de solução salina e medida usando um transferidor foi de 45 graus (variação de 25 a 105) para a doença de Peyronie e 57 graus (variação de 25 a 90) para curvatura

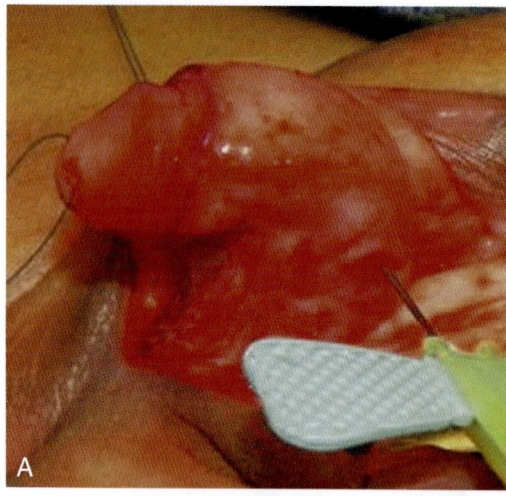 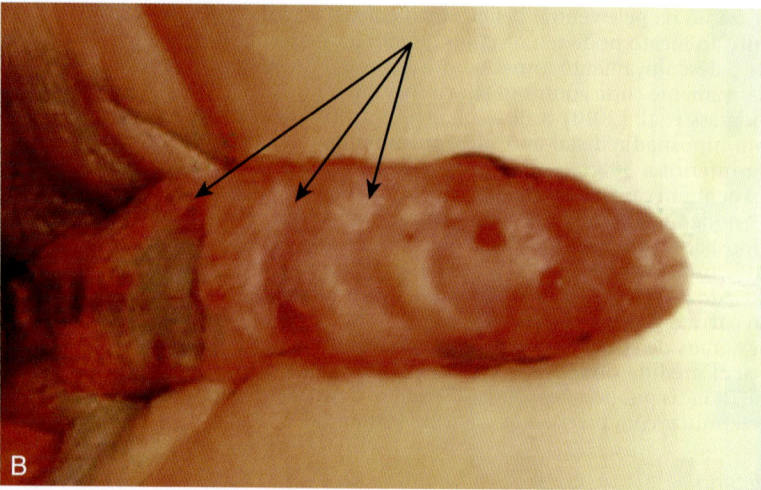

Figura 147-5. **A,** Corporotomias ventrais para retificar a curvatura maior do que 30 graus. **B,** Três corporotomias transversas são feitas exatamente através da túnica albugínea de 4 a 8 horas *(seta)*. Então o enxerto de uretroplastia é colocado sobre essas incisões.

congênita. Uma média de três plicaturas (variação de uma a seis) foi feita. A perda de comprimento do pênis média foi de 0,36 cm (variação de 0 a 2,5). Apesar de ser frequentemente afirmado que a plicatura dorsal encurta o pênis, esse estudo sugere que qualquer perda de comprimento é provavelmente subclínica.

Alongamento Corporal Ventral. Existem dois métodos para a corporotomia ventral. Os resultados parecem equivalentes, mas as opções para uretroplastia subsequente são impactadas pela técnica que é utilizada.

Uma corporotomia ventral única pode ser feita de 3 a 9 horas através da área de maior inclinação. A abertura na túnica albugínea é fechada utilizando-se um enxerto. Os materiais relatados para enxerto incluem derme da virilha (incisão semelhante a hérnia), submucosa de intestino delgado e túnica vaginal (ou como um enxerto ou retalho). A incisão com enxerto requer uretroplastia com retalho porque uma uretroplastia com enxerto envolveria colocar o enxerto de uretroplastia sobre o enxerto corporal, o que provavelmente não seria adequadamente revascularizado.

Alternativamente, os corpos ventrais podem ser incisados às 4 e 8 horas começando pelo ponto de maior curvatura e então fazendo incisões semelhantes aproximadamente 4 mm distalmente e proximalmente para um total de três (Fig. 147-5). Essas incisões através da túnica albugínea não são enxertadas, e portanto um enxerto de uretroplastia pode ser colocado diretamente sobre elas.

Resultados

Estudos retrospectivos demonstram curvatura recorrente em menos de 10% dos pacientes após alongamento ventral pela corporotomia simples com enxerto. Um estudo não relatou diferença nos resultados a partir de corporotomia simples com enxerto *versus* três corporotomias sem enxerto. Um adulto com corporotomia mais enxerto antes da puberdade relatou disfunção eréctil com necessidade de medicamentos vasoativos.

Snodgrass e Prieto (2009) relataram resultados em 18 meninos consecutivos com hipospádia proximal, os 7 primeiros tendo corporotomia com enxerto dérmico e os 11 seguintes tendo três corporotomias transversais sem enxerto. Não houve curvatura recorrente nem com um nem com outro método durante o acompanhamento de 27 e 19 meses, respectivamente. Essa observação demonstra que as corporotomias para alongamento ventral não necessitam de enxerto.

Os resultados de corporotomia simples com enxerto sugerem que há pouca diferença na curvatura recorrente independentemente do material usado para enxertar o defeito. Por exemplo, três revisões sobre os enxertos dérmicos não relataram curvatura recorrente necessitando de retificação adicional durante o acompanhamento de 2 a 10 anos (Pope et al., 1996; Caesar e Caldamone, 2000; Badawy e Morsi, 2008). Badawy e Morsi (2008) estudaram 16 homens pós-púberes após corporotomia pré-púbere com enxerto dérmico e afirmaram que um dos três que relataram atividade sexual necessitava de injeções corporais de medicamentos vasoativos para manter uma ereção suficiente. No nosso conhecimento não há outros relatos de disfunção eréctil após a incisão com enxerto e os autores afirmaram que esse indivíduo recuperou as ereções naturais após a sua publicação (Badawy, comunicação pessoal).

Ambas as pregas simples e de 4 camadas de submucosa do intestino delgado foram utilizadas para enxerto corporal. De três relatos, dois observaram CV recorrente durante o acompanhamento de 1,5 a 3 anos (Weiser et al., 2003; Elmore et al., 2007). Uma terceira revisão após as pregas de 4 camadas afirmou que 17% dos pacientes tiveram ou CV recorrente ou uma massa fibrótica palpável que precisava ser excisada (Soergel et al., 2003).

Três estudos encontraram CV recorrente em 10% ou menos dos pacientes após o enxerto usando túnica vaginal (Perlmutter et al., 1985; Ritchey e Ribbeck, 2003; Kajbafzadeh et al., 2007). Um outro estudo usou a túnica vaginal como um retalho com resultados semelhantes (Braga et al., 2007).

A Uretra "Fina"

A uretra proximal ao meato pode parecer "fina" por uma distância variável por causa da túnica dartos ausente ou deficiente cobertura de corpo esponjoso (Fig. 147-6). O tratamento depende em parte de um plano cirúrgico poder ser estabelecido para separar a pele do corpo do pênis sobrejacente da uretra, e também da extensão da CV quando presente. Com maior frequência, o segmento "fino" é de apenas alguns milímetros de comprimento e a pele do corpo do pênis pode ser separada dele. Nessa circunstância, a uretroplastia não é influenciada exceto pelo fato de que a espongioplastia pode ser feita para cobrir a região de aparência fina. Quando a pele do corpo do pênis não pode ser separada da uretra, a uretra "fina" é dividida para baixo na linha média proximalmente até o corpo esponjoso normal ser encontrado, e então a pele ainda aderida é incorporada na neouretra. Na presença de CV maior do que 30 graus após o desenluvamento, a placa uretral e a uretra "fina" são excisadas como parte do processo de retificação.

Algoritmo para Uretroplastia em Hipospádias

A Figura 147-7 mostra o algoritmo para reparação de hipospádia baseado em tubularização da placa uretral ou um substituto de neoplaca. Todas as hipospádias podem ser reparadas usando uma das duas técnicas operatórias: uretroplastia a TIP e uretroplastia com enxerto em dois estágios. Os procedimentos de enxerto inlay são uma variação da uretroplastia a TIP. Os enxertos em dois estágios usam prepúcio ou mucosa oral dependendo das circunstâncias clínicas (ver adiante).

As opções de retalho são mostradas na Figura 147-7 com linhas pontilhadas. Uma comparação entre retalhos *versus* enxertos é resumida mais adiante. Escolhemos não usar retalhos porque os resultados cosméticos parecem ser inferiores a essas outras alternativas.

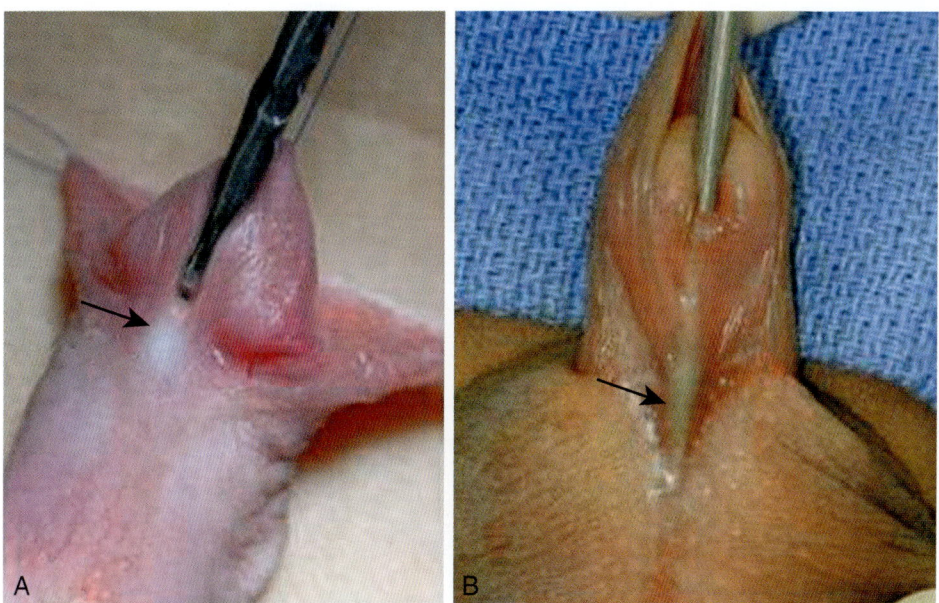

Figura 147-6. Sondando a uretra distal. **A**, Tecidos subepiteliais adequados entre a pele do corpo do pênis e a uretra *(seta)*. A incisão de pele inicial pode ser feita 2 mm proximal ao meato. **B**, Túnica dartos subepitelial deficiente e esponjoso entre a pele do corpo do pênis e a uretra *(seta)*. Incisão da pele em forma de U inicial deve ser feita lateral e proximal à uretra visível.

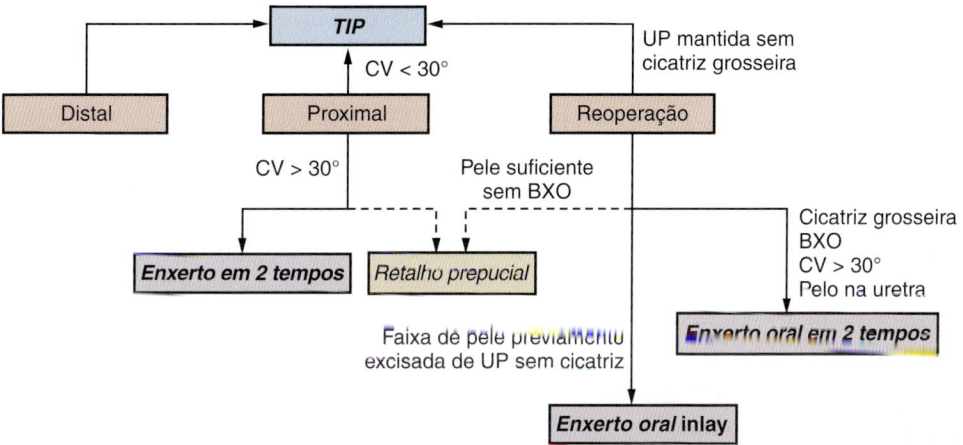

Figura 147-7. Algoritmo para uretroplastia do hipospádia. BXO, balanite xerótica obliterante; TIP, placa incisada tubularizada; UP, placa uretral; CV, curvatura ventral.

Correção de Hipospádia Distal

Uretroplastia de Placa Incisada Tubularizada

Indicações. Snodgrass et al. (2010) usaram uretroplastia a TIP como o único reparo para 551 pacientes consecutivos com hipospádia distal, não encontrando contraindicação para a técnica. Como discutido na seção Avaliação de Placa Uretral, três estudos não relataram diferença nos resultados de TIP se o sulco era profundo, intermediário ou raso (Holland e Smith, 2000; Sarhan et al., 2009; Snodgrass et al., 2010). Dois deles afirmaram que uma placa estreita (<8 mm) aumentou as complicações (Holland e Smith, 2000; Sarhan et al., 2009), mas acreditamos que isso indicou falha em incisar adequadamente a placa.

Técnica Cirúrgica (Fig. 147-8). O tratamento da pele varia de acordo com a preferência da família para a circuncisão *versus* prepucioplastia. Como a maioria solicita a circuncisão nos Estados Unidos, ilustramos esse método nesta seção e descrevemos a prepucioplastia separadamente mais adiante.

A largura da glande é determinada no seu ponto mais largo usando compassos (Fig. 147-9) e depois uma sutura de fixação de polipropileno 5-0 é feita. Os cantos do prepúcio dorsal são presos e a linha para incisão é marcada. Ventralmente a incisão é de aproximadamente 2 mm abaixo do meato, ou mais proximal se a uretra distal for "fina" a partir de túnica dartos subjacente deficiente e corpo esponjoso (Fig. 147-10). Para os casos de glande sem fusão das asas da glande, a incisão é feita alguns milímetros abaixo da coroa. A incisão dorsal oblíqua é feita para preservar o prepúcio interno suficiente para transferir ventralmente e criar um "colar" uniforme que se assemelha a uma circuncisão normal (Firlit, 1987).

O desenluvamento é feito em diferentes planos: dorsalmente ao longo da fáscia de Buck e ventralmente sob a pele do corpo do pênis, preservando a túnica dartos disponível. A dissecção continua até as junções penopúbicas e penoescrotal. A ereção artificial é feita, e se a curvatura inferior a 30 graus for demonstrada, ela é corrigida por plicatura dorsal, tal como descrito anteriormente.

A seguir um torniquete é colocado na base do pênis e as junções visíveis das asas da glande com a placa uretral são marcadas. Essas linhas são injetadas com epinefrina a 1:100.000 e incisadas utilizando-se uma lâmina Beaver 69 (Beaver-Visitec Internacional, Waltham, MA). A dissecção continua para baixo até a superfície dos corpos e

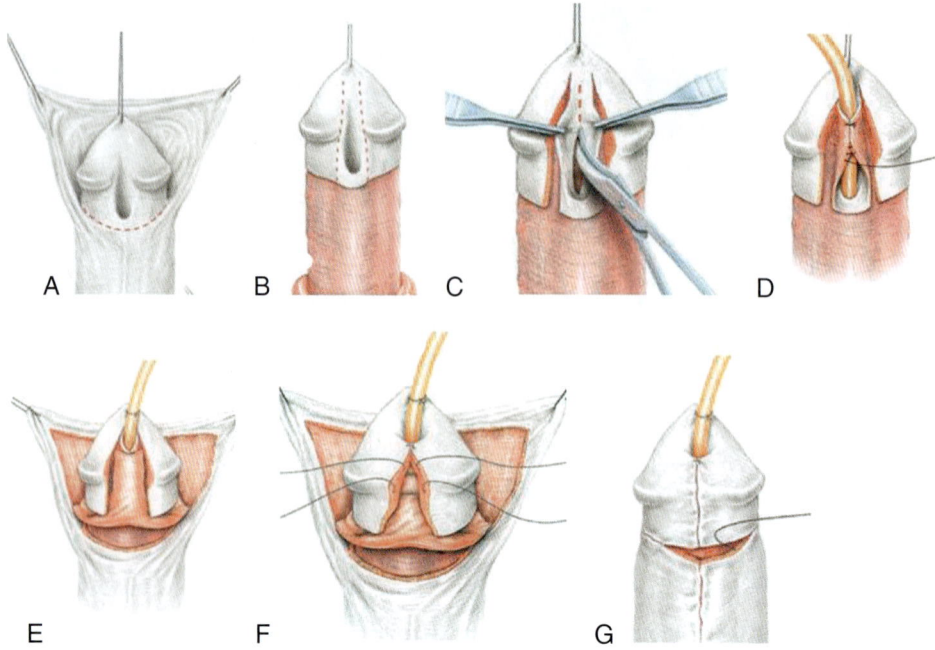

Figura. 147-8. Reparo de placa incisada tubularizada distal. **A,** Circunscrevendo a incisão cutânea. **B,** Incisões ao longo da junção visível das asas da glande na placa uretral. **C,** Incisão da placa uretral estendendo-se próximo aos corpos subjacentes. **D,** Tubularizando a placa uretral de distal para proximal. Observar que a primeira sutura é aproximadamente 3 mm proximal ao final da placa, criando uma abertura oval. **E,** A neurouretra é coberta com um retalho de túnica dartos. **F,** Plástica de glande criando o neomeato e continuando para baixo até a coroa. **G,** Reparo e circuncisão completados. (De Snodgrass WT. Snodgrass technique for hypospadias repair. BJU Int 2005;95:683-93.)

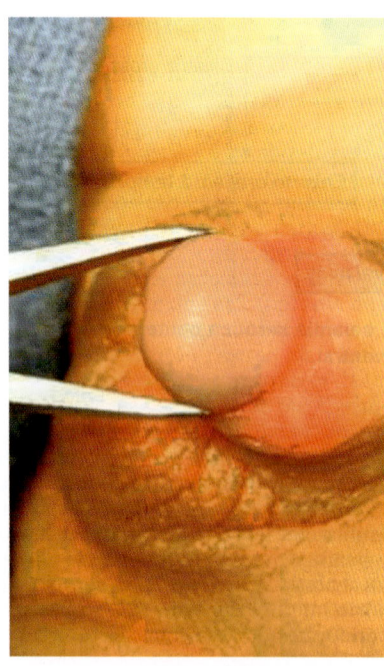

Figura 147-9. Medindo a largura da glande. A largura da glande menor do que 14 mm prediz aumento de complicações de uretroplastia.

então lateralmente de cada lado para aproximadamente 3 e 9 horas. Se a largura da glande for menor do que 14 mm, ou se houver tensão na aproximação das asas da glande após essa mobilização "padrão", então a dissecção "estendida" adicional é realizada em 3 e 9 horas, liberando ainda mais as asas para uma distância de aproximadamente 4 mm distalmente (Fig. 147-11).

A placa uretral é presa em um dos lados e suavemente esticada lateralmente com fórceps de Castroviejo 0,5. A tesoura de tenotomia faz uma incisão na linha média de dentro do meato para a ponta da placa abaixo da superfície dos corpos subjacentes. A profundidade da incisão varia de acordo com o sulco da placa preexistente; uma placa rasa requer uma dissecção mais profunda do que uma placa com sulco já profundo. A incisão da placa distal pode deixar uma pequena saliência na junção da glande, mas não deve se estender para a glande, que se distingue pela sua aparência mais rombuda e granular (Fig. 147-12).

Um *stent* 6-Fr é passado para dentro da bexiga e ligado à sutura de tração da glande. A tubularização da placa uretral é feita em duas camadas subepiteliais usando poliglactina 7-0 em uma agulha TG-140. O primeiro ponto é colocado distalmente aproximadamente 3 mm abaixo do final da placa para criar uma abertura oval, não arredondada. Suturar ainda mais distalmente aumenta o risco de estenose meatal iatrogênica. A sutura contínua procede proximal ao meato onde ele está ligado, e então a mesma sutura retorna distalmente para a segunda camada. Em seguida um retalho da túnica dartos ventral é levantado, dividido em dois segmentos longitudinais quando possível, e passado sobre a neouretra para fornecer cobertura de duas camadas. Nós o suturamos em posição usando poliglactina 9-0.

A plastia da glande aproxima as asas com as suturas interrompidas subepiteliais de poliglactina 6-0, começando distalmente e continuando até a coroa proximalmente. Com maior frequência são realizadas três suturas. Não é necessário suturar adicionalmente o epitélio, o que poderia deixar marcas visíveis. Se houver uma tensão sobre esse fechamento após a usual mobilização das asas da glande, os pontos são retirados e uma mobilização estendida é feita como descrito anteriormente. As asas da glande não são suturadas à neouretra subjacente ainda que exista uma lacuna entre o final tubularizado da placa uretral e o primeiro ponto distal da glande que cria o neomeato (Fig. 147-13). Essa lacuna cicatriza espontaneamente.

A pele do corpo ventral residual ligada ao prepúcio interno é então excisada e o "colar" aproximado utilizando suturas subepiteliais interrompidas de poliglactina 7-0 (Fig. 147-10C e D) e geralmente um

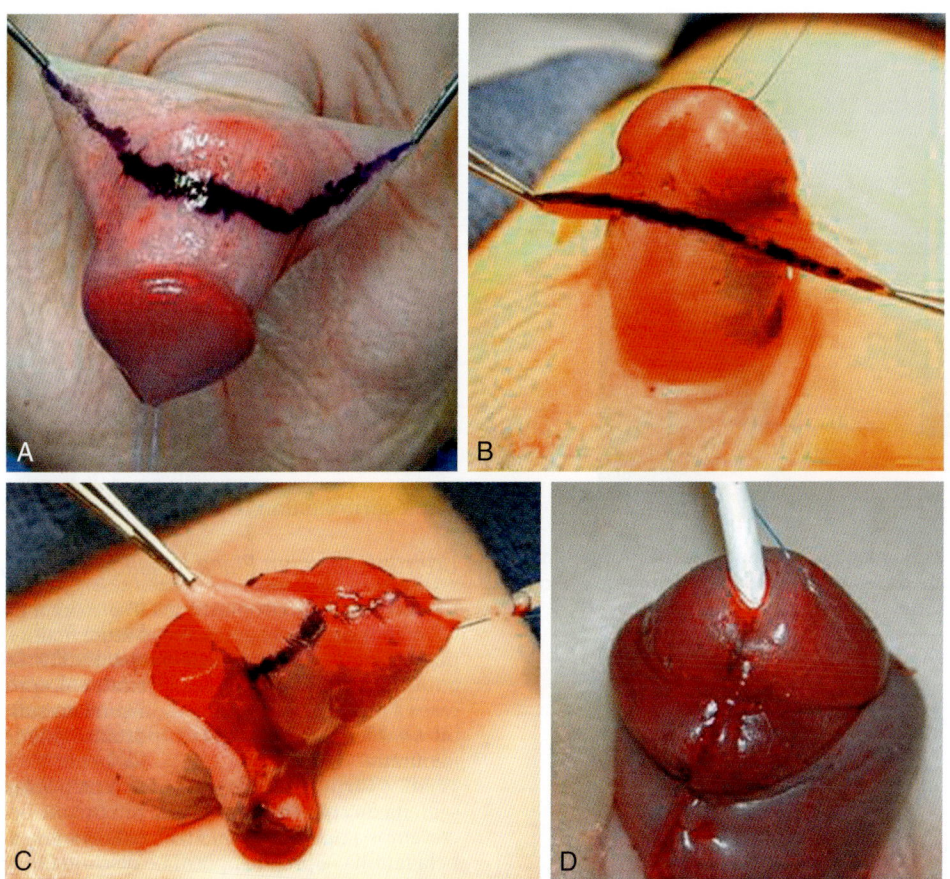

Figura 147-10. Incisão cutânea para circuncisão. A, Linha dorsal. B, Linha ventral. C, Pele de corpo do pênis perimeatal a ser incisada antes do "colar" prepucial ser feito ventralmente. D, Reparo completo com circuncisão demonstrando colar prepucial.

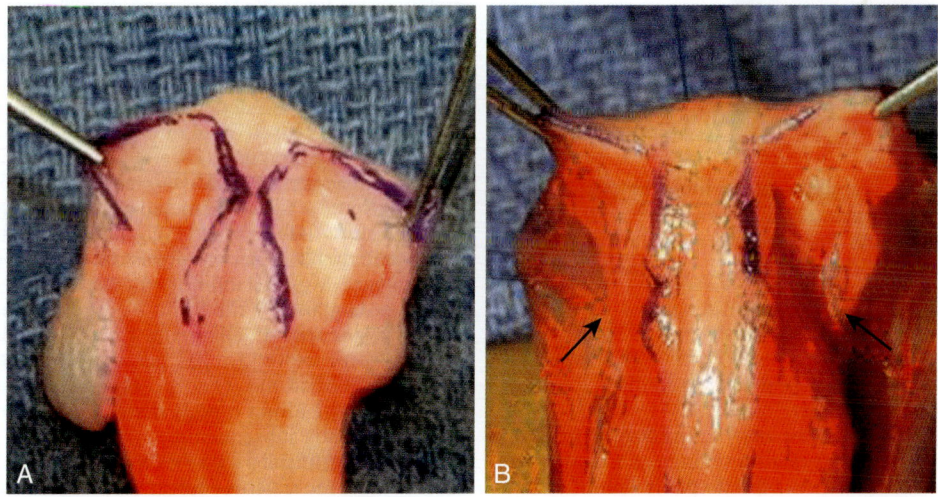

Figura 147-11. Dissecção das asas da glande. A, Mobilização "padrão" ao longo dos corpos a partir da placa uretral medialmente em direção a 3 e 9 horas lateralmente. B, Mobilização "estendida" com dissecção adicional em 3 e 9 horas por aproximadamente 4 mm distalmente ao longo dos corpos. As setas indicam a superfície dos corpos expostas por essa mobilização adicional.

único ponto epitelial de poliglactina 9-0 na coroa. O prepúcio dorsal é dividido na linha média até a borda do colar prepucial interno e então fixada na linha média usando uma sutura subepitelial de poliglactina 7-0. A pele na linha média ventral é fechada para recriar uma rafe mediana e a pele em excesso remanescente lateralmente em ambos os lados é excisada para completar a circuncisão. Todas as bordas da pele são fechadas com suturas subepiteliais. Usamos derivação urinária em fraldas durante aproximadamente 1 semana.

Métodos Alternativos. Vários métodos foram descritos para hipospádia distal que continuam a ser utilizados em vários centros. As descrições estão disponíveis em outro lugar. Os mais comuns incluem o avanço meatal e as técnicas de incorporação de glanuloplastia (MAGPI) e Mathieu ou "flip-flap".

O procedimento MAGPI é uma técnica operatória para hipospádia glanular e coronal em que a placa uretral é cortada na linha média dorsal e então o meato dorsal é avançado distalmente e suturado.

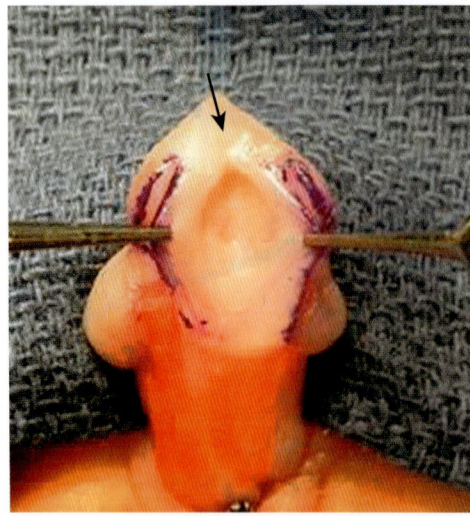

Figura 147-12. A incisão de placa uretral estende-se profundamente para próximo dos corpos cavernosos, de dentro do meato até o final da placa distalmente *(seta)*.

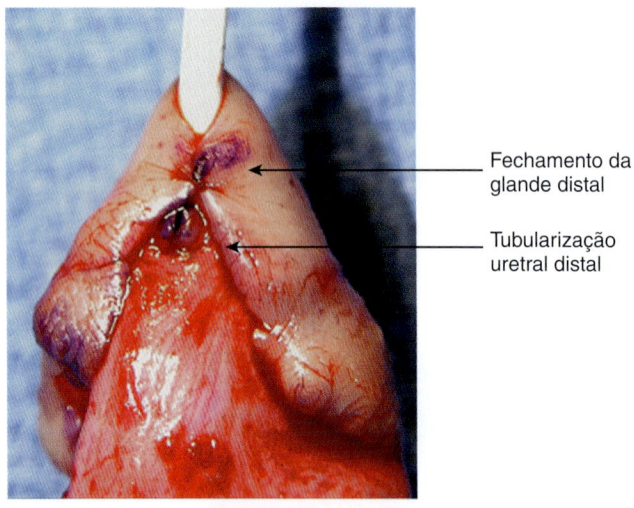

Figura 147-13. Plástica da glande da placa incisada tubularizada (TIP). A sutura mais distal aproximando as asas da glande, criando o neomeato, normalmente está além da sutura mais distal da placa uretral tubularizada. Não é necessário suturar as asas da glande à placa uretral no reparo a TIP.

Em seguida, o lábio ventral do meato é puxado para distal e a glande fechada abaixo dele (Duckett, 1981).

O procedimento de Mathieu, ou "flip-flap" é uma técnica operatória para hipospádia distal em que um retalho retangular é contornado proximalmente a partir do meato no corpo do pênis ventral, e então elevado e suturado distal à placa uretral (Mathieu, 1932). Esse reparo tipicamente tem a imobilização do *stent* por um curto período.

Resultados. A maioria dos artigos relata complicações em menos de 10% dos casos após uretroplastia de TIP distal.

Snodgrass et al. (2010) relataram os resultados em 426 meninos uma média de 8 meses após o reparo a TIP distal ter sido realizado por Snodgrass. A avaliação incluiu a calibragem, urofluxometria e/ou uretroscopia feitas em 279 pacientes (65%). As complicações de uretroplastia ocorreram em 19 pacientes (4%), incluindo nove fístulas, nove deiscências de glande e uma estenose meatal que se desenvolveu depois da balanite xerótica obliterante (BXO). Não houve restrições ou divertículos.

Uma revisão sistemática da literatura por Wilkinson e colaboradores (2012) incluiu 15 artigos sobre uretroplastia a TIP, de 1994 a 2009, compreendendo 1.872 meninos. Os autores relataram 4% de fístulas e 3% de estenoses do meato sem estenose uretral. A deiscência de glande não foi relatada.

Snodgrass (2011) também revisou 36 artigos sobre uretroplastia a TIP distal publicados em inglês, entre 1994 e 2009. Ele informou complicações que variaram de zero a 24%, com 25 dos artigos relatando 10% ou menos, a maioria fístulas e estenoses do meato.

Correção de Hipospádia Proximal

Tomada de Decisão

A escolha da técnica para o reparo de hipospádia proximal é largamente determinada pela extensão da CV após o desenluvamento e excisão de qualquer extensão escrotal sobre o corpo do pênis. As opções para uretroplastia quando há uma curvatura inferior a 30 graus incluem o reparo a TIP e retalho prepucial *onlay*. A curvatura maior do que 30 graus resultando em transecção da placa uretral para retificação limita as opções de uretroplastia para retalhos prepuciais tubulizados em um só tempo, retalhos prepuciais em dois tempos ou reparos de enxerto do prepúcio em dois tempos.

Uretroplastia com Placa Incisada Tubularizada

Indicações. A uretroplastia a TIP proximal pode ser feita quando há CV menor do que 30 graus. A curvatura maior estimula a transecção de placa uretral e assim impede o reparo a TIP. Como discutido na seção anterior Avaliação de Placa Uretral, em aproximadamente 7% dos casos a placa não tem tecidos subepiteliais suficientes para tubularizar, ou é subjetivamente rígida e, portanto, inadequada para modelar a neouretra.

Técnica Cirúrgica (Fig. 147-14). A uretroplastia a TIP proximal pode ser feita ou com circuncisão ou com prepucioplastia. Nesta seção, descrevemos a operação como realizada quando a circuncisão é solicitada pela família; a prepucioplastia é discutida mais adiante.

A largura da glande é medida primeiro e então uma sutura de reparo de polipropileno 5-0 é feita. A linha dorsal para incisão estende-se adjacente à coroa aproximadamente 3 mm proximalmente, preservando a maior parte do prepúcio interno para utilização como um enxerto ou se houver CV maior do que 30 graus ou uma placa uretral não adequada para uretroplastia a TIP. Ventralmente, a incisão faz um percurso em forma de U ao longo da placa, evitando folículos pilosos visíveis e então continua abaixo da linha média do escroto. As linhas de incisão ventral adjacentes à placa uretral são injetadas com epinefrina a 1:100.000 para minimizar o sangramento do corpo esponjoso subjacente. O pênis é desenluvado até as junções penopúbica e penoescrotal. Todas as inserções da túnica dartos ventral e escrotais são dissecadas da base do pênis.

A seguir as asas da glande são marcadas ao longo de sua junção com a placa uretral e também injetadas com adrenalina a 1:100.000 antes da incisão. As asas da glande são dissecadas lateralmente ao longo da superfície dos corpos cavernosos até 3 e 9 horas. Em pacientes com uma largura de glande inferior a 14 mm ou com tensão de aproximação das asas da glande, a dissecção é estendida ao longo dos corpos distalmente por aproximadamente 4 mm (Fig. 147-11). As inserções das asas do corpo esponjoso nas asas da glande ipsilaterais em ambos os lados estão divididas. O corpo esponjoso de cada um dos lados da placa uretral é ainda o mais dissecado dos corpos cavernosos para espongioplastia subsequente.

A ereção artificial é feita e a CV é abordada como discutido anteriormente. Quando o pênis é linear e a placa uretral conservada, a placa é incisada dorsalmente a partir do meato até sua extremidade distal, que se estende até perto dos corpos subjacentes. Um *stent* 6-Fr é passado na bexiga e a tubularização é feita em duas camadas subepiteliais, a primeira utilizando uma sutura interrompida de poliglactina 7-0 e a segunda uma sutura contínua de polidioxanona 7-0.

A espongioplastia aproxima as asas do corpo esponjoso sobre a neouretra. Então, um hemiescroto é dissecado e o testículo exposto. A túnica vaginal é aberta transversalmente e as suturas de reparo são colocadas em seus cantos distais. Uma sutura de reparo também é colocada na adventícia próximo ao polo inferior do testículo para contratração. Um retalho de túnica vaginal é criado através da dissecção ao longo do cordão espermático até perto do anel externo. Os tecidos escrotais gordurosos são excluídos (Fig. 147-15). O testículo é retornado para a sua posição normal e a sutura fixada no lugar e então o seu compartimento é fechado. O retalho é trazido sobre a neoure-

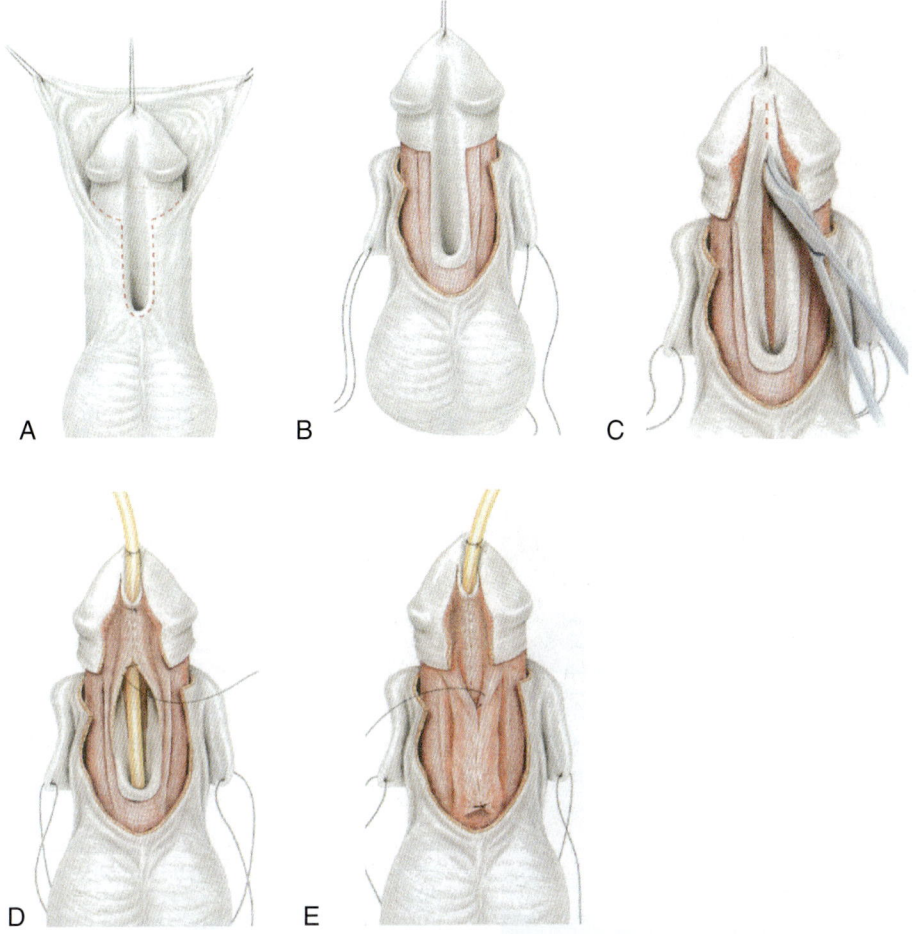

Figura 147-14. Reparo da placa incisada tubularizada proximal. A, Circunscrever a incisão preserva a placa uretral no paciente que deseja a circuncisão. B, Após o desenluvamento, as asas da glande são separadas da placa uretral. O corpo esponjoso é dissecado dos corpos cavernosos e liberado distalmente das asas da glande para espongioplastia posterior. Neste ponto a ereção artificial é realizada e a curvatura ventral retificada conforme discutido no texto. C, Incisão de placa uretral na linha média. D, Tubularização de placa uretral de duas camadas usando poliglactina 7-0 subepitelial interrompida seguida por polidioxanona 7-0 contínua. E, A espongioplastia aproxima o corpo esponjoso divergente sobre a neouretra, antes que o retalho da barreira da túnica vaginal do testículo seja adicionado. (De Snodgrass WT. Snodgrass technique for hypospadias repair. BJU Int 2005;95:683-93.)

tra, com a superfície brilhante para baixo, e suturado na posição com polidioxanona 7-0.

A plástica da glande é feita em uma camada usando poliglactina 6-0 subepitelial interrompida, geralmente com três pontos a partir de distal até a coroa. Tal como descrito para uretroplastia de TIP distal, as asas da glande não são suturadas à neouretra.

A pele do corpo ligada ao prepúcio interior ventralmente é excisada (Fig. 147-10C) e o colar do prepúcio é completado usando-se poliglactina 7-0 subepitelial interrompida e um fio de sutura de poliglactina 9-0 epitelial na coroa. Em seguida, o prepúcio dorsal é dividido na linha média até o nível do colar prepucial e suturado ali usando poliglactina 7-0 subepitelial. Ventralmente, a junção penoescrotal tipicamente é incisada até aproximadamente 3 e 9 horas e então o escroto perto desses pontos é suturado aos corpos de cada lado da junção penoescrotal verdadeira com polidioxanona 5-0, movimentando o retalho da túnica vaginal para o lado para fazê-lo. Em quase todos os casos, essa manobra corrige a transposição penoescrotal sem a necessidade de retalhos escrotais e as cicatrizes visíveis que eles produzem (Fig. 147-16).

A pele do prepúcio em excesso é retirada para completar a circuncisão e a pele ventral é fechada, criando uma rafe mediana. Todos os pontos da pele são subepiteliais. Usamos derivação urinária em fraldas por 2 semanas. Um exemplo da aparência cosmética final é mostrado na Figura 147-17.

Resultados

As complicações de uretroplastia foram relatadas de 15% até mais de 50% dos casos. Um estudo descreveu as modificações técnicas na uretroplastia que reduziram as complicações.

Snodgrass e Bush (2011) reportaram resultados em 59 pacientes consecutivos, com complicações de uretroplastia ocorrendo em 53% dos 15 casos iniciais, 25% dos próximos 20 e 13% dos últimos 24. A maioria desses era de fístulas ou deiscência de glande, e várias alterações técnicas foram feitas especificamente para reduzir a ocorrência de fístula, incluindo uma mudança de uretroplastia de camada única para uretroplastia de duas camadas, suturas epiteliais para suturas subepiteliais e categute cromado 7-0 para poliglactina e polidioxanona. Todos os primeiros 35 pacientes tiveram um retalho da túnica dartos colocado sobre a neouretra. Os últimos 24 tiveram retalho de túnica vaginal em vez de retalho de túnica dartos. Não houve fístulas na coorte final. A deiscência da glande agora é a nossa complicação mais comum, e ela é discutida em detalhes mais adiante neste capítulo.

Um estudo de Ghanem e Nijman (2010) fez referência a 49 pacientes com reparo a TIP proximal nos quais a uretroplastia foi feita em uma camada usando poliglactina 6-0 subepitelial contínua coberta pela túnica dartos. Durante o acompanhamento médio de 3 anos, houve complicações de uretroplastia em 12% dos pacientes que incluíram quatro fístulas, uma estenose meatal e uma deiscência de glande.

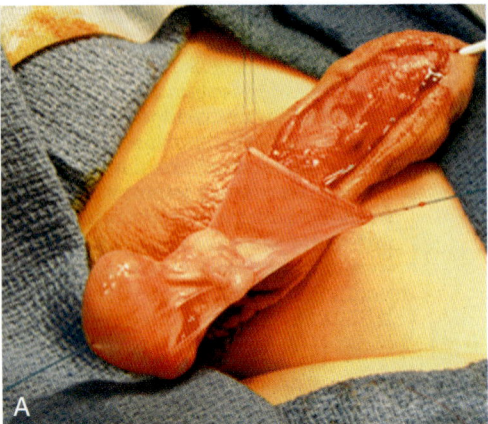
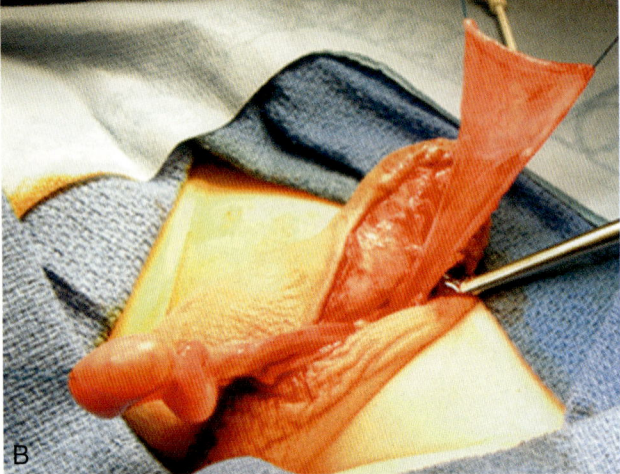
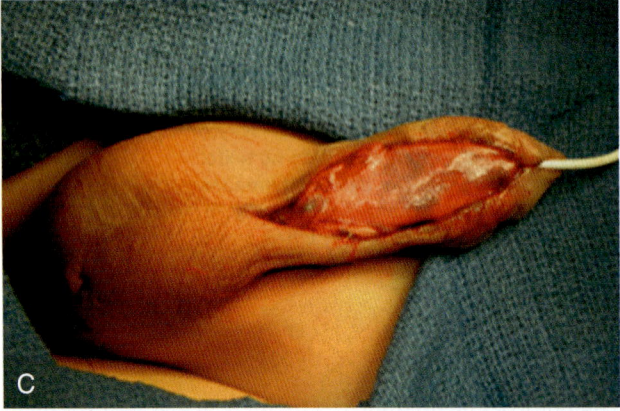

Figura 147-15. Retalho de barreira de túnica vaginal do testículo. **A,** Testículo liberado e túnica vaginal do testículo aberta transversalmente. **B,** Retalho da túnica vaginal do testículo dissecado para próximo do anel externo para evitar a tensão sobre cada um dos testículos ou o pênis. **C,** O retalho cobre a neurouretra toda. O testículo é fixado em seu compartimento escrotal.

Uma revisão retrospectiva de Braga et al. (2008) comparou 35 reparos a TIP proximal com 40 reparos de retalho prepucial *onlay* com acompanhamento médio de 3 anos. Não houve diferença significativa em complicações de uretroplastia: 60% para TIP e 45% para *onlays*.

Enxerto em Duas Etapas

Indicações. A principal indicação para um reparo com enxerto em duas etapas é CV superior a 30 graus após desenluvamento e excisão da túnica dartos ventral e anexos escrotais no pênis. A placa uretral é seccionada como parte das manobras de retificação, e o enxerto prepucial ou o enxerto labial oral é utilizado para unir da uretra nativa até a ponta da glande. A escolha do enxerto é determinada pela preferência da família por circuncisão ou prepucioplastia. Quando a circuncisão é feita, o prepúcio descartado é utilizado para uretroplastia, enquanto a mucosa oral do lábio inferior é obtida quando a prepucioplastia é desejada.

Técnica Cirúrgica

Primeira Etapa. A incisão inicial da pele é a mesma que aquela descrita anteriormente para uretroplastia a TIP proximal, mantendo a maior parte do prepúcio interno para um enxerto se necessário. A operação prossegue como descrito para uretroplastia a TIP proximal até o ponto em que a ereção artificial demonstra CV maior do que 30 graus.

A transecção da placa uretral é feita distalmente no nível da coroa, e então a placa é excisada dos corpos, movendo proximalmente para o meato e além na direção da porção membranosa. A uretra nativa é então suavemente esticada para distal e ancorada em intervalos nos corpos usando polidioxanona 6-0. Essa manobra move a uretrostomia distalmente, reduzindo o comprimento do enxerto necessário. A mucosa uretral nativa é suturada aos corpos usando poliglactina 7-0 em 10, 12 e 2 horas. A uretrostomia proximal é completada pela sutura da uretra nativa na pele do pênis ou no escroto em 4, 6 e 8 horas, com poliglactina 7-0.

As suturas de fixação são colocadas nos cantos do prepúcio dorsal e a túnica dartos subjacente é extirpada. Tipicamente, o enxerto é principalmente de prepúcio interno com menos pele prepucial externa, com a largura determinada pela borda inferior do colar subcoronal (Fig. 147-18).

A pele do corpo do pênis dorsal é suturada ao colar prepucial usando poliglactina 7-0 subepitelial interrompida. Então, o enxerto é colocado no defeito ventral e primeiro suturado à glande, que foi amplamente aberta, no nível da coroa com poliglactina 7-0. Pontos adicionais fixam o enxerto à extremidade distal da glande, colocados subepitelialmente para evitar marcas onde o neomeato será criado durante o segundo procedimento. O enxerto é suavemente esticado proximalmente e costurado à pele do corpo do pênis em ambos os lados usando poliglactina 7-0 interrompida. A extremidade proximal é dividida na linha média do enxerto estendido de cada lado da uretrostomia, que é suturada nas posições de 2, 10, e 12 horas medialmente e na pele do corpo do pênis ou escroto lateralmente. Um enxerto prepucial colhido como descrito na Figura 147-28 (mais adiante) vai preencher o defeito desde a ponta da glande até profundamente dentro do escroto.

Em seguida, o enxerto é suturado sobre os corpos em intervalos de 1 cm usando poliglactina 6-0 numa agulha RB-1, que facilmente penetra o enxerto e o adere à túnica albugínea subjacente (Fig. 147-19). Um cateter é colocado na bexiga. Então, uma compressa de gaze enrolada com Vaselina® (Conopco, Englewood Cliffs, NJ) é colocada sobre o enxerto e presa com firmeza, mas não com força, por suturas de demora de polipropileno 5-0 amarradas sobre a gaze. Essa bandagem com amarração em cima imobiliza ainda mais o enxerto e ajuda a evitar acumulação de seroma ou hematoma debaixo dela. O cateter e a bandagem com amarração em cima são mantidos durante 7 dias. A atividade física não é limitada em lactentes e crianças jovens. Nenhum cuidado especial é necessário para o enxerto após a bandagem ser removida durante o intervalo antes do segundo tempo cirúrgico. Nós sempre esperamos 6 meses antes da correção do segundo tempo.

Segundo tempo. Uma incisão é marcada ao longo das asas da glande e pele do corpo do pênis adjacentes ao enxerto agora revascularizado, movendo-se para a uretrostomia ventralmente para remover a pele do pênis ou a pele escrotal que foi suturada ali a partir de 4 ou 8 horas. As asas da glande são injetadas com adrenalina a 1:100.000 e incisadas e dissecadas lateralmente, como o é o restante da incisão marcada. Se a largura da glande for inferior a 14 mm, a dissecção estendida é feita conforme descrito anteriormente para reduzir a tensão com a aproximação subsequente das suas asas.

Um *stent* 6-Fr é passado para dentro da bexiga e fixado à sutura de tração da glande. Os enxertos de prepúcio são muito finos e podem ser tubularizados em duas camadas de forma semelhante à da placa uretral na reparação a TIP proximal usando poliglactina 7-0 e polidioxanona. Então, um retalho de túnica vaginal é criado e colocado sobre toda a neourectra. A plástica da glande é completada conforme descrito anteriormente para uretroplastia proximal a TIP.

Uma sutura de polidioxanona 5-0 subepitelial segura o escroto aos corpos em ambos os lados da neourectra para estabelecer a junção penoescrotal, e então a pele do pênis e a pele escrotal são fechadas na linha média usando suturas subepiteliais. A urina é derivada por 2 semanas.

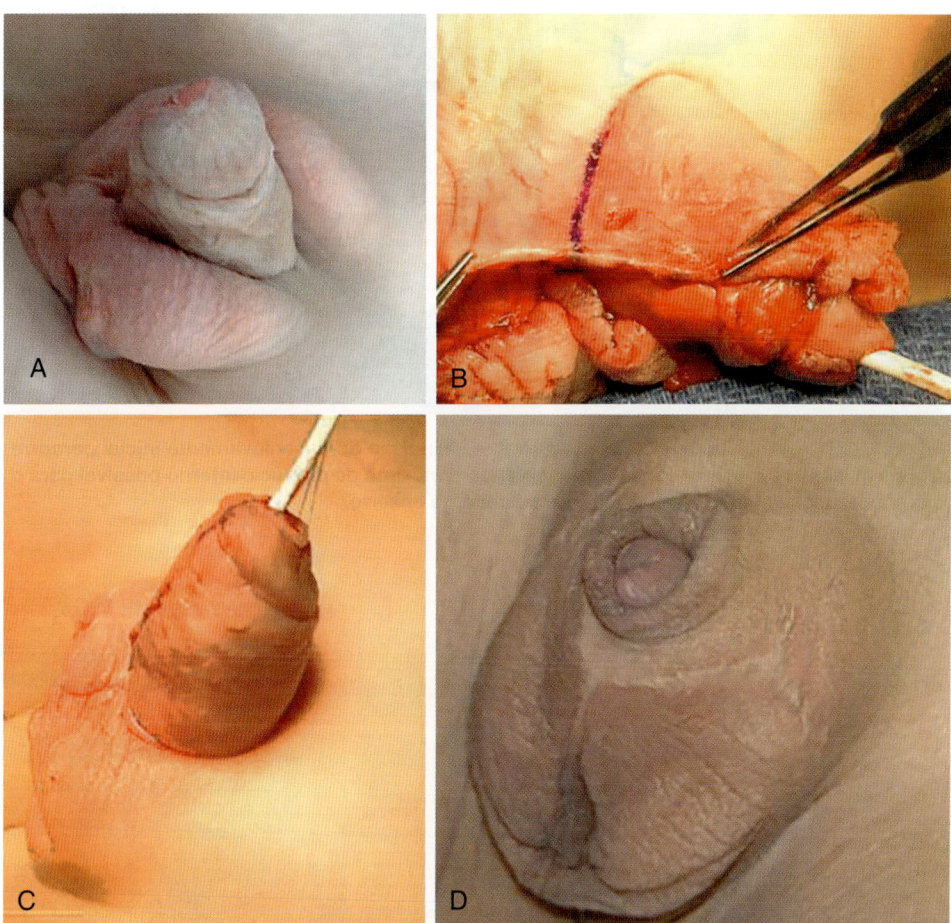

Figura. 147-16. Escrotoplastia sem retalhos escrotais. A, Transposição penoescrotal. B, Incisões ventrais na junção penoescrotal estendendo-se para aproximadamente 3 e 9 horas para permitir que o escroto seja puxado para baixo e preso nos corpos de cada lado da uretra. C, Correção da transposição com retalhos escrotais rotacionais. D, Cicatrizes após os retalhos rotacionais. Estes nem sempre são escondidos depois por pelos púbicos.

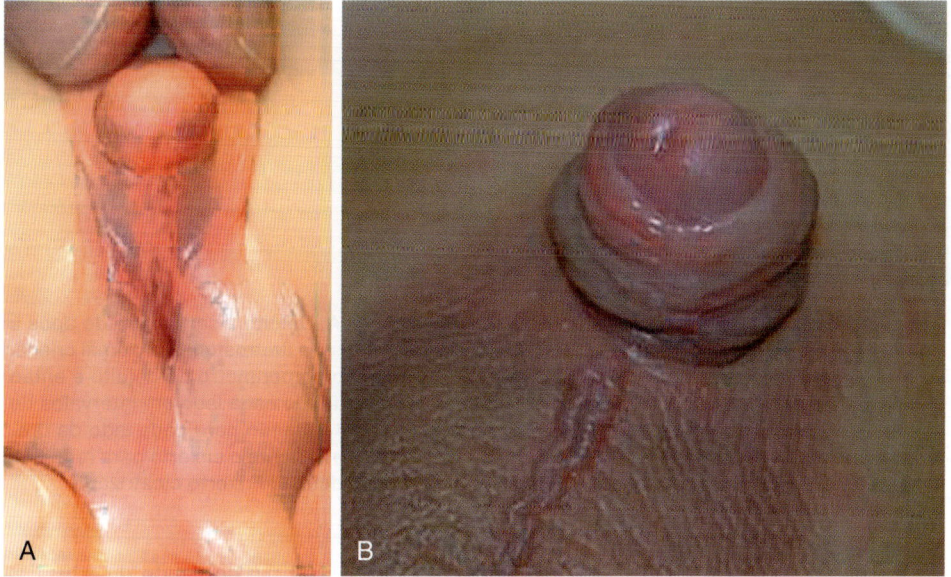

Figura 147-17. A e B, Aparência após o reparo da placa incisada tubularizada proximal.

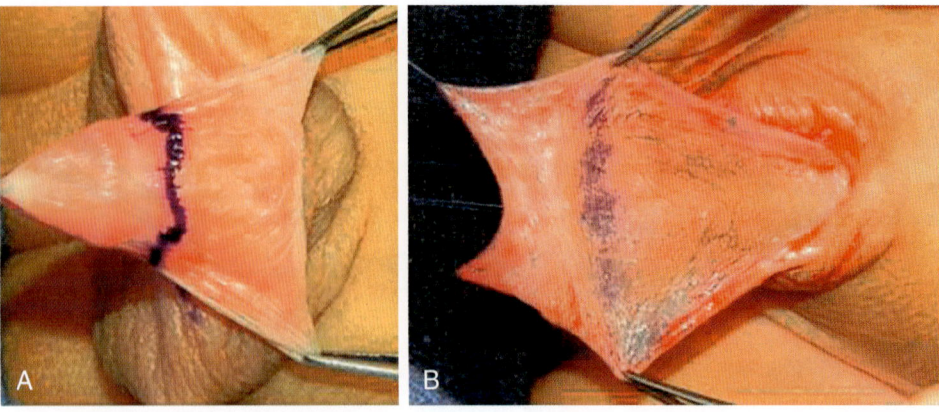

Figura. 147-18. Colheita de enxerto prepucial. A, A incisão do desenluvamento inicial percorre alguns milímetros proximal à coroa, preservando o máximo de prepúcio interno possível para o enxerto. B, Linha inferior da incisão para colheita de enxerto.

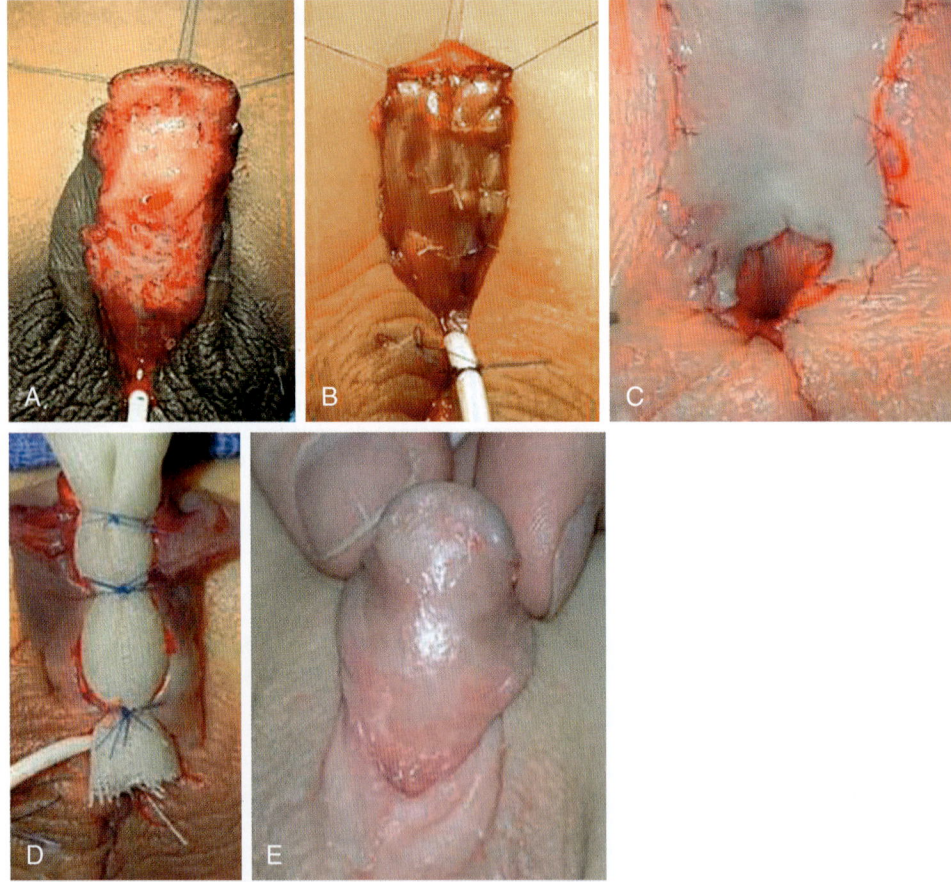

Figura 147-19. Sutura de enxerto prepucial e resultado final. A, Defeito a ser enxertado após a placa uretral ter sido excisada, as asas da glande desenvolvidas e a uretrostomia proximal criada. B, Enxerto preso na glande, pele do corpo do pênis e escroto no perímetro do defeito e então costurado aos corpos primeiro ao longo da linha média e então de cada lado em intervalos de aproximadamente 1 cm. C, Detalhe mostrando o enxerto estendendo para cada lado da uretrostomia antes da sutura. D, Curativo suturado comprime suavemente o enxerto para reduzir a possibilidade de seroma ou hematoma se acumular debaixo dele. E, Enxerto cicatrizado.

Resultados

Há poucos resultados publicados para reparações de enxerto primário em dois tempos, com complicações da uretroplastia relatadas em 25% a 50% dos pacientes.

Uma revisão retrospectiva de 34 pacientes com hipospádia peniana proximal a perineal operados usando enxertos prepuciais em dois tempos relatou complicações de uretroplastia em 26%, compreendendo quatro deiscências de glande, duas fístulas, um divertículo e uma estenose neouretral (Ferro et al., 2002).

Atualmente, temos resultados de acompanhamento não publicados em 24 pacientes com hipospádias penianas proximais (n = 3), penoescrotal (n = 6), escrotal (n = 7) e perineal (n = 8). O alongamento ventral usando corporotomias transversas sem enxerto corporal foi necessário após transecção de placa uretral em 20 (83%). Três pacientes (12,5%)

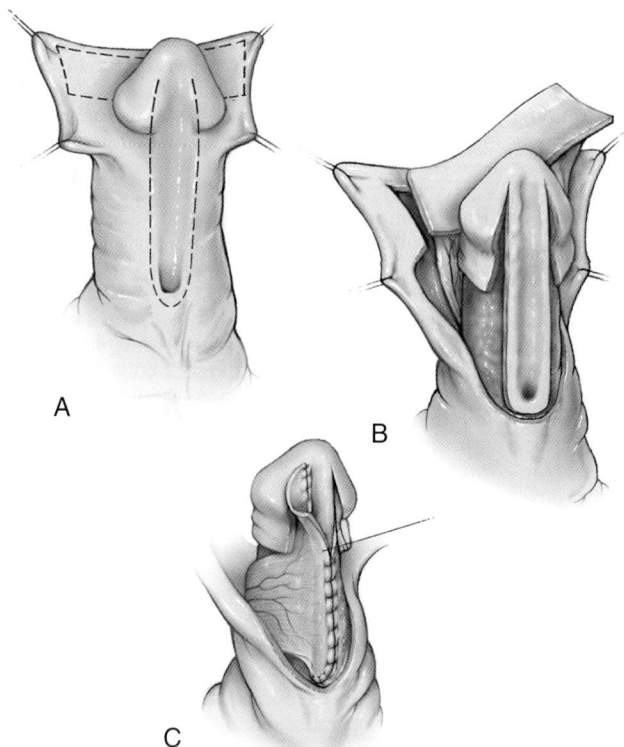

Figura 147-20. Retalho prepucial *onlay*. A, Linhas de incisão para criar o retalho prepucial e preservar a placa uretral. B, Retalho prepucial mobilizado em seu pedículo vascular. C, Retalho costurado à placa uretral.

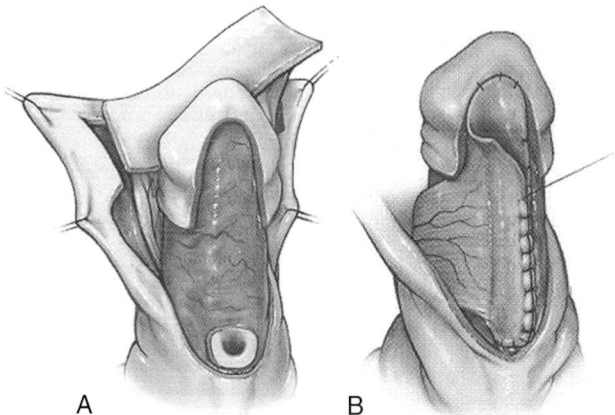

Figura 147-21. Retalho prepucial tubularizado. A, Após desenluvamento e liberação da túnica dartos ventral, a curvatura ventral persistente maior do que 30 graus levou à excisão da placa uretral. Um retalho prepucial interno de aproximadamente 10 mm de largura é dissecado sobre seu pedículo vascular de túnica dartos e transposto ventralmente. Esse retalho pode ser tubularizado, com a extremidade proximal anastomosada com a uretra nativa espatulada e a extremidade distal com as asas da glande. B, De modo alternativo, uma borda do retalho pode ser fixada com as suturas interrompidas aos corpos cavernosos a partir do meato proximal distalmente na glande. Então o retalho é aparado e a extremidade oposta suturada ao longo da primeira para criar um tubo com calibre uniforme. A plástica da glande e o fechamento da pele são similares àqueles descritos para os retalhos prepuciais *onlay*.

apresentaram contratura de enxerto exigindo novo enxerto como um procedimento separado, dois envolvendo enxertos de lábio e um após o enxerto do prepúcio. As complicações de uretroplastia ocorreram em 12 pacientes (52%): 11 deiscências de glande e 2 fístulas. O diâmetro médio da glande para todo o grupo, medido em 22 pacientes, foi de 12 mm, com 15 (68%) inferior a 14 mm. A mobilização das asas da glande estendidas não foi utilizada nesses pacientes porque ainda não havíamos começado a usar essa técnica.

Retalhos Prepuciais

Indicações. Os retalhos prepuciais *onlay* e tubularizado são alternativas para tempo único aos reparos a TIP e de enxerto em dois tempos, respectivamente.

Técnica Cirúrgica

Retalho Onlay. A técnica de retalhos prepuciais *onlay* é ilustrada na Figura 147-20. As linhas iniciais de incisão, o desenluvamento e a libertação da túnica dartos e das inserções escrotais, e o desenvolvimento das asas da glande são os mesmos que aqueles descritos anteriormente para uretroplastia a TIP proximal. A ereção artificial demonstra 30 graus ou CV maior, retificado por plicatura dorsal quando presente.

Os cantos do prepúcio dorsal são presos com suturas de reparo e uma faixa de 10 mm de largura da sua superfície interina quando colhida, preservando o suprimento vascular da túnica dartos subjacente. A dissecção do pedículo estende-se para a junção penopúbica para evitar a tensão quando o retalho é movido ventralmente ou em torno da lateral do pênis ou através de uma incisão em forma de botão sobre a glande.

Um *stent* 6-Fr é passado para dentro da bexiga. O retalho é então costurado à placa uretral utilizando poliglactina 7-0 subepitelial, esticando-o suavemente para distal e aparando-o conforme necessário para manter as dimensões uniformes. O pedículo da túnica dartos é usado para cobrir as linhas de sutura. Em seguida, a plástica da glande prende primeiro as asas da glande às bordas do retalho usando poliglactina 7-0 subepitelial interrompida. Proximalmente, as asas são aproximadas juntas com poliglactina 6-0 subepitelial interrompida. Os fechamentos da circuncisão e da pele são feitos como descrito para uretroplastia de TIP proximal.

Retalhos Tubularizados. A técnica de retalhos prepuciais tubularizados é ilustrada na Figura 147-21. Quando a ereção artificial encontra CV maior do que 30 graus, a placa uretral é seccionada e as manobras de retificação adicionais, como descritas anteriormente, são realizadas conforme necessário.

Os cantos do prepúcio dorsal são presos com suturas de reparo e um retalho de 12 a 15 mm de largura é desenhado na horizontal na sua porção interna. O retalho é liberado e seu pedículo dissecado até a junção penopúbica. O retalho pode então ser tubularizado sobre um *stent* 6 Fr em duas camadas, a primeira usando uma sutura subepitelial contínua de poliglactina 7-0, seguida por várias suturas mais interrompidas. Esse tubo é movimentado para ventral, costurada ao meato uretral nativo espatulado, e depois esticado para distal com a linha de sutura para baixo contra os corpos. O retalho é costurado às asas da glande usando sutura subepitelial interrompida de poliglactina 7-0. As asas da glande remanescentes são aproximadas utilizando sutura subepitelial interrompida de poliglactina 6-0.

Como alternativa, o retalho pode ser trazido para ventral antes de sua tubularização e costurado à uretra nativa dorsalmente. Então, ele é esticado para distal e uma borda é costurada aos corpos subjacentes para criar uma pseudoplaca. A pele do retalho em excesso é excisada e a extremidade livre remanescente é costurada ao bordo lateral para completar um tubo.

Resultados. As complicações de uretroplastia após os reparos de retalho prepuciais proximais foram relatadas em 27% a 45% de retalhos *onlay* e em 14% a 33% de retalhos tubularizados. Dois artigos sugeriram que as complicações são menores com retalhos tubularizados quando eles são primeiro presos aos corpos cavernosos ao longo de uma borda para criar uma pseudoplaca e então transformados em um tubo.

A cirurgia com retalho *onlay* para hipospádia proximal foi relatada em 126 pacientes com acompanhamento médio de 22 meses. As complicações da uretroplastia desenvolveram-se em 27%, com 18 fístulas, 13 deiscências de glande, 2 estenoses, 1 divertículo e 4 prolapsos de retalho através do meato (de Mattos e Silva et al., 2009). Outra revisão retrospectiva descreveu os resultados para retalhos *onlay* penoscrotais em 75 casos com acompanhamento pós-operatório por uma média de 39 meses. As complicações foram encontradas em 45%: oito fístulas, duas deiscências, duas estenoses, uma estenose meatal e cinco pacientes com CV recorrente após plicatura dorsal (Braga et al., 2007).

Os resultados de retalho prepucial tubularizado para hipospádias penoescrotal ou mais proximal foram descritos para 27 casos com mediana de 9 meses de acompanhamento. Destes, 33% desenvolveram complicações de uretroplastia, incluindo sete fístulas, uma estenose e uma estenose do meato (Powell et al., 2000).

Dois relatos descreveram os resultados de retalhos prepuciais entubados em que a tubularização foi realizada após primeiro suturar o retalho aos corpos cavernosos. Em um deles, 12 pacientes com hipospádias penoescrotal ou escrotal tiveram acompanhamento pós-operatório por uma média de 24 meses, tempo durante o qual 2 (17%) tiveram complicações: uma fístula e uma estenose meatal com divertículo (Shukla et al., 2004). No outro, 22 meninos com hipospádia proximal tiveram um reparo semelhante e acompanhamento subsequente também por uma média de 24 meses. Houve complicações em três pacientes (14%): uma fístula e duas estenoses do meato (Aoki et al., 2008).

Retalho de Byars

O retalho de Byars refere-se a uma operação em dois tempos na qual a placa uretral é excisada durante a retificação peniana na operação inicial. O prepúcio dorsal é dividido até a sua linha média e as duas partes são transferidas para ventral com os seus pedículos vasculares da túnica dartos e suturados sobre o defeito do meato até a glande. Na segunda operação, o prepúcio previamente transferido é tubularizado (Byars, 1955).

Essa técnica é utilizada após a corporotomia com enxerto por aqueles que preferem uma uretroplastia em dois tempos em vez de um retalho prepucial tubularizado em um tempo. Contudo, existem poucos relatos de resultados. O maior deles, com 58 pacientes, mencionou apenas fístulas pós-operatórias entre todas as possíveis complicações de uretroplastia (Retik et al., 1994). Outros três estudos tiveram menos pacientes. Shukla et al. (2004) relataram resultados em apenas 10 pacientes com uma média de 43 meses de acompanhamento, notando complicações de uretroplastia em 70%, incluindo sete fístulas, três estenoses do meato e um divertículo. Gershbaum et al. (2002) tinham 11 pacientes com acompanhamento de "5 a 15" anos, com complicações em 18% (uma fístula e um divertículo), embora os autores tenham afirmado que mais 2 pacientes tiveram um "meato subterminal ou irregularidades cutâneas" que aumentaram potencialmente a taxa para 36%. Além disso, eles também relataram que 37% tinham micção anormal e formação de spray.

Eu (W.S.) usei a operação em 9 pacientes com uma taxa de complicação de 100%, com duas fístulas, cinco divertículos, um estreitamento e duas deiscências de glande. Apesar de as fístulas e a deiscência de glande serem comuns na reparação de hipospádia proximal, foi o divertículo e a estenose que resultaram quando uma faixa de pele menos larga foi tubularizada para tentar impedir um divertículo, o que me levou a abandonar essa técnica. Nós já não executamos mais retalhos de Byars nem recomendamos a sua utilização.

Retalhos Versus Enxertos

Não há estudos distribuindo aleatoriamente os pacientes com hipospádia proximal e CV superior a 30 graus para retalho tubularizado *versus* reparo com enxerto em dois tempos. Os proponentes de retalhos afirmam que sua vascularização é assegurada a partir do pedículo, enquanto aquela dos enxertos é menos confiável porque eles devem ser revascularizados. No entanto, Duckett comentou uma vez que a fluorescência mostrou bordas desvascularizadas em seus retalhos que tiveram que ser excisadas, embora ele nunca tenha publicado essas observações em uma série clínica (Duckett, comentário não publicado para Hodgson, 1981).

A pega do enxerto foi bem-sucedida em todos os 43 casos relatados por Ferro et al. (2002) utilizando o prepúcio. Encontramos contratura resultante em um procedimento adicional para retransplante parcial ou total em 4 de 65 pacientes (6%), sem diferença entre o prepúcio e a mucosa oral (Snodgrass e Bush, 2015). A nossa série difere daquela de Ferro et al. pelo fato da CV retificada em 26 (90%) daqueles casos que utilizam as corporotomias transversais, o que foi feito em 3 dos 4 pacientes com contratura. Nenhum paciente precisou de mais do que um novo enxerto.

As complicações da uretroplastia que potencialmente indicam vascularização prejudicada incluem estenose meatal e estenoses. Os resultados de retalhos tubularizados descritos anteriormente relataram estenose do meato e/ou estreitamento em aproximadamente 8% (Powell et al., 2000; Shukla et al., 2004; Aoki et al., 2008) enquanto 3% dos enxertos em dois tempos desenvolveram estreitamento (Ferro et al., 2002). Nenhum dos nossos pacientes teve qualquer estenose meatal ou estreitamento.

Há também alguns dados sobre os resultados cosméticos. Os pacientes que nós avaliamos que foram operados em outros lugares com retalhos, um grupo reconhecidamente potencialmente tendencioso, na maioria das vezes tiveram deiscência da glande e uma forma menos cilíndrica do pênis (Fig. 147-22). Essa deiscência da glande pode ser protetora contra divertículo, mas ao custo potencial de formação de spray urinário.

Atualmente, existem dados funcionais ou cosméticos insuficientes para estabelecer a melhor prática e determinar se os benefícios de um reparo em dois tempos superam a necessidade de duas operações.

Prepucioplastia

A prepucioplastia pode ser feita em quase todos os pacientes, tanto com hipospádia distal quanto proximal, cujos cuidadores solicitam (Fig. 147-23). Em 1% dos casos, um paciente tem uma glande grande e capuz dorsal pequeno que impedem a prepucioplastia. Quando a prepucioplastia é feita para hipospádia proximal em que é necessária a transecção da placa uretral para retificação de CV, a reparação em dois tempos usa um enxerto de mucosa labial oral.

Indicações. A reconstrução do prepúcio é indicada em qualquer reparação de hipospádia principal quando os cuidadores a preferem à circuncisão. Nós simplesmente perguntamos se a circuncisão do recém-nascido foi antecipada e, se não foi, oferecemos a prepucioplastia.

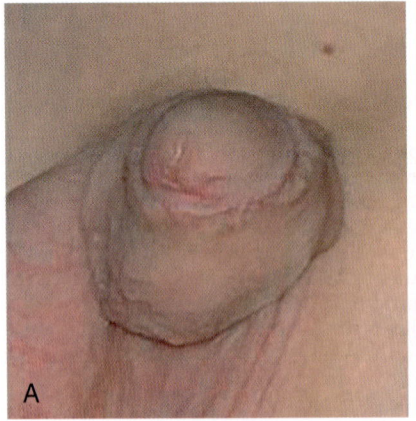
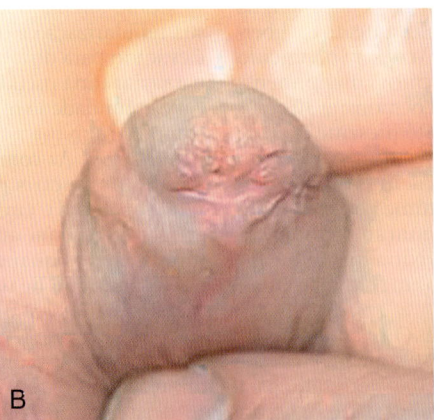
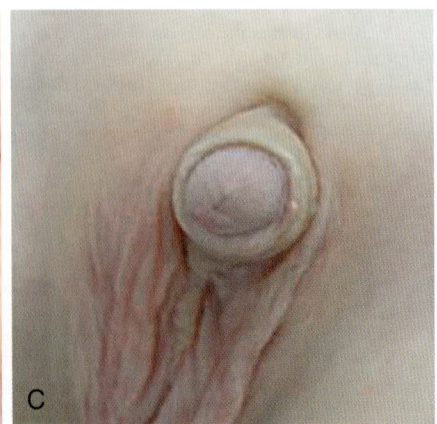

Figura 147-22. Aparência após retalho e reparo com enxerto para hipospádia proximal. **A,** Reparo com retalho tubularizado com uma forma piramidal do pênis. **B,** O mesmo paciente, que parece ter um meato fendido, é observado em vez de ter deiscência da glande com um meato coronal. **C,** Forma peniana cilíndrica e meato fendido com plástica da glande bem cicatrizada após reparo de enxerto prepucial de duas etapas.

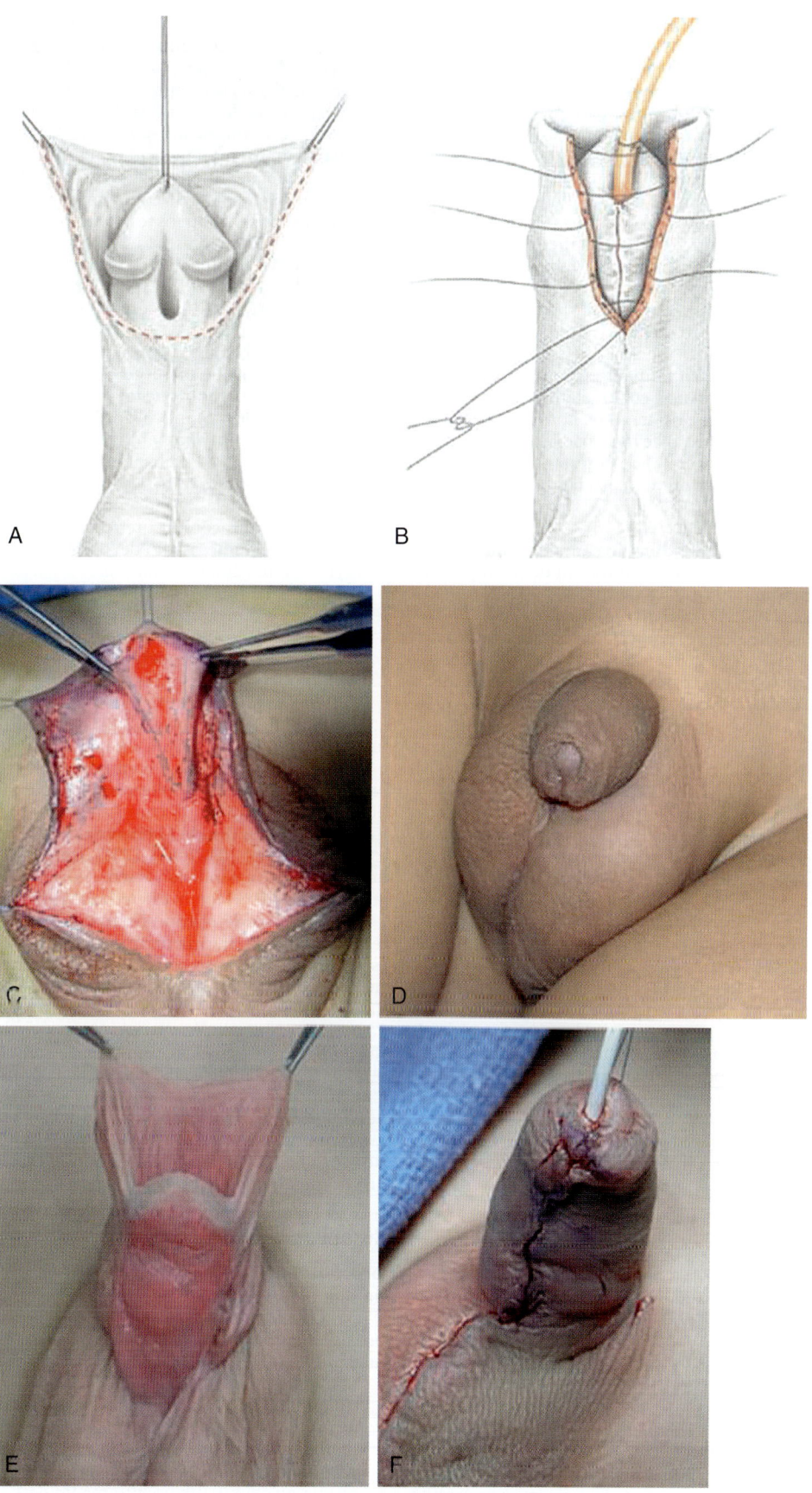

Figura 147-23. Prepucioplastia. A, Incisão em forma de V a partir dos cantos do prepúcio dorsal estendendo-se ventralmente para baixo do meato. B, Fechamento da pele. C e D, Uretroplastia com placa incisada tubularizada proximal com prepucioplastia. Observar a excelente exposição ventral obtida sem desenluvar o pênis. E e F, Reparo proximal em dois tempos usando enxerto de mucosa oral.

Técnica Cirúrgica. As suturas de reparo são situadas nos cantos do prepúcio dorsal (Fig. 147-23A). A incisão inicial estende-se a partir desses pontos, lateral à glande e então para um ponto aproximadamente a 2 mm abaixo do meato. O pênis não é desenluvado e a dissecção ventralmente é feita imediatamente sob a pele para preservar a túnica dartos por um retalho de barreira até os tecidos normais serem encontrados, geralmente perto da junção penoescrotal.

A uretroplastia e a plástica da glande são feitas como já descrito para TIP distal ou proximal ou reparos de enxerto em dois tempos.

Após a plástica da glande, as fixações do prepúcio são puxadas para baixo, abaixo da glande, e o prepúcio interno é aproximado usando poliglactina 7-0 subepitelial. Então as fixações são puxadas para distalmente à glande. Esses cantos são aproximados juntos utilizando também poliglactina 7-0 subepitelial. Antes nós ajustávamos a posição desse ponto inicial para permitir que o prepúcio retraísse prontamente para frente e para trás sobre a glande. No entanto, isso às vezes deixa o prepúcio visivelmente deficiente ventralmente, e por isso hoje nós o suturamos para obter a melhor aparência e não estamos preocupados com a sua retratilidade, uma vez que os meninos normais da mesma idade que aqueles submetidos à correção de hipospádia com frequência têm prepúcio da mesma forma não retrátil. O restante da incisão é fechado com poliglactina 7-0 interrompida. Os cuidadores são instruídos a não retrair o prepúcio.

Resultados

As complicações de uretroplastia e de pele são as mesmas após reparos a TIP distal ou proximal ou de enxertos em dois tempos, se a circuncisão ou se a prepucioplastia foi feita.

Suoub e colaboradores (2008) compararam 25 reparos a TIP distal com prepucioplastia a uma coorte equivalente em idade e tempo de 49 reparos a TIP distal com a circuncisão, não relatando diferença nem em uretroplastia nem em complicações de pele. As únicas complicações de uretroplastia foram fístulas, ocorrendo em 12% e 8%, respectivamente. Um paciente com fimose recalcitrante teve circuncisão secundária após prepucioplastia *versus* dois com "pele redundante" após a circuncisão e também passaram por revisão de circuncisão (Suoub et al., 2008).

Snodgrass et al. (2013) também relataram um estudo de caso de coorte com 428 uretroplastias a TIP distal consecutivos, dos quais 85 tiveram prepucioplastia. Não houve conversões intraoperatórias para circuncisão. As complicações de uretroplastia desenvolveram-se em 8% após prepucioplastia e 9% após circuncisão. Dois por cento de cada grupo tiveram revisão de pele subsequente, que incluiu uma circuncisão para BXO 5 anos mais tarde e uma excisão de um vórtice dorsal de aparência ruim sem circuncisão após prepucioplastia.

Snodgrass e Bush (2011) fizeram prepucioplastia durante uretroplastia a TIP proximal em 21% dos casos (todos os que solicitaram), sem complicação de uretroplastia ou de pele pós-operatório. A prepucioplastia também foi feita em 25% daqueles submetidos a reparo com enxerto em dois tempos (todos os que solicitaram), e nenhum deles teve curvatura recorrente ou complicações de uretroplastia ou de pele (dados não publicados).

Como a prepucioplastia não aumenta nem as complicações de uretroplastia nem as de pele, a escolha entre ela e a circuncisão deve ser mencionada para todos os cuidadores, permitindo-lhes determinar a aparência estética final.

Escrotoplastia

Na última edição deste livro, a escrotoplastia "maior" utilizando retalhos com rotação de pele para corrigir a transposição penoescrotal foi ilustrada. Hoje já não executamos mais essa manobra, tendo constatado que podemos corrigir a transposição com incisões penoescrotais ventrais sem deixar cicatrizes visíveis. Em vez disso, a pele do corpo do pênis adjacente ao escroto é incisada ventralmente em 3 e 9 horas, e então o escroto é rodado para baixo para criar uma nova junção penoescrotal e suturada aos corpos em cada lado da neouretra com polidioxanona 5-0 como mostrado na Figura 147-16.

CUIDADO PÓS-OPERATÓRIO

Derivação Urinária

Vários estudos relataram que a uretroplastia a TIP distal em meninos sem treinamento esfincteriano pode ser feita sem derivação, especialmente considerando que menos de 5% precisem de cateterismo precoce no pós-operatório e nenhum aumento de complicações de uretroplastia.

Um estudo com meninos com treinamento esfincteriano encontrou maior disúria, retenção e extravasamento naqueles que não foram cateterizados, resultando na colocação do cateter em 40% daqueles não randomizados para derivação. As complicações de uretroplastia não foram impactadas pela derivação ser ou não utilizada.

Não existem dados que indiquem o benefício de derivação suprapúbica em complemento a ou como um substituto para cateteres uretrais.

Três estudos relataram os resultados para hipospádia médio peniana submetidos a uretroplastia a TIP distal sem derivação urinária em pacientes sem treinamento esfincteriano:

- Almodhen et al. (2008) relataram em 32 meninos consecutivos sem treinamento esfincteriano (idade média de 18 meses) que tiveram uretroplastia a TIP para hipospádia distal, médio peniana e peniana proximal (n = 6) sem cateter. Um (distal *versus* proximal não declarado) desenvolveu extravasamento urinário no segundo dia de pós-operatório, que foi tratado com cateterismo. Um paciente (3%) teve uma complicação de uretroplastia (estenose meatal) durante o acompanhamento de 9 ± 6 meses.
- Samuel et al. (2002) relataram 170 pacientes consecutivos (idade média de 19 meses) que tiveram reparação a TIP distal sem derivação. Nenhum deles teve retenção urinária ou precisou de cateterismo. As complicações da uretroplastia ocorreram em 7% durante o acompanhamento médio de 3 anos.
- Leclair et al. (2004) relataram 162 pacientes consecutivos (idade média de 16 meses) com reparo a TIP distal ou médio peniana (n = 6) sem derivação. O cateterismo foi necessário para a retenção urinária em 4 pacientes (2,5%), 2 dentro de horas da cirurgia e 2 em 1 semana de pós-operatório, sem complicações subsequentes. As complicações da uretroplastia ocorreram em 8%, ambas fístulas e estenoses do meato.

Um RCT de El-Sherbiny (2003) comparou os resultados em 64 meninos com controle esfincteriano (média de idade de 6 anos) para a uretroplastia a TIP distal com *versus* sem cateterismo, decidido no final da operação. As complicações de uretroplastia foram semelhantes nos dois grupos (3 de 35 com *stent versus* 6 de 29 não cateterizados, *p* = 0,3). Todavia, disúria (14% *versus* 45%), retenção (0% *versus* 24%) e extravasamento (0% *versus* 17%) ocorreram significativamente mais frequentemente em indivíduos sem derivação. Dos 29 pacientes não cateterizados, 12 (41%) foram cateterizados no prazo de 3 dias da operação.

Utilizamos a derivação urinária para evitar a necessidade de cateterização pós-operatória na minoria dos pacientes sem treinamento esfincteriano que, caso contrário, irão desenvolver retenção ou extravasamento. Um *stent* de bexiga 6-Fr é usado para todos os reparos em meninos pré-púberes, *versus* um cateter de 12 a 14-Fr após a puberdade. Para os pacientes que são operados antes de treinamento esfincteriano, o cateter drena em uma fralda simples. Nós nunca usamos sondas suprapúbicas nem na reparação de hipospádia primária nem na reoperação.

Como a maioria dos lactentes que são submetidos a reparos distais nesses estudos não necessitou de derivação, recentemente começamos a executar uretroplastia a TIP distal sem *stent*, o que previne a necessidade de antibióticos no pós-operatório e facilita que o banho normal precoce seja retomado 48 horas após a cirurgia.

Curativos

Dois estudos não relataram diferenças nos resultados da uretroplastia sem utilização das bandagens.

Para o nosso conhecimento apenas dois estudos consideram o possível impacto dos curativos pós-operatórios nos resultados da uretroplastia:

- Van Savage et al. (2000) distribuíram aleatoriamente 100 pacientes com uma bandagem adesiva impermeável transparente em torno do pênis removida pelos pais 2 dias após a cirurgia *versus* nenhum curativo. Dois foram excluídos por hemorragia no final da operação. Não houve diferença nas complicações da uretroplastia no acompanhamento médio de 1 ano, mas os telefonemas foram significativamente mais frequentes dos pais daqueles sem uma bandagem do que dos pais daqueles com um curativo (0,8 *versus* 0,3 chamadas/paciente). Os autores não afirmam se esses telefonemas relatados eram referentes a perguntas sobre a ferida *versus* em relação a outras preocupações.
- McLorie et al. (2001) alocaram 120 pacientes ao final da cirurgia para uso de um filme adesivo de biomembrana transparente

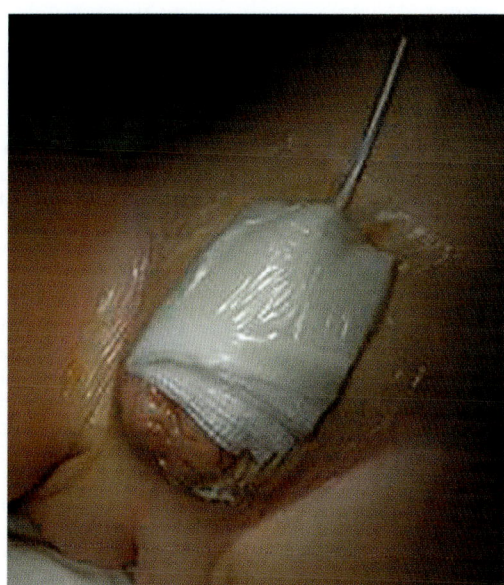

Figura 147-24. Bandagem pós-operatória.

versus o envoltório compressivo de bandagem *versus* nenhuma atadura com polimixina B e bacitracina de zinco em vaselina branca aplicada a cada mudança de fralda durante 7 dias. Três pacientes foram retirados por sangramento exigindo um curativo compressivo. As bandagens foram removidas com 3 ou mais dias e a vaselina branca foi então aplicada durante mais 7 dias. Não houve diferenças entre os grupos em relação às complicações de uretroplastia.

Se os curativos não impactam os resultados de uretroplastia, então vários envoltórios que podem ser dolorosos para se remover podem ser evitados. Nós usamos um Tegaderm® (3M, St. Paul, MN) adesivo em volta do pênis e um segundo segurando uma gaze sobre a ferida, sendo que ambos caem espontaneamente em casa (Fig. 147-24).

Medicamentos

Antibióticos

Um estudo relatou que a cefalexina via oral pós-operatória reduziu a incidência de UTI febril.

O único ensaio sobre antibióticos no pós-operatório após a reparação de hipospádia incluiu 101 pacientes submetidos à uretroplastia a TIP em que todos receberam cefonicida intravenosa intraoperatória e foram distribuídos aleatoriamente para cefalexina por via oral pós-operatória durante 8 dias durante a derivação urinária *versus* nenhum antibiótico. Os resultados da uretroplastia foram os mesmos, mas a UTI febril ocorreu em 3 de 52 pacientes tratados com antibiótico *versus* 12 de 49 pacientes não tratados ($p < 0,05$) (Meir e Livne, 2004).

Nós não usamos antibióticos intraoperatórios durante a reparação de hipospádia exceto para aqueles pacientes que têm colheita de mucosa oral, para os quais a cefazolina intravenosa é dada. O sulfametoxazol/trimetoprima no pós-operatório é administrado durante a derivação urinária.

Analgésicos e Antiespasmódicos

Recomendamos ibuprofeno oral, 4 vezes ao dia alternando com acetaminofeno para lactentes a crianças de aproximadamente 2 anos de idade. As crianças mais velhas recebem prescrições de hidrocodona com acetaminofeno para usar entre as doses de ibuprofeno conforme necessário.

A oxibutinina a 0,2 g/kg por dose até 5 mg é administrada duas vezes por dia, ou como um único comprimido de liberação prolongada, para pacientes com 3 anos de idade ou mais.

AVALIAÇÃO DE RESULTADOS

A correção da hipospádia é muito mais do que simplesmente uretroplastia, e a avaliação de resultados inclui aparência genital bem como as funções penianas de micção, ereção e ejaculação. Em crianças, a maior ênfase está nas complicações de uretroplastia, com menos nos resultados cosméticos. Os dados disponíveis com relação às funções sexuais em adultos são revistos na última seção sobre Resultados em Adultos após Reparo Pré-puberdade.

Duração do Acompanhamento

Oitenta por cento das complicações de uretroplastia são diagnosticadas dentro de 1 ano após a cirurgia, com acompanhamento indefinido necessário em 14 pacientes para cada complicação encontrada subsequentemente.

Snodgrass et al. (2014a) relataram o momento em que qualquer complicação de uretroplastia foi diagnosticada após 887 reparos a TIP primários e reoperações. Havia um total de 125 complicações – 54 fístulas, 59 deiscências de glande, 9 estenoses do meato ou estenoses neouretrais e 3 divertículos – dos quais 64% foram diagnosticados na primeira visita pós-operatória e 80% no primeiro ano pós-operatório. O tempo médio para encontrar fístulas, estenoses do meato e estreitamentos e divertículos foi de 6 meses, enquanto a deiscência de glande foi diagnosticada em uma média de 2 meses. Após 1 ano, calculamos que 14 pacientes exigiriam acompanhamento indefinido para cada complicação adicional eventualmente diagnosticada (Snodgrass et al., 2014a).

O acompanhamento longitudinal contínuo até a puberdade nunca foi relatado para os pacientes submetidos à correção de hipospádias pré-púberes. Várias revisões retrospectivas avaliando o tempo de diagnóstico de complicações de uretroplastia relataram complicações tardias (após 1 ano) naqueles pacientes que retornaram por causa de sua complicação. Wood et al. (2008) estudaram fístulas e encontraram que 70% foram diagnosticados por volta de um ano, mas a contagem não chegou a 90% e 99% até o acompanhamento em 8 e 20 anos. Spinoit et al. (2013) relataram que 24% das reoperações para complicações de uretroplastia ou aparência insatisfatória foram feitas com mais de 2 anos de pós-operatório, mas que depois de 3 anos, 15 meninos precisariam de avaliação para cada complicação adicional encontrada.

Claramente mais complicações são potencialmente encontradas conforme a duração do acompanhamento aumenta. No entanto, muitos meninos que nunca terão uma complicação têm de ser revistos indefinidamente para cada um com diagnóstico adicional após 1 ano. Recomendamos a avaliação em consultório com 6 semanas e então 6 meses mais tarde (8 meses de pós-operatório) após a uretroplastia a TIP distal e aconselhamos os cuidadores na última visita que uma complicação pode se tornar aparente em uma data futura. Após os reparos proximais, solicitamos acompanhamento anual com o objetivo acadêmico de determinar os resultados funcionais pré e pós-puberdade, por causa do maior grau de CV e de quanto mais tempo da uretroplastia em hipospádia proximal.

Calibragem

O calibre mínimo da uretra normal em meninos varia em relatos publicados. Um estudo descobriu que 14% dos meninos com menos de 3 anos de idade tinham menos do que 8 French.

A calibragem da neouretra é um meio objetivo para estabelecer que não há obstrução anatômica após a uretroplastia. Rotineiramente calibramos os pacientes saudáveis antes do treinamento esfincteriano com um cateter 10-Fr na visita pós-operatória de 8 meses, mas a prevalência muito baixa de obstrução suporta a limitação de calibração para lactentes com micção obstrutiva questionável e/ou um meato de aparência pequena.

O tamanho meatal normal foi determinado por Allen et al. (1972) em 100 recém-nascidos a termo consecutivos usando velas bulbares ou cateteres com ponta de oliva no segundo dia de vida. A média e a mediana foram de 8 French, com metade dos pacientes com menos de 8 French até tão pequeno quanto 4 French em 10%. Outro estudo também usou velas bulbares em 200 pacientes encaminhados, relatando que 14% tinham menos de 8 French aos 3 anos de idade (Litvak et al., 1976).

Urofluxometria

Nenhum estudo fornece taxas de fluxo em pacientes em comparação com controles pareados por idade, e os resultados com base em nomogramas podem variar dependendo do nomograma usado.

Aproximadamente 25% dos pacientes após o reparo a TIP ou reparo com retalho *onlay* ou prepucial tubularizado têm Qmáx menor do que 2 desvios-padrão abaixo do normal com base em nomogramas variados, ainda que não tenham sintomas. O significado desse achado em pacientes assintomáticos é desconhecido.

Após Uretroplastia de Placa Incisada Tubularizada

Andersson et al. (2011) relataram taxas de fluxo em 37 meninos assintomáticos a partir de um total de 126 reparos a TIP distal e proximal. Em 1 ano a Qmáx média foi de 13,6 mL/s (variação de 6 a 28), com metade abaixo do percentil 5 no nomograma Miskolc. Em uma média de 6 anos mais tarde a Qmáx média foi de 19 mL/s e 32% estavam abaixo do percentil 5, uma melhoria significativa. Os autores afirmaram que menos pacientes teriam sido classificados como abaixo do percentil 5 se o nomograma Toguri tivesse sido usado (Andersson et al., 2011).

Snodgrass (1999) relatou urofluxometria em 17 dos primeiros 50 meninos com treinamento esfincteriano após uretroplastia a TIP, determinada em uma média de 45 meses (variação de 6 meses a 7 anos) de pós-operatório. Todos os fluxos de pico estavam acima do percentil 5 com base no nomograma usado por Jayanthi et al. (1995) (que não foi relatado no artigo).

Considerando Qmáx menor do que 2 desvios-padrão a partir do normal uma possível indicação de obstrução, uma revisão por Gonzalez e Ludwikowski (2011) de urofluxos de TIP relatados constatou que 36 dos 140 (26%) pacientes assintomáticos em três artigos que usavam diferentes nomogramas preencheu esse critério.

Nossa hipótese é que as alterações de Qmáx modifcam pouco após a cura inicial, mas que na puberdade o diâmetro uretral aumentado deve aumentar a taxa de fluxo. Atualmente, temos dados limitados em pacientes antes e depois do desenvolvimento puberal. Nos dois, a Qmáx melhorou de 7 para 19 mL/s e 13 para 20 mL/s no estágio de Tanner 4. Três outros não tiveram mudança na Qmáx no estágio de Tanner 2.

Após Retalhos Prepuciais

Jayanthi et al. (1995), em uma revisão de urofluxos em 51 meninos com treinamento esfincteriano, após retalhos *onlay* ou retalhos prepuciais tubularizados, relataram que 27% tinham Qmáx abaixo do percentil 5 de um nomograma institucional.

Patel e colaboradores (2004) obtiveram a urofluxometria uma média de 14 anos após o reparo proximal na lactância (idade média de 17 meses) e relataram uma Qmáx média de 17 mL/s sem diferenças entre retalhos *onlay* e tubularizados.

Resultados Estéticos

Dois estudos usaram fotografias padronizadas para comparar os resultados cosméticos de correção a TIP *versus* retalho, ambos relatando escores maiores para reparos de TIP. Um estudo de questionário comparou os pacientes submetidos a correção a TIP para controles após a circuncisão e encontrou classificações semelhantes por cuidadores 6 semanas após a cirurgia.

A avaliação objetiva da aparência genital após a cirurgia de hipospádia não é comumente relatada. Dois estudos utilizaram fotografia com escores marcados por revisores cegos para comparar TIP com Mathieu (apêndice) ou retalhos *onlay*. Ambos relataram escores para reparo a TIP significativamente mais elevados (Ververidis et al., 2005; Scarpa et al., 2009).

Snodgrass et al. (2008) utilizaram um questionário não validado respondido pelos cuidadores antes do exame médico 6 semanas após a uretroplastia a TIP distal ou proximal *versus* controles após circuncisão. Não houve diferenças nos escores da escala de Likert com relação à aparência geral ou à aparência específica do meato ou da pele do pênis.

Hayashi et al. (2007) compararam fotografias após *onlay* padrão com fotografias após uma incisão em forma de V modificada ventralmente para criar uma forma de meato mais vertical. A melhora global foi relatada, com 8 de 25 padrão *versus* 12 de 18 reparos modificados alcançando um meato de fenda ($P = 0,03$). Uma incisão em forma de V foi eficaz em todos os 4 pacientes com um sulco profundo e em 6 de 9 com uma placa moderadamente sulcada, mas em apenas 2 de 5 com uma configuração plana.

Não há outros estudos relativos à aparência estética do pênis após os reparos com retalho. Embora a incisão em forma de V proposta por Hayashi et al. (2007) tenha resultado em mais pacientes com um meato em fenda, os pacientes que mais provavelmente têm uma aparência arredondada com retalhos são aqueles com uma placa plana, e a incisão em forma de V foi eficaz em menos de 50% daqueles.

COMPLICAÇÕES

Fatores de Risco

Os fatores de risco para complicações de uretroplastia incluem meato proximal, reoperação e largura da glande inferior a 14 mm. Os estudos em que pacientes rotineiramente não têm retalhos de barreira sobre a neouretra descobriram que este é também um fator de risco para complicações (fístulas).

Bush et al. (2012) utilizaram análise multivariada para avaliar potenciais fatores de risco para complicações de uretroplastia para hipospádia em 669 reparos a TIP em pré-púberes consecutivos, usando dados registrados prospectivamente. Estes incluíram a idade do paciente, a localização meatal, reoperação, tipo de sutura da plástica da glande (crômico *versus* poliglactina) e curva de aprendizado do cirurgião (definidos como os primeiros 50 casos). Destes, os únicos fatores independentes foram reoperação (proporção de probabilidade [OR] 3,07, 95% de intervalo de confiança [CI] de 1,54 a 6,13) e meato proximal (OR 1,79, 95% CI 1,33 a 2,40).

Bush et al. (2013) analisaram posteriormente 391 pacientes com medidas da glande para a idade do paciente, localização meatal, reoperação e largura da glande (em milímetros). A localização meatal e a reoperação permaneceram como fatores independentes, e também a largura da glande inferior a 14 mm (OR 3,7, IC 95% 1,6 a 8,5), com cada 1 mm de aumento em tamanho da glande diminuindo as complicações.

Dois outros relatos utilizaram análise multivariada dos dados coletados retrospectivamente após uretroplastia a TIP. Eassa et al. (2011) avaliaram 391 pacientes operados por cinco cirurgiões, analisando por idade, localização meatal, reoperação, cirurgião, suturas de uretroplastia (poliglactina *versus* polidioxanona) e métodos (interrompida *versus* contínua), um retalho sobre a neouretra e derivação urinária. Apenas a localização de meato proximal (risco relativo [RR] 2,81, IC 95% 1,42 a 5,52), idade superior a 4 anos (RR 3,25, 95% CI 1,44 a 7,35) e nenhum retalho de barreira (RR 6,23, 95% CI 1,87 a 20,77) foram fatores de risco. Sarhan e colaboradores (2009) avaliaram 500 pacientes operados por cinco cirurgiões, analisando a idade, a localização meatal, a reoperação, o método de sutura da uretroplastia (interrompida *versus* contínua), a cobertura neouretral, a derivação urinária e a curva de aprendizagem (definida como os primeiros 100 casos). Os fatores de risco independentes foram meato proximal, nenhuma camada de barreira e curva de aprendizagem.

Não podemos fazer um modelo para as camadas de barreira ou derivação urinária porque ambos são usados sistematicamente. Como discutido anteriormente, não encontramos a idade no momento do reparo como um fator de risco independente para as complicações de uretroplastia.

Modificando Fatores de Risco

Localização Meatal

Apenas 10% dos casos primários apresentam um meato peniano proximal ao períneo. Os registros de casos relatados ao American Board of Urology pelos urologistas pediátricos nos Estados Unidos solicitando um certificado de qualificação adicionada indicaram que o número médio de reparos proximais feitos anualmente era dois (Kogan e Feustel, 2011). Como a localização do meato proximal é um fator de risco consistente para as complicações de uretroplastia, recomendamos que os centros designem um único cirurgião para realizar nestes casos a fim de aumentar a sua perícia.

Reoperação

A falha inicial aumenta o risco de falha adicional. Recomendamos que os cirurgiões revejam os seus resultados pessoais e considerem as mudanças no procedimento e/ou técnica para reduzir as complicações, como discutimos anteriormente neste capítulo. A seção de Resultados em Reparo de Hipospádia Proximal detalha as modificações técnicas que fizemos que reduziram significativamente as complicações de uretroplastia após a uretroplastia a TIP proximal.

Os cirurgiões acadêmicos devem garantir bons resultados para o paciente quando permitem que os formandos participem ativamente das principais etapas da cirurgia, especialmente uretroplastia e plástica da glande.

Uma pesquisa feita por DeLair e colaboradores (2008), com a maioria de residentes seniores de urologia tendo completado mais de 75% de seu treinamento, descobriu que poucos tinham realizado dissecção de asas da glande ou uretroplastia. Os companheiros no nosso programa também observam esses passos fundamentais até que a faculdade conclua que as suas habilidades são satisfatórias, e eles raramente executam mais de 50% de qualquer reparo. Bush comparou os resultados de TIP distal de nossos antigos companheiros em casos consecutivos feitos ao longo de um período de 2 anos começando 3 anos ou menos após o treinamento daqueles de Snodgrass durante o mesmo período de tempo. Não houve diferenças significativas nas complicações de uretroplastia entre os antigos companheiros ou entre eles e Snodgrass (Bush et al., não publicado).

Também recomendamos que as reoperações nos principais centros sejam feitas por um único cirurgião.

Tamanho da Glande

Como discutido na seção anterior em Estimulação Andrógena Pré-operatória, sabe-se que os andrógenos pré-operatórios aumentam a largura da glande. Analisamos as complicações de uretroplastia em pacientes que receberam injeções de testosterona adjuvante *versus* aqueles com glande 14 mm ou maior que não o fizeram. A largura média da glande antes do estímulo foi de 12 mm, aumentando até uma média de 16,5 mm com injeções de testosterona. Os pacientes não tratados tiveram uma largura média da glande de 15,4 mm. As complicações de uretroplastia ocorreram em 34% *versus* 11% sem andrógenos adjuvantes ($p < 0,0001$). Observou-se que a testosterona foi um fator de risco independente para complicações nessa análise (OR 3,1, 95% CI 1,2 a 8,1). Em consonância, paramos a estimulação de testosterona pré-operatória (Bush *et al.*, 2013). Agora usamos a dissecção de asas da glande estendida descrita anteriormente para os pacientes com largura de glande inferior a 14 mm. Embora ainda não tenhamos dados de resultados, essa técnica tem uma taxa de deiscência de glande relatada de 1 em 150 casos apesar de uma largura de glande média de 12 mm (Tanakazi e Yoshino, comunicação pessoal).

Fístulas

Prevenção

Acredita-se que a sutura subepitelial e a cobertura do retalho da túnica dartos ao longo da neouretra reduzem as fístulas. Relatou-se que a uretroplastia subepitelial de duas camadas com cobertura de retalho de túnica vaginal reduz significativamente as fístulas quando comparada com o fechamento em uma camada epitelial simples e cobertura de retalho da túnica dartos na uretroplastia a TIP proximal.

A uretroplastia subepitelial foi superior em uma análise retrospectiva das operações de Mathieu por Ulman *et al.* (1997). Eles compararam uretroplastias contínuas de camada única feitas em 36 pacientes iniciais com poliglactina 6-0 suturada através do epitélio com aquela que foi feita em 61 meninos mais tarde usando sutura subepitelial de polidioxanona 7-0. Com acompanhamento de 6 a 12 meses, as fístulas ocorreram em 6 dos 36 pacientes com sutura epitelial (17%) *versus* 3 dos 60 pacientes com sutura subepitelial (5%) ($p < 0,01$).

O uso de um retalho de barreira ou não foi objeto de um ensaio por Savanelli e colaboradores (2007) que distribuíram aleatoriamente 130 pacientes submetidos ao reparo a TIP distal. Três cirurgiões realizaram as operações usando a mesma técnica de uretroplastia e sutura. Durante o acompanhamento médio de 24 meses, as fístulas ocorreram mais frequentemente naqueles sem um retalho da túnica dartos: 15 de 65 (23%) *versus* 5 de 65 (8%) ($p = 0,03$). A estenose meatal e a deiscência de glande foram semelhantes em ambos os grupos (4% e 5%, respectivamente).

Bakan e Yildiz (2007), compararam o retalho de túnica dartos em uma só camada com um retalho em duas camadas. O retalho de túnica dartos dorsal com camada única foi utilizado em 29 pacientes consecutivos, seguido por um retalho em duas camadas nos próximos 45. Mais meninos do segundo grupo tiveram hipospádias médio penianas a proximal ou reoperações, mas fístulas ocorreram apenas nos pacientes operados com uma só camada (4 [14%] *versus* 0, $p = 0,02$).

Como mencionado, eu (WS) fiz modificações técnicas na uretroplastia a TIP proximal que reduziram as fístulas de um inicial de 5 em 15 (33%) para 2 em 20 (10%) e para 0 em 24 pacientes consecutivos (secção de Resultados em Reparo de Hipospádia Proximal). Os primeiros 15 pacientes tiveram sutura epitelial de camada única da neouretra usando categute cromado 7-0. Os próximos 20 tiveram uretroplastia subepitelial com duas camadas usando poliglactina 7-0 interrompida e polidioxanona 7-0 contínua. A espongioplastia após a tubularização uretral foi adicionada ao segundo grupo. Nos últimos 24 casos, um retalho de túnica vaginal, em vez de túnica dartos, cobriu o reparo (Snodgrass e Bush, 2011).

Reparo Cirúrgico

O reparo inclui a avaliação para obstrução distal, a excisão do trato da fístula com o fechamento da abertura uretral e cobertura com retalho sobre o defeito.

A neouretra é calibrada a partir do meato distal para determinar se é de 8 French ou maior. Em seguida, o fluido é injetado na neouretra para confirmar o(s) local(is) de fístula. Fazemos uma incisão na rafe mediana que circunda a fístula e continua para proximal (Fig. 147-25). O trato é excisado e o orifício uretral é fechado em uma camada usando

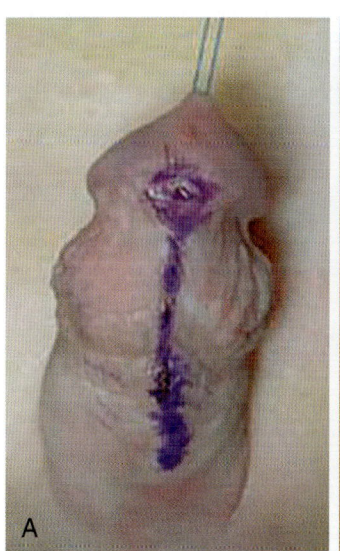
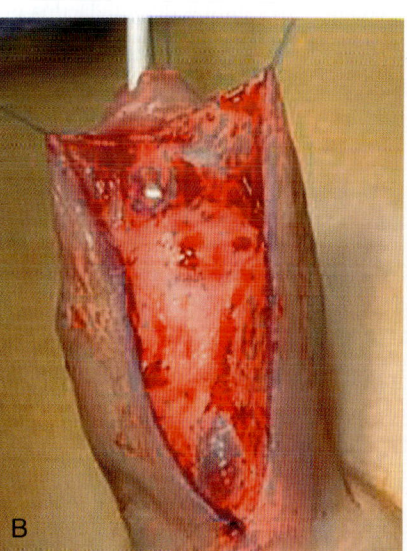
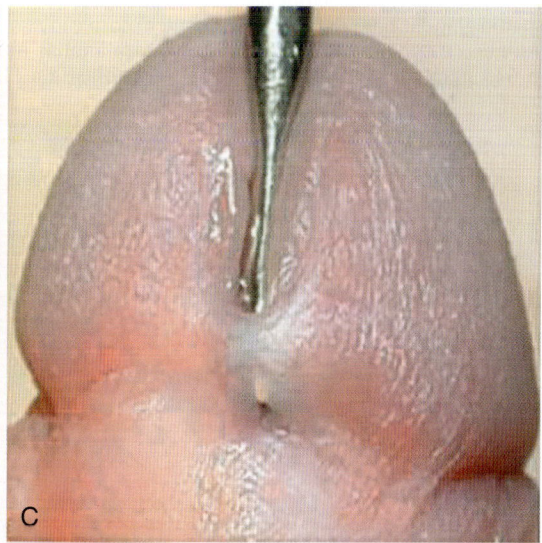

Figura 147-25. Reparo de fístula. A, Fístula coronal com boa aproximação de asas da glande distal. Uma incisão é feita ao redor da fístula que continua na rafe mediana distalmente para ganhar acesso à túnica dartos ventral para um retalho de cobertura e para revisar a pele do corpo do pênis redundante. **B,** Exposição mostrando que a glande pode ser elevada para longe da fístula para facilitar o fechamento da fístula e cobertura com um retalho de túnica dartos ventral sem precisar de nova operação de plastia da glande. **C,** Fístula coronal com uma faixa de pele prendendo as asas da glande juntas. Isso requer a nova operação da placa incisada tubularizada em vez do simples fechamento da fístula.

poliglactina 7-0 subepitelial interrompida. Repetir a injeção de fluido confirma o fechamento impermeável. Um retalho de túnica dartos ventral é elevado e utilizado para cobrir o reparo. Nós não usamos derivação urinária.

O reparo de fístulas coronais depende da extensão da fusão da glande. Quando a glande está bem formada a fístula pode ser fechada elevando a glande sem reparo da hipospádia. Quando as asas da glande são separadas e presas por apenas uma faixa de pele (Fig. 147-25C), a reoperação é feita como descrito na última secção em Deiscência da Glande.

Resultados

Três séries relataram falha em 6% a 29% dos casos, sem diferença se a derivação urinária foi usada ou não.

Uma revisão retrospectiva de Shankar et al. (2002) teve 113 casos de fístulas, dos quais 7% também apresentavam obstrução distal. O fechamento subepitelial e a cobertura com retalhos foram feitos, com derivação urinária durante 1 semana. Um total de 29% dos pacientes desenvolveram fístulas recorrentes, mais provavelmente naqueles com fístulas iniciais maiores do que 2 mm *versus* aqueles menores. Waterman et al., (2002) utilizaram o desvio em 54 de 100 fechamentos de fístula com defeitos "maiores", mas não encontraram diferença nas recorrências, o que também se desenvolveu em 29% dos pacientes, com base na colocação de *stent*. Uma terceira revisão de Santangelo et al. (2003) considerou 69 fístulas "simples" e 25 fístulas "complexas" (maior e/ou com obstrução distal ou um divertículo) que foram corrigidas pelo fechamento e cobertura de retalho geralmente sem um *stent* ou por reoperação/meatotomia mais reparo de fístula em que foram utilizados *stents*, respectivamente. Ambos os grupos tiveram recidivas semelhantes, que em geral desenvolveram-se em 6%.

Nossa taxa de recorrência para o fechamento da fístula como descrito anteriormente, excluindo aqueles pacientes com reoperação de hipospádia, é de 8% (Snodgrass, dados não publicados).

Deiscência de Glande

A deiscência de glande ocorre mais frequentemente após cirurgias proximais, em reoperações e em pacientes com largura de glande inferior a 14 mm.

Nós definimos a deiscência de glande como a separação completa das asas da glande, com ou sem uma faixa de pele fazendo a ponte entre as asas (Fig. 147-26). Além da aparência anormal, a deiscência da glande cria um comprometimento funcional com um fluxo desviado e/ou com spray. A deiscência parcial resulta em um meato maior, mas com fusão das asas da glande entre o meato e a coroa. Nós não reparamos estes, a menos que haja um fluxo em spray, que é o mesmo critério de tomada de decisão que usamos em pacientes que apresentam hipospádia glandar para determinar quem terá correção.

Snodgrass e colaboradores (2011) utilizaram análise multivariada em 641 pacientes consecutivos após uretroplastia a TIP distal, proximal e reoperação (a maioria tendo sido por deiscência prévia) e encontrou deiscência da glande em 5%. O risco foi quase quatro vezes maior em reparos proximais e quase cinco vezes maior em reoperações.

Esta é a nossa complicação de hipospádia mais frequente, ainda que ela não seja relatada com frequência em outras séries. Nossa técnica de plástica da glande pode ser inferior e/ou essa complicação é pouco relatada. Baseados em pacientes encaminhados para nós após a cirurgia ter falhado em outros lugares, nós acreditamos que a complicação é mais comum do que se pensava. No entanto, após observar a plástica da glande em glandes menores do que 14 mm no Japão, nós também percebemos que uma plástica de glande potencialmente melhor envolvendo dissecção de asas da glande estendida poderia ser feita para reduzir essa ocorrência, conforme descrito neste capítulo.

Prevenção

Nós primeiro mudamos as suturas de crômica para poliglactina depois de reconhecer a deiscência da glande, mas a análise subsequente, mencionada anteriormente, não mostrou diferença com base nessas suturas. Em seguida utilizamos testosterona pré-operatória para aumentar o tamanho da glande para 15 mm ou mais, mas da mesma forma, não encontramos diminuição dessa complicação nos pacientes tratados. Atualmente dissecamos as asas da glande dos corpos completamente em 3 e 9 horas, em todos os pacientes, que é uma dissecção mais sistemática do que anteriormente. Então, em pacientes com largura de glande inferior a 14 mm, deiscência prévia e/ou aproximação justa subjetiva após dissecção padrão, liberamos ainda mais as asas superiormente por aproximadamente 4 mm como mostrado na Figura 147-11.

Reparo Cirúrgico

A reoperação de TIP ou enxerto *inlay* é usado para reparar deiscência da glande, como descrito na seção posterior em Reoperações de Hipospádia.

Resultados

Villanueva et al. (2012) relataram os resultados para reoperações para corrigir a deiscência da glande antes de adotar a dissecção de asas da glande estendidas usada atualmente. Em vez disso, a plástica da glande foi basicamente repetida utilizando dissecção das asas da glande para aproximadamente 3 e 9 horas e então aproximação com três suturas de poliglactina 6-0 subepitelias interrompidas. A recidiva da deiscência desenvolveu-se em 18 de 111 pacientes (16%). Desses 18, 10 tiveram uma terceira plástica de glande semelhante, mas 5 de 8 (63%) com acompanhamento tiveram deiscência novamente. Hoje,

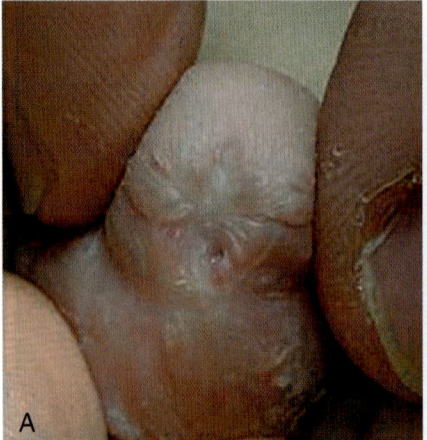 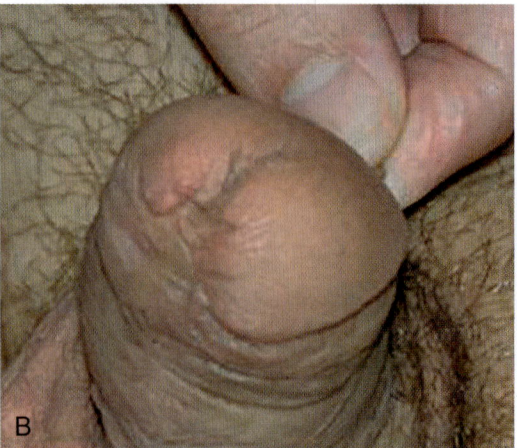

Figura 147-26. Deiscência da glande. **A,** Separação completa das asas da glande com um meato subcoronal. **B,** As asas da glande são separadas, mas uma ponte de pele entre elas fornece a divisão de um meato glanular. Este paciente teve um jato urinário em spray corrigido por nova operação de plástica da glande.

se a reoperação de plástica de glande com dissecção de asas da glande estendidas falhar, não aconselhamos mais alguma cirurgia até que o paciente chegue ao final da puberdade.

Estenose Meatal

Não há uma definição consensual para a estenose meatal. Nós diagnosticamos a estenose quando o neomeato é inferior a 8 French em um menino com sintomas urinários. Nossos resultados sugerem que a maioria das estenoses de meato é iatrogênica. Não há relato de resultados para meatotomia depois de reparação de hipospádia.

Nós avaliamos as segundas opiniões dos pacientes com um meato de aparência pequena que estão assintomáticos após a reparação de hipospádia e para quem foi recomendada a meatotomia, mas um 10-Fr saudável passa facilmente. Esses meninos não precisam de intervenção. Não existe uma definição aceita de estenose meatal, que definimos como tamanho meatal inferior a 8 French após o reparo, em um paciente sintomático (i.e., um com disúria, estrangúria, retenção e/ou UTI febril). Uma revisão padronizada da literatura por Wilkinson et al. (2012) incluiu 15 séries de caso descrevendo os resultados de TIP distal em 1.872 pacientes. Os autores notaram que o diagnóstico de estenose do meato não foi padronizado, e por isso provavelmente variaram entre essas publicações, mas foi relatado em 3% dos pacientes.

Snodgrass e colaboradores (2010) relataram resultados em 426 pacientes consecutivos com hipospádia distal, todos os quais tiveram uretroplastia a TIP. Desses, 263 (62%) tiveram calibração com nenhum deles possuindo um tamanho meatal inferior a 8 French. Um paciente desenvolveu estenose meatal secundária a partir de BXO 6 anos após a cirurgia.

Prevenção

Por causa dos nossos resultados, a estenose meatal após uretroplastia a TIP parece ser evitável. Enfatizamos os fatores técnicos para reduzir o risco, incluindo incisão limitada à placa uretral, não estendendo-se até a glande distalmente e continuando para perto dos corpos subjacentes; a tubularização da placa que começa pelo menos 3 mm da sua extremidade distal, criando uma abertura oval; e a aproximação de asas da glande independente sem suturar à neouretra.

Reparo Cirúrgico

Nós incisamos o neomeato dorsalmente para aumentá-lo sem recriar o defeito de hipospádia. A estenose meatal que quase oblitera a abertura, ou é o resultado de BXO, requer reparo com reoperação da hipospádia como descrito na última seção em Reoperações de Hipospádia.

Resultados

Nós não encontramos artigos que definem estenose meatal ou que relatem resultados de meatotomia depois de reparação de hipospádia.

Estreitamento Neouretral

Os estreitamentos da neouretra são incomuns após a reparação de hipospádia usando qualquer uma das técnicas descritas neste capítulo. Uma revisão das tabelas de resultados que acompanharam o capítulo de hipospádia na edição anterior deste livro mostra poucas menções de estreitamento, a maior prevalência sendo 9% tanto em um relato de retalhos prepuciais tubularizados (Ghali, 1999) quanto em um relato de retalhos de Koyanagi (Koyanagi et al., 1994).

Não encontramos estreitamentos em nossa série de 426 reparos a TIP distal (Snodgrass et al., 2010). No entanto, os estreitamentos ocorreram em 5 de 29 (17%) reparações a TIP proximal nas quais a placa uretral e a uretra nativa foram dissecadas a partir dos corpos para preservar a placa enquanto retifica a CV. Todos esses pacientes apresentaram-se 6 semanas a 1,5 anos de pós-operatório com sintomas de retenção e/ou UTI febril. Outros 47 reparos a TIP proximal sem essa manobra não tiveram estreitamentos. Por conseguinte, descontinuamos essa manobra e não a descrevemos neste capítulo.

Todavia, uma análise retrospectiva de Bhat (2007) de 32 pacientes com placa uretral e elevação de uretra nativa dos corpos seguida por tubularização (n = 20) feita com ou sem incisão a TIP não relatou estreitamento durante uma média de 24 meses de acompanhamento. Não podemos explicar a diferença nessas observações.

Tratamento

As opções incluem uretrotomia interna por visão direta (DVIU), que é eficaz para estreitamentos com menos de 1 cm pós tubularizações da placa uretral e retalhos prepuciais *onlay*, mas não retalhos tubularizados ou enxertos. As DVIU repetidas para estreitamentos recorrentes com menos de 1 cm falharam.

A mobilização da uretra com a excisão de estreitamento não foi relatada para estreitamentos após o reparo de hipospádias, no nosso conhecimento.

O enxerto *inlay* ou de mucosa oral em dois tempos, descrito na última seção em Reoperações de Hipospádia, são ambos opções que dependem da etiologia do estreitamento (isquemia focal *versus* BXO, respectivamente), da extensão em que a neouretra está obliterada e da presença de CV secundária quando há contratura neouretral.

Resultados

Uma única DVIU foi bem-sucedida em aproximadamente 66% dos pacientes com estreitamento com menos de 1 cm após tubularizações da placa uretral ou retalhos *onlay*. Todas as DVIU repetidas falharam. O enxerto de *inlay* dorsal foi utilizado em uma série com sucesso em 94% em 2 anos de acompanhamento.

A DVIU para estreitamento com menos de 1 cm obteve alívio dos sintomas miccionais e Qmáx maior do que 12 mL/s em 0 de 32 enxertos tubularizados e 2 de 18 (11%) retalhos tubularizados *versus* 8 de 11 (72%) retalhos *onlay* e 7 de 11 (63%) tubularizações da placa uretral (cada $p < 0,05$). Os pacientes foram distribuídos aleatoriamente para dilatações pós-DVIU ou não, sem diferença nos resultados. As DVIU repetidas para 12 de 32 estreitamentos recorrentes com menos de 1 cm todas falharam. O acompanhamento foi de no mínimo 2 anos (Husmann e Rathbun, 2006).

O enxerto *inlay* dorsal foi utilizado em 37 estreitamentos após uma média de duas cirurgias de hipospádia em uma série de pacientes com idade média de 12 anos. Durante o acompanhamento por uma média de 2 anos, estreitamentos recorrentes foram diagnosticados em apenas 3 pacientes (6%) (Ye et al., 2008).

Divertículo

Cinco dos nove pacientes submetidos ao reparo com retalho de Byars para hipospádia proximal por mim (W.S.) desenvolveram divertículos. Nenhum deles teve obstrução distal e a tira que foi tubularizada era aproximadamente da largura da glande aberta. Concluiu-se que esse balão resultou da resistência relativamente fixa da glande e/ou fluxo turbulento pela má fixação do retalho aos corpos, fazendo que a pele do prepúcio estique (Fig. 147-27).

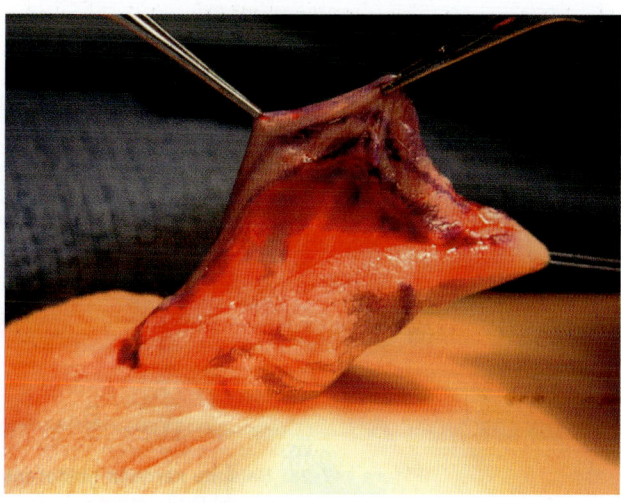

Figura 147-27. Retalho de Byars.

A túnica dartos sob o retalho impede a aderência do epitélio aos corpos subjacentes, aumentando potencialmente o risco para o fluxo turbulento e a formação de divertículo.

Uma revisão retrospectiva de retalho *onlay versus* retalhos prepuciais tubulares por Wiener et al. (1997) descobriu que 12% daqueles tubularizados desenvolveram divertículo durante o acompanhamento por uma média de 20 meses, o que poderia sugerir que os retalhos em tubo têm maior risco do que os *onlays* para essa complicação. No entanto, Vallasciani et al. (2013) relataram 7% de divertículos depois de ambos reparos *onlay* e de retalho prepucial tubularizado durante o acompanhamento médio de 7 anos; nenhum teve obstrução distal. Portanto, o divertículo pode se desenvolver após retalhos tubularizados em um ou dois tempos ou retalhos prepuciais *onlay*, apesar da ausência de obstrução distal. Os divertículos são encontrados muito menos frequentemente após as tubularizações de placa uretral ou enxerto.

Reparo Cirúrgico

A calibração é feita para detectar estreitamento distal associado. Então, o divertículo é exposto por uma incisão da rafe mediana ventral e é aberto. Uma faixa dorsal de largura suficiente é descrita e o excesso de tecido de ambos os lados tem o epitélio removido. A neouretra é suturada em duas camadas sobre um cateter para restaurar um calibre normal e os retalhos redundantes e com epitélio removido são fechados com sutura *vest-over-pants* para cobrir o reparo.

Resultados

Todos os 5 pacientes relatados por Vallasciani et al. (2013) foram reparados com sucesso sem divertículo recorrente durante o acompanhamento por uma média de 9 anos.

Balanite Xerótica Obliterante

A BXO pode se apresentar tanto no pré-operatório quanto após a reparação de hipospádia. Ela é clinicamente diagnosticada pela descoloração branca característica dos tecidos envolvidos (Fig. 147-28). A BXO no meato uretral pode tanto causar estreitamento quanto se estender até e ao longo da uretra, induzindo estreitamento.

O tratamento médico utilizando um esteroide tópico ou tacrolimo foi reportado. Um RCT duplo-cego comparou furoato de mometasona a 0,05% com o placebo aplicado diariamente durante 5 semanas para fimose com BXO. Embora a terapia de esteroides tenha melhorado significativamente a retração do prepúcio, os achados histológicos de BXO persistiram (Kiss et al., 2001). Portanto, o melhor tratamento é a excisão completa de todos os tecidos envolvidos com substituição uretral com enxerto de mucosa oral.

Nós temos a experiência anedótica com 2 pacientes com BXO recorrente após a excisão prévia e enxerto de mucosa oral. Em ambos a condição recidivou em uma nova junção da glande com a neouretra, em um, 9 anos mais tarde. Eles foram tratados com terapia tópica periódica para controlar os sintomas, dadas as preocupações que a BXO poderia recidivar novamente na margem da pele se a excisão adicional fosse feita.

Reparo Cirúrgico

A BXO é excisada cirurgicamente. Quando isso ocorre no meato ou dentro da uretra, todos os tecidos visualmente envolvidos são removidos e substituídos pela mucosa oral numa uretroplastia com enxerto em dois tempos, descrita na última secção em Enxerto de Mucosa Oral em Dois Tempos. O uso da pele genital ou da pele não genital em vez de mucosa oral está associado à recidiva de BXO.

Resultados

Bracka (2011) mudou de enxertos de pele para mucosa oral para tratar BXO depois de observar inicialmente bons resultados com fracasso subsequente quando a BXO recidivou. No entanto, ele não apresentou dados indicando o percentual de recidiva ou o período de tempo em que ocorreram.

Para o nosso conhecimento não há relatos de confiança de recidiva de BXO em mucosa oral.

REOPERAÇÕES DE HIPOSPÁDIA

Embora as fístulas sejam a complicação mais comum após a reparação de hipospádia, a deiscência da glande é a indicação mais comum para reoperação de uretroplastia. Independentemente do problema que requer reoperação, a tomada de decisão é sistemática (Fig. 147-7). Se a placa uretral permanecer e não tiver cicatrizes grosseiras, a uretroplastia a TIP é a primeira opção. Quando a placa tiver sido excisada mas permanecer uma faixa de pele sem cicatrizes grosseiras, então o enxerto *inlay* é a reparação preferida. Quando a placa uretral ou um substituto de pele tiver cicatrizes grosseiras ou se houver CV superior a 30 graus, cabelo neouretral, BXO ou estreitamento que quase oblitera o lúmen, o enxerto de mucosa oral em dois tempos é feito.

Embora as reoperações com retalhos cutâneos sejam uma opção quando há pele suficiente para uretroplastia, sem comprometer a cobertura do corpo do pênis, não encontramos muitas vezes tais pacientes e não usamos retalhos.

Além disso, quando um retalho a Mathieu ou *onlay* foi feito em um paciente que necessita de reoperação, nós removemos o retalho e executamos uretroplastia a TIP, tanto para aproximar firmemente as asas da glande quanto para evitar um divertículo potencial uma vez que a glande está bem fechada.

Quando existem indicações para uma reparação com enxerto em dois tempos, excisamos completamente a neouretra não saudável

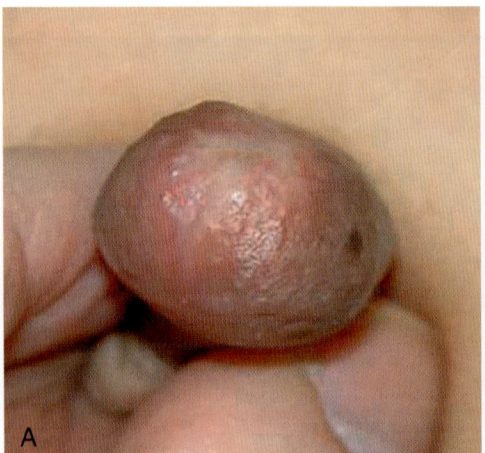
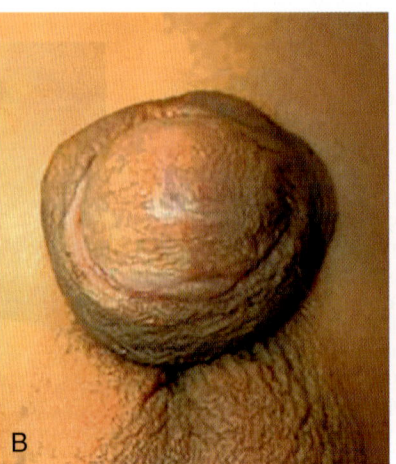
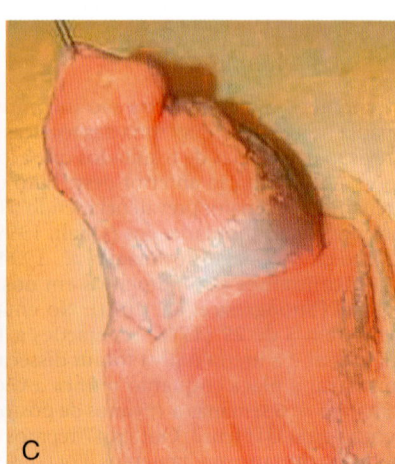

Figura 147-28. Balanite xerótica obliterante (BXO). A, BXO causando fimose secundária após prepucioplastia. **B,** BXO perimeatal causando estenose meatal. **C,** Deiscência da ferida subsequentemente desenvolveu BXO extensa ao redor do meato e circundando a pele do enxerto.

até a uretra nativa de modo que a neouretra final tenha composição uniforme para reduzir a preocupação com contratura nas junções de tecido ou de um divertículo a partir de tecidos tubularizados de diferentes graus de elasticidade.

Uretroplastia com Placa Incisada Tubularizada

Indicações

A uretroplastia a TIP em reoperação é uma opção quando a placa uretral permanece após a cirurgia prévia e não tem cicatriz grosseira. Em nossa série de 133 reoperações consecutivas (Snodgrass et al., 2009), 69 pacientes (52%) com uma média de 1,1 reparos que falharam (variação de 1 a 3) preencheram esses critérios.

Técnica Cirúrgica

Uma incisão ventral em Y é feita, recriando as asas da glande ao longo da sua junção visível com a placa uretral e continuando na rafe mediana até perto da junção penoescrotal (Fig. 147-29). As asas da glande são primeiro dissecadas lateralmente ao longo dos corpos a 3 e 9 horas, e então superiormente, a partir de aproximadamente outros 4 mm dos corpos, como descrito na secção anterior sobre a Reparação de Hipospádia Distal (Fig. 147-11B).

A dissecção ao longo do corpo ventral do pênis é feita imediatamente sob a pele para preservar a túnica dartos ventral para um retalho de barreira. O desenluvamento não é necessário a menos que haja pele no corpo do pênis dorsal excessiva ou CV para revisar.

Se os retalhos de Mathieu ou *onlay* foram feitos anteriormente, essa pele agora é removida. Então a placa uretral é incisada na linha média dorsal como no reparo a TIP primário e tubularizada sobre um *stent* 6-Fr passado para a bexiga. Para reoperações distais, a poliglactina 7-0 subepitelial contínua é usada em duas camadas. As reoperações mais proximais têm uretroplastia subepitelial em duas camadas usando poliglactina interrompida seguida de polidioxanona contínua. A neouretra é a seguir coberta ou com um retalho da túnica dartos ventral ou, se a túnica dartos for insuficiente, por um retalho de túnica vaginal.

A plástica da glande é feita usando poliglactina 6-0 interrompida subepitelial como descrito anteriormente para uretroplastia a TIP distal primária. O excesso de pele do corpo ventral do pênis é retirado conforme necessário e as bordas da pele são fechadas usando poliglactina 7-0 subepitelial. O *stent* é mantido durante 7 a 10 dias.

Resultados

As complicações de uretroplastia foram relatadas em 12% a 30% dos pacientes após reoperação com reparo a TIP. Antes da incisão da placa uretral do reparo a MAGPI ou TIP não tem impacto sobre os resultados. Um retalho de túnica dartos sobre a neouretra reduziu significativamente as fístulas em um relato.

Noventa por cento dos pacientes em nossa série tiveram hipospádia distal e não conseguiram uma média de um reparo anterior (máximo de três) (Snodgrass et al., 2009). A indicação de reoperação foi de deiscência de glande em 91%, com fístulas coronais, estenoses meatais e divertículo nos outros. Inicialmente eu (WS) utilizei uma incisão menor e não cobri rotineiramente a neouretra com um retalho de túnica dartos, mas depois de 5 dos 10 primeiros casos desenvolverem fístulas, uma camada de barreira foi sistematicamente utilizada em todas as outras, resultando numa redução significativa nas fístulas (2 de 53 casos). As complicações da uretroplastia ocorreram em 12 dos 63 pacientes (19%) com acompanhamento médio de 6 meses (variação de 1 a 53), incluindo sete fístulas e seis deiscências de glande recorrentes, antes de implementarmos a dissecção de asas da glande estendidas. A incisão da placa uretral prévia a uretroplastia a TIP ou MAGPI (apêndice) não impactou os resultados (Snodgrass et al., 2009).

Uma revisão retrospectiva de Ziada et al. (2006) teve 30 reoperações a TIP após uma média de 1,6 reparos prévios (variação de 1 a 3) em que 63% eram distais. A uretroplastia usou poliglactina subepitelial coberta por um retalho de túnica dartos. Durante o acompanhamento de mais de 4 anos houve nove complicações (30%): oito estenoses do meato (cinco com fístulas) e uma fístula isolada.

Outra revisão incluiu 40 pacientes para os quais a localização do meato e o número de operações anteriores não foram declarados. Durante o acompanhamento médio de 42 meses, as complicações da uretroplastia foram diagnosticadas em 5 pacientes (12,5%) (Riccabona et al., 2003).

Enxerto *Inlay* Dorsal

Indicações

Essa técnica é usada quando a placa uretral foi removida, mas permanece uma faixa de pele visivelmente saudável no seu lugar. Ela também é usada para estreitamentos neouretrais a menos que o lúmen esteja quase obliterado de tal modo que uma incisão dorsal e o enxerto não são práticos.

Técnica Cirúrgica

A operação é feita conforme descrito para reoperações a TIP. A faixa de pele que substitui a placa uretral é incisada dorsalmente como para uretroplastia a TIP, mas então o defeito criado é enxertado utilizando mucosa oral colhida a partir do lábio superior para pequenos enxertos ou do lábio inferior para enxertos mais longos (Fig. 147-30). A margem visível do lábio é marcada e duas suturas de reparo com polipropileno 5-0 são colocadas para deixá-lo aberto. O enxerto desejado é desenhado, injetado com adrenalina a 1:100.000 e colhido. O enxerto tem seu tecido gorduroso removido. Um pequeno enxerto é mais fácil de lidar molhando uma pequena área nos filtros de papel, que o mantêm parado. Então ele é costurado ao perímetro da incisão utilizando poliglactina 7-0 e suturado na linha média com poliglactina 6-0 numa agulha RB-1, a qual perfura facilmente o enxerto e o fixa à túnica albugínea subjacente dos corpos. A uretroplastia, a plástica da glande e o fechamento da pele prosseguem então como nas reoperações a TIP.

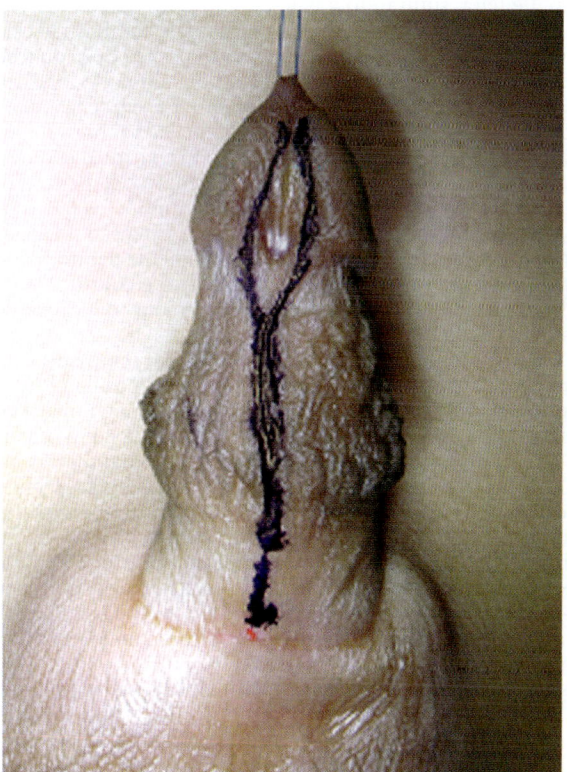

Figura 147-29. Incisão ventral para reoperações de hipospádia. Incisão ventral para reoperação de uretroplastia e plástica da glande fornece exposição para túnica dartos ventral para retalho de barreira e facilita a revisão cosmética da pele sem necessidade de desenluvar o pênis.

Resultados

Três relatos encontraram complicações de uretroplastia em 15% dos pacientes após a reoperação com enxerto *inlay*.

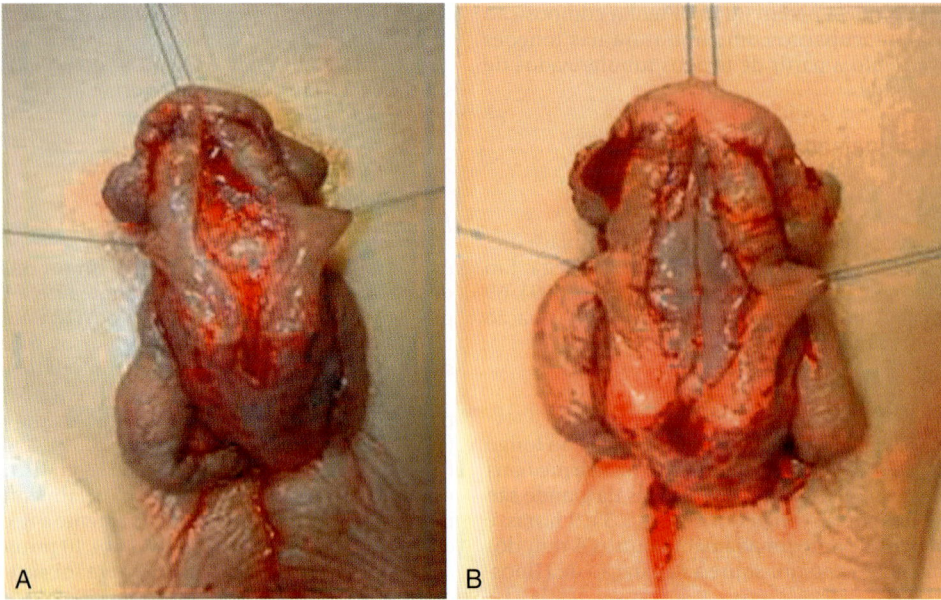

Figura 147-30. Enxerto *inlay*. A, Faixa de pele foi incisada dorsalmente como para o reparo com incisão da placa e tubularização. B, Enxerto de mucosa oral é suturado no defeito. Tubularização para reparo em um tempo é feita a seguir.

O nosso relato com 133 reoperações incluiu apenas 16 pacientes (12%) preenchendo os critérios para enxertos *inlay* (Snodgrass et al., 2009). O meato foi distal em 62% e o número médio de reparos que falharam foi de 1,9 (variação de 1 a 9). As indicações foram deiscência de glande em 15 pacientes e estenose meatal com um divertículo em 1 paciente. As complicações da uretroplastia desenvolveram-se em 2 de 13 pacientes (15%) com acompanhamento: uma deiscência de glande recorrente e uma fístula (Snodgrass et al., 2009).

Um relato retrospectivo de Ye et al. (2008) incluiu 53 pacientes com uma média de 2 reparos que falharam (variação de 1 a 6). Setenta por cento tiveram estreitamentos; o restante teve deiscência de glande. O comprimento médio do enxerto foi de 5 cm obtido do lábio inferior. As complicações de uretroplastia ocorreram em 8 pacientes (15%) durante o acompanhamento por um período médio de 23 meses: cinco fístulas e três estreitamentos recorrentes todos na junção proximal à uretra.

Outra revisão teve 32 pacientes com uma média de 4 reparos que falharam (variação de 1 a 18). Os enxertos de pele colhidos a partir de prepúcio, corpo do pênis ou virilha foram usados com um comprimento médio de 4 cm (variação de 1 a 15). As complicações desenvolveram-se em 16% durante o acompanhamento por uma média de 30 meses: uma fístula e quatro estreitamentos na junção uretral proximal (Schwentner et al., 2006).

Não está claro a partir dos relatórios de Ye et al. e de Schwentner et al. por que os estreitamentos ocorreram na junção proximal à uretra. Nós reduzimos a probabilidade para essa complicação alargando a incisão dorsal na linha média aproximadamente 5 mm na uretra normal.

Enxerto de Mucosa Oral em Dois Tempos

Indicações

Essa reoperação é usada quando a placa uretral ou substituto da pele tem cicatrizes grosseiras, ou se houver CV maior do que 30 graus, BXO, estreitamentos que quase obliteram o lúmen, ou pelo na neouretra.

Técnica Cirúrgica (Fig. 147-31)

A mesma incisão em Y ventral inicial é feita conforme descrito anteriormente para outras reoperações, recriando as asas da glande e a abertura da rafe mediana. Então, toda a neouretra é excisada até que a uretra normal seja encontrada. Todos os tecidos ventrais com cicatrizes são excisados a partir da superfície corporal, o que também restabelece um sulco entre as asas da glande. As suturas de polipropileno são colocadas nas asas da glande na coroa em ambos os lados.

Na maioria das vezes a CV é corrigida por remoção do neouretra e tecidos com cicatrizes, mas quando ela persiste corporotomias transversais ventrais e/ou plicatura dorsal são utilizadas para retificação como descrito na secção de Curvatura Ventral anteriormente neste capítulo. A uretra nativa é espatulada ventralmente e a uretrostomia proximal é feita, suturando a pele do corpo do pênis ou escroto na uretra a 4, 6 e 8 horas. A cefazolina intravenosa é administrada antes da colheita do enxerto. Nós não fazemos a assepsia da boca ou trocamos as luvas após a colheita. A margem visível do lábio inferior é marcada e duas suturas de demora de polipropileno 5-0 são feitas para puxar o lábio para baixo. Uma gaze húmida é embalada sobre a língua para impedir que o sangue entre na garganta. Todo o tecido disponível deve ser colhido a partir de perto da linha da gengiva até perto da borda do vermelhão do lábio e lateralmente em ambos os lados onde o lábio junta-se à bochecha (Fig. 147-32). Essa extensão do enxerto irá cobrir desde a ponta da glande até profundamente dentro do escroto. É injetada epinefrina a 1:100.000 e o enxerto é colhido. Uma gaze embebida em epinefrina a 1:1.000 é colocada sobre o local da colheita para auxiliar na hemostasia.

O enxerto tem todo o seu tecido gorduroso removido e então é colocado no defeito. A extremidade distal é presa primeiro, suturando o enxerto à glande perto das suturas de reparo usando poliglactina 7-0 epitelial interrompida. Então o enxerto é suturado ao longo da margem distal da glande com suturas subepiteliais para evitar marcas no local do futuro meato. O enxerto é suavemente esticado proximalmente e fixado na pele do corpo do pênis ao longo do seu perímetro com poliglactina 7-0. A extremidade proximal é incisada na linha média e cada braço é estendido para cada lado da uretrostomia (Fig. 147-33). O enxerto é então suturado com a túnica albugínea subjacente dos corpos cavernosos usando poliglactina 6-0 com uma agulha RB-1. As suturas são colocadas em intervalos de 1 cm começando na linha média e então de cada lado (Fig. 147-33C).

A seguir, suturas de polipropileno 5-0 são colocadas em intervalos, distalmente de cada lado perto da uretrostomia. Uma compressa de gaze enrolada com Vaseline® comprime suavemente o enxerto e é mantida no lugar por essas suturas amarradas sobre ela. A bandagem sobreposta e um cateter na uretrostomia são mantidos por 1 semana. O local doador é deixado sem tratamento para epitelializar novamente espontaneamente.

Não há necessidade de qualquer cuidado para revascularização do enxerto entre as etapas. Nós sempre esperamos 6 meses antes de

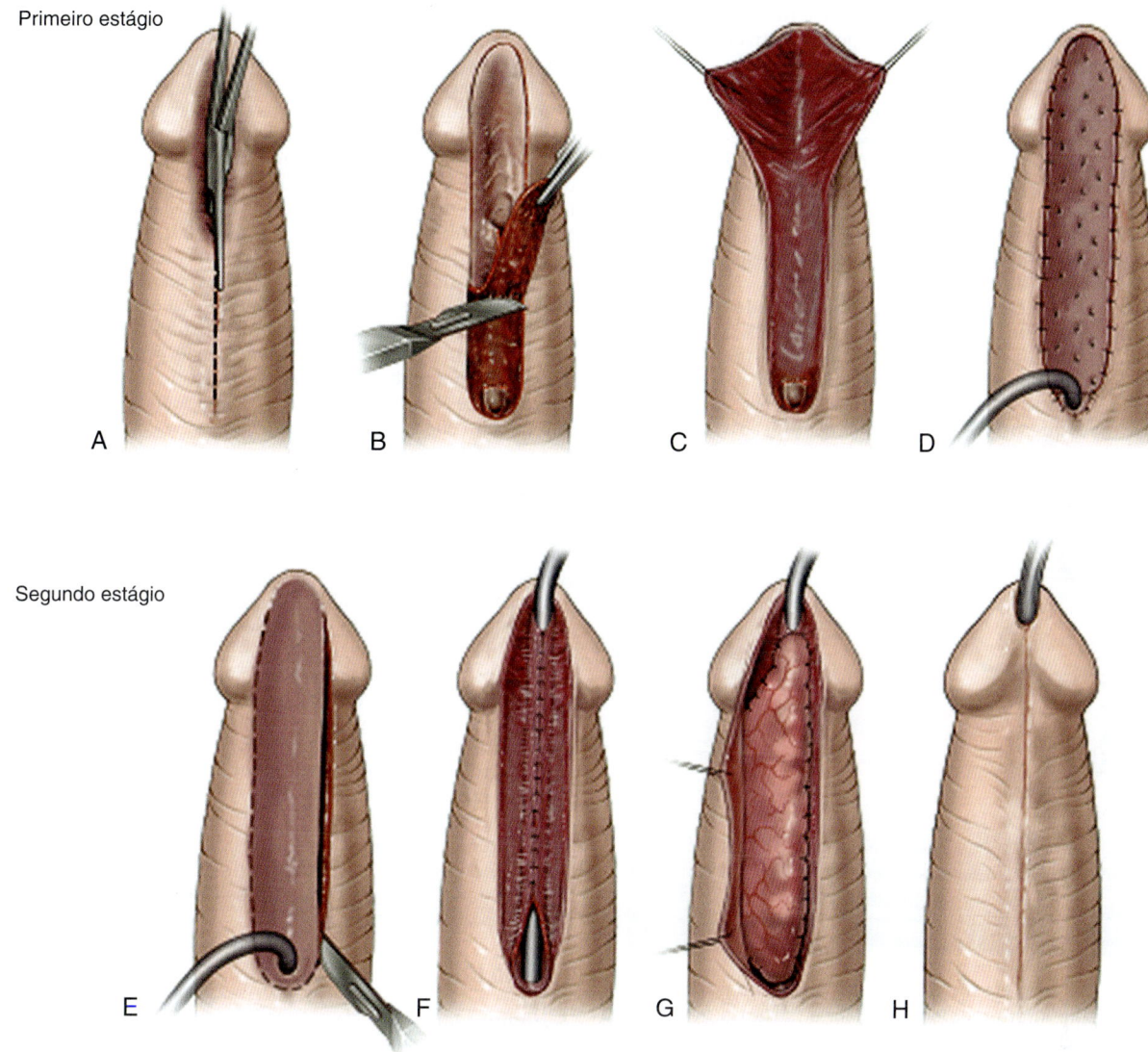

Figura 147-31. Reoperação com enxerto bucal em dois tempos. A, Nerouretra aberta com incisão ventral. B, Todos os tecidos não saudáveis, normalmente a neurouretra, são excisados. C, Sulco profundo da glande restabelecido e uretrostomia proximal completada. D, Enxerto bucal suturado no lugar a partir do meato até a ponta da glande. O lábio é usado para dentro da glande e região subcoronal, e a bochecha ao longo do corpo do pênis. A junção do lábio à bochecha é feita diagonalmente para minimizar a contração. E, Incisão em forma de U ao longo do perímetro da neurouretra 6 meses depois. F, Tubularização de duas camadas da neurouretra usando poliglactina subepitelial interrompida seguida por polidioxanona contínua. G, Retalho de barreira, normalmente da túnica vaginal do pênis, cobre toda a neurouretra. H, Plástica da glande e fechamentos da pele completados com suturas subepiteliais. (De Snodgrass W, Elmore J. Initial experience with staged buccal graft [Bracka] hypospadias reoperations. J Urol 2004;172(4 Pt. 2):1720-4.)

realizar o segundo tempo da uretroplastia. Em menos de 10% dos casos, o enxerto irá formar cicatriz ou contrair de tal modo que o re-enxerto parcial ou completo é desejado (Fig. 147-34). O estreitamento focal pode ser corrigido durante a segunda etapa ou por enxerto *inlay* ou incorporando a pele do corpo do pênis na neourretra. Na segunda etapa, a mucosa oral é delineada com um marcador e as asas da glande são injetadas com adrenalina a 1:100.000. As asas e a pele do corpo do pênis são dissecadas a partir da placa neouretral. Há pouca necessidade de dissecar sob a neoplaca porque, normalmente, suas bordas são suficientemente móveis para aproximação. Ela é então tubularizada usando suturas de poliglactina 6-0 subepiteliais interrompidas seguidas por polidioxanona 6-0 contínuas para o fechamento em duas camadas.

Um testículo é exposto e a túnica vaginal colhida para um retalho de barreira como descrito anteriormente neste capítulo. Então a plástica da glande é feita com poliglactina 6-0 e as bordas da pele são fechadas com suturas subepiteliais. O cateter permanece por 2 semanas. Os resultados cosméticos típicos são mostrados na Figura 147-35.

Resultados

Pega do Enxerto

As contraturas de enxerto que exigem re-enxerto ocorrem em menos de 10% das reoperações de enxerto de mucosa oral em dois tempos.

Snodgrass et al. (2009) relataram a necessidade de enxerto adicional em 5 de 48 casos (10%), requerendo um adesivo em 4 e a substituição completa em 1. Desde aquele relato, mudamos para o lábio inferior como área doadora e colhemos enxertos maiores. Nos

63 pacientes seguintes, dois (3%) tiveram re-enxertos por contraturas. Como alguma extensão de contratura pode ocorrer com enxertos, agora colhemos o maior pedaço disponível dentro do local doador e então excisamos qualquer excesso durante a segunda etapa.

Duas séries retrospectivas também relataram re-enxerto antes de tubularização. Uma observou perda do enxerto parcial necessitando de re-enxerto em 2 dos 34 (6%) enxertos de mucosa oral (Gill e Hameed, 2011) e os outros encontraram 4 de 30 (13%) enxertos de bochecha e/ou labiais necessitando de re-enxerto (Leslie et al., 2011).

Complicações de Uretroplastia

As complicações de uretroplastia foram relatadas em até 38% dos pacientes após a segunda etapa.

Snodgrass et al. (2009) relataram complicações de uretroplastia após a segunda etapa em 17 de 45 (38%) pacientes com acompanhamento. Estas incluíram deiscência de glande (n = 8), fístulas (n = 7) e estenose meatal (n = 2). Todas as deiscências de glande nesta série ocorreram quando a bochecha, em vez do lábio, foi utilizada, possivelmente porque os enxertos da bochecha são visivelmente mais espessos, tornando mais difícil e tênue o fechamento da glande (Fig. 147-36). A deiscência provavelmente também se relacionou com a largura da glande, porque a maioria dessas reoperações foi em pacientes nascidos com hipospádia proximal, mas não medimos a glande naquele momento. Observamos posteriormente a deiscência da glande após os reparos de enxerto em dois tempos apesar de usar mucosa de lábio. Por isso continuamos a usar lábio, mas, rotineiramente, realizamos adicionalmente a plástica da glande mais extensa, descrita neste capítulo, para reduzir o risco dessa complicação no segundo tempo cirúrgico.

A série publicada por Gill e Hameed (2011) incluiu um total de 100 pacientes, a maioria com enxerto de duas fases usando outras fontes de enxerto tais como prepúcio, pele retroauricular e pele medial do braço. Eles não informaram o número total de pacientes com complicações, mas declararam que havia nove fístulas, seis estreitamentos, seis pacientes com hipospádia persistente (mais provavelmente deiscência) e quatro pacientes com CV persistente. Leslie et al. (2011) encontraram complicações em 11 de 30 casos (37%): estenose meatal em 5, fístulas em 3 e deiscências de glande em 3.

RESULTADOS EM ADULTOS APÓS REPARAÇÃO PRÉ-PUBERAL

Apesar da necessidade óbvia de informações sobre as funções urinária e sexual em adultos após a reparação de hipospádias na infância, poucos dados estão disponíveis. Rynja et al. (2011) realizaram uma revisão sistemática da literatura até 2010 para determinar os resultados em homens com idade média de 27 anos operados para hipospádia antes de 6 anos de idade. Foram incluídos vinte estudos com 1.069 pacientes. O número médio de cirurgias foi de 2,7 e os resultados de reparação proximal estavam disponíveis em 180 homens. Os procedimentos utilizados incluíram os procedimentos de Ombredanne, Denis Browne, van der Meulen e Cecil-Culp (não mais utilizado) bem como os procedimentos MAGPI e Mathieu, retalhos *onlay* e retalhos prepuciais tubularizados e de Byars. Houve 742 controles com idade média de 20 anos. Nesse momento não existem dados semelhantes para os resultados com TIP em adultos operados quando crianças.

Função Urinária

Sintomas

Os pacientes relataram sintomas significativamente mais obstrutivos (77 de 217 [35,5%] *versus* 30 de 196 [15%]), formação de spray (245

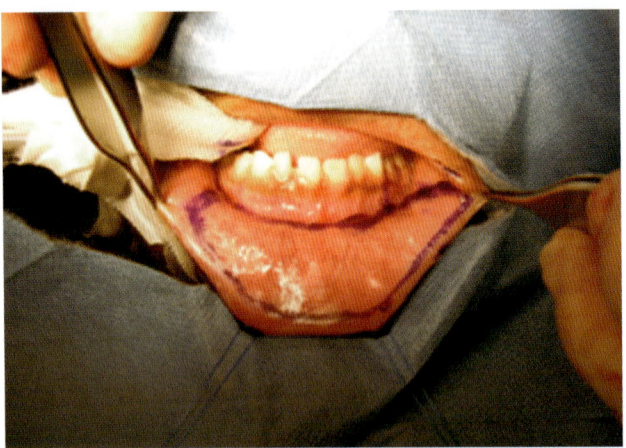

Figura 147-32. Colheita de mucosa labial. Contorno para colheita de enxerto do lábio inferior, estendendo-se a partir da gengiva até aproximadamente 3 mm da margem visível do lábio. Este enxerto irá recobrir da glande até a junção penoescrotal ou, mais proximalmente, em meninos. O local doador não é suturado.

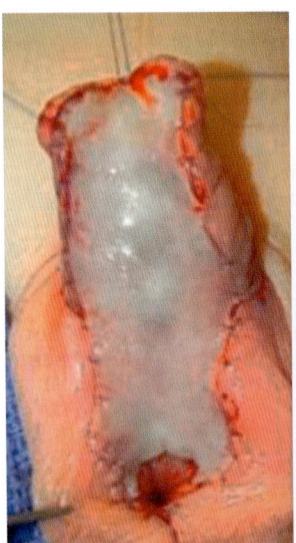
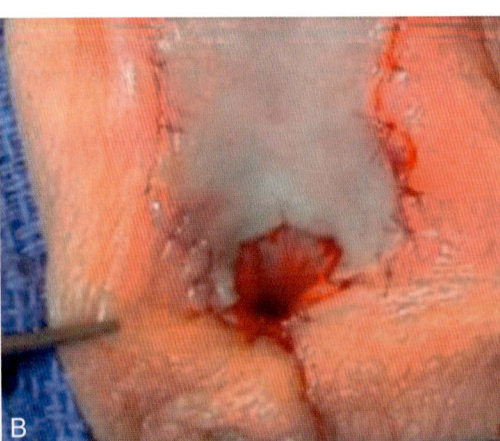
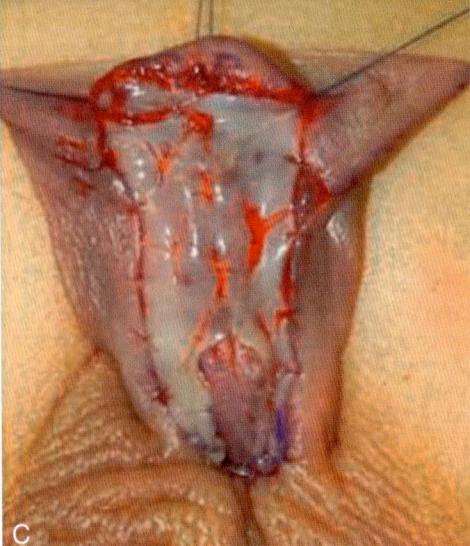

Figura 147-33. Enxerto de mucosa oral. A, Uma única peça de enxerto de lábio inferior foi utilizada para preencher o defeito da glande para dentro do escroto. B, Observar as extensões do enxerto para cada lado da uretrostomia proximal. C, O enxerto é costurado e a seguir será colocada sobre ele uma bandagem fixada.

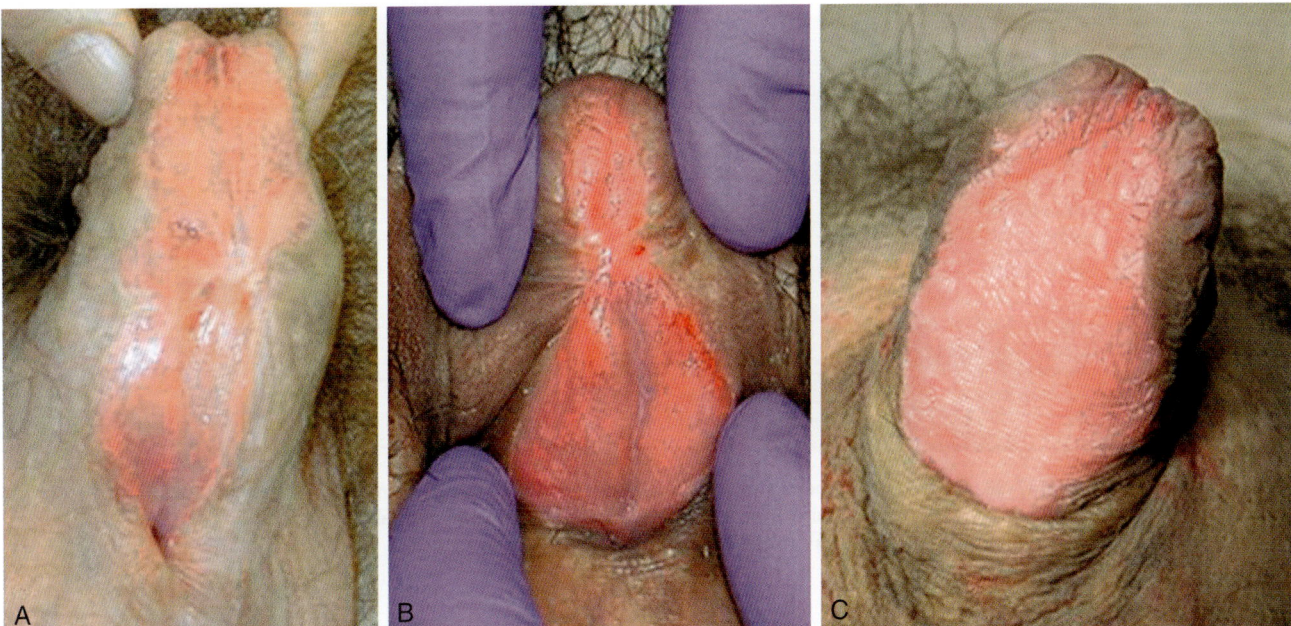

Fig. 147-34. Cicatriz do enxerto e contratura. A, Cicatriz estrelada na porção média do enxerto. B, Contratura do enxerto distal. C, Aparência saudável desejada do enxerto bem vascularizado. (De Snodgrass W, Elmore J. Initial experience with staged buccal graft. (De Snodgrass W, Elmore J. Initial experience with staged buccal graft [Bracka] hypospadias reoperations. J Urol 2004;172(4 Pt. 2):1720-4.)

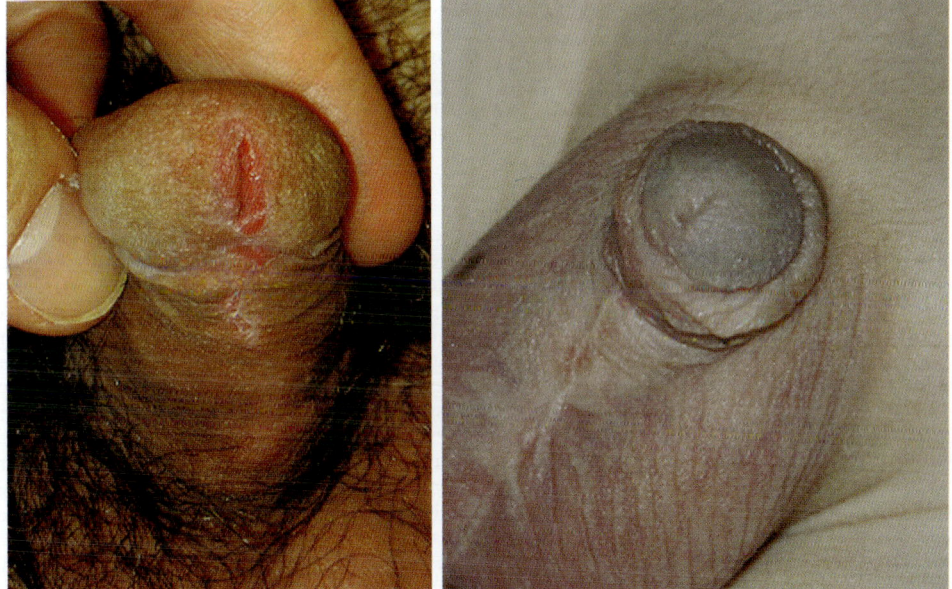

Figura 147-35. Resultados cosméticos após reoperação de enxerto bucal em dois tempos. (De Snodgrass W, Elmore J. Initial experience with staged buccal graft [Bracka] hypospadias reoperations. J Urol 2004;172(4 Pt.2):1720-4.)

de 818 [30%] versus 17 de 231 [7%]) e desvio de jato (69 de 267 [26%] versus 9 de 81 [11%]) do que os controles. Aqueles com hipospádia proximal tiveram mais formação de spray (46 de 106 [43%]) do que os pacientes com reparos distais (245 de 818 [30%]).

Urofluxometria

A Qmáx foi significativamente menor nos pacientes do que nos controles (média de 24 mL/s versus 30 mL/s), assim como Qmáx foi inferior a dois desvios padrão (36 de 265 [13,5%] versus 4 de 138 [3%]). Os pacientes com hipospádia proximal tiveram Qmáx significativamente menor (média de 21 mL/s) do que aqueles com hipospádia distal.

Função Sexual

Ejaculação

Os problemas de ejaculação precoce, incluindo eliminação de sêmen e pouca força, foram significativamente mais comuns em pacientes do que nos controles (99 de 385 [26%] versus 0 de 48, $P < 0{,}01$).

Satisfação Sexual

Os pacientes estavam menos satisfeitos com a função sexual do que os controles (153 de 188 [81%] versus 235 de 252 [93%], $P < 0{,}01$).

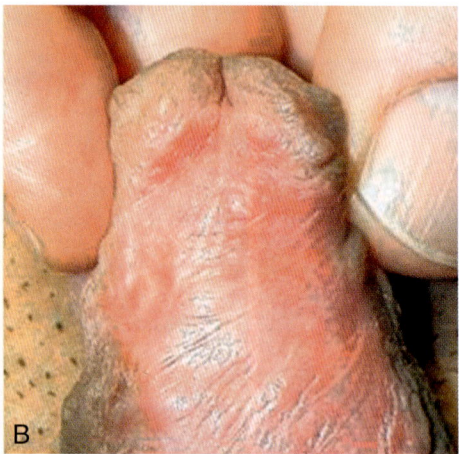

Figura 147-36. Enxerto de bochecha *versus* enxerto de lábio. A, Enxertos de mucosa de bochecha são mais grossos e podem complicar a plástica da glande. B, Enxertos labiais são mais finos com significativamente menos probabilidade para deiscência da glande.

A frequência média de relações sexuais por mês não variou (5,8 *versus* 6,4).

Estética

Os pacientes foram mais propensos a não estarem satisfeitos com a aparência do pênis (143 de 493 [29%]) do que os controles (24 de 581 [4%]). Aqueles com hipospádia proximal estavam mais insatisfeitos com a aparência do pênis do que aqueles com hipospádia distal (25 de 46 [54%] *versus* 143 de 493 [29%]).

MELHORANDO OS RESULTADOS

Depois de me mudar para Dallas em 1999, (W.S.) comecei a registrar dados de forma prospectiva em planilhas do Excel. Os artigos referenciados neste capítulo desde essa data são todos baseados na análise dessas bases de dados, que hoje contêm informações sobre mais de 1.600 pacientes consecutivos. As revisões desses dados melhoraram nossas técnicas cirúrgicas, os resultados e a compreensão dos fatores subjacentes que impactam os resultados de reparação de hipospádia.

Determinando os Resultados

Neste momento não há um programa de computador que conecte os dados pré, intra e pós-operatórios para criar um cartão de escores do cirurgião, mas com a crescente dependência de registros médicos eletrônicos, é apenas uma questão de tempo antes que isso ocorra. Enquanto isso, os cirurgiões podem inserir os dados pertinentes em uma planilha do Excel para determinar rapidamente os seus resultados pessoais. Reconhecendo os fatores que melhor predizem as complicações de uretroplastia, um cirurgião precisa apenas digitar o nome do paciente, a data da operação, a localização meatal, a largura da glande, operação primária *versus* reoperação, o procedimento operatório, a data de acompanhamento e qualquer complicação observada. Dependendo do volume individual de reparos, aquele cirurgião vai aprender a sua taxa de complicações usando dados confiáveis dentro de tão pouco quanto um ano, com um custo de apenas alguns minutos por semana para inserir as informações após a cirurgia ou clínica.

Alterações Técnicas

Quando os cirurgiões decidem realizar uma avaliação de qualidade dos seus resultados cirúrgicos, seja de hipospádia seja de outras condições, eles, na maioria das vezes, aprendem que há oportunidades de melhorar. Por exemplo, eu (W.S.) fiquei surpreso que a minha taxa de fístula após a uretroplastia a TIP proximal foi de 25% apesar de utilizar um retalho de túnica dartos sobre a neouretra. Entretanto, esses casos são relativamente raros para a maioria dos urologistas pediátricos, que de acordo com o American Board of Urology realizam uma média de duas por ano, e por isso mesmo esse alto índice de complicações pode passar despercebido porque os pacientes com complicações apresentam-se esporadicamente e o viés da recordação limita a nossa capacidade para tabulá-los sem planilhas ou revisão de prontuários. Tendo reconhecido isso, eu (W.S.) fiz uma série de modificações técnicas descritas neste capítulo que reduziram significativamente a minha taxa de fístula.

Nós observamos da mesma forma a deiscência de glande em taxas mais elevadas do que o relatado e inicialmente pensei que isso poderia ser devido à aproximação das asas da glande utilizando categute cromado. Eu (WS), portanto, mudei para poliglactina, mas a posterior análise multivariada, possibilitada pela coleta de dados em curso, mostrou que o tipo de sutura não impactou essa complicação, que foi observada como sendo mais comum em reparos proximal do que em reparos distais, apesar do mesmo cirurgião usando a mesma técnica para plástica da glande. Isso levou a medidas do tamanho da glande, o que confirmou as suspeitas de que a deiscência e outras complicações de uretroplastia eram mais prevalentes quando a largura da glande era inferior a 14 mm. Sabendo que os androgênios vão aumentar a circunferência da glande, iniciamos um programa de injeções de testosterona pré-operatórias para as glandes pequenas. Nós aprendemos que essa seleção objetiva de pacientes resultou no dobro do número de meninos que receberam a estimulação em comparação com o uso subjetivo anterior para uma glande de "aparência pequena". Nós também encontramos resistência inesperada a andrógenos em dois terços daqueles tratados, exigindo injeções com mais do que 2 mg/kg para atingir um crescimento alvo de 15 mm ou mais. Mais importante, a revisão dos resultados posteriores encontrou em última análise que, apesar do crescimento da glande para um tamanho determinado anteriormente como tendo baixos índices de complicações, aqueles pacientes que necessitaram de estimulação continuaram a ter significativamente mais deiscência do que outros meninos cujas glandes eram do tamanho desejado sem estimulação. Como a redução de complicações, e não o crescimento da glande, era o objetivo da terapia, nós então paramos o tratamento com andrógenos.

Esse foco no tamanho da glande e deiscência tornou-me (W.S.) mais consciente das variações da dissecção das asas da glande e mais receptivo a mudanças na minha técnica. Quando observei dois cirurgiões japoneses seniores realizarem uma mobilização de asas da glande mais extensa, reconheci seu potencial e a incorporei em nossa prática.

Melhorando Resultados

A coleta Prospectiva de dados, a revisão de resultados Periódica e as mudanças Práticas tais como essas nos tornam melhores hipospadiologistas e melhoram os resultados para os pacientes jovens confiados às nossas mãos.

Destes, a coleta de dados é o mais importante, porque uma vez que um cirurgião aprende seus resultados reais a partir de dados que ele ou ela sabe que são confiáveis, as mudanças na técnica e os melhores resultados inevitavelmente decorrem. Inversamente, se são encontrados baixos índices de complicações, um cirurgião beneficia-se de saber que não há necessidade de mudar a prática atual, o que é especialmente útil se um conjunto de complicações ocorrer, o que de outra forma poderia levantar dúvidas. Este é o núcleo de prática cirúrgica baseada em evidências.

Acesse www.expertconsult.com para assistir aos vídeos deste capítulo.

REFERÊNCIAS

Para consultar a lista completa de referências, acesse www.expertconsult.com

LEITURA SUGERIDA

Braga LH, Lorenzo AJ, Bagli DJ, et al. Ventral penile lengthening versus dorsal plication for severe ventral curvature in children with proximal hypospadias. J Urol 2008;180:1743-7.

Bush N, Villanueva C, Snodgrass W Glans size and urethroplasty complications after hypospadias repair. Paper presented at: Society of Pediatric Urology Annual Meeting; 2013; San Diego, CA.

Bush NC, Holzer M, Zhang S, et al. Age does not impact risk for urethroplasty complications after tubularized incised plate repair of hypospadias in prepubertal boys. J Pediatr Urol 2012;9:252-6.

Ferro F, Zaccara A, Spagnoli A, et al. Skin graft for 2-stage treatment of severe hypospadias: back to the future? J Urol 2002;168:1730-3.

Hayashi Y, Kojima Y, Nakane A, et al. Can a slit-like meatus be achieved with the V-incision sutured meatoplasty for onlay island flap hypospadias repair? BJU Int 2007;99:1479-82.

Snodgrass W, Bush N. Tubularized incised plate proximal hypospadias repair: continued evolution and extended applications. J Pediatr Urol 2011;7:2-9.

Snodgrass W, Cost N, Nakonezny PA, et al. Analysis of risk factors for glans dehiscence after tubularized incised plate hypospadias repair. J Urol 2011;185:1845-9.

Snodgrass WT, Bush N, Cost N. Algorithm for comprehensive approach to hypospadias reoperation using 3 techniques. J Urol 2009;182:2885-91.

Snodgrass WT, Bush N, Cost N. Tubularized incised plate hypospadias repair for distal hypospadias. J Pediatr Urol 2010;6:408-13.

Wilkinson DJ, Farrelly P, Kenny SE. Outcomes in distal hypospadias: a systematic review of the Mathieu and tubularized incised plate repairs. J Pediatr Urol 2012;8:307-12.

148 Etiologia, Diagnóstico e Tratamento de Testículos que não Desceram

Julia Spencer Barthold, MD e Jennifer A. Hagerty, DO

Definições

Embriologia do Desenvolvimento e Descida Testicular

Etiologia

Diagnóstico

Tratamento

Prognóstico

Criptorquidismo, ou testículos não descidos, é uma anomalia genital comum já estudada extensivamente, porém ainda não entendida completamente. Testículos descendentes é um evento gestacional complexo e prolongado que se completa no terceiro trimestre, ou logo após o nascimento. A estrutura fetal que orquestra a descida do testículo, o gubernáculo, é bem caracterizada anatomicamente, mas não funcionalmente. Os fatores genéticos e/ou ambientais que contribuem para a falha na descida testicular permanecem largamente desconhecidos. O criptorquidismo era tradicionalmente considerada uma anomalia genital identificável no nascimento, mas evidências recentes confirmam que um diagnóstico inicial anterior ao período neonatal não é incomum. As diferenças clinicamente significativas, existindo alguma, entre as apresentações adquiridas e congênitas de criptorquidismo permanecem obscuras. Evidências atuais apoiam a cirurgia como a abordagem de tratamento preferencial e fornecem um entendimento aprimorado dos riscos em longo prazo, incluindo o prejuízo potencial da fertilidade e câncer testicular.

DEFINIÇÕES

Por razão de terminologia diferente usada para descrever as condições relacionadas à normal e à anormal descida testicular e à ausência de testículo no escroto, nós fornecemos definições para os seguintes termos usados ao longo do capítulo:
- *Posição escrotal normal* tem sido definida como o posicionamento do ponto central do testículo, igual ou inferior a metade do escroto (Wohlfahrt Veje et al., 2009). Embora "testículos escrotais altos" não sejam rotineiramente considerados não descidos pela maioria dos clínicos, eles foram incluídos na definição de testículos não descidos em alguns estudos epidemiológicos (Sijstermans et al., 2008). Este é provavelmente um grupo heterogêneo que inclui testículos descendentes que residem acima do ponto médio escrotal e testículos "móveis", retráteis e não descidos (Hack et al., 2007), que não estão estáveis.
- *Testículos não descidos* ou *criptorquidismo* é a ausência de um ou ambos os testículos, na posição escrotal normal e durante a avaliação clínica inicial e pode referir-se à testículos palpáveis ou não palpáveis, que são criptorquidia ou ausentes. A maioria dos testículos ausentes está desaparecendo ou desaparece, estando presente somente no desenvolvimento, mas torna-se perdida como resultado de um acidente vascular ou uma torsão unilateral (*monorquia*) ou, muito raramente, bilateral (*anorquia*) (Abeyaratne et al., 1969).
- *Agenesia* refere-se ao testículo que nunca esteve presente e, portanto, é associada com a persistência do ducto mülleriano ipsilateral.
- *Criptorquidismo congênito* refere-se a testículos que são extraescrotais no nascimento.
- *Criptorquidismo adquirido* é definido como criptorquidia de testículos documentados como escrotal em exames prévios sem intervenção cirúrgica inguinal.
- *Criptorquidismo recorrente* é definido como criptorquidia de testículos que foram não descidos no nascimento, que descem espontaneamente, e são subsequentemente definidos como extraescrotal.
- *Criptorquidismo secundário* e *retração testicular* têm sido usados para descrever testículos que ficaram acima do escroto após o reparo da hérnia inguinal e como uma complicação da Orquidopexia, respectivamente. A má posição testicular após o reparo da hérnia pode ter sido causada por cicatrizes pós-operatórias ou a má descida primária.
- *Testículos retráteis* são testículos escrotais que se retraem facilmente para fora do escroto, mas podem ser repostos manualmente em uma posição escrotal estável e permanecem ali temporariamente, pelo menos até que haja uma estimulação recorrente. Testículos que são significativamente retráteis – isto é, aqueles que raramente permanecem em uma posição escrotal estável (espontaneamente ou com a manipulação) e/ou estão localizados em repouso no escroto alto – podem ou não ser diagnosticados como casos de criptorquidia adquirida no exame longitudinal.

EMBRIOLOGIA DO DESENVOLVIMENTO E DESCIDA TESTICULAR

Criptorquidismo representa uma falha na descida testicular, que por sua vez fica dependente do crescimento e função hormonal dos testículos em desenvolvimento. A descida testicular é regulada pelas células de Leydig – produtoras de hormônios semelhantes à insulina 3 (INLS3), através de seu receptor da família relaxina/insulina semelhante do receptor 2 do peptídeo (RXFP2), e por androgênios através de receptores de androgénio (AR) – mas as vias distais são pobremente conhecidas. Expressão ou função de moléculas chave alteradas que participam no desenvolvimento testicular e/ou gubernacular, resultantes de efeitos genéticos e ambientais, podem potencialmente contribuir para um aumento do risco de criptorquidismo.

Diferenciação dos Testículos

A diferenciação gonadal é mais complicada do que o conceito original de desenvolvimento ovariano como o caminho padrão. A ativação de programas genéticos específicos é necessária para a determinação de ambos os sexos em ratos (Sekido e Lovell-Badge, 2013; Ungewitter e Yao, 2013). Embora o trabalho de base tenha feito o campo avançar substancialmente nos últimos anos, os mecanismos de desenvolvimento específicos das células nos testículos permanecem não completamente entendidos (Svingen e Koopman, 2013). No rato fetal, a expressão Sry (região de determinação do sexo no cromossomo Y) em gônadas indiferentes desencadeia o desenvolvimento testicular e é ativado em parte pelo fator 1 esteroidogênico (*Nr5a1*/SF1). Por sua vez, as proteínas SRY e SF1

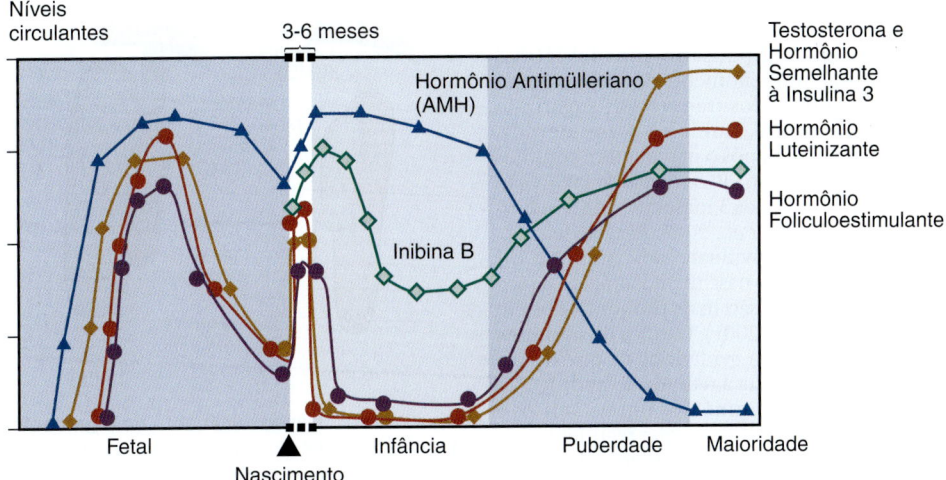

Figura 148-1. **Hormônios masculinos circulantes do eixo hipotálamo-hipófise-gônadas desde a concepção até a puberdade.** A representação esquemática mostra o aumento nos níveis de testosterona (T), hormônio semelhante à insulina 3 (INSL3), hormônio luteinizante (LH), hormônio foliculoestimulante (FSH) e hormônio antimülleriano (AMH) durante o começo da vida fetal; a elevação secundária desses hormônios e de Inibina B logo após o nascimento; e supressão de AMH na puberdade. (Modificado de Grinspon RP, Ropelato MG, Bedecarras P, et al. Gonadotrophin secretion pattern in anorchid boys from birth to pubertal age: pathophysiological aspects and diagnostic usefulness. Clin Endocrinol [Oxf] 2012;76:698-705.)

cooperam para promover a expressão prolongada de outro fator de transcrição, SOX9 (SRY-box contendo 9), em pré-células de suporte de Sertoli. SRY é importante para especificação de células de Sertoli, mas genes determinantes de testículos descendentes incluindo o *Sox9* (fator de crescimento de fibroblastos 9), *Amh* (hormônio anti-Müleriano) e *Ptgds* (sintase da prostaglandina) são necessários para a diferenciação e proliferação de células de Sertoli (Kashimada e Koopman, 2010). O estabelecimento da linhagem das células de Sertoli é necessário para a subsequente formação do cordão testicular. Estudos em ratos fetais indicam que o modelamento dos testículos requer uma série de eventos temporais que inclui a migração das células germinativas na gônada diferenciada e a migração de células precursoras intersticiais do epitélio celômico e os mesonefros (Combes et al., 2009; Cool e Capel, 2009; Wainwright e Wilhelm, 2010; McClelland et al., 2012).

Em humanos, gônadas contendo células somáticas e germinativas são primeiramente identificadas no aspecto medial da crista urogenital em 32 dias após a ovulação (Hanley et al., 1999). Neste estágio sexualmente indiferente, as gônadas e a genitália interna e externa são idênticas em homens e mulheres. A expressão da transcrição de *SRY* e *SOX9* começa entre 41 e 44 dias (Hanley et al., 2000), seguida pela aparência histológica das células de Sertoli (Ostrer et al., 2007). Pela semana 6 de gestação, células germinativas primordiais migram do saco vitelino e diferenciam-se em gonócitos, e próximo da semana 8 de gestação são localizados dentro dos cordões testiculares (Culty, 2009). Gonócitos tornam-se c-KIT+ na sétima semana, e seu número aumenta ainda mais durante o restante do primeiro trimestre (Ostrer et al., 2007). Durante o segundo trimestre, três subpopulações de células germinativas, incluindo gonócitos, espermatogônias intermediárias e pré-espermatogônias, podem ser distinguidas por imunocoloração para marcadores específicos (Gaskell et al., 2004). POU5F1 (classe de domínio POU homeobox 1, também conhecido como OCT4) e o c-KIT são expressos nas linhagens anteriores e desaparecem com a perda de gonócitos pela vigésima semana, enquanto o ganho de imunopositividade de MAGE-A4 (antigénio melanona, família A, 4) ocorre com o surgimento de pré-espermatogônias (Gaskell et al., 2004; Culty, 2009). As células de Leydig tornam-se ativas entre as semanas 6 e 7 de gestação, proliferando-se até cerca de 15 semanas, e envolventes até a semana 24 (Codesal et al., 1990; Hasbert et al., 2001; O'Shaughnessy et al., 2007). Antes do fim do primeiro trimestre de gestação, a genitália externa está completamente masculinizada, os cordões testiculares estão estabelecidos, e existem subpopulações de células germinativas proliferativas e degenerativas. Células germinativas e de Sertoli continuam a proliferar bem até o segundo trimestre (O'Shaughnessy et al. 2007).

Produção de Hormônio Testicular

A função hormonal dos testículos do feto humano é crítica para a masculinização do aparelho reprodutivo e a descida testicular. A ativação da produção de hormônio testicular ocorre em intervalos discretos durante as fases fetal, pós-natal e puberdade (Fig. 148-1). No feto, o desenvolvimento das células de Leydig é dividido em três fases: uma fase de proliferação e diferenciação entre a semana 7 e 14 de gestação, uma fase de maturação até a semana 18 de gestação, e uma fase de involução que continua até o termo (Svechnikov e Soder, 2008). A síntese de testosterona pelas células fetais de Leydig se inicia cedo, entre a semana 6 e 7 de gestação, e inicialmente parece ser independente da estimulação de gonadotrofina. Contudo, a gonadotrofina placentária coriônica humana (hCG) estimula um pico de produção de androgênio pela décima quarta à décima sexta semana, e os testículos tornam-se sensíveis ao hormônio luteinizante fetal (LH). A origem do INSL3 na célula de Leydig é mensurável no líquido amniótico humano, pela semana 13 de gestação (o ponto mais cedo estudado) e chega ao pico entre quinze e dezessete semanas (Anad-Ivell et al., 2008; Bay et al., 2008). As células de Sertoli fetais produzem AMH (também chamado de *substância inibidora mülleriana* [MIS]) logo depois de se diferenciarem; o ducto fetal humano mülleriano é sensível ao AMH antes semana 8 de gestação, e o processo de regressão ocorre pela nona à décima semana (Josso et al., 2006). Hormônios esteroides exercem seus efeitos através de receptores de esteroides no aparelho reprodutivo e nos testículos. O receptor de androgênio (AR) e o receptor de estrogênio β (ER-β) estão expressos na gônada indiferenciada, pela sétima semana de idade, embora seu papel no desenvolvimento dos testículos não seja claro (Shapiro et al., 2005; Boukari et al., 2007). AR está presente primeiramente nas células mioides peritubulares e em algumas células de Leydig e intersticiais, mas está ausente em células de Sertoli durante o desenvolvimento precoce. A falta da expressão AR nas células de Sertoli fetais e no início do período pós-natal são fisiologicamente importantes, pois sua presença permitiria a inibição inadequada induzida por andrógeno da produção de AMH e estimulação precoce de espermatogênese (Boukari et al., 2009; Rey et al., 2009). A expressão ER-β em testículos fetais é observada em células germinativas, mioide peritubular, de Sertoli e algumas células de Leydig, enquanto a expressão de receptor de estrogênio α (ER-α) é limitada ou ausente no testículo humano fetal. A expressão concomitante de aromatase durante o mesmo período de tempo sugere que o estrogênio produzido localmente pode desempenhar um papel no desenvolvimento dos testículos.

A reativação do eixo hipotalâmico-hipofisário-gonadal (HPG) ocorre durante o período pré-natal, um fenômeno conhecido como "mini puberdade" (Fig. 148-1) com dados transversais sugerindo que o pico de níveis de hormônios ocorre entre 1 e 3 meses de vida. Os níveis de LH e FSH no soro aumentam após o nascimento, seguidos por aumentos de testosterona, AMH e inibina B; os níveis de INSL3 são elevados no sangue do cordão umbilical e aos 3 meses de vida (Andersson et al., 1998; Bergada et al., 2006; Bay et al., 2007; Aksglaede et al., 2010). Contudo, dados longitudinais individuais indicam que a LH urinária, FSH e níveis de testosterona após o nascimento atingem o pico mais cedo, com 1 mês de vida ou antes, e são mais pronunciados em meninos prematuros (Kuiri-Hanninen et al, 2001). Estudos da síndrome da insensibilidade a androgênio fornecem evidências de que o pico hormonal após o nascimento é uma resposta à retirada do androgênio materno com a ativação secundária dos hormônios hipotalâmicos e pituitários (Quigley, 2002). As células fetais de Leydig regridem após o nascimento, seguido pelo surgimento de uma população de células de Leydig neonatal entre 2 e 3 meses de vida (Prince, 2001). Como os níveis de hormônios diminuem após o nascimento, as células fetais de Leydig se degeneram ou regridem para células de Leydig parcialmente diferenciadas ou células intersticiais, que são menos sensíveis à LH.

A capacidade hormonal pós-natal é acompanhada pelo aumento do volume testicular, principalmente como resultado da proliferação de células de Sertoli e células germinativas (Grumback, 2005). Vários estudos mostraram um crescimento significativo dos testículos durante o período neonatal (Berensztein et al., 2002; Main et al., 2006b; Kuijper et al., 2008), um aumento da taxa de crescimento testicular e ativação do eixo HPG estão correlacionados em meninos prematuros (Kuiri-Hanninen et al., 2011), sugerindo que o crescimento é uma resposta direta à estimulação hormonal. A proliferação das células de Sertoli continua no primeiro ano de vida e é um fator determinante do volume testicular final (Sharpe et al., 2003). Células germinativas indiferenciadas chamadas *pré-espermatogônias, pró-espermatogônias ou gonócitos* (Culty, 2013; McCarrey, 2013) migram para a membrana basal após o nascimento e se estabelecem como um tipo indiferenciado de espermatogônias tipo A. Em humanos e primatas, espermatogônias tipo A e Ap incluem uma subpopulação de células-tronco espermatogoniais (Hermann et al., 2010; Griswold e Oatley, 2013). Como a migração ocorre em um período de tempo semelhante à ativação do eixo HPG, uma relação é presumida (Hadziselimovic et al., 1986; Hutson et al, 2012), mas a regulação desse importante evento permanece mal compreendida. Alguns fatores mostrados como reguladores de migração de pré-espermatogônias ou gonócitos incluem fator de crescimento derivado de plaquetas, hormônio da tireoide e moléculas de adesão celular (Orth et al., 2000; Tres e Kierszenbaum, 2005; Basciani et al., 2008; Oatley et al., 2011). Se a migração não ocorrer, as pré-espermatogônias e gonócitos aumentam o risco de sofrerem apoptose ou uma transformação maligna futura (Rajpert-de Meyts e Hoei-Hansen, 2007).

Desenvolvimento Gubernacular e Descida Testicular

A fisiologia da descida testicular normal e a causa de descida anormal em humanos permanecem pouco compreendidas, apesar de os eventos morfológicos terem sido bem estudados em mamíferos. O conhecimento da regulação da descida testicular é inferido a partir de estudos de doenças humanas que incluem criptorquidismo ou a partir de modelos animais da doença.

A gônada humana indiferenciada desenvolve-se adjacentemente e torna-se suspensa a partir dos mesonefros, que substituem os pronefros por volta da semana 5 de gestação (Lemeh, 1960). Um rudimentar ligamento mesonéfrico cranial conectado ao diafragma, desaparece pela décima terceira semana, com a regressão dos mesonefros (Barteczko e Jacob, 2012) (Fig. 148-2). Não há uma conexão direta entre as gônadas e este ligamento; por conseguinte, não existe um ligamento gonadal cranial em humanos, como observado em outras espécies. Usando sessões fixas, Barteczko e Jacob observaram uma descida "interna" ou uma descida transabdominal do testículo humano a partir de uma posição em níveis vertebrais de C7-T8 a T9-L3, das semanas 5 a 7 de gestação e no nível sacral pela décima semana; usando dissecções, outros descreveram os testículos no nível L4 pela sétima semana (Wybdham, 1943). O movimento caudal do ovário é prevenido pelo ligamento do ovário e o desenvolvimento dos ductos müllerianos.

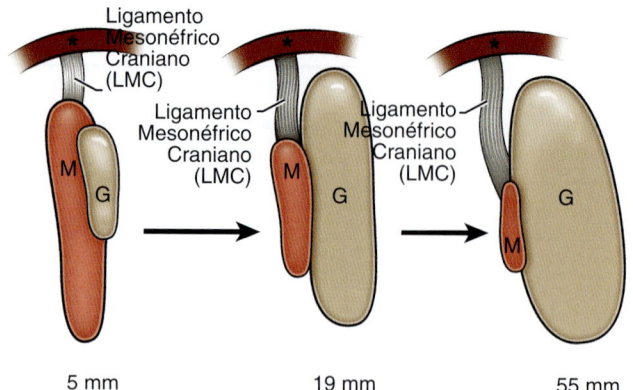

Figura 148-2. Desenvolvimento do Ligamento Mesonéfrico Craniano (LMC) e Gonadal (G) durante a regressão embrionária dos Mesonefros (M). Os *asteriscos* indicam o primórdio do diafragma. (De Barteczko KJ, Jacob MI. The testicular descent in human. Origin, development and fate of the gubernaculum Hunteri, processus vaginalis peritonei, and gonadal ligaments. Adv Anat Embryol Cell Biol 2000;156:iii-x, 1-98.)

Barteczko e Jacob (2000) descrevem as cinco principais fases da descida testicular no feto humano (Fig. 148-3). Na **Fase I** (5 semanas de gestação), os mesonefros caudais têm contato com o futuro gubernáculo, no anel inguinal interno. Na **Fase II**, o nervo genitofemoral (GFN) é visto acompanhando o recém-formado gubernáculo (abdominais, intersticiais e porções subcutâneas) e o processo vaginal (sétima semana); subsequentemente, o crescimento do gubernáculo, aprofundando o processo vaginal, e a extensão das fibras musculares cremaster ocorrem dentro do gubernáculo intersticial (da oitava à décima semana). Na **Fase III** (da décima a décima quarta semana), ocorrem o crescimento dos testículos e a regressão dos ductos müllerianos e ocorrência de mesonefros; o gubernáculo fica visível como um cordão fino em ambos os sexos, e começa a fase de inchaço no sexo masculino após a décima segunda semana. Na **Fase IV** (décima quarta à vigésima semana), o inchaço do gubernáculo, o desenvolvimento adicional do músculo cremaster e a migração do processo vaginal produzem o alargamento do canal inguinal. Na **Fase V** (vigésima à vigésima oitava semana), ocorre a liberação do apego subcutâneo distal do gubernáculo e a passagem transinguinal do testículo. O movimento adicional caudal do testículo dentro do escroto ocorre até o nascimento e é acompanhado pela regressão do gubernáculo.

As cuidadosas observações anatômicas realizadas *in situ* por Barteczko e Jacob (2000) ao longo da gestação ajudam a esclarecer alguns aspectos da descida testicular humana. Por exemplo, o movimento transabdominal do testículo ocorre antes das mudanças sexuais dimórficas no gubernáculo, portanto não é presumidamente um evento específico de hormônio masculino. O subsequente inchaço específico masculino do gubernáculo fica paralelo com o pico de secreção de testosterona na célula de Leydig (décima quarta à décima sexta semanas) e INSL3 (décima quinta à décima sétima semanas). O GFN precede e acompanha o gubernáculo e o processo vaginalis em desenvolvimento em ambos os sexos começando em um estágio inicial (sétima semana), tanto no músculo liso (na parte abdominal) quanto no músculo esquelético (na parte intersticial e subcutânea) as fibras estão presentes dentro desses três segmentos do gubernáculo. Ambos os tipos de músculos também foram observados por outros (Wyndham, 1943; Lemeh, 1960) mas não todos os pesquisadores (Heyns, 1987; Costa et al., 2002; Niikura et al., 2008). Contudo, estudos do gubernáculo in situ começando na vigésima semana mostram claramente a presença de feixes musculares periféricos e de músculos centralmente localizados estriados (Barteczko e Jacob, 2000; Niikura et al., 2008) e a infiltração do gubernáculo pelo GFN (Tayakkanonta, 1963). Há controvérsia sobre se as fibras musculares esqueléticas cremastéricas se originam da musculatura da parede abdominal ou de dentro do próprio gubernáculo (van der Schoot, 1996; Barteczko e Jacob, 2000; Niikura et al., 2008), mas a sua inervação única e estudos recentes de ratinhos transgênicos (ver adiante) sugerem este último mecanismo.

O inchaço do gubernáculo é muito importante para permitir o alargamento do canal inguinal e a passagem dos testículos e é resultado tanto da proliferação celular quanto da produção de matriz extracelular (Heyns, 1987). Uma vez que o canal é criado,

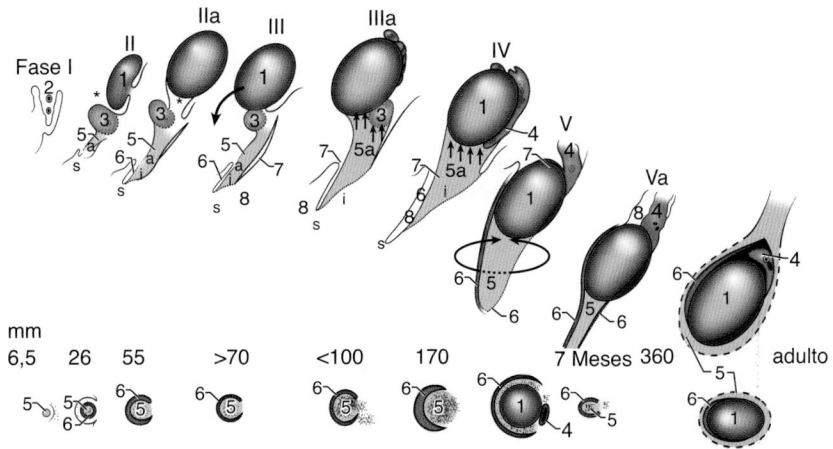

Figura 148-3. Visão geral da descida testicular humana. Visão sagital (*acima*) e seções transversais (*abaixo*) no nível da linha dupla; 1, gônadas; 2, mesonefros; 3, ducto de Wolffi e Mülleriano; 4, canal deferente e epidídimo; 5, gubernáculo – a, abdominal; i, intersticial; s, parte subcutânea; 6, processo vaginal; 7, anel inguinal interno; 8, anel inguinal externo. *Setas retas* (fase I) mostram lado ventral; asteriscos (I a III) mostram a ligação entre a região caudal do testículo e o mesênquima dorsal dos ductos genitais; *seta curva* (III) mostra a direção da migração testicular; *setas curtas* (IIIa até IV) indicam a ligação entre o testículo ou epidídimo e o gubernáculo; *seta oval* (V) indica que não há conexão entre o raio do gubernáculo e estruturas vizinhas. (De Barteczko KJ, Jacob MI. The testicular descent in human. Origin, development and fate of the gubernaculum Hunteri, processus vaginalis peritonei, and gonadal ligaments. Adv Anat Embryol Cell Biol 2000;156:iii-x, 1-98.)

fatores mecânicos desconhecidos desencadeiam uma típica e rápida passagem transinguinal dos testículos. O gubernaculum não está apegado distalmente durante e depois da passagem transinguinal (Fig. 148-4), e o assentamento do gubernáculo e dos testículos dentro do escroto pré-formado é gradual. O escroto desenvolve-se a partir de inchaços genitais que são visíveis pela sétima semana e se funde pela décima a décima segunda semanas, em resposta a di-hidrotestosterona circulante. A passagem dos testículos para dentro do canal inguinal raramente ocorre antes de 22 semanas no feto humano, e a maioria dos testículos é escrotal depois de 27 semanas; o tempo gasto no canal inguinal parece estar limitado para a maior parte dos testículos humanos fetais (Heyns, 1987; Sampaio e Favorito, 1998). A rapidez do trânsito testicular transinguinal, a inicial inervação do gubernáculo em fetos humanos (Barteczko e Jacob, 2000), a significância do GFN em roedores (Hutson e Hasthorpe, 2005), e a distribuição anatômica complexa do músculo cremaster dentro e em torno do gubernáculo (Harmsen et al., 2007; Niikura et al., 2008) sugerem que as forças neuromusculares são necessárias para a descida testicular.

A Regulação da Descida Testicular

A evidência direta para o controle hormonal da descida testicular é baseada em estudos em modelos animais, principalmente roedores. A relevância dos dados sobre roedores para os humanos tem sido questionada por causa das diferenças anatômicas, que em camundongos e ratos incluem um gubernáculo intersticial menos proeminente, um ligamento gonadal craniano, um cordão alongado que liga o gubernáculo ao epidídimo, um intrínsico músculo cremaster bem desenvolvido localizado na periferia do gubernáculo, um canal inguinal ausente e uma falha no encerramento do processo vaginal (Wensing, 1988). Entretanto, o desenvolvimento do processo vaginal e do músculo cremaster é suficientemente e anatomicamente semelhante entre as espécies para justificar estudos translacionais usando modelos de roedores (van der Schoot, 1996; Harnaen et al., 2007), e o seu desenvolvimento normal é essencial para a descida testicular.

Evidências de modelos animais e evidências clínicas indiretas sugerem que INSL3 e a testosterona são os hormônios chave necessários para a descida testicular. Espécies de roedores, espontâneas ou transgênicas com inativação de INSL3, RXFP2, ou Ar são Criptorquidícas (Zimmermann et al., 1999; Adham et al., 2000; Overbeek et al., 2001), assim como os meninos com anormalidades da síntese ou ação de andrógenos (Barthold et al., 2000; Foresta et al., 2008;

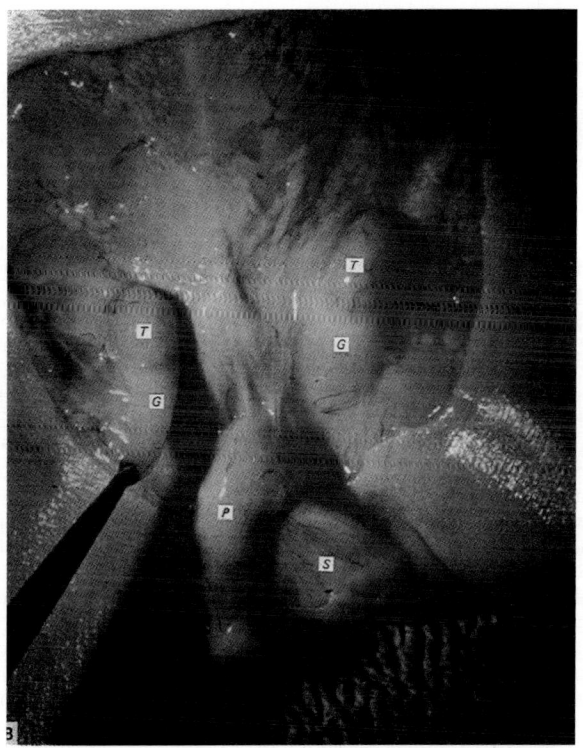

Figura 148-4. Gubernáculo humano distalmente solto pouco antes de passagem transinguinal. Feto humano com 25 semanas de gestação (215 mm comprimento cabeça-nádegas) antes da descida testicular transinguinal. G, gubernáculo; P, pênis; S, escroto; T, testículo. (De Heyns CF. The gubernaculum during testicular descent in the human fetus. J Anat 1987;153:93-112.)

Gaspari et al., 2011). De acordo com um paradigma desenvolvido por Hutson e colaboradores, a descida testicular ocorre em duas fases, transabdominal e transinguinal, reguladas pelo INSL3 e androgênios por intermédio da GFN, respectivamente (Hutson e Hasthorpe, 2005). No entanto, os modelos animais mostram que o INSL3 e o androgênio estimulam sinergicamente a proliferação celular e o crescimento do gubernáculo (Adham et al., 2000; Emmen et al., 2000; Kubota et al., 2002) e que ambas, a ligação de INSL3 e a expressão do AR, estão presentes antes e durante a fase de inchaço do gubernáculo no rato fetal (Staub et al., 2005). Além disso, o INSL3 e os picos de nível de testosterona ocorrem após 12 semanas no feto humano, concomitantemente ao inchaço gubernacular, ao passo que a descida testicular transabdominal ocorre mais cedo, antes da décima semana de gestação (Barteczko e Jacob, 2000; Koskimies et al., 2003; McKinnell et al., 2005). Em camundongos, a sinalização de INSL3 também promove o desenvolvimento do processo vaginal, e a sinalização de androgênio provoca a regressão do ligamento gonadal craniano (Adham et al., 2002; Koskimies et al., 2003; Adham e Agoulnik, 2004), uma estrutura que não existe no feto humano.

Dados mais recentes sugerem que tanto o INSL3/RXFP2 quanto a sinalização de AR estão diretamente envolvidos no desenvolvimento do gubernáculo, especificamente na diferenciação miogênica do cremaster. Em camundongos transgênicos com deleção condicional de *Rxfp2* ou *Ar* no mesênquima gubernacular (mas não no músculo diferenciado), a descida testicular é interrompida (Kaftanovskaya et al., 2011, 2012). No gubernáculo específico *Rxfp2-/-* de camundongos transgênicos, existem células musculares aberrantes no interior do núcleo mesenquimal em desenvolvimento do gubernáculo, e o músculo cremaster não se desenvolve normalmente, sugerindo que a proliferação, migração e modelamento dos precursores musculares dependem da sinalização de INSL3/RXFP2. Além disso, a migração e a proliferação das células AR-positivas no gubernáculo não ocorrem normalmente em fetos *Rxfp2-/-* condicionais, o que sugere a interação entre as vias de RXFP2 e de AR. O defeito do desenvolvimento do cremaster é menos grave, com a eliminação condicional de AR no mesênquima gubernacular; no entanto, a organização e o crescimento do músculo são prejudicados, a expressão de marcadores do músculo-específico é alterada, e a descida testicular não ocorre (Kaftanovskaya et al., 2012).

A definição de vias e mecanismos de desenvolvimento gubernacular e a descida testicular jusante da sinalização hormonal são fornecidos por modelos de camundongos transgênicos e síndromes humanas com fenótipos que incluem criptorquidismo (Barthold, 2008; Foresta et al., 2008). Um tema que mais uma vez surge a partir desses estudos é a importância de miogênese no desenvolvimento gubernacular. Em camundongos, a inativação transgênica de genes inclui *Notch1* e vários genes envolvidos na via de sinalização de Wnt, incluindo *Ctnnb1*, *Sfrp1*, *Sfrp2*, *Wnt5a*, e *Ror2*, resulta em marcada desestruturação do modelamento muscular fetal (Warr et al., 2009; Kaftanovskaya et al., 2011; Chawengsaksophak et al., 2012). A expressão gênica em gubernáculo de rato fetal após a estimulação por di-hidrotestosterona (Barthold et al., 2013) ou INSL3 (Johnson et al., 2010) também suporta a ativação de vias de Wnt por ambos os hormônios e forte sobreposição na sua resposta transcricional. A deleção transgênica de qualquer um dos dois genes homeobox, *Hoxa10* e *Hoxa11*, está associada com criptorquidismo isolado em camundongos (Satokata et al., 1995; Potter e Branford, 1998) com evidência de desenvolvimento muscular tardio no gubernáculo *Hoxa11* (Harisis et al., 2013). Além disso, o músculo cremaster é excessivamente desenvolvido e associado com testículos retráteis em ratos nocaute *Esr1* (Donaldson et al., 1996). Outros modelos de camundongos transgênicos que incluem o fenótipo criptorquídico fornecem informações sobre as vias necessárias para a descida testicular. Estas incluem deleções direcionadas de *Tgfb2* (Sanford et al., 1997), *Arid5b* (Lahoud et al., 2001), *WT1* (Kaftanovskaya et al., 2013), *Ptgds* (Philibert et al., 2013), e *Loxl1* (Wood et al., 2009) e mutações espontâneas de *Ptch1* (Sweet et al., 1996) e *Bmp5* (Green, 1968).

Estudos com ratos com criptorquidismo hereditário também sugerem que a inervação e/ou desenvolvimento muscular dentro do gubernáculo é interrompido (Hrabovszky et al., 2001; Barthold et al., 2008), e imagens tridimensionais recentes de criptorquídia no gubernáculo de ratos orl mostram defeitos de modelamento muscular (Barthold et al., 2014). Com base em estudos extensos sobre roedores, Hutson et al. demonstraram que a inervação gubernacular pelo GFN é essencial para o seu funcionamento e propõem que a liberação do peptídeo relacionado com o gene da calcitonina (CGRP) a partir do GFN estimula o desenvolvimento e a função do gubernáculo (Yamanaka et al., 1993; Chan et al., 2009). Apesar de um papel para a liberação de CGRP do GFN em fetos humanos permanecer incerto, é evidente que o gubernáculo humano contém e é rodeado por músculo e é enervado pelo GFN, começando cedo, por volta da sétima semana de gestação (Lemeh, 1960; Tayakkanonta, 1963; Barteczko e Jacob, 2000; Niikura et al., 2008).

Em resumo, o gubernáculo se desenvolve em ambos os sexos começando no início do segundo mês de gestação, e os hormônios testiculares INSL3 e andrógeno estimulam o desenvolvimento do gubernáculo e a descida testicular no segundo e no terceiro trimestres. O alargamento e migração do gubernáculo são eventos chave que facilitam e direcionam o movimento caudal dos testículos. O INSL3 e andrógenos parecem ter, como alvo, sinergicamente, a proliferação celular, migração e modelamento do músculo dentro do gubernáculo, em parte através da via de sinalização Wnt. Um tema consistente em modelos experimentais de criptorquidismo é a miogênese alterada do cremaster, sugerindo um papel importante no processo de descida testicular.

ETIOLOGIA

A causa específica do criptorquidismo isolado é desconhecida na maioria dos casos, mas evidências indiretas sugerem que a doença é heterogênea e mais provavelmente o resultado de múltiplos fatores de risco genéticos e ambientais. Dados humanos não sugerem forte risco genético em um locus dominante, mas sim um multilocus com complexo padrão de susceptibilidade genética. Além disso, os dados humanos disponíveis não têm identificado quaisquer exposições claras e consistentes associadas com a doença, embora os modelos animais sugerem que certas substâncias químicas ambientais têm o potencial de contribuir para o risco criptorquidismo. Os fatores perinatais mais consistentes que correlacionam com risco de criptorquidismo são a prematuridade e/ou baixo peso ao nascer para a idade gestacional (Damgaard et al., 2008; Bay et al., 2011; Brouwers et al., 2012; Jensen et al., 2012).

Epidemiologia

O criptorquidismo é uma das anomalias congênitas mais comuns, ocorrendo em 1% a 4% de meninos nascidos de 9 meses e em 1% a 45% de meninos prematuros recém-nascidos (Sijstermans et al., 2008). É um componente de quase 500 síndromes causalmente ligadas, com base em informações atuais, para quase 200 genes de acordo com o Banco de Dados Winter-Baraitser Dysmorphology (www.lmdatabases.com); as síndromes associadas mais comuns são revistas em outros lugares (Foresta et al., 2008; Virtanen e Toppari, 2008). A maioria dos casos é isolada, com a proporção de não sindrômica/sindrômica de criptorquidismo avaliada como maior do que 6:1 em um grande grupo (Boyd et al., 2006). Um subconjunto de casos sindrômicos está associado à deficiência ou falta de sensibilidade dos hormônios do eixo HPG.

Criptorquidismo Congenital

Estudos de prevalência de criptorquidismo isolados no nascimento são complicados por fatores de confusão que incluem a subjetividade do exame e as diferenças na definição de testículos não descidos (inclusão ou exclusão de testículos escrotais altos), populações de estudo e delineamento experimental (Sijstermans et al., 2008). Embora a maioria dos estudos suporte uma prevalência no nascimento de 2% a 4% e aos 3 meses de idade de 1% a 2%, isso varia geograficamente, com uma frequência tão elevada quanto 9%, em alguns estudos (Boisen et al., 2004; Virtanen e Toppari, 2008), apoiando a possibilidade de um aumento ao longo do tempo. No entanto, outros dados sugerem que as tendências específicas de cada país não estão a aumentar (Abdullah et al., 2007; Cortes et al., 2008; Bonney et al., 2009; Wagner-Mahler et al., 2011) e, em geral, não parecem ser reprodutíveis as tendências na prevalência (Sijstermans et al., 2008). Os fatores de risco perinatais mais consistentemente associados com criptorquidismo incluem prematuridade, baixo peso ao nascer ou baixa estatura para a idade gestacional, apresentação pélvica, e diabetes materno (Damgaard et al., 2008; Virtanen e Toppari, 2008; Jensen et al., 2012).

A frequência relatada de descida testicular espontânea após o nascimento varia entre estudos, provavelmente por causa de fatores de alterações semelhantes, mais notavelmente a inclusão variável de meninos com testículos escrotais altos. Em vários estudos prospectivos de base populacional, a frequência de descida espontânea em meninos de 3 meses de idade identificados com criptorquidia ao nascer foi relatada de 50% a 87% (Berkowitz et al., 1993; Ghirri et al., 2002; Radpour et al., 2007; Wohlfahrt-Veje et al., 2009; Wagner-Mahler et al., 2011; van der Plas et al., 2013b). Em grupos menores, a descida espontânea ocorreu significativamente mais em meninos de 3 meses de idade dinamarqueses (68%) do que finlandeses (45%), dados possivelmente relacionados com o aumento da gravidade da doença no último grupo (Suomi et al., 2006). Em outros estudos, testículos extra-escrotais eram menos propensos a descer até 1 ano de idade (50%) do que escrotais altos definidos como criptorquidismo ao nascer (87,5%) (Acerini et al., 2009). Em contraste, de 95 crianças com criptorquidismo submetidos a atendimento urológico, a descida espontânea ocorreu posteriormente em 16% e 0% do que fora apresentado antes e depois de 6 meses de idade, respectivamente (Wenzler et al., 2004). A taxa menor de descida poderia estar relacionada com a idade averiguada e a gravidade do criptorquidismo na população de referência, porque a descida espontânea é comum antes dos 2 meses de idade (Kollin et al., 2013). O risco em longo prazo de criptorquidismo recorrente não está bem definido, mas em dois grandes estudos longitudinais, seu reaparecimento ocorreu em 10% e 22% dos meninos, na maioria dos casos entre 1 e 5 anos de idade (Wagner-Mahler et al., 2011; Kollin et al., 2013).

Criptorquidismo Adquirido

No passado, criptorquidismo era considerado uma anomalia congênita identificável no momento do nascimento. No entanto, desde o primeiro caso relatado há 40 anos (Myers e Officer, 1975), o **criptorquidismo adquirido, ou testículos que são diagnosticados como criptorquídicos após aparente descida completa no nascimento ou no período neonatal, está agora totalmente aceito como uma entidade clínica** (Barthold e Gonzalez, 2003; Taghizadeh e Thomas, 2008; Acerini et al., 2009; Wohlfahrt-Veje et al., 2009; Corte et al., 2012). Testículos não descidos adquiridos são diagnosticados em uma idade média de 8 a 11 anos e são mais comumente encontrados em uma posição mais baixa, associada a um processo vaginal fechado e epidídimo normal, do que em casos diagnosticados como congênitos. A razão para um diagnóstico mais tardio permanece desconhecida; teorias incluem a presença de um resquício fibroso do processo vaginal que amarra ou encurta o cordão ao longo do tempo ou a mobilidade dos testículos dentro de um saco aberto (Keys e Heloury, 2012). No entanto, é mais provável que o testículo descendeu incompletamente desde o nascimento, porque muitos estão localizados em uma posição lateral (ectópica) dentro da bolsa superficial inguinal (SIP) (Barthold e Gonzalez, 2003; van Brakel et al., 2011). Esses testículos podem ser altamente móveis e aparecem inicialmente descidos até que o crescimento somático resulta em relativo alargamento da distância entre testículos e escroto (Redman, 2005; Agarwal et al., 2006). A criptorquidia adquirida é declaradamente mais comum em meninos com hipospadias proximais (Tasian et al., 2010; Itesako et al., 2011) e, como a forma congênita, está associada ao desenvolvimento anormal de células germinativas (Rusnack et al., 2002).

Um diagnóstico de criptorquidia adquirida pode ser mais provável em meninos com testículos retráteis, embora testículos retráteis sejam comuns em populações normais. Em um estudo de base hospitalar de meninos não selecionados, o testículo foi inicialmente supraescrotal no exame (retráteis) em até 30% dos meninos aos 4 anos e 10% dos meninos de 4 a 12 anos de idade, mas foi intraescrotal em todos os rapazes com idade superior a 12 (Farrington, 1968). Em estudos populacionais com meninos saudáveis, testículos retráteis estavam presentes em 11% a 15% de meninos de até 11 anos de idade (Wohlfahrt-Veje et al., 2009; Goede et al., 2011) e 4% de meninos de 7 a 12 anos de idade (Inan et al., 2008). Ambos os estudos, prospectivos e retrospectivos da história natural dos testículos retráteis apoiam o conceito de que um subconjunto deles torna-se não descido ao longo do tempo. No entanto, um viés de seleção existe em estudos sobre o risco de criptorquidia em meninos com testículos retráteis, porque aqueles encaminhados para acompanhamento por especialistas provavelmente são aqueles com a retratilidade mais grave. Por exemplo, Wyllie prospectivamente estudou um grupo de 100 rapazes com testículos retráteis unilaterais e identificou 64 casos em que a posição dos testículos, como documentada pela distância entre o tubérculo púbico e testículo médio e/ou tamanho dos testículos, como estimado por orquidômetro, foi reduzida após 5 anos de acompanhamento (Wyllie, 1984). Orquidopexia foi realizada em 45 desses casos, embora documentação específica da posição e tamanho dos testículos como indicações para a cirurgia não tenham sido relatados. Na retrospectiva de estudo de casos, foi relatado que criptorquidia foi diagnosticada em até 7% a 32% dos meninos com testículos retráteis, seguido por uma média de 2,2 a 3,8 anos, pelo mesmo observador (s) (La Scala e Ein, 2004; Agarwal et al., 2006; Stec et al., 2007). No entanto, em um estudo prospectivo com 1.072 meninos, 520 dos quais foram acompanhados desde o nascimento até último acompanhamento de 4,5 a 10 anos de idade, apenas 2,6% desenvolveram criptorquidia ipsilateral, embora um adicional de 13,5% com testículos retráteis tivessem outras formas de criptorquidia (contralateral ou ipsilateral anterior) (Wohlfahrt-Veje et al., 2009). Apesar de esses dados sugerirem uma associação entre testículos retráteis e criptorquidismo, a natureza dessa associação pode refletir tanto a dificuldade em distinguir as duas entidades quanto o fato de a retratilidade testicular significativa ser um fator de risco para criptorquidia adquirida. No entanto, o volume menor de testículos retráteis sugere uma patogênese comum (Goede et al., 2011). **Um cuidadoso exame serial físico é recomendado para determinar com precisão a posição testicular e identificar casos de criptorquidia adquirida em meninos com testículos retráteis.**

A verdadeira prevalência de criptorquidia adquirida não está completamente definida, porque os dados longitudinais que fornecem a documentação da posição escrotal anterior são limitados e abordam apenas os primeiros anos de vida. Em um estudo, 742 crianças foram acompanhadas com exames seriais por 2 anos após o nascimento, com acompanhamento completo em 326 (Acerini et al., 2009). A prevalência de testículos extra-escrotais foi de 2,7% no nascimento (27% não palpáveis, descobertas cirúrgicas não reportadas), e de 0,2%, 1,8%, 0,3% e 0% dos testículos na população estudada se tornou extra-escrotal aos 3, 12, 18 e 24 meses, respectivamente. O número de testículos supra escrotais diagnosticados no nascimento nesse estudo (10) foi o mesmo que o número diagnosticado posteriormente (10), embora em quase metade dos meninos o acompanhamento foi perdido durante o estudo. Incluindo altos testículos escrotais, um total de 5,7% foram identificados como criptorquídicos no nascimento e 1% a 4% subiram para uma posição escrotal alta em cada visita de acompanhamento. Em outro estudo, 1.072 meninos foram acompanhados com exames desde o nascimento até 4,5 a 10 anos de idade, com acompanhamento completo em 500 (Wohlfahrt-Veje et al., 2009). A prevalência de criptorquidia congênita (incluindo altos testículos escrotais) foi de 9% ao nascimento, mas caiu para 1% aos 18 meses, enquanto 8 (1,6%) casos adquiridos foram observados durante o acompanhamento, sugerindo que a prevalência de formas congênitas persistentes e adquiridas de criptorquidia é semelhante. Estudos retrospectivos também sugerem que criptorquidia adquirida é comum, mas eles não podem se diferenciar de forma confiável dos casos congênitos, já que esses últimos têm encaminhamento tardio (Guven e Kogan, 2008; Jensen et al., 2011; Barthold et al., 2012; Corte et al., 2012; van der Plas et al., 2013b). **Criptorquidia adquirida provavelmente representa uma apresentação mais suave de criptorquidia congênita que escapa a detecção na infância.**

Susceptibilidade Genética

Estudos genéticos de criptorquidia sugerem que a doença é hereditária, mas que a suscetibilidade é provavelmente poligênica e multifatorial. Grupos de indivíduos com criptorquidismo têm sido reportados em um número de famílias afetando vários indivíduos na mesma geração e fenótipo variável (Minehan e Touloukian, 1974; Pardo-Mindan et al., 1975; Czeizel et al., 1981; Savion et al., 1984). Linhagens estendidas não foram normalmente examinadas, mas o domínio autossômico com penetrância reduzida foi mais citado como o modo provável de herança. Estudos de caso controle populacional também apoiam a contribuição genética para a doença. Agregação familiar sugerindo risco genético moderado foi reportada em um grande estudo com um grupo de mais de 1 milhão de nascimentos de holandeses do sexo masculino com base em extensos dados de registro hospitalares (Schnack et al., 2008). A proporção de risco recorrente (RR) foi de 10,1 em gêmeos, 3,5 em irmãos e 2,3 na prole, e foi significativamente maior em meio-irmãos maternos que em paternos. Outro estudo de base populacional na Dinamarca, utilizando metodologia diferente, identificou maiores taxas de concordância de diagnóstico de criptorquidia em meio-irmãos maternos (6%) do que em paternos (3,4%) e em gêmeos dizigóticos (24%) e monozigóticos (27%) do que em relação a irmãos (9%) (Jensen et al., 2010b). No entanto, para orquidopexia tratada cirurgicamente, presumivelmente limitando casos apenas para aqueles que envolvem criptorquidia persistente, as taxas de concordância foram de 7,5% em irmãos, 17% em gêmeos dizigóticos e 27% em gêmeos monozigóticos. Essas observações sugerem que os efeitos ambientais e/ou fatores genéticos maternais contribuem para o risco de criptorquidismo na Dinamarca. Estudos anteriores menores reportaram ser de 5 e de 7 a 10 vezes maior a chance de prevalência em pais e irmãos, respectivamente, de afetados em comparação com indivíduos não afetados, e alguns estudos também suportam a possibilidade de fatores maternos ou alelos de risco ligados ao cromossomo X influenciarem a expressão da doença (Czeizel et al., 1981; Jones e Young, 1982; Elert et al., 2003; Jensen et al, 2010b; Barthold et al., 2012).

Os genes candidatos mais promissores para criptorquidia não sindrômica com base em estudos com animais inclue *INSL3*, *RXFP2*, *HOXA10* e *HOXA11*. No entanto, variações de código de DNA de INSL3 e RXFP2 são relatadas em apenas 0,6% a 1,8% e 1,6% a 2,9% de machos persistentemente criptorquídicos, respectivamente (Foresta et al., 2008). Notavelmente, as mutações aparentes nesses genes estão associadas a uma gama de fenótipos que inclui unilateral ou bilateral e apresentações espontaneamente resolvidas ou persistentes, e, aparentemente, mutações deletérias podem existir em membros da família normais, como observado em uma mutação do *INSL3* mostrando a ativação do receptor reduzida (El Houate et al., 2007). Mais de 1.500 casos de criptorquidia têm sido selecionados para mutações em *INSL3*, mas de 10 variantes exônicas identificadas em casos, mas não em controles, poucas são claramente funcionais (Ferlin et al., 2008; Foresta et al., 2008; Bay et al, 2011). Um não sinônimo polimorfismo do gene RXFP2, T222P, foi considerado um forte candidato etiológico para criptorquidismo baseado na ausência de estudos controles normais e em in vitro que mostram a localização da membrana celular reduzida e a ativação do receptor anormal (Bogatcheva et al., 2007). No entanto, casos e controles em outras populações europeias demonstram uma frequência similar do alelo T222P (Nuit et al., 2008; Ars et al., 2011). Embora esses dados sugiram que as mutações de INSL3 e RXFP2 sejam pouco frequentes em casos de criptorquidismo, poderiam existir variações não codificantes que alterariam os níveis de expressão da proteína.

Análise de outros potenciais genes candidatos para criptorquidia humana não foi capaz de produzir resultados consistentes. Mutações *HOXA10* reportadas por Kolon et al. (1999) não foram confirmadas em estudos adicionais, e não foram mutações identificadas em *HOXA11* (Bertini et al., 2004; Wang et al., 2007). Estudos com trinucleotídeos polimórficos (CAG e GGN) de repetições AR em criptorquidia também mostram resultados variáveis, com alguns estudos, mas não outros mostrando alterado comprimento de repetição em casos (Sasagawa et al., 2000; Ferlin et al., 2005; Silva-Ramos et al., 2006; Radpour et al., 2007; Davis-Dao et al., 2012). As diferenças entre esses estudos podem dizer respeito à pequena dimensão da amostra (a maioria envolve menos de 100 casos) e à heterogeneidade das populações. Um haplotipo específico do gene que codifica ER-α (*ESR1*) não mostrou uma associação consistente com criptorquidia em três estudos de caso controle (Yoshida et al., 2005; Galan et al., 2007; Wang et al., 2008). Em um estudo maior de pacientes da Espanha e Itália (373 casos no total), não houve associação entre um polimorfismo do promotor *ESR1* e criptorquidia (Lo Giacco et al., 2011). Micro deleções do cromossomo Y também têm sido estudadas em crianças criptorquídicas e homens anteriormente criptorquídicos, não existindo associação consistente observada (Gurbuz et al., 2008; Mamoulakis et al., 2013a). Um polimorfismo específico do gene *SF1* que codifica um fator de transcrição que regula a expressão de *INSL3*, *RXFP2*, e os genes esteroidogêneses foi associado a criptorquidismo num único relatório que incluiu 72 japoneses criptorquídicos masculinos (Wada et al., 2006). Uma associação entre genes associados ao receptor de hidrocarboneto aromático e criptorquidismo também foi observada (Qin et al., 2012). Não foram identificadas variantes associadas a criptorquidismo no gene da globulina ligadora de hormônios sexuais (*SHBG*) ou em genes associados com hipogonadismo hipogonadotrópico (Laitinen et al., 2011; Mamoulakis et al., 2013b). A confiabilidade dos resultados de muitos desses estudos é limitada por causa do tamanho de amostra insuficiente e/ou a falta de replicação em outros grupos da população.

Resultados de extensos estudos genômicos imparciais de criptorquidia também são limitados. Em uma análise do genoma total de variação genética em meninos com defeitos genitais (Tannour-Louet et al., 2010), o potencial de loci associados com criptorquidia foi identificado nas regiões 10p14 e Xq28. Um estudo de associação em todo o genoma total (GWAS) de 488 homens com pelo menos um dos quatro fenótipos compreendendo a síndrome chamada disgenesia testicular (TDS) (Sharpe e Skakkebaek, 2008), incluindo a infertilidade, criptorquidismo (n = 138), hipospadia, e/ou tumor de células ou germe testicular (TGCT) (Dalgaard et al., 2012) foi relatado. Embora os autores não tenham identificado um locus associado à criptorquidia após um rigoroso limite de significância de genoma total, eles usaram uma abordagem de biologia de sistemas para identificar sinais menos significativos de potencial importância. Ao fazê-lo, eles identificaram o fator de crescimento transformador (TGF), gene receptor III (*TGFB3*), que também está associado à disgenesia transitória de células de Leydig em camundongos nocaute (Sarraj et al., 2010), como um potencial locus associado com criptorquidismo e TGCT em ambas descobertas e regiões de replicação. TGFBR3 proteína é expressa em células de Leydig fetais (Dalgaard et al., 2012) e interage com TGF-β2 (Bilandzic e Stenvers, 2011). A descida incompleta dos testículos foi reportada em ratos TGF-β2-/- (Sanford et al., 1997), mas não em ratos TGF-β3-/-, que raramente sobrevivem após o nascimento.

Em um grande GWAS de 844 meninos com criptorquidia não-sindrômica, os sinais que mostram associação sugestiva incluem aqueles em TGFBR3 e em genes relacionados com o citoesqueleto, mas aqueles atingindo a significância quanto ao genoma total foram raros, tendo ocorrido apenas na análise subfenotípica, e não foram replicados em uma população independente, sugerindo significativa heterogeneidade genética (Barthold et al., 2015a, 2015b).

Em resumo, os estudos até a presente data são consistentes com a suposição de que criptorquidismo é uma doença genética complexa, provavelmente associada com múltiplos loci de susceptibilidade. Falhas para identificar loci consistentemente associados com criptorquidismo estão provavelmente relacionadas com a metodologia, tamanho da amostra particularmente insuficiente, a variabilidade fenotípica, e outros fatores de alteração, tais como influências ambientais. **Portanto, apesar de múltiplas variantes genéticas provavelmente contribuírem para o risco de criptorquidismo não sindrômico, a maioria permanece desconhecida até o momento.**

Fatores de Risco Ambientais

Estudos de base populacional sugerem que o ambiente materno pode contribuir para o risco de criptorquidia, mas ainda não está claro se o risco está relacionado a exposição materna, características ou estilo de vida. O consumo de álcool materno ou consumo excessivo de álcool foi associado com criptorquidia em alguns estudos (Thorup et al., 2006; Damgaard et al., 2007; Jensen et al., 2007; Mongraw-Chaffi et al., 2008; Strandberg-Larsen et al., 2009). Uma revisão dos dados de tabagismo materno confirma resultados inconsistentes, mas que sugerem um aumento do risco (de pequeno a moderado) de criptorquidia na prole (Hansen et al., 2014). Vários estudos têm sugerido um risco aumentado com o uso materno de paracetamol ou mais do que um analgésico na metade da gestação ou mais precocemente (Jensen et al., 2010a; Kristensen et al., 2011; Snijder et al., 2012). A ocupação dos pais não é consistentemente associada com criptorquidia na prole, embora alguns dados sugiram um risco aumentado em profissões relacionadas com a horticultura (Weidner et al., 1998; Pierik et al., 2004; Andersen et al., 2008; Gabel et al., 2011; Morales-Suarez-Varela et al., 2011; Jørgensen et al., 2013, 2014). Embora fatores de risco para criptorquidia adquirida não tenham sido especificamente abordados, um único estudo abordando essa questão identificou a amamentação reduzida e o aumento do uso de fórmula de soja como variáveis associadas com o primeiro diagnóstico de criptorquidia em idade mais avançada (Barthold et al., 2012).

A *Síndrome de disgenesia testicular* (TDS) é o termo usado para descrever uma gama de anormalidades reprodutivas potencialmente relacionadas, incluindo criptorquidia, hipospadia, infertilidade e TGCT (Sharpe e Skakkebaek, 2008). A causa proposta é uma deficiência na produção de androgênio fetal resultante da exposição a produtos químicos de desregulação endócrina (EDCs). A preocupação com uma ligação entre EDCs e criptorquidia surgiu devido a um aumento do risco de criptorquidia relatado após a exposição materna ao dietilestilbestrol (DES) (Gill et al., 1979). Em um grande estudo com 1.197 homens previamente expostos ao DES e 1.038 homens não expostos, o RR de criptorquidia foi de 1,9 (95% de intervalo de confiança [CI] 1,1 a 3,4) em geral. Quando os dados foram subdivididos com base na idade gestacional inferior a 11 semanas e a exposição de 5 g ou mais, o RRS foram 2,9 (IC 95% 1,6 a 5,2) e 3,2 (IC 95% 1,7-6), mostrando que exposição prematura e significativa apresenta riscos mais claros (Palmer et al., 2009). Dados apoiando uma ligação entre EDCs e criptorquidia são mais claros, diferente dos dados que apoiam a relação entre DES e a doença (revisto em Virtanen e Adamsson, 2012). Modelos animais sugerem uma relação entre a exposição pré-natal a EDCs antiandrogênicos e risco de criptorquidismo e outros pontos finais reprodutivos e sugerem efeitos aditivos de misturas químicas, embora os níveis de exposição sejam muito superiores aos clinicamente aplicáveis (Rider et al., 2009) e existe interesse quanto a aplicabilidade de EDC de modelos animais para seres humanos (Habert et al., 2014). Notavelmente, evidências recentes sugerem que em algumas espécies existe particular sensibilidade aos EDCs. Testículos humanos parecem ser insensíveis à inibição de esteroidogênese por ftalatos ou DES, mas mais sensíveis aos efeitos inibitórios do bisfenol A (Lambrot et al., 2009; Heger et al., 2012; Mitchell et al., 2012; N'Tumba-Byn et al., 2012). Além disso, os níveis medidos de antiandrogênico e/ou EDCs estrogênicos na placenta, leite materno ou sangue do cordão umbilical, incluindo pesticidas, bifenilos policlorados (PCBs), dioxinas, compostos perfluorados, retardadores de chama (éteres difenil-polibromados [PBDEs]) e organotin não foram consistentemente mais elevados em associação com gravidezes afetadas (Damgaard et al., 2006; Main et al., 2007; Cook et al., 2011; Fenichel et al., 2012; Trabert et al., 2012; Virtanen et al., 2012; Rantakokko et al., 2013; Vesterholm Jensen et al., 2014). Consistente com os dados que mostram falta de inibição da esteroidogênese testicular fetal humano por ftalatos, os níveis de metabólitos de ftalatos individuais não mostraram correlação consistente com a ocorrência de criptorquidismo ou níveis hormonais em meninos afetados (Main et al., 2006a).

Pelo fato de a exposição de EDC ser difícil de medir pontos temporais fetais relevantes, uma abordagem alternativa que tem sido usada para potencialmente conectar exposições que possam inibir a virilização com resultados reprodutivos é a medição da distância anogenital (AGD), ou comprimento perineal da margem posterior do escroto à margem anal. AGD é sexualmente dimórfico e está correlacionado com o peso corporal do recém-nascido (Satyanarayana et al., 2010). AGD reduzido foi correlacionado com a exposição ao ftalato, comprimento repetição AR CAG, criptorquidia, hipospadia, e variantes em genes ligados a anomalias reprodutivas, incluindo *ESR1* (Sathyanarayana et al., 2012; Dean e Sharpe, 2013; Eisenberg et al., 2013; Jain e Singal, 2013; Thankamony et al., 2014). Essas observações requerem mais investigações sobre a associação entre a ação do androgênio fetal e o criptorquidismo. No entanto, a existência de TDS como uma síndrome induzida ambientalmente permanece provisória, já que a evidência disponível não suporta ligações fortemente diretas entre a exposição EDC e sua ocorrência em seres humanos (Akre e Richiardi, 2009; Thorup et al., 2010; Habert et al., 2014). A relação causal entre os produtos químicos individuais ou classes de EDCs e risco de criptorquidismo pode ser difícil de demonstrar tendo em vista a heterogeneidade presumível de susceptibilidade à doença, mas a grande variedade de EDCs à qual os humanos estão expostos pode permitir efeitos sinergéticos que são difíceis de medir. **Atualmente, dados epidemiológicos (sem forte embasamento) sugerem possíveis associações, em populações selecionadas, entre produtos químicos ambientais e o aumento da susceptibilidade a criptorquidismo na população humana.**

Hormônios testiculares são necessários para a descida testicular; portanto, a produção defeituosa desses hormônios e/ou de suas ações pode contribuir para patogênese da criptorquidia e pode se manifestar durante a ativação pós-natal do eixo HPG (Fig. 148-1). Estudos prospectivos de diferentes tamanhos e qualidade que relatam níveis hormonais pós-natal em criptorquidismo estão disponíveis, e apesar de alguns dados sugerirem que o eixo HPG é anormal, os resultados são conflitantes e os níveis de linha de base não refletem diretamente o estado de desenvolvimento de células germinativas. No primeiro estudo relatado de meninos criptorquídicos e de controle submetidos à avaliação hormonal nos primeiros poucos meses de vida, a testosterona sérica foi menor em 7 dos 17 (41%) meninos persistentemente criptorquídicos comparável a níveis de controle em 4 de 25 meninos com descida testicular espontânea (Gendrel et al., 1978). Estudos posteriores têm mostrado níveis hormonais reduzidos em alguns estudos (Facchinetti et al., 1983; Raivio et al., 2003; Pierik et al., 2009) (De Muinck Keizer-Schrama et al., 1988; Barthold et al., 2004). Em um estudo maior, Suomi et al. mostraram diferenças geográficas nos níveis de Inibina B e hormônio foliculoestimulante (FSH) séricos, mas não encontraram diferenças nos níveis de testosterona em meninos criptorquídicos da Finlândia (88 meninos, 36% descida espontânea) e Dinamarca (34 meninos, 68% descida espontânea) em comparação com 300 e 399 meninos de controle, respectivamente (Suomi et al., 2006). Em um grupo relacionado, níveis de INSL3 foram reduzidos no sangue do cordão umbilical, mas não em soro obtido aos 3 meses de idade em meninos com criptorquidia persistentemente (Bay et al., 2007). Esses estudos, no entanto, sugerem que a relação LH-para-testosterona e LH-para-INSL3 é aumentada em rapazes com criptorquidismo, o que sugere que a redução da função das células de Leydig pode conduzir o aumento da produção de LH (Suomi et al., 2006; Bay et al., 2007). No maior estudo até o presente momento realizado com 225 meninos apresentando criptorquidia congênita nos quais foram medidos LH, FSH, testosterona e inibina B em 0 a 3 semanas, 2 meses e 6 meses de idade (n ≥ 57 por ponto de tempo), os níveis hormonais não foram significativamente diferentes entre criptorquidismo unilateral, bilateral, de criptorquidismo espontaneamente determinado, e não se correlacionou com a espermatogênese (Kollin et al., 2012). Outros estudos da função das células de Sertoli germinativas por ensaios séricos em meninos com criptorquidia sugerem que podem existir anomalias, mas os dados são inconsistentes entre os estudos. Em um estudo longitudinal de 27 meninos (idade média de 4,8 anos) passando por orquidopexia, um aumento Inibina B sérica foi identificado na maioria dos pacientes em 6 meses de pós-operatório (Irkilata et al., 2004). Em 69 meninos mais velhos submetidos a orquidopexia bilateral (idade média de 2 anos), a maior parte (75%) com criptorquidia congênita, os níveis de FSH foram aumentados em 17 (25%), os níveis de inibina B foram reduzidos em 9 (13%), e a contagem de células germinativas não estava estreitamente correlacionada com os níveis hormonais (Thorup et al., 2012). Os níveis de FSH elevados se normalizaram em 14 (82%) dos pacientes no pós-operatório. Em outro estudo com 62 meninos (idade média de 7,7 anos), não foram identificadas diferenças nos níveis de inibina B ou LH, FSH, ou níveis de testosterona antes ou depois de estimulação de hCG (Christiansen et al., 2002). Os níveis de AMH foram medidos em três estudos prospectivos de meninos com criptorquidia, em comparação com controles pareados por idade. Níveis menores de AMH foram observados em um subgrupo de pacientes com menos de 8 anos incluídos em um estudo de 104 meninos com criptorquidia (idade de 4 a 5 anos) (Yamanaka et al., 1991) e também em um estudo de caso controle de meninos de 12 meses de idade (n = 20 por grupo) nos quais os níveis não se alteraram após orquidopexia (Demircan et al., 2006). No entanto, em outro estudo, não foram observadas diferenças nos níveis de AMH em meninos de 1 a 6 meses de idade com criptorquidia (n = 43) em comparação com os meninos controle (n = 113) (Pierik et al., 2009).

Esses estudos sugerem que alguns meninos criptorquídicos têm anomalias mensuráveis na pituitária e/ou secreção hormonal gonadal durante a infância, na ausência de disfunção endócrina generalizada persistente. Achados inconsistentes entre estudos são provavelmente baseados no tempo e tipo de ensaio, tamanho da amostra, e a heterogeneidade com base na idade, severidade, carga genética, e/ou outras diferenças interindividuais. Até o momento, não há estudos envolvendo aspectos hormonais que demonstrem uma relação estreita entre o número de células germinativas ou a função testicular em longo prazo em meninos com a criptorquidia. Pelo fato de múltiplos fatores genéticos e ambientais provavelmente contribuírem para o criptorquidismo, a identificação dos fatores de risco é difícil em estudos de caso-controle.

Criptorquidismo Sindrômico

Testículos não descidos estão frequentemente presentes em doenças associadas com a redução na produção de androgênio e/ou sua ação, como defeitos na biossíntese de androgênio, insensibilidade androgênica, agenesia das células de Leydig, e distúrbios por deficiência de gonadotrofina (Barthold et al., 2000; Foresta et al., 2008). Essas condições estão associadas à falha generalizada da masculinização, e são consideradas distúrbios de diferenciação sexual (DDS), não abordados aqui. A síndrome do ducto mülleriano persistente, um DSD resultante de defeito na sinalização de AMH, também está associada ao criptorquidismo ou ectopia testicular transversal (Josso et al., 2006). Defeitos do gubernáculo que são observados nesses pacientes podem ser causados por impedimento de descendência por ductos müllerianos retidos (Barteczko e Jacob, 2000) e/ou através de perda de efeitos diretos de proliferação de AMH no gubernáculo (Kubota et al., 2002). A frequência da síndrome de Klinefelter (47, XXY) é inferior a 2%, em um grande estudo de criptorquidia não-sindrômica primária, mas é maior quando outras anomalias, particularmente hipospadias, estão presentes (Sasagawa et al., 1996; Moreno-Garcia e Miranda, 2002; Ferlin et al., 2008). Mais da metade dos pacientes pré-adolescentes com síndrome de Klinefelter tem criptorquidia (Pacenza et al., 2012). Outros rearranjos genômicos e trissomias, incluindo síndrome de Down (trissomia 21), estão associados com a criptorquidismo (Hadziselimovic, 1983).

Certas anomalias estão associadas com um risco aumentado de criptorquidismo, muitas relacionadas com defeitos no músculo-esquelético, no sistema nervoso central (SNC), na parede abdominal ou gastrointestinal. Estes incluem todos os casos clássicos de síndromes de deficiência do músculo abdominal (tríade ou Eagle-Barrett), 80% de hérnia de Spiegel (Durham e Ricketts, 2006; Bilici et al., 2012; Balsara et al., 2014), 41% a 54% de paralisia cerebral (Rundle et al., 1982; Cortada e Kousseff, 1984), 38% de artrogripose (Fallat et al., 1991), 15% de mielomeningocelo (Ferrara et al., 1998), 16% a 33% de onfalocelo, 5% a 15% de gastroquise (Kaplan et al., 1986; Koivusalo et al., 1998; Yardley et al., 2012), 19% de ânus imperfurado (Cortes et al., 1995b), 12% a 16% de válvula uretral posterior (Krueger et al., 1980; Heikkila et al., 2008), e 6% dos pacientes com hérnia umbilical (Kaplan et al., 1986). Anomalias multissistêmicas são frequentemente associadas com onfalocele (80%) e síndrome de deficiência do músculo abdominal (45%), sugerindo uma causa sindrômica (Loder et al., 1992; Koivusalo et al., 1998). Depue também reportou uma associação significativa de criptorquidia com disfunção do SNC, particularmente paralisia cerebral (RR = 34), baixo QI (RR = 2,7) e hipotonia (RR = 3,6) (Depue, 1988). Cortes et al. relataram associações entre anomalias renais e na coluna vertebral entre T10 a S5 e criptorquidismo, com o testículo afetado no mesmo lado que a anomalia renal em 90% dos casos (Cortes et al., 1998). Além disso, a criptorquidia sindrômica, especialmente com malformações do SNC, é mais comumente bilateral (Cendron et al., 1993; Cortes et al., 1995b). Esses dados suportam origens comuns de criptorquidia e anomalias de origem urogenital, parede abdominal, coluna lombo-sacra e desenvolvimento do SNC.

A ocorrência de criptorquidismo com outras anomalias não genitais pode complicar e/ou alterar o tempo de tratamento. Por exemplo, a hérnia de Spiegel pode ser difícil de diagnosticar, e esse fato, associado à ausência do gubernáculo e do canal inguinal, pode complicar a orquidopexia (Bilici et al., 2012; Balsara et al., 2014). A descida testicular espontânea é relatada em 50% a 55% dos pacientes com gastrosquises (Hill e Durham, 2011; Yardley et al., 2012) sugerindo que a observação se justifica.

DIAGNÓSTICO

Para melhor determinar a posição dos testículos, os meninos devem ser examinados na posição de supino e, se possível, na posição vertical, de pernas cruzadas e de pé. Abdução das coxas contribui para a inibição do reflexo de cremastérico, que é a elevação dos testículos, induzida por fricção do interior das coxas. O exame deve incluir a documentação de palpabilidade testicular, a posição, a mobilidade, tamanho e possíveis achados associados, tais como hérnia, hidrocele, o tamanho do pênis, e a posição meato uretral. Distração do paciente, uma sala quente e mãos, uso de sabão líquido nas mãos do examinador, e exames repetidos também ajudam a localizar o testículo e limitar a atividade do músculo cremaster e a dificuldade resultante na determinação da posição testicular. Uma leve tração no cordão pode ajudar a inibir o reflexo cremaster e permitir que um testículo retrátil permaneça pelo menos temporariamente na posição escrotal estável. A assimetria escrotal pode ser um sinal clínico útil porque é comumente presente em meninos com criptorquidismo unilateral (Fig. 148-5) (Snodgrass et al., 2011).

Em grandes estudos clínicos, a maioria (75% a 80%) dos testículos não descidos é palpável e 60% a 70% unilaterais; o envolvimento do lado direito é mais comum no geral, mas menos frequente nos estudos que envolvem testículos não palpáveis (Hadziselimovic, 1983; Cendron et al., 1993; Cortes et al., 2001; Giannopoulos et al., 2001). A posição de testículos não descidos varia marcadamente com a população estudada, o que pode em parte ser o resultado de diferentes técnicas de classificação. Em uma meta-análise de pacientes cirúrgicos, testículos foram abdominais em 34%, próximos ao anel interno (canalicular) em 12%, canalicular em 27%, e para além do anel externo em 27% (Docimo, 1995). Considerando que em estudos abrangentes de única

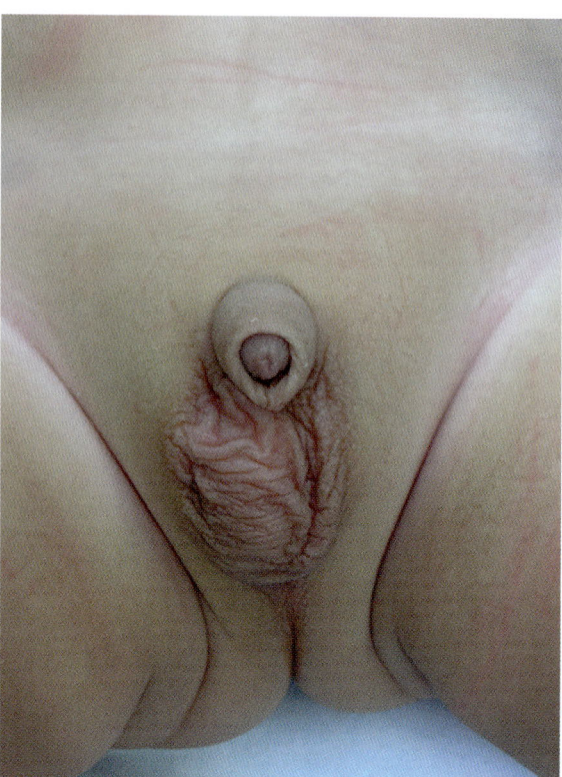

Figura 148-5. Assimetria escrotal em um menino com criptorquidia unilateral esquerda.

instituição os testículos foram abdominais em 3% a 10% do total de casos, canalicular em 16% a 27%, e distal em relação ao anel externo na maioria (Hadziselimovic, 1983; Moul e Belman, 1988; Cendron et al., 1993; Kraft et al., 2011). Em uma revisão multi-institucional com aproximadamente 40.000 meninos europeus criptorquídicos, 8% dos testículos foram abdominais, 63% canaliculares, 24% prescrotais, e 11% no SIP ou ectópicos (Hadziselimovic, 1983). Moul e Belman classificaram todos os testículos subinguinais com um anexo gubernacular lateral, como ectópicos (66% de seus casos no total).

Achados genitais associados podem justificar estudos diagnósticos adicionais que são mais bem cumpridos no período neonatal. Se nem testículo é palpável, especialmente se o desenvolvimento do pênis é anormal, cariótipo e análises hormonais são realizados com urgência para descartar hiperplasia adrenal congênita e evitar os potenciais efeitos adversos de perda de sal não diagnosticada. A circuncisão rotineira deve ser adiada até avaliação confirmar um menino geneticamente normal. Hipospadia está associada com criptorquidismo em 12% a 24% dos casos (Cendron et al., 1993; Moreno-Garcia e Miranda, 2002; Cox et al., 2008). Se a hipospadia proximal está presente, a análise cromossômica é justificada porque a frequência de anomalias é elevada (32% a 47%) (Cox et al., 2008; Sekaran et al., 2013). Micropênis foi relatado em 46% dos meninos com anorquia causada por testículos bilaterais ausentes (Zenaty et al., 2006) (também chamada de síndrome de regressão testicular), e pequeno tamanho do pênis em associação com criptorquidismo também é observado em casos de hipogonadismo hipogonadotrópico. Nesses pacientes, a medida dos níveis de testosterona, LH e de FSH nos primeiros meses de vida durante a janela proporcionada pela ativação fisiológica do eixo HPG pode facilitar a identificação precoce de deficiência hormonal ou anorquia (Grumbach, 2005).

Testículos Palpáveis

Testículos não descidos podem estar localizados ao longo da linha de descida normal entre o abdome e escroto ou em uma posição ectópica, que é mais comum, o SIP (anterior ao músculo reto abdominal) ou, mais raramente, em uma posição perirrenal, pré-púbica, femoral, peripeniana, perineal, ou a posição escrotal contralateral (Fig. 148-6). Um exame cuidadoso dessas áreas é necessário para classificar corretamente um testículo palpável ou não palpável, um passo crítico que influencia ainda mais o diagnóstico e tratamento (Fig. 148-7). Todo esforço deve ser feito pelo examinador para determinar a posição mais baixa que o testículo pode atingir. A pressão descendente com uma mão ao longo do canal inguinal ipsilateral da espinha ilíaca anterior para o escroto e palpação com a outra mão ajuda a identificar a posição mais baixa de um testículo palpável.

A dificuldade na classificação clínica de criptorquidismo quando o testículo é palpável está relacionada tanto a posição testicular e diferenciação de testículos verdadeiramente não descidos quanto aos testículos retráteis, sendo uma complicação pelo fato de que essas características podem coexistir. O padrão-ouro para o diagnóstico permanece um exame cuidadoso da criança em várias posições e confirmação da descida incompleta dos testículos para uma posição escrotal após a indução da anestesia. Estudos prospectivos de variação entre observadores mostram grande variação na documentação da posição testicular (Wit et al., 1987; Olsen, 1989). Olsen observou concordância entre dois examinadores sobre as medidas em escala da posição testicular e mobilidade em apenas 5 (13,5%, 95% CI 4,5% para 28,8%) de 37 meninos. Cendron et al. relataram que a posição testicular pré-operatória apresenta fraca correlação com os achados intraoperatórios (Cendron et al., 1993). A variação na posição testicular observada no pré e pós-operatório pode influenciar na avaliação do prognóstico e resultado de meninos com criptorquidismo.

Testículos não Palpáveis

Quando um testículo não é palpável, possíveis achados clínicos na cirurgia incluem (1) localização abdominal ou transinguinal canalicular (25% a 50%) (Figs. 148-8 e 148-6), (2) atrofia completa (testículo ausente, de 15% a 40%) (Fig. 148-9), e (3) localização testicular extra-abdominal, mas não palpável por causa da postura corporal, tamanho testicular, e/ou reduzida cooperação do paciente (10% a 30%) (Cendron et al., 1993; Cisek et al., 1998; Kirsch et al., 1998; Radmayr et al., 2003; Patil et al., 2005). Se ambos os testículos são não palpáveis e não distais ao anel inguinal interno em um menino geneticamente, pelo menos 95% são abdominais, com casos de testículos ausentes bilaterais ocorrendo raramente (Cendron et al., 1993; Moore et al., 1994). Se nenhum ducto nem artéria espermática são encontrados no momento da laparoscopia, dissecção laparoscópica ou cirúrgica da área perivesical e retroperitôneo até ao nível dos rins é necessária para a exclusão da presença de um testículo, porque a verdadeira agenesia é extremamente rara. Perirenais ou outros testículos abdominais podem ser associados com displasias multicísticas ou rins ipsilaterais e/ou desconexão entre testículo e epidídimo (Zaccara et al., 2004; Foley et al., 2005; Kim et al., 2005).

A causa do desaparecimento dos testículos não é conhecida. Acredita-se que aconteça a torção do cordão espermático ou acidente vascular

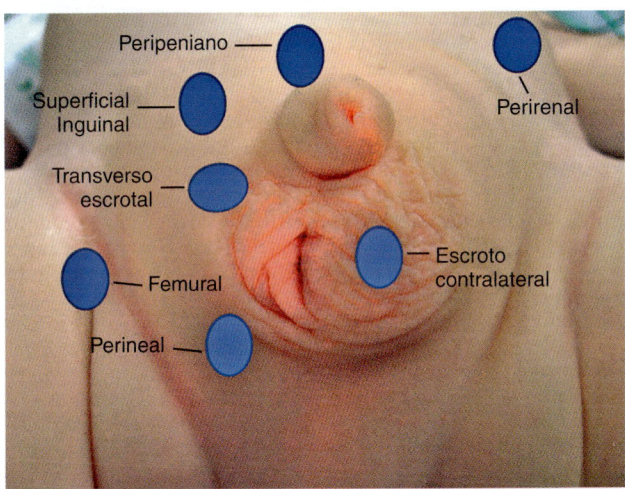

Figura 148-6. Posições do testículo ectópico. O testículo ectópico pode ser identificado em várias posições, como mostrado. A localização mais comum é na bolsa inguinal superficial.

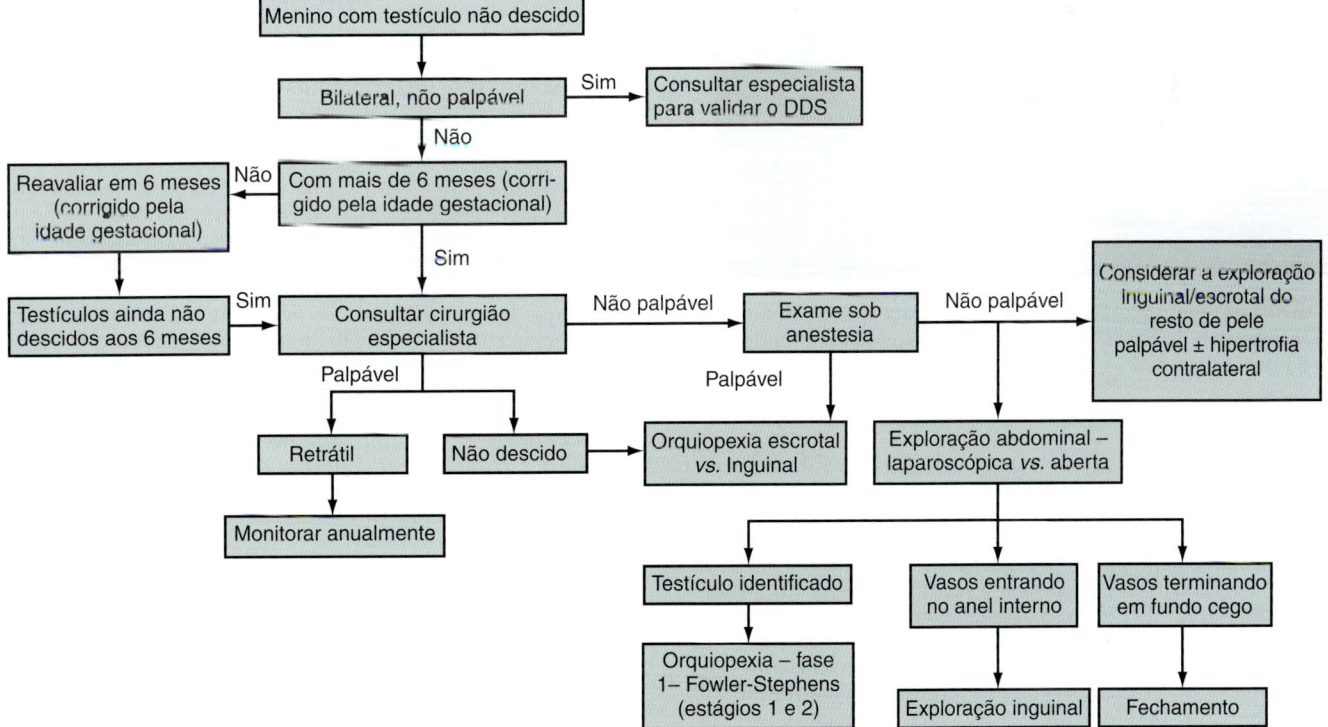

Figura 148-7. Algoritmo para tratamento de testículo não descido. O algoritmo de orientação da American Urological Association para diagnóstico e tratamento de testículos palpáveis e não palpáveis em pacientes com diagnóstico confirmado de testículo não descido por um examinador experiente. DDS, distúrbio de diferenciação sexual. (De Kolon TF, Herndon CDA, Baker LA, et al. Evaluation and treatment of cryptorchidism: AUA guideline. Figura 1, <http://www.auanet.org/common/pdf/education/clinicalguidance/Cryptorchidism-Algorithm.pdf>; 2014 [acessada 05.07.15].)

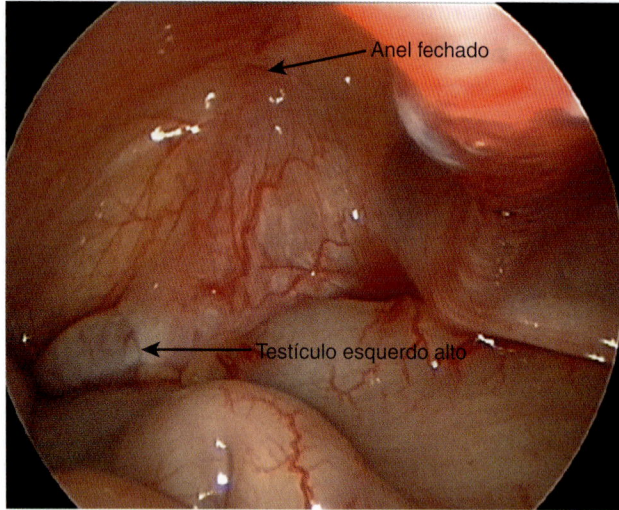

Figura 148-8. Testículo alto intra-abdominal identificado na avaliação laparoscópica. O testículo esquerdo identificado na região de cima do abdome está associado com um anel interno fechado.

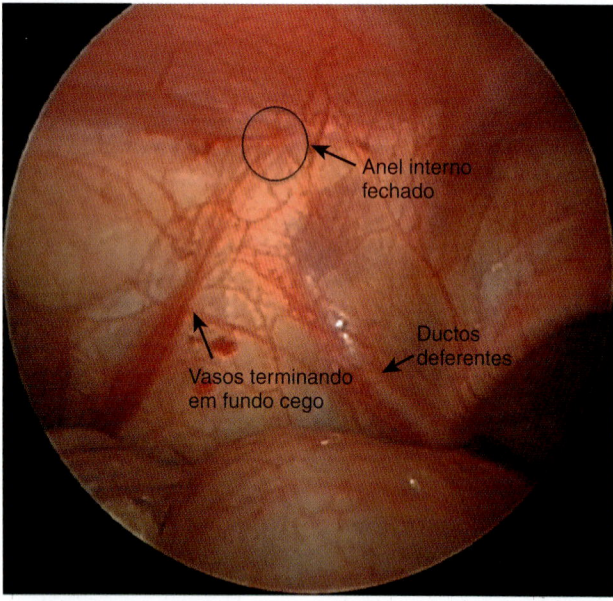

Figura 148-9. Testículo ausente observado na avaliação laparoscópica. Observe os vasos espermáticos terminando em fundo cego e os ductos deferentes.

são, já não é o procedimento de escolha para a documentação de anorquia (Kolon et al., 2014). Na maioria dos casos, a exploração abdominal laparoscópica ou cirúrgica é realizada, embora testes hormonais possam também ser úteis e suficientes para o diagnóstico da anorquia. Na ausência de tecido testicular, os níveis de LH e FSH são superiores ao normal no início da infância e os níveis de FSH são declaradamente sempre superiores a 2 IU/L antes dos 6 anos de idade (Grinspon et al., 2012). Níveis muito baixos ou indetectáveis de AMH e Inibina B também são relatados como auxiliares úteis para o diagnóstico de anorquia (Grumbach, 2005; Brauner et al., 2011; Thorup et al., 2011b).

Ultrassonografia inguinoescrotal e ressonância magnética por imagem (RMI) não são geralmente úteis e não são recomendadas na avaliação e tratamento de testículos não palpáveis (Elder, 2002; Tasian et al., 2011) (Kolon et al., 2014). No geral, a sensibilidade e especificidade do ultrassom na localização do testículo não palpável são de 45% e 78%, respectivamente (Tasian e Copp, 2011). Em uma metanálise recente, a sensibilidade e a especificidade da RMI na identificação de testículos criptorquidios foram de 65% e 100%, respectivamente, e foram maiores para inguinal do que para testículos abdominais (Krishnaswami et al., 2013). Nenhuma modalidade de imagem é confiável para o diagnóstico de testículos ausentes. Alguns autores defendem o uso muito seletivo de imagem se recomendado pelo cirurgião especialista responsável; nesta situação, a sensibilidade de ultrassonografia na identificação de testículos inguinais é relatada como sendo tão elevada como 95% a 97%, e testículos abdominais também são observados em alguns casos (Cain et al, 1996; Nijs et al., 2007), mas o exame sob anestesia é susceptível de proporcionar a mesma informação (Tasian et al., 2011). Do mesmo modo, apesar de ressonância magnética poder ser útil em alguns casos para identificar testículos abdominais não palpáveis, a sua precisão é variável e o procedimento requer sedação em crianças mais jovens, e é pouco provável que altere a abordagem do tratamento (Yeung et al., 1999; Siemer et al., 2000). A precisão superior de angiografia por ressonância magnética (RMA) em localizar e diferenciar testículos viáveis de testículos ausentes (96% de 23 testículos não palpáveis em 21 meninos, com idade média de 2,5 anos) não foi replicada em um estudo de meninos mais jovens (57% de 29 testículos em 26 meninos, com idade média de 13 meses) (Yeung et al., 1999; Desireddi et al., 2008). Uma indicação para RMI pode ser a identificação de um testículo abdominal ectópico não localizado por laparoscopia. **Imagem não está indicada para o diagnóstico dos testículos não palpáveis, porque ela apresenta precisão limitada e não elimina a necessidade de intervenção cirúrgica definitiva.**

Diagnóstico por laparoscopia, seguido por orquidopexia laparoscópica, se um testículo abdominal está presente, tornou-se a abordagem preferida para o testículo não palpável para muitos clínicos. A laparoscopia é precedida por um exame sob anestesia, o que pode ser um complemento útil que ajuda a definir o tratamento apropriado. Embora a laparoscopia nem sempre forneça um diagnóstico direto, em muitos casos, ela proporciona a visualização do testículo ou a orientação para os próximos passos do cirurgião. Importantes observações laparoscópicas incluem o tamanho e a posição dos vasos e ductos espermáticos; tamanho testicular, qualidade e posição, se visível; e desobstrução do anel inguinal interno. A combinação de um anel fechado interior, um ducto e uma artéria espermática terminando em fundo cego confirmam um testículo abdominal ausente (Fig. 148-9), enquanto uma hérnia é frequentemente, mas nem sempre, associada a um testículo abdominal ou distal viável (Elder de 1994; Moore et al., 1994). Um cordão espermático atlético passando através de um anel inguinal fechado é sugestivo de um testículo distal ausente, mas essa descoberta pode ser subjetiva, e, controversamente, os vasos de aparência normal podem estar associados tanto a testículos viáveis quanto a ausentes (Zaccara et al., 2004). Além disso, a visão laparoscópica pode sugerir vasos abdominais terminando em fundo cego, apesar de um testículo estar presente distalmente ou em uma posição ectópica abdominal (Zaccara et al., 2004; Kim et al., 2005; Ellsworth e Cheuck, 2009). Portanto, **se a laparoscopia não localizar inequivocamente o testículo ou artéria espermática terminando em fundo cego, exploração cirúrgica adicional é necessária para o diagnóstico definitivo. Esta pode ser realizada por laparoscopia, após a colocação de acessos adicionais.**

A necessidade de excisão e orquidopexia escrotal contralateral em casos de testículos ausentes permanece controversa. Células germinais e/ou túbulos estão consistentemente presentes em 5% a 15% de restos

após a finalização da masculinização genital, mas antes da fixação do testículo no escroto. Evidências que sustentam isso incluem a presença de hemossiderina em resíduos de peles testiculares remanescentes retiradas durante a cirurgia (Turek et al., 1994) e casos relatados de torção pós-natal contralateral (Gong et al., 1996). Um testículo contralateral alargado (Huff et al., 1992) e a ausência de tecido do apêndice intrascrotal palpável (processo vaginal, estruturas de wolffian, ou gubernáculo) são altamente preditivos de um testículo ausente (Mesrobian et al., 2002). **O diagnóstico de um testículo ausente exige documentação de vasos espermáticos terminando em fundo cedo no abdome, canal inguinal, ou escroto.**

A avaliação endócrina em casos de suspeita de testículos ausentes bilaterais (anorquia) mostra os níveis de gonadotropina basal sérica elevados e sem resposta à estimulação por hCG; no entanto, gonadotrofinas podem ser inesperadamente baixas na metade da infância em meninos que também não respondem à hCG (Lustig et al., 1987; Lee, 2000). Como o teste de estimulação hCG não é bem padronizado e tem o potencial para efeitos secundários e impreci-

testiculares retirados (Moore et al., 1994; Tennenbaum et al., 1994; Turek et al., 1994; Cortes et al., 1995a; De Luna et al., 2003; RENZULLI et al., 2005; Bader et al., 2011), mas o risco de malignidade é desconhecido. Um único caso de carcinoma in situ (CIS) foi relatado por Rozanski et al. em um remanescente testicular (Rozanski et al., 1996). A excisão é apropriada quando os vasos espermáticos atravessam o anel inguinal interno para fornecer uma confirmação de que o testículo é não viável (ou atrófico), já que a aparência laparoscópica dos vasos espermáticos e processo vaginal podem enganar e não excluir com segurança a presença de um testículo inguinal (Ellsworth e Cheuck, 2009). Testículos ausentes são muitas vezes no ou perto do escroto; portanto, a exploração escrotal inicial deve ser considerada quando uma sobra de pele escrotal palpável e hipertrofia testicular contralateral (comprimento testicular ≥ 1,8 cm) estão presentes (Belman e Rushton, 2003; Snodgrass et al., 2007). No entanto, um exame transescrotal será demorado e improdutivo quando um testículo ausente for intra-abdominal. Além disso, nos casos de dissociação testicular-epididimal, uma sobra de pele escrotal pode realmente ser a epidídimo, em vez de um testículo ausente; uma abordagem laparoscópica facilita o diagnóstico mais preciso e subsequente tratamento de tais casos (Wolffenbuttel et al., 2000; De Luna et al., 2003). **A laparoscopia é o procedimento de escolha para confirmar ou excluir a presença de um testículo abdominal viável ou remanescente, a menos que uma sobra de pele escrotal proeminente seja palpável com outros sinais clínicos de monorquismo.**

A fixação contralateral de um testículo único em casos de monorquismo é defendida por alguns, mas não universalmente suportada. A possibilidade de torção pré-natal ser a causa do desaparecimento dos testículos (Gong et al., 1996) não implica que o testículo contralateral seja susceptível de sofrer um destino semelhante após o período pós-natal. No entanto, alguns cirurgiões recomendam empiricamente a fixação contralateral para eliminar o risco de uma complicação severa (Rozanski et al., 1996) e/ou uma deformidade da sino-válvula contralateral (fixação incompleta dos testículos à túnica vaginal) (Bellinger, 1985; Al-Zahem e Shun, 2006). No entanto, a revisão da anatomia da túnica vaginal contralateral ao desaparecimento dos testículos sugere que a anomalia sino-válvula é rara e o risco de torção do testículo único nesses casos é mínimo (Martin e Rushton, 2014).

Patologia Associada

Mal Desenvolvimento Testicular

Muitos estudos observacionais do desenvolvimento histológico de testículos criptorquídios pré-púberes têm sido publicados. Mais de 40 anos atrás, Mancini et al. reportaram sistematicamente a contagem de células germinativas e o desenvolvimento tardio de espermatogonias com perda progressiva em testículos criptorquídicos (Mancini et al., 1965). Posteriormente, amplos estudos, alguns com dados de autópsia adicional normal (Hedinger, 1982) ou controle afetado (hérnia, hidrocele) (Hadziselimovic et al., 1986) e outros dependentes da idade (Schindler et al., 1987; Gracia et al., 1995; McAleer et al., 1995; Cortes et al., 2001; Huff et al., 2001), têm proporcionado descobertas consistentes em meninos criptorquídicos. Esses dados mostram que o número de espermatogônias (células germinativas) por túbulo é reduzido após a infância e não aumenta normalmente com a idade em criptorquidia, e em menor grau em testículos escrotais contralaterais. A frequência de histologia anormal do testículo contralateral varia entre os estudos (de 22% a 95%) e é provável que reflita as diferenças em populações de pacientes, uso de dados controle, e metodologia. Além disso, a variabilidade dentro e entre as biópsias de testículo único tem sido relatada (Hedinger, 1982; Schindler et al., 1987). **No entanto, esses dados fornecem forte evidência de que o desenvolvimento anormal de células germinativas é, muitas vezes, presente após o início da infância em testículos criptorquídicos.** O grau de patologia foi semelhante em ectópicos verdadeiros, SIP, e testículos ascendentes (Herzog et al., 1992; Hutcheson et al., 2000b; Rusnack et al., 2002) e foi mais severo em amostras limitadas de pacientes com mielomeningocele, válvula uretral posterior, e síndrome do abdome de ameixa seca (Orvis et al., 1988; Patel et al., 2008). Achados foram semelhantes em meninos com criptorquidismo secundário após cirurgia de hérnia, o que sugere que esses podem ser de fato casos de criptorquidismo primário (Fenig et al., 2001). Em outros estudos, a contagem de células germinativas mais elevadas foi correlacionada com a redução da fibrose intersticial dependente da idade (Suskind et al., 2008), menor idade na cirurgia, e aumento da probabilidade de palpabilidade testicular (Tasian et al., 2009; Kraft et al., 2011). Em um estudo com 723 meninos apresentando criptorquidismo (14% bilateral), o volume testicular não foi preditor da contagem de células germinativas (Noh et al., 2000), mas em um estudo subsequente com 1.326 meninos criptorquídicos unilaterais da mesma instituição, o volume testicular foi correlacionado positivamente com a contagem de células germinativas tanto nos testículos não descidos quanto nos descidos contralaterais (Kraft et al., 2011).

Estudos detalhados da mioide peritubular e células de Sertoli em criptorquidismo são limitados, mas o seu desenvolvimento ou função anormal pode contribuir para anormalidades observadas em células germinativas. Os dados disponíveis sugerem alteração da morfologia das células de Sertoli pré-púberes, falha de maturação na puberdade, e evidências de redução do número dessas células após 4 meses de idade em testículos criptorquídicos (Lackgren e Ploen, 1984; Rune et al., 1992; Regadera et al., 2001; Zivkovic e Hadziselimovic, 2009). A redução da expressão de colágeno do tipo IV, um produto das células de Sertoli e mioides que pode funcionar em comunicação célula-célula, foi realizada em membranas basais de testículos descidos contra lateralmente (Santamaria et al., 1990).

A transformação prejudicada de gonócitos para espermatogônias é relatada em testículos criptorquídicos e pode ajudar a definir o potencial de fertilidade. Embora a proporção de gonócitos para espermatogônia pareça ser normal em testículos criptorquídicos em aproximadamente 1,5 meses de idade, atrasos no desaparecimento de gonócitos e no aparecimento de espermatogônia (Ad) escura adulta ocorrem nos testículos não descidos em comparação com os testículos descendentes contralaterais (Hadziselimovic et al., 1986; Huff et al., 2001). Como observado nas contagens de células germinativas, a percentagem relatada de testículos criptorquídicos com falta de espermatogônia Ad varia amplamente de 17% a 85% (Zivkovic et al., 2009; Thorup et al., 2013). O número de Ad espermatogonial pode também ser reduzido nos contralaterais dos meninos com criptorquidismo unilateral (Kraft et al., 2011). Além disso, o aparecimento de espermatócitos primários nas idades de 4 a 5 anos torna-se tardio em testículos criptorquídicos (Huff et al., 1989).

Kollin et al. estudaram o crescimento testicular em testículos não descidos e escrotais e mensuraram o efeito na orquidopexia no tamanho testicular utilizando ultrassonografia de série em estudos prospectivos aleatórios de criptorquidia congênita (Kollin et al., 2006, 2007, 2012, 2013). Eles mostraram que o testículos não descidos são menores no nascimento e crescem bem menos do que os testículos escrotais, mesmo que a descida espontânea ocorra. O crescimento testicular pós-operatório foi superior em meninos que se submeteram a orquidopexia na idade de 9 meses, em comparação com aqueles que sofreram cirurgias aleatórias na idade de 3 anos. Biópsias no momento da orquidopexia nesses pacientes mostraram grande redução no número de células germinativas e uma redução menos proeminente em células de Sertoli quando a orquidopexia foi adiada até 3 anos de idade. Nesses estudos, os níveis de inibina B se correlacionaram com o volume testicular, conforme relatado anteriormente para recém-nascidos com testículos normais, onde os níveis de inibina B foram interpretados para refletir principalmente as diferenças no número de células de Sertoli (Main et al., 2006b; Sharpe, 2006). **Esses estudos prospectivos bem conduzidos fornecem um forte apoio para o conceito de que criptorquidismo está associado tanto com os efeitos primários quanto secundários sobre o desenvolvimento testicular, e que a posição extraescrotal do testículo pode ter efeitos adversos, mesmo na infância.**

Anomalias do Epidídimo, Processo Vaginal e Gubernáculo

A fixação do epidídimo ao testículo pode ser anormal em meninos criptorquídicos (Marshall e Shermeta, 1979), mas a frequência relatada varia amplamente (de 16% a 75%) (Heath et al., 1984; Merksz e Toth, 1987; Gill et al., 1989; Mollaeian et al., 1994; Kraft et al., 2011), provavelmente porque a caracterização dessa anomalia pode ser subjetiva. **Achados anatômicos em ordem decrescente de frequência incluem a não fusão, parcial ou completa, do início e/ou da cauda do epidídimo com o testículo, epidídimo alongado e/ou em alça e atresia** (Fig. 148-10). A ocorrência de anomalias do epidídimo correlaciona-se com a severidade tanto do criptorquidismo quanto o grau de fechamento do processo vaginal (Elder, 1992; Barthold e Redman, 1996). Anomalias do epidídimo foram mais comuns em criptorquidismo congênito (37%

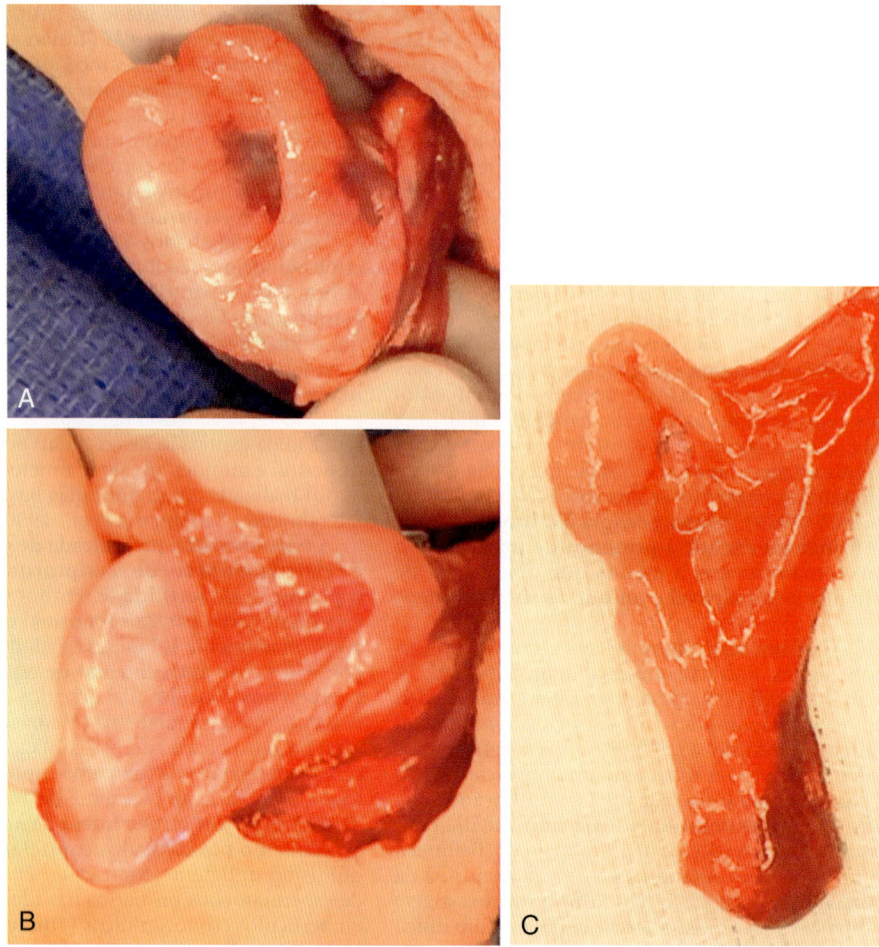

Figura 148-10. **Anomalias do epidídimo. A,** Epidídimo normal. **B,** Epidídimo em alça. **C,** União incompleta da cauda do epidídimo.

a 60%) do que no adquirido (11% a 31%) (Barthold et al., 2012; van Brakel et al., 2012). A separação epididimal completa ou a não união entre o testículo, epidídimo e ducto é rara e mais comumente associada a testículos abdominais (Foley et al., 2005; Wakeman e Warner, 2010; Karaman et al., 2011; Sharma e Sen, 2013), mas não se correlaciona com a histologia testicular (Kraft et al., 2011). No entanto, o grau em que essas anomalias alteram o transporte do esperma, e se isso contribui potencialmente para subfertilidade em homens com histórico de criptorquidismo permanece indefinido.

A falha do fechamento do processo vaginal (hérnia inguinal) e ligação anormal do gubernáculo remanescente são comuns em associação com criptorquidismo. Em seu estudo com 759 pacientes, Cendron et al. identificaram um processo vaginal ipsilateral persistentemente em 87% dos testículos unilaterais e 71% dos bilaterais não descidos. A notação específica da posição gubernacular disponível a partir desse e de outro grande estudo indica um aberrante anexo lateral ao escroto em 66% a 75% dos casos (Moul e Belman, 1988; Cendron et al., 1993). O processo é notório em 45% a 50% dos meninos com testículos ascendentes, fato que se relaciona à idade avançada do paciente e/ou à gravidade reduzida de criptorquidismo nesse grupo (Barthold e Gonzalez, 2003; Barthold et al., 2012; van Brakel et al., 2012). A hérnia inguinal também é mais comum em familiares de meninos com criptorquidismo (Barthold et al., 2012). **Anomalias da túnica e processo vaginal em criptorquidismo predispõem, respectivamente, ao desenvolvimento de torção testicular ou hérnia clínica, em casos raros.** A torção de um testículo não descido pode ocorrer em qualquer idade (revisado por Zilberman et al., 2006) e pode ser confundida com uma hérnia inguinal encarcerada. O risco de torção é mais elevado em testículos não descidos do que em escrotais e pode ser particularmente alto em crianças com doenças neuromusculares, tais como a paralisia cerebral. O atraso no diagnóstico é comum, e um alto índice de suspeita é necessário para reduzir o elevado risco de perda testicular. O risco potencial do diagnóstico tardio é de particular preocupação, com necrose testicular resultante durante o período pós-natal quando os bebês são observados durante descida testicular espontânea (Singal et al., 2013).

Outras Anomalias Testiculares Associadas ao Criptorquidismo

Diversas anomalias raras do desenvolvimento testicular associadas com criptorquidismo, cada uma com 100 a 150 casos relatados na literatura, incluem poliorquidismo, fusão esplenogonadal e ectopia testicular transversal. Pelo fato de o criptorquidismo abdominal ocorrer normalmente nesses casos, a laparoscopia é útil para o diagnóstico e tratamento.

Poliorquidismo é a presença de um testículo supranumerário que é mais comumente unilateral e no lado esquerdo, com casos raros de duplicação ou triplicação bilateral relatados em uma meta-análise abrangente da literatura pediátrica e adulta (Bergholz e Wenke, 2009). A causa é desconhecida, mas a maioria dos autores especula que essa anomalia está relacionada com a duplicação ou divisão da crista genital com ou sem o ducto de Wolffian, tal como ilustrado por Danrad et al. (2004). Testículos são relatados como escrotais, inguinais e abdominais em 75%, 20%, e 5% dos casos, respectivamente (Kumar et al., 2008). Frequentemente, os indivíduos afetados são assintomáticos, e o poliorquidismo é identificado no momento da orquidopexia ou na reparação de hérnia, embora uma dor escrotal ou na massa inguinal com ou sem torção possa ocorrer e as sobras müllerianas persistentes possam coexistir. Vários esquemas de classificação foram propostos, com uma tendência recente de categorizar testículos com base na configuração epididimal e dos vasos (Bergholz et al., 2007; Khedis et al., 2008; Kumar et al., 2008). Kumar et al. sugerem uma classificação que distingue testículos que são drenados por um ducto deferente (tipo A1 – epidídimo e ducto separados; tipo A2 – epidídimo separado; tipo

A3 – epidídimo e ducto compartilhados) e aqueles sem drenagem dos vasos (tipo B1 – epidídimo presente; tipo B2 – sem epidídimo ou ducto). Essa classificação pode auxiliar nas decisões de tratamento que devem ser baseadas não só na anatomia dos ductos acessórios, mas também na posição, no tamanho e nos anexos dos testículos. Observação e autoexames periódicos sem cirurgia devem ser considerados para ultrassonografia de testículos escrotais normais e orquidopexia para testículos não descidos, mas com o ducto de drenagem intacto (Spranger et al., 2002; Bergholz et al., 2007; Khedis et al., 2008). Eventuais casos de tumor testicular têm sido relatados em testículos supranumerários, mas não está claro se este é um risco relacionado com poliorquidismo per se, criptorquidismo associado ou síndrome persistente do ducto de Müller (Spranger et al., 2002; Ghose et al., 2007). A torção testicular também pode ocorrer (Arlen et al., 2014).

Fusão esplenogonadal é um defeito caracterizado pela união fibrosa contínua ou descontínua entre o tecido esplênico e a gônada, uma condição mais comumente reconhecida no sexo masculino (Khairat e Ismail, 2005) (Fig. 148-11). Na forma contínua (55%) um cordão liga o testículo ao baço, enquanto na forma descontínua o tecido esplênico está ligado ao gonadal de modo não contínuo com o corpo principal do baço (Ferron e Arce, 2013). Aproximadamente 30% dos indivíduos afetados têm criptorquidismo, com a maioria dos casos abdominal e bilateral (59%), e 65% e 26% envolvendo o lado esquerdo e o direito, respectivamente (Cortes et al., 1996). A forma contínua de fusão esplenogonadal é mais comumente sindrômica, associada a defeitos nos membros, micrognastia, microglossia, atresia anal, e hipoplasia pulmonar (McPherson et al., 2003) e, menos comumente, com defeitos cardíacos, fenda palatina, ânus imperfurado, e mielomeningocele (Lin et al., 2010). A forma descontínua pode se manifestar como uma massa testicular, com diferenças encontradas com ultrassom que incluem uma massa pouco hiperecoica (em relação ao testículo) que contém múltiplos nódulos hipoecoicos e vascularização óbvia (Ferron e Arce, 2013). A patogênese da fusão esplenogonadal é desconhecida, mas, com base na diversidade de defeitos observados, é hipotetizado por representar um defeito no campo de desenvolvimento com a migração aberrante de células do baço que ocorre de 5 a 8 semanas de gestação. A maioria dos casos é encontrada por acaso no momento da orquidopexia, correção de hérnia inguinal ou inchaço escrotal relacionado a alterações reativas, em doenças relacionadas com mudanças dentro do tecido esplênico. A malignidade testicular é raramente relatada em associação com criptorquidismo e provavelmente não relacionada com a anomalia esplênica. O tratamento deve concentrar-se no reconhecimento do defeito no momento da orquidopexia e evitar a orquiectomia desnecessária.

Ectopia transversal testicular pode ocorrer como uma anomalia isolada em homens de outro modo normais com criptorquidismo ou testículos ausentes, ou em associação com a síndrome do ducto Mülleriano persistente em 20% a 50% dos casos (De Luna et al., 2003; Wuerstle et al., 2007; Thambidorai e Khaleed, 2008). O quadro clássico é hérnia inguinal com testículos não palpáveis contralaterais, embora ambos os testículos possam ser palpáveis no mesmo hemi-escroto. A causa pode estar relacionada com um impedimento mecânico à descida por fusão de ductos de Wolff derivados (Chacko et al., 2006), ou ductos Müllerianos persistentes, ou a um defeito primário gubernacular. É interessante notar que em ratos transgênicos Insl3-/-, a perda completa do acessório gubernacular, ectopia transversal, e/ou de torção foi observada (Nef e Parada, 1999; Zimmermann et al., 1999). A laparoscopia é um coadjuvante útil para o diagnóstico e tratamento. Orquidopexia pode ser realizada utilizando técnicas cirúrgicas ou laparoscópicas; mas nos casos de fusão dos vasos deferentes o testículo envolvido é mobilizado ipsilateralmente e por via transeptal para colocar o testículo no escroto contralateral (Chacko et al., 2006; Thambidorai e Khaleed, 2008).

TRATAMENTO

A correção cirúrgica do criptorquidismo é indicada para otimizar a função testicular, reduzir potencialmente e/ou facilitar o diagnóstico de malignidade testicular, proporcionar benefícios cosméticos, e prevenir complicações, como hérnia clínica ou torção. Exceto em certos casos de doença médica complexa associada ou no período pós-parto, o tratamento deve prosseguir após a confirmação do diagnóstico. Um algoritmo tem sido estabelecido e publicado como parte do guia de criptorquidismo da American Urological Association (AUA) (Kolon et al., 2014) (Fig. 148-7), que descreve a abordagem recomendada para testículos palpáveis e não palpáveis em pacientes com diagnóstico confirmado de um testículo não descido por um examinador experiente.

Em crianças, a observação é indicada para os primeiros 6 meses de pós-natal, para permitir a descida testicular espontânea. **Se a descida testicular espontânea não ocorre, o tratamento cirúrgico após 6 meses de idade (gestacional corrigida) é indicado.** O suporte para essa abordagem é baseado no seguinte raciocínio. (1) a descida espontânea é improvável nos meninos após completarem 6 meses de idade (Wenzler et al., 2004), (2) o crescimento testicular é restaurado após a orquidopexia no início (Kollin et al., 2007), e (3) orquidopexia para testículos abdominais pode ser facilitada em crianças jovens, logo após o pico hormonal. Nos meninos com histórico de prematuridade, a descida espontânea pode ser tardia e, portanto, estes são observados continuamente durante 6 meses além da data prevista do parto ou até um ano de idade, caso a posição testicular seja marginal. **Após a descida testicular espontânea, a observação continuada é necessária por causa do risco de criptorquidismo recorrente ou nova ascensão testicular.**

Investigadores na Holanda (Sijstermans et al., 2006; Eijsbouts et al., 2007) adotaram uma abordagem observacional para meninos com criptorquidismo adquirido e relataram a descida testicular espontânea em 75 de 132 (57%) e 98 de 129 (76%), respectivamente, a maioria na metade da puberdade. O volume médio de testículos descidos no estudo de Eijsbouts et al. era mais próximo daqueles com testículos contralaterais normais quando comparado com o de meninos que se submeteram a orquidopexia. No entanto, em ambas as séries, testículos escrotais altos compreendem a maior parte daqueles que tiveram os testículos descidos, e testículos escrotais baixos "instáveis" (provavelmente retráteis) também foram incluídos. Por outro lado, Eijsbouts et al. relataram que em 19 de 82 casos unilaterais, os pacientes tinham sofrido orquidopexia contralateral anterior e que 10 meninos precisaram de orquidopexia por apresentarem hérnia clínica, dor, ou torção, o que sugere uma maior probabilidade de criptorquidismo verdadeiro nesses pacientes. Em estudos de acompanhamento de 391 meninos, com 464 testículos criptorquídicos adquiridos, 90% da alta do escroto e 64,5% dos testículos inguinais ou não palpáveis desceram espontaneamente em uma idade média de 12,9 anos (Corte et al., 2010). Em

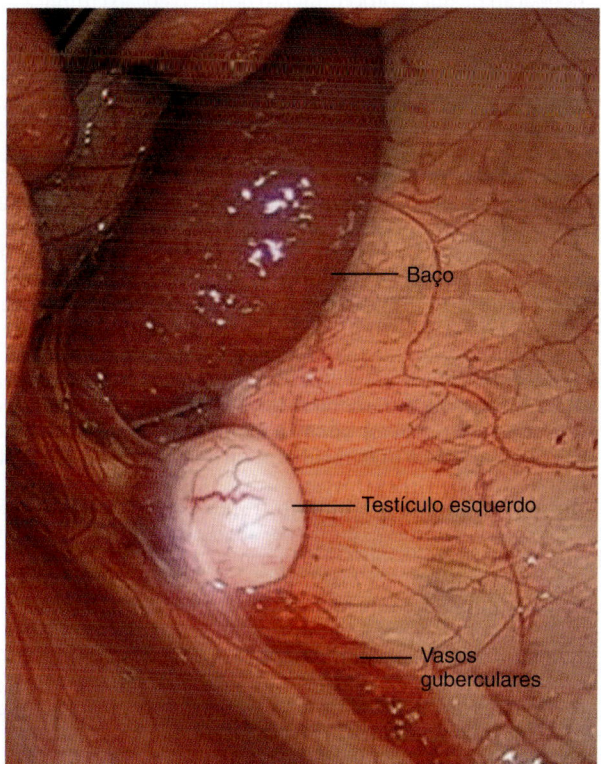

Figura 148-11. Fusão esplenogonadal. Um caso de fusão esplenogonadal contínua em um menino com um testículo esquerdo não palpável, com a fusão ao baço, conforme identificado por laparoscopia.

contraste, um estudo da mesma instituição mostrou que os volumes testiculares foram significativamente menores em 155 pacientes pós-puberdade que haviam sido submetidos à orquidopexia no momento do diagnóstico (a maioria antes da puberdade) após uma média de 6,6 ± 3,8 anos de acompanhamento (van der Plas et al., 2013c). Pelo fato desses indivíduos terem sido selecionados para orquidopexia e a maioria (92%) ter apresentado testículos supraescrotais, eles não são susceptíveis de comparação com o grupo de meninos tratados após a puberdade na mesma instituição (Corte et al., 2010). Além disso, esses estudos não foram randomizados e não forneceram dados em longo prazo relativos a resultados funcionais. Consequentemente, eles falharam em fornecer fortes evidências que apoiem a observação como abordagem recomendada para os casos de criptorquidismo adquirido.

Terapia Médica

A terapia hormonal tem sido usada para uma variedade de indicações em pacientes com criptorquidismo, incluindo a diferenciação de testículos retráteis de não descidos verdadeiros, estimulação da descida testicular ou maturação de células germinativas, e como um coadjuvante para orquidopexia abdominal. Atualmente, a terapia hormonal não é recomendada, dada a falta de dados rigorosos apoiando a sua eficácia (Thorsson et al., 2007; Kolon et al., 2014).

Diversos estudos publicados abordam a utilidade da terapia hormonal em distinguir testículos retráteis de testículos não descidos verdadeiros. Em séries prospectivas relatando a resposta dos testículos retráteis à hCG, as taxas de sucesso podem variar de 58% a 100% e podem ser dependentes não só na idade, do grau de retratilidade, e precisão do diagnóstico, mas também sobre o regime de dosagem utilizado (Rajfer et al., 1986; Miller et al., 2003; Metin et al., 2005). Esses dados sugerem que falhas na produção de hCG ocasionam dificuldade em distinguir com segurança testículos retráteis de criptorquídicos e, portanto, não elimina a necessidade de exames de série nesses pacientes.

Hormônio Liberador do Hormônio Luteinizante (LHRH) e/ou hCG tem sido utilizado como terapia hormonal para induzir a descida dos testículos há mais de 70 anos, com base na premissa de que os androgênios promovem a descida testicular, mas sua eficácia é questionável (Pyorala et al., 1995; Henna et al., 2004; Thorsson et al., 2007). Embora a eficácia de qualquer tratamento hormonal seja de cerca de 20% e superior ao placebo em ensaios clínicos randomizados, este efeito não é claro e clinicamente significativo. No geral, evidências de estudos rigorosos indicam que a terapia de LHRH é mais eficaz que a do placebo, embora não seja estudada em ensaios de triagem em placebos controlados randomizados, devido à sua via de administração, o hCG também mostra eficácia limitada. Outros usos de hCG também têm eficácia limitada, incluindo o tratamento do criptorquidismo adquirido e facilitação de palpabilidade e/ou tratamento do testículo abdominal (Polascik et al., 1996; Baker et al., 2001; Bukowski et al., 2001).

A questão do efeito de doses terapêuticas de hCG ou LHRH no desenvolvimento de células germinativas tem sido abordada em diversos estudos conflitantes que são limitados pelo reduzido tamanho amostral, randomização ausente ou abaixo do ideal, e a disponibilidade variável dos dados da biópsia (Ong et al., 2005). Em pequenos estudos retrospectivos, o tratamento com hCG foi associado com um aumento de apoptose em células germinativas na biópsia e baixo volume de testículos adultos (Dunkel et al., 1997), e uma terapia anterior de hCG ou LHRH foi associada com uma contagem de células germinativas reduzidas em meninos de 1 a 3 anos de idade, em comparação com a cirurgia por si só (Cortes et al., 2000). Em contraste, Schwentner et al. randomizaram meninos novos (idade média de 33 meses, 21 por grupo) para LHRH ou nenhuma terapia hormonal antes da cirurgia e relatou que a média de contagem de células germinativas foi maior no grupo LHRH-tratado (1,05 ± 0,71) do que no grupo com testículos não tratados (0,52 ± 0,39) (Schwentner et al., 2005). Tendo em vista a falta de grandes estudos prospectivos, não está claro se a terapia hormonal para criptorquidismo é benéfica ou prejudicial para as células germinativas em curto ou longo prazo.

Hadziselimovic et al. têm defendido o uso de uma dose baixa, em longo prazo (em dias alternados, durante 6 meses) de terapia com análogo do LHRH (buserelina®) para estimulação do desenvolvimento de células germinativas em conjunto com orquidopexia. Em um estudo retrospectivo de pacientes não randomizados, não pareados por idade recebendo buserelina® versus cirurgia somente, a contagem de células germinativas foi significativamente maior no grupo tratado (Hadziselimovic et al., 1987b). Um subgrupo de pacientes a partir deste mesmo grupo com a histologia testicular mais severa sofreu rebiópsia após a conclusão da terapia e foram comparados com um grupo de meninos (8) com idade desconhecida que necessitaram de orquidopexia novamente (Hadziselimovic et al., 1987a). Uma melhora significativa na histologia testicular foi vista nos tratados com buserelina®, mas não no grupo cirúrgico. Do mesmo modo, no grupo menor selecionado de meninos tratados com baixas doses de um agonista de LHRH, nafarelina, houve melhora da histologia observada em um ou ambos os testículos em rebiópsia de 8 dos 12 rapazes. Em um estudo randomizado de meninos clinicamente pareados que receberam buserelina® além de hCG, placebo mais hCG, ou cirurgia isoladamente (19 a 25 por grupo), as contagens de células germinativas também foram significativamente maiores naqueles tratados com buserelina® (Bica e Hadziselimovic, 1992). Em um estudo retrospectivo não randomizado, os meninos tratados com buserelina® (a maioria também recebeu hCG) com uma história de criptorquidia unilateral e uma pobre contagem de células germinativas pré-tratamento tinham contagens muito mais elevadas de esperma do que os pacientes que se submeteram à cirurgia somente (15 pacientes por grupo) (Hadziselimovic, 2008). Infelizmente, esses dois grupos eram pequenos e não clinicamente correspondentes prospectivamente para eliminar outros fatores de confusão potenciais tais como a posição testicular e contagens de espermatozoides que foram menores no grupo de cirurgia apenas do que no grupo com criptorquidia unilateral normal. Em geral, esses estudos fornecem evidências preliminares e sugestivas de que a buserelina® pode ter efeitos de curto e longo prazo sobre a histologia testicular e/ou potencial de fertilidade. No entanto, uma quantidade insuficiente de estudos em que essa evidência é baseada alega que futuros estudos prospectivos bem delineados devam ser realizados antes do tratamento com buserelina® possam ser usados rotineiramente em criptorquidismo. Em resumo, pouca ou nenhuma evidência de alta qualidade existe mostrando o benefício da terapia hormonal para criptorquidismo ou para a estimulação das células germinativas.

Abordagem Cirúrgica do Testículo Palpável

Momento da Cirurgia

A recomendação de que o procedimento de intervenção cirúrgica após a falha da descida espontânea dos testículos ser confirmada agora é padrão (Chan et al., 2014; Kolon et al., 2014), mas não é nova. Apesar disso, a idade média em que orquidopexia é realizada permanece aproximadamente de 4 anos em vários estudos (Barthold e Gonzalez, 2003; Kokorowski et al., 2010; Bayne et al., 2011; Snodgrass et al., 2011; Barthold et al., 2012; Bradshaw et al., 2014; Nah et al., 2014). Uma revisão da base de dados da Pediatric Health Information System (PHIS) por Kokorowski et al. demonstrou que apenas 18% dos 28.204 meninos foram submetidos à cirurgia até 1 ano de idade. A razão para intervenção tardia provavelmente reflete uma combinação de fatores, incluindo principalmente encaminhamento tardio de casos congênitos e a ocorrência de criptorquidia adquirida. Casos de criptorquidismo congênito podem passar despercebidos ou não serem tratados na infância devido à prematuridade ou outra morbidade, podem ser submetidos à observação mais longa que o necessário para a descida espontânea, ou podem representar casos de nova ascensão, sem serem detectados após a descida espontânea na infância. O atraso também pode ser exacerbado pela dificuldade em distinguir testículos não descidos de retráteis.

A abordagem tradicional para o tratamento cirúrgico de testículos palpáveis é a orquidopexia inguinal com reparação de uma hérnia associada, se presente (Hutcheson et al., 2000a), embora uma abordagem escrotal primária como originalmente descrita seja defendida por Bianchi et al. (Bianchi e Squire, 1989; Iyer et al., 1995) como alternativa. Uma opção para meninos na puberdade e após a puberdade é orquiectomia, especialmente se o testículo é abdominal ou difícil de mobilizar por pobre espermatogênese e hipotrofia normalmente presentes, e o risco de CIS e torção existirem (Rogers et al., 1998).

Orquidopexia Inguinal

Após a indução da anestesia, o paciente é re-examinado para confirmar que o testículo é palpável e para identificar a posição testicular mais baixa. Na abordagem inguinal padrão (Fig. 148-12),

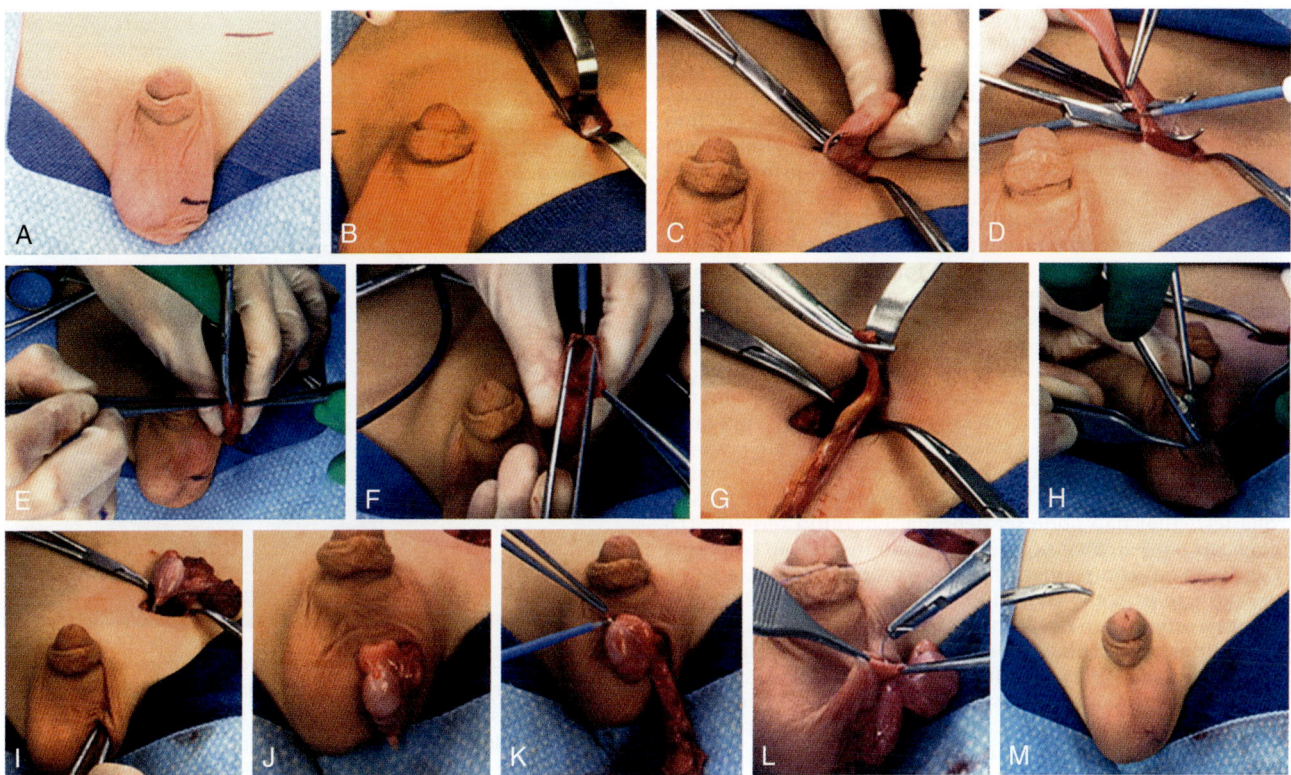

Figura 148-12. **Orquiopexia inguinal. A,** Uma incisão é feita na/ou abaixo da prega inguinal superolateral para o tubérculo púbico. **B,** A fáscia oblíqua externa é incisada para expor o canal. **C,** O gubernáculo é seccionado distalmente ao saco. **D,** A fáscia espermática interna é incisada. **E,** A túnica vaginal é aberta ao longo do testículo, e **F,** a incisão é estendida proximamente ao longo do comprimento do cordão. **G,** O saco é mobilizado para o nível do anel inguinal interno e ligado com sutura. **H,** A incisão escrotal transversal é feita e uma bolsa subdartos é criada. **I,** Um grande grampo ou um dedo pode ser usado para criar um túnel pouco antes do púbis. **J,** O testículo é passado para o escroto. **K,** Apêndices existentes são excisados. **L,** O testículo é fixado na bolsa. **M,** O fechamento é completado com suturas absorvíveis.

uma baixa incisão transversal nas linhas de Langer, em ou abaixo da prega inguinal, é feita supero-lateral ao tubérculo púbico. A dissecção do tecido subcutâneo deve incluir a busca de um testículo dentro da SIP. Após a identificação do anel externo, a fáscia oblíqua externa é cortada para expor o canal, com o cuidado para evitar a lesão do nervo ilioinguinal. A posição do testículo é registrada relativa ao canal inguinal. O cordão espermático é isolado e o testículo é dissecado distalmente com seu ligamento ao gubernáculo remanescente. A transecção do gubernáculo distal ao escroto evitará uma possível lesão a um ducto de alça longa. A incisão longitudinal da fáscia espermática interna permite a livre mobilização de um escroto com saco herniário intacto, se presente, e minimiza a esqueletização dos ductos e vasos espermáticos. Alternativamente, o saco pode ser aberto sobrepondo-se ao testículo, e a incisão pode se estender proximamente ao longo do comprimento do cordão. Uma vez isolado, o saco é mobilizado para o nível do anel inguinal interno e ligado com sutura. A incisão da fáscia espermática interna e transversal ao nível do anel facilita a mobilização retroperitoneal adicional dos ductos e vasos, se necessário. Outras manobras para fornecer comprimento ao cordão espermático incluem transecção de bandas laterais fasciais ao longo do cordão, dissecção retroperitoneal cranial, transposição medial do testículo sob os vasos epigástricos (manobra Prentiss) e, se necessário, extensão cranial da incisão. Muito raramente, o testículo não pode ser trazido para a posição escrotal após essas manobras, e o estágio dois do procedimento pode ser considerado como uma alternativa à orquiectomia, que é preferencialmente reservada para testículos visivelmente anormais ou atróficos, pacientes pós-púberes, ou casos associados com comprimento insuficiente dos vasos.

Após a mobilização do cordão espermático, uma incisão escrotal transversal é feita e uma bolsa subdártica é criada. Um grande grampo ou um dedo pode ser usado para criar um túnel anterior ao púbis. O testículo é passado através de uma abertura nos dartos sem torção do cordão espermático. Os apêndices existentes devem ser extirpados, o epidídimo inspecionado e quaisquer anomalias registradas. O registro do volume testicular por medição direta com paquímetro em três dimensões e medição similar (estimativa) de volume testicular contralateral pode estabelecer uma linha de base para avaliação pós-operatória. A segura fixação do testículo dentro da bolsa pode ser conseguida por encerramento livre de tensão da abertura nos dartos em torno do cordão, que incorpora a margem de corte da túnica vaginal. Se necessário, as suturas absorvíveis adicionais de fixação podem ser colocadas entre a túnica vaginal visceral e os dartos. Alternativamente, a fixação da sutura através da túnica albugínea à parede escrotal pode ser realizada. Existe um risco teórico de injúria para o testículo por insulto inflamatório ou vascular com a fixação da sutura através da túnica albugínea. A oclusão é completa com suturas absorvíveis. As técnicas locais ou regionais complementares para o controle da dor durante a internação são aconselháveis e podem incluir a infiltração de anestésico local, bloqueio do nervo ilioinguinal ou anestesia caudal; este último é particularmente útil em pacientes mais jovens submetidos à cirurgia inguinal bilateral ou cirurgia peniana concomitante.

A biópsia testicular tem sido realizada rotineiramente em alguns centros e tem sido defendida por Hadziselimovic et al. como um método para determinar o prognóstico para a fertilidade (Hadziselimovic e Zivkovic, 2007). Essa abordagem é controversa e não é recomendada fora de protocolos de pesquisa porque não altera a abordagem atual para o tratamento (Ritzen et al., 2007; Beckers e van der Horst, 2008). O risco de biópsia para testículos criptorquídicos é teórico; embora os efeitos em longo prazo não pareçam incluir o aumento do risco de microlitíase ou formação de antiespermatozoides e anticorpos (Patel et al., 2005), outros efeitos mais sutis não podem ser excluídos a partir dos dados disponíveis. A biópsia é indicada em casos de ambiguidade sexual ou se a evidência clínica de disgenesia testicular está presente.

As complicações da orquidopexia inguinal são incomuns; aquelas de maior importância incluem a retração testicular e atrofia. Docimo reportou uma revisão abrangente da literatura sobre orquidopexia em 1995, antes do uso rotineiro da orquidopexia laparoscópica e incluindo ambos testículos, palpáveis e não palpáveis (Docimo, 1995). Ele concluiu que o risco global de atrofia ou posição não escrotal foi de aproximadamente 15% do total em relatórios publicados, significativamente mais elevado em testículos abdominais ou caniculares (24%) em comparação com aqueles distais ao anel interno (10%) e maior nos meninos submetidos a cirurgia depois dos 6 anos de idade. Mais recentemente, a análise dos meninos com retração testicular pós-operatória durante um período de 18 anos em uma única instituição consistiu em menos de 2% de 1886 orquidopexias abertas primárias realizadas durante este período, com um risco ligeiramente maior de falha nos meninos mais velhos (McIntosh et al., 2013). No entanto, esses garotos não foram seguidos de forma ativa pelos autores; assim, os dados clínicos detalhados não estavam disponíveis, e a frequência de atrofia testicular não pôde ser definida. Em outra série de 418 orquidopexias em 356 meninos de uma única instituição com uma média de 1 ano de acompanhamento, o risco de atrofia foi de 1,9%, e de posição não-escrotal foi de 10,3% (Thorup et al., 2011a). No entanto, nesta série o risco de complicações foi maior quando a cirurgia foi realizada em uma idade mais jovem; e todos os meninos com criptorquidismo adquirido tiveram um bom resultado. Os autores concluíram que orquidopexia mais cedo pode ser tecnicamente mais exigente e apoiaram o conceito de que a experiência do cirurgião é relevante para os casos mais difíceis.

Um mínimo de acompanhamento de 6 meses é recomendado para determinar a posição e o tamanho do testículo no pós-operatório. Um acompanhamento de longo prazo deve ser considerado para o aconselhamento do paciente em relação às questões de fertilidade, risco de malignidade testicular e autoexame. A torção do testículo escrotal após orquidopexia tem sido relatada, mas é muito rara, e o risco pode ser minimizado por rotineira fixação testicular extravaginal em uma bolsa subdartos. Se a atrofia testicular intraescrotal completa ocorre no pós-operatório, nenhuma intervenção é necessária, mas a opção de colocação de prótese testicular deve ser oferecida ao paciente e família (Bodiwala et al., 2007). A implantação de uma prótese testicular deve ocorrer pelo menos 6 meses após qualquer procedimento escrotal ou depois da puberdade e é melhor ser realizada por meio de uma abordagem inguinal. A fixação da prótese aos dartos e a oclusão da fáscia escrotal acima do implante usando sutura não absorvível em formato de bolsa em cordão (sutura *purse-string*) são necessárias. Complicações incluindo deslocamento, dor, ou infecção ocorrem em menos de 5% dos casos. A experiência clínica sugere que os meninos criptorquídicos podem precisar de implante de prótese com menos frequência do que os homens com perda testicular aguda após a puberdade (Bodiwala et al., 2007).

Nova operação é indicada se um testículo é não escrotal após a orquidopexia. Se o testículo é pré-escrotal, uma abordagem escrotal primária pode ser considerada e pode permitir uma adequada mobilização do testículo. Se a exploração inguinal é necessária para fornecer comprimento suficiente ao cordão, várias abordagens estão disponíveis. Redman descreveu uma orquidopexia primária ou secundária que envolve uma abordagem lateral ao cordão após a mobilização do oblíquo externo e fáscia cremaster (Redman, 2000). Essa abordagem evita o atravessamento de camadas marcadas previamente, anteriores ao cordão, e oferece uma visão mais clara da anatomia. Cartwright et al. descreveram a mobilização do cordão intracanicular com um remendo sobrejacente da fáscia espermática externa (Cartwright et al., 1993). A importância da correção de um evidente processo vaginal persistente e/ou mobilização retroperitoneal adequada do cordão em casos de alta criptorquidia recorrente tem sido salientada (Redman, 2000; Pesce et al., 2001; Ziylan et al., 2004). Os resultados da orquidopexia secundária parecem ser semelhantes ao processo primário, embora o risco de lesão vascular e vasos deferentes seja teoricamente maior (Pesce et al., 2001).

Orquidopexia Transescrotal

Uma abordagem escrotal primária pode ser considerada quando o testículo é palpável (Bianchi e Squire, 1989; Iyer et al., 1995; Cloutier

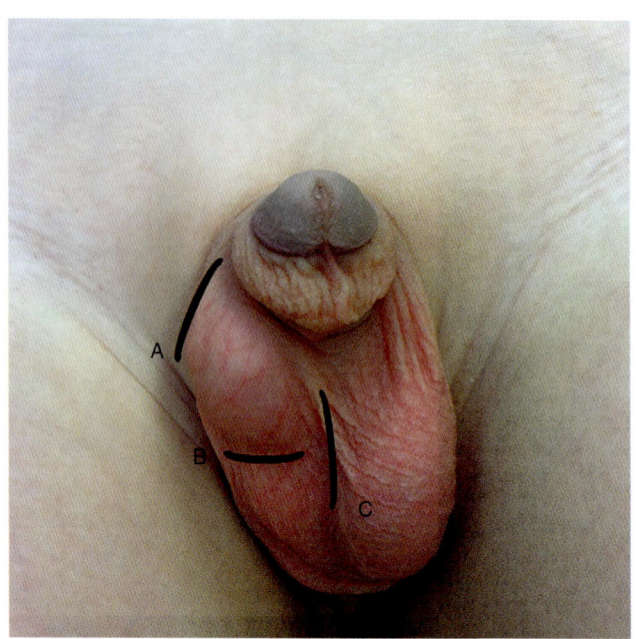

Figura 148-13. Orquidopexia transescrotal. Várias incisões escrotais que têm sido relatadas; *A*, incisão de Bianchi (Bianchi); *B*, abordagem escrotal transversal baixa (Misra); *C*, abordagem escrotal de linha média. (De Cloutier J, K Moore, Nadeau G, et al. Modified scrotal [Bianchi] mid raphe single incision orchiopexy for low palpable undescended testis: early outcomes. J Urol 2011;185:1088-1092.)

et al, 2011), embora alguns cirurgiões reservem essa abordagem para testículos que estão próximos ou que podem ser atraídos para o escroto (Russinko et al., 2003; Rajimwale et al., 2004; Bassel et al., 2007; Takahashi et al., 2009). Após a indução da anestesia, o paciente é examinado novamente para confirmar a posição dos testículos. Uma incisão ao longo da margem escrotal superior é feita como descrito por Bianchi e Squire para quaisquer testículos palpáveis. Alternativamente, uma abordagem transversal abaixo do escroto (Misra et al., 1997) e uma abordagem escrotal de linha média (Cloutier et al., 2011) têm sido descritas para os testículos que podem ser atraídos para o escroto (Fig. 148-13). Depois que o testículo é colocado, o saco distal e o cremaster recoberto e proximal são mobilizados na posição mais cranial possível, "bem acima do canal inguinal" (Iyer et al., 1995). Alguns casos requerem a conversão a uma abordagem inguinal para ligação do escroto ou aumentar mais o comprimento do cordão espermático (Parsons et al., 2003; Dayanc et al., 2007). Rajimwale et al. confirmaram em vários casos que o saco herniário tinha sido efetivamente ligado acima do anel interno através da incisão escrotal quando uma incisão inguinal secundária foi necessária para a mobilização adicional do testículo (Rajimwale et al., 2004). Suturas de fixação através da túnica albugínea têm sido usadas em muitas séries de orquidopexia escrotais (Jawad, 1997; Russinko et al., 2003; Bassel et al., 2007; Dayanc et al., 2007; Takahashi et al., 2009), seguidas da colocação dos testículos em uma bolsa subdartos. Em uma extensa revisão da literatura por Gordon et al., as incisões inguinais adicionais foram necessárias em 4,4% e houve complicações pós-operatórias precoces em 1,6% dos casos (Gordon et al., 2010). Os únicos resultados relatados em longo prazo de uma única instituição por esses autores incluíram uma taxa de reoperação de 4,9% e uma incidência de 0,6% de atrofia testicular. Em uma revisão da literatura com 1.558 casos em 20 séries de relatórios de 3 meses a 5 anos de acompanhamento, uma hérnia estava presente em 30% e 3,5% dos casos que necessitaram de uma incisão inguinal (Novaes et al, 2013). As complicações incluíram recorrência (0,6%), atrofia testicular ou hipotrofia (0,3%), hematoma (1,4%), infecção da ferida (0,8%) e injúria dos vasos deferentes (1 caso), com uma baixa taxa de complicação global de 3%. **A incisão escrotal da orquidopexia é usada seletivamente em muitos estudos, mas as evidências disponíveis sugerem que as taxas de eficácia e de complicações são semelhantes às da orquidopexia inguinal padrão.**

Abordagem Cirúrgica do Testículo Abdominal

Uma vez que um testículo abdominal foi identificado, o cirurgião deve decidir se deseja prosseguir com uma orquidopexia aberta ou laparoscópica, de estágio um ou dois com possível transecção do vaso espermático. A orquiectomia é apropriada para pacientes com testículos que são pobremente viáveis e/ou com maior risco de tumor, que pode incluir testículos em pacientes pós-púberes ou muito pequenos ou testículos distróficos em pacientes pós-púberes, e, em nossa opinião, é mais bem realizada por laparoscopia.

Orquidopexia Transabdominal Aberta

A dissecção extensiva dos ductos e vasos é facilitada por uma abertura longitudinal do oblíquo interno e do peritônio através de uma incisão inguinal estendida (Kirsch et al., 1998) ou através de uma incisão medial superior ao tubérculo púbico e uma abordagem pré-peritoneal (Jones e Bagley, 1979; Gheiler et al., 1997). No procedimento descrito por Jones e Bagley, o anel interno é abordado através de uma incisão de fenda muscular, o peritônio é aberto, o testículo mobilizado, e os ductos e vasos livres de seus anexos peritoneais. Um túnel é criado para o escroto e os testículos são fixados no local como por uma orquidopexia inguinal. A taxa de sucesso reportada para esse procedimento de testículos abdominais foi de 95% (Gheiler et al., 1997).

Orquidopexia Laparoscópica e Orquidopexia de Fowler-Stephens

A operação por laparoscopia surgiu há mais de 15 anos, como o procedimento de escolha para orquidopexia abdominal (Caldamone e Amaral, 1994; Jordan e Winslow, 1994), e as bases dessa abordagem cirúrgica e sua elevada taxa de sucesso têm resistido ao tempo (Tabela 148-1). A viabilidade da orquidopexia primária comparada à de Fowler-Stephens depende do comprimento dos ductos e vasos, presença ou ausência de estruturas ductais em alça e idade do paciente. Embora a laparoscopia permita ao cirurgião avaliar algumas dessas características antes de escolher um procedimento cirúrgico específico, a escolha pode ser difícil (Yucel et al., 2007). A posição testicular observada por si só se correlaciona pouco com o comprimento final do cordão após a mobilização.

Após a indução de anestesia, uma nova tentativa de palpar o testículo é feita, embora uma abordagem laparoscópica também possa ser considerada para a mobilização de testículos canaliculares elevados. Após a descompressão da bexiga e do estômago, um trocarte infra-umbilical de 5 mm é colocado para a passagem de uma lente de 30 graus, e ambos os anéis internos são visualizados. Uma técnica aberta de Hasson ou Bailez é preferível para a colocação do trocarte umbilical na faixa etária pediátrica para minimizar o risco de lesão (Franc-Guimond et al., 2003). A máxima pressão pneumoperitonial de CO_2 usada é de 8 a 12 mm de Hg. O tamanho e a posição do testículo dentro do abdome são determinados antes de uma nova tomada de decisões. Para um estágio único de orquidopexia laparoscópica, trocartes adicionais de 2 ou 3 mm são colocados à direita e à esquerda dos quadrantes inferiores para triangular com o umbigo e o anel interno ipsilateral, ou na linha hemiclavicular no nível do umbigo bilateralmente para testículos abdominais bilaterais. Os principais passos são a mobilização de todas as estruturas distais ao anel interno, incluindo epidídimo, ducto e remanescente gubernacular, a transecção do lateral do peritônio aos vasos e distal aos ductos; e a mobilização proximal dos vasos, mantendo o fornecimento de sangue colateral entre o ducto e os vasos espermáticos. Samadi et al. defendem o uso da mobilização inicial do gubernáculo para identificar a mobilização do testículo, e uma utilização mínima de cauterização durante essa manobra (Samadi et al., 2003). A capacidade de mobilizar os testículos ao anel interno oposto tem sido utilizada como uma medida de comprimento adequado para a colocação no escroto, não previsível, porém, em alguns estudos. Uma vez mobilizado, o testículo é trazido através de um novo medial hiato às epigástricas e laterais ao ligamento umbilical medial ou através do anel inguinal interno existente. Essa manobra pode ser concluída usando um grampo transescrotal ou um orifício adicional a partir do escroto. Com a testículo no testículo mais extra-abdominal, anexos peritoneais sobrejacentes ao cordão podem ser mais facilmente seccionados, fornecendo, assim, um comprimento adicional. Em alguns casos, o testículo só pode ser trazido para o escroto superior; a adequação em longo prazo desta abordagem não é clara. A tensão excessiva sobre os vasos durante a colocação do testículo deve ser evitada, porque pode ocorrer lesão ou avulsão dos vasos espermáticos (Esposito et al., 2002). Uma estratégia fundamental deve ser a preservação do fornecimento de sangue entre o ducto e a artéria espermática durante a dissecção, de modo que o procedimento de Fowler-Stephens pode ser efetuado, se necessário.

A oclusão formal do anel interno dissecado não é necessária (Handa et al., 2005; Riquelme et al., 2007); de fato, experimentos anteriores com correção de hérnia aberta sugerem que a ligação não é necessária se o anel interno é dissecado (Mohta et al., 2003). Hérnias inguinais não foram identificadas em uma média de 41 a 50 meses após a orquidopexia laparoscópica em um estudo retrospectivo de oclusão formal do anel interno realizada em 54% dos casos (Khairi et al., 2013). Um processo vaginal contralateral evidente foi identificado em 9% dos meninos submetidos à orquidopexia laparoscópica em um estudo, e a reparação laparoscópica foi realizada e recomendada (Palmer e Rastinehad, 2008). No entanto, a necessidade dessa abordagem na prevenção da formação de hérnia clínica é questionável, com base em estudos de meninos submetidos à laparoscopia ou à correção de hérnia aberta (Schier, 2007).

Para testículos que não estão próximos (variavelmente definidos como 2 a 4 cm acima) do anel inguinal interno, a transecção dos vasos espermáticos como originalmente descrito por Fowler e Stephens pode ser necessária (Fowler e Stephens, 1959); um ducto em alça longa facilita, mas não é necessário para a mobilização testicular do escroto. O procedimento Fowler-Stephens é agora tipicamente realizado por laparoscopia com grampeamento dos vasos espermáticos (Bloom, 1991) seguido pela laparoscópia ou aberta mobilização testicular na mesma definição, ou em uma abordagem por etapas 6 meses mais tarde. O peritônio deve ser deixado intacto ao longo dos vasos basais, e os vasos gubernaculares devem ser preservados, se possível. Embora a maioria dos cirurgiões faça transecção dos vasos espermáticos pelo menos de 1,5 a 3 cm acima do testículo, Koff e Sethi propuseram que a ligação próxima ao testículo seja preferencial (Koff e Sethi, 1996). Esse grupo posteriormente estudou o efeito da transecção baixa dos vasos, em comparação com a alta, em ratos pré-púberes e mostrou uma redução no número de espermatozoides testiculares maduros semelhantes nos dois grupos (Srinivas et al., 2005). Em estudos com humanos, biópsias testiculares, antes e após a transecção do vaso espermático, também mostraram uma redução na contagem de células germinativas, um achado que foi significativo em meninos mais jovens (Thorup et al., 1999; Rosito et al., 2004). Em geral, a abordagem preferida é a de evitar a transecção do vaso espermático sempre que possível; os dados disponíveis sugerem que esta é possível na maioria dos casos de orquidopexia abdominal. Em casos raros, particularmente se o testículo é retrovesical, o ducto é demasiado curto para permitir a colocação escrotal do testículo, e a orquiectomia é finalmente necessária (Perovic e Janic, 1997).

As taxas de sucesso para os procedimentos laparoscópicos, como mostrado na Tabela 148-1, parecem se comparar favoravelmente com as taxas de sucesso globais correspondentes de 74%, 63% e 77% para os procedimentos cirúrgicos abertos e em estágios um e dois para os procedimentos de Fowler-Stephens, respectivamente (Docimo, 1995). Os dados disponíveis sugerem que um procedimento primário é mais consistentemente bem-sucedido (> 90% na maioria das séries) do que uma abordagem de Fowler-Stephens (sucesso variável de 60% a 97%). Ao comparar diretamente os resultados de 156 orquidopexias abdominais em uma única instituição, Stec et al. observaram resultados significativamente melhores para uma abordagem primária aberta (89% de sucesso) ou laparoscópica (97%) do que para o estágio um (63%) ou dois (68%) dos procedimentos de Fowler-Stephens (Stec et al., 2009). Meta-análises recentes e/ou revisões sistemáticas de tratamento cirúrgico de testículos abdominais (Elyas et al., 2010; Guo et al., 2011; Penson et al., 2013; Kolon et al., 2014) são principalmente estudos retrospectivos de baixa qualidade com poucos, se houver, estudos prospectivos controlados adequadamente. As taxas de sucesso reunidas para os procedimentos de Fowler-Stephens de estágio único, primária, e em dois estágios é próxima de 95%, 80%, e 85%, respectivamente. Evidências disponíveis sugerem que não há diferenças evidentes entre a eficácia de procedimentos abertos e laparoscópicos. Variação nos resultados reportados entre séries pode refletir viés de seleção inerente resultante de diferenças na idade do paciente, posição ou qualidade testicular, tempo de acompanhamento, e/ou critérios utilizados para definir o sucesso, como "intraescrotal" versus posição "escrotal pendente". **Apesar de suas limitações, os dados disponíveis parecem sugerir que a orquidopexia primária sem transecção dos vasos espermáticos é preferível sempre que possível.** Alguns autores

TABELA 148-1 Resultados da Orquidopexia Laparoscópica*

PROCEDIMENTO	ESTUDOS	PACIENTES/ TESTÍCULOS	IDADE	ACOMPANHAMENTO	POSIÇÃO ALTA	ATROFIA TOTAL	SUCESSO GLOBAL
Orquidopexia laparoscópica	Baker et al., 2001	178/208	36 meses	7,7 meses (média)	0,6%† (1/178)	2% (4/178)	97%
	Samadi et al., 2003	—‡/139	—	≥6 meses	3%† (4/139)	0	97%
	Handa et al., 2005	58/76	—	2,2 anos (média)	0†	3% (2/65)	97%
	Kim et al., 2010	—/69	2,4 anos	≥3 meses (média, 22)	18% (9/49)	2% (1/49)	80%
	Castillo-Ortiz et al., 2014	—/48	4,4 anos	24 meses (média)	6% (3/48)	0	94%
	El-Anany et al., 2007	—/46	5 anos	3 anos (média)	9% (4/46)	0	90%
	Kaye e Palmer, 2008	19/38	9 meses (média)	12 meses	10% (4/38)	3% (1/38)	87%
	Alzahem, 2013	31/35	15,4 meses	12 meses (mediana)	9% (3/33)	3% (1/33)	88%
	Stec et al., 2009	—/32	12 meses (mediana)	16 meses (média)	—	3% (1/32)	97%
	Powell et al., 2013	22/31	2,1 anos	11,3 meses (média)	3% (1/31)	6,5% (2/31)	91%
Orquidopexia Laparoscópica de Fowler e Stephens de fase-um	Chang e Franco, 2008	38/38	2,9 anos	17,5 meses (média)	0†	6% (2/35)	94%
	Esposito e Garipoli, 1997	33/33	3-10 anos (variação)	30 meses (média)	0	3% (1/33)	97%
	Baker et al., 2001	25/28	31 meses	8,6 meses (média)	7%† (2/27)	22% (6/27)	71%
Orquidopexia Laparoscópica de Fowler e Stephens de fase-dois	Alagaratnam et al., 2014	94/113	2,75 anos (média)	2,1 anos (média)	9% (9/102)	9% (9/102)	82%
	Stedman et al., 2014	78/83	1,9 meses (mediana)	12 meses (mediana)	7,5% (5/67)	10,4%§ (7/67)	82%
	Casanova et al., 2013	62/79	1,8 anos (mediana)	3,1 anos (mediana)	13% (10/77)	17%§ (14/82)	70%
	Baker et al., 2001	63/74	55 meses	20 meses (média)	2%† (1/58)	10% (6/58)	88%
	Lotan et al., 2001	59/66	14 meses	3-12 meses (variação)	—	—	84%
	Hvistendahl e Poulsen, 2009	65/—	5,7 anos (mediana)	3 meses	6%	14%	80%
	Dave et al., 2009	—/61	36,8 meses	13,5 meses (média)	0	25% (15/61)	75%
	El-Anany et al., 2007	—/47	5 anos	3 anos (média)	0	4% (2/47)	96%
	Abolyosr, 2006	—/41	5,3 anos	9-31 meses (variação)	0	12% (5/41)	88%
	Moursy et al., 2011	—/36	16 meses (mediana)	34 meses (média)	6% (2/36)	6% (2/36)	89%
	Alzahem, 2013	30/34	32,1 meses	15 meses (mediana)	7% (2/30)	30% (9/30)	63%
	Stec et al., 2009	—/32	12 meses (mediana)	16 meses (média)	—	32% (12/32)	68%

*Os resultados relatados de orquidopexia abdominal de Fowler-Stephens (FS), de estágio um e de estágio dois, em estudos com 30 ou mais testículos tratados (≥ 25 para estágio um de FS). A idade é expressa como a média de toda a série, a menos que indicado de outra maneira. *Alta posição* refere-se a testículos que não estão em posição escrotal dependente.
†Posição dentro do escroto não é claramente documentada.
‡Traços (—) indicam que a informação era insuficiente.
§Estudos em que a atrofia parcial também foi observada. *Sucesso global* refere-se à frequência de testículos não atróficos em posição escrotal satisfatória de acordo com critérios variavelmente detalhados utilizados pelos autores.

recomendam que o ultrassom seja usado para confirmar a viabilidade testicular pós-operatória (Esposito et al., 2002). Outras complicações da orquidopexia laparoscópica são raras e potencialmente incluem lesão da bexiga ou vascular, hipercapnia e obstrução tardia do intestino delgado (Esposito et al., 2003; Hsieh et al., 2009).

As técnicas de laparoscopia podem ser aplicáveis em casos incomuns, incluindo orquidopexia bilateral, defeitos da parede abdominal, poliorquidismo, fusão esplenogonadal e ectopia testicular transversal com ou sem persistência dos ductos Müllerianos. Muitos autores recomendam a orquidopexia abdominal bilateral simultânea (Kaye e Palmer, 2008), mas o cirurgião deve considerar uma abordagem baseada se ambos os testículos são muito elevados ou a viabilidade de um testículo é questionada durante o curso da orquidopexia como observado no algoritmo de Kaye e Palmer's. Dependendo do resultado do primeiro procedimento no período de acompanhamento de 6 meses, o cirurgião pode escolher uma abordagem de cirurgia para o lado contralateral que parece minimizar o risco da atrofia testicular bilateral (Thorup et al., 2007). Alguns cirurgiões têm considerado a orquidopexia microvascular como sendo uma abordagem preferida para o testículo abdominal solitário, particularmente com as taxas históricas de sucesso de 88% em comparação com as taxas mais baixas para os procedimentos abertos (Docimo, 1995). Em um centro com grande experiência utilizando a abordagem microvascular, as taxas de sucesso relatadas em longo prazo foram de 96% para o autotransplante laparoscópico padrão e 88% para o assistido (Bukowski et al., 1995; Tackett et al., 2002). A vantagem dessa abordagem é a preservação dos vasos espermáticos, ao custo de uma operação mais longa e os requisitos de um cirurgião microvascular experiente e permanência hospitalar.

PROGNÓSTICO

Apesar da ocorrência comum de criptorquidismo e uma literatura volumosa sobre o assunto, existem muitas lacunas em nossa compreensão atual dos fatores que contribuem para o resultado em longo prazo. Isso é provavelmente devido à expectativa de que a correção cirúrgica será bem-sucedida na maioria dos casos e a estudos prospectivos na idade adulta serem difíceis e não rotineiros em homens saudáveis. Esses estudos precisariam (1) dar conta de confusas variáveis múltiplas, muitas das quais estão incompletamente definidas, incluindo a gravidade da doença (p. ex., com base na posição testicular, lateralidade, anomalias do epidídimo), causa multifatorial, a idade no momento da cirurgia, a exposição à terapia hormonal, e do tipo de procedimento realizado, e (2) utilizar a metodologia padronizada com base em acompanhamento adequado e a documentação completa de complicações para relatar resultados. Estudos bem delineados que forneçam evidências de maior qualidade são claramente necessários.

Risco de Subfertilidade

Embora haja fortes indícios de que um histórico de criptorquidismo esteja associado à infertilidade em pacientes individuais, os efeitos da idade no momento do diagnóstico, tipo de tratamento, e/ou gravidade da doença no resultado permanecem não completamente definidos. Grandes limitações na interpretação de estudos de resultado sobre criptorquidismo incluem viés de seleção resultante de acompanhamento incompleto de grandes grupos de pacientes e heterogeneidade do diagnóstico e tempo/tipo de tratamento. Em uma grande revisão de estudos retrospectivos publicados nos 50 anos anteriores, que não levaram essas preocupações em consideração e não incluíram uma metanálise estatística, Chilvers et al. relataram taxas globais de oligospermia e/ou azoospermia de 75% para criptorquidia primária bilateral e 43% para os homens com criptorquida primária unilateral (Chilvers et al., 1986). Os dados disponíveis limitados comparando o tratamento anterior (idade inferior a 9) e posterior não mostraram diferenças na frequência de infertilidade após orquidopexia unilateral (281 casos) ou bilateral (123 casos). Da mesma forma, a análise dos subconjuntos não conseguiu identificar qualquer efeito do tratamento com hCG. Dois grandes estudos subsequentes de parâmetros seminais em homens que foram submetidos à orquidopexia na infância também encontraram diferenças entre a criptorquidismo bilateral e unilateral, mas com resultados gerais menos consistentes. Okuyama et al. (Okuyama et al., 1989) relataram densidade normal de esperma em 0%, 72%, 77% e 42% dos homens após orquidopexia bilateral (61), orquidopexia unilateral (149), orquiectomia unilateral (26) e nenhum tratamento (38) para testículos inguinais sem terapia hormonal. Todos esses pacientes foram submetidos a três análises de sêmen. Em contraste, Gracia et al. relataram amostras normais de sêmen em 10 de 55 homens (18%) com um histórico de criptorquidismo bilateral e 57 de 171 (33%) com o criptorquidismo unilateral anterior (Gracia et al., 2000). A maioria dos testículos nesses estudos era canalicular, e 80% dos indivíduos receberam terapia pré-operatória de hCG. Esses autores não observaram diferenças com base na posição testicular; e a qualidade do sêmen não se correlacionou com a idade de cirurgia em qualquer série. Em 91 pacientes com criptorquidismo unilateral submetidos à orquidopexia após o início da puberdade (idade 14 a 29), o risco de azoospermia ou oligospermia foi de 84% (Grasso et al., 1991), uma tendência de acordo com os dados reportados anteriormente (Okuyama et al., 1989). Em contraste, Puri e O'Donnell estudaram 142 homens que foram submetidos à orquidopexia unilateral (119) ou bilateral (23) aos 7 anos de idade ou mais; esses investigadores relataram densidade de esperma normal em 84% e 50% dos pacientes, respectivamente (Puri e O 'Donnell, 1988).

Mudanças no padrão de atendimento ao longo do tempo, particularmente a cirurgia inicial, sem os efeitos duvidosos da terapia hormonal, podem alterar o prognóstico. No entanto, os benefícios potenciais da orquidopexia no início não foram visíveis porque a idade média de operação para pacientes incluídos, mesmo em estudos mais recentes, continua alta, com mais de 7 anos (Vinardi et al., 2001; Trsinar e Muravec, 2009; Kraft et al., 2012; van Brakel et al., 2013, 2014), e o número de participantes em cada estudo foi inferior a 100. Nesses estudos, a prevalência de contagens normais de esperma é semelhante à relatada anteriormente, variando de 60% a 84% e 18% a 53% em criptorquidismo unilateral e bilateral prévios, respectivamente. Os dados de análise do sêmen parecem ser superiores em uma pequena série de 51 homens que foram submetidos à orquidopexia antes de 2 anos de idade, com contagem normal de espermatozoides em 96% dos casos unilaterais (27) e 75% dos casos bilaterais (24) (Feyles et al., 2014). Os testículos mais altos eram abdominais em 6 casos (12%) e intracanaliculares em 20 (39%); e 29 meninos (57%) receberam terapia hormonal pré-operatória. Embora interessante, a inconsistência com estudos anteriores de criptorquidismo bilateral requer mais estudos para obtermos adequadas conclusões.

Vários estudos sugerem que a média da contagem de células germinativas obtidas na biópsia se correlaciona com o potencial de fertilidade em longo prazo dado pela média dos parâmetros de análise do sêmen (Engeler et al., 2000; Cortes et al., 2003a; Rusnack et al., 2003), embora a utilidade da contagem total de células germinativas como um preditor de fertilidade em indivíduos seja limitada, especialmente em casos individuais. Estudos mais recentes investigaram o uso do número espermatogônias como um melhor preditor da qualidade do sêmen na vida adulta. Hadziselimovic et al. relataram uma forte correlação entre o número espermatogônias em testículos com criptorquidia e a contagem de espermatozoides na idade adulta, após a orquidopexia unilateral ou bilateral, com ou sem terapia hormonal prévia (Hadziselimovic et al., 2007; Hadziselimovic e Hoecht, 2008). Em pacientes sem tratamento hormonal, a contagem total de espermatozoides era normal (> 40 milhões por ejaculação) em 84% dos 25 homens que tinham espermatogônias presentes em amostras de biópsia de ambos os testículos; ao passo que era subnormal em todos os 18 homens (10 dos 19 homens neste estudo com um histórico de criptorquidismo bilateral) nos quais os resultados da biópsia foram negativos para espermatogônias. As contagens totais de células germinativas supostamente não são indicadores de concentração de espermatozoides neste estudo (Hadziselimovic e Hoecht, 2008). Em um estudo maior de homens com criptorquidismo unilateral (91) ou (19) bilateral prévio, Kraft et al. observaram menor média de contagens de espermatozoides e níveis de FSH superiores na idade adulta quando a biópsia bilateral no momento da cirurgia mostrou severa perda de células germinativas ou contagens anormais de espermatogônias, mas, provavelmente por causa da variabilidade dos dados, a média do grupo permaneceu dentro da normalidade e/ou não foi estatisticamente significativa, confirmando que até mesmo a análise das espermatogônias nem sempre prediz o potencial de fertilidade em indivíduos (Kraft et al., 2012). Os níveis hormonais relatados na idade adulta também não preveem o estado de fertilidade. Tendo em vista a heterogeneidade da doença e seu tratamento a maioria dos estudos não consegue detectar associações claras entre variações histológicas e fenotípicas e o potencial de fertilidade estimado pela análise do sêmen. **No entanto, tanto a contagem de espermatogônias quanto a ausência de células germinativas são potencialmente medidas úteis de prognóstico de fertilidade, mas podem ser mais úteis em casos de criptorquidismo bilateral.** Além disso, estudos prospectivos adicionais desses parâmetros em meninos que se submeteram à cirurgia na infância, são necessários.

O uso da análise sozinha do sêmen para definir o desfecho e prever o potencial de fertilidade tem limitações. Por exemplo, um grande estudo populacional de homens férteis e inférteis com parceiras férteis sugere que há grande sobreposição entre parâmetros seminais em homens com e sem a paternidade comprovada (Guzick et al., 2001). Neste estudo, os autores estabelecem um nível para infertilidade menor quanto à densidade ($13,5 \times 10^6$/mL), à motilidade (>35%), e à morfologia normal (>9%), do que tinha sido estabelecido por critérios da Associação Mundial de Saúde. Cerca de 3% dos homens férteis nessa série tinham uma densidade do esperma abaixo de 10×10^6/mL, e as medições entre 13,4 e 48×10^6/mL foram consideradas indeterminadas. Repetidas análises de sêmen, raramente executadas em estudos de homens anteriormente criptorquídicos, teriam sido necessárias para fornecer dados confiáveis em homens normais (Oshio et al., 2004). No entanto, a confiabilidade da análise do sêmen em adolescentes não é totalmente conhecida. Christman et al. recentemente abordaram essa questão em jovens de estágio V Tanner (idade inferior a 25) sendo avaliados para a criptorquidismo (48) ou varicocele (31) (Christman et al., 2013). Neste estudo, os parâmetros seminais não foram altamente reprodutíveis entre as amostras de um mesmo indivíduo, mas a correlação de intraclasse de coeficiente foi considerada substancialmente confiável, nomeadamente para a contagem total de espermatozoides, o que sugere que uma única amostra, especialmente quando normal, pode ser suficiente para estimar o potencial de fertilidade. Quando os resultados da análise do sêmen são anormais, as amostras repetidas devem ser obtidas sempre que possível.

A determinação do status de paternidade é uma medida alternativa da fertilidade que deve ser considerada ao determinar o prognóstico. As limitações dessa abordagem incluem discrepância paterna e variabilidade no tempo e grau de interesse em tentativas de paternidade. Embora motivo de preocupação e não eticamente recuperável, em uma revisão recente, (Bellis et al., 2005) foi descoberto que o nível médio de discrepância paterna em 17 estudos de populações não selecionadas na Europa e nas Américas foi de apenas 3,7% (intervalo interquartil, 2% para 9,6%). Dois estudos retrospectivos de grupo com homens com criptorquidismo prévio avaliaram a paternidade em 145 (Gilhooly et al., 1984) e 40 (Cendron et al., 1989) casos. Juntos, esses estudos identificaram a paternidade bem-sucedida em 100 de 123 homens (81%) com um histórico de criptorquidismo unilateral e 19 de 54 homens (35%) com um histórico de criptorquidismo bilateral. Lee et al. publicaram uma série de estudos de caso-controle bem delineado de fertilidade em criptorquidismo (Lee et al., 1996, 1997; Coughlin et al., 1999; Lee et al., 2000; Lee e Coughlin, 2001, 2002b; Lee, 2005). Um grupo grande de homens que se submeteram a orquidopexia entre 1955 e 1975 e um grupo de controle da mesma idade que foi combinado para o momento da cirurgia não relacionada foram analisados por questionário, hormônios, análise seminal, e dados de paternidade. Para todos os homens casados ou vivendo em união estável, 32 de 88 bilaterais prévios (36%), 322 de 609 unilaterais prévios (53%), e 413 de 708 grupos de controles (58%) tiveram filhos. **Daqueles que tentaram a paternidade, 32 de 49 bilaterais prévios (65%), 322 de 359 unilaterais prévios (90%), e 413 de 443 grupos de controles (93%) foram bem-sucedidos.** Não houve diferenças significativas entre os grupos unilaterais e controle e não ocorreram diferenças entre os grupos na frequência de tentativa de paternidade ou em outros fatores de estilo de vida que possam afetar negativamente a fertilidade. A frequência de paternidade bem-sucedida não diferiu entre os homens com criptorquidismo unilateral prévio, que tinham sido submetidos à orquiectomia e o grupo de controle. O risco de infertilidade foi aumentado após o tratamento com hCG (RR 4.7, $P = 0,002$), mas não com posição testicular mais alta ou idade após orquidopexia. A densidade do esperma foi de 13×10^6/mL ou menor em todos os 8 pacientes com criptorquidismo bilateral que foram estudados; no entanto, três desses homens tiveram filhos (Lee e Coughlin, 2001). A densidade e motilidade do esperma foram normais em 83% dos homens no grupo unilateral, e a morfologia não diferiu dos valores do controle. Embora os níveis hormonais por si só não se correlacionem diretamente com a fertilidade, níveis anormais de inibina B ou FSH séricos e/ou a densidade do esperma fornecem um risco cumulativo de diminuição da fertilidade. No entanto, os autores concluíram que a previsão pedíatrica de infertilidade é difícil na ausência de azoospermia ou oligospermia severa. Esses investigadores também encontraram diferenças de testosterona no soro com LH estimulado e basal, quando comparado com homens anteriormente criptorquídicos férteis e inférteis ou subférteis, e sugeriram que a disfunção testicular mundial ocorra em indivíduos adultos e não adultos criptorquídicos. Por outro lado, existe alguma evidência, a partir desses estudos, de uma relação entre melhora nos níveis de testosterona, inibina B, e de FSH em indivíduos adultos e não adultos que foram submetidos anteriormente a orquidopexia (Coughlin et al., 1999; Lee e Coughlin, 2002a).

Em estudos limitados, investigadores têm abordado a possibilidade de espermatogênese defeituosa em pacientes adultos com testículos persistentemente retráteis ou com formas mais leves de criptorquidismo adquirido, com ou sem descida espontânea aparente do testículo na puberdade. Em pequenos estudos retrospectivos de resultados, Puri relatou 74% de paternidade e volume testicular normal em um estudo de 43 adultos com testículos retráteis não tratados na infância (Puri e Nixon, 1977). Por outro lado, Nistal e Paniagua e Caroppo e colaboradores identificaram 23 e 34 indivíduos adultos e não adultos, respectivamente, a partir de dados clínicos de infertilidade e identificaram pobres parâmetros seminais na maioria dos pacientes, mas a duração e a gravidade da retratilidade foram mal documentadas (Nistal e Paniagua, 1984; Caroppo et al., 2005). Dois estudos relataram variação no grau de desenvolvimento de células germinativas, de Sertoli anormais ou de células nos testículos retráteis de rapazes que se submeteram a orquidopexia eletiva, em comparação com os meninos com testículos descidos; as diferenças foram qualitativamente semelhantes às encontradas nos testículos criptorquídicos (Hadziselimovic et al., 1987a; Caucci et al., 1997). Han et al., compararam 61 biópsias de testículos retráteis com 83 de espécimes de testículos criptorquídicos e observaram tendências semelhantes, mas não incluíram um grupo controle (Han et al., 1999). Limitações metodológicas não permitem uma diferenciação clara de testículos retráteis dos não descidos adquiridos nesses estudos. Estudos prospectivos bem caracterizados de pacientes são necessários, mas não há evidências suficientes para apoiar um aumento do risco de infertilidade em casos simples de testículos retráteis.

Da mesma forma, os resultados de dados para criptorquidismo adquirido são difíceis de interpretar porque até o momento eles são baseados em estudos retrospectivos e não randomizados de descida espontânea na puberdade com orquidopexia prévia. Em um estudo retrospectivo com 45 homens apresentando descida espontânea dos testículos bilateralmente não descidos depois dos 10 anos de idade por histórico (sem documentação clara de classificação congênita versus adquirida), os volumes testiculares foram abaixo de 15 mL em 62% e a contagem de espermatozoides foi abaixo de 20 milhões/mL em 44% dos pacientes (Bremholm Rasmussen et al., 1988). Pesquisadores da Holanda que têm acompanhado os meninos com criptorquidismo congênito ou adquirido recentemente relataram dados sobre fertilidade (van Brakel et al., 2013, 2014). Em publicações anteriores dessas instituições, a maioria do grupo com criptorquidismo adquirido, especialmente aqueles com descida espontânea na puberdade, inclui testículos escrotais altos e baixos "instáveis" (provavelmente retráteis) (Sijstermans et al., 2006; Eijsbouts et al., 2007; Corte et al., 2010). Van Brakel et al. não observaram diferenças nos parâmetros seminais ou nos níveis hormonais em pequenos subgrupos de homens com histórico de criptorquidismo adquirido após a descida testicular espontânea (24) ou orquidopexia (26) na puberdade. O potencial de fertilidade dos homens com criptorquidismo adquirido (65) e congênito (62) foi semelhante e reflete estudos anteriores que mostram um pior prognóstico em casos bilaterais. Poucos dos homens estudados tinham tentado paternidade. Infelizmente, esses e outros pesquisadores (Trsinar e Muravec de 2009) relataram dificuldades em recrutar indivíduos, com apenas 12% a 31% dos sujeitos elegíveis aceitando participar. Consequentemente, a capacidade de tirar conclusões da maioria dos estudos, particularmente em análises de subgrupos, é comprometida pelo tamanho da amostra insuficiente e vícios potenciais. No entanto, **os dados disponíveis fornecem fortes evidências de que o potencial de fertilidade está comprometido em homens com um histórico de criptorquidismo bilateral, mas a frequência de parâmetros anormais de sêmen em casos unilaterais é maior que o risco relativo de infertilidade, conforme medido por dados de paternidade.** Infelizmente, o número de homens previamente bilateralmente criptorquídicos que tem sido amplamente estudado é limitado. Embora os dados sugiram a possibilidade de uma associação entre a idade no momento da cirurgia e risco de infertilidade, mais estudos são necessários para elucidar as relações entre esses fatores.

Risco de Tumor Testicular de Células Germinativas

O aumento do risco de TGCT no sexo masculino, com histórico de criptorquidismo, tem sido conhecido por muitos anos. Tumores de células germinativas seminomatosos e não-seminomatosos (NSGCTs) se desenvolvem a partir dos testículos com CIS, também chamados *neoplasias intratubulares de células germinativas não classificadas* (ITGCNU), e acredita-se ser a origem de seu desenvolvimento (Rajpert-de Meyts e Hoei-Hansen, 2007). A hipótese de que gonócitos persistentes são os precursores de ITGCNU já existe há algum tempo, e recentes dados de expressão genética efetivamente apoiam uma origem comum para os dois tipos de células (Sonne et al., 2009). Os dados histológicos que sugerem que gonócitos não conseguem transformar normalmente em testículos criptorquídicos podem coincidir com a eventual transformação dessas células persistentes em ITGCNU e TGCT. Usando fosfatase alcalina de placenta (PLAP) como um marcador de ITGCNU, Engeler et al. identificaram células PLAP-positivas em 5% dos 440 pacientes, a maioria menor de 3 anos (82%), que se submeteram a biópsia testicular e a orquidopexia muitos anos antes (Engeler et al., 2000). Embora se preveja que até 50% dos adultos com ITGCNU desenvolvam TGCT ao longo do tempo, nenhum tumor foi detectado nos 15 de 22 indivíduos afetados que os autores foram capazes de avaliar a média de 21 anos mais tarde. É hoje reconhecido que vários marcadores de espermatogônias indiferenciadas, incluindo PLAP, OCT3/4, c-KIT, NANOG, e SCF (fator de células tronco, ou ligante-kit), mostram uma diminuição na expressão em fetos e normalmente desaparecem após o nascimento, mas são expressos novamente em ITGCNU e TGCT (Honecker et al., 2004; Cools et al., 2005; Hoei-Ansen et al., 2005; Stoop et al., 2008) e podem sofrer um incremento em sua regulação pós-natal em indivíduos com gônadas disgenéticas com maior risco de malignidade (Rajpert-De Meyts et al., 2004). A observação de que células germinativas PLAP-, c-KIT-, ou OCT3/4-positiva persistem além dos primeiros meses de vida em testículos criptorquídicos é consistente com a conhecida maturação tardia de células germinativas (Thorup et al., 2013; Kvist et al., 2014). PLAP pode ter um papel na definição do prognóstico para a espermatogênese em criptorquidismo (Thorup et al., 2013), mas até o momento nenhum marcador de células germinativas consegue diferenciar a maturação de células germinativas tardia e ITGCNU nessa população. Em um achado isolado, Cortes et al. identificaram espermatogônias multinucleadas em 13 de 163 pacientes (8%) submetidos à biópsia, no momento da orquidopexia (Cortes et al., 2003b). Isso ocorreu em meninos jovens e foi associado com uma contagem de células germinativas que era geralmente normal e maior do que a média para a maioria dos casos. Embora esse achado não tenha sido identificado em meninos normais, a sua relevância para risco de tumor permanece completamente desconhecida.

Análises atuais têm esclarecido a natureza do risco aumentado de TGCT no testículo previamente criptorquídico e no testículo descido contralateral (Wood e Elder, 2009; Banks et al., 2012; Trabert et al., 2013). **Um histórico de criptorquidismo está associado a um risco duas a cinco vezes maior de câncer testicular, menor que as estimativas históricas.** Essa incidência correlaciona-se com o risco relatado de ITGCNU de 2% a 3% em homens anteriormente criptorquídicos (Giwercman et al., 1989); um risco muito menor (0% a 0,4%) foi relatado em crianças com criptorquidismo não-sindrômico (Cortes et al., 2001; Husmann, 2005). Homens com um histórico de criptorquidismo compreendem cerca de 10% das pessoas com TGCT. Os tumores podem ocorrer no testículo descido contralateral de homens com um histórico de criptorquidismo unilateral, mas Wood e Elder (2009) concluíram que o risco relativo de apenas 1 a 2 indica um nível comparável ao da população em geral que não está relacionado com criptorquidismo per se. No entanto, duas meta-análises sugerem que o risco de tumor aumenta no testículo contralateral, com relação de probabilidade (ORs) de 1,7 (95% CI 1,01 para 2,98) e 1,5 (05% CI 0,9 para 2,6), respectivamente (Akre et al., 2009; Banks et al., 2012). Em outra meta-análise, Walsh et al. determinaram que o risco relativo de TGCT foi de 5,8 (IC 95%: 1,8 para 19,3) em homens que foram submetidos a orquidopexia depois dos 10 a 11 anos de idade, em comparação com aqueles submetidos a correção anteriormente (Walsh et al., 2007). Os dados de base populacional são conflitantes, mostrando um risco duas vezes maior de TGCT em pacientes submetidos à orquidopexia aos ou depois dos 13 anos de idade em alguns estudos (Pettersson et al., 2007; Trabert et al., 2013); mas não há diferenças idade-dependentes em outros estudos (Myrup et al., 2007), fato possivelmente relacionado ao viés de averiguação. Revisão da patologia do tumor do criptorquidismo tratado versus não tratado mostra que o seminoma é associado com testículos criptorquídicos persistentes (74%) e não seminoma está presente na maioria dos testículos escrotais (63%) (Madeira e Elder, 2009).

Em um estudo de base populacional na Suécia, hipospádia (OR 2,25, 95% CI 1,17 para 4,32); hérnia inguinal (OR 1,30, IC 95% 1,06 para 1,60), e outras malformações genitais (OR 1,90, IC 95% 1, para 3,63) foram fatores de risco independentes para TGCT, além de criptorquidismo (OR 3,16, IC 95% 2,45 a 3,96) (Trabert et al., 2013). Consistentes com estudos anteriores dos pesquisadores, as RUP foram menores quando o criptorquidismo foi diagnosticado antes da puberdade (OR CI 2,76, 95% 2,09 para 3,65) versus depois (OR 4,96, 95% CI 3,06 para 8,04), enquanto o inverso é verdade para hipospádia e hérnia, em que associações foram mais fortes com a apresentação em uma idade mais jovem. Esses dados fornecem suporte para uma ligação entre hipospádia e TGCT, mas os autores alertaram que eles não confirmaram a existência de fatores de risco comuns nas condições de TDS (Trabert et al., 2013).

O risco de TGCT é ainda maior em certos tipos de criptorquidismo sindrômico, como em condições associadas com defeitos cromossômicos ou DSD (Cortes et al., 2001; Husmann, 2005). Husmann tem recomendado que a biópsia seja realizada nesses indivíduos e em meninos maiores de 12 anos que vêm sendo submetidos à orquidopexia, embora o limite de idade e o de utilidade da biópsia durante a orquidopexia puberal não tenham sido claramente definidos. A orquiectomia deve ser considerada o tratamento mais indicado para testículos criptorquídicos nos indivíduos do sexo masculino pós-púberes até a idade de 50 anos (Madeira e Elder, 2009). Swerdloff et al. relataram em um estudo retrospectivo de grupo que a biópsia testicular na orquidopexia foi associada com um risco aumentado futuro de TGCT comparado com a orquidopexia sem biópsia (RR 6,7, IC 95% 2,7 para 13,5), mas as indicações para biópsia desse estudo não foram claramente conhecidas (Swerdlow et al., 1997). Um relatório posterior de um grande grupo escandinavo mostrou que a biópsia universal não pareceu aumentar o risco de TGCT além do que é esperado para os homens anteriormente criptorquídicos (Moller et al., 1998).

A microlitíase testicular, caracterizada por múltiplas calcificações espectrais dentro do parênquima testicular (Fig. 148-14), está mais

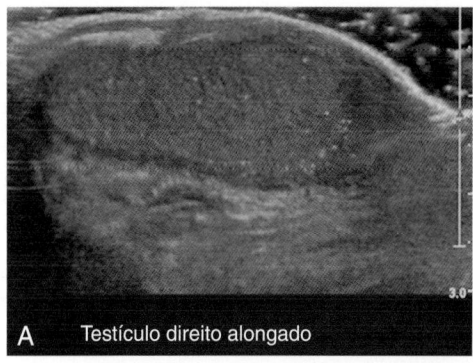 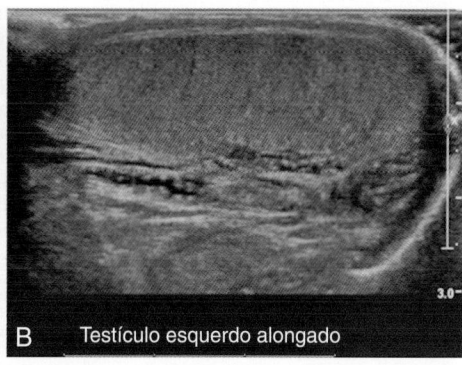

Figura 148-14. Anormalidades sonográficas associadas em meninos com criptorquidismo. Imagens de ultrassom de um menino de 11 anos de idade com assimetria testicular que se submeteu a orquidopexias bilaterais na infância. A, microlitíases direitas. B, Ectasia do testículo rete esquerdo.

frequentemente presente em homens com ITGCNU ou TGCT, mas também está presente em 5% a 10% da população normal e em uma proporção semelhante em homens anteriormente criptorquídicos (Patel et al., 2005; van Casteren et al., 2009). **Embora exista a preocupação do risco de TGCT ser maior quando o criptorquidismo coexiste com a microlitíase em pacientes individuais, não existem dados para apoiar esta hipótese, e a estratégia de acompanhamento adequado permanece indefinida.** Até bem menos definida, é a significância de microlitíase em geral, que não é claramente demonstrada como um fator de risco independente para TGCT. Uma recente análise de base populacional da prevalência de microlitíase em um estudo com meninos fundamentalmente caucasianos demonstrou que a prevalência é de 4,2% e aumenta com a idade (Goede et al., 2009). Em cerca de metade desses casos, o grau de microlitíase foi limitado, definido como menos do que cinco lesões por testículo e não foi considerado clinicamente significativo. A prevalência geral foi de 3,5% em meninos com criptorquidismo e de 6,4% em uma série de 261 meninos mais velhos (idade média de 18,9) sendo acompanhados após o diagnóstico de criptorquidismo adquirido (Goede e Hack, 2012; van der Plas et al., 2013a). A ocorrência de tumores testiculares em meninos com microlitíase é rara, e ainda não relatada em associação com criptorquidismo (Goede e Hack, 2012). Outras anormalidades testiculares identificadas durante o ultrassom de acompanhamento em indivíduos do sexo masculino tratados para criptorquidismo incluem ectasia de *rete testis* (Fig. 148-13) (Nistal et al., 1996) e varicocele intratesticular (Meij-de Vries et al., 2013). A significância dessas entidades no contexto da criptorquidismo permanece mal definida. Embora a Preventive Services Task Force americana não recomende o autoexame testicular rotineiro em adolescentes e adultos, pois o tratamento para TGCT é altamente eficaz, a recomendação não inclui indivíduos do sexo masculino anteriormente criptorquídicos (Preventive Task Força EUA Services, 2011). **Os médicos devem educar os pacientes e suas famílias sobre os riscos de infertilidade e TGCT em criptorquidismo e devem fornecer conselhos sobre os potenciais benefícios do autoexame testicular.**

Acesse www.expertconsult.com para assistir aos vídeos deste capítulo.

REFERÊNCIAS

Para consultar a lista completa de referências, acesse www.expertconsult.com.

LEITURA SUGERIDA

Baker LA, Docimo SG, Surer I, et al. A multi-institutional analysis of laparoscopic orchidopexy. BJU Int 2001;87:484-9.

Banks K, Tuazon E, Berhane K, et al. Cryptorchidism and testicular germ cell tumors: comprehensive meta-analysis reveals that association between these conditions diminished over time and is modified by clinical characteristics. Front Endocrinol (Lausanne) 2012;3:182.

Barteczko KJ, Jacob MI. The testicular descent in human. Origin, development and fate of the gubernaculum Hunteri, processus vaginalis peritonei, and gonadal ligaments. Adv Anat Embryol Cell Biol 2000;156:1-98.

Barthold JS, Gonzalez R. The epidemiology of congenital cryptorchidism, testicular ascent and orchiopexy. J Urol 2003;170:2396-401.

Bay K, Main KM, et al. Testicular descent: INSL3, testosterone, genes and the intrauterine milieu. Nat Rev Urol 2011;8:187-96.

Docimo SG. The results of surgical therapy for cryptorchidism: a literature review and analysis. J Urol 1995;154:1148-52.

Elyas R, Guerra LA, Pike J, et al. Is staging beneficial for Fowler-Stephens orchiopexy? A systematic review. J Urol 2010;183:2012-8.

Gordon M, Cervellione RM, Morabito A, et al. 20 years of transcrotal orchidopexy for undescended testis: results and outcomes. J Pediatr Urol 2010;6:506-12.

Huff DS, Fenig DM, et al. Abnormal germ cell development in cryptorchidism. Horm Res 2001;55:11-7.

Kollin C, Stukenborg JB, Nurmio M, et al. Boys with undescended testes: endocrine, volumetric and morphometric studies on testicular function before and after orchidopexy at nine months or three years of age. J Clin Endocrinol Metab 2012;97:4588-95.

Lee PA. Fertility after cryptorchidism: epidemiology and other outcome studies. Urology 2005;66:427-31.

Marshall FF, Shermeta DW. Epididymal abnormalities associated with undescended testis. J Urol 1979;121:341-3.

Svingen T, Koopman P. Building the mammalian testis: origins, differentiation, and assembly of the component cell populations. Genes Dev 2013;27:2409-26.

Tasian GE, Copp HL. Diagnostic performance of ultrasound in nonpalpable cryptorchidism: a systematic review and meta-analysis. Pediatrics 2011;127:119-28.

Virtanen HE, Adamsson A. Cryptorchidism and endocrine disrupting chemicals. Mol Cell Endocrinol 2012;355:208-20.

Wood HM, Elder JS. Cryptorchidism and testicular cancer: separating fact from fiction. J Urol 2009;181:452-61.

PONTOS-CHAVE

- A determinação gonadal envolve caminhos genéticos distintos para o desenvolvimento de testículos e ovários. *SRY* é um dispositivo mestre em indivíduos do sexo masculino que diminui a regulação de genes determinantes de testículos.
- A diferenciação de gonócitos e células de Sertoli e Leydig ocorre em 5 a 9 semanas de gestação, e o gubernáculo, o guia para a descida testicular, aparece em 7 semanas de gestação.
- Os níveis dos hormônios testosterona de células de Leydig e o pico de INSL3 em uma gestação de 14 a 17 semanas são fundamentais para a descida testicular.
- O inchaço do gubernáculo, que começa no segundo trimestre, oferece espaço para a passagem do testículo no escroto em gestação de 20 a 28 semanas.
- O criptorquidismo ocorre em 1% a 4% de crianças do sexo masculino; tanto a descida espontânea (nos primeiros poucos meses de vida, geralmente nos primeiros 6 meses) quanto a nova ascensão dos testículos pode ocorrer.
- As causas do criptorquidismo são, em grande, parte desconhecidas; mas o peso ao nascer, idade gestacional, e fatores de risco genéticos e ambientais provavelmente contribuem para o risco da doença.
- O diagnóstico de criptorquidismo pode ser realizado em casos de aparente descida no momento do nascimento ou após a descida espontânea de um testículo criptorquídico e pode ser mais comum em meninos com testículos retráteis. Exames testiculares anuais são recomendados.
- Cerca de 80% dos testículos são palpáveis e 60% a 70% são unilaterais.
- Muitos meninos com criptorquidismo não sindrômico têm anomalias do epidídimo e um processo vaginal evidente; e alguns têm níveis de LH e/ou de testosterona reduzidos durante o pico pós-natal.
- A orquidopexia é recomendada para testículos que permanecem não descidos após 6 meses de idade; a terapia hormonal não é recomendada.
- A laparoscopia é o procedimento de escolha, e estudos de imagem são raramente úteis no diagnóstico e tratamento de criptorquidismo abdominal.
- As contagens de esperma são reduzidas em pelo menos 25% dos homens criptorquídicos unilaterais prévios e da maioria dos bilaterais prévios, mas as taxas de paternidade no grupo unilateral são semelhantes aos dos homens do grupo de controle.
- As contagens de espermatogonia podem prever o potencial de fertilidade em homens com criptorquidismo.
- O risco de TGCT é de duas a cinco vezes maior em meninos com criptorquidismo, especialmente depois da orquiopexia púbere.

149 Management of Abnormalities of the Genitalia in Girls

Martin Kaefer, MD

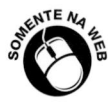

Female Genital Embryology

Evaluation and Classification of Female Genital Anomalies

Congenital Disorders of Female External Genitalia

Acquired Disorders of the Female External Genitalia

150 Distúrbios do Desenvolvimento Sexual: Etiologia, Avaliação e Tratamento Médico

David Andrew Diamond, MD e Richard Nithiphaisal Yu, MD, PhD

Diferenciação Sexual Normal

Diferenciação Sexual Anormal

Avaliação e Manejo do Recém-nascido com Genitália Ambígua

Os distúrbios da diferenciação sexual estão entre os processos de doença mais fascinantes e complexos enfrentados pelo urologista. Esse campo tem sido objeto de uma impressionante evolução ao longo das últimas décadas. Notáveis avanços em biologia molecular e pesquisa genética proporcionaram uma nova visão sobre os mecanismos precisos responsáveis pela diferenciação sexual e por distúrbios específicos do desenvolvimento sexual. Além disso, tem havido uma grande mudança na nomenclatura para promover a comunicação precisa entre colegas e respeito à sensibilidade dos pacientes, eliminando termos como pseudo-hermafroditismo, que eram considerados pejorativos pelos pacientes. O termo "distúrbios intersexuais" foi substituído por distúrbios do desenvolvimento sexual (DDSs).

DIFERENCIAÇÃO SEXUAL NORMAL

Sob circunstâncias normais, a diferenciação sexual é um processo dinâmico e sequencial. De acordo com o paradigma de Jost, devem ocorrer três passos: o estabelecimento do sexo cromossômico no momento da fertilização que determina o desenvolvimento das gônadas indiferenciadas em testículos ou ovários, e a subsequente diferenciação dos ductos internos e genitais externos, como resultado das funções endócrinas associadas ao tipo da gônada presente (Jost et al., 1973). Portanto, o desenvolvimento sexual ocorre como resultado de processos diferentes, mas complementares: efeitos genotípicos, eventos fenotípicos e formação da identidade de gênero. A interferência nesse processo altamente ordenado em qualquer passo pode resultar em um distúrbio da diferenciação sexual.

Desenvolvimento Genotípico Normal

Sexo Cromossômico

Em 1921, Painter demonstrou citologicamente que os humanos têm cromossomos X e Y. Com base em estudos cromossômicos de *Drosophila*, assumiu-se que o sexo era determinado pelos cromossomos X do indivíduo (Bridges, 1921). Considerava-se que o cromossomo Y não transmitia informação genética até que a cariotipagem de cromossomos de mamíferos, desenvolvida na década de 1950, demonstrou que o cromossomo Y especificava o desenvolvimento do testículo. Especificamente, relatos do final da década de 1950, descrevendo o cariótipo 47,XXY como homem com síndrome de Klinefelter e 45,XO como mulher com síndrome de Turner, demonstraram que a presença de um cromossomo Y, independentemente do número de cromossomos X, resultou no desenvolvimento de um embrião do sexo masculino, enquanto na ausência de um cromossomo Y, desenvolveu-se como um embrião do sexo feminino (Ford et al., 1959; Jacobs e Strong, 1959). Portanto, o cromossomo Y pareceu possuir um gene ou genes que determinaram o destino da gônada bipotencial como um testículo ou ovário. **No ser humano, o gene cromossômico Y hipotético foi denominado como o fator determinante testicular (FDT).**

Durante os anos seguintes, a busca pelo FDT foi foco de intensa pesquisa. A observação de que anticorpos criados em camundongos fêmeas puras transplantadas com enxertos de pele de macho resultou na rejeição do enxerto, enquanto enxertos de pele de fêmea para macho foram aceitos na mesma linhagem de camundongos, levou à proposta de que o antígeno de histocompatibilidade Y ou H–Y seria o produto do FDT (Eichwald e Silmser, 1955). Ensaios para a quantificação de antígeno H–Y foram desenvolvidos. Com o uso desses ensaios, foi descoberto que a presença de um testículo resultou em níveis sorologicamente detectáveis de antígeno H–Y. Isso foi confirmado em pacientes normais, pacientes com DDSs, e em machos de outras espécies. **Portanto, acreditou-se que o gene H–Y era o FDT** (Wachtel, 1977). **Essa teoria foi considerada válida por mais de 10 anos.**

No entanto, desenvolveram-se problemas com a teoria do antígeno H–Y. Um número de mulheres com disgenesia gonadal do 45,X foram consideradas positivas para o antígeno H–Y. Além disso, um modelo de camundongo para a síndrome da reversão sexual masculina (macho XX) foi estudado em camundongos com dois cromossomos X e testículos devido a um fragmento de cromossomo Y translocado para um dos cromossomos X (McLaren et al., 1984). Esses camundongos eram negativos para o antígeno H–Y e azoospérmicos. **Como resultado desses achados, a hipótese de que o antígeno H–Y era o produto do FDT foi excluída. O estudo mais aprofundado do cromossomo Y sugeriu que a informação genética responsável pela masculinidade estava no braço curto do cromossomo perto do centrômero.** Essa teoria foi apoiada por dados de animais com anormalidades cromossômicas sexuais que ocorrem naturalmente. O ganho ou a perda de DNA a partir do braço curto do cromossomo Y em um contexto genético XX resultou em um fenótipo masculino ou feminino, respectivamente. Foram realizados progressos com o estudo de machos 46,XX paradoxais que se desenvolvem como machos fenotípicos na presença de um cariótipo 46,XX feminino presumivelmente normal (Magenis et al., 1982). A explicação mais simples para a sua reversão sexual seria a presença de material cromossômico Y (incluindo FDT), como resultado de mosaicismo ou quantidades celulares submicroscópicas. A aplicação de técnicas moleculares para avaliar sequências cromossômicas Y presentes em machos XX, bem como deleções do cromossomo Y em fêmeas XY, conduziu à clonagem do FDT (Lukusa et al., 1992). **Foram construídos mapas de deleção com base nos genomas desses indivíduos por uma série de laboratórios, e o FDT foi mapeado para o aspecto mais distal da região Y exclusiva do braço curto do cromossomo Y, adjacente ao limite pseudoautossômico** (Fig. 150-1)

ZFY e SRY

Page et al. (1987) construíram um mapa genômico mais detalhado e definiram um intervalo de 140 quilobases (kb) considerado por conter o FDT, alinhando o DNA Y-específico presente em um macho XX com a deleção de um cromossomo Y da mesma região em uma fêmea XY. Esses investigadores identificaram um gene que codifica uma proteína

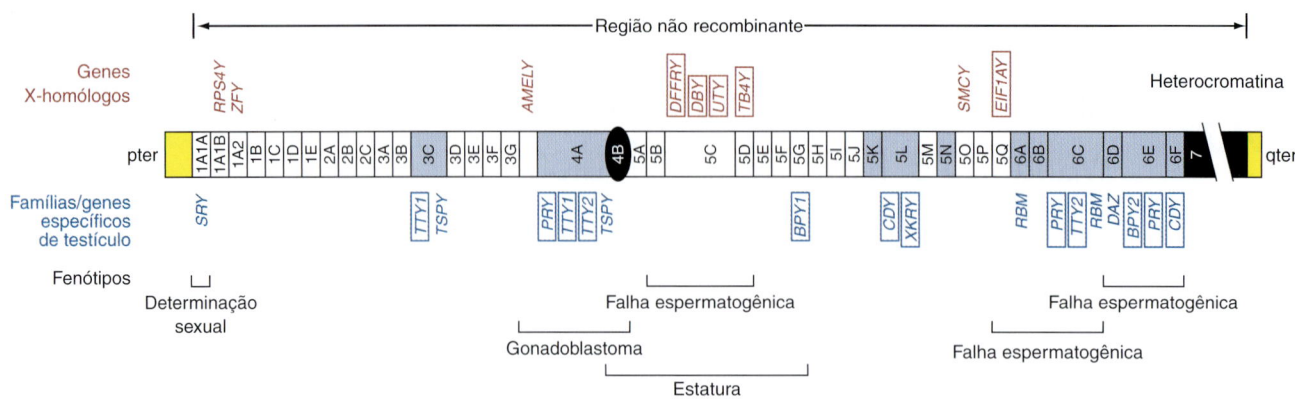

Figura 150-1. Mapa genético do braço curto do cromossomo Y humano. A região pseudoautossômica, onde o cruzamento genético pode ocorrer entre cromossomos sexuais, está destacada em amarelo. Os loci SRY e ZFY estão localizados perto do limite pseudoautossômico no braço curto do cromossomo Y na extremidade terminal (pter). O gene SRY codifica o interruptor molecular que promove a determinação do sexo gonadal. (Modificado de Lahn BT, Page DC. Functional coherence of the human Y chromosome. Science 1997; 278:675–80).

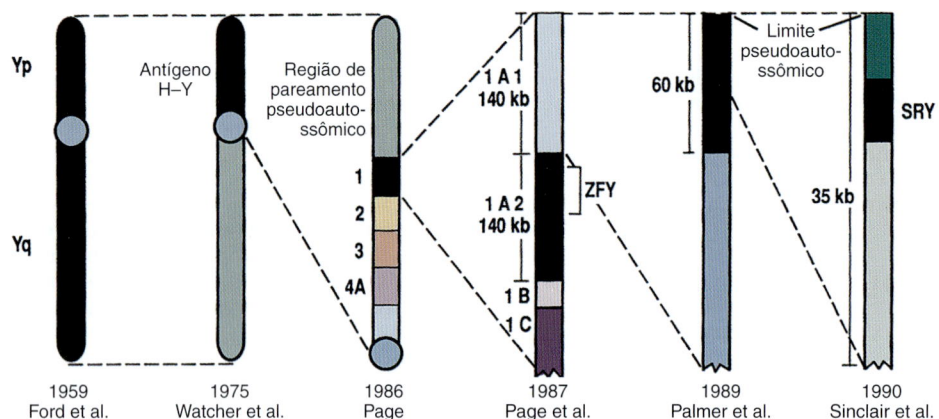

Figura 150-2. Representação esquemática da pesquisa histórica para o fator determinante testicular (FDT). A área sombreada em preto sobre o cromossomo Y é a região na qual foi localizado este fator. (De Grumbach MM, Conte FH. Disorders of sex differentiation. In: Wilson JD, Foster DW, editors. Williams textbook of endocrinology. Philadelphia: Saunders; 1998. p. 1315.)

com múltiplos domínios "dedo de zinco", característica de uma classe de proteínas que se ligam ao DNA em uma sequência de maneira específica e regulam a transcrição. Além disso, essas sequências demonstraram conservação evolutiva. **Com base na sua posição e semelhança estrutural com outros fatores de transcrição, ZFY (gene dedo de zinco no cromossomo Y) foi proposto como um candidato ao FDT.**

No entanto nos anos seguintes, acumularam-se dados que excluíram ZFY como o FDT. Isso incluiu a descoberta de que, em marsupiais, o ZFY não foi localizado nos cromossomos sexuais, mas em autossomos (Sinclair et al., 1988). ZFY foi excluído com certeza como um candidato a FDT quando quatro indivíduos com desenvolvimento testicular foram verificados como tendo herdado um fragmento do cromossomo Y que não incluía o ZFY (Palmer et al., 1989).

A busca renovada pelo FDT levou à descoberta de sequências Y-específicas nos machos XX com ausência de ZFY e à imposição de novos limites para a localização do FDT para uma região de 35 kb adjacente ao limite pseudoautossômico (Fig. 150-2). Utilizando "probes" a partir dessa região, Sinclair et al. (1990) descobriram uma sequência específica do gênero masculino de uma única cópia que foi evolutivamente conservada. Esse gene foi denominado SRY (região do gene Y determinante do sexo) em seres humanos e em camundongos Sry. A análise da sequência da proteína SRY demonstrou uma região de 78 aminoácidos altamente conservada com homologia com um padrão de ligação ao DNA da família de proteínas do grupo de alta mobilidade (HMG) (Fig. 150-3, *disponível exclusivamente on-line em inglês no site www.expertconsult.com*). Quando o DNA que codifica o HMG *box* foi utilizado para explorar uma biblioteca genômica, uma subfamília de genes estreitamente relacionados foi identificada. Os membros dessa família, definidos como aqueles que codificam uma região com 60% ou mais de similaridade de aminoácidos ao padrão do HMG *box* do SRY, são chamados de genes SOX (SRY *box*-relacionado) (Goodfellow e Lovell–Badge, 1993).

Foram acumuladas evidências consideráveis de que o SRY é o FDT. No camundongo, a expressão do gene Sry correlaciona-se com a determinação testicular na crista gonadal (Koopman et al., 1990). O SRY é um gene evolutivamente conservado no cromossomo Y de mamíferos. Fragmentos cromossômicos relacionados ao SRY (isto é, os genes SOX) estão muito conservados evolutivamente, sendo demonstrados em vários vertebrados e marsupiais. **O SRY está localizado na menor região do cromossomo Y capaz de induzir diferenciação testicular em seres humanos e em camundongos** (Gubbay et al., 1992). Na verdade, Koopman et al. (1991) introduziram em embriões de camundongos XX um fragmento de DNA genômico de camundongo de 14 kb contendo Sry e nenhuma outra sequência de genes ligados ao

Y e demonstraram que foi capaz de dar origem ao desenvolvimento testicular normal nos camundongos transgênicos. **A proteína SRY funciona como um fator de transcrição que, por ligação e produção de dobra do DNA, promove a interação proteína-proteína e é capaz de ativar a expressão de genes a jusante.** Uma expectativa para o FDT era que as mutações na sua sequência de proteínas resultariam em reversão sexual. O exame da sequência do *SRY* em mulheres XY identificou mais de 50 mutações na sequência de codificação da proteína, com a maioria localizada no domínio de ligação ao DNA. Outra previsão para o FDT é que a sua presença pode causar reversão sexual do homem XX. Até o momento tem se verificado que a maior parte dos homens XX apresenta segmentos do cromossomo Y contendo *SRY*. Isso sugere um papel causador do *SRY* na maioria dos casos de reversão sexual XX. **Portanto, dados genéticos e moleculares demonstraram que o *SRY* pode ser equiparado ao FDT.**

Insights adicionais têm sido obtidos quanto à função do gene *SRY* como um interruptor molecular que promove o desenvolvimento dos testículos. O *SRY* é expresso e funciona nas células de suporte do desenvolvimento da crista urogenital masculina. Essas células participam na formação do cordão e, finalmente, se desenvolvem em células de Sertoli.

PONTOS-CHAVE: SEXO CROMOSSÔMICO

- Sinclair et al. (1990) descobriram o FDT, uma sequência específica do sexo masculino de um único exemplar que foi evolutivamente conservada
- Este gene foi denominado *SRY* (região do gene Y determinante do sexo) em seres humanos e *Sry* em camundongos.

Genes Adicionais Envolvidos na Determinação Gonadal

Vários genes adicionais envolvidos no desenvolvimento gonadal foram identificados e caracterizados. Eles incluem, mas não estão limitados a, *WT1*, *NR5A1 (SF1)*, *SOX9*, *NR0B1 (DAX1)*, *WNT4*, *RSPO1* e *FOXL2* (Fig. 150-4; Tabela 150-1). Os dados mais recentes sugerem que esses fatores funcionam em vias de diferenciação definidas mas inter-relacionadas durante a formação e determinação gonadal.

WT1. O gene *WT1* foi originalmente isolado em experimentos de clonagem que identificaram um oncogene no cromossomo humano 11, como estando envolvido no desenvolvimento do tumor de Wilms (Call et al., 1990). Verificou-se que esse gene, originalmente localizado examinando-se deleções cromossômicas em crianças com síndrome de WAGR (tumor de *W*ilms, *a*niridia, anomalias *g*enitourinárias, gonadoblastoma e *r*etardo mental), estava expresso principalmente no rim e nas gônadas do embrião humano em desenvolvimento (Kreidberg et al., 1993). As primeiras mutações relatadas na síndrome de Denys–Drash, que inclui tumor de Wilms, insuficiência renal e anormalidades genitais e gonadais, foram verificadas envolvendo a proteína WT1 (Pelletier et al., 1991a, 1991b). De fato, mutações que envolvem *WT1* foram verificadas como responsáveis pelas síndromes de Frasier e de Denys–Drash, que parecem representar um espectro de anormalidades induzidas geneticamente envolvendo as gônadas e os rins, devido ao envolvimento anterior do *WT1* na diferenciação de ambas as estruturas. A síndrome de Frasier caracteriza-se por disgenesia gonadal e anormalidades renais que resultam em gônadas em fita e síndrome nefrótica (MacLaughlin e Donahoe, 2004). Se ocorrer no genótipo XY, resulta em reversão sexual. Como um resultado do *splicing* alternativo do gene *WT1*, pacientes com síndrome de Frasier não são suscetíveis ao tumor de Wilms, enquanto aqueles com síndrome de Denys–Drash são (Koziell e Grundy, 1999).

Além disso, com a síndrome de Denys–Drash, as gônadas se diferenciam mais completamente do que com a síndrome de Frasier. A investigação sobre *Wt1* no camundongo sugere que exerce os seus efeitos a montante do gene *Sry* e é provável que seja necessário para comprometimento e manutenção de tecido gonadal (Lim e Hawkins, 1998).

NR5A1 (SF1). Experimentos com camundongo demonstraram que o fator esteroidogênico 1 (*SF1*) do receptor nuclear é expresso em todos os tecidos esteroidogênicos, incluindo córtex da suprarrenal, testículos (células de Leydig), células da teca ovariana, da granulosa e corpo lúteo. O *SF1* parece ser um regulador-chave das enzimas envolvidas na produção de esteroides, incluindo os hormônios sexuais, e pode regular diretamente a expressão de gonadotrofina hipofisária (Parker et al., 2002). Além disso, parece desempenhar um papel no

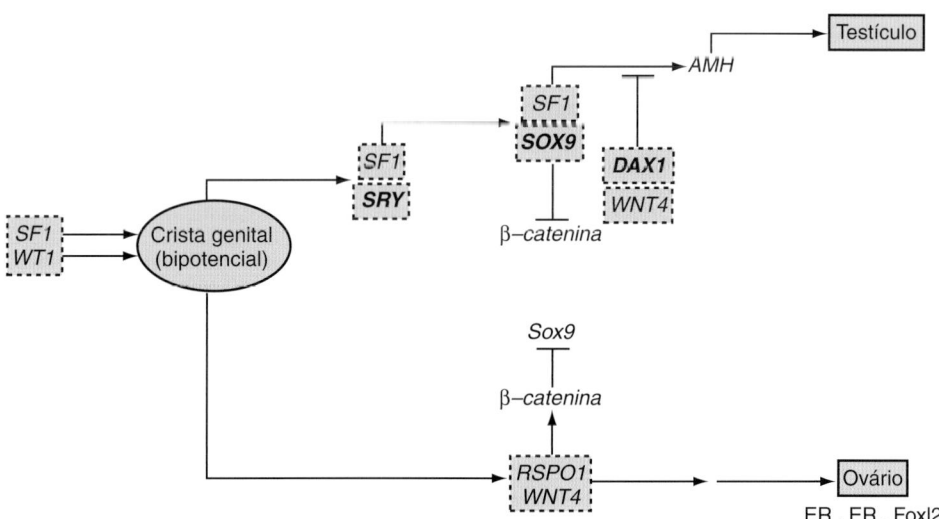

Figura 150-4. Genes que determinam a diferenciação testicular ou ovariana da gônada bipotencial. *SF1* e *WT1* são essenciais para a formação e o desenvolvimento da crista gonadal. A determinação gonadal é influenciada pela expressão transitória do fator de determinação testicular, *SRY*. A regulação positiva de *SOX9* pelo SRY leva à formação do testículo. A repressão de *SOX9* por fatores como DAX1 e WNT4/–catenina resulta na inibição da formação do testículo e promoção do desenvolvimento ovariano. (Segundo Hughes IA. Intersex. BJU Int 2002;90:771; and Sekido R, Lovell–Badge R. Sex determination and SRY: down to a wink and a nudge? Trends Genet 2009;25[1]:19–29.)

TABELA 150-1 Fenótipo da Perda de Função (Dados de Seres Humanos)

GENE	CROMOSSOMO	46,XY	46,XX
SRY	Yp11,3	Feminino; disgenesia gonadal (síndrome de Swyer)	
SOX9	q24.3–q25.1	Feminino; displasia camptomélica; ovários para disgenesia gonadal	Feminino; displasia camptomélica
WT1	11p13	Feminino; tumor de Wilms; disgenesia gonadal, esclerose mesangial (síndrome de Denys–Drash); gônadas em fita, glomeruloesclerose (síndrome de Frasier)	Feminino; tumor de Wilms; disgenesia gonadal, esclerose mesangial (síndrome de Denys–Drash); gônadas em fita, glomeruloesclerose (síndrome de Frasier
NRSA1 (SF1)	9q33	Feminino; insuficiência adrenal; disgenesia gonadal	
NR0B1(DAX1)	Xp21.3–p21.2	Masculino; disgenesia gonadal, hipogonadismo hipogonadotrófico; hipoplasia adrenal	
WNT4	1p36.23–p35.1		Masculino; desenvolvimento de estrutura mülleriana aberrante; desenvolvimento wolffiano
RSP01	1p34.3		Masculino; queratodermia palmoplantar; desenvolvimento mülleriano aberrante; ovotestículo
FOXL2	3q23		Feminino; síndrome de blefarofimose_ptose_epicanto invertido (BPES); insuficiência ovariana prematura (BPES tipo II)

desenvolvimento gonadal precoce em vários níveis do eixo endócrino reprodutivo (Ingraham et al., 1994; Luo et al., 1994). **O SF1 também parece atuar sinergicamente com WT1 na regulação da expressão da substância inibidora mülleriana (SIM)** (Shen et al., 1994; Imbeaud et al., 1995; Nachtigal et al., 1998) e podem regular a expressão de *DAX1* (Yu et al., 1998) e *SOX9* (Sekido e Lovell–Badge, 2008).

SOX9. O gene *SOX9* foi originalmente identificado em pacientes com displasia camptomélica, uma doença congênita da formação de osso e cartilagem que é frequentemente associada à reversão sexual XY (Wagner et al., 1994). **Estruturalmente, o gene SOX9 é bastante semelhante ao SRY, com uma semelhança de sequência de 71% do domínio HMG àquele do SRY.** A expressão do gene em adultos é maior nos testículos. É interessante notar que a atividade do gene *SOX9* aumenta imediatamente após a expressão do *SRY*, e análises da linhagem celular mostram que a proteína *SOX9* é expressa em células determinadas a se tornarem células de Sertoli (Sekido e Lovell–Badge, 2009). **Portanto, o gene SOX9 pode ser um efetor-chave a jusante da ação do SRY. A atividade de SRY no SOX9 é sinérgica com a atividade de um fator de transcrição adicional, SF1, que é essencial para o desenvolvimento gonadal e da suprarrenal** (Sekido e Lovell–Badge, 2008). **Um papel para SOX9 na determinação gonadal masculina é, ainda, apoiado por dados de indivíduos do sexo masculino genotípicos com mutações SOX9 (46,XY) que apresentam desenvolvimento ovariano e reversão sexual masculino para feminino** (Foster et al., 1994; Wagner et al., 1994). O *SOX9* também regula positivamente a expressão do gene *AMH* (MacLaughlin e Donahoe, 2004).

NR0B1 (DAX1) e Reversão Sexual Sensível à Dose (DSS). A primeira indicação de que um gene X-específico foi envolvido na determinação do sexo humano foi fornecida em 1978 com a identificação de uma família com um modo de herança ligada ao X de disgenesia gonadal 46,XY. Estudos subsequentes de uma série de indivíduos com reversão de sexo confirmaram a presença de material genético adicional ligado ao cromossomo X e um cromossomo Y normal (Ogata et al., 1992). **Esse achado sugeriu que a duplicação de um gene X-específico provoca reversão sexual XY, expressando uma dose dupla de uma região normalmente sujeita à inativação do X.** A seleção de indivíduos do sexo feminino XY com um gene *SRY* normal detectou uma duplicação submicroscópica, envolvendo uma região de 160 kb designada como uma região crítica de reversão sexual sensível à dose (DSS) (Bardoni et al., 1994). Estudos paralelos que examinaram indivíduos do sexo masculino 46,XY com disgenesia gonadal, hipogonadismo hipogonadotrófico e hipoplasia adrenal congênita resultaram na identificação de um gene candidato, *NR0B1* (*DAX1*), dentro da região crítica do DSS (Muscatelli et al., 1994; Zanaria et al., 1994). É interessante notar que *DAX1* pode atuar para suprimir ou promover a via de determinação do testículo (Yu et al., 1998; Meeks et al., 2003). Embora se acreditasse inicialmente que *DAX1* fosse o principal gene envolvido na DSS, vários pacientes 46,XY com reversão sexual foram identificados com duplicação da região de DSS na ausência de duplicação do *DAX1*, o que sugere que os efeitos de dosagem de gene dessa região podem estar associados a um gene ou genes adicionais (Zanaria et al., 1995).

WNT4. O *WNT4* no cromossomo 1p34 parece estar envolvido na regressão mülleriana e também pode funcionar por antagonismo à atividade do *SRY* (Kim et al., 2006; Bernard e Harley, 2007). A inativação precoce do *Wnt4* em camundongos provoca a falha da formação de derivados do ducto mülleriano em ambos os sexos. Além disso, a inativação do *Wnt4* em camundongos fêmeas leva ao desenvolvimento do ducto wolffiano sem formação de tecido testicular e genitália externa feminina. Além disso, um relato recente dá suporte ao papel do *WNT4* no desenvolvimento e na manutenção do fenótipo feminino em mulheres, regulando o desenvolvimento do ducto mülleriano e a esteroidogênese ovariana (Biason-Lauber et al., 2004).

Rspo1. A R–espondina 1 é codificada pelo gene *Rspo1*. Pertence a uma família de ligantes que ativam as vias de sinalização da βcatenina e *Wnt*. A expressão da R-espondina-1 se sobrepõe à do *Wnt* em muitos tecidos e pode ter um efeito sinérgico com o *Wnt*, estabilizando a β-catenina citoplasmática. O gene *Rspo1* foi identificado como um gene candidato na determinação do ovário por análise de ligação de uma grande família italiana consanguínea com característica de cossegregação de hiperqueratose palmoplantar (QPP) e reversão sexual XX de feminino para masculino (Parma et al., 2006). Uma mutação *frameshift*, de único nucleotídeo, foi encontrada em indivíduos afetados daquela família consanguínea e mutações de deleção em casos esporádicos de QPP e reversão sexual XX.

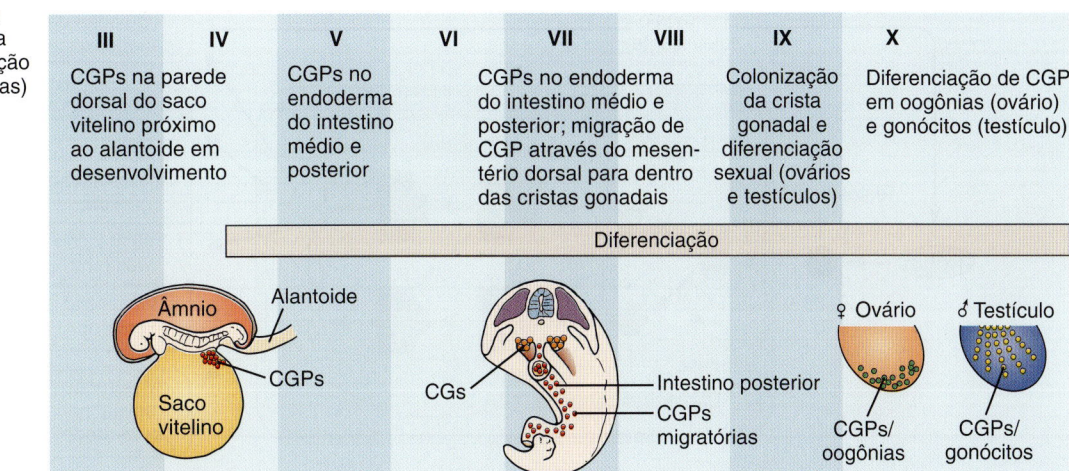

Figura 150-5. Migração de células germinativas primordiais. Às 3 semanas, as células germinativas primordiais (CGPs) estão sendo formadas e migram ao longo da parede do saco vitelino para alcançar a parte caudal do feto. Por volta de 5 semanas, elas atingiram o nível das cristas gonadais (CGs). (Modificado de DeFilici M. Origin, migration, and proliferation of human primordial germ cells. In: Coticchio G, Albertini DF, DeSantis L, editors. Oogenesis. London: Springer-Verlag; 2013. p. 21.)

Desenvolvimento Fenotípico Normal

Fase de Diferenciação Gonadal

Durante as seis primeiras semanas de desenvolvimento embrionário, a crista gonadal, células germinativas, ductos internos e genitais externos são bipotenciais tanto nos embriões 46,XY quanto nos 46,XX. Sob as influências genéticas de determinação do sexo, as cristas gonadais bipotenciais diferenciam-se em ovários ou testículos, e células germinativas se desenvolvem em oócitos ou espermatócitos. Células germinativas primordiais podem ser reconhecidas na terceira semana de gestação sobre a parede posterior do saco vitelino secundário. A migração das células germinativas começa na quinta semana da gestação a partir da parede dorsal do saco vitelino através do mesentério para a face ventral medial da crista urogenital (DeFilici, 2013) (Fig. 150-5). Esse processo é dependente de quimioatratores e moléculas de adesão celular (Hughes, 2002). No geral, uma população de 1.000 a 2.000 células germinativas primordiais atinge o blastema gonadal por volta da sexta semana de gestação.

A transformação das células germinativas em espermatogônias e oogônias resulta da diferenciação dos compartimentos gonadais epiteliais referidos como "cordões" testiculares e ovarianos. O *SRY* inicia a troca que induz uma cascata de genes que direcionam a gônada indiferenciada para a organogênese testicular. O momento exato em que isso ocorre permanece desconhecido. Inicialmente, a diferenciação de células de Sertoli é observada com a forma de cordões testiculares às 6-7 semanas de gestação, criando a membrana basal ou a barreira hematotesticular, de espermatogônias e células de Sertoli de um lado e fibroblastos mesenquimais de outro. A diferenciação das células de Sertoli está associada à produção de SIM, uma glicoproteína codificada por um gene no braço curto do cromossomo 19 (Haqq et al., 1994). Em indivíduos do sexo masculino, uma segunda linhagem de células primordiais de mesênquima esteroidogênico permanece entre os cordões testiculares e representa as futuras células de Leydig, as quais se diferenciam em 8 a 9 semanas. Na ausência do gene *SRY*, ocorre a organogênese ovariana. Pouco se sabe sobre o controle genético do desenvolvimento ovariano. Até o momento, não foram identificados genes cujos produtos dirijam o desenvolvimento do ovário. Parece necessário que haja cópias duplicadas de, pelo menos, um lócus ligado ao cromossomo X (que presumivelmente explica os ovários disgenéticos em pacientes com síndrome de Turner 45,XO). Um candidato potencial pode estar dentro da região crítica de DSS no Xp-21 que, quando duplicado, promove a "reversão sexual" masculino para feminino (Bardoni et al., 1994; Lopez et al., 1998).

Ao contrário do testículo, que funciona principalmente como um órgão fetal endócrino, o ovário tem atividade principalmente exócrina. Em ovários embrionários, células germinativas sofrem proliferação mitótica intensa (precedendo o início da prófase da meiose) e no processo, esgota todo o seu potencial mitótico pré-natal, atingindo uma dotação máxima de 20 milhões de células por volta de 20 semanas de gestação. A presença de dois cromossomos X parece ser responsável pela diferenciação das células da granulosa no manto de proteção da camada granulosa e "salvamento" de 30% das células germinativas (aproximadamente 2.000.000) (Byskov e Westergaard, 1998).

> **PONTO-CHAVE: ESTADO DE DIFERENCIAÇÃO GONADAL**
> - Durante as primeiras 6 semanas de desenvolvimento embrionário da crista gonadal, células germinativas, ductos internos e órgãos genitais externos são bipotenciais tanto em embriões 46,XY quanto em 46,XX.

Função Gonadal

Testículo

A função endócrina inicial dos testículos fetais é a secreção de SIM pelas células de Sertoli por volta de 7-8 semanas de gestação. SIM, um dos dois hormônios necessários para a diferenciação sexual masculina, atua localmente para produzir a regressão mülleriana. É um membro da família do fator de crescimento transformante β (TGF-β), e o gene humano foi clonado e mapeado para o cromossomo 19 (Cate et al., 1986). Sabe-se pouco sobre o mecanismo celular da ação da SIM. Uma vez que a marca da regressão do ducto mülleriano mediada por SIM é a formação de um anel de tecido conjuntivo em torno das células epiteliais, é provável que o mesênquima seja o alvo primário da SIM. A secreção de testosterona pelos testículos fetais é detectável logo após a formação das células de Leydig no interstício, aproximadamente às 9 semanas de gestação (Siiteri e Wilson, 1974). Existe um aumento de testosterona testicular e sérica até uma concentração máxima às 13 semanas e depois ocorre um declínio. A enzima limitante da taxa para

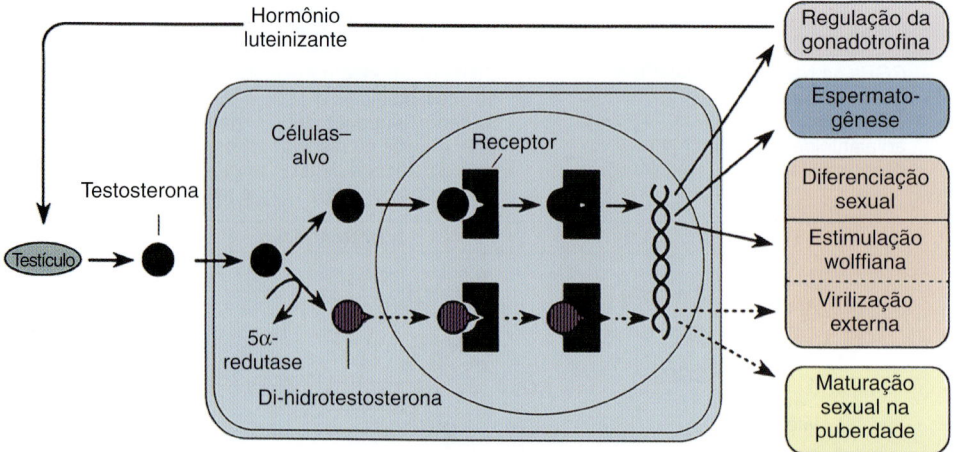

Figura 150-6. Diagrama esquemático da fisiologia androgênica normal. As principais ações dos androgênios são listadas à direita. A testosterona entra nos tecidos-alvo de androgênios e/ou se liga ao receptor de androgênio nos núcleos celulares ou é convertida pela 5α–redutase em di–hidrotestosterona (DHT). A DHT liga-se ao mesmo receptor, mas com uma afinidade maior. As ações dos androgênios mediadas pela testosterona estão indicadas por setas sólidas, e aquelas mediadas por DHT estão indicadas por setas tracejadas. (De Griffin JE, Wilson JD. Syndromes of androgen resistance. Hosp Pract 1987;22:99–114.)

a síntese de testosterona fetal é a 3β–hidroxiesteroide–desidrogenase, que apresenta uma concentração aproximadamente 50 vezes mais alta nos testículos fetais do que no ovário. Os androgênios são sintetizados pelas células de Leydig, inicialmente de forma autônoma, mas, em seguida, dependente da secreção de gonadotrofina coriônica humana (hCG) placentária. Mais tarde na gestação, com a diminuição da concentração de hCG, a síntese de androgênio é controlada pela secreção do hormônio luteinizante (LH) pela glândula hipófise fetal. Jost et al. (1973) demonstraram claramente que o androgênio é essencial para a virilização das estruturas do ducto wolffiano, do seio urogenital e do tubérculo genital. A testosterona, o principal androgênio secretado pelos testículos, entra em tecidos-alvo por difusão passiva. Órgãos como o ducto wolffiano, ao lado do testículo fetal, também captam testosterona por pinocitose. A fonte local de androgênio é importante para o desenvolvimento do ducto wolffiano, o que não ocorre se a testosterona é fornecida apenas através da circulação periférica. Em algumas células, tais como nas do seio urogenital, a testosterona é convertida em di-hidrotestosterona (DHT) pela 5 α-redutase intracelular. A testosterona ou DHT, em seguida, liga-se a uma proteína do receptor intracelular de alta afinidade, e esse complexo entra no núcleo, onde se liga aos locais aceitadores no DNA, resultando em nova síntese de RNA mensageiro e de proteínas (Fig. 150-6). O receptor de androgênio tem sido caracterizado como um receptor de alta afinidade que media a ação da testosterona e DHT em todos os tecidos dependentes de androgênio. Em distúrbios do receptor de androgênio, tais como a síndrome de insensibilidade ao androgênio, a produção de testosterona é normal, mas o hormônio é incapaz de atingir o núcleo e interagir com o DNA. Vários defeitos no receptor de androgênio resultam em um espectro de anormalidades fenotípicas no indivíduo do sexo masculino genético. Como as gônadas femininas têm receptor de androgênio dentro de seus tecidos, o androgênio exógeno produz virilização. A DHT liga-se ao receptor de androgênio com maior afinidade e estabilidade do que a testosterona. Portanto, em tecidos equipados com 5α-redutase no momento da diferenciação sexual (p. ex., próstata, seio urogenital, genitália externa), a DHT é o androgênio ativo (George e Peterson, 1988). A atividade da 5α-redutase apresenta dois valores ótimos de pH em culturas de fibroblastos de pele genital – um pH de 5,5 e um segundo pH próximo de 8 – que correspondem a duas enzimas distintas (Jenkins et al., 1992). A enzima alcalina esteroide humana 5α-redutase tipo 1 foi clonada primeiro; entretanto, a principal enzima na próstata é a 5α-redutase tipo 2 (Andersson e Russel, 1990). Uma deleção no gene que codifica essa enzima foi descoberta em pacientes intersexuais com deficiência de 5α-redutase (Andersson et al., 1991). O gene que codifica o receptor de androgênio foi clonado e mapeado para o cromossomo X no Xq11-12 (Lubahn et al., 1988).

PONTO-CHAVE: FUNÇÃO GONADAL

- A DHT liga-se ao receptor de androgênio com maior afinidade e estabilidade do que a testosterona. Portanto, em tecidos equipados com a 5α-redutase no momento da diferenciação sexual (p. ex., próstata, seio urogenital, genitália externa), o androgênio ativo é a DHT.

Ovário

A síntese de estrogênios é detectável no embrião feminino logo após 8 semanas de gestação. A enzima limitante da taxa é a aromatase, que é mais elevada no ovário fetal do que no testículo fetal. Os estrogênios não são necessários para a diferenciação feminina normal do trato reprodutor, mas podem interferir na diferenciação do sexo masculino. O estrogênio pode bloquear o efeito da SIM nos ductos müllerianos, e o tratamento com estrogênio pré-natal de mães foi associado a anormalidades do trato reprodutor masculino (Gill et al., 1979; Vigier et al., 1989).

Diferenciação Sexual Fenotípica

Antes da oitava semana de gestação, o trato urogenital é idêntico nos dois sexos. Ambos os sistemas de ductos müllerianos e wolffianos estão presentes como origem dos órgãos acessórios internos de reprodução (Fig. 150-7). Além disso, nessa fase, a origem dos órgãos genitais externos de embriões masculinos e femininos são indistinguíveis (Fig. 150-8). No feto do sexo masculino, células de Sertoli produzem SIM, que atua localmente e de forma unilateral para suprimir os ductos müllerianos, e as células de Leydig produzem testosterona, que permite o desenvolvimento local dos ductos wolffianos. Por volta de 10 semanas de gestação, a degeneração dos ductos müllerianos está quase concluída e os ductos wolffianos tornaram-se mais proeminentes (Fig. 150-7). Adjacente aos testículos, organizam-se circunvoluções dos ductos para formar o epidídimo. Os ductos wolffianos do epidídimo juntam-se com a porção coletora dos túbulos testiculares (rede testicular). Distalmente, os ductos se juntam ao seio urogenital por volta dos 30 dias de gestação, onde se desenvolvem nas vesículas seminais. No feto do sexo feminino, a testosterona não é secretada pelos ovários e, portanto, os ductos wolffianos regridem. Como o ovário não produz SIM, os ductos müllerianos são mantidos e se desenvolvem no trato reprodutor interno feminino. As extremidades cefálicas são a origem das tubas uterinas, e as extremidades caudais se fundem para formar o útero (Fig. 150-7). O contato dos ductos müllerianos com o seio urogenital induz a formação da placa uterovaginal, que finalmente forma o lúmen da vagina. As contribuições relativas dos ductos müllerianos e do seio urogenital para a formação da vagina permanecem um tanto controversas; no entanto, existe alguma concordância de que os dois terços proximais da vagina tenham contribuição dos ductos müllerianos e o terço distal, do seio urogenital. A masculinização do feto do sexo masculino começa às 7 a 8 semanas de gestação (Fig. 150-9). O primeiro sinal de diferenciação fenotípica masculina é a degeneração dos ductos müllerianos adjacentes aos testículos, como resultado da secreção de SIM pelas células de Sertoli. Considerando que os efeitos do androgênio sobre os ductos wolffianos estão relacionados com a difusão de testosterona a partir da gônada adjacente, a masculinização da genitália externa resulta da liberação sistêmica de testosterona com a conversão local para DHT. Por volta de 10 semanas, pode ser visto um aumento na distância entre o tubérculo genital e as pregas anais. O tubérculo genital engrossa e se alonga para se tornar o pênis, e as pregas uretrais se fundem a partir da face posterior para a anterior sobre o sulco uretral (Fig. 150-10). Perto da bexiga, a uretra é circundada pela próstata. As intumescências urogenitais migram posteriormente ao tubérculo genital e se fundem para formar o escroto. **Por volta das 12 a 13 semanas de gestação, a genitália do feto do sexo masculino é concluída com o fechamento da fenda urogenital alongada.** Sob a influência de androgênio secretado pelos testículos fetais, o crescimento do pênis e a descida testicular ocorrem no terceiro trimestre (Fig. 150-9). No feto do sexo feminino, a ausência de testosterona circulante mantém a aparência dos órgãos genitais externos na fase gestacional de 6 semanas. O tubérculo genital desenvolve-se apenas ligeiramente para formar o clitóris. As intumescências genitais laterais tornam-se os grandes lábios, e as pregas uretrais adjacentes tornam-se os pequenos lábios (Fig. 150-11). Entre os pequenos lábios vaginais irá se desenvolver o introito vaginal e o meato uretral.

Identidade de Gênero, Papel do Gênero e Orientação Sexual

Diferenciação Psicossexual

Os seres humanos foram reconhecidos como tendo um comportamento sexual dimórfico, que possui vários aspectos: (1) a *identidade de gênero*, a identificação de si mesmo como masculino ou feminino; (2) o *papel do gênero*, aspectos do comportamento em que masculino e feminino parecem diferir; (3) a *orientação sexual* ou escolha do parceiro sexual (heterossexual, homossexual ou bissexual); e (4) *diferenças cognitivas* (Grumbach e Conte, 1998). A identidade de gênero é um fenômeno complexo e mal compreendido em seres humanos, e os mecanismos parecem multifatoriais. A experiência em pacientes com hiperplasia adrenal congênita (HAC) que foram expostos no

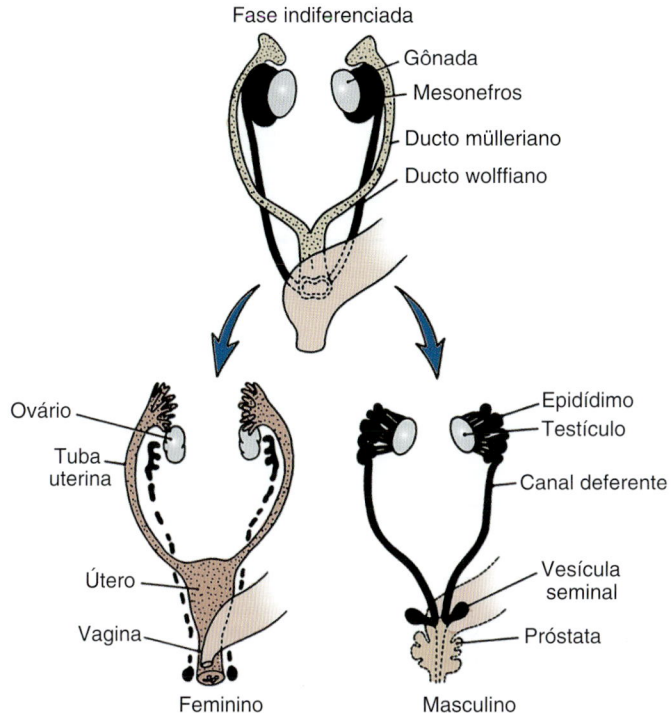

Figura 150-7. Diferenciação do ducto wolffiano e mülleriano e seio urogenital no sexo masculino e feminino. (De Wilson JD. Embryology of the genital tract. In: Harrison HH, Gittes RF, Perlmutter AD, et al., editors. Campbell's urology. 4th ed. Philadelphia: Saunders; 1979. p. 1473.)

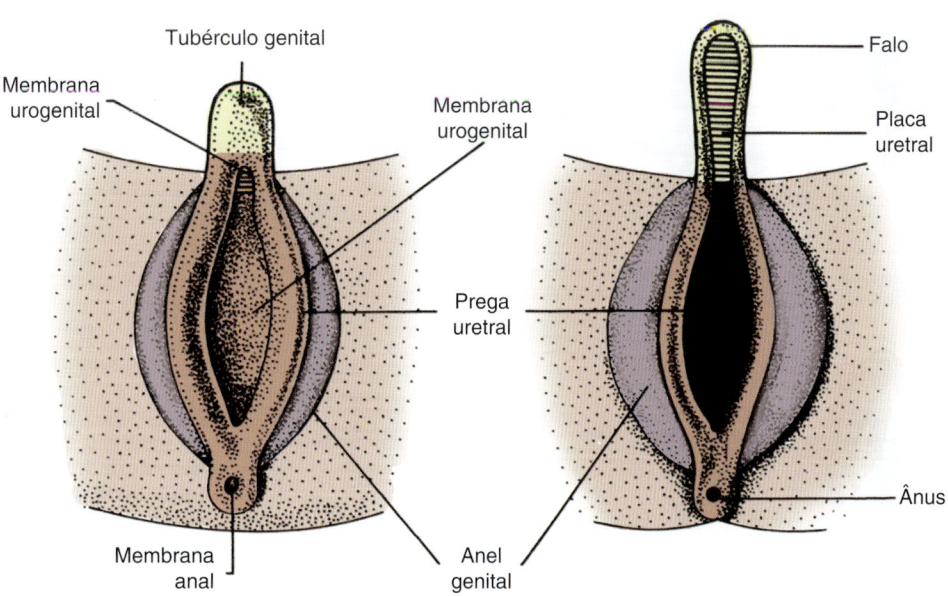

Figura 150-8. Diagrama da genitália externa no período indiferenciado. (De Martinez-Mora J. Development of the genital tract. In: Martinez-Mora J, editor. Intersexual states: disorders of sex differentiation. Barcelona: Ediciones Doymer; 1994. p. 52.)

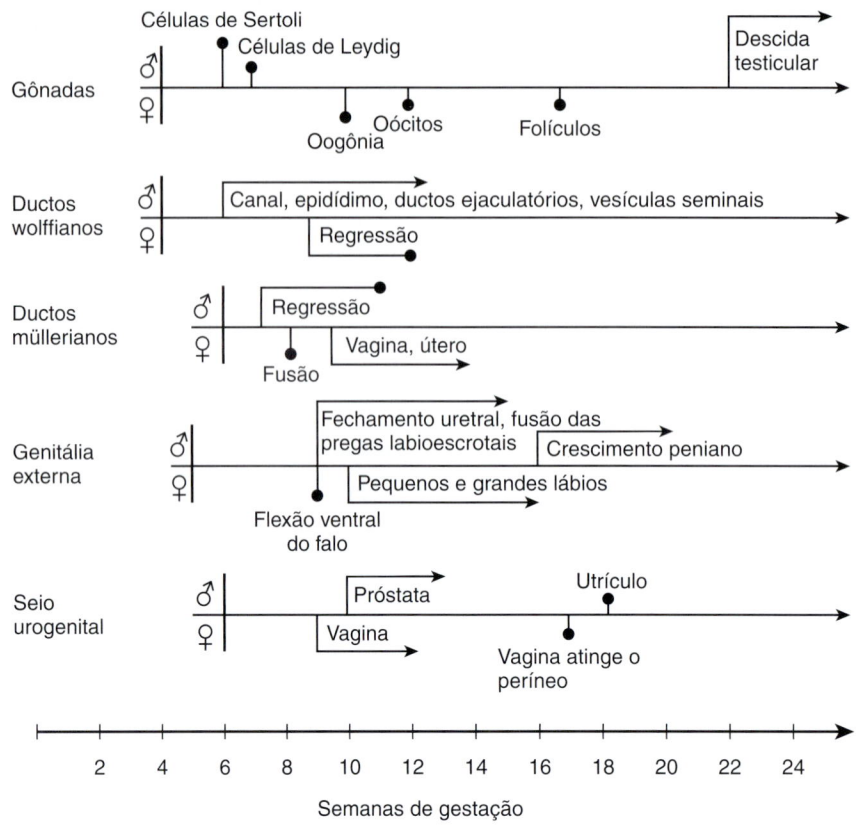

Figura 150-9. Calendário da diferenciação sexual normal. (De White PC, Speiser PW. Congenital adrenal hyperplasia due to 21–hydroxylase deficiency. Endocr Rev 2000;21:245–91.)

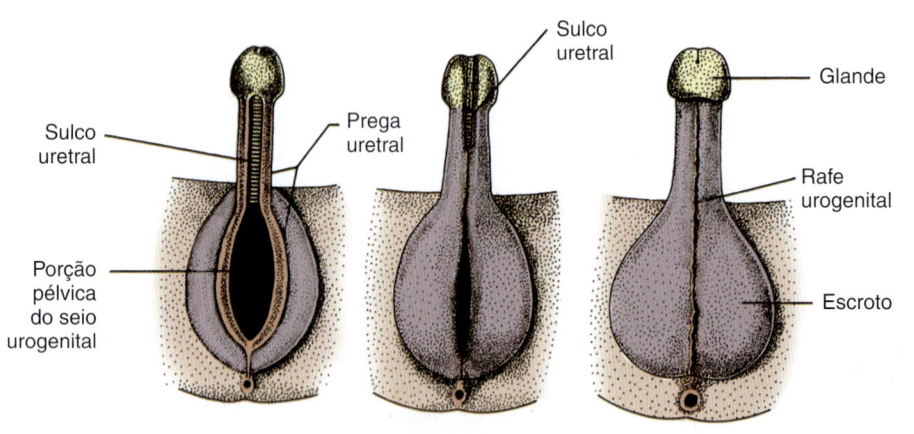

Figura 150-10. Diagrama da diferenciação da genitália externa masculina. (De Martinez-Mora J. Development of the genital tract. In: Martinez-Mora J, editor. Intersexual states: disorders of sex differentiation. Barcelona: Ediciones Doymer; 1994. p. 53.)

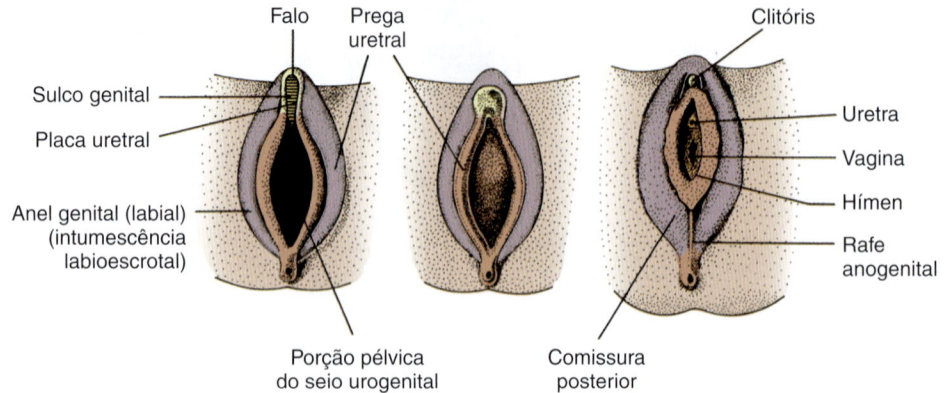

Figura 150-11. Diagrama da diferenciação da genitália externa feminina. (De Martinez-Mora J. Development of the genital tract. In: Martinez-Mora J, editor. Intersexual states: disorders of sex differentiation. Barcelona: Ediciones Doymer; 1994. p. 52.)

período pré-natal ao androgênio e em pacientes criados com um sexo oposto ao seu sexo cromossômico ou gonadal tem fornecido evidências para indicar que a identidade de gênero não é apenas uma função do complemento cromossômico ou do ambiente endócrino pré-natal. Fatores ambientais pós-natais e de aprendizagem parecem ter um efeito importante. Entretanto, acumularam-se fortes evidências sobre o impacto das influências hormonais pré-natais sobre o comportamento sexualmente dimórfico ou no papel de gênero. Por exemplo, o acompanhamento a longo prazo de pacientes com HAC forneceu suporte para um maior interesse em "comportamento de menino" do que em meninas não afetadas, embora esses padrões não sejam anormais em relação ao comportamento feminino na sociedade ocidental (Ehrhardt e Meyer-Bahlburg, 1981). Informações adicionais sobre a influência dos androgênios na identidade de gênero e em papéis de gênero surgiram de um estudo de homens com extrofia cloacal que foram submetidos à mudança de sexo nos primeiros meses de vida. A maioria desses pacientes apresentava comportamentos e atitudes que refletiam características fortes típicas do sexo masculino independentemente se tivessem sido criados como homens ou mulheres (Reiner e Gearhart, 2004). No entanto, um estudo britânico subsequente de uma coorte 46,XY com extrofia cloacal semelhante apresentou achados contraditórios (Baker Towell e Towell, 2003). O dogma previamente aceito de que as crianças são psicossexualmente neutras ao nascimento e capazes de ser ambientalmente orientadas (a teoria do quarto rosa/quarto azul) foi seriamente desafiada por aqueles que apoiam o conceito de diferenciação psicossexual no período pré-natal (Money e Ehrhardt, 1972; Diamond e Sigmundson, 1997). O suporte para qualquer teoria em seres humanos baseia-se na avaliação de um número limitado de pacientes afetados. Uma melhor compreensão da controvérsia "natureza *versus* criação" provavelmente irá se revelar importante no manejo ideal de pacientes com DDSs. No entanto, nossa maior consciência dos pacientes fisiologicamente normais com genuína "disforia de gênero" ilustrou a complexidade desse processo.

PONTO-CHAVE: DIFERENCIAÇÃO PSICOSSEXUAL

- O dogma previamente aceito de que as crianças são psicossexualmente neutras ao nascimento e capazes de ser ambientalmente orientadas (a teoria do quarto rosa/quarto azul) foi seriamente desafiada por aqueles que apoiam o conceito de diferenciação psicossexual no período pré-natal.

DIFERENCIAÇÃO SEXUAL ANORMAL

A classificação dos DDSs (anteriormente distúrbios intersexuais) passou por uma mudança evolutiva à medida que melhorou a compreensão dos mecanismos etiológicos da diferenciação sexual normal e anormal. Como resultado, os sistemas de classificação variam. Emprestamos do sistema utilizado por Grumbach e Conte (1998), que incorpora a ênfase histórica na classificação pela morfologia gonadal, e introduzimos uma terminologia mais contemporânea (Hughes et al., 2006). Os termos descritivos para histologia gonadal anormal foram mantidos, com exceção de hermafroditismo verdadeiro, que foi substituído por DDS ovotesticular. Entretanto, para mulheres 46,XX masculinizadas com dois ovários, *pseudo-hermafroditismo feminino* foi substituído por DDS 46,XX; e para homens 46,XY submasculinizados, o termo *pseudo-hermafroditismo masculino* foi substituído por DDS 46,XY. A primeira categoria consiste em distúrbios da diferenciação gonadal; a segunda inclui DDS ovotesticular; a terceira inclui DDS 46,XX (a mulher masculinizada, isto é, com ovários presentes, mas genitália externa que exibe evidências de masculinização); a quarta inclui DDS 46,XY (o homem submasculinizado, isto é, com testículos presentes, mas ductos genitais e/ou genitália externa incompletamente masculinizados); e a quinta categoria consiste em formas não classificadas. Dentro de cada categoria, avanços notáveis em informações cromossômicas e bioquímicas permitiram a subclassificação de distúrbios com base em mecanismos etiológicos, contribuindo para um sistema de classificação mais racional (Quadro 150-1).

QUADRO 150-1 Diferenciação Sexual Anormal

1. Distúrbios da diferenciação gonadal
    Disgenesia dos túbulos seminíferos
    Síndrome de Klinefelter
    Masculino 46,XX
    Síndromes de disgenesia gonadal
    Síndrome de Turner
    Disgenesia gonadal pura
    Disgenesia gonadal mista
    Disgenesia gonadal parcial (pseudo-hermafroditismo masculino disgenético)
    Testículos evanescentes bilaterais, síndromes de regressão testicular
2. DDS ovotesticular (hermafroditismo verdadeiro)
3. DDS 46,XX (feminino masculinizado)
    Hiperplasia adrenal congênita (deficiências de 21-hidroxilase, 11β-hidroxilase, 3β-hidroxiesteroide desidrogenase)
    Androgênios maternos
4. DDS 46,XY (masculino submasculinizado)
    Agenesia das células de Leydig, ausência de resposta
    Distúrbios da biossíntese de testosterona
    Variantes de hiperplasia adrenal congênita afetando a síntese de corticosteroide e testosterona
    Deficiência de StAR (hiperplasia adrenal lipoide congênita)
    Deficiência de citocromo P450 oxidorredutase (POR)
    Deficiência de 3β-hidroxiesteroide desidrogenase
    Deficiência de 17β-hidroxilase
    Distúrbios da biossíntese de testosterona
    Deficiência de 17,20-Liase
    Deficiência de 17β-hidroxiesteroide desidrogenase
    Distúrbios do tecido-alvo dependente de androgênio
    Defeitos do receptor e pós-receptor de androgênio
    Síndrome da insensibilidade androgênica completa (grave)
    Síndrome da insensibilidade androgênica parcial
    Síndrome da insensibilidade androgênica leve (SIAL)
    Distúrbios do metabolismo da testosterona por deficiência de 5α-redutase em tecidos periféricos
    Distúrbios da síntese, secreção ou resposta a substância inibidora mülleriana
    Síndrome de ducto mülleriano persistente
5. Formas não classificadas
    Em mulheres: Síndrome de Mayer-Rokitansky-Küster-Hauser

DDS, distúrbio do desenvolvimento sexual.

Distúrbios da Diferenciação e do Desenvolvimento Gonadal

Síndrome de Klinefelter e Variantes

Em 1942, Klinefelter, Reifenstein e Albright descreveram uma síndrome caracterizada por eunucoidismo, ginecomastia, azoospermia, aumento dos níveis de gonadotrofinas e testículos firmes, pequenos. Por volta de 1959, observou-se que esses pacientes tinham um cariótipo 47,XXY (Jacobs e Strong, 1959).

A síndrome de Klinefelter representa a principal e mais comum anormalidade da diferenciação sexual. Por definição, indivíduos do sexo masculino com pelo menos um cromossomo Y e pelo menos dois cromossomos X têm síndrome de Klinefelter. O clássico complemento 47,XXY surge como resultado da não disjunção durante a meiose; ela ocorre em 1 de 600 indivíduos do sexo masculino nascidos vivos (Morris et al., 2008). Mas o fenótipo também está associado a 48,XXYY e 49,XXXYY, e uma forma exagerada do fenótipo está associada a 48XXXY e 49,XXXXY. A forma em mosaico 46,XY/47,XXY está associada a uma versão mais suave das características fenotípicas da síndrome de Klinefelter 47,XXY clássica. Talvez como resultado da variabilidade fenotípica, acredita-se que a síndrome de Klinefelter seja subdiagnosticada, com uma taxa de diagnóstico de 25% em um estudo dinamarquês (Bojesen et al., 2004).

Em adultos 47,XXY, os túbulos seminíferos degeneram-se e são substituídos por material hialino. Como resultado, os testículos são firmes e pequenos, com menos de 3,5 cm de comprimento. Histologicamente, as células de Leydig parecem estar presentes em grande número, porque elas são vistas em grandes aglomerados em certas áreas dos testículos, assemelhando-se, por vezes, a tumores de células de Leydig. No entanto, o volume absoluto das células de Leydig não está aumentado e provavelmente é mais baixo do que o normal. Os níveis séricos de testosterona são baixos a normais e os de gonadotrofinas são elevados. Os níveis plasmáticos de estradiol tendem a ser elevados, com ginecomastia resultante de um aumento da proporção de estradiol para testosterona. A maioria dos pacientes apresenta azoospermia, e a presença de esperma sugere mosaicismo 46, XY/47,XXY. Parece haver uma depleção de células germinativas, com o início da puberdade (Wikström et al., 2004). Fertilidade, com o benefício da extração testicular de espermatozoides (TESE) e injeção intracitoplasmática de espermatozoides, tem sido relatada em pacientes com síndrome de Klinefelter (Koga et al., 2007). Alguns especialistas em infertilidade defendem o acoplamento com a injeção intracitoplasmática de espermatozoides com diagnóstico pré-implantação, dada a menor taxa de embriões normais de pacientes com síndrome de Klinefelter (54%) em comparação aos controles (77%) (Staessen et al., 2003).

A diminuição da produção de androgênio pode prejudicar o desenvolvimento sexual secundário normal. O desenvolvimento muscular pode ser insatisfatório, e a distribuição de gordura é maior no sexo feminino do que no masculino. Quantidades normais de pelos pubianos e axilares podem estar presentes, mas os pelos faciais são escassos. Os pacientes tendem a ser mais altos do que a média, principalmente por causa do comprimento desproporcional de suas pernas, que está presente mesmo na infância. De outra forma, poucas características distintivas, se houver, estão presentes na criança pré-púbere.

A ginecomastia, que pode ser bastante acentuada, é um desenvolvimento puberal comum em pacientes com síndrome de Klinefelter. Como resultado, esses pacientes têm um risco oito vezes maior para o desenvolvimento de carcinoma da mama em comparação com homens normais (Harnden et al., 1971). Além disso, eles estão predispostos ao desenvolvimento de neoplasias malignas de origem em células germinativas extragonadais, bem como tumores de células de Leydig e de Sertoli (Völkl et al., 2006). Portanto, a vigilância de rotina com ultrassonografia escrotal tem sido defendida para pacientes pós-púberes com síndrome de Klinefelter.

Uma área intrigante de investigação tem sido a função neuropsiquiátrica de pacientes com síndrome de Klinefelter. Estudos demonstraram depressão da habilidade verbal e limitações no funcionamento executivo frontal. Recentes estudos de imagem mostraram diferenças de volume seletivas em áreas correspondentes dos cérebros de pacientes com síndrome de Klinefelter em relação aos de indivíduos normais (Giedd et al., 2007). Outros estudos demonstraram perfusão cerebral alterada na síndrome de Klinefelter, correspondendo a habilidades verbais prejudicadas (Itti et al., 2003).

O manejo da síndrome de Klinefelter implica a suplementação cuidadosa de androgênios em pacientes do sexo masculino selecionados para melhorar a libido e mamoplastia de redução, se necessário. A vigilância para tumor testicular e carcinoma de mama também é apropriada. Técnicas de reprodução assistida já oferecem potencial fertilidade para pacientes com síndrome de Klinefelter sem mosaico. A extração testicular de espermatozoides por microdissecção (micro-TESE) resulta em taxas de recuperação de espermatozoides na faixa de 40% a 50%, com taxas mais elevadas em homens mais jovens (Bryson et al., 2014). Esforços de investigação para determinar se as taxas de recuperação de espermatozoides são maiores em adolescentes do sexo masculino do que em homens adultos estão em andamento.

Homens 46,XX

A condição de masculinidade 46,XX, que ocorre em um de cada 20.000 indivíduos do sexo masculino, pode estar estreitamente relacionada com a da síndrome de Klinefelter. Historicamente, a análise genética de indivíduos com reversão sexual que tinham um sexo fenotípico diferente do previsto com base no cariótipo foi crucial para a identificação do gene *SRY*.

A masculinidade XX, reconhecida primeiramente por de la Chappelle *et al.* em 1964, é caracterizada pelo desenvolvimento testicular em indivíduos que têm dois cromossomos X e não têm um cromossomo Y normal. A maioria desses indivíduos tem genitais externos masculinos normais, mas 10% têm hipospádia e todos são inférteis. Entre os adultos inférteis, 2% têm masculinidade XX (Van Dyke et al., 1991).

Duas categorias de pacientes com masculinidade XX foram identificados: os 90% que são *SRY*-positivos e aqueles que são *SRY*-negativos (Ergun–Longmire et al., 2005). O grupo *SRY*–positivo raramente apresenta anormalidades genitais, mas tem características fenotípicas da síndrome de Klinefelter, incluindo hipogonadismo, ginecomastia, azoospermia e hialinização dos túbulos seminíferos com níveis hormonais alterados na puberdade (baixos níveis de testosterona, aumento do hormônio folículoestimulante [FSH] e do LH) (Fechner et al., 1993). Muitas vezes, o diagnóstico é feito em um indivíduo do sexo masculino na puberdade, que é submetido à consulta para avaliação da ginecomastia. **Esses pacientes diferem daqueles com síndrome de Klinefelter por serem mais baixos (altura média, 1,68 cm) e terem proporções esqueléticas normais.** Os 10% dos homens XX sem *SRY* detectável em geral têm ambiguidade genital.

Foram propostos três mecanismos para explicar a reversão sexual XX. **O mais comum é a translocação de material cromossômico Y, incluindo *SRY*, para o cromossomo X.** Isso pode ser claramente comprovado na maioria dos pacientes. Alternativamente, a reversão sexual poderia resultar tanto da mutação de um gene autossômico quanto de um gene ligado ao cromossomo X, permitindo a diferenciação testicular a jusante do *SRY*, ou de mosaicismo não detectado com uma linhagem de células portando Y. Estudos clínicos demonstraram a reversão sexual XX como uma condição genética e fenotipicamente heterogênea (Fechner et al., 1993).

O tratamento da masculinidade XX é semelhante ao usado para a síndrome de Klinefelter. A reposição androgênica beneficia pacientes selecionados e a mamoplastia redutora pode ser benéfica. É provável que esses pacientes também tenham risco aumentado de carcinoma da mama e tumores do testículo. Por causa de sua falta de elementos de células germinativas, os pacientes clássicos com infertilidade não se beneficiariam da biópsia testicular para potencial injeção intracitoplasmática de espermatozoides.

Síndromes de Disgenesia Gonadal

Síndrome de Turner. Em 1938, Henry Turner descreveu a combinação de infantilismo sexual, pescoço alado e cúbito valgo (aumento do ângulo de carregamento dos cotovelos) como uma entidade distinta. Posteriormente, a disgenesia gonadal foi reconhecida como parte dessa síndrome (Hall e Gilchrist, 1990). Somente em 1959, Ford reconheceu que um cromossomo X ausente era a base etiológica da síndrome. Estudos cromossômicos subsequentes mostraram que **a síndrome de Turner é caracterizada pela presença de um único cromossomo X funcionando normalmente.** O outro cromossomo sexual pode estar ausente ou anormal, ou o mosaicismo pode estar presente.

A síndrome de Turner, com um cariótipo 45,X, está associada a quatro características clássicas: fenótipo feminino, baixa estatura, ausência de características sexuais secundárias, e uma variedade de anormalidades somáticas. No entanto, as características clínicas da síndrome de Turner são bastante variáveis, e quase qualquer combinação de características físicas pode ser vista com qualquer anormalidade do cromossomo X. A gravidade das características fenotípicas não se correlaciona necessariamente com achados cariotípicos. O diagnóstico da síndrome de Turner deve ser considerado em qualquer criança com linfedema ou em qualquer mulher jovem com baixa estatura ou amenorreia primária. As deleções no gene *homeobox* (SHOX) para baixa estatura localizado na região pseudoautossômica dos cromossomos X e Y foram sugeridas como a base para a baixa estatura nesta síndrome.

A síndrome de Turner apresenta uma incidência de 1 em 2.500 nascidos vivos. Metade das pacientes tem um cariótipo 45,X em todas as células; acredita-se que esta seja secundária à perda de um cromossomo X através da não disjunção na gametogênese ou um erro na mitose. De 12% a 20% das pacientes com síndrome de Turner têm um isocromossomo X (duplicação de um braço do cromossomo X com perda do outro braço). O mosaicismo – a presença de duas ou mais linhagens celulares cromossomicamente diferentes – ocorre em 30% a 40% dessas pacientes, a maioria (10% a 15%) sendo 45,X/46,XX, e 2% a 5% sendo 45,X/46,XY (Zinn et al., 1993). **A presença de material de cromossomo Y é de importância crítica em pacientes com síndrome de Turner porque predispõe a potencial masculinização e gonadoblastoma.**

A síndrome de Turner pode ser diagnosticada no período pré-natal, com base em uma variedade de achados de ultrassom (aumento da translucência nucal, linfedema, higroma cístico, coarctação da aorta, anomalias renais) ou por resultados anormais do cariótipo fetal. Fetos afetados muitas vezes são abortados espontaneamente. Considerando que um feto 45,X identificado no período pré-natal tem um prognóstico semelhante ao de uma criança com síndrome de Turner diagnosticada após o nascimento, aproximadamente 90% dos fetos nos quais um cariótipo 45,X/46,XX ou 45,X/46,XY é diagnosticado acidentalmente no pré-natal terão um fenótipo feminino ou masculino normal ao nascimento. Este assim chamado viés de averiguação na síndrome de Turner tem profundas implicações para o aconselhamento pré-natal.

Postula-se que, na síndrome de Turner, as células foliculares que normalmente circundam as células germinativas e fornecem um manto protetor para os oócitos são inadequadas (Stanhope et al., 1992). Como resultado, a taxa de atrito de oócitos a partir da apoptose é tão rápida que ao nascimento poucos ou nenhum oócito permanecerá nos **ovários, que se tornam fitas** (Epstein, 1990). Normalmente, essas fitas são estruturas fibrosas, brancas, de 2 a 3 cm de comprimento e cerca de 0,5 cm de largura, localizadas no ligamento largo. Histologicamente, a fita possui um entrelaçamento de ondas de denso estroma fibroso que é desprovido de oócitos, mas de resto é indistinguível do estroma ovariano normal. Os níveis de estrogênio e androgênio estão diminuídos, e os de FSH e LH estão aumentados. O desenvolvimento sexual secundário não ocorre na maioria das pacientes. Pelos pubianos e axilares não se desenvolvem com a abundância normal, e a genitália externa bem diferenciada, vagina e derivados müllerianos, e mamas permanecem pequenos (Saenger, 1996). A síndrome de Turner é uma causa comum de amenorreia primária, e o diagnóstico é realizado frequentemente porque o desenvolvimento puberal nunca ocorre. No entanto, o desenvolvimento puberal espontâneo pode ocorrer em até 30% das pacientes com síndrome de Turner.

As anomalias congênitas associadas que são consideradas típicas na síndrome de Turner incluem baixa estatura, tórax largo, mamilos espaçados, pescoço com excesso de pele, edema periférico ao nascimento, quarto metacarpo curto, unhas hipoplásicas, múltiplos nevos pigmentados, coarctação da aorta, valva aórtica bicúspide, e anomalias renais (Fig. 150-12). A maioria das anomalias congênitas associadas pode ser explicada pela presença de linfedema em pontos críticos no desenvolvimento, levando a um desequilíbrio na força do crescimento. Isso pode ser secundário à falha na abertura dos canais linfáticos embrionários (Zinn et al., 1993).

De extrema importância na avaliação da paciente com síndrome de Turner é a identificação de material do cromossomo Y ou mosaicismo 45,X/46,XY, cuja detecção foi realçada pelo uso da reação em cadeia da polimerase (PCR) (Bianco et al., 2006). **Em pacientes com material de cromossomo Y oculto, o risco de gonadoblastoma, um câncer de células germinativas *in situ*, é de 12% e ainda está sendo definido** (Schoemaker et al., 2008). O gonadoblastoma está associado a disgerminoma ou outras neoplasias de células germinativas em 50% a 60% dos pacientes, algumas vezes associado a virilização. **Como a idade de ocorrência de gonadoblastoma é variável e tem sido relatada cedo, aos 10 meses de idade** (Palmer, comunicação pessoal, 2013), **é recomendada a excisão profilática oportuna das gônadas em fita na paciente com síndrome de Turner com mosaico do cromossomo Y.** Isso pode ser realizado adequadamente por laparoscopia. As gônadas em fita confirmadas em pacientes 45,XO não precisam ser removidas. Em recente estudo nacional britânico de coorte houve, também, um risco aumentado de câncer da bexiga e da uretra em pacientes com síndrome de Turner acompanhadas até a idade adulta (Schoemaker et al., 2008).

Trinta e três a sessenta por cento das pacientes com síndrome de Turner têm anormalidades estruturais ou posicionais do rim; isso ocorre com mais frequência no cariótipo 45,XO clássico (Hall e Gilchrist, 1990). **O rim em ferradura é responsável por 10% dessas anormalidades, a duplicação ou a agenesia renal por 20%, e a má rotação por 15%.** Múltiplas artérias renais foram observadas em 90% dos pacientes com síndrome de Turner, como resultado da sua avaliação cardiovascular (Hall e Gilchrist, 1990).

O tratamento contemporâneo de pacientes com síndrome de Turner sofreu avanços consideráveis. No recém-nascido, isso implica uma busca combinada de material de cromossomo Y oculto, incluindo a hibridização fluorescente *in situ* (FISH) ou PCR e, posteriormente, gonadectomia profilática, se necessário, bem como o rastreamento por ultrassom para detectar anomalias renais e cardíacas. **Na criança, o hormônio do crescimento humano tem sido utilizado com sucesso** para alcançar o aumento da estatura do adulto (Pasquino, 2004). Em uma idade apropriada, tipicamente 12 a 15 anos, é iniciada a terapia hormonal exógena para induzir a puberdade e, depois, para manter um estado normal do sistema endócrino feminino. Uma melhor compreensão do tratamento médico a longo prazo desses pacientes, incluindo a vigilância cardíaca e o tratamento da intolerância à glicose e da osteoporose, também resultou em um progresso considerável. **Por fim, com os avanços notáveis na tecnologia de reprodução assistida, a gravidez é uma possibilidade real para as pacientes com síndrome de Turner, embora a fertilidade espontânea seja rara** (Sybert e McCauley, 2004). Um espectro de potencial função gonadal foi observado em uma grande série de pacientes com síndrome de Turner (Kaneko et al., 1990). Em uma série, gônadas que não eram em fita foram relatadas em um terço dessas pacientes e foram mais comumente observadas em meninas com perda apenas do braço curto do cromossomo X. Em 2% a 5% das pacientes com Turner, a menstruação espontânea ocorrerá com potencial para atingir uma gravidez, independentemente (Saenger et al., 2001). Isso parece mais provável em mulheres com mosaicismo para uma linhagem celular 46,XX normal, uma linhagem celular 47,XXX ou com deleção Xp distal. Até o momento, mais de 160 gravidezes foram relatadas entre pacientes com síndrome de Turner que menstruavam espontaneamente. Para a maioria com gônadas em fita verdadeiras, para as quais é utilizada a implantação de óvulos doados, foram relatadas taxas de gravidez de 40% a 50% por centros especializados em fertilização *in vitro* (Saenger, 1993). No entanto, entre esses casos raros de gravidez, as taxas de aborto, natimortos e bebês com malformações são elevadas (Abir et al., 2001). Em vista da alta probabilidade de falha prematura dos ovários, a preservação precoce do oócito pode ser útil para a preservação a longo prazo da fertilidade. As técnicas para criopreservação de oócitos maduros melhoraram dramaticamente, resultando em uma diretriz recente definindo que a tecnologia não deve mais ser considerada experimental (Practice Committees of the American Society for Reproductive Medicine and the Society for Assisted Reproductive Technology, 2013). No entanto, o risco de anomalias cromossômicas e a eficácia desconhecida da preservação do oócito nessa população exigem uma investigação mais aprofundada.

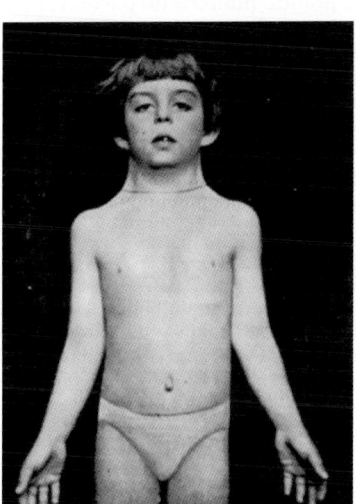

Características faciais
- Ptose
- Hipertelorismo
- Retrognatia
- Malformações da orelha

Características corporais
- Pescoço alado
- Tórax largo
- Mamilos muito espaçados
- Deformidade do cotovelo (cúbito valgo)

Trato reprodutor
- Ovários em fita
- Amenorreia
- Infertilidade

Figura 150-12. Paciente com síndrome de Turner como originalmente descrito por Ullrich em 1930. (De Ullrich O. Über typische Kombinationsbilder multipler Abartungen. Z Kinderheilkd 1930;49:271–76.)

É de grande interesse que estudos de imagens neuroanatômicas de pacientes com síndrome de Turner 45,XO tenham demonstrado diferenças na anatomia dos lobos parietal e temporal e na morfologia da fossa posterior que parecem estar correlacionadas com certos déficits neurofisiológicos e cognitivos estabelecidos (Brown et al., 2004; Rae et al., 2004).

> **PONTOS-CHAVE: SÍNDROME DE TURNER**
>
> - Em pacientes com síndrome de Turner e material do cromossomo Y oculto, o risco de gonadoblastoma, um câncer de células germinativas *in situ*, é de 12% e ainda está sendo definido.
> - Mulheres jovens com síndrome de Turner e menstruação espontânea apresentam um risco mais elevado para insuficiência ovariana prematura. A criopreservação de oócitos maduros agora é uma opção.

Disgenesia Gonadal 46, XX "Pura". Pacientes com disgenesia gonadal 46, XX "pura" são caracterizados pela genitália externa feminina normal, ductos müllerianos normais com ausência de estruturas de ductos wolffianos, uma estatura normal, gônadas em fita bilaterais, infantilismo sexual, e um cariótipo 46,XX normal. As gônadas em fita resultam em níveis séricos de gonadotrofinas elevados. Como esses indivíduos não apresentam os estigmas somáticos associados à síndrome de Turner e sua condição implica somente disgenesia gonadal, ela tem sido considerada por alguns autores como "pura".

Uma incidência familiar de disgenesia gonadal 46,XX foi relatada como uma característica recessiva autossômica (Espiner et al., 1970). Isso sugere a possibilidade de que genes autossômicos além dos genes no cromossomo X possam estar envolvidos na manutenção do ovário.

O tratamento de pacientes com disgenesia gonadal 46,XX pura implica reposição hormonal cíclica adequada com estrogênio e progesterona. Em contraste com a síndrome de Turner, o crescimento não é anormal com essa condição e, portanto, o hormônio de crescimento não deve ser necessário. Como, por definição, esses pacientes não têm nenhum material cromossômico Y, a gonadectomia não é necessária.

Disgenesia Gonadal Mista. O termo *disgenesia gonadal mista* foi criado por Sohval em 1963. Em 1975, Zah et al. informaram sobre sua série de mais de 100 pacientes com cariótipos 45,X/46,XY, 72 dos quais tinham disgenesia gonadal mista com uma gônada em fita de um lado e um testículo do outro.

A disgenesia gonadal mista é caracterizada por um testículo unilateral, que muitas vezes é intra-abdominal, uma gônada em fita contralateral, e estruturas müllerianas persistentes associadas a diferentes graus de masculinização inadequada. A maioria dos pacientes com disgenesia gonadal mista tem um cariótipo 45,XO/46,XY, que provavelmente é o resultado de um atraso na anáfase durante a mitose. O mosaicismo 45,X/46,XY é a forma mais comum de mosaicismo envolvendo o cromossomo Y.

O espectro do fenótipo de pacientes com mosaicismo XO/XY varia de mulheres fenotípicas com síndrome de Turner, àquelas com genitália ambígua, àquelas com genitália masculina normal (Johansen et al., 2012). **No período neonatal, a disgenesia gonadal mista é a segunda causa mais comum de genitália ambígua (depois da HAC) e deve estar no diagnóstico diferencial.** A maioria desses pacientes apresenta vários graus de desenvolvimento fálico, um seio urogenital com fusão labioescrotal, e um testículo não descido. Em quase todos esses pacientes, um útero, uma vagina e tubas uterinas estão presentes. Baixa estatura e estigmas somáticos associados são características variáveis.

> **PONTO-CHAVE: DISGENESIA GONADAL MISTA**
>
> - No período neonatal, a disgenesia gonadal mista é a segunda causa mais comum de genitália ambígua (depois de HAC) e deve estar no diagnóstico diferencial.

A assimetria fenotípica dos ductos internos simboliza o mecanismo de produção local de testosterona e de SIM na regressão e no desenvolvimento do ducto mülleriano e wolffiano. Na série de Mendez et al. (1993) que consistiu em 16 pacientes, todos tinham uma tuba uterina acompanhada por uma gônada em fita, compatível com a ausência de SIM. **Portanto, enquanto uma gônada disgenética ou em fita está associada a derivados müllerianos ipsilaterais (útero, tubas uterinas)** (Fig. 150-13), **um testículo bem diferenciado com células de Sertoli e Leydig funcionais terá um ducto wolffiano ipsilateral, mas nenhum ducto mülleriano** (Davidoff e Federman, 1973). Além disso, a presença de ambiguidade genital externa grave em muitos desses pacientes sugere que a produção de testosterona no útero foi insuficiente para promover a diferenciação completa da genitália externa. Paradoxalmente, o testículo disgenético é capaz de responder às gonadotrofinas e secretar testosterona em quantidades normais na puberdade. No entanto, apesar da função endócrina pós-puberal normal, postula-se que a função endócrina testicular do feto seja atrasada ou deficiente. Histologicamente, os testículos não têm elementos germinativos, de modo que a infertilidade é a regra.

O risco de desenvolver um tumor gonadal (gonadoblastoma, disgerminoma) está aumentado na disgenesia gonadal mista, com uma incidência estimada de 15% a 35% (Robboy et al., 1982; Wallace e Levin, 1990). O gonadoblastoma, um tumor de baixo potencial maligno, é o mais comum. Foi assim chamado porque ele recapitula o desenvolvimento gonadal mais completamente do que qualquer outro tumor (Scully, 1970). **Embora os tumores de células germinativas ocorram tanto nos testículos disgenéticos quanto nas gônadas em fita de indivíduos com mosaicismo 46,X/46,XY, o risco de tumor é maior no primeiro caso** (Verp e Simpson, 1987).

Os pacientes com disgenesia gonadal mista também apresentam um risco maior de tumor de Wilms. Rajfer (1981) relatou que 50% dos 10 pacientes com um transtorno de intersexualidade e tumor de Wilms tinham disgenesia gonadal mista. Postulou que havia um defeito genético ou teratogênico envolvendo a crista urogenital, o primórdio embrionário comum de rins e gônadas. Esse conceito foi corroborado pela melhor compreensão da síndrome de Denys-Drash, agora claramente associada a mutações no gene supressor do tumor de Wilms (*WT1*). Em 1967, Denys et al. descreveram uma criança com mosaicismo XX/XY, nefropatia, anormalidades genitais e tumor de Wilms. Drash et al. (1970) relataram mais dois exemplos em 1970. **A tríade completa da síndrome inclui nefropatia, caracterizada pelo início precoce de proteinúria e hipertensão, e insuficiência renal progressiva, na maioria dos pacientes.** A histologia renal demonstra esclerose mesangial difusa focal. **Como podem ocorrer formas incompletas da síndrome, a nefropatia tornou-se o denominador comum da síndrome** (Habib et al., 1985). O tumor de Wilms pode ser diagnosticado antes, depois ou simultaneamente à apresentação com nefropatia. A maioria dos tumores apresenta histologia trifásica favorável (Beckwith e Palmer, 1978). No entanto, existe uma elevada incidência de tumor de Wilms bilateral nessa síndrome. As anormalidades genitais incluem ambiguidade franca, hipospádia e criptorquidia. **Um grande número de pacientes com síndrome de Denys-Drash foi observado com disgenesia gonadal mista.** Eles têm um risco aumentado de tumores gonadais de 40% (Tabela 150-2) (Lee et al., 2006). Um achado interessante e relativamente compatível com a síndrome de Denys-Drash é o de atenuação do cálice sem obstrução (Jadresic et al., 1990). A alta taxa de mortalidade associada a essa síndrome tem levado a uma abordagem de tratamento agressiva com nefrectomia bilateral profilática em uma tentativa de melhorar o prognóstico para essas crianças (Jadresic et al., 1990).

A síndrome de Frasier, um distúrbio relacionado causado por mutações no sítio doador de *splicing* alternativo do exon 9 no *WT1*, manifesta-se de forma semelhante à síndrome de Denys-Drash mas com certas diferenças importantes (Klamt et al., 1998). A nefropatia causada por glomeruloesclerose segmentar focal ocorre mais tarde na vida, com uma progressão mais gradual para insuficiência renal (Koziell et al., 1999). Não há predisposição conhecida para tumor de Wilms. Gonadoblastomas em indivíduos 46,XY são muito mais comuns na síndrome de Frasier do que na síndrome de Denys-Drash, com um risco de tumor gonadal de 60% (Tabela 150-2). Como indivíduos 46,XX com síndrome de Frasier têm um desenvolvimento gonadal normal, eles teriam insuficiência renal. Entretanto, presume-se que muitos desses indivíduos 46,XX não são diagnosticados. A síndrome de Frasier deve ser considerada em meninas com síndrome nefrótica resistente a esteroides, amenorreia primária e atraso da puberdade (Gwin et al., 2008).

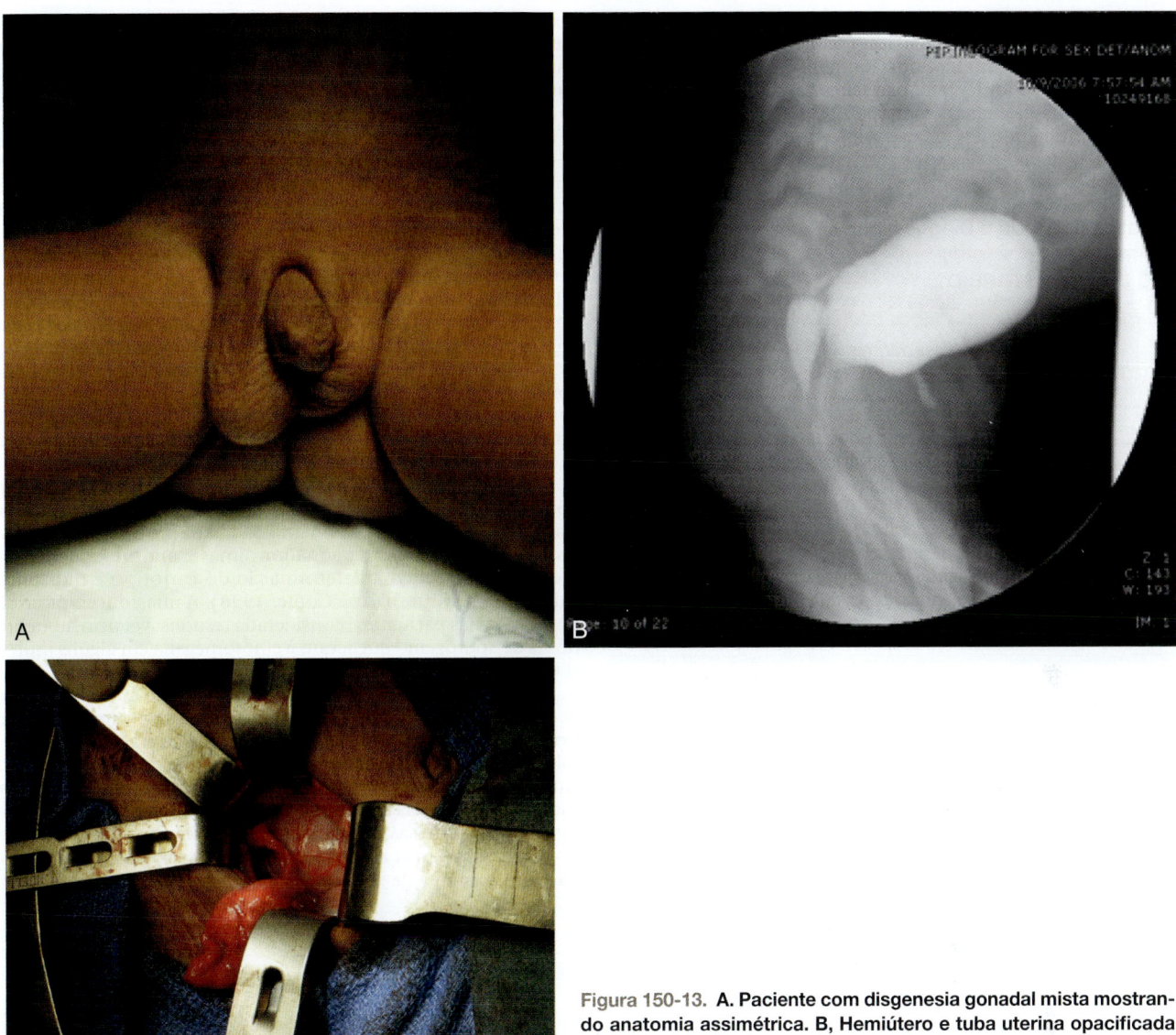

Figura 150-13. A. Paciente com disgenesia gonadal mista mostrando anatomia assimétrica. B, Hemiútero e tuba uterina opacificada em hérnia inguinal esquerda. C, Estruturas observadas em B mostradas na exploração cirúrgica.

O tratamento de disgenesia gonadal mista implica atribuição de gênero, gonadectomia apropriada e triagem adequada para tumor de Wilms. Se o diagnóstico é feito no período neonatal, a decisão sobre o sexo de criação deve se basear no potencial para a função normal da genitália externa e das gônadas. Historicamente, dois terços dos pacientes com disgenesia gonadal mista têm sido considerados como do sexo feminino. A fertilidade potencial não é um problema significativo nesse distúrbio, e, portanto, a anatomia do trato reprodutor pode direcionar a tomada de decisão. A probabilidade de *imprinting* androgênico significativo é maior em associação a um fenótipo mais masculinizado, e isso pode servir como o melhor guia clínico. Para pacientes com estigmas da síndrome de Turner e crescimento abaixo do quinto percentil, a terapia com hormônio do crescimento pode ser apropriada. Se o sexo masculino for eleito e o testículo puder ser trazido para o escroto, deve ser tomada a decisão entre a triagem cuidadosa para gonadoblastoma (com exame físico e ultrassonografia) *versus* gonadectomia profilática e reposição androgênica.

A ampliação do uso do diagnóstico pré-natal mudou a compreensão do mosaicismo 45,X/46,XY. Estudos mostraram que 90% a 95% de todas as crianças com mosaicismo 45,X/46,XY têm genitália externa masculina de aparência normal (Hsu, 1989). Aproximadamente 25% têm histologia gonadal anormal (Chang et al., 1990). Como apenas uma pequena proporção dos indivíduos com gônadas disgenéticas realmente têm genitália ambígua, existe a possibilidade de que alguns homens com disfunção gonadal tenham mosaicismo 45,X/46,XY.

Disgenesia Gonadal Parcial. Em 1967, Federman criou o termo *pseudo-hermafroditismo masculino disgenético*, que é **uma condição intimamente relacionada com disgenesia gonadal mista em que os pacientes com diferenciação sexual anormal têm dois testículos disgenéticos em vez de um testículo disgenético e gônadas em fita**. Outros aplicaram o termo *disgenesia gonadal parcial* a essa condição, para distingui-la de formas mistas e completas de disgenesia gonadal. Tal como acontece com a disgenesia gonadal mista, esses indivíduos normalmente têm o cariótipo 45,X/46,XY ou 46,XY. Podem ter um espectro de anormalidades genitais externas, dependendo da capacidade das gônadas disgenéticas para produzir testosterona. Da mesma forma, as estruturas müllerianas persistentes estão tipicamente presentes, mas em diferentes graus, dependendo da secreção de SIM pelas gônadas disgenéticas.

À histologia, verifica-se que os testículos disgenéticos são compostos de túbulos seminíferos hipoplásicos e estroma persistente semelhante ao observado na gônada em fita.

Pacientes com disgenesia gonadal parcial apresentam um risco aumentado para malignidade gonadal. Manuel et al. (1976) relataram que a incidência de gonadoblastoma ou disgerminoma era de 46% aos 40 anos. Esses pacientes também estão em risco para a síndrome de Denys-Drash (Borer et al., 1995).

O tratamento da disgenesia gonadal parcial, em termos de atribuição de gênero e vigilância de malignidade, é semelhante ao de pacientes com disgenesia gonadal mista.

Disgenesia Gonadal 46,XY Completa ("Pura") (Síndrome de Swyer). Assim como homens 46,XX foram de grande importância na descoberta do FDT, também foram as mulheres 46,XY. Pacientes com disgenesia gonadal completa 46,XY são caracterizados por genitália feminina normal, estruturas müllerianas bem desenvolvidas, gônadas em fita bilaterais e um cariótipo sem mosaico. Como há completa ausência de determinação testicular nessa condição, a ambiguidade da genitália não é um problema, mas infantilismo sexual é o problema clínico primário.

A causa da disgenesia gonadal completa 46,XY pode muito bem ser uma anormalidade do gene *SRY* que elimina a função *SRY*, ou a perda de um outro gene a jusante do *SRY* que é necessário para a ação da proteína *SRY*. Em ambos os casos, a ausência de determinação testicular permitiria a diferenciação ovariana. Até o momento, as mutações no gene *SRY* são a causa da disgenesia gonadal completa 46,XY em 10% a 15% dos casos. Uma mutação no gene hedgehog (*DHH*) deserto foi observada em três de seis pacientes com disgenesia gonadal completa 46,XY, sugerindo que a origem genética dessa entidade é heterogênea e que o *DHH* provavelmente é um gene importante na diferenciação gonadal (Canto et al., 2004). A investigação de um grupo de indivíduos com disgenesia gonadal completa 46,XY contribuiu para identificar um intervalo no cromossomo candidato contendo o gene da reversão sexual para 9p24 (McDonald et al., 1997).

A maioria dos indivíduos com disgenesia gonadal completa 46,XY é de adolescentes na apresentação com atraso da puberdade e amenorreia. O desenvolvimento da mama geralmente está ausente. A concentração sérica de gonadotrofinas é anormalmente elevada, o que leva o clínico à determinação do cariótipo e o diagnóstico subsequente (Grumbach e Conte, 1998). A alta concentração de LH no soro dessas pacientes é considerada responsável pelo aumento dos níveis de androgênio que levam à clitoromegalia em alguns indivíduos (Fig. 150-14).

A histologia da gônada em fita é semelhante àquela da síndrome de Turner, com tecido conjuntivo fibroso que se assemelha ao estroma ovariano ondulado, mas sem folículos. Alguma variabilidade histológica tem sido observada, com mais estroma parecendo proliferativo em alguns e, raramente, a preservação de folículos primordiais intactos. Essa variabilidade na histologia do ovário é considerada um suporte da hipótese de que essas gônadas se desenvolveram como ovários dentro do útero (German et al., 1978). Este parece ser o processo que ocorre na gônada em fita da síndrome de Turner.

TABELA 150-2 Risco de Malignidade de Célula Germinativa Segundo o Diagnóstico

GRUPO DE RISCO	DISTÚRBIO	RISCO DE MALIGNIDADE (%)
Alto	DG*(+Y)† intra–abdominal	15-35
	SIAP não escrotal	40
	Frasier	60
	Denys–Drash (+Y)	40
Intermediário	Turner (+Y)	12
	17β–hidroxiesteroide	28
	DG (+Y) escrotal	Desconhecido
	SIAP gônada escrotal	Desconhecido
Baixo	SIAC	2
	DDS ovotesticular	3
	Turner (–Y)	1

*Disgenesia gonadal ([DG}, incluindo as não especificadas, 46,XY, 46,X/46,XY, mista, parcial e completa).
†Região GBY positiva, incluindo o gene *TSPY* (proteína Y testículo-específica codificada).
De Lee PA, Houk CP, Ahmed F, et al. Consensus statement on management of intersex disorders. Pediatrics 2006;118:e488–500.
SIAC, Síndrome da insensibilidade androgênica completa; DDS, distúrbio do desenvolvimento sexual; SIAP, Síndrome da insensibilidade androgênica parcial.

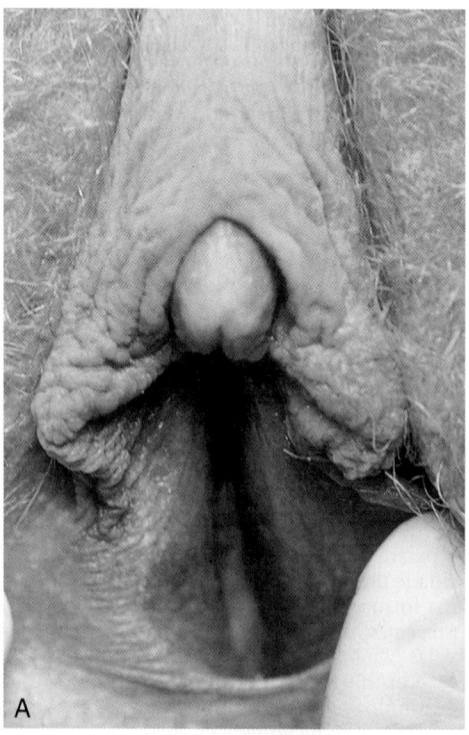 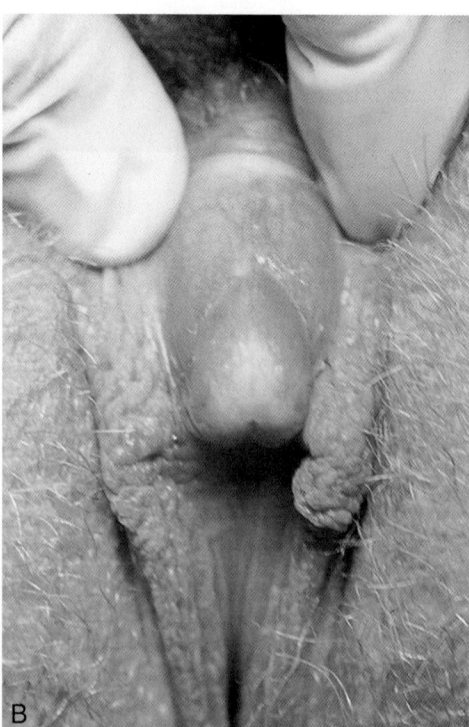

Figura 150-14. **A e B,** Genitália externa de uma menina de 15 anos com amenorreia e hirsutismo que foi diagnosticada com disgenesia gonadal 46,XY, demonstrando clitoromegalia e seio urogenital. (Cortesia de S. Bauer, MD.)

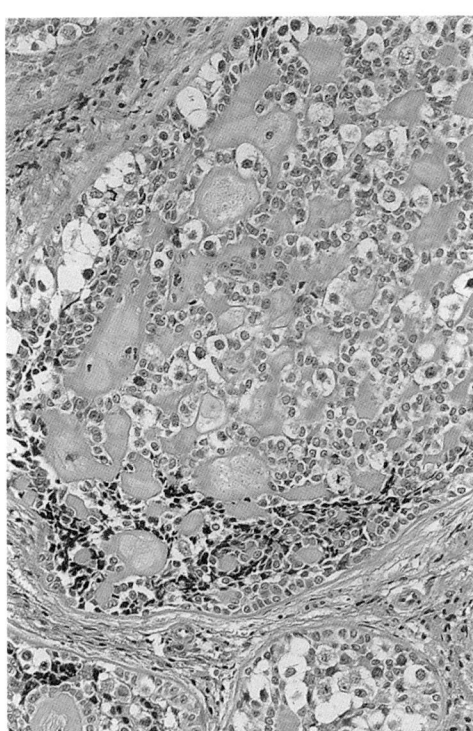

Figura 150-15. Patologia de gonadoblastoma descoberto na paciente mostrada na Figura 150-14 com disgenesia gonadal 46,XY. Ninhos encapsulados de gonadoblastoma consistem em células pequenas do tipo cordão sexual organizadas em torno de espaços arredondados de material eosinofílico amorfo e células germinativas intercaladas. (Cortesia S. Bauer, MD.)

Pacientes com disgenesia gonadal 46,XY pura ou completa apresentam um risco significativo para tumor de células germinativas. Parece haver um risco de até 35% de desenvolvimento de tumores por volta dos 30 anos de (Manuel et al., 1976; Tabela 150-2). O gonadoblastoma é o mais comum e frequentemente é bilateral (Fig. 150-15). Outros tumores que podem surgir nessa população de pacientes incluem carcinoma embrionário, tumor do seio endodérmico, coriocarcinoma, e teratoma imaturo. Os tumores altamente malignos ocorrem em menos de 10% dos pacientes com disgenesia gonadal 46,XY completa (Scully, 1981).

O tratamento da disgenesia gonadal 46,XY completa implica a remoção de ambas as gônadas em fita e a reposição hormonal cíclica adequada com estrogênio e progesterona.

Síndromes da Regressão Testicular Embrionária e dos Testículos Evanescentes Bilaterais

As síndromes de regressão testicular embrionária e dos testículos evanescentes bilaterais são caracterizadas por pacientes com cariótipo 46,XY e testículos ausentes nos quais há evidência clara da função testicular em algum momento durante a embriogênese. A síndrome implica a presença de testículos que "desaparecem" durante a embriogênese e distingue-se de disgenesia gonadal pura, por não haver evidência da função testicular no período intrauterino.

Essas síndromes têm sido consideradas como sinônimo por alguns autores. Outros autores, incluindo Migeon et al. (1994), sugeriram uma estratificação racional segundo a qual a regressão testicular embrionária refere-se à perda de tecido testicular dentro do primeiro trimestre e está associada à ambiguidade da genitália externa, enquanto a síndrome bilateral dos testículos evanescentes refere-se a indivíduos nos quais a diferenciação sexual masculina de ductos e genitália ocorreu, mas a perda de tecido testicular ocorreu posteriormente no útero.

A causa dessas doenças permanece obscura. **É possível que a regressão intrauterina dos testículos seja causada por uma mutação genética, um agente teratogênico, ou uma torção bilateral.** Uma causa genética tem o suporte da descoberta de casos familiares de agonadismo XY que poderia ser compatível com a característica recessiva rara. Marcantonio et al. (1994) sugeriram a possibilidade de que a regressão testicular embrionária represente uma variante da disgenesia gonadal 46,XY. Eles observaram um grupo de pacientes com testículos ausentes, mas evidências de incongruência entre a extensão das células de Leydig e a função das células de Sertoli, sugerindo que o tecido gonadal nesses pacientes era intrinsecamente anormal antes de a regressão testicular ocorrer. A ocorrência de regressão testicular embrionária em vários indivíduos de uma família em sua série sugeriu uma base genética para a doença, e o padrão de herança implicou o envolvimento de um gene do cromossomo X. Em outro grupo de pacientes, esses autores observaram múltiplas anomalias congênitas, sugerindo uma mutação de um único gene que funciona em várias vias de desenvolvimento ou um defeito de vários genes que podem ser o resultado de uma grande deleção cromossômica. Foi observada uma mutação heterozigótica no *SF1* em uma série de pacientes com a síndrome dos testículos evanescentes bilateral com micropênis (Philibert et al., 2007).

Clinicamente, essas duas síndromes representam um espectro de fenótipos que variam em gravidade de um fenótipo feminino completo, a diversos graus de ambiguidade genital na síndrome de regressão testicular embrionária, a um fenótipo normal do sexo masculino com micropênis e escroto vazio na síndrome bilateral dos testículos evanescentes (Edman et al., 1977). **O diagnóstico pode ser feito com base em um cariótipo 46,XY, níveis de testosterona de castração, níveis séricos elevados de LH e FSH** (Jarow et al., 1986), e nível indetectável de SIM (Lee et al., 2003). Na forma mais grave da síndrome de regressão testicular embrionária, o agonadismo é descoberto em um indivíduo do sexo feminino fenotípico 46,XY sem estruturas genitais internas. Presume-se que esse quadro resulte quando o testículo produziu SIM, mas desaparece aproximadamente aos 60 a 70 dias de gestação, antes da elaboração de androgênio. Em vista da ausência de androgênios gonadais mais tarde no desenvolvimento fetal e a expressão transitória da SIM, o indivíduo começa a desenvolver um fenótipo feminino sexualmente infantil, mas sem quaisquer estruturas de ducto internas. Em um ponto intermediário no espectro clínico está o paciente 46,XY com gônadas e estruturas ductais internas ausentes, mas com genitália ambígua resultante da elaboração incompleta de androgênios pelos testículos evanescentes. Finalmente, na síndrome dos testículos evanescentes bilateral, os pacientes podem parecer do sexo masculino fenotípico XY agonadais com estruturas wolffianas totalmente desenvolvidas, mas um escroto vazio, próstata ausente e micropênis. Isso representa a perda testicular após o desenvolvimento anatômico completo da genitália externa masculina no primeiro trimestre.

Na exploração cirúrgica de pacientes com síndrome dos testículos evanescentes bilateral, as estruturas rudimentares do cordão geralmente são identificadas e a biópsia de suas extremidades distais não demonstra um tecido testicular histologicamente reconhecível (Bergada et al., 1962). Remanescentes do epidídimo atrófico são vistos ocasionalmente.

O tratamento de pacientes com síndrome de regressão testicular embrionária ou síndrome bilateral dos testículos evanescentes é ditado pela sua posição no espectro clínico de qualquer um dos distúrbios. Pacientes do sexo feminino fenotípico sexualmente infantis requerem a suplementação de estrogênio no momento da puberdade esperada para o desenvolvimento das características sexuais secundárias e podem exigir dilatação vaginal ou vaginoplastia. Da mesma forma, indivíduos do sexo masculino fenotípico exigem a reposição do androgênio a longo prazo com início no momento da puberdade esperada. Um estudo de 21 indivíduos do sexo masculino tratados dessa maneira demonstrou que a terapia de reposição iniciada no tempo correto causou um surto de crescimento puberal normal com características sexuais secundárias normais, incluindo o crescimento peniano, juntamente com a maturação óssea normal (Aynsley-Green et al., 1976). Além disso, esses pacientes podem se beneficiar da colocação de próteses testiculares. Os pacientes com síndrome de regressão testicular embrionária e genitália ambígua requerem avaliação individualizada para determinar a atribuição ideal de gênero.

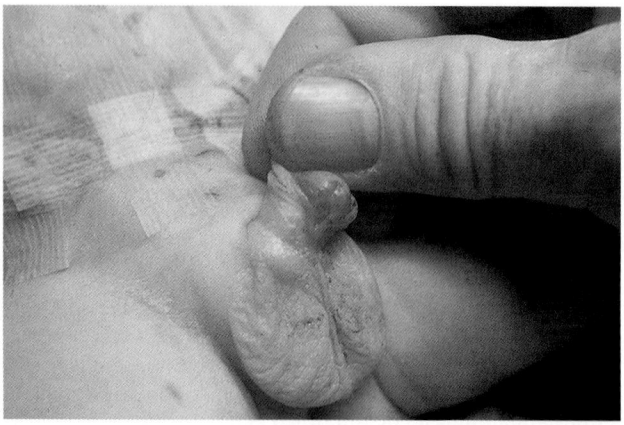

Figura 150-16. Criança com hipospádia peniana, curvatura peniana e testículos não descidos bilateralmente que se verificou ter hermafroditismo verdadeiro. (De Diamond D. Intersex disorders: I and II. AUA Update Series, vol. IX, lessons 9 and 10. Houston: American Urological Association Office of Education; 1990.)

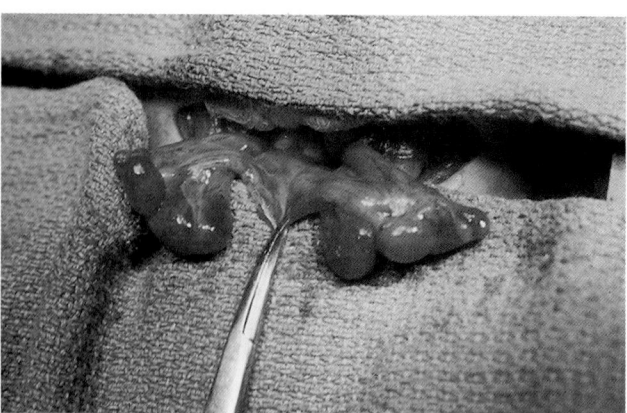

Figura 150-17. Achados de laparotomia de um hermafrodita verdadeiro observado na Figura 150-16; a pinça está no útero com tubas uterinas fimbriadas, bilaterais e ovotestículos bilaterais. (De Diamond D. Intersex disorders: I and II. AUA Update Series, vol. IX, lessons 9 and 10. Houston: American Urological Association Office of Education; 1990.)

Distúrbio do Desenvolvimento Sexual Ovotesticular

O *DDS Ovotesticular* descreve os indivíduos que têm tecido testicular com túbulos seminíferos bem desenvolvidos e tecido ovariano com folículos primordiais, que podem assumir a forma de um ovário e um testículo ou, mais comumente, um ou dois ovotestículos.

A genitália externa e as estruturas de ductos internos no DDS ovotesticular mostram graduações entre indivíduos do sexo masculino e feminino. **Na maioria dos pacientes, a genitália externa é ambígua, mas masculinizada em graus variáveis, e 75% são considerados do sexo masculino.** Entre aqueles considerados como do sexo masculino, hipospádia e curvatura peniana (chordee) ocorrem em aproximadamente 80%. Entre os pacientes considerados como do sexo feminino, dois terços têm clitoromegalia. Praticamente todos os pacientes têm um seio urogenital, e na maior parte dos pacientes um útero está presente (Figs. 150-16 e 150-17). O ovário é encontrado em uma localização normal, mais comumente, no lado esquerdo. O testículo ou ovotestículo pode residir em qualquer ponto ao longo do caminho da descida testicular. Testículos e ovotestículos são mais comumente localizados no lado direito (Blyth e Duckett, 1991; Mittwoch, 2000). Sessenta por cento das gônadas palpáveis no canal inguinal ou nas pregas labioescrotais são ovotestículos, que podem ser clinicamente suspeitados com base em uma diferença de firmeza em cada extremidade da gônada, consistente com segregação polar de tecido ovariano e testicular (Grumbach e Conte, 1998). A avaliação detalhada das gônadas de uma grande coorte de pacientes com DDS ovotesticular na África do Sul sugere três padrões distintos de desenvolvimento gonadal: misturado (núcleo central contendo estroma e uma mistura de tecido ovariano e testicular), compartimentado (tecido ovariano no polo superior com o polo inferior de tecido testicular encapsulado pelo manto de tecido ovariano) e bipolar (estrita distribuição polar de tecido ovariano e testicular) (Wiersma e Ramdial, 2009).

Aproximadamente 60% dos pacientes com DDS ovotesticular têm um cariótipo 46,XX; 33% são mosaicos com uma segunda linhagem de células contendo um cromossomo Y (46,XX/46,XY; 46,XX/46,XXY), e 7% são 46,XY. Foi considerado que o quimerismo (mosaicismo) resulta da fusão de um óvulo fertilizado com o seu corpo polar, fusão de dois núcleos ou fertilização dupla. Também foi sido sugerido que o DDS ovotesticular pode resultar de mosaicismo oculto, com uma linhagem de células Y. Ortenberg et al. (2002) demonstraram o gene *SRY* no ovotestículo de oito pacientes estudados com DDS ovotesticular, apoiando o mosaicismo somático. Outros estudos demonstraram a heterogeneidade das regiões de DNA Y-específicas detectadas em pacientes com DDS ovotesticular (Hadjiathanasiou et al., 1994). Isso suporta um mecanismo não relacionado com o cromossomo Y responsável por DDS ovotesticular 46,XX, como a mutação em um gene autossômico ou ligado ao X envolvido na determinação do sexo. Berkovitz et al. (1991) sugeriram que o DDS ovotesticular 46,XY pode ser uma forma de disgenesia gonadal parcial. De acordo com essa teoria, um defeito parcial na determinação do testículo resulta em desenvolvimento testicular e ovariano. Essa opinião é corroborada pelo achado de estroma ovariano em alguns testículos disgenéticos.

Assim como a diferenciação da genitália externa é variável no DDS ovotesticular, a diferenciação dos ductos internos também é bastante variável e está relacionada com a função da gônada ipsilateral. As tubas uterinas estão consistentemente presentes ao lado do ovário, e um canal deferente está sempre presente adjacente a um testículo (Berkovitz et al., 1991). O ovotestículo, que compreende dois terços das gônadas no DDS ovotesticular, está associado a uma tuba uterina em dois terços dos pacientes, quer com apenas um canal deferente ou ambas as estruturas em um terço dos pacientes.

A porção ovariana do ovotestículo frequentemente é normal, enquanto a porção testicular é tipicamente disgenética. Portanto, embora ovulação e gravidez tenham sido relatadas para pacientes do sexo feminino como DDS ovotesticular 46,XX, a fertilidade masculina não foi claramente documentada.

A incidência de tumores gonadais é de aproximadamente 3% no DDS ovotesticular 46,XX. Gonadoblastoma e disgerminoma foram descritos (Verp e Simpson, 1987).

O aspecto mais importante do tratamento do DDS ovotesticular é a atribuição de gênero. A atribuição de sexo deve ser baseada no potencial funcional dos órgãos genitais externos, ductos internos e gônadas, de acordo com os achados em laparoscopia ou laparotomia. **Ao contrário de pacientes com a maioria das outras formas de disgenesia gonadal, indivíduos com DDS ovotesticular têm potencial para fertilidade se verificados como do sexo feminino com as estruturas ductais apropriadas.** Gestações foram relatadas em pacientes com DDS ovotesticular, a maior parte com o cariótipo 46,XX (Starceski et al., 1988). Se o paciente for considerado do sexo feminino, todo tecido testicular e wolffiano deve ser removido. Para aqueles pacientes com um ovário, isso é simples e direto; se um ovotestículo estiver presente, a clivagem cirúrgica da gônada com excisão da porção testicular foi realizada com sucesso por Nihoul-Fekete et al. (1984). Eles recomendam a estimulação pós-operatória com hCG para confirmar que todo o tecido testicular foi removido. Em algumas situações, o plano de clivagem entre tecidos testiculares e ovarianos não está claro, como uma patologia misturada como descrito anteriormente; a gonadectomia é aconselhável. Quando o tecido do ovário está preservado, a função ovariana normal pode ocorrer na puberdade, embora a reposição hormonal possa ser necessária. A vigilância cuidadosa para potenciais tumores gonadais no paciente considerado como do sexo feminino também é recomendável. Se for atribuído um sexo masculino, como tem sido, historicamente, o mais comum, todo o tecido ovariano e mülleriano deve ser removido. Neste cenário, na puberdade, deve-se considerar a gonadectomia com reposição androgênica adequada, dado o elevado risco de malignidade e improbabilidade de fertilidade masculina. No mínimo, parece adequado a utilização do ultrassom para vigilância gonadal a longo prazo quanto ao desenvolvimento de tumor.

Distúrbio do Desenvolvimento Sexual 46,XX (Feminino Masculinizado)

O DDS 46,XX (feminino masculinizado) é um distúrbio do desenvolvimento sexual fenotípico em que indivíduos 46,XX com ovários têm um fenótipo parcialmente masculinizado e genitália ambígua. De longe, a causa mais comum da mulher masculinizada é HAC, que é a causa mais comum de genitália ambígua no recém-nascido. Duas causas muito raras de DDS 46,XX (feminino masculinizado) são a ingestão materna de androgênios e tumores virilizantes na mãe.
Hiperplasia Adrenal Congênita. A síndrome adrenogenital causada por HAC é um exemplo clássico de um erro inato do metabolismo – e neste caso, um erro envolvendo a síntese de cortisol. Um defeito em qualquer uma das cinco enzimas envolvidas na via de biossíntese do cortisol (enzima de clivagem da cadeia lateral do colesterol, 3-hidroxiesteroide desidrogenase, 17-hidroxilase, 21-hidroxilase e 11-hidroxilase) pode resultar em HAC. As síndromes mais comumente reconhecidas resultam de uma deficiência de uma das duas enzimas terminais da síntese de glicocorticoides (21-hidroxilase ou 11-hidroxilase) (New e Levine, 1984) (Fig. 150-18). Como resultado da deficiência de qualquer enzima terminal, a formação de hidrocortisona é prejudicada, causando um aumento compensatório na secreção do hormônio adrenocorticotrófico (ACTH). Este aumento melhora a formação de esteroides adrenais proximal ao defeito enzimático e um aumento secundário na formação de testosterona, o androgênio ativo em HAC.

PONTO-CHAVE: HIPERPLASIA ADRENAL CONGÊNITA
- As síndromes mais comumente reconhecidas resultam de uma deficiência de uma das duas enzimas terminais da síntese de glicocorticoides (21-hidroxilase ou 11-hidroxilase).

A deficiência de esteroide 21-hidroxilase é responsável por 95% dos casos de HAC; isso ocorre com uma incidência que varia de 1 em 5.000 a 1 em 15.000 nos Estados Unidos e na Europa. A maior incidência, 1 em 490, é relatada na população Yupik de esquimós do Alasca (New et al., 1994). **Clinicamente, os pacientes são divididos em três categorias: (1) perdedores de sal (pacientes com virilização e deficiência de aldosterona), (2) virilizantes simples (pacientes com virilização, mas sem perda sal), e (3) pacientes não clássicos (aqueles sem evidências de virilização ou perda de sal).** Tem havido um dramático progresso na compreensão da base molecular da HAC, e foram identificadas 95% das mutações responsáveis por ela. O amplo espectro clínico da doença parece representar diferentes graus de comprometimento enzimático conferidos por defeitos genéticos específicos, identificáveis.

O gene da 21-hidroxilase (*CYP21A2*) está localizado no cromossomo 6p21.3 dentro do principal complexo de antígenos leucocitários humanos (HLA) e é transmitido em um padrão autossômico recessivo (Wilson et al., 1995). Adjacente ao gene *CYP21A2*, separados por 30 kb, e ao lado e alternando com genes *C4B* e *C4A*, que codificam o quarto componente do complemento sérico, está o pseudogene *CYP21* (*CYP21PA1*), assim chamado porque ele não codifica uma proteína e, portanto, é inativo (Tusie-Luna e White, 1995). O *CYP21PA1* inativo é 98% homólogo ao gene *CYP21A2* ativo. Durante a meiose, pode ocorrer uma conversão do gene que transfere segmentos do gene *CYP21PA1* ao gene *CYP21A2*, tornando-o inativo. Até agora, todas as mutações que causam deficiência da 21-hidroxilase parecem resultar tanto de uma deleção completa dos genes *C4B* e *CYP21B* (um produto de mau alinhamento e sobrecruzamento ou *crossing-over* desigual entre cromátides durante a meiose). Até o momento, cerca de 15 mutações constituem 90% a 95% dos alelos e são derivadas de recombinação intergênica de sequências de DNA entre o gene *CYP21A2* e o altamente homólogo *CYP21PA1*, enquanto as restantes são mutações espontâneas (Forest, 2004). Aproximadamente 100 mutações diferentes do *CYP21* foram relatadas.

A maioria dos pacientes com HAC secundária à deficiência de 21-hidroxilase exibe uma das duas formas clássicas da doença: **75% têm perda de sal e 25% têm virilização simples** (Kohn et al., 1995). A maior proporção de pacientes com a forma da doença perdedora de sal, reconhecida em séries mais recentes, foi atribuída à melhor capacidade de diagnóstico e um elevado nível de suspeita clínica, bem como a um aumento da sobrevida como resultado da triagem pré-natal e à suplementação adequada de mineralocorticoides (Fife e Rappaport, 1983). Programas de triagem neonatal para HAC foram creditados com o aumento da taxa e diminuição do tempo para o diagnóstico,

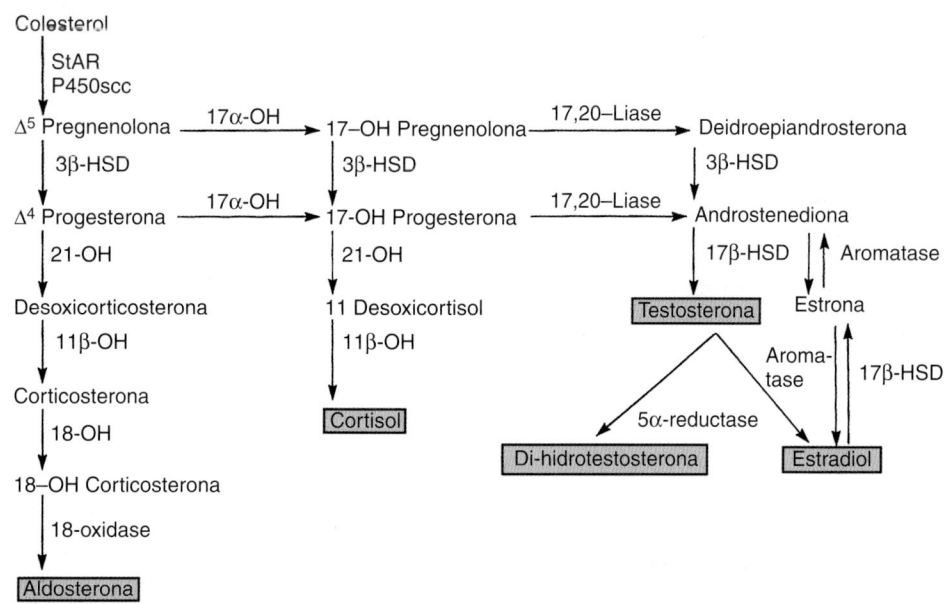

Figura 150-18. Via biossintética de esteroides para a produção de mineralocorticoide, glicocorticoide e hormônio esteroide sexual.

especialmente em homens com a forma perdedora de sal da doença. Isso também provou ser um importante meio de diagnóstico da forma virilizante simples no homem e as formas não clássicas em alguns homens e mulheres (Brosnan et al., 1999).

O sexo feminino, com as formas da doença clássica perdedora de sal e virilizante simples, resulta em um sexo feminino masculinizado. Como a esteroidogênese prejudicada começa cedo na vida – no momento da formação da genitália externa (começando às 10 semanas de gestação) –, quase sempre há evidências de algum grau de masculinização ao nascimento. Isso se manifesta como aumento do clitóris e diferentes graus de fusão labial (Fig. 150-19). Além disso, a vagina e a uretra abrem-se em um seio urogenital comum. O aumento do clitóris pode ser tão dramático a ponto de fazê-lo parecer um pênis hipospádico com criptorquidia bilateral ou, raramente, uma uretra totalmente masculinizada à ponta de uma aparente glande do pênis (Fig. 150-20). A gravidade da virilização usualmente é superior em bebês que experimentam perda de sal, mas não tão uniformemente. Prader (1958) classificou os graus de virilização da genitália externa em mulheres com HAC (Fig. 150-21). As estruturas müllerianas nessas pacientes são tipicamente normais. Um estudo recente sugere um aumento da incidência (Nabhan e Eugster, 2007) de anomalias do trato superior (hidronefrose, duplicação) em HAC.

Tanto em indivíduos do sexo masculino quanto do feminino com a variante de perda de sal da HAC, os sintomas começam dentro das primeiras semanas após o nascimento, com incapacidade de recuperar o peso ao nascimento, perda de peso progressiva e desidratação. Em recém-nascidos gravemente afetados, ocorrem crises adrenais nos primeiros 10 a 21 dias de vida (Grumbach e Conte, 1998). Vômitos são proeminentes e podem ser tão extremos que um erro diagnóstico de estenose do piloro pode ser cometido, **especialmente no sexo masculino**. Sem tratamento, a morte pode rapidamente resultar da hipercalemia, desidratação e choque. Na criança do sexo masculino, em particular, as anormalidades clássicas de fluidos e eletrólitos de HAC podem ser simuladas por urosepse secundária ao refluxo ou uropatia obstrutiva, que devem ser descartadas (Mastrandrea et al., 2005). Após o nascimento, há progressão da masculinização do sexo feminino não tratada; pelos pubianos e axilares se desenvolvem prematuramente, surge acne, e a voz se torna mais grave. Há uma rápida maturação somática, resultando em fechamento epifisário prematuro e baixa estatura adulta. Embora os órgãos genitais internos sejam do sexo feminino, o desenvolvimento das mamas e a menstruação não ocorrem, a menos que a excessiva produção de androgênios seja suprimida por adequada terapia com esteroides.

No homem sem perda de sal, as principais manifestações clínicas são as de precocidade isossexual. A criança parece normal ao nascimento, mas sinais de precocidade sexual e somática aparecem nos primeiros 2 a 3 anos de vida. Embora os testículos permaneçam normais em tamanho, ocorre o aumento do pênis, do escroto e da próstata, acompanhados pelo aparecimento de pelos pubianos, acne e engrossamento da voz. A musculatura é bem desenvolvida (levando ao termo descritivo "pequeno Hércules"), e a idade óssea é mais avançada do que o adequado para a idade cronológica. A síndrome, muitas vezes, passa despercebida no indivíduo do sexo masculino com a doença não perdedora de sal até que os sinais de excesso de androgênios, como a estatura acelerada e pelos pubianos precoces, aparecem mais tarde na infância.

No homem com a doença não perdedora de sal, duas importantes implicações a longo prazo são a baixa estatura e a infertilidade em

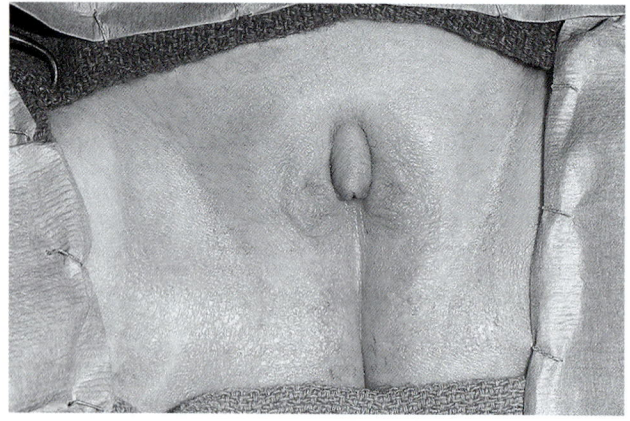

Figura 150-19. Genitália externa de um paciente com hiperplasia adrenal congênita secundária à deficiência de 21-hidroxilase, mostrando fusão labioescrotal e clitoromegalia.

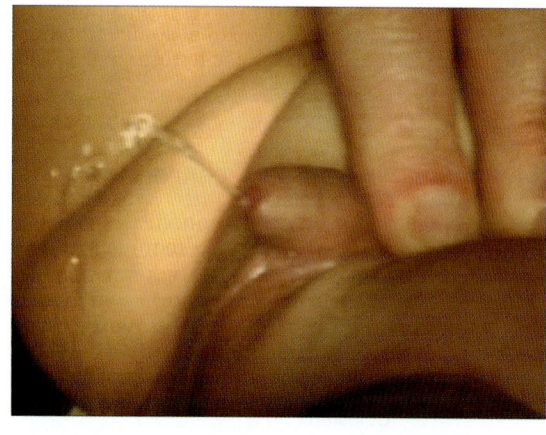

Figura 150-20. Paciente Prader V com hiperplasia adrenal congênita secundária à deficiência de 21-hidroxilase demonstrando virilização completa do pênis.

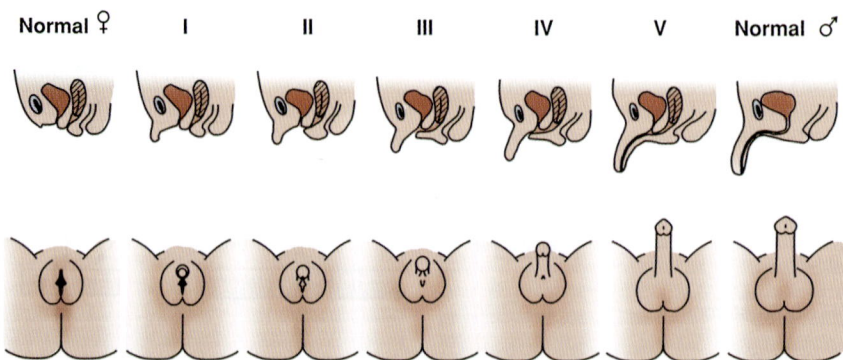

Figura 150-21. Classificação de Prader dos vários graus de masculinização da genitália externa em mulheres com hiperplasia adrenal congênita que tem sido aplicada por alguns autores para estados intersexuais em geral. (De Prader A. Die Haufi gkeit der kongenitalen andro-genitalen Syndroms. Helv Pediatr Acta 1958;13:426.)

20% a 40% dos casos. Ocorrerá o fechamento epifisário prematuro a menos que seja instituído o controle médico precoce. Isso enfatiza o valor da triagem neonatal. A infertilidade foi observada em 30% dos homens com HAC, muitas vezes relacionada com a constatação de nódulos de restos adrenais diagnosticados de forma mais confiável com a ultrassonografia escrotal. Esses nódulos, presentes em 25% a 30% dos homens com HAC, representam a hipertrofia dos restos adrenais, como resultado da estimulação com ACTH e quando associados à fertilidade prejudicada justificam a ultrassonografia escrotal periódica, a supressão intensificada de glicocorticoides e, possivelmente, a excisão poupadora dos testículos (Claahsen-van der Grinten et al., 2008). Alguns defendem a criopreservação de espermatozoides em indivíduos do sexo masculino pós-púberes com tumores de restos adrenais. Além disso, o controle insatisfatório da doença em meninos com HAC clássica tem sido associado a testículos pequenos e infertilidade com contagem de espermatozoides reduzida (New e Wilson, 1999). Esse é um resultado da aromatização periférica do excesso de androgênio para estrogênio que suprime as gonadotrofinas hipofisárias.

Na deficiência clássica da 21-hidroxilase, os níveis plasmáticos de progesterona e 17-hidroxiprogesterona estão marcadamente elevados. Os níveis urinários de 17-cetosteroides e pregnanetriol estão elevados. O diagnóstico pode ser feito bioquimicamente com o uso de radioimunoensaio de plasma de 17-hidroxiprogesterona, que substituiu a colheita mais complicada de urina de 24 horas para metabólitos (p. ex., pregnanetriol). **Um estudo ultrassonográfico pélvico demonstrando a presença de tecidos müllerianos é confirmatório.** Alguns pesquisadores sugeriram que o achado de glândulas suprarrenais anormalmente aumentadas ou com aparência "cerebriforme" na ultrassonografia neonatal, disponível antes dos resultados bioquímicos, pode representar a ferramenta diagnóstica mais precoce para HAC (Hernanz-Schulman et al., 2002).

A triagem mais agressiva para deficiência de 21-hidroxilase proporcionou benefícios consideráveis. Em uma série, apesar da ambiguidade sexual, um terço a metade das crianças recém-nascidas do sexo feminino afetadas não foram diagnosticadas como portadoras de deficiência de 21-hidroxilase até que foram identificadas pelo teste de triagem (Pang et al., 1985).

A deficiência de 21-hidroxilase não clássica representa uma forma atenuada, de início tardio, que é variável na sua gravidade clínica por causa da deficiência parcial de 21-hidroxilase e o momento de início. Esses pacientes não apresentam deficiência de cortisol, mas têm hiperandrogenismo. New e Wilson (1999) constataram a deficiência da 21-hidroxilase não clássica como a doença autossômica recessiva mais comum em humanos, com uma incidência de 1 em 100. Os sintomas apresentados em mulheres são comumente hirsutismo e oligomenorreia, padrão masculino de calvície e ovários policísticos. Em um estudo recente, 32% das mulheres com deficiência de 21-hidroxilase não clássica foram diagnosticadas somente após o parto de uma criança diagnosticada com HAC com deficiência de 21-hidroxilase. Em homens com a forma não clássica da deficiência da 21-hidroxilase, oligospermia e subfertilidade foram características apresentadas, e foi relatada a reversão da infertilidade com a terapia com glicocorticoides. Normalmente, são necessárias doses mais baixas de glicocorticoides para o tratamento da forma não clássica de HAC.

Uma deficiência de 11-hidroxilase responde grosseiramente por cerca de 5% dos casos de HAC. Ambas as formas clássica e leve foram reconhecidas. Ao contrário da 21-hidroxilase, a 11-hidroxilase não está ligada ao HLA. O defeito resulta de mutações no gene *CYP11B1* localizado no braço longo do cromossomo 8 (Merke et al., 1998). Até o momento, foram descritas mais de 50 mutações resultando na inativação da enzima (Nimkarn e New, 2008). Como a deficiência de 21-hidroxilase, a variante não clássica da deficiência de 11-hidroxilase (de início tardio) é caracterizada por sinais e sintomas de excesso de androgênio na infância ou adolescência. **A hipertensão é um achado comum em pacientes com esse tipo de HAC, e acredita-se que ela seja secundária ao aumento dos níveis séricos de desoxicorticosterona (DOC).** Embora a maioria dos pacientes seja hipertensa, alguns são normotensos e outros experimentam hipertensão apenas de maneira intermitente. A virilização acentuada ocorre na forma grave do defeito e pode ser tão grave quanto naqueles pacientes com deficiência de 21-hidroxilase. Na forma de início tardio, ocorre uma virilização leve em pacientes pré-púberes e pós-púberes.

O diagnóstico de deficiência de 11-hidroxilase pode ser confirmado pelo achado de níveis plasmáticos aumentados de 11-desoxicortisol e 11-DOC. Os níveis urinários de 17-cetosteroides e 17-hidroxicorticosteroides estão aumentados. **O tratamento com glicocorticoides é idêntico ao de pacientes com deficiência de 21-hidroxilase.**

A deficiência menos comum de enzima responsável por uma forma virilizante de HAC é a de 3-hidroxiesteroide desidrogenase. Essa deficiência afeta as fases iniciais da biossíntese de esteroides nas suprarrenais e nas gônadas, resultando na incapacidade de converter 3-hidroxiesteroides em 3-cetosteroides. Como resultado, a forma grave leva à síntese prejudicada de aldosterona, cortisol e esteroides sexuais. Mulheres afetadas exibem clitoromegalia leve e fusão labial acompanhada por sintomas de deficiência de aldosterona e cortisol.

Foram identificados dois genes homólogos para 3-hidroxiesteroide desidrogenase, os quais contêm quatro exons (Merke et al., 1998). Foi descrita uma série de mutações que dão origem à síndrome. Esse defeito possui um padrão de herança autossômico recessivo e é heterogêneo em sua aparência clínica e bioquímica. Uma forma não perdedora de sal e formas de início tardio e leves foram descritas, embora a forma não clássica pareça ser extremamente rara.

O diagnóstico de deficiência de 3-hidroxiesteroide desidrogenase é realizado com base nos níveis séricos aumentados de 17-hidroxipregnenolona e deidroepiandrosterona (DHEA). A avaliação por ultrassonografia pélvica confirmando a presença de tecido mülleriano serviria como suporte. O tratamento é semelhante ao de pacientes com deficiência de 21-hidroxilase.

Atualmente, um dos aspectos mais excitantes da HAC é a capacidade de diagnosticar e tratar a doença no período pré-natal. **O diagnóstico pré-natal de HAC no feto em risco foi feito inicialmente por uma medida de líquido amniótico para 17-hidroxiprogesterona às 16 a 17 semanas de gestação (Laue e Rennert, 1995).** Atualmente, o diagnóstico é feito durante o primeiro trimestre pela genotipagem do HLA ou por análise do DNA de genes dentro do complexo HLA em células obtidas por biópsia de vilo corial às 9 a 11 semanas de gestação (Hughes, 2002). **O tratamento da mãe com a dexametasona, que atravessa a placenta, suprime a secreção fetal de ACTH, impedindo, assim, a virilização dos genitais.** No entanto, o tratamento deve ser instituído assim que a gravidez for confirmada, no mais tardar até 9 semanas após o último período menstrual, antes do desenvolvimento inicial da genitália externa (Nimkarn e New, 2007). Há certas complexidades para essa forma de tratamento. O diagnóstico de HAC no feto pode ser determinado em células das vilosidades coriônicas ou em células do líquido amniótico para famílias nas quais um membro anterior foi afetado. **Portanto, não é possível confirmar o diagnóstico antes de a terapia ser iniciada.** Como a virilização não é uma preocupação com o feto do sexo masculino e três de quatro fetos do sexo feminino em situação de risco são afetados, dado o padrão autossômico recessivo de herança, sete de cada oito fetos podem ser tratados desnecessariamente. Portanto, um objetivo da terapia tem sido o diagnóstico precoce para evitar tratamento desnecessário. Uma abordagem promissora, que pode melhorar o diagnóstico pré-natal da HAC já às 9 semanas de gestação, é a análise do DNA fetal livre por PCR, a partir de células circulantes trofoblásticas, na circulação materna, que permite a detecção do cromossomo Y, evitando, assim, o tratamento de indivíduos do sexo masculino (Rijnders et al., 2001).

Várias séries estabeleceram a eficácia do tratamento pré-natal para HAC com dexametasona em 85% dos casos (Migeon, 1990; Pang et al., 1990; Speiser et al., 1990). Em alguns recém-nascidos não há evidência de masculinização, sugerindo terapia totalmente bem-sucedida. Em outro grupo, há masculinização mais suave do que a observada em um irmão afetado. Embora o cumprimento e o momento de início do tratamento tenham sido variáveis em cada série, essa heterogeneidade de resposta à terapia levanta questões intrigantes sobre os mecanismos envolvidos na virilização do feto com HAC. Além disso, o tratamento pré-natal com dexametasona tem levantado preocupações éticas. **Embora não haja discussão sobre a sua capacidade de prevenir os efeitos dos androgênios na genitália e, potencialmente, no cérebro de mulheres afetadas, os efeitos a longo prazo da dexametasona em fetos não afetados submetidos a tratamento pré-natal são, ainda, desconhecidos.** Um estudo realizado por Meyer-Bahlburg et al. (2004a) demonstrou não haver comprometimento do desenvolvimento motor ou cognitivo que tenha resultado do tratamento pré-natal de fetos com HAC, mas outros sugeriram efeitos deletérios potenciais sobre a memória de trabalho verbal (Hirvikoski et al., 2007). Miller (1999) e outros defenderam o uso de tratamento pré-natal para HAC apenas como uma terapia experimental nos grandes centros e sob minucioso exame de um conselho de revisão institucional. Tem sido enfatizada a importância do acompanhamento a longo prazo desses recém-nascidos (Speiser, 1999).

Hughes (2002) et al. enfatizaram a correlação estreita de genótipo e fenótipo na HAC. New et al. (2013) observaram uma correlação genótipo-fenótipo em 21 de 45 casos. Certos genótipos foram mais frequentes em grupos étnicos específicos. Isso tem uma série de implicações práticas. Os biólogos moleculares podem, agora, prever não só o risco de um casal ter um filho afetado, mas também a forma clínica provável da doença. Portanto, genótipos de mutações graves poderiam motivar o tratamento pré-natal, enquanto isso não ocorreria com genótipos de mutações menos graves. Além disso, genótipos menos graves no recém-nascido permitiriam a modificação do tratamento com corticosteroides para minimizar os efeitos colaterais.

O tratamento de crianças afetadas, com hidrocortisona, na infância e adolescência atinge um número de objetivos, como observado por Bongiovanni e Root (1963): "fornecer o hormônio deficiente; suprimir a secreção hipofisária de ACTH e, consequentemente, de androgênios adrenais e a virilização clínica; evitar o crescimento somático anormalmente rápido e avanço ósseo; permitir o desenvolvimento gonadal normal; e corrigir a perda de água-sal ou hipertensão nas formas complicadas." A dose requerida de glicocorticoide pode ser prevista pelo genótipo, como observado por Hughes (2002), mas deve ser ajustada para cada paciente com base na idade óssea, no crescimento linear, excreção de 24 horas de cetosteroides, e evidências clínicas de deficiência ou excesso de glicocorticoides (Grumbach e Conte, 1998). A eficácia da terapia pode ser avaliada medindo os níveis plasmáticos matinais de 17-hidroxiprogesterona. Essas crianças com a forma da doença perdedora de sal exigem uma maior ingestão de sal e tratamento com mineralocorticoide além de terapia com hidrocortisona. Após o controle de eletrólitos e da pressão arterial ter sido alcançado no quadro agudo, deve ser instituída a terapia de manutenção com fludrocortisona (Laue e Rennert, 1995; Grumbach e Conte, 1998). A reposição preferida do cortisol é realizada com hidrocortisona oral (10 a 20 mg/m² por dia em três doses divididas). Duplicar ou triplicar a dose oral de hidrocortisona com frequência é recomendado durante eventos fisicamente estressantes, como cirurgia ou infecção. Recém-nascidos com a forma perdedora de sal da HAC exigem a reposição com fludrocortisona (0,1 a 0,2 mg/dia) (Antal e Zhou, 2009).

Pacientes do sexo feminino insignificativamente virilizadas (que não foram diagnosticadas e tratadas no período pré-natal) são adequadas para a realização da genitoplastia feminizante aos 3 a 6 meses de idade, quando um curso bem estabelecido de terapia médica foi instituído, os riscos da anestesia tornaram-se mínimos e a criança cresceu o suficiente para tornar o procedimento tecnicamente viável (Passerini-Glazel, 1990). **A fertilidade a longo prazo em homens e a feminização, menstruação e fertilidade em mulheres podem ser esperadas no paciente bem tratado.** De fato, esse potencial, mesmo na paciente do sexo feminino mais masculinizada com HAC, forneceu suporte para a genitoplastia feminizante em praticamente todos os pacientes com HAC 46,XX. Embora a criação do gênero feminino seja apoiada pela declaração de consenso de 2006, foi recentemente contestada por Lee e Husmann para aqueles pacientes com HAC 46,XX que parecem de forma inequívoca do sexo masculino, para os quais eles recomendam consideração da atribuição de sexo masculino (Lee et al., 2010).

Uma importante área de investigação recente tem sido o *imprinting* potencial do cérebro por níveis de androgênios pré-natais elevados. Uma série de estudos recentes confirmam que a hiperandrogenização pré-natal está associada à masculinização do comportamento relacionada ao sexo, mas não à masculinização da identidade de gênero. Meyer-Bahlburg et al. (Meyer-Bahlburg et al., 2004b, 2008; Dessens et al., 2005) observaram uma correlação estreita entre as alterações hormonais em função da gravidade da deficiência da enzima com a orientação sexual (taxas de homossexualidade, bissexualidade). Além disso, Berenbaum et al. (2003, 2004) observaram que, em indivíduos do sexo feminino com HAC e genitália virilizada, o desenvolvimento psicológico não estava comprometido naqueles criados como do sexo feminino e que recebiam um bom tratamento médico. Meyer-Bahlburg et al. (2004a) observaram em meninas com HAC 46,XX que a masculinização acentuada do comportamento relacionado com o gênero em meninas com HAC hiperandrogenizadas no período pré-natal não foi associada à masculinização da identidade de gênero. Portanto, as evidências psicossexuais até o momento defendem a manutenção do sexo feminino em pacientes com HAC masculinizadas diagnosticadas na infância. De fato, o apoio psicológico adequado deve ser um componente do acompanhamento de longo prazo.

Em um novo achado interessante, observou-se à ressonância magnética que pacientes do sexo masculino e feminino com HAC clássica tinham volumes menores das tonsilas do que os controles, e função alterada da tonsila. A tonsila, regulada por glicocorticoides, é importante no processamento da emoção (Ernst et al., 2007).

Uma área intrigante de inovação cirúrgica no tratamento da HAC tem sido a utilização experimental de adrenalectomia "profilática" para pacientes selecionados. Essa abordagem é baseada na premissa de que, em certos pacientes, é mais difícil manter a supressão adrenal do que prevenir as crises adrenais. Clinicamente, esses pacientes são do sexo feminino extremamente virilizadas e os perdedores de sal. Para aqueles com essa forma mais grave de deficiência de 21-hidroxilase, a supressão adequada da produção adrenal tem exigido graus significativos de hipercortisolismo, associado a um crescimento deficiente, obesidade e infertilidade (em 40%). Para os 25% de pacientes com HAC que carecem completamente da atividade da enzima 21-hidroxilase e, portanto, não produzem cortisol nem aldosterona, a adrenalectomia pode ser uma abordagem prática (VanWyk et al., 1996). Em geral, esses pacientes podem ser identificados genotipicamente como homozigóticos ou heterozigóticos compostos para "alelos nulos" do gene *CYP21* (VanWyk et al., 1996). Em uma série de 18 pacientes com seguimento de longo prazo, VanWyk e Ritzen (2003) observaram a adrenalectomia bilateral como segura e eficaz no manejo de formas graves de HAC em que os pacientes escaparam repetidamente da supressão adrenal. A maioria desses pacientes relatou uma melhor qualidade de vida após a adrenalectomia bilateral. Em uma série recente, a adrenalectomia bilateral provou ser mais bem-sucedida para aqueles pacientes que buscam a fertilidade em vez de o controle da obesidade e do hiperandrogenismo (Ogilvie et al., 2006).

Embora esses pacientes se tornem addisonianos por essa cirurgia, aqueles com a forma mais grave de HAC teriam uma resposta adrenal intrínseca insatisfatória ao estresse metabólico (Gunther et al., 1997). Uma desvantagem teórica desta abordagem é que, se a terapia gênica permitisse um dia que genes funcionais *CYP21* fossem introduzidos no tecido cortical adrenal, os pacientes adrenalectomizados não seriam candidatos a tal terapia (VanWyk et al., 1996).

Homens com HAC devem ser acompanhados para tumores testiculares de restos adrenais como uma potencial causa de infertilidade. Isso é realizado de maneira ideal, com o rastreamento por ultrassonografia testicular anual (Kang et al., 2011).

Distúrbio do Desenvolvimento Sexual 46,XX (Feminino Masculinizado) Secundário a Tumores Maternos e Androgênios e Progestinas Maternas. A masculinização de um feto do sexo feminino como resultado da administração materna de agentes ou androgênios progestacionais sintéticos é uma ocorrência rara; lições foram aprendidas a partir de experiências infelizes anteriores. Historicamente, agentes progestacionais foram utilizados para prevenir a ameaça de aborto. Em uma grande série, a masculinização ocorreu em 2% dos bebês do sexo feminino cujas mães foram tratadas com progesterona durante a gravidez (Ishizura et al., 1962). Além disso, o danazol, um derivado de testosterona utilizado para tratar a endometriose, foi associado à virilização do feto do sexo feminino. **O grau em que qualquer androgênio ou agente progestacional afeta o desenvolvimento fetal feminino é uma função da potência do agente, da dose materna, e do tempo e da duração da administração** (Bongiovanni e McFadden, 1960).

Muito raramente, um tumor de ovário ou adrenal materno tem efeitos virilizantes em um feto do sexo feminino. Mais tipicamente, esse tumor apresenta efeitos virilizantes sobre a mãe, mas nenhum efeito aparente sobre o feto. Tumores do ovário que resultaram em masculinização do feto do sexo feminino incluem arrenoblastoma, tumor de células hilares, tumor de células lipoides, tumor de células do estroma ovariano, luteoma da gravidez e tumor de Krukenberg (Calaf et al., 1994).

Mais raros ainda são os tumores maternos adrenais (adenoma e carcinoma adrenocortical), que têm efeitos masculinizantes sobre o feto do sexo feminino.

A deficiência de aromatase representa uma causa ainda mais rara do transporte transplacentário de androgênios em excesso para o feto. A enzima aromatase do citocromo P450 catalisa a conversão de androgênios em estrogênios. Normalmente, androgênios fracos produzidos pela glândula suprarrenal fetal são convertidos em estrogênios pela aromatase placentária e passam para a circulação materna. Mutações do gene da aromatase *CYP19* podem resultar em profunda virilização do feto do sexo feminino e da mãe durante a gravidez. Apesar de a virilização materna resolver-se no período pós-natal, ela se repete em gestações subsequentes.

Em qualquer caso de efeito de androgênio exógeno em um feto do sexo feminino, o estado endócrino normal é reconhecido após o nascimento, e o manejo fica restrito à reconstrução genital externa, conforme necessário.

Distúrbio do Desenvolvimento Sexual 46,XY (Masculino Submasculinizado)

O termo DDS 46,XY (masculino submasculinizado) refere-se a indivíduos 46,XY com testículos diferenciados que exibem graus variáveis de feminização fenotipicamente. A diferenciação sexual masculina prejudicada nesses pacientes é secundária à secreção inadequada de testosterona pelos testículos no período de tempo necessário para o desenvolvimento, à incapacidade de o tecido alvo responder ao androgênio de forma adequada, ou à produção ou ação da SIM.

Aplasia das Células de Leydig (Anormalidade do Receptor do Hormônio Luteinizante). A aplasia das células de Leydig como uma causa de submasculinização do homem foi relatada pela primeira vez por Berthezene et al. em 1976. Na sua forma pura, esse raro distúrbio é caracterizado por um cariótipo masculino 46,XY normal associado a um fenótipo feminino com aparência normal. Geralmente, os testículos são palpáveis nos canais inguinais ou grandes lábios. Na investigação, não existem estruturas de Müller e a vagina é curta. Um baixo nível de testosterona é observado em conjunto com uma elevada concentração de LH. A ausência de uma elevação do nível sérico de testosterona após a estimulação com hCG é característica dessa doença (Brown et al., 1978). Fisiologicamente, esse distúrbio representa um espectro entre células de Leydig ausentes e células de Leydig com o receptor de LH anormal (David et al., 1984).

Como uma série de mutações de inativação foi encontrada no gene receptor de LH, pode ser feita uma correlação entre o fenótipo de pacientes com hipoplasia de células de Leydig e a atividade dos seus alelos dos receptores de LH (Richter-Unruh et al., 2004). É transmitida como uma característica autossômica recessiva expressa apenas em indivíduos do sexo masculino. Formas incompletas da síndrome podem ocorrer, com a forma mais branda sendo expressa como hipogonadismo primário com genitália externa masculina normal (Lee et al., 1982).

O diagnóstico clínico de aplasia das células de Leydig, ou anormalidade do receptor de LH, normalmente é feito como resultado de infantilismo sexual e a ausência de desenvolvimento de características sexuais secundárias ou a descoberta de gônadas palpáveis no canal inguinal ou lábios ao exame físico (Arnholt et al., 1985). O diagnóstico diferencial inclui síndrome de insensibilidade androgênica ou um defeito terminal na síntese de androgênios. A histologia dos testículos anormais demonstra ausência de células de Leydig nos espaços intratubulares com células de Sertoli normais.

Distúrbios da Biossíntese de Testosterona

Um defeito em qualquer uma das cinco enzimas necessárias para a conversão do colesterol em testosterona pode causar virilização incompleta (ou ausente) do feto do sexo masculino durante a embriogênese. As três primeiras enzimas (clivagem da cadeia lateral do colesterol, 3-hidroxiesteroide desidrogenase e 17-hidroxilase) estão presentes nas glândulas suprarrenais e nos testículos. Portanto, a deficiência dela resulta no comprometimento da síntese de glicocorticoides e mineralocorticoides, além de testosterona. Para todas as deficiências dessas cinco enzimas, o padrão de herança é autossômico recessivo.

Deficiência de StAR (Enzima de Clivagem da Cadeia Lateral de Colesterol). O primeiro passo na esteroidogênese gonadal e adrenal é a conversão do colesterol em pregnenolona, que é mediada por uma única enzima de clivagem da cadeia lateral do colesterol conhecida como *450SCC* (anteriormente conhecida como *20,22 desmolase*). Um defeito dessa enzima, primeiramente descrito por Prader e Gurtner, em 1955, foi considerado como resultante na condição rara de hiperplasia adrenal congênita lipoide, assim chamada porque as glândulas suprarrenais se tornaram grandes e carregadas de lipídeos. **No entanto, evidências mais recentes sugerem que um defeito no transporte de colesterol, e não uma enzima defeituosa, é etiologicamente responsável** (Saenger, 1997). A proteína reguladora aguda esteroidogênica (StAR) estimula o transporte de colesterol da membrana mitocondrial externa para a interna (sítio do complexo de clivagem de cadeia lateral de colesterol). Este parece ser o passo limitante da taxa na síntese de esteroides aguda.

Mutações na StAR são encontradas em vários grupos étnicos, mas são mais comumente relatadas em pacientes de origem japonesa, coreana e palestina (Bhangoo et al., 2005). Indivíduos 46, XY afetados apresentam genitália externa feminina ou ambígua com uma bolsa vaginal em fundo cego; testículos intra-abdominais, inguinais ou labiais; e, ausência de estruturas müllerianas, compatível com células de Sertoli ativas (Hauffa et al., 1985). Ductos wolffianos estão presentes, mas são rudimentares. Bebês, muitas vezes, são vistos nas primeiras semanas de vida com grave insuficiência adrenal e perda de sal, mas tem sido relatada a apresentação atrasada (Lekarev et al., 2012).

Um diagnóstico de deficiência de StAR (enzima de clivagem da cadeia lateral do colesterol) deve ser cogitado em qualquer recém-nascido com genitália externa feminina não virilizada e evidências de deficiência de cortisol e aldosterona com hiponatremia, hipercalemia e acidose metabólica. A tomografia computadorizada abdominal demonstra glândulas suprarrenais grandes, carregadas de lipídeos.

O manejo é semelhante ao da deficiência de 21-hidroxilase. Classicamente, pacientes 46,XY com esse distúrbio foram considerados do sexo feminino e submetidos à gonadectomia (Laue e Rennart, 1995). Como a produção de testosterona nunca foi significativa, o *imprinting* cerebral não é um fator de atribuição de gênero. No entanto, o fenótipo pode ser bastante variável, de tal modo que pode resultar uma virilização parcial ou mesmo uma genitália masculina normal (Lekarev et al., 2012).

Deficiência da Citocromo P450 Oxidorredutase. A deficiência da Citocromo P450 oxidorredutase (POR) foi recentemente adicionada às causas dos DDSs 46,XY e 46,XX. A POR é um cofator para todas as enzimas microssomais P450, incluindo a 17-hidroxilase, 17,20-liase, 21-hidroxilase e a aromatase. A condição emergiu como uma entidade distinta, por meio da percepção de que a deficiência aparente combinada das enzimas 17-hidroxilase e 21-hidroxilase é um distúrbio único resultante da falta de POR, uma flavoproteína ligada à membrana que desempenha um papel central na transferência de elétrons a partir de nicotinamida adenina dinucleotídeo fosfato (NADPH) para as enzimas P450. Foi originalmente caracterizado em pacientes com síndrome de Antley–Bixler (uma síndrome de displasia esquelética), alguns dos quais tinham genitália ambígua e esteroidogênese anormal. Posteriormente, tornou-se claro que a deficiência de POR pode causar DDS não associado à displasia esquelética e características da síndrome de Antley–Bixler (Hughes, 2008).

Deficiência de 3β-hidroxiesteroide desidrogenase. A 3β-hidroxiesteroide desidrogenase catalisa as 3β-hidroxiesteroide (pregnenolona, 17-hidroxipregnenolona e DHEA) para os três cetosteroides progesterona, 17-hidroxiprogesterona e androstenediona. A deficiência congênita de 3β-hidroxiesteroide desidrogenase foi primeiramente descrita por Bongiovanni em 1962.

Os indivíduos afetados têm vários graus de masculinização incompleta, resultante de um bloqueio na biossíntese de testosterona, e insuficiência adrenal com perda de sal resultante da síntese prejudicada de aldosterona e cortisol. A falta de hormônio retentor de sal e de cortisol resulta em uma crise com perda de sal logo após o nascimento. Entretanto, ocorrem deficiências parciais associadas à perda de sal grave, compatível com a heterogeneidade genética. Duas isoenzimas, 3β-hidroxiesteroide desidrogenase tipo I e tipo II, estão envolvidas na biossíntese de esteroides. Essas enzimas são codificadas por dois genes, *HSD3B1* e *HSD3B2*, localizados para o cromossomo 1 no *lócus* p11-p13 (Chang et al., 1993). A deficiência clássica de 3β-hidroxiesteroide desidrogenase resulta de mutações de inativação, 37 das quais foram identificadas no gene *HSD3B2* (Welzel et al., 2008).

Os homens com essa deficiência geralmente apresentam virilização incompleta da genitália externa, com um pequeno falo, hipospádia com fusão labioescrotal, um seio urogenital, e uma bolsa vaginal com fundo cego. Os testículos frequentemente são escrotais, e os ductos de Wolff desenvolvem-se normalmente. Tal como acontece com outros defeitos na biossíntese de testosterona, em que a função normal das células de Sertoli está preservada, as estruturas de Müller estão ausentes.

O diagnóstico deve ser considerado em homens 46, XY com genitália ambígua e sinais de insuficiência adrenal. Um estudo endócrino demonstrando o aumento dos níveis de 3β-hidroxiesteroides confirma o diagnóstico.

O tratamento da deficiência de 3β-hidroxiesteroide desidrogenase é semelhante ao de pacientes com deficiência de 21-hidroxilase.

Deficiência de 17-Hidroxilase. A 17-hidroxilase catalisa a conversão de pregnenolona e progesterona em 17-hidroxipregnenolona e 17-hidroxiprogesterona, respectivamente, na esteroidogênese adrenal e gonadal. O primeiro caso de pseudo-hermafroditismo masculino causado pela deficiência dessa enzima foi relatado por New em 1970. O gene para essa enzima foi localizado no cromossomo 10 (Laue e Rennart, 1995).

Indivíduos 46,XY afetados geralmente têm genitália externa feminina com masculinização ausente ou leve. **Uma deficiência na atividade da 17-hidroxilase compromete a produção de cortisol, causando hipersecreção de ACTH e resultando em níveis aumentados de DOC, corticosterona e 18-hidroxicorticosterona nas suprarrenais. Esses compostos com atividade mineralocorticoide produzem excesso de retenção de sal e água, hipertensão e hipocalemia.**

O fenótipo desses indivíduos afetados varia de feminino com genitália externa com uma bolsa vaginal com fundo cego a masculino com hipospádia perineal e curvatura ventral do pênis "chordee". O diagnóstico deve ser considerado em um homem não virilizado com hipertensão. A avaliação laboratorial endócrina demonstra níveis séricos elevados de progesterona, DOC, corticosterona, 18-hidroxicorticosterona e ACTH.

A terapia com reposição de glicocorticoide traz a pressão arterial e a hipocalemia de volta ao normal, pela supressão do ACTH e, portanto, estimulação cortical adrenal. Alguns pacientes têm sido considerados como do sexo feminino com a gonadectomia e reposição de estrogênio durante a puberdade. Em formas parciais, tipicamente com razoável tamanho do falo, os pacientes podem ser considerados como do sexo masculino com reposição de testosterona na puberdade. **A fertilidade não foi relatada em pacientes com defeitos na biossíntese de testosterona e a produção inadequada de testosterona torna o *imprinting* androgênico uma questão menos significativa para esses pacientes.** Portanto, o fenótipo pode ditar a atribuição de gênero.

Deficiência de 17,20-Liase. Foi demonstrado que a enzima 17,20-liase está relacionada com a 17-hidroxilase pois as atividades de ambas estão ligadas ao mesmo produto de gene no cromossomo 10 (Laue e Rennart, 1995). No entanto, em alguns pacientes com o defeito genético, ambas as atividades biológicas estão ausentes, mas em outros apenas a função da 17,20-liase parece deficiente. Zachmann et al. descreveram pela primeira vez essa entidade clínica em 1972.

Nos casos em que a deficiência envolve principalmente a 17,20-liase, a secreção de cortisol e a de ACTH são normais. A aldosterona é secretada normalmente, e não resulta em hipertensão. Entretanto, a biossíntese de testosterona prejudicada no indivíduo 46,XY resulta tipicamente em genitália ambígua e não totalmente feminina ao nascimento. A masculinização deficiente da genitália externa pode variar de grave, resultando em uma atribuição de gênero feminino ao recém-nascido, a leve, resultando somente em hipospádia. Na puberdade, a secreção de androgênio testicular permanece baixa. Zachmann et al. (1982) postularam que há dois tipos de deficiência de 17,10-liase – uma que é parcial e outra que é um defeito completo.

O diagnóstico pode ser suspeitado em homens subvirilizados com derivados de Müller ausentes e nenhum defeito na síntese de glicocorticoide ou mineralocorticoide. Por ocasião do desenvolvimento esperado da puberdade, os pacientes podem ter incapacidade de desenvolver características sexuais secundárias e níveis elevados de gonadotrofinas. O diagnóstico pode ser feito utilizando a estimulação pré-puberal com hCG e ACTH.

O manejo implica a reconstrução plástica da genitália externa e a reposição apropriada de esteroides sexuais na puberdade.

Deficiência de 17-hidroxiesteroide oxidorredutase. Essa última enzima da via biossintética da testosterona catalisa a conversão de androstenediona em testosterona, DHEA em androstanodiol e de estrona em estradiol. A subvirilização do homem resultante de uma deficiência de 17-hidroxiesteroide oxidorredutase foi primeiramente descrita por Saez et al. em 1971.

Clinicamente, esse é o defeito enzimático mais interessante na biossíntese de testosterona pela sua semelhança com uma deficiência de 5α-redutase. Ao nascimento, os indivíduos afetados parecem ter um fenótipo feminino normal, sem evidências significativas de virilização.

Portanto, em geral, é feita uma atribuição de gênero feminino. Entretanto, esses indivíduos têm testículos bem diferenciados com localização intra-abdominal, inguinal ou nos lábios e nenhuma estrutura mülleriana. Surpreendentemente, os ductos de Wolff são normalmente desenvolvidos, o que pode ser secundário à ação da androstenediona ou quantidades mínimas de testosterona produzida durante a embriogênese (Boehmer et al., 2001). **Na puberdade, há crescimento fálico e desenvolvimento progressivo das características sexuais secundárias masculinas.** Estas incluem o aumento da massa muscular e desenvolvimento de pelos pubianos, axilares, e faciais e corporais, com distribuição masculina. A ginecomastia pode ocorrer, e os testículos podem se tornar palpáveis (Saez et al., 1972). Em alguns casos, foi relatada a nova atribuição para sexo masculino (Imperato-McGinley et al., 1979a; Rosler e Kohn, 1983).

O início tardio da virilização está relacionado ao aumento pubertário na produção de gonadotrofina, a qual pode superar parcialmente o bloqueio na biossíntese de testosterona.

Há um perfil hormonal característico nesse distúrbio. No paciente pré-púbere, os níveis plasmáticos de androstenediona e estrona podem não estar aumentados. Na puberdade, a androstenediona, o precursor imediato da testosterona, aumenta de 10 a 15 vezes a concentração plasmática normal (Virdis e Saenger, 1984). Os precursores anteriores estão dentro dos níveis normais. A testosterona plasmática está na faixa normal baixa. Os níveis séricos de LH e FSH estão marcadamente elevados, tipicamente de quatro a seis vezes o normal.

Como resultado da caracterização bioquímica e da clonagem molecular, cinco diferentes isoenzimas 17-hidroxiesteroide desidrogenase foram identificadas até o momento. **A isozima 17-hidroxiesteroide desidrogenase tipo III, clonada por Andersson e Moghrabi (1997), catalisa a biossíntese de testosterona a partir da androstenediona. Uma mutação envolvendo o gene *HSD17B3*, mapeado para o cromossomo 9q22, é responsável pela subvirilização do homem.** A isoenzima do tipo III é aparentemente expressa cedo no útero e é responsável pela biossíntese de testosterona durante o período crítico de diferenciação sexual, com base na observação de que os adultos do sexo masculino homozigotos para defeitos do gene da 17-hidroxiesteroide desidrogenase tipo III têm genitália ambígua (Zhu et al, 1998).

O diagnóstico raramente é feito no período neonatal. Pode tornar-se aparente na descoberta de um testículo durante uma correção de hérnia na primeira infância ou infância. Um teste de estimulação com hCG resultando em uma proporção aumentada de testosterona para androstenediona confirmaria o diagnóstico e diferenciaria essa condição de insensibilidade androgênica (Ahmed et al., 2000a). **A questão com o manejo primário para pacientes com deficiência de 17-hidroxiesteroide oxidorredutase tem sido a atribuição de gênero.** Nessa fase inicial, geralmente é eleita a manutenção do sexo feminino de criação com a gonadectomia. Se o diagnóstico não é feito até a puberdade, quando ocorrem mudanças dramáticas na virilização, certas famílias preferem uma mudança de gênero para masculino. Cohen-Kettenis verificaram mudanças de papel de gênero em 39% a 64% dos pacientes com deficiência de 17-hidroxiesteroide oxidorredutase considerados como do sexo feminino (Cohen-Kettenis et al., 2005a). Em uma coorte árabe de 22 pacientes, Sobel e Imperato-McGinley (2004) observaram que 7 sofreram reversão espontânea de gênero para masculino, sem o consentimento dos pais ou intervenção psiquiátrica. Tradicionalmente, essa decisão tem sido fortemente culturalmente influenciada.

Se um sexo feminino de criação for eleito, são indicadas a gonadectomia, reconstrução plástica da genitália quando necessário, e terapia de reposição de estrogênio na puberdade. Para o paciente mantido no sexo masculino, são necessárias a orquidopexia e a reconstrução da genitália externa. Isso implica o reparo de hipospádia e correção da curvatura peniana, que podem ser muito bem-sucedidos. No entanto, o tamanho fálico permanece pequeno e a infertilidade é a regra. Alguns sugeriram que o tratamento com testosterona intramuscular na infância pode resultar em um falo maior (Sobel e Imperato-McGinley, 2004). Normalmente, os níveis de androgênios endógenos são adequados a longo prazo.

Duas hipóteses foram propostas para explicar a frequência de mudança de gênero de feminino para masculino com essa deficiência enzimática, particularmente entre a coorte de homens árabes pseudo-hermafroditas com deficiência de 17-hidroxiesteroide desidrogenase tipo III. Implica-se o potencial *imprinting* cerebral masculino intrauterino como resultado da conversão da androstenediona em estrona; essa teoria é apoiada por estudos em ratos e coelhos demonstrando que a administração de estrogênio ou androstenediona é capaz de induzir o comportamento sexual masculino (Reddy et al., 1974). A segunda possibilidade é que a atividade da 17-hidroxiesteroide desidrogenase não é deficiente no cérebro, sendo o seu efeito mediado pela conversão da androstenediona em estrogênio ou testosterona (Imperato-McGinley et al., 1979a).

Defeitos do Receptor e Pós-receptor de Androgênio

Os distúrbios da função do receptor de androgênio representam a causa definível mais comum do DDS 46,XY ou o homem subvirilizado. Esses pacientes tipicamente têm um cariótipo 46,XY e testículos e um espectro de anormalidades fenotípicas que variam de feminização externa completa (síndrome de insensibilidade androgênica completa), a genitália ambígua (insensibilidade androgênica parcial), a homem fenotipicamente infértil. Embora as apresentações clínicas variem de acordo com a gravidade do distúrbio, a fisiopatologia é semelhante (Wiener et al., 1997).

Síndrome da Insensibilidade Androgênica Completa (Grave). A síndrome de insensibilidade androgênica completa é caracterizada clinicamente por um cariótipo 46,XY, testículos bilaterais, genitália externa com aparência feminina, e ausência de derivados müllerianos. Wilkins sugeriu pela primeira vez em 1950 que as características clínicas dessa síndrome eram o resultado da resistência androgênica. Essa condição tem uma incidência de 1 em 20.000 a 1 em 60.000 homens, e é transmitida como um traço ligado ao X.

O receptor de androgênio regula a transcrição de outros genes específicos, uma vez ativados por testosterona ou DHT. Isso resulta na nova síntese de RNAm a partir dos genes a jusante e a produção de proteína. O receptor de androgênio foi mapeado para o cromossomo X em Xq11–12, abrangendo 90 kb e compreendendo oito exons (Brown et al., 1989; Hiort e Holterhus, 2003). Os homens têm apenas uma cópia desse gene. As mutações pontuais do gene respondem por mais de 90% dos casos de insensibilidade androgênica (Quigley et al., 1995). **As alterações moleculares identificáveis do gene do receptor de androgênio não podem prever o fenótipo resultante do indivíduo afetado a menos que haja perda total do receptor, que ocorre apenas em 1% de todos os pacientes** (Quigley et al., 1995).

Os pacientes com insensibilidade androgênica completa têm um fenótipo feminino normal, com exceção dos pelos axilares e pubianos diminuídos. O desenvolvimento da mama e a constituição corporal desses pacientes são de caráter feminino, e sua genitália externa é inequivocamente feminina, embora a vagina seja curta e com fundo cego. Acreditava-se anteriormente que a resistência intrauterina à ação da testosterona impedia a estabilização dos ductos wolffianos. Hannema et al. (2004), no entanto, demonstraram derivados de ducto wolffiano em casos de insensibilidade androgênica completa. Em 42% dos pacientes, o rastreamento da área paratesticular revelou epidídimo e/ou canais deferentes bem desenvolvidos. As mutações encontradas nesses pacientes implicaram a substituição de um único aminoácido do domínio de ligação do receptor de androgênio, em vez de mutações *frameshift*, em códons de parada prematuros, ou mutações no domínio de ligação do DNA, todas as quais foram associadas à ausência de estruturas de ductos wolffianos bem desenvolvidas. Esses investigadores sugerem que os receptores mutantes com atividade residual *in vivo* estimulam o desenvolvimento do ducto wolffiano. Como resultado, devem ser classificados como tendo insensibilidade androgênica grave em vez de completa. Como os testículos fetais secretam SIM, as estruturas de Müller estão ausentes. Os testículos podem ser encontrados nos grandes lábios, no canal inguinal ou no abdome.

Esses pacientes raramente são diagnosticados no período neonatal, a menos que um diagnóstico pré-natal seja feito com base no fenótipo feminino e no cariótipo 46,XY na amniocentese. Com o aumento do diagnóstico pré-natal, isso está se tornando uma ocorrência mais comum (Hughes e Patterson, 1994). É mais comum, no entanto, que o diagnóstico seja feito como um resultado de amenorreia primária ou o achado de um testículo em herniorrafia inguinal. Cinquenta por cento dos pacientes com síndrome de insensibilidade androgênica completa (grave) apresentam uma hérnia inguinal (Conte e Grumbach, 1989). Por outro lado, verifica-se que 1% a 2% das crianças aparentemente do sexo feminino com hérnia inguinal têm um cariótipo 46,XY e síndrome de insensibilidade ao androgênio completa (CAIS) (Wiener et al., 1997; Barthold et al., 2000). Portanto, uma manobra prudente é a vaginoscopia de rotina para confirmar a presença de um colo do útero ou endoscopia através de um saco hernial para identificar um testículo intra-abdominal por ocasião da herniorrafia inguinal em pacientes do sexo feminino. Histologicamente, os testículos apresentam espermatogênese incompleta ou ausente com células de Leydig normais ou hiperplásicas. São comparáveis aos testículos criptorquídicos, imaturos.

A avaliação endócrina no período neonatal demonstra níveis masculinos normais de testosterona, DHT e gonadotrofinas. Na puberdade, os níveis de gonadotrofinas sobem, levando ao aumento dos níveis plasmáticos de estradiol, o que resulta em feminização, incluindo o desenvolvimento da mama.

Foram descritos vários tipos de anomalia do receptor mutante que seriam responsáveis por essa síndrome, incluindo (1) uma diminuição da quantidade de receptor aparentemente normal; (2) ausência de ligação ao receptor; (3) um receptor qualitativamente anormal (termolábil ou instável); (4) outras formas de "receptor-positivo", incluindo o aumento da taxa de dissociação do complexo receptor-esteroide, suprarregulação defeituosa do receptor de androgênio, diminuição da afinidade de ligação do ligante, e a retenção nuclear prejudicada do ligante (Grumbach e Conte, 1998). Em geral, a gravidade do defeito no receptor de androgênio (quantidade ou qualidade) está correlacionada com o fenótipo. Além disso, Hughes (2001) observou a ausência de proteínas correguladoras, sem a ausência do receptor de androgênio, em casos de insensibilidade ao androgênio completa, sugerindo que, para efeitos androgênicos ótimos, é necessária uma matriz integrada de fatores de transcrição, correguladores e ligantes.

O diagnóstico de insensibilidade androgênica completa (grave) pode ser facilmente realizado no paciente pós-puberal com base em achados clínicos e hormonais de amenorreia, ausência de pelos pubianos ou hérnias inguinais contendo testículos. É confirmada por um cariótipo 46,XY e um perfil masculino normal de gonadotrofina e androgênio. A ultrassonografia pélvica confirma a ausência de tecido mülleriano, e um exame vaginal confirma a presença de uma vagina em fundo cego sem colo do útero.

Na criança pré-púbere, o diagnóstico é mais difícil e requer um teste de estimulação com hCG. Tendo em vista o tempo necessário para a quantificação de ligação ao receptor na pele genital, é desejável a utilização de PCR para caracterizar o gene do receptor de androgênio em DNA obtido a partir de uma amostra de sangue venoso para detectar um marcador genético para a síndrome de insensibilidade ao androgênio.

O manejo da insensibilidade androgênica completa (grave) está relacionado principalmente ao melhor momento da gonadectomia. Como os testículos produzem estradiol, que resulta nas alterações apropriadas para o fenótipo feminino, é considerado preferível por muitos deixar os testículos *in situ* até que a puberdade esteja completa. Potenciais exceções à política de gonadectomia tardia são testículos palpáveis ou testículos associados a uma hérnia inguinal. Uma ressalva importante quanto à decisão de deixar os testículos *in situ* é a necessidade de confirmar com absoluta certeza que existe uma insensibilidade androgênica completa, e não parcial, por meio da caracterização por PCR do gene receptor de androgênio no DNA do sangue venoso. Se existir uma forma incompleta, isso pode resultar em virilização na puberdade (Batch et al., 1993). Outra consideração importante é a necessidade prevista de discutir com uma menina pós-púbere a presença de testículos que exigem a remoção, em vez de fazê-lo quando a criança é muito mais jovem e as implicações psicossexuais têm uma carga menor. Devido à complexidade do manejo do paciente com CAIS, Hughes defendeu uma abordagem individualizada e holística para cada paciente (Hughes et al., 2012).

Uma preocupação que concorre para a retenção do tecido testicular é o potencial para a degeneração maligna dos testículos. Em pacientes com insensibilidade ao androgênio completa que atingem a idade adulta com um testículo retido, o risco para o desenvolvimento de um tumor testicular – geralmente seminoma ou gonadoblastoma – é considerado de 1% a 2%, apenas ligeiramente superior ao de um testículo criptorquídico (Manuel et al., 1976; Müller e Skakkebaek, 1984). Antes do desenvolvimento puberal, o risco é extremamente baixo, sendo que o caso mais jovem relatado de tumor de células germinativas em síndrome de insensibilidade androgênica foi de um paciente de 14 anos de idade (Ahmed et al., 2000b). Portanto, em geral, acredita-se que a gonadectomia retardada após a puberdade seja segura (Cools et al., 2006).

Após a orquiectomia, é iniciada a terapia cíclica com estrogênio-progestina. A maioria das pacientes é bem-sucedida com o tratamento da vagina curta com dilatação progressiva (Ismail-Pratt et al., 2007). Algumas pacientes podem se beneficiar da vaginoplastia (Boehmer et al., 2001). **Atualmente, todos os estudos de pacientes com insensibilidade androgênica completa apoiam uma identidade de gênero feminina inequívoca, consistente com a resistência androgênica do tecido cerebral, também.** Em um estudo, não foram encontradas diferenças estatísticas entre o grupo de insensibilidade ao androgênio completa e controles normais em qualquer critério de qualidade de vida ou de comportamento relacionado ao gênero (Hines et al., 2003). Até o momento, não houve relato de paciente com insensibilidade androgênica completa considerado como mulher que precisasse de atribuição de gênero para homem (Meyer-Bahlburg, 1999). Em qualquer caso, o aconselhamento psicológico apropriado à idade é um componente importante do tratamento nas síndromes de insensibilidade androgênica.

Síndrome de Resistência Androgênica Parcial. A síndrome de resistência androgênica parcial inclui síndromes que uma vez pensou-se que representassem entidades separadas: as síndromes de Reifenstein, Gilbert–Dreyfus, Rosewater e Lubs (Griffin, 1992). **Essas são distúrbios ligados ao X** de masculinização incompleta que representam um espectro de anomalias fenotípicas. O principal achado é a ambiguidade da genitália externa em graus variados. A forma parcial da insensibilidade androgênica pode ser expressa de maneira variável mesmo dentro da mesma família. **O fenótipo clássico é o de um homem com hipospádias perineoescrotais, criptorquidia, estruturas de ductos wolffianos rudimentares, ginecomastia e infertilidade. No entanto, o espectro fenotípico pode variar de hipospádias e uma pseudovagina a ginecomastia e azoospermia** (Wilson et al., 1974). O diagnóstico diferencial inclui a deficiência de 5α–redutase e 17β-hidroxiesteroide desidrogenase. O perfil endócrino da síndrome de insensibilidade ao androgênio parcial (PAIS) é semelhante ao da CAIS. Na puberdade, uma ginecomastia pode se desenvolver. O pênis pode aumentar ligeiramente, mas continua pequeno.

Até o momento, foram descobertas mais de 800 mutações no gene do receptor de androgênio (Hughes et al., 2012). Está bem reconhecido na PAIS que essas mutações produzem uma diversidade de fenótipos entre e dentro de famílias afetadas, de acordo com fatores adicionais que modulam a resposta ao androgênio. Isso parece ser compatível com estudos anteriores na década de 1980 sobre os fibroblastos da pele genital, que demonstram **duas formas de defeito do receptor na PAIS: (1) um número reduzido de receptores de androgênio funcionando normalmente e (2) um número reduzido de receptores normais, mas com afinidade de ligação diminuída** (Griffin e Durrant, 1982; Hughes, 2000).

O diagnóstico da PAIS pode ser difícil. No período neonatal, pode ser feito no contexto de um cariótipo 46,XY, genitália externa ambígua, e estruturas müllerianas ausentes ao ultrassom pélvico. A avaliação endócrina confirma níveis masculinos normais de testosterona e gonadotrofinas, e uma proporção normal de testosterona/DHT. Um teste de estimulação com hCG e a caracterização do gene do receptor de androgênio no DNA sérico por PCR deverão confirmar o diagnóstico. Uma história familiar compatível com herança ligada ao X da genitália ambígua é de grande ajuda. Um curso de injeções de androgênios no início da infância muitas vezes é utilizado para avaliar a capacidade de resposta do androgênio, o que pode ajudar na atribuição de gênero.

O tratamento deve ser individualizado, dependendo do grau de ambiguidade genital. Em pacientes com atribuição do gênero feminino, são indicadas a gonadectomia e a reconstrução cirúrgica da genitália externa; na puberdade, é instituída a reposição de estrogênio-progestina. A maioria dos pacientes com PAIS considerados homens requer tratamento da criptorquidia, redução da ginecomastia e reconstrução genital. Entretanto, o tamanho fálico permanece pequeno, e os efeitos de doses suprafisiológicas de testosterona têm sido decepcionantes (Migeon et al., 1994). Um estudo realizado por Szafran sugeriu uma nova abordagem de análise de alto conteúdo (AAC) para estudar a função do receptor de androgênio em um nível celular único em fibroblastos genitais (Szafran et al., 2009). Isso poderia ajudar a individualizar a terapia médica. O risco de tumores gonadais é um pouco maior do que na CAIS (até 15%), e existe um risco aumentado de câncer de mama masculino com a PAIS (Cools et al., 2006; Hughes, 2006). É importante ao se considerar a atribuição de gênero em pacientes com insensibilidade parcial ao androgênio, o reconhecimento de que o defeito do receptor que afeta a genitália externa parece afetar receptores cerebrais de testosterona de maneira semelhante. Infelizmente, devido à variabilidade fenotípica distinta, mesmo dentro de famílias, a atribuição de gênero dos pacientes com PAIS não pode ser baseada no gene do receptor de androgênio especificamente identificado (Boehmer et al., 2001). O estudo de Melo et al. (2003) de 11 pacientes com PAIS (5 considerados do sexo feminino, 6 como do masculino) demonstrou sexo de criação coerente com o papel de gênero do adulto. Isso sugere a possibilidade de que, na definição do *imprinting* androgênico inadequado do cérebro fetal, o sexo de criação pode predominar na determinação da identidade de gênero. Infelizmente, isso não foi comprovado de maneira consistente.

Infelizmente, também, são limitados os dados de resultados a longo prazo no tratamento de pacientes com PAIS. No estudo de Migeon et al. (2002) de 14 pacientes com PAIS observou-se que 23% estavam insatisfeitos com a atribuição neonatal de gênero independentemente do seu estado atual como masculino ou feminino. Outro estudo com 15 meninos pós-púberes com PAIS documentou um comprometimento importante da função sexual em todos eles (Bouvattier et al., 2006). No entanto, Mazur (2005) verificou que apenas 9% dos pacientes com PAIS iniciaram por si próprios uma nova atribuição de gênero.

A recomendação atual para PAIS é permitir a virilização dos genitais externos para servir como um guia na atribuição de gênero, pois esta pode ser a melhor forma de avaliar o *imprinting* androgênico do cérebro, na ausência de um marcador mais preciso (Sobel e Imperato-McGinley, 2004).

Síndrome da Insensibilidade Androgênica Leve. Uma classificação relativamente nova é a da síndrome de insensibilidade androgênica leve descoberta no curso das investigações sobre o fator masculino de infertilidade. Estudos recentes demonstraram uma variedade de mutações, geralmente bastante discretas, dentro do gene do receptor de androgênio, respondendo pela infertilidade (Hiort e Holterhus, 2003). Homens com essa síndrome podem ser fenotipicamente normais ou têm uma história de reparo de hipospádias leves, mas apresentam azoospermia ou grave oligospermia. Verificou-se que eles têm níveis séricos normais a elevados de testosterona com níveis normais a elevados de LH. Isso sugere que a infertilidade em homens de outra maneira normais pode ser a manifestação clínica da insensibilidade androgênica parcial, representando o extremo de um espectro fenotípico variável. Até o momento, a fisiopatologia da espermatogênese anormal causada por mutações do receptor de androgênio permanece desconhecida (Hiort e Holterhus, 2003).

Deficiência de 5α-redutase

O distúrbio da deficiência de 5α-redutase é uma das formas mais fascinantes de subvirilização masculina. A apresentação clínica desse distúrbio enzimático foi realmente prevista em 1972, antes da descrição desses pacientes em 1974 por Walsh e Imperato-McGinley et al. (Wilson, 1972; Imperato-McGinley et al., 1974; Walsh et al., 1974). A extensa caracterização da doença foi obtida desde aquela época.

A 5α-redutase é uma enzima micronizada que catalisa a conversão da testosterona em DHT. A condição é transmitida em um padrão autossômico recessivo, e somente homens homozigóticos são afetados. Dois genes da 5α-redutase foram clonados; eles codificam diferentes isoenzimas. A isoenzima tipo 1 codificada no cromossomo 5 é expressa em níveis baixos na próstata e na genitália externa. A isoenzima do tipo 2 é codificada no cromossomo 2 e é expressa em níveis elevados na próstata e nos genitais externos (Thigpen et al., 1992b). **A subvirilização masculina causada por deficiência de 5α-redutase é secundária a mutações no gene do tipo** 2. Pelo menos 68 mutações foram identificadas (Thigpen et al., 1992a; Imperato-McGinley, 2002; Berra et al., 2011). Mutações idênticas em indivíduos com origens geográficas e étnicas amplamente diferentes apoiam o conceito de "pontos quentes" de mutação no gene.

À apresentação, os indivíduos com esse distúrbio são recém-nascidos com um cariótipo 46,XY e um fenótipo que pode variar de feminino normal a genitália marcadamente ambígua (mais comum), a hipospádias penoescrotais ao raro micropênis isolado (Maïmoun et al., 2011). Tipicamente, o pênis é bem pequeno, parecendo um clitóris normal ou aumentado (Fig. 150-22). Um seio urogenital está presente, com convergência de canais vaginal e uretral, e não há fusão labioescrotal (Fig. 150-23). A bolsa vaginal é curta e em fundo cego. Testículos e epidídimos estão localizados nos grandes lábios, canais inguinais ou no abdome; e os canais deferentes terminam na bolsa vaginal em fundo cego. Na puberdade, ocorre a masculinização parcial

Capítulo 150 Distúrbios do Desenvolvimento Sexual: Etiologia, Avaliação e Tratamento Médico **3493**

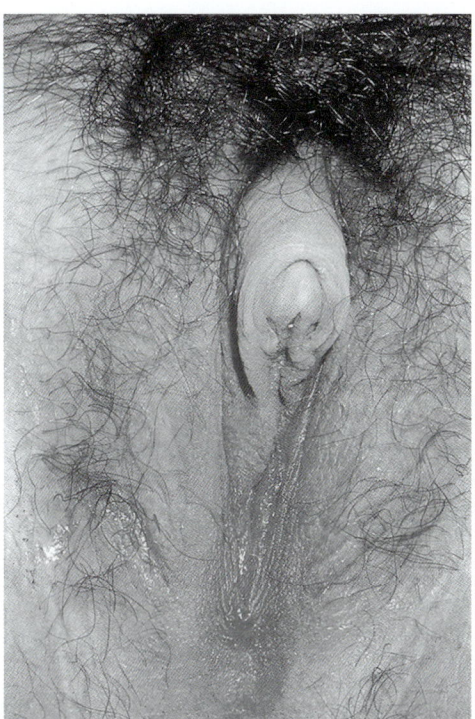

Figura 150-22. Genitália externa de um paciente com deficiência de 5α–redutase. Observe a clitoromegalia com acentuada fusão labioescrotal e introito vaginal pequeno. (De Diamond D. Intersex disorders: I and II. AUA Update Series, vol. IX, lessons 9 and 10. Houston: American Urological Association Office of Education; 1990.)

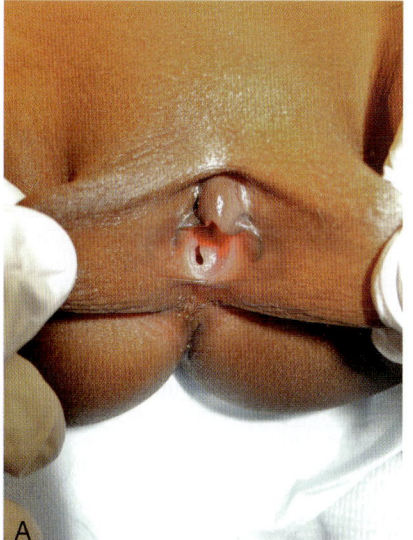

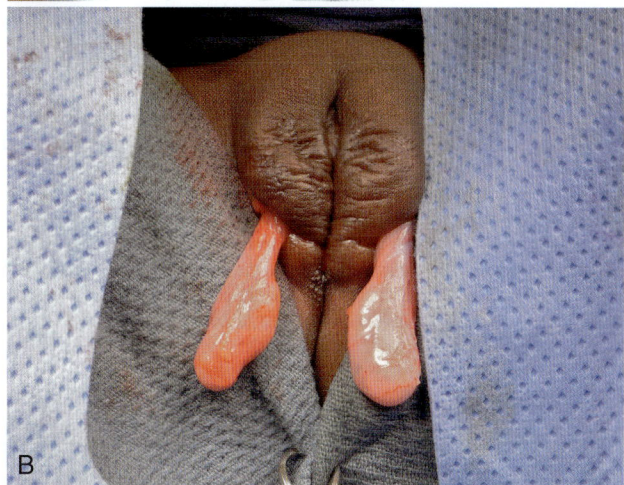

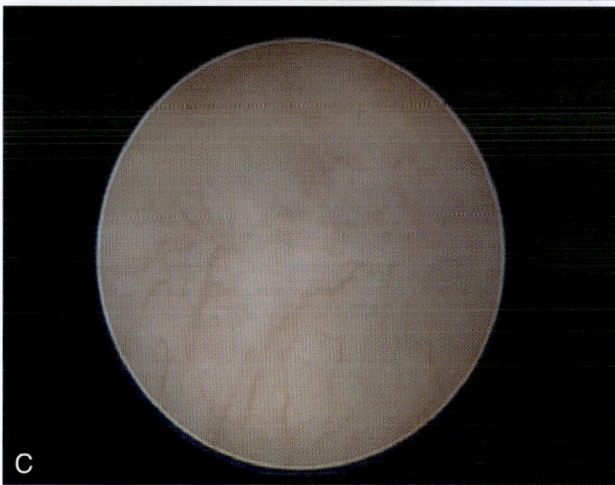

Figura 150-23. Apresentação incomum de paciente com deficiência de 5α–redutase com genitália externa feminina normal. **A**, Exame intraoperatório da genitália externa; observe clitóris aumentado, seio urogenital comum e fusão labioescrotal posterior. **B**, Testículos palpáveis expostos através de incisões labioescrotais. **C**, Exame citoscópico do canal vaginal revelando uma bolsa em fundo cego e colo do útero ausente.

com um aumento da massa muscular, desenvolvimento da constituição corporal masculina, aumento no tamanho do pênis, e aparecimento de ereções (Peterson et al., 1977). Foi relatada a produção de esperma e fertilidade em indivíduos afetados (Imperato-McGinley et al., 1982; Zhu et al., 1998). Outras características sexuais secundárias não se desenvolvem, incluindo o aumento da próstata e recessão temporal da linha de implantação de cabelos. Recentemente, foi feito o reconhecimento de um raro paciente com 5α-redutase com um fenótipo feminino sugestivo de CAIS (Maïmoun et al., 2011).

Na avaliação endócrina, esses indivíduos têm níveis plasmáticos médios elevados de testosterona, mas níveis baixos de DHT. Após a estimulação com hCG, a proporção de testosterona para DHT aumenta para mais de 20:1. Culturas de fibroblastos da pele genital demonstram atividade de 5α-redutase diminuída a ausente (Migeon et al., 1994). Na puberdade, presume-se que ocorra a virilização porque o receptor de androgênio se liga a níveis marcadamente mais elevados de testosterona com baixa afinidade ou por causa do aumento normal na puberdade na atividade da isoforma 5α-redutase tipo 1, resultando em DHT suficiente para a virilização (MacLaughlin e Donahoe, 2004). De fato, foi mostrado que as alterações enzimáticas nesse distúrbio são bioquimicamente heterogêneas, variando de reduzida afinidade da enzima para a testosterona e afinidade reduzida para o NADPH a perfis de atividade de pH alterados (Kupfer et al., 1992). O diagnóstico é confirmado por sequenciamento de todo o gene da 5α-redutase tipo 2 (*SRD5A2*).

As características fenotípicas desse distúrbio auxiliaram a esclarecer os papéis da testosterona e da DHT no desenvolvimento normal. Embora a DHT pareça ser crítica para o desenvolvimento intrauterino da genitália externa normal, a testosterona isoladamente parece suficiente para o desenvolvimento do ducto wolffiano.

Indivíduos com o *pedigree* estudado por Imperato-McGinley et al. na República Dominicana sofreram reversão de gênero na puberdade e eram conhecidos na comunidade como *guevedoces* ("pênis aos 12 anos") (Imperato-McGinley et al., 1979b). Essa forte tendência para a reversão da identidade de gênero na deficiência de 5α-redutase tem sido um dos aspectos mais intrigantes da doença. Deu suporte ao conceito de que a testosterona exerce o efeito de *imprinting* masculino primário no cérebro. No entanto, a descoberta de que existem duas isoenzimas de 5α-redutase, somente o tipo 2 sendo deficiente nessa síndrome, permite a possibilidade de que a 5α-redutase tipo 1 tenha algum impacto sobre o cérebro (Thigpen et al., 1992b). Como resultado, com o diagnóstico precoce de deficiência de 5α-redutase, uma atribuição de gênero masculino geralmente é favorecida, tendo em conta que os estudos que suportam fortemente a identidade de gênero masculina neste distúrbio foram realizados em ambientes sociologicamente únicos (Zhu et al., 1998). Cohen-Kettenis (2005a) observou 56% a 63% dos pacientes com deficiência de 5α-redutase sofrendo reversão de gênero de feminino para masculino. O clínico deve estar aberto a considerações culturais familiares a respeito do valor do gênero masculino, bem como a significância do tamanho do pênis. No contexto de atribuição de gênero masculino, criptorquidia e hipospádias devem ser corrigidas cirurgicamente. A fertilidade é possível, particularmente com o advento de inseminação intrauterina (Katz et al., 1997). A DHT exógena pode ser utilizada na puberdade, numa tentativa de promover o crescimento fálico, mas poderia prejudicar a espermatogênese. Para alguns indivíduos com um fenótipo inequivocamente feminino (Fig. 150-24) ou com tamanho do pênis extremamente pequeno, pode ser atribuído o gênero feminino. Para esses pacientes, a gonadectomia deve ser realizada o mais cedo possível e certamente bem antes da puberdade para evitar a virilização. O estrogênio e a progestina serão administrados no momento esperado da puberdade. A vaginoplastia e a redução do clitóris podem ser realizadas dentro do primeiro ano de vida naqueles indivíduos com um defeito grave para proporcionar uma aparência normal da genitália externa e para acalmar a ansiedade dos pais.

Síndrome da Persistência dos Ductos Müllerianos

A síndrome da persistência dos ductos müllerianos (PMDS) ou hérnia uterina inguinal, termo originalmente usado por Nilson (1939), descreve, caracteristicamente, um grupo de pacientes com um cariótipo 46,XY e genitália externa masculina normal, mas estruturas internas de ductos müllerianos. Normalmente, esses indivíduos do sexo masculino fenotípicos têm testículos que não desceram unilateral ou bilateralmente, tubas uterinas bilaterais, um útero, e uma parte superior da vagina que escoa para um utrículo prostático. A condição é comumente diagnosticada após o tecido mülleriano ser encontrado durante a herniorrafia inguinal ou orquidopexia.

Clarnette et al. (1997) sugeriram três categorias de pacientes com PMDS: (1) a maioria (60% a 70%) com testículos bilaterais intra-abdominais em uma posição análoga à dos ovários; (2) um grupo menor (20% a 30%), no qual um testículo é encontrado em um saco herniário ou escroto em associação a uma hérnia inguinal contralateral (a apresentação clássica da hérnia uterina inguinal); e (3) um grupo menor (10%), em que ambos os testículos estão localizados no mesmo saco herniário (como resultado de ectopia testicular transversal), juntamente com as tubas uterinas e o útero. Com efeito, **acredita-se que a PMDS seja importante na etiologia da ectopia testicular transversal, que ocorre em 30% a 50% dos casos** (Fujita, 1980).

O gene da SIM foi clonado em 1986 e localizado no braço curto do cromossomo 19 (Cates et al., 1986). Mostra homologia com a superfamília TGF–β de fatores de crescimento e diferenciação (Imbeaud et al., 1995). **A PMDS é considerada uma doença geneticamente heterogênea em que alguns indivíduos possuem um defeito no gene para a SIM localizado no cromossomo 19p13 e outros têm um defeito no gene para o seu receptor de tipo II situado no cromossomo 12q13** (MacLaughlin e Donahoe, 2004). A condição pode ocorrer esporadicamente ou pode ser herdada como um traço ligado ao X (ou autossômico dominante, limitado ao sexo) (Migeon et al., 1994).

O tratamento da PMDS é relativamente simples, no fato de que todos os pacientes são do sexo fenotípico masculino que exigem orquidopexia. Os casos de pacientes adultos com tumor testicular associado (mais comumente seminoma) provavelmente refletem o aumento do risco de malignidade em testículos intra-abdominais. Uma ressalva de tratamento refere-se ao manejo das estruturas müllerianas rudimentares. **Os canais deferentes estão em estreita proximidade com o útero e a vagina proximal, e historicamente, a preservação das estruturas müllerianas necessárias para evitar prejuízo para os canais foi recomendada para preservar a fertilidade** (Sloan e Walsh, 1976). Onze malignidades agora foram relatadas em remanescentes müllerianos retidos, consistente com um risco de 3% a 8%, dando suporte à excisão cirúrgica cuidadosa, que pode ser realizada por laparoscopia (Farikullah et al., 2012).

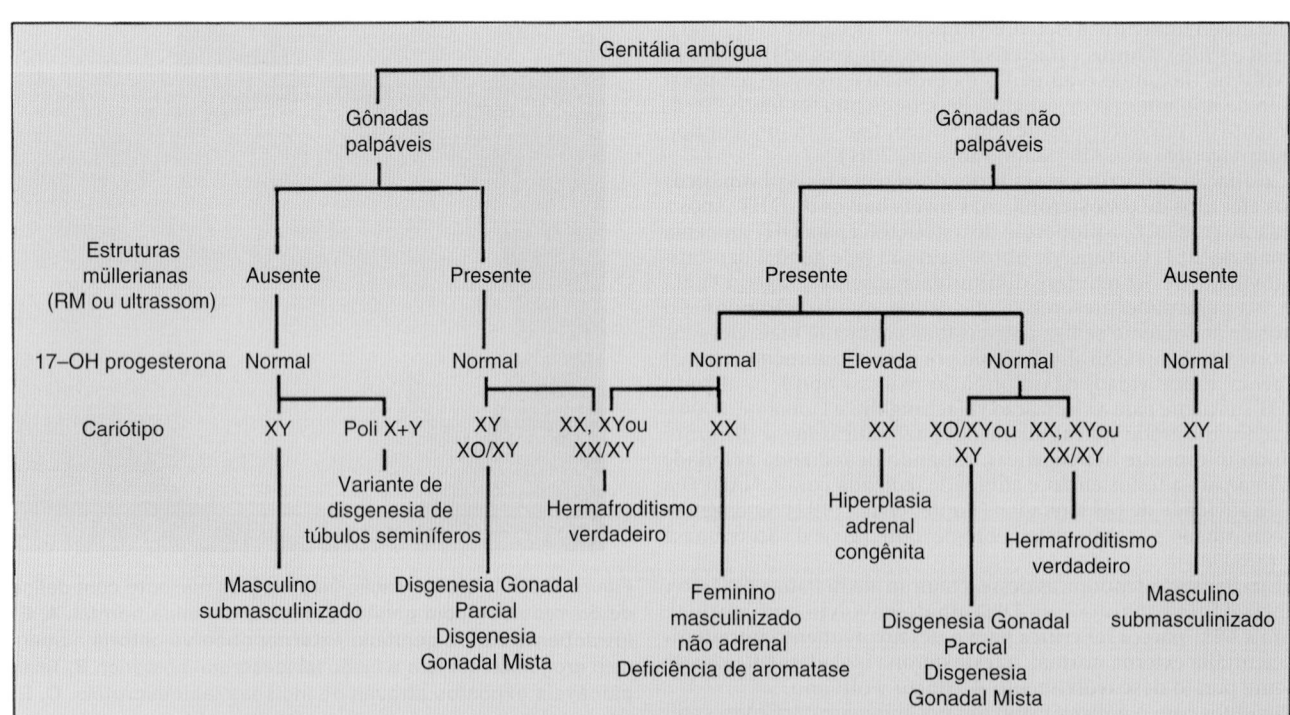

Figura 150-24. Algoritmo de diagnóstico de um recém-nascido com genitália ambígua com base na palpabilidade gonadal, presença ou ausência de estruturas müllerianas, concentração de 17–hidroxiprogesterona e cariótipo. RM, ressonância magnética. (Modificado de Grumbach MM, Conte FH. Disorders of sex differentiation. In: Wilson JD, Foster DW, editors. Williams textbook of endocrinology. Philadelphia: Saunders; 1998. p. 1401.)

Formas não Classificadas: Síndrome de Mayer-Rokitansky-Küster-Hauser

A síndrome de Mayer-Rokitansky-Küster-Hauser (MRKH) é uma doença rara que implica ausência congênita do útero e da vagina. Ocorre em aproximadamente 1 em cada 4.000 a 5.000 nascimentos do sexo feminino. Pacientes com síndrome de MRKH têm um cariótipo 46,XX e aparência normal do sexo feminino com características sexuais secundárias normais. A genitália externa parece normal, mas apenas uma bolsa vaginal rasa está presente. Na forma típica da síndrome existe anatomia simétrica com ausência da vagina e do útero. Ovários e tubas uterinas normais estão presentes, e a função ovariana é normal, mas somente remanescentes uterinos simétricos são encontrados (Griffin et al., 1976). O relatório de uma mutação no WNT4 em uma mulher com um fenótipo semelhante a MRKH sugere a importância desse gene na formação do ducto mülleriano (Biason-Lauber et al., 2004).

A apresentação clínica mais comum para a síndrome de MRKH é amenorreia primária, mas as pacientes podem ter infertilidade ou dispareunia. Anomalias do trato urinário superior ocorrem em aproximadamente um terço das pacientes e incluem agenesia renal, rim pélvico e rim em ferradura.

Formas atípicas da síndrome de MRKH foram descritas em até 10% das pacientes, nas quais remanescentes uterinos assimétricos e/ou aplasia de uma ou ambas as tubas uterinas são descobertos. Como resultado, tecido endometrial ou desenvolvimento variável do útero com hematometra podem estar presentes, resultando em uma apresentação clínica com dor abdominal cíclica. Anomalias do trato urinário ocorrem mais comumente em pacientes com a forma atípica de MRKH. Em um estudo com 100 pacientes com síndrome de MRKH, 38 de 56 pacientes (68%) com a forma atípica da doença tinham anormalidades do trato urinário superior. Nenhuma das 44 pacientes com a forma típica da síndrome de MRKH tinha uma anomalia do trato urinário superior (Strubbe et al., 1994). Além disso, anomalias cardíacas associadas foram observadas em 16% das pacientes com MRKH (Pittock et al., 2005).

A avaliação radiológica com ultrassonografia e ressonância magnética pode definir a anatomia mülleriana com precisão na MRKH e pode distinguir entre formas típicas e atípicas da doença (Nussbaum-Blask et al., 1991; Reinhold et al., 1997).

O tratamento implica a criação de uma neovagina, por meio de dilatação ou cirurgicamente, para permitir a função sexual (Ismail-Pratt et al., 2007). Dado o sucesso frequente da dilatação e dos seus resultados funcionais comparáveis aos da cirurgia, deve ser a primeira linha de terapia como recomendado pelo American College of Obstetricians and Gynecologists (Gargollo et al., 2009; Morcel et al., 2013). Se um hemiutero estiver presente, deve ser removido, ao passo que uma estrutura uterina na linha média deve ser suprimida por meios hormonais ao invés de conectar essa estrutura a uma vagina reconstruída.

AVALIAÇÃO E TRATAMENTO DO RECÉM-NASCIDO COM GENITÁLIA AMBÍGUA

A avaliação e o tratamento inicial do recém-nascido com genitália ambígua devem ser considerados como emergência médica e psicossocial e ser tratados com grande sensibilidade com a família. Idealmente, uma equipe médica, incluindo um urologista pediátrico, um endocrinologista e um psiquiatra ou psicólogo com experiência no manejo de pacientes intersexuais deve trabalhar em estreita colaboração com a família. **O objetivo da equipe deve ser fazer um diagnóstico preciso do distúrbio (que na maioria dos casos pode ser alcançado) e, com o envolvimento dos pais, atribuir um sexo adequado de criação com base no diagnóstico, o estado da anatomia da criança e o potencial funcional dos órgãos genitais e do trato reprodutor.**

Na obtenção da história, algumas peças de informação podem ser particularmente valiosas. Uma história de morte infantil na família pode sugerir a possibilidade de HAC, e infertilidade, amenorreia ou hirsutismo também podem sugerir possíveis padrões familiares de estados intersexuais. Certamente, o uso materno de medicamentos durante a gravidez, em particular esteroides ou contraceptivos, é de grande importância.

O achado clínico ao exame físico é a presença de uma ou duas gônadas. Este achado efetivamente exclui a supermasculinização da mulher. Como os ovários não descem, a gônada claramente palpável ao longo do caminho de descida é altamente sugestiva de um testículo. Raramente, um ovotestículo desce para o canal inguinal e pode ser suspeitado com base na assimetria da textura do tecido dos polos da gônada. Essa suspeita pode, ainda, ser apoiada por achados de ultrassom. **O paciente com testículos bilateralmente impalpáveis ou um testículo unilateralmente impalpável e hipospádias deve ser considerado como tendo um DDS até prova em contrário, e a genitália pareça ou não ambígua.** Kaefer et al. (1999) estudaram a incidência de DDSs em pacientes com criptorquidia e hipospádias e sem genitália ambígua. **Com um testículo criptorquídico unilateral, a incidência de DDS foi de 30% no total – 15% se o testículo ectópico fosse palpável, e 50% se fosse impalpável. No cenário de testículos que não desceram bilaterais e hipospádias, a incidência de DDS foi bastante semelhante – 32% do total, mas apenas 16% se ambas as gônadas fossem palpáveis. Se um dos dois testículos não descidos fosse impalpável, a incidência de DDS triplicava para 47%,** comparável à taxa naqueles com um testículo criptorquídico, impalpável, unilateral. Além disso, a posição meatal uretral posterior foi observada como um forte preditor de DDS nesse grupo de pacientes – 65%, contra 5% a 8%, com um meato hipospádico localizado na parte média a anterior (Kaefer et al., 1999).

Além do exame gonadal, o tamanho do pênis deve ser avaliado e uma medida precisa do comprimento do pênis esticado deve ser registrada. A média do comprimento do pênis esticado em meninos nascidos a termo nos Estados Unidos é de 3,5 cm (± 0,04) (Lee et al., 2006).

Um achado adicional importante ao exame físico é a presença de útero, que é notado como uma estrutura em cordão na linha média anterior ao exame retal. **Um meio mais preciso de avaliar a anatomia mülleriana é por ultrassonografia pélvica, o que pode ser realizado imediatamente no período neonatal.** Além de definir a anatomia mülleriana e confirmar a presença ou ausência de útero, as glândulas suprarrenais e as gônadas devem ser estudadas. A anatomia normal de uma gônada não descida deve ser confirmada, e um cisto dentro da gônada, compatível com ovotestículo, deve ser descartado.

Dentro do período neonatal imediato, deve ser obtido um cariótipo. Tipicamente, isso requer 2 dias para ser realizado. Portanto, uma abordagem atraente para obter dados cromossômicos rapidamente é a técnica de FISH, que identifica rapidamente cromossomos X e Y. É tipicamente utilizada para confirmar a presença de um segundo cromossomo X. A técnica é muito mais rápida do que a cariotipagem, produzindo resultados dentro de algumas horas.

Estudos séricos devem ser enviados imediatamente para descartar uma forma perdedora de sal da HAC. Além de eletrólitos séricos, testosterona e DHT devem ser medidos logo. Migeon et al. (1994) enfatizaram que os níveis de andrógenos podem cair rapidamente, necessitando de estudos sem demora. Além disso, eles sugeriram que a 17-hidroxiprogesterona sérica não deve ser medida até o 3° ou 4° dia para descartar a deficiência de 21-hidroxilase, porque o estresse do parto pode resultar em elevação fisiológica desse precursor de esteroides nos primeiros 1 ou 2 dias de vida.

Na ausência de testículos palpáveis, a presença ou ausência de tecido testicular deve ser determinada por documentação do nível de LH acentuadamente elevado, consistente com anorquia, ou por meio de um teste de estimulação por hCG, que pode demonstrar tecido testicular normalmente ativo (Jarow et al., 1986). Além de excluir anorquia, o estudo pode permitir o diagnóstico de deficiência de 5α-redutase (em virtude de um aumento da proporção de testosterona por DHT) e pode ajudar a distinguir entre a síntese prejudicada de testosterona (resposta deficiente a hCG) e insensibilidade androgênica (resposta normal a hCG). A medida da SIM sérica deve ser incluída como um marcador da presença de tecido testicular (Hughes et al., 2012).

Com base nos achados do exame físico (em grande parte, palpabilidade gonadal), a presença ou ausência de estruturas müllerianas na ultrassonografia, a concentração de 17-hidroxiprogesterona e o cariótipo, um diagnóstico diferencial razoável pode ser formulado (Fig. 150-25). Um diagnóstico preciso pode ser praticamente sempre alcançado para o DDS 46,XX (feminino supervirilizado), mas apenas em 50% dos indivíduos do sexo masculino subvirilizados com DDS 46,XY (Lee et al., 2006). A presença de anatomia assimétrica ao exame

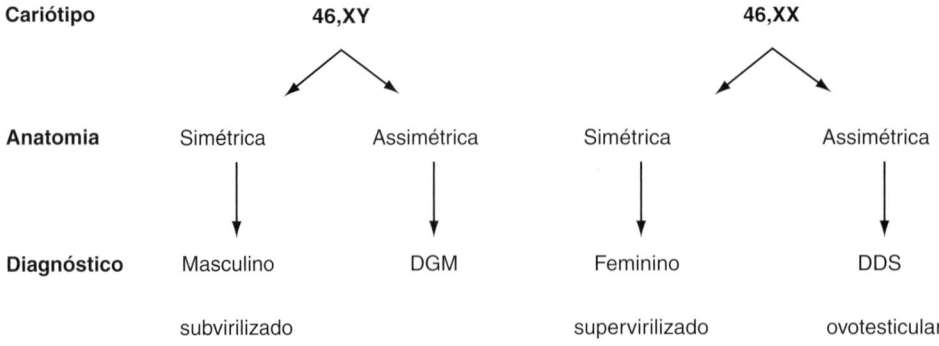

Figura 150-25. Diagnósticos prováveis baseados em cariótipo e simetria anatômica. DDS, distúrbio de diferenciação sexual; DGM, disgenesia gonadal mista.

físico e ultrassonografia é uma observação importante e sugere disgenesia gonadal mista se o cariótipo for 46,XY, e DDS ovotesticular se for 46,XX.

> **PONTOS-CHAVE: AVALIAÇÃO E TRATAMENTO DE DISTÚRBIOS DO DESENVOLVIMENTO SEXUAL**
>
> - Os objetivos da equipe devem ser fazer um diagnóstico preciso do DDS (que pode ser alcançado na maioria dos casos) e, com o envolvimento dos pais, atribuir um sexo adequado de criação com base no diagnóstico, o estado da anatomia da criança, e o potencial funcional dos órgãos genitais e do trato reprodutor.
> - O paciente com testículos bilateralmente impalpáveis ou um testículo unilateralmente impalpável e hipospádias deve ser considerado como tendo um DDS até prova em contrário, e a genitália pareça ou não ambígua.

A realização da laparotomia ou laparoscopia e biópsia gonadal é geralmente o próximo passo clínico definitivo necessário quando é impossível um diagnóstico firme com base nos dados anteriormente mencionados. **A laparotomia ou laparoscopia neste cenário continua a ser uma manobra para diagnóstico; a remoção das gônadas ou dos órgãos reprodutores deve ser adiada até que o laudo final da patologia esteja disponível e um gênero tenha sido atribuído.** A caracterização por PCR do receptor de androgênio em DNA de sangue venoso pode definir a anormalidade genética precisa responsável por um dado DDS, seja o receptor de androgênio anormal ou uma anormalidade enzimática. Esses estudos devem ser realizados em laboratórios especializados onde os valores normais estão bem estabelecidos.

Finalmente, a definição anatômica das estruturas ductais e dos seios urogenitais contribui para o diagnóstico correto e é necessária antes de qualquer intervenção cirúrgica. A aquisição de imagens do seio urogenital é realizada satisfatoriamente pela injeção retrógrada de contraste, que também opacifica estruturas ductais, define a entrada da uretra e da vagina no seio, e descreve a impressão cervical dentro da vagina. A endoscopia pode definir essas relações ainda mais, mas geralmente não é necessária até que a reconstrução cirúrgica se torne iminente.

Atribuição de Gênero

Depois de um diagnóstico definitivo ter sido alcançado, deve haver uma discussão aprofundada e franca com a família em relação à atribuição de gênero. **Devem ser abordadas questões relacionadas com o potencial específico do diagnóstico para o funcionamento sexual normal e fertilidade e o risco de malignidade gonadal.** Os pais devem entender que são escassos os dados de alta qualidade sobre os resultados psicossociais a longo prazo da atribuição de gênero para a maioria dos DDSs, embora estudos longitudinais estejam sendo buscados. O envolvimento dos pais no processo de tomada de decisões é essencial. Se o diagnóstico de um DDS é feito no pré-natal, é importante apresentar para os pais um plano de tratamento ou o risco de interrupção da gravidez (Nihoul-Fekete, 2004).

No cenário de um cariótipo 46,XX e feminino masculinizado, a atribuição de gênero geralmente é apropriadamente feminino. Na HAC, o cortisol suprime o androgênio indesejável; e se androgênio materno é responsável pela virilização, a descontinuação da sua estimulação é corretiva. Em ambos os casos, há ovários e ductos müllerianos normais, e existe um potencial reprodutivo normal. **Se o cariótipo for 46,XY, o assunto é mais complexo e inclui fatores como o comprimento do pênis e evidências de insensibilidade androgênica.** Por exemplo, pacientes 46,XY com insensibilidade androgênica completa (grave) têm a atribuição adequada de um gênero feminino, enquanto aqueles com deficiência de 5α-redutase podem ter a atribuição mais adequada de um gênero masculino. O cariótipo anormal mais frequente é o mosaicismo 45,X/46,XY, que tem um espectro fenotípico variável. O grau de masculinização da genitália externa parece variar com a quantidade de tecido testicular presente, e a atribuição de gênero depende do potencial funcional do tecido gonadal, do trato reprodutor e da genitália. O melhor preditor de identidade de gênero adulto é a atribuição inicial de gênero (Cohen-Kettenis, 2005b). Alguns pesquisadores sugeriram adiar a questão da atribuição de gênero até que os pacientes cheguem a uma idade em que eles podem declarar a sua própria identidade de gênero. Tal abordagem, embora racional, é difícil de implementar tendo em conta as normas culturais e não é recomendada na declaração de consenso (Lee et al., 2006). Como Elliott (1998) afirma: "Nós tratamos essas crianças da forma como fazemos (como masculino ou feminino), porque essa é a maneira como vemos o mundo; o mais importante é a forma como as crianças, elas mesmas, são ensinadas a ver o mundo."

No geral, no manejo da genitália ambígua, é bom lembrar os parâmetros da política ideal de gênero delineada por Meyer-Bahlburg (1998):
- Potencial reprodutivo (se possível)
- Boa função sexual
- Procedimentos médicos mínimos
- Uma aparência geral apropriada ao gênero
- Uma identidade de gênero estável
- Bem-estar psicossocial

A importância da transparência com a família e o paciente no manejo dos DDSs não pode ser subestimada. As incertezas dos resultados com a atribuição de gênero diferente para diferentes distúrbios exigem o envolvimento dos pais na tomada de decisão inicial. No longo prazo, a transparência é essencial para uma relação médico-paciente saudável à medida que a criança se desenvolve na adolescência e na idade adulta, dando-lhes o engajamento bem-informado no manejo do DDS para o longo prazo.

Em última análise, o manejo de pacientes com distúrbios da diferenciação sexual continua a ser um processo desafiador e uma experiência de humildade. Por um lado, os médicos têm à sua disposição sofisticadas técnicas de biologia molecular que lhes tem permitido identificar distúrbios genéticos responsáveis pela maioria dos DDSs. Por outro lado, os mistérios do dimorfismo cerebral na definição da ambiguidade sexual permanecem a ser resolvidos para otimizar o resultado psicossocial a longo prazo da atribuição de gênero para o paciente individualizado.

REFERÊNCIAS

Para consultar a lista completa de referências, acesse www.expertconsult.com.

LEITURA SUGERIDA

Hughes IA. Congenital adrenal hyperplasia: a continuum of disorders. Lancet 1998;352:752-4.

Hughes IA. Intersex. Br J Urol Int 2002;90:769-76.

Hughes IA. Androgen resistance. Best Pract Res Clin Endocrinol Metab 2006;20:577-98.

Hughes IA. Disorders of sex development: a new definition and classification. Best Pract Res Clin Endocrinol Metab 2008;22:119-34.

Jost A, Vigier B, Prepin J, et al. Studies on sex differentiation in mammals. Recent Prog Horm Res 1973;29:1-41.

Kaefer M, Diamond DA, Hendren WH, et al. The incidence of intersexuality in children with cryptorchidism and hypospadias: stratification based on gonadal palpability and meatal position. J Urol 1999;162:1003-7.

Lee PA, Houk CP, Ahmed SF, et al. Consensus statement on management of intersex disorders. International Consensus Conference on Intersex. Pediatrics 2006;118:e488-500.

MacLaughlin DT, Donahoe PK. Sex determination and differentiation. N Engl J Med 2004;350:367-78.

Meyer-Bahlburg HF. Gender assignment and reassignment in 46,XY pseudo-hermaphroditism and related conditions. J Clin Endocrinol Metab 1999;84:3455-8.

Pang S, Pollack MS, Marshall RN, et al. Prenatal treatment of congenital adrenal hyperplasia due to 21-hydroxylase deficiency. N Engl J Med 1990;322:111-5.

Saenger P. Turner's syndrome. N Engl J Med 1996;335:1749-54.

Sinclair AH, Berta P, Palmer MS, et al. A gene from the human sex determining region encodes a protein with homology to a conserved DNA-binding motif. Nature 1990;346:240-4.

VanWyk JJ, Ritzen EM. The role of bilateral adrenalectomy in the treatment of congenital adrenal hyperplasia. J Clin Endocrinol Metab 2003;88:2993-8.

SEÇÃO F — Reconstrução e Trauma

151 Surgical Management of Disorders of Sex Development and Cloacal and Anorectal Malformations

Richard C. Rink, MD, FAAP, FACS

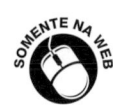

Classification of Urogenital Sinus and Cloacal Anomalies
Surgical Reconstruction of Disorders of Sex Development and Urogenital Sinus

Surgical Reconstruction for Cloacal Malformations
Summary

152 Adolescent and Transitional Urology

Christopher R.J. Woodhouse, MB, FRCS, FEBU

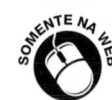

Definitions
The Process of Transition
Training Requirements

The Adolescent Clinic
Outcome Measures

3498–3527

153 Considerações Urológicas no Transplante Renal Pediátrico

Craig A. Peters, MD

Avaliação Pré-transplante

Preparação Pré-transplante

Transplante

Complicações

Resumo

A criança que necessita de substituição renal será com frequência um menino com uropatia obstrutiva. O desafio para o urologista pediátrico é assegurar que os danos causados aos rins nativos não irão ser repetidos no rim transplantado. Esses pacientes são algumas das crianças mais complexas para cuidar, principalmente no desenvolvimento de um plano terapêutico. Este plano visa **vários objetivos: (1) drenagem urinária normal do rim a um reservatório, (2) um reservatório que permite o armazenamento a baixa pressão para em um tempo socialmente aceitável, (3) esvaziamento volitivo do reservatório e (4) ausência de infecção, (5) tudo com o menor número de procedimentos cirúrgicos e trauma no paciente.** Tais metas são possíveis, mas deve ficar claro que, até que sejam garantidas, o transplante renal deve ser adiado ou um plano para alcançá-las com segurança do paciente e o respeito da família deve estar em prática.

O entendimento e a adesão do paciente e da família são essenciais para o manejo urológico bem-sucedido da criança com trato urinário anormal e doença renal em fase terminal (DRFT). A integração de toda a equipe de atendimento nessa preparação também é crítica e exige uma estreita relação de trabalho entre as equipes de urologia, de nefrologia pediátrica e de transplante. O urologista, caso não esteja realizando todo o transplante, deve ter uma compreensão básica das necessidades e restrições dos nefrologistas e cirurgiões de transplante. A implantação ureteral pode ser realizada pelo urologista ou pelos cirurgiões de transplante, mas isso deve ser dependente do estado da bexiga e do nível de conforto das equipes cirúrgicas com os aspectos particulares da cirurgia e do manejo pós-operatório, incluindo eventuais complicações.

AVALIAÇÃO PRÉ-TRANSPLANTE

Triagem

Uma grande parte das crianças que necessitam de substituição renal terá algum tipo de obstrução congênita-uropática, refluxo vesicoureteral ou disfunção neuropática da bexiga (North American Pediatric Renal Trials and Collaborative Studies [NAPRTCS], 2008; Van Arendonk et al., 2014). Meninos mais novos normalmente têm uropatia obstrutiva, incluindo válvula de uretra posterior, enquanto os mais velhos, incluindo os adultos jovens, apresentam-se com refluxo e bexiga neuropática. Algumas crianças têm DRFT atípica e é prudente que todas as crianças sejam testadas para problemas urológicos antes do transplante. Uma história detalhada, ultrassonografia renal e avaliação do volume urinário residual podem efetivamente descartar uropatias mais significativas. A uretrocistografia miccional (UCM) de rotina não é necessária a menos que haja uma história de uma doença urológica específica, infecção do trato urinário (ITU) recorrente ou febril, hidronefrose ou micção clinicamente anormal (Ramirez et al., 2001; Singer et al.et a.., 2009) (Fig. 153-1).

Avaliação Focada

A criança com uma anomalia urológica conhecida exigirá uma avaliação pré-transplante direcionada de acordo com a condição subjacente e a situação da bexiga e dos rins. Na maior parte, a UCM permitirá uma avaliação da função miccional, do estado da uretra e da presença de refluxo. Quando a dinâmica da bexiga é anormal com base na UCM ou na ultrassonografia renal, é apropriado considerar a avaliação urodinâmica. O estudo urodinâmico permitirá avaliar a capacidade da bexiga, a complacência, o esvaziamento vesical, bem como a função do esfíncter. As indicações para esse estudo incluem-se bexiga neurogênica, válvula da uretra posterior e qualquer disfunção miccional em curso, hidronefrose ou ITU recorrente (Burns et al.et al.., 1992; Zermann et al.et al.., 2003; Riley et al.et al.., 2010). O objetivo principal do estudo urodinâmico é determinar a necessidade de terapia adicional para a função da bexiga. Isso pode incluir a terapia médica com anticolinérgicos, a utilização de cateterização intermitente e a necessidade potencial de ampliação da bexiga em casos graves.

A urodinâmica também irá fornecer uma visão sobre a função de esvaziamento da bexiga, que será fundamental para prevenir a infecção. Claro que, se a terapia médica para bexiga não complacente é necessária, isso pode afetar o esvaziamento da bexiga e necessitar de cateterismo intermitente limpo (CIL) para permitir o esvaziamento eficaz. Na criança com sensibilidade ou naquelas com bexiga neuropática, a criação de um estoma cateterizável continente pode ser o caminho ideal para facilitar o CIL eficaz. Essas decisões devem ser tomadas e executadas antes do transplante. A avaliação urodinâmica será muitas vezes uma forma de acompanhamento regular nessas crianças e um elemento crítico na otimização contínua da função da bexiga. Será muitas vezes necessário repetir o estudo para assegurar que intervenção terapêutica foi eficaz e que a bexiga está preparada para o transplante.

PREPARAÇÃO PRÉ-TRANSPLANTE

Preparação da Bexiga

Problemas Gerais

A anomalia da bexiga mais comum associada com DRFT é a bexiga hipertônica, de baixa capacidade e complacência ruim. Esse é um retrato típico da válvula de uretra posterior, mas é importante reconhecer que essas bexigas continuam a evoluir e podem progredir para um padrão de absoluta insuficiência contrátil (Peters et al., 1990; Nguyen and Peters, 1999).

Elas ainda podem ser hipertônicas e apresentarem risco renal continuado, exigindo CIL na maioria dos casos. A hipertonicidade é o padrão dinâmico mais perigoso, pois irá criar uma condição obstrutiva

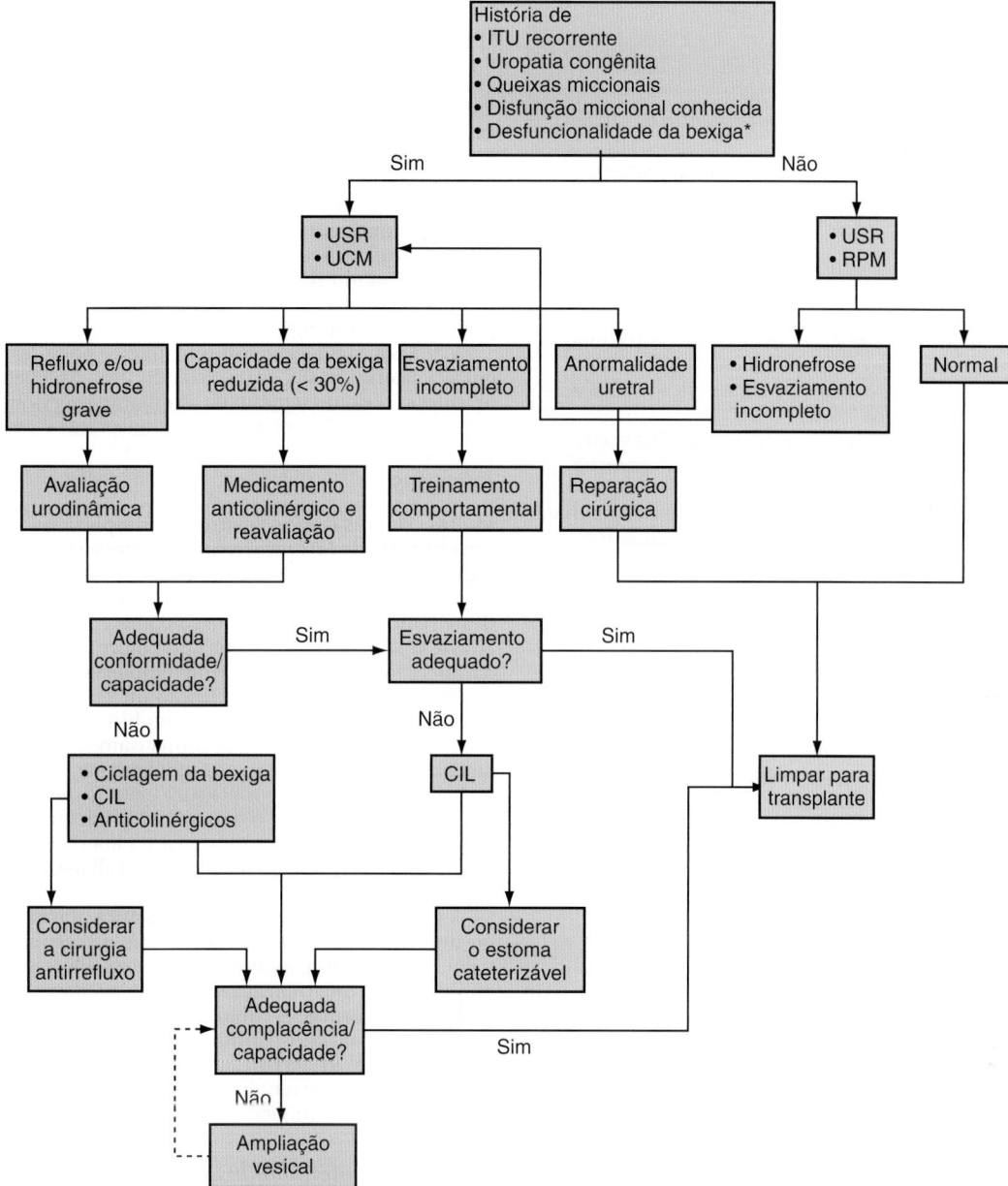

*Se o paciente é anúrico e não tem história urológica, nenhum teste adicional é essencial; se houver uma história de bexiga neurogênica, válvulas de uretra posterior ou condição urológica complexa, é apropriado considerar a ciclagem da bexiga e anticolinérgicos.

Figura 153-1. Algoritmo para avaliação e manejo da bexiga em pacientes em preparação para o transplante renal. O elemento principal é a história de condições urológicas ou sintomas. CIL, cateterismo intermitente limpo; RPM, resíduo pós-miccional; USR, ultrassonografia renal; UCM, uretrocistografia miccional.

para os rins, mesmo na ausência de refluxo. A continuidade da disfunção da bexiga pode aumentar a perda do transplante (Herthelius and Oborn, 2007).

Hipertonicidade

A bexiga hipertônica é manejada com medicação como um primeiro caminho, tipicamente com anticolinérgicos, e com a cirurgia de ampliação como uma segunda medida (Lopez Pereira et al., 2000). O tratamento médico requer diligência por parte da família e acompanhamento para avaliar regularmente a resposta à terapia. Esta geralmente vai exigir uma combinação de anticolinérgicos e CIL, embora algumas crianças com válvula de uretra posterior podem aprender a urinar por manobra de Valsalva. Entretanto, mesmo nessa situação, baixos volumes residuais devem ser medidos por cateterismo, para comprovar sua eficácia.

Terapia anticolinérgica é titulada com doses crescentes, devendo se observar mudanças nos volumes cateterizados, perdas urinárias e hidronefrose. A avaliação urodinâmica pode definir com mais precisão a eficácia do tratamento medicamentoso. Frequentemente, a terapia com medicações é introduzida ao mesmo tempo em que o CIL, embora isso não seja essencial. A conformidade com o CIL é muitas vezes um excelente teste da futura adesão do paciente e da família com os requisitos rigorosos do transplante renal.

> **PONTOS-CHAVE: AVALIAÇÃO UROLÓGICA E TRATAMENTO**
>
> - Objetivos:
>   - Drenagem urinária normal do rim para dentro de um reservatório
>   - Um reservatório urinário que permite o armazenamento em baixa pressão por um tempo socialmente aceitável
>   - Esvaziamento volitivo do reservatório com continência
>   - Ausência de infecção
>   - Menor número de procedimentos cirúrgicos e trauma no paciente
> - Uma grande parte das crianças que necessitam de substituição renal terá algum tipo de uropatia obstrutiva congênita, refluxo vesicoureteral ou disfunção neuropática da bexiga.
> - Avaliação pré-transplante é dirigida pela condição subjacente e a situação da bexiga e dos rins.
> - Teste urodinâmico visa avaliar a capacidade da bexiga, complacência e esvaziamento, bem como a função do esfíncter.
> - Indicações de urodinâmica incluem uma conhecida neuropatia da bexiga, prévia válvula de uretra posterior grave e qualquer criança com disfunção miccional em curso, hidronefrose ou ITU recorrente.

Se a família é incapaz de manejar com o CIL, sua capacidade para manejar cuidados médicos depois de um transplante deve ser questionada.

O objetivo da terapia é para a criança ser capaz de armazenar de acordo com a capacidade vesical para a idade e com baixa pressão (>30 cm H_2O). Eu tenho tido algum sucesso em ensinar aos pais com crianças no CIL a medir as pressões de abertura no cateterismo, estimando a altura da coluna de água no cateter. Esta pode ser uma medida mais natural, embora os resultados ainda sejam, de certa forma, indefinidos.

Capacidade

A capacidade da bexiga é outro elemento da função vesical e é a base tanto para o armazenamento seguro quanto para continência social. A capacidade da bexiga pode ser melhorada com medicamentos anticolinérgicos, mas pode, em última análise, ser necessária ampliação da bexiga. Há uma clara tendência a se fazer menos ampliação vesical em todos os pacientes, e há algumas publicações anteriores de que a ampliação não seria necessária no transplante renal (Alfrey et al., 1997; Salvatierra et al., 1999). Porém, a ampliação continua a ser importante do tratamento urológico de crianças com uropatias complexas com DRFT. Indicações atuais de ampliação incluem bexiga não recuperável (extrofia, tumor, neuropatia na bexiga grave em estágio final) ou o fracasso da terapia medicamentosa e CIL para se conseguir um armazenamento vesical de baixa pressão por até 3 horas. Se as pressões são seguras durante apenas 1 hora e o resto do tempo elas excedem 40 cm H_2O, apesar da agressiva terapia medicamentosa e cateterismo, é importante considerar a ampliação.

Não há evidência nem lógica de que a ampliação da bexiga em si aumente o risco do transplante, apesar de alguns relatos (Alfrey et al., 1997), **e na verdade, ela tem permitido muitos transplantes eficazes,** mesmo **em bexigas muito alteradas** (Sheldon et al., 1994; Koo et al., 1999; Luke et al., 2003; Taghizadeh et al., 2007; Djakovic et al., 2009; Broniszczak et al., 2010). Não existe uma abordagem única que seja ideal, embora a ampliação com estômago tenha ganhado popularidade em crianças com DRFT no final de 1980 e início de 1990. Ela oferece a vantagem de segregar o ácido nesse grupo de pacientes que tipicamente têm acidose, limitando o risco de infecção e reduzindo a taxa de cálculos na bexiga (Traxel et al., 2011). Contudo, a ampliação com segmento gástrico tem sido associada a complicações graves, particularmente no grupo anúrico pré-transplante devido ao dano que o suco do segmento gástrico pode ocasionar na bexiga nativa e por causa da síndrome hematúria-disúria que é muito comum (Reinberg et al., 1992; Nguyen et al., 1993). Relatos de malignidade, particularmente no grupo de transplante são preocupantes, mas ainda são muito anedóticos para a prática a ser alterada (Castellan et al., 2007; Husmann and Rathbun, 2008).

Cautela e monitoramento são essenciais. Ampliação combinada entre intestino e estômago é útil e pode ter menos morbidade. Íleo e sigmoide têm boa evolução e podem ser escolhidos de acordo com cada paciente individualmente, dependendo da anatomia, antecedente de cirurgia prévia e preferências por estomas continentes cateterizáveis.

O segmento ampliado raramente vai criar um problema para o transplante, mas o fato do pedículo estar presente, a sua posição anatômica deve ser avaliada pela equipe de transplante. Da mesma forma, **o estoma continente deve ser colocado em local de tal forma a evitar conflito com a incisão(ões) do transplante, e quase sempre pode ser posicionado medialmente a este.** Mais uma vez é importante o reconhecimento da presença e localização do mesentério nesses pacientes com estoma.

A criança que recebe um transplante pode ter uma anastomose entre a artéria renal e aorta, criando uma necessidade potencial de mobilização do mesentério da ampliação ou estoma. A coordenação entre as equipes de reconstrução e transplante é essencial.

Infecções

Muitas crianças com reconstrução complexa do trato urinário terão uma história de ITU recorrente. Isso pode estar associado ao cateterismo intermitente. Esse é um perigo potencial para o transplante, e a pielonefrite do enxerto certamente está associada com a perda deste (Dunn et al., 1987; Hanevold et al., 1987; Neuhaus et al., 1997; Howie et al., 2002; Herthelius and Oborn, 2007). A causa subjacente da infecção é muito provavelmente o esvaziamento insuficiente do reservatório, seja por cateterização ou micção voluntária, ou então por obstrução do trato urinário com hidronefrose (Chu et al., 2013). Esses fatores de risco para ITU precisam ser avaliados e abordados antes do transplante renal. As estratégias para evitar a retenção vesical incluem micção dupla e tripla para evitar o uso de CIL ou, se o CIL já foi instituído, assegurar o esvaziamento adequado. Em geral, as ITUs não apresentam uma grande ameaça para o enxerto renal desde que sejam manejadas de forma adequada (Fallahzadeh et al., 2011; Traxel et al., 2011).

A ITU recorrente, mesmo com técnica apropriada de CIL, sugere ou uma anormalidade anatômica que não tenha sido detectada ou colonização crônica. Esta última, às vezes, irá responder aos cursos de antibióticos a longo prazo, utilizando agentes como fluoroquinolonas e cefalosporinas. A etiologia e o tratamento específico para a ITU recorrente são incertos. Anormalidades anatômicas como divertículos vesicais e cotos ureterais remanescentes obstruídos, apesar de incomuns, podem exigir estudos de imagem mais específicos e podem ser passíveis de cura cirúrgica.

Cateterismo Intermitente Limpo

O uso do CIL no manejo da bexiga anormal tem sido um salva-vidas verdadeiramente revolucionário nas últimas quatro décadas. Embora possa ser um desafio iniciá-lo, uma vez começado, é quase sempre bem aceito. A preparação cuidadosa, o ensino, o apoio e o acompanhamento são extremamente importantes para o sucesso a longo prazo.

A importância e os princípios do CIL devem ser bem compreendidos pelos profissionais de saúde e devidamente comunicados à família, incluindo todos os cuidados possíveis. O reconhecimento de que este é um meio de se reduzir a infecção e alcançar tanto o armazenamento seguro da bexiga e controle sobre a micção é muito importante e pode ainda não ser imediatamente aparente.

A frequência do CIL deve ser determinada por uma medida aproximada da urina drenada, bem como pelas pressões de armazenamento vistas na avaliação urodinâmica ou pelas medições da pressão de abertura de cateterismo em casa. Isso permite uma estimativa das relações seguras entre a pressão e o volume para a vida do dia a dia. Evitar volumes vesicais excessivos e, por conseguinte, pressões elevadas, ajuda sobremaneira na saúde dos rins. A frequência típica é a cada 3 e 4 horas. As pressões não devem exceder os 40 cm H_2O durante qualquer período prolongado de tempo.

Iniciar o CIL na preparação para o transplante também serve como propósito de avaliação da adesão da família às medidas necessárias pós-transplante. Para famílias cujo acompanhamento médico pode não ser adequado, o CIL é um meio útil para determinar o empenho e a capacidade do paciente e família seguirem complexos planos de assistência médica. Se não se consegue introduzir o CIL com regularidade, não há razão para acreditar que essa capacidade vai aparecer de repente após o transplante. **A resposta ao CIL pode prever a capacidade de manejar a medicação necessária para transplante e o regime de cuidados também.** A família comprometida e compreensiva irá manejar bem e isso vai servir para demonstrar que está pronta para o transplante.

A Bexiga Desfuncionalizada

Bexiga Neuropática

A bexiga neurogênica desfuncionalizada tem se tornado um achado raro por causa de um melhor tratamento atual, mas ocasionalmente se manifestará clinicamente em um paciente de transplante que não teve o cuidado urológico contínuo (Firlit, 1976; Serrano et al., 1996). É impossível saber sem testar qual é o potencial de funcionamento que a bexiga pode ter. É também importante reconhecer que a bexiga que foi desfuncionalizada irá levar algum tempo para atingir o seu potencial funcional máximo. Isso é muitas vezes melhor conduzido através da ciclagem da bexiga para aumentar a sua capacidade, pela determinação da complacência vesical e da avaliação da capacidade da família em realizar o CIL.

Alguns têm defendido a simples implantação do ureter transplantado na bexiga, antecipando-se que a função vesical é normal (Salvatierra et al., 1999). Embora isso possa ocorrer em raras ocasiões, essa é uma abordagem altamente arriscada para a bexiga cronicamente desfuncionalizada.

A ciclagem da bexiga desfuncionalizada é melhor realizada por um programa progressivo de cateterismo com instilação de volumes crescentes de solução salina, com um tempo de permanência definido e, em seguida, cateter de drenagem (Alam and Sheldon, 2008). As quantidades serão determinadas empiricamente com base nos volumes iniciais tolerados e devem aumentar em intervalos regulares, usualmente de 10 a 15 mL por dia. A resposta a essas instilações vai dar dicas úteis quanto à qualidade da bexiga como reservatório e a possibilidade de ela esvaziar espontaneamente. Medicamentos anticolinérgicos adjuvantes são muitas vezes necessários para aumentar a capacidade da bexiga e a complacência.

A bexiga neurogênica desfuncionalizada quase certamente exigirá cateterismo intermitente para ser esvaziada. É, portanto, razoável introduzir essa prática na família. No caso raro em que a criança pode aprender a urinar de forma satisfatória, o CIL pode não ser mais necessário. Esse é um passo importante e requer um estudo cuidadoso dos diários miccionais, testes de pós-esvaziamento e avaliação das vias renais superiores.

O volume ideal é a capacidade antecipada para a idade baseada em qualquer das fórmulas disponíveis (Koff, 1983; Kaefer et al., 1997). Isso pode não ser alcançado imediatamente, mas se os volumes aumentarem de forma constante, sem vazamentos significativos, uma expansão adicional é provável. Embora a capacidade de armazenamento seja importante, a complacência é igualmente crítica e isso deve ser avaliado formalmente com a urodinâmica. Somente quando os parâmetros de capacidade vesical e complacência estão próximos ao normal, o paciente pode ser liberado para o transplante. Tratamento médico agressivo também é importante para esse objetivo. Se o armazenamento e a complacência adequados não podem ser alcançados, a ampliação vesical deve ser considerada. Esta deve ser realizada antes do transplante a não ser que haja razões urgentes.

Bexiga não Neuropática

A bexiga desfuncionalizada associada à insuficiência renal é, muitas vezes, atribuível à válvula da uretra posterior ou ao refluxo vesicoureteral. Essas bexigas podem ser recuperadas permitindo a micção espontânea, mas inicialmente devem ser abordadas como bexigas neurogênicas desfuncionalizadas, com o pressuposto de que o CIL será necessário a longo prazo. O fator crítico será a capacidade de armazenamento e a ciclagem progressiva, conforme descrito anteriormente. Ao mesmo tempo, as crianças podem ser solicitadas a tentar a micção depois de segurar a solução salina instilada durante um período de 15 ou 20 minutos. O cateterismo após micção é usado em seguida para determinar o volume urinário residual.

A capacidade de esvaziar espontaneamente também vai afetar a decisão quanto à necessidade de um estoma cateterizável continente. Isso é mais crítico em meninos com sensibilidade normal que podem ser muito resistentes ao cateterismo uretral. O período de CIL pré-transplante vai permitir uma avaliação tanto da micção adequada, bem como da tolerância do CIL uretral. Essas decisões devem ser tomadas simultaneamente com outras opções de cirurgia reconstrutora para permitir uma estratégia integrada e um único procedimento cirúrgico, se possível.

A Decisão de Ampliar

Embora o uso da ampliação vesical esteja em declínio devido às preocupações com as complicações metabólicas, infecciosas e neoplásicas, a enterocistoplastia continua a ser o meio mais eficaz para prover uma função de armazenamento normal da bexiga em ambas as disfunções neurogênica e pós-obstrutiva (Barnett et al., 1987; Sheldon et al., 1994; Hatch et al., 2001; Nahas et al., 2002; DeFoor et al., 2003; Capizzi et al., 2004; Mendizabal et al., 2005; Rigamonti et al., 2005; Aki et al., 2006; Traxel et al., 2011). Perder um enxerto renal como resultado dos mesmos processos que contribuíram para a morte renal nativa é inaceitável. As complicações potenciais de ampliação devem também ser claramente reconhecidas e antecipadas, embora alguns estudos apresentem exemplos extremos que não são a minha experiência (Alfrey et al., 1997). O uso de cateterismo intermitente e tratamento medicamentoso agressivo torna-se a melhor abordagem para identificar os pacientes nos quais a ampliação é a única opção real para o transplante renal bem-sucedido. É difícil determinar com que frequência tem havido real necessidade de ampliação vesical, porque o esforço exercido por ambas a família e a equipe de assistência médica variam tanto quanto a patologia subjacente. Com o tratamento precoce e agressivo da bexiga, a necessidade de ampliação, tanto na disfunção da bexiga neurogênica como na obstrutiva, tem declinado.

Indicações gerais para a ampliação antes do transplante seriam a impossibilidade de desenvolver capacidade superior a 75% da esperada para a idade com pressões abaixo de 30 cm H_2O, utilizando cateterismo, não sendo este mais frequente do que a cada 3 horas, além de uso de medicamentos anticolinérgicos ao máximo. A tolerância à medicação será obviamente um elemento importante desse critério. Apesar de esses limites serem regras básicas, não há dados fortes na literatura para apoiá-los. Em casos de exceções, a bexiga melhora acentuadamente a sua capacidade após o transplante, talvez por causa dos efeitos da uremia. Entretanto esses não devem servir como diretrizes para determinar quando ampliar a bexiga antes do transplante.

Deve-se explorar a disponibilidade do ureter dilatado para permitir uma ureterocistoplastia (Kim et al., 1996; Landau et al., 1997; Kurzrock et al., 2002), apesar de os resultados terem sido contraditórios. Nesse contexto, é preferível realizar enterocistoplastia, devendo-se preservar quando possível o ureter para eventual utilização como ureter para o transplante ou como um canal cateterizável continente.

PONTOS-CHAVE: PREPARAÇÃO PRÉ-TRANSPLANTE

- As anormalidades mais comuns da bexiga associada com DRFT é a bexiga de baixa capacidade, bexiga hipertônica com baixa complacência.
- Não há evidência de que a ampliação vesical aumente o risco do transplante.
- A pielonefrite recorrente é um perigo potencial para o transplante e está associada com a perda do enxerto.
- Iniciar o CIL na preparação para o transplante serve a um propósito de avaliação, bem como facilita o esvaziamento da bexiga.
- Refuncionalização da bexiga é muitas vezes mais bem realizada através da ciclagem da bexiga para aumentar a capacidade, determinar a complacência da parede da bexiga e avaliar a capacidade da família para realizar o CIL.

Estomas Cutâneos

A criança com bexiga desfuncionalizada pode possuir uma variedade de derivações urinárias, incluindo condutos ileais ou colônicos ou ureterostomias. No passado, o transplante era realizado com os ureteres drenando para uma derivação. Isso raramente é apropriado hoje. Embora continue a ser uma opção, as ITUs são frequentes (Broniszczak et al., 2010). Em casos de derivação em alça ileal, quando a ampliação faz-se necessária, uma refuncionalização da bexiga pode ser conseguida usando-se a própria alça derivada como segmento para a ampliação., mesmo se o paciente está em anúria. Se a ampliação vesical não for necessária, com base na ciclagem do CIL e o paciente continua a produzir urina e o rim nativo for removido, o ureter deve ser implantado para refuncionalizar a bexiga e a alça descartada. Se houver incerteza quanto à necessidade de ampliação, a alça pode ser preservada para estar disponível para a ampliação após o transplante, se essencial.

Estratégias de Reconstrução

Se a reconstrução da bexiga for necessária, vários fatores devem ser considerados antes do transplante renal. Estas incluem: o tipo de diálise (hemodiálise ou diálise peritoneal), o local provável da colocação do enxerto, o tempo relativo entre o início da diálise (se ainda não foi iniciada) e a transplantação, a necessidade de cirurgia do intestino e a presença de rins nativos. A consideração desses fatores permitirá uma reconstrução mais coordenada e eficiente.

Problemas da Diálise

Se um paciente já está em diálise peritoneal, qualquer cirurgia intraperitoneal provavelmente exigirá transição temporária para hemodiálise. Limitar isso a um só procedimento é importante. Por vezes, isso pode ser relacionado à colocação de um cateter de diálise perinoteal, mas se há necessidade de cirurgia intestinal, pode haver aumento do risco de complicações infecciosas.

Se o paciente não está ainda na diálise, mas a necessidade desta se aproxima, pode se considerar iniciar a diálise antes da reconstrução para melhorar o estado de saúde geral da criança, podendo promover uma cicatrização mais rápida das feridas e menos complicações. Ao mesmo tempo, há riscos que afetarão a criança em diálise peritoneal, como dito. Para aqueles já em hemodiálise, há risco de lesão da fístula durante a cirurgia devido a estados de baixo fluxo, bem como à pressão direta.

Colocação do Enxerto

Deve ser dada atenção à possível localização do enxerto. Na criança muito pequena, na qual o enxerto será colocado na aorta via intraperitoneal, é aconselhável mobilização cuidadosa de qualquer pedículo mesentérico, como por exemplo, tentando evitar uma transureteroureterostomia. Um reimplante ureteral prévio tipo bexiga psóica do rim nativo pode tornar difícil a colocação do enxerto do ilíaco ipsilateral. Pode não haver alternativas viáveis e, nesses casos, é essencial a documentação cuidadosa do procedimento prévio.

Temporização

Em geral, qualquer grande reconstrução urológica deve ser realizada bem antes da indicação do transplante (Taghizadeh et al., 2007). Uma pequena cirurgia ureteral pode ser considerada no momento do transplante, mas isso é incomum. Após a enterocistoplastia ou derivação continente, pelo menos 6 semanas são necessárias para a cicatrização e 3 meses seria preferível. A nefrectomia nativa unilateral é razoável no momento do transplante, mas apenas em crianças mais velhas. O tempo de cirurgia no recém-nascido pode ter mais de um impacto negativo sobre a função do enxerto e parece imprudente adicionar esse risco extra.

Enterocistoplastia

É possível realizar a enterocistoplastia em pacientes dialíticos ou em criança que se aproxima DRFT e, quando necessário, pode também ser realizada com sucesso de modo semelhante em qualquer outra criança (Sheldon et al., 1994; DeFoor et al., 2003; Taghizadeh et al., 2007). A seleção dos segmentos intestinais e a estratégia de reconstrução devem ser baseadas na anatomia funcional e necessidades de cada criança. Estas incluem fatores tais como a necessidade de um estoma cateterizável continente, a disponibilidade de tecido de bexiga nativa, o estado do colo da bexiga e o mecanismo de continência e a função intestinal. **Se a bexiga é irrecuperável, não há razão para adiar a derivação continente até mesmo depois do transplante.** A contraindicação à derivação continente frequentemente citada no cenário de insuficiência renal não é aplicável a esses pacientes. Eles precisarão de tratamento médico dos efeitos metabólicos da derivação, mas também são pacientes que exigem tratamento metabólico na fase inicial. Em alguns casos, por melhorar a dinâmica da bexiga e por reduzir o número de infecções, a progressão para a fase final da doença pode ser adiada.

A utilização de segmentos gástricos pode ainda ser útil em casos selecionados, particularmente para a criança que se aproxima da fase terminal de insuficiência (Burns et al., 1992; DeFoor et al., 2003; Traxel et al., 2011). Devido às várias complicações da gastrocistoplastia, entretanto, essa abordagem tem sido bem menos utilizada. Pode haver benefício da excreção de ácido para a criança com doença renal crônica, mas essas crianças também estão sob risco de distúrbios metabólicos complexos como alcalose. Para a criança em anúria, a presença de secreções gástricas na bexiga vazia pode levar à erosão e até mesmo à perfuração (Reinberg et al., 1992). Cuidados devem ser tomados, como uso de inibidores da bomba de prótons e irrigar o reservatório com soluções de bicarbonato até a produção de urina ser restaurada.

Nefrectomia Nativa

A decisão sobre a nefrectomia nativa deve ser realizada por uma equipe multidisciplinar envolvendo a nefrologia e a urologia, bem como a família. Existe controvérsia a este respeito. Embora em geral seja preferível deixar os rins nativos (Fraser et al., 2013), **existem várias situações em que é necessário a remoção destes no pré-transplante, incluindo hipertensão maligna, síndrome nefrótica com desnutrição grave por perdas de proteínas** (Kim et al., 1992), **infecção recorrente do trato urinário superior e refluxo maciço.** A última indicação pode ser mais relativa, mas com estase e possível infecção em uma criança imunossuprimida, a remoção é preferível e menos arriscada. É útil deixar um rim nativo que produza um pouco de urina, tornando a diálise mais fácil de lidar, com menos restrições de fluídos. Isso pode facilitar o suporte nutricional na criança mais nova. Esta deve ser balanceada com os possíveis riscos de infecção e hipertensão, bem como a função do enxerto.

Na criança submetida ao transplante renal, a nefrectomia nativa é fortemente recomendada por alguns grupos, com o argumento de que pode haver aumento do fluxo sanguíneo para o enxerto. Qualquer desvio de sangue a partir do enxerto em uma criança pequena, cujo débito cardíaco pode ser uma pequena fração do adulto doador do enxerto, pode potencialmente prejudicar a função inicial do enxerto.

Em uma criança em que a nefrectomia nativa será realizada, o principal fator a se considerar é se a diálise peritoneal está sendo realizada. Se assim for, a remoção transperitoneal laparoscópica vai exigir hemodiálise temporária. Alguns têm realizado diálise peritoneal imediata, mas os riscos de vazamento com uma possível infecção argumentam contra essa prática. A nefrectomia retroperitoneoscópica pode ser realizada com diálise peritoneal imediata (Gundeti et al., 2007), mas fístulas podem ainda ser encontradas. Se os rins são pequenos, então essa é a melhor abordagem. Para rins grandes em crianças em diálise peritoneal, a nefrectomia aberta posterior pode ser a melhor abordagem geral.

Se a diálise peritoneal não está sendo realizada, qualquer tipo de nefrectomia é aceitável. A incidência de aderências pós-cirúrgicas é limitada e não deve comprometer a eficácia da diálise peritoneal. Existe o potencial impacto sobre o procedimento de transplante final quando o ureter distal for removido, porque isso irá provocar aderências na área dos vasos ilíacos. No entanto, se houver refluxo significativo ou obstrução e um ureter dilatado, a remoção total pode ser melhor para limitar o risco de infecção. Embolização renal tem sido relatada como uma alternativa a nefrectomia cirúrgica (Capozza et al., 2007).

> **PONTOS-CHAVE: RECONSTRUÇÃO PRÉ-TRANSPLANTE**
>
> - A capacidade de esvaziar espontaneamente também vai afetar a decisão sobre a necessidade de um estoma cateterizável continente.
> - Indicações para a ampliação antes do transplante incluem os seguintes:
>   - Capacidade de menos do que 75% da esperada para a idade
>   - Pressões abaixo de 30 cm H_2O
>   - Cateterismo a cada 3 horas
>   - Medicamentos anticolinérgicos ao máximo
> - Para os pacientes em diálise peritoneal, a cirurgia intraperitoneal provavelmente vai exigir transição temporária para hemodiálise.
> - Em geral, qualquer grande reconstrução urológica deve ser realizada bem antes do transplante antecipado.
> - Nefrectomia nativa é indicada para pacientes com as seguintes:
>   - Hipertensão maligna
>   - Síndrome nefrótica profunda com desnutrição
>   - Infecção do trato superior recorrente
>   - Refluxo maciço

Manejando Rins Nativos

Evitando Remoção

Na ausência de indicações específicas para a nefrectomia, deixar o rim nativo oferece a vantagem de ter uma fonte potencial de excreção de água, se o enxerto falhar. Embora isso possa ser útil no manejo da nutrição e estilo de vida, não deve tornar-se uma meta rígida, se houver razões para remover os rins. Sua utilidade final pode ser muito limitada, especialmente após um período de função do enxerto, pois muitas vezes eles vão regredir em tamanho e produção de urina.

Limitar o Risco de Infecção

Infecção urinária no cenário de uma criança imunossuprimida com enxerto renal é prejudicial para ambos criança e enxerto. A prevenção da infecção na criança com alterações urológicas conhecidas é, portanto, uma prioridade. Intervenções devem ser realizadas de forma proativa, em vez de simplesmente em resposta a uma infecção. Os danos causados por uma infecção podem ser críticos para a criança. Fatores de risco para infecção recorrente incluem o refluxo de grau elevado, hidronefrose persistente (Chu et al., 2013) com ou sem refluxo e, em particular, a necessidade de cateterismo intermitente. Esses pacientes são frequentemente colonizados com bactérias e podem ser mais suscetíveis à ITU. É pouco provável que o rim nativo não dilatado e sem refluxo seja sujeito à infecção e, geralmente, pode ser mantido na ausência de outras indicações para remoção.

Preservação Ureteral

Quando a nefrectomia for executada, a preservação ureteral deve ser considerada. Se o ureter é normal, deve sempre ser deixado para limitar a dissecção cirúrgica perto dos vasos ilíacos e ter uma opção para o transplante proximal para ureteroureterostomia nativa nos casos de futura estenose ureteral distal (Kockelbergh et al., 1993; Lapointe et al., 2001). Se a função da bexiga é anormal e o cateterismo intermitente é necessário, é aconselhável preservar o ureter para utilização como um estoma continente. Isso é melhor realizado no pré-transplante. Porém, a criação do estoma continente no momento do transplante é uma opção.

Combinando Nefrectomia e Transplante

Os rins nativos podem ser removidos no momento do transplante renal, mas isso é geralmente evitado para limitar a complexidade cirúrgica e o tempo. Pode ser apropriado para um dos rins nativos, que pode ser rapidamente removido através da incisão do transplante. Na ausência de justificativa específica, entretanto, essa estratégia é para ser evitada em geral.

TRANSPLANTE

Os elementos técnicos do componente vascular do transplante são descritos no Capítulo 47 e são apropriados para crianças. Uma exceção pode ser o transplante no lactente, em que as anastomoses vasculares são realizadas na aorta. Isso geralmente é realizado com anticoagulante, o que pode afetar a cirurgia da bexiga. É necessário mais cuidado com a hemostasia. Para o urologista pediátrico que não está realizando a anastomose vascular, a anastomose ureteral se torna o foco da atenção, bem como de complicações.

Anastomose Ureteral

Técnicas Cirúrgicas e Opções

Tal como acontece na ureteroneocistostomia para o refluxo vesicoureteral, existem técnicas intravesicais e extravesicais para o transplante de anastomose ureteral. Eu tenho executado uma anastomose antirrefluxo em todos os casos, embora seja claro que isso não é essencial. Embora a triagem cuidadosa possa identificar os pacientes que têm disfunção da bexiga e, portanto, correm o risco de refluxo para o enxerto, o método para prevenir o refluxo é simples e eficaz e associado a mínima morbidade.

A ureteroneocistostomia extravesical é a anastomose ureteral preferida. Depois que as anastomoses vasculares foram realizadas e a hemóstase foi alcançada, a bexiga é parcialmente cheia com uma solução salina ou uma solução de antibiótico diluído. A região anterolateral da bexiga é dissecada e suturas de tração são colocadas para mobilizar a região lateral para cima e para dar tensão à parede vesical. O ureter é dimensionado para garantir que ele vai alcançar a bexiga. O detrusor é incisado até o nível da mucosa em um comprimento de cerca de 3 a 3,5 cm em uma direção horizontal. As abas do detrusor são elevadas longe da mucosa e um pequeno disco de mucosa é excisado no lado distal da calha. A bexiga é esvaziada e as suturas de tração mantêm a calha na posição. O ureter é seccionado de modo que não fique sob tensão e espatulado por 4 a 5 mm. Uma anastomose interrompida, mucosa a mucosa é realizada utilizando uma sutura absorvível fina. Um fio monofilamentar é preferível. As abas do detrusor são, então, trazidas sobre o ureter. Nenhum ponto avançado é utilizado, mas dois pontos são colocados através do detrusor e a adventícia do ureter do terminal para evitar a eversão deste. O detrusor é fechado com fio absorvível interrompido.

Uma alternativa é a técnica de Barry, amplamente utilizada (Barry, 1983; Barry and Hatch, 1985), pela qual um túnel de 4 cm é criado entre incisões paralelas através das quais o ureter passa. Um túnel mais curto tem sido utilizado em alguns centros pediátricos com sucesso relatado em números pequenos (Vasdev et al., 2011).

Se a parede da bexiga é particularmente anormal e grossa, um túnel maior é desenvolvido e as abas são dissecadas posteriormente a fim de fornecer um túnel antirrefluxo mais robusto e limitar o risco de obstrução, já que estas são bexigas com funcionamento tipicamente anormal. A implantação do ureter do enxerto em uma bexiga ampliada apresenta desafios adicionais e é preferível realizar a ureteroneocistostomia no detrusor. Ocasionalmente, exige-se uma abordagem intravesical através da ampliação para alcançar o detrusor, o qual pode ser impossível de ser mobilizado efetivamente de outro modo. Se não houver detrusor disponível, a anastomose dentro do cólon ou segmento gástrico é preferível. Seria sempre aconselhável realizar uma ureteroneocistostomia não refluxiva nessas situações, pois esses pacientes estão inevitavelmente em cateterismo intermitente e muitas vezes colonizados por bactérias.

Eu não mais executo uma rotina no transplante, a ureteroneocistostomia intravesical, entretanto o procedimento Politano-Leadbetter modificado é um método eficaz. Ele associa-se a uma grande cistotomia e leva a espasmos da bexiga. Na situação pouco usual na qual o reimplante ureteral é considerado apropriado, não há necessidade específica para a colocação do *stent*, além das indicações que serão descritas mais tarde.

O transplante com ureteroureterostomia nativa é realizado de rotina em poucas instituições. Os resultados têm sido reportados como aceitáveis (Lapointe et al., 2001; Gurkan et al., 2006). Entretanto, essa não parece ser uma opção comum, e é claro que a sua utilização depende da disponibilidade de um ureter nativo normal, sem refluxo. Essa opção está disponível como um procedimento de salvamento no cenário de estenose ureteral distal.

Stent *Ureteral*

O papel de rotina do *stent* ureteral no transplante pediátrico é debatido, mas não existem dados para justificar a sua utilidade de rotina (French et al., 2001; Simpson et al., 2006; Dharnidharka et al., 2008). Não tem sido rotina para mim, mas há situações em que o *stent* ureteral é apropriado. Essas situações incluiriam o implante difícil, particularmente em uma bexiga anormal ou com um ureter do enxerto muito danificado. Nos adultos, o *stent* mostrou vantagem para os doadores de cadáveres em termos de redução na incidência de complicações ureterais de 5,8% para 1,9%, mas tiveram um risco aumentado de infecção (Fayek et al., 2012). Se um *stent* deve ser utilizado, um duplo J curto é colocado e tipicamente é removido em 4 semanas. Isso, obviamente, exige uma cistoscopia. Eu não tenho usado fios de extração para crianças submetidas a transplante com *stent*.

> **PONTOS-CHAVE: TRANSPLANTE COM URETERONEOCISTOSTOMIA**
>
> - Ureteroneocistostomia extravesical é a anastomose ureteral preferida.
> - Transplante com ureteroureterostomia nativa é uma opção eficaz.
> - Não há dados para apoiar o *stent* ureteral de rotina no momento do transplante.

COMPLICAÇÕES

As complicações urológicas do transplante renal pediátrico são discutidas nessa seção. Aquelas relacionadas ao enxerto diretamente, incluindo problemas vasculares e de rejeição, são abordadas no Capítulo 47. A Tabela 153-1 apresenta um resumo dos estudos sobre complicações urológicas no transplante renal pediátrico. A análise única de Khositseth et al., comparando a incidência de complicações urológicas em receptores de transplante que têm uma história de uropatia ou refluxo com a incidência naqueles sem, mostrou aumento do risco de todas as complicações urológicas em pacientes com uropatia preexistente (Khositseth et al., 2007). As válvulas uretrais posteriores estão associadas a um risco aumentado de disfunção do enxerto em algumas séries (Luke et al., 2003; Adams et al., 2004), mas não em outras (Nuininga et al., 2001; Fine et al., 2011; Kamal et al., 2011). Em quase todos os estudos, no entanto, a uropatia obstrutiva está associada com um maior risco de complicações urológicas. Especial vigilância e especial atenção para intervenção precoce são adequadas para essa população.

Fístula Urinária

Os vazamentos de urina são tipicamente identificados no período pós-operatório imediato com o aumento de fluído a partir dos drenos das feridas. O nível de creatinina do fluído pode revelar se esta é uma fístula urinária ou drenagem linfática. É fundamental avaliar a patência de todos os tubos de drenagem urinária, em particular o cateter de Foley. Se o cateter foi removido, muitas vezes é melhor recolocá-lo. A ecografia no transplante é realizada para determinar se existe hidronefrose, apesar de sua ausência não excluir a obstrução. Se há hidronefrose, deve-se suspeitar de obstrução ureteral distal e deve-se considerar a nefrostomia percutânea. O nível do vazamento deve então ser determinado, e tanto uma varredura com mercaptoacetiltriglicina (MAG3) (assumindo-se que há adequada função do enxerto) ou uma varredura por tomografia computadorizada (TC) podem ser eficazes. A cistografia pode ser útil para identificar um vazamento da bexiga a partir do local da anastomose.

As indicações para intervenção são baseadas clinicamente, e se o extravazamento é limitado, uma abordagem observacional é razoável. Eu tenho visto fístulas no cenário de altíssima produção de urina no pós-transplante em crianças menores causadas simplesmente por um cateter fino na bexiga. Se um cateter maior pode ser colocado, isso pode facilitar a resolução. Se existe vazamento significativo de urina, apesar da drenagem da bexiga adequada, pode ser necessária a exploração.

A exploração baseia-se na identificação da causa e da localização do extravazamento e na realização do reparo. Se a fístula está na bexiga, o uso de reparo simples e drenagem são eficazes; mas se o extravazamento é resultado de necrose ureteral distal, é necessário alguma forma de substituição ureteral. Para um segmento curto de necrose, a mobilização da bexiga e o reimplante ureteral são eficazes. Se um segmento longo de ureter foi perdido, o ureter nativo, tanto ipsilateral ou mesmo colateral, pode ser útil se estiver disponível. A bexiga psóica ou o retalho da bexiga podem ser necessários se o ureter nativo não está presente. Essas estratégias são semelhantes às utilizadas para a estenose ureteral em pacientes não transplantados. A colocação cuidadosa de *stent* e drenagem é essencial (Fig. 153-2).

TABELA 153-1 Complicações Urológicas no Transplante Renal Pediátrico

AUTOR E ANO	PACIENTES	ESTENOSE URETERAL	VAZAMENTO URINÁRIO	RVU	PEDRA	COMENTÁRIO
Almeida et al., 2013	134	5	3			100% cadavéricos
Routh et al., 2013	71		6	17		Patologia GU adjacente
	140		10	6		Nenhuma patologia GU
Irtan et al., 2010	193	10	6	25		Maior incidência com VUP
El Atat et al., 2010	50		2	5		70% DRV
Ruiz et al., 2006	23	0	0	0	0	Pacientes de 1-10 anos
El-Husseini et al., 2008	292	13	12			Menores de 20 anos
Englesbe et al., 2008	147	5	4	7	0	
Khositseth et al., 2007	117	26	2	10	11	História de obstrução ou RVU
	117	11	2	1	2	Sem obstrução ou RVU
Lapointe et al., 2001	166	3	7	1	1	Ureteroureterostomia
Nuininga et al., 2001	183	7	8	0	5	183 transplantes em 146 pacientes
Shokeir et al., 2005	250	11	10	0	1	Todos DRV
Tanabe et al., 1998	107	2	1	1	0	
Total	1990	101 (5,1%)	65 (3,3%)	73 (3,7%)	20 (1%)	

GU, geniturinário; VUP, válvula uretral posterior; DRV, doador relacionado vivo; RVU, refluxo vesicoureteral

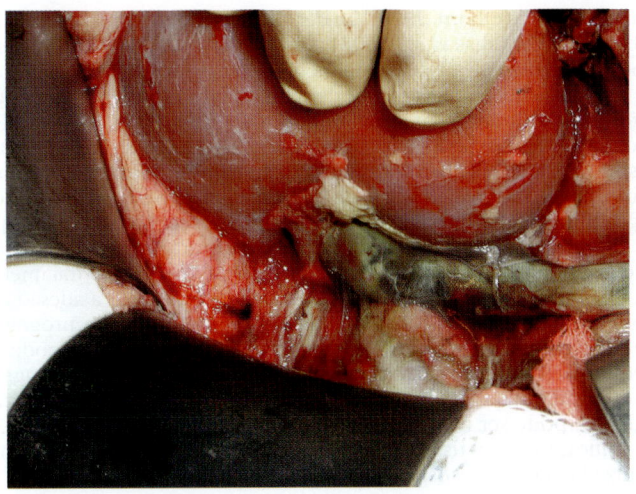

Figura 153-2. Perda isquêmica de toda a pélvis renal e ureter em enxerto renal cadavérico em um paciente com gastrocistoplastia. Este se manifesta com vazamento de urina após um período de necrose tubular aguda. O enxerto foi recuperado com um retalho da bexiga ampliada para os cálices inferiores do enxerto.

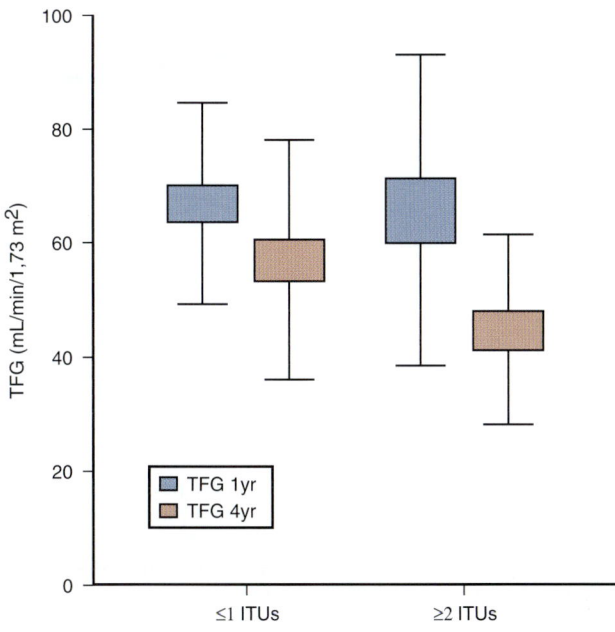

Figura 153-3. Função do enxerto em 1 e 4 anos em crianças com um ou menos e duas ou mais infecções do trato urinário (ITUs). TFG, taxa de filtração glomerular. (De Herthelius M, Oborn H. Urinary tract infections and bladder dysfunction after renal transplantation in children. J Urol 2007;177:1883–6.)

Infecção

A infecção urinária é uma complicação a longo prazo e muitas vezes tardia, que reflete em grande parte o estado da função da bexiga e as causas urológicas subjacentes da insuficiência renal (Herthelius and Oborn, 2007; Silva et al., 2010). A presença de hidronefrose é frequentemente associada com pielonefrite e piora a função renal (Chu et al., 2013). A avaliação de rotina do esvaziamento da bexiga, hidronefrose e ocasionalmente uso de UCM geralmente identificará a causa. Se o paciente está em CIL e nenhuma causa corrigível específica está presente, uma estratégia de prevenção por meio de antibióticos profiláticos e irrigação da bexiga podem ser eficazes. O manejo agressivo da disfunção da bexiga, o que deveria ter sido identificado no pré-transplante, é essencial para preservar a função do enxerto. Se há refluxo vesicoureteral para o enxerto, e ITU com febre e comprometimento da função renal estão presentes, a correção do refluxo é indicada. Observação cuidadosa pode ser realizada quando se obtém um estado sem infecção e função normal da bexiga.

Refluxo

O refluxo vesicoureteral no transplante é inteiramente distinto do refluxo de rotina em uma unidade renal normal. Isso porque este é um ureter reimplantado e o risco de pielonefrite para a função renal é maior em um rim transplantado, além de que o paciente é **imunossuprimido** (DeFoor et al., 2003; Coulthard and Keir, 2006). A avaliação de rotina do refluxo após o transplante renal tem sido a minha prática, mesmo que nem todos os pacientes tenham sido tratados com cirurgia. A identificação desse fator de risco potencial é útil para a tomada de decisão clínica e avaliação de risco em curso. Se ITUs febris ocorrerem, a presença de refluxo no transplante justifica a correção cirúrgica com um reimplante ureteral aberto (Hanevold et al., 1987). O risco de pielonefrite no enxerto é significativo (Neuhaus et al., 1997; Ranchin et al., 2000; Barrero et al., 2007) e aumenta o potencial para a perda do enxerto (Herthelius and Oborn, 2007) (Fig. 153-3). A identificação da disfunção da bexiga simultânea é igualmente importante (Casale et al., 2005), embora isso possa não ser corrigível. No cenário de cateterismo intermitente, qualquer refluxo deve ser corrigido porque essas bexigas serão cronicamente colonizadas. Se há refluxo na ausência de disfunção da bexiga e infecção, este pode ser observado, e tentativas devem ser feitas para melhorar qualquer sinal futuro de disfunção da bexiga. Não há dados que sugiram que o baixo grau de refluxo vesicoureteral estéril para um enxerto renal é prejudicial em crianças.

Justifica-se observação criteriosa para uma possível infecção ou deterioração da função da bexiga.

O tratamento cirúrgico do refluxo em um ureter transplantado nunca é rotina. O papel da terapia endoscópica é limitado e os poucos estudos disponíveis sugerem benefício pequeno, com taxas de resolução de 50% a 80% (Kitchens et al., 2006; Williams et al., 2008; Vemulakonda et al., 2010). Essa pode ser uma opção para o refluxo assintomático, mas em face de um episódio ITU febril, uma intervenção definitiva mais efetiva é justificada. Existem poucos dados quanto à eficácia da intervenção intravesical em comparação com os métodos extravesicais (Krishnan et al., 2006), mas a minha preferência é intravesical, muitas vezes com o uso de mobilização extravesical. Uma técnica transtrigonal é eficaz se o ureter nativo contralateral pode ser evitado. Caso contrário, pode ser utilizada uma técnica de avanço ou Politano-Leadbetter. O stent ureteral é aconselhável.

Hidronefrose e Obstrução

Uma complicação urológica frequente no transplante renal pediátrico é a hidronefrose, e a intervenção para a obstrução ureteral pode ser necessária em até 8% dos transplantes (Shokeir et al., 2005; Smith et al., 2010; Chu et al., 2013). A presença de hidronefrose exige uma avaliação cuidadosa e manejo seletivo para adaptar o tratamento adequado para o indivíduo. O transplante de rim parece ser uma das raras situações em que a obstrução pode não ser associada com hidronefrose. Essa é uma situação rara e não bem documentada, mas empiricamente ela pode ocorrer. Mais comumente, a obstrução é anunciada através do aumento da disfunção renal com creatinina aumentada. A hidronefrose é identificada na ultrassonografia ou no retardo da drenagem na varredura renal por MAG3. **Em uma série recente, mais da metade das obstruções ocorreu dentro dos primeiros 100 dias no pós-transplante** (Smith et al., 2010). No cenário da função da bexiga antes normal, hidronefrose indica obstrução ureteral até provar o contrário. Se há disfunção da bexiga, em seguida, ambos os fatores devem ser avaliados e gerenciados, pois a obstrução é mais frequente em pacientes com disfunção da bexiga, especialmente na válvula uretral posterior (Smith et al., 2010) (Fig. 153-4).

No cenário de hidronefrose e níveis de creatinina em elevação, obstrução e rejeição podem ocorrer simultaneamente. Se a hidronefrose é leve e há outros sinais de rejeição, o primeiro passo mais eficiente é a biópsia (Khater and Khauli, 2012).

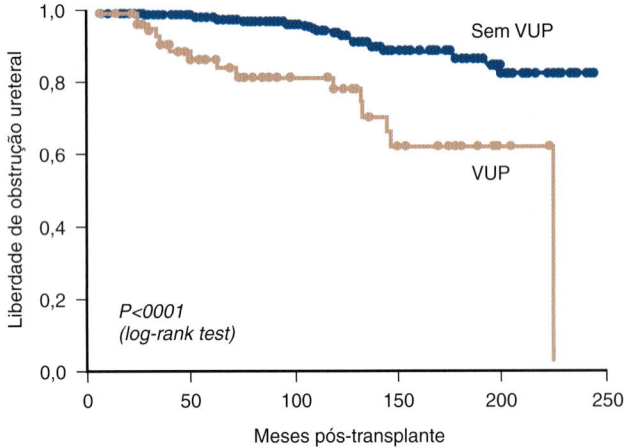

Figura 153-4. Sobrevida livre de obstrução em pacientes com transplante renal pediátrico com ou sem uma história de válvula uretral posterior (VUP). (De Smith KM, Windsperger A, Alanee S, et al. Risk factors and treatment success for ureteral obstruction after pediatric renal transplantation. J Urol 2010;183:317–22.)

Se não há sugestão clínica de rejeição, *stent* ureteral com ou sem biópsia é o primeiro passo. Como estudos diagnósticos para obstrução no transplante não são completamente confiáveis; atendendo aos riscos associados, tenho adotado abordagem com *stent* para avaliar o impacto sobre a função renal. Nesse cenário, embora raramente, uma insuficiência aguda do transplante com pouca ou nenhuma hidronefrose e nenhuma evidência de rejeição, o *stent* pode melhorar a função. A situação mais comum é com hidronefrose moderada e um nível de creatinina aumentando com alguma rejeição identificada na biópsia. Se o enxerto não falhar rapidamente, inicialmente o tratamento médico da rejeição está justificado, com *stent* sendo reservado para quando não há melhora. Não está comprovado se a obstrução aumenta o risco de rejeição, mas isso é empiricamente sugerido. Sob essa luz, a colocação do *stent* pode fornecer um diagnóstico definitivo de obstrução funcionalmente significativa.

A fonte de obstrução ureteral é geralmente no ureter distal, com estenose no local de reimplante (Martino et al., 2013), mas pode ser em qualquer lugar ao longo do ureter. Em uma análise recente, nenhum método de implante ureteral nem uso de *stents* foram um fator que contribuiu para a obstrução. No entanto, a presença de alterações na bexiga, especialmente resultante da válvula uretral posterior, foi um fator de risco para obstrução pós-transplante (Smith et al., 2010). Compressão de linfocele ou adenopatias por doença linfoproliferativa pós-transplante (DLPT) também são possíveis causas (Dharnidharka et al., 2001; Buell et al., 2006). A terapia definitiva está indicada de acordo com a causa mais provável. Estreitamento ureteral focal na ureterografia retrógrada pode ser eficazmente tratado com dilatação de balão e *stent* por 4 a 6 semanas. O *stent* a longo prazo tem sido utilizado em séries de adultos com *stents* de nitinol termolábeis, mas se isso seria uma abordagem satisfatória em crianças é incerto (Bach et al., 2013). Em reconhecimento do risco inerente da obstrução ao enxerto, reparação definitiva aberta não deve ser adiada demasiadamente (Smith et al., 2010). Esses procedimentos nunca são simples e podem implicar em reconstrução complexa usando ureter nativo ou retalhos de bexigas (Kockelbergh et al., 1993). Aconselha-se evitar o uso de segmentos não uroteliais, tais como apêndice (Corbetta et al., 2012), embora qualquer um desses métodos pode ser necessário. Anastomose pieloureteral pode ser uma opção se o ureter nativo permanece e é saudável (Sandhu et al., 2012). Todos os princípios da reconstrução na reoperação devem ser respeitados no intuito de preservar dos tecidos funcionais bem vascularizados.

Disfunção da Bexiga

A disfunção da bexiga pode produzir infecção, mas também pode criar um processo obstrutivo que prejudica a função do enxerto renal (Herthelius and Oborn, 2006; Van der Weide et al., 2006; Herthelius and Oborn, 2007; Nahas et al., 2008). Diferenciá-la de obstrução ureteral pode não ser simples, e ocasionalmente tem exigido etapas sequenciais de diagnóstico. Se um cateter pode ser colocado facilmente na bexiga, este deve ser deixado para drenagem por 1 a 2 semanas com reavaliação da creatinina. Se a creatinina diminui, geralmente ela identifica a disfunção da bexiga como causa da disfunção do enxerto. Caso contrário, em seguida, é necessário *stent* e drenagem da bexiga combinados, seguidos por uma reverificação da creatinina. Deve-se reconhecer que os elementos da bexiga e a disfunção ureteral podem contribuir para a falência do enxerto. Ambos podem ter que ser abordados. O tratamento da disfunção da bexiga envolve medidas para aumentar a adesão aos anticolinérgicos, bem como instituição ou melhorar um programa de cateterismo intermitente. A ampliação da bexiga também pode ser necessária, embora só depois do tratamento medicamentoso agressivo ter sido tentado. Quando a cateterização intermitente pela uretra é difícil, pode ser necessária a criação de um estoma continente. A identificação desses riscos potenciais para a função do enxerto é melhor realizada antes do transplante, sempre que possível.

Cálculos

Nefrolitíase em um transplante renal pediátrico é rara, ocorrendo em até 5% dos pacientes (Khositseth et al., 2004), mas é mais provável ocorrer em menos de 1% (Stravodimos et al., 2012). É potencialmente perigosa para a sobrevivência do enxerto a longo prazo. Com o tratamento adequado, não tem sido observado que os cálculos aumentam o risco de perda de enxerto, mas tem sido associados com mais ITUs (Khositseth et al., 2004). Existe uma alta incidência de cálculos na bexiga, que se aproxima de 50%, e vários cálculos têm sido causados por material de sutura retido na bexiga (Lipke et al., 2004). A detecção de um cálculo assintomático na vigilância de rotina deve levar a tentativas de remoção, bem como uma busca pela causa. O cálculo associado com a disfunção do enxerto renal causado por obstrução ou infecção deve ser tratado com intervenção urgente para garantir a drenagem e remoção imediata. Todos os meios convencionais de tratamento do cálculo são apropriados em um enxerto renal, mas devem ser modulados por reconhecimento do equilíbrio potencial de risco para o enxerto, bem como a eficácia relativa das diversas modalidades. A seleção de uma modalidade que terá a maior probabilidade de sucesso com uma única intervenção é provável que seja a melhor opção, a longo prazo, mesmo que isso envolva mais complexidade. Um cálculo no polo inferior pode ser mais bem manejado por uma abordagem percutânea ou remoção ureteroscópica em vez de litotripsia extracorpórea por onda de choque, dado o sucesso inferior da liberação das pedras no polo inferior. Essas decisões devem ser individualizadas com base na apresentação clínica, localização e tamanho dos cálculos, e estado funcional renal.

> **PALAVRAS-CHAVE: COMPLICAÇÕES**
>
> - Complicações urológicas comuns para o transplante renal pediátrico incluem estenose ureteral (6%), fístulas urinárias (3%), cálculos (2%) e refluxo clinicamente significativo (2%).
> - A fístula urinária é tipicamente identificada no período pós-operatório imediato com aumento do fluído dos drenos das feridas.
> - A infecção urinária é uma complicação a longo prazo e muitas vezes tardia que reflete em grande parte o estado da função da bexiga.
> - O refluxo vesicoureteral para o transplante é inteiramente distinto do refluxo de rotina; o risco para a função renal de pielonefrite aguda é maior.
> - No cenário de um nível de creatinina em elevação e hidronefrose, obstrução e rejeição podem ser misturadas.
> - A fonte de obstrução ureteral é geralmente no ureter distal, com estenose no local de reimplantação.
> - Disfunção da bexiga pode produzir infecção, mas também pode criar um processo obstrutivo que prejudica a função do enxerto renal.
> - Nefrolitíase é rara, mas pode ocorrer em até 5% dos pacientes.

RESUMO

Preparação e manejo do paciente de transplante pediátrico, em particular com uma condição urológica subjacente, exige um conhecimento profundo dos padrões de disfunção da bexiga e estratégias claras para avaliação e tratamento antes do transplante. Antecipar as necessidades e limitações do procedimento de transplante e envolver-se em casos apropriados permite um procedimento mais suave e continuidade em curso dos cuidados pelo urologista pediátrico. O monitoramento pós-transplante deve ser expectante de forma agressiva para identificar processos patológicos antes de terem danificado irreversivelmente a função do enxerto. Deve-se ter um alto índice de suspeição e um claro sentido de risco do paciente para esses procedimentos. Uma colaboração multidisciplinar entre a nefrologia pediátrica, urologia e equipes cirúrgicas de transplante é fundamental para maximizar a sobrevivência do paciente e do enxerto.

REFERÊNCIAS

Para consultar a lista completa de referências, acesse www.expertconsult.com.

LEITURA SUGERIDA

Alam S, Sheldon C. Urological issues in pediatric renal transplantation. Curr Opin Urol 2008;18:413-8.

Barrero R, Fijo J, Fernandez-Hurtado M, et al. Vesicoureteral reflux after kidney transplantation in children. Pediatr Transplant 2007;11:498-503.

Casale P, Grady RW, Mitchell ME, et al. Recurrent urinary tract infection in the post-transplant reflux nephropathy patient: is reflux in the native ureter the culprit? Pediatr Transplant 2005;9:324-7.

Chu L, Jacobs BL, Schwen Z, et al. Hydronephrosis in pediatric kidney transplant: clinical relevance to graft outcome. J Pediatr Urol 2013;9(2):217-22.

Connolly JA, Miller B, Bretan PN. Renal transplantation in patients with posterior urethral valves: favorable long-term outcome. J Urol 1995;154:1153-5.

Coulthard MG, Keir MJ. Reflux nephropathy in kidney transplants, demonstrated by dimercaptosuccinic acid scanning. Transplantation 2006;82:205-10.

Englesbe MJ, Lynch RJ, Heidt DG, et al. Early urologic complications after pediatric renal transplant: a single-center experience. Transplantation 2008;86:1560-4.

Fine MS, Smith KM, Shrivastava D, et al. Posterior urethral valve treatments and outcomes in children receiving kidney transplants. J Urol 2011;185(6 Suppl.):2507-11.

Herthelius M, Oborn H. Bladder dysfunction in children and adolescents after renal transplantation. Pediatr Nephrol 2006;21:725-8.

Khositseth S, Askiti V, Nevins TE, et al. Increased urologic complications in children after kidney transplants for obstructive and reflux uropathy. Am J Transplant 2007;7:2152-7.

Lopez Pereira P, Jaureguizar E, Martinez Urrutia MJ, et al. Does treatment of bladder dysfunction prior to renal transplant improve outcome in patients with posterior urethral valves? Pediatr Transplant 2000;4:118-22.

Luke PP, Herz DB, Bellinger MF, et al. Long-term results of pediatric renal transplantation into a dysfunctional lower urinary tract. Transplantation 2003;76(11):1578-82.

Oborn H, Herthelius M. Lower urinary tract symptoms in children and adolescents with chronic renal failure. J Urol 2010;183:312-6.

Ramirez SP, Lebowitz RL, Harmon WE, et al. Predictors for abnormal voiding cystourethrography in pediatric patients undergoing renal transplant evaluation. Pediatr Transplant 2001;5:99-104.

Smith KM, Windsperger A, Alanee S, et al. Risk factors and treatment success for ureteral obstruction after pediatric renal transplantation. J Urol 2010;183:317-22.

Traxel E, DeFoor W, Minevich E, et al. Low incidence of urinary tract infections following renal transplantation in children with bladder augmentation. J Urol 2011;186(2):667-71.

154 Trauma Urogenital Pediátrico

Douglas A. Hussman, MD

Comentários Gerais sobre Trauma Renal Pediátrico

Avaliação Radiográfica e Endoscópica e Tratamento de Lesões do Trato Urogenital Superior

Tratamento do Trauma Renal

Tratamento de Hidronefrose Preexistente e Ruptura da Junção Ureteropélvica

Trauma Ureteral

Lesões Traumáticas da Bexiga

Lesões Uretrais

Lesões Penianas

Traumas Escrotal, Vulvar e Testicular

COMENTÁRIOS GERAIS SOBRE TRAUMA RENAL PEDIÁTRICO

O Rim Pediátrico: Lesões Renais Traumáticas e Anomalias Renais Congênitas

Acredita-se que o rim pediátrico seja mais suscetível ao trauma, devido a uma diminuição dos mecanismos de proteção renal física encontrados na infância. Especificamente, em contraste com o rim de adultos, o rim pediátrico é protegido por uma caixa torácica imatura e mais flexível, por uma musculatura abdominal mais fraca, por menos gordura perirrenal, e se situa em uma posição abdominal mais inferior. Embora a incidência de lesão renal após trauma abdominal contuso seja realmente aumentada nos pacientes pediátricos em comparação à população de pacientes adultos, ainda há controvérsias. As avaliações estatísticas revelam resultados mistos, dessa forma, a questão ainda permanece indefinida. (Brown *et al.*, 1998; Chopra *et al.*, 2002; McAleer *et al.*, 2002a; Heyns, 2004).

O que se sabe, entretanto, é que anomalias renais preexistentes (p. ex. obstrução da junção ureteropélvica [JUP], uretero-hidronefrose e rim em ferradura) são três a cinco vezes mais comuns em pacientes pediátricos submetidos a uma tomografia computadorizada (TC) de triagem para trauma do que na população adulta (Brown *et al.*, 1998; Chopra *et al.*, 2002; McAleer *et al.*, 2002a; Heyns, 2004).

Classicamente, os pacientes com uma anomalia renal congênita preexistente apresentam um histórico de hematúria desproporcional à gravidade do trauma. Embora a hipótese de que uma anomalia urogenital congênita preexistente estaria associada a um estágio mais grave de lesão renal, isso ainda não foi documentado e, na verdade, a maioria dos pacientes ainda apresenta apenas contusões renais ou fraturas renais menores (Chopra *et al.*, 2002; McAleer *et al.*, 2002a; al-Qudah e Santucci, 2006).

Triagem para Lesões Urogenitais: A Diferença entre Pacientes Adultos e Pediátricos

Dois dos principais achados clínicos que sugerem a necessidade de avaliar o adulto para uma possível lesão urogenital seguida de trauma: a presença de hematúria macroscópica ou de hematúria microscópica (> 50 hemáceas em campo de alta precisão) e o estado de choque (pressão sistólica <90 mm Hg). Em adultos, se os médicos utilizarem apenas esses dois critérios para investigar uma lesão urogenital traumática, eles vão achar 98% das lesões urogenitais clinicamente significantes após trauma contuso e 90% das lesões urogenitais associadas a traumas penetrantes (Mee *et al.*, 1989; Heyns, 2004; Santucci *et al.*, 2004a). De fato, na população adulta, encontra-se uma lesão urogenital radiologicamente definível em 30% dos pacientes apresentando hematúria franca induzida por trauma e em 10% dos pacientes com hematúria microscópica associada a choque (Mee *et al.*, 1989; Heyns, 2004; Santucci *et al.*, 2004a). Em contrapartida, em crianças existe uma fraca correlação relacionando o grau de hematúria com a presença de lesões renais. Na verdade, alguns estudos descobriram que dois terços das crianças que apresentam uma lesão renal de grau 2, ou maior, terão um exame de urina completamente normal (Morey *et al.*, 1996; Buckley e McAninch, 2004, 2006; Santucci *et al.*, 2004a). A correlação de hipotensão com a extensão da lesão urogenital também é altamente problemática; especificamente, o tônus simpático, em crianças, é capaz de sustentar uma pressão arterial normal, apesar da perda de sangue significativa. Na verdade, os valores em série de hematocrito e hemoglobina de crianças invariavelmente demonstram significativa diminuição antes do desenvolvimento de hipotensão ortostática (Quinlan e Gearhart, 1990). Em essência, na apresentação do paciente pediátrico com história de trauma, a avaliação de hematúria macroscópica e hematúria microscópica com choque não é adequada o suficiente para determinar em quem deve ser realizada a investigação das lesões urogenitais. No entanto, se dois outros fatores são adicionados como critérios – o mecanismo de lesão e a presença de lesões associadas –, mais de 98% das lesões urogenitais clinicamente significativas podem ser identificadas. Notadamente um desses dois fatores adicionais, – a presença de lesões coexistentes (ou seja, lesões nos conteúdos torácicos, órgãos intra-abdominais e/ou fraturas ortopédicas das costelas, coluna vertebral, pélvis ou fêmur) – será, por sua própria identificação, ligeiramente menor do que 90% nos pacientes pediátricos com uma lesão renal traumática clinicamente significativa (Levy *et al.*, 1993; Morey *et al.*, 1996; Buckley e McAninch, 2004, 2006; Heyns, 2004; Sahin *et al.*, 2004; Santucci *et al.*, 2004a, 2004b). Verificou-se que esses quatro critérios cruciais de seleção são altamente confiáveis e de baixo custo na determinação de quais pacientes pediátricos devem ser avaliados para uma possível lesão urogenital e são apresentados no Quadro 154-1 (Mee e McAninch, 1989; Mee *et al.*, 1989; Herschorn *et al.*, 1991; Heyns, 2004; Santucci *et al.*, 2004a, 2004b; Wu e Gaines, 2007; Bernard 2009; Buckley e McAninch, 2011; Bartley e Santucci, 2012).

AVALIAÇÃO RADIOGRÁFICA E ENDOSCÓPICA E TRATAMENTO DE LESÕES DO TRATO UROGENITAL SUPERIOR

FAST: Avaliação Utrassonografia Focada no Trauma (*Focused Assessment with Sonography for Trauma*)

Devido ao seu baixo custo, ampla disponibilidade e livre das radiações ionizantes, a ultrassonografia tornou-se uma ferramenta de triagem muito importante em centros de trauma pediátrico de nível

> **QUADRO 154-1** Indicações para Avaliação Radiográfica no Paciente Pediátrico para Possível Lesão Urogenital
>
> Todos os traumas penetrantes pélvicos ou abdominais
> Ou
> Uma história de trauma abdominal contuso que satisfaça um dos quatro seguintes critérios:
> 1. Uma desaceleração significante ou acidente de alta velocidade, queda de uma altura maior de 3 metros ou golpe no abdome ou no flanco abdominal com um objeto (p. ex. taco de baseball, taco de hockey ou por um capacete de futebol americano)
> 2. Um trauma significativo que resulte em lesões aos conteúdos e órgãos intratorácicos ou intra-abdominais, e/ou fraturas ortopédicas das costelas, coluna, pelve ou fêmur.
> 3. Hematúria macroscópica
> 4. Hematúria microscópica (>50 células vermelhas por campo) associada a choque (Pressão arterial sistólica <90 mm Hg)

TABELA 154-1 Estadiamento de Lesões Renais

GRAU DE LESÃO RENAL	DESCRIÇÃO
1	Contusão renal ou hematoma subcapsular
2	Laceração do parênquima menor que 1 cm, com todos os fragmentos renais viáveis e sem extravasamento urinário
3	Laceração do parênquima maior que 1 cm, inclui lesões renais segmentares que resultam em fragmentos desvitalizados. Não há extravasamento urinário
4	Laceração estendendo-se até o sistema coletor, inclui lesões renais segmentares que resultam em fragmentos desvitalizados. Presença de extravasamento urinário. Lesões de grau 4 incluem os rins estilhaçados, lacerações da pelve renal e completa ruptura da junção ureteropélvica.
5	Lesão do pedículo vascular: laceração ou avulsão que resulta em hemorragia ou trombose dos vasos do pedículo renal

De Buckley JC, McAninch JW. Revision of current American Association for the Surgery of Trauma renal injury grading system. J Trauma 2011; 70:35–7.

1. O uso do exame FAST para detectar lesões renais tem especificidade relatada de 95% a 100% (a capacidade de diagnosticar falso-positivos – rins sem uma lesão traumática clinicamente significante). No entanto, a sensibilidade (a capacidade para diagnosticar falso negativos – rins com uma lesão traumática clinicamente significante) é altamente variável e extremamente operador dependente, com resultados de sensibilidade publicados variando amplamente de 22% a 96% (McGahan et al., 1999; Jang et al., 2004; Sirlin et al., 2004; Suthers et al., 2004; Nural et al., 2005; Lee et al., 2007; Bent et al., 2008; Tsui et al., 2012). A utilidade clínica de um exame FAST é melhor quando combinado com avaliações físicas em série. Se ambos os exames FAST inicial e subsequentes avaliações físicas em série, realizados por um período de 24 horas, estão dentro dos limites normais; a combinação desses achados irá praticamente descartar a presença de lesões renais e/ou intra-abdominais com significância clínica (McGahan et al., 1999; Jang et al., 2004; Sirlin et al., 2004; Suthers et al., 2004; Nural et al., 2005; Lee et al., 2007; Bent et al., 2008; Tsui et al., 2012).

Devido à elevada especificidade (verdadeira avaliação negativa) do FAST, este exame provou-se ser uma ferramenta extremamente valiosa na avaliação do paciente instável hemodinamicamente, no qual uma nefrectomia imediata pode tornar-se imperativa. Uma rápida avaliação com o ultrassom Doppler permite a verificação do bom fluxo sanguíneo para um rim ileso e pode ser extremamente útil quando confrontada com a possibilidade de uma nefrectomia emergente resultante de uma lesão hilar renal (Riccabonna et al., 2011).

Tomografia Computadorizada (TC) Abdominal e Pélvica

A estabilidade hemodinâmica do paciente determina quando e ocasionalmente qual o tipo de exame de imagem pode ser realizado.. O teste radiológico mais sensível e específico para descartar uma lesão urogenital é um estudo de TC trifásica abdominal e pélvica (exame pré-contraste, seguido por uma tomografia computadorizada realizada 1 a 3 minutos após a injeção de contraste [1,5 a 2 mL/kg] e, em seguida, um exame aos 10 minutos). No entanto, devido a preocupações com a exposição à radiação em crianças, um estudo de TC monofásica abdominal e pélvica, com o exame feito aos 5 minutos após a injeção de contraste, suplantou o estudo da TC trifásica (Mee et al., 1989; Stein et al., 1994; Morey et al., 1996; Brown et al., 2001; Buckley e McAninch, 2004, 2006, 2011; Heyns, 2004; Santucci et al., 2004b; al-Qudah e Santucci, 2006; Lee et al., 2007; Hardee et al., 2013). Embora o estudo de TC monofásica seja benéfico na determinação da perfusão renal e, também, na determinação da presença de grandes fraturas renais, esse estudo é frequentemente incapaz de determinar com precisão a presença de extravasamento de fluido perinéfrico, tendendo a não rastrear a maioria das lesões ureterais isoladas (Boone et al., 1993; Hardee et al., 2013). Devido a esse fato, eu recomendo que a imagem da TC seja obtida 10 a 15 minutos após a injeção de contraste em todos os pacientes com uma lesão renal de grau 3 ou superior.

Acesso Radiológico no Paciente Clinicamente Instável

No paciente clinicamente instável que necessita de laparotomia de urgência, quando estabilizado no ato cirúrgico, uma urografia excretora de tempo único (2 ml/kg em bolo de contraste) é feita, e o raio X sendo realizado após 10 ou 15 minutos da injeção. Alternativamente se for possível realizar um ultrassom renal intraoperatório, pode ajudar na necessidade de exploração de hematoma retroperitoneal em expansão. Gostaria de ressaltar ao leitor acerca da qualidade da urografia excretora (UGE); esse estudo é frequentemente um exame de pobre excreção e visualização do contraste devido ao estado clínico do paciente. O real benefício da UGE ou do ultrassom intraoperatório é a avaliação da função do rim contralateral (o ultrassom pode mostrar um bom fluxo renal) se a nefrectomia unilateral é considerada. Como alternativa e UGE ou ultrassom intraoperatório, o paciente pode ser estabilizado, e uma tomografia de abdômen e pelve então poderá ser realizada. O reparo cirúrgico definitivo de qualquer lesão renal pode ser retardado por 12 a 24 horas (Azimuddin et al., 1997; Heyns, 2004; Ricabbona et al., 2011).

Sistema de Classificação do Trauma Renal (Revisado em 2011)

Em 2011, Buckley e McAninch recomendaram a revisão da escala clássica das lesões de órgãos renais de 1989. Essa revisão foi proposta para avaliar discrepâncias significativas que existiam na literatura sobre a classificação de lesões renais de alto grau (graus 4 e 5). Especificamente digno de nota é a inserção da explosão renal "rim com múltiplas lesões na classificação de grau 4". A atual classificação de lesões renais com base nessas recomendações é descrita na Tabela 154-1, e as Figuras 154-1 até 154-5 fornecem exemplos (Dugi et al., 2010; Buckley e McAninch, 2011; Shenfeld e Gnessin, 2011).

Conduta nas Complicações Decorrentes de Lesões Renais Traumáticas

A necessidade de endoscopia, intervenção radiológica invasiva ou intervenção cirúrgica aberta é dependente da estabilidade hemodinâmica do paciente e do estágio da lesão renal. Nos pacientes hemodinamicamente estáveis e com lesões de grau 1 a 3 (grau 3 com todos os fragmentos renais viáveis), poucos ou nenhum paciente – exigira

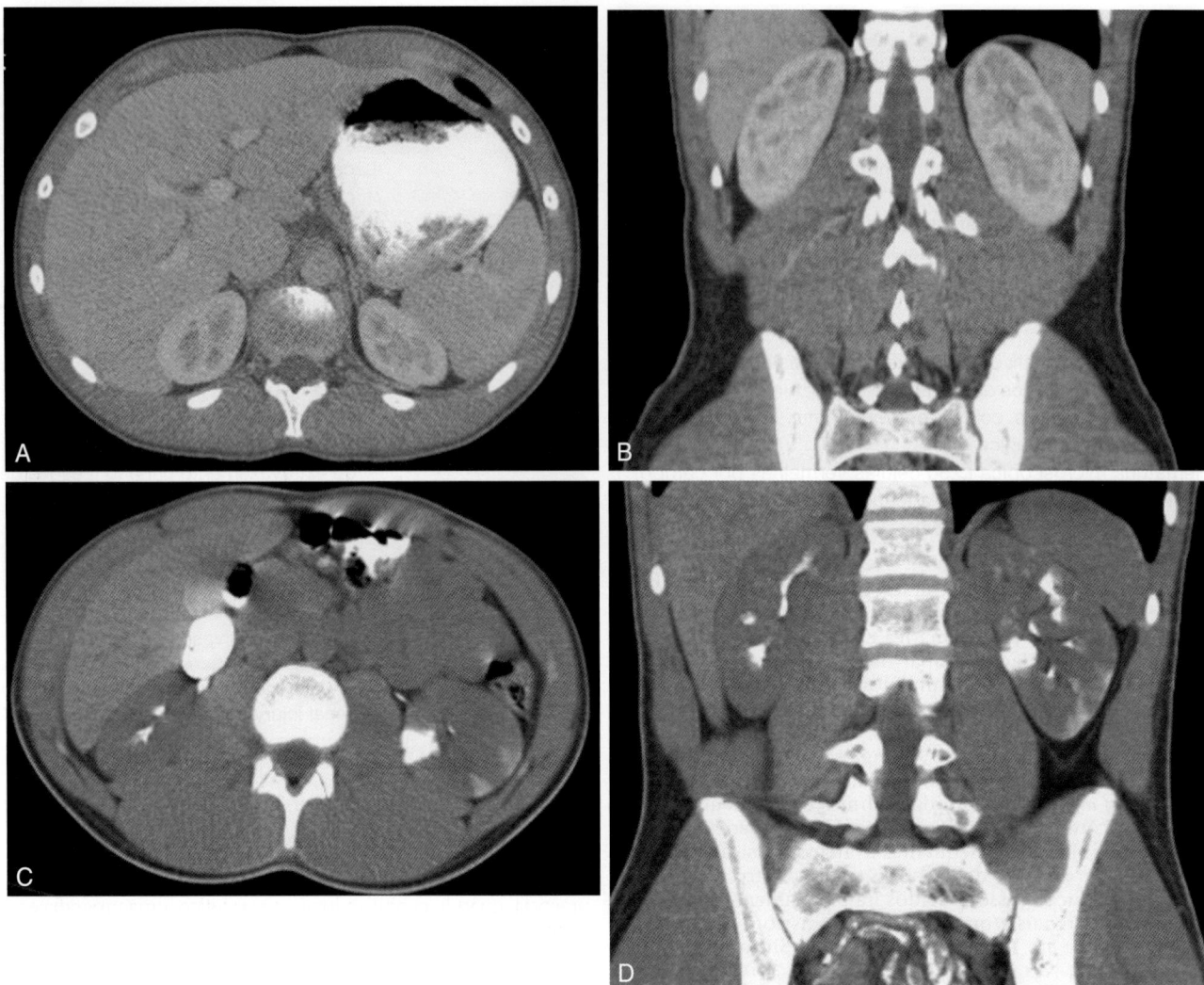

Figura 154-1. Imagens de Tomografia Computadorizada (TC), precoces e tardias, no trauma renal de grau 1. A, Imagem precoce de um trauma renal de grau 1 na TC. Note-se um parênquima aparentemente normal. B, Imagem precoce na reconstrução coronal da TC de um trauma renal de grau 1. C, Imagem tardia na TC após 2 horas revelando contusão renal em um trauma renal grau I retardo de excreção de contraste no córtex do parênquima renal contuso. D, Imagem tardia na TC após 2 horas feita da reconstrução coronal, revelando um retardo na excreção de contraste no córtex do parênquima renal contuso num trauma renal grau I.

conduta intervencionista. Em contraste, em pacientes hemodinamicamente estáveis com lesões renais de grau 3 a 5 (grau 3 com fragmentos desvitalizados), a intervenção será necessária para hemorragias persistentes ou tardias em aproximadamente 25% dos casos, e a intervenção em urinomas sintomáticos deve ocorrer em cerca de 15% dos casos. A exploração cirúrgica para controlar complicações não passíveis de tratamento clinico irá ocorrer em aproximadamente 5% dos pacientes.

Na realidade, o tratamento conservador dos pacientes hemodinamicamente estáveis com lesões renais isoladas, cujo grau varie de 3 a 5, irá poupar cerca de 95% dos pacientes de uma intervenção cirúrgica aberta (Husmann e Morris, 1990; Husmann et al., 1993b; El Khader et al., 1998; Bozeman et al., 2004; Buckley e McAninch, 2004, 2006; El-Sherbiny et al., 2004; Heyns, 2004; Santucci et al., 2004b; Broghammer et al., 2006, 2007; Henderson et al., 2007; Shariat et al., 2008; Cannon et al., 2008; Brewer et al., 2009; Umbreit et al., 2009; Eassa et al., 2010). Vale ressaltar que **três achados clássicos da TC são indicativos de que a terapia intervencionista pode vir a ser necessária** (Cannon et al., 2008; Dugi et al., 2010; Bartley e Santucci, 2012). **Um deles é o extravasamento medial do contraste**. Essa descoberta sugere lesão do pedículo renal, rompimento da JUP ou ruptura da pelve renal. Os últimos dois são considerados no diagnóstico diferencial se houver extravasamento medial do contraste associado ao funcionamento do parênquima renal e, também, caso nenhum contraste seja visto no ureter distal ipsilateral.

Se houver extravasamento medial do contraste, com pouco ou nenhum parênquima renal em funcionamento e, também, a presença de um hematoma perinéfrico medial, especialmente se houver extravasamento de contraste intravascular, surge, então, a preocupação com uma lesão do pedículo renal. A descoberta de extravasamento medial do contraste não é uma questão de baixa importância, uma vez que cerca de 75% desses pacientes necessitam de intervenção endoscópica, percutânea ou até mesmo de uma intervenção aberta. **Em segundo lugar, a constatação de um extravasamento lateral do contraste, sem a visualização do ureter distal**, sugere a presença de lesão ureteral e requer que o médico obtenha imagens radiográficas tardias ou realize uma cistoscopia e pielografia retrógrada. **Em terceiro lugar, um hematoma perirrenal superior a 2,5 cm**, em uma localização lateral, será normalmente associado a um sangramento cortical renal persistente, o qual exigirá uma embolização angiográfica. É importante salientar que, caso um hematoma desse tamanho seja localizado medialmente, deve-se haver a preocupação com um ferimento hilar renal grave, o qual pode resultar em uma instabilidade hemodinâmica súbita do paciente (Nuss et al., 2009; Charbit et al., 2011).

Uma vez que o diagnóstico de uma lesão renal traumática é feito, cinco possíveis complicações podem surgir e necessitar de tratamento: (1) extravasamento urinário, (2) um urinoma infectado ou abscesso perirrenal infectado, (3) hemorragia renal persistente ou tardia, (4) hipertensão e (5) síndrome de dor crônica pós-traumática.

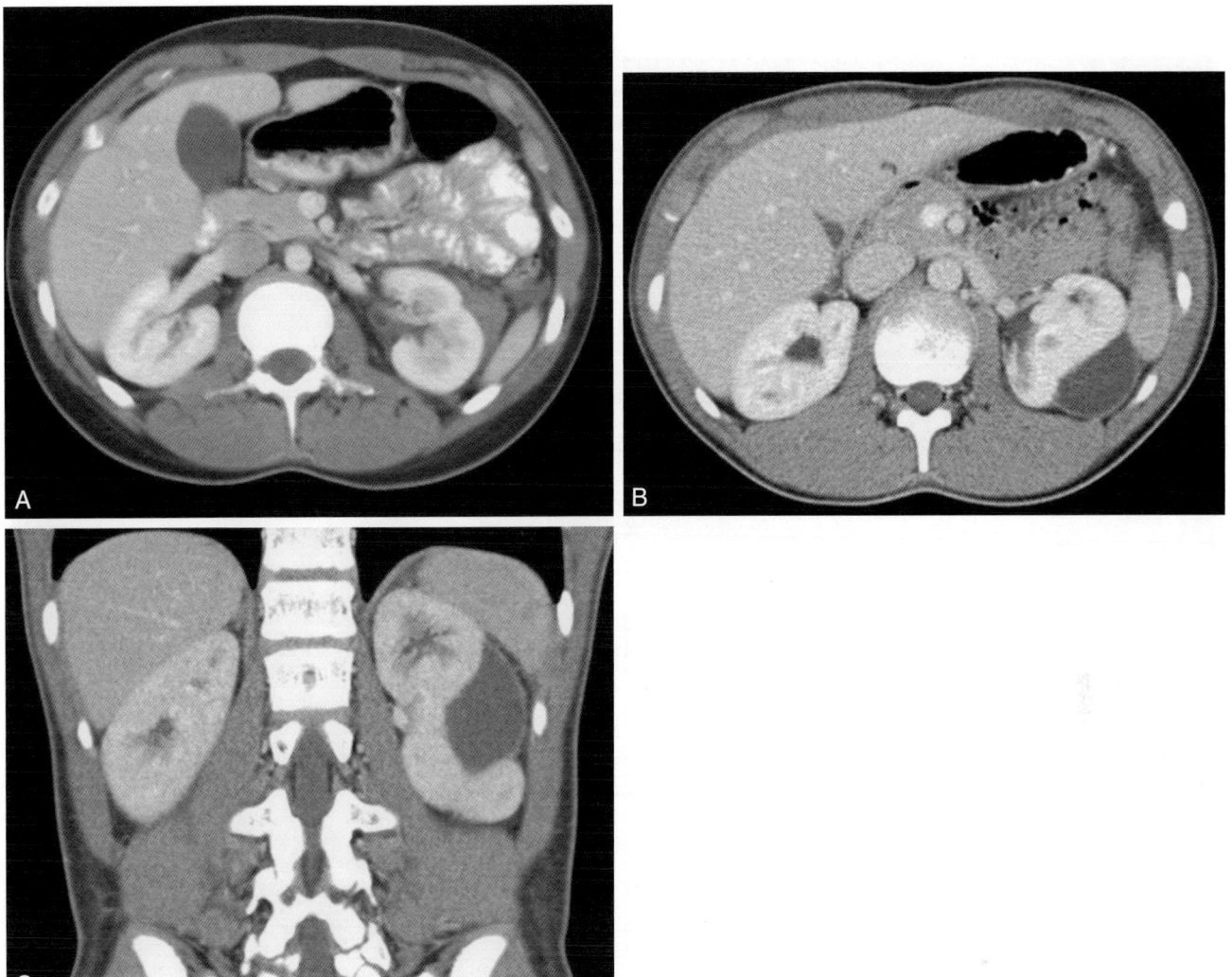

Figura 154-2. Imagens de tomografia computadorizada (CT), precoce e de seguimento após 3 meses, para lesões renais de grau 2 associadas ao início tardio de hipertensão. A, Imagem de TC aguda de um trauma renal de grau 2. Note a diferença do hematoma perirrenal e do hematoma subcapsular, sem extravasamento urinário, e todos os fragmentos viáveis. B, Imagem de TC 3 meses pós-lesão. O estudo foi obtido por causa do desenvolvimento tardio de hipertensão. Note a coleção de fluidos perinéfrica e subcapsular e as cicatrizes que resultam nos efeitos do rim de Page. C, Imagem de TC com reconstrução coronal. Note a distorção significativa do córtex renal da coleção de fluidos perinéfrica. A coleção de líquido e a cicatriz cortical foram absorvidas com uma redução temporária na pressão sanguínea (<1 mês).

Indicações para Arteriografia e seu Uso: Conduta na Hemorragia Persistente ou Tardia e no Urinoma Persistente

Aproximadamente 25% dos pacientes com trauma renal de grau 3-5, tratado de maneira clínica, irão desenvolver uma hemorragia persistente ou secundária (tardia) (Wessells et al., 1997b; Dinkel et al., 2002; Goffette e Laterre, 2002; Kansas et al., 2004; Sofocleous et al., 2005; Al-Qudah e Santucci, 2006; Hotaling et al., 2011; Lin et al., 2013). Classicamente, a hemorragia tardia desenvolve-se 5 a 14 dias após a lesão, porém pode ocorrer até 1 mês após o trauma. A hemorragia tardia geralmente surge a partir do desenvolvimento de fístulas arteriovenosas ou de pseudoaneurismas. Nesse cenário, o sangramento inicial é tamponado pelo hematoma que o envolve e, à medida que o hematoma se resolve e liquefaz, o sangramento recorrente se desenvolve. Ao contrário da fístula arteriovenosa notada após a biópsia renal, na qual se encontra taxa de resolução espontânea superior a 70%, a maioria das fístulas arteriovenosas que ocorrem após trauma renal não se resolve espontaneamente. Na maior parte das hemorragias tardias secundárias, o trauma necessita de uma intervenção ativa (Heyns e Van Vollenhoven, 1992; Dinkel et al., 2002; Goffette e Laterre, 2002; Heyns, 2004; Sofocleous et al., 2005; Al-Qudah e Santucci, 2006; Breyer et al., 2008; Umbreit et al., 2009; Eassa et al., 2010; Charbit et al., 2011; Hotaling et al., 2011). A embolização angiográfica é, atualmente, o método de tratamento preferido para o sangramento persistente ou tardio como protocolo de tratamento não cirúrgico. A exploração cirúrgica é reservada para ocasiões em que a embolização não obtém o sucesso desejado. A embolização angiográfica superseletiva de ramos das artérias renais isoladas para o tratamento da hemorragia persistente ou secundária possui uma taxa de sucesso que se aproxima dos 80%. A percentagem de recuperação da função renal pós-embolização varia dependendo do grau da lesão inicial, mas o valor médio relatado é de 30%. Às vezes, a embolização angiográfica é utilizada para o tratamento de fístulas urinárias persistentes. Neste cenário, realiza-se o seguinte procedimento: um fragmento renal funcionante em uma lesão renal grau 4 foi completamente separado do sistema coletor renal, e uma fístula urinária ou urinoma persistente desenvolveu-se apesar de um tratamento com um stent duplo J e de nefrostomia percutânea. Nesses raros doentes, a embolização angiográfica seletiva irá resolver a fístula urinária por necrose do fragmento renal funcional isolado (Pinto e Chimeno, 1998; Heyns, 2004). A cirurgia, caso seja necessária, seguida de uma angiografia, é devido a três fatores: sangramento persistente ou repetitivo, abscesso pós-embolização ou fístula urinária persistente de

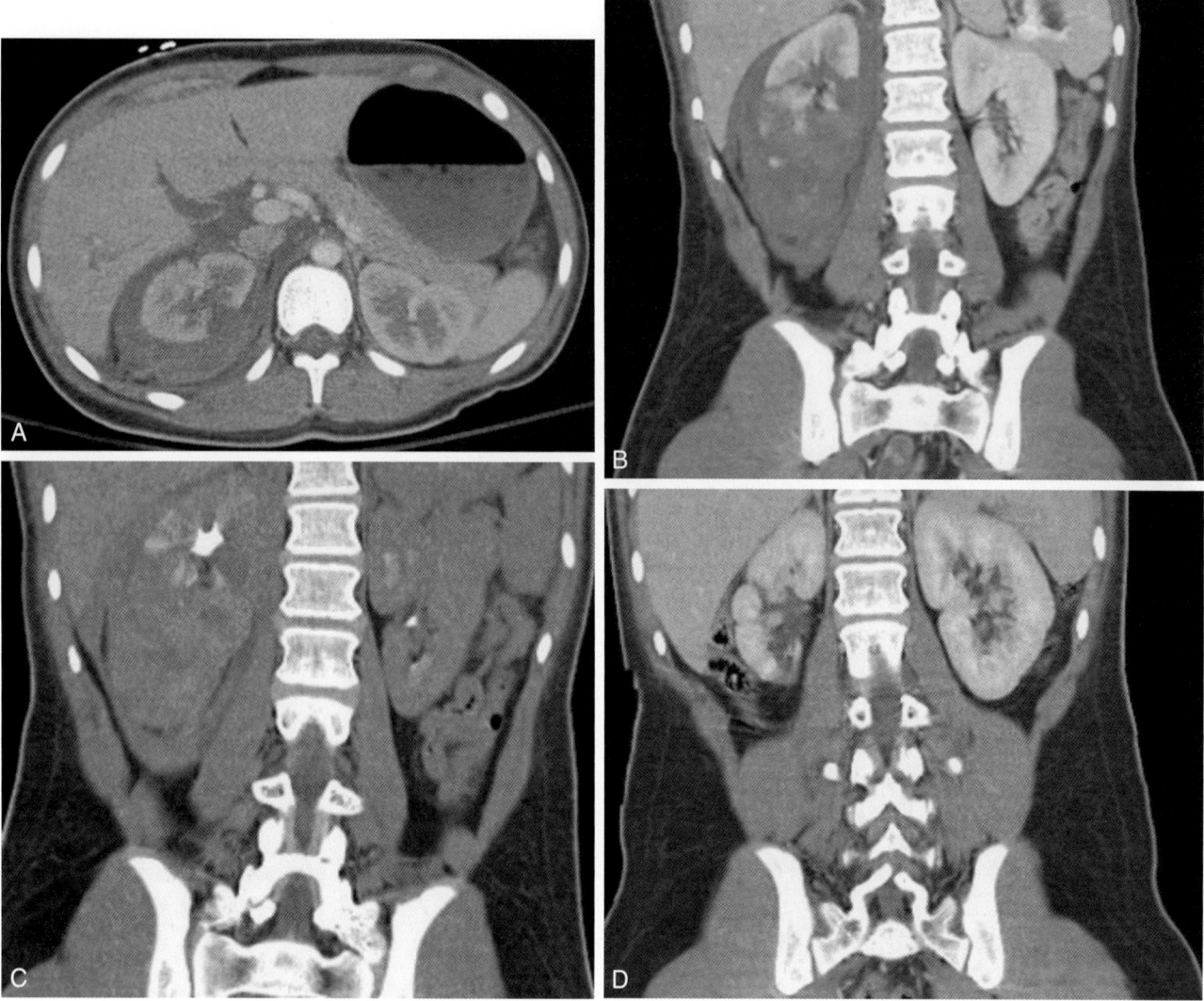

Figura 154-3. Imagens de tomografia computadorizada (TC) de trauma renal direito de grau 3 – precoce, tardio, e após 3 meses de acompanhamento. A, Imagem na TC precoce de um trauma renal de grau 3 mostrando uma laceração maior que 1 cm do terço médio renal com hematoma perinéfrico. B, Imagem na TC precoce com reconstrução coronal do trauma renal de grau 3, com possível desvitalizarão de todo o polo inferior do rim. C, Imagem na TC com retardo de 2h na reconstrução coronal de um trauma renal de grau 3, sem observação de extravasamento urinário e polo inferior com dúvida entre estar desvitalizado ou contuso. D, Imagem na reconstrução coronal na TC realizada 3 meses após lesão traumática revelando cicatrizes parenquimatosas no local da laceração com polo inferior apresentando escaras, mas com bom funcionamento, consistente com o parênquima preservado secundário a uma contusão renal grave. Acredita-se que as cicatrizes do polo renal inferior ocorreram graças a uma diminuição da irrigação sanguínea devido à contusão grave.

um segmento renal isolado (Heyns e Van Vollenhoven, 1992; Dinkel et al., 2002; Goffette e Laterre, 2002; Heyns, 2004; Sofocleous et al., 2005; Al-Qudah e Santucci, 2006; Breyer et al., 2008; Brewer et al., 2009; Umbreit et al., 2009).

A síndrome da pós-embolização é uma condição bem conhecida e autolimitada, manifestada por febre (até 40 ° C), dor nos flancos, e um íleo adinâmico. Os sintomas geralmente desaparecem dentro de 96 horas após a embolização. Ao contrário do angioinfarto para os tumores renais, após os quais até 60% dos pacientes podem desenvolver síndrome pós-embolização, só aproximadamente 10% dos pacientes desenvolvem essa complicação seguida de angioinfarto após uma lesão traumática. Acredita-se que a diminuição da frequência dessa síndrome pós-traumática seja secundária a menor liberação de pirógenos a partir do tecido já parcialmente necrosado (Oesterling et al., 1986; Kehagias et al., 1998; Kalman e Varenhorst, 1999; Heyns, 2004; Mitra et al., 2004; Sofocleous et al., 2005; Breyer et al., 2008). **O problema enfrentado com a febre persistente após a embolização é a necessidade de se excluir a presença de bactérias no tecido necrosado.** Por conseguinte, na presença de uma resposta febril seguinte a uma embolização, é obrigatória a obtenção de culturas de sangue e urina. Deve-se considerar uma repetição da TC com possibilidade de aspiração, cultura, e drenagem do hematoma ou urinoma, se os sintomas persistirem por mais de 96 horas (Sofocleous et al., 2005; Breyer et al., 2008).

Indicações de Uso da Pielografia Retrógrada, Nefrostomia Percutânea e Colocação de Dreno Perinéfrico: Diagnóstico de Ruptura da Junção Ureteropélvica, Lacerações da Pelve Renal e Tratamento de Urinomas Sintomáticos e Abscessos Perinefréticos

Há duas indicações para o uso da pielografia retrógrada pós-traumática: (1) A necessidade de diagnosticar uma ruptura ureteral total ou parcial, ou laceração pélvica renal e (2) a necessidade de auxílio no

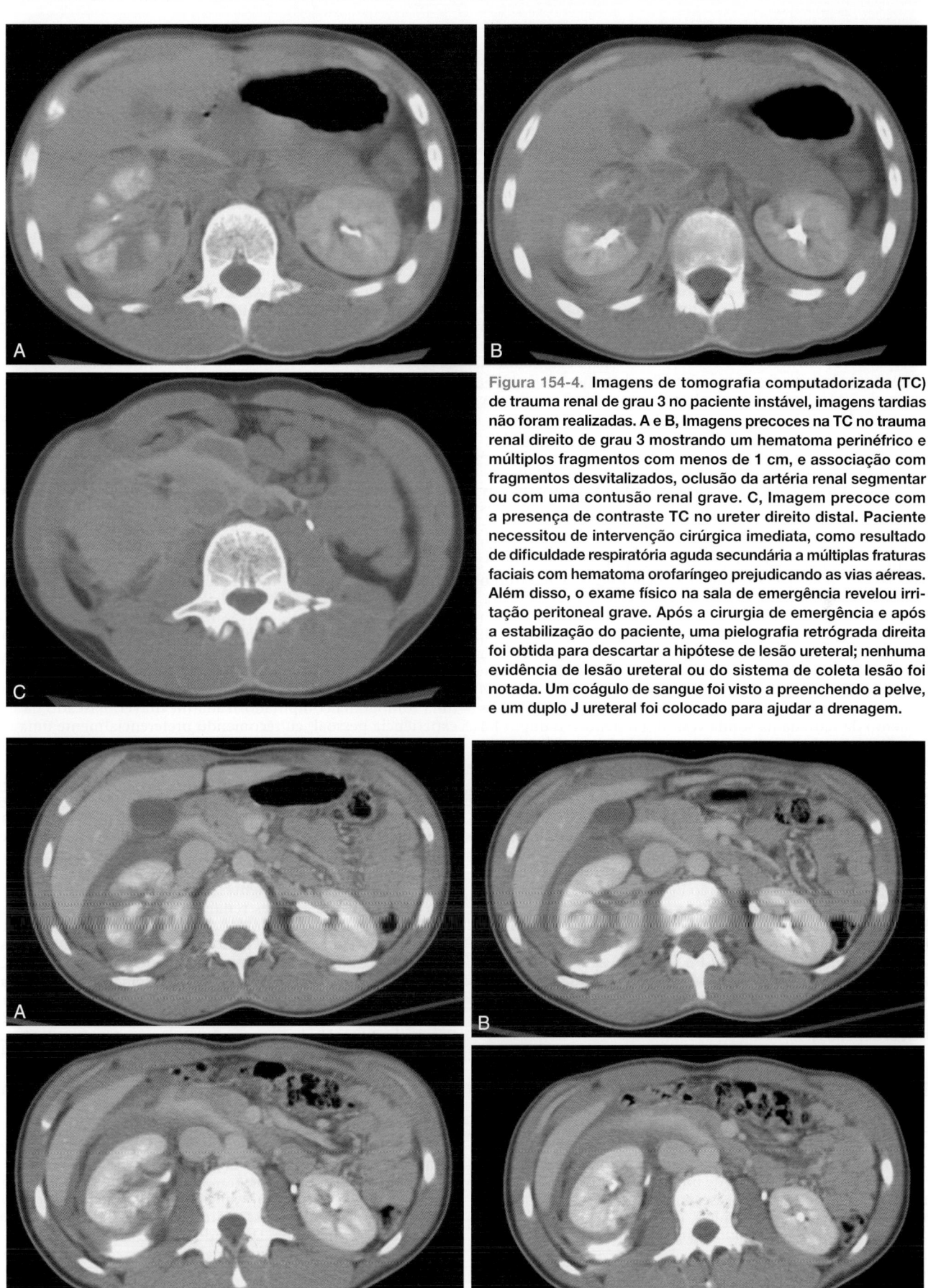

Figura 154-4. Imagens de tomografia computadorizada (TC) de trauma renal de grau 3 no paciente instável, imagens tardias não foram realizadas. A e B, Imagens precoces na TC no trauma renal direito de grau 3 mostrando um hematoma perinéfrico e múltiplos fragmentos com menos de 1 cm, e associação com fragmentos desvitalizados, oclusão da artéria renal segmentar ou com uma contusão renal grave. C, Imagem precoce com a presença de contraste TC no ureter direito distal. Paciente necessitou de intervenção cirúrgica imediata, como resultado de dificuldade respiratória aguda secundária a múltiplas fraturas faciais com hematoma orofaríngeo prejudicando as vias aéreas. Além disso, o exame físico na sala de emergência revelou irritação peritoneal grave. Após a cirurgia de emergência e após a estabilização do paciente, uma pielografia retrógrada direita foi obtida para descartar a hipótese de lesão ureteral; nenhuma evidência de lesão ureteral ou do sistema de coleta lesão foi notada. Um coágulo de sangue foi visto a preenchendo a pelve, e um duplo J ureteral foi colocado para ajudar a drenagem.

Figura 154-5. Imagens precoces e tardias de uma lesão renal direita de grau 4. A e B, Imagens de tomografia (TC) de um trauma renal de grau 4 com hematoma perinéfrico, presença de fraturas com segmentos renais desvitalizados (> 1 cm) e extravasamento urinário. C e D, Imagens de TC com retardo de dez minutos, revelando o fluxo de contraste no ureter distal ao trauma, confirmando a permeabilidade do ureter distal. O paciente foi tratado com apenas observação; não era necessário a utilização de duplo J ou drenagem.

tratamento de um urinoma sintomático (Boone et al., 1993; Kawashima et al., 1997; Heyns, 2004; Santucci et al., 2004b). A preocupação para uma lesão ureteral normalmente surge quando uma TC revela extravasamento urinário sem visualização do ureter ipsilateral. Na presença desses achados da TC, uma pielografia retrógrada é obrigatória. Esse estudo é feito para confirmar ou descartar o diagnóstico de ruptura da junção ureteropélvica ou laceração da pelve renal, ambos os quais requerem exploração operatória e tratamento. Caso nenhuma evidência dessas lesões esteja presente, eu recomendo que um duplo J seja colocado após a pielografia retrógrada. Essa recomendação baseia-se em estudos anteriores que revelaram que os pacientes com extravasamento urinário induzido por trauma, que possuem ausência de contraste no ureter distal ipsilateral correm um risco maior de desenvolver urinoma sintomático se deixados sem a colocação de duplo J (Boone et al., 1993; Kawashima et al., 1997; Chopra et al., 2002; McAleer et al., 2002b; Smith et al., 2003; Santucci et al., 2004b; Al-Qudah e Santucci, 2006; Broghammer et al., 2006; Cannon et al., 2008; Umbreit et al., 2009; Eassa et al., 2010; Bartley e Santucci, 2012).

A segunda indicação para intervenção com cistoscopia e pielografia retrógrada é a presença de um urinoma sintomático. **Embora a maioria dos urinomas pós-traumáticos seja assintomática e tenha uma taxa de resolução espontânea que se aproxima de 85%, os urinomas irão persistir, ocasionalmente. Os urinomas sintomáticos irão desenvolver uma tríade clássica de achados: dor no flanco ipsilateral, íleo adinâmico, e baixa temperatura.** O tratamento desses pacientes é feito pela intervenção endoscópica, com cistoscopia, pielografia retrógrada, a colocação de um duplo J, sonda vesical, e antibióticos intravenosos. Quando um duplo J é inserido associado à sonda vesical temporária, é esperada a resolução de mais de 90% dos urinomas sintomáticos. (Al-Ali e Al-Hajaj, 2001; Alsikafi et al., 2006; Umbreit et al., 2009). Classicamente, a sonda é removida 3 a 5 dias após os sintomas clínicos do paciente terem diminuído. É interrompida a administração de antibióticos intravenosos e é iniciada a administração de antibióticos profiláticos no momento da retirada da sonda vesical. Eu removo o duplo J 4 a 6 semanas após a lesão e mantenho o antibiótico profilático oral por 48 horas após a remoção do duplo J. Deve-se notar que tanto a drenagem por nefrostomia percutânea quanto a colocação de duplo J são igualmente eficazes para o tratamento de urinomas sintomáticos (Husmann e Morris, 1990; Husmann et al., 1993b; Philpott et al., 2003; Bozeman et al., 2004; Heyns, 2004; Keller et al., 2004; Al-Qudah e Santucci, 2006; Umbreit et al., 2009). A vantagem de um duplo J é que ele evita possíveis deslocamentos do tubo de drenagem e também a necessidade da utilização de dispositivos de drenagem externos. As duas principais desvantagens da drenagem interna são de que tanto a colocação de duplo J quanto a sua remoção requerem anestesia geral na população de pacientes pediátricos. Além disso, os duplos J de tamanho pequeno (4-5 French) usados em crianças pequenas podem vir a ser obstruídos pela formação de coágulos a partir da dissolução de um hematoma, resultando na persistência do urinoma (Husmann e Morris, 1990; Husmann et al., 1993b; Umbreit et al., 2009).

O desenvolvimento de um abscesso perinéfrico após uma lesão renal é extremamente raro, ocorrendo em menos de 1% das lesões renais após trauma contuso e em 5% de lesões renais causadas por trauma renal penetrante. É visto de maneira mais comum em pacientes quando existe uma associação de lesões renais mais graves (grau 3 a 5) e lesões duodenais, pancreáticas ou de cólon. Essa complicação também irá surgir, ocasionalmente, como um resultado de disseminação bacteriana através de um acesso venoso infectado, a partir de uma infecção bacteriana ascendente seguida da colonização de sonda vesical associada a duplo J, ou após o debridamento da ferida (Husmann e Morris, 1990; Husmann et al., 1993b; Umbreit et al., 2009).

Os sintomas de um abscesso perirrenal são picos febris intermitentes, dor em flanco, íleo persistente e leucocitose. Esses sintomas podem imitar exatamente aqueles associados a um urinoma sintomático não drenado. Na ausência de gás dentro dos tecidos moles, o diagnóstico diferencial entre um urinoma sintomático e um abscesso perirrenal pode ser muito difícil. Eu, particularmente, escolho tratar todos os pacientes com esses achados em de um urinoma sintomático e indico a drenagem percutânea da coleção penefrética apenas se houver gás no tecido mole no momento do diagnóstico inicial, ou se a febre do paciente persistir após 72 horas de drenagem com um duplo J e sonda vesical ou com uma nefrostomia in situ (Husmann e Morris, 1990; Husmann et al., 1993b; Al-Qudah e Santucci, 2006).

Acompanhamento Radiográfico de Imagem após Trauma Renal: o Conceito ALARA (*As Low As Reasonably Achievable*/O Menor Possível)

As recomendações para o acompanhamento renal por imagem no paciente pediátrico que está submetido a um trauma renal é um equilíbrio entre dois fatores: a necessidade do médico de avaliar a porcentagem de tecido renal funcional residual e/ou confirmar a resolução de um urinoma perinéfrico *versus* a preocupação com o futuro risco de malignidade induzida pela radiação (Alsikafi et al., 2006; Brenner e Hall, 2007; Malcolm et al., 2008; Shah e Platt, 2008; Eeg et al., 2009; Davis et al., 2010; Shirazi et al., 2010; Bukur et al., 2011; Shenfeld e Gnessin, 2011). O princípio de que os níveis de exposição à radiação para fins de diagnóstico e acompanhamento devem ser mantidos ao mínimo possível é conhecido como ALARA. Esse conceito permeia atualmente toda a prática pediátrica e tem um grande impacto tanto na atenção inicial ao trauma quanto nas recomendações de acompanhamento para a fase de lesão pós-traumática. **Atualmente, uma tomografia computadorizada é repetida na fase pós-traumática aguda apenas para pacientes que têm sintomas específicos: febre persistente ou novo episódio de febre, íleo persistente, piora da dor no flanco ou hematúria macroscópica persistente superior a 72 horas após o trauma** (Santucci et al., 2004b; Al-Qudah e Santucci, 2006; Buckley e McAninch, 2006; Bent et al., 2008; Malcolm et al., 2008; Davis et al., 2010; Shirazi et al., 2010; Bukur et al., 2011; Shenfeld e Gnessin, 2011). Embora alguns autores tenham defendido a realização de um ultrassom de triagem nessas circunstâncias, a minha experiência nessa situação é que o ultrassom é geralmente inconclusivo, servindo apenas para aumentar o custo financeiro da assistência ao paciente e retardar uma tomografia computadorizada inevitável. Baseado na minha experiência pessoal, eu recomendo preferencialmente uma tomografia computadorizada para uma reavaliação, caso as circunstâncias clínicas sugiram que uma reavaliação seja necessária (Bent et al., 2008; Malcolm et al., 2008; Eeg et al., 2009; Tasian et al., 2010; Bukur et al., 2011). **Baseado nos achados das tomografias computadorizadas de acompanhamento, de que a cicatriz renal é essencialmente inexistente após lesões renais de grau 1 a 2, não é recomendado o acompanhamento radiológico nessa população de pacientes. Em contraste, cerca de 50% a 60% dos pacientes com lesões renais de grau 3 e 100% dos pacientes com lesões renais de graus 4 e 5 irão desenvolver cicatrizes renais. Para os pacientes com lesões renais de grau 3 a 5, é recomendada a ultrassonografia renal em 3 meses para lacerações de grau 3, onde todos os fragmentos são viáveis. Há controvérsias sobre o acompanhamento radiológico de lacerações renais de grau 3 associadas a fragmentos desvitalizados, assim como para o grau 4 e também lesões renais de grau 5 recuperadas.** (Bent et al., 2008; Dunfee et al., 2008; Malcolm et al., 2008; Eeg et al., 2009; Umbreit et al., 2009; Davis et al., 2010; Shirazi et al., 2010; Bukur et al., 2011; Shenfeld e Gnessin, 2011). **Embora a maioria dos autores recomende a realização da repetição da tomografia computadorizada ou uma ressonância magnética em 3 meses na população de doentes, outros defendem a ultrassonografia, com tomografia computadorizada ou ressonância magnética realizada apenas na presença de anormalidades identificáveis à ultrassonografia** (Eeg et al., 2009). Minha experiência pessoal é que uma ecografia renal será inevitavelmente anormal quando houver lesões renais de alto grau, especialmente aquelas associadas a fragmentos desvitalizados, e, ainda, o ultrassom irá necessitar de avaliações adicionais. De modo a obter a melhor relação custo-benefício, vou preferencialmente realizar uma avaliação por meio da tomografia computadorizada, embora a consideração de ressonância magnética possa ser feita na criança mais velha quando a sedação ou a anestesia não é mais necessária. O estudo tardio (3 meses pós-lesão) é feito para documentar a resolução do extravasamento urinário, avaliar a anatomia do rim preservado, estimar porcentagem da função renal remanescente e afastar quaisquer complicações ocultas (El-Sherbiny et al., 2004; Bent et al., 2008; Dunfee et al., 2008; Malcolm et al., 2008; Eeg et al., 2009; Umbreit et al., 2009; Davis et al., 2010; Shirazi et al., 2010; Tasian et al., 2010; Bukur et al., 2011; Shenfeld e Gnessin, 2011).

Exames de cintilogarfias seriadas com ácido dimercaptosuccínico (DMSA) obtidos no pós-trauma revelaram que muito pouco ou quase nenhum parênquima renal recupera sua função em uma semana após a lesão. Portanto *renograma obtido* a qualquer momento dentro de uma semana resulta em um prognóstico válido da função renal e pode ajudar no diagnóstico de contusões renais graves *versus* um fragmento renal não funcional em um trauma grau 3 ou em lesões de graus 4 e 5. (Fig. 154-3) (Wessells *et al.*, 1997a; Moog *et al.*, 2003). **Atualmente, os renogramas são obtidos em duas circunstâncias: quando há preocupação com o prognóstico renal a longo prazo ou na presença de hipertensão induzida pós-trauma** (Moog *et al.*, 2003; Heyns, 2004). Classicamente, se o nível de creatinina sérica encontra-se dentro dos parâmetros da normalidade, uma função renal diferencial maior ou igual a 30% demonstra uma função renal ipsilateral satisfatória, o que iria impedir insuficiência renal caso o rim não lesionado seja perdido. Na presença de hipertensão induzida pós-traumatismo, a renografia com MAG3 (Mercaptoacetiltriglicina marcada com tecnécio TC_99m) pode ser utilizada para rastrear a estenose vascular renal induzida por trauma. Notadamente, a maioria dos pacientes com hipertensão induzida pelo trauma terá um rim com uma função renal diferencial menor ou igual a 20% e que vai ser associado a uma má perfusão do parênquima renal e não a uma grande estenose da artéria renal (Wessells *et al.*, 1997a; Moog *et al.*, 2003; Heyns, 2004; Keller *et al.*, 2004; Santucci *et al.*, 2004b; Chedid *et al.*, 2006) (Fig. 154-6).

PONTOS-CHAVE: AVALIAÇÃO RADIOGRÁFICA E ENDOSCÓPICA E TRATAMENTO DE LESÕES PEDIÁTRICAS DO TRATO UROGENITAL

- A avaliação radiográfica do trato urogenital para uma possível lesão deve ocorrer após todos os traumas abdominais penetrantes, bem como em vítimas de trauma contuso que têm um dos quatro critérios a seguir: (1) uma história de uma desaceleração significativa ou lesão de alta velocidade; (2) trauma significativo, que resultou em fraturas das costelas e da caixa torácica, coluna, bacia ou fêmur com hematomas no tronco, períneo ou sinais de peritonite; (3) hematúria macroscópica; e (4) hematúria microscópica (>50 hemácias no campo de alta resolução) associada a choque (pressão arterial sistólica <90 mm Hg).
- As duas lesões urogenitais mais suscetíveis de passarem despercebidas por uma tomografia computadorizada de fase única ou por *uma urografia excretora* são as coleções perinefréticas (urinomas) e as lesões ureterais isoladas. Em pacientes com evidência de uma lesão renal de grau 3 ou superior, imagens tardias são altamente recomendadas.
- Três pontos-chave apontados na tomografia computadorizada são sugestivos de que um procedimento endoscópico, radiográfico intervencionista, ou mesmo uma intervenção cirúrgica aberta, provavelmente será necessário: um extravasamento medial do contraste, um extravasamento lateral do contraste com o ureter distal ipsilateral não visualizado, e um hematoma perinéfrico maior que 2,5 cm.
- Aproximadamente 25% dos pacientes com trauma renal de grau 3 a 4, tratados de uma maneira clínica, irão desenvolver uma hemorragia persistente ou secundária (tardia). A embolização superseletiva do vaso sangrante é o método preferido para tratar essa complicação.
- A maioria dos urinomas pós-traumáticos é assintomática e se resolve espontaneamente. Aproximadamente 15% dos urinomas serão associados a dor contínua em flanco, íleo adinâmico, e temperaturas baixas, e eles exigem um tratamento endoscópico ou percutâneo.
- Acompanhamento radiográfico não é recomendado para lesões renais de grau 1 a 2 e de lacerações de grau 3, onde todos os fragmentos são viáveis. Lacerações renais de grau 3 renais associadas a fragmentos desvitalizados e lesões renais de grau 4 e 5 devem ter uma tomografia computadorizada na fase aguda somente se sintomática. Caso contrário, um exame de urina e a monetarização da pressão sanguínea devem ser realizados de 6 a 12 semanas pós-lesão e devem ser feitos estudos radiológicos de acompanhamento em 12 semanas.

TRATAMENTO DO TRAUMA RENAL

Vários estudos descobriram que a taxa de nefrectomia em pacientes acometidos por lesões renais traumáticas foi maior com a exploração cirúrgica do que com o tratamento não cirúrgico (Cass e Ireland, 1973; Cass *et al.*, 1987; Kristjánsson e Pedersen, 1993; Hammer e Santucci, 2003; Keller *et al.*, 2004; Broghammer *et al.*, 2007). Esses artigos sugeriram que a hemorragia do rim gravemente ferido foi contida por tamponamento pela fáscia de Gerota intacta. A exploração cirúrgica com a abertura da fáscia resultou em hemorragia renal incontrolável e na necessidade de uma nefrectomia imediata. Os estudos atuais mostram que essa hipótese de longa data parece um pouco imprecisa. Especificamente, com a capacidade da tomografia computadorizada para o estadiamento com precisão das lesões renais e com o desenvolvimento e aplicação de escores de gravidade relacionados ao trauma, vários estudos atuais revelam que a necessidade da nefrectomia durante a exploração renal não é devida à hemorragia intratável ocasionada pela exploração renal; em vez disso, geralmente a nefrectomia é devida à gravidade da lesão renal inicial ou foi realizada em pacientes que tiveram instabilidade hemodinâmica intraoperatória grave como resultado de múltiplas lesões coexistentes. A nefrectomia, nessa última situação, foi realizada por conveniência para salvar o paciente hipotérmico, coagulopata, e clinicamente instável (Husmann *et al.*, 1993b; Wessells *et al.*, 1997b; Gonzalez *et al.*, 1999; Santucci e McAninch, 2001; Santucci *et al.*, 2001, 2004b; Bozeman *et al.*, 2004; Davis *et al.*, 2006; Wright *et al.*, 2006; Broghammer *et al.*, 2007; Shariat *et al.*, 2007, 2008; Umbreit *et al.*, 2009).

Embora todos os autores concordem que um paciente clinicamente estável com uma lesão renal isolada deva ser tratado de maneira não cirúrgica, existe considerável controvérsia sobre o tratamento de lesões renais de grau 3 ou superior quando lesões intra-abdominais, em que exploração cirúrgica é mandatória, são encontradas. Há três escolas de pensamento nessa controvérsia. Uma delas é que, uma vez que não há indicações absolutas para a exploração renal, todos os traumas renais devem ser observados. (Altman *et al.*, 2000; Hammer e Santucci, 2003; Keller *et al.*, 2004). A segunda é que a exploração renal e a rafia de uma lesão renal de grau 3 ou maior devem ser realizadas caso uma laparotomia esteja prestes a ser feita para uma lesão intra-abdominal coexistente (especialmente se o estômago, duodeno, pâncreas ou cólon foi lesionado) (Corriere *et al.*, 1991; Husmann *et al.*, 1993b; Heyns, 2004; Santucci *et al.*, 2004b; Umbreit *et al.*, 2009). A terceira escola é de que a exploração renal pode ser excluída em pacientes com lesões intra-abdominais simultâneas, desde que o cirurgião de trauma separe o local da lesão entérica do trato urinário por meio da utilização do omento ou de outro tecido alternativo, colocando drenos perioperatórios. Supõe-se que a separação dos dois locais de lesão e o posicionamento dos drenos irá evitar a deiscência dos reparos intestinais causada por extravasamento de urina e/ou ajudar a prevenir o desenvolvimento de complicações do trato urinário por meio da remoção das secreções contaminadas por bactérias ou de enzimas pancreáticas a partir do sítio da lesão urogenital (Husmann *et al.*, 1993b; Wessells e McAninch, 1996; Matthews *et al.*, 1997; El Khader *et al.*, 1998; Santucci *et al.*, 2004b; Broghammer *et al.*, 2007). **Devido à controvérsia, o maior problema encontrado pelo urologista no paciente com lesão renal traumática é determinar quando intervir cirurgicamente. As recomendações atuais sobre quando indicar a intervenção cirúrgica são baseadas em três descobertas: a estabilidade hemodinâmica do paciente, o estadiamento radiográfico preciso do trauma renal e a presença de lesões de órgãos associados** (Tabela 154-2) (Husmann e Morris, 1990; Husmann *et al.*, 1993b; Wessells *et al.*, 1997b; Heyns, 2004; Santucci *et al.*, 2004b; Buckley e McAninch, 2006, 2011; Umbreit *et al.*, 2009).

Terapia não Cirúrgica para o Trauma Renal

O candidato ideal para o tratamento não cirúrgico é o paciente hemodinamicamente estável que sustenta a condição de qualquer trauma contuso ou penetrante, com ou sem lesões intra-abdominais associadas, e com uma lesão renal de grau de 1 a 3. As complicações geniturinárias nesse subconjunto de pacientes são mínimas (Wessells *et al.*, 1997b; Heyns, 2004; Santucci *et al.*, 2004b; Charbit *et al.*, 2011). **Pacientes com lesões renais de grau 4 e 5 que estão hemodinamicamente estáveis, caso não apresentem outras indicações para a intervenção cirúrgica, também são candidatos ao tratamento conservador** (Brewer *et al.*, 2009). Mesmo a identificação de um gran-

PARTE XV Urologia Pediátrica

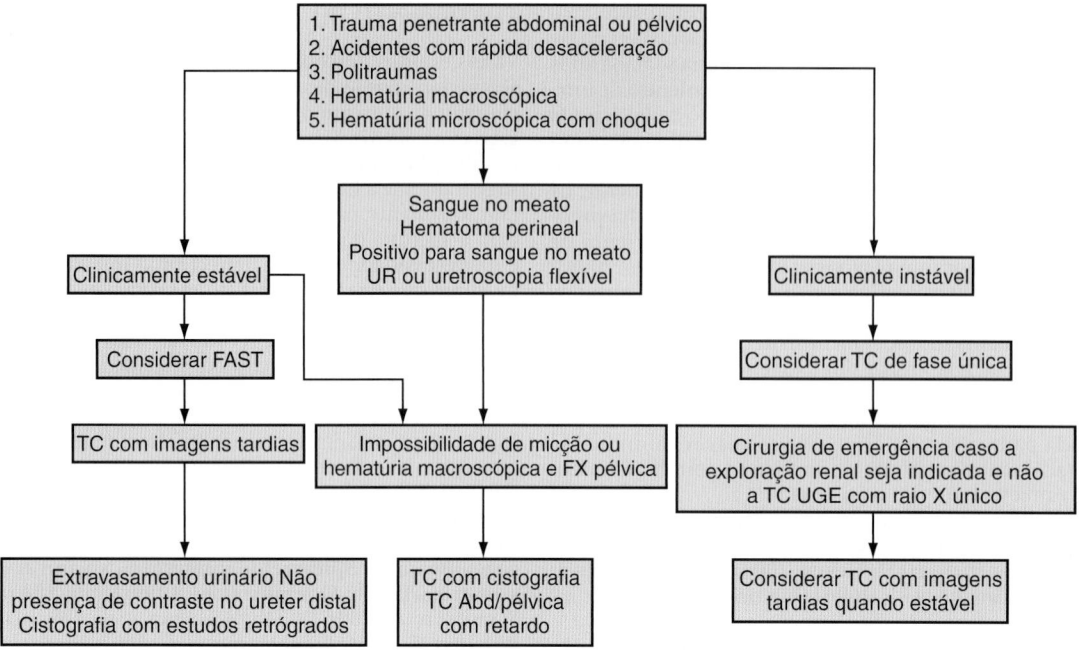

Figura 154-6. Protocolo de avaliação recomendado para pacientes com uma história clínica ou achados físicos compatíveis com possíveis lesões urogenitais. Abd, abdominal; TC, tomografia computadorizada; FAST, avaliação com ultrassonografia para o trauma; FX, fratura; UGE, urografia excretora; UR, uretrografia retrógrada.

TABELA 154-2 Recomendações Consensuais para o Tratamento do Trauma Renal

ACHADOS CLÍNICOS E/OU GRAU DE LESÃO RENAL	TRATAMENTO RECOMENDADO
Lesão renal de grau 1 ou 2 independentemente da etiologia traumática*	Não cirúrgico
Lesões renais isoladas de grau 3, grau 4 e grau 5 hemodinamicamente estáveis	Não cirúrgico
Instabilidade vascular ou hemorragia renal incontrolável; ocasionalmente lesões renais de grau 4 explosão renal e um grande percentual das lesões de grau 5	Indicação absoluta de intervenção cirúrgica
Hemorragia persistente ou tardia não respondendo à embolização angiográfica	Indicação absoluta de intervenção cirúrgica
Massa retroperitoneal pulsátil ou em expansão encontrada na exploração cirúrgica de lesões intra-abdominais coexistentes.	Indicação absoluta de intervenção cirúrgica (verificar a função renal contralateral antes da exploração)
Trauma penetrante, estadiamento radiográfico pré-operatório inadequado devido à instabilidade vascular do paciente; com um achado de uma hemorragia retroperitoneal na exploração	A exploração retroperitoneal (renal) é recomendada (verificar a função renal contralateral antes da exploração)
Trauma contuso; estadiamento radiográfico pré-operatório inadequado devido à instabilidade vascular do paciente; sem achados de lesões duodenais, pancreáticas ou dos cólons com um achado de uma hemorragia retroperitoneal na exploração	Observação – caso obtenha-se o FAST com fluxo sanguíneo bilateral. Caso o FAST não seja obtido, considerar uma UGE ou US com a avaliação do fluxo sanguíneo renal ou TC imediatamente após a estabilização do paciente
Trauma contuso; estadiamento radiográfico pré-operatório inadequado devido à instabilidade vascular do paciente; com achados de lesões duodenais, pancreáticas ou dos cólons com um achado de uma hemorragia retroperitoneal na exploração	Intervenções cirúrgicas com renorrafia (verificar a função renal contralateral antes da exploração) Ou Drenagem das lesões abdominais. Observação caso obtenha-se o FAST com fluxo sanguíneo bilateral. Caso o FAST não seja obtido, considerar uma UGE ou US com avaliação do fluxo sanguíneo renal ou TC imediatamente após a estabilização do paciente
Trauma penetrante, contuso; estudos radiográficos de triagem revelam lesões renais de grau 3 com fragmentos renais desvitalizados, lesões renais de graus 4 ou 5, com coexistência de lesões intra-abdominais – especialmente de duodeno, pâncreas e cólon	Exploração retroperitoneal (renal) com renorrafia e reparo recomendado

TC, tomografia computadorizada; FAST, avaliação com ultrassonografia para o trauma; UGE, Urografia Excretora IVP, pielografia intravenosa; US, ultrassonografia.
*Traumas penetrantes ou contusos.

de segmento do parênquima renal desvitalizado, um hematoma perinéfrico maior que 2,5 cm de tamanho, ou um grande urinoma instalado medial ou lateralmente não é uma contraindicação absoluta para o tratamento não cirúrgico desde que o paciente esteja hemodinamicamente estável e que o ureter distal esteja intacto (Fig. 154-5) (Umbreit et al., 2009; Buckley e McAninch, 2011; Charbit et al., 2011; Lin et al., 2013).

A terapia não cirúrgica consiste em repouso na cama, monetarização dos sinais vitais e da diurese, avaliações abdominais em série, exames seriados de hematócrito e hemoglobina e transfusão conforme indicado (Heyns, 2004; Santucci et al., 2004b). Em pacientes com lesão renal secundária a trauma penetrante que estão em um protocolo conservador, recomenda-se o uso de antibióticos de amplo espectro por via intravenosa devido ao risco de contaminação da ferida. Em lesões renais ocorridas por algum tipo de trauma contuso, considera-se o uso de antibióticos caso haja um grande hematoma retroperitoneal, um extravasamento urinário ou extensas lesões dos tecidos moles. O uso de antibióticos após o trauma renal contuso é defendido devido à presença de cateteres uretrais e/ou vários cateteres intravasculares ou escoriações dermatológicas superficiais, que podem vir a servir como um foco para a colonização bacteriana do hematoma perinéfrico ou do urinoma (Husmann e Morris, 1990; Husmann et al., 1993b; Buckley e McAninch, 2004, 2006; Heyns, 2004; Kansas et al., 2004; Santucci et al., 2004b; Al-Qudah e Santucci, 2006; Umbreit et al., 2009; Charbit et al., 2011). **Caso a criança venha a se apresentar hemodinamicamente instável ou que os níveis de hematócrito e hemoglobina comecem a cair apesar das transfusões, as opções de tratamento normalmente envolvem uma repetição da tomografia computadorizada. Em uma tentativa de reduzir a exposição à radiação, eu, frequentemente, dispenso a repetição da tomografia computadorizada e vou diretamente para a angiografia renal com angioinfarto seletivo do local de sangramento.** De maneira similar, no paciente portador de urinoma em que a febre é persistente e que há dor ilíaca ou em flanco, o médico pode considerar ir diretamente para o tratamento endoscópico do urinoma, com confirmação do extravasamento de urina persistente quando da realização da ureterografia retrógrada no momento de colocação do duplo J (Umbreit et al., 2009; Bukur et al., 2011).

A deambulação é permitida, logo que a hematúria macroscópica tenha sido resolvida. Em pacientes com lesão renal de grau 1 desejando voltar às atividades esportivas, é recomendada uma reavaliação do atleta e um exame de urina de 48 a 72 horas após a lesão. Uma vez que os achados do exame físico sejam normais e a hematúria tenha sido solucionada, as atividades atléticas podem ser reiniciadas. Em indivíduos com sintomas persistentes e/ou micro-hematúria, o acompanhamento pode ocorrer em intervalos semanais ou quinzenais com a liberação para a participação nos esportes, uma vez que os critérios anteriormente referidos sejam cumpridos. Em pacientes com lesão renal de grau 2 a 5, as recomendações são para uma abstenção de seis semanas de seus esforços atléticos. Ao completar as 6 semanas, deve-se realizar exame físico e de urina; e no caso de exame físico normal e ausência de hematúria, o paciente é então autorizado a retomar todas as suas atividades. Como observado anteriormente, eu realizo um estudo da função renal que pode ser tomografia computadorizada, ressonância nuclear magnética ou renograma, o que permite avaliar a medida da função renal e a resolução do urinoma nos pacientes com lesão renal de grau 3 com fragmentos desvitalizados e aqueles com lesões de graus 4 e 5 após 3 meses do evento traumático (Wessells et al., 1997b; Heyns, 2004; Kansas et al., 2004; Santucci et al., 2004b; Al-Qudah e Santucci, 2006; Buckley e McAninch, 2006; Broghammer et al., 2007; Bukur et al., 2011).

Intervenção Cirúrgica para o Trauma Renal

As indicações absolutas para a exploração renal são a instabilidade hemodinâmica atribuível ao trauma renal, um hematoma retroperitoneal pulsátil ou em expansão encontrados no momento da laparotomia para as lesões intra-abdominais e a incapacidade de interromper a hemorragia persistente ou tardia por embolização vascular seletiva. As indicações relativas para a exploração renal retroperitoneal são a presença de instabilidade vascular, que impede a obtenção de avaliações radiográficas pré-operatórias adequadas, quando a exploração cirúrgica de lesões intra-abdominais revela lesões que acometem duodeno, pâncreas, ou lesões do cólon e que coexistem com um hematoma retroperitoneal. É importante notar que uma urografia excretora com chapa única ou o ultrassom renal com a avaliação do fluxo renal para verificar a função renal contralateral podem ser necessários antes da exploração renal (Tabela 154-2) (Heyns, 2004; Santucci et al., 2004b). Nesta situação ou em pacientes com uma lesão renal grau 3 ou maior que são submetidos à laparotomia exploradora com lesão de múltiplos órgãos, as opções são: exploração renal retroperitoneal com a renorrafia ou a colocação de drenos intra e retroperitoneais, e a separação da lesão do trato urinário dos ferimentos entéricos adjacentes por interposição do omento. **Embora o cirurgião possa escolher entre essas duas opções, ele deve estar ciente de que a opinião consensual é que a exploração renal e a renorrafia são preferidas nesse caso** (Husmann et al., 1993b; Wessells et al., 1997b; Santucci e McAninch, 2001; Buckley e McAninch, 2004, 2006; Heyns, 2004; Santucci et al., 2004b; Umbreit et al., 2009).

A reparação renal por renorrafia ou nefrectomia parcial exige a exposição completa do rim lesionado, o debridamento do tecido não viável, a ligadura ou sutura dos vasos arteriais com sangramento, e a reparação da lesão do sistema coletor. Lesões no parênquima renal podem ser fechadas principalmente com a cápsula renal. Para lesões maiores, eu prefiro a colocação de Gelfoam (Pfizer, New York, NY) e Surgicel (Ethicon, Somerville, NJ) diretamente na lesão do parênquima, com cobertura ou fechamento da cápsula renal usando malha de ácido poliglicólico. Como uma alternativa, pode-se usar a gordura perinéfrica, omento ou espuma em gel embebida de trombina para tratar a lesão do parênquima. O fechamento total do sistema coletor nem sempre é possível e pode ser desaconselhável. Caso a pelve renal ou o ureter seja fechado com excessiva tensão, pode levar à desvascularização com perda de tecido, e pode uma fístula urinária tardia ocorrer. Caso uma grande perda do sistema de drenagem urinária esteja presente, a colocação de duplo J ou de nefrostomia intraoperatoria deve ser considerada. Uma drenagem adequada da área perinéfrica após a reparação é vital. Na presença concomitante de lesão duodenal, pancreática, e lesões do cólon, a interposição do omento ou do peritônio entre o local do ferimento renal, o local da lesão intra-abdominal coexistente é fortemente recomendado. A nefrectomia deve ser considerada em lesões renais irreparáveis de grau 4 ou 5 e também no paciente instável hemodinamicamente com trauma de múltiplos órgãos. Uma nefrectomia pode precisar ser realizada nessa última situação para reduzir o tempo cirúrgico e ajudar a controlar o sangramento no paciente hipotérmico e com coagulopatia (Heyns, 2004; Santucci et al., 2004b; Davis et al., 2006; Wright et al., 2006; Broghammer et al., 2007; Shariat et al., 2008; Umbreit et al., 2009).

Lesões Vasculares Renais

Em termos de fluxo de sangue arterial renal, o rim é um órgão final; apenas raramente o fluxo de sangue colateral fora do suprimento arterial principal é suficiente para manter a função renal. **Em um paciente com trauma renal arterial, a tríade clínica de instabilidade hemodinâmica, fluxo sanguíneo colateral inadequado e tempo de isquemia quente quase invariavelmente resulta na incapacidade de salvamento da função renal** (Turner et al., 1983; Knudson et al., 2000; Heyns, 2004; Santucci et al., 2004a; Dozier et al., 2013). Na verdade, a tentativa de reparação da lesão vascular renal nesses pacientes graves com trauma renal grau 5 tem sido pior associada a altas taxas de falha e à observação de resultados mais pobres do que com a realização da nefrectomia imediata (Turner et al., 1983; Knudson et al., 2000; Dozier et al., 2013). **Devido a esses achados, nenhuma tentativa para reparar lesões dos vasos segmentares renais deve ser considerada, e o reparo da artéria renal principal traumaticamente lesionada é raramente, ou nunca, indicado quando um rim contralateral normal é presente. Em essência, a reconstrução da artéria renal principal após o trauma deve ser considerada em pacientes que são hemodinamicamente estáveis, com uma lesão em rim único ou em pacientes com lesões arteriais renais bilaterais** (Turner et al., 1983; Knudson et al., 2000; Heyns, 2004; Santucci et al., 2004a; Buckley e McAninch, 2011; Dozier et al., 2013). A exceção pouco frequente a essa regra é a presença de uma lesão arterial incompleta onde a perfusão renal foi mantida pelo fluxo de sangue, tanto através da artéria renal principal parcialmente ocluída quanto através de vasos colaterais.

PONTOS-CHAVE: TRAUMA RENAL

- A possibilidade da tomografia computadorizada de estadiar precisamente as lesões renais, combinada à aplicação dos escores de severidade de trauma, sugere que uma nefrectomia imediata no momento da exploração cirúrgica seja devida à indicação cirúrgica no paciente instável ou à lesão vascular preexistente, mas não uma consequência de uma hemorragia intratável ocasionada pela exploração renal.
- O tratamento não cirúrgico é preferido no paciente hemodinamicamente estável, com uma lesão renal de grau 1 ou 2 resultante de um trauma contuso ou penetrante, podendo estar ou não associado a outras lesões intra-abdominais. Este é, também, o tratamento preferido em lesões renais isoladas de graus 3, 4 e 5, quando o paciente é hemodinamicamente estável.
- A identificação de um urinoma não é uma contraindicação para o tratamento clínico, uma vez que seja identificado que o ureter distal está intacto.
- Indicações absolutas para a exploração renal após o trauma são: (1) instabilidade hemodinâmica resultante de sangramento renal, (2) um hematoma retroperitoneal pulsante ou em expansão, ou (3) a inviabilidade de cessar uma hemorragia persistente ou tardia por embolização vascular seletiva.
- Existem duas indicações relativas para a exploração renal. A primeira é o achado de um hematoma retroperitoneal no momento da exploração cirúrgica de lesões intra-abdominais em um paciente com uma avaliação radiográfica pré-operatória inadequada. Antes da exploração renal, se requer uma urografia excretora com raio-x único ou um ultrassom renal intraoperatório com documentação do fluxo sanguíneo renal para se avaliar a função renal contralateral. A segunda é a presença documentada por uma tomografia computadorizada de uma lesão renal de grau 3 ou maior coexistindo com outras lesões intra-abdominais que também requerem uma exploração abdominal.

mau funcionamento (<20% função) associado à presença de cicatrizes corticais, sendo a nefrectomia a melhor alternativa cirúrgica (Wessells et al., 1997b; Moog et al., 2003; Heyns, 2004; Keller et al., 2004; Santucci et al., 2004b; Chedid et al., 2006; Myrianthefs et al., 2007). Foram publicadas descrições do tratamento da hipertensão causada por um hematoma subcapsular ou pela fibrose por decorticação do rim de Page; no entanto, os resultados a longo prazo dessa modalidade de tratamento cirúrgico são extremamente controversos (Fig. 154-2) (Heyns, 2004; Santucci et al., 2004b; Myrianthefs et al., 2007).

PONTOS-CHAVE: LESÕES RENAIS VASCULARES E HIPERTENSÃO RENAL INDUZIDA PELO TRAUMA

- No trauma arterial renal, a tríade clínica de instabilidade hemodinâmica, fluxo colateral de sangue inadequado e tempo de isquemia quente, quase que invariavelmente, resulta em incapacidade de salvar a função renal. Portanto, o reparo da artéria renal principal traumaticamente ferida é raramente, ou nunca, indicado quando o rim contralateral normal estiver presente.
- A hipertensão secundária ao traumatismo renovascular normalmente irá se desenvolver dentro de 36 meses após a lesão. Caso a hipertensão permanente venha a se desenvolver, deve-se realizar uma avaliação com um exame de DMSA para determinar a função renal diferencial em conjunto com outros estudos radiográficos (ressonância magnética ou angiotomografia) para descartar o desenvolvimento de uma fístula arteriovenosa como a fonte da hipertensão. A hipertensão por malformação arteriovenosa é possível de tratar por meio de uma embolização angiográfica. no.
- O achado clínico mais comum na hipertensão induzida pelo pós-trauma é um rim pequeno com mau funcionamento (<20% função) associado à presença de cicatrizes corticais, sendo, nesse caso, a nefrectomia a melhor alternativa de tratamento.

Hipertensão Vascular Renal Induzida por Trauma

As causas mais comuns de hipertensão renal pós-traumática estão, invariavelmente, relacionadas à variabilidade da medida da renina secundária a uma isquemia renal. A isquemia se desenvolve tipicamente a partir de uma das quatro seguintes etiologias: (1) uma estenose arterial parcial, (2) a obstrução completa de uma artéria renal segmentar ou principal com uma perfusão sanguínea periférica intacta, (3) alterações induzidas pelo trauma no fluxo sanguíneo que resultem em uma malformação arteriovenosa ou um pseudo-aneurisma, ou (4) em ocasiões extremamente raras, como a compressão do parênquima renal por uma fibrose, urinoma ou hematoma (modelo renal de Page). A presença de hipertensão imediatamente após o trauma pode ser secundária à dor e pode se resolver com a observação. A hipertensão persistente por pelo menos 30 dias após a lesão ou a hipertensão que vem se desenvolvendo dentro de 3 meses após a lesão pode ser devido à causa renal induzida pelo trauma, e esse diagnóstico deve ser considerado. A incidência de hipertensão induzida pelo trauma após uma lesão renal de grau 3 ou mais elevada é de cerca de 5% (Heyns, 2004; Santucci et al., 2004b; Al-Qudah e Santucci, 2006; Chedid et al., 2006; Henderson et al., 2007).

Em pacientes com uma suspeita de hipertensão secundária ao trauma, a pressão arterial é controlada com inibidores da enzima conversora da angiotensina. Além disso, deve-se realizar uma avaliação com um renograma nuclear para determinar a função renal diferencial e com estudos radiográficos (ressonância magnética ou angiotomografia) para excluir os diagnósticos de fístula arteriovenosa ou de um pseudoaneurisma como a fonte da hipertensão. A hipertensão resultante de uma malformação vascular pode ser tratada com embolização angiográfica. Caso a consideração de intervenção cirúrgica seja indicada, deve-se considerar a obtenção de amostras das taxas de renina direto da veia renal. Esse último caso é especialmente útil na presença de uma cicatriz renal segmentar quando a nefrectomia parcial é uma consideração para tratamento cirúrgico. Nessa situação, provou-se que a hipertensão está relacionada à isquemia renal segmentar e que pode ser tratada por uma nefrectomia parcial. O achado clínico mais comum em pacientes com hipertensão pós-traumática é um rim pequeno e com

Dor Crônica em Flanco Induzida por Trauma como Consequência de Lesão Renal

Relata-se que a dor em flanco crônica desenvolvida após uma lesão renal traumática ocorre em aproximadamente 7% dos pacientes após uma lesão renal de grau 3 ou outras lesões renais de graus mais elevados. Tomografias com imagens tardias e, ocasionalmente, renogramas com o uso de furosemida (Lasix) (Sanofi, Bridgewater, NJ) são necessárias. Achados de litíase renal, obstrução da JUP e um urinoma persistente poderão, ocasionalmente, ser encontrados. Infelizmente, a maioria dos pacientes não tem uma etiologia clara para a sua síndrome de dor crônica. O tratamento geralmente envolve o manejo da dor e, em raras ocasiões, a nefrectomia. Gostaria de alertar o cirurgião de que a remoção do rim não se relaciona necessariamente com a resolução da dor (Mogensen et al., 1980; Al-Qudah e Santucci, 2006).

Recomendações de Atividades e Acompanhamento em Pacientes com um Único Rim

As recomendações da American Academy of Pediatric são de que todos os pacientes com um rim único, que desejam participar de esportes de contato, devem ser submetidos a uma avaliação médica individual, sendo que as recomendações para a participação serão feitas com base nos achados. A maioria dos urologistas, atualmente, faz suas recomendações com base nos fatos a seguir. Os esportes de contato são a terceira causa mais comum de lesão renal em crianças (Tabela 154-3). No entanto, a gravidade de uma lesão renal traumática que ocorre em consequência de esportes de contato é menor do que a de todas as outras causas etiológicas de lesão renal traumática em crianças. Especificamente, a gravidade de uma lesão renal após acidentes de bicicleta, motocross e bikecross é de 2,7 ± 1, e para quadriciclos, é de 2,4 ± 1,3. Para as quedas é de 2,4 ± 1,2, e, por colisões de veículos motores é de 2,1 ± 1 em comparação com a gravidade dos ferimentos causados por esportes diversos e de contato, que é de 1,7 ± 1 (Committee on Sports Medicine and Fitness, 2001; Gerstenbluth et al., 2002; McAleer et al.,

TABELA 154-3 Incidência da Lesão Renal Pediátrica Relacionada ao Mecanismo da Lesão

MECANISMO DA LESÃO RENAL	PERCENTUAL DAS LESÕES RENAIS CAUSADAS POR TRAUMAS CONTUSOS NA POPULAÇÃO PEDIÁTRICA
Colisões de veículos motores (incluindo atropelamentos)	45%
Acidentes de bicicleta (incluindo motocross)	17%
Esportes de contato	12%
Acidentes de quadriciclos	10%
Esportes – diversos (trenós, esqui, *snowboarding*, andar a cavalo, patins etc.).	7%
Quedas	6%
Abuso/golpes	3%

Dados de Emmanuel *et al.* (1977), Amaral (1997), Gerstenbluth *et al.* (2002), McAleer *et al.* (2002b), Johnson *et al.* (2005), Broghammer *et al.* (2006), and Wu e Gaines (2007).

2002a; Holmes *et al.*, 2003; Johnson *et al.*, 2005; Wu e Gaines, 2007; Brophy *et al.*, 2008). Os fatos, tal como foram observados, levaram a maioria dos urologistas pediátricos a liberar os pacientes com rim único para participação em esportes de contato organizados, desde que três critérios básicos sejam atendidos: o rim remanescente deve ter anatomia normal, estar na sua posição anatômica normal, e equipamentos de proteção devem ser usados. Esses fatos também resultaram na maior atenção durante a rotina dos pais e dos pacientes de que as crianças com rim único devem usar um cinto de segurança ou devem ser contidas em um assento de carro em todos os momentos, e que sejam executadas com cautela as atividades de quadriciclos, bicicletas motorizadas e corridas de motocross, uma vez que essas modalidades estão associadas a um maior risco de lesão renal. (Committee on Sports Medicine and Fitness, 2001; Gerstenbluth *et al.*, 2002; McAleer *et al.*, 2002a; Holmes *et al.*, 2003; Johnson *et al.*, 2005; Wu e Gaines, 2007; Brophy *et al.*, 2008).

Uma das principais questões que surgem nas famílias de pacientes submetidos a uma nefrectomia pelo trauma é: "Após esse procedimento, qual é o risco de que o meu filho venha a precisar de diálise ou de um transplante renal por causa do desenvolvimento de insuficiência renal crônica?" Essa preocupação dos pais surge do risco de a criança desenvolver, ao longo da vida, outras doenças sistêmicas (p. ex., síndrome metabólica, hipertensão, diabetes, nefrolitíase, carcinoma de células renais, e lesão por hiperfiltração) e, como mencionado, de um trauma posterior ao rim contralateral remanescente. Para responder a essa questão, uma análise recente de dados no National Trauma Data Bank, o banco de dados National Inpatient Sample, e o US Renal Data System, bem como um centro de banco de dados trauma urbano de base universitária, realizado por Dozier *et al.* (2013). Seus achados revelaram que a perda de um rim por trauma tinha desempenhado um papel em 0,1% dos pacientes com uma insuficiência renal dialítica e dependente de transplante renal nos Estados Unidos. Usando esses dados, o risco estimado em um indivíduo em que uma nefrectomia por trauma venha a desempenhar um papel na insuficiência renal causando dependência de diálise é de 0,5% (Dozier *et al.*, 2013). É desconhecido se realizar um acompanhamento mais próximo dos pacientes para prevenir o aparecimento da síndrome metabólica e tratamento adequado da hipertensão ou lesão por hiperfiltração iria diminuir esse risco.

TRATAMENTO DE HIDRONEFROSE PREEXISTENTE E RUPTURA DA JUNÇÃO URETEROPÉLVICA

O rompimento da junção ureteropélvica é mais comumente causado por lesões de aceleração e desaceleração (queda de >3 metros) ou por uma hiperextensão extrema e repentina do tronco (atropelamentos e lesão de ejeção associada a acidente de automóvel). O mecanismo de lesão é a hipótese do deslocamento repentino do rim com maior mobilidade associado a um ureter relativamente fixo, com os vetores de força do impacto traumático interagindo na junção ureteropélvica (Boone *et al.*, 1992; Chopra *et al.*, 2002; McAleer *et al.*, 2002a).

Embora tenha sido relatado que a hidronefrose preexistente ou obstrução congênita da JUP tornem o paciente mais suscetível a uma ruptura da JUP, isso ainda é controverso. A maioria dos pacientes com história de trauma e uma obstrução da JUP preexistente, ou presença de hidronefrose, será diagnosticada com uma contusão renal ou uma lesão renal de grau 1 na avaliação (Fig. 154-7). Caso a TC inicial revele uma pobre função renal secundária a um córtex mais afinado, da obstrução pré-existente, eu normalmente colocaria uma nefrostomia percutânea por 4 semanas e reavaliaria a função com um renograma. O tratamento é recomendado para pacientes com uma função renal diferencial maior do que 20%.

Quando o extravasamento urinário é observado, os achados mais comuns são: a ruptura da pelve renal ou uma grande laceração que se estende através de um córtex renal afinado até o sistema coletor (lesão renal de grau 3), e não uma ruptura da JUP (Boone *et al.*, 1993; Hall e Carpinito, 1994; Gschwend *et al.*, 1995; Kattan, 2001; Chopra *et al.*, 2002; McAleer *et al.*, 2002a; Smith *et al.*, 2003; Ashebu *et al.*, 2004). A maioria dos pacientes acometidos por uma ruptura da JUP irá apresentar uma instabilidade hemodinâmica, exigindo uma laparotomia imediata, sem o paciente ser submetido a exames de imagem pré-operatórios. A análise da urina terá algum grau de hematúria em 70% dos pacientes. No entanto, 30% dos doentes com ruptura da JUP terão um exame de urina completamente normal. É geralmente necessária a realização de uma laparotomia exploradora de urgência na coexistência de lesão intra-abdominal. E a investigação falha em revelar a presença de um hematoma retroperitoneal (Boone *et al.*, 1993; Hall e Carpinito, 1994; Gschwend *et al.*, 1995; Chopra *et al.*, 2002; McAleer *et al.*, 2002a; Smith *et al.*, 2003; Ashebu *et al.*, 2004; Al-Qudah e Santucci, 2006). Devido à frequente associação dessa lesão aos traumas que oferecem risco à vida, o diagnóstico de ruptura da JUP é retardado por mais de 36 horas em mais de 50% dos pacientes (Boone *et al.*, 1993; Kattan, 2001; Chopra *et al.*, 2002; McAleer *et al.*, 2002a; Al-Qudah e Santucci, 2006). Os pacientes irão eventualmente chegar para atendimento por causa de anormalidades encontradas na TC durante a avaliação de febre pós-operatória persistente, dor em flanco crônica, íleo contínuo, ou sepse (Boone *et al.*, 1993; Kattan, 2001; Chopra *et al.*, 2002; McAleer *et al.*, 2002a; Al-Qudah e Santucci, 2006). **Três achados clássicos em uma TC trifásica estão associados a uma ruptura da JUP: (1) ausência de laceração do parênquima, (2) extravasamento medial do contraste na área ureteral perirrenal e superior, e (3) a não visualização do ureter distal ipsilateral** (Boone *et al.*, 1993; Kawashima *et al.*, 1997; Kattan, 2001; Chopra *et al.*, 2002; McAleer *et al.*, 2002a; Al-Qudah e Santucci, 2006).

Em crianças com hidronefrose preexistente, secundária a hidronefrose congênita ou uma obstrução da JUP, o local da lesão é quase que invariavelmente uma grande laceração através do córtex renal afinado (lesão renal grau 3) ou uma laceração da pelve renal e raramente a ruptura da JUP está presente. Esses pacientes devem ser submetidos a uma pielografia retrógrada para confirmar a continuidade da JUP e, em seguida, podem ser tratados de forma segura com uma nefrostomia percutânea ou pela colocação de um cateter duplo-J com uma pieloplastia tardia realizada após a estabilização do paciente (Husmann e Morris, 1990; Matthews *et al.*, 1997; McAleer *et al.*, 2002a; Smith *et al.*, 2003; Dugi *et al.*, 2010; Bartley e Santucci, 2012).

O diagnóstico em pacientes com uma ruptura da JUP pode ser retardado em até 12 semanas após a lesão, fato que aumenta significativamente o risco de uma nefrectomia (Boone *et al.*, 1993; Kattan, 2001; McAleer *et al.*, 2002a; Smith *et al.*, 2003; Kunkle *et al.*, 2006; Pereira *et al.*, 2010). No paciente clinicamente estável, quando o diagnóstico é feito no prazo de até 5 dias após o trauma, eu prefiro proceder ao reparo cirúrgico imediato com o debridamento de qualquer tecido desvitalizado, espatulação e reanastomose do ureter sobre um cateter, e a colocação de uma nefrostomia intraoperatória e a realização de drenagem retroperitoneal. Uma vez que a área da necrose do ureter pode estender-se por 2 a 3 cm, a mobilização e o deslocamento descendente do rim podem ser necessários para a obtenção de uma anastomose sem tensão (Boone et al., 1993; Kattan, 2001; McAleer et al., 2002a; Smith et al., 2003). Em pacientes com diagnóstico tardio de 6 dias ou mais, eu prefiro colocar uma nefrostomia e permitir que ambos, o paciente e a lesão, se estabilizem durante as próximas 12 semanas. A função renal diferencial é, então, obtida utilizando um exame renal com DMSA, e o comprimento da lesão ureteral é aferido por uma pielografia combinada retrógrada e anterógrada. A combinação dos valores de função renal restante e o comprimento do defeito cirúrgico permitem que o cirurgião faça o planejamento cirúrgico adequado. As alternativas cirúrgicas nessa situação incluem a uretero-ureterostomia primária, o ureter ileal, autotransplante e a nefrectomia. Notadamente, no momento do reparo tardio, geralmente há significativa dificuldade técnica na mobilização do rim, da pelve renal e dos vasos sanguíneos; portanto, a opção por uma nefrectomia deve ser sempre discutida, pois pode tornar-se necessária (Boone et al., 1993; Kattan, 2001; Heyns, 2004; Santucci et al., 2004b; Kunkle et al., 2006).

TRAUMA URETERAL

Trauma Externo Resultando em Lesão Ureteral

Em crianças, são raros os casos de traumas externos ocasionando lesões ureterais, ocorrendo em menos de 4% dos traumas penetrantes, sendo exceção após a ocorrência de traumas contusos. (Velmahos e Degiannis, 1997; Velmahos e Demetriades, 2002; Hudolin e Hudolin, 2003; Kansas et al., 2004; Elliott e McAninch, 2006; Pereira et al., 2010). As lesões ureterais serão encontradas em conjunto a outras lesões de órgãos intraperitoneais em 90% dos pacientes, e lesões coexistentes de rim e bexiga estão presentes em 10% dos pacientes. Devido à frequente presença de lesões múltiplas de órgãos, a taxa de mortalidade de um paciente acometido por uma lesão ureteral devido a algum trauma externo ultrapassa os 30%. (Velmahos e Degiannis, 1997; Wessells et al., 1997b; Velmahos e Demetriades, 2002; Hudolin e Hudolin, 2003; Carver et al., 2004; Kansas et al., 2004; Elliott e McAninch, 2006).

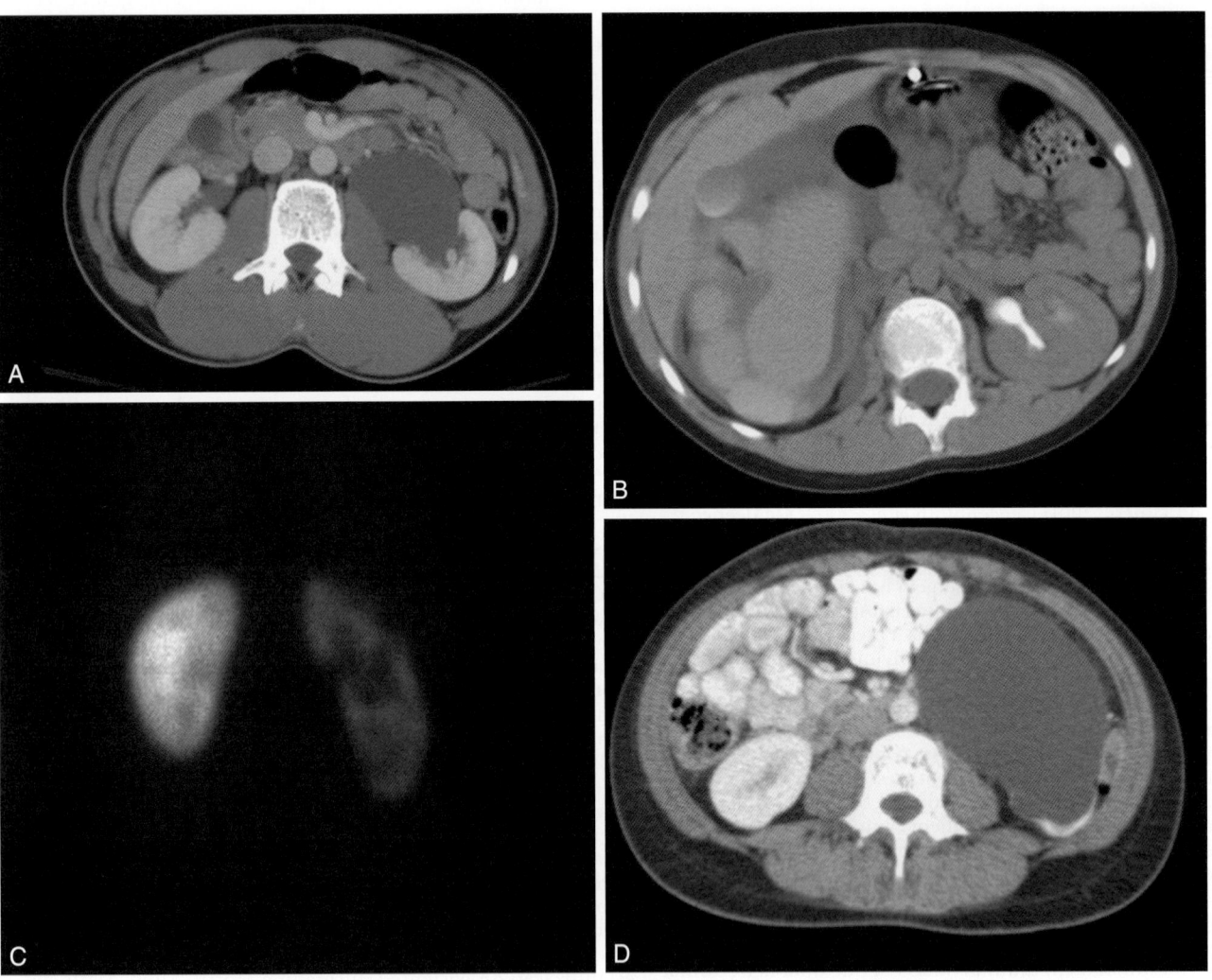

Figura 154-7. Espectro de apresentação das obstruções da junção ureteropélvica (JUP) após o trauma renal. A, Uma menina de 16 anos de idade com hematúria macroscópica e lesão renal esquerda de grau 1 após uma colisão de veículo a motor de baixa velocidade (<16 km/h). B, Um rapaz de 14 anos de idade com hematúria macroscópica após ser atingido no flanco direito com uma bola de futebol. A tomografia computadorizada (TC) revelou lesão de grau 1. Foi colocada uma nefrostomia percutânea durante 4 semanas com acompanhamento por meio do exame de imagem renal com mercaptoacetiltriglicina (MAG3) como observado em C. C, Cintilografia renal com MAG3 revelando função de 25% do rim direito 4 semanas após a colocação da nefrostomia percutânea. A reparação da JUP foi posteriormente executada. D, Uma menina de 14 anos se apresentou com hematúria macroscópica, após uma queda de cavalo. A nefrostomia percutânea foi colocada durante 4 semanas, uma cintilografia renal com DMSA mostrou função inferior a 6% no fim de 4 semanas, e uma nefrectomia esquerda foi realizada.

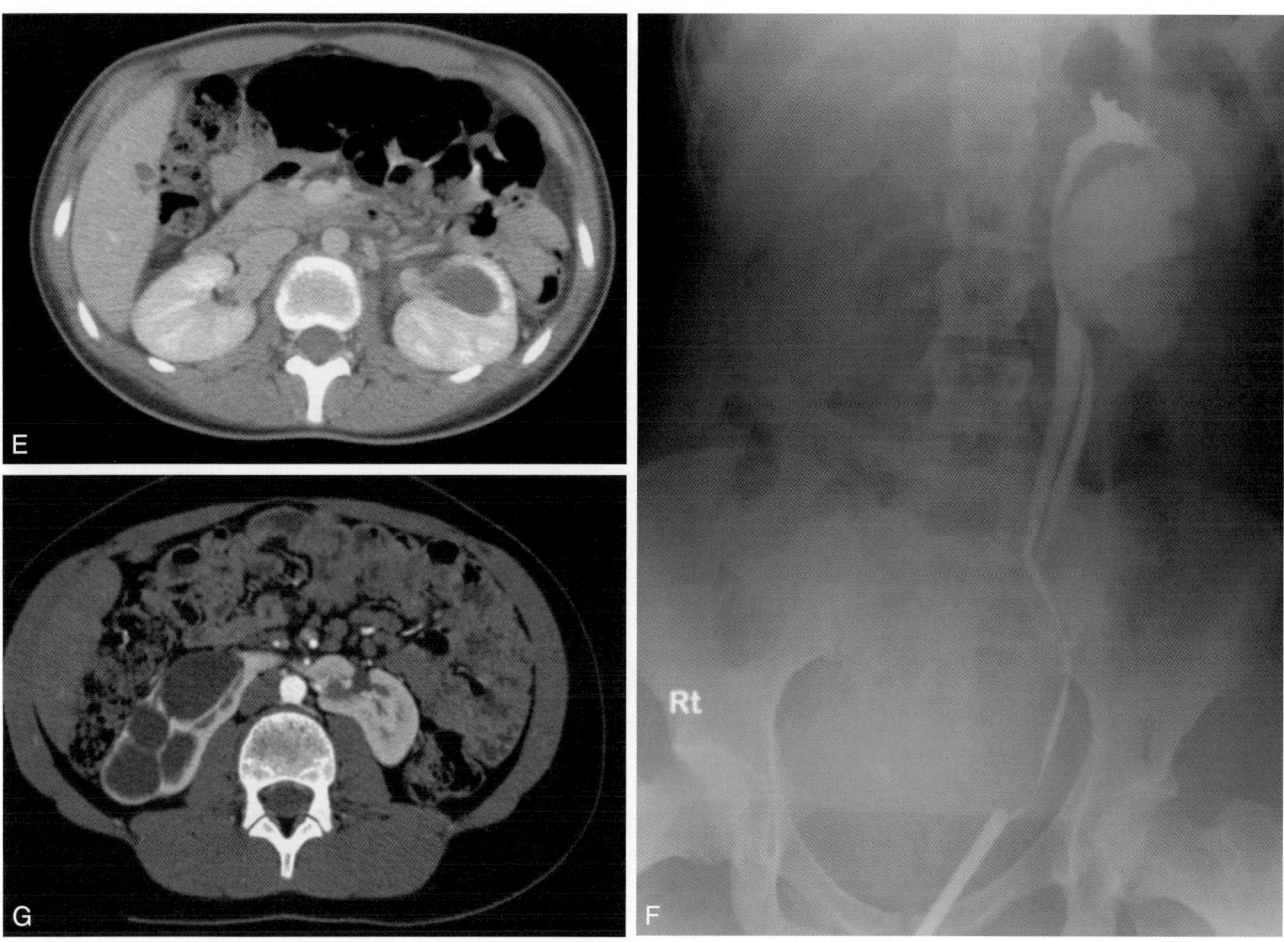

Figura 154-7. *(cont.)* **E,** Um menino de 15 anos se apresentou com hematúria macroscópica na sequência de uma queda durante a execução de uma corrida cross-country; os achados eram sugestivos de obstrução do polo inferior esquerdo da JUP. **F,** Pielografia retrógrada esquerda confirmou uma duplicidade esquerda incompleta com obstrução da JUPE do polo inferior esquerdo. **G,** Um garoto de 14 anos de idade se apresentou com hematúria macroscópica, após uma colisão ao jogar hóquei. A tomografia computadorizada revelou rim em ferradura, com obstrução grave da JUPE direita.

Dois terços dos pacientes com lesões ureterais associadas a traumas externos não apresentarão hematúria, e o diagnóstico é geralmente feito pela realização de uma TC trifásica obtida para avaliar o trauma penetrante e/ou para descartar uma lesão urogenital secundária a uma desaceleração rápida ou um trauma de impacto (Velmahos e Degiannis, 1997; Wessells et al., 1997b; Medina et al., 1998; Velmahos e Demetriades, 2002; Hudolin e Hudolin, 2003; Carver et al., 2004; Kansas et al., 2004; Elliott e McAninch, 2006). **Os ferimentos por armas de fogo causados por um projétil de alta velocidade (> 350 m/seg) merecem menção especial.** A energia cinética de uma bala de alta velocidade cria uma onda de energia ao seu redor que chega a estender-se de 30 a 40 vezes o diâmetro do projétil (Al-Ali e Haddad, 1996; Perez-Brayfield et al., 2001; Hudolin e Hudolin, 2003; Carver et al., 2004; Santucci et al., 2004b). Além disso, o projétil irá frequentemente defletir sua trajetória durante a penetração, e a combinação de lesão explosiva com o desvio interno da trajetória do projétil resulta em um grande dano aos tecidos circunjacentes, até a uma distância significativa a partir do seu trajeto. É importante ressaltar que, uma vez que haja ferimentos por arma de fogo no tronco, a avaliação radiográfica e/ou cirúrgica no momento da lesão talvez não revele a presença de uma lesão urogenital (Al-Ali e Haddad, 1996; Medina et al., 1998; Perez-Brayfield et al., 2001; Hudolin e Hudolin, 2003; Carver et al., 2004; Santucci et al., 2004b; Kunkle et al., 2006; Siram et al., 2010). Em alguns pacientes com lesões por projeteis de alta velocidade, a pelve e/ou ureter renais aparecem intactos ou talvez apenas ligeiramente lesado no momento do exame radiográfico e/ou da exploração cirúrgica. À medida que a lesão por impacto de alta velocidade se instala, pode-se desenvolver uma necrose do ureter ou de porções da pelve renal. A extensão da lesão urogenital torna-se uma preocupação à medida que o extravasamento urinário se desenvolve devido à necrose tardia. Classicamente, esses ferimentos causam fístulas tardias e se apresentam como uma fístula urinária com o aumento de perdas pelos drenos de 3 a 5 dias após a lesão (Al-Ali e Haddad, 1996; Medina et al., 1998; Perez-Brayfield et al., 2001; Hudolin e Hudolin, 2003; Santucci et al., 2004b; Carver et al., 2004; Kunkle et al., 2006).

Lesões Ureterais Iatrogênicas seguintes a Procedimentos Abertos, Laparoscópicos e Endoscópicos

A lesão ureteral iatrogênica mais comum na população pediátrica é a lesão seguinte à ureteroscopia; mesmo que estes sejam eventos raros e ocorrem como perfurações ureterais ocorrendo em menos de 2% de todos os procedimentos ureteroscópicos realizados em pré-púberes (Schuster et al., 2002; Wu e Docimo, 2004; Minevich et al., 2005). A perfuração ureteral seguinte a uma ureteroscopia pode quase sempre ser controlada por uma intervenção endoscópica com implante de um duplo J, com ou sem a colocação de nefrostomia. Os resultados a longo prazo após o tratamento endoscópico são excelentes (Schuster et al., 2002; Wu e Docimo, 2004; Minevich et al., 2005).

As lesões ureterais traumáticas seguintes a procedimentos cirúrgicos laparoscópicos ou abertos são relativamente comuns em adultos após as cirurgias ginecológica e vascular; no entanto, são extremamente raros os relatos na literatura sobre lesões ureterais iatrogênicas seguintes a procedimentos laparoscópicos e abertos em pacientes pediátricos (Elliott e McAninch, 2006; Routh et al., 2009). O tratamento de lesões traumáticas ureterais depende do tempo de diagnóstico, havendo um atraso no diagnóstico de 6 ou mais dias em 50% a 60% dos pacientes pediátricos e adultos que apresentam esses tipos de lesão (Elliott e McAninch, 2006; Routh et al., 2009).

Caso seja reconhecida no momento da cirurgia, a lesão total ou parcial do ureter deve ser tratada com base na localização e na extensão da lesão ureteral. As opções são: a uretero-ureterostomia ipsilateral, o reimplante ureteral com ou sem um retalho de psoas, transuretero-ureterostomia (cuidado para não colocar o rim contralateral normal em risco), ou, em raras ocasiões, a ligadura ureteral com a colocação de uma nefrostomia e a reconstrução planejada nas próximas 48 a 72 horas. As lesões ureterais secundárias a um ferimento de bala de alta velocidade ou de uma ligação inadvertida do ureter devem ser tratadas por remoção de todo clip ou ligadura e a colocação de um duplo J por 6 a 8 semanas. A realização de um acompanhamento radiológico de longo prazo (de 1 a 2 anos) após a remoção do duplo J ou de um tratamento ureteral é necessária devido ao fato de haver a possibilidade de formação de uma estenose ureteral ou mesmo de fístulas ureterais ao longo do tempo (Al-Ali e Haddad, 1996; Ghali et al., 1999; Elliott e McAninch, 2006; Routh et al., 2009).

Pacientes com diagnóstico de uma lesão ureteral com mais de 5 dias após o trauma são classicamente tratados por meio da colocação de uma nefrostomia percutânea temporária associada ou não a duplo J concomitante, sendo o tratamento definitivo realizado 12 semanas após a lesão. O reparo de imediato não é recomendado por alguns autores, devido à resposta inflamatória intensa observada no local da lesão, tornando mais difícil e com incidência maior de insucesso (Al-Ali e Haddad, 1996; Ghali et al., 1999). **Outros autores têm desafiado essa recomendação, afirmando que uma triagem do tratamento endoscópico deve ser tentada. Esses autores reconhecem que o tratamento de lesões ureterais tardias por meio de métodos endoscópicos está associado a uma taxa de complicações de 40%, geralmente com o desenvolvimento de estenoses uretrais complexas e obstrutivas, mas ainda é válido na tentativa inicial. Em contraste, a cirurgia aberta nos casos tardios tem uma taxa de complicação de menos de 10% enquanto uma tentativa de tratamento endoscópico eleva o risco de infecção e em um paciente instável recuperando-se de um trauma grave, podendo prejudicar significativamente a evolução hospitalar do paciente, e podendo piorar a extensão da estenose ureteral, apenas adiando a inevitável necessidade de um reparo cirúrgico** (Campbell et al., 1992; Selzman e Spirnak, 1996; Elliott e McAninch, 2006; Kunkle et al., 2006; Routh et al., 2009; Pereira et al., 2010; Siram et al., 2010). Eu trato esses pacientes utilizando uma abordagem combinada, com uma tentativa inicial de colocação de um cateter ureteral com ou sem nefrostomia. Caso obtenha sucesso na passagem de duplo J através da lesão, deve-se removê-lo de 6 a 8 semanas após o trauma, e é necessário reavaliar o trato superior para a possibilidade do desenvolvimento de hidronefrose. Também deve-se avaliar função renal utilizando uma ultrassonografia e um renograma diurético com MAG3 6 após semanas. Caso seja notada uma hidronefrose progressiva, realiza-se a drenagem temporária do trato superior, com nefrostomia. Os estudos radiográficos de diagnóstico para avaliar a função renal e avaliar a localização e extensão da estenose são posteriormente realizados após 12 semanas após a remoção do duplo J. Caso não obtenha sucesso na permeabilidade da área da lesão ureteral, eu reavalio o paciente aproximadamente 12 semanas após a lesão traumática. A avaliação radiográfica nesse momento pode-se empregar em uma série de modalidades como pielografia retrógrada e anterógrada, renograma para avaliar a função renal diferencial, urotomografia e cistografia.

O tratamento tardio a ser utilizado baseia-se na localização e na extensão da lesão ureteral. As opções incluem a anastomose direta do ureter na pelve renal, a uretero-calicostomia, a uretero-ureterostomia primária, a transuretero-ureterostomia, o reimplante ureteral com ou sem um retalho de psoas, o ureter ileal, o autotransplante, e ocasionalmente a nefrectomia. Gostaria de alertar que o uso da transuretero-ureterostomia coloca o rim e o ureter contralateral sem lesões em risco. Com base nessa possibilidade, não utilizo a transuretero-ureterostomia como uma alternativa cirúrgica no tratamento das lesões complexas que surgem após traumas ureterais (Elliott e McAninch, 2006; Routh et al., 2009).

> **PONTOS-CHAVE: RUPTURA TRAUMÁTICA DA JUNÇÃO URETEROPÉLVICA E LESÕES URETERAIS**
>
> - Trinta por cento dos pacientes com uma ruptura da JUP terão um exame de urina completamente normal.
> - Devido à frequente associação da ruptura traumática da JUP a eventos de trauma com risco à vida, o diagnóstico dessa lesão é retardado por mais de 36 horas em mais de 50% dos pacientes. Os pacientes serão, eventualmente, vistos devido a anormalidades observadas na TC, a avaliação de uma febre pós-operatória persistente, dor em flanco crônica, íleo prolongado ou sepse.
> - Três achados clássicos em uma TC trifásica estão associados à ruptura da JUP: (1) o extravasamento medial do contraste na área ureteral perirrenal e superior, (2) o extravasamento de contraste, na ausência de lacerações parenquimatosas, e (3) a não visualização do ureter distal ipsilateral.
> - No paciente clinicamente estável, quando o diagnóstico de ruptura ureteral ou da JUP é feito dentro de 5 dias após o evento traumático, o tratamento cirúrgico imediato é a modalidade preferencial.
> - Em pacientes com um diagnóstico tardio de ruptura ureteral ou da JUP feito 6 dias ou mais após o evento traumático, o tratamento preferido é a colocação de nefrostomia, com ou sem um cateter ureteral e com tratamento tardio em 12 semanas.
> - O tipo de tratamento ureteral utilizado é baseado na localização e na extensão da lesão ureteral.

LESÕES TRAUMÁTICAS DA BEXIGA

Comentários Gerais

A bexiga urinária está bem protegida de trauma externo pelo arcabouço ósseo da pelve. Devido aos extensos mecanismos de proteção pélvicos, quando ocorrem os ferimentos da bexiga são frequentemente associados a traumas de múltiplos órgãos, com uma média de três lesões de órgãos coexistentes e uma taxa de mortalidade de 20% (Carroll e McAninch, 1984). É de se notar que 80% das lesões da bexiga são associadas a fraturas pélvicas, por outro lado, apenas 5% a 10% de fraturas pélvicas estão associadas a uma lesão da bexiga. **Vários estudos, no entanto, descobriram que a pesquisa para uma lesão da bexiga em pacientes com fratura pélvica única, ou em doentes com uma fratura pélvica e hematúria microscópica, não possui uma boa relação custo-benefício e nem de alta detecção para os ferimentos clinicamente significativos da bexiga** (Mokoena e Naidu, 1995; Cunningham et al., 1998; Iverson e Morey, 2001; Zacharias et al., 2012). Atualmente, são duas as indicações absolutas para o exame de imagem da bexiga após um trauma abdominal contuso: (1) a presença de hematúria macroscópica coexistindo com uma fratura pélvica ou (2) a incapacidade de urinar. As indicações relativas para a imagem da bexiga após trauma abdominal contuso são a retenção urinária por coágulos, hematoma perineal e uma história de uma ampliação vesical anterior. O exame de imagem da bexiga seguido ao trauma penetrante deve ser realizado a qualquer momento em que existir uma preocupação de que o projétil possa ter atingido a bexiga ou se for encontrado líquido abdominal livre na TC inicial (Cunningham et al., 1998).

Diferenças entre Adultos e Crianças nas Lesões Traumáticas da Bexiga: Lacerações através da Face Anterior do Colo Vesical

As lacerações traumáticas da bexiga em crianças são aproximadamente duas vezes mais prováveis a se estenderem através do colo da bexiga em comparação com a mesma lesão num adulto (Husmann et al., 1990; Boone et al., 1992; Koraitim, 1997, 1999; Chapple, 2000; Ashley e Husmann, 2007; Routh e Husmann, 2007). A importância clínica desse fato é significativa. Especificamente, o tratamento de uma laceração do colo vesical ou com uma cistostomia suprapúbica e/ou com um cateter uretral sem a concomitante sutura do colo vesical pode resultar em um extravasamento persistente de urina com o eventual desenvolvimento de um urinoma pélvico, abscesso ou osteomielite pélvica e aliado a um aumento do risco de incontinência urinária permanente (Husmann et al., 1990; Boone et al., 1992; Koraitim, 1997, 1999; Chapple, 2000; Ashley e Husmann, 2007; Routh e Husmann, 2007). Deve-se suspeitar do diagnóstico de uma lesão no colo da bexiga a qualquer momento em que houver algum extravasamento importante de contraste e que os estudos radiográficos não tenham documentado a competência do colo vesical. Se a suspeita de uma lesão do colo vesical estiver presente, o paciente deve se submeter à exploração cirúrgica com abertura da bexiga na sua cúpula. A sutura do colo vesical deve ser realizada por abordagem intravesical e com um fechamento das várias camadas. Deve se tomar um grande cuidado para não desbloquear o hematoma pélvico, prevenindo a perda sanguínea. O cirurgião deve estar ciente de que as lacerações do colo anterior da bexiga estão frequentemente associadas a lesões uretrais, portanto, deve-se considerar a realização de uma uretrografia retrógrada ou de uma cistoscopia para descartar essa possibilidade. Caso uma laceração do colo da bexiga seja tratada, é necessária uma uretrocistografia miccional (UCM) no momento da remoção do cateter para visualizar adequadamente o colo da bexiga e confirmar a cura (Husmann et al., 1990; Boone et al., 1992; Koraitim, 1997, 1999; Chapple, 2000; Ashley e Husmann, 2007; Routh e Husmann, 2007).

Diagnóstico de Lesões da Bexiga

O diagnóstico de uma lesão traumática na bexiga deve ser avaliado por cistografia simples em conjunto com a TC. Qualquer uma dessas modalidades é precisa, desde que uma distensão adequada da bexiga ocorra. Em uma criança, a quantidade de contraste instilada na bexiga deve, no mínimo, ser igual à metade da capacidade da bexiga estimada para a idade (60 mL no momento do nascimento e 30 ml para cada ano seguinte). A instilação de contraste pode parar no máximo da capacidade vesical para a idade, um total de 300 ml, ou se ocorrer uma contração vesical. Eu não recomendo a execução de uma cistografia com TC, para avaliar inicialmente o trauma de bexiga. Frequentemente, o paciente tem uma oligúria secundária a hipovolemia, resultando em uma diminuição da produção de urina com enchimento insuficiente da bexiga. Na minha experiência, uma cistografia com TC levou a erro no diagnóstico de lesão traumática vesical em várias ocasiões (Husmann, 1996; Haas et al., 1999; Peng et al., 1999; Deck et al., 2001; Iverson e Morey, 2001).

Classificação e Tratamento de Lesões Traumáticas da Bexiga

Todos os pacientes com lacerações traumáticas da bexiga, quer extra ou intraperitoneal, inicialmente devem ser tratados com antibióticos endovenosos e com antibioticoterapia oral contínua por 48 horas após a remoção da sonda vesical. As lesões extraperitoneais são duas vezes mais comuns que as lesões intraperitoneais e são quase invariavelmente associadas a uma fratura pélvica. Classicamente, as rupturas extraperitoneais da bexiga terão uma aparência de contraste espalhado nos estudos radiográficos. **Na presença de uma lesão extraperitoneal da bexiga, a consideração de intervenção cirúrgica aberta deve ser feita se: (1) uma espícula óssea for encontrada a projetando-se para dentro da bexiga no exame tomográfico, (2) se a preocupação de uma laceração do colo da bexiga estiver presente, (3) se o paciente for submetido à fixação interna de uma fratura pélvica, ou (4) se o paciente for submetido a uma laparotomia exploradora para avaliação de outras lesões. Nessas circunstâncias, o reparo imediato de ambas as lesões da bexiga intra e extravesical tem sido associado a menores complicações e melhores prognósticos para os pacientes** (Kotkin e Koch, 1995; Husmann, 1996; Gomez et al., 2004; Ashley e Husmann, 2007; Deibert e Spencer, 2011; Deibert et al., 2012). **Nas lesões extraperitoneais da bexiga, sem complicações, pode ser considerado o tratamento por uma sonda vesical de demora.** A idade e o tamanho do paciente desempenham um papel importante em determinar se o indivíduo pode ser tratado por sondagem vesical. Na minha experiência, uma sonda vesical de pequeno calibre colocada em crianças pequenas serão frequentemente obstruídas por coágulos de sangue, resultando em extravasamento urinário persistente e possível contaminação bacteriana de um hematoma pélvico, levando a um abcesso pélvico ou a osteomielite.

A colocação de uma sonda vesical de grande calibre para permitir uma melhor drenagem é uma preocupação em rapazes jovens, o que pode levar a uma possibilidade de trauma uretral resultar numa estenose de uretra; portanto, a melhor escolha seria a colocação de uma cistostomia de grande calibre (Kotkin e Koch, 1995). A drenagem urinária através da sonda vesical é mantida durante 7 a 10 dias, e uma cistografia deve ser obtida para verificar a resolução do ferimento antes da remoção do cateter.

As lesões intraperitoneais da bexiga aparecerão inicialmente com a presença de líquido livre no abdômen em uma tomografia computadorizada. A instilação de contraste na bexiga irá resultar em extravasamento do contraste para dentro da cavidade peritoneal. Quase todas as rupturas intraperitoneais da bexiga ocorrem na sua cúpula, pois é o local de menor apoio por parte das estruturas perivesicais circundantes. Uma vez que estas são geralmente lacerações grandes em tamanho, a integridade do colo da bexiga, com frequência, não pode ser avaliada por meios radiográficos (Husmann, 1996). Em lesões intraperitoneais da bexiga, o reparo cirúrgico aberto da laceração é a modalidade de tratamento recomendada, com análise multivariada após o controle do escore de lesão corporal geral revelando uma redução da mortalidade intra-hospitalar em aproximadamente 50% (4,3%, com cateter de drenagem uretral vs. 2,1% com o reparo aberto) (Deibert e Spencer, 2011; Deibert et al., 2012). **A cirurgia aberta vai permitir que ao cirurgião reduzir segmento de epíplon ou intestino delgado que estejam herniando na bexiga, podendo resultar em um extravasamento urinário persistente, além de permitir a inspeção intravesical cuidadosa do colo da bexiga no momento da exploração cirúrgica.** Em todos os pacientes deve-se utilizar sonda de grosso calibre para a drenagem urinária, e um dreno perivesical deve ser deixado. Nas mulheres mais jovens e meninos, uma hematúria macroscópica persistente com coágulos pode ocluir sondas de pequeno calibre, sendo então utilizada a colocação de cistostomia com maior diâmetro. Deve se manter a drenagem urinária durante 7 a 10 dias após a lesão, e uma cistografia deve ser obtida antes da remoção do cateter.

PONTOS-CHAVE: LESÕES TRAUMÁTICAS DA BEXIGA

- As indicações absolutas para o exame de imagem da bexiga após trauma abdominal contuso são atualmente duas: (1) a presença de hematúria macroscópica coexistindo com uma fratura pélvica ou (2) queixas de incapacidade de urinar.
- O exame de imagem da bexiga seguido de algum trauma penetrante deve ser realizado a qualquer momento em que exista a preocupação de que o projétil possa ter lesionado a bexiga ou se for achado líquido abdominal livre na TC inicial.
- Lacerações traumáticas da bexiga em crianças são, aproximadamente, duas vezes mais suscetíveis de estenderem-se ao colo da bexiga comparadas à mesma lesão nos adultos.
- A falha no tratamento da lesão do colo vesical pode resultar no extravasamento persistente de urina, com possível desenvolvimento de um urinoma pélvico, um abcesso ou osteomielite, e ainda, um aumento no risco de incontinência urinária permanente.
- Lesões traumáticas da bexiga podem ser precisamente diagnosticadas por uma cistografia simples ou associada a TC, uma vez que ocorra uma distensão vesical adequada. Em uma criança, a quantidade instilada na bexiga deve, no mínimo, ser igual à metade da capacidade da bexiga estimada para a idade.
- Na presença de uma lesão extraperitoneal da bexiga, deve-se fazer a consideração para uma intervenção cirúrgica aberta caso haja o achado tomográfico de que uma espícula óssea esteja proeminente na bexiga, ou ainda caso haja a preocupação de uma laceração do colo vesical. Caso essas duas complicações não estejam presentes, deve-se considerar o tratamento por meio de uma sonda vesical.
- Em lesões intraperitoneais da bexiga, o reparo cirúrgico aberto da laceração é o tratamento recomendado. Isso permite ao cirurgião reduzir segmentos de epíplon ou alças intestinais que estejam herniados na bexiga, além de permitir uma cuidadosa inspeção intravesical do colo vesical no momento da exploração cirúrgica.

LESÕES URETRAIS

Diferenças entre Pacientes Pediátricos e Adultos em Lesões Uretrais

Devido à imaturidade pélvica e à posição relativamente intra-abdominal da bexiga na criança, as crianças com uma lesão de uretra posterior serão diferentes dos adultos com essa lesão de quatro maneiras. Em primeiro lugar, uma fratura pélvica é mais propensa a ser instável e a estar associada a uma uretra prostática severamente e permanentemente deslocada. Em segundo lugar, esse deslocamento importante da próstata fora do assoalho pélvico promove uma ruptura completa da uretra posterior, sendo mais comum em meninos do que em homens. Em terceiro lugar, as lesões concomitantes da bexiga e da uretra podem ocorrer em até 20% dos pacientes pediátricos, com a coexistência de lesões longitudinais anteriores chegando ao colo vesical e no complexo esfincteriano, sendo duas vezes mais comum em crianças do que nos adultos. Em quarto lugar, em meninas pré-púberes, as fraturas pélvicas são quatro vezes mais propensas a estarem associadas a uma lesão uretral do que em mulheres adultas (Husmann et al., 1990; Boone et al., 1992; Perry e Husmann, 1992; Koraitim, 1997, 1999, 2004; Chapple, 2000; Hemal et al., 2000; Ashley e Husmann, 2007; Routh e Husmann, 2007).

O impacto clínico dessas diferenças é notável. O deslocamento permanente da próstata do assoalho pélvico resulta em uma maior necessidade de realização de uma cirurgia transpúbica, ou em uma dissecção perineal e transpúbica combinada para a reconstrução uretral em comparação com a população de pacientes adultos. Hipoteticamente, o deslocamento importante da próstata fora do assoalho pélvico traz à tona a preocupação de que a disfunção erétil será mais comum em crianças portadoras de uma lesão uretral do que em adultos (Boone et al., 1993; Koraitim, 1997; Chapple, 2000; Basiri et al., 2002). Também há o receio de que a incontinência urinária permanente seja mais provável em crianças após essa lesão, como resultado do aumento do risco de lesões associadas à uretra posterior, ao colo vesical e ao complexo esfincteriano (Husmann et al., 1990; Boone et al., 1992; Perry e Husmann, 1992; Hemal et al., 2000; Rosenstein e Alsikafi, 2006; Ashley e Husmann, 2007; Routh e Husmann, 2007).

Apresentação Inicial da Lesão Uretral

A suspeita de uma lesão uretral deve surgir a qualquer momento em que um paciente apresentar uma história de trauma direto ao pênis, vagina, períneo ou pélvis. As avaliações radiográficas ou cistoscópicas para descartar essa lesão são obrigatórias nas seguintes circunstâncias: (1) quando o paciente apresentar-se com a tríade clássica de hematoma perineal ou peniano, sangue no meato ou introito vaginal, e incapacidade de urinar; (2) quando há uma fratura de pelve com um ou mais ramos púbicos fraturados ou diástase da sínfise púbica; ou (3) quando os achados radiológicos forem sugestivos de uma lesão no colo da bexiga (Chapple, 2000; Rosenstein e Alsikafi, 2006).

Associação de Fraturas Pélvicas a Lesões por Deslocamento da Uretra Posterior

Aproximadamente 5% dos pacientes que possuem uma fratura pélvica terão uma lesão uretral. O risco de uma lesão uretral após uma fratura pélvica está diretamente relacionado ao número de fraturas de ramos púbicos presente, ao grau de separação da sínfise púbica, e à presença de uma diástase concomitante da articulação sacroilíaca. O maior risco de lesão uretral é encontrado na fratura de Malgaigne, isto é, uma fratura pélvica que tem um rompimento dos ramos isquio-púbicos coexistente com uma diástase da articulação sacroilíaca (Colapinto, 1980; Kricun, 1990; Koraitim et al., 1996; Koraitim, 1999, 2004; Kommu et al., 2007). Por sua vez, é essencialmente zero a probabilidade da existência de uma lesão uretral secundária a fraturas pélvicas isoladas do acetábulo, ílio, sacro e a lesões que não envolvam uma fratura de um ramo púbico ou disjunção da sínfise púbica.

Diagnóstico de Lesões Uretrais

Em homens, a uretrografia retrógrada é a modalidade diagnóstica de escolha para descartar a presença de uma lesão uretral. Na mulher pré e pós-púbere, achados sugestivos de uma lesão uretral são frequentemente observados em um exame tomográfico; no entanto, eu prefiro confirmar o diagnóstico por meio de uma cistoscopia e de uma vaginoscopia, ambas realizadas sob anestesia geral (Husmann et al., 1990; Boone et al., 1992; Perry e Husmann, 1992; Venn et al., 1999; Rosenstein e Alsikafi, 2006).

Quando é achado que uma lesão uretral coexiste com uma fratura da pelve, uma lesão retal concomitante estará presente em 15% das crianças. É normalmente obrigatório que um exame de toque retal seja realizado nessas crianças para avaliar a presença de uma lesão retal concomitante. Os estudos atuais, no entanto, revelaram que o toque retal é altamente impreciso para diagnosticar uma próstata deslocada ou uma lesão retal. A capacidade do toque retal de diagnosticar corretamente a presença desses achados foi inferior a 15%, com estudos radiográficos e a endoscopia sendo muito mais específicos e sensíveis para tal diagnóstico. Nessas circunstâncias, o grupo de medicina de emergência recomendou posteriormente que o toque retal fosse abandonado na avaliação desses pacientes (Shlamovitz et al., 2007a, 2007b). Quando identifica-se uma lesão retal concomitante a uma ruptura da uretra, o tratamento com uma colostomia de desvio temporário é obrigatório para evitar as consequências desastrosas de um abscesso pélvico, de osteomielite pélvica e a fasceíte necrosante que podem acompanhar uma lesão retal não diagnosticada.

Comentários Gerais Quanto ao Tratamento de Lesões Uretrais: Uretroplastia Imediata, Retardada e Tardia

Na fase inicial da lesão, a complicação urológica potencial mais importante é a infecção induzida pela contaminação bacteriana do hematoma pélvico ou perineal e o extravasamento urinário. O tratamento imediato das lesões uretrais deve incluir a administração de antibióticos de largo espectro, a avaliação da competência do colo vesical, e o estabelecimento de uma drenagem urinária. O reparo da lesão uretral pode ser imediato (realinhamento primário ou anastomose primária terminoterminal, em menos de 2 dias pós-lesão); retardado (realinhamento primário ou anastomose terminoterminal, que ocorre de 2 a 14 dias após a lesão); ou tardio (qualquer tipo de reparo que ocorra 3 meses ou mais após a lesão) (Boone et al., 1992; Perry e Husmann, 1992; Venn et al., 1999; Rosenstein e Alsikafi, 2006; Ashley e Husmann, 2007; Routh e Husmann, 2007).

Lesões Uretrais Anteriores

As lesões da uretra anterior (incluindo a bulbar) em crianças são, geralmente, iatrogênicas, resultantes da instrumentação uretral, da circuncisão ou de lesões que ocorrem durante a reparação de uma malformação anorretal congênita. Se a uretra anterior foi lesada como resultado de instrumentação uretral, o tratamento agudo deve ser com antibioticoterapia seguida do estabelecimento da continuidade uretral com drenagem por sonda R. Preferivelmente, uma sonda é colocada por meio de técnicas radiológicas ou endoscópicas e mantida durante 5 a 21 dias, dependendo da extensão da lesão (Maheshwari e Shah, 2005; Kommu et al., 2007). Caso a continuidade da uretra não possa ser reestabelecida, tratamentos alternativos incluem o posicionamento de uma cistostomia temporária ou de uma vesicostomia. Se um cateter uretral ou suprapúbico é colocado, uma UCM é obtida no momento da remoção. Se nenhuma lesão uretral persistente for observada, em lactentes, eu obtenho uma uretrografia retrógrada de acompanhamento após 3 meses; alternativamente, em uma criança que é treinada para ir ao banheiro, uma taxa de fluxo com urina residual ao ultrassom é adequada para o acompanhamento. Caso uma estenose uretral permanente venha a se desenvolver, eu normalmente adio o reparo cirúrgico definitivo até que a criança seja mais velha do que 1 ano de idade, ou, se a idade da criança for maior do que 1 ano, espero pelo menos 3 meses a partir do momento da lesão (ou seja, uma uretroplastia tardia). O atraso no tratamento permite que a estenose determine claramente sua extensão, permitindo que o médico planeje da melhor forma a reconstrução uretral (Voelzke et al., 2012).

Três tipos de lesões uretrais podem ser encontradas na sequência de uma circuncisão: lesão meatal, perda da uretra distal secundária à amputação total ou parcial da glande, ou o desenvolvimento de uma fístula uretrocutânea devido à necrose isquêmica da uretra (Gluckman et al., 1995; Baskin et al., 1997). Esse último ferimento normalmente ocorre ou quando a uretra foi esmagada por uma pinça de circuncisão ou quando foi utilizada a cauterização ou uma sutura para coibir a hemorragia de um vaso próximo à uretra (Baskin et al., 1997). O tratamento imediato da lesão da uretra anterior pode ser tecnicamente difícil. Quando o meato é atingido, uma meatoplastia deve ser realizada para prevenir o desenvolvimento da estenose meatal. Quando houver a amputação da glande com a uretra distal, eles podem ser reinseridos com êxito utilizando uma anastomose direta com sutura espatulada da uretra e da glande por sobre uma sonda, com uso de antibióticos, e deve ser feito um curativo compressivo para a imobilização da glande. Quando uma lesão parcial da uretra distal ocorrer sem perda substancial da glande, pode-se realizar a sutura com a reaproximação do meato (isto é, uma meatoplastia). Após a cicatrização, um tratamento tardio utilizando técnicas de hipospádia pode ser realizado, caso seja necessário. As fístulas uretrocutâneas são tratadas utilizando-se técnicas semelhantes às utilizadas para fechar as fístulas ocorridas na sequência do tratamento de hipospádia; essa cirurgia é normalmente adiada até que a criança tenha de 6 a 9 meses de idade, por razões técnicas (Gluckman et al., 1995; Baskin et al., 1997).

Eu tive um número de casos de crianças que foram-me encaminhadas para o tratamento de lesões uretrais que ocorreram no momento da correção cirúrgica de sua malformação anorretal congênita. Na minha experiência, essa lesão é geralmente devido a uma de duas causas: nenhum cateter uretral estava *in situ* no momento da reparação retal ou o cateter uretral foi colocado dentro do reto através de uma fístula retouretral. Nessas circunstâncias, a extremidade proximal peniana ou a uretra bulbar é geralmente excisada ou parcialmente avulsionada na altura da dissecção retal. A lesão é frequentemente identificada quando a criança é incapaz de evacuar após a cirurgia ou quando a criança evacua através da ferida perineal. A importância de um cateter uretral colocado adequadamente no momento da reparação anorretal não pode ser subestimada. A colocação inicial do cateter antes da reparação da malformação anorretal pode ser difícil, porque o cateter para no local da fístula reto-uretral ou inadvertidamente passa para o reto. É frequentemente útil a colocação do cateter por meio de um fio-guia colocado cistoscopicamente antes da correção cirúrgica dessa anomalia congênita. Isso permite a fácil identificação da uretra, e caso o cateter uretral fique exposto durante esse processo, o problema deve ser imediatamente reconhecido e geralmente pode ser tratado, com raras consequências em longo prazo (Spence, 1954; Williams e Grant, 1969; McLorie et al., 1998; Hong et al., 2002).

Avaliação da Estenose de Uretra antes do Reparo Tardio

No momento em que uma reconstrução cirúrgica é considerada, usualmente 3 meses após a lesão, deve-se realizar estudos como uma uretrografia retrógrada seguida de uma uretrocistografia miccional simultânea. Caso uma cateterização suprapúbica ou uma vesicostomia seja realizada, uma cistografia estática é, também, realizada. Uma uretrografia retrógrada corretamente realizada permitirá ao médico identificar a localização da estenose de uretra, mas pode não permitir a determinação apropriada do comprimento dessa estenose, especialmente se houver uma lesão com uma estenose muito afilada da uretra bulbar ou deslocamento da uretra posterior. A interpretação apropriada desses estudos radiográficos é essencial para uma verdadeira estimativa do defeito entre as duas extremidades uretrais oriundas da ruptura. Sem a correta interpretação desses estudos, o defeito uretral pode ser subestimado (o preenchimento com contraste de um urinoma associado a uma incompetência do colo da bexiga) ou superestimado (não preenchimento da uretra normal como resultado da falha de abertura do colo vesical no momento da micção). Quando é encontrado contraste oriundo da cistografia estática na uretra posterior, é levantada a suspeita de uma lesão do colo da bexiga, e é mandatória a avaliação aprofundada, como delineado a seguir. Caso o colo da bexiga seja competente, deve-se obter uma uretrografia retrógrada e uma cistrografia miccional. Um cuidado maior deve ser tomado na interpretação desses exames. Na maioria das vezes, o paciente pediátrico será incapaz de urinar e possuirá uma falha na abertura do colo da bexiga. Esses resultados de não visibilização do segmento uretral proximal podem causar uma estimativa ilegítima de um defeito. **Caso a uretra posterior se** encha com o contraste na cistografia estática, entende-se que esse evento pode ser devido a uma contração do músculo detrusor, que é pobremente sentida ou descrita, associado a uma incompetência do colo vesical. Devido ao impacto significativo que essa condição ocasiona no prognóstico cirúrgico, caso o contraste seja visualizado na uretra posterior, um estudo vídeo-urodinâmico é necessário. Se o estudo vídeo-urodinâmico documentar um colo vesical incompetente, ou se o paciente for incapaz de abrir o colo da bexiga para permitir a visualização da uretra posterior durante a realização da UCM, eu realizo simultaneamente uma cistoscopia flexível e uma uretroscopia. Ocasionalmente, em crianças, o médico pode precisar utilizar ureteroscópios flexíveis para esse procedimento. Esse exame permite ao médico a confirmação dos detalhes anatômicos do colo vesical e permite a determinação da extensão da estenose uretral. De maneira mais específica, eu opto pela obtenção de imagens pélvicas de incidência anteroposterior e oblíqua; isso permite ao médico a visualização da extensão e da orientação da lesão uretral. Alternativamente, pode-se obter uma ressonância magnética pélvica com uma reconstrução tridimensional para avaliar o deslocamento da uretra prostática e a posição da uretra bulbar distal. O estudo radiográfico tardio não possui a habilidade de avaliar a competência do colo da bexiga. Caso a cistoscopia e o exame vídeo-urodinâmico demonstrem uma incompetência do colo vesical, eu discuto com o paciente e sua família as opções para a reconstrução uretral com o possível resultado de uma incontinência urinária crônica ou, alternativamente, a realização de uma apendicovesicostomia como terapia de primeira linha (Ashley e Husmann, 2007; Routh e Husmann, 2007) (Fig. 154-8) (também visto na seção "Princípio de Mitrofanoff na Incompetência do Colo Vesical Secundária a Trauma de Uretra Posterior")

Reparo Endoscópico da Lesão Uretral: Realinhamento Endoscópico Imediato, Uretroplastia Tardia com Uretrotomia Interna e Uretroplastia com procedimento *Cut to Light* (Cortar em Direção à Luz)

O realinhamento endoscópico imediato utilizando fios-guia e cateteres uretrais para a ruptura parcial ou completa da uretra anterior ou posterior tem sido recomendado por alguns autores (Husmann et al., 1990, 1993a; Koch, 1995; Elliott e Barrett, 1997; Freitas Filho et al., 2003; Maheshwari and Shah, 2005; Rosenstein e Alsikafi, 2006; Hadjizacharia et al., 2008). **Eu acredito que essa técnica seja extremamente razoável para lesões uretrais parciais secundárias a lesões induzidas por um cateter ou lesões uretrais induzidas por via endoscópica iatrogênica; no entanto, em minhas mãos, o realinhamento endoscópico para um trauma uretral não iatrogênico tem produzido pobres resultados no longo prazo.** Na verdade, na minha população de pacientes, com trauma uretral não iatrogênico tratado por essa técnica, mais de 90% das crianças necessitaram de cateterismo intermitente ou de repetidas uretrotomias internas para manter a desobstrução uretral durante um acompanhamento de longo prazo (Husmann et al., 1990, 1993a; Boone et al., 1992). **Dada minha experiência ruim com realinhamento uretral em crianças com lesões traumáticas não iatrogênicas da uretra, eu opto por não utilizar essa modalidade de tratamento em pacientes pré-púberes.** No paciente pós-púbere, que seja clinicamente estável, com uma lesão de ruptura da uretra posterior e um colo da bexiga competente, eu realizo uma tentativa limitada pelo realinhamento endoscópico. Caso o alinhamento não possa ser estabelecido dentro de 10 minutos, eu abandono o procedimento para a colocação de uma cistostomia suprapúbica e para um tratamento tardio. A limitação de tempo é utilizada em uma tentativa de limitar o risco de colonização bacteriana do hematoma pélvico e a possível consequência de uma osteomielite (Husmann et al., 1990, 1993a; Koch, 1995; Elliott e Barrett, 1997; Freitas Filho et al., 2003; Maheshwari e Shah, 2005; Rosenstein e Alsikafi, 2006; Hadjizacharia et al., 2008; Nerli et al., 2008).

O procedimento *cut to light* ou uma uretroscopia anterógrada e retrógrada com incisão endoscópica ou ablação a laser endoscópica da estenose uretral em fundo cego recebeu publicidade no final de 1980 como um tratamento menos invasivo para lesões de ruptura da uretra posterior. O acompanhamento a longo prazo revelou uma alta taxa de recorrência de estenose (> 90%), com a permeabilidade uretral sendo mantida apenas pelo uso de cateterismo intermitente diário.

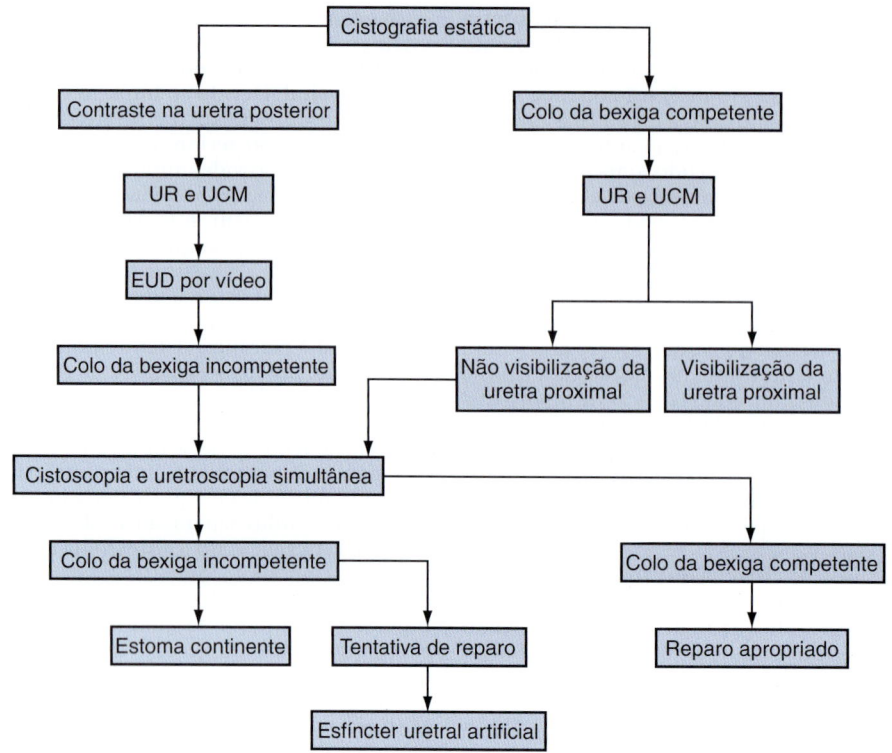

Figura 154-8. **Normograma no tratamento das lesões de uretra posterior antes do reparo cirúrgico tardio.** UR, uretrografia retrógrada; EUD, estudo urodinâmico; UCM, uretrocistografia miccional.

Este achado levou a maioria das autoridades na área a abandonar esse método de tratamento (Tollefson et al., 2007).

A uretrotomia endoscópica para estenoses da uretra bulbar e peniana curtas (<1 cm), não obliterativas induzidas por trauma, é comumente realizada em estenoses uretrais em l pediátrica. Infelizmente, o acompanhamento desses pacientes na idade adulta é limitado. O acompanhamento em um curto prazo de 1 ano revela frequentemente taxas de sucesso muito elevadas, de 75% a 100%. No entanto, intervalos de acompanhamento superiores a 5 anos revelam taxas de sucesso diminuindo para o intervalo de 20% a 35%, e alguns estudos sugerem que as taxas de sucesso a longo prazo podem ser duplicadas através da repetição da uretrotomia pelo menos uma vez. **Repetir-se a uretrotomia mais de uma vez não parece contribuir para a melhora das taxas de sucesso e pode, de fato, diminuir o sucesso de uma eventual reconstrução aberta da uretra** (Roehrborn e McConnell, 1994; Albers et al., 1996; Duel et al., 1998; Hsiao et al., 2003; Hafez et al., 2005; Husmann e Rathbun, 2006).

Uretroplastia Terminoterminal

Os princípios da reconstrução uretral terminoterminal incluem a excisão completa do tecido cicatricial e uma anastomose amplamente espatulada com uma aproximação epitélio-epitelial livre de tensão associada a margens uretrais viáveis. **Uma uretroplastia terminoterminal, usando a aproximação por via perineal, transpúbica, transsinfise ou combinada, tem um sucesso relatado de mais de 90% na população pediátrica de pacientes.** O excelente resultado desse procedimento demonstra que a uretroplastia terminoterminal é o procedimento de escolha para lesões de ruptura total da uretra em crianças e adultos (Cooperberg et al., 2007; Tollefson et al., 2007; El-Sheikh et al., 2008). Uma anastomose terminoterminal direta de até 2 cm pode ser realizada na maioria das crianças. Extensão de 3 cm ou mais geralmente exige uma pubectomia parcial ou completa, ou uma sinfisiotomia acompanhada ou não da abertura da crura peniana para a realização da anastomose (Boone et al., 1993; Chapple, 2000; Basiri et al., 2002; Koraitim, 2004; Park e McAninch, 2004; Cooperberg et al., 2007; El-Sheikh et al., 2008; Voelzke et al., 2012). Como referido anteriormente, devido à propensão da uretra prostática da criança a ser permanentemente deslocada para fora do assoalho pélvico após uma lesão de ruptura da uretra posterior, haverá uma tendência nas crianças de se realizar uma pubectomia, sinfisiotomia, ou uma uretroplastia transpúbica combinada com a via perineal para realizar a reconstrução uretral com uma maior frequência do que os adultos (Koraitim, 1997, 2004; Basiri et al., 2002; Park e McAninch, 2004; Ranjan et al., 2012; Voelzke et al., 2012).

Uretroplastia com Retalhos Pediculados (*Flap*) x Enxertos Livres (*Graft*) (Procedimentos de Um, Dois ou Múltiplos Estágios)

A reparação da estenose uretral traumática da uretra bulbar, proximal e peniana, superior a 3 a 4 cm de comprimento, nas crianças, é, normalmente, realizada utilizando um procedimento de retalho pediculado a partir da pele do prepúcio peniano (procedimento Orandi) ou, no caso de a pele local não estar disponível, uma uretroplastia dorsal do enxerto utilizando um enxerto livre de pele ou da mucosa bucal (Schreiter e Noll, 1989; Barbagli et al., 2004; Park e McAninch, 2004; Schulte-Baukloh et al., 2004; Dubey et al., 2005; Voelzke et al., 2012). Eu prefiro fazer um reparo de estágio único através da aproximação de, pelo menos, um lado da uretra e utilizo o retalho ou o enxerto na parede oposta. Caso o defeito seja grande o suficiente para que o retalho ou o enxerto deva ser utilizado de um modo circunferencial (tubo), eu opto por uma abordagem de dois ou múltiplos estágios. O uso de uma reconstrução em estágios é baseado na constatação de que estenoses recorrentes são mais prováveis de ocorrerem quando qualquer retalho ou enxerto é utilizado de um modo circunferencial (tubo) como um procedimento de fase única (Al-Ali e Al-Hajaj, 2001; Andrich e Mundy, 2001; El-Sherbiny et al., 2002; Dubey et al., 2003, 2005; Kessler et al., 2003; Manzoni et al., 2004; Husmann e Rathbun, 2006; Voelzke et al., 2012). A realização da operação, executando uma uretroplastia Johanson clássica de dois estágios ou, de preferência, um retalho de multiestágios do prepúcio ou uma uretroplastia por enxerto bucal, permite que o cirurgião verifique a sobrevivência do retalho ou do enxerto e dá tempo para a neovascularirzção e a avaliação da presença de pelos na pele antes do fechamento uretral. Em geral, o comprimento da estenose uretral, a disponibilidade de pele adjacente bem vascularizada e o aspecto do leito uretral irá determinar se deve-se utilizar uma abordagem de um, dois, ou múltiplos estágios (Schreiter e Noll, 1989; Al-Ali e Al-Hajaj, 2001; Andrich e Mundy, 2001; El-Sherbiny et al., 2002; Dubey et al., 2003, 2005; Kessler et al., 2003; Manzoni et al., 2004; Schulte-Baukloh et al., 2004; Husmann e Rathbun, 2006; Ranjan et al., 2012; Voelzke et al., 2012).

Lesões Uretrais em Mulheres

As lesões uretrais em mulheres são invariavelmente associadas a uma fratura instável da pelve e são geralmente causadas por uma ruptura da sínfise púbica, com uma laceração longitudinal que se estende através do colo vesical adentrando à uretra, ou pelo deslocamento de um fragmento ósseo lacera a uretra, resultando na lesão completa da uretra com a separação das margens. As lesões uretrais femininas podem ser bastante insidiosas e estão associadas a uma concomitante laceração vaginal em 75% das vezes e associadas a lesões retais simultâneas em outras 30% (Perry e Husmann, 1992; Venn et al., 1999; Chapple, 2000; Hemal et al., 2000). A presença de sangue no introito vaginal ou a presença de uma lesão retal em combinação com uma fratura pélvica deve levar o médico a considerar um diagnóstico de uma lesão da uretra feminina. Considera-se obrigatória a realização de uma uretroscopia e uma vaginoscopia nessas pacientes. Caso o paciente esteja clinicamente estável, deve-se realizar, quando indicado, uma uretroplastia terminoterminal imediata para lesões totais com avulsão, uma sutura primária do colo vesical e uma sutura da uretra dilacerada longitudinalmente por sobre uma sonda uretral. A sutura concomitante de lesões vaginais e retais (com uma colostomia protetora) deve ser realizada quando indicado. Um desvio preliminar com uma cistostomia suprapúbica, sem qualquer tratamento da uretra, invariavelmente, resulta em uma estenose uretral, uma fístula urinária, ou em ambas. Os reparos tardios dessas lesões, utilizando-se uma abordagem em duas etapas envolvendo uma cistostomia suprapúbica preliminar seguida de uma reconstrução definitiva, têm menos sucesso. A sutura da uretra com o reestabelecimento da continência urinária através da reconstrução do colo vesical, o uso de um *sling*, ou a colocação de um esfíncter urinário artificial frequentemente resultam em incontinência, erosão uretral com formação de fístula, ou em estenose da uretra proximal. Por isso, a necessidade de derivação urinária ou um estoma continente abdominal para tratar as complicações das lesões do colo da bexiga e da uretra feminina ocorre em até 30% das pacientes pediátricas. (Perry e Husmann, 1992; Venn et al., 1999; Chapple, 2000; Hemal et al., 2000; Castera et al., 2001; Huang et al., 2003; Koraitim, 2004; Ashley e Husmann, 2007; Routh e Husmann, 2007).

Princípio de Mitrofanoff para Incompetência do Colo Vesical após Lesões da Uretra Posterior

Em pacientes com a incompetência do colo da bexiga e estenose uretral concomitante, eu procuro buscar duas opções de tratamento diferentes. Inicialmente, é realizada a reconstrução do colo da bexiga com o restabelecimento da permeabilidade uretral. Caso a incontinência urinária persista, o que inevitavelmente acontece, eu realizo a colocação de um esfíncter urinário artificial ou um *sling* no colo vesical (Ashley e Husmann, 2007; Routh e Husmann, 2007). Como alternativa, eu inicialmente realizo um estoma cateterizável continente utilizando o princípio de Mitrofanoff, sem uma tentativa de reestabelecimento da continuidade uretral (Ashley e Husmann, 2007; Routh e Husmann, 2007). Na verdade, a experiência pessoal com essas duas técnicas resultou na minha preferência por um estoma continente. Infelizmente, a colocação de um esfíncter urinário artificial ou um *sling* ao redor do colo vesical ou uretra após a reconstrução do colo da bexiga e a realização de uma uretroplastia terminoterminal são tecnicamente difíceis e envolvem o risco de erosão uretral tardia (Ashley e Husmann, 2007).

Disfunção Erétil e Incontinência Urinária após Lesões Uretrais

Durante décadas, argumentou-se que o tratamento imediato do trauma de uretra posterior com secção total por anastomose uretral primária e/ou realinhamento uretral estariam diretamente associados a um aumento da incidência de disfunção erétil e da incontinência urinária. Os estudos atuais não conseguiram revelar uma associação entre o tipo de tratamento (imediato ou tardio) e a incidência de disfunção erétil e incontinência urinária. Atualmente, acredita-se que a gravidade da lesão primária e não a modalidade de tratamento inicial escolhida seja a causa dessas complicações (Husmann et al., 1990; Boone et al., 1992).

Deve notar-se que a incidência da disfunção erétil é aumentada quando a interrupção total da uretra ocorre ou quando a próstata é muito deslocada, sendo que ambas são mais comuns em crianças do que em adultos. A incidência de disfunção sexual após esta lesão é correlacionada ao número de ramos púbicos fraturados, à extensão do deslocamento da sínfise púbica, e ao subsequente comprimento da estenose uretral (Husmann et al., 1990; Boone et al., 1992; Koraitim, 1997, 1999; Chapple, 2000; Hemal et al., 2000). O acompanhamento a longo prazo das crianças que tiveram uma ruptura de uretra posterior revelou que a disfunção erétil pode ocorrer em até 70% dos casos quando ocorre um grande deslocamento, e uma lesão da uretra prostática apical, em comparação com uma incidência de 30% de disfunção erétil, quando um deslocamento mínimo da sínfise púbica está presente (Boone et al., 1992). Há controvérsias se o tratamento por meio de uma uretroplastia aumenta o risco de disfunção erétil (Das et al., 2004). Pacientes com queixa de disfunção erétil devem ser submetidos a testes de diagnóstico para definir a etiologia da disfunção. Embora a etiologia seja usualmente neurogênica, vascular, ou ambas, encontrou-se casos até mesmo de etiologia psicogênica dentro dessa população de pacientes, com a terapia definida pelos achados diagnósticos (Das et al., 2004; Feng et al., 2008; Tal et al., 2008).

A incontinência urinária após lesões da uretra é quase invariavelmente relacionada à presença de uma lesão concomitante no colo vesical e na uretra ou pode ser, também, uma consequência das lesões dos nervos pudendo e pélvico, resultando em denervação do complexo esfincteriano (Husmann et al., 1990; Perry e Husmann, 1992; Koraitim, 1997; Chapple, 2000; Hemal et al., 2000; Ashley e Husmann, 2007; Kommu et al., 2007; Routh e Husmann, 2007).

LESÕES PENIANAS

O trauma peniano na população pediátrica de pacientes é mais comumente iatrogênico e causado por circuncisão. Se a pele do pênis que estiver em excesso for retirada durante a circuncisão, a maioria dos pacientes pode ser tratada com curativo seco com 2 fraldas e pomada antibiótica. A cicatrização por segunda intenção geralmente resulta em uma excelente aparência estética. Caso a pele do pênis seja totalmente retirada, se for recuperada, esta pode ter a gordura do subcutâneo removida e recolocada no pênis como um enxerto de livre pele (Gluckman et al., 1995; Baskin et al., 1997; El-Bahnasawy e El-Sherbiny, 2002).

O estrangulamento peniano causado por um cabelo ou alguma linha é visto ocasionalmente. Na maioria dos casos, é difícil acreditar que isso ocorra de maneira puramente acidental, e deve-se solicitar uma investigação pelos serviços sociais para ocorrência de um possível abuso infantil. O estrangulamento por cabelo humano resulta no aparecimento gradual de isquemia, com pouco ou nenhum desconforto para a criança. Caso seja notado no início, a glande do pênis ou a parte distal do pênis estará edemaciada, eritematosa e ulcerada. O cabelo ou a linha responsável por causar a constrição pode não ser perceptível sem uma inspeção cuidadosa. A remoção do agente da constrição, nessa fase, geralmente pode mininizar o surgimento de complicações a longo prazo. Infelizmente, caso a criança seja vista tardiamente ou se o diagnóstico original é errado, o cabelo pode continuar cortando o pênis, causando danos ao feixe neurovascular, corpos cavernosos e esponjosos, atingindo até a uretra. As lesões variam desde a perda de sensibilidade glandar até o desenvolvimento de uma fístula uretrocutânea e, em sua forma extrema, amputação peniana parcial ou completa. (El-Bahnasawy e El-Sherbiny, 2002; Radhakrishnan et al., 2002).

PONTOS-CHAVE: LESÕES URETRAIS TRAUMÁTICAS

- A lesão uretral deve ser descartada nas três seguintes circunstâncias: (1) se a tríade clássica de um hematoma perineal e peniano, sangue no meato uretral e introito vaginal e a micção espontânea não for possível; (2) se uma fratura pélvica for associada a uma ou mais fraturas dos ramos púbicos e/ou diástases da sínfise púbica; e (3) se os achados radiográficos forem sugestivos de uma lesão do colo da bexiga.
- Em uma garota jovem com uma fratura pélvica, deve ser descartada a hipótese de lesão uretral caso seja notado sangue no introito vaginal ou se houver uma lesão retal concomitante.
- No tratamento imediato das lesões uretrais deve-se incluir a administração de antibióticos de largo espectro, uma avaliação da competência do colo vesical e o estabelecimento de uma drenagem urinária.
- Estenoses pequenas (<1 cm), não obstrutivas, da uretra bulbar e peniana podem ser tratadas por uma uretrotomia interna, com uma taxa de sucesso de aproximadamente 20% a 35%. A repetição da uretrotomia por mais de uma vez parece não aumentar a taxa de sucesso e pode, de fato, diminuir o sucesso de uma reconstrução aberta da uretra.
- Após uma lesão da uretra posterior, a incidência de disfunção erétil e incontinência urinária está diretamente ligada à severidade do dano primário. Isto é, a severidade do deslocamento prostático, a presença conjunta de uma lesão do colo vesical ou a presença de dano aos nervos pélvico e pudendo decorrente do trauma; não é resultado do tipo de tratamento inicial escolhido.

O ataque animal doméstico é geralmente a forma mais grave de trauma peniano visto na infância. Essas lesões penianas são normalmente associadas à destruição significativa de tecido e envolve as complicações resultantes da contaminação bacteriana. O tratamento requer verificação da atual vacinação contra o tétano e a ausência de raiva no animal agressor. O paciente é tratado com o uso de antibióticos de largo espectro, a limpeza e debridamento da ferida, a reconstrução ou reimplante do pênis, de acordo com a necessidade da lesão (El-Bahnasawy e El-Sherbiny, 2002; Radhakrishnan et al., 2002).

PONTOS-CHAVE: LESÕES PENIANAS TRAUMÁTICAS

- Durante uma circuncisão, a excisão da pele do pênis que estiver em excesso, na maioria dos pacientes, pode ser tratada com curativo de dupla fralda, pomada antibiótica e cicatrização por segunda intenção resultando em uma excelente aparência estética.
- Caso a pele do pênis seja totalmente retirada, se for recuperada, ela pode ter a retirada total da gordura do subcutâneo e ser recolocada no pênis como um enxerto livre de pele.
- O estrangulamento peniano causado por um cabelo ou alguma linha é visto ocasionalmente e deve considerar-se a uma investigação pelos serviços sociais para um possível abuso infantil.
- O ataque por um animal doméstico é a forma mais grave de trauma peniano visto geralmente na infância. O tratamento requer verificação da atual vacinação contra o tétano e a ausência de raiva no animal agressor. O paciente é tratado com o uso de antibióticos de largo espectro, limpeza da ferida e debridamento e reparo ou religação do pênis, de acordo com os cuidados que a lesão necessitar.

TRAUMA ESCROTAL, VULVAR E TESTICULAR

Nos pré-púberes e adolescentes com dor testicular ou escrotal, o diagnóstico principal deve ser a torção testicular até que se prove o contrário. Frequentemente, os meninos com torção testicular vão se apresentar com uma simulação de trauma, isto é, uma queixa de trauma escrotal incidental que precede o início da dor testicular, com a história do paciente mascarando o verdadeiro diagnóstico de torção. Caso o exame clínico não possa esclarecer o diagnóstico, a ultrassonografia escrotal é essencial; qualquer achado consistente de torção testicular, hematocele ou irregularidade no contorno testicular torna a exploração cirúrgica mandatória para descartar ou reparar um testículo rompido (Lee et al., 2008).

No paciente pediátrico, o trauma na região escrotal ou vulvar é geralmente o resultado de atividades atléticas, brigas ou uma queda. Ele é dividido classicamente em duas categorias: traumas penetrantes ou traumas contusos. Se o paciente sofreu um trauma penetrante escrotal ou vulvar, existe a preocupação com lesões associadas da uretra e do reto (Husmann et al., 1993a; Lee et al., 2008). Uma história de lesão penetrante vaginal ou retal, hematúria ou presença de sangue no reto, e pela presença de manchas de sangue, hematomas nas áreas escrotal, labial, ou área perineal deve levar a outras avaliações de coexistência de lesões uretrais e retais. Em algumas situações, a ultrassonografia escrotal, TC pélvica ou ressonância magnética pode ser de um benefício significativo caso a história não seja clara, caso haja a suspeita de um abuso da criança e caso os achados físicos sejam preocupantes. Caso a sedação na sala de emergência seja inadequada para permitir que o médico realize um exame físico completo da genitália, pode ser necessário trazer o paciente para o centro cirúrgico para exame sob anestesia geral. Em todos os casos de trauma penetrante é utilizado um exame minucioso para determinar a profundidade da penetração, juntamente com a limpeza e o debridamento da ferida, administração dos antibióticos de largo espectro, e deve-se verificar se a imunização contra o tétano está em dia.

REFERÊNCIAS

Para consultar a lista completa de referências, acesse www.expertconsult.com.

LEITURA SUGERIDA

Alsikafi NF, McAninch JW, Elliot SP, et al. Nonoperative management outcomes of isolated urinary extravasation following renal lacerations due to external trauma. J Urol 2006;176(6 Pt 1):2494-7.

Buckley JC, McAninch JW. Revision of current American Association for the Surgery of Trauma Renal Injury grading system. J Trauma 2011;70:35-7.

Deibert CM, Glassberg KI, Spencer BA. Repair of pediatric bladder rupture improves survival: results from the National Trauma Data Bank. J Pediatr Surg 2012;47:1677-81.

Dunfee BL, Lucey BC, Soto JA. Development of renal scars on CT after abdominal trauma: does grade of injury matter? AJR Am J Roentgenol 2008;190:1174-9.

Lin WC, Lin CH, Chen JH, et al. Computed tomographic imaging in determining the need of embolization for high-grade blunt renal injury. J Trauma Acute Care Surg 2013;74:230-5.

Malcolm JB, Derweesh IH, Mehrazin R, et al. Nonoperative management of blunt renal trauma: is routine early follow-up imaging necessary? BMC Urol 2008;8:11-7.

Routh JC, Husmann DA. Long-term continence outcomes after immediate repair of pediatric bladder neck lacerations extending into the urethra. J Urol 2007;178(4 Pt 2):1816-8. discussion 1818.

Shirazi M, Sefidbakht S, Jahanabadi Z, et al. Is early reimaging CT scan necessary in patients with grades III and IV renal trauma under conservative treatment? J Trauma 2010;68:9-12.

155 Pediatric Urologic Oncology : Renal and Adrenal

Michael L. Ritchey, MD e Robert C. Shamberger, MD

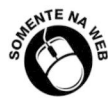

Neuroblastoma

Wilms Tumor

Other Renal Tumors

156 Pediatric Urologic Oncology : Bladder and Testis

Fernando A. Ferrer, MD

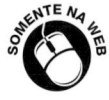

Epidemiology and Syndromic Associations

Pathology and Molecular Biology

Presentation, Initial Evaluation, Management, and Staging

Treatment and Outcomes

Late Effects

Other Bladder Tumors

Female Genital Tract

Testicular Tumors

Paratesticular Rhabdomyosarcoma

ÍNDICE

A

AAP. *Ver* American Academy of Pediatrics
AAST. *Ver* American Association for Surgery of Trauma
Abdome
   estudos de imagem de, para TGCTs, 792-793, 793f
   existência de
      após cirurgia laparoscópica e robótica, 210-211
      complicações relacionadas a, 222
Abiraterona, 2792-2793, 2792f-2793f, 2811-2812, 2811f
Ablação agulha transuretral (TUNA), 2522-2525
   complicações na, 2525
      intraoperatórias, 2525
      perioperatórias, 2525
      pós-operatórias, 2525
   conclusão para, 2525
   da próstata, 326
   outras técnicas cirúrgicas minimamente invasivas *versus*, 2524
   ressecção transuretral da próstata *versus*, 2524
   resultados esperados com, 2523-2524
      estudos comparativos de, 2524
      estudos de coorte única de, 2523-2524
   técnica para, 2523
      intraoperatória, 2523, 2523f
      pós-operatória, 2523
      pré-operatória, 2523
   visão geral e conceito de, 2522, 2522f
Ablação a *laser*
   para câncer de próstata localizado, 2626
      ablação por *laser*, 2626
      ablação por ultrassonografia focada de alta intensidade, 2626e1
      crioablação, 2626e1, 2765
      terapia fotodinâmica, 2626
      ultrassonografia focada de alta intensidade, 2765
   para câncer do pênis, 855-856
Ablação por micro-ondas (MWA), para tumores renais, 1498
Ablação por radiofrequência de tumor intersticial (RITA), para câncer de próstata localizado, 2626e1
Ablação por radiofrequência (RFA)
   para câncer de próstata, 2734-2736, 2736f-2737f
   para RCC, 1347t, 1349-1351, 1350t
   para tumores renais, 1487q
      acompanhamento de, 1489-1490, 1490q
      background e modo de ação, 1485-1487
      CA comparado a, 1494
      complicações da, 1494-1495, 1496q, 1496f-1497f
      laparoscópica, 1477
      monitoramento intraoperatório, 1487
      percutânea, 1487-1489, 1488f
      resultados oncológicos esperados de, 1490-1494, 1491t-1492t, 1494q

Ablação por radiofrequência (RFA) *(Cont.)*
   temperatura de tratamento, 1486-1487
   variações de equipamentos, 1486
Ablação por ultrassom, focado de alta intensidade. *Ver* Ablação por ultrassom focalizado de alta intensidade
Ablação por ultrassom focalizado de alta intensidade de salvamento
   câncer radiorrecorrente, 2750
Ablação por ultrassom focalizado de alta intensidade (HIFU), 2626e1
   para câncer de próstata, 2727-2732, 2731f-2735f
      localizada, 2626, 2626e1
      resultados esperados com, 2737
   salvamento de toda glândula, para recorrência de câncer de próstata, 2748
   salvamento. *Ver* Ablação por ultrassom focalizado de alta intensidade de salvamento
Ablação térmica (TA), para RCC, 1348t, 1348-1351, 1350t
Abordagem anterógrada, guia de abordagem para o sistema coletor do trato urinário superior, 165-166
   acesso cego, 166, 166f
   agulhas e fios-guia para, 161-162, 162f
   guia fluoroscópico para, 163-165, 163f-165f
   orientação ultrassonográfica para, 162-163, 163f
Abordagem bilateral anterior subcostal, para cirurgia renal aberta, 1419-1420
Abordagem de Erlangen, para extrofia clássica da bexiga, 3197
   resultados esperados da continência com, 3213
Abordagem de lombotomia dorsal, para cirurgia renal aberta, 1417-1418, 1418f
Abordagem de Warsaw, para extrofia clássica da bexiga urinária, 3197
   resultados da continência com, 3213
Abordagem dorsolombar posterior, para adrenalectomia aberta, 1582-1583, 1583f
Abordagem extraperitoneal
   acesso, 201-202, 202e1
   anterior, para pieloplastia laparoscópica, 1119
   equipe cirúrgica para, 199, 199f
Abordagem extraperitoneal anterior, para pieloplastia laparoscópica, 1119
Abordagem laparoscópica
   para diversão urinária. *Ver* Diversão urinária minimamente invasiva
   para diversão urinária ortópica, 2360
Abordagem percutânea, para UTUC, 1392
   resultados da, 1394-1396, 1397t
   técnica e instrumentação para, 1392-1394, 1394f-1396f
Abordagem retroperitoneal
   para adrenalectomia laparoscópica, 1589-1590, 1589f-1590f, 1592-1593
   para cirurgia laparoscópica do rim, 1448-1450, 1450, 1451f
   para cirurgia laparoscópica e robótica, 201, 202f, 201e3, 201e4, 202e1

Abordagem retroperitoneal *(Cont.)*
   para pacientes pediátricos, 2966-2969, 2967f, 2967t, 2969q-2970q
   pieloplastia, 1118
   posicionamento da equipe cirúrgica, 198, 199f
   para nefrectomia parcial laparoscópica, 1472
Abordagem retroperitoneal do flanco, na adrenalectomia aberta, 1581-1582, 1581f-1582f
Abordagem supracostal do flanco, para cirurgia renal aberta, 1417, 1417e1f
Abordagem toracoabdominal
   para adrenalectomia aberta, 1584-1585, 1585f-1586f
   para cirurgia renal aberta, 1418-1419, 1418f-1419f, 1418e1f, 1419e1f
Abordagem transabdominal anterior, para adrenalectomia aberta, 1583-1584, 1583f-1584f
Abordagem transperitoneal
   para adrenalecctomia laparoscópica, 1585-1590, 1586f-1588f, 1592-1593
   para cirurgia laparoscópica e robótica
      alcançar o acesso para, 200-201, 201f, 200e1, 200e1f, 201e1f, 201e2, 202e1
      para pacientes pediátricos, 2966-2969, 2967f, 2967t, 2968q-2969q
      pieloplastia, 1117-1118, 1118f
      posicionamento da equipe cirúrgica para, 198-199, 198f-199f, 198e1f
   para cirurgia renal laparoscópica, 1447-1448, 1447f-1449f
   para nefrectomia parcial laparoscópica, 1472
   para nefrectomia radical laparoscópica, 1465-1467, 1465f, 1466t
   roboticamente assistida, 1590, 1590f-1591f
Abordagem transperitoneal laparoscópica sem gás, 1588-1589, 1588f
Abordagens anteriores, para cirurgia renal aberta com incisão de chevron, 1419-1420
   complicações com, 1952-1953
   linha média, 1419, 1419e1f
   resultados com, 1949-1950, 1950t-1952t
   subcostal, 1419
   técnica para, 1949, 1949f
Abordagens de flanco
   para cirurgia renal aberta, 1415-1416
      subcostal, 1416-1417, 1416f-1417f, 1416e1f
      supracostal, 1417, 1417e1f
   para obstrução da junção ureteropélvica em pacientes pediátricos, 3062
Abscesso perinéfrico
   após lesão renal, 1157
   como infecção renal, 283-285, 284f
Abcesso periuretral, 303, 303q
Abscesso renal, 280-283, 281f-282f
Abscesso renal agudo da e infecções do trato urinário, 2936
Absorção de cloreto, após mastoplastia de aumento, 3351
Absorção, de ondas de ultrassom, 66-67, 67f

Páginas com números seguidos por "f" indicam figuras, "t" indicam tabelas, "q" indicam quadros e "e" indicam conteúdo online.

Abuso de laxantes, cálculos de urato de ácido de amônio, 1195-1197, 1231, 1231q
ACC. *Ver* Carcinoma cortical da adrenal
ACC pediátrico, 1560
Acesso cego, ao sistema coletor do trato urinário superior, 166, 166f
Acesso percutâneo, ao sistema coletor do trato urinário superior, 170q
  abordagem anterógrada para, 161-166, 162f-166f
  acesso ao trabalho, 166-168, 167f-169f, 168e1f
  anestesia para, 158
  antimicrobianos periprocedimentos para, 157-158
  assistência retrógrada para, 160-161, 161f, 160e1f
  complicações de, 175-182, 176f-180f, 182q
  considerações anatômicas para, 154-157, 154f-157f, 157q
  drenagem de nefrostomia pós-procedimento para, 170-174, 171f-174f, 174q, 181, 171e1f
  história de, 153
  indicações para, 153-154
  manejo de anticoagulante para, 158
  modificações para situações especiais, 168-170, 170f
  posicionamento do paciente para, 158-159, 159f
  seleção de local, 159-160, 160f
  treinamento, 175, 175f
Acesso portal, para acesso transperitoneal, 201
Acetaminofeno, para pacientes pediátricos, 2957, 2957t
Acetato de coproterona, 2789
Acetazolamida, na formação de cálculo, 1197
Acetilcolina (ACh)
  mecanismo de ação da, 1838
  na função da bexiga urinária, 1645
  na função ureteral, 990-991
  para hipoatividade do detrusor, 1817
  toxinas botulínicas e, 1682-1683, 1874e3
ACh. *Ver* Acetilcolina
Acidente vascular encefálico
  disfunção do trato urinário inferior e, 1763-1765, 1764q
  e ED, 631
Acidificação urinária, obstrução do trato urinário e, 1096
Ácido aceto-hidroxâmico, para cálculos de infecção, 1230-1231
Ácido aminocapróico, para cistite hemorrágica, 190
Ácido cítrico, nas secreções prostáticas, 2415
Ácido dimercaptossuccínico com tecnécio 99m (99mTc-DMSA), 38, 2921, 2921f, 2941-2942
Ácido dimercaptossuccínico (DMSA), 38, 1102, 2921, 2921f
Ácido graxo amida hidrolase (FAAH), 1866e2
Ácido penta-acético triamina dietileno com tecnécio 99m (99mTc-DTPA), 37-38, 2921
Acidose
  após cistoplastia de aumento, 3351
  ATR. *Ver* Acidose tubular renal
Acidose lática biguanida, meio de contraste causando, 30
Acidose respiratória, 1012
Acidose tubular renal distal
  tipo, 1, 1188-1189, 1189f, 2862
  tipo, 4, 1189-1190, 2862
Acidose tubular renal proximal, 1189, 2861
Acidose tubular renal (RTA)
  adquirida, causas de, 1211-1212, 1212q

Acidose tubular renal (RTA) *(Cont.)*
  calcificações renais com, 1177
  fisiopatologia renal envolvida, 1026
  na formação do cálculo de cálcio, 1188-1190, 1189f
  TC, 1211, 1211f
  tipo 1 (distal), 1188-1189, 1189f
    hipocitratúria com, 1211-1212, 1211f
    manejo médico, 1228
  tipo 2 (proximal), 1189
  tipo 4 (distal), 1189-1190
Ácido tricloroacético, para condiloma acuminado, 846e2-846.e3
Ácido úrico
  na formação de cálculos de ácido úrico, 1190, 1191f-1192f
  na formação do cálculo de cálcio, 1187
  na bexiga, 1232
Ácido γ-aminobutírico (GABA)
  disfunção da bexiga urinária e, 1859
  nas vias eferentes da bexiga urinária, 1658
Acne inversa. *Ver* Hidradenite supurativa
Acoplamento capacitativo, 220, 220f, 227
Acoplamento excitação-contração no músculo detrusor, 1645-1646, 1645f
  em ureteres, 985-986
Acreditação, para ultrassonografia, 84
Acrossoma, do espermatozoides, 535
Actina, em filamentos finos, 1641
Activina, 516-518, 517f
Acupuntura
  para PE, 700e1
  para tratamento de CP/CPPS, 325
Adalimumabe, na terapia oral para BPS/IC, 355
Adelgaçamento ureteral, 999
ADEM. *Ver* Encefalomielite disseminada aguda
Adenilil ciclase, na ED, 627
Adenocarcinoma
  da bexiga urinária, em pacientes pediátricos, 3589
  de testículos, 812
  do trato urinário superior, 1371
  próstata. *Ver* Adenocarcinoma de próstata
Adenocarcinoma de próstata, 2594-2599
  biópsia por agulha, 2596-2597, 2597q
  classificação de Gleason do, 2594-2596, 2595f, 2596q
  disseminação do, 2594
  efeito do tratamento e, 2599
  espécimes da prostatectomia radical, 2597-2599
  espécimes de ressecção transuretral para, 2597
  localização, 2594
  subtipos de, 2599-2600
    carcinoma urotelial, 2599-2600
    mesenquimais, 2599
    tumores malignos, 2600
  teste de classificação para, 2594
  volume de, 2594
Adenocarcinoma, do pênis, 875
Adeno-hipófise. *Ver* Pituitária anterior
Adenolinfangite aguda (ADL), como manifestação clínica da filariose, 443
Adenoma metanéfrico, renal, 1303-1304, 1303f-1304f, 1304q
Adenoma nefrogênico, da bexiga, 2184-2185
  em pacientes pediátricos, 3180, 3589
Adenoma papilar, renal, 1302-1303, 1303q
Adenomas
  renal
    metanéfrico, 1303-1304, 1303f-1304f, 1304q
    papilar, 1302-1303, 1303q
  suprarrenal. *Ver* Adenomas suprarrenais

Adenomas suprarrenais
  MRI de, 47
Adenosina, na ED, 626
Aderência bacteriana, 242-243, 242f
Adesão, no carcinoma de células renais, 1327q
Adesinas bacterianas, 242, 242f
Adesões granulares, do pênis, 3371, 3371f
Adesões labiais, 3466-3467, 3467f
ADHD. *Ver* Desordem de hiperatividade/déficit de atenção
ADH. *Ver* Hormônio antidiurético
AD. *Ver* Deficiência de androgênio; Dermatite atópica
ADL. *Ver* Adenolinfangite aguda
ADLs. *Ver* Atividades da vida diária
Administração de fármacos eletromotores (EMDA), 737
Adoçantes artificiais, câncer urotelial e, 2187
ADPKD. *Ver* Doença renal policística autossômica dominante
Adrenalecctomia laparoscópica, 1579-1580, 1579q
  abordagem retroperitoneal, 1589-1590, 1589f-1590f, 1592-1593
  abordagem transperitoneal, 1585-1590, 1586f-1588f, 1592-1593
  direita, 1587-1588, 1588f, 1590, 1590f
  esquerda, 1586-1587, 1586f-1589f, 1589-1590
  resultados esperados, 1592-1593
Adrenalectomia aberta de, 1581
  abordagem lombodorsal posterior, 1582-1583, 1583f
  abordagem retroperitoneal por flanco, 1581-1582, 1581f-1582f
  abordagem toracoabdominal, 1584-1585, 1585f-1586f
  abordagem transabdominal anterior, 1583, 1584, 1583f-1584f
  esquerda, 1583-1584, 1583f-1584f
  resultados esperados, 1592
Adrenalectomia auxiliada por robô, 1590, 1590f-1591f, 1593
  acesso, insuflação e colocação de trocarte abdominal para, 2541
  espaço de desenvolvimento de Retzius para, 2541
  extração de adenoma e fechamento para, 2541
  incisão no colo da bexiga para, 2541
  manobras hemostáticas para, 2541
  na enucleação de adenoma, 2541
  posicionamento do paciente para, 2541
Adrenalectomia direita
  aberta, 1584, 1584f
  laparoscópica, 1587-1588, 1588f, 1590, 1590f
Adrenalectomia esquerda
  aberta, 1583-1584, 1583f-1584f
  laparoscópica, 1586-1587, 1586f-1589f, 1589-1590
Adrenalectomia. *Ver* Cirurgia suprarrenal
Adrenalectomia parcial, 1592
Adriamicina. *Ver* Doxorubicina
ADT. *Ver* Terapia de privação de androgênios
AdvaSeal-S, 207e2
Aerobactina, 2928-2930
Afalia, 3373, 3373f
Afinitor®. *Ver* Everolimus
AFP. *Ver* α-Fetoproteína
Agenesia da bexiga, 3175
Agenesia escrotal, 3382, 3382e1f
Agenesia renal, 3007
  bilateral. *Ver* Agenesia renal bilateral
  neonatal, 2890
  pré-natal, 2889
  refluxo vesicoureteral e, 3151-3152
  unilateral. *Ver* Agenesia renal unilateral

Agenesia renal bilateral (BRA), 2975-2985
  associações sindrômicas com, 2975
  avaliação pós-natal de, 2979
  características fenotípicas, 2978, 2979f
  descrição patológica macroscópica de, 2978-2980
  diagnóstico de, 2979
  produção de líquido amniótico e, 2978-2979
  prognóstico para, 2980
Agenesia renal unilateral (URA), 2980-2984
  anomalias com, 2980-2981, 2982f
    feminina, 2982-2983
    masculina, 2981-2982, 2982f
  associações com, 2980
  diagnóstico de, 2983
  embriologia, 2980, 2981f, 2980e1f
  frequência de, 2980
  prognóstico da, 2983-2984
Agenesia sacral, 3286-3289
  apresentação da/manifestações, 3286-3289, 3287f-3289f
  patogênese da, 3289
  recomendações específicas para, 3289
Agenesia vaginal, 3461-3462, 3461f
Agentes anti-inflamatórios, para tratamento de CP/CPPS, 323
Agentes antimuscarínicos
  efeitos adversos de, 1840-1841
  mecanismo de ação de, 1838-1839
  para facilitar o enchimento da bexiga urinária e o armazenamento da urina, 1838-1841, 1839t, 1852q
    ações específicas de, 1841-1848
    brometo de propantelina, 1844
    bromidrato de darifenacina, 1841-1842
    cloreto de oxibutinina, 1848-1850
    cloreto de tróspio, 1847-1848
    cloridrato de flavoxato, 1851-1852
    cloridrato de propiverina, 1850-1851
    com ação mista, 1848-1852
    com antagonistas de α-adrenoreceptores, 1859-1860
    com antagonistas de β-adrenoreceptores, 1860
    combinações de, 1860
    com inibidores da 5 α-redutase, 1860-1861
    fumarato de fesoterodina, 1842-1843
    imidafenacina, 1843-1844
    succinato de solifenacina, 1844-1845
    sulfato de atropina, 1841
    tartarato de tolterodina, 1845-1847
  para incontinência urinária
    em pacientes geriátricos, 2099e4
    urgência, 1714-1715
  poliúria noturna, 1827
  propriedades farmacológicas de, 1839-1840
  uso clínico de, 1840
Agentes antiplaquetários, manejo de
  para acesso percutâneo ao sistema coletor do trato urinário superior, 158
  pré-operatório, 109-110
Agentes antirretrovirais
  e ED, 638
  manejo médico de, 1231
  na formação de cálculo, 1196-1197
Agentes bloqueadores parassimpáticos, resposta ureteral, 991
Agentes de volume periuretral
Agentes hemostáticos, para cirurgia laparoscópica e robótica, 207, 207t, 207e2
Agentes imunossupressores, para fibrose retroperitoneal, 1145
  para câncer da bexiga urinária sem invasão muscular, 2212-2215
    Bacilo de Calmette-Guérin, 2212-2214

Ablação por radiofrequência (RFA) (Cont.)
  interferon, 2214
  investigação, 2214-2215
  para câncer de próstata localizado, radioterapia com, 2709
Agentes nefrotóxicos
  AKI causada por, 1044-1046, 1044q-1045q
  prevenção de ATN e, 1053
Agentes peptidérgicos, na função ureteral, 992
Agentes tópicos, e FSAD, 760e1
Agentes transdérmicos, e FSAD, 760e1
AGN. Ver Glomerulonefrite aguda
Agonistas adrenérgicos, para incontinência urinária por estresse, 1671
Agonistas colinérgicos muscarínicos, resposta ureteral, 987-988
Agonistas colinérgicos, resposta ureteral, 990-991
Agonistas da dopamina (DAs), para AKI, 1051
Agonistas dopaminérgicos, 664
Agonistas dos receptores de melanocortina, 664
Agonistas e antagonistas do receptor de prostanoide, para facilitar o enchimento da bexiga urinária e o armazenamento da urina, 1866e1-1866.e2
Agonistas nicotínicos, resposta ureteral, 990-991
Agonistas α-adrenérgicos
  para incontinência urinária por estresse em mulheres, 1867
  resposta ureteral a, 987-988, 991-992
Agonistas β-adrenérgicos
  para bexiga hiperativa, 1803-1804
  para incontinência urinária por estresse em mulheres, 1867-1868
  resposta ureteral, 987, 991-992, 1002
Água
  dureza da, nefrolitíase e, 1215-1217
  ingestão de, cálculos renais e, 1173
  no túbulo coletor, 1019, 1019f
  permeabilidade do urotélio, 1638
  reabsorção na alça de Henle, 1017-1018, 1017f
  reabsorção no PCT, 1015
Agulha de Veress
  complicações relacionadas a, 216
  para alcançar o acesso transperitoneal e estabelecer pneumoperitônio, 200
  em pacientes pediátricos, 2967-2968, 2968q
Agulhas
  complicações relacionadas a, 216
  para acesso percutâneo ao sistema coletor do trato urinário superior, 161-162, 162f
  para alcançar o acesso transperitoneal e estabelecer pneumoperitônio, 200
  em pacientes pediátricos, 2967-2968, 2968q
AH. Ver Hipercalciúria absortiva
AIDS. Ver Síndrome da imunodeficiência adquirida
AIMAH. Ver Hiperplasia suprarrenal macronodular bilateral independente de ACTH
AINEs. Ver Fármacos anti-inflamatórios não esteroidais
AIN. Ver Nefrite intersticial aguda
AirSeal System, 203, 203e2f
AKI. Ver Lesão renal aguda
ALARA. Ver As Low As Reasonably Achievable
Albumina, 565-566
  testosterona ligada a, 539
Albuminúria, na CKD, 1053-1054, 1054t, 1061
Alça de Henle, funções da, 1015-1018, 1016f-1017f
Alcalemia, 1025
Alcaloides do Ergot, com RPF, 1144
Alcalose
  após cistoplastia de aumento, 3352
  metabólica, 1026, 1026t
  respiratória, 1012-1013

Aldosteronismo primário
  tratamento e prognóstico, 1544-1545, 1581q
Alergias, histórico do paciente de, 9
Alfuzosina
  para facilitar o esvaziamento da bexiga urinária, 1874e1
Alocação, de candidatos para transplante renal, 1074-1076
Aloenxerto
  fonte de, 1946-1947
  para sling pubovaginal, 1991
    resultados esperados do, 1999-2002, 2000t-2001t
  processamento do, 1947
  renal, preparo de, 1080, 1080f
Alongamento corporal ventral, 3404, 3404f
Alongamento da túnica
  manejo pós-operatório para, 746-747
  materiais de enxerto para, 745-746
  técnica de enxerto cirúrgico para, 746
Alongamento uretral
Alopurinol
  para nefrolitíase cálcica hiperuricosúrica, 1225, 1227
  para tratamento de CP/CPPS, 324
ALPP. Ver Pressão de ponto de vazamento abdominal
Alprostadil, 665
Alterações imunológicas, na etiologia da prostatite e CPPS, 308
Alúmen, para cistite hemorrágica, 189-190
Alvimopan (Entereg), 108
Alvo da rapamicina em mamíferos (mTOR)
  inibidores, para RCC metastático, 1502-1503, 1514-1515, 1514t, 1515f, 1517
  no carcinoma de células renais, 1325t, 1327
Amantadina, para ejaculação tardia, 707
Ambiente
  câncer urotelial e, 2187
  de posicionamento pré-operatório do paciente, 114-115, 114q
    considerações de segurança, 114
    preparo da pele, 113-114
    temperatura, 113
Amebíase, do trato genitourinário, 446
American Academy of Pediatrics (AAP), diretrizes para refluxo vesicoureteral da, 3144, 3144t
American Association para Surgery of Trauma (AAST), Organ Injury Severity Scale para Kidney, 1149t
American Recovery and Reinvestment Act of, 2009, 98
American Society of Anesthesiologists (ASA)
  recomendações de prevenção neuropatias periféricas perioperatórias, 114-115, 114q
  sistema de classificação de risco, 100-101, 101q
American Urological Association (AUA)/ Associação Americana de Urologia
  declaração de melhores práticas para profilaxia antibiótica da
  diretrizes de manejo de RCC da, 1351-1353, 1351t-1353t, 1354f-1355f
  diretrizes de prática clínica para agente injetável da, 2054
  diretrizes MH da, 183, 185-187, 186f
  melhor indicação da prática do uso de profilaxia de TEV da, 108-109, 109t, 223
American Urological Association Symptom Index/Índice de Sintomas da Associação Americana de Urologia, 551
AMH. Ver Micro-hematúria assintomática; Substância de inibição Mülleriana

Amiloidose
  da uretra, cirurgia reconstrutora para, 913
  disfunção do trato urinário inferior e, 1792
Amilorida, para hipercalciúria absortiva, 1225
Aminoácidos, reabsorção no PCT de, 1015
Aminofilina, para relaxamento ureteral, 1001
Aminoglicosídeos
  para UTIs, 256t-258t, 259-260, 259f
  profilaxia com, para procedimentos urológicos sem complicações, 261t-262t
  profilaxia pré-operatória com, 106t-107t
Aminoglutetimida, 2791
Aminopenicilinas, para UTIs, 257t-258t, 259
Amitriptilina (Elavil®)
  efeitos de função da uretra, 1005
  na terapia oral para BPS/IC, 352-353, 353t
AML. *Ver* Angiomiolipoma
Amostras de urina cateterizada, em coleta de urina, 250
Amostras de urina, na coleta de urina, 250
Amoxicilina/clavulanato, profilaxia pré-operatória com, 106t-107t
Amoxicilina, para UTIs, 257t-258t, 259, 267t, 296t
Ampicilina
  para UTIs, 257t-258t, 259, 278t, 296t
  profilaxia pré-operatória com, 106t-107t, 2959t
Ampicilina/sulbactam, profilaxia pré-operatória com, 106t-107t
Ampliação vesical
  cálculos no, 1294
  em candidatos ao transplante renal, 1073-1074
  terapia farmacológica, para facilitar o enchimento da bexiga urinária e o armazenamento da urina, 1866
  tratamento de, 1296
Amputação
  do pênis, para câncer do pênis, 855
  do pênis, traumática, 2381-2382, 916e1, 916e1f
Anaeróbios, no trato urinário, 242
Analgesia
  para pacientes pediátricos, 2958q
    anestesia regional, 2956
    biópsia da próstata para, 2585
    câncer urotelial e, 2187
    crianças com asma, 2954-2955
    crianças com CAH, 2955-2956
    crianças com câncer, 2955
    crianças com espinha bífida, 2955, 2955f
    crianças com URIs, 2954, 2954f
    diretrizes NPO para, 2953
    ex-lactentes prematuros, 2955
    filhos de Testemunhas de Jeová, 2955
    imunizações e, 2953-2954
    manejo da dor pós-operatória com, 2956-2958, 2956t-2957t
    neurotoxicidade induzida por, 2952-2953
    para cirurgia laparoscópica e robótica, 2966, 2966f
    para uretroplastia, pós-operatório, 3417
    preparo pré-operatório para, 2953
    preparo psicológico e emocional para, 2952
    regional, 2956
    risco de UTUC e, 1366
    riscos de, 2952
  pós-operatório imediato, 112
Analgesia epidural
  para pacientes pediátricos, 2956
  pós-operatório imediato, 112
Analgesia epidural contínua (CEA), para pacientes pediátricos, 2956
Analgésicos, na terapia oral para BPS/IC, 355-356
Análise de dados secundários, 97-98

Análise do sedimento
  bactéria, 23, 24f
  células, 21-23, 21f-22f
  coleta de amostras e preparo para, 20-21
  cristais, 23, 24f
  expressas em secreções prostáticas, 24, 25f
  fermento, 22f, 23
  para AKI, 1048, 1049t
  parasitas, 23-25, 24f
  sedimento, 23, 23f
  técnica microscópica para, 21
Análise do sêmen assistida por computador, 568e2
Análise do sêmen, pós-vasectomia, 952
Análise microscópica, do sedimento urinário. *Ver* Análise de sedimentos
Análogos do receptor de vitamina D3, para facilitar o enchimento da bexiga e o armazenamento da urina, 1866e1
Anastomose de Bricker, 2296t, 2298, 2298f
Anastomose de Hammock, no desvio urinário, 2300
Anastomose intestinal no desvio urinário intestinal, 2284-2294
  com anel biofragmentável, 2289-2290
  complicações da, 2290-2292
    estenose intestinal, 2292, 2292f
    fístulas, 2290
    hemorragia, 2291-2292
    infecção, 2290
    obstrução intestinal, 2290-2291, 2291t, 2292f
    pseudo-obstrução, 2292
    sepse, 2290
  estomas abdominais com, 2292-2294
    complicações da, 2291t, 2294
    ileostomia da alça terminal, 2293-2294, 2294f
    mamilo "botão de rosa", 2293, 2293f
    rubor, 2293
Anastomose neobexiga-uretral, para desvio urinário minimamente invasivo, 2374, 2374f
Anastomoses do intestino delgado, no desvio urinário, 2297-2300
  anastomose de Bricker, 2296t, 2298, 2298f
  anastomose de Hammock, 2300
  técnica de imersão ureteral, 2300
  técnica de Le Duc, 2296t, 2299-2300, 2299f
  técnica de Wallace, 2296t, 2298, 2298f
  técnica do mamilo dividido, 2299f
  túnel, 2298-2299, 2299f
  ureteral-intestino delgado, 2300, 2301f
Anastomoses do intestino delgado tuneladas, no desvio urinário, 2298-2299, 2299f
Anastomoses ureterocolônica, no desvio urinário, 2296-2297
  técnica de Leadbetter e Clarke, 2296, 2296f, 2296t
  técnica de Pagano, 2296t, 2297, 2297f
  técnica de Strickler, 2296t, 2297, 2297f
  técnicas de Cordonnier e Nesbit, 2297
  técnica transcolônica de Goodwin, 2296-2297, 2297f
Anastomose ureteral-intestino delgado, na diversão urinária, 2300, 2301f
Anastomose ureteroileal, para desvio urinário minimamente invasivo, 2372-2373, 2372f-2373f
Anastomose ureterointestinal para diversão urinária, 2294-2303
  anastomoses ureterocolônicas, 2296-2297
  técnica de Leadbetter e Clarke, 2296, 2296f, 2296t
  técnica de Pagano, 2296t, 2297, 2297f
  técnica de Strickler, 2296t, 2297, 2297f
  técnicas de Cordonnier e Nesbit, 2297

Anastomose ureterointestinal para diversão urinária (Cont.)
  complicações da, 2302-2303
    estenose, 2302-2303
    fístula urinária, 2296t, 2302
    pielonefrite, 2291t, 2296t, 2303
  pequenas anastomoses intestinais, 2297-2300
    anastomose de Bricker, 2296t, 2298, 2298f
    anastomose de Hammock, 2300
    técnica de imersão ureteral, 2300
    técnica de Le Duc, 2296t, 2299-2300, 2299f
    técnica de mamilo dividido, 2299f
    técnica de Wallace, 2296t, 2298, 2298f
    túnel, 2298-2299, 2299f
    ureteral-intestino delgado, 2300, 2301f
  técnica transcolônica de Goodwin, 2296-2297, 2297f
  válvulas antirrefluxo intestinais, 2300-2301
    válvula de mamilo, 2301, 2302f
    válvula ileal intussusceptada, 2300-2301, 2302f
    válvula ileocecal intussusceptada, 2300, 2302f
Anatomia pélvica, nas mulheres, 750e2-750.e4, 750e3f, 750e5f
Anatomia perianal, 154-155, 154f
Anatomia zonal, próstata, 506, 507f-508f, 508
ANCA. *Ver* Anticorpo citoplasmático antineutrófilos
Andrógenos, 516-517, 533-534. *Ver* hormônios específicos
  e HSDD, 759, 760t, 759e1-759.e2, 759e1t
  fontes de, 2788-2789, 2789t
    ablação, 2789
    inibição da síntese, 2791-2793
  na matriz nuclear, 2413-2414
  no câncer de próstata, 2549, 2553, 2554f
  papel na hiperplasia prostática benigna, 2426-2428, 2427f
  proteínas de ligação plasmática, 2401f, 2403
  regulação da interação estroma-epitelial por, 2406
  trato urinário inferior e, 1673
Andropausa, 519
Androstenediona, 2402, 2402f
Anejaculação
  causa de, 702
  e distúrbios neurológicos, 704
  tratamento da, 705-707, 706f
Anel interno contralateral, 3387, 3387f
Anemia materna, devido a bacteriúria na gravidez, 295
Anemia perniciosa, disfunção do trato urinário inferior, 1780
Anestesia
  considerações pré-operatórias para, 110
  manejo da dor, 112
  para acesso percutâneo do sistema coletor do trato urinário superior, 158
  para cirurgia escrotal, 946
  para cirurgia laparoscópica e robótica, complicações relacionadas a, 220e1
  para cirurgia renal laparoscópica, 1447
  para litotripsia por onda de choque, 1267-1268
  para nefrolitotomia percutânea, 1277-1278
  para pacientes pediátricos, 2958q
    anestesia regional, 2956
    biópsia da próstata para, 2585
    câncer urotelial e, 2187
    crianças com asma, 2954-2955
    crianças com CAH, 2955-2956
    crianças com câncer, 2955
    crianças com espinha bífida, 2955, 2955f
    crianças com URIs, 2954, 2954f
    diretrizes NPO para, 2953
    ex-lactentes prematuros, 2955

Anestesia *(Cont.)*
  filhos de Testemunhas de Jeová, 2955
  imunizações e, 2953-2954
  manejo da dor pós-operatória com, 2956-2958, 2956t-2957t
  neurotoxicidade induzida por, 2952-2953
  para cirurgia laparoscópica e robótica, 2966, 2966f
  para uretroplastia, pós-operatório, 3417
  preparo pré-operatório para, 2953
  preparo psicológico e emocional para, 2952
  regional, 2956
  risco de UTUC e, 1366
  riscos de, 2952
  para prostatectomia laparoscópica radical, 2665-2666
  para prostatectomia radical retropúbica, 2644-2645
  para vasectomia, 948
  precauções de gravidez para, 104
  procedimento de *sling* pubovaginal de, 1993
  seleção de modo, 111-112
Anestesia epidural, considerações pré-operatórias para, 111
Anestesia geral
  considerações pré-operatórias para, 111-112
  para cirurgia laparoscópica e robótica, complicações relacionadas a, 220e1
Anestesia geral inalatória, considerações pré-operatórias para, 111
Anestesia geral intravenosa, considerações pré-operatórias para, 111-112
Anestesia local
  para acesso percutâneo ao sistema de coleta do trato urinário superior, 158
  para pacientes pediátricos, 2956
Anestesia regional
  considerações pré-operatórias, 111
  para acesso percutâneo ao sistema coletor do trato urinário superior, 158
  para pacientes pediátricos, 2956
Anestésicos locais tópicos, para PE, 700
Aneurisma, como contraindicação para cirurgia laparoscópica e robótica, 196
Aneurisma da aorta, como contraindicação para cirurgia laparoscópica e robótica, 196
Aneurisma da artéria renal (RAA), 2998-2999
Aneurisma ilíaco, como contraindicação de cirurgia laparoscópica e robótica, 196
Anexina A3, como biomarcador do câncer de próstata, 2575
Anexos testiculares, tumores dos, 813
Angioceratomas de Fordyce, 415, 416f-417f
Angioembolização alvo, para tumores renais, 1499
Angioembolização, para lesões renais, 1151, 1152f
Angiogênese
  na UTUC, 1375
  no câncer de próstata resis*tente* à castração, 2816-2817
  no RCC, 1325t, 1326-1327
  para medicina regenerativa, 486, 486e3
Angiografia
  ARM. *Ver* Angiografia por ressonância magnética
  na radiologia suprarrenal, 1526
  para triagem de hipertensão renovascular, 1032, 1032q
  prevenção de ATN e, 1053
  TCA. *Ver* Angiografia por tomografia computadorizada
Angiografia peniana, 652, 654f
Angiografia por ressonância magnética (MRA), para triagem de hipertensão renovascular, 1031-1032, 1032q
Angiografia por tomografia computadorizada (CTA), renal, 970-972, 969e2f

Angiomiolipoma (AML)
  renal, 50, 55f, 1306-1309, 1307f, 1309q
Angioplastia, artéria renal, para hipertensão renovascular, 1036-1039, 1037q, 1039q, 1040f
Angioplastia renal transluminal percutânea (PTRA), para hipertensão renovascular, 1036-1039, 1037q, 1039q, 1040f
Angiotensina, efeitos na função uretral, 1004
Angiotensina II (AT2)
  controle do tônus vascular renal pela, 1009
  na CKD, 1057
  na fibrose tubulointersticial, 1099
Anidrase carbônica IX (CA-IX, MN-9), 1325, 1341q
Anomalias cloacais
  avaliação das, 3500
  avaliação radiográfica e endoscópica de, 3503-3504, 3504f
  classificação das, 3498-3504
  história e exame físico para, 3500-3501, 3501f
  reconstrução cirúrgica para. *Ver* Cirurgia reconstrutiva, anomalias de cloaca
Anomalias da bexiga urinária em crianças
  adenoma nefrogênico, 3180
  agenesia da bexiga, 3175
  bexiga fetal ausente, 3175
  bexiga fetal dilatada, 3174
    megacisto congênito, 3174, 3174f
    obstrução e, 3174
    sem obstrução, 3174
  bexiga fetal não dilatada, 3174-3175
    extrofia cloacal e da bexiga, 3174-3175
    hipoplasia da bexiga, 3175
  cistite eosinofílica, 3180, 3180f
  classificação da, 3173-3180
  detectada pós-natal, 3175
  detectada pré-natal, 3173-3175, 3174f
  divertículo da bexiga, 3177-3178, 3178f, 3179q
  duplicação da bexiga, 3179, 3179f, 3180q
  hemangioma da bexiga, 3180
  hérnia da bexiga, 3180
  uracal, 3175-3177, 3176f, 3177q
    cisto uracal, 3177
    divertículo vesicouracal, 3177
    seio umbilical-úraco, 3177
    úraco patente, 3176-3177, 3177f
Anomalias da coluna vertebral, com extrofia cloacal, 3226-3227, 3227f
Anomalias de duplicação, pré-natal, 2879, 2879f
Anomalias do processo vaginal, criptorquidia e, 3442
Anomalias epigenéticas e infertilidade masculina, 574
Anomalias escrotais, 3382
  agenesia escrotal, 3382, 3382e1f
  escroto bífido, 3382, 3383f
  escroto ectópico, 3382, 3384f
  escrotosquise, 3382, 3382e1f
  hipoplasia escrotal, 3382
Anomalias estruturais cromossômicas e infertilidade masculina, 574
Anomalias penianas, 3369-3382
  aberturas uretrais acessórias, 3379-3380
    duplicação uretral, 3379-3380, 3380f
    fístula uretral congênita, 3379
  curvatura, 3377, 3377f
  linfedema genital, 3380-3381
  massas, 3378-3379, 3378f-3379f
    cistos da rafe mediana, 3378-3379, 3378f
    cistos de inclusão, 3378, 3379f
    cisto uretral parameatal, 3378, 3378f
    nevos penianos congênitos, 3379, 3379f
    xantogranuloma juvenil, 3379
  micropênis, 3369t, 3376-3377, 3376f, 3368e1t
  número anormal, 3373-3374

Anomalias penianas *(Cont.)*
  afalia, 3373, 3373f
  difalia, 3373-3374
  pênis discreto, 3369t, 3374-3376
    pênis alado, 3375f, 3376
    pênis sepultado, 3374-3375, 3374f-3375f
  prepúcio, 3369-3373
    circuncisão, 3370-3371
    fimose e parafimose, 3369-3370, 3369f
  priapismo, 3381
  torção, 3377-3378, 3378f
  transposição penoescrotal, 3381-3382, 3381f-3382f
Anomalia uretral
  apresentação clínica/manifestações, 3079-3080
  avaliação de, 3081-3087
    exame físico, 3081, 3081f
    imagem de ressonância magnética de, 3082, 3083f
    ultrassonografia, 3081, 3082f-3083f
  avaliação endoscópica de, 3076f-3077f, 3085-3087, 3086f
  avaliação funcional de, 3082-3085
    bexiga urinária, 3082
    renal, 3082, 3084f
    uretrocistografia miccional, para, 3083, 3084f
  classificação e descrição anatômica, 3075-3079
    ureter ectópico, 3075, 3076f
    ureterocele, 3075-3077, 3076f-3077f
  desenvolvimento ureteral-trigonal-renal e, 3077-3079, 3078f
  dor e, 3080
  embriologia e etiologia de, 3077, 3079q
  excisão de ureterocele e de reimplante, 3091-3094, 3092f-3094f
  imagem de, 3079
  incontinência e, 3080
  infecção e, 3079-3080
  manejo clínico de, 3087-3097
    aliviar a obstrução, evitar o refluxo, manter a continência, 3087
    disponível para, 3096-3097, 3097f, 3097t
    metas para, 3087
    observacional, 3088
    perspectiva histórica sobre, 3087-3088
  manifestações tardias, 3080
  nefrectomia parcial do polo superior, 3088-3090
    aberta, 3088-3089, 3089f-3090f
    complicações com, 3090
    laparoscópica, 3089-3090, 3091f
    resultados esperados com, 3090
  no refluxo, 3084
  número, 3097-3098
  pieloureteropiastia para, 3094
  posição, 3099-3101
  prolapso, 3080, 3080f
  reconstrução do trato inferior, 3091-3094
  reconstrução total, 3088
  relevância clínica, 3077
  ureter ectópico. *Ver* ureter ectópico
  ureteroceles. *Ver* Ureteroceles
  ureteroureterostomia para, 3094, 3095f
Anormalidade do receptor do hormônio luteinizante, 3489
Anormalidades anatômicas, e UTIs, 2931
Anormalidades cromossômicas
  fisiologia da reprodução masculina
    azoospermia e oligospermia resultando em, 526-528
    e relação à idade, 528
Anormalidades de fusão lateral, 3465-3466, 3465f-3466f
  duplicação do útero e do colo do útero, 3465-3466, 3466f
  hérnias inguinais, 3468
  rabdomiossarcoma, 3466, 3466f

Anormalidades do sistema esquelético, com extrofia cloacal, 3227-3228
Anormalidades do trato intestinal, com extrofia cloacal, 3227-3228
Anormalidades estruturais no esperma, na infertilidade masculina, 579
Anormalidades neuroespinais, com extrofia cloacal, 3226-3227, 3227f
Anormalidades pulmonares, com extrofia cloacal, 3228
Anos de vida ajustados pela qualidade (QALYs), 86
Anos de vida (LYs), 86
ANP. *Ver* Peptídeo natriurético atrial
Antagonistas da histamina, efeitos na função uretral da, 1003-1004
Antagonistas de canais de potenciais transitórios (TRP), para facilitar o enchimento da bexiga urinária e o armazenamento da urina, 1866e1
  na via aferente da bexiga, 1654-1656
Antagonistas de receptores H2 da histamina, e ED, 638
Antagonistas do hormônio liberador de gonadotropina (GnRH), para facilitar o enchimento da bexiga urinária e o armazenamento da urina, 1866e3
Antagonistas do receptor de opioide, para facilitar o esvaziamento da bexiga urinária, 1873
Antagonistas dos receptores NK1, para facilitar o enchimento da bexiga urinária e o armazenamento da urina, 1866e4
Antagonistas α-adrenérgicos, 664
  classificação da, 2474-2475, 2474t
  comparação da, 2481
  efeitos colaterais sexuais dos, 2480
  efeitos da obstrução da saída da bexiga urinária, 2480
  em pessoas idosas, 2480
  eventos adversos com, 2481
  para disfunção da bexiga urinária e do intestino, 3308
  para facilitar o enchimento da bexiga urinária e o armazenamento da urina, 1839t, 1853-1854
    com antimuscarínicos, 1859-1860
    com inibidores da 5α-redutase, 1861
  para facilitar o esvaziamento da bexiga urinária, 1872-1874
  para PE, 700e1
  para tratamento de CP/CPPS, 322-323
  resposta ureteral, 991-992, 1001-1002
  síndrome da íris flácida intraoperatória, 2481
  terapia transuretral por micro-ondas *versus*, 2520
Antagonistas β-adrenérgicos
  para facilitar o enchimento da bexiga urinária e o armazenamento da urina, 1839t, 1854-1855
    com antimuscarínicos, 1860
  para incontinência urinária por estresse em mulheres, 1868
  resposta ureteral, 991-992
Antiandrogênios, 2789-2791
  e ED, 637, 638t
  fenômeno de abstinência, 2790-2791
  não esteroidal, 2789-2790
Antiandrogênios não esteroidais, 2789-2790
Antibióticos
  cobertura de *stent*, 128
  efeitos na função uretral, 1006
  na terapia oral para BPS/IC, 355
  para biópsia da próstata, 2584-2585, 2585t
  para cálculo renal, pré-tratamento, 1237
  para gangrena de Fournier da parede escrotal, 946-948

Antibióticos *(Cont.)*
  para hipospadia, pré-operatória, 3402
  para nefrolitotomia percutânea, 1277
  para refluxo vesicoureteral, 3156-3157
  para uretroplastia, pós-operatório, 3417
  para UTIs, 2942
  pedras infecção por cálculos, 1230
  preparo intestinal pré-operatório com, 106-108
  profilaxia com
    para acesso percutâneo do sistema coletor do trato urinário superior, 157-158
    para cateterismo, 123-124
    para cirurgia escrotal, 946-947
    para cistouretroscopia, 139-140, 141q
    para *stents* ureterais, 132
    para pacientes pediátricos, 2958-2959, 2959t
    para transplante renal, 1086, 1086t
    para ureteroscopia, 150
    pré-operatório, 105-106, 105q, 106t-107t
  resistência do biofilme aos, 134
Antibióticos profiláticos, para UTIs, 2945
Anticoagulação, pós-transplante, 1083
Anticoagulantes
  enucleação da próstata com *laser* de hólmio e, 2529
  manejo de
    para acesso percutâneo ao sistema coletor do trato urinário superior, 158
    pré-operatório, 109-110
  para trombectomia da veia cava, 1433
  profilaxia de VTE com
    em pacientes pediátricos, 2959-2960
    para cirurgia laparoscópica e robótica, 223
    pré-operatório, 108-109, 108t-109t, 109q, 197
  ressecção transuretral monopolar da próstata e, 2513-2514
  vaporização fotosseletiva da próstata e, 2532
Anticolinesterases, resposta ureteral, 991
Anticorpo citoplasmático antineutrofílico (ANCA) e vasculite semelhante a ANCA, 2860
Anticorpos antiespermatozoides, 525
  após vasectomia, 953
Antidepressivos, para facilitar o enchimento da bexiga urinária e o armazenamento da urina, 1839t, 1856-1858
Antidepressivos tricíclicos (ADTs)
  e PE, 698-700, 699f
  para enurese, 3315
  para terapia oral, de BPS/IC, 353, 353t
Antieméticos, para NVPO, 2961
Antígeno 3 do câncer de próstata (PCA3), como biomarcador do câncer de próstata, 2573-2574, 2574f, 2605
Antígeno 4 do linfócito T citotóxico (CTLA-4), 1325-1326
Antígeno de células-tronco da próstata (PSCA), nas secreções prostáticas, 2417t, 2420
Antígeno de membrana específica da próstata (PSMA)
  como biomarcador do câncer de próstata, 2571-2572
  em secreções prostáticas, 2417t, 2420
Antígeno específico da próstata livre (fPSA), 2569-2570, 2569t, 2604-2605
  isoformas do, 2570-2571, 2571f
Antígeno específico da próstata (PSA), 546
  após terapia focal
    cinética, 2744
    densidade, 2744
    nadir, 2744
    para determinação de falha, 2745-2746

Antígeno específico da próstata (PSA) *(Cont.)*
  como fator prognóstico pós-tratamento, 2689-2690
    hormônios neoadjuvantes, 2691
    insuficiência e, 2689-2690
    tempo de duplicação, 2690-2691
    tempo para nadir, 2690
    valor nadir de significância, 2690
  derivados de, 2417t, 2418
  em secreções prostáticas, 2417-2418, 2417t
  incontinência urinária masculina e, 1707-1708
  livre, 2569-2570, 2569t, 2570f
    isoformas de, 2570-2571, 2571f
  na recorrência bioquímica
    após prostatectomia radical, 2771-2772
    após radioterapia, 2778
  na retenção urinária aguda, 2458-2459, 2458f-2459f
  no câncer de próstata, 2602-2604
    biópsia, 2603-2604
    como biomarcador, 2567-2571, 2567f-2568f
    complexados, 2605
    derivados e formas moleculares de, 2604-2605
    ensaios multiplex, 2605
    fatores que influenciam, 2602-2603
    hexoquinase, 2, 2605
    isoformas, 2605
    livre, 2604-2605
    migração de estágio com, 2630
    mortalidade com, 2630
    parâmetros baseados em volume para, 2604
    previsão de extensão tumoral com, 2606
    uso clínico para, 2603, 2603t
    velocidade de, 2604
    velocidade de, câncer de próstata-específico de mortalidade, 2687
Anti-hipertensivos, e ED, 635-636, 638t
Anti-histamínicos
Antioxidantes, doença calculosa e, 1175
Antissépticos
  para cistouretroscopia, 140
  pré-operatórios, 113-114
Ânus imperfurado, recém-nascido, 2890
Aorta
  na nefrectomia radical, 1424-1426, 1425f, 1424e1f
  ressecção e reconstrução de, RPLND com, 823
Aparelho médico, no ED, 666
Apatita de cálcio, 1176
Apêndice
  na ileocecocistoplastia, 3346
  para diversões urinárias continentes, 3361-3363
Apendicevesicostomia, 3361-3363, 3362f
APF. *Ver* Fator antiproliferativo
Aplasia das células de Leydig, 3489
Aplasia microductal, 577-578
Aplasia Mülleriana, 3461-3462, 3461f
Apneia do sono, como complicação de TT, 547
Apneia obstrutiva do sono (OSA)
  poliúria noturna com de, 1826
  tratamento da, 2099e8
Apoptose
  após obstrução renal, 1100
  na CKD, 1056-1057
  regulação da, na hiperplasia prostática benigna, 2429
  resistência de células malignas (cancerosas) para, 2717
Aprepitant, para facilitar o enchimento da bexiga urinária e o armazenamento da urina, 1866e4
Aprisionamento intestinal, durante cirurgia laparoscópica e robótica, 222
APR. *Ver* Ressecção abdominoperineal

AQP2. *Ver* Aquaporina 2
AQP. *Ver* Aquaporina
Aquaporina 2 (AQP2), 1096
Aquaporina (AQP), 1096
ARBs. *Ver* Bloqueadores dos receptores da angiotensina
ARCD. *Ver* Doenças renais císticas adquiridas
Arco tendíneo da fáscia da pelve (ATFP), 1598, 1606
Arco tendíneo do levantador do ânus (ATLA), 1598
Arginina vasopressina (AVP)
 ações e controle da, 1012, 1013f, 1013t
 na regulação da água, 1825-1826, 1826f
AR. *Ver* Receptor de androgênio; Receptores de androgênios
Armazenamento de imagem, ultrassonografia, 72-73, 72f
ARPKD. *Ver* Doença renal policística autossômica recessiva
Arritmia cardíaca
 pneumoperitônio causando, 212
 relacionada à anestesia, durante cirurgia laparoscópica e robótica, 220e1
Arritmia, pneumoperitônio causando, 212
Arsênico, risco de UTUC e, 1366
Artefato de aresta, na ultrassonografia, 68, 68f
Artefato de cauda de cometa, 69f
Artefato de reverberação, na ultrassonografia, 68, 69f
Artefatos, de imagens na ultrassonografia, 67-68, 67f-69f
Artéria bulbouretral, 510
Artéria cremastérica, 498-500, 500f, 503, 519, 520f, 529
Artéria deferente, 498-500, 500f, 503, 519-520, 520f, 529
Artéria dorsal, do pênis, 513f, 910e3-910.e5, 910e5f
Artéria espermática externa. *Ver* Artéria cremastérica
Artéria espermática interna, 519-520, 520f
Artéria hipogástrica, 1600, 1602f, 1616, 1620f
Artéria ilíaca pré-ureteral, 3100-3101
Artéria interna pudendo, 500-510, 910e3, 910e4f
Artéria mesentérica inferior (IMA), na nefrectomia radical, 1427
Artéria mesentérica superior (SMA), na nefrectomia radical, 1427
Artéria peniana comum, 910e3-910.e5, 910e5f
Artéria pudenda, 614, 1604, 910e3, 910e4f
 preservação da, na prostatectomia radical retropúbica, 2646, 2646f
Artérias ilíacas, 1615-1616, 1618t, 1620f
Artérias ilíacas comuns, 975, 975e1f
Artérias ilíacas internas, 975, 975e1f
Artérias interlobulares, dos rins, 970, 970f-971f, 972q, 971e1f-971.e2f
Artérias renais, 776, 970-972, 970f-971f, 972q, 971e2f, 776e1f, 971e1f
 na nefrectomia radical, 1424-1426, 1425f, 1424e1f
 na nefrectomia simples, 1455, 1457f
 oclusão das. *Ver* Nefropatia isquêmica; Hipertensão renovascular
Artérias sacrais, 1615-1616, 1618t, 1620f
Artérias segmentares, renais, 970-972, 970f-971f, 972q, 971e1f-971.e2f
Artéria testicular, 498-500, 500f, 503, 529
Artéria umbilical única, 2890
Artéria uterina, 1600, 1602f, 1605
Artéria vasal. *Ver* Artéria deferencial
Artéria vesical inferior, 507, 507f
Artéria vesical superior, 505
Artéria vesiculodeferencial, 505
Artéria visceral superior, 504

Arteriografia
 de trombos tumorais da IVC, 1356-1357, 1356f
 para avaliação de tumor renal, 35
 para trauma geniturinário pediátrico, 3541-3542
ART. *Ver* Tecnologias de reprodução assistida
Artrite. *Ver* Artrite reativa
Artrite reativa
 como transtorno papuloescamoso, 393-394, 393f-394f
 envolvimento uretral, cirurgia reconstrutiva para, 911-912
ASA. *Ver* Sociedade Americana de Anestesiologistas
ASB. *Ver* Bacteriúria assintomática
Ascite
 após RPLND, 834
 cirurgia laparoscópica e robótica causando, 224e1
 como contraindicação de cirurgia laparoscópica e robótica, 196
Ascite quilosa
 após RPLND, 834
 cirurgia laparoscópica e robótica causando, 224e1
Ascite urinária, neonatal, 2891
ASCs. *Ver* Células-tronco do adulto
ASEX. *Ver* Escala de Experiência Sexual do Arizona
As Low As Reasonably Achievable (ALARA), 73
Aspiração, de conteúdo gástrico, durante cirurgia laparoscópica e robótica, 220e1
Aspirina® (Ácido acetilsalicílico), manejo da
 para acesso percutâneo ao sistema coletor do trato urinário superior, 158
 pré-operatório, 110
Assistência transuretral retrógrada, para acesso percutâneo ao sistema coletor do trato urinário superior, 160-161, 161f, 160e1f
Assistentes mecânicos, para cirurgia laparoscópica e robótica, 209e2
Assoalho pélvico
 anatomia cirúrgica de, 1939-1942, 1944q
 anormalidades musculares, na prostatite e etiologia da CPPS
 defeitos, na extrofia da bexiga, 3186-3187, 3186f
 estruturas de suporte, 1939-1941
  anterior, 1942
  apical (meio), 1942
  estrutura óssea, 1939, 1940f
  fáscia endopélvica, 1941, 1941f
  posterior, 1942
  suportes do tecido conjuntivo, 1941, 1941f
  suportes musculares, 1939-1941, 1940f-1941f
 feminino, 1597, 1598f
 músculos, 1600, 1603f, 750e4
Associação megacisto-megaureter, 3152
AT2. *Ver* Angiotensina II
Ataxia cerebelar, disfunção do trato urinário inferior com, 1765-1766
ATC. *Ver* Angiografia por tomografia computadorizada
Aterosclerose
 efeitos da testosterona na, 548-549
 hipertensão renovascular causada por, 1032-1033, 1033t, 1034q
ATFP. *Ver* Arco tendíneo da fáscia da pelve
Ativador do receptor do inibidor do ligante do fator nuclear β (RANKL), para câncer de próstata resistente à castração, 2820
Atividade contrátil, dos ureteres, 984, 984f
 cálcio e acoplamento excitação-contração, 985-986

Atividade contrátil, dos ureteres *(Cont.)*
 efeitos uroteliais sobre, 986
 proteínas, 984-985, 985f
 segundos mensageiros na, 986-988, 987f-988f
Atividade elétrica, dos ureteres, 979
 potenciais de ação, 980-982, 981f-983f
 potenciais de marca-passo e atividade, 982-984, 983f
 potencial de repouso, 979-980, 980f, 982
 propagação da, 984
Atividade física, hiperplasia prostática benigna e, 2442-2444, 2445t
Atividade sexual
 câncer de próstata e, 2550-2551
 e UTIs, 2931
 hiperplasia prostática benigna e, 2440-2441, 2443t
Atividades instrumentais da vida diária (IADLs), do paciente urológico geriátrico, 2086-2087
ATLA. *Ver* Arco tendíneo do levantador do ânus
ATN. *Ver* Necrose tubular aguda
ATP. *Ver* Trifosfato de adenosina
Atresia cervical, 3465
Atresia uretral, 3268-3269, 3268f
Atresia vaginal, 3460-3461
Atrofia de múltiplos sistemas (MSA), disfunção do trato urinário inferior com, 1768
Atrofia inflamatória proliferativa (PIA), câncer de próstata e, 2547-2548
Atrofia vulvovaginal e distúrbios sexuais dolorosos, 763
Atropina, resposta ureteral, 991
AUA. *Ver* Associação Americana de Urologia
AUASI. *Ver* Índice de sintomas da Associação Americana de Urologia
AUM. *Ver* Membrana de unidade assimétrica
AUR. *Ver* Retenção urinária aguda
Ausência bilateral congênita de vasos deferentes (CBAVD), 577-578
Ausência congênita de vasos deferentes (CAVD), 3397
Ausência unilateral congênita dos vasos deferentes, 577
AUS. *Ver* Esfíncter urinário artificial
Autoaumento
 para cistoplastia de aumento, 3357-3359, 3358f
Autocateterização, diversão urinária ortópica e, 2350
Autoimunidade, etiologia da BPS/IC e, 345e2, 345e4, 345e4q
Autorregulação, de GFR, 1007-1008
Autotransplante
 para doença da estenose ureteral, 1141
 para lesões ureterais, superiores, 1162-1163
 renal, 1087-1088
Avaliação bioquímica, em testes de diagnóstico de feocromocitoma, 1549-1550, 1549f, 1549t
Avaliação cardíaca, pré-operatória, 101-102, 102t
Avaliação da função renal
 para anomalias ureterais, 3082, 3084f
 para CKD, 1060-1061
Avaliação de risco cirúrgico, pré-operatória
 cardíaca, 101-102, 102t
 classificação e estratificação na, 100-101, 101q, 101t
 hepatobiliar, 102
 pulmonar, 102
Avaliação de urgência, 1802
Avaliação de urológica da criança
 avaliação laboratorial, 2903, 2906q
 avaliação radiográfica, 2903-2907, 2904f-2906f, 2906q

Avaliação de urológica da criança *(Cont.)*
  avaliação urodinâmica e treinamento de *biofeedback*, 2907, 2907q
  exame, 2900-2903, 2900t, 2901f, 2903q, 2898e1t-2898.e2t
  história médica e cirúrgica pregressa, 2899, 2900q, 2900t, 2898e1t-2898.e2t
  medicamentos e alergias, 2899-2900, 2900q
  procedimentos cirúrgicos ambulatoriais, 2907, 2907f, 2908q
  queixa principal e história da doença atual, 2893-2899, 2896f, 2899q, 2898e1t-2898.e2t
    abuso sexual, 2895-2896
    anomalias congênitas em recém-nascidos, 2899
    genitália ambígua, 2898, 2898e1t-2898.e2t
    hematúria, 2897-2898
    hidronefrose pré-natal, 2898-2899
    infecção do trato urinário, 2897
    queixas abdominais, 2893-2894, 2894t
    sintomas de esvaziamento, 2896-2897
    sintomas escrotais, 2894-2895
    sintomas genitais femininos, 2895, 2896f
    sintomas masculinos penianos ou uretrais, 2895
    trauma renal, 2898
  resumo de, 2908
Avaliação diagnóstica, na ED
  exame físico, 648
  história sexual, médica e psicossocial, 647-648, 647f, 648t
  questionários e classificação de sintomas da função sexual, 648-650, 649f
  testes laboratoriais, 650
Avaliação do sêmen, na infertilidade masculina, 566-570
  análise do sêmen assistida por computador, 568e2
  avaliação ultraestrutural do esperma, 570
  densidade do sêmen, 567
  ensaio de túnel, 569
  ensaios de DNA do esperma desnaturados, 570
  ensaios de integridade do DNA do esperma, 569-570
  ensaios de piospermia, 569
  ensaios secundários de sêmen, 568-569
  ensaios terciários e de investigação de espermatozoides, 569-570
  espécies reativas de oxigênio, 570
  interação esperma e muco, 570, 570e2
  interação óvulo e esperma, 570, 570e3
  morfologia espermática, 568, 568e1
  motilidade espermática, 567-568
  parâmetros seminais, 566-568, 566t
  reação acrossômica, 570e1
  teste do cometa, 570
  vitalidade espermática, 568, 568e2
  volume de sêmen, 567
Avaliação endocrinológica e infertilidade masculina, 564-566, 565q
Avaliação focada com sonografia para trauma (FAST), do trato urinário superior, 3538-3539
Avaliação funcional da bexiga, para anomalias ureterais, 3082
Avaliação genômica, na infertilidade masculina, 570-571
Avaliação hepatobiliar, pré-operatória, 102
Avaliação hormonal, e ED, 657-658
Avaliação neurológica, no ED, 656-657
Avaliação pré-operatória, 100
Avaliação psicológica, na ED, 655
Avaliação pulmonar, pré-operatória, 102
Avaliação UFC. *Ver* Avaliação de cortisol livre na urina

Avaliação vascular, na ED, 650-653, 650t
AVFs. *Ver* Fístulas arteriovenosas
Avitene Microfibrillar Collagen Hemostat, 207e2
AVMs. *Ver* Malformações arteriovenosas
AVP. *Ver* Arginina vasopressina
Axitinib, para RCC, 1360t, 1513-1514
Axonema, 535-537, 536f
Azatioprina, para imunossupressão pós-transplante, 1084-1085, 1085t
AZF. *Ver* Fator de azoospermia
Azoospermia, 573e3
  anomalias cromossômicas em, 526-528
Azotemia pós-renal, 1042
Azotemia pré-renal, 1042-1043, 1042q
Aztreonam, para UTIs, 257t-258t, 260
Azul de metileno
  para teste de distúrbios do assoalho pélvico, 1705
  resposta ureteral, 988
  toxicidade, 1159

B

Bacilo de Calmette-Guérin (BCG)
  para câncer da bexiga urinária sem invasão muscular, 2212-2214
    contraindicações para, 2214, 2214q
    determinação do esquema de tratamento, 2213-2214
    impacto da progressão do, 2213
    manejo da toxicidade do, 2215q
    mecanismo de ação de, 2212
    prevenção de recorrências com, 2213
    tratamento de carcinoma *in situ* com, 2212-2213
    tratamento de tumor residual com, 2213
  para UTUC, 1398-1399
Baclofeno
  administração de, 1874e2-3
  como tratamento para o priapismo, 683
  para facilitar o enchimento da bexiga urinária e o armazenamento da urina, 1839t, 1859
  para facilitar o esvaziamento da bexiga urinária, 1874e2-1874.e3
Bacteremia, UTIs e, 291-293, 293q
Bactéria
  anaeróbicas, em microbiologia prostatite, 306
  câncer urotelial e, 2188
  componentes da parede celular, no choque séptico, 292
  Gram-positiva, na microbiologia da prostatite, 305-306
  hidrolisadoras de ureia, 271
  no sedimento urinário, 23, 24f
  produção de urease por, 1194, 1194f, 1195t, 1213, 1214t
Bactérias anaeróbias, na microbiologia da prostatite, 306
Bactérias gram-positivas, na microbiologia da prostatite, 305-306
Bactérias hidrolisadoras de ureia, cálculos renais de estruvita causados por, 271
Bacteriologia, sepse e, 293
Bacteriúria
  assintomática, 3352-3353. *Ver também* Bacteriúria assintomática após cistoplastia de aumento
  associada ao cateter, 299-300, 300q
  em pessoas mais velhas/idosos, 296
    assintomática, 297-299, 299q
    diagnóstico laboratorial de, 297-298, 298f
    epidemiologia da, 297, 297f-298f, 297t
    manejo da, 299
    patogênese da, 297, 298f
    triagem para, 298-299

Bacteriúria *(Cont.)*
  na gravidez, 293-294, 297q
    alterações anatômicas e fisiológicas e, 294-295, 294f, 295t
    complicações da, 295-296
    insuficiência renal e, 296
    manejo de, 295-296, 296t
    patogênese de, 294
  UTIs e, 237, 267-268, 268t-269t
Bacteriúria assintomática (ASB)
  associada ao cateter, 299-300
  cistite descomplicada e, 268, 268t-269t
  em pacientes geriátricos, 2099e10-2099.e11
  em pessoas mais velhas, 297-299, 299q
  e UTIs, 2935-2936
  na gravidez, 293-295
Bacteriúria associada ao cateter, UTIs e, 299-300, 300q
Bainha do reto, 1611-1613, 1613f-1614f
Bainhas de acesso ureteral, para ureteroscopia, 149, 149f, 149t
Bainhas urinárias, 2099e6
Balanite
  cirurgia reconstrutora uretral para, 914
  de Zoon, 416, 416f-417f
  infecção, 402
  pseudoepiteliomatosa, ceratótica e micácea, 414, 414f
Balanite pseudoepiteliomatosa, ceratótica e micáceas (PEKMB), 846e1
  como condição neoplásica, 414, 414f
Balanite xerótica obliterante (BXO), 3422, 3422f. *Ver também* Líquen escleroso
Balanite de Zoon, 416, 416f-417f
Balanopostite, 402, 403f
Barotrauma, durante cirurgia laparoscópica e robótica, 217
Barreira hematoepidídimo, 530
Barreira hematotesticular, 501, 523-525
Barreira hematotubulo seminífero. *Ver* Barreira hematotesticular
Basiliximab, para imunossupressão pós-transplante, 1084-1085, 1085t
BBD. *Ver* Disfunção da bexiga urinária e intestinal
BCC. *Ver* Carcinoma basocelular
BCG. *Ver* Bacilo de Calmette-Guérin
BCI. *Ver* Índice de contratilidade da bexiga urinária
BCR. *Ver* Reflexo bulbocavernoso
BD. *Ver* Doença de Behçet
Bebidas
  carbonatadas, nefrolitíase e, 1217, 1217q
  sucos cítricos, nefrolitíase e, 1217, 1217q
Bebidas carbonatadas, nefrolitíase e, 1217, 1217q
Bem-estar sexual em mulheres, avaliação do
  exame físico, 753, 753e4f-753.e6f, 753e5-753.e6
  história, 752-753, 753e1
  parceiro, 753, 753e3
  pesquisas, 753, 753e2
Benadryl®. *Ver* Difenidramina
Benzodiazepínicos, para facilitar o esvaziamento da bexiga urinária, 1874e2
BEP. *Ver* Bleomicina-etoposídeo-cisplatina
BER. *Ver* Reparo de excisão da base
Betanecol (Urecolina)
  administração de, 1871
  efeitos adversos de, 1871
  eficácia, 1871
  para facilitar o esvaziamento da bexiga urinária, 1870-1872
  resposta ureteral, 990-991
Bevacizumab, 472
  para RCC, 1326, 1508-1509, 1509f-1510f, 1509t, 1516, 1518

Bexiga hiperativa (OAB), 2097
  após AVC, 1765
  após cirurgia de suspensão retropúbica, 1933
  avaliação clínica da, 1800-1803, 1801f, 1803q
    instrumentos para, 1800-1802, 1802t
    síndrome da bexiga dolorosa diferenciada, 1797f, 1803, 1803f
    sintomas mistos incorporados à urgência urinária, 1802, 1803f
  avaliação de, 1804-1805
  capacidade noturna da bexiga e, 3312
  custos de, 1799-1800, 1800q
  estrogênios para, 1863-1864
  etiologia, 1799, 1799q
  fisiopatologia da, 1688, 1797-1799, 1797f-1798f, 1799q
  hiperatividade do detrusor com, 1804, 1805f
  incontinência urinária de urgência com, 1710
  manejo de, 1804-1805
  mecanismos aferentes na, 1797-1798
  mecanismos de, 1673-1675, 1674f
  neuromodulação para, 1680
    racionalidade para, 1681, 1681f
  neuromodulação sacral no mecanismo alternativo, 1901, 1901f
  prevalência de, 1747f, 1799-1800, 1800q
  questionários para, 1703t-1704t
  terapia farmacológica para, 1839t
  terminologia para, 1796, 1796q, 1797f
  teste urodinâmico de, 1804-1805, 1805f
  toxina onabotulínica A para, 1910-1911
  tratamento de
    dispositivos, 759-760
    farmacoterapia oral, 760, 760e1
    psicossocial, 759
Bexiga instável, 1796
Bexiga neurogênica
  autônoma, 1694
  bexiga fetal dilatada e, 3174
  cálculo secundário da bexiga urinária com, 1293
  capacidade urinária da bexiga diminuída e, 1829
  com tumores do SNC, 3293
  efeitos na função ureteral, 994-995
  estimulação do nervo sacral para, 1906
  e UTIs, 2932
  reflexa, 1694
  sem inibição, 1694
  sensorial, 1693
  transplante renal e, 3531
Bexiga paralítica, 1693-1694
Bexiga sem função, disfunção do trato urinário inferior e, 1792
Bexiga subativa. Ver Bexiga, hipoatividade da
Bexiga "tímida"
  disfunção do trato urinário inferior e, 1788-1789
Bexiga urinária
  achados ultrassonográficos antenatais de, 3173
  alterações, durante a gravidez, 295
  anatomia da, 1631-1635, 1632f
    em pacientes pediátricos, 3121-3122
    estroma da, 1634
    lâmina própria da, 1633-1634
    músculo liso, 1635, 1635f
    urotélio da, 1632-1633, 1633f. Ver também Urotélio, da bexiga urinária
    vasculatura da, 1633-1634, 1634f
  capacidade da, 1692
    diminuída. Ver Capacidade diminuída da bexiga urinária
    em pacientes pediátricos, 3123, 3128
    noturna, 3312
    terapia farmacológica para aumentar, 1836-1866

Bexiga urinária *(Cont.)*
  células, receptividade nas UTIs, 244-245, 246f
  contração da
    normal, na micção, 1686-1687
    receptores muscarínicos e, 1836-1837
  contratilidade
    e esvaziamento da bexiga urinária, 1870-1873
    terapia farmacológica para aumento, 1836-1866
  defeitos, na extrofia da bexiga, 3189-3191, 3190f
  descompensação, na hiperplasia prostática benigna, 2455
  desenvolvimento da, 2836, 3173
  desfuncionalizada, disfunção do trato urinário inferior e, 1792
  dinâmica da, 3332
  disfunção da, 3331
    com válvula da uretra posterior, 3264-3266
  duplicação da, 3179, 3179f, 3180q
  enchimento da. Ver também Continência
    reservatório de baixa pressão, 1755, 1755q
    terapia farmacológica para facilitar. Ver Terapia farmacológica, para facilitar
  envelhecimento e, 1679-1680
  estimulação elétrica, 1914
  expansão de, baixas pressões, 1755, 1755q
  extrofia de, imagem pré-natal de, 2910-2911, 2912f
  falha de esvaziamento
    aumento da pressão intravesical para, 2079-2081
    canais cateterizáveis continentes para, 1906-1907, 2074f
    cateterismo contínuo de, 1907
    cateterismo intermitente para, 1907
    cateterismo para, 1906-1907, 2077f
    dispositivos de coleta externa para, 2081-2082
    em pacientes pediátricos, 3123
    estimulação elétrica para desordens, 1914-1916
    esvaziamento da
      falha, 1689q, 1692
      produtos absorventes para, 2082
      reflexos que promovem, 1901
      terapia farmacológica para facilitar. Ver Terapia farmacológica, para facilitar o esvaziamento da bexiga
    fechamento de, para extrofia clássica da bexiga, 3198-3201, 3199f-3200f
  vias aferentes em canabinoides, 1656
    canais catiônicos com potencial de receptor transitório, 1654-1656
    interações com órgãos pélvicos, 1656-1657, 1657f
    moduladores, 1654-1656
    óxido nítrico em, 1654, 1655f
    propriedades de, 1650
    propriedades funcionais de, 1651-1654, 1653f
    sinalização purinérgica, 1654, 1656f
    vias da medula espinal, 1650-1651, 1652f, 1652t
  vias eferentes para, 1657-1663
    adrenérgicos, 1659
    circuito reflexo, 1660-1663, 1660f
    fibras nervosas terminais, 1657
    glicina e ácido γ-aminobutírico em, 1658
    glutamato em, 1657-1658, 1659f
    purinérgica, 1659-1660
    serotonina na, 1658-1659
    transmissores, 1657-1660

Bexiga urinária aumentada
  transplante renal e, 3531
  tumores da, em pacientes pediátricos, 3588-3589
Bexiga urinária com pressão alta, lesão medular com, mecanismos de defesa do hospedeiro nas UTIs e, 249
Bexiga urinária fetal
  ausente, 3175
  dilatada, 3174
  não dilatada, 3174-3175
Bexiga urinária retossigmoide dobrada, 2320
BF. Ver Biofeedback
BHD. Ver Síndrome de Birt-Hogg-Dubé
Bicalutamida, 2790
Bicarbonato
  no túbulo coletor, 1019
  reabsorção na alça de Henle de, 1017
  reabsorção no PCT de, 1014-1015, 1015f
Bicarbonato de sódio
  na prevenção de CIN, 30
  para prevenção de ATN, 1053
Bikunina, 1175
Biofeedback (BF)
  com PFMT, 1887-1888, 1887f-1888f
  níveis de evidência e recomendações para, 1877t-1878t
  para disfunção da bexiga urinária e do intestino, 3307
  para tratamento de CP/CPPS, 325
Biofilmes
  em biomateriais do trato urinário, 134
  e UTIs, 2934-2935, 2935f
BioGlue, 207t, 207e2
Biomarcadores
  avaliação diagnóstica de MH com, 18
  para câncer da bexiga urinária, 474
  para câncer da bexiga urinária sem invasão muscular, 2220, 2221f
  para câncer de pênis, 861-862
  para câncer de próstata. Ver Câncer de próstata, biomarcadores para
  para RCC, 1325-1326, 1335-1336, 1340, 1341q
  para tumores testiculares, 790-791, 793
    em pacientes pediátricos, 3591-3593, 3593f
  para uropatia obstrutiva congênita, 3054-3055
  para UTUC, 1372, 1375-1376
  para vigilância ativa do câncer de próstata, 2635
  urinário. Ver Marcadores urinários
Biópsia
  do pênis, para carcinoma de células escamosas, 850, 851q
  do trato urinário superior e ureteres, para UTUC, 1371-1372, 1390, 1392-1394, 1395f-1396f
  na ressecção transuretral de tumor da bexiga urinária, para câncer da bexiga urinária sem invasão muscular, 2210
  próstata. Ver Biópsia da próstata
  renal
    metanéfrico, 1303-1304, 1303f-1304f, 1304q
    papilar, 1302-1303, 1303q
  testículo
    aspiração percutânea, 583
    biópsia aberta de testículo: técnica de microcirurgia, 583, 583f
    complicações de, 584
    indicações para, 583
    para TGCTs, 791
    percutânea, 582-583
Biópsia com agulha
  para adenocarcinoma da próstata, 2596-2597, 2597q
  para câncer de próstata, 2606-2607

Biópsia da próstata
  agulha, 2606-2607
  analgesia para, 2585
  complicações da, 2588
  contraindicações para, 2584
  enema de limpeza, 2585
  estendida, para vigilância ativa do câncer de próstata, 2634
  indicações para, 2583-2584, 2584q
  infecção após, 2588
  mortalidade específica do câncer de próstata e, 2687, 2688f-2689f
  orientação por imagem de ressonância magnética multiparamétrica para, 2724
    alvo cognitiva, 2724
    fusão de ultrassom, 2724-2727, 2725f-2727f
  orientação por ultrassom. Ver Ultrassonografia transretal, da próstata
  para adenocarcinoma, 2596-2597, 2597q
  para terapia focal para câncer de próstata, 2720-2722
    modelo transperineal de mapeamento da biópsia de próstata, 2721, 2722f-2723f
    saturação, 2721
    saturação transperineal, 2721
    saturação transretal, 2721
    transretal sistemática guiada por ultrassom, 2720-2721
  posicionamento do paciente para, 2585
  pós-radioterapia, 2691-2692
    imagem e amostragem de erro, 2692
    interpretação, 2691-2692, 2691q
    tempo de, 2691
  preparo do paciente para, 2584-2585
  profilaxia antibiótica para, 2585, 2585t
  PSA para, 2603-2604
  repetição, 2587
    para vigilância ativa do câncer de próstata, 2634
  riscos de, 2588
  sangramento com, 2588
  saturação, 2587
  sextante, 2586, 2586f
  sobrediagnóstico com, 2711-2712, 2712f
  técnicas avançadas para, 2588-2592
  técnicas de core central, 2587, 2586f
  técnicas de investigação, 2588-2592
  técnicas transretais, 2586-2587
  transperineal, 2587
  transuretral, 2587
  ultrassonografia transretal para. Ver Ultrassonografia transretal, da próstata
Biópsia da próstata com extensão de núcleo, 2587, 2586f
Biópsia da próstata guiada por ultrassom transretal (TRUSP), profilaxia antimicrobiana para, 262-263
Biópsia de linfonodo sentinela, de linfonodos inguinais, para câncer do pênis, 862-863, 891-892, 892f
Biópsia de linfonodo sentinela dinâmica (DSNB), de linfonodo inguinal, para câncer do pênis, 864, 893-894, 894f-895f, 895q
Biópsia de próstata transuretral, 2587
Biópsia de saturação, para terapia focal do câncer de próstata, 2721
  transperineal, 2721
  transretal, 2721
Biópsia sextante, da próstata, 2587, 2586f
Biópsia transperineal da próstata, 2588
  do câncer radiorrecorrente, 2747
  saturação
    para terapia focal do câncer de próstata, 2721
    saturação transretal por ultrassom versus, 2721

Biópsia transretal da próstata, 2587
Biópsia transretal por ultrassom
  de câncer radiorrecorrente, 2747
  modelo transperineal de biópsia de mapeamento da próstata versus, 2721-2722
  saturação
    para terapia focal do câncer de próstata, 2721
    saturação transretal por ultrassom versus, 2721
  sistemática, para terapia focal para câncer de próstata, 2720-2721
Biópsia TRUSP. Ver Biópsia da próstata guiada por ultrassom transretal
Biotesiometria, 656
Bisfosfonatos
  função no manejo do cálculo renal, 1221, 1221q
  para câncer de próstata resistente à castração, 2819-2820
BISF-W. Ver Brief Index of Sexual Functioning for Women
Bisturi, para cirurgia laparoscópica e robótica, 206, 210
Bleomicina-etoposídeo-cisplatina (BEP)
  para NSGCTs, 798-801, 799t
  para seminomas, 809
Bleomicina, para câncer do pênis, 872-873
Bloqueadores do canal de cálcio (CCBs)
  efeitos na função ureteral, 1001-1002, 1005
  no tratamento do feocromocitoma, 1551f, 1552
  para AKI, 1051
  para facilitar o enchimento da bexiga urinária e o armazenamento da urina, 1839t, 1852
Bloqueadores dos receptores da angiotensina (BRA)
  AKI causada por, 1042
  para CKD, 1062, 1063t
  para hipertensão renovascular, 1090
Bloqueadores neuromusculares, considerações pré-operatórias para, 112
α-Bloqueadores, para sintomas do stent ureteral, 130-132
β-Bloqueadores, pré-operatório, 103
Bloqueio caudal, para pacientes pediátricos, 2956
Bloqueio da síntese de catecolaminas, no tratamento do feocromocitoma, 1551f, 1552
α-Bloqueio, no tratamento do feocromocitoma, 1550-1551, 1551f
β-Bloqueio, no tratamento do feocromocitoma, 1551f, 1552
BMI. Ver Índice de massa corporal
BMP-7. Ver Proteína morfogenética óssea-7
BMSCs. Ver Células-tronco da medula óssea
Bolsa de Douglas, 1599
Bolsa de Hautmann, para diversão urinária ortópica, 2357-2358, 2357f
Bolsa de Indiana, 2333-2335, 2334f-2335f
Bolsa de Kock, 2325, 2326f
Bolsa de Le Bag, para diversão urinária ortópica, 2358-2360, 2361f
Bolsa de Mainz I, 2328-2332, 2329f-2332f
Bolsa de Mainz II, 2322
Bolsa de Penn, 2335-2336, 2335f-2336f
Bolsa de Studer, para derivação urinária ortópica, 2358, 2359f
Bolsa do colo direito
  com íleo terminal intussusceptado, 2332-2333
  para diversão urinária ortópica, 2360
  variações da técnica operatória para, 2339-2340, 2340f
Bolsa dupla em T, 2325-2328, 2327f-2328f

Bolsa em T
  com reto valvulado, 2321-2322, 2321f
  para diversão urinária ortópica, 2358, 2359f
Bolsa gástrica, para diversão urinária continente cutânea, 2336-2338, 2337f
Bolsa Hemi-Kock
  para diversão urinária ortópica, 2355, 2356f
  para procedimento com reto valvado, 2321-2322
Bolsa ileocolônica, para diversão urinária ortópica, 2358-2360, 2361f
Bolsa retouterina, 1599
Bolsas do intestino, direito
  com intussuscepção do íleo terminal, 2332-2333
  para diversão urinária ortópica, 2360
  variações de técnica operatória para, 2339-2340, 2340f
Bolsa sigma-reto, 2322
Bolsa vesicouterina, 1599
  avaliação de, 2265
  características clínicas da, 2107-2109
    apresentação/manifestações, 2107
    avaliação de, 2107
    cistoscopia para, 2108, 2108f
    diagnóstico de, 2107
    estudos de urina para, 2109
    exame físico, 2107-2108, 2107f
    imagem para, 2108-2109, 2108f-2109f
  cirurgia
    complicações de, 954
    considerações anatômicas para, 946, 947q, 947f
    epididimectomia parcial e total, 953, 954f
    espermatocelectomia e excisões de cisto, 953
    excisão do tumor, 953-954
    indicações para, 953
    preparo pré-operatório para, 946-947
  considerações cirúrgicas para, 2110-2113
    abordagem abdominal versus vaginal, 2111-2112, 2111t, 2112e1q
    antibióticos, 2112
    documentação da atividade sexual, 2112
    drenagem pós-operatória de, 2113
    excisão versus sem excisão, 2112
    imediato versus tardio, 2110-2111
    retalhos adjuvante ou enxertos, 2112
    suplementação de estrogênio, 2112
  desvio urinário e, 2119
  etiologia de, 2104-2106, 2104f, 2106q
  fatores de risco intraoperatório para, 2106-2107
    abordagens laparoscópicas, 2114-2116, 2116e7, 2116e8t
    complicações com, 2266
    considerações especiais para, 2116
    resultados esperados com, 2266
    roboticamente assistida versus, 2116e7
    técnica para, 2265, 2266f
    transvesical transabdominal, 2116
  história, 2104e1
  indicações cirúrgicas com, 2265
  omento maior, 2116-2117, 2118f
    outras técnicas de retalhos e enxertos, 2117
    retalho de Martius, 2116, 2118f
    retalho peritoneal, 2116, 2118f
  pós-histerectomia de, 2105
  prevalência de, 2104-2105
  procedimentos adjuvantes de reparo, 2116-2117
  reparo robótico de, 2116, 2116e1q, 2116e1t, 2116e7, 2116e9t
    cistotomia, 2116e2-2116.e4, 2116e2f-2116.e4f
    colocação de porta para, 2116e2, 2116e2f

Bolsa vesicouterina (Cont.)
    complicações de, 2266, 2116e7
    considerações especiais para, 2116
    cuidados pós-operatórios e seguimento para, 2116, 2116e6
    etapas cirúrgicas, 2116e2-2116.e5, 2116e4f-2116.e5f
    laparoscópica versus, 2116e7
    posição para, 2116e2
    preparo para, 2116e2
    resultados esperados com, 2266
    técnica para, 2265, 2266f
  técnica abdominal para, 2113-2114
    intraperitoneal, suprapúbica ou extraperitoneal, 2113-2114, 2116f-2117f
    transvesical, 2114
    vaginal versus, 2111-2112, 2111t, 2112e1q
  técnica vaginal para, 2113
    abdominal versus, 2111-2112, 2111t, 2112e1q
    complicações, 2113
    outras técnicas, 2113
    retalho vaginal ou técnica de retalho bipartido, 2113, 2114f-2115f
  terapia conservadora e minimamente invasiva para, 2109-2110, 2110f
  tratamento de, 2109-2119
BoNT-A. Ver Toxina botulínica
BoNT. Ver Toxina botulínica
BOO. Ver Obstrução da saída da bexiga
BOR. Ver Obstrução do canal da bexiga
Botox. Ver Toxina onabotulínica A
BPE. Ver Hipertrofia prostática benigna
BPH. Ver Alargamento benigno da próstata. Ver também Hiperplasia prostática benigna
BP. Ver Penfigoide bolhoso
BPO. Ver Obstrução prostática benigna
BPS / IC. Ver Síndrome da bexiga dolorosa e cistite intersticial
BPS. Ver Síndrome da bexiga dolorosa
BRA. Ver Agenesia renal bilateral
Braquiterapia
  fenômeno de rejeição benigna e, 2691
  para câncer de pênis, 868
  para câncer de próstata, 2621-2622, 2699-2702, 2699f-2700f
    avaliação da qualidade do implante permanente, 2700, 2700t
    de alta dose, 2700-2701
    dose de radiação e campos para, 2621
    efeitos adversos da, 2621-2622
    irradiação externa com, 2701-2702
    potência e, 2702
    resultado do implante, 2701, 2701t
    resultados, 2621
    toxicidade, 2702
    toxicidade retal com, 2702
    toxicidade urinária com, 2702
  salvamento, 1399. Ver também Braquiterapia de salvamento para UTUC
  salvamento total da glândula, para recorrência de câncer de próstata, 2747
Braquiterapia de alta dose (HDR), para câncer de próstata, 2700-2701
Braquiterapia de salvamento câncer radiorrecorrente, 2749
Braquiterapia HDR. Ver Braquiterapia de alta dose
Bremelanotida, e HSDD, 759e2
Brief Index of Sexual Functioning for Women (BISF-W), 753e2
Bromento de propantelina, para facilitar o enchimento da bexiga urinária e o armazenamento da urina, 1839t, 1844
BT. Ver Terapia comportamental
B-TURP. Ver Ressecção bipolar transuretral da próstata

Bulbo do clitóris, 750e4
Bulboesponjoso, 1603
Bulkamid®. Ver Hidrogel de poliacrilamida
Bumetanida, na formação de cálculo, 1197
BUO. Ver Obstrução ureteral bilateral
Bupivacaína, para pacientes pediátricos, 2956
BWS. Ver Síndrome de Beckwith-Wiedemann
BXO. Ver Balanite xerótica obliterante
Bypass (desvio) cardiopulmonar (CPB), para trombectomia da veia cava, 1442-1443, 1442f-1443f, 1443e1f
Bypass gástrico Y de Roux (RYGB), nefrolitíase e, 1220, 1220q

C
Cabazitaxel, 2809-2810, 2810f
Cabozantinib, para UTUC, 1400-1401, 1401f
Cadeia leve da miosina (CML) 1641
Cadeia pesada da miosina (CMS), 1641, 1642f
CaD. Ver Caldesmon
CAD. Ver Doença da artéria coronária
Cafeína, formação de cálculo e, 1217
Café, risco de UTUC e, 1366
CaHA. Ver Hidroxiapatita de cálcio
CAH. Ver Hiperplasia suprarrenal congênita
CA. Ver Crioablação
Caixas de treinamento laparoscópico, 224e2-224.e3, 224e2f-224.e3f
CA-IX. Ver Anidrase carbônica IX
Calafrios, histórico do paciente de, 7
Calcidiol. Ver 25-Hidroxicolecalciferol
Calcifilaxia, 1070
Cálcio
  alimentar, no manejo do cálculo renal, 1220-1221, 1221q
  metabolismo do, 1180
  na contração do músculo liso, 1642-1643, 1643q, 1646, 1647f
  no câncer de próstata, 2550
  PTH e, 1011f, 1012, 1180
  reabsorção na alça de Henle, 1016-1017
  reabsorção no PCT, 1015, 1016f
  reabsorção no túbulo distal, 1018
  sensibilização ao, 1643
Calcitriol. Ver 1,25-Di-hidroxicolecalciferol
Cálculo
  após cistoplastia de aumento, 3353
  após transplante renal pediátrico, 3536
  bexiga. Ver Cálculo da bexiga urinária
  HIV e, 384-385
  imagem pediátrica de
    TC, 2918
    ultrassonografia, 2913, 2915f
  pediátrico. Ver Doença calculosa pediátrica
  prepucial, 1299
  prostático, 1296-1297
  renal. Ver Cálculo renal
  ureteral. Ver Cálculo ureteral
  uretral. Ver Cálculo uretral
Cálculo coraliforme
  epidemiologia do, 1195
  imagem de, 1212, 1213f
  seleção do tratamento cirúrgico para, 1240-1241, 1280-1281
  visão geral histórica, 1236-1237, 1236f
Cálculo de cálcio
  hipercalciúria, 1182-1185, 1209-1210, 1210t
  hiperoxalúria, 1185-1187, 1185f-1186f, 1210-1211, 1211q
  hiperuricosúria, 1187, 1210
  hipocitratúria, 1188, 1211-1212, 1211f, 1212q
  hipomagnesiúria, 1190, 1212
Cálculo de di-hidroxiadenina, 1195
Cálculo de oxalato de cálcio
  aderência do, 1175
  formação de, 1174-1175

Cálculo de oxalato de cálcio (Cont.)
  formação de cristais, 1178-1179
  formadores de, 1176-1177
  fragilidade do cálculo e, 1243e1
  nucleação homogênea, 1175
  placas de Randall e, 1175-1177, 1176f-1177f
  tratamento cirúrgico do, 1242
Cálculo de silicato, 1197
Cálculo intrarrenal, manejo ureteroscópico do, 1285
Cálculo prepucial, 1299
Cálculo relacionado à medicação, 1196-1197
  manejo cirúrgico do, 1243e3
Cálculo renal, 1170
  anormalidades metabólicas e análise de, 1207-1208, 1207t, 1208q
  avaliação metabólica para, 1200-1206
    economia e, 1208-1209, 1209q
    em formadores de cálculo pela primeira vez, 1200-1201, 1201q
    em formadores de cálculo único de baixo risco, 1201-1204, 1202q, 1203f-1204f, 1204q, 1204t
    extensão, 1204-1205, 1204t, 1205q
    seleção de pacientes para, 1200, 1201q
    simplificado, 1205-1206, 1206f-1207f, 1207q
    teste de carga rápida e cálcio em, 1205
  cálculo de ácido úrico em, 1190-1193, 1191f-1192f, 1212, 1212q, 1213f
    baixo pH da urina, 1190-1192, 1192f
    baixo volume urinário, 1193
    hiperuricosúria, 1192
  cálculo de cistina, 1193-1194, 1193f, 1213, 1213q, 1214f
  cálculo de urato ácido de amônio, 1195-1196
  cálculo relacionado à medicação, 1196-1197
  cálculos de cálcio, 1182-1185, 1210-1212
    hipercalciúria, 1182-1185, 1209-1210, 1210q, 1210t
    hiperoxalúria, 1185-1187, 1185f-1186f, 1210-1211, 1211q
    hiperuricosúria, 1187, 1210
    hipocitratúria, 1188, 1211-1212, 1211f, 1212q
    hipomagnesiúria, 1190, 1212
  cirurgia aberta do cálculo para, 1285-1286
  classificação da, 1182, 1182t, 1209-1215, 1210t
  com desvio urinário intestinal, 2313
  composição de
    decisão de tratamento baseado em, 1242-1243, 1242f-1243f
    ocorrência relativa e, 1182, 1182t
    papel da imagem, 1208
  coraliforme. Ver Cálculo coraliforme
  critérios diagnósticos para, 1209-1215, 1210t, 1216t
  em pedras di-hidroxiadenina, 1195
  epidemiologia de, 1170-1173, 1173q
    climáticas, 1171-1172
    doença cardiovascular, 1173
    gênero, 1170-1171, 1173q
    geografia, 1171, 1171f
    idade, 1171
    ingestão de água, 1173
    obesidade, diabetes e síndrome metabólica, 1172-1173
    profissão, 1172
    raça/etnia, 1171
  fatores clínicos para, 1254-1257
    cirurgia renal prévia, 1256
    coagulopatia corrigida, 1256
    deformidade espinal ou contraturas de membros, 1256
    derivação urinária, 1256-1257
    duração, 1257

Cálculo renal *(Cont.)*
  envelhecimento e fragilidade, 1255-1256
  função renal, 1254-1255
  infecção do trato urinário e, 1254
  obesidade mórbida e, 1255, 1281
  rim solitário, 1255
  transplantes renais, 1257
 físico-química do, 1173-1179, 1179q
  estado de saturação no, 1173-1175, 1174f
  inibidores e promotores, 1178-1179
  matriz, 1179
  nucleação e crescimento de cristais, 1175-1178, 1176f
 história natural, 1235-1237
 infecção do cálculo, 1194-1195, 1194f, 1195t, 1213, 1213q, 1214t, 1215f
 manejo cirúrgico do
  algoritmo de tratamento de, 1235, 1236f
  após transplante renal, 1280, 1280f
  avaliação pré-tratamento para, 1237-1238
  cálculo e tomada de decisão de tratamento, 1238-1241, 1238q, 1239f
  cálculos no polo inferior, 1247-1250, 1247f, 1248t, 1249f
  composição do cálculo e, 1242-1243, 1242f-1243f
  em divertículos coletor, 1243-1244, 1278-1281, 1279f
  fatores anatômicos em, 1243-1250
  fatores que afetam, 1236q
  fatores relacionados ao cálculo, 1238-1243
  história médica por, 1237
  imagem para, 1237
  localização do cálculo e, 1241-1242
  na ectopia renal, 1246-1247, 1247f
  na obstrução da junção ureteropélvica, 1243
  no rim em ferradura, 1244-1246, 1245f, 1279-1280
  pontos-chave, 1250q
  testes laboratoriais para, 1237-1238
  visão geral histórica, 1235-1250, 1235e1
 manejo médico de, 1215-1222, 1233q
  cálcio na dieta, 1220-1221, 1221q
  eficácia, fora do centro acadêmico, 1222-1223
  evitar o oxalato, 1221-1222, 1222q
  obesidade e, 1219-1220, 1220q
  recomendações de líquidos em, 1215-1217, 1217q
  recomendações dietéticas, 1217-1219, 1219q
  terapias seletivas para, 1222-1232, 1222t-1223t, 1224f
  vitamina D e papel dos bifosfonatos, 1221, 1221q
 matriz do cálculo, 1196
 metabolismo mineral e, 1182q
  cálcio, 1180
  de magnésio, 1181
  fósforo, 1180-1181
  oxalato, 1181
 na gravidez, 1199
  manejo médico de, 1233
 na obstrução do trato urinário, 1091
 não coraliforme. *Ver* Cálculo renal não coraliforme
 no desenvolvimento renal
  apresentação clínica/manifestações, 2863
  avaliação, 2864
  epidemiologia de, 2863-2865
  etiologia, 2863-2864
  manejo médico de, 2864-2865, 2865q
 nomes mineralógicos de, 1207t
 nos cálculos de xantina, 1195
 pediátrica. *Ver* Doença calculosa pediátrica
 predisposição anatômica para, 1197-1199
  divertículos caliceais, 1198

Cálculo renal *(Cont.)*
 obstrução da junção ureteropélvica, 1197-1198
 rim esponjoso medular, 1198-1199
 rins em ferradura, 1198
 visão geral histórica, 1235e1
Cálculo renal, estruvita, bactérias divisoras de ureia causando, 271
Cálculo renal não coraliforme
 carga de cálculos
  até 1 cm, 1238-1239, 1238q
  entre 1 e 2 cm, 1239-1240, 1239f
  superior a 2 cm, 1239f, 1240
 visão geral histórica, 1235-1236
Cálculo renal no polo inferior, manejo cirúrgico de, 1247-1250, 1247f, 1248t, 1249f
Cálculos da bexiga urinária, 1291-1296
 apresentação de, 1295-1296, 1296q
 aumento, 1294
  tratamento, 1296
 câncer da bexiga urinária e, 1296
 com hiperplasia prostática benigna, 2455
 litotripsia da, 1295
  EHL, 232e2
  laser, 1295, 234e2-234.e3
 manejo da, 1295-1296, 1296q
  cistolitolapaxia, 1295
  cistolitotomia, 1295
  litotripsia, 1295
  litotripsia por onda de choque, 1295-1296
  não operatória, 1295
 manejo médico de, 1232
 na diversão urinária, 1294
  tratamento de, 1296
 primário, 1292, 1292q
 secundário, 1292-1294, 1294q
  para bexiga neurogênica, 1293
  para corpo estranho intravesical, 1293
  para lesão da medula espinal, 1293
  para obstrução da saída da bexiga, 1292-1293
  para o transplante de órgãos, 1293-1294
Cálculos de ácido úrico, 1190-1193, 1191f-1192f
 baixo pH da urina, 1190-1192, 1192f
 baixo volume urinário, 1193
 hiperuricosúria, 1192
 na diátese gotosa, 1212, 1212q, 1213f
Cálculos de bruxita, manejo cirúrgico, 1242
 fragilidade do cálculo e, 1243e1
Cálculos de bruxita, manejo cirúrgico, seleção do método, 1243e2
Cálculos de cistina, 1193-1194, 1193f, 1213, 1213q, 1214f
 tratamento cirúrgico de, 1242
  fragilidade do cálculo e, 1243e1
  seleção de método para, 1243e2
 tratamento médico de, 1229-1230, 1230q
Cálculos de urato ácido de amônio, 1195-1196
 tratamento médico de, 1231, 1231q
Cálculos de xantina, 1195
 tratamento cirúrgico da, 1243e3
Cálculos prostáticos, 1296-1297
Cálculos renais de estruvita. *Ver* Infecção do cálculo
Cálculos urinários
 aspecto microscópico, 1203f, 1204t
 durante a gravidez
  avaliação de, 1288-1289, 1288f
  etiologia, 1287
  frequência de, 1287
  tratamento de, 1289
 em crianças, manejo médico de, 1232-1233
 litotripteros para. *Ver* Litotripteros
 manejo cirúrgico de, 1260-1287
 nefrolitotomia percutânea para. *Ver* Nefrolitotomia percutânea

Cálculos urinários *(Cont.)*
 prevenção, 1222t
  efeitos adversos de, 1223t
Cálculos urinários, síndrome metabólica e, 552-553
Cálculo ureteral
 cirurgia aberta do cálculo para, 1286
 efeitos na função ureteral, 1001-1002
 fatores clínicos relacionados ao, 1254-1257
  cirurgia renal prévia, 1256
  coagulopatia corrigida, 1256
  deformidade espinal ou contraturas dos membros, 1256
  derivação urinária, 1256-1257
  duração, 1257
  função renal, 1254-1255
  infecção do trato urinário e, 1254
  obesidade mórbida e, 1255
  rim solitário, 1255
  transplantes renais, 1257
  velhice e fragilidade, 1255-1256
 manejo cirúrgico do, 1250-1259, 1250q
  avaliação pré-tratamento para, 1251
  estenose ureteral ou estenose, 1253-1254
  fardo do cálculo, 1252-1253
  fatores anatômicos, 1253-1254
  fatores de pedra para, 1251-1253
  fatores econômicos de, 1254e1
  história natural para, 1250-1251, 1251t
  localização de pedra em, 1251-1252, 1252t
  megaureter e, 1253
  pedra composição e de, 1253
  resultado de, 1257-1259
  sistema coletor duplicado e, 1253
  visão geral histórica, 1235e1-1235.e2
 manejo ureteroscópico de, 1282-1285
  bainha de acesso ureteral para, 1283
  complicações do, 1283-1285
  na obstrução do trato urinário, 1091
  passagem espontânea do, 1251, 1251t
  submucosa, 1284
Cálculo uretral, 1297-1299
 apresentação de/manifestações, 1298
 avaliação do, 1298
 composição do, 1297-1298
 migratório, 1297
 no divertículo uretral, 1298, 2154, 2155f
 patogênese do, 1297-1298
 primário, 1297-1298
 tratamento do, 1299
Caldesmon (CaD), 1641-1642, 1643f
Cálice renal, 155-156, 155f-156f, 968, 968e1f
 urotélio normal, 1369, 1369f-1370f
Cálices
 hidrocalicose, 3001-3002, 3001f
 megacalicose, 3002-3003, 3002f
 renal, 155-156, 155f-156f, 968, 968e1f.
  Ver também Sistema pelvicaliceal
 urotélio normal, 1369, 1369f-1370f
Calicovesicostomia laparoscópica, para obstrução da junção ureteropélvica, 1122
Calicreína humana 11 (hK11), em secreções prostáticas, 2417t, 2419
Calicreína humana 14 (KLK14), em secreções prostáticas, 2417t, 2419
Calicreína humana 2 (hK2)
 como biomarcador do câncer de próstata, 2572
 em secreções prostáticas, 2417t, 2418
 no diagnóstico de câncer de próstata, 2605
Calicreína humana 3 (hK3). *Ver* Antígeno específico da próstata
Calicreína humana L1, em secreções prostáticas, 2417t, 2418-2419
Camada de glicosaminoglicana, do urotélio da bexiga, 1639

Câmeras, para cirurgia laparoscópica e robótica, 205, 205e1f-205.e2f
cAMP. Ver Monofosfato de adenosina cíclico
Canabinoides
  na ED, 623, 623t
  na via aferente da bexiga urinária, 1656
  para facilitar o enchimento da bexiga urinária e o armazenamento da urina, 1866e2-1866.e3
Canais cateterizáveis continentes, para falha de esvaziamento da bexiga, 1906-1907, 2074f
Canais de cálcio, no músculo detrusor, 1645-1646, 1647f
Canais de potássio, no músculo detrusor, 1644-1645, 1644f
Canais iônicos
  no ED, 628
  no músculo detrusor, 1644-1646, 1644f
Canais TRP. Ver Canais de potencial transitório do receptor
Canal deferente
  anatomia do, 505q
  anomalias, 3397
    com criptorquidia, 3441-3442, 3442f
  cirurgia de
    considerações anatômicas para, 946, 947q, 947f
    preparo pré-operatório para, 946-947
    vasectomia. Ver Vasectomia
  dissecação de, na prostatectomia laparoscópica radical, 2670, 2670f-2671f
  fisiologia de, 535q
    funções, 534-535
    macroscópica e citoarquitetura, 534, 534f-535f
  imagem de
    fotografia de elétrons, 530f
    ultrassonografia, 503, 504f
  na tuberculose genitourinária, 423
  suprimento arterial do, 504
    arquitetura microanatômica, 504
    cirúrgica, 946, 947q, 947f
    drenagem venosa, 504
    estrutura macroscópica do, 503-504, 504f
    suprimento linfático do, 504
    suprimento nervoso, 504
    suprimento sanguíneo do, 581, 581q
Canal inguinal, anatomia do, 1613-1614, 1615f
Câncer colorretal, hereditário. Ver Câncer colorretal hereditário sem polipose
  em pacientes geriátricos, 2099e10
  parcial
    resultados com, 1974-1976
    técnica para, 1974, 1975f-1976f
  total
    resultados com, 1974
    técnica para, 1974, 1977f
Câncer da bexiga urinária sem invasão muscular (NMIBC), 2188-2190, 2190t, 2205
  biologia do, 2207
  cistectomia precoce para, 2218-2219, 2219q
  diretrizes de manejo para, 2222q
  doença refratária de alto grau, 2217-2218
    manejo de, 2217, 2218q
    opções alternativas para, 2217-2218
  imunoterapia para, 2212-2215, 2215q
    bacilo de Calmette-Guérin, 2212-2214
    interferon, 2214
    investigação, 2214-2215
  manejo endoscópico do, 2208-2211, 2211q
    ambulatorial, 2210
    cistoscopia fluorescência para, 2210-2211, 2211f
    imagem de banda estreita para, 2211
    laserterapia para, 2210

Câncer da bexiga urinária sem invasão muscular (NMIBC) (Cont.)
  patologia da, 2205-2208
    características, 2207-2208, 2208t
    estadiamento, 2205-2207, 2206f
    gradação, 2205, 2206f-2207f
  prevenção de
    secundário, 2221-2222
    vigilância para, 2219-2221
  progressão, 2206t
  quimioterapia intravesical, 2215-2217, 2216t, 2217q
    para prevenir a implantação do tumor, 2211-2212, 2212q
  ressecção transuretral de, 2208-2209
    complicações de, 2209
    função da biópsia, 2210
    repetição, 2209-2210
  vigilância de, 2219-2221, 2221t
    cistoscópica, 2219
    citologia da urina, 2219-2220
    extravesical, 2220-2221
    marcadores tumorais, 2220, 2221f
Câncer da uretra prostática, 2202-2203, 2203f
Câncer de bexiga
  aumento global de, 2186
  bloqueio dos pontos de controle imune, 457
  cálculo da bexiga e, 1296
  capacidade diminuída da bexiga no, 1829
  cateterismo de longo prazo e de, 1778
  em pacientes geriátricos, 2099e12-2099.e13
  hematúria no, 3, 184, 184t, 185q
  metastático. Ver Câncer de bexiga metastático
  MetS e, 554
  musculo invasivo. Ver Câncer de bexiga musculoinvasivo como definidora de malignidade urológica não AIDS, 386
  não músculoinvasivo. Ver Câncer de bexiga não músculoinvasivo
  pediátrico
    ressecção transuretral. Ver Ressecção transuretral do tumor urotelial da bexiga. Ver Câncer urotelial após UTUC, 1368
  superficial. Ver Câncer da bexiga urinária sem invasão muscular
  triagem para, 185
  UTUC após, 1367
Câncer de bexiga metastático
  alvo para terapia, 2240
  quimioterapia de segunda linha para, 2238, 2238t
    multiagentes, 2239-2240
    único agente, 2238-2239, 2239t
  quimioterapia para, 2237-2238, 2237t
  randomizados em, 2237t, 2238
Câncer de bexiga musculoinvasivo
  apresentação clínica/manifestações, 2223-2225
  apresentação de/manifestações, 2223-2225
  cistectomia radical e dissecção de linfonodo pélvico para, 2225-2230, 2228-2229. Ver também Cistectomia radical, com dissecção de linfonodo pélvico envolvendo ureter
  diagnóstico de, 2223-2225
  estadiamento clínico para, 2223-2224, 2224t
  estadiamento patológico, 2225, 2225t
  histologia, 2223
  história natural, 2223
  linfonodos positivos, 2228-2229
  nomogramas prognósticos para, 2235-2237, 2236f
  preservação da bexiga com, 2233-2235
    cistectomia parcial, 2233-2234
    quimioterapia primária, 2234
    radiomonoterapia, 2234

Câncer de bexiga musculoinvasivo (Cont.)
  ressecção transuretral radical, 2233
  terapia trimodal para, 2234-2235, 2235t
  tratamento de modalidade única para, 2233-2234
  quimioterapia adjuvante para, 2231-2233
    estudos randomizados de, 2231-2233, 2232t
  quimioterapia neoadjuvante para, 2230-2231, 2231t
Câncer de bexiga superficial. Ver Câncer de bexiga urinária sem invasão muscular
Câncer de próstata
  abiraterona para, 2792-2793, 2792f-2793f
  adenocarcinoma. Ver Adenocarcinoma da próstata
  alterações epigenéticas, 2555-2556
  alterações genômicas
  aminoglutetimida para, 2791
  androgênios, influência de, 2549, 2553, 2554f
  associação da vasectomia com, 952-953
  avanço do ultrassom e, 2722-2727
  bicalutamida para, 2790
  biologia, 2714-2719
    doença clinicamente não significativa, 2714-2715
    índice de lesão, 2715
    multifocalidade tumoral, 2714-2715
    reclassificação de lesão de baixo grau de baixo volume, 2715-2719, 2716f
  biomarcadores para
    à base de sangue, 2567-2573
    anexina A3, 2575
    antígeno 3 do câncer de próstata, 2573-2574, 2574f
    antígeno de membrana específica da próstata, 2571-2572
    antígeno específico da próstata. Ver Antígeno específico da próstata
    avaliação de desempenho, 2567
    baseado em tecido, 2575-2577
    baseados em urina, 2573-2575
    calicreína humana, 2, 2572
    células tumorais circulantes, 2573, 2573f
    desenvolvimento de, 2566-2567
    endoglina, 2572-2573
    fusões de genes, 2574-2575
    gene da α-metilacil-coenzima A racemase, 2575
    loci de susceptibilidade genética, 2576-2577
    marcadores tumorais adicionais para calicreína, 2572
    metabolômica, 2575
    micro-RNA, 2575
    modificações epigenéticas, 2575-2576
    para vigilância ativa, 2635
    perfil de expressão genômica, 2576-2577
    respostas autoimunes ao, 2573
  células-tronco, 2, 553, 2555f
  cetoconazol para, 2791-2792
  como complicação da TT, 546
  como malignidade urológica não definidora de AIDS, 385-386
  detecção de doença a distância, 2746-2747
    biópsia de câncer recorrente radial, 2747
    cintilografia óssea para, 2746
    imagem de ressonância magnética de corpo inteiro de, 2746-2747
    PET/TC colina, 2746, 2746f
  diagnóstico de, 2601-2605
    antígeno 3 do câncer de próstata, 2605
    antígeno específico da próstata para, 2602-2604
    erros na via, 2711-2712, 2712f
    estadiamento, 2545
    exame retal digital para, 2602
    idade, 2545

Câncer de próstata (Cont.)
  diferenças raciais e, 2543-2544
  e cálculo prostático, 1297
  e ejaculação retardada, 703
  em candidatos a transplante renal, 1072
  em pacientes geriátricos, 2099e12
  enzalutamida para, 2790, 2790f
  epidemiologia de, 2543-2546
    molecular, 2549-2550, 2550q
  espera vigilante de
    identificação do candidato para, 2632-2633
    progressão e gatilhos em, 2634
  esporádico, 469-471
    antígeno específico da próstata baseado na triagem de e, 2630
    biópsia por agulha, 2606-2607
    classificações para, 2605-2606, 2606t
    clínico *versus* patológico, 2605
    conceitos gerais de, 2605-2606
    imagem para, 2607
    linfadenectomia pélvica, 2607-2608
    molecular, 2607
    parâmetros de pré-tratamento combinados em, 2607
    previsão de extensão do tumor, 2606
  estratégias de observação para, 2631-2635
    comparação de tratamento, 2637t, 2638, 2639
    identificação do candidato para, 2632-2633, 2632t
    necessidade de pesquisas futuras, 2639
    progressão no, 2633-2635
  etiologia da, 2552-2558, 2558q
  fatores de risco para, 2546-2552
    androgênios, 2549
    atividade sexual, 2550-2551
    cálcio, 2550
    consumo de álcool, 2552
    dieta, 2551
    eixo do fator de crescimento semelhante à insulina, 2549
    estrogênios, 2549
    familiar, 2546-2547, 2546t, 2547q
    genética, 2546-2547, 2547q, 2552f
    infecção, 2547-2548
    infecção sexualmente transmissível, 2550-2551
    inflamação, 2547-2548, 2548f
    leptina, 2550
    obesidade, 2552, 2552f
    receptor da vitamina D, 2550
    tabagismo, 2551
    vasectomia, 2551
    vitamina D, 2550
  flutamida para, 2790
  fusões de genes, 2556-2557
  gene *NKX3-1*, 2557
  gene *TP53* no, 2557-2558
  genética molecular do, 2553-2558, 2558q
  hematúria causada por, 192
  hereditária. *Ver* Câncer de próstata hereditário
  história natural, 2628-2630
  incidência de, 2543, 2544f, 2544t, 2628, 2629f, 2629t
    efeitos de triagem de, 2545-2546
    global, 2544-2545
  inibição da liberação do hormônio gonadotropina para, 2791
  iniciação e progressão tumoral, mutações somáticas associadas a, 2555-2558, 2556f
  localizado. *Ver* Câncer de próstata localizado
  localmente avançado. *Ver* Câncer de próstata localmente avançado
    MetS e, 554

Câncer de próstata (Cont.)
  manejo não curativo
    racionalidade para, 2630-2631, 2631q
    riscos do tratamento e, 2631
  modelo de tumorigênese para, 2558
  mutações em *SPOP*, 2557
  não tratada, 2628-2630
    estudos observacionais de, 2628-2630
    estudos randomizados de, 2630
  nilutamida para, 2790
  prevalência de, 2628, 2629f, 2629t
  quimioprevenção de, 2558-2563
    agentes farmacológicos para, 2559-2562
    catequina do chá verde, 2563
    citrato de toremifeno, 2561
    estatinas, 2561
    inibidores da 5α-redutase para, 2559-2561
    licopeno, 2563
    metformina, 2561
    Prostate Cancer Prevention Trial, 2559-2561, 2560f
    razão para, 2558-2559, 2558f
    Reduction by Dutasteride of Prostate Cancer Events, 2561
    selênio, 2561-2562, 2563f
    soja, 2562-2563
    vitamina E, 2562-2562, 2563f
  radiorrecorrente
    biópsia de, 2747
    braquiterapia de toda glândula de salvamento, 2747-2748
    braquiterapia focal de salvamento para, 2749
    crioterapia focal de salvamento, 2750
    localização de, 2748-2749
    prostatectomia radical de salvamento para, 2747
    terapia de salvamento de toda glândula para, 2747, 2748, 2748t
    terapia de salvamento para, 2748, 2748f-2749f
    ultrassom focalizado de alta intensidade de toda a glândula, 2748
  receptor de androgênio em, 2556
  resistente à castração. *Ver* Câncer de próstata resis*tente* à castração
  sobretratamento, riscos no, 2631
  taxas de mortalidade do, 2543, 2544f
    efeitos de triagem, 2545-2546
    global, 2544-2545
    triagem baseada no antígeno específico da próstata e, 2630
  terapia focal para. *Ver* Terapia focal ablativa, para câncer de próstata
  terapia hormonal para. *Ver* Terapia hormonal, para câncer de próstata
  triagem para, 2601-2602
    conceitos gerais de, 2601
    ensaios randomizados para, 2601
    localizado, 2609-2611
    recomendações para grupo especiais para, 2601-2602
  via da fosfatidilinositol 3-cinase, 2557
  vigilância ativa de. *Ver* Vigilância ativa para câncer de próstata
Câncer de próstata localizado
  ablação por ultrassom focado de alta intensidade, 2626
    focal, 2626e1
  ablação tumoral por radiofrequência intersticial para, 2626e1
  árvores de decisão para, 2754-2755
  avaliação de risco contemporâneo para, 2752-2753, 2753q
  background na, 2609-2611
    avaliação do paciente, 2611
    caracterização do tumor primário, 2611

Câncer de próstata localizado (Cont.)
  crioablação para. *Ver* Crioablação, para tratamento focal do câncer de próstata localizado, 2626
    ablação com *laser*, 2626
    terapia fotodinâmica, 2626
  definição de, 2752-2754
  estudos clínicos, 2767, 2768t
  história natural, 2755, 2756f, 2756t
  manejo conservador do, 2611-2624, 2613q
    espera vigilante para, 2611-2613
    vigilância ativa para, 2611-2613
  modalidades de imagem para, 2753, 2753f-2754f
  novos marcadores para, 2754, 2754t
  para rastreio, 2609-2611
  prostatectomia radical para, 2755-2763
    para estágio clínico T3, 2756-2757, 2757t
    privação de androgênio adjuvante com, 2762-2763
    privação do androgênio neoadjuvante da, 2758-2760, 2759t-2760t
    quimioterapia neoadjuvante e terapia hormonal-quimioterapia, 2760-2761, 2760t
    radioterapia adjuvante, 2761-2762, 2761t
    resultados esperados, 2757-2758, 2758f
  prostatectomia radical para. *Ver* Prostatectomia radical, para câncer de próstata
  qualidade de vida após tratamento de, 2630-2631
  radioterapia para, 2763-2765, 2764t
    privação de androgênio adjuvante com, 2763-2765
    privação de androgênio neoadjuvante com, 2763
    quimioterapia com, 2765
  radioterapia para. *Ver* Radioterapia para câncer de próstata localizado
  recomendações de tratamento para, 2626, 2627t
  resultados esperados funcionais após tratamento para, 2630-2631
  sequelas tardias com, 2767
  tendências de incidência, 2754
  tendências de tratamento, 2754, 2755t
  terapia ablativa focal para, 2765
    crioablação, 2765
    ultrassom focalizado alta intensidade, 2765
  terapia de privação de androgênios
    com radioterapia de feixe externo, 2619-2620
    contínua, 2800-2801, 2801f
  terapia de privação de androgênios para, 2799, 2800f
  terapia primária hormonal para, 2624, 2706, 2624e1q
Câncer de próstata resis*tente* à castração
  abordagens direcionadas ao osso para, 2818-2820
  abordagens direcionadas para o receptor de androgênio no, 2811-2813
    inibição de CYP17, 2811-2812, 2811f
    modulação do receptor de androgênio, 2812-2813, 2812f
  avaliação do, 2805-2806
  bisfosfonatos para, 2819-2820
  compressão medular epidural no, 2818, 2819t
  considerações clínicas para, 2805-2807
  considerações prognósticos para, 2805-2806, 2805f
  dor no, 2818, 2819t
  fenótipo anaplásico, 2820-2821, 2822f
  fenótipo neuroendócrino, 2820-2821, 2822f
  imunoterapia para, 2813-2815
    bloqueio de *checkpoint* imunológico, 2814-2815

Câncer de próstata resistente à castração *(Cont.)*
  ProstVac-VF, 2814, 2814f
    sipuleucel-T, 2813-2814, 2814f
  inibidores de RANKL para, 2820
  metastático, 2806-2807
  não metastático, 2806
  quimioterapia citotóxica para, 2807-2810
  radiofármacos para, 2820, 2821f
  tratamento paliativo do, 2818-2820
  tratamentos direcionados para, 2815-2818
    angiogênese, 2816-2817
    sinalização de transição epitelial-mesenquimal, 2817-2818
    via de apoptose, 2818
    via PI3K/Akt/mTOR no, 2815-2816
Câncer de testículo, em pacientes geriátricos, 2099e13
Câncer de testículo. *Ver também* Câncer paratesticular
  cirurgias para, 815, 816q
    achados histológicos e resultados de sobrevida esperados de, 829-831, 829f, 830t, 831q
    avaliação após, 816
    avaliação por história pregressa, exame físico e imagem, 815
    em populações de alto risco, 831-832, 831t, 832q
    orquiectomia parcial. *Ver* Orquiectomia parcial
    orquiectomia radical. *Ver* Orquiectomia radical
    orquiectomia tardia, 816
    para SCSTs, 836, 836q
    para seminoma, 835-836, 836q
    resultados esperados, considerações funcionais e complicações de, 832-835, 834t, 835q
    RPLND. *Ver* Dissecção de linfonodo retroperitoneal
  classificação do, 784, 785q
  de adenocarcinoma de células não germinativas, 812
    cistos dermoides e epidermoides, 812
    metástases secundárias, 812-813, 3595
    tumores estromais-cordão sexual, 811-812, 836, 836q
  decisão cirúrgica para fazer, 825, 829q
    em casos de remissão clínica completa à quimioterapia de indução, 825, 825t
    quimioterapia adjuvante no RPLND primário, 827-829
    utilização de modelo no PC-RPLND, 826-827, 828t
    utilização de modelo no RLND primário, 825-826, 826f, 827t
  e ejaculação tardia, 703-704
  estadiamento, 791, 792
  GCTs. *Ver* Tumores de células germinativas testiculares
  pediátrico, 3590, 3596q
    algoritmos de manejo para, 3595, 3596f
    apresentação/manifestações, 3591
    biomarcadores para, 3591-3593, 3593f
    cirurgia com técnica poupadora do testículo para, 3596
    epidemiologia de, 3590-3591
    estadiamento de, 3593, 3593t
    leucemia e metástases de linfomas, 3595
    microlitíase, 3595
    patogênese e biologia molecular, 3591
    TCG. *Ver* Tumores de células germinativas testiculares
    transtornos do desenvolvimento sexual associados a, 3593, 3594t
    tumores do estroma gonadal, 3595, 3595f
    ultrassonografia do, 3591, 3592t

Câncer do epidídimo, excisão do tumor para, 953-954
Câncer do pênis, 846
  carcinoma de células escamosas
    apresentação de/manifestações, 849, 850q
    atraso no diagnóstico de, 850
    biópsia de, 850, 851q
    características histológicas de, 850-851, 851q
    diferencial diagnóstico de, 853
    epidemiologia de, 847, 849q
    estadiamento de, 852-853, 853t, 853q, 853f
    estudos laboratoriais de, 851
    estudos radiológicos de, 851-852, 852q
    etiologia, 847-848, 849q
    exame de, 850
    história natural, 849, 850q
    prevenção, 848-849, 849q
    Tis, 846-847, 847q, 846e1f
  como malignidades urológicas não definidoras de AIDS, 386
  dissecção de linfonodo inguinal para. *Ver* Linfadenectomia inguinal
  manejo cirúrgico de, 855q, 855t
    ablação por *laser*, 855-856
    amputação, 855
    cirurgia micrográfica de Mohs, 854
    estratégias de circuncisão e excisão limitada, 854-855
    preservação de órgãos, 854
  manejo da região inguinal baseado em risco, 865
    adenopatia volumosa e linfonodo fixo metástase, 866f-867f, 866
    pacientes de alto risco, 865-868, 866f-867f
    pacientes de risco baixo a intermediário, 865, 866f-867f
    pacientes de risco muito baixo, 865, 866f-867f
  neoplasias não escamosas, 873, 876q
    carcinoma adenoescamoso, 875
    carcinoma de células basais, 873, 874f
    EPD, 874f, 875
    melanoma, 873-874, 874f
    metástases, 875-876
    neoplasia maligna linforreticular, 875
    sarcomas, 874-875, 874f
  quimioterapia, 871, 873q
    adjuvante, 872
    agente único, 871
    combinada, 871-872, 872t
    consolidação cirúrgica após, 872-873
  radioterapia para, 871q
    área inguinal, 870-871
    efeitos adversos de, 870
    lesão primária, 868-870, 869t
Câncer do rim. *Ver* Câncer renal
Câncer genitourinário (GU). *Ver* Câncer
Câncer. *Ver também* Malignidade; Oncologia. *Ver também* cânceres específicos
  com desvio intestinal urinário, 2314
  de testículo, 568
  genética molecular. *Ver* Genética molecular do câncer GU
  pediátrico. *Ver* Oncologia pediátrica
Câncer paratesticular
  de anexos testiculares, 813
Câncer renal, como malignidade urológica não definidora de AIDS, 386
Câncer uretral
  feminino, 889q
    anatomia e patologia do, 885-889, 886f
    carcinoma distal, 886
    carcinoma proximal, 887-888
    diagnóstico e estadiamento do, 880t, 886
    epidemiologia, etiologia e apresentação/manifestações clínicas, 885

Câncer uretral *(Cont.)*
    recorrência após cistectomia, 888-889
    tratamento e prognóstico, 886-887, 887t-888t
  masculino, 885q
    avaliação e realização de, 880, 880t, 881f
    carcinoma da uretra bulbomembranosa, 882-883, 882f-883f
    carcinoma da uretra peniana, 881-882, 881f-882f
    considerações gerais sobre, 879
    manejo da uretra após cistectomia, 883-885, 884f
    patologia do, 880-883, 880f
    tratamento do, 881
Câncer urotelial, 2185-2201
  biologia molecular, 2192-2199, 2193f, 2194t-2195t
  da próstata, 2599-2600
  detecção de, 2196, 2199q
  difusão do, 2191-2192
  epidemiologia do, 2185, 2186q, 2186f
    carga global do, 2186
    diferenças demográficas de, 2185-2186
    mortalidade e, 2186
  estadiamento de, 2191, 2191t, 2191q
  etiologia do, 2186-2188
    fatores de risco externos no, 2187-2188, 2188q
    fatores genéticos do, 2186-2187
  extensão direta, 2192
  fatores prognósticos para, 2192
  histologia, 2188-2190, 2189t-2190t, 2190f
  invasão angiolinfática do, 2191
  lesões precursoras para, 2188
  marcadores de urina para, 2196-2199, 2197t
  origem, 2191-2192
  para, 56, 57f
  patologia do, 2188-2190, 2189q, 2189t
  prevenção, 2199-2200, 2200q
  primário, 2191
  propagação pagetoide de, 2191, 2192f
  recorrência do, 2191-2192, 2229
  TC de, 46
  tratamentos de medicina complementar para, 2199-2200
  trato superior. *Ver* Câncer do trato urotelial alto
  variantes histológicas do, 2199-2201
    de células claras, 2200-2201, 2200f
    diferenciação glandular ou adenocarcinoma, 2200, 2200f
    micropapilar, 2200, 2200f
    tumor plasmocitoides, 2201
    variantes aninhadas, 2200, 2200f
Câncer urotelial do trato superior (UTUC)
  biologia básica e clínica de, 1365
  diagnóstico de, 1371
    avaliação radiológica para, 1369
    avaliação ureteroscópica e biópsia para, 1371-1372
    cistoscopia para, 1371
    citologia e outros marcadores de tumores em, 1372
    diretrizes de manejo para citologia urinária positiva ou diagnóstico de CIS, 1396-1398, 1398f
  epidemiologia de
    incidência e mortalidade, 1365
    variações por gênero, raça e idade, 1365
  estadiamento do, 1371
    ferramentas de predição clínica para, 1376
    TNM, 1372-1374, 1373t-1374t
  etiologia
    fatores de risco externos, 1366
    genética, 1365-1366

Câncer urotelial do trato superior (UTUC) *(Cont.)*
    fatores prognósticos de idade, 1374
        arquitetura tumoral, 1374
        biologia molecular e marcadores, 1375-1376
        comprometimento dos linfonodos, 1375
        estágio, 1374
        grau, 1374
        hidronefrose, 1374
        invasão linfática, 1375
        localização, 1374
        multifocalidade tumoral, 1375
        necrose tumoral, 1375
        raça, 1374-1375
        tamanho do tumor, 1374
    histopatologia, 1369-1370
        urotélio do trato superior anormal, 1369-1371
        urotélio do trato superior normal, 1369, 1369f-1370f
        variante micropapilar, 1370
    história natural da
        associação com CIS, 1368
        cronologia, 1367-1368
        difusão, 1368
        doença panurotelial, 1368-1369
        malignidades do ureter comparadas as do sistema coletor, 1367
        origens de recorrência e padrões, 1367
    manejo cirúrgico de, 1376
        cirurgia aberta poupadora de néfrons para tumores da pelve renal, 1384-1385, 1385f
        linfadenectomia, 1379-1382, 1381f
        nefroureteretomia radical aberta, 1376-1377, 1377f, 1381-1382
        nefroureteretomia radical laparoscópica, 1382-1384, 1382f-1384f
        resultados, 1381-1382, 1384-1385, 1387-1388, 1388t
        substituição ureteral ileal, 1386-1387, 1387f
        terapia adjuvante para, 1379
        ureter distal e manejo do manguito da bexiga, 1377-1379, 1378f-1380f, 1381-1382
        ureteretomia distal e neocistostomia direta ou ureteroneocistostomia com psoas hitch ou retalho de Boari, 1385-1386, 1387f
        ureteretomia distal laparoscópica ou robótica e reimplante, 1388
        ureteretomia segmentar aberta, 1385, 1386f
    para acompanhamento
        para avaliar recorrência, 1401, 1401f
        procedimentos específicos, 1401-1402
        procedimentos gerais, 1401
        reestadiamento metastático, 1402
    para terapia adjuvante
        após excisão completa, 1399-1400
        após terapia poupadora de órgãos, 1398-1399, 1398f, 1399t
    tratamento endoscópico de
        abordagem percutânea, 1392-1396, 1394f-1396f, 1397t
        básico de, 1388, 1389f
        ureteroscopia e ureteropieloscopia, 1388-1392, 1390f-1392f, 1393t
    tratamento na doença metastática, 1400-1401, 1401f
Câncer urotelial variante de ninhos, 2199, 2200f
Cancroide, 373t, 377-378, 377f
Candidíase, 381, 381t
Capacidade diminuída da bexiga
    causa de, 1829
Capacidade funcional, avaliação pré-operatória de, 101, 102t

Capsaicina
    intravesical, 1863e1
    para facilitar o enchimento da bexiga urinária e o armazenamento da urina, 1839t, 1863
    resposta ureteral, 992
Captopril, para cistinúria, 1230
Captura, 243
Carbacol. *Ver* Carbamilcolina
Carbamilcolina (Carbacol), resposta ureteral, 990-991
Carboplatina
    para câncer do pênis, 873
    para NSGCTs, 800-801, 805
    para seminomas, 806, 808-809, 808t
    para UTUC, 1400
Carcinoma adrenocortical (ACC)
    cirurgia, 1531-1566, 1581q
    do aumento da função suprarrenal
        aldosteronismo primário. *Ver* Aldosteronismo primário
        feocromocitoma. *Ver* Feocromocitoma
        síndrome de Cushing. *Ver* Síndrome de Cushing
    fisiologia e, 1529, 1532q
        córtex suprarrenal, 1529-1531, 1530f, 1531t
        medula suprarrenal, 1531, 1532f, 1533t
    lesões malignas, 1558q
        carcinoma adrenocortical, 1531-1566, 1557f, 1557t-1558t, 1558q, 1559f, 1560q
        feocromocitoma, 1545-1547, 1552
        feocromocitomas malignos, 1545-1547, 1552
        metástases, 1560-1562, 1561f, 1562q
        neuroblastoma. *Ver* Neuroblastoma
    MRI de, 47, 48f
Carcinoma de células basais (BCC)
    como condição neoplásica, 413, 413f
    do pênis, 873, 874f
Carcinoma de células escamosas *in situ* (SCCis), como condição neoplásica, 410-411, 411f
Carcinoma de células escamosas (SCC)
    como condição neoplásica, 411, 412f
    da bexiga, 2203, 2203f
        em pacientes pediátricos, 3589
    do pênis, 850, 851q
        apresentação/manifestações, 849, 850q
        atraso no diagnóstico de, 850
        características histológicas do, 850-851, 851q
        diagnóstico diferencial de, 853
        epidemiologia do, 847, 849q
        estadiamento de, 852-853, 853t, 853q, 853f
        estudos laboratoriais do, 851
        estudos radiológicos de, 851-852, 852q
        etiologia do, 847-848, 849q
        exame do, 850
        história natural do, 849, 850q
        prevenção, 848-849, 849q
        Tis, 846-847, 847q, 846e1f
    do trato urinário superior, 1371
Carcinoma de células renais (RCC)
    apresentação clínica/manifestações, 1334-1335, 1334q, 1334t
    associações clínicas do, 1335-1336
    avaliação radiográfica do, 1315q, 1316-1318, 1316f, 1338, 1338f
    lesões císticas no, 1315q, 1318-1320, 1318f, 1320f, 1319t
    com complexo da esclerose tuberosa, 3025
    considerações históricas, 1314
    doença renal policística autossômica dominante associada ao, 1336, 3019
    em pacientes pediátricos, 1320, 3580

Carcinoma de células renais (RCC) *(Cont.)*
    estadiamento do, 1336-1338, 1337f-1338f, 1337t
    etiologia de, 1320-1321
    familiar, 1321-1325, 1322t-1323t, 1323f
        tratamento do, 1353-1355, 1355f, 1429, 1429e1f
    frequência de, 1320
    implicações na biologia do tumor clínico na angiogênese e caminhos-alvo, 1325t, 1326-1327
    imunobiologia e tolerância imunológica, 1325-1326, 1325t
    outros de transdução de sinal do ciclo celular e vias de regulação, 1325t, 1327, 1327q
    resistência à terapia citotóxica, 1325, 1325t
    metastático. *Ver* RCC metastático
    patologia do, 1328-1334
        câncer não classificado, 1329t-1330t, 1334
        diferenciação sarcomatoide, 1333, 1333f
        RCC cromofóbico, 1329t-1330t, 1332-1333, 1332f
        RCC de células claras, 1329t-1330t, 1330-1331, 1330f
        RCC do ducto coletor, 1329t-1330t, 1333
        RCC papilar, 1329t-1330t, 1331-1332, 1331f
        RCC renal medular, 1329t-1330t, 1333
        sistemas de classificação do, 1328-1330, 1328t-1330t
    prognóstico do, 1338-1341, 1339q, 1339t, 1341q, 1342t, 1343f
    tratamento do câncer avançado, 1500
        abordagens imunológicas, 1503-1507, 1504t-1505t, 1506f, 1507t
        cirurgia paliativa, 1503, 1504q
        debulking ou nefrectomia citoredutora, 1501-1503, 1502f, 1503q, 1503t
        fatores prognósticos e, 1500-1501, 1501f, 1501t
        quimioterapia, 1516
        ressecção de metástases, 1503, 1504q
        terapia hormonal, 1516
        terapia sistêmica para variantes "não células claras", de, 1516-1518, 1517f
        terapias moleculares alvo, 1502-1503, 1507-1516, 1508f-1512f, 1509t-1511t, 1513t-1514t, 1515f
    tratamento do câncer localizado, 1341-1343, 1343f
        algoritmos de manejo para, 1351-1352, 1351t-1352t, 1354f-1355f
        função renal após, 1343-1344, 1344q, 1348-1349, 1348f
        na doença de von Hippel-Lindau e outros CCRs familiares, 1353-1355, 1355f
        nefrectomia parcial, 1343-1349, 1344q, 1347t, 1348f-1349f
        nefrectomia radical, 1343-1344, 1344q, 1346f
        terapia ablativa térmica, 1347t, 1349-1351, 1350t
        vigilância ativa, 1347t, 1350-1351, 1351t
    tratamento do câncer localmente avançado, 1355q
        câncer localmente invasivo, 1357
        dissecção de linfonodos, 1357-1359, 1358t, 1359f, 1426-1427, 1426f-1427f, 1427e1f
        envolvimento da IVC, 1355-1357, 1355q, 1356f-1357f, 1470. *Ver também* Trombectomia da veia cava
        recorrência local, 1359, 1359q
        terapia adjuvante, 1359-1360, 1359q, 1360t
        triagem para, 1335-1336, 1336q

Carcinoma de células transicionais (TCC).
  Ver também Câncer urotelial
  do trato urinário superior, ureteroscopia para, 142-143
  na bexiga pediátrica, 3588
Carcinoma de pequenas células
  da bexiga urinária, 2201, 2202f
  renal, 1361t, 1363-1364
Carcinoma do úraco, em pacientes pediátricos, 3589
Carcinoma embrionário (CE), histologia, 788f, 787
Carcinoma in situ (CIS)
  associação de UTUC com, 1368
  diretrizes de manejo, 1396-1398, 1398f
  do pênis, 846-847, 847q, 846e1f
Carcinoma intraductal da próstata (IDC-P), 2593-2594
Carcinoma papilar, 2188-2190, 2190t
Carcinoma retal, e ejaculação retardada, 703
Carcinoma urotelial micropapilares (PMFU), 1370, 2199, 2200f
Carcinoma verrucoso (tumor de Buschke-Lowenstein)
  como condição neoplásica, 412, 412f
  do pênis, 846e1f, 846e4, 846e4q
Cardiopatia, cálculo renal e, 1173
Cardiopatia, considerações sobre os meios de contraste nas, 30
Cardiopatias congênitas, 2950
Carnitina, para PD, 734
Carrinhos laparoscópicos, 197, 197e2f
Carúncula uretral, 2099e10
CASA. Ver Análise do sêmen auxiliada por computador
Casos mistos, resultados esperados de pesquisa, 88
Caspases, nos cânceres GU, 479
Catecolaminas, fisiologia da medula suprarrenal e, 1531, 1533t
Catequinas do chá verde, na prevenção do câncer de próstata, 2563
Catequinas, do chá verde, na prevenção do câncer de próstata, 2563
Cateter balão, como tubo de nefrostomia, 170-171, 171f
Cateteres
  de demora (indwelling), em pacientes geriátricos, 2099e5
Cateteres alinhados, para PFUIs, 930-931
Cateteres com preservativos, 2099e6
Cateteres de Cope, como tubos de nefrostomia, 171, 172f
Cateteres de Councill, como tubos de nefrostomia, 170-171, 171f
Cateteres Malecot, como nefrostomia com tubos, 171, 171f
Cateteres urinários, quedas e, 2092
Cateterismo da uretra
  cateteres usados
    concepção de, 121, 121f
    materiais e revestimentos para, 121
    seleção de, 120-121, 120t
  complicações de, 123-124
  considerações anatômicas para, 119
  formação do biofilme durante, 134
  história de, 119
  indicações para, 119-120, 120f
  técnica para, 121-123, 123f
Cateterismo ureteral, diagnóstico de UTI e, 252, 252e1t
Cateterismo uretral e remoção, profilaxia antimicrobiana para procedimentos urológicos e, 260-262
Cateterismo vesical
  cateteres usados para
    concepção de, 121, 121f

Cateterismo vesical (Cont.)
    materiais e revestimentos para, 121
    seleção de, 120-121, 120t
  complicações de, 123-124
  considerações anatômicas para, 119
  durante a formação de biofilme, 134
  história de, 119
  Indicações para, 119-120, 120f
  suprapúbica, 124-126, 125f
  técnica para, 121-123, 123f
Cateterização
  bexiga. Ver Cateterização da bexiga urinária
  para falha de esvaziamento da bexiga, 1906-1907, 2077f
    contínua, 2078-2079
    suprapúbica, 124-126, 125f
  ureteral. Ver Stents e cateteres ureterais
  uretral, profilaxia antimicrobiana para procedimentos urológicos e, 260-262
Cateterização difícil, 122-123, 123f
Cateter, para incontinência urinária, em pacientes geriátricos, 2099e5
CAVD. Ver Ausência congênita de vasos deferentes
Cavernosograma, do pênis, 513, 514f
Cavernosometria de infusão dinâmica e cavernossografia, na ED, 652-653, 653f
Cavoplastia de Patch, para IVC, 1443-1444, 1443f
Cavoplastia, para IVC, 1443-1444, 1443f
CBAVD. Ver Ausência bilateral congênita dos vasos deferentes
CBCL. Ver Child Behavior Checklist
CBE. Ver Extrofia clássica da bexiga
CCBs. Ver Bloqueadores do canal de cálcio
CCI. Ver Índice de comorbidades de Charlson
CC. Ver Corpo cavernoso
CCSK. Ver Sarcoma de células claras renal
CCT. Ver Túbulo coletor cortical
CD3 OKT3-antimurino, para imunossupressão pós-transplante, 1084-1085
CDC. Ver Centers for Disease Control and Prevention
CDKIs. Ver Inibidores de cinase dependentes de ciclina
CDKN1B, no UTUC, 1375
CEA. Ver Analgesia epidural contínua
Cecocistoplastia, 3346
Cefalexina, para UTIs, 272t, 273, 278t
Cefalosporinas
  para UTIs, 257t-258t, 259, 296t
  profilaxia com, para procedimentos urológicos simples, 261t-262t
  profilaxia pré-operatória com, 106t-107t
Cefazolina, profilaxia pré-operatória com, 2959t
Cefotetan, profilaxia pré-operatória com, 2959t
Cefoxitina, profilaxia pré-operatória com, 2959t
Celecoxib, efeitos na função uretral, 1005
CellCept®. Ver Micofenolato de mofetil
Células, 2141-2142
Células basais
  epidídimo, 502-503, 530, 530f
Células de Leydig, 498, 528, 540
  fisiologia dos testículos e, 521-523, 521f
  na síntese de testosterona, 522
    controle das, 522
  produção de testosterona por, 2400
Células de Sertoli, 518, 524f, 528, 565, 573e3, 573e3f
  fisiologia testicular e, 523, 524f
  interação das células germinativas com, 524f, 528
Células epiteliais luminais, 2397, 2397f
Células epiteliais, no sedimento urinário, 22-23, 22f

Células germinativas, testiculares, 523, 525f
  interação das células de Sertoli com, 524f, 528
  na espermatogênese, 523, 524f-525f, 526-528, 527f, 527t
Células intercaladas, da CCT, 1019
Células intersticiais suburoteliais, 1640, 1640f
Células Umbrella, 1632, 1632f, 1638
Células marca-passo, ureteral, 982-984, 983f
Células, no sedimento urinário, 21-23, 21f-22f
Células principais
  de CCT, 1018-1019, 1018f-1019f
  epidídimo, 502-503, 530, 530f
Células progenitoras eritroides, regulação renal, 1011
Células-tronco
  migração, renovação e proliferação de, 525, 527f
  no câncer de próstata, 2553, 2555f
Células-tronco do adulto (ASCs)
Células-tronco embrionárias (ESCs)
  para engenharia tecidual, 483
    a partir de biópsia do embrião de uma única célula, 483e1
    a partir de embriões em repouso, 483e1
    a partir de transferência nuclear alterada, 483e1
Células-tronco epiteliais, de próstata, 2397f, 2398
Células tubulares renais, no sedimento urinário, 22-23
Células tumorais circulantes (CTCs), como biomarcador do câncer de próstata, 2573, 2573f
Células vaginais, receptividade, em UTIs, 244-245, 245f
Celulite, 402, 403f
  perda de pele genital e, 2384
Celulose de fosfato de sódio, para hipercalciúria absortiva, 1225
Centers for Disease Control and Prevention (CDC), 371
Centro de micção pontina, 1663, 1666f
Ceratose seborreica, 418f, 419
Cérebro, controle da micção pelo, 1665-1666
Cernilton, para bexiga diminuída, 1831, 1832t-1834t
CES. Ver Células estaminais embrionárias
Cetamina, considerações pré-operatórias para, 111-112
Cetoconazol, 2791-2792
Cetorolac
  para obstrução do trato urinário, 1101
  para pacientes pediátricos, 2957
CFTR. Ver Regulador de condutância transmembrana da fibrose cística
CGA. Ver Avaliação geriátrica
cGMP. Ver Monofosfato de guanosina cíclico
CGRP. Ver Peptídeo relacionado ao gene da calcitonina
Chaperonina, ligação com receptor de androgênio, 2408-2409
Child Behavior Checklist (CBCL), 3301
Children's Oncology Group (COG)
  sistemas de estadiamento e trabalhos de grupo de risco de
    estudos sobre tumor de Wilms, 3575-3576
  para tumor de Wilms, 3574, 3574t
  quimioterapia para tumor de Wilms, 3577-3579, 3578f
Choque medular, disfunção do trato urinário inferior com, 1771
Choque séptico, UTIs e, 291-293, 293q
Chordee (curvatura ventral peniana), no reparo da extrofia clássica da bexiga, 3204
Chordee (curvatura ventral peniana) sem hipospadias, 939-941, 939e1, 940e1

Cialis®. *Ver* Tadalafil
Cicatrização da feridas, e PD, 727-728
Cicatriz renal e UTIs, 2946
CIC. *Ver* Cateterismo intermitente
Ciclamato, câncer urotelial e, 2187
Ciclo da micção
Ciclo de pontes cruzadas da actinomiosina, 1642-1643, 1643q, 1643f
Ciclo de resposta sexual, em mulheres, 749-750, 750f, 750e1
Ciclofosfamida, cistite hemorrágica causada por, 188-190
Ciclo-oxigenase-2 (COX-2), em UTUC, 1376
Ciclosporina
  para imunossupressão pós-transplante, 1084-1085, 1085q, 1085t
  para Terapia oral de BPS/IC, 353t, 354
CICR. *Ver* Liberação de cálcio induzida por cálcio
Cidofovir, para condiloma acuminado, 846e3
Ciência implementação, 98
Cilindros de eritrócitos, no sedimento urinário, 22, 23f
Cilindros, no sedimento urinário, 22, 23f
Cimetidina, efeitos de creatinina sérica, 1060-1061
Cininas, efeitos na função uretral, 1004
CIN. *Ver* Nefropatia induzida por contraste
Cintilografia. *Ver* Cintilografia nuclear; Cintilografia renal
Cintilografia diurética, 38, 38f-39f
  para pacientes pediátricos, 2921-2922, 2922f-2925f
Cintilografia nuclear, 37-38, 40q
  cintilografia diurética, 38, 38f-39f
  na oncologia urológica, 38-40
  para pacientes pediátricos
    cintilografia diurética, 2921-2922, 2922f-2925f
    cintilografia renal cortical, 2921, 2921f
    cistografia com radionuclídeo, 2922-2923, 2925f
    varredura testicular com radionuclídeo, 2923-2925
Cintilografia óssea de corpo inteiro, 39
Cintilografia renal, 2906
  do refluxo vesicoureteral, 3146, 3146f
Cintilografia renal cortical, para pacientes pediátricos, 2921, 2921f
Cintilografia testicular, para pacientes pediátricos, 2923-2925
Cipro-heptadina, para ejaculação tardia, 706-707
Circuito reflexo
  controle da continência, 1660-1663, 1660f
    fase de armazenamento, 1660-1661, 1661f-1662f, 1662t
    reflexos do esfíncter da bexiga, 1661, 1661f, 1663f
    reflexos somáticos para viscerais, 1661
  controle da micção, 1660-1663, 1660f
    fase de esvaziamento, 1661-1662, 1661f, 1662t
    reflexos da uretra para bexiga, 1662-1663, 1663f-1665f
Circulação. *Ver* Vasculatura
Circuncisão, 2907, 2907f, 3370-3371
  complicações da, 3371-3373, 3371f-3372f
    cirurgia reconstrutora uretral e, 915
  e UTIs, 2930-2931
  feminina, 3467-3468, 3468f
  manejo do câncer de pênis com, 854-855
  prevenção de carcinoma de pênis com, 847-849
  válvula de uretra posterior, 3261-3262
Circuncisão feminina, 3467-3468, 3468f
Cirrose hepática, hiperplasia prostática benigna e, 2441

Cirurgia abdominal, colocação da equipe operacional para
  procedimentos retroperitoneais, 198, 199f
  procedimentos transperitoneais, 198, 198f, 198e1f
Cirurgia abdominal superior, posicionamento da equipe cirúrgica para
  procedimentos retroperitoneais, 198, 199f
  procedimentos transperitoneais, 198, 198f, 198e1f
Cirurgia aberta, procedimentos urológicos sem complicações, profilaxia antimicrobiana para, 264, 264t
Cirurgia bariátrica, nefrolitíase e, 1220, 1220q
Cirurgia da bexiga, tratamento da tuberculose geniturinária para, 431
Cirurgia da próstata
  diversão urinária ortópica e, 2350-2351
  função do trato urinário inferior e, 1700
Cirurgia de cálculo aberta, 1285-1286, 1286t
  para cálculo renal, 1285-1286
  para cálculo ureteral, 1286
Cirurgia de Mohs micrográfica, para câncer do pênis, 854
Cirurgia de preservação renal, perda urinária após, 2137
Cirurgia de prótese peniana, 667
  indicações para, 747
  resultados esperados de, 748t
  técnicas para, 747
Cirurgia de substituição vaginal, 3462-3465
  criação de neovagina intestinal para, 3463-3465, 3463f-3464f
  criação de pele na neovagina para, 3462-3463, 3463f
Cirurgia de suspensão retropúbica laparoscópica, 1930-1932, 1932q
Cirurgia de suspensão retropúbica para incontinência
  avaliação de resultados para, 1921-1922
    definição de cura, 1921
    perspectiva do paciente *versus* perspectiva do médico, 1921-1922
    tempo de seguimento de, 1921
  cirurgia vaginal *versus*, 1923
  comparações com, 1934-1938
    colporrafia anterior, 1934
    entre as técnicas, 1936
    procedimento de fita vaginal livre de tensão, 1936-1938
    sling pubovaginal, 1934-1935, 1935f
    suspensão da agulha, 1934
  complicações da, 1932-1934, 1934q
    dificuldade pós-operatória de micção, 1932-1933
    hiperatividade da bexiga de, 1933
    prolapso vaginal, 1933-1934
  contraindicações para, 1922-1923
  deficiência intrínseca do esfíncter
    contribuição da, 1919-1920
    problemas com, 1921
  em mulheres
  hipermobilidade em, 1919-1920
  indicações para, 1922-1923, 1922f
  laparoscópica, 1930-1932, 1932q
  opções terapêuticas para, 1918-1919, 1919q
  pontos-chave para, 1937q
  procedimentos cirúrgicos para, 1918, 1919q, 1920-1921
    colpossuspensão de Burch, 1920-1921, 1920f. *Ver também* Colpossuspensão de Burch
    procedimento de Marshall-Marchetti-Krantz, 1920-1921, 1920f. *Ver também* Procedimento de Marshall-Marchetti-Krantz

Cirurgia de suspensão retropúbica para incontinência (Cont.)
    procedimento em concha do vagino-obturador, 1920-1921, 1920f
    reparo de defeito paravaginal, 1920-1921, 1920f. *Ver também* procedimentos de reparo paravaginal
  questões técnicas para, 1923-1924
    dissecção para, 1923
    drenagem da bexiga para, 1923-1924
    drenos para, 1924
    material de sutura, 1923
    seleção da técnica para, 1919-1921
Cirurgia de urgência, para NSGCTs, 805
Cirurgia endoscópica transluminal de orifício natural (NOTES), 1591-1592
  instrumentação para, 210e2
  para cirurgia renal, abordagens cirúrgicas e de acesso para, 1453-1454, 1453f-1454f
Cirurgia intrarretrógrada. *Ver* Ureterorenoscopia
Cirurgia. *Ver também* cirurgias específicas
  acesso percutâneo para, 154
  cuidado pós-operatório para. *Ver* Cuidados pós-operatórios
  cuidados perioperatórios para. *Ver* Cuidados perioperatórios
  cuidados pré-operatório para. *Ver* Cuidados pré-operatórios
  histórico do paciente de, 7
  na ED, 666-667
  renal. *Ver* Cirurgia renal
  suprarrenal. *Ver* Cirurgia suprarrenal
Cirurgia laparoendoscópica de um único sítio (LESS), 1591
  dispositivos de acesso para, 203e4, 203e4f
  em pacientes pediátricos, 2969-2970
  instrumentação para, 210e1, 210e1f
  para alcançar o acesso transperitoneal e estabelecer pneumoperitônio, 201e2
  para cirurgia renal
    abordagens cirúrgicas e de acesso para, 1453-1454, 1453f-1454f, 1455t
    experiência clínica de, 1479-1480, 1479f
    robótica, 1480
  pieloplastia, para obstrução da junção ureteropélvica, 1119-1120, 1119f
  retalho de Boari, 2260-2261
Cirurgia laparoscópica, 196. *Ver também* cirurgias específicas
  complicações e soluções de problemas, 215, 215t, 224q
    durante curva de aprendizado, 215
    pós-operatório imediato, 223-224
    pós-operatório tardio, 224, 224e1
    procedimento-relacionadas, 220-222, 220f, 222e1
    relacionada à anestesia, 220e1
    relacionada ao pneumoperitônio, 216
    relacionada à saída, 222
    relacionada aos equipamentos, 215-216
    relacionada com trocarte, 217-220, 219f
  considerações fisiológicas em, 211, 215q
    efeitos do pneumoperitônio em vários sistemas, 212-214, 213t
    efeitos hemodinâmicos relacionados à abordagem e posição do paciente, 214
    efeitos hormonais e metabólicos durante a cirurgia, 214
    efeitos imunológicos, 214-215
    escolha de insuflante, 211-212
    escolha de pressão no pneumoperitônio, 212, 213t
  formação e prática para, 224e2, 224e4q

Cirurgia laparoscópica *(Cont.)*
    equipamento para, 224e2-224.e4, 224e2f-224.e3f
    programas formais para, 224e4
    instrumentação utilizada em
        farmacêutica, 207, 207t, 207e2
        para apreensão e dissecção romba, 205-206, 210
        para aprisionamento do espécime, 208-209, 209f
        para fechamento sítio-porta, 211, 211f
        para grampeamento e recorte, 207-208, 208f-209f, 209q
        para incisão e hemostasia, 206-207, 210, 206e1f, 207e1
        para LESS, 210e1, 210e1f
        para morcelamento, 209, 209e1
        para NOTES, 210e2
        para retração, 209, 209e2
        para sutura e anastomose tecidual, 207, 208f, 210, 207e2f, 207e3
        para Vinci Robotic System, 209-210, 210f
        para visualização, 205, 205e1f-205.e2f
    lesão ureteral com, 1158
    para fístula vesicovaginal. *Ver* Fístula vesicovaginal, abordagem laparoscópica
    para lesão ureteral inferior, 1163-1164
    para nefrectomia parcial, 1348, 3089-3090, 3091f
    para nefrectomia radical, 1344, 1346f
    para pacientes pediátricos, 2963, 2974, 2974q
        abordagem retroperitoneal para, 2966-2969, 2967f, 2967t, 2969q-2970q
        abordagem transperitoneal para, 2966-2969, 2967f, 2967t, 2968q-2969q
        anestesia para, 2966, 2966f
        aplicações gerais, 2964q, 2964t
        complicações da, 2970-2972
        contraindicações para, 2965
        desvantagens de, 2964-2965, 2964f
        dispositivos hemostáticos para, 2965
        equipe, 2965
        LESS, 2969-2970
        resolução de problemas para, 2969, 2970q, 2970f, 2972f, 2972q
        resultados esperados de, 2972-2974, 2973t
        sutura, 2965-2966
        vantagens de, 2963
    para procedimentos de vesículas seminais, 961, 964f
    posicionamento da equipe cirúrgica para procedimentos retroperitoneais abdominais superiores, 198, 199f
    procedimentos pélvicos transperitoneais e extraperitoneal, 199, 199f
    procedimento transperitoneal abdominal superior, 198, 198f
    posicionamento de equipamentos para, 197, 197e2f
    preparo pré-operatório para, 197q
        alcançar o acesso extraperitoneal e desenvolver o espaço extraperitoneal, 201-202, 202e1
        alcançar o acesso retroperitoneal e desenvolver o espaço retroperitoneal, 201, 202f, 201e3-201.e4, 202e1
        alcançar o acesso transperitoneal e estabelecer pneumoperitônio, 200-201, 201f, 200e1, 200e1f, 201e1f, 201e2, 202e1
        colocação do trocarte, 202-205, 203f, 203e1f-203.e2f
        configuração de sala cirúrgica, 196-197, 197q
        fechamento da pele, 211

Cirurgia laparoscópica *(Cont.)*
    fechamento sítio-porta, 211, 211f
    hemoderivados, 196
    lista de verificação pré-incisão, 200
    para pacientes pediátricos, 2967
    posicionamento de dispositivo auxiliado pela mão, 203-205, 203e3, 203e3f
    posicionamento de dispositivo LESS, 203e4, 203e4f
    posicionamento do paciente, 197, 197e1f
    preparo intestinal, 196
    procedimento para, 211q
    profilaxia, 197
    remoção da porta e fechamento fascial, 210-211
    saída do abdome, 210-211
    seleção dos pacientes e contraindicações, 195-196
    técnicas de acesso pediátrico, 2967-2969, 2968q-2970q
    procedimentos urológicos sem complicações, profilaxia antimicrobiana para, 264, 264t
    tecnologia de acesso para
        dispositivos de mão-assistida, 203-205, 203e3, 203e3f
        dispositivos LESS, 203e4, 203e4f
        trocartes, 202-205, 203f, 203e1f-203.e2f
Cirurgia laparoscópica do rim, 1446, 1482-1483, 1483q
    abordagens cirúrgicas e de acesso para, 1447
    avaliação do paciente e preparo para, 1446-1447
    biópsia de doença renal, 1462, 1462f
    complicações da, 1480-1482, 1480q, 1481f
    diverticulectomia coletora, 1463-1464
    LESS
        abordagens cirúrgicas e de acesso para, 1453-1454, 1453f-1454f, 1455t
        experiência clínica de, 1479-1480, 1479f
        robótica, 1480
    modificações assistidas à mão, 1450-1452, 1451f-1452f
        LESS e NOTES, 1453-1454, 1453f-1454f, 1455t
    modificações roboticamente assistidas, 1452-1453, 1453f
    retroperitoneal, 1448-1450, 1450f-1451f
    transperitoneal, 1447-1448, 1447f-1449f
    nefrectomia parcial. *Ver* Nefrectomia parcial laparoscópica
    nefrectomia radical. *Ver* Nefrectomia radical laparoscópica
    nefrectomia simples, 1454
        aprisionamento de órgão e extração, 1457, 1458f-1459f
        dissecção do ureter, 1454, 1456f
        fixação dos vasos sanguíneos renais, 1455, 1457f
        identificação de hilo renal, 1454-1455, 1457f
        isolamento do polo superior, 1456, 1457f
        manejo pós-operatório para, 1457
        reflexo do colo do intestino, 1454, 1456f
        resultados, 1457
    nefrólise, 1464, 1464f
    nefropexia, 1462, 1463f
        procedimento para, 1462, 1463f
        resultados, 1462-1463
    para cistos renais, 1460, 1460f, 1460t
        procedimento para, 1462, 1461f
        resultados, 1462
    penetrância de, entre os radiologistas, 1482
    técnicas ablativas, 1477-1479, 1494

Cirurgia laparoscópica renal roboticamente assistida, abordagens cirúrgicas e de acesso para, 1452-1453, 1453f
Cirurgia laparoscópica robótica em sítio único (R-LESS), cirurgia renal e, 1480
    colocação portal e técnica para, 842-843, 843f
    desenvolvimento de tecnologia para, 839
    RPLND robótica, 838
Cirurgia laparoscópica roboticamente-assistida
    cistectomia simples/supratrigonal. *Ver* Cistectomia simples/supratrigonal, laparoscópica ou robótica
    diversão urinária. *Ver* Diversão urinária minimamente invasiva
    diverticulectomia da bexiga urinária, para divertículo da bexiga urinária. *Ver* Diverticulectomia da bexiga urinária, laparoscópica e robótica
    lesão ureteral com, 1158
    para fístula vesicovaginal. *Ver* Fístula vesicovaginal, reparo robótico da
    para lesões ureterais inferiores, 1163-1164
    pielopielostomia, para ureter retrocaval, 1126
    pieloplastia
        laparoscópica *versus*, 1120, 1121t
        para obstrução da junção ureteropélvica, 1119
    prostatectomia radical, para câncer de próstata, 2614-2615
    reimplante ureteral. *Ver* Reimplante ureteral, ureterólise laparoscópica ou robótica, para fibrose retroperitoneal, 1146
    remoção de cálculo, 1286-1287
    retalho de Boari. *Ver* Retalho Boari, laparoscópica ou robótica
    ureteroneocistostomia
        com *hitch* (engate) do psoas, 1136
        com retalho de Boari, 1137-1139
        para estenose ureteral, 1135, 1135f
    ureteroureterostomia, para doença da estenose ureteral, 1134-1135
Cirurgia minimamente invasiva (MIS). *Ver também* cirurgias específicas
    desvantagens da
        contraindicações, 2965
        curva de aprendizagem, 2964, 2964f
        custo, 2964-2965
        pacientes pediátricos, 2965
    laparoscópica. *Ver* Cirurgia laparoscópica
    penetrância, entre urologistas, 1482
    robótica. *Ver* Cirurgia robótica
    vantagens da, 2963
Cirurgia paliativa, para RCC metastático, 1503, 1504q
Cirurgia pélvica
    apresentação para, 3290-3292
    diagnósticos médicos e, 1699
    patogênese para, 3292
    posicionamento da equipe cirúrgica para, procedimentos transperitoneais e extraperitoneais, 199, 199f
    recomendações específicas, 3292
Cirurgia pós-quimioterapia (PCS)
    para NSGCTs, 801-805, 802t
    para seminomas, 809
Cirurgia poupadora de testículo
    para TGCT, 791
    para tumores pediátricos, 3596
Cirurgia poupadora do néfron. *Ver* nefrectomia parcial
Cirurgia prévia, como contraindicação de cirurgia laparoscópica e robótica, 196
Cirurgia prévia, histórico do paciente de, 7
Cirurgia reconstrutora
    medicina regenerativa para. *Ver* Medicina regenerativa

Cirurgia reconstrutora *(Cont.)*
　para desordens de desenvolvimento sexual e seio urogenital
　　confluência vaginal alta: com ou sem hipertrofia do clitóris, 3509-3510, 3510f-3512f
　　confluência vaginal baixa: hipertrofia do clitóris, 3508-3509, 3509f
　　manejo inicial, tempo e princípios, 3504-3507, 3505f, 3507f
　　mobilização urogenital parcial e total, 3510-3513, 3512f-3515f
　　resultados, 3513-3516
　para escroto, pós-traumático, 2385
　peniana e uretral, 492, 493f-494f, 907, 917q, 492e2
　　considerações anatômicas para, 910e1-3, 910e1f-910.e7f, 910e5, 910e8q
　　corpo cavernoso, 492, 493f-494f
　　generalidades da técnica cirúrgica para, 910-911, 911q, 910e1f
　　microvascular, 2382
　　na extrofia da bexiga clássica, 3204-3209
　　nas epispadias masculinas, 3223
　　para amiloidose, 913
　　para anormalidade residual em pacientes com extrofia, 915-916
　　para artrite reativa, 911-912
　　para complicações da circuncisão, 915
　　para curvaturas do pênis, 939-941, 941q
　　para defeitos de distração vesicouretral, 938, 939q
　　para divertículos uretrais, 913-914
　　para doença da estenose uretral, 920-929, 922f-931f, 931q
　　para estenose meatal, 914-915
　　para falha no reparo da hipospádia, 915-916
　　para fístulas de uretra posterior, 938-939, 939q
　　para fístula uretrocutânea, 913
　　para LS, 912-913, 913f
　　para parafimose, balanite e fimose, 914
　　para PFUIs, 932-935, 933f-936f, 937
　　para processo de hemangioma uretral, 911
　　para transexualismo do sexo feminino para o sexo masculino, 944, 945q
　　para trauma genital, 916e1-2, 916e1f, 916e3q
　　pós-traumática, 2385
　　princípios da, 907-911, 908f-910f, 910q
　　total peniana, 941-945, 943f, 945q
　RPLND com, 822-823
Cirurgia reconstrutora de prolapso de órgão pélvico, 2039-2040
　aconselhamento pré-operatório para, 1945
　epidemiologia de, 2039-2040
　kits vaginais para, 1982-1984, 1983f
　materiais de, 2040
　materiais de enxerto para, 1945-1948
　　biológica, 1946-1947
　　classificação da, 1945, 1946f
　　interação do hospedeiro com, 1945-1946, 1946f
　　sintético, 1947-1948, 1948f
　no compartimento anterior
　no compartimento posterior, 1978-1982
　　colporrafia posterior, 1979-1982
　　reparos de enxerto de interposição, 1982
　preparo para, 1944-1945, 1945q
Cirurgia reconstrutora pélvica. *Ver* Cirurgia reconstrutora de prolapso de órgão pélvico
Cirurgia renal, 1445q
　abordagens utilizadas na, 1415
　anterior, 1419-1420, 1419e1f

Cirurgia renal *(Cont.)*
　flanco, 1415-1417, 1416f-1417f, 1416e1f, 1417e1f
　lombotomia dorsal, 1417-1418, 1418f
　toracoabdominal, 1418-1419, 1418f-1419f, 1418e1f, 1419e1f
　avaliação pré-operatória e preparo para, 1414, 1415f, 1414e1f
　instrumentos cirúrgicos, 1415
　medidas profiláticas, 1414-1415
　laparoscópica e robótica. *Ver* Cirurgia renal laparoscópica
　para doenças benignas
　　ECRS, 1421-1423, 1422f
　　nefrectomia aberta, 1420-1421, 1420e2f
　　nefrectomia parcial, 1420, 1421f
　　nefrectomia simples, 1420, 1420f, 1420e1f
　para malignidades
　　nefrectomia parcial, 1428-1433, 1428f-1432f, 1431e1f, 1432e1f, 1429e1f
　　nefrectomia radical, 1423-1428, 1423f-1427f, 1424e1f, 1427e1f, 1425e1f
　　trombectomia da veia cava. *Ver* Trombectomia da veia cava
　perspectiva histórica, 1414
Cirurgia renal extracorpórea (ECRS), 1421, 1422f
　considerações pré-operatórias para, 1421-1423
　procedimento cirúrgico para, 1423
Cirurgia renal laparoscópica manualmente assistida, abordagens cirúrgicas e de acesso para, 1450-1452, 1451f-1452f
Cirurgia robótica, 195
　colocação de equipamentos para, 197-198, 197e3f
　complicações e solução de problemas em, 215, 215t, 224q
　　durante a curva de aprendizado, 215
　　pós-operatório imediato, 223-224
　　pós-operatório tardio, 224, 224e1
　　relacionadas pneumoperitônio, 216
　　relacionadas à anestesia, 220e1
　　relacionadas ao procedimento, 220-222, 220f, 222e1
　　relacionadas aos equipamentos, 215-216
　　relacionadas à saída, 222
　　relacionadas ao trocarte, 217-220, 219f
　considerações fisiológicas, 211, 215q
　　efeitos do pneumoperitônio em vários sistemas, 212-214, 213t
　　efeitos hemodinâmicos relacionados à abordagem e posição do paciente, 214
　　efeitos hormonais e metabólicos durante a cirurgia, 214
　　efeitos imunológicos, 214-215
　　escolha da pressão do pneumoperitônio, 212, 213t
　　escolha de insuflante, 211-212
　formação e prática para, 224e2, 224e4q
　　equipamento para, 224e2-224.e4, 224e2f-224.e3f
　　programas formais para, 224e4
　instrumentação utilizada em
　　farmacêutica, 207, 207t, 207e2
　　para apreensão e dissecção romba, 205-206, 210
　　para aprisionamento do espécime, 208-209, 209f
　　para fechamento sítio-porta, 211, 211f
　　para grampeamento e recorte, 207-208, 208f-209f, 209q
　　para incisão e hemostasia, 206-207, 210, 206e1f, 207e1

Cirurgia robótica *(Cont.)*
　para LESS, 210e1, 210e1f
　para morcelamento, 209, 209e1
　para NOTES, 210e2
　para retração, 209, 209e2
　para sutura e anastomose tecidual, 207, 208f, 210, 207e2f, 207e3
　para Vinci Robotic System, 209-210, 210f
　para visualização, 205, 205e1f-205.e2f
　posicionamento da equipe cirúrgica para
　　abordagem retroperitoneal para, 2966-2969, 2967f, 2967t, 2969q-2970q
　　abordagem transperitoneal para, 2966-2969, 2967f, 2967t, 2968q-2969q
　　anestesia para, 2966, 2966f
　　aplicações gerais, 2964q, 2964t
　　complicações de, 2970-2972
　　contraindicações para, 2965
　　desenvolvimento da equipe para, 2965
　　desvantagens de, 2964-2965, 2964f
　　dispositivos hemostáticos para, 2965
　　LESS, 2969-2970
　　para nefrectomia parcial, 1348
　　para pacientes pediátricos, 2963, 2974, 2974q
　　procedimentos abdominais superiores transperitoneais, 198, 198f, 198e1f
　　procedimentos pélvicos transperitoneais e extraperitoneais, 199, 199f
　　procedimentos retroperitoneais abdominais superiores, 198, 199f
　　resolução de problemas para, 2969, 2970q, 2970f, 2972f, 2972q
　　resultados esperados de, 2972-2974, 2973t
　　sutura para, 2965-2966
　　vantagens, 2963
　preparo pré-operatório para, 197q
　　alcançar o acesso extraperitoneal e desenvolver o espaço extraperitoneal, 201-202, 202e1
　　alcançar o acesso retroperitoneal e desenvolver o espaço retroperitoneal, 201, 202f, 201e3-201.e4, 202e1
　　alcançar o acesso transperitoneal e estabelecer pneumoperitônio, 200-201, 201f, 200e1, 200e1f, 201e1f, 201e2, 202e1
　　colocação do trocarte, 202-205, 203f, 203e1f-203.e2f
　　configuração de sala cirúrgica, 196-197, 197q
　　fechamento da pele, 211
　　fechamento sítio-porta, 211, 211f
　　hemoderivados, 196
　　lista de verificação pré-incisão, 200
　　para pacientes pediátricos, 2967
　　posicionamento de dispositivo auxiliado pela mão, 203-205, 203e3, 203e3f
　　posicionamento de dispositivo LESS, 203e4, 203e4f
　　posicionamento do paciente, 197, 197e1f
　　preparo intestinal, 196
　　procedimento para, 211q
　　profilaxia, 197
　　remoção da porta e fechamento fascial, 210-211
　　saída do abdome, 210-211
　　seleção dos pacientes e contraindicações, 195-196
　　técnicas de acesso pediátrico, 2967-2969, 2968q-2970q
　procedimento para, 211q
　　alcançar o acesso retroperitoneal e desenvolver o espaço retroperitoneal, 201, 202f, 201e3-201.e4, 202e1

Cirurgia robótica (Cont.)
    alcançar o acesso transperitoneal e estabelecer pneumoperitônio, 200-201, 201f, 200e1, 200e1f, 201e1f, 201e2, 202e1
    colocação de dispositivos manuais, 203-205, 203e3, 203e3f
    colocação de trocarte, 202-205, 203f, 203e1f-203.e2f
    colocação do dispositivo LESS, 203e4, 203e4f
    fechamento da pele, 211
    fechamento do local do portal, 211, 211f
    lista de verificação pré-incisão, 200
    para alcançar o acesso extraperitoneal e desenvolver o espaço extraperitoneal, 201-202, 202e1
    remoção do portal e fechamento fascial, 210-211
    saída do abdome, 210-211
    procedimentos para vesículas seminais, 961, 964f
    tecnologia de acesso para
        dispositivos de mão-assistida, 203-205, 203e3, 203e3f
        dispositivos LESS, 203e4, 203e4f
        trocartes, 202-205, 203f, 203e1f-203.e2f
Cirurgia suprarrenal, 1577, 1595q
    adrenalectomia aberta, 1581
        abordagem lombodorsal posterior, 1582, 1583, 1583f
        abordagem retroperitoneal, 1581-1582, 1581f-1582f
        abordagem toracoabdominal, 1584-1585, 1585f
        abordagem transabdominal anterior, 1583-1584, 1583f-1584f
        esquerda, 1583-1584, 1583f-1584f
        resultados esperados, 1592
    adrenalectomia auxiliada por robô, 1590, 1590f-1591f, 1593
    adrenalectomia laparoscópica, 1579-1580, 1579q
        abordagem retroperitoneal, 1589-1590, 1589f-1590f, 1592-1593
        abordagem transperitoneal, 1585-1590, 1586f-1588f, 1592-1593
        direita, 1587-1588, 1588f, 1590, 1590f
        esquerda, 1586-1587, 1586f-1589f, 1589-1590
        resultados esperados, 1592-1593
    adrenalectomia parcial, 1592
    anatomia cirúrgica, 1578, 1578f
    cirurgia endoscópica transluminal de orifício natural, 1591-1592
    complicações, 1593-1594, 1593q-1594q
    evolução da, 1577-1578
    futuro da, 1595
    indicações, 1575, 1575f, 1576q, 1578-1580, 1578q-1579q
    laparoendoscópica de sítio único, 1591
    manejo pré-operatório e perioperatório para, 1580-1581, 1581q
    manualmente auxiliada, 1590
    para feocromocitoma, 1580-1581, 1581q
    para síndrome de Conn, 1581, 1581q
    para síndrome de Cushing, 1581, 1581q
    resultados esperados, 1592-1593
    terapia ablativa, 1594-1595
Cirurgia suprarrenal manualmente assistida, 1590
Cirurgia ureteral, para tratamento da tuberculose genitourinária, 431
Cirurgia ureteropélvica, para tratamento da tuberculose genitourinária, 431
Cirurgia vascular, lesões ureterais com, 1158

Cisaprida, para facilitar o esvaziamento da bexiga urinária, 1871-1872
CIS. Ver Carcinoma in situ
13-cis-ácido retinoico, para neuroblastoma, 3567
Cisplatina e gencitabina (GC), para UTUC, 1400
Cisplatina. Ver também Bleomicina-etoposídeo-cisplatina
    para câncer do pênis, 871-873, 872t
    para TGCTs, 786, 798-800, 799t, 805
    toxicidade da, 811
    para UTUC, 1400
Cistadenomas, de anexos testiculares, 813
Cistatina C, na estimativa de GFR, 1009
Cistectomia
    para câncer da bexiga urinária sem invasão muscular, 2218-2219, 2219q
    para diversão urinária continente cutânea, 2318, 2319f
    parcial. Ver Cistectomia parcial
    radical. Ver Cistectomia radical
    simples/supratrigonal, 2277-2279. Ver também Cistectomia simples/supratrigonal
    trombose venosa profunda ou embolia pulmonar após, 90
Cistectomia parcial, 2267-2268
    avaliação da, 2267
    complicações com, 2268
    com ressecção transuretral de tumores da bexiga urinária, 2252, 2253f
    indicações para, 2267
    para câncer de bexiga musculoinvasivo, 2233-2234
    resultados esperados, 2268
    técnica para, 2267, 2268f
Cistectomia radical
    com dissecção de linfonodo pélvico bilateral, 2226
        carcinoma urotelial prostático e, 2229
        cortes congelados intraoperatórias do ureter, 2228-2229
        densidade, 2228
        extensão anatômica, 2226-2227
        manejo da uretra feminina em, 2229
        número removido em, 2227-2228, 2227f
        para câncer da bexiga musculoinvasivo, 2225-2230
        resultados oncológicos esperados após, 2229-2230, 2229t
        tomada de decisão intraoperatória, 2228-2229
    com ressecção transuretral radical de tumores da bexiga urinária
        feminino, 2250-2252, 2251f-2252f
        masculino, 2247-2250, 2249f-2250f
    história, 2242
    preservação da continência na
        dissecção anterior apical em paciente do sexo masculino, 2351-2352, 2353q
        preservação da uretra em paciente do sexo feminino, 2352-2353, 2352f
    resultados oncológicos esperados, 2242
    robótica assistida, 2268-2277. Ver também Cistectomia roboticamente assistida
Cistectomia radical roboticamente assistida (RARC), 2268-2277
    feminina, 2274-2277
        complicações com, 2277
        conclusões para, 2277
        resultados esperados com, 2277
        técnica para, 2275-2277, 2276f, 2278t
    técnica para, 2268-2277
        colocação de portal para, 2268-2269, 2269f
        derivação urinária, 2274, 2276f
        desenvolvimento do plano posterior na, 2271, 2271f
        dissecção de linfonodo pélvica na, 2271-2272, 2274f

Cistectomia radical roboticamente assistida (RARC) (Cont.)
    divisão anterior do pedículo em, 2270-2271, 2270f
    divisão complexa da veia dorsal na, 2271, 2273f
    divisão do pedículo prostática e parte posterior da bexiga, 2271, 2272f
    identificação ureteral e transecção na, 2270, 2270f
    liberação da bexiga na, 2271, 2273f
    posicionamento cirúrgico para, 2268-2269, 2269f
    transposição ureter na, 2273-2274, 2275f
Cistectomia simples/supratrigonal laparoscópica. Ver Cistectomia simples/supratrigonal, robótica ou laparoscópica
Cistectomia simples/supratrigonal, robótica ou laparoscópica, 2277-2279
    avaliação para, 2277
    complicações da, 2279
    indicações para, 2277
    resultados esperados com, 2279
    técnica para, 2277-2279
Cistinúria, 1177, 1193
    tratamento médico de, 1229-1230, 1230q
Cistite cística, da bexiga, 2185
Cistite descomplicada
    acompanhamento, 268
    apresentação clínica, 265
    bacteriúria assintomática e, 268, 268t-269t
    diagnóstico diferencial, 266
    diagnóstico laboratorial, 265-266
    fatores de risco, 265q
    manejo, 266-268, 266f, 267t
    seleção antimicrobiana para, 266-267, 267t
Cistite eosinofílica, 3180, 3180f
Cistite glandular dada bexiga, 2185, 2185f
Cistite hemorrágica, 188-189, 188q, 191q
    manejo de, 189-190, 189f
Cistite intersticial
    estimulação do nervo sacral para, 1907
    síndrome de dor na bexiga e. Ver Síndrome da bexiga dolorosa e cistite intersticial
Cistite. Ver também Cistite descomplicada
    alterações químicas da medula espinal com, 1677
    capacidade diminuída da bexiga e, 1829
    com lesão da medula espinhal, 1638
    definição de, 237
    hemorrágica. Ver Cistite hemorrágica
    instrumentos HRQOL para, 92t-94t
    sensibilização aferente mecanosensitiva com, 1677
Cistite viral, e UTIs, 2947
Cistocele, 1750, 1759, 1943, 1943f
Cisto epidermoide, 416-419, 418f, 3593
    testicular, 812
Cistografia
    após reparo de extrofia moderna, 3202
    de lesões vesicais, 2386, 2386f
    do refluxo vesicoureteral, 3142-3143, 3143f
    estática. Ver Cistografia estática
    radionuclídeos, para pacientes pediátricos, 2922, 2923, 2925f
Cistografia
    após reparo de extrofia moderna, 3202
    de lesões vesicais, 2386, 2386f
    do refluxo vesicoureteral, 3142-3143, 3143f
    estática. Ver Cistografia estática
    radionuclídeos, para pacientes pediátricos, 2922, 2923, 2925f
Cistografia com radionuclídeo, para pacientes pediátricos, 2922-2923, 2925f
Cistografia estática, 36-37, 36f
Cistolitolapaxia, para cálculo da bexiga urinária, 1295

Cistolitotomia
  para cálculo da bexiga urinária, 1295
  transabdominal, 2279-2280, 2279f-2280f
  visão geral histórica, 1291
Cistolitotomia, para cálculo da bexiga urinária, 1295
Cistolitotomia percutânea
Cistolitotomia percutânea, para cálculo da bexiga urinária, 1295
Cistolitotomia transabdominal, laparoscópica ou robótica, 2279-2280, 2279f-2280f
Cistolitotripsia
  litotripsia a *laser* EHL para, 232e2
  litotripsia a *laser* para, 234e2-234.e3
Cistometria
  sensações durante, 1800, 1802
Cistometrografia (CMG)
Cisto multilocular benigno, 3031-3032, 3031f, 3033f
Cisto parapélvico, 3040, 3041f
Cistopatia diabética, 1783q, 1784, 1813
Cisto pielogênico. *Ver* Divertículo caliceal
Cistoplastia
  de aumento. *Ver* Cistoplastia de aumento
  redução, para síndrome o abdome em ameixa seca (Prune-belly), 3244
  sigmoide, 3346-3347, 3348f
Cistoplastia de aumento, 2070
  abordagem para, 3355
  alternativas, 3356-3357
    autoaumento, 3357-3359, 3358f
    enterocistoplastia soromuscular, 3358-3359, 3359f
    regeneração da bexiga urinária, 3359, 3359f
    ureterocistoplastia, 3356-3357, 3357f
  capacidade da bexiga urinária após, 2071
  cecocistoplastia para, 3346
  cistoplastia sigmoide para, 3346-3347, 3348f
  complacência da bexiga urinária após, 2070-2071, 3350-3351, 3351f
  complicações com, 3350-3355
    cálculos, 3353
    formação de tumores, 3353
    infecção do trato urinário, 3352-3353
    metabólica, 3351-3352
    muco, 3352
    perfuração espontânea tardia da bexiga urinária, 3353-3354, 3354f
  complicações da, 3282e1-3282.e2
  contraindicações para, 2071-2072
  controle da bexiga nativa para, 3344, 3344f
  efeitos gastrointestinais de, 3350
  e gravidez, 3354-3355
  escolha do segmento para, 3355
  gastrocistoplastia para, 3347-3348, 3349f
  hiperatividade do detrusor e, 2071
  ileocecocistoplastia para, 3346, 3346f-3347f
  ileocistoplastia para, 3344-3345, 3345f
  indicações para, 2070
  laparoscópica ou robótica, 2263-2265
    avaliação para, 2263
    complicações com, 2264-2265
    indicações para, 2263
    resultados esperados com, 2264-2265
    técnica para, 2263-2264, 2264f
  manejo do segmento intestinal para, 3344
  manejo pós-operatório de, 3348-3349
    precoce, 3348
    tardia, 3348-3349
  necessidade de, 3355-3356
  no transplante renal, 3532
  perspectiva histórica sobre, 2070
  qualidade de vida e, 3356
  resultado com, 3350-3355
  técnicas para, 2071

Cistoplastia do sigmoide, 3346-3347, 3348f
Cistos
  da parede escrotal, excisão da, 946
  da próstata, na ultrassonografia transretal, 2582, 2582f
  da vesícula seminal, 961-963
  epidídimo, 953
  pélvicos, imagem pré-natal de, 2910, 2911f
  renal. *Ver* Cistos renais
  testicular, 812
  uracal, 3176f, 3177
  vestibular, 3456-3457, 3457f
Cistoscopia, 1610
  após reparo de extrofia, 3202
  avaliação diagnóstica de MH com, 186-187
  na cirurgia, 3157
  na colocação de *sling* pubovaginal e fixação, 1995
  no *sling* retropúbico, 2013
  para avaliação de desordem do assoalho pélvico, 1705-1706
  para câncer da bexiga urinária sem invasão muscular, 2210-2211, 2211f
  para câncer urotelial, 2196
  para cistectomia parcial, 2267
  para diagnóstico de tuberculose genitourinária, 427, 428f
  para incontinência urinária esfinctérica, 2173, 2173f
  para refluxo vesicoureteral, 3144-3145
  para ressecção transuretral do tumor de bexiga, 2243
  para UTUC, 1371
  para vigilância/acompanhamento de câncer da bexiga urinária sem invasão muscular, 2219
  profilaxia antimicrobiana para, 263-264
Cistos da rafe mediana, 416
Cistos dermoides, testiculares, 812
Cistos pélvicos, imagem pré-natal de, 2910, 2911f
Cistos renais, 1300-1302, 1301f-1302f, 1301t, 1302q, 3032-3036
  avaliação dos, 3034-3035, 3034f-3035f
  avaliação radiográfica de, 1315q, 1318-1320, 1318f-1320f, 1319t
    MRI, 50-56
    pré-natal, 2909-2910, 2910f
    TC, 43-45, 45f-46f, 1318-1320, 1318f-1320f, 1319t
    ultrassonografia de, 63, 64f
  características clínicas dos, 3034
  cirurgia laparoscópica para, 1457-1460, 1460f, 1460t
    procedimento para, 1460-1461, 1461f
    resultados dos, 1461
  classificação dos, 3035-3036, 3035q, 3036f
  histopatologia dos, 3034
  pré-natal, 2878-2879, 2878f
  prognóstico de, 3036, 3037f
  síndromes de malformações múltiplas. *Ver* Síndromes de malformações múltiplas com cistos renais
  tratamento de, 3036, 3037f
Cistostomia suprapúbica, 142
  para lesão uretral posterior, 2389, 2389e1f
Cistos vestibulares, 3456-3457, 3457f
Cistouretoscopia, 142q
  circunstâncias especiais
    cistostomia suprapúbica, 142
    diversões urinárias continentes, 142
  equipamento para, 137-138, 139f-140f, 139t-140t
  indicações para, 139, 139q
  preparo do paciente para, 139-141, 141q
  técnica para, 141, 141f
Cisto uretral parameatal, 3378, 3378f

Cistouretrograma
  de dissinergia do esfíncter estriado, 1772f
  micção. *Ver* Uretrocistografia miccional
Cistouretroscópios flexíveis, 137-138, 140t
Cistouretroscópios rígidos, 137, 139f-140f, 139t
Citolitotripsia transuretral, para cálculo da bexiga urinária, 1295
Citologia de aspiração por agulha fina, para câncer do pênis, 862
Citologia de urina
  avaliação diagnóstica da MH com, 187
  avaliação endoscópica e coleta de amostras e, 1389-1390
  diretrizes de manejo para resultado positivo de, 1396-1398, 1398f
  para câncer invasivo do músculo da bexiga, sem vigilância, 2219-2220
  para diagnóstico UTUC, 1372
Citologia. *Ver* Citologia da urina
Citrato de cálcio, hiperoxalúria entérica para, 1227
Citrato de potássio
  para cistinúria, 1229
  para diátese gotosa, 1229
  para hiperoxalúria entérica, 1227
  para hipocitratúria em diarreia crônica, 1228
  para nefrolitíase cálcica hipocitratúrica, 1228
  para nefrolitíase cálcica hipomagnesiúrica, 1228-1229
  para nefrolitíase hiperuricosúrica cálcica, 1227
Citrato de potássio e magnésio, para nefrolitíase hipomagnesiúrica cálcica, 1229
Citrato de toremifeno, na prevenção do câncer de próstata, 2561
Citrato, na formação de cristais, 1178, 1188
C. *Ver* Complacência da bexiga
CKD. *Ver* Doença renal crônica
Clamídia
  microbiologia da prostatite e, 306
  microrganismo nas UTIs, 242
  na uretrite não gonocócica, 372
Clampeamento arterial renal, para nefrectomia parcial laparoscópica, 1476
Classificação de Bors-Comarr, da disfunção miccional, 1694-1695, 1694q
Classificação de Bosniak para lesões renais císticas, 45, 1301-1302, 1301f-1302f, 1301t, 1318-1320, 1318f-1320f, 1319t, 1460t
Classificação de Bradley, de disfunção miccional, 1695
Classificação de estágio, tamanho, gradação e necrose (SSIGN), para RCC, 1341
Classificação de Half-Bradley, da disfunção miccional, 1695, 1695q
Classificação de Lapides, da disfunção miccional, 1693-1695, 1693q
Classificação de Tanner, 3368-3369, 3369t
Classificação SSIGN. *Ver* Classificação Estágio, tamanho, gradação e necrose
Clenbuterol, para incontinência urinária feminina por estresse, 1867-1868
Clima, e cálculo renal, 1171-1172
Climatério masculino, 519
Clindamicina
  profilaxia com, para procedimentos urológicos simples, 261t-262t
  profilaxia pré-operatória com, 106t-107t, 2959t
Clipes Hem-o-Lok, 208, 209q, 209f
Clipes Lapra-Ty, 207, 208f
Clitóris, 1604-1605, 1603f-1605f, 750e2
  distúrbios do, 3455-3456
    clitóris diminuto, 3456, 3456f
    clitóris hipertrofiado, 3455-3456, 3455f

Clitoroplastia, manejo inicial, programação, e princípios para, 3504-3507, 3505f, 3507f
Clonidina
para pacientes pediátricos, 2956
Clopidogrel, pré-operatório, 110
Cloreto
na alça de Henle, 1016, 1017f
no túbulo coletor, 1018-1019, 1018f
no túbulo distal, 1018
Cloreto de tróspio
para bexiga urinária diminuída, 1831, 1832t-1834t
para facilitar o enchimento da bexiga urinária e o armazenamento da urina, 1839t, 1847-1848
com outros antimuscarínicos, 1860
Cloridrato de milnaciprano, para facilitar o enchimento da bexiga urinária e Armazenamento da urina de, 1857
Cloridrato de oxibutinina
administração intravesical de, 1850
administração retal de, 1850
efeitos cognitivos da, 1850
gel tópico, 1850
liberação estendida, 1849
liberação imediata, 1849
para facilitar o enchimento da bexiga urinária e o armazenamento da urina, 1839t, 1848-1850
com antagonistas do α-adrenoreceptor, 1859-1860
com outros antimuscarínicos, 1860
transdérmico, 1849-1850
Cloridrato de propiverina, para facilitar o enchimento da bexiga urinária e o armazenamento da urina, 1850-1851
com antagonistas do α-adrenoreceptor, 1859-1860
Clorpactina, para tratamento de BPS/IC, 356e1
Clortalidona, para hipercalciúria absortiva, 1225
CLPP. Ver Pressão de vazamento na tosse
CMG. Ver Cistometrografia
CMN. Ver Nefroma mesoblástico congênito
CNAs. Ver Alterações nos números de cópias
CNF. Ver Síndrome nefrótica congênita do tipo Finnish
CNPs. Ver Nanopartículas calcificantes
CNT. Ver Túbulo conector
Coagulação, efeitos da testosterona na, 549
Coágulos, hematúria com, 3
Coaptite®. Ver Hidroxiapatita de cálcio
Cobertura
para cateteres, 121
para *stent* ureteral, 128
Cocaína, resposta ureteral, 991-992
Codeína, para pacientes pediátricos, 2957-2958, 2957t
COG. Ver Children's Oncology Group Cognition
CO. Ver Monóxido de carbono
Cola de fibrina, para cirurgia laparoscópica e robótica, 207t, 207e2
Colagenase clostridial, para PD, 736
Colágeno
da parede da bexiga, 1634-1635
da uretra, 1637
Colágeno bovino com ligações cruzadas com glutaraldeído (Contigen)
Colágeno bovino com ligações cruzadas com glutaraldeído. Ver Colágeno bovino com ligações cruzadas com glutaraldeído para refluxo vesicoureteral, 3169
Colágeno dérmico porcino
Cola, para cirurgia laparoscópica e robótica, 207t, 207e2

Colchicina, para PD, 734
Colecalciferol (vitamina D3), 1011-1012
Colesterol
síndrome metabólica e, 551
síntese de testosterona de, 522
Colestiramina, para hiperoxalúria entérica, 1227
Coleta de amostras, para urinálise, 12-13, 20-21
Colocação de porta
para cirurgia robótica em pacientes pediátricos, 2969, 2970q, 2970f-2972f
para RPLND laparoscópica, 839-840, 840f
para RPLND robótica, 842-843, 843f
Colocação de trocarter cego, complicações relacionadas a, 217-218
Colocação do cateter, para urodinâmica, 1706
Colocação percutânea de cateter suprapúbico, 125, 125f
Colo da bexiga, 910e2, 910e2f
divisão, 3342
lacerações através, 3552-3553
na prostatectomia radical laparoscópica, identificação e transecção, 2669-2670, 2670f
reconstrução, 2673
na prostatectomia radical retropúbica
divisão, 2654-2655, 2654f
preservação, 2659
reconstrução e anastomose, 2655-2656, 2655f-2656f
Colo do intestino
preparo de desvio urinário para, 2281-2284
anatomia cirúrgica do, 2281e1-2281.e2, 2281e2f
seleção de, 2281
pseudo-obstrução do, 2292
reflexo do, para nefrectomia simples, 1454, 1456f
Colo do útero, anatomia do, 1605, 750e4
Colônias de bactérias intracelulares, e UTIs, 2934-2935, 2935f
Colonização bacteriana perineal e fecal e UTIs, 2931
Colpocleise parcial, para reparo de prolapso de órgão pélvico apical
resultados na, 1974-1976
técnica para, 1974, 1975f-1976f
Colpocleise total, para reparo de prolapso de órgão pélvico apical
resultados com, 1974
técnica para, 1974, 1977f
Colpoperineorrafia, posterior, 1978-1979
Colpoperineorrafia posterior, 1978-1979
Colporrafia
anterior
canal inguinal, 1613-1614, 1615f
musculatura da, 1611-1613, 1613f
pele e fáscia subcutânea, 1611, 1612f-1613f
superfície interna da, 1614, 1616f
Colpossuspensão de Burch, 1920-1921, 1920f
cirurgia de reoperação, 1927-1928
comparação com *sling* pubovaginal, 1934-1935, 1935f
comparação do reparo de defeitos paravaginais com, 1936
configuração da suspensão na, 1921
elevação uretral de, 1921
procedimento de Marshall-Marchetti-Krantz comparado a, 1936
profilática, 1927
resultado, 1927
técnica para, 1925-1927, 1926f
Colpossuspensão laparoscópica, 1921
Colpossuspensão retropúbica aberta, 1920
Colpossuspensão
de Burch. Ver Colpossuspensão de Burch
definição de, 1920

Colpossuspensão (Cont.)
laparoscópica, 1921, 1931
procedimento fita vaginal livre de tensão em comparação a, 1936-1938
profilática, 1927
retropúbica aberta, 1920
Colpossuspensão profilática, 1927
CombAT Study. Ver Combination of Avodart and Tamsulosin Study
Combination of Avodart and Tamsulosin (CombAT) *Study*, 2489-2491, 2491t
Cominução do cálculo, na litotripsia por onda de choque, 1268-1270, 1269f-1270f
Complacência da bexiga (C), 1649
após cistoplastia de aumento, 3350-3351, 3351f
Complemento C3, nas secreções prostáticas, 2417t, 2422
Complexo da esclerose tuberosa (TSC), 1306, 3023-3025, 3024f
avaliação radiográfica do, 3024f, 3025
características clínicas do, 3024-3025
carcinoma de células renais no, 1336, 3025
genética do, 3023-3024, 3025f
tratamento do, 3025
Complexo da veia dorsal (DVC)
divisão do, na prostatectomia radical retropúbica, 2647-2649, 2647f-2648f
ligadura
na prostatectomia laparoscópica radical, 2669, 2669f
na prostatectomia radical retropúbica, 2646-2651, 2646f-2647f
Complexo extrofia-epispadias (EEC), 3182-3185, 3183f
adolescentes com, 3218
adultos com, 3218
aspectos históricos, 3182
diagnóstico pré-natal de, 3191-3192, 3192f
embriologia, 3184-3185, 3184f
epispadias. Ver Epispadia
extrofia cloacal. Ver Extrofia cloacal
extrofia da bexiga clássica. Ver Extrofia clássica da bexiga urinária
fertilidade com, 3219-3220
paciente do sexo feminino, 3220
paciente do sexo masculino, 3219-3220
herança de, 3182-3184
incidência de, 3182-3184
pseudoextrofia, 3191
qualidade de vida com, 3220
questões de ajuste de longo prazo com, 3220-3221
sexualidade com, 3218-3219
preocupações masculinas, 3218
variante da sínfise dividida, 3191
variantes, 3191, 3191f-3192f
Complicações anastomóticas, com prostatectomia radical laparoscópica, 2680
Complicações neurológicas, após RPLND, 835
Complicações pós-operatórias, cirurgia suprarrenal, 1594, 1594q
Complicações pulmonares
após RPLND, 833
da nefrectomia radical, 1428
Complicações tromboembólicas
após prostatectomia radical laparoscópica, 2680
após prostatectomia radical retropúbica, 2657
Composição espacial ultrassonografia, 69-70
Compressão da medula espinal
neuroblastoma causando, 3567
radioterapia para o câncer de próstata localizado e, 2708

Compressão do parênquima e grampeamento, para nefrectomia parcial laparoscópica, 1476
Compressão epidural da medula, no câncer de próstata resistente à castração, 2818, 2819t
Compressor da uretra, 1608
Condensação mesenquimal, 2394-2395
Condições inflamatórias e dolorosas do trato genitourinário masculino
    epididimite, 331-332, 331q-332q
    orquite, 329-331, 330q, 330t, 332q
    prostatite. Ver Prostatite
Condições médicas, incontinência urinária e, 1749
Condições neoplásicas, de doenças cutâneas da genitália externa
    balanite pseudoepiteliomatosa, ceratótica e mica, 414, 414f
    carcinoma de células basais, 413, 413f
    carcinoma de células escamosas, 411, 412f
    carcinoma de células escamosas *in situ*, 410-411, 411f
    carcinoma verrucoso, 412, 412f
    doença de Paget extramamária, 414, 415f
    linfoma de células T cutâneo, 414-415, 416f
    melanoma, 414
    papulose bowenoide, 411, 411f
    sarcoma de Kaposi, 413-414, 413f
Condições vasculares, hematúria relacionada a, 194
Condiloma acuminado, 3468
Condiloma acuminado gigante, do pênis, 846e1f, 846e4, 846e4q
Condiloma acuminado, transformação maligna do, 846e2-846.e3
Condrócitos, para refluxo vesicoureteral, 3169e1
Conduto de intestino, 2306-2307, 2307f-2308f, 2309t
Conduto ileal, 2304-2305, 2304f-2306f, 2306t
    na derivação urinária minimamente invasiva, 2370-2373, 2370t
Conduto jejunal, 2305-2306, 2306t
Condutores da agulha, para cirurgia laparoscópica e robótica, 207, 207e2f
Cones vaginais
    incontinência urinária, em paciente geriátrico, 2099e3
Conexina, 43, 1646, 1647f
Configuração de sala de cirurgia, para cirurgia laparoscópica e robótica, 196-197, 197q
Constipação
    estimulação do nervo sacral para, 1908
    manejo da, 1775-1776
Contagem de linfonodos, resultados esperados da RPLND e, 832
Contenção da urina, para incontinência urinária em pacientes geriátricos, 2099e6
Conteúdo gástrico, aspiração de, durante cirurgia laparoscópica e robótica, 220e1
Contigen®. Ver Glutaraldeído de colágeno bovino de ligação cruzada
Continência
    após diversão urinária ortópica, 2363-2366, 2364t-2365t, 2366q
    após o reparo pré-puberal, 3426-3427
    após prostatectomia radical para o câncer de próstata, 2617
    aumento da pressão abdominal durante, 1687
    controle do circuito, 1660-1663, 1660f
        de reflexos viscerais somáticos, 1661
        esfíncter nos reflexos da bexiga, 1661, 1661f, 1663f
        fase de armazenamento, 1660-1661, 1661f-1662f, 1662t
    controle neural do trato urinário inferior na, 1754-1755

Continência *(Cont.)*
    diagnósticos médicos e, 1699
    em extrofia cloacal, 3232
    estrógenos e de, 1866
    expansão da bexiga na, 1755, 1755q
    mecanismos de, 1754
    mecanismos esfincterianos, 1755-1756
        feminino, 1756, 1756q
        masculino, 1755-1756, 1755f, 1756q
    na epispadia masculina, 3222, 3223t
    promoção e defesa para, 2099e9
    saída da bexiga na, 1755-1756
    urologia de transição e, 3526
Continência urinária. Ver Continência
Contração reflexa, promoção ou início da, 2080
Contrações involuntárias do detrusor (IDCs), 1725
Contratura do colo da bexiga
    após prostatectomia radical retropúbica, 2657
    após vaporização fotosseletiva da próstata, 2532
    com enucleação por *laser* de hólmio da próstata, 2529-2530
    com ressecção transuretral bipolar da próstata, 2517
    com ressecção transuretral monopolar da próstata, 2515
Contusão, ureteral, 1161
Copolímero de ácido hialurônico/dextranômero (DX/HA, Deflux), de refluxo vesicoureteral, 3169
Copolímero de poliálcool poliacrilato (PPC), para refluxo vesicoureteral, 3169e1
Coração
    considerações pós-natais para, 2950
    na síndrome do abdome em ameixa seca (síndrome de Prune-belly), 3239
Corcova de dromedário, 967
Cordão espermático, 520-521
    denervação microcirúrgica de, 955-957, 956f
    dissecação de, no RPLND laparoscópica, 840, 840f, 842
Cor, de urina, 13, 13t
Coriocarcinoma
    histologia do, 788f, 787
    propagação do, 792, 810
Corno cutâneo, do pênis, 846e1, 846e1f
Corpo cavernoso, 511-512, 614t, 669
    anatomia do, 910e1-910.e3, 910e1f-910.e4f
    reconstrução do, 492, 493f-494f
Corpo do útero, anatomia, 1605
    complexo extrofia-epispadias e, 3219
    histeropexia
Corpo esponjoso, 511-512, 614t, 617t
    anatomia do, 910e1-910.e3, 910e1f-910.e4f
Corpo estranho intravesical
    cálculo da bexiga urinária secundário ao, 1293
    laparoscópico, 2279-2280, 2279f-2280f
Corpo estranho. Ver Corpo estranho intravesical
Corpo perineal, 1603, 910e6f-910.e7f, 910e8
    fáscia do, 1615, 1617f-1619f
Corpos amiláceos, 305
Corpos eréteis, do pênis, 910e1-910.e3, 910e1f-910.e4f
Correção endoscópica, do refluxo vesicoureteral, 3154, 3167-3169
Corrimento uretral, histórico do paciente de, 7
Córtex renal, 968-969, 968e1f-968.e2f
Corticosteroides
    na tratamento da tuberculose genitourinária, 430
    para imunossupressão pós-transplante, 1084-1085, 1085f
    pré-medicação com, reações aos meios de contraste, para prevenção de, 29, 29q
    pré-operatório, 103

Cortisol livre (UFC) na urinária, na avaliação de massas suprarrenais, 1572-1573
Cortisol salivar tarde da noite, avaliação de massas suprarrenais, 1572
CoSeal, 207t, 207e2
    para MIS, 2964-2965
CO_2. Ver Dióxido de carbono
COU. Ver Uropatia obstrutiva congênita
COX-2. Ver Ciclo-oxigenase-2
CPAP. Ver Pressão positiva contínua nas vias aéreas
CPB. Ver *Bypass* (desvio) cardiopulmonar
CP/CPPS. Ver Síndrome da bexiga dolorosa/Prostatite crônica
CPDN. Ver Nefroblastoma cístico parcialmente diferenciado
CP. Ver Paralisia cerebral; Prostatite crônica; Produto de concentração
CPPS. Ver Síndrome da dor pélvica crônica
CPR. Ver Velocidade de produto de concentração
CrCl. Ver Eliminação de creatinina
Creatinina
    GFR e, 1008-1009, 1008f, 1090-1091
    medida sérica
        na AKI, 1041, 1042t
        na CKD, 1060-1061
Creatinina plasmática (PCR), estimativa de GFR com, 1008-1009, 1008f
Creatinina sérica, risco de reação ao meio de contraste com base na, 30
Creme de Imiquimod, para condiloma acuminado, 846e2-846.e3
Crescimento
    considerações pós-natais para, 2950-2951
    intrauterino
        desenvolvimento pulmonar e, 2949-2950
        restrição, 2949
Crescimento do paciente, após cistoplastia de aumento, 3351-3352
Crescimento intrauterino, desenvolvimento do pulmão e, 2949-2950
Crescimento pós-natal e maturação, 2950-2951
Crescimento renal compensatório, com obstrução do trato urinário, 1100-1101
Crescimento renal, refluxo vesicoureteral e, 3149
Crescimento somático, refluxo vesicoureteral e, 3149
CRF. Ver Fator de liberação de corticotropina
Crianças, coleta de amostra urinária em, 12-13
Crianças. Ver Pacientes pediátricos
Crioablação (CA)
    para câncer de próstata, 2727, 2728f-2730f
        resultados esperados com, 2736-2737
    para câncer de próstata localizado, 2625-2626
        focal, 2626e1
        primário de glândula toda, 2625
        resgate de toda glândula, 2625-2626
    para RCC, 1347t, 1349-1351, 1350t
    para tumores renais, 1485q
        acompanhamento, 1489-1490, 1490q
        background e modo de ação, 1484-1485
        ciclos de congelamento-descongelamento, 1485
        complicações da, 1494-1495, 1496q, 1496f-1497f
        duração, 1485
        laparoscópica, 1477
        percutânea, 1487-1489, 1488f, 1494
        resultados esperados oncológicos, 1490-1494, 1491t-1492t, 1494q
        RFA comparado a, 1494
        sucesso da, 1489-1490, 1489f, 1490q
        temperatura de tratamento, 1485
    salvamento. Ver Crioterapia de salvamento
Criopreservação de esperma, para pacientes de TGCT, 794

Crioterapia de salvamento
    para câncer radiorrecorrente, 2750
Criptorquidia congênita, 3434-3435
Criptorquidia sindrômica, 3437-3438
Criptorquidismo, 560-561, 568, 577
    abordagem cirúrgica ao testículo abdominal, 3447-3449
        orquidopexia de Fowler-Stephens, 3447-3449, 3448t
        orquidopexia laparoscópica, 3447-3449, 3448t
        orquidopexia transabdominal aberta, 3447
    abordagem cirúrgica ao testículo palpável, 3444-3446
        momento, 3444
        orquidopexia inguinal, 3444-3446, 3445f
        orquidopexia transescrotal, 3446, 3446f
    adquirido, 3435
    congênito, 3434-3435
    definições para, 3430
    diagnóstico de, 3438-3443, 3438f
        testículos não palpáveis, 3439-3441, 3439f-3440f
        testículos palpáveis, 3438-3439, 3439f
    embriologia testicular e, 3430-3434
    epidemiologia do, 3434-3438
    fatores de risco ambientais para, 3436-3437
    manejo, 3439f, 3443-3449
    patologia associada ao, 3441-3443
        anomalias do epidídimo com, 3441-3442, 3442f
        anomalias do processo vaginal com, 3442
        anomalias gubernaculares com, 3442
        anomalias testiculares com, 3442-3443
        mau desenvolvimento testicular, 3441
    prognóstico para, 3449-3452
    risco de câncer e, 784
    sindrômico, 3437-3438
    subfertilidade com, 3449-3450
    susceptibilidade genética para, 3435-3436
    terapia médica para, 3444
    tumor de células germinativas testiculares com, 3450-3452, 3451f
Cristais
    agregação de, 1175
    estresse oxidativo e, 1175
    microscopia eletrônica de varredura de, 1202, 1203f
    no sedimento urinário, 23, 24f
    nucleação homogênea de, 1175
    retenção de, 1175
Cristalização
    inibidores e promotores de, 1178-1179
    na urina, 1173-1174
Cristas ilíacas, 1598f
Crixivan®. *Ver* Sulfato de indinavir
Cromatina, dos espermatozoides, 535
Cromossomo X, na espermatogênese, 528
Cromossomo Y, na espermatogênese, 528
CrossSeal®, 207t
CRRT. *Ver* Terapia de reposição renal contínua
CTCL. *Ver* Linfoma de células T cutâneas
CTCs. *Ver* Células tumorais circulantes
CTLA-4. *Ver* Antígeno 4 do linfócito T citotóxico
CTU. *Ver* Urograma por TC; *Ver* Urografia por tomografia computadorizada com multidetector
Cuidado. *Ver* Cuidados de saúde
Cuidados Acessíveis Act. *Ver* Proteção do Paciente e Cuidados Acessíveis Act of 2010
Cuidados de anestesia monitorada, considerações pré-operatórias para, 111
Cuidados de fim de vida, 2101-2102
Cuidados de saúde
Cuidados paliativos, 2101-2102

Cuidados pós-operatórios
    para nefrectomia laparoscópica simples, 1457
    para pacientes pediátricos, 2960
        complicações, 2960-2961, 2961t-2962t, 2962q
        manejo da dor, 2956-2958, 2956t-2957t
    para RPLND, 821-822
        laparoscópica, 843
    para vasectomia, 951
    transplante renal
        incidência e prevalência de, 1069
        outras opções e tratamento comparados, 1069-1070
Cuidados pré-operatório, 100, 117q
    ambiente do paciente
        considerações de segurança, 114
        posicionamento do paciente, 114-115, 114q
        preparo da pele, 113-114
        temperatura do paciente, 113
    avaliação, 100
        cardíaca, 101-102, 102t
        classificação e estratificação de risco em, 100-101, 101q, 101t
        hepatobiliar, 102
        para cirurgia renal, 1414-1415, 1415f, 1414e1f
        para cirurgia renal laparoscópica, 1446-1447
        para DRC e DRCT, 1063-1064
        pulmonar, 102
    comorbidade, 103
    considerações anestésicas, 110
        manejo da dor, 112
        seleção de modo, 111-112
    considerações sobre derivados do sangue, 112-113
    em populações especiais
        desnutrição, 104
        gravidez, 104
        idosos, 103-104
        obesidade, 104
    incisões abdominais e fechamento da ferida, 115-117, 116t
    para cirurgia escrotal, 946-947
    para cirurgia laparoscópica e robótica, 197q
        configuração de sala cirúrgica, 196-197, 197q
        hemoderivados, 196
        para pacientes pediátricos, 2967
        posicionamento do paciente, 197, 197e1f
        preparo intestinal, 196
        profilaxia, 197
        seleção dos pacientes e contraindicações, 195-196
    para cirurgia suprarrenal, 1580-1581, 1581q
    para desvio urinário minimamente invasivo, 2369, 2370q
    para preparo cirúrgico
        para cirurgia renal, 1414-1415, 1415f, 1414e1f
        para cirurgia renal laparoscópica, 1446-1447
        para pacientes pediátricos, 2958-2960, 2959t, 2960q
        preparo intestinal, 106-108
        profilaxia antibiótica, 105-106, 105q, 106t-107t
        profilaxia de VTE, 108-109, 108t-109t, 109q
        terapia antitrombótica, 109-110, 110t
    para RPLND, 818
    para RPLND laparoscópica, 839
    teste pré-cirúrgico, 100
Culdossuspensão do ligamento sacroespinal, 1602-1603
    anatomia cirúrgica para, 1966-1968, 1967f
    complicações da, 1968
    resultados da, 1968, 1968t-1969t
    técnica para, 1967-1968, 1967f

Cultura de urina
    e UTIs, 2939
    para cálculos relacionados à infecção, 1202
Curto-circuitos, com estimulação do nervo sacral, 1912
Curvatura congênita do pênis, 939-941, 939e1, 940e1
Curvatura do pênis, 3377, 3377f
    adquirida, 939, 941
    cirurgia reconstrutora para, 939, 941q
    congênita, 939-941, 939e1, 940e1
Custos, para cuidados em saúde, 86
CVA. *Ver* Acidente vascular encefálico
CVD. *Ver* Doença cardiovascular
CyberKnife. *Ver* Radioterapia corporal estereotática

D

Dantrolene, para facilitar o esvaziamento da bexiga urinária, 1874e3
Dapoxetine, e PE, 698-699
DAs. *Ver* Agonistas da dopamina
DBD. *Ver* Disfunção da bexiga urinária induzida pelo diabetes
DCT. *Ver* Túbulo contorcido distal
DDAVP. *Ver* Desmopressina
DDR. *Ver* Resposta ao dano do DNA
Debridamento, da parede escrotal, para gangrena de Fournier, 947-948, 948f
Defeitos anorretais
    fístula urinária com, 3270, 3270f
    na extrofia da bexiga urinária, 3187
Defeitos de distração vesicouretral, 938, 939q
Defeitos do tubo neural (DTN), 3272-3279
    achados com, 3274-3275
    deterioração do trato urinário superior com, 3274-3275, 3275f
    epidemiologia de, 3272, 3273f
    fatores de risco para, 3272-3273, 3273f
    fechamento pré-natal de, função da bexiga após, 3274
    intervenção precoce para, 3275-3277
    manejo pós-natal de
        disfunção intestinal neurogênica, 3279
        inicial, 3274
    patogênese da, 3273, 3273t
    preocupações perinatais com, 3273-3274
Defeitos esqueléticos, em extrofia da bexiga, 3185-3186, 3185f
Defesas do hospedeiro relacionadas à próstata alterada, na etiologia da prostatite, 307
Deficiência androgênica (AD)
    abordagem integrada baseada em evidências para
    definição de, 538
    diagnóstico de, 541-542, 541t, 542q, 543f
    epidemiologia da, 538-539, 539q-540q
    etiologia, 539-541
    fisiologia da, 539-541, 540q, 540t
    tratamento da, 542-547, 543f, 544q-545q, 544t, 547q
    associação com doença vascular encefálica, 548
    associação de CVD com, 547-548
Deficiência de 17,20-liase, 3490
Deficiência de 17 α-hidroxilase, 3490
Deficiência de 17β-Hidroxisteroide oxidorredutase, 3490-3491
Deficiência de 3β-Hidroxisteroide desidrogenase, 3489-3490
Deficiência de citocromo P450 oxidorredutase, 3489
Deficiência intrínseca do esfíncter (ISD), 1689-1690
    causas de, 1757

Deficiência intrínseca do esfíncter (ISD) (Cont.)
　incontinência urinária por estresse e, 1758, 1919-1920, 1990
　procedimento de sling, 1989
　quantificação de, 1727
　sling da uretra média para, resultados esperados da, 2020-2021
Deficiência parcial de androgênio no envelhecimento masculino (PADAM), 519
Deflazacort, para passagem de cálculo ureteral, 1001-1002
Defluxo. Ver Copolímero de ácido hialurônico dextranômero
Deformação, ureteral, 989, 996
Deformidade em berinjela, com fratura peniana, 2379, 2379e1f
Degeneração combinada subaguda (SACD), disfunção do trato urinário inferior e, 1791
Degeneração corticobasal, disfunção do trato urinário inferior e, 1791
De-hidroepiandrosterona (DHEA), 2400-2401, 2402f
　e resposta sexual feminina, 752
Deiscência da glande, 3420-3421, 3420f
Delírio, 2095
Demência, disfunção do trato urinário inferior com, 1765
Demerol. Ver Meperidina
Depressão, no paciente urológico geriátrico, 2089
Depuração. Ver Eliminação renal
Derivados da azatioprina, na terapia oral para BPS/IC, 353t, 354
Derivados da cloroquina, para tratamento oral de BPS/IC, 353t, 354
Dermatite alérgica
　dermatite atópica, 389-390, 389f
　dermatite de contato, 390, 391f
　diagnóstico diferencial, 389q
　eritema multiforme e síndrome de Stevens-Johnson, 390, 391f-392f
Dermatite atópica (AD), 389-390, 389f
Dermatite de contato, 390, 391f
Dermatite herpetiforme, 398-399
Dermatite seborreica (SD), como desordem papuloescamosa, 396-397
Dermatofibroma, 418f, 419
Dermatose bolhosa por IgA linear (LABD), 398-399, 399f
Dermatoses vulvar, e distúrbios sexuais dolorosos, 763
Descentralização parassimpática, LUTD e, 1782
Descida renal, para doença da estenose ureteral, 1139
Desenvolvimento do gênero fenotípico, 516
Desenvolvimento, dos pulmões e rins, implicações clínicas, 2949-2950
Desenvolvimento do trato genitourinário, 2823, 2824f-2825f, 2847q
　desenvolvimento da bexiga e do ureter
　　bexiga e mecanismo continência, 2836
　　formação de seio urogenital, 2833, 2834f-2835f
　　formação do trígono, 2833-2834, 2835f
　　ureter, 2834-2836
　desenvolvimento do rim
　　conversão mesenquimal-epitelial, 2833
　　excrescência do botão ureteral em direção ao mesênquima metanéfrico, 2830-2832, 2831f
　　formação de ductos néfricos, 2830
　　mecanismo molecular de, 2830, 2830f
　　metanefros, 2826, 2827f-2828f

Desenvolvimento do trato genitourinário (Cont.)
　　primeiros eventos, 2823, 2826f
　　pronefros e mesonefros, 2823-2826, 2827f
　　sistema coletor, 2826-2829, 2829f
　　subida renal, 2829-2830, 2829f
　　tubulogênese, 2832-2833, 2832f
　　vascular renal, 2833
　trato genital e reprodutivo
　　estruturas femininas, 2840, 2841f
　　estruturas masculinas, 2837-2838, 2839f
　　formação de genitais e ductos paramesonéfricos, 2836-2837, 2837f-2839f
　　genitália externa, 2840-2844, 2841f-2843f
　　gonadal descendente, 2844-2845, 2844f
　　mecanismo molecular do desenvolvimento sexual, 2845-2847, 2846f
　　próstata e vesícula seminal, 2838-2840, 2840f
Desenvolvimento funcional renal, distúrbios do desenvolvimento da função renal e transição para a vida neonatal, 2849-2850, 2850f, 2851q
Desequilíbrio hídrico
　diabetes insípido, 1023, 1835
Desflurano, considerações pré-operatórias para, 111
Desimpactação, 3322-3323
Desmopressina (DDAVP)
　eficácia, 1865
　em crianças, 1864-1865
　gênero e, 1866
　para enurese, 3315
　para enurese noturna, 1864-1865
　para facilitar o enchimento da bexiga urinária e o armazenamento da urina, 1864-1866
　para noctúria, 2099e8
　para poliúria noturna, 1827, 1829, 1830t
Desnervação, do cordão espermático, 955-957, 956f
Desordem de déficit de atenção/hiperatividade (ADHD)
　disfunção do trato urinário inferior e, 1793
　e priapismo, 673
Desordem ovotesticular de diferenciação sexual, 3484-3485, 3484f
Desordens da função adrenal anormal, 1555-1556
Desordens intestinais
　estimulação do nervo sacral para, 1908
　normal versus, 3318, 3318q
Desordens papuloescamosas, 392, 392q
　artrite reativa, 393-394, 393f-394f
　dermatite seborreica, 396-397
　erupção fixa às drogas, 396, 397f
　líquen escleroso, 394-396, 396f
　líquen nítido, 394
　líquen plano, 394, 395f
　psoríase, 392-393, 393f
Desordens tubulares, 2861-2863, 2863q
　ducto distal e coletor, 2862-2863
　proximal, 2861-2862
Desordens vesicobolhosas, 397, 398q
　dermatose bolhosa por IgA linear, 398-399, 399f
　doença de Hailey-Hailey, 399-400, 400f
　herpetiforme dermatite, 398-399
　penfigoide bolhoso, 398, 399f
　pênfigo vulgar, 398, 398f
Desvio intestinal urinário
　anastomoses intestinais para. Ver Anastomose intestinal no desvio intestinal urinário
　anastomose ureterointestinal para, 2294-2303. Ver também Anastomose ureterointestinal para derivação urinária

Desvio intestinal urinário (Cont.)
　aspectos neuromecânicos de segmentos intestinais em, 2314-2316
　　atividade motora, 2315-2316, 2315f
　　considerações de volume e pressão, 2314-2315, 2314f
　cirúrgica anatomia para, 2281, 2281e1f-2281.e2f
　　do colo do intestino para, 2281e1-2281.e2, 2281e2f
　　do estômago para, 2281e1, 2281e1f
　　do intestino delgado para, 2281e1, 2281e1f
　complicações metabólicas com, 2309-2314
　　alterações eletrolíticas, 2309-2311, 2310f, 2310t
　　anormalidades de absorção do fármaco, 2312
　　cálculos, 2313
　　câncer, 2314
　　crescimento e desenvolvimento, 2312
　　infecção, 2313
　　osteomalácia, 2312
　　problemas nutricionais, 2313-2314
　　sensória alterada, 2311-2312
　conduto do colo do intestino para, 2306-2307, 2307f-2308f, 2309t
　　conduto ileal para, 2304-2305, 2304f-2306f, 2306t
　　conduto jejunal para, 2305-2306, 2306t
　　manejo de, 2305f, 2307-2308
　　preparo para, 2304
　　vesicostomia ileal para, 2307
　na deterioração renal, 2296t, 2303
　preparo intestinal para, 2281-2284
　　antibiótico, 2283, 2283t
　　diarreia e enterocolite pseudomembranosa com, 2283-2284
　　mecânica, 2282-2283, 2282t
　seleção para, 2281
　tipos de desvio urinário, 2303-2308
Desvio urinário. Ver também Derivações urinárias continentes
　cálculo da bexiga urinária em, 1294
　　tratamento de, 1296
　continente cutâneo. Ver Derivação urinária continente cutânea
　em candidatos a transplante renal, 1073-1074
　minimamente invasiva. Ver Derivação urinária minimamente invasiva
　na cistectomia radical roboticamente assistida, 2274, 2276f
　ortópica. Ver Derivação urinária ortópica
　para disfunção do trato urinário inferior, 1795
　para incontinência urinária, em pacientes geriátricos, 2099e5
　para manejo de hipospadia pós-operatória, 3416
　válvula posterior da uretra, 3260-3261, 3264f
Desvio urinário minimamente invasivo
　colocação de porta para, 2370, 2371q
　complicações com, 2376, 2377t
　criação de conduto ileal, 2370-2373, 2370t
　　anastomose ureteroileal, 2372-2373, 2372f-2373f
　　criação de conduto, 2371-2372, 2372f
　　isolamento de segmento do intestino, 2371-2372, 2372f
　　ponto de marionete, 2371, 2371f
　　preparo pré-estoma, 2373
　　restauração do intestino, 2373, 2373f
　　seleção do intestino para, 2370-2371
　　transferência de ureter à esquerda para, 2370-2371
　criação de neobexiga modificada de Studer, 2371t, 2374-2375, 2375q
　　anastomose da neobexiga-uretral, 2374, 2374f

Desvio urinário minimamente invasivo *(Cont.)*
   anastomose uretero-neobexiga, 2374, 2374f-2375f
     criação da neobexiga, 2374, 2374f
     destubularização intestinal, 2374
     fechamento da neobexiga, 2375
     isolamento do intestino, 2374
   cuidado pós-operatório para, 2375, 2375q
   cuidado pré-operatório para, 2369, 2370q
   curva de aprendizado para, 2376
   direção futura, 2378
   história, 2369, 2369q
   intracorpórea *versus* extracorpórea, 2376-2378
   permanência hospitalar para, 2376
   posição do paciente para, 2370, 2371q
   resultados esperados com, 2375, 2378q
   resultados esperados funcionais com, 2376
   seleção de pacientes para, 2369, 2370q
   técnica operatória para, 2375-2376, 2376t
Desvio urinário supravesical, síndrome do abdome em ameixa (síndrome de Prune-belly) para, 3243
Desvio venovenoso (VVB), para trombectomia da veia cava, 1441-1442, 1442f, 1442e1f
DETC. *Ver* Tomografia computadorizada de dupla energia
Determinação do sexo, 518
Detrusor acontrátil, 1692-1693, 1729
Dexteridade manual, diversão urinária ortópica e, 2350
Dextroanfetamina, para terapia oral de BPS/IC, 355
DG. *Ver* Diacilglicerol
DHEA. *Ver* De-hidroepiandrosterona
DHIC. *Ver* Hiperatividade do detrusor com problemas de contratilidade
DHT. *Ver* 5a-Di-hidrotestosterona
Diabetes insípido, 1023, 1835
Diabetes insípido nefrogênico (NDI), 2862-2863
Diabetes melito, 549
   cálculo renal e, 1172-1173
   CKD no, 1059
   considerações sobre meio de contraste no, 30
   disfunção do trato urinário inferior e, 1783-1784, 1783q
   doença urológica e, 551-554
   e ED, 639
   efeitos na função ureteral, 1002
   e PD, 723-724, 724f
   mecanismos de defesa do hospedeiro em UTIs e, 249
   pH baixo da urina e, 1190-1191
Diacilglicerol (DG), em contrações ureterais, 986, 988
Diafragma, anatomia, 1614, 1617f, 1939-1941, 1940f
Diagnostic and Statistical Manual of Mental Disorders (DSM-5), e ejaculação prematura, 695
Diagnóstico, de UTIs, 250-252, 251f, 252e1t
Diálise
   e desenvolvimento renal, 2870-2871, 2872q
   no transplante renal, 3532
   para AKI, 1052
   para CKD, 1064-1065, 1067q, 1067t
   para DRT, 1065, 1066q-1067q, 1066f, 1067t
     complicações de longo prazo da, 1070
     incidência e prevalência de, 1069
     opções para, 1069
     resultados de, 1070
   prescrição e modalidade de, 1052-1053
Diálise peritoneal, 2870-2871
Diâmetro, dos ureteres, 989, 990f, 994
   efeitos da obstrução sobre, 995-999, 996f-999f

Diário da bexiga
   avaliação do, 2140-2141
   classificação do, 2140
   condições associadas, 2144-2146
     malignidade, 2145-2146
     obstrução da saída da bexiga, 2144
     refluxo vesicoureteral ipsilateral, 2146
   diagnóstico de, 2141-2144, 2146q
     apresentação de, 2141
     avaliação de, 2141
     exame endoscópico de, 2144, 2145f
     imagem de, 2141-2143, 2142f-2144f
     urodinâmica do, 2143-2144
   diverticulectomia para. *Ver* Diverticulectomia da bexiga
   etiologia do, 2140-2141
   fisiopatologia, 2140-2141
   indicações cirúrgicas para, 2140-2141
   manejo do, 2146-2150, 2147f, 2150q
     de observação e não cirúrgico, 2146
     endoscópico, 2146-2148
     indicações para intervenção, 2146
   para disfunção da bexiga urinária e do intestino, 3300, 3301f
   para incontinência urinária, masculina, 1711-1712, 1712f
   Questionário com base na Micção Diária1879, 1881f-1882f
   refluxo vesicoureteral e, 3151, 3151e1f
   resultados esperados com, 2256, 2257f
   técnica para, 2255-2256, 2255f-2257f
   tratamento cirúrgico de, 2148-2150
     abordagem intravesical-extravesical combinada para, 2148, 2151f
     complicação com, 2150
     diverticulectomia laparoscópica e robótica, 2148-2150
     diverticulectomia transvesical da bexiga, 2148, 2149f-2150f
Diários de micção
   incontinência urinária, em pacientes geriátricos, 2099e1-2099.e2
   para avaliação de PFDs, 1702
   para pacientes pediátricos, 3127
Diarreia
   com preparo intestinal, 2283-2284
   crônica, na hipocitratúria, 1212
     tratamento médico da, 1228
Diátese gotosa
   cálculos de ácido úrico na, 1212, 1212q, 1213f
   tratamento médico de, 1229
Dibenzilina. *Ver* Fenoxibenzamina
DICA. *Ver* Paclitaxel, ifosfamida e cisplatina
Diclofenaco, efeitos na função ureteral, 1005
Dieta/alimentação
   câncer de próstata e, 2551
   hiperplasia prostática benigna e, 2442-2444, 2445t
   incontinência urinária e, 1749
   para CKD, 1062-1063
   para tratamento de BPS/IC, 351-352, 352q
   perda de peso, nefrolitíase e, 1220, 1220q
Difalia, 3373-3374
Difenidramina (Benadryl®), para reações ao meio de contraste, 28-29, 29q
Diferenciação psicossexual, 3475-3477
Diferenciação sarcomatoide, no RCC, 1333, 1333f
Diferenciação sexual, 3469-3477
   desenvolvimento fenotípico normal, 3473
   desenvolvimento genotípico normal, 3469-3473
     genes adicionais em, 3471-3473, 3471f, 3472t
     sexo cromossômico, 3469, 3470f
     ZFY e SRY, 3469-3471, 3470f-3471f

Diferenciação sexual *(Cont.)*
   diferenciação psicossexual, 3475-3477
   distúrbios de. *Ver* Desordens de desenvolvimento sexual
   estágio de diferenciação gonadal, 3473, 3473f
   fenotípico, 3474-3475, 3475f-3476f
   função gonadal, 3473-3474
     ovário, 3474
     testículo, 3473-3474, 3474f
   identidade de gênero, papel e orientação, 3475-3477
Diferenciação sexual fenotípica, 3474-3475, 3475f-3476f
Digitalização testicular com radionuclídeo, para pacientes pediátricos, 2923-2925
Digitalização tridimensional, na ultrassonografia, 71-72, 72f
Digoxina, e ED, 637
5α-Di-hidrotestosterona (DHT), 517-518, 518f, 539
   na hiperplasia prostática benigna, 2427-2428, 2428f
   na próstata, 2400-2401, 2401t
   no câncer de próstata, 2553, 2554f
   nos vasos deferentes, 533-534
   regulação da função do epidídimo e, 532
1,25-Di-hidroxicolecalciferol (Calcitriol), 1011-1012
   no metabolismo do cálcio, 1180
Dilatação
   de ureteres, 995-999, 996f-999f
     avaliação clínica da, 998-999, 999f
   uretral. *Ver* Dilatação uretral
Dilatação com balão
   para alcançar o acesso extraperitoneal e desenvolver o espaço extraperitoneal, 201-202
   para alcançar o acesso retroperitoneal e desenvolver o espaço retroperitoneal, 201-202, 202f, 201e3
   para doença da estenose ureteral anterógrada, 1130
     resultado com, 1130-1131
     retrógrada, 1129-1130, 1130f-1131f
   para prostatite, 326
   para restrições ureteroentéricas, 1142
Dilatação manual, para alcance do acesso retroperitoneal e desenvolvimento do espaço retroperitoneal, 201e4
Dilatação uretral
   como técnica cirúrgica
     para estenose uretral, 921
Dilatadores
   para alcançar o acesso extraperitoneal e desenvolver o espaço extraperitoneal, 201-202
   para alcançar o acesso retroperitoneal e desenvolver o espaço retroperitoneal, 201, 202f, 201e3
Dilatadores Amplatz, para sistema coletor do trato urinário superior, 168, 168f
Dilatadores de balão, para sistema de coleta do trato urinário superior, 168, 168f-169f, 168e1f
Dilatadores dos canais de potássio
   efeitos na função uretral, 1005
   para facilitar o enchimento da bexiga urinária e o armazenamento da urina, 1839t, 1852-1853
Dimerização, de receptores de andrógenos, 2410
Dimetil sulfóxido (DMSO), 356-357
   para facilitar o enchimento da bexiga urinária e o armazenamento da urina, 1858-1859

Dióxido de carbono (CO_2)
    como escolha para insuflação, 211-212
    equilíbrio acidobásico e, 1023-1025
Diretrizes da International Consultation on Incontinence (ICI) Oxford
    questionários sobre transtornos do assoalho pélvico, 1702-1704, 1703t-1704t
Diretrizes de Oxford
    para facilitar o enchimento da bexiga urinária e o armazenamento da urina, 1838, 1838t
Diretrizes *Nulla per os* (NPO), para pacientes pediátricos, 2953
Diretrizes NCCN. Ver Diretrizes da National Comprehensive Cancer Network
Diretrizes NPO. Ver Diretrizes *Nulla per os*
Discinesia ciliar, de espermatozoides, 537
Disfunção da bexiga. Ver também Disfunção da bexiga urinária e intestino
    após transplante renal pediátrico, 3536
Disfunção da bexiga urinária e intestino (BBD)
    avaliação de, 3300
        Bristol Stool Scale/Escala de Fezes de Bristol para, 3305, 3305f
        cultura de urina e sensibilidade para, 3303
        diários da bexiga e intestino para, 3300, 3301f
        distensão retal em, 3305, 3305f
    em pacientes pediátricos, 3126, 3299
    espessura da parede da bexiga, 3305
    e UTIs, 2931-2932, 2945-2946
    exame abdominal para, 3301-3303
    exame da coluna vertebral para, 3301-3302, 3302f
    exame de urina para, 3303
    exame físico para, 3301
    exame genital para, 3302-3303, 3303f
    exame neurológico para, 3303
    exame retrógrado, 3301-3302, 3302f
    farmacoterapia para, 3307-3308
    história para, 3300
    instrumentos de investigação para, 3303-3305
    manejo conservador da, 3306-3307
    neuromodulação para, 3308-3310, 3309t
    pós-esvaziamento residual, 3304-3305
    questionários para, 3300
    tratamento para, 3306
    triagem psicológica para, 3300-3301
    ultrassonografia pélvica em, 3304, 3304f
    urofluxometria para, 3303-3304
    uroterapia para, 3306
Disfunção da bexiga urinária induzida pelo diabetes (DBD), 1813
Disfunção ejaculatória
    após ablação com agulha transuretral da próstata, 2525
    após ressecção transuretral monopolar da próstata, 2515-2516
    após terapia transuretral por micro-ondas, 2521
    na infertilidade masculina, 578-579
Disfunção endócrina extratesticular e infertilidade masculina, 576-577
Disfunção endotelial, efeitos da testosterona sobre, 548-549
Disfunção erétil (ED)
    AD na, 547
    após prostatectomia radical laparoscópica, 2676, 2677t
    após prostatectomia radical retropúbica, 2658
    após trauma uretral pediátrico, 3557
    após vaporização fotosseletiva de próstata, 2533
    avaliação e manejo de avaliação diagnóstica, 647-650, 647f, 648t, 658q
        avaliação e teste especializado, 650-658, 650t, 651f-655f

Disfunção erétil (ED) *(Cont.)*
    considerações e tratamento, 658-667, 658f, 660t-662t, 663q, 664t, 667q
    perspectiva histórica, 643, 644t
    princípios de manejo, 645-647, 645t, 646f
    significância na saúde pública, 643-644, 645q
    causas de
        arteriogênica, 631q, 632-634, 634t
        cavernosa (venogênica), 631q, 634-635
        endocrinológica, 631-632, 631q
        envelhecimento, doença sistêmica, e outros, 630f, 639-641, 640t, 641q
        induzida por fármacos, 635-639, 636t, 638t
        neurogênica, 631, 631q
    cirurgia para
        avaliação do paciente pré-operatório e preparo, 710-712, 711t, 712q
        casos especiais, 720
        complicações da, 718-720, 718f, 719q
        conclusão, 721
        cuidados pós-operatórios, 717-718
        preparo cirúrgico e abordagem, 712-717, 713f-717f, 717q
        satisfação do paciente, 720-721
        tipos de próteses, 709-710, 710f-711f
    com lesão de distração uretral, 937, 2391
    complicações cirúrgicas
        do mau funcionamento do dispositivo, 719
        infecção, 718-719, 718f, 719q
        outros, 719-720
    com vaporização transuretral da próstata, 2517e4
    e PD, 724
    epidemiologia, 643-644, 645q
    fatores de risco para, 630
    fisiopatologia da
        classificação, 630-641, 630f, 631q, 634t, 636t, 638t, 640t, 641q
        incidência e epidemiologia, 630, 641q
    HIV e, 384
    MetS e, 553
    preparo cirúrgico para
        colocação de bomba, 716, 716f
        colocação de cilindro, 713-716, 713f-715f
        colocação de reservatório, 716-717, 716f-717f
        fechamento, 717
    primária, 641
    terapia com testosterona para, 547, 547q
    terapias com células penianas para, 492
Disfunção erétil induzida por fármacos/drogas, 635-639, 636t, 638t
Disfunção erétil primária, causa de
    anormalidades vasculares, 641
    micropênis, 641
Disfunção hepática, durante trombectomia da veia cava, 1444
Disfunção hipofisária, e infertilidade masculina, 575-576
Disfunção intestinal neurogênica, na mielomeningocele, 1775-1776
Disfunção intrínseca do esfíncter, 1689-1690
Disfunção miccional, 1692-1693
    após procedimento de *sling* pubovaginal, 2004-2006, 2007q
        manejo cirúrgico de, 2005-2006, 2006t
    após *sling* da uretra média, 2016t-2017t, 2019t, 2033-2036, 2034t-2035t, 2036q
        manejo de, 2035-2036
    classificação da, 1691-1695
        Bors-Comarr, 1694-1695, 1694q
        Bradley, 1695
        funcional, 1688t, 1689q, 1691-1693, 1719-1720, 1720q
        Hald-Bradley, 1695, 1695q

Disfunção miccional *(Cont.)*
    International Continence Society/Sociedade Internacional de Continência, 1692, 1692q
    Lapides, 1693-1695
    urodinâmico, 1693, 1693q
    disfunção do trato urinário inferior e, 1787
    em pacientes pediátricos, 3126-3133, 3126q
    estimulação elétrica para, 1900t
    hiperplasia benigna prostática, em, 2425, 2426f
    HIV e, 384
    neuropática
        padrões gerais de, 1761-1763, 1761q, 1763q
        pediátrica, estimulação do nervo sacral para, 1907-1908
    pós-operatória
        após cirurgia de suspensão retropúbica, 1932-1933
        estimulação do nervo sacral para o de, 1907
    tratamento de, 1690q-1691q, 1691-1692
    ureteroceles e, 3097
Disfunção musculoesquelética e distúrbios dolorosos sexuais, 763
Disfunção neurogênica do trato urinário inferior (NLUTD). Ver também Disfunção neuromuscular do trato urinário inferior
Disfunção neuromuscular do trato urinário inferior. Ver também Disfunção miccional
    amiloidose de, 1792
    bexiga desfuncionalizada, 1792
    bexiga tímida, 1788-1789
    degeneração corticobasal, 1791
    disfunção do colo da bexiga, 1787-1788
    dissinergia do esfíncter do detrusor, 1787
    em crianças
        avaliação da função renal com, 3277
        causa de, 3272, 3273q
        malformação anorretal, 3289-3290
        manejo cirúrgico de, 3282e1-3282.e3
        manejo médico para, 3279-3281
        neuromodulação para, 3282
        princípios de manejo para, 3279-3283, 3281t
        refluxo vesicoureteral, 3283-3284, 3283f
    em/ou acima do tronco cerebral, 1761q, 1763-1768
        acidente vascular do tronco cerebral, 1765
        ataxia cerebelar, 1765-1766
        atrofia de múltiplos sistemas, 1768
        demência, 1765
        doença cerebrovascular, 1763-1765, 1764q
        doença de Parkinson, 1766-1768
        hidrocefalia de pressão normal, 1766
        lesão cerebral traumática, 1765
        paralisia cerebral, 1766
        tumor cerebral, 1765
    envelhecimento e, 1793
    hiperplasia suprarrenal congênita, 1793
    obstrução da saída da bexiga em mulheres, 1788
    síndrome de hipermobilidade articular benigna de, 1793
    transtorno de déficit de atenção/hiperatividade, 1793
Disfunção sexual. Ver também Disfunção erétil
    após ablação com agulha transuretral da próstata, 2525
    após *sling* da uretra média, 2036
    do gênero feminino, 755-757, 756t-757t, 757q, 755e2
    conclusões, 763, 764q
    distúrbio hipoativo do desejo sexual, 757-759, 758q, 758t, 760t, 759e1-759.e2, 759e1t

Disfunção sexual *(Cont.)*
    distúrbios do orgasmo, 761, 761e1
    distúrbios sexuais dolorosos, 761-763, 762q, 762e1f-762.e2f, 763e1f
    semântica e controvérsia, 755, 755e2
    síndrome da excitação sexual persis*tente*, 760-761
    transtorno de excitação sexual, 759-760, 760e1
    histórico do paciente de, 6
Disfunções miccionais, na etiologia da prostatite, 307
Disgenesia gonadal, 3478-3483
    46,XX "pura,", 3480, 3482t
    46,XY completa, 3482-3483, 3482f-3483f, 3482t
    mista, 3480-3481, 3481f, 3482t
    parcial, 3481-3482
Disgenesia gonadal mista, 3480-3481, 3481f, 3482t
Disgenesia gonadal parcial, 3481-3482
Dismorfismo renal, com refluxo vesicoureteral, 3147, 3147f, 3147t, 3147e1f
Dispersão, das ondas de ultrassom, 66-67, 67f
Displasia císticas dos testículos retos, 3393
Displasia, do urotélio do trato superior, 1369
Displasia fibrosa, hipertensão renovascular causada por, 1032-1033, 1033t, 1034q, 1034f-1035f
Displasia renal, 3007-3008, 3007f
    etiologia de, 3007-3008, 3008f
Dispositivos auxiliares para mão, na cirurgia laparoscópica e robótica, 203-205, 203e3, 203e3f
Dispositivos de coleta externa, 2081-2082
Dispositivos de compressão da uretra, incontinência urinária para o sexo masculino, 2072-2073, 2072f
    em pacientes geriátricos, 2099e6
Dispositivos de dilatação
    para sistema coletor do trato urinário superior, 167-168, 167f-169f, 168e1f
    para ureteroscopia, 148
Dispositivos de grampeamento, para cirurgia laparoscópica e robótica, 207-208, 208f
Dispositivos de grampeamento, para cirurgia laparoscópica e robótica, 208, 209q, 209f
Dispositivos de incontinência intravaginal, para incontinência urinária por estresse feminina, 2073
Dispositivos de prevenção de retropulsão, para litotripsia intraluminal ureteroscópica, 149, 149f
Dispositivos de recuperação do cálculo, para litotripsia ureteroscópica intraluminal, 148-149
Dispositivos oclusivos uretrais, incontinência urinária feminina por esforço, 2073
Dispositivos uretrais, para incontinência urinária de, 1896, 1897f
Dispositivos vaginais, incontinência urinária, 1895-1896, 1895f-1896f
Dispositivo vibratório de alta frequência. *Ver* Instrumentação por ultrassom
Disrafismo espinhal
    disfunção do trato urinário inferior com, 1779-1780
    oculto, 3301-3302, 3302f
Disreflexia. *Ver* Hiper-reflexia autônoma
Dissecação de linfonodo retroperitoneal (RPLND), 817-818, 817f
    complicações de, 833, 834t, 835q
        ascite quilosa, 834
        íleo, 833-834
        linfocele, 834

Dissecação de linfonodo retroperitoneal (RPLND) *(Cont.)*
    mortalidade, 835
    neurológica, 835
    pulmonar, 833
    TEV, 834-835
    de alto risco, 832q
        após HDCT, 831, 831t
        desespero, 831-832, 831t
        recidiva tardia, 831t, 832
        reoperação, 831t, 832
        salvamento, 831, 831t
    em situações únicas
        para SCSTs, 836, 836q
        para seminoma, 835-836, 836q
    estadiamento de TGCT com, 792-793
    laparoscópica. *Ver* RPLND laparoscópica
    manejo clínico da remissão completa
        à quimioterapia de indução, 825, 825t
        contagem de linfonodo, 832
        fertilidade, 833
        para TTNSCG, 797-800, 804
        resultados esperados e considerações funcionais da, 835q
    pós-quimioterapia. *Ver* Pós-quimioterapia planejamento pré-operatório de dissecção de linfonodo retroperitoneal para, 818
    procedimentos auxiliares para, 822, 824q
        grande reconstrução vascular, 822-823
        manejo da doença supradiafragmática, 823-824, 824f
        nefrectomia, 822, 822t
        ressecção hepática, 823
        ressecção pélvica, 823
    quimioterapia adjuvante na, 827-829
    robótica. *Ver* RPLND robótica
    técnica cirúrgica para, 818
        dissecção de veia gonadal, 820-821
        dissecção de volume interaortocaval, 819-820, 820f
        dissecção de volume paracaval, 820
        dissecção para-aórtica de volume esquerdo, 819
        exposição retroperitonial, 818, 818f
        fechamento e cuidados pós-operatórios, 821-822
        técnica dividida e em rolo, 818, 819f
        técnica poupadora do nervo, 820f-821f, 821
    uso de modelo, 825-826, 826f, 827t
Dissecção de linfonodo inguinal superficial, para câncer do pênis, 864, 894-895
Dissecção de linfonodo inguinofemoral (IFLND), 891
    radical. *Ver* IFLND radical
Dissecção de linfonodo retroperitoneal após quimioterapia (PC-RPLND), 815, 817-818
    achados histológicos, resultados esperados de sobrevida e, 829-831, 829f, 830t, 831q
    em casos de remissão completa clínica à quimioterapia de indução, 825, 825t
    em populações de alto risco, 832q
        após HDCT, 831, 831t
        RPLND, 831-832, 831t
        RPLND de salvamento, 831, 831t
        RPLND relapso tardio, 831t, 832
        RPLND reoperatório, 831t, 832
    procedimentos auxiliares para, 822, 824q
        grande reconstrução vascular, 822-823
        manejo da doença supradiafragmática, 823-824, 824f
        nefrectomia, 822, 822t
        ressecção hepática, 823
        ressecção pélvica, 823
    quimioterapia adjuvante na, 830-831
    uso de modelo no PC-RPLND, 826-827, 828f

Dissecção de linfonodo sentinela aumentado, para câncer do pênis, 862-863
Dissectores, para cirurgia laparoscópica e robótica, 205-206, 210
Disseminação epitelial, de UTUC, 1368
Disseminação hematógena, de UTUC, 1368
Disseminação linfática
    de infecção, 241
    de UTUC, 1368, 1375
Dissinergia do esfíncter estriado, 1693
    após AVC, 1764
    cistouretrografia de, 1772f
    com ataxia cerebelar, 1765-1766
    com MS, 1769
    com suprassacral lesão da medula espinhal de, 1772
    toxina botulínica para, 1874e3
Dissinergia do esfíncter liso, 1693
    com hiper-reflexia autônoma, 1776
Distensão retal, na disfunção da bexiga urinária e intestino, 3305, 3305f
Distrofia miotônica, disfunção do trato urinário inferior e, 1791
Distrofia simpático-reflexa (RSD), disfunção do trato urinário inferior, 1786
Distúrbio de desejo sexual hipoativo (frigidez) (HSDD)
    e androgênios, 759
    e cessação/modulação da terapia médica, 759
    e estrogênios, 759
    e terapia psicossexual, 758
    etiologia de, 757-759, 758q, 758t
    tratamento de, 758
Distúrbios da defecação
    avaliação de, 3318-3319, 3319q, 3319f, 3319e1f
    classificação de, 3317, 3318q
    desimpactação, 3322-3323
    epidemiologia de, 3317, 3318q
    estudos de imagem de, 3319-3321, 3320f-3321f, 3320e1f, 3321e1f
    intervenções não farmacológicas, 3321-3322
    lavagem do intestino grosso/reto, 3322-3323
    manejo, 3321-3323, 3322f
    prognóstico de, 3323-3324
    terapia de manutenção para, 3323
    tratamento cirúrgico de, 3324-3329, 3324f, 3329q
        regime de enema para, 3327-3328, 3328f
        resultados esperados com, 3328-3329, 3328t, 3329f
        seleção de pacientes e preparo para, 3324-3325
        técnica operatória para, 3325-3327, 3325f-3327f
    trato urinário e, 3317, 3318f, 3317e1f
    visão geral, 3317
Distúrbios da função aumentada das suprarrenais
    aldosteronismo primário. *Ver* Aldosteronismo primário
    feocromocitoma. *Ver* Feocromocitoma
    síndrome de Cushing. *Ver* Síndrome de Cushing
Distúrbios de fusão vertical, 3459-3465
Distúrbios do assoalho pélvico (PFDs), 1697
    avaliação de suplementar, 1702-1708, 1705q
        circunstâncias para, 1702, 1702q
        cistoscopia, 1705-1706
        diários anulares para, 1702
        imagem radiográfica, 1707-1708
        instrumentos de qualidade de vida para, 1702-1704, 1703t-1704t
        instrumentos de quantificação de sintomas para, 1702

Distúrbios do assoalho pélvico (PFDs) *(Cont.)*
  pós-esvaziamento residual, 1705
  questionários para, 1702-1704, 1703t-1704t
  teste com corante, 1705
  testes da almofada, 1704-1705
  urinálise, 1705
  urodinâmica, 1706-1707, 1707q
  avaliação para diagnóstico de
    considerações gerais para, 1697-1698, 1698q, 1698f, 1698t
    genética e, 1700
    história da doença atual, 1699
    história médica e cirúrgica pregressa, 1699
    história para, 1698-1700, 1700q
    incontinência masculina, 1700
    medicamentos e, 1699, 1699t
  exame físico para, 1700-1701, 1700q, 1701f, 1701t, 1702q
  impacto, 1697
  manejo de, 1708-1709
    para incontinência, 1708-1709
    para prolapso pélvico, 1709
  prevalência de, 1746f
Distúrbios do colágeno, e PD, 725
Distúrbios do desenvolvimento sexual (DSD), 3400, 3477-3495
  46,XX, 3485-3489
    hiperplasia suprarrenal congênita, 3485-3488, 3485f-3486f
    secundário aos andrógenos e progestinas maternas e tumores maternos, 3488-3489
  46,XY, 3489
    aplasia de células de Leydig, 3489
    deficiência de 5α-redutase, 3492-3494, 3493f-3494f
    distúrbios da biossíntese da testosterona, 3489-3491
    receptor de androgênio e defeitos pós-receptor, 3491-3492
    síndrome do ducto mülleriano persistente, 3493f, 3494
    síndrome Mayer-Rokitansky-Küster-Hauser, 3495
  cirurgia de reconstrução. *Ver* Cirurgia reconstrutora, distúrbios de desenvolvimento sexual e seio urogenital
  diferenciação e desenvolvimento gonadal, 3477-3495
    46,XX homens, 3478
    regressão testicular embrionária, 3483
    síndrome de Klinefelter e variantes, 3477-3478
    síndrome dos testículos desaparecidos bilateral, 3483
    síndromes de disgenesia gonadal, 3478-3483
  genitália ambígua, 3495-3496, 3496f
  ovotesticular, 3484-3485, 3484f
Distúrbios eletrolíticos, com desvio intestinal urinário, 2309-2311, 2310f, 2310t
Distúrbios metabólicos, após acesso percutâneo ao sistema coletor do trato urinário superior, 180
Disúria
  após ablação por agulha transuretral da próstata, 2525
  após vaporização fotosseletiva da próstata, 2531-2533
  histórico do paciente de, 3
Diurese
  efeitos na função ureteral, 994
  pós-obstrutiva, 1102
Diurese pós-obstrutiva, 1102

Diuréticos de alça
  na formação do cálculo, 1197
    manejo cirúrgico de, 1243e3
  para AKI, 1050
Diuréticos osmóticos, para AKI, 1050
Diuréticos, para AKI, 1050-1051
Diversão urinária continente cutânea, 2319-2338
  avaliações da qualidade de vida, 2338
  bolsas de cateterização continente, 2322-2338, 2323f
    bolsa de Indiana, 2333-2335, 2334f-2335f
    bolsa de Mainz I, 2328-2332, 2329f-2332f
    bolsa de Penn, 2335-2336, 2335f-2336f
    bolsa do colo direito com íleo terminal intussusceptado, 2332-2333
    bolsa em T duplo, 2325-2328, 2327f-2328f
    bolsa gástrica, 2336-2338, 2337f
    cuidados gerais para, 2324
    metodologia processual geral, 2323f, 2324
    reservatório ileal continente, 2325, 2326f
  cistectomia para, 2318, 2319f
  comentários, 2318-2319
  considerações gerais para, 2317-2319
  cuidado pós-operatório para, 2318-2319
  desvio retal da bexiga urinária, 2320-2322
    bexiga retossigmoide, 2320
    bolsa de Mainz II, 2322
    bolsa de sigma-reto, 2322
    procedimentos de bolsa de hemi-Kock com reto valvulado, 2321-2322
    procedimentos de bolsa T com reto valvulado, 2321-2322, 2321f
    reto valvulado aumentado, 2321
  história, 2344
  preparo do paciente para, 2317-2318
  seleção de pacientes para, 2317
  técnicas de grampeamento absorvíveis na, 2339
    bolsa do colo direito, 2339-2340, 2340f
    comentários, 2342
    cuidado pós-operatório para, 2342
    reservatório grampeado em W, 2342, 2342f
    reservatório sigmoide grampeado, 2340-2342, 2341f
    variações da técnica operatória para, 2338-2342
    conversão de conduto para reservatório continente, 2339
    minimamente invasiva, 2338-2339
Diversão urinária ortópica
  acompanhamento da, 2366-2367, 2367q
  complicações da, 2361-2362
  fatores oncológicos para, 2347-2349, 2349q
    estágio do tumor localmente avançado, 2348-2349
    risco de recorrência uretral nas mulheres, 2348
    risco de recorrência uretral nos homens, 2347-2348
  história, 2344-2346, 2345f, 2346q
  manejo perioperatório para, 2355
  mecanismo de continência na, 2351, 2353q
  preservação da continência na
    dissecção anterior apical em paciente do sexo masculino, 2351-2352, 2353q
    preservação da uretra em paciente do sexo feminino, 2352-2353, 2352f
  princípios básicos da, 2346-2347, 2346f, 2347q
  qualidade de vida após, 2367-2368, 2368q
  resultado com, 2361-2368
    continência, 2363-2366, 2364t-2365t, 2366q
    retenção urinária com, 2366, 2366q
  seleção de pacientes para, 2347-2351
    fatores relacionados aos pacientes, 2349-2351, 2351q

Diversão urinária ortópica *(Cont.)*
  substituição da bexiga na
    prevenção de refluxo em, 2354, 2354q
    seleção do segmento do intestino para, 2353, 2354q
  técnicas cirúrgica para, 2355-2358
    bolsas colônicas e ileocólicas, 2358-2360
    Camey II, 2355, 2356f
    neobexiga ileal, 2357-2358, 2357f
    reservatório ileal de Kock, 2355, 2356f
    reservatórios ileais, 2355
Diversões urinárias continentes, 142
  considerações parra, 3360
  estoma cateterizável para, 3360-3366
  mecanismos para, 3360-3366
  para extrofia clássica da bexiga, 3217-3218
  para pacientes pediátricos, 3360-3366, 3366q
  resultados com, 3366
  princípio de Mitrofanoff para, 3361-3363
  retalhos de valvas, 3361-3363, 3362f
  ureterossigmoidostomia para, 3360-3361
  valva ileocecal para, 3363
  valvas do mamilo para, 3361, 3361f
  valvas hidráulicas para, 3363
  vesicostomia continente, 3363-3366, 3365f
Diverticulectomia
  bexiga urinária. *Ver* Diverticulectomia da bexiga urinária
  caliceal, 1463-1464
  intravesical-extravesical combinada, 2148, 2151f
  laparoscópica, 2148-2150
  transvesical da bexiga urinária, 2148, 2149f-2150f
  uretral, 2164f, 2165-2168, 2165q, 2166f, 2167t
Diverticulectomia caliceal, laparoscópica, 1463-1464
Diverticulectomia uretral, 2164f, 2165-2168, 2165q, 2166f, 2167t
Divertículo
  bexiga. *Ver* Divertículo da bexiga urinária
  cálice. *Ver* Divertículo caliceal
  uretral. *Ver* Divertículo uretral
Divertículo caliceal, 2999-3001, 3000f, 3040, 3041f
  cálculo renal com, tratamento cirúrgico doa, 1243-1244, 1278-1279, 1279f
Divertículo caliceal, cálculo renal e, 1198
Divertículo congênito, uretral, cirurgia reconstrutiva para, 913-914
Divertículo parauretral secundário, 3178, 3178f
Divertículos parauretrais, 3178, 3178f
Divertículos parauretrais primários, 3178, 3178f
Divertículo uretral (UD)
  anatomia e histologia, 2154-2155, 2155f, 2156t
  apresentação/manifestações, 2155-2157, 2157q
  avaliação e diagnóstico de, 2157-2159
    cistouretoscopia, 2158, 2158f
    estudos de urina, 2158
    história e exame físico, 2157-2158, 2157f
    urodinâmica, 2158-2159
  cálculo uretral dentro, 1298, 2154, 2155f
  cirurgia reconstrutora para, 913-914
  classificação da, 2163-2164
  diagnóstico diferencial para, 2160-2163
    agentes de volume *(bulking)* periuretral, 2163
    anomalias da glândula de Skene, 2162, 2162f
    anormalidades do ducto de Gartner, 2162, 2162f
    carúncula uretral, 2163, 2163f
    cistos da parede vaginal, 2162, 2163f
    leiomioma vaginal, 2160-2162, 2161f
    prolapso da mucosa uretral, 2162-2163

Divertículo uretral (UD) *(Cont.)*
   etiologia de, 2151-2154, 2152f-2153f
   feminina, 2151-2168, 2152f
   fisiopatologia de, 2151-2154, 2152f-2153f
   imagem de, 2159-2160, 2159f-2161f
   manejo de, 2168q
   para diverticulectomia uretral
     complicações de, 2167, 2167t
     cuidado pós-operatório para, 2167
     excisão e reconstrução, 2165-2168, 2165q
     indicações para, 2164, 2164f
     persistência dos sintomas após, 2167-2168
     preparo pré-operatório para, 2165
     procedimento para, 2165-2167, 2166f
     técnicas para, 2165-2168, 2165q
   prevalência de, 2154
   reparo cirúrgico de, 2164-2168
   técnicas alternativas para, 2165
Divertículo vesicouracal, 3177
DLPP. *Ver* Pressão do ponto de vazamento do detrusor
DM. *Ver* Diabetes melito
DMSA. *Ver* Ácido dimercaptossuccínico
DMS. *Ver* Esclerose mesangial difusa
DMSO. *Ver* Dimetil sulfóxido
DNA
Doação renal pareada (KPD), 1078-1079, 1078f-1079f
Doadores falecidos, de transplante renal, 1074
   alocação de, 1074-1076
   declaração de morte e de, 1074-1075, 1074q
   grupos sanguíneos AB0 de, 1076
   histocompatibilidade de, 1076
   preservação do rim em, 1075, 1075t
   técnicas de combinação cruzada para, 1076
Doadores. *Ver* Doadores falecidos; Doadores vivos
Doadores vivos, de transplantes renais
   avaliação de, 1076-1078, 1077f
   cirurgia de, 1079, 1080f
   incompatibilidade de doadores, 1078-1079, 1078f-1079f
Docetaxel
   para câncer da bexiga urinária sem invasão muscular, 2216
   para câncer de próstata resis*tente* à castração, 2808-2809, 2808f-2809f
   para sarcoma retroperitoneal, 1411
Docetaxel, cisplatina e 5-fluorouracil (TPF), para câncer do pênis, 872, 872t
Documentação, ultrassonografia, 72-73, 72f
Doença adrenocortical primária pigmentada nodular (PPNAD), 1535
Doença atual, histórico do paciente da, 1-7, 4t-5t
Doença calculosa. *Ver* Cálculo
Doença calculosa pediátrica
   cistolitotripsia percutânea para, 3118, 3119f
   imagem de, 3103
   litotripsia por onda de choque para. *Ver* Litotripsia por onda de choque, pediátrica
   manejo conservador da, 3103-3104
   manejo endourológico da, 3102-3103
   nefrolitotomia percutânea para. *Ver* Nefrolitotomia percutânea, pediátrica
   pielolitotomia laparoscópica e roboticamente assistida, 3118
Doença cardiovascular (CVD), 547-549
   cálculo renal e, 1173
   e ED, 632
   MetS e, 551, 553
   na CKD, 1064-1066
   na ESRD, 1070-1071
   testosterona e, 547-549, 549q
Doença cerebrovascular, disfunção do trato urinário inferior e, 1763-1765, 1764q

Doença da artéria coronária, 547
   AD e, 548
Doença de Addison. *Ver* Desordens de diminuição da função suprarrenal
Doença de Alzheimer, e ED, 631
Doença de Behçet (BD), 400-401, 401f
Doença de Berger. *Ver* Nefropatia por IgA
Doença de comorbidade, otimização pré-operatória de, 103
Doença de Dent, 2861-2862
Doença de Fabry, 415, 416f-417f
Doença de Hailey-Hailey, 399-400, 400f
Doença de Lyme, disfunção do trato urinário inferior e, 1785
Doença de Machado-Joseph (MJ), disfunção do trato urinário inferior e, 1792
Doença de MJ. *Ver* Doença de Machado-Joseph
Doença de Paget, do pênis, 874f, 875
Doença de Paget extramamária (EPD)
   com condição neoplásica, 414, 415f
   do pênis, 874f, 875
Doença de Parkinson (PD)
   diagnóstico de, 1767
   na ED, 631
Doença de Peyronie (PD)
   aplicação de fármaco tópico para, 736
   curvaturas penianas associadas a, 941
   diagnóstico e manejo
     anatomia peniana, 726-728, 726f-727f, 729q
     avaliação do paciente, 730-732, 730f-733f, 732q-733q
     cirúrgica, 738-747, 741q, 742t, 743f-744f, 744t, 748q, 748t
     conclusão, 748
     considerações gerais, 722, 723q
     epidemiologia, 723-725, 724f, 725q-726q
     etiologia, 727f, 728-729, 729q
     história natural, 722-723
     protocolos e tratamento, 733, 739t
     sintomas, 730
     tratamento não cirúrgico, 733-738, 739q, 739t-740t
   e administração de fármaco eletromotor, 737
   e aplicação de força externa, 740t
   e aspectos psicológicos, 724-725
   e desordens do colágeno, 725
   e diabetes, 723-724, 724f
   e ED, 724
   e envelhecimento, 723
   e expressão do gene de fibrose, 727f, 729
   e hipogonadismo, 725
   e impacto na cicatrização das feridas, 727-728
   e papel do fator de crescimento transformador SS1, 729
   e papel do óxido nítrico, 728
   e papel dos miofibroblastos, 728-729
   e papel dos radicais livres de oxigênio e estresse oxidativo, 728
   e prostatectomia radical, 725
   e radioterapia, 738
   e terapia a vácuo, 738
   e terapia combinada, 738
   e terapia por ondas de choque extracorpórea, 737
   e tração do pênis, 737-738
   incidência de, 723
   injeções intralesionais para, 735-736, 740t
   manejo cirúrgico de
     anatomia cirúrgica, 581-582, 581q
     biópsia testicular, 583-584, 583f
     cirurgia do epidídimo, 594-599, 595f-599f, 595t
     eletroejaculação, 600
     orquiopexia em adultos, 610-611, 611f
     ressecção transuretral de ductos ejaculatórios, 599-600, 600f

Doença de Peyronie (PD) *(Cont.)*
     técnicas de recuperação de esperma, 600-604, 601f-603f, 601t, 604t
     varicocelectomia, 604-610, 604f, 604t, 606f-609f, 606t
     vasografia, 584-587, 584f-586f, 587q
     vasovasostomia, 587-594, 588f-589f, 590t, 591f-594f
   medicamentos orais para, 733-735, 739t
Doença de von Hippel-Landau (BVS), 3026-3028
   avaliação da, 3027
   características clínicas da, 3026
   classificação da, 3026
   etiologia da, 3026
   histopatologia, 3026-3027, 3027t
   tratamento da, 3027-3028
   triagem para, 3027, 3027t
Doença do disco, disfunção do trato urinário inferior com, 1781
Doença falciforme (SCD), e priapismo, 671-672, 676q
Doença glomerular, no desenvolvimento renal, 2857-2860, 2861q
   avaliação de, 2857, 2857q
   diagnóstico e manejo de, 2857-2860
Doença glomerulocística hipoplásica, 3023
Doença granulomatosa, hipercalcemia na, 1184
Doença, histórico do paciente de
   presente, 1-7, 4t-5t
   prévia, 7
Doença intestinal, 846-847, 847q, 846e1f
   do pênis, 846e1f
Doença microcística cortical, 3023
Doença panurotelial, UTUC, 1368-1369
Doença prévia, histórico do paciente de, 7
Doença renal cística medular (MCKD), 3014t, 3021-3023
   avaliação da, 3022-3023, 3022f
   características clínicas da, 3022
   genética da, 3014t, 3021-3022
   tratamento da, 3023
Doença renal crônica (CKD), 1068q, 2868-2869
   após nefrectomia, 1343-1344, 1344q
   avaliação clínica da, 1060
     função, 1060-1061
     proteinúria, 1054t, 1061
     radiográfica, 1061-1062
     UA e biópsia renal, 1062
   avaliação pré-operatória para, 1063-1064
   complicações médicas da, 2869
   definição e classificação da, 1053-1055, 1054t, 1055f-1056f
   estratégias de proteção da função renal na, 1062-1063, 1063t
   etiologia da, 1058-1060, 1058q, 1058t, 1060q, 2869, 2869q, 2869t
   fatores genéticos na, 1057-1058
   manejo da
     conservador, 1064
     iniciação de RRT, 1064-1065
     opções de DRT, 1065, 1066q, 1066f, 1067t
   mecanismo de progressão, 1056-1057
   redução da massa renal e, 1055-1056
   risco de hospitalização na, 1065-1067, 1067q, 1067t
Doença renal em estágio terminal (ESRD). *ver também* Insuficiência renal
   AD na, 539
   angioplastia da artéria renal com implante de *stent* para, 1037-1039, 1039q, 1040f
   defeitos do tubo neural e, intervenção precoce para, 3277
   demografia da, 1065
   diálise, 1065, 1066q-1067q, 1066f, 1067t
     complicações de longo prazo da, 1070
     incidência e prevalência de, 1069

Doença renal em estágio terminal (ESRD) *(Cont.)*
  opções para, 1069
  resultados da, 1070
  transplante renal
    incidência e prevalência de, 1069
    outras opções e tratamento comparados, 1069-1070
Doença renal glomerulocística (GCKD), 3038
Doença renal glomerulocística hipoplásica familiar, 3023
Doença renal, hematúria relacionada a, 194
Doença renal intrínseca, AKI devido a, 1043-1044, 1044q. *Ver também* Necrose tubular aguda
Doença renal policística
  autossômica dominante. *Ver* Doença renal policística autossômica dominante
  autossômica recessiva. *Ver* Doença renal policística autossômica recessiva
Doença renal policística autossômica dominante (ADPKD), 1058-1059, 1300-1302, 3017-3021, 3017t
  associação com carcinoma de células renais, 3019
  avaliação da, 3019-3020, 3020f
  características clínicas da, 3018-3019
  genética da, 3017-3018
  histopatologia da, 3019, 3019f
  imagem pré-natal de, 2909-2910
  manifestações extrarrenais da, 3019
  no carcinoma de células renais, 1336, 3019
  patogênese da, 3018
  terapêutica emergente, 3021
  tratamento da, 3021
Doença renal policística autossômica recessiva (ARPKD), 1300-1302, 3012-3017
  avaliação da, 3013-3016, 3015f-3016f
  características clínicas da, 3013
  genética da, 3013
  histopatologia, 3013, 3015f
  imagem pré-natal de, 2909-2910, 2910f
  tratamento da, 3016-3017
Doenças císticas renais adquiridas (ARCD), 3038-3040, 3040q
  avaliação das, 3039
  características clínicas das, 3038-3039
  etiologia das, 3038
  histopatologia das, 3013, 3039
  tratamento das, 3039-3040
Doenças congênitas, e ejaculação retardada, 704
Doenças cutâneas benignas, de órgãos genitais externos, angioceratomas de Fordyce da genitália masculina, 415, 416f-417f
  balanite de Zoon, 416, 416f-417f
  cistos da rafe mediana, 416
  glândulas sebáceas ectópicas, 416, 416f-417f
  linfangite esclerosante, 416
  pápulas penianas peroladas, 415-416, 416f-417f
Doenças cutâneas, da genitália externa, 387, 419q
  benigna, dos órgãos genitais masculinos
    angioceratomas de Fordyce, 415, 416f-417f
    balanite de Zoon, 416, 416f-417f
    cistos da rafe mediana, 416
    glândulas sebáceas ectópicas, 416, 416f-417f
    linfangite esclerosante, 416
    pápulas penianas peroladas, 415-416, 416f-417f
  condições neoplásicas
    balanite pseudoepiteliomatosa, ceratótica e micácea, 414, 414f
    carcinoma basocelular, 413, 413f
    carcinoma de células escamosas, 411, 412f
    carcinoma de células escamosas *in situ*, 410-411, 411f

Doenças cutâneas, da genitália externa *(Cont.)*
    carcinoma verrucoso (tumor de Buschke-Lowenstein), 412, 412f
    doença de Paget extramamária, 414, 415f
    linfoma de células T cutâneas, 414-415, 416f
    melanoma, 414
    papulose bowenoide, 411, 411f
    sarcoma de Kaposi, 413-414, 413f
  dermatite alérgica
    dermatite atópica, 389-390, 389f
    dermatite de contato, 390, 391f
    diagnóstico diferencial, 389q
    eritema multiforme e síndrome de Stevens-Johnson, 390, 391f-392f
  dermatologia básica, 387, 388t
  desordens papuloescamosas, 392, 392q
    artrite reativa, 393-394, 393f-394f
    dermatite seborreica, 396-397
    erupção fixa às drogas, 396, 397f
    líquen escleroso, 394-396, 396f
    líquen nítido, 394
    líquen plano, 394, 395f
    psoríase, 392-393, 393f
  desordens vesicobolhosas, 397, 398q
    dermatite herpetiforme, 398-399
    dermatose bolhosa por IgA linear, 398-399, 399f
    doença de Hailey-Hailey, 399-400, 400f
    penfigoide bolhoso, 398, 399f
    pênfigo vulgar, 398, 398f
  infecções e infestações
    balanite, 402
    balanopostite, 402, 403f
    celulite, 402, 403f
    DSTs, 402, 403f
    ectima gangrenoso, 405-406, 408f
    erisipela, 402
    foliculite, 404-405, 404f
    furunculose, 405, 405f
    gangrena de Fournier, 402-404, 404f
    hidradenite supurativa, 405, 406f
    infecção corinebacteriana (tricomicose e eritrasma axilar), 405, 407f
    infecção por dermatófitos, 407-408, 409f
    infestação, 408-410, 409f-410f
    intertrigo por *Candida*, 407, 408f
    mordidas genitais, 406-407, 408f
  mistas comuns
    ceratose seborreica, 418f, 419
    cisto epidermoide, 416-419, 418f
    dermatofibroma, 418f, 419
    hemangioma capilar, 419
    lentigo simples, 418f, 419
    mola, 418f, 419
    neurofibroma, 418f, 419
    projeções da pele, 416
    vitiligo, 418f, 419-420
  terapêutica dermatológica, 387-389, 389f
  úlceras genitais não infecciosas, 400, 400q
    causas traumáticas, 401-402, 402f
    pioderma gangrenoso, 401, 402f
    úlceras aftosas e doença de Behçet, 400-401, 401f
Doenças da infância, e infertilidade masculina, 560-561
Doenças renais císticas, 3011-3012, 3012f
  adquiridas. *Ver* Doenças renais císticas adquiridas
  cisto multilocular benigno, 3031-3032, 3031f, 3033f
  classificação das, 3011-3012, 3013q
  doença renal glomerulocística hipoplásica familiar, 3023
  hereditária, 3013, 3014t
  medular. *Ver* Doença renal cística medular
  nefrose congênita, 3023

Doenças renais císticas *(Cont.)*
  policístico. *Ver* Doença renal policística autossômica dominante; *Ver* Doença renal autossômica policística recessiva
  rim displásico multicístico. *Ver* Rim displásico multicístico
  rim esponjoso medular. *Ver* Rim esponjoso medular
  síndromes de malformações múltiplas. *Ver* Síndromes de malformações múltiplas com cistos renais
Doenças sexualmente transmissíveis (DSTs), 386q
  diretrizes do CDC para, 371
  epidemiologia das, 371, 372t
  epididimite, 373
  HIV, 382
    cálculos e, 384-385
    diagnóstico, 382
    disfunção erétil e, 384
    disfunção miccional e, 384
    entrada e replicação viral, 382e1, 382e3f
    estrutura, 382e1, 382e1f-382.e2f
    função renal e, 383-384
    hematúria e, 384
    heterogeneidade e mecanismos virais de escape da terapia, 382e2
    infecção renal, 383
    interações com outras DSTs, 375, 382
    malignidades urológicas não definidoras de AIDS, 385-386
    manejo de parceiros sexuais, 382e6
    manifestações urológicas de, 382, 382f
    montagem viral e disseminação, 382e1-382.e2
    neoplasmas e, 385-386
    profilaxia pré-exposição, 382e6
    prostatite e, 383
    sarcoma de Kaposi, 385
    sinapse viral e transmissão célula a célula, 382e2
    testículos, epidídimo, vesículas seminais e, 383
    tratamento, 382e5-382.e6, 382e5f
    UTI e, 383
    virologia, 382e1
  infecção cutânea e infestações, 402, 403f
  infecção gonocócica, 371-372
  reportável, 371
  úlceras genitais, 373, 373t
    cancroide, 373t, 377-378, 377f
    granuloma inguinal, 378
    herpes, 373t, 376-377, 376f, 377t
    HPV, 378-380, 379f
    linfogranuloma, 373t, 378
    molusco contagioso, 380-381, 380f
    pediculose púbica, 380
    sarna, 380, 380f
    sífilis, 373-376, 373t, 374f, 375t
    vaginite, 381-382, 381t
  uretrite, 371-373
  uretrite não gonocócica, 372-373
    clamídia, 372
    Mycoplasma genitalium e *Ureaplasma*, 372
    recorrentes e persis*tentes*, 373
    tratamento, 373
    Tricomonas, 372-373
Doença vascular cerebral, AD e, 548
DOI. *Ver* Incontinência por hiperatividade do detrusor
Dois rins, modelo de um clipe, da hipertensão renovascular, 1029, 1029f
DO. *Ver* Hiperatividade do detrusor
Domínio de ligação ao ligante, dos receptores de androgênios, 2410
Domínio de ligação do DNA, de receptores de androgênios, 2409-2410

Domínios de ativação transcricional, de receptores de androgênios, 2397q, 2410-2412, 2411f
Dopamina
  e resposta sexual feminina, 750
  na ED, 621-623, 623t
  na PD, 1766-1767
  na resposta ejaculatória, 692
  para AKI, 1050-1051
Dor
  anomalias ureterais e, 3080
  após cirurgia laparoscópica e robótica, 222-223
  após *sling* da uretra média, 2031-2033
  escroto
    pós-vasectomia, 952
    tratamento cirúrgico, 955-957, 956f
  hematúria associada a, 3
  histórico do paciente de, 1-2
  manejo da. *Ver também* Analgesia
    considerações anestésicas pré-operatórias e, 112
    na obstrução do trato urinário, 1101
    para pacientes pediátricos, 2956-2958, 2956t-2957t
    no câncer de próstata resis*tente* à castração, 2818, 2819t
Dor escrotal, histórico do paciente de, 2
Dor no flanco
  diagnóstico de UTI e, 252
  induzida por trauma, 3548
Dor pélvica crônica, estimulação do nervo sacral para, 1907-1908
Dor peniana, histórico do paciente, 2
Dor perineal, após a ablação com agulha transuretral da próstata, 2525
Dor prostática, histórico do paciente de, 2
Dor renal, histórico do paciente de, 2
Dor suprapúbica, histórico do paciente de, 2
Dor testicular, histórico do paciente de, 2
Dor ureteral, histórico do paciente de, 2
Dor vesical, histórico do paciente de, 2
Dose absorvida, 26
Dose de radiação, 26, 28t
Dose efetiva, 26, 28t
Dose equivalente, 26
Dose térmica, 2517
Dovitinib, para RCC, 1514
Doxazosina
  para bexiga urinária diminuída, 1831, 1832t-1834t
  para facilitar o enchimento da bexiga urinária e o armazenamento da urina, 1853
  para facilitar o esvaziamento da bexiga urinária, 1874e1
  resposta ureteral, 992
Doxepina, para facilitar o enchimento da bexiga urinária e o armazenamento da urina, 1857
Doxorubicina (Adriamycin), para câncer de bexiga urinária sem invasão muscular, 2216, 2216t
D-penicilamina, para cistinúria, 1229-1230
DRE. *Ver* Exame retal digital
Drenagem
  renal, para obstrução do trato urinário, 1101
  trato urinário. *Ver* Drenagem do trato urinário
Drenagem do trato urinário, 119, 134q
  inferior
    cateteres usados para, 120-121, 120t, 121f
    cateterização suprapúbica, 124-126, 125f
    complicações de, 123-124
    considerações anatômicas para, 119
    formação do biofilme durante, 134
    indicações para, 119-120, 120f

Drenagem do trato urinário *(Cont.)*
  nota histórica sobre, 119
  técnica de cateterismo uretral para, 121-123, 123f
  superior
    acesso percutâneo para, 153-154
    após cirurgia percutânea, 170-174, 171f-174f, 174q, 181, 171e1f
    formação do biofilme durante, 134
    stents ureterais e cateteres, 126-132, 126f-127f, 131f
    tubo de nefrostomia, 133, 133f
Drenagem linfática
  da bexiga, 1621f, 1627-1628
  da pelve
    feminina, 1602-1603
    masculina, 1613f, 1615f, 1618-1622, 1621f, 1622f, 1622t
  da vulva, 1605
  dos rins, 972, 972e1f
  dos ureteres, 975, 975e1f
  do útero, 1606
Drenagem por cateter suprapúbica, 124-126, 125f
  para lesão uretral posterior, 2389, 2389f
Drenagem renal, para obstrução do trato urinário, 1101
Dribble-Stop, 1716
DRT. *Ver* Doença renal em estágio terminal
DSBs. *Ver* Quebras da fita dupla
DSCT. *Ver* TC de fonte dupla
DSD. *Ver* Dissinergia do esfíncter do detrusor; Desordens de desenvolvimento sexual
DSDS. *Ver* Triagem para desejo sexual diminuído
DSM-5. *Ver* Diagnostic and Statistical Manual of Mental Disorders
DSNB. *Ver* Biópsia de linfonodo sentinela dinâmica
DSTs. *Ver* Doenças sexualmente transmissíveis
DUA. *Ver* Subatividade do detrusor
Ducto de Wolff, 2975-2976
Ducto Mülleriano, 2975-2976, 2976f
Ductos deferentes. *Ver* Vasos deferentes
Ductos eferentes, 519
Ductos excurrentes, dos testículos, 581-582
Ductos mesonéfricos, desenvolvimento a partir do ureter, 978-979
Ductos néfricos, 2830
  no desenvolvimento ureteral de, 978-979
Duloxetina
  para facilitar o enchimento da bexiga urinária e o armazenamento da urina, 1839t, 1857
  para incontinência urinária por estresse, 1675
    em homens, 1870
    em mulheres, 1868-1869
  para SUI, 1716
Duodeno
  lesão do, durante nefrotomia radical, 1428
  no retroperitônio, 773, 773f-774f, 773e1f
Duração da estadia (LOS), 86
Durasfera. *Ver* Pérolas de zircônio revestidas por carbono
Dutos ejaculatórios. *Ver* Vesículas seminais e ductos ejaculatórios
DVC. *Ver* Complexo da veia dorsal
DVSS. *Ver* Escore de sintomas de disfunções miccionais
DVT. *Ver* Trombose venosa profunda
DX/HA. *Ver* Copolímero de ácido hialurônico/dextranômero

E

E2]efeitos metabólicos acidobásicos, 214
  complicações relacionadas ao, 216
  efeitos cardiovasculares da, 212-213, 213t
  efeitos renais do, 213, 213t

E2]efeitos metabólicos acidobásicos *(Cont.)*
  efeitos respiratórios do, 213, 213t
  estabelecimento do, 200-201, 201f, 200e1, 200e1f, 201e1f, 201e2, 202e1
  fluxo sanguíneo mesentérico e efeitos da motilidade intestinal, 213-214
  pressão, 212, 213t
feocromocitoma. *Ver* Feocromocitoma
ECA. *Ver* Enzima conversora da angiotensina
EC. *Ver* Carcinoma embrionário
ECM. *Ver* Matriz extracelular
ECMO. *Ver* Oxigenação por membrana extracorpórea
E. coli. Ver E. coli uropatogênica
E. coli uropatogênica (UPEC), 241
  patogênese da, eventos, 242-243, 242f
  persistência, na bexiga, 246-247, 246f
Economia
  da avaliação metabólica de cálculo renal, 1208-1209, 1209q
  da prostatectomia radical laparoscópica, 2679
  do tratamento cirúrgico do cálculo ureteral, 1254e1
ECRS. *Ver* Cirurgia renal extracorpórea
Ectima gangrenoso, 405-406, 408f
Ectopia, do rim. *Ver* Ectopia renal
Ectopia renal, 969, 2889, 969e2f
  cálculo renal em, manejo cirúrgico de, 1246-1247, 1247f
  cefálica, 2986
  cruzada, 2988-2993, 2990f-2991f, 2988e1f
  simples, 2985-2986, 2987f, 2985e3f
Ectopia renal cefálica, 2986
Ectopia renal cruzada, 2988-2993, 2990f-2991f, 2988e1f
Ectopia renal simples, 2985-2986, 2987f, 2985e3f
Ectopia testicular transversal, 3443
ECV. *Ver* Volume circulante efetivo
Eczema. *Ver* Dermatite atópica
EDCs. *Ver* Substâncias químicas desreguladoras endócrinas
Edema escrotal idiopático, 3393
ED. *Ver* Disfunção erétil
EEC. *Ver* Complexo extrofia-epispadias
Efedrina
  na formação de cálculo, 1197
    tratamento cirúrgico, 1243e3
    tratamento médico, 1231-1232
  para incontinência urinária por estresse em mulheres, 1867
Efeito osmótico, de urotélio da bexiga, 1638
Efeito prático, 96
Efeitos da pressão, da anestesia, 2966
Efeitos de absorção, da anestesia, 2966
Efeitos imunológicos, de cirurgia laparoscópica e robótica, 214-215
Efetores de receptores de serotonina, 664
EGFR. *Ver* Receptor do fator de crescimento epidérmico
EHL. *Ver* Litotripsia eletro-hidráulica
EHL. *Ver* Litotripsia eletro-hidráulica
laser. Ver Litotripsia a *laser*
ultrassons. *Ver* Litotripsia ultrassônica
Eixo de androgênios
  biologia molecular, 2787-2788, 2787f-2788f
  fontes de androgênios no, 2788-2789, 2789t
    ablação, 2789
  mecanismos de bloqueio para, 2789-2793, 2789q
  resposta a, 2793
Eixo hipotálamo-hipófise-gonadal (HPG), 519q
  AD e, 539-541
  componentes de
    hipófise anterior, 516-517, 517f
    hipotálamo, 516, 517f, 517t
    testículo, 517-518, 517f

Eixo hipotálamo-hipófise-gonadal (HPG) *(Cont.)*
  conceitos endócrinos básicos para, 516, 517f
  desenvolvimento de, 518-519, 518f
  e ED, 632
  envelhecimento, 519
Eixo HPG. *Ver* Eixo hipotalâmico-hipofisário-gonadal
Ejaculação
  após RPLND, 833
  falha de, histórico do paciente de, 6
  prematura. *Ver* Ejaculação precoce
Ejaculação prematura, 692, 700q
  avaliação de, história médica, 697, 697q
  causas de
    arteriogênica, 631q, 632-634, 634t
    cavernosa (venogênica), 631q, 634-635
    endocrinológica, 631-632, 631q
    envelhecimento, doença sistêmica, e outros, 630f, 639-641, 640t, 641q
    induzida por fármacos, 635-639, 636t, 638t
    neurogênica, 631, 631q
  classificação da, 692-693
  definição de, 693-695, 694t, 693e1
  diagnóstico de, 697
  e avaliação da função erétil, 698
  e determinação do tempo de latência da ejaculação intravaginal, 697
  exame físico, 698
  histórico do paciente de, 6
  medidas de resultados relatados pelo paciente
    ejaculação prematura ferramenta de diagnóstico, 698e1
    índice de ejaculação prematura, 698e1
    perfil da ejaculação prematura, 698e1
  prevalência de, 695-696, 696f
  tratamento de
    dispositivos, 759-760
    farmacoterapia oral, 760, 760e1
    psicossocial, 759
Ejaculação retrógrada
  após ablação agulha transuretral da próstata, 2525
  com enucleação da próstata com *laser* de hólmio de, 2530
  com incisão transuretral da próstata, 2526
  tratamento da, 707, 707q
Ejaculação tardia
  avaliação da, 705, 705q
  causa de, 702, 702q
  causas iatrogênicas de, 703
  distúrbios congênitos e, 704
  distúrbios infecciosos e, 704-705
  distúrbios neurológicos e, 704
  e endocrinopatia, 703
  epidemiologia da, 702
  e tratamento de câncer pélvico, 703-704
  psicológicos, 702-703
  terminologia e definição de, 701-702
  tratamento de, 705-707, 706f
    estratégias psicológicas, 706, 706e1
    farmacoterapia, 706-707, 706t
Elastina, da parede da bexiga, 1635
Elastografia de onda de cisalhamento (SWE), 70-71, 71f
Elastografia em tempo real (RTE), 70-71, 70f
  do escroto, 70f, 79-80
Elastografia. *Ver* Sonoelastografia
Elavil. *Ver* Amitriptilina
Elefantíase, como manifestação clínica da filariose, 444, 444f
Elefantíase escrotal, como manifestação clínica da filariose, 444, 444f
Elefantíase peniana, como manifestação clínica da filariose, 444
Eletrocirurgia
  bipolar. *Ver* Eletrocirurgia bipolar

Eletrocirurgia *(Cont.)*
  dispositivos para, 227
    na cirurgia laparoscópica e robótica, 206, 220-221, 220f, 206e1f
  monopolar. *Ver* Eletrocirurgia monopolar
  segurança, 226-227
Eletrocirurgia bipolar, dispositivos para, 227
  na cirurgia laparoscópica e robótica, 206, 206e1f
Eletrocirurgia monopolar
  feixe coagulador de argônio para, 225-226, 207e1
  na cirurgia laparoscópica e robótica, 206
Eletromicrografia
  do axonema, 536f
  do epidídimo, 530f
  dos testículos, 525f
Eletromiografia do corpo cavernoso e análise de potencial único da atividade elétrica cavernosa, 657
Eletromiografia (EMG)
  para urodinâmica, 1706
Eletroporação irreversível (IRE)
  para câncer de próstata, 2733-2734, 2734f-2736f
  resultados esperados com, 2737
  para tumores renais, 1498-1499
Eletroporação. *Ver* Eletroporação irreversível
Eliminação de creatinina (CrCl), estimativa de GFR com, 1008
Eliminação renal, 1008
Elocalcitol, para facilitar o enchimento da bexiga urinária e o armazenamento da urina, 1866e1
Embolia
  gás. *Ver* Embolia gasosa
  pulmonar. *Ver* Embolia pulmonar
  venosa. *Ver* Tromboembolia venosa
Embolia aérea. *Ver* Embolia gasosa
Embolia gasosa
  após acesso percutâneo ao sistema coletor do trato urinário superior, 180
  durante cirurgia laparoscópica e robótica, 216-217
  trombectomia da veia cava causando, 1444
Embolia pulmonar (PE)
  após cirurgia laparoscópica e robótica, 223
  após cistectomia, nefrectomia e prostatectomia, 90
  após prostatectomia radical retropúbica, 2657
  na trombectomia da veia cava, 1433
  trombectomia da veia cava causando, 1444
Embolização
  antes da cirurgia renal, 1414, 1414e1f
  da próstata, 2534e2-2534.e3
  para lesão renal, 1151, 1152f
  para tumores renais, alvo, 1499
Embolização da artéria renal (RAE), antes da cirurgia renal, 1414, 1414e1f
Embolização da próstata, 2534e2-2534.e3
Emboloterapia, 3397
Embriologia
  da agenesia renal unilateral, 2980, 2981f, 2980e1f
  da junção ureterovesical, 3137
  da síndrome do abdome em ameixa seca (síndrome de P'rune-belly), 3234
  da vagina, 3453-3454, 3454f
  de anomalias ureterais, 3077, 3079q
  do complexo extrofia-epispadias, 3184-3185, 3184f
  do rim, 2975
  do testículo, 3430-3434
  neuroblastoma e, 3560
EMDA. *Ver* Administração da fármaco eletromotor

EMG. *Ver* Eletromiografia
EM. *Ver* Eritema multiforme
EMT. *Ver* Transição epitelial-mesenquimal
Encefalite, e ED, 631
Encefalomielite aguda disseminada (ADEM), disfunção do trato urinário inferior, 1786
Encefalopatia de Wernicke, disfunção do trato urinário inferior e, 1790-1791
Enchimento da bexiga, efeitos da função ureteral, 994-995
Encrustação, de *stent* ureteral, 132
Encurtamento da túnica, procedimentos para, 741-744
EndoAvitene, 207t, 207e2
Endocardite, profilaxia antimicrobiana para procedimentos urológicos sem complicações e, 264
Endo Close, 211
Endocrinologia
  conceitos básicos de, para eixo HPG, 516, 517f
  hormônios. *Ver* Hormônios
Endoglina, como biomarcador do câncer de próstata, 2572-2573
Endopieloplastia, percutânea, para obstrução da junção ureteropélvica, 1111
Endopielotomia
  balão de fio cautério retrógrado. *Ver* Endopielotomia de balão de fio cautério retrógrado
  para obstrução da junção ureteropélvica, 143
  percutânea anterógrada. *Ver* Endopielotomia percutânea anterógrada
  uteroscópica retrógrada. *Ver* Endopielotomia uteroscópica retrógrada
Endopielotomia anterógrada, percutânea. *Ver* Endopielotomia percutânea anterógrada
Endopielotomia de balão fio com cautério retrógrado, para obstrução da junção ureteropélvica, 1113-1114
Endopielotomia percutânea anterógrada, para complicações na, 1111
  cuidado pós-operatório para, 1110-1111
  indicações e contraindicações da, 1109, 1109f
  nefrolitotomia simultânea com, 1111
  obstrução da junção ureteropélvica, 1109-1111
  preparo do paciente para, 1110
  resultados, 1111
  técnica para, 1110, 1110f
Endopielotomia por balão, cautério retrógrado. *Ver* Endopielotomia com fio-balão de cautério retrógrado
Endopielotomia ureteroscópica, retrógrada. *Ver* Endopielotomia retrógrada uteroscópica
Endopielotomia uteroscópica retrógrada, para obstrução da junção ureteropélvica, 1111-1113
  complicações com, 1113
  indicações e contraindicações para, 1112
  resultados com, 1112
  técnica para, 1112, 1113f-1114f
Endoscopia, 136, 152
  anatomia da pelve feminina, 1610
  anatomia renal para, 968e2f
  cistouretoscopia. *Ver* Cistouretoscopia
  de anomalias ureterais, 3076f-3077f, 3085, 3087, 3086f
  de anormalidades do seio urogenital, 3501-3503, 3502f-3503f
  dos ureteres. *Ver* Ureteroscopia

Endoscopia *(Cont.)*
  equipamentos e sistemas de videoendoscopia para, 136-137, 137f-138f
  história de, 136
  incontinência urinária no sexo masculino, 1708
  na avaliação da prostatite, 315
  no tratamento da tuberculose genitourinária, 431
  para doença de estenose uretral, 919-920, 920f
  para manejo do câncer da bexiga urinária sem invasão muscular. *Ver* Ressecção transuretral de tumores da bexiga urinária
  trato superior. *Ver* Endoscopia do trato superior
Endoscopia anterógrada, para UTUC, 1372
Endoscopia do trato inferior
  cistoscopia, profilaxia antimicrobiana para, 263-264
  profilaxia antimicrobiana para, 263
Endoscopia do trato superior, 152q
  equipamento para, 143-150, 143f-144f, 145t, 146f-149f, 147t, 149t
  indicações para, 142-143
  para UTUC, 1371-1372
  procedimentos percutâneos, profilaxia antimicrobiana para, 264
  profilaxia antimicrobiana para, 263-264
  técnica, 150-152, 150q, 151f
  tratamento de UTUC com
    abordagem percutânea, 1392-1396, 1394f-1396f, 1397t
    básico de, 1388, 1389f
    ureteroscopia e ureteropieloscopia, 1388-1392, 1390f-1392f, 1393t
  ureteroscopia, profilaxia antimicrobiana para, 263-264
Endo Stitch, 207, 207e3
Endotelinas (ETs)
  controle do tônus vascular por, 1009-1010
  efeitos na função uretral, 1005-1006
  trato urinário inferior e, 1672-1673
Endoureterotomia, para doença da estenose uretral, 1131
  abordagem anterógrada para, 1133
  abordagem retrógrada e anterógrada combinada, 1133
  abordagem ureteroscópica retrógrada, 1131-1133, 1132f
  resultado com, 1133
Endoureterotomia ureteroscópica retrógrada, para doença da estenose uretral, 1131-1133, 1132f
  abordagem anterógrada combinada com, 1133
Endoureterotomia uteteroscópica, retrógrada, para estenose uretral, 1131-1133, 1132f
Endourologia, origem da, 1235e2-1235.e3
Enema
  limpeza, biópsia da próstata para, 2585
Enema de limpeza, para biópsia de próstata, 2585
Enfisema subcutâneo, durante cirurgia laparoscópica e robótica, 217
Enfisema, subcutâneo, durante cirurgia laparoscópica e robótica, 217
Engolfamento escrotal, 3381-3382, 3381f-3382f
Enoxaparina, profilaxia pré-operatória de VTE com, 109t
Ensaio National Wilms Tumor Study Group (NWTSG), 3575-3576
Ensaios da International Society of Paediatric Oncology (SIOP), 3576-3577, 3576f
Ensaios de liberação de interferon-gama (IGRAs), para tuberculose genitourinária, 424-425

Ensaios Cancer Study Group Reino Unido Children's (UKCCSG), 3577
Ensaio SIOP. *Ver* Ensaios *International Society of Paediatric Oncology*
Ensaios MTOPS. *Ver* Ensaios *Medical Therapy of Prostatic Symptoms trial*
Entereg. *Ver* Alvimopan
Enterobíase, do trato genitourinário, 446
Enterocele, 1750, 1943-1944
Enterocistoplastia. *Ver* Cistoplastia de aumento
Enterocistoplastia soromuscular, 3358-3359, 3359f
Enterocolite pseudomembranosa, com preparo intestinal, 2283-2284
Entrada pélvica, feminina, 1597, 1598f
Enucleação da próstata com *laser* de hólmio (HoLEP), 2527-2530
  complicações com, 2529-2530
    intraoperatória, 2529
    perioperatória, 2529
    pós-operatória, 2529-2530
  conclusão para, 2530
  laser de túlio *versus*, 2533-2534
  no paciente anticoagulado, 2529
  prostatectomia aberta contra, 2529
  ressecção transuretral da próstata *versus*, 2528-2529
  resultados esperados com, 2528-2529
    estudos comparativos para, 2528-2529
    estudos de coorte única para, 2528
  técnica para, 2527-2528
    intraoperatória, 2527-2528
    pós-operatório, 2528
    pré-operatório, 2527
  visão geral e conceito para, 2527
Enucleação, para tumores renais menores, 1429-1431, 1430f
Enurese
  alarme para, 3314-3315
  avaliação da, 3313
  base, 3311
  epidemiologia da, 3311, 3311f
  fisiopatologia da, 3312-3313, 3312f
  genética da, 3311-3312
  história natural da, 3311, 3311f
  histórico do paciente de, 6
  noturna, 1710, 1744-1745, 1744f
  terapia combinada para, 3316
  terapia comportamental para, 3313-3314, 3314f
  terapias alternativas para, 3316
  tratamento da, 1716, 3313-3315
Enurese noturna, 1710, 1744-1745, 1744f
  desmopressina por, 1864-1865
  tratamento da, 1716
Enurese risória. *Ver* Incontinência por risada ("Giggle")
Enxerto autólogo, para *sling* pubovaginal, 1990-1991
  resultados esperados de, 1996-1999, 1997t-1998t
Enxertos
  no transplante renal, 3532
  para reconstrução uretral e peniana, 907-911, 908f, 923-929, 924f-926f, 916e1-2
  para *sling* pubovaginal, 1990-1992
    colheita, 1993-1994, 1993f
Enzalutamida, 2790, 2790f, 2812-2813, 2812f
Enzima conversora de angiotensina (ECA), 1100
Eosinofilia pulmonar tropical (TPE), como manifestação clínica da filaríase, 444
EPD. *Ver* Doença de Paget extramamária
Epididimectomia, 953, 954f
Epididimectomia parcial, 953, 954f
Epididimectomia total, 953, 954f

Epididimite, 3392-3393
  após vaporização fotosseletiva da próstata, 2532
  como condição inflamatória e dolorosa, 331-332, 331q-332q
  como DST, 373
  tratamento cirúrgico, 953
Epidídimo
  anatomia do, 503q, 533q
    arquitetura microanatômica, 502-503
    cirúrgica, 946, 947q, 947f
    drenagem venosa, 503
    estrutura macroscópica do, 501-502, 502f-503f
    suprimento arterial, 503
    suprimento linfático, 503
    suprimento nervoso, 503
  anomalias, 3397
    com criptorquidia, 3441-3442, 3442f
  apêndice, torção do, 3392
  cirurgia
    complicações de, 954
    considerações anatômicas para, 946, 947q, 947f
    epididimectomia parcial e total, 953, 954f
    espermatocelectomia e excisões de cisto, 953
    excisão do tumor, 953-954
    indicações para, 953
    preparo pré-operatório para, 946-947
  cisto do, 953
  fisiologia da, 533q
    arquitetura macroscópica, 529-530, 529f
    citoarquitetura, 530, 530f
    regulação, 532-533
    transporte de espermatozoides, armazenamento e maturação, 529-533, 531f-532f
  HIV e, 383
  imagem de
    fotografia de elétrons, 530f
    ultrassonografia, 503, 504f
  tuberculose genitourinária e, 423
Epidídimo-orquite, imagem pediátrica de, ultrassonografia, 2913, 2917f
Epilepsia do lobo temporal, e ED, 631
Epinefrina, para reações ao meio de contraste, 29
Epispádias, 577, 3221-3226
  feminina, 3223-3226, 3223f-3224f
    anomalias associadas a, 3223
    objetivos cirúrgicos para, 3223
    resultados cirúrgicos para, 3223t, 3226
    técnicas operatórias para, 3223-3226, 3225f
  masculina, 3221-3223, 3221f
    anomalias associadas, 3221
    na continência urinária, 3222, 3223t
    reconstrução genital em, 3223
    reconstrução uretral, 3222
    tratamento cirúrgico de, 3221-3223
  reparo de, 3204
    fracasso de, 3215f, 3216-3217
    resultados esperados e resultados com, 3211-3212
Epitaxia, 1210
Epitélio, epididimal, 530, 530f
Epitélio seminífero, 573e3, 573e4f
EP. *Ver* Etoposídeo-cisplatina
EPO. *Ver* Eritropoietina
EQUIL, 2, 1174
Equilíbrio acidobásico
  efeitos do pneumoperitônio sobre, 214
Equinococose, do trato genitourinário, 445-446
Equinococose renal, 290-291, 291f
Ereção peniana. *Ver também* Disfunção erétil
  fisiologia
    anatomia funcional da, 612-616, 613f-615f, 613t-614t

Ereção peniana *(Cont.)*
  aspectos históricos, 612
  hemodinâmica e mecanismo da ereção e tumescência, 616-617, 616f-617f, 617t
  músculo liso, 623-629, 624f-626f, 628f, 629q, 629t
  neuroanatomia e neurofisiologia da, 617-623, 617f-618f, 619t-620t, 623t
Ereção peniana persi*stente*, com ressecção transuretral monopolar da próstata, 2514-2515
Eretores da coluna, 767f-769f, 769, 769t
Erirócitos (PRBCs), considerações pré-operatórias para, 112-113
Erisipelas, 402
Eritema multiforme (EM), 390, 391f-392f
Eritrasma. *Ver* Infecção corinebacteriana
Eritrocitose, como complicação da TT, 546
Eritrócitos (hemácias)
  no sedimento urinário, 21, 21f-22f
  produção de, 1011
Eritromicina
  na gravidez, 296t
  preparo intestinal pré-operatório com, 107
Eritroplasia de Queyrat, 846-847, 847q, 846e1f
Eritropoiese, regulação renal da, 1011
Eritropoietina (EPO), 1011
Erlotinib, para RCC, 1518
Erupção fixa às drogas, desordem papuloescamosa como, 396, 397f
Escala AMS. *Ver* Escala de sintomas de envelhecimento Masculino
Escala de angústia sexual feminina (FSDS), 753e2
Escala de experiência sexual Arizona (ASEX), 753e2
Escala de Fezes de Bristol/Bristol Stool Scale, 3305, 3305f, 3318, 3319f
Escala de sensação urinária, 1800
Escala de Sintomas de envelhecimento masculino (*AMS*), 541, 541t
Escala do Índice Internacioanl de Função Erétil (IIEF), 542-543
Escala percentual urinária, 1800-1802
Escalas de sintomas clínicos, avaliação do tratamento de BPS/IC e, 363-364, 363t-364t, 365q, 366f-367f
Escalas, HRQOL. *Ver* Instrumentos
Escaneamento ósseo
  corpo inteiro, 38
  para detecção de doença metastática, 2746
Esclerodermia, disfunção do trato urinário inferior e, 1791
Esclerose mesangial difusa (DMS), 3023
Esclerose múltipla (MS)
  causa da, 1769
  disfunção do trato urinário inferior e, 1768-1770, 1769q
  estimulação do nervo sacral para, 1906-1907
  tratamento da, 1769-1770
  visão geral, 1768-1769
Esclerose sistêmica, disfunção do trato urinário inferior e, 1791
Escleroterapia, 955-956, 3397
Escore APACHE. *Ver* Escore *Acute physiology and chronic health evaluation* (APACHE)
Escrotectomia, 947
Escrotectomia parcial, 947
Escrotectomia total, 947
Escroto
  agudo. *Ver* Escroto agudo
  anatomia do, 514q
    cirúrgica do, 946, 947q, 947f
    drenagem venosa do, 514
    estrutura macroscópica, 513-514, 515f
    suprimento arterial, 514, 946, 947q

Escroto *(Cont.)*
  suprimento linfático, 514
  suprimento nervoso, 514
cirurgia do, 946, 957q
  considerações anatômicas para, 946, 947q, 947f
  espermatocelectomia e cirurgia do epidídimo, 953-954, 954f
  hidrocelectomia, 954-956, 955s, 955t
  para lesões testiculares incidentais, 965, 965f, 965t
  para orquite e dor crônica, 955-957, 956f
  preparo pré-operatória para, 946-947
  procedimentos para parede escrotal, 947-948, 948f-949f
  vasectomia. *Ver* Vasectomia
cirurgia reconstrutora para, pós-traumático, 2385
dor crônica no
  pós-vasectomia, 952
  tratamento cirúrgico da, 955-957, 956f
exame físico do, 10-11, 11f
ferimentos penetrantes no, 2383
imagem pediátrica do, ultrassonografia, 2913-2915, 2917f-2918f
na tuberculose genitourinária, 423
trauma, pediatria, 3558
ultrassonografia da, 501
  aplicações processuais da, 79
  indicações para, 78
  limitações, 80, 80f
  para TCG, 790, 790f
  resultados normais na, 78, 78f-79f
  sonoelastografia, 70f-71f, 79-80
  técnica de, 77
Escroto agudo, 3388-3393
  epididimite. *Ver* Epididimite
  fontes de dor, 3393
  torção do apêndice testicular e epidídimo, 3392
  torção do cordão espermático. *Ver* Torção do cordão espermático
Escroto bífido, 3382, 3383f
Escroto ectópico, 3382, 3384f
Escrotoplastia, 3416
  para condições escrotais benignas, 948, 949f
Escrotosquise, 3382, 3382e1f
Esfíncter anal, 1604
Esfíncter estriado, diminuindo a resistência de saída, para facilitar o esvaziamento da bexiga urinária, 1874
Esfíncter liso, diminuindo a resistência de saída, para facilitar o esvaziamento da bexiga urinária, 1873-1874
Esfíncter uretral
  dinâmica de, 3332-3333
Esfíncter uretral estriado, anatomia cirúrgica do, 2642-2643, 2642f-2643f
Esfíncter, uretral. *Ver* Esfíncter uretral
Esfíncter urinário artificial (AUS)
  avaliação e diagnóstico para, 2171-2173
  complicações e, 2181-2182, 2182q
    atrofia uretral, 2181
    erosão uretral, 2181
    falha mecânica, 2182
    infecção, 2181
    retenção urinária, 2181
  história e desenvolvimento do, 2170, 2170f
  mecanismos de ação, 2171
  resultados de longo prazo com, 2182, 2183q
  técnica de implante, 2175-2178, 2175f, 2176f, 2178q
    balão de regulação da pressão, 2176
    colocação da bomba de controle, 2176, 2177f
    colo da bexiga urinária, 2178

Esfíncter urinário artificial (AUS) *(Cont.)*
  conexões, 2176-2177, 2176f
  manguito *tandem*, 2177-2178, 2177f
  resultados esperados de, 2178t
  transcorporal, 2177f, 2178, 2178t
  transescrotal, 2177f, 2178
Esforço, histórico do paciente de, 4, 4t-5t
Espaço de Retzius, desenvolvimento do para prostatectomia radical laparoscópica, 2668-2669, 2668f
Espaço extraperitoneal, desenvolvimento do, 201-202, 202e1
Espaço perineal profundo, 910e6f-910.e7f, 910e8
Espaço perineal superficial, 910e6f-910.e7f, 910e7
Espaço pré-vesical, 1598-1599
Espaço retovaginal, 1598-1599
Espaço retroperitoneal, desenvolvimento de, 201, 202f, 201e3-201.e4, 202e1
  exposição, para RPLND, 818, 818f
Espaço retroretal, 1598-1599
Espaço vesicovaginal, 1598-1599
Espécimes urinários, coleta de, 12-13
Espera vigilante. *Ver também* Vigilância
  com terapia de privação de andrógeno, 2746
  estudos sobre, 2449-2450, 2449t-2450t, 2450f
  do câncer da próstata
    identificação do candidato para, 2632-2633
    localizada, 2611-2613
    progressão e gatilhos na, 2634
  para refluxo vesicoureteral, 3154-3155
Espermátides, 523, 524f, 527-528
Espermatocelectomia, 953
Espermatócitos, 523, 524f-525f, 526
Espermatogênese
  células de Sertoli na, 523, 524f, 528
  células germinativas na, 523, 524f, 525f, 526, 527f, 528
  ciclo da, 525, 525f, 526f
  duração da, 525, 526f
  espermiogênese na, 527-528
  genética da, 528
  idade paterna e, 528-529, 528q
  imagem de, 573e3f
  meiose, 526-527, 527t
  migração de células-tronco testiculares, renovação e proliferação, 525, 527f
Espermatogônias, 523, 525, 527f
Espermatotoxicidade, 557-560
  medicamentos que afetam
    agentes anti-inflamatórios, 559, 559e1
    antibióticos, 558, 558e2
    anti-hipertensivos, 558, 558e1
    antipsicóticos, 558
    de drogas recreativas, 558
    fosfodiesterase, 5, 559, 559e2
    moduladores endócrinos, 557-558
    opioides, 558
    quimioterapêuticos citotóxicos, 558-559
    radiação, 559-560
    toxicidade térmica, 559
    tóxicos ambientais, 559, 559e3
Espermatozoides
  anatomia e fisiologia, 535-537, 536f, 537q
  anormalidades dos, 537
    idade dos pais e, 528-529, 528q
  anormalidades estruturais, 537
  colo, 535
  declínio relacionado à idade na, 519
  funções do canal deferente relacionadas a, transporte e armazenamento, 533
  funções relacionadas ao epidídimo, 529
    armazenamento, 531
    maturação, 531-532, 531f-532f
    transporte, 531

Espermatozoides *(Cont.)*
　maturação de
　　alterações bioquímicas, 532
　　fertilidade, 531-532, 532f
　　motilidade, 531, 531f, 532f
　　produção de. *Ver* Espermatogênese
Espermiogênese, 527-528
Espinha, anatomia, não retroperitoneal, 769, 769e1f
Espinha bífida (SB)
　disfunção do trato urinário inferior com, 1779-1780
　tamanho do rim com, 3277
Espinha isquial, 1597, 1598f
Espinhas ilíacas, 1598f, 1612f
Esquistossomose aguda, 436
Esquistossomose crônica, 437
Esquistossomose, do trato genitourinário, 433, 442q
　biologia e ciclo de vida da, 433-434, 433f-434f
　diagnóstico de, 437-439, 439f-440f
　epidemiologia da, 434-435
　história da, 433
　manifestações clínicas de, 436-437
　patogênese e patologia da, 435-436, 435f, 438f-439f
　prevenção e controle, 441-442
　prognóstico da, 441
　tratamento da, 440-441
　　tratamento cirúrgico na, 441
Esquizofrenia, disfunção do trato urinário inferior e de, 1790
Estadiamento do tumor, linfonodos e metástases (TNM), 2191, 2191t
　do câncer testicular, 791, 792
　do câncer uretral, 880, 880t, 881f
　do carcinoma de células escamosas peniano, 852-853, 853t, 853q, 853f
　para RCC, 1336-1338, 1337t
　para UTUC, 1372-1374, 1373t-1374t
　prognóstico e, 1339-1341, 1339t
Estadiamento TNM. *Ver* Estadiamento do tumor, linfonodos e metástases
Estado de saturação, cálculo renal e, 1173-1175, 1174f
Estado imunológico e UTIs, 2932-2933
Estado metabólico
　efeitos da cirurgia laparoscópica e robótica no, 214
　efeitos pneumoperitônio no, 214
Estágio gonadal de diferenciação, 3473, 3473f
　desordens de. *Ver* Desordens de desenvolvimento sexual
Estatinas
　e ED, 637-638
　na prevenção do câncer de próstata, 2561
Estenose
　anastomose ureteroentérica. *Ver* Estenose anastomótica ureteroentérica
　com anastomoses ureterointestinais no desvio intestinal urinário, 2302-2303
　ureteral. *Ver* Doença de estenose ureteral
　uretral. *Ver* Doença de estenose uretral
Estenose da anastomose ureteroentérica, 1143q
　avaliação da, 1142
　incidência e etiologia da, 1141-1142
　para intervenção
　　cirúrgica, 1133-1141, 1133t, 1141q
　　endourológica, 1129-1133, 1133q
　　indicações para, 1129
Estenose da artéria renal (RAS)
　manejo da, 1035
　　angioplastia e colocação de *stent* para hipertensão, 1036-1037, 1037q

Estenose da artéria renal (RAS) *(Cont.)*
　　angioplastia e colocação de *stent* para preservação da função renal, 1037-1039, 1039q, 1040f
　　terapia médica, 1035-1036, 1036q
　　tratamento cirúrgico, 1039-1040, 1040q
　na hipertensão renovascular, 1028-1029, 1029f
　na nefropatia isquêmica, 1029-1031, 1030f-1031f, 1031q
　patologia da, 1032-1033, 1033t, 1034q, 1034f-1035f
　significado fisiológico, 1033-1035, 1035q
Estenose do canal medular, disfunção do trato urinário inferior com, 1781
Estenose do colo da bexiga, após terapia transuretral por micro-ondas, 2521
Estenose infundibulopélvica, 3003, 3004f
Estenose intestinal, com anastomoses intestinais, 2292, 2292f
Estenose meatal, 3371-3372, 3372f, 3421
　uretral, cirurgia reconstrutora para, 914-915
Estenose neouretral, 3421
Estenose ureteral
　algoritmo de manejo para, 1132f
　autotransplante para, 1141
　balão de dilatação para
　　anterógrado, 1130
　　resultado com, 1130-1131
　　retrógrado, 1129-1130, 1130f-1131f
　colocação ureteral de *stent* para, 1129
　com megaureter em pacientes pediátricos, 3073
　descida renal e, 1139
　endoureterotomia para, 1131
　　abordagem anterógrada para, 1133
　　abordagem retrógrada e anterógrada combinadas, 1133
　　abordagem ureteroscópica retrógrada, 1131-1133, 1132f
　　resultado com, 1133
　estudos de diagnóstico de, 1129
　etiologia de, 1128-1129, 1129q
　para intervenção
　　cirúrgica, 1133-1141, 1133t, 1141q
　　endourológica, 1129-1133, 1133q
　　indicações para, 1129
　substituição ileoureteral
　　aberta, 1139-1140, 1140f
　　laparoscópica, 1140-1141
　transureteroureterostomia
　　aberta, 1139
　　laparoscópica, 1139
　ureteroneocistostomia para, 1135
　　minimamente invasiva, 1135, 1135f
　　psoas hitch laparoscópico com, 1136
　　psoas hitch, técnica aberta, 1135-1136, 1136f-1137f
　　retalho de Boari aberto com, 1136-1137, 1138f
　　retalho de Boari laparoscópico com, 1137-1139
　ureteroscopia para, 143
　ureteroscópico, 1284
　ureterotomia, 1139
　ureteroureterostomia para, 1133-1135, 1133t
　　abordagem aberta, 1134, 1134f
　　abordagem laparoscópica ou robótica, 1134-1135
　　cuidados pós-operatórios, 1135
Estenose ureteral
　algoritmo de manejo para, 1132f
　autotransplante para, 1141
　balão de dilatação para
　　anterógrado, 1130
　　resultado com, 1130-1131

Estenose ureteral *(Cont.)*
　　retrógrado, 1129-1130, 1130f-1131f
　colocação ureteral de *stent* para, 1129
　com megaureter em pacientes pediátricos, 3073
　descida renal e, 1139
　endoureterotomia para, 1131
　　abordagem anterógrada para, 1133
　　abordagem retrógrada e anterógrada combinadas, 1133
　　abordagem ureteroscópica retrógrada, 1131-1133, 1132f
　　resultado com, 1133
　estudos de diagnóstico de, 1129
　etiologia de, 1128-1129, 1129q
　para intervenção
　　cirúrgica, 1133-1141, 1133t, 1141q
　　endourológica, 1129-1133, 1133q
　　indicações para, 1129
　substituição ileal ureteral
　　aberta, 1139-1140, 1140f
　　laparoscópica, 1140-1141
　transureteroureterostomia
　　aberta, 1139
　　laparoscópica, 1139
　ureteroneocistostomia para, 1135
　　minimamente invasiva, 1135, 1135f
　　psoas hitch laparoscópico com, 1136
　　psoas hitch, técnica aberta, 1135-1136, 1136f-1137f
　　retalho de Boari aberto com, 1136-1137, 1138f
　　retalho de Boari laparoscópico com, 1137-1139
　ureteroscopia para, 143
　ureteroscópico, 1284
　ureterotomia, 1139
　ureteroureterostomia para, 1133-1135, 1133t
　　abordagem aberta, 1134, 1134f
　　abordagem laparoscópica ou robótica, 1134-1135
　　cuidados pós-operatórios, 1135
Estenose uretral
　após terapia por micro-ondas transuretral por, 2521
　após vaporização fotosseletiva da próstata, 2532
　com ressecção bipolar transuretral da próstata, 2517
　com ressecção transuretral monopolar da próstata, 2515
　enucleação da próstata com *laser* de hólmio e, 2529-2530
Estenose uretral, 916-917, 918f, 920q
　considerações anatômicas para, 917
　diagnóstico e avaliação de, 918-920, 919f-920f
　etiologia da, 917-918
　tratamento de, 920, 931q
　　dilatação, 921
　　reconstrução aberta com excisão e reanastomose, 922-929, 922f-931f
　　uretrotomia com *laser*, 922e1
　　uretrotomia interna, 921-922
Estenose, uretral, cirurgia reconstrutora para, 914-915
Esterilização, do ureteroscópios, 146
Esterilização masculina, para vasectomia, 950-951
Esteroides
　para fibrose retroperitoneal, 1145
　para passagem do cálculo ureteral, 1001-1002
　pré-operatórios, 103
　sexuais, trato urinário inferior e, 1673
Esteroides sexuais. *Ver também* hormônios esteroides específicos
　do sistema reprodutor masculino, 516, 517f
　trato urinário inferior, 1673

Estimulação audiovisual e vibratória, na ED, 655
Estimulação cerebral profunda, para doença de Parkinson, 1767-1768
Estimulação da raiz anterior, para disfunção do trato urinário inferior, 1795
Estimulação do nervo sacral (SNS), 1680
  complicações da, 1911-1914
  distúrbios de esvaziamento para, 1916
  história, 1899-1900, 1900t
  nos distúrbios do armazenamento da bexiga urinária
    bilateral, 1908-1909
    nervos seletivos, 1909-1910
    populações especiais, 1906-1908
    resultados esperados com, 1905-1906
    técnica para, 1903-1905, 1904f-1905f
  para disfunção do trato urinário inferior, 1795
  para UUI, 1715
Estimulação elétrica
  história, 1899-1900
  para disfunção miccional, 1900t
  para distúrbios de armazenamento, 1902-1914
    bilateral, 1908-1909
    critérios de seleção para, 1902
    estimulação da bexiga elétrica transuretral, 1902-1903
    nervos seletivos, 1909-1910
    neurofisiologia da, 1900-1902
    neuromodulação sacral, 1903-1908
    pesquisas futuras para, 1916-1917
    rizotomia sacral, 1903
    transcutânea, 1910
  para distúrbios de esvaziamento, 1914-1916
    diretamente para bexiga ou medula espinal, 1914
    estimulação da bexiga elétrica transuretral, 1915-1916
    estimulação percutânea do nervo tibial, 1916
    neurofisiologia da, 1900-1902
    neuromodulação sacral para, 1916
    para raízes nervosas, 1914-1915, 1914f
    pesquisas futuras para, 1916-1917
Estimulação elétrica transcutânea (TENS), para distúrbios de armazenamento, 1910
Estimulação elétrica transuretral da bexiga (TEBS), 1902-1903
  para distúrbios de esvaziamento da, 1915-1916
Estimulação magnética não invasiva, das raízes sacrais, 1910
Estimulação percutânea do nervo tibial (PTNS)
  para distúrbios de esvaziamento, 1916
  para UUI, 1715
Estoma
  na diversão urinária minimamente invasiva, preparo da, 2373
  para anastomoses intestinais na diversão urinária intestinal, 2292-2294
    alça e ileostomia, 2293-2294, 2294f
    complicações do, 2291t, 2294
    mamilo em "botão de rosa,", 2293, 2293f
    rubor, 2293
Estoma cateterizável continente de Casale, 3364, 3365f
Estoma em botão de rosa, 2293, 2293f
Estômago, para diversão urinária
  anatomia cirúrgica do, 2281e1, 2281e1f
  preparo para, 2281-2284
  seleção de, 2281
Estoma ruborizado, 2293
Estradiol, 517-518, 562, 565
Estratégia de tratamento multimodal direcionado ao fenótipo, para CP/CPPS, 327-328, 328f
Estratégias de esforço, 1884, 1885q

Estratégias de proteção da função renal, para CKD, 1062-1063, 1063t
Estrato intermediário, 1597
Estresse de evitar água (WAS), na síndrome da bexiga dolorosa/cistite intersticial, 1679
Estresse oxidativo, doença calculosa e, 1175
Estrogênios, 516-518, 520-521
  e bexiga, 1673
  e HSDD, 759
  e resposta sexual feminina, 751, 751e1f
  incontinência urinária de urgência, 1863-1864
  mecanismo de continência, 1866
  no câncer de próstata, 2549
  no sexo masculino, 2401t, 2402-2403
  papel na hiperplasia prostática benigna de, 2428-2429
  para bexiga hiperativa, 1863-1864
  para incontinência urinária por estresse em mulheres, 1866-1867
  uretra e, 1673
Estroma
  da parede da bexiga, 1634
  da próstata, 2398-2399
  uretral, 1637
Estrutura de sustentação óssea, do assoalho pélvico, 1939, 1940f
Estruturas renais, regeneração de, 494-496, 496f, 495e1
Estudo CARE. Ver Estudo Colpopexy and Urinary Reduction Efforts
Estudo de Refluxo de Birmingham, 3155
Estudo Epidemiology of Diabetes Interventions and Complications (UroEDIC), 551
Estudo Internacional de Refluxo em Crianças, 3155
Estudos Colpopexy and Urinary Reduction Efforts (CARE), 1707
Estudos de fluxo de pressão
  para bexiga hiperativa, 1805
Estudos de perfusão
  obstrução do ureter para, 998-999, 999f
  para UPJO, 1107
Estudos de perfusão de pressão dinâmica, para obstrução da junção ureteropélvica, 1107
Estudos de radionuclídeos, para UTIs, 253
Estudos Medical Therapy of Prostatic Symptoms (MTOPS), 2488-2489, 2489f-2490f, 2491t
Estudos NWTSG. Ver Estudos National Wilms Tumor Study Group
Estudos UKCCSG. Ver United Kingdom Children's Cancer Study Group trials
Estudo urodinâmico (UDS)
  ambulatorial, 1737
    para avaliação da bexiga hiperativa, 1805
    para hipocontratilidade do detrusor, 1737
    utilidade clínica do, 1737-1738
  análise e interpretação, 1725
  aplicações clínicas de, avaliação baseada em evidências, 1738-1739
    na disfunção neurogênica do trato urinário inferior, 1741-1742
    na incontinência urinária de esforço em mulheres, 1739-1740
    nos sintomas do trato urinário inferior, 1740-1741
    após cirurgia pélvica radical, 1782
  cistometrografia em, 1722, 1724f
  componentes de, 1720-1722
  condução dos, 1720
  da fase de enchimento/armazenamento, 1725-1729
    hiperatividade do detrusor e complacência reduzida, 1725-1727, 1725f-1726f

Estudo urodinâmico (UDS) (Cont.)
    hiperatividade do detrusor induzida por estresse, 1728, 1728f
    incontinência de esforço oculta, 1728
    normal, 1725, 1725f
    perfil pressórico uretral, 1728-1729, 1729f
    pressão de perda, 1727-1728, 1727f-1728f
  da incontinência urinária, 1743-1744, 1744t
  em pacientes geriátricos, 2099e2
  de bexiga hiperativa, 1804-1805, 1805f
  de disfunção miccional, classificação funcional e, 1693, 1693q, 1719-1720, 1720q
  definição de, 1718
  diretrizes para, 1718
  doença de Parkinson e, 1767
  eletromiografia em, 1722, 1724-1725
  em pacientes pediátricos
    controle do desenvolvimento de, 3123-3125
    evolução de, 3123-3125, 3124f
  equipamento para, 1722-1725
  espaço para, 1720
  estudo fluxo-pressão, 1722
  fase de anulação/esvaziamento, 1729-1730
    coordenação do esfíncter, 1733-1734, 1733f-1734f
    estudos fluxo-pressão, 1730-1731, 1731f
    normal, 1729-1730, 1729f-1730f
    obstrução infravesical em homens, 1731-1732, 1732f
    obstrução infravesical em mulheres, 1732-1733
  globo ocular, 1706
  incontinência urinária masculina, 1708
  lesão neurológica e, 1773-1775
  multicanal, 1706, 1730f
  na avaliação da prostatite, 315
  na prática clínica, 1718-1719, 1719q
  no pós-esvaziamento residual, 1722
  para avaliação de distúrbios do assoalho pélvico, 1706-1707
  para disfunção do trato urinário inferior, 1794
  perfil de pressão uretral, 1722
  pontos-chave, 1707q
  preparo para, 1720, 1721q-1722q
  profilaxia antimicrobiana para, 262
  regras para, 1720
  reprodutibilidade, 1707
  retenção urinária aguda, 2457-2458, 2458f
  terminologia para, 1721q-1722q
  transmissão de sinal e transdutores para, 1723-1724
  urofluxometria, 1722, 1723f, 1724
  vídeo. Ver Videourodinâmica
Estudo UroEDIC. Ver Estudo Epidemiology of Diabetes Interventions and Complications
  pieloentérica, 2132, 2132f
  ureteroentérica, 2132
Esvaziamento incompleto, histórico do paciente de, 4t-5t
ESWT. Ver Terapia por ondas de choque extracorpórea
Etanol anidro, para injeções prostáticas, 2534e3
Etnicidade
  cálculo renal e, 1171
    prevalência de, 1201
  incontinência urinária e, 1748
Etoposídeo-cisplatina (EP)
  para NSGCTs, 800
  para seminomas, 809
Etoposídeo-ifosfamida-cisplatina (VIP), para NSGCTs, 801, 805
Etoposídeo. Ver Bleomicina-etoposídeo-cisplatina
ETs. Ver Endotelinas
European Cooperative Groups, RMS da bexiga

Eventos cardiovasculares, 539
Eventos CV. *Ver* Eventos cardiovasculares
Eventos epigenéticos, no caso de câncer de próstata, 2555
Everolimus (Afinitor), 1327, 1360t
    para RCC, 1514t, 1515-1517, 1515f
Evicel, 207*e*2
Evidência, níveis de, 91
Exame de urina (UA)
    análise do sedimento. *Ver* Análise e sedimentos
    avaliação diagnóstica de MH com, 187
    coleta de amostras para, 12-13, 20-21
    diagnóstico de ITU para, 250-251
    exame físico, 13-14, 13t
    exame químico. *Ver* Exame químico da urina
    métodos de tela rápidas, 251
    para AKI, 1048, 1049t
    para avaliação do distúrbio do assoalho pélvico, 1705
    para cálculo renal, avaliação pré-tratamento, 1237
    para CKD, 1062
    para disfunção da bexiga urinária e do intestino, 3303
    para incontinência urinária, do sexo masculino, 1711
    para obstrução do trato urinário, 1089-1090
    para RCC, 1335
    para UTIs, 2938
    programas de tratamento de comportamento, 1879
Exame em microscopia de campo escuro, teste para sífilis, 375
Exame físico, 9q
    bexiga urinária, 10, 10f
    do sistema reprodutor masculino, 562-564, 564q
        cordão espermático, 563-564
        exame de próstata e vesícula seminal, 564
        exame do falo, 564
        exame do testículo e epidídimo, 563, 563f
        exame escrotal, 563
    escroto, 10-11, 11f
    na urina, 13-14, 13t
    neurológico, 11, 12f
    observações gerais, 9
    pelve feminina, 11
    pênis, 10
    reto e da próstata, 11
    rins, 9, 9f
Exame microscópico da urina, para UTIs, 2939
Exame neurológico, 11, 12f
    para distúrbios do assoalho pélvico, 1701
Exame químico de urina
    para AKI, 1048-1049, 1049f, 1049t
    tiras de teste, 14
        bilirrubina e urobilinogênio, 19-20
        glicose e cetonas, 19
        hematúria, 14-16, 15t, 16f-18f
        leucocitoesterase e nitrito, 20, 20f
        proteinúria, 16-19, 19f
Exame retal digital (DRE), 11
    para câncer de próstata, 2602
        predição de extensão tumoral com, 2606
    para desordens do assoalho pélvico, 1701
Exames de sangue, para incontinência urinária masculina, 1707-1708
Exame urológico pediátrico
    abdominal e flanco, 2900-2901
    exame físico estendido, 2900t, 2902-2903, 2898*e*1t-2898.*e*2t
    exame geral, 2900
    genital, 2901-2902, 2901f
        escrotal, 2901-2902, 2901f
        peniano, 2902
        perineal feminino, 2902

Excisão da malha, laparoscópica ou robótica, 2279-2280, 2279f-2280f
Excisão em balão, fio cautério, para estenoses ureteroentéricas, 1142-1143
Excisão laparoscópica de corpo estranho, 2279-2280, 2279f-2280f
Excreção fracionada de sódio (FENa), obstrução do trato urinário e, 1090
Exercício. *Ver também* Atividade física para ED, 553
Exercício muscular do assoalho pélvico (PFme), para incontinência urinária, no paciente geriátrico, 2099*e*3
Exploração renal, das lesões renais, 1153-1154, 1154f
Exposição à radiação, 26-27, 27t-28t
    com TC, 1092-1093
    considerações para pacientes pediátricos, 2909
    diagnóstico médico e, 1699
    disfunção do trato urinário inferior e, 1792
    diversão urinária ortópica e, 2350
Exposições ocupacionais, risco de UTUC e, 1366
Expressão gene-fibrótica, e PD, 727f, 729
Extravasamento, de meios de contraste, 30
Extravasamento urinário, manejo não operatório de, 1153
Extrofia
    anormalidade residual de, cirurgia reconstrutora uretral para, 915-916
    imagem pré-natal de, 2910-2911, 2912f
Extrofia clássica da bexiga (CBE), 3174-3175
    abordagem de Erlangen para, 3197
        resultados esperados de continência com, 3213
    abordagem de Varsóvia, 3197
        resultados esperados de continência com, 3213
    avaliação da, no momento do nascimento, 3193-3196, 3193f
    considerações anatômicas na, 3185-3191
    continência com, 3218
    defeito genital feminino, 3189, 3189f
    defeito genital masculino no, 3186-3188, 3187f-3188f
    defeitos anorretais na, 3187
    defeitos da parede abdominal na, 3186
    defeitos esqueléticos em, 3185-3186, 3185f
    desvio urinário continente para, 3217-3218
    em defeitos do assoalho pélvico, 3186-3187, 3186f
    em defeitos urinários, 3189-3191, 3190f
    falhas de reconstrução e complicações, 3214-3218
        falha de fechamento, 3214-3216, 3215f
        reparo de epispadias, 3215f, 3216-3217
        reparo do colo da bexiga, 3216
    fechamento da pele do pênis para, 3208
    imagem pré-natal de, 2910-2911, 2912f
    manejo, no momento do nascimento, 3193-3196, 3193f
    no chordee (curvatura ventral peniana), 3204
    opções cirúrgicas em recém-nascidos com, 3197-3198
        reparo de Mainz, 3197-3198
    osteotomia para, 3193-3196, 3195f-3196f
        complicações de, 3195f, 3196-3197
    pré-natal, 2880, 2881f
    procedimento antirrefluxo para, 3205f-3206f, 3209-3210
    procedimento de continência por, 3205f-3206f, 3209-3210
    questões de ajuste de longo prazo com, 3220-3221
    reconstrução cirúrgica, 3192-3210
        alternativa, 3217-3218
        cuidados pós-operatórios, 3210

Extrofia clássica da bexiga (CBE) *(Cont.)*
    extrofia feminina, 3209
    pequena extrofia da bexiga para fechamento em recém-nascido, 3190f, 3193-3194
    problemas pós-operatórios, 3208-3209
    seleção de pacientes para, 3193
    reconstrução do pênis para, 3204-3209
    reconstrução uretral para, 3204-3209, 3205f-3208f, 3215f
    reparo completo para, 3197, 3198f
        aspectos técnicos, 3202, 3203f
        resultados esperados de continência no, 3213-3214
    reparo de epispadias para, 3204
        falha de, 3215f, 3216-3217
    reparo de extrofia em estágios moderno, 3198
        bexiga, uretra posterior e fechamento da parede abdominal para, 3198-3201, 3199f-3200f
        fechamento da bexiga combinados e reparo de epispadias, 3201
        manejo após, 3201-3202
    reparo de Kelly em, 3197
        aspectos técnicos, 3202, 3202f
        resultados esperados de continência com, 3214
    reparo de Mitchell na, 3197, 3198f
        aspectos técnicos, 3202, 3203f
        resultados esperados de continência com, 3213-3214
    resultados esperados e resultados do reparo inicial moderno, 3210-3213
        fechamento inicial, 3210-3211, 3212t
        reparo de epispadias, 3211-3212
        reparo do colo da bexiga, 3212-3213, 3212t
    técnicas de imobilização para, complicações de, 3195f, 3196-3197
    ureterossigmoidostomia para, 3217
Extrofia cloacal, 3174-3175, 3226-3229
    anomalias cardiovasculares com, 3228
    anomalias geniturinárias com, 3228
    anormalidades do sistema esquelético com, 3227-3228
    anormalidades do trato intestinal com, 3227-3228
    anormalidades neuroespinais com, 3226-3227, 3227f
    anormalidades pulmonares com, 3228
    atribuição de gênero para, 3229
    avaliação de, no momento do nascimento, 3229-3230
    considerações anatômicas para, 3224f, 3226-3228
    diagnóstico pré-natal de, 3228
    e criação de continência urinária, 3232
    manejo, no momento do nascimento, 3229-3230, 3229q
    pré-natal, 2880-2881, 2882f
    questões de ajuste de longo prazo com, 3220-3221
    questões de longo prazo na, 3232
    reconstrução cirúrgica, 3229-3232
        imediata, 3230
    reconstrução do trato urinário de, 3230-3232
        estágio moderno, 3228f-3230f, 3230-3231
        estágio único, 3231-3232
        papel da osteotomia na, 3231, 3231f
    sexualidade com, 3218-3219
        preocupações masculinas, 3218
    variantes, 3228-3229
Extrofia da bexiga urinária. *Ver* Extrofia da bexiga urinária clássica

F

F1. *Ver* Fragmento urinário de protrombina 1
FAAH. *Ver* Ácido graxo amida-hidrolase

Falha no reparo de hipospadias, cirurgia reconstrutora para, 915-916
Fármacos anti-inflamatórios não esteroides (AINEs)
 AKI causada por, 1042-1044, 1044q
 e RI, 1091
 para obstrução do trato urinário, 1101
 para pacientes pediátricos, 2957
 pós-operatório imediato, 112
Fármacos antituberculínicos, 428-430, 429t-430t
Fármacos imunomoduladores, para terapia oral de BPS/IC, 353t, 354-355
Fármacos. Ver também Terapia farmacológica; Farmacoterapia. Ver também classes e agentes específicos
 cálculo renal induzido por, 1196-1197
  tratamento médico de, 1231-1232, 1231q
 cirúrgica, para cirurgia laparoscópica e robótica, 207, 207t, 207e2
 efeitos da CKD sobre dosagem de, 1064
 função do trato urinário inferior e, 1699, 1699t
 nefrotóxicas, 1044-1046, 1044q-1045q
 transporte de, secreções prostáticas e, 2424, 2424q
Fármacos vasoativos, para PE, 700e1
Fáscia
 da parede abdominal anterior, 1611, 1612f
 do períneo e corpo perineal, 1615, 1617f-1619f
 endopélvica, 1941, 1941f
 pélvica
  feminina, 1597-1599
  masculina, 1614-1615, 1618f
Fáscia de Camper, 1611, 1612f
Fáscia de Colles, 1611, 1612f, 910e5-910.e7, 910e6f-910.e7f
Fáscia de Gerota, 968, 968e1f
Fáscia de Scarpa, 1611, 1612f
Fáscia endopélvica, 1941, 1941f
 incisão, na prostatectomia radical retropúbica, 2645, 2645f
Fáscia pélvica
 anatomia cirúrgica da, 2643, 2643f-2644f
  feminina, 1598
  masculina, 1614-1615, 1618f
Fáscia retal, 1597
Fáscia retovaginal, defeitos na, 1598, 1944f
Fáscia toracolombar. Ver Fáscia dorsolombar
Fáscia transversal, 1597-1598, 1613-1614, 1615f
Fasciíte necrosante do períneo. Ver Gangrena de Fournier
FAST. Ver Avaliação focada com ultrassonografia para trauma
Fator antiproliferativo (APF), na etiologia da BPS/IC
Fator de azoospermia (AZF), 528
Fator de crescimento de nervo (NGF)
 na bexiga hiperativa, 1674
 na obstrução da saída da bexiga, 1677
 na síndrome da bexiga dolorosa e cistite intersticial, 1678
 no hiperatividade do detrusor, 1675
Fator de crescimento endotelial vascular (VEGF)
 inibidores do
  para câncer de bexiga metastático, 2240
  RCC metastático, 1502-1503, 1507-1514, 1508f-1512f, 1509f-1511f, 1513t-1517
 no RCC, 1325t, 1326-1327
Fator de crescimento fibroblástico 23 (FGF-23), regulação renal de, 1011f, 1012
Fator de crescimento transformador β1, e PD, 729
Fator de crescimento transformador β (TGF-β)
 na fibrose tubulointersticial, 1097-1099
Fator de crescimento tumoral α, no RCC, 1327q

Fator de necrose tumoral α (TNF-α), na fibrose tubulointersticial, 1098
 no câncer renal, 468t, 471-472, 1321-1325, 1322t-1323t, 1323f
Fator de resistência da uretra (URA), 1731
Fatores de crescimento, na hiperplasia prostática benigna, 2429-2430, 2430f
Fatores de crescimento semelhantes à insulina (IGFs)
 no câncer de próstata, 2549
 no crescimento renal compensatório, 1100-1101
Fatores inibidores derivados do urotélio, 1640
Fatores socioeconômicos, na hiperplasia prostática benigna, 2440, 2441t
Fator liberador de corticotropina (CRF), 1664-1665
Fator Watts (WF), 1815
FDG-PET. Ver Fluorodesoxiglicose PET
Febre
 após acesso percutâneo ao sistema coletor do trato urinário superior, 180-181
 diagnóstico de UTI e, 252
 histórico do paciente de, 7
 pós-operatório, 2961, 2961t
Fechamento da pele, após cirurgia laparoscópica e robótica, 211
Fechamento de local de portal, após cirurgia laparoscópica e robótica, 211, 211f
Fechamento do colo da bexiga
 na insuficiência da bexiga com extrofia clássica, 3216
 resultados esperados e resultados, 3212-3213, 3212t
 para refluxo vesicoureteral, 1777
Fechamento fascial, após cirurgia laparoscópica e robótica, 210-211
Feedback negativo (retroalimentação negativa), no eixo HPG, 516-518, 517f
Feedback tubuloglomerular (TGF), 1008
Feixe de Argon coagulador
 para cirurgia laparoscópica e robótica, 207e1
 para eletrocirurgia monopolar, 225-226
Feixe neurovascular (NVB)
 na prostatectomia radical retropúbica, 2649-2651
  enxerto de nervo interposição, 2660-2661
  excisão ampla, 2651, 2653f
  identificação, 2649
  liberação anterior alta de, no ápice, 2651, 2652f
  preservação, 2649-2651, 2650f-2651f
  preservação do, na prostatectomia radical laparoscópica, 2671-2672, 2671f-2672f
FENa. Ver Excreção fracionada de sódio
Fenazopiridina, para testes e transtornos de assoalho pélvico, 1705
Fenergan. Ver Prometazina
Fenilefrina
 no priapismo, 680-681
 resposta ureteral, 991-992
Fenilpropanolamina (PPA), para incontinência urinária por estresse em mulheres, 1867
Fenoldopam, para AKI, 1051
Fenol, vasectomia realizada com, 951
Fenômeno de rejeição benigna, braquiterapia e, 2691
Fenoxibenzamina (Dibenzilina)
 para facilitar o esvaziamento da bexiga urinária, 1874e1
 resposta ureteral, 992
Fenretinida, para neuroblastoma, 3567
Fentanyl, considerações pré-operatórias para, 112
Fentolamina (Regitine), 665
 resposta ureteral, 991-992

Feocromocitoma
 características clínicas, 1547, 1547t
 cirurgia, 1580-1581, 1581q
 função da suprarrenal aumentada, 1545-1553, 1545f, 1546t-1547t, 1548f-1551f, 1549t, 1553q, 1574-1575, 1574t
 hereditário, 1545, 1546t, 1547, 1550, 1550f, 1552
 maligna, 1545-1547, 1552
 MRI do, 49, 51f
 testes diagnósticos, 1547-1550, 1548f-1549f, 1549t, 1574-1575, 1574t
 tratamento, 1550-1552, 1551f, 1580-1581, 1581q
Feocromocitoma hereditário, 1545, 1546t, 1547, 1550, 1550f, 1552
Feocromocitoma maligno, 1545-1547, 1552
FEPs. Ver Pólipos fibroepiteliais
Ferida. Ver também Feridas cirúrgicas
 mordida genital, 406-407, 408f
Feridas cirúrgicas
 classificação das, 105, 105q, 264t
 da nefrectomia radical, fechamento da, 1427
 em pacientes pediátricos, 2958-2961, 2959t, 2962t
 incisões abdominais, 115
  cura de, 115
  fechamento de, 115-117, 116t
Feridas por armas de fogo
 diagnóstico de, 1160-1161
 manejo não operatório, 1152
 pênis, 2381
 renal, 1148
  imagem de, 1149-1150
  manejo não operatório de, 1152
  trombose da artéria renal com, 1155, 1156f
 ureteral, 1157, 1157t
  diagnóstico de, 1160-1161
Feridas por facadas
 renal, 1148
  imagem de, 1149-1150
  manejo não operatório, 1152
  trombose da artéria renal com, 1155, 1156f
 ureteral, 1157-1158, 1157t
  diagnóstico de, 1160-1161
Fertilidade
 após RPLND, 833
 com complexo extrofia-epispadias, 3219-3220
  paciente do sexo feminino, 3220
  paciente do sexo masculino, 3219-3220
 com criptorquidia, 3449-3450
 efeitos do tratamento do tumor de Wilms, 3579
 esperma, 531-532, 532f
 urologia transicional e, 3526
Fertilização in vitro, 556, 573e5
Fesoterodina
 para bexiga urinária diminuída, 1831, 1832t-1834t
 para facilitar o enchimento da bexiga urinária e o armazenamento da urina, 1839t, 1842-1843
 para incontinência urinária, em pacientes geriátricos, 2099e4
α-Fetoproteína (AFP)
 em pacientes pediátricos, 3591-3593, 3593f
 em TGCTs, 790-791, 793
FFP. Ver Plasma congelado fresco
FGC. Ver Mutilação genital feminina
FGF-23. Ver Fator de crescimento fibroblástico 23
FGF. Ver Fatores de crescimento fibroblásticos
FG. Ver Gangrena de Fournier
FHHNC. Ver Hipomagnesemia familiar com hipercalciúria e nefrocalcinose
Fibras de contração lenta, do músculo estriado uretral, 1637

Fibras de contração rápida, do músculo estriado uretral, 1637
Fibroblastos, na fibrose tubulointersticial, 1097, 1099f
Fibroplasia da íntima, hipertensão renovascular causada por, 1033, 1033t, 1035f
Fibroplasia medial, hipertensão renovascular causada por, 1033, 1033t, 1034f
Fibroplasia perimedial, hipertensão renovascular causada por, 1033, 1033t, 1034f
Fibrose
   achados na PC-RPLND de, resultados esperados associados a, 830, 830t
   pélvica, como contraindicação de cirurgia laparoscópica e robótica, 196
   retroperitoneal. Ver Fibrose retroperitoneal
   tubulointersticial. Ver Fibrose tubulointersticial
Fibrose pélvica, como contraindicação de cirurgia laparoscópica e robótica, 196
Fibrose retroperitoneal (RPF)
   apresentação e etiologia da, 1143-1146, 1147q
   avaliação da, 1144, 1144f-1145f
   manejo da
      conservador, 1064
      iniciação de RRT, 1064-1065
      opções de DRT, 1065, 1066q, 1066f, 1067t
   ureterólise para
      aberta, 1145-1146, 1146f
      laparoscópica, 1146
Fibrose sistêmica nefrogênica (NSF), 31, 47, 1061
Fibrose tubulointersticial, mecanismos moleculares de, 1097-1100, 1099f
FI. Incontinência Fecal
Filamentos finos, 1641
Filamentos grossos, 1641, 1642f
Filaríase, do trato genitourinário, 442
   diagnóstico de, 444
   epidemiologia da, 442-443
   organismos na, 442, 442f
   patologia e manifestações clínicas da, 443-444, 443f-444f
   prevenção e controle da, 445
   tratamento da, 444-445
Filaríase subclínica, 443
Filtros IVC, para trombectomia da veia cava, 1433
Fímbrias bacterianas, 2928, 2929f, 2929t
Fimose, 3369-3370, 3369f
   cirurgia reconstrutora uretral para, 914
Finasterida
   para bexiga urinária diminuída, 1830-1831, 1832t-1834t
   para hematúria relacionada a BPH, 192
Fio-guia
   para acesso percutâneo do sistema de coleta do trato urinário superior, 161-162, 162f, 166-167, 167f
   para ureteroscopia, 146-148
Fios de segurança, para acesso percutâneo ao sistema coletor do trato urinário superior, 166-167, 167f
Fisioterapia do assoalho pélvico
   para tratamento de CP/CPPS, 325
Fisostigmina, resposta ureteral, 991
Fístula arteriovenosa renal, 2999
Fístula pieloentérica, 2132, 2132f
Fístulas
   com anastomoses intestinais, 2290
   cutânea, 2137
   do urinário trato
      após cirurgia de preservação renal, 2137
      após transplante renal, 2137
      considerações gerais do, 2103, 2103q
      manejo de, 2104q
      reparo cirúrgico de, 2104q

Fístulas (Cont.)
   radiação, 2137-2139
      abordagens de manejo para, 2138
      enxertos de interposição para, 2138
      procedimentos de desvio para, 2138
      recomendações para, 2138-2139
      técnicas de reparo para, 2138
   uretral, 3379
   uretrocutâneas, 2137
   urocutânea, 2137
   uroentérica, 2129-2135
      pieloentérica, 2132, 2132f
      ureteroentérica, 2132
   vesicoretal e vesicouretroretal, 938-939, 939q
Fístulas arteriovenosas (FAV), renal, 2999
Fístulas ureteroarteriais, 1158
Fístula ureterovaginal (UVF), 2119-2123, 2123q, 2265-2266
   abordagem laparoscópica para
      complicações com, 2266
      resultados esperados com, 2266
      técnica para, 2265, 2266f
   apresentação de/manifestações, 2119-2120
   avaliação da, 2265
   diagnóstico de, 2120-2121, 2120f-2122f
   etiologia da, 2119-2120, 2119q
   indicações cirúrgicas, 2265
   manejo de, 2121-2123, 2123f
   prevenção de, 2120
   reparo robótico
      complicações com, 2266
      resultados esperados, 2266
      técnica para, 2265, 2266f
Fístula uretral congênita, 3379
Fístula urinária
   anastomoses com ureterointestinal no desvio urinária intestinal, 2296t, 2302
   com malformação anorretal, 3270, 3270f
   nefrectomia parcial causando, 1432-1433
Fístula vesicoretal, 938-939, 939q
Fístula vesicouretroretal, 938-939, 939q
Fístula vesicouterina, 2123-2124, 2124q
   apresentação/manifestações, 2123-2124
   diagnóstico de, 2123, 2124f
   etiologia de, 2123-2124
   manejo de, 2123-2124
Fitoterapia
Fitoterápicos, para tratamento de CP/CPPS, 324
Fleet Phospho-soda. Ver Solução de fosfato de sódio
Flibanserina, e HSDD, 759e1
FloSeal, 207t, 207e2
   para trauma renal, 1154, 1155f
Fluidos/líquidos
   ingestão de
      cálculo renal e, 1173
      para cistinúria, 1229
      para hiperoxalúria entérica, 1227, 1227q
      para nefrolitíase, 1215-1217, 1217q
   manejo da, 1892-1893
      evidência para, 1893
      excessiva, 1892
      inadequada, 1892
      marcação, 1892-1893
   para AKI, 1049, 1051
   prevenção de ATN e, 1053
   prevenção de CKD e, 1061
Fluorodeoxiglicose (FDG)-PET, na oncologia urológica, 39-40
5-Fluorouracila
   para câncer do pênis, 872-873, 872t
   para condiloma acuminado, 846e3
Fluoroquinolonas
   para UTIs, 257t-258t, 258-259, 267, 267t, 270, 272t, 273, 296t
   profilaxia com

Fluoroquinolonas (Cont.)
   para acesso percutâneo do sistema coletor do trato urinário superior, 157-158
   para cateterismo, 123-124
   para cirurgia escrotal, 946-947
   para cistouretroscopia, 139-140, 141q
   para stents ureterais, 132
   para pacientes pediátricos, 2958-2959, 2959t
   para transplante renal, 1086, 1086t
   para ureteroscopia, 150
   pré-operatório, 105-106, 105q, 106t-107t
Fluoroscopia
   da pelve feminina, 1608
   na litotripsia por onda de choque, 1267
   na técnica de estimulação do nervo sacral, 1904-1905, 1905f
   orientação percutânea de acesso com, 163-165, 163f-165f
   pediátrica
      trato urinário inferior e genitália, 2921
      trato urinário superior, 2918, 2920f
   TC, 40
   ureteroscopia, 150
   urodinâmica, 1706
Fluoroscopia por TC, 40
Flurbiprofeno, para facilitar o enchimento da bexiga urinária e o armazenamento da urina, 1839t, 1858
Flutamida
   para câncer de próstata, 2790
Fluxo colorido com ultrassonografia de exibição espectral, 69
Fluxo fraco, histórico do paciente de, 4t-5t
Fluxo retrógrado, na pielografia retrógrada, 34, 35f
Fluxo sanguíneo mesentérico, efeitos pneumoperitônio sobre, 213-214
   na cirurgia reconstrutiva pélvica, 2041-2043
      anatomia da, 2041-2043
      avaliação de, 2043-2045, 2044f-2045f, 2045t
      etiologia da, 2041, 2042f-2043f
      excisão de, 2046, 2047f
      na vagina, 2042
      no assoalho pélvico, 2042
      no trato gastrointestinal e estruturas vizinhas, 2042-2043
      no trato genitourinário e estruturas vizinhas, 2041-2042, 2043f
      terminologia para, 2045, 2045t
      tratamento de, 2045-2047, 2047f
   no sling da uretra média
      exposição de, 2026-2028, 2026f, 2027t, 2028q
      perfuração da bexiga, 2029-2031, 2031f, 2032t, 2033q
      perfuração da uretra, 2028-2029, 2028f, 2030t, 2033q
Fluxo sanguíneo renal (RBF), 1007, 1009q
   obstrução do trato urinário
      GFR e, 1093-1094
      na obstrução ureteral bilateral, 1094-1095, 1095f
      na obstrução ureteral parcial, 1095
      na obstrução ureteral unilateral, 1094, 1094f
      resistência vascular renal, 1094
Fluxo sanguíneo, renal. Ver Fluxo sanguíneo renal
Fluxo venoso, efeitos pneumoperitônio sobre, 212
FOD. Ver Desordem de orgasmo feminino
Foliculite, 404-405, 404f
Formação, 1892
Formadores de cálculos de bruxita, 1177, 1178f
Formalina, para cistite hemorrágica, 190

Fórmula CKD-EPI. Ver Fórmula *Chronic Kidney Disease Epidemiology Collaboration*
Fórmula de Cockcroft-Gault, 1009
Fórmula de Crockfort-Gault, para estimativa de GFR, 1090-1091
Fórmula de modificação da dieta na doença renal (MDRD), 1009
Fórmula *Chronic Kidney Disease Epidemiology Collaboration* (CKD-EPI), 1009, 1090-1091
Fórmula MDRD. Ver Modificação da dieta na fórmula da doença renal
Formulário antimicrobiano, para UTIs, 255-260, 256t-258t, 259f
Fosfatase ácida prostática, em secreções prostáticas, 2417t, 2420-2421
Fosfato
   FGF-23 e, 1011f, 1012
   na formação de cristal, 1178
   reabsorção no PCT, 1015, 1015f
   transporte de, obstrução do trato urinário e, 1096
Fosfodiesterase
   na ED, 627-628
   para PE, 700
Fosfomicina, para UTIs, 255, 256t-258t
Fosforilcolina, nas secreções prostáticas, 2415-2416
Fósforo, metabolismo do, 1180-1181
Fossa isquiorretal, 1604
Fossa navicular, 510-511, 511f, 910e1, 910e2f
fPSA. Ver Antígeno específico da próstata livre
Fragilidade, 2091-2092, 2091f
Fragilidade do cálculo, 1243e1, 1243e1f
Fragmento urinário de protrombina 1 (F1), na formação de cristal, 1179
Fratura
   do pênis, 941, 2379-2381, 2380f-2381f, 2379e1f, 2380e1f
   dos testículos, 2383
   pélvica. Ver Fratura pélvica
Fratura alta, leões uretrais com, 2388, 2388e1f
Fratura pélvica, trauma da bexiga com, 2386
Frequência de jato relativa (RJF), 1091
Frequência de micção, em pacientes pediátricos, 3123, 3123f
Frequência urinária, histórico do paciente de, 3, 4t-5t
Frequência, urinária. Ver Frequência urinária
Fretomia citoredutora
   laparoscópica, 1470
   para RCC metastático, 1501-1503, 1502f, 1503q, 1503f
Frutose, nas secreções prostáticas, 2415
FSAD. Ver Transtorno de excitação sexual feminina
FSD. Ver Disfunção sexual feminina
FSDS. Ver Escala angústia sexual feminina
FSFI. Ver Índice de função sexual feminina
FSGS. Ver Glomeruloesclerose segmentar focal
FSH. Ver Hormônio estimulante do folículo
Fumo. Ver Tabagismo
Função de barreira, do urotélio da bexiga urinária, 1638-1639, 1638f
Função de sensor de transdutor, do urotélio da bexiga, 1639-1640
Função erétil, após prostatectomia radical, 2617
Função imunológica, envelhecimento e, 2084
   considerações pós-natal para, 2950-2951
   do RCC, 1325-1326, 1325t
Função intestinal
   anormal *versus* normal, 3318, 3318q
   incontinência urinária e, 1893-1894
Função renal
   após cirurgia de RCC, 1343-1344, 1344q, 1348-1349, 1348f

Função renal *(Cont.)*
   cálculo do trato urinário superior e, 1254-1255
   diversão urinária ortópica e, 2349-2350
   HIV e, 383-384
   litotripsia por onda de choque e, 1274
   na valva da uretra posterior, 3267
   obstrução do trato urinário e, 1090-1091
   urologia de transição e, 3525, 3525t
Função renal residual (RRF), na CKD, 1059-1060, 1060q
Função sexual
   após reparo pré-puberal, 3427-3428
   no sexo feminino
      aspectos mentais da resposta sexual, 752, 752e2
      avaliação de bem-estar sexual, 752-753, 753q, 753e1-753.e3, 753e4f-753.e6f, 753e5-753.e6
      bem-estar sexual, 749, 749e1
      conclusões, 763, 764q
      populações especiais, 753-755, 755q, 754e1-754.e2, 755e1
      resposta sexual feminina, 749-752, 750f, 752q, 751e1f, 750e1-750.e2, 750e4, 750e5f, 750e6-750.e8, 752e1f, 750e3f
Função tubular, no desenvolvimento renal, 2849-2851
Fungúria, e UTIs, 2947-2948
Funiculoepididimite, como manifestação clínica de filariose, 443
Furosemida
   na formação de cálculo, 1197
      tratamento cirúrgico, 1243e3
      tratamento médico, 1231-1232
   para poliúria noturna, 1830t
Furunculose, 405, 405f
Fusão esplenogonadal, 3443, 3443f
Fusões gênicas, no câncer de próstata, 2556-2557
   como biomarcadores para, 2574-2575
FVV. Ver Fístula vesicovaginais

G

GABA. Ver Ácido-Aminobutírico
Gabapentina, para facilitar o enchimento da bexiga urinária e o armazenamento da urina, 1866e3
Gadolínio
   avaliação CKD e, 1061-1062
   meio de contraste de MRI usando, 30-31, 47, 56
Ganglioneuroma, como lesão benigna, 1565, 1565q
Gangrena, da parede escrotal, debridamento de, 947-948, 948f
Gangrena de Fournier (FG), 303, 303q, 402-404, 404f
   parede escrotal, debridamento da, 947-948, 948f
   perda de pele genital e, 2384-2385, 2385f
Gardasil, 379-380
Gastrocistoplastia, 3347-3348, 3349f
   usando antro, 3347
   usando corpo, 3347-3348, 3349f
Gastroparesia, disfunção do trato urinário inferior e, 1790
GAX. Ver Colágeno bovino com ligações cruzadas com glutaraldeído
GBS. Ver Síndrome de Guillain-Barré
GC. Ver Cisplatina e gencitabina
GCKD. Ver Doença renal glomerulocística
GCTs. Ver Tumores de células germinativas
GelPort, 203, 203e3, 203e3f
Gencitabina
   para câncer da bexiga urinária sem invasão muscular, 2216, 2216t
   para UTUC, 1398, 1400

Gene da α-metilacil coenzima A racemase (AMACR), como biomarcador do câncer de próstata, 2575
Gene FH, terapia sistêmica, 1518
Gene AMACR. Ver Gene da α-metilacil coenzima A racemase
Gene BHD, 1322t, 1325
Gene c-MET, 1322t, 1324, 1327q
   na UTUC, 1375
Gene NKX3-1, no câncer de próstata, 2557
Gene NR0B1, 3469-3470, 3471f, 3472t
Gene NR5A1, 3469, 3471f, 3472t
Gene PTEN, 1322t, 1325, 1327
Gene RSPO1, 3470, 3471f, 3472t
Gene SOX9, 3469, 3471f, 3472t
Gene SRY, 518, 3469-3471, 3470f-3471f
Gene TP53, no câncer de próstata, 2557-2558
Gene VHL, 1321-1324, 1322t-1323t, 1323f, 1327q, 1507-1508, 1508f
Gene WNT4, 3470, 3471f, 3472t
Gene WT1, 3469, 3471f, 3472t, 3568-3569, 3568t
Gene WTX, 3568t, 3569
Gene ZFY, 3469-3471, 3470f-3471f
Gene MET, terapia sistêmica alvo, 1517, 1518, 1517f
Gênero
   atribuição de
      no recém-nascido, 3496
      para extrofia cloacal, 3230
   cálculo renal e, 1170-1171, 1173q
   desmopressina e, 1866
   disfunção do trato urinário inferior e, 3297-3298
   infecção do cálculo e, 1213
   variações da UTUC e, 1365
Gênero e idade, e UTIs, 2930
Genes
   do refluxo vesicoureteral, 3136-3137
Genética, 3017-3018. Ver também Genética molecular da doença renal policística autossômica dominante
   da doença renal policística autossômica recessiva, 3013
   da enurese, 3311-3312
   da síndrome do abdome em ameixa seca (síndrome de Prune-belly), 3234
   de hérnia e hidrocele, 3385
   de nefronoftíase juvenil, 3014t, 3021-3022
   de neuroblastoma, 3569
   do complexo da esclerose tuberosa, 3023-3024, 3025f
   e UTIs, 2930
   função trato urinário inferior e, 1700
   na CKD, 1057-1058
   na etiologia BPS/IC, 345e11-345.e12
   na hiperplasia prostática benigna, 2432, 2432t
   na UTUC, 1365-1366
   no câncer urotelial, 2186-2187
   visão geral, 3006
Genitália ambígua, 3495-3496, 3496f
   em pacientes pediátricos, 3131-3133, 3132f
   para avaliação da bexiga hiperativa, 1805
Genitália externa
   doenças cutâneas da. Ver Doenças cutâneas, da genitália externa feminina. Ver Genitália externa masculina
   pré-natal, 2875
Genitália externa feminina, 1604-1605, 1603f, 1606f, 750e2
   defeito, na extrofia da bexiga, 3189, 3189f
   distúrbios adquiridos de, 3466-3468
      aderências labiais, 3466-3467, 3467f
      circuncisão feminina, 3467-3468, 3468f
      condiloma acuminado, 3468

Genitália externa masculina
  anomalias da, 3368e1t
    epidídimo e vasos deferentes, 3397
    escrotal. *Ver* Anomalias escrotais
    escroto agudo. *Ver* Escroto agudo
    hérnia. *Ver* hérnia
    hidrocele. *Ver* Hidrocele
    lesões vasculares, 3383-3384
    peniana. *Ver* Anomalias penianas
    varicocele. *Ver* Varicocele
  defeito, na extrofia da bexiga, 187-3188, 3187f-3188f
  desenvolvimento de, 518, 518f
  embriologia, 3368-3369
  perda da pele, 2384-2385, 2384f-2385f, 916e1-916.e2
  trauma, 941, 944-945, 2379-2385, 916e1-2, 916e1f, 916e3q
  ultrassonografia da, 3368, 3368e1f
Genitália interna
  feminina, 750e2-750.e3
  masculina, desenvolvimento, 518, 518f
Genitália. *Ver também* Genitália externa
  ambígua, 3495-3496, 3496f
  imagem pediátrica de
    TC, 2918
    ultrassonografia, 2913, 2915f
  reconstrução da
    feminina, 493-494, 495f
    masculina, 492-493, 493f-494f, 492e2
Genitália masculina, doenças cutâneas benignas
  angioceratomas de Fordyce, 415, 416f-417f
  balanite de Zoon, 416, 416f-417f
  cistos da rafe mediana, 416
  glândulas sebáceas ectópicas, 416, 416f-417f
  linfangite esclerosante, 416
  pápulas penianas peroladas, 415-416, 416f-417f
Gentamicina, profilaxia pré-operatória com, 2959t
Geografia, cálculo renal e, 1171, 1171f
Gerador eletro-hidráulico (centelhador), para litotripsia, 1265-1266, 1265f
Gerador eletromagnético, para litotripsia, 1266, 1266f
Gerador microexplosivo, para litotripsia por onda de choque, 1266-1267
Gerador piezoelétrico, para litotripsia por onda de choque, 1266, 1267f
GFR. *Ver* Velocidade de filtração glomerular
GH. *Ver* Hematúria macroscópica
Ginecomastia
  como complicação de TT, 547
Glande do pênis, 511-512, 614t, 617t
Glândula bulbouretral, 510
Glândulas periuretrais, 1608
Glândulas sebáceas ectópicas, 416, 416f-417f
Glândulas suprarrenais, 1519, 1520f, 1526-1528, 1527q
  anatomia, 1519, 1528-1529, 1529q, 1578, 1578f, 1528e1f
  embriologia, 1525, 1525f, 1528-1529
  fisiologia, 1529, 1532q
    córtex suprarrenal, 1529-1531, 1530f, 1531f
    medula suprarrenal, 1531, 1532f, 1533t
  histologia, 1525f, 1529, 1530t, 1528e1f
  nervos, 1523, 1524f, 1529
  radiologia, 1526, 1527f
  referências cirúrgicas, 1519, 1521f-1522f
  vasculatura, 1519-1523, 1522f-1523f, 1529, 1578, 1578f, 1528e1f
Glicina, nas vias eferentes da bexiga, 1658
Glicocorticoides
  hipercalcemia induzida por, 1185
  na fisiologia do córtex suprarrenal, 1530-1531, 1531t

Glicosaminoglicanas
  na formação de cristal, 1178-1179
  na matriz de cristal, 1179
  para tratamento da BPS/IC, 357-358
Glicose, reabsorção no PCT, 1015, 1015f
Glicosídeos cardíacos, efeitos na função uretral, 1005
Glicosúria renal primária, 2862
Globulina antilinfócito, para imunossupressão pós-transplante, 1084
Globulina antimócito, para imunossupressão pós-transplante, 1084, 1085t
Globulina ligante de hormônio sexual (SHBG), 562, 565-566, 565q
  testosterona ligada a, 539-542, 542q
Glóbulos. *Ver* Eritrócitos
Glomerulonefrite, 2859
  AKI causada por, 1043, 1044q
  relacionada à infecção, 2859
Glomerulonefrite aguda (AGN), AKI causada por, 1043, 1044q
Glomerulonefrite membranoproliferativa (MPGN), 1058
Glomerulonefrite membranosa (MGN)
  com RPF, 1144
  trombose da veia renal com, 1049
Glomerulonefrite pós-estreptocócica (PSGN), 2854, 2859
Glomerulonefrite rapidamente progressiva (RPGN), 1043, 1044q
Glomerulosclerose, com obstrução do trato urinário, 1097, 1097f
Glomerulosclerose segmentar focal (FSGS), 1058, 2858
Glutamato, nas vias eferentes da bexiga, 1657-1658, 1659f
GnRH. *Ver* Hormônio libertador de gonadotropina
GoLYTELY. *Ver* Solução de polietilenoglicol
Gonadoblastomas, 812
Gonadotrofina coriônica humana (hCG), 540
  em TGCTs, 790-791, 793
Gonócitos, 526
Grampeamento de vaso hilar em bloco, na nefrectomia laparoscópica radical, 1468-1469
Granuloma inguinal, 378
Gravidade específica, da urina, 13-14
Gravidez
  após transplante renal, 1087, 1087t
  bacteriúria na, 293-294, 297q
    alterações anatômicas e fisiológicas e, 294-295, 294f, 295t
    complicações da, 295-296
    insuficiência renal e, 296
    manejo da, 295-296, 296t
    patogênese, 294
  cálculo durante
    avaliação de, 1288-1289, 1288f
    etiologia do, 1287
    incidência de, 1287
    tratamento de, 1289
  cálculo renal em, 1199
    manejo médico de, 1233
  cistoplastia de aumento e, 3354-3355
  como contraindicação de cirurgia laparoscópica e robótica, 196
  cuidado pré-operatório para, 104
  efeitos do tratamento do tumor de Wilms, 3579
  incontinência urinária e, 1748
  manejo da tuberculose genitourinária durante, 432
  mecanismos de defesa do hospedeiro em UTIs e, 249, 249e1
  PFMT durante, 1885

Gravidez *(Cont.)*
  refluxo vesicoureteral e, 3152-3153
  urologia transicional e, 3526
GRISS. *Ver* Inventário de satisfação sexual de Golombok Rust
Grupos de comparação, instrumentos de HRQOL, 97
Grupos sanguíneos AB0, para transplante renal, 1076
Guaifenesina, na formação do cálculo, 1197
  manejo cirúrgico da, 1243e3
Guanilil ciclase, na ED, 626
Gubernáculo
  anomalias do, criptorquidismo e, 3442
  desenvolvimento do, descida dos testículos e, 3432-3433, 3432f-3433f
GUTB. *Ver* Tuberculose genitourinária

H

HALN. *Ver* Nefrectomia laparoscópica assistida à mão
Haloperidol, para delírio, 2095
Halotano, considerações pré-operatórias para, 111
Hardware ortopédico, profilaxia antimicrobiana para procedimentos urológicos simples e, 264-265
hCG. *Ver* Gonadotrofina coriônica humana
Hct. *Ver* Hematócrito
HDCT. *Ver* Quimioterapia de alta dose
HDL. *Ver* Lipoproteína de alta densidade
Heart and Estrogen/Progestin Replacement Study (HERS), 1863
Hélio, como escolha de insuflante, 212
Hemangioma bexiga, 3180
Hemangiomas
  bexiga urinária, em pacientes pediátricos, 3180, 3589
  congênito, 3383
  renal, 1312
  subcutâneos, 3383-3384
  uretral, 879
    cirurgia reconstrutora para, 911
Hemangiomas capilares, 419
Hemangioma uretral, cirurgia reconstrutora para, 911
Hematócrito (Hct), 546
Hematoma
  após *sling* da uretra média, 2036-2037, 2026e1t-2026.e2t
  suprarrenal, MRI de, 49
  urinoma comparado ao, 1153
Hematospermia, histórico do paciente de, 6
Hematúria, 183
  após terapia transuretral por micro-ondas, 2521
  avaliação de, para câncer urotelial, 2196
  cistite hemorrágica causando, 188-189, 188q, 191q
    manejo da, 189-190, 189f
  classificação e tempo de, 183
  com hiperplasia prostática benigna, 2455
  de origem prostática, 190-192, 191f, 192q
  do trato urinário superior, 193-194, 193q-194q
    condições vasculares causando, 194
    doença renal causando, 194
    hematúria essencial lateralizante e, 194
  em lesões renais, 1148
    observação de, 1150
  em lesões ureterais, 1160
  em pacientes geriátricos, 2099e11
  exame químico de, 14-16
    diagnóstico diferencial e avaliação, 15
    glomerular, 15, 15t, 16f
    não glomerular, 15-16, 17f-18f

Hematúria (Cont.)
  grosseira. Ver Hematúria macroscópica
  histórico do paciente de, 2-3, 187
  HIV e, 384
  malignidade causando, 2-3, 184, 184t, 185q, 192
  microscópica. Ver Micro-hematúria
  neonatal, 2891
  no desenvolvimento renal, 2852-2854, 2852q, 2854q
    avaliação de, 2852-2853, 2853f
    manejo de, 2854
  sangramento uretral causando, 192-193, 193q-194q
  TC de, 45-46, 48f, 187
  UTUC causando, 1371
Hematúria essencial benigna. Ver Hematúria essencial lateralizante
Hematúria essencial. Ver Hematúria não glomerular
Hematúria essencial lateralizante, 194
Hematúria essencial unilateral crônica. Ver Hematúria essencial lateralizante
Hematúria glomerular, 15, 15t, 16f
Hematúria. Ver Hematúria macroscópica
Hematúria macroscópica (GH), 183, 188, 191q
  histórico do paciente de, 2-3
Hematúria microscópica, 185q
  histórico do paciente de, 2-3
Hematúria não glomerular, 194
  cirúrgica, 16, 18f
  médica, 15-16, 17f
Hematúria visível. Ver Hematúria macroscópica
Heminefrectomia, laparoscópica, 1471
Hemodiálise, 2871
Hemodinâmica. Ver também Fluxo sanguíneo renal
  alterações na, com obstrução do trato urinário, 1093-1095
  durante cirurgia laparoscópica e robótica, abordagem e efeitos da posição do paciente sobre, 214
  no desenvolvimento renal, 2851, 2859
Hemolisina, 2928
Hemorragia
  após acesso percutâneo ao sistema coletor do trato urinário superior
    agudo, 175-176, 176f-177f
    tardio, 176-178, 177f-178f
  cirurgia laparoscópica do rim causando, 1481-1482
  com anastomoses intestinais, 2291-2292
  com endopielotomia percutânea anterógrada, 1111
  com enucleação por laser de hólmio da próstata, 2529
  com nefrolitotomia percutânea, 1282
  com ressecção transuretral monopolar da próstata, 2514-2515
  durante cirurgia laparoscópica e robótica, 216, 218-219, 218q, 219f, 221-222
  em pacientes pediátricos, 2971
  durante trombectomia da veia cava, 1444
  nefrectomia e, 1153-1154
  nefrectomia parcial causando, 1433
Hemorragia renal
  e nefrectomia, 1153-1154
  lesão renal com, 1157
Hemorragia suprarrenal, neonatal, 2891
Hemostase, para ressecção transuretral monopolar da próstata, 2511-2512
Heparina
  para acesso percutâneo ao sistema coletor do trato urinário superior, 158
  para transplante renal, 1083

Heparina (Cont.)
  para trombectomia da veia cava, 1433
  profilaxia de VTE com
    em pacientes pediátricos, 2959-2960
    para cirurgia laparoscópica e robótica, 223
    pré-operatório, 108-109, 108t-109t, 109q, 197
Heparina de baixo peso molecular
  para transplante renal, 1083
  pré-operatório, 108-110, 108t-109t
Heparina não fracionada de baixa dose, pré-operatória, 108-110, 108t-109t
Hereditariedade, câncer urotelial e, 2187
Hérnia
  após cirurgia laparoscópica e robótica, 223
  como contraindicação para cirurgia laparoscópica e robótica, 196
  da bexiga urinária, 3180
  definições para, 3384, 3385f
  diagnóstico de, 3385
  embriologia, 3384
  genética da, 3385
  imagem radiológica para, 3385, 3386f
  inguinal. Ver Hérnia Inguinal
Hérnia incisional, após cirurgia laparoscópica e robótica, 223
Hérnia inguinal
  epidemiologia e patogênese da, 3384
  feminina, 3468
  reparo cirúrgico, 3385-3386
    abordagem escrotal para, 3387
    complicações do, 3386
    laparoscópico, 3387
    padrão, 3386
Herpes, úlceras genitais, 373t, 376-377, 376f, 377t
Herpes-vírus associado ao sarcoma de Kaposi. Ver Herpes-vírus humano 8
Herpes-vírus humano 8, tumores penianos relacionados ao, 846e3-846.e4
HERS. Ver Heart and Estrogen/Progestin Replacement Study
Hesitação urinária, histórico do paciente de, 3-4
Hesitação, urinária. Ver Hesitação urinária
HGPIN. Ver Neoplasia intraepitelial de alto grau prostática
HHRH. Ver Raquitismo hipofosfatêmico hereditário com hipercalciúria
Hiato urogenital, 1603, 1615, 1617f, 1940f-1941
Hidradenite supurativa (HS), 405, 406f
Hidrobrometo de darifenacina, para facilitar o enchimento da bexiga urinária e o armazenamento da urina, 1839t, 1841-1842
Hidrocalicose, 3001-3002, 3001f
Hidrocefalia, de pressão normal
  disfunção do trato urinário inferior com, 1766
  incontinência urinária transitória e, 2096e1
Hidrocefalia de pressão normal, disfunção do trato urinário inferior com, 1766
Hidrocele, 520-521
  abdominoescrotal, 3387-3388
  como manifestação clínica de filariose, 443-444, 444f
  comunicante. Ver Hidrocele comunicante
  definições para, 3384, 3385f
  diagnóstico de, 3385
  embriologia, 3384
  genética da, 3385
  imagem radiológica de, 3385, 3386f
  não comunicante. Ver Hidrocele não comunicante
  reparo cirúrgico de, 3386
Hidrocele abdominoescrotal, 3387-3388
Hidrocele comunicante, epidemiologia e patogênese da, 3384

Hidrocelectomia, 954
  abordagem cirúrgica inguinal para, 954
  abordagens cirúrgicas escrotal para, 954-955, 955s
  complicações da, 955-956, 955t
  escleroterapia e, 955-956
Hidrocele não comunicante, epidemiologia e patogênese da, 3384
Hidrocloreto de flavoxato, para facilitar o enchimento da bexiga urinária e o armazenamento da urina, 1851-1852
Hidrocloreto de paroxetina, para facilitar o enchimento da bexiga urinária e o armazenamento da urina, 1857
Hidrocortisona
  pré-medicação com, para prevenção de reações ao meio de contraste, 29
  pré-operatório, 103
Hidrodistenção, para tratamento BPS/IC, 359-360
Hidrogênio, no túbulo coletor, 1019
Hidronefrose
  após transplante renal pediátrico, 3535-3536
  categorização, 2876-2877, 2877t
  com trauma, 3549-3550
  diagnóstico neonatal de, 1105
  fibrose retroperitoneal com, 1144, 1144f
  imagem pediátrica de
    TC, 2918
    ultrassonografia, 2913, 2915f
  imagem pré-natal, 2909-2910, 2910f
  infectada, 283
  medidas alternativas de, 2877
  obstrução do trato urinário e, 1091
  pré-natal, 2875-2877, 2876f
  prevalência de, 1089
  ultrassonografia com Doppler colorido, 1091
  UTUC com, 1374
Hidronefrose bilateral, pré-natal, 2889
Hidronefrose infectada e pionefrose, 283, 283f
Hidronefrose unilateral, pré-natal, 2888-2889
Hidrotórax, após acesso percutâneo ao sistema coletor do trato urinário superior, 179-180, 180f
Hidrouréter
  imagem pediátrica de
    TC, 2918
    ultrassonografia, 2913, 2915f
  obstrução do trato urinário e, 1089
Hidroureteronefrose a gravidez, 1002-1003
Hidroxiapatita de cálcio (CaHA), para refluxo vesicoureteral, 3169
25-Hidroxicolecalciferol (Calcidiol), 1011-1012
HIFU. Ver Ablação por ultrassom focalizado de alta intensidade
Hilo renal, 968
  identificação de, para nefrectomia simples, 1454-1455, 1457f
Hímen, imperfurado, 3459, 3459f
Hímen imperfurado, 3459, 3459f
Hiperatividade do detrusor com problemas de (DHIC), em pacientes geriátricos, 2097, 2099e7
Hiperatividade do detrusor (DO)
  agentes antimuscarínicos, 1838
  com bexiga hiperativa, 1804, 1805f
  fásica, 1805f
  hipótese de, 1797f, 1798-1799
  idiopática. Ver Hiperatividade idiopática do detrusor
  mecanismos aferentes na, 1797-1798
  noturna, 1829
  terapia farmacológica para, 1839t
  terminal, 1805f
Hiperatividade idiopática do detrusor (IDO), 1673-1675, 1674f
  resiniferatoxina na, 1863e1

Hiperatividade neurogênica do detrusor (NDO), 1693, 1756
    capsaicina para, 1863e1
    e resiniferatoxina, 1863e1
Hiperatividade noturna do detrusor (NDO) de, 1829
Hipercalcemia
    associada à malignidade, 1185
    induzida por glicocorticoides, 1185
    na doença granulomatosa, 1184
    na sarcoidose, 1184
    no RCC, 1334-1335
Hipercalcemia relacionada a malignidades, 1185
Hipercalciúria
    absorção, 1183-1184, 1209, 1210t
        agentes para, 1224, 1225q
        fosfato de celulose de sódio para, 1224
        ortofosfato para, 1225
        tiazidas para, 1223-1224
        tipo II, 1224-1225
    diagnóstico diferencial de, 1210t
    formação de cálculos de cálcio associada a, 1182-1185, 1210-1212, 1210q
    reabsorção, 1184-1185, 1209-1210, 1210t
    renal, 1184, 1209, 1210t
        agentes para, 1225, 1225q, 1226t
    teste de carga rápida e cálcio para, 1205
Hipercalciúriaabsortiva (AH), 1183-1184, 1209, 1210t
    agentes para, 1224, 1225q
    fosfato de celulose de sódio para, 1224
    ortofosfato para, 1225
    tiazidas para, 1223-1224
        diretrizes para, 1224
    tipo II, 1224-1225
Hipercalciúria de reabsorção, 1184-1185, 1209-1210, 1210t
Hipercalciúria idiopática, 1183
Hipercalciúria renal, 1184, 1209, 1210t
    agentes para, 1225, 1225q, 1226t
Hipercortisolismo. *Ver* Síndrome de Cushing
Hiperlipidemia, e ED, 632-633
Hipermetilação do DNA, no câncer de próstata, 2555
Hipermobilidade
    colágeno e, 2055
    na incontinência urinária por estresse, 1919-1920, 1990
Hiperoxalúria
    causa de, 1185
    dietética, 1187, 1211, 1211q
    entérica, 1186-1187, 1186f, 1210
        manejo médico de, 1227, 1227q
    formação de cálculos de cálcio associada a, 1185-1187, 1210-1211, 1211q
    idiopática, 1187, 1210
    primária, 1185-1186, 1185f, 1210-1211
Hiperoxalúria alimentar, 1187, 1211, 1211q
Hiperoxalúria entérica, 1177, 1186-1187, 1186f, 1210
    manejo médico de, 1227, 1227q
Hiperoxalúria idiopática, 1187, 1210
Hiperoxalúrias primária (PHS), 1185-1186, 1185f, 1210-1211
Hiperparatireoidismo, primário
    com hipercalciúria reabsortiva, 1184, 1209-1210
    manejo médico do, 1225, 1225q
Hiperplasia adrenal macronodular bilateral independente de ACTH (AIMAH), 1535
Hiperplasia da bexiga, 3175
Hiperplasia medial, 1033, 1033t
Hiperplasia prostática benigna (BPH)
    algoritmo de manejo para, 2467f
    antígeno prostático específico em, 2465-2467
    atividade física e, 2442-2444, 2445t

Hiperplasia prostática benigna (BPH) *(Cont.)*
    atividade sexual e, 2440-2441, 2443t
    bloqueadores dos receptores de anticolinérgicos para, 2491-2493, 2492t
    bloqueadores alfa-adrenérgicos com, 2491-2492, 2493f
    mirabegron, 2492-2493
    bloqueadores α-adrenérgicos para, 2473-2482
        acetato de clormadinona, 2487
        alfuzosina, 2478-2479, 2479t
        bloqueadores dos receptores anticolinérgicos com, 2491-2492, 2493f
        características anatômicas, 2433-2434, 2433f-2434f
        cetrorelix, 2486-2487
        classificação da, 2474-2475, 2474t
        classificação farmacológica para, 2482, 2482t
        comparação da, 2481
        desenho de estudos de, 2475
        doxazosina, 2476-2477, 2477t
        dutasterida, 2486
        efeitos colaterais sexuais de, 2480
        efeitos da obstrução da saída da bexiga urinária, 2480
        em pessoas idosas, 2480
        eventos adversos com, 2481
        finasterida, 2483-2486, 2483f, 2484t, 2485f
        flutamida, 2486
        hipertensão com, 2480-2481
        inibidores da aromatase para, 2487
        inibidores da fosfodiesterase com, 2497-2498
        interpretação da literatura para, 2475
        interpretação de estudos para, 2482-2483
        lógica para, 2473-2474, 2474f
        manipulação de androgênio para, 2482-2487
        naftopidil, 2480
        razão para, 2482
        resposta à dose, 2475
        resumo, 2481-2482
        resumo para, 2487
        revisão da literatura para, 2475-2480
        revisão da literatura para, 2483-2487
        silodosina, 2479-2480
        síndrome da íris flácida intraoperatória, 2481
        tamsulosina, 2478, 2478t
        terazosina para, 2475-2476, 2476f, 2476t
        uso de álcool e, 2441
        zanoterona, 2486
    características histológicas da, 2434, 2434f
    cirrose hepática e, 2441
    cirurgia para, 2440, 2459-2460, 2460f
    cistometrografia para, 2470
    complicações com, 2455-2459
        cálculo na bexiga, 2455
        descompensação da bexiga, 2455
        deterioração do trato urinário superior, 2455
        hematúria, 2455
        incontinência urinária, 2455
        infecções do trato urinário, 2455
        mortalidade, 2455
        retenção urinária aguda, 2456-2459, 2456t-2457t, 2457f-2459f
    diagnóstico de, 2464-2470, 2465f-2467f
        avaliação inicial, 2464-2468
        testes adicionais para, 2468
        testes pré-operatórios, 2468-2470
    dieta e, 2442-2444, 2445t
    e hipertensão, 2442
    epidemiologia da, 2436-2447
        correlações de parâmetros, 2444-2447, 2446f-2447f, 2446t

Hiperplasia prostática benigna (BPH) *(Cont.)*
    definições para, 2436
    estudos analíticos, 2440-2444
    estudos descritivos para, 2436-2440
    estudos de fluxo-pressão para, 2469-2470
    etiologia da, 2425-2433
        5α-redutase na, 2427-2428, 2428f
        citocinas na, 2431-2432, 2431f
        di-hidrotestosterona na, 2427-2428, 2428f
        fatores de crescimento, 2429-2430, 2430f
        fatores familiares na, 2432, 2432t
        fatores genéticos na, 2432, 2432t
        hiperplasia, 2425-2426
        interação estroma-epitelial, 2429
        papel do estrogênio na, 2428-2429
        papel dos androgênios na, 2426-2428, 2427t
        prolactina na, 2432-2433
        receptores androgênicos na, 2427
        regulação da morte celular programada, 2429
        vias de sinalização na, 2430-2431
        vias inflamatórias na, 2431-2432, 2431f
    exame físico, para, 2464
    fatores socioeconômicos na, 2440, 2441t
    fisiopatologia da, 2433-2436, 2433f
    fitoterapia para, 2498-2501
        composição do extrato na, 2498-2499, 2498q
        Hypoxis rooperi (batata africana), 2500
        licopenos, 2500-2501
        mecanismo de ação, 2499-2501, 2499q
        origem dos agentes para, 2498, 2498t
        Pygeum africanum (ameixa africana), 2500
        resumo para, 2501
        Serenoa repens (baga de *saw palmetto*), 2499-2500
    histórico médico na, 2464
    índice de massa corporal e, 2442-2444, 2445t
    medicamentos e, 2444
        efeitos de, 2505
    medição da creatinina sérica para, 2464-2465
    minimamente invasiva e endoscópica. *Ver* Manejo endoscópico minimamente invasivo e endoscópico da hiperplasia prostática benigna
    músculo liso, 2434-2435, 2435f
    não tratada, história natural da, 2447-2459
        efeito placebo/fraude em, 2451
        estudos de espera vigilante para, 2449-2450, 2449t-2450t, 2450f
        estudos longitudinais de base populacional, 2453-2454, 2453t-2454t, 2454f
        gravidade dos sintomas bases na, 2451
        grupos de controle na, 2450-2451
        grupos de controle placebo, 2450, 2451t
        métodos de estudo para, 2448-2454, 2448t
        parâmetros clínicos para, 2447-2448, 2447t
        percepção de melhora, 2453
        progressão da doença na, 2451-2452, 2452f, 2453t
        resultados esperados de interesse com, 2447-2448, 2447t
    obesidade e, 2442-2444, 2445t
    obstrução da bexiga
        nas medidas de, 2440
        resposta a, 2435-2436
    para inibidores da fosfodiesterase, 2493-2498, 2494t-2495t, 2496f-2497f
        bloqueadores alfa-adrenérgicos com, 2497-2498
        conclusões para, 2498, 2498q
    patologia da, 2433-2434, 2433f-2434f
    prevalência clínica de, 2437, 2438f
    prevalência em autópsia de, 2436-2437, 2437f
    prevalência histológica da, 2437

Hiperplasia prostática benigna (BPH) *(Cont.)*
  religião e, 2440
  retenção urinária aguda com, 2501-2502
    como complicação da, 2455-2459, 2456t-2457t, 2457f-2459f
  saúde relacionada à qualidade de vida e, 2438
  síndrome metabólica e, 2442-2444, 2445t
  sintomas de
    avaliação de, 2467-2468
    gravidade e frequência de, 2437-2438
    tratamento médica para, 2470-2471
  sintomas no trato urinário inferior, 2425, 2426f, 2463
  tabagismo e, 2442
  tamanho da próstata e, 2438-2440, 2439f, 2505
  terapia combinada para, 2487-2491, 2488t
    Combination of Avodart and Tamsulosin Study, 2489-2491, 2491t
    estudo *Medical Therapy of Prostatic Symptoms*, 2488-2489, 2489f-2490f, 2491t
  terapia não cirúrgica da, 2442-2444, 2445t, 2472-2473
    autoajuda, 2472-2473
    componentes da, 2472-2473
    espera vigilante, 2472-2473
  terminologia para, 2463
  tratamento
    eliminando preconceitos, 2471-2472
    estratégias futuras para, 2503f
    eventos adversos, 2472
    impacto, 2473
    medidas de resultados quantitativos para, 2470-2471
    pontos clínicos de, 2470
    prevenção na, 2473
    segurança e eficácia de, 2470-2472
    seleção de candidatos para, 2473
    tamanho da amostra, 2472
  trato urinário superior na, deterioração do, 2455
  uretrocistoscopia para, 2470
  urinálise para, 2464
  urina residual pós-esvaziamento para, 2469
  urofluxometria para, 2468-2469
  vasectomia e, 2440-2441
Hiperplasia prostática benigna familiar, 2432, 2432t
Hiperplasia suprarrenal congênita (CAH), 566, 1555-1556, 3485-3488, 3485f-3486f
  disfunção do trato urinário inferior e, 1793
  pré-natal, 2882-2884
Hiperprolactinemia
  tratamento, 661
Hiper-reflexia autônoma
  disfunção do trato urinário inferior com, 1775-1776
  sintomas de, 1776
  tratamento da, 1776, 1763e1
Hiper-reflexia do detrusor, 1796
  contração do
    em pacientes pediátricos, 3123, 3124f
    estimulação elétrica e, 1888-1889
    receptores muscarínicos e, 1836-1837
  envelhecimento e, 1679-1680, 1810, 1811f
Hiper-reflexia. *Ver* Hiper-reflexia autônoma
Hipersecreção de aldosterona, na avaliação de massas da suprarrenal
Hipersecreção de catecolamina, na avaliação de massas suprarrenais, 1574-1575
Hipersecreção de cortisol, testes de, 1571-1573
Hipersecreção de esteroides sexuais suprarrenais, na avaliação de massas suprarrenais, 1574
Hipertensão (HTN)
  após lesão renal, 1157

Hipertensão (HTN) *(Cont.)*
  cálculo renal e, 1173
  com lesão renovascular, 1155
  com obstrução do trato urinário, 1100
  doença urológica e, 551-553
  e ED, 633
  estratégias de proteção da função renal, 1062, 1063t
  hiperplasia prostática benigna e, 2442
    com bloqueadores α-adrenérgicos, 2480-2481
  neonatal, 2891
  no desenvolvimento renal, 2865-2866, 2866t, 2867q
  no RCC, 1335
  refluxo vesicoureteral e, 3149
  renovascular. *Ver* Hipertensão renovascular
  urologia de transição e, 3525
Hipertensão renovascular, 1028
  fisiopatologia da, 1028-1029
    dois rins, modelo de um clipe de, 1029, 1029f
    um rim, modelo de um clipe de, 1029, 1030f
  incidência e etiologia da, 1028, 1028q
  manejo da, 1035
    angioplastia e colocação de *stent* para hipertensão, 1036-1037, 1037q
    angioplastia e colocação de *stent* para preservação da função renal, 1037-1039, 1039q, 1040f
    terapia médica, 1035-1036, 1036q
    tratamento cirúrgico, 1039-1040, 1040q
  patologia da, 1032-1033, 1033t, 1034q, 1034f-1035f
  significância fisiológica de lesões de artéria renal e, 1033-1035, 1035q
  testes de triagem para, 1031, 1031q
    angiografia, 1032, 1032q
    MRA, 1031-1032
    TC, 1032, 1032q
    ultrassonografia com Doppler duplex, 1032, 1032q
  trauma-induzido, 3548
Hipertermia por micro-ondas e termoterapia, para prostatite, 326-327
Hipertireoidismo, disfunção do trato urinário inferior e, 1790
Hipertrofia prostática benigna (BPE)
  como complicação da TT, 546
  hematúria relacionada a, 190-192
  na MetS, 550-551
  obstrução da saída da bexiga e, 1731
  terminologia para, 2463
  trato urinário inferior e, 1700
  α-receptores adrenérgicos na, 1671
Hiperuricosúria
  na formação de cálculo de cálcio, 1187
  na formação de cálculos de ácido úrico, 1192
Hipoatividade do detrusor. *Ver* Subatividadedo detrusor
Hipocalemia
  na AKI, 1052
Hipocitratúria
  em estados diarreicos crônicos, 1212
    manejo médico da, 1228
  formação de cálculos de cálcio associados a, 1188, 1211-1212, 1211f, 1212q
  idiopática, 1212
  induzida por tiazida, 1212
    manejo médico da, 1228
  manejo médico da, 1227-1228, 1228q
  na acidose tubular renal distal, 1211-1212, 1211f, 1212q
Hipocitratúria idiopática, 1212
Hipodisplasia renal, 3008f, 3011

Hipófise anterior
  anatomia da, 516-517, 517f
  no eixo HPG, 516-517, 517f
Hipofracionamento
  para câncer de próstata localizado, 2702-2703
    resultados esperados com, 2703-2705, 2704t-2705t
  radiobiologia do, 2703
Hipofunção testicular, como complicação da TT, 546-547
Hipoglicemiantes, pré-operatório, 103
Hipogonadismo, 558
  AD resultante do, 539-541, 540t
  definição bioquímica de, 541, 541t
  e ED, 631-632
  e PD, 725
Hipogonadismo de início tardio, 538, 547-548
Hipogonadismo primário, AD resultante, 539-541, 540t
Hipogonadismo secundário, AD resultante, 539-541
Hipomagnesemia familiar com hipercalciúria e nefrocalcinose (FHHNC), 1184
Hipomagnesiúria, na formação de cálculos de cálcio, 1190, 1212
  com desmopressina, 1865-1866
  manejo médico de, 1228-1229
Hipoplasia escrotal, 3382
Hipoplasia pulmonar, com valva uretral posterior, 3259, 3259f
Hipoplasia renal, 3008-3009
Hipoplasia segmentar, 3009-3011, 3010f
Hispospadias, 577
  avaliação da placa uretral para, 3402, 3402f
  avaliação e manejo
    intraoperatório, 3401-3416
    pré-operatório, 3399-3401
  bloqueios nervosos para, 3402
  complicações com, 3418-3422
  curvatura ventral, 3402-3404
    correção de, 3403
    ereção artificial para, 3403
    prevalência de, 3402-3403
    significância de, 3403
    técnica cirúrgica para, 3403-3404, 3403f-3404f
  desordens de desenvolvimento sexual, 3400
  diagnóstico de, 3399, 3400f
  estimulação androgênica pré-operatória para, 3401
  herança de, 3399
  imagem de, 3401
  isolada *versus* sindrômica, 3399
  manejo pós-operatório para, 3416-3417
    bandagens, 3416-3417, 3417f
    desvio urinário, 3416
    medicamentos, 3417
  melhora nos resultados esperados, 3428-3429
  prevalência de, 3399
  reoperações para, 3405f, 3422-3426
    enxerto de mucosa oral em duas fases, 3424-3426, 3425f-3428f
    enxerto *inlay* dorsal, 3423-3424, 3424f
    uretroplastia de incisão de placa tubulares, 3407f, 3423, 3423f
  reparo cirúrgico para
    aspectos gerais, 3401-3402
    considerações para, 3401
    distal, 3405-3408
    enxerto em duas fases, 3410-3413, 3412f
    escrotoplastia, 3416
    prepucioplastia, 3414-3416, 3415f
    proximal, 3408-3416
    retalho de Byars, 3414
    retalhos *versus* enxertos, 3414, 3414f
    retalhos prepucial, 3413-3414, 3413f
    tomada de decisão para, 3408

Hipospadias (Cont.)
  reparo de fracasso, cirurgia reconstrutora para, 915-916
  resultados esperados na avaliação para, resultados cosméticos, 3418
  resultados esperados no adulto após, 3426-3428
    cosmese, 3427-3428
    função sexual, 3427-3428
    função urinária, 3426-3427
  uretra fina, 3404, 3405f
  uretroplastia
    algoritmo para, 3404, 3405f
    complicações com, 3401
    incisão de placa tubulizada distal, 3405-3408, 3406f-3408f
    incisão de placa tubulizada proximal, 3408-3410, 3409f-3411f
Hipospermatogênese, 573e3
Hipotálamo
  anatomia do, 516
  de controle da micção pelo de, 1666
  no eixo HPG, 516, 517f, 517t
Hipotermia
  para nefrectomia parcial, 1429
  para nefrectomia parcial laparoscópica, 1475
  pré-operatório, 113
  relacionada à anestesia, durante cirurgia laparoscópica e robótica, 220e1
Hipótese de Hammock, da incontinência urinária, 1636-1637, 1689-1690, 1757-1758, 1757f
Hipótese integrativa, 1799
Hipotrofia testicular, 3394
Histamina
  efeitos na função uretral, 1003-1004
  na etiologia da BPS/IC, 345e4-345.e6, 345e4f, 345e6q
Histerese, ureteral, 988, 989f, 996, 996f
Histeretomia
  disfunção do trato urinário inferior após, 1783
  laparoscópica, lesões ureterais após, 1158
Histeretomia laparoscópica, lesões ureterais após, 1158
Histeropexia
Histeropexia vaginal, 1978
  após cirurgia de suspensão retropúbica, 1933-1934
Histocompatibilidade, para transplante renal, 1076
Histologia, suprarrenal, 1525f, 1529, 1530t, 1528e1f
História familiar, 7
História. *Ver* História do paciente
História sexual, e infertilidade masculina, 562
Histórico cirúrgico, cirurgia suprarrenal e, 1579
Histórico do paciente
  de hematúria, 2-3, 187
  médico, 7-9, 8t
  queixa principal e doença atual, 1-7, 4t-5t
  visão geral, 1
Histórico médico, 7-9, 8t
  cirurgia suprarrenal e, 1579
Hitch (engate) do músculo psoas da bexiga, ureteretomia distal e neocistostomia direta ou ureteroneocistostomia com, 1385-1386, 1387f
Hitch (engate) do psoas
  aberta, 1135-1136, 1136f-1137f
  com ureteroneocistostomia laparoscópica, 1136
  nervo femoral no, 1619, 1621f
  para lesões ureterais inferiores, 1163, 1164f
HIV. *Ver* Vírus da imunodeficiência humana
hK11. *Ver* Calicreína humana 11
hK2. *Ver* Calicreína humana 2

hK3. *Ver* Antígeno específico da próstata
HOCM. *Ver* Meio de contraste hiperosmolar
HoLEP. *Ver* Enucleação da próstata com *laser* de hólmio
Homeostase da glicose. *Ver também* Diabetes mellitus
  sono de onda lenta e, 1822-1823
Hormônio adrenocorticotrópico. *Ver* Síndrome de Cushing dependente de ACTH
Hormônio antidiurético (ADH), 1012. *Ver também* Arginina vasopressina; Desmopressina; Síndrome de secreção inadequada de hormônio antidiurético
  ações do, 1012, 1013f
  controle do, 1012, 1013t
Hormônio antimülleriano (AMH). *Ver* Substância de inibição Mülleriana
Hormônio estimulante do folículo (FSH), 516-519, 517f, 539-540, 565-566
Hormônio liberador de corticotropina ectópico, 1535
Hormônio liberador de gonadotropina (GnRH), 516-519, 517f, 517t, 539-540
Hormônio liberador do hormônio luteinizante (LHRH). *Ver* Hormônio liberador de gonadotropina
Hormônio luteinizante (LH), 516-517, 517f, 522, 539-540, 558, 565-566
Hormônios
  do eixo HPG
    hipófise anterior, 516-517, 517f
    hipotálamo, 516, 517f, 517t
    testículos, 517-518, 517f, 3431-3432, 3431f
  efeitos da cirurgia laparoscópica e robótica, 214
  e FSAD, 760e1
  renal
    metanéfrico, 1303-1304, 1303f-1304f, 1304q
    papilar, 1302-1303, 1303q
Hormônios esteroidais, do sistema reprodutor masculino, 516, 517f. *Ver também* hormônios esteroidais específicos
Hormônios peptídicos, do acesso reprodutivo, 516, 517f
HPC. *Ver* Câncer de próstata hereditário
HPs. *Ver* Hiperoxalúrias primárias
HPV. *Ver* Papilomavírus humano
HRQOL. *Ver* Qualidade de vida relacionada à saúde
HRS. *Ver* Síndrome hepatorrenal
HSDD. *Ver* Desordem de desejo sexual hipoativo (frigidez)
HS. *Ver* Hidradenite supurativa
HSP. *Ver* Paraplegia espástica hereditária
5-HT. *Ver* Serotonina
HTN. *Ver* Hipertensão
HUCN. *Ver* Nefrolitíase hiperuricosúrica cálcica
HU. *Ver* Unidade de Hounsfield
Hypoxis rooperi (grama estrela sul-africana), para hiperplasia prostática benigna, 2500

I

IADLs. *Ver* Atividades instrumentais de fatores iatrogênicos da ida diária
  e UTIs, 2932
  na etiologia da UTUC, 1366
IBS. *Ver* Síndrome do intestino irritável
Ibuprofeno, para pacientes pediátricos, 2957
ICI. *Ver* International Consultation on Incontinence
ICIQ-BD. *Ver* International Consultation on Incontinence Questionnaire Bladder Diary
ICIQ-MLUTS. *Ver* International Consultation on Incontinence Questionnaire Male Lower Urinary Tract Symptoms

ICIQ-UI-SF. *Ver* International Consultation o Incontinence Questionnaire Urinary
ICS. *Ver* International Continence Society
Idade dos pais
  anomalias cromossômicas relacionadas ao espermatozoide, a, 528
  mutações genéticas do espermatozoide relacionadas a, 528-529, 528q
Idade e envelhecimento
  anomalias cromossômicas do espermatozoide relacionadas a, 528
  biologia e princípios de, 2083-2085
  cálculo renal e, 1171, 1255-1256
  demografia, 2085, 2086f-2087f
  diagnóstico de câncer de próstata e, 2545
  disfunção do trato urinário inferior e, 1679-1680, 1680q, 1793, 3297-3298
  diversão urinária ortópica e, 2349
  efeitos do eixo HPG, 519
  e PD, 723
  fisiologia, 2083-2084
  incontinência urinária e, 1747-1748
    intervenções conservadoras para, 1894-1895
  mutações genéticas do espermatozoide relacionadas a, 528-529, 528q
  prognóstico de UTUC e, 1374
  refluxo vesicoureteral e, 3135, 3135t
    cicatriz adquirida e, 3148
    resolução por, 3153, 3154f
  retenção urinária aguda e, 2457, 2457f
  sistema urinário inferior e, 2084-2085
  variações de UTUC e, 1365
IDC-P. *Ver* Carcinoma intraductal da próstata
IDCs. *Ver* Contrações involuntárias do detrusor
Identidade de gênero, função e orientação, 3475-3477
IDO. *Ver* Hiperatividade idiopática do detrusor
Idosos. *Ver também* Paciente urológico pediátrico
  bacteriúria em, 296
    assintomática, 297-299, 299q
    diagnóstico laboratorial, 297-298, 298f
    epidemiologia de, 297, 297f-298f, 297t
    manejo, 299
    patogênese de, 297, 298f
    triagem para, 298-299
  bloqueadores alfa-adrenérgicos em, 2480
  cirurgia renal laparoscópica em, 1447
  cuidado pré-operatório para, 103-104
  resultados esperados do *sling* uretral médio em, 2023-2024, 2024q
  saúde sexual em, 2099-2100
  tratamento errado, 2100-2101
IELT. *Ver* Tempo de latência de ejaculação intravaginal
IFIS. *Ver* Síndrome da íris flácida intraoperatória
IFLND. *Ver* Dissecção do linfonodo inguinofemoral
IFLND radical, para câncer do pênis, 902-906, 903f-905f
IFNs. *Ver* Interferons
Ifosfamida
  cistite hemorrágica causada por, 188-189
  para NSGCTs, 801, 805
IGCCCG. *Ver* International Germ Cell Cancer Collaborative Group
IGFs. *Ver* Fatores de crescimento semelhantes à insulina
IGRAs. *Ver* Ensaio de liberação de interferon-gama
IIEF. *Ver* International Index of Erectile Function Scale
IILND. *Ver* Linfadenectomia ilioinguinal
IL-18. *Ver* Interleucina-18
IL-2. *Ver* Interleucina-2
Íleo, após RPLND, 833-834
Ileocecocistoplastia, 3346, 3346f-3347f

Ileocistoplastia, 3344-3345, 3345f
Íleo. Ver Intestino delgado
Ileostomia de alça terminal, 2293-2294, 2294f
Ilhas de dinucleotídeo CpG, no câncer urotelial, 2197-2199
Ilíaco, 767f-769f, 769, 769t
ILND completa modificada, para câncer do pênis, 863, 895-896, 895f-896f
ILND. Ver linfadenectomia inguinal
ILND laparoscópica, para câncer do pênis, 863, 896-897
  técnica cirúrgica para, 897-902, 897f-903f
ILND robótica, para câncer do pênis, 864, 896-897
  técnica cirúrgica para, 897-902, 897f-903f
Imagem de banda estreita (NBI), câncer de bexiga sem invasão muscular, 2211
Imagem de ressonância magnética multiparamétrica (mpMRI), para localização de câncer de próstata, 2724-2727
  biópsia guiada, 2724
  biópsias segmentados alvo, 2724
  fusão com ultrassom, 2724-2727, 2725f-2727f
Imagem funcional
  diagnósticos de feocromocitoma nos testículos, 1548-1549, 1548f
  na avaliação da massa suprarrenal, 1569
Imagem. Ver também modalidade de imagem específicas
  do trato urinário, 26. Ver também imagem específica
  em testes diagnósticos de feocromocitoma, 1547-1549, 1548f
  modalidades
    considerações de pacientes pediátricos para, 2909, 2923q
    manejo da radiação em, 26-27, 27q, 27t-28t
    meio de contraste. Ver Meio de contraste
  na avaliação da massa suprarrenal, 1567-1570, 1568f-1569f, 1569q
Imagem por radionuclídeo. Ver Cintigrafia nuclear
Imagem pré-natal, ultrassonografia, 2909-2911, 2910f-2912f
Imagem ressonância magnética peniana, 653
Imagem transversal, em testes diagnósticos de feocromocitoma, 1547-1548
Imagens de RM ponderada em T1, 47
Imagens de RM ponderada em T2, 47
IMA. Ver Artéria mesentérica inferior
Imaturidade renal e desenvolvimento renal, 2851, 2852q
Imidafenacina para facilitar o enchimento da bexiga e o armazenamento da urina, 1839t, 1843-1844
Imipramina (Tofranil)
  para facilitar o enchimento da bexiga urinária e o armazenamento da urina, 1839t, 1857
  para incontinência urinária por estresse em mulheres, 1868
  para poliúria noturna, 1827, 1830t
  resposta ureteral, 991
IM. Ver Intramuscular
Impedância
  estimulação do nervo sacral e, 1911-1912
  na ultrassonografia, 66-67, 66f, 66t
Impotência, histórico do paciente de, 6
IMRT. Ver Radioterapia de intensidade modulada
IMT. Ver Tumor miofibroblástico inflamatório
Imunização. Ver Vacinação
Imunoglobulinas, em secreções prostáticas, 2417t, 2422
IMV. Ver Veia mesentérica inferior

Incidentalomas, suprarrenal
  avaliação de, 1566, 1567t
  cirurgia suprarrenal para, 1581q
Incidentalomas suprarrenal
  avaliação de, 1566, 1567t
  cirurgia suprarrenal para, 1581q
Incisão balão com cautério, para estenose ureteroentérica, 1142-1143
Incisão Chevron, para cirurgia renal aberta, 1419-1420
Incisão retroperitoneal, para exploração renal, 1153, 1154f
Incisão transuretral da próstata (TUIP), 2525-2526
  complicações com, 2526
    intraoperatórias, 2526
    perioperatórias, 2526
    pós-operatórias, 2526
  ressecção transuretral da próstata versus, 2526
  resultados esperados com, 2526
    estudos comparativos para, 2526
    estudos de coorte única para, 2526
  resumo para, 2526
  técnica, 2525, 2525f
  visão geral e conceito de, 2525
Incisão transuretral (TUI), para ureteroceles, 3094-3096, 3095f-3096f
  resultados esperados do refluxo após, 3096
Incisões abdominais, 115
  cura de, 115
  fechamento de, 115-117, 116t
Incisura lombar, 166, 166f
Incontinence Short Form
Incontinência coital, 1711
Incontinência contínua, histórico do paciente de, 6
Incontinência de esforço urodinamicamente demonstrada (USI), 1714
  detecção de, 1804-1805
  diagnóstico de, 1918
Incontinência de estresse/esforço, histórico do paciente de, 5-6
Incontinência de hiperatividade do detrusor (DOI), 1714
  induzida por tosse, 1714
Incontinência de urgência, histórico do paciente e, 5
Incontinência fecal (FI). Ver também Distúrbios do assoalho pélvico
  em pacientes geriátricos, 2099e8-2099.e9
  estimulação do nervo sacral para, 1908
  prevalência da, 1746q
  ultrassonografia para, 1610, 1610f
Incontinência. Ver Incontinência urinária
Incontinência paradoxal. Ver Incontinência urinária de superfluxo
Incontinência por risada, 1711, 3310
incontinência pós-prostatectomia (PPI), 1757
  acompanhamento, 2064
  PFMT para, 1885
  terapia de injeção para. Ver Terapia com injeções para SUI pós-prostatectomia masculina
Incontinência urinária contínua, 1710, 1744-1745, 1744f
Incontinência urinária de estresse (SUI), 551-552
  agonistas adrenérgicos para, 1671
  BMI e de, 1711
  colágeno uretral e, 1637
  com ressecção transuretral bipolar da próstata, 2517
  da bexiga hiperativa com, 1802, 1803f
    agentes injetáveis e, 2049
    deficiência intrínseca do esfíncter na, 1990
    disfunção esfincteriana intrínseca, 1758, 1919-1920

Incontinência urinária de estresse (SUI) (Cont.)
  definição de, 1710, 1744, 1744f
  do sexo masculino, tratamento farmacológico para, 1869-1870
  feminina
    algoritmo para manejo de, 1922f
    causa, 1990
    dispositivos de incontinência intravaginais para, 2073
    dispositivos uretrais oclusivos para, 2073
    sling pubovaginal para. Ver Sling pubovaginal
    tratamento farmacológico da, 1866-1869
  prolapso de órgão pélvico e, 1707
  sling da uretra média, resultados esperados para, 2021-2022, 2022q
  slings uretrais para, 1987
  tratamento de, 1708-1709
    farmacológica, 1840t, 1866-1870
    masculina, 1716
    opções para, 1918
    sling da uretra média. Ver Sling da uretra média
    sling pubovaginal. Ver Sling pubovaginal
    treinamento do assoalho pélvico muscular para, 1716, 1884
  urodinâmica e, 1706-1707
Incontinência urinária de super-fluxo, histórico do paciente de, 6
Incontinência urinária de urgência (UUI)
  definição de, 1710, 1744, 1744f, 1796, 1797f
  estrógenos para, 1863-1864
  tratamento de, 1714-1716
Incontinência urinária diurna. Ver Disfunção da bexiga urinária e intestino
Incontinência urinária, em pacientes geriátricos, 2096-2098
Incontinência urinária insensível, 1711
  fisiopatologia da, 1758
Incontinência urinária mista (MUI)
  definição de, 1710, 1744-1745, 1744f
  OAB e, 1802, 1803f
  sling da uretra média, resultados esperados da, 2019-2022
  sling pubovaginal para, resultados esperados da, 2003
  tratamento da, 1716
Incontinência urinária transitória
  após vaporização fotosseletiva da próstata, 2533
  com enucleação da próstata com laser de hólmio, 2529
  em pacientes geriátricos, 2096
Incontinência urinária (UI). Ver também Distúrbios do assoalho pélvico
  anomalias ureterais e, 3080
  após lesão uretral, 2391
  após prostatectomia laparoscópica radical, 2676, 2677t
  após prostatectomia retropúbica radical, 2657-2658
  após trauma uretral pediátrico, 3557
  AVC e, 1764
  causa de, 1697, 1698q
  classificação da, 1743-1744
  coital, 1711
  comentários gerais sobre, 1745
  com hiperplasia prostática benigna, 2455
  contínuo, 1710, 1744-1745, 1744f
  custos sociais, 1753-1754, 1754q
  definição de, 1710, 1743-1744, 1744f
  diagnóstico de, 1715
    cirurgia de suspensão retropúbica para. Ver Cirurgia de suspensão retropúbica para incontinência em mulheres
    e uretra, 1636-1637

Incontinência urinária (UI) *(Cont.)*
   dispositivos mecânicos para, 1895-1896
      uretral, 1896, 1897f
      vaginal, 1895-1896, 1895f-1896f
   diurna. *Ver* Disfunção da bexiga urinária e intestino
   e gravidez, 1748
   em lar de idosos, 2098-2099
   em pacientes geriátricos, 2095-2099
      avaliação clínica de, 2099
      avaliação PVR, 2099e1
      contenção de urina para, 2099e6
      custos de, 2096
      estabelecido, 2096-2098
      estudo urodinâmico para, 2099e2
      esvaziamento diários, 2099e1-2099.e2
      exame físico para, 2099e1
      farmacoterapias para, 2099e3-2099.e4
      fatores de risco de, 2098-2099
      história para, 2099e1
      impactos negativos da de, 2096
      produtos absorventes para, 2099e6
      terapias cirúrgicas para, 2099e4-2099.e6
      terapias comportamentais para, 2099e3
      testes de laboratório para, 2099e2
      transitória de, 2096
      tratamento de, 2099
   enurese noturna, 1710, 1744-1745, 1744f
      tratamento da, 1716
   estresse. *Ver* Incontinência urinária de esforço
   fatores de risco para, 1747-1749, 1749q
   fisiologia de, 1754-1756
   fisiopatologia da, 1756-1757
      armazenamento da bexiga, 1756
      função do esfíncter e, 1757
   herpes anogenital e, 1783
   hipótese de, 1636-1637, 1689-1690, 1757-1758, 1757f
   histórico do paciente e, 5-6
   impacto social, 1754, 1754q
   incidência de, 1746-1747, 1747q
   Incontinência urinária ocasionada por riso (*giggle*) de, 1711
   infecção por Herpes-vírus e, 1783
   insensível, 1711
   instrumentos de HRQOL para, 92t-95t, 95
   manejo conservador da, 1875
   masculina, 1710, 1711q
      avaliação de, 1711-1714
      causa de, 2169-2170, 2170t
      classificação da, 2169-2170
      dispositivos de compressão da uretra para, 2072-2073, 2072f
      exame físico para a de, 1711
      fatores de risco para, 1750
      fisiopatologia da, 2169-2170
      frequência de, 1750
      história de, 1711
      investigações de primeira linha para, 1711-1714
      prevalência de, 1750
      taxas de remissão de, 1750
      tratamento de, 1714-1717, 1715f-1716f
   mista, 1710, 1744-1745, 1744f
      tratamento da, 1716
   pós-parto, 1748
   para PFMT, 1885
   prevalência de
      de base populacional, 1746, 1746f
      em mulheres adultas, 1745-1746, 1746q
      estimativas internacionais de, 1746, 1747f
      fatores que influenciam, 1745q
   prolapso de órgão pélvico e, 1753, 1753q
   questionários para, 1703t-1704t
   remissão de, 1746-1747, 1747q
   sinais e sintomas de, 1743-1744, 1744t

Incontinência urinária (UI) *(Cont.)*
   SM e, 551-552
   terminologia de, 1744-1745, 1744t
   tipos de, 1710-1711
   tumor cerebral com, 1765
   urgência, 1710, 1744, 1744f, 1796, 1797f
   vazamento pós-micção, 1711
      tratamento da, 1717
Indapamida, para hipercalciúria absortiva, 1225
Inderal. *Ver* Propranolol
Índice de capacidade noturna da bexiga urinária (NBCi) de, 1824
Índice de Comorbidades de Charlson (CCI), 2085
Índice de Estado de Atividade de Duke, 101, 102t
Índice de massa corporal (BMI), 542-543
   cálculo renal e, 1172-1173
   câncer de próstata e, 2551-2552, 2552f
   diversão urinária ortópica e, 2350
   hiperplasia prostática benigna e, 2442-2444, 2445t
   incontinência urinária e, 1748-1749
   SUI masculina e, 1711
Índice de poliúria noturna (NPI) de, 1824
Índice de pressão braquial peniana, 653
Índice de resistência (RI), obstrução do trato urinário e, 1091
Índice de Risco Cardíaco de Goldman, 101, 101t
Índice de Risco Cardíaco/*Cardiac Risk Index*, 101, 101t
Índice de sintomas AUA, 4-5
Índice mecânico (MI), na ultrassonografia, 73
Índice térmico (TI), na ultrassonografia, 73
Indigotina, toxicidade do, 1159
Indometacina
   efeitos na função uretral, 1004-1005
   para facilitar o enchimento da bexiga urinária e o armazenamento da urina, 1839t, 1858
Inervação
   da bexiga urinária, 1628
      em pacientes pediátricos, 3122, 3122f
   da pelve
      feminina, 1602-1603
      masculina, 1613f, 1615f, 1618-1622, 1621f, 1622f, 1622t
   da vagina, 1606
   do lábios maiores, 1605
   nervo motor, do músculo liso da bexiga urinária, 1635, 1635f
Inervação do nervo motor, no músculo detrusor, 1635, 1635f, 1649, 1650f
Inervação sensitiva, na função ureteral, 992
Infarto do miocárdio, pré-operatório, 101
Infecção
   anomalias ureteral e, 3079-3080
   após biópsia da próstata, 2588
   após cirurgia laparoscópica e robótica, em pacientes pediátricos, 2971
   após *sling* da uretra média, 2031-2033
   barreiras escrotais para espalhar, 946, 947f
   câncer de próstata e, 2547-2548
   câncer urotelial e, 2187-2188
   com anastomose intestinal, 2290
   com desvio intestinal urinário, 2313
   com endopielotomia percutânea anterógrada, 1111
   com estimulação do nervo sacral, 1911
   considerações pós-natais para, 2950-2951
   doenças cutâneas da genitália externa
      balanite, 402
      balanopostite, 402, 403f
      celulite, 402, 403f
      DSTs, 402, 403f
      ectima gangrenoso, 405-406, 408f
      erisipela, 402

Infecção *(Cont.)*
      feridas por mordidas genitais, 406-407, 408f
      foliculite, 404-405, 404f
      furunculose, 405, 405f
      gangrena de Fournier, 402-404, 404f
      hidradenite supurativa, 405, 406f
      infecção corinebacteriana (Tricomicose axilar e eritrasma), 405, 407f
      infecção por dermatófitos, 407-408, 409f
      intertrigo por *Candida*, 407, 408f
   efeitos na função ureteral, 1000-1001
   fatores do hospedeiro, aumento do risco de, 260q
   ferida cirúrgica. *Ver* Infecção do sítio cirúrgico
   na etiologia da BPS/IC, 345e1-345.e2
   risco de UTUC e, 1366
   transplante renal e, 1086, 1086t, 3530, 3535
   trato urinário. *Ver* Infecção do trato urinário
   vesícula seminal, 958
Infecção Corinebacteriana
   como doença cutânea dos órgãos genitais externos, 405, 407f
   na microbiologia da prostatite, 306
Infecção da ferida, de sítio cirúrgico. *Ver* Infecções de sítio cirúrgico
Infecção de sítio cirúrgico (ISC)
   após cirurgia laparoscópica e robótica, 223
   fechamento da ferida e, 116-117
   profilaxia antibiótica para, 105-106, 105q, 106t-107t
   em pacientes pediátricos, 2958-2959, 2959t
Infecção do cálculo, 1194-1195, 1213, 1213q, 1214t, 1215f
   bactéria hidrolisadora de ureia causando, 271
   bacteriologia da, 1194, 1195t
   cultura da urina para, 1202
   epidemiologia da, 1195
   manejo médico de, 1230-1231, 1231q
   patogênese of, 1194, 1194f
Infecção do trato urinário (UTIs)
   abscesso periuretral, 303, 303q
   após cateterismo, 123-126
   após cistoplastia de aumento, 3352-3353
   após colocação de *stent* uretral, 132
   após vaporização fotosseletiva de próstata, 2532
   bacteriúria associada ao cateter, 299-300, 300q
   bacteriúria em pessoas idosas, 296
      assintomática, 297-299, 299q
      diagnóstico laboratorial, 297-298, 298f
      epidemiologia, 297, 297f-298f, 297t
      manejo de, 299
      patogênese, 297, 298f
      triagem para, 298-299
   bacteriúria na gravidez, 293-294, 297q
      alterações anatômicas e fisiológicas e, 294-295, 294f, 295t
      complicações de, 295-296
      insuficiência renal e, 296
      manejo de, 295-296, 296t
      patogênese, 294
   cálculo e renal, 1254
   cateterismo limpo intermitente e, 3275-3276
   choque séptico e, 291-293, 293q
   com hiperplasia prostática benigna, 2455, 2471
   com lesão medular, 1770, 1777
      manejo de, 300-301, 302q
   definição, 237-238, 238f-239f, 239q
   e bacteremia, 291-293, 293q
   em pacientes geriátricos, 2099e10-2099.e11
   fatores de risco, 265q
   gangrena de Fournier, 302-303, 303q
   HIV e, 383
   incidência e epidemiologia, 239-241, 240f, 241q

Infecção do trato urinário (UTIs) *(Cont.)*
  incontinência urinária transitória e, 2096*e*1
  infecção da bexiga. *Ver* Infecção da bexiga
  infecção renal. *Ver* Infecção renal
  manifestações clínicas, 250-252, 252q
    diagnóstico, 250-252, 251f, 252e1t
    sintomas e sinais, 250
  não resolvido, 269-270, 270q
  no paciente pediátrico, 3298
    anormalidades anatômicas e, 2931
    avaliação e manejo de uma criança com febre, 2926-2933, 2926q, 2927f-2929f, 2929t, 2930q, 2933q
    classificação da, 2933-2936, 2934f-2936f, 2936q
    definição de, 2927
    diagnóstico de, 2936-2942, 2937t, 2939q, 2940t, 2942q
    e abscesso renal aguda, 2936
    e atividade sexual, 2931
    e bacteriúria assintomática, 2935-2936
    e bexiga neurogênica, 2932
    e biofilmes, 2934-2935, 2935f
    e circuncisão, 2930-2931
    e cistite viral, 2947
    e colônias de bactérias intracelulares, 2934-2935, 2935f
    e colonização bacteriana fecal e perineal, 2931
    e disfunção da bexiga urinária e intestino, 2931-2932, 2945-2946
    e estado imunológico, 2932-2933
    e fatores iatrogênicos, 2932
    e fungos, 2947-2948
    e genética, 2930
    e nefrite bacteriana, 2936, 2936f
    e pionefrite, 2936
    e raça, 2930
    e sexo e idade, 2930
    e VUR, 2931
    exame físico, 2938
    fatores bacterianos, 2928-2930
    imagem de, 2940-2942, 2940t, 2942q
    laboratórios, 2938-2939, 2939q
    manejo de infecção, 2942-2945, 2943t-2944t, 2947q
    manejo de pós infecção, 2945-2946, 2947q
    patogênese da, 2927-2928
    sequelas da, 2946-2947, 2947q
    sequelas de longo prazo, 2947, 2947q
    sintomas de, 2936-2937, 2937t, 2939q
    tratamento antibiótico, 2942-2945, 2943t-2944t
    ultrassonografia de, 2911, 2916-2918
  no transplante renal, 3533
  patogênese, 241-249, 250q
    alterações nos mecanismos de defesa do hospedeiro, 248-249, 249e1
    defesas naturais do urinário trato contra, 247-248, 248e1
    eventos iniciais na patogênese de UPEC, 242-243, 242f
    fatores de virulência bacteriana, 242
    organismos exigentes, 242
    patógenos urinários, 241-242
    receptividade das células epiteliais, 244-247
    vias de infecção, 241
  profilaxia antimicrobiana para procedimentos urológicos simples e, 260-265, 260q, 261t-262t, 264t-265t, 265q
    considerações especiais, 264-265, 265t
    endoscopia do trato inferior, 263
    para biópsia TRUSP, 262-263
    para cateterismo e remoçãouretral, 261t-262t
    para cirurgia laparoscópica aberta e, 264, 264t

Infecção do trato urinário (UTIs) *(Cont.)*
    para endoscopia do trato superior, 263
    para litotripsia por onda de choque, 263
    para urodinâmica, 262
    princípios de, 260, 260q, 261t-262t
    ressecção transuretral da próstata e da bexiga, 263
  refluxo vesicoureteral e, 3139-3140
    avaliação de, 3141-3142, 3142f
    confirmação da, 3141
  sepse e, 291-293, 292q-293q
  técnicas de Imagem, 252-253, 253q
    estudos com radionuclídeos, 253
    indicações, 252-253, 253q
    MRI, 253
    TC, 253, 276-277
    ultrassonografia, 253, 276-277, 277f
    uretrocistografia miccional, 253
  terapia antimicrobiana para
    duração, 260
    formulário antibacteriano para, 255-260, 256t-258t, 259f
    princípios de, 253-260, 254t-258t, 259f, 260q
    profilaxia, 238, 272-273, 272t
    resistência bacteriana a, 254-255
    seleção de agente, 260, 266-268, 267t, 270, 295-296, 296t
    supressão, 238
Infecção e inflamação, na infertilidade masculina, 560
Infecção parasitária, do trato genitourinário, 433
  esquistossomose, 433, 442q
    biologia e ciclo de vida, 433-434, 433f-434f
    diagnóstico, 437-439, 439f-440f
    epidemiologia, 434-435
    história, 433
    manifestações clínicas, 436-437
    patogênese e patologia, 435-436, 435f, 438f-439f
    prevenção e controle, 441-442
    prognóstico, 441
    tratamento, 440-441
  filariose, 442
    diagnóstico, 444
    epidemiologia, 442-443
    organismos, 442, 442f
    patologia e manifestações clínicas, 443-444, 443f-444f
    prevenção e controle, 445
    tratamento, 444-445
  não filarial
    amebíase, 446
    enterobíase, 446
    equinococose, 445-446
    tricomoníase. *Ver* Tricomoníase
Infecção parasitária não filária, do trato genitourinário
  amebíase, 446
  enterobíase, 446
  equinococose, 445-446
  tricomoníase. *Ver* Tricomoníase
Infecção por dermatófitos, 407-408, 409f
Infecção por Herpes-vírus, disfunção do trato urinário inferior com, 1783
Infecção por *Ureaplasma*, 372
  na microbiologia prostatite, 306
Infecção renal, 291q
  infecção renal (nefrite bacteriana), 274
    abscesso perirrenal, 283-285, 284f
    abscesso renal, 280-283, 281f-282f
    bacteriana "relapsa", 286
    hidronefrose infectada e pionefrose, 283, 283f
    nefrite focal aguda ou nefrite bacteriana multifocal, 278-279, 279f

Infecção renal *(Cont.)*
    patologia, 274-275, 275f-276f
    pielonefrite aguda, 275-278, 276f-277f, 278t, 285
    pielonefrite crônica, 285-286, 286f
    pielonefrite enfisematosa, 279-280, 280f-281f
    nefrite granulomatosa infecciosa, 289-290, 289f
    equinococose renal, 290-291, 291f
    XGP, 286-289, 287f-288f
Infecção renal (nefrite bacteriana), 274
  abscesso perirrenal, 283-285, 284f
  abscesso renal, 280-283, 281f-282f
  bacteriana "recidivante", 286
  hidronefrose infectada e pionefrose, 283, 283f
  HIV e, 383
  nefrite focal aguda ou bacteriana multifocal, 278-279, 279f
  patologia, 274-275, 275f-276f
  pielonefrite aguda, 275-278, 276f-277f, 278t, 285
  pielonefrite crônica, 285-286, 286f
  pielonefrite enfisematosa, 279-280, 280f-281f
  UTIs e, 2936, 2936f
Infecção sexualmente transmissível, câncer de próstata e, 2550-2551
Infecções da bexiga, 274q
  cistite complicada, 269, 269q, 269t
  cistite descomplicada, 265-268
    acompanhamento, 268
    apresentação clínica, 265
    bacteriúria assintomática e, 268, 268t-269t
    diagnóstico diferencial, 266
    diagnóstico laboratorial, 265-266
    fatores de risco, 265q
    manejo, 266-268, 266f, 267t
    seleção antibacteriana para, 266-267, 267t
  UTIs não resolvidas, 269-270, 270q
  UTIs recorrentes, 270-271, 270f
    autoinício de terapia intermitente para, 274
    dose baixa de profilaxia contínua para, 272-273, 272t
    outras estratégias para, 274
    persistência bacteriana, 271
    profilaxia pós-coito para, 274
    reinfecções, 271-274
Infertilidade
  em pacientes TGCT, 794
  maculina. *Ver* Infertilidade masculina
Infertilidade masculina
  anomalias cromossômicas na, 526-528
  avaliação laboratorial de, 564-571, 565q, 566t, 569f, 571q
  causas de, 574-575, 575f
  diagnósticos e terapia, 573-579, 575f, 579q, 573*e*3f-573.*e*4f, 573*e*4q, 573*e*5t
  doenças da infância e, 560-561
    hipótese da disgenesia testicular, 561*e*1
  e anomalias cromossômicas estruturais, 574
  e anomalias epigenéticas, 574
  e anormalidades estruturais no espermatozoide, 579
  e avaliação genômica, 570-571
  e cirurgia pediátrica, 560
  e disfunção da hipófise, 575-576
  e disfunção ejaculatória, 578-579
  e disfunção extratesticular, 576-577
  e genética, 561
  e infecção e inflamação, 560
  epidemiologia, 556
  e síndromes genéticas, 573-574
  exame físico, 562-564, 563f, 564q
  histopatologia dos testículos, 573, 573*e*3, 573*e*3f, 573*e*4f, 573*e*4q
  história, 556-562, 557t, 562q

Infertilidade masculina (Cont.)
  imagem de, 571-573, 572f-573f, 573q, 573e3f
    abdominal, 573, 573e2
  manejo cirúrgico de
    anatomia cirúrgica, 581-582, 581q
    biópsia testicular, 583-584, 583f
    cirurgia do epidídimo, 594-599, 595f-599f, 595t
    eletroejaculação, 600
    orquiopexia em adultos, 610-611, 611f
    ressecção transuretral de ductos ejaculatórios, 599-600, 600f
    técnicas de recuperação de esperma, 600-604, 601f-603f, 601t, 604t
    varicocelectomia, 604-610, 604f, 604t, 606f-609f, 606t
    vasografia, 584-587, 584f-586f, 587q
    vasovasostomia, 587-594, 588f-589f, 590t, 591f-594f
  MetS e, 553-554, 554f
  reprodução assistida, 573, 573e5, 573e5t
  transtornos do desenvolvimento e, 577-578
Infestação, como doença cutânea da genitália externa, 408-410, 409f-410f
Infibulação, 3467-3468, 3468f
Infiltração de células inflamatórias, na fibrose tubulointersticial, 1097
Inflamação
  câncer de próstata e, 2547-2548, 2548f
  câncer urotelial e, 2187-2188
  dor causada por, 1-2
  efeitos da testosterona, 549
  gatilhos para, 2548
  na etiologia da BPS/IC, 345e2-345.e4, 345e4q, 345e10q
  risco de UTUC e, 1366
  vias, na hiperplasia prostática benigna, 2431-2432, 2431f
Inflamação quimicamente induzida, na prostatite e etiologia da CPPS, 308
Inibição de CYP17, 2811-2812, 2811f
Inibidor da proteína C (PCI), em secreções prostáticas, 2417t, 2422
Inibidor do ativador do plasminogênio-1 (PAI-1), 549
Inibidores da 5α-redutase
  antígeno específico da próstata e, 2602-2603
  para facilitar o enchimento da bexiga urinária e o armazenamento da urina
    com agentes antimuscarínicos, 1860-1861
    com antagonistas α-adrenoreceptores, 1861
  para quimioprevenção do câncer de próstata, 2559-2561
Inibidores da anidrase carbônica, na formação do cálculo, 1197
  manejo de, 1231
Inibidores da captação da serotonina-noradrenalina, para incontinência urinária por estresse em mulheres, 1868-1869
Inibidores da ciclo-oxigenase (COX). Ver também inibidores da COX-2
  efeitos na função uretral, 1005
  para facilitar o enchimento da bexiga urinária e o armazenamento da urina, 1858
Inibidores da coenzima A 3-Hidroxi-3-metilglutaril (HMG-CoA) redutase, para CKD, 1062, 1064
Inibidores da COX-2
  efeitos na função uretral de, 1005
  para diurese pós-obstrutiva, 1102
  para facilitar o enchimento da bexiga urinária e o armazenamento da urina, 1858
  para obstrução do trato urinário, 1101
Inibidores da COX. Ver Inibidores da ciclo-oxigenase

Inibidores da enzima conversora de angiotensina (ECA)
  AKI causada por, 1042
  para CKD, 1062, 1063t
  para hipertensão renovascular, 1090
Inibidores, da formação de cristal, 1178-1179
Inibidores da fosfodiesterase (PDEIs)
  para facilitar o enchimento da bexiga urinária e o armazenamento da urina, 1839t, 1855-1856
  para terapia oral de BPS/IC, 355
  resposta ureteral, 987, 1001
Inibidores da fosfodiesterase tipo 5 (PDE5-I)
  para ED, 662-664, 662t, 663q
    terapia combinada de TT com, 547
  para PD, 735
  para priapismo, 683
  para relaxamento ureteral, 1001
Inibidores da HMG-CoA redutase. Ver Inibidores da coenzima A redutase 3-Hidroxi-3-meilglutaril
Inibidores da tirosina cinase
  para RCC, 1346-1347
  para sarcoma retroperitoneal, 1412
Inibidores de RANKL. Ver Ativador do receptor dos inibidores do ligante de fator nuclear β
Inibidores seletivos da recaptação de serotonina, 698
  e PE, 698-700, 699f, 703
Inibina, 516-518, 517f
Iniciativa da Saúde da Mulher (WHI), 1863
Injeção intracavernosa, na ED, 664-665, 664t
Injeções prostáticas, 2534e3-2534.e4
Inositol 1,4,5-trisfosfato (IP3), nas contrações ureterais, 986, 988, 988f
Inseminação intrauterina (IUI), 573e5, 573e5t
Inserto FemSoft, 1896, 1897f
INSS. Ver Sistema Internacional de estadiamento do Neuroblastoma
Instabilidade cromossômica
  reversão da telomerase na, 477
Instabilidade do microssatélite, na UTUC, 1376
Instrumentação afiada, para cirurgia laparoscópica e robótica, 206
Instrumentação a laser
  para cirurgia laparoscópica e robótica, 206
  para dissecção dos tecidos e cauterização
Instrumentação da incisão, para cirurgia laparoscópica e robótica, 206-207, 210, 206e1f, 207e1
Instrumentação de anastomose, para cirurgia laparoscópica e robótica, 207, 208f, 210, 207e2f, 207e3
Instrumentação de anastomose tecidual, para cirurgia laparoscópica e robótica, 207, 208f, 210, 207e2f, 207e3
  de estruturas urológicas
    bexiga, 488-492, 490f-491f
Instrumentação de apreensão, para cirurgia laparoscópica e robótica, 205-206, 210
Instrumentação de retração, para cirurgia laparoscópica e robótica, 209, 209e2
Instrumentação para aprisionamento de espécime, para cirurgia laparoscópica e robótica, 208-209, 209f
Instrumentação para hemostase, para cirurgia laparoscópica e robótica, 206-207, 210, 206e1f, 207e1
  para pacientes pediátricos, 2965
Instrumentação para morcelamento, para cirurgia laparoscópica e robótica, 209, 209e1
Instrumentação para sutura, para cirurgia laparoscópica e robótica, 207, 208f, 210, 207e2f, 207e3
  para pacientes pediátricos, 2965-2966

Instrumentação por ultrassom
  para cirurgia laparoscópica e robótica, 206-207
Instrumentos EndoWrist, 209-210, 210f
Instrumentos para dissecção obtusa, para cirurgia laparoscópica e robótica, 205-206, 210
Insuficiência do rim. Ver Insuficiência renal
Insuficiência renal
  bacteriúria na gravidez e, 296
  nefrectomia parcial causando, 1433
Insuficiência renal, 1041
  AKI causando. Ver Lesão renal aguda
  CKD causando. Ver Doença renal crônica
  refluxo vesicoureteral e, 3149
Insuficiência renal crônica, e ED, 641
Insuficiência suprarrenal. Ver Desordens de função diminuída da suprarrenal
Insuflação do intestino, durante cirurgia laparoscópica e robótica, 216
Insuflação, para cirurgia laparoscópica e robótica
  complicações relacionadas a, 216-217
  seleção de gás para, 211-212
Insulina-like-3, 518
Interações estromais-epiteliais
  na hiperplasia prostática benigna, 2429
Interferência, das ondas de ultrassom, 66-67, 67f
Interferons (IFNs)
  para câncer da bexiga urinária sem invasão muscular, 2214
  para condiloma acuminado, 846e3
  para PD, 735-736
  para RCC, 1360, 1504t, 1505-1506, 1506f
  para RCC metastático, 1502, 1502f, 1503f
Interleucina-18 (IL-18), na fibrose tubulointersticial, 1099
Interleucina-2 (IL-2)
  para RCC, 1326, 1360
  para RCC metastático, 1501-1502
Intermitência, histórico do paciente de, 4, 4t-5t
International Consultation on Incontinence Questionnaire Bladder Diary (ICIQ-BD), 1711
International Consultation on Incontinence Questionnaire Male Lower Urinary Tract Symptoms (ICIQ-MLUTS), 1712, 1712e1f-1712.e2f
International Consultation on Incontinence Questionnaire Urinary Incontinence Short Form (ICIQ-UI-SF), 1712, 1713f
International Continence Society (ICS)
  causas de incontinência transitória, 1697, 1698t
  classificação da disfunção miccional, 1692, 1692q
International Germ Cell Cancer Collaborative Group (IGCCCG), classificação de risco para GCTs avançada, 793-794, 794t
International Prostate Symptom Score (IPSS), 4-5, 4t-5t, 546
  para distúrbios do assoalho pélvico, 1702-1704
  para incontinência urinária masculina, 1712
International Society for Sexual Medicine, and Premature ejaculation, 693-695
  diretrizes da, 695e1-695.e2
International Society of Urological Pathology, sistema de gradação de Gleason, 2594-2596, 2595f, 2596q
Interposição do intestino, para lesão ureteral, superior, 1163
Interstício, do testículo, 519
  células de Leydig. Ver Células de Leydig
  em síntese de testosterona, 522-523, 522f
Intertrigo por Candida, 407, 408f
Intervenção fetal, lógica e indicações para, 2886-2887, 2886t

International Prostate Symptom Score (IPSS) *(Cont.)*
Inter-α-tripsina, na formação de cristal, 1179
Intestino delgado
  na cistoplastia de aumento, 3344
    efeitos da, 3350
  para desvio urinário
    anatomia cirúrgica do, 2281e1, 2281e1f
    preparo para, 2281-2284
    seleção de, 2281
Intramuscular (IM), 542-543
Inulina, estimativa de GFR com, 1008
Invasão linfovascular (LVI), UTUC com, 1375
Inventário de satisfação sexual de Golombok Rust (GRISS), 753e2
Íons hidrogênio, transporte de, obstrução do trato urinário e, 1096
Ipilimumab, 1325-1326
  para RCC, 1507
IPSS. *Ver International Prostate Symptom Score*
IP$_3$. *Ver* Inositol 1,4,5-trisfosfato
IRCM. *Ver* meio de contraste radiológico intravascular
IRE. *Ver* Eletroporação irreversível
Irinotecan, para câncer do pênis, 871-873, 872t
Irrigação hemiacidrina, para cálculos com infecção, 1230
ISD. *Ver* Deficiência intrínseca do esfíncter
Isoflurano, considerações pré-operatórias para, 111
Isoproterenol, resposta ureteral, 987, 991-992, 1001-1002
Isquemia cardíaca, durante trombectomia da veia cava, 1444-1445
Isquemia do órgão, durante trombectomia da veia cava, 1444-1445
Isquemia renal. *Ver também* Nefropatia isquêmica; Hipertensão renovascular
  para nefrectomia parcial, 1429, 1429f
  para nefrectomia parcial laparoscópica, 1475-1476
ITGCN. *Ver* Neoplasia de células germinativas intratubular
IUGR. *Ver* Restrição de crescimento intrauterino
IUI. *Ver* Inseminação intrauterina
IVC. *Ver* Veia cava inferior
IVE. *Ver* Eletroterapia intravesical
IVF. *Ver* Fertilização in vitro
IVP. *Ver* Pielografia IV
IVU. *Ver* Urografia intravenosa

J
Jejuno. *Ver* Intestino delgado JESS, 1174
Junção ureteropélvica (UPJ)
  exposição cirúrgica para, 1115, 1116f-1117f
  lesão, 1157-1158
  retalhos de, 1122
    plastia de Foley Y-V, 1122-1123, 1123f
    retalho de Culp-DeWeerd em espiral, 1123, 1124f
    retalho vertical de Scardino-Prince, 1123, 1125f
    ureterocalicostomia para, 1124, 1126f
    ureterotomia entubada, 1123-1124, 1126f
  ruptura da, com traumatismos, 3549-3550, 3550f-3551f
  transporte de urina e, 993, 994f
Junção ureterovesical (UVJ), 978, 1626-1627, 1628f
  com epispadias, 3221, 3223
  embriologia da, 3137
  mecanismo antirrefluxo da, 3137-3138, 3138f, 3137e1t
Junções intermediárias, ureterais, 978, 984

K
Kaye Nephrostomy Tamponade Balloon, 176, 176f
KDIGO. *Ver Kidney Disease: Improving Global Outcomes*
Kf. *Ver* Produto de formação
Kidney Disease: Improving Global Outcomes (KDIGO)
  classificação CKD pela, 1053-1055, 1055f
  definição de AKI pela, 1041, 1042t
KLK14. *Ver* Calicreína humana 14
KPD. *Ver* Doação renal pareada
KS. *Ver* Sarcoma de Kaposi
Ksp. *Ver* Produto de solubilidade termodinâmica
KTP *laser*. *Ver Laser* de fosfato de potássio e titanila
KUL-7211, resposta ureteral, 991-992

L
LABD. *Ver* Dermatose bolhosa por IgA linear
Labioplastia, manejo inicial, momento do, e princípios para, 3504-3507, 3505f, 3507f
Lábios maiores, 1604, 1603f-1605f, 750e2
Lábios menores, 750e2
Lactato desidrogenase (LDH)
  em secreções prostáticas, 2417t, 2422
  em TGCTs, 790-791, 793
Lâmina própria, 1633-1634
Laminectomia, função LUT e, 1781
Laparoscopia ginecológica, lesão ureteral após, 1158
Laparoscópios, para cirurgia laparoscópica e robótica, 205, 205e1f-205.e2f
Lap Disc, 203, 203e3, 203e3f
L-Arginina, na terapia oral para BPS/IC, 353t, 355
Laser de dióxido de carbono (CO_2), 230
Laser de fosfato de potássio e titanilo (KTP), 229
Laser de Ho:YAG. *Ver Laser* de hólmio:YAG
Laser de LBO. *Ver Laser* de triborato de lítio
Laser de luz. *Ver Laser* de fosfato de titanil de potássio
Laser de Nd:YAG. *Ver Laser* de Neodímio:ítrio-alumíni-granada
Laser de neodímio:ítrio-alumínio-granada (Nd:YAG), 229
Laser de túlio, 2533-2534
  complicações com, 2534
    intraoperatório, 2534
    perioperatório, 2534
    pós-operatório, 2534
  conclusões com, 2534
  enucleação da próstata com *laser* de hólmio *versus*, 2533-2534
  ressecção transuretral da próstata contra, 2533
  resultados esperados com, 2533-2534
    série comparativa para, 2533-2534
    series-coorte único para, 2533
  técnica para, 2533
  visão geral e conceito para, 2533
Lasers de diodo, 230
Lasers de onda contínua, 228
Lasers de onda pulsada, 228
Laser de túlio: YAG (Qui:YAG), 230
LDH. *Ver* Lactato desidrogenase
LDL. *Ver* Lipoproteína de baixa densidade
LDN. *Ver* Nefrectomia laparoscópica
Leiomiomas
  da uretra, 879
  renal, 1310-1312, 1311f, 1312q
Leiomiossarcomas
  renal, 1361-1362, 1362f
Lentigo simples, 418f, 419
Leptina, 518-519
  no câncer de próstata, 2550

Lesão cerebral traumática, disfunção do trato urinário inferior com, 1765
Lesão da bexiga, durante cirurgia laparoscópica e robótica, 222e1
Lesão da medula espinal sacral
  disfunção do trato urinário inferior com, 1773, 1775f
  manejo com, 1773q
Lesão da medula espinal (SCI)
  cálculo urinário secundário da bexiga com, 1293
  cistite com, 1638
  com alta pressão da bexiga, mecanismos de defesa do hospedeiro nas UTIs e, 249
  infecção do trato urinário, 300-301, 302q, 1777
  e ejaculação retardada, 704, 704t
  estimulação do nervo sacral com, 1906-1907
  e urotélio, 1638
  traumático, 3293-3295
    apresentação/manifestações, 3293, 3293f
    patogênese de, 3293-3294
    recomendações específicas para, 3294-3295
Lesão de estrangulamento, do pênis, 2382
Lesão de hiperfiltração, na nefrectomia parcial, 1428
Lesão de Hunner, para cirurgia, 360
Lesão do baço
  durante cirurgia laparoscópica e robótica, 222e1
  durante nefrectomia radical, 1428
Lesão do colo do intestino
  após acesso percutâneo ao sistema coletor do trato urinário superior, 179
Lesão do nervo, durante cirurgia laparoscópica e robótica, 222
Lesão do neurônio motor inferior (LMN), disfunção miccional após, 1694, 1694q
Lesão do neurônio motor superior (UMN), disfunção miccional após, 1694, 1694q
Lesão do plexo pélvico, LUTD após, 1781-1782
Lesão do trato urinário, durante cirurgia laparoscópica e robótica, 218, 222, 222e1
Lesão gastrointestinal
  cirurgia laparoscópica do rim causando, 1481, 1481f
  durante cirurgia laparoscópica e robótica, 216-218, 220-221, 220f
  nefrectomia radical durante, 1428
Lesão hepática, durante nefrectomia radical, 1428
Lesão intestinal
  cirurgia laparoscópica renal causando, 1481, 1481f
  durante cirurgia laparoscópica e robótica, 220-221, 220f
  em pacientes pediátricos, 2971
Lesão. *Ver* Trauma
Lesão mecânica, durante cirurgia laparoscópica e robótica, 221
Lesão medular suprassacral
  disfunção do trato urinário inferior com, 1771-1773, 1772f, 1774f
  manejo, 1773q
Lesão pancreática
  durante cirurgia laparoscópica e robótica, 222e1
  durante nefrectomia radical, 1428
Lesão pleural, após acesso percutâneo ao sistema coletor do trato urinário superior, 179-180, 180f
Lesão por avulsão, ureteral, com ureteroscopia, 1167, 1284-1285
Lesão por desluvamento, do pênis, 916e1-916.e2
Lesão renal aguda, excreção fracionada de sódio para, 1090

Lesão renal aguda (LRA), 1054q, 2866-2868
  definição de, 1041, 1042t
  diagnóstico diferencial de, 1048-1049, 1048f-1049f, 1049t
    estudos de imagem para, 1049
    trombose da veia renal, 1049
  epidemiologia e classificação da, 1041-1042
    doença renal intrínseca, 1043-1044, 1044q.
      Ver também Necrose tubular aguda
    pós-renal, 1042
    pré-renal, 1042-1043, 1042q
    estadiamento da, 1042t
  etiologia e avaliação de, 2867-2868, 2867q, 2868t
  manejo, 1049-1050, 1050b, 2868, 2868q
    conservador, 1051-1052, 1051q
    dialítico, 1052-1053
    farmacológico, 1050-1051
  prevenção de, 1053
  prognóstico, 1053, 1053f
Lesão retal, com prostatectomia laparoscópica radical, 2679-2680
Lesão testicular
  complicações na, 2383-2384
  diagnóstico de, 2383, 2383f
  etiologia de, 2382-2383
  manejo de, 2383, 2384f
  pediátrica, 3558
  resultado de, 2383-2384
Lesão uretral, 2388-2392
  anterior, 2391-2392, 2391e1f
    manejo inicial da, 2391-2392, 2391e1f
  com fratura peniana, 2379-2380
  desalinhamento
    ED com, 937, 2391
    PFUIs causando. *Ver* Lesões uretrais por fratura pélvica
  ferimentos à bala, 2381
  pediátrica. *Ver* Trauma geniturinário pediátrico, fratura pélvica uretral. *Ver* Lesões uretrais por fratura pélvica
  posterior, 2388-2390
    cistostomia suprapúbica, 2389, 2389e1f
    diagnóstico de, 2388-2389, 2389f, 2388e1f
    etiologia de, 2388, 2388e1f
    lesões complexas, 2390-2391
    realinhamento primário para, 2390
    reconstrução imediata aberta para, 2389, 2389f
    reconstrução tardia
      anterior, 2392
      complicações com, 2391
      posterior, 2390-2391, 2390f, 2391e1f
    uretrografia para, 2389, 2389f
Lesão vascular
  cirurgia laparoscópica renal causando, 1481
  durante cirurgia laparoscópica e robótica, 216, 218, 218q, 221-222
    em pacientes pediátricos, 2971
  durante nefrectomia radical, 1427-1428
Lesão visceral
  após acesso percutâneo ao sistema de coleta do trato urinário superior, 179
  cirurgia laparoscópica do rim causando, 1481, 1481f
  durante cirurgia laparoscópica e robótica, 216-218
  durante nefrectomia radical, 1428
  em pacientes pediátricos, 2971
LES. *Ver* Lúpus eritematoso sistêmico
Lesões benignas, suprarrenal, 1558q
  adenoma, 1535, 1562-1563, 1563q, 1563f
  cisto suprarrenal, 1565-1566, 1566q, 1566f
  ganglioneuromas, 1565, 1565f
  mielolipoma, 1564-1565, 1564f, 1565q
  oncocitoma, 1563-1564, 1564q

Lesões cutâneas, lesões pré-malignas do pênis, 846e1
  relacionadas ao Papilomavírus não humano, 846e1-846.e2, 846e1f
  relacionadas à vírus, 846e2-846.e4, 846e4q
  tumor de Buschke-Löwenstein, 846e1f, 846e4, 846e4q
Lesões cutâneas primárias, 387, 388t
Lesões cutâneas secundárias, 387, 388t
Lesões de distração, ED uretral com, 937, 2391
  PFUIs causando. *Ver* Lesões uretrais por fratura pélvica
Lesões de pele. *Ver* Lesões cutâneas
Lesões dermatológicas. *Ver* Lesões cutâneas
Lesões malignas, suprarrenal, 1558q
  carcinoma adrenocortical, 1531-1566, 1557f, 1557t-1558t, 1558q, 1559f, 1560q
  feocromocitomas malignos, 1545-1547, 1552
  neuroblastoma. *Ver* Neuroblastoma
Lesões neuromusculoesquelética, após acesso percutâneo ao sistema coletor do trato urinário superior, 181
Lesões renais, 1148-1157, 1157q
  angioembolização para, 1151, 1152f
  apresentação clínica/manifestações, 1148
  classificação das, 1149-1151, 1149f, 1149t
  classificação do trauma do sistema renal, 3539, 3539t, 3540f-3543f
  controle de danos para, 1155
  de litotripsia por onda de choque
    aguda, 1271-1273, 1272q-1273q, 1272f-1273f
    crônica, 1273-1274, 1274t
  história para, 1148
  imagem de
    fotografia de elétrons, 530f
    ultrassonografia, 503, 504f
  manejo cirúrgico de
    anatomia cirúrgica, 581-582, 581q
    biópsia testicular, 583-584, 583f
    cirurgia do epidídimo, 594-599, 595f-599f, 595t
    eletroejaculação, 600
    orquiopexia em adultos, 610-611, 611f
    ressecção transuretral de ductos ejaculatórios, 599-600, 600f
    técnicas de recuperação de esperma, 600-604, 601f-603f, 601t, 604t
    varicocelectomia, 604-610, 604f, 604t, 606f-609f, 606t
    vasografia, 584-587, 584f-586f, 587q
    vasovasostomia, 587-594, 588f-589f, 590t, 591f-594f
  manejo não cirúrgico de, 1151-1153, 1153f
  na hematúria, 1148
    observação de, 1150
  pediátrica, 3538
Lesões renovasculares, manejo operatório de, 1154-1155
Lesões térmicas, eletrocirúrgica. *Ver* Trauma eletrocirúrgico
Lesões ureterais
  causas de, 1157-1160
  cirúrgica, 1158-1159
    cirurgia vascular com, 1158
    ligadura, 1166, 1166f
    prevenção e detecção de, 1158-1159, 1159f
    reconhecimento imediato de, 1166
    reconhecimento tardio de, 1166-1167
    robótica e laparoscópica, 1158
    suprimento sanguíneo ureteral, 1159
    tempo de reparo de, 1164-1166
    com ressecção transuretral monopolar da próstata, 2514

Lesões ureterais *(Cont.)*
  diagnóstico de
    avaliação laboratorial do, 3561
    estadiamento, 3562, 3563t
    imagem, 3561-3562, 3561f-3562f
    triagem, 3562
  durante cirurgia laparoscópica e robótica, 222e1
  imagem de
    fotografia de elétrons, 530f
    ultrassonografia, 503, 504f
  manejo de, 1161-1167, 1161f
    controle de danos, 1164
    princípios gerais de, 1161, 1162f
  menor
    manejo de, 1163-1164
    psoas *hitch* da bexigapara, 1163, 1164f
    reparo minimamente invasivo para, 1163-1164
    retalho de Boari para, 1163, 1165f
    transecção parcial para, 1164
    ureteroneocistostomia para, 1163
  pediátrica, 3550-3552
    iatrogênica, 3551-3552
  pontos-chave, 1167q, 1167f-1168f
  superior, 1161-1163, 1162f
    autotransplante de, 1162-1163
    interposição do intestino para, 1163
    monitoramento após reparo, 1163
    nefrectomia para, 1163
    ureterocalicostomia para, 1162
    ureteroureterostomia para, 1161-1162, 1162f
  trauma externo, 1157-1158, 1157t
    contusão, 1161
    manejo para, 1161-1164
    pediátrico, 3550-3551
  ureteral médio, 1163
  ureteroscópico, 1159-1160
    avulsão, 1167, 1284-1285
    constrição, 1284
    perfuração, 1167, 1283-1284
Lesões uretrais por fratura pélvica (PFUIs), 929-931, 938q, 2388-2389, 2389f, 2388e1f
  avaliação de, 931-932
  reparo de, 932-935, 933f-936f, 937
  tratamento pós-operatório para, 933-937, 937f
Lesões zíper, no pênis, 2382
LESS. *Ver* Cirurgia laparoendoscópica de local único
Leucemia
  metástases testiculares de, 812-813, 3595
  renal, 1361t, 1362-1363
Leucina aminopeptidase, em secreções prostáticas, 2417t, 2422
Leucócitos, no sedimento urinário, 21-22, 22f
Leucoplasia, da bexiga, 2184
Levedura, no sedimento urinário, 22f, 23
Levitra. *Ver* Vardenafil
LGPIN. *Ver* Neoplasia intraepitelial prostática de baixo grau
LGV. *Ver* Linfogranuloma venéreo
LH. *Ver* Hormônio luteinizante
LHRH. *Ver* Hormônio libertador de gonadotropina
Liberação de cálcio induzida por cálcio (CICR), 1646
Libido, perda da
  histórico do paciente de, 6
Licopenos
  na prevenção do câncer de próstata, 2563
Lidocaína
  para cateterismo uretral, 122
  para cistouretoscopia, 140
Lift (levantamento) da uretra prostática (PUL), 2534e1, 2534e1f-2534.e2f

Ligação
   do ureter, 1166, 1166f
   para cirurgia laparoscópica em pacientes pediátricos, 2965
   para UTUC, 1378, 1379f
Ligação transvesical e técnica de desinserção, para UTUC, 1378, 1379f
Ligamento cardinal, 1599
Ligamento de Cooper, 1611, 1612f
Ligamento esplenorrenal, 967-968
Ligamento hepatorrenal, 967-968
Ligamento puboprostático, divisão, na prostatectomia radical retropúbica, 2645-2646, 2645f
Ligamento pubovesical, 1599, 1606
Ligamento redondo, 1599, 1600f
Ligamento redondo, 1599, 1600f
Ligamentos. Ver também ligamentos específicos da pelve feminina, 1599, 1599f-1603f
Ligamentos sacrais, 1599
Ligamentos sacro-ilíacos, 1599
Ligamentos sacrotuberais, 1599
Ligamento uterossacral, 1599, 1602f
   anatomia cirúrgica do, 1962-1965, 1962f
   defeitos com, 1943
Ligamento vesicopélvico, 1599
Limpo cateterismo intermitente (CIC)
   infecção do trato urinário e, 3275-3276
   para disfunção da bexiga urinária e do intestino, 3307
   para transplante renal, 3530-3531
Linfadenectomia ilioinguinal (IILND), para câncer do pênis, 858, 859f, 864-868
Linfadenectomia inguinal (ILND), 856, 865q, 890, 906q
   adenopatia palpável na seleção para, 856t-857t, 858
   considerações anatômicas para
      anatomia inguinal, 890, 891f
      linfáticos penianos, 890
      linfáticos uretrais, 890
   histologia do tumor na seleção para, 860-861, 861t-862t
   imediata comparada a tardia, 858
   indicações para espera vigilante, 862, 862t
   indicações para procedimentos modificados, 862-863
   indicações para procedimentos tradicionais, 863-865
   laparoscópica e robótica. Ver ILND laparoscópica; ILND robótica
   marcadores moleculares na seleção para, 861-862
   modificada completa. Ver ILND completa modificada
   morbidade comparada aos benefícios, 858-860, 859f, 859t
   na virilha clinicamente negativos, 891
      biópsia de linfonodo sentinela, 862-863, 891-892, 892f
      dissecção linfonodo inguinal superficial, 863, 894-895
      DSNB, 863, 893-894, 894f-895f, 895q
      ILND completa modificada, 863, 895-896, 895f-896f
      ILND laparoscópica e robótica, 863, 896-902, 897f-903f
   na virilha com adenopatia palpável ou linfonodos positivos, IFLND radical, 902-906, 903f-905f
   para câncer do pênis, 855, 865q
      adenopatia palpável na seleção para, 856t-857t, 858-859
      histologia do tumor na seleção de, 860-861, 861t-862t
      imediata comparada a tardia, 858

Linfadenectomia inguinal (ILND) (Cont.)
      indicações de procedimentos modificados, 862-863
      indicações de procedimentos tradicionais, 863-865
      indicações para espera vigilante, 862, 862t
      marcadores moleculares na seleção para, 861-862
      morbidade comparada aos benefícios, 858-860, 859f, 859t
      significado prognóstico da doença metastática, 856-858, 856t-858t
      significado de prognóstico da doença metastática, 856-858, 856t-858t
Linfadenectomia. Ver também procedimentos específicos
   e prostatectomia radical retropúbica, 2644, 2645, 2645f
   para RCC, 1358-1359, 1358t, 1359f, 1426, 1427, 1426f-1427f, 1427e1f
   para UTUC, 1379-1382, 1381f
   radical com nefrectomia laparoscópica, 1469
Linfadenectomia pélvica (PLND)
   cistectomia radical com
      bilateral, 2226
      carcinoma urotelial prostático e, 2229
      cortes congelados intraoperatórias do ureter, 2228-2229
      densidade da, 2228
      extensão anatômica da, 2226-2227
      gestão uretra feminina em, 2229
      número removido, 2227-2228, 2227f
      para câncer da bexiga músculo-invasivo, 2225-2230
      resultados oncológicos esperados após, 2229-2230, 2229t
      tomada de decisão intraoperatória, 2228-2229
   com ressecção transuretral de tumores da bexiga urinária, 2246-2247, 2247f-2248f
   na cistectomia radical roboticamente assistida, 2271-2272, 2274f
   na prostatectomia radical laparoscópica, 2673, 2681-2683, 2683q
      complicações com, 2683
      indicações para, 2681-2682
      técnica cirúrgica para, 2682-2683, 2682f
   para câncer do pênis, 865
Linfangioma, renal, 1312
Linfangite esclerosante, 416, 416f-417f
Linfedema
   como manifestação clínica da filaríase, 443
   genital, 3380-3381
Linfedema genital, 3380-3381
Linfocele
   após RPLND, 834
   cirurgia laparoscópica e robótica causando, 224e1
Linfogranuloma venéreo (LGV), 373t, 378
Linfoma
   metástases testiculares do, 812-813, 3595
   prostático, 2600
   renal, 1361t-1362t, 1362-1363
Linfoma de células T cutâneas (CTCL), como condição neoplásica, 414-415, 416f
Linfoma prostático, 2600
Linfonodo obturador, 508
Linfonodos
   dissecção de. Ver Linfadenectomia
   ilíacos, 1600
Linfonodos ilíacos, 1600
Linfonodos ilíacos internos, 508
Linfonodos inguinais, 513
   anatomia dos, 890, 891f
   metástase do câncer do pênis para

Linfonodos inguinais (Cont.)
   estudos de imagem de, 852
   ILND para. Ver Linfadenectomia inguinal
   manejo baseado em risco para, 865-868, 866f-867f
   radioterapia para, 870-871
Linfonodos interaortocavais, 500
Linha alba, 1611-1613, 1613f
Linhas de Langer de clivagem, 1611
Lipomeningocele, 3284-3286
   apresentação de/manifestações, 3284, 3284q, 3285f-3286f
   patogênese do, 3284-3286, 3286f
   recomendações para, 3280t, 3286, 3287f
Lipopolissarídeos (LPS), 248
Lipoproteína de alta densidade (HDL)
   doença urológica e, 551
   efeitos da TT na, 546
Lipoproteína de baixa densidade (LDL), efeitos de TT em, 546
Lipossarcoma
   de anexos testiculares, 813
   renal, 1362
Lipotoxicidade, 1192
Líquen escleroso (LS)
   como desordem papuloescamosa, 394-396, 396f
   em homens, 846e1-846.e2
      circuncisão e, 3372-3373, 3372f
      cirurgia reconstrutora para, 912-913, 913f
Líquen escleroso masculino, 846e1-846.e2
Líquen nítido (LN), como desordem papuloescamosa, 394
Líquen plano (LP), como desordem papuloescamosa, 394, 395f
Líquido amniótico, 2875
   desenvolvimento pulmonar e, 2978-2979
Litíase da bexiga, 1292
Litíase urinária. Ver Cálculo renal
Litotomia, visão geral histórica, 1291
Litotripsia
   balística, 1262-1263, 1263f
      ultrassônica combinada, 1264-1265, 1265f
   EHL. Ver Litotripsia eletro-hidráulica
   intracorpórea. Ver Litotripsia intracorpórea
   intraluminal. Ver Litotripsia intraluminal
   laser. Ver Litotripsia a laser
   onda de choque. Ver Litotripsia por onda de choque
   para cálculo da bexiga urinária, 1295
   para cálculo uretral, 1299
   ultrassônica. Ver Litotripsia ultrassônica
Litotripsia a laser, 1261-1262
   para cálculo da bexiga urinária, 1295, 234e2-234.e3
Litotripsia balística, 1262-1263, 1263f
   combinada à ultrassônica, 1264-1265, 1265f
Litotripsia com laser de Er:YAG. Ver Litotripsia com laser de érbio:YAG
Litotripsia eletro-hidráulica (EHL), 148, 230, 231t, 232q, 1260-1261, 1261f
Litotripsia intracorpórea, 1260-1265
   laser. Ver Litotripsia a laser
   ultrassons. Ver Litotripsia ultrassônica
Litotripsia intraluminal
   bainhas de acesso ureteral para, 149, 149f, 149t
   dispositivos ureteroscópicos para, 147
   dispositivos de prevenção de retropulsão para, 149, 149f
   dispositivos de recuperação de cálculo para, 148-149
Litotripsia por onda de choque (SWL), 1276q
   anestesia para, 1267-1268
   antes da cirurgia renal e, 1256
   até 1 cm, 1238-1239, 1238q

Litotripsia por onda de choque (SWL) *(Cont.)*
    bioefeitos, 1271-1274
        danos extrarrenais como, 1271, 1271f
        lesão renal aguda como, 1271-1273,
            1272q-1273q, 1272f-1273f
        lesão renal crônica como, 1273-1274, 1274t
    coagulopatia não corrigida e, 1256
    contraindicações para, 1238q
    da função renal e, 1254-1255
    deformidade espinal ou contraturas de
        membros e, 1256
    desvio urinário e, 1256-1257
    fatores que afetam negativamente o sucesso
        de, 1238q
    infecção do trato urinário e, 1254
    lesão do tecido e, 1275, 1275q
    métodos de, 1265-1268
    obesidade mórbida e, 1255
    otimização de, 1275-1276, 1275q
    para cálculo coraliforme, 1240-1241
    para cálculo da bexiga urinária, 1295-1296
    para cálculo renal
        cálculos no polo inferior, 1247-1250, 1247f,
            1248t, 1249f
        composição do cálculo e, 1242-1243,
            1242f-1243f, 1243e1
        em divertículos do sistema coletor, 1244
        localização do cálculo e, 1241-1242
        na ectopia renal, 1246
        no rim em ferradura, 1245-1246
    para cálculo ureteral
        carga de cálculos e, 1252-1253
        com estenose ureteral ou estenose, 1253-1254
        composição do cálculo e, 1253
        localização do cálculo, 1251-1252, 1252t
        no megaureter, 1253
        resultado de, 1257-1259
        sistema coletor duplicado, 1253
    profilaxia antimicrobiana para, 263
    sistemas de imagem para, 1267
    sobrecarga do cálculo
        entre 1 e 2 cm, 1239-1240, 1239f
        superior a 2 cm, 1239f, 1240
    solitário renal e, 1255
    tipos de geradores para, 1265-1267
        eletro-hidráulico (centelhador), 1265-1266,
            1265f
        eletromagnética, 1266, 1266f
        microexplosivo, 1266-1267
        piezoelétrico, 1266, 1267f
        ultrassom focado, 1267
    transplantes renais e, 1257
    trituração do cálculo e, 1268-1270,
        1269f-1270f
    valor de atenuação e, 1243e2
    velhice e fragilidade e, 1255-1256
    visão geral histórica, 1235e2-1235.e3
Litotripsia ultrassônica, 231t, 233, 233q, 1263-
    1264, 1263f
    balística combinada a, 1264-1265, 1265f
Litotrípteros
    comparação de, 1268, 1268f-1269f
    flexível, 1260-1262
    intracorpóreo, 1260-1265
    modalidade dual. *Ver* Litotrípteros de
        modalidade dual
    rígido, 1262-1264
Litotrípteros flexíveis, 1260-1262
Litotrípteros intracorpóreos, 1260-1265
Litotrípteros rígidos, 1262-1264
LITT. *Ver Laser*terapia térmica intersticial
LMN. *Ver* Neurônio motor inferior
LN. *Ver* Líquen nítido
Localização, no diagnóstico de UTI, 252, 252e1t
Localização nuclear, de receptores de
    androgênios, 2410

Lócus, 11p15, no tumor de Wilms, 3568t, 3569
Lócus de susceptibilidade gênica, como
    biomarcador do câncer de próstata,
    2576-2577
LOH. *Ver* Hipogonadismo de início tardio
Lombotomia posterior, para obstrução da junção
    ureteropélvica em pacientes pediátricos,
    3062, 3065f
Loopografia, 34-35, 35f
LOS. *Ver* Duração da estadia
LP. *Ver* Líquen plano
LPN. *Ver* Nefrectomia parcial laparoscópica
LPN Off-clamp, 1475-1476
LPS. *Ver* Lipopolissacarídeo
LRN. *Ver* Nefrectomia radical laparoscópica
LRP. *Ver* Prostatectomia radical laparoscópica
L-RPLND. *Ver* RPLND laparoscópica
LS. *Ver* Líquen escleroso
Lubrificante anestésico, para cateterismo uretral,
    121-123
Lubrificante, para cateterismo uretral, 121-123
Lúpus eritematoso sistêmico (LES), disfunção do
    trato urinário inferior e, 1786
LUTD. *Ver* Disfunção do trato urinário inferior
LUT. *Ver* Trato urinário inferior
LUTS. *Ver* Sintomas do trato urinário inferior
LVI. *Ver* Invasão linfovascular
LYs. *Ver* Anos de vida

M
Macrófagos gordurosos ovais, no sedimento
    urinário, 24, 25f
Macrófagos, no sedimento urinário, 24, 25f
Macro-hematúria. *Ver* Hematúria macroscópica
Macromoléculas polianiônicas, na formaçao de
    cristal, 1178-1179
Macroplástico. *Ver* Microimplantes de silicone
Magnésio
    metabolismo do, 1181
    na formação de cristal, 1178
    na formação do cálculo de cálcio, 1190
    reabsorção na alça de Henle, 1016-1017
    reabsorção no PCT, 1015
    reabsorção no túbulo distal, 1018
    suplementar, para hiperoxalúria entérica, 1227
    transporte de, obstrução do trato urinário e,
        1096
Mainz III, para diversão urinária ortópica, 2358,
    2360f
Malacoplasia, 289-290, 289f
Malformação anorretal, 3289-3290
    apresentação de, 3289-3290, 3290q, 3291f
    patogênese da, 3290
    recomendações específicas para, 3290
Malformação cloacal, 2881, 2883f
Malformações arteriovenosas (MAV), hematúria
    relacionada a, 194
Malformações vasculares, 3384
Malignidade
    achados de PC-RPLND, resultados esperados
        associados a, 830, 830t
    apos o transplante renal, 1087
    em candidatos a transplante renal, 1072
    hematúria como sinal de, 2-3, 184, 184t,
        185q, 192
Malignidades do trato urinário superior
    adenocarcinomas, 1371
    câncer de células escamosas, 1371
    outros, 1371
    UTUC. *Ver* Câncer do trato urotelial alto
Malignidades renais
    alterações genômicas, 467, 468t, 471-472,
        1321-1325, 1322t-1323t, 1323f
    avaliação radiográfica de, 1314-1318, 1315q,
        1316f
    MRI, 50-61, 53f-55f, 1316, 1317f

Malignidades renais *(Cont.)*
    pré-natal, 2910, 2911f
    TC, 45, 46f, 1316-1317, 1316f
    ultrassonografia, 63, 64f, 1316
    classificação da, 1314, 1315q
    considerações históricas, 1314
    em pacientes geriátricos, 2099e13
    hereditárias. *Ver* Síndrome da leiomiomatose
        hereditária e RCC; Síndrome do RCC
        papilar hereditário
    linfoma e leucemia, 1361t-1362t,
        1362-1363
    metástases, 1361t, 1363
    MetS e, 554
    outros, 1361t, 1363-1364
    RB1, 461
    RCC. *Ver* Carcinoma de células renais
    recorrência no local do portal, 1469
    sarcomas, 1360-1362, 1361t, 1362f
    técnicas cirúrgicas para. *Ver* Cirurgia renal
Malignidades secundárias
    após tratamento do tumor de Wilms, 3579
Malignidades ureterais
    adenocarcinomas, 1371
    carcinoma de células escamosas, 1371
    outros, 1371
Malignidades urológicas não definidoras de
    AIDS, 385-386
Mamilo estoma "em botão de rosa", 2293,
    2293f
Manejo de volume intravascular, no tratamento
    do feocromocitoma, 1551f, 1552
Manejo endourológico
    para doença da estenose ureteral, 1129-1133,
        1133q
    para estenose da anastomose ureteroentérica,
        1142-1143, 1143f
    para obstrução da junção ureteropélvica, 1109,
        1114q
Manejo minimamente invasivo e endoscópica da
    hiperplasia prostática benigna
    acompanhamento para, 2505, 2506f-2507f
    aumento da idade e, 2505
    epidemiologia de, 2498q, 2504-2505
    falha, falta e direções futuras para, 2534
        elevador uretral da próstata, 2534e1,
            2534e1f-2534.e2f
        embolização da próstata, 2534e2-2534.e3
        injeções prostáticas, 2534e3-2534.e4
        stents da próstata, 2534e1
    fatores pré-cirúrgicos para, 2509-2510, 2510q
        cobertura antibiótica para, 2509-2510
        espécimes histológicos para, 2510
        indicações de tratamento de, 2509
        tratamento, 2510
    mercado, 2498q, 2504
    opções além do *laser*, 2510-2526
        ablação com agulha transuretral da próstata.
            Ver Ablação com agulha transuretral
        incisão transuretral da próstata. *Ver* Incisão
            transuretral da próstata
        ressecção transuretral da próstata bipolar.
            Ver Ressecção transuretral bipolar da
            próstata
        ressecção transuretral monopolar da
            próstata. *Ver* Ressecção transuretral
            monopolar da próstata
        terapia transuretral por micro-ondas. *Ver*
            Terapia por micro-ondas transuretral
        vaporização transuretral da próstata. *Ver*
            Vaporização transuretral da próstata
    resultados esperados de, 2505-2509
        comparado a outros tratamentos, 2507-
            2509, 2508t
        procedimentos secundários, 2506-2507
        taxas de resposta, 2505-2506

Manejo minimamente invasivo e endoscópica da hiperplasia prostática benigna *(Cont.)*
    tratamentos a *laser*, 2526-2534, 2534q
        enucleação da próstata com *laser* de hólmio. *Ver* Enucleação da próstata com *laser* de hólmio
        ressecção com túlio. *Ver* Laser de túlio
        segurança, 2527
        vaporização fotosseletiva de próstata. *Ver* Vaporização fotosseletiva de próstata
Manejo perioperatório, cirurgia suprarrenal para, 1580-1581
Manejo pós-operatório, no tratamento do feocromocitoma, 1552
Manejo pré-operatório, no tratamento do feocromocitoma, 1550-1552
Manguito da bexiga, manejo cirúrgico da, para UTUC, 1377-1379, 1378f-1380f, 1381-1382
Manitol, para AKI, 1050
Manobra de Credé, 2079-2080
Manobra de Kocher, para nefrectomia radical, 1424, 1424f
Manobra de Pringle, na trombectomia da veia cava, 1439, 1439e1f
Manobra de Valsalva, 2079-2080
Mapa de frequência-volume, 1823-1824
Marcadores clínicos, de risco cirúrgico cardíaco, 101
Marcadores. *Ver* Biomarcadores
Marcadores plasmáticos, estimativa de GFR com, 1008, 1009, 1008f
Marcadores tumorais. *Ver* Biomarcadores
Marcadores urinários, câncer urotelial para, 2196-2199, 2197t
Marca-passos latentes, ureterais, 983-984
Má rotação, do rim, 969, 969e2f
Massagem prostática, para tratamento de CP/CPPS, 325
Massa perineal, no sexo feminino, neonatal, 2889-2890
Massas abdominais
    imagem pré-natal de, 2910
    neonatal, 2890
Massas renais, pré-natal, 2885
Massas sólidas, renal
    TC de, 43-45, 45f-46f
    ultrassonografia de, 63, 64f
Mastócitos, na etiologia da BPS/IC, 345e4-345.e6, 345e4f, 345e6q
Matriz
    da parede da bexiga, 1635
    do cálculo renal, 1179
Matriz do cálculo, 1196
    composição da, 1242-1243, 1242f
    imagem de, 1242, 1243f
Matriz extracelular (ECM), do RCC, 1327q
Matriz nuclear, androgênios na, 2413-2414
Maturação sexual, 516
MCDK. *Ver* Rim multicístico displásico
MCKD. *Ver* Doença renal cística medular
MCT. *Ver* Túbulo coletor medular
MDCT. *Ver* TC com multidetector
MDSCs. *Ver* Células-tronco derivadas de músculos
Mecanismo contracorrente, da alça de Henle, 1017-1018, 1017f
Mecanismo de cavitação
    de trituração do cálculo, 1269f, 1270
    na ultrassonografia, 73
Mecanismo de cisalhamento, fracionamento do cálculo, 1269f, 1270
Mecanismo de compressão circunferencial, da trituração do cálculo, 1266f, 1269-1270
Mecanismo de fratura de material, na trituração do cálculo, 1266f, 1269
Mecanismo de superfoco, da cominuição do cálculo, 1269f, 1270

Mecanismos de atenuação, na ultrassonografia, 66-67, 66f-67f, 66t
Mecanismos de defesa do hospedeiro, alterações nos, na UTI
    diabetes mellitus, 249
    doença subjacente, 249
    gravidez, 249, 249e1
    HIV, 249
    lesão da medula espinal com bexigas de alta pressão, 249
    obstrução, 248
    patogênese, 248-249
    refluxo vesicoureteral, 248
    RPN, 249, 249q
Mecanismos moleculares, na resposta sexual feminina, 750, 750e7
MEC. *Ver* Metotrexato, etoposídeo e cisplatina
Mecolil. *Ver* Metacolina
Medicações. *Ver também* Fármacos/drogas
    hiperplasia prostática benigna e, 2444
    histórico do paciente de, 7, 8t
    incontinência urinária transitória e, 2096e1
Medicamento anticolinérgico. *Ver também* agentes antimuscarínicos
    para disfunção da bexiga urinária e do intestino, 3307-3308
    para enurese, 3315-3316
    para incontinência urinária, em pacientes geriátricos, 2099e3
Medicamentos antitireoidianos, pré-operatório, 103
Medicamentos psicotrópicos, e ED, 636-637, 638t
Medição da linha H, 1609, 1609f
Medição de prolactina sérica, 657
Medições de gonadotropina sérica, 657-658
Medições de testosterona sérica, 657
Medidas de proxy, 90
Medidas de resultados relatados pelo paciente, na incontinência urinária masculina, 1712, 1713f, 1712e1f-1712.e2f
Medrol. *Ver* Metilprednisolona
Medula espinal
    anormalidades, com extrofia cloacal, 3226-3227, 3227f
    cistite e, alterações químicas com, 1677
    estimulação elétrica de, 1914
Medula renal, 968, 968e1f-e2f
Medula suprarrenal, fisiologia da, 1531, 1532f, 1533t
Megacalicose, 3002-3003, 3002f
Megacisto congênito, bexiga fetal dilatada e, 3174, 3174f
Megalouretra, pré-natal, 2884, 2884f
Megaureter
    definição de, 3066-3067
    pediátrico. *Ver* Pacientes pediátricos, megaureter no cálculo ureteral no, manejo cirúrgico do, 1253
Meias de compressão pneumática, VTE profilaxia para cirurgia laparoscópica e robótica, 223
    pré-operatório, 108-109, 108t-109t
Meio de contraste hiperosmolar (HOCM), 28
Meio de contraste intravascular radiológico (IRCM), iodado, 28
    considerações específicas para, 30
    estratégias de pré-medicação para, 29, 29q
    reações adversas ao, 28-30, 29q
    reações tardias ao, 29-30
Meio de contraste iodado, 28
    avaliação de CKD e, 1061-1062
    considerações específicas para, 30
    estratégias de pré-medicação para, 29, 29q
    reações adversas ao, 28-30, 29q
    reações tardias ao, 29-30

Meios de contraste, 27-28, 31q
    avaliação de CKD e, 1061-1062
    intravascular iodado, 28
        considerações específicas para, 30
        estratégias de pré-medicação para, 29, 29q
        reações adversas para, 28-30, 29q
        reações tardias para, 29-30
    na ultrassonografia, 72
    para MRI, 30-31, 47, 56
    para pacientes pediátricos, 2909
    para TC, 41, 42f-43f
    prevenção de ATN e, 1053
Meiose, células germinativas testiculares, 526-527, 527t
Melanocortinas, na ED, 622, 623t
Melanoma
    como condição neoplásica, 414
    do pênis, 873-874, 874f
Melatonina, 518-519
Membrana de unidade assimétrica (AUM), do urotélio da bexiga urinária, 1632-1633, 1633f
Membrana perineal, 1603, 1939-1941
Meningocele, disfunção do trato urinário inferior com, 1779-1780
MEN. *Ver* Neoplasia endócrina múltipla
Menopausa masculina, 519
Mensuração da linha M, 1609, 1609f
Mental State Examination (MMSE)/Exame do Estado Mental, 2088
Meperidina (Demerol), efeitos na função uretral da, 1004
α-Mercaptopropionilglicina, para cistinúria, 1229-1230
Mesonefros, 2823-2826, 2827f
Mesotelioma, de anexos testiculares, 813
Mesovário, 1606
MESTs. *Ver* Tumores epiteliais e estromais mistos
Meta-análises, fraquezas inerentes, 2500, 2500q
Metabolismo mineral, 1182q
    cálcio, 1180
    fósforo, 1180-1181
    magnésio, 1181
    oxalato, 1181
Metabolômicos, para biomarcadores do câncer de próstata, 2575
Metacolina (Mecholyl), resposta ureteral, 990-991
Metanefrinas plasmáticas livres, na avaliação de massas suprarrenais, 1574-1575, 1574t
Metanefrinas urinárias fracionadas, na avaliação de massas suprarrenais, 1574t, 1575
Metanefros, 2826, 2827f-2828f
Metaplasia, do trato superior urotelial, 1369
Metaplasia epitelial, da bexiga, 2184
Metástase
    a partir da próstata, resi*ste*nte à castração, 2806-2807
    cerebral. *Ver* Metástases cerebrais
    de RCC. *Ver* RCC metastático
    de UTUC, 1368, 1374
        re-estadiamento para, 1402
        tratamento de, 1400-1401, 1401f
    do câncer do pênis, 852
        histologia do tumor primário na predição de, 860-861, 861t-862t
        ILND para. *Ver* Linfadenectomia inguinal
        manejo baseado em risco para, 865-868, 866f-867f
        radioterapia para, 870-871
        significado prognóstico da, 855-858, 856f-858f
    neuroblastoma com, 3561
    peniana, 875-876
    renal, 1361t, 1363

Metástase *(Cont.)*
    suprarrenal
        desordem, 1560-1562, 1561f, 1562q
        MRI de, 48-49, 50f-51f
    testicular, 812-813, 3595
Metastasectomia, no RCC avançado, 1503, 1504q
Metástases ósseas
    radioterapia para câncer de próstata localizado e, 2708
    terapia com radionuclídeo sistêmico para, 2708, 2708t
Metformina
    interações do meio de contraste com, 30
    na prevenção do câncer de próstata, 2561
Metilação. *Ver* Metilação do DNA
Metilprednisolona (Medrol), pré-medicação com, para prevenção de reações ao meio de contraste, 29, 29q
Metisergida (Sansert), com RPF, 1144
MET. *Ver* Terapia expulsiva médica
Metoclopramida, para facilitar o esvaziamento da bexiga urinária, 1871-1872
Métodos de coleta de urina para UTIs, 2938
Metotrexato
    para câncer do pênis, 872-873
    para terapia oral de BPS/IC, 353t, 355
Metotrexato, etoposídeo e cisplatina (MEC), para UTUC, 1400
Metotrexato, vinblastina, adriamicina e cisplatina (MVAC), para UTUC, 1400
Metotrexato, vinblastina, epirubicina e cisplatina (MVEC), para UTUC, 1400
Metoxamina, para incontinência urinária por estresse em mulheres, 1867
Metronidazol
    profilaxia com, para procedimentos urológicos sem complicações, 261t-262t
    profilaxia pré-operatória com, 106t-107t
MetS. *Ver* Síndrome metabólica
MGN. *Ver* Glomerulonefrite membranosa
MHCs. *Ver* Cadeias pesadas de miosina
MH. *Ver* Micro-hematúria
MH sintomático, 188, 191q
Miastenia grave, disfunção do trato urinário inferior e, 1790
Micção
    centro de micção pontina em, 1663
    controle cerebral da, 1665-1666
    controle do circuito reflexo, 1660-1663, 1660f
        da uretra para reflexos da bexiga, 1662-1663, 1663f-1665f
        fase de esvaziamento, 1661-1662, 1661f, 1662t
    em pacientes pediátricos
        controle do desenvolvimento de, 3123-3125
        evolução de, 3123-3125, 3124f
    fisiologia, 1729, 1730f
    mecânica da, 1649
    mecanismos modeladores do tronco cerebral, 1663, 1666f
    neuromodulação para, 1680, 1681, 1680f
    óxido nítrico e, 1654
Micção cronometrada, 1890-1891
Micção. *Ver* Micturação
    ausência de, neonatal, 2890
    bexiga tímida, 1788-1789
    com contração da bexiga normal, 1686-1687
    pressão do detrusor na, 3123, 3124f
    terapia para facilitar, 1691q
Micção pós-estímulo, 1915
Micção solicitada, 1891
Micção tardia, 1891
Micobactérias não tuberculosas, 242
Micofenolato de mofetil (CellCept), para terapia oral de BPS/IC, 354

Micofenolato, para imunossupressão pós-transplante, 1084-1085, 1085t
Microangiopatias trombóticas (TMA), 2860
Microbiologia
    prostatite e CPPS, 305-307
    TB, 421
Microdeleções, da região AZF, 528
Microdeleções Yq, 528
Microfotografia
    do ducto ejaculatório, 535f
    do testículo, 527f
Micrografia eletrônica de escaneamento
    do pênis, 616f
    do testículos, 519f
Micro-hematúria assintomática (AMH), 3
Micro-hematúria (MH), 183
    avaliação de pacientes com, 184-186, 184t, 185q, 186f, 187q
        cistoscopia em, 186-187
        citologia da urina e biomarcadores urinários, 187
        história natural de, 187
        imagem do trato urinário superior na, 187
    avaliação microscópica de, 183
    critérios diagnósticos para, 183
    diagnóstico diferencial de, 184, 184t, 188
    seleção de paciente para avaliação de, 184-185
    sintomática, 188, 191q
    triagem de, 185
Microimplantes de silicone (Macroplastique), para terapia com injeção para SUI
    feminina, 2058-2059, 2058t
    pós-prostatectomia masculina, 2065-2066
Microlitíase testicular, em pacientes pediátricos, 3595
Microlitíase, testicular, em pacientes pediátricos, 3595
Micropênis, 3369t, 3376-3377, 3376f, 3368e1t
Microrganismos não cultiváveis, em microbiologia da prostatite, 306
MicroRNA (miRNA), como biomarcador do câncer de próstata, 2575
Microscópio eletrônico (SEM)
    dos vasos sanguíneos da bexiga, 1634f
    do urotélio, 1632-1633, 1633f
Microvascular reimplante, do pênis, 916e1, 916e1f
Midazolam, considerações pré-operatórias para, 111-112
Midodrina, para incontinência urinária por estresse em mulheres, 1867
Mielite transversa, 3295
    apresentação/manifestações, 3295, 3295f
    patogênese da, 3295
    recomendações específicas, 3295
Mielite transversa aguda, disfunção do trato urinário inferior com, 1778-1779
Mielodisplasia
    disfunção renal em, 3277
    intervenção precoce na, 3275-3277
    sexualidade e, 3277-3279
Mielolipoma
    como lesão benigna, 1564-1565, 1564f, 1565q
    suprarrenal, MRI de, 47-48, 49f
Mielomeningocele
    disfunção do trato urinário inferior com, 1779-1780
    disfunção intestinal neurogênica na, 1775-1776
    fechamento pré-natal, 3274
    pré-natal, 2884-2885
Mielopatia cervical, disfunção do trato urinário inferior com, 1778
Mielopatia esquistossomótica, disfunção do trato urinário inferior e, 1786

Migração, de *stent* ureteral, 131
Migração, renovação e proliferação de células-tronco testiculares, 525, 527f
MI. *Ver* Índice mecânico
Mineralização óssea, regulação renal da, 1011-1012, 1011f
Mineralocorticoides, na histologia suprarrenal, 1529, 1530t
Mini-Cog, 2088, 2089f
Miofibroblastos, 1640, 1640f, 1648
    e PD, 728-729
Mioplastia
    estimulada, 2081
    falha de armazenamento, 2072
Mioplastia estimulada, 2081
Miosina, filamentos espessos, 1641, 1642f
Mirabegron, 1670, 1714
    efeitos adversos do, 1855
    eficácia de, 1854-1855
    farmacocinética, 1854
    para bexiga urinária diminuída, 1831, 1832t-1834t
    para facilitar o enchimento da bexiga urinária e o armazenamento da urina, 1839t, 1854-1855
        com antimuscarínicos, 1860
    para incontinência urinária, em pacientes geriátricos, 2099e4
    tolerância, 1855
miRNA. *Ver* MicroRNA
MIS. *Ver* Cirurgia minimamente invasiva; *Ver* Substância inibidora Mülleriana
Misoprostol, para terapia oral de BPS/IC, 353t, 355
Mitomicina C (MMC)
    para câncer da bexiga urinária sem invasão muscular, 2215-2216, 2216t
    para UTUC, 1379, 1398-1399
Mitoxantrona, 2807-2808
MLCs. *Ver* Cadeias leves da miosina
MMC. *Ver* Mitomicina C
MMR. *Ver* Reparo de incompatibilidade
MMSE. *Ver* Exame do Estado Mental
MN-9. *Ver* Anidrase carbônica IX
Mobilização do intestino, na ressecção transuretral de tumor de bexiga, 2246, 2246f
Mobilização urogenital parcial (PUM), 3510-3513, 3512f-3515f
Mobilização urogenital total (TUM), 3510-3513, 3512f-3515f
Modalidades de energia na cirurgia urológica e litotripsia intracorpórea. *Ver* Litotripsia intracorpórea
    cirurgia laparoscópica em pacientes pediátricos, 2965
Modelo de tumorigênese, para câncer de próstata, 2558
Modelo de volume hipertensivo, 1029, 1030f
Modelos animais, treinamento laparoscópico com, 224e2-224.e3
Modelos de animais vivos, treinamento laparoscópico com, 224e2-224.e3
Modelo transperineal de biópsia de mapeamento da próstata
    biópsia transretal por ultrassom *versus*, 2721-2722
    para terapia focal no câncer de próstata, 2721, 2722f-2723f
Modelo vasoconstritor hipertensivo, 1029, 1029f
Modificação pós-tradução da histona, no câncer de próstata, 2555-2556
Modificações do estilo de vida
    para ED, 658
    para incontinência urinária, 1892-1894
        função intestinal, 1893-1894

Modificações do estilo de vida *(Cont.)*
  irritantes alimentares, 1893
  manejo de fluido, 1892-1893
  níveis de evidências e recomendações para, 1876t
  redução da obesidade e peso, 1894
  redução de cafeína, 1893
  para tratamento de CP/CPPS, 326
Modificações epigenéticas, como biomarcadores do câncer de próstata, 2575-2576
Modificações pós-traducionais, de receptores de androgênios, 2410
Moduladores imunes, para tratamento de CP/CPPS, 323
Moduladores, nas redes do tronco encefálico, 1664-1665
Mola, 418f, 419
Molusco contagioso, 380-381, 380f
Monofosfato de adenosina cíclico (cAMP), em contrações ureterais, 986-988, 987f
Monofosfato de guanosina cíclico (cGMP), em contrações ureterais, 986-988
Monóxido de carbono (CO)
  controle do tônus vascular por, 1010-1011
  na ED, 626
Montelukast, para terapia oral de BPS/IC, 353t, 355
Monte púbico, 1604, 1603f-1605f
Mordidas, animal e humana, no pênis, 2381
Mordidas de animais, do pênis, 2381
Mordidas genitais, 406-407, 408f
Mordidas humanas, do pênis, 2381
Morfina
  efeitos na função uretral, 1004
  para pacientes pediátricos, 2957-2958, 2957t
Mortalidade
  após RPLND, 835
  com hiperplasia prostática benigna, 2455
Mortalidade pré-natal, por bacteriúria na gravidez, 295
Morte
  após acesso percutâneo ao sistema coletor do trato urinário superior, 182
  declaração de, para doadores de órgãos falecidos, 1074-1075, 1074q
  doação de rim após. *Ver* Doadores falecidos
Morte celular programada. *Ver* apoptose
Morte programada-1 (PD-1), 1325-1326
Motilidade, espermatozoide, 531, 531f-532f
Movimento dos olhos não rápidos (NREM) de, 1822
Movimento rápido dos olhos (REM), 1822
MPGN. *Ver* Glomerulonefrite membranoproliferativa
mpMRI. *Ver* Imagem de ressonância magnética multiparamétrica
MPUC. *Ver* Carcinoma urotelial micropapilar
MRA. *Ver* Angiografia por ressonância magnética
MRI. *Ver* Imagem de ressonância magnética
  MRI na, massas suprarrenais, 47-49, 48f-51f, 52t
  medicina nuclear, 38-40
  pediátrica. *Ver* Oncologia pediátrica
MRI-WB. *Ver* Ressonância magnética do corpo inteiro
MRKH. *Ver* Síndrome de Mayer-Rokitansky-Küster-Hauser
MRSE. *Ver* Reparo em etapas moderno da extrofia
MRU. *Ver* Urografia por ressonância magnética
MSA. *Ver* Atrofia de múltiplos sistemas
MSCs. *Ver* Células-tronco derivadas do mesênquima
MS. *Ver* Esclerose múltipla
MSK. *Ver* Rim esponjoso medular
mTOR. *Ver* Alvo mamífero da rapamicina

M-TURP. *Ver* Ressecção transuretral monopolar da próstata
Muco, após cistoplastia de aumento, 3352
Mucoproteína de Tamm-Horsfall, 1018
  na formação de cristal, 1175, 1179
  na matriz do cristal, 1179
MUCPs. *Ver* Pressão de fechamento uretral máxima
Mudança de medicação, para ED, 659
MUI. *Ver* Incontinência urinária mista
Mulheres com deficiência, e resposta sexual feminina, 754
MUPP. *Ver* Perfil de pressão miccional uretral
Musculatura de flanco, da parede abdominal posterior, 765-769, 767f-769f, 769t
Musculatura do assoalho pélvico (MAP)
  avaliação da, para PFMT de, 1883
  contração, para prevenir a incontinência de esforço, 1716, 1884
  feminina, 1600, 1603f
Músculo esquelético, músculos lisos comparados aos, 1641t
Músculo iliococcígeo, 1600, 1603f
Musculo isquiococcígeo, 1600, 1603f, 1939, 1940f
Músculo levantador do ânus, 1600, 1603f
  função do, 1942, 1942f
Músculo pubococcígeo, 1600, 1603f
Músculos estriados, do esfíncter uretral, 1637
  tipos de fibras de, 1637
Músculos. *Ver também músculos específicos*
  da parede abdominal, anterior, 1611-1613, 1613f
  do assoalho pélvico
    feminino, 1600, 1603f
    masculino, 1614, 1616f-1618f
  esquelético. *Ver* Músculo esquelético
  estriado. *Ver* Músculos estriados
  liso. *Ver* Músculos lisos
  na síndrome do abdome em ameixa seca (síndrome de Prune-belly), 3240
Músculos lisos
  CVA e, 1764
  da bexiga urinária, 1635, 1635f, 1640-1648
    acoplamento excitação-contração em, 1645-1646, 1645f
    células intersticiais do, 1648, 1648f
    durante o enchimento, 1648-1649
    micção durante, 1649
    pontes cruzadas da actina-miosina, 1642-1643, 1643q, 1643f
    potenciais de ação, 1644-1645, 1644f
    propagação da resposta elétrica, 1646-1648, 1647f
    propriedades elétricas da membrana, 1644-1645, 1644f
    proteínas contráteis, 1641-1642, 1641f-1643f
    rede sensório-motora em, 1649, 1650f
    sinalização do cálcio nos, 1646, 1647f
  do esfíncter uretral, 1637
  músculo esquelético comparado ao, 1641t
  na hiperplasia prostática benigna, 2434-2435, 2435f
MUS. *Ver* Sling da uretra média
Mutações genéticas, fisiologia reprodutiva masculina e, relacionada à idade, 528-529, 528q
Mutações SPOP, no caso do câncer de próstata, 2557
Mutilação genital feminina (FGC), 754e2
  anatomia da, 750e4
  embriologia, 3453-3454, 3454f
MVAC. *Ver* Metotrexato, vinblastina, adriamicina e cisplatina
MVEC. *Ver* Metotrexato, vinblastina, epirubicina e cisplatina

MVV. *Ver* Volume vazio máximo
MWA. *Ver* Ablação por micro-ondas
Mycobacterium tuberculosis, 242
Mycoplasma genitalium, 372

N

NAATs. *Ver* Testes de amplificação de ácido nucleico
N-acetilcisteína, 1175
  para prevenção de ATN, 1053
  para prevenção de DRC, 1061
NAD. *Ver* Privação de androgênio neoadjuvante
Naftopidil
  para cálculo na passagem ureteral, 1001-1002
  para facilitar o enchimento da bexiga urinária e o armazenamento da urina, 1853-1854
Naloxona, para facilitar o esvaziamento da bexiga urinária, 1873
Nanismo neuroespinal, disfunção do trato urinário inferior com, 1779-1780
Nanopartículas calcificantes (CNPs), 1176-1177
Não aderência, em candidatos a transplante renal, 1072
Narcóticos. *Ver* Opioides
Nascimento prematuro
  implicações clínicas do, 2949
National Institutes para Clinical Excellence, diretrizes para refluxo vesicoureteral, 3144
Náusea e vômito pós-operatório (PONV), em pacientes pediátricos, 2961
Náuseas e vômitos, pós-operatório, 2961
NBCi. *Ver* Índice de capacidade noturna da bexiga urinária
NBI. *Ver* Imagem de banda estreita
NCTC. *Ver* Tomografia computadorizada sem contraste
NDI. *Ver* Diabetes insipidus nefrogênico
NDO. *Ver* Hiperatividade neurogênica do detrusor; Hiperatividade noturna do detrusor
Necrose
  achados na PC-RPLND, resultados esperados de sobrevida associados a, 830, 830t
  UTUC com, 1375
Necrose papilar renal (RPN), mecanismos de defesa do hospedeiro em UTIs e, 249, 249q
Necrose tubular aguda (NTA)
Nefrectomia
  aberta, técnica de, 1420-1421, 1420e2f
  aloenxerto, 1086-1087
  hemorragia renal e, 1153-1154
  história de, 1314
  LDN, 1079, 1080f
  lesões ureterais, superior, 1163
  no transplante renal, 3532-3533
  para anomalias ureterais
    aberta parcial, 3088-3089, 3089f-3090f
    laparoscópica parcial, 3089-3090, 3091f
    polo superior parcial, 3088-3090
  para obstrução da junção ureteropélvica, 1109
  para RCC
    para doença de Von Hippel-Lindau e outros CCRs familiares, 1353-1355, 1355f
    parcial. *Ver* Nefrectomia parcial
    radical. *Ver* Nefrectomia radical
  para RCC metastático, 1501-1503, 1502f, 1503q, 1503t
  para tratamento da tuberculose genitourinária, 431
  para tumores da pelve renal, 1384-1385, 1385f
  parcial. *Ver* Nefrectomia parcial
  pré-transplante, 1073, 1073q

Nefrectomia *(Cont.)*
   radical. *Ver* Nefrectomia radical
   RPLND com, 822, 822t
   segmentares, para grandes tumores renais, 1431-1432, 1432f, 1432e1f, 1431e1f
   simples. *Ver* Nefrectomia simples
   trauma renal
     no total, 1155
     parcial, 1154, 1154f
     trombose venosa profunda ou embolia pulmonar após, 90
Nefrectomia aberta, técnica de, doenças benignas Pará, 1420-1421, 1420e2f
Nefrectomia de aloenxerto, 1086-1087
Nefrectomia de *debulking*, para RCC metastático, 1501-1503, 1502f, 1503q, 1503f
Nefrectomia laparoscópica (LDN), 1079, 1080f
Nefrectomia laparoscópica manualmente assistida (HALN), 1467-1468, 1467f-1468f
Nefrectomia laparoscópica radical (LRN), 1465
   abordagem retroperitoneal para, 1467
   abordagem transperitoneal para, 1465-1467, 1465f, 1466t
   assistida à mão, 1467-1468, 1467f-1468f
   considerações especiais para nefrectomia citoredutora, 1470
     extração de amostras, 1469
     grampeamento dos vasos hilares em bloco, 1468-1469
     grandes tumores, 1468
     linfadenectomia, 1469
     recorrência local, 1469-1470, 1470f
     recorrência porta-local, 1469
     salvamento cirúrgico após falha de terapias ablativas, 1470
     trombo tumoral da veia renal e veia cava, 1470
Nefrectomia parcial aberta, para tumores da pelve renal, 1384-1385, 1385f
Nefrectomia parcial laparoscópica (LPN), 1470
   indicações para, 1470-1472, 1471f
     estágio clínico T1q e tumores maiores, 1471
     heminefrectomia laparoscópica, 1471
     manejo de múltiplos tumores, 1472
     tumor central e hilar, 1471
     tumor renal solitário, 1472
   procedimento para
     abordagem retroperitoneal, 1472
     abordagem transperitoneal, 1472
     hemostasia, 1473-1474, 1474f
     hipotermia renal, 1475
     isquemia e controle hilar, 1475-1476
     localização do tumor e excisão, 1472, 1473, 1473f
     reparo do sistema coletor, 1474-1475, 1475f
     roboticamente assistida, 1472
     técnica, 1472
   resultados esperados de, 1476-1477
     longo prazo, 1477, 1478t
     margens cirúrgicas positivas, 1476-1477
Nefrectomia parcial laparoscópica roboticamente-assistida (RaLPN), 1472
Nefrectomia parcial (PN)
   doenças benignas para, 1420, 1421f
   laparoscópica. *Ver* Nefrectomia parcial laparoscópica
   para de tumor de Wilms, 3578-3579
   para doença de Von Hippel-Lindau e outros CCRs familiares, 1353-1355, 1355f
   para malignidades, 1428-1433, 1428f
     complicações da, 1432-1433
     considerações pré-operatórias para, 1428-1429, 1429f, 1429e1f

Nefrectomia parcial (PN) *(Cont.)*
     enucleação de pequenos tumores corticais, 1429-1431, 1430f
     nefrectomia segmentar de grandes tumores polares, 1431-1432, 1432f, 1432e1f, 1431e1f
     ressecção em cunha de grandes tumores corticais, 1431, 1431f
   para RCC, 1343-1349, 1344q, 1347t, 1348f-1349f
   recorrência local após, 1359, 1359q
   para tumores da pelve renal, 1384-1385, 1385f
   trauma renal para, 1154, 1154f-1155f
Nefrectomia radical (RN)
   laparoscópica. *Ver* Nefrectomia radical laparoscópica
   para malignidades, 1423-1428, 1423f
     complicações, 1427-1428
     fechamento da ferida para, 1427
     linfadenectomia regional com, 1426, 1427, 1426f-1427f, 1427e1f
     procedimento cirúrgico para, 1424-1426, 1424f-1426f, 1424e1f, 1424e1f
   para RCC, 1343-1344, 1344q, 1346f
   recorrência local após, 1359, 1359q
Nefrectomia segmentar, para tumores renais grandes, 1431-1432, 1432f, 1432e1f, 1431e1f
Nefrectomia simples
   aberta, 1420, 1420f, 1420e1f
   laparoscópica, 1454
     dissecção do ureter, 1454, 1456f
     encarceramento do órgão e extração, 1456-1460, 1458f-1459f
     identificação do hilo renal, 1454-1455, 1457f
     isolamento do polo superior, 1456, 1457f
     manejo pós-operatório, 1457
     reflexão do intestino, 1454, 1456f
     resultados do, 1457
     seguranca os vasos sanguíneos renais, 1455, 1457f
Nefrectomia total, por trauma renal, 1155
Nefrite bacteriana focal aguda ou multifocal, 278-279, 279f
Nefrite bacteriana. *Ver* Infecção renal
Nefrite granulomatosa infecciosa
   equinococose renal, 290-291, 291f
   malacoplasia, 289-290, 289f
   XGP, 286-289, 287f-288f
Nefrite hereditária, 2859
Nefrite intersticial aguda (AIN), AKI causada por, 1043-1044, 1044q
Nefrite lúpica, 2860
Nefroblastoma. *Ver* Tumor de Wilms
Nefroblastomatose, 3572, 3572f
Nefrocalcina, 1175
   na formação de cristal, 1179
   na matriz do cristal, 1179
Nefrogênese e desenvolvimento anatômico, no desenvolvimento renal, 2849, 2850f
Nefrolise, laparoscópica, 1464, 1464f
Nefrolitíase hiperuricosúrica cálcica (HUCN)
   diferenciação da diátese gotosa, 1212
   manejo médico de, 1225-1227, 1227q
   na formação de cálculo de oxalato de cálcio, 1210
Nefrolitíase. *Ver* Cálculo renal
Nefrolitotomia
   para obstrução da junção ureteropélvica, endopielotomia percutânea anterógrada simultânea com, 1111
   percutânea. *Ver* Nefrolitotomia percutânea
Nefrolitotomia percutânea (PCNL)
   anestesia para, 1277-1278

Nefrolitotomia percutânea (PCNL) *(Cont.)*
   antes da cirurgia renal, 1256
   após transplante renal, 1280, 1280f
   cálculos do polo inferior, 1247-1250, 1247f, 1248t, 1249f
   composição do cálculo e, 1242-1243, 1242f-1243f, 1243e1
   em divertículos do coletor, 1244, 1278-1281, 1279f
   localização do cálculo, 1241-1242
   na ectopia renal, 1246-1247, 1247f
   no rim em ferradura, 1246, 1279-1280
   para cálculo renal, 1278
   bilateral simultânea, 1281-1282
   cálculos coraliformes, 1240-1241, 1280-1281
   cálculo ureteral
     carga de cálculo e, 1252-1253
     composição do cálculo, 1253
     localização do cálculo, 1251-1252, 1252t
     megaureter, 1253
     resultado de, 1257-1259
     sistema coletor duplicado, 1253
   carga de cálculo
     até 1 cm, 1238-1239, 1238q
     entre 1 e 2 cm, 1239-1240, 1239f
     superior a 2 cm, 1239f, 1240
   coagulopatia não corrigida e, 1256
   complicações da, 1282
   da função renal e, 1254-1255
   deformidade espinais ou contraturas dos membros e, 1256
   desvio urinário e, 1256-1257
   infecção do trato urinário e, 1254
   litotripsia a *laser* para, 234e2
   obesidade mórbida e, 1255, 1281
   profilaxia antibiótica para, 1277
   solitária renal e, 1255
   transplantes renais e, 1257
   velhice e fragilidade e, 1255-1256
   visão geral histórica, 1235e2
Nefroma cístico, 1309, 1310q, 1310f, 3031-3032, 3031f, 3033f
Nefroma cístico multilocular. *Ver* Nefroma cístico multilocular solitário
Nefroma. *Ver* nefroma cístico
Nefroma mesoblástico congênito (CMN), 2885
Néfron, 969
   transporte de íons de hidrogênio no, obstrução do trato urinário e, 1096
   transporte de sódio no, obstrução do trato urinário e, 1096
Néfron, e desenvolvimento renal, 2850
Nefronofitíase juvenil, 3014t, 3021-3023
   avaliação da, 3022-3023, 3022f
   características clínicas da, 3022
   genética da, 3014t, 3021-3022
   tratamento da, 3023
Nefronoftise (NPH), juvenil. *Ver* Nefronoftise juvenil
Nefropatia
   ácido aristolóquico, 1072, 1366
   IgA. *Ver* Nefropatia por IgA
   induzida por contraste, 30, 1053, 1061-1062
   isquêmica. *Ver* Nefropatia isquêmica
Nefropatia de ácido aristolóquico, 1072
   na UTUC, 1366
Nefropatia induzida por contraste (CIN), 30, 1053, 1061-1062
Nefropatia isquêmica, 1028
   angioplastia da artéria renal com implante de *stent* para, 1037-1039, 1039q, 1040f
   fisiopatologia da, 1029-1031, 1030f-1031f, 1031q
Nefropatia pigmentar, ATN com, 1044-1045
Nefropatia por IgA, hematúria glomerular causada por, 15

Nefropatia por imunoglobulina A, 2859
Nefropexia, laparoscópica, 1462, 1463f
　procedimentos para, 1462, 1463f
　resultados da, 1462-1463
Nefroscopia segunda-alça, abordagem percutânea em relação UTUC, 1394
Nefrose congênita, 3023
Nefrostomia, abordagem percutânea para UTUC, 1392, 1394f
Nefrostomia, percutânea. Ver Nefrostomia percutânea
Nefrostomia percutânea (PCN), 153-154
　para o trauma geniturinário pediátrico, 3542-3544
　tubos. Ver Nefrostomia por tubos
Nefroureteretomia
　radical. Ver Nefroureteretomia radical
　valva de uretra posterior, 3262
Nefroureteretomia laparoscópica roboticamente-assistida, para UTUC, 1383-1384, 1384f
Nefroureteretomia laparoscópica transperitoneal, para UTUC
　dissecção do ureter distal, 1383, 1383f
　remoção laparoscópica do rim até ureter médio, 1382-1383, 1382f
　ureteretomia distal aberta com excisão do cuff da bexiga, 1383
　ureteronefrectomia proximal, 1383, 1383f
Nefroureteretomia radical aberta, para UTUC, 1376-1377, 1377f, 1381-1382
Nefroureteretomia radical laparoscópica, para UTUC, 1382-1384, 1382f-1384f
Nefroureteretomia radical, para UTUC
　aberta, 1376-1377, 1377f, 1381-1382
　laparoscópica, 1382-1384, 1382f-1384f
Neoangiogênese, 2717
Neobexiga de Studer, modificada, para derivação urinária minimamente invasiva, 2371t, 2374-2375
Neobexiga ileal, diversão urinária ortópica, 2357-2358, 2357f
Neobexiga intestinal, terapia farmacológica na, para facilitar o enchimento da bexiga urinária e o armazenamento da urina, 1866
Neocistostomia direta, para UTUC, 1385-1386, 1387f
Neocistostomia, para UTUC, 1385-1386, 1387f
Neomicina, preparo intestinal pré-operatório com, 107
Neonatos
　coleta de amostra urinária em, 12-13
　com UPJO, 1106
　diagnóstico de hidronefrose em, 1105
　nefrolitíase em, manejo médico de, 1232
Neoplasia de células germinativas intratubular (ITGCN), 784-785
　histologia, 786
　tratamento de, 796, 796q
Neoplasia intraepitelial de alto grau prostática (HGPIN), 2593-2594, 2594f
Neoplasia intraepitelial prostática de baixo grau (LGPIN), 2593
Neoplasia intraepitelial prostática (PIN)
　de alto grau, 2593-2594, 2594f
　de baixo grau, 2593
Neoplasia maligna linforeticular, do pênis, 875
Neoplasia urotelial papilar de potencial maligno baixo (PUNLMP), 2188-2190, 2190t
Neoplasmas, HIV e, 385-386
Neostigmina, resposta ureteral, 991
NER. Ver Reparo de excisão de nucleotídeo
Nervo dorsal, do pênis, 513, 514f, 619t
Nervo femoral, 1619, 1621f, 1622t

Nervo genital, dorsal, estimulação elétrica do, doenças de armazenamento da bexiga, 1909-1910
Nervo genital dorsal, estimulação elétrica do, para desordens de armazenamento da bexiga urinária, 1909-1910
Nervo genitofemoral, 500-501, 1613f, 1618, 1619, 1622t
Nervo ílio-hipogástrico, 1613f, 1618-1619, 1622t
Nervo ilioinguinal, 1613f, 1618-1619, 1622t
Nervo obturador, 1619, 1622t
Nervo periuretral, estimulação elétrica externa, do, para desordens de armazenamento da bexiga, 1909
Nervo pudendo, 617f, 1602-1603, 910e5
　estimulação do, 1681
　　frequências inibitórios e excitatórios para, 1681
　　para disfunção do trato urinário inferior, 1794-1795
　estimulação elétrica, doenças de depósito na bexiga, 1909
Nervos cavernosos, 506, 617f-618f, 910e5
Nervos pélvicos aferentes, 1651, 1652f, 1652t
Nervos, suprarrenal, 1522, 1524f, 1529
Nervo tibial posterior, estimulação elétrica do, doenças de depósito da bexiga, 1910
Nervo tibial, posterior, estimulação elétrica, doenças de depósito da bexiga, 1910
Neurobiologia, na etiologia da BPS/IC, 345e8, 345e10, 345e10q
Neuroblastoma, 1560, 3559, 3567q
　apresentação clínica e padrão de propagação de, 3561, 3561f
　diagnóstico de
　　avaliação laboratorial do, 3561
　　estadiamento, 3562, 3563t
　　imagem, 3561-3562, 3561f-3562f
　　triagem, 3562
　patologia do, 3560-3561, 3560f-3561f
　prognóstico do, 3562-3567
　　variáveis biológicas que afetam, 3564-3567
　　variáveis clínicas que afetam, 3563-3564
　regressão espontânea do, 3560
　tratamento do
　　cirurgia, 3564-3566, 3565f
　　descompressão medular, 3567
　　quimioterapia, 3564-3567, 3565f
　　radioterapia, 3567
　　terapias biológicas, 3567
Neuroblastoma perinatal, tratamento cirúrgico do, 3565
Neurofibroma, 418f, 419
Neuroimagem, em ED, 655-656
Neuromodulação. Ver também Estimulação elétrica para disfunção da bexiga urinária e do intestino, 3308, 3310, 3309t
　para disfunção do trato urinário e estimulação da raiz anterior inferior, 1795
　estimulação do nervo pudendo, 1681, 1794-1795
　frequências de inibição e estimulação excitatória, 1681
　para esvaziamento, razão para, 1680-1681, 1680f
　para inibir a OAB, razão para, 1681, 1681f
　toxina onabotulina A, 1682-1683, 1682f-1683f
　para incontinência urinária, em pacientes geriátricos, 2099e5
　para prostatite, 326
　para tratamento de BPS/IC, 358-359, 359q
　pesquisas futuras para, 1916-1917
　sacral, mecanismo de ação, 1680

Neuromodulação sacral (SNM)
　algoritmo de resolução de problemas, 1912-1914
　　estimulação intermitente, 1913-1914
　　sem estímulo, 1913
　complicações da, 1911-1914
　localização errada, 1913
　mecanismo putativo de, 1901
　　na bexiga hiperativa, 1901, 1901f
　　na retenção urinária, 1901-1902, 1902f
　para desconforto da bolsa, 1912-1913, 1913f
　para distúrbios de armazenamento, 1903-1908
　para distúrbios de esvaziamento, 1916
　sintomas recorrentes, 1913-1914
　toxina onabotulínica A comparada a, 1910-1911
Neuropatia periférica, no período perioperatório, prevenção, 114-115, 114q
Neuropatia, perioperatória, prevenção, 114-115, 114q
Neuropeptídeos aferentes, trato urinário inferior e, 1671-1673
　endotelinas, 1672-1673
　prostanoides, 1672
　taquicininas, 1672, 1672t
Neurotomia cirúrgica, crioablação e neuromodulação, do nervo peniano dorsal, 700e1
Neurotoxicidade, induzida por anestesia, em pacientes pediátricos, 2952-2953
Neurotransmissores, dentro das redes do tronco cerebral, 1664-1665
Nevo. Ver Mola
Nevos penianos congênitos, 3379, 3379f
NGF. Ver Fator de crescimento do nervo
NHTC. Ver Tomografia computadorizada helicoidal sem contraste
N-Butilcianoacrilato, esterilização por vasectomia realizada com, 951
Nicardipina, para PD, 735
Nifedipina
　para relaxamento ureteral, 1001-1002
　para terapia oral, de BPS / IC, 353t, 355
Nilutamida, 2790
Ninhos de von Brunn, do trato urinário superior, 1369-1370
Nintedanib, para RCC, 1514
Nitrato de prata
　para cistite hemorrágica, 190
　para tratamento de BPS/IC, 356e1
Nitrofurantoína
　para UTIs, 255, 256t-258t, 266, 267t, 272t, 273, 296t, 2945
Níveis de evidência, 91
Nível de radiação relativa (RRL), 27, 28t
Nkx3, 1, 2395
NLUTD. Ver Disfunção neurogênica do trato urinário inferior
NMIBC. Ver Câncer de bexiga não músculo-invasivo
NMP-22, no câncer urotelial, 2196, 2197t
Noctúria
　algoritmo de tratamento para, 1825f
　avaliação da, 1823-1824, 1824q
　capacidade da bexiga, 1824, 1824t, 1829-1831
　classificação da, 1824-1825, 1824t
　custos sociais da, 1823
　definição de, 1821, 1822t
　efeitos de fármacos na, 1827q
　e pacientes geriátricos, 2099e8
　grau de incômodo da, 1821
　histórico do paciente de, 3, 4t-5t
　impacto, 1821-1823
　mecanismos de, 1676

Noctúria *(Cont.)*
 mortalidade, precoce e, 1821-1823
 poliúria e, 1824, 1824t, 1835
 poliúria noturna e, 1824-1826, 1824t, 3312
 prevalência da, 1631
NO. *Ver* Óxido nítrico
Norefedrina, para incontinência urinária por estresse em mulheres, 1867
Norepinefrina
 controle do tônus vascular por, 1009
 e resposta sexual feminina, 750-751
 na ED, 622, 623t
 resposta ureteral, 991-992
NOTES. *Ver* Cirurgia transluminal endoscópica de orifício natural
NPH. *Ver* Nefronofitíase juvenil
NPi. *Ver* Índice de poliúria noturna
NREM. *Ver* Movimentos não rápidos do solhos
NS-398, efeitos na função uretral, 1005
NSF. *Ver* Fibrose sistêmica nefrogênica
NSGCTs. *Ver* Tumores de céulas germinativas não seminoma
N$_2$O. *Ver* Óxido nitroso
NTD. *Ver* Defeitos do tubo neural
Nucleação, 1175
Nucleação homogênea, 1175
Núcleo de Barrington, 1663
Nucleotídeos, 459e1-459.e3, 459e2f
Nurses' Health Study, 1863-1864
Nursing Home Setting, incontinência urinária em, 2098-2099
Nutrição
 câncer urotelial e, 2187
 desvio urinário e intestinal, 2313-2314
 para AKI, 1051-1052
 para CKD, 1062-1063
 pré-operatório, 104
Nutrição enteral, pré-operatória, 104
Nutrição parenteral, pré-operatória, 104
NUV. *Ver* Volume noturno de urina
NVB. *Ver* feixe neurovascular
NX-1207, para facilitar o enchimento da bexiga urinária e o armazenamento da urina, 1866e2

O

OAB. *Ver* Bexiga superativa
o armazenamento da urina e enchimento da bexiga
 anulação da, 3331. *Ver também* Micção
  bexiga tímida, 1788-1789
  mecânica da, 1649
 camada de glicosaminoglicano, 345e6-345.e7, 345e8q
 de alta pressão, lesão medular com, mecanismos de defesa do hospedeiro nas UTIs e, 249
 defeitos do tubo neural e, intervenção precoce para, 3275, 3276f
 defesas naturais, 247-248, 248e1
 em neoplasia, 474
 estimulação do nervo pudendo e, 1681
  frequências inibitórias e excitatórias para, 1681
 exame físico, 10, 10f
 falha de armazenamento, 1688-1690, 1689q, 1692
  cistoplastia de aumento para o de, 2070
  dispositivos de coleta externa para, 2081-2082
  produtos absorventes para, 2082
 farmacologia de
  esteroides sexuais, 1673
  mecanismos adrenérgicos, 1670-1671, 1671
  receptores muscarínicos, 1667-1670, 1669t, 1670q

o armazenamento da urina e enchimento da bexiga *(Cont.)*
 função de armazenamento, 3330-3331
  após cirurgia de suspensão retropúbica, 1933
  controle neural de, 1754-1755
  distúrbios de estimulação elétrica para, 1902-1914
  reflexos que promovem, 1900-1901, 1901f
  terapia farmacológica para facilitar, 1836-1870
 hérnia da, 3180
 hiperativa. *Ver* Bexiga hiperativa
 hipoatividade
  pediátrica, 3310
 imagem pediátrica de, ultrassonografia, 2913, 2917f
 inervação, em pacientes pediátricos, 3122, 3122f
 influxo sensorial da, terapia farmacológica para diminuir, 1836-1866
 instável, 1796
 lesões, 2385-2388
  com enucleação da próstata com *laser* de hólmio, 2529
  complicações com, 2388
  diagnóstico de, 2386
  etiologia da, 2385-2388
  imagem radiográfica para, 2386-2387, 2386f-2387f
  manejo da, 2387-2388, 2387q, 2387f-2388f, 2387e1f
  pediátrico. *Ver* Trauma genitourinário pediátrico, da bexiga
  resultados esperados com, 2388
  sinais e sintomas clínicos de, 2386
 liberação de, na cistectomia radical robótica-assistida, 2271, 2273f
 masculina
  circulação de, 1619f, 1621f, 1626-1628
  estrutura, 1624, 1626f-1627f
  inervação, 1628
  junção ureterovesical de, 1626-1627, 1628f
  relação com, 1616f, 1619f, 1623, 1626, 1625f-1626f
  trígono, 1626-1627, 1628f
 musculatura lisa, 294-295, 1640-1648. *Ver também* Músculo detrusor
 na síndrome de Prune-belly (síndrome do abdome em ameixa seca), 3236-3237, 3237f
 na tuberculose genitourinária, 423
 necrose, com vaporização transuretral da próstata, 2517e4
 obstrução da
  em candidatos a transplante renal, 1073
  imagem pré-natal de, 2909-2910, 2910f, 2913
  resposta a, 2435-2436
 paralítica, 1693-1694
 perfuração
  após cistoplastia de aumento, 3353-3354, 3354f
  na ressecção transuretral de tumor de bexiga, 2244, 2244f
 perfuração de malha de, no *sling* uretral, 2029-2031, 2031f, 2032t, 2033q
 pré-natal, 2874-2875, 2875f
 reconstrução. *Ver também* Reconstrução do trato urinário
 regeneração do, 488-489
  formação de tecido para, 489-491, 490f-491f
  matrizes para, 489
  para cistoplastia de aumento, 3359, 3359f
  terapias celulares em, 491-492
  usando transplante de células, 489

o armazenamento da urina e enchimento da bexiga *(Cont.)*
 ressecção transuretral, 263
 RMS causando, 3584-3585
 sensação de
  alterada, a falha de enchimento/armazenamento devido, 1688-1689
  instrumentos de medição para, 1800-1802, 1802t
  terminologia para, 1745
 trígono, 1626-1627, 1628f
 tumores. *Ver* Tumores da bexiga urinária
 ultrassonografia pélvica transabdominal, 75-77, 75f-76f
 UPEC pers*istente*, 246-247, 246f
Obesidade
 cálculo do trato urinário superior e, 1255, 1281
 cálculo renal e, 1172-1173
 câncer de próstata e, 2551-2552, 2552f
 cirurgia bariátrica para, 1220
 cirurgia laparoscópica e renal, 1447
 como contraindicação para cirurgia laparoscópica e robótica, 195
 cuidado pré-operatório para, 104
 dietas de perda de peso e, 1220
 diversão urinária ortópica e, 2350
 doença urológica e, 551-553
 e ED, 633
 hiperplasia prostática benigna e, 2442-2444, 2445t
 incontinência urinária e, 1748-1749, 1894
 na síndrome metabólica, 1219-1220
 nefrolitíase e, 1219-1220, 1220q
 resultados esperados com *sling* da uretra média, 2024, 2024q, 2025t
Observações gerais, no exame físico, 9
Observações, no exame físico, 9
Obstrução
 da bexiga urinária
  em candidatos ao transplante renal, 1073
  resposta a, 2435-2436
 da vesícula seminal e ductos ejaculatórios, 534
 do sistema coletor do trato urinário superior, após acesso percutâneo ao sistema coletor do trato urinário superior, 181-182
 efeitos na função ureteral, 995-999, 996f-999f
 imagem pré-natal de, 2909-2910, 2910f
 junção ureteropélvica. *Ver* Obstrução da junção ureteropélvica
 nos mecanismos de defesa do hospedeiro com UTI, 248
 trato urinário. *Ver* Obstrução do trato urinário
Obstrução da junção ureteropélvica (UPJO)
 abordagens cirúrgicas para, 1115-1122
 adquirida, 1105
 apresentação do paciente e estudos de diagnóstico para, 1105-1107, 1106f-1108f
 cálculo renal com, 1197-1198
  manejo cirúrgico de, 1243
 calicovesicostomia para, laparoscópica, 1122
 congênita, 1104-1105, 1105f
 diagnóstico de, 1104
 em pacientes pediátricos. *Ver* Pacientes pediátricos, obstrução da junção ureteropélvica na endopielotomia percutânea anterógrada para, 1109-1111, 1109f-1110f
 nefrolitotomia simultânea com, 1111
 endopieloplastia percutânea para, 1111
 endopielotomia com cautério retrógrado e fio balão para, 1113-1114
 endopielotomia uteroscópica retrógrada para, 1111-1113, 1113f-1114f

Obstrução da junção ureteropélvica (UPJO) (Cont.)
   intervenções para
      cuidado pós-operatório para, 1125
      indicações para, 1107-1108
      manejo de complicações em, 1125
      manejo endourológico de, 1109, 1114q
      nefrectomia para, 1109
      observações históricas sobre, 1114-1115
      operatório, 1114-1115
      riscos e benefícios de, 1108-1109
      seleção de, 1108
      sucesso com, 1108
   intrínseca, 1104-1105
   nefrolitotomia para, endopielotomia percutânea anterógrada simultânea com, 111
   patogênese da, 1104-1105, 1105f
   pieloplastia para
      cirurgia aberta, 1115
      com pielolitotomia de, 1122
      cuidados pós-operatória e complicações, 1120
      desmembrado, 1108, 1116f-1117f
      intervenção laparoscópica e robótica, 1115-1120, 1118f-1119f, 1122q
      procedimentos de salvamento para, 1124-1125
      resultados, 1120-1122, 1121t
      retalho laparoscópico tubularizado desmembrado, 1122
   polo inferior, 3057, 3058f
   pré-natal, 2878
   reconstrução com retalho, 1122
      plastia de Foley Y-V, 1122-1123, 1123f
      procedimentos de salvamento, 1124-1125
      retalho de Culp-DeWeerd em espiral, 1123, 1124f
      retalho vertical de Scardino-Prince, 1123, 1125f
      ureterocalicostomia para, 1124, 1126f
      uretrotomia intubada, 1123-1124, 1126f
   refluxo vesicoureteral e, 3149-3151, 3150f
   secundário, 3057
   transporte de urina e, 993, 994f
   ureterocalicostomia para, laparoscópica e roboticamente assistida, 1122
   ureteroscopia para, 143

Obstrução da saída da bexiga (BOO)
   após procedimento de *sling* pubovaginal, 2004-2006
      tratamento cirúrgico da, 2005-2006, 2006t
   bexiga fetal dilatada e, 3174
   cálculos secundários da bexiga e, 1292-1293
   efeitos de bloqueadores α-adrenérgicos sobre, 2480
   em pacientes geriátricos, 2099e7
   falha de esvaziamento/enchimento desde, 1691
   mecanismos de, 1676-1677, 1677q

Obstrução do trato urinário
   acidificação urinária e catiônica, 1096
   AKI causada por, 1043
   alterações hemodinâmicas com, 1093-1095
      de filtração glomerular e, 1093-1094
      obstrução ureteral bilateral, 1094-1095, 1095f
      obstrução ureteral parcial, 1095
      obstrução ureteral unilateral, 1094, 1094f
      resistência vascular renal, 1094
   causa de, 1090q
   com alterações patológicas, 1096, 1097f
   com capacidade de concentração urinária, 1095
   com fibrose túbulo-intersticial, 1097-1100, 1099f

Obstrução do trato urinário (Cont.)
   congênita. Ver Uropatia obstrutiva congênita
   crescimento renal compensatório, 1100-1101
   diagnóstico de
      avaliação laboratorial do, 3561
      estadiamento, 3562, 3563t
      imagem, 3561-3562, 3561f-3562f
      triagem, 3562
   diurese pós-obstrutiva após, 1102
   dor causada por, 1-2
   efeitos da função tubular, 1095-1096
   estudo laboratorial
      avaliação da função renal, 1090-1091
      excreção fracionada de sódio, 1090
      urinálise, 1089-1090
   e transporte de sódio, 1096
   hipertensão com, 1100
   imagem de diagnóstico para, 1091
      renografia nuclear, 1091-1092
      tomografia computadorizada, 1092-1093
      ultrassonografia, 1091
      urografia excretora, 1093
      urorressonância, 1093
   impacto clínico, 1100-1101
   prevalência de, 1089
   recuperação renal após, 1101-1102
   saída da urina a partir dos rins em, 1095
   superior. Ver Obstrução do trato urinário superior
   transporte catiônico, 1096
   transporte do íon hidrogênio e, 1096
   tratamento de, 1101-1102
      drenagem renal, 1101
      intervenção cirúrgica, 1102
      manejo da dor, 1101

Obstrução do trato urinário alto
   avaliação de, 1104
   doença estenosa ureteral. Ver Doença estenosa ureteral
   estenose da anastomose ureteroentérica. Ver Estenose da anastomose ureteroentérica
   fibrose retroperitoneal. Ver Fibrose retroperitoneal
   obstrução da junção ureteropélvica. Ver Obstrução da junção ureteropélvica
   ureter retrocaval. Ver Ureter retrocaval

Obstrução intestinal, com anastomoses intestinais, 2290-2291, 2291t, 2292f
Obstrução/mau desenvolvimento, e desenvolvimento renal, 2850
Obstrução parcial ureteral (PUO), alterações hemodinâmicas com, 1095
Obstrução prostática benigna (BPO), obstrução da saída da bexiga e, 1731
Obstrução ureteral bilateral (BUO)
   alterações hemodinâmicas com, 1094-1095, 1095f
   diurese pós-obstrutiva após, 1102
   função tubular com, 1095-1096
   recuperação renal após, 1102
Obstrução ureteral. Ver também Obstrução do trato urinário
   após transplante renal pediátrico, 3535-3536, 3536f
   bilateral. Ver Obstrução ureteral bilateral
   parcial, alterações hemodinâmicas com, 1095
   stent ureteral para, 1101
   unilateral. Ver Obstrução ureteral unilateral
Obstrução ureteral unilateral (UUO)
   alterações hemodinâmicas com, 1094, 1094f
   alterações patológicas com, 1096, 1097f
   função tubular com, 1095-1096
   recuperação renal após, 1101-1102
Obturador interno, 1614, 1616f
OBTX. Ver toxina onabotulínica A

Ocitocina
   e resposta sexual feminina, 750
   na ED, 621-623, 623t
ODS. Ver Padrão de exibição de saída
Oligo-hidrâmnios, neonatal, 2890
Oligomeganefronia, 3009, 3010f
Oligospermia, anomalias cromossômicas na, 528
Omniport, 203, 203e3, 203e3f
Oncocitoma, 1563-1564, 1564q
   renal, 1304-1306, 1304f, 1306q, 1306f
Oncogenes, 460, 460q
Oncolíticos, para câncer de próstata localizado, radioterapia com, 2710
Oncologia
   medicina nuclear, 38-40
   na TC, 43-46, 45f-46f
   pediátrica. Ver Oncologia pediátrica
Oncologia pediátrica
   tumores da bexiga
      adenocarcinoma e carcinoma de células escamosas, 3589
   tumores renais
      tumor de Wilms. Ver Tumor de Wilms
   tumores reprodutivos masculinos
      testicular. Ver Tumores testiculares
   tumores suprarrenais, neuroblastoma. Ver Neuroblastoma
Ondansetron (Zofran), para NVPO, 2961
Opiáceos, e ED, 638
Opioides
   AD como resultado de, 539
   considerações pré-operatórias para, 112
   e ED, 623, 623t
   efeitos na função uretral, 1004
   para obstrução do trato urinário, 1101
   para pacientes pediátricos, 2956-2958, 2957t
   para terapia oral de BPS/IC, 356, 356q
   pós-operatório imediato, 112
OPTN. Ver Organ Procurement and Transplantation Network
Orciprenalina, resposta ureteral, 991-992
Organ Injury Severity Scale for Kidney, da AAST, 1149t
Organização Mundial da Saúde
   classificação da GCT, 786q
   classificação de tumores testiculares de, 785B
   sistema de classificação RCC de, 1328-1330, 1329t-1330t
Organomegalias, como contraindicação para cirurgia laparoscópica e robótica, 196
Organ Procurement and Transplantation Network (OPTN), 1074
Órgãos pélvicos, femininos, 1604-1606, 1605f
Orgasmo, ausência de, histórico do paciente de, 6
Orgasmo masculino e ejaculação, desordens de anatomia e fisiologia da resposta ejaculatória, 692, 693f
   ejaculação dolorosa, 707
   ejaculação precoce, 692-700, 694t, 696f, 697q, 699f, 700q, 701t
   ejaculação retardada, anejaculação e anorgasmia, 700-707, 702q, 704t, 705q, 706f, 706t, 707q
   ejaculação retrógrada, 707, 707q
   síndrome da doença pós-orgásmica, 707, 707e1q
Orientação fluoroscópica da agulha, 163-165, 164f
Orifício ureteral, ressecção transuretral, para UTUC, 1378, 1380f
Orquialgia, tratamento cirúrgico, 955-957, 956f
Orquidopexia
   de Fowler-Stephens, 3447-3449, 3448t
   laparoscópica, 3447-3449, 3448t

Orquidopexia *(Cont.)*
 para síndrome do abdome em ameixa seca (síndrome de Prune-belly), 3245-3246, 3246f
 transabdominal, 3447
 transescrotal, 3446, 3446f
Orquidopexia de Fowler-Stephens, 3447-3449, 3448t
Orquidopexia trans-escrotal, 3446, 3446f
Orquiectomia, 956
 avaliação após, 816
 para ITGCN, 796, 796q
 para TGCTs, 791
 parcial. *Ver* Orquiectomia parcial
 radical. *Ver* Orquiectomia radical
 tardia, 816
Orquiectomia parcial, 816
 para TGCT, 791
 técnica para, 816
Orquiectomia radical, 815
 para ITGCN, 796, 796q
 para TGCTs, 791
 técnica para, 815-816
Orquiectomia tardia, 816
Orquiopexia
 inguinal, 3444-3446, 3445f
 testículos retráteis ou ectópicos e, 611, 611f
Orquiopexia inguinal, 3444-3446, 3445f
Orquipexia laparoscópica, 3447-3449, 3448t
Orquipexia transabdominal, 3447
Orquite, 329-331, 330q, 330t, 332q, 568
 imagem pediátrica de, ultrassonografia, 2913, 2917f
 tratamento cirúrgico da, 955-957, 956f
Ortofosfato, para hipercalciúria absortiva, 1225
OSA. *Ver* Apneia obstrutiva do sono
Osmolalidade, da urina, 13-14
Osso, efeitos do PTH no, 1012
Ossos inominados, 1611
Osteomalácia, com desvio intestinal urinário, 2312
Osteopontina, na formação de cristal, 1176, 1179
Osteotomia
 na reconstrução do trato urinário, na extrofia cloacal, 3231, 3231f
 para extrofia clássica da bexiga, 3193 3196, 3195f-3196f
 complicações da, 3195f, 3196-3197
Otimização de medicação, no paciente geriátrico, 2092-2095, 2093t-2094t
Ouabaína, efeitos na função uretral de, 1005
saúde relacionada à qualidade de vida. *Ver* Saúde relacionada à qualidade de vida
Ovários
 anatomia dos, 1606
 função dos, 3474
OWDT. *Ver* Teste de privação de água durante a noite *(overnight)*
Oxalato
 alimentos que contem, 1211q
 evitar, na nefrolitíase, 1221-1222, 1222q
 metabolismo do, 1181
 na formação do cálculo de cálcio, 1185, 1187
Oxalato urinário, 1174-1175
Oxazafosforinas, cistite hemorrágica causada por, 188-190
Oxibutinina, 1669-1670, 1669t
Oxicodona, para pacientes pediátricos, 2957-2958, 2957t
Óxido nítrico (NO)
 controle do tônus vascular por, 1010
 e PD, 728
 liberação o urotélio, 1639
 metabolismo fazer, em BPS / IC etiologia, 345e11
 no ED, 621-623, 623t

Óxido nítrico (NO) *(Cont.)*
 para facilitar o esvaziamento da bexiga urinária, 1874e1
 resposta ureteral, 984-985, 987-988, 987f
Óxido nitroso (N_2O)
 como escolha de insuflante, 212
 considerações pré-operatórias para, 111
Oxigenação por membrana extracorpórea (ECMO), 2870
Oxigenoterapia hiperbárica, para cistite hemorrágica, 190

P
p16. *Ver* Gene *INK4A*
Paciente. *Ver também* Paciente urológico geriátrico; Paciente pediátrico
 ambiente de pré-operatório do
  considerações de segurança para, 114
  posicionamento do, 114-115, 114q
  preparo cutâneo, 113-114
  temperatura do, 113
Paciente não aderente, em candidatos a transplante renal, 1072
Pacientes do sexo feminino
 cateterismo em, 122
 coleta da amostra urinária em, 12-13
Pacientes do sexo masculino, cateterismo em, 122
Pacientes pediátricos
 anomalias da bexiga urinária. *Ver* Anomalias da bexiga urináriaem crianças
 anomalias ureterais. *Ver* Anomalias ureterais
 cálculos urinários em, manejo médico de, 1232-1233
 cateterização em, 122
 cirurgia laparoscópica e robótica para, 2963, 2974, 2974q
  abordagem retroperitoneal para, 2966-2969, 2967f, 2967t, 2969q-2970q
  abordagem transperitoneal para, 2966-2969, 2967f, 2967t, 2968q-2969q
  anestesia para, 2966, 2966f
  aplicações gerais, 2964q, 2964t
  autoestima e, 3298
  bexiga subativa, 3310
  comorbidades com, 3298-3299
  complicações de, 2970-2972
  contraindicações para, 2965
  desenvolvimento da equipe para, 2965
  desvantagens de, 2964-2965, 2964f
  diário miccional e diário intestinal para, 3127
  disfunção da bexiga urinária e intestino. *Ver* Disfunção da bexiga urinária e intestino
  dispositivos hemostáticos para, 2965
  enurese. *Ver* Enurese
  epidemiologia de, 3125, 3297-3298
  estudo urodinâmico para, 3128-3133
  exame de urina para, 3127
  exame físico, para 3127
  frequência gráfica de volume para, 3127
  história para, 3126-3127, 3127f
  incontinência de riso, 3310
  LESS, 2969-2970
  polaquiúria, 3310
  prevalência de, 3125
  qualidade de vida e, 3298
  refluxo vaginal, 3310
  resolução de problemas para, 2969, 2970q, 2970f, 2972f, 2972q
  resultados esperados de, 2972-2974, 2973t
  significado clínico, 3297
  sutura para, 2965-2966
  terminologia, 3125-3126, 3300
  vantagens da, 2963

Pacientes pediátricos *(Cont.)*
 crescimento e maturação de
  crescimento intrauterino e desenvolvimento adequado do pulmão, 2949-2950
  pós-parto, 2950-2951
  prematuridade e RCIU, 2949
 cuidado perioperatório. *Ver* Cuidados perioperatórios na urologia transitória. *Ver* Urologia de transição
 disfunção da bexiga urinária e intestino em, 3126
 disfunção miccional, estimulação do nervo sacral para, 1907-1908
 disfunção neuromuscular do trato urinário inferior. *Ver* Disfunção neuromuscular do trato urinário inferior, em crianças
 imagem de, 2909, 2923q. *Ver também* modalidades específicas de imagem
  segurança, 2909
 no megaureter, 3066-3073
  causa, ocorrência e apresentação de/manifestações, 3067-3068
  definição de, 3066-3067
  de reconstrução para, 3070-3072, 3070f
  dilatação e colocação de *stent* para, 3073
  estenose ureteral com, 3073
  excisional para, 3072-3073, 3072f
  indicações cirúrgicas para, 3068-3069
  pólipos ureterais com, 3073
  remodelação para uso, 3070-3072, 3071f
  resultados esperados com, 3073
  técnica de plicação de Kalicinski para, 3072, 3072f
  técnica de plicação de Starr para, 3072, 3072f
  ureterostomia da pele, para, 3069-3073, 3069f
 obstrução da junção ureteropélvica em
  anomalias associadas, 3057-3058
  abordagem cirúrgica, 3062
  abordagem de flanco, 3062
  abordagem endoscópica para, 3062
  apresentação clínica/manifestações, 3057, 3058f
  complicações com, 3066, 3068f
  definição de, 3057
  evidência, 3057
  indicações cirúrgicas para, 3058
  lombotomia posterior para, 3062, 3065f
  pieloplastia desmembrada para, 3059-3062, 3059f-3061f
  pieloplastia laparoscópica para, 3062-3066, 3066f-3067f
  pieloplastia não desmembrada para, 3062, 3062f-3064f
  reparo cirúrgico de, 3058-3062
  resultados esperados cirúrgicos com, 3066
  técnicas minimamente invasivas para, 3062-3066
 reconstrução do trato urinário em
  antirrefluxo, 3333-3334, 3334f-3335f
  avaliação do paciente para, 3332-3333
  cistoplastia de aumento para, 3342-3359. *Ver também* Cistoplastia de aumento
  desvio urinário continente, 3360-3366. *Ver também* Desvio urinário continente
  disponível para, 3366
  estudo urodinâmico para, 3332
  preparo do paciente para, 3333
 rins, 3538
 trato urinário inferior em
  alteração de parâmetro funcional em, 3123
  anatomia da bexiga e inervação, 3121-3122
  descoordenação transitória detrusor-esfíncter, 3125
  desenvolvimento da função normal, 3123-3125

Pacientes pediátricos *(Cont.)*
  desenvolvimento do controle da micção, 3123-3125
  evolução normal do controle da micção, 3123-3125
  função normal, 3121-3125
  pressão do detrusor na micção, 3123, 3124f
  UTIs em
    avaliação e manejo de uma criança com febre, 2926-2933, 2926q, 2927f-2929f, 2929t, 2930q, 2933q
    classificação da, 2933-2936, 2934f-2936f, 2936q
    definição de, 2927
    diagnóstico de, 2936-2942, 2937t, 2939q, 2940t, 2942q
    manejo de infecção, 2942-2945, 2943t-2944t, 2947q
    patogênese, 2927-2928
    sequelas de, 2946-2947, 2947q
Paclitaxel, cisplatina e gemcitabina (PCG), para UTUC, 1400
Paclitaxel, ifosfamida e cisplatina (TIP)
  para câncer do pênis, 872-873, 872t
  para NSGCTs, 805
Paclitaxel, para câncer da bexiga urinária sem invasão muscular, 2216
PADAM. *Ver* Deficiência parcial de androgênio no envelhecimento masculino
Padrão de exibição de saída (ODS), na ultrassonografia, 73
Padrões de cuidados, 87-88
Padrões de urofluxo em pacientes pediátricos, 3128-3130, 3129f-3130f
PAI-1. *Ver* Inibidor do ativador de plasminogênio 1
Pâncreas, no retroperitônio, 773, 773f-774f, 773e1f
Papaverina, 665
Papilar renal, 968, 968e1f-968.e2f
Papiloma
  da bexiga urinária, 2184, 2185f
  do trato urinário superior, 1369-1370
Papiloma invertido, da bexiga urinária, 2184
Papilomavírus humano (HPV)
  como úlceras genitais, 378-380, 379f
  tumores penianos relacionados ao carcinoma, 847-849
    lesões pré-malignas, 846e2-846.e3
  vacina, 379-380
Pápulas penianas peroladas, 415-416, 416f-417f
Papulose bowenoide
  como condição neoplásica, 411, 411f
  do pênis, 846e3
Paracólpio, 1606
parada cardíaca, relacionada à anestesia, durante cirurgia laparoscópica e robótica, 220e1
Parada da maturação, 573e3, 573e4f
Parada hipotérmica, para trombectomia da veia cava, 1442-1443
Parafimose, 3369-3370, 3369f
  cirurgia uretral reconstrutora para, 914
Paralisia cerebral (CP)
  apresentação da, 3292
  disfunção do trato urinário inferior com, 1766
  patogênese da, 3292-3293
  recomendações específicas da, 3293
Paramétrio, 1606
Parâmetros de substituição. *Ver* Medidas Proxy
Paraparesia espástica tropical, disfunção do trato urinário inferior e, 1785
Paraplegia espástica hereditária (HSP), disfunção do trato urinário inferior, 1785
Parasitas, no sedimento urinário, 23-25, 24f
Parassimpatomiméticos
  para facilitar o esvaziamento da bexiga urinária, 1870-1872

Paratormônio (PTH)
  na hipercalciúria renal, 1184
  na reabsorção hipercalciúria, 1184
  no metabolismo do cálcio, 1180
  regulação renal de, 1011f, 1012
Parceiros sexuais, manejo do HIV e, 382e6
Parede abdominal
  anterior
    canal inguinal, 1613-1614, 1615f
    musculatura da, 1611-1613, 1613f
    pele e fáscia subcutânea, 1611, 1612f-1613f
    superfície interna da, 1614, 1616f
  defeitos na
    imagem pré-natal de, 2910-2911, 2912f
    na extrofia da bexiga, 3186
    fechamento da, para extrofia clássica da bexiga, 3198-3201, 3199f-3200f
    na síndrome de Prune-belly, 3238, 3239f-3240f
  posterior, musculatura do flanco da, 765-769, 767f-769f, 769t
  reconstrução da, para a síndrome de Prune-belly, 3246
Parede da bexiga
  colágeno da, 1634-1635
  elastina da, 1635
  estroma da, 1634
  matriz da, 1635
Paredes laterais pélvicas, femininas, 1600, 1603f
Parênquima, renal, 155-156, 155f-156f
Parênquima renal, 155-156, 155f-156f
  anatomia radiológica do, 969, 969q, 969f, 969e1f-969.e2f
Paridade, incontinência urinária e, 1748
Parto
  função do esfíncter e, 1757
  incontinência urinária e, 1748
Parto por cesareana, incontinência urinária e, 1748
Passador de sutura na agulha de Carter-Thomason, 211, 211f
Pasta de politetrafluoretileno (Teflon paste), no refluxo vesicoureteral, 3169
Pasta de Teflon. *Ver* Pasta de politetrafluoretileno
Patient Safety and Quality Improvement Act of, 2005, 89
Patogênese
  bacteriúria em pessoas idosas, 297, 298f
  bacteriúria na gravidez, 294
  UTI, 241-249, 250q, 300-301
    alterações nos mecanismos de defesa do hospedeiro, 248-249, 249e1
    defesas naturais do trato urinário *versus*, 247-248, 248e1
    eventos iniciais na patogênese da UPEC, 242-243, 242f
    fatores de virulência bacteriana, 242
    organismos exigentes, 242
    patógenos urinários, 241-242
    receptividade das células epiteliais, 244-247
    variação da fase de pili bacteriano *in vivo*, 243-244, 244f
    vias de infecção, 241
Pazopanib
  para RCC, 1360t, 1512-1513, 1513t
  para sarcoma retroperitoneal, 1412
PBR. *Ver* Receptor periférico de benzodiazepínicos
PBS. *Ver* Síndrome do abdome em ameixa seca (síndrome de Prune-belly)
PCA3. *Ver* Antígeno 3 do câncer de próstata
PCG. *Ver* Paclitaxel, cisplatina e gemcitabina
PCI. *Ver* Inibidor da proteína C
PCN. *Ver* Nefrostomia percutânea
PCNL. *Ver* Nefrolitotomia percutânea

PCPT. *Ver* Prostate Cancer Prevention Trial
PCr. *Ver* Creatinina plasmática
PC-RPLND. *Ver* Dissecção de linfonodo retroperitoneal após quimioterapia
PCS. *Ver* Cirurgia pós-quimioterapia
PCT. *Ver* Túbulo contorcido proximal
PD-1. *Ver* Morte programada–1
PDE5-I. *Ver* Inibidores tipo 5 da fosfodiesterase
PDEIs. *Ver* Inibidores da fosfodiesterase
PD. *Ver* Doença de Parkinson; Doença de Peyronie
PDS. *Ver* Polidimetilsiloxano
PDT. *Ver* Terapia fotodinâmica
Pediatric Urinary Incontinence Quality of Life Score (PIN-Q), 3300
Pediculose púbica
  como DST, 380
  infestação, 408-409, 409f
Pedras. *Ver* Cálculo
PE. *Ver* Ejaculação prematura; Embolia pulmonar
PEKMB. *Ver* Balanite pseudoepiteliomatosa, ceratótica e micácea
Pele, da genitália externa, perda da, 2384-2385, 2384f-2385f, 916e1-916.e2
Pelve
  estudos de imagem da
    para carcinoma de células escamosas peniano, 852
    para TGCTs, 792-793, 793f
  exame físico, 11
  feminina. *Ver* Pelve feminina
  masculina. *Ver* Pelve masculina
Pelve bífida, 3001f, 3004
Pelve feminina
  anatomia da
    drenagem linfática, 1601
    fáscia, 1597-1599
    genitália externa, 1604-1605, 1603f-1605f
    inervação, 1602
    ligamentos, 1599, 1599f-1603f
    músculos do assoalho pélvico, 1600, 1603f
    órgãos, 1605-1606, 1605f
    pelve óssea da, 1597, 1598f
    períneo anal da, 1603
    períneo da, 1602-1604, 1603f
    peritônio da, 1597-1599
    suporte de órgãos da, 1606, 1607f
    uretra, 1606-1608, 1607f, 1636-1637, 1636f
    vasculatura da, 1601, 1602f
  anatomia endoscópica da, 1610
  anatomia radiográfica de, 1608-1610
    fluoroscopia, 1608
    imagem de ressonância magnética, 1608, 1609f
    ultrassonografia, 1609-1610, 1610f
  exame da, 11
Pelve masculina, anatomia
  abastecimento venoso, 1617-1618, 1621f
  bexiga, 1616f, 1619f, 1623-1628, 1625f-1628f
  fáscia pélvica, 1614-1615, 1618f
  inervação, 1613f, 1615f, 1618-1622, 1621f-1622f, 1622t
  linfáticos, 1618, 1621f
  musculatura, 1614, 1616f-1618f
  parede abdominal anterior, 1611-1614, 1612f-1615f
  pelve óssea da, 1598f, 1611
  períneo, 1617f-1619f, 1625f-1626f, 1628-1630, 1629f
  períneo e fáscia do corpo perineal, 1615, 1617f-1619f
  reto, 1612f, 1617f, 1622-1623, 1623f, 1625f
  suprimento arterial, 1615-1617, 1618t, 1620f
  tecidos moles, 1614-1615, 1616f-1619f
  ureter pélvico, 1619f, 1622-1623

Pelve masculina, anatomia *(Cont.)*
 uretra, 1635-1636, 1636f
 vasculatura, 1615-1618, 1618t, 1620f-1621f
 vísceras, 1622-1628
Pelve óssea
 feminina, 1597, 1598f
 masculina, 1598f, 1611
Pelve renal
 no transporte de urina, 993-994, 994f-995f
 urotélio normal da, 1369, 1369f-1370f
Pelvic Organ Prolapse Quantification (POPQ), 1700-1701, 1701f, 1701t, 1751, 1751f
Pelvic Organ Prolapse Urinary Incontinence Sexual Function Questionnaire (PISQ), 753e2
Penectomia, para câncer do pênis, 855
Penfigoide bolhoso (BP), 398, 399f
Pênfigo vulgar, 398, 398f
Peniana cirurgia de revascularização, 666
Peniana perto de espectrofotometria de infravermelho, 654
Pênis
 amputação de
  para câncer do pênis, 855
  traumático, 2381-2382, 916e1, 916e1f
 anatomia do, 513q, 612-616, 613t
  cirurgia reconstrutiva e, 910e1-3, 910e1f-910.e7f, 910e5, 910e8q
  corpo cavernoso, corpo esponjoso e glande do pênis, 614, 614t
  drenagem venosa, 513, 615-616, 615f, 910e3, 910e5f
  estrutura, 511-512, 512f
  suprimento arterial, 513f, 614-615, 614f, 910e3-5, 910e4f-910.e5f
  suprimento linfático, 513, 910e5
  suprimento nervoso, 513, 514f, 910e5
 cirurgia reconstrutiva, 492, 493f-494f, 907, 917q, 492e2
  complicações da circuncisão, 915
  considerações anatômicas para, 910e1-3, 910e1f-910.e7f, 910e5, 910e8q
  corpo cavernoso, 492, 493f-494f
  defeitos da distração vesicouretral, 938, 939q
  microvascular, 2382
  na epispadia masculina, 3223
  na extrofia da bexiga clássica, 3204-3209
  para amiloidose, 913
  para anormalidade residual em pacientes com extrofia, 915-916
  para artrite reativa, 911-912
  para curvaturas do pênis, 939-941, 941q
  para divertículo uretral, 913-914
  para doença da estenose uretral, 920-929, 922f-931f, 931q
  para estenose meatal, 914-915
  para fístulas de uretra posterior, 938-939, 939q
  para fístula uretrocutânea, 913
  para LS, 912-913, 913f
  para parafimose, balanite e fimose, 914
  para PFUIs, 932-935, 933f-936f, 937
  para problemas no reparo de hipospadia, 915-916
  para processo de hemangioma uretral, 911
  para transexualismo do sexo feminino para o masculino, 945, 945q
  para trauma genital, 916e1-2, 916e1f, 916e3q
  peniana total, 941-945, 943f, 945q
  pós-traumático, 2385
  princípios, 907-911, 908f-910f, 910q
  técnica cirúrgica para, 910-911, 911q, 910e1f
 comprimento, 3368-3369, 3369t
 curvaturas. *Ver* Curvaturas do pênis

Pênis *(Cont.)*
 exame físico, 10
 fisiologia
  anatomia funcional da, 612-616, 613f-615f, 613t-614t
  aspectos históricos, 612
  hemodinâmica e mecanismo da ereção e tumescência, 616-617, 616f-617f, 617t
  músculo liso, 623-629, 624f-626f, 628f, 629q, 629t
  neuroanatomia e neurofisiologia da, 617-623, 617f-618f, 619t-620t, 623t
 imagem de, cavernosograma, 513, 514f
 lesões e trauma de, 2379-2385, 916e3q
  amputação, 2381-2382, 916e1, 916e1f
  com a circuncisão, 3372, 3372f
  curvaturas causada por, 941
  desluvamento, 916e1-916.e2
  estrangulamento, 2382
  ferimentos à bala, 2381
  fratura, 941, 2379-2381, 2380f-2381f, 2379e1f, 2380e1f
  mordidas de animais e humanas, 2381
  pediátrica, 3557-3558
  penetrante, 2381, 916e1
  queimaduras, 2384-2385, 916e2
  reconstrução total após, 944-945
  trauma por radiação, 916e2
  zíper, 2382
 linfáticos de, 890
 na tuberculose genitourinária, 423
 neuroanatomia e neurofisiologia da
  centros espinais e vias periféricas, 617-618, 617f-618f, 619t
  neurotransmissores, 620-623, 623t
  vias e centros supraespinais, 618-620, 619t-620t
 preservação, no manejo do câncer de pênis, 854
 religação de, 2381-2382, 2382q, 916e1, 916e1f
 ultrassonografia, 80-82, 81f-82f
 veia dorsal, 1617, 1621f
Pênis alado, 3375f, 3376
Pênis discreto, 3369t, 3374-3376
Pênis oculto, 3374-3375, 3374f-3375f
Penografia radioisotópica, 653
Pentoxifilina, para PD, 734-735
Peptídeo intestinal vasoativo (VIP), em ED, 627
Peptídeo natriurético atrial (ANP)
 controle do tônus vascular por, 1010, 1010f
 em obstrução ureteral bilateral, 1094-1095, 1095f
 para AKI, 1051
Peptídeo relacionado ao gene da calcitonina (CGRP)
 na ED, 626-627
 na função ureteral, 992
Peptídeos intestinais vasoativos
Peptídeos natriuréticos, na ED, 626
Percepção do paciente de intensidade da escala de urgência (PPIUS), 1802
PERC Mentor, 175, 175f
Perda de peso
 para ED, 553
 para incontinência urinária, 552
Perfil lipídico
 doença urológica e, 551
 efeitos da TT no, 546
Perfis de expressão genômica, como biomarcador do câncer de próstata, 2576-2577
Perfuração
 com ressecção transuretral monopolar da próstata, 2514
 da bexiga, na ressecção transuretral de tumores da bexiga urinária, 2244, 2244f
 ureteral, ureteroscopica, 1167, 1283-1284

Perfuração capsular
 com enucleação por *laser* de hólmio da próstata, 2529
 com incisão transuretral da próstata, 2526
 com vaporização transuretral da próstata, 2517e4
Perfuração tardia da bexiga espontânea, após cistoplastia de aumento, 3353-3354, 3354f
Períneo
 anestesia e analgesia, 2952-2958, 2954f-2955f, 2956t-2957t, 2958q, 2966, 2966f
 complicações pós-operatórias, 2960-2961, 2961t-2962t, 2962q
 considerações de crescimento, maturação, 2949-2951, 2951q
 considerações intraoperatórias, 2960, 2960q
 fáscia do, 1615, 1617f-1619f
 feminino, 1602-1604, 1603f
 gangrena de Fournier e, 402-404, 404f
 líquidos, 2951-2952, 2951t, 2952q
 masculino, 1617f-1619f, 1625f-1626f, 1628-1630, 1629f
  anatomia do, 910e5-910.e8, 910e6f-910.e7f, 910e8q
 preparo cirúrgica, 2958-2960, 2959t, 2960q
Períneo anal, mulheres, 1603
Período noturno, definição de, 1822t, 1823-1824
Peristaltismo, dos ureteres, 978
 anatomia celular no, 978
 atividade contrátil, 984-988, 984f-985f, 987f-988f
 atividade elétrica, 979-984, 980f-983f
 efeitos da gravidez sobre, 1002-1003
 efeitos da idade sobre, 1002, 1002f-1003f
 efeitos de fármacos/drogas sobre, 1003-1006
 função do sistema nervoso em, 989-993
 processos patológicos que afetam, 995-1002, 996f-1000f
 propriedades mecânicas, 988-989, 989f-990f
 transporte de urina por, 993-995, 994f-995f
 vias de desenvolvimento e, 978-979, 979f
Peritônio
 feminino, 1597-1599
 masculino, 1614, 1616f
Permeabilidade, do urotélio da bexiga, 1632, 1638-1639, 1638f
Permeabilidade epitelial, camada de glicosaminoglicanos da bexiga e, 345e6-345.e7, 345e8q
Persistência bacteriana, nas UTIs recorrentes, 271
Pertecnetato com tecnécio 99m (Pertecnetato 99mTc), 2923-2925
Pertecnetato ^{99m}Tc. *Ver* Pertecnetato com tecnécio 99m
Peso, cálculos renais e, 1172-1173
Peso corporal, cálculo renal e, 1172-1173
Pesquisa comparativa de eficácia, 98
Pesquisa de serviços de saúde. *Ver* Resultados esperados de pesquisa
 distúrbios do assoalho pélvico e, 1703t-1704t
 hiperplasia prostática benigna e, 2438
Pesquisa participativa com parceria da comunidade, 98
Pessários
 incontinência, 1895, 1895f-1896f
 para prolapso de órgão pélvico, 2099e9
PET. *Ver* Tomografia por emissão de pósitrons
PFDs. *Ver* Distúrbios do assoalho pélvico
PFME. *Ver* Exercício do músculo do assoalho pélvico
PFM. *Ver* Músculos do assoalho pélvico
PFMT. *Ver* Treinamento muscular do assoalho pélvico

PFSF. *Ver* Perfil de Função Sexual Feminina e Escala Angústia Pessoal
PFUIs. *Ver* Lesões uretrais na fratura pélvica
PGAD. *Ver* Síndrome da excitação sexual persis*tente*
PGI-I. *Ver* Impressão pós-operatória global do paciente da melhora
PG. *Ver* Pioderma gangrenoso
PGs. *Ver* Prostaglandinas
pH
    da urina, baixo
        na formação de cálculos de ácido úrico, 1190-1192, 1192f
        na formação do cálculo de cálcio, 1188
    de urina, 13
    manutenção renal do, 1023-1025
PHA-I. *Ver* Pseudo-hipoaldosteronismo tipo I
PIA. *Ver* Atrofia inflamatória proliferativa
Pielografia
    anterógrada. *Ver* Pielografia anterógrada
    intravenosa. *Ver* Pielografia IV
    IV. *Ver* Pielografia IV
    para pacientes pediátricos, 2916
    retrógrada. *Ver* Pielografia retrógrada
Pielografia anterógrada
    de doença de estenose ureteral, 1129
    de obstrução do trato urinário, 1093
    para diagnóstico de tuberculose geniturinária, 427
    para fístula ureterovaginal, 2120-2121, 2122f
Pielografia IV (IVP), 2906-2907
    de lesões renais, 1150-1151
    para avaliação de tumor renal, 1314-1316
    para pacientes pediátricos, 2916
    para ptose renal, 1462, 1463f
Pielografia retrógrada
    complicações da, 34, 35f
    da doença da estenose ureteral, 1129
    da obstrução do trato urinário, 1093
    indicações para, 34
    limitações da, 34
    para diagnóstico de tuberculose geniturinária, 427
    para pacientes pediátricos, 2916
    para trauma geniturinário pediátrico, 3542-3544
    técnica para, 33-34, 34f
Pielolitotomia, pieloplastia laparoscópica com, para obstrução da junção ureteropélvica com, 1122
Pielonefrite, 238
    aguda, 275-278, 276f-277f, 278t
        com anastomoses ureterointestinais na desvio intestinal urinário, 2291t, 2296t, 2303
    crônica, 285-286, 286f
    enfisematosa, 279-280, 280f-281f
    XGP, 286-289, 287f-288f
Pielonefrite aguda, 275-278, 276f-277f, 278t, 285
Pielonefrite crônica, 285-286, 286f
Pielonefrite enfisematosa, 279-280, 280f-281f
Pielonefrite xantogranulomatosa (XGP), 286-289, 287f-288f
    e UTIs, 2946-2947
Pielopielostomia laparoscópica, para ureter retrocaval, 1125-1128
Pielopielostomia, para ureter retrocaval
    aberta, 1125, 1128f
    laparoscópica, 1125-1128
Pieloplastia
    desmembrada. *Ver* Pieloplastia desmembrada
    laparoscópica. *Ver* Pieloplastia laparoscópica
    não desmembrada. *Ver* Pieloplastia não desmembrada
    para obstrução da junção ureteropélvica à retalho tubularizada desmembrada laparoscópica, 1122

Pieloplastia (*Cont.*)
    cirurgia aberta, 1115
    com pielolitotomia concomitante, 1122
    procedimentos de salvamento, 1124-1125
    resultados da, 1120-1122, 1121t
Pieloplastia de retalho tubulizados laparoscópica, para obstrução da junção ureteropélvica, 1122
Pieloplastia desmembrada
    para obstrução da junção ureteropélvica, 1108, 1116f-1117f
    resultados da, 1120
    para obstrução da junção ureteropélvica em pacientes pediátricos, 3059-3062, 3059f-3061f
Pieloplastia laparoscópica, para obstrução da junção ureteropélvica, 1115-1120, 1122q
    abordagem cirúrgica de sítio único, 1119-1120, 1119f
    abordagem extraperitoneal anterior, 1119
    abordagem retroperitoneal para, 1118
    abordagem transperitoneal para, 1117-1118, 1118f
    com pielolitotomia concomitante, 1122
    indicações e contraindicações para, 1117
    modificação transmesentérica da abordagem transperitoneal para, 1118
    no paciente pediátrico, 3062-3066, 3066f-3067f
    resultados, 1120-1122, 1121t
    retalho desmembrado tubulizados para, 1122
    roboticamente assistida, 1119-1120, 1121t
    técnicas para, 1117-1120
    transposição vascular para, 1118
Pieloplastia não desmembrada, para obstrução da junção ureteropélvica em pacientes pediátricos, 3062, 3062f-3064f
Pieloureterostomia, para anomalias ureterais, 3094
Pili
    bacteriano tipo 1 (manose-sensível), 242-243
Pili bacteriano tipo 1 (manose sensível), 242-243
Pili P (manose-resis*tente*), 243
Pinça de Cunningham, 2072-2073, 2072f
Pinçamento da veia renal, para nefrectomia parcial laparoscópica, 1476
PIN. *Ver* Neoplasia intraepitelial prostática
PIN-Q. *Ver* Pediatric Urinary Incontinence Quality of Life Score
Pioderma gangrenoso (PG), 401, 402f
Piolho púbico. *Ver* Pediculose púbica
Piolhos públicos. *Ver* Pediculose púbica
Pionefrite, e UTIs, 2936
Pionefrose, infetada, 283, 283f
Piperacilina/tazobactam, profilaxia pré-operatória com, 106t-107t
PIP. *Ver* Pressão isovolumétrica projetada
Pirarubicina, para UTUC, 1379
Piridoxina, para hiperoxalúria entérica, 1227
Pirofosfato, na formação de cristal, 1178
PISQ. *Ver* Pelvic Organ Prolapse Urinary Incontinence Sexual Function
Pituitária, anterior. *Ver* Hipófise anterior
Piúria, 237
Pivmecilinam, para UTIs, 257t-258t, 260, 267, 267t
PKA. *Ver* Proteína cinase A
PKG. *Ver* Proteína cinase G
Placa do levantador, 1600, 1603f
Placas de Randall, 1175-1177, 1176f-1178f
Placas, do urotélio da bexiga, 1632-1633
Placebo conundrum, tratamento de BPS/IC e, 362-363
PLA. *Ver* Proteína ligante de androgênio
Plasma fresco congelado (FFP), considerações pré-operatórias em, 112-113
Plastia Y-V de Foley, para obstrução da junção ureteropélvica, 1122-1123, 1123f

Plasticidade, na disfunção do trato urinário inferior, 1763
PLESS. *Ver* Proscar Long-Term Efficacy and Safety Study
Pletismografia peniana, 653-654
Plexo autônomo pélvico, 1619-1622, 1623f
Plexo hipogástrico, 1603
Plexo lombossacral, 780, 781f-782f, 781t, 1613f, 1615f, 1618-1619, 1620f, 1622f, 1622t, 780e1f
Plexo mucoso, 1633
Plexo pampiniforme, 500, 501f, 519-520
Plexo pélvico, para prostatectomia radical retropúbica, 2641-2642, 2642f
Plexo periprostático, 508
Plexo sacral, 1600-1602
    neuromodulação do, 1680
Plexos laterais, 1617
Plexo subepitelial, 1633
Plicação dorsal, 3403, 3403f
PLND. *Ver* Linfadenectomia pélvica
Ploidia por citometria de fluxo, na UTUC, 1376
P (manose-resis*tente*), 243
PMDS. *Ver* Síndrome de ducto Mülleriano persis*tente*
PNET. *Ver* Tumor neuroectodérmico primitivo
Pneumatúria, histórico do paciente de, 7
Pneumomediastino, durante cirurgia laparoscópica e robótica, 217
Pneumopericárdio, durante cirurgia laparoscópica e robótica, 217
Pneumoperitônio, para cirurgia laparoscópica e robótica
Pneumotórax
    após acesso percutâneo ao sistema coletor do trato urinário superior, 179-180
    durante cirurgia laparoscópica e robótica, 217
PN. *Ver* Nefrectomia parcial
Podofilina, para condiloma acuminado, 846e2-846.e3
POIS. *Ver* Síndrome da doença pós-orgásmica
Polakiúria, 3310
Poliaminas, nas secreções prostáticas, 2415
Policitemia, no RCC, 1335
Polidimetilsiloxano (PDS), para refluxo vesicoureteral, 3169
Polidipsia dipsogênica, 1835
Polifarmácia, 2092-2095
Poliomielite, disfunção do trato urinário inferior com, 1780
Poliorquidismo, 3442-3443
Polipeptídeo intestinal vasoativo, 665
Pólipos fibroepiteliais (FEPs)
    da uretra, 879
    do ureter, 3098-3099, 3098f
Pólipos ureterais, com megaureter em pacientes pediátricos, 3073
Pólipo uretral, 3456, 3457f
Polissacarídeo capsular, 2928
Polissulfato de pentosana de sódio, para terapia oral de BPS/IC, 354
Politano-Leadbetter technique, 3158
Política de saúde baseada em evidências, 98
Política de saúde, na ED, 644, 645q
Poliúria
    etiologia da, 1835
    incontinência urinária transitória e, 2096e1
    manejo de, 1835, 1835q
Poliúria noturna
    apneia obstrutiva do sono com, 1826
    bexiga urinária diminuída capacidade e, 1831-1834
    e noctúria, 1824-1826, 1824t, 3312
    epidemiologia e causas de, 1825-1826, 1826f
    manejo da, 1826-1829, 1827q, 1828t, 1830t
Ponte de pele, do pênis, 3371, 3371f

Ponto crítico de Sudeck, 2281e2
Ponto Marionete, para desvio urinário minimamente invasivo, 2371, 2371f
Pontos de referência cirúrgicas, das glândulas suprarrenais, 1519, 1521f-1522f
Pontuação da fisiologia aguda e avaliação crônica de saúde (APACHE), 540
PONV. Ver Náuseas e vômitos pós-operatórios
POP. Ver Prolapso de órgão pélvico
POPQ. Ver Quantificação do Prolapso do Órgão Pélvico
Pós-esvaziamento residual (PVR)
  distúrbios do assoalho pélvico e, 1705
  em pacientes pediátricos, 3128, 3130, 3131f
  incontinência urinária masculina e, 1706-1707
  na disfunção da bexiga urinária e intestino, 3304-3305
  na incontinência urinária, em pacientes geriátricos, 2099e1
  para procedimento de *sling*, 1989
  velocidade do fluxo urinário, 1730
Posicionamento da equipe cirúrgica, para cirurgia laparoscópica e robótica
  procedimentos abdominais retroperitoneais superior, 198, 199f
  procedimentos abdominais superiores transperitoneais, 198, 198f, 198e1f
  procedimentos pélvicos transperitoneais e extraperitoneais, 199, 199f
Posicionamento de dreno perinéfrico, para trauma genitourinário pediátrico, 3542-3544
Posicionamento do paciente
  cirurgia laparoscópica renal
    abordagem retroperitoneal, 1448-1450, 1450f-1451f
    abordagem transperitoneal, 1447-1448, 1447f-1449f
    LESS e NOTES, 1453-1454, 1453f-1454f, 1455t
    modificações assistidas com as mãos, 1451-1452, 1451f-1452f
    modificações roboticamente assistidas por, 1452-1453, 1453f
  complicações com, 2679
  para acesso percutâneo ao sistema coletor do trato urinário superior, 158-159, 159f
  para biópsia da próstata, 2585
  para cirurgia laparoscópica e robótica, 197, 2966, 197e1f
    efeitos hemodinâmicos relacionados ao, 214
    em pacientes pediátricos, 2966f, 2967, 2969
  para prostatectomia aberta simples, 2537
  para prostatectomia perineal radical, 2662e1, 2662e1f
  para prostatectomia radical laparoscópica, 2665, 2666f
  para refluxo vesicoureteral, 3157
  para RPLND laparoscópica, 839-840, 840f
  pré-operatório, 114-115, 114q
Posicionamento. Ver Posicionamento do paciente
Pós-parto, incontinência urinária e, 1748
  PFMT para, 1885
Post-operative Patient Global Impression of Improvement (PGI-I), 1702-1704
Potaba™, para PD, 733-734
Potássio
  na alça de Henle, 1016, 1017f
  no túbulo coletor, 1018-1019, 1018f
Potência, braquiterapia e, 2702
Potenciais de ação
  das células do músculo ureteral, 980-982, 981f-983f
  dos músculos lisos, da bexiga, 1644-1645, 1644f

Potencial de membrana de repouso (PGR), das células do músculo ureteral, 979-980, 980f, 982
Potencial de membrana, dos músculos lisos, da bexiga urinária, 1644-1645, 1644f
Potencial evocado genitocerebral, 656
PPA. Ver Fenilpropanolamina
PPC. Ver Copolímero de poliálcool poliacrilato
PPI. Ver Incontinência pós-prostatectomia
PPIUS. Ver Patient Perception of Intensity of Urgency Scale
PPNAD. Ver Doença adrenocortical nodular pigmentada primária
Prática de acreditação, para ultrassonografia, 84
Prazosina
  para facilitar o esvaziamento da bexiga urinária, 1874e1
  resposta ureteral, 992
PRBCs. Ver Eritrócitos (hemácias)
Precipitação, 2097
Prednisolona, para imunossupressão pós-transplante, 1084-1085
Prednisona
  para imunossupressão pós-transplante, 1085t
  pré-medicação com, para impedir reações ao meio de contraste, 29, 29q
  pré-operatório, 103
Prega uterossacral, 1599
Prematuridade, e bacteriúria na gravidez, 295
Pré-medicação, para meio de contraste intravascular radiológico, 29, 29q
Preocupações sexuais femininas, 764q
Preocupações urológicas feminina e função sexual feminina, 755
Preparações de cálcio, para hiperoxalúria entérica, 1227
Preparações injetáveis, testosterona, 544t, 545
Preparações intramusculares, testosterona, 544t, 545
Preparações orais, testosterona, 544-545, 544t
Preparações transbucais, testosterona, 544t, 545
Preparações transdérmicas, testosterona, 544t, 545
Preparo da pele, pré-operatório, 113-114
Preparo de implante subcutâneo, testosterona, 544t, 545-546
Preparo de magnésio, para nefrolitíase cálcica hipomagnesiúrica, 1229
Preparo do paciente
  para cirurgia. Ver Cuidado pré-operatório
  para cistouretroscopia, 139-141, 141q
  para ureteroscopia, 150, 150q
Preparo intestinal
  pré-operatório, 106-108
  para cirurgia laparoscópica e robótica, 196
Prepucioplastia, 3414-3416, 3415f
Prescrição de líquidos, para desenvolvimento renal, 2851-2852
Preservação de órgãos, no manejo do câncer de pênis, 854
Pressão
  de UVJ, 999-1000, 1000f
  do ureteres, 989, 990f, 993-995, 995f
    efeitos da obstrução, 995-999, 996f-999f
  transglomerular, 1007
Pressão abdominal, aumentada, durante incontinência urinária, 1687
Pressão abdominal de perda (PAP)
  medida da, 1727, 1727f
  para procedimento de *sling*, 1989
Pressão de perda tosse (CLPP), 1727
Pressão do detrusor na micção, 3123, 3124f
  definição de, 1807, 1808f, 1809q
  diagnóstico de, 1814-1816, 1814t, 1816q
    urodinâmica ambulatorial, 1814t, 1816
  em pacientes geriátricos, 2099e7

Pressão do detrusor na micção *(Cont.)*
  incontinência urinária e, 1756
  manejo, 1816-1819, 1817f, 1820q
    avaliação inicial de, 1813q, 1816
    cirurgia da saída da bexiga para, 1819
    cirurgia reconstrutora para, 1819
    conservador, 1816-1817
    desvio urinário para, 1819
    estimulação elétrica, 1818-1819
    farmacoterapias para, 1817-1818, 1817f
    toxina botulínica e, 1819
  prevalência da, 1809t
  sintomas de, 1807, 1808f, 1809q
  terminologia para, 1807, 1809q
Pressão intra-abdominal, para cirurgia laparoscópica e robótica, 212, 213t
Pressão intravesical, aumento da
Pressão isovolumétrica, 1815
Pressão isovolumétrica projetada (PIP), 1815, 1815f
Pressão manual suprapúbica rítmica, 2080
Pressão miccional da uretra (MUPP), 1732
Pressão no ponto de vazamento de Valsalva (VLPP), 1727, 1758
Pressão positiva contínua nas vias aéreas (CPAP)
  para apneia obstrutiva do sono, 2099e8
  para poliúria noturna, 1827
Pressão sanguínea
  alterações relacionadas à anestesia na, durante cirurgia laparoscópica e robótica, 220e1
  aumentada. Ver Hipertensão
Pressão transglomerular (TGP), 1007
Pressão uretral, durante enchimento da bexiga, 1686
Pressão venosa central, efeitos pneumoperitônio sobre, 212
Pressões de fechamento uretral máxima (MUCPs), cirurgia de *sling* para, 1987, 1989
Prestadores de cuidados de saúde, exposição ocupacional ao HIV, 382e6
Priapismo, 3381
  angiografia intervencionista, 689-690, 689f
  avaliação e diagnóstico de
    exame físico, 676, 677f, 678t
    história de, 676, 676q
    imagem peniana, 678-679, 679f, 680q
    testes de laboratório, 676-678, 678f, 678t
  base molecular do, 674-676
  como complicação de EDT, 673q
  definição de
    gagueira priapismo (intermitente), 669, 670q
    priapismo isquêmico (veno-oclusiva, baixo fluxo), 669, 670q, 670f
    priapismo não isquêmico (arterial, de alto fluxo), 669, 670q
  epidemiologia e fisiopatologia
    em crianças, 674
    etiologia do priapismo isquêmico (veno-oclusivo, baixo fluxo), 670-673, 672q
    e SCD, 671-672, 676q
    etiologia da gagueira (intermitente), 673
    etiologia não isquêmica de (arterial, alto-fluxo), 673-674, 674q, 675f
  manejo cirúrgico arterial, 690, 690q, 690f
  manejo cirúrgico de implantação imediata isquêmica de prótese peniana, 670f, 684q, 687-689, 688q-689q, 688f
  manobras, 684-687, 684q, 685f-687f, 686q, 688q
  perspectivas históricas de, 669-670
  resumo de, 690-691
  tratamentos médicos para
    gagueira, 682-683, 684q
    priapismo isquêmico, 679-682, 681f, 682q

Priapismo iatrogênico
  ADHD e, 673
  injeções intracavernosas para, 672-673
Princípio de Mitrofanoff
  após trauma uretral pediátrico, 3557
  para diversões urinárias continentes, 3361-3363
Princípios de manejo, de ED
  avaliação de risco cardíaco, 646, 646f
  cuidados de acompanhamento, 647
  detecção precoce, 645, 645t
  encaminhamento a especialista, 646-647
  etapa de abordagem de cuidados, 646
  manejo meta-dirigido, 645
  papel da entrevista do parceiro, 646
  tomada de decisão compartilhada e planejamento de tratamento, 646
Privação de androgênio adjuvante
Privação de androgênio neoadjuvante (NAD)
ProAct. Ver Balões ajustáveis
Probióticos, para hiperoxalúria entérica, 1227
Procedimento antirrefluxo
  para extrofia da bexiga urinária clássica, 3205f-3206f, 3209-3210
Procedimento de Cantwell-Ransley, para reparo da extrofia clássica da bexiga, 3204, 3207f-3208f
Procedimento de continência, para extrofia clássica da bexiga, 3205f-3206f, 3209-3210
Procedimento de corte para luz, 2390-2391
Procedimento de fita vaginal livre de tensão (TVT)
  colpossuspensão comparada a, 1936-1938
  evolução do, 1988
Procedimento de Gil-Vernet, 3170
Procedimento de Heineke-Mikulicz, para lesões ureterais menores, 1164
Procedimento de Marshall-Marchetti-Krantz (MMK), 1920-1921, 1920f
  comparação com colpossuspensão de Burch, 1936
  resultados com, 1925
  técnica para, 1924-1925, 1924f
Procedimento de Monti, para lesão ureteral, superior, 1163
Procedimento de via reflexa artificial somático-autônoma, para disfunção
Procedimento InterStim
  resultados esperados com, 1905-1906
  técnica para, 1903-1905, 1904f-1905f
Procedimento MMK. Ver Procedimento de Marshall-Marchetti-Krantz
Procedimentos de reparo paravaginais
  para incontinência feminina, 1920-1921, 1920f
    aproximação do tecido, 1921
    colpossuspensão de Burch comparada aos, 1936
    configuração da suspensão, 1921
    elevação da uretra, 1921
    resultados, 1929
    técnica para, 1928-1929, 1929f
  para prolapso de órgão pélvico
Procedimentos percutâneos, profilaxia antimicrobiana para, 264
Procedimento TVT. Ver Procedimento de fita vaginal livre de tensão
Processo de cuidado, 90
Processo de fratura dinâmica, na trituração do cálculo, 1270, 1271f
Processos abdominopélvicos, e desordens sexuais dolorosas, 762-763
Processo técnico do cuidado, 90
Produto de concentração (CP), 1173
Produto de formação (Kf), 1173-1174, 1174f

46,XX DSD, 3485-3489
46,XX homem, 3478
46,XY completo, 3482-3483, 3482f-3483f, 3482t
46,XY DSD, 3489
Produto de solubilidade, 1173, 1174f
Produto de solubilidade termodinâmica (Ksp), 1173, 1174f
Produtos absorventes
  para incontinência urinária, em pacientes geriátricos, 2099e6
Produtos farmacêuticos cirúrgicos, para cirurgia laparoscópica e robótica, 207, 207t, 207e2
Profilaxia antimicrobiana
  para procedimentos urológicos sem complicações, 260-265, 260q, 261t-262t, 264t-265t, 265q
    considerações especiais, 264-265, 265t
    para biópsia de TRUSP, 262-263
    para cateterismo uretral e remoção, 260-262, 260q, 261t-262t
    para cirurgia aberta e laparoscópica, 264, 264t
    para endoscopia do trato inferior, 263
    para endoscopia do trato superior, 263
    para litotripsia por onda de choque, 263
    para ressecção transuretral da próstata e da bexiga, 263
    para urodinâmica, 262
    princípios da, 260, 260q, 261t-262t
  para UTIs, 238, 272-274, 272t
Profilaxia contínua de baixa dose, para UTIs recorrentes, 272-273, 272t
Profilaxia pós-exposição, para tratamento do HIV, 382e6
Profilaxia pré-exposição, para HIV, 382e6
Profile of Female Sexual Function and Personal Distress scale (PFSF), 753e2
Profissão
  cálculo renal e, 1172
  câncer urotelial e, 2187
Programas de toalete
  administrado pelo cuidador, desafios, 1891
  compreensão, 1889, 1889f
  esvaziamento solicitado, 1891
  formação de hábito de, 1891
  micção cronometrada, 1890-1891
  micção tardia, 1891
  para incontinência urinária, 1889-1891, 1889t
  treinamento da bexiga urinária, 1886f, 1889-1890
Programas de tratamento comportamental
  para disfunção da bexiga urinária e do intestino, 3307
  para incontinência urinária
    em pacientes geriátricos, 2099e4
    urgência, 1714-1715
Prolactina, 517, 517f
  na ED, 621-623, 623t
  na hiperplasia prostática benigna, 2432-2433
Prolapso de órgão pélvico (POP). Ver também Distúrbios do assoalho pélvico
  cirurgia reconstrutora para. Ver Cirurgia reconstrutora para prolapso de órgãos pélvicos
  classificação do, 1697, 1698f, 1750
    sistemas para, 1700-1701, 1701f, 1701t
  custos sociais e os pessoais de, 1754
  em pacientes geriátricos, 2099e9-2099.e10
  exame físico, 1751-1752, 1751f-1752f
  fatores de risco para, 1752-1753
  história, 1699
  imagem de, 1609, 1609f
  incidência de, 1752
  incontinência urinária e, 1753, 1753q
  no compartimento anterior, 1942, 1943f, 1943t
  no compartimento apical, 1943, 1943f

Prolapso de órgão pélvico (POP) (Cont.)
  no compartimento posterior, 1943-1944, 1943t, 1944f
  prevalência de, 1746f, 1752
  questionários para, 1703t-1704t
  resultados esperados do sling da uretra média para, 2022-2023
    correlação cirúrgica de, 1942, 1942f
  sintomas de, 1750-1751
  sintomas de SUI com, 1707
  tratamento para, 1709
Prolapso do disco, disfunção do trato urinário inferior com, 1781
Prolapso uretral, 3456, 3456f
Prometazina (Fenergan), para PONV, 2961
Promotores, da formação de cristal, 1178-1179
Pronefros, 2823-2826, 2827f
Propagação eletrotônica, em células ureterais, 984
Propagação, em células, ureterais elétricas, 984
Propofol, considerações pré-operatórias para, 111-112
Propranolol (Inderal), resposta ureteral, 991-992
Propriedades mecânicas, dos ureteres, 988
  relações de comprimento-diâmetro de pressão, 989, 990f
  relações de força-comprimento, 988-989, 989f
  relações de força-velocidade, 989, 990f
Proscar Long-Term Efficacy and Safety Study (PLESS), 2451
Prostaglandinas (PGs)
  efeitos na função uretral das, 1004-1005
  em secreções prostáticas, 2416
  liberação de urotélio, 1640
  na ED, 627
  para cistite hemorrágica, 190
  para facilitar o esvaziamento da bexiga urinária, 1872
Prostanoides
  trato urinário inferior e, 1672
Próstata
  anatomia da, 509q
    arquitetura microanatômica, 506
    drenagem linfática, 508
    drenagem venosa, 508
    estrutura macroscópica, 506, 506f-507f
    suprimento arterial, 507, 507f
    suprimento nervoso, 508
    ultrassonográfica, 2579, 2580f-2581f
  biópsia de, na avaliação de prostatite, 316. Ver também Biópsia da próstata
  controle endócrino do crescimento de, 2399-2403, 2400f, 2403q
    androgênios suprarrenais, 2401-2402, 2402f
    estrogênios no sexo masculino, 2401t, 2402-2403
    produção de androgênios pelos testículos, 2400-2401, 2401f, 2401t
    proteínas plasmáticas ligantes de androgênio, 2401f, 2403
  defesa do hospedeiro alterada na, 307
  desenvolvimento de, 2393-2399, 2396t, 2397q, 2838-2840, 2840f
    anatomia zonal e lobar, 2396, 2396t
    brotamento de, 2393, 2394f
    brotamento epitelial, 2395
    características moleculares de, 2394-2396
    citodiferenciação, 2393
    diferenciação regional, 2393
    fatores de crescimento de fibroblastos em, 2395
    indução de brotamento, 2394-2395
    NKX3.1 e Sox9, 2395
    superfamília do fator de crescimento transformador β, 2395-2396
    via de sinalização Hedgehog, 2395
  doenças, correlação SM com, 551
  estroma, 2398-2399

Próstata *(Cont.)*
 estudos de localização, 252
 exame físico, 11
 matriz do tecido, 2398-2399
 MRI de, 56-57
  ponderada em T2, 58, 58f, 508, 508f
  na síndrome do abdome em ameixa (síndrome de Prune-belly), 3237
  na tuberculose genitourinária, 423
  regulação do crescimento na ação dos androgênios em nível celular, 2404, 2405, 2404f
   esteroides em, 2403-2407, 2403f
   fatores de crescimento de proteína, 2403-2407, 2403f
   interações estromais-epiteliais, 2406
   metabolismo da 5α-redutase em, 2405-2406, 2405f, 2406t
   metabolismo dos androgênios, 2405-2406, 2405f, 2406t
   moléculas de adesão celular, 2406-2407
   no nível molecular, 2407-2414
   receptores de androgênios em, 2408-2412, 2408f-2409f, 2412q
   receptores de esteroides, 2407-2414
   remodelação da cromatina dependente do receptor androgênios, 2412-2413
 relacionada à hematúria, 190-192, 191f, 192q
 secreções de, no sedimento urinário, 24, 25f
 secreções. *Ver* Secreções prostáticas
 *stent*s para, 2534e1
 tamanho, hiperplasia prostática benigna e, 2438-2440, 2439f, 2505
 tipos de células, 2396t, 2397-2398, 2397f, 2398q
  células basais, 2397-2398, 2397f
  células estaminais epiteliais, 2397f, 2398
  células intermediárias, 2397f, 2398
  células neuroendócrinas, 2397f, 2398
  epiteliais luminais, 2397
 TUNA de, 326
 ultrassonografia transabdominal pélvica, 75-77, 77f
 ultrassonografia transretal, 83-84, 83f, 508, 508f, 2582, 2582f. *Ver também* Ultrassonografia transretal, na ressecção transuretral da próstata, 263
 volume de
  na retenção urinária aguda, 2458-2459, 2458f-2459f
  terapia transuretral por micro-ondas e, 2518
Prostate Cancer Prevention Trial (PCPT), 2559-2561, 2560f
Prostatectomia
 aplicações da, 2535
 enucleação da próstata com *laser* de hólmio *versus*, 2529
 história de, 2535
 incontinência urinária e, intervenções conservadoras para, 1895
 radical. *Ver* Prostatectomia radical
 retropúbica, 2535
 simples, 2542q
  aberta, 2537
  anestesia para, 2537
  avaliação pré-operatória para, 2536
  complicações com, 2542
  contraindicações para, 2536
  disponível para, 2542
  indicações para, 2536
  laparoscópica assistida por robô, 2541
  manejo pós-operatório para, 2541-2542
  preparo no dia da cirurgia para, 2536
  retropúbica, 2537-2539, 2537f-2538f
  suprapúbica, 2539-2541, 2539f-2540f
  técnica cirúrgica para, 2537-2541

Prostatectomia *(Cont.)*
 SUI após, 1716
 suprapúbica, 2535-2536
 trombose venosa profunda ou embolia pulmonar após, 90
Prostatectomia aberta simples, 2537
 desenvolvimento do espaço de Retzius, 2537
 incisão para, 2537
 posicionamento do paciente para, 2537
Prostatectomia laparoscópica, para câncer de próstata localizado, 2614
Prostatectomia perineal, para câncer de próstata localizado, 2614
Prostatectomia radical de salvamento
 para câncer de próstata localizado, 2618
 para câncer de próstata recorrente, 2747
 retropúbica, 2661
Prostatectomia radical laparoscópica (LRP)
 aberta *versus*, 2678-2679
 abordagem extraperitoneal para, 2667-2668, 2667f
  abordagem transperitoneal *versus*, 2668
 abordagem transperitoneal para, 2667-2674
  abordagem extraperitoneal *versus*, 2668
 acesso abdominal, 2667, 2667f
 anastomose vesicouretral, 2673-2674, 2674f
  suporte posterior de, 2673, 2674f
 anestesia para, 2665-2666
 colocação de trocarte em, 2667, 2667f
 colo da bexiga, identificação e transecção, 2669-2670, 2670f
 complicações anastomóticas com, 2680
 complicações com, 2679-2680
 complicações tromboembólicas com, 2680
 consentimento informado para, 2665
 considerações econômicas de, 2679
 contraindicações para, 2664
 controle do pedículo da próstata, 2670-2671
 conversão aberta, 2679
 desenvolvimento do espaço de Retzius para, 2668-2669, 2668f
 desenvolvimento plano da próstata e reto em, 2670, 2671f
 dissecção apical, 2672-2673, 2673f
 dissecção da vesícula seminal na, 2670, 2670f-2671f
 dissecção de vasos deferentes em, 2670, 2670f-2671f
 dor pós-operatória, com, 2675
 equipe da sala de operação para, 2665, 2665f
 espécime
  aprisionamento do, 2673
  liberação do, 2674
 evolução de, 2663
 indicações para, 2664
 inspeção intraoperatória da próstata, 2673
 instrumentação para, 2664, 2664q
 insuflação, 2667, 2667f
 internação hospitalar com, 2675
 lesão retal com, 2679-2680
 ligação do complexo venoso dorsal profundo, 2669, 2669f
 linfadenectomia pélvica em. *Ver* Linfadenectomia pélvica, na prostatectomia radical laparoscópica
 manejo pós-operatório para, 2674-2679
 mau funcionamento do equipamento, em, 2680
 perda de sangue com, 2675
 posicionamento do paciente para, 2665, 2666f
  complicações, 2679
 preparo intestinal para, 2664
 preparo pré-operatório para, 2664-2666
 preservação do feixe neurovascular, 2671-2672, 2671f-2672f
 reconstrução do colo da bexiga, 2673

Prostatectomia radical laparoscópica (LRP) *(Cont.)*
 resultados esperados com
  funcionais, 2675-2676, 2677t
  oncológicos, 2676-2678, 2678t
  perioperatórios, 2675-2679
 resumo, 2683
 robótica-assistida *versus*, 2666-2667
 sangramento com, 2680
 seleção de pacientes para, 2664
 tempo operatório para, 2675
 transfusão para, 2680
Prostatectomia radical laparoscópica roboticamente-assistida (RALP). *Ver também* Evolução da prostatectomia laparoscópica radical
 evolução, 2663
 laparoscopica *versus*, 2666-2667
 salvamento, 2680-2681
  complicações com, 2681
  cuidado pós-operatório para, 2681
  técnica cirúrgica para, 2681
Prostatectomia radical perineal, 2662
 anastomose vesicouretral, 2662e3-2662.e4, 2662e3f
 cuidado pós-operatório para, 2662e3-2662.e4
 cuidado pré-operatório para, 2662e1
 dissecção poupadora do nervo, 2662e2-2662.e3, 2662e2f-2662.e3f
 exposição da próstata para, 2662e1-2662.e2, 2662e2f
 fechamento para, 2662e3
 morbidade com, 2662e4
 posicionamento do paciente para, 2662e1, 2662e1f
 resultados patológicos esperados, 2662e4
 resumo, 2662e4, 2662e4q
 seleção de pacientes para, 2662e1
Prostatectomia radical (RP)
 achados patológicos com, 2754, 2755t
 e PD, 725
 incontinência urinária após
  fatores de risco para, 1750
  função do esfíncter, 1757
  prevalência de, 1750
 laparoscópica. *Ver também* Prostatectomia radical laparoscópica
  aberta *versus*, 2678-2679
  conversão aberta, 2679
  para estadiamento clínico T3, 2756-2757, 2757t
  privação de androgênio adjuvante com, 2762-2763
  privação do androgênio neoadjuvante, 2758-2760, 2759t-2760t
  quimioterapia neoadjuvante e quimioterapia-hormonal, 2760-2761, 2760t
  radioterapia adjuvante, 2761-2762, 2761t
  resultados esperados, 2757-2758, 2758f
 para adenocarcinoma de próstata, 2597-2599
 para câncer de próstata, 2614-2618
  abordagens cirúrgicas para, 2614-2615
  complicações com, 2617
  continência urinária após, 2617
  controle do câncer com, 2616-2617
  cuidado pós-operatório para, 2616
  manejo de recorrência bioquímica pós-operatória, 2617-2618
  radioterapia comparada com, 2623-2624
  salvamento, 2618
  seleção de pacientes para, 2615-2616
  técnica cirúrgica para, 2616
  terapia de privação de androgênios pré-operatória para, 2618
 perineal. *Ver* Prostatectomia radical perineal

Prostatectomia radical (RP) *(Cont.)*
   recorrência bioquímica após. *Ver* Recorrência bioquímica, após prostatectomia radical
   resgate. *Ver* Prostatectomia radical de salvamento
   retropúbica. *Ver* Prostatectomia radical retropúbica
   robótica assistida. *Ver* Prostatectomia laparoscópica radical robótica assistida
Prostatectomia retropúbica, 2535
   para câncer de próstata localizado, 2614
   radical. *Ver* Prostatectomia retropúbica radical
Prostatectomia retropúbica radical (RRP)
   anatomia cirúrgica para, 2641-2643
      esfíncter uretral estriado, 2642-2643, 2642f-2643f
      fáscia pélvica, 2643, 2643f-2644f
      plexo pélvico, 2641-2642, 2642f
      venosa e arterial, 2641, 2642f
   anestesia para, 2644-2645
   complicações com, 2656-2658
      contratura do colo da bexiga, 2657
      disfunção erétil, 2658
      eventos tromboembólicos, 2657
      incontinência urinária, 2657-2658
      intraoperatória, 2656-2657
      pós-operatório, 2657-2658
   de salvamento, 2661
   disponível para, 2661-2662
   dissecção apical na, 2646-2649
      divisão da uretra e sutura, 2648-2649, 2648f
      divisão da veia dorsal complexa, 2647-2649, 2647f-2648f
   dissecção posterior em, 2651-2652, 2653f
   divisão do colo da bexiga, 2654-2655, 2654f
   divisão do ligamento puboprostático para, 2645-2646, 2645f
   excisão da vesícula seminal em, 2654-2655, 2654f
   exposição para, 2645
   feixe neurovascular na, 2649-2651
      excisão ampla de, 2651, 2653f
      identificação de, 2649
      liberação alta anterior de, no ápice, 2651, 2652f
      preservação, 2649-2651, 2650f-2651f
   incisão da fáscia endopélvica para, 2645, 2645f
   incisão para, 2644-2645, 2645f
   instrumentos para, 2644
   ligadura complexa da veia dorsal, 2646-2651, 2646f-2647f
   linfadenectomia na, 2644-2645, 2645f
   manejo pós-operatório para, 2656
   modificações cirúrgicas, 2658-2661
      interposição de enxerto de nervo, 2660-2661
      poupador da vesícula seminal, 2659-2660
      preservação do colo da bexiga, 2659
   na divisão lateral do pedículo, 2651-2652, 2653f
   preparo pré-operatório para, 2644
   preservação da artéria pudenda acessória na, 2646, 2646f
   reconstrução do colo vesical e anastomose, 2655-2656, 2655f-2656f
   técnica cirúrgica para, 2644-2656
Prostatectomia retropúbica simples, 2537-2539
   enucleação de adenoma para, 2538-2539, 2538f-2539f
   exposição de próstata para, 2537, 2537f
   manobras hemostáticas na, 2537-2538, 2537f
Prostatectomia suprapúbica, 2535-2536, 2539-2541
   enucleação de adenoma para, 2539-2540, 2539f-2540f

Prostatectomia suprapúbica *(Cont.)*
   exposição de próstata para, 2539, 2539f
   fechamento para, 2540-2541, 2540f
   manobras hemostáticas para, 2539f, 2540
Prostate HistoScanning, 2590, 2722
Prostatite
   apresentação clínica
      bacteriana aguda, 310
      bacteriana crônica, 310-311
      CP/CPPS, 311
      prostatite inflamatória assintomática, 311
   avaliação, 318q
      biópsia da próstata, 316
      considerações citológicas, 314-315, 315f
      considerações microbiológicas, 314
      diagnóstico e classificação, 316, 317f, 318q
      endoscopia em, 315
      exame citológico e cultura do trato urinário inferior, 313-314, 313f-314f, 314q
      outros potenciais marcadores, 316
      ultrassonografia em, 315-316
      urodinâmica, 314
      vesiculite seminal e, 316
   bacteriana aguda, 310, 313
   crônica. *Ver* Prostatite crônica
   definição e classificação, 310, 310q, 310t
   e cálculo prostático, 1297
   epidemiologia, 304, 305q
   etiologia, 309, 309q, 309f
      alterações imunológicas em, 308
      anormalidades musculares do assoalho pélvico em, 308
      associações psicossociais, 308-309
      defesa do hospedeiro de próstata alteradas, 307
      inflamação induzida quimicamente em, 308
      micção disfuncional em, 307
      microbiologia, 305-307
      refluxo ductal intraprostático, 307-308
      sensibilização neuronal em, 308
      síndrome da bexiga dolorosa e cistite intersticial associada a, 309
   granulomatosa, 305
   histopatologia, 305, 305f
   HIV e, 383
   perspectiva histórica, 304
   prostatite crônica/síndrome da dor pélvica crônica. *Ver* Prostatite crônica síndrome de dor/pélvica crônica
   síndrome da dor pélvica crônica. *Ver* Síndrome da dor pélvica crônica
   tratamento, 319, 329, 329q
      acupuntura, 325
      agentes anti-inflamatórios e imunomoduladores, 323
      alopurinol, 324
      antimicrobianos, 319-322, 320t-321t
      biofeedback, 325
      cirurgia tradicional para, 327
      fisioterapia pélvica, 325
      fitoterápicos, 324
      massagem prostática, 325
      multimodal dirigida por fenótipo, 327-328, 328f
      relaxantes musculares, 323
      suporte psicológico, 325-326
      terapia de compressão do nervo pudendo, 325
      terapia hormonal, 324
      terapia neuromoduladora, 324
      terapias conservadoras, 326
      tratamento com bloqueadores α-adrenérgicos, 322-323
Prostatite bacteriana aguda, 310, 313
Prostatite bacteriana crônica, quadro clínico, 310-311

Prostatite crônica (CP)
   apresentação clínica da, 310-311
   definição e classificação, 310, 310t
   etiologia da, 305-309
   histopatologia da, 305
Prostatite granulomatosa, histopatologia, 305
Prostatite inflamatória assintomática, apresentação clínica, 311
ProstVac-VF, 455-456, 456f, 2814, 2814f
Proteases, RCC e, 1327q
Proteína cinase A (PKA), na ED, 627
Proteína cinase G (PKG), na ED, 626
Proteína de ligação ao androgênio (ABP), 523
Proteína Kisspeptina, 518-519
Proteína morfogenética óssea-7 (BMP-7), na fibrose tubulointersticial, 1097-1099
Proteína, reabsorção no PCT, 1015
Proteína regulatória aguda de esteroide (StAR), 522
   deficiência de, 3489
Proteínas
   conexina, 43, 1646, 1647f
   contrátil, do músculo liso, 1641-1642, 1641f-1643f
   do urotélio da bexiga
      junção firme, 1638, 1638f
      uroplaquinas, 1632-1633
   ligantes de androgênio, no plasma, 2401f, 2403
   restrição, para nefrolitíase, 1218, 1219q
   RhoA, 1643, 1643f
Proteínas contráteis
   dos músculos lisos, 1641-1642, 1641f-1643f
   dos ureteres, 984-985, 985f
Proteínas de junção firme (TJ), no urotélio da bexiga, 1638, 1638f
Proteínas secretoras das vesículas seminais, nas secreções prostáticas, 2417t, 2423
Proteínas TJ. *Ver* Proteínas de junções firmes
Proteinúria
   exame químico de, 16-19
      avaliação da, 18-19, 19f
      detecção da, 16-18
   fisiopatologia, 17
   na avaliação CKD, 1054t, 1061
   no desenvolvimento renal, 2854-2856
      avaliação de, 2855-2856, 2856f
      causas de, 2855, 2855q
      etiologia da, 2854
      excreção proteica urinária "normal", 2854, 2854t
      medidas, 2854-2855, 2854t
      tratamento da, 2856, 2857q
Prótese sintética, para *sling* pubovaginal, 1991-1992, 1992t
   resultados esperados de, 2002
Próteses, para ED
   hastes semi-rígidas, 709, 710f
   inflável, 709-710, 710f-711f
Próteses penianas, 492, 492e2
Protocolos de imunossupressão para transplante renal, 1084-1086, 1084f, 1085q, 1085t
PRX302, para facilitar o enchimento da bexiga urinária e o armazenamento da urina, 1866e2
PSA. *Ver* Antígeno específico da próstata
PSCA. *Ver* Antígeno das células-tronco da próstata
Pseudoefedrine pré-coital, para ejaculação tardia, 706-707
Pseudoextrofia, 3191
Pseudo-hipoaldosteronismo tipo I (PHA-I), 2863
Pseudo-obstrução de colo do intestino, com anastomose intestinal, 2292
Pseudotumores renais, 3003, 3003f

PSGN. *Ver* Glomerulonefrite pós-estreptocócica
PSMA. *Ver* Antígeno de membrana específico da próstata
Psoas, 767f-769f, 769, 769t
Psoríase, como transtorno papuloescamoso, 392-393, 393f
PTH. *Ver* Paratormônio
PTNS. *Ver* Estimulação percutânea do nervo tibial
PTRA. *Ver* Angioplastia percutânea transluminal renal
Puberdade, 518-519
Pubouretral, 1939, 1940f
PUL. *Ver* Lift (levantamento) uretral da próstata
Pulmões
  desenvolvimento de
    implicações clínicas, 2949-2950
    líquido amniótico e, 2978-2979
  na síndrome do abdome em ameixa seca (síndrome de Prune-belly), 3239
PUM. *Ver* Mobilização urogenital parcial
Punção suprapúbica, na coleta de urina, 250
PUNLMP. *Ver* Neoplasia urotelial papilar de baixo potencial maligno
PUO. *Ver* Obstrução ureteral parcial
Púrpura de Henoch-Schönlein, 2859, 3393
PVP. *Ver* Vaporização fotosseletiva da próstata
PVR. *Ver* Pós-eliminação residual
PVS. *Ver* Sling pubovaginal
Pyridium, para teste de distúrbio do assoalho pélvico, 1705

Q

QALYs. *Ver* Anos de vida ajustados pela qualidade
Quadrado do lombo, 767f-769f, 769, 769t
Qualidade de vida. *Ver também* Saúde relacionada a qualidade de vida
  após diversão urinária ortópica, 2367-2368, 2368q
  após tratamento do câncer de próstata localizado, 2630-2631
    com radioterapia de feixe externo, 2696-2697, 2696t
  cistoplastia de aumento e, 3356
  com complexo extrofia-epispadias, 3220
  com diversão urinária continente cutânea, 2338
  com terapia de privação de andrógenios, 2767
  com valva uretral posterior, 3267-3268
  disfunção do trato urinário inferior e, em pacientes pediátricos, 3298
  terapia focal com, 2743
  urologia de transição e, 3526-3527, 3527t
Quedas, noctúria e, 1823
Queimaduras, do pênis, 2384-2385, 916e2
Queimaduras genitais, 2384-2385, 916e2
Queixa principal, 1-7, 4t-5t
Quercetina, para terapia oral de BPS/IC, 353t, 355
Questionário ADAM. *Ver* Questionário de Deficiência de Andrógenio no Envelhecimento Masculino (*Androgen Deficiency in Aging Male*)
Questionário com base na micção diária/Questionnaire-Based Voiding Diary (QVD), 1879, 1881f-1882f
Questionário da deficiência Andrógenica no Envelhecimento Masculino (ADAM), 541, 541t
Questionários de qualidade de vida
  para distúrbios do assoalho pélvico, 1702-1704, 1703t-1704t
  para incontinência urinária masculina, 1712, 1713f, 1712e1f-1712.e2f
Questionnaire

Quilúria
  como manifestação clínica de filariose, 444
  nefrólise para, 1464, 1464f
Quimiodenervação, para incontinência urinária, em pacientes geriátricos, 2099e5
Quimioterapia adjuvante, para câncer de bexiga urinária músculo-invasivo, 2231-2233
  estudos randomizados de, 2231-2233, 2232t
Quimioterapia de altas doses (HDCT)
  para NSGCTs, 801, 805
  RPLND após, 831, 831t
Quimioterapia intravesical, para câncer de bexiga urinária sem invasão muscular, 2215-2217, 2216t, 2217q
  agentes novos, 2216
  doxorubicina, 2216
  mitomicina C, 2215-2216
  para prevenir implantação, 2211-2212, 2212q
  terapia combinada, 2216-2217
  tiotepa, 2216
Quimioterapia. *Ver também* agentes adjuvantes específicos. *Ver* Quimioterapia adjuvante
  câncer urotelial e, 2188
  cistite hemorrágica causada por, 188-190
  intravesical. *Ver* Quimioterapia intravesical
  para ITGCN, 796
  neoadjuvante. *Ver* Quimioterapia neoadjuvante
  para câncer da bexiga músculo-invasivo, 2234
  para câncer de próstata resistente à castração, 2807-2810
    cabazitaxel, 2809-2810, 2810f
    docetaxel, 2808-2809, 2808f-2809f
    estudos clínicos, 2807-2810
    mitoxantrona, 2807-2808
  para câncer do pênis, 871, 873q
    adjuvante, 872
    agente único, 871
    combinada, 871-872, 872t
    consolidação cirúrgica após, 872-873
  para neuroblastoma, 3564-3567, 3565f
  para RCC metastático, 1516-1518, 1517f
  para RCC, resistência, 1325, 1325t
  para TGCTs, 786, 794-795
    com metástases cerebrais, 810
    manejo de massa residual após, 801-805, 802t, 809
    NSGCTs, 798-801, 799t, 804-806
    seminomas, 806, 808-810, 808t
    toxicidade de, 811
    tumores relapsos, 804-806
  para tumor de Wilms, 3571-3572, 3575, 3577-3579, 3578f
  para UTUC
    doença metastática, 1400-1401, 1401f
    instalação de, 1398-1399, 1398f, 1399t
    sistêmica, 1400
  PC-RPLND, 830-831
  risco de UTUC e, 1366
  RPLND primária, 827-829
Quimioterapia neoadjuvante
  para câncer da bexiga músculo-invasivo, 2230-2231, 2231t
Qui:YAG. *Ver* Laser de túlio:YAG
QVD. *Ver* Questionário com base na micção diária/Questionnaire-Based Voiding Diary

R

RAA. *Ver* Aneurisma da artéria renal
Rabdoesfincter, 1637
Rabdomiólise
  após cirurgia laparoscópica e robótica, 223-224
  ATN com, 1044-1045

Rabdomiossarcoma (RMS), 3466, 3466f
  cervical ou uterino, em pacientes pediátricos, 3590
  da bexiga. *Ver* RMS da bexiga urinária
  da próstata, 2599
  de anexos testiculares, 813
  paratesticular, em pacientes pediátricos, 3596, 3597, 3597q
  vaginal, em pacientes pediátricos, 3589-3590, 3590f
  vulvar, em pacientes pediátricos, 3589
Raça
  cálculo renal e, 1171
    prevalência de, 1201
  câncer de próstata e, 2543-2544
  e UTIs, 2930
  incontinência urinária e, 1748
  prognóstico de UTUC e, 1374-1375
  refluxo vesicoureteral e, 3135
  variações UTUC e, 1365
Radiação
  câncer urotelial e, 2188
  manejo de, na uroradiologia, 26-27, 27q, 27t-28t
  níveis relativos de, 27, 28t
  para carcinoma cortical suprarrenal, 1559
  precauções na gravidez para, 104
  proteção contra, 27
Radicais livres do oxigênio e estresse oxidativo, PD, 728
Radiofármacos, para câncer de próstata resi*ste*nte à castração, 2820
Radiografia, 26
  cálculo renal, 1202
  cistografia estática. *Ver* Cistografia estática
  de anormalidades do seio urogenital, 3501-3503
  de lesões vesicais, 2386-2387, 2386f-2387f
  de neuroblastoma, 3561-3562
  física de, 26, 27f
  KUB, anatomia renal em, 969, 969e1f
  loopografia. *Ver* Loopografia
  manejo da radiação em, 26-27, 27q, 27t-28t
  para diagnóstico de tuberculose genitourinária, 425-427, 425f-427f
  para distúrbios do assoalho pélvico, 1707-1708
  para incontinência urinária masculina, 1708
  para obstrução da junção ureteropélvica, 1105, 1106f
  pediátrica
    trato urinário inferior e genitália, 2921
    trato urinário superior, 2918, 2920f
  pielografia retrógrada. *Ver* Pielografia retrógrada
  radiografia de abdome. *Ver* Radiografia plana abdominal
  uretrocistografia miccional. *Ver* Uretrocistografia miccional
  uretrografia retrógrada. *Ver* Uretrografia retrógrada
  urografia intravenosa. *Ver* Urografia intravenosa
Radiografia abdominal simples
  indicações para, 32
  limitações da, 33, 33f
  para LRA (Lesão Renal Aguda), 1049
  para pacientes pediátricos, 2916
  técnica para, 32
Radiografia convencional. *Ver* Radiografia
Radiografia KUB. *Ver* Radiografia rim-ureter-bexiga
Radiografia rim-ureter-bexiga (KUB)
  anatomia do rim na, 969, 969e1f
  para pacientes pediátricos, 2916

Radiografia simples, abdominal. *Ver* Radiografia abdominal
Radioterapia adjuvante
    para câncer de próstata localizado, 2622
    efeitos colaterais da, 2623
Radioterapia corporal estereotática (SBRT)
    para câncer de próstata, 2621
    para câncer de próstata localizado, 2703, 2704f
Radioterapia de feixe externo
    para câncer de próstata localizado, 2692-2699
        avanços na tecnologia de radiação e, 2692-2694, 2693f-2694f, 2694t
        braquiterapia com, 2701-2702
        controle tumoral após, 2695, 2695t
        resultados esperados de morbidade com, 2696-2697, 2696t
        resultados esperados na qualidade de vida com, 2696-2697, 2696t
        resultados esperados para, 2703-2705, 2704t-2705t
    para câncer do pênis, 867, 869t
Radioterapia de intensidade modulada (IMRT), 2693
Radioterapia de partícula pesada, para câncer de próstata, 2621, 2697-2699, 2697f, 2698t
Radioterapia de salvamento
    para câncer de próstata localizado, 2622-2623
Radioterapia para câncer de próstata localizado
    adjuvante, 2622-2623
    antígeno específico da próstata e, 2689-2690
        falha e, 2689-2690
        hormônios neoadjuvantes, 2691
        tempo de duplicação, 2690-2691
        tempo para nadir, 2690
        valor de significância nadir, 2690
    biópsia pós-radioterapia, 2691-2692
        imagem e erro de amostra, 2692
        interpretação, 2691-2692, 2691q
        tempo de, 2691
    braquiterapia. *Ver* Braquiterapia, para câncer de próstata
    comparação da prostatectomia radical com, 2623-2624
    fatores prognósticos pós-tratamento para, 2689-2692
    fatores prognósticos pré-tratamento para, 2685-2688, 2686f
    imagem de ressonância magnética multiparamétrica em, 2688
    feixe externo, 2692-2699
        avanços na tecnologia de radiação e, 2692-2694, 2693f-2694f, 2694t
        controle do tumor após, 2695, 2695t
        resultados esperados, 2703-2705, 2704t-2705t
        resultados esperados de morbidade, 2696-2697, 2696t
        resultados esperados na qualidade de vida, 2696-2697, 2696t
    hipofracionamento, 2702-2703
        resultados esperados com, 2703-2705, 2704t-2705t
    mortalidade específica do câncer de próstata
        grupos de risco e, 2685-2686, 2686f
        resultados positivos da biópsia da próstata e, 2687, 2688f-2689f
        velocidade do antígeno específico da próstata e, 2687
    neoplasias secundárias induzidas por radiação, 2624
    no pós-operatório, 2622-2623
    paliativo, 2708-2709
        compressão da medula espinal, 2708

Radioterapia para câncer de próstata localizado *(Cont.)*
    experiência clínica com rádio-223, 2708-2709
    metástases ósseas, 2708
    terapia sistêmica com radionuclídeo, 2708, 2708t
    perspectiva história, 2685
    pré-operatório, 2623
    radioterapia de feixe de partículas fechadas, 2621, 2697-2699, 2697f, 2698t
    radioterapia estereotática corporal, 2621, 2703, 2704f
    risco intermediário, a estratificação de, 2686-2687, 2687f
    salvamento, 2622-2623
    terapia de privação de androgênios com, 2623, 2705-2706, 2707t
        duração de, 2706
        tratamento de linfonodo pélvico e, 2706
    terapias moleculares e, 2709-2710
        imunoterapia, 2709
        oncolíticos, 2710
        terapia alvo baseada no RNA, 2709
        terapia de gene de rádio, 2709-2710
        terapia genética com enzima/pró-droga, 2710
Radioterapia (RT)
    adjuvante. *Ver* Radioterapia adjuvante
    após orquiectomia parcial, 816
    avanços na, 2692-2694, 2693f-2694f, 2694t
    braquiterapia. *Ver* Braquiterapia
    cistite hemorrágica causada pela, 189-190
    corpo estereotático. *Ver* Radioterapia corporal estereotática
    efeitos adversos de, 2619
    feixe externo. *Ver* Radioterapia de feixe externo
    para câncer da bexiga músculo-invasivo, 2234
    para câncer de próstata
        ablação por radiofrequência, 2734-2736, 2736f-2737f
        acompanhamento após, 2743-2745, 2744f
        antígeno específico da próstata, 2744
        avanços da ultrassonografia, 2722-2727
        base conceitual para, 2712-2714, 2713f-2714f
        biópsia para, 2720-2722
        braquiterapia de salvamento, 2749
        cinética do antígeno específico da próstata, 2744
        complicações com, 2743
        controle do câncer com, 2743
        crioterapia, 2727, 2728f-2730f
        crioterapia de salvamento, 2750
        dados globais para, 2737-2743, 2739t-2742t
        densidade do antígeno específico da próstata, 2744
        determinação de falha, 2745-2746
        efeitos adversos da, 2743
        eletroporação irreversível, 2733-2734, 2734f-2736f
        identificação da população de pacientes, 2719, 2727, 2719f-2720f
        imagem por ressonância magnética multiparamétrica para, 2724-2727, 2725f-2727f
        localização da doença para, 2720, 2720t
        qualidade de vida com, 2743
        resultados bioquímicos esperados com, 2743-2744
        resultados esperados com, 2736-2737
        resultados esperados de imagem com, 2745
        resultados histológicos esperados com, 2744-2745
        tecnologia para, 2727-2737
        terapia de resgate, 2748, 2748f-2749f
        terapia fotodinâmica, 2732

Radioterapia (RT) *(Cont.)*
    terapia fototérmica, 2732-2733
    ultrassom focalizado de alta intensidade de resgate, 2750
    ultrassonografia focada de alta intensidade, 2727-2732, 2731f-2735f
    visão geral, 2711-2714
    para câncer do pênis, 871q
        área inguinal, 870-871
        efeitos adversos de, 870
        lesão primária, 867-870, 869t
    para ITGCN, 796, 796q
    para neuroblastoma, 3567
    para seminomas, 806-807, 807t, 809
    para TGCTs, 795
        sequelas de, 811
    para UTUC, 1399-1400
    recorrência bioquímica após. *Ver* Recorrência bioquímica, após radioterapia
    salvamento. *Ver* Radioterapia de salvamento
    supressão androgênica com, 2705-2706, 2707t
RAE. *Ver* Embolia da artéria renal
RALP. *Ver* Prostatectomia radical laparoscópica roboticamente assistida
RaLPN. *Ver* Nefrectomia parcial laparoscópica roboticamente assistida
RALUR. *Ver* Reimplantação ureteral laparoscópica roboticamente assistida
Ramo ascendente espesso, da alça de Henle, 1016-1018, 1016f
Ramo descendente delgado, da alça de Henle, 1016, 1016f
Ramo púbico, 1597, 1598f
Raquianestesia, considerações pré-operatórias para, 111
Raquitismo hereditário hipofosfatêmico com hipercalciúria (HHRH), 1183-1184
Raquitismo hipofosfatêmico, 2862
RARC. *Ver* Cistectomia radical roboticamente assistida
RAS. *Ver* Estenose da artéria renal
RB1. *Ver* Proteína de susceptibilidade ao retinoblastoma
RBF. *Ver* Fluxo sanguíneo renal
RCC Convencional. *Ver* RCC de células claras
RCC cromofílico. *Ver* RCC papilar
RCC cromófobo, patologia do, 1329t-1330t, 1332-1333, 1332f
RCC de células claras
    abordagens imunológicas, 1503-1504
    IL-2, 1505-1506, 1505t, 1506f
    inibidores de checkpoint imunes, 1507
    interferons, 1504t, 1505-1506, 1506f
    transplante de células-tronco hematopoéticas alogênicas, 1506-1507, 1507t
    forma familiar de, 468t, 471-472, 1321-1324, 1322t-1323t, 1323f
    patologia do, 1329t-1330t, 1330-1331, 1330f
    quimioterapia para, 1516
    terapia hormonal para, 1516
    terapias molecular alvo para, 1507-1508, 1508f
        inibidores da via mTOR, 1502-1503, 1514-1515, 1514t, 1515f
        inibidores de VEGF, 1502-1503, 1507-1514, 1508f-1512f, 1509t-1511t, 1513t
        outros, 1514
    terapia sequencial e combinada com, 1516
RCC do ducto coletor
    patologia de, 1329t-1330t, 1333
    terapia sistêmica para, 1518
RCC familiar, 1321-1325, 1322t-1323t, 1323f
    tratamento do, 1353-1355, 1355f, 1429, 1429e1f
RCC. *Ver* Carcinoma de células renais

RCC medular renal, patologia da, 1329t, 1330t, 1333
RCC metastático, 1338, 1340, 1359-1360
 tratamento de, 1500
  cirurgia paliativa, 1503, 1504q
  debulking ou nefrectomia citorredutiva, 1501-1503, 1502f, 1503q, 1503t
  fatores prognósticos e, 1500-1501, 1501f, 1501t
  quimioterapia, 1516
  ressecção de metástases, 1503, 1504q
  terapia hormonal, 1516
  terapia sistêmica para variantes de células não claras, 1516-1518, 1517f
  terapias moleculares direcionadas, 1502-1503, 1507-1516, 1508f-1512f, 1509t-1511t, 1513t-1514t, 1515f
  tratamento de abordagens imunológicas avançadas, 1503-1507, 1504t-1505t, 1506f, 1507t
RCC não classificado, 1329t-1330t, 1334
RCC papilar
 genética molecular do, 468t, 472, 1322t, 1324
 patologia do, 1329t-1330t, 1331-1332, 1331f
RCC papilar familiar, genética molecular do, 468t, 472, 1322t, 1324
RCC (SDHRCC), 1322t
RCCT. *Ver* Teste de capacidade de concentração renal
Reabsorção no PCT, 1014
 transporte de, obstrução do trato urinário e, 1096
Reações adversas, de TT, 546-547, 547q
Reações anafilactoides idiossincráticas (IA), para meio de contraste iodado intravascular, 28
Reações IA. *Ver* Reações anafiláticas idiossincráticas
Reações não idiossincráticas graves, ao meio de contraste iodado intravascular, 29
Reações não idiossincráticas leves, ao contraste iodado intravascular, 28-29
Reações não idiossincráticas moderadas, ao contraste iodado intravascular, 29
Reações não idiossincráticas (NI)
 graves, 29
 leves, 28-29
 moderadas, 29
 para meios de contraste iodados intravascular, 28
Reações NI. *Ver* Reações não idiossincráticas
Reações tardias ao contraste, 29-30
Rearranjos gênicos
Reboxetina, para ejaculação tardia, 706-707
Receptividade das células epiteliais, em UTIs
 células da bexiga, 244-245, 246f
 células vaginais, 244-245, 245f
 variação, 245
Receptor de vitamina D (VDR), 1183
 no câncer de próstata, 2550
Receptor do fator de crescimento epidérmico (EGFR), no RCC, 1327q
Receptores adrenérgicos
 farmacologia dos
  receptores α-adrenérgicos, 1670-1671, 1671f
  receptores β-adrenérgicos, 1670
 na função ureteral, 991-992
Receptores de androgênios (AR), 539, 2412q
 defeitos de, 3491-3492
 dimerização de, 2410
 domínio de ligação ao ligante, 2410
 domínio ligado ao DNA, 2409-2410
 função de, 2414q
 ligação com chaperonina, 2408-2409
 localização nuclear, 2410
 modificações pós-translacionais de, 2410

Receptores de androgênios (AR) *(Cont.)*
 modulação de, para câncer de próstata resi*stente* à castração, 2812-2813, 2812f
 na hiperplasia prostática benigna, 2427
 no câncer de próstata, 2556
Receptores muscarínicos
 distribuição de, 1837-1839, 1838t
 farmacologia de, 1667-1670, 1669t, 1670q
  seletividade de, 1670
 na função da bexiga, 1640
  contração, 1836-1837
Receptor periférico de benzodiazepínicos (PBR), 522
Recombinação cromossômica, 526-527
Recomendações alimentares, para nefrolitíase, 1218-1219, 1219q
Reconstrução de Young-Dees-Leadbetter modificada do colo da bexiga, 3205f-3206f
Reconstrução do colo da bexiga
 alongamento uretral para, 3340-3342, 3341f
 esfíncter urinário artificial para, 3338-3340
  divisão do colo da bexiga para, 3342
 para agentes de volume, 3337-3338
 procedimento de Pippi Salle, 3342, 3343f
 sling fascial para, 3336-3337
Reconstrução do trato urinário
 em crianças. *Ver* Pacientes pediátricos, reconstrução do trato urinário em
 para extrofia cloacal, 3230-3232
  abordagem atual, 3228f-3230f, 3230-3231
  função da osteotomia, 3231, 3231f
  unicelulares, 3231-3232
 Reconstrução em etapas moderna, da extrofia cloacal, 3228f-3230f, 3230-3231
Reconstrução total do pênis, 941-945, 943f, 945q
 após trauma, 944-945
Reconstrução ureteral, síndrome de Prune-belly para, 3244-3245
Reconstrução uretral
 na epispadia masculina, 3222
 na extrofia clássica da bexiga, 3204-3209, 3205f-3208f, 3215f
 síndrome do abdome em ameixa (síndrome de Prune-belly), 3244, 3244f-3245f
 sling pubovaginal para, resultados esperados de, 2003-2004
Reconstrução vascular principal, RPLND com, 822-823
Reconstrução vascular, RPLND com, 822-823
Reconstrução venosa, na ED, 667
Recorrência bacteriana, infecção renal relapsa e, 286
Recorrência bioquímica
 ablação por ultrassom focalizado de alta intensidade, 2783-2784
 após a prostatectomia radical, 2770-2778
  antígeno específico da próstata ultrassensível para, 2771-2772
  definição de, 2770
  dose e resposta à radioterapia de salvamento, 2774
  história natural de, 2770-2771
  imagem de, 2772-2773, 2773f
  manejo, 2617-2618
  predição de, 2771, 2772t
  radioterapia adjuvante, 2775-2777, 2775f-2776f
  radioterapia de salvamento *versus* radioterapia adjuvante para, 2777
  radioterapia de salvamento para, 2773-2774
  radioterapia do leito prostático *versus* pelve total, 2775, 2775f-2776f
  terapia de privação de androgênios com radioterapia de salvamento para, 2774-2775

Recorrência bioquímica *(Cont.)*
 terapia de privação de androgênios para, 2777-2778
 após a radioterapia, 2778-2783
  antígeno específico da próstata, 2778
  biópsia para, 2778-2779
  braquiterapia de salvamento para, 2780-2782
  crioterapia de salvamento para, 2780, 2781t
  história natural, 2778
  imagem para, 2779
  prostatectomia radical para, 2779-2780, 2780t
  recorrência do antígeno específico da próstata, 2778
  terapia de privação de androgênios após, 2782-2783
  ultrassom focalizado de alta intensidade de salvamento para, 2782
 após crioterapia, 2783
Recorrência no local de portal, da malignidade renal, 1469
Recuperação de espermatozoides, técnicas cirúrgicas para, 600-604, 601t
 aspiração microcirúrgica de esperma do epidídimo, 601-602, 601t, 602f
 aspiração percutânea de esperma do epidídimo, 601t, 602, 602f
 aspiração testicular de esperma, 601-602, 601t
 extração de esperma testicular, 601t, 602-603, 602f-603f, 604t
 pós-morte, 603-604
Redução da massa renal, CKD e, 1055-1056
Redução de cafeína, para incontinência urinária, 1893
Redução de peso, para incontinência urinária, 1894
REDUCE. *Ver* Reduction by Dutasteride of Prostate Cancer Events
Reduction by Dutasteride of Prostate Cancer Events (REDUCE), 2561
5α-Redutase
 deficiência de, 3492-3494, 3493f-3494f
 metabolismo da próstata, 2405-2406, 2405f, 2406t
 na hiperplasia prostática benigna, 2427-2428, 2428f
Re-estenose, após lesão uretral, 2391
Reflexão, das ondas de ultrassom, 66-67, 66f
Reflexo bulbocavernoso (BCR), nas desordens do assoalho pélvico, 1701
Reflexo de guarda, 1900-1901, 1901f
 no enchimento da bexiga, 1686
Refluxo ductal intraprostático, 307-308
Refluxo pielolinfática, na pielografia retrógrada, 34, 35f
Refluxo retrógrado pielosinusal, na pielografia retrógrada, 34, 35f
Refluxo retrógrado pielotubular, na pielografia retrógrada, 34, 35f
Refluxo retrógrado pielovenoso, na pielografia retrógrada, 34
Refluxo vaginal, pediátrico, 3310
Refluxo vesicoureteral e displasia (VURD), de valva posterior da uretra e, 3254t, 3256, 3257f
Refluxo vesicoureteral (VUR), 248
 anomalias associadas e condições, 3149-3153
  anomalias renais e, 3151-3152
  associação megacisto-megaureter, 3152
  divertículo da bexiga urinária, 3151, 3151e1f
  duplicação ureteral, 3151, 3151e1f
  obstrução da junção ureteropélvica com, 3149-3151, 3150f
 antibióticos para, 3156-3157
 após transplante renal, 3535, 3535f

Refluxo vesicoureteral (VUR) (Cont.)
  avaliação de, 3141-3142
  avaliação do trato urinário inferior e, 3142-3145
    abordagem de cima para baixo para, 3143-3144
    cistoscopia, 3144-3145
    controvérsias com, 3143
    diretrizes da American Academy of Pediatrics para, 3144, 3144t
    diretrizes da National Institutes for Clinical Excellence para, 3144
    imagem de cistografia, 3142-3143, 3143f
    urofluxometria para, 3143
  avaliação do trato urinário superior para, 3145-3146
    cintilografia renal, 3146, 3146f
    razão para, 3145
    sonografia renal, 3145-3146
  causa de, 3138-3139
  cicatriz adquirida
    anatomia papilar em, 3148, 3148f-3149f
    crescimento renal e, 3149
    crescimento somático e, 3149
    defeitos congênitos versus, 3146-3147
    e hipertensão, 3149
    fisiopatologia da, 3148-3149
    idade e, 3148
    insuficiência renal e, 3149
    susceptibilidade do hospedeiro e resposta, 3149
    virulência bacteriana no, 3149
  cirurgia laparoscópica para, 3170-3171
    abordagem robótica para, 3170-3171
    colocação trocarte, 3170
    criação de túnel, 3170
    detrusorrafia, 3170
    dissecção ureteral, 3170
    procedimento de Gil-Vernet para, 3170
    reimplante extravesical, 3170
  CKD em, 1059
  classificação de, 3140-3141, 3140f-3141f, 3140t
  complicações do reimplante ureteral para, 3165-3166
    obstrução, 3165-3166
    refluxo contralateral, 3165-3166
    refluxo persistente, 3165-3166
  com válvula de uretral posterior, 3258f, 3262-3264
  correção endoscópica, 3154, 3167-3169
    acompanhamento de, 3168
    colágeno bovino com ligações cruzadas, 3169
    condrócitos, 3169e1
    copolímero de poliacrilato poliálcool, 3169e1
    dextranômero/copolímero hialurônico, 3169
    hidroxiapatita de cálcio, 3169
    materiais autólogos para, 3169-3170
    materiais não autólogos, 3169
    materiais utilizados em, 3168-3169, 3168q
    pasta de politetrafluoretileno para, 3169
    polidimetilsiloxano, 3169
    recorrência após, 3169-3170
    reimplante cruzado-trigonal, 3171
    técnica de injeção, 3167-3168, 3167f-3168f
  correlações clínicas de, 3139, 3140f
  demografia de, 3135, 3135q
  diagnóstico de, 3141-3142
  disfunção do trato urinário com, 1776-1777
  e gravidez, 3152-3153
  em defeitos corticais, 3146-3149
    dismorfismo renal, 3147, 3147f, 3147t, 3147e1f
    microrganismos em, 3147-3148

Refluxo vesicoureteral (VUR) (Cont.)
  em pacientes pediátricos, 3298-3299
  epispadias com, 3221, 3223
  estudos de referência de, 3155-3156
    Birmingham Reflux Study, 3155
    estudos prospectivos, 3155
    International Reflux Study in Children, 3155
  e UTIs, 2931
  fetal de refluxo e, 3135
  genética de, 3136-3137
  herança e, 3135-3137
  história natural, 3153-3157
  idade e, 3135, 3135t
  imagem pediátrica de
    TC, 2918
    ultrassonografia, 2913, 2915f
  infecção do trato urinário inferior e, 3139-3140
    avaliação de, 3141-3142, 3142f
    confirmação do, 3141
  irmão de refluxo e, 3135-3136
  manejo cirúrgico de, 3157
    avaliação pós-operatória para, 3165
    cistoscopia para, 3157
    incisão para, 3157
    posicionamento para, 3157
    princípios de, 3157
  manejo de, 2946
    espera vigilante para, 3154-3155
    intervenção randomizada para, 3155-3156
    princípios de, 3153-3154, 3153e1t
  manobra de Valsalva e, 2080
  obstrução da junção ureteropélvica com, 1105
  perspectiva histórica sobre, 3134-3135
  prevalência de, 3135
  primário, 3138
  procedimentos extravesicais para, 3163-3165, 3164f
    abordagem ureteral, 3163
    criação de túnel extravesical, 3163-3165
  procedimentos intravesicais para, 3158
    abordagem por ureter, 3158
    mobilização do ureter, 3158
  raça e, 3135
  reimplante para, 3166-3167, 3167f
  relação da função ureteral com, 999-1000, 1000f
  resolução de
    espontâneo, 3153
    por grau, 3153
    por idade, 3153, 3154f
  secundário, 3138-3139
  sexo do, 3135
  terapias com células da bexiga para, 491-492
  túneis infra-hiatal para, 3158-3163
    técnica Cohen cruzada-trigonal, 3158-3163, 3162f
    técnica de Glenn-Anderson, 3158, 3162f
  túneis supra-hiatal para, 3158
    anastomose ureteral, 3158
    técnica de Paquin, 3158
    técnica de Politano-Leadbetter, 3158
    técnica para, 3158, 3159f-3161f
Região articular, do urotélio da bexiga urinária, 1632-1633, 1633f
Região M, 1663
Região periuretral, defesas naturais da, 247
Região uretral, defesas naturais da, 247
Regime anular programado. Ver Programas de toalete
Registros médicos, revisão retrospectiva, 97
Regitina. Ver Fentolamina
Regressão testicular embrionária, 3483
Regulador de condutância transmembrana da fibrose cística (CFTR), 577-578

Reimplante, do pênis, 2381-2382, 2382q, 916e1, 916e1f
Reimplante ureteral, laparoscópica e robótica, 2257-2260
  avaliação para, 2258
  complicações no, 2259
  conclusões para, 2259-2260
  indicações para, 2258
  refluxo, 2258-2259, 2259f
  resultados esperados com, 2259
  sem refluxo, 2258, 2259f
  técnica para, 2258
Reimplante ureteral laparoscópica roboticamente assistida (RALUR), 3170-3171
Reimplante ureteral laparoscópico. Ver Reimplante ureteral, laparoscópico e robótico
Rejeição aguda, do transplante renal, 1084
Rejeição crônica, do transplante renal, 1084
Rejeição, do transplante renal, 1083-1084
Rejeição hiperaguda, do transplante renal, 1083-1084
Relação de comprimento e força, dos ureteres, 988-989, 989f
Relação de força e velocidade, dos ureteres, 989, 990f
Relação de renina e veia renal (RVR), 1033-1035
Relação de saturação relativa (RSR), 1174
Relação RVR. Ver Relação da renina e veia renal
Relação sexual, fratura peniana com, 2379
Relapsos, tumores
  NSGCTs, 804-806
  seminomas, 809-810
Relatos, ultrassonografia, 72-73, 72f
Relaxamento do estresse, ureteral, 988-989, 989f
Relaxantes musculares, para tratamento de CP/CPPS, 323
Religião, hiperplasia prostática benigna e, 2440
REM. Ver Movimento Rápido dos Olhos
Remoção de portal, após cirurgia laparoscópica e robótica, 210-211
Remoção do cabelo, para pacientes pediátricos submetidos à cirurgia, 2960
Remoção laparoscópica de cálculo, 1286-1287
Remoção percutânea de cálculo, visão geral, 1235e2
Remodelação da cromatina
  do receptor-dependente de androgênio, 2412-2413
  no câncer de próstata, 2555-2556
Reninomas. Ver Tumores de células justaglomerulares
  curva normal dos, 1092
  nuclear, para obstrução do trato urinário, 1091-1092
  renografia diurética. Ver Renografia diurética
Renografia diurética
  para obstrução da junção ureteropélvica, 1106-1107, 1108f
  para obstrução do trato urinário, 1091-1092
  para UPJO e diferenciação de refluxo, 1105
Renografia nuclear, para obstrução do trato urinário, 1091-1092
Renorrafia, para trauma renal, 1154, 1155f
Reoperação de RPLND, 831t, 832
Reparo completo, para extrofia clássica da bexiga, 3197, 3198f
  aspectos técnicos do, 3202, 3203f
  resultados esperados de continência com, 3213-3214
Reparo de Kelly, para extrofia clássica da bexiga, 3197
  aspectos técnicos sa, 3202, 3202f
Reparo de Mainz, para extrofia clássica da bexiga, 3197-3198

Reparo de Mitchell, para extrofia clássica da bexiga, 3197, 3198f
　aspectos técnicos, 3202, 3203f
　resultados esperados de continência com, 3213-3214
Reparo de suspensão da agulha, comparação com cirurgia de suspensão retropúbica, 1934
Reparo em etapas moderno de extrofia (MRSE), 3198
　bexiga, uretra posterior e fechamento da parede abdominal para, 3198-3201, 3199f-3200f
　fechamento combinado da bexiga e reparo de epispadias, 3201
　manejo após, 3201-3202
Reparo modificado de Cantwell-Ransley, para extrofia clássica da bexiga urinária, 3204, 3205f-3206f
Reparo por excisão de nucleotídeos (NER), 465e1, 465e1f
Reposição de testosterona, 659-661, 660t
　bucal, 661
　intramuscular, 661
　por via oral, 661
　subcutânea, 661
　transdérmica, 661
Reposição laparoscópica ileal ureteral, para doença da estenose ureteral, 1140-1141
Reservatório grampeado em W, para derivação urinária continente cutânea, 2342, 2342f
Reservatório ileal continente, 2325, 2326f
Reservatório ileal de Kock, para diversão urinária ortópica, 2355, 2356f
Reservatório sigmoide grampeado, para desvio urinário continente cutâneo, 2340-2342, 2341f
Reservatórios ileais
　continente, 2325, 2326f
　para diversão urinária ortópica, 2355
Resiniferatoxina (RTX), 1654-1655
　na hiperatividade idiopática do detrusor, 1863e1
　na hiperatividade neurogênica do detrusor, 1863e1
　para facilitar o enchimento da bexiga urinária e o armazenamento da urina, 1839t, 1863
　urgência e, 1863e1
Resistência à insulina, pH baixo da urina e, 1190-1191
Resistência à saída, 3332-3333
Resistência bacteriana, na terapia antimicrobiana para UTI, 254-255
Resistência, quimioterapia, RCC com, 1325, 1325t
Resistência transepitelial (TER), 1638
Resolução axial, de imagens de ultrassonografia, 65, 66f
Resolução, de imagens da ultrassonografia, 65-66, 66f
Resolução lateral, de imagens de ultrassonografia, 65, 66f
Resposta autoimune, para biomarcadores do câncer de próstata, 2573
Resposta evocada sacral: latência do reflexo bulbocavernoso, 656
Resposta imune, reconhecimento do patógeno, 247-248, 248e1
Resposta sexual genital, em mulheres, 750, 750e6
Ressecção abdominoperineal (RAP), após LUTS, 1781-1782
Ressecção em cunha, para grandes tumores renais, 1431, 1431f

Ressecção intestinal, diversão urinária ortópica e, 2350-2351
Ressecção transuretral bipolar da próstata (B-TURP), 2516-2517
　complicações na, 2516-2517
　　intraoperatória, 2517
　　perioperatório, 2517
　　pós-operatório, 2517
　conceito para, 2516
　conclusão para, 2517
　resultados esperados com, 2516
　　estudos comparativos, 2516, 2516e1f
　　estudos de coorte único, 2516
　técnica para, 2516
Ressecção transuretral da ductos ejaculatórios (TURED), 582
　complicações da
　　ejaculação retrógrada, 600
　　epididimite, 600
　　refluxo, 600
　para diagnóstico, 599
　resultado, 600
　técnica para, 599, 600f
Ressecção transuretral da próstata (TURP)
　ablação por agulha transuretral da próstata versus, 2524
　bipolar. Ver Ressecção bipolar transuretral da próstata
　enucleação da próstata com laser de hólmio de comparação, 2528-2529
　incisão transuretral da próstata versus, 2526
　incontinência urinária após
　　fatores de risco para, 1750
　　função do esfíncter, 1757
　　prevalência de, 1750
　laser de túlio versus, 2533
　monopolar. Ver Ressecção monopolar transuretral da próstata
　para adenocarcinoma, 2597
　terapia transuretral por micro-ondas versus, 2520-2521
Ressecção transuretral de tumores da bexiga urinária (TURBT), 2242-2244, 2253q
　cistectomia parcial com, 2252, 2253f
　cistoscopia para, 2243
　com cistectomia radical
　　feminina, 2250-2252, 2251f-2252f
　　masculina, 2247-2250, 2249f-2250f
　cuidado pós-operatório para, 2252-2253
　de câncer da bexiga urinária sem invasão muscular, 2208-2209
　　complicações de, 2209
　　papel da biópsia em, 2210
　　repetição, 2209-2210
　de câncer de bexiga músculo-invasivo, radical, 2233
　desafios com, 2243-2244
　exame físico, para, 2242
　história, 2242
　imagem de, 2242-2243
　linfadenectomia pélvica com, 2246-2247, 2247f-2248f
　meta de, 2243, 2243f
　perfuração da bexiga com, 2244, 2244f
　preparo do paciente para, 2244-2245, 2245f
　resultados oncológicos esperados, 2242
　técnica cirúrgica para, 2245-2246, 2245f-2246f
Ressecção transuretral monopolar da próstata (M-RTU), 2510-2516
　complicações com, 2514-2516
　　intraoperatória, 2514-2515
　　perioperatória, 2514-2515
　　pós-operatória, 2515-2516
　conclusão para, 2516
　no paciente anticoagulado, 2513-2514
　resultados esperados com, 2513

Ressecção transuretral monopolar da próstata (M-RTU) (Cont.)
　técnica para, 2510-2513
　　intraoperatória, 2511-2513, 2512f, 2511e1f
　　pós-operatório, 2513
　　pré-operatório, 2510-2511
Ressecção transuretral (RTU), 582
　do orifício ureteral, para UTUC, 1378, 1380f
Ressecções hepáticas, RPLND com, 823
Ressecções pélvicas, RPLND com, 823
Ressonância magnética de corpo inteiro (WB-MRI), para detecção de doença metastática, 2746-2747
Ressonância magnética (MRI), 46-47
　carcinoma urotelial, 56, 57f
　craniana, 573, 573f
　da pelve feminina, 1609, 1609f
　da próstata, 56-57, 508, 508f
　　T2-ponderada, 58, 58f
　da vesícula seminal, 959-960, 959f
　da vesícula seminal e ductos ejaculatórios, 505, 506f
　de anomalias ureterais, 3082, 3083f
　de fibrose retroperitoneal, 1144, 1144f
　de todo o corpo, para doença metastática, 2746-2747
　de valvas uretrais posteriores, 3257, 3258f
　diagnóstico de recidiva local para, 2747
　do cálculo renal, avaliação pré-tratamento, 1237
　do neuroblastoma, 3561-3562, 3561f-3562f
　do pênis, para carcinoma de células escamosas, 851-852
　dos rins, 969, 968e2f
　do trombo tumoral da IVC, 1356-1357
　do tumor de Wilms, 3573-3574
　e ED, 658
　e radiologia suprarrenal, 1526
　meios de contraste para, 30-31, 47, 56
　para avaliação do tumor renal, 50-61, 53f-55f, 56t, 1316, 1317f
　para diagnóstico de tuberculose genitourinária, 427
　para distúrbios do assoalho pélvico, 1708
　para fatores prognósticos de pré-tratamento radioterapia para câncer de próstata localizado, 2688
　para massas renais, 50-61, 53f-55f, 56t
　para massas suprarrenais, 47-49, 48f-51f, 52t
　　avaliação por, 1567-1569, 1569f
　para recorrência bioquímica após prostatectomia radical, 2773
　para UTIs, 253, 2942
　para vigilância ativa do câncer de próstata, 2634-2635
　pediátrica
　　trato urinário inferior e genitália, 2921
　　trato urinário superior, 2918, 2920f
　renal, 2906, 2906f
Restos nefrogênicos, 3572, 3572f
Restrição de crescimento intrauterino (CIUR), implicações clínicas, 2949
Resultados intermediários esperados. Ver Medidas Proxy
Retalho de avanço da bexiga, laparoscópica ou robótica, 2260, 2262f
Retalho de Boari
　aberta, 1136-1137, 1138f
　com ureteroneocistostomia laparoscópica, 1137-1139
　laparoscópica ou robótica, 2260-2262
　　avaliação para, 2260
　　complicações com, 2261-2262
　　com retalho de avanço da bexiga, 2260, 2262f
　　com retalho mega-Boari, 2260, 2263f

Retalho de Boari (Cont.)
  conclusões para, 2262
  indicações para, 2260
  resultados esperados com, 2261-2262
  sítio laparoendoscópico único, 2260-2261
  técnica para, 2260-2261, 2261f
  para lesão ureteral inferior, 1163, 1165f
  ureteretomia distal e neocistostomia direta ou ureteroneocistostomia com, 1385-1386, 1387f
Retalho de Boari laparoscópico. Ver Retalho de Boari, laparoscópico ou robótico
Retalho em espiral Culp-DeWeerd, para obstrução da junção ureteropélvica, 1123, 1124f
Retalhos. Ver também retalhos específicos
  para diversões urinárias continentes, 3361-3363, 3362f
  para obstrução da junção ureteropélvica, 1122
    plastia de Foley Y-V, 1122-1123, 1123f
    procedimentos de salvamento, 1124-1125
    retalho em espiral de Culp-DeWeerd, 1123, 1124f
    retalho vertical de Scardino-Prince, 1123, 1125f
    ureterotomia intubada, 1123-1124, 1126f
  para reconstrução peniana total, 941-945, 943f, 945q
  para reconstrução uretral e peniana, 909-910, 909f-910f, 926-929, 927f-931f
Retalho vertical de Scardino-Prince, para obstrução da junção ureteropélvica, 1123, 1125f
Retenção urinária
  após AVC, 1763
  após derivação urinária ortópica, 2366, 2366q
  após ressecção transuretral monopolar da próstata, 2515
  com incisão transuretral da próstata, 2526
  com lesão da medula espinal, 3294-3295
  com toxinas botulínicas, 1862
  disfunção do trato urinário inferior e, 1789
  em pacientes geriátricos, 2099e7
  neuromodulação para, 1680
    racionalidade para, 1681, 1681f
  neuromodulação sacral, mecanismo alternativo, 1901-1902, 1902f
  pós-operatória, disfunção do trato urinário inferior e, 1789-1790
  tumor cerebral com, 1765
Retenção urinária aguda (AUR)
  com hiperplasia benigna da próstata, 2455-2459, 2501-2502
  epidemiologia
    análise da, 2457-2459
    descrição da, 2456-2457, 2456t
    idade e, 2457, 2457f
Retenção urinária aguda (AUR) (Continuação)
  manejo da, 2501-2502, 2501f
  parâmetros urodinâmicos da, 2457-2458, 2458f
  prevenção com tratamento clínico, 2502
  PSA sérico na, 2458-2459, 2458f-2459f
  sintomas do trato urinário inferior com, 2457, 2457t
  volume da próstata, 2458-2459, 2458f-2459f
Retenção urinária pós-operatória, disfunção do trato urinário inferior e, 1789-1790
Reto
  anatomia do, 1612f, 1617f, 1622-1623, 1623f, 1625f
  exame físico do, 11
Reto abdominal, 1613, 1613f
Retocele, 1750, 1943-1944, 1944f
  reparo de, 1978-1982

Reto valvulado aumentado, 2321
Revascularização arterial, na ED, 666
Reversão, da vasectomia, 951-952
Reversão microscópica, da vasectomia, 951-952
Revisão retrospectiva, dos registros médicos, 97
RFA. Ver Ablação por radiofrequência
RhoA, 1643, 1643f
RI. Ver Índice de resistência
RIM Ask-Upmark, 3009-3011, 3010f
Rim displásico multicístico (MCDK), 3028-3031, 3028f
  avaliação do, 3029-3030, 3029f-3030f
  características clínicas do, 3029
  etiologia do, 3028
  histopatologia do, 3029, 3029f
  prognóstico do, 3030-3031
  refluxo vesicoureteral e, 3151-3152
  tratamento do, 3030-3031
Rim displásico multicístico unilateral, 2889
Rim em ferradura, 969, 2993-2996, 2994f, 2995f, 969e2f
  acesso percutâneo ao, 168-170, 170f
  cálculo renal e, 1198
    manejo cirúrgico de, 1244-1246, 1245f, 1279-1280
Rim esponjoso medular (MSK), 3036-3038, 3037f
  cálculo renal e, 1198-1199
  características clínicas do, 3037
  diagnóstico de, 3037-3038
  histopatologia do, 3037
  prognóstico do, 3038
  tratamento do, 3038
Rim supranumerário, 2984-2985, 2985f, 2985e1f-2985.e2f
Rim torácico, 2988, 2988f-2989f
Rins
  AAST Organ Injury Severity Scale for, 1149t
  absorção de cálcio nos, 1180
  achados diagnósticos pré-natais de, 2873-2878, 2874f
  alterações patológicas da, na obstrução do trato urinário, 1096
  anatomia dos, 967, 969q
    alterações durante a gravidez, 294
    anatomia da superfície e relações, 967-968, 968f, 968e1f, 967e1f-967.e3f
    anomalias congênitas nos, 969, 969e2f
    drenagem linfática, 972, 972e1f
    inervação, 972, 972e2f
    macroscópica e microscópica, 968-969, 968e1f-968.e2f
    parênquima e sistema coletor, 155-156, 155f-156f
    perirrenal, 154-155, 154f
    radiológico, 969, 969q, 969f, 969e1f-969.e2f
    vasculatura, 970-972, 970f-971f, 972q, 971e1f-971.e2f
    vasculatura intrarrenal, 156-157, 157f
  anômalos, 969, 969e2f
    acesso percutânea para, 168-170, 170f
  Ask-Upmark, 3009-3011, 3010f
  bolo ou fixo, 2991-2992, 2992f
  considerações pós-natais para, 2951
  crescimento compensatório de, na obstrução do trato, 1100-1101
  desenvolvimento dos, 2823-2833, 2826f
    implicações clínicas, 2949-2950
  deterioração, no desvio urinário intestinal, 2296t, 2303
  discal, 2992, 2992f
  doenças císticas dos. Ver Doenças císticas renais
  drenagem, para obstrução do trato urinário, 1101

Rins (Cont.)
  ectópicos
    inferior, 2990
    superior, 2992
  efeitos de PTH nos, 1012
  efeitos do pneumoperitônio sobre, 213, 213t
  embriologia dos, 2975
  em forma de L, 2992
  exame físico, 9, 9f
  ferradura. Ver Rim em ferradura
  fisiologia. Ver Fisiologia renal
  localização, no diagnóstico de ITU, 252, 252e1t
  na síndrome do abdome em ameixa seca (síndrome de Prune-belly), 3234-3235, 3235f
  na tuberculose genitourinária, 422-423
  organoneogênese dos
    mecanismos moleculares da, 2976
    novos avanços na, 2976-2978, 2977f
  pediátrica, 3538
  preservação, para transplante renal, 1075, 1075t
  problemas funcionais, após acesso percutâneo ao sistema coletor do trato urinário superior, 182
  pseudotumores do, 3003, 3003f
  regeneração dos, 494-496, 496f, 495e1
  saída da urina, na obstrução do trato urinário, 1095
  sigmoide, 2990-2991
  sistema de coleta. Ver Sistema coletor
  solitário, cálculos do trato urinário superior e, 1255
  supranumerário, 2984-2985, 2985f, 2985e1f-2985.e2f
  tamanho, com espinha bífida, 3277
  torácica, 2988, 2988f-2989f
  transplante de. Ver Transplante renal
  ultrassonografia de. Ver Ultrassonografia renal
Rins anômalos, acesso percutâneo para, 168-170, 170f
Rins císticos. Ver Cistos renais
RITA. Ver Ablação por radiofrequência de tumor intersticial
Rizotomia sacral, para distúrbios de armazenamento, 1903
Rizotomia, sacral, para doenças de armazenamento, 1903
RJF. Ver Frequência de jato relativa
R-LESS. Ver Cirurgia de um único sítio laparoscópica robótica
RMP. Ver Potencial de membrana de repouso
RMS. Ver Rabdomiossarcoma
RNA
RN. Ver Nefrectomia radical
Rolipram, para relaxamento ureteral, 1001
RON, na UTUC, 1375
RPF. Ver Fibrose retroperitoneal
RPGN. Ver Glomerulonefrite rapidamente progressiva
RP. Ver Prostatectomia radical
RPLND de desespero, 831-832, 831t
RPLND de salvamento, 831, 831t
RPLND. Ver Dissecção de linfonodo retroperitoneal
RPLND laparoscópica (L-RPLND), 838
  análise e evolução de, 838
  complicações da, 843, 844t
  controvérsia em torno, 839
  cuidado pós-operatório para, 843
  duplicação de RPLND aberta com, 839
  estadiamento, 839
  preparo do paciente pré-operatório para, 839
  resultados esperados e estado atual, 843-845, 845t

RPLND laparoscópica (L-RPLND) (Cont.)
  técnica cirúrgica para, 839
    abordagem, 839
    considerações técnicas, 839
    dissecção bilateral, 842
    dissecção do lado direito, 840-841, 840f-842f
    dissecção do lado esquerdo, 841f-842f, 842
    posicionamento do paciente e colocação de porta, 839-840, 840f
  técnicas poupadoras do nervo para, 843
RPLND relapsa tardia, 831t, 832
RPN. Ver Necrose papilar renal
RPTs. Ver Tumores retroperitoneais
RRF. Ver Função renal residual
RRL. Ver Nível de radiação relativa
RRP. Ver Prostatectomia radical retropúbica
RRT. Ver Terapia de reposição renal
RSD. Ver Distrofia simpática reflexa
RSR. Ver Proporção relativa de saturação
RTA. Ver Acidose tubular renal
RTE. Ver Elastografia em tempo real
RT. Ver Radioterapia
RTK. Ver Tumor rabdoide de rim
RTX. Ver Resiniferatoxina
RUF. Ver Fístula retouretral
Ruptura testicular, 3393
RVT. Ver Trombose da veia renal
RYGB. Ver Bypass gástrico em Y de Roux

S

Sacarina, câncer urotelial e, 2187
SACD. Ver Degeneração combinada subaguda
Sacro, 1597, 1598f, 1611
Sáculo, 2141-2142
Saída da bexiga urinária
  e ureterocele, 3084-3085, 3085f
  falha de armazenamento na, 2075q
    dispositivos de compressão da uretra masculina, 2072-2073, 2072f
    dispositivos de incontinência intravaginais femininos, 2073
    dispositivos oclusivos da uretra feminina, 2073
    fechamento da saída da bexiga, 2074-2075, 2074f
    mioplastia para, 2072
  fechamento, 2074-2075, 2074f
  hipoatividade, insuficiência de enchimento/armazenamento da, 1690-1691
  na continência, 1755-1756
  resposta de, para enchimento, 1686
  superatividade da, falha de esvaziamento, 1691
Sais de magnésio, para nefrolitíase cálcica hipomagnesiúrica, 1229
Saliências cutâneas do hímen, 3459, 3459f
Sangramento. Ver também Hemorragia
  após sling médio-uretral, 2036-2037, 2026e1t-2026.e2t
  com biópsia da próstata, 2588
  com prostatectomia radical laparoscópica, 2680
  na ressecção transuretral monopolar da próstata, 2512
  na urina. Ver Hematúria
  pós-transplante, 1083, 1083f
  renal. Ver Sangramento renal
  uretral, 192-193, 193q-194q
Sangramento uretral, 192-193, 193q-194q
Sansert. Ver Metisergida
Sarcoidose, hipercalcemia na, 1184
Sarcoma de células claras renal (CCSK), em pacientes pediátricos, 3579
Sarcoma de Kaposi (KS)
  como condição neoplásica, 413-414, 413f

Sarcoma de Kaposi (KS) (Cont.)
  do pênis, 846e3-846.e4
  HIV e, 385, 413-414, 413f
Sarcoma osteogênico, do rim, 1362
Sarcomas
  da bexiga urinária, 2201-2203
    câncer de células escamosas, 2203, 2203f
    carcinoma anel de sinete, 2201, 2202f
    carcinoma de células pequenas, 2201, 2202f
  da próstata, 2599
  de anexos testiculares, 813
  do pênis, 874-875, 874f
  renal, 1360-1362, 1361t, 1362f
  retroperitoneal
    apresentação clínica e propedêutica de, 1406-1407, 1407q
    classificação e patologia, 1404-1406, 1405t, 1406q
    epidemiologia, etiologia e patogênese da, 1403-1404
    estadiamento de, 1406, 1406q
Sarna
  como DST, 380, 380f
  infestação, 408-410, 410f
Satisfação do paciente, 91
Saúde do homem, integrada
  deficiência de androgênio. Ver Deficiência de androgênio
  doença cardiovascular e testosterona, 547-549, 549q
  síndrome metabólica e doença urológicas, 549-554, 550t, 554q, 554f
Saúde sexual
  bloqueadores α-adrenérgicos e, 2480
  em pessoas idosas, 2099-2100
  terapia transuretral por micro-ondas e, 2521
SB. Ver Espinha bífida
SBRT. Ver Radioterapia corporal estereotática
SCCis. Ver Carcinoma de células escamosas in situ
SCC. Ver Carcinoma de células escamosas
SCD. Ver Doença das células falciformes
Schwannoma intrarrenal, 1312
Schwanoma, intrarrenal, 1312
SCI. Ver lesão medular
SCNT. Ver Transferência nuclear de célula somática
SCSTs. Ver Tumores do estroma e cordão sexual
SDHRCC. Ver RCC succinato desidrogenase
SD. Ver Dermatite seborreica
Secreções prostáticas, 2414-2423
  componentes não peptídicos das, 2414-2416, 2418t
    ácido cítrico, 2415
    fosforilcolina, 2415-2416
    frutose, 2415
    poliaminas, 2415
    prostaglandinas, 2416
    zinco, 2416
  proteínas, 2416-2423, 2417t-2418t
    calicreína humana, 11, 2419
    calicreína humana, 14, 2419
    calicreína humana, 2, 2418
    calicreína humana L1, 2418-2419
    complemento C3, 2422
    imunoglobulinas, 2422
    lactato desidrogenase, 2422
    leucina aminopeptidase, 2422
    proteína específica da próstata, 94, 2421
    transporte da fármaco e, 2424, 2424q
Sedimento de urina, na cristalúria, 1202, 1203f
Sedimento urinário. Ver Análise de sedimento
Segmentos intestinais
  na cistoplastia de aumento, 3344
  efeitos da, 3350

Segmentos intestinais (Cont.)
  para procedimento antirrefluxo, 3334
  utilizados no desvio urinário. Ver também Desvio urinário intestinal
    minimamente invasivo, 2370-2371
    ortóptico, 2353, 2354q
Segundos mensageiros, nas contrações ureterais, 986-988, 987f-988f
Segurança do paciente
  na imagem pediátrica, 2909
  na ultrassonografia, 73
  pré-operatório, 114
Seio renal, 968
  cisto do, 3040, 3041f
Seio umbilical-uraco, 3176f, 3177
Seio urogenital, 2833, 2834f-2835f
  anormalidades
    avaliação de, 3498-3500
    avaliação radiográfica e endoscópica de, 3501-3503, 3502f-3503f
    classificação da, 3498-3504, 3499f-3500f
    história e exame físico para, 3500-3501
  reconstrução cirúrgica. Ver Cirurgia reconstrutiva, para desordens de desenvolvimento sexual e urogenital
Selante de fibrina Tisseel VH, 207t, 207e2
Selantes de tecidos, para cirurgia laparoscópica e robótica, 207, 207t, 207e2
Selantes, para cirurgia laparoscópica e robótica, 207, 207t, 207e2
Seleção antimicrobiana, para cistite não complicada, 266-267, 267t
SELECT. Ver Selenium and Vitamin E Cancer Prevention Trial
Selênio, na prevenção do câncer de próstata, 2561-2562, 2563f
Selenium and Vitamin E Cancer Prevention Trial (SELECT), 2562-2562, 2563f
Sêmen, coagulação e liquefação do, 2423-2424, 2424q
Semenogelina I, 535
Semenogelinas I e II, nas secreções prostáticas, 2417t, 2419-2420
Seminomas, 784
  histologia, 787-788, 788f
  tratamento de, 795, 796q, 810q
    RPLND, 835-836, 836q
    tumores em estádio clínico I, 806-809, 807t-808t
    tumores em estádios clínicos IIC e III, 809
    tumores em estádios IIA e IIB, 809
    tumores recidivantes, 809-810
Seminomas espermatocíticos, histologia, 787
SEM. Ver Microscópio eletrônico de varredura
Sensação, bexiga urinária
  alterada, falha de enchimento/armazenamento devido, 1688-1689
  instrumentos de medição para, 1800-1802, 1802t
  terminologia para, 1745
Sensibilização cruzada de órgãos pélvicos, na etiologia da BPS/IC, 345e10-345.e11, 345e11q
Sensibilização de órgãos cruzada, 1656-1657
Sensibilização neural, na prostatite e etiologia da CPPS, 308
Sepse
  após acesso percutâneo ao sistema coletor do trato urinário superior, 180-181
  com anastomoses intestinais, 2290
  neonatal, 2890
  UTIs e, 291-293, 292q-293q
Septo vaginal transverso, 3459-3460, 3460f
Serlopitante, para facilitar o enchimento da bexiga urinária e o armazenamento da urina, 1866e4

Serotonina (5-HT)
    efeitos na função uretral, 1004
    e resposta sexual feminina, 750, 750e8
    na ED, 621-623, 623t
    na resposta ejaculatória, 692
    nas vias eferentes da bexiga, 1658-1659
Sevoflurano, considerações pré-operatórias para, 111
Sexo cromossômico, 3469, 3470f
Sexo feminino masculinizado. *Ver* 46,XX DSD
Sexo masculino, coleta de amostra urinária em, 12
Sexualidade
    com complexo extrofia-epispadias, 3218-3219
        preocupações do sexo feminino, 3219
        preocupações do sexo masculino, 3218-3219
    defeitos do tubo neural e, 3277-3279
    urologia de transição e, 3526
SFQ. *Ver* Questionário de Função Sexual
SHBG. *Ver* Globulina ligante de hormônio sexual
Short Screening Instrument for Psychological Problems in Enuresis (SSIPPE), 3301
SIADH. *Ver* Síndrome da secreção inadequada do hormônio antidiurético
Sífilis
    coinfecção do HIV com, 375
    como úlceras genitais, 373-376, 373t, 374f, 375t
    tratamento, 375-376, 375t
Sífilis latente, 374
Sífilis primária, 373-374, 373t, 374f
Sífilis secundária, 374, 374f
Sífilis terciária ou tardia, 374-375
SI index, 47
Sildenafil (Viagra®)
    para facilitar o enchimento da bexiga urinária e o armazenamento da urina, 1839t, 1856
    para relaxamento ureteral, 1001
Silodosina
    para facilitar o enchimento da bexiga urinária e o armazenamento da urina, 1853
    para facilitar o esvaziamento da bexiga urinária, 1874e1
    resposta ureteral, 992
Sinal de Vincent, 3126, 3127f
Sinalização da transição mesênquima-epitelial, no câncer de próstata resis*tente* à castração, 2817-2818
Síndrome da bexiga dolorosa (BPS)
    bexiga hiperativa distinguida de, 1797f, 1803, 1803f
    refratária, 370
    terminologia para, 364-368, 1796, 1797f
Síndrome da bexiga dolorosa e cistite intersticial (BPS/IC), 334
    classificação da, 351
    definição da, 334-337, 335q, 337q, 339q, 339f, 364-365
    diagnóstico da, 336q, 346-351, 347q, 348f, 351q, 368f-369f
        diagnóstico diferencial, 350-351, 350t
        marcadores na, 349
        teste de cloreto de potássio, 349-350
    epidemiologia da
        características e história natural, 341-342, 342q
        distúrbios associados, 342-344, 343f, 344q
        prevalência, 339-341, 340f, 341q
    etiologia da, 344-345, 344f, 345e12q
        anormalidades de urina, 345e11
        autoimunidade e inflamação, 345e2-345.e4, 345e4q
        camada de glicosaminoglicanos a bexiga e permeabilidade epitelial, 345e6-345.e7, 345e8q

Síndrome da bexiga dolorosa e cistite intersticial (BPS/IC) *(Cont.)*
        fator antiproliferativo, 345e8, 345e8q, 345e8t, 345e9f
        genética, 345e11-345.e12
        infecção, 345e1-345.e2
        mastócitos e da histamina, 345e4-345.e6, 345e4f, 345e6q
        metabolismo do óxido nítrico, 345e11
        modelos animais, 345e1, 345e1f
        neurobiologia e inflamação, 345e8-345.e10, 345e10q
        outras causas potenciais, 345e12
        sensibilização cruzada de órgãos pélvicos, 345e10-345.e11, 345e11q
    manejo das, 364, 365t, 368f-369f
        avaliação secundária, 370
        definição e, 364-365
        filosofia, 370
        história e avaliação inicial, 368
        síndrome da bexiga dolorosa refratária, 370
        tratamento inicial, 368-370
    mecanismos de, 1677-1679, 1679q
    nomenclatura, 365-368
    patologia, 345-346, 346q
    perspectiva histórica, 335-339, 336q
    prostatite, CPPS e, 309
    taxonomia, 337-339, 338f, 338t
    terapêutica cirúrgica, 359-362, 361q
        considerações cirúrgicas, 360
        hidrodistensão, 359-360
        para lesão de Hunner, 360
        principais procedimentos, 360-362
        procedimentos históricos, 360
    tratamento de, 368-370, 368f-369f
        avaliação dos resultados, 362-364, 362f, 363t-364t, 365q, 366f-367f
        dieta, 351-352, 352q
        neuromodulação, 358-359, 359q
        terapia cirúrgica, 359-362, 361q
        terapias conservadoras, 351
        terapias intravesicas, 353t, 356-358, 358q, 358e1, 356e1
        terapias orais, 352-356, 353t, 356q
    urgência, 339, 339q, 339f
Síndrome da bexiga dolorosa, estimulação do nervo sacral para, 1907
Síndrome da bexiga dolorosa refratária, 370
Síndrome da bexiga valvulada, 3265-3266, 3265f
Síndrome da deficiência de testosterona (TDS), 580-581
Síndrome da doença pós-orgásmica (POIS), 692, 707e1, 707e1q
Síndrome da excitação sexual persis*tente* (PGAD), 760-761
    avaliação da, 761
    etiologia da, 761
    tratamento da, 761
Síndrome da imunodeficiência adquirida (AIDS)
    disfunção do trato urinário inferior e, 1785-1786
    sarcoma em Kaposi. *Ver* Sarcoma de Kaposi
Síndrome da insensibilidade androgênica completa, 3491-3492
Síndrome da íris flácida intraoperatória (IFIS), bloqueadores α-adrenérgicos e, 2481
Síndrome da leiomiomatose hereditária e RCC (HLRCC), 472, 1322t, 1324
    patologia da, 1329t-1330t, 1331-1332, 1331f
    terapia sistêmica para, 1518
Síndrome da resistência parcial ao androgênio, 3492
Síndrome da secreção do hormônio antidiurético inadequado (SIADH), 1020, 1021q

Síndrome de Alport, 2859
Síndrome de Bartter, 1184, 2862
Síndrome de Beckwith-Wiedemann (BWS), 2885
    alterações genômicas na, 468t, 3569
Síndrome de Birt-Hogg-Dubé (BHD), 1322t, 1324-1325
    alterações genômicas na, 468t, 472
Síndrome de Conn, cirurgia suprarrenal para, 1581, 1581q
Síndrome de Cowden, 1322t, 1325
Síndrome de Cushing ACTH-dependente, 1534-1535, 1534f
    doença de Cushing, 1534
    síndrome do ACTH ectópico, 1534, 1535t, 1539
    tratamento da, 1538-1539, 1538e1f
Síndrome de Cushing ACTH-independente, 1535, 1539
Síndrome de Cushing clássica, 1535-1536, 1536f, 1537t
Síndrome de Cushing exógena, 1534
Síndrome de Cushing subclínica, 1536
Síndrome de disgenesia testicular, 3436-3437
Síndrome de dor pélvica crônica (CPPS)
    apresentação clínica, 311
    definição e classificação, 310, 310q, 310t
    e cálculo prostático, 1297
    epidemiologia da, 304, 305q
    etiologia da, 309, 309q, 309f
        alterações imunológicas na, 308
        anormalidades musculares do assoalho pélvico na, 308
        associações psicossociais, 308-309
        defesa do hospedeiro alterada na próstata, 307
        disfuncional miccional na, 307
        inflamação induzida quimicamente na, 308
        microbiologia, 305-307
        refluxo ductal intraprostático na, 307-308
        sensibilização neuronal na, 308
        síndrome da bexiga dolorosa e cistite intersticial associada a, 309
    histopatologia da, 305, 305f
    perspectiva histórica, 304
    prostatite crônica/síndrome da dor pélvica crônica. *Ver* Síndrome da dor pélvica crônica/prostatite crônica
Síndrome de dor pélvica crônica/Prostatite crônica (CP/CPPS)
    apresentação clínica da, 311
    avaliação da
        abordagem diagnóstica e classificação da, 316, 317f, 318q
        avaliação dos sintomas, 311-312, 312q, 312f
        biópsia da próstata, 316
        considerações citológicas, 314-315, 315f
        considerações microbiológicas, 314
        endoscopia na, 315
        exame citológico e cultura do trato urinário inferior na, 312-314, 313f-314f, 314q
        exame físico, 312-314, 313f-314f, 314q
        outros potenciais marcadores, 316
        ultrassonografia na, 315-316
        urodinâmica, 314
        vesiculite seminal e, 316
    avaliação de fenótipo na, 317-318, 318f, 319q
    terapias minimamente invasivas para, 326-327
    tratamento da, 319, 329, 329q
        acupuntura para, 325
        agentes anti-inflamatórios e imunomoduladores, 323
        alopurinol, 323
        antimicrobianos, 319-322, 320t-321t
        apoio psicológico, 325-326
        biofeedback, 325
        cirurgia tradicional para, 327

Síndrome de dor pélvica crônica/Prostatite crônica (CP/CPPS) *(Cont.)*
   fisioterapia do assoalho pélvico, 325
   fitoterápicos, 324
   massagem prostática, 325
   multimodal direcionada ao fenótipo, 327-328, 328f
   relaxantes musculares, 323
   terapia de compressão do nervo pudendo, 325
   terapia hormonal, 324
   terapia neuromoduladora, 324
   terapias conservadoras, 326
   tratamento com bloqueadores α-adrenérgicos, 322-323
Síndrome de Ehlers-Danlos, disfunção do trato urinário inferior e, 1791
Síndrome de Fanconi, 2861
Síndrome de Fowler, 1789, 1874e3
Síndrome de Frasier, 3480, 3482t
Síndrome de Gitelman, 2862
Síndrome de Guillain-Barré (GBS), disfunção do trato urinário inferior com, 1784-1785
Síndrome de hipermobilidade articular benigna, disfunção do trato urinário inferior e, 1793
Síndrome de HPRCC. *Ver* Síndrome do RCC papilar hereditário
Síndrome de insensibilidade androgênica leve, 3492
Síndrome de Isaacs, disfunção do trato urinário inferior e, 1790
Síndrome de Klinefelter e variantes, 3477-3478
Síndrome de Klippel-Trénaunay-Weber, 3384
Síndrome de Liddle, 2863
Síndrome de Mayer-Rokitansky-Küster-Hauser (MRKH), 2983, 3495
Síndrome de medula presa (TCS), disfunção do trato urinário inferior com, 1780
Síndrome de Ogilvie, com anastomoses intestinais, 2292
Síndrome de Potter, neonatal, 2890
Síndrome de Reiter. *Ver* Artrite reativa
Síndrome de Shy-Drager, disfunção do trato urinário inferior com, 1768
Síndrome de Stauffer, 1335
Síndrome de Stevens-Johnson, 390, 391f-392f
Síndrome de Swyer, 3482-3483, 3482f-3483f, 3482t
Síndrome de Turner, 3478-3483, 3479f
Síndrome de von Hippel-Lindau
   alterações genômicas na, 468t, 471-472, 1321-1324, 1322t-1323t, 1323f
   terapias moleculares alvo
     base, 1507-1508, 1508f
     inibidores da via mTOR, 1502-1503, 1514-1515, 1514t, 1515f
     inibidores de VEGF, 1502-1503, 1507-1514, 1508f-1512f, 1509t-1511t, 1513t
     terapia sequencial e combinada, 1516
   tratamento de RCC em, 1353-1355, 1355f
   triagem RCC para, 1336
Síndrome de Williams-Beuren (SWB), disfunção do trato urinário inferior e, 1792
Síndrome do abdome da ameixa seca (síndrome de Prune-belly) (PBS)
   apresentação de/manifestações no adulto, 3242
   apresentação/manifestações, 3240-3242
   apresentação/manifestações neonatais, 3239f, 3241
   avaliação da, 3242-3249
   bexiga fetal dilatada e, 3174
   características clínicas da, 3234-3240
     anomalias cardíacas, 3239
     anomalias geniturinárias na, 3234-3238

Síndrome do abdome da ameixa seca (síndrome de Prune-belly) (PBS) *(Cont.)*
     anomalias pulmonares, 3239
     anormalidades extrageniturinárias, 3238-3240, 3238t
     anormalidades gastrointestinais, 3239-3240
     anormalidades ortopédicas, 3240
     bexiga urinária, 3236-3237, 3237f
     defeito na parede abdominal, 3238, 3239f-3240f
     órgãos sexuais, 3237
     próstata na, 3237
     rins em, 3234-3235, 3235f
     testículos, 3237-3238
     ureteres na, 3235, 3236f-3237f
     uretra, anterior na, 3237, 3237f-3238f
   descrição, 3234
   embriologia, 3234
   espectro, 3241-3242, 3241t
   frequência de, 3234
   genética de, 3234
   incompleta, 3242
   manejo cirúrgico de, 3243-3249
     abordagens modificadas para, 3249, 3250f-3251f
     cistoplastia de redução, 3244
     desvio urinário supravesical, 3243
     orquidopexia, 3245-3246, 3246f
     reconstrução da parede abdominal, 3246
     reconstrução ureteral, 3244-3245
     reconstrução uretral, 3244, 3244f-3245f
     técnica de Ehrlich, 3247
     técnica de Monfort, 3247-3249, 3247f-3249f
     técnica de Randolph, 3247
     uretrotomia interna, 3243-3244
     vesicostomia cutânea, 3243, 3244f
   manejo de, 3242-3249
     controvérsias, 3243
   perspectivas de longo prazo com, 3249-3250
   pré-natal, 2884
     diagnóstico e manejo de, 3240-3241, 3240f-3241f
   síndrome feminina, 3242
Síndrome do ACTH ectópico, 1534, 1535t, 1539
Síndrome do ducto Mülleriano persi*s*tente (PMDS), 3493f, 3494
Síndrome do intestino irritável (IBS), sensibilização cruzada de órgãos, 1656
Síndrome dolorosa pós-vasectomia, 952
Síndrome do quebra-nozes, 194, 970-971
Síndrome do RCC papilar hereditário (HPRCC)
   alterações genômicas no, 468t, 472, 1322t, 1324
   patologia do, 1329t-1330t, 1331-1332, 1331f
   terapia sistêmica para, 1517-1518, 1517f
Síndrome dos testículos desaparecidos bilateral, 3483
Síndrome hematúria-disúria, após cistoplastia de aumento, 3352
Síndrome hepatorrenal (HRS), 1042-1043
Síndrome HLRCC. *Ver* Síndrome da leiomiomatose hereditária e RCC
Síndrome metabólica (MetS)
   cálculo renal e, 1172-1173
   CVD e, 551, 553
   doença urológicas e, 549-550, 554q
     BPE e LUTS, 550-551
     cálculo urinário, 552-553
     câncer, 554
     definição da, 549-550, 550t
     doenças prostáticas, 551
     ED, 553
     epidemiologia da, 549-550

Síndrome metabólica (MetS) *(Cont.)*
     incontinência urinária, 551-552
     infertilidade masculina, 553-554, 554f
   duração do sono e, 1822-1823
   ED, 639-641
   hiperplasia prostática benigna e, 2442-2444, 2445t
   nefrolitíase e, 1219-1220, 1220q
Síndrome nefrótica
   alteração mínima, 2858
   em crianças mais velhas, 2858-2859
   em recém-nascidos, 2858
   outras etiologias da, 2858-2859
Síndrome nefrótica congênita do tipo Finnish (CNF), 3023
Síndromes de múltiplas malformações com cistos renais, 3014t, 3023-3028, 3028q
   complexo da esclerose tuberosa. *Ver* Complexo da esclerose tuberosa
   doença de von Hippel-Landau. *Ver* Doença von Hippel-Landau
Síndromes genéticas, e infertilidade masculina, 573-574
Síndromes paraneoplásicas, no RCC, 1334-1335, 1334t
Sintomas de armazenamento refratários, uretrólise após, 2006
Sintomas de armazenamento urinário
   após ressecção transuretral monopolar da próstata, 2515
   após vaporização fotosseletiva de próstata, 2532
Sintomas inferiores trato urinário (LUTS)
   algoritmo de manejo para, 2465f-2466f
   causa de, 1838
   com doença Parkinson, tratamento de, 1767-1768
   como complicação da TT, 546
   com retenção urinária aguda, 2457, 2457t
   em MetS, 550-551
   hiperplasia prostática benigna em, 2425, 2426f, 2463
   prevalência de, 1807, 1837-1838
   terapia farmacológica para, 1839t
Sintomas irritativos, do trato urinário inferior, histórico do paciente de, 3-5, 4t-5t
Sintomas obstrutivos, do trato urinário inferior, histórico do paciente de, 3-5, 4t-5t
Sipuleucel-T, 455-456, 2813 2814, 2814f
Siringomielia, disfunção do trato urinário inferior e, 1786
Sirolimus, para imunossupressão pós-transplante, 1085t
Sistema angiolinfático, invasão do câncer urotelial do, 2191
Sistema arterial
   anatomia cirúrgica do, 2641, 2642f
Sistema cardiovascular
   ações da testosterona no, 548-549
     coagulação, 549
     disfunção endotelial, 548-549
   anormalidades, com extrofia cloacal, 3228
   considerações pós-natal para, 2950
   efeitos do pneumoperitônio sobre, 212-213, 213t
   efeitos no tratamento do tumor de Wilms em, 3579
   inflamação, 549
Sistema coletor do trato urinário superior
   acesso percutâneo para, 170q
     abordagem anterógrada para, 161-166, 162f-166f
     acesso de trabalho, 166-168, 167f-169f, 168e1f
     anestesia para, 158
     antimicrobianos periprocedimentos para, 157-158

Sistema coletor do trato urinário superior *(Cont.)*
    assistência retrógrada para, 160-161, 161f, 160e1f
    complicações de, 175-182, 176f-180f, 182q
    considerações anatômicas para, 154-157, 154f-157f, 157q
    drenagem de nefrostomia pós-procedimento para, 170-174, 171f-174f, 174q, 181, 171e1f
    história de, 153
    indicações para, 153-154
    manejo de anticoagulante para, 158
    modificações de situações especiais, 168-170, 170f
    posicionamento do paciente para, 158-159, 159f
    seleção de sítio para, 159-160, 160f
    treinamento, 175, 175f
  anatomia do, 155-156, 155f-156f
  anomalias do, 2999-3004
    divertículo coletor, 2999-3001, 3000f
    estenose infundibulopélvica, 3003, 3004f
    hidrocalicose, 3001-3002, 3001f
    megacalicose, 3002-3003, 3002f
    pelve bífida, 3001f, 3004
    pseudotumores renais, 3003, 3003f
  câncer urotelial. *Ver* Câncer urotelial do trato superior
  obstrução, após acesso percutâneo do sistema coletor do trato urinário superior, 181-182
  prejuízo para, após acesso percutâneo, 178-179, 179f
Sistema coletor. *Ver também* Sistema coletor do trato urinário superior
  anatomia do, 972, 973f
  endoscópico, 975-976, 976q, 976e1f
  radiológico, 972-973
  reparo laparoscópico do, 1474-1475, 1475f
Sistema de Brindley-Finetech, para estimulação da raiz sacral, 1914-1915, 1914f
Sistema de classificação de Fuhrman para RCC, 1328, 1328t, 1340
Sistema de coleta duplicado, cálculo ureteral com, tratamento cirúrgico do, 1253
Sistema de estadiamento da American Joint Committee on Cancer and Union Internationale Contre le Cancer (AJCC and UICC)
  para carcinoma de células escamosas peniano, 852-853, 853t, 853q, 853f
  para RCC, 1336-1338, 1337t
  para tumores testiculares, 791, 792
  para UTUC, 1372-1374, 1373t-1374t
  prognóstico e, 1339-1341, 1339t
Sistema de estadiamento de Gleason, 2594-2596, 2595f, 2596q
Sistema de Estadiamento Internacional do Neuroblastoma (INSS), 3562, 3563t
Sistema de selamento de vasos LigaSure, 206, 206e1f
Sistema de tampão de bicarbonato, equilíbrio acidobásico para, 1023-1025
Sistema nervoso
  do trato urinário inferior do sistema nervoso periférico, 1649-1667, 1651f
  na função ureteral, 989
    inervação sensitiva e agentes peptinérgicas, 992
    parassimpático, 990-991
    purinérgica, 992-993
    simpático, 991-992
Sistema nervoso autônomo e ED, 657
Sistema nervoso parassimpático
  na função ureteral, 990-991
Sistema nervoso purinérgico, na função ureteral, 992-993

Sistema nervoso simpático
  na função ureteral, 991-992
Sistema nervoso somático e ED, 656
Sistema pelvicaliceal, anatomia, 972, 973f
  endoscópica, 975-976, 976q, 976e1f
  radiológico, 972-973
Sistema renal, efeitos pneumoperitônio sobre, 213, 213t
Sistema reprodutivo
  feminino. *Ver* Sistema reprodutivo feminino
  masculino. *Ver* Sistema reprodutivo masculino
Sistema reprodutivo masculino. *Ver também* órgãos específicos
  anatomia
    canais deferentes, 503-505, 504f, 505q, 946, 947q, 947f
    epidídimo, 501-503, 502f-504f, 503q, 946, 947q, 947f
    escroto, 513-514, 514q, 515f, 946, 947q, 947f
    espermatozoides, 535-537, 536f, 537q
    pênis, 511-513, 513q, 910e1-3, 910e1f, 910e7f, 910e5, 910e8q
    próstata, 506-508, 506f-508f, 509q
    testículo, 498-501, 499f-502f, 502q
    uretra, 119, 509f-511f, 511-512, 511q, 917, 1635-1636, 1636f, 910e1-910.e2, 910e2f-910.e3f
    vesícula seminal e ductos ejaculatórios, 505, 505q, 506f, 957-958, 957f-958f
  fisiologia de, 516
    canais deferentes, 533-534, 535q
    epidídimo, 529-533, 529f-532f, 533q
    espermatozoides, 535-537, 536f, 537q
    HPG eixo. *Ver* Eixo hipotálamo-hipófise-gonadal
    testículo, 519-529, 519f-522f, 524f-527f, 527t, 528q-529q
    vesícula seminal e ductos ejaculatórios, 534-535, 534f-535f, 535q
  medicina regenerativa para, 492-493, 493f, 494f, 492e2
  tumores pediátricos de
    testicular. *Ver* Tumores testiculares
Sistema reprodutor feminino. *Ver também* órgãos específicos
  anatomia do, uretra, 119
  medicina regenerativa para, 493-494, 495f
  tumores pediátricos do, 3590q
Sistema respiratório
  complicações de RPLND no, 833
  efeitos do pneumoperitônio no, 213, 213t
Sistema Robótico da Vinci, 197-198, 200, 203, 205, 203e4f, 197e3f, 203e4
  instrumentação para, 209-210, 210f
  treinamento por realidade virtual no, 224e3, 224e3f
Sistemas de endoscopia integrados, para cirurgia laparoscópica, 197, 197e2f
Sistemas de estadiamento AJCC e UICC. *Ver* Sistema de estadiamento da American Joint Committee on Cancer and Union Internationale Contre le Cancer
Sistemas laparoscópicos tridimensionais, 205, 205e2f
Sistemas robóticos, 197-198, 197e3f
Sistemas vídeo-endoscópicos, 136-137, 137f-138f
Sistema venoso
  anatomia cirúrgica do, 2641, 2642f
Sling bulbouretral ósseo
  complicações com, 2182, 2182q
  história e desenvolvimento de, 2170, 2170f
  mecanismos de ação, 2171, 2171f
  resultados de longo prazo com, 2182, 2183q
  técnica de implante para, 2179-2180, 2180f

Sling da uretra média com incisão simples
  abordagem cirúrgica para, 2013-2015, 2014f
  anatomia para, 2010
  resultados esperados com, 2018-2019, 2019t
Sling da uretra média (MUS), 2008-2037
  anatomia do, 2010q
  complicações do, 2026-2037, 2026e1t-2026.e2t
    disfunção miccional após, 2016t-2017t, 2019t, 2033-2036, 2034t-2035t, 2036q
    disfunção sexual após, 2036
    exposição da malha, 2026-2028, 2026f, 2027t, 2028q
    infecção e dor após, 2031-2033
    lesão de trocarte do trato urinário, 2028
    perfuração da malha da bexiga, 2029-2031, 2031f, 2032t, 2033q
    perfuração da malha da uretra, 2028-2029, 2028f, 2030t, 2033q
    questões regulamentares e legais relacionadas a, 2037
    sangramento após, 2036-2037, 2026e1t-2026.e2t
    séries, 2037
  evolução de, 1987-1988
  incisão única
    abordagem cirúrgica, 2013-2015, 2014f
    anatomia, 2010
    complicações de, 2026-2037, 2028f
    resultados esperados com, 2018-2019, 2019t
  materiais para, 2010, 2010q
  mecânica de, 2008-2009, 2010q
  procedimentos operatórios para, 2010-2015
    aconselhamento do paciente para, 2010
    anestesia para, 2010-2011
    posicionamento para, 2011-2012
    preparo para, 2011-2012
  resultados esperados de, 2015-2019
    em pacientes idosos, 2023-2024, 2024q
    em pacientes obesos, 2024, 2024q, 2025t
    para deficiência intrínseca do esfíncter, 2020-2021
    para incontinência urinária mista, 2019-2020
    para prolapso de órgão pélvico, 2022-2023
    para SUI recorrentes, 2021-2022, 2022q
  retropúbica
    abordagem cirúrgica, 2012-2013, 2012f-2013f
    anatomia, 2009
    complicações da, 2026-2037, 2028f
    remoção de, 2046
    resultados esperados com, 2015-2017, 2016t
  transobturatório
    abordagem cirúrgica de dentro para fora, 2013, 2014f
    abordagem cirúrgica de fora para dentro, 2013
    anatomia, 2009-2010
    complicações de, 2026-2037, 2028f
    remoção de, 2046
    resultados esperados com, 2017-2018, 2017t
Sling da uretra média retropúbica
  abordagem cirúrgica, 2012-2013, 2012f-2013f
  anatomia para, 2009
  complicações do, 2026-2037, 2028f
  remoção de, 2046
  resultados esperados com, 2015-2017, 2016t
Sling da uretra média transobturatório
  abordagem cirúrgica
    de dentro para fora, 2013, 2014f
    de fora pra dentro, 2013
  anatomia para, 2009-2010
  complicações com, 2182, 2182q
    história e desenvolvimento de, 2170, 2170f
  remoção do, 2046
  resultados de longo prazo com, 2182, 2183q
  resultados esperados com, 2017-2018, 2017t

Sling fascial
  resultados com, 3337
  técnica para, 3337
*Sling*plastia intravaginal, 1988
Sling pubovaginal (PVS), 1989-2008
  abordagem vaginal, 1994-1995, 1994f
  aloenxerto
    materiais para, 1991
    resultados esperados de, 1999-2002, 2000t-2001t
  anatomia para, 1990
  colocação de *sling* e fixação, 1995, 1995f
  comparação com cirurgia suspensão retropúbica, 1934-1935, 1935f
  complicações de, 2006-2008, 2008q
    não urológico, 2008
    perfuração e exposição, 2006-2008, 2007t
  cuidado pós-operatório para, 1995
  disfunção miccional, após, 2004-2006, 2007q
    manejo cirúrgico de, 2005-2006, 2006t
  enxerto autólogo
    materiais para, 1990-1991
    resultados esperados de, 1996-1999, 1997t-1998t
  evolução de, 1987-1988
  materiais para, 1990-1992
  mecânica, 1990
  procedimento operatório para, 1992-1995
    aconselhamento, 1992-1993
    anestesia para, 1993
    colheita do enxerto para, 1993-1994, 1993f
    posicionamento do paciente para, 1993
    preparo para, 1993
  prótese sintética
    materiais para, 1991-1992, 1992t
    resultados esperados, 2002
  remoção de, 2046
  resultados esperados de, 1996-2003, 2004q
    para reconstrução uretral, 2003-2004
  xenotransplante
    materiais para, 1991
    resultados esperados de, 2002-2003, 2002t
Sling quadrático
  implante de, 2180
  mecanismos de ação, 2171, 2171f
Slings
  âncora óssea bulbouretral. *Ver Sling* bulbouretral com âncora óssea
  avaliação pré-operatória para, 1988-1989
  bulbouretral transobturatório. *Ver Sling* bulbouretral transobturatório
  da uretra média. *Ver Sling* da uretra média
  evolução dos, 1987-1988
  opções de tratamento alternativas aos, 1989
  para incontinência urinária, em pacientes geriátricos, 2099e5
  pubovaginal. *Ver Sling* pubovaginal
  uretral. *Ver Sling* uretral
Slings uretrais, incontinência urinária por esforço, 1987
Sling transobturatório bulbouretral
  história e desenvolvimento de, 2170, 2170f
  mecanismos de ação, 2171, 2171f
  resultados esperados com, 2178t
  técnica de implantação para, 2178-2179, 2179f
SMA. *Ver* Artéria mesentérica superior
SMV. *Ver* Veia mesentéria superior
SNM. *Ver* Neuromodulação sacral
SNS. *Ver* Estimulação do nervo sacral
Sódio
  excreção fracionada de, obstrução do trato urinário e, 1090
  reabsorção na alça de Henle, 1016, 1017f
  reabsorção no PCT, 1014, 1014f
  reabsorção no túbulo coletor, 1018-1019, 1018f

Sódio (Cont.)
  reabsorção no túbulo distal, 1018
  restrição de
    para cistinúria, 1229
    para nefrolitíase, 1218, 1219q
  transporte de, obstrução do trato urinário e, 1096
Soja, na prevenção do câncer de próstata, 2562-2563
Solifenacina
  com antagonistas de β- adrenoreceptores, 1860
  para bexiga urinária diminuída, 1830-1831, 1832t-1834t
  para facilitar o enchimento da bexiga urinária e o armazenamento da urina, 1839t, 1844-1845
  para sintomas de *stent* ureteral, 130-132
Solução de fosfato de sódio (Fleet Phosphosoda®), 107
Solução de polietilenoglicol (GoLYTELY), 107
Sombra acústica, 67, 67f
Sono
  e enurese, 3312-3313
Sono de ondas lentas (SWS), homeostase da glicose e, 1822-1823
Sonoelastografia
  da próstata, 2589, 2590f
  do escroto, 70f-71f, 79-80
  modo de, 70-71, 70f-71f
  para RCC, 1360t, 1509-1511, 1510f, 1511f, 1517
Sorologia, testes para sífilis, 375
Sox9, 2395
SPETC. *Ver* Tomografia computadorizada de emissão de fóton único
Split e técnica de rolo, para RPLND, 818, 819f
SSIPPE. *Ver* Short Screening Instrument for Psychological Problems in Enuresis
SSIs. *Ver* Infecção do local cirúrgico
SSLF. *Ver* Fixação do ligamento sacroespinal
SSRIs. *Ver* Inibidores seletivos da receptação da serotonina
StAR. *Ver* Proteína reguladora aguda de esteroide
Stent ureteral
  obstrução ureteral para, 1101
  para doença estenosa ureteral, 1129
Stent ureteral Open-Pass, 129
Stent Magnetip, 129
Stent revestido por prata, 128
Stents
  após cirurgia percutânea do sistema coletor do trato urinário superior, 171-172, 172f, 171e1f
  artéria renal, para hipertensão renovascular, 1036-1039, 1037q, 1039q, 1040f
  endovascular, para lesão renovascular, 1155
  para doença da estenose uretral, 922
  para estenoses ureteroentérica, 1142
  para obstrução da junção ureteropélvica, na endopielotomia percutânea anterógrada, 1110
  para próstata, 2534e1
  ureteral. *Ver Stents* ureterais e cateteres
Stents de Allium, 127
Stents de Forgotten, 132
Stents de Lexington. *Ver Stents* eluídos com cetorolac
Stents de parede, 127
Stents de passagem, 127
Stents eluídos em Ketorolac (Lexington), 128
Stents endovasculares, para lesão renovascular, 1155
Stents cobertos com CHXSRV. *Ver* Verniz de liberação su*stenta*da contendo *stents* revestidos com clorexidina
Stents Polaris Loop, 127f

Stents revestidos por verniz de liberação prolongada contendo clorexidina (CHXSRV), 128
Stents ureterais e cateteres
  após cirurgia percutânea do sistema coletor do trato urinário superior, 173-174, 174f
  biomateriais utilizados em, 126-128, 127f
  complicações de, 130-132
  concepção de, 128-129
  considerações histórica sobre, 126
  estenose ureteral, 1129
  formação de biofilme em, 134
  indicações para, 129-130
  obstrução ureteral para, 1101
  revestimentos para, 128
  técnica para, 130, 131f
  tecnologia de, 126, 126f
Stents Memokath, 051, 127
Stents mPEG-DOPA, 3, 128
Stents nefroureterais, após cirurgia percutânea de sistema coletor do trato urinário superior, 171-172, 172f, 171e1f
Stents negligenciados, 132
Stents revestidos com heparina, 128
Stents revestidos com triclosan (Triumph), 128
Stents Silhouette®, 127
Stents "Snake", 127
Stents Triumph®. *Ver Stents* revestidos com triclosan (Triumph®)
Stents Uriprene, 128
Stents Uventa®, 127
Stent ureteral de ressonância metálicos, 127, 127f
Stent UroLume®, para estenose uretral, 922
Submasculinizado. *Ver* 46, XY DSD
Substância A, 1179
Substância de inibição Mülleriana (MIS), 518, 518f
Substância P, na função ureteral, 992
Substâncias químicas desreguladoras endócrinas (EDCs), criptorquidismo e, 3436-3437
Substituição da veia cava, 1444, 1444f
Substituição ileal ureteral, para UTUC, 1386-1387, 1387f
Substituição ureteral ileal
  lesão ureteral para, superior, 1163
  para doença da estenose ureteral
    anterógrada, 1130
    resultado com, 1130-1131
    retrógrada, 1129-1130, 1130f-1131f
Substituição ureteral, ileal. *Ver* Substituição ureteral-ileal
Substituição ureteral, para UTUC, 1386-1387, 1387f
Substituto ortópico de Camey II, 2355, 2356f
Succinato desidrogenase, 1324
Succinilcolina, considerações pré-operatórias para, 112
Sucos cítricos, nefrolitíase e, 1217, 1217q
Sucos, frutas cítricas, nefrolitíase e, 1217, 1217q
SUI. *Ver* Incontinência urinária por estresse/esforço
Sulfametoxazol-trimetoprim (TMP-SMX)
  e UTIs, 2945
  para UTIs, 255, 256t-258t, 266, 267t, 272-273, 272t, 278t
  profilaxia com
    para acesso percutâneo do sistema coletor do trato urinário superior, 157-158
    para cateterismo, 123-124
    para cirurgia escrotal, 946-947
    para cistouretroscopia, 139-140, 141q
    para *stents* ureterais, 132
    para pacientes pediátricos, 2958-2959, 2959t
    para transplante renal, 1086, 1086t
    para ureteroscopia, 150
    pré-operatório, 105-106, 105q, 106t-107t

Índice

Sulfato de atropina, para facilitar o enchimento da bexiga urinária e o armazenamento da urina, 1839t, 1841
Sulfato de condroitina, na formação de cristais, 1178-1179
Sulfato de heparina, na formação de cristais, 1178-1179
Sulfato de hidrogênio, na ED, 626
Sulfato de indinavir (Crixivan®), na formação do cálculo, 1196-1197
    manejo cirúrgico de, 1243e3
    manejo médico de, 1231
Sulfonamidas e UTIs, 2945
    para RCC, 1360t, 1511, 1511t, 1512f, 1516-1517
Sulfonato de 2-Mercaptoetano, para cistite hemorrágica, 188-189
Suporte psicológico, para tratamento da CP/CPPS, 325-326
Suportes do tecido conjuntivo, do assoalho pélvico, 1941, 1941f
Suportes musculares, do assoalho pélvico, 1939-1941, 1940f-1941f
Supressão antimicrobiana, para UTIs, 238
Supressão da urgência miccional, treinamento comportamental com, 1886-1887, 1886f
Suprimento arterial, na pelve masculina, 1615-1617, 1618t, 1, 620f
Suprimento venoso, pelve do sexo masculino, 1617-1618, 1621f
Suturas, materiais usados em, 115-116, 116t
SWE. *Ver* Elastografia de onda de cisalhamento
SWL. *Ver* Litotripsia por onda de choque
SWS. *Ver* Sono de onda lenta

T

Tabaco. *Ver* Tabagismo
Tabagismo
    câncer de próstata e, 2551
    câncer do pênis e, 848
    câncer urotelial e, 2187, 2199
    e ED, 638, 638t
    hiperplasia prostática benigna e, 2442
        com bloqueadores α-adrenérgicos, 2480-2481
    histórico do paciente de, 7-8
    incontinência urinária e, 1749
    pré-operatório, 102-103
    risco de UTUC e, 1366
Tabes dorsalis, disfunção do trato urinário inferior com, 1780
Tacrolimus, para imunossupressão pós-transplante, 1084-1085, 1085q, 1085t
Tadalafil (Cialis)
    para facilitar o enchimento da bexiga urinária e o armazenamento da urina, 1839t, 1856
    para relaxamento ureteral, 1001
TA. *Ver* Ablação térmica
Tamanho do poro, do enxerto, 1946
Tamoxifeno, para PD, 734
Tampão de pele, 416
    himenal, 3459, 3459f
Tamsulosina
    para facilitar o enchimento da bexiga urinária e o armazenamento da urina, 1853
    para facilitar o esvaziamento da bexiga urinária, 1874e1
    para noctúria, 1830
    para sintomas do *stent* ureteral, 130-132
    resposta ureteral, 992, 1001-1002
Tansplante de células-tronco hematopoiéticas alogênicas, para RCC, 1506-1507, 1507t
Taqaandan, fratura peniana com, 2379

Taquicininas
    na função ureteral, 992
    trato urinário inferior e, 1672, 1672t
Tato urogenital. *Ver* Trato genitourinário
Taxa de concentração de produto (CPR), 1174
Taxa de fluxo urinário, com pós-esvaziamento residual, 1730
Taxas de mortalidade, do câncer de próstata, 2543, 2544f
    efeitos de triagem, 2545-2546
    global, 2544-2545
TB. *Ver* Tuberculose
TC abdominal, 41, 42f-43f
TCA. *Ver* Terapia de continência ajustável
TCAs. *Ver* Antidepressivos tricíclicos
TCC. *Ver* Carcinoma de células de transição
TC com multidetector (MDCT), 40, 41f
TC de fonte dupla (DSTC), 40
99mTc-DMSA. *Ver* Ácido dimercaptosuccínico com tecnécio 99m
99mTc-DTPA. *Ver* Ácido penta-acético dietileno com tecnécio 99m
TC. *Ver* Tomografia computadorizada
99mTc-MAG3. *Ver* Mercaptoacetil triglicina com tecnécio 99m
TC pélvica, 41, 42f-43f
TCS. *Ver* Síndrome de medula presa
TDS. *Ver* Síndrome da deficiência da testosterona
TEBS. *Ver* Estimulação elétrica transuretral da bexiga
Tecido contrátil, epidídimo, 530, 530f
Tecido peritubular, dos testículos, 523, 525f
Tecidos artificiais. *Ver* Engenharia tecidual
Técnica de acesso direto, para alcançar o acesso transperitoneal em pacientes pediátricos, 2968, 2969q
Técnica de Ehrlich, 3247
Técnica de Glenn-Anderson, 3158, 3162f
Técnica de Hasson
    complicações relacionadas a, 216
    para alcançar o acesso extraperitoneal e desenvolver o espaço extraperitoneal, 201-202
    para alcançar o acesso retroperitoneal e desenvolver o espaço retroperitoneal, 201, 202f, 201e3
    para alcançar o acesso transperitoneal e estabelecer pneumoperitônio, 200-201, 201f, 201e1f
Técnica de *bypass*, para trombectomia da veia cava, 1441-1443, 1442f-1443f, 1442e1f, 1443e1f
Técnica de imersão ureteral, na derivação urinária, 2300
Técnica de injeção transuretral, incontinência urinária por estresse/esforço
    monitoramento cistoscópico com, 2052-2053, 2053f
    sem monitoração cistoscópica, 2053
Técnica de intussuscepção, para UTUC, 1378, 1379, 1380f
Técnica de Leadbetter e Clarke, na diversão urinária, 2296, 2296f, 2296t
Técnica de Le Duc, na diversão urinária, 2296t, 2299-2300, 2299f
Técnica de Monfort, 3247-3249, 3247f-3249f
Técnica de Pagano, na diversão urinária, 2296t, 2297, 2297f
Técnica de Paquin, 3158
Técnica de plicação de Kalicinski, para megaureter em pacientes pediátricos, 3072, 3072f
Técnica de plicação de Starr, para megaureter em pacientes pediátricos, 3072, 3072f
Técnica de Randolph, 3247

Técnica de Strickler, no desvio urinário, 2296t, 2297, 2297f
Técnica de Wallace, na derivação urinária, 2296t, 2298, 2298f
Técnica de Yang-Monti, 3363, 3364f
Técnica do mamilo dividido, no desvio urinário, 2299f
Técnica popcorning, 234
Técnicas de acesso aberto
    complicações relacionadas a, 216
    em pacientes pediátricos, 2967-2968, 2968q
    para alcançar o acesso extraperitoneal e desenvolver o espaço extraperitoneal, 201-202
    para alcançar o acesso retroperitoneal e desenvolver o espaço retroperitoneal, 201, 202f, 201e3
    para alcançar o acesso transperitoneal e estabelecer pneumoperitônio, 200-201, 201f, 201e1f
Técnicas de acesso fechadas
    complicações relacionadas a, 216
    para acesso de alcance transperitoneal e estabelecimento de pneumoperitôneo, 200
Técnicas de combinação cruzada, para transplante renal, 1076
Técnicas de Cordonnier e Nesbit, na diversão urinária, 2297
Técnicas de grampeamento absorvíveis, para derivação urinária continente cutânea, 2339
    bolsa do colo intestinal direito, 2339-2340, 2340f
    comentários sobre, 2342
    cuidados pós-operatórios para, 2342
    reservatório grampeado em W, 2342, 2342f
    reservatório sigmoide grampeado, 2340-2342, 2341f
Técnicas de Imagem, para UTIs, 252-253, 253q
    estudos com radionuclídeo, 253
    indicações, 252-253, 253q
    TC e MRI, 253
    ultrassonografia, 253
    uretrocistografia miccional, 253
Técnica transcolônica de Goodwin, no desvio urinário, 2296-2297, 2297f
Técnica trigonal cruzada de Cohen, 3158-3163, 3162f
Tecnologia ablativa, 2727-2737
Tecnologias de reprodução assistida (ART), 573e5
Tegmento da ponte, 1663
Temperatura
    de pacientes pediátricos, 2960
    pré-operatório do paciente, 113
    regulação da função epididimal pela, 532-533
Tempo de latência de ejaculação intravaginal (IELT), 697
Temsirolimus (Torisel), 1327
    para RCC, 1514-1517, 1514t, 1515f
Tendão perineal Central, 910e6f-910.e7f, 910e8
TENS. *Ver* Estimulação elétrica transcutânea
Teofilina, para relaxamento ureteral, 1001
Teoria da urogênese, 2199-2200
Teoria do crescimento da partícula fixada, 1175
Teoria do crescimento das partículas de cristal livres, 1175
Teoria integral, 1758, 1988
Terapia ablativa
    ARF. *Ver* Ablação por radiofrequência
    cirurgia adrenal, 1594-1595
    crioablação. *Ver* Crioablação
    falha da, após nefrectomia radical laparoscópica, 1470
    focal. *Ver* Terapia ablativa focal

Terapia ablativa *(Cont.)*
  laparoscópica renal, 1477-1479, 1494
  para tumores renais, 1484, 1499
    CCR, 1347t, 1349-1351, 1350t
    novas modalidades de, 1495-1499, 1499q
Terapia ablativa focal
  para câncer de próstata
    ablação por radiofrequência, 2734-2736, 2736f-2737f
    acompanhamento após, 2743-2745, 2744f
    antígeno específico da próstata, 2744
    avanços da ultrassonografia, 2722-2727
    base conceitual para, 2712-2714, 2713f-2714f
    biópsia para, 2720-2722
    braquiterapia de salvamento, 2749
    cinética do antígeno específico da próstata, 2744
    complicações com, 2743
    controle do câncer com, 2743
    crioterapia, 2727, 2728f-2730f
    crioterapia de salvamento, 2750
    dados globais para, 2737-2743, 2739t-2742t
    densidade do antígeno específico da próstata, 2744
    determinação de falha, 2745-2746
    efeitos adversos da, 2743
    eletroporação irreversível, 2733-2734, 2734f-2736f
    identificação da população de pacientes, 2719, 2727, 2719f-2720f
    imagem por ressonância magnética multiparamétrica para, 2724-2727, 2725f-2727f
    localização da doença para, 2720, 2720t
    qualidade de vida com, 2743
    resultados bioquímicos esperados com, 2743-2744
    resultados esperados com, 2736-2737
    resultados esperados de imagem com, 2745
    resultados histológicos esperados com, 2744-2745
    tecnologia para, 2727-2737
    terapia de resgate, 2748, 2748f-2749f
    terapia fotodinâmica, 2732
    terapia fototérmica, 2732-2733
    ultrassom focalizado de alta intensidade de resgate, 2750
    ultrassonografia focada de alta intensidade, 2727-2732, 2731f-2735f
    visão geral, 2711-2714
  para câncer de próstata localizado, 2626
    ablação por *laser*, 2626
    ablação por ultrassonografia focada de alta intensidade, 2626e1
    crioablação, 2626e1
    crioablação, 2765
    terapia fotodinâmica, 2626
    ultrassonografia focada de alta intensidade, 2765
Terapia ablativo percutânea, para tumores renais, 1487-1489, 1488f, 1494
Terapia antimicrobiana, para UTIs
  duração, 260
  formulário antibacteriano para, 255-260, 256t-258t, 259f
  princípios da, 253-260, 254t-258t, 259f, 260q
  profilaxia, 238
  resistência bacteriana a, 254-255
  seleção de agentes, 260, 266-268, 267t
  supressão, 238
Terapia antitrombótica, manejo pré-operatório da, 109-110, 110t
Terapia anti-VEGF, para RCC, 1326
Terapia a vácuo, e PD, 738

Terapia baseada em RNA alvo, para câncer de próstata localizado, radioterapia com, 2709
Terapia biológicas, para neuroblastoma, 3567
Terapia com citocinas. *Ver* Interleucina-2
  choque séptico e, 292
  na fibrose tubulointersticial, 1097-1100
  na hiperplasia prostática benigna, 2431-2432, 2431f
  no tumor de Wilms, 3574
Terapia com EGFR. *Ver* Terapia com receptor do fator de crescimento epidérmico
Terapia com insulina, pré-operatória, 103
Terapia com micro-ondas transuretral (TUMT), 2517-2522
  complicações com, 2521
    intraoperatória, 2521
    perioperatória, 2519, 2521
    pós-operatórias, 2521
  conclusões para, 2522
  contraindicações para, 2519
  fraude contra, 2520
  mecanismo de ação de, 2518
    degeneração nervosa e alterações sensoriais, 2518
    morfologia, 2518
  ressecção transuretral da próstata contra, 2520-2521
  resultados esperados com, 2519-2521
    estudos comparativos para, 2520-2521
    estudos de coorte única para, 2519-2520
    predição de, 2519
  técnica para, 2518-2519
    intraoperatória, 2519
    perioperatória, 2519, 2519f
    pós-operatório, 2519
    pré-operatório, 2518-2519
  visão geral e conceito de, 2517-2518, 2518f
  α-bloqueador *versus*, 2520
Terapia comportamental (BT)
  com supressão de desejo, 1886-1887, 1886f
  níveis de evidências e recomendações para, 1877t-1878t
  para enurese, 3313-3314, 3314f
  para incontinência urinária, no paciente geriátrico, 2099e3
Terapia com testosterona (TT)
  CVD e, 547-549
  para AD, 542-544, 543f, 544q-545q, 548
    complicações e controvérsias na, 546-547, 547q
    preparações de implantes subcutâneos, 544t, 545-546
    preparações injetáveis, 544t, 545
    preparações orais, 544-545, 544t
    preparações transbucal, 544t, 545
    preparações transdérmicas, 544t, 545
  para ED, 547, 547q
Terapia de compressão do nervo pudendo, para tratamento de CP/CPPS, 325
Terapia de injeção
  acompanhamento para, 2050
  armadilhas com, 2053-2054
  avaliação de resultados, 2054, 2054t
  cuidados periprocedimento para, 2053
  em pacientes geriátricos, 2099e5
  estudo urodinâmico para, 2050-2051
  exame físico para, 2050
  exame pélvico de, 2050
  fisiopatologia da, 2049
  história de, 2049
  indicações e contraindicações para, 2049-2050
  para incontinência após diversão urinária, 2068
  para próstata, 2534e3-2534.e4
  reinjeções para, 2053

Terapia de injeção *(Cont.)*
  resultados esperados, 2063q
  revisões sistemáticas e diretrizes clínicas para, 2054
  seleção de pacientes para, 2049-2050
  técnicas para, 2051-2053
    periuretral, 2051-2053, 2051f-2052f
    transuretral, 2052-2053, 2053f
Terapia de instilação, para UTUC, 1398-1399, 1398f, 1399t
Terapia de onda de choque extracorpeal (ESWT) e PD, 737
  para prostatite, 326
Terapia de privação de andrógenos (ADT), 538, 547
  adjuvante. *Ver* Privação de androgênio adjuvante
  antes da prostatectomia radical, 2618
  com radioterapia externa
    para câncer de próstata localizado, 2620
    para câncer de próstata localmente avançado, 2619-2620, 2706
  contínua, 2798-2801
  espera vigilante com, 2746
  imediata *versus* tardia, 2799, 2800f
  imediata *versus* tardia, 2801
  intermitente *versus* contínua, 2801-2802, 2802f
  neoadjuvante. *Ver* Privação do androgênio neoadjuvante
  para câncer de próstata localizado, 2624, 2624e1q
  para câncer de próstata localizado com radioterapia, 2623
    duração, 2706
    tratamento de linfonodo pélvico e, 2706
  para câncer de próstata localmente avançado, 2766-2767
    imediata *versus* tardia, 2800-2801, 2801f
    intermitente, 2766-2767
    qualidade de vida com, 2767
    radioterapia com, 2705-2706, 2707t
Terapia de radionuclídeo, metástases ósseas para sistêmicas, 2708, 2708t
Terapia de reposição renal contínua (CRRT), 2870
Terapia de reposição renal (RRT)
  para AKI, 1052
  para CKD, 1064-1065, 1067q, 1067t
  para ESRD, 1065, 1066q-1067q, 1066f, 1067t
    complicações de longo prazo de, 1070
    incidência e prevalência de, 1069
    opções para, 1069
    resultados de, 1070
  transplante. *Ver* Transplante Renal
Terapia de salvamento de toda glândula, na recorrência do câncer de próstata, 2747-2748, 2748t
  braquiterapia, 2747
  prostatectomia radical de salvamento, 2747
  ultrassonografia focada de alta intensidade, 2748
Terapia farmacológica
  na ED
    aumentando a pressão intravesical, 1870-1873
    contratilidade da bexiga, 1870-1873
    injeção intracavernosa, 664-665
    oral, 661-664
    para facilitar o esvaziamento da bexiga urinária, 1870-1874
    redução da resistência de saída, 1873-1874
    supositórios intrauretrais, 665-666
    transdérmica/tópica, 66
  para facilitar o enchimento da bexiga urinária e o armazenamento da urina, 1836-1870, 1839t

Terapia farmacológica (Cont.)
    agentes antimuscarínicos, 1838-1841, 1839t, 1852q. Ver também Agentes antimuscarínicos
    agonistas do receptor de prostanoides e antagonistas, 1866e1-1866.e2
    análogos do receptor de vitamina D3, 1866e1
    antagonistas da hormona libertadora de gonadotropina, 1866e3
    antagonistas de α-adrenoreceptores, 1853-1854
    antagonistas de β-adrenoreceptores, 1854-1855
    antagonistas dos canais de potenciais receptores transitória, 1866e1
    antagonistas dos receptores NK1, 1866e4
    antidepressivos, 1839t, 1856-1858
    atividade dos canais de membrana, 1839t, 1852-1853
    aumentando a resistência de saída, 1866-1870
    fármacos intraprostaticamente injetados, 1866e2
    hormônios para, 1864-1866
    inibidores da fosfodiesterase, 1855-1856
    orientações para, 1838, 1838t-1839t
    por inibição da contractilidade da bexiga, 1836-1866
    receptores muscarínicos em, 1836-1837, 1838t
    toxinas, 1861-1863
    tramadol, 1866e3-1866.e4
    vaniloides para, 1863, 1863e1
    para trato urinário inferior
        esteroides sexuais, 1673
        mecanismos adrenérgicos, 1670-1671, 1671
        mecanismos muscarínicos, 1667-1670, 1669t, 1670q
        neuropeptídeos aferentes, 1671-1673, 1672t
        uretral nas mulheres, 1671
Terapia fotodinâmica (PDT)
    para câncer da bexiga urinária de alto grau refratário sem invasão muscular, 2217
    para câncer de próstata
        ablação por radiofrequência, 2734-2736, 2736f-2737f
        acompanhamento após, 2743-2745, 2744f
        antígeno específico da próstata, 2744
        avanços da ultrassonografia, 2722-2727
        base conceitual para, 2712-2714, 2713f-2714f
        biópsia para, 2720-2722
        braquiterapia de salvamento, 2749
        cinética do antígeno específico da próstata, 2744
        complicações com, 2743
        controle do câncer com, 2743
        crioterapia, 2727, 2728f-2730f
        crioterapia de salvamento, 2750
        dados globais para, 2737-2743, 2739t-2742t
        densidade do antígeno específico da próstata, 2744
        determinação de falha, 2745-2746
        efeitos adversos da, 2743
        eletroporação irreversível, 2733-2734, 2734f-2736f
        identificação da população de pacientes, 2719, 2727, 2719f-2720f
        imagem por ressonância magnética multiparamétrica para, 2724-2727, 2725f-2727f
        localização da doença para, 2720, 2720t
        qualidade de vida com, 2743
        resultados bioquímicos esperados com, 2743-2744

Terapia fotodinâmica (PDT) (Cont.)
    resultados esperados com, 2736-2737
    resultados esperados de imagem com, 2745
    resultados histológicos esperados com, 2744-2745
    tecnologia para, 2727-2737
    terapia de resgate, 2748, 2748f-2749f
    terapia fotodinâmica, 2732
    terapia fototérmica, 2732-2733
    ultrassom focalizado de alta intensidade de resgate, 2750
    ultrassonografia focada de alta intensidade, 2727-2732, 2731f-2735f
    visão geral, 2711-2714
Terapia fototérmica, para câncer de próstata, 2732-2733
    resultados esperados com, 2737
Terapia genética pró-fármaco/enzima, para câncer de próstata localizado, radioterapia com, 2710
Terapia hormonal. Ver também Terapia de privação de androgênio
    incontinência urinária e, 1748
    para câncer de próstata
        ablação por radiofrequência, 2734-2736, 2736f-2737f
        acompanhamento após, 2743-2745, 2744f
        antígeno específico da próstata, 2744
        avanços da ultrassonografia, 2722-2727
        base conceitual para, 2712-2714, 2713f-2714f
        biópsia para, 2720-2722
        braquiterapia de salvamento, 2749
        cinética do antígeno específico da próstata, 2744
        complicações com, 2743
        controle do câncer com, 2743
        crioterapia, 2727, 2728f-2730f
        crioterapia de salvamento, 2750
        dados globais para, 2737-2743, 2739t-2742t
        densidade do antígeno específico da próstata, 2744
        determinação de falha, 2745-2746
        efeitos adversos da, 2743
        eletroporação irreversível, 2733-2734, 2734f-2736f
        identificação da população de pacientes, 2719, 2727, 2719f-2720f
        imagem por ressonância magnética multiparamétrica para, 2724-2727, 2725f-2727f
        localização da doença para, 2720, 2720t
        qualidade de vida com, 2743
        resultados bioquímicos esperados com, 2743-2744
        resultados esperados com, 2736-2737
        resultados esperados de imagem com, 2745
        resultados histológicos esperados com, 2744-2745
        tecnologia para, 2727-2737
        terapia de resgate, 2748, 2748f-2749f
        terapia fotodinâmica, 2732
        terapia fototérmica, 2732-2733
        ultrassom focalizado de alta intensidade de resgate, 2750
        ultrassonografia focada de alta intensidade, 2727-2732, 2731f-2735f
        visão geral, 2711-2714
    para ED, 659-661
    para priapismo, 682-683
    para RCC metastático, 1516
    para tratamento de CP/CPPS, 323-324
Terapia hormonal primária. Ver Terapia de privação de androgênios
Terapia intermitente autoiniciada, para UTIs recorrentes, 274

Terapia intravesical, para tratamento de BPS/IC, 353t, 356-358, 358q, 358e1, 356e1
    clorpactina, 356e1
    DMSO, 356-357
    glicosaminoglicanas, 357-358
    nitrato de prata, 356e1
    terapias intradetrusor, 358
Terapia médica
    carcinoma cortical suprarrenal, 1559-1560
    para tratamento da tuberculose genitourinária, 428-430, 429t-430t
Terapia médica expulsiva (MET), para cálculo ureteral, 1251
    localização do ureter, 1251-1252
    no megaureter, 1253
Terapia molecular alvo, como base para RCC avançado, 1507-1508, 1508f
    inibidores da via mTOR, 1502-1503, 1514-1515, 1514t, 1515f, 1517
    inibidores de VEGF, 1502-1503, 1507-1514, 1508f-1512f, 1509t-1511t, 1513t, 1517
    terapia combinada e sequencial com, 1516
Terapia neuromodulatória, para tratamento da CP/CPPS, 324
Terapia oral
    para BPS/IC, 353-354
    pré-medicação com, para prevenir reações aos meios de contraste, 29, 29q
Terapia oral, para tratamento BPS/IC, 352-356, 353t, 356q
Terapia psicossexual, para ED, 659
Terapia radiogene, radioterapia para câncer de próstata localizado, com, 2709-2710
Terapias alternativas
    para ED, 667
Terapias celulares
    bexiga urinária, 491-492
    pênis, 492
Terapias combinadas, na ED, 667
Terapias com células da bexiga, 491-492
Terapias com células penianas, 492
Terapias conservadoras
    para tratamento de BPS/IC, 351
    para tratamento de CP/CPPS, 326
Terapias intradetrusor, para tratamento de BPS/IC, 358
Terapia sistêmica com radionuclídeo, para metástases ósseas, 2708, 2708t
Terapias minimamente invasivas, para tratamento de CP/CPPS, 326-327
Terapias moleculares e radioterapia para câncer de próstata localizado, 2709-2710
    imunoterapia, 2709
    oncolíticos, 2710
    terapia alvo baseada em RNA, 2709
    terapia com gene enzima/pró-droga, 2710
    terapia genética com rádio, 2709-2710
Teratoma coccígeo sacral, disfunção do trato urinário inferior e, 1791
Teratomas, 795, 3593
    achados no PC-RPLND, resultados esperados associados a, 830, 830t
    histologia dos, 788f, 788-789
Terazosina
    para bexiga urinária diminuída, 1830, 1832t-1834t
    para facilitar o esvaziamento da bexiga urinária, 1874e1
    para hiper-reflexia autônoma, 1776
TER. Ver Resistência transepitelial
Termorregulação
    de pacientes pediátricos, 2960
    do paciente pré-operatório, 113
Tese com ácido vanilmandélico (VMA), em testes diagnósticos de feocromocitoma, 1549, 1549f

Tesouras, para cirurgia laparoscópica e robótica, 206, 210
Teste com absorvente (*Pad tests*)
 para distúrbios do assoalho pélvico, 1704-1705
 para incontinência urinária masculina, 1712
Teste com corante, para distúrbios do assoalho pélvico, 1705
Teste com metanefrina, em testes diagnósticos de feocromocitoma, 1549, 1549f, 1574t
Teste com nitrito, urinário, 20, 20f
Teste de água gelada, 1656, 1675
Teste de cetonas, urinário, 19
Teste de cloreto de potássio, para diagnóstico de BPS/IC, 349-350
Teste de conteúdo do músculo liso cavernoso, 654
Teste de cromogranina A, em testes de diagnóstico de feocromocitoma, 1550
Teste de glicose, urinário, 19
Teste de gravidez, pré-cirúrgica, 100
Teste de oclusão contínua, 1815-1816
Teste de parada, 1815-1816
Teste de privação de água durante a noite (*overnight*) (OWDT), 1835
Teste de super-sensibilidade ao Bethanechol, 1730
Teste de supressão de clonidina, em testes diagnósticos do feocromocitoma, 1550
Teste de supressão de dexametasona de baixa dose durante a noite (*overnight*), na avaliação de massas suprarrenais, 1572
Teste de Whitaker, para obstrução do trato urinário, 1093
Teste para antígeno específico ultrassensível da próstata (uPSA), para
Teste Q-tip, mobilidade uretral para, 1700
Teste rápido e de carga de cálcio, para hipercalciúria, 1205
Teste renal de capacidade de concentração (RCCT), 1835
Testes com fita de imersão (*dipstick*), para UTIs, 2938
Testes com urobilinogênio, urinário, 19-20
Testes de amplificação de ácidos nucleicos (NAATs), para tuberculose genitourinária, 424
Testes de bilirrubina, urinário, 19-20
Testes de catecolaminas, em testes de diagnóstico de feocromocitoma, 1549
Testes de pré-cirúrgica, 100
Testes de seleção, para tuberculose genitourinária, 424-425, 425q
Testes de sífilis não treponêmicos, 375
Teste sensorial térmica peniana, 657
Testes leucocitoesterase, urinário, 20, 20f
Testes séricos de função da tireoide, 658
Testes sorológicos, para UTIs, 2939
Testes treponêmicos para sífilis, 375
Teste tuberculínico cutâneo (TST), 424, 425q
Teste VMA. *Ver* Teste de ácido vanilmandélico
Testículo
 anatomia do, 502q
  arquitetura microanatômica, 498, 499f
  drenagem venosa, 500, 500f-501f
  estrutura macroscópica do, 498, 499f, 502f
  suprimento arterial do, 498-500, 500f, 519
  suprimento linfático do, 500
  suprimento nervoso, 500-501
  suprimento sanguíneo do, 581, 581q
 anomalias, criptorquidia e, 3442-3443
 apêndice, torção, 3392
 desaparecimento, 3439-3441, 3440f
 descida
  desenvolvimento gubernacular e, 3432-3433, 3432f-3433f
  regulação do, 3433-3434

Testículo (*Cont.*)
 desenvolvimento errado e, 3441
 diferenciação de, 3430-3431
 embriologia, 3430-3434
 fisiologia do, 529q
  arquitetura macroscópica, 519-521, 519f-520f
  citoarquitetura, 521-525, 521f-522f, 524f-525f
  espermatogênese. *Ver* Espermatogênese
  funções do eixo HPG, 517-518, 517f
 função da, 3473-3474, 3474f
 HIV e, 383
 hormônios, 517-518, 517f, 3431-3432, 3431f
 imagem de, 527f
  microfotografia, 527f
  micrografia eletrônica, 525f
  micrografia eletrônica digitalizada, 519f
  ultrassom, 501, 501f
 imagem pediátrica de, ultrassonografia, 2913-2915, 2917f-2918f
 inflamação. *Ver* Orquite
 não descido do. *Ver* Criptorquidismo
 na síndrome do abdome em ameixa (síndrome de Prune-belly), 3237-3238
 na tuberculose genitourinária, 423
 produção de androgênios pelas, 2400-2401, 2401f, 2401t
 reconstrução, 492-493
 trauma, 2382-2384, 2383f
 ultrassonografia do, 501, 501f
  aplicações processuais de, 79
  indicações para, 78
  limitações, 80, 80f
  resultados normais em, 78, 78f-79f
  sonoelastografia, 70f-71f, 79-80
  técnica de, 77
Testículo não descido. *Ver* Criptorquidismo
Testículo reto, 519-521
 adenocarcinoma do, 812
 displasia cística, 3393
Testículos desaparecidos, 3439-3441, 3440f
Testículos de torção, 560
Testosterona (T), 751-752
 ciclos de, 522-523, 522f
 CVD e, 547-549, 549q
 deficiência de. *Ver* Deficiência de androgênio
 distúrbios da biossíntese da, 3489-3491
 efeitos do envelhecimento sobre, 519
 efeitos sobre o sistema cardiovascular, 548-549
  coagulação e, 549
  disfunção endotelial e, 548-549
  inflamação e, 549
 e resposta sexual feminina, 751-752
 estrutura de, 543f
 fontes de, 2788-2789
 função do epidídimo regulada por, 532
 níveis de, 538, 540-542, 541t
 no canal deferente, 533-534
 no câncer de próstata, 2553, 2554f
 no eixo HPG, 517-518
 síntese de, 522, 2401-2402, 2402f
  controle de, 522
 transporte e metabolismo fazer, 539-541, 540t
 trato urinário inferior e, 1673
TEV. *Ver* Tromboembolia venosa
TGCTs. *Ver* Tumores de células germinativas testiculares
TGF. *Ver* Realimentação tubuloglomerular
TGF-β. *Ver* Fator de crescimento transformador β
TGP. *Ver* Pressão transglomerular
"The Knack,", 1884, 1885q
Tiazidas
 hipocitratúria induzida por, 1212
  manejo médico da, 1228

Tiazidas (*Cont.*)
 na formação do cálculo, 1197
  manejo cirúrgico de, 1243e3
 para hipercalciúria absortiva, 1223-1225
  diretrizes para, 1224
 para hipercalciúria renal, 1225, 1225q, 1226t
 para nefrolitíase, 1226t
Tibolona, e HSDD, 759e1
Ticarcilina/clavulanato, profilaxia pré-operatória com, 106t-107t
TI. *Ver* Índice térmico
Tiopental, considerações pré-operatórias para, 111-112
Tiotepa, para câncer da bexiga urinária sem invasão muscular, 2216, 2216t
Tiramina, resposta ureteral, 991-992
Tiras de teste, urina, 14
 bilirrubina e urobilinogênio, 19-20
 esterase de leucócitos e nitritos, 20, 20f
 glicose e cetonas, 19
 hematúria, 14-16, 15t, 16f-18f
 para RCC, 1335
 proteinúria, 16-19, 19f
T. *Ver* Testosterona
Tivozanib, para RCC, 1514
TMA. *Ver* Microangiopatias trombóticas
TM. *Ver* Tropomiosina
TMP. *Ver* Trimetoprim
TMP-SMX. *Ver* Trimetoprim-sulfametoxazol
TNF-α. *Ver* Fator de necrose tumoral α
Tofranil. *Ver* Imipramina
Tolterodina, 1669-1670, 1669t
 para bexiga urinária diminuída, 1831, 1832t-1834t
 para facilitar o enchimento da bexiga urinária e o armazenamento da urina, 1839t, 1845-1847
 com antagonistas de α-adrenoreceptores, 1859-1860
 com outros antimuscarínicos, 1860
 para sintomas de *stent* ureteral, 130-132
Tomografia computadorizada com emissão de fóton único (SPETC), 2947
Tomografia computadorizada de dupla energia (DETC), para determinação da composição do cálculo, 1208
Tomografia computadorizada helicoidal sem contraste (NHTC)
 do cálculo renal, avaliação pré-tratamento, 1237
 para obstrução do trato urinário, 1092
Tomografia computadorizada sem contraste (PTNC), de cálculos urinários, 1202, 1204f
Tomografia computadorizada (TC), 40-41, 41f-43f, 46q
 após diversão urinária ortópica, 2346-2347, 2346f
 da acidose tubular renal, 1211, 1211f
 da doença de estenose ureteral, 1129
 da fibrose retroperitoneal, 1144, 1144f
 da obstrução da junção ureteropélvica, 1105-1106, 1106f-1107f
 da vesícula seminal, 959, 959f
 de cálculo renal, avaliação pré-tratamento, 1237
 de cálculos coraliformes, 1212, 1213f
 de cálculos da matriz, 1242, 1243f
 de cálculos urinários, 1202, 1204f
 de lesões renais, 1150, 1150f
 de lesões ureterais, 1160-1161, 1161f
 de lesões vesicais, 2386-2387, 2387f
 de linfoma renal, 1362-1363, 1362t
 de neuroblastoma, 3561-3562
 de obstrução do trato urinário, 1092-1093
 de RCC, 1338, 1338f

Tomografia computadorizada (TC) *(Cont.)*
   determinação da composição do cálculo para, 1208
   de tumor de Wilms, 3573-3574, 3573f
   de UTUC, 1371
   de vesícula seminal e ductos ejaculatórios, 505
   do angiomiolipoma renal, 1307-1308, 1307f
   do pênis, carcinoma de células escamosas do, 852
   do rim, 969, 969f
   do trombo tumoral IVC, 1356-1357, 1356f
   do ureter retrocaval, 1125, 1128f
   exposição à radiação, 1092-1093
   helicoidal sem contraste. *Ver* Tomografia computadorizada helicoidal sem contraste
   na avaliação de massa suprarrenal, 1567-1569, 1568f-1569f
   na radiologia suprarrrenal, 1526, 1527f
   para avaliação de cisto renal, 43-45, 45f-46f, 1318-1320, 1318f-1320f, 1319t
   para avaliação de tumor renal, 43-45, 45f-46f, 1316-1317, 1316f
   para avaliação renal pré-operatória, 1414, 1415f
   para hematúria, 45-46, 48f
   para litíase urinária, 41-43, 44f
   para massas renais, 43-45, 45f-46f
   para trauma geniturinário pediátrico, 3539
   para triagem de hipertensão renovascular, 1032, 1032q
   para UTIs, 253, 276-277, 288, 288f, 2942
   pediátrica
      trato urinário inferior e genitália, 2921
      trato urinário superior, 2918, 2920f
   renal, 2906
   superior, 1104
   TGCT com, 792-793, 793f
   unidades usado em, 41
   urografia com multidetectores. *Ver* Urografia por tomografia computadorizada com multidetectores
Tomografia por emissão de pósitrons (PET)
   na oncologia urológica, 38-40
   para carcinoma de células escamosas peniano, 852
Topiramato, na formação do cálculo, 1197
   manejo médico de, 1231
Tórax, estudos de imagem, para TGCTs, 793
Torção do cordão espermático, 3388-3391
   extravaginal, 3391-3392, 3391f
   intravaginal agudo, 3388-3390
      apresentação clínica/manifestações, 3388-3389
      estudos de diagnóstico de, 3389-3390, 3389f
      fatores de predisposição para, 3388
      manejo e tratamento cirúrgico de, 3390
      prognóstico para, 3391
   intravaginal intermitente, 3391
Torção testicular, 2894-2895
   imagem pediátrica de, ultrassonografia, 2913, 2917f
   perinatal, 3391-3392, 3391f
Torção testicular perinatal, 3391-3392, 3391f
Torisel. *Ver* Temsirolimus
Torsão do apêndice testicular e epidídimo, 3392
Tosilato de suplatast, para terapia oral de BPS/IC, 353t, 354
Toxicidade retal, com braquiterapia, 2702
Toxicidade urinária, com braquiterapia, 2702
Toxina botulínica (BoNT). *Ver também* Toxina onabotulínica A
   efeitos adversos da, 1862-1863
   eficácia, 1862
   mecanismo de ação de, 1861-1862

Toxina botulínica (BoNT) *(Cont.)*
   para disfunção da bexiga urinária e do intestino, 3308
   para doença de Parkinson, 1768
   para facilitar o enchimento da bexiga urinária e o armazenamento da urina, 1839t, 1861-1863
   para facilitar o esvaziamento da bexiga urinária, 1874e3-1874.e4
   para injeções prostáticas, 2534e3-2534.e4
   utilização clínica da, 1862
Toxina onabotulínica A (OBTX)
   neuromodulação com, 1682-1683, 1682f-1683f
   para bexiga hiperativa, 1910-1911
   para facilitar o enchimento da bexiga urinária e o armazenamento da urina, 1839t, 1861-1863
   para MS, 1770
   para UUI, 1715
Toxinas
   ATN causada por, 1044-1046, 1045q
   para facilitar o enchimento da bexiga urinária e o armazenamento da urina, 1839t, 1861-1863
TP53
   na apoptose, 479
   nos cânceres GU, 462, 462f, 461e2
   no tumor de Wilms, 3569
TPE. *Ver* Eosinofilia pulmonar tropical
TPF. *Ver* Docetaxel, cisplatina e 5-fluorouracil
Trabalho de parto
   função do esfíncter e, 1757
Tração peniana e PD, 737-738
Tramadol
   para facilitar o enchimento da bexiga urinária e o armazenamento da urina, 1866e3-1866.e4
   para PE, 700e1
Transecção parcial, lesões ureterais inferiores, 1164
Transecção, ureter, reconhecimento tardio, 1166-1167
Transexualismo feminino-masculino, cirurgia reconstrutora para, 944, 945q
Transexualismo, gênero feminino-para-masculino, cirurgia reconstrutora para, 944, 945q
Transferência de tecido. *Ver também* Retalhos
   princípios de, 907-911, 908f
Transferência nuclear alterada, células-tronco de, para engenharia tecidual, 483e1
Transferrina, nas secreções prostáticas, 2417t, 2422
Transfusão
   para prostatectomia laparoscópica radical, 2680
   produtos sanguíneos. *Ver* Transfusões de derivados do sangue
Transfusões de derivados do sangue
   considerações pré-operatório para, 112-113
   e pacientes pediátricos, 2960
   filhos de Testemunhas de Jeová, 2955
   para cirurgia laparoscópica e robótica, 196
Transição epitelial-mesenquimal (EMT), na fibrose tubulointersticial, 1097
Transmissão aumentada, na ultrassonografia, 68, 68f
Transplante
   cálculo secundário da bexiga urinária com, 1293-1294
   de células-tronco hematopoiéticas, para RCC, 1506-1507, 1507t
   renal. *Ver* Transplante renal
Transplante de células, regeneração da bexiga usando, 489

Transplante de células-tronco hematopoiéticas, para RCC, 1506-1507, 1507t
Transplante de células-tronco, para RCC, 1506-1507, 1507t
Transplante de órgãos. *Ver* Transplante de fígado
Transplante renal, 1088q, 2871-2872, 2872q
   AD e, 539
   agendamento da nefrectomia, 1073, 1073q
   autotransplante, 1087-1088
   cirurgia
      complicações de, 954
      considerações anatômicas para, 946, 947q, 947f
      epididimectomia parcial e total, 953, 954f
      espermatocelectomia e excisões de cisto, 953
      excisão do tumor, 953-954
      indicações para, 953
      preparo pré-operatório para, 946-947
   cuidados pós-transplante
      anticoagulação, 1083
      complicações cirúrgicas, 1083, 1083f
      gravidez e maternidade, 1087, 1087t
      infecção, 1086, 1086t
      malignidade, 1087
      nefrectomia de aloenxerto, 1086-1087
      protocolos de imunossupressão, 1084-1086, 1084f, 1085q, 1085t
      rejeição, 1083-1084
   na valva da uretra posterior, 3267
   papel do urologista na, 1069
   para DRT
      incidência e prevalência de, 1069
      outras opções de tratamento comparadas a, 1069-1070
   pediátrica. *Ver* Transplante renal pediátrico
   perda urinária após, 2137
   remoção de cálculos após, nefrolitotomia percutânea para, 1280, 1280f
   seleção de destinatário para, 1070
      avaliação cirúrgica para, 1072-1073
      considerações de malignidade, 1072
      considerações dos procedimentos urológicos em, 1073, 1073t
      considerações sobre causa da doença, 1070
      considerações sobre não aderência em, 1072
      desvio urinário e aumento da bexiga e, 1073-1074
      indicações de nefrectomia nativas e tempo, 1073, 1073q
      obstrução da saída da bexiga e, 1073
      probabilidade de morbidade perioperatória ou mortalidade, 1071
      triagem preliminar de, 1070, 1071f
   seleção dos dadores para, 1074
      dadores vivos. *Ver* Doadores vivos
      doadores falecidos. *Ver* Doadores falecidos
   tuberculose genitourinária e, 432
Transplante renal pediátrico
   anastomose ureteral, 3533-3534
   avaliação pré-transplante para, 3528, 3529f
   bexiga desfuncionalizada, 3531
      decisão de aumento, 3531
      não neuropática, 3531
      neuropática, 3531
   complicações com, 3534-3536, 3534t
      cálculo, 3536
      disfunção da bexiga, 3536
      hidronefrose, 3535-3536
      infecção, 3535
      obstrução, 3535-3536, 3536f
      perdas de urina, 3534-3535, 3535f
      refluxo, 3535, 3535f
   estomas na pele, para, 3531-3532
   estratégias de reconstrução para, 3532
      colocação do enxerto, 3532

Transplante renal pediátrico *(Cont.)*
    enterocistoplastia, 3532
    nefrectomia nativa, 3532
    questões de diálise, 3532
    tempo de, 3532
  manejo renal nativo, 3533
  nefrectomia com, 3533
  preparo da bexiga urinária para
    capacidade, 3530
    cateterização intermitente, 3530-3531
    hipertonicidade, 3529-3530
    infecção, 3530
    questões gerais, 3528-3531
  preparo pré-transplante para, 3528-3533
  stent ureteral, 3534
Transporte de cátion, obstrução do trato urinário e, 1096
Transporte de íons, através do urotélio da bexiga urinária, 1639
Transportes, do esperma
  pelo canal deferente, 533
  pelo epidídimo, 531
Transposição penoescrotal, 3381-3382, 3381f-3382f
Transposição vascular, para pieloplastia laparoscópica, 1118
Transtorno de excitação sexual feminina (FSAD), 759-760
  avaliação de, 759
  etiologia do, 759
  tratamento de
    dispositivos, 759-760
    farmacoterapia oral, 760, 760e1
    psicossocial, 759
Transtornos afetivos, e ejaculação retardada, 704-705
Transtornos do desenvolvimento e infertilidade masculina, 577-578
Transtornos do desenvolvimento sexual, tumores testiculares associados aos, 3593, 3594t
Transtornos do orgasmo feminino (DOM), 761
  avaliação de, 761
  etiologia dos, 761
  tratamento de, 761, 761e1
Transtornos sexuais dolorosos
  avaliação de, 762, 762e1f-762.e2f
  etiologia de, 761-762, 762q
  tratamento de, 762-763
  tratamento empírico, 763
Transureteroureterostomia laparoscópica, doença da estenose ureteral, 1139
Transureteroureterostomia (TUU)
  para doença estenosa ureteral
    aberta, 1139
    laparoscópica, 1139
  para lesões ureterais, uretra média, 1163
  para refluxo vesicoureteral, 1777
Tratamento de câncer pélvico e ejaculação retardada, 703-704
Tratamento empírico, na infertilidade masculina, 579, 579e1
Tratamento médico, no tratamento da esquistossomose, 440-441
Tratamentos com *laser*, para hiperplasia prostática benigna, 2526-2534, 2534q
  enucleação da próstata com *laser* de hólmio. *Ver* Enucleação da próstata com a *laser* de hólmio
  ressecção com túlio. *Ver* Laser de túlio
  segurança para, 2527
  vaporização fotosseletiva da próstata. *Ver* Vaporização fotosseletiva da próstata
Tratamentos hormonais alternativos, na ED, 661
Trato gastrointestinal
  anormalidades do, com extrofia cloacal, 3227-3228

Trato gastrointestinal *(Cont.)*
  após cistoplastia de aumento, 3350
  na síndrome do abdome em ameixa seca (síndrome de Prune-belly), 3239-3240
Trato genitourinário (GU)
  anormalidades, com extrofia cloacal, 3228
  dor decorrente no, 1-2
  infecção parasitárias. *Ver* Infecção parasitárias, do trato genitourinário
Trato genitourinário masculino, condições inflamatórias e dolorosas de. *Ver* Epididimite; Orquite; Prostatite
Trato GU. *Ver* Trato genitourinário
Trato urinário
  alteração anatômica e fisiológica durante a gravidez, 294-295, 295t
  anaeróbios no, 242
  defeitos, na extrofia da bexiga, 3189-3191, 3190f
  defesas naturais contra infecções do trato urinário, 247-248
    bexiga, 247-248, 248e1
    região periuretral e uretral, 247
    urina, 247
  disfunção de, 3331-3332
  fístulas. *Ver* Fístula
  funcional, 3330-3332
    ativa: micção, 3331
    passiva: armazenamento, 3330-3331
  imagem de, 26. *Ver também imagem específica*
  inferior. *Ver* Trato urinário inferior
  lesão para, no *sling* da uretra média de, 2028
  modalidades
    considerações em pacientes pediátricos para, 2909
    manejo da radiação em, 26-27, 27q, 27t-28t
    meios de contraste em. *Ver* Meios de contraste
  superior. *Ver* Trato urinário superior
Trato urinário inferior (LUT)
  anatomia do, 1631-1632, 1632f
    bexiga urinária. *Ver* Bexiga, anatomia da
    uretra. *Ver* Uretra, anatomia da
  associações psicológicas com, 3299
  bexiga superativa, 1673-1675, 1674f
  cálculos do
    na bexiga. *Ver* Cálculo da bexiga urinária
    prepúcio, 1299
    prostático, 1296-1297
    uretral. *Ver* Cálculo uretral
  controle neural do, 1649-1667, 1754-1755
    sistema nervoso periférico, 1649-1667, 1651f
    vias parassimpáticas, 1649-1650, 1651f
    vias simpáticas, 1650, 1651f
    vias somáticas, 1650, 1651f-1652f
    vias supraespinais, 1663-1667, 1666f-1668f
  disfunção intestinal, 3299
  doença neurológicas
    AIDS, 1785-1786
    distrofia simpático-reflexa, 1786
    doença de Lyme e, 1785
    e encefalomielite disseminada aguda, 1786
    lúpus eritematoso sistêmico, 1786
    mielopatia esquistossomótica, 1786
    paraparesia espástica tropical, 1785
    paraplegia espástica hereditária, 1785
    siringomielia, 1786
    tuberculose, 1786-1787
  drenagem de
    cateteres usados para, 120-121, 120t, 121f
    cateterização suprapúbica, 124-126, 125f
    complicações de, 123-124
    considerações anatômicas para, 119

Trato urinário inferior (LUT) *(Cont.)*
    formação do biofilme durante, 134
    indicações para, 119-120, 120f
    observações históricas sobre, 119
    técnica de cateterismo uretral para, 121-123, 123f
  em pacientes pediátricos. *Ver* Pacientes pediátricos, trato urinário inferior
  exame citológico e cultura, para prostatite, 312-314, 313f-314f, 314q
  farmacologia de
    esteroides sexuais, 1673
    mecanismos adrenérgicos, 1670-1671, 1671
    receptores muscarínicos, 1667-1670, 1669t, 1670q
  função do, 1836
    conceito de duas fases de, 1685-1687
    normal, 1685
  imagem pediátrica de
    TC, 2918
    ultrassonografia, 2913, 2915f
  incontinência urinária por estresse, 1675
  infecção do trato urinário e, 3298
  lesão medular e hiperatividade neurogênica do detrusor, 1675-1676
  MRI do, 56, 57f
  neurogênica. *Ver* Disfunção neurogênica do trato urinário inferior
  neuromodulação
    estimulação do nervo pudendo, 1681
    frequências de inibição e estimulação excitatória, 1681
    para esvaziamento, razão para, 1680-1681, 1680f
    para inibir a OAB, razão para, 1681, 1681f
    sacral, mecanismo de ação, 1680
    toxina A onabotulínica, 1682-1683, 1682f-1683f
  neuromuscular. *Ver* Disfunção neuromuscular do trato urinário inferior
  noctúria, 1676
  obstrução do, secundária ao cálculo da bexiga urinária com, 1292
  pediátrica. *Ver* Pacientes pediátricos, disfunção do trato urinário inferior em
  refluxo vesicoureteral e, 3298-3299
  sinais e sintomas de, 1743-1744, 1744t
  sintomas, histórico do paciente de, 3-6, 4t-5t
  terminologia, 1744-1745, 1744t
  trauma e, 1699
  ultrassonografia, 2913-2915, 2917f-2918f
  ultrassonografia pélvica transabdominal de, 75-77, 75f-77f
  valva posterior da uretra e, 3253-3254, 3254t, 3255f-3256f
  vias aferentes no
    canabinoides, 1656
    canais catiônicos com potencial de receptor transitório, 1654-1656
    interações com órgãos pélvicos, 1656-1657, 1657f
    moduladores, 1654-1656
    óxido nítrico no, 1654, 1655f
    propriedades do, 1650
    propriedades funcionais do, 1651-1654, 1653f
    sinalização purinérgica no, 1654, 1656f
    vias da medula espinal no, 1650-1651, 1652f, 1652t
  vias eferentes de, 1657-1663, 1658f-1665f, 1662t
  vias supraespinais no
    centro de micção pontina, 1663, 1666f
    controle cerebral da micção, 1665-1666
    estudos de imagem cerebral humana em, 1665, 1667f

Trato urinário inferior (LUT) *(Cont.)*
    mecanismos modulatores do tronco cerebral, 1663, 1666f
    modelo de controle cérebro-bexiga, 1667, 1668f
    moduladores, 1664-1665
    neurotransmissores, 1664-1665
    regiões adicionais, 1666-1667
    regulação do circuito central, 1663-1664
  visão geral, 1743

Trato urinário superior
  anomalias da ascensão de
    ectopia renal cefálica, 2986
    ectopia renal simples, 2985-2986, 2987f, 2985e3f
    rim torácico, 2988, 2988f-2989f
  anomalias de forma e fusão de
    ectopia renal cruzada, 2988-2993, 2990f-2991f, 2988e1f
    rim em ferradura, 2993-2996, 2994f-2995f
  anomalias de número
    agenesia renal bilateral. *Ver* Agenesia renal bilateral
    agenesia renal unilateral. *Ver* Agenesia renal unilateral
    rim supranumerário, 2984-2985, 2985f, 2985e1f-2985.e2f
  anomalias do
    sistema de coleta, anomalias da vasculatura renal. *Ver* , 2996-2997, 2996q, 2997f, 2996.e1f
    sistema de coleta. *Ver* Trato urinário superior
  cálculos de
    renal. *Ver* Cálculo renal
    ureteral. *Ver* Cálculo ureteral
  carcinoma de células transicionais, ureteroscopia para, 142-143
  defeitos, na extrofia da bexiga, 3189-3191, 3190f
  deterioração de
    com defeitos do tubo neural, 3274-3275, 3275f
    com hiperplasia prostática benigna, 2455
    intervenção precoce para, 3276
  disfunção, 3331
  drenagem de
    cateteres usados para, 120-121, 120t, 121f
    cateterização suprapúbica, 124-126, 125f
    complicações de, 123-124
    considerações anatômicas para, 119
    formação do biofilme durante, 134
    indicações para, 119-120, 120f
    observações históricas sobre, 119
    técnica de cateterismo uretral para, 121-123, 123f
  hematúria relacionada, 193-194, 193q-194q
    condições vasculares causando, 194
    doença renal causando, 194
    hematúria essencial lateralizante e, 194
  imagem de, 56, 57f
    avaliação diagnóstica MH, 187
  imagem pediátrica de
    TC, 2918
    ultrassonografia, 2913, 2915f
    radiografia convencional e fluoroscopia, 2916-2918, 2919f
    MRI, 2915
    TC, 2918, 2920f
    ultrassonografia, 2911-2913, 2913f-2916f
  trauma, renal. *Ver* Lesões renais
  urotélio de
    anormal, 1369-1371
    normal, 1369, 1369f-1370f
  válvulas posteriores da uretra e, 3254-3255, 3254t, 3256f

Trauma
  bexiga urinária, 2385-2388
  da genitália externa, 2379-2385, 916e3q
    pênis, 941, 944-945, 2379-2382, 3372, 3372f, 916e1-2, 916e1f
    perda de pele genital, 2384-2385, 2384f-2385f, 916e1-916.e2
    testículos, 2382-2384, 2383f
  da medula espinal. *Ver* Lesão medular
  função LUT e, 1699
  genitourinário. *Ver* Trauma genitourinário
  iatrogênico. *Ver* Trauma iatrogênico
  renal. *Ver* Lesões renais
  úlceras genitais não infecciosas causadas por, 401-402, 402f
  ureteral. *Ver* Lesões ureterais
  uretral, 2388-2392

Trauma contuso
  renal, 1148
    imagem de, 1149-1150
    manejo não operatório de, 1152
    trombose da artéria renal com, 1155, 1156f
  ureteral, 1157, 1157t
    diagnóstico de, 1160-1161

Trauma da radiação, do pênis, 916e2
Trauma eletrocirúrgico
  durante cirurgia laparoscópica e robótica, 220-221, 220f

Trauma genitourinário
  em pacientes geriátricos, 2099e11
  pediátrico. *Ver* Trauma genitourinário pediátrico
  triagem para, paciente pediátrico comparado ao adulto, 3538, 3539q

Trauma genitourinário pediátrico
  avaliação do, 3538-3545
    arteriografia para, 3541-3542
    avaliação com ultrassonografia focada no trauma, 3538-3539
    avaliação radiológica, 3539
    classificação do trauma do sistema renal para, 3539, 3539t, 3540f-3543f
    imagem no acompanhamento radiográfico, 3544-3545, 3546f
    pielografia retrógrada para, 3542-3544
    tomografia computadorizada abdominal e pélvica em, 3539
  bexiga, 3552-3553
    classificação do, 3553
    comentários gerais sobre, 3552
    diagnóstico de, 3553
    diferenças entre crianças e adultos em, 3552-3553
    tratamento de, 3553
  comentários gerais sobre, 3538
  escrotal, vulvar e testicular, 3558
    colocação de dreno perinéfrico para, 3542-3544
    nefrostomia percutânea, 3542-3544
    tratamento de
      hidronefrose pré-existente e, 3549-3550
    lesão da junção ureteropélvica com, 3549-3550, 3550f-3551f
  manejo de complicação para, 3540-3541
  peniana, 3557-3558
  trauma renal, 3545-3549, 3546t
    atividades e recomendações de acompanhamento, 3548-3549, 3549t
    dor crônica no flanco, 3548
    hipertensão com, 3548
    lesões vasculares, 3547
    terapia cirúrgica para, 3547
    terapia não cirúrgica para, 3545-3547
  triagem para, paciente pediátrico comparado ao adulto, 3538, 3539q

Trauma genitourinário pediátrico *(Cont.)*
  ureteral, 3550-3552
    externa, 3550-3551
    iatrogênica, 3551-3552
  uretral, 3554-3557
    anterior, 3554-3555
    apresentação de/manifestações, 3554
    avaliação de reparo tardio, 3555, 3556f
    diagnóstico de, 3554
    diferenças entre pacientes pediátricos e adultos no, 3554
    disfunção erétil após, 3557
    feminino, 3557
    fraturas pélvicas e, 3554
    incontinência urinária, 3557
    princípio de Mitrofanoff após, 3557
    reparo de, 3554
    reparo endoscópico de, 3555-3556
    retalhos nas uretroplastias, 3556-3557
    uretroplastia de anastomose, 3556

Trauma iatrogênico, cateterização causando, 124
Trauma penetrante
  da bexiga urinária, 2386
  escrotal, 2383
  peniana, 2381, 916e1
  renal, 1148
    imagem de, 1149-1150
    manejo não operatório de, 1152
    trombose da artéria renal com, 1155, 1156f
  ureteral, 1157-1158, 1157t
    diagnóstico de, 1160-1161

Trauma renal. *Ver* Lesões renais
Trauma ureteral. *Ver* Lesões ureterais
Treinamento da bexiga
  evidência, 1890
  para incontinência urinária, 1886f, 1889-1890
Treinamento de hábito, 1891
Treinamento dos músculos do assoalho pélvico (TMAP)
  avaliação GFP para, 1883
  biofeedback para, 1887-1888, 1887f-1888f
  comunicado para, 1884, 1885q
  cones vaginais para, 1885-1886, 1885f
  ensino de, 1883-1884
  evidência para, 1884-1885
  níveis de evidência e recomendações para, 1877t-1878t
  para SUI, 1716, 1884
  regimes de exercícios, 1884, 1884q
  visão geral, 1883-1886

Triagem de desejo sexual diminuído (DSDS), 753e2
Triagem transneuronal, 1663-1664
Triamtereno, na formação do cálculo, 1197
  manejo cirúrgico de, 1243e3
  manejo médico de, 1231
Triangulação de orientação fluoroscópica, 163-165, 165f
Triângulo anal
  feminino, 1603
  masculino, 1617f-1619f, 1628-1629
Triângulo anorretal, 1940f, 1941
Triângulo lombar de Grynfeltt. *Ver* Incisura lombar
Triângulo lombar superior. *Ver* Incisura lombar
Tricomicose axilar. *Ver* Infecção corinebacteriana
Tricomonas, 372-373
Tricomoníase, 381, 381t
Trifosfato de adenosina (ATP)
  em função ureteral, 992-993
  liberação de urotélio, 1639-1640
  na ATN, 1046
Triglicerídeos, doença urológica e, 551
Triglicina mercaptoacetil com tecnécio 99m (99mTc-MAG3), 38, 38f-39f, 2921, 2922f-2923f

Trígono da bexiga, 1626-1627, 1628f
Trígono urogenital, 1939-1941, 1940f
　feminino, 1603
　masculino, 1612f, 1619f, 1625f, 1629-1630, 1629f
Trimetoprim (TMP)
　efeitos de creatinina sérica de, 1060-1061
　para UTIs, 266, 267t, 296t
Trino em realidade virtual, para cirurgia laparoscópica e robótica, 224e3, 224e3f
Trocarte EndoTIP, para alcançar o acesso transperitoneal e estabelecer pneumoperitônio, 200e1, 200e1f
Trocartes
　no *sling* da uretra média, prejuízo para trato urinário com, 2028
　para acesso laparoscópico e robótico
　　complicações relacionadas à colocação de, 217-220, 219f
　　em pacientes pediátricos, 2966, 2967f, 2969, 2970q, 2970f-2972f
　　EndoTIP, 200e1, 200e1f
　　para acesso laparoscópico e robótico, 202-205, 203f, 203e1f-203.e2f
　　posicionamento para cirurgia renal laparoscópica em modificações
　　　à assistidas à mão, 1451-1452, 1451f-1452f
　　　abordagem retroperitoneal, 1448-1450, 1450f-1451f
　　　abordagem transperitoneal, 1447-1448, 1447f-1449f
　　　LESS e NOTES, 1453-1454, 1453f-1454f, 1455t
　　　modificações à assistidas mão, 1452-1453, 1453f
Trombectomia da veia cava, 1433-1445, 1445q
　complicações perioperatórias de, 1444-1445
　considerações pré-operatórias para, 1433, 1434f, 1435t, 1436f
　filtração IVC e interrupção permanente de trombo, 1444
　nível III-IV
　　abordagem intra-abdominal e intratorácica combinada, 1441, 1441f, 1441e1f
　　técnica de abordagem intra-abdominal, 1436-1440, 1438f-1441f, 1439e1f
　nível II, técnica do tumor do lado esquerdo, 1435-1436, 1438f, 1435e1f
　nível I, técnica do tumor do lado direito, 1433-1435, 1437f, 1433e1f
　substituição e interrupção da VCI em, 1443-1444, 1443f-1444f
　técnicas de *bypass* para, 1441-1443, 1442f-1443f, 1442.e1f, 1443e1f
Trombo de tumor venoso
　nefrectomia laparoscópica radical para, 1470
　no carcinoma de células renais, 1328, 1330-1331, 1334, 1336-1340, 1354-1358, 1355q, 1356f-1357f, 1470
　para cirurgia. *Ver* Trombectomia da veia cava
Tromboembolia venosa (TEV) após acesso percutâneo ao sistema coletor do trato urinário superior, 181
　após RPLND, 834-835
　profilaxia para
　　em pacientes pediátricos, 2959-2960
　　para cirurgia laparoscópica e robótica, 223
　　pré-operatório, 108-109, 108t-109t, 109q
Trombo, filtração da IVC e interrupção permanente, 1444
Trombose da artéria renal, neonatal, 2891
Trombose da veia renal (RVT)
　AKI causada por, 1049
　neonatal, 2891
　pré-natal, 2885, 2885f

Trombose. *Ver também* , 1049
Trombose venosa profunda (DVT)
　após cirurgia laparoscópica e robótica, 223
　após cistectomia, nefrectomia e prostatectomia, 90
　após prostatectomia radical retropúbica, 2657
　profilaxia para
　　em pacientes pediátricos, 2959-2960
　　para cirurgia laparoscópica e robótica, 223
　　pré-operatório, 108-109, 108t-109t, 109q
Trombo tumoral da veia renal, nefrectomia laparoscópica radical para, 1470
Trombo tumoral. *Ver* Trombo tumoral venoso
Trometamol de fosfomicina, para UTIs, 267, 267t
Tronco anterior, 1616-1617, 1618t
Tronco encefálico
　mecanismos moduladores da bexiga, 1663, 1666f
　neurotransmissores e moduladores dentro, 1664-1665
Tronco lombossacral, 1619, 1620f, 1622t
Tropomiosina (TM), 1641-1642, 1643f
TRPA1, 1655-1656
TRPM8, 1656
TRPV4, 1655
TRUS. *Ver* Ultrassonografia transretal
TSC. *Ver* Complexo da esclerose tuberosa
TST. *Ver* Teste tuberculínico cutâneo
TT. *Ver* Terapia com testosterona
Tubas uterinas (trompas de Falópio)
　anatomia das, 1606
　para diversões urinárias continentes, 3363
Tuberculose extensivamente resis*tente* aos medicamentos/drogas, 432
Tuberculose genitourinária (GUTB), 421
　câncer renal, 467, 468t, 471-472, 1321-1325, 1322t-1323t, 1323f
　câncer testicular, 467, 474-475, 3591
　desenvolvimento da, 422
　diagnóstico de, 423-424
　　cultura, 424
　　histopatologia, 424
　　radiografia, 425-427, 425f-427f
　　testes de amplificação do ácido nucleico, 424
　　testes de triagem, 424-425, 425q
　manejo, em situações especiais, 432
　manifestações clínicas e patológicas da, 422
　　bexiga, 423
　　epidídimo, canal deferente, testículos e escroto, 423
　　pênis e uretra, 423
　　próstata e vesículas seminais, 423
　　rim, 422-423
　　ureter, 423
　recidiva, 432
　transmissão e resposta imune do hospedeiro, 421-422
　tratamento de, 427-432
　　terapia cirúrgica, 430-432
　　terapia médica, 428-430, 429t-430t
　　tumor de Wilms, 468t, 3568-3570, 3568t, 3574
　UTUC, 1375-1376
Tuberculose multirresis*tente* à fármacos/drogas, 432
Tuberculose resis*tente*, 432
Tuberculose (TB), 421
　disfunção do trato urinário inferior e, 1786-1787
　epidemiologia da, 421
　fármaco-resis*tente*, 432
　genitourinária. *Ver* Tuberculose genitourinária
　história, 421
　microbiologia, 421

Tubérculos púbicos, 1598f, 1612f
Tubos circulares de nefrostomia, 172, 173f
Tubos de nefrostomia
　após cirurgia percutânea do sistema coletor do trato urinário superior, 170, 174q
　adjuntos para drenagem sem tubos, 174
　cateter-balão, 170-171, 171f
　cateteres de Cope, 171, 172f
　cateteres de Malecot, 171, 171f
　considerações gerais para, 172-173
　desalojamento de, 181
　drenagem sem tubos com *stent* ureteral, 173-174, 174f
　drenagem totalmente sem tubo, 174
　stents nefroureterais, 171-172, 172f, 171e1f
　tubos de nefrostomia circular, 172, 173f
　complicações de, 133-134
　formação de biofilme em, 134
　indicações para, 133-134
　materiais e desenho de, 133, 133f
　nota histórica sobre, 132
Túbulo coletor cortical (CCT), funções do, 1018-1019, 1018f-1019f
Túbulo coletor, funções do, 1018-1019, 1018f-1019f
Túbulo coletor medular (MCT), funções do, 1019
Túbulo conector (CNT), funções do, 1018
Túbulo contorcido distal (DCT), as funções de, 1018
Túbulo contorcido proximal (PCT), funções do, 1013-1015, 1014f-1016f
Túbulo distal, funções do, 1018
Tubulogênese, 2832-2833, 2832f
Túbulos renais
　e apoptose, 1100
　funções dos, 1012-1013, 1013f-1014f, 1019q
　　alça de Henle, 1015-1018, 1016f-1017f
　　PCT, 1013-1015, 1014f-1016f
　　túbulo coletor, 1018-1019, 1018f-1019f
　　túbulo distal, 1018
　obstrução do trato urinário e, 1095-1096
Túbulos seminíferos, 498, 499f, 502, 518-519, 519f-521f, 523
　células de Sertoli nos. *Ver* Células de Sertoli
　células germinativas. *Ver* Células germinativas
TUI. *Ver* Incisão transuretral
TUIP. *Ver* Incisão transuretral da próstata
TU. *Ver* Undecanoato de testosterona
Tumescência peniana e monitoramento da rigidez, 654-655, 655f
TUM. *Ver* Mobilização urogenital total
Tumor cerebral
　bexiga neurogênica com, 3293
　disfunção do trato urinário inferior com, 1765
Tumor de Buschke-Löwenstein, 846e1f, 846e4, 846e4q. *Ver também* Carcinoma verrucoso
Tumor de células da granulosa, de testículo, 812
Tumor de células da granulosa juvenil, 3595
Tumor de Wilms, 1361t, 1364, 3567-3568, 3581q
　avaliação pré-operatória, 3572-3573
　　estadiamento, 3574, 3574t
　　fatores prognósticos, 3574
　　imagem, 3573-3574, 3573f
　biologia e genética do, 468t, 3568-3570, 3568t, 3574
　epidemiologia do, 3568
　patologia do, 3570
　　anaplasia, 3571
　　após a quimioterapia pré-operatória, 3571-3572
　　histologia favorável, 3570-3571, 3571f
　　restos nefrogênicos, 3572, 3572f
　tratamento
　　eliminando preconceitos, 2471-2472

Tumor de Wilms *(Cont.)*
    estratégias futuras para, 2503f
    eventos adversos, 2472
    impacto, 2473
    medidas de resultados quantitativos para, 2470-2471
    pontos clínicos de, 2470
    prevenção na, 2473
    segurança e eficácia de, 2470-2472
    seleção de candidatos para, 2473
    tamanho da amostra, 2472
  triagem para, 3570, 3570f, 3571t
Tumor de Wilms anaplásico, 3571
Tumor de Wilms clássico, 3570-3571, 3571f
Tumor de Wilms familiar, 3569
Tumores adenomatoides, de anexos testiculares, 813
Tumores carcinoides, dos rins, 1361t, 1363
Tumores da bexiga
  benigna, 2184-2185
    adenoma nefrogênico, 2184-2185
    cistite cística, 2185
    cistite glandular, 2185, 2185f
    leucoplasia, 2184
    metaplasia epitelial, 2184
    papiloma, 2184, 2185f
    papiloma invertido, 2184
    pediátricos, 3589
  malignos. *Ver* Câncer de bexiga urinária
    não urotelial, 2201-2203, 2203q
      câncer da uretra prostática, 2202-2203, 2203f
      sarcomas, 2201-2203
Tumores da pelve renal, cirurgia aberta poupadora de néfrons para, 1384-1385, 1385f
vascular
  filtração glomerular. *Ver* Velocidade de filtração glomerular
  fluxo sanguíneo. *Ver* Fluxo sanguíneo renal
Tumores das células de Leydig, 811-812, 3595, 3595f
Tumores de células de Sertoli, 812, 3595
Tumores de células germinativas (GCTs)
  em pacientes pediátricos femininos, 3590
  testicular. *Ver* Tumores de células germinativas testiculares
Tumores de células germinativas testiculares (TGCTs), 784, 789q
  alterações genômicas em, 467, 474-475, 3591
  apresentação inicial/manifestações, 789
  classificação histológica da, 786, 786q
    coriocarcinoma, 788f, 787
    EC, 788f, 788
    ITGCN, 786
    seminoma, 787, 788f
    seminoma espermatocítico, 787
    teratoma, 788f, 788-789
    YSTs, 788f, 788
  com criptorquidia, 3450-3452, 3451f
  epidemiologia de, 784-785
  estadiamento clínico, 791, 792, 795q
    classificação prognóstica de tumores de células germinativas avançados, 793-794, 794t
    criopreservação de esperma e, 794
    estudos de imagem, 792-793, 793f
    marcadores tumorais séricos, 793
    na imagem torácica e, 793
    sistema TNM, 791
  fatores de risco para, 784-785
  patogênese e biologia do, 785-786
  pediátrico, 3591, 3593-3594, 3594f
  testes de diagnóstico e manejo inicial de, 792q
    biópsia de testículo contralateral, 791
    marcadores tumorais soro, 790-791

Tumores de células germinativas testiculares (TGCTs) *(Cont.)*
    orquiectomia parcial, 791
    orquiectomia radical, 791
    para suspeita de TCG extragonadal, 792
    ultrassonografia escrotal, 790, 790f
  tratamento de
    dispositivos, 759-760
    farmacoterapia oral, 760, 760e1
    psicossocial, 759
Tumores de células germinativas (TTNSCG não seminoma), 784
  manejo de massa residual após, 801-805, 803t
  tratamento de, 795, 796q, 806q
    quimioterapia, 798-801, 799t, 804-806
    recidiva após, 804-806
    tumores em estádio clínico IIC e III, 800
    tumores em estádio clínico IS, 800
    tumores em estádios IIA e IIB, 799-800
    tumores estágio clínico I, 796-800, 798t-799t
Tumores de células intersticiais renomedular, 1312
Tumores de células justaglomerulares, renal, 1312
Tumores de ovário, em pacientes pediátricos, 3590
Tumores do cordão sexual-estromal (SCSTs), 811-812
  tratamento de RPLND, 836, 836q
Tumores do estroma gonadal, em pacientes pediátricos do sexo masculino, 3595, 3595f
Tumores do rim. *Ver* Tumores renais
Tumores do saco vitelino (YSTs)
  em pacientes pediátricos do sexo feminino, 3590
  modificado, 3205f-3206f
  resultado com, 3336
  técnica para, 3336
  testicular
    em pacientes pediátricos, 3594, 3594f
    histologia, 788f, 787
Tumores do trato urinário superior
  benignos
    outros, 1371
    papiloma, 1369-1370
  malignos. *Ver* Malignidades do trato urinário superior
  ninhos de von Brunn, 1369-1370
  teste UPSA. *Ver* Teste ultrassensível para antígeno específico da próstata
Tumores epiteliais estromais e mistos (MESTs), renal, 1309-1310, 1310q, 1311f
Tumores. *Ver também* Malignidade; Oncologia*Ver também* tumores específicos
  cistoplastia de aumento e formação de, 3353
  dor causada por, 1-2
  pediátricos. *Ver* Oncologia pediátrica
Tumores mesenquimais, da próstata, 2599
Tumores mesenquimais e epiteliais mistos, renal, 1309, 1310q, 1310f-1311f
Tumores penianos, 846
  lesões cutâneas pré-malignas, 846e1
    papilomavírus não humanos, 846e1-846.e2, 846e1f
    relacionadas com o vírus, 846e2-846.e4, 846e4q
    tumor de Buschke-Lowenstein, 846e1f, 846e4, 846e4q
  malignos. *Ver* Câncer do pênis
Tumores relacionados a vírus, do pênis, 846e2, 846e4q
  HPV, 847-849, 846e2-846.e3
  papulose bowenoide, 846e3
  sarcoma de Kaposi, 846e3-846.e4

Tumores renais
  avaliação radiográfica de, 1314-1318, 1315q, 1316f
    MRI, 50-61, 53f-55f, 1316, 1317f
    pré-natal, 2910, 2911f
    TC, 45, 46f, 1316-1317, 1316f
    ultrassonografia, 63, 64f, 1316
  benignos, 1300
    adenoma metanéfrico, 1303-1304, 1303f-1304f, 1304q
    adenoma papilar, 1302-1303, 1303q
    angiomiolipoma, 1306-1309, 1307f, 1309q
    cistos. *Ver* Cistos renais
    leiomioma, 1310-1312, 1311f, 1312q
    mesenquimal e epitelial misto, 1309, 1310q, 1310f-1311f
    MEST, 1309-1310, 1310q, 1311f
    nefroma cístico, 1309, 1310q, 1310f
    oncocitoma, 1304-1306, 1304f, 1306q, 1306f
    outros, 1312, 1312q
  classificação da, 1314, 1315q
  maligno. *Ver* Malignidades renais
  pediátrica
    trato urinário inferior e genitália, 2921
    trato urinário superior, 2918, 2920f
  técnicas cirúrgicas para. *Ver* Cirurgia renal
Tumores retrocrurais, ressecção de, 824, 824f
Tumores supradiafragmáticos, tumores testiculares com, 823-824, 824f
Tumores suprarrenais. *Ver também* Cirurgia suprarrenal
  avaliação de, 1566
    avaliação da função, 1571-1575, 1572q, 1573f, 1574t, 1575q
    biópsia, 1570-1571, 1571q, 1571f
    imagem, 1567-1570, 1568f-1569f, 1569q
    incidentalomas suprarrenais, 1566, 1567t
    indicações cirúrgicas, 1575, 1575f, 1576q
    tamanho e crescimento, 1569-1570, 1570q, 1570f, 1579
  MRI de, 47-49, 48f-51f, 52t
  pediátricos, neuroblastoma. *Ver* Neuroblastoma
  pré-natal, 2885-2886
  síndrome de Cushing e, 1535
  terapia ablativa para, 1594-1595
Tumores testiculares
  como malignidades urológicas não definidores de AIDS, 385
  imagem pediátrica de, ultrassonografia, 2915, 2918f
  incidental não palpável, 965, 965f, 965t
  maligno. *Ver* Câncer Testicular
Tumores ureterais
  benignos
    outros, 1371
    papiloma, 1369-1370
  malignos. *Ver* Malignidades ureterais
Tumores uretrais
  benignos, 879
    FEPs, 879
    hemangiomas, 879
    leiomiomas, 879
  malignos. *Ver* Câncer uretral
Tumor fibroso solitário, renal, 1312
Tumor miofibroblástico inflamatório (IMT), em pacientes pediátricos, 3589
Tumor neuroectodérmico primitivo (PNET), do rim, 1361t, 1364
Tumor plasmocitoides, 2201
Tumor rabdoide renal (RTK), em pacientes pediátricos, 3579
Tumor residual, após tratamento
  NSGCTs com, 801-805, 802t
  seminomas com, 809

TUMT. *Ver* Terapia transuretral por micro-ondas
TUNA. *Ver* Ablação por agulha transuretral
Túnel extramural revestido de serosa, para diversão urinária ortópica, 2355-2357, 2357f
Túnica albugínea, 498, 499f, 502f, 519, 612-614, 613f, 614t, 617t, 722
 na fratura peniana, 2379
Turbidez, da urina, 13
TURBT. *Ver* Ressecção transuretral de tumores da bexiga urinária
TURED. *Ver* Ressecção transuretral dos ductos ejaculatórios
TUR. *Ver* Ressecção transuretral
TURP. *Ver* Ressecção transuretral da próstata
TUU. *Ver* Transureteroureterostomia
TUVP. *Ver* Vaporização transuretral da próstata

U

UA. *Ver* Urinálise
UCBSCs. *Ver* Células-tronco do cordão umbilical
UCLA Integrated Staging System (UISS), para RCC, 1341
UD. *Ver* Divertículo uretral
UDS do globo ocular, 1706
UDS. *Ver* Estudo urodinâmico
UDS Multicanal, 1706, 1730f
UI. *Ver* Incontinência urinária
UISS. *Ver* UCLA Integrated Staging System
Úlceras aftosas, 400-401, 401f
Úlceras de pressão de, 2092
Úlceras genitais
 DSTs, 373, 373t
  cancroide, 373t, 377-378, 377f
  granuloma inguinal, 378
  herpes, 373t, 376-377, 376f, 377t
  HPV, 378-380, 379f
  linfogranuloma, 373t, 378
  molusco contagioso, 380-381, 380f
  pediculose púbica, 380
  sarna, 380, 380f
  sífilis, 373-376, 373t, 374f, 375t
  vaginite, 381-382, 381t
 não infecciosas, 400, 400q
  causas traumáticas, 401-402, 402f
  pioderma gangrenoso, 401, 402f
  úlceras aftosas e doença de Behçet, 400-401, 401f
Úlceras genitais não infecciosas, 400, 400q
 causas traumáticas, 401-402, 402f
 pioderma gangrenoso, 401, 402f
 úlceras aftosas e doença de Behçet, 400-401, 401f
Úlceras. *Ver* Úlceras genitais
Ultrassonografia, 63, 84q
 armazenar documentação e imagem, 72-73, 72f
 avaliação de tumor renal, 63, 64f, 1316
 avaliação pré-tratamento, 1237
 avanços, 2722-2727
 cálculo renal de, 1091
 clínica urológica
  escroto, 70f-71f, 77-80, 78f-80f
  pênis e uretra masculina, 80-82, 81f-82f
  renal, 73-75, 74f
  transabdominal pélvica, 75-77, 75f-77f
  TRUS de próstata, 83-84, 83f
 Complexo extrofia-epispadias, 3191-3192, 3192f
 da bexiga antenatal, 3173
 da pelve feminina, 1609-1610, 1610f
 de anomalias ureterais, 3081, 3082f-3083f
 de fratura peniana, 2380, 2380f
 de testículos, 501, 501f
  aplicações processuais de, 79
  indicações para, 78

Ultrassonografia *(Cont.)*
 lesão para, 2383, 2383f
 limitações da, 80, 80f
 resultados normais em, 78, 78f-79f
 sonoelastografia, 70f-71f, 79-80
 técnica de, 77
de válvula de uretra posterior, 3257, 3257f
do epidídimo, 503, 504f
do pênis, para carcinoma de células escamosas, 851
Doppler. *Ver* Ultrassonografia com Doppler
em agentes de contraste, 72
escrotal, 501, 571-572, 572f
 achados normais na, 78, 78f-79f
 aplicações processuais de, 79
 indicações para, 78
 limitações da, 80, 80f
 para GCTs, 790, 790f
 sonoelastografia, 70f-71f, 79-80
 técnica de, 77
fusão com, biópsia da próstata para, 2724-2727, 2725f-2727f
história de, 63-64, 64f
imagem de ressonância magnética multiparamétrica
imagem pré-natal com, 2909-2911, 2910f-2912f
modos de
 composição espacial, 69-70
 digitalização harmônica, 69, 70f
 Doppler, 69
 em escala de cinza, 68-69
 sonoelastografia, 70-71, 70f-71f
 varredura tridimensional, 71-72, 72f
na avaliação da massa suprarrenal, 1567
na avaliação da prostatite, 315-316
na litotripsia por onda de choque, 1267
na radiologia suprarrenal, 1526
orientação de acesso percutâneo com, 162-163, 163f
para AKI, 1049
para cálculo ureteral, 1091
para disfunção da bexiga urinária e do intestino, 3304, 3304f
para distúrbios do assoalho pélvico, 1708
para obstrução da junção ureteropélvica, 1105
para obstrução do trato urinário, 1091
para triagem de hipertensão renovascular, 1032, 1032q
para UTIs, 253, 276-277, 277f, 2940-2941
pediátrica
 trato urinário inferior e genitália, 2921
 trato urinário superior, 2918, 2920f
pós-natal, 2911, 2913f-2914f
práticas de acreditação para, 84
princípios físicos da, 64-65, 65f
 artefatos, 67-68, 67f-69f
 geração de imagem, 65, 65f
 mecanismos de atenuação, 66-67, 66f-67f, 66t
 resolução, 65-66, 66f
renal, 969, 969e1f
segurança do paciente em, 73
transretal. *Ver* Ultrassonografia transretal
triagem do tumor de Wilms com, 3570, 3570f
uretral, 511f
urologia pediátrica, 2903-2905, 2905f
Ultrassonografia colorida com Doppler, 69
 para obstrução do trato urinário, 1091
 transretal, para biópsia da próstata, 2588-2589, 2589f-2590f
Ultrassonografia com Doppler, 69
 colorida. *Ver* Ultrassonografia com Doppler colorido
 para obstrução do trato urinário, 1091
 para triagem de hipertensão renovascular, 1032, 1032q

Ultrassonografia de digitalização harmônica, 69, 70f
Ultrassonografia Doppler Duplex, para triagem da hipertensão renovascular, 1032, 1032q
Ultrassonografia Duplex, na ED, 651-652, 651f-652f
Ultrassonografia em escala de cinza, 68-69
Ultrassonografia focada
 para litotripsia por onda de choque, 1267
Ultrassonografia pélvica transabdominal
 aplicações processuais da, 76
 em achados normais, 75-76, 75f-77f
 indicações para, 75
 limitações da, 76-77
 técnica de, 75
Ultrassonografia pélvica, transabdominal. *Ver* Ultrassonografia pélvica transabdominal
Ultrassonografia perineal, do pênis e uretra masculina, 80, 81f
Ultrassonografia pós-natal, 2911, 2913f-2914f
Ultrassonografia Power Doppler, 69
 transretal, para biópsia da próstata, 2588-2589, 2589f-2590f
Ultrassonografia renal
 achados normais na, 74, 74f
 aplicações processuais de, 74-75
 do refluxo vesicoureteral, 3145-3146
 indicações para, 73
 limitações da, 75
 para pielonefrite aguda, 276-277
 técnica de, 73
Ultrassonografia transretal (USTR), 572-573
 da próstata, 83-84, 83f, 508, 508f, 2579
  anatomia para, 2579, 2580f-2581f
  após tratamento, 2583
  cálculo de volume, 2581-2582
  câncer, 2582, 2582f
  configurações da máquina para, 2580
  Doppler colorido, 2588-2589, 2589f-2590f
  elastografia, 2589, 2590f
  em tons de cinza, 2579-2583
  lesões císticas, 2582, 2582f
  manipulação de sonda, 2580-2581, 2581f
  outras doenças malignas e, 2583
  para biópsia, 83-84
  power Doppler, 2588-2589, 2589f-2590f
  Prostate HistoScanning, 2590
  técnicas de investigação para, 2590-2592, 2591f
  técnicas para, 2580-2581
 da vesícula seminal, 958-959, 958f
 da vesícula seminal e ductos ejaculatórios, 505
 de vasos deferentes, 505
UMN. *Ver* Neurônio motor superior
Um rim, modelo de um clipe, da hipertensão renovascular, 1029, 1030f
Undecanoato de testosterona (TU), 544-545, 544t
Unidades de Hounsfield (HU), 41
UPEC. *Ver E. coli* uropatogênica
UPJ. *Ver* Junção uteropélvica
UPJO. *Ver* Obstrução da junção ureteropélvica
UPP. *Ver* Perfil da pressão uretral
Úraco, 1616f, 1623
 anatomia do, 3175, 3175f
 anomalias do, 3175-3177, 3176f, 3177q
  cisto uracal, 3177
  divertículo vesicouracal, 3177
  seio umbilical-úraco, 3177
  úraco patente, 3176-3177, 3177f
 cirurgia do, 2267-2268
  avaliação para, 2267
  complicações com, 2268
  indicações para, 2267

Úraco (Cont.)
  resultados esperados com, 2268
  técnica para, 2267, 2268f
  desenvolvimento do, 3173
Uraco patente, 3176-3177, 3176f-3177f
URA. Ver Agenesia renal unilateral; Fator de resistência da uretra
Urease, produção bacteriana, 1194, 1194f, 1195t, 1213, 1214t
Urecolina. Ver Betanecol
Ureia
  estimativa do GFR com, 1009
  no túbulo coletor, 1019
Ureter
  acesso ao, para ureteroscopia, 150
  anatomia doe, 968f, 973-974, 973f, 975q, 974e1f, 968e1f
    artérias, veias e drenagem linfática, 975, 975e1f
    celular, 978
    endoscópica, 975-976, 976q, 976e1f
    microscópica, 975, 975e1f
    pélvico, 1619f, 1623
    radiológico, 974-975, 975q
    suprimento nervoso do, 975
  anomalias vasculares envolvendo, 3099-3100
  desenvolvimento do, 2834-2836
    anomalias. Ver Anomalias ureterais
  dissecação de, para nefrectomia simples, 1454, 1456f
  duplicação do, refluxo vesicoureteral e, 3151, 3151e1f
  envolvimento câncer de bexiga músculo-invasivo, 2228-2229
  herniação, 3101
  manejo cirúrgico de, para UTUC, 1377-1379, 1378f-1380f, 1381-1382
  na síndrome de Prune-belly, 3235, 3236f-3237f
  na tuberculose genitourinária, 423
  no transplante renal, 3533
  pré-natal, 2874-2875, 2875f
  regeneração do, 492, 492e1
  retrocaval. Ver Ureter retrocaval
  segmento aperistáltico do, 1104, 1105f
  transecção, na cistectomia radical roboticamente assistida, 2270, 2270f
  transposição, na cistectomia radical roboticamente assistida, 2273-2274, 2275f
  ultrassonografia transabdominal pélvica, 75-77, 76f
  urotélio do
    anormal, 1369-1371
    normal, 1369, 1370f
Ureter ectópico. Ver também Anomalias ureterais
  descrição anatômica do, 3075, 3076f
  ureterostomia para, 3096
Ureteres
  bífidos, 3097-3098
  quádruplos, 3098
  triplicação dos, 3098
Ureteres bífidos, 3097-3098
Ureteretomia aberta distal, para UTUC, 1378, 1378f, 1381-1382
Ureteretomia distal, para UTUC, 1381-1382
  aberta, 1378, 1378f, 1381-1382
  e neocistostomia direta ou ureteroneocistostomia com engate do músculo psoas ou retalho de Boari, 1385-1386, 1387f
  laparoscópica, 1379, 1380f, 1381-1382, 1388
  robótica, 1388
Ureteretomia distal robótica, para UTUC, 1388
Ureteretomia laparoscópica distal, para UTUC, 1379, 1380f, 1381-1382, 1388

Ureteretomia, para UTUC, 1381-1382
  aberta, 1378, 1378f, 1381-1382
  e neocistostomia direta ou ureteroneocistostomia com hitch (engate) do músculo psoas na bexiga ou retalho de Boari, 1385-1386, 1387f
  laparoscópica, 1379, 1380f, 1381-1382, 1388
  robótica, 1388
  segmentar aberta, 1385, 1386f
Ureteretomia segmentar aberta, para UTUC, 1385, 1386f
Ureteretomia segmentar, para UTUC, 1385, 1386f
Ureterocalicostomia
  lesão ureteral para, superior, 1162
  para obstrução da junção ureteropélvica à retalho tubularizada desmembrada laparoscópica, 1122
    cirurgia aberta, 1115
    com pielolitotomia concomitante, 1122
    procedimentos de salvamento, 1124-1125
    resultados da, 1120-1122, 1121f
Ureterocalicostomia laparoscópica, para obstrução da junção ureteropélvica, 1122
Ureterocele prolapsada, 3457-3458, 3458f
Ureteroceles. Ver também Anomalias ureterais
  descrição anatômica de, 3075-3077, 3076f-3077f
  disfunção miccional e, 3097
  excisão, e reimplante da bainha, 3091-3094, 3092f-3094f
  incisão transuretral para, 3094-3096, 3095f-3096f
  resultados esperados de refluxo após, 3096
  pré-natal, 2879, 2879f
  prolapso, 3080, 3080f, 3457-3458, 3458f
  saída da bexiga e, 3084-3085, 3085f
Ureterocistoplastia, 3356-3357, 3357f
Ureterografia
  anterógrada. Ver Ureterografia anterógrada
  retrógrada. Ver Ureterografia retrógrada
Ureterografia retrógrada, de lesões ureterais, 1161
Ureterólise laparoscópica, para fibrose retroperitoneal, 1146
Ureterólise, para fibrose laparoscópica retroperitoneal, 1146
  aberta, 1145-1146, 1146f
Ureteroneocistostomia. Ver também Reimplante ureteral
  para estenose ureteral, 1135
    engate do psoas laparoscópico, com, 1136
    engate psoas aberto com, 1135-1136, 1136f-1137f
    minimamente invasiva, 1135, 1135f
    retalho de Boari aberto com, 1136-1137, 1138f
    retalho de Boari laparoscópico com, 1137-1139
  para lesões ureterais, inferiores, 1163
  para UTUC, 1385-1386, 1387f
Ureteroneocistostomia laparoscópica, para doença da estenose ureteral, 1135, 1135f
  com hitch (engate) do psoas, 1136
  com retalho de Boari, 1137-1139
Ureteropieloscopia, tratamento de UTUC com, 1388-1389
  resultados, 1390-1392, 1393t
  técnica e instrumentação para, 1389-1390, 1390f-1392f
Ureterorenoscopia (URS)
  cirurgia renal e, 1256
  coagulopatia não corrigida e, 1256
  da função renal e, 1254-1255

Ureterorenoscopia (URS) (Cont.)
  deformidade espinal ou contraturas de membros e, 1256
  desvio urinário e, 1256-1257
  estenose ou estenose ureteral com, 1253-1254
  fardo do cálculo
    até 1 cm, 1238-1239, 1238q
    entre 1 2 cm, 1239-1240, 1239f
    superior a 2 cm, 1239f, 1240
  infecção do trato urinário e, 1254
  obesidade mórbida e, 1255
  para cálculo coraliforme, 1240-1241
  para cálculo renal
    cálculos no polo inferior, 1247-1250, 1247f, 1248t, 1249f
    composição do cálculo e, 1242-1243, 1242f-1243f, 1243e1
    em divertículos do sistema coletor, 1244
    localização do cálculo e, 1241-1242
    na ectopia renal, 1246
    no rim em ferradura, 1245-1246
  para cálculo ureteral
    carga de cálculos e, 1252-1253
    com estenose ureteral ou estenose, 1253-1254
    composição do cálculo e, 1253
    localização do cálculo, 1251-1252, 1252t
    no megaureter, 1253
    resultado de, 1257-1259
    sistema coletor duplicado, 1253
  solitária renal e, 1255
  velhice e fragilidade e, 1255-1256
  visão geral histórica, 1235e2
Ureteroscopia, 152q
  anatomia do ureter para, 975-976, 976q, 976e1f
  EHL com, 232e1
  equipamento para, 143-150, 143f-144f, 145t, 146f-149f, 147t, 149t
  indicações para, 142-143
  lesões com, 1159-1160
    avulsão, 1167, 1284-1285
    estenose, 1284
    perfuração, 1167, 1283-1284
  litotripsia a laser com, 234e1
  manejo de
    para acesso percutâneo ao sistema coletor do trato urinário superior, 158
    pré-operatório, 109-110
  para cálculo intrarrenal, 1285
  para cálculo ureteral, 1282-1285
    bainha de acesso ureteral para, 1283
    complicações de, 1283-1285
  para diagnóstico de tuberculose genitourinária, 427, 428f
  para manejo da doença calculosa pediátrica. Ver Doença calculosa pediátrica, ureteroscópica
  profilaxia antimicrobiana para, 263-264
  técnica, 150-152, 150q, 151f
  tratamento de UTUC com, 1371-1372, 1388-1389
    resultados, 1390-1392, 1393t
    técnica e instrumentação para, 1389-1390, 1390f-1392f
  visão geral histórica, 1235e2
Ureteroscópios digitais, 144-146, 147f, 147t
  cuidado e esterilização de, 146
Ureteroscópios semi-rígidos, 143-144, 143f-144f, 145t
  cuidados e esterilização dos, 146
  técnica para, 150-152, 151f
Ureterossigmoidostomia
  formação tumoral e, 3353
  história, 2344
  para diversões urinárias continentes, 3360-3361
  para extrofia da bexiga clássica, 3217

Ureterostomia
  cutânea, para megaureter em pacientes pediátricos, 3069-3073, 3069f
  para ureter ectópico, 3096
Ureterotomia entubada
  para doença da estenose ureteral, 1139
  para obstrução da junção ureteropélvica, 1123-1124, 1126f
Ureterotomia, intubada
  para estenose ureteral, 1139
  para obstrução da junção ureteropélvica, 1123-1124, 1126f
Ureteroureterostomia
  para anomalias ureterais, 3094, 3095f
  para estenose ureteral, 1133-1135, 1133t
    abordagem aberta, 1134, 1134f
    abordagem laparoscópica ou robótica, 1134-1135
    cuidado pós-operatória, 1135
  para lesão ureteral, 1161, 1162f
  ligação cirúrgica, 1166, 1166f
  superior, 1161-1162, 1162f
Ureteroureterostomia laparoscópica, para doença da estenose ureteral, 1134-1135
Ureter retrocaval
  etiologia e diagnóstico de, 1125, 1128q, 1128f
  intervenção cirúrgica para
    intervenção cirúrgica aberta, 1125, 1128f
    intervenção cirúrgica laparoscópica, 1125-1128
Uretra
  anatomia da, 1632, 1632f
    comum a ambos os sexos, 1637
    feminina, 119, 1606-1608, 1607f, 1636-1637, 1636f, 2151, 2152f
    masculina, 119, 509f-511f, 511-512, 511q, 917, 1635-1636, 1636f, 910e1-910.e2, 910e2f-910.e3f
    tônus, 1637
  anomalias, bexiga fetal dilatada e, 3174
  cirurgia reconstrutiva, 492, 493f-494f, 907, 917q, 492e2
    complicações da circuncisão, 915
    considerações anatômicas para, 910e1-3, 910e1f-910.e7f, 910e5, 910e8q
    corpo cavernoso, 492, 493f-494f
    defeitos da distração vesicouretral, 938, 939q
    microvascular, 2382
    na epispádia masculina, 3223
    na extrofia da bexiga clássica, 3204-3209
    para amiloidose, 913
    para anormalidade residual em pacientes com extrofia, 915-916
    para artrite reativa, 911-912
    para curvaturas do pênis, 939-941, 941q
    para divertículo uretral, 913-914
    para doença da estenose uretral, 920-929, 922f-931f, 931q
    para estenose meatal, 914-915
    para fístulas de uretra posterior, 938-939, 939q
    para fístula uretrocutânea, 913
    para LS, 912-913, 913f
    para parafimose, balanite e fimose, 914
    para PFUIs, 932-935, 933f-936f, 937
    para problemas no reparo de hipospadia, 915-916
    para processo de hemangioma uretral, 911
    para transexualismo do sexo feminino para o masculino, 945, 945q
    para trauma genital, 916e1-2, 916e1f, 916e3q
    peniana total, 941-945, 943f, 945q
    pós-traumático, 2385
    princípios, 907-911, 908f-910f, 910q

Uretra (Cont.)
    técnica cirúrgica para, 910-911, 911q, 910e1f
    divisão, na prostatectomia radical retropúbica, 2648-2649, 2648f
    duplicação da, 3269-3270, 3269f, 3379-3380, 3380f
  estrogênios e, 1673
  estroma da, 1637
  estudos de localização, 252
  fechamento, para extrofia clássica da bexiga, 3198-3201, 3199f-3200f
  feminina
    algoritmo para manejo de, 1922f
    causa, 1990
    dispositivos de incontinência intravaginais para, 2073
    dispositivos uretrais oclusivos para, 2073
    sling pubovaginal para. Ver Sling pubovaginal
    tratamento farmacológico da, 1866-1869
  função da
    durante a micção, 1692-1693
    durante o enchimento/armazenamento, 1692
  hipermobilidade, insuficiência de enchimento/armazenamento, 1689-1690
  instabilidade, falta de enchimento/armazenamento devido ao, 1690
  linfáticos, 890
  masculina
    circulação de, 1619f, 1621f, 1626-1628
    estrutura, 1624, 1626f-1627f
    inervação, 1628
    junção ureterovesical de, 1626-1627, 1628f
    relação com, 1616f, 1619f, 1623, 1626, 1625f-1626f
    trígono, 1626-1627, 1628f
  mecanismos de apoio, incontinência urinária por estresse/esforço e, 1757-1758, 1757f
  mobilidade dos, teste Q para, 1700
  na síndrome de Prune-belly, 3237, 3237f-3238f
  na tuberculose genitourinária, 423
  necrose, com vaporização transuretral da próstata, 2517e4
  perfuração da malha da, no sling da uretra média, 2028-2029, 2028f, 2030t, 2033q
  receptores α-adrenérgicos na, 1670-1671, 1671
  regeneração da, 487-488, 487f-488f
  tônus da, em mulheres, 1671
Uretra bulbosa, 510, 511f, 910e1, 910e2f
  carcinoma da, 882-883, 882f-883f
Uretra esponjosa. Ver Uretra peniana
Uretra membranosa, 509-510, 510f-511f, 910e1-910.e2, 910e2f
  carcinoma da, 882-883, 882f-883f
Uretra pendente. Ver Uretra peniana
Uretra peniana, 510, 511f, 910e1, 910e2f
  carcinoma da, 881-882, 881f-882f
Uretra prostática, 509, 510f-511f, 910e2, 910e2f
Uretretomia
  após derivação ortotópica, 885
  após desvio cutâneo, 883-885, 884f
Uretrite. Ver também Uretrite não gonocócica
  cirurgia reconstrutora para, 913
  como DST, 371-373
  no diagnóstico diferencial, 266
Uretrite não gonocócica, 372-373
  clamídia, 372
  Mycoplasma genitalium e Ureaplasma, 372
  recorrentes e persistentes, 373
  tratamento da, 373
  Trichomonas, 372-373

Uretrocistografia miccional (UCM), 37, 37f, 2888-2889, 2905-2906, 2904f
  de válvula de uretra posterior, 3257-3258, 3258f
  para anomalias ureteral, 3083, 3084f
  para distúrbios do assoalho pélvico, 1707-1708
  para pacientes pediátricos, 2916-2918, 2919f
  para UTIs, 253, 2941
Uretrografia
  para estenose uretral, 919-920, 919f-920f
  para lesão uretral posterior, 2389, 2389f
  retrógrada. Ver Uretrografia retrógrada
Uretrografia retrógrada, 36, 36f
Uretrólise
  disfunção miccional após sling pubovaginal, 2005-2006, 2006t
Uretroplastia
  algoritmo para, 3404, 3405f
  anastomose, para trauma uretral pediátrico, 3556
  avaliação de resultados esperados para, 3417-3418
  complicações com, 3401
    balanite xerótica obliterante, 3422, 3422f
    deiscência da glande, 3420-3421, 3420f
    divertículo, 3421-3422, 3421f
    estenose meatal, 3421
    estenose neouretral, 3421
    fatores de risco com, 3418
    fatores de risco modificares, 3418-3420
    fístulas, 3419-3420, 3419f
    localização meatal e, 3418
    reoperação, 3418-3419
    tamanho da glande, 3419
  para estenose uretral, 922-929, 922f-924f
  para lesão uretral posterior, 2391, 2391e1f
  placa, para trauma uretral pediátrico, 3556-3557
  placa tubularizada e incisada
    distal, 3405-3408, 3406f-3408f
    proximal, 3408-3410, 3409f-3411f
  urofluxometria, 3417-3418
Uretroplastia tubularizada de placa incisada
  distal, 3405-3408, 3406f-3408f
  para reoperação, 3407f, 3423, 3423f
  proximal, 3408-3410, 3409f-3411f
Uretrorragia, 3270
Uretroscopia
  para estenose uretral, 919-920, 920f
  para lesão de uretra posterior, 2389
Uretrotomia a laser, para doença da estenose uretral, 922e1
Uretrotomia interna, para doença da estenose uretral, 921-922
Uretrotopia
  apresentação/manifestações, 2125, 2125f-2126f
  diagnóstico de, 2126-2127, 2126f-2127f
  etiologia da, 2125
  para cálculo uretral, 1299
  para estenose uretral, 921-922, 922e1
  para síndrome do abdome em ameixa (síndrome de Prune-belly), 3243-3244
  reparo da, 2127
    retalhos e procedimentos adjuvantes, 2128-2129
    técnica operatória para, 2127-2128, 2128f
Urgência, histórico do paciente de, 4t-5t
Urgência urinária, com enucleação da próstata com laser de hólmio, 2529
Uricase, 1190
Urina
  acidificação, obstrução do trato urinário e, 1096
  análise da. Ver Urinálise

Urina *(Cont.)*
　anormalidades, na etiologia da BPS/IC, 345e11
　coleta de
　　erros na, a partir de, 1215, 1216, 1215q
　　para diagnóstico de infecção do trato urinário, 250
　concentração da, com obstrução do trato urinário, 1096
　cristalização, 1173-1174
　cultura de urina para diagnóstico UTI, 251-252, 251f
　defesas naturais, 247
　do volume, baixo, na formação de cálculos de ácido úrico, em, 1193, 1215
　no sangue. *Ver* Hematúria
　pH, baixo
　　na formação de cálculos de ácido úrico, 1190-1192, 1192f
　　na formação de cálculos de cálcio, 1188
　saída dos rins, na obstrução trato urinário, 1095
Urinoma
　hematoma comparado ao, 1153
　pré-natal, 2874-2875, 2875f
　válvula de uretra posterior com, 3259, 3259f
URIs. *Ver* Infecção respiratória superior
Urofluxometria
　em pacientes pediátricos, 3128, 3128f
　　durante eletromiografia, 3130
　padrões para, 3303, 3304f
　para disfunção da bexiga urinária e do intestino, 3303-3304
　para hipospadia, 3417-3418
　para refluxo vesicoureteral, 3143
Urografia
　diurética. *Ver* Urografia diurética
　excretor. *Ver* Urografia excretora
　intravenosa. *Ver* Urografia intravenosa
　IVU. *Ver* Urografia intravenosa
　multidetectores, tomografia computadorizada. *Ver* Urografia por tomografia computadorizada com multidetectores
　ressonância magnética. *Ver* urorressonância
　TC. *Ver* Urograma por TC
Urografia diurética, para obstrução da junção ureteropélvica, 1105, 1106f
Urografia excretora
　anatomia do ureter, 974-975
　da obstrução da junção ureteropélvica, 1105, 1106f
　da obstrução do trato urinário, 1093
　de lesões ureterais, 1160, 1160f
Urografia intravenosa (IVU), 31
　indicações para, 32
　para diagnóstico de tuberculose genitourinária, 425-426, 426f-427f
　técnica para, 32, 32f
Urografia por ressonância magnética (MRU)
　de cálculos urinários, durante a gravidez, 1288-1289, 1288f
　para obstrução do trato urinário, 1093
Urografia por tomografia computadorizada com multidetector (CTU), para obstrução do trato urinário, 1092
Urograma por TC (CTU), 40, 41f, 46q
　avaliação diagnóstica de MH com, 187
　para diagnóstico de tuberculose genitourinária, 426, 427f
　para hematúria, 45-46, 48f, 187
Urolitíase
　litotripsia para. *Ver* Litotripsia
　TC de, 41-43, 44f
　ureteroscopia para, 142
Urologia de transição
Urologia pediátrica, desenvolvimento do trato genitourinário. *Ver* Desenvolvimento do trato genitourinário

Urologia perinatal
　diagnóstico fetal, 2873-2878, 2874f-2876f, 2874t, 2877t, 2878q
　diagnósticos específicos, 2875f, 2878-2886, 2878f-2885f, 2886q
　emergências urológicas neonatais, 2889-2891, 2889t
　imagem fetal, 2873
　manejo pós-natal e anomalias renais de urológicas detectadas pré-natal, 2888-2889, 2889q
　manejo pré-natal de uropatias fetais, 2886-2888, 2886t, 2887f, 2888q
　resumo das, 2891
Urologia pré-natal, desenvolvimento do trato genitourinário. *Ver* Desenvolvimento do trato genitourinário
Uromodulina. *Ver* Mucoproteína de Tamm-Horsfall
Uropatia obstrutiva congênita (COU)
　avaliação clínica da, 3055
　contexto clínico da, 3043
Uropatias fetais, manejo pré-natal de, 2888q
　experiência clínica, 2887-2888, 2887f
　intervenção fetal, 2886-2887
　resultados clínicos esperados, 2888
Uropatógenos gram-negativos, na microbiologia da prostatite, 305
Uroplaquinas, de urotélio da bexiga, 1632-1633
Uropontina, na formação de cristal, 1179
Urosseletividade de, 1837
Urotélio
　bexiga hiperativa idiopática e, 1674
　da bexiga, 1632-1633, 1633f
　　camada de glicosaminoglicanas do, 1639
　　células de guarda-chuva de, 1632, 1632f, 1638
　　células intersticiais suburoteliais, 1640, 1640f
　　fisiologia do, 1637-1640
　　função de barreira, 1638-1639, 1638f
　　função de sensor de transdutor, 1639-1640
　　permeabilidade, 1632, 1638-1639, 1638f
　　placas do, 1632-1633
　　região limítrofe do, 1632-1633, 1633f
　　transporte iônico do, 1639
　　unidade assimétrica da membrana, 1632-1633, 1633f
　do trato urinário superior
　　anormal, 1369-1371
　　normal, 1369, 1369f-1370f
　ureteres, atividade contrátil e, 986
Uroterapia, para disfunção da bexiga urinária e do intestino, 3306
URS. *Ver* Ureterorenoscopia
USI. *Ver* Incontinência urinária de esforço urodinâmica
Uso de álcool
　câncer de próstata e, 2552
　e ED, 638, 638t
　hiperplasia prostática benigna e, 2441
　histórico do paciente de, 7-8
Útero, 750e4
　anatomia do, 1605-1606
　imagem do, 1609, 1609f
Uteroscópios flexíveis, 144, 146f-147f, 147t
　cuidado e esterilização de, 146, 148f
　técnica para, 151
Utilização de recursos, nos cuidados de saúde, 86
UTIs. *Ver* Infecção do trato urinário
UTIs não resolvidas, 269-270, 270q
UTIs recorrente, 270-271, 270f
　outras estratégias para, 274
　persistência bacteriana e, 271
　profilaxia contínua em baixa dose para, 272-273, 272t

UTIs recorrente *(Cont.)*
　profilaxia pós-intercurso para, 274
　reinfecção, 271-274
　terapia intermitente autoiniciada durante, 274
Utrículo prostático, 509
UTUC. *Ver* Câncer urotelial do trato superior
UTUC. *Ver* Câncer urotelial do trato superior
UUI. *Ver* Incontinência urinária de urgência
UUO. *Ver* Obstrução ureteral unilateral
UVF. *Ver* Fístula ureterovaginal
UVJ. *Ver* Junção ureterovesical

V

Vacinação
　para pacientes pediátricos submetidos à cirurgia, 2953-2954
Vagina
　anatomia da, 1606, 750e3-750.e4
　distúrbios da, 3459-3466
　　achados associados, 3462
　　agenesia vaginal, 3461-3462, 3461f
　　atresia vaginal, 3460-3461
　　fusão vertical, 3459-3465
　　hímen imperfurado, 3459, 3459f
　　marcas na pele do hímen, 3459, 3459f
　　septo vaginal transverso, 3459-3460, 3460f
　embriologia, 3453-3454, 3454f
　reconstrução, 494, 495f
Vagina distal, 3460-3461
Vaginal manobra de *pull-down*, 3454-3455, 3455f
Vaginite, 381-382, 381t
　aproximação do tecido, 1921
　configuração da suspensão no, 1921
　elevação uretral, 1921
　no diagnóstico diferencial, 266
　resultado do, 1929
　técnica para, 1929, 1930f
Vaginoplastia, manejos iniciais, programação e princípios para, 3504-3507, 3505f, 3507f
Vaginose bacteriana, 381, 381t
Validade de face, 96-97
Valor dos cuidados, 87
　maximização dos, 98
Valva de mamilo, 2301, 2302f
　para diversões urinárias continentes, 3361, 3361f
Valva ileal intussusceptada, 2300-2301, 2302f
Valva ileocecal
　na ileococistoplastia, 3346
　para diversões urinárias continentes, 3363
Valva ileocecal intussusceptada, 2300, 2302f
Valva posterior de uretra, pré-natal, 2875f, 2880, 2880f
Valvas hidráulicas, para diversões urinárias continentes, 3363
Válvula da uretra
　anterior, 3268
　posterior
　　ablação da válvula para, 3260, 3261f
　　apresentação clínica/manifestações, 3259-3260
　　apresentação tardia de/manifestações, 3259-3260
　　circuncisão, por, 3261-3262
　　descrição, 3252, 3253f
　　desvio do trato superior, 3260-3261, 3264f
　　diagnóstico de, 3257-3258
　　disfunção da bexiga com, 3264-3266
　　epidemiologia de, 3252-3253
　　estudos laboratoriais para, 3258
　　fisiopatologia da, 3253-3256, 3254t, 3257q
　　hipoplasia pulmonar com, 3259, 3259f
　　indicadores prognósticos da função renal em, 3267
　　intervenção cirúrgica para, 3260-3262
　　manejo inicial de, 3259-3260

Válvula da uretra *(Cont.)*
    manejo pré-natal da, 3266-3267
    nefroureteretomia, 3262
    no transplante, 3267
    qualidade de vida com, 3267-3268
    refluxo vesicoureteral e displasia, 3256, 3257f
    refluxo vesicoureteral em, 3258f, 3262-3264
    síndrome de válvula da bexiga com, 3265-3266, 3265f
    trato urinário inferior e, 3253-3254, 3255f-3256f
    trato urinário superior e, 3254-3255, 3256f
    ultrassonografia de, 3257, 3257f
    uretrocistografia miccional para, 3257-3258, 3258f
    urinomas com, 3259, 3259f
    varredura renal com radionuclídeos para, 3258
    vesicostomia para, 3260, 3262f-3263f
Vancomicina
    para UTIs, 256t-258t
    profilaxia com, para procedimentos urológicos descomplicados, 261t-262t
    profilaxia pré-operatória com, 106t-107t, 2959t
Vaniloide, para facilitar o enchimento da bexiga urinária e o armazenamento da urina, 1863, 1863e1
Vaporização fotosseletiva de próstata (PVP), 2530-2533
    complicações com, 2532-2533
        intraoperatória, 2532
        perioperatória, 2532
        pós-operatória, 2532-2533
    conclusão para, 2533
    em pacientes anticoagulados, 2532
    resultados esperados com, 2531-2532
        estudos comparativos de, 2532
        estudos de coorte única para, 2531
    técnica para, 2530-2531
        intraoperatória, 2530-2531
        pós-operatória, 2531
        pré-operatória, 2530
    visão geral e conceito para, 2530
Vaporização transuretral da próstata (TUVP), 2517
    complicações da, 2517e4
        intraoperatória, 2517e4
        perioperatória, 2517e4
        pós-operatória, 2517e4
    conclusão para, 2517e4
    eletrodos para, 2517e1, 2517e1f-2517.e2f
    estudos comparativos da, 2517e3-2517.e4
        estudos bipolares, 2517e3-2517.e4
        estudos monopolares, 2517e3
    resultados esperados com, 2517e2-2517.e4
        estudos com animais e *in vitro* para, 2517e2
        estudos de coorte única para, 2517e2-2517.e3
    técnica para, 2517e1-2517.e2
        intraoperatória, 2517e2
        pós-operatória, 2517e2
        pré-operatório, 2517e1-2517.e2
    visão geral e conceito, 2517e1
Vardenafil (Levitra)
    para facilitar o enchimento da bexiga urinária e o armazenamento da urina, 1839t, 1856
    para relaxamento ureteral, 1001
Varfarina, tratamento
    para acesso percutâneo do sistema de coleta do trato urinário superior, 158
    pré-operatório, 109-110
Variabilidade da frequência cardíaca e teste de resposta simpática da pele, 657
Variante clara células do câncer urotelial, 2199, 2201, 2200f

Variante da sínfise dividida do complexo extrofia-epispadias, 3191
Varicocele, 568, 578, 3393-3397
    associados à processos patológicos, 3394
    diagnóstico e classificação da, 3393-3394, 3394f
    epidemiologia de, 3393
    escleroterapia ou embolização para, 3397
    função hormonal, 3395
    histologia testicular, 3394-3395
    intratesticulares, 3395
    patogênese da, 3393
    qualidade do sêmen e, 3395
    reparo cirúrgico de, 3395, 3396t
    tratamento da, 3395-3397
    varicocelectomia
        microcirúrgica subinguinal ou inguinal, 3395-3396
        retroperitoneal ou laparoscópica, 3396, 3396f
Varicocelectomia, 956
    cirurgia escrotal para, 604
    cirurgia retroperitoneal para, 604-605, 604f, 3396, 3396f
    complicações da
        ejaculação retrógrada, 600
        epididimite, 600
        refluxo, 600
    laparoscópica, 605, 3396, 3396f
    microcirúrgica inguinal e subinguinal para, 605-609, 3395-3396
        abordagens para, 606-607, 606f-607f, 606t
        anestesia para, 606
        dissecção do cordão, 607-608, 607f-608f
        liberação do testículo, 608-609, 609f
    resultado, 610
    técnicas de, 604t
    técnicas de oclusão radiográfica para, 609
Varicocele intratesticulares, 3395
Varredura renal com radionuclídeo, valva de uretra posterior para, 3258
Vasculatura
    da bexiga urinária, 1619f, 1621f, 1627-1628, 1633-1634, 1634f
    da pelve
        feminina, 1602-1603
        masculina, 1613f, 1615f, 1618-1622, 1621f, 1622f, 1622t
    da próstata, 507-508, 507f
    da uretra, 1608, 1607f
    da vagina, 1606
    da vesícula seminal e ductos ejaculatórios, 505
    do epidídimo, 503
    do escroto, 514, 946, 947q
    do pênis, 513f, 910e3-5, 910e4f-910.e5f
    dos testículos, 498-500, 500f-501f, 519
    dos ureteres, 975, 975e1f
    dos vasos deferentes, 504
    do útero, 1605
    feminina, 1600, 1602f
    masculina, 1615-1618, 1618t, 1620f-1621f
    renal, 970-972, 970f-971f, 972q, 971e1f-971.e2f
        controle hormonal da, 1009-1011, 1009q, 1010f, 1011q
    suprarrenal, 1519-1522, 1522f-1523f, 1529, 1578, 1578f, 1528e1f
Vasculatura renal
    anomalias da
        aneurisma da artéria renal, 2998-2999
        fístula arteriovenosa renal, 2999
        vasos aberrantes, acessórios ou múltiplos, 2997-2998, 2998f
        ferimentos a, 3547
    tônus da, controle hormonal do, 1009-1011, 1009q, 1010f, 1011q

Vasectomia, 568, 948, 953q
    anticorpos após, 952
    câncer de próstata e, 2551
    complicações de, 952
    cuidados pós-operatórios e análise de acompanhamento sêmen, 951
    doença sistêmica associada a, 952-953
    métodos de obstrução dos vasos deferentes e esterilização masculina usado em, 950-951
    minimamente invasiva, 949-950, 950f-951f
    reversão microscópica de, 951-952
    técnica convencional para, 948-949
    técnicas anestésicas para, 948
    técnica sem bisturi para, 949, 950f
Vasectomia minimamente invasiva, 949-950, 950f-951f
Vasectomia sem bisturi, 949, 950f
Vasoconstritores, controle do tônus por vascular, 1009-1010, 1009q, 1010f
Vasodilatadores, controle do tônus por vascular, 1009q, 1010-1011
Vasoepididimostomia
    acompanhamento de longo prazo de, 599
    indicações para, 595
    técnicas
        comprimento vasal comprometido, 598, 599f
        e microcirúrgica de latero-lateral, 585f, 595-596, 595f-596f, 595t
        técnica clássica término-lateral, 596-597, 597f
        técnica de intussuscepção longitudinal de dois pontos, 597-598, 598f
Vasografia
    complicações de
        estenose, 587
        granuloma, 587
        hematoma, 587
        prejuízo para suprimento sanguíneo dos vasos deferentes, 587
    indicações para, 584-587, 587q
    masculina, 572
    por agulha fina, 586-587
    técnica e interpretação dos resultados, 584-586, 584f-586f
    vesiculografia seminal e transretal, 587
Vasograma, dos vasos deferentes, 504f, 505
Vasopressina, controle do tônus vascular por, 1010
Vasos intra-abdominais, lesão de, durante cirurgia laparoscópica e robótica, 218, 218q
Vasovasostomia, 587-594
    abordagens cirúrgicas para, 588
        incisão escrotal, 588, 588f
        incisão inguinal, 588
    anestesia para, 588
    avaliação de acompanhamento de longo prazo para, 594
    avaliação pré-operatória para, 587-588
        exame físico, 587
        exames laboratoriais, 587-588
    complicações pós-operatórias da, 594
    configuração para, 591
    cruzada, 593
        técnica para, 593, 593f
    e anastomose em vasos complicados, 588f, 589f, 591-593, 593f
    e método microcirúrgico multicamadas, 591, 591f-593f
    e múltiplas obstruções dos vasos deferentes, 590
    e transposição do testículo, 593-594, 594f
    e varicocelectomia, 590
    e vasoepididimostomia, 589-590, 590t

Vasovasostomia (Cont.)
   fechamento da ferida, 594
   manejo pós-operatório para, 594
   preparo dos vasos, 588-589, 588f-589f
   técnicas anastomóticas para, 590-591
Vazamento pós-miccional, 1711
   tratamento de, 1717
VCUG. Ver Cistouretrograma miccional
VDR. Ver Receptor de vitamina D
VEGF. Ver Fator de crescimento endotelial vascular
Veia cava inferior (IVC)
   cirurgia. Ver Trombectomia da veia cava
   filtração e interrupção permanente de, 1444
   na nefrectomia radical, 1424-1426, 1425f, 1424e1f
   RCC envolvendo, 1355-1358, 1355q, 1356f-1357f, 1470
   reconstrução da, RPLND com, 822-823
   reposição e interrupção de, 1443-1444, 1443f-1444f
Veia cava pré-ureteral, 3099-3100, 3100f
Veia dorsal
   divisão da, na cistectomia radical robótica-assistida, 2271, 2273f
   do pênis, 508, 513, 1617, 1621f, 910e3, 910e5f
Veia gonadal, dissecação de, para RPLND, 820-821
Veia mesentérica inferior (IMV), na nefrectomia radical, 1427
Veia mesentérica superior (SMV), na nefrectomia radical, 1427-1428
Veia porta, 777, 777e2f
Veias cardinais, ureter retrocaval e, 1125, 1128q
Veias ilíacas, 1617-1618, 1620f
Veias ilíacas comuns, 975, 975e1f
Veias ilíacas internas, 508, 975, 975e1f
Veias interlobulares, dos rins, 970-971, 970f, 971f, 972q, 971e1f-971.e2f
Veias renais, 970-972, 970f-971f, 972q, 971e1f-971.e2f
   na nefrectomia radical, 1424-1426, 1425f, 1424e1f
   na nefrectomia simples, 1455, 1457f
VeIP. Ver Vinblastina-ifosfamida-cisplatina
Velocidade da atividade do produto, 1174
Velocidade de condição do nervo dorsal, 656
Velocidade de condução, ureteral, 984
Velocidade de filtração glomerular (GFR), 1009q
   avaliação clínica da, 1008-1009, 1008f
   avaliação pré-operatória da, 1414
   determinantes da, 1007
   em candidatos ao transplante renal, 1070
   na AKI, 1041, 1042t
   na CKD, 1053-1055, 1054t, 1055f-1056f, 1060-1061
   no desenvolvimento renal, 2849-2851
   obstrução do trato urinário e
      em obstrução ureteral bilateral, 1094-1095, 1095f
      estimativa da, 1090-1091
      fluxo sanguíneo renal e, 1093-1094
      na obstrução ureteral unilateral, 1094, 1094f
      resistência vascular renal e, 1094
   regulação da, 1007-1008
   risco de reação aos meios de contraste na, 31
Velocidade de fluxo de urina, incontinência urinária masculina e, 1712-1713
Velocidade do fluxo de pico, em pacientes pediátricos, 3128, 3129f
Venografia, 572, 572e1
Verapamil, para PD, 735
Verruga genital. Ver Condiloma acuminado
Verrugas venéreas. Ver Condiloma acuminado
Vértebras, não retroperitoniais, 769, 769e1f
Verumontano, 509, 510f, 511f

Vesicostomia
   continente, 3363-3366, 3365f
   cutânea
      síndrome do abdome em ameixa (síndrome de rune-belly), 3243, 3244f
      válvula de uretra posterior, 3260, 3262f-3263f
Vesicostomia continente, 3363-3366, 3365f
Vesicostomia ileal, 2307
Vesículas seminais
   dissecção das, na prostatectomia radical laparoscópica, 2670, 2670f-2671f
   HIV e, 383
   na prostatectomia radical retropúbica
      divisão, 2654-2655, 2654f
      preservação, 2659
   na tuberculose genitourinária, 423
Vesículas seminais e ductos ejaculatórios, 535q
   anatomia de, 505q, 582
      arquitetura microanatômica, 505
      cirúrgica, 957-958, 957f-958f
      drenagem venosa, 505
      estrutura macroscópica, 505
      suprimento arterial, 505
      suprimento linfático, 505
      suprimento nervoso, 505
   anomalias congênitas, 958
   câncer, 963-965
   cirurgia de, 957, 965q
      abordagens anteriores, 960, 960f-962f
      abordagens posteriores para, 960-961, 963f
      abordagens utilizadas para, 960
      avaliação para, 958-960, 958f-959f
      complicações de, 965
      considerações anatômicas para, 957-958, 957f-958f
      laparoscópica e robótica assistida, 961, 964f
      para cistos, 961-963
      para processos infecciosos, 958
      para tumores, 963-965
   cistos de, 961-963
   desenvolvimento de, 2399, 2838-2840, 2840f
   fisiologia de, 535q
      funções, 534-535
      macroscópica e citoarquitetura, 534, 534f-535f
   imagem de
      fotografia de elétrons, 530f
      ultrassonografia, 503, 504f
   tumores de, 963-965
Vesiculite seminal, avaliação da prostatite e, 316
Vestibulodinia, e perturbações de dor sexual, 763, 763e1f
Vestíbulo, distúrbios do, 3456-3458
   cistos vestibulares, 3456-3457, 3457f
   inserção ureteral ectópica, 3458, 3458f
   pólipo uretral, 3456, 3457f
   prolapso de ureterocele, 3457-3458, 3458f
   prolapso uretral, 3456, 3456f
VHL. Ver Doença de von Hippel-Landau
Via apoptótica extrínseca, 479e1-479.e2, 479e1f-479.e2f
Via apoptótica intrínseca, 479e1, 479e1f
Via ascendente de infecção, 241
Via da apoptose, no câncer de próstata resistente à castração, 2818
Via do fosfatidilinositol 3-cinase (PI3K), no câncer de próstata, 2557
Via do PI3K/Akt/mTOR, no câncer de próstata resistente à castração, 2815-2817
Via do PI3K. Ver Via do fosfatidilinositol 3-cinase
Viagra. Ver Sildenafil
Via hematógena de infecção, 241
Vias aferentes
   in trato urinário inferior
      canabinoides, 1656

Vias aferentes (Cont.)
      canais catiônicos com potencial de receptor transitório, 1654-1656
      interações com órgãos pélvicos, 1656-1657, 1657f
      moduladores de, 1654-1656
      na bexiga urinária superativa e superatividade do detrusor, 1797-1798
      neuromodulação de, 1680
      óxido nítrico em, 1654, 1655f
      propriedades de, 1650
      propriedades funcionais de, 1651-1654, 1653f
      sinalização purinérgica, 1654, 1656f
      vias da medula espinal, 1650-1651, 1652f, 1652t
   na subatividade do detrusor, 1810-1812, 1812f
   no armazenamento da bexiga urinária, 1900-1901, 1901f
   no esvaziamento da bexiga urinária, 1901
Vias da medula espinal, no trato urinário inferior, 1650-1651, 1652f, 1652t
Vias eferentes, para bexiga urinária, 1657-1663
   adrenérgicos, 1659
   circuito reflexo, 1660-1663, 1660f
   fibras nervosas terminais, 1657
   glicina e ácido -aminobutírico em, 1658
   glutamato em, 1657-1658, 1659f
   purinérgica, 1659-1660
   serotonina em, 1658-1659
   transmissores em, 1657-1660
Vias parassimpáticas, do trato urinário inferior, 1649-1650, 1651f
Vias simpáticas, do trato urinário inferior, 1650, 1651f
Vias somáticas, do trato urinário inferior, 1650, 1651f-1652f
Vias supraespinais, no trato urinário inferior
   centro de micção pontina, 1663, 1666f
   controle cerebral da micção, 1665-1666
   estudos de imagem cerebral humana em, 1665, 1667f
   mecanismos moduladores do tronco encefálico, 1663, 1666f
   modelo de controle cérebro-bexiga, 1667, 1668f
   moduladores, 1664-1665
   neurotransmissores, 1664-1665
   regiões adicionais, 1666-1667
   regulação do circuito central, 1663-1664
Vídeo-urodinâmica (VURDS), 1706, 1734-1737
   com efeitos trato urinário superior, 1735-1736
   disfunção da micção, 1735
   em pacientes pediátricos, 3131, 3132f
   métodos de, 1734
   para dianóstico de BOO em mulheres, 1734f-1735f, 1735
   para disfunção do colo da bexiga, 1737
   para disfunção miccional neuropática, 1736-1737, 1737f
   para LUTS em homens, 1735, 1735f
Vigilância
   para câncer do pênis, 862, 862t
   para NSGCTs, 797, 797t
   para RCC, 1347t, 1350-1351, 1351t
   para seminomas, 807-808, 808t
Vigilância ativa do câncer de próstata, 2635
   biomarcadores, 2635
   biópsia da próstata extendida para, 2634
   biópsia da próstata repetida para, 2634
   critérios de seleção para, 2636, 2637t
   estratégias para, 2636-2637
   identificação do candidato para, 2633
   imagens para, 2634-2635
   localizada, 2611-2613
   necessidades de pesquisas futuras, 2639

Vigilância ativa do câncer de próstata *(Cont.)*
   pacientes e fatores da doença na, 2635-2638
     aspectos psicossociais na, 2637-2638
     percepções do paciente e do médico, 2635-2636
     progressão e gatilhos na, 2634-2635
     tratamento comparado com, 2637t, 2638-2639
Vigilância ativa, para RCC, 1347t, 1350-1351, 1351t
Vinblastina-ifosfamida-cisplatina (VeIP)
   para NSGCTs, 801, 805
   para seminomas, 810
Vinblastina, para UTUC, 1400
Vincristina, para câncer do pênis, 872-873
VIP. *Ver* Etoposide-ifosfamida-cisplatina
Vírus da imunodeficiência humana (HIV). *ver também* Síndrome da imunodeficiência adquirida
   AD na, 539-540, 543
   AKI na, 1046
   como DST, 382
     da função renal e, 383-384
     diagnóstico, 382
     disfunção erétil e, 384
     disfunção miccional e, 384
     e cálculo, 384-385
     e neoplasias, 385-386
     entrada e replicação viral, 382e1, 382e3f
     envoltório e montagem viral, 382e1-382.e2
     estrutura, 382e1, 382e1f-382.e2f
     hematúria e, 384
     heterogeneidade e mecanismos virais de escapar da terapia, 382e2
     infecção renal, 383
     interações com outras DSTs, 375, 382
     malignidades urológicas não definidoras de AIDS, 385-386
     manejo de parceiros sexuais e, 382e6
     manifestações urológicas de, 382, 382f
     profilaxia pré-exposição para, 382e6
     prostatite e, 383

Vírus da imunodeficiência humana (HIV) *(Cont.)*
   sarcoma de Kaposi, 385
   sinapse viral e transmissão célula-a-célula, 382e2
   testículo, epidídimo, vesículas seminais e, 383
   UTI e, 383
   virologia, 382e1
   entrada e replicação viral, 382e1, 382e3f
   estrutura, 382e1, 382e1f-382.e2f
   exposição ocupacional a, 382e6
   heterogeneidade e mecanismos virais de escape da terapia, 382e2
   manejo da tuberculose geniturinário e, 432
   mecanismos de defesa do hospedeiro em UTIs e, 249
   pacientes de transplante renal com, 1071
   patogênese e história natural das, 382e2-382.e4
   proteção da circuncisão contra, 915
   reunião e montagem viral, 382e1-382.e2
   sinapse viral e transmissão célula-a-célula, 382e2
   tratamento, 382e5-382.e6, 382e5f
   tumores relacionados com pênis, 846e3-846.e4
   virologia, 382e1
Vitamina D
   função no manejo do cálculo renal, 1221, 1221q
   na hipercalciúria absortiva, 1183
   no câncer de próstata, 2550
   no metabolismo do cálcio, 1180
   regulação renal da, 1011-1012, 1011f
Vitamina D3. *Ver* Colecalciferol
Vitamina E
   na prevenção do câncer de próstata, 2561-2562, 2563f
   para PD, 734
Vitiligo, 418f, 419-420
VLPP. *Ver* Pressão do ponto de vazamento de Valsalva

Volume circulante efetivo (ECV), controle de ADH pelo, 1012
Volume de urina noturna (NUV) de, 1824
Volume vazio máximo (MVV), 1824
Vulva, 1605, 1603f-1605f
   trauma, pediatria, 3558
VURD. *Ver* Refluxo vesicoureteral e displasia
VURDS. *Ver* Vídeo-urodinâmica
VUR. *Ver* Refluxo vesicoureteral
VVB. *Ver Bypass* venovenoso

W

WBS. *Ver* Síndrome de Williams-Beuren
WF. *Ver* fator Watts
WHI. *Ver* Women's Health Initiative

X

Xantogranuloma juvenil, 3379
Xenoenxerto
   fonte de, 1946-1947
   para *sling* pubovaginal, 1991
     resultados do, 2002-2003, 2002t
   processamento do, 1947
XGP. *Ver* Pielonefrite xantogranulomatosa

Y

YSTs. *Ver* Tumores do saco vitelino

Z

ZAG. *Ver* Zinco α_2-glicoproteína
Zinco, em secreções prostáticas, 2416
Zinco $\alpha 2$-glicoproteína (ZAG), em secreções prostáticas, 2417t, 2422-2423
Zofran®. *Ver* Ondansetron
Zonisamida, na formação de cálculo, 1197
Zuidex®. *Ver* Dextranômero copolímero de ácido hialurônico